ATUALIZAÇÃO TERAPÊUTICA

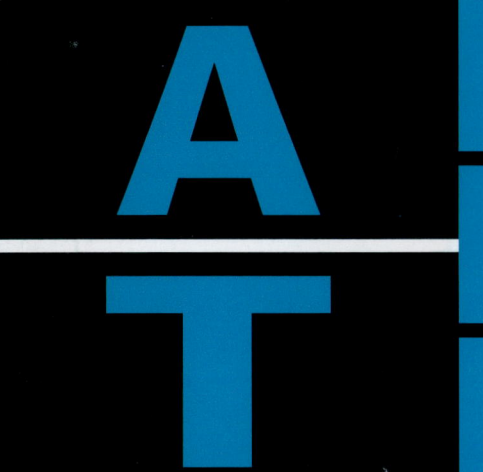

DIAGNÓSTICO E TRATAMENTO

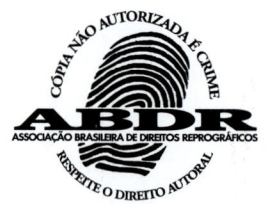

A886	Atualização terapêutica de Prado, Ramos e Valle : diagnóstico e tratamento / Presidente da comissão editorial, Emilia Inoue Sato. – 26. ed. – São Paulo : Artes Médicas, 2018. xliv, 2.136 p. : il. ; 28 cm.
	ISBN 978-85-367-0268-1
	1. Clínica médica. 2. Atualização terapêutica. I. Sato, Emilia Inoue.
	CDU 616-07-043.84

Catalogação na publicação: Poliana Sanchez de Araujo – CRB 10/2094

ATUALIZAÇÃO TERAPÊUTICA

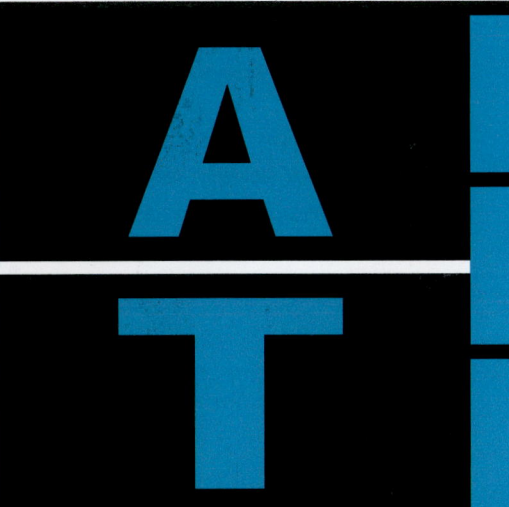

FELÍCIO CINTRA DO PRADO // JAIRO DE ALMEIDA RAMOS // JOSÉ RIBEIRO DO VALLE

DIAGNÓSTICO E TRATAMENTO

COMISSÃO EDITORIAL
- **EMILIA INOUE SATO** // PRESIDENTE
- ARNALDO LOPES COLOMBO
- DURVAL ROSA BORGES
- LUIZ ROBERTO RAMOS
- LYDIA MASAKO FERREIRA
- RUTH GUINSBURG

26ª EDIÇÃO

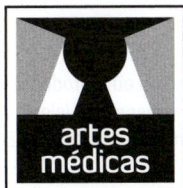

artes médicas

2018

© Artes Médicas Ltda, 2018

Gerente editorial: *Letícia Bispo de Lima*

Colaboraram nesta edição:
Capa e projeto gráfico: *Tatiana Sperhacke*
Editoração: *Clic Editoração Eletrônica Ltda.*
Ilustrações: *Gilnei Cunha*
Preparação de originais/leitura final: *Magda Regina Schwartzhaupt*

> Nota: A medicina é uma ciência em constante evolução. À medida que novas pesquisas e a própria experiência clínica ampliam o nosso conhecimento, são necessárias modificações na terapêutica, onde também se insere o uso de medicamentos. Os autores desta obra consultaram as fontes consideradas confiáveis, em um esforço para oferecer informações completas e, geralmente, de acordo com os padrões aceitos à época da publicação. Entretanto, tendo em vista a possibilidade de falha humana ou de alterações nas ciências médicas, os leitores devem confirmar estas informações com outras fontes. Por exemplo, e em particular, os leitores são aconselhados a conferir a bula completa de qualquer medicamento que pretendam administrar, para se certificar de que a informação contida neste livro está correta e de que não houve alteração na dose recomendada nem nas precauções e contraindicações para o seu uso. Esta recomendação é particularmente importante em relação a medicamentos introduzidos recentemente no mercado farmacêutico ou raramente utilizados.

Reservados todos os direitos de publicação à
EDITORA ARTES MÉDICAS LTDA., uma empresa do GRUPO A EDUCAÇÃO S.A.

Editora Artes Médicas Ltda.
Rua Dr. Cesário Mota Jr., 63 – Vila Buarque
CEP 01221-020 – São Paulo – SP
Tel.: (11) 3221-9033 – Fax: (11) 3223-6635

Unidade Porto Alegre
Av. Jerônimo de Ornelas, 670 – Santana
90040-340 – Porto Alegre – RS
Fone: (51) 3027-7000 – Fax: (51) 3027-7070

SAC 0800 703-3444 – www.grupoa.com.br

É proibida a duplicação ou reprodução deste volume, no todo ou em parte, sob quaisquer formas ou por quaisquer meios (eletrônico, mecânico, gravação, fotocópia, distribuição na Web e outros), sem permissão expressa da Editora.

IMPRESSO NO BRASIL
PRINTED IN BRAZIL

PRESIDENTE DA COMISSÃO EDITORIAL

■ **EMILIA INOUE SATO**

Reumatologista. Professora titular Livre-Docente de Reumatologia da Escola Paulista de Medicina/Universidade Federal de São Paulo (EPM/Unifesp). Especialista em Reumatologia: Doenças Autoimunes. Doutora em Reumatologia pela EPM/Unifesp.

COMISSÃO EDITORIAL

■ **ARNALDO LOPES COLOMBO**

Infectologista. Professor titular da Disciplina de Infectologia da EPM/Unifesp. Pesquisador Nível IA do CNPq. Consultor sênior da Leading International Fungal Education (LIFE) e do Global Action Fund for Fungal Infections (GAFFI). Membro do Conselho Diretor da International Immunocompromised Host Society (ICHS).

■ **DURVAL ROSA BORGES**

Médico. Professor titular aposentado do Departamento de Medicina da EPM/Unifesp. Doutor e Livre-Docente pela EPM/Unifesp. Pós-Doutor pelo National Institute for Medical Research, Londres.

■ **LUIZ ROBERTO RAMOS**

Médico. Pesquisador 1C do CNPq. Mestre em Saúde Coletiva pela University of London, Inglaterra. Pós-Doutor pela Harvard University, EUA. PhD em Gerontologia pela University of London, Inglaterra. Livre-Docente em Geriatria pela EPM/Unifesp.

■ **LYDIA MASAKO FERREIRA**

Cirurgiã plástica. Professora titular de Cirurgia Plástica da EPM/Unifesp. Pesquisadora CNPq 1A. Coordenadora da Medicina III da CAPES. Doutora em Cirurgia Plástica pela EPM/Unifesp. Pós-Doutora em Cirurgia Plástica pela University of California, EUA. Diretora do Departamento Científico da Sociedade Brasileira de Cirurgia Plástica (SBCP).

■ **RUTH GUINSBURG**

Pediatra especialista em Neonatologia. Professora titular do Departamento de Pediatria da EPM/Unifesp.

COORDENADORES DE SEÇÃO

1. **BASES DA TERAPÊUTICA**
   João Massud Filho

2. **SAÚDE E CICLOS DA VIDA**
   Lia Bittencourt
   Luiz Eduardo Nery
   Marise Lazaretti-Castro

3. **SAÚDE DA CRIANÇA E DO ADOLESCENTE**
   Mauro Batista de Morais

4. **SAÚDE DA MULHER**
   Antonio Fernandes Moron
   Luciano Marcondes Machado Nardozza
   Manoel Girão
   Marair Gracio Ferreira Sartori

5. **SAÚDE DO IDOSO**
   Clineu de Mello Almada Filho

6. **ABORDAGENS CLÍNICA E CIRÚRGICA DE DOENÇAS PREVALENTES**
   Ana Luisa Godoy Fernandes
   Ana Luisa Höfling-Lima
   Angelo Amato V. de Paola
   Eduardo Alexandrino Servolo de Medeiros
   Flavio Faloppa
   Gianna Mastroianni Kirsztajn
   Gilmar Fernandes do Prado
   Jane Tomimori
   José Ernesto Succi
   Luís Eduardo Coelho Andrade
   Marcio Abrahão
   Maria Lucia G. Ferraz
   Maria Stella Figueiredo
   Miguel Sabino Neto
   Rodrigo Affonseca Bressan
   Rui M. B. Maciel
   Walter J. Gomes

7. **ONCOLOGIA**
   Antonio Sergio Petrilli
   Monica Cypriano
   Nora Manoukian Forones
   Reynaldo Jesus-Garcia

AUTORES

Abes M. Amed: Professor associado do Departamento de Obstetrícia da EPM/Unifesp.

Acácio Alves de Souza Lima Filho: Farmacêutico-bioquímico. Doutor em Ciências Visuais pela EPM/Unifesp.

Acary Souza Bulle Oliveira: Neurologista.

Acioly Luiz Tavares de Lacerda: Psiquiatra. Professor adjunto Livre-Docente do Departamento de Psiquiatria da EPM/Unifesp. Doutor em Ciências Médicas pela Universidade Estadual de Campinas (Unicamp). Pós-Doutor pelo Neurochemical Brain Imaging Laboratory da University of Pittsburgh.

Adauto Castelo Filho: Infectologista. Professor associado de Infectologia e chefe do Ambulatório de Hepatites Virais da Disciplina de Infectologia da EPM/Unifesp. Mestre pela McMaster University, Hamilton, Canadá. Doutor em Infectologia pela EPM/Unifesp.

Adrialdo José Santos: Neurologista. Doutorando em Hematologia/Oncologia Experimental da EPM/Unifesp.

Adriana Aparecida Siviero-Miachon: Professora adjunta do Departamento de Pediatria da EPM/Unifesp. Médica do Setor de Endocrinologia Pediátrica da Disciplina de Especialidades Pediátricas do Departamento de Pediatria da EPM/Unifesp.

Adriana Berezovsky: Ortoptista. Professora associada do Departamento de Oftalmologia e Ciências Visuais da EPM/Unifesp. Mestre e Doutora em Ciências Visuais pela EPM/Unifesp.

Adriana Macedo Dell'Aquila: Infectologista da EPM/Unifesp. Mestre e Doutora em Ciências pela Unifesp.

Adriana Maria Porro: Dermatologista. Professora adjunta do Departamento de Dermatologia da EPM/Unifesp. Mestre em Dermatologia e Doutora em Ciências da Saúde pela EPM/Unifesp.

Adriana Marques Damasco Penna: Hematologista. Médica assistente do grupo de Linfomas da EPM/Unifesp. Médica hematologista do Hospital Santa Catarina. Doutora em Hematologia e Hemoterapia pela EPM/Unifesp.

Adriana Seber: Pediatra especialista em Transplante de Medula Óssea: Oncologia Clínica, em Hematologia Pediátrica e em Cancerologia Pediátrica. Mestre em Pediatria pela EPM/Unifesp.

Adriano Luiz Ammirati: Nefrologista. Mestre em Ciências Médicas e Doutor em Nefrologia pela EPM/Unifesp.

Adriano Miziara Gonzalez: Médico. Professor adjunto Livre-Docente da Disciplina de Gastrenterologia Cirúrgica da EPM/Unifesp. Mestre e Doutor em Medicina pela EPM/Unifesp.

Adriano Resende Lima: Psiquiatra e psicanalista. Pesquisador do Programa de Atendimento e Pesquisa em Violência (Prove) da EPM/Unifesp. Mestre e Doutor em Ciências pelo Departamento de Psiquiatria da EPM/Unifesp.

Aecio Flavio T. de Gois: Médico emergencista. Coordenador do Curso de Graduação em Medicina e da Residência em Clínica Médica e Urgência da EPM/Unifesp. Chefe do Pronto-Socorro de Clínica Médica da EPM/Unifesp. Coordenador da Unidade de Trtamento Intensivo (UTI) e da Enfermaria/Cuidados Paliativos do Pronto-Socorro do Hospital São Paulo (HSP) da Unifesp. Doutor em Cardiologia pela Faculdade de Medicina da Universidade de São Paulo (FMUSP).

Afonso Celso Pinto Nazario: Mastologista. Professor Livre-Docente da Disciplina de Mastologia do Departamento de Ginecologia da EPM/Unifesp. Mestre em Ginecologia e Doutor em Medicina pela EPM/Unifesp.

Alana Santos: Geriatra. Professora da Residência em Clínica Médica do Instituto de Pesquisa e Difusão Prevent Senior. Coordenadora do Ambulatório de Saúde dos Ossos da Prevent Senior. Mestre em Tecnologia e Atenção à Saúde pela Unifesp.

Alberto Goldenberg: Médico. Professor titular da Disciplina de Gastrenterologia Cirúrgica do Departamento de Medicina da EPM/Unifesp. Especialista em Cirurgia Gastrenterológica pela EPM/Unifesp. Mestre e Doutor em Ciências pela EPM/Unifesp.

Alcides Augusto Salzedas Neto: Cirurgião pediátrico. Professor adjunto de Cirurgia Pediátrica da EPM/Unifesp. Mestre em Cirurgia Pediátrica e Doutor em Gastrenterologia Cirúrgica pela EPM/Unifesp.

Alcides Rocha de F. Júnior: Cardiologista. Doutorando em Pneumologia da EPM/Unifesp.

Alessandra Casagrande: Endocrinologista. Mestre em Endocrinologia pela Universidade Federal do Rio Grande do Sul (UFRGS). Doutora em Endocrinologia Clínica pela EPM/Unifesp.

Alessandra Maria Julião: Psiquiatra. Atua no Departamento de Psiquiatria da EPM/Unifesp.

Alex Gonçalves Macedo: Pneumologista. Responsável pelo Serviço de Pneumologia da Santa Casa de Santos, SP. Mestre em Pneumologia pela EPM/Unifesp.

Alexandre Jose Reis Elias: Neurocirurgião. Mestre em Neurocirurgia pela EPM/Unifesp.

Alexandre Kopelman: Ginecologista e obstetra. Doutor em Ciências Médicas pela EPM/Unifesp.

Alexandre Wagner Silva de Souza: Médico assistente da Disciplina de Reumatologia e responsável pelo Ambulatório de Vasculites da EPM/Unifesp. Mestre e Doutor em Ciências da Saúde Aplicadas à Reumatologia pela Unifesp. Pós-Doutor pela Universidade de Groningen, Holanda.

Aline Moriyama: Oftalmologista especialista em Córnea e Doenças Externas.

Álvaro Ancona de Faria: Psiquiatra. Coordenador do Ambulatório de Transtorno de Personalidade *Borderline* do Prove/EPM/Unifesp. Pós-Graduado em Psiquiatria pela EPM/Unifesp.

Amélia Miyashiro Nunes dos Santos: Pediatria especialista em Neonatologia. Professora titular Livre-Docente da Disciplina de Pediatria Neonatal da EPM/Unifesp. Mestre em Pediatria e Doutora em Ciências pela Unifesp.

An Wan Ching: Cirurgião plástico e mastologista. Coordenador do Setor de Transplantes Microvasculares da Disciplina de Cirurgia Plástica da EPM/Unifesp. Chefe e regente do Serviço de Cirurgia Plástica do Hospital do Servidor Público Estadual de São Paulo (HSPE). Ex-*Fellow* de Cirurgia Craniofacial e de Microcirurgia do Hospital de Clínicas (HC) da FMUSP. Ex-*Fellow* de Cirurgia Oncológica do Institut Gustave-Roussy de Villejuif. Diplôme de Carcinologie Clinique pela Universitè de Paris, França. XI Laureato Dottore in Medicina i Chirurgia pela Università Degli Studi Di Padova, Itália. Doutor em Cirurgia Plástica Reparadora pela EPM/Unifesp.

Ana Beatriz Galhardi Di Tommaso: Geriatra. Médica assistente do Ambulatório de Longevos da Disciplina de Geriatria e Gerontologia da EPM/Unifesp. Geriatra da Sociedade Beneficente Israelita Albert Einstein.

Ana Carolina Rabachini Caetano: Ginecologista e obstetra especialista em Medicina Fetal. Mestre em Ciências pela Unifesp.

Ana Carolina Silva Chuery: Ginecologista. Responsável pelo Ambulatório de Doenças Vulvares do Núcleo de Prevenção de Doenças Ginecológicas da EPM/Unifesp. Mestre em Ciências pela USP. Doutora pelo Departamento de Ginecologia da EPM/Unifesp.

Ana Cecilia Petta Roselli Marques: Psiquiatra. Doutora em Ciências pela Unifesp.

Ana Cristina de Castro Amaral: Médica assistente da Disciplina de Gastrenterologia da EPM/Unifesp. Doutora em Medicina pela EPM/Unifesp.

Ana Cristina Fontenele Soares: Gastrenterologista pediátrica. Médica assistente da Disciplina de Gastrenterologia Pediátrica da EPM/Unifesp. Mestre em Ciências e Doutora em Pediatria pelo Departamento de Pediatria da EPM/Unifesp.

Ana Cristina Gimenes: Fisioterapeuta. Professora da Universidade São Judas Tadeu. Especialista em Fisioterapia Cardiorrespiratória EPM/Unifesp. Mestre e Doutora em Ciências pela Unifesp.

Ana Fátima Salles: Cardiologista. Mestre e Doutora em Cardiologia pela EPM/Unifesp.

Ana Flávia Araújo Litwinczuk: Ginecologista.

Ana Laura de Almeida Dias: Nutricionista especialista em Nutrição Clínica. Professora da Faculdade de Nutrição da Universidade de Cuiabá (Unic). Mestre em Ciências da Saúde pela Universidade Federal do Mato Grosso (UFMT).

Ana Lucia Farias de Azevedo Salgado: Gastrentetologista.

Ana Lucia Goulart: Pediatra especialista em Neonatologia. Professora adjunta da Disciplina de Pediatria Neonatal do Departamento de Pediatria da EPM/Unifesp. Mestre e Doutora em Ciências pela Unifesp.

Ana Lucia Santos Abreu: Nefrologista pediátrica. Médica da Nefrologista Pediátrica da EPM/Unifesp.

Ana Luisa Godoy Fernandes: Professora titular de Pneumologia do Departamento de Medicina da EPM/Unifesp.

Ana Luisa Höfling-Lima: Professora titular do Departamento de Oftalmologia da EPM/Unifesp.

Ana Maria Martins: Médica especialista em Pediatria e em Genética e Erros Inatos do Metabolismo. Professora adjunta da EPM/Unifesp. Diretora Médica do Centro de Referência em Erros Inatos do Metabolismo. Mestre e Doutora em Pediatria e Ciências Aplicadas à Pediatria pela EPM/Unifesp. Pós-Doutora em Genética.

Ana Paula Brecheret: Nefrologista pediátrica. Médica do Setor de Nefrologia Pediátrica do HSP/EPM/Unifesp. Mestre em Ciências pela Unifesp.

Ana Paula Curi Spadella: Ginecologista especialista em Endocrinologia Ginecológica.

Anamaria da Silva Facina: Dermatologista. Professora afiliada do Departamento de Dermatologia da EPM/Unifesp. Mestre em Dermatologia e Doutora em Ciências pela EPM/Unifesp.

Anamaria Jones: Especialista em Reabilitação em Reumatologia. Professora afiliada da Disciplina de Reumatologia da EPM/Unifesp. Doutora em Reabilitação pela EPM/Unifesp.

André Fernandes Reis: Endocrinologista. Médico do Centro de Diabetes e Professor de Pós-Graduação da Disciplina de Endocrinologia da EPM/Unifesp. Mestre e Doutor em Endocrinologia pela EPM/Unifesp. Pós-Doutor em Diabetes pelo Institut National de la Santé et de la Recherche Médicale, França.

André Ivan Bradley dos Santos: Cirurgião pediátrico. Professor adjunto do Curso de Medicina da Universidade Federal do Paraná (UFPR). Mestre em Cirurgia Pediátrica e Doutor em Ciência Cirúrgica Interdisciplinar pela EPM/Unifesp. Pós-Doutor pelo Center for Fetal Research, The Children´s Hospital of Philadelphia, EUA.

André Pasin Corrente Rangel Roma: Cirurgião geral e pediátrico. 2º Tenente do Quadro de Oficiais Reservistas de 2ª classe (QOCon) da Escola de Especialistas de Aeronáutica.

Andréa Bomura Rosato: Dermatologista. Mestre em Patologia pela Universidade Federal da Bahia (UFBA)/Centro de Pesquisas Gonçalo Moniz (CPqGM).

Andrea Fernandes de Oliveira: Cirurgiã plástica. Coordenadora da Unidade de Tratamento de Queimaduras da Disciplina de Cirurgia Plástica da EPM/Unifesp. Mestre em Ciências da Saúde pelo Programa de Pós-Graduação em Cirurgia Translacional da EPM/Unifesp.

Andrea Maria Cappellano: Oncologista pediátrica do Instituto de Oncologia Pediátrica do Grupo de Apoio ao Adolescente e à Criança com Câncer da Unifesp (IOP/GRAAC/Unifesp). Doutora em Pediatria pela EPM/Unifesp

Andrea P. Jackowski: Bióloga. Professora adjunta de Psiquiatria na EPM/Unifesp. Mestre em Neurociências e Doutora em Ciências Médicas pela UFRGS.

Andrea Peiyun Chi Sakai: Otorrinolaringologista especialista em Otorrinolaringologia Pediátrica. Mestre em Ciências pela Unifesp.

Andrei Borin: Otorrinolaringologista. Professor afiliado do Departamento de Otorrinolaringologia e Cirurgia de Cabeça e Pescoço (ORL-CCP) da EPM/Unifesp. Mestre em Otorrinolaringologia e Doutor em Ciências pela EPM/Unifesp.

Andréia Latanza Gomes Mathez: Endocrinologista.

Andressa Melina Severino Teixeira: Ginecologista especialista em Ginecologia Oncológica. Médica assistente do Setor de Oncocirurgia do Hospital Pérola Byington. Doutora em Ciências pela Unifesp.

Anelise Del Vecchio Gessullo: Professora assistente da Faculdade de Medicina do ABC (FMABC). Mestre e Doutora em Nefrologia Pediátrica pela EPM/Unifesp.

Anelise Riedel Abrahão: Enfermeira. Professora associada da Escola Paulista de Enfermagem (EPE) da Unifesp. Especialista em Aconselhamento Genético/Reprodutivo. Mestre em Morfologia e Doutora em Enfermagem pela Unifesp.

Anete Colucci: Pediatra responsável pelo Projeto Desenvolver no Município de Embu das Artes-SP e pelo Ambulatório de Atenção Integral à Crianças com Distúrbios do Desenvolvimento Neuropsicomotor da EPM/Unifesp. Mestre em Ciências pela Unifesp.

Ângela Cristina Gomes Borges Leal: Endocrinologista especialista em Osteometabolismo. Coordenadora do Ambulatório de Osteometabolismo do Hospital Universitário da Universidade Federal de Sergipe (HU/UFS). Mestranda em Osteometabolismo da Unifesp.

Angela Honda: Pneumologista do Departamento de Reabilitação Pulmonar da Disciplina de Pneumologia da EPM/Unifesp.

Angela Maria Spinola e Castro: Professora adjunta do Departamento de Pediatria da EPM/Unifesp. Chefe do Setor de Endocrinologia Pediátrica da EPM/Unifesp.

Angélica M. Claudino: Psiquiatra especialista em Transtornos Alimentares. Professora orientadora do Programa de Pós-Graduação em Psiquiatria da EPM/Unifesp. Mestre em Psiquiatria e Doutora em Ciências pela EPM/Unifesp.

Angelo Amato V. de Paola: Nefrologista. Professor titular de Medicina de Urgências e Medicina Baseada em Evidências da EPM/Unifesp. Mestre e Pós-Doutor em Epidemiologia Clínica pela University of Pennsylvania, EUA. Doutor em Nefrologia e Livre-Docente em Clínica Médica pela EPM/Unifesp. Fundador e Diretor do Centro Cochrane do Brasil.

Angelo Paulo Ferrari: Gastrenterologista. Livre-Docente da Disciplina de Gastrenterologia da EPM/Unifesp. Médico do Serviço de Endoscopia do Hospital Albert Einstein. Mestre e Doutor em Gastrenterologia pela Unifesp/EPM.

Antonio Carlos Carvalho: Cardiologista. Professor titular Livre-Docente e chefe da Disciplina de Cardiologia da EPM/Unifesp. Doutor em Medicina: Cardiologia pela EPM/Unifesp.

Antonio Eduardo Benedito Silva: Gastrenterologista. Professor associado de Gastrenterologia da EPM/Unifesp. Mestre em Gastrenterologia e Doutor em Medicina pela EPM/Unifesp.

Antonio Fernandes Moron: Professor titular Livre-Docente do Departamento de Obstetrícia da EPM/Unifesp. Coordenador do Departamento de Medicina Fetal do Hospital e Maternidade Santa Joana (Pro Matre). Diretor Científico do Centro Paulista de Medicina Fetal. Pós-Doutor pela University of Wisconsin Medical School, EUA.

Antonio J. L. Ferrari: Reumatologista. Mestre em Reumatologia e Doutor em Medicina pela EPM/Unifesp.

Antonio José Lapa: Médico. Professor titular Livre-Docente afiliado da EPM/Unifesp. Professor sênior convidado da Universidade do Estado do Amazonas. Professor orientador dos Cursos de Pós-Graduação em Biotecnologia da Bionorte e do Programa de Pós-Graduação em Biotecnologia da Universidade Federal do Amazonas (UFAM). Doutor em Farmacologia pela EPM/Unifesp.

Antonio Pignatari: Infectologista. Professor titular da Disciplina de Infectologia do Departamento de Medicina da EPM/Unifesp.

Antonio Sergio Petrilli: Pediatra especialista em oncologia pediátrica. Professor titular Livre-Docente da Disciplina de Especialidades Pediátricas do Setor de Oncologia do Departamento de Pediatria da EPM/Unifesp. Diretor técnico do IOP/GRAACC/Unifesp. Membro fundador e superintendente médico do GRAACC.

Arnaldo Lopes Colombo: Infectologista. Professor titular da Disciplina de Infectologia da EPM/Unifesp. Pesquisador Nível IA do CNPq. Consultor sênior da Leading International Fungal Education (LIFE) e do Global Action Fund for Fungal Infections (GAFFI). Membro do Conselho Diretor da ICHS.

Artur Beltrame Ribeiro: Professor titular aposentado da Disciplina de Nefrologia da EPM/Unifesp.

Artur Filhou José: Psiquiatra. Coordenador do Ambulatório Longitudinal de Psiquiatria e supervisor do Setor de Interconsulta Psiquiátrica e Medicina Psicossomática (Intermep) da EPM/Unifesp.

Ary Gadelha: Professor adjunto de Psiquiatria e coordenador do Programa de Esquizofrenia (Proesq) da EPM/Unifesp.

Audrien Furlan de Lucca: Cirurgião plástico. Preceptor do Setor de Cirurgia Órbito-Palpebral da Disciplina de Cirurgia Plástica da EPM/Unifesp.

Auro del Giglio: Médico. Livre-Docente pela FMUSP. *Fellow* do The American College of Physicians.

Barbara Nascimento de Carvalho Klemz: Reumatologista. Professora da Disciplina de Habilidades Médicas da Faculdade Metropolitana da Amazônia. Mestre e Doutoranda em Ciências da Saúde Aplicadas à Reumatologia da EPM/Unifesp.

Beatriz Tavarez Costa-Carvalho: Professora Livre-Docente da Disciplina de Alergia, Reumatologia e Imunologia Clínica do Departamento de Pediatria da EPM/Unifesp.

Benedito Herani Filho: Médico. Professor associado aposentado da Disciplina de Gastrenterologia Cirúrgica do Departamento de Medicina da EPM/Unifesp. Mestre e Doutor em Ciências pela Unifesp.

Benjamin Israel Kopelman: Professor titular emérito do Departamento de Pediatria da EPM/Unifesp.

Bento C. Santos: Nefrologista. No Hospital Israelita Albert Einsten atua no Grupo de Suporte Nefrológico, como médico responsável pelo Centro de Diálise Einstein e como supervisor do Programa de Residência em Nefrologia. Mestre e Doutor em Nefrologia pela EPM/Unifesp. Pós-Doutor pela Renal Division, Brigham and Women's Hospital, Harvard Medical School, EUA.

Bernardo Hochman (falecido): Cirurgião plástico. Professor afiliado e coordenador do Setor de Cicatrizes Patológicas da Disciplina de Cirurgia Plástica da EPM/Unifesp. Vice-coordenador do Curso de Aperfeiçoamento: Pesquisa em Cirurgia da EPM/Unifesp. Mestre em Medicina, Doutor em Ciências e Pós-Doutor pelo Programa de Pós-Graduação em Cirurgia Plástica da EPM/Unifesp.

Bruna Maria Pereia Bornéo: Cardiologista.

Bruno Ribeiro Cruz: Farmacêutico-bioquímico. Especialista em Hematologia e Hemoterapia. Professor colaborador do Departamento de Análises Clínicas e

Toxicológicas (DECLIN) da Universidade Estadual de Ponta Grossa (UEPG). Mestre e Doutor em Ciências pela Unifesp.

Caden Souccar: Biomédica. Professora titular Livre-Docente do Departamento de Farmacologia e Orientadora credenciada pelo Programa de Pós-Graduação em Farmacologia da EPM/Unifesp. Mestre em Farmacologia e Doutora em Ciências pela EPM/Unifesp.

Camila Arai Seque: Dermatologista. Médica do Departamento de Dermatologia da EPM/Unifesp.

Camila Hirotsu: Pesquisadora. Especialista em Medicina Farmacêutica e Doutora em Ciências pelo Departamento de Psicobiologia da EPM/Unifesp.

Carina Cohen: Ortopedista especialista em Ombro e Cotovelo. Doutoranda em Medicina Translacional da Unifesp.

Carina Mori F. Gomes: Reumatologista.

Carla Renata P. Donato Macedo: Oncologista pediátrica. Mestre em Ciências pela Unifesp.

Carlos Alberto de Castro Pereira: Médico. Coordenador do Grupo de Assistência e Pesquisa em Doenças Pulmonares Intersticiais da EPM/Unifesp. Doutor em Pneumologia pela EPM/Unifesp.

Carlos Alberto Pires Pereira: Infectologista. Médico da Disciplina de Infectologia da EPM/Unifesp. Doutor em Medicina pela EPM/Unifesp.

Carlos Alexandre Lemes de Oliveira: Cardiologista especialista em Insuficiência Cardíaca e Transplante Cardíaco.

Carlos André Freitas dos Santos: Geriatra. Coordenador do Ambulatório de Geriatria Esportiva do Centro de Traumatologia do Esporte do Departamento de Ortopedia da EPM/Unifesp. Coordenador do Ambulatório de Promoção à Saúde e supervisor do Programa de Residência Médica em Geriatria da EPM/Unifesp. Mestre em Ciências pela Unifesp.

Carlos Eduardo da Silveira Franciozi: Ortopedista. Professor afiliado do Departamento de Ortopedia e Traumatologia (DOT) da EPM/Unifesp. Chefe da Preceptoria e supervisor do Programa de Residência Médica em Ortopedia Traumatologia da EPM/Unifesp. Professor orientador do Mestrado Profissional Ligado à Residência Médica da Unifesp. Co-orientador do Programa Cirurgia Translacional da EPM/Unifesp. Doutor em Medicina pela EPM/Unifesp. Pós-Doutor em Ortopedia pela University of Southern California, EUA.

Carlos Fischer de Toledo: Gastrenterologista. Mestre e Doutor em Gastrenterologia pela EPM/Unifesp.

Carlos R. V. Kiffer: Infectologista. Professor adjunto da Disciplina de Doenças Infecciosas e Parasitárias do Departamento de Medicina da EPM/Unifesp. Responsável técnico do Laboratório GC-2 SA.

Carlos Roberto Bazzo: Pneumologista pediátrico. Coordenador do Ambulatório de Lactente Sibilante do Setor de Pneumologia Pediátrica do Departamento de Pediatria da EPM/Unifesp.

Carlota V. Blassioli Moraes: Pediatria especialista em Cancerologia Pediátrica e em Medicina Paliativa.

Carmen Silvia Passos Lima: Oncologista clínica. Professora Livre-Docente do Departamento de Clínica Médica da Faculdade de Ciências Médicas da Unicamp.

Carolina Atallah Pontes da Silva: Dermatologista.

Carolina dos Santos Lázari: Infectologista. Assessora médica para Análises Clínicas em Doenças Infecciosas do Grupo Fleury.

Carolina Toniolo Zenatti: Infectologista.

Cassio Andreoni Ribeiro: Professor adjunto Livre-Docente de Urologia da EPM/Unifesp.

Cassio José de Oliveira Rodrigues: Nefrologista. Professor titular de Nefrologia da Faculdade de Medicina da Universidade de Santo Amaro (Unisa). Médico da Pró-Reitoria de Assuntos Estudantis da Unifesp. Mestre e Doutor em Nefrologia pela EPM/Unifesp.

Cecilia Maria Draque: Pediatra especialista em Neonatologia. Professora afiliada da Disciplina de Pediatria Neonatal da EPM/Unifesp. Mestre e Doutora em Ciências pela Unifesp.

Cecilia Micheletti: Pediatra e geneticista. Mestre em Pediatria e Ciências Aplicadas à Pediatria pela EPM/Unifesp.

Célia Maria Camelo Silva: Cardiologista pediátrica. Doutora em Cardiologia pela EPM/Unifesp.

Celso Arrais Rodrigues: Hematologista. Médico hematologista do Centro de Oncologia do Hospital Sírio-Libanês. Doutor em Ciências: Hematologia pela EPM/Unifesp. Pós-Doutor pela Universidade de Paris VII, França.

Celso F. H. Granato: Infectologista e patologista clínico. Professor Livre-Docente da Disciplina de Infectologia da EPM/Unifesp.

Charlles Heldan de Moura Castro: Professor assistente da Disciplina de Reumatologia da EPM/Unifesp. Mestre e Doutor em Reumatologia pela EPM/Unifesp. Fellow Research da Divisão de Metabolismo Osteomineral da Washington University in Saint Louis, EUA. Chefe do Setor de Ergometria e Exercício e do Ambulatório de Cardiologia do Esporte, ambos da Disciplina de Medicina Esportiva da EPM/Unifesp.

Christian Ribas: Oncologista clínico do Setor de Oncologia Clínica da EPM/Unifesp.

Christiane Maria da Silva Pinto: Hematologista pediátrica.

Christiane Simioni: Ginecologista e obstetra especialista em Medicina Fetal. Membro da Equipe de Medicina Fetal do Hospital Israelita Albert Einstein. Mestre em Ciências pela Unifesp.

Christina Hajaj Gonzalez: Psiquiatra. Coordenadora geral do Centro de Assistência, Ensino e Pesquisa dos Transtornos do Espectro Obsessivo-Compulsivo (CenTOC) da EPM/Unifesp. Psiquiatra do Departamento de Psiquiatria da EPM/Unifesp. Doutora em Medicina: Psiquiatria pela EPM/Unifesp.

Cibele Isaac Saad Rodrigues: Nefrologista especialista em Hipertensão Arterial. Professora titular de Nefrologia do Departamento de Medicina da Faculdade de Ciências Médicas e da Saúde da Pontifícia Universidade Católica de São Paulo (FCMS/PUCSP). Professora de Bioética do Mestrado Profissional da FCMS/PUCSP. Mestre e Doutora em Nefrologia pela EPM/Unifesp.

Ciro Kirchenchtejn: Pneumologista. Mestre em Medicina pela EPM/Unifesp.

Clarice Cavalero Nebuloni: Nutricionista da Disciplina de Geriatria e Gerontologia do Departamento de Medicina da EPM/Unifesp. Especialista em Nutrição em Saúde Pública pela Unifesp, em Gerontologia pelo HC/FMUSP e em Gerontologia pela Sociedade Brasileira de Geriatria e Gerontologia (SBGG).

Claudia C. Naufel Terzian: Pediatra especialista em Hematologia Pediátrica. Médica hemoterapeuta responsável pela Agência Transfusional do IOP/GRAACC/Unifesp. Doutora em Ciências Médicas e Biológicas pela EPM/Unifesp.

Claudia C. R. Bortoletto: Médica assistente da Disciplina de Ginecologia Oncológica da EPM/Unifesp. Coordenadora do Ambulatório e do Centro Cirúrgico da Disciplina de Ginecologia Oncológica da EPM/Unifesp. Mestre em Ginecologia e Doutora em Medicina pela EPM/Unifesp.

Claudia Hasegawa: Pneumologista

Claudia Teresa Carvente: Química. Especialista em Análises Clínicas. Mestre em Ciências pela Unifesp.

Claudio Arnaldo Len: Pediatra especialista em Reumatologia Pediátrica. Professor ajunto Livre-Docente do Departamento de Pediatria da EPM/Unifesp. Pediatra do Hospital Israelita Albert Einstein. Mestre e Doutor pela EPM/Unifesp.

Claudio Cirenza: Cardiologista e eletrofisiologia. Mestre e Doutor em Cardiologia pela EPM/Unifesp.

Claudio E. Kater: Professor associado de Medicina da EPM/Unifesp. Chefe da Unidade de Adrenal e Hipertensão da EPM/Unifesp. Mestre e Doutor em Medicina: Endocrinologia pela EPM/Unifesp. Pós-Doutor em Endocrinologia Clínica pela University of California, EUA.

Claudio Emilio Bonduki: Ginecologista e obstetra. Professor adjunto do Departamento de Ginecologia da EPM/Unifesp. Mestre em Ginecologia e Doutor em Medicina pela EPM/Unifesp.

Cláudio Jerônimo da Silva: Psiquiatra. Professor afiliado do Departamento de Psiquiatria da EPM/Unifesp. Diretor Técnico da Associação Paulista para o Desenvolvimento da Medicna (SPDM). Especialista em Dependência Química pela EPM/Unifesp. Doutor em Ciências pela Unifesp.

Clélia Maria Erwenne: Oftalmologista. Professora aposentada do Departamento de Oftalmologia da EPM/Unifesp. Mestre e Doutora em Oncologia Ocular pela EPM/Unifesp.

Cleonice Hitomi Watashi Hirata: Otorrinolaringologista do Departamento de ORL-CCP da EPM/Unifesp. Coordenadora do Setor de Estomatologia do Departamento de ORL-CCP da EPM/Unifesp. Mestre em Otorrinolaringologia e Doutora em Medicina pela EPM/Unifesp.

Clineu de Mello Almada Filho: Geriatra. Coordenador da Unidade Hospitalar Geriátrica da Disciplina de Geriatria e Gerontologia da EPM/Unifesp. Mestre e Doutor pela Unifesp.

Clovis Eduardo Tadeu Gomes: Pneumologista pediátrico.

Clystenes Odyr Soares Silva: Pneumologia. Doutor em Medicina: Pneumologia pela EPM/Unifesp.

Cristhine Kamamoto: Dermatologista. Mestre em Dermatologia e Doutora em Ciências da Saúde pela EPM/Unifesp.

Cristiane Curi Abud: Psicóloga psicanalista especialista em Psicossomática. Professora do Curso de Psicossomática Psicanalítica do Instituto Sedes Sapientiae. Mestre em Psicologia Clínica pela PUCSP. Doutora em Administração de Empresas pela Fundação Getúlio Vargas (FGV/SP).

Cristiane Kayser: Reumatologista. Professora afiliada da Disciplina de Reumatologia da EPM/Unifesp.

Cristiano Dietrich: Cardiologista com atuação em Eletrofisiologia e Estimulação Cardíaca. Doutor em Cardiologia pela EPM/Unifesp.

Cristiano Noto: Psiquiatra. Coordenador do Ambulatório de Primeiro Episódio Psicótico da Santa Casa de São Paulo. Mestre e Doutora em Psiquiatria e Psicologia Médica pela Unifesp.

Cristina Ap. Falbo Guazzelli: Ginecologista e obstetra. Professora associada Livre-Docente de Obstetrícia e responsável pelo Setor de Atendimento ao Pré-Natal Adolescente do Setor de Planejamento Familiar da EPM/Unifesp. Mestre em Ciências e Doutora em Medicina pela EPM/Unifesp.

Cristina Muccioli: Oftalmologista especialista em Uveítes. Professora adjunta Livre-Docente da EPM/Unifesp. Mestre e Doutora em Oftalmologia pela EPM/Unifesp.

Cynthia M. A. Brandão: Endocrinologista especialista em Doenças Osteometabólicas.

Daiane Pereira Guimarães: Oncologista clínica. Preceptora administrativa do Programa de Residência Médica em Cancerologia Clínica da Unifesp. Mestre em Ciências pela Unifesp.

Daisy Maria Machado: Infectologista pediátrica da Disciplina de Infectologia Pediátrica da EPM/Unifesp.

Dalva Poyares: Neurologista. Professora Livre-Docente do Departamento de Psicobiologia da EPM/Unifesp. Médica pesquisadora do Instituto do Sono de São Paulo. Doutora em Ciências pela Unifesp.

Dalva Regina Neto Pimentel: Dermatologista. Professora adjunta de Dermatologia da EPM/Unifesp. Mestre e Doutora em Ciências pela Unifesp.

Daniel Born: Cardiologista. Responsável pelo Setor de Cardiopatia e Gravidez da EPM/Unifesp.

Daniel Feldman: Reumatologista. Mestre e Doutor em Reumatologia pela EPM/Unifesp.

Daniel Guedes Tomedi: Neurologista. Mestre em Neurologia Clínica pela University College London, Londres, Inglaterra. Pós-Graduando do Setor de Investigação e Tratamento de Cefaleia da EPM/Unifesp.

Daniel Wagner Santos: Infectologista. Mestre em Infectologia pela EPM/Unifesp. Doutorando em Infectologia da Unifesp.

Daniela Bordini: Psiquiatra especialista em Psiquiatria da Infância e Adolescência. Coordenadora do Ambulatório de Cognição Social Doutor Marcos T. Mercadante (TEAMM) da Unifesp. Mestre em Psiquiatria e Doutoranda em Psiquiatria e Psicologia Médica da Unifesp.

Daniela Gerent Petry Piotto: Pediatra especialista em Reumatologia Pediátrica. Mestre em Ciências e Doutora em Pediatria pela Unifesp.

Daniela Tavares: Geriatra. Preceptora do Serviço de Dor e Doenças Osteoarticulares do Ambulatório de Geriatria e Gerontologia da EPM/Unifesp.

Danyelle S. Reges: Neurologista especialista em Doenças Cerebrovasculares.

Dartiu Xavier da Silveira: Psiquiatra. Professor Livre-Docente de Psiquiatria da EPM/Unifesp. Mestre e Doutor em Psiquiatria pela Unifesp. Assessor da ONU, da Secretaria Nacional de Drogas e do Ministério da Saúde nas áreas de Prevenção e Tratamento do Uso Indevido de Drogas. Especialista em Toxicomanies pelo Centre Medical Marmottan, Paris, França.

David Del Curto: Ortopedista especialista em Cirurgia da Coluna. Mestre em Ciências pela EPM/Unifesp.

David Pares: Professor adjunto da Disciplina de Medicina Fetal da EPM/Unifesp. Chefe dos Setores de Rastreamento de Aneuploidias no Primeiro Trimestre da Gestação e de Acompanhamento da Gestante Aloimunizada da EPM/Unifesp. Chefe do Departamento de Obstetrícia da EPM/Unifesp. Mestre e Doutor pelo Departamento de Obstetrícia da EPM/Unifesp.

David Salomão Lewi: Infectologista. Professor associado da Disciplina de Infectologia do Departamento de Medicina da EPM/Unifesp. Infectologista do Hospital Albert Einstein.

Dayse Maria Lourenço: Hematologista especialista em Hematologia: Coagulação e Trombose. Coordenadora do Curso de Medicina da Faculdade São Camilo. Mestre e Doutora em Medicina: Hematologia pela EPM/Unifesp.

Delcio Matos: Gastrocirurgião especialista em Coloproctologia. Professor titular Livre-Docente da Disciplina de Sistema Digestório da Faculdade de Ciências da Saúde da Universidade Metropolitana de Santos (Unimes). Revisor da Cochrane. Mestre em Ciências e Doutor em Ciências da Saúde pela Unifesp.

Denise de Freitas: Oftalmologista. Professora adjunta Livre-Docente do Departamento de Oftalmologista e Ciências Visuais da EPM/Unifesp e do HSP.

Diana B. Dock-Nascimento: Nutricionista especialista em Nutrição Clínica e em Terapia Nutricional Enteral e Parenteral. Professora adjunta da UFMT. Mestre em Gastrenterologia e Nutrição pela UFMT. Doutora em Ciências: Cirurgia do Aparelho Digestivo pela USP.

Diego Costa Astur: Ortopedista especialista em Cirurgia do Joelho/Traumatologia do Esporte. Professor afiliado e coordenador do Grupo do Joelho do Centro de Traumatologia do Esporte do DOT/EPM/Unifesp. Doutor em Ciências: Cirurgia Translacional pela EPM/Unifesp.

Dirceu Rodrigues Almeida: Cardiologista. Professor adjunto da Disciplina de Cardiologia e responsável pela Divisão de Insuficiência Cardíaca e Transplante Cardíaco da EPM/Unifesp. Doutor em Medicina: Cardiologia pela EPM/Unifesp.

Dirceu Solé: Pediatra especialista em Alergia e Imunologia Clínica. Professor titular Livre-Docente da Disciplina de Alergia, Imunologia Clínica e Reumatologia do Departamento de Pediatria da EPM/Unifesp. Doutor em Ciências pela Unifesp.

Domingos Palma: Pediatria e nutrólogo. Professor adjunto e chefe do Setor de Nutrição Clínica da Disciplina de Nutrologia do Departamento de Pediatria da EPM/Unifesp. Mestre e Doutor em Pediatria pela EPM/Unifesp.

Douglas Rodrigues: Médico especialista em Saúde Pública. Doutor em Saúde Coletiva pela EPM/Unifesp.

Dulce Maria Fonseca Soares Martins: Cirurgiã plástica. Professora associada da Disciplina de Cirurgia Plástica do Departamento de Cirurgia da EPM/Unifesp. Doutora em Ortopedia e Cirurgia Plástica Reparadora pela EPM/Unifesp.

Edgard Torres dos Reis Neto: Reumatologista. Assistente Doutor da Disciplina de Reumatologia da EPM/Unifesp. Doutor em Ciências da Saúde Aplicadas à Reumatologia pela EPM/Unifesp.

Edileia Bagatin: Dermatologista. Professora adjunta e Pesquisadora do Departamento de Dermatologia da EPM/Unifesp. Orientadora do Programa de Pós-Graduação em Medicina Translacional da EPM/Unifesp. Mestre em Dermatologia e Doutora em Ciências pela Unifesp.

Edison Roberto Parise: Médico. Mestre em Gastrenterologia e Doutor em Medicina pela EPM/Unifesp.

Edmund Chada Baracat: Professor titular da Disciplina de Ginecologia do Departamento de Obstetrícia e Ginecologia da FMUSP.

Edson J. Lobo: Gastrocirurgião. Professor assistente e chefe do grupo de Vias Biliares e Pâncreas da Disciplina de Gastrenterologia Cirúrgica da EPM/Unifesp.

Edson Khodor Cury: Cirurgião pediátrico. Professor adjunto da EPM/Unifesp. Cirurgião pediátrico do Hospital Israelita Albert Einstein. Mestre e Doutor pela EPM/Unifesp.

Edson Stefanini: Cardiologista. Mestre e Doutor em Cardiologia pela EPM/Unifesp.

Eduardo Alexandrino Servolo de Medeiros: Professor da Disciplina de Infectologia do Departamento de Medicina da EPM/Unifesp. Presidente da Comissão de Controle de Infecção Hospitalar do HSP/EPM/Unifesp. Mestre e Doutor em Doenças Infecciosas e Parasitárias pela EPM/Unifesp.

Eduardo Antonio Cardoso: Geriatra.

Eduardo Baiochi: Ginecologista e obstetra contratado da EPM/Unifesp. Mestre em Obstetrícia e Doutor em Medicina pela EPM/Unifesp.

Eduardo Barros Puertas: Ortopedista especialista em Cirurgia da Coluna. Professor titular de Ortopedia da EPM/Unifesp. Mestre e Doutor em Ortopedia pela EPM/Unifesp.

Eduardo Büchele Rodrigues: Oftalmologista. Professor afiliado de Oftalmologia da EPM/Unifesp. Doutor e Pós-Doutor pela Unifesp. Ocular Oncology *Fellow* da Thomas Jefferson University. Doctor thesis in Ophthalmology pela Philipps-Universität, Alemanha. Retina *Fellow* da Philipps-University/Marburg. Retina *Fellow* da Universidade Federal de Goiás (UFG).

Eduardo Canteiro Cruz: Geriatra. Médico assistente voluntário da Disciplina de Geriatria e Gerontologia da EPM/Unifesp.

Eduardo de Souza: Obstetra. Mestre e Doutor em Obstetrícia pela EPM/Unifesp.

Eduardo Freitas Hatanaka: Pediatra e nefrologista pediátrico. Nefrologista da Unidade de Diálise Pediátrica do Hospital Infantil Darcy Vargas.

Eduardo Iwanaga Leão: Médico assistente da Disciplina de Cirurgia Torácica do Departamento de Cirurgia da EPM/Unifesp.

Eduardo L. A. Motta: Médico especialista em Reprodução Humana. Professor adjunto do Departamento de Ginecologia da EPM/Unifesp. Mestre e Doutor em Medicina pela EPM/Unifesp.

Eduardo Schor: Médico. Professor afiliado Livre-Docente e chefe do Setor de Algia Pélvica e Endometriose do Departamento de Ginecologia da EPM/Unifesp.

Edward Araujo Júnior: Ginecologista e obstetra especialista em Medicina Fetal. Professor adjunto Livre-Docente da Disciplina de Medicina Fetal do Departamento de Obstetrícia da EPM/Unifesp. Mestre e Doutor em Ciências pela Unifesp.

Elaine Cristina Soares Martins-Moura: Cirurgiã pediatra. Médica do Setor de Coloproctologia Pediátrica da Disciplina de Cirurgia Pediátrica da EPM/Unifesp. Doutora em Ciências pela Unifesp.

Elaine Guadelupe Rodrigues: Farmacêutica-bioquímica especialista em Análises Clínicas. Professora adjunta do Departamento de Microbiologia, Imunologia e Parasitologia da EPM/Unifesp. Mestre e Doutora em Ciências pela Unifesp.

Élcio Hirai: Otorrinolaringologista especialista em Rinologia. Assistente voluntário do Setor de Rinologia – Base de Crânio do Departamento de ORL-CCP da EPM/Unifesp. Mestre em Ciências pela Unifesp.

Eliana M. M. Caran: Oncologista pediátrica do GRAAC. Professora adjunta da Disciplina de Especialidades do Departamento de Pediatria da EPM/Unifesp. Mestre em Pediatria e Ciências Aplicadas à Pediatria e Doutora em Medicina pela EPM/Unifesp.

Eliane Reiko Alves: Cardiologista especialista em Insuficiência Cardíaca.

Eliete Chiconelli Faria Buratto: Neuropediatra. Pós-Graduanda do Departamento de Neurologia e Neurocirurgia do Setor de Neurologia da EPM/Unifesp.

Elisa Brietzke: Psiquiatra. Professora adjunta do Departamento de Psiquiatria da EPM/Unifesp. Doutora em Psiquiatria pela UFRGS.

Elisabete Kawakami Fores: Pediatra especialista em gastrenterologia pediátrica. Professora titular Livre-Docente do Departamento de Pediatria da EPM/Unifesp.

Elisabeth Nogueira Martins: Oftalmologista. Membro do Setor de Trauma Ocular e chefe de Enfermaria do Departamento de Oftalmologia da EPM/Unifesp. Doutora em Ciências pela Unifesp. Pós-Doutora em Retina e Vítreo pela Universidade da Califórnia, EUA.

Elizabete Ribeiro Barros: Médica. Mestre e Doutora em Endocrinologia e Metabolismo: Doença Osteometabólica pela EPM/Unifesp.

Eloara Vieira Machado Ferreira: Pneumologista especialista em Doenças da Circulação Pulmonar e Fisiologia do Exercício. Professora adjunta da Disciplina de Pneumologia da EPM/Unifesp. Doutora em Ciências pela EPM/Unifesp.

Elza Márcia Targas Yacubian: Professora adjunta Livre-Docente do Departamento de Neurologia e Neurocirurgia da UNFESP.

Elze Maria Gomes de Oliveira: Gastrenterologista especialista em Hepatologia. Professora da Disciplina de Gastrenterologia do Centro Universitário Lusíada (Unilus). Doutora em Ciências pela Unifesp.

Emilia Inoue Sato: Reumatologista. Professora titular Livre-Docente de Reumatologia da EPM/Unifesp. Especialista em Reumatologia: Doenças Autoimunes. Doutora em Reumatologia pela EPM/Unifesp.

Emmanuel P. B. Magalhães: Dermatologista.

Enedina M. L. Oliveira: Neurologista. Mestre em Neurologia e Doutora em Ciências Médicas pela EPM/Unifesp.

Enilde Borges Costa: Dermatologista. Mestre em Dermatologia pela EPM/Unifesp.

Erika Pereira Macedo: Gastrenterologista especialista em Endoscopia Digestiva. Mestre em Gastrenterologia pela EPM/Unifesp.

Ermelindo Della Libera Jr.: Gastrenterologista e endoscopista digestivo. Professor afiliado a Disciplina de Gastrenterologia da Unifesp. Médico endoscopista do HSP/EPM/Unifesp. Doutor em Medicina pela EPM/Unifesp.

Esdras Guerreiro Vasconcellos: Professor do Instituto de Psicologia da USP. Doutor pela Ludwig Maximilians Universität München, Alemanha. Pós-Doutorado em Psicossomática realizado na Alemanha.

Fabianne Carlesse: Infectologista pediátrica. Professora adjunta de Pediatria da EPM/Unifesp. Chefe do Serviço de Controle de Infecção Hospitalar do IOP/GRAACC/Unifesp. Mestre em Ciências e Doutora em Infectologia pela EPM/Unifesp.

Fabio Araujo: Professor adjunto de Ginecologia da EPM/Unifesp.

Fábio H. L. Pace: Gastrenterologista e hepatologista. Professor associado de Gastrenterologia da Universidade Federal de Juiz de Fora. Mestre e Doutor pela Unifesp.

Fabio Jennings: Reumatologista. Preceptor dos Ambulatórios de Coluna Vertebral, Reabilitação e Artrite Reumatoide da Disciplina de Reumatologia da EPM/Unifesp. Mestre e Doutor em Reumatologia pela EPM/Unifesp.

Fábio Luís Peterlini: Cirurgião pediátrico. Mestre e Doutor em Cirurgia Pediátrica pela EPM/Unifesp.

Fabio Roberto Kater: Oncologista clínico.

Fabíola Paula Galhardo Rizzatti: Pneumologista especialista em Medicina do Sono. Professora do Departamento de Medicina da Universidade Federal de São Carlos (Ufscar). Doutora em Ciências Médicas pela Faculdade de Medicina de Ribeirão Preto (FMRP) da USP. Pós-Doutoranda do Departamento de Psicologia, Disciplina de Medicina e Biologia do Sono.

Fabricio Ferreira de Oliveira: Médico. Professor afiliado do Departamento de Neurologia e Neurocirurgia da EPM/Unifesp. Mestre em Ciências Médicas (Neurologia) pela Unicamp. Doutor em Neurologia/Neurociências pela EPM/Unifesp. Pós-Doutor pela Fundação de Amparo à Pesquisa de São Paulo (Fapesp).

Fabrício Nogueira Furtado: Cardiologista.

Fania Cristina Santos: Geriatra especialista em Dor. Professora afiliada e chefe do Serviço de Dor e Doenças Osteoarticulares da Disciplina de Geriatria e Gerontologia da EPM/Unifesp. Orientadora do Mestrado Profissional associado à Residência Médica (Meparem) da EPM/Unifesp. Coordenadora do Comitê de Dor no Idoso da Sociedade Brasileira para o Estudo da Dor (SBED). Mestre e Doutora em Medicina pela EPM/Unifesp.

Fátima Ferreira Bortoletti: Psicóloga especialista em Psicologia Hospitalar, Psicologia Obstétrica e Psiconeuroendocrinoimunologia. Atua na Unifesp e no Hospital Santa Catarina. Mestre em Ciências da Saúde pela EPM/Unifesp.

Fausto Miranda Jr.: Angiologista e cirurgião vascular. Professor titular Livre-Docente de Cirurgia Vascular e Endovascular da EPM/Unifesp. Professor do Curso de Pós-Graduação em Ciência Cirúrgica Interdisciplinar da EPM/Unifesp. Mestre em Cirurgia Cardiovascular e Doutor em Cirurgia Cardiovascular da EPM/Unifesp.

Felipe C. Isoldi: Cirurgião plástico. Preceptor dos Residentes em Cirurgia Plástica e Colaborador do Setor de Cicatrizes Patológicas da Disciplina de Cirurgia Plástica da EPM/Unifesp.

Felipe Favorette Campanharo: Ginecologista e obstetra especialista em Medicina Fetal. Médico do Departamento de Obstetrícia da EPM/Unifesp. Mestre em Ciências da Saúde pela Unifesp/EPM.

Felipe Guardini: Neurocirurgião vascular/oncológico.

Felipe Salles Neves Machado: Psiquiatra da infância e adolescência. Mestre em Psiquiatria pela EPM/Unifesp.

Feres Chaddad-Neto: Professor adjunto de Neurocirurgia Vascular da EPM/Unifesp. Chefe da Disciplina de Neurocirurgia e do Laboratório de Anatomia Microcirúrgica da EPM/Unifesp. Mestre e Doutor em Neurologia pela Unicamp.

Fernanda Couto Fernandes: Médica assistente do Departamento de Obstetrícia da EPM/Unifesp.

Fernanda Descio: Infectologista do Hospital Sírio-Libanês.

Fernanda Guimarães Weiler: Endocrinologista especialista em Doenças Osteometabólicas. Doutora em Ciências pela EPM/Unifesp.

Fernanda Luisa Ceragioli Oliveira: Pediatria especialista em Nutrologia Pediátrica e Nutrição Parenteral e Enteral. Pediatra da Disciplina de Nutrologias e chefe do Setor de Suporte Nutricional do Ambulatório de Dislipidemia da Disciplina de Nutrologia Pediátrica do Departamento de Pediatria da EPM/Unifesp. Pesquisadora da Pós-Graduação de Nutrição da Unifesp. Doutora em Pediatria pela EPM/Unifesp.

Fernanda Prata Martins: Gastrenterologista e endoscopista digestiva. Médica endoscopista do Hospital Israelita Albert Einstein e da Unidade Itaim do Hospital Sírio Libanês. Doutora em Ciências pela EPM/Unifesp.

Fernanda Teresa de Lima: Geneticista clínica. Chefe do Setor de Oncogenética da Disciplina de Mastologia do Departamento de Ginecologia da EPM/Unifesp. Responsável pelo Ambulatório de Oncogenética do IOP/GRAACC/Unifesp. Geneticista clínica do Centro de Aconselhamento Genético do Hospital Israelita

DIAGNÓSTICO E TRATAMENTO

Albert Einstein. Professora da Faculdade Israelita de Ciências da Saúde Albert Einstein. Mestre e Doutora em Ciências pela EPM/Unifesp.

Fernando Antônio Cardoso Bignardi: Médico especialista em Homeopatia, Psicoterapia Psicodramática e Corporal, Medicina Comportamental, Medicina Tibetana, Cuidados Integrativos, Gerontologia, Antroposofia e Biografia Humana e Constelação Sistêmicas.

Fernando Antonio de Almeida: Internista e nefrologista. Professor titular de Nefrologia da FCMS/PUCSP. Doutor em Nefrologia pela EPM/Unifesp. Pós-Doutor e *Fellow* do Department of Physiology da Cornell University Medical College, EUA.

Fernando Augusto de Almeida: Dermatologista. Professor associado colaborador aposentado da EPM/Unifesp.

Fernando Baldy dos Reis: Ortopedista e traumatologista. Professor Livre-Docente da EPM/Unifesp. Mestre e Doutor em Ortopedia e Traumatologia pela EPM/Unifesp.

Fernando Cepollina Raduan: Ortopedista e traumatologista especialista em Traumatologia Esportiva e Cirurgia do Tornozelo e Pé Membro do Grupo de Tornozelo e Pé do DOT/EPM/Unifesp.

Fernando Danelon Leonhardt: Otorrinolaringologista e cirurgião de cabeça e pescoço. Mestre e Doutor em Otorrinolaringologia e Cirurgia de Cabeça e Pescoço pela EPM/Unifesp.

Fernando F. Ganança: Otorrinolaringologista. Professor adjunto de Otorrinolaringologia da EPM/Unifesp. Mestre em Otorrinolaringologia e Doutor em Ciências pela Unifesp. Pós-Doutor pela Unifesp.

Fernando Flexa Ribeiro Filho: Endocrinologista. Professor adjunto da Universidade do Estado do Pará (UEPA). Doutor em Medicina pela EPM/Unifesp.

Fernando Herbella: Cirurgião geral e gastrocirurgião. Mestre e Doutor pela EPM/Unifesp.

Fernando Luiz Affonso Fonseca: Farmacêutico-bioquímico especialista em Análises Clínicas e Toxicológicas. Professor adjunto do Departamento de Ciências Biológicas da Unifesp. Professor assistente do Departamento Clínico-Cirúrgico da FMABC. Doutor em Medicina pela FMUSP. Pós-Doutor em Bioquímica Clínica pela Roche Center for Medical Genomics e pelo Instituto Israelita de Ensino e PEsquisa do Hospital Israelita Albert Einsten (IIEP/HIAE).

Fernando M. A. Giuffrida: Endocrinologista. Professor auxiliar do Departamento de Ciências da Vida da Universidade do Estado da Bahia (UNEB). Professor colaborador do Programa de Pós-Graduação em Endocrinologia da EPM/Unifesp. Preceptor do Programa de Residência Médica em Endocrinologia do Centro de Diabetes e Endocrinologia do Estado da Bahia. Doutor em Ciências pela EPM/Unifesp.

Fernando Marcondes Penha: Oftalmologista especialista em Retina e Vítreo. Professor substituto na Fundação Universidade de Blumenau (FURB). Doutor em Ciências pela Unifesp. Pós-Doutor em Oftalmologia pela EPM/Unifesp. Clinical Research *Fellow* da Bascom Palmer Eye Institute, EUA.

Fernando Morgadinho Santos Coelho: Médico especialista em Sono. Professor adjunto da Disciplina de Neurologia Clínica da EPM/Unifesp. Mestre e Doutor em Ciências pela Unifesp.

Fernando Travaglini Penteado: Ortopedista especialista em Cirurgia da Mão. Médico colaborador da Disciplina de Cirurgia da Mão e Membro Superior do DOT/EPM/Unifesp. Mestre em Medicina pela EPM/Unifesp.

Flávia Calanca da Silva: Pediatra especialista em Medicina do Adolescente. Vice-chefe do Centro de Atendimento e Apoio ao Adolescente da Disciplina de Especialidades Pediátricas da EPM/Unifesp. Mestre em Ciências Aplicadas à Pediatria pela EPM/Unifesp.

Flávia Martelli Marzagão: Dermatologista. Mestre em Ciências da Saúde pela EPM/Unifesp.

Flávia N. Ravelli: Dermatologista assistente do Departamento de Dermatologia da Unisa. Chefe do Departamento de Dermatologia do Hospital Santa Joana (Pro Matre).

Flavia Silveira Amato: Otorrinolaringologista pediátrica.

Flavia Sternberg: Dermatologista especialista em Distúrbios Capilares e Cosmiatria. Médica voluntária do Departamento de Dermatologia da EPM/Unifesp.

Flávia Vanesca Felix Leão: Pediatra especialista em Nefrologia e Terapia Intensiva Pediátrica. Mestre em Pediatria pela EPM/Unifesp.

Flavio A. Quilici: Gastrenterologista e cirurgião do aparelho digestivo. Professor titular de Gastrenterologia da PUC-Campinas. Mestre em Ciências Médicas e Doutor em Ciências da Cirurgia pela Unicamp.

Flavio Augusto Luisi: Oncologista pediátrico do IOP/GRAACC/Unifesp. Mestre em Pediatria e Doutor em Ciências Aplicadas à Pediatria pela EPM/Unifesp.

Flavio Faloppa: Professor titular Livre-Docente do Departamento de Ortopedia e Traumatologia da EPM/Unifesp.

Flavio Ferlin Arbex: Pneumologista. Coordenador do Ambulatório de DPOC-IC da EPM/Unifesp. Professor de Pneumologia da Universidade de Araraquara (Uniara). Doutor em Pneumologia pela EPM/Unifesp.

Francisco Antonio Helfenstein Fonseca: Cardiologista. Livre-Docente da Disciplina de Cardiologia da EPM/Unifesp. Doutor em Cardiologia pela EPM/Unifesp. Pós-Doutor pela The Mount Sinai School of Medicine, EUA.

Francisco Irochima Pinheiro: Oftalmologista do Serviço de Oftalmologia do Hospital Universitário Onofre Lopes da Universidade Federal do Rio Grande do Norte (UFRN). Doutor em Ciências da Saúde pela UFRN.

Franco L. Chazan: Ginecologista e obstetra especialista em prematuridade. Médico materno-infantil do Hospital Israelita Albert Einstein. Doutorando em Ginecologia da EPM/Unifesp.

Franz R. Apodaca-Torrez: Gastrocirurgião. Professor adjunto da Disciplina de Gastrenterologia Cirúrgica do Departamento de Cirurgia da EPM/Unifesp. Mestre e Doutor em Ciências pela Unifesp.

Gabriel Trova Cuba: Infectologista. Mestre em Infectologia pela EPM/Unifesp.

Gabriela Possa: Nutricionista. Mestre em Ciências da Saúde pela Universidade Federal de Ciências da Saúde de Porto Alegre (UFCSPA). Doutoranda em Pediatria e Ciências Aplicadas à Pediatria da EPM/Unifesp.

Gaspar de Jesus Lopes Filho: Professor titular Livre-Docente da Disciplina de Gastrenterologia Cirúrgica da EPM/Unifesp. Coordenador do Programa de Pós-Graduação em Ciência Cirúrgica Interdisciplinar da EPM/Unifesp.

Geraldo Rodrigues de Lima: Professor aposentado do Departamento de Ginecologia da EPM/Unifesp.

Gerardo Maria de Araujo Filho: Psiquiatra. Professor adjunto do Departamento de Psiquiatria e Psicologia Médica da Faculdade de Medicina de São José do Rio Preto (FAMERP). Mestre e Doutor em Neurociências pela Unifesp. Pós-Doutor em Psiquiatria pela EPM/Unifesp.

Gianna Mastroianni Kirsztajn: Nefrologista. Professora adjunta Livre-Docente da Disciplina de Nefrologia e coordenadora do Setor de Glomerulopatias da EPM/Unifesp. Mestre e Doutora em Nefrologia pela EPM/Unifesp.

Gil Facina: Ginecologista e mastologista. Professor Livre-Docente orientador do Programa de Pós-Graduação do Departamento de Ginecologia da EPM/Unifesp. Chefe da Disciplina de Mastologia e supervisor da Residência Médica em Mastologia da EPM/Unifesp. Mestre em Ginecologia/Mastologia pela EPM/Unifesp. Doutor em Ciências pela Unifesp.

Gilberto Petty da Silva: Professor adjunto do Departamento de Pediatria da EPM/Unifesp, Disciplina de Especialidades Pediátrica do Setor de Pneumologia Pediátrica.

Gilberto Szarf: Médico radiologista especialista em Radiologia Torácica. Professor adjunto do Departamento de Diagnóstico por Imagem da EPM/Unifesp. Doutor em Ciências pela Unifesp.

Gilmar Fernandes do Prado: Professor associado Livre-Docente de Neurologia da EPM/Unifesp.

Giovanna C. P. Abrahão: Endocrinologista.

Gisele Colleoni: Hematologista. Professora associada Livre-Docente do Departamento de Oncologia Clínica e Experimental da EPM/Unifesp. Mestre em Hematologia e Doutora em Ciências pela Unifesp.

Gisele Cristina Gosuen: Infectologista especialista em Doenças Infecciosas e Parasitárias do Centro de Referência e Treinamento em ISTs, Aids e Hepatites Virais. Mestre em Ciências pela Unifesp.

Gisele Limongeli Gurgueira: Pediatra especialista em Terapia Intensiva Pediátrica. Mestre em Ciências pela Unifesp.

Gisele Sampaio Silva: Neurologista. Mestre em Saúde Pública pela Harvard School of Public Health, EUA. Doutora em Ciências pela Unifesp.

Glaura César Pedroso: Pediatra da Disciplina de Pediatria Geral e Comunitária do Departamento de Pediatria da EPM/Unifesp. Mestre em Pediatria e Doutora em Ciências pela Unifesp.

Grazzia Guglielmino: Otorrinolaringologista especialista em Laringologia e Voz. Médica assistente do Hospital da Beneficência Portuguesa de São Paulo e do Hospital Mario Covas da FMABC. Mestre em Ciências Médicas: Neurolaringologia pela Unifesp/EPM.

Guilherme Bicudo Barbosa: Ginecologista especialista em Ginecologia Oncológica. Médico assistente da Oncologia Cirúrgica do Hospital Péroloa Byington, SP.

Guilherme Bricks: Infectologista.

Guilherme Fenelon: Professor afiliado Livre-Docente da Disciplina de Cardiologia e responsável pelo Laboratório de Eletrofisiologia Experimental da EPM/Unifesp. Coordenador do Centro de Arritmia do Hospital Israelita Albert Einstein.

Guilherme Henrique Campos Furtado: Infectologista. Professor da Pós-Graduação da Disciplina de Infectologia e coordenador do Grupo de Discussão de Antimicrobianos em Doentes Críticos do HSP/EPM/Unifesp. Mestre e Doutor em Infectologia pela EPM/Unifesp.

Guilherme Liausu Cherpak: Geriatra afiliado ao Ambulatório de Dor e Doenças Osteoarticulares da Disciplina de Geriatria e Gerontologia da EPM/Unifesp. Mestre Profissional em Tecnologias e Atenção à Saúde pela EPM/Unifesp.

Guilherme Suarez-Kurtz: Médico. Professor titular Livre-Docente de Farmacologia Básica e Clínica da Universidade Federal do Rio de Janeiro (UFRJ). Pesquisador 1A do CNPq. Coordenador da Rede Nacional de Farmacogenética. Doutor em Medicina.

Gustavo A. Moreira: Pediatra. Especialista em Medicina do Sono. Médico e Pesquisador do Instituto do Sono do Departamento de Psicobiologia e do Setor de Pneumologia Pediátrica da EPM/Unifesp. Diretor Clínico do Serviço de Ventilação Mecânica em Doenças Neuromusculares do Instituto de Tratamento de Doenças Neuromusculares da Associação Fundo de Incentivo à Pesquisa (TDN/Afip). Doutor em Ciências pela Unifesp.

Gustavo Falbo Wandalsen: Pediatria e alergista. Professor adjunto da Disciplina de Alergia, Imunologia Clínica e Reumatologia do Departamento de Pediatria da EPM/Unifesp. Mestre e Doutor em Ciências pela Unifesp.

Gustavo Henrique Johanson: Infectologista especialista em Medicina Tropical e Higiene do Hospital Israelita Albert Einstein. Mestre em Medicina Tropical e Saúde Internacional pela London School of Hygiene and Tropical Medicine, University of London, Inglaterra.

Gustavo Polacow Korn: Otorrinolaringologista. Professor afiliado de Otorrinolaringologia da EPM/Unifesp. Mestre e Doutor pela Unifesp. Pós-Doutor pela Unifesp.

Hakaru Tadokoro: Oncologista clínico. Chefe do Setor de Oncologia Clínica da EPM/Unifesp. Doutor em Medicina.

Heitor Carvalho Gomes: Cirurgião plástico especialista em Câncer de Pele. Professor adjunto da Disciplina de Cirurgia Plástica e Orientador do Mestrado Profissional em Ciência, Tecnologia e Gestão em Saúde da Unifesp. Mestre em Ciências e Doutor em Medicina pela Unifesp.

Helena Regina Comodo Segreto: Hematologista e radiobiologista. Professora associada do Setor de Radioterapia do Departamento de Oncologia Clínica e Experimental da Unifesp/EPM. Mestre em Ciências e Doutora em Medicina pela Unifesp.

Heloisa Helena Caovilla: Fonoaudióloga especialista em Vestibulometria. Professora associada Livre-Docente da Disciplina de Otologia e Otoneurologia da EPM/Unifesp. Mestre e Doutora em Ciências pela Unifesp.

Henrique Ballalai Ferraz: Neurologista. Professor adjunto Livre-Docente de Neurologia da EPM/Unifesp. Mestre em Neurologia e Doutor em Medicina pela EPM/Unifesp.

Henrique Pierotti Arantes: Endocrinologista. Mestre e Doutorando em Endocrinologia da EPM/Unifesp. Subcoordenador do Curso Medicina do Instituto Master de Ensino Presidente Antônio Carlos de Araguari, MG.

Henrique Pott Junior: Infectologista. Médico assistente do Ambulatório de Hepatites Virais/Núcleo Multidisciplinar de Patologias Infecciosas da Gestação (NUPAIG) da Disciplina de Infectologia da EPM/Unifesp. Doutorando em Infectologia da EPM/Unifesp.

Henrique Tria Bianco: Cardiologista. Doutor em Cardiologia pela EPM/Unifesp.

Hérbene José Figurinha Milani: Ginecologista e obstetra especialista em Medicina Fetal. Médico colaborador do Setor de Medicina Fetal da EPM/Unifesp. Médico da Equipe de Medicina Fetal e de Cirurgia Fetal do Centro Paulista de Medicina Fetal e do Hospital e Maternidade Santa Joana (Pro Matre). Mestre em Ciências pela EPM/Unifesp. *Fellow* em Neurologia Fetal da Universidade de Tel-Aviv, Israel.

Iara Baldim Rabelo: Médica especialista em Clínica Médica e Hematologia e Hemoterapia. Professora da Universidade José do Rosário Vellano (Unifenas) e da Universidade Federal de Alfenas (Unifal). Doutoranda em Hematologia da Unifesp.

Ibrahim Ahmad Hussein El Bacha: Gastrenterologista especialista em Hepatologia. Médico do ambulatório de Doenças Hepáticas da EPM/Unifesp. Mestre em Ciências da Saúde pela EPM/Unifesp.

Ieda T. N. Verreschi: Endocrinologista especialista em Gônadas e Desenvolvimento. Mestre em Farmacologia: Endocrinologia Experimental e Doutora em Farmacologia: Modo de Ação de Drogas pela Unifesp/EPM.

Ilka Lopes Santoro: Médica. Doutora em Ciências pela Unifesp.

Inês Cristina Camelo-Nunes: Alergista e imunologista clínica. Pesquisadora associada da Disciplina de Alergia da EPM/Unifesp. Professora titular de Imunologia da Unisa. Mestre em Pediatria e Doutora em Medicina pela EPM/Unifesp.

Iran Gonçalves Junior: Médico. Doutor em Cardiologia pela EPM/Unifesp.

Ita Pfeferman Heilberg: Nefrologista. Professora associada da Disciplina de Nefrologia da EPM/Unifesp. Mestre e Doutora em Nefrologia pela EPM/Unifesp.

Italo Capraro Suriano: Neurocirurgião. Coordenador do Pronto-Socorro de Neurocirurgia do HSP/EPM/Unifesp. Mestre em Ciências pela Unifesp.

Ival Peres Rosa: Professor colaborador do Departamento de Dermatologia da EPM/Unifesp. Doutor em Ciências pela Unifesp.

Ivaldo Silva: Professor do Departamento de Ginecologia e coordenador do Meparem em Tecnologia e Atenção à Saúde da EPM/Unifesp. Mestre em Ginecologia pela EPM/Unifesp. Doutor em Ginecologia pela EPM/Unifesp e Yale University, EUA. Pós-Doutor em Neurociência pela Yale University, EUA.

Ivan Dunshee de Abranches Oliveira Santos Filho: Cirurgião plástico. Doutorando do Programa de Cirurgia Translacional da EPM/Unifesp. *Fellow* do Melanoma Institute Australia.

Ivan Dunshee de Abranches Oliveira Santos: Cirurgião oncológico. Professor Livre-Docente de Cirurgia Plástica da EPM/Unifesp. Orientador do Curso de Pós-Graduação em Ciência, Tecnologia e Gestão Aplicadas à Regeneração Tecidual da EPM/Unifesp. Mestre e Doutor em Cirurgia Plástica pela EPM/Unifesp.

Ivan Maynart Tavares: Oftalmologista especialista em Glaucoma. Professor afiliado e da Pós-Graduação do Departamento de Oftalmologia e Ciências Visuais da EPM/Unifesp. Doutor em Ciências: Oftalmologia pela EPM/Unifesp. Pós-Doutor em Glaucoma pela University of California, EUA, e pela EPM/Unifesp.

Ivete Gianfaldoni Gattás: Psiquiatra da infância e adolescência. Coordenadora da Unidade de Psiquiatria da Infância e Adolescência da EPM/Unifesp.

Ivone Minhoto Meinão: Reumatologista. Preceptora aposentada de Reumatologia da EPM/Unifesp. Mestre e Doutora em Reumatologia pela EPM/Unifesp.

Ivonete S. S. Silva: Gastrenterologista. Professora afiliada e Médica da Disciplina de Gastrenterologia. Mestre em Gastrenterologia e Doutora em Ciências da Saúde.

J. Alberto Neder: Pneumologista. Professor de Medicina Respiratória e Terapia Intensiva da Quee's University, Canadá. Diretor do Laboratório de Fisiologia Clínica do Kingston General Hospital e do Laboratório de Função Pulmonar do Hotel Dieu Hospital, Kingston, Ontário, Canadá. Doutor em Medicina pela Unifesp. Pós-Doutor em Fisiologia Clínica do Exercício pela University of London e pela University of Glasgow, Reino Unido. Livre-Docente em Pneumologia pela EPM/Unifesp.

Jaime Lin: Neuropediatria. Professor de Neuropediatria da Universidade do Sul de Santa Catarina (Unisul). Mestre em Neurologia e Neurociências pela EPM/Unifesp.

Jair de Jesus Mari: Psiquiatra. Professor titular do Departamento de Psiquiatria da EPM/Unifesp. PhD pelo Instituto de Psiquiatria do Kings College, Londres, Inglaterra.

Jamil Natour: Médico. Professor associado Livre-Docente da Disciplina de Reumatologia da EPM/Unifesp.

Jane Tomimori: Dermatologista. Professora associada Livre-Docente do Departamento de Dermatologia da EPM/Unifesp. Assistente estrangeiro pela Université Paris IV, França. Mestre e Doutora pela EPM/Unifesp. Pós-Doutora pela Universität Münster, Alemanha.

Japy Angelini Oliveira Filho: Professor associado Livre-Docente da EPM/Unifesp.

Jaquelina Ota-Arakaki: Professora adjunta da Disciplina de Pneumologia e coordenadora do Setor de Circulação Pulmonar da EPM/Unifesp.

João Aléssio Juliano Perfeito: Cirurgião torácico. Professor associado da Disciplina de Cirurgia Torácica do Departamento de Cirurgia da EPM/Unifesp. Doutor pela EPM/Unifesp.

João Amaro Ferrari Silva: Oftalmologista. Chefe de Setor de Vias Lacrimais da EPM/Unifesp.

João Bortoletti Filho: Ginecologista e obstetra especialista em Medicina Fetal. Responsável pelo Setor de Infecções Congênitas da Disciplina de Medicina Fetal do Departamento de Obstetrícia da EPM/Unifesp. Co-responsável pelo Setor de Medicina Fetal do Hospital Santa Catarina de São Paulo/SP. Mestre em Ciências pela EPM/Unifesp.

João Carlos Belloti: Ortopedista especialista em Cirurgia da Mão. Professor adjunto do DOT/EPM/Unifesp. Mestre e Doutor em Ciências pela Unifesp.

João Eduardo Nunes Salles: Professor da Disciplina de Endocrinologia da Faculdade de Ciências Médicas da Santa Casa de São Paulo.

João Massud Filho: Médico especialista em Medicina Farmacêutica. Professor e coordenador do Curso de Especialização em Medicina Farmacêutica do Instituto Sírio-Libanês de Ensino e Pesquisa (IEP/HSL). *Fellow* Honorário da Faculty of Pharmaceutical Medicine of London, Inglaterra.

João Norberto Stávale: Professor associado do Departamento de Patologia da EPM/Unifesp

João Roberto de Sá: Endocrinologista. Médico assistente da Disciplina de Endocrinologia e Metabologia e supervisor do Programa de Residência Médica em Endocrinologia e Metabologia da EPM/Unifesp. Mestre em Endocrinologia e Doutor em Medicina pela EPM/Unifesp.

João Roberto M. Martins: Endocrinologista. Professor dos Programas de Pós-Graduação em Endocrinologia e Biologia Molecular e chefe do Ambulatório de Doenças Tiroidianas da EPM/Unifesp. Mestre em Ciências e Doutor em Ciências: Endocrinologia Clínica pela EPM/Unifesp.

João Tomas de Abreu Carvalhaes: Pediatra especialista em Nefrologia Pediátrica. Professor adjunto da EPM/Unifesp. Doutor em Medicina pela EPM/Unifesp.

João Toniolo Neto: Médico especialista em Clínica Médica e Geriatria. Doutor em Imunização pela Unifesp.

Joaquim Prado P. Moraes-Filho: Professor Livre-Docente de Gastrenterologia da FMUSP.

Joaquim Teodoro de Araujo Neto: Mastologista da Disciplina de Mastologia da EPM/Unifesp e do Instituto Brasileiro de Controle do Câncer (IBCC). Coordenador do Ambulatório de Patologia Benigna e Alto Risco e da Graduação da Disciplina de Mastologia da EPM/Unifesp. Supervisor da Residência Médica de Mastologia e coordenador do Centro de Estudos do IBCC. Mestre em Ciências pela Unifesp.

Jorge Amorim: Cirurgião vascular e endovascular. Professor adjunto da Disciplina de Cirurgia Vascular e Endovascular. Mestre em Cirurgia Vascular e Doutor em Medicina pela EPM/Unifesp.

Jorge Kuhn: Ginecologista e obstetra. Professor assistente do Departamento de Obstetrícia da EPM/Unifesp. Mestre em Obstetrícia pela EPM/Unifesp.

Jorge Nakatani: Professor adjunto de Pneumologia da EPM/Unifesp.

Jorge Senise: Infectologista da EPM/Unifesp.

José Alberto Del Porto: Psiquiatra. Professor titular do Departamento de Psiquiatria da EPM/Unifesp. Mestre e Doutor em Psicofarmacologia pela EPM/Unifesp.

José Alvaro Pereira Gomes: Professor adjunto Livre-Docente do Departamento de Oftalmologia e Ciências Visuais da EPM/Unifesp. Coordenador do Programa de Mestrado Profissional e da Residência em Transplante de Córnea e diretor do Centro Avançado de Superfície Ocular (CASO) do Departamento de Oftalmologia e Ciências Visuais da EPM/Unifesp.

José Antonio Gordillo de Souza: Cardiologista. Médico da Disciplina de Geriatria e Gerontologia da EPM/Unifesp.

José Atilio Bombana: Psiquiatra e psicanalista. Doutor em Psiquiatria pela EPM/Unifesp.

José Caporrino Neto: Otorrinolaringologista. Responsável pelo Ambulatório de Lesões Benignas da Laringe do Departamento de ORL-CCP da EPM/Unifesp. Mestre e Doutor em Otorrinolaringologia e Cirurgia da Cabeça e Pescoço pela EPM/Unifesp.

Jose Carlos Costa Baptista Silva: Professor titular Livre-Docente da Disciplina de Cirurgia Vascular e Endovascular do Departamento de Cirurgia da EPM/Unifesp.

José Carlos Del Grande: Psiquiatra do HC/FMUSP. Pesquisador associado do Instituto Nacional de Ciências e Tecnologia para Políticas Públicas do Álcool e Outras Drogas (INPAD).

José Cássio do Nascimento Pitta: Psiquiatra. Professor assistente do Departamento de Psiquiatria da EPM/Unifesp. Mestre em Psiquiatria pela EPM/Unifesp.

José Eduardo de Aguilar-Nascimento: Médico especialista em Cirurgia Geral e Gastrenterologia Cirúrgica. Diretor do Curso de Medicina do Centro Universitário de Várzea Grande. Pesquisador Nível 2 do CNPq. Mestre e Doutor pela Unifesp.

José Eduardo de Sá Pedroso: Coordenador do Ambulatório de Laringe e Voz da Unifesp. Chefe do ambulatório de Tumores Iniciais de Laringe e Estenose Laringo-Traqueal. Mestre e Doutor pela EPM/Unifesp.

Jose Eduardo Decico: Dermatologista.

José Ernesto Succi: Cirurgião torácico e cardiovascular. Professor assistente da Disciplina de Tórax do Departamento de Cirurgia da EPM/Unifesp. Chefe de Clínica da Disciplina de Tórax da EPM/Unifesp.

José Gilberto Henriques Vieira: Médico. Professor afiliado da Disciplina de Endocrinologia da EPM/Unifesp.

José Luiz Martins: Médico especialista em Cirurgia Pediátrica. Professor titular Livre-Docente da Disciplina de Cirurgia Pediátrica e chefe do Departamento de Cirurgia da EPM/Unifesp. Mestre e Doutor em Gastrenterologia Cirúrgica pela EPM/Unifesp.

José Luiz Pedroso: Professor afiliado do Departamento de Neurologia e Neurocirurgia e vice-coordenador do Setor de Neurologia Geral e Ataxias da EPM/Unifesp.

José Maria Cordeiro Ruano: Ginecologista. Chefe do Serviço de Endoscopia Ginecológica da Disciplina de Ginecologia Geral do Departamento de Ginecologia da EPM/Unifesp. Doutor em Ciências pela Unifesp.

José Mario Soares Junior: Professor associado Livre-Docente da Disciplina de Ginecologia do Departamento de Ginecologia e Obstetrícia da USP. Supervisor do Setor de Endométrio e Climatério da Disciplina de Ginecologia do Departamento de Ginecologia e Obstetrícia do HC/USP. Vice-chefe do Departamento de Ginecologia e Obstetrícia da FMUSP.

José Medina Pestana: Nefrologista. Professor titular Livre-Docente do Departamento de Medicina da EPM/Unifesp. Superintendente do Hospital do Rim. Doutor em Medicina: Nefrologia pela EPM/Unifesp. Pós-Doutor pela Cleveland Clinic, Estados Unidos.

José Orlando Bordin: Professor titular da Disciplina de Hematologia e Hemoterapia do Departamento de Oncologia Clínica e Experimental da EPM/Unifesp.

José Paulo Fiks: Psiquiatra especialista em Violência e Transtorno de Estresse Pós-Traumático (TEPT). Professor afiliado do Departamento de Psiquiatria da EPM/Unifesp. Pesquisador do Prove/EPM/Unifesp. Mestre em Comunicação e Semiótica pela PUCSP. Doutor em Ciências da Comunicação pela Escola de Comunicação e Artes da USP. Pós-Doutor em Ciências da Saúde pelo Departamento de Psiquiatria da EPM/Unifesp.

Jose Pedro Areosa Ferreira: Gastrenterologista clínico. Médico colaborador do Setor de Dispepsias da Disciplina de Gastrenterologia da EPM/Unifesp. Mestre e Doutor em Gastrenterologia pela EPM/Unifesp.

José R. Jardim: Professor de Pneumologia da EPM/Unifesp. Diretor da Unidade de Reabilitação Pulmonar da Disciplina de Pneumologia da EPM/Unifesp e do HSP/EPM/Unifesp.

José Ricardo Gurgel Testa: Otorrinolaringologista. Professor adjunto do Departamento de ORL-CCP/EPM/Unifesp. Médico titular do Departamento de Cirurgia de Cabeça e Pescoço do Hospital A.C. Camargo. Mestre e Doutor em Otorrinolaringologia e Cirurgia de Cabeça e Pescoço pela EPM/Unifesp.

José Salvador Rodrigues de Olveira: Hematologista. Professor associado de Hematologia e Hemoterapia da Unifesp. Mestre e Doutor em Hematologia e Hemoterapia pela Unifesp. Pós-Doutor em Transplante e Medula Óssea do Fred Hutchinson Cancer Research Center, EUA.

Josefina Aparecida Pellegrini Braga: Pediatra e hematologista. Professora adjunta do Departamento de Pediatria da EPM/Unifesp. Mestre em Medicina: Hematogia e Doutora em Pediatria e Ciências Aplicadas à Pediatria pela EPM/Unifesp.

Judymara Lauzi Gozzani: Anestesiologista especialista em Dor. Mestre em Biologia Molecular pela Unifesp. Doutora em Cirurgia Cardiovascular: Anestesiologia pela EPM/Unifesp.

Juliana Harumi Arita: Neuropediatra. Mestre em Neurologia e Neurociências pela EPM/Unifesp. Doutoranda em Neurologia e Neurociências da EPM/Unifesp.

Juliana Maria Gazzola: Fisioterapeuta especialista em Gerontologia. Professora adjunta do Departamento de Fisioterapia, pesquisadora do Laboratório de

Inovação Tecnológica em Saúde e professora do Programa de Pós-Graduação *Strictu Sensu* em Fisioterapia da UFRN. Mestre e Doutora em Ciências pela Unifesp.

Juliana Mayumi Sumita: Dermatologista especialista em Dermatologia Geriátrica e Fototerapia. Médica colaboradora do Ambulatório de Geriatria do Departamento de Dermatologia da EPM/Unifesp.

Juliana Oliveira da Silva: Infectologista especialista em Infectologia Hospitalar. Infectologista da Comissão de Epidemiologia Hospitalar do HSP/EPM/Unifesp. Infectologista do Hospital Alemão Oswaldo Cruz. Doutoranda em Infectologia da EPM/Unifesp.

Julieta Freitas Ramalho Da Silva: Médica especialista em Psicanálise e Psicoterapia. Mestre e Doutora em Ciências pela Unifesp.

Julio Abucham: Endocrinologista. Professor associado de Endocrinologia da EPM/Unifesp. Mestre e Doutor em Endocrinologia Clínica pela EPM/Unifesp. Pós-Doutor pela Tufts University, EUA.

Julio Elito Junior: Obstetra e ginecologista. Professor associado Livre-Docente do Departamento de Obstetrícia da EPM/Unifesp. Mestre em Ciências e Doutor em Obstetrícia pela EPM/Unifesp.

Julio Maria Fonseca Chebli: Gastrenterologista. Professor titular da Disciplina de Gastrenterologia da Faculdade de Medicina da Universidade Federal de Juiz de Fora (UFJF). Coordenador dos Ambulatórios de Pâncreas e Vias Biliares e de Doenças Inflamatórias Intestinais do Hospital Universitário da UFJF. Pesquisador do CNPq. Doutor em Gastrenterologia pela EPM/Unifesp.

Julisa C. L. Ribalta: Ginecologista e oncologista clínica, qualificada em Patologia do Trato Genital Inferior. Doutora e Livre-Docente em Medicina: Ginecologia pela EPM/Unifesp.

Jullyana C. F. Toledo: Geriatra. Associada à Disciplina de Geriatria e Gerontologia da EPM/Unifesp. Mestre em Tecnologias da Saúde.

Jussara Leiko Sato Tebet: Ginecologista. Mestre em Ciências pela Unifesp.

Karime Hassun: Mestre em Dermatologia pela EPM/Unifesp.

Karin Argenti Simon: Bióloga. Professora adjunta de Bioquímica da Unifesp. Doutora em Bioquímica pelo Instituto de Química (IQ) da USP.

Karina Takesaki Miyaji: Infectologista. Mestre em Moléstias Infecciosas e Parasitárias pela FMUSP.

Kelly S. A. Cunegundes: Pediatra especialista em Infectologia Pediátrica. Médica do Centro de Referências para Imunobiológicos Especiais da Disciplina de Infectologia Pediátrica da EPM/Unifesp. Mestre em Ciências Aplicadas à Pediatria pela Unifesp.

Laercio Gomes Lourenço: Cirurgião do aparelho digestivo. Professor associado de Cirurgia e chefe do Grupo de Esôfago, Estômago e Duodeno da Disciplina de Gastrenterologia Cirúrgica da EPM/Unifesp. Chefe do Serviço de Cirurgia do Aparelho Digestivo do Hospital do Rim da EPM/Unifesp. Mestre e Doutor em Cirurgia pela Unifesp.

Lara M. Quirino Araújo: Geriatra. Preceptora do ambulatório dos Longevos e Psicogeriatria da Disciplina de Geriatria da EPM/Unifesp. Mestre e Doutora em Ciências pela Unifesp.

Laura de Sena Nogueira Maehara: Dermatologista especialista em Dermatoses Bolhosas e Dermatopediatria. Coordenadora da Disciplina de Dermatologia do Curso de Medicina da Unidade Campinas da Faculdade São Leopoldo Mandic. Doutora em Ciências: Medicina Translacional pela EPM/Unifesp.

Leandro G. Peyneau: Pediatra especialista em Terapia Intensiva e Infectologia Pediátrica.

Leisa Barbosa de Araújo: Psiquiatra e Psicogeriatra.

Leny Vieira Cavalheiro: Fisioterapeuta especialista em Fisioterapia Respiratória e Terapia Intensiva Adulto. Diretora de ensino da Pós-Graduação do Hospital Israelita Albert Einstein. Mestre em Reabilitação em Pneumologia pela EPM/Unifesp.

Leonardo Haddad: Otorrinolaringologista e Cirurgião de Cabeça e Pescoço. Professor adjunto do Departamento de ORL-CCP/EPM/Unifesp. Mestre e Doutor pela Unifesp.

Lia Bittencourt: Pneumologista com área de atuação em Medicina do Sono. Professora associada Livre-Docente de Medicina do Sono da EPM/Unifesp.

Ligia A. Azzalis: Professora adjunta da Unifesp – Campus Diadema. Mestre e Doutora em Ciências: Bioquímica pelo IQ/USP.

Liliam Cristine Rolo: Ginecologista e obstetra especialista em Medicina Fetal. Professora adjunta de Obstetrícia na EPM/Unifesp. Mestre, Doutora e Pós-Doutora em Ciências pela EPM/Unifesp.

Lilian S. Ballini Caetano: Médica assistente da Disciplina de Pneumologia e coordenadora do Ambulatório de Asma da EPM/Unifesp. Doutora em Medicina: Pneumologia pela EPM/Unifesp.

Lilian Tiemi Kuranishi: Pneumologista. Professora adjunta de Pneumologia no Centro Universitário Uningá. Doutora em Ciências da Saúde pela EPM/Unifesp.

Liliana Andrade Chebli: Gastrenterologista. Professora adjunta da Disciplina de Gastrenterologia da Faculdade de Medicina da UFJF. Médica associada dos Ambulatórios de Pâncreas e Vias Biliares e de Doenças Inflamatórias Intestinais do HU/UFJF. Doutora em Ciências da Saúde pela UFJF.

Lily Yin Weckx: Pediatra especialista em Infectologia Pediátrica e Vacinologia. Professora associada do Departamento de Pediatria da EPM/Unifesp. Mestre e Doutora em Pediatria pela EPM/Unifesp.

Lisandra Quilici: Coloproctologista e endoscopista.

Lívia Nascimento de Matos: Médica especialista em Clínica Médica e Cardiologia. Mestre em Ciências pelo Instituto de Assistência Médica ao Servidor Público Estadual de São Paulo (IAMSPE).

Livia Nasser Caetano: Dermatologista especialista em Dermatoses. Doutora em Medicina Translacional pela EPM/Unifesp.

Lourdes de Fátima Gonçalves Gomes: Pediatra especialista em Terapia Intensiva Pediátrica, Neonatologia e UTI Neonatal, Cardiologia Pediátrica e Congênita e Ecocardiografia. Professora adjunta de Pediatria no HC da Universidade Federal de Uberlândia (UFU). Mestre e Doutora em Ciências: Cardiologia Pediátrica pela Unifesp.

Lucas Leite Cunha: Pesquisador. Mestre em Clínica Médica e Doutor em Ciências pela Unicamp.

Luci Corrêa: Infectologista. Médica da Disciplina de Infectologia da EPM/Unifesp. Mestre e Doutora em Infectologia pela EPM/Unifesp.

Luciana Camacho-Lobato: Gastrenterologista especialista em Motilidade Digestiva. Professora adjunta de Gastrenterologia. Mestre e Doutora em Medicina: Gastrenterologia pela EPM/Unifesp. Pós-Doutora em Motilidade Digestiva pela University of London (Intestino Delgado), Graduate Hospital, EUA (Esôfago) e pela University of Southern, California, EUA (Anorretal).

Luciana Dias Chiavegato: Professora do Programa de Mestrado e Doutorado em Fisioterapia da Universidade Cidade de São Paulo (Unicid). Especialista em Fisioterapia Respiratória pela Unifesp. Mestre em Reabilitação e Doutora em Ciências: Pneumologia pela Unifesp.

Luciana Fonseca da Silva: Cirurgiã cardiovascular especialista em Cardiopatias Congênitas do Hospital Beneficência Portuguesa de São Paulo. Doutora em Medicina pela EPM/Unifesp.

Luciane B. C. Carvalho: Psicóloga. Professora afiliada da Disciplina de Neurologia Clínica da EPM/Unifesp. Doutora em Psicologia pelo Instituto de Psicologia da USP. Pós-Doutora em Distúrbios do Sono pela EPM/Unifesp.

Luciane F. F. Botelho: Dermatologista. Professora assistente da Ufscar. Mestre em Ciências pela Unifesp.

Luciano Lenz: Endoscopista. Médico assistente do Instituto do Câncer do Estado de São Paulo (ICESP). Endoscopista do Fleury Medicina e Saúde. Doutor em Gastrenterologia pela EPM/Unifesp.

Luciano Marcondes Machado Nardozza: Professor associado Livre-Docente da Disciplina de Medicina Fetal da EPM/Unifesp. Chefe do Departamento de Obstetrícia da EPM/Unifesp

Lucila Bizari Fernandes do Prado: Médica com atuação em Medicina do Sono e Neurofisiologia Clínica no setor de Neuro-Sono da Disciplina de Neurologia da EPM/Unifesp.

Luís Arthur Flores Pelloso: Hematologista. Professor afiliado da Disciplina de Hematologia e Hemoterapia do Departamento Oncologia Clínica e Experimental da EPM/Unifesp. Doutor em Ciências: Hematologia e Hemoterapia. Pós-Doutor pela Universidade de Chicago.

Luís Carlos Gregorio: Otorrinolaringologista especialista em Medicina do Sono. Doutor pela Unifesp.

Luís César Fernandes: Cirurgião geral e do aparelho digestivo. Médico assistente do Grupo de Coloproctologia da Disciplina de Gastrenterologia Cirúrgica da EPM/Unifesp. Coronel Médico do Exército Brasileiro, Chefe da Seção de Saúde Regional da 2ª Região Militar. Médico do Corpo Clínico e do Pronto Atendimento do Hospital Santa Catarina de São Paulo. Mestre em Gastrenterologia Cirúrgica e Doutor em Medicina pela EPM/Unifesp.

Luís Eduardo Coelho Andrade: Reumatologista. Doutor em Ciências Aplicadas à Reumatologia pela EPM/Unifesp. Livre-Docente em Medicina pela EPM/Unifesp.

DIAGNÓSTICO E TRATAMENTO

Luís Fabiano Marin: Nefrologista. Especialista em Medicina do Sono. Doutor em Ciências pela Unifesp.

Luis Felipe Ensina: Alergista e imunologista. Professor adjunto da Faculdade de Medicina da Unisa. Mestre em Imunologia pela USP. Doutorando em Pediatria da EPM/Unifesp.

Luis Fernando Aranha Camargo: Médico. Chefe do Grupo de Infecções em Transplantes da Disciplina de Infectologia da EPM/Unifesp.

Luiz Camano: Professor titular emérito do Departamento de Obstetrícia da EPM/Unifesp.

Luiz Carlos Zeferino: Ginecologista especialista em Ginecologia Oncológica. Professor titular de Ginecologia do Departamento de Tocoginecologia da Faculdade de Ciências Médicas da Unicamp. Diretor da Divisão de Oncologia do Hospital da Mulher Prof. Dr. José Aristodemo Pinotti da Unicamp. Doutor pela Unicamp.

Luiz Cavalcanti de Albuquerque Neto: Professor adjunto Doutor do Departamento de Ginecologia da EPM/Unifesp. Chefe do Setor de Histeroscopia do Departamento de Ginecologia da EPM/Unifesp.

Luiz Celso Vilanova: Professor associado da Disciplina de Neurologia e chefe do Setor de Neurologia Infantil da EPM/Unifesp.

Luiz Chehter: Gastrenterologista especialista em Dispepsia. Professor adjunto de Gastrenterologia Clínica da EPM/Unifesp. Mestre e Doutor em Gastrenterologia pela EPM/Unifesp.

Luiz Cláudio Lacerda Rodrigues: Ortopedista especialista Cirurgia da Coluna Vertebral. Professor de Ortopedia e Traumatologia da Faculdade de Medicina Santa Marcelina. Mestre em Ciências pela Unifesp.

Luiz Claudio S. Bussamra: Ginecologista e obstetra especialista em Medicina Fetal. Professor adjunto e chefe da Clínica de Medicina Fetal da Faculdade de Ciências Médicas da Santa Casa de São Paulo. Mestre e Doutor em Obstetrícia pela EPM/Unifesp.

Luiz Clemente S. P. Rolim: Médico pesquisador. Responsável pelo Setor de Neuropatias e Pé Diabético da EPM/Unifesp. Mestre em Endocrinologia pela EPM/Unifesp.

Luiz Daniel Cetl: Neurocirurgião especialista em Cirurgia de Epilepsia e Cirurgias de Tumores do Sistema Nervoso Central.

Luiz Eduardo Nery: Professor titular da EPM/Unifesp.

Luiz Eduardo Villaça Leão: Médico. Professor titular Livre-Docente da Disciplina de Cirurgia Torácica do Departamento de Cirurgia da EPM/Unifesp. Mestre e Doutor em Cirurgia Torácica.

Luiz Fernando Teixeira: Oftalmologista especialista em Oncologia Ocular, Retina, Vítreo e Órbita. Médico assistente do Departamento de Oftalmologia da EPM/Unifesp. Chefe do Serviço de Oncologia Ocular do IOP/GRAACC/Unifesp.

Luiz Hirotoshi Ota: Médico. Professor adjunto de Cirurgia Torácica do Setor de Endoscopia Respiratória da EPM/Unifesp. Doutor em Medicina pela EPM/Unifesp.

Luiz Kulay Junior: Professor titular do Departamento de Obstetrícia da EPM/Unifesp. Professor emérito da Unifesp.

Luiz Roberto Ramos: Médico. Pesquisador 1C do CNPq. Mestre em Saúde Coletiva pela University of London, Inglaterra. Pós-Doutor pela Harvard University, EUA. PhD em Gerontologia pela University of London, Inglaterra. Livre-Docente em Geriatria pela EPM/Unifesp.

Luiza Helena Ribeiro: Reumatologista do Hospital Cárdio Pulmonar. Professora de Reumatologia da Universidade Salvador. Doutora em Reumatologia pela EPM/Unifesp.

Lydia Masako Ferreira: Cirurgiã plástica. Professora titular de Cirurgia Plástica da EPM/Unifesp. Pesquisadora CNPq 1A. Coordenadora da Medicina III da CAPES. Doutora em Cirurgia Plástica pela EPM/Unifesp. Pós-Doutora em Cirurgia Plástica pela University of California, EUA. Diretora do Departamento Científico da SBCP.

M. Luiza M. Fiore: Psiquiatra e psicanalista. Mestre e Doutora em Psiquiatria e Psicologia Médica pela EPM/Unifesp.

Magnus R. Dias da Silva: Endocrinologista. Professor associado Livre-Docente da Disciplina de Endocrinologia da EPM/Unifesp.

Manoel Antonio de Paiva Neto: Neurocirurgião. Professor adjunto de Neurocirurgia da EPM/Unifesp. Mestre em Ciências e Doutor em Medicina pela EPM/Unifesp.

Manoel Girão: Professor titular do Departamento de Ginecologia da EPM/Unifesp. Doutor em Medicina: Ginecologia pela EPM/Unifesp.

Manoel Martins: Endocrinologista. Professor adjunto do Departamento de Medicina Clínica, pesquisador do Núcleo de Pesquisa e Desenvolvimento de Medicamentos e professor orientador do Mestrado em Patologia da UFC. Preceptor do Serviço de Endocrinologia e Diabetes do Hospital Universitário Walter Cantídio da UFC. Mestre e Doutor em Medicina: Endocrinologia Clínica pela EPM/Unifesp.

Marair Gracio Ferreira Sartori: Professora associada Livre-Docente do Departamento de Ginecologia e vice-chefe do Departamento de Ginecologia da EPM/Unifesp. Chefe da Enfermaria de Ginecologia do HSP/EPM/Unifesp.

Maramelia Miranda: Neurologista colaboradora do setor de Neurologia Vascular da Disciplina de Neurologia da EPM/Unifesp. Pós-Graduação em Neurorradiologia, Neurologia Vascular e Neurossonologia pela EPM/Unifesp. Mestre em Neurociências pela Unifesp.

Marcel Jun Sugawara Tamaoki: Ortopedista e traumatologista especialista em Cirurgia de Ombro e Cotovelo. Professor adjunto de Ortopedia e Traumatologia da Disciplina de Mão e Membro Superior do Setor de Cirurgia de Ombro e Cotovelo da EPM/Unifesp. Doutor em Cirurgia Translacional pela EPM/Unifesp.

Marcela Duarte de Sillos: Pediatria especialista em Gastrenterologia Pediátrica. Médica do Pronto-Socorro de Pediatria do HSP/EPM/Unifesp. Pediatra Gastrenterologista do Ambulatório Multidisciplinar de Fibrose Cística do Departamento de Pediatria da EPM/Unifesp. Mestranda em Gastrenterologia Pediátrica da EPM/Unifesp.

Marcelino de Souza Durão Junior: Professor afiliado da Disciplina de Nefrologia da EPM/Unifesp.

Marcelo Annes: Neurologista.

Marcelo Corassa: Médico especialista em Clínica Médica.

Marcelo Costa Batista: Professor adjunto Livre-Docente do Departamento de Medicina da Disciplina de Nefrologia da EPM/Unifesp. Mestre e Doutor em Medicina: Nefrologia pela EPM/Unifesp. Pós-Doutor pela Tufts University, EUA.

Marcelo Feijó Mello: Psiquiatra. Professor Livre-Docente pela EPM/Unifesp. Mestre em Psiquiatria pelo HSPE/IAMSPE. Doutor em Psiquiatria pela EPM/Unifesp.

Marcelo M. Pinheiro: Reumatologia. Assistente da Disciplina de Reumatologia da EPM/Unifesp. Mestre em Reumatologia e Doutor em Medicina pela Unifesp/EPM.

Marcelo Masruha Rodrigues: Neurologista infantil. Professor adjunto de Neurologia Infantil da EPM/Unifesp. Doutor em Neurologia pela EPM/Unifesp.

Marcelo Q. Hoexter: Psiquiatra. Doutor em Ciências pela EPM/Unifesp.

Marcelo Ribeiro: Psiquiatra especialista em Dependência Química. Diretor do Centro de Referência de Álcool, Tabaco e outras Drogas da Secretaria de Estado da Saúde do Estado de São Paulo. Mestre e Doutor em Ciências pela Unifesp.

Marcelo Simão Ferreira: Professor titular da Faculdade de Medicina da UFU. Diretor clínico do Hospital das Clínicas e chefe do Serviço de Moléstias Infecciosas e Parasitárias.

Marcelo Tanaka: Oncologista.

Márcia Carvalho Mallozi: Médica. Professora assistente do Departamento de Pediatria da FMABC. Coordenadora do Ambulatório de Alergia da EPM/Unifesp. Mestre e Doutora em Pediatria.

Márcia Costa dos Santos: Endocrinologista. Doutora em Endocrinologia e Metabologia pela EPM/Unifesp.

Marcia Gaspar Nunes: Ginecologista. Coordenadora do Ambulatório de Ginecologia da Infância e Adolescência do Departamento de Ginecologia da EPM/Unifesp. Mestre em Ginecologia e Doutora em Ciências da Saúde pela EPM/Unifesp.

Marcia Keiko Uyeno Tabuse: Oftalmologista especialista em Oftalmologia Pediátrica e Estrabismo. Mestre e Doutora em Oftalmologia pela Unifesp.

Marcio Abrahão: Otorrinolaringologista e cirurgião de cabeça e pescoço. Professor Livre-Docente do Departamento de ORL-CCP/EPM/Unifesp. Doutor em Otorrinolaringologia e Cirurgia de Cabeça e Pescoço pela EPM/Unifesp.

Marcio Zanini: Psiquiatra com atuação em Medicina do Sono. Professor de Psicofarmacologia na Residência Médica em Psiquiatria do HSPE/IAMPSE. Mestre em Ciências pelo Departamento de Psiquiatria e Psicologia Médica da EPM/Unifesp.

Marco Alexandre Dias da Rocha: Dermatologista. Médico voluntário do Ambulatório de Cosmiatria da EPM/Unifesp. Doutor em Medicina pela EPM/Unifesp.

Marco Antônio Bordón Riveros: Oftalmologista especialista em Doenças Externas e da Córnea.

Marco Antonio Pereira: Ginecologista e obstetra especialista em Ginecologia Oncológica.

Marcos Boulos: Infectologista especialista em Moléstias Infecciosas e Parasitárias. Mestre e Doutor em Moléstias Infecciosas e Parasitárias pela FMUSP.

Marcos César Floriano: Dermatologista com atuação em Hansenologia. Médico assistente e professor afiliado de Dermatologia da EPM/Unifesp. Professor de Dermatologia e coordenador do Curso de Medicina da Universidade Nove de Julho (Uninove). Mestre em Dermatologia e Doutor em Ciências pela EPM/Unifesp.

Marcos Luiz Antunes: Otorrinolaringologista. Professor adjunto do Departamento de ORL-CCP/EPM/Unifesp. Mestre em Medicina e Doutor em Ciências da Saúde pela EPM/Unifesp.

Marcos Ribeiro: Psiquiatra da infância e adolescência do Departamento de Psiquiatria da EPM/Unifesp.

Marcos Schaper dos Santos Junior: Especialista em Nutrição e Saúde na Pobreza. Professor do Curso de Especialização em Saúde Indígena (EAD) da Universidade Aberta do Brasil (UAB)/Unifesp.

Marcus V. Sadi: Professor adjunto Livre-Docente de Urologia da EPM/Unifesp. Mestre e Doutor em Urologia pela EPM/Unifesp. Pós-Graduado pela Harvard Medical School e pelo The Jonhs Hopkins School of Medicine.

Marcus Vinicius Cristino Albuquerque: Neurologista assistente do Setor de Ataxias da EPM/Unifesp.

Margareth Pretti Dalcolmo: Médica. Pesquisadora Clínica da Fundação Oswaldo Cruz (Fiocruz). Professora da Pós-Graduação da PUCRJ. Doutora em Pneumologia pela EPM/Unifesp.

Maria Aparecida de Paula Cançado: Nefrologista. Responsável pelo Ambulatório de Nefrologia Pediátrica da EPM/Unifesp. Mestre em Nefrologia pela EPM/Unifesp.

Maria Aparecida Gadiani Ferrarini: Pediatra especialista em Infectologia Pediátrica. Mestre em Pediatria e Doutora em Ciências pela Unifesp.

Maria Aparecida Shikanai Yasuda: Professora do Departamento de Moléstias Infecciosas e Parasitárias da FMUSP.

Maria Arlete Meil Schimith Escrivão: Pediatra com área de atuação em Nutrologia. Chefe do Setor de Obesidade da Disciplina de Nutrologia do Departamento de Pediatria e Orientadora do Programa de Pós-Graduação em Nutrição da Unifesp. Mestre e Doutora em Pediatria pela Unifesp.

Maria Beatriz M. Macedo Montaño: Geriatra. Professora da Faculdade de Medicina de Sorocaba da PUCSP. Mestre e Doutora em Ciências da Saúde pela EPM/Unifesp.

Maria Cecília Pignatari: Médica assistente do Setor de Nefrologia Pediátrica da EPM/Unifesp.

Maria Christina Lombardi de Oliveira Machado: Pneumologista. Coordenadora do Ambulatório de Doença Pulmonar Avançada/Oxigenoterapia Domiciliar Prolongada da Disciplina de Pneumologia da EPM/Unifesp. Mestre e Doutora em Ciências da Saúde: Pneumologia pela EPM/Unifesp.

Maria Clara Noman de Alencar: Cardiologista. Doutora em Pneumologia pela EPM/Unifesp.

Maria Claudia Cruz Andreoli: Coordenadora do Programa de Diálise Peritoneal da EPM/Unifesp e da Fundação Oswaldo Ramos. Doutora em Nefrologia pela EPM/Unifesp.

Maria Conceição do Rosário: Médica. Adjunct professor da Yale University, EUA. Professora da Unidade de Psiquiatria da Infância e Adolescência do Departamento de Psiquiatria da EPM/Unifesp. Mestre e Doutora em Ciências pela USP.

Maria Cristina de Andrade: Nefrologista pediátrica. Professora adjunta do Setor de Nefrologia Pediátrica do Departamento de Pediatria da EPM/Unifesp. Mestre e Doutora em Pediatria pela EPM/Unifesp.

Maria Cristina Izar: Cardiologista. Doutora em Medicina pela EPM/Unifesp. Livre-Docente em Cardiologia pela EPM/Unifesp.

Maria Daniela Bergamasco: Infectologista. Médica da Disciplina de Infectologia do HSP/EPM/Unifesp. Mestre em Ciências pela Unifesp.

Maria de Jesus Castro Sousa Harada: Enfermeira. Professora do Departamento de Enfermagem da Unifesp. Mestre e Doutora em Enfermagem pela Unifesp.

Maria de Lourdes Chauffaille: Médica.

Maria do Carmo Friche Passos: Gastrenterologista. Professora associada da Faculdade de Medicina da Universidade Federal de Minas Gerais (FM/UFMG). Mestre em Gastrenterologia pela UFMG e pela Faculdade Autônoma de Barcelona, Espanha. Pós-Doutora em Gastrenterologia pela UFMG e pela Harvard Medical School, EUA.

Maria Elisabeth M. R. Ferraz: Neurologista. Médica da Disciplina de Neurologia e coordenadora do Pronto-Socorro de Neurologia da EPM/Unifesp. Mestre em Neurologia pela EPM/Unifesp.

Maria Emília Xavier dos Santos Araújo: Oftalmologista especialista em Córnea e Doenças Externas Ocular e Catarata do IAMSPE. Doutora em Medicina pela EPM/Unifesp.

Maria Eugenia F. Canziani: Professora da Disciplina de Nefrologia da EPM/Unifesp. Coordenadora do Programa de Diálise da Fundação Oswaldo Ramos/Hospital do Rim. Mestre e Doutora em Nefrologia pela EPM/Unifesp.

Maria Fernanda Branco de Almeida: Pediatria especialista em Neonatologia. Professora associada da Disciplina de Pediatria Neonatal da EPM/Unifesp. Mestre e Doutora em Pediatria pela EPM/Unifesp.

Maria Gabriela Baumgarten Kuster Uyeda: Médica.

Maria Gabriella Giusa: Ginecologista e obstetra. Mestre e Doutora em Ginecologia pela EPM/Unifesp.

Maria Isabel de Moraes-Pinto: Pediatra especialista em Infectopediatria. Professora adjunta Livre-Docente do Departamento de Pediatria da EPM/Unifesp. Chefe do Laboratório de Pesquisas da Disciplina de Infectologia Pediátrica da EPM/Unifesp. Mestre e Doutora em Ciências pela Unifesp.

Maria Lucia de Martino Lee: Médica hematologista pediátrica do IOP/GRAACC/EPM/Unifesp. Mestre em Pediatria pela EPM/Unifesp.

Maria Lucia G. Ferraz: Hepatologista. Mestre e Doutora em Gastrenterologia pela EPM/Unifesp.

Maria Nice Caly Kulay: Professora adjunta Doutora do Departamento de Obstetrícia da EPM/Unifesp.

Maria Rita de Souza Mesquita: Ginecologista e obstetra. Médica técnico-administrativa em saúde do Departamento de Obstetrícia da EPM/Unifesp. Mestre e Doutora em Ciências pela Unifesp.

Maria Stella Figueiredo: Professora associada Livre-Docente da Disciplina de Hematologia e Hemoterapia do Departamento de Oncologia Clínica e Experimental da EPM/Unifesp.

Maria Sylvia de Souza Vitalle: Professora adjunta do Setor de Medicina do Adolescente do Departamento de Pediatria da EPM/Unifesp. Professora permanente do Programa de Pós-Graduação em Educação e Saúde na Infância e Adolescência e em Saúde Coletiva da Unifesp. Mestre em Pediatria e Doutora em Medicina pela EPM/Unifesp.

Maria Teresa Nogueira Bombig: Cardiologista. Mestre e Doutora em Cardiologia pela EPM/Unifesp.

Maria Teresa Riggio de Lima-Landman: Professora associada do Departamento de Farmacologia da EPM/Unifesp. Mestre em Farmacologia e Doutora em Ciências pela EPM/Unifesp.

Maria Teresa Terreri: Pediatra especialista em Reumatologia Pediátrica. Professora adjunta do Departamento de Pediatria da EPM/Unifesp. Mestre em Ciências e Doutora em Pediatria pela EPM/Unifesp.

Maria Teresa Zanella: Professora titular de Endocrinologia da EPM/Unifesp. Chefe do Setor de Diabetes e Obesidade do Hospital do Rim.

Maria Wany Louzada Strufaldi: Professora adjunta da Disciplina de Pediatria Geral e Comunitária do Departamento de Pediatria da EPM/Unifesp.

Mariana Araújo Barbosa Tanaka: Nefrologista pediátrica. Mestre em Ciências Aplicadas e Pediatria pela EPM/Unifesp.

Mariana Dias Batista: Dermatologista. Mestre em Ciências pela Unifesp. Doutora pela FMUSP.

Mariana R. Gazzotti: Fisioterapeuta. Orientadora do Programa de Pós-Graduação da Disciplina de Pneumologia da EPM/Unifesp. Doutora em Ciências pela Unifesp.

Mariane Nunes Noto: Psiquiatra. Mestre em Psiquiatria e Psicologia Médica pela EPM/Unifesp.

Mariano Tamura Vieira Gomes: Ginecologista. Responsável pelo Setor de Mioma Uterino do Departamento de Ginecologia da EPM/Unifesp. Doutor em Ciências pela EPM/Unifesp.

Marília Marufuji Ogawa: Dermatologista. Professora afiliada de Dermatologia da EPM/Unifesp. Mestre em Microbiologia pela Brigham Young University, EUA. Mestre e Doutora pela Unifesp.

Marina Carvalho de Moraes Barros: Pediatra especialista em Neonatologia. Professora afiliada da Disciplina de Pediatria Neonatal da EPM/Unifesp. Mestre em Pediatria e Doutora em Medicina pela EPM/Unifesp.

Mario Kondo: Médico.

Mario Luiz V. Castiglioni: Médico especialista em Medicina Nuclear. Chefe da Coordenadoria de Medicina Nuclear da EPM/Unifesp.

Marise Lazaretti-Castro: Professora adjunta Livre-Docente e chefe do Setor de Doenças Osteometabólicas da Disciplina de Endocrinologia e Metabologia da EPM/Unifesp.

Marta Heloisa Lopes: Infectologista. Professora associada do Departamento de Moléstias Infecciosas e Parasitárias da FMUSP. Mestre e Doutora em Doenças Infecciosas e Parasitárias pela FMUSP.

Mary Uchiyama Nakamura: Obstetra e ginecologista. Professora titular Livre-Docente da Disciplina de Obstetrícia Fisiológica e Experimental do Departamento de Obstetrícia da EPM/Unifesp. Mestre e Doutora em Ciências pela Unifesp.

Matheus Vescovi Gonçalves: Hematologista. Doutor em Ciências pela Unifesp.

Mauricio Bagnato: Médico especialista em Medicina do Sono e Pneumologia. Preceptor do Ambulatório de Pneumologia e Sono da Unifesp. Responsável médico do Serviço de Medicina do Sono do Hospital Sírio Libanês. Mestre em Pneumologia pela EPM/Unifesp.

Mauricio Bernstein: Cardiologista. Doutor em Cardiologia pela FMUSP.

Mauricio Malavasi Ganança: Otorrinolaringologista especialista em Otologia. Professor titular Livre-Docente de Otorrinolaringologia da EPM/Unifesp. Doutor em Otorrinolaringologia pela EPM/Unifesp.

Maurício Mendes Barbosa: Doutor em Ciências: Obstetrícia pela EPM/Unifesp.

Mauricio Mendonça do Nascimento: Médico do Departamento de Dermatologia da EPM/Unifesp.

Mauro Abi Haidar: Professor Livre-Docente do Setor da Transição Menopausal e Ginecologia Endócrina do Departamento de Ginecologia da EPM/Unifesp.

Mauro Batista de Morais: Pediatra gastrenterologista. Professor associado Livre-Docente da Disciplina de Gastrenterologia Pediátrica da EPM/Unifesp. Mestre em Pediatria e Doutor em Ciências pela EPM/Unifesp.

Mauro Fisberg: Pediatra nutrólogo. Professor associado Doutor do Departamento de Pediatria da EPM/Unifesp. Coordenador do Centro de Nutrologia e Dificuldades Alimentares do Instituto PENSI do Hospital Infantil Sabará.

Mauro Y. Enokihara: Dermatologista da EPM/Unifesp. Mestre e Doutor em Ciências da Saúde pela EPM/Unifesp.

Max Domingues Pereira: Coordenador do Setor de Cirurgia Craniomaxilofacial e orientador do Programa em Cirurgia Translacional: Cirurgia Plástica da EPM/Unifesp. Coordenador do Pronto-Socorro do HSP/EPM/Unifesp em Trauma da Face. Mestre e Doutor em Cirurgia Plástica pela EPM/Unifesp.

Maysa Seabra Cendoroglo: Geriatra. Professora adjunta da Disciplina de Geriatria da EPM/Unifesp. Mestre em Epidemiologia e Doutora em Ciências da Nutrição pela Unifesp.

Meire Brasil Parada: Dermatologista.

Melca M. O. Barros: Hematologista e hemoterapeuta. Médica da Disciplina de Hematologia e Hemoterapia da EPM/Unifesp. Doutora em Hematologia pela EPM/Unifesp.

Melissa M. Fraga: Pediatra especialista em Reumatologia Pediátrica. Mestre em Pediatria pela EPM/Unifesp.

Meyer Izbicki: Pneumologista. Coordenador do Laboratório de Função Pulmonar da Disciplina de Pneumologia da EPM/Unifesp. Mestre em Pneumologia pela EPM/Unifesp.

Michel Eid Farah: Professor associado Livre-Docente e orientador da Pós-Graduação do Departamento de Oftalmologia da EPM/Unifesp. Doutor em Medicina pela EPM/Unifesp.

Michel Laks: Infectologista. Mestre em Ciências pela EPM/Unifesp.

Midori Hentona Osaki: Oftalmologista. Mestre em Administração Oftálmica. Doutoranda em Oftalmologia da EPM/Unifesp.

Miguel Montes Canteras: Neurocirurgião especialista em Radiocirurgia Neurológica. Mestre em Medicina pela EPM/Unifesp.

Miguel Sabino Neto: Cirurgião plástico. Professor adjunto Livre-Docente da Disciplina de Cirurgia Plástica da EPM/Unifesp.

Mihoko Yamamoto: Hematologista. Mestre e Doutora em Hematologia pela EPM/Unifesp.

Mila Torii Corrêa Leite: Médica assistente da Disciplina de Cirurgia Pediátrica da EPM/Unifesp. Médica assistente de Cirurgia Pediátrica do HSPE. Doutora em Ciências pela EPM/Unifesp.

Milton Miyoshi: Pediatra especialista em Neonatologia. Professor assistente da Disciplina de Pediatria Neonatal do Departamento de Pediatria da EPM/Unifesp. Mestre em Pediatria pela EPM/Unifesp.

Milton Yogi: Chefe do setor de Catarata do Departamento de Oftalmologia do Hospital Beneficência Portuguesa, SP. Diretor técnico do Instituto da Visão. Mestre Profissional e MBA pela Unifesp.

Mirian A. Boim: Professor associado Livre-Docente da Disciplina de Nefrologia da EPM/Unifesp. Mestre e Doutora em Biologia Molecular: Fisiologia.

Mirlene Cecilia S. P. Cernach: Geneticista e pediatra. Professora titular da Universidade Metropolitana de Santos. Professora adjunta aposentada da Unifesp. Mestre em Histologia e Doutora em Pediatria pela EPM/Unifesp.

Mirtes Midori Tanae: Farmacêutica. Mestre e Doutora em Ciências pela EPM/Unifesp.

Moisés Cohen: Ortopedista especialista em Cirurgia de Joelho. Doutor em Ortopedia e Traumatologia.

Monica Cypriano: Oncologista pediátrica. Diretora Clínica do IOP/GRAACC/Unifesp.

Mônica R. A. Vasconcellos: Médica assistente e coordenadora do Grupo de Colagenoses do Departamento de Dermatologia da EPM/Unifesp.

Monike Lourenço Dias Rodrigues: Endocrinologista. Professora adjunta de Endocrinologia da UFG. Doutora pela Unifesp.

Monique Nakayama Ohe: Endocrinologista especialista em Osteometabolismo. Colaboradora do Grupo de Doenças Osteometabólicas da Disciplina de Endocrinologia da EPM/Unifesp. Mestre e Doutora em Ciências da Saúde pela EPM/Unifesp.

Myrian Najas: Nutricionista especialista em Envelhecimento. Professora de Geriatria e Gerontologia da EPM/Unifesp. Mestre em Epidemiologia pela EPM/Unifesp.

Nacime Salomão Barbachan Mansur: Ortopedista e traumatologista especialista em Ortopedia e Traumatologia do Esporte, Cirurgia do Pé e Tornozelo. Integrante do Conselho de Graduação, chefe do Grupo de Medicina e Cirurgia do Pé e Tornozelo, membro do Centro de Traumatologia do Esporte e do Grupo do Pé da EPM/Unifesp. Pós-Graduando do Programa de Pós-Graduação em Cirurgia Translacional da EPM/Unifesp.

Nancy Bellei: Infectologista especialista em Virologia Clínica. Professora afiliada da EPM/Unifesp. Mestre e Doutora em Medicina: Infectologia pela EPM/Unifesp.

Nasjla Saba da Silva: Oncologista pediátrica. Coordenadora da Área de Tumores do Sistema Nervoso Central do IOP/GRAACC/Unifesp. Mestre em Pediatria pela EPM/Unifesp.

Neila Maria de Góis Speck: Médica com atuação em Cirurgia a *Laser*. Professora adjunta do Departamento de Ginecologia da EPM/Unifesp. Mestre e Doutora em Ciências pela EPM/Unifesp.

Nelson Americo Hossne Junior: Cirurgião cardiovascular. Professor adjunto da Disciplina de Cirurgia Cardiovascular da EPM/Unifesp. Doutor em Ciências da Saúde pela EPM/Unifesp.

Nelson Sass: Médico. Professor associado Livre-Docente e coordenador do Setor de Hipertensão Arterial e Nefropatias do Departamento de Obstetrícia da EPM/Unifesp. Professor adjunto da Disciplina de Ginecologia e Obstetrícia da Universidade de Mogi das Cruzes. Coordenador da Clínica Obstétrica da Maternidade Escola de Vila Nova Cachoeirinha.

Nestor Schor: Professor titular de Nefrologia da EPM/Unifesp.

Newton de Barros Junior: Cirurgião vascular. Professor associado da Disciplina de Cirurgia Vascular e Endovascular do Departamento de Cirurgia da EPM/Unifesp. Mestre em Cirurgia Vascular e Doutor em Medicina pela EPM/Unifesp.

Nilciza Maria de Carvalho Tavares Calux: Ginecologista e obstetra. Médica da Disciplina de Mastologia do Departamento de Ginecologia da EPM/Unifesp. Mestre e Doutora em Ciências Médicas pela EPM/Unifesp.

Nilson Moura Gambero: Pneumologista.

Nilton Ferraro Oliveira: Pediatra especialista em Medicina Intensiva. Chefe da Unidade de Cuidados Intensivos Pediátricos (UCIP) do HSP/EPM/Unifesp. Mestre em Pediatria e Doutor em Ciências pela EPM/Unifesp.

Nivaldo Silva Corrêa Rocha: Obstetra especialista em Obstetrícia Fisiológica e Experimental. Professor assistente da EPM/Unifesp.

Nívia L. Nonato: Fisioterapeuta especialista em Fisioterapia Respiratória. Mestre em Ciências e Doutora em Reabilitação Pulmonar pela EPM/Unifesp.

Noemi Grigoletto de Biase: Ototrrinolaringologista. Professora adjunta Livre-Docente de Departamento de ORL-CCP da EPM/Unifesp. Professora associada da PUCSP. Mestre em Otorrinolaringologia pela USP/FMRP. Doutora em Medicina pela EPM/Unifesp.

Nora Manoukian Forones: Professora associada Livre-Docente da EPM/Unifesp. Coordenadora do setor de Oncologia do Aparelho Digestivo da Unifesp/EPM.

Norma de Oliveira Penido: Otorrinolaringologista especialista em Otologia. Professora adjunta e coordenadora do Programa de Pós-Graduação em Medicina: Otorrinolaringologia na EPM/Unifesp. Mestre em Otorrinolaringologia e Doutora em Medicina pela EPM/Unifesp.

Nucelio Lemos: Responsável pelo Setor de Neurodisfunção Pélvica do Departamento de Ginecologia da EPM/Unifesp. Doutor em Medicina pela Faculdade de Ciências Médicas da Santa Casa de São Paulo. *Fellow* em Neuropelveologia da Klinik Hirslanden, Zurique, Suíça. Pós-Doutorando da EPM/Unifesp.

Octavio Marques Pontes-Neto: Neurologista. Professor da Divisão de Neurologia do Departamento de Neurociências e Ciências do Comportamento da USP/FMRP. Chefe do Serviço de Neurologia Vascular e Emergências Neurológicas do Hospital das Clínicas da USP/FMRP. Coordenador da Rede Nacional de Pesquisa em AVC do Ministério da Saúde (DECIT/SCTIE/MS) e CNPq. Doutor em Neurologia pela USP. Pós-Doutor pelo Massachusetts General Hospital/Harvard Medical School, EUA.

Oliver A. Nascimento: Pneumologista. Médico da Disciplina de Pneumologia da EPM/Unifesp. Doutor em Ciências: Pneumologia pela EPM/Unifesp.

Onivaldo Cervantes: Professor associado Livre-Docente do Departamento de ORL-CCP/EPM/Unifesp.

Oreste Paulo Lanzoni: Neurocirurgião. Mestre e Doutor em Neurocirurgia pela EPM/Unifesp.

Orlando Ambrogini Junior: Professor afiliado da Disciplina de Gastrenterologia da EPM/Unifesp.

Orlando Campos Filho: Cardiologista e ecocardiografista. Professor associado de Cardiologia da EPM/Unifesp. Mestre em Ciências Médicas e Doutor em Medicina pela EPM/Unifesp.

Orlando G. P. Barsottini: Neurologista. Professor Livre-Docente de Neurologia da EPM/Unifesp.

Orsine Valente: Professor titular da Disciplina de Medicina de Urgência da EPM/Unifesp. Professor titular da Disciplina de Clínica Médica da FMABC. Doutor em Endocrinologia pela EPM/Unifesp.

Oscar Pavão: Professor adjunto Livre-Docente de Nefrologia da EPM/Unifesp.

Osmar Rotta: Dermatologista. Professor associado da EPM/Unifesp. Mestre em Dermatologia pela USP. Doutor em Medicina pela EPM/Unifesp.

Osvaldo Kohlmann Jr.: Nefrologista. Professor associado de Nefrologia da EPM/Unifesp. Doutor em Nefrologia pela EPM/Unifesp. *Fellow* em Hipertensão Arterial da Boston University School of Medicine-Boston, EUA.

Oswaldo Laércio Mendonça Cruz: Otorrinolaringologista. Professor afiliado do Departamento de ORL-CCP da EPM/Unifesp. Doutor em Medicina pela FMUSP.

Otavio Cesar Baiocchi: Hematologista e hemoterapeuta especialista em Onco-Hematologia. Professor adjunto e coordenador do Grupo de Linfomas da EPM/Unifesp. Doutor em Medicina pela EPM/Unifesp.

Otelo Rigato Jr.: Infectologista. Mestre e Doutor em Infectologia pela EPM/Unifesp.

Paola Cappellano: Infectologista. Coordenadora do Grupo de Infecções em Onco-Hematologia e Transplante de Medula Óssea da Disciplina de Infectologia da EPM/Unifesp. Doutora em Medicina pela EPM/Unifesp.

Patrícia da Graça Leite Speridião: Nutricionista. Especialista em Farmacologia e em Nutrição Clínica. Professora associada do Curso de Nutrição da EPM/Unifesp – Campus Santista. Nutricionista da Disciplina de Gastrenterologia Pediátrica com atuação no Ambulatório de Alergia Alimentar da EPM/Unifesp. Mestre em Nutrição e Doutora em Ciências pela EPM/Unifesp.

Patricia da Silva Fucuta: Gastrenterologista e hepatologista. Médica e professora do Serviço de Gastro-Hepatologia do Hospital de Base de São José do Rio Preto. Professora de Medicina da Faceres. Doutora em Ciências pela Unifesp.

Patricia Dualib: Endocrinologista especialista em Diabetes Gestacional. Coordenadora de Endocrinologia do Ambulatório de Diabetes Gestacional do Centro de Diabetes da Unifesp/EPM.

Patricia Eiko Yamakawa: Hematologista e hemoterapeuta.

Patricia Karla de Souza: Dermatologista. Colaboradora responsável pelo atendimento do Ambulatório de Urticária do Departamento de Dermatologista da EPM/Unifesp. Mestre em Medicina pela EPM/Unifesp

Patricia Monteagudo: Endocrinologista. Médica assistente da Disciplina de Endocrinologia da EPM/Unifesp com atuação em Preceptoria de Alunos de Medicina, Médicos Residentes e Pós-Graduandos nas áreas de Desenvolvimento e Ambulatório Translacional, Adrenal e Obesidade. Mestre e Doutora em Endocrinologia pela EPM/Unifesp.

Patrícia Nunes Bezerra Pinheiro: Hematologista. Pós-Graduanda em Hematologia e Hemoterapia da EPM/Unifesp.

Patricia Scherer: Nefrologista e intensivista.

Paula Tuma: Infectologista. Mestre em HIV e Hepatites pela Universidad Complutense de Madri, Espanha. Mestre e Doutora em Infectologia pela EPM/Unifesp.

Paulo Augusto de Arruda Mello: Médico. Professor titular de Oftalmologia da EPM/Unifesp. Mestre e Doutor em Medicina pela EPM/Unifesp.

Paulo Cezar Feldner Jr.: Professor afiliado Doutor do Departamento de Ginecologia da Unifesp/EPM.

Paulo Gois Manso: Professor assistente da Faculdade de Medicina de Jundiaí. Chefe do Setor de Órbita do Departamento de Oftalmologia e coordenador do Setor de Pronto-Socorro de Oftalmologia do HSP/EPM/Unifesp. Mestre em Oftalmologia pela EPM/Unifesp.

Paulo H. F. Bertolucci: Neurologista. Professor associado e chefe do Setor de Neurologia do Comportamento do Departamento de Neurologia e Neurocirurgia da EPM/Unifesp. Mestre em Medicina e Doutor em Neurologia pela EPM/Unifesp.

Paulo Roberto Abrão Ferreira: Infectologista especialista em HIV e Hepatites Virais. Professor afiliado da Disciplina de Infectologia da EPM/Unifesp. Mestre e Doutor pela Unifesp.

Pedro Luiz Lacordia: Oncoginecologista. Mestre em Ciências pela Unifesp.

Perla Vicari: Hematologista. Preceptora da Residência Médica do Serviço de Hematologia do HSPE/IAMS-PE. Doutora em Ciências pela EPM/Unifesp.

Priscila Ishioka: Dermatologista. Mestre e Doutoranda em Ciências da Unifesp.

Priscila Maximino: Nutricionista. Especialista em Adolescência. Pesquisadora do Instituto PENSI da Fundação José Luiz Egydio Setúbal. Professora convidada do Insira Educacional e da Sociedade Beneficente Israelita Albert Einstein. Mestre em Ciências pela Unifesp.

Priscila Pereira Dantas: Infectologista especialista em Infectologia Hospitalar. Doutora em Infectologia pela EPM/Unifesp.

Raelson Rodrigues Miranda: Oncologista clínico. Médico preceptor do Ambulatório de Gastro-Oncologia da EPM/Unifesp. Mestre em Medicina Translacional: Biologia Molecular pela EPM/Unifesp.

Rafael de Oliveira Cavalcante: Ginecologista e obstetra especialista em Medicina Fetal. Mestre e Doutor em Ciências pela Unifesp.

Rafael Trindade: Infectologista. Pós-Graduando do Grupo de Antimicrobianos em Doentes Críticos da EPM/Unifesp.

Ramiro A. Azevedo: Pediatra especialista em Hepatologia Pediátrica. Professor adjunto do Departamento de Pediatria da EPM/Unifesp. Mestre em Epidemiologia e Doutor em Medicina pela EPM/Unifesp.

Ramiro Colleoni: Médico especialista em Cirurgia Geral, Cirurgia Digestiva e Endoscopia Digestiva. Professor adjunto da Disciplina de Gastrenterologia Cirúrgica da EPM/Unifesp. Mestre e Doutor pela EPM/Unifesp.

Raquel Martins Arruda: Ginecologista. Mestre em Ginecologia e Doutora em Ciências Médicas e Biológicas pela EPM/Unifesp.

Raul Cutait: Cirurgião do aparelho digestivo e coloproctologista.

Regina Célia de Menezes Succi: Pediatra especialista em Infectologia. Professora associada Livre-Docente de Pediatria da EPM/Unifesp. Mestre em Microbiologia e Imunologia e Doutora em Medicina pela EPM/Unifesp.

Regina do Carmo Silva: Endocrinologista. Médica assistente da Disciplina de Endocrinologia da EPM/Unifesp. Mestre e Doutora em Medicina: Endocrinologia pela EPM/Unifesp.

Regina Gayoso: Médica. Mestre em Ciências pela Escola Nacional de Saúde Pública Sergio Arouca (ENSP) da Fiocruz.

Regina Helena G. Motta Mattar: Médica do Ambulatório de Hepatologia Pediátrica do Departamento de Pediatria da EPM/Unifesp. Mestre em Pediatria pela EPM/Unifesp.

Regina S. Moisés: Endocrinologista. Professora associada Livre-Docente da Disciplina de Endocrinologia da EPM/Unifesp. Mestre em Endocrinologia e Doutora em Ciências pela EPM/Unifesp.

Reginaldo Raimundo Fujita: Otorrinolaringologista especialista em Otorrinopediatria. Professor adjunto

DIAGNÓSTICO E TRATAMENTO

da EPM/Unifesp. Mestre e Doutor em Otorrinolaringologia pela EPM/Unifesp.

Reinaldo P. Furlanetto: Endocrinologista. Professor associado aposentado da Disciplina de Endocrinologia da EPM/Unifesp. Mestre e Doutor em Endocrinologia Clínica pela EPM/Unifesp.

Reinaldo Salomão: Infectologista. Professor titular da Disciplina de Infectologia do Departamento de Medicina da EPM/Unifesp. Supervisor do Serviço de Infectologia do Hospital Santa Marcelina. Mestre e Doutor pela EPM/Unifesp.

Reinaldo Teixeira Ribeiro: Neurologista. Responsável pelo Ambulatório de Cefaleia da FMABC.

Renata Maria de Carvalho Cremaschi: Neurologista e neurofisiologista clínica. Doutoranda em Biologia e Medicina do Sono da EPM/Unifesp.

Renata Rigacci Abdalla: Psiquiatra especialista em Dependencia Química. Doutoranda em Psiquiatria da EPM/Unifesp.

Renata Rodrigues Cocco: Pediatra, alergista e imunologista especialista em Alergia Alimentar. Pesquisadora associada da Disciplina de Alergia e Imunologia Clínica do Departamento de Pediatria da EPM/Unifesp. Doutora em Ciências Médicas pela EPM/Unifesp.

Renato de Ávila Kfouri: Pediatra e infectologista.

Renato Duffles Martins: Médico assistente da Disciplina de Gastrenterologia da EPM/Unifesp. Doutor em Medicina pela Unifesp/EPM.

Renato Frota de Albuquerque Maranhão: Cirurgião pediátrico. Professor assistente da Disciplina de Cirurgia Pediátrica da EPM/Unifesp. Chefe do Setor de Urologia Pediátrica da Disciplina de Cirurgia Pediátrica da EPM/Unifesp e responsável pelo Setor de Distúrbios da Diferenciação Sexual: Intersexo.

Renato Hiroshi Salvioni Ueta: Ortopedista especialista em Cirurgia da Coluna Vertebral. Chefe do Grupo da Coluna do DOT/EPM/Unifesp. Mestre em Ciências pela Unifesp.

Renato Lopes de Souza: Professor afiliado do Departamento de Pediatria da EPM/Unifesp. Mestre e doutor em Pediatria pela EPM/Unifesp.

Renato Martins Santana: Professor adjunto da Disciplina de Medicina Fetal do Departamento de Obstetrícia da EPM/Unifesp.

Renato Moretti Marques: Ginecologista especialista em Ginecologia Oncológica. Cirurgião Ginecológico do Centro de Oncologia do Hospital Israelita Albert Einstein. Doutor em Medicina: Ginecologia Oncológica pela EPM/Unifesp.

Renato Nabas Ventura: Pediatra. Mestre em Pediatria e Doutor em Ciências da Saúde pela EPM/Unifesp.

Renato Shintani Hikawa: Dermatologista do Departamento de Dermatologia da EPM/Unifesp.

Reynaldo Jesus-Garcia: Ortopedista especialista em Ortopedia Oncológica. Professor titular do Departamento de Ortopedia e chefe do Setor de Ortopedia Oncológica da EPM/Unifesp e do IOP/GRAACC/Unifesp. Professor Orientador do Curso de Pós-Graduação do IIEP/HIAE. Mestre em Ortopedia e Doutor em Medicina pela EPM/Unifesp.

Ricardo Correa Barbuti: Gastrenterologista. Médico assistente da Disciplina de Gastrenterologia Clínica e Hepatologia do Departamento de Gastrenterologia do HC/FMUSP. Doutor em Ciências Médicas.

Ricardo Silva Pinho: Neurologista e neurologista pediátrico. Mestre e Doutor em Neurociências pela Unifesp.

Ricardo Sobhie Diaz: Infectologista. Professor associado Livre-Docente da Disciplina de Infectologia da EPM/Unifesp. Mestre e Doutor em Doenças Infecciosas pela EPM/Unifesp.

Riguel Jun Inaoka: Hematologista. Doutor em Ciências pela Unifesp.

Rioko Kimiko Sakata: Professora associada e coordenadora do Setor de Dor da EPM/Unifesp.

Rita C. Dardes: Professora adjunta do Departamento de Ginecologia e coordenadora do Ambulatório de Alto Risco no Climatério da EPM/Unifesp. Doutora em Medicina pela Northwestern University, Chicago, EUA.

Rita N. V. Furtado: Reumatologista e fisiatra. Médica assistente e professora afiliada da Disciplina de Reumatologia da EPM/Unifesp. Mestre e Doutora em Ciências da Saúde pela EPM/Unifesp.

Rita Simone Lopes Moreira: Enfermeira. Professora adjunta da EPE/Unifesp. Mestre e Doutora em Ciências em Saúde: Cardiologia pela Unifesp.

Roberta de Lucena Ferretti: Nutricionista. Professora do Curso de Nutrição da Universidade de Taubaté, SP, e de Cursos de Pós-Graduação em Nutrição Clínica. Coordenadora do Curso de Aperfeiçoamento em Nutrição Clínica Hospitalar do Hospital Universitário de Taubaté. Mestre em Pediatria e Ciências Aplicadas à Pediatria pela EPM/Unifesp. Doutoranda da Unifesp

Roberta Pulcheri Ramos: Pneumologista. Doutora em Medicina: Pneumologia pela EPM/Unifesp.

Roberto Araujo Segreto: Radio-oncologista. Professor associado Livre-Docente do Setor de Radioterapia do Departamento de Oncologia Clínica e Experimental da EPM/Unifesp. Médico assistente do Hospital Israelita Albert Eintein e do Hospital Alemão Oswaldo Cruz. Mestre em Ciências e Doutor em Radioterapia pela Unifesp.

Roberto Dias Batista Pereira: Fisioterapeuta especialista em Reabilitação nas Doenças Neuromusculares. Mestre e Doutor em Ciências da Saúde: Neurologia/Neurocirurgia pela EPM/Unifesp.

Roberto Dischinger Miranda: Cardiologista e geriatra. Chefe do Serviço de Cardiologia da Disciplina de Geriatria da EPM/Unifesp. Doutor em Cardiologia pela EPM/Unifesp.

Roberto E. Heymann: Reumatologista. Assistente Doutor da Disciplina de Reumatologia da EPM/Unifesp. Mestre e Doutor em Reumatologia pela EPM/Unifesp.

Roberto José de Carvalho Filho: Gastrenterologista. Professor adjunto de Gastrenterologia da EPM/Unifesp. Doutor em Gastrenterologia. Pós-Doutor em Hepatologia pelo Service d'Hépatologie, Hôpital Beaujon, Université Denis Diderot-Paris 7, França.

Roberto Massao Takimoto: Cirurgião. Médico assistente da Disciplina de Cirurgia de Cabeça e Pescoço do Departamento de ORL-CCP/EPM/Unifesp. Mestre e Doutor em Ciências: Otorrinolaringologia pela EPM/Unifesp.

Roberto Rudge Ramos: Professor de Cirurgia Plástica. Doutor em Ortopedia e Cirurgia Plástica Reparadora.

Roberto Zamith: Professor adjunto do Departamento de Ginecologia da EPM/Unifesp.

Robinson Esteves Santos Pires: Ortopedista e traumatologista. Professor assistente do Departamento do Aparelho Locomotor da UFMG. Traumatologista dos Hospitais Felício Rocho, Risoleta Tolentino Neves e HC/UFMG. Mestre em Ciências Aplicadas ao Aparelho Locomotor pela UFMG.

Rodrigo Affonseca Bressan: Psiquiatra. Professor adjunto Livre-Docente do Departamento de Psiquiatria da EPM/Unifesp. Diretor do Y-Mind – Instituto de Prevenção de Transtornos Mentais. Mestre e Doutor em Psiquiatria pela Unifesp. PhD em Neurociências pelo King's College London, Inglaterra.

Rodrigo Barbachan Mansur: Psiquiatra. Assistant Professor da University of Toronto, Canadá. Doutor em Psiquiatria pela EPM/Unifesp.

Rodrigo de A. Castro: Professor associado Livre-Docente e chefe do Setor de Uroginecologia e Cirurgia Vaginal do Departamento de Ginecologia da EPM/Unifesp.

Rodrigo de Paiva Tangerina: Otorrinolaringologista. Mestre em Ciências pela Unifesp.

Rodrigo de Paula Santos: Otorrinolaringologista. Mestre e Doutor em Otorrinolaringologia pela EPM/Unifesp. *Fellow* em Rinologia da Universidade de Graz, Áustria.

Rodrigo Oliveira Santos: Cirurgião de cabeça e pescoço. Especialista em Hiperparatireoidismo. Professor adjunto do Departamento de ORL-CCP da EPM/Unifesp. Mestre em Otorrinolaringologia e Cirurgia de Cabeça e Pescoço e Doutor em Ciências pela Unifesp.

Ronaldo Laranjeira: Professor titular do Departamento de Psiquiatria e coordenador da Unidade de Pesquisa em Álcool e Drogas (Uniad) da EPM/Unifesp. Investigador principal do Instituto Nacional de Políticas do Alcool e Drogas (Inpad) do CNPq. PhD em Psiquiatria pela University of London, Inglaterra.

Roney Cesar Signorini Filho: Ginecologista. Médico do Departamento de Obstetrícia da EPM/Unifesp. Chefe da Oncologia Cirúrgica do Centro de Referência da Saúde da Mulher – Hospital Pérola Byington. Doutor em Ginecologia Oncológica pela EPM/Unifesp.

Rosa Miranda Resegue: Pediatra da Disciplina de Pediatria Geral e Comunitária do Departamento de Pediatria da EPM/Unifesp. Mestre em Pediatria pela FMUSP. Doutora em Ciências pela Unifesp.

Rosa Paula Mello Biscolla: Endocrinologista. Responsável pelo Ambulatório de Tireoide da Disciplina de Endocrinologia da EPM/Unifesp. Mestre em Ciências e Doutora em Endocrinologia pela EPM/Unifesp.

Rosali Teixeira da Rocha: Pneumologista especialista em Pneumonia Adquirida na Comunidade. Médica assistente da Disciplina de Pneumologia da EPM/Unifesp. Doutora em Ciências Médicas pela EPM/Unifesp

Rosana Fiorini Puccini: Pediatra. Professora titular Livre-Docente do Departamento de Pediatria da EPM/Unifesp. Doutora em Pediatria pela EPM/Unifesp.

Rosiane Mattar: Obstetra. Professora associada Livre-Docente do Departamento de Obstetrícia da EPM/Unifesp.

Rubens Belfort Neto: Médico. Diretor do Centro de Oncologia Ocular do Instituto da Visão.

Rufino Dominguez Lopez: Professor da Disciplina de Obstetrícia Fisiológica e Experimental do Departamento de Obstetrícia da EPM/Unifesp.

Rui M. B. Maciel: Endocrinologista especialista em Endocrinologia Pediátrica. Professor titular Livre-Docente de Endocrinologia da EPM/Unifesp. Mestre em Ciências e Doutor em Endocrinologia pela EPM/Unifesp.

Rui Póvoa: Cardiologista. Professor de Cardiologia e chefe do Setor de Cardiopatia Hipertensiva da EPM/Unifesp. Mestre e Doutor em Cardiologia pela EPM/Unifesp.

Ruth Guinsburg: Pediatra especialista em Neonatologia. Professora titular do Departamento de Pediatria da EPM/Unifesp.

Samir Dracoulakis: Pneumologista. Doutor em Medicina: Pneumologia pela EPM/Unifesp.

Samira Yarak: Dermatologista. Professora adjunta de Dermatologia da EPM/Unifesp. Pesquisadora do CNPq. Mestre em Dermatologia e Doutora em Ciências da Saúde pela EPM/Unifesp.

Sandra de Oliveira Campos: Pediatra infectologista. Professora assistente da Disciplina de Infectologia Pediátrica da EPM/Unifesp. Mestre em Pediatria pela EPM/Unifesp.

Sandra Maria Alexandre: Ginecologista e obstetra especialista em Saúde Materno-Fetal. Professora adjunta de Obstetrícia do Departamento de Obstetrícia da EPM/Unifesp. Mestre em Obstetrícia e Doutora em Ciências pela Unifesp.

Sandra Obikawa Kyosen: Pediatra e geneticista. Mestre em Ciências pela Unifesp.

Sandra Regina Loggeto: Hematologista pediátrica. Mestre em Pediatria: Hematologia Pediátrica pela EPM/Unifesp.

Sandra Serson Rohr: Médica especialista em Hematologia e Transplante de Medula Óssea. Membro da Equipe de Transplante de Medula Óssea do Hospital Santa Marcelina. Doutoranda da EPM/Unifesp.

Sandra Vallin Antunes: Hematologista. Coordenadora do Serviço de Hemofilia da Disciplina de Hematologia e Hemoterapia da EPM/Unifesp. Mestre e Doutora em Ciências pela Unifesp.

Sandro Félix Perazzio: Reumatologista. Mestre e Doutor em Reumatologia pela EPM/Unifesp. Pós-Doutor pela University of Washington, EUA.

Sandro Luiz A. Matas: Neurologista. Chefe do Setor de Neuroinfecção da Disciplina de Neurologia da EPM/Unifesp. Coordenador do Setor de Líquido Cefalorraquiano da Disciplina de Medicina Laboratorial do Departamento de Medicina da EPM/Unifesp. Mestre e Doutor pela EPM/Unifesp.

Sarhan Sydney Saad: Professor associado Livre-Docente e chefe do Grupo de Colo-Proctologia da Disciplina de Gastrenterologia Cirúrgica da EPM/Unifesp.

Sender J. Miszputen: Gastrenterologista. Professor associado de Gastrenterologia do Departamento de Medicina da EPM/Unifesp. Doutor em Gastrenterologia.

Sérgio A. Draibe: Nefrologista. Professor titular de Nefrologia da EPM/Unifesp.

Sergio Atala Dib: Endocrinologista. Professor associado Livre-Docente da Disciplina de Endocrinologia da EPM/Unifesp. Mestre em Endocrinologia e Doutor em Ciências pela EPM/Unifesp.

Sérgio Barsanti Wey: Infectologista. Mestre e Doutor pela EPM/Unifesp.

Sergio Cavalheiro: Neurocirurgião especialista em Neurocirurgia Pediátrica. Professor titular Livre-Docente da Disciplina de Neurocirurgia e chefe do setor de Neurocirurgia Pediátrica da EPM/Unifesp. Assistente Estrangeiro da Universidade de Marselha, França. Chefe do setor de Neurocirurgia Pediátrica do Hospital e Maternidade Santa Joana (Pro Matre). Mestre em Neurocirurgia e Doutor em Medicina pela EPM/Unifesp.

Sergio Henrique Hirata: Dermatologista. Professor adjunto do Departamento de Dermatologia da EPM/Unifesp. Mestre e Doutor em Dermatologia pela EPM/Unifesp.

Sergio Jamnik: Onco-pneumologista da Disciplina de Pneumologia da EPM/Unifesp. Mestre e Doutor em Pneumologia pela EPM/Unifesp.

Sergio Luis Blay: Psiquiatra. Professor titular do Departamento de Psiquiatria da EPM/Unifesp.

Sérgio Mancini Nicolau: Ginecologista e obstetra. Professor associado do Departamento de Ginecologia da EPM/Unifesp. Mestre e Doutor em Ginecologia pela EPM/Unifesp.

Sergio Setsuo Maeda: Endocrinologista especialista em Doenças Ósteo-Metabólicas. Médico assistente da Disciplina de Endocrinologia da EPM/Unifesp. Mestre e Doutor pela Unifesp.

Sérgio T. Schettini: Cirurgião geral e pediátrico. Professor associado Livre-Docente aposentado de Cirurgia Pediátrica da EPM/Unifesp. Professor de Cirurgia da Faculdade de Medicina da Uninove. Mestre e Doutor em Gastrenterologia Cirúrgica pela EPM/Unifesp.

Sérgio Talarico-Filho: Dermatologista. Assistente estrangeiro da Université Paris – Hôpital Saint Louis, França. Mestre em Dermatologia pela EPM/Unifesp.

Sergio Tufik: Médico. Professor titular aposentado de Psicobiologia – Disciplina de Medicina e Biologia do Sono da EPM/Unifesp. Professor orientador do Programa de Pós-Graduação em Psicologia da Unifesp. PhD.

Sergio Yamada: Dermatologista. Mestre em Ciências da Saúde: Dermatologia.

Sheila C. Caetano: Médica.

Sheila R. Niskier: Pediatra. Médica assistente do Ambulatório de Adolescência da EPM/Unifesp. Mestre em Pediatria pela EPM/Unifesp.

Shirley Shizue Nagata Pignatari: Otorrinolaringologista. Mestre e Doutora em Medicina pela EPM/Unifesp.

Silmara Cestari: Dermatologista. Professora adjunta do Departamento de Dermatologia da EPM/Unifesp. Mestre em Dermatologia e Doutora em Medicina pela EPM/Unifesp.

Silvia Daher: Imunologista. Professora adjunta de Obstetrícia da EPM/Unifesp. Mestre em Imunologia, Microbiologia e Parasitologia e Doutora em Ciências da Saúde pela EPM/Unifesp.

Sílvia Mansur Reimão: Endoscopista do Serviço de Endoscopia do Hospital Israelita Albert Einstein e do Serviço de Endoscopia do Hospital Sírio Libanês.

Silvia Marcondes Pereira: Responsável pelo atendimento e coordenadora do Ambulatório de Dermatologia Geriátrica do Departamento de Dermatologia da Unifesp. Mestre em Dermatologia pela Unifesp.

Silvio Kazuo Ogata: Pediatra especialista em Gastrenterologia Pediátrica. Mestre em Ciências da Saúde e Doutor em Medicina pela EPM/Unifesp.

Simone Brasil de Oliveira Iglesias: Pediatra especialista em Terapia Intensiva Pediátrica e em Terapia Nutricional Enteral e Parenteral. Médica assistente da Unidade de Cuidados Intensivos Pediátricos do HSP/EPM/Unifesp. Mestre e Doutora em Pediatria e Ciências Aplicadas à Pediatria pela EPM/Unifesp.

Simone de Barros Tenore: Infectologista. Médica do Centro de Referência e Treinamento em DST/Aids de São Paulo. Mestre em Ciências pela Unifesp. Doutoranda em Doenças Infecciosas da Unifesp.

Simone de Campos Vieira Abib: Professora adjunta Livre-Docente do Departamento de Cirurgia Pediátrica da EPM/Unifesp. Chefe do Serviço de Cirurgia Oncológica Pediátrica do IOP/GRAACC/Unifesp. Presidente da ONG Criança Segura – Safe Kids Brasil.

Simone Elias: Mastologista. Professora afiliada e orientadora do Programa de Pós-Graduação em Ginecologia da EPM/Unifesp. Coordenadora da Unidade Clínica e Diagnóstica do Ambulatório de Mastologia do Departamento de Ginecologia da EPM/Unifesp. Mestre e Doutora em Ciências, Pós-Doutora em Radiologia Clínica pela EPM/Unifesp.

Solange Miki Maeda: Dermatologista. Médica colaboradora do Departamento de Dermatologia da EPM/Unifesp. Mestre em Dermatologia pela EPM/Unifesp.

Solange Rios Salomão: Ortoptista. Professora associada Livre-Docente do Departamento de Oftalmologia e Ciências Visuais da EPM/Unifesp. Mestre em Psicofarmacologia e Doutora em Ciências: Psicobiologia pela EPM/Unifesp.

Sonia Maria Cesar de Azevedo Silva: Neurologista. Assistente do Ambulatório de Transtornos do Movimento da Unifesp. Chefe do Ambulatório de Transtornos do Movimento e do Serviço de Neurologia do HSPE/IAMSPE. Mestre e Doutora pela Unifesp.

Sonia Maria G. P. Togeiro: Pneumologista especialista em Medicina do Sono. Professora afiliada da Disciplina da Medicina e Biologia do Sono da EPM/Unifesp. Doutora em Pneumologia.

Sonia Mayumi Chiba: Médica assistente de Setor de Pneumologia Pediátrica e coordenadora do Ambulatório de Fibrose Cística da EPM/Unifesp. Doutora em Pediatria pela EPM/Unifesp.

Soraia Tahan: Gastrenterologista pediátrica. Professora adjunta da Disciplina de Gastrenterologia Pediátrica do Departamento de Pediatria da EPM/Unifesp. Mestre e Doutora em Ciências pela Unifesp.

Stephan Geocze: Gastrenterologista clínico e endoscopista. Professor associado Livre-Docente de Gastrenterologia Clínica da EPM/Unifesp. Coordenador do Centro de Endoscopia Digestiva e Respiratória do HSP/EPM/Unifesp. Mestre e Doutor em Ciências pela Unifesp. Pós-Doutor pela Friedrich-Alexander Universitaet, Erlangen, Alemanha.

Sue Yazaki Sun: Professora adjunta do Departamento de Obstetrícia da EPM/Unifesp. Doutora em Ciências pela Unifesp.

Suely Dornellas do Nascimento: Médica assistente da Disciplina de Pediatria Neonatal da EPM/Unifesp. Médica Coordenadora da UTI Neonatal do Hospital e Maternidade Santa Joana (Pro Matre). Mestre em Ciências da Saúde pela EPM/Unifesp.

Suely Miyuki Yashiro: Médica especialista em Saúde Pública. Mestre em Ciências.

Suely Roizenblatt: Reumatologista. Professora adjunta de Clínica Médica da EPM/Unifesp. Mestre e Doutora pela EPM/Unifesp.

Sung Woo Park: Otorrinolaringologista. Especialista em Otorrinolaringologia e Cirurgia de Cabeça e Pescoço. Mestre em Ciências Médicas pela EPM/Unifesp.

Susan Chow Lindsey: Endocrinologista. Doutora em Endocrinologia pela EPM/Unifesp.

Suzana A. S. Lustosa: Cirurgiã oncológica do aparelho digestivo. Mestre e Doutora em Gastrenterologia Cirúrgica pela EPM/Unifesp. Pós-Doutora em Gastrenterologia Cirúrgica.

Suzana Maria Fleury Malheiros: Professora afiliada do Departamento de Neurologia e Neurocirurgia da EPM/Unifesp. Consultora do Programa de Neuro-Oncologia do Hospital Israelita Albert Einstein.

Tais S. Moriyama: Psiquiatria da infância e adolescência. Mestre e Doutora em Ciências pela Unifesp.

Tammy Hentona Osaki: Professora afiliada e vice-chefe do Setor de Oculoplástica do Departamento de Oftalmologia e Ciências Visuais da EPM/Unifesp. Doutora em Ciências pela EPM/Unifesp.

Tatiana Del Debbio Vilanova: Fonoaudióloga especialista em Voz, Disfagia e Distúrbios da Comunicação Humana. Doutora em Neurociências pela Unifesp.

Tatiana Ferreira dos Santos: Nefrologista pediátrica.

Tatiana Valente: Endocrinologista. Pós-Graduanda em Endocrinologia da EPM/Unifesp.

Telma Palomo: Endocrinologista. Doutora em Endocrinologia e Metabologia pela EPM/Unifesp.

Teresa Cristina Piscitelli Bonanséa: Endocrinologista. Mestre em Doenças Osteometabólicas pela EPM/Unifesp.

Thaís Rodrigues Villa: Neurologista e neuropediatra. Professora afiliada e chefe do Setor de Cefaleias da EPM/Unifesp. Doutora em Ciências pela Unifesp. Pós-Doutora pela University of California, Los Angeles, EUA.

Thauana Luiza de Oliveira: Reumatologista. Mestre em Ciências Aplicadas à Reumatologia pela EPM/Unifesp.

Thaysa Paschoalin: Biomédica. Doutora em Ciências pela Unifesp.

Theophilo Asfora Lins: Ortopedista especialista em Cirurgia da Coluna Vertebral.

Thereza Christina Monteiro de Lima: Biomédica. Professora titular de Farmacologia da Universidade Federal de Santa Catarina. Mestre em Ciências e Doutora em Fisiologia Humana pela Unifesp.

Thiago Fernando Oyama: Infectologista.

Thiago Marques Fidalgo: Psiquiatra. Doutor em Psiquiatria pela EPM/Unifesp.

Thiago Zinsly Sampaio Camargo: Infectologista. Mestre pela Unifesp. Doutorando do IIEP/HIAE.

Tiago Costa de Pádua: Oncologista. Especialista em Clínica Médica e Cancerologia Clínica.

Tiago da Silva Alexandre: Fisioterapeuta. Especialista em Gerontologia. Professor adjunto do Departamento de Gerontologia e dos Programas de Pós-Graduação em Fisioterapia e Gerontologia da Ufscar. Pesquisador associado do Estudo SABE (Saúde, Bem-Estar e Envelhecimento). Mestre em Reabilitação pela Unifesp. Doutor em Saúde Pública pela Faculdade de Saúde Pública da USP. Pós-Doutor pelo Departamento de Epidemiologia e Saúde Pública da University College London, Inglaterra.

Tiago E. Arantes: Oftalmologista especialista em Uveítes e em Retina Clínica. Preceptor do Departamento de Uveítes da Fundação Altino Ventura. Doutor em Ciências pela Unifesp.

Tiago Munhoz Vidotto: Clínico geral e endocrinologista. Chefe de Plantão do Pronto-Socorro da Clínica Médica do HSP/EPM/Unifesp.

Tsutomu Oguro: Hematologista e hemoterapeuta.

Ulysses Fagundes Neto: Professor titular da Disciplina de Gastrenterologia do Departamento de Pediatria da EPM/Unifesp. Diretor médico do Instituto de Gastrenterologia Pediátrica de São Paulo (I-Gastroped).

Valdemar Ortiz: Urologia especialista em Oncologia. Professor titular Livre-Docente de Urologia pela Unifesp. Mestre e Doutor em Ciências pela Unifesp.

Valdir Ambrosio Moises: Cardiologista. Professor adjunto Livre-Docente da Disciplina de Cardiologia da EPM/Unifesp. Médico assessor em Cardiologia (Ecocardiografia) do Fleury Medicina e Saúde. Mestre e Doutor em Cardiologia pela EPM/Unifesp.

Valéria Petri: Dermatologista. Professora titular Livre-Docente da EPM/Unifesp. Mestre e Doutora pela Unifesp.

Vamberto Oliveira de A. Maia Filho: Ginecologista e obstetra especialista em Infertilidade Conjugal e Videolaparoscopia. Médico voluntário do Setor de Ginecologia Endócrina da EPM/Unifesp. Doutor em Medicina pela EPM/Unifesp.

Vanderci Borges: Neurologista especialista em Transtornos do Movimento. Professora afiliada do Departamento de Neurologia e Neurocirurgia da EPM/Unifesp. Mestre em Neurologia/Neurociências e Doutora em Medicina pela EPM/Unifesp.

Vanessa Bugni Miotto e Silva: Pediatra especialista em Reumatologia Pediátrica. Mestre e Doutora em Pediatria e Ciências Aplicadas à Pediatria pela EPM/Unifesp.

Vanessa de Albuquerque Citero: Psiquiatra. Professora afiliada do Departamento de Psiquiatria da EPM/Unifesp. Mestre e Doutora em Ciências: Psiquiatria pela EPM/Unifesp. Pós-Doutora em Medicina Psicossomática e Iterconsulta pela Virginia Commonwealth University, EUA.

Vera Lucia Sdepanian: Pediatra especialista em Gastrenterologia Pediátrica. Professora adjunta da Disciplina de Gastrenterologia Pediátrica da EPM/Unifesp. Mestre em Ciências pela EPM/Unifesp e pela Universidad Internacional de Andalucía, Espanha. Doutora em Medicina pela EPM/Unifesp. Pós-Doutora em Gastrenterologia Pediátrica pela Universidade de Maryland, EUA.

Vera Lúcia Sjzenfeld: Reumatologista. Professora adjunta e coordenadora do Setor de Doenças Osteometabólicas da Disciplina de Reumatologia da EPM/Unifesp. Mestre em Ciências e Doutora em Reumatologia pela EPM/Unifesp.

Veruska Lastoria: Psiquiatra especialista em Transtornos Alimentares. Médica assistente da Disciplina de Endocrinologia da Irmandade da Santa Casa de São Paulo. Psiquiatra do Programa de Atenção aos Transtornos Alimentares da EPM/Unifesp.

Victor Hugo Saucedo Sanchez: Médico do Centro de Diabetes da EPM/Unifesp. Mestre em Obstetrícia pela EPM/Unifesp.

Vinicius Magalhães Suguri: Mestre e Doutor em Medicina pela EPM/Unifesp.

Vinícius Ynoe de Moraes: Ortopedista especialista em Cirurgia de Mão. Doutor em Ciências pela Unifesp.

Virginia N. Santos: Gastrenterologista. Coordenadora do Ambulatório de Doença Hepática Gordurosa Não Alcoólica da EPM/Unifesp. Mestre em Medicina e Doutora em Ciências.

Viviane Maria Guerreiro da Fonseca: Otorrinolaringologista especialista em Otorrinolaringologia Pediátrica. Mestre em Ciências pela Unifesp.

Wagner José Gonçalves: Médico e professor Livre-Docente do Departamento de Ginecologia da EPM/Unifesp.

Wagner Jou Hisada: Médico técnico-administrativo da Disciplina de Medicina Fetal do Departamento de Obstetrícia da EPM/Unifesp. Mestre e Doutor em Ciências pela Unifesp.

Wallace Chamon: Oftalmologista especialista em Segmento Anterior. Professor do Departamento de Oftalmologia e Ciências Visuais da EPM/Unifesp. Professor adjunto do Departamento de Oftalmologia e Ciências Visuais da University of Illinois, Chicago, EUA. Mestre e Doutor em Ciências pela Unifesp.

Walter J. Gomes: Professor titular da Disciplina de Cirurgia Cardiovascular da EPM/Unifesp. Doutor em Cirurgia Cardiovascular pela EPM/Unifesp.

Walter Moisés Tobias Braga: Hematologista. Professor afiliado da Disciplina de Hematologia e Hemoterapia da EPM/Unifesp. Doutor em Hematologia pela EPM/Unifesp.

Walton Nosé: Professor adjunto Livre-Docente e chefe do Setor de Catarata e Cirurgia Refrativa (Óptica Cirúrgica) da EPM/Unifesp. Cirurgião da Eye Clinic Day Hospital de São Paulo.

Zsuzsanna Ilona Katalin de Jármy Di Bella: Ginecologista e obstetra. Professora adjunta da EPM/Unifesp. Mestre em Ciências e Doutora em Ginecologia pela EPM/Unifesp.

HOMENAGENS

■ JAIRO DE ALMEIDA RAMOS

Durante toda sua vida, Jairo Ramos teve uma atuação polêmica e controvertida. Era um líder natural e tinha grande capacidade de aglutinar pessoas em torno de novas ideias; foi amado por muitos e contestado por outros, porém nunca ignorado.

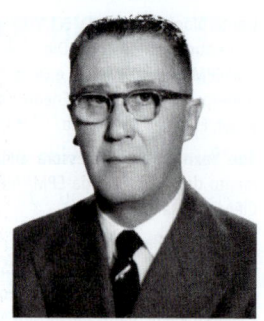

(1900-1972)

Como professor foi um dos fundadores da Escola Paulista de Medicina (EPM) e um incansável educador, incentivando a investigação clínica e a arte da terapêutica.

Como profissional esteve sempre preocupado com as questões da ética médica, tendo participado intensamente da constituição dos Conselhos de Medicina.

Como político, por meio de sua atuação frente à Associação Paulista de Medicina e à Associação Médica Brasileira, esteve sempre envolvido na defesa da classe médica, preocupado com a situação econômica dos profissionais. Combateu desde a década de 50 o que chamou de socialização do médico e privatização da medicina.

Enquanto médico, era visto por alguns de seus clientes como muito rígido e por outros como extremamente dedicado e carinhoso. Todos, porém, são unânimes ao descrevê-lo como um médico extraordinário. O carisma de Jairo Ramos é confirmado ainda hoje, no século XXI, quando seu nome é mencionado pelos descendentes e o interlocutor descobre a relação de parentesco. Invariavelmente há uma história de algum membro da família ou amigo próximo que foi seu paciente e nunca o esqueceu.

PRÊMIO JAIRO RAMOS

No dia 24 de abril de 2000 Jairo Ramos teria feito 100 anos e, juntamente com atos públicos de comemoração do centenário, foi instituído pela família o Prêmio Jairo Ramos.

Este prêmio é concedido ao melhor residente de Clínica Médica da Universidade Federal de São Paulo (Unifesp), escolhido por uma comissão composta pelos chefes das diversas disciplinas.

O prêmio é proveniente do rendimento dos direitos autorais do livro *Atualização terapêutica*. Tem como finalidade incentivar os residentes no estudo da Clínica Médica, por meio da investigação clínica e da arte da terapêutica.

Em nome da família de Jairo Ramos gostaria de agradecer aos editores e colaboradores pelo esforço e dedicação na condução desta obra existente há 54 anos. Temos a confiança que esta equipe a tornará cada vez mais importante tanto para os estudantes como para a classe médica, no Brasil e na América Latina.

– Jairo Luiz Ramos

SINOPSE BIOGRÁFICA

1900	Nascimento em Conservatória, Estado do Rio de Janeiro
1903	Muda-se para Avaré, onde cursa o Grupo Escolar Edmundo Trench
1911	Muda-se para São Paulo e ingressa no Ginásio do Estado
1917	Forma-se no Ginásio do Estado
1918	Ingressa na Faculdade de Medicina e Cirurgia de São Paulo
1923	Forma-se em Medicina. É nomeado interno oficial da 1ª Cadeira de Clínica Médica
1924	Defende tese de doutoramento. É nomeado inspetor sanitário assistente voluntário da Faculdade de Medicina e Cirurgia
1928	Torna-se médico adjunto do Hospital Médico da Santa Casa e do Hospital São Luiz Gonzaga
1929	Torna-se docente na Clínica Obstétrica, com especialização em Cardiologia. Funda a Associação Paulista de Medicina
1931	Assistente de Clínica da Faculdade de Medicina. Auxiliar do Instituto de Higiene de São Paulo (1931 a 1938)
1932	Chefe de Clínica Médica dos Hospitais de Cruzeiro e Taubaté
1933	Funda a Escola Paulista de Medicina (EPM). Assistente voluntário da Clínica Obstétrica da Faculdade de Medicina de São Paulo – Especializado em Cardiologia
1936	Defende tese de livre-docente de Clínica Médica na Faculdade de Medicina de São Paulo
1937	Inauguração do Hospital São Paulo
1945	Presidente da Associação Paulista de Medicina até 1952
1951	Criação da Associação Médica Brasileira
1952	Diretor da EPM até 1954. Funda a Associação Paulista de Hospitais
1955	Presidente da Associação Paulista de Medicina até 1956
1956	Presidente da Associação Paulista de Hospitais
1957	Publicação da 1ª edição do livro *Atualização terapêutica*
1960	Vice-Presidente da Associação Paulista de Hospitais até sua morte
1965	Aposenta-se compulsoriamente da Escola Paulista de Medicina
1966	Presidente da Sociedade Paulista para o Desenvolvimento da Medicina
1972	Falecimento

FELÍCIO CINTRA DO PRADO

Nasceu em Amparo, a 20 de maio de 1900.

Diplomado pela Faculdade de Medicina de São Paulo em 1923, iniciou sua vida profissional no Setor de Neurologia, sobre o qual versou sua tese de doutoramento. Entretanto, tendo dedicado-se deliberadamente à clínica das moléstias do aparelho digestivo e da nutrição, empreendeu viagem de estudos à Europa, onde frequentou vários serviços hospitalares no período de 1926-1928, especialmente em Viena e Berlim. Nesta última cidade, fez estágio em renomado hospital, onde reuniu informações para seu primeiro livro sobre o aparelho digestivo.

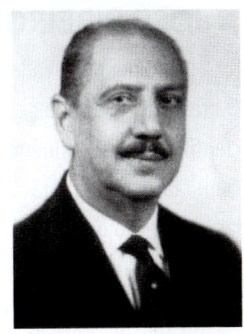

(1900-1983)

De volta a São Paulo, começou, então, a trabalhar como clínico geral, manifestando predileção por assuntos de gastrenterologia e terapêuticos.

Foi um dos fundadores da Escola Paulista de Medicina (EPM), onde tornou-se professor catedrático de Terapêutica Clínica (1937-1966). Foi, também, chefe do Serviço de Clínica Médica e membro do Conselho Diretor da Policlínica de São Paulo.

Dedicou-se a desenvolver o trabalho do médico na sociedade, tendo sido presidente de diversas entidades médicas, entre elas a Sociedade de Gastrenterologia e Nutrição de São Paulo, a Federação Brasileira de Gastrenterologia, a Academia de Medicina de São Paulo e o Sindicato dos Médicos de São Paulo. Foi membro da Academia Teuto-Ibero-Americana de Medicina da Alemanha, da Sociedade Nacional da Gastrenterologia da França e das Sociedades Médicas da Argentina, Uruguai, México e Cuba.

Foi representante do Brasil em diversos encontros médicos internacionais nos Estados Unidos e América Latina.

Recebeu o "Prêmio Alvarenga", conferido pela Academia de Medicina de São Paulo, pela tese "Síndrome pirâmido-palidal".

Publicou, além desses, inúmeros trabalhos e livros, entre eles: *A medicina e o médico na sociedade contemporânea* e *Clínica das afecções do estômago*.

Como um dos iniciadores da obra *Atualização terapêutica*, dedicou-se a ela até o ano de 1981.

Faleceu em 21 de fevereiro de 1983.

JOSÉ RIBEIRO DO VALLE

José Ribeiro do Valle morreu em 2000, após longa doença. O breve relato a seguir certamente não fará jus à sua vasta obra científica, à sua influência na formação de várias gerações de cientistas e à colaboração que prestou a inúmeros projetos relacionados ao desenvolvimento da Farmacologia no Brasil, para citar apenas algumas de suas atividades. Talvez um único livro não bastasse para tratar de tudo que lhe foi possível realizar.

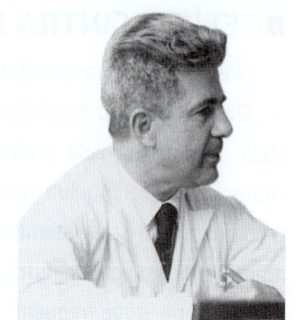

(1908-2000)

José Ribeiro do Valle nasceu em 1908 em Guaxupé, MG. Veio cedo para São Paulo para fazer o curso ginasial no Colégio Arquidiocesano. Em seguida fez o curso de Medicina na Faculdade de Medicina e Cirurgia de São Paulo, formando-se em 1932. Já durante seu tempo de estudante frequentava o Laboratório de Fisiologia, dirigido pelo Prof. Franklin Moura Campos. Em 1934 foi levado para a recém-fundada Escola Paulista de Medicina (EPM) pelas mãos dos Profs. Otto Bier e André Dreyfus, tornando-se o primeiro catedrático de Farmacologia em 1939.

Nesses anos a sua atividade de pesquisa foi desenvolvida no Instituto Butantan em colaboração com o Prof. Thales Martins, sobre endocrinologia experimental. Como *fellow* da Guggenheim Memorial Foundation (1946-1948), fez estágios e treinamento em muitos centros internacionais: Universidade do Texas, da Califórnia, de Chicago, Memorial Hospital de Nova York, Clínica Mayo e Instituto de Biologia e Medicina Experimental de Buenos Aires. De volta ao Brasil, com os laboratórios do Instituto Butantan fechados, criou o primeiro Laboratório Experimental de Farmacologia no Hospital-Escola da EPM. Em 1956 conseguiu organizar junto com colegas bioquímicos um moderno Laboratório de Bioquímica e Farmacologia, que foi responsável pela formação de grande número de cientistas com vasta produção de trabalhos científicos. Na ocasião, José Ribeiro do Valle e seu colega bioquímico, José Leal Prado, conseguiram a construção de um prédio de dois andares (hoje com o nome de José Leal Prado). No andar térreo foi instalada a parte didática, com sala de aula e laboratórios, e, no andar superior, os laboratórios de pesquisa, de bioquímica e de farmacologia, com uma biblioteca modelar entre os dois.

Entre as universidades com as quais José Ribeiro do Valle colaborou, ministrando cursos e treinando farmacologistas, podem-se citar as Universidades Federal do Ceará, da Paraíba e de Brasília.

José Ribeiro do Valle foi fundador e assessor de quase todas as instituições científicas nacionais na área da Farmacologia e desenvolvimento de medicamentos: Central de Medicamentos (CEME), Comissão de Produtos Naturais do Conselho Nacional de Pesquisas (CNPq), Comissão Estadual de Entorpecentes, Financiadora de Estudos e Projetos (Finep), Fundação de Amparo à Pesquisa do Estado de São Paulo, entre outros. Foi membro titular da Academia Brasileira de Ciências e da Academia Paulista de Ciências. Entre os prêmios e comendas que recebeu podem ser citados: Oficial da Ordem do Rio Branco, Prêmio Astra (1976) e Grã Cruz da Ordem Nacional do Mérito (1994).

Em 1977, José Ribeiro do Valle criou o Instituto Nacional de Farmacologia (INFAR), reunindo os Departamentos de Biofísica, Bioquímica e Farmacologia da EPM em um prédio que hoje tem o seu nome.

Há mais de uma centena de trabalhos científicos e 10 livros publicados por José Ribeiro do Valle. Dentre os livros destacam-se a História da *farmacologia brasileira*, publicada por ocasião do 1o Congresso Internacional de Farmacologia, realizado em 1966 em São Paulo, e *Atualização terapêutica*, publicada a partir de 1957, em coautoria com Felício Cintra do Prado e Jairo Ramos.

No terreno pessoal, há unanimidade entre todos que o conheceram que José Ribeiro do Valle era a pessoa mais afável, paciente, bondosa e prestativa que se possa imaginar. Não media esforços para atender todas as pessoas que o procuravam, seja para resolver problemas científicos ou pessoais. Tinha grande senso de humor, cultura abrangente, era incansável "contador de casos" e, sobretudo, tinha amor ao próximo e compreendia as fraquezas humanas. Já está fazendo grande falta.

– Hanna A. Rothschild

■ OSWALDO LUIZ RAMOS

Oswaldo Luiz Ramos nasceu com o destino traçado. Ser médico para ele era mais que uma vocação, era uma predestinação: seguir e multiplicar os passos de Jairo Ramos. Talvez sua maior vitória, entre tantas possíveis de citar, tenha sido a de ter escrito uma página da história da medicina brasileira, na segunda metade do século XX, tão original e marcante quanto a de seu pai, na primeira metade do século passado. É realmente notável que duas gerações seguidas tenham assistido a dois homens tão diferentes, pai e filho, gerarem tantos frutos igualmente benfazejos e duradouros na realidade médica do Brasil.

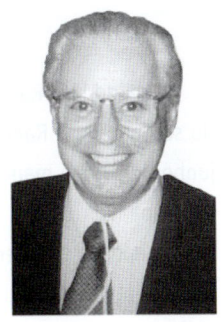

(1928-1999)

Oswaldo Ramos formou-se médico pela Escola Paulista de Medicina (EPM) em 1951 e lá realizou a parte mais importante de sua obra como pesquisador, educador e fomentador. Obteve o título de Master of Science na McGill University de Montreal, Canadá, em 1955, e foi *fellow* da Columbia University de Nova Iorque entre 1958 e 1959. Em 1961 tornou-se livre-docente em Clínica Médica da EPM e, em 1971, professor titular da disciplina de Nefrologia do Departamento de Medicina da EPM.

Sua atuação de fomento no âmbito estadual começou na década de 1950, quando esteve entre os que lutaram pela criação da residência médica, coordenando, depois, a Comissão de Residência Médica da EPM entre 1965 e 1975. Na década de 1960 chefiou a disciplina de Metabolismo e Nutrição da EPM, posteriormente renomeada de Nefrologia, e, na década de 1970, participou decisivamente da instalação do programa de Pós-graduação da EPM, hoje o mais conceituado do país na área médica. Na década de 1980 implantou, e coordenou até 1993, com apoio da Fundação Rockfeller, o Programa de Epidemiologia Clínica da EPM. Ainda na década de 1990, coordenou, por meio da Fundação Oswaldo Ramos, a construção e implantação do Hospital do Rim, de São Paulo, tendo sido, até falecer, o seu presidente honorário. Entre 1989 e 1993 foi Presidente da Comissão de Pós-graduação e, de 1990 a 1998, chefe do Departamento de Medicina da Universidade Federal de São Paulo (Unifesp), antiga EPM.

Foi da Comissão de Ensino Médico e da Comissão Nacional de Residência Médica do Ministério da Educação, tendo também coordenado, na década de 1980, o Sistema Integrado de Procedimentos de Alta Complexidade na área de nefrologia, normatizando os procedimentos de diálise e transplante no Brasil. Fundou e dirigiu a Sociedade Brasileira de Nefrologia e a Sociedade Brasileira de Investigação Clínica e, em 1994, foi eleito membro da Academia Brasileira de Medicina. Teve seu reconhecimento internacional consolidado em 1980, quando foi convidado a participar da seleta Chamber for High Blood Pressure Research, da American Heart Association. Essa expressiva carreira de cientista e professor, perenizada pela centena de artigos publicados em revistas internacionais, não impediu o exercício, enquanto clínico, da profissão médica.

O clínico Oswaldo Ramos era famoso pela argúcia do raciocínio, pela simpatia irresistível e pela generosidade do diagnóstico. Nada além do que fora prognosticado por Jairo como características essenciais ao bom médico. Na prática do consultório, aliava a precisão do cientista biológico com a curiosidade do investigador de almas, sempre em benefício da saúde do paciente em um sentido global. Foi com essa experiência adquirida, e honrando a tradição paterna, que assumiu em 1988 a coordenação do livro *Atualização terapêutica*, tendo sido responsável por todas as edições publicadas desde então até a do ano de sua morte.

– **Luiz Fernando Ramos**

Oswaldo Luiz Ramos tinha apenas 5 anos de idade quando seu pai, Jairo Ramos (então com 33 anos), assinou a 1 de junho de 1933 o manifesto de fundação da Escola Paulista de Medicina (EPM).

Ao aposentar-se em 1996, em mensagem dirigida ao Departamento de Medicina, Oswaldo Ramos registrou sua "feliz vivência de 45 anos como docente da EPM".

Oswaldo Ramos diplomou-se médico pela EPM em 1951 (ano no qual, de modo pioneiro no país, fora criado, nesta Escola, o Departamento de Medicina). Obteve o título de Master of Science in Experimental Medicine pela Universidade McGill, Canadá (1955) e, a seguir, foi *research fellow* da Columbia University de 1958 a 1959. Neste período estudou, experimentalmente, a função hepática em cães e publicou dois trabalhos (*Journal of Clinical Investigation* 1960; 39: 161-170 e 1960; 39: 1570-1577) que continuam a receber citações na literatura científica internacional. Obteve na EPM, em 1961, o título de livre-docente em Clínica Médica. O trabalho resultante de sua tese (*Portal hemodynamics and liver cell function in hepatic schistosomiasis. Gastroenterology* 1964; 47: 241-247) colocou a hepatologia brasileira no mapa-múndi. A partir desse ponto dedicou-se à nefrologia.

Membro ativo desde 1957 da Seção de Metabolismo e Nutrição, em 1967 era chefe da disciplina de Nefrologia, no Departamento de Medicina da EPM. Presidiu a Sociedade Brasileira de Nefrologia (fundada em 1960) no biênio 1968-1970. Em 1970 chegou a professor titular da disciplina de Nefrologia; foi o primeiro professor titular do Departamento após a aposentadoria de Jairo Ramos em 1965. Chefiou o Departamento de Medicina nos períodos de 1970-1973 e 1990-1996. Sua contribuição para a criação e desenvolvimento da disciplina de Nefrologia e sua liderança na condução do Departamento de Medicina foram fundamentais. Participou da publicação de mais de uma centena de trabalhos em periódicos de circulação internacional das áreas de nefrologia e de hipertensão e foi responsável direto pela orientação de vários dos atuais docentes da disciplina de Nefrologia da Unifesp.

Em meados de 1983 os membros da disciplina de Nefrologia da EPM fundaram o Instituto Paulista de Estudos e Pesquisas em Nefrologia e Hipertensão, com a finalidade de expandir o atendimento nefrológico na área clínica e subsidiar pesquisas básicas e clínicas. O Instituto, transformado em Fundação (Fundação Oswaldo Ramos), é hoje órgão suplementar da Universidade Federal de São Paulo (Unifesp) e inaugurou, em setembro de 1998, hospital de 11 andares, que abriga grupos de excelência que desenvolvem pesquisa nas áreas de hemodinâmica glomerular, hipertensão arterial e transplante renal. O Hospital do Rim e Hipertensão desde 2000 vem sendo um dos centros mundiais que mais realizam transplantes renais, fato registrado pela revista Lancet, em fevereiro de 2001.

Oswaldo Ramos teve atuação importante como educador e como formulador de políticas educacionais: na EPM/Unifesp foi presidente da Comissão de Pós-graduação; na Capes coordenou a área de Medicina e foi membro de seu Conselho Técnico e Científico; no Ministério da Educação presidiu Comissão de Especialistas responsável pela primeira avaliação dos cursos de medicina do país. Símbolo de sua liderança na Unifesp é o "Centro de Pesquisas Clínicas e Cirúrgicas". Por iniciativa do Departamento de Medicina, o Conselho Universitário da Unifesp aprovou a ideia de transformar um edifício de seis andares, adquirido para abrigar a administração da universidade, em edifício destinado a laboratórios de pesquisa básica de disciplinas das áreas clínicas e cirúrgicas. Com recursos da Sociedade Paulista para o Desenvolvimento da Medicina (mantenedora do Hospital São Paulo) e da Fapesp, decidido apoio do Reitor Hélio Egydio Nogueira e sob a liderança de Oswaldo Ramos (já formalmente aposentado), o edifício foi aumentado até 16 andares, com área total construída de 5.500 m2. Ao todo, 13 andares foram destinados a laboratórios de grupos de pesquisa, consolidados e emergentes. Inaugurado em novembro de 1997, o "Centro de Pesquisas Clínicas e Cirúrgicas" teve seus laboratórios ocupados por grupos com comprovada produtividade científica, após avaliação por comissão *ad hoc* de pesquisadores externos à Universidade.

Oswaldo Ramos foi editor do *Atualização terapêutica* desde sua 14ª edição (1988) até a 19ª edição, esta de 1999, ano de seu falecimento. Nas seis edições sob sua responsabilidade, Oswaldo Ramos venceu o desafio de editar o livro que, segundo suas palavras (prefácio da 16ª edição), "vem socorrendo o médico brasileiro no angustiante desafio de decidir qual a terapêutica mais adequada para as principais síndromes médico-cirúrgicas, além de resumir as bases etiofisiopatogênicas e o quadro clínico destas síndromes".

Ao receber, em 1994, Oswaldo Ramos como membro titular da Academia Brasileira de Medicina, Clementino Fraga Filho afirmou que naquele momento a Academia acolhia "um expoente da profissão médica no Brasil".

– Durval Rosa Borges

APRESENTAÇÃO

Para se manter atualizado, o profissional da área da saúde, principalmente o médico, deve acessar artigos científicos que abordem o que há de mais atual, pois o conhecimento na área médica se renova com grande velocidade. Mas também é muito importante possuir um livro-texto que permita uma consulta rápida dos conhecimentos consolidados e avaliados por professores com experiência na área de atuação.

Atualização terapêutica: diagnóstico e tratamento, 26ª edição, foi elaborado com esse objetivo, tendo sido escrito em linguagem clara e objetiva para refletir a experiência dos autores, em sua grande maioria pertencentes à Escola Paulista de Medicina e ao Hospital São Paulo, ambos ligados à Universidade Federal de São Paulo. O livro (impresso e no formato e-book) aborda aspectos fisiopatológicos, manifestações clínicas e de exames subsidiários que permitam o diagnóstico e o tratamento baseado na melhor evidência científica disponível. Completam o texto referências e leituras sugeridas indicadas para aqueles que quiserem aprofundar o conhecimento sobre o tema abordado.

Agradecemos o trabalho e a dedicação dos coordenadores de áreas, autores e coautores, pois coordenar ou escrever um capítulo de livro é bastante trabalhoso, requerendo muito tempo dedicado à revisão da literatura e nem sempre tem sido adequadamente valorizado. Entretanto, certamente todos reconhecemos o grande valor de um bom livro para a formação de alunos na graduação e para a consulta de médicos já formados.

Assim, esperamos que esta nova edição auxilie na formação e atualização do médico, ou seja, independentemente da especialidade, que possa utilizá-la para consulta rápida e para sugestões de referências, aprofundando o conhecimento no tema específico.

Profa. Dra. Emilia Inoue Sato
Diretora da EPM/Unifesp
Presidente da Comissão Editorial do AT

LISTA DE SIGLAS

99mTc tecnécio-99m
β-hCG β-gonadotrofina coriônica humana
ACD adenocarcinoma ductal
ACE aspiração de corpo estranho
ACh acetilcolina
AChR receptores de acetilcolina pós-sinápticos
ACOC anticoncepcional oral combinado
ACOs anticoncepcionais orais
ACT água corporal total
ACTH hormônio adrenocorticotrófico (do inglês *adrenocorticotropic hormone*)
ADA adenosina deaminase
ADH hormônio antidiurético (do inglês *antidiuretic hormone*)
ADP difosfato de adenosina (do inglês *adenosina diphosphate*)
ADT antidepressivos tricíclicos
AESP atividade elétrica sem pulso
AFP alfa-fetoproteína
Aids síndrome da imunodeficiência adquirida (do inglês *acquired immunodeficiency syndrome*)
AIJ artrite idiopática juvenil
AINE anti-inflamatório não esteroide
AINH anti-inflamatórios não hormonais
AIT ataque isquêmico transitório
ALB albumina sérica
ALT alanina aminotransferase
AMIU aspiração materna intrauterina
AMP adenosina monofosfato
AMPc adenosina monofosfato cíclico
ANCA anticorpo anticitoplasma de neutrófilo
Anti-AChR anticorpos contra AChR
Anti-MUSK antitirocinase musculoesquelética
Anti-PR3 anticorpo antiproteinase 3
AOS apneia obstrutiva do sono
AR artrite reumatoide
ARJ artrite reumatoide juvenil
ARV antirretroviral
ASLO antiestreptolisina O
AST aspartato aminotransferase
ATM articulação temporomandibular
ATP adenosina trifosfato (do inglês *adenosine triphosphate*)
ATR acidose tubular renal
AVC acidente vascular cerebral
AVCh acidente vascular cerebral hemorrágico
AVCi acidente vascular isquêmico
AVK antagonista da vitamina K
AZT zidovudina
BAAR bacilo álcool-ácido resistente
BAF biópsia com agulha fina
BAG biópsia com agulha grossa
BAV bloqueio atrioventricular
BCC bloqueadores dos canais de cálcio
BD bilirrubina direta
BHE barreira hematencefálica
BK bacilo de Koch
BNP peptídeo natriurético tipo B

BRA bloqueadores do receptor de angiotensina
BRD bloqueio de ramo direito
BRE bloqueio de ramo esquerdo
BSB balão de Sengstaken-Blakemore
BT bilirrubina total
BVM bolsa-válvula-máscara
CAD cetoacidose diabética
CA-MRSA *S. aureus* resistente à meticilina adquirido na comunidade
CBC carcinoma basocelular
CCP complexo protrombínico
CCR câncer colorretal
CDI cardiodesfibrilador implantável
CE corpo estranho
CEC circulação extracorpórea
CEIO corpo estranho intraocular
CFTR regulador de condutância transmembrana de fibrose cística
CIM concentração inibitória mínima
CIVD coagulação intravascular disseminada
CK creatinocinase
CK-MB isoenzima MB da creatinocinase
CMV citomegalovírus
CPAP pressão positiva contínua na via aérea (do inglês *continuous positive airway pressure*)
CPK creatinofosfocinase
CPRE colangiopancreatografia retrógrada endoscópica
Cr creatinina
CRF capacidade residual funcional
CRH hormônio liberador de corticotrofina
CRNM colangiorressonância magnética
CrS creatinina sérica
CVF capacidade vital forçada
DAC doença arterial coronariana
DBP displasia broncopulmonar
DC doença celíaca (apenas no capítulo 39)
DC doença de Crohn (apenas no capítulo 40)
DC débito cardíaco
DCV doença cardiovascular
DDAVP 1-desamino-8-D-arginina vasopressina
DEA desfibrilador externo automático
DECH doença do enxerto contra hospedeiro
DHEA desidroepiandrosterona
DHGNA doença hepática gordurosa não alcoólica
DHL desidrogenase láctica
DHRF desidrofalato redutase (do inglês *dihydrofolate reductase*)
DI diabetes insípido
DII doença inflamatória intestinal
DIP doença inflamatória pélvica
DIU dispositivo intrauterino
DM dermatomiosite (apenas no capítulo 158)
DM diabetes melito
DMG diabetes melito gestacional
DMO densidade mineral óssea

DNA ácido desoxirribonucleico (do inglês *deoxyribonucleic acid*)
DP derrame pleural
DP doença de Paget (apenas no capítulo 188)
DPOC doença pulmonar obstrutiva crônica
DPP descolamento prematuro de placenta
DRC doença renal crônica
DRGE doença do refluxo gastresofágico
DST doença sexualmente transmissível
DTC doença do tecido conectivo
DUM data da última menstruação
DvW doença de von Willebrand
EAo estenose aórtica
EAP edema agudo pulmonar
EBV vírus Epstein-Barr
ECA enzima conversora de angiotensina
ECG eletrocardiograma
ECG escala de coma de Glasgow
ECMO oxigenação de membrana extracorpórea
EDTA ácido etilenodiamino tetra-acético
EE estado epiléptico
EEG eletrencefalograma
EEH estado hiperglicêmico hiperosmolar
EGF fator de crescimento epidermal
EH encefalopatia hepática
EH esteatose hepática (apenas no capítulo 209)
EI endocardite infecciosa
EIMs erros inatos do metabolismo
Elisa enzimaimunoensaio
EM esclerose múltipla
ENMG eletroneuromiografia
EP embolia pulmonar
EPAP pressão positiva expiratória da via aérea
EPO eritropoietina
EQU exame qualitativo de urina
EV endovenosa
FA fibrilação atrial/fosfatase alcalina
FAN fator antinuclear
FC fibrose cística (apenas no capítulo 49)
FC frequência cardíaca
FCF frequência cardíaca fetal
FDA Food and Drug Administration
Fe fração de ejeção
FENa fração de excreção de sódio
FEVE fração de ejeção de ventrículo esquerdo
FiO$_2$ fração inspirada de oxigênio
FISH hibridização *in situ* por fluorescência (do inglês *fluorescence in situ hybridization*)
FIV fertilização *in vitro*
FMMR febre maculosa das montanhas rochosas
FMO falência múltipla de órgãos
FR frequência respiratória

FR frebre reumática (apenas no capítulo 67)
FSC fluxo sanguíneo cerebral
FSH hormônio folículo-estimulante
FTA-ABS teste de absorção do anticorpo antitreponêmico fluorescente
FV fibrilação ventricular
FvW fator de von Willebrand
G6PD glicose-6-fosfato-desidrogenase
GA gasometria arterial
GASA gradiente soro-ascite de albumina
G-CSF fator estimulador de granulócitos
GE gravidez ectópica
GEST glomeruloesclerose segmentar e focal
GGT gama-glutamiltransferase
GH hormônio de crescimento (do inglês *growth hormone*)
GHRH hormônio liberador do hormônio do crescimento
GIG grande para a idade gestacional
GIST tumores do estroma gastrintestinal
GNM glomerulonefrite membranosa
GNMP glomerulonefrite membranoproliferativa
GNPE glomerulonefrite pós-estreptocócica
GnRH hormônio liberador de gonadotrofina (do inglês *gonadotropin-releasing hormone*)
HA hipertensão arterial
HA hepatite alcoólica (apenas no capítulo 207)
HA hiperandrogenismo (apenas no capítulo 90)
HA hiperplasias com atipias (apenas no capítulo 98)
HAART terapia antirretroviral altamente ativa
HAS hipertensão arterial sistêmica
HAV vírus da hepatite A
Hb hemoglobina
HBeAg antígeno e para hepatite B
HBPM heparina de baixo peso molecular
HBsAg antígeno de superfície para hepatite B
HBV vírus da hepatite B
HCC hepatocarcinoma
hCG gonadotrofina coriônica humana (do inglês *human chorionic gonadotropin*)
HCV vírus da hepatite C
HDA hemorragia digestiva alta
HDB hemorragia digestiva baixa
HDL lipoproteína de alta densidade
HEV vírus da hepatite E
HGT hemoglicoteste
HHV herpesvírus humano
HIC hipertensão intracraniana
HIP hemorragia intraparenquimatosa
HIV vírus da imunodeficiência humana (do inglês *human immunodeficiency virus*)

DIAGNÓSTICO E TRATAMENTO

HLA antígeno leucocitário humano
HNF heparina não fracionada
HP hipertensão porta
HPV papilomavírus humano
HSA hemorragia subaracnóidea
HSRC hiperplasia suprarrenal congênita
HSV vírus herpes simples
Ht hematócrito
HTG hipertrigliceridemia
HTLV-1 vírus da leucemia de células T humanas tipo 1
HVE hipertrofia de ventrículo esquerdo
IAH índice de apneia/hipopneia
IAM infarto agudo do miocárdio
IAO insuficiência aórtica
IAV isquemia aguda visceral
IBP inserção baixa de placenta (apenas no capítulo 111)
IBPs inibidores da bomba de prótons
IC idade cronológica (apenas nos capítulos 64 e 178)
IC insuficiência cardíaca
ICC insuficiência cardíaca congestiva
ICP intervenção coronariana percutânea
IECA inibidores da enzima conversora de angiotensina
IET intubação endotraqueal
IFD imunofluorescência direta
IFD interfalângica distal
IFI imunofluorescência indireta
IFN interferon
IFP interfalângica proximal
IG idade gestacional
IGF fator de crescimento insulina-símile
IH insuficiência hepática
IHA insuficiência hepática aguda
IHF insuficiência hepática fulminante
IL interleucina
IM intramuscular
IMAOs inibidores da monoaminoxidase
IMC índice de massa corporal
IMEST infarto do miocárdio com elevação do segmento ST
IMSEST infarto do miocárdio sem elevação do segmento ST
INH isoniazida
INR índice de normalização internacional
IO intraósseo
IOT intubação orotraqueal
IP inibidor de protease
IPAP pressão positiva inspiratória da via aérea
IR insuficiência renal
IRpA insuficiência respiratória aguda
IS incidentaloma suprarrenal (apenas no capítulo 180)
IS insuficiência suprarrenal
ISRS inibidores seletivos da recaptação da serotonina
ISRSN inibidores seletivos de recaptação de serotonina e norepinefrina
ITB índice tornozelo-braquial
ITU infecção do trato urinário

IV intravenosa
IVAS infecção em vias aéreas superiores
IVIG imunoglobulina intravenosa
JNM junção neuromuscular
LBA lavado broncoalveolar
LCS líquido cerebrospinal
LDL lipoproteína de baixa densidade
LEC líquido extracelular
LEMP leucoencefalopatia multifocal progressiva
LES lúpus eritematoso sistêmico
Ig imunoglobulina
LGV linfogranuloma venéreo
LH hormônio luteinizante
LLA leucemia linfoide aguda
LLC leucemia linfoide crônica
LMA leucemia mieloide aguda
LMC leucemia mieloide crônica
LPA leucemia promielocítica aguda
LRA lesão renal aguda
LRC lesão renal crônica
MAO monoaminoxidase
MAV malformação arteriovenosa
MCF metacarpofalângica
MHC complexo de histocompatibilidade principal
MMR medicamento multirresistente
MNTB micobactérias não tuberculosas
MOE musculatura ocular extrínseca
MPO mieloperoxidase
MRSA *S. aureus* resistente à meticilina
MSF metatarsofalângica
MTX metrotrexate
NAATs testes de amplificação de ácidos nucleicos
NAC N-acetilcisteína
NAC neuropatia autonômica cardiovascular (apenas no capítulo 16)
NEM-1 neoplasia endócrina múltipla tipo 1
NF neurofibromatose
NIC neoplasia intraepitelial de colo
NIV neoplasia intraepitelial de vulva
NIVA neoplasia intraepitelial de vagina
NMO neuromielite óptica
NMP neoplasias mieloproliferativas
NO óxido nítrico
NOAC anticoagulante oral não antagonista de vitamina K
NPO nada por via oral
NPT nutrição parenteral total
NTA necrose tubular aguda
OEA otite média externa
OMA otite média aguda
OMS Organização Mundial da Saúde
OTC medicamentos de venda livre (do inglês *over the counter*)
PA pancreatite aguda (apenas no capítulo 198)
PA pressão arterial
PAAF punção aspirativa com agulha fina
PAAG punção aspirativa com agulha grossa

PAC pneumonia adquirida na comunidade
PaCO$_2$ pressão parcial arterial de gás carbônico
PAD pressão arterial diastólica
PAF polineuropatia amiloidótica familiar (apenas no capítulo 213)
PAF polipose adenomatosa familial (apenas no capítulo 215)
PAF punção com agulha fina (apenas no capítulo 198)
PAM pressão arterial média
PaO$_2$ pressão parcial arterial de oxigênio
PAS pressão arterial sistólica
PAVM pneumonia associada à ventilação mecânica
PBE peritonite bacteriana espontânea
PBF perfil biofísico fetal
PBS peritonite bacteriana secundária
PCR reação em cadeia da polimerase (do inglês *polymerase chain reaction*)
PCR-TR reação em cadeia da polimerase em tempo real
PDGF fator de crescimento derivado de plaquetas
PEEP pressão positiva ao final da expiração
PESS potencial evocado somatossensitivo
PET-TC tomografia computadorizada por emissão de pósitrons
PFC plasma fresco congelado
PFH prova de função hepática
PIA pressão intra-abdominal
PIC pressão intracraniana
PIG pequeno para a idade gestacional
PIV pressão intravesical
PL punção lombar
PMN polimorfonuclear
POAP pressão de oclusão da artéria pulmonar
PPC pressão de perfusão cerebral
PPD derivado de proteína purificada
PPO posição primária do olhar
PRL prolactina
PSA antígeno prostático específico
PTH paratormônio
PTHrP peptídeo relacionado ao paratormônio
PtiO$_2$ pressão tissular de oxigênio
PV policitemia vera
PVC pressão venosa central
RANK receptor ativador do fator nuclear kappa
RCE retorno da circulação espontânea
RCIU retardo de crescimento intrauterino
RCP ressuscitação cardiopulmonar
RCU retocolite ulcerativa
RHZ rifampicina-isoniazida-pirazinamida
RM ressonância magnética
RN recém-nascido
R-tPA ativador do plasminogênio tecidual recombinante

RT-PCR reação em cadeia da polimerase transcriptase reversa
RVP resistência vascular pulmonar
RVS resistência vascular sistêmica
SAF síndrome do anticorpo antifosfolípideo
SatO$_2$ saturação de oxigênio
SAVC suporte avançado de vida cardiovascular
SBG síndrome de Guillain-Barré
SBV suporte básico de vida
SC subcutâneo
SCA síndrome coronariana aguda
SDHEA sulfato de desidroepiandrosterona
SDRA síndrome do desconforto respiratório agudo
SF solução fisiológica
SHBG globulina ligadora de hormônio sexual
SHR1 síndrome hepatorrenal tipo 1
SHU síndrome hemolítico-urêmica
SIADH síndrome da secreção inapropriada de hormônio antidiurético
SIRS síndrome da resposta inflamatória sistêmica
SLF síndrome de Li-Fraumeni
SMD síndrome mielodisplásica
SMSI síndrome da morte súbita infantil
SMSL síndrome da morte súbita do lactente
SNA sistema nervoso autônomo
SNC sistema nervoso central
SNG sonda nasogástrica
SNM síndrome neuroléptica maligna
SNP sistema nervoso periférico
SOP síndrome dos ovários policísticos
SPj síndrome de Peutz-Jeghers
SpO$_2$ saturação periférica da hemoglobina pelo oxigênio
SRAA sistema renina-angiotensina-aldosterona
SS sintomas extrapiramidais
SSj síndrome de Sjögren
SUA sangramento uterino anormal
SUS Sistema Único de Saúde
SvcO$_2$ saturação venosa mista central de oxigênio
T$_3$ tri-iodotironina
T$_4$L tiroxina livre
TA taquicardia atrial
TAB transtorno afetivo-bipolar
TAG transtorno de ansiedade generalizada
TARV terapia antirretroviral
TAS transtorno de ansiedade social
TAV taquicardia atrioventricular
TB transtorno bipolar (apenas no capítulo 21.8)
TB tuberculose
TB-MMR medicamento multirresistente para tuberculose
TC tomografia computadorizada
TCC terapia cognitivo-comportamental
TCE trauma craniencefálico
TCSC tecido celular subcutâneo

TDHA transtorno do déficit de atenção e hiperatividade
TEA transtorno de estresse agudo
TEP tromboembolia pulmonar
TEPT transtorno de estresse pós-traumático
TET tubo endotraqueal
TEV tromboembolia venosa
TFG taxa de filtração glomerular
TGF fator de crescimento transformador (do inglês *transforming growth factor*)
TGI trato gastrintestinal
TGO transaminase glutâmico-oxalética
TGP transaminase glutâmico-pirúvica
THE transplante hepático emergencial
TIPS derivação portossistêmica intra-hepática transjugular (do inglês *transjugular intrahepatic portosystemic shunt*)
TNF fator de necrose tumoral (do inglês, *tumor necrosis factor*)
TnI troponina I
TnT troponina
TOC transtorno obsessivo-compulsivo
TOTG teste oral de tolerância à glicose
TP tempo de protrombina
TPO tiroperoxidase
TPSV taquicardia paroxística supraventricular
TRH hormônio liberador de tirotrofina
TRM trauma raquimedular
TRN taquicardia por reentrada nodal
TRS terapia renal substitutiva
TSH tirotrofina
TSV taquicardia supraventricular
TTPA tempo de tromboplastina parcial ativada
TV taquicardia ventricular
TVP trombose venosa profunda
US ultrassonografia
USTV ultrassonografia transvaginal
UTI unidade de terapia intensiva
UTIN unidade de terapia intensiva neonatal
UVA radiação ultravioleta A
UVB radiação ultravioleta B
V/Q ventilação/perfusão
VAI via aérea inferior
VAS via aérea superior
VC volume corrente
VCI veia cava inferior
VCS veia cava superior
VD ventrículo direito
VDRL *Veneral disease research laboratory*
VE ventrículo esquerdo
VEF$_1$ volume expiratório forçado no primeiro segundo
VEGF fator de crescimento endotelial vascular
VHL von Hippel-Lindau
VHS velocidade de hemossedimentação
VLDL lipoproteína de muito baixa densidade
VM ventilação mecânica
VMI ventilação mecânica invasiva
VMNI ventilação mecânica não invasiva
VNI ventilação não invasiva
VO via oral
VPN valor preditivo negativo
VPP valor preditivo positivo
VPP ventilação com pressão positiva
VSR vírus sincicial respiratório
VVZ vírus da varicela-zóster

SUMÁRIO

PARTE 1 — BASES DA TERAPÊUTICA

1. **DESENVOLVIMENTO DE UM NOVO MEDICAMENTO** — 3
   JOÃO MASSUD FILHO

2. **PRINCÍPIOS GERAIS DE FARMACOCINÉTICA E FARMACODINÂMICA NOS CICLOS DA VIDA** — 5
   ANTONIO JOSÉ LAPA, MARIA TERESA RIGGIO DE LIMA-LANDMAN, THEREZA CHRISTINA MONTEIRO DE LIMA, MIRTES MIDORI TANAE, CADEN SOUCCAR

3. **FARMACOGENÉTICA/FARMACOGENÔMICA** — 10
   GUILHERME SUAREZ-KURTZ

4. **SEGURANÇA DOS MEDICAMENTOS E FARMACOVIGILÂNCIA** — 15
   JOÃO MASSUD FILHO

5. **MEDICAMENTOS GENÉRICOS** — 17
   JOÃO MASSUD FILHO

6. **ANTIMICROBIANOS** — 18
   CARLOS R. V. KIFFER, GABRIEL TROVA CUBA, ANTONIO PIGNATARI

7. **ANTI-INFLAMATÓRIOS NÃO HORMONAIS** — 22
   CHARLLES HELDAN DE MOURA CASTRO, EMILIA INOUE SATO

8. **IMUNOBIOLÓGICOS** — 26
   MARCELO M. PINHEIRO, EMILIA INOVE SATO

9. **ANALGÉSICOS** — 32
   RIOKO KIMIKO SAKATA

10. **VITAMINAS ANTIOXIDANTES E ESTRESSE OXIDATIVO** — 35
    VIRGINIA BERLANGA CAMPOS JUNQUEIRA, FERNANDO LUIZ AFFONSO FONSECA, KARIN ARGENTI SIMON, LIGIA A. AZZALIS, LUIZ ROBERTO RAMOS

11. **ANTI-HIPERTENSIVOS** — 39
    OSVALDO KOHLMANN JR.

12. **BRONCODILATADORES** — 48
    ANA LUISA GODOY FERNANDES, LILIAN S. BALLINI CAETANO, CLAUDIA HASEGAWA

13. **FÁRMACOS DE AÇÃO NO METABOLISMO: INSULINAS, HIPOLIPEMIANTES, LEVOTIROXINA, TESTOSTERONA E SOMATROPINA** — 50
    TIAGO MUNHOZ VIDOTTO, PATRICIA MONTEAGUDO, JOÃO ROBERTO DE SÁ, MAGNUS R. DIAS DA SILVA

14. **FÁRMACOS DE AÇÃO NO SISTEMA NERVOSO** — 57
    ACIOLY LUIZ TAVARES DE LACERDA, JOSÉ ALBERTO DEL PORTO

PARTE 2 — SAÚDE E CICLOS DA VIDA

15. **OBESIDADE** — 65
    - 15.1 **NA INFÂNCIA** — 65
      MARIA ARLETE MEIL SCHIMITH ESCRIVÃO
    - 15.2 **NA ADOLESCÊNCIA** — 68
      MAURO FISBERG, PRISCILA MAXIMINO, GABRIELA POSSA, ROBERTA DE LUCENA FERRETTI
    - 15.3 **NO ADULTO E NO IDOSO** — 73
      FERNANDO FLEXA RIBEIRO FILHO, MARIA TERESA ZANELLA

16. **DIABETES MELITO** — 79
    - 16.1 **NA GESTAÇÃO E NA ANTICONCEPÇÃO** — 79
      PATRICIA DUALIB, ROSIANE MATTAR, CRISTINA AP. FALBO GUAZZELLI
    - 16.2 **NEONATAL** — 83
      REGINA S. MOISÉS
    - 16.3 **NA INFÂNCIA** — 85
      ADRIANA APARECIDA SIVIERO-MIACHON, ANGELA MARIA SPINOLA E CASTRO
    - 16.4 **NO ADOLESCENTE E NO ADULTO** — 89
      SERGIO ATALA DIB
    - 16.5 **NO IDOSO** — 104
      ORSINE VALENTE, JOÃO EDUARDO NUNES SALLES, TATIANA VALENTE
    - 16.6 **COMPLICAÇÕES AGUDAS** — 108
      FERNANDO M. A. GIUFFRIDA, JOÃO ROBERTO DE SÁ, ANDRÉ FERNANDES REIS
    - 16.7 **COMPLICAÇÕES CRÔNICAS** — 111
      SERGIO ATALA DIB, LUIZ CLEMENTE S. P. ROLIM, JOÃO ROBERTO DE SÁ

17. **DISLIPIDEMIA E DOENÇA ATEROSCLERÓTICA** — 122
    - 17.1 **NA INFÂNCIA E NO IDOSO** — 122
      MARIA CRISTINA IZAR, LÍVIA NASCIMENTO DE MATOS, HENRIQUE TRIA BIANCO, FRANCISCO ANTONIO HELFENSTEIN FONSECA
    - 17.2 **NO JOVEM E NO ADULTO** — 129
      FRANCISCO ANTONIO HELFENSTEIN FONSECA, MARIA CRISTINA IZAR, HENRIQUE TRIA BIANCO

18. **HIPERTENSÃO ARTERIAL** — 131
    - 18.1 **NA INFÂNCIA** — 131
      MARIA CRISTINA DE ANDRADE, ANELISE DEL VECCHIO GESSULLO, ANA LUCIA SANTOS ABREU
    - 18.2 **NO JOVEM E NO ADULTO** — 140
      CIBELE ISAAC SAAD RODRIGUES, ARTUR BELTRAME RIBEIRO
    - 18.3 **NO IDOSO** — 148
      ROBERTO DISCHINGER MIRANDA, JULLYANA CHRYSTINA FERREIRA TOLEDO, JOSÉ ANTONIO GORDILLO DE SOUZA
    - 18.4 **NA GESTAÇÃO** — 152
      MARCELO COSTA BATISTA, CASSIO JOSÉ DE OLIVEIRA RODRIGUES
    - 18.5 **EMERGÊNCIAS HIPERTENSIVAS** — 155
      FERNANDO ANTONIO DE ALMEIDA, ARTUR BELTRAME RIBEIRO

19. **ESTADOS DE FRAGILIDADE ÓSSEA** — 161
    - 19.1 **NA INFÂNCIA E NA JUVENTUDE** — 161
      TELMA PALOMO, MARISE LAZARETTI-CASTRO

xxxii ATUALIZAÇÃO TERAPÊUTICA

- 19.2 **NO HOMEM** 167
  CYNTHIA M. A. BRANDÃO, HENRIQUE PIEROTTI ARANTES
- 19.3 **NA MULHER, NA PÓS-MENOPAUSA** 171
  FERNANDA GUIMARÃES WEILER, VERA LÚCIA SJZENFELD, MARISE LAZARETTI-CASTRO
- 19.4 **NO IDOSO** 175
  SERGIO SETSUO MAEDA, VERA LÚCIA SJZENFELD

20 **DEPRESSÃO** 178
- 20.1 **NA INFÂNCIA** 178
  MARCOS RIBEIRO, SHEILA C. CAETANO
- 20.2 **NO JOVEM E NO ADULTO** 181
  ACIOLY LUIZ TAVARES DE LACERDA, SHEILA C. CAETANO
- 20.3 **NO IDOSO** 184
  SERGIO LUIS BLAY

21 **DISTÚRBIOS DO SONO** 189
- 21.1 **CLASSIFICAÇÃO INTERNACIONAL E EPIDEMIOLOGIA** 189
  CAMILA HIROTSU, SERGIO TUFIK
- 21.2 **HIPERSONIAS DE ORIGEM CENTRAL** 195
  RENATA MARIA DE CARVALHO CREMASCHI, FERNANDO MORGADINHO SANTOS COELHO, DALVA POYARES
- 21.3 **DISTÚRBIOS DO SONO NA CRIANÇA E NO ADOLESCENTE** 198
  GUSTAVO A. MOREIRA
- 21.4 **SÍNDROME DA APNEIA CENTRAL, SÍNDROME DA HIPOVENTILAÇÃO E SÍNDROME DA HIPOXEMIA E SONO** 202
  FABÍOLA PAULA GALHARDO RIZZATTI, MAURICIO BAGNATO, SONIA MARIA G. P. TOGEIRO
- 21.5 **SÍNDROME DA APNEIA OBSTRUTIVA DO SONO DO ADULTO** 207
  LIA BITTENCOURT, LUIS CARLOS GREGORIO, LUIZ EDUARDO NERY
- 21.6 **INSÔNIA** 210
  LUCILA BIZARI FERNANDES DO PRADO, LUCIANE B. C. CARVALHO
- 21.7 **DISTÚRBIOS DO MOVIMENTO RELACIONADOS AO SONO: SÍNDROME DAS PERNAS INQUIETAS, DISTÚRBIO DOS MOVIMENTOS PERIÓDICOS DE MEMBROS DURANTE O SONO E BRUXISMO** 213
  GILMAR FERNANDES DO PRADO, LUÍS FABIANO MARIN, LUCIANE B. C. CARVALHO, LUCILA BIZARI FERNANDES DO PRADO
- 21.8 **TRANSTORNOS PSIQUIÁTRICOS E SONO** 216
  MARCIO ZANINI, ARTUR FILHOU JOSÉ
- 21.9 **SONO NAS DOENÇAS CLÍNICAS, NO ENVELHECIMENTO E NA MENOPAUSA** 219
  SUELY ROIZENBLATT

22 **IMUNIZAÇÃO** 223
- 22.1 **NA INFÂNCIA, NA ADOLESCÊNCIA E NO ADULTO** 223
  LILY YIN WECKX, ANTONIO PIGNATARI, RENATO DE ÁVILA KFOURI
- 22.2 **NO IDOSO** 229
  JOÃO TONIOLO NETO, CAROLINA TONIOLO ZENATTI
- 22.3 **SAÚDE DO VIAJANTE** 233
  MARTA HELOISA LOPES, KARINA TAKESAKI MIYAJI

23 **SAÚDE DOS POVOS INDÍGENAS NO BRASIL** 238
  DOUGLAS RODRIGUES, MARCOS SCHAPER DOS SANTOS JUNIOR

PARTE 3 SAÚDE DA CRIANÇA E DO ADOLESCENTE

24 **ASSISTÊNCIA AO RECÉM-NASCIDO NORMAL** 245
  AMÉLIA MIYASHIRO NUNES DOS SANTOS, SUELY DORNELLAS DO NASCIMENTO

25 **ASSISTÊNCIA AO RECÉM-NASCIDO PRÉ-TERMO** 247
  ANA LUCIA GOULART, MARINA CARVALHO DE MORAES BARROS

26 **REANIMAÇÃO DO RECÉM-NASCIDO COM IDADE GESTACIONAL ≥ 34 SEMANAS** 251
  RUTH GUINSBURG, MARIA FERNANDA BRANCO DE ALMEIDA

27 **ICTERÍCIA NO PERÍODO NEONATAL** 256
  MARIA FERNANDA BRANCO DE ALMEIDA, CECILIA MARIA DRAQUE

28 **DOENÇAS RESPIRATÓRIAS NO PERÍODO NEONATAL** 260
  MILTON MIYOSHI, SUELY DORNELLAS DO NASCIMENTO, BENJAMIN ISRAEL KOPELMAN

29 **DIAGNÓSTICO DIFERENCIAL E TRATAMENTO DAS INFECÇÕES CONGÊNITAS** 263
  ANA LUCIA GOULART, AMÉLIA MIYASHIRO NUNES DOS SANTOS

30 **MALFORMAÇÕES CONGÊNITAS** 269
  MIRLENE CECILIA S. P. CERNACH, CECILIA MICHELETTI

31 **DIAGNÓSTICO DIFERENCIAL DOS ERROS INATOS DO METABOLISMO** 274
  ANA MARIA MARTINS, SANDRA OBIKAWA KYOSEN

32 **ALIMENTAÇÃO NO 1° ANO DE VIDA** 277
  FERNANDA LUISA CERAGIOLI OLIVEIRA, DOMINGOS PALMA

33 **AVALIAÇÃO E DISTÚRBIOS DO CRESCIMENTO** 281
  ROSANA FIORINI PUCCINI, MARIA WANY LOUZADA STRUFALDI

34 **PÚRPURAS** 284
  JOSEFINA APARECIDA PELLEGRINI BRAGA, SANDRA REGINA LOGGETO

35 **COLESTASE NEONATAL** 288
  REGINA HELENA MOTTA MATTAR, RAMIRO A. AZEVEDO

36 **REFLUXO GASTRESOFÁGICO NO LACTENTE** 294
  ELISABETE KAWAKAMI FORES, ANA CRISTINA FONTENELE SOARES, SILVIO KAZUO OGATA

DIAGNÓSTICO E TRATAMENTO xxxiii

37 DIARREIA AGUDA E PERSISTENTE 299
VERA LUCIA SDEPANIAN, SORAIA TAHAN, ULYSSES FAGUNDES NETO

38 ALERGIA À PROTEÍNA DO LEITE DE VACA 302
MAURO BATISTA DE MORAIS, PATRÍCIA DA GRAÇA LEITE SPERIDIÃO

39 DOENÇA CELÍACA 306
VERA LUCIA SDEPANIAN

40 DIAGNÓSTICO DIFERENCIAL DA DIARREIA CRÔNICA (DOENÇAS INFLAMATÓRIAS INTESTINAIS) 309
VERA LUCIA SDEPANIAN

41 CONSTIPAÇÃO INTESTINAL E INCONTINÊNCIA FECAL 313
MAURO BATISTA DE MORAIS, SORAIA TAHAN

42 DERMATITE ATÓPICA E URTICÁRIA 316
MÁRCIA CARVALHO MALLOZI, INÊS CRISTINA CAMELO-NUNES

43 ALERGIA A ALIMENTOS, A CORANTES E A MEDICAMENTOS 321
RENATA RODRIGUES COCCO, INÊS CRISTINA CAMELO-NUNES, LUIS FELIPE ENSINA

44 ALERGIA RESPIRATÓRIA 324
DIRCEU SOLÉ, INÊS CRISTINA CAMELO-NUNES, GUSTAVO FALBO WANDALSEN

45 INFECÇÕES DAS VIAS AÉREAS SUPERIORES 329
GILBERTO PETTY DA SILVA

46 SIBILÂNCIA 333
CARLOS ROBERTO BAZZO

47 ASMA 337
DIRCEU SOLÉ, GUSTAVO FALBO WANDALSEN

48 PNEUMONIAS 341
CLOVIS EDUARDO TADEU GOMES, GILBERTO PETTY DA SILVA

49 FIBROSE CÍSTICA 346
SONIA MAYUMI CHIBA, MARCELA DUARTE DE SILLOS

50 INSUFICIÊNCIA RESPIRATÓRIA AGUDA 351
NILTON FERRARO OLIVEIRA, SIMONE BRASIL DE OLIVEIRA IGLESIAS

51 FEBRE SEM SINAIS LOCALIZATÓRIOS 353
LEANDRO G. PEYNEAU

52 MENINGITES 357
MARIA APARECIDA GADIANI FERRARINI, SANDRA DE OLIVEIRA CAMPOS

53 INFECÇÃO DO TRATO URINÁRIO 361
MARIA APARECIDA DE PAULA CANÇADO, MARIA CRISTINA DE ANDRADE, MARIANA ARAÚJO BARBOSA TANAKA

54 INFECÇÃO DE REPETIÇÃO 364
BEATRIZ TAVARES COSTA-CARVALHO, MARIA ISABEL DE MORAES-PINTO

55 DOENÇAS EXANTEMÁTICAS 367
REGINA CÉLIA DE MENEZES SUCCI

56 COQUELUCHE 370
KELLY S.A. CUNEGUNDES, MARIA ISABEL DE MORAES-PINTO

57 INFECÇÃO PELO HIV/AIDS 374
DAISY MARIA MACHADO, REGINA CÉLIA DE MENEZES SUCCI

58 HEMATÚRIA 380
MARIA CECÍLIA PIGNATARI, JOÃO TOMAS DE ABREU CARVALHAES

59 SÍNDROME NEFRÓTICA 382
EDUARDO FREITAS HATANAKA, JOÃO TOMAS DE ABREU CARVALHAES, MARIA APARECIDA DE PAULA CANÇADO

60 SÍNDROME NEFRÍTICA 385
MARIA CRISTINA DE ANDRADE, JOÃO TOMAS DE ABREU CARVALHAES, ANA PAULA BRECHERET, TATIANA FERREIRA DOS SANTOS

61 LESÃO RENAL AGUDA 388
FLÁVIA VANESCA FELIX LEÃO, JOÃO TOMAS DE ABREU CARVALHAES

62 HIPOTIROIDISMO CONGÊNITO 392
ADRIANA APARECIDA SIVIERO-MIACHON, ANGELA MARIA SPINOLA E CASTRO

63 HIPERPLASIA SUPRARRENAL CONGÊNITA 396
ADRIANA APARECIDA SIVIERO-MIACHON, ANGELA MARIA SPINOLA E CASTRO

64 PUBERDADE PRECOCE 402
ADRIANA APARECIDA SIVIERO-MIACHON, ANGELA MARIA SPINOLA E CASTRO

65 DOR MUSCULOESQUELÉTICA 406
CLAUDIO ARNALDO LEN, MELISSA M. FRAGA

66 DIAGNÓSTICO DIFERENCIAL DAS ARTRITES 408
MARIA TERESA TERRERI, VANESSA BUGNI MIOTTO E SILVA

67 FEBRE REUMÁTICA 412
MARIA TERESA TERRERI, DANIELA GERENT PETRY PIOTTO

68 ABORDAGEM DAS CARDIOPATIAS CONGÊNITAS 416
CÉLIA MARIA CAMELO SILVA, LOURDES DE FÁTIMA GONÇALVES GOMES, LUCIANA FONSECA DA SILVA

69 DIAGNÓSTICO DIFERENCIAL DOS SOPROS CARDÍACOS 420
ANTONIO CARLOS CARVALHO, CÉLIA MARIA CAMELO SILVA

70 RESSUSCITAÇÃO CARDIOPULMONAR EM PEDIATRIA 423
GISELE LIMONGELI GURGUEIRA, RENATO LOPES DE SOUZA

71 AVALIAÇÃO DE DISTÚRBIOS DO DESENVOLVIMENTO 432
ROSA MIRANDA RESEGUE, ANETE COLUCCI

72 CRISE FEBRIL, EPILEPSIAS E ESTADO DE MAL EPILÉPTICO 435
JULIANA HARUMI ARITA, JAIME LIN, MARCELO MASRUHA RODRIGUES, LUIZ CELSO VILANOVA

73 CEFALEIA 440
MARCELO MASRUHA RODRIGUES, ELIETE CHICONELLI FARIA BURATTO, RICARDO SILVA PINHO, LUIZ CELSO VILANOVA

74 VIOLÊNCIA E MAUS-TRATOS 443
RENATO NABAS VENTURA, SORAIA TAHAN, GLAURA CÉSAR PEDROSO

75 PREVENÇÃO DE ACIDENTES 447
GLAURA CÉSAR PEDROSO, MARIA DE JESUS CASTRO SOUSA HARADA

76 **PARTICULARIDADES DA CONSULTA DO ADOLESCENTE** 450
MARIA SYLVIA DE SOUZA VITALLE, MAURO FISBERG, FLÁVIA CALANCA DA SILVA, SHEILA R. NISKIER

77 **AFECÇÕES CIRÚRGICAS** 453

77.1 NO RECÉM-NASCIDO 453
JOSÉ LUIZ MARTINS, FÁBIO LUÍS PETERLINI

77.2 NA CRIANÇA 461
ELAINE CRISTINA SOARES MARTINS-MOURA, EDSON KHODOR CURY

77.3 ABDOME AGUDO NO LACTENTE E NA CRIANÇA 464
ALCIDES AUGUSTO SALZEDAS NETO, ANDRÉ IVAN BRADLEY DOS SANTOS, ANDRÉ PASIN CORRENTE RANGEL ROMA

77.4 AFECÇÕES UROLÓGICAS NO RECÉM-NASCIDO 468
RENATO FROTA DE ALBUQUERQUE MARANHÃO, MILA TORII CORRÊA LEITE

PARTE 4 SAÚDE DA MULHER

■ GINECOLOGIA 477

78 **MÉTODOS ENDOSCÓPICOS** 477
JOSÉ MARIA CORDEIRO RUANO, LUIZ CAVALCANTI DE ALBUQUERQUE NETO, MARAIR GRACIO FERREIRA SARTORI

79 **INFECÇÃO URINÁRIA** 480
MARAIR GRACIO FERREIRA SARTORI, PAULO CEZAR FELDNER JR., MANOEL GIRÃO

80 **DOENÇA INFLAMATÓRIA PÉLVICA** 482
ROBERTO ZAMITH, MANOEL GIRÃO

81 **BEXIGA HIPERATIVA** 485
RAQUEL MARTINS ARRUDA, RODRIGO DE A. CASTRO

82 **INCONTINÊNCIA URINÁRIA DE ESFORÇO** 490
MANOEL GIRÃO, MARAIR GRACIO FERREIRA SARTORI

83 **DISTOPIA GENITAL** 493
ZSUZSANNA ILONA KATALIN DE JÁRMY DI BELLA, MARAIR GRACIO FERREIRA SARTORI

84 **LEIOMIOMA UTERINO** 495
MARIANO TAMURA VIEIRA GOMES, RODRIGO DE A. CASTRO

85 **ALGIA PÉLVICA** 499
NUCELIO LEMOS, EDUARDO SCHOR, MANOEL GIRÃO

86 **ENDOMETRIOSE** 504
EDUARDO SCHOR, ALEXANDER KOPELMAN

87 **SÍNDROME PRÉ-MENSTRUAL** 507
MARCIA GASPAR NUNES, JOSÉ MARIA SOARES JUNIOR, EDMUND CHADA BARACAT

88 **ANOVULAÇÃO CRÔNICA E AMENORREIA** 510
CLAUDIO EMILIO BONDUKI, EDUARDO L. A. MOTTA, FRANCO L. CHAZAN

89 **SANGRAMENTO UTERINO NÃO ESTRUTURAL** 516
JOSÉ MARIA SOARES JUNIOR, EDMUND CHADA BARACAT, GERALDO RODRIGUES DE LIMA

90 **SÍNDROMES HIPERANDROGÊNICA E HIPERPROLACTINÊMICA** 519
RITA C. DARDES, IVALDO SILVA, EDUARDO L. A. MOTTA

91 **TRANSIÇÃO MENOPAUSAL** 525
MAURO ABI HAIDAR, EDMUND CHADA BARACAT, ANA PAULA CURI SPADELLA

92 **AFECÇÕES NEOPLÁSICAS E NÃO NEOPLÁSICAS DA VULVA E DA VAGINA** 528
ANA CAROLINA SILVA CHUERY, SÉRGIO MANCINI NICOLAU

93 **NEOPLASIAS INTRAEPITELIAIS DO TRATO GENITAL INFERIOR** 531
JULISA C. L. RIBALTA, NEILA MARIA DE GÓIS SPECK

94 **INFERTILIDADE CONJUGAL: ASPECTOS FEMININOS** 534
VAMBERTO OLIVEIRA DE A. MAIA FILHO, EDUARDO L. A. MOTTA

95 **PLANEJAMENTO FAMILIAR** 539
ZSUZSANNA ILONA KATALIN DE JÁRMY DI BELLA, FABIO ARAUJO, CRISTINA AP. FALBO GUAZZELLI

96 **DOENÇAS BENIGNAS DA MAMA** 551
AFONSO CELSO PINTO NAZARIO, SIMONE ELIAS

97 **DOR MAMÁRIA** 556
AFONSO CELSO PINTO NAZARIO, SIMONE ELIAS

98 **MÉTODOS DE PREVENÇÃO DO CÂNCER DE MAMA** 560
JOAQUIM TEODORO DE ARAUJO NETO, GIL FACINA

99 **INFECÇÃO GENITAL POR PAPILOMAVÍRUS HUMANO** 564
JULISA C. L. RIBALTA, NEILA MARIA DE GÓIS SPECK

100 **CORRIMENTOS GENITAIS** 567
ROBERTO ZAMITH, MANOEL GIRÃO

■ OBSTETRÍCIA 572

101 **ASSISTÊNCIA PRÉ-NATAL** 572
MARY UCHIYAMA NAKAMURA, SANDRA MARIA ALEXANDRE, FERNANDA COUTO FERNANDES

102 **PRESCRIÇÃO** 577
LUIZ KULAY JUNIOR, MARIA NICE CALY KULAY, MARY UCHIYAMA NAKAMURA

103 **RASTREAMENTO E DIAGNÓSTICO PRÉ-NATAL DAS ANOMALIAS FETAIS** 580
LUIZ CLAUDIO S. BUSSAMRA, RENATO MARTINS SANTANA, DAVID PARES

104 **AVALIAÇÃO DO BEM-ESTAR FETAL** 582
LUCIANO MARCONDES MACHADO NARDOZZA, ANA CAROLINA RABACHINI CAETANO

105 **DESVIOS DO CRESCIMENTO FETAL** 586
LUCIANO MARCONDES MACHADO NARDOZZA, LILIAM CRISTINE ROLO, RAFAEL DE OLIVEIRA CAVALCANTE

106 **GESTAÇÃO MÚLTIPLA** 590
JULIO ELITO JUNIOR, MAURÍCIO MENDES BARBOSA

107 **INFECÇÕES CONGÊNITAS** 595
JOÃO BORTOLETTI FILHO, RENATO MARTINS SANTANA, ABES M. AMED

DIAGNÓSTICO E TRATAMENTO   XXXV

108   TERAPÊUTICA FETAL   606
ANTONIO FERNANDES MORON, WAGNER JOU HISABA, HÉRBENE JOSÉ FIGUINHA MILANI

109   ABORTAMENTO   615
ROSIANE MATTAR, SILVIA DAHER

110   GRAVIDEZ ECTÓPICA   619
JULIO ELITO JUNIOR, LUIZ CAMANO

111   INSERÇÃO BAIXA DA PLACENTA E DESCOLAMENTO PREMATURO DA PLACENTA   625
RUFINO DOMINGUEZ LOPEZ, LUCIANO MARCONDES MACHADO NARDOZZA, NIVALDO SILVA CORRÊA ROCHA

112   SÍNDROMES HIPERTENSIVAS E NEFROPATIAS DA GESTAÇÃO   628
NELSON SASS, JUSSARA LEIKO SATO TEBET, MARIA RITA DE SOUZA MESQUITA

113   DISTÚRBIOS DO METABOLISMO NA GRAVIDEZ   633
ROSIANE MATTAR, VICTOR HUGO SAUCEDO SANCHEZ

114   ÓBITO FETAL   637
EDWARD ARAUJO JÚNIOR, CHRISTIANE SIMIONI, DAVID PARES

115   ASSISTÊNCIA AO PARTO TRANSPÉLVICO   642
NIVALDO SILVA CORRÊA ROCHA, RUFINO DOMINGUEZ LOPEZ, EDUARDO DE SOUZA

116   CESARIANA   646
CRISTINA A. F. GUAZZELLI, SUE YAZAKI SUN

117   ASSISTÊNCIA AO PUERPÉRIO E AO ALEITAMENTO   649
SANDRA MARIA ALEXANDRE, JORGE KUHN

118   PATOLOGIAS DOS 3º E 4º PERÍODOS   652
ANTONIO FERNANDES MORON, FELIPE FAVORETTE CAMPANHARO, EDUARDO BAIOCHI

119   A INTERFACE ENTRE A PSICOLOGIA OBSTÉTRICA E A PSICONEUROENDOCRINOIMUNOLOGIA   654
FÁTIMA FERREIRA BORTOLETTI, EDWARD ARAUJO JÚNIOR, ESDRAS GUERREIRO VASCONCELLOS

120   PLANEJAMENTO REPRODUTIVO: ANTICONCEPÇÃO APÓS O PARTO   657
CRISTINA AP. FALBO GUAZZELLI, ANELISE RIEDEL ABRAHÃO, FABIO ARAÚJO

PARTE 5   SAÚDE DO IDOSO

121   CAPACIDADE FUNCIONAL   665
LUIZ ROBERTO RAMOS

122   PROMOÇÃO DE SAÚDE E ENVELHECIMENTO ATIVO   668
MAYSA SEABRA CENDOROGLO, CARLOS ANDRÉ FREITAS DOS SANTOS

123   AVALIAÇÃO E MANEJO DO RISCO CARDIOVASCULAR   671
MAYSA SEABRA CENDOROGLO, LARA M. QUIRINO ARAÚJO, ROBERTO DISCHINGER MIRANDA

124   MANIFESTAÇÕES ATÍPICAS DE DOENÇA CARDIOVASCULAR   673
ROBERTO DISCHINGER MIRANDA, JOSÉ ANTONIO GORDILLO DE SOUZA, ANA BEATRIZ GALHARDI DI TOMMASO

125   DISTÚRBIOS DA COGNIÇÃO   676
MARIA BEATRIZ M. MACEDO MONTAÑO, LUIZ ROBERTO RAMOS

126   SÍNDROME DO DESEQUILÍBRIO E QUEDAS   680
TIAGO DA SILVA ALEXANDRE, JULIANA MARIA GAZZOLA

127   SÍNDROME DOLOROSA   685
ALANA SANTOS, FANIA CRISTINA SANTOS, GUILHERME LIASU CHERPAK

128   RISCO NUTRICIONAL   688
MYRIAN NAJAS, CLARICE CAVALERO NEBULONI

129   TRANSTORNOS PSIQUIATRICOS E SINTOMAS COMPORTAMENTAIS   691
GERARDO MARIA DE ARAUJO FILHO, LEISA BARBOSA DE ARAÚJO

130   IATROGENIA   701
CLINEU DE MELLO ALMADA FILHO, EDUARDO CANTEIRO CRUZ

131   SÍNDROME DA FRAGILIDADE   704
CLINEU DE MELLO ALMADA FILHO, JOÃO TONIOLO NETO

132   CUIDADOS PALIATIVOS   707
MARCELO CORASSA, AECIO FLAVIO T. DE GOIS, DANIELA TAVARES

133   TRANSDISCIPLINARIDADE NO CUIDADO   716
FERNANDO ANTÔNIO CARDOSO BIGNARDI

134   CUIDADOS PERIOPERATÓRIOS   720
JOSÉ EDUARDO DE AGUILAR-NASCIMENTO, ANA LAURA DE ALMEIDA DIAS, DIANA B. DOCK-NASCIMENTO, EDUARDO ANTONIO CARDOSO

135   HIPERPLASIA PROSTÁTICA   724
MARCUS V. SADI

PARTE 6   ABORDAGENS CLÍNICA E CIRÚRGICA DE DOENÇAS PREVALENTES

■ CIRURGIA PLÁSTICA   731

136   PROCEDIMENTOS CIRÚRGICOS E SEUS EFEITOS ADVERSOS   731

    136.1   ABORDAGEM DA CIRURGIA PLÁSTICA   731
LYDIA MASAKO FERREIRA, MIGUEL SABINO NETO

    136.2   ABORDAGEM DA DERMATOLOGIA   735
EMMANUEL P. B. MAGALHÃES, IVAL PERES ROSA, JOSE EDUARDO DECICO, MAURO Y. ENOKIHARA

    136.3   QUELOIDE, CICATRIZES E ÚLCERAS   739
BERNARDO HOCHMAN, ROBERTO RUDGE RAMOS, FELIPE C. ISOLDI, LYDIA MASAKO FERREIRA

137   RECONSTRUÇÃO DE PERDAS DE SUBSTÂNCIA *VERSUS* TRANSPLANTES   744
AN WAN CHING, LYDIA MASAKO FERREIRA

138   TRATAMENTO DAS ANOMALIAS CRANIOFACIAIS   747

    138.1   FISSURAS LABIOPALATINAS   747
DULCE MARIA FONSECA SOARES MARTINS

ATUALIZAÇÃO TERAPÊUTICA

138.2 CRANIOESTENOSE E FISSURAS FACIAIS RARAS 750
MAX DOMINGUES PEREIRA, AUDRIEN FURLAN DE LUCCA

139 TUMORES BENIGNOS 753

139.1 ABORDAGEM DA CIRURGIA PLÁSTICA 753
ANDREA FERNANDES DE OLIVEIRA, IVAN DUNSHEE DE ABRANCHES OLIVEIRA SANTOS

139.2 ABORDAGEM DA DERMATOLOGIA 756
SILMARA CESTARI, SAMIRA YARAK, CAROLINA ATALLAH PONTES DA SILVA, SERGIO HENRIQUE HIRATA

■ **DOENÇAS CARDÍACAS E VASCULARES** 761

140 MÉTODOS DIAGNÓSTICOS 761
JAPY ANGELINI OLIVEIRA FILHO, ANA FÁTIMA SALLES, MARIO LUIZ V. CASTIGLIONI, ORLANDO CAMPOS FILHO, GILBERTO SZARF

141 SÍNDROME CORONARIANA AGUDA 764
ANTONIO CARLOS CARVALHO, IRAN GONÇALVES JUNIOR

142 DOENÇA CORONARIANA CRÔNICA 780
EDSON STEFANINI, WALTER J. GOMES

143 CIRURGIA DE REVASCULARIZAÇÃO MIOCÁRDICA 785
WALTER J. GOMES

144 INSUFICIÊNCIA CARDÍACA 790
ELIANE REIKO ALVES, CARLOS ALEXANDRE LEMES DE OLIVEIRA, DIRCEU RODRIGUES ALMEIDA, BRUNA MARIA PEREIA BORNÉO

144.1 TRATAMENTO CIRÚRGICO 797
NELSON AMERICO HOSSNE JUNIOR, WALTER J. GOMES

145 MIOCARDIOPATIAS 802
CARLOS ALEXANDRE LEMES DE OLIVEIRA, ELIANE REIKO ALVES, DIRCEU RODRIGUES ALMEIDA, BRUNA MARIA PEREIA BORNÉO

146 PERICARDITES AGUDAS 811
RUI PÓVOA, MARIA TERESA NOGUEIRA BOMBIG

147 DOENÇA VALVAR 816

147.1 ABORDAGEM CLÍNICA 816
VALDIR AMBROSIO MOISES

147.2 ABORDAGEM CIRÚRGICA 821
WALTER J. GOMES

148 ARRITMIAS CARDÍACAS 827
GUILHERME FENELON, CLAUDIO CIRENZA, CRISTIANO DIETRICH, ANGELO AMATO V. DE PAOLA

149 DOENÇA VENOSA 833

149.1 DOENÇA VENOSA CRÔNICA 833
NEWTON DE BARROS JUNIOR

149.2 TROMBOSE VENOSA PROFUNDA 836
NEWTON DE BARROS JUNIOR, FAUSTO MIRANDA JR.

150 DOENÇA ARTERIAL 841

150.1 OBSTRUÇÃO ARTERIAL AGUDA PERIFÉRICA 841
JORGE AMORIM

150.2 ANEURISMA DA AORTA ABDOMINAL E OUTRAS DOENÇAS ASSOCIADAS 846
JOSE CARLOS COSTA BAPTISTA SILVA

150.3 TRAUMA ARTERIAL DAS EXTREMIDADES 856
FAUSTO MIRANDA JR.

151 PARADA CARDIORRESPIRATÓRIA E RESSUSCITAÇÃO CARDIOPULMONAR 858
RITA SIMONE LOPES MOREIRA, DANIEL BORN, IRAN GONÇALVES JUNIOR, FABRÍCIO NOGUEIRA FURTADO, ANTONIO CARLOS CARVALHO

■ **DOENÇAS DERMATOLÓGICAS** 866

152 ECZEMAS E DERMATITES 866
SILMARA CESTARI, RENATO SHINTANI HIKAWA

153 DERMATOSES ERITÊMATO-DESCAMATIVAS 870
ADRIANA MARIA PORRO, KARIME HASSUN

154 PRURIDOS E PRURIGOS 873
SILVIA MARCONDES PEREIRA, ANAMARIA DA SILVA FACINA, JULIANA MAYUMI SUMITA

155 FARMACODERMIAS 877
KARIME HASSUN, LUCIANE F. F. BOTELHO, VALÉRIA PETRI

156 DERMATOSES BOLHOSAS 880
ADRIANA MARIA PORRO, CAMILA ARAI SEQUE, LAURA DE SENA NOGUEIRA MAEHARA

157 VASCULITES CUTÂNEAS E PANICULITES 882
LIVIA NASSER CAETANO, MÔNICA R. A. VASCONCELLOS

158 MANIFESTAÇÕES CUTÂNEAS DAS COLAGENOSES 891
MÔNICA R. A. VASCONCELLOS, FLÁVIA N. RAVELLI

159 ACNE E ERUPÇÕES ACNEIFORMES 895
EDILEIA BAGATIN, MARCO ALEXANDRE DIAS DA ROCHA

160 INFECÇÕES CUTÂNEAS DE ORIGEM VIRAL 899
FLÁVIA MARTELLI MARZAGÃO, RENATO SHINTANI HIKAWA, JANE TOMIMORI

161 INFECÇÕES BACTERIANAS 903
SERGIO YAMADA, MEIRE BRASIL PARADA, MARIANA DIAS BATISTA

162 MICOBACTERIOSES 906
MARCOS CÉSAR FLORIANO, SOLANGE MIKI MAEDA

163 MICOSES SUPERFICIAIS 910
CRISTHINE KAMAMOTO, DALVA REGINA NETO PIMENTEL, SÉRGIO TALARICO-FILHO

164 MICOSES SUBCUTÂNEAS 915
MARCOS CÉSAR FLORIANO, MARÍLIA MARUFUJI OGAWA

165 ESCABIOSE E OUTRAS DOENÇAS PARASITÁRIAS 919
EDILEIA BAGATIN, MAURO Y. ENOKIHARA

166 LEISHMANIOSE TEGUMENTAR AMERICANA 922
ANDRÉA BOMURA ROSATO, MARÍLIA MARUFUJI OGAWA

167 DOENÇAS SEXUALMENTE TRANSMISSÍVEIS 926
OSMAR ROTTA, MAURICIO MENDONÇA DO NASCIMENTO

168 DERMATOSES EM PACIENTES IMUNOCOMPROMETIDOS 932
ADRIANA MARIA PORRO, JANE TOMIMORI, SAMIRA YARAK

DIAGNÓSTICO E TRATAMENTO xxxvii

169 AFECÇÕES DA CAVIDADE ORAL 935
CLEONICE HITOMI WATASHI HIRATA, DALVA REGINA NETO PIMENTEL

170 DERMATOSES DO COURO CABELUDO 939
FLAVIA STERNBERG, ENILDE BORGES COSTA

171 MANIFESTAÇÕES CUTÂNEAS DE DOENÇAS SISTÊMICAS 942
SERGIO HENRIQUE HIRATA, PRISCILA ISHIOKA, FERNANDO AUGUSTO DE ALMEIDA

172 URTICÁRIA 945
PATRICIA KARLA DE SOUZA, OSMAR ROTTA

■ DOENÇAS ENDOCRINOLÓGICAS 948

173 DISTÚRBIOS DA SECREÇÃO DO HORMÔNIO ANTIDIURÉTICO: DIABETES INSÍPIDO CENTRAL E SÍNDROME DA ANTIDIURESE INAPROPRIADA 948
MONIKE LOURENÇO DIAS RODRIGUES, JULIO ABUCHAM

174 HIPERPROLACTINEMIA 952
JULIO ABUCHAM

175 ACROMEGALIA E GIGANTISMO 954
JULIO ABUCHAM, MANOEL MARTINS

176 DOENÇA DE CUSHING 958
MONIKE LOURENÇO DIAS RODRIGUES, JULIO ABUCHAM

177 ADENOMAS HIPOFISÁRIOS NÃO SECRETORES 961
JULIO ABUCHAM

178 HIPOPITUITARISMO 964
JULIO ABUCHAM

179 DOENÇAS DE HIPOFUNÇÃO SUPRARRENAL 968
REGINA DO CARMO SILVA, CLAUDIO E. KATER

180 INCIDENTALOMAS SUPRARRENAIS 972
CASSIO ANDREONI RIBEIRO, CLAUDIO E. KATER

181 DOENÇAS DA HIPOFUNÇÃO DA TIROIDE 977
SUSAN CHOW LINDSEY, MAGNUS R. DIAS DA SILVA, RUI M. B. MACIEL

182 DOENÇAS DA HIPERFUNÇÃO DA TIROIDE 980
RUI M. B. MACIEL, JOÃO ROBERTO M. MARTINS

183 DOENÇAS AUTOIMUNES DA TIROIDE 986
RUI M. B. MACIEL, JOÃO ROBERTO M. MARTINS

184 NÓDULOS DA TIROIDE 990
ROSA PAULA MELLO BISCOLLA, REINALDO P. FURLANETTO, RUI M. B. MACIEL

185 HIPOGLICEMIAS 994
MÁRCIA COSTA DOS SANTOS, GIOVANNA C. P. ABRAHÃO, REGINA S. MOISÉS

186 ALTERAÇÕES DA HOMEOSTASE SANGUÍNEA DO CÁLCIO: HIPERCALCEMIA E HIPOCALCEMIA 1000
MARISE LAZARETTI-CASTRO, MONIQUE NAKAYAMA OHE, JOSÉ GILBERTO HENRIQUES VIEIRA

187 HIPOGONADISMO HIPERGONADOTRÓFICO 1005
PATRICIA MONTEAGUDO, ANDRÉIA LATANZA GOMES MATHEZ, IEDA T. N. VERRESCHI, MAGNUS R. DIAS DA SILVA

188 DOENÇA DE PAGET, DISPLASIA FIBROSA ÓSSEA E OSTEOESCLEROSES 1009
ELIZABETE RIBEIRO BARROS, TERESA CRISTINA PISCITELLI BONANSÉA, JOSÉ GILBERTO HENRIQUES VIEIRA, MARISE LAZARETTI-CASTRO

189 DEFICIÊNCIA DE VITAMINA D, RAQUITISMO E OSTEOMALÁCIA 1013
CYNTHIA M. A. BRANDÃO, ÂNGELA CRISTINA GOMES BORGES LEAL

190 FEOCROMOCITOMAS E PARAGANGLIOMAS 1016
REGINA DO CARMO SILVA, CLAUDIO E. KATER

■ DOENÇAS GASTRENTEROLÓGICAS 1021

191 DOENÇA DO REFLUXO GASTRESOFÁGICO 1021
  191.1 ABORDAGEM CLÍNICA 1021
    RICARDO CORREA BARBUTI, JOAQUIM PRADO P. MORAES-FILHO
  191.2 ABORDAGEM CIRÚRGICA 1026
    LAERCIO GOMES LOURENÇO, FERNANDO HERBELLA

192 LITÍASE BILIAR 1027
  192.1 ABORDAGEM CLÍNICA 1027
    FERNANDA PRATA MARTINS, SÍLVIA MANSUR REIMÃO, ERIKA PEREIRA MACEDO, ANGELO PAULO FERRARI
  192.2 ABORDAGEM CIRÚRGICA 1031
    EDSON J. LOBO, FRANZ R. APODACA-TORREZ, ALBERTO GOLDENBERG, BENEDITO HERANI FILHO

193 SÍNDROME DA HIPERTENSÃO PORTA 1034
GASPAR DE JESUS LOPES FILHO, RAMIRO COLLEONI

194 DOENÇAS DO CANAL ANORRETAL 1037
  194.1 AFECÇÕES PROCTOLÓGICAS NÃO NEOPLÁSICAS 1037
    DELCIO MATOS, SUZANA A. S. LUSTOSA
  194.2 TRATAMENTO CIRÚRGICO DAS DOENÇAS DO ORIFÍCIO ANAL 1041
    SARHAN SYDNEY SAAD, LUÍS CÉSAR FERNANDES

195 DISTÚRBIOS FUNCIONAIS DO TRATO SUPERIOR 1046
  195.1 DISPEPSIA FUNCIONAL 1046
    MARIA DO CARMO FRICHE PASSOS
  195.2 CRITÉRIOS DIAGNÓSTICOS 1050
    LUCIANA CAMACHO-LOBATO

196 GASTRITES 1055
LUIZ CHEHTER, JOSE PEDRO AREOSA FERREIRA

197 DOENÇA ULCEROSA GASTRODUODENAL 1057
LUIZ CHEHTER, JOSE PEDRO AREOSA FERREIRA, STEPHAN GEOCZE

198 PANCREATITE AGUDA 1060
JULIO MARIA FONSECA CHEBLI, LILIANA ANDRADE CHEBLI

199 PANCREATITE CRÔNICA 1064
RENATO DUFFLES MARTINS

ATUALIZAÇÃO TERAPÊUTICA

- 200 **DIARREIAS** 1068
  SENDER J. MISZPUTEN, ORLANDO AMBROGINI JUNIOR
- 201 **SÍNDROME DA MÁ ABSORÇÃO** 1072
  SENDER J. MISZPUTEN
- 202 **CONSTIPAÇÃO INTESTINAL CRÔNICA** 1076
  ORLANDO AMBROGINI JUNIOR, SENDER J. MISZPUTEN
- 203 **SÍNDROME DO INTESTINO IRRITÁVEL** 1079
  SENDER J. MISZPUTEN, ORLANDO AMBROGINI JUNIOR
- 204 **DOENÇA DIVERTICULAR DOS COLOS** 1081
  FLAVIO A. QUILICI, LISANDRA QUILICI
- 205 **DOENÇAS INFLAMATÓRIAS INTESTINAIS** 1089
  SENDER J. MISZPUTEN, RAUL CUTAIT
- 206 **CIRROSE** 1096
  ERMELINDO DELLA LIBERA JR., MARIO KONDO, EDISON ROBERTO PARISE
- 207 **DOENÇA HEPÁTICA ALCOÓLICA** 1105
  EDISON ROBERTO PARISE, IBRAHIM AHMAD HUSSEIN EL BACHA
- 208 **HEPATITE AUTOIMUNE** 1107
  IVONETE S.S. SILVA, ELZE MARIA GOMES DE OLIVEIRA
- 209 **ESTEATOSE E ESTEATOEPATITE NÃO ALCOÓLICA** 1113
  EDISON ROBERTO PARISE, ANA LUCIA FARIAS DE AZEVEDO SALGADO, VIRGINIA N. SANTOS
- 210 **DOENÇAS HEPÁTICAS METABÓLICAS** 1116
  ANTONIO EDUARDO BENEDITO SILVA, PATRICIA DA SILVA FUCUTA, FÁBIO H. L. PACE
- 211 **HEPATITES VIRAIS AGUDAS E CRÔNICAS** 1122
  - 211.1 **HEPATITES AGUDAS POR VÍRUS** 1122
    CELSO F. H. GRANATO, MARIA LUCIA G. FERRAZ, ANTONIO EDUARDO BENEDITO SILVA
  - 211.2 **HEPATITE CRÔNICA PELO VÍRUS B** 1124
    ANTONIO EDUARDO BENEDITO SILVA, IVONETE S. S. SILVA, MARIA LUCIA G. FERRAZ
  - 211.3 **HEPATITE CRÔNICA PELO VÍRUS C** 1128
    MARIA LUCIA G. FERRAZ, ANTONIO EDUARDO BENEDITO SILVA, PAULO ROBERTO ABRÃO FERREIRA
  - 211.4 **COINFECÇÃO HBV-HIV** 1132
    PAULO ROBERTO ABRÃO FERREIRA, ADAUTO CASTELO FILHO, CELSO F. H. GRANATO, PAULA TUMA, HENRIQUE POTT JUNIOR
- 212 **LESÕES HEPÁTICAS INDUZIDAS POR FÁRMACOS** 1136
  ROBERTO JOSÉ DE CARVALHO FILHO
- 213 **TRANSPLANTE HEPÁTICO** 1142
  ANA CRISTINA DE CASTRO AMARAL, MARIO KONDO
- 214 **PARASITOSES INTESTINAIS** 1146
  CLAUDIA TERESA CARVENTE, CARLOS FISCHER DE TOLEDO
- 215 **TUMORES BENIGNOS DO FÍGADO, DO PÂNCREAS E DO TRATO GASTRINTESTINAL** 1153
  ERMELINDO DELLA LIBERA JR., IVONETE S. S. SILVA, LUCIANO LENZ, RENATO DUFFLES MARTINS

■ **DOENÇAS HEMATOLÓGICAS** 1159
- 216 **ANEMIAS** 1159
  - 216.1 **ANEMIAS CARENCIAIS NA CRIANÇA E NO ADULTO** 1159
    PERLA VICARI, MARIA STELLA FIGUEIREDO
  - 216.2 **ANEMIA DA INFLAMAÇÃO** 1163
    MARIA STELLA FIGUEIREDO
  - 216.3 **HIPOPLASIAS MEDULARES** 1165
    CELSO ARRAIS RODRIGUES, IARA BALDIM RABELO, PATRICIA EIKO YAMAKAWA
  - 216.4 **ANEMIAS HEREDITÁRIAS** 1169
    MARIA STELLA FIGUEIREDO, JOSEFINA APARECIDA PELLEGRINI BRAGA
  - 216.5 **ANEMIA HEMOLÍTICA AUTOIMUNE** 1172
    MELCA M. O. BARROS, JOSÉ ORLANDO BORDIN
- 217 **COAGULAÇÃO** 1175
  - 217.1 **COAGULOPATIAS HEREDITÁRIAS** 1175
    SANDRA VALLIN ANTUNES, CHRISTIANE MARIA DA SILVA PINTO
  - 217.2 **COAGULOPATIAS ADQUIRIDAS** 1181
    DAYSE MARIA LOURENÇO
- 218 **DOENÇAS HEMORRÁGICAS** 1183
  DAYSE MARIA LOURENÇO
- 219 **TROMBOSE** 1187
  PATRÍCIA NUNES BEZERRA PINHEIRO, DAYSE MARIA LOURENÇO
- 220 **HEMOTERAPIA** 1191
  - 220.1 **INDICAÇÃO CLÍNICA DE HEMOCOMPONENTES** 1191
    JOSÉ ORLANDO BORDIN, TSUTOMU OGURO
  - 220.2 **REAÇÕES TRANSFUSIONAIS** 1195
    MELCA M. O. BARROS, JOSÉ ORLANDO BORDIN

■ **DOENÇAS INFECCIOSAS E PARASITÁRIAS** 1199
- 221 **SEPSE** 1199
  OTELO RIGATO JR., REINALDO SALOMÃO
- 222 **INFECÇÕES POR ESTREPTOCOCOS E ESTAFILOCOCOS** 1203
  LUCI CORRÊA, ANTONIO PIGNATARI
- 223 **MENINGITE BACTERIANA AGUDA** 1212
  SANDRO LUIZ A. MATAS, REINALDO TEIXEIRA RIBEIRO
- 224 **MENINGITE CRÔNICA** 1215
  SANDRO LUIZ A. MATAS, DANIEL WAGNER SANTOS, REINALDO TEIXEIRA RIBEIRO
- 225 **INFECÇÕES POR ANAERÓBIOS** 1223
  - 225.1 **DIARREIA CAUSADA POR *CLOSTRIDIUM DIFFICILE* (COLITE PSEUDOMEMBRANOSA)** 1223
    JULIANA OLIVEIRA DA SILVA
  - 225.2 **TÉTANO** 1225
    EDUARDO ALEXANDRINO SERVOLO DE MEDEIROS

225.3	**BOTULISMO**	**1230**
	SUELY MIYUKI YASHIRO, THIAGO FERNADO OYAMA	
226	**ENDOCARDITE INFECCIOSA**	**1232**
	MARIA DANIELA BERGAMASCO, DAVID SALOMÃO LEWI	
227	**LEPTOSPIROSE**	**1238**
	REINALDO SALOMÃO	
228	**RICKETTSIOSES**	**1240**
	CARLOS R. V. KIFFER	
229	**MICOSES SISTÊMICAS**	**1243**
229.1	**ENDÊMICAS**	**1243**
	DANIEL WAGNER SANTOS, ARNALDO LOPES COLOMBO	
229.2	**OPORTUNÍSTICAS**	**1249**
	MARIA DANIELA BERGAMASCO, ARNALDO LOPES COLOMBO	
230	**TOXOPLASMOSE**	**1257**
	ADAUTO CASTELO FILHO, HENRIQUE POTT JUNIOR, GUILHERME BRICKS, JORGE SENISE	
231	**DOENÇA DE CHAGAS**	**1259**
	MARIA APARECIDA SHIKANAI YASUDA	
232	**LEISHMANIOSE VISCERAL**	**1263**
	MARCELO SIMÃO FERREIRA	
233	**MALÁRIA**	**1267**
	MARCELO SIMÃO FERREIRA, MARCOS BOULOS	
234	**INFECÇÕES POR HIV E SUAS COMPLICAÇÕES**	**1276**
234.1	**ABORDAGEM INICIAL DO PACIENTE**	**1276**
	DAVID SALOMÃO LEWI	
234.2	**ESCOLHA DA TERAPIA ANTIRRETROVIRAL INICIAL**	**1278**
	ADAUTO CASTELO FILHO, HENRIQUE POTT JUNIOR, GUILHERME BRICKS, JORGE SENISE	
234.3	**TERAPIA ANTIRRETROVIRAL NA GESTAÇÃO**	**1280**
	ADAUTO CASTELO FILHO, GUILHERME BRICKS, HENRIQUE POTT JUNIOR, JORGE SENISE	
234.4	**FALHA DO TRATAMENTO, RESISTÊNCIA E TERAPÊUTICA DE RESGATE**	**1283**
	SIMONE DE BARROS TENORE, RICARDO SOBHIE DIAZ	
234.5	**COMPLICAÇÕES DA TERAPÊUTICA ANTIRRETROVIRAL**	**1285**
	GISELE CRISTINA GOSUEN	
234.6	**INFECÇÕES OPORTUNISTAS**	**1289**
	FERNANDA DESCIO, SIMONE DE BARROS TENORE	
234.7	**PROFILAXIA**	**1294**
	GISELE CRISTINA GOSUEN	
235	**DOENÇAS CAUSADAS POR VÍRUS DO GRUPO HERPES**	**1297**
	CELSO F. H. GRANATO, NANCY BELLEI	
236	**GRIPES E RESFRIADOS**	**1300**
	NANCY BELLEI	
237	**ARBOVIROSES**	**1305**
237.1	**DENGUE**	**1305**
	CAROLINA DOS SANTOS LÁZARI, CELSO F. H. GRANATO	
237.2	**FEBRE DE CHIKUNGUNYA**	**1311**
	CELSO F. H. GRANATO, CAROLINA DOS SANTOS LÁZARI	
237.3	**FEBRE PELO VÍRUS ZIKA**	**1312**
	CELSO F. H. GRANATO, CAROLINA DOS SANTOS LAZARI	
237.4	**FEBRE AMARELA**	**1314**
	CAROLINA DOS SANTOS LÁZARI, CELSO F. H. GRANATO	
238	**INFECÇÕES POR CITOMEGALOVÍRUS EM RECEPTORES DE TRANSPLANTE DE ÓRGÃO**	**1321**
	LUIS FERNANDO ARANHA CAMARGO	
239	**FEBRE NO PACIENTE VIAJANTE**	**1323**
	GUSTAVO HENRIQUE JOHANSON	
240	**FEBRE DE ORIGEM INDETERMINADA**	**1330**
	SÉRGIO BARSANTI WEY, THIAGO ZINSLY SAMPAIO CAMARGO	
241	**TRATAMENTO DOS EPISÓDIOS DE NEUTROPENIA FEBRIL EM PACIENTES COM CÂNCER**	**1332**
	CARLOS ALBERTO PIRES PEREIRA, PAOLA CAPPELLANO, FABIANNE CARLESSE	
242	**PNEUMONIAS ASSOCIADAS À ASSISTÊNCIA À SAÚDE (PNEUMONIAS HOSPITALARES)**	**1335**
242.1	**PNEUMONIA ASSOCIADA À VENTILAÇÃO MECÂNICA**	**1335**
	EDUARDO ALEXANDRINO SERVOLO DE MEDEIROS	
242.2	**INFECÇÃO DA CORRENTE SANGUÍNEA**	**1341**
	JULIANA OLIVEIRA DA SILVA	
242.3	**INFECÇÃO DO TRATO URINÁRIO**	**1343**
	MICHEL LAKS	
242.4	**INFECÇÃO DO SÍTIO CIRÚRGICO E PROFILAXIA CIRÚRGICA**	**1348**
	GUILHERME HENRIQUE CAMPOS FURTADO, RAFAEL TRINDADE	
242.5	**RISCO OCUPACIONAL PARA TRABALHADORES DA ÁREA DA SAÚDE**	**1352**
	EDUARDO ALEXANDRINO SERVOLO DE MEDEIROS	
243	**ACIDENTES POR ANIMAIS PEÇONHENTOS E VENENOS**	**1359**
	PRISCILA PEREIRA DANTAS	

■ DOENÇAS NEUROLÓGICAS 1364

244	**CEFALEIAS PRIMÁRIAS E SECUNDÁRIAS**	**1364**
	THAÍS RODRIGUES VILLA, DANIEL GUEDES TOMEDI	
245	**COMA E MORTE CEREBRAL**	**1368**
	MARIA ELISABETH M. R. FERRAZ	
246	**DOENÇA DE ALZHEIMER E OUTRAS DEMÊNCIAS**	**1374**
	PAULO H. F. BERTOLUCCI, FABRICIO FERREIRA DE OLIVEIRA	

ATUALIZAÇÃO TERAPÊUTICA

247 **EPILEPSIAS E ESTADO DE MAL EPILÉPTICO** 1378
ELZA MÁRCIA TARGAS YACUBIAN

248 **HEMORRAGIA INTRACEREBRAL** 1382
OCTAVIO MARQUES PONTES-NETO

249 **ACIDENTES VASCULARES CEREBRAIS ESPONTÂNEOS E TRAUMÁTICOS** 1389

 249.1 **ACIDENTE VASCULAR CEREBRAL HEMORRÁGICO** 1389
 DANYELLE S. REGES, MARIA ELISABETH M. R. FERRAZ, GISELE SAMPAIO SILVA

 249.2 **HEMORRAGIA SUBARACNOIDE E MALFORMAÇÃO ARTERIOVENOSA** 1392
 FERES CHADDAD-NETO, FELIPE GUARDINI

 249.3 **HEMATOMA INTRACEREBRAL TRAUMÁTICO AGUDO** 1394
 ITALO CAPRARO SURIANO

250 **ACIDENTE VASCULAR CEREBRAL ISQUÊMICO** 1398
MARAMELIA MIRANDA, GISELE SAMPAIO SILVA

251 **DOENÇA DE PARKINSON E OUTROS DISTÚRBIOS DO MOVIMENTO** 1404
HENRIQUE BALLALAI FERRAZ, VANDERCI BORGES, SONIA MARIA CESAR DE AZEVEDO SILVA

252 **SÍNCOPE** 1418
MAURICIO BERNSTEIN, FERNANDO MORGADINHO SANTOS COELHO

253 **MIASTENIA GRAVE AUTOIMUNE ADQUIRIDA** 1421
MARCELO ANNES, ACARY SOUZA BULLE OLIVEIRA, ROBERTO DIAS BATISTA PEREIRA

254 **DISTÚRBIOS DA LINGUAGEM NA INFÂNCIA** 1427
TATIANA DEL DEBBIO VILANOVA, RICARDO SILVA PINHO, MARCELO MASRUHA RODRIGUES, LUIZ CELSO VILANOVA

255 **ATAXIAS** 1430
ORLANDO G. P. BARSOTTINI, JOSÉ LUIZ PEDROSO, MARCUS VINICIUS CRISTINO ALBUQUERQUE

256 **ESCLEROSE MÚLTIPLA E OUTRAS DOENÇAS DESMIELINIZANTES** 1434
ENEDINA M. L. OLIVEIRA

257 **TUMORES BENIGNOS DO SISTEMA NERVOSO EM ADULTOS** 1438
MANOEL ANTONIO DE PAIVA NETO, ADRIALDO JOSÉ SANTOS

■ **DOENÇAS OFTALMOLÓGICAS** 1442

258 **DESENVOLVIMENTO E AVALIAÇÃO DA VISÃO** 1442
SOLANGE RIOS SALOMÃO, ADRIANA BEREZOVSKY

259 **AMETROPIAS E SUAS CORREÇÕES CLÍNICAS E CIRÚRGICAS** 1445
WALLACE CHAMON

260 **PRINCÍPIOS DO TRATAMENTO DAS DOENÇAS OCULARES, VIAS DE ADMINISTRAÇÃO E EFEITOS ADVERSOS DE MEDICAMENTOS** 1449
ACÁCIO ALVES DE SOUZA LIMA FILHO, FRANCISCO IROCHIMA PINHEIRO

261 **TRAUMAS OCULARES** 1453
DENISE DE FREITAS, ELISABETH NOGUEIRA MARTINS

262 **MANIFESTAÇÕES RETINIANAS** 1455
MICHEL EID FARAH, EDUARDO BÜCHELE RODRIGUES

263 **DOENÇAS DA RETINA** 1458
MICHEL EID FARAH, FERNANDO MARCONDES PENHA

264 **UVEÍTES** 1462
CRISTINA MUCCIOLI, TIAGO E. ARANTES

265 **DOENÇAS DAS PÁLPEBRAS, VIAS LACRIMAIS E ÓRBITA** 1466
MIDORI HENTONA OSAKI, TAMMY HENTONA OSAKI, PAULO GOIS MANSO, JOÃO AMARO FERRARI SILVA

266 **ESTRABISMO** 1470
MARCIA KEIKO UYENO TABUSE

267 **GLAUCOMA** 1474
IVAN MAYNART TAVARES, PAULO AUGUSTO DE ARRUDA MELLO

268 **ALTERAÇÕES DA CONJUNTIVA, CÓRNEA E ESCLERA** 1477

 268.1 **CÓRNEA: ABORDAGEM CLÍNICA E CIRÚRGICA** 1477
 ANA LUISA HÖFLING-LIMA, MARIA EMÍLIA XAVIER DOS SANTOS ARAÚJO

 268.2 **ALTERAÇÕES DA CONJUNTIVA E ESCLERA** 1482
 MARCO ANTÔNIO BORDÓN RIVEROS, JOSÉ ALVARO PEREIRA GOMES

269 **CATARATA** 1486
WALTON NOSÉ, MILTON YOGI

270 **TUMORES OCULARES** 1489
RUBENS BELFORT NETO

■ **DOENÇAS ORTOPÉDICAS** 1492

271 **LESÕES LIGAMENTARES E INSTABILIDADE ARTICULAR** 1492

 271.1 **JOELHO** 1492
 DIEGO COSTA ASTUR, MOISÉS COHEN

 271.2 **OMBRO** 1493
 CARINA COHEN, MOISÉS COHEN

 271.3 **PÉ E TORNOZELO** 1496
 MOISÉS COHEN, FERNANDO CEPOLLINA RADUAN, NACIME SALOMÃO BARBACHAN MANSUR

 271.4 **PUNHO E MÃO** 1497
 MOISÉS COHEN, FERNANDO TRAVAGLINI PENTEADO

272 **LESÕES MUSCULOTENDILÍNEAS** 1498
JOÃO CARLOS BELLOTI, MARCEL JUN SUGAWARA TAMAOKI, VINÍCIUS YNOE DE MORAES

273 **LESÕES DA CARTILAGEM ARTICULAR** 1504
FLAVIO FALOPPA, CARLOS EDUARDO DA SILVEIRA FRANCIOZI

274 **CONSOLIDAÇÃO VICIOSA DAS FRATURAS** 1509
FERNANDO BALDY DOS REIS, ROBINSON ESTEVES SANTOS PIRES, ADRIANA MACEDO DELL'AQUILA

DIAGNÓSTICO E TRATAMENTO   xli

■ DOENÇAS OTORRINOLARINGOLÓGICAS   1513

275 SÍNDROMES VESTIBULARES   1513
MAURICIO MALAVASI GANANÇA, FERNANDO F. GANANÇA

276 AVALIAÇÃO OTONEUROLÓGICA   1515
OSWALDO LAÉRCIO MENDONÇA CRUZ, HELOISA HELENA CAOVILLA

277 PERDA AUDITIVA   1518
NORMA DE OLIVEIRA PENIDO, ANDREI BORIN

278 PARALISIA FACIAL PERIFÉRICA   1521
JOSÉ RICARDO GURGEL TESTA, MARCOS LUIZ ANTUNES

279 INFECÇÕES DE VIAS AÉREAS SUPERIORES NA CRIANÇA   1525
VIVIANE MARIA GUERREIRO DA FONSECA, SHIRLEY SHIZUE NAGATA PIGNATARI

280 RESPIRADOR BUCAL   1530
SHIRLEY SHIZUE NAGATA PIGNATARI, ANDREA PEIYUN CHI SAKAI, FLAVIA SILVEIRA AMATO

281 RINOSSINUSITES   1532
REGINALDO RAIMUNDO FUJITA, RODRIGO DE PAULA SANTOS, ÉLCIO HIRAI

282 EPISTAXE   1535
VINICIUS MAGALHÃES SUGURI, RODRIGO DE PAIVA TANGERINA

283 LESÕES BENIGNAS DA LARINGE   1537
GRAZZIA GUGLIELMINO, JOSÉ CAPORRINO NETO

284 ALTERAÇÕES ESTRUTURAIS MÍNIMAS DE COBERTURA   1540
NOEMI GRIGOLETTO DE BIASE, SUNG WOO PARK

285 LEUCOPLASIAS   1544
JOSÉ EDUARDO DE SÁ PEDROSO, GUSTAVO POLACOW KORN

286 HIPERPARATIROIDISMO   1547
MARCIO ABRAHÃO, RODRIGO OLIVEIRA SANTOS

287 NÓDULOS CERVICAIS   1555
LEONARDO HADDAD, ROBERTO MASSAO TAKIMOTO

■ DOENÇAS PSIQUIÁTRICAS   1559

288 TRANSTORNOS MENTAIS NA PRÁTICA CLÍNICA   1559
JAIR DE JESUS MARI, ADRIANO RESENDE LIMA

289 ANAMNESE PSIQUIÁTRICA E EXAME DO ESTADO MENTAL   1562
JOSÉ CÁSSIO DO NASCIMENTO PITTA

290 NEUROBIOLOGIA DOS TRANSTORNOS MENTAIS   1564
ACIOLY LUIZ TAVARES DE LACERDA, ANDREA P. JACKOWSKI

291 PSICOTERAPIAS   1567
ELISA BRIETZKE, JULIETA FREITAS RAMALHO DA SILVA

292 TRANSTORNO BIPOLAR   1570
RODRIGO BARBACHAN MANSUR, ELISA BRIETZKE, JOSÉ ALBERTO DEL PORTO

293 TRANSTORNOS DE ANSIEDADE (TRANSTORNO DE ANSIEDADE GENERALIZADA, TRANSTORNO DO PÂNICO, TRANSTORNO DE ANSIEDADE SOCIAL)   1575
JOSÉ ALBERTO DEL PORTO

294 TRANSTORNO OBSESSIVO-COMPULSIVO   1579
MARCELO Q. HOEXTER, CHRISTINA HAJAJ GONZALEZ, MARIA CONCEIÇÃO DO ROSÁRIO

295 TRANSTORNO DE ESTRESSE PÓS-TRAUMÁTICO   1584
MARCELO FEIJÓ MELLO, JOSÉ PAULO FIKS

296 ESQUIZOFRENIA E OUTRAS PSICOSES   1587
ARY GADELHA, CRISTIANO NOTO, RODRIGO AFFONSECA BRESSAN

297 DEPENDÊNCIA DE NICOTINA/TABACO   1591
ANA CECILIA PETTA ROSELLI MARQUES, MARCELO RIBEIRO, RONALDO LARANJEIRA

298 DEPENDÊNCIA DE ÁLCOOL   1595
RENATA RIGACCI ABDALLA, CLÁUDIO JERÔNIMO DA SILVA, MARCELO RIBEIRO, RONALDO LARANJEIRA

299 TRANSTORNOS ASSOCIADOS AO USO DE DROGAS   1606
THIAGO MARQUES FIDALGO, ALESSANDRA MARIA JULIÃO, DARTIU XAVIER DA SILVEIRA

300 TRANSTORNOS MENTAIS GRAVES DA INFÂNCIA E ADOLESCÊNCIA (TRANSTORNOS DO ESPECTRO AUTISTA E ESQUIZOFRENIA DE INÍCIO PRECOCE)   1613
DANIELA BORDINI, TAIS S. MORIYAMA

301 TRANSTORNO DE DÉFICIT DE ATENÇÃO E HIPERATIVIDADE   1617
MARIA CONCEIÇÃO DO ROSÁRIO, IVETE GIANFALDONI GATTÁS

302 TRANSTORNOS DE ANSIEDADE E TRANSTORNO OBSESSIVO-COMPULSIVO NA INFÂNCIA E NA ADOLESCÊNCIA   1623
FELIPE SALLES NEVES MACHADO, MARIA CONCEIÇÃO DO ROSÁRIO

303 TRANSTORNO BIPOLAR NA INFÂNCIA E NA ADOLESCÊNCIA   1628
MARCOS RIBEIRO, SHEILA C. CAETANO

304 TRANSTORNOS DA PERSONALIDADE   1630
JULIETA FREITAS RAMALHO DA SILVA, ÁLVARO ANCONA DE FARIA, M. LUIZA M. FIORE

305 TRANSTORNOS SEXUAIS   1634
ELISA BRIETZKE, MARIANE NUNES NOTO

306 SUICÍDIO   1640
JOSÉ CÁSSIO DO NASCIMENTO PITTA

307 *DELIRIUM*   1643
RODRIGO BARBACHAN MANSUR, ELISA BRIETZKE

308 TRANSTORNOS ALIMENTARES   1646
ANGÉLICA M. CLAUDINO, VERUSKA LASTORIA

309 INTERCONSULTA PSIQUIÁTRICA   1652
VANESSA DE ALBUQUERQUE CITERO

310 TRANSTORNOS SOMATOFORMES (OU TRANSTORNO DE SINTOMAS SOMÁTICOS E TRANSTORNOS RELACIONADOS)   1658
JOSÉ ATILIO BOMBANA, CRISTIANE CURI ABUD

ATUALIZAÇÃO TERAPÊUTICA

■ DOENÇAS PULMONARES E DE VIAS AÉREAS 1661

311 DISPNEIA 1661
CARLOS ALBERTO DE CASTRO PEREIRA

312 TOSSE 1664
CIRO KIRCHENCHTEJN, MEYER IZBICKI

313 NÓDULO PULMONAR SOLITÁRIO 1668
LUIZ EDUARDO VILLAÇA LEÃO, EDUARDO IWANAGA LEÃO

314 ESTENOSE TRAQUEAL 1671
LUIZ HIROTOSHI OTA

315 CORPOS ESTRANHOS 1674
LUIZ HIROTOSHI OTA

316 DOENÇA PULMONAR OBSTRUTIVA CRÔNICA 1677
OLIVER A. NASCIMENTO, JOSÉ R. JARDIM

317 DOENÇA PULMONAR OBSTRUTIVA CRÔNICA ASSOCIADA À INSUFICIÊNCIA CARDÍACA CRÔNICA 1681
MARIA CLARA NOMAN DE ALENCAR, FLAVIO FERLIN ARBEX, J. ALBERTO NEDER, ALCIDES ROCHA DE F. JUNIOR

318 ASMA 1686
ANA LUISA GODOY FERNANDES, LILIAN S. BALLINI CAETANO, SAMIR DRACOULAKIS

319 BRONQUIECTASIAS 1692
OLIVER A. NASCIMENTO, ANGELA HONDA

320 DOENÇAS PULMONARES INTERSTICIAIS 1697
CARLOS ALBERTO DE CASTRO PEREIRA, LILIAN TIEMI KURANISHI

321 TROMBOEMBOLIA PULMONAR AGUDA 1702
ELOARA VIEIRA MACHADO FERREIRA, ROBERTA PULCHERI RAMOS, JAQUELINA OTA-ARAKAKI

322 PNEUMONIA ADQUIRIDA NA COMUNIDADE 1706
ROSALI TEIXEIRA DA ROCHA, JORGE NAKATANI, NILSON MOURA GAMBERO

323 PNEUMOTÓRAX ESPONTÂNEO 1710
JOSE ERNESTO SUCCI

324 DERRAMES PLEURAIS 1713
CLYSTENES ODYR SOARES SILVA, ALEX GONÇALVES MACEDO

325 TUBERCULOSE 1718
MARGARETH PRETTI DALCOLMO, ADAUTO CASTELO FILHO, REGINA GAYOSO, HENRIQUE POOT JUNIOR

326 REABILITAÇÃO PULMONAR 1729
JOSÉ R. JARDIM, OLIVER A. NASCIMENTO, MARIANA R. GAZZOTTI, NÍVIA L. NONATO

327 FISIOTERAPIA RESPIRATÓRIA 1733
LENY VIEIRA CAVALHEIRO, LUCIANA DIAS CHIAVEGATO

328 OXIGENOTERAPIA DOMICILIAR PROLONGADA 1736
ANA CRISTINA GIMENES, MARIA CHRISTINA LOMBARDI DE OLIVEIRA MACHADO

■ DOENÇAS RENAIS E DO TRATO GENITURINÁRIO 1740

329 DISTÚRBIOS DA CONCENTRAÇÃO DO SÓDIO 1740
PATRICIA SCHERER, BENTO C. SANTOS

330 LESÃO RENAL AGUDA 1745
MARCELINO DE SOUZA DURÃO JUNIOR, MIRIAN A. BOIM, OSCAR PAVÃO, NESTOR SCHOR

331 LITÍASE RENAL: DIAGNÓSTICO E TRATAMENTO 1748
ITA PFEFERMAN HEILBERG, NESTOR SCHOR

332 INTRODUÇÃO ÀS DOENÇAS GLOMERULARES 1751
GIANNA MASTROIANNI KIRSZTAJN

333 INFECÇÃO DO TRATO URINÁRIO: FISIOPATOLOGIA E TRATAMENTO 1754
NESTOR SCHOR, ITA PFEFERMAN HEILBERG

334 SÍNDROME NEFRÍTICA E GLOMERULONEFRITE RAPIDAMENTE PROGRESSIVA 1758
GIANNA MASTROIANNI KIRSZTAJN

335 SÍNDROME NEFRÓTICA 1761
GIANNA MASTROIANNI KIRSZTAJN

336 DOENÇA RENAL CRÔNICA 1764
ADRIANO LUIZ AMMIRATI, MARIA EUGENIA F. CANZIANI, SÉRGIO A. DRAIBE

337 MÉTODOS DIALÍTICOS 1767
MARIA CLAUDIA CRUZ ANDREOLI, MARIA EUGENIA F. CANZIANI, SÉRGIO A. DRAIBE

338 TRANSPLANTE RENAL 1771
JOSÉ MEDINA PESTANA

■ DOENÇAS REUMÁTICAS 1776

339 ARTRITE REUMATOIDE 1776
DANIEL FELDMAN

340 DOENÇAS MICROCRISTALINAS 1782
ANTONIO J. L. FERRARI

341 DOENÇAS DA COLUNA VERTEBRAL 1786
JAMIL NATOUR, LUIZ CLÁUDIO LACERDA RODRIGUES, LUIZA HELENA RIBEIRO

    341.1 TUMORES DA COLUNA VERTEBRAL 1791
    ALEXANDRE JOSE REIS ELIAS

    341.2 CIRURGIA DA HÉRNIA DE DISCO 1795
    EDUARDO BARROS PUERTAS, THEOPHILO ASFORA LINS, RENATO HIROSHI SALVIONI UETA, DAVID DEL CURTO

342 ESCLEROSE SISTÊMICA 1799
CRISTIANE KAYSER

343 ESPONDILOARTRITES 1804
BARBARA N. CARVALHO KLEMZ, CARINA MORI F. GOMES, THAUANA LUIZA DE OLIVEIRA, MARCELO M. PINHEIRO

344 FIBROMIALGIA 1810
ROBERTO E. HEYMANN, DANIEL FELDMAN

345 LÚPUS ERITEMATOSO SISTÊMICO 1814
EDGARD TORRES DOS REIS NETO, EMILIA INOUE SATO

346 MIOPATIAS INFLAMATÓRIAS IDIOPÁTICAS 1820
SANDRO FÉLIX PERAZZIO, LUIS EDUARDO COELHO ANDRADE

347 VASCULITES SISTÊMICAS 1825
ALEXANDRE WAGNER SILVA DE SOUZA, EMILIA INOUE SATO

348	OSTEOARTRITE	1829
	RITA NELY VILAR FURTADO, IVONE MINHOTO MEINÃO	
349	SÍNDROME DE SJÖGREN	1836
	LUIS EDUARDO COELHO ANDRADE, EDGARD TORRES DOS REIS NETO	
350	DOENÇA DE BEHÇET	1840
	SANDRO FÉLIX PERAZZIO, ALEXANDRE WAGNER SILVA DE SOUZA, EMILIA INOUE SATO	
351	SÍNDROME ANTIFOSFOLÍPIDE	1844
	ALEXANDRE WAGNER SILVA DE SOUZA, EMILIA INOUE SATO	
352	REABILITAÇÃO	1847
	ANAMARIA JONES, FABIO JENNINGS, JAMIL NATOUR	
353	REUMATISMO DE PARTES MOLES	1849
	RITA VILAR FURTADO	

PARTE 7 ONCOLOGIA

■ NO ADULTO 1857

354	GENÉTICA DO CÂNCER	1857
	FERNANDA TERESA DE LIMA	
355	PREVENÇÃO DO CÂNCER	1861
	CARMEN SILVIA PASSOS LIMA, LUIZ CARLOS ZEFERINO	
356	EMERGÊNCIAS ONCOLÓGICAS	1866
	CHRISTIAN RIBAS	
357	IMUNOTERAPIA DO CÂNCER E ANGIOGÊNESE TUMORAL	1873
	ELAINE GUADELUPE RODRIGUES, THAYSA PASCHOALIN	
358	PRINCÍPIOS DE QUIMIOTERAPIA	1878
	RAELSON RODRIGUES MIRANDA, TIAGO COSTA DE PÁDUA, NORA MANOUKIAN FORONES	
359	PRINCÍPIOS DE RADIOTERAPIA	1883
	HELENA REGINA COMODO SEGRETO, ROBERTO ARAUJO SEGRETO	
360	PRINCÍPIOS DA CIRURGIA ONCOLÓGICA	1887
	LAERCIO GOMES LOURENÇO	
361	INFECÇÕES APÓS TRANSPLANTE DE CÉLULAS-TRONCO HEMATOPOIÉTICAS	1889
	MARIA DANIELA BERGAMASCO, PAOLA CAPPELLANO, CARLOS ALBERTO PIRES PEREIRA	
362	NEOPLASIAS NO CICLO GRAVÍDICO-PUERPERAL	1892
	RONEY CESAR SIGNORINI FILHO, SUE YAZAKI SUN	
363	TUMORES DO SISTEMA NERVOSO	1898
	363.1 ABORDAGEM MULTIDISCIPLINAR	1898
	JOÃO NORBERTO STÁVALE, ORESTE PAULO LANZONI, SUZANA MARIA FLEURY MALHEIROS	
	363.2 TUMORES GLIAIS EM ADULTOS	1901
	SUZANA MARIA FLEURY MALHEIROS, LUIZ DANIEL CETL, MANOEL ANTONIO DE PAIVA NETO	

DIAGNÓSTICO E TRATAMENTO xliii

	363.3 METÁSTASES INTRACRANIANAS	1905
	ADRIALDO JOSÉ SANTOS, MANOEL ANTONIO DE PAIVA NETO, MIGUEL MONTES CANTERAS	
364	CÂNCER DE CABEÇA E PESCOÇO (QUIMIOTERAPIA)	1909
	HAKARU TADOKORO, ILKA LOPES SANTORO, MARCIO ABRAHÃO	
365	CÂNCER DO OLHO E DOS ANEXOS OCULARES	1910
	CLÉLIA MARIA ERWENNE, LUIZ FERNANDO TEIXEIRA	
366	CÂNCER DE TIROIDE	1914
	RUI M. B. MACIEL	
367	CÂNCER DE PULMÃO	1919
	ILKA LOPES SANTORO, SERGIO JAMNIK, JOÃO ALÉSSIO JULIANO PERFEITO	
368	CÂNCER DE MAMA	1923
	368.1 NA GESTAÇÃO	1923
	GIL FACINA, AFONSO CELSO PINTO NAZARIO	
	368.2 NA FASE INICIAL	1926
	AFONSO CELSO PINTO NAZARIO, GIL FACINA	
	368.3 NA FASE AVANÇADA	1932
	GIL FACINA, NILCIZA MARIA DE CARVALHO TAVARES CALUX, MARCELO TANAKA	
369	CÂNCER DE ESÔFAGO	1935
	NORA MANOUKIAN FORONES, FERNANDO HERBELLA, JOSÉ CARLOS DEL GRANDE	
370	CÂNCER DE ESTÔMAGO	1937
	LAERCIO GOMES LOURENÇO, NORA MANOUKIAN FORONES	
371	TUMORES NEUROENDÓCRINOS	1940
	ALESSANDRA CASAGRANDE, LUCAS LEITE CUNHA, JULIO ABUCHAM	
372	CÂNCER DE PÂNCREAS E DA REGIÃO PERIAMPOLAR	1942
	FRANZ R. APODACA-TORREZ, ALBERTO GOLDENBERG, BENEDITO HERANI FILHO, EDSON J. LOBO, NORA MANOUKIAN FORONES	
373	CÂNCER DE FÍGADO	1945
	ADRIANO MIZIARA GONZALEZ, NORA MANOUKIAN FORONES	
374	CÂNCER COLORRETAL	1948
	NORA MANOUKIAN FORONES, SARHAN SYDNEY SAAD	
375	TUMOR ESTROMAL GASTRINTESTINAL	1951
	NORA MANOUKIAN FORONES, LAERCIO GOMES LOURENÇO	
376	CÂNCER DO OVÁRIO E TUBA UTERINA	1952
	MARIA GABRIELLA GIUSA, RENATO MORETTI MARQUES, SÉRGIO MANCINI NICOLAU, AURO DEL GIGLIO, GUILHERME BICUDO BARBOSA	
377	CÂNCER DO COLO UTERINO	1959
	RENATO MORETTI MARQUES, SÉRGIO MANCINI NICOLAU, ANDRESSA MELINA SEVERINO TEIXEIRA	
378	CÂNCER DE ENDOMÉTRIO E SARCOMAS UTERINOS	1963
	CLAUDIA C. R. BORTOLETTO, MARIA GABRIELA BAUMGARTEN KUSTER UYEDA, AURO DEL GIGLIO	
379	CÂNCER DE VULVA	1968
	ANA FLÁVIA ARAÚJO LITWINCZUK, PEDRO LUIZ LACORDIA, WAGNER JOSÉ GONÇALVES	

380	**CÂNCER DE VAGINA**	1970	396	**TRANSPLANTE DE CÉLULAS-TRONCO HEMATOPOÉTICAS** 2052

380 **CÂNCER DE VAGINA** 1970
MARCO ANTONIO PEREIRA, PEDRO LUIZ LACORDIA, WAGNER JOSÉ GONÇALVES

381 **CÂNCER RENAL** 1971
CASSIO ANDREONI RIBEIRO, VALDEMAR ORTIZ

382 **CÂNCER DE BEXIGA** 1975
CASSIO ANDREONI RIBEIRO, MARCELO TANAKA

383 **CÂNCER DE PRÓSTATA** 1981
MARCUS V. SADI

384 **CÂNCER DE TESTÍCULO** 1984
VALDEMAR ORTIZ

385 **CÂNCER DE PELE MELANOMA** 1987
IVAN DUNSHEE DE ABRANCHES OLIVEIRA SANTOS FILHO, DAIANE PEREIRA GUIMARÃES

386 **CÂNCER DE PELE NÃO MELANOMA** 1991
HEITOR CARVALHO GOMES, IVAN DUNSHEE DE ABRANCHES OLIVEIRA SANTOS FILHO

387 **SARCOMAS DOS TECIDOS MOLES** 1993
FABIO ROBERTO KATER, REYNALDO JESUS-GARCIA

388 **TUMORES ÓSSEOS** 2000
REYNALDO JESUS-GARCIA, ANTONIO SERGIO PETRILLI

389 **MIELOMA MÚLTIPLO** 2006
WALTER MOISÉS TOBIAS BRAGA, GISELE COLLEONI

390 **LINFOMA DE HODGKIN** 2012
OTAVIO CESAR BAIOCCHI, ADRIANA MARQUES DAMASCO PENNA

391 **LINFOMAS NÃO HODGKIN** 2016
RIGUEL JUN INAOKA, GISELE COLLEONI

392 **CÂNCER DAS VIAS AERODIGESTIVAS SUPERIORES** 2021
FERNANDO DANELON LEONHARDT, ONIVALDO CERVANTES

393 **DOENÇAS MIELOPROLIFERATIVAS** 2024

   393.1 **LEUCEMIA MIELOIDE AGUDA** 2024
       MARIA DE LOURDES CHAUFFAILLE, LUÍS ARTHUR FLORES PELLOSO

   393.2 **LEUCEMIA MIELOIDE CRÔNICA-BCR-ABL1** 2028
       MARIA DE LOURDES CHAUFFAILLE, SANDRA SERSON ROHR

   393.3 **NEOPLASIAS MIELOPROLIFERATIVAS--BCR-ABL1 NEGATIVAS** 2033
       MARIA DE LOURDES CHAUFFAILLE, SANDRA SERSON ROHR

   393.4 **SÍNDROMES MIELODISPLÁSICAS** 2040
       MARIA DE LOURDES CHAUFFAILLE, LUÍS ARTHUR FLORES PELLOSO

394 **LEUCEMIA LINFOBLÁSTICA AGUDA** 2044
MARIA DE LOURDES CHAUFFAILLE, LUÍS ARTHUR FLORES PELLOSO

395 **LEUCEMIA LINFOCÍTICA CRÔNICA** 2048
CELSO ARRAIS RODRIGUES, MATHEUS VESCOVI GONÇALVES, MIHOKO YAMAMOTO

396 **TRANSPLANTE DE CÉLULAS-TRONCO HEMATOPOÉTICAS** 2052
JOSÉ SALVADOR RODRIGUES DE OLIVEIRA

397 **TRATAMENTO DA DOR E DA DOENÇA ONCOLÓGICA TERMINAL** 2064
JUDYMARA LAUZI GOZZANI

398 **ALTERAÇÕES OCULARES NO TRATAMENTO DO CÂNCER SISTÊMICO** 2067
ALINE S. MORIYAMA, RUBENS BELFORT NETO

■ **NA CRIANÇA E NO ADOLESCENTE** 2073

399 **EPIDEMIOLOGIA DO CÂNCER** 2073
ANTONIO SERGIO PETRILLI, MONICA CYPRIANO

400 **LEUCEMIAS** 2075
MARIA LUCIA DE MARTINO LEE

401 **LINFOMAS** 2080
FLAVIO AUGUSTO LUISI

402 **TUMORES DO SISTEMA NERVOSO CENTRAL** 2083
SERGIO CAVALHEIRO, NASJLA SABA DA SILVA, ANDREA MARIA CAPPELLANO

403 **TUMORES ABDOMINAIS** 2085
ELIANA M. M. CARAN, MONICA CYPRIANO

404 **TUMORES ÓSSEOS** 2089
ANTONIO SERGIO PETRILLI, CARLA RENATA P. DONATO MACEDO

405 **TUMORES DE PARTES MOLES** 2092
ELIANA M. M. CARAN

406 **TUMORES DE CÉLULAS GERMINATIVAS** 2094
CARLA RENATA P. DONATO MACEDO

407 **CARCINOMA DO CÓRTEX DA GLÂNDULA SUPRARRENAL** 2098
ELIANA M. M. CARAN, SIMONE DE CAMPOS VIEIRA ABIB, SÉRGIO T. SCHETTINI

408 **HISTIOCITOSES** 2100
MONICA CYPRIANO

409 **RETINOBLASTOMA** 2103
CARLA RENATA P. DONATO MACEDO, LUIZ FERNANDO TEIXEIRA

410 **TRANSPLANTE DE MEDULA ÓSSEA E HEMOTERAPIA** 2105
ADRIANA SEBER, CLAUDIA C. NAUFEL TERZIAN, BRUNO RIBEIRO CRUZ

411 **URGÊNCIAS ONCOLÓGICAS** 2108
FABIANNE CARLESSE, FLAVIO AUGUSTO LUISI

412 **DOR E CUIDADOS PALIATIVOS NO PACIENTE COM DIAGNÓSTICO DE CÂNCER** 2113
CARLOTA V. BLASSIOLI MORAES

ÍNDICE 2117

BASES DA TERAPÊUTICA

PARTE 1

1
DESENVOLVIMENTO DE UM NOVO MEDICAMENTO

■ JOÃO MASSUD FILHO

Utilizados na prática clínica por quase todos os profissionais da saúde, os medicamentos têm tido seu custo aumentado cada vez mais, fazendo com que a gestão da saúde se preocupe com o impacto socioeconômico da terapêutica medicamentosa.

Frequentemente somos surpreendidos por terapias novas com grandes promessas de cura advindas da indústria farmacêutica ou por via popular. É preciso, no entanto, comprovar-se a eficácia de um novo medicamento com estudos clínicos bem controlados e conduzidos conforme as exigências legais, éticas e científicas. Existem normas de boas práticas clínicas, aceitas globalmente, que norteiam o desenvolvimento de um novo produto farmacêutico. O uso errôneo de um produto farmacêutico poderá levar a danos à saúde, bem como ao dispêndio econômico desnecessário.

Estimativas indicam que em 1950 o desenvolvimento de um novo medicamento custava cerca de 1,5 milhão de dólares, e o dossiê para registro sanitário continha menos de 100 páginas. Atualmente, calcula-se um custo de desenvolvimento da ordem de 800 milhões de dólares, e o dossiê de registro contém mais de 300.000 páginas.

Qual é o significado disso? Ao longo do tempo, tivemos um aumento significativo das exigências científica, ética e legal para desenvolver produtos farmacêuticos seguros e eficazes. Ainda assim, observa-se, de tempos em tempos, a retirada do mercado de algum medicamento que mostrou efeitos colaterais indesejáveis após ser utilizado em milhares de pacientes. O infeliz exemplo da talidomida foi o marco decisivo para esta busca.

Com o objetivo de melhor entendermos os medicamentos, é importante conhecer seu desenvolvimento e comercialização.

■ DESENVOLVIMENTO DE UM MEDICAMENTO

Todo medicamento a ser desenvolvido, deverá, necessariamente, ser submetido a testes **não clínicos** e **clínicos**.

FASE NÃO CLÍNICA (PRÉ-CLÍNICA)

Esta fase do desenvolvimento é chamada de não clínica porque é desenvolvida em laboratório com ou sem animais. Antigamente era denominada pré-clínica porque vinha antes das etapas desenvolvidas em seres humanos. Atualmente, mesmo quando o medicamento está sendo pesquisado nos seres humanos, poderá haver estudos paralelos em animais, daí ser chamada etapa não clínica.

A partir da síntese de uma nova molécula ou purificação de um extrato vegetal, há o início dos estudos em animais, cujo objetivo é avaliar a toxidade aguda (efeitos no curto prazo), subaguda (efeitos no médio prazo), crônica (efeitos a longo prazo), toxidade reprodutiva (efeitos na gestação e na prole), atividade mutagênica (efeitos no patrimônio genético das células), potencial oncogênico (capacidade de promover o desenvolvimento de células cancerígenas). Os estudos deverão ser conduzidos em pelo menos 2 espécies diferentes de animais. A duração desta fase é de 1 a 3 anos, com média de 18 meses.

FASE CLÍNICA

As etapas clínicas se dividem em **fases I, II, III e IV**, que serão abordadas a seguir, exceto para produtos oncológicos, que merecem tratamento à parte.

Fase I

- objetivo: segurança e tolerabilidade;
- 20 a 100 voluntários sadios;
- duração: vários meses;
- estuda farmacocinética, farmacodinâmica, metabolismo, mecanismo de ação e excreção;
- interação com outros medicamentos, alimentos, álcool;
- alterações metabólicas.

É o primeiro estudo em seres humanos com um novo princípio ativo ou nova formulação; é realizado geralmente em voluntários sadios. O objetivo desta etapa é estabelecer uma avaliação preliminar da segurança. A dose recomendável do novo fármaco ou associação é, no máximo, 1/10 da dose considerada segura nos estudos não clínicos, realizados na espécie que tenha se mostrado mais sensível, ou naquela com mais estreita semelhança biológica com o homem.

Nesta fase, são estudados os perfis farmacocinético (como a medicação circula pelo corpo) e farmacodinâmico (locais preferenciais de ação ou acúmulo da medicação). O metabolismo da medicação e as vias de excreção são determinados a partir destes estudos. Normalmente, os voluntários não são expostos a mais de 3 doses do fármaco em pesquisa.

Após a administração de cada dose, deverão ser realizados os estudos de tolerância. Somente as medicações que se mostrarem seguras e com perfil farmacológico adequado seguirão para as outras fases da pesquisa.

Fase II

- objetivo: eficácia e segurança a curto prazo;
- centenas de pacientes;
- duração: vários meses a 2 anos;
- estuda a variação de dose para algumas indicações.

Os objetivos desta fase são demonstrar a atividade terapêutica e estabelecer a segurança, em curto prazo, do princípio ativo em pacientes afetados por uma determinada enfermidade ou condição patológica. As pesquisas são realizadas em um número limitado de pacientes.

Busca-se estabelecer as relações dose-resposta, a fim de definir a posologia do medicamento.

Fase III

- objetivo: eficácia, segurança e dosagem;
- centenas a milhares de pacientes;
- duração: 1 a 4 anos;
- estuda a relação risco/benefício;
- bula.

São estudos realizados com um número grande e variados de pacientes visando a determinar o resultado do risco/benefício a curtos e longo prazo das formulações do princípio ativo e o seu valor terapêutico.

Exploram-se, nesta fase, o tipo e o perfil das reações adversas mais frequentes. Outro ponto fundamental a ser visto é a interação medicamentosa; com o uso de diferentes produtos, em determinadas doenças, é muito frequente tornar-se necessário saber das implicações farmacológicas de todos eles. Por exemplo, uso de anti-hipertensivos com hipoglicemiantes ou com anticoagulantes ou com redutores de lipídeos, etc.

Todas as informações sobre o produto, desde a etapa não clínica até a fase III, irão servir de base para a bula do medicamento que passará a ser o seu documento oficial. À medida que novos estudos venham a ser desenvolvidos e novos conhecimentos surjam, a bula passará a ser atualizada periodicamente.

Fase IV

- objetivo: expandir e confirmar segurança e eficácia
- considerar as necessidades para expansão do mercado (comparação com líderes de mercado, investigar subpopulações)
- novas indicações/formulações

As pesquisas da fase IV são realizadas após a comercialização do produto e visam, basicamente, a expandir o mercado, do ponto de vista comercial. Também são estudadas nesta fase a vigilância pós-comercialização e a detecção de novos eventos adversos e/ou confirmação da frequência de surgimento dos já conhecidos.

ATENÇÃO!

Novas indicações, novos métodos de administração e estudos de associação medicamentosa são feitos na fase IV.

■ FASE CLÍNICA PARA PRODUTOS ONCOLÓGICOS

O desenvolvimento de produtos oncológicos é igual na fase não clínica e diferente na clínica, sendo também dividida por fases:

- A **fase I** tem por objetivo definir a relação toxidade/dose e determinar a dose máxima tolerada. Os estudos não são feitos com voluntários sadios e com pacientes previamente tratados, sem resposta terapêutica e naqueles sem outro tratamento efetivo a ser realizado. São incluídos pacientes com qualquer tipo histológico de tumor desde que tenham funções renal e hepática satisfatórias.
- A **fase II** objetiva identificar os tipos de tumor nos quais o tratamento pareça promissor. Também é conduzida em pacientes pré-tratados, exceto quando não existe tratamento conhecido que prolongue a vida, por exemplo, câncer de pâncreas.
- A **fase III** objetiva determinar a eficácia e segurança comparativamente em relação à história natural da doença e ao tratamento-padrão (maior eficácia ou eficácia similar associada a menor morbidade).
- A **fase IV**, quando realizada, visa à expansão de mercado, do ponto de vista comercial.

■ NORMATIZAÇÃO DOS ESTUDOS CLÍNICOS

- O desenvolvimento de um estudo clínico deverá ser feito dentro de maior rigor ético, científico e legal.
- Existem normas internacionais que norteiam estas pesquisas: os manuais de boas práticas clínica, a conferência internacional de harmonização e a declaração de Helsinki (e suas emendas). Além dessas, a legislação própria de cada País deverá ser respeitada integralmente: no Brasil, por exemplo, nenhuma pesquisa com seres humanos poderá ser iniciada sem aprovação do Comitê de Ética em Pesquisa (CEP) da instituição, eventualmente, da Comissão Nacional de Ética em Pesquisa (CONEP) e da Agência Nacional de Vigilância Sanitária (Anvisa).
- Também é importante ressaltar que, antes de participar de uma pesquisa, o voluntário ou paciente deve assinar o termo de consentimento livre esclarecido, assegurando que compreende integralmente o seu teor e tenha a liberdade de optar ou não em participar dela.

ATENÇÃO!

Todos os potenciais risco/benefícios devem ser amplamente discutidos.

- O foco de toda pesquisa clínica é o sujeito da pesquisa, ou seja, o voluntário ou paciente não pode ser considerado o objeto da investigação, mas o sujeito dela. Outro ponto a ser destacado é que, embora os padrões de pesquisa sejam os mesmo mundialmente, os cuidados médicos não são similares – daí a necessidade de uma adaptação à nossa realidade.
- Fundamental é saber que as metas da pesquisa são sempre secundárias ao bem-estar do sujeito da pesquisa.
- A pesquisa clínica é importante para conhecer melhor e precocemente o produto, conhecer a resposta em diferentes etnias e aprimorar o desenvolvimento científico. Seu desenvolvimento dentro de uma metodologia adequada permitirá diferenciar a vivência de casos clínicos com a experimentação clínica.
- Nos dias atuais, há uma premência em desenvolver novos medicamentos e que sejam incorporados à prática clínica o mais rápido possível (antes, esse tempo era em torno de 15 anos, e hoje, por volta de 7). As razões são econômicas e científicas, o que pode ser exemplificado pela busca desesperada de medicamentos eficazes para a Aids, quando houve um encurtamento do tempo de desenvolvimento clínico do AZT.
- A pesquisa clínica deve seguir metodologia estatística adequada para que as informações obtidas sejam validadas e possam gerar evidências médicas.

Todos esses critérios devem ser seguidos para que se possa desenvolver adequadamente um novo produto farmacêutico.

REVISÃO

- O desenvolvimento clínico é a etapa final de um processo que dura cerca de 10 anos partindo-se de 10.000 moléculas até se atingir 1-2 produtos comercializáveis.
- A comercialização de um medicamento não encerra, por si só, todo o processo, pois, como se verá no capítulo sobre Segurança dos Medicamentos e Farmacovigilância, à medida que aumenta a experiência clínica, novos dados são acrescentados ao perfil daquele produto – expandindo ou reduzindo indicações, posologia, doses, interações medicamentosas e reações adversas.

■ LEITURAS SUGERIDAS

Edwards LD, Fox AW, Stonier PD, editors. Principles and practice of pharmaceutical medicine. 3rd ed. Oxford: Blackwell; 2011.

Graff S. Vigilância pós-comercialização: aprendendo a atender o consumidor com reação adversa. São Paulo: Scortecci; 2012.

Hulley SB, Cummings SR, Browner WS, Grady DG. Delineando a pesquisa clínica. 4. ed. Porto Alegre: Artmed; 2015.

Massud Filho J, organizador. Medicina farmacêutica: conceitos e aplicações. Porto Alegre: Artmed; 2016.

Moretto LD, Mastelaro R. Boas práticas de farmacovigilância. São Paulo: Sindusfarma; 2010.

Robertson D, Williams GH. Clinical and translational science: principles of human research. London: Elsevier; 2009.

2

PRINCÍPIOS GERAIS DE FARMACOCINÉTICA E FARMACODINÂMICA NOS CICLOS DA VIDA

- ANTONIO JOSÉ LAPA
- MARIA TERESA RIGGIO DE LIMA-LANDMAN
- THEREZA CHRISTINA MONTEIRO DE LIMA
- MIRTES MIDORI TANAE
- CADEN SOUCCAR

MEDICAMENTO

Medicamentos são compostos químicos capazes de interagir com receptores celulares, desencadeando um efeito benéfico no organismo enfermo. Em sua maioria, os medicamentos são xenobióticos, isto é, compostos que não existem no organismo humano, e, para que esses "corpos estranhos" produzam o efeito desejado, induzam ou modifiquem uma resposta fisiológica, é preciso que sejam reconhecidos por proteínas receptoras na membrana celular ou dentro da célula.

Medicamentos não devem aumentar uma enfermidade ou introduzir novas complicações no quadro clínico; contudo, a especificidade de um xenobiótico não é regra. Interagindo com diferentes alvos moleculares – receptores, canais iônicos, enzimas ou transportadores – em diferentes órgãos, vários efeitos colaterais podem ser desencadeados. Portanto, na terapêutica medicamentosa, espera-se que um fármaco, capaz de modificar mecanismos fisiopatológicos para restabelecer a homeostasia, consiga, pelo mesmo mecanismo, desencadear uma disfunção até então inexistente, ou induzir uma correção exagerada. Assim, todo composto bioativo é potencialmente tóxico, e sua administração deve ser responsável, com conhecimento de causa.

Por essa razão, a aplicação de xenobióticos na espécie humana, com intuito curativo, preventivo ou diagnóstico, é regida por princípios éticos traduzidos no meio científico em duas citações latinas consagradas:

- "*Primo non nocere* (em primeiro lugar, não causar dano ao paciente)".
- "*Utile per inutile non nocetur* (o útil não deve ser prejudicado pelo inútil)".

Esses preceitos éticos foram enunciados pela Organização Mundial da Saúde (OMS), em 1964 – Declaração de Helsinque –, revistos e atualizados em Tóquio (1975), Veneza (1983), Hong-Kong (1989), e traduzidos com muitas particularidades e detalhes nas Diretrizes Éticas Internacionais para Investigação Biomédica Envolvendo Seres Humanos, propostas pelo Conselho das Organizações Internacionais de Ciências Médicas (CIOMS, do inglês Council for International Organizations of Medical Sciences) e pela OMS, em 1982, e publicadas em 1993.[1] No Brasil, os quatro conceitos bioéticos básicos (autonomia, não maleficência, beneficência e justiça) foram incorporados à Resolução n° 196/1996, do Conselho Nacional de Saúde, que normatiza as pesquisas nessa área *sub judice* de comissões de ética independentes, oficialmente credenciadas pelo Conselho Nacional de Saúde.

DIAGNÓSTICO E TRATAMENTO

Ao governar a relação médico-paciente e as atitudes terapêuticas escolhidas para sanar distúrbios funcionais, psíquicos ou somáticos, esses princípios realçam a segurança esperada na prática médica. No entanto, frente à baixa especificidade dos xenobióticos, há sempre o risco de efeitos colaterais indesejáveis. Alguns desses efeitos serão concomitantes e toleráveis durante o tratamento, outros talvez sejam impeditivos de uso. A probabilidade de aparecimento desses efeitos indesejáveis independe de quem prescreve, mas ao prescritor cabe evitar que as consequências prejudiquem o paciente durante a evolução do tratamento. "Tratar mal" um paciente (doses inadequadas, terapia alternativa com eficácia não comprovada) ou deixar de tratar (placebo) são condutas igualmente perniciosas quando há disponibilidade de medicamentos eficazes.

É necessário, portanto, que na prática médica existam critérios para a seleção de recursos terapêuticos eficazes e seguros, isto é, aqueles com Índices Terapêuticos (IT) compatíveis com o quadro nosológico.

ÍNDICE TERAPÊUTICO

Trata-se de uma relação de doses determinadas experimentalmente: a menor dose capaz de induzir um efeito indesejável (tóxico) e a dose necessária para o efeito terapêutico. Quanto maior for o índice terapêutico (IT), mais seguro será o xenobiótico e maior a "janela terapêutica" do medicamento. Informações quanto ao IT e à prevalência de efeitos adversos comuns fazem parte do dossiê científico de qualquer medicamento licenciado e estão descritas também em compêndios terapêuticos, bulas, publicações científicas, bancos de dados e consensos, cuja consulta pode ser facilitada com os recursos atuais da informática.

Eficácia e segurança, no entanto, variam até mesmo entre xenobióticos de uma mesma classe terapêutica, e o risco de interação com outros produtos de uso simultâneo estará sempre exigindo condutas corretivas. Por isso, além da eficácia e do IT, é imprescindível conhecer o mecanismo de ação do medicamento, os mecanismos fisiológicos utilizados para controlar sua distribuição e eliminação, os reflexos compensadores que podem sobrepor-se à ação do medicamento e o decurso temporal de todos esses processos.

O protocolo científico clássico para avaliação de novos medicamentos está estruturado em estudos pré-clínicos (não humanos) exploratórios e em estudos clínicos comprovadores da ação farmacológica detectada. Até duas décadas atrás, visando a garantir a segurança de um novo fármaco nos ensaios clínicos, preconizava-se o estudo pré-clínico exaustivo de qualquer novo fármaco. A extrapolação (translação, ou tradução) dos achados pré-clínicos para a espécie humana, porém, não é direta: em geral, associações pré-clínicas/clínicas complementares são necessárias para a demonstração do mecanismo de ação molecular e para a detecção da maioria dos efeitos relacionados quantitativamente à dose eficaz. Respostas independentes da dose não são facilmente previstas com a metodologia de estudo atual.

É possível entender que a relação dose-efeito em organismos complexos também é muito complexa, por isso, o estudo em animais utiliza preparações isoladas com poucas variáveis biológicas, às vezes controláveis ou eliminadas, ou mantidas constantes durante a experiência para possibilitar o estudo separado de cada uma delas. Frequentemente, as variáveis que influenciam o resultado experimental tornam-se marcadores da eficácia. Na maioria das vezes, a relação concentração-efeito pode ser transformada em uma curva "concentração (dose)-efeito", representada por uma equação matemática que considera na sua elaboração as variações da amostragem e os princípios estatísticos utilizados na análise experimental. O modelo matemático permite prever a evolução do efeito ao longo do intervalo de doses: por exemplo, a definição da dose efetiva 50% (DE_{50}: dose que produz

50% do efeito máximo, ou dose que produz o efeito desejado – *end point* – em 50% da população) e a obtenção da DE_{10} ou da DE_{95}.

> **ATENÇÃO!**
>
> A adequação do modelo matemático à realidade depende da qualidade e da representatividade dos dados obtidos experimentalmente. É preocupante pensar que essa seja uma causa comum do insucesso atual da pesquisa translacional.

■ MECANISMO DE AÇÃO

O mecanismo de ação de um novo medicamento pode ser determinado comparativamente a mediadores naturais ou a protótipos reconhecidos. É esperado, por exemplo, que agonistas de um mesmo sistema receptor apresentem potências relativas constantes em qualquer modelo biológico, e que seus efeitos sejam inibidos de forma proporcional na presença de antagonistas competitivos. Para isso, é necessário medir a interação do novo composto com seus alvos proteicos. Essa interação molecular é evidenciada em curvas dose-efeito, como dito.

A curva dose-resposta que descreve o efeito de um medicamento permite muitas inferências quanto ao mecanismo de ação, por exemplo:

- Indica a dose limiar (Dmin) e a dose que produz o efeito máximo (Dmax); doses menores que a limiar são ineficazes e doses maiores que a "máxima" não aumentam o efeito primário, mas podem desencadear efeitos colaterais tóxicos.
- A inclinação da curva dose-resposta – proporcionalidade da resposta em razão da dose – indica a segurança do fármaco frente à janela terapêutica: quanto maior a inclinação, menor a possibilidade de escalonamento da dose e menor a segurança terapêutica. No caso oposto, deve-se lembrar que a linearidade da curva dose-efeito é uma função logarítmica e que pequenas variações da dose podem não refletir variação significativa do efeito terapêutico.
- A curva dose-efeito permite calcular a potência relativa (afinidade) de agonistas de um mesmo grupo terapêutico e a identificação de "agonistas parciais" (com eficácia intrínseca baixa), que não conseguem produzir grandes efeitos com o incremento da dose, mas que ocupam os receptores e podem exacerbar os efeitos colaterais.

Do exposto, depreende-se que a obtenção de curvas dose-efeito das ações primárias e secundárias de um novo composto é o objetivo primordial dos estudos farmacodinâmicos. Ao estabelecer a relação quantitativa entre as doses e as respostas clínicas, considerando a variação individual e a seletividade da ação, as curvas dose-efeito fornecem ao médico as bases científicas que permitem o controle da eficiência terapêutica. No entanto, as curvas dose-efeito não explicam os mecanismos das ações dos medicamentos.

As evidências científicas mostram que o efeito terapêutico e a atividade tóxica resultam da interação entre o fármaco e as macromoléculas celulares (receptores); ao serem ativados, os receptores iniciam alterações biofísicas de membrana e reações bioquímicas intracelulares em cadeia (segundos-mensageiros e cascata de eventos intracelulares) que exacerbam ou inibem as funções celulares. Todas essas etapas intermediárias expõem "alvos" para interação com xenobióticos. A distribuição desses alvos e a intensidade da interação com os fármacos estabelecem a seletividade e as relações quantitativas características do efeito farmacológico, isto é, definem o mecanismo da ação farmacológica.

O conceito de "receptor farmacológico", responsável pela ação de xenobióticos, permeou a evolução da farmacologia e da terapêutica, muito antes do isolamento e da identificação molecular do primeiro deles. O progresso científico na área mostrou que muitas proteínas estruturais, de ampla distribuição e de importância funcional (enzimas intra e extracelulares, canais iônicos, transportadores iônicos ou moleculares), podem ser alvos ("receptores") da ação de xenobióticos. Além de ampliar o conceito inicial de "receptor farmacológico", mostrou-se também que a interação intermolecular desses alvos com xenobióticos não é exclusivamente "ortostérica" (no sítio de interação de ligantes fisiológicos) e que interações "alostéricas" (na sua estrutura terciária ou quaternária) podem modular não competitivamente a fisiologia celular, originando efeitos de intensidade e cinética diferentes daqueles originados da transdução fisiológica "normal". Dessa forma, entende-se por que a seletividade da ação de alguns xenobióticos é pequena, com efeitos colaterais frequentes e inevitáveis. As interações alostéricas permitiram também antever a possibilidade de novas, múltiplas e promissoras interferências moduladoras da atividade celular patológica, interações talvez desejáveis, mas ainda hoje pouco conhecidas.

Pode-se generalizar que, na terapêutica atual: 1) é essencial entender o mecanismo de ação molecular dos xenobióticos na ação corretiva e no resgate de pacientes hiper-reativos; 2) as interações moleculares podem ser muitas, extra ou intracelulares, seletivas e competitivas, ou alostéricas e não competitivas; 3) as relações quantitativas dessas interações com os efeitos desencadeados devem ser consideradas na avaliação da eficiência terapêutica; 4) a pesquisa translacional da ação de medicamentos precisa de marcadores que identifiquem precocemente essas interações.

■ ESTUDOS PRÉ-CLÍNICOS DE NOVOS MEDICAMENTOS

Os estudos pré-clínicos de medicamentos, também chamados de "estudos não humanos" porque são realizados em animais de laboratório, devem responder às seguintes questões:

1 | As ações do novo composto são úteis, definidas, reprodutíveis e relacionadas à dose?
2 | As ações são as mesmas em diferentes espécies? Existe espécie mais sensível?
3 | A ação é específica ou existem efeitos colaterais importantes?
4 | O mecanismo de ação é único e desejável ou existem várias ações com mecanismos diferentes?
5 | Existem efeitos tóxicos em órgãos específicos após tratamento prolongado?
6 | Existe possibilidade de comprometimento de sistemas fisiológicos vitais?
7 | Qual é o IT em roedores e cães?
8 | É seguro administrar o produto a seres humanos? Qual a dose equivalente?

A finalidade dos estudos farmacodinâmicos e toxicológicos pré-clínicos é avaliar a relação risco/benefício de novos medicamentos. De modo geral, os protocolos são eficientes, extensos e muito ligados a questões éticas, mas aplicam-se indistintamente a xenobióticos naturais e aos análogos sintéticos.

É raro um novo composto chegar aos laboratórios de farmacologia sem indicação de atividade: análogos obtidos por síntese orientada vêm precedidos do efeito do protótipo; e compostos naturais são conhecidos por seu uso popular. Nenhuma dessas informações, no entanto, elimina o rastreamento farmacológico sistemático estruturado nos ensaios farmacodinâmicos, farmacocinéticos e toxicológicos em animais de laboratório.

ESTUDOS FARMACODINÂMICOS E FARMACOCINÉTICOS

Avaliam as propriedades do novo fármaco, suas características de absorção, distribuição, metabolismo e excreção, a interação com alvos celulares e o mecanismo de ação. Modelos apropriados permitem estabelecer a relação dose-efeito e identificar a dose eficaz mediana e a dose máxima tolerada sem comprometimento do estado geral dos animais.

Nessa fase do estudo, ratos, camundongos, cobaias, hamsters, coelhos, cães e, às vezes, primatas não humanos são os animais mais utilizados. Durante a evolução biológica, cada uma dessas espécies adaptou funções orgânicas e respostas fisiológicas integradas (comportamentos) para garantir a sobrevida. Essas adaptações espécie-específicas fazem com que os animais respondam com intensidades diferentes à ação de paradigmas terapêuticos; essas respostas caracterizam as espécies mais sensíveis e indicam as mais adequadas a um determinado modelo farmacológico.

Estudos farmacodinâmicos

Medicamentos modificam funções, portanto não é esperado que a reação humana consolidada seja igual à dos animais de laboratório. A experimentação inovadora direta na espécie humana é antiética. Admite-se o estudo em voluntários na comprovação de efeitos detectados na experimentação animal (prova de conceito) apenas quando eles forem considerados seguros por uma comissão de ética independente. Depreende-se que utilizar modelos inadequados – espécies não responsivas, ou animais de má qualidade – levará à extrapolação (translação) errônea dos efeitos ao homem e, também, fica claro que nem todos os efeitos observados em animais de laboratório podem ser extrapolados ao homem. É, portanto, imprescindível comprovar a ação farmacológica de novos medicamentos na espécie humana (ensaios clínicos) antes da generalização do uso em comunidades numerosas.

De modo geral, e pelas razões apresentadas, não é fácil determinar o mecanismo de ação de um medicamento em organismos íntegros. No entanto, a interação de fármacos com os alvos moleculares e a transdução para os efeitos celulares são comuns a várias espécies, fazendo com que muitas respostas farmacológicas sejam comparáveis, principalmente se não dependem da integralização da resposta. Em outras palavras, estudos *in vitro* com órgãos isolados, células ou subestruturas celulares, são necessários para caracterizar a interação molecular e identificar os alvos da ação do medicamento. Nesse contexto, determinar de forma experimental o mecanismo de ação molecular de medicamentos tem alto valor agregado, porque permite a sua correção (resgate terapêutico) cientificamente fundamentada.

Estudos farmacocinéticos

A farmacocinética determina quantitativamente os parâmetros que definem as propriedades das vias de absorção de um medicamento, a intensidade de sua passagem pelas barreiras biológicas (biodisponibilidade), a forma de distribuição do medicamento através da corrente sanguínea, as reações químicas metabólicas que os preparam para sua eliminação e a intensidade da excreção dos produtos ao longo do tempo (Quadro 2.1). A farmacocinética humana é muito variável, com diferenças individuais tão grandes quanto as diferenças determinadas entre humanos e cães.

A farmacocinética utiliza fórmulas para descrever matematicamente a inter-relação dinâmica dos diferentes processos que controlam o decurso temporal de um xenobiótico no organismo e permite cálculos que estimam o início, a intensidade e a duração da ação farmacológica. A farmacocinética depende da estrutura química do xenobiótico e das condições fisiológicas do paciente/animal de experimentação.

Esses estudos devem preceder os testes de segurança realizados em animais não anestesiados e em voluntários sadios na fase I dos ensaios clínicos. Como já discutido, o efeito farmacológico é proporcional à concentração do medicamento na biofase, e esta é altamente proporcional à concentração plasmática do medicamento não ligado a proteínas. Nesses dois momentos, o IT será redefinido em condições vantajosas, que permitem a integralização das respostas à ação farmacológica.

Nos estudos *in vitro*, é possível manter constante a concentração do fármaco na biofase durante toda a análise das interações moleculares e dos efeitos farmacodinâmicos. Administrado *in vivo*, no entanto, o fármaco passa por múltiplos processos de equilíbrio dinâmico (metabolização, excreção e fixação em tecidos inertes) até interagir com os receptores na biofase, inicialmente em concentrações crescentes a um máximo (Cmáx) seguidas de decaimento progressivo proporcional à velocidade de metabolismo e excreção. A Cmáx e o tempo para sua obtenção (Tmáx) indicam a biodisponibilidade do fármaco relativamente à dose administrada. Portanto, entende-se por biodisponibilidade a velocidade e a intensidade com que uma substância é absorvida de uma formulação farmacêutica e se torna disponível na corrente sanguínea.

Na prática, a determinação da biodisponibilidade pode identificar a melhor via de administração – comparativamente à concentração plasmática obtida após injeção endovenosa (biodisponibilidade absoluta) – ou a melhor formulação farmacêutica administrada por uma mesma via (biodisponibilidade relativa ou bioequivalência). Permite, também, controlar as doses dentro da janela terapêutica sem o risco de ações tóxicas por excesso de fármaco.

QUADRO 2.1 ■ Parâmetros farmacocinéticos relativos a diferentes etapas

ETAPAS	PARÂMETROS	
Absorção	Constante de absorção	Biodisponibilidade
Distribuição	Volume aparente de distribuição*	Fração livre
Eliminação	Velocidade de eliminação	*Clearance**
	Constante de eliminação	Meia-vida biológica

*Parâmetros primários.

Além das propriedades químicas da molécula, a farmacocinética do medicamento depende de fatores inerentes aos pacientes: disfunções renais e hepáticas, enfermidades hemodinâmicas, fatores genéticos e idade podem alterar a farmacocinética. Na maioria dos casos de intoxicação leve, o ajuste empírico das doses terapêuticas com auxílio de tabelas corretivas (de fácil acesso) pode ser suficiente, mas doentes graves que fazem uso de medicamentos com baixo IT talvez precisem de monitoramento plasmático para ajustes mais precisos e rápidos das doses.

> **ATENÇÃO!**
>
> Na criança e no idoso, os parâmetros farmacocinéticos são fundamentalmente diferentes do adulto. Nessas fases da vida, as intoxicações iatrogênicas são frequentes.

Em idosos, a massa hepática é menor e a capacidade metabólica do sistema enzimático microssomal hepático (CYP450) pode estar reduzida em 30% ou mais. A função renal, progressivamente mais deficiente no envelhecimento, favorece o aumento da vida média dos medicamentos não metabolizados no fígado. Em consequência, como em idosos a barreira hematencefálica é mais permeável aos fármacos, sinais de sonolência, alterações do equilíbrio e alterações do comportamento e da cognição podem ser induzidos pelo excesso de medicação.

Os estudos de farmacocinética em pediatria não são numerosos nem abrangentes. Os ensaios clínicos em pediatria foram recomendados nas Conferências Internacionais de Harmonização[2] para darem suporte a formulações de uso exclusivo em crianças e para determinarem com parâmetros farmacocinéticos a dosagem que dê exposição sistêmica aproximada à eficaz e segura em adultos. Sabe-se que em neonatos e em crianças de tenra idade, a farmacocinética pode estar alterada por muitos fatores, realçando-se entre eles: elevada proporção da água corpórea e existência de proteínas plasmáticas qualitativamente diferentes; vias de administração desproporcionais à massa corpórea; mucosa gastrintestinal imatura; flora bacteriana em formação; secreção, motilidade e comprimento intestinal reduzidos. Também nessa idade, o sistema enzimático microssomal hepático (CYP450) está parcialmente desenvolvido e o metabolismo de medicamentos é insuficiente. Os estudos farmacocinéticos em pediatria são ainda mais importantes e complexos, porque todos os parâmetros cinéticos podem estar alterados em crianças enfermas de qualquer idade.

ESTUDOS TOXICOLÓGICOS

A toxicologia pré-clínica serve para indicar o grau de confiança a ser depositado em um medicamento que será administrado na espécie humana. Os protocolos existentes permitem boa avaliação da toxicidade potencial após exposição a doses excessivas do produto administrado acidentalmente, ou acumulado por um desequilíbrio entre a administração e a eliminação do fármaco. Nos seus primórdios, o protocolo experimental de toxicologia priorizou alterações orgânicas definitivas (toxicologia orgânica clássica), acompanhadas ou não de alterações enzimáticas e funcionais. Com o avanço tecnológico que permitiu registrar distúrbios funcionais precoces, nem sempre acompanhados de alterações orgânicas detectáveis, o estudo toxicológico de medicamentos incorporou a análise de funções vitais (segurança farmacológica) relativas ao tempo e à intensidade de exposição aos fármacos.

Toxicologia orgânica clássica

A maioria das diferenças na toxicidade orgânica de xenobióticos entre as espécies de laboratório parece consequente de uma farmacocinética distinta, e não propriamente de diferenças qualitativas de reatividade. Por essa razão, estudos toxicológicos em espécies com processos metabólicos e farmacocinéticos semelhantes aos da espécie humana, como cães e porcos, devem fazer parte do protocolo experimental para avaliar a segurança de novos medicamentos.

Nos testes de toxicidade, as espécies mais utilizadas são camundongos e ratos, machos e fêmeas, de linhagens heterogâmicas bem definidas e de características fisiológicas conhecidas. Das espécies não roedoras, o cão e o porco são preferidos pelo cabedal de conhecimento acumulado para as duas espécies e também pela semelhança com o metabolismo humano. Primatas não humanos são reservados para estudos complementares especiais, em geral envolvendo reações imunológicas.

O número de animais em cada teste deve ser suficiente para garantir a significância estatística dos resultados, mas sem exageros que infrinjam os **Princípios Éticos da Experimentação Animal**.[3] A forma mais segura tem sido realizar testes sequenciais de valor preditivo cumulativo e progressivo, ou seja, os testes crônicos utilizam informações dos testes subagudos que o precederam, e estes, dos testes agudos. Com a informação acumulada, é possível prever o número de animais tratados e compensar os eventuais mortos, para que não prejudiquem os resultados e invalidem toda a experiência. Enfim, somente a qualidade da equipe executora e dos animais de experimentação, a modernidade dos laboratórios e o rigor científico do protocolo experimental podem garantir inequivocamente que os efeitos obtidos são devidos ao tratamento (relação causa-efeito).

Em geral, grupos experimentais formados por ratos ou camundongos e por cães ou porcos, machos e fêmeas, são tratados com o veículo, ou com 3 a 4 doses do produto a ser testado. As doses devem ser escolhidas a partir da dose eficaz média estabelecida nos testes farmacodinâmicos e espaçadas geometricamente. Nos testes crônicos, a maior dose deve ser aquela que produziu sinais evidentes de toxicidade com letalidade menor do que 10% ao longo do tratamento subagudo, e a dose mais baixa deve ser próxima da dose eficaz média, a qual não deve produzir sinais de toxicidade.

A legislação brasileira considera que a duração dos testes de toxicidade deve guardar relação direta com a intenção de uso na espécie humana: se em dose única, ou parcelada em 24 horas, a administração experimental intermitente deverá ser de, no mínimo, 14 dias; se o tratamento humano é previsto entre 14 dias e 6 meses de duração, os animais devem ser tratados ininterruptamente por período equivalente ao esperado do ensaio clínico. Tratamentos acima de seis meses devem ser precedidos de testes pré-clínicos com duração de seis meses em roedores e nove meses em espécie não roedora.[4] Protocolos antigos dividiam os testes pré-clínicos com doses repetidas de acordo com essa duração em testes subagudos (menos de 30 dias de tratamento); testes subcrônicos (mínimo de 30 dias); ou testes crônicos (mínimo de 90 dias).

No estudo de toxicidade aguda, os animais são tratados uma única vez em 24 horas. A avaliação dos resultados imediatamente após esse período permitirá conhecer a espécie mais sensível e o índice de letalidade; a causa da morte produzida pelo excesso do produto e os órgãos-alvo; as alterações comportamentais e os sinais que precedem a morte; e as alterações hematológicas, da bioquímica plasmática e urinária. O exame histopatológico indicará as lesões dos órgãos-alvo. A manutenção por 7 e 14 dias de alguns desses animais tratados agudamente permitirá também verificar os efeitos tardios do tratamento e sua recuperação eventual. O teste agudo é obrigatório para todas as substâncias, independentemente do tempo de uso proposto para a espécie humana, pois evidencia o risco de intoxicações agudas, inadvertidas ou não, e a forma de prevenção. Além disso, os resultados obtidos dão suporte à escolha das doses para os demais testes de toxicidade.

Nos estudos de toxicidade com doses repetidas por longo prazo, o produto em teste é administrado em intervalos regulares durante períodos variáveis, de 14 dias a 9 meses. A finalidade desses testes com múltiplas doses é descobrir ações qualitativa ou quantitativamente diferentes, produzidas pelo maior tempo de exposição ao produto, permitindo também medir a latência para a instalação dos efeitos tóxicos e o acúmulo da substância no organismo. Uma vez comprovada a relação entre doses e efeitos tóxicos, é possível determinar a maior dose que não produz efeito tóxico detectável (NOAEL, do inglês *no observed adverse effect level*), parâmetro importante na avaliação da margem de segurança do fármaco e no qual se baseia o cálculo da dose inicial a ser empregada nos testes clínicos (primeira vez no homem).

Com esse protocolo, foi possível mostrar, ao longo dos anos, uma concordância de 43% entre os sinais de toxicidade detectados em roedores e a toxicidade eventualmente detectada na espécie humana. Mais ainda, mostrou-se que a probabilidade de prever toxicidade aumenta para 71% quando o protocolo considera também os testes em cães da raça Beagle.[5]

Alguns estudos de toxicidade de longo prazo têm características especiais e são considerados estudos complementares à parte: embriofetotoxicidade, fertilidade e capacidade reprodutiva, carcinogenicidade e mutagenicidade. Esses testes têm variações inter e intraespecíficas importantes e, de modo geral, não guardam relação experimental estrita com a dose, por isso, não permitem extrapolação de mesmo nível para a espécie humana que os testes farmacodinâmicos. Por segurança, os compostos que apresentam essas atividades tóxicas em animais de laboratório têm seu uso restrito àquelas patologias especiais, que não contam com alternativa terapêutica.

A talidomida, introduzida no início da década de 1960, demonstrou tragicamente a possibilidade de fármacos interferirem com a embriofetogênese; condenada mundialmente para uso em gestantes, o fármaco é preconizado para o tratamento da hanseníase. Ainda, deve ser salientado que resultados experimentais negativos obtidos nesses testes complementares não excluem a possibilidade de toxicidade humana. Essa é a razão principal para se evitar o uso de medicamentos durante a gestação. Da mesma forma, ocorre com os estudos de carcinogenicidade em ratos, caros e demorados – durante os quase dois anos de vida da espécie – são reservados para os compostos com características especiais, aprovados nos ensaios clínicos, como os de uso preconizado por mais de seis meses, os de estrutura química suspeita, os de retenção corpórea prolongada, os que apresentarem fortes sinais de genotoxicidade *in vitro* e *in vivo* e em testes também realizados para os produtos aprovados nos ensaios pré-clínicos.

Segurança farmacológica

Avaliação do potencial tóxico do medicamento em funções fisiológicas vitais relativas à intensidade de exposição ao fármaco e ao tempo de tratamento (no caso de fitoterápicos com difícil controle da biodisponibilidade). O estudo da segurança farmacológica em animais tem a finalidade de prever distúrbios funcionais precoces, como alterações do ritmo cardíaco e distúrbios comportamentais, que possam ser induzidos pelo composto em indivíduos sensíveis, em pacientes predispostos ou submetidos a tratamento crônico com controle difícil dos níveis plasmáticos do fármaco.

Informações recentes relacionam a interrupção e o abandono dos ensaios clínicos de novos medicamentos à frequência de ocorrência dessas alterações funcionais. Essas alterações não são detectadas com o protocolo clássico de toxicologia pré-clínica. Por exemplo, causou impacto, em anos recentes, a retirada do mercado do anti-histamínico terfenadina e a do anti-inflamatório rofecoxib, um inibidor seletivo da COX-2; nos dois casos, a retirada dos medicamentos foi motivada pela ação tóxica cardíaca não detectada nos testes pré-clínicos. Estima-se que, como esses, 4% dos medicamentos comercializados são retirados anualmente de circulação, seja por obsolescência ou por toxicidade incompatível detectada após lançamento do produto.

Em geral, as alterações funcionais produzidas pelos fármacos em estudo são investigadas em animais não anestesiados e de livre-deambulação com instrumental apropriado à telemetria, evitando interferências trazidas com a anestesia e com o estresse produzido pela contenção forçada. O protocolo moderno prevê análise das funções cardiovasculares (frequência cardíaca [FC], eletrocardiograma [ECG], pressão arterial [PA]), respiratórias (frequência respiratória [FR], resistência pulmonar, saturação de hemoglobina), funções originadas no sistema nervoso central (SNC) (atividade motora, coordenação, comportamento, reflexos, temperatura), e funções gastrintestinais (secreções, motilidade, úlceras) e renais (diurese). A dose NOAEL determinada na toxicologia clássica indica o limite superior das doses a serem estudadas.

Cálculo da "dose equivalente humana"

A menor dose capaz de produzir uma ação tóxica orgânica ou funcional (NOAEL) é o limite máximo da janela terapêutica estimada experimentalmente em animais de laboratório. O IT relativo é calculado pela relação entre a NOAEL e a menor dose eficaz (LOEL, do inglês *low observed effect level*, ou menor dose capaz de produzir um efeito detectável), que representa também a relação entre o risco (efeitos adversos) e o benefício (ação terapêutica) pretendido com o novo medicamento. Essa relação serve também para o cálculo da primeira dose a ser testada nos voluntários humanos (dose inicial humana ou primeira dose humana).

De modo geral, a dose equivalente humana (DEH) é obtida da dose NOAEL calculada por superfície corpórea relativa ao peso das diferentes espécies:

$$[DEH = NOAEL_{animal} \times (peso\ animal/peso\ humano)^{(0,75)}]$$

(Existem tabelas que facilitam esses cálculos e também métodos alternativos que consideram a biodisponibilidade de cada espécie ao produto em análise.)

DIAGNÓSTICO E TRATAMENTO

> **ATENÇÃO!**
>
> Lembre-se de que o teste de xenobióticos em humanos é revestido de elevadas considerações éticas e extremos cuidados para que não seja produzida uma reação tóxica (dano) nos voluntários selecionados.

Além disso, deve ser ponderado também que a translação dos dados pré-clínicos à espécie humana não é direta, portanto, frente à variabilidade das respostas inter e intraespecíficas a um mesmo medicamento, não basta calcular a dose humana equivalente à dose efetiva do animal mais sensível, ou calcular o IT humano com base nos resultados experimentais descritos. Não existe regra-padrão (padrão-ouro), nem regulamento para calcular a primeira dose humana. Geralmente, é baseada na dose NOAEL determinada nos estudos pré-clínicos, corrigida com um "fator de sensibilidade" que reflete a probabilidade e a importância do efeito colateral esperado, se a translação direta fosse esperada. Mesmo assim, a prudência faz a dose humana em voluntários sadios ser 10 vezes menor do que a calculada, e o incremento das doses obedecer a um escalonamento simples (admite-se, no entanto, incrementos múltiplos das doses em pacientes com câncer refratário às terapias usuais).

■ A FARMACOLOGIA CLÍNICA E A TRANSLAÇÃO (OU TRADUÇÃO) DOS PARÂMETROS PRÉ-CLÍNICOS À ESPÉCIE HUMANA

O grande avanço científico na biologia molecular e na biotecnologia ocorrido nos últimos 20 anos não foi acompanhado de aumento proporcional do número de medicamentos inovadores aprovados para uso humano. Ao contrário, no momento atual, os órgãos de vigilância e controle de medicamentos da maioria dos países acusam a diminuição progressiva de novos registros.

A razão para isso, aparentemente, é a existência de um descompasso entre o avanço científico que permite a detecção e o diagnóstico das doenças (e suas causas) e o avanço das ciências aplicadas, necessárias para o desenvolvimento de produtos médicos. De fato, as estatísticas mostram que, frente às exigências atuais dos órgãos reguladores, a maior parte dos produtos selecionados para a investigação clínica falha na comprovação da biodisponibilidade ou da segurança (Fase I – segurança em voluntários sadios), ou na comprovação da eficácia (Fase II – "prova de conceito" em pacientes) e são abandonados. O insucesso acarreta prejuízos econômicos elevados, risco humano desnecessário, desperdício de animais e descrédito experimental, tanto maior quanto mais tardio o abandono do fármaco na cadeia de experiências pré-clínicas e clínicas.

Os mais críticos especulam se os animais de laboratório são apropriados aos novos critérios, se a metodologia de estudo é inadequada, ou se o fator preditivo dos modelos patológicos pode ser extrapolado à espécie humana. Para alguns, os alvos moleculares identificados com recursos biomoleculares e genômicos não consideram a expressão da diversidade biológica e a variabilidade funcional de cada espécie/grupo étnico. A realidade é que a estratégia clássica para o desenvolvimento de medicamentos não tem sido exitosa, indicando que os critérios de eficácia e segurança conhecidos são insuficientes para prever as respostas humanas nos ensaios clínicos.

É consenso que biomarcadores específicos (e extrapoláveis) da eficácia e da toxicidade de um novo medicamento devem ser detectados desde os estudos iniciais em animais. Essa nova e mais recente estratégia científica para a obtenção precoce de biomarcadores extrapoláveis (no desenvolvimento de medicamentos) à espécie humana foi chamada de "Pesquisa Translacional em Medicina" ou "Medicina Translacional", sendo ainda pouco conhecida.

Na prática, a estratégia é um alerta de que novos marcadores devem ser procurados e testados. A reorganização dos testes não humanos tem sido o objeto maior das modificações recomendadas, mas novos desenhos experimentais têm sido propostos também para os ensaios clínicos futuros, sem que nenhum conhecimento já estabelecido da experiência de décadas no desenvolvimento de medicamentos seja ignorado.

Por exemplo, do exposto neste capítulo, espera-se da pesquisa translacional:

1 | **Bons marcadores para:**
- A biodisponibilidade – Qual é o indicador da presença do fármaco na biofase?
- A eficácia – O fármaco produz o efeito farmacológico/funcional desejado?
- A eficiência terapêutica – Quais os efeitos clínicos benéficos (terapêuticos) do fármaco?
- A segurança – Qual é o IT do fármaco?
- A variabilidade farmacogenômica – Como variam a eficácia e a segurança em diferentes populações?

2 | **Comprovação das seguintes premissas:**
- Os alvos moleculares são comuns às três espécies (rato, cão, homem) – Sim.
- As sequências de ativação funcional (fármaco → receptor → efetor) são comuns às três espécies – Sim.
- Os mecanismos reflexos de adaptação à homeostase são comuns às três espécies – Sim.
- A sensibilidade aos estímulos fisiológicos e à intensidade das respostas funcionais é a mesma nas três espécies – Não.
- Os mecanismos de ADME (absorção, distribuição, metabolismo e excreção) são comparáveis nas três espécies – Não.
- As respostas terapêuticas em humanos são menos variáveis do que as respostas entre as espécies – Não.

REVISÃO

- O aprimoramento do protocolo científico *pari passu* ao progresso médico do século XX permitiu a determinação experimental da eficácia, da segurança e do mecanismo de ação de novos medicamentos, antes da sua primeira administração na espécie humana. Na atualidade, porém, a translação dos estudos pré-clínicos para o homem ainda não é direta, e a baixa probabilidade de acerto nos ensaios clínicos tem afetado o desenvolvimento de novos medicamentos.
- Novos protocolos e estratégias de pesquisa clínica são necessários para detectar precocemente a variabilidade das respostas humanas.
- A adequação de um produto para a terapêutica em humanos deve ser demonstrada experimentalmente antes da primeira administração, pois a variabilidade da resposta humana a medicamentos é grande.
- A clínica médica continua soberana na avaliação terapêutica.
- Os estudos pré-clínicos permitem identificar os compostos com potencial atividade terapêutica na espécie humana e estabelecer relações quantitativas entre dose e efeito(s); e determinam a eficácia de um fármaco relativamente a possíveis efeitos colaterais e a ações tóxicas orgânicas ou funcionais.
- A determinação da dose eficaz, do intervalo de segurança e dos parâmetros da biodisponibilidade nos testes pré-clínicos fornece relações quantitativas, que facilitam o cálculo da dose a ser administrada pela primeira vez em seres humanos, e alerta para interações indesejáveis com outros medicamentos.
- A identificação experimental dos mecanismos moleculares da ação terapêutica e dos efeitos colaterais permite antever as prováveis interações durante a terapêutica de enfermidades humanas e, consequentemente, permite antecipar o risco de reações tóxicas em pacientes já debilitados.

REFERÊNCIAS

1. Council for International Organizations of Medical Sciences (CIOMS). International ethical guidelines for biomedical research involving human subjects. Geneva: WHO; 2002.
2. European Medicine Agency. ICH topic E 11: clinical investigation of medicinal products in the paediatric population [Internet]. London: EMEA; 2001 [capturado em 29 jun. 2016]. Disponível em: http://www.ema.europa.eu/docs/en_GB/document_library/Scientific_guideline/2009/09/WC500002926.pdf.
3. Sociedade Brasileira de Ciência em Animais de Laboratório. Princípios éticos de experimentação animal [Internet]. São Paulo: SBCAL; 2013 [capturado em 29 jun. 2016]. Disponível em: http://www.cobea.org.br/conteudo/view?ID_CONTEUDO=65.
4. Agência Nacional de Vigilância Sanitária (BR). Guia para a condução de estudos não clínicos de toxicologia e segurança farmacológica necessários ao desenvolvimento de medicamentos [Internet]. Brasília: Anvisa; 2013 [capturado em 29 jun. 2016]. Disponível em: http://portal.anvisa.gov.br/documents/33836/351410/Guia+para+a+Condu%C3%A7%C3%A3o+de+Estudos+N%C3%A3o+Cl%C3%ADnicos+de+Toxicologia+e+Seguran%C3%A7a+Farmacol%C3%B3gica+Necess%C3%A1rios+ao+Desenvolvimento+de+Medicamentos/0afb3f3b-7a32-4232-a7e2-de8ef460c9f7
5. Olson H, Betton G, Robinson D, Thomas K, Monro A, Kolaja G, et al. Concordance of the toxicity of pharmaceuticals in humans and in animals. Regul Toxicol Pharmacol. 2000;32(1):56-67.

3

FARMACOGENÉTICA/ FARMACOGENÔMICA

GUILHERME SUAREZ-KURTZ

O termo **farmacogenética** foi criado por Friedrich Vogel em 1959 para designar o estudo da influência das características genéticas individuais na resposta aos medicamentos. De início, a farmacogenética explorou, especialmente, a **farmacocinética**, área da farmacologia que trata dos processos de absorção, distribuição, metabolização e excreção dos medicamentos. Um dos trabalhos mais importantes desse período foi o de Werner Kalow, da Universidade de Toronto, sobre a "apneia prolongada" provocada pela succinilcolina, um relaxante da musculatura esquelética, usado para facilitar a intubação traqueal durante a anestesia geral. A duração dos efeitos da succinilcolina é, normalmente, de apenas alguns minutos, devido à sua rápida destruição no plasma pela enzima butirilcolinesterase (BCHE). Kalow observou que em alguns indivíduos o relaxamento muscular induzido pela succinilcolina perdurava horas e, a seguir, demonstrou que isso se devia a alterações do gene *BCHE*, resultando em deficiência da atividade enzimática da BCHE.

Em um segundo momento, a farmacogenética passou a incorporar estudos de **farmacodinâmica**, estudo das ações e dos efeitos farmacológicos, e um exemplo destacado tem, novamente, a succinilcolina como protagonista. Na década de 1960, foi observado que em alguns pacientes, a succinilcolina causa contraturas musculares, ou seja, o efeito oposto ao relaxamento muscular esperado. Essas contraturas são acompanhadas de aumento intenso da temperatura corporal (hipertermia) e arritmias cardíacas, muitas vezes fatais, caracterizando a síndrome de hipertermia maligna. A ocorrência dessa síndrome requer duas condições: i) predisposição genética, devido a polimorfismos do gene *RyR1*, que codifica o receptor de rianodina, uma proteína do retículo sarcoplasmático reguladora da concentração de cálcio intracelular; e ii) exposição a medicamentos, como a succinilcolina, que interagem com o receptor de rianodina e promovem a liberação do cálcio acumulado no retículo sarcoplasmático. O aumento da concentração de cálcio livre no citoplasma desencadeia a síndrome de hipertermia maligna.

As duas síndromes farmacogenéticas supramencionadas são monogênicas, isto é, um único gene, *BCHE* ou *RyR1*, é afetado em cada caso. No entanto, a resposta farmacológica é multifatorial e poligênica, sendo influenciada por vários genes (**farmacogenes**) codificadores de proteínas envolvidas nos processos farmacocinéticos e farmacodinâmicos. O reconhecimento desse aspecto multifatorial, acoplado às novas tecnologias de prospecção genética e aos resultados dos projetos Genoma Humano, HapMap e 1.000 Genomas, entre outros, promoveram ampla expansão das áreas de atuação da farmacogenética. Com isso, foi criado um novo termo, **farmacogenômica**, que incorpora a ênfase atual no sufixo "ômico/a". Não há concordância entre os autores quanto às diferenças e limites das áreas de atuação da farmacogenética e da farmacogenômica. Neste capítulo, os dois termos são usados como sinônimos e abreviados como FGx.

ATENÇÃO!

O termo farmacogene é utilizado neste capítulo para designar genes que codificam enzimas metabolizadoras de medicamentos, proteínas transportadoras de medicamentos e receptores farmacológicos.

Os farmacogenes são, em geral, polimórficos, isto é apresentam variantes (**polimorfismos**) com frequência superior a 1%, sendo comum a existência de múltiplos polimorfismos num mesmo farmacogene. Polimorfismos de base única (SNPs, do inglês *single nucleotide polymorphisms*) são os mais comumente descritos na literatura farmacogenética, mas também há outras variações genéticas documentadas, como alterações na sequência de TATA, mutações afetando o processo de recomposição (*splicing*) com deleção de éxons, deleções de todo o gene, duplicação, multiplicação e amplificação de genes. Embora pouco estudadas até agora, alterações epigenéticas também são observadas em farmacogenes.

Um exemplo marcante de farmacogene polimórfico é o *CYP2D6*, que codifica a enzima citocromo P-450 (CYP) 2D6, responsável pela biotransformação de cerca de 20% dos medicamentos de uso clínico, como bloqueadores beta-adrenérgicos, opioides e diversas classes de psicotrópicos. Atualmente, estão descritos, além do alelo selvagem designado *CYP2D6*1*, mais de 100 alelos variantes,* associados com atividade enzimática normal (*CYP2D6*2*), reduzida (*CYP2D6*10* e **17*) ou nula (*CYP2D6*3* e **4*). Além disso, pode ocorrer multiplicação de alelos de *CYP2D6*. A complexidade dos polimorfismos no gene *CYP2D6* resulta em ampla variação (> 100 vezes) na taxa de biotransformação dos substratos da enzima CYP2D6. São reconhecidos quatro fenótipos de atividade metabólica: 1) metabolizadores rápidos, que têm em seu genoma duas cópias de alelos funcionais de *CYP2D6*; 2) metabolizadores lentos, que têm dois alelos nulos; 3) metabolizadores intermediários, com um alelo nulo ou com dois alelos de atividade reduzida; e 4) metabolizadores ultrarrápidos, que tem múltiplas (> 2) cópias de alelos funcionais. Com base na frequência dos polimorfismos em *CYP2D6* em diferentes populações, calcula-se que existam 20 a 30 milhões de metabolizadores lentos e 15 a 20 milhões de metabolizadores ultrarrápidos no planeta. Ou seja, em cerca de 35 a 50 milhões de pessoas, as doses geralmente prescritas de medicamentos substratos da CYP2D6 podem necessitar de ajuste, com vistas a otimizar a resposta farmacológica.

*Disponível em: http://www.cypalleles.ki.se/cyp2d6.htm.

■ FGx E INDIVIDUALIZAÇÃO TERAPÊUTICA

O objetivo primordial da FGx é promover a prescrição de medicamentos e de doses segundo as características individuais dos pacientes, com ênfase especial na individualidade genética. Esse objetivo abrange variantes germinativas, que afetam todas as células do organismo, bem como variantes somáticas, em células tumorais, que constituem o principal alvo dos medicamentos desenvolvidos nos últimos anos para o tratamento de diversos tipos de câncer. Essa individualização ou "personalização" da terapêutica medicamentosa conflita com o paradigma prevalente, de prescrição de uma mesma dose para a maioria, se não para todos os pacientes com um mesmo diagnóstico. A FGx valoriza a variabilidade interindividual na resposta aos medicamentos, seja em relação aos efeitos benéficos ou às reações adversas, investiga as causas genéticas dessa variabilidade e propõe ajustes na escolha dos medicamentos e das doses, em razão das características genéticas individuais. No entanto, os farmacogeneticistas estão cientes de que a variabilidade na resposta aos medicamentos não resulta exclusivamente da individualidade genética e que variáveis demográficas, clínicas e ambientais contribuem para a variabilidade interindividual (Figura 3.1). Admite-se que extensão desta variabilidade, avaliada pela resposta clínica inadequeda, possa oscilar entre 30% (p. ex.: na classe de anti-hipetensivos) a 75% (por ex. entre quimioterápicos para tumores sólidos).

É intuitivo que, quanto maior a contribuição relativa dos fatores genéticos (comparados aos fatores não genéticos) na modulação da resposta farmacológica, maior será a importância da FGx na prescrição individualizada de medicamentos. É também intuitivo que, quanto mais

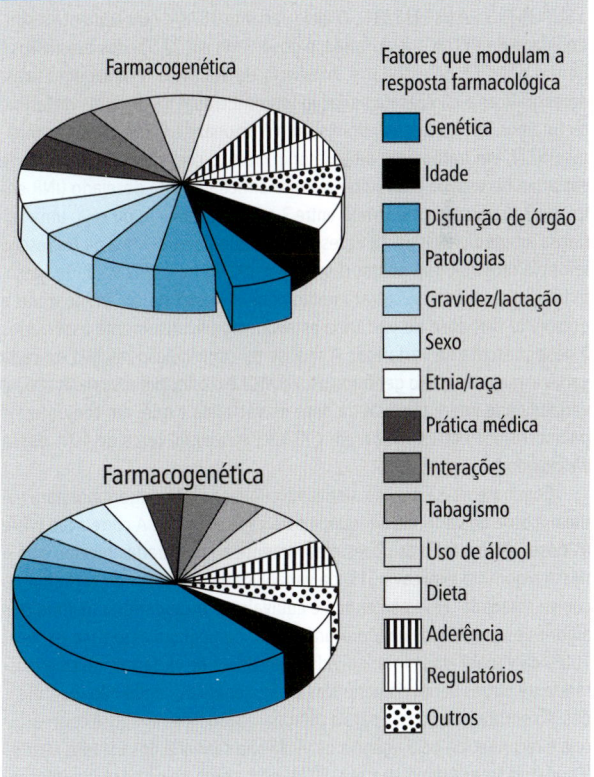

FIGURA 3.1 ■ Fatores que contribuem para a variabilidade interindividual na resposta aos medicamentos. A contribuição relativa da farmacogenética/genômica, sugerida pelo tamanho das letras em FGx, varia amplamente entre medicamentos e determina a relevância da prescrição baseada em dados farmacogenéticos.

poligênica for a resposta farmacológica, mais complexa serão a pesquisa e a implementação clínica da FGx. Assim, os mais bem-sucedidos exemplos de aplicação prática da FGx se referem a associações monogênicas (p. ex. haplótipo *HLA-B*1502* e toxicidade cutânea da carbamazepina ou haplótipo HLA-B*5701 e hipersensibilidade ao abacavir) ou oligogênicas, como é o caso do anticoagulante varfarina, discutido a seguir.

■ FGx DA VARFARINA

A terapêutica com **varfarina** se caracteriza por ampla variabilidade interindividual das doses necessárias para obter a resposta clínica adequada, obrigatoriedade de medidas repetidas da atividade anticoagulante (padronizada pelo *International Normalized Ratio*, INR) e reduzido IT, ou seja, margem estreita entre a dose eficaz e a tóxica.

A dificuldade de ajuste da dose adequada de varfarina motivou uma série de estudos farmacogenéticos em diferentes populações, inclusive a brasileira, nos quais foi repetidamente observado que a dose de varfarina está associada a polimorfismos em dois farmacogenes, *CYP2C9* e *VKORC1*. O *CYP2C9* codifica a enzima CYP2C9, que é a principal via de biotransformação da S-varfarina, o isômero mais ativo da varfarina racêmica comumente usada na clínica. Entre os inúmeros polimorfismos de *CYP2C9*, quatro variantes, designadas *CYP2C9*2, CYP2C9*3, CYP2C9*5 e CYP2C9*11*, codificam isoformas de CYP2C9 com atividade enzimática reduzida ou nula. Esses alelos ocorrem com frequência de 10,8; 5,2; 0,5; e 0,8% na população brasileira. O gene *VKORC1*, que codifica a enzima vitamina K epóxido redutase (VKORC1) – alvo da varfarina no processo de coagulação do sangue –, é polimórfico e um dos seus polimorfismos mais estudados é o SNP 3673G>A (rs9923231). O alelo variante 3673A, que aumenta a sensibilidade do VKORC1 à varfarina, é observado em 27,5% dos brasileiros.* Com o objetivo de estudar a influência de variáveis farmacogenéticas, demográficas e clínicas na variação interindividual da dose de varfarina, recrutamos 390 pacientes, do Instituto Nacional de Cardiologia Laranjeiras (INCL), em tratamento ambulatorial crônico com varfarina. A dose de varfarina necessária para obter o efeito anticoagulante desejado (INR entre 2 e 3,5) nessa coorte variou entre 3 e 75 mg/semana, ou seja, uma variação interindividual de 25 vezes. A metodologia estatística de regressão múltipla mostrou que polimorfismos em *VKORC1* e *CYP2C9*, idade, peso, indicação terapêutica, cotratamento com sinvastatina ou amiodarona e quociente INR/dose de varfarina estavam significativamente associados à dose prescrita de varfarina.[1] A análise da contribuição relativa de cada variável mostrou que o genótipo de *VKORC1* é o principal responsável pela variabilidade interindividual da dose de varfarina e que, em conjunto, os polimorfismos em *VKORC1* e em *CYP2C9* explicavam cerca de 40% dessa variabilidade.

Com base nessa análise, derivamos uma equação (algoritmo) para estimar a dose de varfarina adequada para cada paciente. A correlação entre as doses estimadas e as doses efetivamente administradas revelou que o nosso algoritmo explicava 61% da variabilidade das doses de varfarina na coorte estudada. Esse percentual é equivalente ou superior à maioria dos algoritmos publicados na literatura. O fato de nenhum algoritmo explicar 100% da variabilidade interindividual nas doses de varfarina indica a existência de outras variáveis genéticas e não genéticas, ainda não identificadas. A contribuição da FGx para a personalização da terapêutica com varfarina é reconhecida pela agência de vigilância sanitária dos Estados Unidos (Food and Drug Administration, FDA), bem como pelo consórcio internacional CPIC (Clinical Pharmacogenetics Implementation Consortium**), que publicou diretrizes para a prescrição de varfarina com base nos genótipos de *VKORC1* e de *CYP2C9*. No entanto, a utilidade clínica e a relação custo/efetividade da implementação dessas diretrizes permanecem controversos, especialmente em face de resultados de estudos prospectivos recentes que mostraram resultados contraditórios.

■ IMPACTO DA FGx NA PRESCRIÇÃO DE MEDICAMENTOS

Em que medida o objetivo primordial da FGx está sendo alcançado? Ou, em outras palavras, quais os medicamentos cuja prescrição está sendo otimizada com base nas informações farmacogenéticas disponíveis na literatura? O Quadro 3.1 apresenta uma relação parcial desses medicamentos, que serão discutidos a seguir, à exceção da varfarina, analisada anteriormente.

O antirretroviral **abacavir**, um inibidor da transcriptase reversa do vírus HIV-1, provoca reações de hipersensibilidade, caracterizadas por erupções cutâneas, febre e outras manifestações sistêmicas em 5 a 8% dos indivíduos. Esses efeitos adversos estão fortemente associados a um haplótipo do complexo HLA tipo 1 *(HLA-B*5701)*. Estudo realizado na Austrália mostrou que a identificação prévia dos portadores do *HLA-B*5701* aboliu a ocorrência de reações de hipersensibilidade ao abacavir. Esse é um dos exemplos mais convincentes da importância da FGx na "personalização" da terapêutica medicamentosa.

QUADRO 3.1 ■ Marcadores farmacogenéticos de eficácia e toxicidade de medicamentos*

MEDICAMENTO	GENE OU ALELO	INDICAÇÃO TERAPÊUTICA
Toxicidade		
Abacavir**	HLA-B*5701	Infecção por HIV
Carbamazepina***	HLA-B*1502	Anticonvulsivante
Irinotecano*	UGT1A1	Câncer colorretal
Tiopurinas*	TPMT	LLA, doença inflamatória intestinal
Varfarina	VKORC1; CYP2C9	Anticoagulante
Eficácia		
Tamoxifeno	CYP2D6	Câncer de mama
Cetuximabe	EGFR	Câncer colorretal
Gefitinibe	EGFR	Câncer de pulmão
Imatinibe	BCR-ABL, KIT, DGFRA	LMC, LLA, GIST
Trastuzumabe****	ERBB2	Câncer de mama

GIST: tumor estromal gastrintestinal; LLA: leucemia linfoide aguda; LMC: leucemia mieloide crônica.
*A relação de biomarcadores farmacogenéticos nas bulas aprovadas pela FDA se encontra em http://www.fda.gov/drugs/scienceresearch/researchareas/pharmacogenetics/ucm083378.htm
**A FDA recomenda teste farmacogenético para orientar prescrição.
***A FDA recomenda teste farmacogenético para orientar prescrição somente em pacientes com ascendência asiática.
****A FDA e as agências de vigilância sanitária de outros países, inclusive a Anvisa, exigem a aplicação de teste específico para documentar a superexpressão de ERBB2 no tumor antes da prescrição de trastuzumabe.

---
*Disponível em: http://www.refargen.org.br
**Disponível em: http://www.pharmgkb.org/page/cpic.

Outro medicamento cujos efeitos adversos estão associados ao complexo HLA é o anticonvulsivante carbamazepina. Os portadores do haplótipo *HLA-B*1502* têm risco grandemente aumentado de reações de hipersensibilidade à carbamazepina, com manifestações dermatológicas graves, como a síndrome de Stevens-Johnson e a necrólise epidermal tóxica. O haplótipo *HLA-B*1502* ocorre com maior frequência nas populações do sudeste asiático (p. ex.: chineses da etnia Han e tailandeses), mas é raro ou mesmo ausente naquelas de ascendência africana, europeia ou ameríndia, inclusive brasileiros. Esses dados fundamentam a recomendação da FDA para que nos Estados Unidos a genotipagem prévia para detecção do alelo *HLA-B*1502*, nos pacientes candidatos ao tratamento com carbamazepina, seja restrita aos indivíduos categorizados como "asiáticos".

O irinotecano, usado no tratamento de tumores sólidos, é um profármaco, isto é, medicamento que na forma original é inerte e só exerce efeito farmacológico após ser biotransformado no organismo em um metabólito ativo, que, nesse caso, se denomina SN-38. O SN-38, por sua vez, é bioinativado por ação da enzima UGT1A1, codificada pelo gene polimórfico, *UGT1A1*. Um polimorfismo na região promotora do *UGT1A1*, designado *UGT1A1*28*, presente em cerca de 30% dos brasileiros, reduz a expressão da enzima UGT1A1 e, assim, a capacidade de bioinativação do SN-38. Como consequência, ocorre acúmulo desse metabólito ativo e maior risco de efeitos adversos gastrintestinais e hematológicos. A associação entre toxicidade hematológica e genótipo de *UGT1A1*28* depende da dose de irinotecano, sendo significativa somente nos pacientes tratados com doses acima de 150 mg/m^2 (as doses mais comumente usadas são de 100 a 125 mg/m^2). Embora a FDA tenha recomendado a genotipagem prévia de *UGT1A1*28*, nos candidatos à quimioterapia com irinotecano, não há consenso quanto à sua utilidade clínica.

A associação entre polimorfismos no gene *TPMT* e a mielotoxicidade das tiopurinas, utilizadas no tratamento de leucemias e da doença inflamatória intestinal, está amplamente documentada desde a década de 1980. Em brasileiros, os alelos variantes mais comuns, designados *TMPT*2, *3A* e *3C*, têm frequência global em torno de 4%. Esses alelos codificam isoformas de TPMT com atividade enzimática reduzida ou nula e conferem maior risco de mielotoxicidade aos pacientes tratados com tiopurinas. Testes farmacogenéticos de fenotipagem (medida da atividade enzimática) ou genotipagem (detecção de alelos variantes) de TPMT têm reconhecida utilidade clínica na escolha da dose inicial de tiopurinas.

O tamoxifeno, um modulador do receptor de estrogênios, é um pró-fármaco e seu efeito terapêutico no câncer de mama se deve, primordialmente, ao metabólito endoxifeno. A conversão de tamoxifeno em endoxifeno é catalisada, predominantemente, pela enzima CYP2D6 e, assim, pacientes com isoformas inativas de CYP2D6 ("metabolizadores lentos") têm menor exposição ao endoxifeno, quando tratadas com tamoxifeno. Apesar dessa noção farmacogenética ter sido inserida na bula do tamoxifeno nos Estados Unidos, há controvérsia quanto à utilidade clínica da genotipagem prévia de CYP2D6 para orientar a prescrição de tamoxifeno no tratamento do câncer de mama.

Quatro medicamentos do Quadro 3.1, cetuximabe, gefitinibe, imatinibe e trastuzumabe, ilustram outro aspecto da FGx: a ação seletiva em alvos moleculares bem definidos, notadamente proteína-cinases superexpressas em células cancerosas, ou seja, FGx de mutações adquiridas (somáticas) no processo de transformação neoplásica. Essa forma de "terapêutica dirigida" (*targeted therapy*) se distingue da quimioterapia convencional com agentes citotóxicos pela menor toxicidade sistêmica, resultante da afinidade seletiva por alterações somáticas específicas das células tumorais. Em contrapartida, esses medicamentos somente têm efeito benéfico nos pacientes que superexpressam os seus respectivos alvos, como o oncogene *ERBB2* nos tumores de mama sensíveis ao trastuzumabe.

DIAGNÓSTICO E TRATAMENTO

■ A FGx NA PRÁTICA CLÍNICA: DESAFIOS E OPORTUNIDADES

A implementação da FGx na prescrição dos medicamentos depende de um conjunto de fatores (Quadro 3.2), discutidos a seguir.

QUADRO 3.2 ■ Fatores que influenciam a implementação da FGx na prática clínica

Características do medicamento
Índice terapêutico
Previsibilidade de efeitos benéficos e tóxicos
Variabilidade interindividual da resposta farmacológica
Disponibilidade de alternativas terapêuticas

Frequência dos polimorfismos farmacogenéticos
Diversidade populacional

Características dos testes farmacogenéticos
Precisão, reprodutibilidade, sensibilidade e especificidade
Momento em que o teste é solicitado
Tempo para obtenção dos resultados
Custo e reembolso
Diretrizes para a prescrição individualizada

Adoção da FGx pelos profissionais da saúde
Reversão de paradigma
Barreiras tecnológicas, operacionais e econômicas
Educação dos profissionais de saúde
Validade e utilidade clínica

CARACTERÍSTICAS DO MEDICAMENTO

As características que favorecem a implementação da FGx na prática clínica são baixo IT (ver Quadro 3.2), ampla variabilidade de resposta e imprevisibilidade dos efeitos benéficos e/ou tóxicos do medicamento. Outro fator que estimula a prescrição baseada no conhecimento farmacogenético é a falta de alternativas terapêuticas, ou seja, a inexistência de outro(s) medicamento(s) com a mesma indicação clínica dotado(s) de maior índice terapêutico, menor variabilidade interindividual e/ou melhor previsibilidade de efeitos benéficos e tóxicos.

FREQUÊNCIA DOS POLIMORFISMOS FARMACOGENÉTICOS

Polimorfismos farmacogenéticos têm frequência variável entre as populações humanas: por exemplo, o alelo *CYP3A5*3*, que inativa a principal via de metabolização do imunossupressor tacrolimo, está presente em > 90% dos europeus e menos de 15% dos africanos subsaarianos. A frequência de determinado polimorfismo irá se refletir na relação custo/benefício e na utilidade clínica de sua genotipagem em diferentes populações. Um exemplo, já mencionado, é o da associação do haplótipo *HLA-B*1502* com a hipersensibilidade cutânea à carbamazepina, observada em populações asiáticas. Outro exemplo de relevância clínica é o do alelo *CYP2C9*8*, observado em 10 a 15% dos africanos subsaarianos e seus descendentes (p. ex., brasileiros com ascendência africana e afroamericanos da América do Norte), mas não é detectado em populações europeias e asiáticas. Assim, a aplicação adequada de algoritmos preditivos da dose de varfarina em indivíduos com ascendência subsaariana requer a genotipagem do alelo *CYP2C9*8*; no entanto, isto não se estende às populações europeias ou asiáticas.

DISPONIBILIDADE DOS TESTES FARMACOGENÉTICOS

O acesso a testes prognósticos, de eficácia ou toxicidade de medicamentos, é condição essencial para a incorporação da FGx à prática clínica. Além dos requisitos usuais de especificidade, sensibilidade, reprodutibilidade e precisão, a implementação de testes farmacogenéticos deve considerar:

- o momento da solicitação do teste pelo médico assistente. Duas possíveis alternativas são por ocasião da consulta e prescrição do medicamento ou então testes "preventivos" (*preemptive*, em inglês). No primeiro caso, são solicitados testes específicos para os medicamentos que o médico pretende prescrever: por ex. polimorfismos de *CYP2C9* e *VKORC1* para varfarina. Os testes preventivos têm escopo mais amplo, abrangem múltiplos farmacogenes associados a medicamentos que o paciente eventualmente poderá vir a usar. Um exemplo deste conceito é o adotado no Centro Médico da Universidade de Vanderbilt, nos EUA: pacientes candidatos à implantação de *stents* coronarianos, ao darem entrada no hospital, são genotipados para cinco farmacogenes, associados à resposta clínica de diferentes classes terapêuticas: clopidogrel (*CYP2C19*), sinvastatina (*SLCO1B1*), varfarina (*CYP2C9* and *VKORC1*), tiopurinas (*TPMT*); e tacrolimo (*CYP3A5*). Os dados farmacogenéticos são inseridos na base de dados eletrônica da instituição para eventual utilização futura;
- o tempo decorrido entre a solicitação do teste e a obtenção dos resultados que irão informar a decisão terapêutica, que muitas vezes não pode ser protelada;
- o custo e o reembolso do pagamento do teste, que irá afetar sua adoção pelos pacientes, médicos e provedores públicos ou privados;
- a interpretação do teste e aplicação dos resultados na decisão clínica. Isto requer diretrizes claras e objetivas para o médico responsável pela prescrição, que não necessariamente tem experiência ou competência para implementar os resultados. Esse aspecto motivou a criação do consórcio CPIC (ver antes) que publica diretrizes para a implementação dos resultados de testes farmacogenéticos na prática clínica. Essas diretrizes são de livre acesso pela internet.*

ADOÇÃO DA FGx PELOS PROFISSIONAIS DA SAÚDE

O maior desafio da FGx é demonstrar sua utilidade clínica e, assim, reverter práticas estabelecidas (paradigmas) na prescrição de medicamentos. Isso tem conotações tecnológicas, operacionais, econômicas e, ainda, de informação e educação dos profissionais de saúde. A FGx é raramente incluída nos currículos de graduação de medicina, farmácia ou enfermagem, no Brasil e no exterior, e o acesso aos conhecimentos nessa área depende, na maioria das vezes, da motivação individual.

FARMACOGENÉTICA NA POPULAÇÃO BRASILEIRA

A população brasileira é uma das mais heterogêneas do mundo, resultado de cinco séculos de miscigenação entre três raízes ancestrais: ameríndios autóctones, africanos subsaarianos, inicialmente sujeitos ao tráfico de escravos e, europeus, representados principalmente pelos imigrantes portugueses, espanhóis, italianos e alemães. São inúmeras as implicações da heterogeneidade e miscigenação da nossa população no desenho e interpretação de ensaios clínicos farmacogenéticos, na implementação clínica da FGx e, ainda, em relação à extrapolação de dados farmacogenéticos obtidos em outras populações. Esse reconhecimento estimulou a criação da Rede Nacional de Farmacogenética (Refargen), um consórcio de pesquisadores em farmacogenética de diferentes regiões do país. A identificação desses grupos, os objetivos, as atividades da Refargen e um banco de dados dos polimorfismos farmacogenéticos na nossa população podem ser acessados no portal da rede. Há muito o que pesquisar e aprender em FGx, principalmente no que concerne à população brasileira.

---

*Disponível em: http://www.pharmgkb.org/page/cpic.

PERSPECTIVAS DA FARMACOGENÉTICA

Até prova em contrário, a resposta clínica a todo medicamento é determinada, pelo menos em parte, por fatores genéticos. Assim, em princípio, a proposta da FGx de personalização da terapêutica medicamentosa com base na individualidade genética é aplicável a qualquer medicamento e favorecida pelo desenvolvimento tecnológico e pela progressiva redução dos custos da genotipagem de farmacogenes. Essa visão otimista da FGx, no âmbito da medicina personalizada, não é unânime. Por exemplo, Nebert e colaboradores[2] posicionam-se de forma oposta, ao afirmarem que "continua a ser praticamente impossível atribuir a um paciente um fenótipo inequívoco ou um genótipo inequívoco", em face das outras variáveis que afetam a resposta farmacológica (ver Figura 3.1). A utilidade clínica da FGx não se estende a todos os medicamentos, mas é evidente – ou mesmo decisiva – quando o componente genético é o principal determinante da resposta clínica. Quantos medicamentos se enquadram nesta categoria? Não há resposta definitiva para essa questão, pois novas informações farmacogenômicas são continuamente geradas e podem se mostrar relevantes para a prescrição individualizada de medicamentos.

REVISÃO

- O objetivo primordial da farmacogenética/genômica (FGx) é a prescrição de medicamentos e de doses com base na individualidade genética.
- Quanto maior a influência de fatores genéticos na modulação da resposta farmacológica, maior será a importância da FGx na prescrição individualizada de medicamentos. Quanto mais "poligênica" for a resposta farmacológica, mais complexa será a implementação clínica da FGx.
- A utilidade clínica da FGx não se estende a todos os medicamentos, mas é evidente no caso de fármacos, como o abacavir, as tiopurinas, a carbamazepina (em determinadas populações) e os medicamentos "biológicos", cujo efeito seja associado a mutações somáticas.
- Clopidogrel, irinotecam, tamoxifeno, varfarina e diversas classes de psicotrópicos são outros exemplos promissores da FGx.
- A adoção da FGx na prática clínica implica rever paradigmas estabelecidos na prescrição de medicamentos, com conotações tecnológicas, operacionais e econômicas, e, ainda, de informação e educação dos profissionais de saúde.

■ REFERÊNCIAS

1. Suarez-Kurtz G, Perini JA, Silva-Assunção E, Struchiner CJ. Relative contribution of VKORC1, CYP2C9, and INR response to warfarin stable dose. Blood. 2009;113(17):4125-6.
2. Nebert DW, Zhang G, Vesell ES. From human genetics and genomics to pharmacogenetics and pharmacogenomics: past lessons, future directions. Drug Metab Rev. 2008;40(2):187-224.

■ LEITURAS SUGERIDAS

Meyer UA, Zanger UM, Schwab M. Omics and drug response. Annu Rev Pharmacol Toxicol. 2013;53:475-502.

Suarez-Kurtz G, Pena SD, Struchiner CJ, Hutz MH. Pharmacogenomic diversity among Brazilians: influence of ancestry, self-reported color, and geographical origin. Front Pharmacol. 2012;3:191.

Dunnenberger HM, Crews KR, Hoffman JM, Caudle KE, Broeckel U, Howard SC, Hunkler RJ, Klein TE, Evans WE, Relling MV. Preemptive clinical pharmacogenetics implementation: current programs in five US medical centers. Annu Rev Pharmacol Toxicol. 2015;55:89-106.

4
SEGURANÇA DOS MEDICAMENTOS E FARMACOVIGILÂNCIA

■ JOÃO MASSUD FILHO

Como discutido no Capítulo 1, Desenvolvimento de um novo medicamento, a segurança dos medicamentos e farmacovigilância é um processo que demora muito tempo e envolve milhares de pacientes. No entanto, quando o produto é comercializado e passa a ser usado na população em geral, podem aparecer eventos adversos não observados anteriormente.

As razões para esse fato são:

1 | Mesmo envolvendo um grande número de pacientes, durante os estudos clínicos, esse número é muito pequeno quando comparado à população que irá utilizá-lo. Por exemplo, se houver um evento adverso que possa ocorrer a cada 20 mil pacientes, é muito provável que não tenha sido detectado nas fases de desenvolvimento, quando o número total de estudados dificilmente ultrapassa 10 mil.

2 | Os critérios de inclusão e exclusão dos pacientes na pesquisa clínica são rigorosos, pela própria necessidade metodológica, e distante do paciente visto na clínica.

3 | Existem terapias associadas na prática clínica que não foram estudadas durante o desenvolvimento do produto.

4 | Algumas vezes, o medicamento foi prescrito fora do uso estabelecido e, portanto, não havia sido estudado antes.

O conhecimento básico da farmacovigilância é importante do ponto de vista ético, científico e socioeconômico, pois pode impactar significativamente no custo da saúde. Na realidade, o gasto com pacientes, vítimas de iatrogenias ou simplesmente eventos adversos conhecidos, é muito grande.

Não se pode negar que todo medicamento pode provocar efeitos adversos. No entanto, vários estudos têm demonstrado que 1/3 dos efeitos adversos está associado a erros da medicação. O grande número de medicamentos disponíveis, a falta de tempo para estudo e o grande número de pacientes atendidos, entre outros fatores, podem contribuir para erros de prescrição e/ou falta de advertência quanto ao seu uso. Ou seja, nenhum medicamento deveria ser usado sem o devido conhecimento do seu perfil farmacológico.

Além desse importante aspecto, precisamos considerar ainda:
- Nos casos em que a medicação apresenta um significativo potencial de risco, deve-se, obrigatoriamente, discuti-lo com o paciente, que poderá aceitá-lo ou não. Sua anuência, nesses casos, é mandatória.
- O fato de o paciente ter tomado o medicamento anteriormente não invalida a possibilidade de que, a qualquer momento, possa ter um efeito adverso.
- Dezenas de exemplos, no decorrer dos últimos anos, demonstram que o ato da prescrição de um medicamento não se encerra por si, ou seja, há necessidade de um acompanhamento do paciente em relação aos efeitos da terapêutica. Muitos produtos tiveram suas bulas adaptadas ou foram retirados do mercado por haver se constatado o aparecimento de efeitos adversos ou restrições de uso.
- Embora muitas vezes difícil, é preciso buscar a relação causa-efeito do medicamento e sua reação adversa: algumas vezes, a interrupção por alguns dias e sua reintrodução já fecham o diagnóstico. (Importante: essa ação poderá ser feita quando a reação adversa é leve a moderada, jamais em situações de risco à vida.)

DIAGNÓSTICO E TRATAMENTO

■ INTERAÇÕES MEDICAMENTOSAS

Cada vez mais, presenciamos situações em que o paciente recebe a prescrição de mais de um medicamento – fato bem comum entre idosos ou mesmo quando o indivíduo é tratado por diferentes especialistas. Há também os medicamentos associados à melhor qualidade de vida, tais como para disfunção erétil, reposição hormonal, cosmiatria, etc.

O uso concomitante de mais de um fármaco pode levar a efeitos farmacológicos sinérgicos ou antagônicos. Daí a necessidade de conhecimentos básicos de farmacologia clínica. Isso pode ser visto nos exemplos a seguir:

- Existem medicamentos que atuam no mesmo sítio de ação de outras substâncias, como os benzodiazepínicos e o consumo concomitante de álcool, podendo levar à depressão do sistema nervoso central e a importantes distúrbios cognitivos.
- Há fármacos que são metabolizados pelo mesmo sistema enzimático no fígado, como ocorre com o uso de ampicilina ou rifampicina concomitante com anticoncepcionais, fazendo com que estes tenham sua eficácia diminuída e levando a risco de gravidez não planejada.
- Poderá haver interação já no período de absorção, tal como no uso de antiácidos, que diminui a absorção de prednisona.
- Os diuréticos podem potencializar a nefrotoxicidade dos aminoglicosídeos.
- Há de se considerar, também, a compatibilidade de fármacos quando usados simultaneamente em soluções injetáveis.

ATENÇÃO!

Como a gama de interações medicamentosas é muito grande, é sempre aconselhável, quando houver a necessidade de uso de mais de um medicamento, que se avalie a viabilidade ou não da prescrição múltipla.

Hoje, com o advento da internet, ficou mais fácil esta pesquisa, que poderá evitar grandes problemas relacionados aos efeitos adversos, incluindo a ineficácia dos medicamentos.

■ IMPLICAÇÕES CLÍNICAS DOS EVENTOS ADVERSOS DE MEDICAMENTOS

Para que se possa avaliar as implicações clínicas dos eventos adversos de medicamentos, é preciso, em primeiro lugar, definir alguns conceitos básicos. Inicialmente, devemos ter em mente que todo medicamento pode produzir efeitos indesejáveis – e é quase impossível, na prática clínica, conhecer todos os problemas potenciais que um medicamento possa provocar.

Eventos adversos: são intercorrências surgidas durante o tratamento medicamentoso do paciente, relacionadas ou não àquela terapia. Exemplos: 1) Diarreia na vigência do tratamento com amoxacilina. Dezenas de observações de farmacovigilância mostram que esta ocorrência é bastante frequente. 2) O paciente é atropelado. A pergunta que se faz é se o atropelamento tem ou não relação com o medicamento utilizado. Este age no sistema nervoso central? Atua no equilíbrio e/ou na atenção?

Efeitos adversos (reações adversas): são respostas indesejáveis a um medicamento, quando utilizado nas indicações e doses preconizadas. Também se inclui nesta classificação a ineficácia terapêutica. Exemplo: lipodistrofia causada por algumas medicações para o tratamento da Aids.

Efeitos colaterais: são efeitos produzidos pelo medicamento além de sua ação terapêutica. Não são, obrigatoriamente, nocivos. Exemplo: a ciproeptadina (anti-histamínico) aumenta o apetite. Foi usada no passado, em muitos pacientes, devido ao seu efeito colateral.

Usos fora da bula: não é incomum que os médicos prescrevam o medicamento em indicações e/ou posologia não recomendadas pelo fabricante e, também, não aprovadas pelas autoridades sanitárias. A não inclusão de novas indicações e/ou diferente posologia certamente é decorrente da falta de comprovação clínica consistente. O uso fora da bula (*off-label*) deveria ficar restrito à análise do custo-efetividade do tratamento. Há de se considerar, também, as implicações éticas e legais deste uso. O Conselho Federal de Medicina estabeleceu critérios para este uso que será de inteira responsabilidade ética e legal do médico prescritor.

Medicamentos manipulados: vários médicos preferem prescrever medicamentos manipulados para seus pacientes baseando-se no princípio da terapêutica individualizada. Além dos eventuais problemas já mencionados (interações medicamentosas e uso fora da bula), há de se ter em mente que um produto farmacêutico acabado, disponível no mercado, passa por inúmeros testes antes de ser comercializado: estabilidade, pureza, umidade, conservação, etc. Os medicamentos manipulados podem apresentar deficiências nestes quesitos e, como consequência, provocar efeitos adversos, incluindo a ineficácia terapêutica.

Populações de risco: o uso de medicamentos em *pediatria* exige um grande cuidado, tendo em vista que o metabolismo da criança é diferente do adulto e, segundo alguns trabalhos, mesmo nos Estados Unidos, mais de 50% dos produtos usados em crianças não foram avaliados adequadamente.

Idosos são mais sensíveis ao uso de medicamentos e, ironicamente, são os que mais consomem remédios. Alguns trabalhos mostram que, além de consumir mais, podem estar recebendo produtos inadequados.

Pacientes crônicos com frequência são medicados com mais de um remédio. Estudos de farmacovigilância demonstram que, à medida que se aumenta o número de produtos usados, também aumenta a possibilidade de efeitos adversos.

Pacientes hospitalizados, seja pela doença de base ou cirurgia, seja pelo atendimento multidisciplinar ou mesmo pela necessidade de maior intervenção clínica, podem estar sujeitos a um número mais elevado de efeitos adversos.

Mulheres em idade fértil devem ser avaliadas e orientadas quanto à medicação prescrita. Sabe-se também que, pela variação hormonal a que são submetidas mensalmente, podem reagir à terapêutica de maneira diferente dos homens.

Automedicação: este hábito, não exclusivo dos brasileiros, pode complicar muito a avaliação de um paciente com efeitos adversos a medicamentos. Muitas vezes, por receio da censura, o paciente omite os produtos que usa, ou mesmo, por achá-los inofensivos (chás, poções, etc.), não os menciona. É preciso se certificar do que foi usado.

Alimentação: muitos alimentos interferem na absorção e no metabolização de medicamentos. Exemplo clássico é a diminuição da absorção da tetraciclina quando administrada junto com leite. O *grapefruit* interfere na metabolização de muitos medicamentos por atuar diretamente em processos enzimáticos no fígado. O álcool sabidamente interage com produtos do sistema nervoso central.

Avaliação do custo/benefício: os medicamentos trouxeram um avanço enorme para a medicina seja curando ou atenuando doenças. No entanto, é sempre preciso avaliar se há, realmente, necessidade de seu uso. Nenhum medicamento poderá substituir uma relação médico-paciente adequada. Não existe a "pílula da felicidade". Não existe remédio milagroso. Não existe medicamento totalmente inócuo. Os medicamentos têm efeitos farmacológicos, mas podem ser não eficazes por indicação e/ou uso inadequados. Hoje com o grande avanço da medicina baseada em evidências, torna-se mais fácil ter uma atitude crítica em relação ao uso de fármacos.

O QUE FAZER DIANTE DE EFEITOS ADVERSOS?

1 | Anamnese precisa para descartar outras intercorrências clínicas.
2 | Reavaliar a prescrição para se certificar que estava de acordo com as recomendações do produto.
3 | Confirmar com o paciente se o uso foi conforme a prescrição.
4 | Houve novos medicamentos utilizados?
5 | Buscar a descrição completa dos efeitos atribuídos ao produto.
6 | Quais as consequências daqueles efeitos?
7 | Houve interrupção do tratamento? Caso positivo, os efeitos desapareceram?
8 | Houve troca, na farmácia, do medicamento por outro similar ou genérico? Neste caso, algum componente novo poderia justificar a reação.
9 | Comunicar o efeito adverso ao fabricante e aos órgãos sanitários.
10 | É preciso deixar claro junto ao paciente que o eventual aparecimento de efeitos adversos não significa erro de prescrição ou defeito do produto. Simplesmente podem acontecer.
11 | É importante que o paciente se sinta amparado em qualquer circunstância.
12 | Avaliar, cuidadosamente, a viabilidade de substituir o medicamento.

PONTOS A SEREM LEVADOS EM CONTA

1 | Todo medicamento pode provocar efeitos adversos.
2 | Há situações em que, mesmo com efeitos adversos, desde que não graves, a medicação precisa ser mantida: procura-se atenuar os efeitos adversos da quimioterapia, mas não suspendê-la, na maioria das vezes.
3 | Vários estudos mostram que 1/3 dos efeitos adversos estão associados com erros de medicação que poderiam ser preveníveis.
4 | Não usar medicamento sem o devido conhecimento de seu perfil farmacológico.
5 | Quando a medicação apresenta um significativo potencial de risco, deve-se, obrigatoriamente, discuti-lo com o paciente, que poderá aceitá-lo ou não. A sua anuência, nestes casos, é mandatória.
6 | Por outro lado, os pacientes não podem ser prejudicados pela indecisão do médico em usar medicamentos.
7 | O fato do paciente já ter tomado o medicamento anteriormente não invalida que, a qualquer momento, possa desencadear um efeito adverso.
8 | Dependendo da gravidade da doença, pode-se justificar o uso de medicamentos de alto potencial de risco, sempre com a anuência do paciente.
9 | O uso de medicamento pouco eficaz pode ser justificado nos casos em que as alternativas terapêuticas são reduzidas.
10 | Em casos extremos, de doenças muito graves ou fatais, o médico deve pensar na possibilidade de incluir o paciente em experimentações clínicas, eventualmente em curso, desde que atendam os preceitos da declaração de Helsinque e as normais legais e éticas vigentes.

Para finalizar, vem da OMS uma descrição de como devemos proceder acerca da segurança dos medicamentos e farmacovigilância:[1]

> [...] há uso racional de medicamentos quando pacientes recebem medicamentos apropriados para suas condições clínicas, em doses adequadas às suas necessidades individuais, por um período adequado e ao menor custo para si e para a comunidade.

Assim, o uso da terapêutica medicamentosa é fundamental, desde que feito com critério, conhecimento, crítica e humildade para reavaliação de sua eficácia e eficiência no tratamento.

REVISÃO

- A segurança dos medicamentos e farmacovigilância é um processo que demora muito tempo e envolve milhares de pacientes.
- Cada vez mais, presenciamos situações em que o paciente recebe a prescrição de mais de um medicamento.
- O uso concomitante de mais de um fármaco pode levar a efeitos farmacológicos sinérgicos ou antagônicos. Daí a necessidade de conhecimentos básicos de farmacologia clínica.
- Todo medicamento pode produzir efeitos indesejáveis – e é quase impossível, na prática clínica, conhecer todos os problemas potenciais que um medicamento possa provocar.
- É fundamental saber como proceder diante de um efeito adverso.

DIAGNÓSTICO E TRATAMENTO

> A terapêutica medicamentosa deve ser feita com critério, conhecimento, crítica e humildade para reavaliação de sua eficácia e eficiência no tratamento.

■ REFERÊNCIA

1. Organización Mundial de Salud. Uso racional de los medicamentos. Informe de la Conferencia de Expertos Nairobi; 1985 Nov 25-29; Ginebra, Suiza. [capturado em 24 nov. 2015]. Disponível em: http://apps.who.int/medicinedocs/documents/s21286es/s21286es.pdf

■ LEITURAS SUGERIDAS

Edwards LD, Fox AW, Stonier PD, editors. Principles and practice of pharmaceutical medicine. 3rd ed. Oxford: Blackwell; 2011.
Graff S. Vigilância pós-comercialização: aprendendo a atender o consumidor com reação adversa. São Paulo: Scortecci; 2012.
Hulley SB, Cummings SR, Browner WS, Grady DG. Delineando a pesquisa clínica. 4. ed. Porto Alegre: Artmed; 2015.
Massud Filho J, organizador. Medicina farmacêutica: conceitos e aplicações. Porto Alegre: Artmed; 2016.
Moretto LD, Mastelaro R. Boas práticas de farmacovigilância. São Paulo: Sindusfarma; 2010.
Robertson D, Williams GH. Clinical and translational science: principles of human research. London: Elsevier; 2009.

5
MEDICAMENTOS GENÉRICOS

■ JOÃO MASSUD FILHO

Em 1999, a Anvisa introduziu o medicamento genérico no mercado brasileiro, criando normas para o seu registro. Para tanto, o medicamento genérico deve apresentar evidências detalhadas mostrando que sua farmacocinética é comparável à do medicamento inovador, podendo substituí-lo sem prejuízo, isto é, o medicamento genérico deve ser **bioequivalente** ao inovador.

Medicamento genérico é aquele que equivale a um produto inovador ou de referência (também chamado "de marca", estes possuem eficácia terapêutica, segurança e qualidade comprovadas cientificamente no momento do registro junto à Anvisa). O objetivo das autoridades sanitárias e dos laboratórios que os produzem é possibilitar a intercambialidade com o produto inovador ou de referência. O medicamento genérico tem um custo menor do que aquele e, com isso, há uma economia doméstica e/ou para o SUS.

> **ATENÇÃO!**
>
> O medicamento genérico só pode ser introduzido no mercado após expirar o prazo da proteção patentária, renúncia deste direito ou medida legal decretando o fim da exclusividade por interesse coletivo.

O primeiro passo para comprovar que um produto é genérico é submetê-lo a testes de **equivalência farmacêutica**, em que são realizadas avaliações físico-químicas comparativas. Caso haja equivalência farmacêutica, passa-se para o estudo de bioequivalência.

A bioequivalência entre medicamentos administrados pela mesma via pode ser avaliada por meio da comparação de sua biodisponibilidade. Esta se refere à quantidade absorvida e à velocidade de absorção e sua concentração no local esperado da ação terapêutica. A biodisponibilidade é influenciada por vários fatores, tais como idade, via de administração, patologias associadas e alimentação.

O estudo da bioequivalência é feito por meio das etapas clínica (com voluntários sadios), analítica (com a dosagem do fármaco e de seu metabólito ativo, caso haja, no sangue) e estatística.

De modo geral, as autoridades regulatórias (Anvisa, FDA, European Medicines Agency – EMEA, entre outras) consideram uma formulação genérica equivalente terapêutica da formulação inovadora, se:

1 | Ela for equivalente farmacêutica da formulação inovadora, isto é, a quantidade de princípio ativo e as características físico-químicas forem equivalentes.
2 | O perfil de dissolução realizado *in vitro* for comparável ao do inovador.
3 | Ela é bioequivalente à inovadora pelos critérios farmacocinéticos.
4 | Ela está de acordo com os padrões de qualidade, pureza e identidade.
5 | Ela for adequadamente rotulada.
6 | Ela é fabricada de acordo com os critérios de "Boas Práticas de Manufatura".

Apesar do rigor utilizado na análise de um registro de medicamento genérico, deve-se ter em conta que os estudos são realizados com lotes-piloto, em sujeitos sadios. A fabricação dos lotes posteriores e a utilização do medicamento por pacientes de faixa etária diferente daquela dos voluntários sadios, utilizados no estudo de bioequivalência, pode implicar resultados terapêuticos distintos.

Deve-se ter claro que a conclusão de que um medicamento é genérico do inovador quando comprovado pelo estudo de bioequivalência. No entanto, é preciso ter em mente que essa conclusão só é válida para aquele produto, de um lote específico estudado. A garantia dos outros lotes corre por conta do laboratório fabricante e eventuais estudos aleatórios e periódicos por solicitação das autoridades sanitárias.

Vale ressaltar que os **produtos similares** têm o mesmo princípio ativo do medicamento de referência, mas sem comprovar a bioequivalência em relação a esse. Desse modo, não se pode garantir sua ação terapêutica.

> **REVISÃO**
>
> - **Medicamento de referência** ou "de marca" são remédios que possuem eficácia terapêutica, segurança e qualidade comprovadas cientificamente no momento do registro, junto à Anvisa.
> - **Medicamento genérico** é um medicamento equivalente a um produto inovador ou de referência.
> - **Produto similar** tem o mesmo princípio ativo do medicamento de referência.

■ LEITURAS SUGERIDAS

Edwards LD, Fox AW, Stonier PD, editors. Principles and practice of pharmaceutical medicine. 3rd ed. Oxford: Blackwell; 2011.
Graff S. Vigilância pós-comercialização: aprendendo a atender o consumidor com reação adversa. São Paulo: Scortecci; 2012.
Hulley SB, Cummings SR, Browner WS, Grady DG. Delineando a pesquisa clínica. 4. ed. Porto Alegre: Artmed; 2015.
Massud Filho J, organizador. Medicina farmacêutica: conceitos e aplicações. Porto Alegre: Artmed; 2016.
Moretto LD, Mastelaro R. Boas práticas de farmacovigilância. São Paulo: Sindusfarma; 2010.
Robertson D, Williams GH. Clinical and translational science: principles of human research. London: Elsevier; 2009.

6

ANTIMICROBIANOS

- CARLOS R. V. KIFFER
- GABRIEL TROVA CUBA
- ANTONIO PIGNATARI

Antimicrobianos são substâncias que matam (microbicida) ou inibem o desenvolvimento (microbiostáticos) de micro-organismos, como bactérias, fungos, vírus ou protozoários. Correspondem a uma classe de fármacos consumida frequentemente em hospitais e na comunidade. Entretanto, são os únicos agentes farmacológicos que não afetam somente os pacientes que os utilizam, eles também interferem, de forma significativa, no ambiente hospitalar, por alteração da ecologia microbiana. Os termos antimicrobiano e antibiótico serão aqui considerados sinônimos.

Para a seleção do(s) antimicrobiano(s) a ser(em) prescrito(s), devem ser considerados três fatores fundamentais:
- aspectos clínicos relacionados ao estado clínico do paciente e às condições complicadoras de base;
- aspectos microbiológicos relacionados à presunção ou à comprovação do agente etiológico e ao local ou sítio da infecção, com base em dados de vigilância locais disponíveis;
- aspectos farmacológicos dos antimicrobianos, especialmente a otimização terapêutica por princípios farmacodinâmicos.

Neste capítulo, serão enfatizados os aspectos farmacológicos e microbiológicos, deixando os clínicos para discussão em capítulos específicos.

■ ASPECTOS MICROBIOLÓGICOS

A avaliação da sensibilidade de micro-organismos aos antimicrobianos é realizada *in vitro*, determinando-se a concentração inibitória mínima (CIM) de cada micro-organismo para cada antimicrobiano, semeando-se a bactéria em presença de concentrações crescentes de determinado antibiótico. Esse teste pode ser realizado por meio de diversas técnicas, embora o princípio seja sempre o mesmo. A CIM corresponde à menor concentração do antibiótico capaz de inibir o desenvolvimento visível do micro-organismo. A CIM, isoladamente, não define sensibilidade ou resistência dos patógenos frente aos antimicrobianos. Para que se definam as CIM, relacionadas à sensibilidade ou à resistência, são necessários estudos de correlação clínica, microbiológica e farmacocinética.

O Clinical Laboratory Standards Institute (CLSI) é um dos órgãos científicos, com sede nos Estados Unidos da América, que estipulam valores padronizados das CIM correlacionados com resistência e sensibilidade dos micro-organismos aos antimicrobianos. Para que haja sensibilidade em um patógeno, é necessária que sua concentração inibitória mínima, frente a um antibiótico, seja baixa (inferior à concentração sérica média alcançada *in vivo* pelo antibiótico). Vários métodos podem ser utilizados para avaliar a sensibilidade de micro-organismos a antimicrobianos, como métodos diretos: a) macrodiluição em tubo, b) microdiluição manual, c) E-test (teste epsilométrico), d) difusão em Ágar; e métodos indiretos: a) discodifusão, b) microdiluição automatizada. Todos esses testes apresentam algum tipo de correlação com a CIM determinada por macrodiluição (teste "padrão-ouro" para essa determinação).

■ ASPECTOS FARMACOLÓGICOS

A indicação para o emprego de um antibiótico deve ser regida pelo conhecimento de sua composição química e de seu mecanismo de ação; de seu perfil farmacocinético e farmacodinâmico em pessoas normais, assim como das variações observadas na insuficiência renal, na insuficiência hepática e no choque; de seu espectro de atividade; da dose a ser prescrita, da via, da forma e dos intervalos de administração; da via de eliminação; de sua distribuição pelos tecidos, cavidades e líquidos orgânicos; de sua capacidade de interagir com outros antimicrobianos (sinergismo, adição ou antagonismo) e com outros medicamentos administrados contemporaneamente; do seu potencial de induzir seleção de cepas de bactérias resistentes; dos efeitos adversos (toxicidade, reações de hipersensibilidade e manifestações colaterais) que seja capaz de induzir.

FARMACOCINÉTICA

Após a administração intravenosa de dose padronizada de um antibiótico, sua concentração plasmática aumenta rapidamente, até atingir sua concentração sérica máxima; depois disso, na medida em que se distribui pelos tecidos e é eliminado ou metabolizado, sua concentração no sangue vai diminuindo progressivamente até se tornar nula (Figura 6.1). Quando o antibiótico é administrado por via oral ou por via intramuscular, a concentração sérica máxima é invariavelmente menor do que a alcançada com a injeção intravenosa da mesma dose. A concentração do antibiótico detectada no sangue antes da administração da dose seguinte (respeitado o intervalo padronizado de administração das doses sucessivas) corresponde à concentração sérica mínima. A concentração sérica média é a concentração média alcançada no soro pelo antibiótico com a administração sucessiva de novas doses, com intervalos regulares. A área sob a curva é a área abaixo da curva nos gráficos em que se relacionam tempo e concentração sérica.

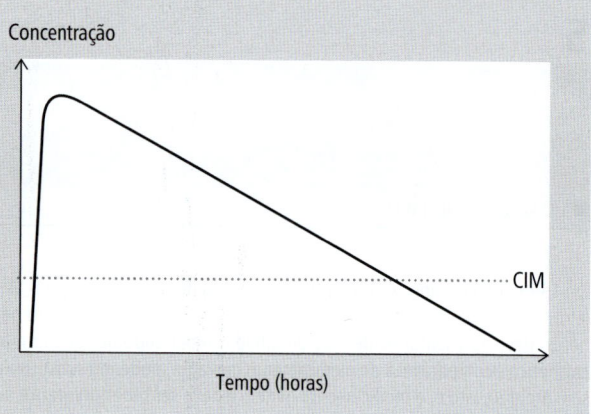

FIGURA 6.1 ■ Exemplificação de curva de concentração *versus* tempo (sérica ou tecidual).

Os antibióticos estabelecem ligações proteicas em proporção variável (índice de ligação proteica), principalmente com a albumina plasmática, sabendo-se que só a fração livre do antibiótico é dotada de atividade antimicrobiana. O resultado do tratamento de uma infecção pode sofrer variações segundo a afinidade do antibiótico pelas proteínas plasmáticas. A ligação dos antibióticos com as proteínas plasmáticas exerce influência sobre a difusão desses fármacos nos tecidos e líquidos orgânicos, a rapidez com que ultrapassam as membranas celulares, a intensidade do seu efeito antimicrobiano e a sua velocidade de eliminação. Apenas o antibiótico livre de ligação com proteínas se distribui pelos tecidos, pois o complexo antibiótico albumina não consegue penetrar na célula. O uso concomitante de medicamentos que competem com os antibióticos na ligação com a albumina induz ao aumento na proporção de antibiótico livre e altera sua distribuição pelos tecidos e líquidos orgânicos. Em pediatria, é de fundamental importância conhecer quais os medicamentos (os antibióticos, em particular) capazes de ligar-se com a albumina plasmática. Esse fato é especialmente relevante nos recém-nascidos, dada a influência exercida por esses medicamentos sobre a concentração sérica de bilirrubina indireta não ligada à albumina.

É contraditório o significado da ligação proteica dos antibióticos em relação ao resultado terapêutico final, pois, ao passo que já se demonstrou que a ligação proteica prejudica o efeito do antibiótico em meios de cultura e, ao que parece, também *in vivo*, sua ocorrência pode favorecer o acesso do antimicrobiano às áreas infectadas e sua permanência na intimidade dos tecidos. Com a instalação do processo inflamatório, verifica-se aumento da permeabilidade capilar e afluxo acentuado de proteínas no local da lesão, onde se encontram os micro-organismos que se pretende eliminar. Como a afinidade da ligação entre antibiótico e albumina é pequena, o antibiótico é liberado nos líquidos infectados. Desde que mantida, a ligação pode também ser responsável pela retenção do antibiótico na intimidade dos tecidos a que teve acesso, prolongando seu efeito, que persiste mesmo depois de suspensa sua administração e já se ter tornado nula sua concentração sérica (efeito pós-antibiótico).

Além da ligação às proteínas plasmáticas, outros fatores interferem na velocidade com que um antibiótico deixa a circulação (solubilidade lipídica, peso molecular e estado de agregação). Os capilares dos glomérulos renais e dos sinusoides hepáticos são mais permeáveis do que os capilares de outra localização à passagem dos antimicrobianos. De modo geral, com exceção de cérebro, globo ocular e placenta, os antibióticos conseguem passar livremente do espaço intravascular para o espaço intersticial, através da parede capilar. A maioria dos antibióticos atinge concentrações terapêuticas em líquido ascítico, pleural e pericárdico.

A **meia-vida** de um antibiótico corresponde ao tempo necessário para que a concentração sérica máxima, alcançada com a administração de uma dose, reduza-se à metade. Esse índice independe da intensidade da concentração sérica máxima e é determinado pelo grau de excreção ou metabolização e pela rapidez de difusão tecidual do antibiótico. Com base no conhecimento da meia-vida de um antibiótico e outros fatores, é estabelecido o intervalo de tempo com que devem ser administradas as doses sucessivas. Em presença de insuficiência renal e, às vezes, de insuficiência hepática, a meia-vida de determinados antimicrobianos torna-se maior, exigindo ajustes nos esquemas adotados, com aumento no intervalo de administração e/ou redução das doses, a fim de evitar seu acúmulo no sangue e a ocorrência de efeitos tóxicos.

A biodisponibilidade, expressa em porcentagem, e a fração do antimicrobiano administrado que se encontra efetivamente disponível sob forma ativa na circulação dependem, em parte, do seu índice de ligação às proteínas plasmáticas.

ATENÇÃO!

A intensidade da penetração tecidual do antimicrobiano é tão mais alta quanto maiores forem sua biodisponibilidade e sua capacidade de difusão no espaço intersticial e nas células.

FARMACODINÂMICA

Os aspectos farmacodinâmicos vêm sendo estudados ao longo dos últimos anos com o fim de estabelecer metas quantitativas bem definidas, sobre as quais se devem traçar políticas de uso racional dos antimicrobianos. Esses princípios têm servido para a otimização terapêutica baseada nas correlações entre os marcadores de potência dos antimicrobianos (CIMs) e os perfis farmacocinéticos desses fármacos (curvas de concentração-tempo séricas e teciduais) (Figura 6.1). Essas correlações farmacodinâmicas são diferentes para cada classe de antimicrobianos e vêm sendo objeto de estudo nos últimos anos. Porém, deve-se realçar que, para essas correlações, deve-se evitar o uso de métodos de determinação indireta das CIMs, como discodifusão e métodos automatizados.

A partir de diversos tipos de estudos (*in vitro, in vivo, ex vivo*), é possível classificar os antimicrobianos em tempo-dependentes e concentração-dependentes:

- **Antimicrobianos tempo-dependentes:** são aqueles que têm sua ação regida pelo tempo de exposição das bactérias às suas concentrações séricas e teciduais. A ação desses antimicrobianos independe dos níveis séricos máximos que eles venham a atingir, mas depende do tempo que permanecem acima das CIMs das bactérias, logo, tendo o tempo acima da CIM (T > CIM) como marcador de potência preditivo de sucesso (Figura 6.2).
- **Antimicrobianos concentração-dependentes:** são aqueles cujos efeitos de eliminação bacteriana dependem fundamentalmente das concentrações mais altas (picos séricos ou áreas abaixo da curva com a CIM do patógeno em questão) que esses antimicrobianos atinjam no soro e nos tecidos, logo, tendo as razões entre concentração máxima (C_{max}) ou área abaixo da curva de concentração-tempo (AAC) pela CIM (C_{max}:CIM ou AAC:CIM) como marcadores de potência preditivos de sucesso (Figura 6.3).

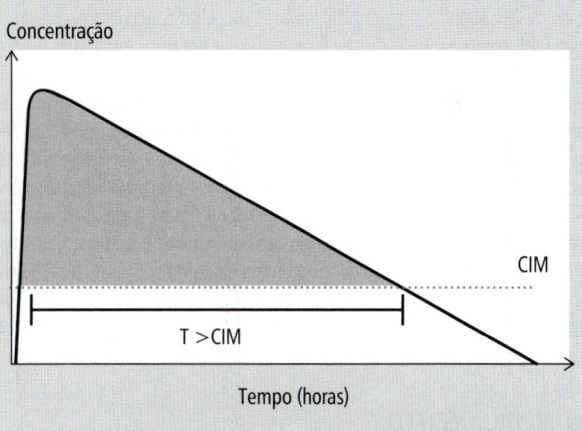

FIGURA 6.2 ■ Parâmetro farmacodinâmico preditivo de sucesso em antimicrobianos tempo-dependentes (T > CIM).

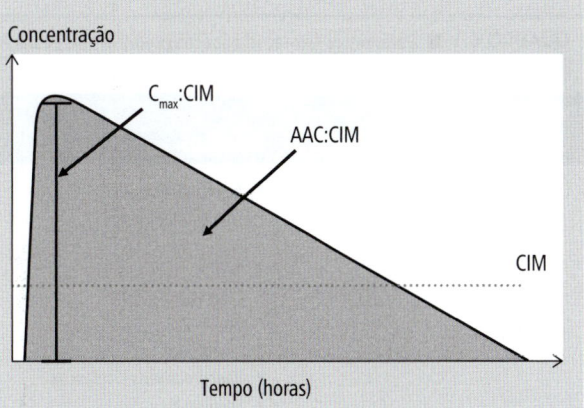

FIGURA 6.3 ■ Parâmetros farmacodinâmicos preditivos de sucesso em antimicrobianos concentração-dependentes (C_{max}:CIM e/ou AAC:CIM).

AAC: área abaixo da curva de concentração-tempo; C_{max}: concentração plasmática máxima.

No Quadro 6.1, encontram-se os parâmetros farmacodinâmicos de correlação com eficácia de diversas classes de antimicrobianos, com suas respectivas formas de eliminação dos micro-organismos e com os objetivos terapêuticos que devem ser seguidos para maximizar a ação deles. Alguns antimicrobianos podem apresentar característica mista de parâmetro farmacodinâmico preditivo de sucesso, como o macrolídeo azitromicina. Outros antimicrobianos, listados no Quadro 6.1, apresentam divergência quanto à classificação de seus parâmetros farmacodinâmicos preditivos de sucesso devido a dados ainda contraditórios ou insuficientes, como os glicopeptídeos (vancomicina e teicoplanina) e as polimixinas (polimixina b e colistina).

Ainda em relação ao Quadro 6.1, para os antimicrobianos tempo-dependentes, deve-se procurar maximizar a duração da exposição do patógeno ao fármaco, por exemplo, aumentando o tempo de infusão de antibióticos tempo-dependentes (p. ex.: betalactâmicos), associado ou não a doses mais elevadas, particularmente em infecções graves causadas por bactérias com CIMs mais elevadas. Contudo, para os antimicrobianos concentração-dependentes, deve-se procurar otimizar a exposição do patógeno a concentrações mais elevadas do fármaco, alterando estratégias de dosagens para permitir maiores picos de concentração sérica e tecidual, como é o caso dos aminoglicosídeos em dose única diária para infecções hospitalares.

Deve-se buscar a maximização do efeito antimicrobiano em todas as situações, com os instrumentos clínicos que estiverem à disposição. Alguns desses instrumentos dependem exclusivamente de conhecimento sobre os fármacos, seus mecanismos de ação e o processo infeccioso em si. Entre as estratégias que estão ao alcance do clínico, para maximizar as eficácias clínica e microbiológica dos antimicrobianos, estão as estratégias baseadas nos três "Dês": Droga (medicamento), Dose e Duração da infusão, relatadas sumariamente a seguir. Além disso, estão expostos, de forma resumida, aspectos relevantes de vias e formas de administração e tempo de tratamento.

■ MEDICAMENTO

Como regra básica, deve-se procurar escolher o antimicrobiano dentro de determinada classe com maior potência frente aos potenciais patógenos, respeitadas as condições clínicas primordiais do paciente. Ou seja, deve-se buscar selecionar os antimicrobianos para os quais historicamente as CIMs sejam mais baixas. Essa escolha deve ser baseada em dados microbiológicos atuais (do paciente) ou históricos, por meio de evidência epidemiológica.

DOSE

As doses de antibióticos variam de acordo com a via utilizada, com as características da infecção que se pretende tratar e com as formas disponíveis para maximizar as evoluções microbiológica e clínica pretendidas. Nos pacientes com insuficiência renal (IR), as doses e/ou os intervalos de administração devem ser modificados conforme o valor do *clearance* de creatinina, assim como nos enfermos submetidos à diálise peritoneal ou à hemodiálise.

As doses utilizadas de antimicrobianos variam segundo a gravidade do caso e o sítio da infecção. Nos casos graves, para maior segurança e eficácia da terapêutica antimicrobiana, é possível monitorar o tratamento por meio da dosagem sérica do antibiótico em questão. Sua dosagem no decorrer do tratamento constitui recurso útil em pacientes com IR que estejam recebendo vancomicina ou aminoglicosídeos, ou em determinadas situações clínicas (p. ex.: tratamento da endocardite infecciosa).

Uma das estratégias clínicas de fácil execução é o uso de doses mais elevadas de antibióticos para patógenos com CIMs mais altas, em particular para os antimicrobianos tempo-dependentes. Todavia, deve-se realçar que, embora o aumento de dosagem possa ser uma estratégia adequada para suplantar resistências, especialmente as de baixo nível, os aumentos de dose devem ser criteriosos e associados a outras medidas de otimização terapêutica avaliadas caso a caso.

DURAÇÃO DA INFUSÃO

Também se deve considerar, em especial para os betalactâmicos, o aumento do tempo de infusão do antibiótico em questão. As evidências sobre aumento do tempo de infusão para antimicrobianos tempo-dependentes são antigas, datando já da década de 1980, porém, na prática diária, essas medidas nem sempre são incorporadas devido a aspectos vinculados à exequibilidade (diluições, preparos, uso de bombas de infu-

QUADRO 6.1 ■ Parâmetros farmacodinâmicos preditivos de evolução relacionados à eficácia (clínica e/ou microbiológica) por grupo de antimicrobianos

PARÂMETROS CORRELACIONADOS À EFICÁCIA	EXEMPLOS	ELIMINAÇÃO DO MICRO-ORGANISMO	OBJETIVO TERAPÊUTICO
C_{max}:CIM	▪ Aminoglicosídeos ▪ Fluoroquinolonas	Concentração-dependente	Maximizar exposição
AAC:CIM	▪ Azitromicina ▪ Fluoroquinolonas ▪ Cetolídeos ▪ Linezolida ▪ Vancomicina/teicoplanina ▪ Daptomicina ▪ Colistina/polimixina	Concentração-dependente	Maximizar exposição
T > CIM	▪ Carbapenêmicos ▪ Penicilinas ▪ Cefalosporinas ▪ Macrolídeos	Tempo-dependente	Otimizar tempo de exposição

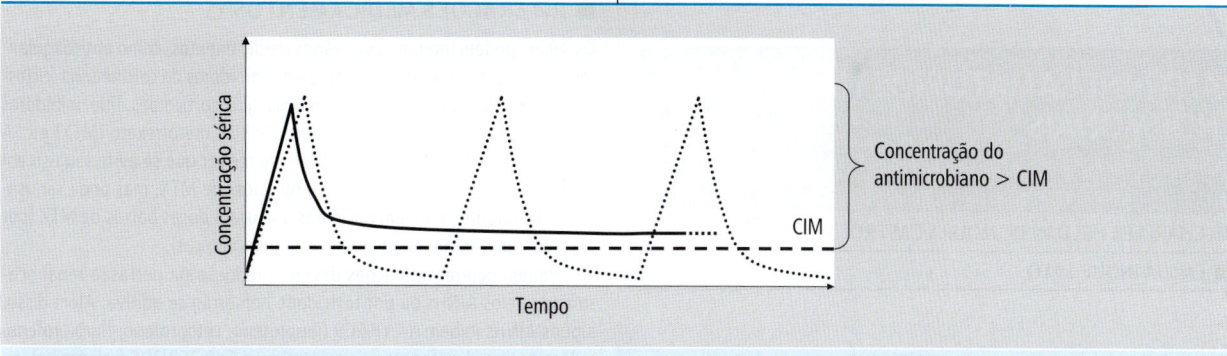

FIGURA 6.4 ■ Comparação entre perfil de concentração sérica *versus* tempo para infusão intermitente e para infusão prolongada ou contínua de antimicrobianos tempo-dependentes.

são etc.). Todavia, trata-se de estratégia útil e com confirmação clínica de superioridade frente a infusões clássicas em bólus para alguns antimicrobianos (Figura 6.4).

VIAS E FORMAS DE ADMINISTRAÇÃO

A via oral deve ser a preferida, sempre que não houver risco de prejuízo para o resultado final do tratamento. Diversos antibióticos, porém, não são utilizáveis por essa via, por sofrerem inativação ou não serem absorvidos no tubo digestivo. A benzilpenicilina, por exemplo, por ser inativada em meio ácido, não é eficaz quando administrada por via oral, ao passo que muitas penicilinas, biossintéticas e semissintéticas, são resistentes ao baixo pH do estômago e podem ser usadas por essa via. Alguns antibióticos não são absorvidos no tubo digestório (aminoglicosídeos, anfotericina B, nistatina, vancomicina etc.), embora conservem sua atividade antimicrobiana no lúmen intestinal. Outros antibióticos, embora bem absorvidos no intestino, são mal tolerados pelos efeitos indesejáveis que provocam (náuseas, vômitos, diarreia e/ou dores epigástricas).

A via intravenosa e a via intramuscular são utilizadas no tratamento de infecções moderadas e graves ou em processos infecciosos em que haja suspeita de resistência não tratável por antimicrobianos disponíveis por via oral. Como as concentrações séricas de antimicrobianos obtidas por via intramuscular são em geral mais baixas e irregulares do que as obtidas por via intravenosa, essa via deve ser utilizada fundamentalmente para continuação de tratamento intravenoso em pacientes nos quais não haja dúvidas clínicas sobre potenciais baixos níveis séricos atingidos. Essa via também deve ser evitada em pessoas com tendência a sangramento, em uso de anticoagulantes ou em choque. No tratamento de infecções graves, recorre-se, sempre que possível, à via intravenosa; a administração de antibióticos por essa via pode ser feita através de injeção direta ou por gotejamento, diluídos em soro fisiológico ou glicosado, com velocidade de infusão variável, de acordo com as características do antimicrobiano utilizado.

Atualmente, a via intratecal é de utilização rara, para a administração de antibióticos em circunstâncias especiais, pois muitos dos disponíveis alcançam concentrações terapêuticas no sistema nervoso central (SNC), entre os quais vários antimicrobianos ativos contra enterobactérias e *Pseudomonas aeruginosa*.

O uso tópico de antibióticos tem indicações precisas em oftalmologia, otorrinolaringologia, ginecologia e, especialmente, em dermatologia. Não se pode esquecer, porém, que a aplicação tópica de alguns antimicrobianos (penicilinas e sulfamídicos) é formalmente contraindicada, devido à possibilidade de induzir sensibilização.

TEMPO DO TRATAMENTO

Como regra geral, a terapêutica antibiótica deve ser mantida durante um período que se estenda até alguns dias depois do desaparecimento das manifestações clínicas que justificaram a sua indicação. Para algumas doenças, encontram-se padronizados esquemas terapêuticos, que são adotados com pequenas variações.

Sabe-se, contudo, que o uso prolongado de antibióticos se associa com: a) alterações da composição da microbiota; b) seleção de cepas bacterianas resistentes; e c) efeitos adversos (febre, erupções cutâneas e granulocitopenia, entre outros).

REVISÃO

Selecionar antimicrobianos com base em:
- aspectos clínicos relacionados do paciente;
- aspectos microbiológicos presuntivos ou comprovados;
- aspectos farmacológicos, especialmente a otimização terapêutica por princípios farmacodinâmicos.

Otimizar antimicrobianos com base em características do medicamento e/ou classe:
- se tempo-dependente, avaliar possibilidade de otimização da duração da exposição (tempo de infusão e dose);
- se concentração-dependente, avaliar possibilidade de otimizar a exposição (intervalo e dose).

■ LEITURAS SUGERIDAS

Amato Neto V, Nicodemo AC, Lopes HV. Antibióticos na prática médica. 6. ed. São Paulo: Sarvier; 2007.

Cunha BA. Effective antibiotic-resistance control strategies. Lancet. 2001;357(9265):1307-8.

Kiffer CR, Pignatari ACC. Pharmacodynamic evaluation of commonly prescribed oral antibiotics against respiratory bacterial pathogens. BMC Infect Dis. 2011;11:286-93.

Nicasio AM, Eagye KJ, Nicolau DP, Shore E, Palter M, Pepe J, et al. Pharmacodynamic-based clinical pathway for empiric antibiotic choice in patients with ventilator-associated pneumonia. J Crit Care. 2010;25(1):69-77.

Nicolau DP. Optimizing outcomes with antimicrobial therapy through pharmacodynamic profiling. J Infect Chemother. 2003;9(4):292-6.

7
ANTI-INFLAMATÓRIOS NÃO HORMONAIS

- CHARLLES HELDAN DE MOURA CASTRO
- EMILIA INOUE SATO

Os anti-inflamatórios não hormonais (AINHs) são a classe de medicamentos mais comumente usada no mundo. Espera-se que com o envelhecimento da população haverá um aumento significativo na prevalência de condições reumáticas degenerativas e inflamatórias e, com elas, aumento concomitante na utilização de AINHs.

O salicilato de sódio, descoberto em 1763, foi o primeiro AINH. A toxicidade gastrintestinal (particularmente dispepsia), associada ao uso de ácido acetilsalicílico (AAS), levou à introdução da fenilbutazona, um derivado do ácido indol-acético, que é um fraco inibidor da prostaglandina sintetase e tem feito uricosúrico. Este foi o primeiro AINH não salicílico desenvolvido para uso em doenças inflamatórias. Foi demonstrado ser eficaz em pacientes com gota e espondilite anquilosante. Os riscos relacionados à toxicidade medular (aplasia), particularmente em mulheres maiores de 60 anos, levaram ao seu desuso. A indometacina, um outro derivado do ácido indol-acético, foi desenvolvida como um substituto para a fenilbutazona. Nos anos seguintes houve o desenvolvimento de uma enorme variedade de AINHs, em um esforço para melhorar a adesão do paciente (facilidade posológica), reduzir a toxicidade e aumentar o efeito anti-inflamatório.

Atualmente existem pelo menos 20 AINHs disponíveis para uso clínico, de seis diferentes classes, determinadas pelas estruturas químicas. Essas medicações diferem em dose, interações medicamentosas e alguns efeitos colaterais. Uma comparação das medicações, organizada por agrupamento químico, é apresentada na Tabela 7.1.

A maioria dos AINHs são totalmente absorvidos no tubo digestório, têm insignificante metabolismo hepático de primeira passagem, são fortemente ligados às proteínas séricas e têm pequenos volumes de distribuição. Os AINHs podem sofrer transformações hepáticas mediadas pelas enzimas CYP-2C8, 2C9, 2C19 e/ou glucuronidação. As meias-vidas dos AINHs variam, mas, de modo geral, podem ser divididos em "de curta duração" (menos de seis horas, incluindo ibuprofeno, diclofenaco, indometacina e cetoprofeno) e "de longa duração" (mais de seis horas, incluindo naproxeno, celecoxibe, meloxicam, nabumetona e piroxicam). Pacientes com hipoalbuminemia podem ter maior concentração livre no soro.

A avaliação da toxicidade e da resposta terapêutica para um determinado AINH deve levar em conta o tempo necessário para atingir a concentração plasmática em estado estacionário (± 3 a 5 meias-vidas). A doença ulcerosa péptica sintomática causada pelos AINHs ocorre, principalmente, em consequência da inibição sistêmica da atividade da ciclo-oxigenase (COX) na mucosa gastrintestinal. A escolha de um AINH deve levar em consideração fatores de risco específicos do paciente e a maneira pela qual a medicação é metabolizada. Em pacientes mais idosos, por exemplo, a possível vantagem de melhor facilidade posológica de medicações de ação mais prolongada, provavelmente, seja suplantada pela maior incidência de toxicidade gastrintestinal (GI) associada à maior circulação êntero-hepática dos metabólitos ativos. Os AINHs com meia-vida curta e sem circulação êntero-hepática podem ser a melhor escolha para pacientes debilitados e idosos.

■ INTERAÇÕES MEDICAMENTOSAS

Os AINHs podem interagir com vários medicamentos, como anticoagulantes, antiplaquetários, anti-hipertensivos, inibidores da calcineurina (ciclosporina e tacrolimus), digoxina, diuréticos, glicocorticoides, lítio, inibidores seletivos da recaptação de serotonina (SSRIs), metotrexato (MTX) etc. A interação de AINHs com MTX geralmente requer que se evite seu uso em pacientes que recebem doses antineoplásicas de MTX, mas pode ser usado concomitantemente em pacientes que usam doses baixas de MTX (por exemplo, no tratamento de doenças reumatológicas).

Podem ocorrer interações devido à redução da perfusão renal ocasionada pelos AINHs ou por toxicidade hemorrágica aditiva. Além disso, alguns AINHs inibem a CYP-2C9 (ibuprofeno, cetoprofeno, flurbiprofeno, indometacina, diclofenaco, meloxicam) ou a CYP-2C8/2D6 (celecoxibe), ou a glucuronidação, podendo aumentar as concentrações de fármacos cuja metabolização seja dependente destas vias.

Inibidores da enzima conversora da angiotensina (IECA). Os AINHs podem atenuar a eficácia dos IECA, bloqueando prostaglandinas vasodilatadoras e natriuréticas e potencializando o aparecimento da hipercalemia.

Baixas doses de AAS. O efeito cardioprotetor de AAS em baixa dose pode ser bloqueado pelo uso concomitante de AINHs.

Glicocorticoides (CE). O risco de úlcera péptica aumenta significativamente quando CE são utilizados em combinação com AINH, em comparação com o uso isolado de qualquer das medicações.

Inibidores seletivos da recaptação da serotonina (ISRS). A utilização de ISRSs em combinação com AINHs está associado a maior risco de toxicidade GI em comparação com o uso isolado de uma das medicações.

Varfarina. Os AINHs podem aumentar o risco de sangramento em pacientes tratados com antagonistas da vitamina K por múltiplos mecanismos, incluindo toxicidade GI, aumento da INR e interferência com a função plaquetária.

■ MECANISMOS DE AÇÃO

Existe uma variação individual na resposta aos AINHs. Alguns pacientes parecem responder melhor a uma determinada medicação do que a outras. O risco de eventos adversos também parece ser individualizado. Estas diferenças têm sido atribuídas a diferenças na absorção, na distribuição e no metabolismo. Além disso, muitos mecanismos de ação têm sido atribuídos aos AINHs.

- **Inibição da ciclo-oxigenase (COX):** o efeito primário dos AINHs é inibir a COX (sintase da prostaglandina), prejudicando a transformação final de ácido araquidônico em prostaglandinas, tromboxanos e prostaciclina.[1] O grau de inibição da enzima varia entre os diferentes AINHs, mas não existem estudos comparando o grau de inibição da COX com eficácia anti-inflamatória, em pacientes individuais.[2]

- **Enzimas COX:** duas isoformas relacionadas da enzima COX têm sido descritas:[3] a COX-1 (PGHS-1) e a COX-2 (PGHS-2). Os inibidores das isoformas COX-1 e COX-2 possuem 60% de homologia nas sequências de aminoácidos, aparentemente conservadas para a lise do ácido araquidônico.[4] Uma variante de *splicing* alternativo do gene da COX-1 foi descrita como COX-3, cuja importância ainda não está clara.[5] Há diferenças importantes na regulação e expressão destas enzimas em vários tecidos. A COX-1 é expressa na maioria dos tecidos, com níveis variáveis, e é considerada enzima constitutiva, responsável pela regulação de processos celulares normais (como citoproteção gástrica, homeostase vascular, agregação de plaquetas e função renal), e é estimulada por hormônios ou fatores de crescimento. A COX-2 geralmente não é detectável na maioria

DIAGNÓSTICO E TRATAMENTO 23

dos tecidos, sendo sua expressão aumentada durante os estados de inflamação, ou experimentalmente, em resposta a estímulos mitogênicos. A COX-2 é constitutivamente expressa no cérebro, rins, nos ossos e, provavelmente, no sistema reprodutor feminino.[6] A expressão da COX-2 é inibida pelos CEs e isso pode contribuir para os seus efeitos anti-inflamatórios.

As diferenças na eficácia com que um determinado AINH inibe a COX-1 ou COX-2 pode influenciar sua eficácia e sua toxicidade. O efeito de inibição da COX-2 sobre a inflamação não é completamente compreendido. Camundongos knockout para o gene da COX-2 são tão suscetíveis à inflamação quanto animais tipo selvagem.[7] Por outro lado, camundongos knockout para o gene da COX-1 apresentam menos ulceração após a administração da indometacina do que controles selvagens.[8] Linfócitos T humanos expressam COX-2, a qual pode desempenhar papel importante nos eventos precoces e tardios da ativação das células T, como produção de interleucina-2, fator de necrose tumoral alfa e interferon-gama. Embora a inibição seletiva da COX-2 possa produzir menos toxicidade gástrica, tem havido preocupação de que a inibição da COX-2 possa atrasar a cicatrização das erosões gástricas e possa aumentar a lesão em tecido inflamado, como no modelo experimental de colite.[9] Estas observações podem ter relevância clínica em pacientes com doença inflamatória intestinal onde os AINHs não seletivos podem exacerbar a doença.

Alguns AINHs mais antigos são também relativamente seletivos para a COX-2 quando usados em baixas doses, como a nabumetona e o etodolac. Mas a maioria dos AINHs apresenta atividade contra a COX-1 em concentrações terapêuticas.[10]

Os salicilatos inibem apenas marginalmente a enzima COX em sistemas enzimáticos de células puras, porém, em sistemas de células humanas totais, são potentes inibidores da COX-1 e COX-2.[11]

- **Efeitos não mediados pelas prostaglandinas**: vários mecanismos de ação não mediados pelas prostaglandinas têm sido postulados para explicar as ações dos salicilatos não acetilados. Estes mecanismos podem também aplicar-se, em grau variável, para outros AINHs não acetilados:[2] alterações no transporte de ânions transmembrana, fosforilação oxidativa e na captação de ácido araquidônico; inibição da função dos neutrófilos.[12] O papel destes processos não mediados por prostaglandinas permanece obscuro.[2]

Os AINHs *in vitro* inibem a transcrição dependente de NF-kB, levando à inibição da sintetase do óxido nítrico induzível (iNOS).[13] A sintase do oxido nítrico (NO), quando induzida por citocinas e outros mediadores pró-inflamatório, produz NO em grandes quantidades, levando a aumento da inflamação.[14] Os AAS em níveis terapêuticos inibem a expressão de iNOS e consequente produção de NO *in vitro*.[13]

- **Apoptose**: um novo efeito dos AINHs tem sido descrito e envolve a inibição das prostaglandinas. As prostaglandinas inibem a apoptose celular *in vivo* e os AINHs, em um processo inflamatório, estabelecem ciclo celular mais próximo do normal, através da inibição da síntese de prostaglandinas.[15]

TABELA 7.1 ■ AINHs disponíveis para uso clínico

FÁRMACO	DOSE INICIAL (MG/DIA)	DOSE ANALGÉSICA E INTERVALO	DOSE MÁXIMA (MG/DIA)	COMENTÁRIOS
Derivados do Para-aminofenol				
Paracetamol	< 2.600	325-1.000 mg a cada 4 a 6 horas	4.000	Para dor leve e estados febris. Ausência de efeito anti-inflamatório significativo. Complemento útil para analgésicos opioides e AINHs. Ausência de efeito antiplaquetário e toxicidade GI. Pode causar hepatotoxicidade em superdosagem crônica ou aguda. Evitar ou usar dose menor em idosos ou com maior risco de hepatotoxicidade. Interage com varfarina, prolongando INR, e com medicamentos indutores da CYP-450, aumentando risco de lesão hepática.
AINHs Não Seletivos				
Salicilatos (acetilados)				
AAs	2.600	325-650 mg a cada 4 a 6 horas	4.000	Atualmente pouco usado para dor crônica e inflamação, devido ao risco de gastropatia grave. Ao contrário de outros AINHs, inibe irreversivelmente a função plaquetária (7 a 10 dias) e o salicismo pode ocorrer com doses elevadas ou uso crônico em doses analgésicas.
Salicilatos (não acetilados)				
Diflunisal	1.000	500 mg a cada 8 a 12 horas	1.500	Para dor leve a moderada e condições inflamatórias agudas ou crônicas. Menor risco de gastropatia em comparação com AAS e possivelmente outros AINHs.
Salsalato	1.500	750-1.000 mg a cada 8 a 12 horas	3.000	Geralmente tolerado pelos pacientes com asma. Início mais lento e, possivelmente, maior duração de ação do que AAS ou paracetamol. Não inibem a função plaquetária.

ATUALIZAÇÃO TERAPÊUTICA

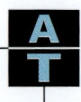

Ácido Propiônico				
Ibuprofeno	1.600	400 mg a cada 4 a 6 horas	3.200 aguda, 2.400 crônica	Para dor leve a moderada, febre e condições inflamatórias agudas ou crônicas. Dose de 200 mg a 400 mg é comparável em efeito analgésico a 650 mg de paracetamol ou AAS. Inibe reversivelmente a função plaquetária e aumenta o tempo de sangramento. Pode alterar efeito cardioprotetor da dose baixa de AAS. Risco mínimo de gastropatia grave em dose diária ≤ 2.400 mg.
Naproxeno	500 (naproxeno base)	250 mg a cada 8 horas ou 500 mg a cada 12 horas	1.250 aguda, 1.000 crônica	Para dor leve a moderada, febre e condições inflamatórias agudas e crônicas. Dose de 250 mg comparável em efeito analgésico a 650 mg de AAS. Tratamento de doenças reumáticas, dose diária total pode ser aumentada para máximo de 1.500 mg (1.650 mg de naproxeno sódico), se necessário para um efeito adicional. Inibe reversivelmente função plaquetária e aumenta o tempo de sangramento. Pode alterar o efeito cardioprotetor do AAS de baixa dose. Parece ter o melhor perfil de segurança cardiovascular entre os inibidores não seletivos da COX-2.
	550 (naproxeno de sódio)	275 mg a cada 8 horas ou 550 mg a cada 12 horas (naproxeno de sódio)	1.375 aguda, 1.100 crônica (naproxeno de sódio)	
Cetoprofeno	100	25-50 mg a cada 6 a 8 horas	300	Para dor leve a moderada e inflamação aguda ou crônica. 25 mg de dose comparável ao efeito analgésico de 400 mg de ibuprofeno.
Flurbiprofeno	100	50-100 mg a cada 6 a 12 horas	300	Para dor leve a moderada e inflamação aguda ou crônica. Em alguns países, também disponível como pastilha para dor de garganta e como injeção intravenosa.
Derivados do Ácido Acético				
Diclofenaco	75 ou 100 (uma vez ao dia)	50 mg a cada 8 horas	150	Para dor leve a moderada e inflamação aguda ou crônica. Também disponível como adesivo tópico para aplicação local.
Etodolac	600	200-400 mg a cada 6 a 8 horas	1.200	Para dor leve a moderada e inflamação aguda ou crônica. Dose de 200 mg tem efeito analgésico comparável a 400 mg de ibuprofeno.
Indometacina	75	25-50 mg a cada 8 a 12 horas	150	Opção para dor leve a moderada e condições inflamatórias agudas ou crônicas. Efeitos adversos no sistema nervoso central e GI podem ser mais frequentes ou graves do que com outros AINHs.
Oxicams (Ácidos enólicos)				
Meloxicam	7.5	7,5-15 mg a cada 24 horas	15	Para dor crônica e inflamação, osteoartrite e artrite reumatoide. Parece ser seletivo para a COX-2 em dose mais baixa, mas os efeitos adversos globais são semelhantes a outros AINHs. Facilidade posológica (uma tomada diária)
Piroxicam	10	10-20 mg a cada 24 horas	20	Opção para dor crônica e inflamação pouco responsiva a outros AINHs. Elevada incidência de gastropatia em dose diária > 20 mg e em idosos. É sugerida gastroproteção farmacológica concomitante.
Fenamatos (Ácidos antranílicos)				
Meclofenamato	150	50 mg a cada 4 a 6 horas	400	Para dor aguda ou crônica e inflamação, osteoartrite, artrite reumatoide e dismenorreia.
Ácido Mefenâmico	500	250 mg a cada 6 horas	1.000	Para dor aguda e dismenorreia. Eficácia anti-inflamatória é comparativamente baixa.

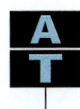

DIAGNÓSTICO E TRATAMENTO

Não Acídicos (naftilalcanona)				
Nabumetona	1.000	500-750 mg a cada 8 a 12 horas ou 1.000-1.500 mg uma vez ao dia	2.000	Para dor crônica e inflamação, osteoartrite e artrite reumatoide. Parece ser seletivo para a COX-2, mas os efeitos adversos globais são semelhantes a outros AINHs. Facilidade posológica.
Inibidores Seletivos da COX-2				
Celecoxibe	400	200 mg uma vez ao dia ou 100 mg a cada 12 horas	400	Opção para uso crônico de AINH em pacientes com risco de gastropatia. Eficácia comprovada e menor risco de toxicidade GI em comparação com AINHs não seletivos. Sem efeito sobre função plaquetária. Dosagem acima de 200 mg/dia associada a maior risco cardiovascular.
Etoricoxibe	30	30-90 mg uma vez ao dia	120	Para dor e inflamação aguda e crônica.
Parecoxib (intravenoso e intramuscular)	40	20-40 mg a cada 6 a 12 horas	80	Para dor pós-operatória, por curto prazo, em pacientes que não possam receber AINH por via oral.

■ USO CLÍNICO

As indicações e a eficácia dos AINHs variam de acordo com o paciente individual e a doença. As variações observadas na resposta do paciente podem resultar, em parte, da farmacodinâmica da medicação. Dessa forma, se um paciente não consegue resposta terapêutica adequada com um determinado AINH, a substituição por AINH de classe diferente é uma opção terapêutica razoável.

Infelizmente, a mesma abordagem não é necessariamente recomendada para pacientes que desenvolvem efeito tóxico com um AINH. Algumas toxicidades são exclusivas para determinadas classes de AINHs, e outras estão relacionadas com o modo de ação e a inibição da síntese de prostaglandinas. Um exemplo é a insuficiência renal devido à vasoconstrição renal, a qual é mediada pela redução da produção de prostaglandinas vasodilatadoras e podem ser semelhantes entre os diferentes fármacos.

- **Esquemas posológicos**: muitos estudos sugerem que a adesão a medicamentos específicos é maior quando administrado com menor frequência. Para pacientes com dor crônica, a adesão pode ser adequada desde que alivie o desconforto, independentemente da posologia.
- **Efeitos não analgésicos**: todos os AINHs não salicílicos, não seletivos para COX-2 e o AAS inibem a agregação plaquetária por meio da inibição da atividade da COX-1 plaquetária. No entanto, o AAS inibe a COX-1 plaquetária de uma forma irreversível e, portanto, apresenta benefícios na redução do risco de eventos cardiovasculares secundários à trombose. Estas propriedades podem ser importantes o suficiente para justificar o uso contínuo do AAS em pacientes que também precisam de um AINH típico. A administração de alguns AINHs pode interferir com os efeitos antiplaquetários desejáveis de AAS, mas os efeitos da interação dos AINHs com o AAS ainda precisa ser determinado *in vivo*.[16]

■ TOXICIDADE

Em geral, os AINHs são medicações seguras quando usadas em pacientes que têm alto risco para eventos adversos GI, renais ou cardiovasculares. A anamnese e a avaliação clínica adequada são importantes para a escolha do medicamento e para tomar medidas apropriadas para minimizar os possíveis efeitos colaterais.

Muitos dos efeitos tóxicos dos AINHs estão relacionados com seu modo de ação, a inibição da síntese de prostaglandina. No entanto, este problema tornou-se um pouco mais complexo, com a disponibilidade de inibidores seletivos da COX-2, que possuem menor risco de toxicidade, particularmente gastrintestinal e, possivelmente, maior risco de eventos adversos cardiovasculares.

Não há um AINH totalmente seguro em qualquer cenário clínico. Embora o ibuprofeno seja bastante seguro quando administrado em baixa dose, em doses maiores, qualquer AINH está associado a risco aumentado de evento adverso. Um inibidor seletivo da COX-2, ou a administração concomitante de um inibidor de bomba de prótons ou de antagonista do receptor de histamina H2 pode ser preferível quando a toxicidade GI é um problema.

■ REFERÊNCIAS

1. Vane JR. Inhibition of prostaglandin synthesis as a mechanism of action for aspirin-like drugs. Nature. 1971;231(25):232-5.
2. Brooks PM, Day RO. Nonsteroidal antiinflammatory drugs--differences and similarities. NEJM. 1991;324(24):1716-25.
3. DeWitt DL, Meade EA, Smith WL. PGH synthase isoenzyme selectivity: the potential for safer nonsteroidal antiinflammatory drugs. Am J Med. 1993;95(2A):40S-44S.
4. Toh H. Prostaglandin endoperoxide synthase contains an EGF-like domain. FEBS Lett. 1989;258(2):317-9.
5. Chandrasekharan NV, Dai H, Roos KL, Evanson NK, Tomsik J, Elton TS, et al. COX-3, a cyclooxygenase-1 variant inhibited by acetaminophen and other analgesic/antipyretic drugs: cloning, structure, and expression. Proc Natl Acad Sci U S A. 2002;99(21):13926-31.
6. Dubois RN, Abramson SB, Crofford L, Gupta RA, Simon LS, Van De Putte LB, et al. Cyclooxygenase in biology and disease. FASEB J. 1998;12(12):1063-73.
7. Dinchuk JE, Car BD, Focht RJ, Johnston JJ, Jaffee BD, Covington MB, et al. Renal abnormalities and an altered inflammatory response in mice lacking cyclooxygenase II. Nature. 1995;378(6555):406-9.
8. Langenbach R, Morham SG, Tiano HF, Loftin CD, Ghanayem BI, Chulada PC, et al Prostaglandin synthase 1 gene disruption in mice reduces arachidonic acid-induced inflammation and indomethacin-induced gastric ulceration. Cell. 1995;83(3):483-92.
9. Reuter BK, Asfaha S, Buret A, Sharkey KA, Wallace JL. Exacerbation of inflammation-associated colonic injury in rat through inhibition of cyclooxygenase-2. J Clin Invest. 1996;98(9):2076-85.

10. Cryer B, Feldman M. Cyclooxygenase-1 and cyclooxygenase-2 selectivity of widely used nonsteroidal anti-inflammatory drugs. Am J Med. 1998;104(5):413-21.
11. Mitchell JA, Akarasereenont P, Thiemermann, Flower RJ, Vane JR, et al. Selectivity of nonsteroidal antiinflammatory drugs as inhibitors of constitutive and inducible cyclooxygenase. Proc Natl Acad Sci U S A. 1993;90(24):11693-7.
12. Díaz-González F, González-Alvaro I, Campanero MR, Mollinedo F, del Pozo MA, Muñoz C, et al. Prevention of in vitro neutrophil-endothelial attachment through shedding of L-selectin by nonsteroidal antiinflammatory drugs. J Clin Inv. 1995;95(4):1756-65.
13. Amin AR, Vyas P, Attur M, Leszczynska-Piziak J, Patel IR, Weissmann G, et al. The mode of action of aspirin-like drugs: effect on inducible nitric oxide synthase. Proc Natl Acad Sci U S A. 1995;92(17):7926-30.
14. Hawkey CJ. Future treatments for arthritis: new NSAIDs, NO NSAIDs, or no NSAIDs? Gastroenterology. 1995;109(2):614-6.
15. Lu X, Xie W, Reed D, Bradshaw WS, Simmons DL. Nonsteroidal antiinflammatory drugs cause apoptosis and induce cyclooxygenases in chicken embryo fibroblasts. Proceedings Natl Acad Sci U S A. 1995;92(17):7961-5.
16. Catella-Lawson F, Reilly MP, Kapoor SC, Cucchiara AJ, DeMarco S, Tournier B, et al. Cyclooxygenase inhibitors and the antiplatelet effects of aspirin. NEJM. 2001;345(25):1809-17.

8

IMUNOBIOLÓGICOS

MARCELO M. PINHEIRO
EMILIA INOVE SATO

O uso de imunobiológicos tem representado um grande avanço no manuseio clínico e no tratamento de pacientes com artropatias inflamatórias crônicas (AIC), como a artrite reumatoide (AR), a espondilite anquilosante (EA), a artrite psoriásica (APs) e a artrite idiopática juvenil (AIJ), bem como em outras doenças reumáticas autoimunes (DRAI), incluindo o lúpus eritematoso sistêmico (LES), a síndrome de Sjögren (SSj), a esclerose sistêmica (ES), as miopatias inflamatórias (MMI) e as vasculites sistêmicas, sobretudo os anticorpos anticitoplasma de neutrófilos (ANCA) relacionados e associados a crioglobulinas.

Diferentemente dos agentes sintéticos, moléculas simples, constituídas por poucos átomos, facilmente produzidos em grande escala, com cópias idênticas (genéricos) e baixa imunogenicidade, a terapia imunobiológica é composta por moléculas complexas, com estrutura quaternária, grande quantidade de átomos e elevada imunogenicidade. Possuem, ainda, elevado custo de produção e são dificilmente copiados e não idênticos (biossimilares).

Os imunobiológicos são produtos conhecidos há bastante tempo e, por definição, são produzidos dentro de um ser vivo e administrados exclusivamente por via parenteral. Entre eles, é possível citar as vacinas e os soros hiperimunes, os hormônios (insulina, hormônio do crescimento, teriparatida, eritropoietina), as imunoglobulinas, os hemoderivados, os biomedicamentos (heparina, interferon, fator estimulador de crescimento de colônia de granulócitos [G-CSFJ]) e os anticorpos monoclonais.

De modo geral, os imunobiológicos funcionam como haptenos e, assim, possuem grau variado de imunogenicidade, com capacidade de induzir a formação de anticorpos neutralizantes (HACAs e HAHAs), bem como ocasionar alterações da farmacocinética e reação cruzada com outras proteínas. A intensidade desses fenômenos é variável e dependente de características do próprio produto (origem murina, quimérica, humana ou humanizada; grau de glicosilação; processo de fabricação; contaminação e condicionamento) e da via de administração.

Em reumatologia, são direcionados contra algumas citocinas-chave do processo inflamatório, como o TNF-α, IL-6, IL-R1, IL-12/23, IL-17, RANKL e eixo BLyS, mas também como moduladores da coestimulação (abatacepte) e contra células B (rituximabe). Recentemente, as pequenas moléculas, de natureza sintética, mas com ação sobre alvos intracelulares das vias de sinalização inflamatória, como tofacitinibe, também foram incorporadas ao arsenal terapêutico do reumatologista.

■ PRECAUÇÕES E CUIDADOS ANTES DA PRESCRIÇÃO

- Caracterizar as manifestações articulares e extra-articulares das AIC e DRAI, pois auxiliam na tomada de decisão e na escolha do agente imunobiológico mais adequado.
- Verificar as comorbidades e peculiaridades de cada paciente, pois os aspectos de segurança também são úteis para a tomada de decisão.
- Sorologias virais, particularmente anti-HIV e vírus da hepatite B e C.
- Investigação de tuberculose latente, incluindo dados epidemiológicos (antecedentes pessoais, familiares e profissionais; cicatriz de BCG; contactantes), teste do derivado purificado proteico (PPD) e radiografia torácica.
- Atualização do cartão vacinal, especialmente para pneumococo, influenza sazonal e pandêmica (H1N1, sem adjuvante); difteria, tétano e coqueluche (DTPa); Salk; papilomavírus humano (HPV); varicela-zoster; e vírus da hepatite A e B. Vacinas com vírus vivos atenuados (sarampo, caxumba, rubéola, raiva, varicela, febre amarela, Sabin e rotavírus) podem ser administradas 3 a 4 semanas antes e evitadas após o uso desses agentes.
- Verificar métodos anticoncepcionais e lactação em mulheres em idade reprodutiva. A maioria desses agentes atravessa a barreira placentária e são excretados pelo leite, pois se combinam às imunoglobulinas da classe IgG. Em mulheres expostas aos bloqueadores do TNF, foram descritos casos da VACTERL syndrome, que inclui anormalidades **V**ertebrais, atresia **A**nal, malformações **C**ardíacas, **T**raqueo**E**sofágicas, **R**enais e pulmonares (Lung). Portanto, essas medicações não devem ser usadas na gravidez ou lactação, embora a decisão compartilhada, ponderando riscos e benefícios, seja necessária em casos específicos.
- De modo geral, não há dados consistentes de segurança para o uso de terapia biológica em pacientes com neoplasias malignas nos últimos cinco anos. O rituximabe é o agente de escolha para estes casos.
- Hipersensibilidade prévia a qualquer um dos produtos deve ser verificada, evitando-se sua administração em casos positivos.
- Verificar função hepática e renal, uma vez que não há dados de eficácia e segurança em pacientes com disfunção nesses órgãos.
- A combinação de agentes imunobiológicos não é recomendada, pois não é suportada por evidências de eficácia e segurança, exceto com relação ao denosumabe, que pode ser combinado aos bloqueadores do TNF, tocilizumabe, rituximabe e abatacepte, sem incremento do risco de infecções.

DIAGNÓSTICO E TRATAMENTO 27

- Cirurgias: recomenda-se a interrupção antes de cirurgia eletiva, de acordo com a meia-vida plasmática de cada agente imunobiológico (cerca de 2 a 5 vezes). Para procedimentos sem potencial de infecção, suspensão por 2 a 3 vezes a meia-vida, é suficiente. Para aqueles com maior risco de infecção, maior tempo deve ser considerado.

ATENÇÃO!

A investigação inicial da tuberculose latente é fundamental em pacientes candidatos à terapia imunobiológica, e a vigilância epidemiológica da tuberculose e outras infecções, especialmente as oportunistas, é crucial para atenuar os eventos adversos desses agentes.

■ BLOQUEADORES DO TNF

O fator de necrose tumoral (TNF) é uma das principais citocinas pró-inflamatórias e é produzido por macrófagos, monócitos e células T ativadas.

Atualmente, existem cinco bloqueadores do TNF disponíveis no mercado brasileiro: infliximabe, etanercepte, adalimumabe, golimumabe e certolizumabe. Suas doses e farmacocinéticas estão descritas na Tabela 8.1. Até o momento, não há evidências de diferença significativa quanto à eficácia e segurança entre eles. No entanto, alguns aspectos devem ser considerados para a escolha do primeiro antagonista do TNF-α (Quadro 8.1).

QUADRO 8.1 ■ Aspectos a serem considerados para a tomada de decisão e escolha do agente imunobiológico

- Adesão do paciente
- Opinião do paciente e do médico
- Aspectos cognitivos do paciente
- Comodidade de aplicação
- Posologia e propriedades farmacológicas (meia-vida plasmática e tecidual, por exemplo)
- Via de administração (endovenosa ou subcutânea)
- Necessidade de terapia combinada ao metotrexato ou outros FMCD versus monoterapia
- Risco potencial de infecções de repetição
- Risco de tuberculose
- Doenças concomitantes
- Associações com outras doenças reumáticas (SSj, LES, ES, MMI, vasculites sistêmicas, etc.)
- Manifestações extra-articulares e envolvimento de outros órgãos ou sistemas: ocular, hepático, intestinal, pulmonar, cardíaco, nervoso, hematológico

PECULIARIDADES DE CADA AGENTE

- **Infliximabe (IFX) (Remicade®):** anticorpo monoclonal (MAB) IgG quimérico, constituído por 75% de proteína humana e 25% de proteína murina (sítio de ligação com o TNF-α). Com alta afinida-

TABELA 8.1 ■ Peculiaridades dos bloqueadores do TNF-α

	INFLIXIMABE (IFX)	ETANERCEPTE (ETN)	ADALIMUMABE (ADA)	GOLIMUMABE (GOL)	CERTOLIZUMABE PEGOL (CTP)
Nome comercial	Remicade	Enbrel	Humira	Simponi	Cimzia
Molécula	Quimérico (humano constante, murino variável)	Proteína de fusão solúvel (TNF-RII p75, Fc IgG1 humana	Totalmente humano	Totalmente humano	Humanizado (fragmento Fab + PEG)
Dose	3-10 mg/kg	25-50 mg	40 mg	50 mg	400 mg
Meia-vida plasmática	10 dias	3-5 dias	14 dias	14 dias	10-14 dias
Esquema	0-2-6 sem 8 sem	1 ou 2 x/sem	15 dias	30/30 dias	0-2-4 sem (400) 4/4 sem (200)
Via de administração	EV	SC	SC	SC	SC
Aprovação FDA	1998	1998	2002	2010	2010
Formação de complexo	Estável	Reversível	Estável	Estável	Reversível (?)
Ligação ao TNF-α	Solúvel e membrana	Solúvel	Solúvel e membrana	Solúvel e membrana	Solúvel e membrana
Ligação ao TNF-β	–	+	–	–	–
Lise celular dependente de complemento	+	?	+	+	+
Ativo após dissociação	–	+	–	–	+
Indução da apoptose	+	–	+	+	–

de e especificidade entre o anticorpo e o TNF solúvel e aquele ligado à membrana, inibindo suas ações biológicas. O IFX contribui para a morte de células que expressam TNF em sua superfície por um mecanismo citotóxico, anticorpo e complemento-dependente.

- **Etanercepte (ETN) (Enbrel®):** proteína recombinante de fusão do receptor (CEPT) solúvel (p75) do TNF humano com o fragmento Fc da imunoglobulina (IgG1 humana). É a forma dimérica solúvel do receptor p75 (RII) do TNF que pode ligar-se a duas moléculas diferentes: TNF-α e linfotoxina-alfa (TNF-β). Inibe a ligação do TNF-α e do TNF-β aos receptores de TNF da superfície celular, inibindo o TNF biológico e impedindo as respostas celulares por ele mediadas.
- **Adalimumabe (ADA) (Humira®):** Ac monoclonal da imunoglobulina recombinante humana (IgG1) contendo apenas sequências humanas de peptídeos. Com alta afinidade e especificidade ao TNF-α, mas não à linfotoxina (TNF-β), liga-se especificamente ao TNF neutralizando sua função biológica e bloqueando sua interação com os receptores de TNF p55 e p75 na superfície celular.
- **Golimumabe (GOL) (Simponi®):** anticorpo monoclonal totalmente humano, que inibe a bioatividade do TNF com alta afinidade e especificidade com o TNF solúvel e a transmembrana.
- **Certolizumabe pegol (CZP) (Cimzia®):** constituída pela fusão do fragmento Fab de anticorpo monoclonal humanizado que bloqueia o TNF-α. Ligado quimicamente (peguilação) a outro agente (polietilenoglicol – PEG/pegol), para reduzir a velocidade de eliminação e aumentar a meia-vida tecidual, reduzindo a frequência de administração. Tem a vantagem de não atravessar a placenta. Possui menor filtração glomerular e maior penetração tecidual, por ser uma molécula maior. Não possui a porção Fc, não ativa a via do complemento e não causa citotoxicidade dependente de complemento, anticorpos ou células. Possui menor custo de produção do que os bloqueadores do TNF que usam Fc, uma vez que usa *E. coli*, e não as células CHO para produção do monoclonal.

INDICAÇÕES

- **AR:** em atividade e resposta inadequada a, pelo menos, dois fármacos modificadores do curso de doença (FMCD), incluindo o MTX. Há melhor resposta quando associado a um FMCD, principalmente o MTX, mas pode ser combinado à leflunomida ou sulfassalazina em casos de toxicidade ao MTX. ETN e ADA podem ser usados como monoterapia nesses cenários, embora com menor efetividade.
- **EA:** em pacientes com doença ativa, não responsivos a dois anti-inflamatórios não esteroides (AINEs) pelo período de três meses. Estão aprovados o IFX, ETN, ADA e GOL, em monoterapia, nos pacientes com envolvimento axial. Quando houver artrite periférica e manifestações extra-articulares, prefere-se a combinação com FMCD, especialmente MTX. Os monoclonais, principalmente IFX e ADA, são preferíveis em casos de concomitância com uveíte e doença inflamatória intestinal. Por outro lado, o ETN é recomendado naqueles com maior risco de reativação de tuberculose latente ou com maior chance de exposição à micobactéria, devido a menor penetração e desorganização do granuloma. Mais recentemente, alguns estudos têm mostrado que o uso concomitante com FMCD pode aumentar o tempo de uso eficaz do imunobiológico, provavelmente pela redução de anticorpos neutralizantes.
- **APs:** em pacientes com resposta inadequada ou intolerância aos FMCD. Estão aprovados ADA, ETN, IFX, GOL, CZP.
- **AIJ:** pacientes que mantêm atividade da doença, apesar do uso dos FMCDs tradicionais.

CONTRAINDICAÇÕES

- Insuficiência cardíaca congestiva (ICC) classes III e IV, segundo a classificação da New York Heart Association.
- Infecção ativa ou pacientes com elevado risco de infecções (úlcera crônica de membros inferiores, artrite séptica nos últimos 12 meses, infecções pulmonares e urinárias recorrentes). Cautela em pacientes diabéticos e com DPOC, bem como naqueles mais idosos e em uso de glicocorticosteroides (GCs).
- Diagnóstico atual ou pregresso de neoplasias (menos de cinco anos).
- Doenças desmielinizantes, em especial esclerose múltipla, neurite óptica e polirradiculoneurites.

BENEFÍCIOS

Controle de sinais e sintomas de atividade da doença, incremento da capacidade funcional e qualidade de vida; redução das provas de atividade inflamatória e retardo da progressão radiográfica, exceto em pacientes com EA.

EVENTOS ADVERSOS

- Para os casos de administração subcutânea (SC), pode haver reação local, leve e transitória; para os casos de administração endovenosa (EV), as reações infusionais ficam entre 10 a 20%, incluindo náuseas, vômitos, mal-estar, exantema cutâneo, prurido, hipotensão, opressão precordial, taquicardia, cefaleia, febre e sensação de morte iminente, que podem ser minimizados com a administração prévia de GCs e anti-histamínicos, bem como pela redução da velocidade de infusão.
- Elevação de transaminases em 8 a 10%, em geral apresentando-se em intensidade leve e transitória.
- Alterações do perfil lipídico, mas sem aumentar o potencial aterogênico, em geral apresentando-se leves e transitórias.
- Maior suscetibilidade às infecções, com incremento de 2 a 3 vezes. As infecções bacterianas e virais são as mais frequentes, comprometendo especialmente a pele, partes moles, trato respiratório e urinário, em ordem decrescente. O risco de hospitalização por infecção bacteriana é 2 a 3 vezes maior nos pacientes em uso de bloqueadores do TNF do que naqueles em monoterapia com MTX. Infecções oportunistas, especialmente por micobactérias e fungos, também podem ocorrer. De modo geral, a taxa de infecções graves é de 6 a 7%, independente do agente, e são mais relatadas durante o primeiro ano de uso.
- Anticorpos neutralizadores (HACA, do inglês *human antichimeric antibody*, ou antiquimeras, e HAHA, do inglês *human anti-human antibody*, ou anti-humanos). Os HACAs ocorrem em 20 a 50% e podem ser minimizados com o uso concomitante de GCs e FMCD, em especial o MTX. Parecem estar envolvidos tanto na perda de eficácia quanto nos fenômenos imunomediados, sobretudo as reações alérgicas. Os HAHAs são menos frequentes e não têm efeito definido.
- Alterações hematológicas: leucopenia é a reação mais comum, principalmente a neutropenia, e, muitas vezes, limita o uso dessas medicações. Há mais casos descritos com o ETN do que com os MABs. Casos de anemia, plaquetopenia e aplasia são raros.
- Neoplasias: de acordo com os dados de segurança e de registro de diversos países, os bloqueadores do TNF não aumentam o risco de neoplasias sólidas e hematológicas. Entretanto, houve aumento de risco de duas vezes de câncer de pele não melanoma nos usuários de anti-TNF, quando comparados a pacientes com terapia convencional.
- Doença cardiovascular: os dados são conflitantes, mas parece não haver incremento do risco de doença vascular aterosclerótica coronariana e cerebral.

DIAGNÓSTICO E TRATAMENTO

- Doença pulmonar: são descritos casos de fibrose pulmonar intersticial e, de modo geral, esses agentes são evitados nesse cenário, especialmente nos com AR.
- Positivação de fatores antinucleares, anti-DNA nativo e antifosfolípides pode ocorrer, embora sem repercussão clínica ou surgimento de outras DRAI. Raramente, alguns eventos paradoxais, como lesões psoriasiformes, colite, uveíte e fenômenos imunomediados (LES induzido por anti-TNF, vasculites digitais), podem ocorrer.
- Nos pacientes com falência secundária ou com eventos adversos a algum dos bloqueadores do TNF (25 a 40%), pode haver resposta, boa a moderada em 40 a 60% dos pacientes, com a troca para outro inibidor do TNF.
- Pacientes que apresentam falência primária ao primeiro anti-TNF ou resposta inadequada ao segundo, a substituição para terapia imunobiológica com outros mecanismos de ação (RTX, **tocilizumabe**, ABT) parece apresentar melhor resultado.

■ TERAPIA ANTI-IL-6 (TOCILIZUMABE)

A IL-6 é um pequeno polipeptídeo capaz de ativar genes envolvidos com a diferenciação, a sobrevivência, a apoptose e a proliferação celular. Tem ação em todos os tipos de células, mas é produzida, apenas, por macrófagos, linfócitos ativados (B e T), monócitos, sinciciotrofoblastos, fibroblastos, células mesangiais, queratinócitos e endoteliócitos.

O **tocilizumabe (TCZ) (Actemra®)** é um anticorpo monoclonal humanizado contra o receptor da IL-6 (solúvel e ligado à membrana). Está indicado para o tratamento da doença de Castleman e para o tratamento da AR, em atividade, em pacientes com resposta inadequada aos FMCD, incluindo MTX, ou à terapia anti-TNF. Pode ser usado em monoterapia com boa resposta clínica e radiográfica.

INDICAÇÕES

- Doença de Castleman (multicêntrica).
- AR com resposta inadequada ao FMCD e à terapia anti-TNF.
- AIJ sistêmica.

Em geral, os estudos mostram redução do número de articulações dolorosas e edemaciadas, melhora da qualidade de vida e da incapacidade e minimização do dano radiográfico. A rapidez de ação, a melhora da fadiga e da anemia são os principais destaques dessa medicação.

POSOLOGIA

Indicam-se 8 mg/kg de peso por infusão, endovenosa (EV), a intervalos de quatro semanas. Em geral, não há necessidade de pré-medicação.

EVENTOS ADVERSOS

- Cefaleia, hipertensão, náuseas, vômitos, febre e mal-estar.
- Reação infusional é rara e, em geral, leve.
- Elevação de enzimas hepáticas e do colesterol.
- Maior taxa de infecções. A taxa de infecções graves é de 6 a 7%, semelhante à descrita com os bloqueadores do TNF-α.
- Diferentemente dos bloqueadores do TNF, o TCZ não aumentou o risco de reativação de infecção tuberculosa latente (ITbL).
- Perfuração intestinal: alguns casos de perfuração intestinal, especialmente colônica e em usuários concomitantes de GCs, têm sido descritos. Verificar antecedentes de doença diverticular dos colos, sobretudo em pacientes acima de 50 anos.
- Neutropenia, geralmente de grau leve e transitória, sem aumento de risco de infecções *per se*. Casos mais graves ou persistentes exigem redução da dose da medicação para 4 mg/kg/infusão ou descontinuação definitiva se não resolvida.
- Não aumentou o risco cardiovascular e de neoplasias. A frequência de HAHAs é baixa, e fenômenos imunomediados são muito raros.

■ BLOQUEADOR DO EIXO IL-12/ IL-23 (USTEQUINUMABE)

A IL-12 e a IL-23 são citocinas heterodiméricas secretadas pelas células apresentadoras de antígeno ativadas, como macrófagos e células dendríticas. Ambas participam da ativação das células NK e da diferenciação e ativação das células T CD4+, bem como são muito importantes na ativação da via Th17.

O **ustequinumabe (UST) (STELARA®)** é um anticorpo monoclonal IgG1 totalmente humano que se liga, com elevada afinidade e especificidade, à subunidade proteica p40 das IL-12/IL-23, inibindo suas ações biológicas. Não se liga diretamente a IL-12 nem a IL-23 antes da ligação ao receptor IL-12β1 e, dessa forma, não promove citotoxicidade mediada por anticorpo ou complemento das células com esse receptor.

INDICAÇÕES

Psoríase em placa em atividade moderada a grave e com resposta inadequada, contraindicação ou intolerância ao tratamento sistêmico convencional, incluindo MTX, ciclosporina® e PUVA (radiação ultravioleta A associada ao psoraleno). Pode ser usado em pacientes com artrite psoriásica e resposta inadequada ao MTX e, mais recentemente, em pacientes com espondiloartrites axiais e falha aos AINEs.

POSOLOGIA

São indicados 45 mg, via subcutânea (SC), nas semanas 0 e 4 e, depois, a cada 12 semanas. A dose de 90 mg pode ser usada em pacientes com peso maior que 100 kg, respeitando os mesmos intervalos, ou naqueles com resposta parcial após 12 semanas. Nestes, a redução do intervalo para cada oito semanas também pode ser considerada.

EVENTOS ADVERSOS

- Hipersensibilidade.
- Reação local.
- Infecções.

■ BLOQUEADORES DA IL-1 (ANAKINRA E CANAQUINUMABE)

A IL-1 é uma citocina pró-inflamatória de grande relevância nos processos inflamatórios agudos e crônicos. **Anakinra (Kineret®)** é a forma recombinante, não glicosilada do antagonista humano do receptor da IL-1. Anakinra é efetiva para o tratamento da AIJ sistêmica e síndromes periódicas associadas às criopirinas (CAPS). Parece ser menos efetiva do que os anti-TNF. Não apresentou risco aumentado para tuberculose. Reação no local de infusão é muito comum (70%). Não está disponível no Brasil e com evidências de eficácia não muito consistentes para o tratamento da AR. Administrada via SC, na dose de 100 mg/dia.

- **Canaquinumabe (Ilaris®)**. é um anticorpo monoclonal (IgG1) totalmente humano, glicosilado e recombinante, direcionado contra a IL-1β. Aprovado para o tratamento de AIJ sistêmica e síndromes autoinflamatórias, como a CAPS, que inclui a Muckle-Wells e a doença inflamatória multissistêmica de início neonatal.

POSOLOGIA

Administrado via SC, o intervalo e a dose variam conforme a indicação. Para CAPS, a dose recomendada varia com o peso: 150 mg se maior do que 40 kg; 3 mg/kg se entre 15 e 40 kg e 2 mg/kg se menor ou igual a 15 kg, aplicado a cada oito semanas. Para AIJ sistêmica, 4 mg/kg (máximo de

300 mg) para pacientes com mais de 7,5 kg, a cada quatro semanas. Cada injeção tem 180 mg.

EVENTOS ADVERSOS

Entre os eventos adversos, são vistos reação local, tontura, náuseas, diarreia, cefaleia e infecções.

■ BLOQUEADOR DA IL-17 (SECUQUINUMABE)

A IL-17 é uma citocina pró-inflamatória, produzida por células dendríticas, mastócitos, macrófagos, neutrófilos e linfócitos T ativados, mas com ações efetoras em diversas outras linhagens celulares, como osteoblastos, osteoclastos, fibroblastos, endoteliócitos e queratinócitos. Envolvida preferencialmente com a resposta a agentes extracelulares e fungos, representa a citocina-chave da via Th17. Pertence a uma família com 6 subfrações (A-F) com receptor comum (IL-17RA). O **secuquinumabe (SEK) (COSENTYX®)** é um antagonista totalmente humano da IL-17A. Estudos têm mostrado redução da progressão radiográfica de pacientes com espondilose anquilosante em 24 meses, o que o diferencia dos bloqueadores do TNF. Foi aprovado pela Anvisa no final de 2015.

INDICAÇÕES

Aprovado para o tratamento de pacientes com psoríase, artrite psoriásica e espondilose anquilosante, com resposta inadequada ao tratamento-padrão com AINEs e FMCDs.

POSOLOGIA

São indicados 150-300 mg SC a cada 4 semanas. A dose de 300 mg é preferencialmente usada em pacientes com envolvimento cutâneo maior e mais grave, ou naqueles com resposta incompleta com 150 mg.

EVENTOS ADVERSOS

Entre os eventos adversos são vistos diarreia, reações locais, infecções, sobretudo as fúngicas.

■ BLOQUEADORES DO BLYS (BELIMUMABE)

O **BLyS** é um dos principais estimuladores da diferenciação e da proliferação, bem como está relacionado com a sobrevivência das células B. Essa quimiocina é produzida por diversos tipos celulares, como monócitos, macrófagos, células estromais da medula óssea e epiteliais das glândulas salivares, astrócitos e sinoviócitos. O BLyS interage com três tipos de receptores da membrana dos linfócitos B: BAFF-R, BMCA (antígeno de maturação) e TACI (ativador transmembrana que interage com um ligante e modulador de cálcio e ciclofilina). Outro ativador de células B é o APRIL (ligante indutor de proliferação), que interage com BMCA e TACI, mas não com BAFF-R. Em pacientes com LES, ocorre aumento da expressão de BLyS e menor taxa de apoptose de células autorreativas.

O **belimumabe (BEL) (BENLYSTA®)** é um anticorpo monoclonal totalmente humano contra o fator de estimulação da célula B (BLyS). É capaz de reduzir o número de linfócitos B circulantes, mas em menor proporção do que o RTX. Embora seja constituído por IgG1, não induz a citotoxicidade dependente de anticorpo.

INDICAÇÕES

LES em atividade, com anti-DNA nativo positivo ou consumo de complemento e resposta inadequada ao tratamento com GCs e outros imunossupressores. Não está determinada sua eficácia e segurança em pacientes com nefrite ou quadros neuropsiquiátricos graves, nem em combinação com a ciclofosfamida. Houve melhor resposta em brancos e latino-americanos do que em pretos.

POSOLOGIA

São indicados 10 mg/kg a cada 14 dias por três vezes e, posteriormente, a cada quatro semanas, em infusões EV, com duração de 60 minutos.

EVENTOS ADVERSOS

Infecções, náuseas, vômitos, diarreia, cefaleia, febre, leucopenia, insônia, depressão, reações infusionais e alérgicas e transtornos de comportamento.

■ BLOQUEADOR DO RANKL (DENOSUMABE)

O **denosumabe (DNS) (Prolia®)** é um anticorpo monoclonal totalmente humano dirigido contra o ligante do RANK (RANK-L), uma das principais moléculas sinalizadoras da osteoclastogênese, e crucial para a reabsorção óssea. Pode aumentar a densidade óssea da coluna lombar (6 a 8%) e fêmur (3 a 5%) e reduzir significativamente a chance de novas fraturas vertebrais (70 a 75%) e não vertebrais (25%), incluindo quadril (40%). Diferentemente dos bisfosfonatos, pode ocasionar incremento progressivo da densidade óssea ao longo de 8 anos, mas o benefício é perdido com a sua interrupção. Recentemente, tem sido descrito aumento significativo da taxa de fraturas com a menor adesão e suspensão da medicação. Sendo assim, a interrupção do seu uso deve ser avaliada criteriosamente, e outra medicação para bloquear o aumento da reabsorção óssea deve ser considerada.

INDICAÇÕES

- Osteoporose na pós-menopausa.
- Perda óssea em pacientes submetidos a tratamentos hormonais, que induzem hipogonadismo, para neoplasia maligna da próstata e mama. Em pacientes com metástases ósseas de câncer de próstata e mama, houve redução das fraturas vertebrais.
- Osteoporose masculina.

POSOLOGIA

São indicados 60 mg, SC, a cada seis meses.

EVENTOS ADVERSOS

Reação local, infecções de pele (celulite e erisipela), catarata, urticária, dor nas extremidades, câimbras, flatulência, hipocalcemia, dermatite atópica.

■ TERAPIA ANTI-CD20 — RITUXIMABE

O **rituximabe (MabThera®) (RTX)** é um anticorpo monoclonal quimérico anti-linfócito B (CD20). Inicialmente desenvolvido para o tratamento de pacientes com linfoma de células B, CD20 positivas e, posteriormente, aprovado para o tratamento de pacientes com AR refratária aos bloqueadores de TNF-α.

O CD20 é uma fosfoproteína não glicosilada de 35 kD, exclusiva da membrana de células da linhagem B, incluindo linfócitos pré-B e linfócitos B maduros, mas não expressa em plasmócitos, nem em células progenitoras.

O RTX causa depleção de células B e redução de expressão de moléculas coestimulatórias e citocinas pró-inflamatórias e, por conseguinte, menor ativação de linfócitos T. Teoricamente, a depleção de células B poderia levar à deleção de clones autorreativos, dando chance a uma posterior repopulação dessas células, sem o viés de autoimunidade.

INDICAÇÕES

- AR em atividade moderada a grave e com resposta inadequada ou contraindicação e intolerância aos bloqueadores do TNF-α. Apre-

senta melhor resposta terapêutica quando combinados ao MTX ou a outros FMCDs, bem como em indivíduos com fator reumatoide e anti-CCP positivos.
- Diversas DRAI, como LES, vasculites ANCA-relacionadas e crioglobulinemias, bem como em pacientes com SSj e miopatias inflamatórias graves e refratárias aos imunossupressores convencionais.
- AIJ (formas sistêmicas ou poliarticulares): pode ser usado em casos refratários aos FMCD e aos antagonistas do TNF-α.

POSOLOGIA

Infusão EV de 1 g na semana 0 e após 14 dias. A velocidade de infusão deve ser lenta (4-6h) e pré-medicação deve ser aplicada para minimizar as reações infusionais. Recente trabalho mostrou que pode ser aplicada em 2h em pacientes que não tiveram nenhum problema na primeira infusão. Os ciclos podem ser repetidos a cada 6 a 12 meses, dependendo da resposta.

AVALIAÇÃO DA EFICÁCIA

Pode variar de acordo com a doença. Em AR, o efeito máximo ocorre entre as semanas 16 e 24. Em casos de plaquetopenia autoimune ou púrpura trombocitopênica imunológica (PTI), a resposta é mais rápida, com média de 2 a 4 semanas. Embora não obrigatória, a dosagem de imunoglobulinas (IgG, IgM e IgA) pode ser feita, com objetivo de evitar casos de hipogamaglobulinemia. Em casos selecionados, a contagem de CD19 também pode auxiliar a decisão clínica para a definição de novos ciclos.

EVENTOS ADVERSOS

Na maioria das vezes, são leves e toleráveis. As reações infusionais podem ocorrer em cerca de 30% e tendem a diminuir com os ciclos sucessivos. Além disso, podem ser atenuadas com as pré-medicações (anti-histamínicos e corticosteroides endovenosos) e a redução da velocidade de infusão.

Apesar de o número de infecções ser semelhante entre o RTX e os outros imunobiológicos, a taxa de infecções graves parece ser menor entre usuários de anti-CD20. Linfopenia pode ocorrer e é uma reação esperada, diante do mecanismo de ação.

Foram relatados alguns casos de leucoencefalopatia multifocal progressiva (LEMP), uma doença rara e frequentemente fatal, em pacientes com LES e AR em uso de rituximabe, em virtude da reativação do vírus JC no SNC, em indivíduos com grave imunossupressão.

Embora seja quimérico, o RTX tem menor potencial imunogênico do que os bloqueadores do TNF-α, de modo que a presença de HACAs é observada em menos de 10% dos pacientes e não possuem significado clínico, na maioria das vezes.

De modo geral, o uso do RTX está relacionado à redução da resposta vacinal de células T dependentes e independentes, especialmente pneumococo, tétano e influenza.

> **ATENÇÃO!**
> O RTX demonstrou melhor resposta clínica, laboratorial e radiográfica em pacientes positivos para fator reumatoide e anticorpos antiproteínas citrulinadas (ACPA).

■ TERAPIA DA MODULAÇÃO DA COESTIMULAÇÃO (ABATACEPTE)

Proteína de fusão recombinante da proteína CTLA4 (*cytotoxic T-lymphocyte antigen*) combinada ao fragmento Fc da IgG1 humana modificada. O CTLA4 é expresso por linfócitos T ativados e se liga ao CD80/86, da célula apresentadora de antígeno, e ao CD 28, do linfócito T, promovendo bloqueio do segundo sinal e, consequentemente, inibição da célula T; sem citotoxicidade dependente de complemento. Dessa forma, o **abatacepte (ABA) (Orencia®)** promove o bloqueio da resposta imunoinflamatória em fase mais inicial do que a inibição proporcionada pela terapia anti-TNF, sem ocasionar apoptose e depleção celular direta.

INDICAÇÕES

AR com resposta inadequada aos FMCDs e aos bloqueadores do TNF.

POSOLOGIA

Indicam-se 500 mg para pacientes com até 60 kg; 750 mg para pacientes com peso entre 60 e 100 mg e 1.000 mg para os com mais de 100 kg. Cada frasco contém 250 mg. A indução é feita com três infusões a intervalos de duas semanas, seguidas de infusões a cada quatro semanas. Não há necessidade de pré-medicação.

Os ensaios clínicos mostraram alívio dos sintomas articulares, melhora da qualidade de vida e incapacidade e minimização do dano radiográfico, especialmente se combinados ao MTX ou outros FMCDs.

EVENTOS ADVERSOS

Os mais comuns são relacionados a maior taxa de infecções quando comparado ao placebo. As reações infusionais ocorrem em menos de 10% e não há relatos de tuberculose ou infecções oportunistas como descritas nos usuários de anti-TNF. A formação de anticorpos neutralizantes, antinucleares e outros auto anticorpos é menos frequente do que a observada com os bloqueadores do TNF.

Até o momento, não há evidências para o aumento do risco de neoplasias. Parece haver pior resposta vacinal ao H1N1 em usuários de antibióticos (ABT) do que com outros imunobiológicos.

> **ATENÇÃO!**
> Pacientes com doença pulmonar obstrutiva crônica (DPOC) têm maior chance de infecções respiratórias e de piora da dispneia. Nesses casos, o ABA não é recomendado, e outros agentes podem ser escolhidos.

■ TOFACITINIBE

O Tofacitinibe (Xeljanz®) é uma pequena molécula sintética, e não biológica, que inibe seletivamente a Jannus cinase (JAK), importante para a ativação e sinalização intracelular de diversas citocinas pró-inflamatórias, como TNF e IL-6.

INDICAÇÕES

- AR com moderada a grave atividade e resposta inadequada a, pelo menos, 2 FMCDs ou a um imunobiológico. Pode ser usado em monoterapia ou combinado ao MTX.

POSOLOGIA

Indica-se comprimido de 5 mg, 2 vezes ao dia, por via oral.

EVENTOS ADVERSOS

Linfopenia, dislipidemia, alterações de enzimas hepáticas. Da forma semelhante a outros biológicos, as infecções devem ser monitoradas e prevenidas, sobretudo pelo herpes-zoster, especialmente nos asiáticos, motivo pelo qual a vacina deve ser considerada em pacientes candidatos.

■ IMUNOGLOBULINA HUMANA INTRAVENOSA

INDICAÇÕES

A imunoglobulina humana intravenosa (IGIV) serve para casos graves, refratários e/ou com risco de vida de LES, vasculites ANCA-relacionadas, crioglobulinemias, miopatias inflamatórias e PTI.

POSOLOGIA

Administrado via EV na dose de 400 mg/kg/infusão em cinco dias consecutivos ou 2 g/kg/infusão em dois dias consecutivos.

AVALIAÇÃO DA EFICÁCIA

A avaliação da eficácia é feita após 7 a 21 dias. Duração do efeito não ultrapassa seis semanas, de forma que as infusões são, em geral, mensais.

EVENTOS ADVERSOS

Náuseas, vômitos e mal-estar geral são os mais comuns. Mas podem surgir cefaleia, geralmente, por meningite asséptica, e quadros pulmonares. Reações por hipersensibilidade são mais raras.

> **REVISÃO**
> - Os imunobiológicos são compostos por moléculas complexas, o que dificulta a sua produção e torna seu custo elevado.
> - Existem cinco bloqueadores do TNF disponíveis no Brasil: infliximabe, etarnercepte, adalimumabe, golimumabe e certolizumabe; capazes de reduzir atividade inflamatória e controlar sinais e sintomas das doenças.
> - Bloqueadores das interleucinas também são imunobiológicos importantes, entre eles, podem ser citados: tocilizumabe, ustequinumabe, secuquinumabe, canaquinumabe e anakinra.
> - Em reumatologia, são utilizados contra algumas citocinas-chave: TNF-α, IL-6, IL-R1, IL-12/IL-23, IL-17, RANKL e eixo BLyS, mas também como moduladores da coestimulação (abatacepte) e contra células B (rituximabe).
> - O tofacitinibe, uma molécula sintética que inibe a JAK, é uma recente incorporação no arsenal terapêutico no tratamento da AR.

■ LEITURAS SUGERIDAS

Josse R, Khan A, Ngui D, Shapiro M. Denosumab, a new pharmacotherapy option for postmenopausal osteoporosis. Curr Med Res Opin. 2013;29(3):205-16.

Navarro-Millán I, Singh JA, Curtis JR. Systematic review of tocilizumab for rheumatoid arthritis: a new biologic agent targeting the interleukin-6 receptor. Clin Ther. 2012;34(4):788-802.

Schoels M, Aletaha D, Smolen JS, Wong JB. Comparative effectiveness and safety of biological treatment options after tumor necrosis factor α inhibitor failure in rheumatoid arthritis: systematic review and indirect pairwise meta-analysis. Ann Rheum Dis. 2012;71(8):1303-8.

Silva-Fernández L, Loza E, Martínez-Taboada VM, et al. Therapy for systemic vasculitis: a systematic review. Semin Arthritis Rheum. 2014;43(4):542-57.

Singh JA, Hossain A, Tanjong Ghogomu E, Kotb A, Christensen R, Mudano AS, et al. Biologics or tofacitinib for rheumatoid arthritis in incomplete responders to methotrexate or other traditional disease-modifying antirheumatic drugs: a systematic review and network meta-analysis. Cochrane Database Syst Rev. 2016 May 13;5:CD012183. [Epub ahead of print].

9 ANALGÉSICOS

■ RIOKO KIMIKO SAKATA

Várias classes de fármacos são empregadas para o tratamento da dor, as principais sendo descritas adiante.

■ ANTI-INFLAMATÓRIOS, DIPIRONA E PARACETAMOL

Os anti-inflamatórios não esteroides (AINEs) promovem efeito analgésico e anti-inflamatório. Estão entre os medicamentos mais usados. Suas vantagens são ausência de dependência e depressão respiratória. A desvantagem é o teto para efeito, ou seja, sua administração em doses superiores às recomendadas não proporciona analgesia suplementar, aumentando a incidência de efeitos adversos. Existe variação individual muito grande na dose eficaz mínima e na dose tóxica. A maioria tem duração de 3 a 7 horas. Os de meia-vida curta são: diclofenaco, ibuprofeno, cetoprofeno e cetarolaco. Os de meia-vida longa são: naproxeno, piroxicam e tenoxicam.

MECANISMOS DE AÇÃO

O efeito é central e periférico, por bloqueio da síntese das prostaglandinas (PG), redução de ácidos graxos livres, estabilização de membranas lisossômicas, redução de bradicinina e inibição de radicais livres. A dipirona e o paracetamol agem no SNC.

INDICAÇÕES

Os AINEs são indicados para: dor pós-operatória, trauma, dismenorreia, cólica nefrética, lombalgia, lombociatalgia, cervicobraquialgia, síndrome miofascial, tendinite, bursite, epicondilite, osteoartrite, AR, gota, cefaleia e dor oncológica.

CAUTELA E CONTRAINDICAÇÕES

Os AINEs devem ser evitados em pacientes com hipersensibilidade à medicação, história de úlcera péptica, varizes esofageanas, esofagite de refluxo, hipoalbuminemia, hipovolemia, cirrose hepática, insuficiência cardíaca (IC), hipertensão arterial e idosos. São contraindicados em pacientes com úlcera ativa e hemorragia digestiva recente.

EFEITOS ADVERSOS

Os principais efeitos adversos dos AINEs são gastrintestinais e renais. No trato digestório os AINEs podem causar úlcera, hemorragia e perfuração. Os fatores de risco são: pacientes com história de úlcera; antecedente de sangramento do trato digestório; doenças cardiovasculares; uso concomitante de corticosteroides ou de anticoagulantes; idade maior do que 60 anos; uso de álcool, fumo e grandes e múltiplas doses. Podem provocar alteração na função renal. Os fatores de risco para lesão renal são: disfunção renal prévia, hipovolemia, hipotensão ou hipertensão arterial, idade avançada, associação de AINE, ICC e cirrose hepática. Os inibidores de COX-2 podem causar lesão renal, como os AINEs inibidores de ambas as ciclo-xigenases (COX-1 e COX-2). A dipirona e o paracetamol não causam lesão renal. Os AINEs e o paracetamol podem causar lesão hepática. As complicações hematológicas (raras) dos AINEs são: anemia hemolítica, agranulocitose, trombocitopenia e anemia aplástica.

CARACTERÍSTICAS DOS AINEs

A dipirona age na periferia inibindo a adenilciclase, bloqueando a entrada de cálcio no nociceptor, e ativando os canais de potássio, ação sobre cicloxigenases. Sua ação principal é central. A incidência de agranulocitose é semelhante nos pacientes que usam e nos que não usam a dipirona.

O paracetamol pode agir inibindo a síntese de PG, com seletividade pela via COX-2. Há evidência da existência de variante de COX-2 ou uma nova enzima COX que pode ser inibida pelo paracetamol. Pode ter efeito nas vias serotoninérgicas descendentes, como antagonista de receptores N-metil D-Aspartato (NMDA) ou mecanismo relacionado ao óxido nítrico (NO, do inglês nitric oxide). A hepatotoxicidade com sobredose é a complicação mais grave. O cetorolaco pode causar sangramento gástrico grave. Os efeitos adversos aumentam com uso de dose grande por mais de cinco dias.

PRINCIPAIS AINEs

- Dipirona: 1 g/4 h.
- Paracetamol: 500 mg/4-6 h.
- Diclofenaco: 50 a 75 mg/8 h.
- Ibuprofeno: 400 mg/6 h.
- Tenoxicam: 20 mg/d.
- Piroxicam: 20 mg/d.
- Cetoprofeno: 100 mg/8 h.
- Naproxeno: 250 a 550 mg/12 h.
- Nimesulida: 100 mg/12 h.
- Cetorolaco: 10 mg/6 a 8 h SL; 20 mg IV; máximo 60 mg/d.
- Celecoxibe: 200 mg VO/d.
- Etoricoxibe: 60 a 90 mg VO/d.
- Parecoxibe: 40 mg IV/d.
- Flurbiprofeno: 1 adesivo TD de 40 mg/12 h.

■ OPIOIDES

Opioide é toda substância endógena ou exógena, natural ou sintética que se liga aos receptores opioides.

CLASSIFICAÇÃO

- Agonistas, agonistas parciais, agonista-antagonistas e antagonistas.
- Naturais, semissintéticos, ou sintéticos.
- Hidrossolúveis ou lipossolúveis.
- Fracos ou potentes.
- Duração curta ou longa.

MECANISMOS DE AÇÃO

- Redução da liberação de neurotransmissores de fibras aferentes C.
- Inibição de neurônios pós-sinápticos que transmitem informação da medula espinal para o encéfalo.
- Alteração de vias descendentes envolvendo encefalina, norepinefrina e serotonina.

INDICAÇÕES

Os opioides são indicados para: dor pós-operatória, trauma, crise de falcização, infarto do miocárdio, cólica renal, queimados, lombociatalgia, herpes zóster, isquemia, câncer, osteoartrose, AR, síndrome complexa dolorosa regional, neuropatia diabética, neuralgia pós-herpética, neurite traumática, síndrome após acidente vascular cerebral (AVC), após lesão medular.

DOSES HABITUAIS

Morfina
- Via oral: liberação imediata: 10 a 60 mg/4-6 h.
- Liberação controlada: 30 a 60 mg.
- Via venosa: 2 a 5 mg.
- Via subcutânea: 5 a 10 mg.

Codeína
- Via oral: 30 a 60 mg/4 a 6 h.

Tramadol
- Via oral: 50 a 100 mg/4 a 6 h; até 600 mg/d.
- Via venosa: 200 a 600 mg/d.
- Via subcutânea: 50 a 100 mg/4 a 6 h.

Metadona
- Via oral: 5 a 10 mg/6 a 12 h.

Oxicodona
- Via oral: 10 a 50 mg/12 h.

Fentanila
- Transdérmica: 12, 25, 50, 75, 100 µg/h, trocados a cada 3 dias.

Nalbufina (agonista-antagonista)
- Via venosa ou subcutânea: 10 a 20 mg/6 horas (0,1 a 0,2 mg/kg).

EFEITOS ADVERSOS

Os opioides podem causar constipação, náusea, vômito, esvaziamento gástrico lento, retenção urinária, disfunção sexual, sedação, moleza, agitação, alucinações, hiperalgesia, convulsão, imunossupressão, mioclonia, hipogonadismo, depressão respiratória e dependência.

OPIOIDE PARA DOR CRÔNICA NÃO ONCOLÓGICA: PRINCÍPIOS

- Usar em paciente que não obteve resultado com outros medicamentos e técnicas.
- É tratamento complementar a outros analgésicos e técnicas.
- Certificar a existência de origem real da dor persistente.
- História de abuso de drogas e ambiente familiar caótico são contraindicações relativas.
- Prescrição em um serviço, de preferência por único profissional.
- Dose fixa e contagem de comprimidos.
- Iniciar com dose baixa.
- Pode ser usado consentimento informado e contrato.
- Se não houver pelo menos alívio parcial, questionar o tratamento.
- Avaliação constante quanto a alívio da dor, efeitos adversos, estado funcional e comportamento.
- Continuar se mantiver a dose estável, com analgesia e sem abuso.
- Suspender se não obtiver analgesia e melhora funcional, ou ocorrer abuso, efeitos colaterais e aumento de dose.

Sinais indicativos de abuso/dependência que devem ser observados:
- Usa de forma compulsiva para solução de seus conflitos, e não para alívio da dor.
- Aumenta a dose por conta própria.
- Não aceita a prescrição ou pede mais medicação.
- Solicita receita de vários médicos.
- Não aceita mudança no tratamento.
- Apresenta alteração de comportamento.
- Perde o controle em relação à prescrição, usando sempre mais opioide.

- Faz uso, apesar dos efeitos adversos pela dose excessiva, sendo incapaz de prestar atenção para responsabilidades e obrigações.

APRESENTAÇÕES DISPONÍVEIS

- Codeína: comprimidos de 30 e 60 mg; solução de 3 mg/mL.
- Tramadol: cp de 50 e 100 mg; solução de 50 mg/mL (20 gt) e 100 mg/mL (40 gt); ampola 50 e 100 mg.
- Morfina de liberação imediata: cp de 10 e 30 mg, solução de 10 mg/mL; amp 0,2, 2, e 10 mg; Morfina LC: cápsulas de 30, 60, e 100 mg.
- Metadona: cp de 5 e 10 mg; amp 10 mg.
- Oxicodona LC: cp de 10, 20 e 40 mg.
- Fentanil TD: adesivos de 12, 25, 50, 75 e 100 µg/h.

■ ANTIDEPRESSIVOS

CLASSIFICAÇÃO

- Tricíclicos: 1) aminas terciárias (amitriptilina, imipramina, desipramina, clomipramina, trimipramina e doxepina); 2) aminas secundárias (nortriptilina e protriptilina).
- Heterocíclicos: maprotilina.
- Tetracíclicos: mianserina.
- Inibidores seletivos da recaptação de serotonina atípicos (ISRSs): fluoxetina, paroxetina, sertralina, citalopram, fluvoxamina e tianeptina.
- Inibidores da recaptação combinada de serotonina e norepinefrina (ISRSN): venlafaxina, nefazodona, duloxetina e milnaciprano.
- Noradrenérgicos e serotoninérgicos específicos: mirtazapina.
- Inibidores seletivos da recaptação de norepinefrina (ISRN): reboxetina, trazodona e bupropiona.
- Inibidores da monoaminoxidase (IMAOs): tranilcipromina e moclobemida.
- Outros: triptofano; *Hypericum perfuratum*.

MECANISMOS DE AÇÃO

- ISRSN na sinapse medular.
- Bloqueio de canais de sódio e de cálcio.
- Aumento da função de ácido gama-aminobutírico (GABA).
- Ativação dos canais de potássio.
- Diminuição de substância-P e de prostaglandinas.
- Bloqueio de receptores N-metil-O-aspartato (NMDA), alfa-1-adrenérgico e histamínico-H1.

INDICAÇÕES

Os antidepressivos são indicados para: herpes-zóster, neuralgia pós-herpética, neuropatia diabética, síndrome complexa de dor regional tipos I e II, dor central (após AVC, esclerose múltipla, lesão medular), neurite traumática, neuralgia do trigêmeo, enxaqueca, cefaleia tipo tensão, fibromialgia, síndrome miofascial, lombociatalgia, cervicobraquialgia, dor fantasma, oncológica, dor pós-operatória.

CONTRAINDICAÇÕES

Os tricíclicos, os duais e os que aumentam a norepinefrina na sinapse, não devem ser usados em pacientes com: infarto do miocárdio recente, bloqueio de ramo, arritmia, glaucoma de ângulo agudo, miastenia grave e hipertiroidismo.

DOSES HABITUAIS

- Amitriptilina: 25 a 75 mg/d.
- Imipramina: 25 a 150 mg/d.
- Clomipramina: 50 a 75 mg/d.
- Nortriptilina: 25 a 150 mg/d.
- Maprotilina: 25 a 75 mg/d.
- Fluoxetina: 20 a 40 mg/d.
- Paroxetina: 40 mg/d.
- Citalopram: 20 a 40 mg/d.
- Escitalopram: 10 a 20 mg/d.
- Sertralina: 50 a 100 mg/d.
- Venlafaxina: 75 a 150 mg/d.
- Desvenlafaxina: 50 a 100 mg/d.
- Duloxetina: 60 a 120 mg/d.
- Bupropiona: 150 mg.

EFEITOS ADVERSOS

Os efeitos adversos dos antidepressivos são: boca seca, sonolência, sedação, constipação, náusea, diarreia, retenção urinária, astenia, tontura, cefaleia, visão borrada, arritmia cardíaca, leucopenia, alteração da função hepática, disfunção sexual, tremor, anorexia, dor de cabeça, sudorese e síndrome serotoninérgica.

■ ANTICONVULSIVANTES

INDICAÇÕES

Os anticonvulsivantes são indicações para: dor neuropática (neuropatia diabética, neuralgia do trigêmeo, neuropatia do HIV, dor central, síndrome complexa de dor regional, neuralgia do trigêmeo, neurite traumática, síndrome do túnel do carpo, lombociatalgia, cervicobraquialgia), fibromialgia, enxaqueca e dor pós-operatória.

MECANISMOS DE AÇÃO

- Bloqueio de canais de sódio: carbamazepina, lamotrigina, ácido valproico, oxcarbazepina e topiramato.
- Diminuição da liberação de glutamato das terminações nervosas: carbamazepina, fenitoína, lamotrigina e topiramato.
- Modulação de canais de cálcio: gabapentina e pregabalina.
- Efeitos sobre receptores NMDA.
- Aumento do efeito GABA: ácido valproico e topiramato.
- Inibição da anidrase carbônica: topiramato.

DOSES HABITUAIS

- Carbamazepina: 300 a 1.200 mg/d.
- Oxcarbazepina: 600 a 1.200 mg/d.
- Topiramato: 50 a 600 mg/d.
- Fenitoína: 200 a 500 mg/d.
- Gabapentina: 900 a 1.800 mg/d.
- Lamotrigina: 50 a 400 mg/d.
- Ácido valproico: 900 a 1.200 mg/d.
- Pregabalina: 75 a 300 mg/d.

A carbamazepina é um medicamento de primeira linha para tratamento de neuralgia do trigêmeo. Deve ser usada com cautela em paciente com glaucoma, disfunção hepática e renal e alteração hematológica. Pode causar malformação fetal. Não é recomendada para os pacientes com bloqueio atrioventricular e antecedente de depressão da medula óssea. Deve ser feita monitoração periódica de função hematológica e hepática nos pacientes que utilizam carbamazepina. A oxcarbazepina é semelhante à carbamazepina e deve ser usada com cautela em pacientes com alteração das funções renal, hepática ou cardiovascular e nos idosos. A fenitoína deve ser usada com cautela em paciente com alteração da função hepática e renal. Pode causar malformação fetal. A gabapentina e a pregabalina são consideradas medicamentos de primeira linha para tratamento de dor neuropática. A lamotrigina, o ácido valproico e o topiramato são medicamento de terceira linha para dor neuropática. O topiramato é indicado como medicamento preventivo para enxaqueca.

EFEITOS ADVERSOS

São efeitos adversos dos anticonvulsivantes: sedação, ataxia, tontura, sonolência, confusão, náusea, visão turva, tremor, confusão, vertigem, retenção de líquido, hiponatremia, alteração da função hepática e hematológica.

■ RELAXANTES MUSCULARES

CLASSIFICAÇÃO

- Anti-histamínico: Orfenadrina.
- Benzazolona: Clorzoxazona.
- Benzodiazepínico: Diazepam.
- Carbamato: Carisoprodol.
- Tricíclico: Ciclobenzaprina.
- Agonista α-2: Tizanidina.
- Derivado GABA: Baclofeno.

MECANISMOS DE AÇÃO

- Aumento da estimulação de neurônios gabaérgicos
- Inibição do reflexo polissináptico e monossináptico.
- Inibição de prostaglandinas.
- Ação noradrenérgica e serotoninérgica.
- Ação em receptores adrenérgicos alfa-2.

INDICAÇÕES

Síndrome miofascial, fibromialgia, lombalgia, cervicalgia, espasticidade e disfunção de articulação temporomandibular.

DOSES:

- Ciclobenzaprina: 5-30 mg- 1vez/d.
- Baclofeno: 5-10 mg- 3vezes/d.
- Tizanidina: 4 mg- 3 vezes/d.
- Diazepam: 5-10 mg/d.
- Tiocolchicósido: 4 mg- 1vez/d.
- Carisoprodol: 300 mg- 4 vezes/d.

EFEITOS ADVERSOS:

Moleza, tontura, sedação, cefaleia, fadiga e visão borrada.

■ OUTROS MEDICAMENTOS

Vários outros fármacos são utilizados para o tratamento da dor. São eles:
- Neurolépticos (clorpromazina, levomepromazina, periciazina, risperidona, haloperidol, quetiapina, sulpirida).
- Agonistas adrenérgicos alfa-2 (clonidina, dexmedetomidina).
- Betabloqueadores.
- Anestésicos locais (lidocaína venosa e transdérmica).
- Corticosteroides.
- Triptanos.
- Benzodiazepínicos.
- Toxina botulínica.
- Viscossuplementadores.
- Bifosfonatos.
- Antagonistas de receptores NMDA (magnésio e cetamina).
- Bloqueadores de canais de cálcio (ziconotida).
- Anticitocinas (etanercepte, adalimumabe, inflimabe, tocilizumabe, anakinra).
- Canabinoides.

REVISÃO

- Os AINEs promovem efeito analgésico e anti-inflamatório.

- Opioide é toda substância endógena ou exógena, natural ou sintética que se liga aos receptores opioides.
- Antidepressivos e anticonvulsivantes também são utilizados para o tratamento da dor.

■ LEITURAS SUGERIDAS

Sakata RK. Analgesia pós-operatória. In: Melega JM, editor. Cirurgia plástica: fundamentos e arte. Rio de Janeiro: Medsi; 2002. p. 565-74.
Sakata RK. Tratamento da dor no doente com câncer. In: Teixeira MJ, Figueiró JAB. Dor: epidemiologia, fisiopatologia, avaliação, síndromes dolorosas e tratamento. São Paulo: Moreira Jr; 2001. p. 201-7.
Sakata RK, Issy AM. Fármacos para tratamento da dor. São Paulo: Manole; 2008.

10

VITAMINAS ANTIOXIDANTES E ESTRESSE OXIDATIVO

■ VIRGINIA BERLANGA CAMPOS JUNQUEIRA
■ FERNANDO LUIZ AFFONSO FONSECA
■ KARIN ARGENTI SIMON
■ LIGIA A. AZZALIS
■ LUIZ ROBERTO RAMOS

O envelhecimento dos seres humanos caracteriza-se por uma progressiva deterioração da capacidade do organismo em se adaptar às mudanças ambientais, resultando em uma maior vulnerabilidade a doenças e à morte. Trata-se de um processo irreversível, que atinge a todos em qualquer população. Atualmente, um grande número de evidências experimentais, clínicas e epidemiológicas sugere que a oxidação celular, causada por metabólitos de oxigênio e nitrogênio, é um fator mediador importante no processo de perda funcional que acompanha o envelhecimento, assim como muitas doenças degenerativas que acometem o idoso. Em vista do exposto, neste capítulo, examinaremos, à luz dos mecanismos relacionados à oxidação celular, as possíveis implicações do estresse oxidativo e das vitaminas antioxidantes para a saúde durante o envelhecimento e as patologias associadas, como Alzheimer e diabetes tipo 2.

A participação de espécies reativas de oxigênio no processo de envelhecimento foi proposta pela primeira vez por Harman.[1] Segundo sua teoria, o envelhecimento resultaria do acúmulo de dano nas macromoléculas teciduais, causado por espécies reativas de oxigênio (ERO) e de nitrogênio (ERN) produzidas durante o metabolismo aeróbico normal, e os baixos níveis de metabolismo basal estariam associados a um aumento na expectativa de vida. Essa linha de pensamento defende que o envelhecimento é resultado de danos causados por ERO/ERN durante toda a vida.

Os processos oxidantes, levando a alterações de macromoléculas celulares, acarretariam uma desorganização celular que seria responsável pelo decréscimo funcional observado durante o envelhecimento, apesar do constante reparo sofrido ao longo da vida, por essas estruturas. As teorias que formulam hipóteses sobre danos cumulativos contêm a questão de por que esse reparo é incompleto ou, ainda, de por que os processos compensatórios falham. Uma consideração importante é que nenhum sistema de reparo pode ser absolutamente eficiente, particularmente se o dano ocorre ao acaso e macromoléculas sofrem alterações por uma variedade de processos.

A suscetibilidade do organismo ao estresse oxidativo é dependente basicamente do equilíbrio entre a produção de espécies reativas e o potencial antioxidante no nível tecidual. Entretanto, o envelhecimento *per se* e as doenças degenerativas relacionadas à idade podem induzir alterações que favoreçam o desequilíbrio desse sistema, desequilíbrio do qual eventualmente resulta perda funcional global do organismo em razão do estresse oxidativo.

Segundo Cutler e Rodriguez,[2] espécies de vida longa têm mecanismos de proteção antioxidante melhores em relação às velocidades de consumo de O_2 do que espécies de vida curta. Estudos recentes sugerem que pelo menos alguns dos genes que codificam as defesas antioxidantes podem ser "genes que determinam o grau de longevidade". Mostraram, também, que a maior expectativa de vida se correlaciona com maiores concentrações de ácido úrico, carotenoides e vitamina E (alfatocoferol) em tecidos de animais.[2]

Assim, é necessário introduzir alguns conceitos sobre estresse oxidativo e antioxidantes para que se possa entender a possível utilidade de suplementos vitamínicos em benefício da saúde do idoso e no tratamento auxiliar de patologias degenerativas não transmissíveis.

■ ESTRESSE OXIDATIVO

> **ATENÇÃO!**
>
> Estresse oxidativo é um desequilíbrio oxidativo com potencial lesivo às células e ao organismo, que ocorre por excesso de produção de oxidantes ou menor disponibilidade de antioxidantes.

Sabe-se que, embora todos os organismos aeróbios necessitem do oxigênio para sobreviver, essa molécula apresenta seu lado tóxico. Durante a fosforilação oxidativa, mecanismo usado pelas células para produzir energia química (trifosfato de adenosina [ATP]), parte dos elétrons é transferida para o oxigênio, dando origem ao radical ânion superóxido. Esse radical integra, com o peróxido de hidrogênio e o radical hidroxila, além de outros, as denominadas espécies reativas de oxigênio (ERO). Além disso, o NO exerce suas funções como fator de relaxamento do endotélio e molécula sinalizadora para distintas funções celulares e, também, reage com as ERO, dando origem a espécies reativas de nitrogênio (ERN). Ambas, as ERO e as ERN, são espécies oxidantes que agem sobre macromoléculas, podendo modificar o DNA, as proteínas, os lipídeos e os açúcares, alterando estruturas celulares em geral.

A defesa contra os danos provocados por ERO/ERN é realizada por meio de antioxidantes presentes nas células e circulantes na corrente sanguínea. A função primária dos antioxidantes é reduzir a velocidade de iniciação e/ou de propagação das reações radicalares, minimizando o dano oxidativo a moléculas e estruturas celulares. Assim, durante a vida, existe um equilíbrio entre a produção de ERO/ERN e a ação de antioxidantes. Toda vez em que há um excesso de produção de oxidantes ou uma menor disponibilidade de antioxidantes acontece um desequilíbrio oxidativo potencialmente lesivo às células e ao organismo como um todo, o que se convencionou chamar de estresse oxidativo.

Antioxidante é um termo que define qualquer substância que, quando presente em baixas concentrações, comparadas àquelas de um substrato oxidável qualquer, evita ou atrasa significativamente a oxidação desse substrato. O organismo humano conta com um exército de substâncias antioxidantes, algumas endógenas e outras exógenas. As defesas antioxidantes incluem:

- agentes que removem, cataliticamente, ERO/ERN, como as enzimas superóxido dismutase, catalase e glutationa peroxidase;
- proteínas que minimizam a biodisponibilidade de catalisadores de reações que produzem ERO/ERN (como os íons ferro e cobre), como a ferritina, a transferrina, as haptoglobinas, a hemopexina e a metalotioneína;
- proteínas que protegem biomoléculas contra dano (inclusive dano oxidativo) por outros mecanismos, como as proteínas de choque térmico; e
- substâncias de baixo peso molecular que sequestram ERO e ERN, como a glutationa, os tocoferois, os carotenoides, o ácido ascórbico e, possivelmente, a bilirrubina e o ácido úrico.

Alguns desses antioxidantes vêm da dieta, especialmente o ácido ascórbico, os carotenoides e o alfatocoferol, havendo uma relação estreita entre a nutrição e o processo de defesa antioxidante.

■ ANTIOXIDANTES

A composição da defesa **antioxidante** difere de tecido para tecido, e de tipo celular para tipo celular em um dado tecido. Os líquidos extracelulares possuem mecanismos protetores diferentes daqueles do ambiente intracelular. O sistema de defesa antioxidante, por sua vez, não é absoluto, ou seja, ele não protege 100% contra os danos promovidos por ERO e ERN. Entre os mais conhecidos, o ácido ascórbico (hidrossolúvel), a **vitamina E** e os **carotenoides** (lipossolúveis) desempenham papel importante no que se conhece como rede antioxidante, ou seja, nenhum deles age isoladamente. É necessária a presença de todos para que o sistema funcione, sempre em colaboração com sistemas enzimáticos capazes de metabolizar as ERO.

Além de ter função antioxidante, o ácido ascórbico (vitamina C) é requerido *in vivo*, como cofator de pelo menos 8 enzimas, das quais as mais conhecidas são a prolina hidroxilase e a lisina hidroxilase, envolvidas na biossíntese do colágeno. O colágeno sintetizado na ausência de ascorbato é insuficientemente hidroxilado, formando fibras inadequadas e dando origem a uma cicatrização prejudicada e fragilidade dos vasos sanguíneos.

In vivo, os níveis de ascorbato encontrados no plasma humano variam de 30 a 100 micromolar (μm). Concentrações maiores são encontradas no humor aquoso ocular, no suco gástrico e no líquido de revestimento do pulmão, chegando a níveis milimolares no interior de vários tipos celulares, e são suficientes para exercer efeitos antioxidantes. O ascorbato se oxida a ácido di-hidro-ascórbico (DHA) no líquido sinovial da articulação do joelho de pacientes com AR ativa e em pulmões de pacientes portadores de síndrome do desconforto respiratório agudo (SDRA). Possivelmente, o ascorbato age sequestrando ERO/ERN derivadas dos vários fagócitos ativados aí presentes.

> **ATENÇÃO!**
>
> Estudos recentes associam o ascorbato como cofator de enzimas responsáveis pela demetilação do DNA e de histonas. Assim, o ascorbato pode estar envolvido na regulação epigenética do envelhecimento.

O principal sequestrador de radicais do interior das membranas humanas, já que reage com radicais formados na peroxidação de lipídeos, é o d-alfatocoferol, mais conhecido como **vitamina E**. Na natureza, oito substâncias possuem atividade de vitamina E: d-alfa, d-beta, d-gama e d-delta-tocoferois e d-alfa, d-beta, d-gama e d-delta-tocotrienóis. A forma mais eficiente como antioxidante, presente nas membranas biológicas, é a d-alfatocoferol, muitas vezes chamada de RRR-alfatocoferol. Sabe-se também que o **alfatocoferol** pode estimular a resposta imunológica, reduzir a severidade das alterações mediadas por prostaglandinas e inibir a conversão de nitritos a nitrosaminas, que são fortes promotores de tumor.

> **ATENÇÃO!**
>
> A vitamina E sintética (dl-alfatocoferol) contém cerca de 12,5% de d--alfatocoferol, com os outros sete tocoferois que são biologicamente menos ativos (21 a 90%).

Um dos compostos presentes em membranas, que pode atuar como um antioxidante bloqueador de reações em cadeia e recuperar o radical tocoferoxil, é a forma reduzida da **coenzima Q10**, ou ubiquinol 10. Esse é o motivo pelo qual a coenzima Q está aparecendo ao lado da vitamina E nas prateleiras das farmácias. O papel mais importante da coenzima Q10 é no transporte de elétrons mitocondrial. A ubiquinona é encontrada na membrana plasmática, em todas as membranas intracelulares e nas lipoproteínas de baixa densidade. A ubiquinona já foi descrita como exercendo uma atividade sequestradora de radicais e inibindo a peroxidação lipídica em lipossomas, membranas e em lipoproteínas. Sugeriram, também, que a ação antioxidante direta pode ser uma importante função fisiológica da coenzima Q10. Entretanto, ressaltaram a necessidade de altas concentrações para que ela exiba atividade antioxidante.

Os **carotenoides** não são oficialmente reconhecidos como nutrientes essenciais, mas alguns deles têm atividade pró-vitamina A, que é um nutriente essencial. Entretanto, há crescente número de evidências mostrando que os efeitos benéficos dos carotenoides são independentes da atividade pró-vitamina A. Como os outros antioxidantes mencionados, os carotenoides aumentam a ação do sistema imunológico, são eficazes no tratamento da protoporfiria eritropoiética e ativam a expressão de genes envolvidos na comunicação célula-célula. Entre os que possuem efetiva ação antioxidante, pode-se citar o licopeno e o betacaroteno, esse com atividade de pró-vitamina A.

O **licopeno**, por outro lado, é um carotenoide que não possui atividade pró-vitamina A e, da mesma forma que o betacaroteno, tem atividade antioxidante, protegendo a integridade celular e diminuindo o risco de desenvolvimento de doenças degenerativas. O licopeno é considerado indicador de nutrição rica em frutas e verduras (fontes naturais de carotenoides). A avaliação dos níveis plasmáticos desse carotenoide é importante, pois ele parece ser mais bem distribuído nas lipoproteínas do que o betacaroteno.

■ ENVELHECIMENTO E DOENÇAS CRÔNICAS

Crescem as evidências que suportam o envolvimento de radicais livres em doenças, principalmente as chamadas crônicas não transmissíveis, embora tenham encontrado limitações os esforços na utilização preditiva dessa teoria objetivando aumentar a duração máxima de vida.

Mezzetti e colaboradores[3] relataram a influência do estresse oxidativo durante o processo de envelhecimento, principalmente quando associado a doenças crônicas. Outros pesquisadores também têm relatado tal associação, e estudos vêm sendo conduzidos na tentativa de demonstrar as possibilidades de interferência nesse processo.

Já em 1984, Wartanowicz havia demonstrado que a suplementação com doses diárias de vitaminas E e C diminuía os níveis de peroxidação lipídica em idosos. Outros estudos descreveram que a suplementação com micronutrientes antioxidantes diminui os níveis de peróxido lipídico "queimado" em idosos e mesmo em adultos jovens. Outro estudo clínico, randomizado e duplo-cego, demonstrou o benefício da suplementação com vitamina E na resposta imunológica de idosos saudáveis, confirmando outros estudos do mesmo grupo.

Muitos trabalhos mostram que durante o envelhecimento há um declínio progressivo na biodisponibilidade dos antioxidantes moleculares, seja por um gasto aumentado para contrabalançar a ação deletéria de ERO/ERN, seja por sua menor absorção pelo sistema digestório. Esse declínio é mais acentuado em indivíduos com funções cognitivas comprometidas. Também está descrito na literatura que a eficiência no reparo das macromoléculas danificadas é menor com a idade avançada.

Por outro lado, alguns autores referem um aumento compensatório na atividade das enzimas antioxidantes, em vista da menor biodisponibilidade daqueles antioxidantes moleculares. É claro que, nessas condições, a eficiência do processo de antioxidação não pode ser a mesma. Como resultado, muitas macromoléculas com funções importantes deixam de funcionar adequadamente, alterando a fisiologia da célula, resultando em várias patologias degenerativas associadas ao envelhecimento.

Aproximadamente 40% dos fatores que influenciam a expectativa de vida podem ser controlados, sugerindo que não apenas a expectativa média de vida pode ser prolongada, mas também, e principalmente, que a qualidade de vida, particularmente nos últimos anos, pode ser melhorada. Uma das áreas de pesquisa mais intensa sobre o envelhecimento procura implicar o dano celular mediado por espécies reativas no desenvolvimento de alterações patológicas associadas à idade, como as doenças cardiovasculares, as demências, o diabetes e a catarata.

Dois grandes estudos clínicos controlados examinaram o efeito protetor da suplementação de vitaminas antioxidantes na incidência e na mortalidade por doenças cardiovasculares, incluindo o AVC. Um desses estudos incluiu apenas mulheres, profissionais acima de 40 anos (n = 8.000), testando a combinação de vitamina E, vitamina C e betacaroteno contra placebo. O outro incluiu homens e mulheres acima de 55 anos, testando a combinação de vitamina E e um dos IECA na prevenção da mortalidade cardiovascular. Esses estudos não mostraram correlação entre consumo de antioxidantes e diminuição dos riscos cardíacos. No entanto, estudos que investigam a eficácia da terapia antioxidante apresentam vários problemas, tais como desconhecimento sobre os dados epigenéticos dos pacientes, bioviabilidade dos antioxidantes utilizados e efeitos não específicos das vitaminas antioxidantes.

Os efeitos dos antioxidantes sobre os níveis de produtos derivados da ação de espécies reativas sobre macromoléculas foram avaliados em estudo na Polônia, com cem pacientes idosos. Os níveis de malonildialdeído, um índice de peroxidação lipídica, diminuíram 26% nos pacientes que receberam 200 UI de vitamina E, 13% no grupo suplementado com 400 mg de vitamina C e 25% naqueles em que foi administrada a combinação de vitaminas C e E.

Trabalhos de Tolonen e colaboradores[4] mostraram que os níveis de produtos derivados da peroxidação de lipídeos, no plasma, são inicialmente elevados em um grupo de idosos institucionalizados, declinando a concentrações semelhantes às de adultos jovens após suplementação com vitaminas E, C e B6, betacaroteno, selênio e zinco.

Junqueira e colaboradores[5] mostraram que é possível diminuir o estresse oxidativo sistêmico no idoso, utilizando uma suplementação combinada dos antioxidantes, vitamina C, vitamina E, betacaroteno e oligoelementos. Nesse estudo, duplo-cego, randomizado e controlado por placebo, a decisão, sobre as doses de antioxidantes a serem ministradas, considerou os princípios que regem a rede antioxidante e as concentrações circulantes de vitaminas C e E após diferentes doses únicas deles.[5]

As evidências experimentais mais contundentes são de que a morte neuronal pós-isquêmica é causada por um excesso de radicais livres, decorrente de uma cascata de eventos bioquímicos que se seguem à diminuição do aporte de oxigênio e glicose. A lógica de que substâncias antioxidantes possam minimizar o dano celular e, com isso, evitar a apoptose neuronal, promovendo um melhor prognóstico funcional pós-AVC, tem sido objeto de um crescente investimento em termos de pesquisa.

Um estudo prospectivo mostrou que pacientes idosos, com níveis de vitamina C circulante maiores do que 28 μm, tiveram seu risco de vida pós-AVC reduzido em 50%, depois de controlar por sexo, idade e outros fatores de risco conhecidos. Outro estudo prospectivo mostrou que uma dieta rica em flavonoides (um potente antioxidante presente em folhas de chá verde e maçã) tem efeito protetor contra o risco de AVC. Um estudo clínico controlado demonstrou que a vitamina E associada ao AAS (comparado a apenas o AAS) previne episódios de isquemia recorrentes.

Indivíduos idosos não dementados apresentam altos índices de oxidação proteica cerebral quando comparados a adultos jovens; aqueles pacientes portadores de doença de Alzheimer (DA) exibem ainda uma maior oxidação proteica do que os seus pares. Nesses últimos pacientes, também, a oxidação do DNA é mais elevada.

Em relação à DA, diversos estudos de observação têm procurado estabelecer se a suplementação com vitaminas antioxidantes na dieta teria efeito protetor contra o desenvolvimento de déficit cognitivo. Os resultados têm sido relativamente concordantes quanto ao efeito positivo de uma dieta rica em vitaminas, embora existam estudos com resultados negativos. O problema com a maioria desses estudos é que os níveis de vitaminas são inferidos por meio de inquéritos nutricionais, que sabidamente são sujeitos a viéses recordatórios.

Um dos poucos estudos clínicos controlados por placebo, duplo-cego e randomizado, envolvendo suplementação vitamínica e evolução de quadro demencial pela DA, foi realizado com pacientes portadores de DA moderada. Para o grupo de estudo, foi dada uma suplementação de 2.000 UI de vitamina E e foram avaliadas as evoluções para institucionalização ou dependência no dia a dia, ou, ainda, morte, em relação ao uso de placebo. Embora o resultado tenha mostrado um efeito positivo da vitamina E, o estudo sofre críticas metodológicas em razão das diferenças no grau de déficit cognitivo entre casos e controles.

Ademais, à semelhança de todos os outros estudos, foi testado o efeito de apenas uma vitamina, ao passo que as evidências bioquímicas e de estudos *in vitro* são de que o efeito antioxidante protetor adviria de uma combinação de vitaminas e agentes antioxidantes com propriedades sinérgicas. Contudo, estudo recente de redução de risco de desenvolvimento de DA mostrou que o uso combinado de vitaminas C e E reduz a prevalência e a incidência da DA.

O efeito da suplementação de vitamina E sobre a resposta imune celular de idosos foi relatado com uma melhora significativa da hipersensibilidade retardada no grupo suplementado. Essa suplementação resultou, também, em melhora da resposta de linfócitos isolados à concanavalina A. Os efeitos da suplementação diária de vitaminas e outros oligoelementos sobre a resposta imune foram investigados em um grupo de 96 pacientes idosos saudáveis. Uma melhora significativa nos parâmetros de resposta imunológica no grupo suplementado foi observada junto a uma diminuição significativa na incidência de doenças infecciosas.

Deve-se considerar que as evidências existentes apontam para a importância do processo de oxidação celular na etiopatogênese das doenças neurodegenerativas. No entanto, como recomendar, rotineiramente, o uso de antioxidantes? Quais as doses indicadas para cada idoso? Quais os valores plasmáticos de referência a serem utilizados?

Avaliar o estresse oxidativo significa identificar uma fonte produtora de radicais livres trabalhando excessivamente no organismo. Infelizmente, esses radicais têm vida livre muito curta e os métodos, disponíveis até o momento, não permitem medi-los, a não ser em animais de experimentação. Por outro lado, eles interagem rapidamente com macromoléculas ao seu redor, oxidando-as. Os produtos da oxidação das macromoléculas podem ser medidos, como é o caso do produto final da oxidação de lipídeos.

Ainda, se antioxidantes moleculares – as chamadas vitaminas antioxidantes – estiverem presentes, elas serão gastas para recuperar as macromoléculas no interior das células. Por sua vez, essas células vão retirar do meio externo novas moléculas de antioxidantes para suprir o que foi gasto. Os líquidos orgânicos, assim, apresentarão níveis diminuídos desses antioxidantes, o que pode ser avaliado por métodos laboratoriais.

Quando se apresenta uma deficiência de antioxidantes moleculares, muitas células, como resposta compensatória, passam a expressar maior atividade das enzimas antioxidantes superóxido dismutase, catalase e glutationa peroxidase. Os eritrócitos apresentam atividade alta dessas três enzimas, e seu processo de maturação na medula pode se dar na presença de excesso de peróxidos de lipídeos circulantes, ou, também, de baixas concentrações dos antioxidantes moleculares. Nessas condições, essas células podem apresentar atividade elevada de uma ou mais enzimas antioxidantes.

> **ATENÇÃO!**
>
> A medida desses parâmetros (concentração de antioxidantes moleculares, produtos de oxidação de lipídeos no plasma e atividade das enzimas antioxidantes no eritrócito, no início e durante terapias antioxidantes) pode auxiliar o médico a entender a progressão clínica de seu paciente, informar sobre a prescrição e a absorção das vitaminas e adequar as suas doses à necessidade de cada paciente, além de diminuir o risco de doses inadequadas (hiperdoses ou doses baixas ineficazes).

Medir os níveis de antioxidantes não significa, na maioria dos casos, apresentar ao médico que solicita o exame um diagnóstico de enfermidades. Significa fornecer a possibilidade de identificar fatores de risco para as enfermidades relacionadas e controle terapêutico das terapias antioxidantes. É importante que os médicos estejam cientes de que elevar os níveis de um antioxidante isoladamente pode representar risco maior do que manter os níveis encontrados, pois é sabido que os antioxidantes moleculares agem integradamente. Por exemplo, o alfatocoferol reage com os radicais livres transformando-se em alfatocoferoxil. Esse radical pode interagir com a coenzima Q10 reduzida (ubiquinol), produzindo outro radical, ubiquinil, que reagirá com o ácido ascórbico que, por sua vez, produzirá mais um radical, o ascorbil. Finalmente, dois radicais ascorbil reagirão entre si na presença de prótons, regenerando uma molécula de ácido ascórbico e produzindo uma de hidroascorbato, que será eliminada. Se faltar um dos componentes da cadeia, o anterior passará então de um antioxidante a uma importante fonte pró-oxidante.

Portanto, monitorar os níveis de antioxidantes é importante para um bom acompanhamento clínico do paciente, evitando, assim, desequilíbrios indesejáveis e chegando às concentrações ideais de todos os antioxidantes, com manutenção de sua homeostase.

Quanto a valores de referência que podem nortear uma adequada suplementação, alguns valores populacionais plasmáticos foram avaliados para os antioxidantes, enzimáticos e não enzimáticos, assim como para os produtos derivados da oxidação de lipídeos. Nesse estudo, os autores mostram que há uma total dissociação entre a ingestão (avaliada por inquérito recordatório) e os níveis circulantes dos antioxidantes em amostra populacional saudável, com idade variando de 20 a mais de 80 anos.

Os autores mostraram também que, apesar de ingestão adequada dos antioxidantes, a partir dos 50 anos há um decréscimo nos níveis de vitamina E e betacaroteno, mas não de vitamina C. Esses fatos apontam para uma suplementação farmacológica dessas substâncias após sua dosagem plasmática, apesar da ingesta de doses adequadas do ponto de vista qualitativo e quantitativo.

É bem possível que a administração de substâncias antioxidantes possa minimizar o dano oxidativo orgânico sofrido ao longo da existência e, assim, melhorar a qualidade de vida do ser humano. Entretanto, poucos são os estudos de intervenções clínicas publicados até o momento. Os que existem, geralmente, procuram avaliar o efeito de uma ou outra substância antioxidante.

> **ATENÇÃO!**
>
> Já é possível, com limite de segurança bastante aceitável, optar por uma suplementação antioxidante quando os níveis plasmáticos estão fora das faixas de concentração encontradas na população.

DIAGNÓSTICO E TRATAMENTO

> **REVISÃO**
>
> - O envelhecimento dos seres humanos caracteriza-se por uma progressiva deterioração da capacidade do organismo em se adaptar às mudanças ambientais, resultando em uma maior vulnerabilidade a doenças e à morte.
> - Estresse oxidativo é um desequilíbrio oxidativo com potencial lesivo às células e ao organismo, que ocorre por excesso de produção de oxidantes ou menor disponibilidade de antioxidantes.
> - A composição da defesa antioxidante difere de tecido para tecido, e de tipo celular para tipo celular em um dado tecido.
> - Crescem as evidências que suportam o envolvimento de radicais livres em doenças, principalmente as chamadas crônicas não transmissíveis.

■ REFERÊNCIAS

1. Harman D. Aging: a theory based on free radical and radiation chemistry. J Gerontol. 1956;11(3):298-300.
2. Cutler RG, Rodriguez H, editors. Critical reviews of oxidative stress and aging: advances in basic science, diagnostics and intervention. Singapore: World Scientific; 2003.
3. Mezzetti A, Lapenna D, Romano F, Costantini F, Pierdomenico SD, De Cesare D, et al. Systemic oxidative stress and its relationship with age and illness. Associazione Medica "Sabin". J Am Geriatr Soc. 1996;44(7):823-7.
4. Tolonen M, Halme M, Sarna S. Vitamin E and selenium supplementation in geriatric patients : A double-blind preliminary clinical trial. Biol Trace Elem Res. 1985;7(3):161-168.
5. Junqueira VBC, Poppe SC, Giavarotti KAS, Chan SS, Najas M, Rodrigues L, et al. The antioxidant network: the basic principle for an antioxidant supplementation in the elderly. In: Alvarez S, Evelson P, editors. Free radical pathophysiology. Kerala: Transworld Research Network; 2008. p. 85-111.

11

ANTI-HIPERTENSIVOS

■ OSVALDO KOHLMANN JR.

Primariamente utilizados para tratamento da hipertensão, são fármacos que podem, às vezes, ser utilizados em situações clínicas desacompanhadas de níveis tensionais elevados, como em insuficiência cardíaca congestiva (ICC), insuficiência renal (IR) e síndrome hepatorrenal, especialmente no que tange à classe dos diuréticos.

Sem dúvida, a maior aplicabilidade desses fármacos se faz no tratamento das diferentes formas e apresentações clínicas da hipertensão arterial, almejando o adequado controle da pressão arterial.

Estão divididos em sete classes terapêuticas de acordo com o mecanismo de ação (Quadro 11.1).

Qualquer um dos medicamentos dos grupos de anti-hipertensivos comercialmente disponíveis pode ser utilizado para o tratamento da hipertensão arterial, desde que resguardadas as indicações e contraindicações específicas. No processo de seleção de um ou mais fármacos que farão parte da estratégia terapêutica, as características a seguir devem ser observadas:

- ser eficaz via oral;
- ser seguro, bem tolerado e com relação risco/benefício favorável ao paciente;

QUADRO 11.1 ■ Classes de anti-hipertensivos disponíveis para uso clínico

Diuréticos
Inibidores adrenérgicos
    Ação central – agonistas alfa-2 centrais
    Betabloqueadores – bloqueadores beta-adrenérgicos
    Alfabloqueadores – bloqueadores alfa-1 adrenérgicos
Vasodilatadores diretos
Bloqueadores dos canais de cálcio
Inibidores da enzima conversora da angiotensina
Bloqueadores do receptor AT1 da angiotensina II
Inibidor direto da renina

- permitir a administração em menor número possível de tomadas, com preferência para dose única diária;
- ser iniciado com as menores doses efetivas preconizadas para cada situação clínica, podendo ser aumentadas gradativamente ressalvando-se que, quanto maior a dose, maiores serão as probabilidades de efeitos adversos;
- não ser obtido por meio de manipulação, pela inexistência de informações adequadas de controle de qualidade, bioequivalência e/ou de interação química dos compostos;
- ser considerado em combinação para os pacientes com hipertensão em estágios 2 e 3 e para pacientes de alto e muito alto risco cardiovascular que, na maioria das vezes, não alcançam a meta de redução da pressão arterial preconizada com a monoterapia;
- ser utilizado por um período mínimo de quatro semanas, salvo em situações especiais, para aumento de dose, substituição da monoterapia ou mudança das associações em uso;
- ter demonstração em ensaios clínicos da capacidade de reduzir a morbidade e a mortalidade cardiovascular associada à hipertensão arterial (característica para preferência de escolha).

Esta última característica deve ser ressaltada, pois sabe-se que o objetivo primordial do tratamento da hipertensão arterial é a redução da morbidade e da mortalidade cardiovasculares. Assim, os anti-hipertensivos devem não só reduzir a pressão arterial, mas também os eventos cardiovasculares fatais e não fatais e, se possível, a taxa de mortalidade. As evidências provenientes de estudos de desfechos clinicamente relevantes, com duração média de três a quatro anos, demonstram redução de morbidade e mortalidade cardiovasculares com as seguintes classes de anti-hipertensivos: diuréticos, betabloqueadores, inibidores da enzima conversora da angiotensina (IECA), bloqueadores do receptor AT1 da angiotensina II (BRA II) e com bloqueadores dos canais de cálcio (BCC), embora a maioria dos estudos utilize, no final, associação de anti-hipertensivos. Esse benefício é observado com a redução da pressão arterial *per se*, e, com base nos estudos disponíveis até o momento, parece independer da classe de medicamentos utilizados. Metanálises recentes indicam que esse benefício é de menor monta com betabloqueadores, em especial com atenolol, quando comparado aos demais anti-hipertensivos.

■ CLASSES DE ANTI-HIPERTENSIVOS

DIURÉTICOS

Eficazes no tratamento da hipertensão arterial, como na redução da morbidade e da mortalidade cardiovasculares, conforme comprovação. Para uso como anti-hipertensivos, são preferidos os diuréticos tiazídicos e similares, em baixas doses.

Os diuréticos são classificados em três grupos de acordo com o mecanismo de ação no túbulo renal:

1 | **Diuréticos tiazídicos e correlatos:** hidroclorotiazida; clortalidona; e indapamida.
- **Mecanismo de ação diurética:** diuréticos mais utilizados na terapia da hipertensão arterial, agem na porção inicial do túbulo contornado proximal inibindo o cotransportador Na-K localizado na membrana apical. A fração de reabsorção de sódio, relativamente pequena nesse segmento tubular renal, explica a baixa potência natriurética desse grupo de diuréticos. O efeito natriurético dos tiazídicos é perdido quando a taxa de filtração glomerular é inferior a 30 mL/minuto/1,73 m^2.

2 | **Diuréticos da alça:** furosemida; bumetanida; piretanida.
- **Mecanismo de ação diurética:** potentes natriuréticos, agem em uma porção do túbulo renal na qual ocorre uma grande reabsorção de sódio; por essa razão, são utilizados preferencialmente no tratamento da hipertensão associada à doença renal crônica (DRC) e à ICC. Diminuem a reabsorção tubular de sódio no ramo ascendente espesso da alça de Henle, inibindo o transporte de sódio pelo cotransportador Na-K-2Cl localizado na membrana apical do túbulo renal.

3 | **Diuréticos poupadores de potássio:** amilorida; triantereno; espironolactona; e eplerenona.
- **Mecanismo de ação diurética:** de pouca potência natriurética. Amilorida e triantereno agem bloqueando o canal de sódio da membrana apical da porção final do túbulo contorcido distal. Nesse segmento do túbulo renal, a reabsorção de sódio está associada com a secreção de potássio pelos canais de potássio do lado apical e pela ação da Na-K-ATPase no lado basolateral, a qual é estimulada pela aldosterona. Espironolactona e eplerenona, este último ainda não comercializado no Brasil, são antagonistas competitivos do receptor da aldosterona e consequentemente inibem a atividade da Na-K-ATPase.

As características farmacocinéticas de um diurético – vias de metabolismo, biodisponibilidade e meia-vida de eliminação – determinam o intervalo da administração do fármaco para manter o nível terapêutico. Os diuréticos tiazídicos em decorrência de uma meia-vida longa, principalmente a clortalidona, são administrados em dose única diária, o que facilita a adesão terapêutica – fator essencial para o sucesso do tratamento da hipertensão arterial (Tabela 11.1). Os diuréticos de alça que têm meia-vida curta são administrados em duas tomadas (Tabela 11.2). Os diuréticos poupadores de potássio têm meia-vida longa, similar aos tiazídicos e com eles constituem uma associação farmacologicamente correta (Tabela 11.3). As características farmacodinâmicas de um diurético determinam qual a concentração mínima do fármaco necessária para atingir o local de ação e ser efetivo. O conhecimento dessas características é de particular importância para os diuréticos de alça que são empregados no tratamento de estados edematosos e de insuficiência cardíaca, permitindo, assim, prescrição mais precisa deles.

Mecanismo de ação anti-hipertensiva dos diuréticos

Os mecanismos pelos quais os diuréticos reduzem a pressão arterial não são completamente conhecidos. Inicialmente a redução da pressão arterial é decorrente da ação natriurética e de uma modesta redução do volume plasmático e débito cardíaco, já que a ingestão de sal bloqueia esse efeito. Os diuréticos tiazídicos são mais eficientes do que os diuréticos de alça no tratamento da hipertensão arterial porque mantêm a redução da volemia por mais tempo. Contudo, o uso de diurético estimula o sistema renina-angiotensina-aldosterona, o que pode impedir uma queda da pressão arterial por aumento da resistência vascular sistêmica. Com o uso prolongado de diuréticos, a volemia e o débito cardíaco retornam aos níveis basais.

Apesar disso, a redução da pressão se mantém devido à redução da resistência vascular sistêmica atribuída a um mecanismo vasodilatador dos diuréticos, ainda não completamente esclarecido. Hipóteses para explicar a redução da resistência vascular sistêmica dos diuréticos: a) os diuréticos reduziriam a secreção de um hormônio natriurético, similar ao digital, mas distinto do peptídeo natriurético atrial, capaz de inibir a bomba Na-K-ATPase. Dessa forma, os diuréticos poderiam aumentar a atividade da bomba, aumentar a saída de sódio da célula, facilitar o efluxo de cálcio e, com isso, reduzir o cálcio intracelular induzindo vasodilatação; b) talvez uma ação direta inibitória dos canais de potássio; c) a diminuição crônica do sódio determinando dimininuição da atividade simpática.

Perfil de reações adversas: hipopotassemia, por vezes acompanhada de hipomagnesemia, que pode induzir arritmias ventriculares e hiperuricemia. O emprego de baixas doses diminui o risco de efeitos adversos, sem prejuízo da eficácia anti-hipertensiva, especialmente quando em associação com outros anti-hipertensivos. Os diuréticos também podem provocar intolerância à glicose, aumentar o risco do aparecimento do diabetes melito, além de promover aumento de triglicerídeos, efeitos esses, em geral, dependentes da dose.

INIBIDORES ADRENÉRGICOS
Ação central

Atuam estimulando os receptores alfa-2 adrenérgicos pré-sinápticos no SNC, reduzindo o tônus simpático, como fazem a alfametildopa, a clonidina e/ou os inibidores dos receptores imidazolidínicos, por exemplo, a

TABELA 11.1 ■ Farmacocinética e farmacodinâmica dos diuréticos tiazídicos e correlatos

FARMACOCINÉTICA E FARMACODINÂMICA	HIDROCLOROTIAZIDA	CLORTALIDONA	INDAPAMIDA
Início de ação	2 h	2 h	1-2 h
Duração de ação	6-12 h	24-72 h	36 h
Biodisponibilidade	50-80%	65%	100%
Ligação a proteínas	68%		71-79%
Metabolismo	Nenhum	Hepático	Hepático
Meia-vida de eliminação	8-15 h	45-60 h	14-18 h
Excreção	Urinária: 100%	Urinária 50-65%	Urinária: 60-70% Fecal: 22%

DIAGNÓSTICO E TRATAMENTO

TABELA 11.2 ■ Farmacocinética e farmacodinâmica dos diuréticos de alça

FARMACOCINÉTICA E FARMACODINÂMICA	FUROSEMIDA	BUMETANIDA	PIRETANIDA
Início de ação	0,5-1 h	0,5-1 h	0,5-1 h
Duração de ação	1-2 h	4-6 h	1-2 h
Biodisponibilidade	50%	80-100%	80%
Ligação a proteínas	> 95%	> 95%	> 95%
Metabolismo	Hepático (mínimo)	Hepático	Hepático (mínimo)
Meia-vida de eliminação	30-60 min	1,0-1,5 h	40-60 min
Excreção	Urinária: 100%	Urinária: 100%	Urinária: 80% Fezes: 20%

TABELA 11.3 ■ Farmacocinética e farmacodinâmica dos diuréticos poupadores de potássio

FARMACODINÂMICA E FARMACOCINÉTICA	AMILORIDA	TRIANTERENO	ESPIRONOLACTONA	EPLERENONA
Início de ação	2 h	2-4 h	1 h	1,5 h
Duração de ação	24 h	7-9 h	48-72 h	Prolongada
Biodisponibilidade	15-25%	> 80%	Imprecisa	Imprecisa
Ligação a proteínas	23%		91-98%	50%
Metabolismo	Nenhum	Hepático	Hepático	Hepático
Meia-vida de eliminação	17-26 h	2-5 h	1,5 h	4-6 h
Excreção	Urinária: 50% Fecal: 50%		Urinária Fecal	Urinária: 67% Fecal: 32%

rilmenidina. Seu efeito hipotensor como monoterapia é, em geral, discreto. Entretanto, podem ser úteis em associação com medicamentos de outros grupos, particularmente quando há evidência de hiperatividade simpática. A experiência favorável em relação à segurança do binômio materno-fetal recomenda a alfametildopa como agente de escolha para tratamento da hipertensão das grávidas. Não interferem com a resistência periférica à insulina ou com perfil lipídico.

Principais reações adversas: em geral, decorrentes da ação central, como sonolência, sedação, boca seca, fadiga, hipotensão postural e disfunção sexual. A frequência é um pouco menor com os inibidores de receptores imidazolidínicos. A alfametildopa pode provocar ainda, embora com pequena frequência, galactorreia, anemia hemolítica e lesão hepática, sendo contraindicada se há insuficiência hepática (IH). No caso da clonidina, destaca-se a hipertensão rebote, quando da suspensão brusca da medicação e da ocorrência mais acentuada de boca seca.

1 | Betabloqueadores: seu mecanismo anti-hipertensivo envolve diminuição inicial do débito cardíaco, redução da secreção de renina, readaptação dos barorreceptores e diminuição das catecolaminas nas sinapses nervosas. Betabloqueadores de geração mais recente (3ª geração) como o carvedilol e o nebivolol, diferentemente dos betabloqueadores de 1ª e 2ª gerações, também proporcionam vasodilatação que, no caso do carvedilol, decorre em grande parte do efeito de bloqueio concomitante do receptor alfa-1 adrenérgico e, no caso de nebivolol, de aumento da síntese e liberação endotelial de NO).

São eficazes no tratamento da hipertensão arterial. Entretanto, a redução da morbidade e da mortalidade cardiovasculares é bem documentada apenas em grupos de pacientes com idade inferior a 60 anos. Estudos e metanálises recentes não têm apontado redução de desfechos relevantes, principalmente AVC, em pacientes com idade superior a 60 anos, situação em que o uso dessa classe de medicamentos seria reservado para situações especiais, como nos portadores de coronariopatia, com disfunção sistólica, arritmias cardíacas ou infarto do miocárdio prévio. Estudos de desfecho com carvedilol, metoprolol, bisoprolol e, recentemente, com nebivolol têm demonstrado que esses fármacos também são úteis na redução de mortalidade e morbidade cardiovascular de pacientes com insuficiência cardíaca, hipertensos ou não, independentemente da faixa etária. O propranolol se mostra também útil em pacientes com tremor essencial, síndromes hipercinéticas, cefaleia de origem vascular e naqueles com hipertensão porta.

- **Principais reações adversas:** broncoespasmo, bradicardia, distúrbios da condução atrioventricular, vasoconstrição periférica, insônia, pesadelos, depressão psíquica, astenia e disfunção sexual. Betabloqueadores de 1ª e 2ª geração podem acarretar também intolerância à glicose, induzir ao aparecimento de novos casos de diabetes, hipertrigliceridemia com elevação do LDL-C e redução da fração HDL-colesterol. O impacto sobre o metabolismo da glicose é potencializado quando são utilizados em combinação com diuréticos. O efeito sobre o metabolismo lipídico parece estar relacionado à dose e à seletividade, sendo de pequena monta com o uso de baixas doses de betabloqueadores cardiosseletivos.

Diferentemente, betabloqueadores de 3ª geração, como o carvedilol e o nebivolol, têm impacto neutro ou até podem melhorar o metabolismo da glicose e lipídico, possivelmente em decorrência do efeito de vasodilatação com diminuição da resistência à insulina e melhora da captação de glicose pelos tecidos periféricos. Estudos com o nebivolol também tem apontado para uma menor interferência na função sexual, possivelmente em decorrência do efeito sobre a síntese de NO endotelial.

A suspensão brusca dos betabloqueadores pode provocar hiperatividade simpática, com hipertensão rebote e/ou manifestações de isquemia miocárdica, sobretudo em hipertensos com pressão arterial (PA) prévia muito elevada. Devem ser utilizados com cautela em pacientes com doença vascular de extremidade.

> **ATENÇÃO!**
>
> Os betabloqueadores de 1ª e 2ª geração são formalmente contraindicados a pacientes com asma brônquica, DPOC e bloqueio atrioventricular de 2º e 3º graus.

2 | **Alfabloqueadores:** apresentam efeito hipotensor discreto a longo prazo como monoterapia, devendo, portanto, ser associados com outros anti-hipertensivos. Podem induzir ao aparecimento de tolerância, o que exige o uso de doses gradativamente crescentes. Têm a vantagem de propiciar melhora discreta no metabolismo lipídico e glicídico e dos sintomas de pacientes com hipertrofia prostática benigna.

- **Principais reações adversas:** hipotensão postural, mais evidente com a primeira dose, sobretudo se a dose inicial for alta, palpitações e, eventualmente, astenia. No estudo ALLHAT (do inglês *anti-hypertensive and lipid-lowering treatment to prevent heart attack trial*), a comparação entre o alfabloqueador doxazosina, com a clortalidona indicou a maior ocorrência de ICC, no grupo tratado com a doxazosina. A partir dessas conclusões, estabeleceu-se a ideia de que o alfabloqueador testado nesse estudo não deva ser medicamento de primeira escolha para o tratamento da hipertensão.

VASODILATADORES DIRETOS

Atuam sobre a musculatura da parede vascular, promovendo relaxamento muscular com consequente vasodilatação e redução da resistência vascular periférica. São utilizados em associação com diuréticos e/ou betabloqueadores. Hidralazina e minoxidil são dois dos principais representantes desse grupo.

- **Reações adversas:** pela intensa vasodilatação arterial direta, promovem retenção hídrica e taquicardia reflexa, o que contraindica seu uso como monoterapia.

ANTAGONISTAS DOS CANAIS DE CÁLCIO

A ação anti-hipertensiva decorre da redução da resistência vascular periférica por diminuição da concentração de cálcio nas células musculares lisas vasculares. Apesar do mecanismo final comum, esse grupo é dividido em três subgrupos, com características químicas e farmacológicas diferentes: fenilalquilaminas, benzotiazepinas e di-hidropiridinas.

São anti-hipertensivos eficazes e reduzem a morbidade e mortalidade cardiovasculares. Para o tratamento da hipertensão arterial, são preferenciais os di-hidropiridínicos por sua ação predominante na circulação periférica. Deve-se dar preferência aos BCCs de longa duração de ação intrínseca ou por formulação galênica, que permita uma liberação controlada. Não são recomendados agentes de curta duração.

Principais reações adversas: cefaleia, tontura, rubor facial – mais frequente com di-hidropiridínicos de curta ação – e edema de extremidades, sobretudo maleolar. Esses efeitos adversos são, em geral, dose-dependentes. Raramente, podem induzir a hipertrofia gengival. Os di-hidropiridínicos de ação curta provocam importante estimulação simpática reflexa, sabidamente deletéria para o sistema cardiovascular. Verapamil e diltiazem podem provocar depressão miocárdica e bloqueio atrioventricular (BAV). Constipação intestinal é observada, particularmente, com verapamil.

INIBIDORES DA ENZIMA CONVERSORA DA ANGIOTENSINA

Agem fundamentalmente pela inibição da enzima conversora da angiotensina (ECA), bloqueando a transformação da angiotensina I em II no sangue e nos tecidos, embora outros fatores possam estar envolvidos nesse mecanismo de ação.

São eficazes no tratamento da HAS reduzindo a morbidade e a mortalidade cardiovasculares nos hipertensos; pacientes com insuficiência cardíaca, com infarto agudo do miocárdio, em especial quando apresentam baixa fração de ejeção, de alto risco para doença aterosclerótica, sendo também úteis na prevenção secundária do AVC. Quando administrados a longo prazo, os IECA retardam o declínio da função renal em pacientes com nefropatia diabética ou de outras etiologias.

Principais reações adversas: tosse seca, alteração do paladar e, raramente, reações de hipersensibilidade com erupção cutânea e edema angioneurótico.

Em indivíduos com lesão renal crônica (LRC), podem eventualmente agravar a hiperpotassemia. Em pacientes com hipertensão renovascular bilateral ou unilateral associada a rim único, podem promover redução da filtração glomerular com aumento dos níveis séricos de ureia e creatinina.

Seu uso em pacientes com função renal reduzida pode causar aumento de até 30% da creatininemia, mas, a longo prazo, prepondera seu efeito nefroprotetor.

Seu uso é contraindicado na gravidez pelo risco de complicações fetais. Dessa forma, seu emprego deve ser cauteloso e frequentemente monitorado em adolescentes e mulheres em idade fértil.

BLOQUEADORES DOS RECEPTORES AT1 DA ANGIOTENSINA II

Bloqueadores dos receptores AT1 da angiotensina II (BRA II) antagonizam a ação da angiotensina II por meio do bloqueio específico de seus receptores AT1. São eficazes no tratamento da hipertensão. No tratamento da hipertensão arterial, especialmente em populações de alto risco cardiovascular ou com comorbidades, proporcionam redução da morbidade e mortalidade cardiovascular. Estudos também comprovam seu efeito benéfico na ICC e sua utilidade na prevenção do AVC. São nefroprotetores no paciente com diabetes melito tipo 2 com nefropatia estabelecida e incipiente. Metanálise recente aponta para equivalência entre BRA II e IECA na redução de eventos coronarianos e superioridade dos BRA II na proteção cerebrovascular, contrapondo-se a metanálises anteriores que indicavam redução de eventos coronarianos apenas com os IECA. O tratamento com BRA II, assim como o uso de IECA está sendo associado a uma menor incidência de novos casos de diabetes melito tipo 2.

Principais reações adversas: os BRA II apresentam bom perfil de tolerabilidade. Tontura e, raramente, reação de hipersensibilidade cutânea (*rash*) são as reações adversas relatadas, mas que em geral são raras. As precauções para seu uso são semelhantes às descritas para os IECA.

DIAGNÓSTICO E TRATAMENTO

INIBIDOR DIRETO DA RENINA

Alisquireno, único representante da classe atualmente disponível para uso clínico, promove uma inibição direta da ação da renina com consequente diminuição da formação de angiotensina II. Especulam-se ainda outras ações, como redução da atividade plasmática de renina, bloqueio de um receptor celular próprio de renina/prorenina e diminuição da síntese intracelular de angiotensina II. Estudos de eficácia anti-hipertensiva comprovam sua capacidade em monoterapia de redução da pressão arterial de intensidade semelhante aos demais anti-hipertensivos. Estudos clínicos de curta duração indicam efeito benéfico na redução de morbidade cardiovascular e renal, hipertrofia de ventrículo esquerdo e proteinúria.

Principais reações adversas: apresenta boa tolerabilidade. Rash cutâneo, diarreia (especialmente com doses elevadas, acima de 300 mg/dia), aumento de creatinocinase (CK) e tosse são os eventos mais frequentes, porém em geral com incidência inferior a 1%. Contraindicado seu uso na gravidez.

TRATAMENTO

Monoterapia

A monoterapia pode ser a estratégia anti-hipertensiva inicial para pacientes com hipertensão arterial estágio 1 e com risco cardiovascular baixo a moderado.

O tratamento deve ser individualizado, e a escolha inicial do medicamento como monoterapia deve basear-se nos seguintes aspectos: a) capacidade de o agente escolhido reduzir morbidade e mortalidade cardiovasculares; b) perfil de segurança do medicamento; c) mecanismo fisiopatogênico predominante no paciente a ser tratado; d) características individuais; e) doenças associadas; e f) condições socioeconômicas. Com base nesses critérios, as classes de anti-hipertensivos, atualmente consideradas preferenciais para o controle da pressão arterial em monoterapia inicial, são: a) diuréticos; b) betabloqueadores com as ressalvas já apontadas; c) BCCs; d) IECA; e) BRA I. Alisquireno pode ser considerado como opção para o tratamento inicial em monoterapia dos pacientes com hipertensão em estágio 1, com risco cardiovascular baixo a moderado, ressalvando-se que até o presente momento não estão disponíveis estudos que demonstrem redução de mortalidade cardiovascular com o seu uso.

> **ATENÇÃO!**
> A posologia deve ser ajustada até que se consiga redução da pressão arterial, pelo menos a um nível inferior a 140/90 mmHg.

Os anti-hipertensivos comercialmente disponíveis no Brasil, por classes, para uso em monoterapia e combinações, são apresentados na Tabela 11.4.

TABELA 11.4 ■ Anti-hipertensivos comercialmente disponíveis no Brasil

MEDICAMENTOS	POSOLOGIA (mg) MÍNIMA	POSOLOGIA (mg) MÁXIMA	NÚMERO DE TOMADAS/DIA
Diuréticos			
Tiazídicos			
Clortalidona	12,5	25	1
Hidroclorotiazida	12,5	25	1
Indapamida	2,5	5	1
Indapamida SR	1,5	5	1
Alça			
Bumetamida	0,5		1-2
Furosemida	20		1-2
Piretanida	6	12	1
Poupadores de potássio			
Espironolactona	25	100	1-2
Inibidores adrenérgicos			
Ação central			
Alfametildopa	500	1.500	2-3
Clonidina	0,2	0,6	2-3
Rilmenidina	1	2	1
Betabloqueadores			
Atenolol	25	100	1-2
Bisoprolol	2,5	10	1-2
Carvedilol	12,5	50	1-2
Metoprolol (tartarato)	50	200	1-2
Metoprolol (succinato-ZOK)	50	200	1-2
Nadolol	40	120	1
Nebivolol	5	10	1
Propranolol	40	240	2-3
Propranolol (LA)	80	160	1-2
Pindolol	10	40	1-2
Alfabloqueadores			
Doxazosina	1	16	1
Prazosina	1	20	2-3
Prazosina XL	4	8	1
Terazosina	1	20	1-2
Vasodilatadores diretos			
Hidralazina	50	150	2-3
Minoxidil	2,5	80	2-3
BCCs			
Fenilalquilaminas			
Verapamil Retard	120	480	1-2
Benzotiazepinas			
Diltiazem AP, SR ou CD	180	480	1-2
Di-hidropiridinas			
Anlodipino	2,5	10	1

Felodipino	5	20	1-2
Isradipino	2,5	20	2
Lacidipino	2	6	1
Lercarnidipino	10	30	1
Levanlodipino	2,5	5	1
Manidipino	10	20	1
Nifedipino Oros	30	60	1
Nifedipino Retard	20	60	2
Nisoldipino	10	40	1
Nitrendipino	10	40	2-3
IECA			
Benazepril	5	20	1
Captopril	25	150	2-3
Cilazapril	2,5	5	1
Enalapril	5	40	1-2
Fosinopril	10	20	1
Lisinopril	5	20	1
Perindopril	4	8	1
Quinapril	10	20	1
Ramipril	2,5	10	1
Trandolapril	2	4	1
BRA			
Candesartana	8	32	1
Irbersartana	150	300	1
Losartana	25	100	1
Olmesartana	20	40	1
Telmisartana	40	160	1
Valsartana	80	320	1
Inibidor direto da renina			
Alisquireno	150	300	1

Retard, SR, ZOK, Oros, XL, LA, AP, SR e CD: formas farmacêuticas de liberação prolongada ou controlada.

Se o objetivo terapêutico não for obtido com a monoterapia inicial, três condutas são possíveis: a) se o resultado for parcial ou nulo, mas sem reação adversa, recomenda-se aumentar a dose do medicamento em uso ou associar anti-hipertensivo de outro grupo terapêutico; b) quando não se obtiver efeito terapêutico na dose máxima preconizada, ou se surgirem eventos adversos não toleráveis, recomenda-se a substituição do anti-hipertensivo inicialmente utilizado; c) se ainda assim a resposta for inadequada, devem-se associar dois ou mais medicamentos (Figura 11.1).

Terapêutica anti-hipertensiva combinada

Com base em evidências de vários estudos mostrando que em cerca de dois terços dos casos a monoterapia não foi suficiente para atingir as reduções de pressão previstas e diante da demonstração de que valores da pressão arterial mais baixos (130/80 mmHg) podem ser benéficos para pacientes com características peculiares, como a) de alto e muito alto risco cardiovascular; b) diabéticos; c) com DRC, mesmo que em fase incipiente; d) em prevenção primária e secundária de AVC, as diretrizes recomendam a introdução mais precoce de terapêutica combinada de anti-hipertensivos, como primeira medida medicamentosa, sobretudo nos pacientes com hipertensão em estágios 2 e 3 e para aqueles com hipertensão arterial estágio 1, mas com risco cardiovascular alto e muito alto (Figura 11.1).

As combinações de anti-hipertensivos (Quadro 11.2) devem seguir a lógica de não combinar medicamentos com mecanismos de ação similares, com exceção da combinação de diuréticos tiazídicos e de alça com poupadores de potássio. Essas associações de anti-hipertensivos podem ser feitas por meio de medicamentos em separado ou por associações em doses fixas.

A eficácia anti-hipertensiva dessas diferentes associações parece ser semelhante, embora sejam escassos os estudos que avaliaram de forma comparativa direta o tratamento com cada uma dessas combinações.

Recentemente, um estudo de desfechos relevantes avaliou de forma comparativa, em pacientes de alto risco cardiovascular, o impacto do tratamento com a combinação fixa de um IECA com um diurético e com um BCC, tendo sido demonstrado que, para o mesmo grau de redução de controle da pressão arterial, a combinação do IECA com o BCC foi mais eficaz em reduzir a morbidade e mortalidade cardiovasculares e a progressão da doença renal, independentemente do IMC e da presença ou ausência de doença arterial coronariana.

> **ATENÇÃO!**
>
> O emprego da combinação de betabloqueadores e diuréticos deve ser cauteloso em pacientes com, ou altamente predispostos a apresentar, distúrbios metabólicos, especialmente glicídicos.

O uso da combinação de IECA/BRA II/inibidor direto da renina (duplo bloqueio do SRA), em pacientes hipertensos, além de não adicionar benefício cardiovascular quando comparada aos medicamentos usados em separado, aumentou o risco de eventos adversos, não estando, portanto, indicado o seu uso.

Várias combinações destacadas na Tabela 11.5 também estão disponíveis no mercado em doses fixas. Seu emprego, desde que criterioso, pode ser útil por simplificar o esquema posológico, reduzindo o número de comprimidos administrados e, assim, estimulando a adesão ao tratamento.

QUADRO 11.2 ■ Associações reconhecidas como eficazes

- Diuréticos com outros diuréticos de diferentes mecanismos de ação
- Diuréticos com simpatolíticos de ação central
- Diuréticos com betabloqueadores
- Diuréticos com IECA
- Diuréticos com BRA II
- Diuréticos com inibidor direto da renina
- Diuréticos com BCC
- BCC com betabloqueadores
- BCC com IECA
- BCC com BRA
- BCC com inibidor direto da renina

DIAGNÓSTICO E TRATAMENTO

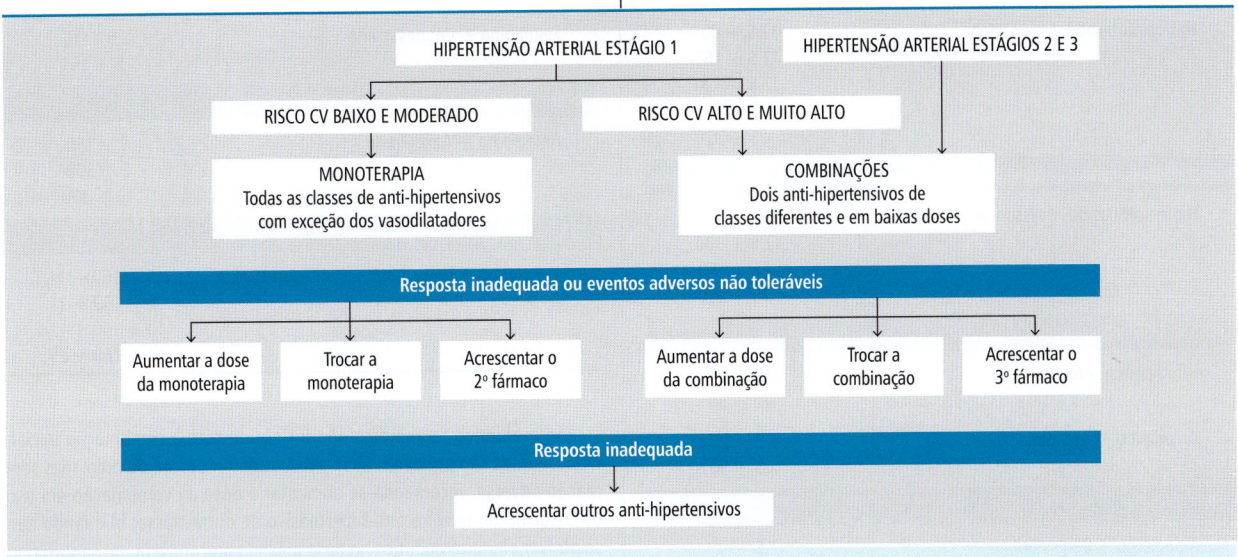

FIGURA 11.1 ■ Fluxograma para o tratamento da hipertensão arterial.

TABELA 11.5 ■ Combinações fixas de anti-hipertensivos disponíveis no Brasil

COMBINAÇÕES	POSOLOGIA (mg)
Diurético + diurético	
Clortalidona + Amilorida	25 + 5
Furosemida + Amilorida	40 + 10
Furosemida + Espironolactona	20 + 100
Hidroclorotiazida + Amilorida	25 + 2,5 50 + 5
Hidroclorotiazida + Espironolactona	50 + 50
Hidroclorotiazida + Triantereno	50 + 50
Diurético + inibidor adrenérgico de ação central	
Clortalidona + Reserpina	50+25
Hidroclorotiazida + Alfametildopa	15+ 250
Diurético + betabloqueador	
Clopamida + Pindolol	5 + 10
Clortalidona + Atenolol	12,5 + 25 12,5 + 50 25 + 100
Hidroclorotiazida + Bisoprolol	6,25 + 2,5 6,25 + 5 6,25 + 10
Hidroclorotiazida + Metoprolol	12,5 + 100
Hidroclorotiazida + Metoprolol ZOK	12,5 + 95
Hidroclorotiazida + Propranolol	25 + 40 12,5 + 80 25 + 80
Diurético + IECA	
Hidroclorotiazida + Benazepril	6,25 + 5 12,5 + 10
Hidroclorotiazida + Captopril	25 + 50
Hidroclorotiazida + Cilazapril	12,5 + 5
Hidroclorotiazida + Enalapril	12,5 + 20 25 + 10 25 + 50
Hidroclorotiazida + Fosinopril	12,5 + 10
Hidroclorotiazida + Lisinopril	12,5 + 10 12,5 + 20
Hidroclorotiazida + Ramipril	12,5 + 5 25 + 5
Indapamaida + Perindopril	1,2 + 4
Diurético + BRA	
Hidroclorotiazida + Candesartana	12,5 + 8 12,5 + 16
Hidroclorotiazida + Ibersartana	12,5 + 150 12,5 + 300 25 + 300
Hidroclorotiazida + Losartana	12,5 + 50 25 + 50 25 + 100
Hidroclorotiazida + Olmesartana	12,5 + 20 12,5 + 40 25 + 40
Hidroclorotiazida + Telmisartana	12,5 + 40 12,5 + 80 25 + 80

Hidroclorotiazida + Valsartana	12,5 + 80
	12,5 + 160
	12,5 + 320
	25 + 160
	25 + 320
Diurético + inibidor direto da renina	
Hidroclorotiazida + Alisquireno	12,5 + 150
	12,5 + 300
	25 + 150
	25 + 300
BCC + betabloqueador	
Nifedipino + Atenolol	10 + 25
	20 + 50
Anlodipino + Atenolol	5 + 25
	5 + 50
BCC + IECA	
Anlodipino + Benazepril	2,5 +10
	5 + 10
	5 + 20
Anlodipino + Enalapril	2,5 + 10
	5 + 10
	5 + 20
Anlodipino + Ramipril	2,5 + 5
	5 + 5
	5 + 10
	10 + 10
Manidipino + Delapril	10 + 30
BCC + BRA	
Anlodipino + Losartana	2,5 + 50
	5 + 50
	5 + 100
Anlodipino + Olmesartana	5 + 20
	5 + 40
	10 + 40
Anlodipino + Telmisartana	5 + 40
	5 + 80
	10 + 40
	10 + 80
Anlodipino + Valsartana	5 + 80
	5+ 160
	5 + 320
	10 + 160
	10 + 320

Felodipino + Candesartana	2,5 + 16
	5 + 16
BCC + inibidor direto da renina	
Anlodipino + Alisquireno	5 + 150
	5 + 300
	10 + 300
BCC + BRA + diurético	
Anlodipino + Valsartana + Hidroclorotiazida	5 + 160 + 12,5
	5 + 160 + 25
	10 + 160 + 12,5
	10 + 160 + 25

Se o objetivo terapêutico não for obtido com a combinação inicial, três condutas são possíveis: a) se o resultado for parcial ou nulo, mas sem reação adversa, recomenda-se aumentar a dose da combinação em uso ou associar um terceiro anti-hipertensivo de outra classe; b) quando não se obtiver efeito terapêutico na dose máxima preconizada, ou se surgirem eventos adversos não toleráveis, recomenda-se a substituição da combinação; c) se, ainda assim, a resposta for inadequada, devem-se associar outros anti-hipertensivos (Figura 11.1).

Quando já estão sendo usados pelo menos dois medicamentos, o uso de um diurético é fundamental.

Pacientes aderentes ao tratamento e não responsivos à tríplice terapia otimizada que incluam um diurético caracterizam a situação clínica de hipertensão resistente. Nessa situação clínica, deverá ser avaliada a presença de fatores que dificultam o controle da pressão arterial, como ingestão excessiva de sal, álcool, obesidade, uso de fármacos com potencial de elevar a pressão arterial, síndrome de apneia obstrutiva do sono e de formas secundárias de hipertensão arterial, procedendo a correção desses fatores. Se ausentes ou se a pressão arterial persistir elevada mesmo após a correção dos fatores de agravamento do quadro hipertensivo, a adição de espironolactona, simpatolíticos centrais e betabloqueadores ao esquema terapêutico tem-se mostrado útil. Estudos recentes (estudo PATHWAY-2) apontam como preferencial a adição de espironolactona como quarto fármaco nesta situação clínica. Reserva-se para pacientes que não responderam adequadamente à estratégia proposta a adição de vasodilatadores diretos como hidralazina e minoxidil, que devem ser usados em combinação com diuréticos e betabloqueadores.

INTERAÇÕES MEDICAMENTOSAS

É importante conhecer as principais interações de anti-hipertensivos e medicamentos de uso contínuo que podem ser prescritos para o paciente hipertenso (Quadro 11.3).

QUADRO 11.3 ■ Anti-hipertensivos: interações medicamentosas

ANTI-HIPERTENSIVO	MEDICAMENTOS	EFEITOS
Diuréticos		
Tiazídicos e de alça	Digitálicos	Intoxicação digitálica por hipopotassemia
	Anti-inflamatórios esteroides e não esteroides	Antagonizam o efeito diurético

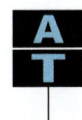

DIAGNÓSTICO E TRATAMENTO

	Hipoglicemiantes orais	Efeito diminuído pelos tiazídicos
	Lítio	Aumento dos níveis séricos do lítio
Poupadores de potássio	Suplementos de potássio e IECA	Hipercalemia
Inibidores adrenérgicos		
Ação central	Antidepressivos tricíclicos	Redução do efeito anti-hipertensivo
Betabloqueadores	Insulina e hipoglicemiantes orais	Redução dos sinais de hipoglicemia e bloqueio da mobilização de glicose
	Amiodarona quinidina	Bradicardia
	Cimetidina	Reduz a depuração hepática de propranolol e metoprolol
	Cocaína	Potencializam o efeito da cocaína
	Vasoconstritores nasais	Facilitam o aumento da pressão pelos vasoconstritores nasais
	Diltiazem, verapamil	Bradicardia, depressão sinusal e atrioventricular
	Dipiridamol	Bradicardia
	Anti-inflamatórios esteroides e não esteroides	Antagonizam o efeito hipotensor
	Diltiazem, verapamil, betabloqueadores e medicamentos de ação central	Hipotensão
IECA		
	Suplementos e diuréticos poupadores de potássio	Hipercalemia
	Ciclosporina	Aumento dos níveis de ciclosporina
	Anti-inflamatórios esteroides e não esteroides	Antagonizam o efeito hipotensor
	Lítio	Diminuição da depuração do lítio
	Antiácidos	Reduzem a biodisponibilidade do captopril
	Hipoglicemiantes da classe dos inibidores da enzima DPP4	Aumento do risco de angioedema associado ao uso de IECA
BCCs		
	Digoxina	Verapamil e diltiazem aumentam os níveis de digoxina
	Bloqueadores de H2	Aumentam os níveis dos BCCs
	Ciclosporina	Aumento do nível de ciclosporina, à exceção de amlodipina e felodipina
	Teofilina, prazosina	Níveis aumentados com verapamil
	Moxonidina	Hipotensão
BRA		
	Moxonidina	Hipotensão com losartana
	Suplementos e diuréticos poupadores de potássio	Hipercalemia
Inibidor direto da renina		
	Ciclosporina e cetoconazol	Aumento da concentração plasmática de alisquireno
	Furosemida	Redução da biodisponibilidade da furosemida – redução do efeito natriurético
	Suplementos e diuréticos poupadores de potássio	Hipercalemia

> **REVISÃO**
>
> - Os anti-hipertensivos podem ser utilizados para o tratamento de algumas situações clínicas, mas sua maior aplicabilidade é o controle da pressão arterial.
> - A função dos anti-hipertensivos não é apenas reduzir a pressão arterial, mas também os eventos cardiovasculares e a taxa de mortalidade.
> - Entre as classes de anti-hipertensivos estão: diuréticos, inibidores adrenérgicos, vasodilatadores diretos, BCCs, IECA, BRA II e inibidor direto da renina.
> - Os anti-hipertensivos podem ser aplicados sozinhos (monoterapia) ou em associação (terapia anti-hipertensiva combinada). Para a maioria dos pacientes, será necessário o emprego de combinações de anti-hipertensivos para o alcance da meta de pressão arterial preconizada.

■ LEITURAS SUGERIDAS

Hackam DG, Quinn RR, Ravani P, Rabi DM, Dasgupta K, Daskalopoulou SS, et al. The 2013 Canadian Hypertension Education Program recommendations for blood pressure measurement, diagnosis, assessment of risk, prevention, and treatment of hypertension. Can J Cardiol. 2013;29(5):528-42.

Mancia G, Fagard R, Narkiewicz K, Redón J, Zanchetti A, Böhm M, et al. 2013 ESH/ESC Guidelines for the management of arterial hypertension: the Task Force for the management of arterial hypertension of the European Society of Hypertension (ESH) and of the European Society of Cardiology (ESC). J Hypertens. 2013;31(7):1281-357.

Neal B, MacMahon S, Chapman N. Effects of ACE inhibitors, calcium antagonists, and other blood-pressure-lowering drugs: results of prospectively designed overviews of randomised trials. Blood Pressure Lowering Treatment Trialists' Collaboration. Lancet. 2000;356(9246):1955-64.

Padwal R, Straus SE, McAlister FA. Cardiovascular risk factors and their impact on decision to treat hypertension:an evidence-based review. BMJ. 2001;322(7292):977-80.

Sociedade Brasileira de Cardiologia; Sociedade Brasileira de Hipertensão; Sociedade Brasileira de Nefrologia. VI Diretrizes Brasileiras de Hipertensão. Arq Bras Cardiol. 2010;95(1 Suppl):1-51.

Williams B, MacDonald TM, Morant S, Webb DJ, Sever P, McInnes G, et al. Spironolactone versus placebo, bisoprolol, and doxazosin to determine the optimal treatment for drug-resistant hypertension (PATHWAY-2): a randomised, double-blind, crossover trial. Lancet. 2015;386(10008):2059-68.

12

BRONCODILATADORES

■ ANA LUISA GODOY FERNANDES
■ LILIAN S. BALLINI CAETANO
■ CLAUDIA HASEGAWA

Os **agentes broncodilatadores** são o pilar do tratamento da doença pulmonar obstrutiva crônica (DPOC), sendo fundamentais no alívio dos sintomas da asma. Formam um grupo heterogêneo composto por diferentes classes de medicamentos, como os β2-agonistas, os anticolinérgicos e as xantinas. Essas três classes podem ser usadas individualmente ou em combinação entre si ou com corticosteroides inalatórios.

A via inalatória, quando disponível, é a preferencial por minimizar os efeitos sistêmicos. A escolha do agente deve considerar a resposta individual, a adaptação ao dispositivo inalatório e os custos e benefícios a longo prazo.

Devido à grande prevalência das doenças obstrutivas e ao prejuízo causado pela dispneia na qualidade de vida dos pacientes, novos medicamentos estão em estudo para ampliar o arsenal terapêutico.

■ BETA-AGONISTAS

Os **β2-agonistas** são os broncodilatadores mais antigos em uso, a **efedrina**, um α e β-agonista, foi isolada de uma planta chinesa chamada mahuang, utilizada por via subcutânea. A partir daí, outros medicamentos foram desenvolvidos.

A broncodilatação ocorre por estimulação dos receptores β2 do músculo liso da via aérea, provocando seu relaxamento por meio da ativação da adenilciclase e da produção intracelular de adenosina monofosfato cíclico (AMPc). Essa cadeia de reações é mediada pela proteína cinase A. São divididos em dois grupos, os de curta ação e os de ação prolongada (Figura 12.1).

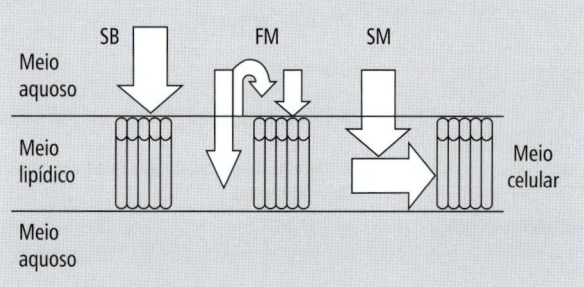

FIGURA 12.1 ■ Mecanismos de ação dos β2-agonistas de curta e longa ação. O salbutamol (SB) é hidrofílico e interage rapidamente com a porção ativa do receptor, mas se difunde rapidamente pelo tecido. O salmeterol (SM) é atraído para a membrana celular, onde permanece retido como depósito e, por difusão lateral através da membrana, consegue atingir o receptor. O formoterol (FM) é capaz de ativar o sítio ativo do receptor por meio aquoso, mas também permanece como depósito na membrana. De maneira intermitente, o formoterol passa para o meio aquoso para atingir o receptor.

> **ATENÇÃO!**
>
> Nas crises de broncoespasmo, o tratamento inicial de escolha é feito com o salbutamol ou fenoterol por aerossol ou nebulização. A terbutalina administrada via subcutânea pode ser usada como medida adicional em casos graves, sem melhora com as medidas iniciais.

β2-AGONISTAS DE CURTA DURAÇÃO

Os **β2-agonistas de curta duração** (SABA) têm efeito broncodilatador por um período curto e representam a primeira escolha para o alívio dos sintomas obstrutivos, devendo ser utilizados de forma intermitente, quando necessário. Seu uso como tratamento isolado de manutenção não é recomendado, inclusive a frequente utilização desse fármaco indica a necessidade de iniciar ou ajustar o tratamento de manutenção. Os fármacos atualmente disponíveis são **salbutamol**, **fenoterol** e **terbutalina**.

O salbutamol, ou albuterol, de ação β2-agonista seletiva, tem efeito broncodilatador máximo via inalatória em 15 minutos, contudo dura cerca de 4 a 6 horas, uma vez que o fármaco se liga fracamente ao receptor.

Com duração pouco maior, o fenoterol tem a vantagem de permitir seu uso tanto na forma de aerossol como por nebulização, com a mesma eficácia. A disponibilidade desses dois fármacos na forma de aerossol e o rápido início de ação são os principais motivos do seu amplo uso como medicação de resgate para as crises.

A terbutalina é uma amina simpatomimética que pode ser usada por via oral, inalatória ou parenteral. Quando utilizado por via inalatória, tem eficácia semelhante ao fenoterol, porém, por via parenteral, perde-se muito a seletividade, aumentando os efeitos colaterais cardiovasculares.

β2-AGONISTAS DE LONGA DURAÇÃO

Os **β2-agonistas de longa duração** (LABA) são representados pelo **salmeterol** e **formoterol**, têm um efeito broncodilatador com duração mínima de 12 horas, os efeitos são mantidos com o uso regular e contínuo da medicação.

As diferenças químicas e estruturais entre o salmeterol e o formoterol conferem diferenças farmacológicas importantes entre esses dois broncodilatadores. A molécula do salmeterol possui uma terminação lipofílica, que se liga à membrana celular, responsável por sua ação mais prolongada, porém com início mais lento – cerca de 30 minutos.

> **ATENÇÃO!**
>
> Os LABA, em associação com os corticosteroides inalatórios, são fundamentais no tratamento de manutenção da asma e da DPOC grave, aliviam os sintomas, melhoram a função pulmonar e reduzem a hiper-responsividade brônquica.

O formoterol é um agente β2 altamente seletivo, menos lipofílico em relação ao salmeterol, e que se difunde rapidamente pelos tecidos pulmonares, culminando em um início de ação mais rápido. Sua ação prolongada, cerca de 12 horas, deve-se à formação de "depósitos" entre o meio aquoso e a membrana celular que vão sendo utilizados de forma gradativa – teoria da difusão microcinética.

β2-AGONISTAS DE DURAÇÃO ULTRALONGA

A falta de aderência à terapia inalatória é a principal causa de exacerbações em asma e DPOC: um dos motivos para a não adesão ao tratamento é a dificuldade no uso dos dispositivos, outro, as múltiplas doses diárias. Na busca de comodidade posológica, dose única diária, outros agentes, com efeito mais prolongado, têm sido estudados.

O **indacaterol**, primeiro ultra-LABA disponível para comercialização, é um agente lipofílico que apresenta alta seletividade β2, com rápido início de ação, alta eficácia intrínseca e duração de 24 horas. Estudos mostram que essa medicação reduz a hiperinsuflação pulmonar de pacientes portadores de DPOC em três semanas de uso, reduz exacerbações e aumenta o volume expiratório forçado no primeiro segundo (VEF_1).

EFEITOS COLATERAIS DOS β2-AGONISTAS

Devido à presença de receptores β2-adrenérgicos em uma variedade de tecidos, diversos efeitos colaterais podem ocorrer conforme a absorção sistêmica, sendo maiores por via oral e parenteral.

Os principais efeitos colaterais são:
- cardiovascular: aumento da frequência cardíaca (FC), o que exige cautela no uso desses medicamentos em pacientes portadores de arritmia, intervalo QT prolongado e hipertiroidismo;
- pulmonar: vasodilatação pulmonar, com consequente queda transitória da pressão de oxigênio por distúrbio V/Q. Geralmente esse efeito é discreto;
- endócrino: o estímulo β2 no fígado induz a glicogenólise, aumentando-se o risco de descontrole dos níveis glicêmicos. Outro efeito possível é o aumento dos triglicérides;
- eletrolítico: a estimulação da bomba sódio-potássio-ATPase do músculo esquelético aumenta o influxo celular de potássio, podendo ocorrer hipocalemia;
- muscular: tremores podem ser causados principalmente nas mãos, pelo aumento do potássio no interior das células musculares;
- SNC: como essas medicações podem ultrapassar a barreira hematencefálica (BHE), cefaleia e insônia são possíveis efeitos colaterais.

ANTICOLINÉRGICOS

Há séculos, os **agentes anticolinérgicos** são utilizados na medicina. Derivados de alcaloides naturais de plantas, como a *Atropa belladonna*, eram empregados na forma inalatória (fumo de folhas secas) para tratamento de doenças respiratórias. A primeira molécula isolada foi a atropina.

Os cinco tipos de receptores muscarínicos, M1 a M5, fazem parte da família da proteína G transmembrana. Nos pulmões, eles estão distribuídos no músculo liso, nas glândulas e nas terminações parassimpáticas.

Os anticolinérgicos atuam inibindo a ação da acetilcolina (ACh) no receptor M3 do músculo liso, impedindo a broncoconstrição. A secreção glandular também é mediada pelos receptores M3 das células da submucosa, assim, também há redução da produção de muco.

Os anticolinérgicos inalatórios, assim como os beta-agonistas, são divididos em curta duração e longa duração.

ANTICOLINÉRGICO DE CURTA DURAÇÃO

Um anticolinérgico de curta duração (SAMA), o **ipratrópio**, é um antagonista não seletivo M1, M2 e M3, com baixa absorção sistêmica, que resulta em boa ação local quando utilizado por via inalatória, com efeitos colaterais praticamente nulos. O início de ação ocorre em 15 a 30 minutos e tem duração aproximada de 6 horas. O efeito broncodilatador é menor se comparado aos beta-agonistas, porém a combinação de ambos potencializa o efeito broncodilatador, sendo fundamentais nas crises de broncoespasmo.

ANTICOLINÉRGICO DE LONGA DURAÇÃO

Anticolinérgico de longa duração (LAMA), o **tiotrópio** tem ação anticolinérgica prolongada, que permite dose única diária. A molécula se liga aos receptores M1, M2 e M3, porém se dissocia mais rapidamente dos receptores M2, o que confere certa seletividade M1 e M3. Esse fármaco tem sido amplamente utilizado no tratamento de DPOC por aumentar o VEF_1 de forma sustentada, melhorar a qualidade de vida por alívio dos sintomas e reduzir o número de exacerbações.

EFEITOS COLATERAIS DOS ANTICOLINÉRGICOS

- Urinários: retenção urinária, principalmente em portadores de hiperplasia prostática.
- Outros: boca seca, broncoespasmo paradoxal e cefaleia.

Dois novos anticolinérgicos de administração por via inalatória e de ação prolongada (24 horas) já estão disponíveis no mercado: glicopirrônio e umeclidínio.

XANTINAS

Há décadas, as xantinas são empregadas no tratamento de doenças pulmonares, inicialmente ingeridas na forma de café. A primeira molécula isolada foi a teofilina; no entanto, foi a aminofilina que difundiu o uso desses medicamentos.

- **Teofilina**: os mecanismos de ação ainda não são bem elucidados, porém, nas doses recomendadas, tem atividade anti-inflamatória. Seu efeito broncodilatador é discreto e tem capacidade de reduzir a hiper-responsividade brônquica, sendo utilizada como coadjuvante no tratamento da asma e da DPOC. É metabolizada no fígado e deve ser utilizada com cautela, devido à toxicidade em níveis acima de 20 mg/L. Disponível para uso oral.

- **Aminofilina**: broncodilatador parenteral, porém não deve ser utilizado em pacientes que já fazem uso de teofilina, em razão do alto risco de efeitos tóxicos. Além disso, é importante ressaltar que não há evidência de benefícios, mesmo em exacerbações graves de asma ou DPOC, não sendo recomendado seu uso de rotina.
- **Novas xantinas**: a acebrofilina e a bamifilina apresentam melhor perfil em relação à toxicidade e maior eficácia.

■ NOVOS BRONCODILATADORES

- **Inibidores seletivos da fosfodiesterase**: o processo inflamatório neutrofílico, base fisiopatológica da DPOC, é mediado pela fosfodiesterase 4 (PDE4). O roflumilast foi o primeiro inibidor da PDE4 disponibilizado e, em pacientes com asma e DPOC, mostrou boa tolerância e eficácia. Tem efeito broncodilatador e melhora a função pulmonar em DPOC, mesmo nos pacientes que já utilizam a associação LABA com corticosteroide inalatório.
- **Novas xantinas**: a doxofilina tem ação semelhante à teofilina, porém com menor afinidade pelos receptores A1 e A2, o que reduz os efeitos colaterais e confere maior eficácia.
- **LAMA**: os bons resultados obtidos em estudos com o tiotrópio induziram a busca por novas medicações, como o glicopirrônio e o aclidinium, que foram recentemente disponibilizados em outros países. Outros anticolinérgicos de longa duração ainda estão em estudos de fase III.
- **ULTRA-LABA**: olodaterol e o vilanterol, agentes potentes e seletivos estão em estudos de fase III.

REVISÃO

- Asma e DPOC são doenças bastante prevalentes na população mundial.
- Os broncodilatadores são fundamentais no tratamento do DPOC e no alívio dos sintomas da asma.
- Os principais broncodilatadores são os β2-agonistas e os anticolinérgicos.
- Os SABA e os SAMA devem ser utilizados principalmente para aliviar os sintomas de broncoespasmo, sendo os LABA e os LAMA mais adequados para o tratamento contínuo.
- O uso contínuo dessas medicações melhora a qualidade de vida, reduz as exacerbações e pode evitar o declínio da função pulmonar.

■ LEITURAS SUGERIDAS

Cazzola M, Matera MG. Emerging inhaled bronchodilators: an update. Eur Respir J. 2009;34(3):757-69.

Cazzola M, Page CP, Calzetta L, Matera MG. Pharmacology and therapeutics of bronchodilators. Pharmacol Rev. 2012;64(3):450-504.

Fernandes FL, Pavezi VA, Dias SA Jr, Pinto RM, Stelmach R, Cukier A, et al. Short-term effect of tiotropium in COPD patients being treated with a β2 agonist. J Bras Pneumol. 2010;36(2):181-9.

Matera MG, Page CP, Cazzola M. Novel bronchodilators for the treatment of chronic obstructive pulmonary disease. Trends Pharmacol Sci. 2011;32(8):495-506.

Moulton BC, Fryer AD. Muscarinic receptor antagonists, from folklore to pharmacology: finding drugs that actually work in asthma and COPD. Br J Pharmacol. 2011;163(1):44-52.

Zafar MA, Droege C, Foertsch M, Panos RJ. Update on ultra-long-acting β agonists in chronic obstructive pulmonary disease. Expert Opin Investig Drugs. 2014;23(12):1687-701.

13

FÁRMACOS DE AÇÃO NO METABOLISMO: INSULINAS, HIPOLIPEMIANTES, LEVOTIROXINA, TESTOSTERONA E SOMATROPINA

■ TIAGO MUNHOZ VIDOTTO
■ PATRICIA MONTEAGUDO
■ JOÃO ROBERTO DE SÁ
■ MAGNUS R. DIAS DA SILVA

Os fármacos de ação mais importante sobre o metabolismo glicídico, protídico e lipídico são aqueles que direta ou indiretamente foram desenvolvidos para controle do diabetes melito, para tratamento do hipotiroidismo e déficit de crescimento. Assim, neste capítulo, serão apresentados os fármacos já estabelecidos e mais recentemente utilizados no tratamento do diabetes melito tipo 2 (DM2), uma vez que é um distúrbio metabólico típico do mundo moderno, com aumento de prevalência global e cada vez mais frequente também em crianças e adolescentes. A seguir, serão vistos os principais medicamentos de uso para se alcançar um bom controle metabólico geral, ressaltando-se ainda que cada paciente deve ser analisado de forma individualizada, tendo-se em vista a sua idade, a resposta terapêutica frente ao tempo e a progressão de doença em curso.

■ ANTI-HIPERGLICEMIANTES

METFORMINA

A **metformina** deve ser introduzida ao diagnóstico, associada a dieta e exercícios, salvo contraindicações. Leva a até 1,5% de queda na A1c e reduz em 20% a glicemia de jejum. Não gera aumento de peso e, em alguns casos, modesta redução. Pode ser associada com sucesso a todos os outros tratamentos para DM2 (orais e insulina).

Seu mecanismo de ação ainda não está totalmente compreendido, mas parece ocorrer por meio da ativação da enzima AMPK pela proteína LKB1. Assim, age principalmente diminuindo a gliconeogênese hepática. Ainda pela ativação da AMPK, inibe a via mTOR e pode suprimir a formação tumoral, assunto cada vez mais discutido. Os efeitos colaterais mais comuns são os gastrintestinais, que desaparecem em cerca de 90% após um mês de uso e menos de 5% dos pacientes necessitam abandonar o tratamento. Variam desde um gosto metálico na boca, a náuseas, cólicas e diarreia. Pode diminuir absorção de vitamina B12 em 10 a 30% e a de ácido fólico em tratamento a longo prazo.

O risco de acidose lática com a metformina é baixo, mas leva a alto índice de letalidade (cerca de 50%). Assim, não se deve utilizar o fármaco em insuficiência renal moderada à grave (*clearance* estimado < 30 a 45 mL/min), situações de instabilidade hemodinâmica, exames que usam contrastes iodados, procedimentos cirúrgicos de grande porte, insuficiência hepática (IH) ou cardíaca (IC) graves, sepse, desidratação e alcoolismo. Deve ser suspensa de 24 a 48 horas antes de se realizar exames que utilizam contrastes iodados.

Recomenda-se iniciar essa medicação em doses baixas, elevando-se a cada sete dias, em doses divididas em 2 a 3 vezes ao dia, às refeições (Tabela 13.1). A dose máxima é de 2.550 mg. Em pacientes com *clearance* estimado de 30 a 45 mL/minuto, chega-se até 1 g ao dia, assim como em idosos.

DIAGNÓSTICO E TRATAMENTO

TABELA 13.1 ■ Fármacos anti-hiperglicemiantes e hipoglicemiantes orais

TIPO	CLASSE	NOME GENÉRICO	DURAÇÃO DE AÇÃO (H)*	DOSE (MÍNIMA-MÁXIMA, Nº TOMADAS AO DIA)
Anti-hiperglicemiantes	Biguanidas	Metformina	1,5-4,9	500-2.550 mg, 2 x
	Inibidores da α-glucosidase	Acarbose	2	25-100 mg a dose, 3 x < 60 kg: 50 mg 3 x
		Miglitol	2	25-100 mg a dose, 3 x
	Tiazoldinedionas	Pioglitazona	16-24	15-45 mg, 1 x
Hipoglicemiantes orais	Sulfonilureias (1ª geração)	Acetoexamida	12-18	500-750 mg, 1-2 x
		Clorpropamida	24-72	250-325 mg, 1 x
		Tolazamida	16-24	250-500, 1-2 x
		Tolbutamida	6-12	1.000-2.000 mg, 1 x
	Sulfonilureias (2ª geração)	Glibenclamida ou gliburida	18-24	5-20 mg, 2 x
		Glipizida	16-24	10-40 mg, 1 x
	Sulfonilureias (3ª geração)	Glicazida MR	24	30-60 mg, 1 x
		Glimepirida	24	1-8 mg, 1 x
	Meglitinidas	Nateglinida	2-4	60-120 mg a dose, 3 x
		Repaglinida	1-3	1-4 mg a dose, 3 x

INIBIDORES DA ALFAGLICOSIDASE

No Brasil, dispõe-se da acarbose, que inibe por competição a hidrólise de carboidratos mais complexos pela alfa-amilase pancreática no lúmen intestinal e a hidrólise de oligo, tri e dissacarídeos pelas alfaglicosidases nos enterócitos do delgado. Retarda a absorção da glicose e diminui a amplitude da excursão glicêmica pós-prandial. Seus efeitos colaterais são comumente gastrintestinais e frequentes, como flatulência, dores e cólicas abdominais, diarreia, e podem levar ao abandono do tratamento em até 50% dos casos. Preconiza-se iniciar o tratamento em doses baixas, de 25 mg antes da maior refeição, elevando-se em 25 mg a cada 4 semanas, atingindo lentamente a dose terapêutica de 50 mg às refeições (Tabela 13.1). Na dose máxima de 300 mg/dia, faz-se necessário monitorar transaminase glutâmico-oxalética (TGO) e transaminase glutâmico-pirúvica (TGP), a cada três meses no primeiro ano de uso, periodicamente depois. Diminuem em 0,5 a 1% a A1c e, apesar de não serem hipoglicemiantes, podem retardar o tratamento de eventual hipoglicemia se for utilizado sacarose via oral (açúcar refinado); nesses casos, deve-se tratar a hipoglicemia com glicose pura. Apresentam pequena absorção, 0,5 a 1,7%. São contraindicados em cirrose hepática, doenças inflamatórias intestinais (DIIs), ulcerações ou obstrução intestinal, creatinina (Cr) superior a 2 mg/dL e sob aleitamento ou gestação.

TIAZOLIDINEDIONAS (OU GLITAZONAS)

Ativam os receptores nucleares PPAR-γ (do inglês *peroxisome proliferators-activated receptor gama*) e alteram a transcrição de vários genes que regulam o metabolismo de lipídeos e carboidratos, melhorando a sensibilidade à insulina nos tecidos adiposo, muscular e hepático. Apenas a pioglitazona está disponível no mercado. Reduz a A1c de 1 a 1,5% e melhora o perfil lipêmico. Inicia-se o tratamento com 15 mg, aumentando-se, se necessário, após oito semanas (Tabela 13.1). A pioglitazona é metabolizada no fígado e pode induzir moderadamente o CIP3A4 e inibir o CIP2C8 e 2D6; pode então diminuir os níveis de codeína e tramadol, elevar os de tamoxifeno e nebivolol e interferir com os vários fármacos que são metabolizados no fígado no CYP3A4. Pode causar ICC, edema, ganho de peso e, a longo prazo, fraturas.

> **ATENÇÃO!**
>
> As tiazolidinedionas são contraindicadas em pacientes com IC moderada à grave, com elevação de enzimas hepáticas 2 a 3 vezes acima do limite superior do método e com risco de osteoporose (devendo-se monitorizar esses parâmetros periodicamente).

Quanto ao ganho de peso, os estudos mostram que acontece mais pelo acúmulo de gordura subcutânea, havendo diminuição da gordura marrom, e pela retenção de água.

■ HIPOGLICEMIANTES

SULFONILUREIAS

Cerca de 60% dos pacientes diabéticos tipo 2 respondem bem às **sulfonilureias (SU)**, sendo que a A1c cai em média 1,5%. Se acrescentadas a tratamento prévio, como a metformina, deve diminuir a HbA1c em média 1%. Há várias SU no mercado e não existe uma clara vantagem de uma sobre as outras, salvo situações específicas, como insuficiência renal. As SU agem nos canais de ATP-potássio da célula beta pancreática, aumentando a secreção de insulina. As de segunda geração são mais específicas e interferem menos com canais de K-ATP no coração. Porém, o risco de aumento de infartos de miocárdio com o uso crônico dessas medicações é controverso na literatura. Em pacientes idosos e com perda de função renal ou hepática, deve-se ter cuidado: as SU de primeira geração são proscritas, assim como a glibenclamida (por ter metabólito de pura excreção renal e 70% de atividade em relação ao sal original, além de alto índice de intoxicação e hipoglicemias nos pacientes com *clearance* estimado inferior a 50 mL/minuto). A glimepirida é oxidada no fígado pelo CYP2C9, aos metabólitos M1 (que têm 33% de atividade) e M2, que são excretados na urina e nas fezes, não recomendada em pacientes com *clearance* estimado inferior a 50 mL/minuto. As mais seguras nesses casos são a glipizida (porém com metabólito com 5 a 10% de atividade) e a gliclazida (sem relatos de metabólitos ativos). Mesmo assim, deve-se iniciar com a dose mínima, titulando de acordo com a resposta clínico-laboratorial.

Os efeitos colaterais mais comuns são hipoglicemia e aumento de peso. Podem acentuar os efeitos adversos e tóxicos do álcool. Fármacos como cimetidina, ranitidina, cloranfenicol, antidepressivos tricíclicos, fluconazol, AAS e quinolonas e nutrientes, como cromo e alho, podem acentuar o efeito hipoglicemiante das SU. Podem ocorrer alergias cruzadas entre as SU e sulfonamidas, diuréticos tiazídicos e de alça.

METIGLINIDAS

São a **nateglinida** e a **repaglinida**, voltadas para o tratamento da hiperglicemia pós-prandial. São rapidamente absorvidas, metabolizadas no fígado e devem ser prescritas antes das refeições (Tabela 13.1).

Seus efeitos colaterais mais comuns são dor de cabeça, ganho de peso, diarreia, tontura e hipoglicemias. A nateglinida é um substrato maior dos CYPs 2C9 e 3A4 e tem metabólito de pura excreção renal, podendo levar à intoxicação e hipoglicemias em pacientes com *clearance* inferior a 50 mL/minuto. A repaglinida não tem seu uso contraindicado por vários autores em pacientes com insuficiência renal, porém há estudo mostrando elevação significativa de sua concentração em pacientes com *clearance* de 20 a 40 mL/minuto. Antibióticos macrolídeos (exceto azitromicina) podem aumentar o efeito da repaglinida. No entanto, como além da metabolização pelo CYP3A4, a repaglinida também é metabolizada pelo CYP2C8, a associação com gemfibrosil é contraindicada (alto risco de hipoglicemias).

■ INCRETINOMIMÉTICOS SECRETAGOGOS DE INSULINA E TERAPIAS EMERGENTES

Os **êntero-hormônios**, ou **incretinas**, são peptídeos secretados após alimentação que promovem liberação de insulina e redução do glucagon, de forma glicose-dependente, sendo responsáveis por até 70% da insulinemia pós-prandial. As duas principais incretinas são o GLP-1 e o GIP (do inglês *glucose-dependent insulinotropic peptide*) apresentam meia-vida curta devido à inativação pela enzima DPP-4 (do inglês *dipeptidyl peptidadese-4*). O GLP-1 (do inglês *glucagon-like peptide-1*), que tem sua ação e concentração reduzidas em diabéticos do tipo 2, é a principal incretina e seu efeito agudo é a liberação de insulina glicose-dependente, seguida por aumento da biossíntese e da estimulação do gene de transcrição da insulina. Leva ainda a aumento do tempo de esvaziamento gástrico, sensação de saciedade por mecanismo central e redução da secreção inapropriadamente elevada de glucagon, que tem sua importância cada vez maior na fisiopatogenia da doença.

INCRETINOMIMÉTICOS INIBIDORES DA DPP-4

Fármacos de uso oral que aumentam os níveis de GLP-1 entre 1,8 e 3 vezes devido à inibição de sua degradação pela enzima DPP-4. Neutros em relação ao peso e baixo risco de hipoglicemia. Atuam principalmente na glicemia pós-prandial e há menor efeito na glicemia de jejum. Disponíveis em nosso país a sitagliptina, a vildagliptina, a saxagliptina e, mais recentemente, a linagliptina. Poucos estudos head-to-head disponíveis e informações de metanálises sugerem eficácia semelhante, redução de A1c inferior a 1% e baixa ocorrência de efeitos colaterais. Podem ser associadas a metformina, sulfonilureias e glitazonas, mantendo sua efetividade. Podem levar a pequeno aumento do risco de infecções nas vias aéreas superiores (IVAS), infecção do trato urinário (ITU) e cefaleia. A monitoração de enzimas hepáticas se faz necessário no primeiro ano devido a relatos de hepatite aguda. Todas as gliptinas devem ter a dose reduzida se houver redução do ritmo de filtração glomerular. A exceção é a linagliptina, que sofre excreção hepática, é eliminada nas fezes praticamente inalterada (84,7% da dose oral) e não necessita de ajuste de dose, mesmo quando há DRC grau V (ClCr < 15 mL/min).

AGONISTAS DO RECEPTOR DO GLP-1

Exenatida

Polipeptídeo sintético, com 53% de homologia com o GLP-1 endógeno aprovado para o tratamento de pacientes com DM2. Sua aplicação é por via subcutânea, até uma hora antes do almoço ou café da manhã e jantar. Sua absorção é rápida e cerca de dez horas após a injeção ainda é detectada na maioria dos pacientes. Pode ser prescrito associado à metformina, à sulfonilureia ou à glitazona. A dose inicial é de 5 μg, duas vezes ao dia, que, após um mês, poderá ser aumentada para 10 μg, duas vezes ao dia. Provoca retardo no tempo de esvaziamento gástrico e sensação de saciedade, que contribuem para redução do peso, que ocorre em cerca de 67% dos pacientes tratados. Os efeitos colaterais mais frequentes são náusea e vômitos, que são tempo e dose-dependentes e responsáveis por menos de 5% de desistência do tratamento pelos pacientes. O metabolismo é por hidrólise renal, e pacientes com doença renal crônica (DRC) avançada, em geral, não toleram o medicamento.

Liraglutide

É análogo de GLP-1 modificado para ligar-se à albumina sérica de maneira não covalente, retardando sua degradação e permitindo o uso uma vez ao dia. A dose inicial é de 0,6 mg, subcutâneo, inefetiva para controle glicêmico, mas reduz efeitos adversos, principalmente gastrintestinais. Titulação semanal e dose máxima de 1,8 mg/dia. Permitido seu uso como monoterapia ou em associação a um ou mais antidiabéticos orais (metformina, sulfonilurias ou glitazona), embora não seja considerada tratamento de primeira linha. Ainda não foi liberada associação com insulinas.

Apesar de metabolizada por peptidases endógenas e não apresentar excreção renal, há pouca experiência em estágios moderados de insuficiência renal, e não deve ser utilizada em estágios avançados. Limitada informação na insuficiência hepática. Leva à redução média da glicemia de jejum entre 30 e 40 mg/dL, pós-prandial entre 32 e 50 mg/dL, A1c entre 1 e 1,5% e peso entre 1 e 3,4 kg com doses de 1,2 ou 1,8 mg/dia. Pequena redução da pressão arterial sistólica e ausência de efeito sobre a diastólica. Efeitos colaterais mais comuns são gastrintestinais (náuseas, vômitos e diarreia), sendo náusea o mais frequente à semelhança de exenatida. Há risco pequeno de hipoglicemias, geralmente leves e quando associada a sulfonilureias (8 a 27%). Como todas as incretinas, orais ou injetáveis, há possível relação causal com pancreatite aguda, mas informações são insuficientes para confirmar ou excluir. Considerar em casos de dor abdominal persistente e suspender seu uso. Houve aumento de risco de carcinoma medular de tiroide em ratos e camundongos. Esses animais apresentam densidade de receptores para GLP-1 entre 20 e 45 vezes maior do que em humanos. Apesar de não confirmado, em estudos com humanos ou macacos, não é recomendado para pacientes com antecedente pessoal ou familiar de carcinoma medular de tiroide ou neoplasia endócrina múltipla 2A ou 2B.

Lixisenatide

Há pouco lançado em nosso país, é um dos agonistas mais potentes em relação ao retardo do esvaziamento gástrico e no controle da glicemia pós-prandial que ocorre após a sua aplicação, mas com menor ação na glicemia de jejum. Discute-se se o medicamento teria ação efetiva para ser aplicado apenas uma vez ao dia.

DIAGNÓSTICO E TRATAMENTO

SECRETAGOGOS ANÁLOGOS DA AMILINA
Pranlintida

A amilina é polipeptídeo de 37 aminoácidos, cossecretado com a insulina, que provoca redução na liberação do glucagon e retardo do esvaziamento gástrico. O Pramlintide é um análogo sintético da aminilina, solúvel, que não se precipita e que tem propriedades farmacocinética e farmacodinâmica semelhante à amilina nativa. Sua aplicação é subcutânea, antes das refeições, sendo liberada pela FDA para DM1 e 2. Os efeitos colaterais mais frequentes são náuseas e hipoglicemias. Devido a seu pH diferente da insulina, deve ser aplicado em injeções separadas.

BROMOCRIPTINA

Nova formulação de **bromocriptina** apresenta rápida absorção e ação. Aumenta o tônus dopaminérgico central, frequentemente reduzido em indivíduos resistentes à ação da insulina e consequente inibição do tônus simpático do SNC. Reduz principalmente a glicemia pós-prandial por supressão da produção hepática de glicose, mas ainda não está disponível no Brasil. Redução média de HbA1c entre 0,5 e 0,7%, neutra no peso e não predispõe à hipoglicemia. Em estudo para avaliar sua segurança clínica e cardiovascular, reduziu o risco relativo de desfechos cardiovasculares em 40% (HR: 0,6 [95% IC 0,37-0,96]). Os efeitos adversos mais comuns são náuseas, fadiga, tontura, constipação, diarreia e rinite, mais frequentes no início do tratamento e na titulação da dose, mas tendem a desaparecer entre 1 e 2 semanas.

COLESEVELAM

Pertence à segunda geração de sequestradores de ácidos biliares, sendo única resina aprovada pela FDA como terapia adjuvante para o DM2 não controlado com metformina, sulfonilureia ou insulina. Seu efeito no metabolismo da glicose ainda não está elucidado, mas parece agir por meio do aumento da colecistocinina (CCK) e ação adicional a um atraso no esvaziamento gástrico. Atua principalmente na glicemia pós-prandial, não causa hipoglicemia nem ganho de peso. Devido ao potencial aumento de triglicerídeos (2 a 19%), deve ser evitado na hipertrigliceridemia grave. Pode interferir na absorção de alguns medicamentos, sendo recomendado ingeri-los uma hora antes ou quatro horas após o colesevelam. Os efeitos colaterais mais comuns são gastrintestinais, principalmente constipação, em geral leve à moderada.

■ HIPOLIPEMIANTES

O último consenso americano do American College of Cardiology e American Heart Association[1] sobre o uso de hipolipemiantes, em 2013, acompanhado pelas diretrizes do Reino Unido e Europa, trouxe mudanças drásticas em relação às diretrizes anteriores. O risco para AVC no cálculo do risco cardiovascular (RCV) não era considerado. Outras mudanças de paradigma, as estatinas são indicadas nas doses utilizadas nos estudos que provaram seus efeitos, e não na dose inicial de bula, e o tratamento objetiva manutenção ou otimização da dose, e não limiares a serem atingidos. Conforme o RCV do paciente, se alto a dose de início é também alta com adequação posterior se efeito colateral, e não o contrário.

> **ATENÇÃO!**
>
> Para se prescrever um hipolipemiante, há de se considerar o RCV – as indicações estão na Figura 13.1. A terapia inicial é com estatina em dose moderada a intensiva e conforme o objetivo do tratamento, e as opções estão listadas na Tabela 13.3 e Figura 13.1. A monitorização do tratamento é feita para checar a aderência, e não metas.

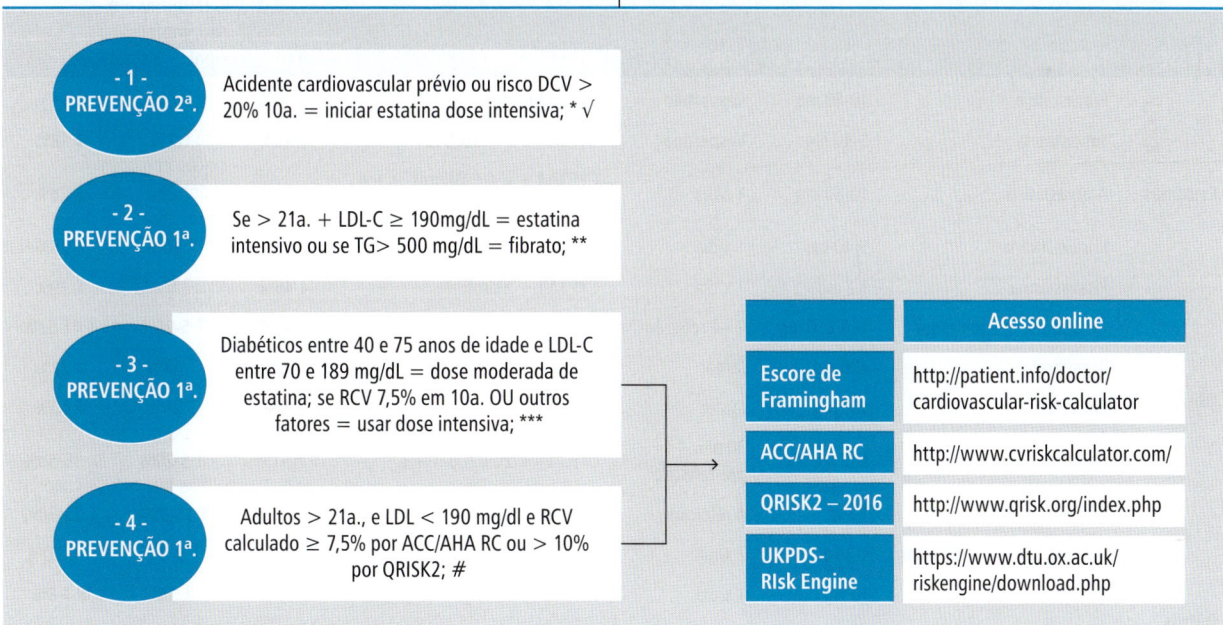

FIGURA 13.1 ■ Quando prescrever os hipolipemiantes.

DCV: doença cardiovascular; 21a: 21 anos de idade; LDL-C: LDL colesterol; TG: triglicerídeos; RCV: risco cardiovascular; ACC/AHA RC: calculador de risco de American Colegge Association + American Heart Association; QRISK2: calculador de risco do Instituto de Saúde do Reino Unido.
*Se não tolerar dose intensiva, tentar moderada, e então substituir por outro.
√ >75a: iniciar dose moderada de estatina.
**Se não diminuir >50% níveis basais, associar fibrato ou niacina, e depois outros.
***Idade < 40a. ou > 75a: discutir com paciente; considerar se albuminúria persistente ou perda de de função renal ou aterosclerose confirmada.
Se não tolerar estatina, manter apenas mudança estilo de vida.

ATUALIZAÇÃO TERAPÊUTICA

TABELA 13.2 ■ Intensidade das doses e efeito sobre os níveis das frações de colesterol segundo o tratamento com diversos tipos de estatinas

ALTA INTENSIDADE (*INTENSIVO*)	MODERADA INTENSIDADE (*MODERADO*)	BAIXA INTENSIDADE
↓ LDL > 50%	↓ LDL 30 a 50%	↓ LDL <30%
Atorvastatina 40-80 mg	Atorvastatina 10 (20) mg	Sinvastatina 10 mg
Rosuvastatina 20-40 mg	Rosuvastatina (5) 10 mg	Pravastatina 10-20 mg
	Sinvastatina 20-40 mg	Lovastatina 20 mg
	Pravastatina 40 (80) mg	Fluvastatina 20-40
	Lovastatina 40 mg Fluvastatina	Pitavastatina 1 mg
	XL 80 mg Fluvastatina 40 mg	
	2x/dia Pitavastatina 2-4 mg	

Calculadores de risco cardiovascular: estão disponíveis online e têm a limitação de que foram desenvolvidos em populações específicas (americana ou britânica). Como acessá-los está apresentado na Figura 13.1, e os principais são estes: Escore de Risco Cardiovascular de Framingham, o mais antigo, com base na população desta cidade americana, não representativo da população americana, estima somente risco cardíaco, e tende, assim como o próximo, a hiperestimar o RCV; ACC/AHA *Risk Factor*, com base em compilação de estudos a partir da década de 1990, e também não representativo da população americana; e QRISK2®-*lifetime cardiovascular risk calculator*, com base no registro nacional de saúde da população britânica. Esses 2 últimos estimam também o risco de AVC. Embora a presença de DM2 já foi considerada "equivalente isquêmico", ou abordada como prevenção secundária independente do antecedente de positivo de acidente cardiovascular, atualmente utiliza-se calculador de risco específico para diabetes tipo 2, uma vez que os calculadores de risco americanos tendem a hipoestimar o RCV nessa população: *UKPDS-Risk Engine*, para diabéticos tipo 2 até 66 anos. O QRISK2 é o calculador mais recente, amplo, confiável, prevê etnicidade, estratificação de idade, sexo, peso, pressão arterial, tabagismo, nível de dislipidemia e é validado em diabéticos (tipos 1 e 2), indivíduos até 84 anos de idade, presença de AR e disfunção renal estágios 4 ou 5.

AS MEDICAÇÕES HIPOLIPEMIANTES

Os principais fármacos para tratamento de dislipidemia são listados na Tabela 13.3.

TABELA 13.3 ■ Lista de fármacos hipolipemiantes segundo dose-bula, metabolismo de degradação e efeito sobre o colesterol

CLASSE	FÁRMACO	DOSE-BULA	HORÁRIO	METABOLISMO	EFEITO PERCENTUAL (DOSE MÁXIMA)		
					LDL	HDL	TG
Estatinas	Pravastatina	10-80 mg	Vespertino	Desconhecido	↓30%	↑6%	↓13%
	Sinvastatina	5-40 mg	Vespertino	CYP3A4 +++ SLCO1B1	↓46%	↑7%	↓18%
	Atorvastatina	10-80 mg	1 x/dia	CYP3A4 +++ P-Gliprot. +++ SLCO1B1	↓51%	↑2%	↓28%
	Rosuvastatina	5-40 mg	1 x/dia	CYP2C9 +; 3A4 +	↓55%	↑10%	↓26%
	Pitavastatina	1-2 mg	1 x/dia	CYP3A4 + hidrofílica	↓45%	↑6%	↓19%
Fibratos	Fenofibrato (micronizado)	160-250 mg	1 x à refeição	CYP3A4 + 2A6/2C9 +	↓6-20%	↑5-20%	↓41-53%
	Bezafibrato	400 mg	Jantar	CYP3A4 ++	↓5%	↑12%	↓22%
	Ciprofibrato	100 mg	Jantar	CYP-450	↓5%	↑25%	↓50%
	Gemfibrosil	600 mg 2 x	30 min pré-refeição	CYP3A4 + 2C9/2C8 +++	↓10-15%	↑5-20%	↓35-50%
Outros	Ácido nicotínico	1-2 g	À refeição	Desconhecido	↓10-25%	↑15-35%	↓25-30%
	Sequestrante de ácido biliar	4-24 g	2 x/dia	Desconhecido	↓10%	↑3-8%	↑0-20%
	Ezetimibe	10 mg	1 x/dia	SLCO1B1	↓17%	↑1%	↓7-8%
	Ácido ômega 3	1-4 g	1 x ou 2 x	Desconhecido	↑4-49%	↑5-9%	↓23-45%
	Inibidores* da PCSK9 (*proprotein convertase subtilisin-kexin type 9*)	150 mg 420 mg	Subcutâneo, cada 15 a 30 dias	clearance de imunoglobulina pelo sistema retículoendotelial	↓39-62%	↑6-8%	↓15-20%

Dose-bula é aquela recomendada pelo fabricante, porém as doses de estatinas são indicadas conforme o objetivo do tratamento e deve ser individualizada, conforme estão listadas na Tabela 13.3 e Figura 13.1; +/+++ refere-se ao efeito leve a forte sobre as enzimas do sistema citocromo P-450. Assim como a duração do efeito, a potência das estatinas também varia.
*Anticorpos monoclonais alirocumab e evolocumab foram aprovados pela FDA e estão em vias de lançamento no Brasil.

ESTATINAS

O uso de estatinas diminui em 20 a 30% o risco absoluto de DCV, independente dos níveis basais de lipoproteína de baixa densidade-colesterol (LDL-C), ou se prevenção primária ou secundária. Assim, seu uso vai ter impacto proporcional ao risco absoluto de DCV do seu paciente. Os mecanismos pelos quais pacientes com doença aterosclerótica se beneficiam com o uso de estatinas vão além da redução de LDL-C, ocorrendo alterações que são apenas parcialmente explicadas pela diminuição do colesterol. Assim, além da regressão da aterosclerose ao longo prazo, ocorrem precocemente estabilização da placa, redução da inflamação (redução da proteína C-reativa), reversão da disfunção endotelial (aumento de óxido nítrico, diminuição de endotelina, inativação de superóxido e redução da permeabilidade intimal ao LDL) e diminuição da trombogenicidade (aumento de fibrinólise, diminuição da ativação plaquetária e de protrombina). Inibem a ação da hidroximetilglutaril (HMG) coenzima A redutase, reduzindo os níveis de colesterol. Seu uso deve ser monitorado com lipídeos após 6 semanas de início do tratamento, e a partir de então a cada 6 a 12 meses, para se checar a aderência ao tratamento. Nos pacientes assintomáticos ou de baixo risco, não se recomendam dosar CK ou enzimas hepáticas.

Os efeitos colaterais mais comuns com estatinas são gastrintestinais (5 a 14%; até 3% com rosuvastatina), neuromusculares e esqueléticos (artralgia [4 a 12%]; dores nas pernas [3 a 9%], mialgia [3 a 8%]; até 13% com rosuvastatina], câimbras [2 a 5%] e dor muscular [2 a 5%]) ou respiratórios (nasofaringite [4 a 13%]; não descritos com rosuvastatina); pode ocorrer aumento de transaminases (2 a 3%, apenas na dose máxima da atorvastatina; 1% com sinvastatina; 3% com rosuvastatina). Em doses máximas da rosuvastatina (40 mg/dia), foram descritas hematúria microscópica e proteinúria, transientes e não associadas à perda de função renal.

Mialgia e miopatia induzidas por estatinas apresentam-se geralmente por fraqueza proximal e simétrica e eventualmente empastamento; alguns referem câimbras ou dor tendinosa. Tais sintomas podem aparecer semanas a meses após o início do tratamento, e podem ou não se associar a elevações de CK. O risco de miopatia parece ser menor com pravastatina, semelhante ao placebo. A possibilidade de menor interação medicamentosa com prava, flluva e pitavastatina é menor, com menor toxicidade. A susceptibilidade à miopatia por estatinas é maior em pacientes com doenças neuromusculares, hipotiroidismo, lesão renal aguda (LRA) ou crônica (LRC) e doença hepática obstrutiva, além de idosos > 80 anos, sexo feminino e compleição pequena. Se durante o uso de estatinas houver níveis de CK 10 vezes acima do limite superior do método ou da CK basal pré-tratamento, recomenda-se suspender a medicação. Passados sintomas, excluído rabdomiólise e normalizada a CK, pode-se tentar introduzir outra estatina que não envolva interação medicamentosa se for o caso. Corrigir hipotiroidismo ou deficiência de vitamina D. Se persistirem as alterações, antes de suspender definitivamente, deve-se iniciar esquema de tratamento com estatina em dias alternados.

O risco de rabdomiólise é dose-relacionado e maior em pacientes com medicações inibidoras do CYP3A4 (p. ex., claritromicina e outros macrolídeos que não azitromicina, gemfibrosil, niacina em doses > 1 g/dia). Especificamente, contraindicam-se sinva e atorvastatina em pacientes tomando ciclosporina, gemfibrozil, tipranavir + ritonavir, ou telaprevir; e deve-se considerar sua suspensão sob todos os fortes indutores ou inibidores do CYP3A4 ou, no caso da atorvastatina, da glicoproteína P (p. ex., everolimo). A rosuvastatina pode ser associada à ciclosporina, mas não ao gemfibrozil, na dose de até 5 mg/dia. Devem ser suspensas no pós-operatório de cirurgias de grande porte e em condições predisponentes à insuficiência renal, como sepse, hipotensão, trauma, estado de mal epiléptico.

Além dos cuidados com pacientes renais, que têm maior risco de rabdomiólise, os idosos, hipotiróideos não controlados e em uso de fármacos que aumentem risco de miopatia (como colchicina) devem ser controlados e, dependendo do caso, também evitados os hipolipemiantes. Nesses casos, deve-se iniciar o tratamento com doses menores e aumentar conforme a segurança. Evitar mais do que 250 mL de suco de grapefruit ao dia, erva de São João e consumo abundante de arroz de levedura vermelha (ou Koji vermelho, ou "Hongqu", arroz oriental usado na culinária da China, Japão e Coreia e no saquê, pois levam lovastatina em sua composição). Medidas posológicas, inclusive as doses máximas, horários, efeitos e metabolização estão resumidas na Tabela 13.2. As estatinas podem piorar a evolução neurológica dos pacientes com esclerose lateral amiotrófica, e alguns pacientes com doenças neuromusculares podem ter piora sintomática tanto de dor muscular como da doença de base. São contraindicações às estatinas doença hepática ativa, elevações persistentes e inexplicadas de transaminases (níveis superiores a três vezes o limite superior do método; deve-se mensurar transaminases basais, mas não é necessário persistir suas medidas rotineiramente); gestação e amamentação. Podem ocorrer eventuais aumentos em glicemia e hemoglobina glicada, mas os benefícios da medicação superam esses riscos.

FIBRATOS

Os fibratos, através dos receptores nucleares PPAR α, medeiam a transcrição e expressão de genes envolvidos no metabolismo lipídico, diminuindo os TG e os remanescentes de VLDL e quilomícrons. Promovem a β-oxidação dos ácidos graxos livres, diminuindo a síntese de TG; ativa a ação da lipase lipoproteica, aumenta a produção de partículas maiores de LDL, facilitando a captação hepática de LDL, reduz o transporte reverso de colesterol e a captação de colesterol pelos macrófagos – reduzindo as células espumosas e inflamação. Fenofibrato aumenta a concentração de colesterol nas lipoproteínas de alta densidade (HDL) e o número de partículas HDL. Diminuem também os níveis de proteína C-reativa. Deve monitorizar creatinina basal, em 3 meses e então semestralmente; se associado com estatina, monitorar enzimas hepáticas basais, em 4-6 semanas e depois anualmente.

No Brasil, temos bezafibrato, ciprofibrato, gemfibrozil e fenofibrato. Geralmente os fibratos são bem tolerados, e seus efeitos colaterais mais comuns, acometendo menos de 5% dos pacientes, são gastrintestinais (náusea, dor abdominal), menos comuns com fenofibrato que com gemfibrozil. Podem também causar miopatia, em taxas semelhantes às estatinas (1-4%), que também aumentam sob perda de função renal. Todos os fibratos podem causar discretos aumentos da creatinina, talvez por inibirem prostaglandinas vasodilatadoras, o que é menos frequente com gemfibrozil. Indica-se no máximo 54 mg de fenofibrato nos pacientes com LRC estágio 3; é contraindicado em estágios piores. A associação de gemfibrozil com estatina é contraindicada, pois se mostrou provocar rabdomiólise e perda importante da função renal. Outro efeito colateral é o aumento de colelitíase (secundária ao aumento da concentração de colesterol na bile), com aumento de enzimas hepáticas e da necessidade de colectomia – esse risco é maior com o ciprofibrato, o que levou à estigmatização da medicação e sua não aprovação nos Estados Unidos. Não devem ser usados se houver insuficiências renal (IR) (ritmo de filtração glomerular <60 mL/min) ou hepática (IH) e colecistopatia; tampouco na gestação ou lactação. São tanto mais eficazes quanto maiores os níveis de TG e menores os de HDL. Avaliar eficácia após 2 a 3 meses. Os fibratos podem elevar níveis de sulfonilureias, ciclosporina, estatinas e de agonistas da vitamina K. O mais seguro em associação com estatinas é o fenofibrato, sendo o gemfibrozil proscrito nessa situação. Em diabéticos, o uso de fenofibrato se associou a menor risco de amputações nos pacientes com úlcera diabética e redução de 30% na taxa de laserterapia para retinopatia diabética. No entanto, fibratos devem ser primeira escolha no tratamento hipolipemiante apenas nos pacientes com níveis de TG acima de 500 mg/dL, e posteriormente se associa estatina. Nos pacientes com TG entre 200 e 500 mg/dL, a estatina é a primeira escolha, mas em diabéticos também com níveis baixos de HDL, alguns autores preconizam associação de fenofibrato e estatina.

SEQUESTRADORAS DE ÁCIDOS BILIARES

As resinas colestiramina e colesevelam agem no trato gastrintestinal (TGI) sem serem absorvidas, ligando-se aos ácidos biliares e formando complexos que são eliminados nas fezes, impedindo sua recirculação. Secundariamente, o fígado aumenta a conversão de colesterol em ácidos biliares, reduzindo a colesterolemia. Podem elevar TG e causam comumente efeitos gastrintestinais, como constipação, dor abdominal e flatulência. Impede absorção de vitaminas lipossolúveis e de várias medicações, devendo ser tomados 1 a 2 horas após e 4 horas antes.

INIBIDORES DA ABSORÇÃO DO COLESTEROL (EZETIMIBA)

O fármaco ezetimiba inibe a absorção de colesterol na borda em escova do intestino delgado via transportador de esterol, Niemann-Pick C1-like1 (NPC1L1). Isso leva à redução no fornecimento de colesterol para o fígado, à redução no acúmulo de colesterol hepático e ao aumento do *clearance* do colesterol do sangue, diminuindo o colesterol total, o colesterol-LDL, apolipoproteína-B e os TGs, ao passo que aumenta o HDL-colesterol. A ezetimiba pode ser útil, se necessário, evitar-se altas doses de estatinas.

ÁCIDO NICOTÍNICO

Age inibindo a produção hepática de VLDL e LDL, aumentando os níveis de HDL ao reduzir a transferência do colesterol do HDL para VLDL, retardando o *clearance* de HDL; também diminui os níveis de fibrinogênio.

Os efeitos colaterais do ácido nicotínico são: baixa tolerabilidade, rubor cutâneo mediado por prostaglandina, dores de cabeça, sensação de calor e prurido, hiperpigmentação (particularmente nas dobras cutâneas); acantose nigricante, pele seca, náuseas, vômitos, diarreia e miosite. Deve ser prescrito com as refeições. Começar com 250 mg, uma vez ao dia, e titular até 500 mg três vezes por dia. Depois de seis semanas, e então semestralmente, devem-se verificar lipídeos, glicose, enzimas hepáticas e ácido úrico, pois pode alterar esses parâmetros metabólicos. Se necessário, aumentar a dose. Em doses acima de 1 g/dia, aumenta os efeitos adversos e tóxicos das estatinas.

ÁCIDO ÔMEGA 3

O tratamento com ácido ômega 3 deve ser considerado apenas quando os níveis de TG permanecem superiores a 1.000 mg/dL, pois tanto diminui os TG como eleva os níveis de LDL. Seu mecanismo de ação não está definido; pode reduzir a síntese hepática de TG, ou elevar a atividade plasmática da lipase lipoproteica. Em 4% dos pacientes, pode provocar eructações, dispepsia ou perversão do apetite, além de alterações de enzimas hepáticas e aumento do tempo de sangramento. É contraindicado se houver fibrilação atrial ou *flutter*, pois pode acentuar essas arritmias. E pode acentuar os efeitos de anticoagulantes e antiadesivos plaquetários.

Inibidores da PCSK9: anticorpos monoclonais que inibem a pró-proteína convertase de sublisina kexina 9 (PCSK9), a qual age no fígado levando à degradação dos receptores de LDL nos hepatócitos, aumentando os níveis de LDL. Diminui em 70% os níveis de LDL, tão eficaz mesmo em vigência de estatina. Injetáveis, ainda não disponíveis no Brasil. Aprovado pela FDA em 2015.

OUTROS HORMÔNIOS PRESCRITOS QUE INTERFEREM NO METABOLISMO BASAL

LEVOTIROXINA SÓDICA (L-T4)

Levotiroxina (Puran T4, Syntroid, Levoid) é o único tratamento para os diversos tipos de hipotiroidismo; recentemente, dispõe-se de levotiroxina em várias apresentações em comprimido, garantindo-se qualquer necessidade específica, cuja dose em adulto jovem pode variar entre 1,2 a 1,7 µg/kg/dia, devendo ser tomada em jejum, para garantir uma boa absorção. Em geral, a reposição plena com levotiroxina restitui o metabolismo basal e, em casos de hipertiroidismo exógeno por administração de L-T4 suprafisiológica, pode aumentar a lipólise e a proteólise, apesar do aumento do apetite (polifagia). Em pacientes com hipotiroidismo de longa duração ou com antecedentes de DCV, recomenda-se iniciar o tratamento com dose menor, 25 µg/dia durante 2 a 3 semanas, aumentando em 25 µg a cada 2 semanas até normalização de tirotrofina (TSH) como parâmetro de reposição, excetuando-se os casos de hipotiroidismo central. Deve-se aguardar 6 a 8 semanas para nova dosagem de TSH objetivando-se o reajuste de dose. Pacientes mais idosos frequentemente normalizam o TSH com doses menores de tiroxina (T4); portanto, recomenda-se dose entre 0,75 a 1,5 µg/kg/dia. Veja posologia por grupos mais específicos no capítulo sobre Doenças da Hipofunção da Tiroide.

SAIS DE TESTOSTERONA (INJETÁVEL E PERCUTÂNEO)

Uma vez iniciada a reposição com testosterona, o paciente costuma apresentar diminuição da massa gorda e aumento de massa muscular. Ainda, a reposição de testosterona afeta vários domínios da função sexual, assim como melhora o humor, a disposição e a força física. Existem apresentações comerciais de testosterona intramuscular, transdérmica e percutânea, além dos implantes e por via oral; no Brasil, estão disponíveis as apresentações de uso oral, em gel e intramuscular de curta (três semanas) e longa duração (trimestral). Aquelas para uso oral não são recomendadas. Comercialmente, estão disponíveis os sais: cipionato de testosterona (Deposteron, 200 mg, apresentação com 3 ampolas); mistura de enantato e outros ésteres (Durateston, 250 mg, apresentação com 2 ampolas); e undecanoato de testosterona (Nebido, 1.000 mg, dose basal, outra após seis semanas e, depois, trimestralmente). As duas primeiras apresentações devem ser prescritas a cada 2 a 3 semanas, variando-se a dose de 150 a 200 mg (ou 50 a 75 mg semanais) conforme a necessidade do paciente. Antes da injeção seguinte, o paciente pode apresentar sintomas como adinamia, cefaleia e labilidade emocional transitória, geralmente devida às oscilações de testosterona sérica. A reposição fisiológica com testosterona recupera e aumenta a massa muscular, sobretudo se associado à prática esportiva, e aumenta a lipólise. Entretanto, o abuso dessa reposição em esquemas suprafisiológicos pode acarretar alterações metabólicas hepáticas graves.

SOMATROPINA OU HORMÔNIO DO CRESCIMENTO (GH HUMANO RECOMBINANTE)

Uma vez adequadamente indicada a reposição com hormônio do crescimento (GH) nos casos de deficiência de GH, as doses usuais recomendadas para uso subcutâneo variam com a idade e quadro clínico, em geral em crianças inicia-se com 0,07 a 0,1 UI/kg de peso corporal, ou 2 a 3 UI/m^2 de superfície corporal, 6 a 7 vezes por semana. Em meninas com síndrome de Turner, a dose é elevada para 0,15 UI/kg/dia (4,5 UI/m^2/dia) ou 1,0 UI/kg/semana (30 UI/m^2/sem). Naqueles com doença renal crônica, 0,1 a 0,15 UI/kg/dia (4,5 UI/m^2/d) ou 1 UI/kg/semana (30 UI/m^2/sem). Mesmo em adultos, deve-se iniciar a terapia de reposição com uma dose mais baixa, como 0,5 UI/dia (3,5 UI/sem), ou não mais do que 0,02 UI/kg/dia (0,7 UI/m^2/d) ou 0,125 UI/kg/semana (5,1 UI/m^2/sem).

> **ATENÇÃO!**
>
> É importante ressaltar que a dose deve ser ajustada de acordo com as necessidades individuais e orientada pelas indicações da literatura; no adulto, o surgimento de hipertensão, ou piora dela, deverá indicar a suspensão da terapia com GH, por exemplo; além disso, as necessidades de aumento de doses declinam com o avançar da idade.

Veja mais detalhes no capítulo sobre Doenças da Hipofunção Hipofisária. A determinação do fator de crescimento tipo insulina (IGF-1) no soro pode servir de guia quanto à reposição.

Deve-se estar atento para as mudanças de apresentação do GH recombinante humano, pois o pó liofilizado precisa ser diluído com solução solvente diferentemente, para obtenção das unidades de hormônio adequadas. A exemplo do Norditropin, deve-se diluir 1 mL de solução solvente para se obter 4 UI ou 3 mL para 12 UI total na solução final; em ambos os casos, haverá a concentração de 4 UI de somatropina por mL de solução reconstituída. Assim, para administrar, por exemplo, 2 UI de somatropina, retira-se 0,5 mL da solução reconstituída em uma seringa apropriada e de precisão para pequenos volumes.

REVISÃO

- A evolução no tratamento do DM2 nos últimos anos foi marcante, principalmente com o advento dos fármacos do grupo das incretinas; no entanto, permanece como primeira linha a indicação da metformina.
- Do ponto de vista estrito de controle glicêmico, o poder de redução da glicemia pela insulina é maior, e ela deverá ser indicada sempre que o paciente apresentar sinais clínicos de catabolismo, glicemia e de A1c elevadas.
- O controle glicêmico precisa ser considerado no contexto de redução do risco das complicações crônicas vasculares, além de segurança e eficácia individualizada para cada paciente. Além disso, as medicações que interferem na lipemia nem sempre agem em tantas frentes desejáveis como as estatinas. O ezetimibe, por exemplo, diminui LDL e proteína C-reativa, mas não aumenta o lúmen vascular; fibratos, por sua vez, aumentam mais o HDL e diminuem o estresse oxidativo, mas tampouco agem nos outros aspectos vasculares.
- Quanto maior os níveis de colesterol, maior é o risco de DCV e, por conseguinte, a mortalidade relacionada.
- Estatinas em terapia intensiva estão sempre indicadas na prevenção secundária de DCVs, e na prevenção primária, apenas se o risco calculado de morte cardiovascular em 10 anos for superior a 7,5%.
- Considerar interação medicamentosa nos pacientes polimedicados.

■ REFERÊNCIA

1. Stone NJ, Robinson JG, Lichtenstein AH, Bairey Merz CN, Blum CB, Eckel RH, et al. 2013 ACC/AHA guideline on the treatment of blood cholesterol to reduce atherosclerotic cardiovascular risk in adults: a report of the American College of Cardiology/American Heart Association Task Force on Practice Guidelines. Circulation. 2014;129(25 Suppl 2):S1-45.

■ LEITURAS SUGERIDAS

American Diabetes Association. Standards of Medical Care in Diabetes 2013. Diabetes Care. 2013;36 Suppl 1:S11-66.

Golightly LK, Drayna CC, McDermott MT. Comparative clinical pharmacokinetics of dipeptidyl peptidase-4 inhibitors. Clin Pharmacokinet. 2012;51(8):501-14.

Nathan DM, Buse JB, Davidson MB, Ferrannini E, Holman RR, Sherwin R, et al. Medical management of hyperglycemia in type 2 diabetes: a consensus algorithm for the initiation and adjustment of therapy: a consensus statement of the American Diabetes Association and the European Association for the Study of Diabetes. Diabetes Care. 2009;32(1):193-203.

Pratley RE, Nauck M, Bailey T, Montanya E, Cuddihy R, Filetti S, et al. Liraglutide versus sitagliptin in patients with type 2 diabetes who did not have adequate glycaemic control with metformin: a 26-week, randomised, parallel-group, open-label trial. Lancet. 2010;375(9724):1447-56.

14 FÁRMACOS DE AÇÃO NO SISTEMA NERVOSO

■ ACIOLY LUIZ TAVARES DE LACERDA
■ JOSÉ ALBERTO DEL PORTO

A **psicofarmacologia** é a disciplina que se dedica ao estudo dos efeitos de substâncias com potencial de ação no funcionamento do **SNC** em diferentes níveis de análise, incluindo estados psicológicos, comportamento, cognição, neurofisiologia, neuroquímica, expressão gênica e biologia molecular. Data do século III a. C. o uso de substâncias preparadas para aliviar manifestações anormais do comportamento. Esses componentes fitoterápicos tiveram seu uso estabelecido por vários séculos, independente da completa ausência de comprovação de sua eficácia.

ATENÇÃO!

Com os importantes avanços nas neurociências registrados nas últimas décadas, a psicofarmacologia tem se dedicado ao estudo das complexas interações de fatores genéticos e ambientais com a ação das substâncias psicoativas, tanto em estados normais como em estados patológicos.

Os princípios que determinam as características farmacocinéticas (absorção, distribuição, biotransformação e eliminação) são os mesmos utilizados para outros fármacos, com uma única característica adicional: tanto o início do efeito quanto a eliminação dos psicofármacos dependem da sua permeabilidade à barreira hematencefálica (BHE). Neste capítulo, será feita uma revisão das propriedades das principais classes dos psicofármacos atualmente comercializados no Brasil.

■ ANTICONVULSIVANTES

Os mecanismos de ação dos anticonvulsivantes se encontram na Tabela 14.1.

CARBAMAZEPINA

Embora o seu mecanismo de ação não tenha sido completamente elucidado, diferentes estudos mostraram de forma consistente que a **carbamazepina** bloqueia a subunidade alfa dos canais de sódio, também pode modular os canais de cálcio e potássio em doses terapêuticas e inibe disparos repetitivos de alta frequência em neurônios *in vitro*. Além da estabilização de membrana, a carbamazepina em níveis terapêuticos também provoca uma redução da transmissão sináptica a partir de ação pré-sináptica. Há também evidência de que outros mecanismos podem ser relevantes na ação psicotrópica da carbamazepina, incluindo uma ligação com receptores adenosinérgicos, inibição da captura e liberação de norepinefrina de sinaptossomas e ação pós-sináptica no sistema GABAérgico.

A carbamazepina é quase completamente absorvida após administração via oral (VO). A ingestão de alimentos torna a absorção mais lenta, mas não a prejudica. O pico plasmático ocorre entre 6 e 8 horas após a ingestão. O nível terapêutico recomendado é de 4 a 8 mg/mL de sangue.

A carbamazepina é um potente indutor de isoenzimas, aumentando o seu próprio metabolismo e de vários outros medicamentos lipossolúveis. É parcialmente metabolizada em carbamazepina-10,11-epóxido no fígado, um metabólito ativo que contribui para a sua ação anticonvulsivante. A meia-vida de eliminação é de cerca de 12 horas no uso crônico. A carbamazepina acelera também o metabolismo dos contraceptivos orais.

TABELA 14.1 ■ Mecanismos de ação dos anticonvulsivantes

MEDICAMENTO	BLOQUEIO DE CANAIS DE NA⁺ VOLTAGEM-DEPENDENTES	POTENCIALIZAÇÃO DE MECANISMOS GABAÉRGICOS	BLOQUEIO DE CANAIS DE CA^{2+} TIPO T TALÂMICOS	BLOQUEIO DE MECANISMOS GLUTAMATÉRGICOS
Carbamazepina	++	±	?	±
Valproato de sódio	+	+	ND	±
Lamotrigina	++	ND	ND	±

+, ++: Mecanismo demonstrado; ±: dados inconsistentes; ND: mecanismo não demonstrado; ?: dados não disponíveis.

ÁCIDO VALPROICO/VALPROATO DE SÓDIO

O **ácido valproico** apresenta uma biodisponibilidade superior a 80% após administrado VO. A presença de alimentos torna a absorção mais lenta, mas não a prejudica. O pico plasmático ocorre cerca de duas horas após a ingestão. Os níveis terapêuticos variam de 50 a 100 mg/mL.

A meia-vida de eliminação varia de 10 a 18 horas. Cerca de 20% do medicamento é excretado na forma de conjugado e 80% metabolizado (oxidação), que são posteriormente conjugados e excretados. O ácido valproico inibe o seu próprio metabolismo e o de outros anticonvulsivantes, como carbamazepina, fenobarbital e fenitoína, aumentando o seu nível plasmático.

LAMOTRIGINA

A **lamotrigina** é quase completamente absorvida após administração VO, é metabolizada primariamente por glucuronidação e excretada na urina. A ingestão de alimentos não interfere na absorção. A sua meia-vida de eliminação é de cerca de 25 horas, a qual pode ser reduzida para 13 a 15 horas quando utilizada em associação com medicamentos indutores de enzimas hepáticas.

A lamotrigina é bem tolerada, exceto por sua propensão em causar *rash* cutâneo, incluindo a síndrome de Stevens-Johnson, que ocorre raramente. O risco desse efeito adverso pode ser minimizado pela titulação lenta, com dose dividida em duas tomadas diárias, e evitando-se a associação com medicamentos que potencializam esse risco, como o valproato. Em monoterapia, a dose recomendada é de 100 a 200 mg/dia (máxima de 500 mg/dia).

PREGABALINA

A **pregabalina** é rapidamente absorvida no TGI após administração por VO e atravessa prontamente a BHE. Apresenta farmacocinética linear na faixa de dose recomendada (150-600 mg/dia) quando administrada em duas ou três tomadas diárias. Apresenta metabolismo hepático ínfimo e é quase completamente eliminada via renal. A pregabalina não exige monitoramento rotineiro de níveis plasmáticos e não requer ajuste de dosagem em pacientes com insuficiência hepática (IH). É, porém, necessário ajuste de dose em pacientes com prejuízo na função renal e nos submetidos à hemodiálise.

Embora a pregabalina seja estruturalmente relacionada ao neurotransmissor inibitório GABA, os seus efeitos não estão relacionados à atividade do sistema GABAérgico. A sua ação ansiolítica é atribuída a uma ligação fortemente seletiva com subunidades α2δ, particularmente a do tipo 1 (α2δ-1). A ligação a receptores pré-sinápticos α2δ-1 reduz o influxo de cálcio induzido por potencial de ação e, em consequência, diminui a liberação de diversos neurotransmissores excitatórios do terminal nervoso, incluindo glutamato e neurotransmissores monoaminérgicos, os quais parecem estar fortemente envolvidos na fisiopatologia da ansiedade (Ben-Menachem 2004, Frampton and Foster 2006, Mico and Prieto 2012).

■ ANTIDEPRESSIVOS

Os **antidepressivos** são classicamente agrupados de acordo com seu mecanismo de ação e estrutura molecular em heterocíclicos, IMAOs, ISRS, ISRSN e "outros". As doses geralmente recomendadas para os diferentes antidepressivos comercializados no Brasil se encontram compiladas na Tabela 14.2.

ANTIDEPRESSIVOS HETEROCÍCLICOS

Os **antidepressivos heterocíclicos** são classificados, de acordo com sua estrutura molecular, em tricíclicos (imipramina e clomipramina), tetracíclicos (maprotilina) e de amina segundária (nortriptilina).

TABELA 14.2 ■ Doses terapêuticas de antidepressivos comercializados no Brasil

MEDICAMENTO	DOSE INICIAL (mg/d)	DOSE-ALVO (mg/d)	DOSE MÁXIMA (mg/d)
Agomelatina	25	50	50
Amitriptilina	25	150	300
Bupropiona	150	300	450
Citalopram	20	40	60
Clomipramina	25	150	250
Desvenlafaxina	50	100	200
Duloxetina	30	60	120
Escitalopram	10	20	20
Fluoxetina	20	40	80
Fluvoxamina	50	100	300
Imipramina	75	150	300
Maprotilina	75	150	300
Mirtazapina	15	30	60
Nortriptilina	25	75	150
Paroxetina	20	40	60
Reboxetina	4; 2 x/dia	5; 2 x/dia	5; 2 x/dia
Sertralina	50	100	200
Tianeptina	12,5; 3 x/dia	12,5; 3 x/dia	12,5; 3 x/dia
Tranilcipromina	10	10; 2 x/dia	10; 2 x/dia
Trazodona	150	300	600
Venlafaxina	75	150	375

A absorção dos heterocíclicos é quase completa após administração VO e o pico plasmático ocorre entre 2 e 8 horas após a ingestão. Por apresentarem meia-vida de eliminação longa (20 a 70 horas), todos podem ser administrados em tomada única diária. Todos os medicamentos desse grupo são metabolizados pelo sistema do citocromo P-450.

Os heterocíclicos inibem de forma variável o transportador de serotonina e norepinefrina, aumentando as concentrações desses neurotransmissores na fenda sináptica (Tabela 14.3). Em razão da não seletividade de sua ação, nesses sistemas de neurotransmissão, há importantes problemas de tolerabilidade (efeitos anticolinérgicos, sedação e hipotensão ortostática) e segurança (convulsões e distúrbios de condução cardíaca) associados ao uso de medicamentos dessa classe. Essas questões motivaram uma drástica redução na sua prescrição após o advento dos chamados antidepressivos de segunda geração.

INIBIDORES DA MONOAMINOXIDASE

Os **IMAOs** inativam a enzima monoaminoxidase, um dos mecanismos responsáveis pelo metabolismo das monoaminas, aumentando, assim, as concentrações desses neurotransmissores na fenda sináptica. Apresentam boa absorção após administração VO, atingindo pico plasmático em cerca de 3 horas. A meia-vida de eliminação dos medicamentos dessa classe é curta (2 a 5 horas), exigindo um fracionamento da dose diária.

No Brasil, apenas um IMAO (tranilcipromina) é comercializado. Deve ser administrado em duas ou três tomadas, em razão da sua meia-vida e de problemas de tolerabilidade. A reação adversa mais importante relacionada ao uso da tranilcipromina é a ocorrência de crises hipertensivas graves desencadeadas pela ingestão de alimentos ricos em tiramina (p. ex.: queijos envelhecidos, cerveja, alimentos processados, carnes defumadas, vinho, iogurtes, quantidades excessivas de café ou chocolate, feijão tipo fava, amendoim, bebidas destiladas e molho de soja). Problemas de tolerabilidade e segurança também motivaram uma drástica redução na prescrição dessa classe de medicamentos após o lançamento de antidepressivos de segunda geração.

INIBIDORES SELETIVOS DE RECAPTAÇÃO DA SEROTONINA

Os **ISRS** se diferenciam dos antidepressivos de primeira geração não pela eficácia, mas por um perfil de tolerabilidade e segurança significativamente mais favorável. Atualmente, são comercializados no Brasil seis ISRS (fluoxetina, paroxetina, sertralina, fluvoxamina, citalopram e escitalopram). A meia-vida de eliminação dos componentes dessa classe é bastante heterogênea, variando de cerca de 15 horas (fluvoxamina) até cerca de 72 horas (Fluoxetina), permitindo, porém, a administração em tomada única diária para todos eles. De modo geral, a suspensão ou redução brusca da dose desses medicamentos é acompanhada de diversos eventos adversos que compõem a chamada síndrome de descontinuação, a qual geralmente se inicia dois ou três dias após a redução da dose (ou suspensão) e é caracterizada por cefaleia, náusea, vertigem, parestesias, insônia, pesadelos, ansiedade, tremores e sensação de desconforto. A síndrome de descontinuação costuma ser mais importante quando do uso de ISRS com meia-vida mais curta (p. ex.: fluvoxamina e paroxetina) e ocorre também em indivíduos tratados com outras classes de antidepressivos com ação serotonérgica (heterocíclicos, IMAOs e ISRSN).

Os ISRS são metabolizados por diferentes enzimas do sistema do citocromo P-450 (CYP 1A2, 2C, 2D6 e 3A), o qual é inibido por esses medicamentos, provocando um aumento da concentração plasmática de medicamentos metabolizados pelas enzimas em uso concomitante com ISRS. As interações medicamentosas dessa natureza são mais preocupantes com o uso de fluvoxamina e menos prováveis com citalopram, escitalopram e sertralina.

Os eventos adversos mais comumente observados com os ISRS incluem náusea, disfunção sexual (redução da libido, retardo no orgasmo ou anorgasmia parcial ou completa), cefaleia, insônia, sedação, fadiga e mioclonias), alterações de apetite e aumento de peso (mais comumente observado em pacientes tratados por longos períodos com paroxetina).

INIBIDORES DE RECAPTAÇÃO DE SEROTONINA E NOREPINEFRINA

Os medicamentos dessa classe são inibidores potentes e seletivos de recaptação da serotonina e norepinefrina.

A **venlafaxina** é bem absorvida após administração VO, atingindo pico plasmático cerca de seis horas depois. A sua meia-vida média de eliminação é de 3 a 4 horas, mas a única apresentação disponível no mercado (de liberação prolongada) permite a sua administração em tomada única diária.

É predominantemente metabolizada no fígado em seu principal metabólito ativo (O-desmetilvenlafaxina, também chamado desvenlafaxina) e em N-desmetilvenlafaxina. A CYP2D6 é principal enzima responsável pela O-desmetilação e a CYP3A4 está envolvida na N-desmetilação.

A **desvenlafaxina**, o principal metabólito ativo da venlafaxina, comparada com ela, apresenta uma afinidade relativamente maior para o transportador de norepinefrina e menor para o transportador de serotonina. É lentamente absorvida após administração VO, apresentando pico plasmático entre 7 e 8 horas após a ingestão e biodisponibilidade superior a 80%. A ingestão com alimentos não altera de forma significativa a sua absorção. Sua meia-vida de eliminação varia de 9 a 15 horas.

A desvenlafaxina é primariamente metabolizada por glucuronidação e, em menor proporção, por metabolismo oxidativo via CYP3A4. Aproximadamente 45% da desvenlafaxina é excretada inalterada na urina.

A **duloxetina** é bem absorvida no TGI, atingindo pico plasmático cerca de seis horas após a ingestão. A ingestão de alimentos torna a absorção mais lenta, mas não a altera. É rapidamente metabolizada (CYP2D6 e 1A2) após absorção, apresentando uma meia-vida de 12 a 17 horas. Cerca de 70% da excreção ocorre na forma de glucoronídeos conjugados na urina e 20% é excretado nas fezes.

Apresenta inibição de recaptação da serotonina e norepinefrina mais balanceada quando comparada à venlafaxina e pode ser administrada em dose única diária.

ANTAGONISTAS DE RECEPTORES SEROTONÉRGICOS

A **trazodona** e a **nefazodona** bloqueiam primariamente os **receptores serotonérgicos 5HT2A**. A trazodona também é um potente antagonista do receptor alfa-1 adrenérgico. Embora alguns estudos sugiram que esses medicamentos sejam tão efetivos quanto os ISRS, eles raramente são utilizados como antidepressivos de primeira escolha. Atualmente, apenas a trazodona é comercializada no Brasil.

A trazodona é rapidamente absorvida após administração VO e atinge seu pico plasmático em cerca de uma hora. É metabolizada no fígado, com excreção de mais de 70% do medicamento na forma de metabólitos, via urinária.

TABELA 14.3 ■ Antidepressivos heterocíclicos: potência de inibição de recaptura de neurotransmissores

MEDICAMENTO	POTÊNCIA DE BLOQUEIO DE RECAPTAÇÃO		
	SEROTONINA	NOREPINEFRINA	DOPAMINA
Amitriptilina	23	2,9	0,031
Clomipramina	360	2,6	0,046
Imipramina	71	2,7	0,012
Maprotilina	0,017	9	0,1
Nortriptilina	5,6	23	0,088

Fonte: Adaptada de Tatsumi e colaboradores.[1]

> **ATENÇÃO!**
>
> Os eventos adversos mais comumente relatados com o uso de trazodona incluem sedação, hipotensão ortostática, vertigem, cefaleia e náusea. Embora raro, o priapismo do pênis ou clitóris é um evento grave, que exige cuidados médicos imediatos.

AGOMELATINA

A **agomelatina**, um antagonista seletivo do receptor serotonérgico 5HT2C e agonista dos receptores melatonérgicos MT1 e MT2, é rapidamente absorvida após administração VO, com pico plasmático entre 1 e 2 horas. Como consequência dessas ações farmacológicas primárias, há um aumento do tônus noradrenérgico, dopaminérgico e melatonérgico. A ausência de alteração do tônus serotonérgico parece justificar a ausência de efeitos colaterais comumente relatados com o uso de ISRS, como disfunção sexual, náusea e ansiedade emergente, além da ausência de relatos consistentes acerca de sintomas de descontinuação mesmo após sua suspensão brusca. Os eventos adversos mais relatados incluem cefaleia, vertigem, sedação, insônia, diarreia e fadiga.

A **agomelatina** é primariamente metabolizada pelas isoenzimas 1A2 (cerca de 90%) e 2C9/2C19 (cerca de 10%), por meio de hidroxilação (1A2) e desmetilação (2C9), seguida de glucuronidação e sulfonidação. Cerca de 80% do medicamento é eliminado na urina, na forma de diversos metabólitos inativos.

BUPROPIONA

A **bupropiona**, um inibidor de recaptação de dopamina e norepinefrina, é rapidamente absorvida após administração oral, atingindo pico plasmático entre 2 (apresentação de liberação imediata) e 5 horas (apresentação de liberação lenta). A meia-vida de eliminação é bastante variável, com uma média de 12 horas para a apresentação de liberação imediata, de modo que deve ser administrada em duas tomadas diárias para essa apresentação e uma única tomada diária para a apresentação de liberação lenta. A bupropiona é metabolizada pelo CYP2B6. A ausência de ação serotonérgica está associada a um perfil de tolerabilidade diferente da bupropiona, a qual não está associada à emergência de efeitos colaterais na esfera sexual, ganho de peso ou sedação. Os eventos adversos mais comumente associados à bupropiona incluem insônia, agitação, irritabilidade e ansiedade emergente. Doses acima de 300 mg/dia elevam significativamente o risco de convulsões, sendo recomendada cautela acerca do seu uso em indivíduos com história de crises convulsivas.

MIRTAZAPINA

A mirtazapina é um antagonista do receptor α-2 adrenérgico e antagonista dos receptores pós-sinápticos serotonérgicos 5HT2 e 5HT3, potencializando, portanto, os sistemas noradrenérgico e serotonérgico de neurotransmissão. Após administração oral, é rápida e completamente absorvida, atingindo pico plasmático em cerca de 3 horas. Sua meia-vida de eliminação média é de 30 horas. É extensivamente metabolizada no fígado (CYP2D6, 1A2 e 3A4).

O uso de mirtazapina não está associado à emergência de efeitos colaterais comumente relatados com o uso de ISRS (p. ex.: náusea, ansiedade emergente, insônia e disfunção sexual). Os efeitos colaterais mais comumente associados ao uso de mirtazapina são ganho de peso, sedação e tontura.

■ ANSIOLÍTICOS E HIPNÓTICOS

BENZODIAZEPÍNICOS

Os **benzodiazepínicos (BDZs)** são agonistas dos receptores benzodiazepínicos do **GABA** que apresentam as propriedades ansiolítica, sedativa, relaxante muscular e anticonvulsivante, por meio do aumento da frequência da abertura dos canais de cloro. Eles são prontamente absorvidos após administração VO, atingindo pico plasmático entre 20 minutos e várias horas.

BDZs com alta lipossolubilidade têm início de ação rápido, mas apresentam *clearance* cerebral também mais rápido. Desse modo, dois fatores influenciam primariamente a duração de ação de cada molécula: a meia-vida de eliminação e a rapidez com que a molécula e metabólitos ativos são eliminados do cérebro (Tabela 14.4). Essas características farmacológicas determinarão tanto a frequência de administração ideal para cada BDZ quanto eventuais inconvenientes relacionados à duração de ação excessivamente longa ou excessivamente curta.

Praticamente todos os BDZs são metabolizados primariamente no fígado. A maioria deles sofre oxidação microssomal (metabolismo de fase I). Uma pequena parcela é conjugada (metabolismo de fase II) por glucuronidação. Algumas moléculas (p. ex.: diazepam) são metabolizadas em reações de fase I e II (Tabela 14.4). O uso de BDZs que são biotransformados pela glucuronidação deve ser considerado para pacientes com função hepática limitada, incluindo hepatopatas e idosos.

O potencial de abuso, tolerância e dependência apresentado pelos medicamentos dessa classe tem desestimulado o seu uso isolado como tratamento de ansiedade ou insônia. Diretrizes de diferentes sociedades científicas têm recomendado uma limitação do seu tempo de uso e desencorajado o seu uso isolado por períodos prolongados em razão dos problemas previamente discutidos e de potenciais prejuízos cognitivos associados ao seu uso prolongado.

BUSPIRONA

A **buspirona** apresenta efeito ansiolítico sem agir diretamente no sistema GABAérgico, atuando como um agonista parcial do receptor 5HT1A. Por conta dessas características, não apresenta potencial para o desenvolvimento de dependência, abuso ou tolerância. Adicionalmente, prejuízos cognitivos não estão associados ao seu uso. Ao contrário dos BDZs, a buspirona não apresenta efeito anticonvulsivante, relaxante muscular ou hipnótico.

TABELA 14.4 ■ Características farmacocinéticas dos benzodiazepínicos

MOLÉCULA	METABOLISMO	DURAÇÃO DE AÇÃO
Alprazolam	Oxidação	Média
Bromazepam	Oxidação	Média
Clonazepam	Oxidação/ nitrorredução	Longa
Clordiazepóxido	Oxidação	Longa
Cloxazolam	Oxidação e glucuronidação	Média
Diazepam	Oxidação e glucuronidação	Longa
Estazolam	Oxidação	Média
Flunitrazepam	Redução	Média
Flurazepam	Oxidação	Longa
Lorazepam	Glucuronidação	Curta
Midazolam	Oxidação	Curta
Nitrazepam	Redução	Média

A buspirona é rapidamente absorvida após administração VO e sofre extensa metabolização de primeira passagem por meio de hidroxilação e dealquilação, resultando em diversos metabólitos ativos. A meia-vida de eliminação varia de 2 a 5 horas. Indutores (p. ex.: rifampicina) e inibidores (p. ex.: cetoconazol) da enzima CYP34A alteram significativamente o seu nível plasmático. Provavelmente em razão da ação noradrenérgica de metabólitos ativos, eventos adversos cardiovasculares, como taquicardia e palpitações, ocorrem com mais frequência com a buspirona do que com BDZs.

ZOLPIDEM

O **zolpidem** é um hipnótico não benzodiazepínico que se liga seletivamente ao receptor benzodiazepínico do subtipo ômega 1, potencializando a inibição neuronal mediada pelo sistema GABAérgico. Ao contrário dos BDZs, o zolpidem apresenta efeitos relaxante muscular e anticonvulsivante clinicamente não significativos, mas tem sido descrito efeito depressor respiratório em doses elevadas ou quando do uso em associação com outros depressores do SNC.

O zolpidem é absorvido de forma rápida, após administração VO e é extensivamente metabolizado no fígado por meio de oxidação e hidroxilação. A meia-vida de eliminação é de 2,5 horas, com uma duração de ação curta (comparável ao midazolam). Embora não esteja estruturalmente relacionado aos BDZs, o uso crônico de zolpidem tem sido associado ao desenvolvimento de dependência, tolerância e efeitos amnésicos, como observado.

■ ANTIPSICÓTICOS

Tomando por base propriedades farmacológicas e a emergência de sintomas extrapiramidais relacionados ao tratamento, os antipsicóticos atualmente comercializados são classificados em: convencionais (típicos ou de primeira geração) e atípicos (de segunda geração).

ANTIPSICÓTICOS CONVENCIONAIS

Há várias definições para antipsicóticos "típicos" e "atípicos". Será adotada a que, provavelmente, é mais relevante do ponto de vista clínico. Será usado o termo antipsicóticos convencionais ou típicos para os medicamentos com ação antipsicótica estabelecida com potencial elevado para desencadear sintomas extrapiramidais (SEP).

Classicamente, os bloqueadores mais potentes dos receptores D2, que não apresentam atividade anticolinérgica intrínseca (p. ex.: Haloperidol), apresentam o maior potencial de provocar SEP e, em geral, são eficazes no tratamento de sintomas positivos. Os bloqueadores D2 menos potentes (p. ex.: clorpromazina, levomepromazina, tioridazina), por sua vez, costumam ser mais sedativos, anticolinérgicos e hipotensivos. A ação em outros receptores está associada à emergência de outros eventos adversos. O bloqueio de receptores histaminérgicos H1 está associado à sedação e ao ganho de peso; efeitos anticolinérgicos estão associados a xerostomia, à constipação intestinal, à visão turva e à retenção urinária; bloqueio de receptores alfa-adrenérgicos está associado à hipotensão postural; o próprio antagonismo dopaminérgico está associado à elevação da prolactinemia, podendo desencadear eventos adversos como disfunção sexual e galactorreia.

Os antipsicóticos convencionais são rapidamente absorvidos após administração VO e são primariamente metabolizadas no fígado, principalmente por meio das isoenzimas CYP2D6, CYP1A2 e CYP3A4. Adicionalmente, alguns deles, como clorpromazina, levomepromazina e tioridazina, são potentes inibidores do CYP2D6. A duração de ação das moléculas disponíveis no mercado brasileiro (Tabela 14.5) permite a administração em tomada única diária.

ANTIPSICÓTICOS ATÍPICOS

Independentemente dos marcantes esforços, as propriedades farmacológicas que conferem o diferencial clínico dos antipsicóticos atípicos (baixa propensão para causar sintomas extrapiramidais) ainda são pouco com-

preendidas. Comparados com os antipsicóticos convencionais, apresentam uma elevada razão de bloqueio serotonérgico (receptor 5-HT2) em relação ao bloqueio dopaminérgico (receptor D2) e uma maior especificidade para o sistema dopaminérgico mesolímbico, em detrimento do estriatal. Embora dados preliminares sugerissem uma maior efetividade dos antipsicóticos atípicos que justificassem o seu custo mais elevado, estudos independentes não demonstraram maior eficácia nem mesmo um melhor perfil de tolerabilidade quando da comparação com o uso de antipsicóticos convencionais em doses baixas.

Após administração VO, os antipsicóticos atípicos são bem absorvidos no TGI. Com as exceções da asenapina, da ziprasidona e da quetiapina, as quais devem ter a dose diária fracionada em duas tomadas, a meia-vida longa permite a administração em uma única tomada diária (a apresentação de liberação prolongada da quetiapina também permite a administração em tomada única diária). Os antipsicóticos atípicos são primariamente metabolizados no fígado por vários mecanismos, incluindo desmetilação, oxidação e hidroxilação. A excreção é bastante variável entre as diferentes moléculas, com três padrões principais: primariamente excretado inalterado, pela urina (paliperidona); primariamente excretado alterado, pela urina (clozapina, olanzapina, quetiapina, risperidona); primariamente excretado alterado, pelas fezes (aripiprazol, ziprasidona).

NALTREXONA (ANTAGONISTA DE RECEPTOR OPIOIDE)

A **naltrexona** é um antagonista opioide inespecífico que se liga aos três subtipos de receptores opioides, de modo dose-dependente, que apresenta maior afinidade pelo receptor m. A administração em modelos animais leva a uma redução dos níveis de dopamina no nucleus accumbens.

A naltrexona é quase completamente absorvida VO, com pico plasmático geralmente ocorrendo na primeira hora. O metabolismo ocorre primariamente no fígado por conjugação e metilação, e a eliminação é feita primariamente pela urina e, em menor extensão, nas fezes. Estudos clínicos de fase III têm demonstrado a eficácia da naltrexona injetável de ação prolongada. Porém, essa apresentação não está aprovada para comercialização no Brasil.

DISSULFIRAM

O **dissulfiram** inibe a enzima hepática aldeído-desidrogenase, levando a um acúmulo de acetaldeído quando da ingestão concomitante de álcool. A interação dissulfiram-álcool pode causar taquicardia, hiperpneia, rubor facial, náusea, vômito, hipotensão e mesmo parada cardiorrespiratória. O uso não associado ao álcool pode estar associado a efeitos colaterais como fadiga, dermatite, neurite óptica, polineuropatia aguda e dano hepático (eventos dose-dependentes).

O dissulfiram é quase completamente absorvido após administração VO. É metabolizado no fígado por meio de glucuronidação e eliminado primariamente via renal. A sua meia-vida de eliminação varia de 60 a 120 horas, permitindo a administração em tomada única diária.

LÍTIO

Comercializado no Brasil na forma de carbonato, o **lítio** é rapidamente absorvido (1 a 6 horas) no TGI após administração VO, atingindo pico plasmático entre 1 e 3 horas para a apresentação de liberação imediata, e de 4 a 12 horas para a apresentação de liberação lenta. O pico de concentração cerebral ocorre cerca de 24 horas depois, em razão da baixa permeabilidade da barreira hematencefálica ao lítio. A eliminação do lítio inalterado é feita primariamente via renal.

A administração de lítio deve ser monitorada de perto em razão do seu perfil de tolerabilidade desfavorável. O uso crônico dessa molécula tem sido associado a hipotiroidismo (afetando até 20% dos pacientes), diabetes insípido, hipercalcemia, hepatotoxicidade e insuficiência renal.

Embora os mecanismos precisos pelos quais o lítio exerce os seus diversos efeitos terapêuticos ainda não tenham sido completamente

TABELA 14.5 ■ Perfil de tolerabilidade dos antipsicóticos convencionais e atípicos

ANTIPSICÓTICO	POTENCIAL PARA EVENTOS ADVERSOS						
	SEP	ANTICHE	SEDAÇÃO	HIPOTENSÃO	GANHO DE PESO	PROLACTINA	CARDÍACO
Convencionais							
Clorpromazina	++	++	+++	+++	+++	+++	++
Flufenazina	+++	++	++	+	+	+++	++
Haloperidol	+++	+	+	+	+	+++	++
Levomepromazina	++	++	+++	+++	++	+++	++
Pimozide	++	+	+	++	+/–	+++	+++
Sulpirida	+	+	+	+/–	+	++	+/–
Tioridazina	+	++	++	++	++	+++	+++
Trifluoperazina	+++	+/–	+	+	+	+++	++
Zuclopentixol	+++	++	++	+	+	++	+
Atípicos							
Amisulprida	+	+/–	+	+/–	+	++	+/–
Aripiprazol	+/–	+/–	+/–	+/–	+/–	+/–	+/–
Asenapina	+		+	+/–	+	+/–	+
Clozapina	+/–	+++	+++	+	+++	+/–	+++
Olanzapina	+/–	+	++	+/–	+++	+	+/–
Quetiapina	+/–	+	+	+	+	+	+
Paliperidona	+	+/–	+/–	+	+	+	+/–
Risperidona	++	+/–	+	+	+	++	+/–
Ziprasidona	++	+	+	+	+/–	+	++

SEP: sintomas extrapiramidais; Antiche: efeitos anticolinérgicos; +/–: ausente ou mínimo; +: leve; ++: moderado; +++: intenso.

elucidados, estudos com animais têm demonstrado que a administração crônica de lítio é capaz de modular diversos sistemas de neurotransmissão, incluindo glutamatérgico, dopaminérgico e GABAérgico. Estudos *in vitro* e *in vivo* também têm demonstrado que o lítio interfere na renovação do inositol, reduzindo sua disponibilidade e, em consequência, a sinalização celular. Recentemente, evidência crescente tem indicado que o lítio exerce uma inibição direta da glicogênio sintase cinase 3 (GSK-3), a qual apresenta um envolvimento direto na plasticidade, resiliência celular e nos efeitos neuroprotetores associados ao uso de lítio.

REVISÃO

- A psicofarmacologia estuda as complexas interações entre fatores genéticos e ambientais com a ação das substâncias psicoativas.
- Os principais grupos de fármacos que atuam no SNC são: anticonvulsionantes, antidepressivos, ansiolíticos, hipnóticos e antipsicóticos.
- A carmabazepina é um potente indutor de isoenzimas, o que aumenta seu metabolismo e de outros medicamentos metabolizados por meio do sistema do citocromo P-450.
- Os antidepressivos geralmente são agrupados de acordo com seu mecanismo de ação e podem ser heterocíclicos, IMAOs, ISRS, ISRSN e outros mecanismos.

■ REFERÊNCIA

1. Tatsumi M, Groshan K, Blakely RD, Richelson E. Pharmacological profile of antidepressants and related compounds at human monoamine transporters. Eur J Pharmacol. 1997;340(2-3):249-58.

■ LEITURAS SUGERIDAS

Stargardt T, Edel MA, Ebert A, Busse R, Juckel G, Gericke CA. Effectiveness and cost of atypical versus typical antipsychotic treatment in a nationwide cohort of patients with schizophrenia in Germany. J Clin Psychopharmacol. 2012;32(5):602-7.

Wooley DW. The biochemical bases of psychoses: serotonin hypothesis about mental diseases. New York: Wiley; 1962.

Zalachoras I, Houtman R, Atucha E, Devos R, Tijssen AM, Hu P, et al. Differential targeting of brain stress circuits with a selective glucocorticoid receptor modulator. Proc Natl Acad Sci U S A. 2013;110(19):7910-5.

PARTE 2

SAÚDE E CICLOS DA VIDA

15

OBESIDADE

15.1 NA INFÂNCIA

■ MARIA ARLETE MEIL SCHIMITH ESCRIVÃO

A obesidade é um distúrbio do metabolismo energético que acarreta graves repercussões orgânicas e psicossociais.

A **obesidade primária** tem etiologia multifatorial e ocorre pela interação de fatores genéticos e ambientais. Fatores ambientais, como hábitos alimentares inadequados e estilo de vida sedentário, têm contribuído para o aumento da prevalência de obesidade em crianças de países desenvolvidos e em desenvolvimento.

A **obesidade secundária**, mais rara, tem como causas as síndromes genéticas (Prader-Willi, Bardet-Biedl), as endocrinopatias (hipotiroidismo, síndrome de Cushing), os tumores que afetam a região hipotalâmica e o uso de certos fármacos (glicocorticoides, ácido valproico, carbamazepina, fenotiazídicos).

A Pesquisa de Orçamentos Familiares,[1] realizada no Brasil em 2008/2009, revelou que 33,5% das crianças de 5 a 9 anos estavam com excesso de peso. Foi detectado um salto no número de crianças, nessa faixa etária, com excesso de peso ao longo de 34 anos. Em 2008/2009, 34,8% dos meninos estavam com o peso acima do normal pelos referenciais da OMS,[2] ao passo que, em 1974/1975, esse percentual era de 10,9%. Observou-se padrão semelhante nas meninas, que apresentavam prevalência de excesso de peso de 8,6% na década de 1970, passando para 32% em 2008/2009.

■ QUADRO CLÍNICO: REPERCUSSÕES DA OBESIDADE

ORTOPÉDICAS

O abdome proeminente do obeso leva ao deslocamento anterior do centro de gravidade corporal, com acentuação da lordose lombar, aumento da inclinação anterior da pelve e rotação interna dos quadris. Esse quadro pode causar deformidades distais, como os joelhos valgos e os pés planos valgos.

O excesso de peso também costuma provocar traumas nas articulações que sustentam o peso corporal, como as dos quadris, joelhos e tornozelos, com o desenvolvimento de processos degenerativos e dores articulares.

DERMATOLÓGICAS

As estrias são bastante comuns, devido ao esgarçamento da pele provocado pelo excesso de tecido adiposo subcutâneo.

As infecções fúngicas, associadas ou não a processos bacterianos, também ocorrem com muita frequência nas regiões das dobras, facilitadas pela presença da umidade nesses locais e o uso de roupas justas, especialmente de tecidos sintéticos.

Nos casos de obesidade com hiperinsulinismo, pode ser detectada a acantose nigricante, uma hiperpigmentação da pele que surge principalmente no pescoço e nas axilas.

DIAGNÓSTICO E TRATAMENTO

RESPIRATÓRIAS

As crianças com obesidade grave podem apresentar a síndrome da apneia obstrutiva do sono, caracterizada por roncos, sono agitado, com múltiplos despertares e pausas respiratórias. Além das manifestações que ocorrem durante o período de sono, geralmente apresentam sonolência diurna e déficits neurocognitivos. O diagnóstico é confirmado pela polissonografia.

HIPERTENSÃO ARTERIAL

A pressão sistólica e a diastólica aumentam com o incremento do índice de massa corporal (IMC). A obesidade é uma das principais causas de hipertensão arterial em crianças e adolescentes, favorecendo complicações cerebrovasculares e cardiovasculares futuras.

Considera-se hipertensão arterial quando os valores da pressão sistólica e/ou diastólica estão no percentil 95 ou acima deste, em três ou mais ocasiões, e pré-hipertensão, quando estão entre o percentil 90 e o 95, de acordo com o sexo, a idade e a altura.

ALTERAÇÕES DO METABOLISMO DA GLICOSE

Aproximadamente 25% das crianças obesas apresentam alterações do metabolismo da glicose, como resistência insulínica, hiperinsulinemia, intolerância à glicose, que podem culminar com o diabetes melito tipo 2.

A resistência insulínica consiste na incapacidade do organismo de responder à ação da insulina. Para a manutenção da tolerância normal à glicose, ocorre aumento compensatório da secreção de insulina pelas células betapancreáticas, desencadeando, assim, o hiperinsulinismo. A insulinemia de jejum é normal quando está abaixo de 15 µU/mL. A resistência insulínica pode ser avaliada pelo índice HOMA-IR (do inglês *homeostasis model assessment of insulin resistance*), calculado pela seguinte fórmula:

$$\text{HOMA-IR} = \text{glicemia jejum (mmol/L)}^* \times \text{insulinemia jejum (µU/mL)}/22,5$$

Considera-se resistência insulínica quando os valores de HOMA-IR estão acima de 3,43. Quanto maior o valor do HOMA-IR, maior é o grau da resistência insulínica.

São identificados como normais os valores de glicemia de jejum abaixo de 100 mg/dL, alterados entre 100 e abaixo de 126 mg/dL; e, a partir de 126 mg/dL, faz-se o diagnóstico de diabetes melito. Quando são encontrados valores alterados de glicemia de jejum (entre 100 e 126 mg/dL), há indicação do teste de tolerância oral à glicose. Após 2 horas da sobrecarga oral, valores de glicemia < 140 mg/dL são normais; aqueles entre 140 e 200 mg/dL são considerados intolerância à glicose; e, a partir de 200 mg/dL, é feito o diagnóstico de diabetes melito (DM).

DISLIPIDEMIAS

Uma repercussão metabólica bastante comum na obesidade está relacionada aos níveis adversos de lipídeos. As alterações do perfil lipídico encontradas com maior frequência em indivíduos obesos consistem no aumento dos TGs e na diminuição da fração HDL-C.

Os valores de referência do perfil lipídico para crianças e adolescentes, segundo a I Diretriz de Prevenção da Aterosclerose na Infância e na Adolescência da Sociedade Brasileira de Cardiologia,[3] são: colesterol total < 150 mg/dL – desejável; valores entre 150 e 170 mg/dL são considerados limítrofes; e, a partir de 170 mg/dL, aumentados; os pontos de corte para o LDL-C e os TGs são os mesmos: < 100 mg/dL – desejável; valores entre 100 e 129 mg/dL são considerados limítrofes; e a partir de 130 mg/dL, aumentados; quanto ao HDL-C, é desejável que seja ≥ 45 mg/dL.

---

*Para converter a glicemia em mg/dL para mmol/L, basta multiplicar o valor por 0,05.

DOENÇA GORDUROSA DO FÍGADO NÃO ALCOÓLICA

A doença gordurosa do fígado não alcoólica (DGFNA) também pode ocorrer em crianças obesas. O aumento de TGs e ácidos graxos livres circulantes contribui para o acúmulo de gordura no fígado, desencadeando a esteatose hepática, que pode progredir para esteato-hepatite e cirrose hepática. As lesões hepáticas decorrem de mecanismos combinados, que envolvem a resistência insulínica e o estresse oxidativo.

Em geral, os casos com esteatose não apresentam sintomas. Quando evoluem para esteato-hepatite, podem surgir náuseas, desconforto no quadrante superior direito do abdome e hepatomegalia.

■ DIAGNÓSTICO

O diagnóstico da obesidade é clínico, com base no histórico e no exame físico, incluindo a avaliação antropométrica. Os exames complementares auxiliam na investigação das causas de obesidade secundária e das complicações do excesso de peso, assim como na avaliação da composição corporal.

ANAMNESE

Na anamnese de uma criança obesa, alguns aspectos devem ser ressaltados: idade de início da obesidade; fatores desencadeantes; evolução da doença; tratamentos prévios para controle do peso; dados referentes à gestação e ao parto; peso e comprimento ao nascimento; ganho excessivo de peso nos dois primeiros anos de vida; desenvolvimento neuropsicomotor; antecedentes mórbidos; uso de medicamentos que aumentam o apetite (anti-histamínicos, corticosteroides); histórico alimentar (tempo de aleitamento materno, idade de introdução e qualidade da alimentação complementar, dia alimentar habitual, preferências alimentares, comportamentos relacionados à alimentação, horários das refeições); atividade física desenvolvida pela criança (aulas de educação física e atividades extracurriculares); tempo gasto com atividades sedentárias (televisão, videogame, computador, tablet); horas de sono.

No interrogatório sobre os diversos aparelhos, averiguar a presença de dores articulares nos membros inferiores, lesões de pele, roncos e múltiplos despertares durante o sono e transtornos comportamentais.

O histórico familiar deve incluir a obesidade e as morbidades associadas, como diabetes tipo 2, hipertensão arterial, dislipidemias e doenças cardiovasculares.

EXAME FÍSICO

Antropometria

Peso e estatura

O diagnóstico de obesidade é feito com a utilização de métodos antropométricos de fácil aplicação e baixo custo. O peso e a estatura são os dados rotineiramente coletados. Com os dados de peso e estatura, calcula-se o IMC = peso (kg)/estatura^2 (metros), que apresenta boa correlação com a quantidade da gordura corporal.

O valor do IMC encontrado deverá ser analisado, utilizando-se um referencial internacional como o da OMS. O diagnóstico do excesso de peso se baseia em percentis ou escores-z do IMC/idade, como mostrado na Tabela 15.1.

Pregas cutâneas

As pregas cutâneas, que fornecem indiretamente a quantidade de gordura corporal, também podem ser mensuradas. As mais utilizadas em crianças são a tricipital e a subescapular.

A espessura da prega cutânea (em milímetros) é obtida por meio de um plicômetro e deve ser comparada com valores de referência, como os da OMS.

TABELA 15.1 ■ IMC/idade

PERCENTIL	ESCORES-Z	0-5 ANOS INCOMPLETOS	5-20 ANOS INCOMPLETOS
> 85 e ≤ 97	> +1 e ≤ +2	Risco de sobrepeso	Sobrepeso
> 97 e ≤ 99,9	> +2 e ≤ +3	Sobrepeso	Obesidade
> 99,9	> +3	Obesidade	Obesidade grave

> **ATENÇÃO!**
>
> Há necessidade de treinamento adequado do profissional que realizará essa medição, pois os erros são muito frequentes.

Circunferência abdominal

Parâmetro importante a ser avaliado no obeso, a circunferência abdominal mede indiretamente os depósitos intra-abdominais de gordura. A adiposidade central (abdominal) está relacionada ao maior risco para o desenvolvimento de morbidades associadas à obesidade. A medida é realizada com uma fita inextensível, no ponto médio entre a borda inferior da última costela e a borda superior da crista ilíaca. Valores elevados da circunferência abdominal (a partir do percentil 90), em crianças e adolescentes, são associados a alterações metabólicas, como resistência insulínica, dislipidemias, hipertensão arterial, e ao maior risco cardiovascular.

A Tabela 15.2, derivada do Bogalusa Heart Study,[4] apresenta os valores de circunferência abdominal, segundo idade, sexo e cor da pele, com ponto de corte no percentil 90.

Avaliação da composição corporal

A avaliação da composição corporal (massa gorda e massa magra) pode ser feita com grande precisão, utilizando-se a DXA (do inglês *dual-energy X–ray absorptiometry*). Esse método é pouco invasivo, consiste na dupla emissão de feixes de raio X, fornece a quantidade de massa magra e de massa gorda, assim como a distribuição anatômica da gordura corporal.

■ TRATAMENTO

A abordagem multidisciplinar é considerada a forma mais adequada para o tratamento da obesidade. A equipe de atendimento deve ser formada por pediatra, nutricionista, psicólogo e educador físico.

Ao exame físico, possíveis complicações da obesidade, como alterações ortopédicas e dermatológicas e hipertensão arterial, já podem ser observadas.

Os exames complementares são úteis para o diagnóstico das repercussões metabólicas (dislipidemias, alterações do metabolismo da glicose) e incluem a dosagem do colesterol total e das frações (HDL, LDL), dos TGs, da glicemia e da insulinemia de jejum. Deve ser feita uma ultrassonografia (US) para detectar esteatose hepática e avaliação da função hepática, por meio da atividade das enzimas alanina aminotransferase (ALT), aspartato aminotransferase (AST) e gamaglutamiltransferase (GGT), também devem ser realizadas.

O acompanhamento nutricional visa à reeducação alimentar, que deve ser feita de maneira gradativa. A orientação alimentar é individualizada, de acordo com a idade, o desenvolvimento puberal e a presença ou não de comorbidades.

DIAGNÓSTICO E TRATAMENTO

TABELA 15.2 ■ Distribuição em percentis da circunferência abdominal segundo sexo e idade, em crianças e adolescentes

	BRANCOS						PRETOS					
	Meninos			Meninas			Meninos			Meninas		
		Percentil			Percentil			Percentil			Percentil	
IDADE (ANOS)	n	50	90	n	50	90	n	50	90	n	50	90
5	28	52	59	34	51	57	36	52	56	34	52	56
6	44	54	61	60	53	60	42	54	60	52	53	59
7	54	55	61	55	54	64	53	56	61	52	56	67
8	95	59	75	75	58	73	54	58	67	54	58	65
9	53	62	77	84	60	73	53	60	74	56	61	78
10	72	64	88	67	63	75	53	64	79	49	62	79
11	97	68	90	95	66	83	58	64	79	67	67	87
12	102	70	89	89	67	83	60	68	87	73	67	84
13	82	77	95	78	69	94	49	68	87	64	67	81
14	88	73	99	54	69	96	62	72	85	51	68	92
15	58	73	99	58	69	88	44	72	81	54	72	85
16	41	77	97	58	68	93	41	75	91	34	75	90
17	22	79	90	42	66	86	31	78	101	35	71	105

Fonte: Freedman e colaboradores.[4]

Inicialmente, devem ser feitas as seguintes orientações: estabelecer número de refeições (5 a 6/dia): café da manhã, almoço, jantar e dois a três lanches; respeitar os horários das refeições e não comer nos intervalos entre elas; fazer as refeições, de preferência, sentando-se à mesa e em companhia dos pais; não comer assistindo à TV ou fazendo outras atividades que desviem a atenção do alimento; estabelecer as porções dos alimentos e não fazer repetições; comer devagar; mastigar muito bem os alimentos; não utilizar líquidos com o objetivo de auxiliar a deglutição de alimentos mal mastigados.

Uma vez incorporadas as orientações descritas, precisa ser iniciada a redução gradativa da ingestão energética, ou seja, do excesso alimentar ingerido, respeitando as preferências da criança e mantendo os alimentos habitualmente consumidos por ela. Grandes restrições na ingestão energética são contraindicadas, pois podem prejudicar o crescimento e o desenvolvimento. As mudanças na qualidade da dieta são posteriores, quando o ganho de peso já foi controlado com a restrição energética. Nessa fase, deve ser incentivada a ingestão dos alimentos pouco consumidos, como frutas, verduras e legumes.

Quando há aumento de TGs, é necessário controlar o consumo dos alimentos ricos em carboidratos simples, como os produtos industrializados ou as preparações/bebidas que utilizam esses ingredientes (bolachas, bolos, pães, doces, balas, sucos, refrigerantes).

Em crianças com aumento da fração LDL-C, deve-se enfatizar o controle dos alimentos ricos em gorduras saturadas, trans e colesterol, como carnes vermelhas, embutidos, frios, preparações fritas e produtos industrializados elaborados com gordura vegetal.

Nos casos de hipertensão arterial, sempre avaliar a qualidade dos alimentos consumidos dentro e fora de casa, a forma de preparo, os temperos e condimentos utilizados. Restringir o consumo de temperos industrializados, embutidos, frios, alimentos em conserva, enlatados, congelados, salgadinhos de pacote, os quais são ricos em sódio.

Faz parte do tratamento da obesidade o aumento da atividade física, que tem a finalidade de contribuir para o gasto energético e também modificar o estilo de vida. A indicação do tipo de exercício físico dependerá das limitações e preferências da criança, para evitar a perda de motivação. O programa de exercícios deve ser desenvolvido paulatinamente, priorizando as atividades aeróbias e de baixo impacto para as articulações. As atividades sedentárias (p. ex.: horas gastas com TV, computador, videogame, tablet) devem ser reduzidas para 2 horas/dia.

O psicólogo desempenha papel relevante na equipe, dando suporte ao paciente para a manutenção do tratamento, que, em geral, é demorado e com muitos insucessos. Para os casos que apresentam distúrbios emocionais mais graves, deve ser avaliada a necessidade de psicoterapia individual e/ou familiar e também de acompanhamento psiquiátrico.

Durante o tratamento da criança obesa, as consultas devem ser realizadas em intervalos curtos (mensais, quinzenais ou semanais), de acordo com a necessidade de cada caso. Associar, quando possível, grupos educativos ao atendimento individual e sempre valorizar as mudanças observadas.

ATENÇÃO!

A participação da família, modificando estilo de vida e hábitos alimentares inadequados, é de fundamental importância para o sucesso do tratamento.

> **REVISÃO**
>
> - A obesidade é um distúrbio do metabolismo energético que acarreta graves repercussões orgânicas e psicossociais.
> - A obesidade primária tem etiologia multifatorial e ocorre pela interação de fatores genéticos e ambientais.
> - Fatores ambientais, como hábitos alimentares inadequados e estilo de vida sedentário, têm contribuído para o aumento da prevalência de obesidade em crianças de países desenvolvidos e em desenvolvimento.
> - O diagnóstico da obesidade é clínico, com base no histórico e no exame físico. Os exames complementares auxiliam na investigação das causas de obesidade secundária e das complicações do excesso de peso.
> - A abordagem multidisciplinar é considerada a forma mais adequada para o tratamento da obesidade, que deve basear-se em mudanças gradativas nos hábitos alimentares e no estilo de vida.
> - A participação da família é de fundamental importância para o sucesso do tratamento da obesidade na criança.

■ REFERÊNCIAS

1. Instituto Brasileiro de Geografia e Estatística. Pesquisa de orçamentos familiares 2008-2009: antropometria e estado nutricional de crianças, adolescentes e adultos no Brasil. Rio de Janeiro: IBGE; 2010.
2. World Health Organization. Child growth standards [Internet]. Geneva: WHO; c2016 [capturado em 23 abr. 2016]. Disponível em: http://www.who.int/childgrowth/en/.
3. Back Giuliano IC, Caramelli B, Pellanda L, Duncan B, Mattos S, Fonseca FHI. I Diretriz de prevenção da aterosclerose na infância e adolescência. Arq Bras Cardiol .2005;85(Supl 6):S4-S36.
4. Freedman DS, Serdula MK, Srinivasan SR, Berenson GS. Relation of circumferences and skinfold thicknesses to lipid and insulin concentrations in children and adolescents: The Bogalusa Heart Study. Am J Clin Nutr. 1999; 69(2):308-17.

■ LEITURA SUGERIDA

Sociedade Brasileira de Pediatria. Departamento Científico de Nutrologia. Obesidade na infância e adolescência: manual de orientação. 2. ed. São Paulo: SBP; 2012.

15.2 NA ADOLESCÊNCIA

- MAURO FISBERG
- PRISCILA MAXIMINO
- GABRIELA POSSA
- ROBERTA DE LUCENA FERRETTI

A obesidade é uma doença crônica, complexa e de etiologia multifatorial, caracterizada pelo acúmulo de tecido gorduroso, regionalizado ou em todo o corpo, resultante, na maioria dos casos, da associação de fatores genéticos, ambientais e comportamentais. Existem mais de 400 genes já isolados que codificam componentes que participam da regulação do peso corporal. Entre esses componentes, alguns agem na ingestão alimentar, outros no gasto energético e ainda existem aqueles que atuam nos dois mecanismos, modulando-os.[1]

O aumento do sedentarismo e a adoção de dietas inadequadas, com elevado teor de lipídeos, energia e carboidratos simples e baixo teor de fibras, são os principais fatores ambientais responsáveis pelo aumento dessa condição na população.

■ EPIDEMIOLOGIA E REPERCUSSÕES

A obesidade na adolescência continua a ser o principal foco da saúde pública nos Estados Unidos. Os dados atuais de prevalência indicam que 18,4% dos adolescentes norte-americanos apresentam IMC superior ou igual ao percentil 95 nos gráficos de IMC para idade do Centers of Disease Control (CDC), sendo considerados obesos.[2]

No Brasil, dados da Pesquisa de Orçamento Familiar[3] mostraram que 5,9 e 4% dos adolescentes do sexo masculino e feminino, respectivamente, apresentam obesidade, com maior ocorrência entre os residentes do meio urbano e naqueles de família de maior renda.

No adolescente obeso, os principais riscos para a saúde são alterações no perfil lipídico, da pressão arterial e da glicemia; alterações ortopédicas, dermatológicas e respiratórias; transtornos alimentares, falsa imagem corporal; e baixa autoestima.

■ DIAGNÓSTICO

AVALIAÇÃO DO ADOLESCENTE OBESO

Segundo a Sociedade Brasileira de Pediatria (SBP),[1] a anamnese do paciente obeso deve contemplar fatores relacionados com:

- **história de obesidade:** idade de início, tratamentos anteriores e fatores desencadeantes;
- **antecedentes pessoais:** histórico de ganho de peso e uso de medicamentos;
- **antecedentes familiares:** informações sobre obesidade, hipertensão arterial, dislipidemias, diabetes e tabagismo em pais, avós, tios e irmãos;
- **uso de drogas, álcool e tabaco;**
- **antecedentes alimentares:** dados quantitativos e qualitativos da introdução da alimentação complementar e tempo de aleitamento materno;
- **dados alimentares:** informações do dia habitual, recordatório de 24 horas, frequência de consumo de alguns alimentos e verificação das compras semanais ou mensais de alimentos importantes (p. ex.: óleo, açúcar, sal, maionese, achocolatado, embutidos e outros), informações sobre a dinâmica da refeição (com quem é realizada, horário, local, tempo gasto para cada uma, velocidade de mastigação, se assiste à televisão enquanto come, belisca durante o dia, horário que sente mais fome, se costuma repetir o prato de comida);
- **dados comportamentais e estilo de vida:** tempo gasto com televisão e videogame/computador, brincadeiras e atividades que realiza durante o dia, relacionamento social. Especialmente importante seria avaliar a atividade física desenvolvida, bem como sua intensidade, frequência e duração ao longo do tempo. Apesar de a atividade física ser cada vez mais institucionalizada, verifica-se menor intensidade e carga horária semanal, aumentando o sedentarismo.

Além da anamnese, dados laboratoriais específicos e informações relacionadas à respiração oral, ao sono, à fadiga ao esforço, às lesões de pele, dores, ao hábito intestinal, à PA, ao estágio puberal, às alterações menstruais e comportamentais também devem ser verificados.

DIAGNÓSTICO E TRATAMENTO

AVALIAÇÃO ANTROPOMÉTRICA

Para a avaliação antropométrica do paciente com excesso de peso, é preciso ter bom senso, a fim de não constranger o avaliado: durante a anamnese, o avaliador decidirá quais medidas serão realizadas, pois há casos em que a fita métrica não é suficiente, ou o compasso para leitura das medidas das dobras cutâneas também não comporta ou os acidentes anatômicos para localização das dobras não são corretamente identificados. Dados como peso, estatura, dobras cutâneas tricipital e subescapular, circunferências do braço, do quadril, da cintura e abdominal são comumente coletados ao decorrer do tratamento para monitorar a diminuição do porcentual e depósito de gordura. De qualquer forma, essas medidas servem mais para monitoramento da evolução do que no diagnóstico clínico.

O **IMC**, que utiliza as medidas de peso e da altura (peso/altura^2), é um método amplamente utilizado para a estimativa de sobrepeso e obesidade, pois apresenta grande associação com a adiposidade na infância e na adolescência.

> **ATENÇÃO!**
>
> O IMC apresenta variação de acordo com a idade e o sexo, sendo necessária sua avaliação a partir de curvas.[4]

Outras medidas têm sido investigadas com o objetivo de estimar a distribuição de gordura patogênica, como a da **circunferência do pescoço**. Recente estudo realizado com 1.668 adolescentes em escolas públicas de São Paulo mostrou que essa medida pode ser utilizada não apenas como instrumento para rastreamento do excesso de peso, como também para mensurar a adiposidade, considerando-se que representa os depósitos de gordura corporal subcutânea superior, a qual está associada com alterações metabólicas.[5] Após verificar a sensibilidade e a especificidade da circunferência do pescoço dos adolescentes, obtiveram-se os melhores pontos de corte que identificaram sobrepeso para o sexo feminino e o masculino (31,25 e 34,25 cm, respectivamente) e para a obesidade (32,65 e 37,97 cm, respectivamente). A relação **cintura/estatura** também pode ser utilizada como um indicador para a identificação de excesso de adiposidade abdominal em adolescentes. Os pontos de corte propostos são 0,499 para meninas e 0,519 para meninos.

Para a avaliação do crescimento e do estado nutricional de adolescentes, recomenda-se a utilização das curvas propostas pela OMS, lançadas em outubro de 2007. Os dados encontrados devem ser plotados em gráficos com distribuição em percentil ou escores z, segundo sexo e idade. O escore z, critério atualmente mais popularizado, expressará o grau de obesidade de um indivíduo a partir do número de desvios-padrão que este está acima da média.

A OMS sugere a seguinte classificação do IMC (Figura 15.1):[6]
- sobrepeso: valores situados entre +1 e +2 escore z;
- obesidade: valores acima do +2 escore z;
- obesidade grave: valores acima do +3 escore z.

A medida da circunferência abdominal tem por objetivo avaliar indiretamente a gordura visceral. Considera-se circunferência abdominal elevada quando o valor obtido for superior ao percentil 90, segundo sexo e idade (Tabela 15.2, página 69).

DADOS COMPLEMENTARES

O Departamento Científico de Nutrologia da SBP sugere a realização dos exames que completam os diagnósticos mostrados na Tabela 15.3 para todas as crianças e adolescentes com excesso de peso. No protocolo clínico dos autores, associa-se sempre a insulina para o cálculo de Homa e, se houver obesidade abdominal, realiza-se US de abdome superior para avaliação de possível esteatose hepática. Exames de análise da função tiroidiana são pedidos quando há suspeita clínica.

■ CONDIÇÕES CLÍNICAS ASSOCIADAS

RESISTÊNCIA À INSULINA

A resistência à insulina é comum em adolescentes obesos, e é capaz de predizer o aparecimento de diabetes tipo 2 e relaciona-se com outras alterações metabólicas. As medidas menos invasivas e de maior relevância clínica são glicemia e insulinemia de jejum. Sua avaliação é determinada por diferentes métodos, e o índice de HOMA é o método mais aceito na prática clínica. O Consenso Brasileiro de Hipertensão e Doenças Metabólicas em Adolescentes determina que o ponto de corte está definido em 3,46.

Uma pesquisa com a utilização de metformina, em duas doses diárias de 500 mg, em adolescentes obesos de 12 a 19 anos, que apresentavam hiperinsulinismo, demonstrou que o medicamento pode reduzir a glicemia e os níveis de insulina sérica e diminuir o ganho de peso, interrompendo o ciclo de intolerância à glicose e retardando a progressão ao DM2.[1]

A metformina é o único agente insulinossensibilizante que tem sido avaliado no tratamento da DGFNA. Um estudo realizado com pacientes

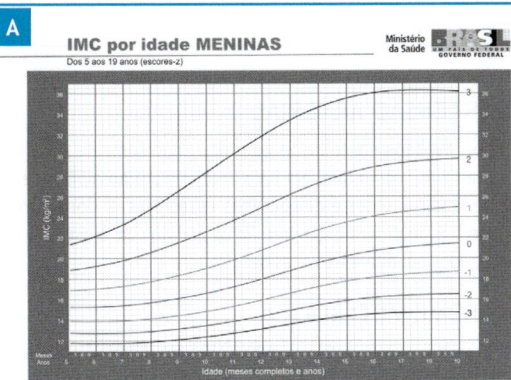
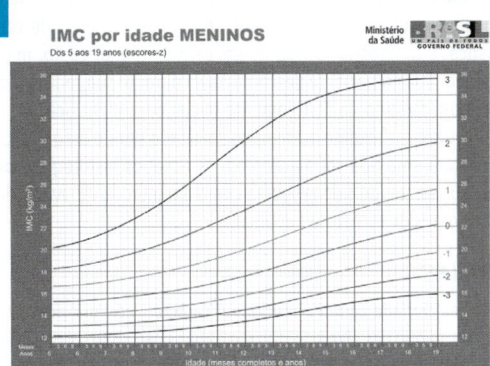

FIGURA 15.1 ■ (A) IMC por idade (meninas). (B) IMC por idade (meninos).
Fonte: World Health Organization.[4]

TABELA 15.3 ■ Exames subsidiários sugeridos na avaliação inicial de crianças e adolescentes obesos

EXAME		VALORES DE REFERÊNCIA	
Glicemia de jejum (jejum de 8 h)		< 100 mg/dL	Adequado
		100-126 mg/dL	Duvidoso (ampliar a investigação com teste de tolerância oral à glicose)
		> 126 mg/dL	Diabetes melito
Perfil lipídico (jejum de 12 h)	Colesterol total	< 150 mg/dL	Interpretação dos valores laboratoriais
	LDL-C	< 100 mg/dL	
	HDL-C	≥ 45 mg/dL	
	TG	< 100 mg/dL	
Alanila aminotransferase (ALT, ou TGP)		< 40 UI/L	Há alguns estudos que propõem valores inferiores, especialmente para crianças. O acompanhamento longitudinal desses valores nesses pacientes é importante

Fonte: Sociedade Brasileira de Pediatria.[1]

pediátricos mostrou que a metformina baixou os níveis séricos de aminotransferase e reduziu o conteúdo de gordura do fígado, mostrado por meio de RM espectroscópica.[1]

ESTEATOSE HEPÁTICA NÃO ALCOÓLICA

Doença recentemente investigada em jovens, a esteatose hepática não alcoólica (EHNA), até meados dos anos 1980, era pouco reconhecida. Atualmente, sabe-se que o quadro histológico é semelhante ao da lesão hepática induzida pelo uso de álcool, mas ocorre em indivíduos que não apresentam uma ingestão de bebidas alcoólicas significativa. A EHNA representa um espectro de condições que varia desde uma esteatose simples a esteato-hepatite, potencialmente fatal. Com o estabelecimento da esteatose hepática, o fígado passa por uma série de alterações, como estresse oxidativo, disfunção mitocondrial e desregulação das adipocinas. Todas essas alterações determinam uma lesão contínua, o que permite o desenvolvimento de uma esteato-hepatite. Sabe-se que há indivíduos que não desenvolvem essa complicação; por isso, acredita-se que há fatores genéticos e ambientais envolvidos.

A US, embora não seja o método de imagem mais confiável, tem muitas vantagens e, quando positiva, fornece um elevado grau de certeza diagnóstica. É também a técnica de imagem de menor custo, mais segura e que não deixa o paciente desconfortável durante sua realização, representando um método de rastreamento inicial para identificação. A US hepática deve ser o 1º exame de imagem solicitado para o diagnóstico da EHNA, pois tem uma boa correlação com os achados histológicos de infiltração gordurosa, tendo sido proposta como um método de avaliação para diferentes graus de esteatose hepática.

DISLIPIDEMIAS

A dislipidemia relacionada com a obesidade é caracterizada por aumento dos níveis de TGs, queda dos níveis de HDL-C e composição anormal de LDL-C (maior proporção de partículas pequenas e densas) (Tabela 15.4).

Para níveis de LDL-C > 130, algumas condutas devem ser adotadas durante o monitoramento do adolescente com excesso de peso:

- reavaliar estilo de vida mensalmente;
- repetir perfil lipídico a cada três meses;
- avaliar causa primária ou secundária;
- rastrear toda a família;
- intervenção nutricional e clínica imediata;
- meta: mínima < 130 mg/dL; ideal < 110 mg/dL.

TABELA 15.4 ■ Valores de referência propostos para os lipídeos séricos na adolescência

LIPÍDEOS	DESEJÁVEIS (mg/dL)	LIMÍTROFES (mg/dL)	AUMENTADOS (mg/dL)
CT	< 150	150-169	≥ 170
LDL-C	< 100	100-129	≥ 130
HDL-C	≥ 45		
TG	< 100	100-129	≥ 130

CT: colesterol total; HDL-C: colesterol de lipoproteína de alta intensidade; LDL-C: colesterol de lipoproteína de baixa intensidade; TG: triglicerídeos.
Fonte: Sociedade Brasileira de Pediatria.[1]

HIPERTENSÃO ARTERIAL

Deve ser avaliada em todas as consultas, não somente para a definição de tratamento, como também para determinar a possibilidade de uso ou não de medicamentos e de condutas específicas. O Consenso Brasileiro de Hipertensão determina a pressão de acordo com a estatura e os níveis encontrados em diferentes ocasiões (Quadro 15.1).

SÍNDROME METABÓLICA

Apesar de não existir ainda consenso sobre os critérios e os pontos de corte de identificação da síndrome metabólica (SM) em crianças e adolescentes, o enfoque deve ser basicamente preventivo e de atenção. O Departamento de Nutrologia da Sociedade Brasileira de Pediatria adota o consenso proposto pela International Diabetes Federation (IDF), que define SM em adolescentes entre 10 e abaixo de 16 anos, com o aumento da circunferência

DIAGNÓSTICO E TRATAMENTO

QUADRO 15.1 ■ Classificação da pressão arterial em crianças e adolescentes

NOMENCLATURA	CRITÉRIO
Normal	PAS e PAD em percentis* < 90
Pré-hipertensão	PAS e/ou PAD em percentis* > 90 e < 95 ou sempre que PA > 120/80 mmHg
HAS estágio 1	PAS e/ou PAD em percentis* entre 95-99 acrescido de 5 mmHg
HAS estágio 2	PAS e/ou PAD em percentis* > 99 acrescido de 5 mmHg

*Para idade, sexo e percentil de altura, em três ocasiões diferentes.
HAS: hipertensão arterial sistêmica; PAD: pressão arterial diastólica; PAS: pressão arterial sistólica.
Fonte: Sociedade Brasileira de Pediatria.[1]

abdominal (> p90, segundo sexo e idade) associado a pelo menos duas das quatro anormalidades relacionadas no Quadro 15.2.[1] No entanto, cada vez mais associa-se a resistência insulínica avaliada pelo Homa e abandona-se a glicemia isolada, pela quase inexistência de DM2 em adolescentes jovens.

QUADRO 15.2 ■ Critérios para a síndrome metabólica na criança e no adolescente

OBESIDADE: CINTURA ABDOMINAL > P90 SOMADA AO MENOS A DOIS DOS SEGUINTES ACHADOS:	
1 | Hipertrigliceridemia	> 150 mg/dL
2 | Baixo HDL-C	< 40 mg/dL
3 | Hipertensão arterial	Sistólica > 130 mmHg e diastólica > 85 mmHg
4 | Intolerância à glicose	Glicemia de jejum > 100 mg/dL ou presença de DM2

Fonte: Sociedade Brasileira de Pediatria.[1]

■ SEDENTARISMO

O processo de crescimento e desenvolvimento e o gênero são fatores determinantes no perfil de comportamento ativo ou sedentário. Estudos epidemiológicos evidenciam que, com o aumento da idade, decrescem os níveis de atividade física em ambos os sexos, e as meninas apresentam menores níveis de atividade física que os meninos em todas as faixas etárias, mesmo entre crianças em idade pré-escolar e escolar. Em Pelotas, no Rio Grande do Sul, foram verificadas prevalências de sedentarismo em adolescentes entre 15 e 18 anos de 54,5 e 22,2% em meninas e meninos, respectivamente. Estudo realizado em oito escolas públicas na cidade de São Paulo verificou 76% a mais de chance de inatividade física em meninas e 29% mais em crianças maiores do que 7,5 anos.[8]

ATENÇÃO!

O profissional de saúde deve estar atento para identificar possíveis fatores de risco predisponentes ao sedentarismo, principalmente os passíveis de modificação, que poderão interferir diretamente no estado de saúde do adolescentes e da família.

Durante o aconselhamento profissional, não basta que haja a recomendação. É comum que o adolescente obeso tenha várias dificuldades para adotar uma atividade física em sua rotina, por diversos fatores:
- agenda cheia de compromissos escolares, falta de tempo;
- estilo de vida da família não prioriza tal atividade;
- sente vergonha de praticar certas modalidades como a natação, que é muitas vezes o primeiro palpite dos pais;
- dependendo do grau do excesso, sente cansaço contínuo em qualquer movimento realizado, o que gera o desânimo inicial e o sentimento de incapacidade;
- modalidades de grupo não são tão atraentes, pois há maior exposição;
- não são consideradas suas preferências de modalidades. Esteira, bicicleta ergométrica e academia no modo tradicional não são tão atraentes para essa faixa etária. Deve-se considerar a opinião do adolescente para buscar a melhor alternativa de atividade física.

■ TRATAMENTO

As normas gerais do tratamento do obeso devem basear-se nas seguintes condições:
- dieta balanceada de fácil utilização, de custo adequado à família e passível de ser mantida por longo período, garantindo crescimento adequado e manutenção do peso;
- exercícios físicos controlados, com atividades mistas;
- apoio emocional, individual e familiar.

O envolvimento de toda a família é fundamental para garantir o sucesso do tratamento, bem como a confiança no profissional envolvido e a adesão do paciente à terapia. Além disso, visto ser a obesidade uma doença multifatorial, a participação de uma equipe multiprofissional, principalmente em situações de obesidade grave, é indicada.

As metas do tratamento dependerão da idade do paciente, do estágio de maturidade biológica, da gravidade do excesso de peso e da presença de morbidades associadas. Na Figura 15.6, é possível observar as metas do tratamento para adolescentes com excesso de peso.

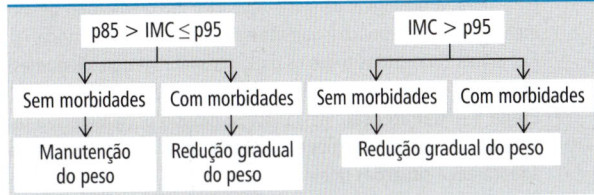

FIGURA 15.6 ■ Metas do tratamento de adolescentes com excesso de peso.

Nos casos em que a perda de peso é indicada (adolescentes pós-estirão pubertário, com sobrepeso e presença de morbidades associadas e obesos com ou sem presença de morbidades), a redução energética deve prevê-la em torno de 0,5 kg/semana. Contudo, com o aumento da intensidade e da gravidade da obesidade em jovens, torna-se claro que medidas mais extremas devem ser cogitadas, a fim de evitar a ocorrência precoce de comorbidades cada vez mais frequentes.

O Manual de Orientação para Obesidade na Infância e Adolescência da Sociedade Brasileira de Pediatria propõe a divisão da conduta nutricional em cinco etapas:[1]
- **Etapa 1 – Esclarecimentos:** a partir da obtenção dos dados alimentares da criança ou do adolescente, estabelecem-se as prioridades e as estratégias de atuação. Essa etapa está destinada a "desmitificar" conceitos errôneos relacionados às "dietas para emagrecer", como

o de comer apenas verduras e frutas. É preciso explicar que não há alimentos proibidos e permitidos e que todos podem ser consumidos com moderação. É muito importante que o paciente e sua família recebam todos os esclarecimentos possíveis, favorecendo, assim, a adesão ao tratamento. Os pais ou responsáveis precisam assimilar os novos conceitos para que não se criem resistências.

- **Etapa 2 – Avaliação do comportamento:** antes de iniciar qualquer mudança, é importante identificar alguns comportamentos comuns entre esses pacientes, como mastigação rápida, comer assistindo à TV ou escondido, ausência de horário de rotina para alimentar-se e não realização de algumas refeições. Devem ser estabelecidas prioridades, iniciando-se, de preferência, com aquelas que o paciente e sua família consideram mais simples de mudar. Resultados esperados nessa etapa são realização de seis refeições diárias (café da manhã, lanche da manhã, almoço, lanche da tarde, jantar e ceia), com intervalo em torno de três horas, com duração maior do que antes e em local adequado e tranquilo (paciente sentado à mesa e na companhia dos familiares).
- **Etapa 3 – Quantidade:** fase de redução gradativa da quantidade de alimentos consumidos em excesso, com diminuição das porções e do número de repetições. É importante que isso não seja feito de maneira drástica, respeitando os limites de cada paciente. Nesse sentido, recomenda-se a adoção de medidas práticas e objetivas, como:
  a | refrigerante ou suco: somente um copo por refeição;
  b | frituras: somente uma vez por semana;
  c | doces: uma porção por dia;
  d | no almoço ou jantar, consumir somente um prato de comida;
  e | somente uma porção de carne por refeição (almoço e jantar);
  f | utilizar uma ponta de faca de margarina em cada lado do pão.

A utilização de estratégias educativas, como tabelas com o conteúdo de gorduras, colesterol e sódio, pode ajudar o paciente e seus familiares na escolha dos alimentos que serão consumidos.

- **Etapa 4 – Qualidade:** última etapa do tratamento dietético, quando já se atingiu o controle do ganho de peso e se obteve a adequação entre quantidade e comportamentos alimentares. O objetivo é melhorar a qualidade da dieta, incentivando o consumo de alimentos de ingesta pouco frequente e de importância nutricional (p. ex.: comer duas frutas todos os dias; consumir verduras/legumes, na quantidade de uma travessa, todos os dias no almoço e jantar).
- **Etapa 5 – Manutenção:** nessa fase, o próprio paciente e sua família utilizam as informações e os aprendizados adquiridos para se adaptarem a situações diferentes, como festas e viagens, controlando os excessos.

No entanto, quando o paciente já apresenta repercussões geradas pela obesidade, como dislipidemias e hipertensão arterial, indica-se que as etapas sejam mescladas (controle precoce do consumo de alimentos ricos em gordura saturada e trans, por exemplo, nos casos em que o paciente apresente LDL-C elevado).

Complementando tais orientações, as Diretrizes Brasileiras de Obesidade descrevem que o tratamento nutricional deve estar focado na adequação da ingestão calórica e no suprimento das necessidades nutricionais para a criança. A proporção calórica dos macronutrientes deve seguir a recomendação das diretrizes nacionais e internacionais de alimentação saudável. Do total de calorias da dieta, 15% devem provir de proteínas, 50 a 55% dos carboidratos e 30% das gorduras:

- < 30% do total das calorias de lipídeos;
- < 200 mg/dia de colesterol;
- < 7% do valor energético total (VET) de gorduras saturadas;
- < 1% do VET de gorduras trans;
- aumentar o consumo de fibras solúveis.

É amplamente conhecido que a ingestão excessiva de sódio está correlacionada ao aumento das cifras pressóricas, bem como que esse excesso é bastante característico do hábito alimentar de adolescentes, representado pelo alto consumo de produtos industrializados, fast-foods, refrigerantes e doces. Na prevenção primária da hipertensão arterial sistêmica (HAS), principalmente nos indivíduos com PA limítrofe, as mudanças no estilo de vida também são essenciais. De acordo com as recomendações da Sociedade Brasileira de Hipertensão, as principais recomendações não medicamentosas para prevenção primária da HAS são: alimentação saudável; consumo controlado de sódio; combate ao sedentarismo; e ingestão de potássio, magnésio e cálcio, nutrientes importantes para auxiliar na redução da PA e que podem ser encontrados a parti de uma dieta equilibrada e saudável, como a DASH (do inglês *dietary approaches to stop hypertension*), preconizada tanto para a prevenção quanto para o tratamento da HAS.

> **ATENÇÃO!**
>
> Deve-se enfatizar não apenas a redução da ingestão de alimentos salgados, como também produtos industrializados de forma geral, pois muitos deles podem conter grande quantidade de sódio.

A utilização de outras estratégias no tratamento da obesidade em adolescentes, como maior restrição calórica, tratamento medicamentoso ou cirurgia bariátrica, não está suficientemente descrita na literatura científica para que se possa recomendá-las. Tais alternativas somente podem ser consideradas quando o adolescente não estiver respondendo ao tratamento convencional e apresentar graves comorbidades associadas ao excesso de peso. A cirurgia bariátrica somente é considerada uma possibilidade de tratamento em adolescentes que tenham terminado a fase de crescimento.

Já existem estudos sobre os efeitos de nutrientes como fitoesteróis e fibras solúveis na redução do RCV. A principal ação dos **fitoesteróis**, componentes naturais encontrados em óleos vegetais como soja e girassol, é a de reduzir o LDL-C por inibição na absorção intestinal de colesterol. As fibras solúveis, encontradas principalmente nas farinhas de aveia e de centeio integral, farelo de trigo, feijões, maçã, laranja e goiaba, retardam o esvaziamento gástrico e o trânsito no intestino delgado, aumentam a tolerância à glicose e reduzem níveis elevados de colesterol e LDL-C.

No entanto, a realização de projetos mundiais de prevenção e tratamento da obesidade em crianças e adolescentes tem mostrado eficiência baixa e um custo/benefício inadequado, com a persistência das taxas de excesso de peso, início cada vez mais precoce da obesidade e resultados pouco adequados ao investimento. Assim, medidas preventivas devem ser politicamente determinadas, e o diagnóstico e as medidas de intervenção também devem ser realizados de forma cada vez mais precoce.

> **REVISÃO**
>
> - A obesidade é uma doença crônica, complexa e de etiologia multifatorial, resultante de fatores genéticos, ambientais e comportamentais, cuja incidência está em torno de 5% entre os adolescentes no Brasil.
> - Os adolescentes obesos devem ser avaliados quanto à história de obesidade, antecedentes pessoais, antecedentes familiares, uso de drogas, álcool e tabaco, dados alimentares, dados comportamentais e antropometria.
> - A obesidade também pode estar associada a condições clínicas, como resistência insulínica, EHNA, dislipidemias, hipertensão arterial e SM.
> - As medidas gerais de tratamento para obesidade são dieta balanceada, exercícios físicos e apoio emocional.

REFERÊNCIAS

1. Sociedade Brasileira de Pediatria. Manual de orientação Obesidade na infância e adolescência: manual de orientação. 2. ed. rev. ampl. São Paulo: SBP; 2012.
2. Ogden CL, Carroll MD, Kit BK, Flegal KM. Prevalence of obesity and trends in body mass index among US Children and Adolescents, 1999-2010. JAMA. 2012;307(5):483-90.
3. Brasil. Ministério do Planejamento, Orçamento e Gestão. Instituto Brasileiro de Geografia e Estatística. Pesquisa de Orçamentos Familiares 2008-2009: antropometria e estado nutricional de crianças, adolescentes e adultos no Brasil. Brasília: IBGE; 2010.
4. Bergmann GG, Gaya A, Halpern R, Bergmann ML, Rech RR, Constanzi CB, et al. Índice de massa corporal para triagem de fatores de risco para doenças cardiovasculares na infância. Arq Bras Endocrinol Metab. 2011;55(2):114-20.
5. Ferretti RL, Cintra Ide P, Passos MA, de Moraes Ferrari GL, Fisberg M. Elevated neck circumference and associated factors in adolescents. BMC Public Health. 2015;15:208.
6. World Health Organization. Growth reference data for 5-19 years [Internet]. Geneva: WHO; 2007 [capturado em 10 nov. 2013]. Disponível em: http://www.who.int/growthref/en/.
7. Freedman DS, Serdula MK, Srinivasan SR, Berenson GS. Relation of circumferences and skinfold thicknesses to lipid and insulin concentrations in children and adolescents: the Bogalusa. Am J Clin Nutr. 1999;69(2):308-17.
8. Bracco MM, Colugnati FAB, Pratt M, Taddei JAAC. Modelo hierárquico multivariado da inatividade física em crianças de escolas públicas. J Pediatr (Rio J). 2006;82(4):302-7.

15.3 NO ADULTO E NO IDOSO

■ FERNANDO FLEXA RIBEIRO FILHO
■ MARIA TERESA ZANELLA

A obesidade é definida pela OMS[1] como o excesso de gordura corporal, acumulada no tecido adiposo, com implicações para a saúde. Já é considerada uma epidemia mundial com prevalência crescente nas últimas décadas, alcançando níveis alarmantes. Atualmente, 12% da população mundial é obesa e, segundo estimativas da OMS, em 2025, esta prevalência alcançará 50%, caso medidas de combate ao problema não sejam adotadas.[1]

No Brasil, dados obtidos na Pesquisa Nacional de Saúde elaborada pelo Ministério da Saúde /IBGE 2015[2] mostraram prevalências de excesso de peso de 55,6% e 58,2% e de obesidade de 16,8% e 24,4% em homens e mulheres adultos, respectivamente. Ao se analisarem os dados das últimas décadas, observa-se que a prevalência da obesidade praticamente triplicou no país desde a década de 1970; entre crianças e adolescentes, o aumento foi de cerca de oito vezes, projetando um crescimento da doença entre os adultos nas próximas décadas.

A obesidade apresenta uma relação direta com doenças de elevada morbimortalidade, como DM2, hipertensão arterial, doenças cardiovasculares, neoplasias, apneia do sono, osteoartrose e depressão, reduzindo a qualidade e a expectativa de vida dos pacientes obesos.

■ ETIOLOGIA E FISIOPATOLOGIA

A etiologia da obesidade, bem como de outras doenças crônicas, é multifatorial e complexa, envolvendo fatores genéticos e ambientais, destacando-se o estilo de vida moderno, caracterizado por sedentarismo, alto consumo energético, principalmente de alimentos processados, e estresse psicossocial. A prevalência da obesidade é maior no sexo feminino e em indivíduos com menores níveis socioeconômicos.

A fisiopatologia da obesidade envolve diversos mecanismos que participam do controle do apetite e do gasto metabólico, envolvendo o tecido adiposo, o TGI e o SNC. Nos últimos anos, o tecido adiposo deixou de ser visto como apenas um reservatório de energia, para ser considerado um órgão endócrino complexo pela secreção de diversas substâncias com ação em todo o corpo, entre elas, a leptina. A **leptina** é um peptídeo de 146 aminoácidos, produto do gene *ob*, secretada, principalmente, pelo tecido adiposo e que serve como sinalizador ao SNC da massa desse tecido, participando da regulação da homeostase energética.

Além de digerir e assimilar nutrientes, o TGI exerce o importante papel de sensor e sinalizador na fisiologia da homeostase energética. O intestino, as ilhotas pancreáticas de Langerhans e alguns elementos do sistema porta no fígado se comunicam com controladores do balanço energético no cérebro por meio de conexões endócrinas e neuronais. Em resposta à ingestão de energia e a alterações volumétricas, os peptídeos gastrintestinais, como colecistoquinina (CKK), peptídeo YY_{3-36} (PYY) e *glucagon-like peptide-1* (GLP-1), são liberados no intestino durante a alimentação e, além do nervo vago, transmitem informações ao cérebro. Esses sinais de saciedade e aqueles provenientes de circuitos hipotalâmicos são integrados centralmente para determinar a quantidade de alimento a ser consumida em uma refeição. A amilina, um peptídeo secretado pelo pâncreas com a insulina em resposta à ingestão de alimentos, também promove saciedade. A capacidade do cérebro em responder aos sinais aferentes que promovem saciedade, provenientes do TGI, é aumentada pela ação da leptina e da insulina que contribuem para determinar a quantidade de alimentos a ser ingerida em uma refeição. Ao contrário, a secreção gástrica de grelina, peptídeo orexigênico, ocorre imediatamente antes de cada refeição, estimulando o apetite e promovendo o início da refeição.

No SNC, o hipotálamo é a principal região responsável pelo balanço energético. Receptores de insulina e leptina se localizam no núcleo arqueado (ARC), nos neurônios que produzem neuropeptídeo Y (NPY) e pro-opiomelanocortina (POMC), e se projetam do ARC a outras regiões hipotalâmicas, como o núcleo paraventricular (PVN) e a área hipotalâmica lateral (LHA). A leptina e a insulina estimulam os neurônios da POMC que promovem a liberação do neuropeptídeo anorexígeno liberador da corticotrofina (CRH) e do transcritor regulado pela cocaína e anfetamina (CART) no PVN. Paralelamente, inibem a liberação dos neuropeptídeos orexigênicos, a orexina e o hormônio concentrador da melanocortina (MCH) na LHA, por meio da liberação do hormônio estimulador do melanócito (aMSH) e do CART, resultando na supressão da ingestão de alimentos. Os neurônios produtores do NPY liberam a proteína relacionada ao agouti (AgRP) e o GABA. Os neurônios NPY/AgRP inibem a liberação dos neuropeptídeos anorexigênicos CRH e CART no PVN, promovem a liberação dos neuropeptídeos orexigênicos, orexina e MCH na LHA, e inibem a atividade neuronal da POMC por meio da liberação do AgRP e do GABA, estimulando a ingestão de alimentos. Em resumo, a ativação dos receptores de leptina no ARC estimula a POMC e inibe o NPY. Quando os níveis de leptina aumentam, por exemplo, após uma refeição, a ativação dos neurônios da POMC inibe os neurônios NPY e suprime a ingestão de alimentos. À medida que a energia e os níveis de leptina sofrem redução, os neurônios NPY deixam de ser suprimidos, passam a inibir os neurônios POMC e estimulam novamente a ingestão de alimentos.

Os sistemas endocanabinoide e da serotonina (5-HT), entre outros sistemas neurotransmissores, modulam a liberação hipotalâmica de MCH e NPY, controlando a alimentação. A administração de antagonistas do receptor canabinoide 1 (CB1) leva à hipofagia, ação que ocorre por meio da modulação das vias hipotalâmicas que estimulam a ingestão de alimentos. Os níveis séricos do neurotransmissor endocanabinoide se elevam em resposta ao estresse e têm-se mostrado elevados na obesidade, sugerindo que a ativação dos receptores CB1 possa estar envolvida no ganho de peso. Esses conhecimentos levaram ao desenvolvimento do rimonabanto, um antagonista do receptor CB1, para o tratamento da obesidade. Esse agente se mostrou bastante eficaz para promover a perda de peso e melhora do perfil metabólico em pacientes com SM. Entretanto, um aumento na incidência de transtornos do humor, particularmente depressão, ansiedade e agressividade, levaram à retirada do medicamento do mercado e desestimularam o desenvolvimento de outros antagonistas do receptor CB1 para tratamento da obesidade.

O aumento da liberação de serotonina causa hipofagia, ao passo que a sua redução, hiperfagia. Esses efeitos são mediados por meio dos receptores 5-HT2C e 5-HT1B localizados nos neurônios hipotalâmicos da POMC e do NPY, respectivamente. Agindo pelos receptores 5-HT1B, a serotonina inibe os neurônios NPY/Agrp, o que reduz a ingestão calórica; paralelamente, também ativa diretamente os neurônios POMC, por sua ação sobre os receptores 5-HT2C.

■ DIAGNÓSTICO

Em adultos, o limite percentual de **gordura corporal** é em torno de 20% para homens e 30% para mulheres – níveis de massa gorda superiores a esses já caracterizam o excesso de peso. Entretanto, vale ressaltar que o percentual de gordura corporal considerado normal varia conforme a etnia e aumenta com a idade. A DEXA (do inglês *dual energy x-ray absorptiometry*) é atualmente considerada o método padrão-ouro para a quantificação do tecido adiposo corporal. todavia, Entretanto, devido à necessidade de equipamento especializado, sua utilização é limitada na prática clínica.

A antropometria é, sem dúvida, a forma mais utilizada para o diagnóstico e a classificação do excesso de peso e obesidade, sendo que o IMC, obtido por meio da divisão do peso corporal (em quilos) pela altura (em metros) elevada ao quadrado, é o principal parâmetro aplicado na prática clínica. O risco da ocorrência de comorbidades relacionadas à obesidade aumenta proporcionalmente com o IMC, conforme apresentado na Tabela 15.5.

TABELA 15.5 ■ Diagnóstico de sobrepeso e obesidade com base no IMC (kg/m²)

DIAGNÓSTICO	IMC
Baixo peso	< 18,5
Normal	18,5-24,9
Sobrepeso	25-29,9
Obesidade classe I	30-34,9
Obesidade classe II	35-39,9
Obesidade classe III	≥ 40

A determinação da **adiposidade visceral** é essencial na avaliação da obesidade, visto que está diretamente relacionada às comorbidades decorrentes do excesso de tecido adiposo. A tomografia computadorizada (TC) considerada o método padrão-ouro para a avaliação, no entanto seu alto custo limita seu uso. Na prática clínica, a **circunferência da cintura** é o parâmetro antropométrico mais utilizado na aferição da obesidade abdominal. Os pontos de corte para a circunferência da cintura como marcador de risco à saúde é de 102 cm para os homens e 88 cm para as mulheres. Outra forma de analisar a centralização da gordura corporal é a determinação da razão cintura-quadril (RCQ), sendo que os valores de corte são de 0,90 e 0,85 para homens e mulheres, respectivamente.

> **ATENÇÃO!**
>
> O papel da gordura abdominal é tão importante na fisiopatologia das alterações metabólicas e hemodinâmicas associadas à obesidade, que a medida da cintura é considerada o principal marcador do excesso de peso em todas as definições de SM.

Outro método utilizado na avaliação da adiposidade corporal é a bioimpedanciometria, que se baseia na condução de corrente elétrica pela água corporal e através de equações permite estimar o percentual de massa magra e gordura corporal.

■ TRATAMENTO

O tratamento da obesidade deve ser multidisciplinar, visto que se trata de uma doença crônica. Seus principais objetivos vão além da simples perda de peso e devem incluir a prevenção ou o controle das anormalidades associadas ao excesso de peso, mudanças no estilo e na qualidade de vida. O paciente deve ser esclarecido de que a obesidade não tem cura; portanto, o tratamento deve ser contínuo e as metas de peso precisam ser realísticas, pois na grande maioria das vezes o peso ideal não é alcançado. De fato, as expectativas dos pacientes, em geral focadas principalmente em parâmetros estéticos, são irreais e favorecem a decepção e o consequente abandono do tratamento. A redução de 5 a 10% do peso inicial com o tratamento clínico, em um período de 3 a 6 meses, é considerada uma boa resposta, ao passo que a perda de 15% do peso inicial é uma excelente resposta, mas frequentemente esta perda não é mantida nos meses subsequentes.

O tratamento da obesidade pode ser não farmacológico, farmacológico e cirúrgico, sendo ideal a combinação de modalidades. O tratamento não farmacológico da obesidade é fundamentado no tripé composto por dieta, atividade física e mudanças comportamentais.

Inúmeras dietas têm sido preconizadas para o tratamento da obesidade, como as que restringem totalmente carboidratos ou gorduras, entretanto o fundamento essencial da dieta para perda de peso é que seja hipocalórica. A orientação nutricional deve ser individualizada, variando conforme idade, sexo e atividade física, e com foco nos princípios saudáveis da alimentação, respeitando fatores econômicos, culturais e, eventualmente, hábitos de vida do paciente. Pessoas com sobrepeso com dois ou mais fatores de risco cardiovasculares e aquelas com obesidade classe I devem reduzir a ingestão calórica em 500 kcal/dia, resultando em uma perda aproximada de 0,5 kg por semana e cerca de 10% do peso inicial após seis meses. Pessoas com obesidade classe II ou III devem direcionar o tratamento para déficits calóricos mais agressivos (500 a 1.000 kcal/dia) para conseguir perder cerca de 500 g a 1 kg por semana e atingir cerca de 10% de perda de peso em um período de seis meses.

A atividade física isoladamente não é um método eficaz para perda de peso, resultando em perda de apenas 0,1 kg por semana. Contudo, facilita a manutenção do peso em longo prazo e melhora a saúde geral do organismo. O gasto energético alcançado pela atividade física dependerá da frequência, da duração e da intensidade do exercício. Como exemplo, é recomendável realização de caminhada, 150 a 250 minutos por semana (≥ 30 minutos, 5 a 7 vezes por semana) que proporciona um gasto energético em torno de 1.220 calorias por semana, ou seja, cerca de 150 calorias ao dia. Entretanto, os pacientes devem ser avaliados e orientados previamente por profissionais capacitados e aumentar o nível de atividade física progressivamente, prevenindo complicações, especialmente osteomusculares. Os exercícios aeróbios de intensidade moderada são adequados para perda de peso e, ainda, apresentam benefícios adicionais, como a melhora do condicionamento cardiopulmonar, que independem da perda ponderal. Maior condicionamento físico está associado a um risco menor de desenvolvimento de diabetes e de morte por doença cardiovascular, ao passo que os exercícios de resistência, alternados com os aeróbios, ajudam a diminuir a redução de massa muscular durante a perda de peso.

A terapia comportamental deve fazer parte de todo programa de perda de peso para que o paciente identifique e vença suas barreiras psicológicas. Os clínicos podem incorporar os princípios dessa terapia em sua prática clínica da seguinte forma: (1) ajudando os pacientes a desenvolver metas realistas; (2) estabelecendo um plano adequado de tratamento para atingir metas pequenas e complementares em termos de dieta e atividade física; (3) incentivando o automonitoramento (fazendo registros diários dos alimentos ingeridos e das atividades físicas praticadas); (4) ajudando os pacientes a solucionar problemas que dificultam sua perda de peso; e (5) programando visitas regulares de acompanhamento com a equipe de tratamento para registrar o peso da pessoa, analisar os registros de alimentação e oferecer mais apoio e incentivo. Nem sempre é fácil para os médicos oferecer uma boa terapia comportamental a pacientes obesos, especialmente devido às limitações de tempo e capacitação. Portanto, deve-se contar com a ajuda de profissionais locais capacitados, como psicólogos, conselheiros e nutricionistas, além de programas de autoajuda, comerciais ou desenvolvidos em hospitais. A terapia comportamental em grupo, quando disponível, deve ser considerada para pacientes que não foram capazes de perder peso por meio de técnicas de tratamento menos agressivas.

No Brasil, desde outubro de 2011, quando a Agência Nacional de Vigilância Sanitária (Anvisa) proibiu a comercialização de medicamentos catecolaminérgicos (anfepramona, mazindol e femproporex), ficaram disponíveis apenas duas substâncias para o tratamento da obesidade: sibutramina e orlistate. Recentemente, entretanto, a liraglutida foi aprovada para o tratamento da obesidade

A **sibutramina** atua inibindo a recaptação de serotonina e norepinefrina, proporcionando aumento da saciedade e inibindo a ingestão alimentar, além de estimular a termogênese em animais de experimentação (efeito não comprovado em humanos). Em vários estudos multicêntricos com duração de um ano ou mais, o uso da sibutramina, quando comparado ao de placebo, associou-se à maior perda de peso Nas doses de 10 a 15 mg, a sibutramina é geralmente bem tolerada e seu uso não impõe riscos clínicos relevantes, podendo assim ser utilizada no longo prazo. Entretanto, por ser um inibidor da recaptação de norepinefrina e aumentar a atividade simpática, a sibutramina pode provocar elevação, em geral discreta, da pressão arterial (PA) e da frequência cardíaca (FC). A perda de peso inicial com a sibutramina prediz a resposta em longo prazo. Pacientes que perdem mais de dois quilos nas primeiras quatro semanas são mais propensos a perder mais que 10% do peso inicial em 12 meses. Os efeitos colaterais mais comuns incluem secura na boca, dor de cabeça, constipação intestinal, palpitações e náuseas, sendo esses, entretanto, de pouca importância clínica e, em geral, transitórios.

Não podemos esquecer que a sibutramina é metabolizada no fígado pelo sistema enzimático do citocromo p-450 (isoenzima CYP3A4) e pode interferir no metabolismo da eritromicina e do cetoconazol. No segundo semestre de 2010, com base nos resultados do estudo SCOUT[3], ela foi retirada do mercado norte-americano e europeu. Esse estudo demonstrou em pacientes acima de 55 anos com alto risco cardiovascular em uso da sibutramina, no período de cinco anos, um aumento de eventos cardiovas-

DIAGNÓSTICO E TRATAMENTO

culares ou morte em relação àqueles em uso do placebo (11,4 versus 10%), provavelmente pelo fato de o medicamento induzir aumentos na atividade simpática. A Anvisa optou inicialmente por não suspender o fármaco, emitindo um parecer que reforça as contraindicações da sibutramina e exigindo as assinaturas de um termo de responsabilidade pelo médico, bem como de um termo de consentimento, por parte do paciente.

ATENÇÃO!

A sibutramina está contraindicada para pacientes diabéticos com mais um fator de risco cardiovascular, pacientes com história prévia de doença coronariana ou AVC, hipertensos com controle pressórico inadequado e indivíduos com idade maior do que 65 anos.

O orlistate tem mecanismo de ação único, não sendo absorvido pelo organismo; inibe a ação da lipase, enzima responsável pela digestão da gordura ingerida, impedindo a sua absorção no intestino delgado. Durante seu uso, cerca de 30% da gordura ingerida é eliminada nas fezes. Em vários estudos multicêntricos com duração de dois anos ou mais, o uso do orlistate, comparado ao de placebo, foi associado a maior perda de peso. Em pacientes diabéticos, o uso do medicamento resultou não só em maior perda de peso, como também em melhora do controle glicêmico e do perfil lipídico, com redução dos níveis de LDL-colesterol e TGs. Em pacientes portadores de intolerância à glicose, o uso do orlistate mostrou-se mais eficiente do que o placebo na prevenção do diabetes tipo 2. Os efeitos colaterais observados incluem aumento do número de evacuações com episódio de urgências, eliminação de gotículas de gordura nas fezes, esteatorreia e *flatus* com eliminação de material gorduroso. A gravidade dos sintomas é proporcional à quantidade de gordura ingerida; assim, recomenda-se que a dieta durante o uso do orlistate não contenha mais que 30% de gordura em sua composição. Existem também relatos de que o aumento de fibras na dieta reduz seus efeitos indesejáveis. Em virtude de tais efeitos colaterais, o orlistate está contraindicado para pacientes com doenças inflamatórias intestinais e hemorroidas.

Por falta de dados quanto à segurança e por diminuir a absorção de vitaminas lipossolúveis, o uso do orlistate também não é recomendado para crianças, para gestantes e durante a fase de lactação. A posologia é de 120 mg, três vezes ao dia, antes ou durante a refeição, sendo que sua ação pode ser observada se a cápsula for ingerida até uma hora após a ingestão de um alimento. O tratamento com orlistate se mostra útil particularmente na manutenção do peso perdido, o que dificilmente se consegue apenas com a orientação dietética.

A liraglutida é um análogo do GLP1 de longa duração desenvolvido para o tratamento do diabetes tipo2. Na dose de 1,8mg uma vez ao dia por via subcutânea, a liraglutida, além de promover maior liberação de insulina em resposta à elevação dos níveis de glicose no sangue em pacientes diabéticos e induzir melhor controle glicêmico, por meio de um mecanismo de ação no sistema nervoso, induz saciedade, menor esvaziamento gástrico e perda de peso. Recentemente, a dose de 3 mg/dia, já disponível na Europa e Estados Unidos, foi aprovada para uso no Brasil para tratamento da obesidade em pacientes com IMC $\geq$ 30kg/m^2 ou com IMC $\geq$ 25 kg/m^2 na presença de comorbidades, segundo as diretrizes da Associação Brasileira para o Estudo da Obesidade (ABESO).[4] Em um estudo de 20 semanas de duração, a administração diária de 3 mg de liraglutida, quando comparada a do placebo, promoveu maior perda de peso na dependência da dose utilizada. Em comparação ao uso do orlistate (120 mg três vezes ao dia), a liraglutida nas doses de 2,4 e 3 mg promoveu maior redução de peso (4,1; 6,3, 7,2kg respectivamente). Em estudo de 56 semanas de duração, que incluiu um número maior de pacientes (3731), dentro do programa SCALE,[5] a administração da liraglutida na dose diária de 3 mg promoveu, não só maior redução de peso que o placebo (–8,2 vs. –2,6 kg), mas também reduções significativas nos fatores de risco cardiovascular, melhora da apneia do sono, menor evolução para diabetes tipo 2 em pacientes com intolerância à glicose. Os efeitos colaterais gastrintestinais que incluíram náuseas, vômitos e diarreia ocorreram de forma transitória em 40% dos pacientes, mas levaram à descontinuação da medicação em apenas 6,4%.

Na prática clínica, diante das opções restritas específicas para o tratamento da obesidade, tem sido comum o uso de medicamentos disponíveis no mercado brasileiro destinados ao tratamento de outras doenças e que apresentam como "efeito colateral" a perda de peso. Assim sendo, o uso destes medicamentos no tratamento da obesidade tem sido feito sem indicações na bula e classificado como *off-label*. Entre esses medicamentos, destacam-se antidepressivos (fluoxetina e bupropiona), anticonvulsivantes (topiramato) e antidiabéticos (metformina).

A prevalência de transtornos psiquiátricos, especialmente depressão, ansiedade e transtornos de compulsão alimentar, é elevada em pacientes obesos, sendo maior quanto maior o IMC. A fluoxetina é um ISRS e apresenta efeito anorexígeno, principalmente durante os primeiros seis meses de uso, sendo que pacientes que apresentam transtornos psiquiátricos associados apresentam melhor resposta; entretanto, após esse período, observa-se recuperação gradual do peso. A dose recomendada, visando à perda de peso, é superior às doses antidepressivas, em torno de 60 mg ao dia. A bupropiona, medicamento utilizado como auxiliar na suspensão do tabagismo e antidepressivo, modula a ação da norepinefrina e, em estudos controlados, na dose de 300 a 400 mg ao dia, mostrou perda de peso superior ao placebo, com manutenção ao longo de seis meses. O topiramato, medicamento aprovado para o tratamento da epilepsia e da enxaqueca, associou-se no uso clínico à perda de peso. Em uma metanálise de seis estudos, o uso do topiramato levou a uma perda em torno de 6% do peso inicial; todavia, os efeitos colaterais, como parestesias, sonolência e dificuldade de concentração, limitam o seu uso. O topiramato é contraindicado em pacientes com litíase renal.

Em relação aos antidiabéticos, a metformina, principal sensibilizador da insulina e medicamento de primeira escolha para tratamento de pacientes diabéticos obesos, possivelmente pela redução dos níveis circulantes de insulina, promove perda de peso, apesar de discreta, superior ao placebo.

Em 2012, a FDA, agência norte-americana responsável pela liberação de medicamentos, aprovou dois novos fármacos para o tratamento da obesidade. A lorcaserina, agonista seletivo do receptor serotoninérgico 2C, promove aumento da saciedade. Cerca de 45% dos pacientes em uso da lorcaserina na dose de 10 mg, duas vezes ao dia, *versus* 16% do grupo placebo alcançaram perda de peso maior do que 5% do peso inicial, após 12 meses. Os principais efeitos colaterais observados são cefaleia, tonturas e náusea.

Ainda em 2012, a FDA aprovou a combinação do topiramato com a fentermina e a combinação da bupropiona com a naltrexona em apresentações únicas. Tais combinações fixas não se acham disponíveis no Brasil (Tabela 15.6).

A fentermina é um agente catecolaminérgico utilizado há muitos anos nos Estados Unidos para tratamento da obesidade por curtos períodos. Nas doses de 7,5 e 15 mg, foi combinada ao topiramato nas doses de 46 e 92 mg. Após dois anos de tratamento, a combinação com as doses maiores resultou em uma redução de peso corporal de 14,7% em relação ao peso inicial, ao passo que a combinação de doses menores provocou uma redução de 7%. Os efeitos colaterais dessa combinação incluem boca seca, alteração do paladar, insônia, formigamentos, dificuldade de concentração e constipação intestinal. O uso da fentermina é desaconselhável em pacientes com doença cardiovascular.

TABELA 15.6 ■ Medicamentos disponíveis no Brasil para o tratamento da obesidade

SUBSTÂNCIA	DURAÇÃO DOS ESTUDOS	PERDA DE PESO (kg)
Sibutramina	≥ 12 meses	6,4
Orlistate	≥ 12 meses	5,3
Liraglutida	56 semanas	8,2
Fluoxetina*	24 semanas	4,8
Bupropiona*	24 semanas	8,0
Topiramato*	24 semanas	3,7
Metformina*	48 semanas	2,8

*Sem indicação em bula no Brasil.

A naltrexona é um agente antagonista do receptor opioide geralmente utilizado para tratamento da dependência química. Nas doses de 16 e 32 mg, foi associada a 360 mg de bupropiona de liberação prolongada. Esses agentes em combinação apresentam sinergismo na sua ação de estimular o sistema da POMC, o que resulta em redução da ingestão alimentar. Com a combinação contendo a maior dose de naltrexona (32 mg), obteve-se, após dois anos de tratamento, uma redução média do peso corporal inicial de 6,1%, ao passo que a combinação com a menor dose resultou em uma redução média de 5,0%. Os principais efeitos colaterais dessa combinação incluem náuseas, vômitos, boca seca, constipação intestinal, tonturas e cefaleias.

CIRURGIA BARIÁTRICA

Muitos procedimentos cirúrgicos diversos têm sido tentados nos últimos 50 anos, mas há três grandes categorias de uso corrente: operações restritivas (gastroplastia vertical e banda gástrica ajustável); operações de má-absorção (desvio biliopancreático); e derivações gástricas. Cada uma pode ser realizada por laparoscopia ou de forma aberta. Os tipos-padrão de *bypass* gástrico não carregam o risco de desnutrição proteica clinicamente significativo associado a procedimentos de desvio-biliopancreático.

Pacientes com obesidade classe III (IMC 40 kg/m^2) ou classe II (IMC 35 a 39,9 kg/m^2) e uma ou mais complicações médicas associadas à obesidade (p. ex.: hipertensão, diabetes tipo 2, insuficiência cardíaca [IC] ou apneia do sono) podem ser indicados para cirurgia bariátrica caso não sejam capazes de alcançar ou manter a perda ponderal com o tratamento convencional, possuam riscos cirúrgicos aceitáveis e possam realizar um acompanhamento adequado em longo prazo.

ATENÇÃO!

As principais contraindicações médicas para a cirurgia bariátrica incluem doença pulmonar grave, doença cardiovascular, distúrbios da coagulação, hipertensão porta com varizes gástricas, gravidez e abuso de drogas ou álcool.

A **cirurgia bariátrica** é eficaz na redução das comorbidades relacionadas à obesidade e na redução da mortalidade. Os dados da metanálise de vários estudos observacionais mostraram uma perda média de 61%

DIAGNÓSTICO E TRATAMENTO

do excesso de peso, que mostrou variação na dependência do procedimento cirúrgico. O excesso de peso refere-se à diferença entre o IMC pré-operatório e um IMC de 25 kg/m². Maior perda de peso foi observada com os procedimentos de *bypass* gástrico em comparação com gastroplastia. A mortalidade total foi inferior a 1%, ao passo que os eventos adversos ocorreram em cerca de 20% dos pacientes. O diabetes regrediu em 77% e regrediu ou melhorou em 86%; a hiperlipidemia melhorou em 70% ou mais dos pacientes; a hipertensão regrediu em 62% e regrediu ou melhorou 79%; e a apneia obstrutiva do sono desapareceu em 86% e desapareceu ou melhorou em 84%. Observa-se regressão dos sintomas de refluxo gastresofágico e resolução completa ou parcial de esôfago de Barrett. A melhora de todas essas comorbidades resultou em redução de 29% na mortalidade.

Estudo sueco em indivíduos obesos, o SOS é o maior estudo realizado que comparou o tratamento cirúrgico de obesidade grave com o tratamento clínico. Um total de 6.328 obesos (IMC > 34 kg/m² para homens e > 38 kg/m² para mulheres) foi recrutado; destes, 2.010 foram submetidos à cirurgia bariátrica (banda gástrica, *bypass* gástrico ou gastroplastia), ao passo que 2.037 optaram por tratamento convencional.[6] Embora o estudo não tenha sido randomizado, houve uma tentativa de parear os pacientes por covariáveis relevantes. O estudo mostrou diminuição do peso de 23% após dois anos no grupo submetido à cirurgia e aumento no grupo-controle de 0,1%. Após 10 anos, a redução de peso foi de 16% naquele submetido à cirurgia e aumentou no grupo-controle em 1,6%. Além disso, o grupo submetido à cirurgia mostrou menor incidência de diabetes, hipertrigliceridemia e de baixos níveis de HDL, e a hipertensão melhorou em relação ao grupo-controle. Quanto à mortalidade, observou-se, no grupo submetido à cirurgia, uma redução no risco de 29% em relação ao grupo-controle.

Procedimentos cirúrgicos

- **Bypass gástrico em Y de Roux** (Figura 15.3): procedimento mais realizado, devido a seus mecanismos múltiplos da ação e perda de peso duradoura a longo prazo. Caracteriza-se por um pequeno coto gástrico proximal (menos de 30 mL), dividido e separado do restante do estômago, e drenagem de alimentos para o resto do TGI por uma pequena anastomose gastrojejunal, criando-se o ramo intestinal alimentar em forma de Y. A maior parte do estômago deixa de ter contato com o alimento ingerido, ao passo que a secreção de ácido gástrico, pepsina e fator intrínseco continuam. O intestino delgado fica, portanto, dividido, sendo criado um ramo proximal biliopancreático, que é continuação da porção gástrica remanescente, transporta as secreções provenientes do estômago, fígado e pâncreas e se liga ao restante do trato digestório a 75 a 150 cm distalmente à gastrojejunostomia. A perda de peso após *bypass* gástrico varia entre 62 e 68% do excesso de peso após o primeiro ano. No início, a perda de peso é normalmente rápida, mas em geral atinge um platô após 1 a 2 anos quando se estabiliza em 50 a 75% do excesso de peso inicial. A morbidade e a mortalidade associadas à cirurgia de *bypass* gástrico são de aproximadamente 10% e menos de 1%, respectivamente. A deficiência de micronutrientes é comum após a cirurgia de *bypass* gástrico; dessa forma, devem ser avaliados os níveis de ferro, cálcio, vitamina B (12) vitamina D e vitamina K no pós-operatório para que se proceda à suplementação, quando necessária. Recomenda-se suplementação profilática de cálcio para prevenir o hiperparatiroidismo secundário e a doença óssea metabólica consequente à má-absorção de cálcio e vitamina D, que ocorre em mais de 60% dos pacientes após o *bypass* gástrico.

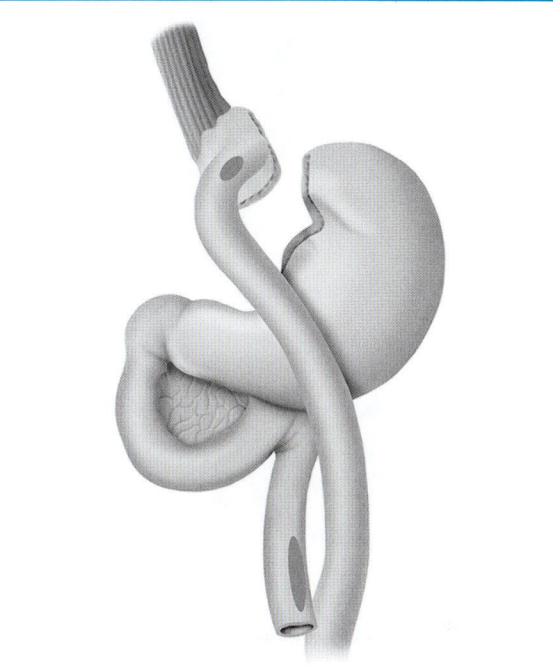

FIGURA 15.3 ■ *Bypass* gástrico em Y de Roux.

Fonte: Adaptada de Jones e colaboradores.[7]

- **Banda gástrica ajustável** (Figura 15.4): procedimento via laparoscópica cada vez mais popular nos Estados Unidos, uma vez que a mortalidade perioperatória, devido a sua simplicidade técnica, adaptabilidade e reversibilidade, é relativamente baixa. A banda gástrica (LAGB, do inglês *laparoscopic adjustable gastric band*) é um procedimento puramente restritivo que compartimenta a parte superior do estômago, colocando uma prótese em faixa apertada, mas ajustável, em torno da entrada para o estômago. A banda gástrica é composta por um anel de silicone macio, conectado a uma porta de entrada para infusão colocada no tecido SC. Esta pode ser acessada com relativa facilidade por uma seringa e agulha, permitindo injeção de solução fisiológica (SF), que leva a uma redução no diâmetro da banda, resultando em um maior grau de restrição. A perda de peso é mais gradual e menor em comparação com os procedimentos de *bypass* gástrico, atingindo 15 a 20% do excesso de peso inicial em três meses, 40 a 53% em um ano, com eventuais aumentos de até 45 a 58% após dois anos.

- **Gastrectomia vertical em manga de camisa (*sleeve*)** (Figura 15.5): por via laparoscópica, é um procedimento eficaz para tratar a obesidade grave. Ele combina os benefícios nutricionais de um procedimento puramente restritivo, sem risco de má absorção de nutrientes com os benefícios da perda de peso do *bypass* gástrico. O procedimento consiste em uma gastrectomia laparoscópica parcial, em que a maioria da grande curvatura do estômago é removida, e um estômago tubular é criado. O estômago tubular é pequeno em sua capacidade (restrição), resistente ao estiramento, devido à ausência do fundo, e tem poucas células produtoras de grelina (hormônio envolvido na regulação do intestino para ingestão de alimentos). Os níveis de grelina podem contribuir para reduzir a perda de apetite. A perda de peso é em média de 33% em um ano.

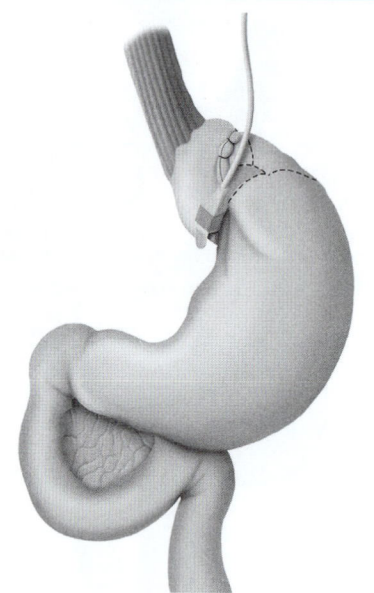

FIGURA 15.4 ■ Banda gástrica ajustável.
Fonte: Adaptada de Jones e colaboradores.[7]

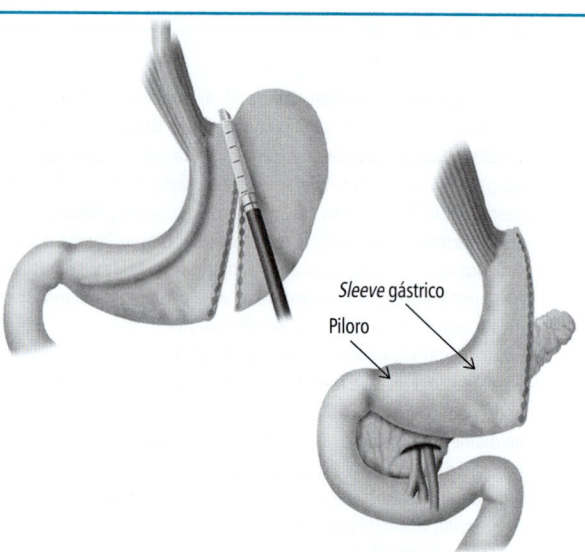

FIGURA 15.5 ■ Gastrectomia vertical (*sleeve*).
Fonte: Adaptada de Jones e colaboradores.[7]

- **Derivação biliopancreática laparoscópica** (Figura 15.6): cirurgia indicada e eficaz para a obesidade muito grave (IMC > 50,0 kg/m²). O procedimento consiste em uma gastrectomia parcial e gastroileostomia com um longo segmento de Roux e um curto canal comum (parte do intestino delgado, que recebe os alimentos e a secreção biliopancreática), resultando em má absorção de gordura e amido. Tem sido relatada perda do excesso de peso de até 72% em 18 anos após a cirurgia. Seu uso tem sido limitado pelas elevadas taxas de desnutrição proteica, anemia e diarreia e ulceração do estômago.

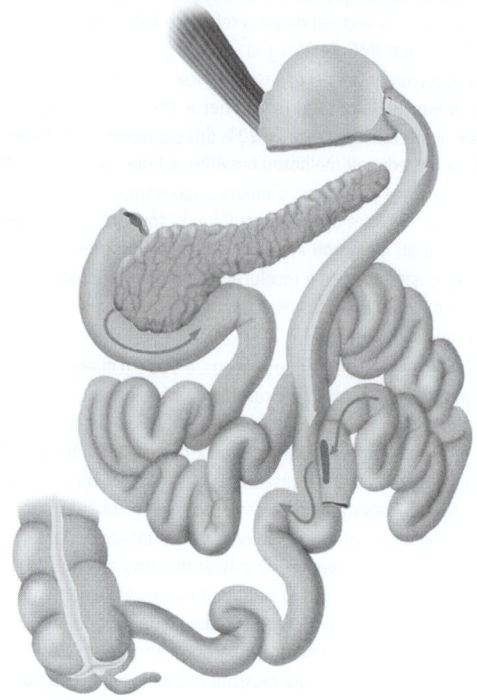

FIGURA 15.6 ■ Derivação biliopancreática.
Fonte: Adaptada de Jones e colaboradores.[7]

REVISÃO

- Mudanças no estilo de vida devem ser sempre recomendadas no tratamento da obesidade.
- Para os pacientes que não conseguiram atingir as metas de perda de peso por meio de dieta e exercício, indica-se a terapia farmacológica. No momento, no Brasil, o orlistate, a sibutramina e a liraglutida estão disponíveis para tratamento em longo prazo. Uma vez que mecanismos compensatórios neurais são ativados para conservar energia durante as terapias antiobesidade, a combinação de medicamentos tem sido cada vez mais considerada.
- O fato de os centros neurais que regulam o apetite e a saciedade estarem também envolvidos no controle da atividade simpática e da pressão arterial tem provocado a não aprovação de alguns medicamentos novos por questões de segurança. Teme-se que o aumento da atividade simpática aumente o risco cardiovascular em indivíduos de risco, o que tem impedido avanços na farmacoterapia da obesidade.
- Considerando-se que o tratamento da obesidade deve ser contínuo, é importante que o medicamento a ser utilizado se mostre eficaz para promover perda de peso de pelo menos 5% do peso inicial, seja altamente seguro em relação aos efeitos adversos e promova redução das comorbidades.
- Para os portadores de obesidade mais grave, a cirurgia bariátrica tem-se mostrado uma modalidade terapêutica satisfatória.

REFERÊNCIAS

1. World Health Organisation. Obesity: preventing and managing the global epidemic. Report of a WHO consultation. World Health Organ Tech Rep Ser. 2000;894:i-xii, 1-253.
2. Portal Brasil. Mais da metade dos adultos está acima do peso [Internet]. Brasília: MS; 2015 [capturado em 29 set. 2016]. Disponível em: http://www.brasil.gov.br/saude/2015/08/mais-da-metade-dos-adultos-estao-acima-do-peso.
3. James WP, Caterson ID, Coutinho W, Finer N, Van Gaal LF, Maggioni AP, et al. Effect of sibutramine on cardiovascular outcomes in overweight and obese subjects. N Engl J Med. 2010;363(10):905-17.
4. Associação Brasileira para o Estudo da Obesidade. Diretrizes Brasileiras de Obesidade 2016. 4. ed. São Paulo: ABESO; 2016.
5. Pi-Sunyer X, Astrup A, Fujioka K, Greenway F, Halpern A, Krempf M, et al. A randomized, controlled trial of 3.0 mg of liraglutide in weight management. N Engl J Med. 2015;373(1):11-22.
6. Karlsson J, Taft C, Rydén A, Sjöström L, Sullivan M. Ten-year trends in health-related quality of life after surgical and conventional treatment for severe obesity: the SOS intervention study. Int J Obes (Lond). 2007;31(8):1248-61.
7. Jones DB, Schneider B, Olbers T, Wolfe BM. Atlas of metabolic and weight loss surgery. North Woodbury: Ciné-Med; 2010.

LEITURAS SUGERIDAS

Allison DB, Gadde KM, Garvey WT, Peterson CA, Schwiers ML, Najarian T, et al. Controlled-release phentermine/topiramate in severely obese adults: a randomized controlled trial (EQUIP). Obesity (Silver Spring). 2012;20(2):330-42.

Fidler MC, Sanchez M, Raether B, Weissman NJ, Smith SR, Shanahan WR, et al. A one-year randomized trial of lorcaserin for weight loss in obese and overweight adults: the BLOSSOM trial. J Clin Endocrinol Metab. 2011;96(10):3067-77.

Garvey WT, Ryan DH, Look M, Gadde KM, Allison DB, Peterson CA, et al. Two-year sustained weight loss and metabolic benefits with controlled-release phentermine/topiramate in obese and overweight adults (SEQUEL): a randomized, placebo-controlled, phase 3 extension study. Am J Clin Nutr. 2012;95(2):297-308.

16

DIABETES MELITO

16.1 NA GESTAÇÃO E NA ANTICONCEPÇÃO

- PATRICIA DUALIB
- ROSIANE MATTAR
- CRISTINA AP. FALBO GUAZZELLI

DIABETES MELITO GESTACIONAL

Diabetes engloba um grupo de doenças metabólicas caracterizado por hiperglicemia resultante de resistência à ação da insulina, insuficiência na secreção desta ou por combinação dos dois mecanismos.

A hiperglicemia crônica do diabetes costuma associar-se a alterações do metabolismo de lipídeos e proteínas. Esse dismetabolismo leva, em muitos casos, a danos celulares, especialmente do endotélio vascular dos diversos órgãos.

Trata-se, portanto, de doença sistêmica, crônica e evolutiva.

O **diabetes melito (DM)** pode ser classificado em:
- tipo 1 ou insulino-dependente;
- tipo 2;
- diabetes melito gestacional (DMG);
- outros tipos de diabetes.

O **diabetes melito gestacional** é definido como qualquer grau de intolerância à glicose, que surge ou é detectado inicialmente na gravidez, excetuando-se o diabetes melito na gestação, ou *overt diabetes*. Engloba os casos em que há necessidade de insulina; os que requerem somente modificações na dieta; e aqueles em que a condição venha, eventualmente, a persistir após a gravidez.

> **ATENÇÃO!**
>
> O DGM é importante, pois determina maior índice de morbidade e mortalidade perinatal para o concepto; ainda, para a mãe, é marcador do futuro surgimento de diabetes ao longo da vida.

Estima-se que 40% das mulheres com quadro de DMG apresentam diagnóstico de intolerância à glicose ou diabetes dentro do 1° ano após o parto e que 70% delas serão intolerantes à glicose ou diabéticas dentro de 10 anos após essa gestação.

EPIDEMIOLOGIA

O diabetes é uma das doenças mais encontradas em gestantes. Diagnosticado em 1 a 18% das grávidas, varia de acordo com a etnia e o método de diagnóstico empregado. No Brasil, os levantamentos apontavam para uma frequência de aproximadamente 7%, mas, com os novos critérios, estima-se que atinja índice de 17%.

Do total de gestantes com diabetes, a maioria, cerca de 90%, será de casos de diabetes gestacional e apenas 10%, de diabetes melito preexistente.

FISIOPATOLOGIA

A gestação testa a reserva pancreática materna e deve ser considerada como fator de risco para o diabetes. Em condições normais, estabelece-se, no terceiro trimestre, quadro de resistência à insulina, com consequente hiperinsulinemia. As mulheres que não têm reserva pancreática adequada para suportar esse aumento de necessidade da produção de insulina desenvolvem o DMG.

METABOLISMO GLICÍDICO NA GESTANTE NORMAL

Do início da gravidez até aproximadamente a 24ª semana, acontece a fase anabólica, em que as modificações hormonais (aumento de estrogênio e progesterona) determinam proliferação das células β, com consequente aumento da produção de insulina. Assim, nas primeiras fases da gravidez, verificam-se níveis glicêmicos mais baixos, aumento da reserva de glicogênio, aumento da reserva de gordura e inibição da neoglicogênese.

Da 24ª semana até o final da gravidez, estabelece-se a fase catabólica, em que a placenta aumenta a produção de hormônios hiperglicemiantes, com consequente elevação da resistência periférica à insulina no território materno. Esse quadro levará a aumento compensatório na produção de insulina materna, que visa a manter a homeostase glicêmica.

Durante a fase catabólica, ocorrem diminuição da reserva de glicogênio e gordura e aumento da neoglicogênese.

QUADRO CLÍNICO E DIAGNÓSTICO

Sempre existiu dificuldade em se estabelecer critério único mundial para o diagnóstico de DMG e, embora não seja consenso, depende da realização de estudo dos níveis glicêmicos, pois inicialmente não há sintomas identificáveis.

O diagnóstico se baseia na glicemia de jejum, na glicemia a qualquer momento do dia e no teste oral de tolerância à glicose (TOTG).

Até a realização do estudo HAPO (Hyperglycemia and Adverse Pregnancy Outcome),[1] o diagnóstico do DMG se baseava no encontro de:
- glicemia de jejum ≥ 126 mg/dL em duas ocasiões;
- glicemia em qualquer horário ≥ 200 mg/dL, com sintomas;
- TTOG alterado.

Para realização da curva glicêmica, como é mais conhecida no Brasil, há necessidade de orientar a paciente a manter: atividade física normal e dieta rica em carboidratos (150 g/dia) nos três dias que antecederem o exame, evitar medicação hiperglicemiante (corticosteroides, betamiméticos, tiazídicos) nos dias próximos ao teste. No dia do teste, há necessidade de jejum de 8 a 12 horas. A glicose deve ser ingerida em até 15 minutos e, durante o exame, a paciente deve ficar em repouso, sem fumar.

Diferentes entidades propuseram TOTG com quantidades de glicose administradas, número e pontos de corte diferentes para diagnóstico (Tabela 16.1).

Em 2008, foram publicados os resultados do estudo HAPO,[1] que analisou cerca de 25 mil mulheres pela ocorrência de peso do recém-nascido (RN) acima do percentil 90, parto cesariana, hipoglicemia neonatal e nível de peptídeo C acima do percentil 90. O estudo observou que, com um ponto alterado de TOTG 75 e pontos de corte de jejum ≥ 92 mg/dL, 1 h ≥ 180 mg/dL e 2 h ≥ 153 mg/dL, já existia maior morbidade materna e fetal.

A curva sugerida no estudo HAPO[1] foi referendada pela International Association of Diabetes and Pregnancy Study Group (IADPSG) e também pela OMS, embora não tenha sido adotada nos Estados Unidos e Canadá.

Na Escola Paulista de Medicina, temos utilizado esse critério para o diagnóstico de DMG.

Assim, na primeira consulta de pré-natal das pacientes sem diagnóstico de diabetes prévio, solicita-se a glicemia de jejum. Se ela for ≥ 126 mg/dL, faz-se diagnóstico de *overt diabetes* (diabetes prévio à gravidez, porém não conhecido), e a paciente receberá os mesmos cuidados habitualmente dispensados às que iniciam a gravidez com diagnóstico de diabetes. Se a glicemia de jejum se mostrar ≥ 92 mg/dL e < 126 mg/dL, o diagnóstico de DMG fica estabelecido sem a necessidade da repetição de nenhuma outra avaliação, e a paciente será orientada quanto aos riscos para si e para o concepto; o tratamento será prescrito. No caso de a glicemia de jejum se mostrar < 92 mg/dL, solicita-se o TOTG 75, a ser realizado entre 24 e 28 semanas de gravidez, quando a evolução da gestação e suas alterações hormonais e metabólicas já aumentaram a resistência periférica à insulina. No último Congresso da FIGO, em 2015, no Canadá, foi referendado, sempre que possível pelas condições socioeconômicas, usar o critério HAPO, mas também fazer o melhor rastreamento e diagnóstico possível para aquele país.

Com esse critério diagnóstico, cerca de 17 a 18% das gestantes são classificadas como portadoras de DMG; o que ainda não se definiu é se o tratamento dessas mulheres com um único valor alterado no TOTG 75 melhorará o prognóstico neonatal e garantirá mudanças de vida que impeçam essas mulheres de, no futuro, serem diabéticas.

TRATAMENTO

Há evidências claras de que tratar o diabetes na gravidez traz benefícios para a mãe e o feto. O tratamento do DMG reduz a incidência de macrossomia, relacionada com o aumento da incidência de hipoglicemia neonatal e de distocia de ombro (com lesão do plexo braquial).

O estudo HAPO,[1] como mencionado, mostrou correlação direta linear em relação à glicemia materna e a todos os desfechos estudados (peso do RN acima do percentil 90, parto cesariana, hipoglicemia neonatal e nível de peptídeo C acima do percentil 90).

Outro estudo que corrobora com o tratamento do DMG é o Australian Carbohydrate Intolerance Study (ACHOIS),[2] que avaliou 1.100 gestantes e as dividiu em dois grupos: o de tratamento de rotina e o intervencionista (com nutricionista, monitoração de glicemias e insulina, se necessários). Houve menos complicações graves neonatais no grupo de intervenção, no qual as mães tiveram menores taxas de depressão pós-parto.

O estudo MFMU[3] foi conduzido pelo National Institute of Child and Human Development Fetal Medicine Unit e randomizou gestantes com DMG leve para cuidados de rotina ou intensivos. O grupo de cuidado de rotina teve os neonatos com maior peso de nascimento, maior número de partos cesarianas, distocia de ombro e hipertensão materna/pré-eclâmpsia.

- **Metas glicêmicas:** os alvos para controle das glicemias durante a gravidez são: 60 a 90/95 mg/dL no jejum; pré-prandiais; < 130/140 mg/dL 1 hora pós-prandiais; e < 120 mg/dL 2 horas pós-prandiais. Os alvos para glicemias uma hora pós-prandiais podem ser até menores (< 120 mg/dL) para evitar macrossomia. O controle glicêmico deve ser feito com uma glicemia de jejum e 2 a 3 pós-prandiais diárias ou, no mínimo, semanais.

ATENÇÃO!

É importante que o controle dos níveis de glicemia seja alcançado sem a ocorrência de hipoglicemia.

- **Tratamento:** inicialmente se baseia em orientação nutricional e em atividade física; se a gestante não conseguir atingir as metas glicêmicas, inicia-se a terapia medicamentosa.

Terapia nutricional

Estima-se que 70% das gestantes com DMG atingem a meta de controle glicêmico com a terapia nutricional isolada. Existem várias abordagens nu-

TABELA 16.1 ■ TOTG para diagnóstico de DMG proposto por diferentes entidades						
ORGANIZAÇÃO	SOBRECARGA DE GLICOSE	JEJUM	1 H	2 H	3 H	PONTOS ALTERADOS
OMS	75 g	126		140		Um ou mais
ADA	100 g	95	180	155	140	Dois ou mais
OMS/ADA	75 g	95	180	155		Dois ou mais

OMS: Organização Mundial da Saúde; ADA: Associação Americana de Diabetes.

tricionais – a Associação Americana de Diabetes (ADA, do inglês American Diabetes Association), por exemplo, recomenda uma dieta com 30 kcal/kg/dia baseada no peso pré-gestacional. Para a população geral, os carboidratos devem representar 45 a 65% do total das calorias diárias; já a gestante deve ter um consumo mínimo de 175 g. O consumo de carboidratos deve ser distribuído nas três grandes refeições e em 2 a 4 lanches. A American Congress of Obstetricians and Gynecologists (ACOG) recomenda que se evite uma restrição calórica maior do que 33% para prevenir a cetonemia materna (há estudo que mostrou associação inversa entre cetonemia materna e quociente de inteligência do filho).

A dieta utilizando o índice glicêmico dos alimentos é muito estudada em pacientes com diabetes melito com resultados efetivos; um estudo-piloto randomizado recente em pacientes com DMG mostrou que a dieta de baixo índice glicêmico foi efetiva e melhorou o perfil de glicemias pós-prandiais comparado aos controles. Esse estudo não analisou desfechos maternos ou fetais.

Atividade física

A prática de atividade física deve fazer parte do tratamento do DMG, respeitando-se as contraindicações obstétricas. Com isso consegue-se aumentos dos carreadores de glicose, os GLUT4, que conseguem diminuir os níveis de glicemia.

Os músculos esqueléticos representam o principal local de resistência insulínica na gestação. A American College of Sports Medicine e a ACOG recomendam o exercício como uma terapia efetiva e segura para o DMG; há evidência de que o exercício aeróbio diminuiu a frequência de uso da insulina para mulheres.

Em relação aos exercícios resistidos, são menos estudados. Há um estudo[4] randomizado com 64 mulheres com DMG comparando exercício de rotina *versus* resistido (2 a 3 vezes por semana, 30 a 40 minutos). O grupo de exercício resistido teve uma redução de mais de 50% da necessidade de insulina e melhores alvos de glicemias do que o grupo-controle.

Tratamento medicamentoso

Quando, em até duas semanas, não se atingem as metas glicêmicas com as orientações nutricionais e de atividade física, deve-se iniciar o tratamento medicamentoso (Tabela 16.2). O critério de crescimento fetal excessivo por meio da medida da circunferência abdominal fetal igual ou superior ao percentil 70 na ecografia da 29ª a 33ª semana também pode, em alguns casos, ser utilizado para iniciar a terapia farmacológica.

TABELA 16.2 ■ Tratamento medicamento do DMG

MEDICAMENTO	USO NA GESTAÇÃO	NÍVEL DE EVIDÊNCIA
Insulina NPH	Sim	B
Insulina regular	Sim	B
Insulina lispro	Sim	B
Insulina aspart	Sim	B
Insulina glulisina	Não	C
Insulina glargina	Não	C
Insulina levemir	Sim	B
Glibenclamida	Não	C
Metformina	Não	C

Insulina

Tratamento de escolha durante a gestação; a maior parte dos tipos de insulina (humanos ou análogos) se mostrou segura e eficiente para uso durante a gestação. Os esquemas de insulinização são, em geral, administrados com insulinas de ação lenta (NPH, do inglês *mental protamine de Hagedorn*, e detemir), de ação rápida (regular) ou ultrarrápida (lispro e aspart). As insulinas NPH e regular são as mais testadas no DMG; há evidências de que os análogos de insulina ultrarrápida lispro e aspart e de insulina lenta detemir são seguros na gestação; e a FDA dos Estados Unidos caracteriza esses análogos como classe B na gestação.

Os análogos glargina (lenta) e glulisina (ultrarrápida) são considerados classe C pela FDA, porém não há ensaios clínicos randomizados com número grande de pacientes para comprovar a segurança da primeira e não há estudos com a segunda.

A administração da insulina é iniciada com a dose de 0,7 UI/kg/dia. A maneira mais utilizada de insulinização é duas vezes ao dia, sendo dois terços da dose pela manhã e um terço à noite. A dose da manhã contém dois terços de insulina lenta e um terço de insulina rápida, e a da noite (jantar), doses iguais de ambas. Apesar de esse regime de insulinização ser o mais utilizado pela praticidade de somente incluir duas injeções ao dia, tem desvantagens, como hiperglicemia após o almoço e possíveis hipoglicemias noturnas, já que a dose da noite é aplicada no horário do jantar, e não ao deitar.

Um estudo comparou a insulinização tradicional (duas vezes com insulinas lenta e rápida) *versus* insulinização quatro vezes ao dia (insulina rápida, antes das três principais refeições, e lenta ao deitar). As gestantes com o esquema mais intensivo (quatro vezes) tiveram melhores resultados de hemoglobina glicada, menos episódios de hipoglicemia e seus recém-nascidos tiveram menos hipoglicemias e menos hiperbilirrubinemia.

Na Escola Paulista de Medicina, utilizamos o esquema de insulinização com três doses de insulina rápida e uma dose lenta noturna.

Hipoglicemiantes orais

- Sulfonilureias:

1 | Glibenclamida: a mais estudada na gestação; seu pico plasmático ocorre em quatro horas e sua meia-vida é de 10 horas. O efeito colateral mais comum desse medicamento é a hipoglicemia, e sua passagem transplacentária é insignificante.

Seu maior estudo randomizado realizado foi em 2000 por Langer e colaboradores[5] em 404 gestantes com DMG; comparou-se glibenclamida *versus* insulina. Não houve diferença entre os grupos em relação ao controle glicêmico materno, às taxas de macrossomia ou à hipoglicemia neonatal.

Metanálise realizada com quatro ensaios clínicos randomizados, comparando glibenclamida e insulina, mostrou uma tendência a neonatos menores no grupo que usou insulina (média de 95 g menores). Não houve diferença nas médias de glicemias maternas ou em outros desfechos.

A glibenclamida é considerada classe C pela FDA para uso em gestantes.

2 | Metformina: agente sensibilizador de insulina, não está associada à hipoglicemia. Diferentemente da glibenclamida, a metformina cruza livremente a placenta. É bem estabelecido que a metformina não está associada com teratogênese.

O maior estudo randomizado prospectivo para gestantes com DMG foi o Mig Trial, no qual foram incluídas 733 pacientes randomizadas para uso de insulina ou metformina.[6] Das pacientes que usaram metformina, 46% necessitaram de insulina suplementar; houve uma tendência à prematuridade no grupo da metformina. Não houve diferença nos dados antropométricos neonatais entre os grupos, nem no risco de pré-eclâmpsia.

A metformina é considerada classe C pela FDA para uso em gestantes.

Conclusões

O número pequeno de estudos, comparando hipoglicemiantes orais e insulina na gestação, limita as conclusões. Não há estudos a longo prazo das crianças expostas a esses medicamentos durante a vida intrauterina. A FDA ainda não aprova o uso de hipoglicemiantes orais durante a gestação. A FIGO, em 2015, incluiu esses medicamentos em seu protocolo de tratamento.

■ ANTICONCEPÇÃO EM MULHERES DIABÉTICAS

As diabéticas necessitam de orientação anticoncepcional, pois a gravidez, quando desejada por elas, deve ser postergada até o momento oportuno e, em algumas vezes, até mesmo contraindicada, por se associar a maior incidência de morbimortalidade materna e fetal. Para essas pacientes, o planejamento da gestação garantirá diminuição de eventos adversos durante o ciclo gravídico puerperal e implicará positivamente a saúde e a qualidade de vida pós-parto e a do concepto.

O uso dos contraceptivos em pacientes diabéticas deve levar em consideração a gravidade e o tempo da moléstia, se há repercussão vascular, nefropatia, retinopatia ou neuropatia.

A Tabela 16.3 resume a utilização dos métodos contraceptivos em diabéticas, segundo classificação padronizada pela OMS.

Entre os métodos anticoncepcionais, a inserção do dispositivo intrauterino (DIU) ou do sistema intrauterino (SIU) com levonorgestrel é uma alternativa interessante para mulheres diabéticas, pois não interfere na evolução da doença. No passado, houve preocupação quanto à diminuição da efetividade do DIU e maior predisposição à doença inflamatória pélvica (DIP), que não foram comprovadas.

Em mulheres com antecedente de diabetes gestacional, qualquer método pode ser utilizado, e não há restrição na indicação dos anticoncepcionais hormonais combinados orais (AHCO) ou de progestagênios isolados (Categoria 1).

Para pacientes com diabetes sem complicações vasculares, tipo 1 ou 2, os métodos hormonais combinados ou apenas com progestagênios podem ser prescritos com cautela (Categoria 2).

A presença de diabetes de longa duração, com mais de 20 anos ou com complicações vasculares, neurológicas, renais ou oftálmicas, contraindica a utilização de métodos hormonais combinados. Porém, os demais métodos, como os progestagênios isolados VO, o implante e o DIU com levonorgestrel, podem ser utilizados.

A orientação de método AHCO poderia ser limitada a mulheres diabéticas controladas que não fumam, com menos de 35 anos e que não apresentam alterações vasculares.

Para mulheres com prole constituída ou com diabetes complicado, a ligadura tubárea definitiva pode ser uma alternativa adequada.

REVISÃO

- A intolerância a qualquer grau de glicose, detectada inicialmente na gravidez, é classificada como diabetes melito gestacional (DMG).
- O controle da glicemia e o tratamento (basicamente fundamentado em orientação nutricional e atividade física) resultam em menos complicações neonatais.
- Mulheres com diabetes melito necessitam de orientação para definição da possibilidade e do momento oportuno de gravidez, bem como para os métodos anticoncepcionais a serem adotados em cada caso.

■ REFERÊNCIAS

1. HAPO Study Cooperative Research Group; Metzger BE, Lowe LP, Dyer AR, Trimble ER, Chaovarindr U, et al. Hyperglycemia and adverse pregnancy outcomes. N Engl J Med. 2008;358(19):1991-2002.
2. Crowther CA, Hiller JE, Moss JR, McPhee AJ, Jeffries WS, Robinson JS; Australian Carbohydrate Intolerance Study in Pregnant Women (ACHOIS) Trial Group. Effect of treatment of gestational diabetes mellitus on pregnancy outcomes. N Engl J Med. 2005;352(24):2477-86.
3. Landon MB, Thom E, Spong CY, Carpenter M, Mele L, Johnson F, Tillinghast J, et al. The National Institute of Child Health and Human Development Maternal-Fetal Medicine Unit Network randomized clinical trial in progress: standard therapy versus no therapy for mild gestational diabetes. Diabetes Care. 2007;30 Suppl 2:S194-9.
4. Barros MC, Lopes MA, Francisco RP, Sapienza AD, Zugaib M. Resistance exercise and glycemic control in women with gestational diabetes mellitus. Am J Obstet Gynecol. 2010;203(6):556.e1-6.
5. Langer O, Conway DL, Berkus MD, Xenakis EM, Gonzales O. A comparison of glyburide and insulin in women with gestational diabetes mellitus. N Engl J Med. 2000;343(16):1134-8.6. Singh AK, Singh R. Metformin in gestational diabetes: an emerging contender. Indian J Endocrinol Metab. 2015;19(2):236-44.
7. World Health Organization. Medical eligibility criteria: reproductive health and research [Internet]. 4th ed. Geneva: WHO; 2009 [capturado em 31 out. 2016]. Disponível em: http://apps.who.int/iris/bitstream/10665/181468/1/9789241549158_eng.pdf.

TABELA 16.3 ■ Categorias dos métodos contraceptivos em mulheres diabéticas, segundo critérios de elegibilidade médica

TIPO DE DIABETES	AHCO	PROGESTAGÊNIO INJETÁVEL	PROGESTAGÊNIO ORAL	IMPLANTE	DIU	SIU
Diabetes gestacional	1	1	1	1	1	1
Diabetes não complicado	2	2	2	2	1	2
Diabetes de longa duração	3/4	3	2	2	1	2
Diabetes complicado com retino, neuro, vásculo e nefropatias	3/4	3	2	2	1	2

Categorias – 1: use o método em qualquer circunstância; 2: geralmente use o método; 3: o método não é recomendado, exceto se não houver outro mais adequado; 4: o método não deve ser usado.
Fonte: Adaptada de World Health Organization.[7]

16.2 NEONATAL

■ REGINA S. MOISÉS

Apesar de o período neonatal corresponder às quatro primeiras semanas de vida, refere-se como **diabetes neonatal (DN)** aquele cujo início ocorre nos primeiros meses de vida, habitualmente antes dos 6 meses. Nessa faixa etária, a maioria dos casos de diabetes melito é de formas monogênicas da doença, e não decorrente de processo autoimune. Em aproximadamente metade dos casos, o DN é permanente, requerendo tratamento por toda a vida, ao passo que, nos demais casos, o diabetes é transitório, com remissão espontânea em poucos meses, podendo, porém, recidivar anos mais tarde. O DN é uma condição rara, com incidência estimada em 1:160.00 a 260.000 nascidos-vivos.

■ QUADRO CLÍNICO E DIAGNÓSTICO

- **DN transitório:** geralmente diagnosticado nas primeiras semanas de vida por meio de hiperglicemia e desidratação. Cetoacidose geralmente não está presente. Além da hiperglicemia, é caracterizado por retardo do crescimento intrauterino, o que reflete o papel importante da insulina no crescimento fetal, especialmente durante o último trimestre da gestação. Além disso, macroglossia e hérnia umbilical também podem estar presentes em até 30% dos pacientes. Em comparação com os portadores de DN permanente, os pacientes com DN transitório apresentam hiperglicemia em idade mais precoce, menor peso por ocasião do diagnóstico, necessitam de doses menores de insulina para o controle metabólico e apresentam menor frequência de cetoacidose. Entretanto, existe considerável sobreposição das manifestações clínicas entre os dois grupos, não permitindo, por ocasião do diagnóstico, inferências se o diabetes será transitório ou permanente. Após período de 3 a 4 meses de hiperglicemia, há remissão espontânea do diabetes, podendo, porém, em cerca de 50% dos casos, ocorrer recidiva na fase de adolescência ou no adulto jovem. Por ocasião do diagnóstico, os níveis de insulinemia endógena e peptídeo C são baixos ou indetectáveis, e os anticorpos anti-ilhotas são negativos. Os mecanismos que levam à falência das células β no período neonatal, seguida de recuperação na infância e recorrência na adolescência, permanecem incertos, assim como a contribuição relativa da redução do número de células β e diminuição da função dessas células nesse processo. Pesquisadores desenvolveram uma linhagem de camundongos transgênicos que superexpressam o lócus do DN transitório humano. Verificou-se que, intraútero, esses animais apresentavam redução da massa de células β. Posteriormente, no período neonatal, ocorreu uma compensação com aumento do número de células β, entretanto o conteúdo de insulina foi menor do que nos animais-controle. Uma compensação plena se dá então nos animais jovens por meio do aumento substancial do número das células β; entretanto, esse aumento compensatório não é mantido, ocorrendo a intolerância à glicose na fase adulta. Esses dados indicam que alterações no desenvolvimento pancreático e diminuição da função das células β estão envolvidas na patogênese da doença.
- **DN permanente:** ocorre nos primeiros meses de vida e, como o nome indica, não entra em remissão. Os pacientes afetados apresentam peso reduzido ao nascimento, e, em cerca de um terço dos casos, a apresentação é em cetoacidose diabética. Na maioria dos casos, o diabetes se dá isoladamente, porém pode vir acompanhado de alterações neurológicas caracterizadas por retardo do desenvolvimento, epilepsia e fraqueza muscular, referida como síndrome DEND (acrônimo em inglês de *developmental delay, epilepsy and neonatal diabetes*). Alguns pacientes, ainda, apresentam uma forma mais branda de retardo no desenvolvimento e/ou fraqueza muscular na ausência de epilepsia (referida como síndrome DEND intermediária).

■ BASES MOLECULARES DO DN

Nos últimos anos, importantes progressos foram feitos na identificação das bases moleculares do DN, porém o gene responsável por essa condição é ainda desconhecido em cerca de 30 a 40% dos pacientes.

- **Anormalidades no cromossomo 6q24:** cerca de 70% dos pacientes com DN transitório apresentam anormalidades no cromossomo 6q24, que consistem em superexpressão de pelo menos dois genes imprinted: *PLAGL1* (*pleomorphic adenoma gene-like* 1) e *HYMAI* (*imprinted in hydatidiform mole*). O *imprinting* genômico é um mecanismo de regulação em que há uma expressão restrita de apenas um alelo parental por meio de modificação epigenética. Para os genes *PLAG1* e *HYMA1*, apenas as cópias de origem paterna são normalmente expressas no tecido fetal, ao passo que as maternas são silenciadas por meio de metilação em sua região promotora. Portanto, qualquer mecanismo que resulte em duas cópias funcionantes desses genes leva ao DN transitório. *PLAGL1* é um fator de transcrição gênica que tem papel no controle da apoptose e do ciclo celular, mas até o presente são limitados os conhecimentos dos mecanismos patogênicos pelos quais a superexpressão desse gene leva ao DN transitório. Para o gene *HYMAI*, os mecanismos patogênicos são ainda menos conhecidos. Três tipos de anormalidades foram descritas: dissomia uniparental paterna do cromossomo 6 (UPD6), ou seja, há a herança de ambos os homólogos do cromossomo 6 de origem paterna sem contribuição materna; duplicação do alelo paterno que resulta em duas cópias dos genes *PLAG1* e *HYMAI* herdados do pai; e perda de metilação da cópia materna resultando na expressão da cópia materna dos genes *PLAG1* e *HYMAI*. A UPD6 é responsável por cerca de 50% dos casos esporádicos de DN transitório, ao passo que a duplicação do alelo paterno corresponde a maioria dos casos familiais.
- **Mutações no canal de potássio ATP-sensível (K^+_{ATP}):** os canais K^+_{ATP} são um complexo octamérico composto por quatro subunidades Kir6.2 (do inglês *inwardly rectifying potassium channels*) que formam o poro do canal e quatro subunidades regulatórias SUR1 (do inglês *sulphonylurea receptor*). A subunidade Kir6.2 é codificada pelo gene *KCNJ11*, e a subunidade SUR1, pelo gene *ABCC8*, ambos localizados no cromossomo 11 (lócus 11p 15.1). Esses canais têm papel importante na secreção de insulina, fazendo a ligação entre o metabolismo celular e a atividade elétrica da membrana plasmática, sendo tanto o Kir6.2 quanto o SUR1 vitais para a regulação adequada da secreção de insulina. A glicose entra na célula β por meio da proteína transportadora GLUT-2, sendo então metabolizada por enzimas da via glicolítica, incluindo a glicocinase, para produzir ATP. O aumento da relação ATP/ADP intracelular leva ao fechamento do canal K^+_{ATP} e à despolarização da membrana plasmática. O canal de cálcio voltagem-sensível então se abre, e o influxo de cálcio resulta em exocitose dos grânulos de insulina.
- **Mutações no gene *KCNJ11*:** as mutações ativadoras provocam falência no fechamento do K^+_{ATP}, com consequente hiperpolarização da membrana plasmática, prevenindo, assim, a secreção de insulina. Essas mutações são responsáveis por 30 a 50% dos casos de DN permanente. As crianças afetadas apresentam baixo peso ao nascimento, hiperglicemia sintomática e, algumas vezes, cetoacidose, sendo a maioria dos casos diagnosticada antes dos

3 meses de idade. Além do diabetes melito, alterações neurológicas estão presentes em cerca de 20% dos pacientes (síndrome DEND ou DEND intermediária). A expressão do *KCNJ11* em outros tecidos além do pâncreas, como cérebro e nervos periféricos, explica as manifestações extrapancreáticas. Mutações funcionalmente menos graves resultam em DN transitório, sendo a apresentação clínica em geral mais tardia, o peso ao nascimento maior e a remissão mais tardia do que os casos associados com anormalidades no cromossomo 6. A maioria dos indivíduos afetados não apresenta história familiar, uma vez que, em 90% dos casos, as mutações são espontâneas, ocorrendo de novo.

- **Mutações no gene *ABCC8***: correspondem a cerca de 10 a 15% dos casos de DN permanente. O fenótipo associado com as mutações ativadoras é variável, podendo ser DN transitório, DN permanente ou diabetes na infância ou no adulto. Entretanto, DN transitório é mais comum do que o permanente, e a síndrome DEND é rara. Além das mutações em heterozigose, mutações em homozigose ou heterozigose composta foram descritas. A maioria dos casos é esporádica, resultante de mutações de novo, porém, em cerca de 40% dos casos, as mutações são herdadas.
- **Mutações no gene *INS***: mutações no gene que codifica a pré-proinsulina são a 2ª causa mais comum de DN permanente **isolado**, sendo responsáveis por cerca de 20% dos casos. Essas mutações também podem ser responsáveis por diabetes diagnosticado fora do período neonatal, porém com uma frequência estimada menor do que 2%. Os pacientes afetados com mutação em heterozigose apresentam ao diagnóstico deficiência importante na função das células β com hiperglicemia sintomática e, por vezes, cetoacidose. Verificou-se também baixo peso ao nascimento, indicando secreção reduzida de insulina *in utero*. Os pacientes com mutação em homozigose ou heterozigose composta apresentam importante retardo do crescimento intrauterino, e o diabetes é diagnosticado nos primeiros dias ou semanas de vida. O DN nos pacientes com mutação em homozigose ou heterozigose composta pode ser permanente ou transitório. Os portadores de mutações no gene *INS* não apresentam manifestações extrapancreáticas, apenas diabetes melito.
- **Mutações no gene da glicocinase (*GCK*)**: a glicocinase, enzima da via glicolítica, é reguladora do metabolismo da glicose nas células β, controlando a secreção de insulina. Mutações em heterozigose no gene da *GCK* são causa de MODY 2, entretanto, quando presentes em homozigose ou heterozigose composta, são uma causa bastante rara de DN permanente. Os indivíduos afetados apresentam retardo no crescimento intrauterino e baixo peso ao nascimento, hiperglicemia importante nos primeiros dias de vida, algumas vezes, com cetoacidose. Apesar de ser uma condição bastante rara, recomenda-se a pesquisa de mutações no gene da GCK em portadores de DN permanente em que ambos os pais apresentam hiperglicemia leve, particularmente se forem de famílias consanguíneas.
- **Formas sindrômicas de DN**: além das condições discutidas, há ainda doenças multissistêmicas, bastante raras, que incluem o DN como um dos componentes. Entre essas síndromes, inclui-se a síndrome IPEX (do inglês *immunodysregulation polyendocrinopathy and enteropathy X-linked syndrome*), um distúrbio fatal, bastante raro, de herança ligada ao cromossomo X e caracterizada por diarreia intratável com atrofia das vilosidades intestinais, eczema, anemia hemolítica e diabetes melito de etiologia autoimune e hipotiroidismo. Essa síndrome está associada com mutações no gene *FOXP3*, que codifica uma proteína denominada scurfina, importante para a homeostase imune normal. O *PDX1* (do inglês *pancreatic and duodenal homeobox*) é um gene envolvido no controle do desenvolvimento pancreático, sendo responsável pelo desenvolvimento coordenado do pâncreas intraútero e também pela integridade funcional das células β pancreáticas. Mutações em heterozigose causam MODY4 e mutações em homozigose ou heterozigose composta foram reportadas em portadores de DN permanente e hipoplasia ou agenesia pancreática. A síndrome de Wolcott-Rallison é uma alteração de herança autossômica recessiva caracterizada por diabetes melito de início na infância (frequentemente no período neonatal), displasia espondiloepifisária, hepatomegalia e insuficiência renal. Está associada com mutações no gene *EIF2AK3*. Ainda, DN com hipoplasia pancreática e cerebelar ou agenesia pancreática isolada, de herança autossômica recessiva, foi associada com mutações no gene *PTF1A*. Esse gene está envolvido no desenvolvimento pancreático, sendo também expresso no cerebelo. Mutações em heterozigose no gene *HNF1B* são causa de MODY5, caracterizado por diabetes melito de início na adolescência associado com cistos renais. Porém, ocasionalmente, mutações nesse gene podem ser associadas com DN transitório. Síndrome de hipotiroidismo congênito, colestase e subsequente fibrose hepática, rins policísticos e glaucoma congênito, além de DN, foram associados com mutações no gene *GLIS3*.

■ TRATAMENTO

Inicialmente, insulina é a terapia de escolha para se obter o controle metabólico em portadores de DN, uma vez que é efetiva na vigência de deficiência insulínica. Nos casos de DN transitório, a insulina exógena deve ser cuidadosamente descontinuada quando a glicemia estabilizar em níveis não diabéticos durante o período de remissão.

> **ATENÇÃO!**
>
> Durante o período de remissão, os pais devem ser alertados para a possibilidade de recorrência do diabetes, principalmente em meio a processos infecciosos.

Presença de poliúria, polidipsia, emagrecimento ou infecções de repetição deve levar à avaliação dos níveis de glicemia. Na recorrência, o tratamento com insulina é mais frequentemente utilizado do que apenas dieta ou agentes orais, entretanto a dose utilizada tende a ser menor do que a necessária no diabetes melito tipo 1 ou pode ser intermitente.

A identificação de que mutações ativadoras em genes que codificam as subunidades do canal de K^+_{ATP} são causas de DN, sabendo-se que as sulfonilureias causam o fechamento desses por um mecanismo independente do ATP, levou à utilização dessa classe de medicamentos em portadores de DN. Cerca de 80% dos pacientes com mutações no K^+_{ATP} respondem adequadamente, podendo ter sua terapia transferida de insulina para sulfonilureia. Nesses pacientes, as flutuações glicêmicas são reduzidas, os episódios de hipoglicemia são menos frequentes e ocorrem reduções significativas nos níveis de HbA1c, diminuindo, assim, o risco de complicações crônicas do diabetes.

As doses de sulfonilureia necessárias para um bom controle glicêmico são geralmente mais elevadas do que as utilizadas no tratamento do diabetes melito tipo 2; para a glibenclamida, são doses de 0,4 a 0,8 mg/kg/dia. Entretanto, a dose necessária para manter o bom controle declina com o tempo após a transferência. Pacientes com mutações no gene *ABCC8* habitualmente requerem doses menores do que os com mutação *KCNJ11*. A glibenclamida, além da ligação à subunidade SUR1 presente nas células β pancreáticas, associa-se às subunidades SUR do K^+_{ATP} presente nos nervos, no músculo e no cérebro, promovendo melhora também nos sintomas neurológicos. Apesar de as sulfonilureias serem efetivas na maioria dos portadores de mutações *KCNJ11* ou *ABCC8*, nem todos respondem adequadamente. Quanto mais precoce a transferência para sulfonilureia, maior a chance de o medicamento ser efetivo. Além disso, pacientes com a síndrome DEND geralmente não respondem à terapia com sulfonilureia.

REVISÃO

- Diabetes diagnosticado ≤ 6 meses de idade refere-se possivelmente à forma monogênica da doença, e não à decorrente de processo autoimune.
- DN pode ser transitório ou permanente. A forma transitória pode apresentar em 50% dos casos recidiva na adolescência ou no adulto jovem.
- Em cerca de 70% dos casos de DN, é possível a identificação da mutação genética implicada.
- A maioria dos casos de DN transitório apresenta alterações no cromossomo 6q24.
- DN permanente é na maioria dos casos associado a mutações nos genes que codificam as subunidades do canal de potássio ATP-sensível.
- Muitos dos pacientes com mutações nos genes que codificam as subunidades do canal de potássio ATP-sensível podem ser efetivamente tratados com sulfonilureia.

■ LEITURAS SUGERIDAS

Aguilar-Bryan L, Bryan J. Neonatal diabetes mellitus. Endocr Rev. 2008;29(3):265-91.
Gurgel LC, Moisés RS. Neonatal diabetes mellitus. Arq Bras Endocrinol Metabol. 2008;52(2):181-7.
Murphy R1, Ellard S, Hattersley AT. Clinical implications of a molecular genetic classification of monogenic beta-cell diabetes. Nat Clin Pract Endocrinol Metab. 2008;4(4):200-13.
Naylor RN, Greeley SA, Bell GI, Philipson LH. Genetics and pathophysiology of neonatal diabetes mellitus. J Diabetes Investig. 2011;2(3):158-69
Rubio-Cabezas O, Klupa T, Malecki MT; CEED3 Consortium. Permanent neonatal diabetes mellitus--the importance of diabetes differential diagnosis in neonates and infants. Eur J Clin Invest. 2011;41(3):323-33.
Støy J, Steiner DF, Park SY, Ye H, Philipson LH, Bell GI. Clinical and molecular genetics of neonatal diabetes due to mutations in the insulin gene. Rev Endocr Metab Disord. 2010;11(3):205–15.
Temple IK, Shield JP. 6q24 transient neonatal diabetes. Rev Endocr Metab Disord. 2010;11(3):199–204.
Weedon MN, Cebola I, Patch AM, Flanagan SE, De Franco E, Caswell R, et al. Recessive mutations in a distal PTF1A enhancer cause isolated pancreatic agenesis. Nat Genet. 2014:46(1):61-4.

16.3 NA INFÂNCIA

■ ADRIANA APARECIDA SIVIERO-MIACHON
■ ANGELA MARIA SPINOLA E CASTRO

O **diabetes melito (DM)** é uma síndrome clínica caracterizada por alteração no metabolismo de carboidratos, proteínas e lipídeos, associada à deficiência absoluta da secreção e/ou da ação da insulina. A 1ª e a 2ª infância englobam o período compreendido entre o nascimento e os 7 anos de idade, no qual predomina o DM1; entretanto, o DM2, classicamente restrito aos adultos, está progressivamente sendo reconhecido em crianças e adolescentes no mundo todo, mas é raro em menores de 10 anos. O diabetes neonatal, cujo diagnóstico ocorre em menores de 6 meses de idade e que também estaria incluído no diagnóstico diferencial do diabetes nessa faixa etária, será discutido em outro Capítulo.

Tanto o DM1 quanto o DM2 têm herança poligênica. O diabetes de herança monogênica é bastante raro na infância e se divide em alteração nas células β pancreáticas (*Maturaty onset diabetes of youth* – MODY – e DNA mitocondrial) ou por alteração na ação da insulina (síndrome de Berardinelli-Seip, Rabson-Mendenhall e leprechaunismo).

ATENÇÃO!

A incidência do DM1 está aumentando, fato mais pronunciado no grupo pré-escolar. Paralelamente a essa situação, está ocorrendo um controle mais intensivo da doença, conforme proposto pelo estudo Diabetes Control and Complications Trial (DCCT),[1] cuja intenção é diminuir as complicações microvasculares, por meio de um controle mais rigoroso da hemoglobina glicosilada (HbA1C). Entretanto, ao mesmo tempo em que há esse controle mais intensivo, o risco potencial para hipoglicemia grave aumenta, fato muito importante no grupo pré-púbere, que não foi incluído no estudo DCCT.

Neste capítulo, serão discutidas as particularidades do DM1 na infância, período com características específicas, que tornam mais difíceis o diagnóstico e, especialmente, o controle e o acompanhamento.

■ FISIOPATOLOGIA

DIABETES MELITO TIPO 1

Doença considerada crônica, embora de início súbito, tem etiologia autoimune, que cursa com destruição progressiva das células β pancreáticas e diminuição na produção de insulina, que se iniciam muito tempo antes do aparecimento dos primeiros sintomas. Em sua etiologia, há fatores genéticos, como a relação com as moléculas HLA (DR3 ou DR4), associados aos ambientais e imunológicos. Os fatores ambientais funcionam como gatilho na reação autoimune, entre eles: alimentares (albumina sérica bovina e produtos defumados); medicamentos (aloxano e estreptozotocina); e virais (rubéola, caxumba, citomegalovírus [CMV] e coxsackie). As alterações imunológicas características do DM1 se dão como resposta contra uma célula afetada por um vírus que tem uma proteína com uma sequência semelhante à da proteína da célula β pancreática. A célula apresenta o antígeno viral ao linfócito T CD8, que o apresenta aos linfócitos T CD4, estimulando, por sua vez, a produção de anticorpos contra as células β pancreáticas. O processo de destruição das células β pancreáticas ocorre de forma lenta. Após meses do diagnóstico da doença, há destruição maciça das células.

ATENÇÃO!

Ao diagnóstico, cerca de 20% das células β estão normais (ocasião em que existe a fase de "lua de mel", com melhor controle metabólico). Caracteristicamente, crianças menores de 5 anos apresentam uma lesão autoimune mais importante, o que contribui para manifestações clínicas mais rápidas e graves nessa faixa etária.

■ QUADRO CLÍNICO

Os sintomas típicos de DM1, abruptos ou insidiosos, são poliúria, polidipsia, polifagia, desidratação e perda de peso. Durante a evolução, há períodos de hiperglicemia de duração variável, podendo ocorrer enurese noturna e poliúria esporádica. Se o diagnóstico não é feito nessa fase, o indivíduo pode evoluir para cetoacidose diabética (CAD).

Em recém-nascidos (RNs) ou lactentes, o diagnóstico é mais difícil, pois muitas vezes não apresentam os sintomas e sinais clássicos de diabetes, já que a poliúria é mais difícil de notar, por exemplo, com o uso de fraldas. Além disso, como o DM nessa faixa etária é mais raro, muitos profissionais de saúde demoram a pensar na sua possibilidade e atrasam o diagnóstico. Na presença de quadros infecciosos virais, com importante comprometimento do estado geral, emagrecimento sem causa aparente, enurese noturna em crianças com controle miccional prévio e em situações clínicas mal definidas, é importante avaliar a glicose plasmática ou pesquisar a presença de glicose na urina.

Crianças muito jovens têm uma tendência à primodescompensação em CAD, e a incidência de edema cerebral nessa faixa etária é também mais elevada. Apesar de as crianças apresentarem uma tendência maior a abrir o quadro de DM1 em CAD, com formas de apresentação mais rápidas e graves, sua HbA1C nunca é tão elevada. Essa constatação em relação à HbA1C permite a suposição de que o risco aumentado de CAD se dá em virtude da gravidade da doença, com um quadro de autoimunidade mais intenso, e não atribuído apenas à demora no diagnóstico. Existe uma perda mais rápida de células β pancreáticas nessa idade, o que também se evidencia, clinicamente, pela ausência ou pela duração diminuída da fase de remissão parcial (fase de "lua de mel"), associada às necessidades mais elevadas de insulina nos primeiros seis meses após o diagnóstico.

A tendência hoje é de evitar a hospitalização dessas crianças e, quando necessário, deixá-las no hospital pelo menor tempo possível. A hospitalização no início da doença é, muitas vezes, importante para que os pais aprendam questões relacionadas ao diabetes, como o que é a doença, aplicação de insulina, monitoração domiciliar, dieta e noções de sintomas de alerta no caso de hiper ou hipoglicemia. Essas questões serão melhor discutidas, posteriormente, em "Tratamento".

■ DIAGNÓSTICO

Não existe um ponto de corte de glicemia diferenciado de acordo com a faixa etária. Dessa forma, utilizam-se para as crianças pequenas os mesmos pontos para as maiores, os adolescentes e os adultos. Considera-se a glicemia de jejum normal quando < 100 mg/dL. O diagnóstico de DM é realizado quando a glicemia de jejum, em dois momentos diferentes, for superior a 126 mg/dL ou glicemia em amostra aleatória superior a 200 mg/dL.

> **ATENÇÃO!**
>
> Na infância, não é utilizado teste de tolerância à glicose para diagnóstico do DM.

A HbA1C não é considerada um critério diagnóstico para DM. No entanto, indivíduos diabéticos que apresentam concentrações de HbA1C ≥ 6,5% e valores de HbA1C ≥ 5,5% devem ser avaliados. Em relação aos anticorpos – anticorpos anti-ilhota pancreática (ICA, do inglês *islet cell autoantibodies*), anticorpos anti-insulina (AAI) e anticorpos antidescarboxilase do ácido glutâmico (GAD, do inglês *glutamate decarboxylase*) –, as evidências indicam que crianças mais jovens têm títulos de autoanticorpos mais elevados ao diagnóstico, o que evidencia lesão autoimune mais grave. Esses anticorpos também podem ser dosados nos familiares de 1º grau do paciente diabético, para detecção precoce dos indivíduos com maior risco de desenvolver a doença.

Todo lactente diagnosticado com diabetes com menos de 6 meses de vida deve ser encarado como um possível diabetes neonatal e, portanto, precisa realizar testes genéticos para pesquisar mutações específicas no canal K_{ATP} da célula β pancreática (mutações ativadoras na subunidade Kir 6.2). A presença de tais mutações permite a interrupção da administração de insulina e introdução de sulfonilureia por via oral.

■ TRATAMENTO

Essa faixa etária tem particularidades muito características no que diz respeito ao acompanhamento pós-diagnóstico, já que as crianças são muito variáveis em relação às atividades diárias e à ingestão de alimentos. Além dos problemas de ordem prática de administrar insulina para uma criança ou um bebê que não colabora, essa faixa etária é muito sensível a pequenas doses de insulina e pode ter controle glicêmico extremamente variável com imprevisíveis (e, às vezes, inexplicáveis) flutuações. Além disso, as crianças são frequentemente acometidas por doenças próprias da faixa etária, além de períodos acelerados de crescimento, que podem agravar as dificuldades no controle glicêmico.

O acompanhamento ambulatorial pós-diagnóstico deve ser multidisciplinar, com endocrinologista pediátrico, enfermeira(o), nutricionista, psicólogo(a) e assistente social. Os pilares e/ou principais pontos de atenção do tratamento envolvem os seguintes aspectos:

1 | Dieta: os pacientes e suas famílias devem ter acesso a um(a) nutricionista infantil com experiência em diabetes. Os pacientes diabéticos devem ingerir a quantidade de nutrientes e calorias necessárias ao crescimento e desenvolvimento normais, visando ao controle glicêmico e ao controle de peso. Recomendam-se três refeições maiores e três menores, de tal forma que a quantidade de calorias seja dividida, evitando-se grandes períodos de jejum (o que previne as hipoglicemias). As calorias devem ser divididas em: 50 a 60% de carboidratos; 15 a 20% de proteínas; e 30% de lipídeos. Os pacientes que fazem contagem de carboidratos também devem seguir essas orientações; no entanto, têm maior liberdade para variar a dieta.

Questões relacionadas à dieta são, muitas vezes, uma fonte de frustração para os pais de crianças muito jovens com DM1. Existem diversas dificuldades, como o jejum noturno prolongado, a ingestão de leite por mamadeiras e a recusa alimentar, bastante características desta faixa etária. O grande temor nessa idade são as hipoglicemias noturnas, de tal forma que alguns centros de tratamento de diabetes na infância propõem uma alimentação mais regular composta por carboidratos complexos, nas refeições e lanches (p. ex.: fruta, iogurtes e cereais), a fim de reduzir o risco de hipoglicemia, mas também evitando a hiperglicemia potencial. Em geral, muitas crianças comem em intervalos mais curtos, o que prevê a realização de mais testes glicêmicos, com a intenção também de avaliar o comportamento da glicemia pós-prandial.

A recusa alimentar, por sua vez, deve ser tratada de forma responsável, feita da mesma forma que em crianças sem diabetes. As crianças pequenas, muitas vezes, reconhecem o estresse dos pais e aprendem rapidamente a usar a doença como uma forma de escolher sua comida favorita. É importante que os pais tenham paciência, que não usem a comida como suborno, na intenção de fazer seu filho comer a qualquer custo, e sempre incentivem uma alimentação saudável, envolvendo todos os grupos alimentares. Uma sugestão é oferecer apenas duas opções de comida e introduzir novos grupos alimentares, ao lado dos alimentos preferidos. Entretanto, se a recusa continuar frequente, a redução da dose de insulina pode ser ocasionalmente necessária.

2 | Exercícios físicos: são fundamentais, pois diminuem a gliconeogênese, aumentam a utilização muscular de glicose e diminuem a produção de corpos cetônicos. O controle da glicemia capilar deve ser sempre realizado antes do exercício, assim como a ingestão alimentar é recomendada, para evitar hipoglicemia. Nessa faixa etária, em geral, os exercícios físicos são caracterizados por atividades lúdicas e variam de um dia para outro, o que muitas vezes atrapalha o controle glicêmico.

3 | Educação e família: todas as questões de estresse relacionadas ao diagnóstico do DM1, nessa faixa etária, são experimentadas de uma forma mais acentuada por pais e pela própria criança.

Como, nessa idade, as crianças ainda são muito dependentes em relação à dieta e à aplicação de insulina, os pais sofrem uma grande carga emocional, especialmente em relação ao medo da doença, necessidade de mudança no estilo de vida, acompanhamento e exames frequentes, além do temor das hipoglicemias.

DIAGNÓSTICO E TRATAMENTO

Há três fases descritas após o diagnóstico de DM em crianças muito jovens, caracterizadas por dor inicial, culpa e raiva no momento do diagnóstico, seguida pela fase de cuidado excessivo da criança e, no final, da fase de adaptação, em que os pais aprendem a confiar nos outros e a construir sistemas de apoio. Isso torna necessário o acompanhamento multiprofissional desses pais e crianças, com atenção especial ao aspecto psicológico.

Dependendo da faixa etária, o paciente deve ser alertado sobre sua doença e, quando possível, deve participar da aplicação da insulina e dos seus controles domiciliares, mas sempre supervisionado por um responsável. A família deve estar ciente das complicações agudas e crônicas da doença e ajudar o paciente a ter uma vida mais adequada.

4 | Insulinoterapia: muitas crianças nessa faixa etária podem iniciar a administração, após o diagnóstico, de insulina de ação intermediária uma vez por dia, dose que pode ser ajustada para 1 ou 2 vezes ao dia, por meio de seringa (que permite a mistura livre) ou canetas de aplicação. Devido às dificuldades do controle glicêmico nessa idade, existe uma tendência crescente em usar um regime de injeção múltipla (mais intensivo) ou terapia com bomba de insulina (sistema de infusão contínuo de insulina – SICI).

Considerando o uso de análogos de insulina de ação prolongada (insulina glargina, Lantus® e detemir, Levemir®), não existe nenhum ensaio clínico, nessa faixa etária, que compare o seu uso uma vez ao dia *versus* terapia intensiva com múltiplas injeções de insulina de ação intermediária (NPH), em termos de controle clínico e metabólico.

> **ATENÇÃO!**
>
> Apesar de não haver benefícios metabólicos comprovados com o uso dos análogos de insulina de ação prolongada nessa faixa etária, sua principal vantagem em relação às insulinas convencionais é a redução dos episódios de hipoglicemia. Dessa forma, a terapêutica com análogos de insulina de ação prolongada, incorporando a contagem de carboidratos, deve ser considerada para cada criança individualmente. A principal indicação é para os pacientes que apresentam tendência à hipoglicemia nos períodos pós-prandiais tardios e noturnos.

Da mesma forma que os análogos de ação prolongada, o controle glicêmico geral com a utilização dos análogos de ação ultrarrápida (UR) não é diferente quando comparado à insulina regular (R). São exemplos de análogos de insulina de ação UR, a insulina lispro (Humalog®); asparte (Novorapid®); ou glulisina (Apidra®). A administração adequada desses análogos permite maior flexibilidade, em especial para as crianças que apresentam alimentação irregular, pois podem ser aplicados imediatamente após as refeições, quando a ingesta alimentar já foi bem quantificada. Para as poucas crianças nas quais doses unitárias causam hipoglicemias, existem disponíveis canetas de aplicação que permitem administrar meia unidade (NovoPen3 Demi® e HumaPen Luxura HD®). Quando até mesmo com metade da dose recomendada ocorrer hipoglicemia, a diluição da insulina pode ser necessária. Entretanto, as insulinas diluídas podem ser menos absorvidas. Devido a necessidade de diminuir o risco de hipoglicemia e maior flexibilidade de horários, estão em desenvolvimento insulinas cada vez mais rápidas, que possam ser administradas logo após as refeições em crianças pequenas (Linjeta®, Adocia®, Lispro-PH20®, faster-acting insulin aspart).

Outra indicação para a utilização desses análogos de ação UR são as hipoglicemias nos períodos pós-prandiais tardios e noturnos. Eles podem ser utilizados em SICI e, também, por via endovenosa, em situações especiais e dentro do ambiente hospitalar. Os principais inconvenientes de seu uso são o seu maior custo e a falta de cobertura nos estados pós-prandiais tardios (4 a 6 horas após as refeições), necessitando, frequentemente, de um aumento nas doses das insulinas basais.

Está ocorrendo uma tentativa de normatização da disponibilização de análogos de insulina de ação prolongada e UR pelos serviços públicos, obedecendo rigorosamente aos preceitos de necessidade terapêutica plenamente justificável e de compatibilidade com os princípios básicos da economia da saúde, segundo os quais os investimentos em saúde pública deverão ser racionalmente aplicados em estratégias que apresentem efetividade de custo, no sentido amplo. A grande indicação desses análogos são as hipoglicemias graves (glicemia ≤ 50 mg/dL, necessitando de ajuda de terceiros ou atendimento hospitalar) e/ou assintomáticas, além das hipoglicemias noturnas e do mau controle metabólico (HbA1C ≥ 8,5%) ou controle instável com oscilações glicêmicas extremas e de difícil controle (alternância de glicemias ≤ 60 mg/dL com glicemias ≥ 200 mg/dL, apesar do tratamento adequado com insulinas humanas tradicionais). As crianças menores de 6 anos, por sua ingestão alimentar imprevisível e pelo risco de hipoglicemia, também serão contempladas com essas normatizações.

A dose inicial proposta da insulina NPH é de 0,25 a 0,5 UI/kg/dia, que pode ser menor em lactentes. A dose é ajustada conforme a necessidade do paciente, podendo ser elevada em 10% a cada 2 a 3 dias. Normalmente, inicia-se com uma dose diária de NPH pela manhã, ajustando-se de acordo com o controle domiciliar para 2 ou 3 aplicações diárias, associada à insulina R ou análogo de insulina de ação UR, antes das refeições. Os análogos de insulina de ação prolongada, quando indicados, podem ser usados uma vez ao dia (pela manhã ou ao deitar), mas habitualmente são empregados duas vezes ao dia, associados à UR antes das principais refeições (em substituição à R), com contagem dos carboidratos. A dose inicial é no geral dois terços do total da dose da insulina NPH. Mais recentemente, foi aprovada no Brasil a insulina degludeca (Tresiba®) para uso na infância, que é uma insulina basal de ação ultralonga, com duração de até 42 h, permitindo a aplicação uma vez ao dia, com maior flexibilidade de horários e menor possibilidade de hipoglicemias. Também estão em desenvolvimento outras insulinas sem pico, que permitem uma maior flexibilidade de horários, diminuindo as hipoglicemias, principalmente as noturnas, sendo previsto ainda para este ano o lançamento da insulina glargina-U300 (Tabela 16.4).

TABELA 16.4 ■ Propriedades farmacocinéticas das insulinas e análogos

INSULINA HUMANA	INÍCIO DE AÇÃO	PICO DE AÇÃO	DURAÇÃO MÁXIMA DO EFEITO TERAPÊUTICO
Ação ultrarrápida: lispro, aspart ou glulisina	5-15 min	30 min-2 h	3-5 h
Rápida (regular)	30 min-1 h	2-3 h	5-8 h
Neutral protamine Hagedorn	2-4 h	4-10 h	10-18 h
Ação prolongada: glargina ou detemir	1-4 h	Não há 6-8 h	18-24 h
Ação ultralonga: degludeca	1-2 h	não há	> 40 h

Com a utilização de insulina UR para a correção dos carboidratos ingeridos, o paciente diabético consegue maior flexibilidade ao se alimentar. Em princípio, a dose de insulina basal é em média 50% da dose total de insulina, sendo os outros 50% das doses para os bólus, divididos antes de cada refeição.

Faz-se importante ressaltar que a elegibilidade da família e do paciente deve ser levada em conta, já que esse método de contagem dos carboidratos ingeridos exige aderência ao tratamento, responsabilidade e capacidade para realizar os cálculos.

5 | Hipoglicemia: apesar de não existirem dados que comprovem que crianças mais jovens com DM1 apresentem hipoglicemia mais grave se comparadas a crianças mais velhas e adolescentes, a hipoglicemia é uma causa de grande ansiedade para todos os pais de crianças com diabetes e, particularmente, para crianças muito pequenas, pois muitas vezes é difícil reconhecer sintomas e, algumas vezes, ela pode ser assintomática. Sabe-se que pacientes com DM têm uma perda da contrarregulação, ou seja da resposta à hipoglicemia, se comparados com pacientes não diabéticos, e que o sono diminui a resposta adrenérgica à hipoglicemia. Além disso, episódios repetidos de hipoglicemia podem levar a alterações cognitivas ou déficits de aprendizagem.

Os primeiros sintomas de alerta de hipoglicemia em recém-nascidos e crianças com DM podem ser bastante sutis: mudança de comportamento (p. ex.: irritabilidade, mau humor, letargia ou moleza, birras); sudorese; palidez; terror noturno (p. ex.: acordar no meio da noite chorando ou gritando). Se não for tratada rapidamente, a hipoglicemia grave pode resultar em coma ou convulsão. Como muitas vezes é difícil reconhecer a hipoglicemia clinicamente, é importante que os pais ou responsáveis monitorem as concentrações de glicose no sangue para sua confirmação. Se a glicose sérica estiver abaixo de 100 mg/dL (= 6 mmol/L), na presença de sintomas, deve-se oferecer em torno de 60 a 120 mL de suco de laranja ou leite à criança e esperar de 10 a 15 minutos. Se os sintomas persistirem, o procedimento deverá ser repetido. Uma boa alternativa é oferecer o suco com mais uma fonte de carboidratos complexos (p. ex.: biscoitos). Se o episódio ocorrer imediatamente antes da refeição, esta deve ser adiantada e os carboidratos simples oferecidos de início. Não se deve tratar excessivamente a hipoglicemia leve. Existe uma tendência em oferecer alimentos, tanto quanto possível, até que os sintomas diminuam; entretanto, essa medida conduzirá, inevitavelmente, à hiperglicemia.

Todas as famílias de crianças pequenas portadoras de DM devem ter um kit de emergência com glucagon. Recomenda-se a dose de 0,5 mg de glucagon, em crianças com menos de 5 anos, o que reverte rapidamente a hipoglicemia. Em muitos casos, os vômitos podem ser desencadeados pelo próprio episódio hipoglicêmico ou pelo uso do glucagon. Se isso ocorrer, a criança deve ser levada à emergência do hospital mais próximo para receber glicose intravenosa até que os vômitos cessem.

Hipoglicemia noturna assintomática nessa faixa etária é um problema sério devido ao jejum prolongado e pode cursar com crise convulsiva. Não se sabe com certeza qual o efeito da hipoglicemia grave no cérebro em termos de comprometimento cognitivo, mas acredita-se que crianças pequenas que experimentam hipoglicemia grave no início do curso do DM1 podem estar em risco para uma deficiência cognitiva mais tarde. Dessa maneira, uma abordagem mais suave e menos agressiva no controle glicêmico dessas crianças é encorajada, pois pode diminuir a ocorrência de hipoglicemia.

6 | Monitoração e meta de tratamento: a monitoração de glicose capilar é uma ferramenta especialmente útil em crianças mais jovens com DM1. Porém, não deve ser feita de forma exagerada. Recomenda-se que seja realizada antes das refeições e ao deitar. Os testes adicionais de 2 horas após o lanche noturno ou no meio da madrugada também são úteis para prevenir a hipoglicemia noturna, podendo ser realizados 2 a 3 vezes na semana ou de acordo com o perfil de cada criança.

Sempre considerando os riscos potenciais de hipoglicemia grave, uma meta segura e realista deve ser estabelecida tanto para a glicose capilar quanto para os valores de HbA1C. Sugere-se uma glicose capilar entre 90 e 145 mg/dL antes das refeições e lanches e pós-prandial entre 90 e 180 mg/dL. Com esses valores de glicose capilar, a HbA1C deve se manter abaixo de 7,5%.[2]

7 | Infecções: bebês e crianças com DM1 não são mais propensos a desenvolver doenças agudas (respiratórias e gastrintestinais) se comparadas a crianças hígidas da mesma faixa etária. A infecção geralmente cria uma situação de estresse, com aumento da produção de hormônios contrarreguladores e maior risco de hiperglicemia e CAD. Contudo, se a doença interfere na ingestão de alimentos, a criança pode estar em risco para hipoglicemia grave.

A família pode seguir algumas regras simples em caso de infecção, como medir a glicemia capilar a cada quatro horas, garantir a aceitação da dieta e aumentar a ingestão de líquidos contendo glicose (suco ou leite), considerando o ajuste da dose de insulina, se necessário. A criança precisa ser vista pela equipe médica, a fim de tratar adequadamente a infecção, com antibióticos, se necessário. Alguns sinais requerem atenção imediata: a criança se recusa a comer ou beber líquidos e vomita mais de duas vezes em um curto espaço de tempo; a glicose capilar se mantém baixa, apesar da ingestão adequada e do ajuste de insulina; e a glicose capilar se mantém elevada com cetonúria positiva, apesar do manejo adequado do quadro infeccioso.

O ajuste da dose de insulina pode ser feito da seguinte forma, de acordo com a concentração sérica de glicose: a) se entre 100 e 200 mg/dL, na ausência de cetonas na urina, manter a mesma dose de insulina; b) se entre 200 e 300 mg/dL, com cetonas negativas, aumentar a dose de insulina em 10 a 20% por dia, até que a meta glicêmica seja atingida; c) se se mantém acima de 200 mg/dL com cetonúria, ou a glicose sérica está acima de 300 mg/dL, independentemente da cetonúria, corrigir com insulina UR 10 a 20% da dose diária total de insulina a cada quatro horas até que a glicose atinja valores abaixo de 200 mg/dL e as cetonas se negativem ou fiquem levemente positivas; d) se abaixo de 100 mg/dL, oferecer líquidos que contenham glicose (suco ou leite).

8 | Sistemas de infusão contínua de insulina (SICI): as chamadas bombas de insulina se aprimoraram bastante nos últimos anos. O objetivo desse sistema é manter o basal da insulina, fazer a correção da alimentação e da glicemia. Hoje, elas também apresentam sistemas de aferição da glicemia simultânea à infusão (sensor de glicose), o que pode ser um instrumento muito importante naquelas crianças com tendência à hipoglicemia.

A American Academic of Pediatrics (AAP)[3] divulgou em 2006 um posicionamento oficial sobre o uso de SICI em crianças, especialmente em pacientes com menos de 6 anos, já que representam uma população particularmente especial em razão da necessidade de opções terapêuticas que permitam uma maior flexibilidade. Além disso, as evidências indicam que a bomba de insulina é uma opção segura e efetiva nesse grupo etário, especialmente naquelas crianças com tendência a hipoglicemias graves (abaixo de 40 mg/dL) ou assintomáticas noturnas.

Segundo a recomendação,[3] todas as crianças portadoras de DM1, independentemente da idade, podem ser consideradas candidatas potencialmente elegíveis à terapia com bomba de insulina. A decisão de implementar a terapia com SICI em crianças deve ser de exclusiva responsabilidade dos pais e dos médicos assistentes, sem qualquer interferência das entidades pagadoras. Os critérios de elegibilidade incluem: pais motivados com aderência adequada ao tratamento do DM e familiarizados com a contagem de carboidratos; tratamento anterior com múltiplas injeções diárias de insulina e aceitação da realização de 6 a 9 testes diários de glicemia. Os pais devem ser orientados dos prós e contras em relação a essa modalidade terapêutica e há necessidade de conduzir um período de treinamento prático.

CONTROLES

1 | Domiciliar
- **Fitas de glicemia capilar:** método de escolha. O controle deve ser feito de 1 a 8 vezes por dia, antes do horário das refeições, duas horas após, antes de dormir e de madrugada e, sempre, duas horas após realizar os bólus de correção.

Em 2015, foi lançado na Europa e, recentemente lançado no Brasil, um sistema flash de monitorização de glicose (FreeStyle®Libre), que conta com uma tecnologia inovadora que elimina a necessidade da rotina diária das picadas nos dedos. A princípio, foi aprovado para uso em maiores de 18 anos, mas espera-se que logo seja também liberado para uso nas crianças.

DIAGNÓSTICO E TRATAMENTO

> **ATENÇÃO!**
>
> O conhecimento da sensibilidade de cada paciente é importante para um bom controle (sensibilidade = 1.800/dose total diária de insulina).

- **Fitas de cetona na urina:** teste útil, mas, na prática, não é muito empregado. É bastante utilizado para monitorização da cetonúria nos quadros de CAD.

2 | **Ambulatorial:** os objetivos do controle ambulatorial estão resumidos no Quadro 16.1.
- **Glicemia de jejum:** tem pouco valor pela sua variação.
- **Hemoglobina glicosilada (HbA1C):** reflete a média das glicemias nos últimos três meses.
- **Hormônios tiroidianos e anticorpos antitiroidianos:** pela associação de DM1 com a tiroidite autoimune. Outras doenças autoimunes, como a doença celíaca, também devem ser afastadas.
- **Lipídeos:** pela associação com dislipidemia.
- **Pressão arterial:** pela associação com hipertensão arterial.

3 | **Prevenção das complicações agudas e crônicas**

QUADRO 16.1 ■ Objetivos do controle ambulatorial do diabetes melito na infância

CONTROLE DE GLICOSE SANGUÍNEA	
HbA1C (de 0-6 anos)	7,5%
Glicose sanguínea de jejum	Entre 90-145 mg/dL
Glicose sanguínea pós-prandial	Entre 90-180 mg/dL
PRESSÃO ARTERIAL	
Pressão arterial	Menor do que percentil 95
LIPÍDEOS	
Colesterol LDL	Menor do que 110 mg/dL
Colesterol HDL	
Homens	Maior do que 40 mg/dL
Mulheres	Maior do que 50 mg/dL
TG	Menor do que 150 mg/dL

Fonte: Rewers e colaboradores,[2] National High Blood Pressure Education Program Working Group on High Blood Pressure in Children and Adolescents[4] e Giuliano e colaboradores.[5]

> **REVISÃO**
>
> - Nos últimos tempos, vem ocorrendo um aumento na incidência de DM1, em particular no grupo pré-escolar.
> - Crianças na 1ª e 2ª infância têm particularidades e características clínicas que as diferenciam de crianças mais velhas com DM1. Nessa faixa etária, o estresse relacionado à doença em pais e filhos é mais marcado e depende de um maior envolvimento da família.
> - Questões relacionadas à dieta, como recusa alimentar, jejum noturno prolongado e maior chance de hipoglicemia noturna, além das mamadeiras, são fatores que dificultam a dieta nessa idade.

- Características como maior lesão autoimune e maior incidência de CAD ao diagnóstico, apesar de HbA1C mais baixa, garantem que a doença nessa idade seja mais grave. Além disso, o período de "lua de mel" é mais curto, ou inexiste, o que caracteriza o uso de doses mais elevadas de insulina desde o diagnóstico.
- A importância do acompanhamento por equipe multidisciplinar no acompanhamento dessas crianças deve ser estimulada.

■ REFERÊNCIAS

1. Jacobson AM, Musen G, Ryan CM, Silvers N, Cleary P, Waberski B, et al. Long-term effect of diabetes and its treatment on cognitive function. N Engl J Med. 2007;356(18):1842-52.
2. Rewers MJ, Pillay K, de Beaufort C, Craig ME, Hanas R, Acerini CL, et al. ISPAD Clinical Practice Consensus Guidelines 2014. Assessment and monitoring of glycemic control in children and adolescents with diabetes. Pediatr Diabetes. 2014;15 Suppl 20:102-14.
3. Eugster EA, Francis G. Position statement: Continuous subcutaneous insulin infusion in very young children with type 1 diabetes. Pediatrics. 2006;118(4):e1244-9.
4. National High Blood Pressure Education Program Working Group on High Blood Pressure in Children and Adolescents. The fourth report on the diagnosis, evaluation, and treatment of high blood pressure in children and adolescents. Pediatrics. 2004;114(2 Suppl 4th Report):555-76.
5. Giuliano IC, Coutinho MS, Freitas SF, Pires MM, Zunino JN, Ribeiro RQ. Lípides séricos em crianças e adolescentes de Florianópolis, SC: estudo Floripa saudável 2040. Arq Bras Cardiol. 2005;85(2):85-91.

■ LEITURAS SUGERIDAS

Danne T, Bangstad HJ, Deeb L, Jarosz-Chobot P, Mungaie L, Saboo B, et al ISPAD Clinical Practice Consensus Guidelines 2014. Insulin treatment in children and adolescents with diabetes. Pediatr Diabetes. 2014;15 Suppl 20:115-34.

Eringsmark Regnéll S, Lernmark A. The environment and the origins of islet autoimmunity and Type 1 diabetes. Diabet Med. 2013;30(2):155-60.

Giongo A, Gano KA, Crabb DB, Mukherjee N, Novelo LL, Casella G, et al. Toward defining the autoimmune microbiome for type 1 diabetes. ISME J. 2011;5(1):82-91.

Pihoker C, Forsander G, Fantahun B, Virmani A, Luo X, Hallman M, et al.; International Society for Pediatric and Adolescent Diabetes. ISPAD Clinical Practice Consensus Guidelines 2014. The delivery of ambulatory diabetes care to children and adolescents with diabetes. Pediatr Diabetes. 2014;Suppl20:86-101.

16.4 NO ADOLESCENTE E NO ADULTO

■ SERGIO ATALA DIB

O diabetes melito (DM) é um conjunto de distúrbios metabólicos caracterizados por hiperglicemia como resultado do defeito da secreção e/ou da ação da insulina ou de ambos. Os processos patogênicos variam da redução da massa de células β do pâncreas (autoimunes ou não), alteração nos mecanismos de secreção, com consequente deficiência de insulina, até alterações associadas à resistência insulínica (RI). Essas modificações podem evoluir rápida ou lentamente, dependendo da extensão do processo patológico, até o diagnóstico clínico do DM.

Nas últimas décadas, a evolução nas áreas de imunologia, bioquímica e de biologia molecular tem esclarecido a etiologia de um número maior de casos de DM. Nesse sentido, discute-se hoje a existência de aproximadamente mais de 54 tipos etiológicos da doença. Contudo, o tratamento do DM está evoluindo, com o desenvolvimento de medicamentos relacionados aos diferentes aspectos de sua etiopatogenia. Desse modo, a classificação etiológica adequada do DM tem importância epidemiológica, genética (orientação familiar), terapêutica e prognóstica. Para definir o tipo de DM, em geral, é necessário conhecer o histórico familiar, as características físicas do paciente e as circunstâncias presentes no momento do diagnóstico. No Quadro 16.2, são resumidos os fatores relevantes para a classificação etiológica do DM.

■ CLASSIFICAÇÃO

Atualmente, o DM é classificado em quatro grupos gerais (Quadro 16.3; o subgrupo C está especificado no Quadro 16.4).

QUADRO 16.2 ■ Fatores importantes para a classificação do DM

CLÍNICOS	LABORATORIAIS
- História clínica - Familiar (heredograma) - Fatores patológicos pessoais	Função da célula β: peptídeo-C de jejum e pós-estímulo; avaliação da 1ª fase de secreção de insulina
Condições de gestação (infecções virais) e nascimento (prematuridade e peso)	Resistência à ação da insulina: insulinemia basal e após estímulo
Idade, medicações associadas, condições ao diagnóstico e evolução do diabetes	Fator autoimune: anticorpos anti-GAD, anti-IA2, anti-ZnT8 e anti-insulina
Características físicas: tipo de obesidade, lipodistrofia, presença de acantose nigricante, dislipidemia, hirsutismo, hipertensão arterial, outras doenças autoimunes, distúrbios em outros sistemas (auditivo, óptico, renal cardíaco, etc.)	Marcadores genéticos (*maturity onset diabetes of the young*, diabetes mitocondrial, síndrome de Wolfran, diabetes neonatal, etc.)

QUADRO 16.3 ■ Classificação etiológica do DM

a | DM1
1A – Autoimune
1B – Idiopático
b | DM2
c | Outros tipos específicos de DM (Quadro 16.4)
d | Diabetes gestacional

QUADRO 16.4 ■ Outros tipos específicos de DM

1 | Defeitos genéticos na função da célula β
- MODY 1 (gene *HNF-4α*)
- MODY 2 (gene da glicocinase)
- MODY 3 (gene *HNF-1α*)
- MODY 4 (gene *IPF-1*)
- MODY 5 (gene HNF1β)
- MODY 6 (gene neuro *D1*)
- MODY 7 (*Kruppel-like factor* 11 – KLPFII)
- MODY 8 (gene carboxil-ester lipase – *CEL*)
- MODY 9 (gene *paired box* – *PAX4*)
- MODY 10 (gene insulina – *INS*)
- MODY 11 (gene específico tirosinocinase linfócito *B – BLK*)
- MODY 12 (ligação ATP, subfamília C, membro8 – ABCC8)
- MODY 13 (canal de potássio, membro 11 – KCNJ11)
- Diabetes mitocondrial
- Outros

2 | Defeitos genéticos na ação da insulina
- Resistência à insulina tipo A
- Leprechaunismo
- Síndrome de Rabson-Mendenhall
- Diabetes lipoatrófico
- Outros

3 | Doenças do pâncreas exócrino
- Pancreatite
- Pancreatectomia ou trauma
- Neoplasia
- Fibrose cística
- Pancreatopatia fibrocalculosa
- Hemocromatose
- Outras

4 | Endocrinopatias
- Acromegalia
- Síndrome de Cushing
- Glucagonoma
- Feocromocitoma
- Somatostatinoma
- Aldosteronoma
- Hipertiroidismo
- Outras

5 | Induzido por fármacos ou agentes químicos
- Determinadas toxinas
- Pentamidina
- Ácido nicotínico
- Glicocorticosteroides
- Hormônio tiroidiano
- Diazóxido
- Agonistas β-adrenérgicos
- Tiazídicos
- Interferon-α
- Outros

6 | Infecções
- Rubéola congênita
- CMV
- Outras

7 | Formas incomuns de diabetes autoimune
- Síndrome de Stiffman
- Anticorpos antirreceptor de insulina
- Outras

8 | Outras síndromes genéticas por vezes associadas com DM
- Síndrome de Down
- Síndrome de Kleinefelter
- Síndrome de Turner
- Síndrome de Wolfram (DIDMOAD)
- Ataxia de Friedereich
- Coreia de Huntington
- Síndrome de Laurence-Moon-Biedel
- Distrofia miotônica
- Síndrome de Prader-Willi
- Porfiria
- Outras

■ EPIDEMIOLOGIA

Em 2015, 415 milhões de indivíduos adultos (idade 20-79 anos) no mundo referiram ter DM, 80% deles em países de renda baixa ou média. Estima-se também, pela primeira vez, que mais de 500 mil crianças e jovens até 14 anos tenham diabetes melito tipo 1 (DM1).

O DM1 é o mais frequente nos indivíduos abaixo de 30 anos, com os principais picos de incidência na 1ª infância e na adolescência, mas pode ocorrer em qualquer idade. Existe uma grande variação (aproximadamente 350 vezes) na incidência do DM1 entre as regiões do mundo: de 0,1/100.000/ano, na China e na Venezuela, a 36,5/100.000, na Finlândia, e 36,8/100.000, na Sardenha (Itália). As taxas mais altas (> 20/100.000/ano) ocorrem nos países nórdicos, no Reino Unido, no Canadá, na Nova Zelândia, em Portugal e na Sardenha. Na última década, a incidência média anual do DM1 vem aumentando aproximadamente 3,4%, com maior elevação na faixa etária mais jovem, de 0 a 4 anos (6,3%).

No Brasil, verificou-se taxa de incidência média anual de DM1 de 7,6/100.000 habitantes, entre 1987 e 1991, no Estado de São Paulo, na população de faixa etária inferior a 15 anos. Também houve aumento na incidência do DM1 na cidade de Bauru, São Paulo, nos últimos dez anos (2,8/100.000/ano para 18,5/100.000/ano). Atualmente, estima-se que o número de indivíduos com diabetes melito é de 14,3 milhões.

A incidência de DM2 aumenta progressivamente com a idade, portanto o risco cumulativo de um indivíduo vir a ter diabetes aos 70 anos é 11% para DM2, ao passo que para DM1 é de 1%. O risco de desenvolver DM2 também varia de acordo com o IMC: a taxa de incidência aumenta de 13 para 104/100.000/ano em mulheres com IMC < 22 kg/m^2 quando comparadas àquelas com IMC entre 25 e 26,9 kg/m^2. No grupo com IMC entre 27 a 28,9, a ocorrência foi de 200/100.000, elevando-se para 1.190/100.000/ano nos pacientes com IMC > 35 kg/m^2.

No Brasil, a prevalência de DM na faixa etária de 30 a 69 anos em 1988 foi de 7,6/100 habitantes. Dados mais recentes (2007 a 2008) em uma população urbana (n = 1.116) do interior do Estado de São Paulo (São Carlos) na faixa etária de 30 a 79 anos mostram prevalência de 13,5% para DM e de 5% para intolerância à glicose.

■ ETIOPATOGENIA E FISIOPATOLOGIA

DIABETES MELITO NO ADOLESCENTE

DM tipo 1A

Do ponto de vista etiológico, o DM1 é subdividido em tipo 1A (DM1A, devido a uma agressão autoimune pancreática) e tipo 1B (DM1B, idiopático).

No DM1A, a destruição autoimune das células betapancreáticas parece ser desencadeada por um fator ambiental em indivíduos com suscetibilidade genética. O tipo mais comum de DM1A é poligênico, mas há duas formas monogênicas, extremamente raras, IPEX (*immune dysregulation, polyendocrinopahty, enteropathy, X-linked*) e síndrome poliendócrina autoimune tipo 1 (APS-1 ou APECED – *autoimmune polyendocrinopathy-candidiasis-ectodermal dystrophy*), que surgem nos primeiros dias de vida ou na infância. O desenvolvimento do DM1A poligênico pode ser dividido em seis estágios, que se iniciam com a suscetibilidade genética e evoluem em velocidades diferentes, em relação inversa à faixa etária, até o diabetes clínico.

Estágio 1 – predisposição genética

No momento, há a confirmação de mais de 50 lócus genéticos que podem levar à predisposição genética ao DM1A poligênico. Apesar desse grande número, apenas três levam a um risco significativo, os genes do complexo de histocompatibilidade do antígeno leucocitário humano (HLA, do inglês *human leucocyte antigen*), da insulina e o relacionado a mecanismos de sinalização de receptores do linfócito T (PTPN22).

A região do sistema HLA (IDDM1), localizada no cromossomo 6p21, é o principal determinante da suscetibilidade genética para muitas doenças autoimunes, incluindo o DM1A. O risco máximo é dado para os indivíduos heterozigóticos DR3/4-DQ8 (DR3 é DRB1*03-DQB1*0201, DR4 é DRB1*04--DQB1*0302, DQ8 é DQA1*0301, DQB1*0302). O haplótipo DRB1*1501--DQA1*0102-DQB1*0602 é encontrado em 20% da população geral e pode conferir proteção contra o DM1A. No Brasil, os HLA DR3 e o DR4 também estão associados a maior risco de DM1A, entretanto, em relação aos haplótipos HLA de proteção, os dados são heterogêneos.

O 2º maior lócus de suscetibilidade para o DM1, o IDDM2, localiza-se no cromossomo 11p5-59 (região 5 do gene da insulina), em região mini satélite não transcrita e polimórfica, composta de 14 a 15 pares de base de oligonucleotídeos que se repetem (VTNR, do inglês *variable number of tandem repeats*). Compreendem três classes de alelos, de acordo com o seu tamanho, determinado pelo número de unidades repetidas. Polimorfismos nessa região estão associados a maior risco (repetições mais curtas VNTR – *type I*) ou à proteção (repetições mais longas – VNTR *type III*) ao DM1A. O 3º gene envolvido na suscetibilidade para o DM1A é o *PTPN22*, que codifica uma tirosina fosfatase linfocitária (LYP). Entretanto, esse mecanismo permanece em discussão.

Além desses três genes, uma variação alélica na região que codifica a síntese do receptor-α da interleucina-2 (IL2RA) e no gene *CTLA-4* (*cytotoxicT-lymphocyte-associated antigen-4*) no cromossomo 2q33, denominado IDDM12, também tem sido muito estudada. Este último codifica um receptor expresso nas células T ativadas, e polimorfismos nesse gene estão associados às síndromes poliglandular autoimune (doenças de Addison, celíaca, autoimunes tiroidianas e DM1A).

Estágio 2 – eventos precipitantes

A concordância de apenas 50%, entre gêmeos monozigóticos, no desenvolvimento do DM1A sugere a presença de fatores ambientais na etiologia da doença, os quais são classificados em três grupos: infecções virais (p. ex.: rubéola, coxsackie e CMV); alimentares (introdução precoce do leite de vaca e deficiência de vitamina D); e toxinas (nitrosaminas). O impacto desses fatores pode diferir segundo a suscetibilidade genética do indivíduo.

Os vírus podem estar envolvidos na patogênese da doença por ação direta na célula β, levando à sua destruição, ou por indução de resposta imune contra ela. Contudo, existem estudos que mostram que, em determinadas condições experimentais, o vírus coxsackie B pode proteger da doença em suporte da "hipótese higiênica", a partir de dois mecanismos distintos: pelo aumento de células T reguladoras e pela inibição de determinados receptores de linfócitos.

A suplementação de vitamina D no 1º ano de vida, para a prevenção do raquitismo, está associada a menor risco de desenvolvimento de DM1 em países nórdicos. Essa vitamina inibe a diferenciação de células dendríticas e a ativação imunológica. Em estudo recente do autor e colaboradores, mostrou-se que a associação do colecalciferol à terapêutica insulínica no DM1A de diagnóstico recente resultou em um meio imunológico protetor e em diminuição na velocidade de queda da função das células betapancreáticas.

Estágio 3 – alterações autoimunes

Acredita-se que, nos indivíduos com suscetibilidade genética para o DM1A, a presença de um fator ambiental associado à falta de regulação do sistema imunológico (desequilíbrio entre células T autorreativas efetoras e células T reguladoras) leva ao desenvolvimento de graus variáveis de insulite e, eventualmente, a uma queda na massa de células β.

A exibição de autoantígenos específicos das células β por células apresentadoras de antígenos aos linfócitos T *helper* CD4+ autorreativos em associação com moléculas do HLA de classe II é o 1º passo para o início da doença. Os macrófagos secretam interleucina-12 (IL-12), que estimula os linfócitos T *helper* 1 (Th1) a secretar interferon-γ (IFN-γ) e interleucina-2 (IL-2). O IFN-γ estimula a secreção por macrófagos de fator de necrose tumoral-α (TNF-α), IL-1β e radicais livres tóxicos para as células β. As citocinas também promovem a apoptose das células β diretamente ou por aumento da expressão do receptor Fas na superfície dessas células, tornando-as mais sensíveis à apoptose mediada pelas células T. Recentemente, verificou-se que algumas citocinas da resposta Th2 também podem danificar as células β.

Esse processo autoimune é acompanhado pela produção de autoanticorpos anti-ilhotas. Os principais autoanticorpos (anticorpos anti-ilhotas, ou ICA) no DM1A reagem contra os quatro principais antígenos das ilhotas: antígeno associado ao insulinoma-2 (IA-2, ICA512); insulina (IAA); descarboxilase do ácido glutâmico-65 (GADA-65); e transportador de zinco-8 (ZnT8).

Atualmente, existem 4 grandes estudos (2 alemães, 1finlandês e 1 americano) de seguimento de indivíduos de risco para o desenvolvimento do DM1A, desde o nascimento, e com duração de 5 a 15 anos. Esses estudos concordam nos seguintes pontos: 1) os autoanticorpos anti-ilhotas podem ser detectados a partir dos 6 meses de idade; 2) os anticorpos anti-insulina surgem primeiro, seguidos quase que imediatamente pelos anticorpos anti-GAD e, posteriormente, pelos anticorpos anti-IA2 e anti-transportador de Zn^{++}; 3) a progressão para o diabetes é precedida por um aumento da reatividade contra vários antígenos das ilhotas; 4) a progressão para a produção dos vários autoanticorpos anti-ilhotas e diabetes é mais rápida nos mais jovens e com genótipos HLA de alto risco.

Estágio 4 – diminuição progressiva da secreção de insulina

Observa-se diminuição progressiva da secreção de insulina durante um período variável de meses a anos antes da apresentação clínica da doença. A perda da 1ª fase de secreção de insulina nesse período leva a episódios de hiperglicemias pós-prandiais subclínicos e em situações de estresse. Essas alterações evoluem com velocidades diferentes em cada indivíduo e são inversamente proporcionais à sua idade cronológica. Nesse sentido, tem-se o denominado diabetes autoimune latente do adulto (LADA), no qual a velocidade de perda das células β é mais lenta e que pode apresentar uma fase independente da necessidade de insulina exógena em um intervalo que varia em média dos primeiros 6 meses a 1 ano do diagnóstico clínico.

Estágio 5 – diabetes clínico

Quando 60 a 90% das células betapancreáticas estão destruídas ou disfuncionais, observam-se os sintomas clássicos de polidipsia, poliúria, polifagia e emagrecimento.

Estágio 6 – perda total da reserva insulínica

O período para a perda da secreção residual de insulina ocorre dentro dos três primeiros anos do diagnóstico clínico, em que se observa que o controle glicêmico se torna mais difícil e instável e a secreção de peptídeo C ausente.

Recentemente foi proposto que essas 6 fases da história natural do DM1A teria um período inicial no qual haveria uma interação variável entre os fatores de risco genéticos e ambientais seguido de três estádios assim caracterizados: Estádio 1 – Autoimunidade contra as células β pancreáticas + Normoglicemia; Estádio 2: Autoimunidade contra as células β pancreáticas + Disglicemia; e Estádio 3: Autoimunidade contra as células β pancreáticas + Hiperglicemia, sendo os dois primeiros assintomáticos, e o terceiro, sintomático.

DM tipo 1B

Considerado DM1 idiopático, o DM1B corresponde a 4 a 7% dos casos de DM1 e caracteriza-se por ter um fenótipo igual ao do DM1 autoimune, mas sem detecção de autoanticorpos contra as células betapancreáticas. Pode apresentar maior prevalência de obesidade e sobrepeso e melhor reserva de peptídeo C.

Nesse grupo, ainda se incluem os diabetes atípico (*flatbush diabetes* ou diabetes tipo 1½, ou diabetes do adulto com tendência à cetose) e fulminante. O *flatbush* diabetes, mais frequente em afrodescendentes, mas possível em brancos, tem autoanticorpos pancreáticos negativos, ainda que apresentem alguma positividade com o HLA de risco para DM1. Ao diagnóstico clínico, estes pacientes exibem alteração tanto na secreção de insulina como na sua ação. A função da célula β ou a sensibilidade insulínica podem melhorar significativamente com o tratamento intensivo da hiperglicemia inicial e, com isso, resultar na descontinuação da insulina exógena alguns meses depois e na migração para o tratamento com anti-hiperglicemiante oral.

O **diabetes fulminante** caracteriza-se por um processo não autoimune, fulminante, com hiperglicemia significativa, tendência à cetoacidose e ausência de insulite. O curto período de hiperglicemia se reflete na hemoglobina glicada próxima dos valores normais ao diagnóstico clinico. Além disso, esses pacientes também apresentam elevadas concentrações de enzimas pancreáticas séricas ao diagnóstico. Até o momento, foi descrito em japoneses, especialmente em mulheres durante ou após a gestação.

Outros tipos específicos de DM
Defeitos genéticos na função das células β
MODY

Há várias formas monogênicas de diabetes associadas com defeitos na função das células β. O MODY (do inglês *maturity-onset diabetes of the young*), a mais comum, caracteriza-se pela idade precoce de aparecimento, em geral antes dos 25 anos, e herança do tipo autossômica dominante, verificada pela presença de indivíduos afetados em pelo menos três gerações. Representa 1 a 5% de todos os casos de diabetes, e o defeito primário é uma diminuição da secreção de insulina. Clínica e geneticamente heterogênea, até o presente pelo menos 12 genes diferentes foram identificados como seus causadores, todos envolvidos no metabolismo e desenvolvimento das células betapancreáticas (com exceção do gene da glicocinase), ainda que aproximadamente 25 a 45% das famílias com MODY apresentem mutações em outros genes, sendo referidas como portadoras de MODY X.

O gene do MODY-1 codifica o HNF 4-α (*hepatocyte nuclear factor*), um membro da família de fatores de transcrição com papel importante na ligação entre os sinais extracelulares e a resposta transcricional. Apresenta um papel crítico no desenvolvimento, na diferenciação celular e no metabolismo do pâncreas endócrino e é essencial para a função normal do fígado, do intestino e do rim. Regula a secreção de insulina pela manutenção da transcrição dos genes da insulina, GLUT-2, aldolase B e UCP-2.

Mutações em heterozigose no gene da glicocinase levam ao MODY-2, ao passo que aquelas em homozigose causam uma deficiência completa dessa enzima, levando ao diabetes neonatal permanente. A glicocinase é uma enzima que catalisa a fosforilação de glicose em glicose-6-fosfato, o 1º passo da via glicolítica. É expressa apenas no fígado e nas células betapancreáticas. Nas células β, o defeito na glicocinase provoca um aumento do limiar dos níveis de glicose circulantes necessários para induzir a secreção de insulina, refletindo em hiperglicemia. No fígado, a diminuição da fosforilação da glicose diminui a síntese de glicogênio e aumenta a gliconeogênese após as refeições, exacerbando a hiperglicemia pós-prandial.

O MODY-3, gerado por mutações no gene *HNF-1α*, um fator de transcrição gênica, é expresso no fígado, no intestino, no rim e nas células betapancreáticas. Nas células β, regula a expressão do gene da insulina e outros genes que codificam proteínas responsáveis pelo transporte e metabolismo da glicose. A redução de sua atividade leva à disfunção das células β, provavelmente como consequência da transcrição diminuída de genes que codificam proteínas, que tem papel importante na regulação da secreção de insulina estimulada pela glicose. Uma característica dos pacientes com MODY-3 é sua hipersensibilidade às sulfonilureias, frequentemente apresentando hipoglicemia com o uso de doses convencionais desse hipoglicemiante.

MODY-4 é causado por mutações no gene do *IPF-1* (*insulin promoter factor*), também conhecido por IDX-1, PDX-1 ou STF-1 (*somatostatin transcription factor*), um fator de transcrição necessário para o desenvolvimento pancreático e para a expressão dos genes da insulina e de outros específicos da célula β.

MODY-5 é causado por mutações no gene *HNF-1β*, também designado TCF-2 (*transcription factor*), um fator de transcrição, estruturalmente relacionado ao HNF-1α, ambos expressos e atuantes nas células β das ilhotas pancreáticas para regular a expressão gênica. Alterações renais, especialmente cistos renais, presentes em praticamente todos os pacientes, podem ser diagnosticadas intraútero e precedem o desenvolvimento do diabetes. Atualmente, essa condição é referida como síndrome de cistos renais e diabetes, responsável por aproximadamente 6% das formas monogênicas de diabetes no Reino Unido. Esses pacientes muitas vezes procuram inicialmente os nefrologistas.

MODY-6 é associado com mutações no gene *neuro D1* (*neurogenic differentiation*), também conhecido como beta-2, também essencial para o desenvolvimento pancreático, ativando a transcrição do gene da insulina. É uma causa rara de MODY.

É importante ressaltar que atualmente alem dos 6 genes relacionados a esse modo de apresentação do diabetes melito existem mais 6 outros genes nesse sentido, como relacionados no quadro e que, em vez de denominá-los MODY 1 , 2, 3 etc., tem-se preferido denomina-los pelo gene que os identifica.

Diabetes mitocondrial

Várias anormalidades em DNA mitocondrial têm sido descritas associadas ao diabetes, porém a mais comumente reportada é a substituição de A por G na posição 3243 no RNAt Leu (UUR). Como resultado, um subtipo de diabetes de herança materna associado com surdez, também referido como MIDD (acrônimo de *maternally inherited diabetes and deafness*), tem sido reconhecido. O diabetes mitocondrial caracteriza-se por uma transmissão materna, e a maioria dos pacientes é classificada inicialmente como portadora de DM2. Porém, em geral, há uma tendência a serem mais jovens, magros e necessitarem de tratamento com insulina com maior frequência do que classicamente observado. Há, entretanto, relatos de casos inicialmente diagnosticados como DM1 devido ao início abrupto dos sintomas, à idade de aparecimento e à gravidade da doença. Na maioria dos casos, os marcadores imunológicos do DM1 não estão presentes nesse tipo de DM. A presença de surdez ou disacusia neurossensorial é um achado importante, sendo reportado em até 98% dos indivíduos afetados. Adicionalmente, esses pacientes podem exibir sinais e sintomas de envolvimento em outros órgãos, como miocardiopatia e distúrbios do sistema de condução, alterações neuromusculares e nefropatia. O defeito no diabetes mitocondrial reside nas células betapancreáticas.

> **ATENÇÃO!**
>
> O diabetes mitocondrial é um dos únicos tipos de DM em que o uso da metformina está contraindicado.

Síndrome de Wolfram

Outro tipo de DM associado à deficiência de insulina de origem não autoimune, surge, em geral, na 1ª década de vida, mas pode ter início na idade adulta. Deve-se suspeitar desse tipo de diabetes nos jovens com DM e baixa reserva de insulina, que necessitem de insulina exógena para o tratamento da hiperglicemia e com ausência de marcadores autoimunes contra célula betapancreática, em associação à atrofia óptica, a qual, em geral, sucede em aproximadamente uma década o aparecimento do DM.

> **ATENÇÃO!**
>
> Quando há um quadro de deficiência visual grave desproporcional ao tempo de evolução do DM e, eventualmente, na ausência de outras microngiopatias, deve-se suspeitar de atrofia óptica e da síndrome de Wolfram.

DIAGNÓSTICO E TRATAMENTO

Outras associações presentes, mas não obrigatórias, são a surdez e o diabetes insípido de origem central. Quando essas quatro alterações estão presentes, tem-se o acrônimo DIDMOAD (*diabetes insipidus, diabetes mellitus, optic atrophy e deafness*). Além delas, a bexiga neurogênica, a ataxia, o nistagmo e as doenças psiquiátricas podem fazer parte do quadro e dificultar as estratégias para o controle glicêmico. Outras alterações endócrinas, como deficiência de GH e hipogonadismo por disfunção hipotálamo-hipofisária, também podem surgir. A prevalência de síndrome de Wolfram é de 1/100.000 a 770.000 e ela ocorre devido a mutações no gene WFS-1ou wolframina, cuja função ainda não está completamente definida.

Defeitos genéticos na ação da insulina
Síndromes de resistência grave à insulina

Nas últimas décadas, tem-se demonstrado que várias síndromes associadas à resistência à insulina decorrem de mutações no gene do receptor de insulina. Clinicamente, há três apresentações: resistência à insulina tipo A, definida pela presença da tríade de RI, acantose nigricante e hiperandrogenismo, na ausência de obesidade ou lipoatrofia; a síndrome de Donohue (leprechaunismo), caracterizada por retardo no crescimento intrauterino e pós-natal, diminuição do tecido adiposo subcutâneo e acantose nigricante; e a síndrome de Rabson-Mendenhall, associada com baixa estatura, abdome protuberante, anormalidades em dentes e unhas e hiperplasia pineal. As duas últimas são transmitidas de forma autossômica recessiva, ou seja, os indivíduos afetados herdam os dois alelos mutantes. Mais de 70 mutações já foram identificadas no gene do receptor de insulina, e a gravidade do defeito na função do receptor parece correlacionar-se com a gravidade da síndrome clínica.

Lipodistrofias

Condições raras,caracterizam-se por uma perda seletiva do tecido adiposo. Geralmente, associam-se a complicações metabólicas, como DM, RI e dislipidemia, podendo ser adquiridas ou familiares, generalizadas ou parciais. A lipodistrofia generalizada congênita, ou síndrome de Berardinelli-Seip, tem herança autossômica recessiva e caracteriza-se por ausência quase completa de tecido adiposo desde o nascimento ou na infância. O DM geralmente se desenvolve durante a adolescência. Pelo menos duas alterações moleculares foram identificadas como suas causas: mutações no gene AGPAT2 (1-acilglicerol-fosfato-aciltransferase-2), no cromossomo 9, e no gene seipina (também denominado Gng3lg), no cromossomo 11. As lipodistrofias parciais familiais são formas heterogêneas de herança autossômica dominante. A síndrome de Dunnigan, a mais comum, caracteriza-se pela perda progressiva de gordura nos braços e nas pernas durante a puberdade e, posteriormente, em regiões abdominal e torácica, com preservação ou mesmo aumento de tecido adiposo na face e no pescoço. O DM geralmente desenvolve-se após a 2ª década de vida associado à RI e à dislipidemia. Essa síndrome resulta de mutações em heterozigose no gene LMNA, que codifica as lamininas A e C, mapeado no cromossomo 1q21-q23. Recentemente, algumas famílias com lipodistrofia parcial e sequência normal do gene LMNA foram identificadas com mutações no gene PPARg.

DIABETES MELITO TIPO 2 NO ADOLESCENTE

Nas ultimas décadas, com o aumento da prevalência de obesidade entre as crianças e adolescentes, tem surgido os casos de DM2 no adolescente. Estudos recentes têm demonstrado que nos Estados Unidos 1 em cada 3 casos de diabetes diagnosticados antes dos 18 anos é agora tipo 2. No Brasil, entretanto, tem-se observado alguns casos de DM2 no adolescente, mas com uma frequência bem inferior à americana. Os fatores de risco para o DM2 no adolescente são obesidade, história familiar de DM2, sedentarismo e baixo peso ao nascer, a exposição intrauterina ao diabetes gestacional, a puberdade e outras condições relacionadas à resistência à insulina, como a síndrome dos ovários policísticos, agora denominada síndrome reprodutiva metabólica. As características importantes para diferenciar o DM2 do adolescente do DM1 são: início lento, assintomático (ao contrário com o início agudo sintomático do DM1), sobrepeso ou obesidade, sinais de resistência à insulina, como a presença de acantose nigricante, ausência de marcadores autoimunes contra as células β, ausência de cetose e presença variável de dislipidemia e hipertensão arterial.

DIABETES MELITO NO ADULTO
DM tipo 2

DM2 é caracterizado pela clássica tríade de disfunção da célula betapancreática, produção excessiva de glicose pelo fígado e resistência à ação da insulina definida pelo comprometimento do *clearance* de glicose mediado pela insulina no musculoesquelético.

Predisposição genética

O DM2 é bastante conhecido como uma doença genética pelos clínicos que observam seu aparecimento em famílias e grupos étnicos de risco elevado para a doença.

Atualmente, é reconhecido como uma doença poligênica, ou seja, em um único indivíduo, a presença simultânea de vários genes alterados é necessária para o desenvolvimento da doença. Além disso, o DM2 é também provavelmente multigênico, isto é, diferentes combinações de alterações genéticas podem existir entre os pacientes portadores dessa forma de DM. Apesar de a contribuição genética ser bem reconhecida, a influência de fatores ambientais e de estilo de vida é importante.

Nas últimas décadas, vários genes envolvidos na secreção de insulina, na sensibilidade à insulina, no metabolismo e transporte de glicose têm sido implicados como potenciais candidatos ao DM2. Entretanto, poucas associações gene-doença têm sido replicadas a um nível de significância que possa sugerir um papel na etiologia da doença. Existe a possibilidade de que os mesmos genes que causam as formas mendelianas mais raras de diabetes, quando apresentam mudanças menos deletérias (e talvez mais comuns), possam contribuir significativamente para a suscetibilidade para as formas comuns de DM2. Variantes nos genes PPARg, Kir 6.2 e TCF7L2 parecem ser as que apresentam resultados mais consistentes entre os diferentes estudos. Nas células betapancreáticas, o canal de potássio sensível ao ATP, composto por duas subunidades – Kir 6.2 e o receptor de sulfonilureia (SUR) –, controla a secreção de insulina. O TCF7L2 (*transcription factor-7-like 2*) é o mais importante gene de suscetibilidade para o DM2 identificado até o momento. Tem efeito regulador sobre o proglucagon, o precursor do hormônio insulinotrópico GLP-1, que, por sua vez, exerce um papel importante na homeostase glicêmica, por meio do aumento na secreção de insulina e da diminuição da secreção de glucagon.

Fatores ambientais

O conceito de que as mudanças ambientais promovem diabetes foi ressaltado há alguns anos, quando populações que mudaram seu estilo de vida (índios Pima no sudeste dos Estados Unidos, tribos nômades do Saara, aborígines australianos, entre outros) sofreram uma explosão na incidência de DM2 e, ao retornarem ao estilo de vida tradicional, conseguiram reverter esse processo. Conclui-se, nesse sentido, que não é possível alterar a predisposição genética, mas inúmeros estudos têm demonstrado que o diabetes pode ser retardado ou prevenido por mudanças de hábitos alimentares e com exercícios físicos.

Fisiopatologia

A **resistência insulínica (RI)** precede e é o melhor preditor para o desenvolvimento do DM2. Definida como uma resposta biológica subnormal à insulina, manifesta-se por diminuição do transporte de glicose estimulado pela insulina em tecido adiposo e musculoesquelético e por uma supressão inadequada da produção hepática de glicose e da gliconeogênese nos estados de jejum e pós-prandial. A sensibilidade insulínica é influenciada por vários fatores, como idade, peso, raça, obesidade (especialmente a visceral), atividade física e alguns medicamentos. A insulina exerce seus efeitos metabólicos pela ligação e ativação de um receptor específico de membrana com atividade tirosinocinase. Após essa ativação, os substratos celulares do receptor de insulina (IRS, do inglês *insulin receptor substrate*) são fosforilados em resíduos tirosina levando à cascata de transmissão do sinal insulínico. Nos estados de RI, em oposição ao efeito positivo da fosforilação em tirosina do receptor de insulina e de seus substratos, ocorrem desfosforilação por proteínas tirosinas fosfatases, fosforilação em resíduos serina e treonina e uma degradação acelerada do IRS-1. Outra alteração presente na RI relaciona-se às ações da glicosamina (proveniente do metabolismo da glicose) tanto no nível do fígado como no músculo, dificultando a ação da insulina. Um aspecto que tem sido muito estudado recentemente é o papel da disfunção da mitocôndria muscular nessa resistência. Propõe-se que essas alterações podem explicar o acúmulo muscular de TGs e uma deficiência na captação de glicose que caracteriza a RI no DM2, devido a uma diminuição na oxidação dos ácidos graxos e na produção de ATP. Outras alterações nesse sentido encontradas nos pacientes com DM2 são diminuição na concentração de mitocôndrias musculares e aumento no número de fibras musculares não oxidativas e na ativação de genes que regulam a biogênese das mitocôndrias. Por último, têm sido muito estudados a resistência à insulina induzida pelos ácidos graxos e o papel da inflamação nessa condição.

A obesidade visceral está fortemente correlacionada à RI, porém a causa dessa relação ainda não é totalmente conhecida. Entretanto, sabe-se atualmente que o tecido adiposo visceral é um órgão endócrino que produz vários hormônios, como a resistina, a adiponectina e a leptina, e peptídeos proinflamatórios, como o TNF-α, que possuem efeitos importantes no metabolismo da glicose e na ação da insulina.

Além da RI, no desenvolvimento do DM2, ocorre uma disfunção das células betapancreáticas. Em estudo longitudinal realizado com os índios Pima, população de alto risco para o DM2, verificou-se que os indivíduos que se tornaram diabéticos apresentaram diminuição da secreção de insulina e piora na sensibilidade insulínica, ao passo que os que não evoluíram para o DM exibiram diminuição semelhante na sensibilidade, porém com aumento na secreção de insulina.

Os mecanismos que levam aos defeitos de secreção de insulina nos indivíduos com DM2 não são conhecidos, mas sabe-se que a hiperglicemia e o aumento dos ácidos graxos livres contribuem para essa disfunção, havendo melhora após correção dessas alterações metabólicas.

Em resumo, a disfunção das células betapancreáticas e a RI coexistem no DM2 manifesto.

LADA

Pertence ao grupo de DM com etiologia autoimune no qual os autoanticorpos pancreáticos mais frequentes são os anti-GAD e está associado à presença dos alelos DQ2 e DQ8 da molécula de histocompatibilidade de classe II, mas pode prescindir do uso de insulina exógena nos primeiros meses ou anos da doença. Representa uma forma de destruição autoimune das células β lentamente progressiva, com maior reserva de peptídeo C que os indivíduos com DM1 nos primeiros anos, mas que progridem para uma perda marcante da função dessas células, o que resultará na dependência insulínica exógena. Acredita-se que 10% dos indivíduos classificados como DM2 sejam LADA.

■ DIAGNÓSTICO

O DM pode ser diagnosticado, segundo as recomendações da American Diabetes Association, da OMS, e da Sociedade Brasileira de Diabetes, por um dos quatro seguintes critérios:[1]

1 | Sintomas clássicos da doença que incluem poliúria, polidipsia e emagrecimento associados a uma glicemia ao acaso ≥ 200 mg/dL. **Glicemia ao acaso** é definida como aquela realizada em qualquer horário, independentemente do tempo decorrido desde a última refeição.

DIAGNÓSTICO E TRATAMENTO

2 | Glicemia de jejum ≥ 126 mg/dL. Define-se **jejum** como ausência de ingestão calórica por pelo menos oito horas.
3 | Glicemia duas horas após sobrecarga oral de glicose ≥ 200 mg/dL durante o TOTG realizado de acordo com condições padronizadas (vide a seguir).
4 | HbA1c ≥ 6,5%. Este teste deve ser realizado em laboratórios com metodologia padronizada e certificada para HbA1c.

Na ausência de sintomas agudos de hiperglicemia, o diagnóstico deve ser confirmado pela repetição do teste em outra ocasião, geralmente dentro da 1ª semana. Em vista de sua facilidade e menor custo, a glicemia de jejum é a forma preferencial para o diagnóstico. Entretanto, se o TOTG for realizado, deve ser precedido por pelo menos três dias de dieta irrestrita com pelo menos 150 g de carboidrato por dia e atividade física habitual. No dia do teste, após jejum de 8 a 14 horas, administram-se, pela manhã, 75 g de glicose anidra dissolvida em 250 a 300 mL de água. Para crianças, a sobrecarga de glicose deve ser 1,75 g/kg de peso até o máximo de 75 g de glicose.

Existem, ainda, estados metabólicos intermediários entre a tolerância à glicose normal e o DM, referidos como categorias de risco elevado para a doença, pré-diabetes ou disglicemia: glicemia de jejum entre 100 e 125 mg/dL; glicemia duas horas após a sobrecarga oral de 75 g de glicose entre 140 e 199 mg/dL; e HbA1c entre 5,7 e 6,4%.

Para a avaliação da reserva insulínica no paciente com DM, é possível solicitar a dosagem do peptídeo C em jejum ou após uma refeição mista. Um valor de peptídeo C igual ou superior a 0,6 ng/mL, nos indivíduos com função renal normal, indica presença de uma secreção residual de insulina.

O componente autoimune na etiologia do DM tanto nos jovens como nos adultos pode ser confirmado com a dosagem dos autoanticorpos anti-insulina (que devem ser solicitados antes do início da insulinoterapia) e dos anticorpos antidescarboxilase do ácido glutâmico (GADA), antitirosinocinase (anti-IA2) e transportador de Zn^{++}, já disponíveis na rotina dos laboratórios clínicos.

No Quadro 16.5, são apresentados dados clínicos e laboratoriais que podem auxiliar na caracterização dos indivíduos jovens com diabetes monogênico em relação aos com DM1 e 2. No Quadro 16.6, há uma fórmula com dados clínicos e laboratoriais para calcular o risco de o paciente apresentar um dos tipos de MODY – quando superior a 25%, indica-se a avaliação genética, que geralmente se inicia com as pesquisas dos tipos 2 e 3, os mais frequentes em diferentes populações estudadas.

Em relação aos outros tipos de DM monogênico (p. ex.: síndrome de Wolfran, diabetes mitocondrial), podem ser solicitadas pesquisas das mutações respectivas em laboratórios de biologia molecular especializados.

Geralmente, a RI está associada à obesidade, entretanto, mais raramente, uma forma de RI grave pode ocorrer em pacientes com defeitos monogênicos. Nessas condições, pode estar associada à deficiência de tecido adiposo regionalmente ou generalizado e à ausência de obesidade. Devido à complexidade dos testes diagnósticos, supõe-se que a RI grave frequentemente é subdiagnosticada, em especial no sexo masculino.

As concentrações plasmáticas de insulina determinadas em jejum ou após uma sobrecarga de glicose apresentam-se como uma variável contínua, de modo que valores de corte para diagnosticar RI ou RI grave são arbitrários. Formas monogênicas de RI podem ser sugeridas em indivíduos com diabetes e IMC < 30 kg/m^2 que necessitem de mais de 3 UI/kg/dia de insulina exógena para controle da glicemia ou naqueles com IMC > 30 kg/m^2, dificuldade de controle glicêmico e presença importante de acantose nigricante, hiperandrogenismo ovariano e oligomenorreia e lipodistrofia. Uma nova classificação para as síndromes de RI grave foi proposta recentemente (Quadro 16.7).

QUADRO 16.5 ■ Características clínicas em pacientes com DM1 ou DM2 que podem sugerir um diabetes monogênico

DM1	DM2
Forte história familiar de diabetes	Forte história familiar de diabetes
Ausência de anticorpos anti-ilhota	Ausência das características de RI (obesidade, AN)
Persistência de secreção residual de insulina após 5 anos de diagnóstico	Valores normais de TG e de HDL
Baixa necessidade de insulina	Proteína C-reativa baixa
Ausência de cetoacidose após 72 h da suspensão de insulina	

QUADRO 16.6 ■ Cálculo de risco para MODY*

CALCULADORA MODY	
1	Idade do diagnóstico	Anos
2	Sexo	Fem./Masc.
3	Tratamento atual: insulina ou antidiabéticos orais	Sim/Não
4	Tempo de tratamento com insulina	Não trata com insulina / Insulina há menos de 6 meses / Insulina há mais de 6 meses
5	IMC	kg/m^2
6	HbA1c	%
7	Idade atual	Anos
8	Pais afetados por diabetes?	Sim/Não

*Disponível em: www.diabetesgenes.org.

QUADRO 16.7 ■ Classificação das síndromes de resistência à insulina grave

ALTERAÇÕES FUNCIONAIS	CARACTERÍSTICAS QUE PODEM ESTAR ASSOCIADAS
1	Defeito primário na sinalização de insulina • Generalizado (mutações no receptor ou anticorpos antirreceptor) • Parcial (alterações nos substratos do receptor de insulina)	Hiperinsulinemia grave, mas perfil lipídico normal e valores de adiponectina, SHBG e IGBP1 normais ou elevados
2	Alterações secundárias do tecido adiposo • Obesidade grave • Lipodistrofia (generalizada ou parcial)	• Início precoce e grave, obesidade hiperfágica, estatura elevada, hipogonadismo hipogonadotrófico, RI desproporcional, hiposuprarrenalismo • Tecido adiposo ausente (congênito) ou deficiente em diferentes regiões do corpo • Baixa estatura, depósito de gordura facial ou cervical, displasia mandibulofacial • Dislipidemia grave, esteatose hepática, valores de adiponectina e leptina baixos

TRATAMENTO

OBJETIVOS

1 | Normalização do metabolismo dos carboidratos, lipídeos e proteínas e consequente desaparecimento dos sintomas clínicos.
2 | Prevenção das complicações metabólicas agudas: cetoacidose; coma hiperosmolar; e hipoglicemia.
3 | Adaptação psicossocial (educação do paciente com DM).
4 | Prevenção das complicações crônicas.

> **ATENÇÃO!**
>
> É fundamental caracterizar no paciente o seu grau de RI e de dependência de insulina exógena para a orientação terapêutica.

DIETA

A dieta, essencial no tratamento de todos os pacientes com DM, deve ser entendida como um planejamento cuidadoso e balanceado da alimentação, mas nunca como uma simples listagem de proibições e limitações alimentares. Além disso, a dieta precisa ser individualizada em relação às condições socioeconômicas e culturais, estar harmonizada com a rotina diária de atividade do paciente. Entretanto, uma série de conceitos e orientações gerais devem ser considerados.

Apesar da restrição de carboidratos de absorção rápida na dieta ser indicada (vide a seguir), sua redução total em relação aos outros nutrientes não constitui prática correta. O total de calorias diárias deve corresponder a 15 a 20% de proteínas, 40 a 50% na forma de hidratos de carbono e 30 a 40% de gorduras. A quantidade de gordura saturada não deve ultrapassar um terço do total de lipídeos, e a ingestão de colesterol precisa ser mantida abaixo dos 300 mg/dia. É preciso estimular o consumo de fibras.

No indivíduo magro com diabetes, a dieta deve ser normocalórica. Dietas hipocalóricas são utilizadas quando a perda de peso também é um dos objetivos do tratamento, mas não com intuito exclusivo de controlar a glicemia. A maioria dos indivíduos com DM2, por ser obesa, necessita de restrição calórica.

> **ATENÇÃO!**
>
> Os açúcares simples, por terem absorção rápida, devem ser evitados em qualquer tipo de diabetes. Entretanto, podem ser utilizados com cautela em situações especiais.

Na Tabela 16.5, são apresentadas as recomendações para o total de calorias diárias.

EXERCÍCIOS

A resposta fisiológica normal ao exercício corresponde à utilização de glicogênio e TGs musculares, bem como de ácidos graxos livres derivados da lipólise. A utilização da glicose circulante também aumenta a resposta, e adaptações são realizadas para manutenção de um nível glicêmico, fundamental para o funcionamento adequado dos sistemas nervoso, cardiorrespiratório e neuromuscular. Durante o exercício, a produção hepática de glicose aumenta, devido à diminuição da insulinemia e ao aumento de hormônios contrarreguladores (principalmente o glucagon).

Em pacientes com DM, alguns desses mecanismos hormonais não funcionam adequadamente. Quando há baixa insulina circulante, devido a uma reposição exógena inadequada, a liberação excessiva dos hormônios contrarreguladores da insulina pode aumentar rapidamente os valores da glicemia e dos corpos cetônicos durante o exercício, eventualmente precipitando hiperglicemia. Contudo, a presença de valores elevados de insulinemia, devido a uma suplementação exógena excessiva, pode atenuar ou mesmo evitar a mobilização de glicose de outros substratos dos tecidos e precipitar uma hipoglicemia durante o exercício.

A atividade física é um instrumento dentro da terapêutica, mas, como qualquer outro tratamento, deve ser bem compreendida e avaliada antes de ser aplicada. Do ponto de vista prático, isso significa que a equipe multiprofissional necessita estar apta para analisar os riscos e benefícios da atividade física para cada paciente. Nesse sentido, não deve ficar limitada ao médico, enfermeiro, nutricionista e psicólogo, sendo fundamental a participação de um profissional com formação em fisiologia do exercício.

A prescrição de atividade física ou de um programa de exercício regular deve ser precedida por avaliação médica e testes diagnósticos apropriados. A história clínica e o exame físico cuidadosos devem enfatizar os sinais e sintomas referentes às macro e microangiopatias diabéticas.

> **ATENÇÃO!**
>
> Todos os pacientes com DM2 devem ser submetidos à avaliação cardiovascular.

TABELA 16.5 ■ Estimativa da necessidade calórica diária em jovens e adultos

IDADE	CALORIAS DIÁRIAS
12-15 anos	
Feminino	1.500-2.000 kcal + 100 kcal/ano acima dos 12 anos
Masculino	2.000-2.500 kcal + 100 kcal/ano acima dos 12 anos
15-20 anos	
Feminino	29-33 kcal/kg de peso ideal
Masculino	33-40 kcal/kg de peso ideal
> 20 anos	
Calorias basais	20-25 kcal/kg de peso desejável
Ajuste de acordo com o nível de atividade)	Sedentários = reduzir 30%
	Atividade moderada = adicionar 50%
	Atividade intensa = adicionar 100%
Ajustes em outras situações	Adicionar 300 kcal/d na gravidez
	Adicionar 500 kcal/d na lactação
	Adicionar 500 kcal/d para ganhar 0,5 kg/semana*
	Subtrair 500 kcal/d para perder 0,5 kg/semana*

*Ajustes aproximados; mudanças de peso devem ser monitoradas e comparadas à ingestão calórica.

DIAGNÓSTICO E TRATAMENTO

Os pacientes com DM1 devem ser submetidos à avaliação cardiovascular quando: idade > 35 anos; idade > 25 anos e mais de 15 anos de diagnóstico clínico da doença; presença de qualquer outro fator de risco adicional para coronariopatia; presença de microangiopatia (retinopatia proliferativa ou nefropatia). Devem ainda ser avaliados quanto à presença de neuropatia periférica e autonômica, bem como de doença vascular periférica. Para os pacientes com retinopatia diabética proliferativa, exercícios vigorosos podem precipitar hemorragia vítrea ou descolamento de retina. Por isso, devem evitar exercícios anaeróbios e atividade física de estiramento, de impacto ou que contenham manobras semelhantes à de Valsalva. Deve haver boa monitoração da pressão arterial (PA) durante os exercícios naqueles com nefropatia clínica.

Um período de aquecimento entre 5 e 10 minutos precisa fazer parte de qualquer atividade física. Os pacientes com DM devem ser orientados a evitar a atividade física quando glicemia > 250 mg/dL com cetose, a realizá-la com cautela se glicemia > 300 mg/dL na ausência de cetose e a ingerir uma quantidade extra de hidrato de carbono se a glicemia < 100 mg/dL. Pela monitoração da glicemia antes e após o exercício, o paciente pode identificar as alterações na dose de insulina e na alimentação necessárias para aquela atividade e aprender sobre a resposta da glicemia aos diferentes tipos de exercício.

Além dos efeitos sobre a glicemia, a atividade física pode melhorar o perfil lipídico, reduzir a pressão arterial e melhorar o desempenho cardiovascular. É recomendado que os jovens com DM realizem cerca de 30 minutos de atividade física moderada, cuja escolha é individual e naquela em que o indivíduo se sinta mais confortável, na maioria dos dias da semana.

Os adultos com DM devem ser encorajados a realizar pelo menos 150 minutos de exercício físico aeróbio (50 a 70% da frequência cardíaca [FC] máxima) por semana, em três sessões, não ficando mais do que dois dias consecutivos sem exercício. Na ausência de contraindicações, os adultos com DM2 deveriam realizar treinamento de resistência pelo menos duas vezes por semana.

TRATAMENTO MEDICAMENTOSO

Anti-hiperglicemiantes e hipoglicemiantes orais e análogos de GLP-1

Os medicamentos e seus mecanismos de ação, características farmacológicas e farmacocinéticas estão descritos no capítulo de Fármacos de Ação no Metabolismo. Por ora, em resumo, os agentes para o controle da glicemia podem:

1 | aumentar a secreção de insulina por um mecanismo independente da glicose (sufonilureias e meglitinida);
2 | aumentar a secreção de insulina por um mecanismo dependente da glicose (inibidores da DPP4 (iDPP4) e agonistas dos receptores de GLP-1);
3 | diminuir a RI (metformina e glitazona);
4 | suprimir a secreção de glucagon por um mecanismo dependente da glicose (iDPP4, agonistas dos receptores de GLP-1 e análogos da amilina);
5 | atuar no sistema gastrintestinal para diminuir as oscilações da glicemia (inibidores da alfaglucosidase-acarbose e miglitol e colesevelam);
6 | ativar os receptores cerebrais de dopamina D2, aumentar o tônus dopaminérgico e diminuir os níveis de glicemia (bromocriptina);
7 | inibição seletiva do contratransporte sódio-glicose no túbulo proximal renal (dapagliflozin, canagliflozin, empaglifozina);
8 | suplementação exógena de insulina (insulina humana ou análogos de insulina de ação rápida, ultrarrápida, intermediária e lenta).

Neste capítulo, será discutida especificamente a utilização desses medicamentos para o tratamento do diabetes no adolescente e no adulto (Tabela 16.6 e Quadro 16.8).

TABELA 16.6 ■ Características dos fármacos orais para o tratamento da hiperglicemia no DM

CLASSE	EFEITO NA GLICEMIA	REDUÇÃO DA HBA1C (%)	EFEITO NO PESO	RISCO DE HIPOGLICEMIA	EFEITOS COLATERAIS	CUSTO
Biguanidas	Jejum	1,5	Diminuição ou neutro	Baixo	Gastrintestinais (dor abdominal, diarreia, anorexia e náusea) Acidose láctica e deficiência de vitamina B_{12}	Baixo
Sulfonilureias	Jejum e pós-prandial	1,5-2	Aumento	Alto		Baixo
Glinidas	Pós-prandial	0,5-2	Aumento	Médio		Médio
Glitazonas	Jejum e pós-prandial	1-1,5	Aumento	Baixo	Edema, perda óssea, ICC, anemia	Médio
Inibidores da alfaglicosidase	Pós-prandial	0,5-1	Neutro	Baixo	Gastrintestinais (flatulência)	Baixo
iDPP4	Pós-prandial	0,5-0,8	Neutro	Baixo	Possível pancreatite e IVAS	Alto
Agonistas dopaminérgicos	Pós-prandial	0,4	Redução ou neutro	Baixo	Gastrintestinais Hipotensão	Nd.
Sequestradores de sais biliares	Pós-prandial	0,4	Redução ou neutro	Baixo	Gastrintestinais	Nd.
Inibidores dos transportadores de glicose no túbulo renal	Jejum	0,5-0,7	Redução	Médio	Gastrintestinais Infecções vaginais	Alto

*Nd: não disponível.

QUADRO 16.8 ■ Semelhanças e diferenças entre as terapias com base nas incretinas		
	INIBIDORES DE DPP-4	AGONISTAS DO GLP-1
Agentes	Sitagliptina, vildagliptina, saxagliptina, linagliptina e alogliptina	Exenatida, liraglutida, albiglutida, lixisenatida e dulaglutida
Administração	VO	Injeção SC
Concentração de GLP-1	Fisiológica (2-3 x)	Farmacológica (6-10 x)
Redução na glicemia de jejum	18-25,2 mg/dL	25,2-61,2 mg/dL
Efeito na glicemia pós-prandial	Redução	Redução
Redução da HbA1c	0,5-0,8%	0,8-2,1%
Hipoglicemia	Baixo risco	Baixo risco
Efeitos no esvaziamento gástrico	Mínimo	Grande
Efeitos no apetite	Mínimo	Reduz
Efeitos no peso corporal	Neutro	Perda

Os principais pontos que devem ser considerados na seleção da farmacoterapia para o DM2 são: características do biotipo do paciente que sugerem predomínio da RI (obesidade, glicemias não tão elevadas) ou de deficiência de insulina (grandes perdas de peso corporal, glicemias e HbA1c elevadas); duração da doença; idade do paciente; risco de hipoglicemia; complicações cardiovasculares estabelecidas; outras comorbidades; nível psicossocioeconômico e contexto familiar. Com base nessas variáveis, estabelecem-se a complexidade do tratamento e o alvo de HbA1c (muito, moderadamente e menos intensivo com HbA1c igual, respectivamente, a 6%, 6,1 a 7% e 7,1 a 8%).

O tratamento intensivo é sugerido para os indivíduos mais jovens (40 a 65 anos), altamente motivados, aderentes, muito compreensivos, com capacidade de autocuidado excelente, bom sistema de suporte, risco de hipoglicemia baixo, menos de 10 anos de duração da doença, sem complicações cardiovasculares estabelecidas ou outras comorbidades (alvo da HbA1c: 6 a 7%). No outro extremo, está o tratamento menos intensivo, com alvo da HbA1c igual a 7,5 a 8%, para os pacientes menos motivados, pouco aderentes, com capacidade de autocuidado baixa e suporte de assistência fraco, risco de hipoglicemia elevado, idade acima de 70 a 75 anos, duração da doença igual ou superior a 20 anos, complicações cardiovasculares estabelecidas e com outras comorbidades.

Em geral, é possível dividir o tratamento do DM2 em quatro estágios (Quadro 16.9), dependendo da obtenção ou não dos alvos de bom controle do paciente, de acordo com os critérios discutidos.

A falência de resposta aos medicamentos orais para controle da hiperglicemia no DM2 varia aproximadamente de 20 a 80% após a 1ª década de diagnóstico clínico da doença. Os valores de glicemia de jejum, pós-prandial e HbA1c, presença ou não de obesidade, padrão das refeições, história de hipoglicemias, fatores cognitivos, custo e, principalmente, a reserva endógena de insulina são fatores importantes na escolha entre os análogos de GLP-1 e insulina como medicamento injetável para serem associados aos orais no tratamento da hiperglicemia do DM2.

Insulina

Preparações de insulina

Atualmente, existe um grande número de preparações insulínicas disponíveis para o tratamento do DM, cuja maioria tem como base a insulina humana, obtida por síntese pela técnica de DNA recombinante (biossintética) por *E. coli* ou *Saccharomyces cerevisiae*.

QUADRO 16.9 ■ Estágios no tratamento do DM2	
Estágio 1	Otimização do estilo de vida com dieta, atividade física e conhecimentos sobre o DM
Estágio 2	Anti-hiperglicemiantes ou hipoglicemiantes orais em monoterapia: Iniciar com MTF (não havendo contraindicações)
Estágio 3	Associação de fármacos orais (MTF+ SU; MT+GTZ ; MTF + iDDP4; MTF + glinidas ; MTF + etc.) ou MTF+ injetáveis (insulina ou análogos de GLP-1)
Estágio 4	MTF+ 2 fármacos orais ou MTF + 2 fármacos injetáveis (o mais adequado é a associção de fármacos com diferentes mecanismos de ação)
Estágio 5	MTF+ múltiplas doses de insulina

MTF: metformina; SU: sulfonilureia; GTZ: glitazona; iDDP4: inibidores de DPP4.

Todas as formas de insulina possuem efeitos fisiológicos idênticos. Entretanto, dependendo da presença ou não de radicais da preparação em particular, podem diferir com relação à rapidez de início, ao tempo para atingir o pico e à duração da ação, desde a sua aplicação. As insulinas atualmente disponíveis, do ponto de vista farmacocinético, podem ser divididas em quatro grandes categorias.

Insulina de ação ultrarrápida

Nesse grupo, encontram-se os análogos de insulina (lispro, aspart e glulisina) desenvolvidos nos últimos anos a partir da molécula de insulina humana.

A insulina lispro foi o 1º análogo da insulina humana de ação ultrarrápida desenvolvido. Nele, o aminoácido prolina na posição 28 troca de posição com o aminoácido lisina na posição 29 da cadeia beta, modificando a estrutura espacial da cadeia de insulina. O rearranjo desses aminoácidos reduziu a capacidade de autoagregação da insulina no tecido celular subcutâneo, resultando em um análogo de comportamento semelhante ao da insulina monomérica. Isso resulta em uma absorção mais rápida da insulina e uma curta duração de sua ação em relação à insulina rápida (regular), quando administrada por via subcutânea. Seu pico de ação é significativamente maior e mais precoce que o da insulina rápida. Quando injetada imediatamente antes das refeições, a lispro restringe as flutuações da glicemia pós-prandial de maneira mais eficaz do que a insulina rápida, aplicada 30 minutos antes da alimentação. Mesmo que o análogo seja injetado 15 minutos após da refeição, os efeitos hipoglicemiantes são equivalentes aos da regular, aplicada 30 minutos antes da alimentação. Comparando os análogos de ação ultrarrápida com a insulina regular, eles mostram menor variabilidade de absorção no local da injeção e menor variação intra ou entre pacientes. De acordo com sua farmacocinética, se o paciente se exercitar no período pós-prandial imediato (1 a 3 horas), uma dose menor de análogo será necessária antes das refeições, ao passo que se exercitar no período tardio (3 a 5 horas após a refeição) requererá pouca ou nenhuma mudança na dose de insulina. Quando administrados por via EV, os perfis farmacocinéticos das insulinas lispro e humana regular são semelhantes.

A afinidade da lispro pelo receptor do fator de crescimento insulina-símile I (IGF-I, do inglês *insulin-like growth factor* I) equivale em aproximadamente 1 a 1,5 vez à da insulina de ação regular e é aproximadamente mil vezes inferior à do próprio IGF-I. Estudos de mutagenicidade, toxicidade e carcinogenicidade em animais não têm demonstrado efeitos diferentes dos encontrados na insulina regular humana.

A insulina aspart foi o 2º análogo da insulina humana de ação ultrarrápida disponível no mercado. Nele, o aminoácido aspartato substitui a prolina na posição 28 da cadeia β, introduzindo uma carga negativa que diminui a autoagregação das moléculas. A afinidade para o receptor de insulina e a potência metabólica desse análogo são muito semelhantes às da insulina humana, com afinidade para o receptor de IGF-I e potência mitogênica reduzidas. As concentrações plasmáticas de lispro aumentam mais rapidamente que as de aspart, e o pico é mais precoce. A aspart apresenta um declínio na sua concentração um pouco mais lento. O uso clínico dos dois análogos é equivalente e suas doses e horários de aplicação devem ser sempre individualizados.

O 3º análogo de insulina de ação ultrarrápida desenvolvido é a glulisina, semelhante à insulina humana, com exceção da troca da asparagina pela lisina na posição B3 e da lisina pelo ácido glutâmico na posição B29.

Avaliando comparativamente as três insulinas ultrarrápidas, apesar da glulisina mostrar uma absorção mais rápida comparada à lispro e à aspart, essa diferença permanece por no máximo uma hora, após isso os resultados se tornam semelhantes entre todas essas insulinas.

Em termos de eficácia e perfil de segurança, a glulisina se mostrou semelhante à lispro no tratamento tanto em crianças e adolescentes como em adultos com a terapia bólus-basal.

Exceto no caso da bomba de infusão de insulina, os análogos de ação ultrarrápida são utilizados apenas como insulina prandial (pela contagem de carboidrato) ou suplementar (pelo fator de correção da glicemia).

Quando se analisa qual a insulina ultrarrápida que melhor se apresenta para uso em bomba de infusão quanto à precipitação e à oclusão, a aspart foi a que demonstrou a melhor estabilidade química com menor taxa de oclusão em comparação às demais (aspart 9,2%; lispro 15,7%; glulisina 40,9%).

Insulina de ação rápida

A insulina de ação rápida, simples ou regular, foi a 1ª insulina a ser utilizada. Tem um pico de ação entre 1 e 2 horas e retorno ao basal em 6 a 8 horas, após ser aplicada via SC. Recomenda-se que seja empregada de 30 a 60 minutos antes das refeições, na tentativa de adequar a farmacocinética da absorção de insulina com o pico da absorção de hidrato de carbono após a refeição. Desse modo, esse retardo na absorção da insulina regular pode limitar sua efetividade em controlar a glicemia pós-prandial. Em alguns casos, tem-se observado que a associação da insulina rápida com a ultrarrápida, nas refeições, é efetiva em controlar as glicemias dos períodos pós-prandiais e dos intervalos interprandiais.

A comparação entre as insulinas de ação ultrarrápida e de ação rápida no esquema bólus-basal tem mostrado uma redução nas hipoglicemias, principalmente as noturnas, em favor das ultrarrápidas e uma semelhança no controle da hemoglobina glicada entre estas.

Insulina de ação intermediária

A insulina de ação intermediária de que se dispõe é a humana NPH, com início de ação entre 1 e 3 horas, pico em 5 a 7 horas e duração entre 13 e 16 horas após a aplicação SC. Devido ao seu perfil farmacocinético, os modelos terapêuticos convencionais (insulina NPH, 1 ou 2 vezes ao dia), em pacientes sem reserva endógena de insulina, não conseguem simular um padrão adequado de insulina basal, com risco de hipoglicemia no pico de ação da insulina e escapes de hiperglicemia após 10 a 14 horas da sua aplicação SC. Além disso, no regime terapêutico com insulina NPH associada à regular antes do jantar (entre 18 e 21 horas), há aumento do risco de hipoglicemia noturna e hiperglicemia de jejum. Nesse sentido, como será discutido, quando se utiliza um esquema com duas doses de NPH, é aconselhável que a 1ª seja de manhã e a 2ª à noite, ao deitar.

As insulinas intermediárias não conseguem fornecer o perfil de insulina basal adequado quando aplicadas em dose única ou mesmo duas vezes ao dia. Em um trabalho, verificou-se que, em adolescentes, a introdução de doses adicionais de NPH no almoço melhorou a efetividade pós-prandial dos análogos de ação ultrarrápida ou da regular no controle glicêmico em longo prazo, com menos flutuações da glicemia e menor frequência de hipoglicemias.

ATENÇÃO!

Os análogos de ação lenta, usados como insulina basal, combinados aos de ação ultrarrápida (lispro, aspart ou glulisina) nas refeições, são provavelmente o modelo terapêutico mais fisiológico de reposição de insulina disponível para pacientes que não utilizam bomba SC de infusão contínua de insulina.

Insulina de ação longa

O primeiro análogo de insulina de ação longa desenvolvido foi a insulina detemir (IDet). Nesse análogo de insulina, um ácido graxo alifático foi acilado ao aminoácido B29 (lisina), o aminoácido B30 (treonina) removido e a insulina ligada à albumina. Essas alterações resultaram na possibilidade de ocorrer uma ligação reversível entre a albumina e o ácido graxo acilado introduzido na molécula da insulina. Após a aplicação SC e sua passagem para a corrente sanguínea, 98% da detemir se liga à albumina e circula ligada a essa proteína, quando somente a fração livre está disponível para interagir com o receptor da insulina. A liberação gradual da sua fração ligada da albumina permite a manutenção e o prolongamento da ação da detemir. Seu perfil de ação é caracterizado por um pico de atividade entre 6 e 8 horas e duração de ação em torno de 24 horas após sua aplicação SC.

Um estudo *in vitro*[2] em células de osteossarcoma mostrou afinidade pelo receptor de IGF-I e potencial mitogênico da detemir reduzido em relação aos da insulina humana. A detemir é solúvel em pH neutro, por isso seus depósitos no subcutâneo permanecem líquidos em contraste com os depósitos cristalinos da NPH e da glargina. Consequentemente, ocupam uma maior área de superfície, o que reduz a variabilidade de absorção. Comparada à insulina NPH, a detemir é absorvida mais lentamente e não apresenta pico de ação pronunciado.

A necessidade de uma insulina basal, de perfil menos variável e mais consistente, com um período de ação prolongado, levou ao desenvolvimento da insulina glargina (IGlar). Nele, a molécula de insulina sofreu uma modificação com a substituição do aminoácido glicina na posição 21 da cadeia α pela asparagina e a adição de duas moléculas de arginina na posição 30 da cadeia β. Essas alterações provocaram uma mudança no ponto isoelétrico da insulina e no seu pH, que se tornou ácido. Por essas razões, esse análogo se precipita quando entra em contato com o meio neutro do tecido celular SC do organismo humano e é liberado lentamente, condição responsável por seu longo tempo de ação.

Essa insulina se apresenta clara (transparente) em solução com pH ácido e não deve ser misturada a outras insulinas antes das aplicações. Diferentemente da insulina NPH, que é turva, tem pH neutro e pode ser misturada à insulina ultrarrápida ou regular antes de ser aplicada. A insulina glargina tem a vantagem de não necessitar de ressuspensão, o que elimina um importante fator de variabilidade. No entanto, por ser uma formulação de pH ácido, alguns pacientes relatam dor no local da aplicação. Estudos com base em células de osteossarcoma demonstraram que a insulina glargina tem uma afinidade para o receptor de IGF-1, 6 a 8 vezes, superior à da insulina humana nativa. Contudo, em cultura de células musculoesqueléticas humanas, a afinidade da glargina pelo receptor de IGF-1 foi substancialmente (200 vezes) menor do que o ligante fisiológico, IGF-1. No mesmo sentido, a insulina glargina não apresentou potencial carcinogênico em ratos e camundongos. Essas considerações, com a observação de que a insulina glargina não demonstrou *in vivo* uma afinidade intrínseca ao IGF-1 durante três semanas de tratamento, em pacientes com DM1 e DM2, sugerem fortemente que a maior afinidade pelo receptor de IGF-1 em células de osteossarcoma não tenha significado clínico.

Comparada à insulina NPH, a glargina resulta em uma absorção prolongada e mostra discreto pico de início da ação. A velocidade de absorção da insulina nos diferentes locais de aplicação não se mostrou diferente, nem houve sinais de que se acumule após múltiplas injeções. Também não há alteração do padrão de ação, independentemente dos horários de aplicação (pela manhã, no jantar ou à noite, ao deitar). Estudos farmacodinâmicos mostram que a ação da glargina dura em média 22 a 24 horas. Apesar de os estudos não encontrarem diferenças significativas na HbA1c quando a glargina foi comparada à NPH (quatro injeções como reposição de insulina basal), houve uma redução expressiva no risco de hipoglicemia no horário noturno.

Atualmente, não é recomendado colocar, em uma mesma seringa, a glargina com os análogos ultrarrápidos, como se faz com a NPH. Nesse sentido, em um dos estudos do autor, observou-se que a lispro, quando misturada à glargina na mesma seringa, perde sua característica de ultrarrápida.

Insulina de ação ultra-longa

O 1º análogo de insulina de ação ultra-longa desenvolvido foi a insulina degludeca (IDeg). Esse análogo de insulina tem a mesma sequência de aminoácido da insulina humana, exceto pela remoção da treonina na posição 30 da cadeia β(Des-B30,"De") e o acréscimo, via um ligante de ácido glutâmico("glu"), de uma cadeia de 16 carbono diácida de ácido graxo (diácido hexadecanoico, "dec") á lisina na posição 29 da cadeia β. Além dessa mudança na estrutura cadeia da IDeg, a presença de zinco e resorcinol determina a formação de hexâmeros, e a presença de zinco e fenol determina a formação de di-hexâmeros, quando em solução. De modo que após a aplicação subcutânea de IDeg, a saída gradativa dos fenóis promove a autoassociação de di-hexâmeros para uma formação linear de multi-hexâmeros que se precipitam no tecido subcutâneo. A IDeg (pH7,4) apresenta-se em uma solução incolor com uma solubilidade pH dependente e um ponto isoelétrico semelhante ao da insulina humana. A IDeg, à semelhança da insulina detemir, também se liga à albumina circulante (através da acilação da lisina B29), o que colabora também para a sua ação protraída. A dispersão lenta do zinco da dessa insulina depositada no subcutâneo permite uma dissociação gradual e altamente preditiva em monômeros de insulina e ligação aos receptores de insulina teciduais. Após a injeção da IDeg subcutânea, as concentrações de insulina aumentam imediata e lentamente atingindo uma concentração plasmática máxima após 10-12 horas com uma meia vida de 17-25 horas, quase duas vezes a da insulina glargina. As concentrações de IDeg atingem a sua estabilidade após 2-3 dias de sua aplicação 1 vez ao dia. Os estudos clínicos, até o momento, comparando a IDeg com a IGlar, tanto em pacientes com DM1 como com DM2, têm demonstrado que a IDeg tem uma flexibilidade no horário de aplicação, quando necessário, e menor risco de hipoglicemias noturnas.

O ultimo análogo de insulina ultralonga introduzido na prática clínica foi a inslina glargina U-300 (Toujeo®). Uma liberação mais sustentada com o precipitado de insulina subcutânea visto com a I-Glar 300 U/mL comparada com a I-Glar 100 U/mL é devido ao fato de que o volume injetado é reduzido em aproximadamente 2/3, ao de que resulta em uma menor área de precipitado que está associada à uma menor velocidade de redissolução. A meia-vida da I-Glar 300 U/mL após a sua aplicação subcutânea é de 18-19 horas independente da dose e duração da ação superior a 24 horas. A estabilização dos valores plasmáticos da I-Glar 300 U/mL demora pelo menos 5 dias em pacientes com DM1. Quando comparada à I-Glar 100 U/mL, a I-Glar 300 U/mL, em pacientes com DM1 ou DM2 relacionou-se a um menor risco de hipoglicemia noturna.

Pré-misturas de insulinas

Com o objetivo de melhorar a aderência e a operacionalidade dos pacientes que utilizam misturas de insulina (isto é, com diferentes períodos de ação), há duas décadas surgiu outra categoria de preparações de insulina, a das pré-misturadas.

A única formulação de pré-mistura de insulina NPH com a regular disponível atualmente em nosso meio é a 70/30 (70% NPH/30% regular). A Humalog Mix® 75/25 é constituída de 75% de NPL (do inglês *neutral protamine lispro*, equivalente a uma insulina monomérica com um perfil de atividade semelhante ao da insulina NPH) e 25% de insulina lispro; já a Humalog Mix® 50/50 é constituída de 50% de NPL e 50% de lispro. A NovoMix® 70/30 apresenta 70% de PIA (do inglês *protaminated insulin aspart*) e 30% de aspart. Comparando essas novas pré-misturas com a 70% NPH/30% regular, houve redução da hiperglicemia pós-prandial e uma queda dos níveis de hipoglicemia noturna, entretanto não se verificaram diferenças na hemoglobina glicada. O uso de pré-misturas de insulina diminui a operacionalidade de ajuste entre as necessidades nas refeições e os basais. As preparações de pré-misturas de insulinas podem ser consideradas em adolescentes com problemas de adaptação ao preparo das insulinas, para diminuir o tempo gasto diariamente em relação a essa atividade. Do mesmo modo, quando a insulina é administrada por familiares com dificuldades em compreender as etapas necessárias para a mistura adequada das insulinas. No DM2, a indicação das pré-misturas é mais ampla, principalmente quando as hiperglicemias pós-prandiais são as que necessitam de correção, para os pacientes com dificuldades de manuseio para misturar as insulinas e melhorar a aderência.

No Quadro 16.10, são apresentadas as preparações de insulina disponíveis no Brasil e, na Tabela 16.7, o perfil das diferentes preparações de insulina.

Terapia insulínica no DM1

O esquema terapêutico com insulina no paciente com DM1 deve ser individualizado, levando em consideração a idade, a fase de crescimento e o desenvolvimento, a frequência e intensidade da atividade física, o nível socioeconômico e intelectual, o apoio familiar e os objetivos do tratamento. Antes de iniciá-lo, o paciente deve receber informações básicas sobre tipos de insulina, aplicação e conservação das insulinas, sintomas e sinais de hiperglicemia, cetose e hipoglicemia e conduta inicial nessas situações e em outras intercorrências agudas. Classicamente, é possível dividir o tratamento com insulina no DM1 em convencional ou intensivo.

Tratamento insulínico convencional

No esquema convencional, incluem-se os pacientes que utilizam 1 a 2 aplicações de insulina basal (intermediária) ao dia, associada à insulina rápida. Esse modelo terapêutico pode ser suficiente durante os primeiros anos da doença, como será discutido a seguir, mas se torna ineficaz nos pacientes sem reserva endógena de insulina.

DIAGNÓSTICO E TRATAMENTO

QUADRO 16.10 ■ Preparações de insulina disponíveis no Brasil

INSULINAS	LABORATÓRIOS		
	Aventis	Lilly	Novo Nordisk
Ultrarrápida	Glulisina (Aprida®)	Lispro (Humalog®)	Aspart (Novo Rapid®)
Rápida		Humulin R®	Novolin R®
Intermediária			
NPH (N)		Humulin N®	Novolin N®
Longa			
	Glargina (Lantus®)		Detemir (Levemir®)
Pré-misturas			
(N + R) 70/30		Humulin 70/30®	
(N + UR) 70/30			Novo Mix 30®
75/25		Humalog Mix® 25	
50/50		Humalog Mix® 50	

TABELA 16.7 ■ Período e tempo de ação das preparações de insulina

INSULINA	INÍCIO	PICO	DURAÇÃO EFETIVA
Ultrarrápida			
Lispro	5-15 min	30-90 min	5 h
Aspart			
Glulisina			
Rápida			
Regular	30-60 min	2-3 h	5-8 h
Intermediária			
NPH*	2-4 h	4-10 h	10-16 h
Longa			
Glargina (Lantus®)	1-2 h	Sem pico	18-24 h
Detemir (Levemir®)	1-2 h		18 h
Pré-misturas			
70% NPH/30% R	30-60 min	Duplo	10-16 h
75% NPL/25% Lispro 50% NPL/50% Lispro	5-15 min	Duplo	10-16 h
70% NP/30% Aspart	5-15 min	Duplo	10-16 h

> **ATENÇÃO!**
> Infelizmente, não é possível repor insulina apenas com insulinas basais (intermediária ou longa), apesar da maior facilidade e aceitabilidade por clínicos e pacientes.

A necessidade média de insulina exógena para adolescentes e jovens é de 0,50 a 1 UI/kg/dia.

Em um período de algumas semanas após o início da terapêutica com insulina nos pacientes DM1 de diagnóstico recente, é possível haver uma redução acentuada nas necessidades de insulina, chegando a menos de 0,5 UI/kg/dia, ou inferior a 0,25 UI/kg/dia, para se manter um bom controle da glicemia (HbA1c < 7%). Essa fase é denominada "lua de mel" e está relacionada à melhora da ação da insulina, pela retirada dos efeitos tóxicos da hiperglicemia e pela presença de uma secreção residual de insulina. Dura em média seis meses, mas pode ser mais prolongada, com relato de casos com duração de anos de remissão da doença. Nessa fase, é recomendado manter a insulina, mesmo que em pequenas doses, por questões educativas e devido ao seu potencial efeito imunomodulador. Entretanto, sabe-se que a destruição autoimune das células betapancreáticas prossegue e leva ao aumento dos valores da glicemia e das necessidades de insulina exógena, em um período de semanas, meses ou anos, quando a necessidade e o número de aplicações diárias de insulina aumentam.

Tratamento insulínico intensivo

Estudos de seguimento de pacientes com DM1 mostram que a instituição do tratamento intensivo da glicemia desde o início da doença está associada com um menor risco para ocorrência de retinopatia e nefropatia diabética (memória metabólica).

É importante considerar, entretanto, que, em determinados grupos, como pacientes com tendência à hipoglicemia, em particular assintomática, com antecedentes de doença cardio ou cerebrovascular clinicamente significativa, com doença renal terminal ou idosos, o tratamento intensivo com insulina deve ser analisado com cautela ou, eventualmente, contraindicado. Tem sido também relatado que a instituição do tratamento intensivo com insulina em pacientes com retinopatia proliferativa ou não proliferativa grave pode acelerar a progressão da retinopatia após o seu início. Desse modo, uma avaliação da retina e, se necessário, um tratamento oftalmológico deveriam ser considerados antes de instituir o tratamento intensivo nesses pacientes.

O conceito de tratamento intensivo inclui, além de uma reposição mais fisiológica da insulina (bólus-basal ou infusão contínua), monitoração da glicemia (pelo menos 3 a 4 vezes por dia), orientação nutricional com a contagem de carboidratos, treinamento para o autoajuste das doses de insulina e a solução dos problemas diários com a suplementação de insulina. A esse conceito, acrescenta-se a realização de um exercício físico regular.

Regime de múltiplas doses de insulina ou bólus-basal

O modelo de múltiplas doses de insulina (MDI) procura simular o padrão fisiológico de secreção de insulina em resposta à ingestão alimentar, por meio da aplicação de insulina de ação rápida (regular) ou análoga de ação ultrarrápida (lispro, aspart ou glulisina) antes das refeições e de insulina basal pela NPH (preferencialmente três ou mais aplicações/dia) ou dos análogos de ação longa (detemir, glargina ou degludeca). Além disso, inclui doses extras de insulina suplementar para correção de eventuais flutuações das glicemias. Existem várias possibilidades terapêuticas de reposição insulínica para esse regime, levando em consideração, como já comentado, a idade do paciente, a fase em que se encontra na história natural da doença, a rotina diária (escola-trabalho-atividade física), o padrão alimentar e o nível educacional e socioeconômico. Assim, para um paciente A, é possível utilizar a insulina regular antes (30 a 60 minutos) das refeições e a NPH no café da manhã e ao deitar; para o B, seguir o mesmo modelo, substituindo a regular pela lispro, aspart ou glulisina, às refeições; para o C, NPH + lispro/aspart/glulisina (ou regular), no café e no almoço, lispro/aspart ou glulisina, no jantar, e NPH, à noite, ao deitar; para o D, optar por NPH + lispro/aspart/glulisina, no café e no almoço, lispro/aspart/glulisina, no jantar, e NPH, à noite, ao deitar; e, finalmente, para o E, utilizar lispro/aspart, às refeições, e glargina, detemir ou degludeca em dose única.

Alguns trabalhos mostraram que, com a substituição da insulina regular pelas insulinas de ação ultrarrápida, apesar de haver uma diminuição significativa nas hipoglicemias, não se observou uma diferença significativa da HbA1c entre as duas preparações de insulina. A menor duração de ação dos análogos de ação ultrarrápida pode permitir um "escape hiperglicêmico" antes da próxima refeição, que pode ser evitado se adicionando um pouco de NPH à insulina de ação ultrarrápida, antes das refeições.

Os análogos de insulina de ação longa têm demonstrado algumas vantagens como insulina basal. A conveniência da utilização em dose única (apesar de alguns pacientes com a detemir necessitarem de duas doses diárias), o fato de não apresentarem pico de ação acentuado e, com isso, diminuírem de modo significativo a gravidade e a frequência das hipoglicemias, a vantagem da maior flexibilidade na utilização dessas insulinas (o paciente pode omitir uma refeição ou atrasá-la sem riscos) associadas às insulinas de ação ultrarrápida têm sido as razões para a preferência de muitos médicos e pacientes para esse modelo terapêutico.

É importante salientar que, no esquema bólus-basal de insulina, a proporção deve ser de 50% de insulina basal e de 50% de bólus (ultrarrápida ou rápida), na maioria dos pacientes; em algumas situações, até 30% basal e 70% bólus.

No Quadro 16.11, é apresentado um resumo dos esquemas que podem ser utilizados na terapêutica com múltiplas doses de insulina.

QUADRO 16.11 ■ Sugestões de esquemas de aplicações diárias múltiplas de insulina

ANTES DO DESJEJUM (MANHÃ)	ANTES DO ALMOÇO	ANTES DO JANTAR	À NOITE AO DEITAR
Bólus	Bólus	Bólus	Basal**
Basal** + Bólus	Bólus	Bólus	Basal*
Basal* + Bólus		Bólus	Basal*
Basal* + Bólus	Basal*+ Bólus	Bólus	Basal*

Bólus: insulina regular, lispro, aspart, gluisina.
*Insulina NPH.
**Glargina, detemir ou degludeca.

Bomba de infusão de insulina subcutânea contínua

A BIISC é um dispositivo portátil que contém um reservatório de insulina, microcateteres para autoaplicação SC e um sistema com capacidade de infundir insulina contínua de forma controlada eletronicamente. Utiliza-se insulina ultrarrápida, infundindo-se uma dose basal contínua, programada de maneira ajustável para cada paciente. De modo geral, quando se passa de um esquema de múltiplas doses de insulina para a BIISC, utilizam-se 75 a 100% da dose total diária de insulina (incluindo as basais e as rápidas) que vinha sendo empregada. Desse total, 50% será administrado como basal (dividido em infusão nas 24 horas) e os outros 50% sob a forma de bólus nas principais refeições.

Os bólus de insulina nas principais e eventuais refeições têm como base o sistema de contagem de hidrato de carbonos (1 UI de insulina para determinados gramas de hidrato de carbono) e do valor da glicemia capilar (1 UI para determinado valor de glicemia acima do alvo glicêmico estipulado). Além da quantidade de hidrato de carbono ingerida e do valor da glicemia no momento, é preciso levar em consideração o tipo de hidrato de carbono, a associação com gordura e a atividade física pregressa e futura do paciente.

A BIISC está indicada nos pacientes com hipoglicemia grave e recorrente, hipoglicemias assintomáticas, grande variabilidade glicêmica, pacientes com fenômeno do alvorecer (grandes hiperglicemias no alvorecer) exacerbado, na pré e durante a gestação, no controle glicêmico inadequado no pós-transplante de órgão, nas complicações crônicas precoces e em evolução do DM, na falência dos esquemas de múltiplas doses de insulina em atingir os objetivos propostos e naqueles pacientes motivados que desejam obter melhor controle glicêmico e flexibilidade no estilo de vida.

Existe uma grande variedade de bombas de infusão de insulina disponíveis no mercado internacional; no âmbito nacional, há dois fornecedores – um deles possui um glicossensor que, instalado paralelamente ao dispositivo da BIISC, é capaz de monitorar e revelar os valores de glicose SC de 5 em 5 minutos, orientando o usuário.

É importante acrescentar que recentemente foi introduzido no mercado nacional um sistema de monitoração contínua (*Free style*®) da glicose subcutânea (não cruento), ou seja, não necessita de perfuração seriada do subcutâneo que auxiliará de maneira significativa no ajuste das doses diárias de insulina com repercussão no controle glicêmico.

Terapia insulínica no DM2

A deficiência de insulina no DM2 tem caráter progressivo: após dez anos de diagnóstico, a maioria dos pacientes necessitará de insulina. Vários estudos mostram que a insulinização no DM2 tem sido tardia, quando o paciente já está há vários anos com valores de HbA1c fora dos alvos de bom controle.

A utilização da insulina no tratamento da hiperglicemia em grande parte dos pacientes com DM2 pode ser dividida em três fases: basal; basal-plus; e bólus-basal (Quadro 16.12).

QUADRO 16.12 ■ Fases da insulinotepia no DM2

Otimização do estilo de vida e dos medicamentos orais (associações) falham no controle da hiperglicemia

1 | Iniciar insulina basal de ação longa, à noite, ao deitar, na dose de 10 UI ou 0,2 UI/kg de peso corpóreo e titulá-la para atingir glicemia de jejum 80 a 120 mg/dL (lembrar que, devido à RI hepática, pode haver necessidade de doses elevadas [> 50 UI] de insulina longa à noite)

2 | Alvo de glicemia de jejum obtido, mas persiste HbA1c elevada
   ▪ Identificar qual a glicemia pós-prandial mais elevada
   ▪ Iniciar a insulina de ação rápida para corrigir a glicemia pós-prandial (11/2-2 h; < 180 mg/dL) associada à insulina basal (insulina basal-plus). Acrescentar 2ª e 3ª insulinas prandiais, se necessário

3 | Alvos de glicemias (jejum e pós-prandiais) e HbA1C não atingidos
   ▪ Iniciar esquema de múltiplas doses de insulina (bólus-basal)

Efeitos colaterais do tratamento com insulina
Hipoglicemia

A maioria dos pacientes apresenta sintomas ou sinais de hipoglicemia quando valores da glicose plasmática estão iguais ou inferiores a 70 mg/dL. Entretanto, episódios repetidos de hipoglicemia grave, longo tempo de diagnóstico do DM e neuropatia autonômica são fatores de risco para hipoglicemias assintomáticas graves. Um período de manutenção das glicemias entre 180 e 200 mg/dL pode provocar o retorno dos sintomas e sinais associados à hipoglicemia.

A hipoglicemia pode ser classificada em leve, moderada e grave. Nas hipoglicemias leve e moderada, o próprio paciente consegue resolver os sintomas por alimentação. Na hipoglicemia grave (glicemia < 40 mg/dL), o paciente necessita de ajuda de outro indivíduo para corrigi-la e ocorrem distúrbios de conduta, perda de consciência acompanhada ou não de convulsão, mas em alguns pacientes pode ser assintomática.

A hipoglicemia é a complicação mais frequente e temida do tratamento com insulina. A ocorrência de hipoglicemia grave é cerca de três vezes maior durante o tratamento intensivo com insulina do que com o convencional e está inversamente relacionada aos valores de HbA1c.

Nos pacientes que apresentam episódios frequentes de hipoglicemia grave, deve-se fazer uma revisão cuidadosa da relação entre o esquema de insulina e o seu plano de alimentação e de exercício, da sua técnica de preparo e de aplicação de insulina, dos locais de aplicação e da sua função tiroidiana, suprarrenal e renal, além de pesquisar doença celíaca.

> **ATENÇÃO!**
>
> Os pacientes com DM1 autoimune possuem um risco maior de desenvolver outras doenças autoimunes, como a tiroidite de Hashimoto, a insuficiência suprarrenal autoimune e a doença celíaca.

A hipoglicemia aguda com liberação secundária de fatores hiperglicemiantes (cortisol, glucagon, catecolaminas) resulta em hiperglicemia com glicosúrias e, às vezes, com cetonúria após a sua correção.

A hipoglicemia deve ser sempre tratada de maneira controlada e sistematizada, para que a ingestão excessiva de carboidratos e a consequente hiperglicemia de rebote sejam evitadas. Com valores de glicemia capilar até 70 mg/dL, o paciente deve ser tratado com carboidratos complexos (15 a 20 g). Se a glicemia for ≤ 40 mg/dL, é preciso utilizar açúcar simples. Devem ser realizadas novas medidas a cada 15 minutos, e o tratamento precisa ser repetido de acordo com a glicemia, até que haja normalização. Se uma das refeições estiver próxima, pode ser prudente adiantá-la e ajustar a insulina ou medicação prandial, caso necessário. Nos casos de hipoglicemia grave, deve-se aplicar glucagon por via IM (1 mg) e encaminhar o indivíduo ao hospital para administração de glicose EV.

Lipoatrofia e lipo-hipertrofia

A utilização atual de preparações insulínicas com elevado grau de pureza diminuiu acentuadamente os casos de lipoatrofia nos locais de aplicação. Atualmente, os casos mais frequentes são de lipo-hipertrofia devido à aplicação repetida de insulina no mesmo local. Esses locais, com as aplicações repetidas, vão se tornando menos dolorosos, pelo desenvolvimento de tecido fibroso e ganham a preferência dos pacientes. No entanto, a absorção de insulina neles pode se tornar errática e imprevisível. A rotatividade dos locais de aplicação pode impedir o desenvolvimento de lipo-hiper/atrofia. Deixando-se de aplicar insulina nesses locais, o excesso de tecido adiposo pode regredir com o tempo.

Aumento do peso

Os efeitos lipogênicos da insulina associados à diminuição da glicosúria (perda de calorias na urina) e a ingestão de carboidratos para correção das hipoglicemias são fatores que podem levar ao ganho de peso durante o uso da insulina. Um programa regular de dieta e de exercícios pode colaborar para evitar esse outro potencial efeito colateral do uso da insulina. Do mesmo modo, uma redução da insulina basal pode provocar períodos com tendência à hipoglicemia, e o aumento do apetite colaborar com a diminuição do peso.

Outros

A hipersensibilidade retardada e as reações alérgicas à insulina são incomuns atualmente. Embora a lispro represente uma insulina modificada, não parece ser mais imunogênica do que a humana regular. Entretanto, têm sido referidos casos de reações alérgicas com essa insulina (mediada por IgE), as quais, quando moderadas, geralmente são tratadas com anti-histamínicos e, quando graves, com corticosteroides e posterior dessensibilização à insulina, de acordo com protocolos já estabelecidos.

Edema insulínico pode ocorrer em pacientes com diagnóstico recente de DM e valores elevados de glicemia quando iniciam a insulinoterapia ou naqueles cronicamente descompensados que iniciam um tratamento intensivo com insulina. Pode ser restrito aos pés e à área pré-tibial, mas se generalizar, incluindo a face, e chegar a anasarca. O edema e a retenção de líquido geralmente são autolimitados e podem ser resolvidos em alguns dias, a não ser que sejam acompanhados de insuficiência cardíaca ou renal.

Os mecanismos de ocorrência do edema podem ser correção da depleção crônica de volume pela reposição de insulina e hidratação, níveis elevados de hormônio antidiurético associados à hiperglicemia crônica, ação renal direta da insulina levando à retenção de sódio e água livre e queda dos níveis elevados de glucagon (associados ao mau controle glicêmico), que inibem os efeitos da aldosterona.

Perspectivas

No momento, algumas vias de aplicação de insulina alternativas à injetável encontram-se em fase clínica de estudo – entre elas, as vias inalatória, perioral, sublingual, retal, nasal e transdérmica. A inalatória (pulmonar) é a mais estudada até o momento. Uma formulação chegou inclusive a ser lançada (Exubera®), porém foi retirada do mercado em outubro de 2007, segundo informações do fabricante, por razões econômicas. Outras formulações de insulina inalável já estão em fase avançada de estudo e devem ser disponibilizadas brevemente para uso clínico.

Entre outras insulinas em desenvolvimento, têm-se: a *smart insulin* (atividade regulada pelos níveis de glicemia), isto é, atividade elevada quando os valores de glicemia estão altos e redução da ação no receptor de insulina quando os valores de glicemia estão baixos. Como também estão em estudos *patch* de insulina utilizando a técnica de microagulhas e vesículas de insulina sensíveis à hipóxia que propiciam a liberação de insulina em resposta às variações glicêmicas.

TRANSPLANTE DE ILHOTAS, DE PÂNCREAS TOTAL OU DE CÉLULAS-TRONCO

Trata-se de três modalidades de transplante que têm sido utilizadas para o tratamento do DM. Os transplantes de ilhotas e o de pâncreas, que pode ser combinado ao transplante renal ou isolado, são aqueles empregados há mais tempo.

O transplante de ilhotas é realizado com pâncreas de doador cadavérico, que passa por processo de digestão e separação das ilhotas. Estas (10.000 ilhotas/kg de peso corporal) são injetadas na veia porta e se alojam nos sinusoides hepáticos, nos quais passam a produzir insulina. Entretanto, no momento, existem outras técnicas que injetam as ilhotas no peritônio. Tem sido indicado para pacientes com DM1 há mais de cinco anos, entre 18 e 65 anos, com IMC < 28 kg/m^2, controle subótimo devido a hipoglicemias graves assintomáticas, necessidades de insulina abaixo de 0,7 UI/kg/dia e peptídeo C negativo.

> **ATENÇÃO!**
>
> A indicação do transplante de ilhotas deve ser precedida da falha dos outros recursos (controle intensivo com múltiplas doses ou bomba de infusão de insulina), pois a relação risco/benefício deve ser avaliada, já que imunossupressão é necessária.

O seguimento de cinco anos de 65 pacientes transplantados mostrou que a maioria (aproximadamente 80%) apresentava peptídeo C, mas apenas 10% mantiveram independência de insulina exógena. O transplante de ilhotas tem ação principalmente sobre a instabilidade da glicemia e na prevenção de hipoglicemias graves.

O transplante de pâncreas total pode ser combinado ao de rim ou isolado, cada um com sua indicação apropriada, levando em consideração os riscos e benefícios da imunossupressão necessária. Os candidatos ao transplante simultâneo de pâncreas e rim, a modalidade mais frequentemente realizada hoje, apresentam idade inferior a 65 anos, DM1 ou insulino deficiente, baixo risco cardiovascular, ausência de macroangiopatia diabética associada a amputações maiores, história de aderência aos procedimentos terapêuticos satisfatória e insuficiência renal crônica terminal.

Os candidatos ao transplante isolado de pâncreas geralmente são os portadores de DM1, mais jovens do que os anteriores, que apresentem labilidade do controle da glicemia e hipoglicemias assintomáticas resistentes a outros esquemas terapêuticos, além de um *clearance* de creatinina ≥ 70 mL/minuto.

Transplantes bem-sucedidos melhoram a qualidade e o tempo de vida. A sobrevivência dos pacientes submetidos a transplante simultâneo de pâncreas e rim foi de 98% em um ano, em uma série de 1.883 pacientes. A sobrevida do enxerto de rim foi de 94%, e do pâncreas, 89%.

A imunossupressão é semelhante à utilizada para outros órgãos sólidos. Rejeição é a principal causa de perda do enxerto, devido às dificuldades em sua detecção precoce. Atualmente, a frequência de rejeição aguda está ao redor de 7%, e a crônica, em torno de 10 a 40%.

Recentemente, o potencial terapêutico das células-tronco derivadas de várias fontes, como as embrionárias, as pluripotenciais induzidas, as hematopoiéticas derivadas da medula óssea, aquelas do cordão umbilical e do tecido adiposo, tem sido testado para a cura do DM1. O objetivo é o desenvolvimento de uma fonte segura e renovável de células-tronco para substituir as células β lesadas e proporcionar aos pacientes uma fonte de longo prazo de células produtoras de insulina. Nesse sentido, também estão sendo realizados protocolos combinando células-tronco com fármacos imunomoduladores.

REVISÃO

- O DM é um conjunto de distúrbios metabólicos caracterizados por hiperglicemia como resultado do defeito na secreção e/ou na ação da insulina ou em ambos.
- A evolução nas áreas de imunologia, bioquímica e de biologia molecular tem demonstrado a existência de aproximadamente 54 tipos etiológicos de DM. A classificação etiológica do DM tem importância epidemiológica, genética, terapêutica e prognóstica.
- Nos jovens, o tipo mais frequente de DM é o DM1 e, nos adultos, o DM2; no entanto, ambos podem surgir em diferentes faixas etárias, como também há formas mais raras (p. ex.: DM monogênico).
- A caracterização do grau de resistência à insulina e da deficiência insulínica é importante para a orientação terapêutica.
- A dieta deve impedir grandes variações da glicemia e a correção da dislipidemia, se estiver associada, bem como auxiliar na manutenção do peso ideal.
- Atualmente, dispõem-se de 13 tipos de fármacos, com mecanismos de ação diferentes, para o tratamento do DM.
- Após o insucesso da atividade física, não havendo contraindicação, a metformina é o 1º fármaco a ser instituído no tratamento do DM2.
- Com a evolução do DM2, frequentemente é necessário associar fármacos com diferentes mecanismos de ação para o controle da glicemia.
- O uso da insulina no DM2, dependendo da fase do DM, pode ser sob a forma basal, basal-*plus* ou bólus-basal (múltiplas doses de insulina).
- Atualmente, o esquema mais apropriado para o uso de insulina no DM1 é o bólus-basal, com múltiplas aplicações de insulina ou com a bomba de infusão de insulina SC (proporção de 50% basal e 50% bólus).
- Hipoglicemias graves assintomáticas são as principais indicações para o uso de análogos de insulina e de bomba de infusão de insulina SC.
- O transplante de ilhotas ou de pâncreas possui indicações específicas no tratamento do DM.

■ REFERÊNCIAS

1. Milechi A, Oliveira JEP, Vencio S, organizadores. Diretrizes da SBD 2015-2016 [Internet]. São Paulo: AC Farmacêutica; 2016. Métodos e critérios para o diagnóstico; [capturado em 29 de nov. 2016]; p. 11-2. Disponível em: http://www.diabetes.org.br/sbdonline/images/docs/DIRETRIZES-SBD-2015-2016.pdf.
2. Sciacca L, Le Moli R, Vigneri R. Insulin analogs and cancer. Front Endocrinol (Lausanne). 2012;3:21.

■ LEITURAS SUGERIDAS

American Diabetes Association. Classification and diagnosis of diabetes. Diabetes Care. 2016 ;39 Suppl 1:S13-S22.
American Diabetes Association. Standards of medical care in diabetes-2016. Diabetes Care. 2016 ;39 Suppl 1:S4-S5.
DanneT, Heinemann L, Bolinder J. New insulins, biosimilars, and insulin theraphy. Diabetes Technol Ther. 2016;18 Suppl 1:S43-55.
Inzucchi SE, Bergenstal RM, Buse JB, Diamant M, Ferrannini E, Nauck M, et al. Management of hyperglycemia in type 2 diabete, 2015: a patient-centered approach. position statement of the American Diabetes Association (ADA) and the European Association for the Study of Diabetes(EASD). Diabetes Care. 2015;38(1):140-9.
Towards a better understanding of type 1 diabetes. Lancet. 2016;387(10035):2264.

16.5 NO IDOSO

■ ORSINE VALENTE
■ JOÃO EDUARDO NUNES SALLES
■ TATIANA VALENTE

A prevalência do **diabetes tipo 2** tem aumentado devido ao envelhecimento populacional, à obesidade e a mudanças no estilo de vida. A prevalência mundial de diabetes irá duplicar até 2030 com o maior aumento acima dos 65 anos de idade. O diabetes no idoso está associado com diversas comorbidades, alta prevalência de síndromes geriátricas, além das complicações vasculares.

Pacientes idosos com diabetes apresentam risco de desenvolver complicações micro e macrovasculares semelhantes aos diabéticos adultos não idosos. No entanto, o risco absoluto para a doença cardiovascular é muito maior do que os adultos não idosos. Além disso, eles são de alto risco para polifarmácia, incapacidades funcionais e síndromes geriátricas comuns, que incluem déficit cognitivo, depressão, incontinência urinária, quedas e dor persistente.

Idosos com diabetes são uma população heterogênea, que inclui pacientes saudáveis ou frágeis, com muitas comorbidades e incapacidades funcionais. No idoso, o aumento da adiposidade e a perda da massa muscular associada ao envelhecimento caracterizam a chamada obesidade sarcopênica, que, junto com a diminuição da atividade física, predispõe o paciente a desenvolver resistência à insulina, intolerância à glicose e diabetes. A diminuição da secreção de insulina e de incretinas também é um fator importante na fisiopatologia do diabetes no idoso.

■ QUADRO CLÍNICO

O diabetes pode ser assintomático em até 50% dos idosos. No entanto, quando os sintomas estão presentes, eles não são específicos e podem ser atribuídos ao envelhecimento. Sintomas inespecíficos, tais como indisposição e fadiga, são manifestações comuns do diabetes no idoso. A intensidade da poliúria no diabético idoso é geralmente menor, devido a um aumentado limiar de excreção renal de glicose, e a polidipsia é diminuída devido a uma redução da percepção da sede. Muitos sintomas também podem ser atípicos, como anorexia, em vez de polifagia típica.

■ DIAGNÓSTICO

O diabetes é diagnosticado quando a glicemia de jejum é ≥ 126 mg/dL, glicemia 2 h pós-prandial ≥ 200 mg/dL ou glicemia casual ≥ 200 mg/dL associados a sintomas, independente da idade. Mais recentemente, a HbA1c tem sido usada como critério diagnóstico quando ≥ 6,5%. Os médicos devem estar cientes de que os pacientes idosos podem ter níveis normais de glicemia de jejum nos estágios iniciais do diabetes. Isto ocorre devido a baixa reserva de glicogênio hepático. Sendo assim, a glicemia de jejum é menos sensível no diagnóstico de diabetes no idoso, e a glicemia 2 horas após sobrecarga com 75 g glicose é o teste mais apropriado para diagnóstico precoce do diabetes no idoso.

> **ATENÇÃO!**
>
> Paciente diabético idoso pode apresentar glicemia de jejum normal nos estágios iniciais da doença (isso acontece porque o idoso com diabetes não apresenta hiperprodução hepática de glicose). Em contrapartida, a presença de sarcopenia favorece a hiperglicemia pós-prandial.

■ METAS

Há poucos dados que abordam especificamente as metas glicêmicas ideais em pacientes idosos. A meta deve ser individualizada, levando-se em consideração a presença de síndromes geriátricas, comorbidades que limitem a qualidade ou tempo de vida, e idade muito avançada, na qual o tempo de hiperglicemia não seria suficiente para resultar em complicações crônicas do diabetes.

De acordo com a Federação Internacional de Diabetes,[1] nas metas para pacientes idosos saudáveis, independentes e com baixa prevalência de fatores de risco cardiovasculares, especialmente naqueles recém-diagnosticados, o alvo da HbA1c deve ser entre 7,0-7,5%.

Para idosos dependentes, o alvo da HbA1c pode ser entre 7,0 e 8,0%; em caso de fragilidade e/ou demência, a HbA1c é aceitável até 8,5%. Em pacientes em fase final de vida, evitar hiperglicemia sintomática (Tabela 16.8).

TABELA 16.8 ■ Alvos glicêmicos gerais de acordo com a categoria funcional*

CATEGORIA FUNCIONAL	ALVOS DA HbA1c
Funcionalmente independente	7,0-7,5%
Funcionalmente dependente	7,0-8,0%
▪ Frágil	Até 8,5%
▪ Demência	Até 8,5%
Final de vida	Evitar hiperglicemia sintomática

*Alvos glicêmicos devem ser individualizados levando em conta o estado funcional, comorbidades, especialmente a presença de doença cardiovascular estabelecida, história e risco de hipoglicemia, e presença de complicações microvasculares

> **ATENÇÃO!**
>
> Para idosos frágeis e/ou demência, em que o risco de hipoglicemia é elevado, a faixa de HbA1c mais apropriada é até 8,5%.

■ TRATAMENTO

Os objetivos gerais do manuseio do diabetes em adultos idosos são semelhantes às dos adultos não idosos e incluem o manuseio da hiperglicemia e fatores de risco. No entanto, em pacientes idosos frágeis com diabetes, existe uma preocupação ainda maior em relação à hipoglicemia, à hipotensão e a interações medicamentosas.

A hipoglicemia nos pacientes idosos apresenta mais manifestações neuroglicopênicas, como tontura, fraqueza, delírio e confusão, do que manifestações adrenérgicas, como palpitações, tremores e sudorese. Estes sintomas podem ser erroneamente diagnosticados como doença neurológica primária.

Episódios de hipoglicemia em indivíduos idosos podem também aumentar o risco de eventos adversos cardiovasculares e disfunção autonômica cardíaca. Devido aos riscos, a prevenção de hipoglicemia é uma consideração importante na escolha de agentes terapêuticos e no estabelecimento de metas glicêmicas em diabéticos idosos (Tabela 16.9).

Pacientes idosos com diabetes devem ter uma avaliação geriátrica abrangente no diagnóstico, que deve incluir o rastreamento para complicações microvasculares, fatores de risco cardiovasculares e síndromes geriátricas.

Modificações do estilo de vida, tais como dieta, redução de peso em pacientes obesos e exercício físico, são muito importantes para melhorar o controle glicêmico, embora a maioria dos pacientes idosos com diabetes tipo 2 necessitem de medicação a longo prazo. Já em pacientes idosos que estão emagrecendo ou tem baixo peso, a dieta deve conter carboidratos de índice glicêmico baixo e privilegiar a presença na dieta de proteínas de alto valor biológico. O uso de suplementos pode ser opção no complemento nutricional em pacientes com dificuldades de mastigação e ou deglutição.

TERAPIA MEDICAMENTOSA

Metformina

Atualmente a **metformina (MTF)** é recomendada como primeira linha de tratamento em diversos *guidelines* por sua eficácia comprovada na redução da glicemia plasmática, baixo risco de hipoglicemia e baixo custo. O principal mecanismo de ação é a diminuição da produção hepática de glicose e, em menor intensidade, melhora a sensibilidade periférica à insulina. Mais recentemente, vários estudos têm mostrado ação da MTF na microbiota intestinal: ela não é metabolizada no fígado, sendo excretada intacta na urina. No entanto, sua utilização é muitas vezes limitada em idosos com diabetes devido a maior prevalência de insuficiência renal crônica, onde sua excreção está diminuída, e insuficiência cardíaca. Tais condições podem aumentar o risco de acidose láctica, um evento adverso raro, porém grave associado à MTF. Esta medicação não deve ser prescrita para aqueles com taxa de filtração glomerular (TFG) < 30 mL/min/1,73 m^2. Os principais eventos adversos são gastrintestinais, como náuseas, diarreia e dor abdominal, que geralmente ocorrem no início do tratamento. Por isso, a MTF deve ser iniciada em doses menores e ser aumentada progressivamente para testar a tolerabilidade. As doses disponíveis são 500, 850 e 1.000 mg. Deve ser administrada após a refeição, já que os alimentos retardam a absorção da medicação e reduzem os efeitos gastrintestinais. Geralmente, inicia-se com 500 mg após a refeição, e os aumentos posteriores deverão ser graduais, para reduzir os efeitos colaterais. Para os pacientes que apresentem efeitos gastrintestinais, pode-se usar uma formulação de liberação lenta (MTF XR), com doses disponíveis de 500, 750 mg e 1.000 mg, administrado uma vez ao dia, de preferência após o jantar. O tratamento com MTF por tempo prolongado também pode estar associado com deficiência de vitamina B12 e folato.

A indicação do segundo agente terapêutico dependerá do predomínio da resistência à insulina ou da deficiência de insulina, do nível da HbA1c, além das comorbidades associadas. No caso do predomínio da resistência, poderiam ser usados os iDPP-4, análogos do GLP-1, acarbose e a glitazo-

ATUALIZAÇÃO TERAPÊUTICA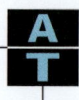

TABELA 16.9 ■ Vantagens e desvantagens dos antidiabéticos orais em idosos diabéticos

MEDICAMENTO	EFEITO NA ↓ HBA1C	VANTAGENS	DESVANTAGENS
Metformina	1-2%	▪ Eficácia comprovada como 1ª linha de tratamento ▪ Baixo risco de hipoglicemia ▪ Efeito neutro no peso ▪ Experiência clínica a longo prazo ▪ Baixo custo	▪ Contraindicada para *clearance* < 30 mL/min, falência hepática e cardíaca ▪ Efeitos colaterais gastrintestinais ▪ Preocupações com deficiência de vitamina B12 e folato ▪ Menor eficácia após os 60 anos de idade
Sulfonilureias	1-2%	▪ Eficácia comprovada ▪ Experiência clínica a longo prazo ▪ Custo relativamente baixo	▪ Hipoglicemias frequentes ▪ Ganho de peso
Glinidas	0,5-1,5%	▪ Rápido início de ação ▪ Controle da glicemia pós-prandial	▪ Hipoglicemia ▪ Ganho de peso ▪ Doses frequentes ▪ Custo relativamente alto
iDPP-4	0,5-0,8%	▪ Baixo risco de hipoglicemia ▪ Neutralidade no peso	▪ Eficácia limitada (redução leve a moderada da HbA1c) ▪ Custo relativamente alto ▪ Dados limitados a longo prazo
Inibidores da alfaglicosidase	0,5-0,8%	▪ Eficaz na redução de glicemia pós-prandial ▪ Sem hipoglicemia	▪ Efeitos colaterais gastrintestinais frequentes ▪ Doses frequentes ▪ Custo relativamente alto
Gitazonas	0,5-1,4%	▪ Reduz resistência insulínica ▪ Efeitos duradouros no controle glicêmico ▪ Baixo risco de hipoglicemia	▪ Ganho de peso ▪ Retenção hídrica, que pode exacerbar insuficiência cardíaca ▪ Risco aumentado para fraturas ósseas ▪ Preocupações sobre câncer de bexiga
Análogos do GLP-1	0,5-1%	▪ Baixo risco de hipoglicemia ▪ Redução de peso (benéfico em pacientes obesos)	▪ Custo relativamente alto ▪ Injetável ▪ Efeitos colaterais gastrintestinais podem não ser tolerados em alguns pacientes idosos ▪ Experiência a longo prazo limitada
Inibidores do SGLT2	0,5 a 1%	▪ Redução do peso, redução discreta da pressão arterial e diminuição do ácido úrico	▪ Não devem ser usados em pacientes com disfunção renal moderada a grave (TFG < 45 mL/min – MDRD) ▪ Infecção genital
Insulina	1,5-3,5%	▪ Eficácia comprovada ▪ Sem limite de dose	▪ Injetável ▪ Hipoglicemia frequente ▪ Ganho de peso ▪ Necessidade de automonitorização e ajuste da dose requer acordo

Fonte: Adaptada de Kim e colaboradores.[1]

na. No paciente com perda de peso, as sulfonilureias, as glinidas e insulina seriam as melhores opções (Figura 16.1).

Sulfonilureias

Sulfonilureias (SU) são uma opção eficaz para atingir os alvos glicêmicos, quando utilizadas isoladamente ou em combinação com outros antidiabéticos orais, sendo a associação com MTF a mais utilizada. Essas medicações têm como ação principal estimular a secreção de insulina pelas células β. É importante ressaltar que estas medicações requerem células β funcionantes para que possam atuar adequadamente. Promovem uma queda da HbA1c ao redor de 1,5 a 2%. O efeito adverso mais comum que limita a sua utilização é a hipoglicemia, especialmente em diabéticos mais idosos e com insuficiência renal (IR), disfunção hepática e aqueles com baixa ingestão alimentar. SU como clorpropamida e glibenclamida devem ser evitados em diabéticos idosos devido ao risco aumentado de hipoglicemia. As sulfas como gliclazida e glipizida são mais apropriadas para pacientes idosos. A gliclazida, a sulfonilureia mais utilizada atualmente, é metabolizada no fígado a metabólitos inativos, com baixo risco de hipoglicemia e com excreção predominantemente renal (80%). Usa-se preferencialmente a formulação de liberação lenta e progressiva da medicação (gliclazida MR-comprimidos de 30 mg e 60 mg). A dose recomendada varia de 30 a 120 mg uma vez ao dia. As SUs devem ser iniciadas com a dose mínima, sendo titulada gradualmente de acordo com a monitorização glicêmica.

Glinidas

A repaglinida e nateglinida são antidiabéticos orais de curta duração que agem de forma semelhante às SUs. São menos eficazes em diminuir a HbA1c e a glicemia de jejum, embora tenham algumas vantagens, como melhor controle da glicemia pós-prandial e menos episódios de hipoglicemia grave.

A repaglinida é uma medicação que pode ser indicada em pacientes diabéticos idosos com IR, já que é metabolizada no fígado e sua excreção é feita 90% por via biliar, com menos de 10% excretados por via renal. Assim, a repaglinida é uma opção terapêutica inicial em pacientes idosos com doença renal crônica, principalmente os pacientes que têm contraindicação ao uso de MTF e SU. A repaglinida deve ser administrada antes das principais refeições, e a dose diária varia de 0,5 a 4 mg/dia.

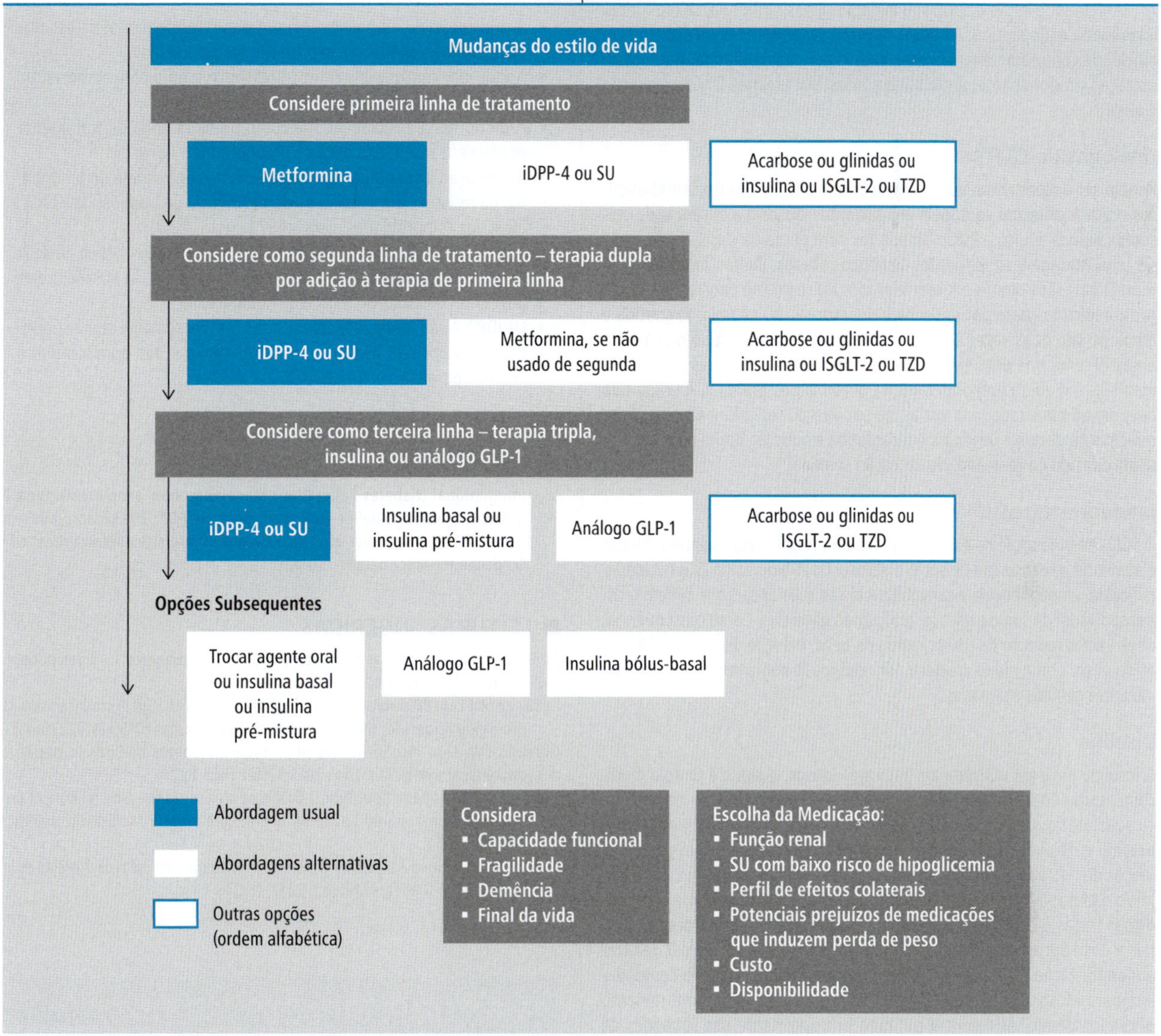

FIGURA 16.1 ■ Algoritmo do tratamento da glicemia de pacientes idosos com diabetes.[1]

Inibidores de alfaglicosidase

A acarbose atua inibindo a alfaglicosidase gastrintestinal, que converte o amido e outros hidratos de carbono complexos em monossacarídeos, retardando assim a absorção de glicose, o que resulta em um aumento lento nas concentrações de glicemia pós-prandial. Estes fármacos podem ser utilizados isoladamente, ou em combinação com insulina ou outros agentes orais. A acarbose se mostra eficaz para pacientes idosos, principalmente aqueles com alto risco de hipoglicemia. Os principais efeitos colaterais que limitam seu uso são flatulência e diarreia, que são muito comuns. Sendo assim, preconiza-se iniciar a medicação com baixas doses.

Glitazona

Ao se ligar aos receptores PPAR-gama, a glitazona (TZD) melhora a sensibilidade periférica à insulina no músculo e tecido adiposo. Essa classe de medicamentos está representada atualmente pela pioglitazona, que não aumenta o risco de hipoglicemia e tem ação mais duradoura no controle glicêmico, quando comparada com SU e MTF. Está disponível em comprimidos de 15, 30 e 45 mg, em dose única diária. Não é necessário ajuste da dose para IR leve a moderada. Os principais efeitos colaterais que restringem o seu uso nos diabéticos idosos são retenção hídrica, ganho de peso, além da incidência aumentada de fraturas e, possivelmente, câncer de bexiga. É contraindicado em pacientes com insuficiência cardíaca funcional classe III e IV e em pacientes com osteoporose.

Inibidores da DPP-4

Os iDPP-4 aumentam a ação do GLP-1 e GIP endógeno por bloqueio da sua degradação. Esta classe de medicamentos parece ter muitas vantagens sobre as SU em pacientes diabéticos idosos. Os IDPP-4 podem ser atraentes para utilização nesses pacientes, já que não provocam hipoglicemia, devido ao seu mecanismo de ação de liberação de insulina glicose dependente, e não aumentam o peso corporal. Os pacientes idosos apresentam níveis de cortisol e GH menores que os adultos não idosos, havendo um aumento compensatório do glucagon, o que explica uma queda de HbA1c mais acentuada no paciente idoso quando comparado com o diabético não idoso. Os iDPP-4 são moderadamente eficazes como monoterapia, ou quando usados em combinação com a MTF, SU ou TZD. Em geral, ocorre uma diminuição de HbA1c ao redor de 0,5 a 0,8%.

Atualmente estão disponíveis vildagliptina, sitagliptina, saxagliptina, linagliptina e alogliptina. As doses deverão ser adaptadas de acordo com o nível de comprometimento renal, exceto para a linagliptina, que possui excreção predominantemente biliar e intestinal (apenas 5% da excreção é renal).

Análogos de GLP-1

Podem ser opções como monoterapia ou em adição a outros antidiabéticos orais. A principal vantagem em pacientes idosos é a ausência de episódios hipoglicêmicos. Estão associados com perda de peso, o que pode ser uma vantagem em pacientes diabéticos obesos. Efeitos colaterais gastrintestinais são comuns e foram relatados episódios de pancreatite. Estão contraindicados para pacientes com *clearance* < 30 mL/min. Exenatida é administrado duas vezes ao dia, e a lixesenatida, uma vez ao dia, 1 hora antes de uma das principais refeições (principalmente antes do café da manhã), com efeito preponderante na glicemia pós-prandial. A liraglutida deve ser administrada uma vez ao dia por injeção subcutânea e tem efeito principal na glicemia de jejum. A dulaglutida é outro análogo, recentemente introduzido no mercado, de aplicação semanal.

Inibidores do SGLT-2

O SGLT-2 é uma proteína existente no túbulo proximal, cuja principal função é aumentar a reabsorção de sódio e glicose. Os inibidores do ISGLT-2 (dapagliflozina, empagliflozina e canagliflozina) são substâncias que inibem o cotransportador de sódio e glicose, produzindo glicosúria. Como consequência, observamos redução da HbA1c, perda de peso, redução discreta da PA e de ácido úrico. Como efeito colateral principal, pode aumentar a incidência de infecções genitais e urinárias.

Insulina

A insulina deve ser utilizada em pacientes idosos, quando a terapia medicamentosa não é tolerada ou é insuficiente para atingir o controle glicêmico satisfatório. Os análogos de insulina (glargina U 100, glargina U 300, detemir e degludeca) de ação prolongada são adequados para pacientes idosos devido à facilidade de uso e menor risco de hipoglicemia. Antes do início da terapia com insulina, é importante avaliar se o paciente tem condições físicas e cognitivas para utilização de canetas, fazer a preparação, dar a dose apropriada de insulina (utilizando seringas e frascos), realizar a monitorização glicêmica, reconhecer e tratar hipoglicemia. Recomenda-se, para idosos, preferir as canetas ou pré-misturas. O monitoramento glicêmico domiciliar deve ser utilizado principalmente nas situações de emergência.

Dada a baixa reserva hepática de glicose no paciente diabético idoso, a insulina pode ser administrada pela manhã, e quando necessário, à noite, em doses menores. Os ajustes nas doses, quando necessário, deverão ser realizados a cada três a quatro dias, com base nos resultados das glicemias capilares. A excreção da insulina é alterada em pacientes com insuficiência renal crônica, e a dose deve ser ajustada de acordo com a TFG.

REVISÃO

- O paciente diabético idoso pode apresentar níveis normais de glicemia de jejum nos estágios iniciais da doença devido a baixa reserva de glicogênio.
- A glicemia 2 horas pós-sobrecarga com 75g de glicose é o teste mais apropriado para diagnóstico precoce do diabetes no idoso.
- A meta da HbA1c a ser atingida deve ser individualizada, levando-se e consideração a idade, a presença de síndromes geriátricas e as comorbidades que limitem a qualidade ou o tempo de vida.
- Para idosos frágeis e/ou demência, a faixa de HbA1c mais apropriada é até 8,5%
- A prevenção de hipoglicemia é um ponto fundamental na escolha de agentes terapêuticos no paciente diabético idoso.
- Atingir um controle glicêmico, pressórico e lipídico é essencial na prevenção primária de diabéticos idosos.
- A metformina é recomendada como primeira linha de tratamento por sua eficácia, baixo risco de hipoglicemia e baixo custo.
- A indicação do segundo agente terapêutico dependerá do predomínio da resistência a insulina ou da deficiência de insulina, da HbA1c, além das comorbidades associadas.
- A gliclazida MR é a sulfonilureia mais utilizada no diabético idoso.
- Os diabéticos mais idosos com insuficiência renal, as sulfonilureias devem ser evitadas pelo risco de hipoglicemia
- Os iDPP-4 são medicamentos usados frequentemente como segunda opção por não provocarem hipoglicemia e não aumentarem o peso corporal.

■ REFERÊNCIA

1. International Diabetes Federation. Managing older people with type 2 diabetes: global guideline [Internet]. Brussels: IDF; 2013 [capturado em 1 jul. 2016]. Disponível em: http://www.idf.org/sites/default/files/IDF-Guideline-for-older-people-T2D.pdf

■ LEITURAS SUGERIDAS

Abdelhafz AH, Sinclair AJ. Management of type 2 diabetes in older people. Diabetes Ther. 2013;4(1):13-26.
Delzenne MN Cani PD, Everard A, Neyrinck AM, Bindels LB. Gut microorganisms as promising targets for the management. Diabetologia. 2015;58(10):2206-17.
Germino FW. Non insulin treatment of type 2 diabetes mellitus in geriatric patients: a review. Clin Ther. 2011;33(12):1868-82..
Grossman S. Management of Type 2 Diabetes Mellitus in the Elderly: Role of the pharmacist in a multidisciplinary health care team. J Multidiscip Healthc. 2011;4:149-54.
Kim KS, Kim SK, Sung KM, Cho YW, Park SW. Management of type 2 diabetes in older adults. Diabetes Metab J. 2012;36:336-44.

16.6 COMPLICAÇÕES AGUDAS

■ FERNANDO M. A. GIUFFRIDA
■ JOÃO ROBERTO DE SÁ
■ ANDRÉ FERNANDES REIS

As três complicações agudas mais importantes do diabetes são a **cetoacidose diabética** (CAD), o **estado hiperglicêmico hiperosmolar** (EHH) (ambos relacionados à hiperglicemia), e a **hipoglicemia**.

■ CETOACIDOSE DIABÉTICA E ESTADO HIPERGLICÊMICO HIPEROSMOLAR

A CAD é caracterizada por hiperglicemia, acidose metabólica e aumento na concentração de corpos cetônicos, ao passo que o EHH se caracteriza por hiperglicemia grave, hiperosmolalidade e desidratação, na ausência de acidose significativa. As diferenças se devem em parte à insulinopenia absoluta, observada na CAD, e relativa, no EHH. São condições emergenciais que demandam pronto tratamento médico. As complicações agudas hiperglicêmicas são desencadeadas geralmente por: omissão de uma ou mais injeções de insulina; uso de doses insuficientes; ou, com mais frequência, surgimento de condição patológica que torna insuficiente a dose de insulina utilizada, com destaque para as infecções.

Apesar de ser situação muito mais frequente no diabetes tipo 1 (inclusive como quadro inaugural de diagnóstico da doença em até cerca de 30% dos casos), pode também ocorrer mais raramente em diabéticos tipo 2. Em pacientes com diabetes diagnosticado, o risco é de 1 a 10%/paciente/ano, sendo maior naqueles com controle inadequado, episódios prévios de CAD e no período peripuberal. Não é possível o reconhecimento da causa da CAD em cerca de 40% dos casos. O período de duração dos sintomas que precedem a CAD (ou o coma diabético) pode ser muito variável, desde horas (como nos casos de diabetes tipo 1) até dias (como nos de tipo 2).

São fatores precipitantes/de risco para CAD e EHH:
- infecções de qualquer natureza, principalmente as urinárias e as IVAS;
- distúrbios vasculares, tanto AVC como infarto do miocárdio;
- uso de medicamentos, principalmente corticosteroides;
- problemas com BIICS, gerando interrupção da infusão;
- pacientes idosos, sobretudo os institucionalizados, com ou sem diagnóstico prévio de DM, sem condições de ingerir líquidos para correção da desidratação.

Além dos fatores predisponentes clássicos, o uso de inibidores de SGLT2 no tratamento de pacientes com diabetes tipo 2 e insulinopenia grave tem sido associado na literatura ao desencadeamento de CAD. Apesar desse achado ainda precisar de confirmação por estudos prospectivos, deve-se tomar especial cuidado devido à possibilidade da ocorrência de CAD normoglicêmica, que pode potencialmente mascarar o diagnóstico e atrasar a instituição de medidas terapêuticas.

A falta relativa ou absoluta de insulina traz como principais problemas metabólicos os distúrbios dos metabolismos de hidratos de carbono e de lipídeos.
- **Metabolismo dos carboidratos:** a falta de insulina diminui a utilização de glicose pelos tecidos, ao mesmo tempo em que aumenta a neoglicogênese hepática. A hiperglicemia resultante, pela glicosúria que produz, gera diurese osmótica. Se, por um lado, pela perda de água, esta provoca desidratação e hemoconcentração (como consequência pode levar a hipotensão, choque e coma), por outro, instala perda acentuada de eletrólitos (cloreto de sódio, potássio, magnésio e cálcio).
- **Metabolismo de lipídeos:** na CAD, a falta de insulina e o aumento de hormônios contrarregulatórios (catecolaminas, cortisol, glucagon, GH) aumentam a lipólise, com liberação de ácidos graxos não esterificados do tecido adiposo para a circulação. No fígado, esses ácidos graxos são parcialmente oxidados para os corpos cetônicos (acetona, ácido betahidroxibutírico e ácido acetoacético), provocando acidose sanguínea em graus variados com cetonúria. Tanto a hiperventilação como os vômitos decorrentes (com perda de água, sódio, potássio e cloro) contribuem para o colapso cardiocirculatório (choque), que fatalmente ocorrerá caso medidas terapêuticas adequadas não sejam instituídas a tempo. No EHH, há insulinopenia relativa, diferentemente da CAD. Acredita-se que a pequena quantidade de insulina presente nos pacientes com EHH seja suficiente para impedir a formação de corpos cetônicos, mesmo que insuficiente para diminuir significativamente a glicemia.

QUADRO CLÍNICO

Em geral, a CAD instala-se rapidamente (~ 24 horas), ao passo que o EHH é mais insidioso, com história de sintomas osmóticos e mesmo perda de peso por dias. A dor abdominal é frequente, configurando diagnóstico diferencial com abdome agudo. É preciso lembrar que alguns quadros abdominais, como pancreatite e apendicite, podem ser os fatores desencadeantes da CAD. A acidose leva à respiração de Kussmaul (rápida e profunda). É comum o hálito cetônico devido à presença das cetonas voláteis, com odor típico de maçã podre ou removedor de esmalte. Sinais de desidratação estão presentes em graus variados, como mucosas secas, perda de turgor da pele, taquicardia e hipotensão. O estado de consciência pode estar alterado, com obnubilação e coma podendo ocorrer em virtude da osmolaridade plasmática, sendo portanto mais frequentes na EHH. Sintomas neurológicos focais ou mesmo crise convulsiva podem estar presentes. A temperatura corporal pode estar normal ou baixa, mesmo se um quadro infeccioso for o fator precipitante. A hipertermia sugere fortemente infecção.

DIAGNÓSTICO

O diagnóstico de CAD é confirmado pela presença de glicemia elevada, frequentemente acima de 250 mg/dL, podendo atingir níveis bem mais elevados, presença em grande concentração de corpos cetônicos no sangue (cetonemia) com acidose e na urina (cetonúria). Sempre há aumento da osmolaridade sérica, e o pH do sangue arterial é baixo (< 7,3), podendo, em casos mais raros, ser inferior a 7, com redução dos níveis de bicarbonato, geralmente abaixo de 15 mEq/L. O acúmulo de ácidos cetônicos gera acidose metabólica com ânion gap aumentado (> 7 a 9 mEq/L). É importante salientar que na prática clínica esses critérios não devem ser observados rigidamente para instituir o tratamento ou nortear condutas, pois alguns pacientes podem apresentar quadros incompletos, como cetonemia e apenas discreta acidose metabólica sem hiperglicemia muito elevada. Em relação ao diagnóstico diferencial (quando a história clínica é fundamental), é preciso lembrar da cetoacidose alcoólica, cujos níveis de glicose podem estar baixos (geralmente menores do que 250 mg/dL), em um indivíduo com histórico de ingestão alcoólica. Outra causa de acidose que deve ser citada é a **acidose láctica**, em que o lactato sérico está aumentado (em geral, acima de 5 mmol/L). Ainda, deve-se lembrar da cetoacidose secundária à inanição (ou privação alimentar), quando a concentração de bicarbonato sérico raramente é menor do que 18 mEq/L, caracterizando acidose leve com glicose normal.

TRATAMENTO

Está consagrado o esquema de tratamento da CAD e do EHH com pequenas doses de insulina e tratamento da desidratação.

Insulinoterapia

O tratamento insulínico para a CAD e o EHH é essencialmente o mesmo. A via preferencial de administração é a endovenosa (EV), por seu rápido início de ação. Entretanto, na ausência de recursos adequados ou pessoal treinado (já que não existem diferenças nas taxas de morbimortalidade), é possível empregar a via IM, mais rápida e preferível em relação à SC. Apenas em casos mais leves (ou em protocolos com uso de análogos de insulina de ação rápida) é que a via SC também pode ser aceita, como detalhado a seguir. A insulina de escolha é a regular, pela ampla experiência com seu uso e por estar disponível na maior parte dos hospitais. Mais recentemente, alguns protocolos empregam os análogos de insulina de ação rápida (ver a seguir).
- Via IM (ou SC) – inicia-se com dose de ataque (bólus) de insulina regular (0,15 a 0,3 UI/kg ou de 10 a 20 UI). A seguir, 0,1 UI/kg/hora, até que a glicemia chegue de 200 a 250 mg/dL (cerca de 300 mg/dL na EHH). Nesse momento, é possível reduzir a dose de insulina para cerca de metade, quando será adicionada ao esquema de hidratação a solução com glicose a 5 ou 10%, com objetivo de manter a glicemia de 150 a 200 mg/dL na CAD (250 até 300 mg/dL no EHH). Em crianças, a dose é de 0,1 UI/kg/hora (sem o uso de bólus), iniciada após o recebimento de uma expansão de volume inicial (cerca de 1 a 2 horas após o início da hidratação). Nos casos de CAD em que não haja queda de pelo menos 50 mg/dL nas primeiras duas horas, deve-se dobrar a dose de insulina e rever a hidratação.
- Via IV – dose de ataque com insulina regular de 0,15 UI/kg ou 10 UI seguida de infusão contínua de 0,1 UI/kg/hora. Quando a glicemia estiver entre 200 e 250 mg/dL (cerca de 300 mg/dL no EHH), a dose pode ser reduzida para 0,05 UI/kg/hora. Nessa etapa, será adicionada a solução com glicose a 5 ou 10%, com objetivo de manter a glice-

mia entre 150 e 200 mg/dL na CAD (250 até 300 mg/dL no EHH). Em crianças, a dose inicial deve ser de 0,1 UI/kg/hora (sem o uso de bólus), que deve ser iniciada após a criança ter recebido uma expansão de volume inicial (cerca de 1 a 2 horas após o início da hidratação), seguida por infusão contínua, preferencialmente sem exceder 3 UI/h.

Os análogos de insulina de ação rápida (lispro e aspart) têm sido usados por alguns autores. Um esquema proposto para seu emprego é o de dose via SC de ataque de 0,2 UI/kg seguida de 0,1 UI/kg/hora ou 0,3 UI/kg seguida de 0,2 UI/kg a cada duas horas. Quando a glicemia chegar a valores menores do que 200 mg/dL, diminui-se a dose para 0,05 UI/kg ou 0,1 UI/kg a cada 1 a 2 horas, respectivamente, até a resolução do quadro.

Logo que o paciente estiver consciente e hidratado, e tiver obtido a normalização da acidose, deve-se alimentá-lo (dieta leve) e administrar uma dose (10 a 15 unidades) de insulina NPH (ou outra de ação basal), para que não se perpetue a acidose ou ocorra acidose de jejum posteriormente. Mantém-se a infusão endovenosa (EV) por cerca de duas horas após a aplicação de insulina SC para esperar seus efeitos e, em seguida, descontinuá-la. Pode-se considerar que a cetoacidose foi controlada quando o pH estiver > 7,3, e o bicarbonato > 18 mEq/L.

Hidratação e reposição de eletrólitos

É fundamental a rápida e adequada reposição de líquidos. A menos que a concentração plasmática de sódio esteja acima de 145 mEq/L, deve-se usar solução isotônica para, evitando-se rápida queda na osmolaridade, prevenir o edema cerebral. Infundem-se 1.000 a 1.500 mL de SF na primeira hora (eventualmente, a critério clínico, repetir essa infusão nas quatro primeiras horas); a seguir, 500 a 1.000 mL por hora até que a reidratação se complete, o que pode ser avaliado pelo aspecto da pele e das mucosas, frequência cardíaca (FC), pressão arterial (PA), diurese e mesmo pela pressão venosa central. Em indivíduos idosos, com disfunção cardíaca e/ou renal e em crianças, a hidratação deve ser feita com critério para evitar sobrecarga de volume. Existe discussão sobre o momento e a necessidade de mudança da SF normal para a SF a 0,45%.

Em crianças em grave desidratação, pode-se iniciar com 10 a 20 mL/kg/hora na primeira hora, geralmente não excedendo 50 mL/kg durante as primeiras quatro horas de tratamento. A velocidade de reposição hídrica nesse grupo de pacientes é calculada de modo que o déficit de líquidos seja reposto em 48 horas. Nesses pacientes, o risco de hidratação excessiva e de edema cerebral é maior; desse modo, assim que eles cessarem o vômito e tiverem bom nível de consciência, pode-se optar por hidratação VO. Deve-se lembrar que, quando a glicemia chegar próximo de 250 mg/dL, acrescenta-se ao esquema de hidratação soro glicosado a 5 ou 10%, objetivando manter a glicemia entre 150 e 200 mg/dL na CAD (valores maiores no EHH, como 250 a 300 mg/dL). A administração de solução glicosada permite a manutenção da infusão (ou aplicação) de insulina para correta correção da cetonemia, evitando uma brusca redução da osmolaridade plasmática, o que pode se associar a edema cerebral, sobretudo em grupos de maior risco, como crianças.

Potássio

O aumento da glicemia e da osmolaridade promove deslocamento do potássio do espaço intracelular para o intravascular, resultando em dosagem normal ou mesmo aumentada. Além disso, a falta de insulina e a acidose potencializam esse comportamento. Assim, existe uma grande depleção do potássio corporal, que pode ser acentuada por poliúria e vômitos. A perda só será totalmente recuperada após alguns dias. Contudo, ao se iniciar o tratamento, conforme melhora o estado de cetoacidose, o potássio extracelular tende a cair devido ao retorno desse íon para o espaço intracelular. Nos raros casos em que os valores iniciais já são menores do que 3,3 mEq/L, deve-se proceder à reposição imediata, e somente após iniciar a insulinoterapia. Nos demais casos (maior parte), recomenda-se que a reposição de potássio seja iniciada quando os níveis estiverem abaixo de 5,5 mEq/L, na presença de diurese adequada. A velocidade de infusão deve ser de cerca de 20 a 30 mEq/L de soro infundido para manter os níveis entre 4 e 5 mEq/L, não excedendo 40 mEq/L na primeira hora.

Bicarbonato de sódio

A acidose é corrigida com a insulina e a hidratação. Assim, na prática, não existe vantagem no uso de bicarbonato, a não ser na vigência de hipercalemia importante. Em razão dos sérios riscos de hipocalemia, alcalose metabólica e queda do pH do líquido cerebrospinal (LCS), raramente, usa-se o bicarbonato nesses pacientes. Apenas quando o pH é menor do que 7,0 ou quando há arritmia cardíaca, hipotensão ou choque, lança-se mão dessa substância e, mesmo assim, em pequenas doses. Nessas situações, recomenda-se o uso de solução de bicarbonato de sódio na dose de 50 mEq, administrados durante 1 a 2 horas.

Cuidados gerais

A presença permanente de médico e enfermeira à disposição do paciente é importante. Nos idosos, pode ser útil a instalação de dispositivo para medida da pressão venosa central, para melhor controle da hidratação. Sonda nasogástrica é útil nos que apresentam vômito. A cateterização uretral só deve ser utilizada quando o nível de consciência está muito baixo. Logo que o controle voluntário das micções seja possível, retira-se a sonda para evitar infecção urinária. Sempre que possível, dosar no início: glicose, cetonúria, cetonemia, osmolaridade sérica, pH e pCO_2 do sangue venoso ou arterial (a critério clínico), bicarbonato plasmático, ureia, sódio e potássio no soro. Repetir, se viável, a cada duas horas.

É possível simplificar esses esquemas sem que se perca muito em acuidade e segurança. Assim, pode-se fazer adequado controle com:

- fitas diagnósticas lidas com seus respectivos glicosímetros a cada hora, inicialmente, e, depois, em tempos maiores (ponta de dedo ou glicemia capilar);
- cetonúria: com tiras diagnósticas;
- cetonemia: alguns glicosímetros fazem também a leitura da cetonemia capilar.

A osmolaridade efetiva pode ser calculada pela fórmula:

$$\text{Osmolaridade} = 2 \times (Na) + (K) + \text{glicemia (mg/dL)} /18$$

Sempre que possível, deve-se proceder ao rápido tratamento da causa precipitante da cetoacidose. O encontro de leucocitose na admissão com valores entre 10.000 e 15.000 mm^3 é comum na CAD e não é, *a priori*, necessariamente indicativo de infecção. Entretanto, leucocitose com valores > 25.000 m^3 pode sugerir infecção e necessita de investigação. A leucocitose da CAD é atribuída ao estresse e aos níveis elevados de cortisol e norepinefrina. Se identificada a causa, deve-se propor antibioticoterapia segundo as condutas estabelecidas. Todavia, na suspeita de quadro infeccioso não identificado (p. ex.: origem de quadro febril grave não identificado), antibióticos de amplo espectro devem ser iniciados logo depois de coletados os exames basais, incluindo culturas de urina e sangue. A manutenção de descompensação metabólica por muitas horas, por não haver combate às suas causas, pode ser fatal. Deve-se ter um cuidado especial em relação ao edema cerebral em crianças, quando o quadro clínico pode não ser tão evidente. Com o paciente consciente e se alimentando, deve-se instituir o regime de insulinização plena (cerca de 0,6 UI/kg/dia), segundo algum esquema, como NPH (2 a 3 aplicações/dia) + insulina rápida ou análogo rápido antes das refeições. Inúmeros esquemas são possíveis em virtude do perfil e das necessidades do paciente. Naqueles que já usavam esquema de insulina prévio ao episódio de CAD, pode-se propor sua continuidade. A prevenção de novos episódios de descompensação precisa ser priorizada com medidas educativas e suporte ao paciente, que deve ser orientado a monitorar as taxas, ter a percepção de sinais de alerta, como febre, e manter sempre hidratação adequada, além de não omitir a aplicação de insulina sem indicação médica.

Estado hiperglicêmico hiperosmolar ou coma hiperglicêmico hiperosmolar não cetótico

O tratamento do EHH é semelhante ao recomendado para a CAD. Nessa condição, a ação residual da insulina previne a lipólise e a acidose metabólica, levando a uma evolução mais lenta, com hiperglicemia (frequentemente > 600 mg/dL) e desidratação mais graves. No quadro clínico, náuseas, vômitos e dor abdominal são incomuns. A osmolaridade é > 320 mOsm/kg com ânion gap < 12, bicarbonato > 15 mEq/L e pH > 7,3. No início do tratamento da desidratação, é possível infundir 1 a 1,5 L de solução isotônica a 0,9%. Contudo, pelas próprias características desses casos (hiperosmolaridade com grande perda de líquidos, ausência de acidose e de cetonúria, com hipernatremia), a hidratação a seguir pode ser feita com SFs hipotônicas (0,45% – portanto, diluídas ao meio) – 500 a 1.000 mL/hora – até que a osmolaridade plasmática chegue a níveis normais; daí em diante, a hidratação será feita com SF. Considera-se o controle do quadro quando a osmolaridade plasmática chega a valores < 315 mOsm/kg com recuperação do nível de consciência. No EHH, pode-se iniciar a infusão com solução glicosada (5 ou 10%), quando as taxas chegam a valores perto de 300 mg/dL. Esses pacientes geralmente requerem mais tempo para controle e, como consequência, recebem, ao final, maiores quantidades de insulina e de líquidos.

> **ATENÇÃO!**
>
> Sempre que possível, deve-se identificar a causa da descompensação. Assim que o paciente estiver em condições clínicas, oferecer dieta para não ocorrer cetose de jejum. Na alta, deixá-lo em esquema de insulinização adequado.

■ HIPOGLICEMIA

Complicação aguda mais comum do diabetes, pode ser definida como glicemia < 70 mg/dL. Seu risco é maior em indivíduos idosos, com controle metabólico muito rigoroso e naqueles com diabetes de longa duração.

QUADRO CLÍNICO

Os sintomas podem surgir com intensidades variáveis, como: fome, diplopia, sonolência, palidez, sudorese fria, tremores, taquicardia, agitação, mudança de comportamento até convulsões e perda de consciência.

ETIOLOGIA E DIAGNÓSTICO

Decorre geralmente de erro alimentar ou do uso das medicações (principalmente insulina, mas também de hipoglicemiantes orais como as sulfonilureias). Além das causas de hipoglicemia inerentes ao tratamento, devem ser investigadas outras condições que podem cursar com hipoglicemia no diabetes, como hipotiroidismo, insuficiências suprarrenal (IS) e hepática (IH) e, sobretudo, insuficiência renal (IR).

> **ATENÇÃO!**
>
> A identificação da causa da hipoglicemia é muito importante para estabelecer correções necessárias. Quando possível, registrar a hipoglicemia com emprego de glicosímetros.

TRATAMENTO

Depende do nível de consciência do paciente. No paciente vigil, devem ser administrados 15 g de carboidrato de absorção rápida (p. ex.: duas colheres de sopa de açúcar diluídas em água), checando-se a glicemia capilar a cada 15 minutos e repetindo o ciclo até que sejam atingidos valores acima de 70 mg/dL. Após atingir esse nível, pode-se oferecer uma dieta sólida mais complexa. No caso de pacientes inconscientes, ou apresentando convulsão, o emprego de glucagon IM (ou SC) na dose de 1 mg é o tratamento de escolha. Nos pacientes hospitalares, com inconsciência ou conscientes, porém impossibilitados de ingestão oral (jejum devido à cirurgia, vômitos), administram-se 30 mL de glicose a 50% via EV. Assim que o paciente recuperar as condições clínicas, como estado de consciência, ofertar dieta oral. Independentemente da gravidade do episódio, é sempre importante tentar identificar a sua causa, começando pelo interrogatório alimentar, exercícios físicos e uso das medicações e suas doses (principais causas). A adoção de medidas educacionais preventivas é a estratégia mais importante para a maior parte dos pacientes.

> **REVISÃO**
>
> - O diabetes pode causar graves complicações agudas, como a cetoacidose diabética (CAD), o estado hiperglicêmico hiperosmolar (EHH) e a hipoglicemia.
> - A CAD é caracterizada por hiperglicemia, acidose metabólica e aumento de corpos cetônicos; o EHH apresenta hiperglicemia grave, hiperosmolaridade e desidratação na ausência de acidose; e a hipoglicemia ocorre quando houver glicemia < 70 mg/dL.
> - O tratamento consagrado de CAD e EHH se baseia no emprego de pequenas doses de insulina e hidratação; já na hipoglicemia, além da correção do quadro agudo com carboidratos VO, glicose EV ou glucagon IM ou SC, medidas educacionais preventivas são fundamentais.

■ LEITURAS SUGERIDAS

Kitabchi AE, Umpierrez GE, Miles JM, Fisher JN. Hyperglycemic crises in adult patients with diabetes. Diabetes Care. 2009;32(7):1335-43.

Oliveira CSV, Reis AF. Cetoacidose e estado hiperosmolar hiperglicêmico (EHH). In: Chacra AR, Schor N, editores. Guias de medicina ambulatorial e hospitalar da Unifesp – EPM. São Paulo: Manole; 2009. p. 363-376.

Moisés RCMS, Abrahão GCP, Vendramini MF, Sá JR, Giuffrida FMA, Chacra AR, et al. Diabetes melito. In: Lopes AC, editor. Tratado de clínica médica. 3. ed. São Paulo: Roca; 2016.

16.7 COMPLICAÇÕES CRÔNICAS

■ SERGIO ATALA DIB
■ LUIZ CLEMENTE S. P. ROLIM
■ JOÃO ROBERTO DE SÁ

■ FISIOPATOLOGIA

As alterações na homeostase decorrentes do diabetes melito (DM) resultam no desenvolvimento de um "meio" que inclui várias combinações de alterações metabólicas, hormonais e fisiopatológicas, denominado meio diabético. Entre essas alterações, estão a hiper/hipoinsulinemia, a hiperglicemia, a hiperlipidemia, as modificações no fluxo e na coagulação sanguínea e a formação de produtos de glicação que, no conjunto, caracterizam a exposição ao DM. Em consequência a essa exposição, podem ocorrer diversas alterações funcionais e morfológicas que levam às complicações crônicas da doença. Uma hipótese unificadora para o desenvolvimento dessas complicações crônicas refere que, no paciente hiperglicêmico, há diminuição da nicotinamida adenina dinucleotidio fosfato (NADPH, do inglês *nicotinamide adenine dinucleotide phosphate*) e aumento do sorbitol, que é oxidado à frutose pela sorbitol desidrogenase, levando ao aumento do poliol, que não apresenta fácil difusão pelas membranas celulares. Isso provoca estresse osmótico, diminuição da atividade da Na$^+$/K$^+$/ATPase, aumento citosólico do NADH/NAD e redução do NADPH.

A ativação da proteína C cinase (CPK, do inglês *C kinase protein*) leva ao aumento da atividade da fosfolipase A2, com elevação de dois inibidores da Na$^+$/K$^+$/ATPase, o ácido araquidônico e a prostaglandina E2. A formação dos produtos finais da glicação (AGEs, do inglês *advanced glycation end*) decorre de reação não enzimática, e a hiperglicemia intracelular é o evento primário. Os AGEs são produzidos por auto-oxidação de glicose para glioxal, decomposição de produtos de Amadori e fragmentação do gliceraldeído-3--fosfato em metilglioxal. A reação de dicarbonil intracelulares com grupos aminas de proteínas intra e extracelulares forma os AGEs. A produção de precursores dos AGEs pode induzir lesões por modificações das propriedades de proteínas com alterações em suas funções, como a elasticidade dos vasos. Outra via potencial de lesão seria pela ligação de proteínas modificadas com os receptores dos AGEs (RAGEs) em células endoteliais, mesangiais e macrófagos, com aumento de espécies reativas de oxigênio (ROS, do inglês *reactive oxygen species*) e ativação de fatores de transcrição nuclear, como NFKB, citocinas (como TNF-α), fatores de crescimento (como TGF-β) e maior expressão de procoagulantes e proinflamatórios pelas células endoteliais. Além disso, ocorre aumento do diacilglicerol (DAG), um mensageiro lipídico que provoca a ativação da CPK. Com isso, ocorrem alterações do fluxo sanguíneo devido à redução da produção do NO, além de maior expressão de TGF-β, fibronectina, PAI-1 (do inglês *plasminogen activator inhibitor-1*) e VEGF (do inglês *vascular endothelial growth fator*). O excesso de glicose intracelular produz maior formação da UDP-N acetilglicosamina (UDPGlc-Nac), doadora de N-acetilglicosamina e que, ao se ligar a algumas proteínas, provoca alteração de sua função, como o aumento do PAI-1. A ativação da via hexosamina também está relacionada à maior oxidação da enzima eNOS, fator contribuidor para a gênese das complicações.

O aumento da atividade da aldose redutase, dos AGEs, da ativação da CPK e da via das hexosaminas não leva de imediato à parada na evolução das complicações crônicas com a normalização da glicemia, mecanismo conhecido como "memória metabólica" ou "hiperglicêmica". A alteração central nesses quatro processos seria o aumento da produção de superóxido pela cadeia de transporte de elétrons da mitocôndria, induzida pela hiperglicemia. A oxidação intracelular da glicose propicia energia para a produção de ATP na fosforilação oxidativa por meio da cadeia de transporte de elétrons. A modulação, ou seja, a forma de manter constante a produção de calor, é feita por proteínas desacopladoras, as UPC. Assim, em vigência de hiperglicemia, a inibição da produção de superóxido por aumento de UCP ou de SOD previne o aumento de ativação da via do sorbitol, o aumento intracelular da formação dos AGEs e a ativação da CPK e da via da hexosamina, sugerindo que o aumento do ROS é o mecanismo unificador na patogenia das complicações crônicas.

■ CLASSIFICAÇÃO

Na classificação atual, as complicações crônicas do DM são divididas em macroangiopatias, que compreendem as doenças cardiovasculares (cerebrovascular, coronarianas e periféricas), e microangiopatias, que abrangem a retinopatia, a nefropatia e a neuropatia. Do ponto de vista clínico, as complicações crônicas do DM podem ser divididas em oftalmológicas, nefropáticas, neuropáticas e cardiovasculares (Quadro 16.13).[1]

■ RETINOPATIA DIABÉTICA

A retinopatia diabética (RD) é uma complicação microvascular específica do DM cuja prevalência está fortemente correlacionada à duração da doença. Além desse elemento, outros fatores que aumentam o risco de desenvolvimento da RD são a hiperglicemia crônica, a hipertensão arterial, a nefropatia e a gestação. No caso da gestação, essa piora é transitória, não havendo diferença entre pacientes que passaram ou não por gestações após algum tempo de seguimento. Estima-se que a retinopatia seja a principal causa de novos casos de cegueira na população de 20 a 74 anos. Glaucoma, catarata e outras alterações oculares podem ser mais frequentes e mais precoces nos pacientes com DM.

Grandes estudos prospectivos demonstraram a importância do controle intensivo da glicemia, da pressão arterial e da dislipidemia na prevenção primária e secundária da RD.

DIAGNÓSTICO E TRATAMENTO

As recomendações atuais são de que todos os DM1 com início após a puberdade e os DM2 devem ter uma avaliação oftalmológica inicial com midríase por um oftalmologista ou optometrista. Não havendo alterações nos exames anuais seguintes, o intervalo pode ser estendido para cada 2 a 3 anos. Em virtude da RD demorar pelo menos cinco anos para se desenvolver após o início da hiperglicemia, pacientes com DM1 deveriam iniciar a avaliação da retina sob midríase após cinco anos do diagnóstico. Apesar dessas recomendações, costuma-se solicitar também um exame oftalmológico inicial para as crianças com DM1, pois o encontro de alterações, como a atrofia óptica, associado a outros dados da história clínica e de exames laboratoriais, pode colaborar no diagnóstico etiológico do DM.

Pacientes com diabetes preexistente e que estão planejando engravidar ou que engravidaram devem receber uma avaliação cuidadosa do fundo de olho e ser orientadas com relação ao possível desenvolvimento ou piora transitória da RD. A avaliação do fundo de olho deve ser realizada durante o 1º trimestre da gestação, e o seguimento ser cuidadoso até o final da gestação e um ano pós-parto.

Outras situações que devem ter um seguimento cuidadoso das alterações na retina são hipertensão arterial, hemodiálise e coagulopatias. Entretanto, a RD não é contraindicação ao uso do AAS para cardioproteção, pois essa terapia não aumenta o risco de hemorragia retiniana.

Fotografias do fundo de olho de alta qualidade podem detectar a maioria das retinopatias diabéticas clinicamente significativas, quando interpretadas por profissional treinado. A fotografia retiniana, obtida por meio de retinógrafos, com leitura remota por *experts* tem um grande potencial em suprir as necessidades de regiões sem disponibilidade de oftalmologistas.

QUADRO 16.13 ■ Classificação clínica das complicações crônicas do DM

OFTALMOLÓGICAS	NEFROPATIA	NEUROPATIA	CARDIOVASCULAR
Retinopatia Não proliferativa (leve, moderada e grave) Proliferativa	Microproteinúria	Sensitiva (aguda ou crônica)	Coronariana
Glaucoma	Proteinúria	Focal e multifocal	Periférica
Catarata	Doença renal crônica	Autonômica	Cerebrovascular

Fonte: Adaptado de Melendez-Ramires e colaboradores.[1]

No Quadro 16.14, sugere-se uma classificação da RD pela oftalmoscopia.

QUADRO 16.14 ■ Classificação da retinopatia diabética pela oftalmoscopia

ACHADOS POR OFTALMOSCOPIA DIRETA	CLASSIFICAÇÃO
Sem anormalidades	Ausência de retinopatia
Microaneurismas isolados	RDNP leve
Aumento do nº de microaneurismas, mas inferior ao da RDNP grave	RDNP moderada
Um ou mais dos seguintes critérios, mas sem sinais de RDP: • > 20 hemorragias intrarretinianas em cada um dos 4 quadrantes • tortuosidade venosa definida em 2 ou mais quadrantes • anormalidades microvasculares intrarretinianas proeminentes em mais de 1 quadrante	RDNP grave
Um ou mais dos seguintes critérios: • neovascularização • hemorragia vítrea/pré-retiniana	RDP

Fonte: Adaptado de Cheung e colaboradores.[2]

Pacientes com edema macular, RD não proliferativa (RDNP) grave ou qualquer grau de RD proliferativa (RDP) devem ser encaminhados a um centro com capacidade de manejo e tratamento da RD sempre que possível.

Estudos têm demonstrado que a panfotocoagulação reduziu o risco de perda de visão grave nos pacientes com RDP de 15,9%, nos não tratados, e 6,4%, nos tratados. O maior benefício se deu nos pacientes que, nas avaliações basais, tinham neovascularização do disco óptico ou hemorragia de vítreo. Nesses estudos, também foram observadas melhoras significativas nos pacientes com edema macular clinicamente significativo.

O uso de anticorpos monoclonais anti-VEGF melhora a qualidade de visão e reduz a necessidade de fotocoagulação a laser em pacientes com edema macular. Outras terapias emergentes para a RD incluem a injeção intravítreo da fluocinolona e a possibilidade de prevenção com fenofibrato.

> **ATENÇÃO!**
> A grande motivação para a pesquisa da RD é a eficácia da fotocoagulação a laser e atualmente de medicamentos eficazes na prevenção da perda visual. Entretanto, o benefício dessa terapêutica não é tão evidente na perda visual já estabelecida.

■ DOENÇA RENAL DIABÉTICA

A ativação dos processos inflamatórios e apopitóticos induzidas pelo estresse oxidativo é um dos principais fatores para o início e a propagação da nefropatia diabética. A nefropatia diabética ocorre em 20 a 40% dos pacientes com DM e é a principal causa de insuficiência renal terminal nos Estados Unidos e a 3ª no Brasil. A história natural da nefropatia diabética tem sido mais bem estudada no DM1, no qual o início da hiperglicemia pode ser mais bem determinado. Tradicionalmente, essa história natural é dividida em cinco estágios, descritos a seguir, e se aplica melhor aos pacientes com DM1.

QUADRO CLÍNICO

A doença renal diabética (DRD) inicia-se de maneira assintomática, com aumento do ritmo de filtração glomerular (RFG) consequente à exposição do glomérulo renal à hiperglicemia crônica (Fase 1). Passa por uma fase de normoalbuminúria, na qual se inicia o espessamento da membrana basal, denominada silenciosa (Fase 2), e evolui então para a albuminúria, excreção persistente de albumina na faixa de 30 a 299 mg em 24 horas (Fase 3). A essas fases, seguem-se uma com proteinúria (Fase 4) e outra com insuficiência renal (Fase 5). Essas fases guardam correlação anatomopatológica com as alterações estruturais do glomérulo. A cronologia das alterações glomerulares encontra-se detalhada no Quadro 16.15.

DIAGNÓSTICO E CLASSIFICAÇÃO

Além do exame clínico, o diagnóstico e a classificação clínica da nefropatia diabética baseiam-se na quantificação da excreção urinária de albumina e na avaliação do RFG.

A pesquisa de albuminúria pode ser realizada pela medida da relação albumina/creatinina em amostra isolada de urina, coleta de amostra de urina em 12 horas noturnas e em urina de 24 horas. Estas duas últimas amostras são mais trabalhosas e acrescentam pouco no valor preditivo e na acurácia dessa alteração. Devido à grande variabilidade na excreção urinária de albumina, 2 ou 3 amostras de urina dentro de um período de 3 a 6 meses devem ser avaliadas. Exercício nas últimas 24 horas, infecção, febre, ICC, grandes hiperglicemias, uso de anti-inflamatórios e hipertensão arterial podem aumentar a excreção urinária de albumina.

QUADRO 16.15 ■ Estágios da história natural da nefropatia diabética

ESTÁGIO		CRONOLOGIA	ALTERAÇÃO ESTRUTURAL
1	Hipertrofia e hiperfunção renais agudas	Diagnóstico de DM	Aumento de tamanho glomerular e renal
2	Normoalbuminúria	Primeiros 5 anos	Espessamento da MB
3	Microalbuminúria, nefropatia incipiente	Após 6-15 anos*	Maior espessamento da MB e expansão mesangial
4	Proteinúria, nefropatia estabelecida	Após 15-25 anos*	Glomerulosclerose (lesão de Kimmestiel-Wilson)
5	Insuficiência renal terminal	Após 25-30 anos	Oclusão glomerular e glomerulopatia avançada

MB: membrana basal
*~ 35% dos pacientes.

De acordo com os conceitos atuais e devido à natureza contínua da albuminúria como fator de risco para nefropatia e DCV, os termos de microalbuminúria (30 a 299 mg por 24 horas) e macroalbuminúria (> 300 mg por 24 horas) não deverão ser mais utilizados, mas sim albuminúria normal (< 30 mg por 24 horas) e albuminúria persistente (30 a ≥ 300 mg por 24 horas). A albuminúria persistente para insuficiência renal terminal (IRT) pode evoluir em questão de anos. É importante ressaltar, no entanto, que a excreção urinária de albumina é um marcador de lesão glomerular funcional, não tendo correspondência exata com sua lesão estrutural. Desse modo, a reversibilidade da albuminúria persistente e a progressão para IRT são conceitos absolutos e dinâmicos.

Deve-se realizar investigação anual para albuminúria em todos os pacientes com DM1, com mais de cinco anos de diagnóstico, nos pós-púberes e em todos aqueles DM2 desde o diagnóstico.

Recentemente, a KDO-QI (*Kidney Disease Outcomes Quality Initiative*) e as sociedades de nefrologia em geral, com o objetivo de refinar a classificação do portador da DRC, passaram a utilizar o cálculo estimado do RFG. No Brasil, a fórmula mais utilizada para adultos é a de *Cockroft-Gault ou a* CKD-EPI. Como comentado, para o estadiamento da nefropatia diabética, necessita-se da avaliação da albuminúria e do RFG.

Estudos de seguimento têm mostrado que pode ocorrer uma diminuição no RFG na ausência de albuminúria em uma parcela de adultos com DM. Nos pacientes com DM1, a avaliação apenas da albuminúria pode não detectar a progressão da nefropatia em mais de 20% dos pacientes. Desse modo, recomenda-se a avaliação, pelo menos anual, da creatinina em todos os pacientes adultos com DM. A dosagem da creatinina, além da obtenção da idade e do peso do paciente, é necessária para calcular o RFG, possível por meio de uma fórmula a ser obtida nos sites *National Kidney Disease Education Program* ou Cálculos em Nefrologia*.

Na Tabela 16.10, apresentam-se os estágios de evolução da nefropatia diabética em relação ao RFG e ao nível de albuminúria.

TABELA 16.10 ■ Estágios de evolução da queda do ritmo de filtração glomerular e de albuminúria na nefropatia diabética

RITMO DE FILTRAÇÃO GLOMERULAR	FUNÇÃO RENAL	ML/MIN/1,73 M²
1	Normal ou aumentada	> 90
2	Redução discreta	60-89
3a	Redução moderada	45-59
3b	Redução de moderada para grave	30-44
4	Redução grave	15-29
5	Insuficiente	< 15
ESTÁGIO DA ALBUMINÚRIA	**DESCRIÇÃO**	**VALORES EM MG/G DE CREATININA**
1	Normal até limite superior do normal	< 30
2	Elevada	30 – 299
3	Muito elevada	>300

Fonte: Adaptada de American Diabetes Association.[3]

*Disponível em: www.nkdep.nih.gov e www.sbn.org.br/equacoes/eqindice.htm.

ATENÇÃO!

As anormalidades na excreção urinária de albumina e no RFG são manifestações complementares e devem ser avaliadas em conjunto para caracterização da DRD crônica.

Estudos recentes têm demonstrado que a remissão da albuminúria não é rara e descrita em até 50% de pacientes com DM2, sendo superior a 25% nos com DM1. Dados de literatura mostram que cerca de 20% dos DM2 classificados como em fase 3 de insuficiência renal se mantêm normoalbuminúricos; nos DM1, apesar de essa porcentagem não ser tão bem estabelecida, estima-se que não seja mais baixa do que 20%.

A cistatina-C, uma proteína não glicosilada de baixo peso molecular (13kDa), tem surgido como um bom marcador do RFG. Várias equações com base na cistatina-C têm se mostrado superiores em relação àquelas com base na creatinina em pacientes com DM, embora sua utilização ainda não seja universal.

Valores crescentes de albuminúria, queda do RFG, elevação da pressão arterial, presença de retinopatia, doença cardiovascular, dislipidemia, valores elevados de ácido úrico e história familiar de doença coronariana são fatores que caracterizam os indivíduos com risco maior de evoluírem para IRT.

PREVENÇÃO E TRATAMENTO

No Quadro 16.16, são apresentados os principais pontos na prevenção e no tratamento da nefropatia diabética.

É importante salientar que, com base em estudos atuais, o bloqueio duplo com IECA e antagonista do receptor de angiotensina ou de renina não é recomendado.

Os controles da anemia, do metabolismo de cálcio e fósforo, da acidose metabólica e desnutrição devem ser lembrados no tratamento da nefropatia diabética e da IRT.

Um nefrologista deve ser consultado quando há dúvida em relação à etiologia da doença renal – menos de 10 anos de diagnóstico da doença, surgimento de proteinúria significativa, sedimento urinário alterado, ausência de retinopatia diabética, diminuição rápida do RFG e hipertensão arterial resistente ao tratamento –, e também nos casos de pacientes a partir do nível 4 de IR.

ATENÇÃO!

O objetivo do tratamento da nefropatia diabética é procurar desacelerar a perda de função renal e prevenir as complicações cardiovasculares.

Novos objetivos e medicamentos para o tratamento da nefropatia diabética estão em desenvolvimento, abordando o papel da vitamina E, do sistema de endotelina-1 renal, os produtos finais de glicação e outros agentes farmacoterapeuticos contra os diversos mecanismos que levam a essa complicação crônica do DM.

■ NEUROPATIAS DIABÉTICAS

As neuropatias diabéticas (NPD) constituem a complicação crônica mais frequente do DM e a causa mais comum de neuropatia periférica no mundo ocidental. Sabe-se que 50% dos indivíduos com DM têm neuropatias periféricas, e que 50% dos portadores de polineuropatias no mundo têm DM. As NPD abrangem um quadro vasto e heterogêneo de síndromes subclínicas e clínicas caracterizadas por uma perda progressiva das fibras do sistema nervoso periférico, somático e autonômico. De acordo com um grupo de consenso internacional sobre o diagnóstico e tratamento da NPD, esta é definida como "a presença de sintomas e/ou sinais de disfunção dos nervos periféricos em pessoas com diabetes melito após a exclusão de outras causas".[5]

DIAGNÓSTICO E TRATAMENTO

QUADRO 16.16 ■ Itens principais da prevenção e do tratamento da nefropatia diabética

Controle glicêmico	• Pacientes jovens, bem informados, sem sinais ou sintomas de macroangiopatia: HbA1c < 6,5-7% • Pacientes idosos, com insuficiência renal avançada, doença cardiovascular: HbA1c: 7,5-8,5%
Sobrepeso e obesidade	Controle para manter IMC < 25 kg/m^2
Tabagismo	Suspender
Exercícios	Mínimo de 30 minutos 3 x/semana
Pressão arterial	DM1 e DM2: PAS entre 120-130 mmHg
Albuminúria	Iniciar o tratamento nos pacientes com albuminúria > 30 mg/dia persistente. Naqueles pacientes com proteinúria, o objetivo é mantê-la inferior a 0,5 g/dia. Intervenções: 1 | Restrição de sódio na dieta (< 1,5-2 g/dia) 2 | Iniciar bloqueio do SRAA com IECA ou antagonista do receptor de angiotensina 2 3 | Quando necessário: tiazídico (monitorar efeitos metabólicos, como dislipidemia e hiperglicemia) ou diuréticos de alça 4 | Quando o objetivo da proteinúria não for atingido: acrescentar bloqueador do receptor de aldosterona (monitoração do potássio) 5 | Quando o objetivo da pressão arterial não for atingido: acrescentar bloqueador dos canais de cálcio, betabloqueadores ou alfabloqueadores
Dislipidemia	Colesterol total < 200 mg/dL. Quando RFG < 15 mL/min/1,73 m^2, avaliar os riscos e benefícios

SRAA: sistema renina-angiotensina-aldosterona.
Fonte: Adaptado de Waanders e colaboradores.[4]

Entre as inúmeras classificações existentes, considera-se importante basear-se em uma que forneça, simultaneamente, informações clínicas e prognósticas (grau de reversibilidade), como a apresentada no Quadro 16.17.

QUADRO 16.17 ■ Classificação das neuropatias diabéticas

a | Neuropatia hiperglicêmica e neuropatia do pré-diabetes

b | Simétricas: (polineuropatia diabética – PND)
- b.1 – Sensitivo-motora crônica (*neuropatia diabética distal simétrica ou PND típicas*)
  b.1.1 – PND dolorosa crônica
  b.1.2 – PND indolor com deficiência sensitiva parcial ou completa
- b.2 – Dolorosa aguda (*PND atípicas*)
  b.2.1 – Caquexia diabética
  b.2.2 – PN do controle glicêmico rápido (ou *neurite insulínica*)
- b.3 – Autonômica (neuropatias autonômicas diabéticas)
  b.3.1 – Neuropatia autonômica cardiovascular (NAC)
  b.3.2 – Outras manifestações da neuropatia autonômica

c | Focais e multifocais (assimétricas)
- c.1 – Mononeuropatias
  c.1.1 – Agudas (mononeurites): cranianas (III, VI e VII pares) ou periféricas (ulnar, mediando e tibial).
  c.1.2 – Compressivas: síndrome do túnel (carpo, tarso ou cubital); meralgia parestésica
  c.1.3 – Mononeuropatia multíplex
- c.2 – Radiculoplexoneuropatia lombossacral (amiotrofia diabética); cervical (neuralgia amiotrófica) ou toracolombar (radiculopatia troncular)
- c.3 – Polirradiculoneuropatia desmielinizante inflamatória crônica

d | "Formas mistas"
Associação de uma PN com uma ou mais neuropatias assimétricas

Fonte: Adaptado de Tesfaye e colaboradores.[5]

ATENÇÃO!

É importante salientar que, não raramente, em um mesmo paciente, encontram-se 2, 3 ou 4 subtipos de neuropatia diabética, como PN dolorosa crônica + compressiva (túnel do carpo) + NAC + amiotrofia, sugerindo que pode haver um *continuum* na evolução temporo--espacial dessas doenças.

Em publicação recente do grupo deste trabalho, verificou-se que, de 94 casos consecutivos de NPD, encontra-se uma prevalência de 25% de formas mistas.

A polineuropatia desmielinizante inflamatória crônica (PDIC) tem base autoimune, é mais comum no DM1 e apresenta prognóstico reservado se não tratada em tempo com imunoterapia. Deve-se suspeitar dessa condição sempre que o quadro motor for proeminente ou houver predomínio nos membros superiores e a evolução temporo espacial for subaguda (2 a 3 meses).

No Quadro 16.18, estão os principais fatores de risco para o desenvolvimento e a progressão da PND.

QUADRO 16.18 ■ Fatores de risco para a instalação e progressão da PND

1 | Duração do DM
2 | Hiperglicemia crônica
3 | Idade
4 | Hipertensão arterial
5 | Tabagismo
6 | Dislipidemia
7 | Obesidade
8 | Etilismo
9 | Albuminúria
10 | Estatura elevada

DIAGNÓSTICO

Recomenda-se que a pesquisa da neuropatia diabética seja realizada pelo menos uma vez por ano nos pacientes com DM independentemente das queixas clínicas. A história e o exame clínico-neurológico sistemático e cuidadoso são fundamentais para sua detecção. Na grande maioria dos casos, não há necessidade de técnicas sofisticadas ou exames subsidiários, como a eletroneuromiografia e os exames de imagem.

Polineuropatia simétrica distal

Os sintomas variam de acordo com a classe de fibras neurológicas envolvidas. As fibras curtas (finas) são as mais frequentemente comprometidas, levando a sintomas como, dor, parestesias (adormecimento), disestesias (sensação dolorosa). Deve-se distinguir a dor neuropática (piora à noite, melhora com atividade física, do tipo parestesia ou disestesia) da dor nociceptiva, como claudicação intermitente (vascular) e problemas ortopédicos (metatarsalgia, calcaneodinia) ou reumatológicos (artralgias). As mononeurites apresentam um início súbito e geralmente comprometem um nervo (mas pode ser mais de um), sendo os principais o III, VI e VII pares cranianos, e as mononeuropatias compressivas acometem os nervos mediano, ulnar, cubital e tibial posterior periféricos. As mononeurites não são progressivas e podem involuir espontaneamente, as compressivas são crônicas e necessitam de tratamento com órteses (imobilização), diuréticos, infiltração com anti-inflamatórios e analgésicos e, mais raramente, descompressão cirúrgica.

É importante aliar as queixas (sintomas) dos pacientes aos dados do exame clínico, que deve consistir na avaliação das sensibilidades:

1 | vibratória (utilizando o diapasão de 128 Hz); alternativamente pode-se utilizar o biotensiômetro (índice preditivo para úlcera); 0-15 V (baixo); 16-25 V (intermediário) e > 25 V [alto risco (x 7)];
2 | dolorosa (palito com ponta fina);
3 | tátil (monofilamento de 10 g);
4 | térmica (tubo de ensaio resfriado e morno) e dos reflexos tendinosos (Aquíleo e Patelar), durante o exame clínico geral.

Na prática, para o diagnóstico de PNP diabética, são necessárias duas condições: haver pelo menos dois testes alterados entre os descritos; e serem afastadas as demais causas de neuropatia periférica. Em rotina, pode-se utilizar o Escore de Comprometimento Neuropático (ECN ou NDS, do inglês *neuropathy disability score*), validado tanto para o DM1 quanto para o DM2 e apresentado no Quadro 16.19.

QUADRO 16.19 ■ Escore de comprometimento neuropático

	PÉ DIREITO	PÉ ESQUERDO
Sensibilidade vibratória (hálux) (diapasão ou biotensiômetro)	Normal: 0 Alterado: 1	
Sensibilidade térmica (tubos a 0 e 45°C)		
Sensibilidade dolorosa (palito de dente japonês)		
Reflexo Aquileu (martelo)	Presente: 0 Presente c/ reforço: 1 Ausente: 2	
ESCORE TOTAL (0 a 10)		

Soma de escores em ambos os pés:
NP (neuropatia periférica): 0-2: ausente; 3-5: leve; 6-8: moderada; e 9-10: grave.

Nos pacientes com neuropatia diabética grave ou atípica, outras causas, além da neuropatia diabética, devem ser consideradas. No Quadro 16.20, são listadas as principais causas no diagnóstico diferencial da polineuropatia diabética (PNPD).

QUADRO 16.20 ■ Diagnóstico diferencial da polineuropatia diabética

1 | Hipo ou hipertiroidismo
2 | Deficiência de vitamina B12 (especialmente DM1 e DM2 em uso prolongado de metformina)
3 | Hepatite infecciosa aguda
4 | Neoplasias
5 | Insuficiência renal crônica
6 | Estenose espinal e outras mielopatias
7 | Drogas e medicamentos neurotóxicos: álcool, amiodarona, metronidazol, nitrofurantoína, hidantal, piridoxina (em doses acima de 250 mg/d), estatinas (raro), tacrolimo e cloroquina
8 | Heredopolineuropatias: Charcot-Marie, Doença de Fabry e amiloidose familiar primária
9 | Vasculites
10 | Neurinoma de Morton
11 | Outras (fasciite plantar e fibromialgia)

Os sinais e sintomas da neuropatia autonômica diabética devem ser pesquisados por meio de história clínica e exame físico cuidadosos.

Os principais sinais e sintomas que sugerem a presença de neuropatia autonômica diabética são: taquicardia de repouso (FC > 100 bpm); intolerância a exercício; hipotensão ortostática; períodos alternados de diarreia e de constipação intestinal; empachamento epigástrico (gastroparesia); disfunção erétil; disfunção sudomotora (sudorese noturna ou gustatória); comprometimento do controle neurovascular; e alterações na contrarregulação à hipoglicemia.

Neuropatia autonômica cardiovascular

A neuropatia autonômica cardiovascular (NAC)* é a mais estudada e clinicamente mais importante, por representar um risco de mortalidade independentemente de outros fatores de risco cardiovasculares, evolui por muito tempo assintomática e pode ser detectada por alterações na variabilidade da FC e anormalidade nos testes de reflexo cardiovasculares.

Nos últimos anos, tornou-se factível a detecção mais precoce da disfunção autonômica graças ao estudo da variabilidade da frequência cardíaca (VFC) por análise espectral. Essa tecnologia atual utiliza um algoritmo matemático (transformação rápida de Fourier) para transformar um sinal biológico complexo, como é o caso da VFC (resultado do balanço simpático e vagal no nó sinusal), em seus componentes causadores, apresentando-os segundo a frequência com que alteram a frequência cardíaca. O resultado (amplitude do espectro) é apresentado em um diagrama de amplitude (eixo Y) *versus* frequência (eixo X).

No Quadro 16.21, há uma proposta de protocolo para pesquisa de NAC.

Dos cinco testes ambulatoriais descritos classicamente por Ewing, três (teste de respiração profunda, teste de Valsalva e teste ortostático) são atualmente recomendados pela American Diabetes Association e pela American Academy of de Neurology e devem ser feitos ao diagnóstico para o DM2 e após cinco anos do diagnóstico para o DM1 após a puberdade ou em adultos. Após a 1ª pesquisa, os testes devem ser repetidos anualmente. Esses três testes apresentam boa reprodutibilidade e especificidade (> 91%) e sensibilidade (respiração profunda e teste ortostático = 93% e Valsalva = 98%).

Neuropatia autonômica gastrintestinal

Nesse sistema, a neuropatia pode envolver qualquer uma de suas partes, como: esofagopatias; gastroparesias; constipação intestinal; diarreias; e

---

*Neste capítulo, onde consta NAC, leia-se neuropatia autonômica cardiovascular.

DIAGNÓSTICO E TRATAMENTO

QUADRO 16.21 ■ Protocolo para pesquisa de NAC*

1 | Teste de Valsalva (razão de Valsalva): o paciente permanece em decúbito dorsal (DD) em inclinação de 30° e, após 15 min de repouso, realiza esforço expiratório para manter uma pressão de 40 mmHg, em uma coluna de mercúrio, durante 15 s. Em torno do 14° segundo, o paciente apresenta uma taquicardia máxima fisiológica | Após esse esforço, a válvula do esfigmomanômetro é liberada, e o paciente é acompanhado por eletrocardiografia durante 30 a 45 s, quando ocorre uma bradicardia máxima fisiológica | A razão de Valsalva é a relação entre a taquicardia e a bradicardia ou entre o intervalo RR mais longo e o mais curto

2 | Teste ortostático (razão 30:15): consiste em realizar eletrocardiografia com o paciente em DD nas mesmas condições do teste de Valsalva; após ele se levantar (ortostatismo), avalia-se a relação entre as frequências cardíacas ou os intervalos RR correspondentes à taquicardia máxima em torno do 15° batimento e à bradicardia máxima em torno do 30° batimento

3 | Teste da respiração profunda (razão E:I): consiste em realizar eletrocardiografia durante uma inspiração e expiração profundas com duração mínima de 5 s cada uma e obter o índice "frequência cardíaca máxima (inspiração) ÷ frequência mínima (expiração) ou RR mais longo (E) por RR mais curto (I)"

4 | Teste da hipotensão ortostática (HO): paciente em DD (inclinação de 30°) durante 15 min de repouso. Afere-se a pressão arterial basal e, após 3 min, realiza-se ortostatismo. Uma queda da PAS ≥ 20 mmHg é considerada alterada; entre 10 e 19 mmHg, limítrofe

5 | Estudo da VFC por análise espectral (amplitude espectral em três bandas: FMB, FB e FA): paciente em repouso em DD (inclinação de 30°) e respiração espontânea | Registra-se no computador, durante 300 s, o ECG, posteriormente analisado por um algoritmo matemático e expresso em um diagrama de amplitude de oscilação (flutuações da frequência cardíaca por segundo) *versus* frequência (Hz)

*Todos os testes CV devem ser realizados pela manhã em jejum, com glicemia capilar menor < 180 mg/dL e após a suspensão, pelo menos 8 horas e idealmente 24 horas antes (pois dependerá da meia-vida de cada fármaco em particular), de todos os medicamentos cardiovasculares, ansiolíticos, antidepressivos, cafeína e descongestionantes. Os valores normais dependem da faixa etária do paciente e estão padronizados na literatura.

incontinência fecal. Uma instabilidade na glicemia pode estar relacionada à gastroparesia diabética e ser investigada por meio do teste de esvaziamento gástrico, utilizando alimento sólido, e da cintilografia gastrintestinal. É preciso considerar, entretanto, que os resultados desse teste podem não apresentar uma boa correlação com os sinais e sintomas dos pacientes.

Os sintomas mais frequentes da neuropatia autonômica gastrintestinal são empachamento epigástrico e períodos de constipação intestinal e diarreia.

Neuropatia autonômica do sistema geniturinário

Nos homens, pode levar à disfunção erétil e/ou à ejaculação retrógrada. Em ambos os gêneros, pode causar infecções urinárias de repetição, pielonefrite, incontinência (bexiga neurogênica espástica) ou bexiga palpável (bexiga neurogênica flácida).

Neuropatia do sistema sudomotor

Nesse sistema, a neuropatia pode levar a períodos de sudorese noturna e durante as alimentações (sudorese gustatória), bem como a anidrose grave nos pés e pernas com alterações de fâneros. Na Figura 16.2, é apresentado um fluxograma para prevenção das complicações que compõem o pé diabético.

TRATAMENTO

É possível dividir o tratamento das neuropatias diabéticas em patogênico e sintomático.

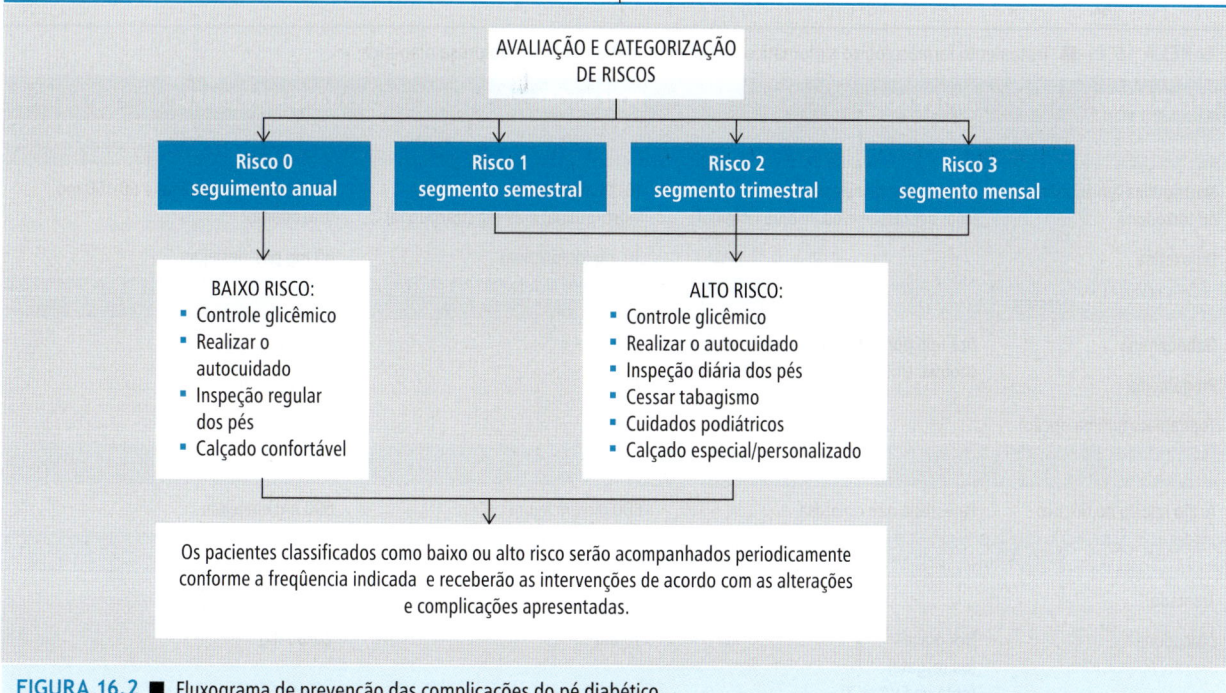

FIGURA 16.2 ■ Fluxograma de prevenção das complicações do pé diabético.

O tratamento patogênico tem como objetivo prevenir o estabelecimento e a progressão da neuropatia diabética. O controle glicêmico intensivo e precoce é o primeiro passo nesse sentido. Nele, é importante não apenas procurar o controle dentro dos alvos estabelecidos, como também evitar grandes oscilações da glicemia. Essa relação entre o controle glicêmico e o desenvolvimento das neuropatias diabéticas tem sido bem estabelecida para o DM1. No DM2, tem sido demonstrada discreta redução na sua progressão, mas sem reversão da perda neuronal já estabelecida. Nos pacientes com DM2, o tratamento intensivo dos fatores de risco cardiovasculares (hiperglicemia, dislipidemia, hipertensão e albuminúria) reduziu em 68% o risco de progressão da NAC. Estilo de vida saudável, evitar o tabagismo e o alcoolismo, dieta rica em ácidos graxos essenciais (linoleico) e suplementação com L-carnitina podem retardar a evolução da polineuropatia diabética. O ácido alfalipoico (ou thióctico), entre outros medicamentos, tem sido estudado para prevenção da neuropatia diabética.

O tratamento sintomático tem como objetivo a melhora dos sinais e sintomas e da qualidade de vida do paciente. Os sinais e sintomas podem ser insidiosos ou ter início agudo e ser acompanhados de dor importante, limitação na mobilidade, depressão, desinserção social e piora da qualidade de vida.

O tratamento sintomático não farmacológico inclui: 1) cuidados com os pés; 2) cinesioterapia (fisioterapia motora por meio de exercícios específicos); e 3) uso de palmilhas e órteses quando apropriados.

O tratamento farmacológico consta da terapia da depressão, frequentemente associada, situação em que se dá preferência aos antidepressivos com propriedades analgésicas, como os tricíclicos (amitriptilina, nortriptilina) ou os duais (venlafaxina e duloxetina), e do tratamento da dor.

Na Tabela 16.11, são resumidos os quatro grandes grupos de medicamentos disponíveis no país para o tratamento da dor neuropática.

O uso de agentes tópicos, como a capsaicina (0,075%, quatro vezes ao dia) ou o valproato, é classificado como não efetivo ou com resultados discrepantes no tratamento da dor neuropática pela European Neurological Society e pela American Diabetes Association.

ATENÇÃO!

O tratamento da neuropatia diabética dolorosa muitas vezes é realizado por um processo de tentativa e erro, mas deve ter uma estratégia farmacológica empregada passo a passo, individualizada, levando em consideração a titulação progressiva, a melhora dos sintomas, a aderência à medicação, os efeitos colaterais e o custo.

Muitas vezes, é necessária uma combinação de medicamentos com diferentes mecanismos de ação para se atingir uma situação confortável para o paciente. No Quadro 16.22, sugere-se um algoritmo para o tratamento sintomático da dor neuropática diabética.

QUADRO 16.22 ■ Algoritmo para o tratamento sintomático da dor neuropática diabética

1 | Excluir etiologias não diabéticas
2 | Estabilizar o controle glicêmico
3 | Antidepressivos tricíclicos (p. ex.: nortriptilina: 10-75 mg/d)
4 | Anticonvulsivantes (p. ex.: gabapentina: 300-1.800 mg/d; pregabalaina: 150-300 mg/d)
5 | ISRSN (p. ex.: duloxetina 30-60 mg/d)
6 | Opioides ou fármacos opioides-*like* (p. ex.: tramadol ou oxicodone)
7 | Combinação de medicamentos: nortriptilina + gabapentina ou opioide + gabapentina ou duloxetina + pregabalina

Com relação à NAC, estudos têm mostrado que uma abordagem intensiva multifatorial dos fatores de risco para doença cardiovascular, como glicemia, pressão arterial, perfil lipídico, microalbuminúria e tabagismo, e a adoção de um estilo de vida saudável reduziram sua progressão em indivíduos com DM2.

O tratamento da hipotensão ortostática é difícil e tem como objetivo minimizar os sintomas posturais, em vez de restaurar a pressão arterial

TABELA 16.11 ■ Tratamento farmacológico sintomático da polineuropatia periférica dolorosa diabética

MEDICAMENTO	TIPO DE DOR	DOSE INICIAL	DOSE-ALVO (DIÁRIA)
Antidepressivos			
Nortriptilina/amitriptilina ou trazodona	Parestesia e disestesia (com depressão e/ou insônia terminal)	10-25 mg à noite (nortriptilina) e 25 mg (trazodona)	25-75 mg (nortriptilina) e 50-150 mg (trazodona)
Duloxetina		30 mg (duloxetina)	60 mg pós-desjejum
Anticonvulsivantes			
Gabapentina	Dor tipo pontada, facada, lancinante e choque. Útil na alodinia e insônia inicial	300 mg	900-1.800 mg
Pregabalina		75 mg	300-600 mg
Topiramato (última opção)		25 mg	75-100 mg
Antioxidantes			
Ácido lipoico ou tióctico	Parestesia não dolorosa	600 mg em jejum	600 mg em jejum
Derivados opioides			
Tramadol		50 mg	400 mg
Oxicodona	Dor grave (ou resgate) (nota na EVA > 7)	10 mg	20-80 mg

normal. Nesses casos, é importante manter os pacientes hidratados e com um bom controle glicêmico, evitar medicações que piorem a hipotensão e, muitas vezes, realizar tratamento farmacológico (inibidores dopaminérgicos e mineralocorticosteroides) e não farmacológico (meias elásticas até o abdome e cabeceira elevada a 30° para dormir).

Na gastroparesia diabética, os sintomas podem melhorar com alterações dietéticas (evitar alimentos fermentativos) e medicamentos procinéticos, como a domperidona e a eritromicina. A metoclopamida, devido aos seus efeitos extrapiramidais, não deve ser utilizada por mais de cinco dias.

O tratamento da disfunção erétil por neuropatia autonômica diabética inclui o uso de inibidores da fosfodiesterase tipo 5, prostaglandina intracorporal peniana ou intrauretral, sistemas de vácuo ou próteses penianas.

Por último, é importante lembrar, sobre o denominado pé diabético, que resulta de um conjunto de complicações de micro (ângio e neuropatia) e macroangiopatias. O risco de úlceras ou amputações por diabetes nesses pacientes aumenta nos indivíduos com: amputações prévias; história de úlcera no pé; neuropatia periférica; deformidades nos pés; doença vascular periférica; comprometimento visual; nefropatia diabética; mau controle glicêmico e tabagismo. Desse modo, os pacientes com história de DM há mais de 10 anos devem ser orientados a pesquisar essas alterações nos seus cuidados diários, pessoalmente, por seus familiares e cuidadores, periodicamente, e por médico ou paramédico, pelo menos uma vez por ano. Pacientes com deformidades ósseas, como dedos em martelo, proeminência do metatarso proximal e artropatia de Charcot, podem necessitar de sapatos especiais.

As úlceras diabéticas também podem estar infectadas, casos em que as infecções são polimicrobianas com cocos gram-positivos, especialmente os estafilococos, que devem ser abordados nos tratamentos empíricos com antibióticos de amplo espectro, debridação e táticas para melhora da perfusão, se necessário. A abordagem multiprofissional, incluindo clínico, enfermeira(o), podiatra, fisioterapeuta, cirurgião vascular e ortopedista, é ideal nessas condições. Na Figura 16.3, apresentamos um fluxograma de tratamento para o pé diabético.

■ DOENÇA CARDIOVASCULAR

Principal causa de morte em indivíduos com DM1 e 2, a doença cardiovascular (DCV) é mais grave e apresenta maior morbimortalidade nesses casos quando comparados à da população geral.

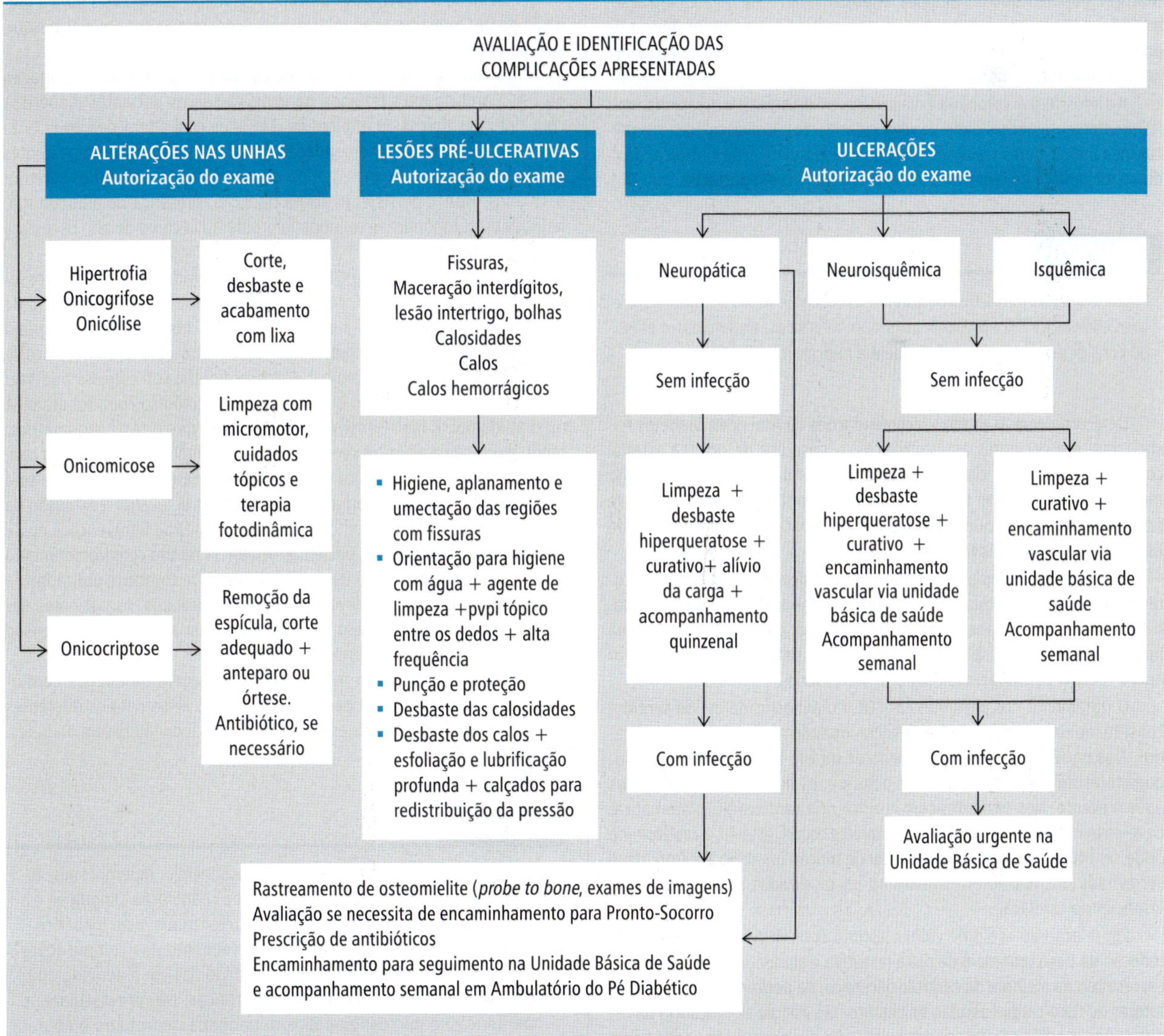

FIGURA 16.3 ■ Fluxograma para o tratamento do pé diabético.

Entretanto, a relação do controle glicêmico com a DCV não é tão nítida como no caso das microangiopatias nos indivíduos com DM, talvez devido à natureza multifatorial dessa patologia. Os estudos nesse sentido mostram que, para redução dos eventos cardiovasculares, é preciso haver um controle glicêmico intensivo desde o início do DM, com manutenção por tempo prolongado. No entanto o estudo Diabetes Control and Complications Trial (um dos maiores estudos de avaliação do tratamento glicêmico de pacientes com DM1), em publicação recente, mostrou que o tratamento intensivo da glicemia durante os primeiros 6,5 anos de diagnóstico tem um efeito benéfico da redução da incidência da doença cardiovascular do DM1 que pode persistir por até 30 anos.

Um ponto de discussão é se existe diferença entre a macroangiopatia diabética, e a aterosclerose não diabética tanto do ponto vista fisiopatológico como clínico. O endotélio vascular de pacientes diabéticos apresenta menor produção de NO, tanto pela hiperglicemia como pela RI no nível das células endoteliais, além de aumento na produção de vasoconstritores, como a endotelina-1. Anormalidades em células musculares lisas e na função plaquetária também contribuem para essas diferenças. Clinicamente, a macroangiopatia diabética apresenta-se mais agressiva em diversos locais. A doença arterial periférica tende a ser mais distal em diabéticos (distribuição poplíteo-tibial), limitando as possibilidades de revascularização, levando, por sua vez, à doença mais sintomática e à maior incidência de amputação, ao passo que a não diabética tem uma distribuição predominantemente aortofemoral.

A aterosclerose coronária é mais grave em diabéticos e apresenta mais frequentemente necessidade de revascularização. A revascularização percutânea indica piores resultados do que a revascularização cirúrgica, devido ao maior risco de reestenose e eventos adversos em pacientes com DM.

ATENÇÃO!

Pacientes portadores de DM podem apresentar todas as manifestações clínicas de DCV presentes nos não diabéticos, porém, entre eles, há considerável incidência de isquemia miocárdica silenciosa.

De acordo com as últimas recomendações da American Diabetes Association[7] em pacientes assintomáticos, a pesquisa de doença arterial coronariana na rotina clínica não está recomendada, pois estudos não mostraram diferença no prognóstico entre os pacientes que fazem esse rastreamento ou não quando comparada ao tratamento dos fatores de risco para doença cardiovascular.

Desse modo, todos os pacientes com DM devem ter os demais fatores de risco cardiovascular, além da própria doença, como dislipidemia, hipertensão arterial, tabagismo, história familiar de doença coronariana precoce e presença de albuminúria, avaliados pelo menos uma vez por ano, e receber abordagem imediata, se necessário.

O tratamento nos pacientes com DCV diagnosticada, nesse sentido, constitui no uso de IECA, AAS e estatina, quando não estão contraindicados. Nos pacientes com história prévia de infarto do miocárdio, betabloqueadores deveriam ser utilizados pelo menos nos dois primeiros anos após o evento. Nos pacientes com insuficiência cardíaca (IC) sintomática, deve-se evitar o uso de glitazonas. Naqueles com IC estável, a metformina pode ser titulada de acordo com o grau de função renal; no entanto, deve ser evitada nos pacientes instáveis ou hospitalizados na fase aguda da insuficiência cardíaca.

Em relação ao estilo de vida, o estudo *Look AHEAD*[8] mostrou que a redução do peso (por meio de dieta restritiva e aumento da atividade física) resultou na melhora do controle glicêmico, da *performance* e de alguns fatores de risco cardiovascular, entretanto não atingiu significância na redução dos eventos cardiovasculares em indivíduos com DM2 adultos com sobrepeso ou obesos.

Os benefícios da utilização de IECA ou bloqueadores dos receptores de angiotensina nos pacientes com DCV na ausência de hipertensão arterial ou nefropatia também não são tão evidentes como nos pacientes com essas condições sem DCV, especialmente quando os valores de LDL-C estão dentro do controle.

Um estudo recente randomizado e observacional não encontrou benefício clínico na pesquisa de rotina de doença arterial coronariana (DAC) em pacientes com DM2 assintomáticos e com ECG normal.[7] Apesar da maior frequência de alteração na perfusão do miocárdio em pacientes (1 em 5), os desfechos clínicos foram praticamente iguais (e com baixa frequência) nos pacientes que fizeram a pesquisa e nos que não a fizeram. Desse modo, a efetividade e, especialmente, a relação custo/benefício de um programa de pesquisa de DAC indiscriminado são atualmente questionáveis.

A efetividade dos novos métodos não invasivos, como a TC coronária e a angiotomografia, com o objetivo de identificar subgrupos de pacientes para estratégias diferentes de tratamento ainda não é satisfatória. O uso dessas técnicas na rotina pode levar a uma exposição à radioatividade e, talvez, a procedimentos invasivos, como a cinecoronarioangiografia e a revascularização do miocárdio, desnecessários.

Em relação ao DM1, os protocolos atualmente disponíveis para a predição de DAC mostram uma relação baixa com os eventos e novas pesquisas são necessárias nesse sentido para esse grupo pacientes.

No momento, de modo geral, os candidatos para uma investigação de DAC cardíaca mais refinada ou invasiva são os pacientes diabéticos com sintomas típicos ou atípicos de DAC e os com alterações no ECG de repouso. Além dessa recomendação geral, consideram-se os pacientes DM1 com: idade > 35 anos; tempo de diagnóstico do diabetes superior a 15 anos; HbA1c persistente acima de 8,5%; presença de albuminúria; neuropatia autonômica; e retinopatia proliferativa como de alto risco para a presença de DAC.

Nos pacientes DM2 ou DM1 dos grupos citados, é possível prosseguir a investigação da DAC com a determinação do escore de cálcio de coronária [100 a 400 (risco moderado) e > 400 (risco alto)]; cintilografia miocárdica com MIBI associada ao estresse (físico-esteira) ou farmacológico (dipiridamol ou dobutamina). A ecocardiografia sob estresse pode ser realizada com esforço físico ou estímulo farmacológico com dobutamina ou dipiridamol. É mais sensível e específica do que o teste ergométrico, tendo indicação e acurácia semelhantes às da cintilografia. Caso seja confirmada isquemia miocárdica na investigação não invasiva, impõe-se a realização de cinecoronariografia com o objetivo de avaliar a extensão da lesão e realizar o planejamento terapêutico ou mesmo intervenções nesse sentido. Geralmente, esses pacientes podem já ter um comprometimento da função renal, portanto o uso e a quantidade de contraste utilizados na cinecoronarioangiografia devem ser bem balanceados; os pacientes devem estar bem hidratados e o procedimento estar associado à suspensão temporária do uso da metformina.

Como discutido, até o momento, a abordagem da doença cardiovascular é multifatorial; no paciente com DM os alvos para os diferentes parâmetros podem ser mais estritos do que nos indivíduos sem diabetes, sugeridos no Quadro 16.23.

REVISÃO

- Alterações relacionadas a hiper/hipoinsulinemia, hiperglicemia, hiperlipidemia, modificações no fluxo e na coagulação sanguínea e a formação de produtos de glicação caracterizam o meio diabético.
- O meio diabético resulta no desenvolvimento das complicações crônicas do diabetes melito que são divididas em macroangiopatias (doenças coronarianas ateroscleróticas, cerebrovasculares e periféricas) e microangiopatias (retinopatia, nefropatia e neuropatia).

DIAGNÓSTICO E TRATAMENTO

QUADRO 16.23 ■ Abordagem multifatorial para o controle da doença cardiovascular em indivíduos com DM

PARÂMETRO	TRATAMENTO	ALVO
Estilo de vida	<ul><li>Dieta saudável</li><li>Atividade física</li></ul>	IMC < 25 kg/m^2
HbA1c	Anti-hiperglicemiantes, hipoglicemiantes, insulina	7-8% (depende das condições clínicas)
Pressão arterial	<ul><li>Dieta hipossódica (< 1,5 g de sal/d)</li><li>Controle da ingesta de álcool</li><li>Medicamentos 1 | IECA ou bloqueador do receptor de angiotensina 2 | BCC 3 | Betabloqueadores. 4 | Hidroclorotiazida ou clortalidona 5 | Diuréticos de alça (se RFG < 30 mL/min/m^2)</li></ul>	PAS < 140 mmHg; jovens (PAS < 130 mmHg) PAD < 80 mmHg
Lipídeos	<ul><li>Dieta com redução de gordura saturada e colesterol</li><li>Estatina</li><li>Hipertrigliceridemia (> 1.000 mg/dL) (fibratos, niacina, óleos de peixe)</li><li>Niacina é o medicamento mais efetivo para aumentar HDL-C</li></ul>	<ul><li>LDL-C a | sem DCV : < 100 mg/dL b | com DCV: < 70 mg/dL</li><li>HDL-C > 50 mg/dL</li><li>TG < 150 mg/dL</li></ul>
Coagulabilidade	<ul><li>RCV > 10% em 10 anos</li><li>AAS 75-162 mg/dia</li><li>Clopidrogel 75 mg/dia (alergia ao AAS)</li><li>Terapêutica dupla (até 1 ano após evento coronário agudo)</li></ul>	<ul><li>Prevenção primária</li><li>Prevenção secundária de DCV</li></ul>
Tabagismo	Apoio psicoterápico e medicamento se necessário	Suspensão

Fonte: Adaptado de American Diabetes Association.[3]

- A retinopatia diabética (RD) é uma complicação específica do DM. O desenvolvimento da RD está associado ao tempo de duração da doença, à hiperglicemia crônica e à hipertensão arterial. O exame oftalmológico deve ser realizado periodicamente. A fotocoagulação a laser é bastante eficaz na prevenção da perda visual.
- A nefropatia diabética (ND) é uma das principais causas de insuficiência renal terminal no Brasil. A evolução da ND está dividida em cinco fases, desde o aumento do RFG até a insuficiência renal terminal. Para estadiamento da ND, necessita-se da avaliação da albuminúria e do RFG. Os controles da glicemia, do peso, da pressão arterial e da dislipidemia são importantes para a prevenção da ND.
- A complicação crônica mais frequente do DM são as polineuropatias diabéticas, caracterizadas por perda progressiva das fibras nervosas do sistema nervoso periférico. A associação de sintomas neuropáticos com DM não é suficiente para o diagnóstico e recomenda-se um exame clínico cuidadoso (p. ex.: o Escore de Comprometimento Neuropático – ECN) pelo menos uma vez ao ano, em pacientes com DM. Seu tratamento principal visa a prevenir o estabelecimento e a progressão da doença; diversos medicamentos para tratamento da dor neuropática estão disponíveis.
- A doença cardiovascular continua sendo a principal causa de morte em indivíduos com DM2 e DM1. A prevenção das doenças cardiovasculares deve ser precoce e multifatorial no paciente com DM.

■ REFERÊNCIAS

1. Melendez-Ramirez LY, Richards RJ, Cefalu WT. Complications of type 1 diabetes. Endocrinol Metab Clin North Am. 2010;39(3):625-40.
2. Cheung N, Mitchell P, Wong TY. Diabetic retinopathy. Lancet. 2010;376 (9735):124-36.
3. American Diabetes Association. Nephropathy in diabetes. Diabetes Care. 2004;27(suppl 1):s79-s83.
4. Waanders F, Visser FW, Gans RO. Current concepts in the management of diabetic nephropathy. Neth J Med. 2013;71(9):448-58.
5. Boulton AJ, Gries FA, Jervell JA. Guidelines for the diagnosis and outpatient management of diabetic peripheral neuropathy. Diabet Med. 1998;15(6):508-14.
6. Tesfaye S, Boulton AJ, Dyck PJ, Freeman R, Horowitz M, Kempler P, et al. Diabetic neuropathies: update on definitions, diagnostic criteria, estimation of severity, and treatments. Diabetes Care. 2010;33(10):2285-93.
7. American Diabetes Association .Cardiovascular Disease and Risk Management Diabetes Care. 2016;39 (Suppl 1):S60–S71.
8. Look AHEAD Research Group, Wing RR, Bolin P, Brancati FL, Bray GA, Clark JM, et al. Cardiovascular effects of intensive lifestyle intervention in type 2 diabetes. N Engl J Med. 2013;369(2):145-54.

■ LEITURAS SUGERIDAS

Ferris FL3rd, Nathan D. Preventing diabetic retinopathy progression. Ophthalmology. 2016;123(9):1840-2.
Low Wang CC, Hess CN, Hiatt WR, Goldfine AB. Clinical Update: Cardiovascular Disease in Diabetes Mellitus: Atherosclerotic Cardiovascular Disease and Heart Failure in Type 2 Diabetes Mellitus-Mechanisms, Management, and Clinical Considerations. Circulation. 2016;133(24):2459-502.
Pofi R, Di Mario F, Gigante A, Rosato E, Isidori AM, Amoroso A, et al. Diabetic nephropathy: focus on current and future therapeutic strategies. Curr Drug Metab. 2016;17(5):497-502.
Professional practice committee for the standards of medical care in diabetes 2016. Diabetes Care. 2016;39(Suppl 1): S107-8.
Vinik AI. Clinical practice. diabetic sensory and motor neuropathy. N Engl J Med. 2016;374(15):1455-64.

17

DISLIPIDEMIA E DOENÇA ATEROSCLERÓTICA

17.1 NA INFÂNCIA E NO IDOSO

- MARIA CRISTINA IZAR
- LÍVIA NASCIMENTO DE MATOS
- HENRIQUE TRIA BIANCO
- FRANCISCO ANTONIO HELFENSTEIN FONSECA

■ DISLIPIDEMIA E DOENÇA ATEROSCLERÓTICA NA INFÂNCIA

A **doença cardiovascular (DCV) aterosclerótica** constitui a principal causa de morte nos países desenvolvidos e em desenvolvimento, como o Brasil, embora sua manifestação na infância e adolescência seja rara. Em contraste a esses dados, os fatores de risco cardiovasculares e os comportamentos de risco que favorecem ou aceleram o desenvolvimento da DCV podem se instalar desde a infância, e existe evidência de que a redução do risco possa retardar a manifestação da doença, justificando-se, assim, a identificação precoce dos indivíduos sob risco. Além disso, sabe-se que a presença de fatores de risco na infância e adolescência condiciona sua ocorrência na vida adulta, situação conhecida como fenômeno de trilha. A abordagem nessa população deve ser diferente, pois visa à promoção da saúde e ao manejo de diferentes fatores de risco cardiovasculares desde a infância até a vida adulta (nascimento até os 21 anos) para prevenir a DCV em uma condição em que a ocorrência de desfechos clínicos é remota. Assim, conhecer os principais fatores de risco cardiovasculares na infância e adolescência é de capital importância.

■ FATORES DE RISCO CARDIOVASCULARES NA INFÂNCIA E ADOLESCÊNCIA

A aterosclerose se inicia na infância e adolescência em virtude da exposição e da intensidade dos fatores de risco apresentados no Quadro 17.1. No entanto, os desfechos clínicos, como infarto do miocárdio, AVC, doença arterial obstrutiva periférica e doença aneurismática da aorta abdominal, desenvolvem-se ao longo da vida. O processo se inicia com o acúmulo de lipídeos na íntima arterial, um estágio reversível da aterosclerose, e progride para as lesões mais avançadas, em que um núcleo lipídico extracelular é envolto por uma capa de tecido fibromuscular, que pode manter-se de forma estável ou sofrer erosões e rupturas, sobrevindo os fenômenos trombóticos, que culminam com as síndromes isquêmicas agudas.

> **ATENÇÃO!**
>
> Os fatores de risco cardiovasculares e as dislipidemias devem ser identificados e manejados na infância para evitar ou retardar o desenvolvimento de DCV no adulto.

QUADRO 17.1 ■ Principais fatores de risco cardiovasculares

FATORES DE RISCO PARA DCV
- História familiar de DCV precoce
- Idade
- Sexo
- Nutrição/dieta
- Inatividade física
- Exposição ao tabagismo
- Pressão arterial
- Níveis lipídicos
- Sobrepeso/obesidade
- Diabetes melito

CONDIÇÕES PREDISPONENTES
- Síndrome metabólica
- Marcadores inflamatórios
- Fatores perinatais

EVIDÊNCIAS ASSOCIANDO OS FATORES DE RISCO NA INFÂNCIA À DCV, COM BASE EM DADOS DE NECROPSIAS, EXAMES NÃO INVASIVOS E ESTUDOS GENÉTICOS

Dados de necropsias de soldados que participaram das guerras da Coreia e do Vietnã demonstraram a presença de aterosclerose em indivíduos muito jovens. Aqueles obtidos por meio dos estudos Pathobiologycal Determinants of Atherosclerosis in Youth (PDAY)[1] e Bogalusa Heart Study,[2] que avaliaram a extensão da aterosclerose em crianças, adolescentes e adultos jovens que tiveram mortes acidentais, evidenciaram forte correlação entre a presença de fatores de risco e a extensão e gravidade da aterosclerose, mesmo em idades muito precoces. Em contraste, a ausência de fatores de risco nesses estudos se associou com ausência de lesões ateroscleróticas avançadas, mesmo nos indivíduos mais velhos.

Marcadores substitutos de aterosclerose ou de DCV em crianças e adolescentes também foram associados a fatores de risco, especialmente quando em grau extremo. Assim, na hipercolesterolemia familiar em adolescentes, a lipoproteína de baixa densidade-colesterol (LDL-C, do inglês *low-density lipoprotein-cholesterol*) muito elevada se associou com maior espessura da íntima-média carotídea (cIMT, do inglês *carotid intima-media thickness*), escore de cálcio coronário anormal e disfunção endotelial, avaliada pela dilatação mediada pelo fluxo (DMF). A hipertensão arterial em crianças se relacionou a maior massa ventricular esquerda, geometria ventricular esquerda excêntrica e aumento do cIMT. No diabetes melito tipo 1 (DM1), foram observados, em crianças, disfunção endotelial e aumento do cIMT. Crianças e adultos jovens com história familiar de infarto do miocárdio apresentam maior cIMT, maior prevalência de escore de cálcio coronário anormal e disfunção endotelial. A disfunção endotelial tem-se associado ao fumo (ativo e passivo) e à obesidade, ao passo que a restauração dessa função, à atividade física regular. Crianças com obesidade importante apresentam hipertrofia ventricular esquerda em níveis que nos adultos se associam a alta taxa de mortalidade. Estudos longitudinais demonstraram que fatores de risco medidos em jovens se associaram à aterosclerose subclínica na vida adulta e que estes foram melhores preditores da doença na vida adulta do que quando avaliados tardiamente.

Distúrbios genéticos que causam elevações extremas de LDL-C são um modelo biológico do impacto dos fatores de risco na aterosclerose. Na hipercolesterolemia familiar homozigótica, a LDL-C ~ 800 mg/dL desde a infância se associa a eventos cardiovasculares já na primeira década de vida e a sobrevida é muito encurtada. Nas formas heterozigóticas, em que se apresenta LDL-C > 160 ou 200 mg/dL na infância, 50% dos homens e 25% das mulheres apresentarão um evento coronário até os 50 anos. Por sua vez, na presença de polimorfismos genéticos associados a valores baixos de LDL-C ao longo da vida, existe maior expectativa de vida. Dados semelhantes são observados para os demais fatores de risco quando presentes ou não desde a infância. Aspectos étnicos e socioeconômicos também determinam diferenças na prevalência de fatores de risco e ocorrência futura de DCVs. A agregação de fatores de risco na infância e o fenômeno de trilha são aspectos também importantes e devem ser considerados na abordagem preventiva das DCVs em crianças e adolescentes.

■ DIAGNÓSTICO DA DISLIPIDEMIA NA INFÂNCIA E ADOLESCÊNCIA

Deve-se proceder ao rastreamento universal de crianças, em que é necessário obter o seu perfil lipídico a partir dos dois anos de idade, segundo os critérios descritos a seguir. Antes disso, os casos devem ser analisados individualmente, conforme a presença de doenças concomitantes, as terapêuticas instituídas e a história familiar. É preciso triar o perfil lipídico em crianças entre 2 e 10 anos quando:
- pais ou avós tenham história de doença arterial isquêmica (em homens < 55 anos; em mulheres < 65 anos);
- pais tenham colesterol total (CT) superior a 240 mg/dL;
- apresentem outros fatores de risco, como hipertensão arterial sistêmica (HAS), obesidade, tabagismo, diabetes melito (DM), baixo peso ao nascimento para a idade gestacional (IG), dieta rica em gorduras saturadas e/ou ácidos graxos trans;
- utilizem drogas ou sejam portadoras de doenças que cursam com dislipidemia (síndrome da imunodeficiência humana, hipotiroidismo, doença de Cushing etc.);
- possuam manifestações clínicas de dislipidemias (xantomas, xantelasma, arco corneal, dores abdominais recorrentes, pancreatites).

Acima de 10 anos, toda criança deve ter dosado, ao menos uma vez, seu perfil lipídico, independentemente da presença de fatores de risco.

Os valores de referência para lipídeos e lipoproteínas em crianças e adolescentes estão descritos na Tabela 17.1.

TABELA 17.1 ■ Valores de referência para lipídeos e lipoproteínas em crianças e adolescentes

PARÂMETRO	ACEITÁVEL	LIMÍTROFE	ALTO (PERCENTIL 95)	BAIXO (PERCENTIL 5)
CT	< 170	170-199	> 200	
LDL-C	< 110	110-129	> 130	
Não HDL-C	123	123-143	> 144	
TG (0-9a)	< 75	75-99	> 100	
TG (9-19a)	< 90	90-129	> 130	
HDL-C	> 45	35-45		< 35
Apo A1	> 120	110-120		< 110
Apo B	< 90	90-109	> 110	

HDL-C: lipoproteína de alta densidade-colesterol (do inglês *high-density lipoprotein-cholesterol*); TG: triglicérides; Apo: apolipoproteína.

Entre as dislipidemias que exigirão tratamento na infância e adolescência se destaca a hipercolesterolemia familiar, por ser a forma de dislipidemia herdada mais frequente. Com modo de herança monogênica de caráter autossômico e dominante, na forma heterozigótica, metade dos receptores está comprometida, e a outra é normal, ao passo que, na homozigótica, todos os receptores estão afetados.

■ DIAGNÓSTICO CLÍNICO DA HIPERCOLESTEROLEMIA FAMILIAR

Os critérios clínicos e laboratoriais para o diagnóstico da hipercolesterolemia familiar (HF) são arbitrários e se baseiam nos seguintes dados:
- sinais clínicos de depósitos extravasculares de colesterol;
- taxas elevadas de LDL-C ou CT no plasma;
- história familiar de hipercolesterolemia e/ou doença aterosclerótica prematura;
- identificação de mutações e polimorfismos genéticos que favoreçam o desenvolvimento da HF.

Alguns critérios diagnósticos têm sido propostos na tentativa de uniformizar e formalizar o diagnóstico de HF, como os da Dutch Lipid Clinic Network (Dutch MEDPED) (Tabela 17.2), os do US Make Early Diagnosis Prevent Early Death Program (USA MEDPED) e os do Simon Broome Register Group.

TABELA 17.2 ■ Critérios diagnósticos da HF (com base na proposta da Dutch Lipid Clinic Network)

PARÂMETRO	PONTOS
História familiar	
Familiar de 1º grau portador de doença vascular/coronariana prematura (homem < 55 anos, mulher < 60 anos) ou Familiar adulto de 1º ou 2º grau com colesterol total > 290 mg/dL*	1
Familiar de 1º grau portador de xantoma tendinoso e/ou arco corneal OU Familiar de 1º grau < 16 anos com colesterol total > 260 mg/dL*	2
História clínica	
Paciente portador de doença arterial coronariana prematura (homem < 55 anos, mulher < 60 anos)	2
Paciente portador de doença arterial cerebral ou periférica prematura (homem < 55 anos, mulher < 60 anos)	1
Exame físico	
Xantoma tendinoso	6
Arco corneal < 45 anos	4
Nível de LDL-C (mg/dL)	
≥ 330 mg/dL	8
250-329 mg/dL	5
190-249 mg/dL	3
155-189 mg/dL	1

Análise do DNA	
Presença de mutação funcional do gene do receptor de LDL, da apoB100 ou da *PCSK9**	8
Diagnóstico de HF:	
certeza se	> 8 pontos
provável se	6-8 pontos
possível se	3-5 pontos

*Modificada da Dutch MEDPED adotando um critério presente na proposta do Simon Broome Register Group.

Em virtude da alta prevalência de HF na população geral e do seu grande impacto nas taxas de DCV e mortalidade, toda anamnese deve incluir pesquisa de histórico familiar de hipercolesterolemia, uso de medicamentos hipolipemiantes e doença aterosclerótica prematura, incluindo a idade de acometimento. A possibilidade de HF é sempre reforçada na presença de história familiar de hipercolesterolemia e/ou doença aterosclerótica prematura.

A pesquisa pelos sinais clínicos da HF (xantomas, xantelasmas e arco corneal) deve fazer parte do exame físico rotineiro e poderá ser complementada por exames subsidiários, como a ultrassonografia (US) de tendão, em casos selecionados. A presença de arco corneal, parcial ou total, sugere HF quando observada antes dos 45 anos de idade (Figura 17.1A). Os xantomas tendinosos (Figura 17.1B) são mais comumente observados no tendão do calcâneo (de Aquiles) e nos tendões extensores dos dedos, mas também podem ser encontrados nos tendões patelar (ligamentos da patela) e do tríceps. Eles devem ser pesquisados não só pela inspeção visual, mas também pela palpação. São praticamente patognomônicos de HF, mas ocorrem em menos de 50% dos casos.

A coleta de sangue para determinação de níveis de CT e LDL-C visando a rastrear a HF é de fundamental importância para o diagnóstico do maior número possível de casos e, consequentemente, para reduzir o impacto da HF sobre a morbimortalidade cardiovascular na população geral. Esse rastreamento pode ser realizado por meio de dois métodos: o universal e em cascata. O rastreamento em cascata envolve a determinação do perfil lipídico em todos os familiares de primeiro grau (pai, mãe e irmãos) dos pacientes diagnosticados como portadores de HF. As chances de identificação de outros portadores de HF a partir de um caso-índice são: 50% nos familiares de primeiro grau; 25% nos de segundo; e 12,5% nos de terceiro.

Classicamente, a HF foi descrita como doença de herança autossômica dominante, caracterizada por elevação do colesterol total e do LDL-C, causada por mutações no gene que codifica o receptor de LDL ou nos genes codificadores da apo B e da pró-proteína convertase subtilisina/kexina 9 (PCSK9). Raramente ocorre na forma recessiva, por defeitos no gene que codifica a proteína adaptadora do receptor de LDL tipo 1 (LDLRAP1). O gene que codifica o receptor humano para LDL compreende aproximadamente 45 mil pares de bases de DNA e se localiza no cromossomo 19. O gene está dividido em 18 éxons e 17 íntrons. Há uma forte correlação entre os domínios estruturais na proteína (receptor de LDL) e a sequência dos éxons no gene. O receptor de LDL é uma proteína composta de 839 aminoácidos, com vários domínios funcionais. A produção é regulada por um mecanismo de retroalimentação sofisticado que controla a transcrição do gene LDLR em resposta a variações no conteúdo intracelular de esteróis e da demanda celular de colesterol. Existem mais de 1.600 mutações do gene LDLR documentadas em todo o mundo como causadoras de HF até o momento, muitas delas catalogadas e disponíveis para pesquisa, representando cerca de 85 a 90% dos casos da doença. A hipercolesterolemia

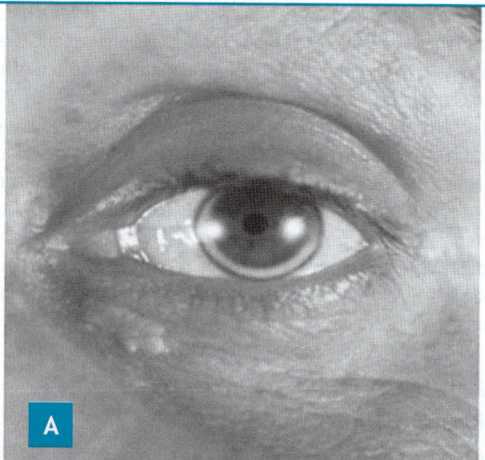
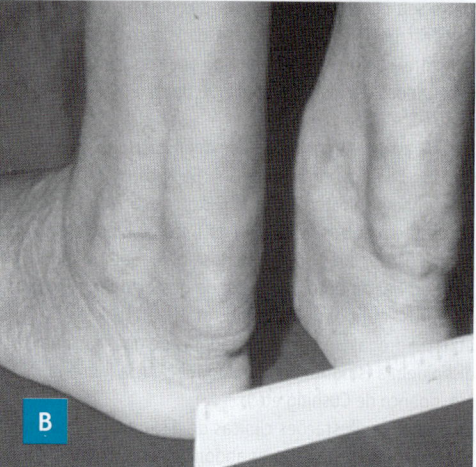

FIGURA 17.1 ■ (A) Arco corneal em portador de HF. (B) Xantomas tendinosos em portador de HF.

devida à mutação no gene APOB é referida como Familial Defective apo B ou defeito familiar da apo B (FDB). A mutação mais comum no gene APOB é a substituição Arg3500Gln, correspondendo a 5 a 10% dos casos de HF nas populações do norte da Europa, mas rara em outras populações. Outra etiologia para o fenótipo HF é hipercolesterolemia autossômica dominante atribuível ao aumento da atividade de PCSK9, também chamada HF3, em que mutações com ganho de função levam à maior degradação do receptor de LDL, representando menos de 5% dos casos.

Pelo grande número de mutações possíveis, o método de diagnóstico genético deve incluir o sequenciamento da região codificadora do gene LDLR, APOB e PCSK9. Em centros especializados, o sequenciamento de última geração (*next generation sequencing*) permite um diagnóstico rápido e a custos menores do que o sequenciamento convencional, mas a mutação encontrada deve ser confirmada pelo sequenciamento tradicional. Quando estes métodos resultarem negativos diante de forte suspeita clínica da doença, pode-se optar por outras técnicas complementares, como dosagem de éxons e ainda o sequenciamento do exoma.

RASTREAMENTO EM CASCATA

O rastreamento em cascata para HF é necessário para identificação de familiares afetados pela HF. O uso do teste genético como parte dos métodos de rastreamento pode não ser essencial no diagnóstico ou na indicação do tratamento clínico, mas pode ser útil quando o diagnóstico é incerto.

A identificação de uma mutação causal pode fornecer uma motivação adicional para alguns pacientes iniciarem o tratamento adequado. O rastreamento genético é altamente custo-efetivo a partir de um caso-índice comprovado. Existe ampla superposição de valores de LDL-C entre as formas heterozigóticas da HF, as formas poligênicas e a hipercolesterolemia ambiental. No entanto, nessas últimas, não se justifica a utilização do rastreamento genético.

TRATAMENTO

Recomenda-se, na HF que, seguindo rigorosamente os critérios descritos a seguir e após mudança de estilo de vida, a terapia hipolipemiante (Tabela 17.3) seja iniciada antes dos 5 anos de idade, salvo casos graves e com avaliação individualizada. O tratamento tem como objetivo alcançar a meta de valores de 110 mg/dL de LDL-C – ou no mínimo 130 mg/dL – e reduzir xantomatose e prevenir o aparecimento de doença arterial coronariana (DAC). Embora em crianças e adolescentes que apresentam a forma familiar de hipercolesterolemia a resposta à orientação dietética seja pequena, fundamenta-se na adoção de padrões alimentares adequados, de acordo com o desvio lipídico apresentado, mantendo-se a ingestão de vitaminas e a quantidade de calorias necessárias para o desenvolvimento e crescimento da criança ou adolescente. Para tanto, devem ser avaliados os hábitos individuais e familiares. Para melhor conduzir a orientação dietética, torna-se valiosa a colaboração do pediatra e do nutricionista.

O uso dos fitosteróis, compostos naturais com estrutura semelhante ao colesterol tem indicação na hipercolesterolemia em geral e na forma familiar. O mecanismo clássico de ação dos fitosteróis é o deslocamento do colesterol da fase micelar. Na dieta, as micelas mistas têm uma capacidade limitada de incorporar esteróis. A competição entre fitosteróis e colesterol reduz o conteúdo de colesterol nas micelas e, consequentemente, diminui seu transporte para a membrana de borda em escova do intestino. Fora da fase micelar, o colesterol não é mais solúvel, formando cocristais com fitosteróis, e é excretado, então, com os fitosteróis não absorvidos. Com isso, observam-se efeitos na diminuição do colesterol, especialmente LDL-C, ocasionados por fitosteróis. Outras ações dos fitosteróis incluem menor expressão do transportador intestinal de colesterol NPC1L1 e maior expressão dos transportadores acoplados ABCG5/G8, que favorecem a eliminação dos esteróis em geral. O consumo diário de 2 g de fitosteróis sob a forma de alimentos ou cápsulas contendo fitosteróis reduz a absorção de colesterol em aproximadamente 30 a 40%, diminuindo o LDL-C em cerca de 10%. A suplementação com fitosteróis é uma opção para diminuição do LDL-C em crianças com HF que ainda não podem receber tratamento farmacológico, mas pode potencializar a ação das estatinas e da ezetimiba.

As estatinas diminuem significativamente o colesterol total, o LDL-C e a apolipoproteína B, sem efeitos adversos (desenvolvimento sexual, toxicidade muscular ou hepática) expressivos, podendo ser utilizadas a partir dos oito anos de idade. O uso de estatinas em crianças é recomendado em doses menores do que as usadas nos adultos e demonstraram atenuar o espessamento médio-intimal, melhorar a função endotelial, e comparados aos seus pais com HF, mudaram a sobrevida livre de eventos quando o tratamento foi instituído precocemente. As doses habitualmente utilizadas dos hipolipemiantes em crianças e adolescentes são descritas na Tabela 17.4.

TABELA 17.4 ■ Doses de medicamentos hipolipemiantes utilizadas para tratamento da hipercolesterolemia em crianças e adolescentes (2-19 anos)

FÁRMACO	DOSES (mg/d) EM CRIANÇAS E ADOLESCENTES
Lovastatina	10-40
Pravastatina	10-40
Sinvastatina	10-40
Rosuvastatina	5-20
Atorvastatina	10-20
Pitavastatina	–
Colestiramina	4-16
Ezetimiba	10

Doses maiores do que as descritas e combinação de dois ou mais fármacos podem ser utilizadas, após análise individual de risco.

■ HIPERTRIGLICERIDEMIAS NA INFÂNCIA

Obesidade, sedentarismo, alcoolismo, diabetes e pré-diabetes são condições frequentemente associadas às hipertrigliceridemias, que podem ser primárias ou secundárias. A base genética das hipertrigliceridemias primárias foi identificada em apenas 5% dos casos. Manifestada na infância, a quilomicronemia familiar é rara e seu diagnóstico é feito com base nos elevados níveis de TG, decorrentes do deficiente catabolismo dos quilomícrons (QM) e lipoproteína de muito baixa densidade (VLDL, do inglês *very low density lipoprotein*), em virtude da perda da atividade da lipoproteína lipase (LPL) ou da apolipoproteína CII, além de outras mutações descritas em poucas famílias. Nesses casos, o diagnóstico é feito, em geral, no berçário, pelo aspecto cremoso do soro, e a suspensão do aleitamento e orientação nutricional apropriada devem ser indicadas para prevenção de pancreatite. A hiperlipidemia mista primária é mais frequente, porém manifesta-se mais comumente na idade adulta, fortemente influenciada por fatores ambientais. Os portadores de quilomicronemia familiar são em geral pouco responsivos aos medicamentos, sendo necessárias associações entre fibratos, ácidos graxo ômega-3 em doses de 3-4 g ao dia, eventualmente com estatinas de meia-vida longa e ácido nicotínico.

De acordo com os dados da população norte-americana, 8,8% das meninas e 11,4% dos meninos adolescentes entre 12 e 18 anos apresentam níveis elevados de TG, casos em que se deve tentar corrigir ou eliminar o fator desencadeante, como obesidade, sedentarismo ou diabetes descontrolado. Também em estudos em norte-americanos, demonstrou-se que o risco de hipertrigliceridemia em crianças obesas é sete vezes maior do que em não obesas. A resistência à insulina e a intolerância oral à glicose também estão fortemente associadas com a doença.

Nos casos de hipetrigliceridemia primária, deve-se orientar mudança de estilo de vida, reservando-se medicamentos hipolipemiantes a partir dos 10 anos de idade nas situações mais graves. Havendo indicação de

TABELA 17.3 ■ Valores de referência para tratamento farmacológico hipolipemiante em crianças com idade ≥ 8 anos, conforme condição clínica

LDL-C (MG/DL)	CONDIÇÃO CLÍNICA
> 190	Dislipidemia de base genética
> 160	História familiar de DAC prematura ou dois ou mais fatores de risco (HDL< 35 mg/dL, fumo, hipertensão arterial, obesidade e diabetes melito)

tratamento medicamentoso, podem ser utilizados o fenofibrato e o ciprofibrato em baixas doses e com cautela. Associação de medicamentos pode ser necessária, sendo seguro o uso de ácidos graxos ômega-3 em doses de 3-4 g ao dia, eventualmente estatinas de meia-vida longa. Maior atividade física pode ser particularmente importante para redução da obesidade na hipertrigliceridemia secundária, além do tratamento da causa primária.

■ DISLIPIDEMIA E DOENÇA ATEROSCLERÓTICA NO IDOSO

Uma vez que a dislipidemia contribui para a DCV do idoso, seu tratamento, sobretudo com estatinas, diminui as principais complicações da enfermidade, como infarto agudo do miocárdio, AVC, etc. De fato, estudo observacional envolvendo 900 mil indivíduos mostrou que apresentar 39 mg/dL a menos de colesterol ao longo da vida diminui a mortalidade por DAC (Quadro 17.2). Com base em 61 ensaios prospectivos, esse estudo mostrou que, mesmo em muito idosos, o colesterol mais elevado se associa com maior mortalidade por doença isquêmica do coração. Esse fato é ainda mais nítido com relação a colesterol/HDL-C ou com colesterol não HDL. A associação persiste mesmo após ajuste para a pressão arterial.

QUADRO 17.2 ■ Mortalidade por doença isquêmica do coração para um mmol (39 mg/dL) a menos no colesterol total em idosos

60-69 anos – redução de 28%
70-79 anos – redução de 18%
80-89 anos – redução de 15%

Resultados obtidos com base em estudos observacionais.

ATENÇÃO!

A estratificação de risco cardiovascular (RCV) e o manejo da terapia hipolipemiante são fundamentais nos idosos, sendo que o uso adequado de estatinas pode reduzir vários dos principais desfechos cardiovasculares e, com alguns cuidados, mostra-se seguro também para essa faixa etária.

Na população brasileira, vive-se um momento de transição epidemiológica da DCV, com a doença isquêmica do coração superando o AVC como principal causa de morte no país. Se, por um lado, isso reflete em maior acesso e controle da hipertensão arterial, por outro, mostra que apenas o melhor controle da pressão arterial é insuficiente para a redução da doença isquêmica do coração, uma condição mais intensamente associada ao colesterol.

Deve-se levar em conta que a idade também favorece alguns mecanismos de desfechos cardiovasculares potencializados pela dislipidemia. A maior prevalência de obesidade, sedentarismo e diabetes melito contribui para taxas elevadas de TG e reduzidas de HDL-C e maior quantidade de colesterol distribuído em partículas pequenas e densas de LDL, o que contribui para o processo aterosclerótico. Além disso, os mesmos mecanismos dessa tríade lipídica também se associam com elevação de marcadores inflamatórios, disfunção endotelial e ativação da coagulação. Ao lado disso, menor mobilização de células progenitoras endoteliais e aumento de micropartículas endoteliais (denotando maior apoptose) e de micropartículas plaquetárias (sugerindo maior consumo) junto à progressiva insuficiência renal (IR) agravam a doença vascular aterosclerótica e propiciam maior ocorrência de desfechos trombóticos em idosos.

■ O TRATAMENTO DA DISLIPIDEMIA SE JUSTIFICA?

Na prevenção e no tratamento da DCV, houve benefícios pelo uso das estatinas mesmo em indivíduos que não apresentavam valores anormais do LDL-C. De fato, metanálises desses estudos têm mostrado que existe redução de desfechos de risco relativo de mesma magnitude para todos os níveis de colesterol testados, embora com benefício absoluto maior, quanto maior o valor basal do LDL-C. A Tabela 17.5 mostra os principais benefícios pela redução de 1 mmol (40 mg/dL) do LDL-C.

TABELA 17.5 ■ Redução de desfechos cardiovasculares principais por 1 mmol (39 mg/dL) de diminuição do LDL-C com estatinas

DESFECHO	RESULTADO DO TRATAMENTO
Mortalidade total	–10% (p < 0,0001)
Mortalidade por doença isquêmica do coração	–20% (p < 0,0001)
Mortalidade cardiovascular por outras causas	–11% (p = 0,002)
Mortalidade por AVC	–4% (ns)
Desfechos cardiovasculares principais	–22% (p < 0,0001)
Infarto do miocárdio não fatal	–27% (p < 0,0001)
Revascularização do miocárdio	–25% (p < 0,0001)
AVC isquêmico	–21% (p < 0,0001)
AVC hemorrágico	+12% (ns)

A mesma metanálise mostrou que tratamentos mais efetivos na redução do LDL-C (doses mais elevadas *versus* doses iniciais ou estatinas mais ou menos potentes) tiveram uma diferença média de 0,51 mmol/L, ou seja, aproximadamente 20 mg de LDL-C. Mas essa diferença se associou a uma diminuição de 13% nos principais desfechos coronarianos, 19% nas taxas de revascularizações e de 16% na ocorrência de AVC. O estudo JUPITER mostrou que idosos em prevenção primária tiveram taxa de desfechos comparáveis aos mais jovens em uso de estatina.

■ ESTRATIFICAÇÃO DE RISCO

O tratamento se baseia no risco cardiovascular do paciente, categorizado como alto, intermediário ou baixo, a partir do qual são indicadas as metas lipídicas (primárias e secundárias).

São considerados de **alto risco** todos os pacientes com:
- manifestações clínicas da cardiopatia isquêmica (infarto, angina, insuficiência cardíaca de etiologia isquêmica);
- documentação de aterosclerose subclínica significativa por métodos de imagens (tomografia computadorizada [TC], cinecoronariografia, ressonância magnética [RNM]) ou provas funcionais (ecocardiograma de estresse, estudos de perfusão miocárdica, teste ergométrico);
- doença vascular significativa de etiologia aterosclerótica em outros territórios (aortas, carótidas, vasos periféricos);
- comorbidades associadas com alto risco cardiovascular, como IR em estágio 3 ou maior (taxa de filtração glomerular [TFG]) estimada < 60 mL/minuto) ou DM tipo 1 ou 2.

São também considerados de alto risco os pacientes em prevenção primária com risco global de DCV em 10 anos superior a 20% para os homens ou superior a 10% para as mulheres.

DIAGNÓSTICO E TRATAMENTO

Os pacientes de **risco intermediário** são numerosos e necessitam de cuidadosa estratificação. Em geral, possuem dois ou mais fatores de risco clássicos, mas podem estar nessa categoria em razão da idade ou da expressão maior de um fator de risco (hipercolesterolemia, hipertensão grave etc.). Esses pacientes devem ser estratificados com relação ao risco de desfechos globais cardiovasculares; a diretriz brasileira sobre dislipidemias e prevenção da aterosclerose sugere algumas condições agravantes de risco, que, quando presentes, devem reclassificá-los como de alto risco (Quadro 17.3). São classificados como de risco intermediário os homens com risco global ≥ 5% e menor ≤ 20%, e as mulheres ≥ 5% e menor ≤ 10%.

QUADRO 17.3 ■ Agravantes de risco cardiovascular

- História familiar de doença aterosclerótica prematura (familiar de primeiro grau do sexo masculino < 55 anos ou feminino < 65 anos)
- Presença de síndrome metabólica (critérios da IDF)
- Hipertrofia ventricular esquerda
- Microalbuminúria ou macroalbuminúria
- Aumento da proteína C-reativa (> 2 mg/L) na ausência de causa inflamatória aguda
- Escore de cálcio coronário > percentil 75 para idade ou sexo ou > 100 unidades
- Índice tornozelo-braquial < 0,9

Indivíduos cujo escore de risco global seja inferior a 5% são classificados como de **risco baixo**.

■ TRATAMENTO

As maiores evidências de benefícios, tanto na prevenção primária como secundária da DCV, foram obtidas com as estatinas. As metas de tratamento variam em função do risco cardiovascular, e o tratamento em si também se baseia nas comorbidades e nos aspectos de segurança.

Para os pacientes de alto risco, a meta primária é a obtenção de LDL-C < 70 mg/dL ou pelo menos 50% de redução de seu valor basal. Para os pacientes em risco intermediário, a meta é LDL-C < 100 mg/dL. Metas secundárias incluem principalmente o colesterol não HDL (30 mg acima da meta de LDL-C) e a redução dos TGs (idealmente para valores < 150 mg/dL) principalmente para prevenção da pancreatite, em dislipidemias mistas em pacientes de alto risco cardiovascular, quando a redução dos TGs não puder ser obtida pelo uso de estatinas, dieta e exercícios. Para a prevenção primária de pacientes de baixo risco cardiovascular, não há uma meta específica de LDL-C, mas devem ser enfatizadas medidas de controle ou prevenção de fatores de risco, baseadas em estilo de vida saudável (não fumar, exercícios físicos diários, dieta saudável, peso ideal).

A Tabela 17.6 mostra as metas primárias e secundárias para prevenção da DCV.

Outros parâmetros lipídicos podem ser empregados, mas não possuem o mesmo nível de evidência do LDL-C. Nessa situação, estão a determinação da Lp (a), de apolipoproteínas e de parâmetros inflamatórios, da coagulação ou os níveis de homocisteína. Destes, a proteína C-reativa auxilia na estratificação de risco (agravante de risco em pacientes com risco intermediário), mas não para seguimento dos pacientes, pois ainda não existem estudos de intervenção concluídos neste parâmetro de forma específica.

■ SEGURANÇA

Os idosos frequentemente utilizam outros medicamentos de potencial interação com alguns hipolipemiantes. São exemplos alguns antibióticos (macrolídeos), antifúngicos, imunossupressores, antagonistas de canais de cálcio, antiarrítmicos, entre outros. Em geral, o principal sítio de interação ocorre durante o metabolismo dos fármacos ao nível do citocromo P-450 (especialmente 3A4). Nessa situação, a escolha de estatinas de menor exposição a esses medicamentos é aconselhável, devendo-se evitar principalmente doses altas de sinvastatina ou de lovastatina, pró-medicamentos mais dependentes desse sistema microssomal para sua biotransformação.

TABELA 17.6 ■ Metas lipídicas para prevenção da doença cardiovascular

NÍVEL DE RISCO	META PRIMÁRIA	META SECUNDÁRIA
Risco ALTO	LDL-C < 70 mg/dL ou 50% do valor basal*	Não HDL-C < 100 mg/dL
Risco INTERMEDIÁRIO	LDL-C < 100 mg/dL ou 50% do valor basal*	Não HDL-C < 130 mg/dL
Risco BAIXO	Meta não estabelecida	Meta não estabelecida

*Principalmente por intolerância aos fármacos ou dislipidemias de base genética de difícil alcance com o tratamento medicamentoso.

Além disso, o hipotireoidismo é frequente entre os idosos e exames periódicos da função tiroidiana são recomendados (ao menos uma vez ao ano). Em casos de hipotireoidismo subclínico, as influências sobre o colesterol e a segurança dos fármacos são discretas, mas, para hipotireoidismos graves, deve-se somente prescrever hipolipemiantes após a obtenção de um estado eutiroidiano.

A função renal declina com a idade, e pacientes com indicação de fibratos devem ter sua dose ajustada ao nível de função renal. Em geral, emprega-se metade da dose habitual com IR estágio 3 e não se usa para IR mais grave. Infelizmente, o fibrato com melhor resultado na IR, a genfibrozila, não pode ser empregado concomitantemente com estatinas, com uso restrito hoje, pois interage com a biotransformação destas.

Outro medicamento que pode ser útil nos idosos é a ezetimiba (geralmente combinada com estatinas e com ótima tolerabilidade) para propiciar reduções adicionais (ao redor de 20%) no LDL-C. Também há as resinas (no Brasil, apenas a colestiramina é disponível), mas seu uso é restrito entre os idosos, devido à constipação frequente, além de potencial interferência com a absorção de medicamentos. Finalmente, os ácidos graxos ômega 3 possuem, nas melhores preparações, 90% de pureza, o que faz uma cápsula desse óleo poli-insaturado corresponder a quase 1 g de ácido eicosapentanoico e docosa-hexaenoico. A ingestão diária de 3 a 4 g por dia desses ácidos graxos marinhos proporcionam 25 a 30% de redução nos níveis de TGs. Fitosteróis e fitostanóis em cápsulas ou em alimentos, reduzem o LDL-C (aproximadamente 10% para 2 g de consumo de fitosteróis) e podem ser associados às estatinas, fibratos ou ezetimiba. A niacina não produziu os resultados esperados em grandes estudos recentes e deve ser empregada como alternativa a pacientes intolerantes a outros medicamentos. A Tabela 17.7 mostra os principais medicamentos e suas indicações para a terapia hipolipemiante dos idosos.

Os pacientes com indicação de terapia hipolipemiante devem fazer uso das medicações prescritas a longo prazo, pois os benefícios se estabelecem com o maior tempo de uso. Os exames bioquímicos prévios ao tratamento devem incluir avaliação de função hepática, pois hepatopatias ativas, agudas ou graves, contraindicam temporária ou definitivamente muitos dos medicamentos que dependem do fígado para sua metabolização. As funções tiroidiana e renal também são importantes. O melhor controle glicêmico contribui para redução dos TGs e aumento no HDL-C. As enzimas musculares devem ser monitoradas no início do tratamento na presença de sintomas musculares típicos, como fadiga em membros

TABELA 17.7 ■ Principais hipolipemiantes e suas indicações	
MEDICAMENTOS	**DOSES DIÁRIAS**
Medicamentos para redução do LDL-C	
Estatinas	
Sinvastatina	10-40 mg
Lovastatina	10-40 mg
Pravastatina	20-40 mg
Atorvastatina	10-80 mg
Fluvastatina	20-80 mg
Pitavastatina	2-4 mg
Rosuvastatina	5-40 mg
Inibidores da absorção intestinal de colesterol	10 mg
Ezetimiba	
Resina	4-16 g
Colestiramina	
Medicamentos para redução de TGs	
Fibratos	
Ciprofibrato	100 mg
Bezafibrato	400-600 mg
Genfibrozila	600-900 mg
Fenofibrato	145-250 mg
Etofibrato	500 mg
Ácido nicotínico	1-2 g
Complementos alimentares/nutracêuticos	
Ácidos graxos ômega 3	1-4 g
Fitosteróis e fitostanóis	1-2 g

inferiores, câimbras e dores nas panturrilhas. Quadros graves de miosite são muito raros, mas incidem com maior frequência em idosos, na presença de hipotiroidismo e em uso de fármacos com potenciais interações farmacocinéticas. Estatinas não devem ser suspensas em quadros agudos de síndromes coronarianas, tampouco em cirurgias, pois podem propiciar proteção cardiovascular e renal adicional.

Na presença de intolerância a estatinas ou quando seu uso se associa à elevação significativa da creatinocinase, mesmo assintomática (> 3 a 5 vezes o limite superior da normalidade), e, uma vez afastada outra causa da miosite (septicemias e síndromes compartimentais são causas mais frequentes de rabdomiólise do que estatinas), é possível reduzir a dose da estatina, suspendê-la temporariamente (se o paciente desenvolver miosite grave) e reintroduzi-la gradualmente, com doses baixas, de início, em alguns dias da semana. Devem-se buscar fatores precipitantes, como uso de antibióticos, antifúngicos etc., e pesquisar se não há um hipotiroidismo grave ou agravamento de função renal. Para se considerar um indivíduo intolerante às estatinas, pelo menos três fármacos devem ter sido tentados, sendo utilizadas técnicas de suspensão, reintrodução, provando que realmente não sejam to-

lerados. Para os intolerantes, para pacientes com alto risco residual, por não atingirem metas de LDL-C, para as dislipidemias graves, como a hipercolesterolemia familiar, novos fármacos, como os inibidores de PCSK-9 constituem uma perspectiva no tratamento da dislipidemia e aparentam reduzir eventos cardiovasculares quando os estudos de eficácia e segurança foram analisados de forma agrupada. Resultados de estudos de longo prazo para avaliação de desfechos clínicos e da segurança de valores de LDL-C muito baixos estão em andamento e poderão modificar a prática clínica nas dislipidemias.

Finalmente, o uso de estatinas a longo prazo não se associou com a ocorrência de eventos adversos mais raros ou graves, como câncer ou alterações cognitivas, a despeito de um alerta da agência regulatória norte-americana para possíveis, transitórios e raros casos de déficits cognitivos, que não foram comprovados em ensaios clínicos quando este foi um objetivo pré-especificado. Além disso, o uso das estatinas isoladamente ou combinadas com ezetimiba na IR não dialítica foi seguro e propiciou redução de desfechos cardiovasculares.

REVISÃO

- A identificação da hipercolesterolemia na infância deve ser feita com base no rastreamento universal, a partir dos 10 anos de idade e em casos selecionados, nos quais existam fatores de risco, desde os dois anos de idade, ou até antes, em situações especiais.
- Ao se identificar um indivíduo com critérios diagnósticos de hipercolesterolemia familiar, deve-se proceder ao rastreamento em cascata dos familiares em 1º, 2º e 3º graus. O tratamento modifica o curso da doença. Algumas formas de hipertrigliceridemia, como a quilomicronemia e a hipertrigliceridemia familiar, manifestam-se na infância e devem ser tratadas para prevenção de pancreatite. As formas secundárias são cada vez mais frequentes na infância devido à ocorrência de obesidade infantil e ao estilo de vida sedentário.
- Embora o impacto da dislipidemia seja menor nos idosos do que em faixas etárias menores, a identificação e o tratamento da doença comprovadamente reduzem desfechos cardiovasculares. Além disso, as estatinas são medicamentos cujo benefício na aterosclerose independe da presença de hipercolesterolemia.

■ REFERÊNCIAS

1. McGill HC Jr, McMahan CA. Determinants of atherosclerosis in the young. Pathobiological Determinants of Atherosclerosis in Youth (PDAY) Research Group. Am J Cardiol. 1998;82(10B):30T-36T.
2. Berenson GS; Bogalusa Heart Study Investigators. Bogalusa Heart Study: a long-term community study of a rural biracial (Black/White) population. Am J Med Sci. 2001;322(5):293-300.

■ LEITURAS SUGERIDAS

Cholesterol Treatment Trialists' (CTT) Collaboration, Baigent C, Blackwell L, Emberson J, Holland LE, Reith C, et al. Efficacy and safety of more intensive lowering of LDL cholesterol: a meta-analysis of data from 170,000 participants in 26 randomised trials. Lancet. 2010;376(9753):1670-81.

Expert Panel on Detection, Evaluation, and Treatment of High Blood Cholesterol in Adults. Executive summary of the third report of the National Cholesterol Education Program (NCEP) expert panel on detection, evaluation and treatment of high blood cholesterol in adults (adult treatment Panel III). JAMA. 2001;285(19):2486-97.

Expert Panel on Integrated Guidelines for Cardiovascular Health and Risk Reduction in Children and Adolescents: Summary Report. Expert Panel on Integrated Guidelines for Cardiovascular Health and Risk Reduction in Children and Adolescents. Pediatrics. 2011;128 Suppl 5:S213-56.

Gidding SS, Champagne MA, Ferranti SD, Defesche J, Ito MK, Knowles JW, et al. The agenda for familial hypercholesterolemia. A scientific statement from the American Heart Association. Circulation. 2015;132(22):2167-92.

Nordestgaard BG, Chapman MJ, Humphries SE, Ginsberg HN, Masana L, Descamps OS, et al. Familial hypercholesterolaemia is underdiagnosed and undertreated in the general population: guidance for clinicians to prevent coronary heart disease: consensus statement of the European Atherosclerosis Society. Eur Heart J. 2013;34(45):3478-90a.

Santos RD, Gagliardi ACM, Xavier HT, Casella Filho A, Araújo DB, Cesena FY, et al. Sociedade Brasileira de Cardiologia. I Diretriz Brasileira de Hipercolesterolemia Familiar (HF). Arq Bras Cardiol. 2012;99(2 Suppl 2):1-28.

Sposito AC, Caramelli B, Fonseca FA, Bertolami MC, Afiune Neto A, Souza AD, et al. IV Diretriz Brasileira sobre Dislipidemia e tratamento da Aterosclerose. Arq Bras Cardiol. 2007;88 Suppl 1:2-19.

Vallejo-Vaz AJ, Kondapally Seshasai SR, Cole D, Hovingh GK, Kastelein JJ, Mata P, et al. Familial hypercholesterolaemia: A global call to arms. Atherosclerosis. 2015;243(1):257-9.

Wiegman A, Gidding SS, Watts GF, Chapman MJ, Ginsberg HN, Cuchel M, et al. Familial hypercholesterolaemia in children and adolescents: gaining decades of life by optimizing detection and treatment. Eur Heart J. 2015; 36(36):2425-37.

17.2 NO JOVEM E NO ADULTO

- FRANCISCO ANTONIO HELFENSTEIN FONSECA
- MARIA CRISTINA IZAR
- HENRIQUE TRIA BIANCO

A importância da **hipercolesterolemia** na cardiopatia isquêmica é mais evidente no adulto jovem e de meia-idade. De fato, metanálise de estudos observacionais envolvendo 900 mil indivíduos mostrou que apresentar 1 mmol/L a menos (~ 39 mg/dL) no colesterol total significa uma redução de 56% na mortalidade por doença isquêmica do coração entre as idades de 40 a 49 anos e de 42% entre 50 e 59 anos.[1] Estudo de base genética encontrou benefícios similares com redução média de 1 mmol/L níveis de LDL-C (54% de redução dos principais desfechos cardiovasculares).[2]

Assim, torna-se lógico que reduções de colesterol, principalmente LDL-C, por mudanças no estilo de vida ou pelo uso de fármacos na adolescência e ao longo da vida, tenham grande benefício na diminuição de desfechos cardiovasculares na vida adulta.

Embora o AVC não apresente a mesma relação epidemiológica com o colesterol sérico, como na doença coronariana, o uso de estatinas por diversos mecanismos também determina sua redução. Os mecanismos envolvidos incluem discreta redução na pressão arterial (PA), aumento de mobilização de células endoteliais progenitoras, redução do risco trombótico, melhora da função endotelial e diminuição da inflamação para maior estabilização de placas vulneráveis.

■ ESTRATIFICAÇÃO DO RISCO CARDIOVASCULAR

O tratamento envolve metas primárias para o LDL-C, de acordo com o risco cardiovascular, bem como metas secundárias, envolvendo principalmente o colesterol não HDL.

Dentre os diversos algoritmos existentes, esta atualização recomenda a utilização do Escore de Risco Global (ERG)[3], que estima o risco de infarto do miocárdio, AVC, ou insuficiência cardíaca, fatais ou não fatais, ou insuficiência vascular periférica em 10 anos. Ele deve ser utilizado na avaliação inicial, ou mesmo em pacientes em uso de estatinas, entre os indivíduos que não foram enquadrados nas condições de muito alto ou alto risco apresentadas a seguir e pode ser encontrado pelo aplicativo obtido no site do Departamento de Aterosclerose da SBC para os sistemas Android e IOS.

RISCO MUITO ALTO

São considerados de muito alto risco, os indivíduos que apresentem doença aterosclerótica significativa (coronária, cerebrovascular, vascular periférica (Grau de Recomendação: IIa; Nível de Evidência: B), com ou sem eventos clínicos, ou obstrução ≥ 50% em qualquer território arterial (Grau de Recomendação: IIa; Nível de Evidência: C).

ALTO RISCO

São considerados de alto risco os indivíduos em prevenção primária:
- Portadores de aterosclerose na forma subclínica documentada por metodologia diagnóstica: ultrassonografia de carótidas com presença de placa; Índice Tornozelo-Braquial (ITB) < 0,9; escore de Cálcio Arterial Coronariano (CAC) > 100 ou a presença de placas ateroscleróticas na angiotomografia (angio-CT) de coronárias.
- Aneurisma de aorta abdominal.
- Doença renal crônica definida por Taxa de Filtração Glomerular (TFG) < 60 mL/min, e em fase não dialítica.
- Aqueles com concentrações de LDL-c ≥ 190 mg/dL.
- Presença de diabetes melito tipos 1 ou 2, e com LDL-c entre 70 e 189 mg/dL e presença de Estratificadores de Risco (ER) ou Doença Aterosclerótica Subclínica (DASC).

Definem-se ER e DASC no diabetes como:

ER: idade ≥ 48 anos no homem e ≥ 54 anos na mulher; tempo de diagnóstico do diabetes > 10 anos; história familiar de parente de primeiro grau com DCV prematura (< 55 anos para homem e < 65 anos para mulher); tabagismo (pelo menos um cigarro no último mês); hipertensão arterial sistêmica; síndrome metabólica, de acordo com a International Diabetes Federation; presença de albuminúria > 30 mg/g de creatinina e/ou retinopatia; TFG < 60 mL/min.

DASC: ultrassonografia de carótidas com presença de placa > 1,5 mm; ITB < 0,9; escore de CAC > 10; presença de placas ateroscleróticas na angio-CT de coronárias.
- Pacientes com LDL-c entre 70 e 189 mg/dL, do sexo masculino com risco calculado pelo ERG > 20% e nas mulheres > 10%.

(Grau de Recomendação: IIa; Nível de Evidência: C).

RISCO INTERMEDIÁRIO

São considerados de risco intermediário, os indivíduos com ERG entre 5 e 20% no sexo masculino e entre 5 e 10% no sexo feminino (Grau de Recomendação: I; Nível de Evidência: A), ou ainda os diabéticos sem os critérios de DASC ou ER listados anteriormente.

BAIXO RISCO

São pacientes do sexo masculino e feminino com risco em 10 anos < 5%, calculado pelo ERG (Grau de Recomendação: I; Nível de Evidência: A).

Observação: esta atualização não utiliza os fatores agravantes para reclassificação do risco cardiovascular.

Para os pacientes em uso de estatinas propõe-se a utilização de um fator de correção, para o CT para o cálculo do ERG em pacientes sob terapia hipolipemiante. Assim, em pacientes em uso de estatina, deve-se multiplicar o CT por 1,43, como utilizado em alguns ensaios clínicos que tomam por base uma redução média de 30% do CT com estatinas. Este valor foi derivado de estudos que compararam a eficácia de várias estatinas nas doses utilizadas e que admitem uma redução média de LDL-c ~ 30% com o tratamento. Isto se aplica à maior parte dos pacientes que usam doses moderadas de estatinas.

As metas terapêuticas e a redução percentual do LDL-c e do não-HDL-c são apresentadas na Tabela 17.8.

TABELA 17.8 ■ Metas terapêuticas e redução percentual do LDL-c e do não-HDL-c de acordo com o risco cardiovascular e o uso de estatinas

RISCO	SEM ESTATINAS REDUÇÃO(%)	COM ESTATINAS META DE LDL (MG/DL)	COM ESTATINAS META DE NÃO HDL (MG/DL)
Muito alto	> 50	< 50	< 80
Alto	> 50	< 70	< 100
Intermediário	30-50	< 100	< 130
Baixo	> 30	< 130	< 160

■ TRATAMENTO

Deve basear-se no nível de risco obtido e nos valores basais dos lipídeos. Estudos de intervenção com estatinas apresentaram benefícios tanto maiores quanto mais efetivas fossem as reduções no LDL-C obtidas e mostraram que o tratamento com esses fármacos se revelou muito seguro e pode ser aplicado em todos os níveis de risco cardiovascular, com os benefícios superando amplamente os riscos de sua administração. Entretanto, o benefício absoluto foi tanto maior quanto maior o nível de risco basal, bem como o nível basal de colesterol. No caso de impossibilidade de se atingir os valores de LDL-C com estatinas, é possível associar outros fármacos, como resinas ou ezetimiba, que proporcionam aproximadamente 20% de redução adicional ao efeito obtido pela estatina. Em dislipidemias graves de base genética ou no caso de intolerância a hipolipemiantes, deve-se buscar ao menos 50% de redução nos níveis de LDL-C basais. Pacientes que apresentem grave hipercolesterolemia e se mantenham com valores de LDL-C > 300 mg/dL (prevenção primária) ou LDL-C > 200 mg/dL (prevenção secundária) no topo do tratamento hipolipemiante devem ser encaminhados a centros de referência em dislipidemias para tratamentos adicionais.

INIBIDORES DA PCSK-9

Sabe-se que a funcionalidade e o número de LDLR expressos na superfície dos hepatócitos constitui fator determinante dos níveis plasmáticos de LDL. A LDL circulante se liga aos LDLR na superfície do hepatócito, libera seu conteúdo para o endossoma e, posteriormente, o receptor é reciclado de volta à superfície do hepatócito, para captar mais partículas de LDL do plasma. Em condições normais, o LDLR refaz este ciclo aproximadamente 150 vezes, até que seja degradado. A PCSK9 é uma enzima que desempenha um papel importante no metabolismo lipídico, modulando a densidade de LDLR. Sintetizada no núcleo celular e secretada pelos hepatócitos, liga-se aos LDLR na circulação, favorecendo sua degradação.

Estudos realizados em animais e mutações em seres humanos demonstraram que o ganho de função da PCSK9 ocasionava aumento da degradação dos LDLR com elevações dramáticas nas concentrações de LDL. Em contrapartida, mutações com perda de função da PCSK9 têm o efeito oposto: aumentam a densidade do LDLR na superfície dos hepatócitos com consequente aumento da remoção de partículas de LDL e redução do LDL-c. Assim, a inibição da PCSK9 previne a ligação do LDLR à PCSK9 e a subsequente degradação lisossomal do LDLR, aumentando a densidade de receptor na superfície do hepatócito e a depuração das partículas circulantes de LDL.

Dois inibidores da PCSK9 totalmente humanos foram aprovados no Brasil para comercialização em 2016, o alirocumabe e o evolocumabe, são aplicados por meio de injeção subcutânea — o alirocumabe a cada 2 semanas, na dose de 75 mg ou 150 mg, enquanto o evolucumab com injeção de 140 mg, a cada 2 semanas, ou 420 mg, uma vez ao mês. Esta classe farmacológica reduz de forma bastante intensa as concentrações de LDL-c em comparação ao placebo (redução média de 60%). Esses fármacos demonstraram benefícios sobre as outras frações lipídicas. Houve redução de eventos cardiovasculares com o evolucumabe em pacientes de muito alto risco, bem como regressão da aterosclerose. Os inibidores da PCSK (evolocumabe e alirocumabe) são indicados no tratamento das dislipidemias, em pacientes com risco cardiovascular muito alto, em tratamento otimizado com estatinas na maior dose tolerada, associado ou não à ezetimiba, e que não tenham alcançado as metas de LDL-c ou não HDL-c recomendadas. O uso dos inibidores da PCSK9 em geral é seguro e bem tolerado. Podem se observar a ocorrência de nasofaringite, náuseas, fadiga e reações no local da injeção (vermelhidão, prurido, edema ou sensibilidade/dor).

Pacientes com dislipidemia mista (aumento do colesterol e de TGs) ou com elevação isolada de TGs podem necessitar de outros hipolipemiantes, principalmente fibratos. Suas indicações recaem principalmente para elevações acentuadas de TGs (> 500 mg/dL), mas podem ser associados a estatinas em dislipidemias mistas graves ou em pacientes em prevenção secundária da doença aterosclerótica que mantenham níveis de TGs > 204 mg/dL e de HDL-C < 34 mg/dL (com base em estudos controlados e metanálises). Além disso, a redução de TGs para pacientes com níveis basais muito elevados previne a ocorrência de pancreatite. Muitos pacientes em tratamento com estatinas que mantenham níveis de TGs acima de níveis ideais (< 150 mg/dL) podem responder à restrição de gorduras, carboidratos simples e álcool.

> **ATENÇÃO!**
>
> Perda de peso, atividade física e melhor controle de distúrbios metabólicos, como diabetes e insuficiência renal, também são importantes para atingir valores apropriados de TGs.

Para pacientes com valores baixos de HDL-c (< 40 mg/dL para ambos os sexos), ainda não se tem tratamento farmacológico efetivo definido com base em estudos de desfechos cardiovasculares, mas mudanças de estilo de vida (parar de fumar, realizar exercícios físicos, atingir peso ideal, melhor controle metabólico etc.) podem contribuir para o alcance de valores mais adequados do HDL-C. O uso de fibratos, de niacina ou mesmo de estatinas pode produzir elevações de HDL-C, e novos fármacos estão em avaliação para futuro uso na prática clínica.

A Tabela 17.9 contém fármacos, doses e reduções esperadas nos níveis de colesterol ou de TGs.

Antes da introdução de tratamento farmacológico, deve-se avaliar a função hepática, renal e tiroidiana e verificar outros medicamentos em uso que possam apresentar interações farmacocinéticas ou maior risco de eventos adversos. (Ver Capítulo 17.1, em especial os critérios para interrupção ou modificação do tratamento instituído.)

Além dos medicamentos citados, os ácidos graxos ômega 3 propiciam reduções nos TGs (~ 25%), e os esteróis vegetais (fitosteróis e fitostanóis) contribuem para redução adicional do colesterol.

Além disso, fibras (ao redor de 25 g por dia), consumo de dieta até 30 a 35% de gorduras (principalmente mono e poli-insaturadas), carboidratos complexos e colesterol (< 200 mg/dia) também contribuem para redução do LDL-C. Deve ser estimulado o consumo de vegetais, frutas e carnes brancas, principalmente peixes. Além disso, deve-se evitar o consumo excessivo de sal (< 6 g/dia).

A atividade física regular e diária (pelo menos 30 minutos/dia) ajuda a controlar vários fatores de risco, como hipertensão arterial, obesi-

DIAGNÓSTICO E TRATAMENTO

TABELA 17.9 ■ Intensidade do tratamento hipolipemiante

MEDICAMENTOS	DOSES DIÁRIAS		
Redução de LDL-c esperada com dose diária, %	< 30	30 a < 50	≥ 50
Exemplos	Baixa	Moderada	Alta
Sinvastatina	10 mg	20-40 mg	40 mg/ ezetimiba 10 mg
Lovastatina	20 mg	40 mg	
Pravastatina	10-20 mg	40-80 mg	
Atorvastatina		10-20 mg	40-80 mg
Fluvastatina	20-40 mg	80 mg	
Pitavastatina	1 mg	2-4 mg	
Rosuvastatina		5-10 mg	20-40 mg
Medicamentos para redução de TGs			
Fibratos (redução de TG ~ 30-60%)			
Ciprofibrato			100 mg
Bezafibrato			400-600 mg
Genfibrozila			600-900 mg
Fenofibrato*			145-250 mg
Etofibrato			500 mg
Ácido nicotínico (redução TG ~ 30-50%, LDL-C ~ 15% e aumento de HDL-C ~20-30%)			1-2 g
Complementos alimentares/nutracêuticos			
Ácidos graxos ômega 3 (redução TG ~ 25%)			1-4 g
Fitosteróis e fitostanóis (redução LDL-C ~ 10%)			1-2 g

LDL-c: colesterol da lipoproteína de baixa densidade.
*Reduções podem variar com base nos níveis basais, etnia e aspectos genéticos do paciente.

dade, diabetes, hipertrigliceridemia, bem como vários mecanismos de aterosclerose.

REVISÃO

- O colesterol apresenta forte relação com a doença coronariana, e reduções discretas ou moderadas ao longo da vida propiciam substancial redução de desfechos cardiovasculares, principalmente a partir da meia-idade.
- Pacientes com dislipidemias de base genética ou com fatores de risco clássicos podem necessitar de tratamento hipolipemiante de acordo com o nível de risco cardiovascular global. O tratamento deve ser mantido a longo prazo junto ao controle dos fatores de risco identificados.
- Em caso de dislipidemias mistas, associações de fármacos podem ser necessárias, mas antes deve-se buscar o tratamento preferencial com estatinas e mudanças no estilo de vida, devido ao maior nível de evidência dessas intervenções.

■ REFERÊNCIAS

1. Prospective Studies Collaboration, Lewington S, Whitlock G, Clarke R, Sherliker P, Emberson J, et al. Blood cholesterol and vascular mortality by age, sex, and blood pressure: a meta-analysis of individual data from 61 prospective studies with 55,000 vascular deaths. Lancet. 2007;370(9602): 1829-39.
2. Ference BA, Yoo W, Alesh I, Mahajan N, Mirowska KK, Mewada A, et al. Effect of long-term exposure to lower low-density lipoprotein cholesterol beginning early in life on the risk of coronary heart disease: a Mendelian randomization analysis. J Am Coll Cardiol. 2012;60(25):2631-9.
3. Faludi AA, Izar MCO, Saraiva JFK, Chacra APM, Bianco HT, Afiune Neto A, et al. Atualização da Diretriz Brasileira de Dislipidemias e Prevenção da Aterosclerose. Arq Bras Cardiol. 2017; 109(2Suppl1):1-76.

■ LEITURAS SUGERIDAS

Cholesterol Treatment Trialists' (CTT) Collaborators, Mihaylova B, Emberson J, Blackwell L, Keech A, Simes J, et al. The effects of lowering LDL cholesterol with statin therapy in people at low risk of vascular disease: meta-analysis of individual data from 27 randomised trials. Lancet. 2012;380(9841):581-90.

D'Agostino RB Sr, Vasan RS, Pencina MJ, Wolf PA, Cobain M, Massaro JM, et al. General cardiovascular risk profile for use in primary care: the Framingham Heart Study. Circulation. 2008;117(6):743-53.

Sposito AC, Caramelli B, Fonseca FA, Bertolami MC, Afiune Neto A, Souza AD, et al. IV Brazilian guideline for dyslipidemia and atherosclerosis prevention: Department of Atherosclerosis of Brazilian Society of Cardiology. Arq Bras Cardiol. 2007;88 Suppl 1:2-19.

Stone NJ, Robinson JG, Lichtenstein AH, Bairey Merz CN, Blum CB, Eckel RH, et al. American College of Cardiology/American Heart Association Task Force on Practice Guidelines. 2013 ACC/AHA guideline on the treatment of blood cholesterol to reduce atherosclerotic cardiovascular risk in adults: a report of the American College of Cardiology/American Heart Association Task Force on Practice Guidelines. Circulation. 2014;129(25 Suppl 2):S1-45.

18

HIPERTENSÃO ARTERIAL

18.1 NA INFÂNCIA

■ MARIA CRISTINA DE ANDRADE
■ ANELISE DEL VECCHIO GESSULLO
■ ANA LUCIA SANTOS ABREU

A hipertensão é um agravo de significativa importância na saúde pediátrica, por ser um importante fator de risco de morbidade e mortalidade cardiovascular. Sua ocorrência atinge 1 a 10% das crianças e adolescentes, sendo na infância geralmente secundária a uma causa de base, a cardiopatia e a nefropatia sendo as mais comuns. De acordo com International Pediatric Hypertension Association[1], cerca de 5% das crianças e adolescentes podem ter hipertensão arterial. A detecção e o tratamento precoces de crianças hipertensas são considerados uma importante questão clínica, pois a prevalência de hipertensão arterial na infância vem sofrendo progressivo aumento, em decorrência do aumento de obesidade na faixa etária infanto-juvenil.

A definição de hipertensão arterial em crianças se baseia em dados normativos, ao contrário do que ocorre em adultos, em que a definição e a classificação da hipertensão arterial se baseiam nos riscos de saúde atribuídos à elevação da pressão arterial (PA).

A definição de hipertensão arterial nos adultos é epidemiológica, estando o nível de elevação da PA associado com doença coronariana, AVC ou doença renal. Em crianças e adolescentes, a definição é estatística porque não existem estudos que determinem quais seriam os níveis pressóricos associados a doenças futuras.

Os valores normativos da PA na população pediátrica se baseiam nos relatórios norte-americanos, conhecidos como Força Tarefa (Task Force), realizados por especialistas por indicação do National Heart, Lung and Blood Institute e pela Academia Americana de Pediatria.

Em revisão publicada em 2004,[2] estimou-se o valor normal da PA em crianças e adolescentes com base em seu percentis. Consideram-se normais os valores inferiores ao do percentil 90 para idade, sexo e percentil de estatura, conforme Tabela 18.1.

TABELA 18.1 ■ Normatização dos valores de pressão arterial*	
Pressão arterial normal	PAS e PAD < percentil 90 (P90)
Pré-hipertensão	PAS e/ou PAD ≥P90 e <P95
Hipertensão	PAS e/ou PAD em ≥ P95
Hipertensão, estágio 1	PAS e/ou PAD entre o P95 e P99 + 5 mmHg
Hipertensão, estágio 2	PAS e/ou PAD em ≥ P99 + 5 mmHg

*Adolescentes com pressão arterial ≥ 120x80 mmHg (mesmo abaixo do P90) são considerados pré-hipertensos.
PAS: pressão arterial sistólica; PAD: pressão arterial diastólica.
Fonte: National High Blood Pressure Education Program Working Group on High Blood Pressure in Children and Adolescents.[2]

Quando a PA é ≥ P95 na consulta médica, mas normal fora do ambiente hospitalar, ela é chamada hipertensão do avental branco. Esse é um achado frequente na infância, e deve ser investigado, se necessário e possível, realizando-se a monitorização ambulatorial da pressão arterial (MAPA).

■ MEDIDA DA PA EM CRIANÇAS

A medida da PA é de fundamental importância para o estabelecimento do diagnóstico de hipertensão arterial, assim como para avaliação da eficácia do tratamento.

É recomendável, de acordo diretrizes do estudo de 2004,[2] a mensuração da PA na rotina em toda criança com idade superior a 3 anos, em todas as consultas médicas. O método de escolha é o auscultatório, devendo-se utilizar manguito adequado para o tamanho do braço da criança, conforme mostra a Tabela 18.2. PA elevada deverá ser confirmada por meio de medidas repetidas (3 visitas), antes de se considerar a criança hipertensa.

Em crianças abaixo de 3 anos de idade, orienta-se a avaliação pressórica nas situações a seguir citadas:
- antecedentes e/ou história de prematuridade, baixo peso ao nascer, ou outras complicações neonatais que tenham tido necessidade de cuidados intensivos;
- criança portadora de cardiopatia congênita;
- criança portadora de infecções urinárias de repetição, hematúria ou proteinúria patológica, doença ou malformação nefrourológica, história familiar de nefropatia congênita;
- criança transplantada de órgão sólido;
- doenças oncológicas;
- doenças associadas à hipertensão arterial (neurofibromatose, esclerose tuberosa etc.);
- hipertensão intracraniana (HIC);
- uso de medicação crônica associada à elevação de PA.

ATENÇÃO!

Medida da PA nas crianças é obrigatória, a partir de 3 anos de idade, nas consultas de rotina e nos atendimentos de emergência.

TÉCNICAS DE MEDIDA DE PA

Deve-se medir a PA no braço direito. Em crianças acima de 2 anos, a medida será realizada com o paciente sentado, após repouso de 5 minutos; nos lactentes (até 2 anos), deve ser realizada com o paciente em decúbito dorsal horizontal – lembrando que seja evitado o uso prévio de alimentos ou medicamentos excitantes. O braço deve permanecer ao nível do precórdio e bem apoiado. A largura do manguito a ser utilizado deverá ser em torno de 40% da circunferência do braço, medida essa feita no ponto médio entre o acrômio e o olécrano, e o comprimento da borracha do manguito (parte inflável) deverá ser 80 a 100% da circunferência do braço (Figuras 18.1 e 18.2). Em caso de dúvida quanto ao uso de um manguito um pouco maior ou menor que o supracitado, deve-se optar por utilizar o maior, pois, se o manguito for pequeno, serão obtidos valores pressóricos artificialmente mais elevados. (Na Tabela 18.2 estão discriminados os tamanhos dos manguitos.)

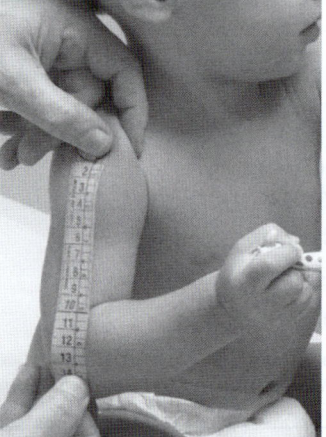

FIGURA 18.1 ■ Determinação do tamanho do manguito. Medida do braço: distância do acrômio ao olécrano (calcular o ponto médio).

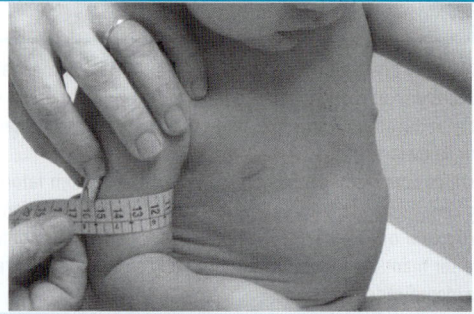

FIGURA 18.2 ■ Determinação do tamanho do manguito. Medida da circunferência do braço no ponto médio da distância do acrômio ao olécrano.

DIAGNÓSTICO E TRATAMENTO

TABELA 18.2 ■ Dimensões recomendadas do manguito para braços de diferentes tamanhos

CIRCUNFERÊNCIA DO BRAÇO	DENOMINAÇÃO DO MANGUITO	LARGURA DO MANGUITO (CM)	COMPRIMENTO DO MANGUITO (CM)
10	Recém-nascido	4	8
15	Lactente	6	12
22	Criança	9	18
26	Adulto pequeno	10	24
34	Adulto	13	30
44	Adulto grande	16	38
52	Medida na coxa	20	42

O pulso radial deverá ser palpado. Em seguida, insufla-se o manguito até 20 mmHg acima do ponto do desaparecimento do pulso, para que então o manguito seja desinsuflado lenta e gradativamente (2-3 mmHg/s), até se auscultar o primeiro som audível, que corresponde à pressão sistólica, sendo a diastólica aquela medida no momento do desaparecimento dos sons de Korotkoff (K5).

Em algumas crianças, os sons de Korotkoff podem ser ouvidos até 0 mmHg: nessas circunstâncias, utiliza-se o 4º som (K4), que corresponde ao abafamento das bulhas como a medida da pressão diastólica.

Sempre que se constatar PA elevada em membros superiores, deve-se fazer a medição em membros inferiores, com o paciente em posição deitada. A pressão dos membros inferiores pode ser 5 a 10 mmHg acima dos valores de pressão dos membros superiores. Pressão sistólica dos membros superiores maior do que a dos inferiores deve levar à suspeita de coarctação de aorta.

As Tabelas 18.3 e 18.4 mostram a PA com base no sexo, idade e percentil de estatura (P50, P90, P95 e P99). No exemplo a seguir, é indicado como usar as referidas tabelas.

Exemplo de hipertensão arterial

		Exemplo: Menina de 5 anos com altura no P50 terá PA considerada normal se PAS <105 e PAD <68 mmHg													
		PAS (mmHg)							PAD (mmHg)						
Idade (anos)	PA Percentil	Percentil de altura							Percentil de altura						
		P5	P10	P25	P50	P75	P90	P95	P5	P10	P25	P50	P75	P90	P95
5	P50	89	90	91	93	94	95	96	52	53	53	54	55	55	56
	P90	103	103	105	105	107	109	109	66	67	67	68	69	69	70
	P95	107	107	108	110	111	112	113	70	71	71	72	73	73	74
	P99	114	114	116	117	118	120	120	78	78	79	79	80	81	81

Curvas de crescimento para cálculo do percentil de altura podem ser consultadas em http://dab.saude.gov.br/portaldab/ape_vigilancia_alimentar.php?conteudo=curvas_de_crescimento.

TABELA 18.3 ■ Valores de pressão arterial para meninos de acordo com idade e percentil de estatura

IDADE (ANOS)	PA (PERCENTIL)	PAS (mmHg) PERCENTIL DE ESTATURA							PAD (mmHg) PERCENTIL DE ESTATURA						
		5	10	25	50	75	90	95	5	10	25	50	75	90	95
1	50	80	81	83	85	87	88	89	34	35	36	37	38	39	39
	90	94	95	97	99	100	102	103	49	50	51	52	53	53	54
	95	98	99	101	103	104	106	106	54	54	55	56	57	58	58
	99	105	106	108	110	112	113	114	61	62	63	64	65	66	66
2	50	84	85	87	88	90	92	92	39	40	41	42	43	44	44
	90	97	99	100	102	104	105	106	54	55	56	57	58	58	59
	95	101	102	104	106	108	109	110	59	59	60	61	62	63	63
	99	109	110	111	113	115	117	117	66	67	68	69	70	71	71
3	50	86	87	89	91	93	94	95	44	44	45	46	47	48	48
	90	100	101	103	105	107	108	109	59	59	60	61	62	63	63
	95	104	105	107	109	110	112	113	63	63	64	65	66	67	67
	99	105	106	108	110	112	113	114	61	62	63	64	65	66	66
4	50	88	89	91	93	95	96	97	47	48	49	50	51	51	52
	90	102	103	105	107	109	110	111	62	63	64	65	66	66	67
	95	106	107	109	111	112	114	115	66	67	68	69	70	71	71
	99	105	106	108	110	112	113	114	61	62	63	64	65	66	66
5	50	90	91	93	95	96	98	98	50	51	52	53	54	55	55
	90	104	105	106	108	110	111	112	65	66	67	68	69	69	70
	95	108	109	110	112	114	115	116	69	70	71	72	73	74	74
	99	105	106	108	110	112	113	114	61	62	63	64	65	66	66
6	50	91	92	94	96	98	99	100	53	53	54	55	56	57	57
	90	105	106	108	110	111	113	113	68	68	69	70	71	72	72
	95	109	110	112	114	115	117	117	72	72	73	74	75	76	76
	99	105	106	108	110	112	113	114	61	62	63	64	65	66	66

ATUALIZAÇÃO TERAPÊUTICA

Idade	Percentil				SBP							DBP			
11	50	100	101	102	103	105	106	107	60	60	60	61	62	63	63
	90	114	114	116	117	118	119	120	74	74	74	75	76	77	77
	95	118	118	119	121	122	123	124	78	78	78	79	80	81	81
	99	125	125	126	128	129	130	131	85	85	86	87	87	88	89
12	50	102	103	104	105	107	108	109	61	61	61	62	63	64	64
	90	116	116	117	119	120	121	122	75	75	75	76	77	78	78
	95	119	120	121	123	124	125	126	79	79	79	80	81	82	82
	99	127	127	128	130	131	132	133	86	86	87	88	88	89	90
13	50	104	105	106	107	109	110	110	62	62	62	63	64	65	65
	90	117	118	119	121	122	123	124	76	76	76	77	78	79	79
	95	121	122	123	124	126	127	128	80	80	80	81	82	83	83
	99	128	129	130	132	133	134	135	87	87	88	89	89	90	91
14	50	106	106	107	109	113	111	112	63	63	63	64	65	66	66
	90	119	120	121	122	124	125	125	77	77	77	78	78	80	80
	95	123	123	125	126	127	129	129	81	81	81	82	83	84	84
	99	130	131	132	133	135	136	136	88	88	89	90	90	90	92
15	50	107	108	109	110	111	113	113	64	64	64	65	66	67	67
	90	120	121	122	123	125	126	127	78	78	78	79	80	81	81
	95	124	125	126	127	129	130	131	82	82	82	83	84	85	85
	99	131	132	133	134	136	137	138	89	89	90	91	91	92	93
16	50	108	108	110	111	112	114	114	64	64	65	66	66	67	68
	90	121	122	123	124	126	127	128	78	78	79	80	81	81	82
	95	125	126	127	128	130	131	132	82	82	83	84	85	85	86
	99	132	133	134	135	137	138	139	90	90	90	91	92	93	93
17	50	108	109	110	111	113	114	115	64	65	65	66	67	67	68
	90	122	122	123	125	126	127	128	78	79	79	80	81	81	82
	95	125	126	127	129	130	131	132	82	83	83	84	85	85	86
	99	133	133	134	136	137	138	139	90	90	91	91	92	93	93

Fonte: National High Blood Pressure Education Program Working Group on High Blood Pressure in Children and Adolescents.[2]

■ QUADRO CLÍNICO E DIAGNÓSTICO

ETIOLOGIA

Em crianças, a HAS é dividida em dois grupos, hipertensão essencial e hipertensão secundária.

Hipertensão essencial

É uma causa comum de HAS em adolescentes, mas geralmente na infância é um diagnóstico de exclusão. É mais frequente nos adolescentes com história familiar de HAS, com sobrepeso ou obesidade, apresentando hipertensão leve. Pode haver associação de apneia do sono com HAS e obesidade.

Hipertensão secundária

É mais comum em crianças que em adultos: se a HAS for confirmada, a pressão arterial deve ser mensurada em ambos os braços e nas pernas. Várias são as causas de HAS, e os sintomas específicos podem nos orientar para uma doença em particular. Na Tabela 18.5, é demonstrada a frequência das possíveis causas de HAS. Entre as crianças hipertensas com menos de 6 anos de vida, 83% apresentam hipertensão secundária, sendo a doença renal e doença renovascular as comorbidades mais frequentes. Nessa idade, as crianças hipertensas são menos obesas e apresentam níveis pressóricos muito elevados.

> **ATENÇÃO!**
>
> Quanto menor a idade e maior o nível pressórico, maior a probabilidade de hipertensão arterial secundária.

A avaliação diagnóstica da hipertensão, tanto na criança como no adolescente, deve ser adequada ao quadro clínico, história familiar, valor medido de PA e idade de apresentação. A possibilidade de se detectar uma causa secundária na avaliação da criança hipertensa está diretamente associada com a gravidade da hipertensão e inversamente relacionada com a idade da criança.

Os objetivos da investigação clínico-laboratorial são:
- confirmar a elevação da PA e firmar o diagnóstico de hipertensão arterial;
- identificar fatores de risco para doenças cardiovasculares;

DIAGNÓSTICO E TRATAMENTO

TABELA 18.5 ■ Causas de HAS secundária

DOENÇA	%
Renal	74
Coartação da aorta	15
Doença renovascular	7
Doenças da suprarrenal	1
Doenças do SNC	1
Doenças sistêmicas	1
Tumores extra-suprarrenais	1

- avaliar lesões de órgãos-alvo e presença de doença cardiovascular;
- diagnosticar doenças associadas à hipertensão arterial;
- estratificar o risco cardiovascular do paciente;
- diagnosticar hipertensão arterial secundária;

Para que se atinjam tais objetivos, são fundamentais a história clínica, o exame físico, a avaliação laboratorial inicial, a avaliação complementar e os exames específicos, conforme mostram a Tabela 18.6 e a Figura 18.3.

■ TRATAMENTO

TERAPIA NÃO MEDICAMENTOSA

A terapêutica não medicamentosa deve ser introduzida para todos os pacientes pediátricos que apresentem valores de PA acima do percentil 90 para idade cronológica, sexo e percentil de estatura. A terapêutica não me-

TABELA 18.6 ■ Achados de exame físico sugestivos de hipertensão

	ACHADOS	ETIOLOGIA PROVÁVEL
Peso/altura	Retardo do crescimento	Doença renal crônica
	Obesidade (IMC alto)	Hipertensão primária
	Obesidade de tronco	Síndrome de Cushing, síndrome de resistência à insulina
Sinais vitais	Taquicardia	Hipertiroidismo, feocromocitoma, neuroblastoma, hipertensão primária
	Diminuição de pulsos em membros inferiores	Coartação da aorta
	Membros inferiores com PA inferior à dos membros superiores	
Pele	Palidez, rubor e transpiração excessiva	Feocromocitoma
	Acne, hisurtismo, estrias	Síndrome de Cushing e abuso de esteroide anabólico
	Manchas *café-au-lait*	Neurofibromatose
	Adenoma sebáceo	Esclerose tuberosa
	Rash malar	LES
	Acanthrosis nigricans	Diabetes tipo 2
Olhos	Alterações retinianas	Hipertensão severa, mais provavelmente associada à hipertensão secundária
Orelha, nariz e garganta	Hipertrofia adenotonsilar	Sugere associação com apneia do sono e ronco
Cabeça e pescoço	Fácies de lua cheia	Síndrome de Cushing
	Pescoço alado	Síndrome de Turner
	Hipertrofia de tiroide	Hipertiroidismo
Tórax	Mamilos muito espaçados	Síndrome de Turner
	Sopro cardíaco	Coartação da aorta
	Atrito pericárdico	LES (pericardite), doença do colágeno, doença renal crônica terminal com uremia
	Elevação do *ictus*	Hipertrofia ventricular/hipertensão crônica
Abdomen	Massa	Tumor de Wilms, neuroblastoma, feocromocitoma
	Sopro em região epigástrica	Estenose arterial renal
	Rins palpáveis	Rins policísticos, hidronefrose, rim displásico multicístico, massa
Extremidades	Edema articular	LES, doença do colágeno
	Fraqueza muscular	Hiperaldosteronismo, síndrome de Liddle
Genitais	Ambiguidade/virilização	Hiperplasia suprarrenal

Fonte: National High Blood Pressure Education Program Working Group on High Blood Pressure in Children and Adolescents.[2]

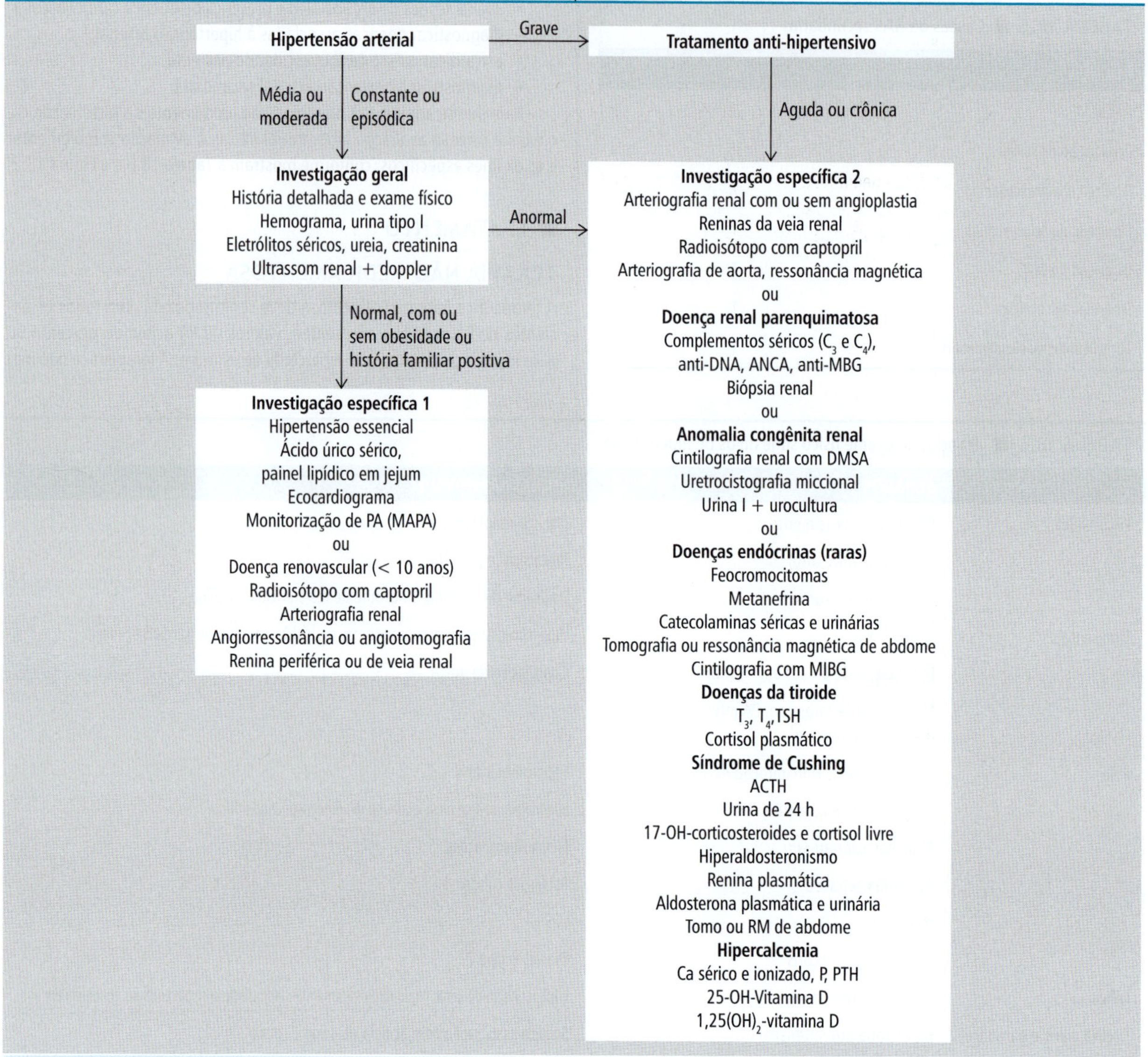

FIGURA 18.3 ■ Algoritmo de investigação diagnóstica da hipertensão arterial em crianças.

MBG: membrana basal glomerular; DMSA: ácido dimercaptosuccínico; PTH: paratormônio; ACTH: hormônio adrenocorticotrófico; MBIG: metaiodobenzilguanidina; ANCA: anticorpo anticitoplasma de neutrófilo.
Fonte: Adaptada de Brewer e Swartz.[3]

dicamentosa refere-se à associação de medidas para adequação do peso corpóreo, programação de exercício físico e intervenção dietética. A redução de peso apresenta bons resultados no tratamento da criança obesa hipertensa. O exercício físico leva a uma sensível redução de peso e de PA (como já indicado, este efeito é mais efetivo sobre os valores da pressão sistólica do que da diastólica). Recomenda-se atividade aeróbia regular – isto é, 30 a 60 min de exercício físico moderado, se possível diariamente –, com concomitante redução das atividades sedentárias de lazer, no sentido de prevenir obesidade, hipertensão e outros riscos cardiovasculares.

TERAPIA MEDICAMENTOSA

A terapêutica medicamentosa deve ser iniciada em caso de hipertensão sintomática, hipertensão secundária ou quando há evidências de lesão de órgão-alvo (hipertrofia de ventrículo esquerdo, microalbuminúria, retinopatia hipertensiva). Ainda, devem-se tratar com medicações anti-hipertensivas as crianças hipertensas com diabetes melito tipo 1 ou 2 e aquelas com hipertensão persistente não responsiva à terapêutica não farmacológica.

O objetivo na hipertensão não complicada é a redução da PA a valores inferiores ao P95 para idade cronológica, sexo e percentil de estatura; e na hipertensão complicada, caracterizada por evidência de lesão de órgão-alvo, comorbidades ou presença de fatores de risco, como a dislipidemia, a redução para valores abaixo do P90 para idade cronológica, sexo e percentil de estatura.

É recomendável o início da terapêutica com um agente anti-hipertensivo, otimizando-se sua dose: se o controle adequado da PA não for obtido, adicionam-se outros grupos medicamentosos, em sequência, até que o alvo de medida de pressão arterial seja atingido. Recomenda-se o emprego das seguintes classes de medicamentos anti-hipertensivos para uso pediátrico: bloqueadores de canal de cálcio, IECA, bloqueadores de receptor AT1 da angiotensina II, betabloqueadores, bloqueadores de canal de cálcio (BCC) e diuréticos.

A Tabela 18.7 reúne as doses pediátricas para os hipotensores mais prescritos para o tratamento da hipertensão crônica. No caso de crianças com hipertensão secundária, a terapêutica medicamentosa deverá ser adequada ao tratamento da doença de base.

■ EMERGÊNCIA HIPERTENSIVA

Pacientes que apresentam hipertensão arterial grave (> P99) ou elevação aguda da pressão arterial requerem intervenção imediata, por se tratar de possível urgência ou emergência hipertensiva.

Ocorre emergência hipertensiva quando há elevação da pressão arterial associada à lesão de órgão-alvo (cérebro, coração e/ou rins). As manifestações clínicas nessas emergências incluem, entre outras, encefalopatia hipertensiva, insuficiência cardíaca congestiva (ICC), edema pulmonar, lesão renal aguda (LRA), convulsões, infarto do miocárdio e crise adrenérgica.

O tratamento objetiva a redução de 25% no nível da PA durante as primeiras horas, sendo recomendável que a PA média não seja reduzida abaixo do P90 antes de 24 a 48 horas do início do quadro.

> **ATENÇÃO!**
>
> A redução rápida da PA deve ser evitada, pois pode levar à diminuição do fluxo sanguíneo cerebral, desencadeando síncope, podendo evoluir para infarto do córtex cerebral, base do cérebro ou retina.

O medicamento mais utilizado em nosso meio para o tratamento da emergência hipertensiva é o nitroprussiato de sódio. É recomendável o início com dose baixa de 0,5-1 µg/kg/min, com aumento progressivo até 8 µg/kg/min, quando necessário.

A Tabela 18.8 demonstra as medicações e suas respectivas doses utilizadas na emergência hipertensiva em pediatria.

TABELA 18.7 ■ Medicamentos orais mais utilizados para o tratamento da hipertensão arterial pediátrica

CLASSE	MEDICAMENTO	DOSE INICIAL (MG/KG/DOSE)	DOSE MÁXIMA (MG/KG/DIA)	INTERVALO
Bloqueador de canal de cálcio	Amlodipina	0,06	2,5-5	24h
	Nifedipina XL	0,25-0,5	3 (máximo de 120 mg/dia)	12-24h
IECA	Captopril	0,3-0,5	6	8h
	Enalapril	0,08 (máximo de 5 mg/dia)	0,6 (máximo de 40 mg/dia)	12-24h
Bloqueador do receptor angiotensina	Losartan	0,7 (máximo de 50 mg/dia)	1,4 (máximo de 100 mg/dia)	24h
Alfa e betabloqueador	Labetalol	1-3	10-12 (máximo de 1.200 mg/dia)	12-12h
	Carvedilol	0,15	0,5	12-12h
Betabloqueador	Propranolol	1-2	4 (máximo de 640 mg/dia)	8-12h
	Atenolol	0,5-1	2 (máximo de 100 mg/dia)	12-24h
Diuréticos	Furosemida	0,5-4	6	4-12h
	Hidroclorotiazida	1	3 (máximo de 50mg/dia)	12h
	Triamterene	1-2	3-4 (máximo de 300 mg/dia)	12h
	Espironolactona	1	3,3 (máximo de 100 mg/dia)	6-12h
	Amilorida	0,4-0,625	0,3 mg/kg/dia (máximo de 20 mg/dia)	8h
Agonista central alfa	Clonidina	0,2	2,4 mg/dia	12h
Antagonista periférico alfa	Prazosin	0,05-0,1	0,5	8h
Vasodilatadores	Hidralazina	0,75	7,5 (máximo de 200 mg/dia)	6h
	Minoxidil			
	< 12 anos	0,2	50 mg/dia	6-8h
	≥ 12 anos	5	100 mg/dia	6-8h

TABELA 18.8 ■ Principais medicamentos e doses pediátricas utilizados para controle da emergência hipertensiva

CLASSE	MEDICAMENTO	VIA	DOSE	INÍCIO DA AÇÃO
Vasodilatador	Nitroprussiato de sódio	IV	0,5-10 µg/kg/min	Segundos
Alfa e betabloqueador	Labetalol	IV	0,25-3 mg/kg/h	2-5 min
Bloqueador de canal de cálcio	Nicardipina	IV	0,5-4 µg/kg/min	2-5 min
Vasodilatador	Hidralazina	IV	0,2-0,6 mg/kg/dose, em bólus	10-30 min
Betabloqueador	Esmolol	IV	100-500 µg/kg/min	Segundos
IECA	Enalaprilato	IV	0,05-0,1mg kg/dose em bólus (até 1,25 mg/dose), a cada 8-24 h	15 min

REVISÃO

- Cerca de 5% das crianças e adolescentes podem ter HAS, cujos efeitos começam na infância.
- A HAS é geralmente assintomática.
- A medida da PA, nas crianças, é obrigatória a partir de 3 anos de idade, nas consultas de rotina e nos atendimentos de emergência (em casos especiais, deve ocorrer antes).
- A largura do manguito deverá ser em torno de 40% da circunferência do braço, medida essa feita no ponto médio entre o acrômio e o olécrano; o comprimento da borracha do manguito (parte inflável) deverá ser 80 a 100% da circunferência do braço.
- PA normal: níveis de PAS e PAD < que o percentil 90, considerando-se a idade, o gênero e a altura.
- Pré-hipertensão: PAS e/ou PAD ≥ ao percentil 90, mas < percentil 95 (adolescentes, se a PA > 120x80 mmHg, mesmo abaixo do percentil 90).
- Hipertensão: níveis de PAS e/ou PAD ≥ percentil 95 para sexo, idade e altura em 3 ou mais ocasiões.
- Estágio 1: P95 até P99 + 5 mmHg (adolescentes, se PA > 140 × 90 mmHg, mesmo abaixo do percentil 95)
- Estágio 2: > P99 + 5 mmHg
- Terapêutica não medicamentosa deve ser introduzida para todos os pacientes pediátricos que apresentem valores de PA acima do percentil 90.
- Terapêutica medicamentosa deve ser iniciada em caso de hipertensão sintomática, hipertensão secundária ou quando há evidências de lesão de órgão-alvo, bem como crianças e adolescentes hipertensos com diabetes melito tipo 1 ou 2 e aquelas com hipertensão persistente não responsiva à terapêutica não farmacológica.

REFERÊNCIAS

1. International Pediatric Hypertension Association [Internet]. Cincinnati: IPHA; c2016 [capturado em 29 set. 2016]. Disponível em: http://www.iphapediatrichypertension.org/.
2. National High Blood Pressure Education Program Working Group on High Blood Pressure in Children and Adolescents. The fourth report on the diagnosis, evaluation, and treatment of high blood pressure in children and adolescents. Pediatrics. 2004;114(2 Suppl 4th Report):555-76.
3. Brewer ED, Swartz SJ. Evaluation of hypertension in childhood diseases. In: Avner ED, Harmon WE, Niaudet P, Yoshikawa N. Pediatric nephrology. 7th ed. Philadelphia: Elsevier; 2016. p. 1997-2022.

LEITURAS SUGERIDAS

Ellis D, Miyashita Y. Management of hypertensive child. In: Avner ED, Harmon WE, Niaudet P, Yoshikawa N. Pediatric nephrology. 7th ed. Philadelphia: Elsevier; 2016. p. 2023-46.

Ryuzo, MC, Bastos, HD, Macedo, CS. Hipertensão arterial: investigação diagnóstica. In: Andrade MC, Carvalhaes JTA. Nefrologia para pediatras. São Paulo: Atheneu; 2010. p. 339-8.

18.2 NO JOVEM E NO ADULTO

■ CIBELE ISAAC SAAD RODRIGUES
■ ARTUR BELTRAME RIBEIRO

A hipertensão arterial (HA) é uma síndrome cardiovascular e renal progressiva decorrente de múltiplos fatores complexos e inter-relacionados. Caracteriza-se por níveis elevados e sustentados de PA pela medida casual. Marcadores precoces com frequência estão presentes antes do aumento pressórico definitivo, cuja progressão está intimamente relacionada com alterações funcionais, metabólicas e estruturais que determinam lesões em órgãos-alvo (LOA), com morbidade e mortalidade prematuras.

A HA atinge em média 30% da população adulta mundial, correspondente a cerca de 1 bilhão e 600 milhões de pessoas. No Brasil, a média de 22 estudos resultou em uma prevalência de 32,5%. Embora de alta prevalência, morbidade e mortalidade, quando se comparam as taxas de controle da HA no Brasil, em relação aos americanos, observa-se que, nos Estados Unidos, de 1988 a 2008, houve uma duplicação (27,3% *versus* 53,5%); no Canadá, a taxa de controle quintuplicou entre 1992 e 2009 (13,2% *versus* 64,6%). No entanto, no Brasil, 14 estudos populacionais (1994 a 2009) mostraram baixos níveis de controle da PA (19,6%), evidenciando a necessidade de políticas públicas urgentes que melhorem esse panorama.

Os fatores de risco para HA são divididos em inevitáveis e evitáveis, conforme Quadro 18.1.

Além desses, devem ser considerados os fatores de riscos cardiovasculares (RCVs) adicionais, que aumentam sobremaneira a ocorrência de complicações: dislipidemias; diabetes melito (DM); nefropatia; e história familiar de doença cardiovascular (DCV) em mulheres (< 65 anos) e em homens (< 55 anos). Por isso, é fundamental saber como manipular essas associações, a fim de minimizar seus efeitos.

DIAGNÓSTICO E TRATAMENTO

QUADRO 18.1 ■ Fatores de risco para HA

INEVITÁVEIS	EVITÁVEIS
■ Hereditariedade: herança multigênica com agregação familiar e penetração variável ■ Idade: prevalência aumenta com a idade ■ Sexo: mais frequente no sexo ♂ até a menopausa ■ Etnia: maior prevalência e gravidade em pretos e mulatos	■ Obesidade central: (IMC = peso/altura^2) > 25 kg/m^2 mais sujeito à HA ■ Excesso de consumo de sal predispõe à HA ■ Excesso de álcool: > 30 g para ♂ e > 15 g para ♀ ■ Sedentarismo: predispõe à obesidade ■ Estresse ■ Fumo ■ Déficit hormonal na menopausa

■ QUADRO CLÍNICO

Na maioria dos indivíduos, a HA é assintomática, mesmo quando há lesões subclínicas ou, eventualmente, quando danos em órgãos-alvo (coração, encéfalo, rins e vasos sanguíneos) estão estabelecidos. Por isso, a chave do diagnóstico está na determinação sistemática da PA e na detecção de níveis sustentados acima daqueles considerados normais.

Na avaliação do paciente com HA, três pontos principais devem ser considerados:

1 | definir o estilo de vida e o grau de comprometimento sistêmico do indivíduo hipertenso por meio de história clínica completa; exame físico minucioso, incluindo palpação de pulsos, fundoscopia e sua classificação (Keith-Wagener); assim como exames complementares;

2 | identificar outras doenças, LOA ou fatores de risco para doenças cardiovasculares que possam estar associados; e

3 | classificar a hipertensão como primária ou secundária, utilizando os sintomas, sinais e os exames necessários para afastar ou confirmar a hipótese diagnóstica de hipertensão secundária, que não é escopo deste capítulo.

É preciso verificar a existência de fatores exógenos que possam desencadear ou agravar a HA, como medicamentos (p. ex.: anti-inflamatórios esteroides ou não, contraceptivos orais, descongestionantes, inibidores da calcineurina, eritropoietina, antidepressivos) e drogas (p. ex.: cocaína, anfetaminas e álcool) (Quadro 18.2).

Indivíduos com HA primária apresentam maior probabilidade de ter antecedentes familiares de hipertensão e/ou de doenças cardiovasculares, encontrando-se na faixa etária mais prevalente, e não costumam apresentar sinais ou sintomas clínicos de doenças que possam causar hipertensão. Alguns dos riscos associados à HA que também poderão influenciar a maneira de tratar cada indivíduo só serão conhecidos após a realização da rotina laboratorial mínima, que deve ser realizada na primeira consulta e pelo menos anualmente no seguimento do hipertenso. Quaisquer desvios nesses exames que signifiquem risco adicional devem ser levados em conta:

- análise de urina;
- potássio plasmático;
- creatinina (Cr) plasmática e estimativa do ritmo de filtração glomerular (RFG)*;
- glicemia em jejum;

---

*O RFG é estimado por fórmulas como a de Cockroft-Gault ou MDRD. O *clearance* de creatinina precisa ser aferido diretamente, utilizando a fórmula U × V/P (U = creatinina urinária e P = creatinina plasmática, além de V = volume por minuto).

QUADRO 18.2 ■ Medicamentos e drogas, lícitas e ilícitas, relacionadas com o desenvolvimento ou agravamento da HA

CLASSE DE MEDICAMENTOS	EFEITO SOBRE A PA E A FREQUÊNCIA	AÇÃO SUGERIDA
Imunossupressores Ciclosporina, tacrolimus	Intenso e frequente	IECA e BCC (nifedipino/anlodipino). Ajustar nível sérico Reavaliar opções
Anti-inflamatórios Glicocorticoide Não esteroides (Inibidores da ciclo-oxigenase 1 e 2)	Variável e frequente Eventual, muito relevante com uso contínuo	Restrição salina, diuréticos, diminuir dose Observar função renal, uso por período curto
Anorexígenos/sacietógenos Anfepramona e outros Sibutramina Vasoconstritores, incluindo derivados do Ergot	Intenso e frequente Moderado, pouco relevante Variável, transitório	Suspensão ou redução da dose Avaliar redução da PA obtida com redução do peso Usar por período curto determinado
Hormônios Eritropoetina humana Anticoncepcionais orais Terapia de reposição estrogênica (estrogênios conjugados e estradiol) Hormônio de crescimento (adultos)	Variável e frequente Variável, prevalência de até 5% Variável Variável, dose-dependente	Avaliar hematócrito e dose semanal Avaliar substituição de método com especialista Avaliar risco e custo/benefício Suspensão
Antidepressivos Inibidor da monoaminoxidase Tricíclicos	Intenso, infrequente Variável e frequente	Abordar como crise adrenérgica Abordar como crise adrenérgica
Drogas ilícitas e álcool Anfetamina, cocaína e derivados Álcool	Efeito agudo, intenso Dose-dependente Variável e dose-dependente Muito prevalente	Abordar como crise adrenérgica Ver tratamento não medicamentoso

- colesterol total, HDL-C e TGs*;
- ácido úrico plasmático;
- eletrocardiografia convencional.

■ DIAGNÓSTICO

A medida correta da PA começa pelo preparo do paciente, em que se deve:

1 | Explicar o procedimento, deixar o paciente em repouso por pelo menos cinco minutos em ambiente calmo, instruindo-o a não conversar durante a medida – possíveis dúvidas devem ser esclarecidas antes ou após o procedimento e nunca durante.
2 | Certificar-se de que o paciente não está com a bexiga cheia, praticou exercícios físicos há pelo menos 60 minutos, ingeriu bebidas alcoólicas, café ou alimentos ou fumou nos 30 minutos anteriores.
3 | Posicionar o paciente de forma que fique sentado, com as pernas descruzadas, os pés apoiados no chão e dorso recostado na cadeira e relaxado. O braço deve estar na altura do coração, livre de roupas, apoiado, com a palma da mão voltada para cima e o cotovelo ligeiramente fletido. Devem-se utilizar apenas aparelhos calibrados (a cada seis meses) e validados.
4 | Medir a PA pelo menos duas vezes. Na primeira consulta, aferi-la nos dois braços e anotar aquele no qual se obteve o maior valor, para que passe a ser o membro de referência.

O procedimento de medida da PA consiste em:

1 | Obter a circunferência braquial aproximadamente no meio do braço. Após a medida, selecionar o manguito de tamanho adequado e colocá-lo, sem deixar folgas, 2 a 3 cm acima da fossa cubital.
2 | Centralizar o meio da parte compressiva do manguito sobre a artéria braquial.
3 | Estimar a PA sistólica pela palpação do pulso radial.
4 | Palpar a artéria braquial na fossa cubital e colocar a campânula preferencialmente ou o diafragma do estetoscópio, sem comprimir de maneira excessiva.
5 | Inflar rapidamente até ultrapassar 20 a 30 mmHg o nível estimado da pressão sistólica obtido pela palpação e proceder à deflação de forma lenta (velocidade de 2 mmHg/s).
6 | Determinar a pressão sistólica pela ausculta do primeiro som (fase I de Korotkoff) e, após, aumentar ligeiramente a velocidade de deflação.
7 | Determinar a pressão diastólica no desaparecimento dos sons (fase V de Korotkoff), tomando o cuidado de auscultar cerca de 20 a 30 mmHg abaixo do último som para confirmar seu desaparecimento; depois, proceder à deflação rápida e completa.
8 | Se os batimentos persistirem até o nível zero, determinar a pressão diastólica no abafamento dos sons (fase IV de Korotkoff) e anotar valores da sistólica/diastólica/zero.
9 | Sugere-se medir a PA duas vezes pelo menos e esperar em torno de um minuto para nova medida, embora esse aspecto seja controverso.
10 | Informar os valores de PA obtidos para o paciente, anotar os valores exatos sem "arredondamentos" e o braço em que a PA foi medida.
11 | Com aparelhos semiautomáticos e automáticos de braço certificados pelo Inmetro, utilizar as regras aplicáveis. Não se recomenda o uso de esfigmomanômetros de punho.
12 | Deve-se sugerir, sempre que possível, a automedida da PA (AMPA), a medida residencial da PA (MRPA) e, em casos selecionados, a MAPA, de acordo com as diretrizes brasileiras de 2010.[1]

Para tomada da decisão terapêutica, é obrigatória a estratificação de risco cardiovascular, que leva em conta, além dos valores pressóricos, os fatores de risco adicionais, a presença de LOA e/ou de doença cardiovascular.

Quanto aos valores da PA, utiliza-se a classificação da Tabela 18.9.

*O LDL-C é calculado pela fórmula: LDL-C = CT – HDL-C – TGs/5 (quando a dosagem de TGs for abaixo de 400 mg/dL).

TABELA 18.9 ■ Classificação da PA (indivíduos > 18 anos)

CLASSIFICAÇÃO	PAS (mmHg)	PAD (mmHg)
Ótima	< 120	< 80
Normal	< 130	< 85
Limítrofe	130-139	85-89
HIPERTENSÃO ARTERIAL		
Estágio I	140-159	90-99
Estágio II	160-179	100-109
Estágio III	≥ 180	≥ 110
Sistólica isolada	≥ 140	< 90

São considerados marcadores de risco adicionais:
- glicemia em jejum (100 até 125 mg/dL) e hemoglobina glicada anormal (> 7%);
- obesidade abdominal (circunferência da cintura > 102 cm para homens e > 88 cm para mulheres);
- pressão de pulso > 65 mmHg (em idosos);
- história de pré-eclâmpsia na gestação;
- história familiar de HA (em hipertensos limítrofes).

Finalmente, para a definição de LOA, deve-se considerar a Figura 18.4; para a estratificação do risco cardiovascular global, o Quadro 18.3.

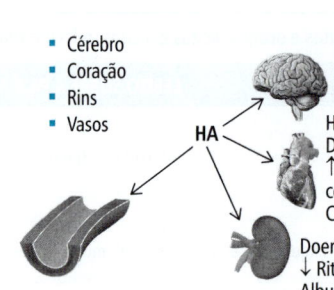

- Cérebro
- Coração
- Rins
- Vasos

HA

Remodelamento vascular
Infarto lacunar
Lesão de substância branca
Micro-hemorragias

Hipertrofia ventricular esquerda
Disfunção diastólica
↑ BNP – peptídeo natriurético cerebral tipo B
Calcificação coronariana

Doença renal crônica
↓ Ritmo de filtração glomerular
Albuminúria

Aterosclerose difusa (espessamento do complexo médio-intimal)
Rigidez arterial (velocidade de onda de pulso, *augmentation index*)
Disfunção endotelial (↑ níveis plasmáticos de adesão)

FIGURA 18.4 ■ Órgãos-alvo da HA.

META PRESSÓRICA

Há uma tendência mundial de simplificar as metas a serem atingidas, considerando-se sempre a tolerabilidade individual, em < 140/90 mmHg, para adultos até 60 anos, sem complicações; e ≤ 130/80 mmHg, para aqueles com três ou mais fatores de risco, como presença de LOA, diabetes melito com complicações, doença renal crônica (DRC) estágios IV e V, síndrome metabólica e nefropatia proteinúrica. Ressalte-se que não há consenso sobre essa matéria, especialmente após o estudo SPRINT – Systolic Blood Pressure Intervention Trial[2] –, que incluiu quase 9.361 indivíduos não diabéticos, mas com alto risco cardiovascular e demonstrou benefícios adicionais nos desfechos duros com metas mais arrojadas de PA sistólica < 120 mmHg) *versus* tratamento-padrão (meta < 140 mmHg), porém com maiores taxas

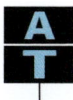

DIAGNÓSTICO E TRATAMENTO

QUADRO 18.3 ■ Estratificação de risco cardiovascular

Fatores de risco ou doenças associadas	NORMOTENSÃO			HIPERTENSÃO		
	Ótimo PAS < 120 mmHg PAD < 80 mmHg	Normal PAS 120-129 mmHg PAD 80-84 mmHg	Limítrofe PAS 130-139 mmHg PAD 85-89 mmHg	Estágio 1 PAS 140-159 mmHg PAD 90-99 mmHg	Estágio 2 PAS 160-179 mmHg PAD 100-109 mmHg	Estágio 3 PAS ≥ 180 mmHg PAD ≥ 110 mmHg
Nenhum fator de risco	Risco basal	Risco basal	Risco basal	Risco baixo	Risco moderado	Risco alto
1 ou 2 fatores de risco	Risco baixo	Risco baixo	Risco baixo	Risco moderado	Risco moderado	Risco muito alto
3 ou + fatores de risco Lesões em órgãos-alvo subclínica ou diabetes melito ou síndrome metabólica	Risco moderado	Risco moderado	Risco alto	Risco alto	Risco alto	Risco muito alto
Lesões em órgãos-alvo estabelecidas: IM, AVC, ICC, IRC, DAE	Risco muito alto	Risco muito alto	Risco muito alto	Risco muito alto	Risco muito alto	Risco muito alto

DAE: doença arterial de extremidades; ICC: insuficiência cardíaca congestiva; IM: infarto do miocárdio; IRC: insuficiência renal crônica.
Fonte: Sociedade Brasileira de Cardiologia e colaboradores.[1]

de efeitos colaterais. Cada vez mais, em todo mundo, orienta-se um tratamento medicamentoso individualizado e associado a mudanças no estilo de vida, utilizando o insubstituível juízo clínico para a meta a ser alcançada.

■ TRATAMENTO

TRATAMENTO NÃO MEDICAMENTOSO OU MUDANÇAS NO ESTILO DE VIDA

Existem poucos estudos que comprovem suas eficácias, preconizando-se:
- perda de peso: a cada perda de 10 kg, há uma diminuição esperada de 6 mmHg na PA sistólica e 4,6 mmHg na diastólica;
- IMC: Meta de IMC < 25 kg/m²; cintura abdominal < 102 cm em homens e < 88 cm em mulheres;
- dieta hipossódica: corresponde a menos do que 100 mEq/dia de sódio; preferencialmente, utilizar a dieta denominada DASH (*diet approaches to stop hypertension*), que, além de ser hipossódica (< 5 g/dia), caracteriza-se por ter baixo teor de gorduras saturadas e ser rica em frutas, verduras e legumes;
- atividade física: exercícios físicos aeróbios por pelo menos 30 minutos de forma contínua ou acumulada na maioria dos dias da semana (5 a 7 dias);
- moderado consumo de álcool: < 30 g para homens e 15 g para mulheres.

TRATAMENTO MEDICAMENTOSO

A escolha do medicamento anti-hipertensivo inicial deve levar em conta as características do indivíduo, buscando sua adesão, o consequente controle pressórico estabelecido e a melhor proteção aos órgãos-alvo.

> **ATENÇÃO!**
> A estratificação de risco cardiovascular é a base de decisão terapêutica, e a escolha do anti-hipertensivo deve considerar a presença de fatores de risco associados e de síndrome metabólica, presença de diabetes ou de LOA.

A velocidade em atingir a meta tem relevância clínica, e, geralmente, será necessária a associação de medicamentos, de forma fixa ou não, desde que sejam eficazes e com diferentes e complementares mecanismos de ação. A adesão ao tratamento é fundamental para o benefício, e o trabalho em equipe multiprofissional e interdisciplinar deve ser sempre encorajado.

> **ATENÇÃO!**
> O principal objetivo do tratamento anti-hipertensivo é a redução da morbidade e mortalidade associadas à HA, e seu principal desafio é o controle adequado da PA, alcançando-se a meta pressórica. A redução da PA é benéfica para diminuir o risco de eventos cardiovasculares e renais fatais ou não.

CLASSES DE ANTI-HIPERTENSIVOS

Existem sete classes de medicamentos que comprovadamente reduzem a PA e a incidência de complicações cardiovasculares:
1 | diuréticos
2 | inibidores adrenérgicos ou simpatolíticos:
   a | β-bloqueadores – bloqueadores β-adrenérgicos
   b | α-bloqueadores – bloqueadores $α_1$-adrenérgicos
   c | α-bloqueadores e β-bloqueadores
   d | β-bloqueadores com atividade vasodilatadora dependente de óxido nítrico
   e | simpatolíticos de ação central
3 | bloqueadores dos canais lentos de cálcio (BCCa)
4 | IECA
5 | bloqueadores dos receptores AT1 da angiotensina II
6 | inibidores diretos de renina
7 | vasodilatadores de ação direta

Diuréticos

O mecanismo de ação comum a todos os diuréticos é a inibição da reabsorção de sódio e água em diferentes segmentos dos túbulos renais. A princípio, produzem diurese e natriurese, reduzindo a PA por diminuição do débito cardíaco, com aumento compensatório da resistência periférica. Após 4 a 6 semanas, o volume plasmático praticamente se normaliza e a resistência periférica passa a ser a responsável pela diminuição persistente dos níveis pressóricos.

São quatro os tipos de diuréticos existentes: tiazídicos e seus similares, em especial a clortalidona; diuréticos de alça; poupadores de potássio; e osmóticos. Os tiazídicos e seus similares são os mais utilizados no tratamento da HA; os diuréticos osmóticos não são empregados com essa finalidade e, portanto, não serão objeto de análise.

1 | Diuréticos tiazídicos e similares: agem na porção inicial do túbulo contorcido distal (TCD) inibindo o cotransportador de Na^+Cl^- localizado na membrana apical. Muito eficazes, têm boa tolerância em baixas doses, estão disponíveis na rede pública, apresentam ação prolongada, permitindo dose única diária, potencializam todas as demais classes de anti-hipertensivos e podem ser opções de monoterapia. Seus efeitos colaterais são proporcionais às doses, destacando-se: depleção de volume; hipopotassemia; hiponatremia; hipocloremia; hipercalcemia; hiperglicemia; hipercolesterolemia (LDL); hiperuricemia; hipomagnesemia; e hipertrigliceridemia. Outros efeitos, como impotência, sintomas digestórios, hipotensão ortostática, podem ser observados.

Levando-se em conta custo, efetividade, segurança e redução de eventos e as complicações da HA, os diuréticos tiazídicos e seus similares podem ser considerados 1ª ou 2ª escolha, visto que potencializam todos os demais medicamentos. São preferenciais em obesos, pretos e idosos em baixas dosagens.

> **ATENÇÃO!**
>
> O efeito natriurético dos tiazídicos é muito reduzido quando o RFG se reduz abaixo de 30 a 50 mL/min/1,73 m^2, ocasião em que deve ser substituído por diurético de alça.

A melhor evidência científica disponível para que a clortalidona e, consequentemente, os tiazídicos possam ser utilizados como anti-hipertensivos de 1ª escolha foi a publicação do estudo denominado ALLHAT The Antihypertensive and Lipid-Lowering Treatment to Prevent Heart Attack Trial.[3] Metanálises subsequentes demonstraram que os diuréticos são superiores a todos os outros medicamentos nos desfechos cardiovasculares primordiais.

2 | Diuréticos de alça: agem inibindo o transporte de sódio pelo cotransportador Na^+, K^+, 2 Cl^- localizado na membrana apical do túbulo renal no ramo ascendente espesso da alça de Henle. Devem ser utilizados em situações em que a HA se associa a estados edematosos com retenção hidrossalina, como doença renal crônica (RFG < 30 a 50 mL/min/1,73 m^2), ICC, síndromes nefrótica e nefrítica, em associação com vasodilatadores e na HA resistente.

3 | Diuréticos poupadores de potássio: suaves e pouco potentes, são habitualmente utilizados em associação a outros diuréticos. Agem no final do TCD e no ducto coletor inibindo os canais de Na^+ epiteliais (amilorida e triantereno) ou antagonizando a aldosterona. Seu uso se limita ao tratamento da HA associada à hipocalemia, na HA resistente e em indivíduos obesos. Podem determinar hiperpotassemia em pacientes com déficit de função renal (RFG < 60 mL/min/1,73 m^2) e/ou em uso de bloqueadores do sistema reticular ativado ascendente (SRAA). Apresentam efeitos antiandrogênicos que limitam sua utilização especialmente em pacientes do sexo masculino. Os antagonistas dos receptores mineralocorticosteroides não seletivos (espironolactona) e específicos (eplerenone) são eficazes no tratamento do hiperaldosteronismo primário e secundário e também são utilizados na prática clínica para prevenção de fibrose cardíaca pós-infarto do miocárdio e na presença de proteinúria. O eplerenone não está disponível no Brasil.

Os diuréticos utilizados no tratamento da HA disponíveis no Brasil são apresentados na Tabela 18.10.

TABELA 18.10 ■ Diuréticos disponíveis no Brasil

MEDICAMENTO	DOSE MÍNIMA (mg/dia)	DOSE MÁXIMA (mg/dia)	NÚMERO DE TOMADAS (dia)
Tiazídicos e similares			
Hidroclorotiazida	12,5	25	1
Clortalidona	12,5	25	1
Indapamida	2,5	5	1
Indapamida SR	1,5	3	1
Diuréticos de alça			
Furosemida	20	*	1-2
Bumetamida	0,5	*	1-2
Piretanida	6	12	1
Poupadores de potássio			
Espironolactona	25	100	1-2
Amilorida (em associação)	2,5	10	1
Triantereno (em associação)	50	100	1

*Doses variáveis conforme indicação clínica.
SR: liberação lenta, do inglês *slow release*.

Inibidores adrenérgicos ou simpatolíticos

1 | β-bloqueadores ou bloqueadores β-adrenérgicos

Os β-bloqueadores apresentam vários mecanismos de ação – são simpatolíticos de ação periférica, pois inibem os receptores β pré-sinápticos, promovem a readaptação dos barorreceptores e agem no SNC –, sendo considerados igualmente simpatolíticos de ação central. Atuam ainda no aparelho justaglomerular, reduzindo à metade a liberação de renina, são inotrópicos e cronotrópicos negativos e alteram sistemas vasodilatadores, como prostaglandinas e cininas.

Seus principais efeitos colaterais são:
- cardiovasculares: bradicardia, bloqueio atrioventricular, parestesias, insuficiência arterial, fenômeno de Raynaud, hipotensão postural e "efeito rebote" quando suspensos abruptamente;
- SNC: tonturas, insônia, depressão, sonhos vívidos, alucinações, labilidade emocional;
- tubo digestório: náuseas, vômitos, peso epigástrico, diarreia, constipação e colite isquêmica;
- respiratório: broncoespasmo;
- gerais e metabólicos: fraqueza, fadiga, impotência, aumento de TGs e diminuição de HDL, intolerância à glicose.

Estão indicados na HA hiperadrenérgica em jovens e em situações de estresse e ansiedade, na coronariopatia isquêmica, nas arritmias (taquicardia e fibrilação atrial) e no pós-infarto do miocárdio. Também são úteis em pacientes portadores de enxaqueca, tremor essencial, hipertensão porta e prolapso de válvula mitral. Metanálises demonstraram que um betabloqueador (atenolol) não reduz desfechos primordiais em pacientes idosos (> 60 anos), devendo ser evitado nessa população, assim como em choque cardiogênico. Os betabloqueadores estão contraindicados em asma brônquica e doença pulmonar com broncoespasmo, bloqueio atrioventricular > 1° grau, doença arterial obstrutiva de extremidades, bradicardia com frequência cardíaca (FC) < 50 bpm, diabetes melito (DM) descompensado e fenômeno de Raynaud. Os betabloqueadores disponíveis no Brasil estão na Tabela 18.11.

TABELA 18.11 ■ Betabloqueadores disponíveis no Brasil

MEDICAMENTO	DOSE MÍNIMA (mg/dia)	DOSE MÁXIMA (mg/dia)	NÚMERO DE TOMADAS (dia)
Betabloqueadores			
Propranolol	40/80	160/240	2-3/1-2
Nadolol	40	120	1
Pindolol	10	40	1-2
Atenolol	25	100	1-2
Bisoprolol	2,5	10	1-2
Acebutolol	400	1200	1-2
Metoprolol	50	200	1-2

2 | α-bloqueadores ou bloqueadores α₁-adrenérgicos

Pouco eficazes, seu uso está praticamente abandonado pelos efeitos colaterais que acarretam, como o da 1ª passagem, taquifilaxia e hipotensão postural. Atualmente, têm sido prescritos para pacientes portadores de hipertrofia prostática e nefrolitíase: mesilato de doxazosina, cloridrato de prazosina e cloridrato de terazosina.

3 | Alfa e betabloqueadores

O único disponível no Brasil é o carvedilol, um agente betabloqueador não seletivo, com bloqueio periférico de receptores α-1 adrenérgicos pós-sinápticos. Além de anti-hipertensivo e antianginoso, o carvedilol promove aumento da fração de ejeção e melhora dos sintomas em pacientes com insuficiência cardíaca (IC) de etiologia isquêmica e não isquêmica. Recomendam-se doses mínima e máxima de 12,5 mg a 50 mg, em 1 ou 2 tomadas ao dia.

4 | Betabloqueadores com atividade vasodilatadora dependente do óxido nítrico

O único representante dessa classe é o nebivolol, que, além da ação betabloqueadora, possui atividade vasodilatadora via liberação de óxido nítrico (NO), o que estabelece um perfil hemodinâmico particularmente favorável em indivíduos hipertensos com disfunção ventricular esquerda e IC. Sua dose mínima diária é de 1,25 mg, e a máxima, de 10 mg, em uma tomada diária.

5 | Simpatolíticos de ação central

Os simpatolíticos de ação central reduzem a atividade simpática e a frequência cardíaca porque agem como agonistas α₂ no SNC, estimulando os receptores do núcleo do trato solitário, que, por sua vez, fazem sinapses inibitórias com o centro vasomotor ou são agonistas dos receptores imidazolínicos. São úteis em associação com outros anti-hipertensivos nos hipertensos resistentes. A α-metildopa é o medicamento de escolha no tratamento da hipertensão na gravidez, quando pode ser administrada em monoterapia. A clonidina por VO pode ser usada no tratamento das urgências e emergências hipertensivas, em doses de 0,100 a 0,200 mg/dose, até o máximo de 0,600 mg. São inúmeros os efeitos colaterais possíveis, que dependem da dose e de sua ação central. Discute-se o uso da clonidina como a 4ª medicação no tratamento da HA resistente, apesar de que a maioria das diretrizes existentes preconizem a espironolactona para esta condição, ao lado do tripé composto por um bloqueador do SRAA, um BCCa e um diurético apropriado.

Os simpatolíticos de ação central disponíveis no Brasil estão na Tabela 18.12.

TABELA 18.12 ■ Simpatolíticos de ação central disponíveis no Brasil

MEDICAMENTO	DOSE MÍNIMA (mg/dia)	DOSE MÁXIMA (mg/dia)	NÚMERO DE TOMADAS (dia)
Agonistas dos receptores α₂-centrais			
α-metildopa	500	1.500	2-3
Clonidina	0,200	0,600	2-3
Acetato de guanabenzo	4,0	12	2-3
Agonistas dos receptores imidazolínicos			
Moxonidina	0,2	0,6	1
Rilmenidina	1	2	1

Bloqueadores dos canais lentos de cálcio

Como o próprio nome sugere, esses bloqueadores inibem os canais lentos de cálcio da musculatura lisa vascular, promovendo vasodilatação e diminuição da resistência periférica. Constituem uma classe de medicamentos heterogêneos e são genericamente classificados em derivados di-hidropiridínicos ou classe II e não di-hidropiridínicos (classes I e III), que diferem entre si pela estrutura molecular e pelas características farmacológicas, como potência vasodilatadora e efeitos cardíacos.

- **Classe I – difenilalquilaminas:** verapamil.
- **Classe II – di-hidropiridinas:** nifedipina (oros e retard), nitrendipina, amlodipina, felodipina, nicardipina, isradipina, lacidipina, nisoldipina, lercanidipina e manidipina.
- **Classe III – benzotiazepinas:** diltiazem.

Estão indicados no tratamento da HA primária em idosos, em obesos, em intolerantes à glicose ou diabéticos, em anginosos e dislipêmicos. Podem ser administrados em pacientes renais com doenças glomerulares, DRC e mesmo em transplantados. Em hipertensos resistentes, é sempre uma das classes de associação de medicamentos. Auxiliam na doença vascular de extremidades devido à vasodilatação e, por esse mesmo motivo, são de valia no tratamento do fenômeno de Raynaud. Não estão contraindicados em ICC, asma, gota, depressão e doença pulmonar obstrutiva crônica (DPOC). Verapamil e diltiazem são antiarrítmicos.

Na Tabela 18.13, estão reunidos os BCCa disponíveis no Brasil.

Inibidores da enzima conversora da angiotensina

Ao inibirem a ECA, também conhecida como cininase II, bloqueiam a transformação da angiotensina I (AI) em angiotensina II (AII) e a vasoconstrição promovida por esta; contudo, também aumentam as concentrações plasmáticas e teciduais do peptídeo vasodilatador bradicinina (BK). A BK é potencializadora dos efeitos hipotensor, anti-hipertrófico e anti-isquêmi-

TABELA 18.13 ■ Antagonistas de cálcio disponíveis no Brasil

MEDICAMENTO	DOSE MÍNIMA (mg/dia)	DOSE MÁXIMA (mg/dia)	NÚMERO DE TOMADAS (dia)
Não di-hidropiridínicos			
Verapamil *retard*	120	480	1-2
Diltiazem AP, SR, CD	180	480	1-2
Di-hidropiridínicos			
Nifedipino *retard*	20	60	2
Nifedipino *oros*	30	60	1
Nifedipino GITS	30	90	1
Felodipino	5	20	1-2
Isradipino	2,5	20	2
Nisoldipino	5	40	1-2
Nitrendipino	10	40	2-3
Anlodipino	2,5	10	1
Lercarnidipino	10	20	1
Lacidipino	2	6	1
Manidipino	10	20	1

AP: ação prolongada; SR: liberação lenta; CD: ação 24 horas, do inglês *24 h sustained-action capsule*.

co, bem como da inibição do remodelamento cardíaco, produzidos pelos IECA. Secundariamente ao uso de IECA, há inibição da aldosterona, resultando em maior natriurese e retenção de potássio nas partes distais dos túbulos renais.

São medicamentos importantes para: cardioproteção (IC, IAM e hipertrofia ventricular esquerda [HVE]); nefroproteção, especialmente nas doenças glomerulares proteinúricas; e prevenção de AVC. Os efeitos benéficos possivelmente são de classe, e, à exceção do fosinopril, todos promovem excreção renal, merecendo ajustes de doses em doença renal crônica. O monitoramento dos níveis séricos de potássio e de creatinina é recomendado quando o paciente apresenta déficit de função renal. São seguros e eficazes na HA do diabetes, obesidade, síndrome metabólica e no tratamento das urgências/emergências hipertensivas por VO (captopril) ou via IV (enalapril).

Estão contraindicados na gravidez e em estenose bilateral de artérias renais ou na estenose unilateral em rim único. Sempre que possível, devem ser evitados em mulheres na idade fértil, sem estarem em uso de método anticoncepcional seguro. A tosse seca do tipo irritativa é seu principal efeito indesejável, sendo revertida com sua suspensão. Alteração do paladar, angioedema e reações de hipersensibilidade são raros. Hiperpotassemia pode ser observada em pacientes com redução importante da filtração glomerular, principalmente se estiverem em uso de outros medicamentos que interfiram nos níveis de potássio: espironolactona, betabloqueadores, bloqueadores dos receptores AT1 da AII e inibidores diretos de renina.

Na Tabela 18.14, são apresentados os IECA disponíveis no Brasil.

TABELA 18.14 ■ IECA disponíveis no Brasil

MEDICAMENTO	DOSE MÍNIMA (mg/dia)	DOSE MÁXIMA (mg/dia)	NÚMERO DE TOMADAS (dia)
IECA			
Captopril	25	150	2-3
Enalapril	5	40	1-2
Delapril	15	60	1-2
Benazepril	5	20	1
Quinapril	10	20	1
Cilazapril	2,5	5	1
Ramipril	2,5	10	1
Lisinopril	5	20	1
Fosinopril	10	20	1
Perindopril	4	8	1
Trandolapril	2	4	1

Bloqueadores dos receptores AT1 da angiotensina II

São inibidores potentes e seletivos da ligação da AII aos seus receptores AT_1 e, consequentemente, bloqueiam todos os efeitos do sistema renina-angiotensina-aldosterona (SRAA), com destaque para a contração da musculatura lisa vascular. A vasodilatação também ocorre por inibição de liberação de vasopressina e de catecolaminas e pela diminuição da secreção de aldosterona, entre outros.

Estão disponíveis no Brasil vários fármacos dessa classe, e os efeitos parecem ser igualmente de classe, à semelhança dos IECA (Tabela 18.15).

TABELA 18.15 ■ Bloqueadores dos receptores AT1 da angiotensina II disponíveis no Brasil

MEDICAMENTO	DOSE MÍNIMA (mg/dia)	DOSE MÁXIMA (mg/dia)	NÚMERO DE TOMADAS (dia)
BRA			
Losartana	25	100	1-2
Valsartana	80	320	1
Candesartana	8	32	1
Telmisartana	40	160	1
Olmesartana	20	40	1
Irbersartana	150	300	1
Eprosartana	400	800	1

Há estudos que mostram a superioridade dos bloqueadores dos receptores da angiotensina (BRA) em relação aos fármacos "convencionais", mas isso não ocorreu em relação aos IECA. A literatura é bastante convincente nas comprovações de indicações de BRA em ICC, IAM, HVE, AVC e em diabéticos com micro ou macroalbuminúria. Seus efeitos colaterais e contraindicações são semelhantes aos dos IECA.

Inibidores diretos de renina

Trata-se de um único representante da classe – o **alisquireno** –, um medicamento que se liga com alta afinidade ao sítio catalítico da renina, impedindo que o angiotensinogênio seja clivado em angiotensina I, reduzindo, assim, a formação de angiotensina II, responsável pela maioria dos efeitos da ativação do SRAA. A redução da AII, por sua vez, provoca inibição do *feedback* negativo da liberação de renina, com aumento na concentração plasmática de renina, mas não em sua atividade. Outra diferença é o fato de potencialmente diminuir o número de receptores na superfície celular dos órgãos-alvo da hipertensão (*down regulation*), diminuindo, assim, a sinalização para hipertrofia e/ou fibrose. É eficaz por via oral em monoterapia, apresenta relação vale-pico de 98% na dose de 300 mg e meia-vida prolongada, o que possibilita dose única diária. Provoca redução adicional da PA quando em associação com diuréticos tiazídicos. A segurança e a tolerabilidade do medicamento foram avaliadas de forma positiva. Não deve ser utilizado em associação a outros bloqueadores do SRAA.

Vasodilatadores de ação direta

São medicamentos restritos ao tratamento da HA resistente, em associação, como 4ª ou 5ª escolha. O mecanismo de ação desses fármacos está relacionado a uma vasodilatação direta da musculatura lisa da parede vascular, o que determina hiperatividade simpática e do SRAA, com consequentes taquicardia reflexa e retenção hidrossalina. Sua melhor eficácia e segurança estão em sua associação a um diurético de alça e um betabloqueador. Os vasodilatadores podem desencadear efeitos indesejáveis devidos justamente à sua potente ação vascular (cefaleia, náuseas, rubor, taquicardia e retenção de volume). Além disso, estão contraindicados em casos de dissecção aguda de aorta, isquemia miocárdica, HVE e hemorragia cerebral.

1 | Hidralazina: possui efeito vasodilatador predominantemente arteriolar. É considerada de escolha no controle da doença hipertensiva específica da gravidez (pré-eclâmpsia e eclâmpsia), por VO ou IV, sendo esta última, continuamente ou em bólus. Nessa condição de exceção, pode ser utilizada em monoterapia. O efeito colateral mais grave e específico desse medicamento é a possibilidade de alterações imunológicas, como síndrome lúpus-*like*, anemia hemolítica, vasculite, doença do soro e glomerulonefrite rapidamente progressiva. Em todos esses casos, deve ser descontinuada imediatamente. A dose mínima é de 50 mg, e a máxima, de 200 mg ao dia, divididas em 2 a 3 tomadas.

2 | Minoxidil: potente vasodilatador arterial por VO. Utilizado em pacientes portadores de hipertensão resistente, mesmo naqueles portadores de doença renal crônica. Deve ser associado a diurético de alça e betabloqueador. Efeito colateral específico do minoxidil é a hipertricose, limitando seu uso no sexo feminino. *Rashes*, síndrome de Stevens-Johnson, intolerância à glicose, formação de fatores antinucleares e trombocitopenia também podem ocorrer eventualmente. A dose mínima é de 2,5 mg, e a máxima, de 80 mg diárias, divididas em 2 a 3 tomadas.

3 | Diazóxido: anti-hipertensivo potente, de uso IV, em bólus ou continuamente, em adultos e crianças com urgência ou emergência hipertensiva (será discutido no capítulo pertinente).

4 | Nitroprussiato de sódio: único vasodilatador intravenoso exclusivo, com ações arteriolar e venular, diminuindo a pré e a pós-carga. É o principal aliado no tratamento do edema agudo hipertensivo e em outras formas de urgência e emergência hipertensivas. Assim como o diazóxido, será abordado no capítulo sobre emergências hipertensivas. Recomenda-se fortemente que, assim que possível, sejam associados a ele medicamentos anti-hipertensivos por VO, facilitando sua rápida suspensão.

REVISÃO

- Todo paciente deve ter confirmado o diagnóstico de HA por medidas superiores aos valores considerados normais de forma sustentada.
- A medida da PA requer conhecimento da técnica correta e dos fatores que podem levar a medidas super ou subestimadas. Embora cerca de 90% dos indivíduos tenham hipertensão primária, sempre se devem afastar possíveis causas secundárias em pacientes suspeitos ou encaminhá-los para um centro de referência com essa finalidade.
- É preciso solicitar sempre na 1ª consulta e pelo menos anualmente a rotina laboratorial mínima para HA.
- Estratificar o risco é imperioso, levando-se em conta os valores da PA, detecção dos fatores de risco, presença de doença cardiovascular e/ou renal, diabetes, LOA ou lesões subclínicas. É preciso controlar os fatores de risco evitáveis e prescrever mudanças no estilo de vida para todos os pacientes hipertensos, pois se beneficiarão disso.
- Deve-se estabelecer meta pressórica e persegui-la, sem inércia.
- É importante trabalhar em equipe multiprofissional e interdisciplinar para melhor adesão ao tratamento. Deve-se escolher o melhor medicamento ou associação de medicamentos, levando em conta o perfil do paciente e ajustando-os até o controle pressórico estabelecido.
- A HA geralmente é assintomática, não tem cura, mas tem controle, podendo-se evitar ou postergar suas complicações.

■ REFERÊNCIAS

1. Sociedade Brasileira de Cardiologia; Sociedade Brasileira de Hipertensão; Sociedade Brasileira de Nefrologia. VI Diretrizes Brasileiras de Hipertensão. Arq Bras Cardiol. 2010;95(1 Suppl):1-51.
2. SPRINT Research Group, Wright JT Jr, Williamson JD, Whelton PK, Snyder JK, Sink KM, et al. A randomized trial of intensive versus standard blood-pressure control. N Engl J Med. 2015;373(22):2103-16.
3. ALLHAT Officers and Coordinators for the ALLHAT Collaborative Research Group. The Antihypertensive and Lipid-Lowering Treatment to Prevent Heart Attack Trial. Major outcomes in high-risk hypertensive patients randomized to angiotensin-converting enzyme inhibitor or calcium channel blocker vs diuretic: The Antihypertensive and Lipid-Lowering Treatment to Prevent Heart Attack Trial (ALLHAT). JAMA. 2002;288(23):2981-97.

■ LEITURAS SUGERIDAS

James PA, Oparil S, Carter BL, Cushman WC, Dennison-Himmelfarb C, Handler J, et al. 2014 evidence-based guideline for the management of high blood pressure in adults: report from the panel members appointed to the Eighth Joint National Committee (JNC 8). JAMA. 2014;311(5):507-20.

Krause T, Lovibond K, Caufield M, McCormack T, Williams B. Management of hypertension: summary of NICE guidance. BMJ. 2011;343:d4891.

Mancia G, Fagard R, Narkiewicz K, Redón J, Zanchetti A, Böhm M, et al. 2013 ESH/ESC Guidelines for the management of arterial hypertension: The Task Force for the management of arterial hypertension of the European Society of Hypertension (ESH) and of the European Society of Cardiology (ESC). J Hypertens. 2013;31(7):1281-357.

18.3 NO IDOSO

- ROBERTO DISCHINGER MIRANDA
- JULLYANA CHRYSTINA FERREIRA TOLEDO
- JOSÉ ANTONIO GORDILLO DE SOUZA

A **hipertensão arterial sistêmica (HAS)** é uma das principais doenças crônicas dos idosos. Sua prevalência aumenta progressivamente com a idade (Figura 18.5).[1] Estudo epidemiológico com idosos residentes na cidade de São Paulo encontrou prevalência de HAS de 62%, sendo que mais de 60% destes eram portadores de hipertensão sistólica isolada (HSI). Apenas 16% destes idosos hipertensos estavam com a pressão controlada.[2]

Na população idosa, a HAS também é o principal fator de risco cardiovascular e está associada à DAC, à doença cerebrovascular (DCeV), a síndromes demenciais, à IC, à doença renal terminal, à doença arterial periférica, à HVE, à disfunção diastólica, além de distúrbios oftalmológicos, como retinopatia hipertensiva, oclusão da artéria central da retina e degeneração macular. Tais condições estão intimamente relacionadas à qualidade de vida do idoso.

■ FISIOPATOLOGIA

Com o envelhecimento, os grandes vasos se tornam mais rígidos, menos complacentes ao volume ejetado pelo ventrículo na sístole, e, por isso, a onda de pulso torna-se mais rápida. Essa alteração da velocidade, assim como a soma das duas ondas (de pulso e reflexa) geram um aumento da PAS e uma diminuição da PAD.

O aumento da diferença entre a PAS e PAD (pressão de pulso) se torna mais evidente com a idade. Esse aumento da pressão de pulso comprovadamente eleva o risco cardiovascular em idosos.

Nessa faixa etária, é mais evidente o diagnóstico de HSI, que ocorre devido ao aumento da PAS durante toda a vida, ao passo que a PAD se estabiliza ou mesmo diminui a partir dos 55-60 anos.

■ QUADRO CLÍNICO

A HAS é uma doença eminentemente assintomática. Sintomas inespecíficos, tais como cefaleia, alterações visuais e tontura, podem ocorrer, sem porém colaborar muito para o diagnóstico correto. Pelo fato de ser uma doença muito prevalente e assintomática, as medidas de rastreio populacional da doença são importantes para o diagnóstico precoce e o início de tratamento, evitando suas complicações.

Outra forma de apresentação clínica é o aparecimento de complicações ou lesões de órgãos-alvo, o que geralmente ocorre após um longo tempo de evolução da doença. O diagnóstico realizado na vigência de uma síndrome coronariana ou de um AVC é importante, porém revela a falha do diagnóstico precoce e na prevenção das complicações relacionadas com a doença.

■ DIAGNÓSTICO

O diagnostico de HAS deve ser confirmado com pelo menos três medidas de PA realizadas em ao menos 2 visitas diferentes a profissionais de saúde, médicos ou membros da equipe treinados.

AFERIÇÃO DA PRESSÃO ARTERIAL

A técnica para aferição da pressão arterial (PA) deve ser seguida para todos os pacientes: paciente sentado em repouso por pelo menos 5 minutos,

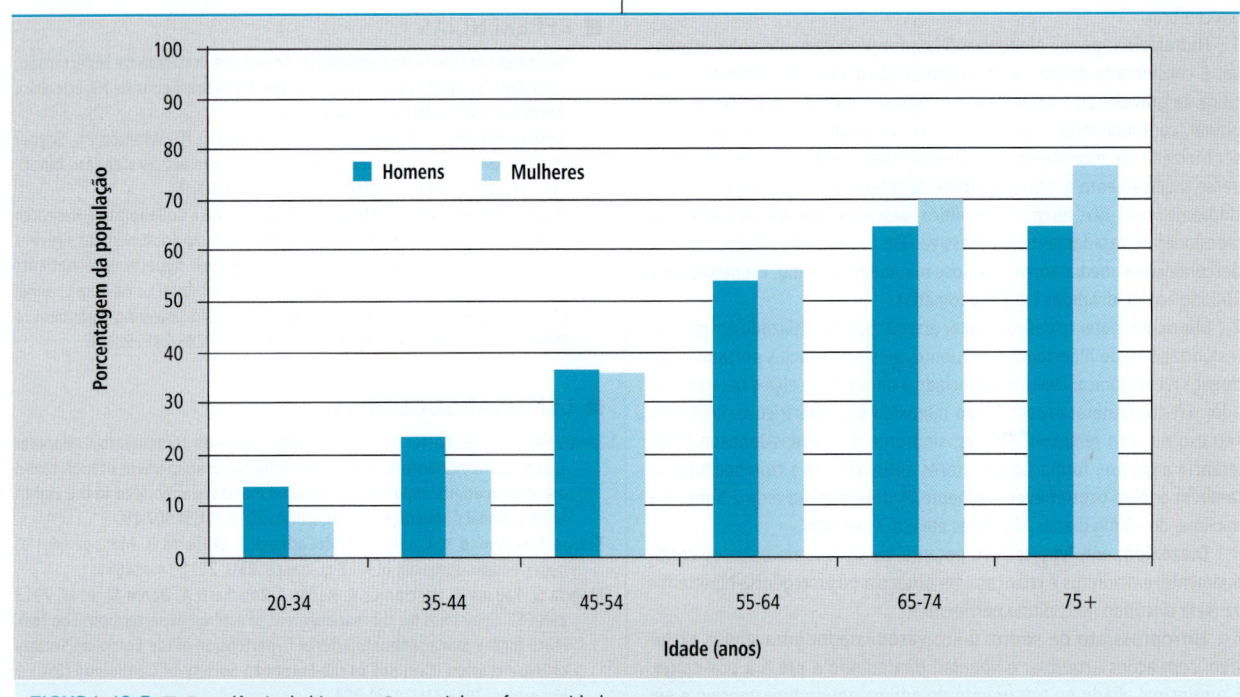

FIGURA 18.5 ■ Prevalência da hipertensão arterial, conforme a idade e o sexo.

Fonte: Adaptada de Aronow e colaboradores.[1]

DIAGNÓSTICO E TRATAMENTO

com o dorso apoiado, com os pés no chão, braço apoiado e relaxado, manguito de tamanho adequado e no nível do coração. Inicialmente medir nos dois braços e, caso haja diferença > 10 mm Hg entre eles, passar a utilizar o braço de maior valor.

> **ATENÇÃO!**
>
> Em idosos, é importante que a medida seja realizada também na posição ortostática, sendo que o ideal é a pesquisa de hipotensão postural fazendo-se a comparação da PA de deitado para de pé.

Deve-se palpar a artéria radial enquanto se insufla o manguito até 20 a 30 mmHg do desaparecimento do pulso. Caso a artéria permaneça palpável, apesar de não mais pulsátil, considera-se a manobra de Osler positiva, o que sugere rigidez arterial e possibilidade de pseudo-hipertensão. A pseudo-hipertensão, como o nome já diz, é uma medida.

À medida que o manguito é desinsuflado, ausculta-se o primeiro som de Koroktoff que corresponde à pressão sistólica e ao aparecimento do pulso. A fase V corresponde à interrupção do som e à medida da pressão diastólica.

Em alguns indivíduos, especialmente os idosos e hipertensos, o som das fases II e III pode ficar inaudível só reaparecendo nas fases seguintes pela maior deflação do manguito. A esta falha na ausculta e reaparecimento em seguida chamamos de hiato auscultatório.

TABELA 18.16 ■ Classificação da pressão arterial para adultos e idosos

CLASSIFICAÇÃO	PAS (mmHg)		PAD (mmHg)
Ótima	< 120	e	<80
Normal	120-129	ou	80-84
Limítrofe	130-139	ou	85-89
Hipertensão estágio 1	140-159	ou	90-99
Hipertensão estágio 2	160-179	ou	100-109
Hipertensão estágio 3	> 180	ou	> 110
Hipertensão sistólica isolada	> 140	e	< 90

Quando a PAS e PAD situam-se em categorias diferentes, o paciente deve ser classificado pela mais alta.
Fonte: Adaptada de Sociedade Brasileira de Cardiologia e colaboradores[3] e Gravina e colaboradores.[4]

Ao se medir a PA de um indivíduo idoso deve-se atentar para algumas peculiaridades que possuem maior frequência entre os idosos, conforme descrito na Tabela 18.17.

Ainda sobre o diagnóstico, existem recursos complementares, com a mesma aceitação e adesão pelos idosos que pelos adultos jovens. Merecem destaque a MAPA e a MRPA, as quais permitem o diagnóstico de hipertensão do avental branco (prevalência de 30% em idosos), hipertensão mascarada, a avaliação da eficácia terapêutica, avaliação da hipertensão arterial resistente e da suspeita de episódios sintomáticos ou não de hipotensão arterial.

TABELA 18.17 ■ Peculiaridades na medida da PA e diagnóstico da HAS no idoso

PECULIARIDADE	CARACTERÍSTICA	COMO EVITAR ERRO
Pseudo-hipertensão	Medida falsamente elevada devido à rigidez arterial	Manobra de Osler* Medida intra-arterial da PA
Hipertensão do avental branco	Medida elevada em serviços de saúde, mas normal fora deles	Medidas repetidas no consultório Medida domiciliar, MAPA, MRPA
Hipertensão mascarada	Medida normal no serviço de saúde, porém elevada no restante do tempo	Medida domiciliar, MAPA, MRPA
Diferença entre braços	Diferença > 20 mmHg na PAS e > 10 mmHg na PAD entre os braços	Medir PA em ambos os braços na 1ª consulta
Hiato auscultatório	Período silencioso entre a primeira e terceira fases de Korotkoff	Inflar manguito mais 20-30 mmHg após sumir o pulso radial, para garantir que está ouvindo o primeiro som de Korotkoff
HO	Redução ≥ 20 mmHg na PAS e/ou 10 mmHg da PAD	Medir na posição supina e 1, 3 e 5 min após assumir posição ortostática
Variabilidade da PA	Idosos apresentam maior variação da PA	Medir a PA 3 × e considerar a média das duas últimas MAPA, MRPA

HO: hipotensão ortostática.
*Manobra de Osler: é positiva se a artéria radial permanece palpável mesmo após não estar mais pulsátil, porque o manguito está insuflado com pressão superior à PAS.
Fonte: Adaptada de Miranda e colaboradores.[2]

Novos métodos não invasivos que avaliam as alterações arteriais relacionadas à rigidez arterial e à pressão arterial central, que se correlacionam melhor com as lesões de órgãos-alvo, permitem um melhor diagnóstico e avaliação da terapêutica.

INVESTIGAÇÃO CLÍNICO-LABORATORIAL

A avaliação do idoso deve sempre incluir história clínica detalhada e exame físico minucioso. Os exames complementares no idoso hipertenso têm o intuito principal de:

- Identificar e tratar causas reversíveis de hipertensão.
- Avaliar presença de lesão em órgão-alvo.
- Investigar a presença de outros fatores de risco cardiovascular, outras comorbidades e o prognóstico delas.

As lesões de órgão-alvo, como alterações no fundo do olho, insuficiência renal, doença cardiovascular, HVE e aterosclerose periférica, são mais frequentes nos idosos, seja pelo tempo mais longo de HAS ou pela presença de outros fatores de risco.

Entre as causas de HAS secundária nos idosos destacamos a estenose de artéria renal, a apneia obstrutiva do sono, o hiperaldosteronismo primário, os distúrbios tiroideanos, o uso de medicamentos que causam aumento da pressão arterial (p. ex., anti-inflamatórios não hormonais e glicocorticoides) e o abuso de drogas, como tabaco ou álcool.

Na investigação laboratorial, recomenda-se:
- Urinálise (urina tipo I).
- Microalbuminúria.
- Bioquímica sérica.
- Perfil lipídico.
- Glicemia.
- Eletrocardiograma.
- Ecocardiograma.

Avaliação de comorbidades e síndromes geriátricas: com o intuito de avaliar funcionalidade, qualidade de vida e prognóstico do idoso, deve-se realizar Avaliação Geriátrica Ampla, utilizando escalas validadas. Entre as comorbidades e os respectivos testes, destacam-se:
- depressão (GDS – *Geriatric Depression Scale*);
- déficit cognitivo (*Mini-Exame do Estado Mental, Teste do Relógio, Teste de Fluência Verbal*);
- avaliação funcional (*Atividades de Vida Diária* – básicas e instrumentais).

Tais testes são de aplicação relativamente rápida e simples, após treinamento e experiência.

■ TRATAMENTO

São claras as evidências a favor do tratamento da hipertensão no idoso. As últimas diretrizes recomendam, para idosos hipertensos não complicados, como meta de controle pressórico, uma PA ≤140/90 mmHg, desde que bem tolerada, e naqueles acima dos 80 anos de idade, uma PAS abaixo de 150 mmHg. Em pacientes com níveis muito elevados de PAS, valores de até 160 mmHg podem ser tolerados inicialmente.

Após a publicação do estudo SPRINT (Systolic Blood Pressure Intervention Trial)[5], no final de 2015, temos a tendência de ser mais agressivos nas metas a serem atingidas nas PAS com o tratamento da hipertensão, já que este estudo mostrou benefícios robustos do controle mais rígido da pressão (PAS <120 mmHg). Os idosos com mais 75 anos de idade, que eram um subgrupo pré-especificado, apresentaram os mesmos benefícios que os sujeitos abaixo desta idade. Esses benefícios se mantiveram até mesmo nos idosos com baixa velocidade de marcha. Acreditamos, então, que a individualização das metas com uma tendência a metas mais rígidas, desde que bem toleradas, seja o mais adequado, principalmente naqueles com boa capacidade funcional.

Nos idosos portadores de múltiplas comorbidades não cardiovasculares ou frágeis, o tratamento anti-hipertensivo deve ser individualizado.

TRATAMENTO NÃO FARMACOLÓGICO

Todos os pacientes hipertensos devem ser incentivados a realizar de forma correta o tratamento não farmacológico. Idosos portadores de HAS em Estágio 1 podem ser tratados somente com mudanças no estilo de vida. Estas incluem cessação do tabagismo, perda do peso em excesso (meta IMC < 27 kg/m^2), redução do estresse mental, orientações dietéticas e prática de atividade física.

A dieta tem grande importância no controle da HAS, principalmente as que incluem redução da ingestão de sal e álcool, maior consumo de potássio e possivelmente aumento no consumo de alguns micronutrientes como cálcio, assim como a dieta vegetariana.

Merece destaque ainda a dieta DASH, que não exige modificações radicais dos hábitos (orienta a diminuição do consumo de gorduras saturadas e colesterol e o aumento do aporte de proteínas, potássio, cálcio, magnésio e fibras), além de ser um tratamento simples, barato e eficaz para prevenção e tratamento da HAS.

Devemos ter cuidado no tratamento dietético de idosos para não orientar dietas com muitas restrições e estar atentos aos idosos com sarcopenia ou obesidade sarcopênica para não agravar o quadro nutricional destes pacientes.

A prática de atividade física nos idosos deve ser individualizada para as limitações presentes em cada indivíduo. Consideramos que todo idoso deve ser incentivado à prática de atividades físicas, sendo respeitadas suas limitações e suas comorbidades.

ADESÃO À TERAPÊUTICA

Um dos maiores desafios no tratamento da hipertensão consiste na adesão do individuo, o que não é diferente nos de faixa etária mais avançada.

A constante orientação e educação ao hipertenso sobre sua doença, com apoio da equipe multiprofissional e consultas médicas frequentes (a cada 3 ou 4 semanas), principalmente no inicio do tratamento, facilitam o entendimento e comprometimento do idoso.

A escolha do anti-hipertensivo deve ser cuidadosa, com especial atenção para meia-vida do medicamento (priorizar os que necessitem menores tomadas diárias), sua interações e relações com problemas de saúde especialmente presentes no idoso, como cardiopatias, incontinência urinária e hipotensão ortostática.

A terapia combinada com doses baixas de dois ou mais medicamentos, em geral, é mais eficaz e apresenta menos eventos adversos do que a monoterapia em doses altas. A utilização, sempre que possível, de combinação fixa de anti-hipertensivos de tomada única diária é preferível, visando a uma melhor adesão terapêutica.

TRATAMENTO MEDICAMENTOSO

O tratamento da hipertensão no idoso, como demonstrado em diversos ensaios clínicos controlados, reduz não somente a incidência de eventos cardiovasculares, como também de déficit cognitivo e demência.

Na Tabela 18.18, encontram-se dispostas as classes de anti-hipertensivos e quando sua escolha deve ser preferida conforme as diversas comorbidades frequentemente encontradas nos idosos. Atentar para o fato de que os idosos possuem em média 3 a 5 doenças crônicas e somente 6% se considera livre de doenças.

> **ATENÇÃO!**
>
> Preferir sempre a introdução e o ajuste gradual do anti-hipertensivo, com doses baixas inicialmente, sem deixar de visar ao alvo pressórico. Melhor controle e adesão iniciais são notados com retornos ambulatoriais frequentes a cada 2 a 4 semanas.

Algumas orientações baseadas na análise crítica de ensaios clínicos, como ALLHAT, ANBP-2, LIFE, VALUE e ASCOT-BPLA: a) os betabloqueadores não representam opção anti-hipertensiva inicial para idosos, na ausência de indicação formal; b) 2 ou mais fármacos são necessários para controle pressórico adequado da maioria dos idosos; e c) controle pressórico precoce apresenta importante papel na prevenção cardiovascular.

Diuréticos

Os **diuréticos tiazídicos** (hidroclorotiazida, clortalidona) são recomendados como terapia inicial, pois são bem tolerados, de baixo custo e compro-

DIAGNÓSTICO E TRATAMENTO

TABELA 18.18 ■ Perfil de efeito dos anti-hipertensivos em outras doenças comuns no idoso

CLASSE DO FÁRMACO	PREFERIR EM	EVITAR EM
Diuréticos tiazídicos	ICC, osteoporose	Incontinência urinária, prostatismo, gota
Betabloqueadores	ICC, doença coronária (principalmente pós-IAM), taquiarritmias, migrânea, tremor essencial, hipertiroidismo	Bradiarritmias, broncoespasmo, insuficiência arterial periférica grave
Antagonistas dos canais de cálcio	Insuficiência arterial periférica, insuficiência coronariana sintomática, HSI	ICC (exceto anlodipino e felodipino)
IECA e bloqueadores da Ag. II	ICC, IAM ou AVC prévios, doença meningocócica, microalbuminúria, IRC	IRC severa, estenose de artéria renal bilateral
Alfabloqueadores	Prostatismo	Pouco utilizados. Cuidado adicional em hipotensão ortostática

Ag. II: angiotensina II.

vadamente reduzem o risco de eventos cardiovasculares, cerebrovasculares e complicações renais em idosos.

A **indapamida**, um derivado das sulfonamidas, apresenta a vantagem de não interferir no perfil glicêmico e lipídico.

Os diuréticos de alça devem ser a opção nos pacientes com insuficiência renal e *clearance* menor do que 25-30 mL/min.

BLOQUEADORES DOS CANAIS DE CÁLCIO

São seguros e bem tolerados com benefícios comprovados em idosos. Apresentam alguns efeitos adversos que podem intensificar problemas comuns dessa população, como obstipação intestinal, edema de membros inferiores e aumento do volume urinário.

A associação de IECA ou BRA, além do maior efeito anti-hipertensivo, pode reduzir o risco de edema periférico.

No estudo ACCOMPLISH[6], a combinação IECA/BCC demonstrou superioridade a IECA/tiazídico na redução de desfechos cardiovasculares.

INIBIDORES DA ENZIMA CONVERSORA DA ANGIOTENSINA

São eficazes nos idosos, apesar da redução fisiológica da reninemia. Reduzem a mortalidade e a morbidade em coronariopatas pós-IAM, portadores de insuficiência cardíaca e retardam a progressão da nefroesclerose em diabéticos.

Atenção deve ser dada ao risco de hiperpotassemia, especialmente se associado a um diurético poupador de potássio ou em pacientes com IRC. Outros efeitos que podem limitar seu uso em idosos incluem tosse e alteração do paladar.

BETABLOQUEADORES

Apesar de não serem indicados como monoterapia inicial nos idosos hígidos, sabe-se que a prevalência de comorbidades que indicam seu uso aumenta progressivamente com a idade.

No idoso, evitar os betabloqueadores lipossolúveis, como o propranolol, pelos efeitos adversos que envolvem o sistema nervoso central (sonolência, depressão, confusão mental, dsiturbio do sono).

Suas contra-indicações se limitam ao broncoespasmo grave, doença arterial periférica grave ou IC descompensada. Portanto, devem ser usados em todos os idosos portadores de insuficiência coronariana (principalmente após infarto) ou insuficiência cardíaca.

BLOQUEADORES DO RECEPTOR DE ANGIOTENSINA II

As indicações dos antagonistas da angiotensina II, assim como seus cuidados para o uso em idosos, são semelhantes às do IECA. Estudos clínicos, com inclusão de grande número de idosos, demonstraram a segurança e o benefício desta classe em hipertensos. Merece destaque por ser a classe de medicamentos que apresenta o menor risco de efeitos adversos.

OUTRAS CLASSES

Devido ao risco de efeitos colaterais graves, outras classes de anti-hipertensivos têm seu uso limitado em idosos. Dentre eles os simpatolíticos de ação central, por causarem sonolência, déficit de memória, depressão e alucinações, e os de ação periférica, pela grande incidência de hipotensão ortostática.

SITUAÇÕES ESPECIAIS EM IDOSOS

Muito idosos

Indivíduos com mais de 80 anos de idade apresentam redução em eventos cardiovasculares, principalmente AVC, quando o controle pressórico é mantido. O estudo HYVET (*hypertension in the very elderly trial*),[7] principal referência para indivíduos dessa faixa etária foi interrompido quando seus resultados evidenciaram diminuição na incidência de AVC e queda da mortalidade nos tratados com perindopril e indapamida.

Para os muito idosos, a principal recomendação é individualizar o tratamento, levando sempre em conta a presença de lesões de órgãos-alvo, comorbidades não cardiovasculares, condição geral e funcionalidade do paciente, possibilidade de pseudo-hipertensão e de hipertensão do avental branco, risco de hipotensão postural, severidade da HAS, além da autonomia do paciente.

Distúrbio cognitivo e HAS

A relação entre HAS e função cognitiva já foi demonstrada em ensaios clínicos, em que a hipertensão mal controlada na meia-idade está associada à piora da cognição e à demência após os 65 anos.

Estudos publicados até o momento têm evidenciado a importância do controle pressórico na prevenção de distúrbios cognitivos, não só em relação à demência vascular, como também na prevenção da doença de Alzheimer.

O estudo SCOPE (*study on cognition and prognosis in the elderly*),[8] por exemplo, demonstrou menor declínio na função cognitiva no grupo tratado com BRA quando comparado ao grupo tratado com outras classes de anti-hipertensivos.

O estudo *systolic hypertension in Europe* (Syst-Eur)[9] avaliou pacientes com idade de 60 anos ou mais, portadores de hipertensão sistólica isolada. Seus resultados demonstraram que o tratamento com BCC, em associação ou não com enalapril e hidroclorotiazida, *versus* placebo, reduziu significantemente a incidência não somente de AVC e complicações cardiovasculares, como também de demência vascular e da doença de Alzheimer.

O estudo *perindopril protection against recurrent stroke study* (PROGRESS)[10] demonstrou redução de demência secundária a acidentes vasculares cerebrais recorrentes.

Pressão arterial diastólica na HSI

Muitas vezes, para o adequado controle da PAS, os níveis da PAD ficam muito baixos. Valores abaixo de 65 mmHg identificam um grupo de pior prognóstico, devendo ser evitados principalmente nos portadores de doença coronária.

REVISÃO

- A hipertensão arterial é o principal fator de risco cardiovascular em idosos. Sua prevalência aumenta dramaticamente com a idade.
- As alterações da anatomia e fisiologia vascular, assim como hábitos de vida são determinantes importantes.
- A elevação isolada da pressão sistólica e da pressão de pulso é muito comum em idosos, sendo, ambas, fatores de risco cardiovascular independentes.
- O tratamento da hipertensão arterial em idosos comprovadamente reduz a morbidade e a mortalidade cardiovascular.
- Ao se aferir a pressão arterial de um indivíduo idoso, deve-se aplicar a técnica correta e atentar para algumas peculiaridades que possuem maior frequência nesta população (pseudo-hipertensão, hipertensão do avental branco, hiato auscultatório e hipotensão ortostática).
- As lesões de órgãos-alvo, doenças cardiovasculares e comorbidades são mais frequentes em idosos e devem nortear a escolha do anti-hipertensivo.
- As metas pressóricas devem ser <140 × 90 até os 80 anos e < 150 × 90 acima desta idade, podendo-se tentar metas mais baixas nos idosos hígidos, desde que bem toleradas.
- Ainda existe falta de informações científicas sólidas em várias situações especiais em idosos, sendo fundamental a individualização. Entre elas, podemos destacar os idosos frágeis, demenciados ou portadores de múltiplas comorbidades não cardiovasculares.

■ REFERÊNCIAS

1. Aronow WS, Fleg JL, Pepine CJ, Artinian NT, Bakris G, Brown AS,et al. ACCF/AHA 2011 expert consensus document on hypertension in the elderly: a report of the American College of Cardiology Foundation Task Force on Clinical Expert Consensus Documents. Circulation. 2011;123(21):2434-506.
2. Miranda RD, Perrotti TC, Bellinazzi VR, Nóbrega TM, Cendorogoo MS, Toniolo Neto J. Hipertensão arterial no idoso:peculiaridades na fisiopatologia, no diagnóstico e no tratamento. Rev Bras Hipertens. 2002;9(3):293-300.
3. Sociedade Brasileira de Cardiologia; Sociedade Brasileira de Hipertensão; Sociedade Brasileira de Nefrologia. VI diretrizes brasileiras de hipertensão. Arq Bras Cardiol. 2010;95(1 Suppl):1-51.
4. Gravina CF, Rosa RF, Franken RA, Freitas EV, Liberman A, Rich M, et al. Sociedade Brasileira de Cardiologia. II Diretrizes Brasileiras em Cardiogeriatria. Arq Bras Cardiol. 2010;95(3 Suppl 2):1-112.
5. SPRINT Research Group, Wright JT Jr, Williamson JD, Whelton PK, Snyder JK, Sink KM, et al. A randomized trial of intensive versus standard blood-pressure control. N Engl J Med. 2015;373(22):2103-16.
6. Kjeldsen SE, Weber M, Oparil S, Jamerson KA. Combining RAAS and calcium channel blockade: ACCOMPLISH in perspective. Blood Press. 2008;17(5-6):260-9.
7. Beckett NS, Peters R, Fletcher AE, Staessen JA, Liu L, Dumitrascu D, et al. Treatment of hypertension in patients 80 years of age or older. N Engl J Med. 2008;358(18):1887-98.
8. Skoog I, Lithell H, Hansson L, Elmfeldt D, Hofman A, Olofsson B,et al. Effect of baseline cognitive function and antihypertensive treatment on cognitive and cardiovascular outcomes: Study on Cognition and Prognosis in the Elderly (SCOPE). Am J Hypertens. 2005;18(8):1052-9.
9. Staessen JA, Fagard R, Thijs L, Celis H, Arabidze GG, Birkenhäger WH, et al, for the Systolic Hypertension in Europe (Syst-Eur) Trial Investigators. Randomised double-blind comparison of placebo and active treatment for older patiente with isolated systolic hypertension. Lancet. 1997;350(9080):757-64.
10. Tzourio C, Anderson C, Chapman N, Woodward M, Neal B, MacMahon S, et al. Effects of blood pressure lowering with perindopril and indapamide therapy on dementia and cognitive decline in patients with cerbrovascular disease. Arch Intern Med. 2003;163(9):1069-75.

18.4 NA GESTAÇÃO

■ MARCELO COSTA BATISTA
■ CASSIO JOSÉ DE OLIVEIRA RODRIGUES

Alterações profundas da função renal ocorrem na gestação normal. Caracteristicamente ocorre uma elevação do volume plasmático e concomitante aumento de volume de glóbulos vermelhos. O débito cardíaco (DC) aumenta a partir da quinta semana em paralelo à redução da resistência vascular sistêmica e da PA, devido a uma provável perda de responsividade a vasoconstritores. Ocorre aumento da taxa de filtração glomerular e correspondente elevação (60%) do fluxo plasmático renal (FPR). Adicionalmente, observa-se um balanço positivo de sódio, independente do incremento de 30% da carga filtrada em função de um incremento na reabsorção tubular de sal. Paralelamente ocorre ativação do SRAA com a resistência à ação da angiotensina II em parte relacionada a incrementos de hormônios com propriedades natriuréticas, como a progesterona e o peptídeo natriurético atrial, independente desta contrarregulação com incremento na excreção de sódio e água, a retenção hidrossalina prepondera na gestação em graus variáveis. O denominador comum de todos estes ajustes fisiológicos é a expansão volêmica da gestante sem incremento da PA; ao contrário, a PA decresce com o progredir da gestação.

Os distúrbios hipertensivos representam a mais comum complicação da gravidez, afetando 6 a 8% das gestações nos Estados Unidos, e se caracterizam pela segunda maior causa de óbito materno. Predominam em pretas, com idade acima de 45 anos e diabéticas, associando-se a diversas complicações maternas e fetais, com aumento da incidência de hemorragia intracraniana, placenta prévia, retardo de crescimento intra-uterino, prematuridade e morte intra-uterina. Determinam maior risco de HAS e doenças cardiovasculares posteriores.

■ DIAGNÓSTICO

Os distúrbios hipertensivos da gestação são divididos em quatro categorias: hipertensão crônica, hipertensão gestacional, pré-eclâmpsia-eclâmpsia e pré-eclâmpsia (PE) superimposta à hipertensão crônica. As definições de cada um destes grupos estão descritas na Tabela 18.19.

1 | Hipertensão crônica
Definida como PAS > 140 mmHg ou PAD > 90 mmHg que precede a gestação ou está presente antes da 20ª semana ou que persista por mais de 12 semanas após o parto.

DIAGNÓSTICO E TRATAMENTO

TABELA 18.19 ■ Classificação dos distúrbios hipertensivos na gravidez

CLASSIFICAÇÃO	DEFINIÇÃO	FREQUÊNCIA ESTIMADA
Hipertensão crônica	PA ≥ 140/90 mmHg presente antes da gravidez, antes da 20ª semana, ou que persiste além da 42ª semana após o parto	1-5% das gestações
Hipertensão gestacional	HAS que se desenvolve além da 20ª semana com ou sem proteinúria, porém sem outros sinais de pré-eclâmpsia, geralmente se resolve dentro de 42 dias após o parto	6-7% das gestações
Pré-eclâmpsia/ eclâmpsia	HAS iniciada após 20 semanas de gestação com proteinúria 24 h > 300 mg (ou 30 mg/mmol em amostra simples). Eclâmpsia se há convulsões	5-7% das gestações
Pré-eclâmpsia superimposta à HAS crônica	Surgimento de características de pré-eclâmpsia em gestante com HAS crônica após a 20ª semana	20-25% das gestações em HAS crônica

2 | Hipertensão gestacional

Descrita nas gestantes com cifras de PA acima de 140/90 mmHg após a 20ª semana, sem proteinúria ou outra característica de pré-eclâmpsia e cuja PA era sabidamente normal previamente à gestação.

Este diagnóstico é modificado para pré-eclâmpsia (ocorre em 10-25% dos casos) se há desenvolvimento de proteinúria; para hipertensão crônica se a PA persiste elevada 12 semanas após o parto; ou para hipertensão transitória da gravidez se há retorno à normalidade neste mesmo período.

A hipertensão gestacional e a pré-eclâmpsia são consideradas o mesmo espectro de doença. Pacientes com HAS gestacional grave têm risco de complicações compatíveis ao de gestantes com pré-eclâmpsia grave.

3 | Pré-eclâmpsia

Definições: É caracterizada pelo aparecimento de hipertensão (PAS > 140 ou PAD > 90 mmHg) e proteinúria (> 0,3 g/24 horas OU > 0,3 µg/µg de creatinina em amostra isolada) ou disfunção de órgãos-alvo após a 20ª semana de gestação. Mesmo sem ser oficialmente utilizado como critério diagnóstico, valores de ácido úrico maiores do que 4,5 mg/dL podem ser balizadores do diagnóstico de PE, especialmente naquelas pacientes com doença renal pré-existente e hipertensão.

> **ATENÇÃO!**
>
> A PE é considerada grave na vigência de urina com relação proteína/creatinina > 0,5, PA > 160/110 mmHg, evidência de HELLP Síndrome (hemólise, elevação de enzimas hepáticas, plaquetopenia), lesão renal aguda (LRA), disfunção de SNC (a presença de convulsão determina o diagnóstico de eclâmpsia) ou presença de sofrimento fetal concomitante.

a | Epidemiologia: Tem incidência mundialmente concebida de 4,6%, com variações regionais, sendo responsável diretamente por 10 a 15% da mortalidade materna. Portadoras de PE encontram-se expostas a maior ocorrência de placenta prévia, LRA, hemorragia cerebral, ruptura e/ou insuficiência hepática, coagulação intravascular disseminada (CIVD) e, obviamente, progressão para eclâmpsia. Constituem fatores de risco para o seu desenvolvimento: antecedente de PE, nuliparidade (alguns estudos demonstram que o maior intervalo entre gestações é mais importante), história familiar de PE em parentes de primeiro grau. Outras condições associadas a maior predisposição à PE incluem doença renal crônica (DRC), HAS preexistente, obesidade, parto gemelar prévio, diabetes, trombofilia e multiparidade. Sua incidência também é maior em mulheres que residem em maior altitude (relacionada à hipóxia).

b | Fisiopatologia: De ocorrência somente na presença de placenta, a PE pode existir mesmo na ausência do feto (mola hidatiforme, por exemplo) e geralmente tem resolução com a retirada do tecido placentário. É caracterizada por disfunção endotelial vascular sistêmica relacionada à hipoperfusão e isquemia placentária. Apanágio anatomopatológico da doença renal associada à PE é a endoteliose glomerular, em que se evidencia estreitamento destes capilares com aumento nas suas dimensões que, diferentemente das microangiopatias trombóticas, não apresenta trombose endocapilar. Não existem imunocomplexos à imunofluorescência nem hipocomplementemia. Existe relativa preservação dos processos podocitários, a despeito da magnitude da proteinúria, e as células endoteliais destacam-se da membrana basal e encontram-se edemaciadas. Estas alterações glomerulares típicas apresentam resolução dentro de 08 semanas da interrupção da gestação, coincidentes com a resolução da HAS e da proteinúria.

c | Manifestações clínicas: O aparecimento de HAS e proteinúria após a 20ª semana de gestação é, em geral, decorrente de PE, especialmente em nulíparas. Na maioria das vezes aparece após a 34ª semana, incluindo o trabalho de parto. Em 10% dos casos, a HAS e proteinúria se desenvolvem antes desse período, e, em 5%, a PE só é diagnosticada após o parto. A maior parte das pacientes apresenta moderada proteinúria e hipertensão. Podem apresentar HAS grave, cefaleia persistente/severa, alterações visuais, náuseas e vômitos, oligúria, dor torácica e/ou dispneia. Algumas alterações laboratoriais, uma vez presentes, demonstram maior severidade: hemoconcentração, anemia hemolítica microangiopática, trombocitopenia (o tempo de protrombina [TP] e o tempo de tromboplastina parcial ativada [TTPA] são geralmente normais), elevação de escórias nitrogenadas (queda da taxa de filtração glomerular em 30 a 40%) e de enzimas hepáticas e proteinúria severa. Outros achados de relevância são edema (semelhante à glomerulonefrite aguda e da sobrecarga de volume), elevação de ácido úrico que se correlaciona com a magnitude da proteinúria (> que 5,5 mg/dL sugerem fortemente o diagnóstico, e acima de 7,8 mg/dL determina pior prognóstico materno) e anormalidades neurológicas – convulsões determinando eclâmpsia.

d | História natural: HAS e proteinúria regridem em dias a semanas após o parto na maioria das pacientes, porém a resolução completa pode demorar meses. Evidências sugerem que a PE predispõe a maior incidência posterior de doença vascular. A incidência de HAS estimada após 15 anos de PE é 5 vezes maior do que em mulheres sem história de PE. Em 25% das gestantes, especialmente naquelas cuja PE foi de instalação precoce, a severidade da HAS e proteinúria determinam lesões renais estabelecidas que classificam a PE como grave. Ações consideradas preventivas que demandam estudos mais detalhados: AAS (redução na incidência em pacientes de risco – especialmente DRC e HAS) e suplementos de cálcio, que podem reduzir sua incidência especialmente naquelas pacientes com baixa ingesta. A administração de vitamina C e E não reduz a incidência de PE.

4 | Pre-eclâmpsia superimposta a HAS preexistente

É caracterizada pelo aparecimento de proteinúria ou disfunção de órgãos-alvo após a 20ª semana em gestante reconhecidamente hipertensa pré-concepção. Para aquelas hipertensas que já apresentavam proteinúria antes da gestação, sinais de refratariedade da hipertensão na metade da gestação e/ou desenvolvimento de sinais/sintomas que configurem severidade da PE são critérios diagnósticos utilizados.

■ TRATAMENTO

A decisão de tratar a HAS deverá considerar potenciais riscos e benefícios para a mãe e o feto. De forma geral, mulheres com hipertensão crônica tendem a tolerar mais facilmente níveis mais elevados de PA.

> **ATENÇÃO!**
>
> De acordo com o American College of Obstetricians and Gynecologists (ACOG) Task Force on Hypertension in Pregnancy,[1] gestantes com níveis de PAS ≥ 160 mmHg e/ou PAD ≥ 105 mmHg devem receber anti-hipertensivos, e o objetivo é atingir valores de PA entre 120/80 mmHg e 160/105 mmHg. Em mulheres com hipertensão estágios 1 e 2, não há evidências que permitam estabelecer que haja benefícios no tratamento. Nestes casos, o tratamento não é capaz nem de melhorar resultados neonatais nem prevenir PE.

MEDIDAS GERAIS

O repouso não é necessário na maioria das gestantes hipertensas desde que as cifras de PA não configurem urgência/emergência hipertensiva, principalmente na HAS crônica. Uma vez que pode melhorar o fluxo útero-placentário, pode ser particularmente útil no caso de pré-eclâmpsia. A restrição de sal deve ser estimulada, independentemente do tipo de hipertensão associada à gestação.

TERAPIA MEDICAMENTOSA

De forma geral, todas as medicações hipotensoras atravessam a placenta. A Metildopa tem sido utilizada há anos em gestações, com segurança demonstrada. Em monoterapia, é um anti-hipertensivo fraco, podendo se mostrar incapaz de obter adequação. Betabloqueadores com ação alfa e beta-adrenérgica (pindolol e metoprolol) preservam a circulação uteroplacentária e são efetivos e seguros. Betabloqueadores não seletivos (propranolol) ou sem bloqueio alfa (atenolol) devem ser evitados. Bloqueadores dos canais de cálcio di-hidropiridínicos (nifedipina e anlodipina) também têm sido utilizados de forma segura. Medicações de ação lenta são preferíveis, evitando reduções súbitas e intensas na PA. A hidralazina é uma medicação amplamente utilizada na hipertensão associada à gestação, com a vantagem de ser disponível por via oral e endovenosa, embora com as desvantagens de se associar a possíveis efeitos colaterais, como retenção hídrica e taquicardia, que limitam seu uso. O uso de diuréticos tiazídicos é controverso, em virtude da perda hídrica que pode ocorrer na fase inicial de sua utilização. Em hipertensas sob uso crônico anterior à gestação, não parece haver riscos importantes.

É importante ressaltar que IECA, bloqueadores do receptor de angiotensina II e inibidores diretos da renina são contraindicados em todas as fases da gravidez, uma vez que sua utilização está associada a maior risco de malformações cardíacas e renais. Em caso de uso prévio, devem ser imediatamente suspensos logo que diagnosticada a gestação. Nitroprussiato de sódio também deve ser evitado, pelo risco de intoxicação por cianeto, embora em raras situações possa representar a única medida efetiva para o controle de emergências hipertensivas.

PRÉ-ECLÂMPSIA

A remoção da placenta configura tratamento definitivo da PE, portanto ponderação quando da interrupção da gestação deve ser pauta constante.

De maneira geral, a redução da PA não afeta o curso da PE, e a terapia farmacológica deve ser reservada para casos em que há PAS > 159 mmHg ou PAD > 95-100 mmHg. Em gestantes com PA > 170/110 mmHg, especialmente na presença de sintomas, o tratamento visa a evitar complicações cardiovasculares maternas. Neste caso, recomenda-se internação em terapia intensiva e hidralazina ou labetalol EV.

A redução abrupta da PA pode determinar baixo fluxo placentário com sofrimento fetal. A PA média deve ser reduzida em no máximo 25% nas primeiras duas horas, visando a obter uma PAS entre 130 e 150 mmHg e PAD entre 80 e 100 mmHg. Medicações orais devem ser mantidas posteriormente, com o objetivo de manter a PA < 140/90 mmHg.

A decisão em relação ao parto deve pesar os riscos associados à piora do quadro de PE em relação aos associados à prematuridade. No caso de PE leve, deve ocorrer em torno da 40ª semana. Pacientes com PE grave devem ser internadas, receber sulfato de magnésio para prevenir convulsões (ou seja, prevenir eclâmpsia), tratamento anti-hipertensivo e indução do parto. No caso de fetos com mais de 34 semanas ou maturidade pulmonar documentada o parto deve ser imediato. No caso de gestações com 24 a 34 semanas, não há um consenso em relação à conduta obstétrica, que deve ser individualizada de acordo com os riscos e benefícios relacionados a condutas expectantes ou intervencionistas. Eclâmpsia indica interrupção imediata da gestação

HIPERTENSÃO CRÔNICA

A HAS, com ou sem tratamento medicamentoso, está associada a maior risco de complicações da gravidez e morbidade materna. O risco é maior quanto mais grave for a hipertensão, se há lesões de órgãos-alvo ou pré-eclâmpsia associada. Apesar disto, o tratamento anti-hipertensivo é controverso e os benefícios parecem ser restritos à morbidade materna. Uma avaliação laboratorial básica, composta por urina 1, urocultura, creatinina plasmática, eletrólitos, glicemia e proteinúria 24 horas, está indicada.

Pacientes com HAS estágio 1 só devem receber tratamento medicamentoso se houver evidências de lesões de órgãos-alvo. Naquelas pacientes em vigência de tratamento farmacológico, este deve ser descontinuado ou reduzido se PA < 120/80 mmHg. A presença de complicações associadas à HAS, como dislipidemia, idade avançada, lesões de órgãos-alvo, causa secundária, AVC prévio, DM e abortamento prévio, também caracteriza indicação para tratamento medicamentoso. Recomenda-se tratar pacientes com HAS estágio 2 ou 3 visando a minimizar o risco materno, embora não haja evidências de que este tratamento possa efetivamente reduzir o risco de complicações. O objetivo deve ser manter a PAS entre 140 mmHg e 150 mmHg e a PAD entre 90 mmHg e 100 mmHg, ou abaixo de 140/90 mmHg na presença de lesões de órgãos-alvo.

HIPERTENSÃO GESTACIONAL

O tratamento não difere de maneira importante daquele estabelecido para a hipertensa crônica. Não há indicação do uso de hipotensores na HAS estágio 1. Gestantes com PA > 160/100 mmHg devem receber tratamento anti-hipertensivo para evitar complicações maternas. Nos casos severos, a tendência é recomendar o parto com 34 a 36 semanas se há maturidade fetal.

> **REVISÃO**
>
> - Os distúrbios hipertensivos da gravidez se associam a maior risco de complicações da gestação, dentre elas a prematuridade e o retardo de crescimento intra-uterino.
> - Existem quatro categorias de distúrbios hipertensivos na gravidez: hipertensão crônica, hipertensão gestacional, pré-eclâmpsia e pré-eclâmpsia superimposta à hipertensão crônica.

- O tratamento anti-hipertensivo visa a reduzir o risco de complicações maternas, mas não há evidências de que seja capaz de melhorar resultados neonatais. Deve ser reservado, portanto, para casos em que os níveis de PA se mantenham acima de 160/105 mmHg.
- Metildopa, betabloqueadores com ação alfa e beta-adrenérgica (pindolol, labetalol), hidralazina e bloqueadores dos canais de cálcio (anlodipina) são as medicações preferenciais, ao passo que IECA, BRA, inibidores diretos da renina (IDR) e nitroprussiato de sódio são contraindicados.
- A PE predispõe a um maior risco de hipertensão e doenças cardiovasculares maternas após o parto. Seu tratamento definitivo é o parto.
- Mulheres com PE grave devem ser intensamente monitoradas e receber sulfato de magnésio endovenoso.

■ REFERÊNCIA

1. American College of Obstetricians and Gynecologists; Task Force on Hypertension in Pregnancy. Hypertension in pregnancy. Report of the American College of Obstetricians and Gynecologists` Task Force on Hypertension in Pregnancy. Obstet Gynecol. 2013;122(5):1122-31.

■ LEITURAS SUGERIDAS

Magee LA, Pels A, Helewa M, Rey E, von Dadelszen P. Diagnosis, evaluation, and management of the hypertension disorders of pregnancy: executive summary. J Obstet Gynaecol Can. 2014;36(5):416-41.

Magee LA, Von Dadelszen P, Rey E, Ross S, Asztalos E, Murphy KE, et al. Less-tight versus tight control of hypertension in pregnancy. N Engl J Med. 2015;372(5):407-17.

Sass N, Camano L, Moron AF. Hipertensão arterial e nefropatias na gravidez. Rio de Janeiro: Guanabara Koogan; 2006.

Seely EW, Ecker J. Chronic Hypertension in Pregnancy. N Engl J Med. 2011;365(5): 439-46.

18.5 EMERGÊNCIAS HIPERTENSIVAS

■ FERNANDO ANTONIO DE ALMEIDA
■ ARTUR BELTRAME RIBEIRO

A **hipertensão arterial** é uma das doenças mais prevalentes, comprometendo aproximadamente 30% dos adultos e mais de 60% dos idosos. Estima-se que 1 a 2% dos hipertensos são atendidos em condições de urgência ou emergência hipertensiva. Vários relatos brasileiros sugerem que 20 a 30% dos casos de atendimentos em serviços de urgências/emergências médicas estão relacionados a indivíduos portadores de hipertensão arterial com queixas clínicas sugestivas de complicações agudas da doença. Entretanto, boa parte, se não a maioria, dos pacientes que procura pronto-atendimento com essas características, não é portadora das verdadeiras emergências ou urgências hipertensivas, como será definido a seguir (Quadro 18.4). Contudo, indivíduos com hipertensão grave (PA ≥ 180/110 mmHg) com alguns sintomas associados devem ser considerados como em pseudoemergência (ou pseudocrise) hipertensiva. Há casos em que a elevação pressórica foi desencadeada por algum distúrbio agudo ou condição passageira, como dor, desconforto e ansiedade. Com frequência, são indivíduos com baixa adesão ao tratamento e que abandonaram ou usam a medicação irregularmente. Muitas vezes, esses pacientes são tratados como urgência ou emergência, pois apenas os valores da PA são levados em consideração.

■ DEFINIÇÃO

Entende-se como emergência hipertensiva o aumento abrupto e sintomático da PA (geralmente a valores ≥ 180/110 mmHg) associado a lesões estabelecidas ou em progressão em órgãos-alvo com risco de morte iminente e que, portanto, necessitam de tratamento imediato. Na urgência hipertensiva, apesar de o quadro hipertensivo cursar com lesões em órgãos-alvo, o controle da PA ou das complicações associadas pode ou deve ser realizado em período mais prolongado (até 24 horas). Entretanto, do ponto de vista clínico, essa diferenciação nem sempre pode ser claramente definida. Por isso, o médico deve ser cuidadoso e proceder a avaliações posteriores à inicial para melhor caracterizar o quadro e dar a assistência adequada ao paciente.

■ QUADRO CLÍNICO E DIAGNÓSTICO

O Quadro 18.4 lista as complicações clínicas consensualmente consideradas emergências ou urgências hipertensivas. Embora do ponto de vista fisiopatológico não seja o mais importante, na dependência da gravidade de cada caso, será considerado urgência ou emergência o que determinará a conduta terapêutica. Evidentemente, para reconhecer tais complicações e a gravidade do quadro hipertensivo, são indispensáveis a anamnese e o exame clínico cuidadosos, com ênfase nos sistemas cardiovascular, renal e neurológico, neste incluindo o exame do fundo de olho. Do ponto de vista clínico, conclui-se tratar-se de urgência ou emergência hipertensiva, sugere-se, também, que sejam realizados, como exames complementares obrigatórios, a eletrocardiografia, a radiografia torácica e a determinação da creatinina e do potássio plasmáticos. Como será visto adiante, na dependência das complicações associadas, podem ser necessários outros exames, como a TC de crânio (AVC), de enzimas cardíacas (infarto do miocárdio ou angina) e tomografia de tórax ou ecocardiografia transesofágica (aneurisma dissecante). A urina tipo I e o hemograma poderão ser necessários caso se suspeite de doença renal associada.

ATENÇÃO!

Antes de tratar desnecessariamente um paciente em ambiente de emergência clínica, baseando-se apenas nos níveis pressóricos, é preciso fazer a anamnese e o exame físico completos para se comprovar se realmente se trata de uma verdadeira urgência ou emergência hipertensiva. Confirmando-se, devem-se utilizar os medicamentos mais indicados com base nos mecanismos fisiopatológicos subjacentes.

HIPERTENSÃO ARTERIAL MALIGNA E ACELERADA

A **hipertensão arterial maligna (HAM)** é o protótipo de lesão arteriolar determinada pela hipertensão arterial. O aumento sustentado da PA (hipertensão grave) ou a súbita elevação dos níveis pressóricos em situações clínicas agudas (pré-eclâmpsia/eclâmpsia e glomerulonefrites) acima de certos limites, em que ocorre a autorregulação do fluxo sanguíneo regional, rompe a barreira endotelial e permite a penetração de conteúdo plasmático no subendotélio vascular (hialinose), levando ao sofrimento isquêmico da parede arteriolar, nutrida e oxigenada apenas por difusão transendotelial, culminando com a necrose fibrinoide da parede vascular. Associado à necrose fibrinoide arteriolar, há intensa proliferação mioíntimal das arteríolas, levando ao aspecto em "casca de cebola" da endarterite proliferativa, que

QUADRO 18.4 ■ Urgências e emergências hipertensivas
1 | Hipertensão arterial maligna ou acelerada
2 | Encefalopatia hipertensiva
3 | AVC com hipertensão grave
4 | Hemorragia cerebral
5 | Edema agudo de pulmão
6 | Infarto do miocárdio com hipertensão grave
7 | Aneurisma dissecante da aorta
8 | Crise de feocromocitoma
9 | Glomerulonefrite aguda
10 | Uso de drogas simpatomiméticas (cocaína)
11 | Hipertensão grave associada a condições cirúrgicas (pré e pós-operatório)
12 | Eclâmpsia ou eclâmpsia iminente

pode ser entendida como um processo evolutivo ou de reparo da necrose fibrinoide. Citocinas promotoras do crescimento e proliferação celular têm um papel importante no desenvolvimento da endarterite proliferativa. Em casos de hipertensão grave associada ao déficit de função renal secundário à hipertensão, observou-se que a endarterite proliferativa é mais comum que a necrose fibrinoide. Uma possível interpretação é de que os potentes medicamentos anti-hipertensivos hoje disponíveis atenuam o processo evolutivo da hipertensão maligna, mesmo que utilizados de forma irregular, sendo relativamente rara a evolução natural da doença sem qualquer tratamento anti-hipertensivo. A necrose arteriolar e a proliferação miointimal provocam isquemia renal com intensa ativação do SRAA, que eleva ainda mais a PA em um ciclo vicioso cuja história natural costuma ser a morte em dias ou semanas, caso não seja interrompido. Um desequilíbrio entre a ativação do SRAA e a depressão de sistemas vasodilatadores, em particular o do sistema calicreína-cininas (SCC), foi observado em duas séries de pacientes com hipertensão maligna estudados pelo grupo deste trabalho. O encontro do cininogênio plasmático, o precursor da bradicinina, sistematicamente reduzido em pacientes com HAM sugere a falha desse importante sistema vasodilatador na HAM. As manifestações clínicas desse estado de hipertensão muito grave associado à lesão arteriolar dependerão do território mais intensamente acometido, porém, são comuns: rápida e intensa perda de peso por isquemia muscular e hipovolemia provocada por hiperfiltração glomerular e vômitos; graus variáveis de edema cerebral com rebaixamento do nível de consciência, náuseas, vômitos e, eventualmente, sinais de isquemia cerebral localizada (ver encefalopatia hipertensiva adiante); e graus variáveis de insuficiência cardíaca esquerda e insuficiência renal. Não é incomum ocorrer também isquemia no território mesentérico com dor abdominal e elevação de enzimas intracelulares (alanina taminotransferase [ALT] e aspartato taminotransferase [AST] e amilase. Apesar da hemoconcentração, comumente se observa na HAM a anemia hemolítica microangiopática, que pode contribuir para a elevação da ALT, da AST e da haptoglobina. Nessa condição, é observada a presença de hemácias crenadas e de esferócitos no esfregaço de sangue periférico. Do ponto de vista clínico, o diagnóstico é prontamente confirmado pelo exame do fundo de olho, que mostrará a presença de hemorragias superficiais, exsudatos algodonosos e duros (hipertensão acelerada) e papiledema bilateral na hipertensão maligna. Um exemplo de fundo de olho com todas essas alterações pode ser visto na Figura 18.6.

ENCEFALOPATIA HIPERTENSIVA

O fluxo sanguíneo é mantido praticamente constante dentro de ampla faixa de valores pressóricos nos órgãos mais vitais da economia orgânica (cérebro, coração, rins e certas partes do leito esplâncnico). Essa autorregulação do fluxo sanguíneo é garantida por mecanismo preciso e

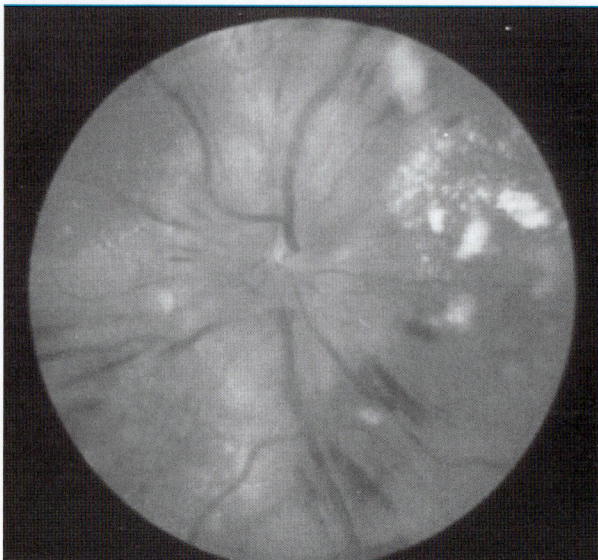

FIGURA 18.6 ■ Fundo de olho em indivíduos com hipertensão arterial maligna. Observa-se a presença de edema da papila, hemorragias superficiais, exsudatos duros (mais brilhantes), exsudatos algodonosos e edema da retina.

complexo, graças ao efeito miogênico arteriolar (próprio da musculatura lisa vascular), à ação do sistema nervoso simpático (SNS) e à interação de hormônios locais e sistêmicos vasoconstritores e vasodilatadores (Figura 18.7). Dessa forma, quando a PA se reduz, ocorre vasodilatação (para manter o fluxo sanguíneo constante); quando se eleva, há vasoconstrição (para evitar o hiperfluxo). Entretanto, quando a PA ultrapassa os valores limites da autorregulação, a constrição arteriolar é máxima e o leito vascular comporta-se como um tubo rígido, ou seja, quanto maior a PA, maior o fluxo sanguíneo. O hiperfluxo acarreta edema e sofrimento cerebral em graus variáveis (hipertensão intracraniana), cujas manifestações clínicas são alteração do nível de consciência (sonolência, obnubilação, coma e até convulsões), cefaleia nucal ou holocraniana, náuseas, vômitos e alterações visuais (turvação ou escotomas). Esse quadro, conhecido como encefalopatia hipertensiva, implica risco de sérias complicações cerebrais e morte. Nessas condições, o exame do fundo de olho pode mostrar as mesmas alterações observadas na hipertensão maligna (exsudatos, hemorragias e edema de papila com intensa vasoconstrição arteriolar e, eventualmente, ingurgitamento venoso). Quando a hipertensão se instala de forma muito rápida, como na pré-eclâmpsia/eclâmpsia e na glomerulonefrite aguda, vasoconstrição difusa, edema de retina e até edema de papila podem ser observados, mesmo na ausência dos exsudatos e hemorragias.

ACIDENTE VASCULAR CEREBRAL ASSOCIADO À HIPERTENSÃO ARTERIAL

A hipertensão arterial está associada a 80% ou mais dos casos de AVC na fase aguda, fato que piora o prognóstico do AVC. As evidências clínicas mostram que a curva de sobrevida em pacientes com AVC relacionada à PA tem a forma de "U", cujo nadir de pressão sistólica está ao redor de 150 mmHg. Cada redução de 10 mmHg abaixo desse limite aumenta a mortalidade precoce em 18%, e cada aumento de 10 mmHg acima dessa referência aumenta a mortalidade em quase 4%. Entretanto, os consensos de especialistas mais recentes sugerem que a hipertensão não deva ser tratada na fase aguda, exceto quando os valores sistólicos se-

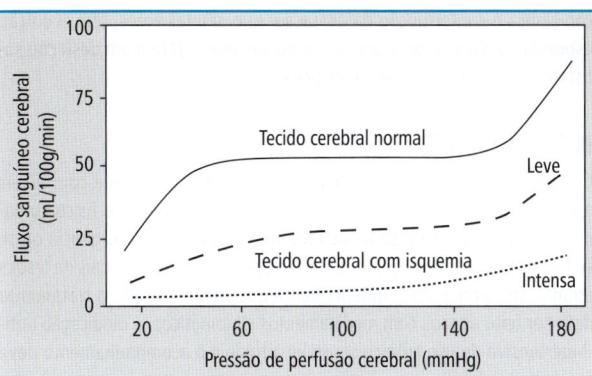

FIGURA 18.7 ■ Curvas de autorregulação do fluxo sanguíneo cerebral.

Fonte: Adaptada de Blumenfeld e Laragh.[1]

jam superiores a 220 mmHg ou diastólicos > 120 mmHg, ou quando o paciente é candidato ao uso de fibrinolíticos. Há estudos que mostram que o tratamento da hipertensão na fase aguda do AVC não traz benefícios a longo prazo e pode até piorar o prognóstico. A razão para isso está representada nas curvas inferiores da Figura 18.7, exibindo que, no tecido cerebral isquêmico (fase aguda do AVC), há quebra da autorregulação, e a perfusão cerebral passa a ter relação direta com os valores da PA. A explicação mais plausível para essa observação é de que o edema cerebral, ao comprimir os vasos sanguíneos, dificulta o fluxo, impede a autorregulação e torna o fluxo dependente exclusivamente da PA. Dessa forma, acredita-se que a melhor conduta no indivíduo com hipertensão durante a fase aguda do AVC deva ser o mais expectante possível, exceto se outro(s) órgão(s)-alvo seja(m) comprometido(s) e exija(m) tratamento efetivo. É comum a redução espontânea da PA para níveis mais confortáveis para o paciente e o médico nas primeiras 24 a 72 horas após o estabelecimento do quadro. Entretanto, há relatos sugerindo que o uso de IECA ou de bloqueadores dos receptores AT1 da angiotensina pode melhorar o prognóstico da lesão cerebral, mesmo sem reduzir a PA. No AVC hemorrágico, o edema cerebral é intenso, sendo comuns o acometimento funcional dos centros reguladores da PA e a consequente instabilidade pressórica.

HIPERTENSÃO ASSOCIADA À INSUFICIÊNCIA VENTRICULAR ESQUERDA OU EDEMA AGUDO DE PULMÃO

Combinação comum nos centros de atendimento de urgência/emergência, em que a hipertensão arterial se associa à hipertrofia ventricular esquerda, cuja característica fisiopatológica é a disfunção diastólica. De forma simplificada, o ventrículo hipertrofiado tem dificuldade para relaxar completamente durante a diástole. Em situação de repouso ou de pequeno estresse, essa alteração não compromete o débito cardíaco. Entretanto, em situações de grande estresse, como a elevação abrupta da PA, a reserva funcional miocárdica reduzida não permite aumentar o débito cardíaco de forma a atender às necessidades e sobrepor o aumento da pós-carga. Nessa condição, ocorrem acúmulo de sangue na circulação pulmonar, transudação e dispneia. Na tentativa de aumentar o débito cardíaco (DC), há liberação adrenérgica, de efeito inotrópico positivo, porém aumenta a frequência cardíaca (FC), o retorno venoso e o consumo de oxigênio, piorando a insuficiência cardíaca (IC) esquerda, que pode, a qualquer momento, evoluir para edema agudo de pulmão

(EAP), seu grau extremo. Um estudo publicado por Gandhi e colaboradores[2] mostra que, durante o EAP associado à hipertensão arterial (média da PA inicial 200/100 mmHg) e depois de seu controle com furosemida e nitroglicerina (média da PA 139/64 mmHg), a função sistólica avaliada pela fração de ejeção e pelo índice de contração regional da parede ventricular esquerda (ECG) não está prejudicada na grande maioria dos pacientes (n = 38). Depois do controle clínico estável (24 a 72 horas), novo ecocardiograma com Doppler mostra função sistólica semelhante à da fase aguda do edema pulmonar e melhora indireta da função diastólica avaliada pela melhora do fluxo mitral (aumento da relação entre as ondas E/A e aumento do tempo de desaceleração da onda E). Os autores concluem que o EAP associado à hipertensão ocorre por exacerbação da disfunção diastólica.

HIPERTENSÃO ASSOCIADA À ISQUEMIA MIOCÁRDICA (ANGINA INSTÁVEL OU INFARTO)

O infarto ou a isquemia miocárdica grave compromete a função sistólica e, no indivíduo hipertenso, pode provocar liberação adrenérgica e ativação do SRAA, que elevam ainda mais a PA e o consumo de oxigênio, em um ciclo vicioso que agrava progressivamente o quadro clínico. O controle da pressão nesse momento é indispensável, pois reduzirá o consumo de oxigênio e melhorará o prognóstico. É intuitivo que o uso de IECA e betabloqueadores nessa fase deve ser a decisão correta (ver "Tratamento").

ANEURISMA DISSECANTE DA AORTA

A hipertensão arterial está presente na quase totalidade dos pacientes no momento da dissecção aórtica. Independentemente da sua localização, ou seja, se compromete a aorta ascendente (tipo A) ou não (tipo B), o tratamento clínico inicial é comum, isto é, deve-se priorizar a redução da principal força de dissecção, o ritmo de elevação da pressão de pulso (dP/dt), o qual depende da contratilidade miocárdica, da frequência cardíaca e da PA. A partir dessas considerações, depreende-se que os betabloqueadores são os mais indicados para seu tratamento, pois reduzem o débito cardíaco, a frequência cardíaca e a PA. Se a PA não puder ser controlada apenas com betabloqueadores, pode-se associar, de preferência, o nitroprussiato de sódio, cujo início de ação é imediato e pode ser titulado. Entretanto, o nitroprussiato não deve ser o medicamento inicial, pois aumenta a FC e pode piorar a dissecção aórtica. A PA deve ser mantida em valores tão baixos quanto possíveis, garantindo, porém, a perfusão tecidual adequada.

GLOMERULONEFRITES AGUDAS

A hipertensão arterial, que acompanha os quadros de glomerulonefrites agudas na quase totalidade dos casos, pode se transformar em urgências e emergências hipertensivas, pois acomete, na maioria das vezes, indivíduos jovens sem hipertensão prévia e cujo sistema vascular e miocárdio não estão preparados para a abrupta sobrecarga de volume (pré-carga) e de pressão (pós-carga). Além da hipertensão arterial, as manifestações da hipervolemia podem incluir insuficiência cardíaca aguda e sinais e sintomas de encefalopatia hipertensiva. O exame do fundo de olho mostra vasoespasmo arteriolar difuso, edema de retina (brilhante ou aspecto de "seda molhada"), às vezes edema de papila e, raramente, exsudatos e hemorragias. O mecanismo fisiopatológico subjacente mais importante é a retenção de sódio e volume, e o tratamento deve envolver obrigatoriamente a redução do volume extracelular. Entretanto, nem sempre os rins respondem ao uso de diuréticos e hipotensores por VO, e o emprego de vasodilatadores por via IV pode ser necessário.

CRISES ADRENÉRGICAS

O protótipo da hiperatividade adrenérgica é o feocromocitoma. Aproximadamente 50% dos casos evoluem para crises frequentes, que podem ou não ter fatores desencadeantes. A metade restante, porém, mantém valores pressóricos estáveis. Durante as crises, predominam os sintomas de liberação adrenérgica, ou seja, palpitação (taquicardia), sudorese, palidez, mal-estar e cefaleia, os indícios clínicos da presença do tumor. Entretanto, como a doença é incomum, tais casos são mais raros. Evidentemente, o melhor grupo de medicamentos para controlar as crises adrenérgicas é o dos alfabloqueadores, preferencialmente por VO. Depois que o indivíduo estiver alfabloqueado, pode-se então associar os betabloqueadores. Quando há suspeita de crise adrenérgica por feocromocitoma, não se deve usar os betabloqueadores isoladamente, pois passariam a predominar os efeitos alfa-adrenérgicos e o quadro se agravaria. As maiores dificuldades com o feocromocitoma ocorrem no intraoperatório, pois a manipulação cirúrgica do tumor é altamente estimulante e as crises adrenérgicas, nessa situação, são muito difíceis de serem controladas, pioram o sangramento e dificultam a abordagem cirúrgica do tumor. Antes de encaminhar o paciente à cirurgia, este deve estar recebendo alfa e betabloqueadores por VO; no momento da cirurgia, o anestesista deve dispor de fentolamina, betabloqueador para uso intravenoso (metoprolol, esmolol) e nitroprussiato de sódio.

As crises adrenérgicas causadas pela retirada abrupta de medicamentos que acumulam catecolaminas nas terminações nervosas são mais comuns. A clonidina é o exemplo mais conhecido e frequente, porém, o mesmo pode ocorrer eventualmente na interrupção abrupta da metildopa e de betabloqueadores. Nesses casos, os sintomas adrenérgicos são menos intensos e predomina a elevação da PA; por isso, a anamnese cuidadosa revelará a suspensão do(s) medicamento(s).

Outra possível causa de crise adrenérgica é o uso de drogas ilícitas, em particular a cocaína na sua forma pura (pó), crack, anfetaminas e LSD. Nessas condições, ocorrem intensa atividade simpatomimética com vasoconstrição sistêmica, elevação da PA, isquemia miocárdica e encefalopatia hipertensiva. Esse quadro deve ser tratado como as crises de feocromocitoma, ou seja, inicialmente com alfabloqueadores, depois com betabloqueadores e, eventualmente, com nitroprussiato de sódio.

HIPERTENSÃO ARTERIAL PERIOPERATÓRIA

A hipertensão arterial grave pode estar presente em condições de pré, intra e pós-operatório, que precisam ser tratadas de imediato, pela necessidade de realizar ou concluir o ato operatório, reduzir o risco de sangramento ou interromper a progressão de lesão em órgãos-alvo. Nesses casos, o tratamento em ambiente de cuidado intensivo é o mais confortável para o paciente e o médico, pois deve-se dar preferência a medicamentos com efeito rápido e titulável, devendo-se evitar o uso de agentes com efeitos duradouros e que possam dificultar a realização do ato cirúrgico.

PRÉ-ECLÂMPSIA E ECLÂMPSIA

A hipertensão arterial na pré-eclâmpsia/eclâmpsia é caracterizada pela elevação abrupta da PA no último trimestre da gestação, acompanhada de edema e proteinúria. Frequentemente, a doença é progressiva, e valores muito elevados da PA ou a quebra do mecanismo de autorregulação, mesmo com pressões não muito elevadas, colocam em risco a vida da mãe e do feto. A intensa vasoconstrição cerebral manifesta-se por cefaleia, alteração da consciência e, finalmente, convulsões (eclâmpsia); a vasoconstrição esplâncnica, por dor abdominal. Nesse momento, o exame do fundo de olho assemelha-se aos casos de glomerulonefrite aguda com vasoespasmo arteriolar difuso, edema de retina e, mais raramente, edema de papila, exsudatos e hemorragias. O tratamento definitivo dessa condição clínica é a interrupção da gestação, que, muitas vezes, tem evolução espontânea. Porém, para que se conduzam mãe e feto a um desfecho satisfatório, o controle da PA é indispensável.

■ TRATAMENTO

Como visto, a primeira providência, diante de um paciente com níveis pressóricos muito elevados, é fazer a anamnese e o exame físico cuidadosos para caracterizar se há de fato uma urgência ou emergência ou se se trata de pseudoemergência hipertensiva. Não havendo sinais de lesões agudas em órgãos-alvo, independente dos valores da PA, o tratamento deve ser feito apenas com medicamentos sintomáticos, a medicação anti-hipertensiva de uso crônico ser (re)instituída e o acompanhamento deve ser ambulatorial.

Concluindo-se que se trata de fato de urgência ou emergência hipertensiva, deve-se planejar o tratamento levando-se em conta os seguintes aspectos relevantes: idade; presença de vasculopatias; estados de hipovolemia; medicações em uso; e associação de comorbidades. Nos casos de urgência hipertensiva, a PA deve ser reduzida em horas ou dias, caso para o qual os medicamentos administrados por VO são mais apropriados (Tabela 18.20). Caso se trate de emergência ou haja limitações para o uso de medicamentos por VO, a escolha da via IV se impõe (Tabela 18.21).

Com as exceções apresentadas posteriormente, em princípio, qualquer agente anti-hipertensivo poderá ser utilizado para reduzir a PA. Entretanto, conhecendo o mecanismo fisiopatológico predominante em cada condição clínica, dá-se preferência a classes diferentes de medicamentos (ver Tabelas 18.20 e 18.21). Alguns têm efeito imediato e outros necessitam de algumas horas para começar a agir. Frequentemente, utilizam-se combinações de agentes para alcançar a meta de controle pressórico. A redução inicial não deve ser superior a 20 ou 25% dos níveis da PA média (PAM). Um critério prático e seguro é não reduzir de imediato os níveis tensionais diastólicos para valores inferiores a 100 ou 110 mmHg. Desse modo, é possível evitar complicações sérias em pacientes com hipertensão grave, por quebra da autorregulação em órgãos vitais, como coração, cérebro e rins.

> **ATENÇÃO!**
>
> Indivíduos com hipertensão grave apresentam desvio para a direita da curva de autorregulação da perfusão tecidual (adaptação dos barorreceptores) e já exibem modificações estruturais (hipertrofia e redução do lúmen vascular) impostas pela doença ao sistema vascular. Assim, nesses casos, a diminuição pressórica abrupta e intensa pode ser mais deletéria do que a própria hipertensão.

De acordo com as complicações associadas, a escolha de determinados medicamentos anti-hipertensivos se impõe. Assim, diante das características fisiopatológicas da hipertensão maligna ou acelerada, é até intuitivo que a utilização de medicamentos que bloqueiam o SRAA seja o tratamento de escolha para esse estado hipertensivo. Os IECA têm início de ação rápido. O captopril começa a agir em 15 minutos após a administração por VO, e o efeito máximo da dose ocorre após duas horas (ver Tabela 18.20). Na experiência dos autores e de outros grupos em pacientes com hipertensão maligna, o captopril associado ou não à furosemida proporcionou excelente controle da PA em poucas horas e rápida melhora clínica, permitindo abreviar o período de internação a poucos dias. O enalapril e outros IECA ou BRA podem ser utilizados, porém com início de ação mais prolongado. Frequentemente, nos dias subsequentes, observa-

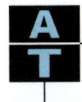

DIAGNÓSTICO E TRATAMENTO

TABELA 18.20 ■ Medicamentos para uso oral em emergências e urgências hipertensivas*

MEDICAMENTO	DOSES	INÍCIO DE AÇÃO	DURAÇÃO DA AÇÃO	INDICAÇÕES CLÍNICAS
IECA				
Captopril	150 mg 2/2 h (SN)	15 min	8-12 h	Hipertensão maligna/acelerada, EAP, ICC, encefalopatia hipertensiva, isquemia miocárdica, AVC (quando indicado)
Enalapril	20 mg 4/4 h (SN)	30 min	12-24 h	
Ramipril	10 mg por dia	60 min	24 h	
BCC				
Nifedipina	20 mg 4/4 h (SN)	60 min	8-12 horas	EAP, ICC, encefalopatia hipertensiva, insuficiência renal
Amlodipina	5 mg 4/4 h (SN)	60 min	12-24 horas	
Simpatolíticos de ação central				
Clonidina	0,200 mg 4/4 h	2-4 horas	6-12 h	Crises adrenérgicas e pré-eclâmpsia/eclâmpsia
Metildopa	500 mg 4/4 h	4-6 horas	8-24 h	
Alfabloqueadores				
Prazosina	1-2 mg 2/2 h	2-4 h	4-12 h	Feocromocitoma; crises adrenérgicas e dissecção aórtica
Bloqueadores dos receptores AT1				
Losartana	100 mg 12/12 h	2-4 h	12-24 h	EAP, ICC e encefalopatia hipertensiva
Valsartana	320 mg 12/12 h	2-4 h	12-24 h	
Vasodilatadores				
Hidralazina	25-50 mg 4/4 h (dose máxima 200 mg/dia)	20-30 min	4-6 h	Dissecção aórtica (após alfa e betabloqueio), feocromocitoma (após alfa e betabloqueio), perioperatório, insuficiência renal, crises adrenérgicas
Minoxidil	10 mg 4/4 h (SN) (dose máxima 40 mg/dia)	30-40 min	6-12 h	
Diuréticos				
Furosemida	40-80 mg 4/4 h	20 min	4-8 h	Estados de hipervolemia (EAP, ICC, glomerulonefrite aguda, insuficiência renal)

*Medicamentos disponíveis no Brasil.
SN: Se necessário.

-se elevação da PA após a queda pressórica inicial. Deve-se então associar outras classes de medicamentos anti-hipertensivos. Nesses casos, a retenção de sódio/volume e a hiper-reatividade simpática costumam ser os mecanismos subjacentes. Por isso, prefere-se associar diuréticos mais potentes (furosemida) e os simpatolíticos com ação central (metildopa ou clonidina).

Na encefalopatia hipertensiva, a imediata redução da PA é indispensável para interromper o sofrimento cerebral em progressão. O uso de medicamentos por via IV (Tabela 18.21), principalmente quando o vômito está presente, ou por VO, em casos menos graves, é necessário e muito efetivo. Ao se optar por medicamentos por VO, deve-se dar preferência aos IECA (Tabela 18.20).

No AVC isquêmico (AVCi), embora as evidências sejam escassas, os consensos de especialistas e diretrizes internacionais recomendam o tratamento anti-hipertensivo quando PAS for superior a 220 mmHg, PAD maior do que 120 mmHg, ou se houver indicação de trombolítico com PA > 180/110 mmHg. Indica-se a redução da PAM em 15 a 25% nas primeiras 24 horas com medicamentos preferencialmente de uso IV que permitam fácil titulação (p. ex. nitroprussiato de sódio). Depois de estabilizado o quadro (24 a 72 horas), caso a PA persista elevada, deve-se reintroduzir a medicação anti-hipertensiva por VO.

No AVC hemorrágico (AVCh) com hipertensão arterial, o controle da PA é indispensável para estabilizar o quadro de sangramento cerebral e a hemodinâmica sistêmica. Para isso, o mais adequado é o uso de medicamentos por via IV, como o nitroprussiato de sódio, pois seu efeito é imediato, titulável e desaparece rapidamente quando retirado (Tabela 18.21). Da mesma forma como no AVCi, quando houver estabilidade hemodinâmica, deve-se reintroduzir os medicamentos por VO.

Tendo em vista as características fisiopatológicas da emergência hipertensiva associada ao EAP (exacerbação da disfunção diastólica, aumento da pré-carga e pós-carga), o uso de diurético de alça, para reduzir o volume circulante e de vasodilatadores arteriolares e venosos (nitroprussiato de sódio) ou predominantemente venosos (nitroglicerina), é a única conduta apropriada. Paralelamente, deve ser realizado o tratamento de base com medicação por VO, preferencialmente bloqueadores do SRAA (IECA ou BRA).

TABELA 18.21 ■ Medicamentos para uso intravenoso em emergências e urgências hipertensivas*				
MEDICAMENTO	DOSES	INÍCIO DE AÇÃO	DURAÇÃO DA AÇÃO	INDICAÇÕES CLÍNICAS
Nitroprussiato de sódio (vasodilatador)	0,3-10 µg/kg/min	Imediato	1-2 min	EAP, ICC, encefalopatia hipertensiva; feocromocitoma; dissecção da aorta; AVC (quando indicado); perioperatório
Nitroglicerina (vasodilatador)	50-100 µg/min	2-4 min	5-10 min	EAP, isquemia miocárdica, perioperatório, ICC
Hidralazina (vasodilatador)	10-20 mg IV	10-20 min	4-6 h	Pré-eclâmpsia e eclâmpsia
Diazóxido (vasodilatador)	50-100 mg IV, repetir SN	2-4 min	2-12 h	Encefalopatia hipertensiva, feocromocitoma, pré-eclâmpsia/eclâmpsia
Metoprolol (betabloqueador)	1-5 mg IV, Repetir SN (máx. 20 mg)	5-10 min	3-4 h	Dissecção da aorta, feocromocitoma (após alfabloqueio), perioperatório
Esmolol (betabloqueador)	0,2-0,5 mg/kg IV + infusão 50-300 mg/kg/min	1-5 min	15-30 min	Dissecção da aorta, feocromocitoma (após alfabloqueio), perioperatório
Fentolamina (alfabloqueador)	1-5 mg IV ou infusão contínua	1-2 min	3-5 min	Feocromocitoma, crises adrenérgicas, perioperatório e dissecção da aorta
Furosemida (diurético de alça)	40-160 mg IV e a cada 4 h SN	10-20 min	4-8 h	Estados de hipervolemia (EAP, ICC, glomerulonefrite aguda, insuficiência renal)

*Medicamentos disponíveis no Brasil com as seguintes apresentações: nitroprussiato de sódio (ampolas liofilizadas de 50 mg: dissolver em 250 a 500 mL de soro glicosado a 5%); nitroglicerina (ampolas de 5 mL = 25 mg e 10 mL = 50 mg); hidralazina (ampolas 1 mL = 20 mg); diazóxido (ampola de 20 mL = 300 mg); metoprolol (ampola de 5 mL = 5 mg); esmolol (ampolas de 10 mL = 10 mg e 10 mL = 250 mg); fentolamina (ampola de 5 mL = 5mg); furosemida (ampola 2 mL = 20 mg).

Há inúmeras evidências de que o uso de IECA melhora o prognóstico a curto e longo prazos de indivíduos com IAM que apresentam sinais de insuficiência ventricular esquerda. Os betabloqueadores também foram amplamente utilizados com resultados favoráveis. Por sua vez, o uso de medicamentos com efeito vasodilatador arterial intenso (nitroprussiato de sódio e antagonistas dos canais de cálcio) está associado com pior prognóstico, provavelmente porque pioram o fluxo transmural agravando os sinais de isquemia e lesão miocárdica (elevação do segmento ST). A nitroglicerina, cujo efeito é preferencialmente venular (reduzindo o retorno venoso e a pré-carga), tem sido usada com bons resultados nesses casos.

Nas crises adrenérgicas causadas pela retirada abrupta de medicamentos que causam acúmulo de catecolaminas nas terminações nervosas, a reintrodução do agente anteriormente utilizado restabelece em poucas horas o controle pressórico. Esse efeito é mais comum com a retirada abrupta da clonidina. Nas crises adrenérgicas por feocromocitoma e por uso de drogas ilícitas, particularmente cocaína e seus derivados, deve-se iniciar o tratamento com alfabloqueadores (fentolamina ou prazosina), depois com betabloqueadores por via IV e, finalmente, com os vasodilatadores, por VO ou IV.

As emergências hipertensivas associadas à glomerulonefrite aguda têm como principal mecanismo fisiopatogênico a hipervolemia. Além da elevação pressórica, a sobrecarga de volume e, com frequência, IC e encefalopatia hipertensiva. Dessa forma, a retirada de volume é o passo inicial do tratamento (furosemida IV). Em casos de emergência, deve-se utilizar também os vasodilatadores por via IV (nitroprussiato de sódio) e associar medicamentos por VO para garantir posteriormente a retirada dos vasodilatadores.

Na hipertensão perioperatória, dá-se preferência a medicamentos com efeito rápido e titulável de uso IV, em particular o nitroprussiato de sódio e a nitroglicerina (particularmente em pós-operatório de revascularização miocárdica). Bloqueios duradouros do SNS (com alfa ou betabloqueadores), do SRAA (com IECA ou BRA), devem ser evitados, pois a disponibilidade fisiológica destes sistemas pode ser indispensável para o equilíbrio hemodinâmico em situações de estresse relacionadas ao ato cirúrgico ou no pós-operatório, tais como sangramentos volumosos, infecções graves e outros.

Na pré-eclâmpsia/eclâmpsia, algumas condições de urgência podem ser controladas com metildopa, betabloqueadores e antagonistas de cálcio. Entretanto, as emergências hipertensivas associadas à eclâmpsia iminente e eclâmpsia devem ser tratadas com hidralazina e sulfato de magnésio IV.

REVISÃO

- A hipertensão arterial pode se apresentar como condição de urgência ou emergência, sendo doença das mais prevalentes.
- Deve ser avaliada com anamnese e exame clínico cuidadoso, com ênfase no sistema cardiovascular. Exames complementares como eletrocardiografia, radiografia torácica, creatinina e potássio são obrigatórios.
- A urgência ou emergência hipertensiva pode ter diversas apresentações: hipertensão arterial maligna ou acelerada, encefalopatia hipertensiva, AVC associado à hipertensão arterial, hipertensão associada à insuficiência ventricular esquerda ou edema agudo de pulmão, hipertensão associada à isquemia miocárdica (angina instável ou infarto), aneurisma dissecante da aorta, glomerulonefrites agudas, crises adrenérgicas, hipertensão arterial perioperatória, pré-eclâmpsia e eclâmpsia.

- O tratamento precisa considerar as particularidades de cada paciente, como idade, medicação em uso, presença de vasculopatias, estados de hipovolemia e associação de comorbidades.

REFERÊNCIAS

1. Blumenfeld JD, Laragh JH. Management of hypertensive crises: the scientific basis for treatment decisions. Am J Hypertens. 2001;14(11 Pt 1):1154-67.
2. Gandhi SK, Powers JC, Nomier A-H, Fowle K, Kitzman DW, Rankin KM, et al. The pathogenesis of acute pulmonary edema associated with hypertension. N Engl J Med. 2001;344(1):17-22.

LEITURAS SUGERIDAS

Aiyagari V, Gorelick PB. Management of blood pressure for acute and recurrent stroke. Stroke. 2009;40(6):2251-6.
Almeida FA, Ribeiro AB, Marson O, Kohlmann O Jr, Alves Filho G, Saragoça MA, et al. Treatment of hypertensive crisis with captopril. Arq Bras Cardiol. 1981;37(5):425-9.
Baumann BM, Cline DM, Pimenta E. Treatment of hypertension in the emergency department. J Am Soc Hypertens. 2011;5(5):366-77.
Kaplan NM, Victor RG. Crise hipertensiva. In: Kaplan NM, Victor RG, editores. Hipertensão clínica de Kaplan. 10. ed. Porto Alegre: Artmed; 2012. p. 356-71.
Praxedes JN, Santello JL, Amodeo C, Giorgi DMA, Machado CA, Jabur P. Encontro multicêntrico sobre crises hipertensivas: relatório e recomendações. Hipertensão. 2001;4(1):23-41.
Vilela Martin JF, Higashiama E, Garcia E, Luizon MR, Cipullo JP. Hypertensive crisis profile. Prevalence and clinical presentation. Arq Bras Cardiol. 2004;83(2):131-6;125-30.
Vilela-Martin JF, Vaz-de-Melo RO, Kuniyoshi CH, Abdo AN, Yugar-Toledo JC. Hypertensive crisis: clinical-epidemiological profile. Hypertens Res. 2011; 34(3):367-71.

19

ESTADOS DE FRAGILIDADE ÓSSEA

19.1 NA INFÂNCIA E NA JUVENTUDE

- TELMA PALOMO
- MARISE LAZARETTI-CASTRO

A osteoporose é uma doença sistêmica do esqueleto que se caracteriza por menor quantidade de tecido ósseo e deterioração de sua qualidade, levando a um maior risco de fraturas. Na infância, entretanto, é uma situação bastante rara. Nestas fases de vida, a densidade mineral óssea (DMO) obtida pelos métodos convencionais que utilizam a densitometria por raio X de dupla energia (DXA) não estão recomendados de rotina, pois não refletem o risco de fratura em indivíduos normais. As indicações para realização deste exame nesta população específica devem ser restritas a grupos de risco ou na presença de fraturas por fragilidade.

Diversas doenças podem estar associadas à maior fragilidade óssea na infância, variando desde causas primárias até causas secundárias, tais como doenças neuromusculares, doenças crônicas, distúrbios endócrinos e reprodutivos, erros inatos do metabolismo e causas iatrogênicas. As mais frequentes estão descritas no Quadro 19.1.

FISIOPATOLOGIA

É durante a infância e adolescência que ocorre a aquisição de 90% da massa óssea do adulto. A modelação e remodelação óssea são dois processos fisiológicos que ocorrem no tecido ósseo e são os responsáveis pelo desenvolvimento e manutenção do esqueleto.

A modelação óssea é o processo predominante nesta fase da vida, alterando o tamanho e forma dos ossos durante o crescimento por um mecanismo desacoplado, isto é, a formação óssea supera a reabsorção. A quantidade óssea máxima atingida neste momento é denominada pico de massa óssea (PMO). Fatores genéticos são responsáveis por 80% do PMO, e fatores endógenos ou ambientais são responsáveis pelos 20% restantes.

QUADRO 19.1 ■ Principais causas associadas à fragilidade óssea na infância e na juventude

PRIMÁRIAS
Doenças hereditárias do tecido conectivo
Osteogênese imperfeita
Síndrome de Bruck
Osteoporose pseudoglioma
Ehlers-Danlos
Síndrome de Marfan
Homocistinúria
Aracnodactilia contratural congênita
Outras causas
Osteoporose juvenil idiopática
Hipofosfatasia
Displasia fibrosa
Hipercalciúria idiopática
SECUNDÁRIAS
Doenças neuromusculares
Paralisia cerebral
Síndrome de Rett
Imobilização prolongada
Distrofia muscular de Duchenne
Doenças crônicas
Leucemias e outras neoplasias malignas da infância
Doenças reumatológicas
Distúrbios alimentares
Doença inflamatória intestinal, doença celíaca e síndromes de malabsorção
Fibrose cística
Talassemia
Cirrose biliar primária
Distúrbios endócrinos e reprodutivos
Diabetes melito
Doenças tiroidianas
Deficiência do hormônio de crescimento
Distúrbios da puberdade
Hiperparatiroidismo
Síndrome de Cushing
Hiperprolactinemia

Iatrogênicas
Glicocorticosteroides
Anticonvulsivantes
Anticoagulantes
Metotrexate
Análogos de hormônio liberador de gonadotrofina
L-tiroxina em dose suprafisiológica
Medicamentos antirretrovirais
Radiodoterapia
Erros inatos do metabolismo
Doença de Gaucher
Galactosemia
Doenças de armazenamento de glicogênio

■ DIAGNÓSTICO

Na população pediátrica e adolescente (jovem), o diagnóstico de fragilidade óssea se baseia na presença de história de fraturas por fragilidade associada à baixa massa óssea (BMO) evidenciada por meio da densitometria óssea. O achado de 1 ou mais fraturas por compressão vertebral na ausência de doença local ou trauma de alto impacto é indicativo de fragilidade óssea. Na ausência de tais fraturas, o diagnóstico é dado pela presença de história de fraturas por fragilidade (2 mais fraturas de ossos longos até os 10 anos ou 3 ou mais fraturas de ossos longos até os 19 anos de idade) associado a uma DMO abaixo de 2 ou mais desvios-padrão da média para idade e gênero (Z-score). Os sítios esqueléticos de preferência para realizar a densitometria óssea na população pediátrica são a coluna lombar e o corpo inteiro (sem a cabeça).

ATENÇÃO!

A análise de densidade mineral óssea em crianças, adolescentes, mulheres no menacme e homens com menos de 50 anos deve-se basear no Z-score, que é o número de desvios-padrão em relação à média para a idade e sexo do paciente. Terminologias como "massa óssea abaixo do esperado para a idade" podem ser utilizadas quando o Z-score obtido no exame de densitometria óssea for ≤ –2,0.*

A seguir, apresentaremos algumas doenças primárias e secundárias descritas no Quadro 19.1.

CAUSAS PRIMÁRIAS

Osteogênese imperfeita

A osteogênese imperfeita (OI) é a doença hereditária do tecido conectivo mais estudada na população pediátrica devido à sua maior frequência e às opções de tratamento disponíveis para as formas moderadas a graves. A incidência e prevalência da OI varia entre os estudos, porém a incidência de 1 para 10 mil nascidos-vivos é a que mais tem sido descrita.

Quadro clínico

A OI é caracterizada por baixa massa óssea, fragilidade óssea e deformidades esqueléticas. Baixa estatura, esclera azulada, hiperextensibilidade de pele e ligamentos e presença de dentinogênese imperfeita são alterações típicas. A perda auditiva a partir da segunda década de vida também pode ocorrer. Ossos wormianos (suturais) podem ser encontrados nas formas mais graves da doença (Ver Figura 19.1, A e B, localizada no subitem Quadro clínico de Hipofosfatasia)

Em 1979, Sillence e colaboradores[1] utilizaram o critério clínico, radiológico e genético para diferenciar os 4 grupos de pacientes com OI, criando a classificação mundialmente conhecida de OI tipos I a IV. Posteriormente esta classificação foi expandida e, hoje, mais de 15 tipos de OI têm sido descritos (Quadro 19.2).

QUADRO 19.2 ■ Principais causas genéticas de fragilidade óssea primária infância e na juventude

DOENÇA	HERANÇA	MUTAÇÃO
▪ OI		
tipo I-IV	AD/AR	COL1A1/COL1A2
tipo V	AD	IFTM5
tipo VI	AR	SERPINF1
tipo VII	AR	CRTAP
tipo VIII	AR	LEPRE1
tipo IX	AR	PPIB
tipo X	AR	SERPINH1
▪ Outros	AR	BMP1/WNT1
▪ Osteoporose pseudoglioma	AR	LRP5
▪ Síndrome de Bruck	AR	PLOD2/FKBP10
▪ Osteoporose juvenil idiopática	----------	Desconhecida
▪ Hipofosfatasia	AD/AR	TNSALP
▪ Ehlers-Danlos	AD/AR	COL5A1/COL5A2
▪ Síndrome de Marfan	AD	FBN1/COL1A2 (raro)
		TGFBR2 (raro)

COL1A1: cadeia α1 do colágeno tipo I; COL1A2: cadeia α2 do colágeno tipo I; *IFTM5: interferon-induced transmembrane protein 5*; SERPINF1: *serpin family of peptidase inhibitors;* CRTAP: *Cartilage associated protein*; BMP1: *bone morphogenetic protein*; WNT1: *wingless-type: MMTV integration Site Family, Member 1*; LRP5: *low density lipoprotein receptor-related protein 7*; PLOD2: procollagen-*lysine,2-oxoglutarate 5 dioxygenase 2*; FKBP10: *FK506-binding protein 10*; TNSALP: *alcaline phosphatase, tissue-nospecific*; COL5A1: *collagen, type V, alpha-1*; COL5A2: *collagen, type V, alpha-2*, FBN1: *fibrillin 1*; TGFBR2: *transforming growth fator-beta receptor, type II.*

Diagnóstico

O diagnóstico de OI se baseia principalmente nos sinais e sintomas descritos, e é relativamente fácil em indivíduos com fenótipo clássico e história familiar positiva ou naqueles em que várias fraturas típicas estão presentes. Entretanto, pode ser difícil na ausência de história familiar e quando a fragilidade óssea não está associada com alterações extra-esqueléticas óbvias. Nesses casos, a análise genética do DNA está indicada, sendo mais sensível do que a biópsia de pele com cultura de fibroblastos (95 e 90% de sensibilidade,respectivamente). Resultados positivos confirmam o diagnóstico, mas resultados negativos não o afastam. O estudo genético em um caso-índice deve iniciar com o sequenciamento dos genes *COL1A1* e *COL1A2* visando a identificar substituições, deleções, inserções ou duplicações no gene do colágeno. Se a análise do colágeno for normal, deve-se sequenciar os outros genes relacionados com as formas recessivas da doença.** A avaliação laboratorial é normal e os marcadores bioquímicos do metabolismo ósseo também não costumam estar alterados.

---

*Disponível em: http://www.iscd.org/official-positions/2013-iscd-official-positions-pediatric/

**Disponível em: http://www.le.ac.uk/ge/collagen/

Tratamento

O acompanhamento multidisciplinar dos pacientes com OI é de fundamental importância para diminuir o risco de fraturas, corrigir deformidades, melhorar a mobilidade, diminuir a dor e melhorar a qualidade de vida dos pacientes. Esta abordagem multidisciplinar engloba desde cuidados ortopédicos a tratamento medicamentoso, fisioterapia e reabilitação. Os programas de reabilitação consistem em avaliações regulares do desenvolvimento motor, mobilidade e autocuidado, além de exercícios de força para fortalecer os membros superiores e inferiores.

O tratamento farmacológico com bisfosfonatos, mais especificamente o uso sistemático de pamidronato de sódio com infusões intermitentes, levou a uma diminuição do número de fraturas, redução das deformidades, melhora da mobilidade, diminuição da dor e melhora da qualidade de vida dos pacientes com OI. Muitos estudos de diferentes grupos do mundo têm relatado sua experiência com bisfosfonatos em OI mostrando um aumento significativo na DMO areal da coluna lombar medida pela densitometria óssea após o início do tratamento com bisfosfonatos intravenosos.

O Instituto Kennedy Krieger recomenda o tratamento com bisfosfonatos em crianças nascidas com múltiplas fraturas, deformidades dos ossos longos e desmineralização óssea nas radiografias. Para crianças com as formas mais leve da doença, recomenda-se o tratamento na presença de 2 ou mais fraturas vertebrais e/ou ossos longos em um intervalo de 1 ano, e um Z-score de coluna lombar ou corpo total sem cabeça $\leq -2,0$.

O protocolo pioneiro com pamidronato para o tratamento da OI foi o de Glorieux e colaboradores,[2] que preconiza o uso de pamidronato endovenoso na dose de 0,5 mg/kg/dia por 3 dias consecutivos, a cada 2 meses para crianças menores de 2 anos; 0,75 mg/kg/dia por 3 dias consecutivos, a cada 3 meses em crianças entre 2 e 3 anos e 1mg/kg/dia durante 3 dias consecutivos, a cada 4 meses, para crianças acima de 3 anos. Este protocolo foi modificado e adaptado às necessidades de cada serviço, sendo que nosso grupo utiliza um protocolo simplificado de pamidronato na dose de 2mg/kg/dia diluídos em 10 mL/kg de solução fisiológica (SF) 0,9% ao longo de 2 horas e em um intervalo 4 meses para crianças acima de 3 anos.

Alguns centros especializados no atendimento de pacientes com OI já utilizam o ácido zoledrônico, em esquemas baseados na experiência local, entretanto, esta experiência ainda não foi organizada e publicada. De qualquer forma, alguns relatos em congresso já descrevem seu uso em crianças maiores do que 2 anos na dose de 0,05 mg/kg/dose (máximo de 4 mg/dose); administrado em um tempo de infusão de 45 minutos e em um intervalo de 6 meses. Esta dose é reduzida pela metade quando o Z-score da DMO da coluna lombar estiver > –2. A primeira dose a ser utilizada deve ser de 0,0125 mg/kg/dose para evitar o risco de hipocalcemia. Ele é tão efetivo quanto o pamidronato endovenoso em pacientes pediátricos com baixa massa óssea, além de apresentar um perfil de segurança semelhante e um esquema de tratamento mais conveniente. O denosumabe, um inibidor do receptor ativador do fator nuclear kB-ligante (RANKL), é um antirreabsortivo reversível envolvendo um anticorpo monoclonal contra RANKL, que tem sido descrito em alguns pacientes com OI, principalmente o tipo VI. O uso de teriparatida em crianças e adolescentes não está liberado pela FDA, devido ao risco de osteossarcoma. Entretanto, o seu uso em adultos com OI já foi descrito.

ATENÇÃO!

O uso de bisfosfonatos endovenosos é utilizado em OI há mais de 15 anos e é considerado uma terapia-padrão. Entretanto, o benefício da medicação neste grupo de pacientes não é uniforme, sendo necessário buscar novas alternativas terapêuticas. Adequação prévia da ingestão de cálcio e da vitamina D deve fazer parte de todos protocolos de tratamento com bisfosfonatos. A terapia gênica é uma perspectiva de cura futura.

Osteoporose pseudoglioma

A osteoporose pseudoglioma (OPPG) é uma doença autossômica recessiva rara caracterizada por alterações oculares e ósseas. A incidência é de 1:2.000.000, com predomínio no sexo masculino.

Quadro clínico

As características fenotípicas se assemelham às formas moderadas a graves de OI, com baixa massa óssea, baixa estatura e deformidades esqueléticas. Entretanto a alteração ocular típica que se assemelha a um pseudoglioma e leva a uma amaurose congênita é o que diferencia de OI.

Diagnóstico

Baseia-se principalmente nos sinais clínicos de baixa massa óssea associada a fraturas vertebrais e de extremidades. O comprometimento ocular auxilia no diagnóstico clínico. Microcefalia, hipotonia muscular e frouxidão ligamentar também podem estar presentes.

Como na OI, a avaliação laboratorial é normal, e os marcadores bioquímicos do metabolismo ósseo não costumam estar alterados.

O diagnóstico definitivo pode ser feito com o teste genético para pesquisa de mutações homozigóticas ou heterozigóticas do gene LRP5 (low-density lipoprotein receptor-related protein 5).

Tratamento

Devido ao fato de ser uma doença rara, não existe um consenso quanto ao seu tratamento. Os bisfosfonatos foram utilizados em alguns estudos em um número pequeno de pacientes. Nosso grupo publicou previamente uma boa resposta com o uso de pamidronato dissódico IV em 2 irmãos com OPPG tratados por 3 anos. Posteriormente, descrevemos o uso de teriparatida na dose de 20 μg/dia por 2 anos consecutivos, em um destes pacientes, com melhora significativa da densidade mineral óssea.

Síndrome de Bruck

A síndrome de Bruck (SB) é uma doença autossômica recessiva rara, com menos de 30 casos descritos na literatura mundial. Assemelha-se com a OI devido à fragilidade óssea, à baixa massa óssea, a deformidades de coluna e membros e ossos wormianos.

Quadro clínico

Apesar das características fenotípicas se assemelharem com a OI, a SB se diferencia pela presença de contraturas articulares congênitas. A maioria dos casos também apresentam baixa estatura, cifoescoliose, desenvolvimento cognitivo normal, audição normal, esclera branca e ausência de anormalidades dentárias.

Diagnóstico

O diagnóstico da doença baseia-se principalmente no quadro clínico de baixa massa óssea associado as contraturas articulares.

O diagnóstico genético dividiu a SB em tipo 1 (SB1) e tipo 2 (SB2). A SB1 é causada por uma mutação localizada no cromossomo 17p12 alterando a lisil-hidroxilase 2 (LH2), levando a uma baixa atividade desta enzima e reduzindo a hidroxilação do telopeptídeo do colágeno. A SB2 é caracterizada por uma mutação no gene PLOD2. Recentemente uma nova mutação na FKBP10, que afeta a secreção do pró-colágeno, tem sido identificada em alguns pacientes com SB. Esta mutação também está associada a algumas formas de OI autossômica recessiva sem artrogripose.

Tratamento

Relatos de casos têm sido descritos com o uso do pamidronato e ácido zoledrônico intravenoso nestes pacientes, mostrando um aumento da DMO, com melhora da dor e diminuição do número de fraturas durante 2 anos de tratamento.

Osteoporose juvenil idiopática

A osteoporose juvenil idiopática (OJI) é uma doença rara, autolimitada, de etiologia desconhecida e o seu diagnóstico é feito por exclusão de todas as outras causas de fragilidade óssea na infância e na adolescência.

Quadro clínico

A OJI acomete crianças pré-púberes saudáveis (geralmente durante os 2 a 3 anos que antecedem a puberdade), sem predileção por gênero. Dores progressivas na região lombar, quadril, joelhos e pés podem levar à dificuldade de deambulação e à incapacidade física. Tanto o esqueleto axial quanto o apendicular podem ser afetados. Fraturas por compressão vertebral são frequentes e podem comprometer a estatura final. Fraturas de ossos longos, mais especificamente na região metafisária, também podem estar presentes. A remissão espontânea ocorre em 2 a 5 anos após a instalação da puberdade. O controle da fragilidade óssea com fraturas é fundamental para evitar sequelas após a remissão do quadro.

Diagnóstico

A etiologia e patogênese da OJI ainda não foi elucidada. O diagnóstico é feito com base no quadro clínico descrito e exclusão de outras causas primárias e secundárias descritas no Quadro 19.1. O achado radiológico patognomônico é o novo osso formado nas áreas metafisárias (banda radioluscente submetafisária) em ossos como tíbia ou adjacente às articulações de joelhos, cotovelos e quadril. Até o momento, não há achados laboratoriais típicos, e os marcadores de remodelação óssea também não auxiliam no diagnóstico.

Tratamento

Fisioterapia supervisionada, exercícios isotônicos com resistência, hidroterapia, suporte nutricional adequado e restrição de atividade física que propiciem traumas ou quedas são medidas de suporte indicadas. A suplementação com cálcio e vitamina D é recomendada. Os bisfosfonatos foram descritos empiricamente nos casos mais graves da doença mostrando um aumento da DMO e melhora da dor. O uso dos bisfosfonatos pode ser justificado em alguns casos selecionados de OJI, quando a dor crônica por fraturas vertebrais ou de membros estiver presente. A prescrição de hormônios sexuais para induzir puberdade em pacientes impúberes entre 9 e 10 anos de idade pode ser uma alternativa, uma vez que a remissão da doença geralmente ocorre após a instalação da puberdade.

Vale lembrar que a remissão completa da OJI ocorre 2 a 5 anos após o início da doença e que o crescimento pode ser prejudicado na fase aguda da doença, com recuperação posterior.

Hipofosfatasia

A hipofosfatasia (HPP) é um erro inato do metabolismo raro (que acomete 1 para cada 100.000 nascidos-vivos) que é caracterizada por uma baixa atividade da fosfatase alcalina sérica. É causada por uma mutação com perda de função no gene que codifica a isoforma não tecido específica da fosfatase alcalina (TNSALP). A TNSALP é expressa no esqueleto, fígado, rins e nos dentes. Na HPP, ocorre um acúmulo dos substratos da TNSALP que incluem o pirofosfato inorgânico, um potente inibidor da mineralização, explicando as complicações de perda dentária, raquitismo ou osteomalácia e calcificações articulares. Sua prevalência é maior na região de Manitoba, no Canadá, onde 1 em cada 25 indivíduos são carreadores da mutação e 1 em cada 2.500 nascidos-vivos apresentam a forma letal da hipofosfatasia.

Quadro clínico

A HPP apresenta ampla expressão fenotípica com gravidade variável, desde morte intra-uterina, pela ausência de mineralização esquelética, até a forma adulta, que pode se apresentar apenas por perdas dentárias ou osteopenia. Atualmente, 7 tipos distintos de HPP têm sido descritos: odonto-HPP, HPP do adulto, HPP da infância/adolescente (após 6 meses de idade), HPP do lactente (antes dos 6 meses de idade), HPP perinatal, pseudo-HPP e HPP pré-natal benigna.

As crianças com as formas mais graves podem ter hipercalcemia e hiperfosfatemia devido à inibição da entrada destes minerais no tecido ósseo. Raquitismo ou osteomalácia com desmineralização da calota craniana e do esqueleto, além de perda dentária precoce e nefrocalcinose também foram descritos (Figura 19.1, C e D). Crises convulsivas no recém-nascido responsivas à vitamina B6 também sugerem fortemente a doença. O mecanismo proposto para estas crises convulsivas é a deficiência de Vitamina B6 no líquido cerebrospinal (LCS), decorrente de uma desfosforilação extracelular deficiente do piridoxal 5-fosfato (forma circulante da vitamina B6), necessária para sua passagem pela barreira hematencefálica (BHE) e consequente síntese de neurotransmissores.

Diagnóstico

O diagnóstico é dado pela presença de baixos níveis de atividade de fosfatase alcalina plasmáticas corrigidas para idade e sexo, associado a algumas das manifestações clínicas descritas, desde que afastadas todas as outras causas que podem reduzir esta atividade (Quadro 19.3). A identificação da mutação autossômica dominante ou recessiva na TNSALP confirma o diagnóstico. As altas concentrações do piridoxal 5'-fosfato (forma circulante da vitamina B6) constituem um marcador bioquímico sensível e específico da doença. As dosagens elevadas dos níveis séricos ou urinários da fosfoetanolamina também podem auxiliar no diagnóstico.

QUADRO 19.3 ■ Causas de baixa atividade da fosfatase alcalina

Doença celíaca	Osteogênese imperfeita tipo II
Hipofosfatasia	Doença de Wilson
Síndrome de Cushing	Desnutrição
Hipotirodismo	Cirurgia de *bypass* cardíaco
Transfusão sanguínea excessiva	Displasia cleidocraniana
Mieloma múltiplo	Síndrome do leite alcalino
Deficiência de zinco, magnésio ou vitamina C	Coleta de sangue inapropriada (oxalato, EDTA)
Anemia perniciosa ou anemia grave	Exposição à radiação por metais pesados
Intoxicação por vitamina D	Terapia com clofibrato

EDTA: ácido etilenodiamino tetra-acético.

Tratamento

A terapia de reposição enzimática, TNSALP recombinante osso-específica (asfotase alfa), foi aprovada em 2015 para o tratamento dos casos graves da HPP no Japão, seguido do Canadá, União Europeia e Estados Unidos.

Pacientes com hipofosfatasia infantil devem ser seguidos cuidadosamente para detectar as complicações neurológicas consequentes à "craniosinostose funcional", que pode requerer craniotomia. A abordagem odontológica especializada é muito importante no acompanhamento da perda dentária. O uso de naproxeno pode auxiliar na dor esquelética. Os bisfosfonatos são contraindicados e podem piorar a mineralização do osso. A suplementação com cálcio e vitamina D também não está indicada, podendo exacerbar a hipercalcemia, hipercalciúria ou hiperfosfatemia em pacientes com HPP.

Em 2012, Whyte e colaboradores[3] publicaram o primeiro estudo do uso de asfotase alfa em crianças com HPP. O tratamento consistiu em uma dose de 2 mg/kg SC 3 vezes por semana. A melhora musculoesquelética ficou bem evidente 24 meses após o início da terapia.

DIAGNÓSTICO E TRATAMENTO

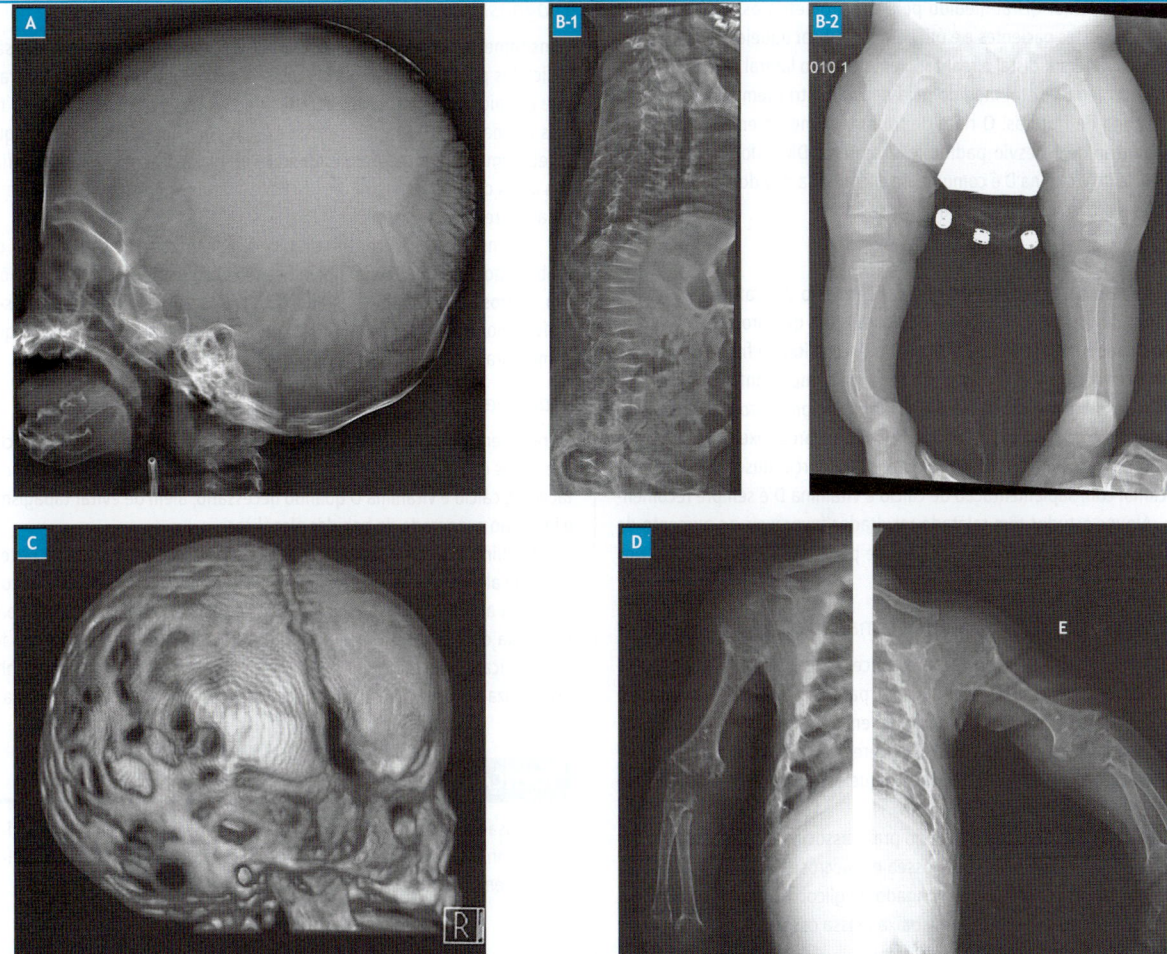

FIGURA 19.1 ■ (A) Ossos wormianos comumente encontrados em pacientes com OI; (B-1/2) Radiografias de coluna e mebros inferiores em um paciente com OI mostrando fraturas vertebrais e fratura de fêmur D. (C) Hipomineralização da calota craniana em um paciente com hipofosfatasia, mais proeminente na região posterior. (D) Hipomineralização e distorção da metáfise proximal e distal dos úmeros em um paciente com hipofosfatasia.

CAUSAS SECUNDÁRIAS

O termo osteoporose secundária é utilizado para definir as formas de baixa massa óssea que são consequentes ou relacionadas a outras doenças ou ao seu tratamento.

Nos dias atuais, alterações do metabolismo ósseo, redução da DMO e até fraturas por fragilidade têm sido descritas em uma crescente lista de doenças crônicas, especialmente naquelas em que novas opções de tratamento têm levado a maior sobrevida e melhores resultados no longo prazo, tais como pacientes transplantados, leucemias, fibrose cística, paralisia cerebral e distrofia muscular de Duchenne.

Neste capítulo, abordaremos algumas delas; entretanto, deve ser ressaltado que existem poucos estudos sobre o tratamento da maioria das formas de osteoporose secundária: embora encorajadores, a maioria destes estudos não foram randomizados, e o número de pacientes foi pequeno.

Paralisia cerebral

A paralisia cerebral (PC) é a doença incapacitante da infância mais comum que acomete o movimento e a postura. É uma condição neurológica, não progressiva, causada por uma lesão cerebral que ocorre durante os 2 primeiros anos de vida. Sua prevalência é de 2 para cada 1.000 nascidos-vivos – 70 a 80% dos casos são de origem pré-natal e a etiologia ainda é desconhecida; 6% são decorrentes de complicações perinatal e 10 a 30% são de origem pós-natal. A patogênese da baixa massa óssea na PC é complexa e multifatorial. O desuso muscular levando à perda de musculatura associado à diminuição de carga e imobilização forçada são os fatores mais importantes, além de dificuldades alimentares, refluxo gastresofágico (RGE), convulsões e contraturas musculares.

Quadro clínico

É caracterizada por uma alteração motora permanente e por diferentes graus de deficiência física e mental (epilepsia, atraso cognitivo, atraso da fala e déficit sensorial). A PC é caracterizada por um número de complicações esqueléticas dolorosas que incluem escoliose, subluxação articular, deformidades ósseas e fraturas. Uma revisão recente relatou uma prevalência de fraturas de 12 a 23% nestes pacientes com PC.

Diagnóstico

O diagnóstico de baixa massa óssea na PC é geralmente feito após a ocorrência de uma fratura. A densitometria óssea é muitas vezes difícil de ser realizada nestes pacientes devido a dificuldades de posicionamento.

O Z-score do fêmur distal medido pela densitometria óssea é o sítio de preferência nestes pacientes e é útil para identificar aqueles com alto risco de fraturas. O fêmur distal é realizado em decúbito lateral. O baixo Z-score da DMO do fêmur distal medido pela densitometria tem alta correlação com história de fraturas. O risco de fraturas aumenta em 6 a 15% para cada redução de 1 desvio-padrão no Z-score da DMO do fêmur distal. A deficiência de vitamina D é comumente encontrada devido à baixa exposição solar e ao uso crônico de anticonvulsivantes.

Tratamento

O tratamento da PC é multidisciplinar. O manejo da fratura de fêmur é complexo devido à espasticidade da musculatura que propicia o encurtamento do membro e dificulta a consolidação do sítio de fratura. A terapia com anticonvulsivantes é o fator de risco mais importante para crianças que não deambulam com PC. Vários estudos têm proposto um tratamento fisioterápico com base em atividade física com carga, exercícios de resistência progressiva na tentativa de aumentar a força muscular. O suporte nutricional com suplementação de cálcio e vitamina D é sempre recomendado. Alguns estudos têm relatado resultados favoráveis no aumento da DMO e redução de fraturas com o uso de pamidronato endovenoso nos pacientes com PC e fraturas.

Leucemia e outras neoplasias malignas da infância

A leucemia linfoide aguda (LLA) é o câncer mais comum na população pediátrica. Sua incidência é de 44 casos para 1 milhão de crianças com idade entre 0 e 14 anos. A taxa de cura é em torno de 80%. A morbidade óssea associado com a LLA e outros cânceres da infância tem sido foco de atenção nos últimos anos e se observou que os sobreviventes de LLA têm um risco aumentado de fraturas.

Dentre as complicações no longo prazo associadas com o tratamento da LLA destaca-se a baixa massa óssea e a necrose avascular, particularmente nos pacientes em uso prolongado de glicocorticoides. Neste capítulo, abordaremos somente o tema baixa massa óssea.

Quadro clínico

Dor musculoesquelética, anormalidades da marcha, baixa massa óssea e fraturas têm sido descritos em crianças com LLA ao diagnóstico e durante o tratamento. Em um estudo prévio, 65% das crianças com LLA tiveram uma redução da DMO durante o tratamento, e 39% tiveram fraturas, principalmente em membros inferiores. Parece que o risco de fraturas é 6 vezes maior em pacientes com LLA quando comparados com controles saudáveis. Fraturas por compressão vertebral são complicações graves em crianças com LLA. Um estudo prévio mostrou que para cada redução de 1 desvio-padrão na DMO da coluna lombar aumenta o risco de fratura em 80%. Diferentes mecanismos têm sido propostos para a morbidade esquelética da LLA, tais como infiltração óssea pelas células da leucemia, fatores paraneoplásicos e metabolismo mineral desorganizado. Poucos estudos avaliaram as alterações esqueléticas precoces da LLA, entretanto, vários estudos descreveram a perda de massa óssea durante a quimioterapia.

A maior perda de massa óssea ocorre nos primeiros 6 meses de tratamento, devido ao efeito dos glicocorticoides no osso – eles estão envolvidos na redução da DMO através do seu efeito direto nas células ósseas e seus efeitos indiretos no eixo GH/IGF1, na força muscular e no balanço de cálcio. O uso de metotrexate é citotóxico para o osteoblasto e pode agir sinergicamente com os glicocorticoides nestes pacientes. Fatores adicionais para a baixa massa óssea na LLA são inatividade, deficiências nutricionais, distúrbio hidreletrolítico, radioterapia e doenças endocrinológicas induzidas pelo tratamento, tais como hipotiroidismo, hipogonadismo e deficiência de GH.

Diagnóstico

Densitometria óssea da coluna lombar e corpo total sem a cabeça são indicados para identificar baixa massa óssea. Alguns estudos mostraram que a maioria dos pacientes curados de LLA recuperam a DMO para níveis normais, e a baixa massa óssea pode persistir em alguns casos que receberam altas doses de metotrexate ou glicocorticoides. Radiografias das áreas dolorosas mostraram luscência metafisária, lesões escleróticas e áreas de reação periosteal.

Alguns autores encontraram níveis aumentados de marcadores de reabsorção óssea (NTX urinário) indicando um aumento da reabsorção óssea. Outros descreveram uma redução dos marcadores de formação óssea e níveis normais dos marcadores de reabsorção óssea ao diagnóstico que aumentaram seus níveis durante o tratamento.

Tratamento

O tratamento da baixa massa óssea em todas as crianças com LLA inclui exercícios com suporte de peso, ingestão adequada de cálcio, suplementação de cálcio e vitamina D quando necessário, além de evitar tabagismo e ingestão exagerada de bebidas alcoólicas.

Seguimento com avaliação endocrinológica e tratamento, se necessário, de alguma deficiência hormonal. O tratamento medicamentoso com fármacos antirreabsortivos, tais como os bisfosfonatos, para prevenir baixa massa óssea ou fraturas durante o tratamento da LLA, ainda não foi sistematicamente estudado, embora o pamidronato endovenoso tenha sido utilizado com sucesso nos casos de LLA associados à hipercalcemia.

> **ATENÇÃO!**
>
> As causas secundárias de fragilidade óssea devem ser sempre pesquisadas em crianças e adolescentes com baixa massa óssea, especialmente em indivíduos com fraturas por fragilidade.

> **REVISÃO**
>
> - A baixa massa óssea de causa primária é relativamente rara na infância e adolescência.
> - A baixa massa óssea de causas secundárias tem sido observada em muitas doenças crônicas, particularmente nas que requerem uso prolongado de glicocorticoides e imunossupressores.
> - A identificação de fatores de risco é essencial para prevenção e tratamento.
> - Idade, estadiamento puberal, estado nutricional, estilo de vida e nível de atividade física devem ser sempre avaliados, e deficiências hormonais devem ser tratadas.
> - O uso de glicocorticoides, quando necessário, deve ser utilizado na menor dose e tempo possíveis.
> - Medidas simples, como corrigir a ingestão de cálcio e proteínas, além de suplementação de vitamina D quando necessário, são a primeira linha de tratamento de baixa massa óssea na infância.
> - Tratamento medicamentoso específico para os ossos deve ser utilizado somente em casos selecionados, após avaliação minuciosa do risco/benefício, quando as outras medidas mais simples se mostrarem ineficazes.
> - Os bisfosfonatos são os fármacos mais estudados nesta população de pacientes, apresentando boa segurança e eficácia na baixa massa óssea de causas primárias e secundárias tanto em crianças quanto em adolescentes.

- O uso de bisfosfonatos deve ser utilizado com cautela em adolescentes com potencial para engravidar, por seu efeito desconhecido sobre o feto.
- A hipofosfatasia é um erro inato do metabolismo raro. Baixa atividade de fosfatase alcalina sérica deve chamar a atenção para esta possibilidade diagnóstica.

■ REFERÊNCIAS

1. Sillence DO, Senn A, Danks DM. Genetic heterogeneity in osteogenesis imperfecta. J Med Genet. 1979;16(2):101-16.
2. Glorieux FH1, Bishop NJ, Plotkin H, Chabot G, Lanoue G, Travers R. Cyclic administration of pamidronate in children with severe osteogenesis imperfecta. N Engl J Med. 1998;339(14):947-52.
3. Whyte MP, Greenberg CR, Salman NJ, Bober MB, McAlister WH, Wenkert D, et al. Enzyme-replacement therapy in life-threatening hypophosphatasia. N Engl J Med. 2012;366(10):904-13.

■ LEITURAS SUGERIDAS

Bianchi ML, Glorieux FH. The spectrum of pediatric osteoporosis. In: Glorieux FH, Pettifor JM, Jüppner H. Pediatric bone: biology & disease. 2nd ed. Philadelphia: Elsevier; 2012. p. 439-509.
Palomo T, Andrade MC, Peters BS, Reis FA, Carvalhaes JT, Glorieux FH, et al. Evaluation of a modified pamidronate protocol for the treatment of osteogenesis imperfecta. Calcif Tissue Int. 2016;98(1):42-8.
Palomo T, Fassier F, Ouellet J, Sato A, Montpetit K, Glorieux FH, et al. Intravenous bisphosphonate therapy of young children with osteogenesis imperfecta: skeletal findings during follow up throughout the growing years. J Bone Miner Res. 2015;30(12):2150-7.
Ward LM, Konji VN, Ma J. The management of osteoporosis in children. Osteoporos Int. 2016. Jul;27(7):2147-79.
Whyte MP. Hypophosphatasia: aetiology, nosology, pathogenesis, diagnosis and treatment. Nat Rev Endocrinol. 2016;12(4):233-46.

19.2 NO HOMEM

■ CYNTHIA M. A. BRANDÃO
■ HENRIQUE PIEROTTI ARANTES

Embora a osteoporose seja associada ao sexo feminino, pela maior prevalência, aproximadamente 20 a 25% das fraturas de quadril ocorrem em homens acima de 50 anos, com uma mortalidade no primeiro de 20%, sendo esta maior comparada às mulheres. A osteoporose no homem é considerada um problema de saúde pública, pois, o risco estimado de um homem acima de 50 anos ter uma fratura osteoporótica ao longo da vida é de até 27%, mais do que o dobro do risco de ter um câncer de próstata (11,3%). Estudo sueco demonstrou que a utilização de diárias em leitos hospitalares é maior em decorrência da osteoporose do que câncer de próstata. A curva de incidência de fraturas no homem é bimodal, com um pico na adolescência, e outro, de grande magnitude, após os 70 anos. Nos jovens, as fraturas acometem principalmente os ossos longos de membros superiores e são relacionadas a trauma; nos idosos, predominam as fraturas vertebrais e de fêmur, em geral fraturas por fragilidade. Embora os homens não apresentem uma fase de perda óssea rápida, como a que ocorre na perimenopausa, a velocidade de perda óssea com o envelhecimento é semelhante em ambos os sexos, em média 0,5 a 1% ao ano a partir da sexta década de vida. Uma característica muito importante relacionada à osteoporose no homem é a maior morbidade, representada por limitação permanente de marcha e comprometimento da autonomia, e maior mortalidade no primeiro ano pós-fratura. Essa maior morbimortalidade está relacionada principalmente ao fato de que as fraturas no homem ocorrem de 5 a 10 anos mais tarde do que no sexo feminino. A incidência de fraturas no homem também sofre a influência da raça, sendo muito mais preponderante em brancos do que pretos e asiáticos, particularmente em relação às fraturas femorais.

O pico de massa de massa óssea é alcançado, em ambos os sexos, no final da adolescência e início da vida adulta. O grande incremento na massa óssea que ocorre nesta fase é estreitamente relacionado ao desenvolvimento puberal, e as diferenças de gênero no esqueleto aparecem apenas a partir da adolescência. O pico de massa óssea é mais tardio nos meninos, assim como a maturação sexual. No início da segunda década de vida, o volume de osso trabecular é semelhante nos dois sexos, mas os homens apresentam áreas de secção de ossos longos maiores e corticais mais espessas, mesmo adequando estes parâmetros à estatura. Estas características conferem vantagens biomecânicas e maior resistência óssea. As razões para estas diferenças não são totalmente esclarecidas, mas alguns fatores têm papel relevante: a ação da testosterona na expansão óssea e na formação periosteal, as maiores concentrações de fatores de crescimento e o estímulo mecânico da musculatura mais desenvolvida.

Os hormônios sexuais são fundamentais para a saúde do osso, influindo na obtenção do pico de massa óssea na adolescência e posteriormente na manutenção da integridade da massa óssea na vida adulta. Tanto a testosterona quanto estradiol desempenham papel fundamental na fisiologia do esqueleto masculino. Indivíduos com ausência de expressão do gene da aromatase, enzima responsável pela conversão da testosterona em estradiol, apresentam atraso no fechamento epifisário e baixa massa óssea, ambos reversíveis com tratamento com estradiol. Os níveis de estrogênios no homem idoso apresentam maior correlação com a velocidade de perda óssea do que os níveis de testosterona. Além disso, o estudo MrOS sugere que o estradiol biodisponível tem maior correlação com fraturas em homens, comparado à testosterona.

Nos homens, a osteoporose secundária é muito mais frequente do que nas mulheres; metade ou até dois terços dos indivíduos apresentarão um ou mais fatores de risco ou condições clínicas que levam à perda óssea, que não apenas o envelhecimento.

Homens e mulheres compartilham a maioria dos fatores de risco para osteoporose, como o antecedente familiar, baixa densidade mineral óssea, tabagismo, sedentarismo, imobilização, baixo IMC, ingestão de álcool (≥ três unidades ao dia), uso de glicocorticoide oral (dose ≥ 5,0 mg/dia de prednisona ou equivalente por período superior a três meses), baixa ingestão de cálcio e hipogonadismo.

Nos homens, as causas secundárias mais comuns são etilismo, fumo, uso crônico de corticosteroides e hipogonadismo. As causas secundárias estão demonstradas no Quadro 19.4.

Osteoporose de causa não esclarecida pode ser observada em homens de qualquer idade. A denominada osteoporose idiopática tem provavelmente causa genética. Todavia, os genes responsáveis pela baixa massa óssea ainda não foram identificados.

ATENÇÃO!

A osteoporose em homens é subdiagnosticada e subtratada. Fratura acarreta aumento de morbimortalidade, e a fratura de fêmur associa-se com maior mortalidade em comparação com as mulheres.

QUADRO 19.4 ■ Principais causas secundárias de osteoporose em homens

DISTÚRBIOS GASTRINTESTINAIS	DISTÚRBIOS ENDOCRINOLÓGICOS
■ Síndromes de má absorção intestinal ■ Cirrose biliar primária ■ Doença celíaca ■ Doença inflamatória intestinal ■ Gastrectomia	■ Tirotoxicose ■ Hiperparatiroidismo primário ■ Hipercortisolismo ■ Hipogonadismo ■ Síndrome de Cushing ■ DM
DISTÚRBIOS RENAIS	**HIPOGONADISMO**
■ Acidose tubular ■ Hipercalciúria ■ Lesão renal crônica	■ Terapia de privação androgênica para câncer de próstata ■ Idiopático
MEDICAMENTOSA	**DOENÇAS SISTÊMICAS**
■ Anticonvulsivantes ■ Quimioterápicos ■ Glicocorticoide ■ Excesso de hormônio tiroidiano ■ Análogo GnRH ■ Inibidores de bomba de prótons ■ Inibidores de aromatase ■ Imunossupressores ■ Pioglitazonas ■ Heparina	■ Mastocitose ■ Talassemia ■ Infecção pelo HIV ■ Artrite reumatoide ■ Lúpus eritematoso sistêmico ■ Mieloma múltiplo ■ Outras malignidades ■ Doença pulmonar obstrutiva crônica ■ Distúrbios neuromusculares
OUTRAS CAUSAS	
■ Alcoolismo ■ Nutrição inadequada ■ Pós-transplante ■ Tabagismo	

■ DIAGNÓSTICO

Existe um consenso quanto à indicação de realização de densitometria óssea por DXA (*dual x-ray absorptiometry*) no rastreamento da osteoporose masculina, pois claramente haverá benefício na identificação dos indivíduos de maior risco para fraturas. Trata-se de um método sensível, preciso, rápido e seguro. Os locais mais importantes a serem medidos são a coluna lombar (L1-L4), o fêmur total e o colo do fêmur. O antebraço na dominante (rádio 33%) é outro sítio que pode ser avaliado. Medem-se o Z-*score*, que é o número de desvios-padrão (DP) distantes da média para a própria idade do paciente, e o T-*score*, que corresponde ao número de DP distantes da média da DMO em adultos jovens (20 a 29 anos).

Para a interpretação do exame da DMO obtida por DXA, a classificação mais utilizada (descrita a seguir) é a da Organização Mundial da Saúde (OMS), que utiliza o T-*score* como referência e deve ser utilizado em homens com mais de 50 anos (Quadro 19.5). Para homens abaixo de 50 anos, o Z-*score* abaixo ou igual a –2 é caracterizado como massa óssea abaixo do esperado para a faixa etária, e Z-*score* acima de –2, como dentro do esperado para a faixa etária. Não é possível fechar o diagnóstico de osteoporose com base somente no exame de densitometria óssea na faixa etária abaixo de 50 anos.

As principais indicações para realização de densitometria óssea segundo as posições oficiais da International Society for Clinical Densitometry (ISCD) 2015 são:

QUADRO 19.5 ■ Classificação da Organização Mundial da Saúde para homens acima de 50 anos

CLASSIFICAÇÃO	T-SCORE
Normal	Até –1
Osteopenia	–1,01-2,49
Osteoporose	≤ 2,5
Osteoporose grave	≤ 2,5 e fratura de fragilidade

- Homens com 70 anos ou mais, independente de fatores de risco.
- Homens abaixo de 70 anos e fatores de risco, tais como: baixo peso, fratura fragilidade prévia, medicamento de alto risco e doença ou distúrbios associados com baixa massa óssea.
- Adultos com fratura de fragilidade.
- Qualquer pessoa candidata ao tratamento farmacológico.
- Qualquer pessoa em tratamento para sua monitorização.
- Qualquer pessoa na qual a evidência de perda de massa óssea indique necessidade de tratamento.

A avaliação laboratorial deve focar a pesquisa de causas secundárias de osteoporose (Quadro 19.4), pois o achado de uma causa tratável de perda óssea vai determinar o tratamento. A não identificação de uma causa secundária, como, por exemplo, a presença de hiperparatiroidismo primário ou de hipercalciúria, pode ser causa de insucesso terapêutico dos medicamentos para osteoporose. De forma geral, esta avaliação inclui hemograma, função hepática e renal, cálcio, fósforo e magnésio plasmáticos, testosterona total e calciúria de 24hs. De acordo com dados de anamnese e do exame físico, deve-se incluir dosagem de 25(OH) vitamina D, PTH, anticorpos antiendomísio e transglutaminase, eletroforese de proteínas, tirotrofina (TSH), prolactina ou cortisol livre urinário ou salivar.

ATENÇÃO!

Atentar para a idade do paciente para a adequada interpretação da densitometria óssea. Homens acima de 50 anos, utilizar T-*score*. Homens abaixo de 50 anos, utilizar o Z-*score*. Os pontos de corte são diferentes! Lembrar e investigar causas secundárias de osteoporose em homens, especialmente hipogonadismo, alcoolismo e excesso de glicocorticoide (endógeno ou exógeno).

Marcadores bioquímicos de remodelação óssea são parâmetros adicionais na avaliação do risco de fraturas, além de auxiliarem no monitoramento da aderência e eficácia do tratamento. Supressão dos marcadores após 3-6 meses de tratamento com terapia antirreabsortiva ou aumento após 1-3 meses de terapia anabólica são preditivos de aumento da BMD e de redução do risco de fraturas em grandes ensaios clínicos.

■ TRATAMENTO

O alvo do tratamento é reduzir o risco de fraturas. Entretanto, a maioria dos estudos que avaliaram este desfecho foi em mulheres. Em homens, em geral, os estudos avaliam desfechos substitutos (*bridging study*), como o aumento da densidade mineral óssea e marcadores de remodelação óssea. Se o aumento da DMO é semelhante ao encontrado nas mulheres, infere-se equivalência terapêutica e eficácia contra as fraturas.

DIAGNÓSTICO E TRATAMENTO

Importante frisar que a densidade mineral óssea não é o único determinante de fratura, devendo-se utilizar esta informação em conjunto com os fatores de risco clínico. Neste sentido, estudo demonstrou que apenas 21% dos pacientes que sofreram fraturas não vertebrais tinham osteoporose densitométrica.

O tratamento não farmacológico tem alguns pilares, a saber:

- Assegurar aporte nutricional adequado de cálcio (1.000 g de cálcio elementar entre 50-70 anos, 1.200 g para indivíduos com > 70 anos), de preferência de fonte alimentar, especialmente leite derivados.
- Dieta balanceada e sem excesso de sal, uma vez que o excesso de sal pode provocar hipercalciúria.
- Manter níveis de 25(OH) vitamina D acima de 30 ng/mL, através de exposição solar ou de suplementação de 1.000 a 2.000 UI por dia de colecalciferol e, se constatada deficiência, pode ser necessária dose de ataque mais alta por 6 a 8 semanas.
- Estimular a atividade física, de acordo com o condicionamento físico e a idade, com objetivo de aumentar a força muscular, melhorar o equilíbrio e diminuir o risco de quedas.
- Cessar uso de tabaco e excesso de álcool;
- Correção da acuidade visual e controle do uso de sedativos, que podem elevar o risco de quedas;
- Medidas antiquedas, tais como retirar tapetes escorregadios em casa, corrimão em escadas, piso ou faixa antiderrapante, cadeira para tomar banho e tapete de borracha e manter ambiente livre de obstáculos que possam causar acidentes.

De acordo com a National Osteoporosis Foundation,[1] o tratamento medicamentoso deve ser indicado para todos os homens acima de 50 anos que apresentem uma fratura de fragilidade, mesmo que diagnosticada acidentalmente por exame de imagem, e/ou apresentem osteoporose densitométrica na coluna lombar ou fêmur proximal. Indivíduos com osteopenia e outros fatores de risco associados podem eventualmente serem candidatos à terapia medicamentosa.

As opções farmacológicas incluem medicamentos antirreabsortivos (bisfosfonatos e denosumabe) e a teriparatida, única medicação anabólica disponível no momento, bem como medicamentos com ação mista (ranelato de estrôncio). Na classe dos antirreabsortivos, os bisfosfonatos podem ser de administração oral (alendronato, risedronato) ou endovenosa (ácido zoledrônico).

Os bisfosfonatos com aprovação pela FDA e a Agência Nacional de Vigilância Sanitária (Anvisa) para o tratamento da osteoporose em homens são: alendrontato (70 mg semanal, VO), risedronato (35 mg semanal ou 150 mg mensal, VO) e ácido zoledrônico (4 ou 5 mg anual, IV). Outras indicações para uso dos bisfosfonatos são em pacientes com osteoporose induzida por glicocorticoide e em homens com terapia de deprivação androgênica.

A teriparatida (20 μg diário, por até 24 meses, SC) é aprovada pelo FDA e Anvisa para o tratamento de osteoporose em homens, bem como em osteoporose induzida por glicocorticoides. No Brasil, esta indicação é para o tratamento da osteoporose com alto risco para fraturas, sendo definido alto risco como os pacientes com história de fratura osteoporótica, ou a presença de múltiplos fatores de risco para fraturas, ou falha ao tratamento prévio para osteoporose, conforme decisão médica.

A combinação de teriparatida e alendronato foi avaliada em estudo com 83 homens com baixa massa óssea que randomizou os pacientes para alendronato, teriparatida ou a combinação por 30 meses. Teriparatida aumentou significativamente a DMO em coluna e fêmur comparado aos outros 2 grupos. O mesmo achado para os marcadores de remodelação óssea. Não há indicação desta terapia dupla para o tratamento da osteoporose em homens.

Outro medicamento disponível e aprovado na Europa e Brasil é o ranelato de estrôncio (2 g, 1 vez ao dia, IV) para o tratamento da osteoporose em homens. O aumento de densidade mineral óssea em coluna e fêmur foi semelhante ao encontrado em mulheres. Entretanto, em 2013, a Agência Europeia de Medicamentos (EMA) publicou restrições ao uso do ranelato de estrôncio devido ao aumento do risco cardiovascular com o medicamento.[2] A indicação atual é para os pacientes com osteoporose grave, nos quais outros tratamentos aprovados são ontraindicados ou os pacientes apresentem intolerância.

Uma nova classe de medicamentos, um inibidor do RANK ligante (denosumabe), já utilizado para tratamento da osteoporose em mulheres pós-menopausadas, foi aprovada para o uso em homens, em 2012 pela FDA e em 2016 pela Anvisa. O medicamento é dado por via SC a cada 6 meses na dose de 60 mg. No estudo ADAMO,[3] o denosumabe foi comparado ao placebo no tratamento de 228 pacientes adultos com baixa massa óssea, acompanhados por 2 anos, e observou-se significativo aumento da BMD na supressão da reabsorção óssea avaliada pelos níveis de CTX, independentemente dos valores de testosterona no basal, *status* densitométrico, estimativa de risco de fratura ou idade. Denosumabe também está aprovado pela FDA para aumentar a massa óssea em pacientes em uso de terapia de deprivação androgênica por câncer de próstata não metastático.

Com relação ao hipogonadismo masculino, este acarreta aumento da remodelação óssea e aumento do risco de fraturas. Estudos observacionais sugerem que reposição de testosterona nestes pacientes reduz os marcadores de remodelação óssea e aumenta a densidade mineral óssea. Todavia eficácia antifraturas não está comprovada. Paciente com hipogonadismo e alto risco de fratura deve receber medicamento aprovado para prevenção de fraturas, independentemente se a reposição de testosterona for iniciada.

O manejo da osteoporose em homens está descrito na Figura 19.2

Nenhuma terapia farmacológica deve ser instituída de forma indefinida em duração. Após um período inicial, que depende do agente farmacológico, deve ser feita uma reavaliação do risco de fratura e a conduta individualizada. Não há nenhuma recomendação uniforme que se aplique a todos os pacientes quanto à duração do tratamento.

REVISÃO

- A osteoporose em homens é subdiagnostica e subtratada, mesmo com alta morbimortalidade. A mortalidade após fratura de quadril é maior em homens comparado às mulheres.
- A investigação laboratorial mínima deve ser feita em todos os pacientes, lembrando-se das causas secundárias, especialmente alcoolismo, excesso endógeno ou exógeno de glicocorticoide e hipogonadismo.
- O tratamento não farmacológico se baseia em consumo adequado de cálcio (1.000 a 1.200 mg/dia a depender da faixa etária), manutenção da 25(OH) vitamina D >30 ng/mL, atividade física regular, bem como cuidados antiquedas. Para os pacientes com indicação de tratamento farmacológico, os bisfosfonatos (alendronato, risedronato e ácido zoledrônico) são os medicamentos de primeira linha. Outra opção aprovada de antirreabsortivo é o denosumabe. Teriparatida é indicado em casos graves, e o ranelato de estrôncio é um medicamento de segunda linha.

■ REFERÊNCIAS

1. Cosman F, de Beur SJ, LeBoff MS, Lewiecki EM, Tanner B, Randall S, et al. Clinician's guide to prevention and treatment of osteoporosis. Osteoporos

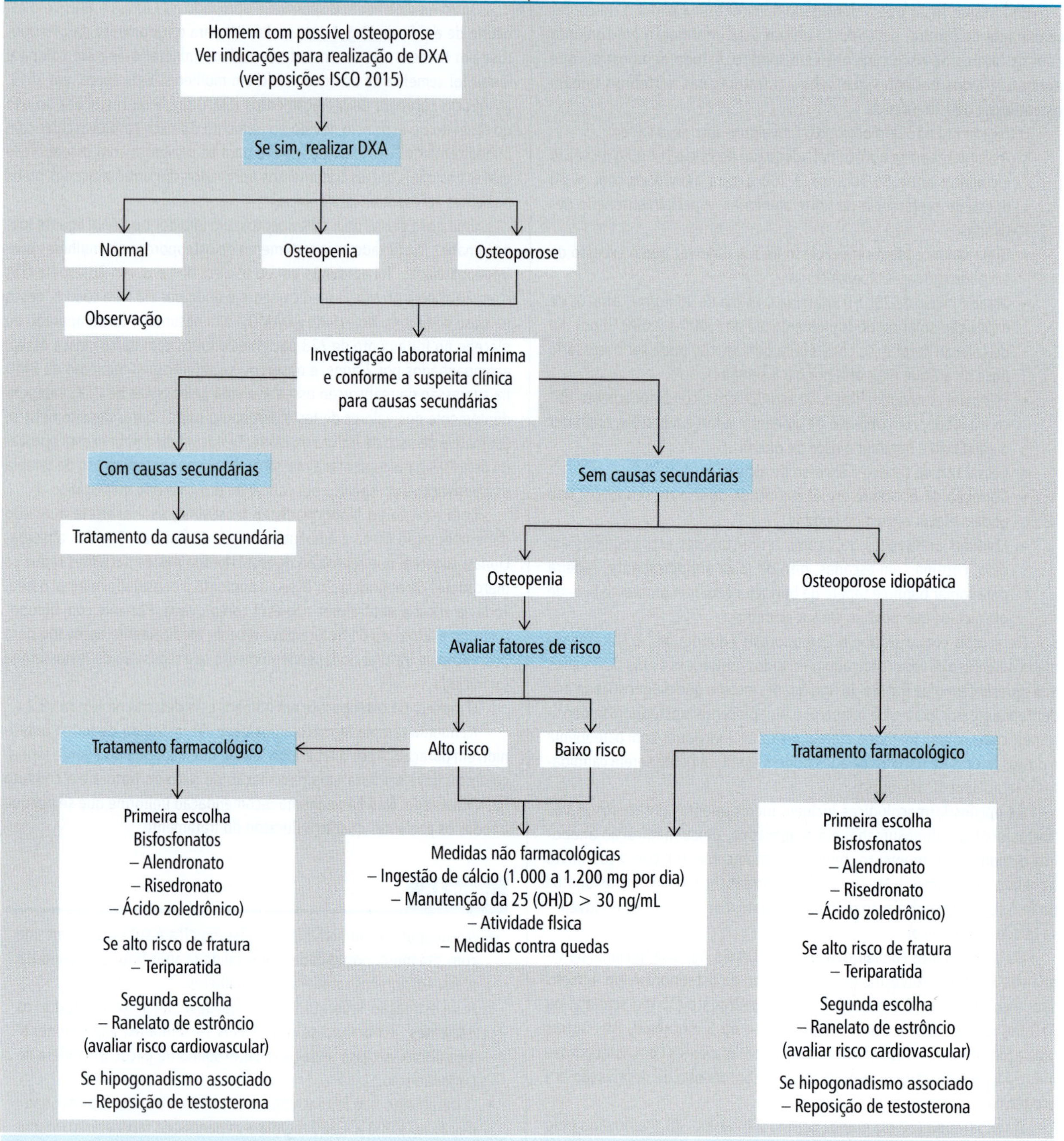

FIGURA 19.2 ■ Fluxograma indicando o manejo da osteoporose em homens.

Int. 2014;25(10):2359-81 [capturado em 14 jul. 2016]. Disponível em: https://cdn.nof.org/wp-content/uploads/2016/01/995.pdf
2. European Medicines Agency. Annual Report 2013 [Internet]. EMA; 2013 [capturado em 14 jul. 2016]. Disponível em: http://www.ema.europa.eu/docs/en_GB/document_library/Annual_report/2014/04/WC500165986.pdf
3. Langdahl BL, Teglbjærg CS, Ho PR, Chapurlat R, Czerwinski E, Kendler DL, et al. A 24-month study evaluating the efficacy and safety of denosumab for the treatment of men with low bone mineral density: results from the ADAMO trial. J Clin Endocrinol Metab. 2015;100(4):1335-42.

■ LEITURAS SUGERIDAS

International Society for Clinical Desintometry. 2015 ISCD Official Positions – Adult [Internet]. ISCD; 2015 [capturado em 9 abr. 2016]. Disponível em: http://www.iscd.org/official-positions/2015-iscd-official-positions-adult/.
Kaufman JM, Reginster JY, Boonen S, Brandi ML, Cooper C, Dere W, et al. Treatment of osteoporosis in men. Bone. 2013;53(1):134-44.
Watts NB, Adler RA, Bilezikian JP, Bilezikian JP, Drake MT, Eastell R, et al. Osteoporosis in men: an Endocrine Society clinical practice guideline. J Clin Endocrinol Metab. 2012;97(6):1802-22.

19.3 NA MULHER, NA PÓS-MENOPAUSA

- FERNANDA GUIMARÃES WEILER
- VERA LÚCIA SJZENFELD
- MARISE LAZARETTI-CASTRO

Osteoporose é a doença osteometabólica clínica mais comum, que se caracteriza por baixa densidade óssea e deterioração da microarquitetura do tecido ósseo, levando a aumento da fragilidade e, portanto, a maior risco de fraturas.

Apenas 30% dos pacientes com fratura de quadril são diagnosticados com osteoporose, e, destes, apenas 20% recebem algum tipo de tratamento. No Brasil, estima-se que 10 milhões de pessoas apresentem osteoporose, número que deve aumentar com o envelhecimento da população.

As fraturas por osteoporose estão relacionadas à alta morbimortalidade. Seis meses após uma fratura de quadril, observa-se aumento de 25% na mortalidade, e 80% dos sobreviventes perdem a capacidade de realizar ao menos uma das atividades cotidianas.

FISIOPATOLOGIA

A matriz óssea é formada, predominantemente, por colágeno tipo 1, uma proteína filamentosa na qual se depositam cálcio e fósforo na forma de cristais de hidroxiapatita. Cerca de 99% do cálcio presente no corpo estão nos ossos e dentes. A elasticidade óssea é determinada pela presença do colágeno, e a resistência depende da deposição mineral.

O osso permanece em contínua renovação, um processo denominado remodelação óssea, que consiste, basicamente, em 2 fases: reabsorção e formação. Osteoclastos são as células responsáveis pela reabsorção, retirando tecido antigo ou danificado. Em seguida, ocorre a fase de formação, na qual os osteoblastos sintetizam matriz proteica que será posteriormente mineralizada. Ao longo da formação, alguns osteoblastos acabam sepultados na matriz, desenvolvem prolongamentos citoplasmáticos e transformam-se em osteócitos, células responsáveis pelo controle da remodelação, criando uma rede de comunicação entre as células e a superfície óssea.

Osteoporose ocorre quando a fase de reabsorção supera a formação, ou seja, muito osso é removido e pouco é formado, levando à perda óssea e menor resistência mecânica.

O pico de massa óssea é atingido entre os 20 e 30 anos. Após essa idade, a remoção passa a ser maior do que a reposição e, assim, a densidade óssea vai diminuindo. Em mulheres, a perda rápida que ocorre após a menopausa está associada ao declínio de estrogênio, hormônio que inibe a reabsorção óssea. Há ainda fatores relacionados à idade, como diminuição da absorção intestinal de cálcio, redução da produção de vitamina D, menor eficiência dos osteoblastos e potencial deterioração da função renal. Além disso, alterações cognitivas, de equilíbrio e reflexo geram aumento de quedas e, portanto, de fraturas. Como consequência desses fatores, cerca de 20 a 30% das mulheres na menopausa são acometidas pela osteoporose.

QUADRO CLÍNICO

A osteoporose é conhecida como doença silenciosa, pois muitas vezes é diagnosticada apenas quando fraturas acontecem. Estas ocorrem com maior frequência em vértebras, terço distal do rádio, fêmur e úmero proximais, causando dor e limitação. Fraturas vertebrais podem levar a deformidades características da osteoporose, como hipercifose dorsal ("corcunda da viúva"), protrusão abdominal e perda de estatura.

DIAGNÓSTICO E TRATAMENTO

A osteoporose não tratada pode tornar-se uma doença extremamente dolorosa, desfigurante, incapacitante, com importante repercussão sobre a qualidade de vida e sobrevida.

FATORES DE RISCO

A identificação dos fatores de risco é essencial para a introdução de estratégias de prevenção da osteoporose, uma vez que a doença é assintomática até o evento fratura.

FATORES DE RISCO NÃO MODIFICÁVEIS

- **Fratura prévia:** História prévia de fratura por baixo impacto (por queda da própria altura ou energia equivalente) é forte indicador de risco para novas fraturas.
- **Idade:** A taxa de perda de massa óssea varia entre indivíduos, porém, de maneira geral, o envelhecimento de 20 anos é acompanhado de elevação de cerca de 4 vezes no risco de fratura.
- **Sexo feminino:** Mulheres têm ossos menores do que os homens e apresentam uma perda rápida importante no climatério. Além disso, são mais longevas, portanto, estarão mais tempo expostas ao risco.
- **Etnia:** Indivíduos brancos e orientais apresentam maior risco do que pretos.
- **História familiar:** Fratura em parente de 1º grau.

FATORES DE RISCO MODIFICÁVEIS

- **Hipogonadismo:** Os estrogênios protegem contra a perda de massa óssea, portanto, menopausa precoce aumenta a chance de osteoporose.
- **Dieta:** Aporte insuficiente de cálcio e vitamina D é prejudicial. Excesso de proteínas, fibras e sódio pode reduzir a absorção e/ou aumentar a excreção de cálcio.
- **Sedentarismo:** O impacto mecânico é um importante indutor da formação óssea, ao passo que a imobilização e o sedentarismo induzem a reabsorção.
- **Baixo peso:** Redução drástica ou baixo peso estão fortemente relacionados a fraturas e baixa massa óssea.
- **Tabagismo:** O ácido nicotínico causa diminuição da atividade do osteoblasto.
- **Etilismo:** O consumo regular de mais de 3 doses/dia de álcool pode ser danoso para o tecido ósseo.

ATENÇÃO!

As causas secundárias devem ser sempre pesquisadas, especialmente em indivíduos com fraturas por fragilidade e mulheres na pré-menopausa.

Diversas doenças estão associadas à baixa densidade óssea e maior risco de fratura; as mais frequentes estão listadas no Quadro 19.6.

A partir da identificação dos fatores de risco independentes da DMO, foram desenvolvidas ferramentas estatísticas para avaliar o risco de fratura. A mais utilizada denomina-se FRAX* e pode ser acessada livremente. Outra ferramenta, SAPORI, foi criada pela Disciplina de reumatologia da Unifesp** e permite identificar pacientes com indicação para rastreamento pela densitometria ou com alto risco para fratura.

---

*Disponível em: www.shef.ac.uk/frax.
**Disponível em: www.receitasaude.com.br/planilha-sapori.html.

QUADRO 19.6 ■ Principais causas associadas à osteoporose e/ou fratura	
DISTÚRBIOS ENDÓCRINOS	
• Osteomalácia • Hipogonadismo • Hiperparatiroidismo • Hipertiroidismo • Síndrome de Cushing	• Diabetes melito • Deficiência de hormônio de crescimento • Gravidez
DISTÚRBIOS INFLAMATÓRIOS	
• Artrite reumatoide • Lúpus eritematoso sistêmico • Espondiloartropatias	• Doença pulmonar obstrutiva crônica
DISTÚRBIOS HEMATOPOIÉTICOS	
• Mieloma múltiplo • Linfoma/leucemia • Talassemia	• Síndrome da imunodeficiência adquirida
SÍNDROMES DE MÁ ABSORÇÃO	
• Doença celíaca • Doenças inflamatórias intestinais	• Doença colestática • Hemocromatose • Após cirurgia bariátrica
DISTÚRBIOS RENAIS	
• Insuficiência renal • Hipercalciúria	• Acidose tubular renal
DISTÚRBIOS NEUROPSIQUIÁTRICOS	
• Anorexia • Depressão	• Paralisia cerebral
DEFICIÊNCIAS NUTRICIONAIS	
• Cálcio • Vitamina D	• Vitamina C • Proteína
DEFEITOS CONGÊNITOS	
• Osteogênese imperfeita • Síndrome de Marfan	• Doença de Gaucher • Homocistinúria
MEDICAMENTOS	
• Glicocorticosteroides • Anticonvulsivantes • Lítio • Inibidores da recaptação de serotonina • Heparina • Quimioterápicos/Imunossupressores	• Levotiroxina em dose suprafisiológica • Glitazonas • Análogos de GnRH • Inibidores de aromatase • Antiácidos contendo alumínio • Inibidores da bomba de prótons (uso crônico)

■ DIAGNÓSTICO

O método diagnóstico mais utilizado e validado é a medida da DMO por absorciometria de raio X com dupla energia (DXA). O diagnóstico é determinado pelo menor valor encontrado em um dos sítios a seguir: coluna lombar, colo de fêmur, fêmur total e, em casos específicos, antebraço (rádio 33%). Doença osteodegenerativa e fraturas podem elevar falsamente a DMO e devem ser levadas em consideração para a correta interpretação do exame.

Para mulheres na menopausa ou na transição menopausal (e homens com 50 anos ou mais), o parâmetro utilizado é o T-*score*, que representa o número de desvios-padrão em relação à média da densidade óssea observada em adultos jovens. Os critérios diagnósticos estão descritos na Tabela 19.1.

TABELA 19.1 ■ Critérios diagnósticos para mulheres no climatério ou na transição menopausal

CLASSIFICAÇÃO	T-*SCORE*
Normal	≥ −1
Osteopenia	−1,1 - −2,4
Osteoporose	≤ −2,5

ATENÇÃO!

A presença de fratura por fragilidade determina o diagnóstico de osteoporose, independentemente dos valores da DMO.

O exame de DXA permite também a avaliação de fraturas vertebrais (VFA, do inglês *vertebral fracture assessment*)[1] e a estimativa da microarquitetura óssea (TBS, do inglês *trabecular bone score*), porém, para isso, é necessário adquirir *softwares* específicos.

Outras técnicas, como tomografia computadorizada periférica de alta resolução e ultrassonografia de calcâneo, podem ser realizadas para estimar o risco de fraturas, mas não estabelecem diagnóstico de osteoporose ou osteopenia. Radiografia de coluna deve ser realizada para detecção de possíveis fraturas, entretanto, não é adequada para avaliar a densidade óssea.

Exames laboratoriais devem ser solicitados para descartar as causas secundárias já descritas. Como rotina, recomenda-se realizar ao menos hemograma, creatinina, cálcio, fósforo, fosfatase alcalina e calciúria de 24 horas. Investigação mais aprofundada deve ser realizada em casos que chegam já com fraturas por fragilidades ou em quadros atípicos, com dosagens de 25 hidroxivitamina D, PTH, TSH, cortisol, anticorpos antiendomísio e antitransglutaminase, eletroforese de proteínas, entre outros.

Os marcadores bioquímicos de remodelação óssea, apesar de não fornecerem o diagnóstico, traduzem o estado do metabolismo ósseo e auxiliam no seguimento. Podem ser dosados no sangue marcadores de formação óssea, como os pró-peptídeos amino ou carboxiterminais do colágeno tipo 1 (PINP e PICP, respectivamente) e também de reabsorção, como os produtos da degradação do colágeno tipo 1 (CTX e NTX). Entretanto, é preciso considerar que cada medicamento determina um padrão diferente de resposta nas concentrações destes marcadores.

■ TRATAMENTO

O tratamento ideal da osteoporose é ainda o preventivo e baseia-se na otimização do pico de massa óssea na juventude, redução das perdas ao longo da vida e prevenção de quedas.

DIETA

A dieta deve ser balanceada, com aportes de proteína, cálcio e outros nutrientes de forma a obedecer às necessidades fisiológicas. De acordo com o Institute of Medicine,[2] a recomendação diária de cálcio para mulheres na menopausa é 1.000 a 1.200 mg, preferencialmente obtidos a partir da dieta, sendo que as principais fontes de cálcio são o leite e seus derivados. Uma dieta habitual, sem o acréscimo dos laticínios, contém cerca de 250 mg de cálcio elementar. Este valor deve ser somado ao conteúdo do leite e derivados que compõe a alimentação diária da paciente, e a complementação com comprimido de cálcio feita somente se as doses recomendadas não forem possíveis de ser atingidas apenas pela dieta. Entre os sais de cálcio disponíveis no mercado, o carbonato de cálcio é o mais econômico e o que contém maior porcentagem de cálcio disponível, mas sua absorção depende de acidificação no trato digestório. Em situações de hipocloridria ou pós-gastrectomias, o citrato de cálcio é melhor absorvido.

Vitamina D

Exposição solar é fundamental para sua adequação. Geralmente, 15 minutos diários são suficientes para síntese em crianças e jovens, entretanto idosos necessitam de exposição mais prolongada. Pesquisas demonstram que a adequação de vitamina D, associada ou não a cálcio, leva à redução do risco de fraturas e ao aumento da força muscular e do equilíbrio, com diminuição de quedas. As doses de manutenção segundo as necessidades fisiológicas variam de 400 a 2.000 UI/dia, dependendo da idade e condições associadas. Quando há indícios de deficiência grave ou quando os níveis de 25 hidroxivitamina D estão abaixo de 20 ng/mL, doses de ataque de Vitamina D_3, ou colecalciferol, (7.000 UI/dia ou 50.000 UI/semana, por 6 a 8 semanas) são necessárias para a correção das concentrações plasmáticas, quando, então, a dose de manutenção deve ser instituída.[3]

HÁBITOS SAUDÁVEIS

Atividade física aumenta a massa óssea, o equilíbrio e a força muscular, diminuindo o risco de quedas. É recomendado evitar fumo e ingestão excessiva de bebidas alcoólicas.

PREVENÇÃO DE QUEDAS

Quedas devem ser prevenidas através de melhora do equilíbrio, da visão e da força muscular. O uso de calçados antiderrapantes, corrimões nas escadas e a retirada de tapetes são recomendados.

TRATAMENTO MEDICAMENTOSO ESPECÍFICO

De acordo com o Consenso Brasileiro de Osteoporose,[4] o tratamento farmacológico para mulheres menopausadas está indicado nas situações listadas no Quadro 19.7.

QUADRO 19.7 ■ Indicações de tratamento medicamentoso específico
Fraturas atraumáticas
T-score ≤ –2,5
T-score ≤ –1,5 na presença de fatores de risco para fratura
Situações em que medidas preventivas não farmacológicas não são efetivas (perda óssea persistente ou fraturas atraumáticas)

Os medicamentos para tratamento da osteoporose podem ser divididos em inibidores da reabsorção óssea, estimuladores da formação e os de ação mista (Tabela 19.2.).

Inibidores da reabsorção

Bisfosfonato

Os bifosfonatos (BF) são os medicamentos mais utilizados no tratamento da osteoporose. Suas formulações e doses estão descritas na Tabela 19.2.

Apresentam intenso poder inibitório sobre os osteoclastos, impedindo sua ação reabsortiva. Depositam-se no tecido mineralizado e são retirados apenas durante o processo de renovação óssea, o que confere uma longa meia-vida. A taxa de absorção intestinal é bastante reduzida (cerca de 1%), e, por esse motivo, os BFs orais devem ser ingeridos em jejum pela manhã e a alimentação deve ocorrer após, ao menos, 30 minutos. Para evitar lesões no esôfago, a paciente deve ser orientada a permanecer sentada ou em pé durante esse período.

Os efeitos colaterais mais frequentes acometem o aparelho digestório, com náuseas e dispepsia, mas são raros os casos de úlceras ou hemorragia. Hipocalcemia, em geral leve e transitória, pode ocorrer, porém pode tornar-se sintomática em mulheres com deficiência de vitamina D. Reação de fase aguda (febre baixa, mialgia, cefaleia, artralgias) pode suceder as primeiras infusões de BFs intravenosos. Casos de fraturas atípicas de fêmur (subtrocantéricas ou diafisárias, transversas, não cominutivas, eventualmente bilaterais, associadas a espessamento cortical e dor prodrômica) foram relatados, porém associação causal não foi estabelecida. Além disso, a proteção contra fraturas osteoporóticas determinada pelos BFs é muito mais expressiva do que o risco de fraturas atípicas. Raros casos de osteonecose de mandíbula também foram descritos. Os BFs estão contraindicados em indivíduos com depuração de creatinina < 30 mL/min.

Após 3 e 5 anos de uso de BF venoso e oral, respectivamente, uma interrupção temporária da medicação (*drug holiday*) pode ser considerada para mulheres com baixo risco de fraturas. Nos casos de alto risco, entretanto, essa pausa não se justifica, pois o benefício antifratura supera em muito o risco de efeitos colaterais.

Terapia estrogênica

O efeito benéfico da terapia estrogênica sobre a massa óssea no climatério é indiscutível, reduzindo o risco de fraturas vertebrais, não vertebrais e de fêmur proximal. Entretanto, segundo as diretrizes atuais, não deve ser indicada com essa finalidade. Sua indicação permanece restrita a pacientes com sintomas climatéricos, desde que não existam contraindicações.

Moduladores seletivos do receptor de estrogênio

Os moduladores seletivos do receptor de estrogênio (SERM) são um grupo de compostos não esteroides com capacidade de ligação ao receptor de estrogênio com ações agonistas ou antagonistas, dependendo do tecido-alvo. O raloxifeno é o único SERM atualmente disponível no Brasil com indicações específicas para prevenção e tratamento da osteoporose pós-menopausa. Tem efeitos antagonistas em mama e endométrio, ao passo que seus efeitos sobre o tecido ósseo e lípides são de agonista. Essa medicação apresenta benefício comprovado contra fraturas vertebrais, porém não se observou diminuição de fraturas não vertebrais ou de quadril. Os efeitos colaterais mais comuns são tromboembolia, câimbras e sintomas climatéricos, como fogachos e sudorese noturna.

Denosumabe

Denosumabe é um anticorpo monoclonal humano que impede a interação entre o ligante do receptor NF kappa B (RANK-L) com o respectivo receptor presente em osteoclastos. A ativação da via RANK/RANK-L é

ATUALIZAÇÃO TERAPÊUTICA

TABELA 19.2 ■ Medicamentos utilizados para o tratamento da osteoporose							
					EFICÁCIA NA PREVENÇÃO DE FRATURA		
AÇÃO	MEDICAMENTO		VIA DE ADMINISTRAÇÃO	DOSE	Vertebral	Não vertebral	Quadril
Inibidores da reabsorção	Bisfosfonatos	Alendronato	Oral	10 mg/dia e 70 mg/sem	Sim	Sim	Sim
		Risedronato	Oral	5 mg/dia e 35 mg/sem e 150 mg/mês	Sim	Sim	Sim
		Ibandronato	Oral	2,5 mg/dia e 150 mg/mês	Sim	AR	Não
			Intravenosa	3 mg trimestral	NA	NA	NA
		Ácido zoledrônico	Intravenosa	5 mg anual	Sim	Sim	Sim
		Pamidronato	Intravenosa	60 mg trimestral ou 90 mg seguidos de 30 mg trimestral	NA	NA	NA
	Estrogênios		Variadas	Diversas formulações	Sim	Sim	Sim
			Variadas	Doses baixas e muito baixas	NA	NA	NA
	Raloxifeno		Oral	60 mg/dia	Sim	Não	Não
	Denosumabe		Subcutânea	60 mg semestral	Sim	Sim	Sim
	Calcitonina		Nasal	200 UI/d	Sim	Não	Não
			Subcutânea ou intramuscular	100 UI/dia	NA	NA	NA
Estimulador da formação	Teriparatida		Subcutânea	20 µg/dia	Sim	Sim	NA
Ação mista	Ranelato de Estrôncio		Oral	2 g/dia	Sim	Sim	AR

AR: eficácia comprovada apenas em análise *post hoc* de subgrupo de alto risco; NA: não avaliado adequadamente.

essencial para a diferenciação e atividade dos osteoclastos e, portanto, a inibição dessa via reduz a reabsorção óssea. Estudos demonstraram que o uso de denosumabe leva à redução do risco de fraturas vertebrais, não vertebrais e de quadril em mulheres pós-menopausadas com osteoporose. Infecções de pele, dermatite e *rash* cutâneo podem ocorrer e, assim como é descrito com BF, raros casos de fratura atípica de fêmur e osteonecrose de mandíbula foram relatados. Porém, ao contrário dos BFs, esta medicação pode ser prescrita para pacientes com função renal bastante comprometida, pois não é eliminada pelos rins. Em seguimento que chegou a 10 anos de tratamento desde o início do estudo, a proteção contra fraturas se manteve estável e não possui efeito cumulativo. Entretanto, a suspensão deste tratamento é acompanhada de perda óssea acelerada, o que pode aumentar o risco de fraturas imediato. Portanto, neste caso, a suspensão temporária do tratamento, ao contrário do que se preconiza com os BFs, não está indicada e, quando necessária, deve ser acompanhada de estratégias para prevenir a perda óssea associada à retirada do denosumabe.

Calcitonina

É um antirreabsortivo com efeitos antifratura modestos. Possui ação analgésica de ação central, que pode ser interessante na terapêutica da osteoporose em indivíduos com dores causadas por fraturas recentes. É pouco utilizada atualmente.

Estimulador da formação (anabólico)
Teriparatida

Este fármaco é um peptídeo constituído pelos primeiros 34 aminoácidos da molécula do hormônio da paratiroide (PTH), produzido por DNA recombinante. Elevações rápidas e intermitentes de PTH estimulam o osteoblasto a produzir osso novo. Esse é o princípio do uso da teriparatida no tratamento da osteoporose. Como a teriparatida possui meia-vida muito curta, a aplicação 1 vez ao dia possibilita o estímulo intermitente necessário para a formação óssea.

Devido ao alto custo, este medicamento é reservado para os casos de osteoporose grave com fraturas ou quando há falha no tratamento com antirreabsortivos. Foi observada importante redução de fraturas vertebrais e não vertebrais em estudo prévio, mas, devido ao pequeno número de fraturas de quadril ocorridas, não foi possível demonstrar redução do risco de fratura neste sítio.

Os principais efeitos colaterais são hipercalcemia e hipercalciúria, elevação de ácido úrico, náuseas, câimbras e hipotensão postural. Osteossarcoma foi observado em animais de experimentação, porém tal associação não foi constatada em humanos. Entretanto, por precaução, esse medicamento é contraindicado em situações de risco para osteossarcoma, doenças ósseas metastáticas, doença de Paget, pós-radioterapia óssea ou elevação inexplicável de fosfatase alcalina. Também não deve ser administrado a crianças e adolescentes, gestantes e lactantes e pacientes com hipercalcemia. A duração máxima do tratamento é de 24 meses e, imediatamente após sua suspensão, deve ser iniciada uma medicação antirreabsortiva para evitar a perda da massa óssea adquirida com esse agente anabólico.

Medicamento de ação mista

Ranelato de estrôncio

Seu mecanismo de ação não está completamente elucidado, entretanto, demonstrou reduzir o risco de fraturas vertebrais e não vertebrais. É um cátion divalente como o cálcio e se deposita nas frentes de mineralização do tecido ósseo. Contudo, por possuir peso atômico superior ao do cálcio, pode superestimar os resultados na DXA. Devido ao aumento do risco de doenças cardiovasculares, essa medicação é contraindicada para pacientes com doença cardíaca isquêmica, doença arterial periférica ou doença cerebrovascular (atuais ou pregressas), tromboembolia, imobilização e hipertensão não controlada e atualmente é considerado uma medicação de segunda linha no tratamento da osteoporose.

■ PERSPECTIVAS

Avanços na biologia molecular permitiram a identificação de uma variedade de alvos potenciais para novos medicamentos. Odanacatib, que age inibindo a enzima catepsina K produzida pelos osteoclastos durante a reabsorção, é um novo medicamento antirreabsortivo capaz de reduzir o risco de fraturas vertebrais, não vertebrais e de quadril. Estudos clínicos de fase 3 com anticorpos antiesclerostina (romosozumabe e blosozumabe) estão em andamento. Esclerostina é uma proteína que inibe a formação óssea mediada por osteoblastos e, portanto, inibidores de esclerostina estimulam a formação óssea. O uso de abaloparatida, um análogo da proteína relacionada ao PTH, por 18 meses, levou à redução de fraturas vertebrais e não vertebrais, e estudos comparativos com teriparatida evidenciaram menor incidência de hipercalcemia.

REVISÃO

- A osteoporose é condição comum, de alta morbimortalidade, porém subdiagnosticada.
- É uma doença silenciosa e os sintomas só aparecem quando há fratura.
- A identificação de fatores de risco é essencial para prevenção e tratamento.
- Devem ser excluídas causas secundárias, especialmente na presença de fraturas por fragilidade.
- O tratamento inclui medidas não medicamentosas e medicamentosas, que são capazes de reduzir efetivamente o risco de fraturas.

■ REFERÊNCIAS

1. Muszkat P, Camargo MB, Peters BS, Kunii LS, Lazaretti-Castro M. Digital vertebral morphometry performed by DXA: a valuable opportunity for identifying fractures during bone mass assessment. Arch Endocrinol Metab. 2015;59(2):98-104.
2. Ross AC, Manson JE, Abrams SA, Aloia JF, Brannon PM, Clinton SK, et al. The 2011 report on dietary reference intakes for calcium and vitamin D from the Institute of Medicine: what clinicians need to know. J Clin Endocrinol Metab. 2011;96(1):53-8.
3. Maeda SS, Borba VZ, Camargo MB, Silva DM, Borges JL, Bandeira F, et al. Recomendações da Sociedade Brasileira de Endocrinologia e Metaboligia (SBEM) para prevenção e tratamento da deficiência de Vitamina D. Arq Bras Endocrinol Metabol. 2014;58(5):411-33.
4. Pinto Neto AM, Soares A, Urbanetz AA, Souza ACA, Ferrari AEM, Amaral B, et al. Consenso Brasileiro de osteoporose 2002. Rev Bras Reumatol. 2002;42:343-54.

■ LEITURAS SUGERIDAS

Black DM, Rosen CJ. Clinical Practice. Postmenopausal osteoporosis. N Engl J Med. 2016;374(3):254-62.

Maeda SS, Lazaretti-Castro M. An overview on the treatment of postmenopausal osteoporosis. Arq Bras Endocrinol Metabol. 2014;58(2):162-71.

Pinheiro MM, Reis Neto ET, Machado FS, Omura F, Yang JH, Szejnfeld J, et al. Risk factors for osteoporotic fractures and low bone density in pre and postmenopausal women. Rev Saude Publica. 2010;44(3):479-85.

Zerbini CA, Szejnfeld VL, Abergaria BH, McCloskey EV, Johansson H, Kanis JA. Incidence of hip fracture in Brazil and the development of a FRAX model. Arch Osteoporos. 2015;10:28.

19.4 NO IDOSO

■ SERGIO SETSUO MAEDA
■ VERA LÚCIA SJZENFELD

■ EPIDEMIOLOGIA

A OMS estima que o número de indivíduos com mais de 80 anos quadruplique entre 2000 e 2050. Com o aumento de expectativa de vida da população, estima-se que a osteoporose afete 14 milhões, e a incidência anual de fraturas por osteoporose ultrapasse três milhões em 2020. A perda óssea ocorre em homens e mulheres com o avançar da idade, sendo que as fraturas vertebrais (que são as mais comuns) têm seu pico entre 75-84 anos, e as de quadril aumentam exponencialmente após os 75 anos. Após os 85 anos, as fraturas de quadril representam um terço das fraturas maiores, com diferenças de acordo com a região do planeta onde são avaliadas.

Na revisão sistemática feita por Zhu e colaboradores,[1] em 23 estudos incluindo 2.168 pacientes com fraturas bilaterais de quadril, observou-se uma incidência de 8,54%, e 70,4% ocorreram nos primeiros três anos a partir da primeira (36,3% no primeiro ano). Os pacientes de maior risco foram mulheres, com fratura trocantérica, com idade mais avançada e osteoporose.

Em estudo de Bass e colaboradores,[2] observou-se que a mortalidade em homens (32%) com mais de 65 anos com fratura de quadril foi maior do que a das mulheres (18%).

No Dubbo Osteoporosis Epidemiology Study (1989-2010), evidenciou-se que cinco anos após uma fratura inicial; 24% das mulheres e 20% dos homens refraturam; e 26% das mulheres e 37% dos homens morreram.[3]

■ DIAGNÓSTICO

Algumas particularidades devem ser levadas em conta na avaliação da DXA nesta faixa etária. A presença mais comum de processos osteodegenerativos, calcificação de aorta, e, por vezes, de artefatos cirúrgicos que invalidam o sítio de análise deve ser levada em consideração. Na impossibilidade de se avaliar a coluna lombar ou fêmures, pode ser feita a análise do antebraço não dominante na região do rádio (33% para o diagnóstico; pode também estimar o risco de fraturas em outros sítios). Ressalta-se, contudo, que não é recomendado para o monitoramento segundo a International Society for Clinical Densitometry (ISCD) e a Associação Brasileira para Avaliação Óssea e Osteometabolismo (ABrASSO). Vale ainda mencionar que a presença de fratura óssea por fragilidade (baixo impacto) permite o diagnóstico clínico de osteoporose independente do resultado da densitometria óssea. As fraturas vertebrais são comumente assintomáticas, recomendando-se a monitorização por meio de exames de imagem, como a radiografia simples ou a Vertebral Fracture Assesment (VFA) feita no próprio densitômetro (DXA).

A densidade mineral óssea é preditiva de risco de fraturas, mas o paciente também deve ser avaliado do ponto de vista clínico, pois outros fatores, como a idade e o uso de glicocorticoides, são atores independentes do risco de fratura.

ASPECTOS CLÍNICOS

Os indivíduos idosos possuem várias comorbidades, entre elas a doença pulmonar obstrutiva crônica (DPOC), a doença de Parkinson, o AVC, a osteoartrite, a doença cardíaca; sendo bastante comum a hipovitaminose D, que está associada a aumento do PTH (que aumenta a reabsorção óssea), a menor absorção de cálcio pelo intestino, o maior risco de quedas e fraturas. Além disso, existe um declínio da função renal que deve ser levada em conta na decisão terapêutica, pois é contraindicação para várias medicações usadas no manejo da osteoporose.

Outro aspecto cada vez mais discutido é a interação músculo-osso, pois estão intimamente conectados ao longo da vida. A sarcopenia é definida como a perda gradual de massa muscular, força e função relacionada com a idade. A perda se inicia após 50 anos, 8-15% por década e após os 70 anos aumentam para 15-30% por década. A sarcopenia é uma síndrome que inclui o aumento de citocinas, radicais livres, miostatina e da resistência insulínica; redução de hormônios anabólicos, como GH e IGF-1; aumento da adiposidade muscular e da medula marrom, que culminam com a maior mortalidade e risco de quedas. Nos indivíduos mais jovens, ainda é presente o reflexo de defesa utilizando-se as mãos ao cair, o que justifica as fraturas de punho. Nos mais idosos, perde-se este reflexo e isto aumenta o risco de fraturas de quadril com as quedas laterais.

A composição corporal por densitometria do corpo inteiro (DXA) é o método padrão-ouro para a avaliação dos compartimentos de massa magra e massa gorda. Porém, segundo os atuais consensos que avaliam a sarcopenia, tem-se sugerido que existe o desacoplamento entre quantidade e qualidade muscular; e preconiza-se a incorporação da avaliação de parâmetros de força e desempenho físico. O consenso europeu recomenda que para a definição de sarcopenia seja considerado a presença de baixa massa magra (avaliada por DXA ou bioimpedância) mais baixa força muscular e/ou baixo desempenho físico. Dentre os testes mais utilizados estão o "hand grip" (para avaliar força) e o "gait speed" ou velocidade da marcha (para avaliar desempenho).

TRATAMENTO

Toda intervenção terapêutica em pacientes idosos com osteoporose deve visar mais à prevenção de quedas e fraturas do que ao aumento da densidade óssea.

> **ATENÇÃO!**
>
> A melhora da dor e da limitação física, bem comoo aumento da autoestima e autoconfiança, responsáveis pelo sofrimento desses pacientes, são outros aspectos que devem ser lembrados.

O tratamento da osteoporose no idoso é constituído por medidas higienodietéticas, medidas para prevenir quedas e fraturas e terapia medicamentosa propriamente dita.

MEDIDAS HIGIENODIETÉTICAS

CÁLCIO

É necessário assegurar uma ingestão 1.200 mg de cálcio por dia, através de uma dieta rica em leite e derivados. Habitualmente, esses pacientes não conseguem atingir o mínimo recomendado apenas com a alimentação, sendo necessário fazer suplementação com carbonato de cálcio ou citrato de cálcio.

INGESTÃO ADEQUADA DE PROTEÍNAS

Insuficiência nutricional ou desnutrição são frequentes em pacientes idosos. Particularmente a má nutrição de proteínas em relação às calorias ingeridas, descrita em pacientes idosos, é um fator de risco importante para sarcopenia e síndrome da fragilidade. Raynaud-Simon e colaboradores[4] encontraram uma incidência de má nutrição proteico-energética em 4 a 10% dos idosos vivendo em casa, em 15 a 38% dos idosos institucionalizados e em 30 a 70% dos pacientes hospitalizados.

A importância da nutrição adequada para a saúde óssea pode ser observada em estudos que avaliaram os níveis séricos de fator de crescimento insulina-símile I (IGF-I) em pacientes idosos. Esse hormônio que media o hormônio de crescimento (GH) tem ações anabólicas em quase todas as células do organismo especialmente musculoesquelético, cartilagem e osso. A suplementação com proteínas leva a uma rápida normalização do IGF-I em pacientes idosos com síndrome de fragilidade. O RDA, um órgão regulador de quantidades adequadas de micro e macronutrientes, recomenda em pacientes com mais de 70 anos de idade a ingestão de proteínas entre 1 e 1,2 g/kg/dia, ou seja, um indivíduo com 80 kg necessita ingerir entre 80 a 100 g/dia.

VITAMINA D

Como já foi descrito nos capítulos anteriores, a vitamina D tem papel fundamental na manutenção da resistência óssea, função muscular e vários efeitos benéficos em outros órgãos. A vitamina D é sintetizada na pele após exposição solar e uma pequena quantidade pode ser obtida pela dieta. Importante ressaltar que o idoso tem menor capacidade de sintetizar vitamina D pela pele, além de se expor menos ao sol e também ter uma dieta mais restrita. Por isso, no idoso, a suplementação de vitamina D deve ser uma preocupação constante. Há estudos demonstrando que pacientes com nível sérico de 25(OH)D superior a 30 ng/mL ou 75 nmol/L apresentaram menor risco de fraturas do que aqueles com níveis inferiores a 10 ng/mL ou 25 nmol/L. O tecido muscular expressa receptores de vitamina D e, clinicamente, fraqueza muscular e miopatia são observadas em pacientes com deficiência de vitamina D, portanto, os dados sugerem que a vitamina D seja capaz de melhorar a função muscular, diminuindo o risco de quedas. Além disso, níveis adequados de vitamina D aumentam a eficácia da medicação utilizada no tratamento da osteoporose.

Não há necessidade de medir sistematicamente os níveis séricos de vitamina D de pacientes idosos com alto risco de fratura. O custo dessa medida é maior do que suplementar vitamina D de rotina. A maior parte dos consensos recomenda, em indivíduos com mais de 70 anos, 800 UI/dia de vitamina D. Entretanto, na prática clínica, para essa faixa etária, observam-se bons resultados quando a suplementação é realizada com 2.000 UI/dia.

MEDIDAS PARA PREVENIR QUEDAS E FRATURAS

CONTROLE DE FATORES EXTRÍNSECOS E INTRÍNSECOS

Idosos têm maior risco de quedas. A avaliação dos fatores de risco de queda permanentes e transitórios deve ser feita, cuidadosamente, por meio de inquérito ao paciente, ao acompanhante e até por visita domiciliar, além de exames neurológicos, oftalmológico, cardiológico e reumatológico adequados. A avaliação deve incluir um questionário sobre os tipos de medicamentos ingeridos diária e ocasionalmente. As causas modificáveis ou extrínsecas, como o ambiente domiciliar, e as intrínsecas, ou não modificáveis, devem ser cuidadosamente analisadas (Quadro 19.8).

QUADRO 19.8 ■ Causas extrínsecas e intrínsecas de quedas em idosos

CAUSAS EXTRÍNSECAS

- Tapetes soltos
- Iluminação inadequada
- Corrimãos
- Prateleiras muito altas
- Calçados inadequados
- Assoalhos lisos
- Brinquedos e objetos espalhados no chão
- Mesas de centro baixas
- Animais de estimação mal treinados

CAUSAS INTRÍNSECAS

Neurológico
  AVC
  Parkinson
  Confusão mental
  Mielopatias
  Convulsões
  Distúrbios cerebelares
  Neuropatia
  Demência
  Síncope

Metabólico
  Hipotiroidismo
  Hipoglicemia
  Hipocalcemia
  Desidratação
  Hiponatremia
  Anemia

Cardiovascular
  Arritmia
  Infarto do miocárdio

Psicológico
  Depressão
  Ansiedade

Gastrintestinal
  Sangramento
  Diarreia
  Síncope da defecação
  Síncope pós-prandial

Musculoesquelético
  Artrite
  Miosite
  Deformidade espinhal
  Fraqueza muscular
  Descondicionamento

Geniturinário
  Incontinência miccional

Medicamentos
  Diuréticos
  Anti-hipertensivos
  Cardiotônicos
  Hipnóticos
  Sedativos
  Psicotrópicos

ATENÇÃO!

Um grande número de fatores de risco não é modificável, como a idade e as doenças concomitantes; no entanto, o conhecimento e o controle dessas variáveis, associados às modificações possíveis no ambiente domiciliar, podem reduzir significativamente o número de quedas e fraturas.

QUADRO 19.9 ■ Principais regras para o tratamento da osteoporose em idosos

- Corrigir ou prevenir baixos níveis de vitamina D (800 a 2.000 UI/dia)
- Assegurar ingestão adequada de cálcio (1.200 mg/dia)
- Assegurar ingestão adequada de proteínas (1,2 mg/kg/dia)
- Estimular exercícios resistidos, equilíbrio e propriocepção
- Tratar qualquer doença que possa causar perda óssea
- Reduzir o risco de quedas
- Prescrever medicamentos para osteoporose
- Avaliar função renal dos pacientes antes de introduzir medicação

No caso do uso de medicamentos, recomenda-se maximizar as doses e minimizar o uso de psicotrópicos, neurolépticos, hipnóticos/sedativos e antidepressivos tricíclicos.

Pacientes com distúrbios da marcha ou equilíbrio devem ser encaminhados para adaptação e utilização de bengalas e andadores.

ATIVIDADE FÍSICA

A prescrição de atividade física nos idosos deve contemplar não apenas o ganho de massa óssea, como também aumento da força muscular, equilíbrio, coordenação e propriocepção. O modo de caminhar, forçando o idoso levantar os pés do chão, ao invés de arrastá-los, tarefas funcionais e alongamento podem melhorar a marcha e equilíbrio de pacientes idosos.

Embora vários tipos de treinos já tenham sido avaliados em estudos clínicos, em pacientes idosos, até o momento, não há um consenso sobre qual é o método mais adequado. Em uma revisão sistemática com meta-análise de 44 estudos,[5] incluindo 28 com pacientes com idade superior a 75 anos, os autores salientaram que atividades como Tai Chi ou dança rítmica foram superiores às caminhadas. Exercícios resistidos melhoram a força muscular, o balanço e a marcha. De modo geral, indicam-se exercícios que envolvam grandes grupos musculares, com atividade aeróbia ou de impacto, executados, periodicamente, no mínimo, durante 60 minutos por dia, 3 a 4 vezes por semana. Quanto às caminhadas, os pacientes devem iniciar em terreno plano e regular e progressivamente aumentar o tempo, de acordo com a tolerância. Embora outras atividades como natação e hidroginástica promoverem relaxamento muscular, melhora da dor, maior amplitude dos movimentos e condicionamento cardiorrespiratório, não aumentam a massa óssea.

Os autores, de um modo geral, têm optado, para idosos, por um programa misto que inclui treino de equilíbrio e coordenação, exercícios aeróbios e fortalecimento muscular.

TRATAMENTO MEDICAMENTOSO

O tratamento de idosos ainda apresenta dificuldades tanto na adesão como na eficácia. Os problemas relacionados à adesão são causados pela má condição econômica, posologia de difícil execução, alterações visuais e mentais. As dificuldades em relação à eficácia incluem redução da absorção intestinal (pode haver menor biodisponibilidade dos tratamentos orais), do metabolismo (menor taxa metabólica), da excreção renal (função renal diminuída), maior sensibilidade tecidual, deficiências concomitantes (resposta endócrina reduzida ao GH e PTH) e tratamentos concomitantes. Por outro lado, a eficácia dos agentes farmacológicos para o tratamento da osteoporose está bem estabelecida, melhorando a resistência óssea e diminuindo o risco de fraturas.

A maior parte das evidências dos medicamentos para osteoporose baseia-se em estudos duplo-cego randomizados realizados em mulheres após a menopausa com idades entre 50 e 80 anos. A eficácia em pacientes idosos vem da análise de subgrupos desses estudos principais. As medicações que mostraram evidências nessa faixa etária foram alendronato, risedronato, ácido zoledrônico, ranelato de estrôncio, denosumabe e teriparatida. Esses medicamentos reduziram significativamente o número de fraturas vertebrais. A redução de fraturas não vertebrais e de quadril variou entre os medicamentos e foi menor que a observada nas fraturas vertebrais. As dosagens, a forma de administração e o tempo necessário para prevenir fraturas vertebrais e não vertebrais são as mesmas utilizadas em pacientes mais jovens e estão listadas no Capítulo 19.3 (Osteoporose na mulher, na pós-menopausa).

Em geral, os medicamentos para o tratamento da osteoporose, mesmo em longo prazo, mantêm sua eficácia e segurança. Um aspecto importante que deve ser sempre lembrado é a avaliação da função renal. A insuficiência renal é comum em pacientes idosos e cuidado especial deve ser tomado com o uso dos bisfosfonatos. Os bisfosfonatos são eliminados pelos rins e não são recomendados, quer seja oral ou endovenoso, em pacientes com *clearance* de creatinina < 30 a 35 mL/min. Por isso, recomenda-se o estudo da função renal antes da introdução desses medicamentos em idosos. Há relatos de nefrotoxicidade em pacientes que receberam bisfosfonatos endovenosos. É um efeito adverso raro e ocorreu em pacientes com câncer que utilizaram altas doses. O ranelato de estrôncio também é contraindicado em pacientes com função renal reduzida.

O denosumabe não é excretado pelos rins e, por isso, tem sido indicado para pacientes idosos com *clearance* de creatinina < 30 mL/min. No entanto, no estudo clínico, apenas 73 pacientes, com média de idade de 80 anos, receberam essa medicação. Os autores concluíram que o estudo teve um poder limitado, pois dos 73 pacientes avaliados apenas quatro tinham fraturas vertebrais e três fraturas não vertebrais. Além disso, o número de fraturas de quadril foi muito pequeno e não foi significativamente inferior ao grupo placebo. Embora o uso de denosumabe nessa população seja uma opção interessante, deve ser realizada com cautela.

Enfim, o risco de fraturas por fragilidade em pacientes geriátricos (≥ 75 anos) e especificamente em pacientes muito idosos (≥ 85 anos) é elevado e tem grande impacto na qualidade de vida, pois idosos independentes, na vigência de fraturas, podem se tornar dependentes e frágeis. As evidências na literatura apontam que há benefícios em se tratar essa população e que os resultados são observados em curto prazo. O desafio, portanto, é diagnosticar e identificar aqueles com alto risco de fraturas e tratar o mais precoce possível.

REVISÃO

- Com o aumento de expectativa de vida da população, estima-se que a osteoporose afete 14 milhões, e a incidência anual de fraturas por osteoporose ultrapasse três milhões em 2020 (a perda óssea ocorre em homens e mulheres com o avançar da idade).
- Nessa faixa etária, há particularidades a serem consideradas na avaliação da densitometria óssea.
- Não somente as comorbidades comuns nessa idade, mas também o declínio da função renal são fatores que interferem na decisão terapêutica.
- A sarcopenia é definida como a perda gradual de massa muscular, força e função relacionada com a idade, sendo outro aspecto importante dessa faixa etária.
- Toda intervenção terapêutica em pacientes idosos com osteoporose deve visar mais à prevenção de quedas e fraturas do que ao aumento da densidade óssea.
- A prescrição de atividade física nos idosos deve contemplar não apenas o ganho de massa óssea, como também o aumento da força muscular, o equilíbrio, a coordenação e a propriocepção.

REFERÊNCIAS

1. Zhu Y, Chen W, Sun T, Zhang Q, Liu S, Zhang Y. Epidemiological characteristics and outcome in elderly patients sustaining non-simultaneous bilateral hip fracture: a systematic review and meta-analysis. Geriatr Gerontol Int. 2015;15(1):11-8.
2. Bass E, French DD, Bradham DD, Rubenstein LZ. Risk-adjusted mortality rates of elderly veterans with hip fractures. Ann Epidemiol. 2007;17(7):514-9.
3. Bliuc D, Alarkawi D, Nguyen TV, Eisman JA, Center JR. Risk of subsequent fractures and mortality in elderly women and men with fragility fractures with and without osteoporotic bone density: the Dubbo Osteoporosis Epidemiology Study. J Bone Miner Res. 2015;30(4):637-46.
4. Raynaud-Simon A, Revel-Delhom C, Hébuterne X; French Nutrition and Health Program, French Health High Authority. Clinical practice guidelines from the French Health High Authority: nutritional support strategy in protein-energy malnutrition in the elderly. Clin Nutr. 2011;30(3):312-9.
5. Frisoli Jr A. Osteoporose no idoso. In: Szejnfeld VL, editora. Osteoporose: diagnóstico e tratamento. São Paulo: Sarvier; 2000. cap. 13.

20

DEPRESSÃO

20.1 NA INFÂNCIA

■ MARCOS RIBEIRO
■ SHEILA C. CAETANO

Apesar de a depressão, então denominada melancolia, ter sido classificada como doença no século V a.C. por Hipócrates, há raras descrições científicas de casos de melancolia na infância e na adolescência até a metade do século 19. Porém, a partir dessa época, a comunidade científica começou a sistematizar estudos sobre depressão nessa faixa etária.

■ EPIDEMIOLOGIA

A depressão ocorre em todas as faixas etárias, com aumento de prevalência conforme o aumento da idade: em torno de 0,3 a 2,5%, em pré-escolares; 1 a 2,5% em crianças em idade escolar; e até 8% em adolescentes.

Não há diferenças significativas na ocorrência de episódios depressivos em crianças pré-escolares em relação ao sexo. Mas, após a puberdade, a depressão acomete 2 mulheres para cada 1 homem. Uma explicação para isso seria de que as alterações hormonais parecem aumentar a sensibilidade aos estressores ambientais.

A depressão é a principal causa de incapacidade na faixa etária de 10 a 24 anos de idade e é um dos maiores fatores de risco para suicídio.

■ FISIOPATOLOLOGIA

Ainda não foi elucidada, mas a hipótese é de que a interação entre predisposição genética e situações psicossociais adversas predispõe ao surgimento, à manutenção e ao agravamento da depressão. De fato, pesquisas apontam que há uma associação entre desenvolvimento de depressão na infância e adolescência e fatores genéticos e ambientais, sendo os principais: história pregressa de algum transtorno de humor; história familiar de transtorno psiquiátricos, principalmente de transtorno do humor e suicídio em familiares de primeiro grau; doenças crônicas (como doenças oncológicas, reumáticas e endócrinas); contato precoce com substâncias psicoativas; conflitos familiares graves e processo educacional deficiente; ausência de suporte social (como amigos); vivência precoce de abandono e privação; e história de abuso físico, emocional e sexual. Esses fatores de risco podem ter efeito em atributos de temperamento (como inibição de comportamento, temperamento emocionalmente negativo e neuroticismo), personalidade e cognição, como emocionalmente negativo, diminuição do repertório de emoções positivas e controle atencional, inibição de comportamento e neuroticismo. Contudo, há poucos estudos para que se consiga determinar se essas características seriam fatores de risco, desencadeadores, mediadores ou consequências da depressão. Antecedente familiar de depressão é o fator de risco mais bem estabelecido para o desenvolvimento de transtorno depressivo. Filhos de indivíduos com depressão têm uma chance três vezes maior de também desenvolver depressão.

■ QUADRO CLÍNICO

A avaliação psiquiátrica de crianças e adolescentes é feita por meio da história clínica obtida por relato da criança, de pais e/ou cuidadores e de professores, bem como pela observação da criança – com familiares, professores, colegas e amigos e na escola. Considera-se, ainda, o exame do estado mental.

No quadro clínico da depressão, os sintomas cardinais são humor deprimido (ou irritável) e/ou perda de prazer ou do interesse por pelo menos duas semanas, associados a sintomas emocionais (choro, apatia), neurovegetativos (alterações de sono e apetite, e da psicomotricidade, e diminuição da libido), cognitivos (lentificação do pensamento, conteúdos prevalentes de pensamentos sobre culpa, inutilidade, ruína, desesperança, morte, suicídio) e físicos (desânimo, apatia, fadiga e dores).

Os sintomas somáticos da depressão, principalmente dolorosos, podem ser confundidos com outras doenças físicas. Por isso, a depressão deve ser considerada após a exclusão de outras patologias clínicas. No entanto, pode haver comorbidade entre doenças físicas e depressão, que deve ser considerada principalmente em pacientes com doença orgânica crônica, poliqueixosos e com queixas muito inespecíficas.

ATENÇÃO!

O pediatra deve estar atento à possível presença de depressão quando há muita dificuldade na relação médico-paciente, em que o último não adere ao tratamento e parece não ter mais esperança.

Em quadros graves de depressão, podem ocorrer sintomas psicóticos, como delírios de conteúdo persecutório e de ruína e alucinações auditivas e visuais, principalmente.

O quadro depressivo tem apresentações mais típicas de acordo com a faixa etária (Quadro 20.1).

O quadro clínico de depressão em crianças e adolescentes apresenta alta prevalência de comorbidade, principalmente com transtornos ansiosos (33 a 90%), distúrbio desafiador e de oposição (20 a 37%) e distimia (25 a 50%), sendo que a comorbidade com transtornos ansiosos está associada a maior gravidade e duração da depressão e maiores problemas psicossociais. Em adultos que tiveram início precoce da depressão (antes dos 18 anos de idade), há maior frequência de comorbidade com fobias social e simples, assim como dependência e abuso de álcool.

A duração do episódio depressivo na infância é, em média, de 8 a 13 meses, com uma taxa de melhora clínica de 90% e de recaída de 30 a 70% após cinco anos. Na adolescência, a duração de um episódio depressivo é de 3 a 9 meses, com recuperação entre 50 e 90% e recaída entre 20 e 54%.

■ DIAGNÓSTICO

Os transtornos depressivos incluem: 1. Transtorno de desregulação grave do humor (TDGH); 2. Transtorno depressivo maior (TDM); 3. Transtorno depressivo persistente (Distimia); 4 Transtorno depressivo induzido por substâncias/medicação; 5. Transtorno depressivo por outra condição médica.

Os critérios diagnósticos vigentes para depressão de acordo com a Classificação Internacional de Doenças – 10ª revisão (CID-10)[1] e com o *Manual diagnóstico e estatístico de transtornos mentais*, 5ª edição, da American Psychiatric Association (DSM-5)[2]* não apresentam nenhuma adaptação para as características emocionais, cognitivas, comportamentais e físicas específicas de cada fase do desenvolvimento da criança e do adolescente. Assim, as apresentações clínicas da depressão na faixa etária pediátrica são consideradas atípicas quando comparadas com as de adultos, visto que irritabilidade, agressividade, hiperatividade e hipersônia são mais frequentes em adolescentes (Quadro 20.1).

Destaca-se que o DSM-5[2] sinaliza que em crianças, ao invés de humor deprimido, pode ocorrer humor irritável. E também pode ser observado que a criança pode não apresentar perda de peso, mas sim ausência no ganho de peso esperado (Quadro 20.2).

ATENÇÃO!

Para o diagnóstico de depressão, é necessário que a criança ou adolescente apresente prejuízos em mais de uma área da vida, ou seja, considere se há comprometimento do funcionamento nas seguintes áreas: pessoal, familiar, com amigos, acadêmico e social. Quando a queixa se restringe a uma área, por exemplo, a criança parece triste apenas em casa, deve-se considerar uma resposta a esse ambiente específico.

QUADRO 20.1 ■ Quadro clínico da depressão de acordo com a faixa etária pediátrica

FAIXA ETÁRIA	QUADRO CLÍNICO
2-5 anos	Sintomas físicos: dor em membros inferiores, dor abdominal, cefaleia
5-7 anos	Sintomas psicossomáticos, desempenho pobre e recusa escolar, dificuldade de concentração, ansiedades, fobias, irritabilidade e retraimento social
8-12 anos	Anedonia e tristeza, desesperança, variação diurna do humor, ansiedade, recusa escolar, desejo de morte
13-18 anos	Irritabilidade (que muitas vezes mascara a tristeza), inquietação, isolamento social, recusa em participar de eventos da família, agressividade, problemas com drogas, ideação e atos suicidas. Nessa faixa, os sintomas são semelhantes aos dos adultos

---

*Em língua portuguesa, publicado pela Artmed Editora em 2014.

QUADRO 20.2 ■ Transtorno depressivo maior: critérios diagnósticos do transtorno depressivo maior

CRITÉRIOS DIAGNÓSTICOS PARA TRANSTORNO DEPRESSIVO MAIOR

A | Cinco (ou mais) dos seguintes sintomas estiveram presentes durante o mesmo período de duas semanas e representam uma mudança no funcionamento anterior; pelo menos, um dos sintomas é (1) humor deprimido ou (2) perda do interesse ou prazer:

　1 | humor deprimido na maior parte do dia, quase todos os dias, indicado por relato subjetivo (p. ex., sente-se triste, vazio, desesperançoso) ou observação feita por outros (p. ex., parece choroso); **em crianças e adolescentes, pode ser humor irritável**.
　2 | interesse ou prazer acentuadamente diminuídos por todas ou em quase todas as atividades na maior parte do dia, quase todos os dias;
　3 | perda ou ganho significativo de peso quando não está realizando dieta ou diminuição ou aumento no apetite quase todos os dias (p. ex., mudança de mais de 5% do peso corpóreo em 1 mês); **em crianças, considerar ganho de peso insuficiente**.
　4 | insônia ou hipersônia quase todos os dias;
　5 | agitação ou retardo psicomotor quase todos os dias;
　6 | fadiga ou perda de energia quase todos os dias;
　7 | sensação de inutilidade ou culpa excessiva ou inapropriada quase todos os dias;
　8 | capacidade diminuída para pensar ou concentrar-se, ou indecisão, quase todos os dias;
　9 | pensamentos recorrentes sobre morte (não apenas medo de morrer), ideação suicida recorrente sem um plano específico, ou uma tentativa de suicídio ou um plano específico para cometê-lo.

B | Os sintomas não satisfazem os critérios para um episódio misto.
C | Os sintomas causam sofrimento clinicamente significativo ou comprometimento no funcionamento social, ocupacional ou em outras áreas importantes da vida do indivíduo.
CD | Os sintomas não se devem aos efeitos fisiológicos diretos de uma substância ou uma condição médica geral.

Nota: Critérios de A-C representam um episódio depressivo maior.
Nota: Respostas a uma perda significativa (p. ex., luto, ruína financeira, perdas por desastre natural, uma doença médica séria ou incapacidade) podem incluir sentimentos de tristeza intensa, ruminação sobre a perda, insônia, apetite diminuído e perda de peso observados no Critério A, que podem assemelhar-se a um episódio depressivo. Embora tais sintomas possam ser entendidos ou considerados apropriados à perda, a presença de um episódio depressivo maior em adição a uma resposta normal a uma perda significativa também deve ser cuidadosamente considerada. Essa decisão requer inevitavelmente o exercício do julgamento clínico com base na história do indivíduo e nas normas culturais para a expressão de sofrimento no contexto da perda.
DE | A ocorrência de um Transtorno depressivo maior não é melhor explicada por transtorno esquizoafetivo, esquizofrenia, transtorno esquizofreniforme, transtorno delirante, ou outros transtornos específicos ou não específicos do espectro da esquizofrenia e outros transtornos delirantes.
E | Nunca houve um episódio maníaco ou hipomaníaco. Os sintomas não são mais bem explicados por luto, isto é, após perda de alguém amado, persistem por mais de dois meses ou são caracterizados por acentuado comprometimento funcional, preocupação mórbida com inutilidade, ideação suicida, sintomas psicóticos ou retardo psicomotor.

Fonte: American Psychiatric Association.[2]

Os diagnósticos diferenciais da depressão em crianças e adolescentes incluem desde alterações das emoções e comportamentos em resposta a estressores psicossociais (luto normal, transtorno de ajustamento a um estressor – como divórcio dos pais) a outros transtornos psiquiátricos (transtorno desafiador e de oposição, transtornos devidos ao uso de substâncias, transtorno de desregulação grave do humor), a diferentes condições clínicas (anemia, hipotiroidismo, neoplasias, câncer e doenças autoimunes) e ao uso de medicações (corticosteroides, imunomoduladores, betabloqueadores).

Uma das maiores dificuldades no diagnóstico de um primeiro episódio depressivo é a possibilidade de ocorrer, ao longo do curso do transtorno, um episódio de humor eufórico/irritável, o que modificaria o diagnóstico para transtorno bipolar. Não há fatores preditivos para se diferenciar transtorno unipolar (somente depressão) de bipolar (depressão alternando com euforia/irritabilidade). Contudo, história familiar de transtorno bipolar ou psicose e história pessoal de mania induzida farmacologicamente por antidepressivo são fatores de risco para transtorno bipolar.

■ TRATAMENTO

O tratamento é dividido em 3 fases, que tem objetivos diferentes:

- Aguda: o objetivo deve ser a remissão do quadro clínico.
- Continuação: visa à consolidação da resposta e à prevenção de retorno dos sintomas no período de até 2 meses de remissão dos sintomas.
- Manutenção: prevenir a recorrência de sintomas após 2 meses da remissão.

De forma mais abrangente, o tratamento deve almejar que a criança ou adolescente restabeleça seu desenvolvimento cognitivo, emocional e social. A seguir, serão descritas as modalidades de tratamento de acordo com a intensidade do quadro depressivo:

- **Leve**: psicoeducação (educação dos membros da família sobre o quadro depressivo e opções de tratamento) associada à psicoterapia de suporte (escuta ativa e reflexão, instilação de esperança, desenvolvimento de habilidades de resolução de problemas, estratégias para manutenção da participação no tratamento) e envolvimento dos cuidadores e da escola. Medidas psicossociais com a intenção de reduzir estressores ambientais e aumentar a resiliência das crianças devem ser adotadas. Outro método que, apesar de ter um tamanho de efeito pequeno, é significativo para reduzir depressão é a atividade física. Para crianças que não responderam ao tratamento descrito, deve-se considerar o início de modalidades específicas de psicoterapia (terapia cognitivo-comportamental [TCC], terapia interpessoal, terapia psicodinâmica) e/ou de tratamento medicamentoso com antidepressivos
- **Moderado**: iniciar psicoterapia e antidepressivo.
- **Grave**: deve-se iniciar com psicoterapia associada a antidepressivo. Caso haja sintomas psicóticos, associar antipsicótico ao antidepressivo. Considerar a possibilidade de associar eletroconvulsoterapia (ECT) acima dos 16 anos. TCC parece reduzir em oito vezes o risco de recaída nos primeiros seis meses de seguimento.

ANTIDEPRESSIVOS

A fluoxetina é a única medicação aprovada pela agência regulatória norte-americana FDA para o tratamento de depressão em crianças a partir dos 8 anos de idade. Outros antidepressivos tipo inibidor seletivo de recaptação de serotonina (ISRS), como sertralina, citalopram e escitalopram, e tipo inibidor seletivo de recaptação de serotonina e norepinefrina (ISRSN), como venlafaxina, têm uso *off label*.

DIAGNÓSTICO E TRATAMENTO

> **ATENÇÃO!**
>
> A FDA não recomenda o uso de paroxetina (não há evidência em relação ao placebo).

As doses utilizadas são semelhantes às prescritas para adultos. A resposta a antidepressivos em crianças e adolescentes tem padrão diferente da do adulto, como a não resposta a antidepressivos tricíclicos. As medicações com maior evidência para tratamento de depressão em crianças são fluoxetina e escitalopram (depois dos 12). Nas metanálises, venlafaxina, mirtazapina e nefazodona também foram relatadas como eficazes.

PSICOTERAPIAS

Em relação à psicoterapia, as modalidades mais indicadas são as TCC, a dinâmica e a interpessoal, que podem ocorrer de forma individual, em grupo ou em família. Em crianças e adolescentes com depressão, há evidência, por meio de ensaios randomizados de respostas com tamanhos de efeito intermediários, a TCC e a terapia interpessoal (TIP). A TCC parece reduzir em oito vezes o risco de recaída nos primeiros seis meses de seguimento.

Na depressão, a internação psiquiátrica pode ser indicada se há risco de auto ou heteroagressividade grave ou de suicídio.

> **ATENÇÃO!**
>
> Lembre-se de questionar sobre comorbidades clínicas e/ou psiquiátricas. Caso existam, elas devem ser cuidadosamente avaliadas e tratadas.

> **REVISÃO**
>
> - A depressão apresenta importante prevalência na população pediátrica.
> - Este quadro está associado a prejuízos ao longo da vida, por interferir no desenvolvimento global da criança e do adolescente.
> - Doenças crônicas, história familiar de doenças afetivas, queixas físicas sem achados positivos ou baixa resposta ao tratamento de outra condição clínica preexistente são fatores que aumentam o risco de depressão.
> - O tratamento de escolha nos casos leves e moderados é a psicoterapia.
> - Em casos graves, com risco de suicídio e sintomas psicóticos, deve-se usar antidepressivo, sendo a fluoxetina a primeira escolha.

■ REFERÊNCIAS

1. Organização Mundial da Saúde. Classificação de transtornos mentais e de comportamento da CID-10. Porto Alegre: Artmed; 1993.
2. American Psychiatric Association. Manual diagnóstico e estatístico de transtornos mentais: DSM-5. 5. ed. Porto Alegre: Artmed; 2014.

■ LEITURAS SUGERIDAS

American Psychiatric Association. Manual diagnóstico e estatístico de transtornos mentais: DSM-IV-TR. 4. ed. rev. Porto Alegre: Artmed; 2002.
Cox GR, Callahan P, Churchill R, Hunot V, Merry SN, Parker AG, et al. Psychological therapies versus antidepressant medication, alone and in combination for depression in children and adolescents. Cochrane Database Syst Rev. 2012;11:CD008324.
Cox GR, Fisher CA, De Silva S, Phelan M, Akinwale OP, Simmons MB, et al. Interventions for preventing relapse and recurrence of a depressive disorder in children and adolescents. Cochrane Database Syst Rev. 2012;11:CD007504.
Sadock BJ, Sadock VA. Transtornos de humor. In: Sadock BJ, Sadock VA. Manual conciso de psiquiatria da infância e adolescência. Porto Alegre: Artmed; 2011.
Thapar A, Collishaw S, Pine DS, Thapar AK. Depression in adolescence. Lancet. 2012;379(9820):1056-67.

20.2 NO JOVEM E NO ADULTO

■ ACIOLY LUIZ TAVARES DE LACERDA
■ SHEILA C. CAETANO

A **depressão** é considerada um dos mais importantes desafios de saúde pública global da atualidade. Condição recorrente, muito prevalente na população geral, está associada a um prejuízo no funcionamento e na qualidade de vida, morbidade clínica e mortalidade. Em pesquisa, um desafio constante é diversidade dos sintomas e fisiopatologia de pacientes classificados como portadores de depressão. Esse transtorno varia consideravelmente em sua apresentação clínica, seu curso, sua resposta ao tratamento, sua genética e neurobiologia. Uma possível explicação para isso é que a depressão tem uma definição politética, ou seja, para ser diagnosticado com depressão, o paciente precisa preencher alguns (pelo menos cinco dos nove critérios operacionais, sendo pelo menos um deles critério central – humor deprimido ou perda do interesse), mas não todos os sintomas que fazem parte dos critérios diagnósticos.

Até recentemente, a depressão era vista apenas como uma patologia psiquiátrica com componentes ideativos e de humor. Porém, avanços importantes registrados nas últimas décadas no campo das neurociências reformularam definitivamente o conceito de doença psiquiátrica.

Nas últimas décadas, evidências de diferentes fontes têm demonstrado que a depressão é uma patologia sistêmica, caracterizada pela ocorrência de diferentes domínios sintomatológicos. Como observado com outros transtornos de humor, os sintomas da depressão podem ser agrupados em quatro domínios (1) alterações no biorritmo, que podem ser manifestadas clinicamente (p. ex.: alterações no apetite e no sono); (2) prejuízos no processamento emocional, que podem se manifestar por sentimentos de desesperança, de culpa, desamparo e ideação suicida; (3) prejuízos neurocognitivos, manifestados clinicamente na forma de dificuldade em tomar decisões, dificuldade de memória e concentração; e (4) alterações da psicomotricidade, que podem se apresentar na forma de agitação ou retardo psicomotor, falta de energia e mesmo sintomas parkinsonianos de intensidade variável.

> **ATENÇÃO!**
>
> A falta de energia é mais comumente observada em quadros de depressão com sintomatologia melancólica intensa.

Estudos epidemiológicos recentes têm demonstrado que indivíduos com depressão apresentam um risco elevado de desenvolver diferentes condições clínicas, incluindo doença coronariana, diabetes – a depressão é 3 a 4 vezes mais prevalente entre pacientes com diabetes quando em comparação à população geral –, hipertensão arterial sistêmica, AVC e osteopenia. Embora os mecanismos que mediam tais consequências sistêmicas associadas à depressão ainda não tenham sido elucidados, diferentes alterações biológicas relacionadas a esse transtorno são apontadas como potencialmente envolvidas, incluindo hiperatividade simpático-suprarrenal, aumento do fator de liberação da corticotrofina e aumento da cortisolemia. Diferentes estudos têm mostrado um aumento da gordura abdominal em pacientes deprimidos (cerca do dobro da encontrada em controles saudáveis), bem como uma correlação positiva entre os níveis basais de cortisol e o volume de gordura intra-abdominal, sugerindo um papel do cortisol nesse processo.

EPIDEMIOLOGIA

A depressão em geral se inicia na adolescência ou no início da fase adulta, pode ser crônica ou episódica e é frequentemente recorrente e comórbida com abuso de substâncias e outras doenças físicas e mentais. Embora dados diretos acerca de sua prevalência não estejam disponíveis para a maior parte dos países, aqueles encontrados sugerem que cerca de 17% da população geral apresentará pelo menos um episódio depressivo ao longo da vida, com uma prevalência duas vezes maior entre as mulheres.

Estudos epidemiológicos têm indicado que a idade média de início das doenças psiquiátricas de maneira geral ocorre na adolescência. O 1º episódio depressivo ocorre um pouco depois disso, com uma mediana relatada entre 20 e 25 anos. A quase totalidade desses estudos identificou que sexo, idade e *status* marital estão associados à depressão: mulheres geralmente apresentam o dobro do risco de desenvolvê-la; indivíduos separados ou divorciados apresentam taxas significativamente maiores do que os casados; e a prevalência de depressão comumente diminui como função da idade.

ATENÇÃO!

Os custos crescentes associados à depressão no mundo têm sido motivo de preocupação em todos os órgãos internacionais. Em 2000, a depressão já era a principal causa de incapacidade, respondendo por 13,4% YLD (do inglês *years of life lived with a disability*) nas mulheres e 8,3% nos homens.

FISIOPATOLOGIA

Até recentemente, havia pouca evidência empírica relacionada à fisiopatologia da depressão, já que essa condição não está associada à patologia cerebral grosseira ou a modelos animais claros para episódios espontâneos recorrentes. A testagem de hipóteses em modelos animais específicos e, particularmente, o desenvolvimento de novas tecnologias que permitem a caracterização *in vivo* da anatomia, da fisiologia e a neuroquímica em humanos com depressão possibilitaram importantes avanços no entendimento da fisiopatologia da depressão nas últimas décadas.

A hipótese monoaminérgica da depressão tornou-se hegemônica a partir da descoberta acidental, na década de 1950, de que diferentes medicamentos com ação monoaminérgica apresentavam ação antidepressiva. Porém, a escassez de dados empíricos que confirmem tal hipótese tem motivado veementes questionamentos acerca da importância do papel de alterações na neurotransmissão monoaminérgica na fisiopatologia da depressão. Diferentes fontes de evidência a partir de estudos com animais e humanos sugerem fortemente que alterações anatomofuncionais, envolvendo os circuitos límbico-cortical-estriato-pálido-talâmicos, desempenham papel central na fisiopatologia da depressão. Projeções anatômicas da região pré-frontal medial para núcleos autonômicos da amígdala, do hipotálamo, do *locus ceruleus*, da rafe e do tronco encefálico desempenham um papel marcante na organização de respostas viscerais e comportamentais a estressores e estímulos emocionais.

A amígdala medeia pelo menos em parte a desinibição da liberação do fator de liberação da corticotrofina (CRF) no núcleo hipotalâmico paraventricular, a qual, por sua vez, explicaria a desregulação do eixo hipotálamo-hipófise-suprarrenal (eixo HHS) observada na depressão. A hipersecreção de cortisol nessa condição tem sido associada ao aumento da atividade metabólica na amígdala e à redução da substância cinzenta na parte rostral do córtex do cíngulo anterior. Glicocorticosteroides atravessam passivamente a barreira hematencefálica e ocupam prontamente os sítios de receptores de glicocorticosteroides (GR) em regiões límbicas, como hipocampo, hipotálamo, *locus ceruleus* e núcleo dorsal da rafe. Translocação de núcleos celulares pela ocupação dos GR por glicocorticosteroides produz uma alteração na expressão de genes que controlam diferentes processos, incluindo excitabilidade, plasticidade estrutural e neuroquímica neuronal. Níveis cronicamente elevados de cortisol podem prejudicar o *feedback* inibitório do eixo HHS pela sensibilização de GR que interagem com regiões no SNC, incluindo o hipocampo. Consequências de longo prazo dessa elevação incluem comprometimento da transmissão sináptica, redução do metabolismo energético, atrofia hipocampal com poda dendrítica e morte celular, eventos que têm sido descritos na depressão.

Disfunções nos circuitos pré-frontais mediais podem prejudicar o aprendizado de recompensa, contribuindo potencialmente para a anedonia e a desmotivação manifestadas na depressão. As alterações de neuroimagem estrutural relatadas na depressão têm sido correlacionadas a achados histopatológicos de estudos *post-mortem*. Tais estudos relatam redução do volume de substância cinzenta de regiões pré-frontais, *nucleus accumbens* e hipocampo. Os correlatos histopatológicos desses achados incluem redução da glia sem perda neuronal equivalente, redução de sinapses e proteínas sinápticas e elevação da densidade neuronal em estruturas pré-frontais. A densidade de neurônios não piramidais também se encontra reduzida no córtex dorsal anterolateral pré-frontal

Em suma, segundo o modelo neurobiológico mais aceito atualmente (Figura 20.1), esse conjunto de alterações em nível molecular, celular e tecidual descritas de forma consistente na depressão está associado a importantes prejuízos neurofuncionais que têm as várias manifestações sintomatológicas da depressão como expressão.

SISTEMA	ALTERAÇÕES
Neurotransmissão	↓ Tônus monoaminérgico (serotonérgico, noradrenérgico, dopaminérgico)
Neuroplasticidade	↓ Neurogênese, ↓ sinaptogênese, ↓ arborização dendrítica, ↓ crescimento e sobrevida neuronal, ↑ apoptose
Mecanismos inflamatórios	↑ Marcadores inflamatórios (PGE2, proteína C-reativa, TNF-α, IL-1β, IL-2, IL-6)
Eixo hipotálamo-pituitária-adrenal	Ativação (↑ CRH, ↑ ACTH, ↑ cortisol)
Metabolismo oxidativo	↑ Radicais de oxigênio e nitrogênio, os quais reagem com proteínas, ácidos graxos, DNA e RNAmt, causando danos às moléculas e aos tecidos correspondentes

FIGURA 20.1 ■ As anormalidades associadas à fisiopatologia da depressão envolvem diversas vias.

ACTH: hormônio adrenocorticotrófico; CRH: hormônio liberador de corticotrofina; PGE2: prostaglandina E; TNF-α: fator de necrose tumoral α; IL: interleucina.
Fonte: Adaptada de Lopresti e colaboradores.[1]

DIAGNÓSTICO E TRATAMENTO

■ QUADRO CLÍNICO

Investigado clinicamente pela descrição de sintomas (frequência, intensidade e duração) fornecida pelo paciente e pela observação do paciente (p. ex.: lentificação psicomotora), com relato de familiares e avaliação dos prejuízos relacionados.

Como referido, os sintomas da depressão podem ser agrupados em quatro domínios: (1) alterações no biorritmo; (2) prejuízos no processamento emocional; (3) prejuízos neurocognitivos; e (4) alterações da psicomotricidade.

As apresentações clínicas da depressão podem ser reunidas em categorias definidas por diferentes critérios, sendo os mais usados: (1) sintomas (depressão, melancolia, ansiosa, atípica ou psicótica); (2) intensidade (leve, moderada ou grave); (3) suposta etiologia (transtornos de ajustamento, depressão pós-natal, orgânica ou induzida por drogas ilícitas); (4) idade de início – depressão de início precoce (antes dos 18 anos) e tardio (depois dos 60 anos); (5) tipo de transtorno do humor em que ocorre (depressão ou transtorno bipolar); e (6) resistente ao tratamento.[2]

O quadro clínico da depressão parece ser diferente entre os gêneros. Mulheres depressivas apresentam idade de início mais precoce e, mais frequentemente, comorbidade com transtornos de ansiedade e bulimia; ao passo que os homens com essa condição exibem comorbidade com abuso de álcool e drogas ilícitas. Quanto à sintomatologia, as mulheres apresentam mais queixas somáticas, aumento do apetite e ganho de peso, menor nível de energia, maior sensibilidade interpessoal e maior probabilidade de tentativa de suicídio no passado, e os homens relatam mais frequentemente diminuição do apetite, agitação psicomotora e ideação suicida.

■ DIAGNÓSTICO

Feito clinicamente, não há marcador biológico que o auxilie. Os critérios diagnósticos da depressão (DSM-5 e CID-10) estabelecem que sua duração seja de pelo menos duas semanas, em que os seguintes sintomas ocorram na maior parte do dia, quase todos os dias: humor deprimido; acentuada diminuição do interesse ou prazer; perda ou ganho significativo de peso, ou diminuição ou aumento do apetite; insônia ou hipersonia; agitação ou retardo psicomotor; fadiga ou perda de energia; sentimento de inutilidade ou culpa excessiva ou inadequada; capacidade diminuída de pensar ou de se concentrar, ou indecisão; pensamentos de morte recorrentes, ideação suicida, planejamento suicida, ou tentativa de suicídio. Para o DSM-5, é necessária a presença de pelo menos cinco dos sintomas descritos para se estabelecer o diagnóstico de episódio depressivo maior, pelo menos um deles humor deprimido ou perda do interesse ou prazer.

Outro transtorno depressivo é a **distimia**, também caracterizada por sintomas do humor na maior parte do dia, quase todos os dias, mas por um período mínimo de dois anos, sendo necessário, além do humor deprimido obrigatoriamente, mais dois dos seguintes sintomas: aumento ou diminuição do apetite; insônia ou hipersonia; baixa energia ou fadiga; baixa autoestima; diminuição da concentração ou ambivalência; e sentimentos de desesperança.

A categoria de transtorno depressivo sem outra especificação inclui: (1) transtorno disfórico pré-menstrual, na maioria dos ciclos menstruais, com sintomas presentes regularmente durante a última semana da fase lútea e ausentes por pelo menos uma semana após a menstruação (na CID-10, é codificado em doenças do sistema geniturinário, como síndrome de tensão pré-menstrual); (2) transtorno depressivo menor, com episódios com pelo menos duas semanas de sintomas depressivos, porém com menos do que os cinco itens exigidos para transtorno depressivo maior; e (3) transtorno depressivo breve recorrente, com episódios depressivos com duração de 2 dias a 2 semanas, pelo menos uma vez por mês, durante 12 meses, e não estando associados com o ciclo menstrual.

■ TRATAMENTO

Pode ser feito por psicoterapia, recomendada principalmente em tipo leve ou moderado, ou por antidepressivo.

ATENÇÃO!

A terapêutica da depressão com antidepressivo é mandatória em casos graves, não respondedores à psicoterapia, com presença de sintomas psicóticos ou ideação suicida.

As diretrizes do National Institute for Health and Clinical Excellence (NICE) e da American Psychiatric Association (APA) indicam que a gravidade da depressão deve ser considerada quando do início do tratamento. A NICE recomenda a psicoterapia como a primeira opção de tratamento para pacientes levemente deprimidos, ao passo que APA sugere, para tratar depressão leve ou moderada, a psicoterapia ou a farmacoterapia em monoterapia e, para depressão grave, a farmacoterapia (com ou sem psicoterapia).

As intervenções psicoterápicas podem ser de diferentes modalidades, como psicoeducacional, psicoterapia de apoio, psicodinâmica breve, terapia interpessoal, cognitiva-comportamental, individual, em grupo e de família. Fatores associados à melhora com tratamento psicoterápico são: motivação; depressão com intensidade leve ou moderada; ambiente estável e capacidade para se perceber doente – *insight*. Em metanálise de 115 estudos sobre TCC, conclui-se que o número necessário para tratamento (NNT, do inglês *number needed to treat*) foi de 2,6. Contudo, houve uma tendência ao viés de publicação de achados positivos. Não foram encontradas diferenças na efetividade de TCC quando comparada a outras modalidades de psicoterapia ou farmacoterapia; no entanto, tratamento combinado com medicação foi mais efetivo do que a medicação apenas.[3]

Há mais de dez guias e diretrizes para tratamento de depressão. Em geral, a recomendação para tratamento de 1ª linha é a administração de um ISRS somada à psicoterapia ou uma combinação de fármaco e psicoterapia. Passo seguinte é o aumento da dose ou a troca de antidepressivo, dependendo da resposta ao tratamento inicial. Na fase de manutenção, deve-se continuar com a abordagem que levou à remissão. No Quadro 20.3, é mostrado o guia de tratamento proposto por Gaynes e colaboradores.[4]

QUADRO 20.3 ■ Guia de tratamento para depressão			
Nível 1	Citalopram/Escitalopram		
Nível 2	**Mudar para** Bupropiona ou Venlafaxina ou Sertralina ou TCC	ou	**Associar a** Bupropiona ou TCC
Nível 3	**Mudar para** Mirtazapina ou Nortriptilina	ou	**Associar a** Lítio ou Hormônio tiroidiano T3
Nível 4	**Mudar para** Tranilcipromina ou Mirtazapina + Venlafaxina ou ECT		

Fonte: Adaptada de Gaynes e colaboradores.[4]

Em um mês, de 60 a 70% dos sintomas depressivos melhoram com uso de antidepressivos, ao passo que a taxa de resposta ao placebo é em torno de 30%. O NNT de antidepressivo na fase aguda em casos graves é de 5 a 7. O adjuvante no tratamento com antidepressivo com mais evidência é o carbonato de lítio.

A 2ª linha é o uso de antipsicóticos atípicos, de eficácia demonstrada; porém, os efeitos colaterais podem ser desfavoráveis para alguns pacientes, como ganho de peso.

Tendo em conta nove das principais diretrizes de tratamento para depressão psicótica: 6 de 9 sugerem combinação de antidepressivo (AD) e antipsicótico (AP); 3 de 9 recomendam AD em monoterapia; e 5 de 9 sugerem que a eletroconvulsoterapia (ECT) é apropriada como tratamento de 1ª linha.[5]

Baixos níveis de vitamina D são encontrados em pessoas com depressão, mas ainda faltam ensaios randomizados para prevenção e tratamento desse transtorno com a vitamina.

Há tratamentos promissores testados com os antagonistas de receptor glutamatérgico NMDA, quetamina e magnésio, visto que as vias glutamatérgicas estão associadas à depressão e há relação desse sistema com a homeostase do estresse e o magnésio.

ATENÇÃO!

Quanto à fase de manutenção do antidepressivo, a recomendação deve ser de pelo menos seis meses após a remissão. Após o tratamento do 1º episódio depressivo, em torno de 50% das pessoas terão um novo episódio, geralmente em 2 a 3 anos.

A maioria dos pacientes tratados para transtorno depressivo recuperou-se dentro dos primeiros meses de tratamento, mas aproximadamente 40% permaneceram persistentemente deprimidos no 1º ano de seguimento. As principais causas da falha de resposta são dosagens inadequadas e não adesão, sendo a última principalmente em virtude dos efeitos colaterais.

Fatores preditores de maior duração do episódio depressivo são início precoce e maior duração do episódio antes da avaliação. Fatores preditores de tempo para recorrência incluíam número de internações anteriores e falta de psicoterapia. Funcionamento psicossocial a longo prazo foi previsto por número de internações anteriores e duração do episódio.[6]

REVISÃO

- Antes considerada apenas uma patologia psiquiátrica com componentes ideativos e de humor, hoje a depressão é definida como patologia sistêmica, caracterizada pela ocorrência de diferentes domínios sintomatológicos.
- Em geral, tem início na adolescência e apresenta diferenças entre os gêneros quanto ao seu quadro clínico. Seu diagnóstico é clínico e não há marcador que o auxilie.
- Pode ser tratada por psicoterapia, pelo uso de antidepressivos ou pela combinação de ambos.

■ REFERÊNCIAS

1. Lopresti AL, Hood SD, Drummond PD. Multiple antidepressant potential modes of action of curcumin: a review of its anti-inflammatory, monoaminergic, antioxidant, immune-modulating and neuroprotective effects. J Psychopharmacol. 2012;26(12):1512-24.
2. Harald B, Gordon P. Meta-review of depressive subtyping models. J Affect Disord. 2012;139(2):126-40.
3. Cuijpers P, Berking M, Andersson G, Quigley L, Kleiboer A, Dobson KS. A metaanalysis of cognitive-behavioural therapy for adult depression, alone and in comparison with other treatments. Can J Psychiatry. 2013;58(7): 376-85.
4. Gaynes BN, Warden D, Trivedi MH, Wisniewski SR, Fava M, Rush AJ. What did STAR*D teach us? Results from a large-scale, practical, clinical trial for patients with depression. Psychiatr Serv. 2009;60(11):1439-45.
5. Leadholm AK, Rothschild AJ, Nolen WA, Bech P, Munk-Jørgensen P, Ostergaard SD. The treatment of psychotic depression: is there consensus among guidelines and psychiatrists? J Affect Disord. 2013;145(2):214-20.
6. Kuehner C, Huffziger S. Factors predicting the long-term illness course in a cohort of depressed inpatients. Eur Arch Psychiatry Clin Neurosci. 2013;263(5):413-23.

20.3 NO IDOSO

■ SERGIO LUIS BLAY

A população acima de 65 anos vem crescendo em todo o mundo, principalmente nos países em desenvolvimento. No Brasil, esse fenômeno vem ocorrendo há alguns anos e, atualmente, a proporção de idosos na população geral é relevante. O impacto do envelhecimento populacional é multifacetado, destacando-se o elevado consumo de serviços de saúde. Os **transtornos depressivos** são frequentes nesse grupo etário e apresentam uma gama extensa de manifestações clínicas. Observam-se desde sintomas depressivos ligados a dificuldades cotidianas até os distúrbios graves acompanhados de sintomas psicóticos e risco de suicídio. Os sintomas podem resultar em limitações físicas e psicológicas com grande impacto na área médica, social e econômica.

O diagnóstico da depressão no idoso é muito difícil em virtude da heterogeneidade clínica. Além disso, a maior parte desses pacientes não preenche completamente os critérios diagnósticos da Classificação Internacional de Doenças (CID-10) ou do Manual diagnóstico e estatístico de transtornos mentais DSM-5). Evidências demonstram que a depressão no idoso é subdiagnosticada no atendimento primário, identificando-se corretamente uma porcentagem pequena dos casos. Quando estes pacientes são diagnosticados, o tratamento oferecido geralmente é o medicamentoso. Em geral, a dosagem do antidepressivo administrado é baixa resultando em uma pequena taxa de resposta ou remissão do quadro depressivo. Além disso, não é raro encontrar-se a associação de antidepressivos associados a um uso indiscriminado de benzodiazepínicos, que se constitui em um risco adicional de efeitos colaterais na população idosa.

■ EPIDEMIOLOGIA

A prevalência dos transtornos depressivos varia muito entre os diversos estudos, fato que pode ser explicado tanto pelas próprias amostras utilizadas quanto pelas diferentes metodologias adotadas nas investigações.

Em um estudo de revisão da prevalência dos transtornos depressivos nos idosos vivendo na comunidade, encontrou-se uma variação de 0,4 a 35%. Contudo, os casos mais graves, como a depressão maior, apresentam números mais conservadores variando entre 2 a 4%. Observa-se maior prevalência em idosos mais jovens (65 a 75 anos) do que entre os mais velhos (> 75 anos). Não há evidências de que a frequência do transtorno aumente com a idade.

Quando os critérios para se definir depressão são estabelecidos por critérios clínicos, isto é, pela presença de sintomas depressivos que necessitam de tratamento, encontramos taxas de prevalência mais elevadas. No Brasil, observaram-se taxas de 22% em sujeitos acima de 60 anos de idade.

ETIOLOGIA E OUTROS FATORES CORRELATOS

A depressão é um transtorno psiquiátrico associado não só a uma maior vulnerabilidade genética e biológica, como também às dificuldades da vida cotidiana. Mulheres, separados ou viúvos apresentam maior chance de desenvolver a doença.

> **ATENÇÃO!**
>
> Episódios depressivos prévios são importantes fatores de risco para depressão no idoso, bem como as reduções dos neurotransmissores e as modificações neuroendócrinas que ocorrem com o envelhecimento.

Recentemente, várias evidências demonstraram que comorbidades com outras doenças clínicas, como câncer, fratura do colo do fêmur, insuficiência coronariana, diabetes, hipertensão, fatores de risco vasculares, alterações estruturais cerebrais, principalmente lesões na substância branca e subcorticais da substância cinzenta, estão particularmente associadas à depressão no idoso.

As condições socioambientais propriamente ligadas ao relógio social da terceira idade, como luto, aposentadoria, entre outras, têm relevante participação no desencadeamento de quadros depressivos nos idosos. No Quadro 20.4, estão listados os eventos de maior impacto para o grupo etário idoso documentado por extensa literatura.

Comparativamente aos quadros depressivos de início precoce, a suscetibilidade genética apresenta menor importância nos idosos que iniciaram tardiamente seus sintomas, isto é, com idade maior ou igual a 60 anos. Nessas circunstâncias, os aspectos vasculares ganham maior relevância etiopatogênica.

QUADRO 20.4 ■ Eventos de vida e estressores crônicos associados à depressão nos idosos

EVENTOS DE VIDA	ESTRESSORES CRÔNICOS
- Viuvez - Separação - Doença física aguda - Mudança de casa - Luto	- Declínio da saúde e da mobilidade - Perda da audição ou da visão - Relacionamentos interpessoais conflituosos
- Doença médica em pessoas próximas	- Problemas afetando membros da família
- Mudança para residência para idosos (asilo)	- Declínio socioeconômico - Isolamento social
- Crise financeira - Problemas com familiares e amigos	- Dificuldades no casamento - Problemas no trabalho ou com a aposentadoria - Ser cuidador de alguém da família - Transtorno de personalidade

Fonte: Adaptado de Baldwin.[1]

■ DIAGNÓSTICO E QUADRO CLÍNICO

De forma geral, o diagnóstico dos transtornos de humor é feito por meio da história clínica, não existindo exames laboratoriais, incluindo imagem, que possam fornecê-lo. Uma entrevista clínica, a fim de obter antecedentes pessoais e familiares, é fundamental para o sucesso do diagnóstico. Exames complementares devem ser realizados com a finalidade de excluir doenças orgânicas que possam simular depressão e/ou interferir no prognóstico, tais como doenças endócrinas, vasculares, osteoarticulares, entre outras.

Os critérios diagnósticos para o transtorno depressivo, segundo o DSM, não diferem entre os idosos e os adultos mais jovens, caracterizando-se pela presença de no mínimo cinco sintomas daqueles indicados no Quadro 20.5. Deverão estar presentes pelo menos dois sintomas principais por um período de pelo menos duas semanas. Com relação à gravidade do quadro, tanto o DSM-5 e a CID-10 classificam os episódios de depressão maior como:[2,3]

- **leve**: quando o paciente apresenta dois sintomas principais e quatro sintomas adicionais;
- **moderado**: quando o paciente apresenta dois sintomas principais e seis sintomas adicionais;
- **grave**: quando o paciente apresenta os três sintomas principais e cinco sintomas adicionais. Além da subclassificação de psicótico ou não psicótico, conforme a presença ou ausência desses sintomas.

QUADRO 20.5 ■ Critérios diagnósticos para o transtorno depressivo maior segundo o DSM-5

SINTOMAS PRINCIPAIS
- Humor deprimido - Perda do interesse ou prazer nas atividades usuais

SINTOMAS ADICIONAIS
- Alteração do peso - Insônia ou excesso de sono - Agitação ou lentificação motora - Redução da energia e aumento da fadiga - Sentimento de culpa excessiva ou de desvalia - Pensamentos recorrentes de morte, ideias ou comportamento suicida - Diminuição da concentração ou indecisão

Fonte: American Psychiatric Association.[2]

Entretanto, evidências epidemiológicas demonstram que a depressão nos idosos pode apresentar algumas características específicas. Entre elas, as queixas cognitivas (como diminuição da memória e dificuldade de concentração), somáticas (como fadiga e cansaço), hipocondria, sentimentos de inutilidade, irritabilidade e pensamentos autodepreciativos, paranoides e recorrentes de suicídio. Além disso, somente um quarto dos idosos que apresentam sintomas depressivos clinicamente relevantes e incapacitantes apresentam quadros que preenchem os critérios dos manuais diagnósticos. Eles são, em geral, denominados depressão menor, subsindrômica, oligossintomática ou atípica. Os principais sintomas são a falta de motivação, tristeza, anedonia, piora da concentração e da cognição. Essa apresentação clínica é a mais comum em atendimento ambulatorial. Além disso, estão associados aos mesmos fatores de risco que os quadros de depressão maior.

A depressão cursa habitualmente associada a doenças clínicas, tais como diabetes, hipertensão, artrose, queixas gastrintestinais, diminuição da acuidade visual e auditiva, entre outros problemas.

Em geral, os transtornos depressivos têm início na adolescência ou na idade adulta e se prolongam até a velhice. Contudo, existe um grupo de pacientes cujo quadro depressivo aflora após os 60 anos de idade. Esse quadro, denominado depressão de início tardio, frequentemente se caracteriza por apresentar poucas ideias depressivas, redução do juízo crítico, apatia, retardo psicomotor, alterações cognitivas e evidências neurológicas nos exames de imagem de isquemia cerebral em áreas subcorticais ou de substância branca.

■ TRATAMENTO

A estratégia mais favorável para tratar o transtorno depressivo é a abordagem multiprofissional, que envolve o tratamento físico, psicológico e social, com o objetivo de: remitir os sintomas, uma vez que sintomas residuais aumentam o risco de cronicidade do quadro; prevenir recaídas ou recorrências; e reduzir o risco de suicídio. Ao instituir o tratamento, deve-se levar em conta a fase da doença na qual o paciente se encontra:

- **fase aguda**: que tem como objetivo a remissão dos sintomas;
- **fase de continuação**: que tem como objetivo prevenir o retorno do episódio;
- **fase de manutenção**: que previne a recorrência de futuros episódios.

Com relação às principais abordagens, têm-se a psicoterapia, a farmacoterapia, a eletroconvulsoterapia (ECT), a psicoeducação e a psicoterapia familiar.

PSICOTERAPIAS

A psicoterapia cognitivo-comportamental é a abordagem mais utilizada entre as diversas estratégias à disposição. No entanto, outras técnicas também são usadas, como o aconselhamento, a abordagem interpessoal, as psicoterapias de resolução de problemas, psicodinâmica e breve, a modificação do ambiente, entre outras.

FARMACOTERAPIA

Medicar pacientes idosos demanda conhecimento prévio das modificações farmacodinâmicas e farmacocinéticas presentes nesse grupo etário. Alterações farmacodinâmicas, isto é, como o medicamento age no organismo, estão habitualmente presentes em idosos. Essas alterações são decorrentes, entre outras razões, dos processos normais do envelhecimento, da presença de doenças físicas concomitantes e da utilização de múltiplas medicações. Essas circunstâncias, individualmente ou associadas, podem levar o idoso a obter respostas indesejadas ao tratamento proposto. Algumas transformações do cérebro desse indivíduo concorrem para as modificações de suas respostas aos medicamentos. Acentuadas modificações celulares ou subcelulares ocorrem com o aumento da idade. Há diminuição progressiva do número de neurônios (de forma geométrica), bem como da arborização dendrítica e, consequentemente, do número de sinapses estabelecidas entre os neurônios. Ao lado disso, ocorrem modificações bioquímicas cerebrais que se refletem na diminuição da concentração de vários neurotransmissores, bem como da atividade enzimática glicolítica do cérebro. Sistemas de neurotransmissores importantes para a função cognitiva como um todo ou para as funções afetivas (colinérgicos, dopaminérgicos, serotoninérgicos, noradrenérgicos, gabaérgicos) são particularmente afetados com o envelhecimento. As modificações geralmente apontam para uma diminuição da atividade ou de resposta.

O cérebro, assim despojado de seus mecanismos de proteção e compensação, passa a apresentar reações desproporcionais ou até inesperadas aos medicamentos. Dessa maneira, fármacos psicoativos com forte ação anticolinérgica (antidepressivos tricíclicos, neurolépticos) devem ser usados com maior cautela, posto que os sistemas colinérgicos nessa faixa etária estão acentuadamente comprometidos. Indivíduos deprimidos sem manifestar sintomatologia deficitária do ponto de vista cognitivo ou comportamental, submetidos aos medicamentos desse tipo, podem rapidamente desencadear quadros de desorientação temporoespacial, hipomnésia, perda do juízo crítico, muito semelhante aos encontrados nos quadros demenciais. Com os benzodiazepínicos, contudo, podem ocorrer efeitos semelhantes aos mencionados, acrescidos de efeitos sedativos acentuados, ou reações paradoxais tipo hiperexcitabilidade, agitação psicomotora e agressividade, resultadas de aproveitamento cerebral inadequado da ação farmacológica.

Concomitantemente às manifestações cerebrais desses medicamentos, efeitos sistêmicos podem comprometer o resultado do tratamento. Hipotensão ortostática, quedas, retenção urinária, arritmias cardíacas, distúrbios visuais, aumento da pressão intraocular, constipação intestinal, secura de boca, tremores, ansiedade, sonolência, nervosismo, náuseas, sudorese excessiva, diarreia, ganho de peso, cefaleia, disfunções sexuais, tontura, acatisia, entre outros, podem inviabilizar o tratamento.

Doenças físicas concomitantes podem interferir indiretamente na função cerebral. Alterações metabólicas gerais, cardiovasculares, renais, hepáticas ou respiratórias, bem como estados infecciosos, podem modificar a resposta aos fármacos.

Alterações farmacocinéticas, isto é, como o organismo processa os medicamentos administrados, costumam se manifestar no organismo idoso, em que se alteram sua absorção, transporte, metabolismo e excreção. A maioria dos fármacos psicotrópicos, à exceção do lítio, é metabolizada no fígado. Problemas que venham a atingir o débito cardíaco e os sistemas enzimáticos hepáticos afetam substancialmente as concentrações dos medicamentos no organismo.

O tratamento das múltiplas doenças induz a associação dos psicotrópicos com outros medicamentos utilizados na prática clínica. O uso concomitante de muitos remédios, portanto, é fenômeno frequente nessa população e pode favorecer interações medicamentosas complexas. Essas interações podem ocorrer em direção favorável ou não, isto é, potencializando efeito terapêutico ou levando a efeitos colaterais inesperados. A metabolização dos medicamentos ocorre em diferentes sistemas enzimáticos hepáticos, denominados P450. É possível antecipar possível interação medicamentosa quando se conhecem os sistemas enzimáticos envolvidos. Por exemplo, os níveis séricos de um antipsicótico podem ficar perigosamente elevados caso outro medicamento, tomado conjuntamente, iniba sua metabolização.

Os psicotrópicos são excretados primordialmente via renal. A diminuição da função renal pode modificar a meia-vida dos fármacos eliminados por essa via. Nos idosos, em comparação com grupos etários mais jovens, os medicamentos costumam apresentar meia-vida mais longa (p. ex., imipramina 1,3 x; diazepam 4 x; lítio 2 x). As alterações do fluxo renal têm implicações clínicas relevantes particularmente para o idoso usuário de lítio. Os cuidados devem ser redobrados nessas circunstâncias.

Levando-se em consideração esses fatores, alguns princípios gerais devem ser seguidos ao medicar esses pacientes:

1 | iniciar o tratamento com doses inferiores às utilizadas com adultos. As dosagens devem ser aumentadas lentamente, o idoso tende a responder à medicação psicotrópica de maneira mais potente e prolongada;
2 | fazer levantamento minucioso dos remédios utilizados no passado e verificar com quais se obteve êxito;
3 | fazer levantamento minucioso dos remédios atualmente em uso e avaliar as possíveis interações medicamentosas;
4 | antes de iniciar o tratamento, fazer cuidadosa avaliação da saúde física do paciente;

DIAGNÓSTICO E TRATAMENTO

5 | a estratégia medicamentosa deve ser o mais simples possível: tanto na quantidade quanto na farmacocinética dos produtos.

Recentemente, várias revisões e metanálises foram publicadas com o objetivo de avaliar a eficácia dos antidepressivos nos idosos. Esses estudos demonstraram que os antidepressivos foram estaticamente mais eficazes do que o placebo, com taxas de resposta de 48 *versus* 38,6% e taxas de remissão de 33,7 *versus* 27,2%, respectivamente. Estudos que compararam diferentes classes terapêuticas não encontraram diferenças significativas entre os tricíclicos e os ISRS e outros antidepressivos. Entretanto, o tamanho do efeito nos idosos é menor do que quando comparado com a população adulta em virtude das características clínicas encontradas naquela faixa etária, como a presença simultânea de múltiplas doenças físicas, o uso concomitante de outras medicações e o comprometimento das funções executivas que influenciam a administração e a adesão, bem como a resposta ao tratamento. Estudos controlados demonstraram que pacientes do sexo masculino, mais velhos, com longa duração do episódio atual e apresentando depressão acompanhada de sintomas psicóticos foram os grupos que apresentaram as piores respostas aos antidepressivos. Contudo, estudos de seguimento de longo prazo indicam que o tratamento melhora o desfecho em outros aspectos de saúde do idoso e reduz a mortalidade.

Mais de 20 antidepressivos estão hoje aprovados pela FDA, agência reguladora do licenciamento de medicamentos nos Estados Unidos, no tratamento da depressão nos idosos. Geralmente, essa população necessita de doses menores do que os pacientes adultos devido às alterações farmacocinéticas citadas no início deste capítulo. Entretanto, pacientes com resposta parcial ao tratamento sem eventos adversos significativos podem usar as doses de referência de pacientes adultos, desde que o aumento seja gradativo. Os antidepressivos são eficazes em pacientes idosos deprimidos com comorbidades clínicas, porém eles podem ser mais sensíveis a certos eventos adversos, como os anticolinérgicos dos tricíclicos.

Estudos de revisão sistemática evidenciaram que a geração mais recente de antidepressivos, os ISRS e os inibidores seletivos de recaptação de serotonina e norepinefrina (ISRSN), são preferencialmente utilizados aos tricíclicos devido ao perfil de maior tolerabilidade e menor frequência de efeitos colaterais. Não existe diferença relevante de eficácia entre os antidepressivos, deixando sua escolha individual pela preferência dos médicos e dos pacientes.

> **ATENÇÃO!**
>
> Ao escolher o antidepressivo, deve-se sempre considerar a história prévia de resposta do paciente e de membros da família, o perfil de efeito colateral, a segurança com relação à overdose, as interações medicamentosas, a disponibilidade e o custo da medicação.

Por último, a fase de manutenção do tratamento com antidepressivos em idosos deve ser por um período mínimo de dois anos, como demonstram evidências recentes.

Uma parcela significativa dos pacientes não apresenta uma resposta satisfatória ao tratamento, não chegando a alcançar a remissão dos sintomas. Como estratégia, vários autores sugerem em primeiro lugar a troca da medicação inicial por outro com diferente mecanismo de ação, como, por exemplo, trocar um ISRS por um ISRSN, isto é mantendo a monoterapia. Em segundo lugar, acombinação de diferentes agentes, mas sempre ressaltando o risco de interação medicamentosa e de surgimento de eventos adversos indesejáveis. Entre as principais estratégias de associação com alguma evidência, estão: ISRS e bupropiona; e ISRSN e bupropiona. Contudo, a combinação de venlafaxina e mirtazapina, comumente utilizada na prática clínica, curiosamente, ainda precisa de estudos controlados para estabelecer sua eficácia. Os principais antidepressivos usados em idosos estão listados na Tabela 20.1. A vortioxetina é uma inclusão recente

TABELA 20.1 ■ Dosagens, meia-vida e perfil dos efeitos colaterais dos principais antidepressivos usados para tratar depressão nos idosos

MEDICAÇÃO	DOSE INICIAL	DOSAGEM MÉDIA DIÁRIA (MG)	MEIA-VIDA (H)	PRINCIPAIS EFEITOS COLATERAIS
ISRS				
Fluoxetina	5	10-40	70-80	Ansiedade, náusea, vômito, boca seca, diarreia, cefaleia, agitação, disfunção sexual, acatisia
Sertralina	12,5	50-200	25-30	Ansiedade, náusea, vômito, boca seca, diarreia, cefaleia, agitação, disfunção sexual
Citalopram	10	10-20	40-50	Ansiedade, náusea, vômito, boca seca, diarreia, cefaleia, agitação, disfunção sexual, acatisia
Escitalopram	2,5	5-20	40-50	Ansiedade, náusea, vômito, boca seca, diarreia, cefaleia, agitação, disfunção sexual
Paroxetina	10	20-50	10-20	Boca seca, tontura, sonolência, fadiga, ganho de peso, disfunção sexual
Fluvoxamina	50	100-200	17-22	Náusea, vômito, boca seca, cefaleia, agitação, sonolência
ISRSN				
Venlafaxina XR	37,5	75-150	5-9	Náusea, agitação, insônia, disfunção sexual, cefaleia
Duloxetina	20	20-60	8-17	Ansiedade, náusea, vômito, sonolência, diarreia, cefaleia, agitação
Desvenlafaxina	25	50-100	20	Ansiedade, náusea, vômito, boca seca, diarreia, cefaleia, disfunção sexual

Outros antidepressivos				
Mirtazapina	15	15-45	20-40	Sedação, aumento do apetite, ganho de peso
Bupropiona XL	75	10-150	15	Agitação, náusea, insônia, convulsões
Trazodona ER	25	100-300	20	Sonolência, sedação, náusea
Agomelatina	25	25-50	20	Vertigem, náusea, sonolência, diarreia, enxaqueca
Vortioxetina	5	10-20	60	Náusea, diarreia, constipação, tontura
Tricíclicos				
Nortriptilina	10	10-125	18-56	Sonolência, prisão de ventre, visão turva, retenção urinária

na lista já que foi aprovada para uso em nosso meio. Além da eficácia nos quadros depressivos mostra resultados positivos no domínio cognitivo da sintomatologia.

ELETROCONVULSOTERAPIA

A ECT continua sendo a forma mais eficaz no tratamento da depressão e é utilizada nos quadros moderados e graves quando os antidepressivos falham. Evidências sugerem que a ECT é mais eficaz nos idosos do que nos adultos jovens e tem como vantagem menor risco de efeitos colaterais.

PSICOEDUCAÇÃO

Consiste no fornecimento de informações sobre o quadro clínico, a evolução e o tratamento, para os pacientes e/ou familiares. Essa técnica melhora a resposta terapêutica e a adesão à proposta de tratamento. Estudos bem conduzidos nessa área têm apontado de forma consistente a relevância do procedimento.

TERAPIA FAMILIAR

Pode ser uma abordagem relevante e com diferentes propósitos. Inicialmente, tem um caráter pedagógico, municiando a família com informações sobre a doença e o tratamento. Outra função é a organização do ambiente, que pode se ajustar às dificuldades físicas e psíquicas dos pacientes. Finalmente, visa à mediação de conflitos interpessoais, que pode ser determinante para a atenuação das tensões.

ATIVIDADES COMPLEMENTARES

Nem todos os pacientes respondem completamente aos tratamentos propostos, isto é, não atingem a remissão. Além disso, há aqueles que relutam em usar os medicamentos convencionais seja por concepção religiosa ou de vida. Esses motivos, entre tantos outros, justificam o emprego de outras opções terapêuticas. O exercício físico pode trazer benefício sintomatológico para pacientes com depressão leve ou moderada. Atividade regular três ou mais vezes por semana tem benefícios apontados por estudos controlados. Além disso, existem evidências de que atividades sociais e religiosas podem ser úteis para pacientes acostumados a essas práticas.

REVISÃO

- Quadros de depressão no idoso são muito importantes e devem ser diagnosticados e tratados com eficiência.
- Idosos deprimidos têm ampla gama de alternativas terapêuticas.
- A psicoterapia, a psicofarmacoterapia e a eletroconvulsoterapia são procedimentos terapêuticos úteis e contam com o suporte de estudos controlados na literatura.

■ REFERÊNCIAS

1. Baldwin RC. Depression in later life. New York: Oxford University; 2010.
2. American Psychiatric Association. DSM-5: diagnostic and statistical manual of mental disorders. 5th ed. Washington: APA; 2013.
3. World Health Organization. Classificação de transtornos mentais e de comportamento da CID-10: descrições clínicas e diretrizes diagnósticas. Porto Alegre: Artmed; 1993.

■ LEITURAS RECOMENDADAS

Blay SL, Andreoli SB, Fillenbaum GG, Gastal FL. Depression morbidity in later life: prevalence and correlates in a developing country. Am J Geriatr Psychiatry. 2007;15(9):790-9.

Blay SL, Fillenbaum GG, Peluso ET. Differential characteristics of young and midlife adult users of psychotherapy, psychotropic medications, or both: information from a population representative sample in São Paulo, Brazil. BMC Psychiatry. 2015;15:268.

Blay SL, Landerman LR, Fillenbaum GG. Is higher frequency of physical activity associated with reduced prevalence of depression among older community residents? A study from Brazil. J Amer Ger Soc. 2016;4(64):725..

21

DISTÚRBIOS DO SONO

21.1 CLASSIFICAÇÃO INTERNACIONAL E EPIDEMIOLOGIA

- CAMILA HIROTSU
- SERGIO TUFIK

A classificação das doenças possui um papel importante na medicina, servindo como um guia para os clínicos identificarem enfermidades específicas, trazendo informações importantes em relação à sua fisiopatologia, ao prognóstico, à evolução e ao padrão de herança. Há 35 anos, a área da medicina do sono teve atenção particular à classificação dos distúrbios de sono, começando em 1979 com a Classificação Americana de Distúrbios do Sono e do Despertar. Desde aquela época, muitas revisões foram feitas, sendo que a última (3ª Classificação Internacional de Distúrbios do Sono – CIDS-3), publicada recentemente, contempla mais de 80 distúrbios do sono, distribuídos em sete classes: insônia, distúrbios respiratórios relacionados ao sono, distúrbios das hipersonolências de origem central, distúrbios do ritmo circadiano vigília-sono, parassonias, distúrbios de movimento relacionados ao sono e outros distúrbios do sono.[1]

Em paralelo à classificação dos distúrbios do sono, houve o desenvolvimento da epidemiologia do sono, trazendo dados sobre a distribuição dos fatores de risco determinantes dos principais problemas de sono na população. Assim, o avanço nas metodologias epidemiológicas tem contribuído para o consenso de que a prevalência de distúrbios do sono é subestimada nas populações avaliadas.

ATENÇÃO!

Nota-se claramente uma alta prevalência dos distúrbios de sono na população geral, o que se associa ao subdiagnóstico e consequente falta de tratamento.

Aproximadamente um terço ou mais da população sofre de algum distúrbio do sono e/ou de sonolência excessiva diurna. No Brasil, dois levantamentos realizados em 2008 e 2012 revelaram um aumento na prevalência de queixas de sono de 63 para 76%, respectivamente. Dentre eles, os distúrbios respiratórios de sono, a insônia e a síndrome das pernas inquietas foram os mais comuns. Nesse sentido, em uma análise comparativa de três estudos epidemiológicos realizados na cidade de São Paulo nos anos de 1987, 1995 e 2007, observou-se uma tendência de aumento nas queixas de insônia, ronco, bruxismo e chutar as pernas ao longo das décadas.[2] Apesar do caráter subjetivo dos inquéritos, confirmou-se a evidência de que os distúrbios do sono são um problema de saúde pública crescente e de grande relevância na população geral, sendo necessário o desenvolvimento de estratégias de saúde e educação para seu tratamento e prevenção.

Ainda, com relação ao impacto que os distúrbios do sono apresentam na saúde, sabe-se que há uma estreita associação com diversas comorbidades como a hipertensão arterial, doenças cardiovasculares e cerebrovasculares, obesidade, diabetes, síndrome metabólica, distúrbios psiquiá-

DIAGNÓSTICO E TRATAMENTO

tricos, dentre outros. Ressalta-se também a existência de diferenças de gênero, socioeconômicas e étnicas para cada distúrbio de sono, muitas vezes associadas a componentes genético-ambientais.

ATENÇÃO!

O cenário mundial de aumento no número de comorbidade (doenças cardiovasculares, psiquiátricas, metabólicas) se justifica, ao menos em parte, pelo aumento observado na prevalência dos distúrbios de sono na população.

■ INSÔNIA

De acordo com a CIDS-3,[1] a insônia é um distúrbio ou síndrome caracterizada pela dificuldade de iniciar ou manter o sono, ou ainda pela insatisfação com sua qualidade, tendo uma oportunidade adequada para dormir, o que resulta em sintomas diurnos, físicos e emocionais, com impacto no desenvolvimento das funções sociais e cognitivas.

Atualmente sua divisão é feita em três tipos:
- Distúrbio de insônia crônica.
- Distúrbio de insônia de curta duração.
- Outros distúrbios de insônia.

Baseando-se em um grande número de estudos epidemiológicos publicados, pode-se generalizar que a prevalência de sintomas de insônia é de aproximadamente 30% entre os adultos, e a prevalência da insônia avaliada de maneira objetiva está em torno de 5 a 32%. Os sintomas da insônia frequentemente persistem e a sua ocorrência precoce na vida aumenta a probabilidade de insônia no futuro. Há evidências de que a insônia tem aumentado nos últimos 30 anos. Assim como a síndrome da apneia obstrutiva do sono (SAOS), a insônia aumenta com a idade. Cerca de um terço dos idosos acima de 65 anos apresentam insônia contínua. Em crianças e adolescentes, a prevalência de insônia frequente é bastante variável, muitas vezes maior do que 10%. Em populações de meia-idade, a frequência da insônia gira em torno de 10% na maioria dos estudos. A dificuldade de iniciar o sono parece ser a manifestação mais comum nos indivíduos mais jovens, e a dificuldade de manter o sono é a forma mais frequente de insônia nos indivíduos de meia-idade e idosos. Em um recente estudo epidemiológico representativo da população de São Paulo, a prevalência de insônia objetiva (por meio de polissonografia) foi de 32%, ao passo que os sintomas de insônia foram de 45% e a prevalência de insônia subjetiva (por meio dos critérios do Manual diagnóstico e estatístico de transtornos mentais, DSM-IV) foi de 15%.[3] Ainda nesse estudo, a idade, mas não os sintomas psiquiátricos, foram preditores da insônia objetiva, confirmando o fato de que com o envelhecimento ocorre um aumento na prevalência de insônia. A Tabela 21.1 contempla a maioria dos estudos epidemiológicos sobre a prevalência de insônia em diferentes populações.

Há também de se considerar a diferença entre gêneros, uma vez que a insônia é 1,5 vezes mais frequente em mulheres do que em homens. Isso se deve especialmente à menopausa e à pós-menopausa. Outro fator são as diferenças sazonais. Em países nórdicos, como a Noruega, 41,7% das mulheres e 29,9% dos homens apresentam insônia ocasional. Ainda nesse estudo, os autores identificaram que as queixas de insônia eram mais comuns durante os períodos mais escuros do ano comparado aos demais períodos.

A associação da insônia com as doenças psiquiátricas é bastante frequente. A depressão, por exemplo, é uma das comorbidades mais comuns da insônia. Além disso, ela é altamente prevalente em pacientes com sintomas respiratórios. No estudo de Dodge e colaboradores,[4] a prevalência de insônia foi de 31,8 a 52,4% entre adultos com tosse e dispneia. O uso

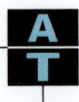

TABELA 21.1 ■ Prevalência de insônia em diversos estudos populacionais

AUTORES	PUBLICAÇÃO	PAÍS	MÉTODO	N	IDADE (ANOS)	PREVALÊNCIA
Saarenpaa-Heikkila e colaboradores	J Sleep Res. 1995;4(3):173-82	Finlândia	Questionário	574	7-17	Frequente ou sempre: 4%(H)/5%(M) Algumas vezes: 61%(H)/57%(M)
Tynjälä e colaboradores	Health Educ Res. 1993;8(1):69-80	Finlândia	Questionário	40202	11-16	16,4%-33,2%
Partinen e Rimpelä	The yearbook of health education research 1982	Finlândia	Entrevista por telefone semanalmente	2016	15-64	7%(H)/9%(M)
Ford e Kamerow	JAMA. 1989;262(11):1479-84	Estados Unidos	Entrevista direta estruturada com escala de diagnóstico	7954	>18	7,9%(H)/12,1%(M)
Weissman e colaboradores	Gen Hosp Psychiatry. 1997;19(4):245-50	Estados Unidos	Entrevista direta estruturada com escala de diagnóstico	10533	>18	11,9
Dodge e colaboradores	Arch Intern Med. 1995;155(16):1797-800	Estados Unidos	Questionário e entrevista	1667	>18	22,8-36,4%(H) 30,0-47,6%(M)
Morgan e Clarke	Br J Gen Pract. 1997;47(416):166-9	Inglaterra	Questionário	1042	>65	11,2-33,2%(H) 30,8-44,4%(M)
Ohayon e Partinen	J Sleep Res. 2002;11(4):339-46	Finlândia	Entrevista por telefone	982	>18	DSM-IV: 11,7% Outros: 37,6%
Kim e colaboradores	Sleep. 2000;23(1):41-7	Coreia	Entrevista domiciliar	3030	>20	22,3%(H)/20,5%(M)
Bixler e colaboradores	J Psychosom Res. 2002;53(1):589-92	Estados Unidos	Questionário	16583	20-100	7,50%
Li e colaboradores	J Psychosom Res. 2002;53(1):601-9	Hong Kong	Entrevista por telefone	9851	18-65	11,90%
Morin e colaboradores	Sleep Med. 2006;7(2):123-30	Canadá	Entrevista por telefone	2001	18-91	Sintomas de insônia: 29,9% DSM-IV: 15%
Castro e colaboradores	Ann Neurol. 2013;74(4):537-46	Brasil	Questionário e polissonografia	1042	20-80	Sintomas de insônia:45% DSM-IV: 15% Polissonografia: 32%
Nowicki e colaboradores	Psychiatr Pol. 2016;50(1):165-73	Polônia	Questionário	2413	18-79	26,4-60,2%

N: tamanho amostral; H: número de homens; M: número de mulheres.

de álcool e outros medicamentos para controle da insônia são bastante comuns e estão associados ao estresse psicológico e somático decorrente da alta prevalência de insônia. De fato, sintomas de estresse relacionados ao trabalho e exaustão mental são associados à insônia. Outro fator que também contribui com a insônia são os parâmetros sociais e ocupacionais. Estar desempregado ou solteiro se associa a uma maior prevalência de insônia. Em uma pesquisa com 6.268 adultos de diferentes ocupações profissionais, 18,9% dos motoristas de ônibus apresentaram queixas de ter alguma ou muita dificuldade em iniciar o sono. Entre os homens executivos e médicos, 3,7 e 4,9% apresentaram as mesmas queixas, respectivamente. Os distúrbios do sono foram mais frequentes em trabalhadores homens (28,1% acordavam mais de três vezes por noite) do que nas donas de casa (26,6%). Nas demais categorias de médicos e executivos homens, bem como em mulheres enfermeiras e assistentes sociais, essas queixas foram baixas (menor do que 10%).

■ DISTÚRBIOS RESPIRATÓRIOS RELACIONADOS AO SONO

Os distúrbios respiratórios relacionados ao sono englobam diversas alterações no padrão respiratório durante o sono, sendo o ronco e a apneia obstrutiva do sono (AOS) as condições clínicas mais frequentemente observadas. Em alguns destes distúrbios, a respiração também é anormal durante a vigília. Esses distúrbios são agrupados em:

- Síndrome da apneia obstrutiva do sono.
- Síndrome da apneia central do sono (SACS).
- Síndrome da hipoventilação relacionada ao sono.
- Síndrome da hipoxemia relacionada ao sono.

No entanto, muitos pacientes irão satisfazer os critérios diagnósticos para mais de um destes grupos. Em particular, a maioria possui uma combinação de apneia obstrutiva e central durante o sono. Embora o diagnóstico seja muitas vezes com base no distúrbio predominante, há variação de noite para noite, bem como ao longo do tempo. Ocorre também uma sobreposição na fisiopatologia, pois algumas apneias centrais estão associadas a uma via aérea superior fechada e muitas apneias obstrutivas começam após um tempo da queda no *drive* ventilatório.

De acordo com diversos estudos transversais epidemiológicos, a menor prevalência encontrada para a SAOS em homens adultos foi de 1 a 4%, associada diretamente com a idade, uma vez que em homens de 40 a 59 anos a prevalência passou para 4 a 8%. Com o aumento da obesidade e o avanço nas metodologias de estudo em sono, observou-se que a prevalência de SAOS é muito maior, atingindo 32,9% da população de São Paulo. Mais recentemente, um estudo realizado na população geral da Suíça, utilizando as regras atuais da Academia Americana de Medicina de Sono para o estagiamento de sono e marcação de eventos, evidenciou que 49,7% dos homens e 23,4% das mulheres possuem SAOS moderada a grave (índice de apneia-hipopneia, [IAH] ≥ 15/hora) em associação a maior risco de diabetes, síndrome metabólica e depressão.[5]

O primeiro grande estudo polissonográfico sobre a prevalência de SAOS foi conduzido em Madison (Wisconsin).[6] Nele, os autores estimaram que 2% das mulheres e 4% dos homens de meia idade apresentavam critérios para o diagnóstico da SAOS definido pelo IAH ≥ 5/hora somado à hipersonolência diurna. Em outro estudo com a população dos EUA, a SAOS foi definida clinicamente por IAH ≥ 10 somado a sintomas diurnos, atingindo 3,9% dos homens e 1,2% das mulheres. A seguir, a Tabela 21.2

TABELA 21.2 ■ Histórico e comparação dos estudos de prevalência de síndrome da apneia obstrutiva do sono

AUTORES	PUBLICAÇÃO	PAÍS	MÉTODO	N	IDADE (ANOS)	PREVALÊNCIA
Lavie	*Sleep/wake disorders*. 1983	Israel	Questionário	1262 (H)	18-67	3,5% (1,0%-5,9%)
Telakivi e colaboradores	*Acta Neurol Scand*. 1987; 76(1):69-75	Finlândia	Questionário, polissonografia e exame clínico	1939 (H)	30-69	0,4%-1,4%
Gislason e colaboradores	*J Clin Epidemiol*. 1988;41(6):571-6	Suécia	Questionário, polissonografia e exame clínico	3201 (H)	30-69	0,7%-1,9%
Young e colaboradores	*N Engl J Med*. 1993;328(17):1230-5	Estados Unidos	Polissonografia e exame clínico	352 (H)/250(M)	30-60	4% (H)/ 2% (M)
Olson e colaboradores	*Am J Respir Crit Care Med*. 1995;152(2):711-6	Austrália	Questionário e monitor portátil	1233 (H)/969(M)	35-69	4%-69%
Marin e colaboradores	*Int J Epidemiol*. 1997;26(2):381-6	Espanha	Entrevista pessoal, exame clínico e oximetria portátil	597 (H)/625(M)	>18	2,2%(H)/ 0,8%(M)
Bixler e colaboradores	*Am J Respir Crit Care Med*. 1998;157(1):144-8	Estados Unidos	Entrevista por telefone e polissonografia em subamostra	4364 (H) 741 (subamostra)	20-100	3,3%
Bixler e colaboradores	*Am J Respir Crit Care Med*. 2001;163(3 Pt 1):608-13.	Estados Unidos	Entrevista por telefone e polissonografia em subamostra	12219 (H) 1000 (subamostra)	20-100	1,2%
Ip e colaboradores	*Chest*. 2001;119(1):62-9	China e Hong Kong	Questionário e polissonografia em subamostra	784 (H) 53 (subamostra)	30-60	3,1%-4,1%
Ip e colaboradores	*Chest*. 2004;125(1):127-34	China e Hong Kong	Questionário e polissonografia em subamostra	854 (H) 106 (subamostra)	30-60	0,8%-2,1%
Kim e colaboradores	*Am J Respir Crit Care Med*. 2004;170(10):1108-13	Coreia do Sul	Exame clínico e polissonografia em subamostra	5020 457 (subamostra)	40-69	4,5%(H)/ 3,2%(M)
Reddy e colaboradores	*Sleep Med*. 2009;10(8):913-8	Índia	Questionário e polissonografia	360	≥18	4,0%(H)/ 1,5%(M)
Tufik e colaboradores	*Sleep Med*. 2010;11(5):441-6	Brasil	Questionário, polissonografia e exame clínico	468 (H)/574(M)	20-80	40,6%(H)/ 26,%(M)
Heinzer e colaboradores	*Lancet Respir Med*. 2015; 3(4):310-8	Suíça	Questionário, polissonografia e exame clínico	1024 (H)/1097 (M)	40-85	49,7%(H)/ 23,4%(M)

N: tamanho amostral; H: número de homens; M: número de mulheres.

abrange os principais estudos epidemiológicos sobre a prevalência de SAOS em diferentes populações.

Essas variações observadas com relação à prevalência de distúrbios respiratórios de sono (Tabela 21.1) dependem, sobretudo, das características da população estudada. Sabe-se que a SAOS é mais frequente em pessoas na faixa de idade entre 40 e 65 anos, indivíduos obesos, hipertensos, com diabetes e alterações craniofaciais. Em particular, após a faixa de 70 anos, observa-se uma redução na prevalência de ronco e SAOS, bem como de sua gravidade, indicada pelo número de eventos e saturação mínima de oxigênio. No entanto, sua significância é pouco compreendida e acredita-se que se deve à falta de ajuste dos critérios da doença para essa população. Em mulheres, o risco de SAOS aumenta após a menopausa. Por outro lado, a reposição hormonal está associada com a menor ocorrência de distúrbios respiratórios do sono.

A evolução da SAOS e os efeitos do seu tratamento também têm sido estudados. Há evidências de que o risco de eventos cardiovasculares e de mortalidade estejam aumentados em pacientes com apneia do sono moderada a grave. No entanto, a mortalidade de indivíduos com apneia do sono leve (IAH<15) parece não diferir significativamente nos indivíduos com distúrbios respiratórios do sono comparado com a população geral. Somado a isso, Santos-Silva e colaboradores[2] identificaram após dois anos de seguimento de uma coorte representativa da cidade de São Paulo (EPISONO) que o gênero feminino, a idade acima de 40 anos, o diagnóstico de insônia (critério do DSM-IV) e o IAH superior ou igual a 15 foram considerados fatores preditores de hospitalizações e demandas por serviço de emergência, mostrando o impacto dos distúrbios de sono na saúde geral da população.

■ DISTÚRBIOS DAS HIPERSONOLÊNCIAS DE ORIGEM CENTRAL

De acordo com o CIDS-3, os distúrbios de hipersonolência de origem central são classificados em 8 tipos distintos:[1]
- Narcolepsia tipo 1 (com cataplexia).
- Narcolepsia tipo 2 (sem cataplexia).
- Hipersonia idiopática.
- Síndrome de Kleine-Levin.
- Hipersonia devido a condições médicas.
- Hipersonia devido a medicações ou substâncias.
- Hipersonia associada com distúrbio psiquiátrico.
- Síndrome de sono insuficiente.

Há mais de 30 estudos publicados na literatura sobre a prevalência da narcolepsia (a maioria deles sobre a narcolepsia tipo 1, isto é, com cataplexia) com diferenças consideráveis nas proporções. As maiores prevalências (acima de 30%) são baseadas em dados provenientes de questionários sem acompanhamento clínico ou ainda de diagnósticos autorrelatados. Na maioria dos estudos com avaliação clínica de indivíduos com suspeita de narcolepsia, a prevalência de narcolepsia tipo 1 cai para 0,025 e 0,05%, isto é, 25 a 50 a cada 100 mil habitantes. Há, no entanto, algumas exceções como o Japão, cuja prevalência de narcolepsia (baseada em questionário e entrevista) é de 160 a cada 100 mil crianças na faixa escolar somado à alta prevalência (7,6%) de ataques cataplécticos confirmados por entrevistas. A menor frequência (0,23 em 100 mil) foi encontrada em judeus israelenses, embora este dado tenha sido extrapolado de amostras de uma clínica de sono e não representativas da população.

A prevalência de narcolepsia tipo 1 parece ser consistente, apesar dos diferentes métodos utilizados, da existência de grupos étnicos distintos e das diversas frequências do alelo HLA-DQB1*0602. Como exemplo, há três estudos que utilizaram um método de rastreamento simples denominado Escala de Narcolepsia Ullanllinna (ENU), que consiste em 11 itens avaliando sintomas de cataplexia e a tendência de iniciar o sono. Usando a ENU, entrevistas por telefone e dados polissonográficos de confirmação do diagnóstico da doença, a prevalência de narcolepsia com cataplexia clinicamente significativa foi quase a mesma encontrada em adultos finlandeses (26 a cada 100 mil), chineses de Hong Kong (34 a cada 100 mil), adolescentes coreanos (15 a cada 100 mil) e adultos noruegueses (22 a cada 100 mil). Prevalências semelhantes também foram obtidas em europeus por meio de entrevistas por telefone (questionário Sono EVAL) sem nenhum exame clínico (40-47 a cada 100 mil) e nos Estados Unidos por meio de uma revisão de registros médicos (36 a cada 100 mil) e diagnósticos médicos (22 a cada 100 mil). A Tabela 21.3 ilustra os principais estudos sobre prevalência de narcolepsia na população.

Há poucos estudos sobre narcolepsia tipo 2. Relata-se uma prevalência de 20 a cada 100 mil em adultos nos Estados Unidos e 34 a cada 100 mil em adolescentes na Coreia, que podem estar subestimadas. No entanto, é difícil avaliar a sua verdadeira prevalência devido aos critérios diagnósticos do teste das múltiplas latências do sono ser 100 vezes mais prevalente na população do que a própria narcolepsia. Alguns estudos também sugerem que a narcolepsia é levemente mais comum em homens do que em mulheres e possui associação com o IMC, respostas imunes e eventos estressantes da vida.

Embora a cataplexia seja típica e patognomônica da narcolepsia, formas leves são difíceis de separarem do fenômeno fisiológico semelhante. Relatos de sonolência excessiva são comuns na população. Na Finlândia, 29,3% das pessoas relatam (ao menos uma vez durante sua vida) sentir fraqueza nas pernas em associação a episódios de emoção. Se isto é considerado como uma evidência de cataplexia combinada à ocorrência de episódios de sono durante o dia ao menos três vezes por semana, 6,5% da população teriam preenchido os critérios mínimos para diagnóstico de narcolepsia pela CIDS. Dessa maneira, o uso apenas de questionários em estudos populacionais pode aumentar o risco de taxas de prevalência da doença, fazendo-se necessários estudos objetivos com registro polissonográfico.

■ DISTÚRBIOS DO SONO RELACIONADOS AO MOVIMENTO

Os distúrbios do sono relacionados ao movimento são caracterizados principalmente por movimentos relativamente simples, em geral estereotipados, que perturbam o sono ou o seu início. A CIDS-3 divide esta classe de distúrbios do sono nos seguintes tipos:[1]
- Síndrome das pernas inquietas (SPI).
- Distúrbio de movimento periódico de membros.
- Cãibras nas pernas relacionadas ao sono.
- Bruxismo do sono.
- Distúrbio de movimento rítmico do corpo relacionado ao sono.
- Mioclonia benigna do sono na infância.
- Mioclonia propriospinal no início do sono.
- Distúrbio de movimento relacionado ao sono devido a condições médicas.
- Distúrbio de movimento relacionado ao sono devido à medicação ou substância.
- Distúrbio de movimento inespecífico relacionado ao sono.

A SPI pode estar relacionada a outras condições, como anemia ferropriva e polineuropatia. A relação com a polineuropatia não é bem clara, podendo para alguns autores ser a causa da SPI. A prevalência da SPI é variável e, de acordo com vários trabalhos, é estimada em 2,5 a 12%, dependendo da metodologia empregada. É maior no sexo feminino (17%) em relação ao masculino (13%) e maior na população idosa. A prevalência de SPI clinicamente significativa ou também chamada síndrome de Ekbom en-

DIAGNÓSTICO E TRATAMENTO

TABELA 21.3 ■ Prevalência de narcolepsia tipo 1 em diferentes populações

AUTORES	PUBLICAÇÃO	PAÍS	MÉTODO	N	IDADE (ANOS)	FREQUÊNCIA (A CADA 100 MIL)
Dement e colaboradores	Sleep Res. 1972;1:148	Estados Unidos	Amostra populacional (entrevista por telefone)	Indisponível	Indisponível	50
Dement e colaboradores	Sleep Res. 1973:147	Estados Unidos	Amostra populacional (entrevista por telefone)	Indisponível	Indisponível	67
Honda e colaboradores	Sleep/wake disorders, 1983	Japão	Amostra populacional (entrevista pessoal e questionário)	12.469	12-16	160
Hublin e colaboradores	Ann Neurol. 1994; 35(6):709-16	Finlândia	Amostra populacional (questionário, Escala de Narcolepsia Ullanlina, entrevista por telefone, polissonografia e tipagem HLA)	11.354	33-60	26
Ohayon e colaboradores	Br J Psychiatry. 1996; 169(4):459-67	Reino Unido	Amostra populacional (entrevista por telefone e questionário de sono EVAL)	4.972	15-100	40
Silber e colaboradores	Sleep. 2002;25(2): 197-202	Estados Unidos	Revisão de registros médicos durante o período de 1960 e 1989	97.667	0-109	36
Wing e colaboradores	Ann Neurol. 2002;51(5): 578-84	Hong Kong	Amostra populacional (questionário, Escala de Narcolepsia Ullanlina, entrevista por telefone, polissonografia e tipagem HLA)	9.851	18-65	34
Ohayon e colaboradores	Neurology. 2002;58(12): 1826-33	5 países europeus	Amostra populacional	18.980	15-100	47
Shin e colaboradores	Acta Neurol Scand. 2008;117(4):273-8	Coreia do Sul	Amostra populacional (questionário, Escala de Narcolepsia Ullanlina, entrevista por telefone, polissonografia e tipagem HLA)	20.407	14-19	15
Longstreth e colaboradores	Sleep Med. 2009;10(4): 422-6	Estados Unidos	Diagnóstico médico entre 2001-2005	1.366.417	>18	22
Heier e colaboradores	Acta Neurol Scand. 2009;120(4):276-80	Noruega	Amostra populacional (questionário, Escala de Narcolepsia Ullanlina, entrevista por telefone, polissonografia e tipagem HLA)	8.992	20-60	22

N: tamanho amostral; HLA: antígeno leucocitário humano.

tre adultos gira em torno de 2 a 3%. Em estudos iniciais, a SPI se mostrava menos frequente em países asiáticos comparado aos países ocidentais. No entanto, utilizando-se métodos de pesquisa semelhantes, observa-se que a prevalência de SPI é muito próxima em todo o mundo, variando entre 5 e 15%. Em alguns grupos de pacientes, como os portadores de doença renal crônica, ela pode afetar mais de 20%. Em mulheres grávidas, 20% também sofrem de SPI. Somado a isso, frequentemente a SPI pode ser acompanhada do distúrbio de movimento periódico de membros (DMPM).

A prevalência de MPM > 15/hora na população foi estimada em 7,6% em jovens de 18 a 65 anos de idade, com 4,5% do total da população relatando também distúrbios do sono ou sonolência excessiva. No entanto, a SPI e o MPM induzido por medicação não foram critérios de exclusão nesta população, sugerindo taxas muito mais baixas para o DMPM. O aumento do MPM com a idade pode ocorrer como uma expressão parcial de fatores familiares ou genéticos associados à SPI, com base em dados que mostram um aumento muito pequeno no MPM com a idade, quando os indivíduos que têm SPI ou familiares de primeiro grau com SPI são excluídos. Os MPM são menos comuns em adultos e crianças pretas do que em brancos. No entanto, nenhuma diferença entre os sexos foi descrita para esse distúrbio.

O bruxismo é outro distúrbio do sono relacionado ao movimento definido como uma atividade repetitiva da musculatura mastigatória caracterizada pelo apertamento ou ranger dos dentes e/ou movimentos da mandíbula. Apesar dos sintomas bem definidos, a etiologia do bruxismo ainda é pouco conhecida e muitos são os mecanismos propostos para explicar sua fisiopatologia. Esses mecanismos estão frequentemente relacionados aos despertares, à ativação autonômica cardíaca simpática, a componentes neuroquímicos, entre outras causas. Ainda, evidências sugerem uma contribuição importante de fatores genéticos na etiologia do bruxismo do sono. Por meio de estudos interfamiliares e com gêmeos monozigóticos e dizigóticos, estima-se que a herdabilidade do bruxismo do sono varie entre 39 e 52%.

A prevalência exata do bruxismo do sono na população é imprecisa e subestimada. Isto ocorre porque os estudos epidemiológicos são baseados em populações e metodologias diferentes. Por exemplo, o relato de indivíduos que dormem sozinhos e não têm consciência dos sons produzidos durante o seu sono pode ser diferente dos questionários preenchidos por portadores ou familiares com diferentes definições clínicas e sintomatologias. Embora existam estas limitações, estudos têm mostrado que a taxa de prevalência em crianças maiores de 11 anos de idade é a mais alta, variando entre 14 e 20%. Nos adultos jovens, entre 18 e 29 anos de idade, é de 13%, diminuindo ao longo da vida para 3% em indivíduos acima de 60 anos de idade. A prevalência na população idosa deve ser maior que a estimada, já que as próteses totais em acrílico previnem os sons de ranger de dentes. Não tem sido encontrada diferença de gênero para a ocorrência do bruxismo do sono.

Até o presente momento, apenas um estudo epidemiológico avaliou a prevalência do bruxismo do sono por métodos objetivos (polissonografia). Nesse estudo, a prevalência de bruxismo do sono indicada por questionários e confirmada por polissonografia foi de 5,5%. Apenas com a polissonografia, essa prevalência foi de 7,4% independente das queixas relatadas. Por meio de questionários, no entanto, essa prevalência foi de 12,5%, semelhante ao encontrado por outros estudos que utilizaram somente métodos subjetivos. Um estudo canadense por meio de questionários estimou a prevalência de bruxismo do sono em indivíduos de 18 a 80 anos de aproximadamente 8%. De maneira semelhante, outro estudo multicêntrico (Reino Unido, Alemanha e Itália) estimou em 8,2% a prevalência de bruxismo do sono, a mesma prevalência encontrada em um recente estudo do Japão, porém com critérios subjetivos para seu diagnóstico.

■ PARASSONIAS

As parassonias são eventos físicos ou experiências indesejáveis que ocorrem durante os períodos de transição do sono REM e NREM ou durante o despertar. Elas englobam comportamentos anormais durante o sono e que são relacionados a movimentos, emoções, percepções, sonhos e atividade do sistema nervoso autônomo. As parassonias são distúrbios clínicos devido às possíveis lesões resultantes, à perturbação do sono, a efeitos adversos para a saúde e psicossociais adversos. As consequências clínicas podem afetar o paciente, o parceiro de cama, ou ambos.

De acordo com o CIDS-3,[1] as parassonias são divididas nas seguintes categorias:
- Parassonias do sono NREM
  - Distúrbios de despertar
  - Despertares confusionais
  - Sonambulismo
  - Terror noturno
  - Distúrbio alimentar relacionado ao sono
- Parassonias do sono REM
  - Distúrbio comportamental do sono REM
  - Paralisia do sono isolada recorrente
  - Distúrbio de pesadelo
- Outras parassonias
  - Síndrome da cabeça explodindo
  - Alucinações relacionadas ao sono
  - Enurese do sono
  - Parassonia devido a condições médicas
  - Parassonia devido à medicação ou substância
  - Parassonia não especificada
- Sintomas isolados e outras variantes
  - Sonilóquio

A ocorrência de parassonias é bastante conhecida, sendo as mais comuns sonambulismo, sonilóquio, noctúria, pesadelos e terrores noturnos. Elas também podem ocorrer com caráter familiar e de herança genética. Em crianças, as parassonias mais comuns são o sonambulismo e a noctúria (cerca de dois terços), seguido de sonilóquio e pesadelos.

Há também algumas associações entre as parassonias e psicopatologias em nível populacional. Transtornos psiquiátricos graves (indicados por medicação antipsicótica em longo prazo e/ou hospitalizações psiquiátricas) são significativamente mais associados com pesadelos frequentes em crianças e adultos. Em geral, o sonilóquio tem uma prevalência de 17% nas crianças, a qual decai para 3% em adultos. Os terrores noturnos afetam geralmente crianças entre 4 a 12 anos e apresentam uma prevalência estimada de 1 a 6,5% das crianças. Embora eles tendam a desaparecer espontaneamente durante a adolescência, podem persistir em 4% da população adulta. Os pesadelos são também comuns, principalmente no sono REM e afetam cerca de 10 a 50% das crianças, sendo que até dois terços da população geral podem se lembrar de um pesadelo ocasional, e apenas 1% delas relata ter mais de um pesadelo ocasional por semana.

Considerado uma parassonia do sono REM, o distúrbio comportamental do sono REM (DCSR) é um distúrbio de sono caracterizado pela presença de atividade motora durante os sonhos com episódios de agressividade àqueles que estão ao lado e muitas vezes acompanhados de acidentes importantes.

Casos verídicos de julgamentos de assassinatos são vistos, e a absolvição é dada após caracterização deste distúrbio. O DCSR é um tipo de parassonia mais comum na segunda parte da noite e em pessoas com mais de 65 anos. Possui uma prevalência aumentada em pacientes com doenças neurodegenerativas, como é o caso da doença de Parkinson e alfasinucleinopatias. Em estudos clínicos de seguimento, 30% ou mais dos pacientes com DCSR desenvolveram doença de Parkinson dentro de 7 anos. O DCSR também está associado ao declínio cognitivo na doença de Parkinson e geralmente está presente em atrofias multissistêmicas e demências. No presente momento, devido à falta de estudos populacionais não se sabe ao certo a prevalência do DCSR. No entanto, a prevalência estimada é de 0,5%, sendo mais frequente em homens do que em mulheres (razão 9:1) por razões desconhecidas.

■ DISTÚRBIO DE RITMO CIRCADIANO VIGÍLIA-SONO

A maioria dos distúrbios de ritmo circadiano surge quando ocorre um desalinhamento substancial entre o marca-passo biológico e o tempo necessário para as atividades sociais, acadêmicas e ocupacionais. Por conseguinte, a medição do tempo circadiano endógeno é importante para o diagnóstico preciso dos distúrbios de ritmo circadiano. Os sintomas mais comuns são dificuldade em iniciar e manter o sono e sonolência excessiva, mas o seu impacto estende-se a resultados adversos para a saúde, deficiências no desempenho social, ocupacional e educacional. Avanços importantes têm sido feitos na identificação de subtipos de distúrbios de ritmo circadiano, em particular na área da pediatria. No entanto, permanece o desafio de desenvolver ferramentas mais precisas e clinicamente práticas para melhorar a precisão de diagnóstico desta classe de distúrbio de sono.

A CIDS-3 inclui os seguintes tipos de distúrbios de ritmo circadiano:[1]
- Distúrbio de fase atrasada do ciclo vigília-sono.
- Distúrbio de fase avançada do ciclo vigília-sono.
- Distúrbio de ritmo irregular do ciclo vigília-sono.
- Distúrbio de *jet lag*.
- Distúrbio de ritmo não 24 horas do ciclo vigília-sono.
- Trabalho em turno.
- Distúrbio circadiano do ciclo vigília-sono inespecífico.

REVISÃO

- Os distúrbios do sono são classificados em sete categorias: insônia, distúrbios respiratórios do sono, distúrbios de hipersonolência central, distúrbios do ritmo circadiano vigília-sono, parassonias, distúrbios de sono relacionado ao movimento e outros distúrbios do sono. Os mais prevalentes e incidentes na população geral são a SAOS e a insônia.
- Existem muitas divergências entre os estudos epidemiológicos em relação à epidemiologia dos distúrbios do sono. Essas diferenças se devem em grande parte ao tipo da população estudada, amostragem e critérios diagnósticos.
- Observa-se uma necessidade de mais estudos populacionais que abordem os principais fatores associados ao aparecimento de distúrbios do sono, como insônia, SAOS, SPI, dentre outros.
- O estudo da epidemiologia dos distúrbios do sono permite o avanço da medicina do sono, bem como contribui para o delineamento de novos tratamentos e redução dos custos diretos e indiretos decorrentes das complicações de saúde associadas aos distúrbios do sono.

■ REFERÊNCIAS

1. American Academy of Sleep Medicine. International classification of sleep disorders. 3rd ed. Darien, IL: American Academy of Sleep Medicine; 2015.
2. Santos-Silva R, Bittencourt LR, Pires ML, de Mello MT, Taddei JA, Benedito-Silva AA, et al. Increasing trends of sleep complaints in the city of Sao Paulo, Brazil. Sleep Med. 2010;11(6):520-4.
3. Castro LS, Poyares D, Leger D, Bittencourt L, Tufik S. Objective prevalence of insomnia in the Sao Paulo, Brazil epidemiologic sleep study. Ann Neurol. 2013;74(4):537-46.
4. Dodge R, Cline MG, Quan SF. The natural history of insomnia and its relationship to respiratory symptoms. Arch Intern Med. 1995;155(16):1797-800.
5. Heinzer R, Vat S, Marques-Vidal P, Marti-Soler H, Andries D, Tobback N, et al. Prevalence of sleep-disordered breathing in the general population: the HypnoLaus study. Lancet Respir Med. 2015;3(4):310-8.
6. Young T, Palta M, Dempsey J, Skatrud J, Weber S, Badr S. The occurrence of sleep-disordered breathing among middle-aged adults. N Engl J Med. 1993;328(17):1230-5.

■ LEITURA SUGERIDA

Hirotsu C, Bittencourt L, Garbuio S, Andersen ML, Tufik S. Sleep complaints in the Brazilian population: Impact of socioeconomic factors. Sleep Sci. 2014;7(3):135-42.

21.2 HIPERSONIAS DE ORIGEM CENTRAL

■ RENATA MARIA DE CARVALHO CREMASCHI
■ FERNANDO MORGADINHO SANTOS COELHO
■ DALVA POYARES

Neste capítulo, abordaremos os distúrbios do sono que se caracterizam por sonolência excessiva diurna de origem no sistema nervoso central, tais como narcolepsia, síndrome de kleine-levin e hipersonolência idiopática.

A avaliação dos pacientes com queixa de hipersonolência diurna se faz, principalmente, com a graduação clínica da sonolência pela escala de sonolência de Epworth (ESE) e da avaliação neurofisiológica do sono com a polissonografia (PSG) seguida do teste de múltiplas latências do sono (TMLS).

■ ESCALA DE SONOLÊNCIA DE EPWORTH

A ESE é uma ferramenta simples e de rápida execução, que consiste em um questionário de oito situações rotineiras em que o paciente gradua de 0 até 3 a possibilidade de adormecer (0: nenhuma chance de adormecer; 3: chance total de adormecer). A sonolência é considerada excessiva quando a pontuação for maior do que 9.

■ POLISSONOGRAFIA

A PSG nível I (mais completa) registra a latência para o sono em minutos, a latência para o REM em minutos, o tempo total de registro em minutos (TTR), o tempo total de sono em minutos (TTS), a eficiência do sono em porcentagem, os estágios do sono (0,N1,N2,N3 e REM) calculados em percentagem do TTS pelas características do EEG, o número de microdespertares por hora de sono, os eventos respiratórios (Apneias e Hipopneias) por hora de sono, que é o IAH, a saturação periférica da hemoglobina pelo oxigênio (SpO_2 mínima), além de movimentos do corpo, dos braços ou pernas.

Outras variáveis também podem ser registradas dependendo das necessidades clínicas de cada paciente. Montagens neurológicas mais extensas no registro do EEG, assim como mais eletrodos para captação de atividade muscular de bruxismo podem ser necessárias.

■ TESTE DAS MÚLTIPLAS LATÊNCIAS DO SONO

O TMLS é um exame caracterizado pela análise de cinco cochilos durante o dia, com intervalos de duas horas entre cada um deles. O TMLS é indicado para a confirmação do diagnóstico de narcolepsia e na investigação de pacientes com SE sem nenhuma causa clara, como privação de sono, ou a presença de doença do sono, como SAOS, por exemplo.

Na manhã seguinte a uma PSG de noite inteira, com seis ou mais horas de sono, são removidos alguns sensores usados na PSG da noite anterior, exceturando-se os eletrodos relativos aos canais de EEG, de oculograma e EMG da região mentoniana. Se não houver registro de sono, cada cochilo terá a duração 20 minutos, mas em caso de início de sono, prolonga-se o registro por mais 15 minutos. O paciente deve estar em um ambiente calmo, escuro e silencioso.

O TMLS é considerado como sugestivo de SE quando a média das latências para início do sono nas 5 oportunidades de cochilo for menor do que 10 minutos. Para o critério de narcolepsia além da média das latências menor do que 8 minutos, é necessária também a presença de dois ou mais cochilos com o registro de sono REM.

■ NARCOLEPSIA

Descrita inicialmente por Jean Baptiste Gelineau e colaboradores em 1889, a narcolepsia é um distúrbio primário do sistema nervoso central com uma prevalência ao redor de 0,02% na população geral. Esta doença se caracteriza por sonolência diurna excessiva isoladamente ou associada à cataplexia, a alucinações hipnagógicas, à paralisia do sono e à fragmentação do sono.

A cataplexia é uma manifestação típica da narcolepsia e ocorre em até 60% dos casos, podendo ser definida como a perda súbita da força muscular global ou parcial, em algumas regiões do corpo, geralmente provocada por emoções intensas, tais como alegria, riso, raiva ou orgulho. Os ataques de cataplexia podem acometer segmentos unilaterais ou bilaterais do corpo, além de terem curta duração, cerca de segundos até 3 minutos, geralmente. Nestes episódios, os pacientes se mantêm acordados. As alucinações hipnagógicas são compreendidas como experiências vívidas de conteúdo visual, táctil e de movimento que podem corresponder a imagens oníricas. A paralisia do sono é a sensação transitória e de curta duração que corresponde à incapacidade de se mover após despertar do sono REM, porém tende a manter a função do diafragma na ventilação

Fenômenos como cataplexia, alucinações hipnagógicas e paralisia do sono foram relacionados ao sono de *Rapid Eyes Moviments* (REM) após estudos eletroencéfalográficos realizados por Rechschaffen em 1967.

Recentes avanços têm sido realizados no entendimento da fisiopatologia da narcolepsia. Entretanto, ainda não temos marcadores disponíveis e suficientemente confiáveis para caracterizar a narcolepsia sem cataplexia. Associação de outras doenças e uso de medicamentos tornam o diagnóstico diferencial difícil e muitas vezes impossível. Este cenário pode trazer repercussões negativas para o paciente, nos aspectos pessoais, profissionais e até jurídicos.

DIAGNÓSTICO

O diagnóstico da narcolepsia é estabelecido por critérios eletrofisiológicos que consistem na análise de cinco cochilos diurnos por 20 minutos denominados TMLS, precedidos de uma polissonografia de noite inteira. A polissonografia prévia, que deve ser realizada considerando-se o mínimo de 6 horas de sono, é fundamental para afastar outros distúrbios do sono, além de privação aguda do sono. Segundo a ICSD-3,[1] os pacientes com narcolepsia devem apresentar no TMLS a média das latências menores ou iguais a oito minutos, além de dois ou mais cochilos com episódios de sono REM.

Interessantes contribuições têm sido relacionadas recentemente ao TMLS. Uma melhora na sensibilidade do diagnóstico em pacientes narcolépticos foi demonstrada com a repetição da TMLS em casos que não completaram formalmente os critérios diagnósticos. Foi demonstrado também, a relação entre os sono NREM e REM, onde episódios de sono REM foram precedidos e seguidos de sono NREM, durante os cochilos na TMLS.

A narcolepsia é dividida segundo a 3ª Classificação International de Distúrbio do Sono (ICSD-3)[1] em: narcolepsia tipo 1; narcolepsia tipo 2. Caracteristicamente, narcolepsia tipo 1 é observada nos pacientes que possuem cataplexia e/ou os níveis de hipocretina-1 abaixo de 110 pg/mL. Na narcolepsia tipo 2, os pacientes não apresentam cataplexia e possuem geralmente níveis de hipocretina-1 maior do que 110 pg/mL ou não dosados.

FISIOPATOLOGIA

Mignot e colaboradores caracterizaram a presença do alelo HLA- DQB1*0602, variante do gene HLA-DQB1, que possui uma prevalência muito alta em paciente com cataplexia (95%), porém baixa (40%) em pacientes sem cataplexia. Recente estudo[2] demonstrou a importância do alelo HLA-DQB1*0602 como potencial biomarcador na predição das diferenças individuais em condições de sono normais e em privação de sono.

Um padrão genético de transmissão autossômica recessiva foi comprovado em cães em 1999 e foi definida a ausência de receptores de hipocretina-2 predispondo aos sintomas e sinais de narcolepsia. Entretanto, a narcolepsia encontrada em humanos não possui padrão de transmissão genética mendeliana e se caracteriza por baixos níveis de hipocretina-1 após perda de células hipocretinérgicas no hipotálamo lateral.

Em 1998, foi caracterizado um neuropeptídeo produzido no hipotálamo lateral com função reguladora do sono e do apetite denominado hipocretina ou orexina. A hipocretina possui dois receptores reconhecidos denominados 1 e 2 e modula o controle vigília-sono. A hipocretina-1 está baixa no LCS de pacientes com narcolepsia e cataplexia por morte celular da região do Hipotálamo lateral. Com a diminuição ou ausência da hipocretina-1 há uma instabilidade do ciclo sono-vigília com episódios de ataques de sono, fragmentação do sono e cataplexia.

Recentemente, tem sido descrita a possível associação entre a narcolepsia e uma geração da vacina para controle do vírus H1N1.

A maior prevalência do alelo HLA-DQB1*0602 e a diminuição da população de células hipocretinérgicas no hipotálamo lateral direcionam para um mecanismo imunológico. Mudanças em um ou mais dos componentes do complexo formado por TCR, CHC e CD40L poderiam direcionar para o ataque das células produtoras de hipocretina.

Recentemente, foi descrita em pacientes com narcolepsia a presença de anticorpos específicos *tribbles homolog 2*. Não temos ainda comprovada relação destes anticorpos com as células hipocretinérgicas, mas indiretamente este achado sugere autoagressão mediada por anticorpos nesta população de pacientes com narcolepsia.

TRATAMENTO

O tratamento da narcolepsia pode ser dividido em duas distintas etapas: o tratamento comportamental e o tratamento farmacológico.

Aos pacientes com narcolepsia, a integração social e familiar deve ser garantida. Há maior prevalência dos distúrbios do humor, como depressão e ansiedade em tais pacientes quando comparada à população em geral, o que afeta significativamente a vida do paciente, bem como de seus familiares. Além do tratamento farmacológico, quando indicado, o suporte e a educação continuada com informações para o pacientes, seus familiares e pessoas que do seu convívio são fundamentais.

Horários regulares para as atividades de rotina e uma boa higiene do sono são indicados. Os cochilos programados de cerca de 20 minutos durante o dia e as atividades físicas regulares melhoram o controle da sonolência diurna. Deve ser evitado o consumo de bebidas alcoólicas, de sedativos e de drogas que promovem o sono, fora do período noturno, como, por exemplo, os anti-histamínicos.

O risco aumentado de acidentes domésticos, trânsito e trabalho deve ser sempre destacado e evitado. O diagnóstico precoce, ainda durante a adolescência, proporciona melhor desempenho social e intelectual a estes pacientes.

O tratamento medicamentoso tem por objetivo controlar a sonolência excessiva e os ataques de cataplexia. A sonolência excessiva tem sido tratada com estimulantes típicos, como o metilfenidato, desde 1959. Na década de 1990, um estimulante atípico conhecido como modafinila despontou como importante medicamento para o tratamento da narcolepsia, melhorando a vigília porém com pouco efeito no controle da cataplexia, nas doses de 100 a 400 mg. Mais recentemente, a armodafinila também foi aprovada para tratamento da sonolência em pacientes narcolépticos, não estando disponível em nosso meio.

Em 1960, Akimoto e colaboradores[3] já usavam a imipramina para o controle da cataplexia. Outros antidepressivos também podem ser usados eficientemente no controle da cataplexia, como o citalopram, a fluoxetina e a venlafaxina. Um fármaco que também tem sido usado, com sucesso, no controle das crises de cataplexia é o oxibato de sódio ou ácido hidroxibutírico (não disponível no Brasil).

Recentemente, tem sido demonstrado melhora parcial dos sintomas após tratamento com imunoglobulina no início dos sintomas. Outros autores evidenciaram melhora sintomática após o uso de prednisona. Entretanto, estes tratamentos são experimentais e estão em fase de investigação.

É importante ressaltar que o tratamento da narcolepsia deve ser individualizado e deve seguir as normas recomendadas pelas diretrizes nacionais e internacionais de sono. O acompanhamento regular destes pacientes garante o satisfatório resultado da opção terapêutica, bem como a rápida identificação e correção dos efeitos indesejados e danosos.

HIPERSONOLÊNCIA IDIOPÁTICA

A hipersonolência idiopática (HI) é uma doença do sono de origem neurológica, de causa desconhecida, que se caracteriza clinicamente por SE sem os achados comuns aos pacientes com narcolepsia, como cataplexia, paralisia do sono ou alucinações hipnagógicas. A HI é mais prevalente em familiares de pacientes com narcolepsia. Não há marcadores biológicos e o diagnóstico da HI consiste na exclusão de outras causas de SE. Deve-se descartar a privação de sono, o uso de medicamentos sedativos, as doenças primárias do sono, as lesões no SNC, além dos distúrbios do humor e do ritmo circadiano. O diagnóstico com PSG seguida por TMLS deve ser realizado. Um achado frequente no estudo eletrofisiológico nesses pacientes é a presença do sono de ondas lentas no TMLS. O tratamento segue os mesmos princípios do tratamento da SE dos pacientes com narcolepsia com abordagem comportamental e farmacológica. Na polissonografia, os achados podem ser inespecíficos, entretanto, o TMLS mostra geralmente média das latências pra início do sono baixas, porém com menos de 2 inícios de sono REM nas 5 oportunidades de cochilo.

SÍNDROME DE KLEINE-LEVIN

A síndrome de Kleine-Levin (SKL) é caracterizada por ataques prolongados e inexplicável de SE associados a hiperfagia, hipersexualidade, alteração comportamental com agressividade, coprolalia ou copropraxia. As crises de SE podem durar de 2 a 31 dias. Durante os intervalos das crises, os pacientes não têm sintomas. A prevalência da SKL é muito baixa e se manifesta na adolescência, sendo mais frequente no sexo masculino. A fisiopatologia é desconhecida, entretanto autores demonstraram uma disfunção hipotalâmica por um possível distúrbio autoimune pós-infeccioso. Os pacientes costumam ter um IMC aumentado. O tratamento envolve medicações com diferentes efeitos, mas não há uma terapia específica e efetiva. Medicamentos como carbonato de lítio, carbamazepina e outros têm sido utilizados com reposta inconsistente. O curso da doença é variável, com remissões espontâneas frequentes com o avanço da idade.

REVISÃO

- Em conjunto, as hipersonias do sistema nervoso central não são tão raras, podendo levar à redução significante da qualidade de vida, bem como a outras consequências na saúde, acidentes e profissionais.
- O diagnóstico constitui-se um grande desafio em todo o mundo: a demora de mais de dez anos para o diagnóstico impacta significativamente na qualidade de vida destes pacientes.
- A SE de origem central deve ser suspeitada quando, na história clínica do paciente, não há evidências de privação de sono, distúrbio de ritmo, uso de medicamento com mecanismo de ação no sistema nervoso central, além de doenças clínicas e psiquiátricas.
- Há ainda dificuldade de acesso aos exames eletrofisiológicos necessários para a obtenção dos critérios de diagnóstico. É fundamental que os profissionais de saúde estejam bem preparados e motivados para realizarem os diagnósticos dessas doenças raras, muitas vezes associadas a outras mais prevalentes.

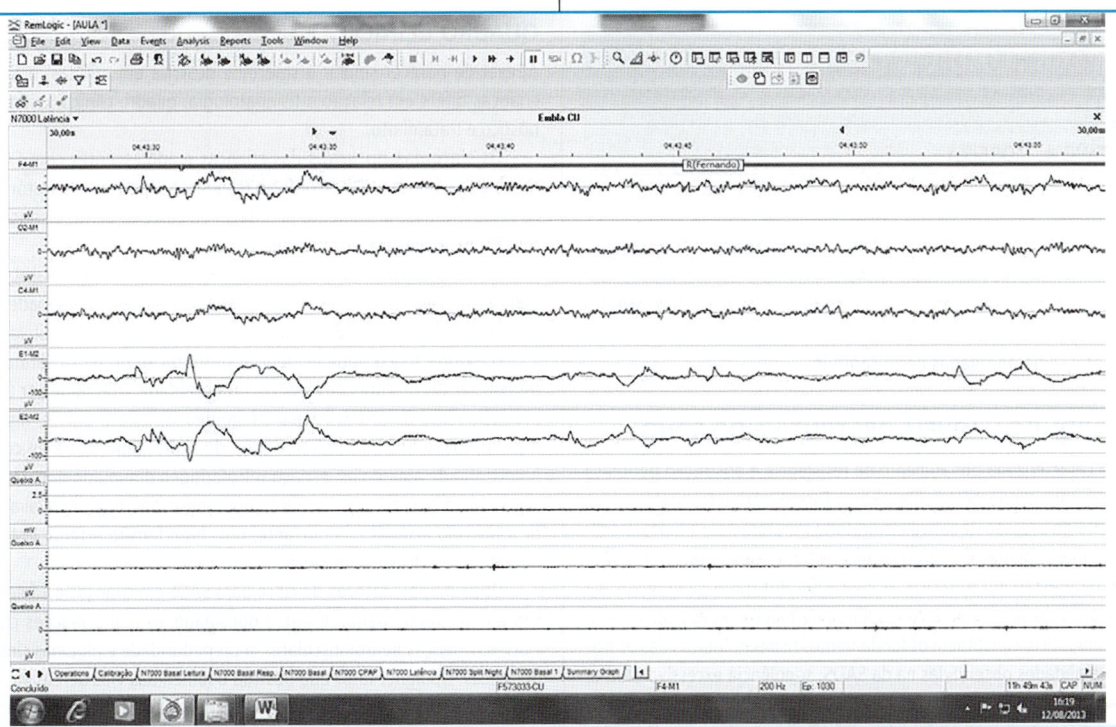

FIGURA 21.1 ■ Época de registro de sono REM em paciente de 20 anos com narcolepsia. Ocorreram 3 episódios de sono REM em 3 oportunidades de cochilos, com início nos 5 primeiros minutos após o início do sono (Sono REM precoce). Note que, no teste de latência múltipla do sono, utlizam-se menos canais de registro, quando comparado à polissonografia noturna.

- O tratamento é sintomático, sempre integrando as medidas comportamentais, o apoio multidisciplinar e o uso de medicamentos estimulantes.
- Esforços dos Centros de Medicina de Sono e do meio universitário vêm revertendo este cenário: educação continuada sobre o tema para público leigo e para profissionais de saúde tende a facilitar o diagnóstico e a melhorar o entendimento dessas doenças no nosso meio.

REFERÊNCIAS

1. American Academy of Sleep Medicine. International Classification of Sleep Disorders ICSD 3. Chicago: AASM; 2014.
2. Coelho FM, Pradella-Hallinan M, Pedrazzoli M, Soares CA, Fernandes GB, Gonçalves AL, et al. Traditional biomarkers in narcolepsy: experience of a Brazilian sleep centre. Arq Neuropsiquiatr. 2010;68(5):712-5.
3. Akimoto H, Honda Y, Takahashi Y. Pharmacotherapy in narcolepsy. Dis Nerv Syst. 1960;21:1–3.

LEITURAS SUGERIDAS

Alóe F, Alves RC, Araújo JF, Azevedo A, Bacelar A, Bezerra M, et al. Brazilian guidelines for the treatment of narcolepsy. Rev Bras Psiquiatr. 2010;32(3): 305-14.

Krahn LE, Hershner S, Loeding LD, Maski KP, Rifkin DI, Selim B, et al. Quality measures for the care of patients with narcolepsy. J Clin Sleep Med. 2015; 11(3):335.

Scammell TE. Narcolepsy. N Engl J Med. 2015;373(27):2654-62.

21.3 DISTÚRBIOS DO SONO NA CRIANÇA E NO ADOLESCENTE

GUSTAVO A. MOREIRA

Durante o sono, crianças e adolescentes podem apresentar alterações comportamentais, movimentos anormais, insônia e problemas respiratórios. Os distúrbios respiratórios e a insônia são os mais frequentes e potencialmente causadores de complicações. A SAOS e a insônia comportamental serão abordadas neste capítulo.

SÍNDROME DA APNEIA OBSTRUTIVA DO SONO

A SAOS é caracterizada por aumento de resistência e obstrução periódica nas vias aéreas superiores durante o sono. Esse distúrbio respiratório leva ao aumento da pressão negativa inspiratória intratorácica, à hipóxia e hipercapnia intermitentes e à interrupções do sono (despertares). A maior variação da pressão intratorácica, as alterações dos gases sanguíneos e a fragmentação do sono, com a correspondente hiperatividade do sistema nervoso simpático, constituem os fundamentos fisiopatológicos das principais anormalidades observadas na da SAOS: sonolência excessiva diurna, hiperatividade, déficit de atenção, distúrbios do aprendizado, problemas de comportamento, hipertensão arterial sistêmica e pulmonar, alterações metabólicas e comprometimento do crescimento. Essas crianças apresentam maior frequência de visitas aos serviços de emergência e têm maior risco de morte.

É consenso que a SAOS não se origina de uma única causa, mas da interação de diversos fatores. Alterações da estrutura craniofacial, aumento do tecido linfoide da faringe, inflamação das vias aéreas superiores e ineficiência dos reflexos neuromusculares, responsáveis pela permeabilidade das vias aéreas superiores durante a respiração, resultam em maior estreitamento e/ou maior colapsabilidade das vias aéreas. Durante o sono, quando os mecanismos compensatórios da vigília deixam de existir, as vias aéreas colabam intermitentemente. Isso leva a hipóxia, hipercapnia, ativação simpática e despertar eletrencefalográfico. A intensidade e a frequência dessas alterações, além da predisposição do individuo, determinam os distúrbios cognitivos, comportamentais, metabólicos e cardiovasculares.

EPIDEMIOLOGIA

A prevalência de ronco habitual (ronco > 3x/semana) em crianças é de 12 a 16%, e a da SAOS, de 1 a 4%. O pico de incidência ocorre entre 1 e 8 anos de idade. Existe um predomínio discreto do sexo masculino em relação ao feminino (2:1), não tão evidente como o encontrado em adultos (5:1). A prevalência da SAOS tem aumentado em nosso meio devido à epidemia de obesidade, que recentemente se estendeu mesmo às crianças dos países em desenvolvimento.

> **ATENÇÃO!**
>
> Alterações do comportamento, mau aproveitamento escolar e alterações cardiovasculares são complicações comuns nos distúrbios do sono em crianças e adolescentes. O diagnóstico e o tratamento precoces são fundamentais.

QUADRO CLÍNICO

Apesar de parecer similar à síndrome descrita em adultos, a SAOS em crianças difere em relação à fisiopatologia, quadro clínico, critério diagnóstico e tratamento.

Os **sintomas noturnos** das crianças e adolescentes com SAOS são ronco alto e frequente, desconforto respiratório, pausas respiratórias, ronco ressuscitativo, movimento paradoxal da caixa torácica, cianose, sudorese profusa, enurese e sono agitado.

Os **sintomas diurnos** incluem respiração oral, obstrução nasal, cefaleia matinal, dificuldade de acordar pela manhã, dormir em locais inadequados, humor lábil, hiperatividade, falta de atenção e problemas cognitivos.

O **exame físico** pode evidenciar desnutrição ou baixa estatura, que podem ser decorrentes da doença, ou obesidade, que pode ser um fator predisponente da SAOS. Fácies adenoideana, palato ogival, hipoplasia maxilar, micro ou retrognatia, desvio de septo, hipertrofia de cornetos, hipertrofia de amígdalas, espaço retrofaríngeo diminuído e macroglossia são sinais importantes. A condição neuromuscular deve ser avaliada. Aferir a pressão arterial é importante, pois hipertensão arterial sistêmica é uma das complicações da SAOS.

Os **principais fatores de risco** para SAOS em crianças e adolescentes são a hipertrofia adenotonsilar, a obesidade, as malformações craniofaciais, as doenças neuromusculares, a prematuridade e algumas síndromes genéticas. Qualquer fator que obstrua o lúmen das vias aéreas superiores (VAS) ou reduza o tônus da musculatura da faringe são potencialmente de risco para a SAOS. Outras condições que também se associam à SAOS em crianças e adolescentes incluem: afrodescendência, obesidade, prematuridade, afecções crônicas em VAS e asma. O impacto cognitivo e cardiovascular é mais intenso nas crianças e adolescentes obesos, pela somatória

DIAGNÓSTICO E TRATAMENTO

de agravos, tais como obesidade, hipóxia intermitente, fragmentação do sono e inflamação.

DIAGNÓSTICO

O diagnóstico da SAOS se baseia na suspeita clínica, história, exame físico e confirmação através da polissonografia (PSG). A história clínica, isoladamente, tem um valor preditivo positivo baixo (64%) quando comparada à PSG. Outras medidas objetivas para avaliar o sono (registro de áudio ou vídeo, oximetria noturna, testes cardiorrespiratórios abreviados) também apresentam sensibilidade e/ou especificidades baixas. A PSG é considerada o padrão-ouro para o diagnóstico dos distúrbios respiratórios do sono, podendo ser realizada em crianças de qualquer idade, desde que se utilizem equipamentos adequados e seja realizada por profissionais habilitados. Na PSG, avaliamos diversas variáveis biológicas, tais como: eletrencefalograma, eletro-oculograma, eletromiograma submentoniano e tibial, medidas de fluxo aéreo oral e nasal, medida de esforço respiratório torácico e abdominal, medida da saturação percutânea de oxigênio (SpO_2) e do gás carbônico exalado ($P_{ET}CO_2$), posição no leito, microfone para registro de ronco, além de gravação em áudio e vídeo. Em situações selecionadas também se utiliza o balão esofágico para medir pressão esofágica (pressão intratorácica), uma medida mais acurada do esforço respiratório.

Em crianças, a PSG deve ser estagiada e interpretada utilizando-se critério específico para idade. Considera-se anormal um evento respiratório com duração de dois ou mais ciclos respiratórios. Os eventos respiratórios são classificados em apneia obstrutiva, apneia central, apneia mista, hipopneia, hipoventilação obstrutiva e aumento do esforço respiratório associado a despertar (Figura 21.2).[1] O índice de apneia obstrutiva é a soma das apneias obstrutivas e mistas divididas pelo tempo total de sono, e o IAH obstrutivo é a soma das apneias obstrutivas, mistas e hipopneias divididas pelo tempo total de sono (apneias centrais não são computadas).

O diagnóstico polissonográfico da SAOS é feito quando o índice de apneia obstrutiva (apneias obstrutivas + apneias mistas/tempo de sono) for maior que 1 evento/hora de sono e houver dessaturação da oxi-hemoglobina (< 92%) e/ou retenção de gás carbônico (pico do $P_{ET}CO_2$ > 53 mmHg). Também é aceito para diagnóstico o IAH obstrutivo (IAHO) maior do que 2,0 eventos/hora de sono. A Academia America de Medicina do Sono recomenda que os critérios de estagiamento dos eventos respiratórios sejam utilizados em crianças e adolescentes até 18 anos. O diagnóstico e a classificação de gravidade da SAOS são baseados no conjunto de achados clínicos (presença ou não de complicação) e polissonográficos (Quadro 21.1). O diagnóstico de ronco primário ocorre quando é observado ronco durante o exame, mas não são preenchidos os critérios para SAOS.

TRATAMENTO

O tratamento inicial da SAOS em crianças e adolescentes é a adenotonsilectomia, independentemente do fator de risco. As complicações perioperatórias da adenotonsilectomia em crianças com SAOS são mais frequentes do que em crianças sem SAOS. Apneia na indução anestésica, episódios de dessaturação da oxi-hemoglobina, dificuldade de intubação e edema pulmonar são frequentes. São fatores de risco para complicações perioperatórios: hipertensão pulmonar, idade menor do que três anos, SAOS acentuada, obesidade, anormalidades craniofaciais, hipotonia, prematu-

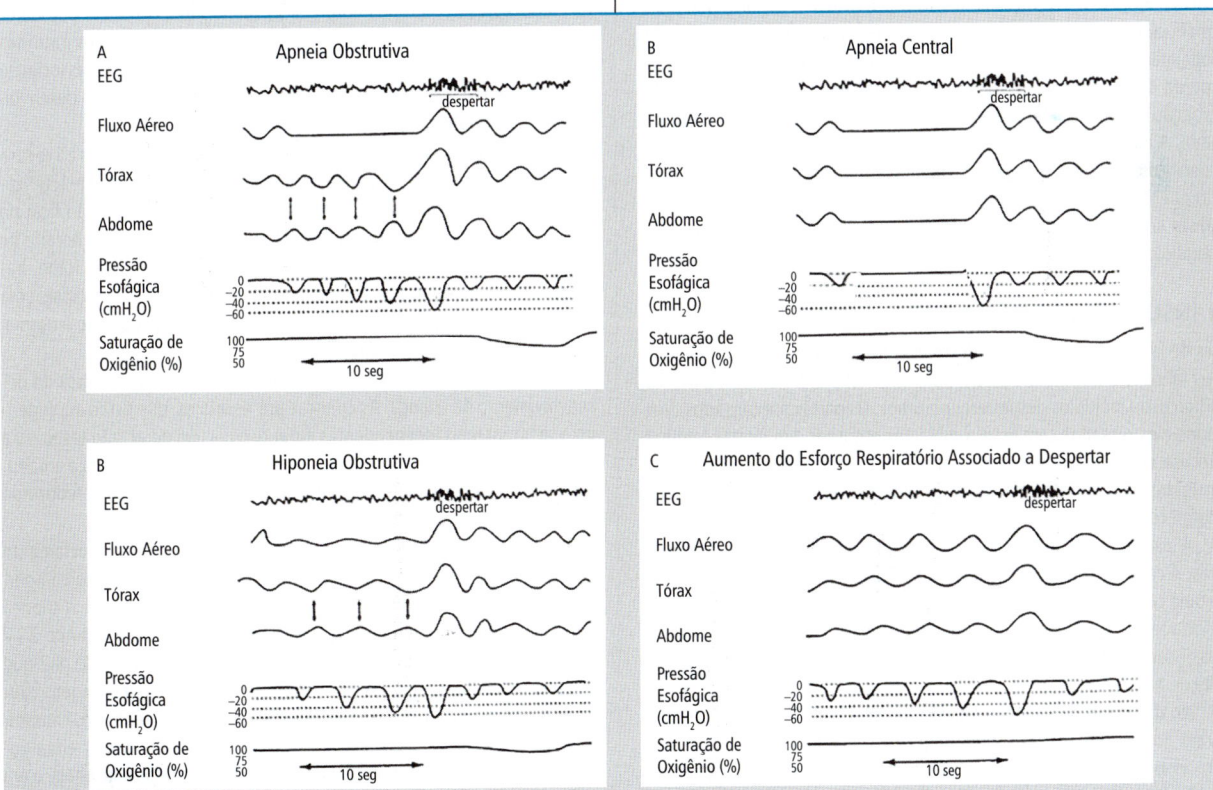

FIGURA 21.2 ■ Eventos respiratórios.

Fonte: Adaptada de Strollo e Rogers.[1]

QUADRO 21.1 ■ Classificação da síndrome da apneia obstrutiva do sono em crianças

DIAGNÓSTICO	ÍNDICE DE APNEIA OBSTRUTIVA (EVENTOS/H)	NADIR DA SPO_2 (%)	PICO DO $P_{ET}CO_2$ EXALADO (mmHg)	% TEMPO DE SONO COM CO_2 EXALADO > 50 mmHg	ÍNDICE DE MICRODESPERTARES (EV/HORA)
Ronco primário	≤ 1	> 92	≤ 53	< 10	EEG < 11
SRVAS	≤ 1	> 92	≤ 53	< 10	RERA > 1
SAOS leve	1-5	86-91	> 53	10-24	EEG > 11
SAOS moderada	5-10	76-85	> 60	25-49	EEG > 11
SAOS acentuada	> 10	≤ 75	> 65	≥ 50	EEG > 11

RERA: aumento do esforço respiratório associado a despertar; $P_{ET}CO_2$: pressão parcial do gás carbônico exalado; SRVAS: síndrome da resistência de vias aéreas superiores.
Índice de apneia obstrutiva = apneias obstrutivas + apneias mistas/tempo total de sono.
Fonte: Marcus e Katz.[2]

ridade e desnutrição. Pacientes de risco devem passar por rastreamento pré-operatório, cuidados anestésicos específicos e monitorização cardiorrespiratória por mais de 24 horas após a cirurgia. As contraindicações para adenotonsilectomia incluem tecido linfoide mínimo, distúrbio hemorrágico refratário ao tratamento, instabilidade clínica e elevado risco cirúrgico.

Pacientes com idade maior de 7 anos, obesidade, asma, IAHO elevado, síndromes genéticas ou alterações craniofaciais podem persistir com SAOS a despeito da cirurgia. Outras opções de tratamento são necessárias. O uso de CPAP nasal está indicado nas crianças com sintomas diurnos e IAHO > 5/hora. As crianças com SAOS leve (IAHO < 5/hora) podem se beneficiar com corticoterapia nasal e/ou inibidores do leucotrieno. Outras modalidades de tratamento da SAOS em crianças e adolescentes incluem: – perda de peso, terapia posicional (evitar decúbito dorsal), fonoterapia, distração maxilar rápida, distração osteogênica de mandíbula e traqueostomia. A indicação desses tratamentos está na dependência de situações específicas. O manejo de crianças e adolescentes com SAOS pode ser difícil e frequentemente requer uma avaliação multidisciplinar (pediatra, especialista do sono, otorrinolaringologista, nutricionista, pneumologista, fonoaudiólogo, etc.) para a melhor decisão terapêutica.

■ INSÔNIA COMPORTAMENTAL

Pais de lactentes e crianças pré-escolares frequentemente reclamam que seus filhos têm dificuldade para ir para cama (choro, birra, recusa de ficar no berço) ou múltiplos despertares noturnos. Os pais ficam cansados, frustrados e estressados com esses problemas noturnos. Em muitas famílias, a recusa de ir para cama e os despertares noturnos podem ser facilmente corrigidos com atitudes maternas consistentes, encorajando a criança a adormecer sozinha no horário de dormir.

A insônia comportamental ocorre em 10 a 30% das crianças pré-escolares. A característica essencial da insônia comportamental é a dificuldade de uma criança em adormecer e/ou manter o sono. Esses problemas estão associados com determinadas atitudes da criança ou dos pais e podem ser classificados em dois tipos: (1) distúrbio de associação e (2) distúrbio da falta de limites.

No **distúrbio de associação** existe uma combinação de fatores que levam aos despertares noturnos frequentes. O aprendizado da criança está associado a ações e objetos presentes no início do sono que são necessárias para a criança adormecer no horário de dormir e voltar a adormecer após cada despertar noturno. Associações positivas são aquelas que a criança pode prover a si mesma (chupeta, bicho de pelúcia), ao passo que associações negativas necessitam de assistência de outra pessoa (mamadeira, embalar). As associações negativas também incluem estímulos externos (TV, carrinho) ou situações diferentes (cama dos pais, andar de carro). Como todas as crianças despertam em geral de três a seis vezes por noite, qualquer condição de esteja presente no início do sono será necessária novamente em cada despertar. Quando a condição associada ao sono está presente, a criança adormece rapidamente. Se a condição associada com o sono não está presente, a criança apresenta despertares noturnos prolongados e frequentes.

O distúrbio de associação acomete crianças entre 6 meses a 3 anos de idade. Esses despertares noturnos frequentes irão continuar por vários anos se não houver intervenção. A frequência dos despertares noturnos tende a reduzir após três anos de idade, porém o distúrbio de associação pode perdurar até a vida adulta nas crianças com problemas de desenvolvimento importantes, como o autismo.

O **distúrbio da falta de limites** se apresenta como esquiva ou recusa de ir para a cama no horário de dormir (Tabela 21.4). A recusa caracteriza-se por não ficar pronto para dormir, não ir para a cama, ou não ficar na cama. Por outro lado, a esquiva é uma tentativa de prorrogar o horário de dormir. As táticas de esquiva incluem diversos pedidos (sede, fome, banheiro) ou atividades adicionais no horário de dormir (ver TV, ler mais uma história). Uma vez que a criança adormece, a qualidade do sono é normal e ela tende a ter poucos despertares.

O distúrbio da falta de limites correlaciona-se com os estágios do desenvolvimento da criança. As crianças pré-escolares, que estão aprendendo a se tornar mais independentes durante o dia, em geral, irão testar essa nova independência no horário de dormir. À medida que a criança amadurece, o envolvimento materno com o horário de dormir diminui, reduzindo os comportamentos problemáticos.

No distúrbio da falta de limites, há dois padrões de comportamento problemáticos: (1) pais que colocam pouco ou nenhum limite no comportamento de seus filhos (por exemplo, os pais podem deixar que a criança determine o horário de dormir ou permitam que durmam assistindo à TV no quarto dos pais, prolongando o tempo para início do sono); (2) pais que estabelecem limites imprevisíveis e irregulares, enviando mensagens confusas para a criança. Isso resulta na manutenção ou aumento dos comportamentos indesejáveis (por exemplo, pais que toleram "birras" em algumas noites, como atender ao pedido para contar histórias adicionais, e em outras noites permanecem firmes em ler somente uma história no horário de dormir. Em geral, isso irá promover a continuidade do comportamento problemático). Uma forma de descobrir se o comportamento dos pais está contribuindo para a dificuldade da criança dormir é perguntar se a criança tem dificuldade em adormecer na presença de outros cuidadores (escola, creche, casa da avó) ou se a criança dorme espontaneamente no horário de dormir, mas em local indesejado (no quarto dos pais ou em frente à TV).

TABELA 21.4 ■ Critério diagnóstico de insônica comportamental
I | Os sintomas de insônia são baseados em relatos dos pais ou outros cuidadores

II | O padrão de sono segue um dos descritos a seguir:
  A | *Distúrbio de associação*
    1 | Adormecer é um processo lento e requer condições especiais
    2 | As associações com inicio do sono são problemáticas e requerem muito esforço
    3 | Na ausência de elementos da associação, o início do sono está significantemente atrasado ou o sono está fragmentado
    4 | Os despertares noturnos requerem intervenção do cuidador para que a criança retorne a adormecer
  B | *Distúrbio de falta de limites*
    1 | Dificuldade de iniciar ou manter o sono
    2 | Protela ou recusa para ir para cama no horário apropriado ou recusa em retornar para cama após os despertares noturnos
    3 | O cuidador demonstra incapacidade de estabelecer comportamento de sono apropriado para a criança

III | O distúrbio do sono não é explicado por outro distúrbio, médico, neurológico mental ou uso de medicação.

DIAGNÓSTICO

O diagnóstico da insônia comportamental requer uma história minuciosa. As principais perguntas nos distúrbios do sono incluem questões sobre o horário de sono (horário de dormir e acordar nos dias de semana e fins de semana), rotinas para dormir (história, música), comportamento noturno (ronco, apneia, despertares, terror noturno), comportamento diurno (soneca, fadiga, refeições, ingestão de cafeína e medicações), humor e funcionamento (irritabilidade, hiperatividade). Também é essencial conhecer eventos significativos da vida (doenças, divórcio dos pais, mudança de casa ou escola, nascimento de irmãos), já que esses eventos podem ter impacto significativo no padrão de sono da criança.

O diário de sono por 2 semanas sempre é útil para se conhecer melhor o padrão de sono e para fazer um acompanhamento após intervenção. Em geral, pede-se para que os pais registrem por escrito: que hora a criança foi para cama, quanto tempo a criança levou para adormecer, frequência e duração dos despertares noturnos, qual é o horário de acordar pela manhã, tempo total de sono, duração e horário das sonecas diurnas. Caso os pais não relatem adequadamente uma história de sono ou não registrem bem o diário do sono, pode-se utilizar o actígrafo. O actígrafo é um aparelho do tamanho de um relógio de pulso, que possui sensor de luz e movimento, possibilitando estimativas no início do sono, fim do sono e tempo total de sono. A polissonografia não tem utilidade na criança com insônia, ela somente será útil se houver suspeita de outro distúrbio, como AOS ou movimento periódico de pernas.

TRATAMENTO

Diversos estudos já demonstram que a terapia comportamental para a insônia em crianças é efetivo e duradouro. As terapias alternativas ou medicamentosas podem ter um bom resultado na primeira semana, mas raramente têm efeito prolongado. Para que o tratamento seja adequado, é importante seguir alguns preceitos mínimos: as crianças necessitam de horário de dormir e horários diurnos regulares e apropriados para a idade; a rotina para o horário de dormir deve ser curta e agradável, sempre se direcionando para a cama; e as crianças necessitam aprender a adormecer sozinhas no próprio berço ou cama.

O **horário de dormir** apropriado para uma criança dormir deve ser entre 19:00 e 20:30 horas. Quando o horário de dormir é mais tarde, as crianças ficam exaustas e são incapazes de adormecer. O horário de dormir não deve variar entre dias de semanas e fins de semana. As sonecas diurnas são essenciais para a criança. Quando a criança perde uma soneca, ela tende a ficar mais exausta, dificultando iniciar o sono à noite. A necessidade de soneca diurna tende a desaparecer entre três e seis anos de idade. É importante que o horário da soneca seja regular todos os dias e que o horário de acordar não ultrapasse às 16:00 horas, de forma a não dificultar o sono noturno.

A **rotina no horário de dormir** é essencial, ela pode ser iniciada aos 6 meses de idade, através de um horário constante de dormir, geralmente terminado com atividade calma (música, história). A rotina deve ser curta e agradável, não mais do que 20 minutos, e deve sempre se mover em direção ao quarto da criança. Por exemplo, lanche na cozinha, banho e escovar os dentes no banheiro, colocar pijamas e ler uma história no quarto da criança. Então, deve-se desligar a luz e dizer boa noite. Os eletroeletrônicos (TV, rádio, celular, tablet) são altamente estimulantes e devem ser desligados antes do início da rotina para dormir, de preferência ao anoitecer.

Ensinar a criança a **adormecer sozinha** é a chave para o sucesso. Crianças com insônia não são capazes de adormecer sem a intervenção materna, tais como embalar ou amamentar (distúrbio de associação) e necessidade de atender as barganhas noturnas (distúrbio de falta de limites). As crianças devem ser colocadas no berço ou ir para cama quando estiverem sonolentas, mas acordadas, e então adormecer sozinhas. Uma vez que a criança com despertar frequente aprenda a adormecer sozinha no começo da noite, esse comportamento se generaliza para o restante da noite em torno de duas semanas, pois a criança aprende a dormir novamente após os despertares que normalmente ocorrem durante a noite. Existe diversos métodos que auxiliam a criança a adormecer sozinha, tais como: rotinas positivas, extinção gradativa, retirada gradativa da presença materna.

As *rotinas positivas* têm como objetivo criar um ambiente agradável e positivo tanto para a criança como para os pais. Procura-se criar uma rotina no horário de dormir que inclua uma ou duas atividades favoritas da criança. Se a criança começar com birra, a rotina acaba e a criança deve ir imediatamente para a cama. Essa intervenção tende a prevenir choro, birra e as barganhas noturnas, além de aliviar a ansiedade paterna. Por outro lado, requer respostas maternas regulares e reforço positivo verbal frequente.

A *extinção gradativa* consiste em deixar a criança chorar por períodos gradativamente mais longos. A extinção é baseada na teoria de que os comportamentos que são reforçados aumentam em frequência, ao passo que aqueles que são ignorados irão desaparecer com o tempo. O método de extinção gradativa é eficaz e duradouro, em geral melhora o padrão de sono entre 2 e 4 semanas. O método consiste em colocar a criança no berço sonolenta, mas acordada, e então ignorar as chamadas ou choro por períodos gradativamente maiores (2, 5, 7, 10, 15 minutos). Quando for checar a criança à noite, a visita deve ser curta (< 1 minuto) e uniforme. O objetivo da visita é assegurar aos pais de que o pé da criança não está preso na grade do berço ou se a criança realmente necessita de atenção (fralda molhada). Durante a visita, os pais não devem acender a luz, falar alto ou pegar a criança no colo. Nas visitas, procura-se realizar a menor interação possível, além de ter um discurso breve, coerente e monotônico. Por exemplo: "Mamãe te ama, volte a dormir".

A *retirada gradativa da presença materna* é outro método possível de se utilizar, principalmente para os pais que não toleram a extinção gradativa. De início reduz-se o contato físico na hora de dormir. Então, a mãe que amamenta na hora de dormir deve deslocar essa atividade para mais cedo em outro cômodo e apenas embalar a criança para dormir. Uma vez que essa estratégia teve sucesso, a criança deve ser colocada no berço, e a mãe deve acariciar a cabeça ou braço da criança até que ela adormeça. Na segunda etapa, deve-se reduzir a presença materna no quarto. A mãe que está deitada na cama com o filho deve primeiro sentar na cama da criança por várias noite, em seguida sentar no chão do quarto por várias noites, e então continuar o movimento em direção à porta do quarto, 1/2 metro a cada 2 noites. A terceira etapa da redução da presença materna é diminuir o tempo entre cada visita, que deve ser aumentado regularmente a cada três noites (5, 10, 15 minutos).

REVISÃO

- A SAOS é frequente em crianças e adolescentes (1 a 4%).
- Suspeita-se de SAOS quando há relato de ronco frequente (> 3x/sem) e intenso. Desconforto respiratório e apneias durante o sono corroboram suspeita clínica, mas não são necessários.
- A polissonografia é o padrão-ouro para o diagnóstico e deve ser interpretada a partir de critérios pediátricos.
- Déficit de crescimento, atraso do desenvolvimento, problemas de comportamento, mau aproveitamento escolar, hipertensão arterial são complicações da SAOS.
- A adenotonsilectomia é o principal tratamento da SAOS em crianças e adolescentes.
- Se a SAOS persistir após adenotonsilectomia, isso pode indicar corticoterapia nasal, tratamento ortodôntico e/ou CPAP nasal.
- A insônia comportamental é frequente (10-30%) em lactentes e crianças pré-escolares.
- O problema de sono da criança repercute na qualidade do sono e no desempenho diurno dos adultos.
- O diagnóstico do problema de sono depende somente de história clinica detalhada.
- A terapia comportamental para a insônia em crianças é efetiva e duradoura.

■ REFERÊNCIAS

1. Strollo PJ Jr, Rogers RM. Obstructive sleep apnea. N Engl J Med. 1996; 334(2):99-104.
2. Marcus CL, Katz ES. Diagnosis of obstructive sleep apnea syndrome in infants and children. In: Sheldon SH, Kryger MH, editors. Principles and practice of pediatric sleep medicine. Philadelphia: Elsevier; 2005. p. 197-210.

■ LEITURAS SUGERIDAS

Marcus CL, Brooks LJ, Draper KA, Gozal D, Halbower AC, Jones J, et al. Diagnosis and management of childhood obstructive sleep apnea syndrome. Pediatrics. 2012;130:576–84.

Berry RB, Brooks R, Gamaldo CE, Harding SM, Lloyd RM, Marcus CL, et al. The AASM manual for scoring of sleep associated events: rules, terminology and technical specifications. Darien: American Academy of Sleep Medicine; 2016. Versão 2.3.

Capdevila OS, Kheirandish-Gozal L, Dayyat E, Gozal D. Pediatric obstructive sleep apnea: complications, management, and long-term outcomes. Proc Am Thorac Soc. 2008;5(2):274-82.

Mindell JA, Owens JA. A clinical guide to pediatric sleep: diagnosis and management of sleep problems. 2nd ed. Philadelphia: Wolters Kluwer – Lippincott; 2010.

Richardson MA, Friedman NR. Clinician's guide to pediatric sleep disorders. New York: Informa Healthcare; 2007.

Mindel JA, Kuhl B, Lewin DS, Meltzer LJ, Sadeh A. Behavioral bed problems and night waking in infants and young children. Sleep. 2006;29(10):1263-76.

21.4 SÍNDROME DA APNEIA CENTRAL, SÍNDROME DA HIPOVENTILAÇÃO E SÍNDROME DA HIPOXEMIA E SONO

■ FABÍOLA PAULA GALHARDO RIZZATTI
■ MAURICIO BAGNATO
■ SONIA MARIA G. P. TOGEIRO

A transição vigília/sono acompanha-se de mudanças fisiológicas que influenciam o controle ventilatório (CV)* e podem resultar em instabilidade respiratória. Ocorre, assim, redução da resposta ventilatória à hipóxia e hipercapnia, aumento da resistência da via área superior (VAS) e diminuição do tônus da musculatura respiratória, levando a um padrão respiratório instável e apneias centrais no início do sono e hipoventilação fisiológica no decorrer do sono mais profundo. Essas mudanças fisiológicas podem contribuir para um aparecimento e/a piora de quadros de apneias centrais, hipoventilação e hipoxemia ainda não detectáveis na vigília.

■ SÍNDROME DA APNEIA CENTRAL DO SONO

A apneia central do sono (ACS) é caracterizada por episódios recorrentes de redução ou abolição do fluxo respiratório devido à queda ou cessação temporária do comando ventilatório. Os principais tipos descritos de ACS são: respiração de Cheyne-Stokes (RCS), apneia central das grandes altitudes, as secundárias ao consumo de opioides e as emergentes após o uso de ventilação não invasiva (ou apneia complexa).

FISIOPATOGENIA, CLASSIFICAÇÃO E QUADRO CLÍNICO

A Figura 21.3 explica alguns mecanismos da patogênese da ACS.

A transição vigília/sono, em virtude da redução da resposta ventilatória à hipóxia e hipercapnia, resulta em um "novo limiar" aceitável de pressão parcial arterial de gás carbônico ($PaCO_2$) (3 a 8 mmHg mais alto que na vigília). No início do sono, com o novo limiar, porém com a $PaCO_2$ ainda um pouco mais baixa, pode ocorrer instabilidade ou pausa temporária do CV, desencadeando um padrão respiratório periódico ou ACS. O objetivo é reter o CO_2 para que se atinja o "novo limiar", com restabelecimento do ritmo respiratório durante o sono.

Durante o sono em decúbito dorsal ocorrem: a) deslocamento posterior dos tecidos moles da parede anterior faringe, predispondo e ocasionando AOS, hiperpneia reativa e potencial hipocapnia, facilitadora de eventos centrais; b) ingurgitamento venoso dos vasos do segmento cefálico, perpetuando a redução luminal e estimulando mecanismos desestabilizadores do CV; e c) aumento da quimiossensibilização periférica resultante da hipóxia intermitente. A associação desses mecanismos pode resultar em eventos respiratórios obstrutivos ou centrais como ACS.

---
*Neste capítulo, onde consta CV, leia-se controle ventilatório.

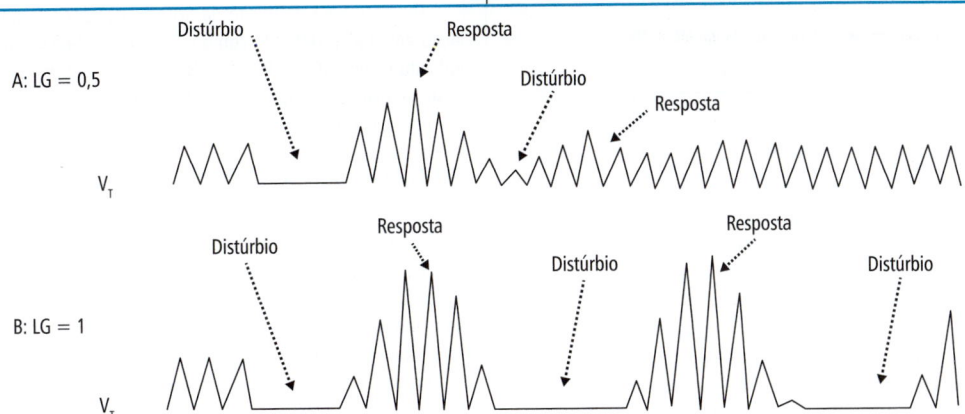

FIGURA 21.3 ■ A resposta ventilatória a uma apneia (primeiro evento em cada figura) é demonstrada pela figura (A) um indivíduo com *loop gain* (LG) de 0,5 e (B) um indivíduo com LG de 1. Em **A**, a ventilação retorna rapidamente à regularidade, e, em **B**, a oscilação permanece sustentada.

Fonte: White.[1]

Em grandes altitudes, acima de 4.000 metros, a hipóxia estimula a hiperventilação e redução da $PaCO_2$, com indução de eventos centrais durante o sono em indivíduos com tendência à elevação do *loop gain* (resposta ventilatória exarcebada a estímulos ventilatórios).

Na insuficiência cardíaca (IC), é comum a coexistência de eventos respiratórios obstrutivos e centrais durante o sono. Eventos centrais podem apresentar-se como RCS, que consiste em um padrão crescendo e decrescendo do fluxo e do esforço respiratório preenchendo os seguintes critérios:

a | ≥ três apneias ou hipopneias centrais consecutivas separadas pelo padrão crescendo e decrescendo com ciclos de duração ≥ 40 segundos;
b | ≥ cinco apneias ou hipopneias centrais por hora de sono associadas ao padrão crescendo e decrescendo por ≥ 2h ou mais de registro.

Apenas pacientes com IC com alto *loop gain*, muitas vezes associados ao edema pulmonar, à baixa reserva de CO_2 e à lentificação hemodinâmica, têm tendência a desenvolver RCS enquanto dormem. Esse padrão respiratório é indicador de gravidade da IC

A ACS pode ser idiopática, sem correlação neurológica ou cardíaca. O principal mecanismo é a elevação do *loop gain* e redução da reserva de CO_2. As ACS emergentes após o início de ventilação não invasiva noturna ocorrem em portadores de AOS que iniciaram o tratamento geralmente com pressão positiva contínua em vias aéreas (CPAP). Podem ser transitórias e desaparecerem logo após o início do tratamento, perdurar por alguns meses ou manterem-se durante o tempo em que o paciente estiver sob tratamento. Sua patogênese é multifatorial e dependente da sensibilidade do CV, assim como a ACS idiopática. Tem uma ótima resposta à ventilação servo-assistida quando duradoura

As ACS podem resultar em dessaturação da oxiemoglobina, fragmentação do sono e sonolência diurna, e, em alguns casos, associar-se à elevação do risco cardiovascular.

TRATAMENTO

O tratamento das ACS deve basear-se no reconhecimento da fisiopatogenia específica. Na ACS idiopática, a terapia com ventilação não invasiva (CPAP, BiPAP-ST e BiPAP servo-assistido) pode ser implementada devido ao potencial de resolução de eventos centrais, pela facilidade do manuseio e pelos baixos efeitos colaterais. A acetazolamida e a teofilina têm suas prescrições limitadas; contudo, podem ser recomendadas por curtos períodos em casos de ACS das grandes altitudes. O zolpidem é uma opção terapêutica, pois estabiliza e reduz a fragmentação do sono, responsável pela alternância do limiar de CO_2 (vigília/sono) na gênese das ACS: as de tipo complexo podem ser transitórias e de resolução espontânea conforme a adaptação do CV durante o tratamento; quando do tipo refratário, respondem muito bem ao BiPAP servo-assistido. Nas ACS da IC, tem-se como base a otimização do tratamento desta. Caso haja ACS residuais ou refratárias, tem-se a opção terapêutica com uso de CPAP, BiPAP-ST ou BiPAP servo-assistido, este último com indicação sendo reavaliada no momento, devido a resultados de aumento de mortalidade a ele associados.

■ SÍNDROME DA HIPOVENTILAÇÃO RELACIONADA AO SONO

As síndromes de hipoventilação crônica caracterizam-se por redução da ventilação alveolar com hipercapnia diurna (elevação da $PaCO_2$ acima de 45 mmHg) e valores de pH no limite da normalidade, com acúmulo de bicarbonato (compensação metabólica). Podem resultar de problemas no comando ventilatório central (*drive* ventilatório), na transmissão periférica do estímulo ventilatório (medula espinal, nervos periféricos) ou de anormalidades do sistema musculoesquelético torácico. Acredita-se que a hipoventilação do sono possa representar um estágio inicial de hipoventilação, que pode evoluir para a hipoventilação crônica com hipercapnia diurna.

A hipoventilação relacionada ao sono é definida por ventilação insuficiente durante o sono, com hipercapnia noturna documentada pela gasometria arterial ou por medidas de PCO_2 no final da expiração ou transcutâneo.

ATENÇÃO!

Caso exista hipoxemia sustentada durante o sono (SpO_2 ≤ 88% por ≥ 5 minutos) na ausência de registro do PCO_2, o diagnóstico deverá ser de distúrbio de hipoxemia relacionada ao sono, e não de hipoventilação relacionada ao sono.

As síndromes da hipoventilação relacionadas ao sono são subdivididas, de acordo com a 3ª edição da Classificação Internacional de Distúrbios de Sono (CIDS 3),[2] em:

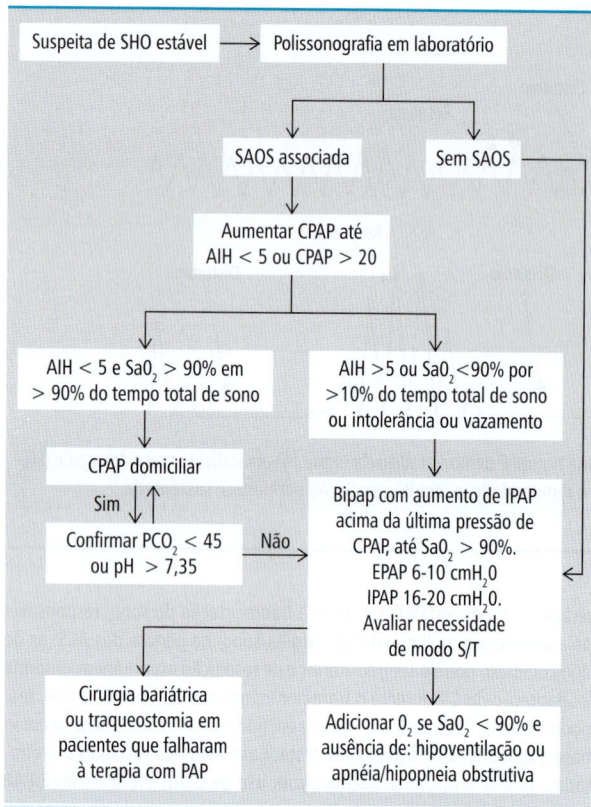

FIGURA 21.4 ■ Algoritmo de titulação PAP na SHO.

a | síndrome da hipoventilação por obesidade (SHO);
b | síndrome da hipoventilação alveolar central congênita;
c | hipoventilação alveolar central de início tardio associada com disfunção hipotalâmica;
d | hipoventilação alveolar central idiopática;
e | hipoventilação alveolar do sono associada ao uso de medicações; e
f | hipoventilação do sono associada à condição médica.

O achado comum dessas síndromes é a ventilação insuficiente com hipercapnia durante o sono.

A definição de hipoventilação relacionada ao sono orientada pela Academia Americana de Medicina do Sono (AASM, versão 2.2)[3] pode ser visualizada no Quadro 21.2.

QUADRO 21.2 ■ Definição de hipoventilação relacionada ao sono

a | Elevação ≥10 mmHg da $PaCO_2$ (ou equivalente) durante o sono, em relação à observada na vigília em decúbito dorsal, para um valor que exceda 50 mmHg por período ≥ a 10 minutos

ou

b | Aumento da $PaCO_2$ (ou equivalente) para um valor > 55 mmHg por um período ≥ 10 minutos.

Somente para a SOH incluir como critérios: $PaCO_2$ > 45 mmHg em vigília, em paciente com IMC > 30 kg/m^2

Fonte: Adaptado de Berry e colaboradores.[3]

Somente para definição da SHO é necessária também a hipoventilação em vigília, definida como o achado de $PaCO_2$ > 45 mmHg em um indivíduo com IMC > 30 kg/m^2. Nas demais síndromes, não é necessário haver hipoventilação diurna para diagnóstico; mas, caso presente também em vigília, ocorrerá agravamento durante o sono.

FISIOPATOGENIA, CLASSIFICAÇÃO E QUADRO CLÍNICO

A prevalência da síndrome da hipoventilação alveolar central congênita, (antigamente chamada de síndrome de Ondine), não é conhecida; mas a doença é rara. Relaciona-se com a mutação do gene PHOX2B, que resulta em disfunção autonômica com falência do controle central da ventilação. As manifestações clínicas geralmente se iniciam ao nascimento e envolvem cianose, hipotonia, dificuldade de alimentação e, menos comumente, apneias centrais. As manifestações clínicas também podem acontecer na idade adulta, desencadeadas por uso de medicações depressoras do sistema respiratório, anestesia geral ou infecções respiratórias. Aproximadamente 16% dos pacientes apresentam-se também com doença de Hirschsprung e disfunção autonômica.

A hipoventilação alveolar central de início tardio com disfunção hipotalâmica resulta de distúrbio do controle central da ventilação e inexistem dados sobre sua prevalência. Ocorre obesidade, anormalidades endócrinas de origem hipotalâmica, distúrbios do comportamento/emocionais graves ou tumor de origem neural (dois desses quatro são necessários para diagnóstico). Outras doenças que causam hipoventilação devem ser descartadas. Os pacientes apresentam-se saudáveis até os 2/3 anos de vida, quando iniciam com hiperfagia e obesidade importante, evoluindo para hipoventilação de origem central. Disfunções endocrinológicas de origem hipotalâmicas podem ser observadas, como diabetes insípido (DI), secreção inapropriada de hormônio antidiurético (SIADH), puberdade precoce, hipogonadismo, hiperprolactinemia, hipotiroidismo e redução da secreção do hormônio do crescimento. Pode ocorrer evolução para insuficiência respiratória (IRp) crônica.

A hipoventilação alveolar central idiopática tem etiologia e prevalência desconhecidas. Suspeita-se que a etiologia envolva redução da quimiorresponsividade ao CO_2 e ao O_2 e supressão do *drive* ventilatório, resultando em redução da ventilação alveolar, hipercapnia e hipoxemia (não exigida para diagnóstico). Não existe nenhuma anormalidade documentada das vias aéreas, parênquima pulmonar, neurológica, neuromuscular, caixa torácica ou uso de medicações e substâncias que justifiquem o achado de hipoventilação alveolar do sono. As manifestações clínicas começam na adolescência ou início da idade adulta e incluem cefaleia, fadiga, distúrbio neurocognitivo e sono não reparador. Podem ocorrer hipertensão pulmonar, *cor pulmonale* e arritmia cardíaca.

Na hipoventilação alveolar associada ao uso de medicações ou substâncias, o uso prolongado de uma medicação ou substância reconhecida por inibir o *drive* ventilatório ou a mecânica ventilatória é causa principal da hipoventilação. Hipoxemia pode ocorrer, mas não é necessária para o diagnóstico. Não se conhece a prevalência desse distúrbio. Possíveis medicações associadas são narcóticos, sedativos, anestésicos e relaxantes musculares. Os pacientes podem ser assintomáticos ou apresentar sintomas como dispneia, fadiga e sensação de aperto torácico.

Em contraste com doenças mais raras, a hipoventilação associada a doenças médicas e à SHO constituem a maioria dos casos de hipoventilação relacionada ao sono.

A SHO caracteriza-se por obesidade (IMC > 30 kg/m^2) e hipercapnia em vigília e a hipoventilação não é melhor explicada por doenças respiratórias, da caixa torácica, neuromusculares, idiopáticas ou pelo uso de substâncias/medicações. Estima-se que 0,15 a 0,3% da população adulta tenha a SHO. Na fisiopatogenia da doença, a diminuição da complacência e volumes pulmonares (principalmente do volume de reserva expiratório) imposta pela obesidade resulta em redução do volume corrente e no aumento da resistência e do trabalho respiratório. A mecânica respiratória prejudicada pela obesidade e a resposta ventilatória diminuída à hipercapnia e à hipóxia também contribuem para a hipoventilação. Podem ocorrer distúrbios da relação ventilação/perfusão e anormalidades das trocas gasosas.

> **ATENÇÃO!**
>
> Embora seu papel ainda não esteja bem definido, tem sido aventado que a leptina – hormônio produzido pelos adipócitos e que age no hipotálamo suprimindo o apetite – estaria implicado na gênese da SHO, já que sua deficiência ou resistência acarretaria a hipoventilação.

A síndrome de hipoventilação do sono associada a condições médicas é diagnosticada em pacientes que apresentam doença do parênquima, da vasculatura pulmonar, das vias aéreas, caixa torácica, doença neurológica ou musculoesqueléticas subjacentes e que justificam a hipoventilação do sono. Doença pulmonar obstrutiva crônica (DPOC), cifoescoliose, lesão medular, esclerose lateral amiotrófica, miopatias metabólicas e tóxicas, dentre outras, são exemplos de doenças que podem cursar com hipoventilação do sono. A mecânica respiratória pode mudar durante o sono e piorar a troca gasosa nas doenças pulmonares obstrutivas e neuromusculares. Além disso, durante o sono REM, existe paralisia dos músculos acessórios da ventilação (escalenos, intercostais, esternocleidomastóideo e musculatura abdominal), com menor comprometimento do movimento diafragmático. Nesse período do sono, com a paralisia muscular, a troca gasosa pode ser prejudicada naqueles indivíduos que precisam da musculatura ventilatória acessória para manutenção da ventilação alveolar.

As síndromes de hipoventilação envolvem diferentes doenças e mecanismos fisiopatológicos; portanto, não existe um único conjunto de sinais e sintomas típicos que podem indicar seguramente ou predizer a presença de hipoventilação alveolar crônica ou relacionada ao sono. A hipoventilação alveolar pode ser evidente primeiramente durante o sono, sendo que sintomas relacionados ao tipo noturno incluem redução da capacidade de exercício, dispneia, ortopneia, sono não reparador, sonolência diurna excessiva e cefaleia noturna ou matinal. Alguns pacientes são oligo ou assintomáticos. Pacientes com SHO podem apresentar poliglobulia, hipertensão arterial pulmonar e *cor pulmonale*, além de comorbidades relacionadas à obesidade, como síndrome metabólica, hipertensão, diabetes e hipotiroidismo.

DIAGNÓSTICO

Os critérios diagnósticos da hipoventilação relacionada ao sono podem ser visualizados no Quadro 21.2.[3] A PSG é o padrão-ouro para monitorização concomitante do sono e da respiração. Se não puder ser realizada, a PSG portátil aliada à actigrafia também será capaz de diferenciar os períodos de sono e vigília. A documentação da hipercapnia durante o sono pode ser realizada por gasometria arterial (GA) (a coleta pode despertar o paciente do sono e promover hiperventilação) ou por monitorização do CO_2 exalado ou transcutâneo.

A investigação diagnóstica sobre a causa da hipoventilação do sono deve incluir também: exames de imagem do tórax, GA em vigília, testes de função pulmonar, medidas da força muscular respiratória, ecocardiograma e hemograma.

TRATAMENTO

Estimulantes respiratórios (progesterona, acetazolamida, almitrina e aminofilina) foram utilizados no passado, mas, frente à fraca evidência dos seus benefícios, não estão indicados para tratamento.

Pacientes sintomáticos sem hipoventilação diurna e pacientes assintomáticos, mas com doenças reconhecidamente de caráter progressivo, devem ser tratados com ventilação não invasiva (VNI) com pressão positiva em vias aéreas durante o sono. Se a dependência da ventilação aumentar com o tempo, ou em caso de hipoventilação diurna associada, pode ocorrer progressão da ventilação para o período diurno também. A modalidade de VNI indicada é o BiPAP, e a diferença gerada entre a pressão inspiratória e a pressão expiratória é que garante o volume corrente adequado para corrigir a hipoventilação. O uso de frequência respiratória auxiliar (modo S/T), principalmente no sono REM, garante a ventilação quando o estímulo e o esforço inspiratório diminuem.

Em casos de SHO e AOS, o tratamento apenas com CPAP costuma ser efetivo em mais da metade dos casos. Se houver falha na normalização dos gases arteriais após 2 meses, indica-se o tratamento com BiPAP.

A pressão positiva com volume garantido (AVAPS) é um modo ventilatório híbrido limitados à pressão e volume. O aparelho avalia o volume corrente ofertado no ciclo respiratório através de um pneumotacógrafo e automaticamente ajusta a pressão inspiratória ciclo a ciclo para fornecer um volume corrente próximo ao previamente estabelecido. O alto custo do aparelho inviabiliza seu uso rotineiro.

> **ATENÇÃO!**
>
> Antes do advento da terapia com pressão positiva, a traqueostomia foi amplamente utilizada, sendo hoje reservada para casos refratários à correção da hipoventilação ou intolerância ao tratamento.

■ SÍNDROME DA HIPOXEMIA RELACIONADA AO SONO

A hipoxemia relacionada ao sono ou hipoxemia noturna também foi recentemente definida pela CIDS3[2] e envolve a presença de queda sustentada da saturação de oxigênio na oximetria de pulso (SpO_2) durante o sono, sem que exista hipoventilação alveolar concomitantemente documentada ou sabida. A hipoxemia durante o sono é definida por SpO_2 ≤ 88% em adultos ou ≤ 90% em crianças, por período ≥ a 5 minutos, avaliada durante a monitorização noturna por meio de PSG completa em laboratório de sono, por aparelho portátil de PSG ou por SpO_2 noturna. É necessário que a hipoventilação alveolar não tenha sido demonstrada ou documentada por medidas de $PaCO_2$ ou pela avaliação do CO_2 transcutâneo ou exalado. Caso a hipoventilação alveolar esteja presente, o distúrbio será denominado hipoventilação relacionada ao sono e não hipoxemia relacionada ao sono.

No Quadro 21.3, podem ser visualizados os critérios diagnósticos que definem a hipoxemia relacionada ao sono.

QUADRO 21.3 ■ Critérios diagnósticos da hipoxemia relacionada ao sono

Critérios necessários para diagnóstico

- SpO_2 ≤ 88% em adultos ou ≤ 90% em crianças
- ≥ a 5 minutos
- Avaliação da SpO_2 por polissonografia completa, aparelho portátil de polissonografia ou oximetria de pulso noturnos

Hipoventilação do sono não presente ou não documentada

A hipoxemia relacionada ao sono pode estar presente em várias condições clínicas e neurológicas. A prevalência, as características demográficas e a fisiopatologia dependerão do distúrbio clínico e ou neurológico subjacentes. Exemplos de condições clínicas e neurológicas que podem cursar com hipoxemia relacionada ao sono podem ser visualizadas no Quadro 21.4.

QUADRO 21.4 ■ Condições clínicas e neurológicas que podem associar-se à hipoxemia relacionada ao sono

Doenças pulmonares obstrutivas	DPOC, asma noturna
Doenças pulmonares parenquimatosas ou vasculares	Fibrose cística, doenças pulmonares intersticiais, hipertensão pulmonar e doença pulmonar tromboembólica crônica
Distúrbios da caixa torácica	Cifoescoliose, espondilite anquilosante, doenças pleurais
Doenças neuromusculares	Esclerose lateral amiotrófica, lesão medular, paralisia diafragmática, *miastenia gravis*, síndrome miastênica de Eaton-Lambert, miopatias metabólicas e tóxicas, síndrome pós-poliomielite
Hemoglobinopatias	Anemia falciforme

Exacerbações agudas de doenças respiratórias crônicas também podem cursar ou acentuar a gravidade de hipoxemia noturna anteriormente presente.

A prevalência da hipoxemia relacionada ao sono pode ser mais elevada em pacientes com maior comprometimento da função respiratória ou maior fraqueza neuromuscular. No entanto, não existe um limite a partir do qual o comprometimento do parênquima, da vasculatura pulmonar ou da musculatura possa predizer adequadamente o risco de ocorrência da hipoxemia relacionada ao sono. Pacientes hipoxêmicos em vigília habitualmente apresentarão piora da hipoxemia durante o sono, particularmente durante o sono REM.

A hipoxemia relacionada ao sono pode estar presente em associação à apneia obstrutiva ou central do sono. Contudo, os padrões de dessaturação noturna diferem nesses dois casos. Na hipoxemia relacionada ao sono, a dessaturação da oximoglobina é mantida e sustentada por vários minutos (ou mais) durante o sono, ao passo que, nas apneias obstrutiva ou central do sono, o padrão de dessaturação é episódico e assume flutuações de acordo com a ocorrência dos eventos apneicos.

> **ATENÇÃO!**
>
> A apneia do sono, isoladamente, não é capaz de explicar a hipoxemia persistente e não coincidente com os eventos respiratórios.

FISIOPATOGENIA E QUADRO CLÍNICO

Dentre os mecanismos fisiopatológicos da hipoxemia noturna, destacam-se os distúrbios da mecânica ventilatória e da relação ventilação/perfusão, a baixa pressão parcial inspirada de oxigênio, os *shunts* arteriovenosos, ou uma combinação de mais de um desses fatores.

O quadro clínico apresentado pelos pacientes, assim como o curso, a manutenção e a gravidade da hipoxemia relacionada ao sono sofrerão variações em função da doença subjacente relacionada à causa da hipoxemia noturna. A evolução clínica pode ser para desenvolvimento de insuficiência respiratória crônica, hipertensão pulmonar, *cor pulmonale*, arritmias cardíacas, policitemia secundária e disfunção neurocognitiva. Também podem estar presentes sintomas como insônia, sono não reparador e sonolência diurna.

A gravidade e a duração da hipoxemia noturna isolada necessárias para resultar em consequências adversas como hipertensão arterial pulmonar, em casos individualizados, não estão definidas.

DIAGNÓSTICO

O diagnóstico é habitualmente realizado com oximetria noturna, realizada somente com oxímetro de pulso ou em conjunto com PSG laboratorial ou domiciliar. A gasometria arterial é menos utilizada para o diagnóstico, a não ser que se suspeite de hipoventilação alveolar. No Quadro 21.3, podem ser observados os critérios diagnósticos da hipoxemia noturna relacionada ao sono. Na apneia ou hipopneia do sono, o padrão de dessaturação pode ser em dente de serra, com períodos de dessaturações episódicas e breves (em geral, com durações menores do que 1 minuto), coincidentes com a ocorrência dos eventos respiratórios. A ocorrência de baixa SpO_2 basal intercalada com quedas episódicas e breves da saturação periférica de oxigênio pode ocorrer na hipoxemia noturna relacionada ao sono, mas não é o padrão predominante de dessaturação observada nessa condição clínica. As medidas de PaO_2 e/ou saturação devem ser realizadas com o paciente com quadro o mais estável possível e com tratamento otimizado.

Doenças que podem cursar com hipoxemia durante o sono devem ser investigadas, como doenças pulmonares parenquimatosas, de vias aéreas ou vasculares, doenças neuromusculares ou da caixa torácica. Exames complementares, como radiografia torácica, provas de função pulmonar, força muscular respiratória, PSG, ecocardiograma e hemograma, podem ser solicitados.

TRATAMENTO

O tratamento dos pacientes portadores de hipoxemia crônica e grave durante a vigília ($PaO_2 \leq 55$ mmHg) é bem estabelecido e se baseia em dois estudos clássicos: o Nocturnal Oxygen Therapy Trial (NOTT)[4] e o britânico Medical Research Council (MRC),[5] publicados no início dos anos 1980. A hipoxemia documentada exclusivamente durante o sono, por sua vez, ainda não constitui justificativa para a prescrição de oxigênio de forma contínua, a menos que associada à hipoxemia em vigília e em repouso. As indicações de oxigenoterapia durante o sono podem ser visualizadas no Quadro 21.5.

QUADRO 21.5 ■ Indicações de oxigenoterapia noturna

$SpO_2 \leq 88\%$ ou $PaO_2 \leq 55$ mmHg durante o sono com evidência de *cor pulmonale*, policitemia, ou outro distúrbio físico ou mental atribuído à hipoxemia
$PaO_2 \leq 55$ mmHg ou saturação $\leq 88\%$ durante o sono; associada a episódios agudos e recorrentes de broncoespasmo, *cor pulmonale*, ou outra enfermidade cardiopulmonar, em pacientes com frequente desestabilização clínica
Diminuição na PaO_2 de mais de 10 mmHg ou maior do que 5% na saturação, associada a sinais e sintomas relacionados à hipoxemia noturna, tais como insônia ou sono não reparador, sonolência diurna e piora das funções cognitivas durante a vigília

Caso exista apneia do sono e/ou outras condições de hipoventilação, outros tratamentos devem ser utilizados (CPAP, BiPAP), com ou sem oxigênio simultâneo.

As medidas de PaO_2 e/ou saturação devem ser realizadas em pacientes com doença estável, com a terapêutica medicamentosa otimizada e deve ser reavaliada em 60 a 90 dias; eliminando-se a possibilidade da prescrição ter sido realizada durante uma agudização não detectada.

Salienta-se que as consequências da hipoxemia noturna relacionada ao sono observada de maneira isolada, bem como a necessidade de oxigenoterapia suplementar quando não existe alteração da oxigenação em vigília, não são claramente conhecidas. Mais estudos são necessários para que se determine quando se deve iniciar a oxigenoterapia suplementar e quais serão as subpopulações específicas de pacientes que se beneficiarão da suplementação de oxigênio caso a hipoxemia relacionada ao sono tenha sido detectada isoladamente.

REVISÃO

- A transição vigília/sono, em virtude da redução da resposta ventilatória à hipóxia e hipercapnia, resulta em um "novo limiar" aceitável de $PaCO_2$ (3 a 8 mmHg mais alto que na vigília) durante o sono. No início do sono, pode ocorrer instabilidade ou pausa temporária do CV, desencadeando um padrão respiratório periódico ou ACS.
- Na IC é comum a coexistência de eventos respiratórios obstrutivos e centrais durante o sono. Eventos centrais podem apresentar-se como RCS.
- As ASC emergentes após o início de ventilação não invasiva noturna ocorrem em portadores de AOS que iniciaram o tratamento geralmente com CPAP.
- A hipoventilação relacionada ao sono é definida por ventilação insuficiente durante o sono, com hipercapnia noturna documentada pela gasometria arterial ou por medidas de CO_2 exalado ou transcutâneo.
- Somente para definição da SHO é necessária também a hipoventilação em vigília, definida como o achado de $PaCO_2 > 45$ mmHg em um indivíduo com IMC > 30 kg/m^2. Nas demais síndromes, não é necessário haver hipoventilação diurna para diagnóstico; mas, caso presente também em vigília, ocorrerá agravamento durante o sono.
- A hipoxemia durante o sono é definida por $SpO_2 \leq 88\%$ em adultos ou $\leq 90\%$ em crianças, por período $\geq$ a 5 minutos, avaliada durante a monitorização noturna por meio de PSG completa em laboratório de sono, por aparelho portátil de PSG ou por oximetria de pulso noturna. É necessário que a hipoventilação alveolar não tenha sido demonstrada ou documentada por medidas de $PaCO_2$ ou pela avaliação do CO_2 transcutâneo ou exalado.

REFERÊNCIAS

1. White DP. Pathogenesis of obstructive and central sleep apnea. Am J Respir Crit Care Med. 2005;172(11):1363-70.
2. American Academy of Sleep Medicine. International classification of sleep disorders: ICSD-3. 3rd ed. Darien: AASM; 2014.
3. Berry RB, Brooks R, Gamaldo CE, Harding SM, Lloyd RM, Marcus CL, et al. The AASM manual for the scoring of sleep and associated events: rules, terminology and technical specifications. Version 2.2. Darien: AASM; 2015.
4. Nocturnal Oxygen Therapy Trial Group. Continuous or nocturnal oxygen therapy in hypoxemic chronic obstructive lung disease: a clinical trial. Nocturnal Oxygen Therapy Trial Group. Ann Inter Med. 1980;93(3):391-8.
5. Medical Research Council Working Party. Long term domiciliary oxygen therapy in chronic hypoxic cor pulmonale complicating chronic bronchitis and emphysema. Report of the Medical Research Council Working Party. Lancet. 1981;1(8222):681-6.

LEITURAS SUGERIDAS

Böing S, Randerath WJ. Chronic hypoventilation syndromes and sleep-related hypoventilation. J Thorac Dis. 2015;7(8):1273-85.
Casey KR, Cantillo KO, Brown LK. Sleep-related hypoventilation/hypoxemic syndromes. Chest. 2007;131(6):1936-48.
Hernandez AB, Patil SP. Pathophysiology of central sleep apneas. Sleep Breath. 2016;20(2):467-82.
Naughton MT. Respiratory sleep disorders in patients with congestive heart failure. J Thorac Dis. 2015;7(8):1298-310.

21.5 SÍNDROME DA APNEIA OBSTRUTIVA DO SONO DO ADULTO

- LIA BITTENCOURT
- LUIS CARLOS GREGORIO
- LUIZ EDUARDO NERY

A AOS é caracterizada por eventos recorrentes de obstrução em vias aéreas superiores (VAS) durante o sono, associados a sinais e sintomas clínicos. Os eventos podem fazer parte de um amplo espectro evolutivo ocorrendo desde despertares relacionados ao esforço respiratório aumentado, redução do fluxo aéreo (hipopneia) até cessação completa do fluxo aéreo (apneia), na persistência dos movimentos respiratórios. A interrupção da ventilação resulta em geral, em dessaturação da oxiemoglobina e, nos eventos prolongados, em hipercapnia. Quando ocorrem os despertares, observamos a fragmentação do sono.

A fisiopatologia da AOS é complexa e multifatorial, o que corrobora para que seja uma doença heterogênea, em que diversos fatores contribuem, além de uma variabilidade individual, para apresentação clínica dos pacientes. Os principais fatores de risco são o sexo masculino, a progressão da idade, a obesidade e a estrutura craniofacial, sendo que nesses dois últimos fatores a constituição genética e étnica pode ter um papel determinante. Dentre os principais mecanismos que contribuem na fisiopatogenia da AOS estão as alterações anatômicas da VAS no seu tamanho e forma; a resposta da atividade da eletromiografia dos músculos dilatadores da faringe, que se encontra elevada na vigília em comparação com indivíduos sem a doença, porém diminui acentuadamente durante o sono; a resposta aumentada da ventilação pulmonar (VE) a estímulos diversos, mecanismo também conhecido como *loop gain aumentado;* a diminuição do limiar para despertar; a diminuição do mecanismo reflexo de estiramento caudal do mediastino e de suas estruturas que ocorre com o aumento do volume pulmonar, sendo que esse último se encontra diminuído pela obesidade; e o deslocamento de líquido da porção inferior do corpo para a região cervical quando o paciente assume o decúbito.

ATENÇÃO!

A SAOS é uma doença prevalente que acarreta consequências adversas à saúde e qualidade de vida de seus portadores. Na atualidade, é ainda subdiagnosticada e não tratada corretamente. Deve sempre ser suspeitada em pacientes com fatores de risco, com forte suspeita clínica e com comorbidades associadas. O diagnóstico deve ser feito, sempre que possível, de maneira mais simples e acessível, e o tratamento empregado de forma individualizada.

A SAOS é prevalente e nem sempre diagnosticada adequadamente. Estudos epidemiológicos mostraram que a prevalência da AOS em adultos pode variar de 1,2 a 7,5%, considerando como critérios diagnósticos a presença do IAH acima de 5 eventos por hora de sono e sonolência excessiva diurna (SED). Porém estudos mais recentes apontam taxas de prevalência mais altas. Um estudo epidemiológico realizado na cidade de São Paulo observou que a prevalência da AOS foi de 32,9%.[1] Um outro estudo, utilizando os dados do Wisconsin Sleep Cohort Study,[2] mostrou que a prevalência geral da SAOS foi de 10%, e para homens entre 30 e 49 anos foi de 17%. Houve um aumento de 14 a 55% na prevalência da SAOS nos dois períodos estudados (1988-1994 e 2007-2010), dependendo do subgrupo analisado. Mais recentemente, um estudo feito em Lausanne (Suíça) entre 2009 e 2013 e denominado HypnoLaus veio a corroborar essas altas taxas de prevalência da SAOS, observando 23,4% em mulheres e 49,7% em homens, com gravidade entre moderada a grave.[3]

■ QUADRO CLÍNICO E DIAGNÓSTICO

Na Classificação Internacional de Distúrbios do Sono, publicada em 2014 (CIDS-3)[4], os critérios diagnósticos da SAOS foram modificados, tendo sido acrescentado um critério que engloba as comorbidades frequentemente associadas a essa doença, sendo assim definida pela presença dos itens A e B ou C:

A | Presença de um ou mais dos seguintes itens:
  1 | Queixa de sonolência, sono não reparador, fadiga ou sintomas de insônia.
  2 | Despertar com suspensão da respiração, ofegante ou asfixia.
  3 | Parceiro de cama ou outro observador relatar ronco habitual, interrupções de respiração ou ambos durante o sono do paciente.
  4 | Diagnóstico de hipertensão, distúrbio do humor, disfunção cognitiva, doença arterial coronariana (DAC), acidente vascular cerebral (AVC), insuficiência cardíaca congestiva (ICC), fibrilação atrial (FA) ou diabetes melito tipo 2 (DM 2).

B | Polissonografia ou poligrafo portátil apresentando:
Cinco ou mais eventos respiratórios obstrutivos predominantes (obstrutivo e apneias mistas ou esforço respiratório relacionado a despertar [RERA, do inglês *respiratory-effort related arousal*]) por horas de sono durante a polissonografia ou por horas da monitorização.

C | Polissonografia ou poligrafo portátil apresentando:
Quinze ou mais eventos obstrutivos predominantes (apneias, hipopneias ou RERAs) por hora de sono durante a polissonografia ou por hora na monitorização.

Na polissonografia, os eventos respiratórios são atualmente definidos como:

1 | Apneia
- Queda da amplitude do registro do termístor maior ou igual a 90% da linha de base.
- A duração mínima do evento é de 10 segundos.
- Pelo menos 90% da duração do evento deve encontrar o critério de redução da amplitude.

A presença de dessaturação da oxiemoglobina e/ou despertar não são critérios para marcação de apneias. Baseando-se no esforço inspiratório, a apneia do sono pode ser classificada em:
- Apneia obstrutiva: ausência do fluxo aéreo e manutenção do esforço respiratório durante toda a duração do evento.
- Apneia central: ausência do fluxo aéreo e ausência do esforço respiratório durante toda a duração do evento.
- Apneia mista: o início do evento respiratório apresenta ausência do fluxo aéreo e ausência do esforço respiratório e, no final do evento, a ausência do fluxo aéreo persiste mesmo após a retomada do esforço respiratório.

2 | Hipopneia (regra recomendada):
- Queda da amplitude do registro de fluxo da cânula nasal acoplada a pneumotacógrafo maior ou igual a 30% da linha de base, com ou sem a transformação do sinal pela raiz quadrada.
- Duração da queda ≥ 10 segundos.
- Dessaturação da oxiemoglobina ≥ 3% da linha de base antes do evento ou um despertar.

As hipopneias também podem ser classificadas em obstrutivas e centrais. Essa classificação é opcional e segue os seguintes critérios:
- Hipopneia obstrutiva: quando apresentar ronco, achatamento da curva de fluxo ou respiração paradoxal durante o período de queda do fluxo respiratório.
- Hipopneia central: quando não apresentar ronco, achatamento da curva de fluxo ou respiração paradoxal durante o período de queda do fluxo respiratório.

Como opcional, a análise da PSG pode incluir a marcação do RERA, que consiste em:
- Aumento do esforço respiratório, mensurado pela pressão esofágica, ou achatamento da curva de fluxo nasal, com duração maior ou igual a 10 segundos, que leve a um despertar do EEG (quando o evento não encontrar critérios para marcação de apneia ou hipopneia).

A SAOS leva à sonolência diurna excessiva (SDE) com risco de acidentes de trabalho, no trânsito, e tem sido demonstrado que contribuir para o desenvolvimento de hipertensão arterial sistêmica (HAS). Está associada a alterações de humor, cognição, piora da qualidade de vida, distúrbio do metabolismo da glicose e outras doenças cardiovasculares, como AVC, DAC, ICC e FA. Sendo assim, estudos observacionais apontam para uma maior taxa de morbidade e mortalidade cardiovascular nos pacientes portadores de SAOS grave e não tratados.

■ TRATAMENTO

1 | Medidas gerais: medidas de higiene do sono e comportamentais, como evitar privação do sono, perda de peso, retirada de álcool e medicações sedativas e evitar decúbito dorsal, tratar doenças otorrinolaringológicas e exercício físico devem ser incentivadas.

2 | Aparelhos de pressão positiva
Os aparelhos de pressão positiva são geradores de fluxo de ar que cria uma pressão positiva indireta na VAS quando esse fluxo é direcionado a uma máscara aderida ao nariz ou nariz e boca do paciente. Essa pressão na VAS a expande, permitindo uma passagem livre do ar. Outro mecanismo de ação refere-se à elevação dos volumes pulmonares que leva à tração caudal da VAS e consequente aumento da sua área transversa. Atualmente existem inovações tecnológicas, como uso de rampas de tempo para atingir a pressão estabelecida, alívio inspiratório e expiratório no início de cada fase do ciclo respiratório, autoajuste pressórico, diversos modelos de máscaras nasais (mais indicadas), oronasais e além de programas embutidos nos aparelhos de registro de horas de uso, valores de IAH e vazamento para controle objetivo de adesão ao tratamento. Porém, estas inovações mostraram-se pouco eficazes no aumento da adesão ao uso desses aparelhos comparativamente a um eficaz programa de educação e acompanhamento dos pacientes.

2.1 | O CPAP é considerado a terapêutica ideal para SAOS de grau moderado a acentuado, porque elimina as apneias, hipopneias, RERAS e roncos. Ocorre normalização da saturação da oxiemoglobina e da estrutura do sono, melhorando as queixas clinicas. Recomenda-se que a o ajuste pressórico do CPAP seja estabelecido por meio da polissonografia completa de noite inteira sob supervisão no laboratório de sono.

Porém, o registro de noite parcial de diagnóstico e de ajuste de pressão de CPAP (*split night*) ou mesmo o uso de autoCPAP por determinado período em domicílio, com ajuste subsequente da pressão adequada (percentil 90%), são condutas aceitáveis quando a polissonografia completa não pode ser realizada e a condição clínica do paciente é de forte suspeita de SAOS sem outra comorbidade. Estudos duplo-cego, randomizados, placebo-controlados confirmam que o CPAP melhora a sonolência diurna de forma subjetiva e objetiva. Estudos desse porte estão em curso para afirmar se o CPAP teria impacto benéfico na HAS e outras comorbidades cardiovasculares, metabolismo, cognição, humor e qualidade de vida relacionados a SAOS. Estudos observacionais mostram redução da mortalidade em pacientes com SAOS tratados com CPAP comparados aqueles sem tratamento. Contudo, faltam estudos randomizados e longitudinais para confirmar tais achados. A despeito da sua eficácia, os pacientes apresentam dificuldade em usar o CPAP: sugere-se que o mesmo seja usado por mais de 7 horas e, preferencialmente, a noite toda, para melhora da SDE subjetiva e objetiva e da qualidade de vida. Entretanto, quando avaliada objetivamente, sua adesão varia entre 40 a 46%, embora existam evidências consistentes de que o uso de umidificadores melhora a adesão ao CPAP naqueles pacientes com queixas nasais. Um programa de acompanhamento e educação para o uso do CPAP é considerado a melhor intervenção para aumento da adesão ao tratamento. Os efeitos adversos do CPAP em geral são mínimos e se referem ao ressecamento nasal, dificuldade de adaptação à máscara ou dificuldade expiratória. Solução fisiológica (SF) e/ou corticoides nasais podem ser prescritos como adjuvante ao umidificador para melhora das queixas nasais. Uso de máscaras nasais mais anatômicas e confortáveis podem resolver tais problemas.

2.2 | *Bilevel* ou aparelhos com dois níveis de pressão, inspiratória (IPAP) e expiratória (EPAP): essa modalidade de aparelho fornece uma pressão de suporte ventilatório e tem sua indicação mais precisa no tratamento da hipoventilação, embora tenha sido sugerido em casos nos quais há necessidade de utilizar o CPAP com altos níveis de pressão positiva devido a desconforto expiratório relatado pelo paciente. Essa modalidade terapêutica não tem demonstrado superioridade na eficácia e nem na adesão terapêutica em relação ao CPAP nos pacientes com SAOS isoladamente.

2.3 | AutoCPAP ou auto*Bilevel* são aparelhos que, dependendo de cada marca e seu respectivo algoritmo, ajustam automaticamente a pressão na tentativa de abolir todos os eventos respiratório obstrutivos. Apesar de propiciar uma pressão média menor na VAS e propiciar um aumento discreto no tempo de uso do que os aparelhos com pressão fixa, estudos até o momento não demonstraram superioridade dessa modalidade na eficácia e adesão ao tratamento. São utilizados durante curto espaço de tempo para se estabelecer a seguir a pressão fixa mais adequada para tratamento a longo prazo. São contraindicados na presença de hipoventilação e apneias centrais.

3 | Aparelhos intraorais (AIOs)
São dispositivos colocados na cavidade oral, os principais sendo os aparelhos reposicionadores mandibulares (ARM), que, ao tracionarem a mandíbula anteriormente, previnem o colapso da VAS durante o sono e constituem uma abordagem de tratamento reversível e simples, com melhor aceitação e tolerância por parte dos pacientes. Entre esses, os mais usados são Klearway™, PM Positioner, Herbst, TAP III, Silencer e Somnomed, além do aparelho desenvolvido no Brasil, chamado *brazilian dental appliance* (BRD). A indicação principal deste tratamento inclui os pacientes com ronco primário e SAOS leve a moderada. São ainda recomendados para indivíduos com SAOS moderada a grave que são intolerantes ou que não tiveram resposta ao uso do CPAP. Em alguns casos, a combinação do AIO à perda de peso ou outros procedimentos terapêuticos pode ser indicada pelo médico. As contraindicações incluem pacientes com apneia central, pacientes com condições dentais inapropriadas e disfunção temporomandibular grave. A taxa de sucesso é da ordem de 64%, ao ser comparado a um placebo ou ao CPAP. Sua eficácia está relacionada ao menor valor do IAH, idade mais jovem e menor peso. Os efeitos colaterais de curto e médio prazo incluem salivação excessiva, sensação de boca seca ou xerostomia, dor ou desconforto nos dentes de apoio, dor nos tecidos moles intrabucal, sensação de não ocluir os dentes após a remoção do AIO, e dor ou desconforto nos músculos da mastigação e/ou nas articulações temporomandibulares (ATM), que na maioria das vezes são transitórios. Os efeitos colaterais de longo prazo englobam alterações dentais e esqueléticas, que podem ser progressivas e se manifestam principalmente por movimentação dentária. Atualmente nos estudos comparativos apontam uma não inferioridade do tratamento com AIOs comparado ao CPAP, já que os primeiros são mais usados, ou seja mais efetivos, ao passo que o CPAP, apesar de mais eficaz, é pouco usado, ou seja, não tão efetivos.

4 | Cirurgias
A indicação do tratamento cirúrgico é baseada principalmente na abordagem das alterações anatômicas das VAS. Os principais procedimentos são as cirurgias nasais, faríngeas, craniofaciais e a traqueostomia. As cirurgias nasais incluem septoplastia, turbinectomia e cauterização linear ou radiofrequência de conchas nasais inferiores. As cirurgias faríngeas incluem a uvulopalatofaringoplastia (UPFP) e suas variações a laser de CO_2 (LAUP), radiofrequência de palato mole e base de língua, implantes palatais, aplicação de substâncias esclerosantes no palato mole, glossectomia mediana. As cirurgias craniofaciais consistem principalmente na osteotomia mandibular com avanço do genioglosso e no avanço maxilomandibular (AMM). A maioria desses procedimentos ainda contam com taxa de sucesso inferior aos demais tratamentos acima citados. Estudos com boa evidência científica são escassos pela natureza dos procedimentos que dificultam randomização, uso de controles ou placebo, desenho duplo cego, número suficiente de pacientes e acompanhamento a longo prazo.

Dentre os procedimentos o AMM tem sucesso mais expressivo na redução do IAH e dos sintomas clínicos da SAOS, podendo ser indicado, principalmente, na presença de alteração craniofacial, como primeira forma de tratamento cirúrgico em pacientes com SAOS grave que não tenham se adaptado ao CPAP ou que não tenham respondido satisfatoriamente à terapia com AIOS.

5 | Outros tratamentos:
O uso de estimulantes da ventilação, os antidepressivos e os fármacos com ação em musculatura de VAS não se mostraram eficazes no tratamento definitivo da SAOS. A reposição hormonal (estrogênio-progesterona) em mulheres no climatério, os hormônios tiroideanos no hipotiroidismo e a bromocriptina na acromegalia são indicados como coadjuvantes aos tratamentos convencionais da SAOS.

Recentes estudos com estimulação elétrica do músculo genioglosso, fonoterapia, fonoterapia, canto e uso de instrumento de sopro apontam resultados favoráveis na SAOS de grau leve, porém necessitando de mais estudos para que sejam indicados como opção terapêutica.

REVISÃO

- A SAOS é uma doença com fisiopatogenia complexa que acarreta obstruções da VAS, levando à hipoxemia e despertares.
- Ela é prevalente e tem consequências adversas à saúde.
- O diagnóstico é clinico e confirmado com o registro dos eventos respiratórios durante o sono.

- O tratamento considera medidas gerais, aparelhos de pressão positiva, aparelhos intraorais e em casos específicos cirurgias e tratamentos alternativos.

■ REFERÊNCIAS

1. Tufik S, Santos-Silva R, Taddei JA, Bittencourt LRA. Obstructive sleep apnea syndrome in the São Paulo epidemiologic sleep study. Sleep Med. 2010; 11(5):441-6.
2. Peppard PE, Young T, Barnet JH, Palta M, Hagen EW, Hla KM. Increased prevalence of sleep-disordered breathing in adults. Am J Epidemiol. 2013; 177(9):1006-14.
3. Heinzer R, Vat S, Marques-Vidal P, Marti-Soler H, Andries D, Tobback N, et al. Prevalence of sleep-disordered breathing in the general population: the HypnoLaus study. Lancet Respir Med. 2015;3(4):310-8.
4. American Academy of Sleep Medicine. International classification of sleep disorders. 3rd ed. Darien: AASM; 2014.

■ LEITURAS SUGERIDAS

Berry RB, Brooks R, Gamaldo CE, Harding SM, Lloyd RM, Marcus CL, et al. The AASM manual for the scoring of sleep and associated events: rules, terminology and technical specifications, version 2.3. Darien: AASM; 2016.

Jordan AS, McSharry DG, Malhotra A. Adult obstructive sleep apnoea. Lancet. 2014;383(9918):736-47.

21.6 INSÔNIA

■ LUCILA BIZARI FERNANDES DO PRADO
■ LUCIANE B. C. CARVALHO

Insônia é caracterizada por percepção de sono insuficiente, relacionada à quantidade ou qualidade do sono, apesar da oportunidade de tempo para dormir adequada, que resulta, de alguma forma, em sintomas diurnos. O termo insônia pode ser utilizado em diferentes contextos, desde o distúrbio do sono específico até como sintoma relacionado a outras doenças.

Quase todos os seres humanos ao longo da vida experimentam pelo menos uma noite de insônia. A prevalência de insônia na população adulta varia de 33 a 50%, sendo 50% com insônia grave, 10% com uso de medicação prescrita.

Dentre os fatores de risco para insônia temos idade (mais frequente no idoso), sexo (feminino 4:3), comorbidades (médicas, psiquiátricas ou por uso de substâncias), regime de trabalho (desemprego, trabalho em turno) e baixo *status* socioeconômico.

A insônia apresenta impacto considerável na vida do paciente. Na área da saúde, aumenta o risco para doenças metabólicas, AVC e infarto do miocárdio. Na área social, relaciona-se à desestruturação das relações por instabilidade emocional. Na área econômica, traz baixo desempenho das atividades profissionais por disfunção cognitiva; aumento de absenteísmo e afastamentos; acidentes de trabalho, acidentes automotivos; aumento de gastos em consultas médicas, psicológicas e com medicamentos.

Pacientes com quadro de insônia não conseguem se acalmar para dormir, mantêm o estado de ansiedade que lhes acompanhou durante o dia e não conseguem relaxar. Muitas vezes referem que estão sonolentos, mas, ao chegar à cama, despertam completamente. Antes de se deitarem, já imaginam que não vão conseguir dormir e começam a prever suas dificuldades. Já no leito, ficam ruminando em seu dia a dia, pensando, repensando, preocupando-se. Esforçam-se para dormir e, constantemente, checam se estão iniciando o sono. Obrigam-se a dormir. Movimentam-se de um lado para outro, buscando o melhor conforto para dormir. Nesta luta, e sempre de olho no relógio, podem conseguir um pouco de sono apenas no final da noite, por algumas horas apenas.

■ QUADRO CLÍNICO

Quanto à gravidade, a insônia pode ser considerada leve, moderada e grave. A insônia leve apresenta pequeno impacto sobre as atividades diurnas com irritabilidade, ansiedade ou fadiga. A insônia moderada mostra sensível alteração de humor, cansaço e prejudica as atividades diurnas. Na insônia grave, há alterações de humor (irritação, inquietude, ansiedade), com cansaço ou fadiga intensa, não conseguindo desempenhar suas atividades de forma adequada, apresentando disfunção cognitiva e desequilíbrio emocional.

Entre os sintomas diurnos, temos disfunção de memória e concentração, alterações no humor, irritabilidade, dificuldade de relacionamento familiar e social, dificuldade em interagir socialmente e em obter prazer naquilo que se faz, sentimentos de baixa-estima e incompetência, sonolência diurna, cansaço excessivo e fadiga e experiência de falta de controle sobre o sono.

Quanto ao período de insônia durante a noite, temos insônia inicial, de manutenção e do fim da noite. Na insônia inicial, há uma dificuldade em iniciar o sono à custa de ansiedade, preocupação e inabilidade em "parar de pensar". Na insônia de manutenção, desperta-se diversas vezes durante a noite com dificuldade em retornar a dormir. E na insônia de fim de noite, o acordar acontece antes do que se gostaria e, na maior parte das vezes, está associado a sintomas depressivos.

A ICSD-3 divide a insônia em:[1] aguda (sintomas presentes menos que três vezes na semana e há menos de três meses), crônica (mais de três meses), outras insônias (cujos sintomas não se encaixam em insônia crônica ou aguda) e sintomas isolados e outras variantes normais.

Insônia crônica é aquela em que há dificuldade para iniciar e/ou para manter o sono, com latência do sono maior do que trinta minutos (tempo que um indivíduo demora para dormir), pelo menos três vezes por semana, há mais de três meses, na presença de oportunidade para dormir, com prejuízo no funcionamento diurno e que apresenta ou não comorbidades. São consideradas insônia crônica: insônia psicofisiológica (ou aprendida e perpetuada), paradoxal (ou imperceptção do sono), idiopática, por higiene inadequada de sono, devido a uso de drogas e substâncias, devido a condições médicas e psiquiátricas. Atualmente há poucas evidências de que esses subtipos possam ser distintos na prática clínica e seus achados se sobrepõem. Sugere-se abandonar os termos insônia primária e secundária e adotar-se o termo insônia comórbida quando a insônia é associada a outras condições.

Fatores predisponentes. Embora qualquer pessoa possa ter insônia, algumas estão mais predispostas por fatores genéticos. São indivíduos mais preocupados, metódicos, ansiosos e hiperalertas.

Fatores precipitantes. A pessoa predisposta a ter insônia pode iniciar sua dificuldade para dormir em várias oportunidades ao longo da vida. Alguns eventos da história do paciente são bastante compreensíveis, quanto ao potencial de provocar hiperalerta, e outros são bastante particulares e dependentes da estrutura psicológica de cada indivíduo. Os fatores precipitantes mais comuns são as perdas, por morte ou perigo de morte, doenças ou acidentes.

Fatores perpetuantes. São comportamentos que mantêm a dificuldade de dormir. Dentre eles, temos o uso de alimentos estimulantes próximo ao horário de dormir, atividade física no período noturno, horários irregulares de ir para cama a fim de dormir, uso do quarto para outras finalidades que não o sexo e o sono. É frequente que estes pacientes tenham televisão no quarto, computador, celular e utilizem o leito para planejar o dia seguinte ou mesmo para se alimentar. Estas práticas mantêm o estado de alerta e desfavorecem o relaxamento necessário para iniciar o sono.

Na insônia aguda, o paciente apresenta dificuldade em iniciar e manter o sono menos que três vezes na semana e há menos de três meses, na presença de oportunidade para dormir, com prejuízo no funcionamento diurno, acompanhando ou não comorbidades.

Dentre os sintomas isolados e outras variantes normais temos tempo excessivo na cama e dormidor curto: no tipo tempo excessivo na cama, os indivíduos não apresentam nenhum sintoma de insônia, mas acreditam que deveriam dormir mais tempo e, para isso, ficam na cama por mais tempo do que necessitam. apresentam aumento da latência do sono e diminuição da eficiência do sono (relação entre o tempo que permanece dormindo pelo tempo em que ficou na cama), ou seja, dorme pouco e fica muito tempo acordado na cama. O dormidor curto precisa de pouco tempo de sono (entre 3 e 4 horas) para se sentir restaurado.

■ DIAGNÓSTICO

Os critérios diagnósticos segundo o ICSD-3 são:[1] a) dificuldade em iniciar o sono, dificuldade em manter o sono, despertar muito precoce ou sono que é cronicamente não restaurador ou é pobre em qualidade; b) as dificuldades descritas ocorrem apesar da adequada oportunidade e circunstâncias para dormir; c) pelo menos uma das seguintes dificuldades durante o dia: fadiga ou mal-estar, dificuldade de atenção, concentração ou memória, disfunção social ou vocacional ou pobre desempenho escolar, distúrbio do humor ou irritabilidade, sonolência diurna, redução na motivação, energia ou iniciativa, propensão ao erro ou acidentes no trabalho ou na condução de veículos, tensão, dor de cabeça ou sintomas gastrintestinais em resposta à perda de sono, preocupação ou medos a respeito do sono.

O diagnóstico da insônia baseia-se em acurada anamnese. A polissonografia é indicada quando há suspeita de distúrbios respiratórios do sono ou movimentos periódicos dos membros, ou quando o diagnóstico inicial é incerto.

O diagnóstico diferencial deve afastar: 1) privação de sono, em que o indivíduo permanece acordado propositalmente, 2) síndrome do atraso de fase de sono, em que o indivíduo dorme mais tarde e acorda mais tarde do que a maioria da população, mas, por compromissos que o faz acordar antes do horário que gostaria, torna a duração do sono insuficiente.

Instrumentos para avaliação da insônia e seu seguimento baseiam-se no diário de sono e questionários para depressão, ansiedade e qualidade de vida.

> **ATENÇÃO!**
>
> O diário de sono é um instrumento importante de diagnóstico e acompanhamento do tratamento farmacológico, não farmacológico ou combinado do paciente com insônia.

■ TRATAMENTO

NÃO FARMACOLÓGICO

A terapia não farmacológica para insônia com maior nível de evidências é a TCC: seu objetivo principal é a reestruturação cognitiva, ou seja, pensamentos disfuncionais a respeito do sono são esclarecidos, e comportamentos inadequados são substituídos por outros relacionados a dormir bem e de modo rápido.

A TCC é tão efetiva quanto o tratamento farmacológico tanto para insônias primárias quanto secundárias. Os medicamentos apresentam ação mais rápida para reduzir os sintomas de insônia, e a TCC tem efeito mais duradouro.

As técnicas mais comumente utilizadas são controle de estímulos, relaxamento, restrição do sono e reestruturação cognitiva.

A técnica de controle de estímulos tem como objetivo enfraquecer os estímulos que fazem o paciente ficar acordado à noite e reforçar os estímulos que associem a cama e o quarto a um adormecer rápido, por meio da criação de novos hábitos e comportamentos de uma rotina adequada para dormir, devendo-se ir para a cama com a intenção de dormir, sem usá-la para outras atividades (com exceção para a atividade sexual) e, principalmente, não ficar na cama sem sono. Caso o paciente não durma em pouco tempo, deve-se orientá-lo a levantar da cama e ir para outro cômodo, a fim de realizar atividade compatível com sua rotina da hora de dormir.

O objetivo do relaxamento é diminuir a tensão e ansiedade da hora de dormir com técnicas que promovam relaxamento muscular e distração dos pensamentos e da preocupação. Técnicas, como *biofeedback*, treino imaginário, relaxamento progressivo ou até mesmo meditação e yoga, podem ser utilizadas com boa melhora clínica.

A técnica de restrição do sono tem como objetivo aumentar a eficiência do sono, diminuindo o tempo em que o paciente permanece na cama acordado.

A reestruturação cognitiva tem como objetivo alterar as crenças e o conhecimento que o paciente tem em relação ao sono, como: o que é sono normal, quantas horas de sono são necessárias, a que horas se deve dormir, quais são os sinais de sono, qual a rotina de um bom dormidor.

A higiene do sono não é uma técnica de TCC, mas é utilizada em todos os tipos de tratamento, não só para insônia, como também para outros distúrbios do sono. Tem como objetivo evitar comportamentos perpetuadores de sono inadequado, como ficar na cama tentando dormir, realizar comportamentos incompatíveis com o sono (falar ao telefone, assistir à TV, usar computador, comer, fumar), atividade física rigorosa antes de dormir, uso de álcool ou cigarro como indutor de sono, medicamentos sem orientação médica, ingesta de alimentos e substâncias estimulantes (café, chá, chocolate) antes da hora de dormir.

FARMACOLÓGICO

> **ATENÇÃO!**
>
> Medicamentos para a insônia devem ser usados de maneira racional e por um período determinado.

O uso contínuo de algumas substâncias pode trazer dependência física ou psicológica e até efeitos contrários ao que se deseja, além de efeitos adversos ao uso do medicamento poderem surgir ou ultrapassá-los.

Alguns critérios devem ser considerados para avaliação da eficácia do tratamento proposto: latência sono, número de microdespertares e eficiência do sono. Também são bons instrumentos de avaliação: diário de sono, questionários e instrumentos comparativos, reavaliação periódica do paciente, detecção precoce de falha terapêutica.

A escolha de um medicamento deve-se basear em sintomas, objetivo do tratamento, comorbidade, idade do paciente, custo, disponibilidade, tratamentos prévios, interações medicamentosas, efeitos colaterais, entre outros.

Na Tabela 21.4, encontramos as classes de medicamentos mais usadas, sua dosagem, efeitos e contraindicações.

TRATAMENTO COMBINADO

A associação de medicamentos e TCC tem sido benéfica na maioria dos casos de insônia, reduzindo o tempo e a quantidade de medicamentos pelo

TABELA 21.4 ■ Tratamento farmacológico da insônia

CLASSE	MEDICAMENTO	DOSE (MG)	INÍCIO DE AÇÃO (MIN)	MEIA-VIDA (HORAS)	EFEITO NO SONO	CONTRAINDICAÇÃO E/OU CUIDADOS
Benzodiazepínicos	Alprazolam	0,5-2	30-60	12 ± 2	Aumenta tempo de sono Reduz latência de sono Aumenta fuso de sono Reduz complexos K Reduz estágio N3	Gestação Ronco e SAOS Etilismo Precaução em idosos Precaução em hepatopatas Precaução em pneumopatas
	Clordiazepóxido	50-100	30-60	10 ± 3,4		
	Clonazepam	1-3	20-60	23 ± 5		
	Diazepam	5-10	2-3	43 ± 13		
	Estazolam	1-2	15-30	10-24		
	Flunitrazepam	0,5-1,5	45	11 – 20		
	Flurazepam	15-30	15-20	74 ± 24		
	Lorazepam	2-4	30-60	14 ± 5		
	Nitrazepam	2,5-10	20-40	25-35		
	Midazolam	7,5-15	10-20	1,9 ± 0,6		
	Oxazepam	15-30	30-60	8 ± 2,4		
	Triazolam	0,125-0,5	15-30	2,9 ± 1,0		
Não benzodiazepínicos Agonistas GABA	Zaleplom	5-10	15-30	1	Menor alteração na arquitetura do sono	Sonolência, gastrite Ansiedade, depressão Tontura, ataxia, *rash*
	Zolpidem	5-10	20-30	2,4		
	Zopiclone	3,75-7,5	15-30	3,5-6,5		
Antidepressivos	Amitriptilina	25-300	Efeito hipnótico 3 +	16-30	Aumenta latência REM Reduz quantidade REM	Distúrbio comportamental do sono REM Efeitos colinérgicos importantes
	Clomipramina	25-250	Efeito hipnótico 2 +	32-70		
	Doxepina	25-300	Efeito hipnótico 3 +	16-30		
	Imipramina	25-300	Efeito hipnótico 2 +	12-30		
	Trimipramina	25-300	Efeito hipnótico 3 +	16-30		
	Mirtazapina	7,5-45	Efeito hipnótico 4 +	16-30	Aumenta N3 Reduz despertares Reduz REM	Efeitos colinérgicos
	Nefazodona	150-600	Efeito hipnótico 3 +	3		
	Trazodona	50-600	Efeito hipnótico 3 +	6		
Valepotriatos	Valeriana	250-500	30-120 antes da hora de dormir		Reduz latência do sono e N1, aumenta N3	Gravidez, gastrite e cardiopatias
Melatonina	Melatonina	3-6	60-120 antes da hora de dormir	0,5-0,8	Reduz latência do sono	
Agonistas Melatonina	Ramelteon*	8	30	30-90	Reduz latência do sono	Ganho de peso, disfunção sexual
	Agomelatina	25-50	90	2-2,4		
Anti-histamínicos	Clorfeniramina	6-12	180	27,9 ± 8,7	Reduz latência do sono	Náusea, cefaleia, tontura Hipoglicemia, hipotensão
	Difenidramina	25-50	120	9,2 ± 2,5		
	Hidroxizina	25-100	120	20 ± 4,1		
Antipsicóticos	Quetiapina	25-200	Rápido	7	Reduz REM e N1	Ganho de peso, hipotensão
	Olanzapina	2,5-20	Rápido	30	Aumenta N3	Diabetes e hepatopatia

paciente e visando à sua retirada em um período menor de tempo. Na fase aguda da insônia, a combinação medicamentos e de TCC é mais eficiente e, em longo prazo, o seguimento com TCC só é recomendado.

> **REVISÃO**
>
> - A insônia aumenta o risco para doenças metabólicas, acidente vascular cerebral e infarto do miocárdio.
> - Tem impacto importante na área social, econômica e emocional.
> - O diagnóstico baseia-se em acurada anamnese. A polissonografia é indicada quando há suspeita de distúrbios respiratórios do sono ou movimento periódico dos membros.
> - A associação de medicamentos e de TCC é benéfica na maioria dos casos de insônia, reduzindo o tempo e a quantidade de medicamentos.

■ REFERÊNCIA

1. American Academy of Sleep Medicine. International classification of sleep disorders. 3rd ed. Darien: American Academy of Sleep Medicine; 2014.

■ LEITURAS SUGERIDAS

Kryger MH, Roth T, Dement WC. Principles and practice of sleep medicine. 6th ed. Philadelphia: WB Saunders; 2015.
Mitchell MD, Gehrman P, Perlis M, Umscheid CA. Comparative effectiveness of cognitive behavioral therapy for insomnia: a systematic review. BMC Farm Pract. 2012;13:40.
Morgan K, Kucharczyk E, Gregory P. Insomnia: evidence-based approaches to assessment and management. Clin Med (Lond). 2011;11(3):278-81.
Pinto Jr LR, Alves RC, Caixeta E, Fontenelle JA, Bacellar A, Poyares D, et al. New guidelines for diagnosis and treatment of insomnia. Arq Neuropsiquiatr. 2010;68(4):666-75.
Roehrs T, Roth T. Insomnia pharmacotherapy. Neurotherapeutics. 2012;9(4):728-38.
Siebern AT, Suh S, Nwakowski S. Non-Pharmacological treatment of insomnia. Neurotherapeutics 2012;9(4):717-27.

21.7 DISTÚRBIOS DO MOVIMENTO RELACIONADOS AO SONO: SÍNDROME DAS PERNAS INQUIETAS, DISTÚRBIO DOS MOVIMENTOS PERIÓDICOS DE MEMBROS DURANTE O SONO E BRUXISMO

■ GILMAR FERNANDES DO PRADO
■ LUÍS FABIANO MARIN
■ LUCIANE B. C. CARVALHO
■ LUCILA BIZARI FERNANDES DO PRADO

■ SÍNDROME DAS PERNAS INQUIETAS (DOENÇA DE WILLIS-EKBOM)

Síndrome das pernas inquietas (SPI), ou doença de Willis-Ekbom (DWE), é uma doença neurológica sensorial e motora que interfere no sono e na qualidade de vida, influenciada por fatores genéticos, ambientais e médicos. Quanto à frequência, os sintomas podem variar de uma vez no mês ou no ano até diariamente. Os sintomas podem remitir por longos períodos de tempo. É caracterizada por urgência, quase que irresistível, em mover os membros. Esta urgência está frequentemente associada, mas nem sempre acompanhada, por sensações desagradáveis e profundas em membros, difíceis de serem descritas. Embora o acometimento seja predominantemente nas pernas, o termo "pernas inquietas" é um nome inadequado, já que 21 a 57% dos pacientes referem sensações nos braços ou pescoço, daí a preferência atual por doença de Willis-Ekbom.

EPIDEMIOLOGIA E FISIOPATOLOGIA

A prevalência varia de 5 a 10% em estudos americanos e europeus. A prevalência em uma cidade brasileira foi de 6,4%. A prevalência da SPI/DWE aumenta de 2 a 5 vezes em pacientes com falência renal crônica que melhora um mês após transplante renal,

Há relação da doença com sexo feminino e com o aumento da idade.

Privação de sono, neuropatia periférica, radiculopatias, dor, uso de cafeína, tabaco ou álcool podem exacerbar os sintomas.

A fisiopatologia envolve deficiência de ferro e alterações dos neurotransmissores dopaminérgicos no SNC, além de mecanismos genéticos. O ferro é importante cofator na produção de dopamina, na formação das sinapses, na síntese de mielina e na produção de energia. A conexão entre SPI/DWE e baixa quantidade de ferro no SNC é baseada em dados de necropsia, ressonância magnética, tomografia cerebral e análise de líquido cerebrospinal (LCS).

Vários genes estão envolvidos, sendo os principais *BTBD9*, *MEIS1*, *MAP2K5/LBXCOR* e *PTPRD*.

QUADRO CLÍNICO

É caracterizado por uma sensação desagradável nas pernas (na maioria das vezes) que aparece no repouso, que causa uma urgência em movimentá-las, que melhora ou desaparece com o movimento e que predomina no final do dia.

Metade dos pacientes se expressam por sensação de dor profunda. Na língua portuguesa, os termos referindo as sensações incluem "friagem, aflição, dor no osso, choque, ruindade, comichão, fisgada, formigas andando pelos ossos, queimação, gastura, cansaço, coceira, formigamento, cócegas, casca de abacaxi nos ossos, irritação", entre outros.

Os sintomas de SPI/DWE provocam *stress*, prejuízo social, ocupacional, educacional pelo seu impacto no sono, na atividade diária, no comportamento, na cognição e no humor.

Entre os medicamentos que precipitam ou agravam os sintomas de SPI/DWE temos os anti-histamínicos sedativos, alguns antagonistas dopaminérgicos (os de atividade em receptores centrais) e muitos antidepressivos, com exceção da bupropiona, que é promotora da atividade dopaminérgica.

DIAGNÓSTICO

O diagnóstico é essencialmente clínico e segue os cinco critérios essenciais:

1 | Urgência em mover os membros, acompanhada por sensação ou desconforto nos membros.
2 | Urgência em movimentar os membros, e as sensações desconfortáveis começam ou pioram durante períodos de descanso ou de inatividade.
3 | Urgência em se movimentar os membros, e as sensações desconfortáveis são aliviadas por movimento, como andar, esfregar ou massagear os membros.
4 | Urgência em se movimentar os membros, e as sensações desconfortáveis, durante o repouso ou inatividade, ocorrem ou pioram no final da tarde ou à noite.

5 | A ocorrência dos sintomas descritos não é melhor explicada por outras condições clínicas ou comportamentais, como mialgia, estase venosa, edema de membros, artrite, cãibras, desconforto posicional.

Os critérios de suporte para o diagnóstico de SPI/DWE são: história familiar positiva para a doença (parentesco de primeiro grau), resposta ao tratamento dopaminérgico, curso clínico da doença, índice elevado de movimentos periódicos de membros (PLMS, do inglês *period limb movement during sleep*) na polissonografia.

O teste da imobilização sugerida avalia o componente sensorial da SPI/DWE durante o repouso na vigília.

A escala de gravidade do grupo internacional de SPI/DWE ajuda a quantificar os sintomas relacionados à doença.

O diagnóstico diferencial deve ser feito com acatisia hipotensiva, acatisia induzida por neurolépticos, neuropatia periférica, radiculopatias lombar, claudicação neurogênica, claudicação vascular, síndrome da dor crônica, fibromialgia, artrite dos membros inferiores, desconforto posicional, cãibras noturnas, mioclonias do sono, depressão com sintomas somáticos, movimentos voluntários, insuficiência vascular periférica, prurido, síndrome das pernas dolorosas e movimentos dos artelhos, maldição de Vésper e delírio de infestação parasitária cutânea.

TRATAMENTO

> **ATENÇÃO!**
>
> O diagnóstico é essencialmente clínico. O tratamento não farmacológico associado diminui a quantidade de medicamentos utilizados e previne a piora dos sintomas.

a) Tratamento farmacológico

1) Levodopa

É efetiva por curto período de tempo, sendo utilizada, quando necessário, em situações pontuais em que há maior chance dos sintomas ocorrerem, como viagens, espetáculos, sala de espera, dentre outras. Quando utilizada por longos períodos, há maior chance do fenômeno de aumentação (*augmentation*) (os sintomas ocorrem mais cedo que o habitual, com maior gravidade e expansão para regiões do corpo não atingidas previamente. Aparece com aumento da dose e melhora com sua redução.

2) Agonistas dopaminérgicos

São os agentes farmacológicos de primeira linha no tratamento da SPI/DWE, podendo ser divididos em dois grupos: os derivados não ergot (pramipexol, piribedil, ropirinol, rotigotina) e os derivados ergot (pergolide, lisuride, cabergolina e bromocriptina).

Os derivados não ergot são bem tolerados, podendo ser usados em doses muito baixas, Seu efeito colateral principal é a aumentação). No caso dos derivados ergot, o principal efeito colateral é a fibrose (da válvula cardíaca pulmonar, da pleura, do pericárdio e do retroperitônio), motivo pelo qual não são indicados com frequência.

1 | *Pramipexol.* É um agonista de receptor dopaminérgico D1, D2 e D3, com grande afinidade pelo D3. Sua meia-vida é de 8 a 12 horas, com início de ação 1 a 2 horas após sua ingesta. Recomenda-se 0,125 mg duas horas antes do início dos sintomas, podendo aumentar-se gradualmente a dose de acordo com a resposta terapêutica.

2 | *Piribedil.* É um agonista de receptor D2/D3 e antagonista alfa 2 adrenérgico. Alcança a máxima concentração plasmática em uma hora após ingesta, com meia-vida de 1,7 a 6,9 horas.

3 | *Ropirinol.* É um agonista dopaminérgico que atua principalmente em receptor D2 e D3 com afinidade em D3. Sua concentração máxima plasmática ocorre 1 a 2 horas após sua ingestão com meia-vida de 6 horas. Ainda não está disponível no Brasil.

4 | *Rotigotina*. Agonista atuando em receptores D1, D2, D3, D4 e D5, além do se agonista do receptor de serotonina 1A e alfa 2 adrenérgico. Sua utilização é transdérmica uma vez ao dia na dose de 2 a 4 mg. Ainda não disponível no Brasil.

5 | *Pergolide.* Tem alta afinidade por receptores D1 e D2. Possui também efeito nos receptores de serotonina 1A, 1B, 2A, 2B, 2C. Embora seja efetivo no tratamento da SPI/DWE, há risco de valvulopatia cardíaca, o que fez abandonar seu uso nos Estados Unidos.

6 | Bromocriptina. Agonista dopaminérgico com ação nos receptores D1 e D2 com grande afinidade pelo D2 e receptor de serotonina 2B, além de efeito adrenérgico. A maior concentração plasmática ocorre em 70 minutos após ingesta via oral e a meia-vida é de 6 a 8 horas. Também aumenta o risco de fibrose valvular cardíaca.

7 | *Lisuride.* Agonista dopaminérgico com ação nos receptores D2, D3 e D4, agonista de receptor de serotonina 1A e 2A e antagonista de 2B. A maior concentração plasmática ocorre em 1,1 a 1,3 horas e sua meia-vida é de uma 1 a 3 horas. Não é comercializado no Brasil.

8 | *Cabergolina*. Agonista preferencial de receptor D2 e agonista de receptor de serotonina 2B. Sua meia-vida é longa, de 65 horas, e tem pico de nível plasmático em 3 horas após ingesta.

3) Agentes alfa delta ligantes

1 | *Gabapentina*. É um agonista da subunidade alfa2-delta1 do complexo de canal de cálcio voltagem-dependente presente nos neurônios. A dose máxima é de 3.600 mg por dia, dividida em 3 a 4 doses.

2 | *Pregabalina.* Tem mesma ação agonista da gabapentina e sua dose máxima é de 600 mg por dia, dividida em 2 doses.

Esses agentes farmacológicos são mais indicados em casos de dores e neuropatias ou no insucesso dos agentes dopaminérgicos.

4) Opioides

Os mais utilizados são codeína, metadona (5 a 40 mg), tramadol (50 a 400 mg), oxicodona (média de 10 mg, duas horas antes dos sintomas) e propoxifeno. O efeito colateral mais comum é a obstipação intestinal, sedação e possível risco de apneia central.

5) Clonazepam

Aumento o tempo total de sono e sua eficiência, reduz o número de microdespertares e o tempo acordado após o início do sono. Há também melhora subjetiva do desconforto e diminuição dos movimentos periódicos dos membros durante o sono.

6) Ferro

Embora não haja evidência robusta na utilização de ferro para SPI/DWE, vários pacientes se beneficiam de seu uso, tanto na diminuição dos sintomas como coadjuvante com outros medicamentos. O tratamento, seja por via oral ou endovenosa, é indicado para manter os níveis de ferritina sérica acima de 100 mg/dL. A dose de ferro elementar via oral é de 50 a 60 mg, dividida em 1 a 2 doses ao dia. Para o tratamento endovenoso, utiliza-se o ferro III na forma de sacarato de hidróxido férrico, na dose de 200 mg diluída em 500 mL de solução fisiológica, em dias alternados, em um total de 3 doses.

Tratamento não farmacológico

1) Exercícios físicos

Embora não existam ensaios clínicos a respeito dos exercícios ou atividade física, são utilizados como auxiliares ao tratamento de SPI/DWE. A atividade e o exercício físico podem ser importantes na diminuição do aparecimento dos sintomas, na redução dos riscos de comorbidades, além do alívio dos sintomas.

2) Terapia cognitivo-comportamental

Aborda a higiene do sono, horários regulares de dormir e acordar, substâncias que melhoram e pioram a SPI/DWE, alimentação e hábitos de sono. É utilizada no manejo da ansiedade relacionada ao aparecimento ou aumento dos sintomas.

3) Grupo de apoio

Proporciona uma melhor compreensão da doença, abrindo possibilidades às demandas psicossociais e clínicas, visando à melhora da qualidade de vida e diminuindo a ansiedade, com o alívio do sofrimento que é inerente a uma doença crônica.

■ DISTÚRBIO DOS MOVIMENTOS PERIÓDICOS DOS MEMBROS DURANTE O SONO

Movimentos periódicos dos membros durante o sono (conhecido pela sigla inglesa PLMS, *period limb movement during sleep*), também conhecidos por mioclonias do sono, são caracterizados por movimentos involuntários durante o sono. Os portadores podem ou não ser acordados com seus próprios movimentos. É comum acima de 65 anos (45%), 7,56% entre 18 e 65 anos e afeta ambos os sexos, embora crianças também possam apresentar PLMS e a queixa é de dificuldade em manter o sono. É mais comum em pernas, mas pode ocorrer em braços também. É periódico, com duração de poucos minutos ou até horas.

Como ocorre durante o sono, pode haver dificuldade em mantê-lo, e os sintomas diurnos relacionados são sonolência diurna, irritabilidade e alterações de humor, caracterizando-se, assim, como distúrbio dos movimentos periódicos dos membros durante o sono (DPLMS).

Aproximadamente 80% dos pacientes que sofrem de SPI têm PLMS, mas nem todos que tem PLMS tem SPI/DWE.

O parceiro de cama pode acordar com os movimentos, porém muitas vezes são imperceptíveis.

> **ATENÇÃO!**
>
> O PLMS tem diagnóstico essencialmente polissonográfico. Na DPLMS, temos a presença de PLMS na polissonografia associada à fadiga.

O diagnóstico do DPLMS é clínico, com queixa de fadiga e/ou sonolência e polissonográfico, no qual encontramos movimentos periódicos durante o sono não REM, principalmente antes do primeiro ciclo de sono REM. São quatro ou mais movimentos musculares, durando de 0,5 a 10 segundos, ocorrendo em intervalos de 5 a 90 segundos. O índice de PLMS normal em adultos é até 15 movimentos por hora de sono, e na criança, até 5.

O aumento do índice de PLMS está associado com alto risco para doenças cardiovasculares, acidente vascular cerebral e mortalidade, pelo aumento de atividade do sistema nervoso simpático.

A fisiopatologia envolve o sistema dopaminérgico e ferro como na SPI/DWE. As causas são desconhecidas, pode haver relação com hereditariedade como na SPI. Entretanto, podem ter as mesmas causas da SPI/DWE, tais como anemia, deficiência de ferro, problemas no SNC e disfunção renal. Também podem ser desencadeados por medicamentos, como antidepressivos inibidores da recaptação da serotonina, antidepressivos tricíclicos, lítio, antagonistas dopaminérgicos. Menor evidência na relação com álcool, dor e privação de sono. Os PLMS podem estar presentes na SAOS, narcolepsia, distúrbio comportamental do sono REM e SPI/DWE. Na ausência dessas doenças, PLMS com sintoma de fadiga sem outra causa é considerada entidade nosológica primária (DPLMS).

O diagnóstico diferencial se dá com epilepsia noturna epilepsia mioclônica, abalos do início do sono, atividade fásica normal do sono REM e mioclonia fragmentária do sono.

O DPLMS pode ser tratado com benzodiazepínicos ou agonistas dopaminérgicos (pramipexol). Quando os sintomas são leves ou moderados, exercícios de relaxamento, ioga ou meditação podem ser úteis. Algumas vezes, banhos quentes e massagens nas pernas antes de dormir previnem o aparecimento do PLMS.

■ BRUXISMO

O bruxismo relacionado ao sono é também chamado de bruxismo noturno, ranger dos dentes, apertar dos dentes durante o sono.

É caracterizado pelo ranger dos dentes durante o sono, acompanhado por oclusão anormal, dor transitória ou fadiga no músculo da mandíbula, e/ou cefaleia temporal e/ou travamento da mandíbula ao acordar.

A prevalência é maior na infância (14 a 17%), 12% nos adolescentes, 8% nos adultos e 3% nos idosos. Não há relatos de diferença entre sexo.

A polissonografia não é necessária para o diagnóstico, porém, se utilizada, é recomendado o uso de eletrodos em masseter com áudio e vídeo. Ocorre um aumento da atividade muscular dos masseteres e temporais principalmente nos estágios de sono N1 e N2 (80%). A maioria dos episódios estão relacionados ao despertar e são precedidos por sinais de ativação autonômica cardíaca, por exemplo, aumento da frequência cardíaca e da pressão arterial.

> **ATENÇÃO!**
>
> A polissonografia não é necessária para o diagnóstico. Há associação entre bruxismo e estresse e ansiedade.

Durante o sono, as contrações dos músculos da mandíbula são repetitivas ao longo do tempo, caracterizando a atividade rítmica mastigatória, que podem ser fásicas (série de atividade repetitiva) ou tônicas (apertamento sustentado) e produzem sons referidos como bruxismo.

Quando o bruxismo for acentuado, pode haver interrupção do sono, afetando também o parceiro de cama, pelo som de fricção produzido pelo ranger dos dentes em alta intensidade e desagradável. Também está relacionado ao desgaste intenso dos dentes, fratura deles, dor e distúrbio da articulação temporomandibular.

Há associação do bruxismo com estresse e ansiedade e associação genética ainda está em investigação. Pode ser primário ou idiopático (sem causa definida) e secundário a outras doenças (p. ex.: Parkinson, discinesia tardia, demências, distúrbio comportamental do sono REM, síndrome de Down), medicações psicoativas e drogas recreacionais. Cafeína e cigarros podem desencadear o bruxismo se consumidos no horário de dormir.

O tratamento é individualizado. Placas orais de silicone ou acrílico protegem os dentes, prevenindo o desgaste e as fraturas durante o sono. O tratamento interdisciplinar é recomendado, envolvendo psicólogos e dentistas. Também deve ser considerado o uso de toxina botulínica nos músculos temporais e masseteres.

> **REVISÃO**
>
> ■ São indicados como critérios diagnósticos da síndrome das pernas inquietas (doença de Willis-Ekbom): sensação desagradável com urgência de movimentação, principalmente nas pernas, que aparecem no repouso, que pioram no final do dia ou início da noite, que melhoram com a movimentação e que não são explicadas por outras doenças.

- O aumento do índice de PLMS está associado com alto risco para doenças cardiovasculares, AVC e mortalidade e pelo aumento de atividade do sistema nervoso simpático.
- O bruxismo é caracterizado pelo ranger dos dentes durante o sono, acompanhado por oclusão anormal, dor transitória ou fadiga no músculo da mandíbula e/ou cefaleia temporal e/ou travamento da mandíbula ao acordar.

LEITURAS SUGERIDAS

Allen RP, Picchietti DL, Garcia-Borreguero D, Ondo WG, Walters AS, Winkelman JW, et al. Restless legs syndrome/Willis–Ekbom disease diagnostic criteria: updated International Restless Legs Syndrome Study Group (IRLSSG) consensus criteria – history, rationale, description, and significance. Sleep Med. 2014;5:860-73.

American Academy of Sleep Medicine. International classification of sleep disorders. 3rd ed. Darien: American Academy of Sleep Medicine; 2014.

Berry RB, Brooks R, Gamaldo CE, Harding SM, Lloyd RM, Marcus CL, et al. The AASM manual for scoring of sleep associated events: rules, terminology and technical specifications. Darien: American Academy of Sleep Medicine; 2016. Versão 2.3.

Fröhlich AC, Eckeli AL, Bacelar A, Poyares D, Pachito DV, Stelzer FG, et al. Brazilian consensus on guidelines for diagnosis and treatment for restless legs syndrome. Arq Neuropsiquiatr. 2015;73:260-80.

Masuko AH, Carvalho LB, Machado MA, Morais JF, Prado LB, Prado GF. Translation and validation into the Brazilian Portuguese of the restless legs syndrome rating scale of the International Restless Legs Syndrome Study Group. Arq Neuropsiquiatr. 2008;66:832-6.

Varela MJ, Coin-Carvalho JE, Carvalho LB, Varela MV, Potasz C, Prado LB, et al. Restless legs syndrome: a qualitative analysis of psychosocial suffering and interdisciplinary attention. J Health Psychol. 2013;18:1341-52.

21.8 TRANSTORNOS PSIQUIÁTRICOS E SONO

- MARCIO ZANINI
- ARTUR FILHOU JOSÉ

Nos seres humanos, o ritmo circadiano é responsável tanto por manter os ritmos biológicos internos sincronizados com as mudanças cíclicas ambientais da terra como por restabelecê-los após mudanças externas que podem alterá-lo. Além das alterações de luminosidade que correm durante as 24 horas do dia, mudanças comportamentais, eventos sociais, fome, privação de sono, oscilações de temperatura e estresse físico podem alterar o ritmo circadiano, desencadeando irritabilidade e labilidade emocional. A relação entre as alterações de sono e de humor é uma via de mão dupla, visto que alto nível de agitação, situações estressantes e mudanças na rotina afetam a qualidade do sono, podendo levar a um ciclo vicioso entre distúrbio do sono e desregulação emocional. A perda de sono tende a intensificar o impacto emocional das experiências negativas, minimizar os afetos positivos e prejudicar a forma como o indivíduo compreende, processa e expressa tais experiências. Aproximadamente um terço dos indivíduos com queixas relativas ao ciclo sono-vigília preenche critérios diagnósticos para algum transtorno psiquiátrico, e 63% dos pacientes com transtorno mental relatam perda significativa de sono quando comparados a 20% da população geral.

Alterações no ciclo sono-vigília fazem parte dos critérios diagnósticos de alguns transtornos psiquiátricos, sendo, em algumas situações (como no transtorno depressivo maior), tanto sintoma quanto fator de risco. As alterações no ciclo sono-vigília podem ser o primeiro sinalizador de adoecimento psíquico em indivíduos saudáveis, e também servir como indicativo de descompensação em pacientes psiquiátricos estáveis. Estudos avaliando alterações do ciclo sono-vigília por meio da aplicação de questionários estruturados e exames de PSG têm confirmado a relação entre adoecimento psíquico e distúrbios do sono.

ALTERAÇÕES DO SONO NA ESQUIZOFRENIA

Alterações no ciclo sono-vigília são comuns nos portadores de esquizofrenia, afetando de 30 a 80% dos doentes. A tendência ao retraimento social dos doentes com esquizofrenia faz com que eles fiquem muito tempo sem sair de casa: expondo-se menos à luz solar, perdem as pistas ambientais e sofrem dessincronização com o ritmo circadiano. Como resultado, é comum o atraso para o início do sono e, muitas vezes, inversão total do ciclo sono-vigília, fazendo com que os pacientes durmam durante o dia e fiquem acordados à noite.

Dificuldades para adormecer ou para manter-se dormindo, redução no tempo total de sono (TTS), múltiplos despertares noturnos, pesadelos, sono pouco reparador, sonolência diurna e necessidade de cochilos são as queixas mais relatadas pelos pacientes com esquizofrenia em fases estáveis. Na psicose aguda, há períodos de total falta de sono e, mesmo quando o paciente apresenta melhora nos sintomas, é comum persistir a insônia, com o posterior estabelecimento de uma inversão completa do ciclo sono-vigília.

No exame de PSG, os pacientes esquizofrênicos apresentam latência do sono (LS) aumentada, sono fragmentado por múltiplos despertares, aumento no tempo total de sono (TTS), redução na eficiência do sono (ES), redução da latência do sono REM (LREM) e diminuição no sono de ondas lentas (N3). Alterações no ciclo sono-vigília e na arquitetura do sono são os achados mais frequentes nos indivíduos em estado mental de risco para psicose: nessa população, é comum a dificuldade para adormecer, o aumento nos despertares noturnos, o sono não reparador e a sonolência diurna.

MANEJO DAS ALTERAÇÕES DO SONO

Os antipsicóticos são os medicamentos de escolha no tratamento da esquizofrenia. Naqueles com alterações do ciclo sono-vigília, a escolha de agentes antipsicóticos mais sedativos – como clorpromazina (300 mg a 800 mg/dia), olanzapina (5 mg a 20 mg/dia), quetiapina (300 mg a 800 mg/dia) e risperidona (4 mg a 10 mg/dia) –, além de tratar os sintomas psicóticos, tende a melhorar o sono dos pacientes, já que esses agentes atuam reduzindo a LS e aumentando o TTS. Agentes atípicos, como olanzapina, quetiapina e risperidona, parecem também aumentar o sono de ondas lentas (N3). Técnicas de psicoeducação, com o estabelecimento de uma rotina diária de atividades ao ar livre e redução de estímulos ao entardecer, podem colaborar no restabelecimento do ritmo circadiano dos pacientes.

ALTERAÇÕES DO SONO NOS TRANSTORNOS DO HUMOR

Há mais de 20 anos as alterações do ritmo circadiano têm sido descritas como um dos possíveis fatores desencadeantes de episódios maníacos ou depressivos no transtorno bipolar (TB).* Insônia ou hipersonia são sintomas listados nos critérios diagnósticos para episódio depressivo maior do DSM-5[1], e a necessidade reduzida de sono faz parte dos sintomas listados

---

*Neste capítulo, onde consta TB, leia-se transtorno bipolar.

para os episódios de mania ou hipomania. Em pacientes bipolares eutímicos, é frequente o relato de dificuldade para adormecer, sono fragmentado por múltiplos despertares e preocupação quanto ao sono. O Early Phase Inventory for Bipolar Disorders (EPIbipolar), um inventário com fatores de risco, sinais e sintomas prodrômicos para o TB, cita as alterações de sono e do ritmo circadiano como sinais precoces de adoecimento.

> **ATENÇÃO!**
>
> As alterações do ciclo sono-vigília são importantes indicadores de adoecimento em pacientes psiquiátricos, sendo o sintoma preditivo mais comum para episódios de mania.

■ MANIA/HIPOMANIA

A privação de sono, a necessidade reduzida de sono e o sono fragmentado por múltiplos despertares são sinais precoces de adoecimento e fatores de risco para a eclosão de episódios de mania em pacientes bipolares. Na vigência de um episódio de mania ou hipomania, o paciente experimenta aumento no nível de energia, com necessidade reduzida do sono e sensação de sono reparador mesmo após poucas horas na cama. Alguns pacientes se sentem totalmente restaurados mesmo após poucas horas de sono, e outros podem permanecer acordados mais de 24 horas sem se sentir cansados. A falta de sono agrava a labilidade afetiva, a impulsividade e pode predispor ao surgimento de sintomas psicóticos.

> **ATENÇÃO!**
>
> A PSG de pacientes em mania mostra redução no TTS, no estágio N3, na LREM e na densidade do sono REM.

MANEJO DAS ALTERAÇÕES DO SONO

O restabelecimento do ritmo circadiano é fundamental no tratamento de um episódio de mania, bem como o emprego de técnicas de psicoeducação, com redução de estímulos e higiene do sono adequada. O uso de antipsicóticos atípicos com propriedades sedativas, como quetiapina (300 mg a 800 mg/dia), olanzapina (5 a 20 mg/dia) e risperidona (4 a 10 mg/dia), além de aprovado para o tratamento de episódios de mania, pode restabelecer o sono desses pacientes em função de suas propriedades sedativas. A associação de benzodiazepínicos, como clonazepam na dose de 2 a 6 mg/dia ou dizepam 5 a 10 mg/dia, com doses maiores à noite, pode ser útil para o manejo da exaltação maníaca e da insônia, nas primeiras semanas de tratamento, quando os antipsicóticos isoladamente não se mostrarem efetivos.

■ DEPRESSÃO

Durante os episódios depressivos, alterações no padrão de sono são comuns, e a privação de sono induzida leva à melhora transitória dos sintomas, possivelmente por aumento na transmissão serotoninérgica. Um episódio depressivo frequentemente é precedido por insônia, e pacientes com insônia crônica apresentam risco 4 a 10 vezes maior de desenvolverem depressão recorrente do que aqueles com insônia aguda ou sem insônia. Após a remissão de um episódio depressivo, insônia é o sintoma residual mais comum, e sua persistência parece aumentar o risco de recidiva da depressão. Na vigência de um episódio depressivo, em torno de 80% dos pacientes apresentam alterações de sono, sendo fragmentação e despertar precoce as mais frequentes.

A PSG de pacientes deprimidos mostra aumento na LS, aumento dos despertares, redução no estágio N3 e anormalidades no sono REM, como latência reduzida, aumento na duração e na densidade, principalmente na primeira parte da noite.

MANEJO DAS ALTERAÇÕES DO SONO

O tratamento da depressão resulta em melhora na qualidade do sono em aproximadamente 60% dos pacientes. O uso de antidepressivos sedativos, como mirtazapina (30 a 45 mg/dia) e trazodona (150 a 450 mg/dia), melhora o sono desses pacientes tanto nas doses terapêuticas em monoterapia quanto em doses mais baixas, como 15 mg de mirtazapina e 50 a 100 mg de trazodona, associados a outros antidepressivos. O zolpidem – um hipnótico agonista seletivo do receptor GABA A, na dose de 10 mg ao deitar – reduz a LS e aumenta o TTS: é uma opção segura e bem tolerada, para ser usada por até 4 semanas no manejo da insônia em pacientes deprimidos. A persistência da insônia após remissão dos sintomas depressivos aumenta o risco de recidiva e deve ser tratada. Higiene do sono, restrição de sono, terapia de controle de estímulos, técnicas de relaxamento, meditação e TCC para insônia são os tratamentos não farmacológicos disponíveis quando há insônia em casos de depressão.

■ ALTERAÇÕES DO SONO NOS TRANSTORNOS ANSIOSOS

Alterações do sono e ansiedade são mais comumente encontradas associadas do que separadas. Insônia chega afetar de 70 a 90% dos pacientes com transtornos ansiosos. Pessoas com insônia, relatam maiores níveis de ansiedade, tendência a pensamentos intrusivos, mais medos e irritabilidade que a população geral.

> **ATENÇÃO!**
>
> Nos transtornos ansiosos, além do tratamento medicamentoso, é fundamental a normalização do ritmo biológico dos pacientes por meio da higiene do sono, do controle de estímulos e da TCC para insônia.

■ TRANSTORNO DE ANSIEDADE GENERALIZADA

Pacientes que sofrem de transtorno de ansiedade generalizada (TAG) têm dificuldade para relaxar e parar de se preocupar com seus problemas, que geralmente se intensificam quando tentam dormir. Dificuldade para iniciar e manter o sono, além de sono pouco reparador, são queixas usuais destes pacientes.

Exames de PSG registram aumento da LS, aumento no índice de despertares, aumento do tempo acordado após o início do sono, diminuição da ES e de N3.

MANEJO DAS ALTERAÇÕES DO SONO

O manejo da insônia no TAG inicia com uma adequada higiene do sono, com redução de estímulos, e tem na TCC para a insônia os melhores resultados. O tratamento medicamentoso do TAG com ISRS, como sertralina 100 a 200 mg/dia, paroxetina 20 a 60 mg/dia e escitalopram 10 a 20 mg/dia, pode inicialmente piorar o sono e a ansiedade dos pacientes, sendo nesses casos indicado associar medicamentos benzodiazepínicos. Alprazolam 1 mg a 4 mg/dia, clonazepam 1 mg a 6 mg/dia e bromazepam 6 mg a 12 mg/dia são ansiolíticos eficazes tanto na redução dos sintomas ansiosos quanto na melhora do sono durante as primeiras semanas de tratamento.

ATUALIZAÇÃO TERAPÊUTICA

> **ATENÇÃO!**
>
> O uso de benzodiazepínicos por mais de 8 semanas deve ser evitado pelo risco de tolerância e dependência.

■ TRANSTORNO DO PÂNICO

Portadores de transtorno do pânico relatam insônia inicial e de manutenção, sono fragmentado por múltiplos despertares e pouco reparador, o que se manifesta com discreto aumento na LS e diminuição da ES, nos exames de PSG. Aproximadamente um terço dos pacientes sofre ataques de pânico noturnos, geralmente na transição entre os estágios N2 e N3 (dispneia é o sintoma mais comum nesses ataques).

MANEJO DAS ALTERAÇÕES DO SONO

Associados aos ISRS, os benzodiazepínicos (alprazolam 1 mg a 4 mg ao dia, clonazepam 1 mg a 6 mg ao dia e bromazepam 6 mg a 12 mg ao dia, nas primeiras 4 a 6 semanas de tratamento) reduzem a latência do sono, os despertares e os ataques de pânico noturnos. Higiene adequada do sono e técnicas de TCC para insônia parecem melhorar o sono dos pacientes com transtorno de pânico.

■ TRANSTORNO DE ESTRESSE PÓS-TRAUMÁTICO

Insônia e pesadelos são os sintomas centrais do transtorno de estresse pós-traumático (TEPT), podendo inclusive constituir um fator central no desenvolvimento e manutenção do transtorno. Até 90% dos pacientes com TEPT apresentam insônia, e entre 57 a 87% sofrem de pesadelos recorrentes. A PSG dos pacientes com TEPT registra aumento do N1, redução de N3, aumento na LREM e aumento na densidade do sono REM. As alterações na estrutura do sono REM parecem ser as responsáveis pelos pesadelos recorrentes, e o processamento emocional deficiente tem como consequência a persistência do medo e agravamento do quadro.

MANEJO DAS ALTERAÇÕES DO SONO

O tratamento do TEPT com ISRS parece ser eficaz na redução da severidade dos sintomas e na prevenção de recidivas, mas aproximadamente 20 a 30% dos pacientes atingirão a remissão. Nos últimos anos vem aumentando o uso do prasozin, um antagonista do receptor alfa-1 adrenérgico, como tratamento dos pesadelos associados ao TEPT; a dose recomendada é de 1 mg ao deitar, com incrementos de 1 mg a cada 5 dias conforme tolerância do paciente, até atingir a dose de 5 a 10 mg. O tratamento não farmacológico para o TEPT inclui terapia do ensaio imaginário, uma modificação da TCC que envolve rememorar o pesadelo, escrever conteúdo e reescrevê-lo de modo menos angustiante e então ensaiar o novo cenário.

■ ALTERAÇÕES DO SONO NO ABUSO E ABSTINÊNCIA DE SUBSTÂNCIAS

- **Álcool:** alterações do ciclo sono-vigília, síndrome da apneia obstrutiva do sono e insônia são comuns entre os alcoolistas, estando presente em até 72% dos casos. Os achados de PSG na intoxicação aguda incluem redução na ES, no TTS, no estágio N3 e na latência do sono REM. A abstinência de álcool está associada à diminuição da ES, do TTS, do estágio N3 e à potencialização do sono REM.
- **Cocaína:** redução no TTS, aumento na LS e supressão do sono REM geralmente ocorrem após o consumo de uma única dose de cocaína. Estudos que avaliaram o sono de pacientes em abstinência aguda de cocaína relataram redução significativa no TTS, aumento na LS, redução na LREM e aumento na porcentagem do sono REM.
- **Ecstasy:** usuários recreativos de *ecstasy* (3,4-*Methylenedioxymethamphetamine*) apresentam sono agitado e pouco reparador até 48 horas após o consumo da substância, além de aumento dos despertares e supressão do sono REM na PSG. Usuários crônicos, mesmo em abstinência prolongada, tendem à manutenção de alterações no padrão de sono, como redução no TTS, no N2 e na LREM.
- **Cannabis:** a administração aguda de *Cannabis* reduz a LS, aumenta o sono de ondas lentas (N3), reduz a densidade e a quantidade de sono REM. Em usuários crônicos, ocorre tolerância tanto na redução da LS quanto no aumento do estágio N3. Após 48 horas de abstinência da droga, é comum o relato de dificuldade para iniciar e manter o sono, além de sonhos estranhos, que provavelmente estão relacionados com o incremento do sono REM ocasionado pela retirada da droga, observado na PSG.

MANEJO DAS ALTERAÇÕES DO SONO

> **ATENÇÃO!**
>
> Apesar de serem utilizados para o controle dos sintomas de abstinência, os benzodiazepínicos devem ser evitados a longo prazo, pelo risco de dependência e abuso.

Alguns estudos obtiveram resultados positivos no uso de trazodona com doses entre 50 mg e 150 mg ao deitar, gabapentina 300 mg a 800 mg ao deitar e quetiapina 50 a 150 mg ao deitar, com melhora do padrão de sono de alcoolistas insones em abstinência. A quetiapina se mostrou útil, também, na restauração do sono em usuários de outras drogas. Técnicas comportamentais com higiene do sono, redução de estímulos e TCC para insônia ajudam na melhora do sono dos pacientes em abstinência.

> **REVISÃO**
>
> - Na esquizofrenia, é comum que os pacientes invertam o ciclo sono-vigília, ficando acordados a noite toda e dormindo durante o dia.
> - Antipsicóticos sedativos, como clorpromazina, quetiapina, olanzapina e risperidona, são indicados para esquizofrênicos com alterações do sono.
> - Alterações no padrão de sono são preditores de descompensação em pacientes bipolares.
> - No transtorno bipolar, a estabilização dos ritmos biológicos é fundamental na prevenção de recaídas e no tratamento dos episódios de humor.
> - Insônia residual é preditor de recidiva de episódio depressivo.
> - Antidepressivos sedativos, como mirtazapina e trazodona, são efetivos na melhora do sono de pacientes deprimidos.
> - Higiene do sono, terapia de controle de estímulos e TCC para insônia são tratamentos não farmacológicos mais eficazes para estabilizar o padrão de sono nos transtornos de ansiedade.

■ REFERÊNCIAS

1. American Psychiatric Association. Manual diagnóstico e estatístico de transtornos mentais: DSM-5. 5. ed. Porto Alegre: Artmed; 2014.

DIAGNÓSTICO E TRATAMENTO

■ LEITURAS SUGERIDAS

Benca RM. Psychiatric disorders. In: Kryger MH, Roth T, Dement WG, editors. Principles and practice of sleep medicine. 5th ed. Philadelphia: Elsevier Saunders; 2011. p. 1473-1512.

Berry RB. Psychiatry and sleep. In: Berry RB. Fundamentals of sleep medicine. Philadelphia: Elsevier Saunders; 2012. p. 593-612.

Peterson MJ, Benca RM: Sleep in mood disorders. Psychiatr Clin North Am. 2006;29:1009-32.

Schierenbeck T, Riemann D, Berger M, Hornyak M. Effect of illicit recreational drugs upon sleep: cocaine, ecstasy and marijuana. Sleep Med Rev. 2008; 12(5):381-9.

Zanini M, Castro J, Coelho FM, Bittencourt L, Bressan RA, Tufik S, et al. Do sleep abnormalities and misaligned sleep/circadian rhythm patterns represent early clinical characteristics for developing psychosis in high risk populations? Neurosci Biobehav Rev. 2013;37(10):2631-7.

21.9 SONO NAS DOENÇAS CLÍNICAS, NO ENVELHECIMENTO E NA MENOPAUSA

■ SUELY ROIZENBLATT

■ SONO NAS DOENÇAS CLÍNICAS

Evidências claras relacionam as alterações do sono a efeitos deletérios sobre a saúde; e de forma recíproca, doenças clínicas podem levar a alterações do sono. Dor, desconforto, alterações metabólicas e ação de medicamentos potencialmente corroboram para as alterações na estrutura do sono nas doenças clínicas (Quadro 21.6).

Pacientes com doenças clínicas comumente referem sono insuficiente ou de má qualidade. Sonolência, fadiga e mal-estar associam-se a deficiente desempenho cognitivo e pior qualidade de vida. Ainda, mesmo na ausência de um distúrbio primário do sono, pode ocorrer exacerbação das manifestações da doença quando o sono é prejudicado. Com o restabelecimento do sono adequado, geralmente, obtém-se melhora subjetiva dos sintomas relacionados à doença.

FISIOPATOLOGIA DOS DISTÚRBIOS DO SONO

> **ATENÇÃO!**
>
> Citocinas inflamatórias, como interleucina-1 beta (IL-1β) e fator de necrose tumoral alfa (TNF-α) participam da regulação do sono normal. Alterações do sono nas doenças clínicas são mediadas por mecanismos imunológicos e neuroendócrinos, com impacto sobre a morbimortalidade do paciente.

QUADRO 21.6 ■ Bases fisiopatológicas dos distúrbios do sono nas doenças clínicas

- Ação de citocinas pró-inflamatórias
- Comprometimento do ritmo circadiano do cortisol
- Ativação do sistema nervoso simpático
- Alterações estruturais e funcionais dos órgãos acometidos
- Influência do tratamento
- Hipoxemia

DOENÇAS INFECCIOSAS

Na maior parte das infecções agudas, a ativação de citocinas inflamatórias promove alterações estruturais do sono que podem ser mediadas por ação direta do agente infeccioso (Quadro 21.7). De forma indireta, alterações respiratórias e neuroendócrinas podem favorecer a apneia do sono e movimentos periódicos de membros.

QUADRO 21.7 ■ Alterações estruturais do sono em doenças infecciosas

- Aumento da latência para o início do sono
- Redução de sua eficiência
- Diminuição da quantidade de fusos e complexos K no estágio 2 do sono não REM
- Redução da amplitude das ondas delta do sono de ondas lentas
- Diminuição do sono REM
- Fragmentação do sono

Sonolência e fadiga são frequentemente relatados em infecções virais; e alterações na polissonografia variam de acordo com o tipo e a intensidade da infecção e as características do hospedeiro. Aqueles vírus que apresentam ação direta no sistema nervoso central, como os herpesvírus (vírus varicela-zóster [VVZ] e vírus Epstein-Barr [EBV]), nos quais fadiga e sonolência persistem por tempo variável mesmo após a recuperação clínica. O HIV também atua diretamente no sistema nervoso central e alterações na organização do sono ocorrem em fases precoces da infecção. A progressiva fragmentação do sono e o predomínio da vigília sobre os demais estágios do sono ocorrem com a progressão da doença, tanto em decorrência da resposta imunológica como pelo efeito de antirretrovirais, os quais podem causar insônia ou sonhos vívidos. Da mesma forma, na hepatite C, fadiga e alterações do sono, presentes em 60% dos casos de doença crônica, podem decorrer não somente da resposta neuroimune ao vírus, mas também do efeito da terapêutica com interferon-alfa (INF-α).

Infecções bacterianas que cursam com envolvimento respiratório são as que apresentam maior impacto sobre o sono, em função da exacerbação dos sintomas durante a noite. Além da fragmentação do sono, quadros de apneia obstrutiva e dessaturação da oxiemoglobina são descritos. Componentes da parede da bactéria, como muramilpeptídeos, lipopolissacarídeos e endotoxinas, direta ou indiretamente, podem influenciar o padrão do sono e levar a sonolência diurna e insônia. É interessante comentar que anticorpos anti-*Streptococcus* sp. e anti-*Helicobacter pylori* têm sido implicados no desencadeamento da narcolepsia.

Dentre as protozooses, destaca-se a tripanossomíase africana humana (*Trypanosoma brucei*), que acarreta perda do ritmo sono-vigília e aumenta o tempo total de sono. Conhecida como doença do sono, promove episódios semelhantes à narcolepsia, em que o hospedeiro passa da vigília diretamente para o sono REM.

DOENÇAS REUMÁTICAS

Fadiga, sonolência excessiva diurna e distúrbios do sono são descritos em mais de 75% dos indivíduos acometidos por diferentes formas de doenças reumáticas. São descritas alterações em mediadores relacionados com a transmissão de estímulos dolorosos, como serotonina e substância P, e em mecanismos neuroimunes, como citocinas inflamatórias (IL-1β e TNF-α) e imunidade celular. Além disso, ocorre a participação de mecanismos neuroendócrinos, como o eixo hipotálamo-hipófise-suprarrenal (HHS), além do sistema nervoso autônomo (Quadro 21.8).

> **QUADRO 21.8** ■ Alterações do sono nas doenças reumáticas
>
> - Redução da eficiência do sono
> - Aumento do tempo de vigília durante a noite
> - Sono fragmentado
> - Insônia
> - Aumento do índice de movimentos periódicos de membros
> - Aumento do IAH

Na fibromialgia, a importância do sono não reparador, que acomete mais de 90% dos pacientes, é tal que esta manifestação passou a ser incluída entre os novos critérios diagnósticos. O sono não reparador e o aumento do tempo em vigília após o início do sono atuam como preditores de dor, fadiga e apresentam repercussões sociais, mesmo quando se exclui a participação de ansiedade e depressão. Alterações na variabilidade da frequência cardíaca também foram descritas em pacientes com fibromialgia e refletem a hiperatividade simpática em contraste com a hiporresponsividade simpática mediante estímulos, ou ainda durante o sono. A pregabalina foi preconizada como medicamento eficaz em melhorar a queixa de sono não reparador na fibromialgia.

Na osteoartrite, a dor e a limitação dos movimentos de coluna, joelho ou quadril tendem a se acentuar à noite e ao despertar, o que pode motivar dificuldade em se iniciar ou manter o sono. Movimentos periódicos de membros corroboram com a fragmentação do sono e a fadiga. Em geral, a rigidez articular ao despertar tem duração menor do que 30 minutos.

Na artrite reumatoide, por outro lado, a rigidez articular matinal geralmente excede 1 hora e se observa relação entre atividade inflamatória da doença e superficialização do sono. A AOS é descrita independentemente do acometimento da articulação temporomandibular ou da coluna cervical, e alguns estudos demonstram melhora do quadro de AOS, ou pelo menos da fadiga, com o uso de medicações biológicas anti-TNF-α.

No que se refere às espondiloartrites, o paciente tende a despertar durante a noite com necessidade de deambular para obter alívio da dor lombar. A inflamação de inserções ligamentares (ênteses), que acarreta anquilose da coluna vertebral, e a artrite periférica levam a limitações motoras que passam a interferir na continuidade do sono noturno. A fadiga, referida por mais da metade dos pacientes, e a sonolência excessiva diurna também tendem a melhorar com o uso de medicações anti-TNF-α.

A síndrome de Sjögren, ou síndrome seca, pode ser primária ou secundária a outras doenças reumáticas autoimunes. Nela, distúrbios do sono e fadiga são proeminentes e estão relacionados não somente à atividade inflamatória, mas também à dor musculoesquelética, à síndrome seca oral e ocular e à depressão, comuns nesta doença. O diagnóstico de fibromialgia pode ser feito em mais da metade dos pacientes.

Assim como na maior parte das doenças reumáticas com marcante componente autoimune, a fadiga e os distúrbios afetivos corroboram as alterações do sono no lúpus eritematoso sistêmico. Ademais, a doença renal e o envolvimento neuropsiquiátrico, pela doença ou pelo uso de corticosteroides, também contribuem para o sono superficial, movimentos periódicos de membros e AOS.

Da mesma forma, na esclerodermia, o comprometimento visceral repercute sobre o sono. Com a presença de refluxo gastroesofágico, ocorre fragmentação do sono e eventos de dessaturação da oxiemoglobina em função da AOS. Na fibrose pulmonar, anormalidades da capacidade de difusão pulmonar e do distúrbio ventilatório restritivo, o qual se exacerba durante o sono (em especial no sono REM), levam à acentuação na dessaturação da oxiemoglobina.

Por fim, sob a denominação de reumatismos de partes moles incluem-se patologias como tendinites, tenossinovites, bursites e periartrites, as quais apresentam agravamento da dor à noite, como ocorre nas patologias do ombro. Na síndrome do túnel do carpo, ocorrem despertares durante a noite com dor e adormecimento das mãos. Entretanto, essa condição pode também ser o sintoma de apresentação de diabetes melito, hipotiroidismo ou doença do tecido conectivo.

DOENÇAS CARDIOVASCULARES

A relação entre doenças cardiovasculares e sono é evidente na insuficiência coronariana, na qual alterações do padrão do sono sugerem agudização da isquemia miocárdica. Insônia e parassonias, como pesadelos, têm substrato imunológico em termos de aumento de citocinas inflamatórias que atuam na modulação do sono.

Inversamente, distúrbios do sono, como insônia e AOS, em pacientes com coronariopatia, favorecem o agravamento da doença e interferem na recuperação dos eventos isquêmicos. Na insuficiência cardíaca congestiva, a apneia central, sob a forma de respiração de Cheyne-Stokes, acomete aproximadamente 40% dos cardiopatas estáveis com fração de ejeção menor do que 45% e confere prognóstico ruim, por estar associada a hiperatividade simpática. Apesar de poder ser observada durante a vigília, o diagnóstico desse padrão respiratório é feito por meio de polissonografia e consiste em um padrão crescendo e decrescendo do fluxo e do esforço respiratório, preenchendo os seguintes critérios

- pelo menos três ciclos consecutivos de uma alteração crescendo-decrescendo na amplitude respiratória, e um dos seguintes: IAH maior do que 5 eventos por hora e/ou alteração cíclica da amplitude respiratória com duração de pelo menos 10 minutos consecutivos.

Esse padrão é frequentemente associado à hipoxemia, à hipercapnia e à fragmentação do sono.

DOENÇAS PULMONARES

Nas doenças pulmonares, a hipoxemia observada durante a vigília e o sono não REM piora substancialmente durante o sono REM. Dentre os fatores envolvidos destacam-se a desequilíbrio na relação ventilação-perfusão, aumento da resistência das vias aéreas superiores (VAS) e a ineficiência mecânica dos músculos intercostais e do diafragma devido à hiperinflação pulmonar.

Na DPOC moderada ou grave, muitos dos pacientes preenchem critérios para AOS. Quanto menor a saturação da oxiemoglobina diurna, maior a chance de ocorrerem eventos de dessaturação durante o sono. A coexistência com AOS favorece a hipercapnia e hipertensão arterial pulmonar. O uso de agonistas de receptores da melatonina, de TCC e de VNI é indicado em pacientes com DPOC e distúrbio respiratório do sono.

No que se refere à asma, características fisiológicas do sono, como aumento da atividade parassimpática, produção de citocinas inflamatórias e redução na secreção do cortisol, favorecem o broncoespasmo. A mutação no gene do receptor β2-adrenérgico, Gly16, atua como fator predisponente, e a presença de refluxo gastroesofágico (RGE), como desencadeante.

DOENÇAS DO TRATO GASTRINTESTINAL

No que se refere ao RGE, durante o sono, com a menor frequência de deglutição e salivação, os eventos têm maior duração, mas não maior frequência, do que durante a vigília. Além da fragmentação do sono e despertar precoce, o RGE acarreta manifestações respiratórias, como tosse e broncoespasmo. Mudanças do estilo de vida e no hábito alimentar, em associação com o uso de inibidores de bomba de prótons, são mais efetivos, quando comparadas com a elevação do decúbito, em promover melhora da qualidade do sono.

Nas doenças inflamatórias intestinais e na síndrome do colo irritável, as queixas de cólicas abdominais e a flatulência persistem durante o sono, o que acarreta despertares intermitentes. A relação entre atividade da doença e fragmentação do sono pode ser explicada pela disfunção autonômica, com aumento do tônus simpático, em especial durante o sono REM. O sono precário, por sua vez, favorece agravamento da sintomatologia intestinal.

Na cirrose hepática, toxinas derivadas da circulação portal, alterações endócrinas e retardo no pico de secreção de melatonina interferem no ciclo vigília-sono, o que acarreta atraso de fase. A inversão do ciclo vigília-sono e a sonolência diurna excessiva ocorrem precocemente na encefalopatia hepática. A ascite contribui para o aumento do IAH mais por associar-se a edema nas VAS do que pelo aumento do volume abdominal. Indivíduos com cirrose hepática apresentam aumento na produção gástrica de grelina. Apesar de haver resistência ao seu efeito anabólico, a ação da grelina como promotora do sono profundo permanece preservada nas fases iniciais da falência hepática.

DOENÇAS RENAIS

A prevalência de distúrbios do sono em pacientes com doença renal em fase terminal chega a 80% dos casos, e a sonolência excessiva diurna acomete pelo menos 50% dos pacientes. Estão implicados fatores como a ativação de citocinas pró-inflamatórias e as alterações metabólicas decorrentes do processo de diálise. O aumento da atividade de ondas lentas no EEG mesmo durante a vigília tem sido atribuído ao efeito neurotóxico tanto da uremia como dos níveis elevados de hormônio da paratiroide.

A anemia em decorrência da deficiência de eritropoietina está relacionada a movimentos periódicos de membros, que acomete aproximadamente 20% dos pacientes com doença renal terminal e constitui um preditor de prognóstico ruim. A síndrome das pernas inquietas na uremia tende a ser refratária ao tratamento convencional e à suplementação de ferro, e deteriora a qualidade de vida do paciente. Com o transplante renal pode-se obter melhora na arquitetura do sono e na síndrome das pernas inquietas.

A presença de respiração de Cheyne-Stokes é frequente em portadores de insuficiência renal (IR). Em casos de AOS, picos de hipertensão arterial têm sido descritos; a realização de hemodiálise à noite e o uso de CPAP têm-se mostrado benéficos em pacientes com doença renal terminal.

DOENÇAS ENDÓCRINAS

Aumento da resistência das VAS e AOS são frequentes no hipotiroidismo e na acromegalia. O mixedema no hipotiroidismo e a macroglossia na acromegalia contribuem para o aumento das partes moles na faringe. Apneia central do sono ocorre em até um terço dos pacientes com acromegalia.

A fadiga é um sintoma importante do hipotiroidismo, e algum grau de AOS foi descrita em 50% dos casos. No hipertiroidismo, no entanto, a insônia e a sudorese noturna são características.

No diabetes melito (DM), por sua vez, o ronco habitual e os distúrbios respiratórios do sono ocorrem em até 34% dos pacientes, inclusive em mulheres e homens jovens, em especial quando a neuropatia autonômica se faz presente. Além da disautonomia, os distúrbios do sono podem se associar a anormalidades no controle central da ventilação, que se expressam por hipoventilação periódica.

Indivíduos idosos e obesos que apresentam menor proporção de sono profundo apresentam maior risco para o diabetes tipo 2. A AOS contribui para o aumento da resistência periférica à glicose de forma independente da idade e da obesidade. A redução da quantidade ou da qualidade do sono e as alterações respiratórias prejudicam a homeostase da glicose, e o uso de CPAP auxilia no controle da secreção de insulina e na redução de lipídeos sanguíneos em diabéticos com apneia moderada ou grave.

NEOPLASIAS

A combinação de dor, fadiga e distúrbios do sono ocorre em mais de 40% dos pacientes com câncer. As diferentes formas de insônia são a queixa mais frequente, dependendo do tipo de câncer, do estádio, da modalidade de tratamentos e dos efeitos secundários relacionados com o tratamento. A fadiga afeta a maior parte dos pacientes, em especial após cirurgia, quimioterapia, imunoterapia ou radioterapia. Sonolência excessiva diurna e síndrome das pernas inquietas associadas à anemia ferropriva ocorrem, em especial, nos tumores de pulmão, de mama, trato geniturinário e gastrintestinal. Distúrbios respiratórios do sono, por sua vez, têm sido descritos em associação com tumores de cabeça e pescoço e em lesões ósseas na base do crânio.

A morfina é o analgésico mais prescrito para o controle da dor oncológica, no entanto, diminui a porcentagem de sono de ondas lentas e do sono REM, fragmenta o sono e propicia a apneia central durante o sono. Os corticosteroides, usados em altas doses no controle da sintomatologia do câncer, diminuem o sono REM e aumentam a porcentagem do sono de ondas lentas. Os efeitos da dexametasona sobre a fragmentação do sono são mais acentuados que os da prednisona.

■ SONO E ENVELHECIMENTO

Queixas relacionadas ao sono são frequentes entre os pacientes idosos, embora o sono precário não seja inerente à senescência. A precocidade na identificação das alterações do sono em idosos se justifica pela possibilidade de se diagnosticar condições neurológicas, psiquiátricas ou clínicas. Ademais, o sono alterado em idosos favorece a fragilidade nos domínios físico, psicológico e social, aumenta o risco de quedas e corrobora para a morbimortalidade.

Alterações fisiológicas do sono em idosos podem decorrer de alterações circadianas, como avanço de fase, o que faz com que o idoso passe a despertar antes do nadir da curva de oscilação da temperatura corporal durante o sono. O sono de ondas lentas é o primeiro a sofrer redução, e o tempo acordado após o início do sono tende a aumentar. Observa-se aumento da latência do sono, fragmentação e redução da eficiência do sono.

Cochilos fisiológicos aumentam com o avançar da idade. Cochilos breves favorecem a função cognitiva na senescência, e cochilos com duração maior do que 15 minutos refletem alterações quantitativas ou qualitativas do sono e estão relacionados a doença cardiovascular e aumento de morbimortalidade.

Quanto à noctúria, estima-se que até 60% dos indivíduos com mais de 70 anos urinem duas ou mais vezes durante o período de sono noturno, o que pode comprometer a qualidade do sono e acarretar fadiga diurna. Dentre as condições clínicas que propiciam a noctúria, destaca-se hipertrofia benigna da próstata no homem e a deficiência de estrogênio na mulher. A noctúria no idoso pode ainda ser manifestação de infecção urinária, calculose renal, hipercalcemia, DM, IR, bexiga hiperativa ou neurogênica.

A desmopressina tem sido cogitada como opção terapêutica, uma vez que a noctúria em idosos se associa à redução na secreção de arginina-vasopressina durante o sono – no entanto, seu uso pode levar à hiponatremia.

> **ATENÇÃO!**
>
> O uso de agentes antimuscarínicos, tais como oxibutinina e tolterodina, por sua vez, requer cautela quanto a efeitos colaterais do ponto de vista neuropsiquiátrico e são contraindicados em pacientes com hiperplasia prostática, doença gastrintestinal obstrutiva ou glaucoma de ângulo fechado.

Em caso de hospitalização, luminosidade aumentada ou diminuída, ruídos, manipulações e medicamentos interferem no ciclo vigília-sono do idoso e contribuem para o *delirium*, que corresponde ao estado confusional agudo e transitório que se manifesta em condições adversas.

Com o envelhecimento da população, distúrbios neurocognitivos, como as demências de Alzheimer e a de corpúsculos de Lewy, tornam-se mais prevalentes. Na assim chamada "síndrome do pôr do sol", exacerbação das deficiências cognitivas manifestam-se no final da tarde e a agitação interfere com o sono noturno do idoso.

Distúrbios comportamentais do sono REM, com preservação do tônus da musculatura esquelética, ao invés da hipotonia esperada no sono REM, e sonhos vívidos com expressividade vocal ou até motora são descritos na demência de corpúsculos de Lewy e na doença de Parkinson. A síndrome das pernas inquietas acomete até 20% dos idosos e tem como fatores de risco a doença de Parkinson (90% dos casos), o baixo teor de ferro, as comorbidades clínicas e psiquiátricas.

Em idosos, observa-se sobreposição entre insônia, dor crônica e depressão. O uso de antidepressivos tem sido associado à insônia, em especial os tricíclicos. Os betabloqueadores também favorecem a insônia, por suprimirem a secreção de melatonina. Os inibidores da acetilcolinesterase usados na demência de Alzheimer provocam aumento da densidade do sono REM, o que se expressa como sonhos vívidos ou pesadelos.

Embora a AOS acometa até 42% dos idosos, fatores de risco tradicionais como obesidade e aumento da circunferência do pescoço são menos evidentes. Em contrapartida, a obstrução parcial ou total das vias aéreas e a consequente fragmentação do sono e hipoxemia intermitente são mais deletérios do que na população em geral, do ponto de vista cognitivo e cardiovascular. Melhora dos níveis da pressão arterial e redução do risco cardiovascular foram descritos ao se restabelecer a via aérea patente por meio de pressão positiva contínua nas vias aéreas com o uso do CPAP.

Na abordagem das queixas do sono em idosos, devem ser priorizados tratamentos não farmacológicos, ou seja, higiene do sono, TCC, controle de estímulos e restrição do sono (limitar o número de horas na cama tanto à noite como de dia). Do ponto de vista farmacológico, a melatonina e a trazodona são melhor toleradas por idosos que os antidepressivos, os hipnóticos benzodiazepínicos e os não benzodiazepínicos.

■ SONO E MENOPAUSA

As fisiologias da menopausa e do ciclo sono-vigília estão interconectadas, de modo que uma das características da menopausa é a dificuldade de dormir, com ênfase no binômio insônia/depressão. A prevalência de insônia na menopausa é de 28 a 63%, ao passo que, na população em geral, não passa de 10%. Sintomas vasomotores, como fogachos, mesmo na perimenopausa, são preditores independentes para queixas relacionadas ao sono e sua menor eficiência. A falência estrogênica também favorece a noctúria, a qual compromete a continuidade do sono. O que ainda a exacerba são distúrbios do sono preexistentes, como a síndrome das pernas inquietas e os distúrbios do ritmo circadiano. A prevalência de distúrbios respiratórios do sono aumenta na menopausa em função de ganho de peso e por mecanismos hormonais pouco claros.

> **ATENÇÃO!**
>
> Sintomas neuropsiquiátricos relacionados à perda gradual dos receptores estrogênicos tornam-se exacerbados na presença da insônia. Dentre eles destacam-se a depressão, a irritabilidade, as dificuldades de memória e de concentração.

A queixa de sono não reparador é proeminente na menopausa, o que pode exacerbar manifestações de fibromialgia, com amplificação dos sintomas dolorosos e diminuição do limiar de dor.

Na menopausa, a abordagem não medicamentosa, em especial a higiene do sono, é prioritária. A reposição de estrogênio se justifica pelo fato de atuar diretamente no sono e reduzir os sintomas depressivos, melhorando a qualidade de vida nessa fase. O uso acoplado de progesterona e os riscos e benefícios da reposição hormonal devem ser ponderados, considerando-se os eventos adversos trombogênicos, como acidente vascular cerebral, e o potencial oncogênico em termos de endométrio e mama.

> **REVISÃO**
>
> - Existe uma relação recíproca entre doenças clínicas e alterações do sono.
> - Os distúrbios do sono ocorrem em taxas mais elevadas em pacientes com condições clínicas que na população em geral.
> - Alterações imunológicas e neuroendócrinas desempenham um papel fundamental na fisiopatologia de distúrbios do sono nas doenças clínicas em geral.
> - A avaliação e o tratamento das doenças de base são o primeiro passo na abordagem das alterações do sono em pacientes com doenças clínicas.
> - Higiene do sono e TCC devem ser priorizadas em relação aos tratamentos farmacológicos, tendo em vista o risco de efeitos secundários e as potenciais interações medicamentosas relacionados ao uso de medicamentos específicos.
> - Idosos são propensos ao desenvolvimento de distúrbios do sono em face das mudanças fisiológicas do sono em combinação com aspectos relacionadas às doenças clínicas associadas.
> - Uma das características da menopausa é a dificuldade de dormir, com ênfase no binômio insônia/depressão.

■ LEITURAS SUGERIDAS

Abbott SM, Reid KJ, Zee PC. Circadian rhythm sleep-wake disorders. Psychiatr Clin North Am. 2015;38(4):805-23.

Ibarra-Coronado EG, Pantaleón-Martínez AM, Velazquéz-Moctezuma J, Prospéro-García O, Méndez-Díaz M, Pérez-Tapia M, et al. The bidirectional relationship between sleep and immunity against infections. J Immunol Res. 2015;2015:678164.

Kamath J, Prpich G, Jillani S. Sleep disturbances in patients with medical conditions. Psychiatr Clin North Am. 2015;38(4):825-41.

Parish JM. Sleep-related problems in common medical conditions. Chest. 2009;135(2):563-72.

Roizenblatt M, Rosa Neto NS, Tufik S, Roizenblatt S. Pain-related diseases and sleep disorders. Braz J Med Biol Res. 2012;45(9):792-98.

22

IMUNIZAÇÃO

22.1 NA INFÂNCIA, NA ADOLESCÊNCIA E NO ADULTO

- LILY YIN WECKX
- ANTONIO PIGNATARI
- RENATO DE ÁVILA KFOURI

No Brasil, a **vacinação** é coordenada pelo Ministério da Saúde, por meio do Programa Nacional de Imunizações (PNI). Em 2013, o PNI completou 40 anos e é sem dúvida um dos melhores programas de saúde do país. Várias vacinas foram incorporadas nos últimos anos e temos hoje um calendário de vacinação bastante abrangente, visando à prevenção das seguintes doenças: tuberculose, hepatite B, tétano, difteria, coqueluche, poliomielite, infecção por *Haemophilus influenzae* tipo b, diarreias por rotavírus, doenças pneumocócicas, doença meningocócica C, influenza, sarampo, caxumba, rubéola, varicela, hepatite A, papilomavírus humano (HPV) e, em algumas regiões, a febre amarela. Além destas, o PNI já estabeleceu a vacinação para coqueluche em gestantes como estratégia de prevenção de formas graves da doença em lactentes jovens. A vacinação é realizada de acordo com os Calendários de Vacinação da criança, do adolescente, do adulto, do idoso e da gestante, além de um específico para os povos indígenas. Recentemente, o PNI unificou todos os calendários, redefinindo-os como Calendário Nacional de Vacinação (Tabela 22.1).[1]

Vacinas complementares são recomendadas pelas sociedades científicas, como a Sociedade Brasileira de Pediatria (SBP)[2] e a Sociedade Brasileira de Imunizações (SBIm),[3] nos seus calendários vacinais. Como importante atividade visando ao controle, à eliminação e à erradicação de doenças imunopreveníveis, o PNI realiza campanhas de vacinação (influenza, poliomielite e multivacinação), além das periódicas campanhas de seguimento do sarampo.

> **ATENÇÃO!**
>
> Grupos especiais de indivíduos com risco aumentado para infecções, como os imunocomprometidos e pessoas com comorbidades, aqueles com eventos adversos graves pós-vacinação ou, ainda, em situações de prevenção pós-exposição, podem necessitar de vacinas adicionais não disponíveis na rotina. Esses pacientes são atendidos nos Centros de Referência para Imunobiológicos Especiais (CRIEs), presentes em todas as unidades federadas do país. Trabalhadores e viajantes também são alvos de programas específicos de prevenção.

O calendário não deve ser utilizado de maneira rígida e imutável, devendo ser adaptado às circunstâncias operacionais. O intervalo mínimo entre as doses deve ser respeitado, porém, não há necessidade de reiniciar as vacinações em pessoas que, por algum motivo, tenham ultrapassado os intervalos recomendados entre as doses.

■ TUBERCULOSE

A vacina BCG (bacilo de Calmette-Guérin), contra a tuberculose (TB), é preparada com bacilos vivos, a partir de cepas atenuadas de *Mycobacterium bovis*. A dose recomendada é de 0,1mL e sua via de administração é rigorosamente intradérmica (ID), na altura da inserção inferior do músculo deltoide, do braço direito. Depois de ministrada, deve ocorrer uma sequência de reações – nódulo, pústula, úlcera e crosta – até resultar em uma pequena cicatriz, em média de 6 a 12 semanas após a aplicação. Na ausência da evolução natural da lesão vacinal, com a consequente cicatrização, decorridos seis meses da vacinação, indica-se uma revacinação.

A BCG deve ser administrada o mais precocemente possível, de preferência ainda na maternidade, até a criança completar o primeiro mês de vida, ou ainda, quando da primeira visita ao Serviço de Saúde. Embora possa ser aplicada em qualquer idade, tem indicação prioritária para pessoas com até 5 anos de idade e, particularmente no Estado de São Paulo, até 15 anos. É recomendada uma única dose.

A vacina visa especialmente a diminuir a incidência de formas graves de tuberculose, como a meníngea e a miliar, que aparecem mais frequentemente até quatro anos de idade.

Apenas para os contatos domiciliares de pacientes com hanseníase, independentemente da forma clínica, fica recomendada a aplicação de duas doses, com intervalo de seis meses.

CONTRAINDICAÇÕES

Por se tratar de uma vacina de bactérias vivas atenuadas, não deve ser administrada em gestantes e indivíduos com imunodeficiência congênita ou adquirida. Em crianças filhas de mães HIV+, recomenda-se a aplicação da vacina BCG ao nascimento. Uma vez com diagnóstico de infecção pelo vírus HIV, em qualquer idade, com ou sem sintomatologia, a vacinação está contraindicada. Crianças com peso inferior a 2.000 g e afecções dermatológicas extensas constituem contraindicações relativas e sugerem adiamento da aplicação da vacina. Recém-nascidos (RNs) filhos de mães que utilizaram na gestação medicações imunossupressoras (como biológicos, por exemplo) devem aguardar seis meses para receber a vacina.

■ HEPATITE B

Dispõe-se no Brasil de vacinas contra hepatite B, produzidas por tecnologia de DNA recombinante. A vacina está disponível na rotina pública para indivíduos de qualquer idade, mas especialmente para aqueles grupos considerados de maior risco para aquisição da enfermidade: imunodeficiência, pessoas vivendo com HIV/Aids, asplenia anatômica ou funcional, doença de depósito, doença autoimune, fibrose cística, nefropatia crônica com ou sem diálise, portadores de doenças com alto potencial de transfusão de sangue ou derivados, transplantados e doadores de órgãos sólidos ou de medula óssea, doadores de sangue, profissionais de saúde, hepatopatia crônica e portadores de hepatite C, comunicantes domiciliares de portadores de hepatite B, comunicantes sexuais de portadores de vírus da hepatite (HBV), vítimas de violência sexual, reclusos, profissionais de sexo e homens que fazem sexo com homens.

A vacina hepatite B deve ser administrada logo após o nascimento. A Resolução SS-39, de 22 de março de 2005,[4] instituiu como obrigatória a vacinação contra o HBV nas primeiras 24 horas de vida, preferencialmente nas primeiras 12 horas. A administração precoce da vacina é efetiva para evitar a transmissão vertical da infecção.

Com a introdução da vacina quíntupla no PNI, conhecida como pentavalente (DTP/Hib/HepB), o esquema de vacinação contra hepatite B no lactente passou a ser de quatro doses: ao nascer, com a vacina monovalente hepatite B; e aos 2, 4 e 6 meses, com a pentavalente.

Fora dessa faixa etária, o esquema consiste em três doses, com intervalo de 1 a 2 meses entre a 1ª e a 2ª dose e de seis meses entre a 1ª e a 3ª dose (0, 1, 6 meses). Esquema alternativo de quatro doses (0, 1, 2 e 6 a 12 meses) pode também ser utilizado, particularmente quando se necessita de uma

TABELA 22.1 ■ Calendário nacional de vacinação (2013)

CALENDÁRIO	IDADE	BCG	HEP B	DTP/HIB/HEP B (PENTAVALENTE)	VIP E VOP – ESQUEMA SEQUENCIAL	PNEUMO 10V	ROTAVÍRUS	MENINGO C	FEBRE AMARELA	SCR	DT
Criança	Ao nascer	Dose única	Dose ao nascer								
	2 meses			1ª dose	1ª dose (com VIP)	1ª dose	1ª dose				
	3 meses							1ª dose			
	4 meses			2ª dose	2ª dose (com VIP)	2ª dose	2ª dose				
	5 meses							2ª dose			
	6 meses			3ª dose	3ª dose (com VOP)	3ª dose					
	9 meses								Dose inicial		
	12 meses					Reforço				1ª dose	
	15 meses			1º Reforço com DTP	Reforço com VOP			Reforço		2ª dose	
	4 anos			2º Reforço com DTP							
Adolescente	10 a 19 anos		(1) 3 doses		(3) Uma dose a cada 10 anos					2 doses	Reforço a cada 10 anos
Adulto	20 a 59 anos		(1) 3 doses (até 49 anos)		(3) Uma dose a cada 10 anos					1 dose (até 49 anos)	Reforço a cada 10 anos
Idoso	60 anos ou mais										Reforço a cada 10 anos
Gestante			(1) 3 doses								(2) 3 doses

(1) Se não tiver recebido o esquema completo na infância. (2) Respeitar esquemas anteriores. (3) Moradores e viajantes para áreas de risco.
BCG: vacina BCG contra tuberculose; Pneumo 10V: vacina pneumocócica 10-valente (conjugada); Hep B: vacina hepatite B (recombinante); Rotavírus: vacina rotavírus humano G1P1 [8] (atenuada); DTP/Hib/Hep b: vacina adsorvida difteria, tétano, pertussis, *Haemophilus influenzae* b, (conjugada), hepatite B; Meningo C: vacina menongocócica C (conjugada); Febre amarela: vacina febre amarela (atenuada); SCR: vacina sarampo, caxumba, rubéola (atenuada); VIP: vacina poliomielite 1, 2 e 3 (inativada); dT: vacina adsorvida difteria e tétano tipo adulto; VOP: vacina poliomielite 1, 2 e 3 (atenuada).
Fonte: Brasil[1].

imunização mais rápida. É também o esquema recomendado para pacientes com doença renal crônica, hemodialisados, imunocomprometidos, inclusive aqueles que vivem com HIV/Aids, porém com o dobro da dose habitual.

A vacina é recomendada na rotina para gestantes de qualquer faixa etária, não imunizadas previamente, em qualquer idade gestacional. O esquema é de três doses, devendo-se considerar o histórico vacinal anterior.

A apresentação pediátrica (0,5 mL) é recomendada até 19 anos e a adulta (1 mL) acima de 20 anos. A vacina é aplicada via intramuscular (IM) profunda, de preferência no vasto lateral da coxa, até dois anos de idade, e no deltoide em crianças maiores e adultos. A região glútea deve ser evitada (principalmente em adultos) por suscitar resposta imune diminuída.

Sabe-se que pessoas imunocompetentes, imunizadas adequadamente, não necessitam de doses de reforço da vacina contra a hepatite B. Nos hemodialisados, os níveis de anticorpos anti-HBs devem ser monitorados periodicamente, e uma dose de reforço deve ser administrada quando as concentrações de anti-HBs forem menores do que 10 mUI/mL.

ROTAVÍRUS

Dois tipos de vacina rotavírus estão disponíveis: uma preparada com vírus humanos atenuados (monovalente); e outra por reagrupamento de rotavírus bovino e humano (pentavalente). A vacina utilizada na rotina do serviço público no Brasil é a de rotavírus humano, monovalente, G1P[8], que demonstrou proteção cruzada em relação a outros sorotipos não G1. No setor privado, está disponível também a vacina pentavalente, G1,G2, G3, G4, P[8]. Ambas as vacinas são bem toleradas e seguras.

A vacina rotavírus é administrada por via oral. O esquema recomendado da vacina rotavírus monovalente é de duas doses, aos 2 e 4 meses de idade, simultaneamente com as vacinas pentavalente (DTP/Hib/HepB), pneumocócica conjugada e pólio inativada. O intervalo mínimo entre as duas doses da vacina rotavírus é de quatro semanas.

- a 1ª dose deve ser aplicada aos 2 meses de idade: idade mínima 1 mês e 15 dias; idade máxima 3 meses e 15 dias;
- a 2ª dose deve ser aplicada aos 4 meses de idade: idade mínima 3 meses e 7 dias; idade máxima 7 meses e 29 dias.

A vacina rotavírus pentavalente é administrada em três doses, aos 2, 4 e 6 meses. A idade máxima para a terceira dose é de 8 meses e 0 dia.

Ambas as vacinas não devem ser aplicadas fora desses prazos. Também, caso ocorram vômitos ou regurgitação logo após a administração da vacina, não deverá ser dada uma nova dose.

A vacina rotavírus não deve ser administrada em pessoas com reação anafilática aos componentes da vacina em dose anterior e também está contraindicada para pacientes com imunodeficiência grave (imunodeficiência combinada espontânea [SCID]).

ATENÇÃO!

O uso da vacina rotavírus está contraindicado em crianças e recém-nascidos hospitalizados, pelo risco teórico de disseminação do vírus vacinal no ambiente hospitalar.

DIFTERIA, TÉTANO E PERTUSSIS (COQUELUCHE)

A prevenção da difteria, do tétano e da coqueluche é realizada na rotina com a vacina tríplice (DTP), inativada e composta de toxoide diftérico, toxoide tetânico e suspensão de *Bordetella pertussis* mortas, de células inteiras. A vacinação consiste em três doses para imunização primária, aos 2, 4 e 6 meses de idade, além de um reforço aos 15 a 18 meses e, adicionalmente, um segundo reforço entre 4 e 6 anos de idade. A vacina DTP pode ser utilizada até 6 anos e 11 meses. Doses de reforço a cada 10 anos devem ser mantidas com a vacina dupla adulto (dT), por toda a vida. A via de administração é intramuscular profunda.

EVENTO ADVERSO

As vacinas tríplice de células inteiras são seguras, embora induzam com frequência uma série de eventos indesejáveis, geralmente de leve a moderada intensidade, relacionados ao componente pertussis. São frequentes dor, hiperemia, edema e enduração no local da aplicação, além de febre baixa. Mais raramente, podem-se desenvolver sintomas mais intensos, como choro persistente e febre alta (<1%). Esses eventos não contraindicam doses subsequentes da vacina, devendo-se ter precaução na administração da próxima dose, com uso de antitérmicos nas primeiras 24 a 48 horas.

CONTRAINDICAÇÕES

Constituem contraindicações da vacina DTP:
- crianças com quadro neurológico em atividade;
- crianças que tenham apresentado qualquer uma das seguintes manifestações, após sua aplicação: convulsões até 72 horas; episódio hipotônico-hiporresponsivo até 48 horas; encefalopatia nos primeiros sete dias; reação anafilática.

Nos casos de convulsões e episódio hipotônico-hiporresponsivo, a DTP pode ser substituída por DT (dupla infantil) ou DTP do tipo acelular. Nos casos de encefalopatia, utilizar somente DT. Naqueles casos de reação anafilática, é contraindicada a utilização de todos os componentes da DTP ou DTP acelular.

As vacinas acelulares contra a coqueluche contêm apenas componentes antigênicos de *B. pertussis* altamente purificados. Possuem eficácia comparável à de células inteiras, porém apresentam um melhor perfil de reatogenicidade. Podem ser utilizadas como alternativa à vacina de células inteiras, seguindo o mesmo esquema, ou em substituição à DTP em crianças que apresentaram eventos adversos, como convulsão e episódio hipotônico-hiporresponsivo.

A vacina para coqueluche em adultos, na forma de tríplice bacteriana acelular tipo adulto (dTpa), tem sido utilizada como estratégia para controle dos casos graves de coqueluche em lactentes jovens, já que, na maior parte das vezes, a fonte de infecção deles é o adulto com quem convivem. A vacinação da gestante, entre 27 e 36 semanas de idade gestacional, traz benefícios adicionais por meio da proteção materna e pela passagem de anticorpos transplacentários ao recém-nascido. O PNI introduziu em 2014 a vacina dTpa para grávidas, que deve ser aplicada em todas as gestações.

HAEMOPHILUS INFLUENZAE TIPO B

A vacinação contra o *Haemophilus influenzae* tipo b (Hib) é indicada para todas as crianças até cinco anos de idade. Acima dessa idade, a vacina é recomendada apenas para pessoas com risco aumentado para a infecção: imunodeficientes, incluindo aqueles que vivem com HIV/Aids, asplenia anatômica ou funcional, deficiência de complemento, hemoglobinopatias, diabetes melito, nefropatias, cardiopatias e pneumopatias crônicas (incluindo asma moderada ou grave), fístula do LCS, fibrose cística, implante de cóclea, doenças de depósito, doença neurológica incapacitante e transplantados. Para essas indicações, a vacina está disponível nos CRIEs até 19 anos de idade.

O Ministério da Saúde recomenda na rotina o esquema de três doses no primeiro ano de vida, dispensando o reforço para crianças hígidas, mantido, no entanto, para crianças com risco aumentado para infecção, incluindo prematuros nascidos com menos de 33 semanas de gestação.

Atualmente, utiliza-se na rotina vacina Hib combinada com a vacina DTP e hepatite B (quíntupla ou "pentavalente"), o que permite facilitar o emprego racional na rotina. Outras combinações da Hib com DTP acelular e pólio inativada (quíntupla ou "pentavalente") ou acrescida de hepatite B (sêxtupla ou "hexavalente") também estão disponíveis no setor privado. De modo geral, vacinas combinadas com DTP acelular apresentam uma resposta diminuída para o componente haemophilus. Assim, crianças que fazem uso dessas vacinas combinadas (pentavalente ou hexavalente), com pertussis acelular, devem receber dose de reforço da vacina Hib após um ano de idade.

■ POLIOMIELITE

Existem dois tipos de vacinas licenciadas contra poliomielite: a oral atenuada (Sabin) e a injetável, inativada (Salk). Para ambas, recomenda-se o esquema de três doses, iniciando-se aos dois meses, com intervalo de dois meses (2, 4 e 6 meses) seguido de duas doses de reforço, aos 15 meses e um segundo reforço entre 4 e 6 anos.

■ VACINA ORAL CONTRA POLIOMIELITE

A partir de 2016, a vacina oral utilizada passou a ser a bivalente, contendo concentrações apropriadas dos poliovírus I e III, atenuados (VOP). Com a erradicação global do poliovírus tipo II, a Organização Mundial da Saúde (OMS) recomendou que todos os países, simultaneamente, passassem a utilizar vacinas orais sem este componente. Habitualmente, duas gotas correspondem a uma dose. Não há necessidade de jejum prévio e nenhuma restrição deve ser feita ao aleitamento materno. Deve-se adiar a vacinação caso a criança apresente vômitos ou diarreia e aplicar nova dose se houver regurgitação ou vômito após a vacinação.

EVENTOS ADVERSOS

Por se tratar de uma vacina de vírus vivo atenuado, pode ocasionar, eventualmente, raros casos de paralisia em pessoas vacinadas ou em seus contactantes, por reversão da virulência do vírus vacinal, especialmente nas primeiras doses. Assim, constituem contraindicações para a VOP pacientes imunodeficientes ou crianças hígidas em contato domiciliar com imunodeficientes.

■ VACINA INATIVADA CONTRA A POLIOMIELITE

Vacina trivalente composta por cepas inativadas de poliovírus tipo I, II e III (VIP). Deve ser administrada via IM, isolada ou em combinação com vacinas acelulares, hemófilos e hepatite B. O uso da vacina inativada elimina o risco de paralisia associada à vacina.

■ ESQUEMA VIP E VOP

No Brasil, a vacinação contra a poliomielite por muitos anos foi realizada com uso exclusivo da vacina pólio oral atenuada trivalente (VOP) na rotina, acrescida de duas campanhas de vacinação contra poliomielite ao ano, em crianças menores de cinco anos.

As elevadas coberturas vacinais obtidas com essa estratégia permitiram a erradicação da doença no Brasil, com o último caso ocorrido em 1989. Poucos países ainda mantêm a circulação endêmica do vírus, com risco de sua exportação, o que nos obriga a manter sempre elevadas coberturas vacinais, evitando o risco de reintrodução da doença.

Entretanto, apesar do sucesso obtido com a VOP, eventos indesejáveis evidenciados comprometem a segurança do uso continuado da vacina oral. Além da paralisia associada à vacina, surtos de pólio paralítica por poliovírus derivados da vacina (vírus vacinais que sofreram mutação genética – VDPV) estão sendo identificados a cada ano, sobretudo em regiões com baixa cobertura vacinal.

Com o intuito de reduzir o risco de eventos adversos graves relacionados à VOP, o Brasil, desde 2012, adotou o esquema sequencial de imunização, utilizando nas duas primeiras doses (2 e 4 meses) a vacina inativada (VIP) e, nas doses subsequentes (6 e 15 meses), a vacina oral (VOP). A partir de 2016, todo o esquema primário é feito com a VIP (2, 4 e 6 meses), mantendo-se os reforços aos 15 meses e 4 anos com a VOP bivalente.

PNEUMOCOCO

Dispõe-se atualmente de dois tipos de vacinas pneumocócicas: a polissacarídica 23 valente; e as conjugadas 10 e 13 valentes.

VACINA PNEUMOCÓCICA POLISSACARÍDICA 23 VALENTE

Contém polissacarídeos capsulares de 23 sorotipos (1, 2, 3, 4, 5, 6B, 7F, 8, 9N, 9V, 10A, 11A, 12F, 14, 15B, 17F, 18C, 19A, 19F, 20, 22F, 23F e 33F), responsáveis por aproximadamente 90% dos sorotipos causadores de doença invasiva em países desenvolvidos.

É administrada em dose única (0,5 mL) via IM ou SC, acima dos dois anos de idade. É recomendada somente para os seguintes grupos de risco:
- anemia falciforme, asplenia anatômica ou funcional, síndrome nefrótica ou insuficiência renal crônica, imunodeficiências, hemoglobinopatias, indivíduos vivendo com HIV/Aids, fístula do LCS;
- doenças crônicas: cardiovascular, pulmonar e hepática; diabetes melito;
- adultos acima de 60 a 65 anos.

No caso de esplenectomias eletivas ou pacientes que se submeterão à quimioterapia, a vacina deve ser aplicada pelo menos duas semanas antes da intervenção. Após o procedimento quimioterápico, deve-se aguardar três meses para vacinação.

Crianças vacinadas antes dos 10 anos de idade devem ser revacinadas após 3 a 5 anos. A revacinação é indicada após cinco anos para pessoas que continuam em condição de risco, sendo recomendada uma única revacinação.

LIMITAÇÕES

Por se tratar de vacina polissacarídica, não induz resposta imune eficiente em crianças abaixo de dois anos de idade, não é capaz de gerar resposta-dependente de linfócitos T e, portanto, não produz efeito de memória. Não há também, entre os vacinados, redução no estado de portador do pneumococo em nasofaringe.

■ VACINAS PNEUMOCÓCICAS CONJUGADAS

A conjugação de polissacarídeos capsulares a proteínas carreadoras foi capaz de modificar a resposta imune e superar algumas limitações da vacina 23 valente. Vacinas conjugadas induzem resposta imune já em lactentes jovens, a partir de dois meses de idade, geram memória imunológica e reduzem o estado de portador da bactéria, levando, portanto, a uma redução dos casos da doença não só na população vacinada, como também em outros grupos etários (proteção coletiva).

No Brasil, dispõem-se de duas vacinas pneumocócicas conjugadas:
- vacina pneumocócica 10 valente – adotada no PNI, contempla dez dos principais sorotipos causadores de doenças invasivas: 1, 4, 5, 6B, 7F, 9V, 14, 18C, 19F e 23F. Tem licenciamento para uso em crianças menores de cinco anos. Na rotina do PNI, é administrada para crianças de até dois anos de idade, porém está disponível até os 4 anos para aqueles que não receberam a vacina previamente;
- vacina pneumocócica 13 valente – disponível apenas nos serviços privados de imunização, acrescenta, em sua composição, os so-

rotipos 3, 6A e 19A, além dos dez sorotipos da vacina 10 valente. Pode ser aplicada em crianças e adolescentes de até 17 anos de idade.

ESQUEMA

Ambas as vacinas conjugadas devem ser aplicadas via IM segundo o esquema apresentado na Tabela 22.2.

TABELA 22.2 ■ Esquema para administração das vacinas pneumocócicas

IDADE NA 1ª DOSE	SÉRIE PRIMÁRIA	REFORÇO
2-6 meses	3 doses, intervalo de 2 meses ou 2 doses, intervalo de 2 meses	1 dose, entre 12-15 meses
7-11 meses	2 doses, intervalo de 2 meses	1 dose, entre 12-15 meses
12-23 meses	2 doses, intervalo de 2 meses	—
24-60 meses	1 dose	—
24-72 meses Saudáveis Doença de base	1 dose 2 doses, intervalo de 2 meses	—

Crianças de risco, após dois anos de idade, vacinadas com vacina pneumocócica conjugada 10V ou 13V, devem receber uma dose da vacina polissacarídica 23 valente dois meses após a vacina conjugada, com o intuito de ampliar a cobertura de sorotipos.

A vacina pneumocócica conjugada 13 valente foi também licenciada para uso em adultos acima de 50 anos de idade. Para imunização de pacientes de risco, o Centers for Disease Control and Prevention (CDC)[5] recomenda seu uso em associação com a polissacarídica 23 valente. Deve-se aplicar inicialmente uma dose da vacina conjugada e, após dois meses, uma da vacina 23 valente. Uma segunda dose da vacina 23 valente, quando indicada, deverá ser administrada cinco anos depois.

■ MENINGOCOCO

Os sorogrupos de meningococo A, B, C, Y, W, X são responsáveis por quase a totalidade das doenças invasivas no mundo. Atualmente, no Brasil, há predomínio do sorogrupo C, seguido pelo B.

As vacinas meningocócicas polissacarídicas bivalentes A e C foram utilizadas com sucesso na década de 1970 no Brasil, controlando a grande epidemia que acometeu o país. Pelas limitações de uma vacina polissacarídica (não ser imunogênica em menores de dois anos, não suscitar proteção duradoura, hiporresponsividade com doses repetidas e não eliminar o estado de portador), nunca foi incorporada no calendário e seu uso ficou restrito a controle de surtos.

As vacinas meningocócicas C conjugadas à proteína CRM 197 ou ao toxoide tetânico (TT) são altamente imunogênicas e, por serem conjugadas, podem ser utilizadas precocemente, em crianças de baixa idade, com indução de resposta de longa duração e memória imunológica. São capazes de reduzir o estado de portador da bactéria em orofaringe e estão licenciadas a partir de dois meses de idade.

A vacina meningocócica C conjugada ao CRM 197 está disponível no PNI desde 2010 para todas as crianças menores de dois anos de idade e deve ser aplicada via IM de rotina, no esquema 3, 5 e 12 meses de idade. Crianças acima de um ano de idade recebem dose única. Embora ainda não adotadas pelo PNI, as sociedades científicas recomendam doses de reforço aos cinco e 10 anos de idade, devido à queda de anticorpos.

Estão disponíveis também, apenas no setor privado, vacinas meningocócicas conjugadas quadrivalentes contendo os sorogrupos ACYW. Uma delas, que utiliza o CRM 197 como carreador proteico, está licenciada no Brasil a partir de dois meses de idade no esquema 3, 5, 7 e 15 meses, e outra, conjugada ao TT, está licenciada somente a partir de um ano de vida em dose única. Seu uso é recomendado preferencialmente, sempre que possível, pelas sociedades científicas, sobretudo para crianças e adolescentes que se dirigem para locais com circulação de outros sorogrupos contidos na vacina. É administrada via IM.

A vacina contra o meningococo B, desenvolvida através da tecnologia da vacinologia reversa, também é recomendada pelas sociedades científicas, idealmente no primeiro ano de vida, no esquema de quatro doses: 3, 5, 7 e 15 meses de idade. Crianças maiores de um ano e adolescentes devem receber duas doses da vacina com intervalo de um a dois meses entre elas.

■ SARAMPO, CAXUMBA E RUBÉOLA

Em 2003, foi introduzida no calendário do PNI a vacina tríplice viral (SCR), em dose única, administrada aos 12 meses de idade, para imunização contra sarampo, caxumba e rubéola. Em 2004, incluiu-se a segunda dose da vacina tríplice viral no calendário, entre 4 e 6 anos de idade, para suprir as falhas primárias da vacina e evitar o aparecimento de surtos com acúmulo de suscetíveis. Em 2013, o PNI antecipou a segunda dose da vacina tríplice viral para 15 meses, preparando o calendário para a introdução da vacina varicela, combinada com sarampo, caxumba e rubéola (tetraviral – SCRV) em 2014. Portanto, o esquema recomendado atualmente é de duas doses: 12 meses (SCR) e 15 meses (SCRV).

A vacina tríplice viral contém vírus vivos atenuados. As cepas vacinais do sarampo e da caxumba são cultivadas em fibroblastos de embrião de galinha, ao passo que a cepa RA 27/3 da rubéola, em células diploides humanas. Além de estabilizadores, apresenta na sua composição, antibióticos como neomicina ou kanamicina. É administrada via SC.

Graças a extensos programas de vacinação, o Brasil recebeu o certificado de eliminação do sarampo, da rubéola e da síndrome da rubéola congênita.

EVENTOS ADVERSOS

A quantidade de proteína do ovo na vacina é desprezível, e as raras reações de hipersensibilidade imediatas ocorridas após a vacina estão relacionadas principalmente à gelatina usada como estabilizador ou à neomicina contida na sua formulação. A alergia ao ovo, mesmo quando grave, não contraindica o uso da vacina tríplice viral. Por precaução, as pessoas com anafilaxia ao ovo devem ser vacinadas em ambiente hospitalar.

As manifestações sistêmicas associadas à vacina de vírus vivos atenuados ocorrem, em geral, dias após sua administração, tempo necessário para a replicação do vírus vacinal – "período de incubação". Pode ocorrer febre, exantema, artralgia, parotidite e, raramente, meningoencefalite e púrpura trombocitopênica imunológica.

CONTRAINDICAÇÕES

Por conter vírus vivo atenuado, é contraindicada em gestantes e imunodeficientes. As mulheres vacinadas deverão evitar a gravidez, por um mês, após sua aplicação.

■ FEBRE AMARELA

A vacina febre amarela contém vírus vivo atenuado, cepa 17DD, cultivado em embrião de galinha. É aplicada em dose única, via SC, a partir dos nove meses de idade (mínimo seis meses). Cerca de 2 a 5% dos vacinados podem apresentar, a partir do sexto dia, febre, cefaleia e mialgia. Raros casos de eventos adversos graves, com manifestações neurológicas ou viscerotrópicas, foram descritos, incluindo óbitos.

Assim, a recomendação de vacinação do Ministério da Saúde tem como foco áreas de risco de aquisição da doença e viajantes que se dirigem a esses locais:

- vacinar a população residente nas áreas endêmicas com indicação de vacinação a partir dos nove meses de idade com um único reforço aos 4 anos; para aqueles maiores de cinco anos, não previamente vacinados, estão indicadas duas doses com intervalo de 10 anos;
- viajantes que se dirigirem para regiões endêmicas devem ser vacinados a partir dos nove meses de idade e uma segunda dose deve ser dada após 10 anos se o risco permanecer; a vacinação deve ocorrer no mínimo dez dias antes da viagem.
- deve-se evitar a administração simultânea das vacinas febre amarela e tríplice viral, por prejuízo da imunogenicidade. De forma geral, vacinas de vírus vivos, quando não administradas no mesmo dia, devem observar um intervalo mínimo de quatro semanas, à exceção da vacina oral contra a poliomielite;
- como qualquer vacina de vírus vivos, deve-se ter precauções, avaliando o risco/benefício para uso em gestantes e portadores de imunodeficiência congênita ou adquirida.

Há descrição de casos de passagem do vírus vacinal da febre amarela por meio do leite materno; por isso, a vacina está contraindicada em mulheres que estejam amamentando crianças abaixo de seis meses de idade. Se a vacinação não puder ser adiada e houver necessidade de vacinar uma nutriz no primeiro semestre de vida do bebê, deve-se suspender o aleitamento materno por pelo menos 15 dias.

■ INFLUENZA

As vacinas contra influenza utilizadas no Brasil são constituídas de vírus inativados cultivados em ovo (*split* ou subunitária) contendo duas cepas de influenza A e uma de influenza B. A composição da vacina é determinada anualmente pela OMS, de acordo com as cepas de vírus circulantes.

ESQUEMA

A vacina é aplicada via IM a partir dos seis meses de idade segundo o esquema da Tabela 22.3.

TABELA 22.3 ■ Esquema de administração da vacina influenza		
IDADE	DOSE (ML)	N° DE DOSES
6-35 meses	0,25	1-2*
3-8 anos	0,5	1-2*
>9 anos	0,5	1

*Às crianças que se vacinam pela 1ª vez, deve-se dar duas doses com 1 mês de intervalo.

INDICAÇÕES

A vacina é recomendada anualmente, no outono, a partir dos seis meses de idade, para todas as crianças até cinco anos de idade ou para aquelas com um ou mais fatores de risco, quais sejam, asma, fibrose cística ou outras doenças pulmonares crônicas; cardiopatia hemodinamicamente significativa; doenças ou terapêutica imunossupressora; infecção pelo HIV; anemia falciforme e outras hemoglobinopatias; doenças que requerem terapia prolongada com ácido acetilsalicílico (AAS) (artrite reumatoide [AR], doença de Kawasaki) pelo risco aumentado de desenvolverem síndrome de Reye pós-influenza; disfunção renal crônica; doença metabólica crônica, incluindo DM; hepatopatia crônica; doença neurológica crônica incapacitante; e trissomias.

Indivíduos de qualquer idade portadores de doenças crônicas, gestantes, puérperas, profissionais da saúde e idosos constituem grupo de risco para influenza e devem também ser vacinados anualmente.

Além dessas indicações, a vacinação de crianças, adolescentes e adultos sadios pode ser feita quando desejada.

Nos últimos anos, tornou-se disponível, em clínicas privadas, vacinas quadrivalentes, que contemplam duas linhagens de vírus influenza B, aumentando a proteção da vacina.

■ VARICELA

A vacina varicela é uma vacina de vírus vivo atenuado que contém a cepa OKA, desenvolvida no Japão em 1974. É indicada a partir de um ano de idade, com taxa de soroconversão para crianças saudáveis acima de 95%. Espera-se uma eficácia de 70 a 80% na proteção de formas leves da doença, e de 95 a 100% na de formas moderadas a graves. É recomendada uma segunda dose da vacina contra varicela, com o intuito de reduzir falhas vacinais primárias e secundárias. Para essa segunda dose, deve-se respeitar um intervalo mínimo de três meses após a primeira dose.

Na pós-exposição, a vacina é efetiva em contactantes suscetíveis quando aplicada até 3 a 5 dias após o contágio, podendo evitar a doença ou propiciar a ocorrência de formas mais brandas. Nessas situações, tem-se a opção de antecipar a aplicação da vacina para crianças já a partir de nove meses, com vacina específica de um dos produtores (GSK).

EVENTOS ADVERSOS

Pouco frequentes, ocorrem em aproximadamente 4 a 5% das crianças saudáveis e em cerca de 10% dos adultos. Pode haver febre e aparecimento de exantema vesicular discreto.

A vacina está contraindicada para pessoas com imunodeficiência (principalmente do tipo celular), HIV sintomático, indivíduos em uso de imunossupressores e gestantes.

Havendo disponibilidade, a vacina contra varicela deve ser recomendada a todas as crianças, conforme calendários da SBP e SBIm.

> **ATENÇÃO!**
>
> Os grupos que merecem atenção especial para a vacinação são adolescentes e adultos suscetíveis, nos quais a doença é mais severa.

Em situações específicas, a vacina está disponível nos CRIEs para as seguintes indicações:

- profissionais de saúde, pessoas e familiares suscetíveis à doença e imunocompetentes que estejam em convívio domiciliar ou hospitalar com pacientes imunocomprometidos;
- pessoas suscetíveis à doença que serão submetidas a transplante de órgãos (fígado, rins, coração, pulmão e outros órgãos sólidos), pelo menos três semanas antes do ato cirúrgico;
- doadores de órgãos sólidos e de medula óssea;

- pessoas suscetíveis à doença e imunocompetentes, no momento da internação em enfermaria, onde haja caso de varicela;
- vacinação antes da quimioterapia, em protocolos de pesquisa;
- HIV-positivo, assintomático ou oligossintomático (categoria A1 e N1);
- nefropatias crônicas;
- deficiência isolada de imunidade humoral e imunidade celular preservada;
- doenças dermatológicas crônicas graves;
- uso crônico de ácido acetilsalicílico;
- asplenia anatômica ou funcional;
- trissomias.

O PNI incluiu no calendário, em 2013, a vacina varicela em dose única aos 15 meses de idade, em combinação com a tríplice viral (SCRV). Para os grupos de risco, é recomendada a vacina varicela, monovalente, em esquema de duas doses.

■ HEPATITE A

A vacina para hepatite A é recomendada pela SBP e SBIm para uso rotineiro a partir de um ano de idade. Composta de vírus inativados, a vacina é altamente imunogênica e praticamente destituída de riscos. Devem ser aplicadas duas doses (0 a 6 meses), via IM profunda.

Nos CRIEs, tem indicação prioritária para pessoas com hepatopatias crônicas suscetíveis para hepatite A, coagulopatias, hemoglobinopatias, HIV, doenças de depósito, fibrose cística, trissomias, imunodeficientes, transplante de órgão sólido ou de medula óssea, hemoglobinopatias em qualquer idade.

O PNI incluiu no calendário, em 2014, a vacina hepatite A, em dose única, aos 15 meses de idade.

■ PAPILOMAVÍRUS HUMANO

Hoje, estão disponíveis duas vacinas contra HPV, vírus responsável principalmente pelo desenvolvimento de câncer de colo do útero, a segunda maior causa de câncer em mulheres.

Inativadas, as vacinas contêm VLP (*virus-like particles*) e diferem em vários aspectos.
- Vacina contra HPV 6,11,16,18 (MSD) – quadrivalente, contém VLPs para os tipos de HPV 6, 11, 16 e 18. Os tipos 6 e 11 estão relacionados a verrugas genitais (condilomas) e papilomas de laringe, e os tipos 16 e 18, ao câncer de colo de útero, vulva, vagina, boca etc. Tem como adjuvante hidroxifosfato de alumínio e é recomendado para uso IM, em um esquema de três doses, aos 0, 2 e 6 meses. Está licenciada no Brasil para mulheres entre 9 e 45 anos e homens entre 9 e 26 anos de idade. Para meninos e meninas menores de 14 anos de idade, a bula sugere esquema alternativo de duas doses (0 e 6 meses).
- Vacina contra HPV 16,18 (GSK) – bivalente, contra os tipos 16 e 18, principais agentes causadores de câncer cervical e outros tumores. Possui na sua composição um potente adjuvante, o AS04. É administrado via IM, em um esquema de três doses (0, 1 e 6 meses). A vacina foi licenciada em nosso meio para uso em meninas e mulheres acima de nove anos de idade, atualmente sem idade máxima para aplicação. Não está indicada para uso em homens.

O PNI incorporou a vacina HPV quadrivalente (MSD) para meninas no calendário vacinal a partir de 2014, estando hoje disponível, na rotina, para meninas de 9 a 13 anos de idade, no esquema reduzido de duas doses (0 e 6 meses).

DIAGNÓSTICO E TRATAMENTO

REVISÃO

- O sistema de vacinação no Brasil é coordenado pelo Programa Nacional de Imunizações, porém sociedades científicas, como SBP e SBIm, também fazem recomendações de vacinas complementares ou extensão de faixas etárias.
- As campanhas nacionais de vacinação incluem imunização contra influenza, poliomielite, multivacinação (incluindo todas as vacinas do calendário básico de vacinação de crianças) e campanha de segmento contra sarampo.

■ REFERÊNCIAS

1. Brasil. Ministério da Saúde. Calendário Nacional de Vacinação, o Calendário Nacional de Vacinação dos Povos Indígenas e as Campanhas Nacionais de Vacinação, no âmbito do Programa Nacional de Imunizações (PNI), em todo o território nacional [Internet]. Brasília: MS; 2016 [capturado em 05 out. 2016]. Disponível em: http://pesquisa.in.gov.br/imprensa/jsp/visualiza/index.jsp?jornal=1&pagina=55&data=19/08/2016.
2. Sociedade Brasileira de Pediatria. Calendário vacinal 2016 [Internet]. Rio de Janeiro: SBP; 2016 [capturado 02 de setembro de 2016]. Disponível em: http://www.sbp.com.br/src/uploads/2012/12/Calendrio-de-Vacinao-da-SBP-2016.pdf.
3. Sociedade Brasileira de Imunização. Vacinação: calendário SBIm [Internet]. São Paulo: SBIm; 2016 [capturado em 05 out. 2016]. Disponível em: http://www.sbim.org.br/calendários/.
4. São Paulo. Secretaria da Saúde São Paulo. Resolução SS-39, de 22 de março de 2005. Dispõe sobre a distribuição e quantificação da Gratificação de Preceptoria – GP, a que se referem os artigos 18, inciso III, e 22 da Lei Complementar nº 1.157, de 2 de dezembro de 2011, e dá providências [Internet]. São Paulo: SESSP; 2005 [capturado em 05 out. 2016]. Disponível em: ftp://ftp.saude.sp.gov.br/ftpsessp/bibliote/informe_eletronico/2012/iels.abr.12/Iels67/E_R-SS-39_050412.pdf.
5. Centers for Disease Control and Prevention (CDC). Use of 13-valent pneumococcal conjugate vaccine and 23-valent pneumococcal polysaccharide vaccine for adults with immunocompromising conditions: recommendations of the Advisory Committee on Immunization Practices (ACIP). MMWR Morb Mortal Wkly Rep. 2012;61(40):816-9.

22.2 NO IDOSO

■ JOÃO TONIOLO NETO

■ CAROLINA TONIOLO ZENATTI

As doenças infecciosas constituem importante intercorrência clínica em idosos, sendo causa importante de hospitalizações e morte nessa faixa etária. O processo natural de envelhecimento leva à deterioração fisiológica do sistema imune, diminuindo a reserva funcional e os mecanismos de defesa. Além disso, é frequente a presença de múltiplas condições crônicas degenerativas que tornam os idosos ainda mais suscetíveis a infecções. Assim, medidas de prevenção devem ser enfatizadas: médicos e outros profissionais da saúde devem se responsabilizar por orientar a população geriátrica e seus familiares quanto à necessidade da utilização de um recurso simples e de boa relação custo/benefício: as **vacinas**.

O Quadro 22.1[1] mostra o mais recente calendário vacinal para idosos no país, proposto pela Sociedade Brasileira de Imunologia (SBIM) em conjunto com a Sociedade Brasileira de Geriatria e Gerontologia (SBGG) e observações sobre as recomendações do Ministério da Saúde brasileiro.

QUADRO 22.1 ■ Calendário vacinal para idosos no Brasil

VACINAS	ESQUEMAS E RECOMENDAÇÕES	ESQUEMAS E RECOMENDAÇÕES MINISTÉRIO DA SAUDE
Influenza	Dose única anual de rotina. Os maiores de 60 anos fazem parte do grupo de risco aumentado para as complicações e óbitos por influenza. Desde que disponível, a vacina influenza quadrivalente é preferível à vacina influenza trivalente, por conferir maior cobertura das cepas circulantes	Disponível apenas a vacina trivalente, oferecida anualmente em campanha de vacinação
Pneumocócica	Iniciar com uma dose da vacina conjugada 13-valente seguida de uma dose da vacina polissacarídica 23-valente seis a doze meses depois, e uma segunda dose de 23-valente cinco anos depois da primeira	Vacina polissacarídica 23-valente dose única em Campanha e reforço após 5 anos, para pacientes acamados ou institucionalizados
Tríplice bacteriana do tipo adulto	Com esquema de vacinação básico para tétano completo: reforço com tríplice bacteriana acelular (dTpa) a cada 10 anos. Com esquema de vacinação básico para tétano incompleto: uma dose de dTpa a qualquer momento e completar a vacinação básica com uma ou duas doses de dT (dupla bacteriana do tipo adulto) de forma a totalizar três doses de vacina contendo o componente tetânico	Disponível apenas a dT (dupla bacteriana do tipo adulto). Com esquema de vacinação básico para tétano incompleto: uma dose de dT qualquer momento e completar a vacinação básica com uma ou duas doses de dT de forma a totalizar três doses de vacina contendo o componente tetânico
Hepatite A	Após avaliação sorológica, duas doses no esquema de 2 a 6 meses	Na população com mais de 60 anos, é incomum encontrar indivíduos suscetíveis. Para esse grupo, portanto, a vacinação não é prioritária e não está disponível de rotina
Hepatite B	Rotina no esquema 0, 1 e 6 meses	Mesma recomendação
Febre amarela	Uma dose para residentes ou viajantes para áreas de vacinação (de acordo com classificação do MS e da OMS). Se persistir o risco, fazer uma segunda dose 10 anos após a primeira. Vacinar pelo menos 10 dias antes da viagem	Mesma indicação
Meningocócica	Surtos e viagens para área de risco. Uma dose da vacina conjugada ACWY	Não disponível
Tríplice viral	É considerado protegido o indivíduo que tenha recebido, em algum momento da vida, duas doses da vacina tríplice viral acima de 1 ano de idade, e com intervalo mínimo de um mês entre elas. Está indicada em situações de risco aumentado, já que a maioria das pessoas nessa faixa etária não é suscetível a essas doenças	Não disponível
Herpes-zóster	Dose única em maiores de 50 anos, inclusive aqueles que já apresentaram a doença	Não disponível

Em seguida, de maneira resumida, serão apresentadas as características específicas de algumas das vacinas utilizadas na população idosa.

■ VACINA CONTRA O PNEUMOCOCO

As síndromes clínicas mais importantes causadas pelo pneumococo são a pneumonia, a bacteremia e a meningite. A doença pneumocócica invasiva é definida pelo isolamento do pneumococo em locais normalmente estéreis, como sangue, líquido pleural ou LCS.

As infecções pneumocócicas são mais comuns nos extremos da vida (em menores de 2 anos e maiores de 65 anos). É importante salientar que doenças crônicas cardiovasculares, pulmonares, hepáticas ou renais, bem como as neurológicas e a imunodepressão são fatores de risco bem estabelecidos.

Assim, em comparação com adultos saudáveis, pessoas com doenças cardíacas, pulmonares crônicas ou diabetes mellitus têm risco de 3 a 6 vezes maior de doença pneumocócica invasiva. É evidente, portanto, a importância de vacinar idosos.

O *S. pneumoniae* pertence ao gênero *Streptococcus*, família Streptococcaceae. Tratam-se de bactérias gram-positivas, encapsuladas por uma camada de polissacarídeos complexos que protege o micro-organismo da fagocitose. Os pneumococos são subdivididos em 90 tipos sorológicos de acordo com a estrutura química dos polissacarídeos, pois estes são os antígenos que induzem a formação de anticorpos protetores específicos. Os sorotipos mais frequentemente associados à doença invasiva nos Estados Unidos são 4, 6B, 9V, 14, 18C, 19F e 23F. No Brasil, além desses, são importantes os sorotipos 1 e 5.

VACINA

Existem atualmente duas opções estabelecidas para a vacina pneumocócica: as vacinas polissacarídicas e as conjugadas.

As primeiras são compostas por antígenos purificados de 23 sorotipos, indicadas pelo Ministério da Saúde para indivíduos com mais de 60 anos que vivem acamados ou em instituições fechadas (clínicas geriátricas, hospitais, asilos, casas de repouso). É administrada em dose única durante a Campanha Nacional de Vacinação contra a gripe, com uma dose adicional após cinco anos da dose inicial.

Apesar da cobertura ampla dos principais sorotipos, essa vacina induz resposta imunológica dependente de linfócitos B (T independente), por-

DIAGNÓSTICO E TRATAMENTO

tanto com memória de curta duração. Em idosos e pessoas com doenças crônicas, a resposta sorológica à vacina é ainda pior do que os adultos, porém a recomendação da vacinação é mantida pelo alto risco para doença pneumocócica grave.

As vacinas pneumocócicas conjugadas proporcionam maiores níveis de anticorpos e resposta mais duradoura. A conjugação dos polissacarídeos do pneumococo a uma proteína transportadora resulta em um antígeno que pode induzir uma resposta imunológica T dependente, estimulando a produção de anticorpos e a indução de memória, portanto capaz de gerar resposta *booster* de longa duração. No entanto, alguns sorotipos identificados em infecções pneumocócicas em adultos acima de 50 anos, na Vigilância Epidemiológica de *Streptococcus pneumoniae*, na América Latina (Sireva), não fazem parte da constituição das vacinas conjugadas hoje disponíveis no Brasil, mas estão contidos na vacina polissacarídica 23-valente.

Duas vacinas conjugadas estão licenciadas no Brasil, a 10 e a 13-valente. No calendário do Ministério da Saúde, a vacina conjugada (10 valente) é recomendada apenas para crianças. A Sociedade Brasileira de Geriatria e Gerontologia e a Sociedade Brasileira de Imunizações[1] seguem as recomendações americanas do CDC e do Advisory Committee on Immunization Practices (ACIP),[2] que preconizam que o uso da vacina conjugada, quando seguida de uma aplicação da vacina polissacarídica, permite uma resposta de reforço, conforme mostrado no Quadro 22.2.

Tanto a vacina polissacarídica quanto a conjugada são administradas por via intramuscular. São bem toleradas, e os eventos adversos mais comuns são os locais (dor, eritema), que regridem rapidamente e são mais comuns na revacinação. Essa evidência fez com que o CDC ampliasse o intervalo entre as doses.

ATENÇÃO!

Efeitos graves como anafilaxia são raros, mas são motivo para contraindicar a vacinação.

■ VACINA CONTRA DIFTERIA, TÉTANO E COQUELUCHE

TÉTANO

O tétano é doença infecciosa, não contagiosa, geralmente de início agudo, resultante da solução de continuidade de pele ou mucosa, com consequente contaminação pelo bacilo *Clostridium tetani*. Caracteriza-se por espasmos dolorosos, rigidez muscular e disautonomia, causados pela tetanospasmina, potente neurotoxina bacilar.

A contaminação do homem se dá pelo contato de ferimentos com locais em que existem esporos. Não ocorre disseminação da doença por contato com pessoa infectada. Na presença de baixas concentrações de oxigênio, como em tecidos necróticos, os esporos germinam e produzem uma neurotoxina responsável pelas manifestações clínicas.

A letalidade é bastante elevada, principalmente na faixa etária geriátrica, devido à diminuição da resposta imunológica própria da imunossenescência e ao fato do idoso apresentar maiores taxas de déficit psicomotor e de percepção do espaço e, nesse sentido, estar mais propenso a acidentes.

Os casos atuais ocorrem em adultos que nunca foram vacinados ou não receberam reforço adequadamente 5 ou 10 anos antes da lesão (dependendo da gravidade do caso).

DIFTERIA

A difteria é uma doença infecciosa aguda, causada pelo bacilo toxigênico *Corynebacterium diphtheriae*. Caracteriza-se por placas pseudomembranosas típicas que frequentemente se alojam nas tonsilas, na faringe, na laringe, no nariz, em outras mucosas e na pele. A principal forma de transmissão ocorre por contato direto com pessoa acometida ou de portadores com pessoa suscetível pelas secreções oronasais eliminadas por tosse, espirro ou ao falar. A transmissão indireta por fômites é pouco frequente, mas pode ocorrer.

O número de casos notificados no Brasil vem diminuindo progressivamente ao longo dos anos em decorrência do aumento do uso da vacina.

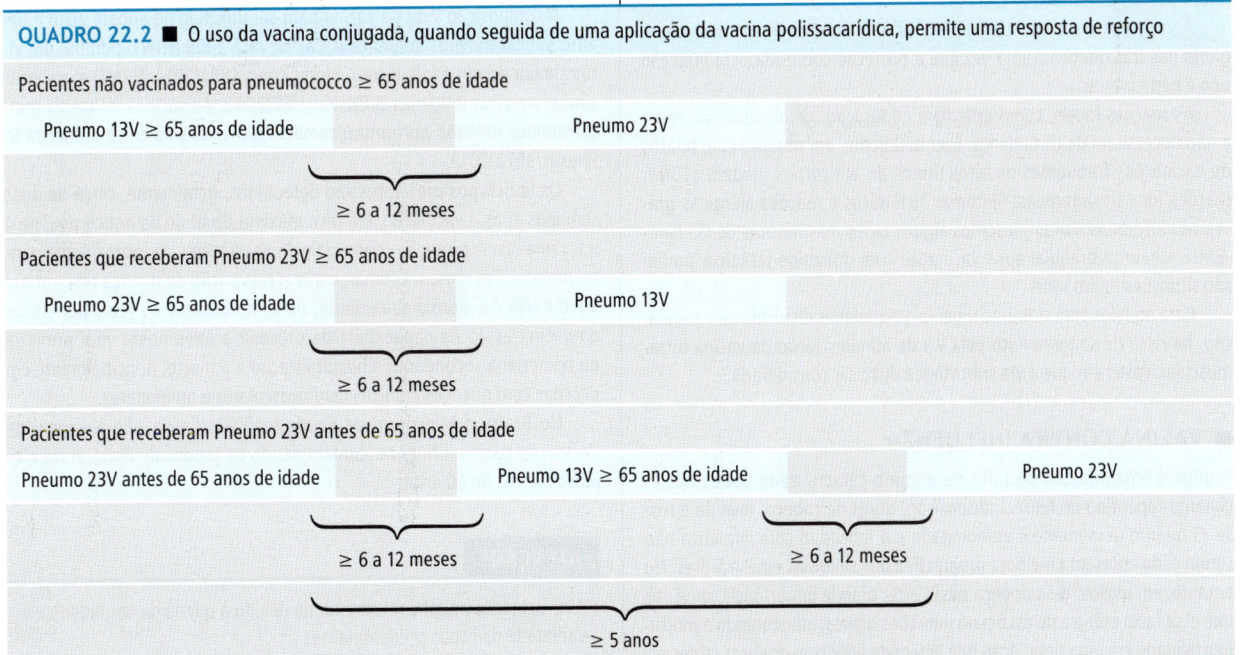

QUADRO 22.2 ■ O uso da vacina conjugada, quando seguida de uma aplicação da vacina polissacarídica, permite uma resposta de reforço

Baixa, a letalidade é maior nas faixas etárias abaixo de 5 e acima dos 40 anos. A maioria dos casos se dá em não imunizados. Um dos fatores para que casos graves de difteria ainda ocorram em várias partes do mundo é a falta de vacinação de rotina. Alguns dados sugerem que na idade senil existe maior proporção de pessoas com título sorológico inadequado de anticorpos para proteção contra a doença.

COQUELUCHE

A coqueluche é uma doença que acomete as vias respiratórias, causada pela bactéria *Bordetella pertussis*.

A transmissão se da pelo contato direto da pessoa infectada com indivíduos suscetíveis e evolui em três fases. A fase catarral inicia-se com manifestações que podem ser confundidas com uma gripe (febre, coriza, mal-estar e tosse seca). Em seguida, a tosse se torna contínua e em crises, e esses acessos são finalizados por inspiração forçada e prolongada ou vômitos. Na convalescença, os acessos de tosse desaparecem e dão lugar à tosse comum.

O número de casos vem aumentando em diversos países, inclusive no Brasil, em adolescentes e adultos jovens, porém a maior preocupação são com os lactentes que costuma desenvolver as formas mais graves da doença.

VACINA

Não existe vacina monovalente contra a difteria ou coqueluche. As vacinas hoje disponíveis para idosos são a combinação do toxoide tetânico com o diftérico (dT), disponíveis apenas na rede pública, e a a vacina acelular com o componente pertusis (dTpa), disponível apenas na rede privada.

A recomendação para idosos nunca vacinados, com esquema incompleto ou sem história vacinal conhecida é de três doses, sendo a primeira com a dTpa seguida de duas doses de dT (dois e de quatro a oito meses depois). Na rede pública, são feitas três doses da dT.

Para todos os idosos já vacinados com três doses, indica-se uma dose de reforço a cada 10 anos (dTpa ou dT). Em casos de ferimentos graves, deve-se antecipar a dose de reforço quando a última dose administrada foi há mais de cinco anos. A dose preconizada é de 0,5 mL, aplicada via intramuscular profunda.

A vacina está recomendada inclusive para aqueles que já tiveram alguma das três doenças, uma vez que a proteção conferida pela infecção não é permanente.

As reações locais, como eritema e enduração, geralmente são leves e não necessitam de tratamento. Eventualmente, em pessoas com relatos de vacinações frequentes ou altos títulos de anticorpos, podem ocorrer reações locais exageradas. Sintomas sistêmicos e reações alérgicas graves são incomuns. Foram descritos alguns casos de síndrome de Guillain-Barré e neurite braquial após vacinação com o toxoide tetânico, porém são situações muito raras.

Para aqueles com trombocitopenia ou qualquer distúrbio de coagulação, há risco de sangramento pela via de administração da vacina intramuscular, casos em que a via subcutânea deve ser considerada.

■ VACINA CONTRA INFLUENZA

A gripe é uma infecção do trato respiratório caracterizada por estabelecimento repentino de febre, indisposição, dores de cabeça, mialgia e tosse. O quadro geralmente é autolimitado e o indivíduo com influenza não complicada apresenta melhora progressiva dos sintomas em 2 a 5 dias. No entanto, em idosos, essa doença passa a ter grande importância, uma vez que essa faixa etária é de risco para infecções graves, aumentando a morbimortalidade em uma população que já tem de lidar com doenças crônicas.

O vírus influenza pode ser classificado em três tipos imunológicos (A, B e C), mas apenas os tipos A e B têm relevância clínica em humanos.

O envelope do vírus é composto por uma dupla camada lipídica e pelas glicoproteínas hemaglutinina (HA) e neuraminidase (NA). Esses dois antígenos desempenham funções fundamentais durante o ciclo replicativo do vírus e podem sofrer intensas alterações estruturais, propiciando as mutações virais que auxiliam o vírus a escapar de anticorpos desenvolvidos pela vacinação prévia ou infecções e são responsáveis pelos surtos periódicos da doença.

As pandemias por influenza têm sido constantes na história e, apesar de todo o avanço tecnológico, continua sendo uma ameaça. A gripe é uma das últimas doenças com potencial epidêmico/pandêmico que ainda permanece sem controle adequado e, assim, novas epidemias são possíveis e esperadas.

A última pandemia de influenza ocorreu em 2009, na qual o influenza vírus A H1N1/09 responsável por milhões de mortes em todo mundo. Em 2016, observa-se já um aumento do número de casos de síndrome respiratória aguda grave (SRAG), iniciado já no mês de março com predomínio de casos confirmados pelo mesmo vírus da pandemia de 2009.

VACINA

No Brasil, as vacinas disponíveis são constituídas por vírus inativados e fragmentados, portanto sem risco de infectar o paciente. Para a produção dessas vacinas, o vírus é inoculado em ovos embrionados de galinha, purificado e inativado pelo formaldeído. As vacinas são trivalentes, compostas de três cepas influenza: dois subtipos e um subtipo de B, conforme orientação da OMS das cepas mais prevalentes no ano anterior.

Vacinas quadrivalentes, com duas linhagens do influenza vírus B (atenuada e inativada), já estão disponíveis no sistema privado, com a vantagem de oferecer maior cobertura.

A vacina com adjuvante pode ser utilizada na população de idosos com boa resposta imune, o que compensaria a resposta imune deficiente pela própria imunossenescência. As vacinas utilizadas pelo Programa Nacional de Imunizações do Ministério da Saúde não contêm adjuvantes, disponíveis apenas no sistema privado.

A composição viral da vacina para ser utilizada no ano de 2016 é um vírus similar ao vírus influenza A/California/7/2009 (H1N1) pdm09, um vírus similar ao vírus influenza A/Hong Kong/4801/2014 (H3N2) e um vírus similar ao vírus influenza B/Brisbane/60/2008. As vacinas influenza quadrivalentes deverão apresentar também um vírus similar ao influenza B/Phuket/3073/2013.

Os anticorpos protetores são detectados, geralmente, cerca de duas semanas após a vacinação, e o pico máximo do título de anticorpos, de 4 a 6 semanas. A proteção conferida pela vacinação é de, aproximadamente, um ano. Em idosos, estima-se que a prevenção de doença respiratória aguda seja de, aproximadamente, 60%, no entanto os reais benefícios da vacina estão na capacidade de prevenir a pneumonia viral primária ou bacteriana secundária, a hospitalização e a morte, principalmente em pessoas com doenças crônicas cardiovasculares e pulmonares.

No Brasil, o Ministério da Saúde realiza a Campanha Nacional de Vacinação contra Influenza, contemplando os grupos de risco, entre eles idosos acima de 60 anos.

> **ATENÇÃO!**
>
> A revacinação anual é recomendada devido à queda da imunidade e à variedade de cepas predominantes.

A vacina é administrada preferencialmente via intramuscular. Os efeitos colaterais mais encontrados são dor local, febre baixa e cefaleia discreta nas primeiras 24 a 48 horas. Há relatos raros da ocorrência de síndrome de Guillain-Barré. Os processos agudos respiratórios (gripe e resfriado) após a administração da vacina representam processos coincidentes e não estão relacionados com a vacina.

Deve-se adiar a vacinação na presença de doença febril aguda moderada ou grave. Para pacientes com trombocitopenia ou qualquer distúrbio de coagulação, também há risco de sangramento pela via de administração da vacina (intramuscular), casos em que a via subcutânea deve ser considerada.

As contraindicações absolutas são indivíduos com história de reação anafilática prévia ou alergia grave relacionada ao ovo de galinha e seus derivados, assim como a qualquer componente da vacina.

VACINA CONTRA HERPES-ZÓSTER

O herpes-zóster é causado pela reativação do mesmo vírus da varicela, quando há alteração imunitária por doença ou por imunossenescência.

Na fase prodrômica, é caracterizada por mal-estar, febre, cefaleia, dor e parestesia. Evolui com lesões bolhosas em dermátomo unilateral e dor intensa, passível de manifestação mais grave e exuberante em pacientes imunossuprimidos. Pode acometer os nervos cranianos, as meninges e o encéfalo. Sua complicação mais comum é a neuralgia pós-herpética, principalmente quando o herpes-zóster ocorre nas idades mais avançadas, sendo responsável por comprometimento da qualidade de vida.

VACINA

A vacina contra a varicela não é eficiente para prevenir o herpes-zóster, mas uma vacina com o mesmo vírus vivo, atenuado e em quantidade muito maior, já está aprovada e disponível para prevenção do herpes-zóster na rede privada para pacientes acima de 50 anos, em dose única.

Estudos recentes, avaliando a eficácia da vacina contra o herpes-zóster mostram redução da incidência de aproximadamente 50% de casos em indivíduos vacinados quando comparados aos que receberam placebo. A vacina também reduziu em 67% a incidência da neuralgia pós-herpética

É recomendada mesmo para aqueles que já apresentaram quadro de herpes-zóster pela chance de recorrência. Nestes casos, deve-se aguardar intervalo mínimo de um ano entre o quadro agudo e a aplicação da vacina. Os efeitos adversos relatados foram apenas reações locais, como dor e rubor.

A vacina disponível não é recomendada para pacientes com imunossupressão grave, uma vez que é composta de vírus vivos atenuados. Vacina com vírus inativado está ainda em estudo.

REVISÃO

- Em razão da fragilidade e da maior vulnerabilidade, os idosos são mais frequentemente acometidos por doenças infecciosas, se comparados com jovens e adultos.
- No Brasil, há atualmente medidas de prevenção e promoção à saúde voltadas para os idosos, o que inclui vacinas que protegem contra as principais doenças que acometem esta população.
- As vacinas oferecidas pelo Ministério da Saúde são aquelas contra influenza, pneumococo e difteria e tétano. Outras vacinas, recomendadas pela Sociedade Brasileira de Imunizações e Sociedade Brasileira de Geriatria e Gerontologia, podem ser encontradas na rede privada, (p.ex., a vacina contra o herpes-zóster).

REFERÊNCIAS

1. Sociedade Brasileira de Imunizações, Sociedade Brasileira de Geriatria e Gerontologia. Calendário de vacinação do idoso: recomendações da Sociedade Brasileira de Imunizações (SBIm) 2015/2016 [Internet]. São Paulo: SBIm; 2015 [capturado em 29 set. 2016]. Disponível em: http://sbim.org.br/images/files/calend-sbim-idoso-acima-60-anos-2015-16-151119-spread.pdf.
2. Center for Disease Control and Prevention. Vaccine recomendations of ACIP [Internet]. Atlanta: CDC; c2016 [capturado em 29 set. 2016]. Disponível em: http://www.cdc.gov/vaccines/hcp/acip-recs/index.html.

LEITURAS SUGERIDAS

Brasil. Ministério da Saúde. Manual do Centro de Referências para Imunobiológicos Especiais (CRIE). 4. ed. Brasília: MS; 2014.

Oxman MN, Levin MJ, Johnson GR, Schmader KE, Straus SE, Gelb LD, et al. A vaccine to prevent herpes zoster and postherpetic neuralgia in older adults. N Engl J Med. 2005;352(22):2271-84.

Sociedade Brasileira de Imunizações, Sociedade Brasileira de Geriatria e Gerontologia. Calendário de vacinação do idoso: recomendações da Sociedade Brasileira de Imunizações (SBIm) 2014/2015. São Paulo: SBIm; 2014.

22.3 SAÚDE DO VIAJANTE

- MARTA HELOISA LOPES
- KARINA TAKESAKI MIYAJI

A medicina de viagem surgiu na segunda metade do século 20,[1] em resposta ao crescente deslocamento humano observado nas últimas décadas. É notável o aumento do número de viagens e a diversificação dos destinos de turismo. A Organização Mundial de Turismo (OMT) estima 1,6 bilhão de chegadas internacionais no mundo até 2020.[2] Tendo surgido em países desenvolvidos, como Estados Unidos da América e países europeus, preocupava-se inicialmente com o deslocamento de cidadãos desses países para áreas menos desenvolvidas do mundo. Atualmente, sua prática fundamenta-se na redução de riscos individuais e coletivos, para viajantes tanto de países desenvolvidos como em desenvolvimento.

A prevenção de agravos à saúde e o controle da disseminação de doenças são os principais objetivos da medicina de viagem. Em 2012, Chaves e colaboradores,[3] em artigo sobre medicina de viagem, relataram caso de febre Chikungunya contraída fora do Brasil, por viajante brasileiro. Alertavam para o fato de que viajantes poderiam ser os introdutores dessa doença no país, uma vez que o vetor estava presente em grandes extensões do território brasileiro, o que realmente ocorreu nos anos subsequentes. Além da redução de riscos individuais, a medicina de viagem tem importante papel nas ações de controle da importação e exportação de doenças.[4]

Medidas gerais de prevenção recomendadas em consultas pré-viagem estão relacionadas à forma de transmissão de agravos através da água e alimentos, vetores, poluição do ar, animais peçonhentos. As principais medidas de intervenção são a vacinação e a profilaxia para malária, que é indicada de acordo com as características da viagem e os antecedentes do viajante.

IMUNIZAÇÃO DO VIAJANTE

A vacinação do viajante tem como finalidade não só a proteção individual, mas também a coletiva. O indivíduo imunizado não contrai a infecção (proteção individual) e não é fonte de disseminação da infecção na comunidade (proteção coletiva).[5]

De acordo com a OMS a vacinação de viajantes compreende as vacinas de rotina, recomendadas para todos os indivíduos, de acordo com a faixa etária, independente da viagem; as vacinas obrigatórias e as vacinas de uso seletivo para viajantes.

■ VACINAS DE ROTINA

As vacinas de rotina recomendadas pela Organização Mundial de Saúde[6] para os viajantes compreendem: difteria; tétano; coqueluche; hepatite B; *Haemophilus influenzae* tipo b; poliomielite; rotavirus; tuberculose (BCG); sarampo; caxumba; rubéola; varicela; papilomavirus humano (HPV); influenza sazonal e vacina pneumocócica (Tabela 22.4).

Antes do início da viagem, tanto crianças quanto adultos devem estar com o calendário vacinal de rotina, para a idade, atualizado. A consulta pré-viagem é um bom momento para atualizar as vacinas dos viajantes.

Se houver necessidade de atualizar o calendário vacinal, as vacinas devem ser aplicadas no mínimo 10 a 15 dias antes da viagem, para assegurar que o viajante chegue ao seu destino com níveis de proteção adequados. No caso de doses de reforço, a proteção é imediata.

Algumas vacinas de rotina merecem considerações particulares, como, por exemplo, a **vacina sarampo, caxumba e rubéola (SCR)**. A transmissão dos vírus do sarampo e da rubéola está interrompida em vários países, entre eles o Brasil, mas continua ocorrendo em alguns países europeus, asiáticos e africanos. A vacina de SCR deve ser administrada para os viajantes não previamente vacinados, a fim de evitar que estes indivíduos adquiram essas infecções e reintroduzam os vírus em locais já sob controle.[5] Para crianças que viajam para áreas de alto risco, a vacinação pode ser feita a partir de seis meses de idade. Neste caso, se vacinada antes dos 12 meses de idade, a criança deve ser revacinada aos 12 meses de vida.

Por ser vacina de vírus vivos atenuados a vacina de sarampo é contraindicada em pacientes imunocomprometidos. Mas pode ser dada, com mínimo risco, se o viajante não estiver usando medicações imunossupressoras.[7] Essas vacinas podem ser oferecidas a pessoas vivendo com HIV/Aids se a contagem de células CD4 for ≥25% da contagem específica para a idade.

Ainda em relação à vacinação de sarampo, é importante enfatizar a necessidade da vacinação de profissionais que atuam no setor de turismo, motoristas de táxis, funcionários de hotéis e restaurantes, e outros que mantenham contato com viajantes.

As **vacinas pólio** são recomendadas para viajantes que se dirijam a regiões onde estejam ocorrendo casos de poliomielite. Pessoas já previamente vacinadas com a vacina oral pólio (VOP), de vírus vivos, devem tomar uma dose de reforço. Adultos não vacinados previamente com VOP preferencialmente devem receber a vacina inativada pólio (VIP).[6] Gestantes, viajantes imunodeprimidos e seus contatos devem sempre receber VIP. A vacinação desses viajantes, além da proteção individual, previne a reintrodução do vírus selvagem, que já não circula em todas as Américas.

TABELA 22.4 ■ Vacinação de rotina indicada para todos os viajantes, independentemente do destino

VACINA	COMPOSIÇÃO	DOSES
Difteria, Tétano e Coqueluche (DTP, DTPa, dTpa) Difteria e Tétano (Dupla adulto ou dT)	Toxoides diftérico e tetânico e células inteiras de *Bordetella pertussis* infantil (DTP) ou Toxoides diftérico e tetânico e antígenos de *Bordetella pertussis* (acelular) infantil (DTPa) Toxoides diftérico e tetânico com hidróxido de alumínio como adjuvante adulto (dT) ou Toxoides diftérico e tetânico e antígenos de *Bordetella pertussis* (acelular) adulto (dTpa)	Esquema básico de três doses e uma dose de reforço a cada 10 anos
Hepatite B	Antígeno de superfície (HBsAg) obtido por engenharia genética	Três doses
Sarampo, Caxumba e Rubéola (SCR ou Tríplice Viral ou MMR)	Vírus vivos atenuados	Até 19 anos: duas doses com intervalo mínimo de 28 dias Nos maiores de 19 anos: uma dose
Haemophilus influenzae tipo b	Vacina polissacarídica conjugada com proteína	Para crianças: esquema de acordo com a idade
Varicela	Vírus vivos atenuados	Uma ou duas doses de acordo com a idade
Poliomielite	Vírus vivos atenuados (VOP) ou Vírus inativados (VIP)	Para crianças: esquema de acordo com a idade
Rotavirus	Vírus vivos atenuados	Para crianças: esquema de acordo com a idade
HPV	Vacina obtida por engenharia genética	Esquema de acordo com a idade
Influenza sazonal	Vírus inativados	Dose anual
Vacina pneumocócica	Vacina polissacarídica conjugada com proteína ou Vacina polissacarídica	Esquema de acordo com a idade

Fonte: World Health Organization.[6]

Em especial para adultos, que frequentemente não estão com esquema de vacinação atualizado, deve ser lembrada a **vacina de tétano**, combinada com difteria (**dT**) ou combinada com difteria e pertussis acelular (**dTpa**). Devem ser enfatizadas para viajantes que irão realizar atividades de ecoturismo ou turismo de aventura pelo risco de trauma e acidentes.

A **vacina Hepatite B** é recomendada para todos e, particularmente, para viajantes missionários, profissionais de saúde, trabalhadores voluntários, professores, estudantes de longa permanência em áreas de risco (traumas/acidentes) e os que fazem turismo de aventura e sexual. Esquema alternativo com três doses nos dias 0 – 7 – 21 e uma quarta dose após 12 meses pode ser administrado aos viajantes de "último minuto", como são chamados os viajantes que procuram orientação pouco tempo antes da viagem.

A **vacina Influenza** deve ser considerada para todas as crianças maiores de seis meses de idade que viajam durante a estação da influenza. É recomendada particularmente para viajantes internacionais que vão realizar viagem aérea prolongada; permanecer em locais fechados com aglomeração de pessoas; fazer viagens de negócio de um hemisfério para outro. É enfaticamente recomendada para passageiros e tripulação de cruzeiros marítimos.

■ VACINAS OBRIGATÓRIAS

A Tabela 22.5 reúne as vacinas obrigatórias necessárias ao viajante.[1]

TABELA 22.5 ■ Vacinas de uso seletivo para viajantes disponíveis no Brasil

VACINA	COMPOSIÇÃO	DOSES
Hepatite A	Vírus inativados	Duas doses com intervalo de seis meses
Meningocócica	Conjugada C (polissacarídeo capsular conjugado a proteína), Conjugada ACWY e Polissacarídica AC Proteica meningocócica B	Esquema de acordo com a idade
Raiva	Vírus inativados	Pré exposição: 3 doses (0, 7 e 21 a 28 dias)
Febre amarela	Vírus vivos atenuados	OMS – 1 dose Ministério da Saúde: 2 doses: aos 9 meses e 4 anos de idade > 4 anos: duas doses com intervalo de 10 anos
Febre tifoide	Polissacarídica de antígeno Vi de *Salmonella typhi* purificado ou Bactéria viva atenuada cepa Ty21a (comprimido ou solução)	Inativada: uma dose IM ou Bactérias vivas: orais, 03 comprimidos ou 04 doses (líquida) em dias alternados

Fonte: World Health Organization.[6]

VACINA DE FEBRE AMARELA

A vacina de febre amarela é uma vacina de vírus vivos atenuados e é aplicada por via subcutânea ou intramuscular, em dose única.

Os viajantes devem ser vacinados se:
- São provenientes de regiões endêmicas para febre amarela e visitam um país que exige vacinação como condição de entrada. Esta exigência ocorre em países onde circulam vetores transmissores do vírus da febre amarela, mas não há circulação do vírus selvagem. Com a vacinação de viajantes provenientes de regiões endêmicas esses países evitam a entrada do vírus da febre amarela em seu território, sendo essa uma medida de proteção coletiva. Nessa situação, para entrada nesses países, a vacinação é obrigatória. Alguns países endêmicos para febre amarela, na África, também exigem vacinação. Desde 11/07/2016, o certificado internacional de vacinação de uma dose de vacina de febre amarela é válido por toda a vida da pessoa.[6] A lista de países que exigem vacina de febre amarela deve ser consultada no site da World Health Organization* por aqueles que visitarão uma região onde há risco de exposição à febre amarela. Mesmo não sendo medida obrigatória os viajantes devem ser vacinados, para proteção individual. A Figura 22.1 mostra as áreas no Brasil com recomendação de vacina de febre amarela[8], e a Figura 22.2, áreas no mundo com risco de aquisição de febre amarela.[9,10]

Por ser vacina de vírus vivos atenuados, deve ser evitada em pacientes imunocomprometidos e gestantes. Viajantes imunodeprimidos e gestantes devem ser alertados dos riscos de visitar áreas de transmissão ativa de febre amarela.[6]

Embora as vacinas de vírus vivos não devam ser administradas em viajantes imunodeprimidos, há exceção para as vacinas de febre amarela e SCR, em determinadas circunstâncias.[11] Essas vacinas podem ser oferecidas a pessoas vivendo com HIV/Aids se a contagem de células CD4 for ≥ 25% da contagem específica para a idade.

As vacinas FA e SCR não devem ser administradas simultaneamente em crianças ≤ 2 anos de idade, devendo-se observar um intervalo de 30 dias entre elas. Em pessoas > 2 anos de idade, podem ser administradas juntas.[12] Devem ser aplicadas no mínimo 10 a 15 dias antes da viagem, para assegurar que o viajante chegue ao seu destino com níveis de proteção adequados.

Idosos de 60 anos ou mais podem ser vacinados para febre amarela com segurança. Antes da vacinação deve-se perguntar cuidadosamente sobre condições que possam comprometer a resposta imune e o risco de exposição ao vírus.[13]

Viajantes gravemente imunodeprimidos podem receber certificado internacional de isenção da vacinação da febre amarela e devem seguir rigorosamente as medidas de proteção contra os mosquitos.

> **ATENÇÃO!**
>
> **Vacinas meningocócicas ACYW e pólio.** São exigidas pela Arábia Saudita para peregrinos (Hajj e Umrah), e atualizações sobre essa exigência devem consultadas no site da World Health Organization**.

■ VACINAS DE USO SELETIVO PARA VIAJANTES

A indicação de vacinação do viajante deve sempre levar em consideração, além do(s) local(ais) de destino, a duração da viagem, o tipo de acomodação e transporte e as condições de saúde do indivíduo.

---

*Disponível em: http://www.who.int/ith/vaccines/en/
**Para mais informações, acesse: www.who.int/wer

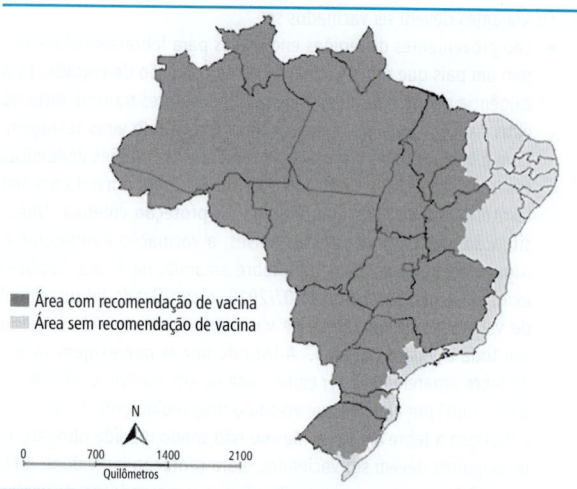

FIGURA 22.1 ■ Áreas com recomendação de vacinação contra febre amarela no Brasil, em 2015.

Fonte: Brasil.[8]

TABELA 22.6 ■ Vacinas obrigatórias para viajantes

VACINA	COMPOSIÇÃO	INDICAÇÃO
Meningocócica	Conjugada ACWY (polissacarídeo capsular conjugado a proteína) ou polissacarídica ACWY	Exigida pela Arábia Saudita para aqueles que vão para a peregrinação a Meca (Hajj)
Febre amarela	Vírus vivos atenuados	Pessoas provenientes de área endêmica que vão para países que exigem a vacinação
Poliomielite	Vírus vivos atenuados (VOP) ou Vírus inativados (VIP)	Exigida pela Arábia Saudita para viajantes provenientes de áreas endêmicas que vão para a peregrinação a Meca (Hajj)

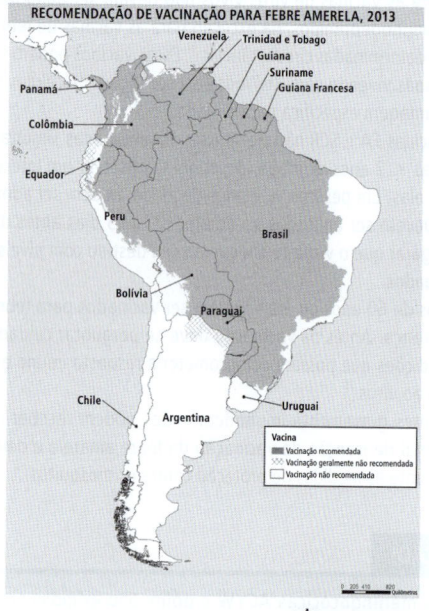
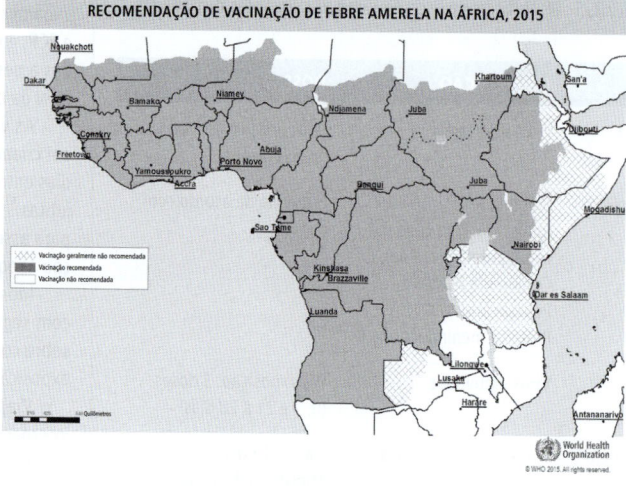

FIGURA 22.2 ■ Áreas de risco de transmissão de febre amarela no mundo, em 2015.

Fonte: World Health Organization.[9,10]

As seguintes vacinas de uso seletivo para viajantes estão atualmente disponíveis no Brasil: Hepatite A; Doença Meningocócica; Raiva; Febre amarela; Febre Tifoide (Tabela 22.6). Entre as vacinas não disponíveis no Brasil, (na saúde pública ou na saúde suplementar), citam-se: Cólera; Hepatite E; Encefalite Japonesa.

VACINA HEPATITE A

Vacina de vírus inativados. Recomendada para crianças e adultos que viajam para países em desenvolvimento ou regiões com saneamento básico deficitário.

- Esquema vacinal recomendado para crianças > 12 meses de idade e adultos: duas doses com intervalo de 6 meses entre elas.

DIAGNÓSTICO E TRATAMENTO

- Esquema alternativo com Vacina Hepatite A e B (combinadas): três doses nos dias 0 – 7 – 21 e uma quarta dose após 12 meses.

VACINAS MENINGOCÓCICAS

Vacinas disponíveis no Brasil:
- Meningite AC polissacarídica: indicada para maiores de 2 anos de idade, disponível em saúde pública para controle de surtos de doença meningocócica.
- Meningite C conjugada: disponível no PNI e em clínicas particulares.
- Meningite ACYW conjugada: só disponível em clínicas particulares.
- Meningite B: só disponível em clínicas particulares.

ATENÇÃO!

A OMS recomenda que os viajantes sejam informados que a proteção induzida pelas vacinas meningocócicas é estritamente sorotipo específica, e que a vacina tetravalente oferece a mais ampla proteção. Entretanto, não confere proteção para os meningococos B e X, que são prevalentes em alguns países. Para o meningococo B, há vacina, mas não para o X.

Recomendação especial deve ser feita aos viajantes que se destinam à região subsaariana do continente africano denominada "cinturão da meningite" (Figura 22.3).[14] Embora a incidência da doença meningocócica venha diminuindo acentuadamente nos últimos anos, em decorrência de campanhas de vacinação conduzidas nesses países, ainda assim os viajantes que se destinam a essa região devem estar vacinados preferencialmente com a vacina tetravalente ACYW conjugada.

A Arábia Saudita requer, para entrada no país por ocasião do Umrah e Hajj, de visitantes adultos e crianças maiores de dois anos de idade provenientes de todos os países, certificado de vacinação tetravalente ACYW, com a vacina polissacarídica (não disponível no Brasil) ou com a vacina conjugada. O certificado para a vacina tetravalente ACYW conjugada é válido por oito anos.[15]

Essas vacinas devem ser aplicadas no mínimo 10 a 15 dias antes da viagem, para assegurar que o viajante chegue ao seu destino com níveis de proteção adequados.

VACINA RAIVA

Vacina de vírus inativados. Esquema de profilaxia pré-exposição: 3 doses, por via intramuscular (IM) ou intradérmica (ID) nos dias 0 – 7 – 21. O ideal é a realização de sorologia para confirmação de soroconversão.

Recomendada para viajantes que se dirigem para áreas rurais de regiões endêmicas na América Central e do Sul, África e Ásia. Especialmente em casos de turismo de aventura em áreas remotas, para trabalhadores expatriados, missionários e seus familiares, em especial as crianças.[6]

VACINA FEBRE TIFOIDE

Vacinas disponíveis (nem sempre encontradas no Brasil):
- Vacina inativada (Vi capsular polissacarídica): dose única, por via IM, para pessoas acima de dois anos de idade.
- Vacina oral Ty21a: bactérias vivas atenuadas (cápsula e suspensão). Esquema: três doses; cada cápsula em dias alternados, para adultos e crianças maiores de 6 anos. Contraindicada em viajantes imunodeprimidos.

Ambas de eficácia moderada, variando de 50 a 70%.

- Vacina conjugada (Vi r-EPA): conjugada à exotoxina recombinante de *Pseudomonas aeruginosa*. Pode ser administrada a menores de dois anos de idade. Não comercializada no Brasil.

As vacinas polissacarídica e oral de bactérias atenuadas são recomendadas para viajantes que vão permanecer mais de um mês expostos a condições precárias de higiene; fora dos roteiros turísticos e que irão ingerir comida tradicional local.[6] São consideradas áreas endêmicas: Índia, Ásia, África, América do Sul. Mesmo indivíduos vacinados devem evitar o consumo de alimentos e água potencialmente contaminados.

VACINA CÓLERA

Vacina de célula inteira do *V. cholerae* O1 em combinação com a subunidade B da toxina colérica (inativada e recombinante), internacionalmente conhecida como DUKORAL®. É bem tolerada e confere até 90% de proteção. Também confere cerca de 50% de proteção para diarreia causada por *Escherichia coli* enterotoxigênica (ETEC).[6] Outra vacina é a Shanchol® O1 e O139, que confere 66% de proteção, sem proteção contra *E. coli*.[6]

Indicações: para viajantes que se destinam a áreas endêmicas, tais como, regiões da África, da Ásia (Índia), Haiti, República Dominicana.

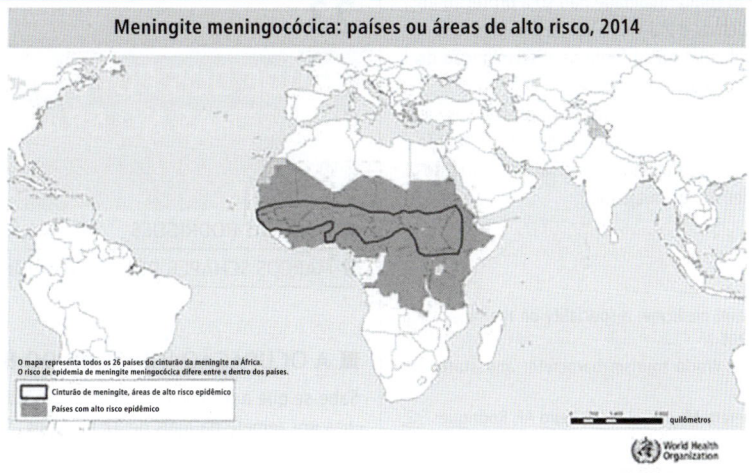

FIGURA 22.3 ■ Meningite meningocócica, países ou áreas de alto risco, 2014.

Fonte: World Health Organization.[14]

Não está indicada para viagens de curta duração mesmo para áreas endêmicas.

Esquema de vacinação:
- Dukoral®: para crianças > seis anos de idade e adultos: duas doses, por via oral, com intervalo de sete a 42 dias. Para crianças de dois a cinco anos de idade, são recomendadas três doses.
- Shanchol®: a partir de 2 anos de idade; duas doses com intervalo de 14 dias. Recomendado reforço após 2 anos.

VACINA HEPATITE E

Vacina constituída de uma proteína recombinante do capsídeo viral. Licenciada e só disponível na China.[6]

VACINA ENCEFALITE JAPONESA

Vacina inativada (nova): JE IC-51 (Jespect/Ixiaro): cultivada em células Vero. Indicada para > 18 anos de idade, por via IM. Não há relatos de eventos adversos graves.[6]

Vacina Chimerivax – JE (Sanofi Pasteur): liofilizada, recombinante, atenuada. Incorpora genes do vírus da Encefalite Japonesa em cepa atenuada do vírus da febre amarela. Considerada, nos estudos pré-lançamento, altamente imunogênica e segura. Recentemente licenciada na Austrália e na Tailândia.[6]

A vacina Encefalite Japonesa é recomendada em viagens de longa duração para áreas rurais (especialmente fazendas com criação de suínos), durante a estação de transmissão da doença pelo mosquito Culex. Na Austrália, a transmissão ocorre predominantemente de dezembro a maio, e no Japão, India e China, de maio a outubro.

Sua indicação deve ser considerada para viajantes com extensa atividade ao ar livre, que inclui acampamento, ciclismo, por tempo prolongado.

REVISÃO

- Tendo surgido em países desenvolvidos, a medicina de viagem se preocupava inicialmente com o deslocamento de cidadãos desses países para áreas menos desenvolvidas do mundo. Atualmente, sua prática fundamenta-se na redução de riscos individuais e coletivos, para viajantes tanto de países desenvolvidos como em desenvolvimento.
- A prevenção de agravos à saúde e o controle da disseminação de doenças são os principais objetivos da medicina de viagem.
- A vacinação do viajante tem como finalidade não só a proteção individual, mas também a coletiva: o indivíduo imunizado não contrai a infecção (proteção individual) e não é fonte de disseminação da infecção na comunidade (proteção coletiva).
- De acordo com a OMS, a vacinação de viajantes compreende as vacinas de rotina (recomendadas para todos os indivíduos, de acordo com a faixa etária, independente da viagem), as vacinas obrigatórias e as vacinas de uso seletivo para viajantes.

■ REFERÊNCIAS

1. Gautret P, Freedman DO. Travel medicine, a speciality on the move. Clin Microbiol Infect. 2010;16(3):201-2.
2. World Tourism Organization. World tourism barometer and statistical annex. 2012;10(4):1-60.
3. Chaves TS, Pellini AC, Mascheretti M, Jahnel MT, Ribeiro AF, Rodrigues SG, et al. Travelers as sentinels for chikungunya fever, Brazil. Emerg Infect Dis. 2012;18(3):529-30.
4. Miyaji KT, Chaves TSS, Lara AN, Luiz AM, Sartori AMC, Lopes MH. Aconselhamento pré-viagem aos voluntários com destino ao Haiti. Relato da experiência do Ambulatório dos Viajantes do Hospital das Clínicas da FMUSP. Rev Med (São Paulo).2014;90(2):90-3.
5. Chinwa Lo S, Mascheretti M, Chaves Tdo S, Lopes MH. Vacinação dos viajantes: experiência do Ambulatório dos Viajantes do Hospital das Clínicas da Faculdade de Medicina da Universidade de São Paulo. Rev Soc Bras Med Trop. 2008;41(5):474-8.
6. World Health Organization. International travel and health: vaccines [Internet]. Geneva: WHO; c2016 [capturado em 29 nov. 2016]. Disponível em: http://www.who.int/ith/vaccines/en/.
7. Committee to Advise on Tropical Medicine and Travel (CATMAT). The immunocompromised traveller. An Advisory Committee Statement (ACS). Can Commun Dis Rep. 2007;33(ACS-4):1-24.
8. Brasil. Ministério da Saúde. Orientações quanto à vacinação contra a febre amarela [Internet]. Brasília: MS; 2014 [capturado em 29 nov. 2016]. Disponível em: http://portalsaude.saude.gov.br/index.php/o-ministerio/principal/leia-mais-o-ministerio/427-secretaria-svs/vigilancia-de-a-a-z/febre-amarela/l1-febre-amarela/10771-vacinacao-febre-amarela.
9. World Health Organization. Yellow fever vaccination recommendations in the Americas, 2013 [Internet]. Geneva: WHO; 2013 [capturado em 29 nov. 2016]. Disponível em: http://gamapserver.who.int/mapLibrary/Files/Maps/ITH_YF_vaccination_americas.png?ua=1.
10. World Health Organization. Yellow fever vaccination recommendations in Africa, 2015 [Internet]. Geneva: WHO; 2015 [capturado em 29 nov. 2016]. Disponível em: http://gamapserver.who.int/mapLibrary/Files/Maps/ITH_YF_vaccination_africa.png?ua=1.
11. Rubin LG, Levin MJ, Ljungman P, Davies EG, Avery R, Tomblyn M, et al. 2013 IDSA clinical practice guideline for vaccination of the immunocompromised host. Clin Infect Dis. 2014;58(3):309-18.
12. Nascimento Silva JR, Camacho LA, Siqueira MM, Freire Mde S, Castro YP, Maia Mde L, et al. Mutual interference on the immune response to yellow fever vaccine and a combined vaccine against measles, mumps and rubella. Vaccine. 2011;29(37):6327-34.
13. Miyaji KT, Luiz AM, Lara AN, Chaves TSS, Piorelli RO, Lopes MH, et al. Active assessment of adverse events following yellow fever vaccination of persons aged 60 years and more. Hum Vaccin Immunother. 2013;9(2):277-82.
14. World Health Organization. Meningococcal meningitis, countries or areas at risk, 2014 [Internet]. Geneva: WHO; 2015 [capturado em 29 nov. 2016]. Disponível em: http://gamapserver.who.int/mapLibrary/Files/Maps/Global_MeningitisRisk_ITHRiskMap.png?ua=1&ua=1&ua=1.
15. Health conditions for travellers to Saudi Arabia for the pilgrimage to Mecca (Hajj), 2016. Wkly Epidemiol Rec. 2016;91(26-27):331-5.

23

SAÚDE DOS POVOS INDÍGENAS NO BRASIL

■ DOUGLAS RODRIGUES
■ MARCOS SCHAPER DOS SANTOS JUNIOR

■ A OCUPAÇÃO INDÍGENA DO BRASIL

Sabe-se que a ocupação do território brasileiro por populações paleoíndias nos remete há mais de 12 mil anos. São conhecidas e amplamente aceitas teorias migratórias a partir do nordeste da Ásia, utilizando a faixa de terra denominada Beríngia, que teria aflorado em consequência de glaciações que baixaram em cerca de 50 metros o nível do mar, colonizando inicialmente o Alasca e a América do Norte e, posteriormente, ocupando o restante do continente americano.

DIAGNÓSTICO E TRATAMENTO

TABELA 23.1 ■ Distribuição da população indígena de acordo com as regiões administrativas, 2010, Brasil

REGIÃO	POPULAÇÃO INDÍGENA TOTAL	INDÍGENA URBANA	%	INDÍGENA RURAL	%
Norte	305.873	61.520	20,11	244.353	79,89
Nordeste	208.691	106.150	50,86	102.541	49,14
Centro-Oeste	130.494	34.328	26,31	96.166	73,69
Sudeste	97.960	79.263	80,91	18.697	19,09
Sul	74.945	34.009	45,38	40.936	54,62
Brasil	817.963	315.180	38,53	502.783	61,47

Fonte: IBGE.[1]

Contudo, nem todas as pesquisas consideram essa migração a única fonte de povoamento das Américas. Sítios arqueológicos no sudeste do Piauí, na Bahia e em Minas Gerais mostram indícios de ocupação humana no Brasil com datações de até 25.000 anos. Assim, a presença humana na América do Sul pode ser da mesma época que a da América do Norte, sugerindo que possam ter ocorrido outras formas de migração, além da terrestre pelo estreito de Bering e Alasca. A travessia do Pacífico com barcos, por navegação costeira e entre ilhas não está descartada, à semelhança do que teria ocorrido na ocupação da Austrália há 50 mil anos. Embora possam divergir nos números e nas rotas migratórias, há consenso de que o continente americano era intensamente povoado por ocasião da chegada dos europeus àquela região.

Estudos que estimaram a população das Américas, devido à chegada dos europeus ao continente, em 1492, caracterizam-se pela grande variabilidade de estimativas que vão de 1 a 8,5 milhões de habitantes nas terras baixas da América do Sul. Em virtude da chegada dos portugueses, havia, no Brasil, entre 1 milhão e 6,8 milhões de pessoas na Amazônia, no Brasil Central e costa do Nordeste, o que equipararia a densidade demográfica do Brasil à da Península Ibérica em 1500.

■ O BRASIL INDÍGENA HOJE

Segundo o último censo populacional do Instituto Brasileiro de Geografia e Estatística (IBGE),[1] existiam, em 2010 817.963 indígenas no Brasil, correspondendo, aproximadamente, a 0,47% da população total do país. Destes, 502.783 (61,5%) viviam nas Terras Indígenas e 315.180 (38,5%) em áreas urbanas. Em 2013, segundo o Ministério da Saúde, a população de índios em aldeias, no interior de terras indígenas, era de 645.111 pessoas.

Terras indígenas são terras da União às quais os indígenas têm direito a usufruir. Em grande parte, são também reservas ambientais, santuários ecológicos, como o Xingu, a área Yanomami em Roraima, o Vale do Rio Javari e o Alto Rio Negro no Amazonas, e a Terra do Meio, no curso do Baixo Rio Xingu, ao norte de Altamira, no Pará. Na região amazônica, estão concentradas 97% das Terras Indígenas regularizadas, nas quais vive cerca de 60% da população indígena aldeada. Os outros 40% que vivem aldeados habitam 3% das Terras Indígenas regularizadas, distribuídas nas regiões Norte, Sudeste e Sul (Tabela 23.1).

A diversidade da população indígena brasileira é imensa e manifesta-se em vários aspectos. Cada povo tem sua maneira de se relacionar com o mundo e sua própria visão sobre o processo de adoecimento e cura. São mais de 180 línguas faladas por mais de 238 povos em diferentes estágios de contato com outros segmentos da sociedade nacional, desde índios morando há décadas em cidades até relatos de mais de 50 evidências de grupos indígenas isolados.

A população indígena residente em áreas urbanas representa quase a metade dos indígenas recenseados em 2010. A emigração das aldeias para as cidades e a reemergência de etnias que se mantiveram invisíveis até poucos anos contribuem para o aumento da presença indígena nas cidades. Existem no Brasil 50 municípios em que a maioria da população é indígena (Tabela 23.2).

■ PERFIL EPIDEMIOLÓGICO DOS POVOS INDÍGENAS NO BRASIL

Os povos indígenas apresentam, em geral, precárias condições de vida e saúde, diretamente relacionadas aos processos históricos de mudanças sociais, culturais, econômicas e ambientais que vivenciaram. Seus indicadores de saúde demonstram iniquidade e refletem a exclusão social que marca sua relação com a sociedade envolvente. Essa situação repercute no perfil epidemiológico pela emergência de doenças crônicas não transmis-

TABELA 23.2 ■ Municípios brasileiros com mais de 50% da população composta por indígenas, 2010

MUNICÍPIO (UF)	POPULAÇÃO TOTAL	POPULAÇÃO INDÍGENA	%
Uiramutã (RR)	8.375	7.382	88,14
Marcação (PB)	7.609	5.895	77,47
São Gabriel da Cachoeira (AM)	37.896	29.017	76,57
Baía da Traição (PB)	8.012	5.687	70,98
São João das Missões (MG)	11.715	7.936	67,74
Santa Isabel do Rio Negro (AM)	18.146	10.749	59,24
Normandia (RR)	8.940	5.091	56,95
Paracaima (RR)	10.433	5.785	55,45
Santa Rosa dos Purus (AC)	4.691	2.526	53,85
Amajari (RR)	9.327	5.014	53,76
Campinápolis (MT)	14.305	7.621	53,28
Ipuaçu (SC)	6.798	3.436	50,54
Total	146.247	96.139	65,74

Fonte: IBGE.[1]

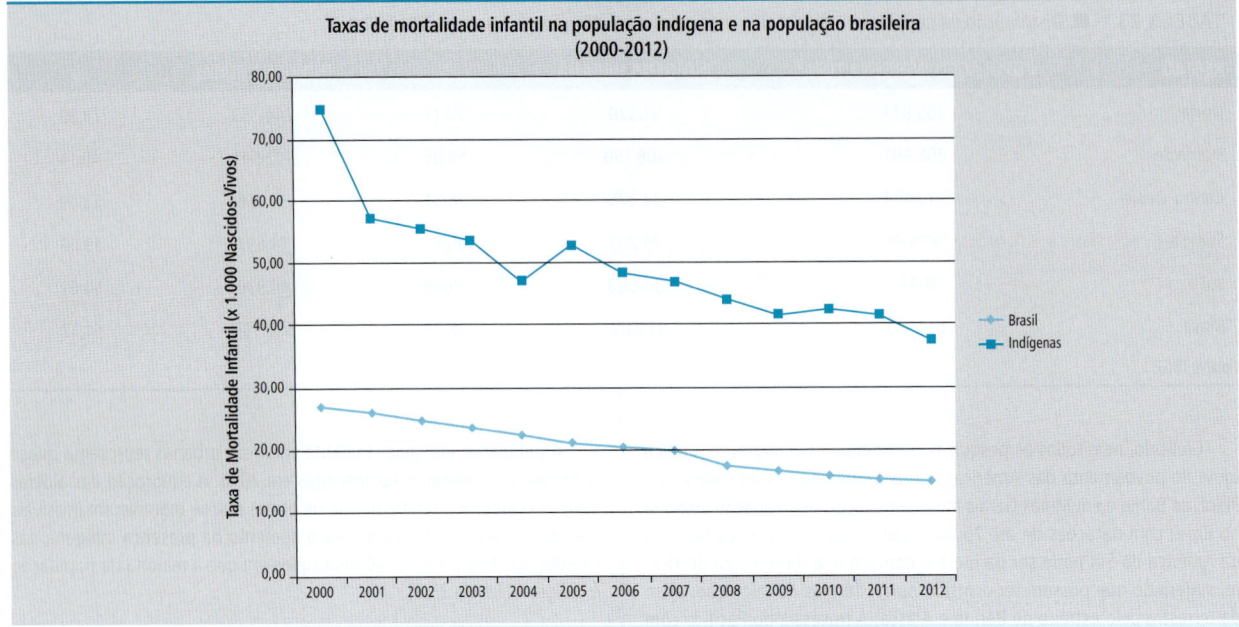

FIGURA 23.1 ■ Coeficiente de mortalidade infantil (CMI) na população indígena no Brasil (2000 a 2012).*

*Dados mais atuais disponíveis.
Fonte: Ministério da Saúde – Sistema de informação sobre mortalidade (SIM).

síveis, em especial o diabetes tipo 2, em consequência das mudanças na forma tradicional de viver, coexistindo com altas prevalências de doenças infecciosas e parasitárias.

Independente da situação de exclusão, a população indígena total vem crescendo em ritmo acelerado, acima da média nacional, em virtude de elevadas taxas de fecundidade e queda da mortalidade infantil. Tais características são consequência de vários fatores, como diminuição das epidemias, maior acesso aos serviços de assistência à saúde e demarcação de terras indígenas.

As fontes de informação sobre a saúde dos povos indígenas no Brasil são poucas e dispersas. De acordo com os dados do Ministério da Saúde,[2] apesar da redução observada na última década, o Coeficiente de Mortalidade Infantil (CMI) mantém-se cerca de duas vezes e meia maior entre as crianças indígenas (Figura 23.1) do que na população geral do Brasil.

Ao contrário das crianças de outra etnia/cor, em que predominam as causas neonatais, os óbitos em menores de um ano entre as crianças indígenas ocorrem por causas pós-neonatais em mais da metade dos casos. Infecções respiratórias agudas (IRpAs), diarreias e desnutrição estão entre as principais causas de óbitos dessas crianças.

Os estudos sobre as condições nutricionais das crianças indígenas mostram prevalências elevadas de desnutrição, acima da média nacional. Entre os poucos estudos que avaliaram o peso de nascimento das crianças, encontram-se prevalências que chegam a 30,4%, ao passo que a média nacional é de 8,2%. A despeito disso, análises também apontam sobrepeso infantil.

Pesquisas sugerem que as alterações do estilo de vida dos indígenas, com a mudança da dieta tradicional, com carboidratos complexos, absorção rápida dos alimentos industrializados e diminuição da atividade física, levaram ao surgimento de doenças crônicas, como a obesidade, diabetes tipo II e, doenças cardiovasculares. Entre os Xavante de Mato Grosso, a prevalência de DM2 em adultos pode chegar a cerca de 30%.[3]

Em relação à deficiência de micronutrientes, os estudos limitam-se à avaliação da anemia, que afeta, em especial, mulheres em idade fértil e crianças menores de dois anos, chegando, em alguns casos, à prevalência de 92%, como mostrou uma investigação na população infantil da etnia Suruí de Rondônia. O principal determinante da anemia entre as crianças é a deficiência de nutrientes na alimentação, em especial o ferro, associada a uma elevação da necessidade desse mineral em virtude do crescimento. Também merecem destaque as doenças infectoparasitárias, sobretudo as parasitoses intestinais, as diarreias e a malária, na Amazônia. Entre as mulheres, a anemia interfere nas gestações e nas condições do parto.

> **ATENÇÃO!**
>
> Apesar de a população indígena apresentar importantes alterações no perfil de morbimortalidade, as doenças infecciosas e parasitárias continuam sendo uma das principais causas de adoecimento e morte, com destaque para as infecções respiratórias, diarreias, malária, hepatite e tuberculose.

Cardoso e colaboradores[4] constataram que a taxa anual padronizada de hospitalização global dos Guarani (8,8/100 pessoas), no Sul e no Sudeste do Brasil, superou em 70% a correspondente verificada no país (5,2/100 pessoas). O estudo revela que as infecções respiratórias e diarreias são as principais causas de internação entre as crianças Guarani dessas regiões.

As condições de saneamento das áreas indígenas são precárias. A falta de locais apropriados para destino dos dejetos leva à alta contaminação do meio ambiente, e a inexistência de água de boa qualidade para o consumo, comum em grande número de aldeias, favorece a transmissão de helmintos e protozoários e a contaminação por enterobactérias.

A relevância histórica da tuberculose (TB) como causa de óbito entre as populações indígenas é conhecida. Embora revele uma diminuição na taxa de incidência da doença, em relação ao ano de 2000, quando atingiu 299,8/100.000 habitantes, a Figura 23.2 ilustra a gravidade do problema entre os indígenas no Brasil.

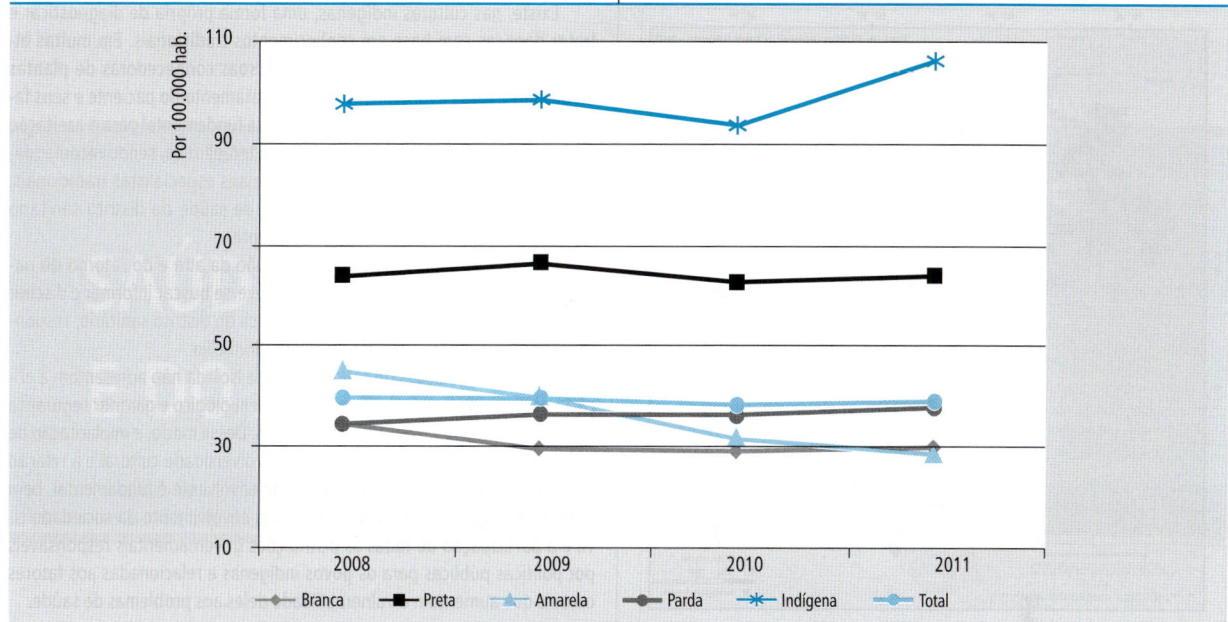

FIGURA 23.2 ■ Taxa de incidência de tuberculose por 100.000 habitantes segundo a raça/cor, Brasil, 2008 a 2011.*
*Dados mais atuais disponíveis.

Estudos conduzidos em várias regiões do país com diferentes grupos étnicos revelam altas taxas de incidência de tuberculose. Viana[5] analisou os registros de tuberculose no Brasil entre 2008 e 2011 e concluiu que, segundo o critério etnia/cor, revelaram que os indígenas apresentaram as maiores taxas de incidência. Segundo o autor, houve um crescimento de 95,4/100.000 em 2008 para 104/100.000 em 2011 (aumento de aproximadamente 10%).

Segundo o Ministério da Saúde,[6] no ano de 2007, áreas indígenas de cinco dos Estados da Amazônia Legal apresentaram índice anual de malária (IPA) acima de 50/1.000 habitantes, fator considerado pela OMS como alto risco de transmissão da doença. No período de 2003 a 2007, houve um aumento de 10.875 para 33.693 casos de malária entre os indígenas da região. Esses números corroboram a importância da malária no perfil de morbimortalidade da população indígena. São mais vulneráveis os grupos expostos às frentes de expansão no Norte e no Centro-Oeste, especialmente no que diz respeito a atividades de mineração e garimpos ilegais, construção de hidrelétricas e aberturas de estradas.

Pela relevância do problema, chama atenção a precariedade de informações sistematizadas sobre as hepatites virais. Em dezembro de 2006, um inquérito realizado pelo Hospital de Medicina Tropical do Amazonas, com 10% da população indígena do vale do Javari, encontrou 56% de portadores do vírus da hepatite B e 25% portadores da hepatite Delta, além de quatro indivíduos portadores de hepatite C, vírus anteriormente não encontrado na população indígena daquela região.

Braga e colaboradores[7] avaliaram a presença dos marcadores sorológicos em sete etnias indígenas do Oeste da Amazônia: Apurinã, Kanamari, Deni, Jamamadi, Kulina, Mura-Pirahã, e Paumari. O estudo mostrou uma variação entre as etnias de 19,7 a 78,6% (média de 54,5%) de positividade de anti-HBc, que indica infecção prévia pelo HBV, e positividade média de portadores de HBsAg de 9,7%. Os resultados confirmaram o caráter endêmico da infecção pelo HBV na população estudada.

No panorama de transição epidemiológica rápida que os povos indígenas estão vivenciando, também merecem destaque a ocorrência de alcoolismo, drogadição, transtornos psiquiátricos, suicídio e mortes por causas externas que são reportados, de forma crescente, em várias regiões.

■ ASSISTÊNCIA À SAÚDE DOS INDÍGENAS NO BRASIL

Até o início do século passado, a atenção à saúde dos indígenas no Brasil era feita por missionários e religiosos. A partir de 1910, com a criação do Serviço de Proteção ao Índio, substituído em 1967 pela Fundação Nacional do Índio (Funai), a assistência aos índios, incluindo a saúde, passou a ser tarefa governamental.

A partir de 1999, o Ministério da Saúde implantou uma rede de serviços de atenção primária no interior das terras indígenas. Desde 2010, essa rede de serviços conhecida como subsistema de saúde indígena (SasiSUS) está sob a gestão da Secretaria Especial de Saúde Indígena (Sesai), no Ministério da Saúde. Esse subsistema é formado por 34 territórios sanitários denominados Distritos Sanitários Especiais Indígenas (DSEI), distribuídos por todo o país (Figura 23.3).

Essa rede de serviços tem como finalidade a oferta de serviços de atenção primária nas aldeias indígenas, tais como: imunização, seguimento pré-natal, acompanhamento do desenvolvimento das crianças e saneamento ambiental.

Quando indígenas demandam serviços de saúde de maior complexidade, são encaminhados por um dos distritos sanitários indígenas para uma referência regional do SUS. As Casas de Saúde do Índio (Casai) existentes em algumas cidades são responsáveis pela hospedagem e prestação de cuidados de enfermagem a pacientes indígenas e seus acompanhantes durante todo o tratamento médico.

Em virtude do maior acesso dos indígenas aos serviços de saúde consequente à implantação do subsistema de saúde indígena, médicos que vivem e trabalham em municípios que compõem a área de abrangência de um distrito sanitário indígena ou mesmo em cidades maiores, onde se concentram os serviços especializados, passaram a atender pacientes indígenas com frequência cada vez maior.

PARTE

SAÚDE DA CRIANÇA
E DO ADOLESCENTE

24
ASSISTÊNCIA AO RECÉM-NASCIDO NORMAL

■ AMÉLIA MIYASHIRO NUNES DOS SANTOS
■ SUELY DORNELLAS DO NASCIMENTO

Este capítulo descreve os cuidados ao recém-nascido (RN) com > 34 semanas de gestação, que não necessita de reanimação ao nascimento e permanece no alojamento conjunto até a alta da maternidade.

■ SALA DE PARTO

Para a assistência na sala de parto, é necessária a coleta da história pregressa da gestante. Os antecedentes familiares, clínicos e gestacionais podem estar associados às complicações clínicas neonatais. Os antecedentes gestacionais devem ser detalhados em relação à época, idade gestacional, vitalidade ao nascer e condições clinicas dos filhos. Na gestação atual, verifica-se: presença da assistência pré-natal, idade gestacional (IG), intercorrências clínico-obstétricas e tipo sanguíneo, além de sorologias para sífilis, toxoplasmose, citomegalovírus (CMV), hepatite B e HIV com data da realização e resultado da colonização vaginal e retal para estreptococo do grupo B. Diagnósticos de imagem, procedimentos cirúrgicos, hábitos e medicamentos também precisam ser averiguados. A monitoração do trabalho de parto e parto permite avaliar o bem-estar fetal. Além disso, tempo de amniorrexe, aspecto do líquido amniótico, apresentação fetal, tipo de parto e aspecto do cordão umbilical e da placenta auxiliam na elaboração da hipótese diagnóstica. Assim, a anamnese permite avaliar os riscos e planejar a assistência ao nascimento.

ATENÇÃO!

- A tipagem sanguínea deve ser verificada antes do nascimento, pois, no caso de gestante Rh negativa, há necessidade de coletar bilirrubinas, hematócrito, hemoglobina, reticulócitos, teste de Coombs direto, além da tipagem do RN no sangue do cordão umbilical.
- Importante verificar a sorologia para HIV na gestação, pois, caso este seja positivo, há necessidade de profilaxia no parto e no RN logo após o nascimento para reduzir o risco de transmissão vertical. Na falta de sorologia para HIV na gestação, é preciso solicitar o teste de HIV rápido, imediatamente.
- A sorologia contra a hepatite B na gestação deve ser sempre verificada antes do nascimento devido à necessidade de providenciar, o mais rápido possível, de preferência antes de 12 horas de vida, a vacina e a imunoglobulina hiperimune contra hepatite B para o RN.

Todo material necessário para atender a criança deve estar preparado, testado e disponível em local de fácil acesso na sala de parto antes do nascimento (ver capítulo de Reanimação Neonatal). A temperatura ambiente deve ser de 23 a 26°C, para manter a temperatura do RN entre 36,5 a 37,5°C e diminuir o risco de hipotermia. A recepção do RN na sala de parto deve ser realizada por profissional habilitado em reanimação neonatal.

Logo após o nascimento da criança e antes do clampeamento do cordão umbilical, avalia-se a vitalidade por meio de quatro perguntas:

DIAGNÓSTICO E TRATAMENTO

Gestação a termo? Ausência de mecônio? Respirando ou chorando? Tônus muscular bom? Se a resposta a qualquer uma delas for negativa, o RN deve ser levado à mesa de reanimação e avaliado quanto à necessidade de reanimação ou cuidados para auxiliar na transição cardiorrespiratória ao nascimento (ver capítulo de Reanimação neonatal).

Se a resposta for sim às quatro perguntas, considera-se que o RN apresenta boa vitalidade, sem necessidade de reanimação. Nesse caso, recepciona-se o neonato em campo estéril e aquecido, colocando-o ao nível da placenta. Após 1 a 3 minutos do nascimento, realiza-se o clampeamento tardio do cordão umbilical. No RN a termo, o clampeamento tardio do cordão umbilical tem a vantagem de reduzir a anemia.

Após o clampeamento do cordão umbilical, coloca-se o RN sobre o tórax da mãe, próximo das mamas com contato pele a pele por 10 a 15 minutos, cobrindo-o com campos preaquecidos para diminuir o risco de hipotermia.

ATENÇÃO!

O Apgar deve ser realizado com 1 e 5 minutos de vida.

A seguir, realizam-se os cuidados de rotina na sala de parto:
- **laqueadura do cordão umbilical:** fixar o clampeador 2 a 3 cm do anel umbilical, envolvendo o coto com gaze embebida em álcool etílico 70% ou em clorexidina alcoólica 0,5%. É verificada a presença de duas artérias e uma veia umbilical, lembrando que a artéria umbilical única pode associar-se a anomalias congênitas, destacando-se as renais. Assim, diante de veia umbilical única, solicitar US renal e de vias urinárias antes da alta hospitalar;

ATENÇÃO!

O número de vasos umbilicais deve ser observado na sala de parto, pois, após o ressecamento do cordão umbilical, é impossível fazê-lo.

- **prevenção da oftalmia gonocócica:** instila-se 1 a 2 gotas de nitrato de prata 1% no fundo de saco lacrimal inferior de cada olho, independentemente do tipo de parto. Esse procedimento deve ser realizado o mais precocemente possível, antes de o paciente completar uma hora de vida;
- **antropometria:** realizar o exame físico sumário, incluindo peso, comprimento, perímetros cefálico, torácico e abdominal;
- **prevenção do sangramento por deficiência de vitamina K:** administrar 1 mg de vitamina K_1 intramuscular para prevenção da doença hemorrágica clássica e tardia. A vitamina K administrada via oral ao nascimento não previne a doença hemorrágica tardia;
- **detecção de incompatibilidade sanguínea materno-fetal:** solicitar a tipagem sanguínea da mãe e do cordão umbilical para os sistemas ABO e Rh. No caso de mãe Rh negativa, pesquisar anticorpos anti-D por meio do teste de Coombs, indireto na mãe e direto no sangue do cordão umbilical;
- **realização da sorologia para sífilis e HIV:** coletar a sorologia materna para sífilis, sendo um teste inespecífico e um treponêmico. A sorologia para HIV na gestante deve ser realizada no 1° e no 3° trimestre da gestação. Caso não se conheça o resultado desses exames, deve-se pedir o teste rápido para HIV na mãe, antes do nascimento da criança, o mais rápido possível. Caso o teste seja positivo, a parturiente deve receber zidovudina profilática durante o trabalho de parto e parto. Nesse caso, o RN deve receber zidovu-

dina e nevirapina, o mais rápido possível (Ver capítulo de Diagnóstico diferencial de infecções congênitas). Além disso, nesse caso, o aleitamento materno deve ser contraindicado até que se afaste definitivamente o diagnóstico de infecção materna.

■ IDENTIFICAÇÃO DO RECÉM-NASCIDO

Para identificar o RN, deve-se colocar duas pulseiras no RN e uma na mãe, constando o nome da mãe, o registro hospitalar, a data e hora do nascimento e o sexo do RN.

■ ALEITAMENTO MATERNO NA 1ª HORA DE VIDA

A amamentação deve ser iniciada, de preferência, na 1ª hora após o parto. O contato pele a pele logo após o parto é importante, pois está associado a maior período de amamentação, melhor interação mãe-bebê e controle térmico, além de menor risco de hemorragia materna.

A presença de um acompanhante da mãe durante o parto e no pós-parto também auxilia no apoio ao aleitamento, lembrando que uma Lei Federal de 2005[1] e uma Lei Estadual de 2008 (São Paulo)[2] garantem às parturientes o direito à presença de acompanhante durante o trabalho de parto, parto e pós-parto imediato.

■ ALOJAMENTO CONJUNTO

O encaminhamento para o alojamento conjunto é indicado nas seguintes situações:
- mãe: ausência de doença que impossibilite ou contraindique o contato com o RN;
- RN: peso > 2.000 g, IG > 35 semanas com boa vitalidade, capacidade de sucção e deglutição e controle térmico.

No alojamento conjunto, devem ser realizados os seguintes cuidados ao RN:
- posicionamento em decúbito dorsal horizontal no berço ao lado do leito da mãe;
- estímulo e apoio ao aleitamento materno sob livre demanda, sem restrição de horário com orientação da mãe em suas dificuldades;
- monitoração dos sinais vitais e condições clínicas;
- manipulação com luvas até o primeiro banho, sendo a limpeza feita com água morna e sabão neutro individual, evitando-se a retirada do vérnix caseoso, principalmente em dobras;
- primeiro exame físico minucioso, com determinação da idade gestacional[3] e da adequação do peso à IG;[4]
- exame clínico diário, com peso e inspeção do coto umbilical, que deve ser higienizado com álcool etílico 70% ou clorexidina alcoólica 0,5%, pelo menos três vezes ao dia;
- controle da temperatura corpórea, da eliminação de mecônio, diurese e de intercorrências;
- aplicação da primeira dose da vacina contra hepatite B antes de 12 horas de vida e, se possível, da BCG (bacilo de Calmette-Guérin) intradérmica antes da alta hospitalar;
- exame oftalmológico de rastreamento para catarata congênita ou retinoblastoma: deve ser feito em ambiente escuro, com a luz do oftalmoscópio incidindo diretamente sobre a pupila, obtendo-se "reflexo vermelho" semelhante ao observado em fotografias;
- teste da linguinha com exame do frênulo lingual para verificar se este encontra-se livre. Caso contrário, pode dificultar o aleitamento materno e/ou o desenvolvimento da linguagem. Se o frênulo lingual for curto, encaminhar a criança para correção cirúrgica.

- coleta de sangue capilar em papel de filtro (exame do pezinho) após 48 horas de vida e antes da alta hospitalar para detecção de fenilcetonúria, hipotiroidismo congênito, doença falciforme e outras hemoglobinopatias, fibrose cística, deficiência de biotinidase e deficiência de 21-hidroxilase;
- rastreamento auditivo nos primeiros três meses de idade, de preferência antes da alta hospitalar, realizando-se a emissão otoacústica e o reflexo coclear;
- rastreamento de cardiopatia congênita canal-dependente em RN saudável com idade gestacional maior ou igual a 34 semanas, com 24 a 48 horas de vida, medindo-se a saturação de oxigênio no membro superior direito (pré-ductal) e um dos membros inferiores (pós-ductal). Espera-se que o RN apresente saturação maior ou igual a 95% em ambos os membros, com uma diferença de saturação entre os dois membros inferior a 3%. Nesse caso, o RN pode ser encaminhado para seguimento de rotina. Se a saturação for inferior a 95% em qualquer um dos membros e/ou a diferença de saturação entre os membros for maior ou igual a 3%, realiza-se nova avaliação uma hora depois. Se o resultado for normal, encaminha-se o RN para seguimento de rotina e, se o resultado persistir alterado, solicita-se avaliação ecocardiográfica e do cardiologista.

> **ATENÇÃO!**
>
> Para afastar a cardiopatia canal-dependente, é importante que o exame seja realizado após 24 horas, que é quando aumentam as chances de o canal estar fechado. Além disso, é importante que a diferença entre a saturação medida nos dois membros (pré e pós-ductal) seja menor do que 3%, indicando que o canal está fechado.

■ ALTA HOSPITALAR DO RECÉM-NASCIDO

A Sociedade Brasileira de Pediatria recomenda:[3]
- alta hospitalar de RN a termo, estável, sem intercorrências, após 48 horas de vida;
- retorno ambulatorial 48 a 72 horas após a alta, para avaliar as condições de amamentação, evolução de icterícia ou outras intercorrências.

A extensão da estadia é baseada nas condições clínicas da mãe e do RN, habilidade e confiança da mãe para cuidar de si e de seu filho, suporte domiciliar adequado. Todos os esforços devem ser feitos para que mãe e o bebê tenham a alta hospitalar em conjunto.

É obrigatório preencher a "Declaração de Nascido Vivo" do Ministério da Saúde em três vias, fornecendo a via amarela à mãe para registro da criança no Cartório de Registro Civil. O cartão de alta do RN deve conter informações sobre as condições de nascimento, a evolução clínica, os resultados de exames, as hipóteses diagnósticas e os tratamentos realizados. A Caderneta de Saúde da Criança,[4,5] elaborada e distribuída pelo Ministério da Saúde, contém orientações sobre o registro gratuito de nascimento, o aleitamento materno e os primeiros cuidados após a alta hospitalar, além dos aspectos da vacinação, do crescimento e do desenvolvimento da criança.

> **REVISÃO**
>
> **Antes do nascimento da criança:**
> - realizar a anamnese materna com coleta de dados sobre antecedentes clínicos, obstétricos e história da gestação atual;

DIAGNÓSTICO E TRATAMENTO

- preparar equipamentos e materiais necessários para assistência ao RN;
- definir equipe médica para recepção do RN.

Imediatamente após o nascimento:

- verificar necessidade de reanimação avaliando os seguintes parâmetros: Gestação a termo? Ausência de mecônio? RN respirando ou chorando? Tônus adequado?
- se todos os sinais acima presentes, realizar clampeamento tardio de cordão, proporcionar o contato do RN com a mãe, mantendo-o abaixo ou no nível da placenta;
- após o clampeamento do cordão, colocar o RN sobre o peito da mãe, com contato pele a pele por 10 a 15 minutos;
- aplicar o boletim Apgar do 1º e 5º minutos;
- realizar os procedimentos de rotina na sala de parto.

Procedimentos de rotina na sala de parto:

- realizar laqueadura do cordão, observando a presença de duas artérias e uma veia;
- instilar 1 a 2 gotas de nitrato de prata a 1% nos olhos, para profilaxia da oftalmia gonocócica;
- realizar exame físico sumário e antropometria;
- realizar tipagem sanguínea da mãe e do RN e sorologia para sífilis da mãe, preferencialmente com um teste treponêmico e um não treponêmico;
- verificar se foi realizada a identificação do RN pela enfermagem;
- prescrever vitamina K_1 – 1 mg, IM;
- levar o RN para a mãe para que seja amamentado, preferencialmente na 1ª hora de vida;
- encaminhar o RN para o alojamento conjunto, se as condições clínicas maternas e do RN permitirem.

No alojamento conjunto:

- realizar o primeiro exame físico com determinação da idade gestacional e adequação do peso para a idade gestacional;
- manter o RN em decúbito dorsal em berço ao lado do leito da mãe;
- monitorar dos sinais vitais e condições clínicas;
- estimular o aleitamento materno;
- realizar exame clínico diário, com peso e inspeção do coto umbilical, que deve ser higienizado com álcool etílico 70% ou clorexidina alcoólica 0,5% três vezes ao dia, pelo menos;
- aplicar a primeira dose da vacina contra hepatite B antes de 12 horas de vida e, se possível, da BCG intradérmica antes da alta hospitalar;
- antes da alta, pesquisar reflexo vermelho, emissão otoacústica, coleta de sangue capilar para afastar fenilcetonúria, hipotiroidismo congênito, fibrose cística, anemia falciforme, deficiência de biotinidase e deficiência de 21-hidroxilase (após 48 horas de vida) e oximetria de pulso para afastar cardiopatia congênita canal-dependente (24 a 48 horas de vida).
- dar alta somente após 48 horas de vida, se as condições clínicas permitirem;
- combinar retorno à unidade básica 48 a 72 horas após a alta, para avaliar condições clínicas e aleitamento materno.

■ REFERÊNCIAS

1. Brasil. Lei nº 11.108, de 7 de abril de 2005 [Internet]. Altera a Lei no 8.080, de 19 de setembro de 1990, para garantir às parturientes o direito à presença de acompanhante durante o trabalho de parto, parto e pós-parto imediato, no âmbito do Sistema Único de Saúde – SUS. Brasília, DF; 2005 [capturado em 14 set. 2016]. Disponível em: http://www.planalto.gov.br/ccivil_03/_Ato2004-2006/2005/Lei/L11108.htm
2. São Paulo. Assembleia Legislativa. Lei n° 13.069, de 12 de junho de 2008. Obriga os hospitais públicos e privados conveniados ao Sistema Único de Saúde – SUS a informar sobre o direito de acompanhante à parturiente. São Paulo; 2008 [capturado em 14 set. 2016]. Disponível em: http://www.al.sp.gov.br/norma/?id=98010
3. Costa HPF. Tempo de permanência hospitalar do recém-nascido a termo saudável [Internet]. Rio de Janeiro: SBP; 2012 [capturado em 13 set. 2016]. Disponível em: http://www.sbp.com.br/src/uploads/2015/02/doc_tempo-permanencia_rn.pdf.
4. Brasil. Ministério da Saúde. Caderneta de saúde da criança: menino [Internet]. 10. ed. Brasília: MS; 2015 [capturado em 13 set. 2016]. Disponível em: http://bvsms.saude.gov.br/bvs/publicacoes/caderneta_saude_crianca_menino_10ed.pdf.
5. Brasil. Ministério da Saúde. Caderneta de saúde da criança: menina [Internet]. 10. ed. Brasília: MS; 2015 [capturado em 13 set. 2016]. Disponível em: http://bvsms.saude.gov.br/bvs/publicacoes/caderneta_saude_crianca_menina_10ed.pdf.

■ LEITURAS SUGERIDAS

Almeida MF, Santos AMN. Assistência hospitalar ao recém-nascido normal. In: Morais MB, Campos SO, Hilário MO. Pediatria: diagnóstico e tratamento. Barueri: Manole; 2013. p. 143-8.

Ballard JL, Khoury JC, Wedig K, Wang L, Eilers-Walsman BL, Lipp R. New Ballard Score, expanded to include extremely premature infants. J Pediatr. 1991;119(3):417-23.

Olsen IE, Groveman SA, Lawson ML, Clark RH, Zemel BS. New intrauterine growth curves based on United States data. Pediatrics. 2010;125(2):e214-24.

25
ASSISTÊNCIA AO RECÉM-NASCIDO PRÉ-TERMO

■ ANA LUCIA GOULART
■ MARINA CARVALHO DE MORAES BARROS

De acordo com a OMS, são considerados recém-nascidos pré-termo (RNPT) aqueles com idade gestacional inferior a 37 semanas.[1] Esse grupo é heterogêneo, pois inclui crianças desde o limite da viabilidade até próximas ao termo da gestação, que apresentam características fisiológicas e patológicas variáveis. Os prematuros são classificados de acordo com a idade gestacional, sendo considerados extremos aqueles com idade gestacional inferior a 28 semanas, muito prematuros os com 28 a 32 semanas e moderados aqueles com idade gestacional entre 32 e 37 semanas. Em outra classificação, aqueles com idade gestacional entre 34 e 37 semanas incompletas são denominados prematuros tardios. As doenças associadas à prematuridade atingem os diversos órgãos e sistemas, como pode ser visualizado no Quadro 25.1, e se relacionam principalmente à sua imaturidade.

■ ASSISTÊNCIA NA SALA DE PARTO

A equipe deve estar preparada para realizar as manobras de reanimação, uma vez que os prematuros apresentam risco aumentado de asfixia perinatal. Deve-se evitar a oferta excessiva de oxigênio e de pressões elevadas

QUADRO 25.1 ■ Principais complicações do recém-nascido pré-termo

- Complicações ao nascimento: asfixia perinatal e hipotermia
- Doenças respiratórias: síndrome do desconforto respiratório, taquipneia transitória, apneia da prematuridade e doença pulmonar crônica
- Doenças cardiovasculares: hipotensão e persistência do canal arterial
- Distúrbios metabólicos: hipoglicemia e hipocalcemia
- Distúrbios hidreletrolíticos: desidratação, hiponatremia, hipernatremia e hiperpotassemia
- Doenças hematológicas: anemia e icterícia
- Doenças infecciosas: sepse e enterocolite necrosante
- Doenças neurológicas: hemorragia peri-intraventricular e leucomalácia periventricular
- Outras: retinopatia da prematuridade e deficiência auditiva

na ventilação e a administração inadequada de líquidos, que podem induzir lesão pulmonar e do SNC.

ATENÇÃO!

A hipotermia, complicação frequente do neonato pré-termo de muito baixo peso na sala de parto está associada à maior morbimortalidade. Na assistência do prematuro a termo ao nascimento, devem-se adotar medidas para prevenir a perda de calor: manter a sala aquecida, recepcionar o neonato em campos aquecidos e colocá-lo sob fonte de calor radiante, envolvê-lo em saco plástico transparente, excetuando-se o segmento cefálico, usar touca plástica e touca de algodão ou lã, podendo-se também utilizar o colchão térmico químico. O recém-nascido deve ser transportado para a unidade neonatal em incubadora aquecida.

Credeização, exame físico, identificação do RN, administração de vitamina K_1 (0,5 mg), vacina para hepatite B intramuscular e coleta de exames são feitos da forma descrita para RN a termo.

O cateterismo arterial umbilical é indicado em RN com insuficiência respiratória, pois permite a coleta de amostras sanguíneas para controle gasométrico e a monitoração de pressão arterial invasiva. O cateterismo venoso pode ser indicado em RN de extremo baixo peso ou muito instável para a administração de líquidos. A cateterização umbilical deve ser realizada no berçário, exceto aquela necessária para reanimação em sala de parto.

O transporte do RNPT para a unidade neonatal é feito em incubadora aquecida, com o suporte respiratório necessário; e, sempre que possível, o RN deve ser mostrado à mãe.

■ **MANUTENÇÃO DA TEMPERATURA**

RNPT doente ou com peso < 1.500 g é mantido em incubadora, que deve ser ajustada para manter a temperatura axilar entre 36 e 36,5°C, aferida a cada quatro horas. RN com dificuldade em manter a temperatura pode beneficiar-se do uso de incubadora com parede dupla, cobertura plástica e umidificação na incubadora. É indicado o uso de toucas para prevenção de perda de calor em todo RNPT.

■ **CUIDADOS RESPIRATÓRIOS**

A síndrome do desconforto respiratório (SDR) é a doença pulmonar mais frequente no RNPT, podendo também apresentar taquipneia transitória decorrente da dificuldade de reabsorção do líquido pulmonar. Fisiopatologia, diagnóstico e tratamento são descritos no capítulo correspondente.

RNPT é propenso a apresentar apneia, caracterizada por pausa respiratória por 20 segundos ou mais, ou por tempo menor, se acompanhada de cianose ou bradicardia. A apneia pode decorrer de distúrbios metabólicos, cardiorrespiratórios ou neurológicos, anemia ou infecção, que devem ser investigados antes de se diagnosticar apneia da prematuridade.

A oxigenoterapia para controle das apneias varia de oxigênio inalatório à ventilação mecânica. No tratamento farmacológico, entre as metilxantinas, a cafeína é a mais indicada, por apresentar menos efeitos colaterais. A dose de ataque é de 10 mg/kg de cafeína, e a dose diária de 2,5 a 4 mg/kg, VO ou IV.

Prematuros têm risco de apresentar doença pulmonar crônica caracterizada por necessidade de oxigenoterapia até a 36ª semana de idade gestacional corrigida. A lesão pulmonar é causada por ventilação mecânica, frações inspiradas de oxigênio elevadas, edema pulmonar, infecções e deficiências nutricionais. A prevenção é feita por meio de manutenção de suporte respiratório mínimo para as necessidades do RN, controle da sobrecarga hídrica, fechamento precoce do canal arterial, uso de diuréticos na presença de edema pulmonar, além de prevenção e tratamento dos processos infecciosos e nutrição adequada.

ATENÇÃO!

Em razão das complicações respiratórias que pode apresentar, o RNPT deve receber monitoração contínua da oxigenação com oxímetro de pulso. Análises gasométricas são feitas de acordo com a necessidade de cada criança.

■ **SUPORTE CARDIOVASCULAR**

O principal problema cardiovascular no RNPT é a persistência do canal arterial (PCA), cujas manifestações incluem sopro cardíaco, precórdio hiperdinâmico e pulsos amplos, podendo evoluir para insuficiência cardíaca congestiva (ICC) e hemorragia pulmonar. A radiografia simples torácica pode mostrar aumento da área cardíaca e edema pulmonar. A ecocardiografia é o método diagnóstico de eleição. O tratamento da PCA inclui restrição hídrica, administração de diuréticos (furosemida, 1 a 2 mg/kg/dia, VO ou IV) e uso de ibuprofeno (dose inicial de 10 mg/kg, seguida de mais duas doses de 5 mg/kg, via enteral, a cada 24 horas).

Prematuros são mantidos com monitoração cardíaca contínua nos primeiros dias de vida, e a medida de pressão arterial é feita em intervalos variáveis (cada 2 a 8 horas), dependendo das condições hemodinâmicas da criança.

■ **SUPORTE HÍDRICO E METABÓLICO**

A hipoglicemia é frequente no RNPT, e sua correção é realizada com a administração EV de glicose a 10% em bólus, na dose de 2 mL/kg, seguida de infusão de glicose com velocidade de 8 mg/kg/minuto por 1 hora, 6 mg/kg/minuto por 3 horas e 4 mg/kg/minuto por 24 horas, com controles glicêmicos periódicos.

As ofertas de cálcio e magnésio devem ser iniciadas nas primeiras horas de vida, sob a forma de gluconato de cálcio 10% – 2 mL/kg/dia – e sulfato de magnésio 10% – 0,5 mL/kg/dia –, para prevenir a deficiência desses minerais.

Ao nascimento, o fluxo urinário é mínimo (1 a 2 mL/kg/hora), mas nos primeiros dias de vida, ocorre fase diurética com volume urinário de 6 a 7 mL/kg/hora. A perda insensível de água é aumentada no RNPT, devido à grande superfície corpórea em relação ao peso e à pele pouco desenvolvida. Esses fatores tornam o RNPT suscetível à desidratação e à hipertonicidade. Na Tabela 25.1, constam os volumes hídricos recomendados para administração parenteral, que devem ser ajustados de acordo com balanço hídrico, volume urinário, controle de gasometria, hematócrito e sódio sérico.

TABELA 25.1 ■ Necessidades hídricas diárias (mL/kg/dia) do RNPT de acordo com a idade gestacional

IDADE GESTACIONAL (SEMANAS)	OFERTA INICIAL	1-2 DIAS	> 3 DIAS
< 26	80-90	80-120	120-160
26-28	70-80	70-90	100-150
≥ 28	60-70	60-70	100-150

Anormalidades eletrolíticas, como hipernatremia, hiponatremia e hiperpotassemia, são comuns no pré-termo. A hipernatremia resulta da perda excessiva de água ou da administração exagerada de sódio, podendo ser prevenida ou tratada com oferta hidreletrolítica adequada. A hiponatremia pode ser diluicional, por sobrecarga hídrica, ou decorrente da perda excessiva de sódio, secundária à fração de excreção de sódio aumentada. O tratamento é feito com restrição hídrica ou aumento da oferta de sódio, dependendo da etiologia. A oferta inicial de sódio é de 3 a 4 mEq/kg/dia, iniciada quando o sódio sérico for inferior a 140 mEq/L.

A hiperpotassemia (K >7 mEq/L) decorre da baixa taxa de filtração glomerular, hipoaldosteronismo relativo, imaturidade dos túbulos renais distais e desvio do K do espaço intra para o extracelular. É tratada com: administração de gluconato de cálcio 10%, 1 a 2 mL/kg, IV em 5 a 10 minutos; ou bicarbonato de sódio 3%, 1 a 3 mEq/kg, IV em 10 minutos; ou insulina simples, 0,2 UI/g de glicose (0,5 g/kg de glicose), IV em pelo menos duas horas; ou furosemida, 2 a 4 mg/kg/dia. As resinas permutadoras têm baixa eficácia no RN. Recomenda-se diálise peritoneal em situações de urgência. A administração de K é iniciada quando o nível sérico é < 4,5 mEq/L, na dose de 1 a 3 mEq/kg/dia.

■ SUPORTE NUTRICIONAL

As necessidades nutricionais do RNPT devem ser supridas por via enteral e/ou parenteral. As crianças com doenças que contraindiquem ou limitem a alimentação enteral (desconforto respiratório, enterocolite necrosante, asfixia perinatal, infecção e malformação congênita graves) devem receber nutrição parenteral nas primeiras horas de vida, desde que apresentem condições metabólicas e cardiocirculatórias estáveis.

A oferta calórica necessária para manter o crescimento semelhante ao intrauterino é de 90 kcal/kg/dia, sendo o mínimo desejável 60 kcal/kg/dia. A velocidade de infusão de glicose varia de 7 a 14 mg/kg/minuto, para manter a glicemia entre 40 e 150 mg/dL. As soluções de aminoácidos são administradas em doses iniciais de 3 g/kg/dia, com incrementos diários até o máximo de 3,5 a 4 g/kg/dia. As emulsões de gordura são infundidas nas doses iniciais 1 g/kg e com incrementos diários de 0,5 a 1 g/kg até o máximo de 4 g/kg/dia, de acordo com a trigliceridemia. Também são administrados minerais, vitaminas e oligoelementos.

RNPT sem contraindicação para alimentação enteral deve recebê-la precocemente. Quando não é possível a nutrição enteral plena, administram-se pequenos volumes de leite (10 mL/kg/dia) a cada três horas.

Crianças com idade gestacional > 34 semanas, peso > 1.500 g e que apresentam boa vitalidade estão aptas a receber alimentação por VO; sempre que possível, devem receber aleitamento materno em livre demanda. Quando a força de sucção não é suficiente para aleitamento materno, complementa-se com leite da própria mãe, leite humano de banco de leite ou fórmula láctea para prematuros, oferecidos em mamadeira a cada três horas.

Crianças com idade gestacional < 34 semanas, peso < 1.500 g ou que apresentem contraindicações para alimentação por VO são alimentadas por via gástrica intermitente. O leite administrado é o da própria mãe, leite humano de banco de leite ou fórmula especial para prematuros. O leite materno deve ser acrescido de aditivos, com o objetivo de aumentar a oferta de calorias, proteínas e minerais, quando o volume de oferta é igual ou superior a 100 mL/kg/dia.

Os volumes iniciais e os incrementos da oferta de leite são de 20 mL/kg/dia, administrados com intervalos de três horas. A progressão da dieta também depende das condições da criança, das necessidades nutricionais e da presença ou não de resíduo gástrico. O controle de resíduo gástrico é feito antes de toda alimentação, o volume é de aproximadamente 2 mL e não deve ter aspecto de líquido de estase.

O aumento de volume da dieta é feito até que sejam alcançadas as ofertas necessárias para crescimento adequado, ou seja, 120 a 140 kcal/kg/dia e 3 a 4 g/kg/dia de proteínas. O aditivo do leite humano e a fórmula para pré-termo são mantidos até que a criança atinja peso de pelo menos 2.000 g, ou até próximo da alta hospitalar. A transição para a VO é gradual e se inicia quando a criança está com idade corrigida > 34 semanas, peso > 1.500 g e boa vitalidade.

As vitaminas, administradas por VO ou sonda gástrica, são introduzidas no 7º dia de vida, sob a forma de polivitamínicos, e mantidas até os 6 meses. As vitaminas A e D são administradas até 1 ano. A suplementação de ferro é iniciada no 28º dia de vida, por VO ou sonda gástrica, até 2 anos de idade, com dose de ferro elementar dependendo do peso ao nascer, sendo de 4 mg/kg/dia para os com peso de nascimento inferior a 1.000 gramas, 3 mg/kg/dia para os com peso entre 1.000 e 1.500 gramas e 2 mg/kg/dia para aqueles com peso entre 1.500 e 2.000 gramas.

■ CONTROLE DE OUTRAS DOENÇAS

ICTERÍCIA NEONATAL

O RNPT pode apresentar icterícia de início tardio, porém mais prolongada que o RN a termo e com menor capacidade de ligação da bilirrubina, que acarreta maior risco de neurotoxicidade pela bilirrubina. Por esses motivos, a fototerapia é indicada mais precocemente em RNPT.

ANEMIA

A anemia é frequente em RNPT, sendo fatores predisponentes: espoliação sanguínea; perda de sangue por hemorragia ou hemólise; déficit de eritropoetina; baixos depósitos de ferro; e crescimento rápido.

> **ATENÇÃO!**
>
> Medidas preventivas da anemia da prematuridade incluem limitação das análises sanguíneas, uso de microtécnicas e uso de oxímetro de pulso.

Para avaliar a anemia, é feito controle de hematócrito por micrométodo, todos os dias nos RNs clinicamente instáveis, 2 a 3 vezes por semana em um período intermediário, e toda semana nas crianças em fase de crescimento.

A transfusão de concentrado de glóbulos (15 mL/kg) no período neonatal é indicada para manter hematócrito (Htc) > 42% nos RN com cardiopatia congênita cianótica, choque hipovolêmico refratário à expansão de volume, insuficiência cardíaca congestiva (ICC) refratária a fármacos; Htc > 36% nos RN com ventilação mandatória intermitente (IMV) e pressão média de vias aéreas (MAP) (> 8 cmH$_2$O, ICC, cirurgia de grande porte; Htc > 30% em RN com IMV e MAP ≤ 8 cmH$_2$O, FiO$_2$ > 0,35, cirurgias de médio ou pequeno porte; Htc > 27% nos RN com fração inspirada de oxigênio (FiO$_2$), ≤ 0,35, RN com mais de seis episódios de apneia em 12 horas; taquicardia ou taquipneia sem causa aparente, ganho de peso < 10 g/kg/dia com oferta calórica adequada; Htc > 23% em RN com clínica de anemia ou assintomáticos com reticulócitos < 100.000 UI/mm^3 ou < 2%. Não existe recomendação de uso rotineiro de eritropoetina em prematuros.

INFECÇÃO

O RNPT é vulnerável a infecções bacterianas, virais e fúngicas. O RN pode apresentar sepse precoce de aquisição intrauterina ou intraparto. As infecções hospitalares não são raras, devido à imaturidade do sistema imune, associada a fatores de risco como ventilação mecânica, nutrição parenteral, cateterismo umbilical, entre outros procedimentos invasivos. Os sinais clínicos de infecção são variáveis e inespecíficos, incluindo hipoatividade, hipotermia, resíduo gástrico, distensão abdominal, apneia, distúrbios metabólicos e cardiovasculares e manifestações hemorrágicas. Quando há suspeita clínica de infecção, devem ser feitos hemograma, dosagem da proteína C-reativa, hemocultura e análise de LCS. Antibioticoterapia de amplo espectro deve ser iniciada imediatamente após a coleta dos exames, e as medidas de suporte metabólico, hidreletrolítico, respiratório e cardiovascular devem ser instituídas. O tempo de tratamento é de 7 a 14 dias, nos casos de sepse, e de 14 a 21 dias quando há meningite.

ALTERAÇÕES NEUROLÓGICAS

RNPT tem risco aumentado de complicações neurológicas, cuja frequência é diretamente relacionada ao grau de prematuridade. A hemorragia peri-intraventricular (HPIV) é frequente naqueles de extremo baixo peso, sendo fatores predisponentes a fragilidade dos vasos da matriz germinal e a autorregulação limitada do fluxo sanguíneo cerebral, associadas à presença de ventilação mecânica, pneumotórax, convulsões e manipulação excessiva do RN. Em 90% dos casos, as hemorragias ocorrem nos 3 primeiros dias de vida e, raramente, após o 7º dia. A US transfontanelar é o método confiável para o diagnóstico, e o 1º exame é realizado entre 7 e 14 dias de vida. Quando o exame está alterado, é feita US seriada para detectar complicações.

A leucomalácia periventricular (LPV) é consequência da lesão hipóxico-isquêmica, podendo ocorrer isoladamente ou em associação com HPIV. É mais frequente em crianças com SDRA, infecção, instabilidade cardiovascular e apneia. A LPV cística é sinal de mau prognóstico neurológico; sua alteração mais característica é paresia espástica, mas quadriplegia espástica, comprometimento visual, atraso de desenvolvimento e convulsões também são comuns. Para o diagnóstico da LPV, recomenda-se a realização da RM de crânio na idade pós-conceptual de 40 semanas.

RETINOPATIA DA PREMATURIDADE

Doença vasoproliferativa da retina do prematuro. RNPT com peso ao nascer < 1.500 g ou idade gestacional < 32 semanas, ou aqueles de maior idade gestacional, porém com evolução clínica grave no período neonatal, são submetidos a exame de fundo de olho (técnica de oftalmoscopia binocular indireta) com 4 a 6 semanas de vida, para diagnóstico precoce da doença. Se o exame for normal, será repetido a cada duas semanas, até a vasculogênese completa da retina. Se exame for alterado, será repetido semanalmente ou mesmo em dias alternados, para observar a progressão da doença. A retinopatia da prematuridade pode causar comprometimento da acuidade visual, associando-se à miopia e a estrabismo.

DEFICIÊNCIA AUDITIVA

RNPT apresenta maior número de intercorrências e procedimentos associados a risco para deficiência auditiva (asfixia perinatal, hiperbilirrubinemia, processos infecciosos, uso de fármacos ototóxicos, exposição a ruídos). Recomenda-se avaliação auditiva pelo método de emissão otoacústica logo após a saída do RN da incubadora e pelo potencial evocado auditivo de tronco encefálico, para o pré-termo com peso de nascimento < 1.500 g ou com qualquer fator de risco para perda auditiva.

AVALIAÇÃO ANTROPOMÉTRICA

O controle de peso do RN deve ser diário, mesmo nas crianças em cuidados intensivos, e a perda máxima não deve ultrapassar 15% do peso de nascimento. O período de perda e estabilização do peso varia de 7 a 21 dias, sendo maior quanto menor for a idade gestacional. Posteriormente, inicia-se a fase de ganho de peso, que deve ser em média de 20 a 30 g/dia. As medidas de comprimento e perímetro cefálico são realizadas semanalmente, e os ganhos variam de 0,7 a 1 cm/semana. Esses incrementos de peso, comprimento e perímetro cefálico são observados até que a criança complete 40 semanas de idade pós-conceptual.

> **ATENÇÃO!**
>
> Apesar do crescimento rápido nessa fase, parcela expressiva dos prematuros de muito baixo peso ao nascer apresenta restrição de crescimento extrauterino na idade pós-conceptual de termo, ou seja, as medidas de peso, comprimento e perímetro cefálico ficam abaixo do percentil 10 da curva de referência.

Após a idade pós-conceptual de 40 semanas, o crescimento do prematuro deve ser acompanhado, considerando-se a idade corrigida para o grau de prematuridade até os 2 anos. Para fins de comparação, é utilizada a curva de crescimento da OMS.

Na alta hospitalar, os prematuros devem ser encaminhados para acompanhamento ambulatorial, preferencialmente em serviços de seguimento de prematuros. Além das doenças clínicas mais comuns na criança nascida prematura, como a anemia, as doenças pulmonares e o refluxo gastroesofágico, os prematuros são mais propensos a apresentar atraso motor, déficit cognitivo, comprometimento da visão e da audição, além de dificuldades escolares, alterações comportamentais e quadros psiquiátricos, na infância e na adolescência.

> **REVISÃO**
>
> - Recém-nascidos pré-termo são aqueles com idade gestacional inferior a 37 semanas.
> - Ao nascimento, prematuros são mais suscetíveis à asfixia e à hipotermia.
> - Prematuros apresentam, com frequência, distúrbios respiratórios (síndrome do desconforto respiratório, taquipneia transitória, apneia da prematuridade e doença pulmonar crônica) e, portanto, devem ter sua oxigenação monitorada por meio da oximetria de pulso e de análises gasométricas.
> - O método de eleição para o diagnóstico da persistência do canal arterial é o ecocardiograma.

- Prematuros são suscetíveis a distúrbios metabólicos (hipoglicemia e hipocalcemia) e hidreletrolíticos (desidratação, hiponatremia, hipernatremia, hiperpotassemia), sendo recomendada a monitoração da glicemia e dos eletrólitos, para ajuste da oferta desses nutrientes.
- Recém-nascidos pré-termo devem receber nutrição enteral precoce, desde que não haja contraindicação. Caso contrário, a nutrição parenteral deve ser oferecida até que seja possível a progressão da nutrição enteral.
- Crianças com idade gestacional > 34 semanas, peso ao nascer > 1.500 g e que apresentam boa vitalidade podem receber alimentação por VO. Deve-se oferecer preferencialmente o leite materno, acrescido de aditivo, quando o volume de oferta é igual ou superior a 100 mL/kg/dia; quando o leite humano não for disponível, oferecer fórmula láctea para prematuro.
- A anemia é frequente no prematuro, devendo-se realizar o controle diário de hematócrito por micrométodo nos neonatos clinicamente instáveis, 2 a 3 vezes por semana em um período intermediário e semanalmente nas crianças em fase de crescimento.
- Prematuros apresentam maior risco de doenças infecciosas, como a sepse e a enterocolite necrosante.
- Doenças neurológicas, como a hemorragia peri-intraventricular e a leucomalácia, devem ser pesquisadas em prematuros por meio de exames de imagem.
- Prematuros de muito baixo peso ao nascer devem ser avaliados quanto à presença de retinopatia da prematuridade e deficiência auditiva.
- Prematuros apresentam perda de peso nos primeiros dias de vida, com crescimento rápido após esse período. No entanto, na idade pós-conceptual de termo, parcela expressiva deles apresenta restrição de crescimento extrauterino.
- Na alta hospitalar, prematuros devem ser encaminhados aos serviços de seguimento de prematuros, com atendimento multidisciplinar.

■ REFERÊNCIA

1. World Health Organization. WHO recommendations on interventions to improve preterm birth outcomes [Internet]. Geneva: WHO; 2015 [capturado em 14 set. 2016]. Disponível em: http://apps.who.int/iris/bitstream/10665/183037/1/9789241508988_eng.pdf?ua=1

■ LEITURAS SUGERIDAS

American Academy of Pediatrics, Joint Committee on Infant Hearing. Year 2007 position statement: principles and guidelines for early hearing detection and intervention programs. Pediatrics. 2007;120(4):898-921.

Koletzko B, Poindexter B, Uauy R, editors. Nutritional care of preterm infants: scientific basis and practical guidelines. Basel: Karger; 2015.

Malcolm WF. Beyond the NICU: comprehensive care of the high-risk infant. New York: McGraw-Hill Education; 2015.

Mimica AF, dos Santos AM, da Cunha DH, Guinsburg R, Bordin JO, Chiba A, et al. A very strict guideline reduces the number of erythrocyte transfusions in preterm infants. Vox Sang. 2008;95(2):106-11.

Sweet D, Bevilacqua G, Carnielli V, Gresen G, Plavka R, Saugstad OD, et al. European consensus guidelines on the management of neonatal respiratory distress syndrome. J Perinat Med. 2007;35(3):175-86.

Zin A, Florêncio T, Fortes Filho JB, Nakanami CR, Gianini N, Graziano RM, et al. Proposta de diretrizes brasileiras do exame e tratamento de retinopatia da prematuridade. Arq Bras Oftalm. 2007;70(5):875-83.

26

REANIMAÇÃO DO RECÉM-NASCIDO COM IDADE GESTACIONAL ≥ 34 SEMANAS

■ RUTH GUINSBURG
■ MARIA FERNANDA BRANCO DE ALMEIDA

Ao nascimento, cerca de 1 em cada 10 recém-nascidos (RN) necessita de ajuda para iniciar a respiração efetiva; um em cada 100 precisa de intubação traqueal; e 1-2 em cada 1.000 requer intubação acompanhada de massagem cardíaca e/ou medicações, desde que a ventilação seja aplicada adequadamente. A necessidade de procedimentos de reanimação é maior quanto menor a idade gestacional e/ou peso ao nascer. O parto cesáreo, entre 37 e 39 semanas de gestação, mesmo sem fatores de risco antenatais para asfixia, também eleva a chance de que a ventilação ao nascer seja necessária. Estima-se que, no Brasil a cada ano, ao redor de 300.000 crianças necessitem de ajuda para iniciar e manter a respiração ao nascer.

As práticas da reanimação em sala de parto baseiam-se nos documentos publicados pelo International Liaison Committee on Resuscitation (ILCOR) a cada cinco anos, sendo o último publicado em 2015.[1] O resumo das diretrizes propostas pelo Programa de Reanimação Neonatal da Sociedade Brasileira de Pediatria pode ser visualizado no fluxograma (Figura 26.1).[2] O texto a seguir é direcionado aos cuidados com RN de 34 semanas de gestação ou mais.

■ PREPARO

É necessário contar com uma equipe de profissionais de saúde treinada em reanimação neonatal antes do nascimento de qualquer RN. Tal equipe deve realizar a anamnese materna e preparar o material para uso imediato na sala de parto. Todo material necessário para a reanimação deve testado e estar disponível em local de fácil acesso, antes do nascimento. É fundamental que pelo menos um profissional de saúde capaz de realizar os passos iniciais e a ventilação com pressão positiva por meio de máscara facial esteja presente em todo parto. A única responsabilidade desse profissional deve ser o atendimento ao RN.

Para a recepção do RN, utilizar as precauções-padrão que compreendem a lavagem/higienização correta das mãos e o uso de luvas, aventais, máscaras ou proteção facial para evitar o contato do profissional com o material biológico do paciente.

■ CLAMPEAMENTO DO CORDÃO UMBILICAL NO RN ≥ 34 SEMANAS

Logo após a extração completa do produto conceptual da cavidade uterina, avalia-se se o RN ≥ 34 semanas começou a respirar ou chorar e se o tônus muscular está em flexão. Se a resposta é *sim* a ambas as perguntas, clampear o cordão umbilical 1-3 minutos depois do nascimento. Estudos com RN a termo mostram que o clampeamento tardio do cordão é benéfico com relação aos índices hematológicos na idade de 3-6 meses, embora possa elevar a necessidade de fototerapia por hiperbilirrubinemia indireta na primeira semana de vida. Se o neonato não inicia a respiração ou não mostra tônus muscular em flexão logo após o nascimento, recomenda-se o clampeamento imediato do cordão.

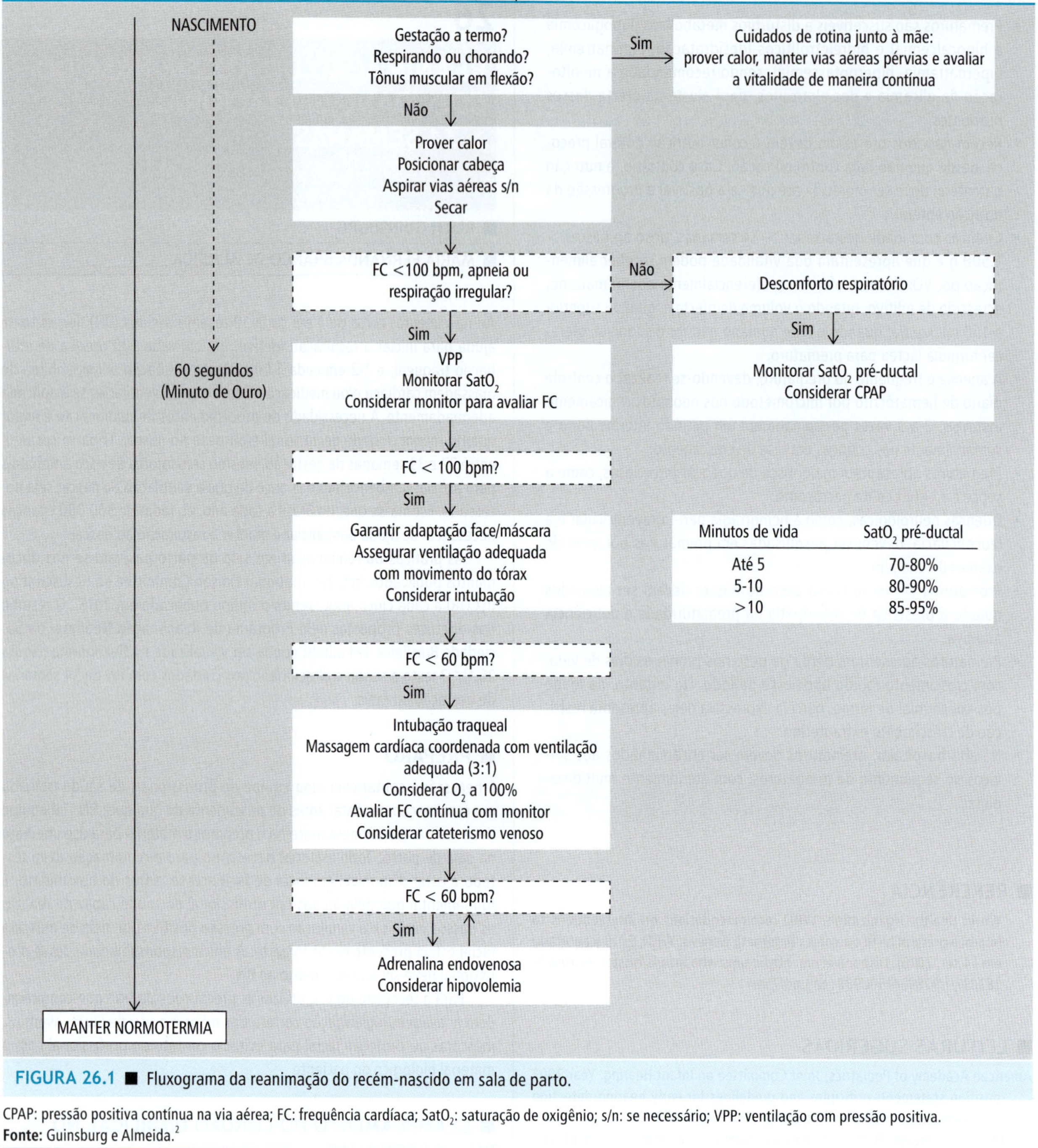

ATUALIZAÇÃO TERAPÊUTICA

FIGURA 26.1 ■ Fluxograma da reanimação do recém-nascido em sala de parto.

CPAP: pressão positiva contínua na via aérea; FC: frequência cardíaca; SatO$_2$: saturação de oxigênio; s/n: se necessário; VPP: ventilação com pressão positiva.
Fonte: Guinsburg e Almeida.[2]

■ ASSISTÊNCIA AO RN DE TERMO COM BOA VITALIDADE AO NASCER

Se, ao nascimento, o RN é de termo (idade gestacional 37-41 semanas), está respirando ou chorando e com tônus muscular em flexão, independentemente do aspecto do líquido amniótico, ele apresenta boa vitalidade e deve continuar junto de sua mãe depois do clampeamento do cordão umbilical. Na sala de parto, enquanto o RN está junto à mãe, prover calor, manter as vias aéreas pérvias e avaliar a sua vitalidade de maneira continuada. O contato pele-a-pele entre mãe e bebê ao nasci-

mento favorece o início precoce da amamentação e aumenta a chance do aleitamento materno exclusivo ser bem-sucedido nos primeiros meses de vida.

■ PASSOS INICIAIS DA ESTABILIZAÇÃO/REANIMAÇÃO E AVALIAÇÃO NO RN ≥ 34 SEMANAS

Os pacientes com idade gestacional diferente do termo, recém-nascidos que não iniciam movimentos respiratórios regulares e/ou aqueles em que o tônus muscular está flácido precisam ser conduzidos à mesa de reanimação, indicando-se os passos iniciais da estabilização na seguinte sequência: prover calor, posicionar a cabeça em leve extensão, aspirar boca e narinas (se necessário) e secar o corpo e o polo cefálico, desprezando os campos úmidos. Tais passos devem ser executados em, no máximo, 30 segundos.

Recomenda-se que a temperatura axilar do RN seja mantida entre 36,5-37,5ºC (normotermia) desde o nascimento até a internação no alojamento conjunto ou na unidade neonatal. Para diminuir a perda de calor nesses pacientes, é importante pré-aquecer a sala de parto e a sala onde serão realizados os procedimentos de estabilização/reanimação, com temperatura ambiente de 23-26ºC.

A fim de assegurar a permeabilidade das vias aéreas, manter o pescoço do RN em leve extensão. A aspiração está reservada aos pacientes que apresentam obstrução em vias aéreas por excesso de secreções. No caso de RN que foram levados à mesa de reanimação por não serem de termo ou por não apresentarem respiração regular ou por hipotonia, se o líquido amniótico for meconial, é prudente, durante a realização dos passos iniciais, aspirar a boca e as narinas.

Uma vez feitos os passos iniciais, avalia-se a respiração e a frequência cardíaca (FC). A respiração espontânea está adequada se os movimentos respiratórios são regulares e suficientes para manter a FC > 100 bpm. Se o paciente não apresentar movimentos respiratórios, se eles forem irregulares ou o padrão for tipo *gasping* (suspiros profundos entremeados por apneias), a respiração está inadequada. A FC é o principal determinante da decisão de indicar as diversas manobras de reanimação. Fazer a avaliação inicial da FC, logo após os passos iniciais, por meio da ausculta do precórdio com o estetoscópio, considerando-se adequada a FC > 100 bpm. Se a FC for < 100 bpm ou o RN não apresenta movimentos respiratórios regulares, enquanto um profissional de saúde inicia a ventilação com pressão positiva (VPP), o outro fixa os três eletrodos do monitor cardíaco para a monitoração subsequente da FC e o sensor do oxímetro para a monitoração da saturação de oxigênio. Vale ressaltar que, na avaliação feita pelo monitor cardíaco nos minutos iniciais depois do nascimento, o objetivo primário é o acompanhamento da FC e não a detecção de ritmos anômalos no traçado eletrocardiográfico.

Nos RN em que foram realizados os passos iniciais da estabilização e a avaliação mostrou respiração espontânea e regular e FC > 100 bpm, sempre que possível, ainda na sala de parto, deixá-lo em contato pele-a-pele com a mãe. Naqueles RNs em que foram realizados os passos iniciais da estabilização e a avaliação a seguir mostrou respiração ausente ou irregular ou FC < 100 bpm, iniciar a VPP nos primeiros 60 segundos após o nascimento e acompanhar a FC pelo monitor cardíaco, e a $SatO_2$, pelo oxímetro de pulso.

■ VENTILAÇÃO COM PRESSÃO POSITIVA

O ponto crítico para o sucesso da reanimação é a ventilação adequada, fazendo com que os pulmões se inflem e, com isso, haja dilatação da vasculatura pulmonar e hematose apropriada. Assim, após os cuidados para manter a temperatura e a permeabilidade das vias aéreas do RN, a presença de apneia, respiração irregular e/ou FC < 100 bpm indica a VPP. Esta precisa ser iniciada nos primeiros 60 segundos de vida (**minuto de ouro**). A ventilação pulmonar é o procedimento mais importante e efetivo na reanimação do RN em sala de parto.

Quando a VPP é indicada no RN ≥ 34 semanas, iniciar com ar ambiente (oxigênio a 21%). Uma vez iniciada a ventilação, recomenda-se o uso da oximetria de pulso para monitorar a oferta do oxigênio suplementar. Aplicar sempre o sensor neonatal no membro superior direito, na região do pulso radial, para monitorar a $SatO_2$ pré-ductal. Após posicionar o sensor, conectá-lo ao cabo do oxímetro. A leitura confiável da $SatO_2$ demora cerca de 1-2 minutos após o nascimento, desde que haja débito cardíaco suficiente, com perfusão periférica. Os valores desejáveis de $SatO_2$ variam de acordo com os minutos de vida e encontram-se no Quadro 26.1. Quando o RN não melhora e/ou não atinge os valores desejáveis de $SatO_2$ com a VPP em ar ambiente, recomenda-se sempre verificar e corrigir a técnica da ventilação antes de oferecer oxigênio suplementar. A necessidade de oxigênio suplementar é excepcional em RN ≥ 34 semanas, se a VPP é feita com a técnica adequada.

Para ventilar o RN na sala de parto, é preciso sempre contar com o balão autoinflável. Trata-se do único equipamento de ventilação em sala de parto que não necessita de fonte de gás comprimido para funcionar. A pressão inspiratória máxima é variável, podendo ser monitorada por manômetro nos modelos em que este é disponível, sendo limitada pela válvula de escape, que deve estar ativada em 30-40 cmH_2O para evitar o barotrauma. O equipamento não provê CPAP nem pressão positiva ao final da expiração (PEEP) confiável, mesmo que tenha uma válvula de PEEP. O balão autoinflável fornece concentração de oxigênio de 21% (quando não está conectado à fonte de oxigênio e ao reservatório) ou de 90-100% (conectado à fonte de oxigênio a 5L/minuto e ao reservatório). A oferta de concentrações intermediárias de oxigênio varia de acordo com o fabricante do balão, o fluxo de oxigênio, a pressão exercida no balão, o tempo de compressão e a frequência aplicada.

Quanto à interface entre o equipamento para ventilação e o paciente, pode-se utilizar a máscara facial, a máscara laríngea ou a cânula traqueal. No Brasil, as salas de parto dispõem, em geral, da máscara facial e da cânula traqueal. O emprego de máscara de tamanho adequado, de tal forma que cubra a ponta do queixo, a boca e o nariz, é fundamental para obter um bom ajuste entre face e máscara. O selo entre face e máscara é crítico para o sucesso da ventilação. As cânulas traqueais devem ser de diâmetro uniforme, sem balão, com linha radiopaca e marcador de corda vocal. Em neonatos com idade gestacional entre 34-38 semanas e peso de 2.000-3.000 g, indica-se a cânula de diâmetro interno de 3,5 mm; e para os > 38 semanas ou > 3.000 g, a cânula de 3,5-4,0 mm. Deixar sempre à disposição uma cânula de diâmetro superior e outra inferior àquela escolhida.

VPP COM MÁSCARA FACIAL

A ventilação pulmonar é o procedimento mais importante e efetivo na reanimação do RN em sala de parto. A VPP está indicada na presença de apneia, respiração irregular e/ou FC <100 bpm, após os passos iniciais. A ventilação com balão autoinflável deve, de maneira geral, ser iniciada por meio de máscara facial.

Antes de iniciar a ventilação propriamente dita, sempre verificar se o pescoço do RN está em leve extensão e aplicar a máscara na face, no sentido do queixo para o nariz. Envolver as bordas da máscara com os dedos indicador e polegar, formando a letra "C", para fixá-la na região correta. O ajuste adequado é obtido por uma leve pressão na sua borda. Os dedos médio, anular e mínimo formam a letra "E". O selo entre face e máscara é crítico para o sucesso da ventilação.

O emprego da VPP com balão autoinflável e máscara é feito na frequência de 40-60 movimentos/minuto, de acordo com a regra prática *aperta/solta/solta, aperta/solta/solta....* Quanto à pressão a ser aplicada, esta deve ser individualizada para que o RN alcance e mantenha FC >100 bpm. De modo geral, iniciar com pressão inspiratória ao redor de 20 cmH_2O, sendo raramente necessário alcançar 30-40 cmH_2O naqueles pacientes com pulmões imaturos ou doentes. Após as cinco primeiras ventilações, reajustar a pressão inspiratória de modo a visualizar o movimento torácico leve e auscultar a entrada de ar nos pulmões. Durante a VPP, observar a adaptação da máscara à face, a permeabilidade das vias aéreas e a expansibilidade pulmonar.

Com o início da VPP, é preciso monitorar a FC, a respiração e a $SatO_2$. O indicador mais importante de que a VPP está sendo efetiva é o aumento da FC. É importante ressaltar que, de cada 10 RN que recebem VPP com máscara ao nascer, nove melhoram e não precisam de outros procedimentos de reanimação.

Considera-se como falha se, após 30 segundos de VPP com máscara, o RN mantém FC < 100 bpm ou não retoma a respiração espontânea rítmica e regular. Nesse caso, verificar o ajuste entre face e máscara, a permeabilidade das vias aéreas (posicionando a cabeça, aspirando secreções e mantendo a boca aberta) e a pressão inspiratória, corrigindo o que for necessário. Verificar também se o balão está funcionando adequadamente. Quando o RN não melhora com a VPP em ar ambiente, recomenda-se sempre verificar e corrigir a técnica da ventilação antes de oferecer oxigênio suplementar. A necessidade de oxigênio suplementar é excepcional em RN ≥ 34 semanas se a VPP é feita com a técnica adequada. Titular a oferta de oxigênio suplementar de acordo com a $SatO_2$ (Quadro 26.1).

QUADRO 26.1 ■ Valores de $SatO_2$ pré-ductais desejáveis, segundo a idade pós-natal

MINUTOS DE VIDA	$SatO_2$ PRÉ-DUCTAL (%)
Até 5	70-80
5-10	80-90
> 10	85-95

VPP POR MEIO DA CÂNULA TRAQUEAL

As indicações de ventilação através de cânula traqueal em sala de parto incluem: ventilação com máscara facial não efetiva, ou seja, se após a correção de possíveis problemas técnicos, a FC permanece < 100 bpm; ventilação com máscara facial prolongada, ou seja, se o paciente não retoma a respiração espontânea; e aplicação de massagem cardíaca. Além dessas situações, a intubação traqueal e a inserção imediata de sonda gástrica são indicadas nos pacientes portadores de hérnia diafragmática que necessitam de VPP.

A indicação da intubação no processo de reanimação depende da habilidade e da experiência do profissional responsável pelo procedimento. Em mãos menos experientes, existe um elevado risco de complicações, como hipoxemia, apneia, bradicardia, pneumotórax, laceração de tecidos moles, perfuração de traqueia ou esôfago, além do risco de infecção. Cada tentativa de intubação deve durar, no máximo, 30 segundos. Em caso de insucesso, o procedimento é interrompido e a VPP com máscara deve ser iniciada, sendo realizada nova tentativa de intubação após a estabilização do paciente.

A confirmação de que a cânula está localizada na traqueia é obrigatória. O melhor indicador de que a cânula está na traqueia é o aumento da FC. Na prática, costuma-se confirmar a posição da cânula por meio da inspeção do tórax, ausculta das regiões axilares e gástrica e observação da FC. A ponta distal da cânula deve estar localizada no terço médio da traqueia. Recomenda-se usar a idade gestacional para calcular o comprimento da cânula a ser inserido na traqueia, considerando a distância entre a ponta da cânula e a marca, em centímetros, a ser fixada no lábio superior, conforme Quadro 26.2. Caso a idade gestacional seja desconhecida, usar a regra prática "peso estimado (kg) + 6" para calcular o comprimento da cânula a ser inserido na traqueia, sendo o resultado correspondente à marca, em centímetros, a ser fixada no lábio superior.

QUADRO 26.2 ■ Comprimento da cânula a ser inserido na traqueia conforme idade gestacional

IDADE GESTACIONAL	MARCA (CM) NO LÁBIO SUPERIOR
34 semanas	7,5
35-37 semanas	8,0
38-40 semanas	8,5
41 ou mais semanas	9,0

Após a intubação, inicia-se a ventilação com balão autoinflável na mesma frequência e pressão descritas na ventilação com máscara: frequência de 40-60 movimentos/minuto e pressão inspiratória ao redor de 20 cmH_2O, mas individualizar para que se observe expansão torácica e FC > 100 bpm. Quanto ao uso de oxigênio suplementar durante a VPP por meio da cânula traqueal, esta pode ser iniciada na mesma concentração de O_2 que estava sendo oferecida antes da intubação. É necessário um período de cerca de 30 segundos para haver equilíbrio da concentração de oxigênio oferecida pela ventilação por toda a área pulmonar do RN. Assim, sugere-se, nos raros pacientes em que há necessidade de aumentar a oferta de oxigênio durante a ventilação, fazer incrementos de 20% e aguardar cerca de 30 segundos para verificar a $SatO_2$ e indicar novos incrementos, ressaltando-se que a VPP com a técnica correta é fundamental para a melhora do paciente.

Considera-se como falha se, após 30 segundos de VPP por meio da cânula traqueal, o RN mantém FC < 100 bpm ou não retoma a respiração espontânea ou, ainda, a $SatO_2$ permanece abaixo dos valores desejáveis/não detectável (Quadro 26.1). Nesse caso, verificar a posição da cânula, a permeabilidade das vias aéreas e a pressão que está sendo aplicada no balão ou no ventilador em T, corrigindo o que for necessário. Após essa correção, pode-se aumentar a oferta de oxigênio até 60-100%.

■ MASSAGEM CARDÍACA

A massagem cardíaca é iniciada se a FC estiver < 60 bpm após 30 segundos de VPP com técnica adequada por meio da cânula traqueal e uso de concentração de oxigênio de 60-100%. Aplicar os dois polegares sobrepostos no terço inferior do esterno, ou seja, logo abaixo da linha intermamilar, poupando o apêndice xifoide, e o restante das mãos circunda o tórax. O profissional de saúde que vai executar a massagem cardíaca se posiciona atrás da cabeça do RN enquanto aquele que ventila se desloca para um dos lados. A profundidade da compressão deve englobar 1/3 da dimensão ântero-posterior do tórax, de maneira a produzir um pulso palpável. É importante permitir a reexpansão plena do tórax após a compressão para haver enchimento das câmaras ventriculares e das coronárias. As complicações da massagem cardíaca incluem a fratura de costelas, com pneumotórax e hemotórax, e laceração de fígado.

A ventilação e a massagem cardíaca são realizadas de forma sincrônica, mantendo-se uma relação de 3:1, ou seja, 3 movimentos de massagem cardíaca para 1 movimento de ventilação, com uma frequência de 120 eventos por minuto (90 movimentos de massagem e 30 ventilações). Deve-se aplicar a massagem cardíaca coordenada à ventilação por 60 segundos, antes de reavaliar a FC, pois este é o tempo mínimo para que a massagem cardíaca efetiva possa restabelecer a pressão de perfusão coronariana. O monitor cardíaco é útil, portanto, para avaliar de forma contínua e instantânea a FC, sem interromper a ventilação e a massagem. A massagem deve continuar enquanto a FC estiver < 60 bpm. Lembrar que a VPP, durante a massagem cardíaca, deve ser ministrada através da cânula traqueal para garantir a expansão plena pulmonar.

Considera-se a falha do procedimento se, após 60 segundos de VPP com cânula traqueal e oxigênio a 100% acompanhada de massagem cardíaca, o RN mantém FC < 60 bpm. Nesse caso, verificar a posição da cânula, a permeabilidade das vias aéreas e a técnica da ventilação e da massagem, corrigindo o que for necessário. Se, após a correção da técnica da VPP e massagem, não há melhora, considera-se o cateterismo venoso umbilical de urgência e indica-se a adrenalina.

■ MEDICAÇÕES

A bradicardia neonatal é, em geral, resultado da insuflação pulmonar insuficiente e/ou da hipoxemia profunda. A ventilação adequada é o passo mais importante para corrigir a bradicardia. Quando a FC permanece <60 bpm, a despeito de ventilação efetiva por cânula traqueal com oxigênio a 100% e acompanhada de massagem cardíaca adequada, o uso de epinefrina, expansor de volume ou ambos está indicado. A diluição, o preparo, a dose e a via de administração estão descritos no Quadro 26.3. Bicarbonato de sódio, naloxone, atropina, albumina e vasopressores não são recomendados na reanimação do RN em sala de parto.

QUADRO 26.3 ■ Medicações para reanimação neonatal na sala de parto

	EPINEFRINA ENDOVENOSA	EPINEFRINA ENDOTRAQUEAL	EXPANSOR DE VOLUME
Diluição	1:10.000 1 mL epinefrina 1:1000 em 9 mL de SF 0,9%	1:10.000 1 mL epinefrina 1:1000 em 9 mL de SF 0,9%	SF 0,9%
Preparo	1 mL	5 mL	2 seringas de 20 mL
Dose	0,1-0,3 mL/kg	0,5-1,0 mL/kg	10 mL/kg EV
Peso ao nascer			
1 kg	0,1-0,3 mL	0,5-1,0 mL	10 mL
2 kg	0,2-0,6 mL	1,0-2,0 mL	20 mL
3 kg	0,3-0,9 mL	1,5-3,0 mL	30 mL
4 kg	0,4-1,2 mL	2,0-4,0 mL	40 mL
Velocidade e Precauções	Infundir rápido na veia umbilical e, a seguir, infundir 0,5-1,0 mL de SF 0,9%	Infundir diretamente na cânula traqueal e ventilar a seguir USO ÚNICO	Infundir o expansor de volume na veia umbilical lentamente, em 5 a 10 minutos

A via preferencial para a infusão de medicações na sala de parto é a endovenosa, sendo a veia umbilical de acesso fácil e rápido. O cateter venoso umbilical deve ser inserido de emergência, assim que há indicação do uso de medicações na sala de parto. Introduzir o cateter na veia e progredir apenas 1-2 cm após o ânulo, mantendo-o periférico, de modo a evitar sua localização em nível hepático. A administração de medicações por via traqueal só pode ser usada para a adrenalina e uma única vez, sabendo-se que a absorção por via pulmonar é lenta, imprevisível e a resposta, em geral, é insatisfatória.

> **ATENÇÃO!**
>
> Apenas 1 RN em cada 1.000 requer procedimentos avançados de reanimação (ventilação acompanhada de massagem e/ou medicações), quando a VPP é aplicada de maneira rápida e efetiva.

■ CONSIDERAÇÃO FINAL

As diretrizes mencionadas são uma orientação geral para a conduta neonatal na sala de parto. Mais importante do que um protocolo rígido, é a experiência e a prática com a educação e o treinamento continuado dos profissionais de saúde que participam do cuidado ao RN, além da conscientização da comunidade para a importância da assistência nesse período crítico de transição para o ambiente extrauterino.

> **REVISÃO**
>
> - A necessidade de procedimentos de reanimação é maior quanto menor a idade gestacional e/ou peso ao nascer.
> - É necessário contar com uma equipe de profissionais de saúde treinada em reanimação neonatal antes do nascimento de qualquer RN.
> - É fundamental que pelo menos um profissional de saúde capaz de realizar os passos iniciais e a ventilação com pressão positiva por meio de máscara facial esteja presente em todo parto, dedicando-se ao RN.
> - Os próximos passos são definidos a partir das condições do RN e dos recursos disponíveis na hora do parto.

■ REFERÊNCIAS

1. American Heart Association. 2015 International Consensus on Cardiopulmonary Resuscitation and Emergency Cardiovascular Care Science with Treatment Recommendations [Internet]. Dallas; 2015 [capturado em 14 set. 2016]. Disponível em: http://www.phecit.ie/Images/PHECC/Clinical%20resources/ILCOR%202015/ILCOR%20Guidelines%202015%20for%20web.pdf
2. Guinsburg R, Almeida MFB. Reanimação do prematuro: diretrizes 2016 da Sociedade Brasileira de Pediatria [Internet]. Rio de Janeiro: SBP; 2016 [capturado em 13 set. 2016]. Disponível em: http://www.sbp.com.br/reanimacao

■ LEITURAS RECOMENDADAS

Almeida MFB, Guinsburg R. Reanimação do recém-nascido ≥34 semanas em sala de parto: diretrizes 2016 da Sociedade Brasileira de Pediatria [Internet]. Rio de Janeiro: SBP; 2016 [capturado em 13 set. 2016]. Disponível em: http://www.sbp.com.br/reanimacao/wp-content/uploads/2016/01/DiretrizesSBPReanimacaoRNMaior34semanas26jan2016.pdf.

Perlman JM, Wyllie J, Kattwinkel J, Wyckoff MH, Aziz K, Guinsburg R, et al. Part 7: Neonatal resuscitation: 2015 international consensus on cardiopulmonary resuscitation and emergency cardiovascular care science with treatment recommendations. Circulation. 2015;132(16 Suppl 1):S204-41.

Wyckoff MH, Aziz K, Escobedo MB, Kapadia VS, Kattwinkel J, Perlman JM, et al. Part 13: Neonatal Resuscitation: 2015 American Heart Association guidelines update for cardiopulmonary resuscitation and emergency cardiovascular care. Circulation. 2015;132(18 Suppl 2):S543-60.

Wyllie J, Bruinenberg J, Roehr CC, Rüdiger M, Trevisanuto D, Urlesberger B. European Resuscitation Council Guidelines for Resuscitation 2015: section 7. Resuscitation and support of transition of babies at birth. Resuscitation. 2015;95:249-63.

27
ICTERÍCIA NO PERÍODO NEONATAL

■ MARIA FERNANDA BRANCO DE ALMEIDA
■ CECILIA MARIA DRAQUE

A icterícia é um dos problemas mais frequentes no período neonatal e corresponde à expressão clínica da hiperbilirrubinemia, que é definida pela concentração sérica de bilirrubina indireta (BI) maior do que 1,3 a 1,5 mg/dL ou de bilirrubina direta (BD) superior a 1,5 mg/dL, desde que esta represente mais do que 10% do valor de bilirrubinemia total (BT).

Na prática, 98% dos recém-nascidos (RN) apresentam níveis séricos de BI acima de 1 mg/dL durante a 1ª semana de vida. Essa hiperbilirrubinemia indireta, na maioria das vezes, reflete uma adaptação neonatal ao metabolismo da bilirrubina, sendo denominada icterícia "fisiológica". Outras vezes, decorre de um processo patológico, podendo alcançar concentrações elevadas e ser lesiva ao cérebro, instalando-se o quadro de encefalopatia bilirrubínica, com as sequelas neurológicas: paralisia cerebral espástica; movimentos atetoides; distúrbios de deglutição e fonação; deficiência auditiva grave e mental leve à moderada.

No Brasil, desde o ano 2000, a icterícia e/ou doença hemolítica e/ou *kernicterus* têm sido notificados a cada ano como causa básica de óbito em cerca de 250 RN. Desses óbitos, entre 100 e 130 neonatos são de termo, dos quais metade nascidos na região nordeste e um terço na região norte, ocorrendo 70% das mortes até o 6º dia de vida. Ressalta-se que, para cada RN que evolui a óbito, vários sobrevivem com as sequelas neurológicas, desconhecendo-se a real magnitude desse problema em no país.

■ ETIOLOGIA E DIAGNÓSTICO

Várias são as limitações do metabolismo da bilirrubina que explicam a icterícia no RN a termo saudável, como a sobrecarga de bilirrubina ao hepatócito e a menor capacidade de captação, conjugação e excreção hepática da bilirrubina. Classicamente, a icterícia "fisiológica" é definida em RN a termo norte-americanos alimentados com fórmula láctea, com um nível de BT sérica que aumenta após o nascimento e atinge seu pico médio ao redor de 6 mg/dL no 3º dia de vida, declinando, então, em uma semana, com um valor máximo que não ultrapassa 12,9 mg/dL. No Brasil, RN a termo com peso ao nascer adequado para a idade gestacional, saudáveis, em aleitamento materno exclusivo e adequado apresentam percentil 50 de 5,6 mg/dL no 3º e no 4º dias, retornando aos valores da 24ª hora (4,8 mg/dL) no 6º dia de vida. O percentil 95 corresponde a 8,2 mg/dL na 24ª hora de vida, atinge 12,2 mg/dL no 4º dia e declina para 8,5 mg/dL no 12º dia.

> **ATENÇÃO!**
>
> A presença de icterícia antes de 24 a 36 horas de vida ou valores de BT > 12 mg/dL, independentemente do dia de vida, alerta para a investigação dos fatores de risco para desenvolvimento de hiperbilirrubinemia significante, considerada geralmente BT > 17 mg/dL, em RN a termo e a determinação da sua etiologia.

Ressalta-se que, muito embora a icterícia por hiperbilirrubinemia indireta tenha progressão cefalocaudal, RN a termo saudáveis com icterícia somente na face (zona 1) apresentam valores de BI que variam de 4 a 8 mg/dL; e icterícia até a cicatriz umbilical (zona 2) corresponde a valores de 5 a 12 mg/dL. A ausência de concordância entre a avaliação clínica da icterícia e os valores de BI sérica decorre da pigmentação da pele, sendo subestimada em ambientes com muita luminosidade e prejudicada em locais com pouca luz. Assim, recomenda-se a dosagem rotineira da bilirrubina sérica ou transcutânea em RN com icterícia ≥ zona 2.

O Quadro 27.1 relaciona as causas da hiperbilirrubinemia indireta "patológica", de acordo com as fases do metabolismo da bilirrubina: aquelas que ocasionam sobrecarga de bilirrubina ao hepatócito ou as decorrentes da conjugação hepática deficiente de bilirrubina. A investigação da etiologia inclui o quadro clínico e os seguintes exames realizados de rotina em bancos de sangue e laboratórios clínicos, independentemente da idade gestacional e da idade pós-natal:

- bilirrubina total com as frações indireta e direta;
- hemoglobina, hematócrito, morfologia de hemácias, reticulócitos e esferócitos;
- tipagem sanguínea da mãe e do RN – sistemas ABO e Rh (antígeno D);
- Coombs direto no sangue de cordão ou no RN;
- pesquisa de anticorpos anti-D (Coombs indireto), se mãe Rh (D ou Du) negativo;
- pesquisa de anticorpos maternos para antígenos irregulares (anti-c, anti-e, anti-E, anti-Kell, entre outros); se mãe multigesta, transfusão sanguínea anterior e RN com Coombs direto positivo;
- dosagem sanguínea quantitativa de glicose-6-fosfato desidrogenase (G-6-PD);
- dosagem sanguínea de hormônio tiroidiano e TSH (exame do pezinho).

QUADRO 27.1 ■ Etiologia da hiperbilirrubinemia indireta neonatal

SOBRECARGA DE BILIRRUBINA AO HEPATÓCITO

1 | Doenças hemolíticas
  - Hereditárias
  a | Imunes: incompatibilidade Rh (antígeno D), ABO, antígenos irregulares (c, e, E, Kell, outros)
  b | Enzimáticas: deficiência de G-6-PD, piruvato-cinase, hexocinase
  c | Membrana eritrocitária: esferocitose, eliptocitose
  d | Hemoglobinopatias: alfatalassemia
  - Adquiridas: infecções bacterianas (sepse, infecção urinária) ou virais
2 | Coleções sanguíneas extravasculares
  - Hemorragia intracraniana, pulmonar, gastrintestinal
  - Céfalo-hematoma, hematomas, equimoses
3 | Policitemia
  - RN pequeno para a idade gestacional
  - RN de mãe diabética
  - Transfusão feto-fetal ou materno-fetal
  - Clampeamento após 60 segundos ou ordenha de cordão umbilical
4 | Circulação êntero-hepática aumentada de bilirrubina
  - Anomalias gastrintestinais: obstrução, estenose hipertrófica do piloro
  - Jejum oral ou baixa oferta enteral
  - Icterícia por "oferta inadequada" de leite materno

DEFICIÊNCIA OU INIBIÇÃO DA CONJUGAÇÃO DE BILIRRUBINA

- Hipotiroidismo congênito
- Síndrome da icterícia pelo leite materno
- Síndrome de Gilbert
- Síndrome de Crigler Najjar tipos 1 e 2

DIAGNÓSTICO E TRATAMENTO

■ HIPERBILIRRUBINEMIA INDIRETA EM RECÉM-NASCIDOS ≥ 35 SEMANAS

A história clínica dos RN com idade gestacional ≥ 35 semanas e peso ao nascer ≥ 2.000 g, internados em alojamento conjunto, permite detectar o risco de desenvolvimento de hiperbilirrubinemia significante na 1ª semana de vida, sendo necessário:

- Avaliar os fatores epidemiológicos de risco (Quadro 27.2).

QUADRO 27.2 ■ Fatores de risco para o desenvolvimento de hiperbilirrubinemia significante em RN > 35 semanas de idade gestacional

- Icterícia nas primeiras 24 horas de vida
- Doença hemolítica por Rh (antígeno D – mãe negativa e RN positivo), ABO (mãe O ou RN A ou B), antígenos irregulares (c, e, E, Kell, outros)
- Idade gestacional de 35, 36 e 37 semanas (independentemente do peso ao nascer)
- Clampeamento de cordão umbilical 60 segundos após o nascimento
- Aleitamento materno exclusivo, com dificuldade ou perda de peso > 7% em relação ao peso de nascimento
- Irmão com icterícia neonatal tratado com fototerapia
- Descendência asiática
- Mãe diabética
- Céfalo-hematoma ou equimoses
- Deficiência de G-6-PD
- Bilirrubina total sérica ou transcutânea na zona de alto risco (> percentil 95) ou intermediária superior (percentis 75 a 95) antes da alta hospitalar

- Realizar o exame físico a cada 8 a 12 horas para detectar a presença de icterícia.

- Coletar BT, se a icterícia for detectada antes de 24 a 36 horas, identificar o nível de risco (maior, intermediário ou mínimo) (Figura 27.1) e considerar o uso de fototerapia (Tabela 27.1).

TABELA 27.1 ■ Bilirrubinemia total (mg/dL) para indicação de fototerapia e exsanguinotransfusão em RN ≥ 35 semanas de idade gestacional ao nascer

Idade pós-natal	BILIRRUBINA TOTAL (MG/DL)			
	FOTOTERAPIA		EXSANGUINOTRANSFUSÃO	
	$35^{0/7}$-$37^{6/7}$ semanas	≥ $38^{0/7}$ semanas	$35^{0/7}$-$37^{6/7}$ semanas	≥ $38^{0/7}$ semanas
24 h	8	10	15	18
36 h	9,5	11,5	16	20
48 h	11	13	17	21
72 h	13	15	18	22
96 h	14	16	20	23
5 a 7 d	15	17	21	24

Fonte: Adaptada de American Academy of Pediatrics.[2]

- Após 36 horas de vida, determinar a BT quando a icterícia atingir o umbigo ou mais (zona 2 ou mais), identificar o nível de risco (maior, intermediário ou mínimo). e:

  a | considerar o uso de fototerapia se BT em nível de risco maior (acima do percentil 95) (Figura 27.1);

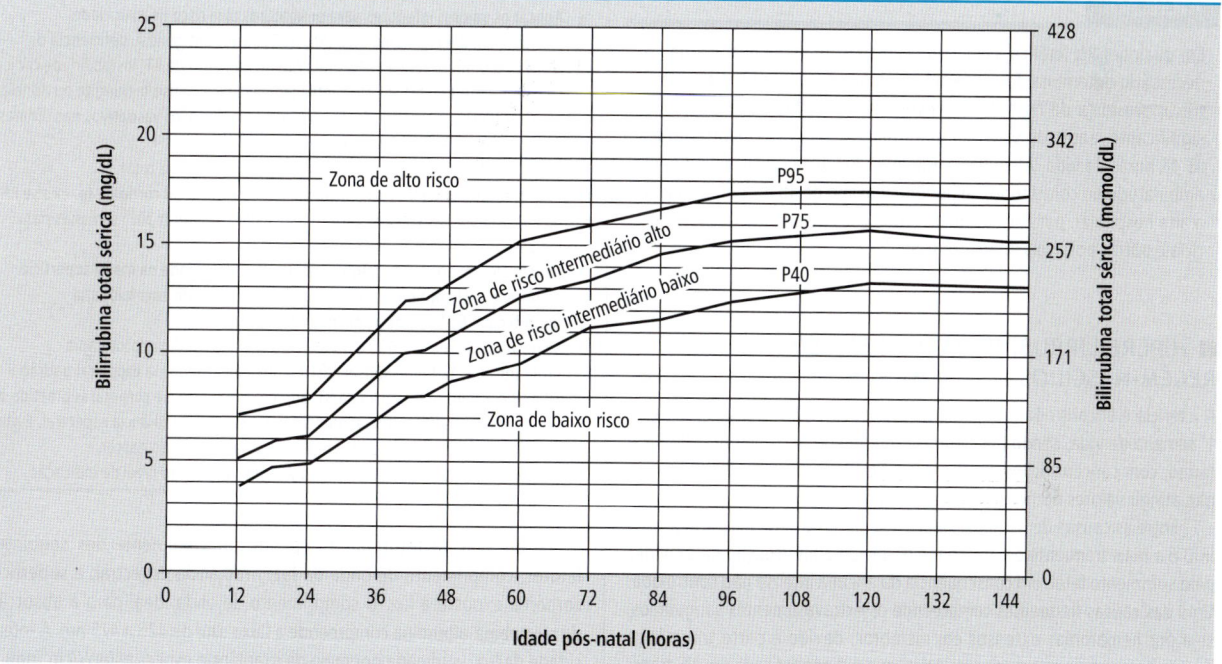

FIGURA 27.1 ■ Nomograma com percentis 40, 75 e 95 de bilirrubinemia sérica total (mg/dL) segundo a idade pós-natal em horas, em RN ≥ 35 semanas e peso ao nascer ≥ 2.000 g. Este nomograma não representa a história natural da hiperbilirrubinemia neonatal.

Fonte: Bhutani e colaboradores.[1]

b | continuar a internação e observar a evolução da icterícia se risco intermediário superior (entre percentis 75 e 95); coletar BT a cada 12 a 24 horas e considerar o uso de fototerapia;

c | alta hospitalar se nível de risco intermediário inferior ou mínimo (abaixo do percentil 75) e retorno ambulatorial em 48 horas.

- Após 48 horas de vida, se RN sem icterícia, ou icterícia somente em face, e em condições clínicas adequadas, agendar retorno ambulatorial para 48 a 72 horas após a alta hospitalar.
- Diminuir 2 mg/dL o nível de indicação de fototerapia ou exsanguineotransfusão (EST) se doença hemolítica (Rh, ABO, outros antígenos), deficiência de G-6-PD, asfixia, letargia, instabilidade na temperatura, sepse, acidose, ou albuminemia < 3 g/dL.
- Iniciar fototerapia de alta intensidade (irradiância de 30 mW/cm²/nm na maior superfície corpórea possível) se:

  a | BT > 17 a 19 mg/dL e colher BT após 4 a 6 horas;
  b | BT entre 20 e 25 mg/dL e colher BT em 3 a 4 horas;
  c | BT > 25 mg/dL e colher BT em 2 a 3 horas, enquanto o material da EST está sendo preparado.

- Se houver indicação de EST, enquanto ocorre o preparo, colocar o RN em fototerapia de alta intensidade, repetindo a BT em 2 a 3 horas e reavaliar a indicação de EST.
- A EST deve ser realizada imediatamente se houver sinais de encefalopatia bilirrubínica ou se a BT estiver 5 mg/dL acima dos níveis referidos.

A fototerapia pode ser suspensa, em geral, quando BT < 10 mg/dL, sendo a BT reavaliada após suspensão na dependência da etiologia.

Sempre que houverem fatores para hiperbilirrubinemia significante, deve-se ponderar o risco e o benefício da alta hospitalar, tendo como principal objetivo a não reinternação do RN em decorrência da progressão da icterícia.

> **ATENÇÃO!**
>
> Em qualquer RN ictérico, com ≥ 35 semanas de idade gestacional, é necessário determinar fatores epidemiológicos e dosar BT, para identificar presença de risco de desenvolvimento de hiperbilirrubinemia significante, antes da saída da maternidade, que deve ocorrer após as 48 horas de vida. Além disso, qualquer RN deve ser reavaliado em ambulatório ou consultório, no período máximo de 48 a 72 horas, após a alta hospitalar, para avaliação das condições de amamentação, icterícia e outras possíveis intercorrências.

HIPERBILIRRUBINEMIA INDIRETA EM RECÉM-NASCIDOS ≤ 34 SEMANAS

A icterícia é encontrada praticamente em todos os RN ≤ 34 semanas na 1ª semana de vida, sendo mais intensa e tardia do que a icterícia do RN a termo, com concentrações de BT entre 10 e 12 mg/dL no 5º dia, podendo não atingir valores normais até o final do primeiro mês.

Entre as causas de hemólise, a doença materno-fetal pelo antígeno D (Rh) é a mais frequente em nosso meio, devido à interrupção da gravidez pelo sofrimento fetal, em consequência da anemia intensa não controlada. Uma das causas frequentes compreende os extravasamentos sanguíneos, seja por hematomas extensos em membros, devido a parto traumático ou por hemorragia intraperiventricular, que é diagnosticada em US transfontanelar. Outra causa importante é o jejum prolongado, que favorece a absorção da bilirrubina em nível intestinal e seu maior aporte para a circulação sanguínea.

No RN prematuro, a prevenção e o tratamento da hiperbilirrubinemia indireta dependem da avaliação periódica da BT coletada por micrométodo para evitar a anemia espoliativa. O tempo ideal para a 1ª determinação não está bem estabelecido, recomendando-se entre as primeiras 36 e 48 horas de vida, seguindo-se a avaliação a cada 24 a 48 horas até a estabilidade da bilirrubina.

TRATAMENTO

A terapia da hiperbilirrubinemia indireta compreende a fototerapia e, em alguns casos a EST e a imunoglobulina *standard* endovenosa. As Tabelas 27.1 e 27.2 mostram os valores de BT para a indicação de fototerapia e EST em RN de acordo com a idade gestacional.

TABELA 27.2 ■ Bilirrubinemia total (mg/dL) para indicação de fototerapia e exsanguineotransfusão em RN ≤ 34 semanas de idade gestacional

Idade gestacional corrigida (semanas)	BILIRRUBINEMIA TOTAL (MG/DL)	
	Fototerapia	Exsanguineotransfusão
< 28	5-6	11-14
28⁰/⁷-29⁶/⁷	6-8	12-14
30⁰/⁷-31⁶/⁷	8-10	13-16
32⁰/⁷-33⁶/⁷	10-12	15-18
34⁰/⁷-34⁶/⁷	10-12	17-19

Fonte: Adaptada de Maisels e colaboradores.[3]

- Aplicar os valores inferiores para prematuros com risco de toxicidade bilirrubínica: doença hemolítica (Rh, ABO, outros antígenos), deficiência de G-6-PD; albumina sérica <2,5 g/dL; rápido aumento da BT; instabilidade clínica com ≥ 1, critério – pH <7,15; ventilação mecânica; sepse/meningite ou apneia/bradicardia com necessidade de ventilação ou fármacos vasoativos nas últimas 24 horas antes do início da fototerapia ou EST.
- Não subtrair a fração direta ou indireta da bilirrubinemia total.
- Indicar fototerapia e EST com base na idade gestacional corrigida (p. ex.: se RN de 29⁰/⁷ semanas ao nascer, no 7º dia de vida, considerar 30⁰/⁷ semanas para indicação).
- Indicar EST se: apesar da fototerapia de alta intensidade na maior superfície corporal e a BT continuar a aumentar; houver sinais de encefalopatia bilirrubínica; BT 5 mg/dL acima dos níveis referidos.
- Se peso ao nascer ≤ 1.000 g ou IG ≤ 26 semanas, indicar fototerapia profilática até 12 horas após o nascimento com irradiância espectral padrão 8 a 10 mW/cm²/nm; se elevação da BT, aumentar a superfície corporal submetida à fototerapia, e se BT continuar aumentando, elevar a irradiância espectral. Evitar irradiância de alta intensidade em extremo baixo peso ao nascer.
- Suspender a fototerapia se BT de 1 a 2 mg/dL inferior ao nível de indicação.

A eficácia da fototerapia depende principalmente dos seguintes fatores: comprimento de onda da luz; irradiância espectral; e superfície corpórea exposta à luz. O comprimento de onda ideal para a absorção da bilirrubina-albumina compreende a faixa azul de 425 a 475 nm. A intensidade da luz, verificada por meio da irradiância espectral (mW/cm²/nm), é medida com radiômetros de fabricação nacional. No colchão onde está o RN, considera-se um retângulo de 30 × 60 cm e mede-se a irradiância nas quatro pontas e ao centro, sendo então calculada a média dos 5 pontos.

A irradiância de cada aparelho de fototerapia deve ser prescrita e avaliada antes do uso e diariamente para a determinação do seu declínio e a consequente troca de lâmpadas. Atualmente, considera-se a irradiância de 10 a 12 mW/cm^2/nm como *standard* e a de 30 mW/cm^2/nm, disponível na maior superfície corporal possível, como fototerapia de "alta intensidade". Uma vez que a irradiância é inversamente proporcional à distância entre as lâmpadas e o paciente, quanto menor a distância entre a luz e o paciente, maiores são a irradiância e a eficácia da fototerapia. Adicionalmente, quanto maior a superfície corpórea exposta à luz, maior é a eficácia da fototerapia. Portanto, RN que recebe a luz na parte anterior e posterior do tronco e membros e permanece sem fraldas recebe maior irradiância espectral e uma fototerapia mais eficaz, desde que a irradiância seja adequada.

Existem diversos aparelhos de fototerapia disponíveis no mercado nacional com diferentes lâmpadas. Em RN com peso ao nascer > 2.000 g, que permanecem em berço comum, recomenda-se a fototerapia convencional, superior ou inferior (reversa) com 6 a 8 lâmpadas fluorescentes brancas e/ou azuis especiais ou 17 lâmpadas LED (*lighting-emitting diodes*) com irradiância mínima de 10 a 12 µW/cm^2/nm. Nos casos de BT ≥ 17 mg/dL, é necessária a aplicação de fototerapia de alta intensidade com 6 a 8 lâmpadas fluorescentes brancas e/ou azuis especiais em nível superior e também inferior (reversa). Nos prematuros, com peso ao nascer < 2.000 g que permanecem em incubadoras, além da fototerapia convencional superior, é possível utilizar aparelhos com 5 ou 15 lâmpadas LED, localizados acima da parede da incubadora ou o colchão de fibra óptica sob o dorso da criança, possibilitando a utilização de fototerapia dupla, se necessária. Ressalta-se que o uso de fototerapia de alta intensidade (próximo a 30 µW/cm^2/nm) deve ser evitada em RN de extremo baixo, e que as fototerapias LED, quando desligadas, retornam à potência máxima de 100%.

Alguns cuidados devem ser seguidos durante o uso de fototerapia, como:
- verificar a temperatura corporal de 3 em 3 horas e o peso diariamente;
- aumentar a oferta hídrica, pois a fototerapia com lâmpada fluorescente pode provocar elevação da temperatura, com consequente aumento do consumo de oxigênio, da frequência respiratória e do fluxo sanguíneo na pele, culminando em maior perda insensível de água; contudo, a fototerapia LED pode levar à hipotermia e não altera a perda insensível de água;
- proteger os olhos com cobertura radiopaca;
- cobrir a solução parenteral e o equipo com papel alumínio, ou usar extensores impermeáveis à luz;
- desligar o aparelho durante a amamentação, inclusive com a retirada da cobertura dos olhos.

Atualmente, a maioria dos casos de hiperbilirrubinemia indireta é controlada com administração adequada da fototerapia, sendo a doença hemolítica grave por incompatibilidade Rh uma das únicas indicações de EST. Nesses casos, pode ser realizada logo após o nascimento, quando BI > 4 mg/dL e/ou hemoglobina < 12 g/dL em sangue de cordão. Além disso, a BT é determinada a cada 6 a 8 horas, e a EST, realizada se houver elevação da BT ≥ 0,5 a 1 mg/dL/hora, nas primeiras 36 horas de vida; ou, ainda, conforme os níveis de BT, peso ao nascer e presença de fatores agravantes da lesão bilirrubínica neuronal (Tabelas 27.1 e 27.2). Nas doenças hemolíticas imunes, se houver aumento da BT, apesar da fototerapia de alta intensidade, ou se a BT se aproximar 2 a 3 mg/dL do nível de indicação de EST, pode-se administrar "imunoglobulina-padrão" endovenosa 0,5 a 1 g/kg em 2 horas e repetir após 12 horas, se necessário.

A realização de EST acompanha-se de elevada morbidade, incluindo complicações metabólicas, hemodinâmicas, infecciosas, vasculares, hematológicas, além de reações pós-transfusionais e de enxerto-hospedeiro. Portanto, esse tipo de procedimento deve ser indicado com precisão e praticado exclusivamente por uma equipe habilitada em cuidados intensivos neonatais.

REVISÃO

- A hiperbilirrubinemia indireta constitui-se em um dos problemas mais frequentes no período neonatal, refletindo, na maioria das vezes, em uma adaptação ao metabolismo da bilirrubina, entretanto, outras vezes, decorre de um processo patológico, que pode levar à encefalopatia bilirrubínica com risco de vida e sequelas neurológicas.
- Os pacientes de maior risco compreendem os portadores de doença hemolítica e os prematuros, contudo, nos últimos 20 anos, houve o ressurgimento dessa doença, principalmente em RN próximos ao termo ou a termo em aleitamento materno e que recebem alta antes de 48 horas de vida.
- Qualquer RN ictérico necessita de determinação dos fatores epidemiológicos e dosagem da bilirrubina total (BT), com a finalidade de identificar o risco de desenvolvimento de hiperbilirrubinemia significante (BT ≥ 17 mg/dL), sempre antes da saída da maternidade, que deve ocorrer após as 48 horas de vida. Além disso, qualquer RN deve ser reavaliado no período máximo de 48 a 72 horas, após a alta hospitalar.
- Valores de BT superiores a 12 mg/dL alertam para a investigação das causas da icterícia. Quanto aos RN de peso muito baixo, praticamente todos evoluem com hiperbilirrubinemia, que pode ser agravada por fatores facilitadores da impregnação cerebral.
- A terapêutica específica é a fototerapia, indicada conforme o nível de BT, a idade gestacional, a idade pós-natal e a presença dos fatores agravantes. Atualmente, a escolha do aparelho e das lâmpadas para fototerapia depende da etiologia e da velocidade de declínio da BT, necessária para controlar a hiperbilirrubinemia indireta de maneira individualizada.

■ REFERÊNCIAS

1. Bhutani VK, Johnson L, Sivieri EM. Predictive ability of a predischarge hour-specific serum bilirubin for subsequent significant hyperbilirubinemia in healthy-term and near-term newborns. Pediatrics. 1999;103(1):6-14.
2. American Academy of Pediatrics. Subcommittee on hyperbilirubinemia. Management of hyperbilirubinemia in the newborn infant 35 or more weeks of gestation. Pediatrics. 2004;114(1):297-316.
3. Maisels MJ, Watchko JF, Bhutani VK, Stevenson DK. An approach to the management of hyperbilirubinemia in the preterm infant less than 35 weeks of gestation. J Perinatol. 2012;32(9):660-4.

■ LEITURAS SUGERIDAS

Almeida MFB, Draque CM, Nader PJH. Icterícia neonatal. In: Lopez FA, Campos Jr D, editores. Tratado de pediatria. 3. ed. São Paulo: Manole; 2014. p. 1873-86.

Almeida MFB, Draque CM. Icterícia no recém-nascido com idade gestacional ≥ 35 semanas [Internet]. São Paulo: SBP; 2012 [capturado em 13 set. 2016]. Disponível em: http://www.sbp.com.br/src/uploads/2015/02/Ictericia_semDeptoNeoSBP-11nov12.pdf

28

DOENÇAS RESPIRATÓRIAS NO PERÍODO NEONATAL

- MILTON MIYOSHI
- SUELY DORNELLAS DO NASCIMENTO
- BENJAMIN ISRAEL KOPELMAN

Os sinais e os sintomas de dificuldade respiratória constituem-se em uma das principais manifestações clínicas logo após o nascimento, sendo um problema comum para os profissionais que atuam nas unidades neonatais. A maioria das doenças respiratórias neonatais agudas manifesta-se precocemente, nas primeiras horas de vida, de forma inespecífica e, muitas vezes, os sinais e sintomas se sobrepõem. No entanto, é possível alcançar o diagnóstico correto a partir da análise cuidadosa da história clínica materna e do parto e do exame clínico minucioso, em conjunto com a propedêutica de diagnóstico por imagem. Neste capítulo, serão apresentados os aspectos diagnósticos e terapêuticos das principais afecções respiratórias que acometem o recém-nascido (RN), bem como seu diagnóstico diferencial (Quadro 28.1).

ATENÇÃO!

O desconforto respiratório pode representar uma condição benigna, como retardo na adaptação cardiorrespiratória, mas também pode ser o 1º sinal de uma infecção grave e potencialmente letal, sendo fundamentais o reconhecimento e a avaliação precoces de todo bebê acometido.

SÍNDROME DO DESCONFORTO RESPIRATÓRIO

A SDR é a principal afecção respiratória nos prematuros abaixo de 28 semanas. A deficiência quantitativa e qualitativa do surfactante alveolar, decorrentes da imaturidade pulmonar, é a sua principal causa.

DIAGNÓSTICO

Seu diagnóstico deve ser considerado quando o RN obedecer aos seguintes critérios:
- início do desconforto respiratório até 3 horas de vida;
- necessidade de suporte ventilatório por mais de 24 horas para manter a oxigenação arterial;
- radiografia torácica com densidades reticulogranulares difusas e broncogramas aéreos, com 6 a 24 horas de vida (Figura 28.1).

PREVENÇÃO

O corticosteroide deve ser indicado em todas as gestantes entre 24 e 34 semanas de gravidez com risco de parto prematuro, nas seguintes situações:

QUADRO 28.1 ■ Diagnóstico diferencial do desconforto respiratório no RN

	SDR	SAM	TTRN
Etiologia	- Deficiência de surfactante por imaturidade pulmonar	- Inflamação, obstrução mecânica e inativação do surfactante pela aspiração do mecônio	- Retardo na absorção do líquido pulmonar
RN de risco	- RNPT	- RN termo ou pós-termo	- RNPT tardio ou RN a termo
Fatores de risco	- Diabetes materno - RCIU - Trabalho de parto prematuro	- Sofrimento fetal - Asfixia perinatal - Líquido amniótico meconial	- Cesariana eletiva sem trabalho de parto
Quadro clínico	- Desconforto respiratório desde o nascimento - Cianose	- Desconforto respiratório desde o nascimento - Cianose	- Desconforto respiratório leve com predomínio da taquipneia
Radiografia torácica	- Infiltrado reticulogranular - Broncograma aéreo	- Atelectasia - Síndrome de escape de ar - Hiperinsuflação	- Infiltrado intersticial (edema pulmonar) - Hiperinsuflação - Derrame pleural
Prevenção	- Corticoide antenatal	- Monitoração fetal adequada - Partograma	- Evitar cesariana eletiva sem trabalho de parto
Tratamento	- CPAP nasal - Ventilação invasiva - Surfactante	- CPAP nasal - Ventilação invasiva - Surfactante - Óxido nítrico	- CPAP nasal - Ventilação invasiva

RCIU: restrição de crescimento intrauterino; RNPT: recém-nascido pré-termo; SAM: síndrome de aspiração de mecônio; SDR: síndrome do desconforto respiratório; TTRN: taquipneia transitória do recém-nascido.

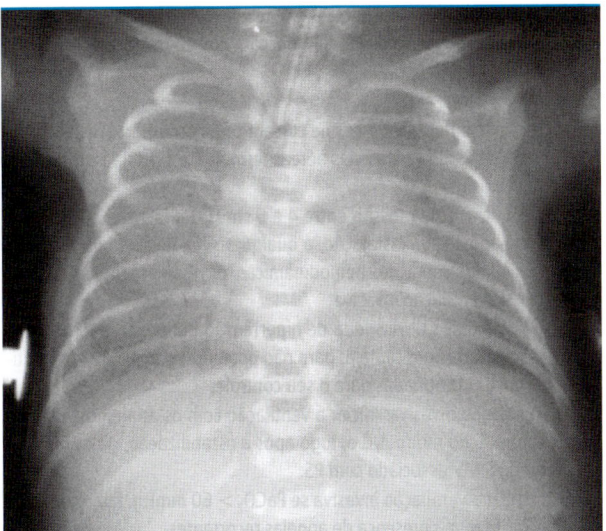

FIGURA 28.1 ■ Aspecto radiológico típico da síndrome do desconforto respiratório.

- Gestantes elegíveis para terapia com tocolíticos.
- Ruptura prematura de membranas sem corioamnionite clínica, associada à antibioticoterapia sistêmica.
- Em gestações complicadas, exceto se houver evidências de que terá um efeito adverso definido na mãe.
- Em virtude do tratamento por menos de 24 horas do parto ainda estar associado à redução da morbimortalidade neonatal, administrar o corticosteroide a menos que o parto imediato seja previsto.
- Posologia: betametasona, 12 mg, IM, duas doses a cada 24 horas. Os efeitos benéficos são mais evidentes 24 horas após o início da terapia e perduram por sete dias.

ATENÇÃO!

A administração materna de corticosteroide previne e modifica a evolução da SDR, otimizando os efeitos da terapia com o surfactante após o nascimento.

TRATAMENTO

- Estabilização inicial: é fundamental a presença, na sala de parto, de profissionais capacitados para iniciar imediatamente a reanimação. A lesão pulmonar se inicia com as ventilações realizadas na sala de parto, portanto é preciso ventilar os prematuros com o máximo de cuidado, evitando a hiperventilação. Além disso, o controle da temperatura, da pressão arterial, do hematócrito e dos balanços hidreletrolítico, acidobásico e metabólico é fundamental para o sucesso da terapêutica.
- Pressão positiva contínua na via aérea (CPAP) nasal: iniciar precocemente, logo ao nascimento, para prevenir o colapso dos alvéolos e conservar a função do surfactante alveolar, com o objetivo de diminuir a necessidade de suporte ventilatório mais agressivo. Indicar a CPAP em RN com qualquer sinal de aumento do trabalho respiratório e/ou que mantenha saturação periférica da hemoglobina pelo oxigênio (SpO_2) pela oximetria de pulso abaixo de 90% em oxigênio inalatório a 40%.
- Aplicar a CPAP através da pronga nasal, iniciando com fração inspirada de oxigênio (FiO_2) de 0,40 e pressão de 4 a 6 cm H_2O, ajustando-os para manter a SpO_2 entre 90 e 95%.
- Retirar a CPAP de acordo com as condições clínicas e a monitoração dos gases sanguíneos, reduzindo inicialmente a FiO_2 até 0,30 e, posteriormente, a pressão até 4 cm H_2O. Se o paciente se mantém estável nesses níveis, retirar a CPAP e colocá-lo em cateter nasal ajustando a FiO_2 para manter a SpO_2 entre 90 e 95%.
- Indicar a ventilação invasiva, se em CPAP com FiO_2 de 0,40 a 0,60 e pressão entre 6 e 8 cm H_2O, a SpO_2 se mantiver abaixo de 90% ou na presença de apneias recorrentes ou $PaCO_2$ > 60 mmHg ou acidose (pH < 7,10).
- Ventilação invasiva: iniciar a ventilação com os aparelhos de fluxo contínuo no modo assistido/controlado (A/C) e, após estabilização, passar para o modo de ventilação mandatória intermitente sincronizada (SIMV, do inglês *synchronized intermittent mandatory ventilation*) associado à pressão de suporte (PS). Realizar os ajustes de acordo com a monitoração periódica das condições clínicas, gasométricas e radiográficas:

  a | FiO_2: iniciar entre 0,40 e 0,60 e ajustar para manter a SpO_2 entre 90 e 95%.
  b | Pressão inspiratória (PIP): iniciar entre 15 e 20 cm H_2O e ajustar periodicamente para obter volume corrente entre 4 e 6 mL/kg e/ou expandir a caixa torácica em torno de 0,5 cm de elevação do esterno.
  c | PEEP: iniciar entre 4 e 6 cm H_2O e ajustar para manter o volume pulmonar na radiografia torácica, de forma que a cúpula diafragmática direita, na linha hemiclavicular, atinja oito costelas posteriores.
  d | Tempo inspiratório (Ti): manter entre 0,25 e 0,35 segundos.
  e | Frequência respiratória de apoio (FR): iniciar entre 20 e 40 ciclos por minuto (cpm), procurar manter abaixo dos valores da respiração espontânea.
  f | Fluxo: 6 a 8 L/minuto

- Extubação traqueal:

  a | Em RN < 1.000 g, iniciar com citrato de cafeína (5 a 8 mg/kg) tão logo as condições respiratórias, hemodinâmicas e metabólicas estejam estabilizadas. De preferência no primeiro dia de vida.
  b | Proceder à extubação traqueal se FiO_2 < 0,40 e SpO_2 entre 90 e 95% e as condições hemodinâmicas, metabólicas e infecciosas controladas.
  c | Em RN < 1.500 g, manter em CPAP nasal após a extubação traqueal. Considerar ventilação não invasiva nos RN < 1.000 g com os seguintes parâmetros: FR entre 15 a 20 cpm; PIP entre 15 a 20 cm H_2O; PEEP entre 4 a 6 cm H_2O e Ti 0,3 a 0,5 segundos.

- Surfactante exógeno:

  a | Nos RN < 1.000 g, que necessitem de intubação traqueal para estabilização ao nascimento, administrar o surfactante na 1ª hora de vida. Nas demais situações, administrar o surfactante se o RN apresentar SDR com necessidade de ventilação invasiva com FiO_2 > 0,40, para manter a oxigenação arterial, procurando fazê-lo nas primeiras 6 horas de vida.

- Posologia: 100 mg/kg de fosfolípides, instilados em 30 a 60 segundos.
- Indicar retratamento se, após 6 a 12 horas, o paciente ainda necessitar de FiO_2 > 0,30 para manter a SpO_2 entre 90 e 95%.

TRATAMENTO

Uma vez estabelecido o diagnóstico, é possível determinar:
- prognóstico individual do paciente com base na história natural da doença. De acordo com cada caso, o paciente deve ser encaminhado para acompanhamento clínico ou cirúrgico em outras especialidades e, quando necessário, para terapias de estimulação do desenvolvimento;
- risco de recorrência: de acordo com o diagnóstico estabelecido e seu padrão de herança, é possível determinar o risco da família em futuras gestações, assim como a possibilidade de outros procedimentos, como métodos de reprodução assistida;
- a confirmação diagnóstica de um erro inato do metabolismo pode implicar a introdução de terapêutica específica imediata (Quadro 30.2) para evitar progressão da doença e, em alguns casos, para correção da anomalia congênita encontrada (p.ex., a catarata, na galactosemia, pode ser revertida com o uso da dieta isenta de galactose);
- em algumas situações, o diagnóstico não pode ser estabelecido e o paciente deverá ser acompanhado clinicamente;
- em alguns casos, apesar de toda a investigação realizada, clínica e laboratorial, o diagnóstico não pode ser estabelecido, mesmo após um período de seguimento clínico. Nesse caso, deve-se orientar o paciente e sua família em relação à impossibilidade de determinação do diagnóstico. No entanto, é importante ressaltar que, mesmo que o diagnóstico não tenha sido estabelecido, é possível orientar quanto às terapias necessárias para estímulo do desenvolvimento e tratamento das malformações apresentadas.

REVISÃO

- Em pacientes com anomalia congênita, deve-se realizar exame físico minucioso, para determinar a presença de anomalias menores associadas, e investigação da presença de outras anomalias internas maiores associadas.
- No caso de anomalia isolada, a investigação familiar constitui um aspecto importante para determinação do risco de recorrência familial.
- No caso de anomalias associadas, a determinação do quadro clínico e fenótipo morfológico pode levar a uma suspeita diagnóstica e a escolha dos exames específicos a serem realizados.
- Mesmo que o diagnóstico não seja estabelecido, o encaminhamento do paciente para terapias de estímulo do desenvolvimento é importante para melhorar seu desenvolvimento neuropsicomotor e possibilitar sua inclusão na comunidade.

LEITURAS SUGERIDAS

Brunoni D, Martins AM, Cavalcanti DP, Cernach MCSP. Avaliação genética do recém-nascido. Brasília: AMB/CFM; 2007.

Brunoni D, Perez ABA. Guia de genética médica. São Paulo: Manole; 2013.

Jones KL, Adam MP. Evaluation and diagnosis of the dysmorphic infant. Clin Perinatol. 2015;42(2):243-61.

Saudubray JM, van den Berghe G, Walter JH, editors. Inborn metabolic diseases. diagnosis and treatment. 5th ed. Berlin: Springer; 2012.

Schiefelbein JH, Cheeseman SE. Principles of genetics and their clinical application in the neonatal intensive care unit. Crit Care Nurs Clin North Am. 2009;21(1):67-85.

31

DIAGNÓSTICO DIFERENCIAL DOS ERROS INATOS DO METABOLISMO

■ ANA MARIA MARTINS
■ SANDRA OBIKAWA KYOSEN

O conceito de erros inatos de metabolismo (EIM) foi proposto pela primeira vez há mais de cem anos por Garrod, que também sugeriu serem esses erros apenas a ponta emergente de um grande *iceberg*, composto por pequenos erros individuais que afetariam diversas vias metabólicas. Segundo Garrod, os organismos são caracterizados por uma individualidade química; cada pessoa é única do ponto de vista bioquímico, pois é resultado da atividade de muitas enzimas que contribuirão, em maior ou menor grau, para as diferenças entre os indivíduos. Apesar da importância das observações feitas por Garrod, elas foram praticamente ignoradas por cerca de 50 anos, quando os avanços tecnológicos permitiram que se desenvolvessem técnicas capazes de comprovar a teoria dos EIM.

Os EIM são deficiências enzimáticas que interrompem uma via metabólica específica, podendo resultar em alterações de diversas etapas do metabolismo. Muitos EIM são pleiotrópicos e, por esse motivo, podem comprometer o funcionamento de células, tecidos ou órgãos, resultando em sintomatologia complexa e dificultando o diagnóstico. Além disso, etapas metabólicas posteriores e secundárias podem ser alteradas, gerando comprometimento bioquímico e celular característico que leva a outros tipos de disfunções celulares e teciduais. Toda essa complexidade faz dessa classe de doenças genéticas um grupo importante a ser estudado, reconhecido e tratado, mas sobre o qual o conhecimento ainda é limitado.

Os EIM são, na sua grande maioria, de herança autossômica recessiva, ou seja, têm um risco de recorrência de 25% a cada gestação de pais heterozigotos. Algumas doenças são de herança ligada ao X, e quando a mutação está no X materno, o risco de recorrência é de 50% a cada gestação para os gêneros masculino e feminino. Quando a mutação se encontra no X paterno, irá para 100% das filhas.

Há, ainda, as chamadas doenças mitocondriais, causadas por mutação no DNA mitocondrial, que correspondem a cerca de 20% das doenças mitocondriais; nelas, o risco de recorrência é de 100% de comprometimento dos filhos de ambos os sexos. As doenças mitocondriais, na sua maioria, têm herança autossômica recessiva.

Os EIM são doenças genéticas raras com uma incidência acumulativa, que é de 1 para 2.500; a prevalência de cada doença é bastante variável, principalmente de acordo com a raça. No Brasil, não há dados sobre a prevalência da maioria dos EIM.

São conhecidas, hoje, mais de 700 doenças humanas causadas por EIM, número que cresce constantemente devido às novas técnicas de identificação dos diversos fenótipos bioquímicos. Entretanto, a incidência dos EIM não tem acompanhado esses acréscimos, provavelmente porque o seu diagnóstico está sendo subestimado.

A falha no diagnóstico nos EIM decorre de uma série de fatores:
- são considerados individualmente raros, levando muitos médicos à pesquisa dessa etiologia somente quando as causas mais frequentes forem afastadas;

- as amostras de urina e sangue para investigar um erro metabólico têm momento certo, com relação à doença aguda, para serem coletadas; e
- muitos EIMs produzem anormalidades intermitentes.

■ CLASSIFICAÇÃO

Muitas são as formas de classificar os EIMs, uma vez que são doenças caracterizadas por extrema diversidade. Muitos sistemas de classificação já foram propostos, mas, em geral, os EIMs podem ser categorizados de acordo com o principal órgão envolvido (como nas doenças neurológicas e hepáticas), a organela afetada (mitocôndrias, peroxissomos, lisossomos), a idade de apresentação (formas neonatal, adulta), o tipo de molécula envolvida (macromoléculas ou moléculas difusíveis), entre outros. Contudo, todas essas abordagens são informativas e não existe um sistema universal de classificação. Considerando a perspectiva terapêutica, as doenças metabólicas podem ser divididas em três grupos principais:

- **Grupo 1 – Doenças que cursam com sintomas de intoxicação**: inclui EIM intermediário que levam a intoxicações agudas ou progressivas em razão do acúmulo de compostos potencialmente tóxicos próximo à etapa metabólica interrompida. Nesse grupo, estão os erros inatos do catabolismo de aminoácidos (fenilcetonúria, doença do xarope de bordo, homocistinúria, tirosinemia, entre outros), a maioria das acidúrias orgânicas (acidemia metilmalônica, propiônica, isovalérica etc.), defeitos do ciclo da ureia, intolerância a açúcares (galactosemia, intolerância hereditária à frutose), intoxicações por metais (doença de Wilson, hemocromatose) e porfirias.

    A maioria das doenças nesse grupo compartilha sinais clínicos, não interferem no desenvolvimento embriofetal e se apresentam com períodos livres de sintomas intercalados por sinais clínicos de intoxicação aguda (vômito, coma, complicações tromboembólicas, falhas hepáticas) e crônica (falha em ganhar peso, atraso de desenvolvimento, luxação do cristalino, miocardiopatia).

- **Grupo 2 – Doenças que envolvem o metabolismo energético**: consiste em erros no metabolismo intermediário com sintomas, pelo menos em parte, devidos à deficiência na produção ou utilização de energia, com comprometimento de órgãos como fígado, cérebro, coração, músculos, entre outros. Esse grupo inclui EIM intermediário, que afeta o processo energético citoplasmático ou mitocondrial. Entre os que envolvem o processo citosólico, estão os defeitos que afetam a glicólise, a glicogenose e a gliconeogênese, as hiperinsulinemias, bem como as vias das pentoses e creatina fosfato. Defeitos mitocondriais incluem distúrbios relacionados à cadeia respiratória, ao ciclo de Krebs e à oxidação do piruvato, e defeitos de oxidação dos ácidos graxos e corpos cetônicos.

- **Grupo 3 – Doenças que envolvem moléculas complexas**: nesse grupo, encontram-se doenças que envolvem organelas celulares, incluindo lisossomos, peroxissomos e defeitos no retículo endoplasmático/complexo de Golgi (glicosilação e síntese de colesterol). Inclui doenças em que ocorrem alterações na síntese ou no catabolismo de moléculas complexas. Os sintomas são permanentes, progressivos, independentes de eventos intercorrentes e não estão relacionados com a ingestão de alimentos.

    As doenças de depósito lisossômico (DDL) – EIMs causados pela deficiência de enzimas lisossômicas envolvidas na degradação de macromoléculas – estão incluídas nesse grupo. A diminuição ou ausência de atividade dessas enzimas causa um progressivo acúmulo intracelular de substratos, geralmente polímeros que não podem ser hidrolisados. Além disso, os substratos podem ser tóxicos e esse acúmulo pode desorganizar, de forma generalizada, os componentes celulares. Atualmente, sabe-se que as DDL podem ser causadas não apenas pelo simples acúmulo do substrato, mas também resultar da alteração de complexos mecanismos de sinalização celular. Essa disfunção no processo de sinalização celular leva a alterações bioquímicas e estruturais secundárias, que contribuem para a fisiopatologia das DDL. Os tecidos mais afetados são aqueles nos quais a substância é normalmente catabolizada em grandes quantidades.

■ QUADRO CLÍNICO

Os primeiros sintomas dos EIMs aparecem com maior frequência durante a infância, ainda que, muitas vezes, não sejam reconhecidos pelo pediatra, mas também podem aparecer na adolescência ou até na vida adulta.

A proporção de pacientes que têm o primeiro sintoma de um EIM na faixa etária adulta ainda é desconhecida, tendo como principais manifestações neurológicas as emergências (encefalopatias agudas e AVC), os distúrbios do movimento, as neuropatias periféricas, a paresia espástica, as ataxias cerebelares, os transtornos psiquiátricos, a epilepsia e as leucoencefalopatias, além das alterações endócrinas e hipoglicêmicas.

Várias alterações clínicas e laboratoriais podem ser associadas com os EIMs, sendo algumas delas raras e distintas, mas que podem estar presentes no mesmo paciente, como nos casos da luxação de cristalino e fenômenos tromboembólicos nos pacientes com homocistinúria. Há outras manifestações relativamente frequentes e inespecíficas na prática diária, como hepatomegalia, convulsões e retardo mental.

No Grupo 1 (Quadro 31.1), as manifestações podem ocorrer em qualquer faixa etária (neonato, criança, adolescente ou adulto) e ser decorrentes de intoxicação aguda, apresentando quadro de recusa alimentar, hipoatividade, letargia, vômitos recorrentes, desidratação, acidose metabólica, aumento de amônia, hipoglicemia, hiperglicemia, que pode lembrar o quadro clínico da septicemia. É importante avaliar os fatores de risco para sepse, principalmente quando sem confirmação laboratorial, e lembrar que pode ser um EIM.

A intoxicação crônica pode levar à dificuldade de ganho de peso e crescimento, transtornos do comportamento, atraso do desenvolvimento neuropsicomotor (DNPM), retardo mental e alterações oculares e hepáticas.

QUADRO 31.1 ■ Manifestações clínicas de intoxicação aguda e crônica das doenças do Grupo 1

AGUDAS	CRÔNICAS
- Acidose metabólica	- Atraso progressivo do desenvolvimento
- Alcalose respiratória	- Transtornos do comportamento
- Hiperamonemia	- Retardo de crescimento
- Hipoglicemia	- Hipotonia, hipertonia
- Insuficiência hepática	- Macrocefalia, microcefalia
- Complicações tromboembólicas	- Epilepsia de difícil controle
- Desidratação	- Alterações oculares
- Vômitos	
- Letargia, coma	
- Cetose	
- Icterícia	
- Hepatomegalia	
- Odor anormal	

No Grupo 2, as manifestações agudas são em parte semelhantes ao Grupo 1, mas com hipoglicemia, hiperlacticemia e podendo ter acidose metabólica, sendo o quadro desencadeado, em geral, por jejum prolongado ou quadro infeccioso. Pode estar associado ao comprometimento hepático, renal, cardíaco, ocular, auditivo, miopatia, déficit de crescimento, atraso de DNPM, retardo mental, quadro de involução e transtornos do comportamento. Em algumas das doenças mitocondriais e da via das pentoses, pode haver interferência no desenvolvimento embriofetal, o que dá origem a dismorfismos e malformações. Esse fato é um complicador na determinação da base metabólica do defeito, o que pode resultar em dificuldades e atraso no diagnóstico. A síndrome da morte súbita está relacionada à doença mitocondrial e aos defeitos de betaoxidação de ácidos graxos.

No Grupo 3 (Quadro 31.2), as manifestações podem estar presentes ao nascimento, como hidropsia fetal, ascite, achados dismórficos, hepatomegalia e convulsão precoce. O paciente pode nascer normal e evoluir com alterações faciais (infiltração), hepatoesplenomegalia, discrasias sanguíneas, atraso do DNPM, retardo mental, involução, convulsão, fraqueza muscular e miopatia. Podem existir, também, alterações psiquiátricas, cardiológicas, gastrintestinais, esqueléticas, oculares e auditivas.

QUADRO 31.2 ■ Manifestações clínicas das doenças do Grupo 3

- Hidropsia fetal, ascite
- Hepato e/ou esplenomegalia
- Alterações esqueléticas
- Hipotonia, convulsões
- Fácies grosseira
- Neurodegeneração subaguda
- Desvios fenotípicos
- Discrasias sanguíneas
- Alterações oculares
- Alterações em pele
- Limitação articular
- Involução do DNPM
- Deficiência auditiva

■ DIAGNÓSTICO

A classificação descrita tem sido muito útil na prática diária, por auxiliar a visualização dos EIMs como um todo, dirigindo o raciocínio diagnóstico para os grupos de doenças, o que é possível com a clínica e os testes laboratoriais disponíveis.

De acordo com as características da doença, presença de hepatomegalia, acidose metabólica, hipoglicemia ou outro sintoma, é possível determinar o grupo ao qual a doença pertence e trilhar o caminho do diagnóstico.

A rotina no serviço médico é solicitar rastreamento urinário para EIM (Quadro 31.3), que são testes colorimétricos qualitativos, e rastreamento sanguíneo – exames realizados rotineiramente em laboratórios de análises clínicas, sempre com um período de jejum variável de acordo com a idade, que inclui os seguintes exames: gasometria venosa, lactato sérico em jejum e após 1 hora e meia de alimentação com sobrecarga de carboidrato, sódio, potássio, cloro, glicemia, hemograma, amônia, enzimas hepáticas, colesterol total e frações, TGs, ácido úrico, creatinocinases (CK), aldolase e desidrogenase láctica (DHL).

> **ATENÇÃO!**
>
> É importante salientar que quando a hipótese de EIM é aventada, os rastreamentos urinários e sanguíneos devem ser solicitados juntos, porque muitas vezes o rastreamento urinário é negativo, e o médico erroneamente pode concluir que o diagnóstico foi afastado.

QUADRO 31.3 ■ Testes de rastreamento urinário e as doenças que podem ser detectadas

TESTE	DOENÇAS DETECTÁVEIS
Reação de Benedict	Galactosemia, intolerância à frutose, alcaptonúria e síndrome de Lowe; positivo também em casos de diabetes melito, glicosúria, doença de Fanconi, ingestão excessiva de vitamina C, uso de sulfonamidas, tetraciclinas, cloranfenicol e ácido p-aminosalicílico
Reação do cloreto férrico	Fenilcetonúria, tirosinemia, alcaptonúria, doença do xarope de bordo e hiperglicinemia; positivo também em casos de feocromocitoma, síndrome carcinoide, cirrose hepática, tirosinemia transitória, excreção de metabólitos da L-dopa, acidose pirúvica, excreção de ácido acetoacético, salicilatos, derivados da fenotiazina, do ácido vanílico, na acidose láctica e excreção de isoniazida
Reação de dinitrofenil-hidrazina	Fenilcetonúria, doença do xarope de bordo, má absorção da metionina, hiperglicinemia, glicogenoses tipo I, III, V e VI, acidose láctica e acidose pirúvica
Reação do nitrosonaftol	Tirosinemias hereditárias, tirosinemia transitória, disfunção hepática grave, frutosemia e galactosemia
Reação da paranitroanilina	Acidúria metilmalônica
Reação do CTMA	Mucopolissacaridoses; positivo também para síndrome de Marfan, mastocitose, artrite reumatoide e carcinomatose
Reação do cianeto-nitroprussiato	Homocisitinúria, cistinúria
Teste do nitroprussiato de prata	Homocistinúria, cistinúria
Reação de azul de toluidina	Mucopolissacaridoses; positivo também para síndrome de Marfan, mastocitose, artrite reumatoide e carcinomatose
Reação de Erlich	Porfiria
Cromatografia de aminoácidos	Detecção de aminoacidopatias

CTMA: brometo de cetiltrimetilamônio.

Os rastreamentos urinários e sanguíneos são indicados nos Grupos 1 e 2, e na suspeita de EIM sem grupo definido. Quando a suspeita é do Grupo 3, a investigação poderá incluir exames subsidiários, como radiografia, RM cerebral, dosagens de metabólitos urinários específicos e dosagem de atividade enzimática na dependência do quadro clínico do paciente.

A análise dos resultados dos rastreamentos urinário e sanguíneo determinará a necessidade de exames subsequentes para se chegar ao diagnóstico, como dosagem de ácidos orgânicos e cromatografia de aminoácidos. A dosagem de ácidos orgânicos na urina tem se mostrado muito

DIAGNÓSTICO E TRATAMENTO

útil no diagnóstico das doenças mitocondriais, principalmente se coletada durante processos infecciosos ou de descompensação metabólica. O uso da espectrometria de massa no rastreamento seletivo, ou seja, quando um paciente de qualquer idade tem suspeita de um EIM intermediário (proteína ou açúcar) ou de deficiência de energia (defeito de betaoxidação de ácidos graxos), tem-se mostrado muito útil no mundo todo, principalmente até os 3 meses ou em vigência de descompensação metabólica. Os resultados da espectrometria de massa devem ser analisados por profissionais experientes, que só assim poderão auxiliar o clínico no diagnóstico.

O diagnóstico das DDL, descritas, é feito pela avaliação da atividade da enzima deficiente, pela análise dos substratos acumulados e pela pesquisa da mutação no gene codificador da enzima. A atividade enzimática pode ser avaliada em leucócitos extraídos de sangue periférico, em cultura de fibroblastos e em gota de sangue seca em papel de filtro (GSPF).

■ TRATAMENTO

O tratamento depende do EIM, do quadro clínico do paciente e do substrato que não é metabolizado e responsável pelas manifestações clínicas.

Após confirmação do diagnóstico nas doenças relacionadas à proteína ou ao açúcar, deve ser introduzida dieta adequada para a doença específica, utilizando-se fórmulas metabólicas que garantam o aporte proteico necessário ao crescimento e ao desenvolvimento da criança.

Nas doenças relacionadas à falta de energia, como as glicogenoses, o tratamento será dieta e introdução do amido cru, para estabilizar os níveis de glicemia, conduta que também pode se aplicar a defeitos de betaoxidação de ácidos graxos específicos. Nas doenças mitocondriais de cadeia respiratória, são introduzidos cofatores que podem ter bons resultados em alguns casos.

Nas doenças de depósito lisossômico, o tratamento com terapia de reposição enzimática (TRE) deve ser instituído quando houver indicação clínica. Existe TRE para as doenças de Gaucher, Fabry, Pompe e mucopolissacaridoses tipos I, II e VI. Mucopolissacaridose tipo IV-A está em estudo clínico de fase III, e a enfermagem tem papel fundamental não só na aplicação do medicamento, como também na relação com o paciente, que auxilia na adesão ao tratamento.

Quando existe terapêutica específica ou não, está indicado o tratamento de suporte, como orientações nutricionais, que proporcionam uma dieta com aporte calórico adequado; fonoaudiológicas, no que diz respeito à consistência dos alimentos e nas formas de se alimentar do paciente que apresenta disfagia e risco de broncoaspiração; de fisioterapia, interferindo na postura inadequada; e suporte psicológico ao paciente e sua família.

REVISÃO

- As manifestações clínicas de um EIM, que descompensa com risco de vida para o paciente, são inespecíficas e incluem recusa alimentar, vômitos, desidratação, letargia, hipotonia e convulsão.
- Quando uma criança com EIM não diagnosticada morre, esse fato é, em geral, atribuído somente à sepse, o que resulta em um erro diagnóstico; os achados de necropsia nesses casos são frequentemente inespecíficos, não permitindo o diagnóstico de um EIM, quando essa hipótese não é aventada.
- Um EIM que deixa de ser diagnosticado pode implicar a morte do paciente ou, para os sobreviventes, exames onerosos e desnecessários, internações repetidas, acompanhamentos ambulatoriais prolongados e infrutíferos para o diagnóstico, bem como o impedimento da realização do aconselhamento genético, tão importante para o controle da recorrência dessas patologias graves e, muitas vezes, sem tratamento.

- O mais importante para o diagnóstico de um EIM é o julgamento clínico capaz de levar a um diagnóstico provável seguro, por meio da identificação do grupo ao qual a doença pertence, da história clínica e dos resultados de exames laboratoriais pertinentes ao caso, permitindo, assim, que se inicie o tratamento quando ele ainda é possível.
- Os médicos devem considerar o diagnóstico diferencial de EIM sempre que estiverem frente a um paciente, em qualquer idade, com distúrbio neurológico inexplicável, com sinais e sintomas flutuantes – especialmente quando desencadeados por jejum prolongado, exercício físico vigoroso, febre, situações de catabolismo; quando sinais clínicos sugerem doença difusa, incluindo sinais neurológicos incongruentes (neuropatia e leucoencefalopatia), associados ao comprometimento sistêmico, pois podem ter tratamento específico. Isso pode mudar o desfecho da situação em que se encontra o paciente, que, muitas vezes, quando não tratada, deixa sequelas irreversíveis ou óbito.

■ LEITURAS SUGERIDAS

Ahrens-Nicklas RC, Slap G, Ficicioglu C. Adolescent presentations of inborn errors of metabolism. J Adolesc Health. 2015;56(5):477-82.
El-Hattab AW. Inborn errors of metabolism. Clin Perinatol. 2015;42(2):413-39.
Fletcher JM. Metabolic emergencies and the emergency physician. J Paediatr Child Health. 2016;52(2):227-30.
Saudubray JM, Sedel F, Walter JH. Clinical approach to treatable inborn metabolic diseases: an introduction. J Inherit Metab Dis. 2006;29(2-3):261-74.
Valle D, Beaudet AL, Vogelstein B, Kinzler KW, Antonarakis SE, Ballabio A, et al., editors. The Online Metabolic and Molecular Bases of Inherited Diseases (OMMBID). New York: McGraw-Hill; 2013.
Vernon HJ. Inborn errors of metabolism: advances in diagnosis and therapy. JAMA Pediatr. 2015;169(8):778-82.

32
ALIMENTAÇÃO NO 1° ANO DE VIDA

■ FERNANDA LUISA CERAGIOLI OLIVEIRA
■ DOMINGOS PALMA

■ ALEITAMENTO MATERNO

A OMS[1] recomenda que todas as crianças de 0 a 6 meses devem receber aleitamento materno exclusivo e, a partir de então, alimentação complementar adequada associada ao leite materno até o 2° ano de vida. A amamentação deve ser iniciada em livre-demanda, imediatamente após o parto, sem horários prefixados, caso a mãe esteja em boas condições, e o recém-nascido com manifestação ativa de sucção e choro. O aleitamento materno é classificado, segundo a OMS e o Ministério da Saúde, em:[1,2]

- **aleitamento materno exclusivo:** quando a criança recebe somente leite materno e nenhum outro líquido ou sólido, com exceção de gotas de xaropes, vitaminas e outros medicamentos;
- **aleitamento materno predominante:** quando o lactente recebe, além do leite materno, água, chá ou suco de fruta;

- **aleitamento materno:** quando a criança recebe leite materno, independentemente de estar recebendo qualquer outro alimento ou líquido, incluindo leite não humano.

Entretanto, um grande número de lactentes não obtém os benefícios do aleitamento materno nos primeiros anos de vida ou os obtém por tempo inferior ao recomendado. Estudos apontam que a decisão de amamentar ou não ocorre antes do parto, o que reforça a necessidade de políticas públicas direcionadas ao apoio às mulheres em idade fértil, bem como o acompanhamento médico mais precoce às gestantes.

As primeiras semanas após o parto são fundamentais para a amamentação bem-sucedida, pois é nesse período que a lactação se estabelece, por meio de intenso aprendizado para a mãe e o bebê. Deve-se agendar consulta com pediatra até o 7º dia de vida, sendo possíveis orientação teórica e prática da amamentação. Nos primeiros dias de vida do recém-nascido, as mamas produzem colostro, líquido rico em proteínas, minerais, fatores de crescimento e imunológicos (células e imunoglobulina A secretora), em volume médio de 30 mL/dia. Durante as 2 primeiras semanas de vida, o colostro dá lugar ao leite de transição e, posteriormente ao leite maduro, que supre todas as necessidades nutricionais do lactente até o 6º mês de vida.

A amamentação não oferece apenas saciedade à fome e à sede, mas também afeto, proteção e carinho. Desse modo, não há como estabelecer horários rígidos. O contato de sua boca com o seio materno e de seu corpo com o corpo de sua mãe levam ao conforto e à segurança do bebê. O tempo de permanência em cada mamada também não deve ser estabelecido, uma vez que a habilidade em esvaziar a mama varia entre as crianças, e também em uma mesma criança; ao longo do dia, dependendo das circunstâncias.

> **ATENÇÃO!**
>
> É importante que a criança esvazie uma mama antes que troque de lado, pois o leite do final da mamada (leite posterior) contém maior teor energético.

A introdução de líquidos (água e chás) deve ser evitada, pois há indícios de que está associada à interrupção precoce do aleitamento. Em casos excepcionais, quando indicados, deverão ser oferecidos de colher ou com conta-gotas, respeitando o grau de desenvolvimento neuropsicomotor da criança.

O leite materno exerce efeito protetor no desenvolvimento de sensibilização aos alimentos não apenas pelas suas características moduladoras, como também por promover maturação do epitélio intestinal e colonização da flora intestinal, com predominância de lactobacilos e bifidobactérias, além de retardar a introdução dos alimentos sólidos. Quando ocorre a interrupção precoce do aleitamento, a criança é exposta às proteínas heterólogas da dieta em período de imaturidade dos mecanismos de defesa da mucosa intestinal.

O retorno da mãe ao trabalho não impede que o aleitamento materno seja mantido em paralelo à alimentação complementar. Deve-se considerar a jornada de trabalho, o horário de saída e chegada em casa, a distância da casa para o trabalho, o local para a ordenha, os intervalos para amamentação e as condições de armazenamento e transporte do leite ordenhado.

A mãe que trabalha próximo de sua casa pode utilizar os horários de amamentação previstos por lei para ir até sua casa e amamentar a criança ou até mesmo recebê-la em seu local de trabalho.

> **ATENÇÃO!**
>
> A orientação das mães quanto aos direitos assegurados por lei, às técnicas adequadas de ordenha e ao armazenamento e orientação sobre a introdução da alimentação complementar é fundamental para a continuidade do aleitamento materno.

IMPACTO DO ALEITAMENTO MATERNO NA SAÚDE INFANTIL E DO ADULTO

Além do aspecto nutricional, os aspectos imunológicos (proteção contra infecções e alergias), psicológicos (relação afetiva da mãe e do bebê) e econômicos fazem do leite materno o alimento ideal para os lactentes. Diretamente relacionado ao tempo em que é empregado, o aleitamento materno também está associado à prevenção de doenças crônicas, como dislipidemia, obesidade, diabetes melito tipo 2, hipertensão arterial, asma, dermatite atópica, doença celíaca, doença inflamatória intestinal e neoplasia pediátrica.

FÓRMULAS INFANTIS E LEITE DE VACA

Nos casos da impossibilidade e/ou continuidade do aleitamento materno, recomenda-se o uso de fórmulas infantis, que podem ser classificadas em: pré-termo; partida; seguimento; e especiais. Essa classificação está relacionada com a faixa etária e as necessidades nutricionais específicas, nas três primeiras fórmulas e nas especiais, visando a corrigir a má absorção de nutrientes secundária a doenças específicas, como intolerância à lactose e alergia à proteína do leite de vaca.

A Sociedade Brasileira de Pediatria (SBP),[3] a American Academy of Pediatrics (AAP)[4] e a European Society for Paediatric Gastroenterology, Hepatology and Nutrition (ESPGHAN)[5] advertem a respeito dos riscos associados ao uso de leite de vaca no 1º ano de vida. O leite de vaca *in natura* na forma líquida ou desidratada (em pó) não contempla as necessidades nutricionais do lactente, não sendo apropriado seu uso no 1º ano de vida, pois apresenta as seguintes inadequações:

- gordura: teores muito inferiores à necessidade de ácidos graxos essenciais (ácido linoleico e linolênico), importantes para o desenvolvimento do lactente; deve-se acrescentar óleo de vegetal de soja (para garantir oferta de ácidos graxos essenciais);
- proteína: quantidade elevada de proteína, acarretando aumento da carga de soluto renal, com maior risco de obesidade e hipertensão arterial na fase adulta; além da relação caseína e soroproteínas apresentar maior quantidade de caseína, que compromete a digestibilidade e a absorção de ferro;
- minerais e eletrólitos: maior quantidade de sódio contribui para aumento da carga de soluto renal, sendo o dano maior nas crianças com baixo peso; quantidades insuficientes de oligoelementos, como ferro e zinco, aliadas à baixa biodisponibilidade, que consiste na dificuldade de aproveitamento desses nutrientes pela mucosa intestinal;
- vitaminas: apresenta concentrações baixas de vitamina D, E e C;
- carboidratos: para corrigir a carga de soluto renal elevada, deve-se diluir o leite de vaca, o que ocasiona quantidade insuficiente de carboidratos e, ao acréscimo de sacarose, eleva o risco de obesidade e cárie nos lactentes.

■ ALIMENTAÇÃO COMPLEMENTAR

A partir dos 6 meses de idade, o leite materno não supre mais todas as necessidades nutricionais da criança, sendo necessária a oferta de alimentos complementares ou de transição. **Alimentação complementar** é o conjunto de alimentos, além do leite materno, oferecidos durante o período de aleitamento. A introdução de alimentos complementares visa a fornecer energia, proteínas, vitaminas e sais minerais que complementem os nutrientes fornecidos pelo leite humano.

> **ATENÇÃO!**
>
> A inadequação da alimentação complementar na saúde da criança está associada ao desequilíbrio entre o consumo e as necessidades energéticas e/ou de nutrientes, que poderá repercutir no crescimento e no desenvolvimento, na suscetibilidade às infecções e no desenvolvimento do comportamento alimentar.

Após o 6º mês de vida, o lactente necessita de alimentos complementares para atingir completamente as suas necessidades nutricionais. Ao iniciar a alimentação complementar, deve-se considerar a maturidade fisiológica e neurológica da criança e suas necessidades nutricionais. A velocidade de ganho ponderoestatural do lactente diminui no 2º semestre em relação ao 1º. Deve-se manter o aleitamento materno, pois o lactente necessita de um período de adaptação entre a dieta exclusivamente láctea e a boa aceitação dos alimentos complementares. O leite materno ou o uso de fórmulas infantis modificadas deve contribuir para a quantidade de energia e de macro e micronutrientes nessrepla fase de transição.

Atualmente, para as crianças em uso de fórmulas infantis, a introdução da alimentação complementar deve seguir o mesmo esquema preconizado para aquelas em aleitamento materno exclusivo, ou seja, a partir do 6º mês de vida.

A alimentação complementar compreende alimentação variada e colorida, preparada em condições apropriadas de higiene, com quantidades adequadas de energia, macro e micronutrientes. Deve ser de fácil preparo, utilizando alimentos habituais da família, com custo aceitável, sem excesso de sal ou condimentos e que tenha boa aceitação pela criança. Não está determinado qual alimento deva ser iniciado primeiro, o importante é que a introdução de alimentos seja gradual em quantidade e qualidade, respeitando a aceitação da criança, pois ela determinará a quantidade e o ritmo de sua refeição. O esquema da introdução dos alimentos complementares está descrito no Quadro 32.1.

QUADRO 32.1 ■ Introdução de alimentos e faixa etária

FAIXA ETÁRIA	TIPO DE ALIMENTO
Até 6º mês	Leite materno
6º mês	Introdução de frutas (papa)
6º-7º mês	Introdução da 1ª papa de legumes com carne
7º-8º mês	Introdução da 2ª papa de legumes com carne no almoço e no jantar
12º mês	Alimentação da família

Fonte: Modificado de Sociedade Brasileira de Pediatria.[3]

Seguindo os recentes consensos, não há estudos que comprovem que se deva postergar a introdução de alimentos alergênicos em lactentes com antecedentes familiares de atopia. Assim, a recomendação atual consiste em oferecê-los em pequenas quantidades a partir do 6º mês até o 7º mês de vida.

A fruta, sob a forma de papa amassada ou raspada, consiste no 1º alimento complementar que deve ser oferecido ao lactente, segundo a SBP. Ao adquirir as frutas, é preciso respeitar sua regionalidade e sazonalidade, pois, além de mais saborosas e nutritivas, apresentarão menor custo. Papas de frutas devem ser preparados próximos ao momento do consumo, sem adição de açúcar. Segundo a SBP[3] e a AAP,[4] o consumo de suco de frutas tem sido preconizado após o 6º mês de vida, preferencialmente por meio de copos, limitado a 100 mL por dia. Sabe-se dos benefícios do consumo de suco de frutas, alimento fonte de vitaminas, principalmente a vitamina C, mas há desvantagem quanto ao excesso de volume oferecido – por ser muito saboroso, passa a ser consumido em detrimento da ingestão de outros alimentos, prejudicando a variedade da dieta, contribuindo para a deficiência de micronutrientes e favorecendo a obesidade e o aparecimento de cáries dentárias. O suco de fruta apresenta grande quantidade de água e carboidratos (frutose, glicose, sacarose, sorbitol) e baixa quantidade de proteínas e minerais. Assim, a 1ª opção de fornecimento de frutas ao lactente torna-se a papa de frutas, por sua maior densidade energética por volume, por sua melhor qualidade nutricional, como as fibras, além de que somente requer a utilização da colher.

A papa de legumes com carne para almoço e jantar será iniciada logo após a criança estabelecer o controle da deglutição e aceitação das frutas, entre 7 e 15 dias do início da alimentação complementar, oferecendo-a no horário da mamada do almoço. Para mantê-la consistente, será elaborada com alimentos cozidos, amassados com garfo e com quantidade mínima da água do cozimento. Após o cozimento, a carne utilizada pode ser oferecida na forma moída, picada ou desfiada, respeitando-se a capacidade de mastigação. Esse alimento contribui para a oferta de energia e nutrientes essenciais para o crescimento e desenvolvimento, como o ferro e os ácidos graxos essenciais. Para o seu preparo, não se deve utilizar sal, nem refogar com óleo vegetal. Os condimentos devem ser caseiros e frescos (cebola, alho e salsinha). Não se devem usar condimentos prontos industrializados. No início, a quantidade ingerida é pequena, como 2 a 3 colheres de sopa rasas, que devem ser aumentadas gradualmente até 15 a 20 colheres de sopa rasas, segundo a aceitação de cada lactente.

A refeição de crianças com idade entre 6 e 12 meses de idade deve incluir: cereais/tubérculos/raízes (carboidratos complexos); gorduras (energia, ácidos graxos essenciais); carnes em geral (proteínas de alto valor biológico, ferro hemínico, zinco, cobre); leguminosas (proteínas de baixo valor biológico ferro não hemínico, fibras e vitaminas); legumes e verduras (vitaminas, minerais e fibras). É preciso lavar cuidadosamente os legumes e as verduras com água corrente e deixá-los de molho por 20 minutos em solução de água com hipoclorito de sódio (1 colher de sopa em 1 litro de água). Para reduzir a quantidade de agrotóxicos, recomenda-se deixar os alimentos imersos em bicarbonato de sódio por 20 minutos (1 colher de sopa em 1 litro de água). Nunca os enxaguar com água após as imersões, apenas os deixe secar em um recipiente limpo. Esses grupos de alimentos estão descritos no Quadro 32.2.

> **ATENÇÃO!**
>
> Deve-se evitar a utilização de alimentos industrializados nos primeiros anos de vida e incentivar o consumo de água após a introdução da alimentação complementar, sem substituí-la por água de coco ou outras bebidas açucaradas.

QUADRO 32.2 ■ Grupo de alimentos para alimentação complementar dos lactentes

CEREAL OU TUBÉRCULO	LEGUMINOSA	PROTEÍNA ANIMAL	VERDURAS	LEGUMES
- Arroz - Milho - Macarrão - Batata - Mandioca - Mandioquinha - Cará - Inhame	- Feijão - Soja - Ervilha - Lentilhas - Grão-de-bico	- Carne de boi - Vísceras - Frango - Ovos - Peixe	- Alface - Couve - Rúcula - Agrião - Almeirão - Espinafre	- Chuchu - Abobrinha - Beterraba - Abóbora - Cenoura - Vagem - Berinjela - Pimentão

Fonte: Adaptado de Sociedade Brasileira de Pediatria.[3]

O ovo inteiro cozido (gema e clara) pode ser introduzido após o 6º mês de vida, porém não se deve utilizá-lo mole, devido ao risco de salmonelose. O ovo é um alimento que oferecerá uma opção de fonte proteica de alta qualidade, mas não tem a mesma biodisponibilidade de micronutrientes como ferro e zinco. O mel é proibido no 1º ano de vida, pois os esporos de *Clostridium botulinum* podem causar botulismo.

As repetidas ofertas de alimentos colaboram para a formação de hábito e auxiliam na distinção do alimento não tolerado. A partir do momento em que a criança aumentar a quantidade consumida e apresentar boa aceitação, será possível incluir o jantar, geralmente entre o 7º e o 8º mês de vida.

A pirâmide alimentar é uma ferramenta prática que permite a seleção de uma alimentação variada e saudável. Ela ilustra a variedade, a moderação e a proporcionalidade entre os componentes da alimentação diária (Tabela 32.1 e Figura 32.1).

PREVENÇÃO DA ANEMIA FERROPRIVA E DAS HIPOVITAMINOSES

O ferro é o principal micronutriente da dieta dos lactentes. Sua deficiência está associada à anemia ferropriva, ao retardo no desenvolvimento neuropsicomotor e à queda dos mecanismos de defesa e da capacidade intelectual. Para uma dieta apresentar alta biodisponibilidade de ferro, deveria ser diversificada e conter mais de 90 g/dia de carne, frango, peixe ou fígado, além de alimentos ricos em vitamina C para auxiliar na absorção

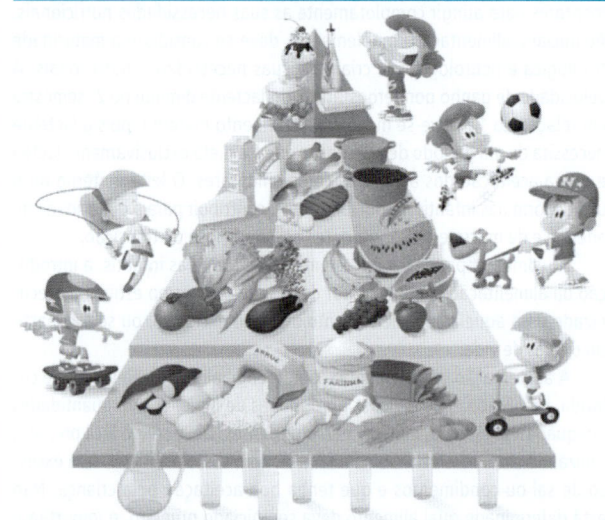

FIGURA 32.1 ■ Pirâmide alimentar.
Fonte: Adaptada de Sociedade Brasileira de Pediatria.[3]

do ferro não heme. A recomendação de suplementação de ferro e vitaminas está descrita no Quadro 32.3.

SAÚDE BUCAL NA ALIMENTAÇÃO COMPLEMENTAR

A cárie dentária precoce na infância, também denominada cárie de mamadeira, é um problema de saúde pública em populações de baixa renda. Sua incidência está relacionada ao aleitamento materno prolongado e a práticas alimentares inadequadas. O impacto dos carboidratos na gênese da cárie depende do tipo de alimento, da frequência de consumo, da higiene bucal, da função salivar, da disponibilidade de flúor e de fatores genéticos. Evidências têm apontado que o hábito alimentar de mamadeiras noturnas, especialmente adicionadas de sacarose e cereais está relacionado ao desenvolvimento de cáries.

A higiene oral deve ser iniciada ainda durante o aleitamento materno exclusivo. Após as mamadas, deve-se limpar a boca das crianças com uma fralda de pano ou gaze umedecida em água filtrada. A escovação dos dentes deve ser iniciada assim que ocorrer a erupção do 1º dente, com escova infantil. Deve ser feita por um adulto, após as refeições e antes do sono.

TABELA 32.1 ■ Número diário de porções recomendado para cada grupo da pirâmide alimentar, de acordo com a faixa etária

NÍVEL DA PIRÂMIDE	GRUPO ALIMENTAR	6-11 MESES	1-3 ANOS
1	Cereais, pães, tubérculos e raízes	3	5
2	Verduras e legumes Frutas	3 3	3 4
3	Leites, queijos e iogurtes Carnes e ovos Feijões	3 2 1	3 2 1
4	Óleos e gorduras Açúcar e doces	2 0	2 1

Fonte: Adaptada de Brasil[2] e Sociedade Brasileira de Pediatria.[3]

DIAGNÓSTICO E TRATAMENTO

QUADRO 32.3 ■ Suplementação de vitaminas e ferro

VITAMINAS E MINERAIS	NÃO SUPLEMENTAÇÃO
Vitamina D	
Necessidade diária de suplementação: 400 UI em vigência de aleitamento materno Ad-til® 2 gotas/d (1 ml = 40 gotas → 10.000 UI/mL → 250 UI/gota) Addera D3® 3 gotas/d (1 mL = 25 gotas → 3.300 UI → 132 UI/gota)	• Aleitamento materno com exposição regular de sol* • Lactentes com ingestão maior ou igual a 500 mL de fórmula infantil diária
Ferro	
Necessidade diária de suplementação: • 1 mg de ferro elementar/d até 24 meses nos lactentes em aleitamento materno aos 6º mês de vida na introdução de outros alimentos • 2 mg de ferro elementar/d até 12 meses e 1 mg de ferro elementar/d até 24º mês nos lactentes prematuros ou a termo com peso ao nascimento entre 2.500 g e 1.500 g • 3 mg de ferro elementar/d até 12 meses e 1 mg de ferro elementar/d até 24º mês nos lactentes prematuros com peso ao nascimento entre 1.000 g e 1.500 g • 4 mg de ferro elementar/d até 12 meses e 1 mg de ferro elementar/d até 24º mês nos lactentes prematuros com peso ao nascimento abaixo de 1.000 g	• Recém-nascido a termo, com peso adequado para idade gestacional em aleitamento materno • Recém-nascido a termo, com peso adequado para idade gestacional recebendo no mínimo 500 mL de fórmula infantil
Polivitamínicos	
Utilização de leite de vaca	Aleitamento materno Lactentes com ingestão maior ou igual a 500 mL de fórmula infantil diária

*Atenção aos fatores de risco.

REVISÃO

Os 10 passos da alimentação saudável do lactente, a seguir elencados, refletem os principais pontos da alimentação do lactente:

Passo 1 | Dar somente leite materno até os 6 meses, sem oferecer água, chás ou quaisquer outros alimentos.
Passo 2 | A partir dos 6 meses, introduzir de forma lenta e gradual outros alimentos, mantendo-se o leite materno até os 2 anos de idade ou mais.
Passo 3 | Após os 6 meses, dar alimentos complementares (cereais, tubérculos, carnes, leguminosas, frutas e legumes) três vezes ao dia, se a criança receber leite materno, e cinco vezes ao dia, se estiver desmamada.
Passo 4 | A alimentação complementar deverá ser oferecida sem rigidez de horários, respeitando-se sempre a vontade da criança.
Passo 5 | A alimentação complementar deve ser espessa desde o início e oferecida com colher; começar com consistência pastosa (papas/purês) e, gradativamente, aumentar a consistência até chegar à alimentação habitual da família.
Passo 6 | Oferecer à criança diferentes alimentos todos os dias. Uma alimentação variada é, também, uma alimentação colorida.
Passo 7 | Estimular o consumo diário de frutas, verduras e legumes nas refeições.
Passo 8 | Evitar açúcar, café, enlatados, frituras, refrigerantes, balas, salgadinhos e outras guloseimas nos primeiros anos de vida. Usar sal com moderação.
Passo 9 | Cuidar da higiene no preparo e manuseio dos alimentos; garantir armazenamento e conservação adequados.
Passo 10 | Estimular a criança doente e convalescente a se alimentar, oferecendo a alimentação habitual e seus alimentos preferidos e respeitando sua aceitação.

■ REFERÊNCIAS

1. World Health Organization. The optimal duration of exclusive breastfeeding: report of an expert consultation [Internet]. Geneva: WHO; c2002 [capturado em 28 jul. 2016]. Disponível em: http://www.who.int/nutrition/publications/optimal_duration_of_exc_bfeeding_report_eng.pdf.
2. Brasil. Ministério da Saúde. Organização Pan-Americana de Saúde. Guia alimentar para crianças menores de 2 anos. Brasília: MS; 2002.
3. Sociedade Brasileira de Pediatria. Manual de orientação do departamento de nutrologia: alimentação do lactente ao adolescente, alimentação na escola, alimentação saudável e vínculo mãe-filho, alimentação saudável e prevenção de doenças, segurança alimentar. 3. ed. rev. São Paulo: SBP; 2012.
4. American Academy of Pediatrics. Committee on nutrition: complementary feeding infants. In: Kleinman RE, Greer FR. Pediatric nutrition. 7th ed. Elk Grove Village: AAP; 2014. p. 123-42.
5. Agostoni C, Decsi T, Fewtrell M, Goulet O, Kolacek S, Koletzko B, et al. Complementary feeding: a commentary by the ESPGHAN Committee on Nutrition. J Pediatr Gastroenterol Nutr. 2008;46(1):99-110.

■ LEITURAS SUGERIDAS

Brasil. Ministério da Saúde. Saúde da criança: aleitamento materno e alimentação complementar. 2. ed. Brasília: MS; 2015.
Koletzko B, Baker S, Cleghorn G, Fagundes Neto U, Gopalan S, Hernell O, et al. Global standart for composition of infant formula: recommendations of an ESPGHAN coordinated international expert group. J Pediatr Gastroenterol Nutr. 2005;41(5):584-99.

33

AVALIAÇÃO E DISTÚRBIOS DO CRESCIMENTO

■ ROSANA FIORINI PUCCINI
■ MARIA WANY LOUZADA STRUFALDI

O crescimento é um processo complexo que integra, desde a vida intrauterina, fatores como a ação hormonal, a herança genética e o aporte nutricional, relacionados ao ambiente socioeconômico e emocional. O acompanhamento do crescimento resulta da observação da estatura, considerada a expressão fenotípica da interação dos fatores genéticos com o meio ambiente e essencial para a avaliação de possíveis inadequações nesse processo. Vários elementos podem ser utilizados para elaborar a avaliação do crescimento de uma criança, dentre os quais se destacam: avaliação clínica (anamnese, exame físico), antropometria e estado nutricional, velocidade de crescimento e maturação esquelética.

■ ANAMNESE

A história clínica deve conter dados sobre condições da gestação, intercorrências no período neonatal, antecedentes pessoais, desenvolvimento neuropsicomotor, alimentação, uso crônico de medicações, estatura dos pais e irmãos. As informações sobre o peso ao nascer e a idade gestacional são importantes na avaliação do crescimento, pois, para os nascidos pequenos para a idade gestacional, a recuperação do canal de crescimento (*catch up*) pode ocorrer até os dois anos de idade ou até os quatro anos em crianças nascidas prematuras. Deve-se destacar, ainda, que cerca de 10 a 15% dessas crianças continuarão a apresentar um comprometimento da estatura durante a infância e mesmo na vida adulta.

Para melhor caracterização da estatura de uma criança e avaliação sobre a influência do potencial genético no seu crescimento, uma das abordagens mais utilizadas para a previsão da estatura é a estatura-alvo, que considera a média de estatura dos pais segundo a fórmula de Tanner. O Quadro 33.1 apresenta a fórmula de cálculo da estatura-alvo, a partir da qual se pode projetar o "canal familiar", que será composto pela soma de 9 cm (2 DP) à estatura-alvo para cima e 9 cm para baixo. Essa forma da previsão deve ser utilizada de forma criteriosa, apresenta algumas limitações, especialmente para crianças com grandes diferenças de estatura entre os pais.

QUADRO 33.1 ■ Previsão de estatura-alvo conforme Tanner	
Sexo feminino:	$\dfrac{Emãe + (Epai - 13\ cm)}{2}$
Sexo masculino:	$\dfrac{Epai + (Emãe + 13\ cm)}{2}$
Canal familiar:	Previsão estatura ± 9cm

E: estatura.

EXAME FÍSICO

Na inspeção geral, a presença de desvios fenotípicos merece atenção, incluindo fácies, os quais podem ser característicos e auxiliarem na investigação de possíveis síndromes dismórficas, que habitualmente apresentem alterações no crescimento. Ainda no exame físico, a avaliação da proporção corporal, por meio das medidas das relações dos segmentos corporais (segmento superior/segmento inferior, envergadura menos estatura) que variam de acordo com idade e sexo, pode indicar a necessidade de investigação de displasias esqueléticas. A observação do estadiamento puberal também é fundamental, principalmente porque os adolescentes apresentam diferenças no início do aparecimento e no tempo de evolução dos caracteres sexuais secundários, com consequente variação individual na idade do pico de velocidade de crescimento – estirão puberal.

ANTROPOMETRIA

Para a correta valorização dos dados antropométricos, devem ser observados o registro correto da idade e sexo da criança e a precisão na coleta dos dados. A adequação nutricional pode ser calculada por meio de índices como o IMC, baseando-se em curvas de referência ou padrão, como as curvas da OMS, também recomendadas pelo Ministério da Saúde.[1]

VELOCIDADE DE CRESCIMENTO

Complementando a abordagem, é importante conhecer a velocidade e o canal de crescimento de cada criança. Em geral, calcula-se a velocidade de crescimento após seis meses de seguimento. Como o crescimento é um processo contínuo, mas não linear no tempo, é caracterizado por saltos intercalados e períodos de "parada" de crescimento. O Quadro 33.2 apresenta a velocidade de crescimento anual esperada para crianças pré-púberes, considerando-se uma velocidade inferior a 4 cm/ano como inadequada em qualquer faixa etária. Para os adolescentes, a velocidade de crescimento variará de acordo com o sexo e o início do aparecimento dos caracteres sexuais secundários (estadiamento puberal). Considerando-se que o pico da velocidade de crescimento – estirão puberal – ocorrerá em diferentes idades, existem curvas específicas de velocidade de crescimento para essa faixa etária.

QUADRO 33.2 ■ Velocidade de crescimento anual na infância	
IDADE	CRESCIMENTO (cm/ano)
Até 1 ano	25
1-2 anos	12-13
2-3 anos	8
3-anos	7
4-9 anos (pré-púberes)	4-6

MATURAÇÃO ESQUELÉTICA

Outro instrumento que contribui para melhor elaboração da avaliação do crescimento é a análise da maturação óssea, que é característica para determinada idade cronológica e sexo. É também denominada idade óssea (IO). A radiografia de mãos e punhos (mão esquerda), região com grande diversidade de núcleos epifisários, permite a observação evolutiva desse processo de maturação. Os métodos mais utilizados para avaliar a IO são o Atlas de Greulich e Pyle e o método de Tanner-Whitehouse (TW2), que, embora sejam diferentes em sua construção, apresentam resultados semelhantes desde que analisados por observadores experientes. Devido à atuação de vários hormônios (GH, hormônios tiroidianos, hormônios sexuais) nesse processo de ossificação endocondral, o atraso na IO < – 2DP para a idade cronológica sugere um direcionamento para a investigação de deficiências hormonais.

De forma geral, consideram-se com alterações no crescimento crianças anormalmente altas ou baixas de acordo com as referências adotadas para a população em estudo.

■ DIAGNÓSTICO

ALTA ESTATURA

Essa condição é definida quando a estatura de uma criança está acima de dois desvios-padrão (DP) ou do percentil mais elevado da curva de referência adotada. Crianças com alta estatura constitucional representam a maioria dos casos que buscam auxílio médico e não requerem aprofundamento da investigação ou tratamento. As síndromes associadas com crescimento excessivo geralmente apresentam desvios fenotípicos característicos. A anamnese (incluindo condições de nascimento, desenvolvimento

neuropsicomotor e estatura dos pais) e o exame físico detalhado (presença de desvios fenotípicos, proporção corporal e estadiamento puberal) contribuem para a elucidação da etiologia. A seguir, estão descritas as causas mais observadas de alta estatura:
- alta estatura constitucional;
- síndrome de Klinefelter;
- síndrome de Marfan;
- síndrome de Sotos;
- síndrome XYY;
- tirotoxicose;
- gigantismo hipofisário.

BAIXA ESTATURA

A baixa estatura (BE) é definida como uma condição na qual a estatura de um indivíduo está abaixo de dois DP em relação à média de estatura correspondente para determinada idade e sexo de uma população de referência. É considerada um indicador sensível da qualidade de vida de uma população e pode representar um sinal clínico de doenças de diferentes etiologias.

As causas mais comuns de baixa estatura encontram-se dentro da variabilidade normal do crescimento e não requerem ampliação na investigação. Por sua vez, algumas afecções, como deficiência de GH, doença celíaca ou síndrome de Turner, são exemplos de situações em que a BE pode ser o único achado clínico. O diagnóstico precoce e a terapêutica adequada modificarão o potencial de crescimento dessas crianças, embora a pesquisa dessas doenças seja invasiva e dispendiosa.

ATENÇÃO!

Não estão definitivamente estabelecidos protocolos ou fluxogramas de investigação etiológica que apresentem alta especificidade e sensibilidade. Assim, é necessário somar elementos na análise para evitar um excesso na solicitação de exames e procedimentos sem, contudo, deixar de realizar diagnósticos no momento oportuno.

Diante de diversas formas de classificação das etiologias da BE, é importante ressaltar a condição denominada BE idiopática, interpretada como variação da normalidade. A BE idiopática descreve um grupo heterogêneo de crianças abrigando cerca de 80% dos casos de BE; embora seja considerado um diagnóstico de exclusão, essa condição abrange as crianças com baixa estatura familiar e aquelas com atraso constitucional no crescimento e na puberdade. O Quadro 33.3 apresenta as principais diferenças entre BE familiar e atraso constitucional.

QUADRO 33.3 ■ Diferenças entre baixa estatura familiar e atraso constitucional no crescimento e na puberdade

	BAIXA ESTATURA FAMILIAR	ATRASO CONSTITUCIONAL
Baixa estatura dos pais	Sim	Não
Velocidade de crescimento baixa durante infância/adolescência	Não	Sim
História familiar de atraso puberal	Não	Sim
Atraso na idade óssea	Não	Sim
Estatura final baixa	Sim	Não

As outras causas de BE podem ser agrupadas de acordo com a proporcionalidade corporal, avaliada por meio das relações segmento superior/inferior (SS/SI) e envergadura-estatura. Entre as causas de BE proporcionada, observam-se:
- **origem pré-natal:** restrição de crescimento intrauterino (RCIU): síndromes dismórficas (Noonan, Russel-Silver, Seckel, Aarskog); aberrações cromossômicas (trissomias 13, 18 e 21 [síndrome de Down], síndrome de Turner [45X]);
- **origem pós-natal:** desnutrição; insuficiência renal; doenças pulmonares; doenças cardíacas; doenças gastrintestinais; deprivação psicossocial; alterações hormonais. Entre as causas de origem pós-natal, as doenças sistêmicas que interferem no crescimento são as mais frequentes, com baixa prevalência de desnutrição. As alterações hormonais correspondem a cerca de 3 a 5% dos casos de BE.

As causas de BE em crianças com desproporção corporal incluem as displasias esqueléticas (p. ex., acondroplasias, hipocondroplasias), as doenças ósseas metabólicas (p. ex., mucopolissacaridoses) e o raquitismo.

EXAMES SUBSIDIÁRIOS E ACOMPANHAMENTO

Ao término da primeira consulta, podem ser solicitados exames subsidiários gerais, como hemograma e urina I, além da IO, factíveis em quase todos os serviços e que trazem uma visão geral do paciente. Embora não seja mandatória a solicitação de cariótipo para todas as meninas que apresentam baixa estatura, o fato de o diagnóstico precoce de síndrome de Turner potencialmente modificar o prognóstico estatural dessas pacientes aponta para a pertinência da realização desse exame, frente às situações em que se observa associação de desvios fenotípicos e baixa estatura sem etiologia definida. Atualmente, o rastreamento para pesquisa de doença celíaca por meio da dosagem de anticorpos antitransglutaminase é recomendado, pois a baixa estatura pode representar forma atípica da doença. Outros exames devem ser solicitados de acordo com cada caso, tais como: gasometria, dosagens de cálcio, fósforo, fosfatase alcalina, ureia, creatinina, glicemia, função tiroidiana, IGF-I, IGF-BP3.

ATENÇÃO!

São sinais que apontam para a necessidade de investigação da etiologia da BE: velocidade de crescimento abaixo do esperado para idade e estadiamento puberal; achatamento da curva de estatura; estatura abaixo da previsão de estatura dos pais; atraso de IO < −2DP; presença de desvios fenotípicos; baixa estatura desproporcional (alteração na relação SS/SI).

■ TRATAMENTO

O tratamento será realizado de acordo com a causa, no entanto orientações gerais em relação à qualidade da alimentação e realização de atividades físicas são sempre recomendadas. Além disso, o apoio e suporte psicológico para as crianças e seus familiares devem desmistificar expectativas irreais e valorizar a capacidade produtiva desses pacientes.

REVISÃO

- O crescimento pode ser avaliado tomando como base diversos elementos, com ênfase para exame clínico, antropometria, velocidade de crescimento e maturação esquelética.

- A alta estatura é definida quando a criança está acima de dois DP da curva de referência adotada, e suas principais causas são alta estatura constitucional, síndrome de Klinefelter, síndrome de Marfan, síndrome de Sotos, síndrome XYY, tirotoxicose e gigantismo hipofisário.
- A baixa estatura é uma condição na qual a estatura de uma pessoa está abaixo de dois DP em relação à média de estatura correspondente para determinada idade e sexo, e suas causas mais comuns estão relacionadas às variantes da normalidade do crescimento.

REFERÊNCIA

1. Brasil. Ministério da Saúde. Orientações para a coleta e análise de dados antropométricos em serviços de saúde: norma técnica do Sistema de Vigilância Alimentar e Nutricional – SISVAN [Internet]. Brasília: MS; 2011 [capturado em 15 set. 2016]. Disponível em: http://bvsms.saude.gov.br/bvs/publicacoes/orientacoes_coleta_analise_dados_antropometricos.pdf.

LEITURAS SUGERIDAS

Argente J. Challenges in the management of short stature. Horm Res Paediatr. 2016;85(1):2-10.

Boguszewski MC, Mericq V, Bergada I, Damiani D, Belgorosky A, Gunczler P, et al. Latin American Consensus: children born small for gestational age. BMC Pediatr. 2011;11:66.Nwosu BU, Lee MM. Evaluation of short and tall stature in children. Am Fam Physician. 2008;78(5):597-604.

Rogol AD, Hayden GF. Etiologies and early diagnosis of short stature and growth failure in children and adolescents. J Pediatr. 2014;164(5 Suppl):S1-14.e6.

34
PÚRPURAS

- JOSEFINA APARECIDA PELLEGRINI BRAGA
- SANDRA REGINA LOGGETO

As púrpuras são decorrentes de alteração na fase primária da coagulação (fase vascular e/ou plaquetária), sendo definidas como o extravasamento das hemácias do sistema vascular para a pele e tecido subcutâneo, caracterizando-se pela presença de petéquias, equimoses ou sangramento de mucosas.

Conforme o número de plaquetas, as púrpuras podem ser classificadas em trombocitopênicas e não trombocitopênicas. O diagnóstico diferencial e o roteiro diagnóstico das púrpuras em pediatria estão apresentados no Quadro 34.1 e na Figura 34.1.

■ PÚRPURAS VASCULARES

Grupo heterogêneo de doenças caracterizadas por equimoses e sangramento espontâneo de pequenos vasos.

PÚRPURA DE HENOCH-SCHÖNLEIN

Púrpura vascular mais frequente na infância, a púrpura de Henoch-Schönlein (PHS) caracteriza-se por púrpura palpável, correspondendo a uma vasculite leucocitoclástica envolvendo vasos pré-capilares, capilares e pós-capilares.

Quadro clínico

Na PHS, as lesões em geral são simétricas e variam desde a própria púrpura palpável até pápulas urticariformes ou bolhas hemorrágicas que podem evoluir para lesões necróticas. Acomete preferencialmente nádegas, superfícies extensoras dos membros inferiores e cotovelos, raramente o tronco. O paciente pode apresentar dor abdominal, artralgia e/ou artrite e doença renal, caracterizada por proteinúria e hematúria.

A púrpura frequentemente se apresenta como uma condição autolimitada, mas, em alguns pacientes, a doença renal pode ser progressiva, evoluindo para falência renal. As lesões cutâneas em geral não necessitam de tratamento e tendem a se resolver de forma espontânea, no prazo de 1 a 2 meses.

Diagnóstico

Essencialmente clínico.

Tratamento

Depende da apresentação clínica. O paracetamol ou o naproxeno podem ser indicados na vigência do quadro de artrite e/ou artralgia. Na ocorrência de nefrite ou quadro intestinal grave (risco de intussuscepção), o corticosteroide é a opção terapêutica. O tratamento com imunoglobulina intravenosa, imunossupressores ou plasmaferese pode ser necessário na vigência de doença renal grave.

■ DISTÚRBIOS PLAQUETÁRIOS HEREDITÁRIOS

DISTÚRBIOS PLAQUETÁRIOS HEREDITÁRIOS QUALITATIVOS

Decorrem de defeitos nas plaquetas, produzindo distúrbios nas diferentes fases que levam à formação do tampão hemostático plaquetário.

Trombastenia de Glanzmann

Doença hereditária de padrão autossômico recessivo, decorrente da deficiência das glicoproteínas de membrana GIIb e GIIIa, que atuam como receptores do fibrinogênio, levando consequentemente à falência da agregação primária da plaqueta.

Quadro clínico

Variável, conforme o grau da deficiência das glicoproteínas, caracteriza-se pela presença de petéquias, púrpuras e equimoses, podendo ocorrer epistaxe e sangramento gengival. Nas meninas, pode surgir menorragia por ocasião da menarca.

Diagnóstico

No diagnóstico laboratorial, a contagem e a morfologia das plaquetas estão normais; o tempo de sangramento prolongado; e a agregação plaquetária normal com a ristocetina e ausente com os agentes agonistas (epinefrina, difosfato de adenosina [ADP], colágeno).

Tratamento

Envolve medidas profiláticas, como higiene dentária e evitar o uso de medicamentos antiplaquetários. Nas ocorrências hemorrágicas de pequena intensidade, pode ser administrado acetato de desmopressina (DDAVP®). O controle do sangramento, nos casos de hemorragia grave, pode ser feito com a transfusão de plaquetas. Se necessário, fazer controle local da hemorragia, como tampão nasal no caso de epistaxe. A utilização do ácido aminocaproico ou do ácido tranexâmico, em virtude da ação antifibrinolítica, pode auxiliar em situações de sangramentos leves, mas devem ser utilizados por curto período.

DIAGNÓSTICO E TRATAMENTO

QUADRO 34.1 ■ Diagnóstico diferencial das púrpuras na infância

Vasculares	Congênitas Alterações do tecido conectivo (síndrome de Ehlers-Danlos, pseudoxantoma elástico, síndrome de Marfan, etc.)	Adquiridas inflamatórias Dano endotelial Mecânicas Malformações vasculares	Adquiridas não inflamatórias Vasculite de pequenos vasos (PHS, granulomatose de Wegener, vasculite da crioglobulinemia, etc.) Vasculite de médios vasos (poliarterite nodosa clássica, doença de Kawasaki) Vasculite de grandes vasos (arterite de células gigantes, arterite de Takayasu)
Distúrbios qualitativos das plaquetas	Congênitos Trombastenia de Glanzmann Síndrome de Bernard-Soulier	Adquiridos Consumo de AAS Enfermidades hepáticas Uremia	
Aumento da destruição das plaquetas	Imune Trombocitopenia imune primária	Não imune SHU CIVD	
Defeitos na produção das plaquetas	Congênitos Trombocitopenia amegacariocítica Síndrome de TAR Anemia de Fanconi	Adquiridos Anemia aplástica Infiltração medular	

TAR: trombocitopenia com ausência de rádio; CIVD: coagulação intravascular disseminada; SHU: síndrome hemolítico-urêmica.

Síndrome de Bernard-Soulier

Doença hereditária de transmissão autossômica recessiva, a síndrome de Bernard-Soulier também pode ser transmitida de forma autossômica dominante. Caracteriza-se pela presença de plaquetas gigantes, e o defeito principal é a ausência ou alteração na expressão do complexo das glicoproteínas Ib-IX-V, ocorrendo um defeito na ligação ao fator de von Willebrand e alterando a adesão da plaqueta ao endotélio.

Quadro clínico

Manifesta-se com a presença de equimoses e sangramento gengival, e, nas meninas, menorragia por ocasião da menarca.

Diagnóstico

No diagnóstico laboratorial, pode haver trombocitopenia em graus variados, com presença de macroplaquetas (plaquetas gigantes). A agregação das plaquetas é normal, porém a agregação com a ristocetina é deficiente, não sendo corrigida com o acréscimo de plasma normal no teste laboratorial.

Tratamento

Semelhante ao da trombastenia de Glanzmann.

DISTÚRBIOS PLAQUETÁRIOS HEREDITÁRIOS QUANTITATIVOS

Síndrome de Wiskott-Aldrich

Doença determinada pela mutação do gene *WASP* (proteína da síndrome de Wiskott-Aldrich [SWA]), sua transmissão é ligada ao cromossomo X. As plaquetas têm tamanho reduzido, e os pacientes apresentam plaquetopenia, infecções de repetição, sangramento mucocutâneo e eczema.

Quadro clínico e diagnóstico

As manifestações clínicas e laboratoriais podem não ser evidentes nos primeiros anos de vida, mas as alterações plaquetárias já estão presentes. A SWA está associada à imunodeficiência combinada e a um risco maior de desenvolvimento de doenças autoimunes e neoplasias. O diagnóstico precoce é fundamental para que sequelas possam ser prevenidas, como a doença pulmonar crônica.

Tratamento

Deve ser feito com o uso profilático de imunoglobulina intravenosa, terapia antimicrobiana e suporte nutricional. Na vigência de infecção, deve-se coletar as culturas e iniciar a antibioticoterapia enquanto as culturas são aguardadas. O transplante de medula óssea está indicado para o paciente que tiver doador de medula óssea compatível.

■ PÚRPURAS TROMBOCITOPÊNICAS

TROMBOCITOPENIA IMUNE PRIMÁRIA

Em 2009, foi sugerida a mudança do nome da púrpura trombocitopênica idiopática para trombocitopenia imune primária (PTI) porque a etiologia imune é bem conhecida (não é mais considerada idiopática) e nem todos os pacientes têm sangramentos (púrpura). Como, em algumas populações, tem-se como contagem de plaquetas normal entre 100.000 e 150.000/mm^3, na PTI, por definição, plaquetopenia é considerada quando a contagem de plaquetas é menor do que 100.000/mm^3 na ausência de outras causas de plaquetopenia. Quando o paciente for assintomático, a plaquetopenia deve ser confirmada com duas novas coletas e com seguimento clínico entre 2 e 6 meses.

Outra mudança em relação à PTI foi quanto à temporalidade da duração da plaquetopenia. O termo PTI aguda (até seis meses de plaquetopenia) foi substituído por PTI recém-diagnosticada, definida por plaquetopenia por um período de até três meses. Como cerca de 50% dos pacientes normalizam as plaquetas de forma espontânea entre 6 e 12 meses, a PTI crônica passou a ser considerada quando o paciente não remite do quadro ou não mantém a resposta terapêutica após 12 meses de evolução. A PTI persistente é aquela em que a plaquetopenia se mantém entre 3 e 12 meses do diagnóstico.

A incidência estimada de PTI em crianças é 2,2 a 5,5 casos por 100 mil crianças por ano.

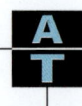

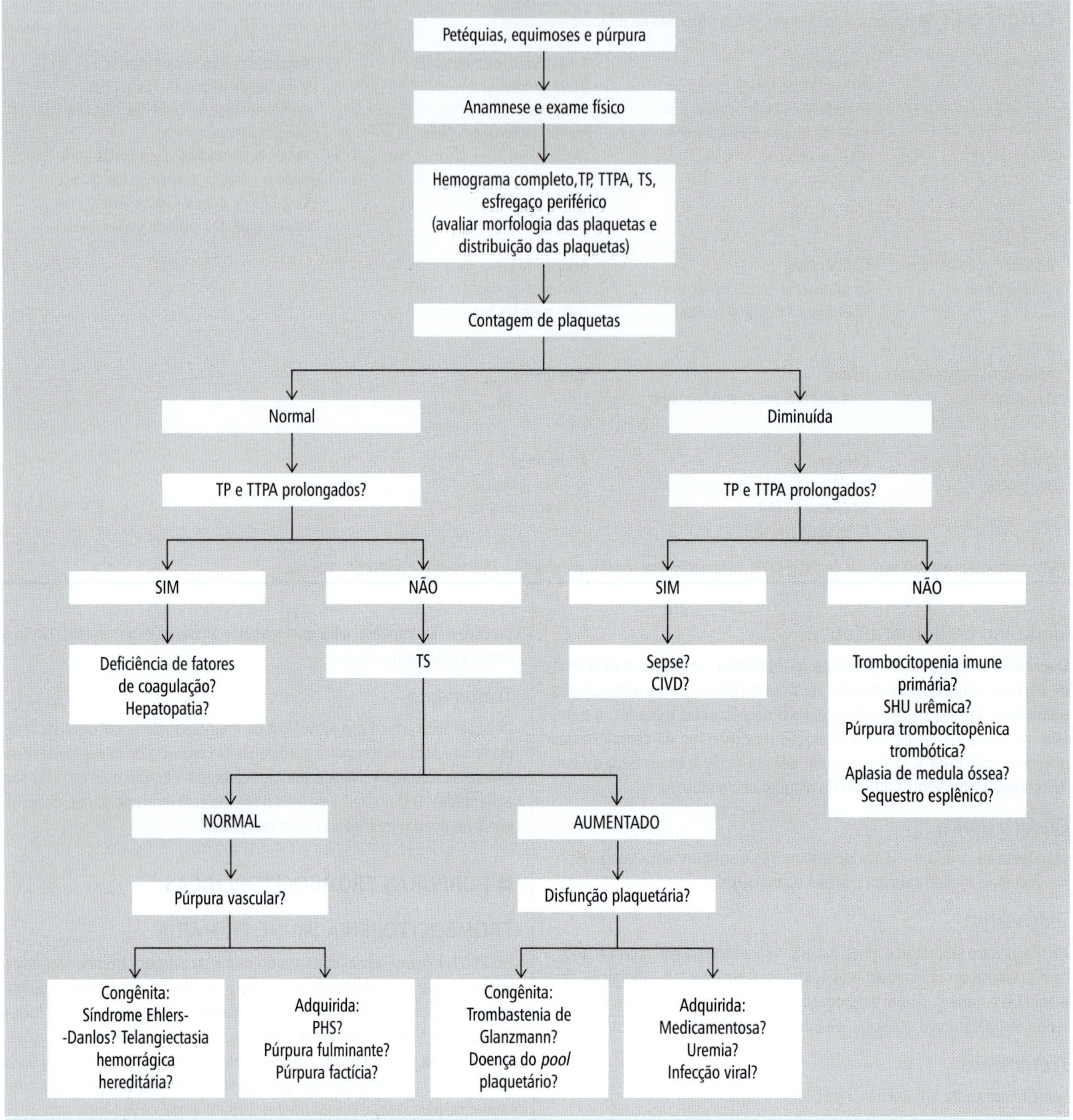

FIGURA 34.1 ■ Fluxograma das púrpuras na infância.

TP: tempo de protrombina; TS: tempo de sangramento; TTPA: tempo de tromboplastina parcial ativada.

Etiologia

Poucos estudos existem em pediatria em relação à etiologia da trombocitopenia imune secundária, e, uma vez que o tratamento da plaquetopenia, nesse caso, é voltado para a doença de base, é importante que algumas patologias com trombocitopenia sejam investigadas quando se pensa em PTI. Com base em estudos em adultos, considera-se importante o diagnóstico de doenças infecciosas, como hepatite C, HIV, CMV e *Helicobacter pylori*; de doenças imunológicas, como artrite reumatoide e síndrome antifosfolípide; de doenças linfoproliferativas, como linfoma não Hodgkin; e após transplantes de medula óssea e fígado. A PTI secundária também pode estar associada à exposição a alguns antibióticos, AINH, paracetamol, mucolítico e vacina MMR (contra sarampo, caxumba e rubéola).

Quadro clínico

Em pediatria, PTI recém-diagnosticada geralmente é precedida por infecções virais e está associada a sangramento de mucosas, petéquias e equimoses. A faixa etária de maior incidência da PTI está entre 2 e 6 anos, mas pode ser vista em lactentes de até 2 ou 3 meses e em adolescentes. Ocorre principalmente no inverno e na primavera, quando as infecções virais aparecem com maior frequência. Nas crianças com idade acima de 10 anos, plaquetas maiores de 50.000/mm^3, sangramentos leves (pele e mucosas) e início insidioso dos sintomas (mais de duas semanas), há maior chance de evolução para a forma crônica.

A intensidade do sangramento na PTI é inversamente proporcional à contagem plaquetária, sendo que as maiores complicações hemorrágicas podem ocorrer com contagem de plaquetas menor ou igual a 20.000/mm^3.

A incidência de hemorragia intracraniana (HIC) em crianças com PTI recém-diagnosticada é de cerca de 0,1 a 0,5%. Trauma craniano, presença de hematúria e o uso inadvertido de medicamentos antiagregantes plaquetários parecem definir o grupo de alto risco para HIC na PTI.

Diagnóstico

A história clínica e o exame físico são suficientes para o diagnóstico de PTI, exceto em casos em que se têm outros sinais/sintomas diferentes de sangramento (como, por exemplo, esplenomegalia), alterações das outras séries do hemograma (anemia, alterações nos leucócitos ou neutrófilos) ou antes de iniciar o uso de corticosteroide. Nessas situações, o mielograma deve ser coletado. O mielograma permite o diagnóstico diferencial entre causa medular (leucose, infiltração tumoral, aplasia de medula) e não medular de plaquetopenia e PTI.

Pseudotrombocitopenia e satelismo plaquetário precisam ser afastados. Deve-se ter o cuidado para não diagnosticar como PTI as trombocitopenias hereditárias.

PTI recém-diagnosticada não é vista em neonatos. Nesta faixa etária, é importante avaliar a contagem de plaquetas da mãe, uma vez que a prevalência de plaquetopenia em recém-nascido de mães com PTI variou entre 15-50%, quando plaquetas maternas entre 50.000, e 100.000/mm^3 e entre 4,9-44%, quando a plaquetopenia era grave (< 50.000/mm^3).

Tratamento

A família deve ser orientada sobre a PTI e ter fácil acesso ao hospital em caso de sangramentos. Os pacientes com sangramento moderado a grave devem ser internados. É preciso evitar o uso de antiagregantes plaquetários (AAS, AINH, anti-histamínicos) ou anticoagulantes, além de não realizar atividades físicas com risco de trauma craniano. O anti-histamínico difenidramina pode ser utilizado.

A PTI na infância geralmente é autolimitada e costuma não apresentar sangramentos importantes, apesar da contagem plaquetária baixa, de modo que, para a maioria das crianças, a conduta pode ser expectante. O tratamento da PTI deve ser instituído em caso de sangramento ativo.

Na PTI recém-diagnosticada, a terapia inicial pode ser feita com imunoglobulina intravenosa, corticosteroides ou imunoglobulina anti-D. A Ig anti-D só pode ser utilizada em pacientes Rh positivos com teste de antiglobulina direto (Coombs Direto) negativo e não esplenectomizados. O sangramento em SNC pode ocorrer mesmo na vigência do tratamento. Caso seja necessário um aumento mais rápido da contagem plaquetária e não se tenha acesso à imunoglobulina intravenosa, a metilprednisolona intravenosa pode ser mais eficaz do que o corticosteroide oral (Tabela 34.1).

Na PTI crônica sem sangramento ativo, a conduta também é expectante. Porém, se houver sangramento persistente, pode-se administrar corticosteroide. A dexametasona pode ser uma opção terapêutica antes de se indicar a esplenectomia. (Quadro 34.1, no início deste capítulo).

Recentemente um agonista do receptor da trombopoietina (TPO) foi aprovado para o tratamento de pacientes adultos que apresentam PTI crônica com risco aumentado de sangramento e resposta insuficiente a corticoide ou esplenectomia e mantêm sangramento ou têm contraindicação para a esplenectomia. Embora a taxa de sucesso seja reconhecida, ainda é importante ressaltar que o tratamento pode estar associado a eventos adversos, como tromboembolia venosa (TEV) e que os dados de segurança a longo prazo ainda são desconhecidos. Estudos em pediatria estão em andamento.

Dessa forma, nos casos de PTI crônica com sangramento recorrente e refratário ao tratamento medicamentoso por mais de um ano, pode-se indicar a esplenectomia, com a qual se espera recuperação total ou parcial das plaquetas em 80% dos casos.

ATENÇÃO!

A PTI na infância geralmente é autolimitada e costuma não apresentar sangramentos importantes, apesar da contagem plaquetária baixa, de modo que, para a maioria das crianças, a conduta pode ser expectante.

A vacinação contra *Streptococcus pneumoniae*, *Haemophilus influenzae* e *Neisseria meningitidis* deve ser feita em todos os pacientes pelo menos duas semanas antes da esplenectomia; após a cirurgia, devem receber penicilina oral ou benzatina profilática por pelo menos dois anos para prevenir sepse por pneumococo. A vacinação anual contra os vírus influenza e H1N1 também é recomendada.

REVISÃO

- Henoch-Schönlein é a púrpura vascular mais frequente na infância e caracteriza-se por púrpura palpável.
- A púrpura de Henoch-Schönlein frequentemente se apresenta como uma condição autolimitada, mas em alguns pacientes, a doença renal pode ser progressiva, evoluindo para falência renal.
- Trombocitopenia imune primária é a principal causa de plaquetopenia na infância; a história clínica e o exame físico são suficientes para o diagnóstico.
- A coleta do mielograma na trombocitopenia imune primária é imperativa nos casos em que se têm alterações das outras séries do hemograma, esplenomegalia, sinais/sintomas diferentes de sangramento, ou antes de iniciar o uso de corticosteroide.

■ LEITURAS SUGERIDAS

Braga JAP, Loggetto SR, Hoepers ATC, Bernardo WM, Medeiros L, Veríssimo MPA. Guidelines on the diagnosis of primary imune thrombocytopenia in children and adolescents: Associação Brasileira de Hematologia, Hemoterapia e Terapia Celular. Guidelines Project: Associação Médica Brasileira – 2012. Rev Bras Hematol Hemoter. 2013;35(5):358-65.

Bruniera P, Pizza M, Campanaro CM. Defeitos de qualidade e produção das plaquetas. In: Loggetto SR, Braga JAP, Tone LG, editores. Hematologia e hemoterapia pediátrica. São Paulo: Atheneu; 2014.

Kühne T, Berchtold W, Michaels LA, Wu R, Donato H, Espina B, et al. Newly diagnosed immune thrombocytopenia in children and adults: a comparative prospective observational registry of the Intercontinental Cooperative Immune Thrombocytopenia Study Group. Haematologica. 2011;96(12):1831-7.

Loggetto SR, Braga JAP, Veríssimo MPA, Bernardo WM, Medeiros L, Hoepers ATC. Guidelines on the treatment of primary imune thrombocytopenia in children and adolescentes: Associação Brasileira de Hematologia, Hemoterapia e Terapia Celular. Guidelines Project: Associação Médica Brasileira – 2012. Rev Bras Hematol Hemoter. 2013;35(6):417-27.

Loggetto SR, Magalhães IQ, Werneck FA. Trombocitopenia imune primária. In: Loggetto SR, Braga JAP, Tone LG, editores. Hematologia e hemoterapia pediátrica. São Paulo: Atheneu; 2014.

Neunert C, Lim W, Crowther M, Cohen A, Solberg L Jr, Crowther MA, et al. The American Society of Hematology 2011 evidence-based practice guideline for immune thrombocytopenia. Blood. 2011;117(16):4190-207.

ATUALIZAÇÃO TERAPÊUTICA

TABELA 34.1 ■ Tratamento da trombocitopenia imune primária em pediatria

TRATAMENTO	TAXA DE RESPOSTA	AUMENTO DAS PLAQUETAS	EVENTOS ADVERSOS
Tratamento da PTI recém-diagnosticada			
Observação	Resolução espontânea em até 6 meses em 2/3 dos casos	Dias a meses	Possibilidade de sangramentos; restrição de atividade física; ansiedade
Prednisona (via oral) 1-2 mg/kg/dia (máximo 14 dias) ou 4 mg/kg/dia, por 3-4 dias	Até 75%	> 7 dias	Alteração de humor; gastrite; ganho de peso; hipertensão arterial; hiperglicemia; sangramento gastrintestinal
Metilprednisolona 30 mg/kg/dia (máximo 1.000 mg) IV, por 3 dias, seguida de 20 mg/kg/dia IV e subsequente redução com 10, 5, 2 e 1 mg/kg/dia por 7 dias cada	69%	3 dias	Como na prednisona, porém com maior intensidade
Imunoglobina IV 0,8-1 g/kg, por 1 dia ou 1 g/kg/dia, por 2 dias	> 80% 98%	1-2 dias	Cefaleia; febre; calafrios; náuseas; vômitos; meningite asséptica
Imunoglobulina anti-D 50-75 µg/kg SC ou IV Em pacientes Rh⁺ e não esplenectomizados	50-77%	Cerca de 50% em 1 dia	Cefaleia; febre; calafrios; hemólise aloimune*; TAD positivo; insuficiência renal (rara na ausência de comorbidades)
Tratamento PTI persistente ou crônica			
Observação		Meses a anos	Restrição das atividades diárias; ansiedade
Dexametasona 20 a 40 mg/m²/dia (máximo 40 mg/dia), por 4 dias a cada 15 a 28 dias por 4 a 6 ciclos	35-78%	3 dias	Alteração de sono e comportamento; hipertensão arterial; ansiedade; gastrite; catarata; fadiga; dor; ganho de peso
Metilprednisolona 30 mg/kg/dia (máximo 1.000 mg) IV, por 3 dias, seguida de 20 mg/kg/dia IV, por 4 dias, e subsequente redução com 10, 5, 2 e 1 mg/kg/dia por 7 dias cada	60-100%	2-7 dias	Como na prednisona, porém com maior intensidade

*Suspender se Hb cair para menos de 10 g/dL.
IV: intravenoso; PTI: trombocitopenia imune primária; SC: subcutâneo; TAD: teste da antiglobulina direta (ou Coombs direto).

35

COLESTASE NEONATAL

■ REGINA HELENA MOTTA MATTAR
■ RAMIRO A. AZEVEDO

Define-se colestase neonatal como uma síndrome que ocorre até os três meses de vida, levando à parada ou diminuição do fluxo biliar ou de pelo menos um de seus componentes, independentemente de onde esteja localizada a obstrução ou da causa que a determinou.

O fígado no período neonatal apresenta uma colestase fisiológica em decorrência de sua menor capacidade de captação, síntese e excreção de ácidos biliares. Há alterações qualitativas dos ácidos biliares, predominando as formas mono-hidroxiladas (ácido litocólico), mais hepatotóxicas, e níveis baixos dos ácidos di-hidroxiladas. No entanto, qualquer lactente com mais de 14 dias de vida que permaneça ictérico deve ser submetido à avaliação clínica e laboratorial para se identificar uma possível doença hepática. De fato, apenas 0,5% dos recém-nascidos (RN) a termo estão ictéricos após 11 dias de vida, e, dos amamentados exclusivamente ao seio materno, apenas 2,4% estão ictéricos na 3ª semana de vida.

Do ponto de vista prático, assume-se como colestase níveis séricos de bilirrubina direta (BD) maiores do que 1 mg/dL, se bilirrubina total (BT) até 5 mg/dL e BD maior do que 20% da bilirrubina total se BT > 5 mg/dL. A suspeita clínica de colestase deve ser feita quando, à icterícia, se associarem colúria (urina de coloração escura – bilirrubina direta tem excreção renal) e hipocolia ou acolia fecal (fezes descoradas ou brancas).

■ ETIOLOGIA

É possível dividir as causas de colestase neonatal em dois grupos e subgrupos:

DIAGNÓSTICO E TRATAMENTO

1 | Alterações dos ductos biliares extra-hepáticos.
2 | Alterações intra-hepáticas.
   a | Doença hepatocelular (hepatite neonatal).
   b | Alterações dos ductos biliares intra-hepáticos (hipoplasia ou rarefação dos ductos biliares intra-hepáticos).
   c | Hepatite neonatal idiopática: quando, após investigação, nenhuma causa específica for detectada. Representa cerca de 20% dos casos de colestase neonatal.

Nas últimas décadas, uma mudança ocorreu graças aos avanços da genética molecular, que permitiu o reconhecimento de muitas doenças que antes eram classificadas como hepatite neonatal idiopática. Os maiores progressos ocorreram no campo dos erros inatos do metabolismo e nas alterações genéticas de processos fundamentais do metabolismo ou da função excretora hepática, como: alteração da fisiologia da membrana (transporte); biossíntese de ácidos biliares; ou disfunção de organelas.

As doenças associadas à colestase neonatal são inúmeras (Quadro 35.1).

QUADRO 35.1 ■ Diagnóstico diferencial da colestase neonatal

CAUSAS INTRA-HEPÁTICAS

Colestase associada à infecção
- Vírus (CMV, HSV, hepatite B, HIV, parvovírus B19, outros)
- Bactérias (infecção do trato urinário, sepse, listeria, sífilis e outros)
- Protozoários (toxoplasmose)

Doenças metabólicas
- Defeito no ciclo da ureia (colestase associada à deficiência de citrina ou arginase)
- Distúrbios do metabolismo de metais (hemocromatose neonatal, sobrecarga infantil de cobre – não wilsonina)
- Distúrbios do metabolismo de lipídeos (doença de Niemann-Pick tipo C, doença de Wolman, doença de depósito de éster de colesterol)
- Distúrbios do metabolismo do carboidrato (galactosemia, frutosemia, glicogenose)
- Distúrbios do metabolismo de aminoácidos (tirosinemia, leucinose)
- Hepatopatias mitocondriais

Formas hereditárias da colestase intra-hepática

Distúrbios dos transportadores de membrana ou de secreção
I | Deficiência de FIC1 (colestase progressiva e persistente: PFIC1 e doença de Byler; colestase benigna e recorrente: BRIC1)
II | Deficiência dos transportadores dos ácidos biliares – deficiência de BSEP (progressiva e persistente: PFIC2; benigna e recorrente: BRIC2)
III | Deficiência dos transportadores de fosfolípideo – deficiência do MDR3 (PFIC3)
- Deficiência do transportador de íons – CFTR (fibrose cística)
- Ictiose neonatal – síndrome da colangite esclerosante
- Artrogripose
- Síndrome de Aagenaes (síndrome da colestase com linfedema)
- Deficiência de α_1-antitripsina

Distúrbios da biossíntese ou conjugação dos ácidos biliares
- Deficiência da 3 β-hidroxiesteroide Δ5-C27 esteroide desidrogenase/isomerase
- Deficiência da 3-oxosteroide 5β-redutase
- Deficiência da oxisterol 7 α-hidrolase
- Hipercolanemia familiar
- Deficiências secundárias (distúrbios peroxissomais: síndrome de Zellweger)

Distúrbios da embriogênese
- Síndrome de Alagille (defeito de Jagged 1)
- Malformação da placa ductal (ARPKD, ADPLD, doença de Caroli)

Não classificadas
- Síndrome de McCune Albright
- Defeito funcional da Villin
- Cirrose infantil indiana

Síndromes endócrinas
- Hipotiroidismo, pan-hipopituitarismo

Síndromes genéticas
- Síndrome de Down, outras trissomias, síndrome de Turner, síndrome de Zellweger

Doenças de depósito
- Doença de Gaucher

Fármacos e toxinas (tóxicas)
- Endotoxemia, colestase associada à nutrição parenteral, hidrato de cloral, antibióticos, outros fármacos

Hipóxia/hipoperfusão
Outras
- Lúpus neonatal, doença de Caroli, síndrome da bile espessa, histiocitose X, síndrome de ativação macrofágica (linfo-histiocitose hemofagocítica)

Idiopáticas
- Hepatite neonatal idiopática, ductopenia não sindrômica

CAUSAS EXTRA-HEPÁTICAS
- Atresia de vias biliares extra-hepáticas
- Cisto de colédoco
- Perfuração espontânea das vias biliares
- Coledocolitíase
- Colangite esclerosante neonatal
- Estenose das vias biliares
- Compressão externa das vias biliares (massas ou tumores)

BSEP: bomba de transporte dos sais biliares; MDR3: proteína de resistência multifármacos 3; PFIC: colestase intra-hepática familiar progressiva; BRIC: colestase intra-hepática benigna recorrente; CFTR: regulador transmembrana da fibrose cística; ADPLD: doença hepática policística autossômica dominante; ARPKD: doença renal policística autossômica recessiva.
Fonte: Adaptado de Balistreri e colaboradores.[1]

ATENÇÃO!

O reconhecimento precoce e preciso da colestase é extremamente importante para se identificar as etiologias passíveis de tratamento clínico ou cirúrgico e para prevenir as complicações decorrentes da doença hepática. As prioridades na avaliação de um neonato com colestase são: investigar se a colestase é secundária a uma doença sistêmica, como as infecções ou alterações metabólicas, que necessitam de tratamento clínico; ou a uma malformação anatômica das vias biliares, como a atresia de vias biliares extra-hepáticas, que exige correção cirúrgica precoce; bem como o grau do comprometimento da função hepática ou o *status* metabólico do fígado.

O tratamento da atresia de vias biliares deve ser inicialmente cirúrgico com a realização da derivação de vias biliares proposta por Kasai, conhecida como portoenterostomia, que realizada antes dos 60 dias de vida, restabelece o fluxo biliar em até 82% dos pacientes, e, no entanto, se realizada entre 90 e 120 dias, o índice de sucesso no restabelecimento do fluxo biliar cai para 10 a 28%. A maioria dos cistos de colédoco são pouco sintomáticos no período neonatal, mas, se não diagnosticados, podem ocasionar doença hepática progressiva, por processo obstrutivo. O tratamento de doenças infecciosas causadoras de hepatite neonatal é da maior importância para evitar complicações (infecções urinárias, pneumonias, meningites, sífilis, toxoplasmose, CMV). Nas doenças metabólicas, é importante que a hipótese e o diagnóstico da doença sejam feitos o mais precocemente possível, visto que, em algumas doenças, podemos iniciar tratamento medicamentoso (reposição de hormônios no hipotiroidismo ou hipopituitarismo congênitos) ou manipulação dietética (galactosemia, frutosemia, tirosinemia, leucinose), prevenindo a insuficiência hepática e óbito, ou atenuando as alterações neurológicas irreversíveis. Além disso, a confirmação do diagnóstico é importante no aconselhamento genético das famílias, com prevenção de novos afetados.

Assim, constatada a colestase, deve-se iniciar, o mais breve possível, a investigação para identificar sua etiologia.

Diferenciar a colestase de causas intra-hepáticas das extra-hepáticas continua sendo o grande desafio dos médicos que assistem essas crianças. Infelizmente, não há sinal ou sintoma patognomônico para distinguir atresia de vias biliares da hepatite neonatal, embora alguns dados clínicos possam auxiliar na discriminação entre ambas. Dessa forma, uma rígida história do pré e perinatal acompanhada de exame físico detalhado mostram-se muito importantes na avaliação da criança com colestase neonatal.

■ QUADRO CLÍNICO

- **Icterícia:** normalmente é notada em esclera e mucosas quando o nível sérico de bilirrubina direta (BD) é maior do que 2 a 3 mg/dL. O diagnóstico clínico da icterícia no RN pode ser mais difícil, necessitando de níveis mais elevados de BD.
- **Colúria:** devido à diurese mais abundante e menor densidade urinária nesse período, a colúria pode não ser tão acentuada.
- **Acolia fecal:** pode ser de aparecimento precoce, tardio, intermitente ou duração prolongada (> 7 dias). Em alguns casos, apesar de obstrução completa das vias biliares, é possível que as fezes se apresentem de cor amarelada, devido ao extravasamento de linfa, plasma ou mesmo descamação do epitélio intestinal impregnado de bile. É de extrema importância que o pediatra veja ele mesmo a cor das fezes, confirmando hipocolia ou acolia, uma vez que, com frequência, os pais não sabem referir corretamente a esse respeito. Por esse motivo, o Ministério da Saúde e a Sociedade Brasileira de Pediatria estão utilizando a escala colorimétrica das fezes[2] incluída na Caderneta da Criança para seguimento dos RN e lactentes (Figura 35.1).

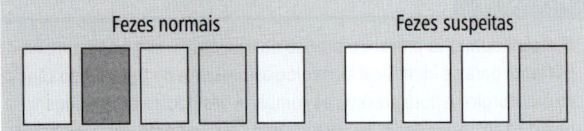

FIGURA 35.1 ■ Escala cromática das cores das fezes. Estabelece as cores de fezes normais e as suspeitas em relação à presença de colestase neonatal.*

*N. de E.: No site www.grupoa.com.br, na página deste livro, acesse a versão colorida da figura.

- **Prurido e xantomas:** acúmulo na circulação e em sistemas extra-hepáticos de substâncias normalmente excretadas na bile, como os ácidos biliares e o colesterol.

A colestase no período neonatal é uma manifestação clínica frequente, e o seu diagnóstico diferencial é amplo, englobando doenças com diferentes prognósticos.

■ DIAGNÓSTICO

HISTÓRIA CLÍNICA DA COLESTASE NEONATAL

Os RN ou lactentes com colestase de causas extra-hepáticas, cujo principal diagnóstico é a atresia de vias biliares (AVB), são, de forma geral, nascidos de parto a termo, sem intercorrências de berçário, sem outras queixas e com ganho de peso adequado. A icterícia e a colúria são notadas pela mãe ou pediatra desde o nascimento ou após 2 a 3 semanas de vida. A alteração na cor das fezes (hipocolia ou acolia fecal), como já mencionado, nem sempre é notada pelos pais, devendo o pediatra observar ele mesmo a cor das fezes, mesmo que para isso seja necessária a estimulação da evacuação no momento do exame clínico. A acolia, quando aparece, é duradoura (> 7 dias). A tríade clássica para diagnóstico de cisto de colédoco, caracterizada por dor abdominal intermitente, icterícia e massa epigástrica ou no quadrante superior direito, é mais comumente observada nas crianças maiores e pode não estar presente no neonato, no qual a icterícia e a irritabilidade podem ser os únicos sintomas. A ruptura espontânea do colédoco é uma doença rara com ruptura parcial da junção dos ductos cístico e colédoco, de etiologia provavelmente isquêmica. O quadro clínico pode iniciar-se da 2ª à 14ª semana de vida, caracterizado por letargia, icterícia leve, vômito não bilioso, acolia fecal, distensão abdominal progressiva, peritonite, ascite biliosa, hérnias inguinal e umbilical. O diagnóstico é feito pela punção do líquido ascítico.

Nos pacientes com etiologia de origem intra-hepática, tem-se mais frequentemente uma história de RN prematuro ou com peso ao nascimento, pequeno para a idade gestacional, evoluindo com ganho de peso inadequado. A icterícia pode ser de aparecimento mais tardio durante a internação em berçário devido a intercorrências (distúrbios respiratórios, infecciosos, metabólicos). A hipocolia fecal ou, em alguns casos, acolia fecal pode ser flutuante. A infecção neonatal com necessidade de uso de antibióticos antifúngicos pode estar associada à hepatite tóxica medicamentosa.

Os erros inatos do metabolismo são individualmente raros, com grande parte causando alta morbidade e mortalidade. As manifestações clínicas podem aparecer logo no período neonatal, principalmente pela perda da função dializadora da placenta materna, ou, após, desencadeadas por contato com substâncias exógenas (p. ex.: ingestão de açúcares ou proteínas). É possível encontrar um RN ictérico com estado geral comprometido, com irritabilidade, hipotonia, vômitos, taquipneia, apneia e taquicardia, até letargia, convulsões e coma, que pode alertar o clínico para a possibilidade de infecções congênitas ou doenças causadas por erros inatos do metabolismo.

Nos RN, em geral nos prematuros, que requerem nutrição parenteral prolongada, pode evoluir com colestase cuja etiologia ainda não está totalmente elucidada.

- **Sexo:** a atresia de vias biliares e o cisto de colédoco têm discreta predominância no sexo feminino (F:M = 1,4:1), ao passo que a hepatite neonatal é mais comum em meninos.
- **História familiar:** semelhante na família pode estar associada a doenças autossômicas dominantes ou recorrência de padrão não genético (deficiência de alfa-1-antitripsina, fibrose cística, colestase intra-hepática progressiva familiar, síndrome de Alagille).
- **História familiar de consanguinidade:** pode estar associada a doenças autossômicas recessivas (galactosemia, frutosemia).

- **História de pré-natal:** infecções durante gestação (sífilis, toxoplasmose, CMV e herpes-vírus – STORCH, vírus B), abortamentos de repetição, incompatibilidade ABO ou Rh, óbito neonatal.

EXAME FÍSICO NA COLESTASE NEONATAL

O lactente com colestase de etiologia extra-hepática tem bom estado geral, com bom ganho ponderoestatural. Na palpação do abdome de pacientes com colestase extra-hepática, é possível hepatomegalia com consistência firme ou endurecida. Ausculta cardíaca e pulmonar são normais.

No exame físico dos pacientes com colestase intra-hepática, é mais frequente o achado de baixo peso ao nascimento ou baixo ganho ponderoestatural, com hepatomegalia de consistência firme e elástica, sendo a associação com esplenomegalia mais importante nas doenças infecciosas. Podem haver sinais de insuficiência hepática precoce, como distensão abdominal e presença de ascite, que podem indicar presença de doenças metabólicas (tirosinemia, hemocromatose neonatal) ou perfuração espontânea de vias biliares. Em alguns casos, há malformações ósseas associadas. Alguns pacientes podem apresentar fácies sindrômica (síndrome de Alagille, Zellweger). Na ausculta cardíaca, presença de sopros cardíacos por cardiopatias congênitas que podem causar lesões hepáticas isquêmicas.

A síndrome de Alagille é uma doença hepática com colestase intensa causada por doença genética autossômica dominante, com penetrância variável (alteração do braço curto do cromossomo 20, geneJagged 1). Independentemente da variabilidade de fenótipos, os pacientes geralmente se apresentam no período neonatal com colestase, que pode evoluir com melhora inicial e manifestar-se, depois, com hiperbilirrubinemia direta, déficit de crescimento, prurido e xantomas. Para o diagnóstico da síndrome, é necessária identificação de pelo menos três das seguintes características incluídas nos critérios maiores:

- **Critérios maiores:** (1) colestase crônica consequente à rarefação dos ductos biliares interlobulares (ductopenia); (2) malformações cardiovasculares, como a estenose periférica de artéria pulmonar, e outras lesões mais graves, como a tetralogia de Fallot; (3) malformações do corpo/arco vertebral, como o defeito em asa-de-borboleta; (4) alterações oculares: embriotóxon posterior, pupilas ectópicas e outras anormalidades oculares; (5) fácies peculiar (fronte proeminente, queixo pontiagudo, nariz em cela e alteração de pavilhão auricular).
- **Critérios menores:** elevação de fosfatase alcalina (FA), baixa estatura (50%), alterações renais (68%), retinopatia, voz estridente, hipogonadismo, xantomas.

Os pacientes com síndrome de Alagille podem apresentar períodos de icterícia e concentrações elevadas de colesterol (hipercolesterolemia, às vezes acima de 1.000 mg/dL) associados a xantomas. O prognóstico relacionado à sobrevida prolongada é bom, embora mais de 31% dos pacientes possam necessitar de transplante hepático para melhorar a qualidade de vida, devido à presença de prurido intratável, doença óssea grave com fraturas frequentes, xantomas, déficit ponderoestatural refratário a orientações e suplementação nutricional e hipertensão porta de difícil controle.

O Quadro 35.2 mostra de forma resumida os achados mais frequentes nos dois tipos de padrões.

DIAGNÓSTICO LABORATORIAL

A investigação do diagnóstico etiológico da colestase neonatal deve ser feita no menor tempo possível. Na primeira avaliação, solicitar exames para caracterizar colestase, testes de função hepática e para afastar causas infecciosas:

- Hemograma, hemocultura, velocidade de hemossedimentação (VHS) ou reação em cadeia da polimerase (PCR).
- Bilirrubinas e transaminases (AST [TGO]), ALT ([TGP]), GGT, FA). Os pacientes com AVB apresentam elevação da bilirrubina total rara-

QUADRO 35.2 ■ Resumo dos achados mais frequentes nas colestases extra e intra-hepática

ETIOLOGIA	EXTRA-HEPÁTICA	INTRA-HEPÁTICA
História clínica	RNTAIG Fem > Masc	RNPT ou PIG ou BP Masc > Fem
Ganho de peso Icterícia	Adequado 2 a 3 sem/vida	Inadequado 3 a 4 sem/vida
Fezes	Acolia fecal (permanente)	Hipocolia ou acolia fecal (fugaz: 7 a 10 dias ou intermitente)
Exame físico	Bom estado geral Fígado ↑ (firme/endurecido) Baço normal	Regular/bom estado geral ↑ (elástico-firme) Esplenomegalia Outros sinais clínicos

BP: baixo peso; PIG: pequeno para idade gestacional; RNPT: recém-nascido pré-termo; RNTAIG: recém-nascido a termo adequado para a idade gestacional.

mente maior do que 12 mg/dL, podendo ser tão baixa como 5 mg/dL a 8 mg/dL; e a BD é geralmente menor do que 8 mg/dL, independente da obstrução completa das vias biliares. Quanto às enzimas hepáticas, em geral, as canaliculares, gamaglutamiltransferase (GGT) e FA encontram-se mais elevadas que as teciduais, alanina aminotransferase (ALT) e aspartato aminotransferase (AST). A avaliação da gamaglutamiltransferase parece ser mais relevante, já que a FA também tem origem óssea. No entanto, níveis de elevação de GGT não distinguem etiologia intra ou extra-hepática. Nas hepatites, os níveis de enzimas parenquimatosas (AST, ALT) são mais elevados. A elevação dos ácidos biliares é universal nesses pacientes.

- Testes que avaliam função de síntese hepática (eletroforese de proteínas; TP e TTPA). Nas fases iniciais da doença, a função hepática, avaliada pelo nível de albumina e dos fatores da coagulação, encontra-se dentro da normalidade, podendo-se detectar hipoalbuminemia e coagulopatia nos pacientes cirróticos. O índice de normalização internacional (INR) pode estar alterado apenas pela deficiência de vitamina K.

ATENÇÃO!

É importante lembrar que o lactente com colestase tem absorção de vitaminas lipossolúveis (vitaminas A, D, E e K) alteradas pela falta de sais biliares formadores de quilomícrons intestinais.

- Colesterol total, frações e TGs.
- Urina 1 e urocultura.
- Sorologias (STORCH) mãe e criança.

Exames específicos

- Tirotrofina (TSH), tiroxina (T_4) (pode ser encontrado no "teste do pezinho").
- Fenotipagem de α_1-antitripsina (PiMM fenótipo normal, PiZZ associado à doença hepática) e pela dosagem da α_1-antitripsina sérica, que mostra níveis baixos.

- Ferro e ferritina.
- Testes de função metabólica.
- Testes metabólicos: glicemia de jejum, gasometria venosa, eletrólitos (Na, K, cálcio, fósforo, cloro, magnésio), lactato, piruvato e amônia séricos.
- Rastreamento urinário para erros inatos do metabolismo (EIMs).
- Dosagens enzimáticas específicas.

Radiologia

Alguns achados de radiografia torácica ou de crânio podem orientar o diagnóstico: vértebra em borboleta (síndrome de Alagille), dextrocardia e *situs inversus* (atresia de vias biliares), calcificações cranianas (CMV, toxoplasmose).

Tubagem duodenal

A detecção de bile no líquido duodenal após 24 horas de tubagem duodenal faz da obstrução uma etiologia improvável. Pode ser falso-negativo em caso de colestase intensa. É um método invasivo, desconfortável e que, em geral, necessita de fluoroscopia para posicionamento de sonda.

Ultrassonografia abdominal

Exame dependente. Afasta alterações anatômicas (cisto de colédoco, poliesplenia). Sua realização requer jejum de mais de quatro horas. É importante frisar que a não visibilização de dilatação de vias biliares intra-hepáticas, ducto extra-hepático e mesmo vesícula não confirma nem exclui o diagnóstico de AVB.

Cintilografia de vias biliares (DISIDA Tc99m)

A presença do radiotraçador no intestino afasta hipótese de atresia de vias biliares. A ausência de radioisótopo no intestino não indica, com certeza, existência de obstrução biliar extra-hepática. Pacientes com colestase intensa, prematuros, RN de baixo peso e nutrição parenteral podem necessitar do uso de fármacos como o fenobarbital (5 a 10 mg/kg/dia), por 3 a 5 dias, que induz enzimas microssomiais, aumento do fluxo biliar e facilita a excreção. Pode ainda ser usado ursodesoxicólico (Ursacol®). Se BD > 20 mg/dL (342 µmol/L), a cintilografia com Tc99m não é recomendada. Pode atrasar o diagnóstico em mais de 5 a 7 dias.

Colangiorressonância

Necessita de tecnologia nem sempre disponível. Requer de sedação profunda ou anestesia geral para apneia > 10 segundos (CRSS sem apneia?); sensibilidade para obstrução – 100% (2 estudos); especificidade para obstrução – 60% (1 estudo).

Colangiopancreatografia retrógrada endoscópica

Método para ser usado em centros com tecnologia e experiência para o procedimento e após biópsia hepática. Mesmo em centros acostumados ao método, o insucesso é de 3 a 14% e a morbidade de 0,8 a 7%. Usar centros terciários quando biópsia hepática duvidosa.

Biópsia hepática

Caso persista a dúvida ou acolia por mais de 7 a 10 dias, realizar biópsia hepática. É o teste de melhor acurácia diagnóstica para AVB. Interpretação depende ainda da experiência do patologista geral em doenças hepáticas pediátricas. Avaliada por patologista experiente, tem uma acurácia > 90% em amostras de tamanho adequado (fragmento deve ser no mínimo de 1 cm e conter pelo menos 5 a 7 espaços-porta).

Os achados morfológicos mais importantes no diagnóstico diferencial são:

- **padrão anatomopatológico de obstrução extra-hepático:** intensa proliferação ductular, fibrose periportal, perilobular, colestase canalicular (*plugs* biliares) e celular ductal e transformação gigantocelular;
- **padrão anatomopatológico de causa intra-hepática:** desarranjo da arquitetura hepática, necrose e edema de hepatócitos, transformação gigantocelular e colestase intra-hepática.

O exame histopatológico hepático pode apresentar algumas dificuldades de interpretação:

- cisto de colédoco nos casos obstrutivos demonstra características indistinguíveis da atresia biliar, com padrão de obstrução extra-hepático;
- nas ductopenias, existe uma relação < 0,5 ducto/espaço-porta. Em até 20% dos casos, a ductopenia só será definida em biópsias realizadas após 6 a 12 meses de vida, sendo o quadro anatomopatológico inicial até mesmo de proliferação ductal e presença de *plugs* biliares, podendo ser confundido com quadro de obstrução extra-hepático;
- deficiência de α_1-antitripsina: o diagnóstico é feito pela presença de grânulos PAS positivos diastase-resistentes nos hepatócitos periportais. Esses depósitos de α-antitripsina podem estar ausentes antes dos 3 meses de vida;
- atresia de vias biliares pode ter inicialmente semelhança à hepatite. Pode ser necessário repetir biópsia hepática, se ela for realizada antes da 6ª semana de vida.

■ TRATAMENTO

CAUSAS EXTRA-HEPÁTICAS

Atresia de vias biliares

Quanto ao tratamento, ainda hoje, a única alternativa continua sendo a portoenterostomia (cirurgia de Kasai), introduzida por Kasai e Suzuki, em 1959. Nesse procedimento cirúrgico, a drenagem biliar é estabelecida por meio da anastomose de um conduto intestinal à superfície do hilo hepático (*porta-hepatis*), tipo Y-de-Roux, com alça em torno de 40 cm². O sucesso de procedimento está associado à idade em que é realizado, sendo de 80 a 90% até os 2 meses de vida, caindo para menos de 20% após os 3 meses.

Quanto ao prognóstico, se a portoenterostomia não for realizada, ocorre a progressão da fibrose, com insuficiência hepática e óbito, com 1 ano de idade em 50 a 80% das crianças, e até os 3 anos em 90 a 100% dos pacientes.

Os fatores que influenciam o prognóstico são: a idade do paciente no momento da cirurgia; a extensão da fibrose hepática nesse momento; o grau de destruição dos ductos biliares intra-hepáticos; o número de episódios de colangite ascendente; a experiência do cirurgião; o local da obliteração das vias biliares; e a forma da atresia, se embrionária ou fetal.

A avaliação pré-operatória deve identificar as crianças com doença hepática avançada, nas quais a cirurgia de Kasai não teria bons resultados. Essas crianças devem ser encaminhadas ao grupo de transplante hepático.

A cirurgia pode remover a obstrução, entretanto, mesmo em caso de drenagem total, a doença é progressiva, levando à hipertensão porta. Apenas 11% dos adolescentes e adultos jovens portadores de atresia e submetidos à portoenterostomia não apresentam evidências de doença crônica hepática, sendo considerados "curados". Do total de crianças portadoras de AVB, 70 a 80% necessitam do transplante hepático durante as primeiras 2 décadas de vida, o que torna essa entidade a principal indicação do transplante na faixa etária pediátrica, responsável por 50% dos transplantes realizados em crianças.

Se, por um lado, não houve muita evolução nas possibilidades terapêuticas direcionadas à atresia, por outro, em vista das melhores técnicas cirúrgicas e da evolução dos fármacos imunossupressores, o transplante hepático tornou-se um tratamento efetivo na faixa etária pediátrica. Atualmente, a sobrevida a longo prazo das crianças transplantadas portadoras de atresia atinge 80 a 90%.

Novas perspectivas relacionadas ao tratamento se baseiam especialmente no papel da disfunção imune na obstrução das vias biliares, o que ainda hoje não é completamente entendido, apesar de constituir o foco de várias pesquisas.

Cisto de colédoco

Indicação cirúrgica.

Ruptura espontânea de colédoco

O tratamento, na maioria das vezes, consiste em jejum oral e nutrição parenteral prolongada até a diminuição da ascite e cicatrização da ruptura.

CAUSAS INTRA-HEPÁTICAS

O tratamento das causas intra-hepáticas visa à etiologia de base e ao suporte naqueles em que não houver tratamento específico.

Vale a pena ressaltar que é possível a sobreposição de qualquer causa infecciosa com a AVB. Portanto, feito o diagnóstico de processo infeccioso, e, apesar do tratamento específico, houver acolia persistente (mais de 10 dias), é prudente que se realize a biópsia hepática para afastar processo obstrutivo.

Nos casos de colestase associados à nutrição parenteral, deve-se, se admissível, iniciar nutrição enteral assim que possível; evitar infecções associadas; rever as soluções parenterais; utilizar nutrientes específicos como taurina e colina; prescrever fármacos, como o ácido ursodesoxicólico; e tratar a doença de base. Nos casos de colestase intra-hepáticas progressiva familiar (PFIC) com cirrose, poderia ser realizada a cirurgia de diversão parcial do fluxo biliar, que consiste na construção de uma fístula biliocutânea, usando o segmento do jejuno pró-peristáltico, anastomosado com a vesícula biliar. Essa cirurgia é pouco realizada, pois pode causar alterações graves de pele, distúrbios metabólicos e não apresenta bons resultados. Hoje, a mais utilizada é a cirurgia de exclusão do íleo terminal que diminui a reabsorção de sais biliares.

COLESTASE CRÔNICA

As complicações relacionadas à colestase crônica são graves e independem da etiologia. A retenção dos constituintes da bile e a redução da concentração intraluminal (intestinal) dos sais biliares desencadeiam uma série de eventos, como a icterícia, o prurido, a deficiência de vitaminas, a desnutrição e a progressão da hepatopatia, como demonstrado na Figura 35.2.

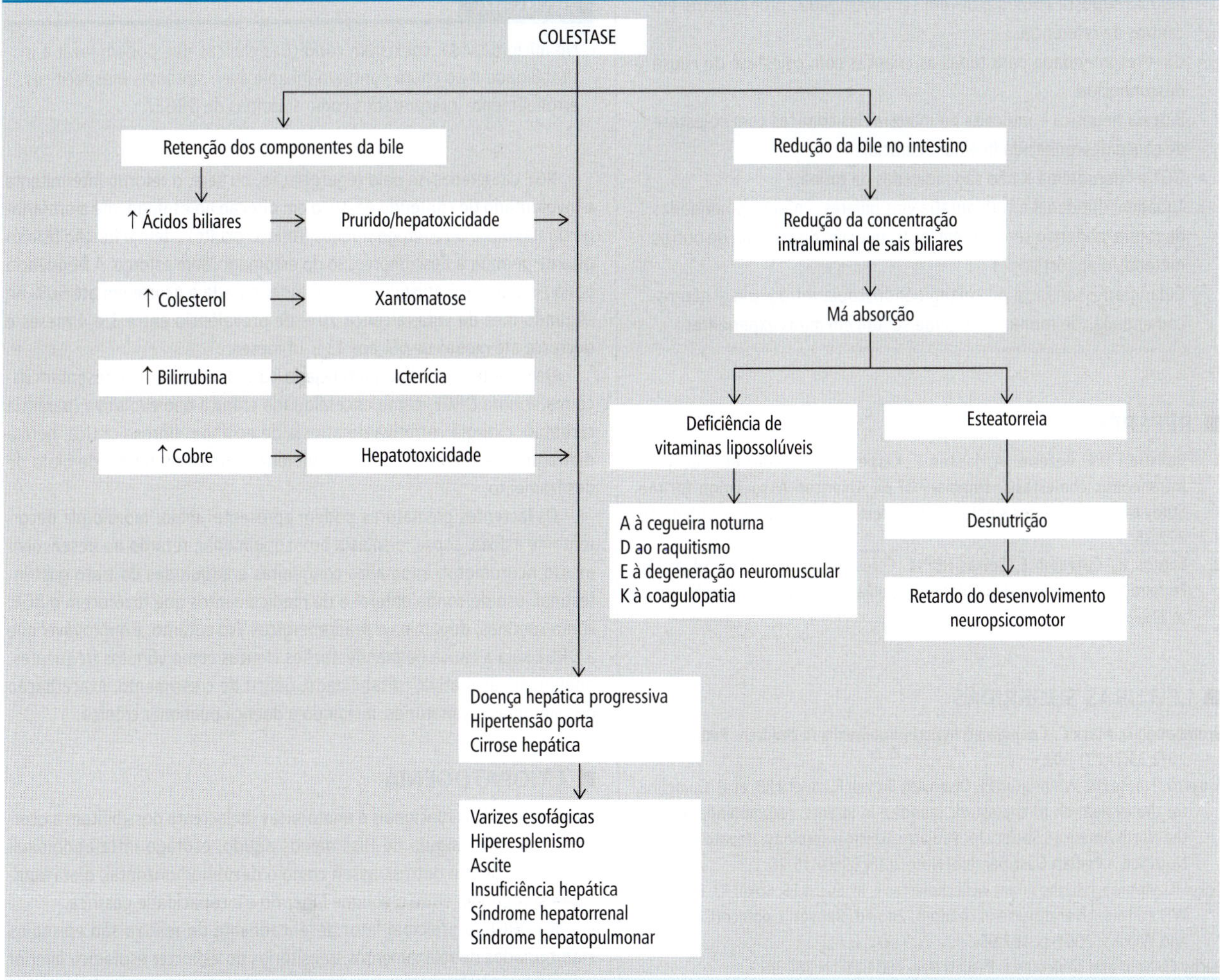

FIGURA 35.2 ■ Complicações relacionadas à colestase crônica.

A avaliação nutricional do paciente, as recomendações dietéticas e a reposição de vitaminas são de grande importância, pois o ato de manter a criança em bom estado nutricional influencia no seu estado geral, no índice de infecções e na evolução pós-transplante hepático.

A avaliação nutricional deve incluir medida de peso, estatura, circunferência braquial e prega tricíptal. Em vista da retenção hídrica e da presença de visceromegalias, comumente observadas nos pacientes hepatopatas, a avaliação isolada do peso não é um bom indicador nutricional nesses pacientes.

REVISÃO

- Todos os RNs ictéricos após a 2ª semana necessitam de avaliação de bilirrubinas sérica direta/indireta.
- Nos RNs com alimentação exclusiva de leite materno sem colúria ou hipo/acolia que podem ser seguidos – coletar bilirrubina na 3ª semana.
- Crianças com colestase e bom estado geral com bom ganho ponderal devem ser avaliadas com urgência pela maior associação com doenças extra-hepáticas cirúrgicas.
- Crianças com alteração aguda cuja colestase não resolva com o manejo da suposta etiologia devem ser investigadas prontamente em centros de referência.
- US – recomendada para todas as crianças com colestase de causa desconhecida.
- Biópsia hepática – indicada na maioria das crianças com colestase de causa desconhecida (melhor acurácia).
- GGT e lipoproteína X não são indicadas de rotina.
- Tubagem duodenal e cintilografia vias biliares – não recomendadas de rotina, podendo ser úteis em locais que não disponham de outros métodos diagnósticos.
- Colangiorressonância ou colangioendoscopia retrógrada – não recomendadas de rotina; CPRE pode ser útil em mãos experientes.

■ REFERÊNCIAS

1. Balistreri WF, Bezerra JA, Jansen P, Karpen SJ, Shneider BL, Suchy FJ. Intrahepatic cholestasis: summary of an American Association for the Study of Liver Diseases single-topic conference. Hepatology. 2005;42(1):222-35.
2. Santos JL, Carvalho E, Seixas RBPM. Colestase neonatal. In: Silva, LR, Ferreira CT, Carvalho E. Hepatologia em pediatria. São Paulo: Manole; 2012. p. 219-26.

■ LEITURAS SUGERIDAS

Brumbaugh D, Mack C. Conjugated hyperbilirubinemia in children. Pediatr Rev. 2012;33(7):291-302.

Moyer V, Freese DK, Whitington PF, Olson AD, Brewer F, Colletti RB, et al. Guideline for the evaluation of cholestatic jaundice in infants: recommendations of the North American Society for Pediatric Gastroenterology, Hepatology and Nutrition. J Pediatr Gastroenterol Nutr. 2004;39(2):115-28.

Sokol RJ. Approach to the infant with cholestasis. In: Suchy FS, Sokol RJ, Balistreri WF, editors. Liver disease in children. 2nd ed. Denver: Lippincott Williams and Wilkins; 2001. p. 187-95.

Suchy FJ. Neonatal cholestasis. Pediatr Rev. 2004;25(11):388-96.

36

REFLUXO GASTRESOFÁGICO NO LACTENTE

- ELISABETE KAWAKAMI FORES
- ANA CRISTINA FONTENELE SOARES
- SILVIO KAZUO OGATA

Refluxo gastresofágico (RGE) é um evento fisiológico comum que ocorre ao longo do dia em todas as idades desde a infância, e a doença do refluxo gastresofágico (DRGE) se refere a sintomas ou a complicações, que afetam a qualidade de vida (Quadro 36.1). Ganho insuficiente de peso, irritabilidade e choro contínuo geram maior dificuldade no diagnóstico diferencial entre essas e outras doenças digestivas e extradigestivas que são mais prevalentes no lactente.

ATENÇÃO!

No início da vida, coexistem condições clínicas que podem levar à irritabilidade e ao choro contínuo inexplicável, sintomas inespecíficos, erroneamente interpretados como sintomas de DRGE.

RGE caracteriza-se pela regurgitação, ou seja, o retorno intermitente e involuntário do conteúdo gástrico em direção ao esôfago, até a orofaringe ou narinas e ao esôfago apenas (refluxo oculto) e tem a função fisiológica de permitir a descompressão do estômago, sem esforço. A frequência varia (< 6 ou > 6 episódios/dia); é autolimitada e ocorre em até 50% no segundo mês de vida, alcança 70% de prevalência entre 3 e 4 meses e decresce até menos de 5% aos 13 a 14 meses.

Deve-se ter um olhar diferenciado para doenças que apresentam risco maior para DRGE, como encefalopatia crônica não evolutiva (paralisia cerebral), cirurgia corretiva de atresia de esôfago, fibrose cística, hérnia diafragmática reparada, doença pulmonar crônica ou hérnia de hiato de deslizamento.

Os lactentes prematuros podem apresentar maior morbidade decorrente de asfixia, sepse, displasia broncopulmonar, retardo no desenvolvimento neuromotor, anomalias congênitas e adquiridas do trato gastrintestinal, uso de sonda enteral e de medicamentos que favorecem o RGE, como xantinas, dopamina e β-adrenérgicos. No entanto, é improvável que a DRGE seja a causa de manifestações clínicas como vômitos frequentes, pneumonia aspirativa, irritabilidade, déficit de crescimento, exacerbação dos sintomas respiratórios, incluindo a doença pulmonar crônica.

■ ETIOPATOGENIA

As características funcionais e anatômicas do lactente possibilitam a ocorrência do RGE (ângulo de Hiss menos agudo, esôfago intra-abdominal mais curto, dentre outros), assim como o decúbito horizontal, dieta líquida, desproporção entre o volume ingerido e a capacidade gástrica.

Na DRGE, o principal fator desencadeante do refluxo são episódios inapropriados de relaxamentos transitórios do esfíncter esofágico inferior em todas as idades, que se caracterizam pelo relaxamento prolongado do

DIAGNÓSTICO E TRATAMENTO

esfíncter não relacionado à deglutição. No entanto, a sua patogênese é multifatorial e complexa, e envolve as características do refluxo, esvaziamento gástrico, mecanismo de depuração esofágica, resistência da mucosa esofágica, hipersensibilidade visceral e hiper-reatividade ao refluxo das vias aéreas superiores, entre outras.

A patogenicidade é determinada pela duração e composição do refluxo (ácido, pepsina e sais biliares). Lactentes prematuros de 24 semanas de gestação já apresentam pH basal ácido a partir do 1º dia de vida; a produção de pepsinogênio já é observada com 31 semanas de gestação, assim como a motilidade esofágica não peristáltica, que provoca menor clareamento do material refluído e maior risco de complicações. Esvaziamento gástrico retardado foi observado em lactentes com alergia à proteína do leite de vaca (APLV).

■ QUADRO CLÍNICO

A maioria dos lactentes apresentam regurgitações frequentes sem complicações. Regurgitação e vômitos ocasionais após amamentação em quantidade variada, que diminuem com alimentos mais sólidos e postura elevada, são sintomas comuns do RGE fisiológico. Anamnese e exame físico detalhado são suficientes para o diagnóstico.

Lactentes saudáveis reclamam ou choram em média duas horas/dia, com variações individuais, mas a percepção do choro pode ser erroneamente considerada anormal pelos pais. Sintomas inespecíficos no primeiro trimestre de vida, particularmente, a irritabilidade e o choro contínuo, podem estar associados à cólica do lactente (choro mais no fim de tarde), problemas psicoafetivos ou distúrbio alimentar (recusa, aversão), sono interrompido, que podem coexistir com a regurgitação.

Sinais e sintomas associados com a DRGE no lactente estão listados no Quadro 36.1

QUADRO 36.1 ■ Sinais e sintomas associados com a DRGE no lactente

- Regurgitação recorrente, vômitos
- Perda de peso ou baixo ganho ponderal
- Irritabilidade, recusa alimentar
- Hematêmese, anemia
- Ruminação
- Broncoespasmo, estridor laríngeo, rouquidão, tosse
- Engasgo, sufocação, crises de apneia
- Distúrbio do sono
- Soluços
- Postura anormal do tronco (síndrome de Sandifer)
- Erosão dentária
- Síndrome de Sandifer

ATENÇÃO!

A irritabilidade pode regredir espontaneamente no final do 1º trimestre, e a terapia com inibidores de bomba de prótons por suposta DRGE não apresenta benefícios, conforme estudos randomizados controlados com placebo.

Quando o RGE se associa a ganho insuficiente de peso, deve-se afastar, em primeiro lugar, o aporte calórico inadequado por meio de história dietética detalhada.

Os sinais e sintomas da DRGE sem complicação impõem diagnóstico diferencial com outras doenças se a regurgitação adquire características de vômitos do tipo projétil, ou seja, com esforço, ou com conteúdo biliar ou sangue, associado ou não a retardo ponderal, ou na presença de diarreia, constipação, febre, letargia, hepatoesplenomegalia, micro/macrocefalia, fontanela abaulada, distensão abdominal, sensibilidade abdominal, sinais de doença genética/metabólica e convulsões.

Diante de vômitos intensos, não ocasionais – não precedidos de náuseas e de perda de peso – geralmente no fim do 1º mês –, a radiografia do trato digestório superior para afastar malformações deve ser solicitada, particularmente a estenose hipertrófica do piloro.

ATENÇÃO!

Quando os vômitos estão associados a ganho insuficiente de peso, deve-se estabelecer diagnóstico diferencial, particularmente com as anormalidades anatômicas do trato digestório superior (estenose pilórica, pâncreas anular, outras estenoses congênitas e anéis, má rotação intestinal), alergia à proteína do leite de vaca e esofagite eosinofílica.

A esofagite não erosiva é a forma mais comum de esofagite em crianças, e a esofagite erosiva é incomum no lactente sem doença neurológica, mas deve ser investigada, em especial diante de episódios de vômitos sem causa aparente associada ou não a hematêmese, anemia ferropriva e sangue oculto positivo, déficit ponderal e irritabilidade. A irritabilidade com o arqueamento do dorso pode equivaler a sintoma de queimação retroesternal, mas no lactente geralmente está acompanhada de vômitos. A estenose esofágica, complicação da esofagite erosiva de extensão circunferencial, ocorre em geral após o 1º ano de vida; há recusa alimentar, irritabilidade, disfagia, impactação de alimentos sólidos e anemia. Histórico familiar de hérnia hiatal e esofagite de refluxo devem ser sempre questionados, pela influência de fatores genéticos. Esôfago de Barrett é raro em lactentes.

■ DIAGNÓSTICO DIFERENCIAL

Recomenda-se para lactentes alimentados artificialmente, a substituição de fórmula à base de leite de vaca por proteína extensamente hidrolisada ou de aminoácidos como prova terapêutica para APLV por período de 1 a 2 semanas – se os sintomas diminuem de maneira significativa, deve ser mantida pelo menos até 6 a 12 meses – e para lactentes em aleitamento materno, devem ser eliminados da dieta materna, leite e derivados.[1]

ATENÇÃO!

Os sintomas da DRGE são similares aos da APLV (geralmente não há referência de diarreia); cerca de metade dos lactentes com DRGE podem apresentar APLV.

Exames subsidiários para afastar outras doenças devem ser solicitados diante da persistência de ganho insuficiente de peso, particularmente infecção do trato urinário – exame de urina, urocultura, eletrólitos, ureia e creatinina séricos. Se negativos, prosseguir com testes de sangue oculto nas fezes, hemograma completo, eletrólitos, provas de função hepática, amônia no soro, glicose, exame de urina, cetona na urina e substâncias redutoras, e revisão dos resultados de testes de triagem neonatal para doenças metabólicas.

Sintomas similares à DRGE em lactentes – vômitos ou regurgitação, déficit ponderal, aversão ou recusa alimentar – ocorrem na esofagite eosinofílica (EE) e quando associado a histórico pessoal e familiar de alergia a alimentos e aeroalérgenos – rinite alérgica, asma, dermatite atópica – apesar de pouco frequente, deve-se solicitar o exame endoscópico com biópsias múltiplas de esôfago proximal e distal. Esse distúrbio, que atinge preferencialmente o sexo masculino (3:1), à semelhança da esofagite erosiva, caracteriza-se por hipereosinofilia esofágica e ausência deste achado em mucosa gástrica e duodenal.

■ MANIFESTAÇÃO EXTRADIGESTIVA OU ATÍPICA DA DRGE

Embora vários sintomas extradigestivos sejam associados com a DRGE, apenas a asma persistente e/ou noturna, a tosse cônica e a erosão dentária apresentam evidência científica que comprovam esta associação.

Há recomendação para tratamento com antissecretores (três meses), nos pacientes com asma noturna ou de difícil controle que tenham sintomas digestivos como queimação.[1] Nos pacientes sem manifestações digestivas, antes de tratar, recomenda-se a pHmetria esofágica ou impedâncio-pHmetria. Ingestão concomitante de medicamentos beta-adrenérgicos e xantinas favorece o refluxo pela diminuição da pressão do EEI e aumento da secreção ácida. Outros fatores que causam RGE são o uso de sonda nasogástrica, ventilação pulmonar mecânica ou fisioterapia respiratória ou fumo (mesmo passivo).

Não existe evidência cientifica que comprove a associação de RGE e crises de apneia. Episódios de apneia nos primeiros meses de vida são em geral transitórios e relacionados, provavelmente à imaturidade dos tratos digestório e respiratório; nos lactentes prematuros, a alimentação é um importante desencadeador, no entanto, a hipoxemia observada após a alimentação raramente é devida ao RGE. A apneia por RGE é obstrutiva (laringospasmo completo ou incompleto com estridor), há esforço respiratório, postura rígida, fácies pletórica, cianose ou palidez; não há tosse, engasgo ou aspiração. Estudo com impedanciometria esofágica – já que a maioria dos refluxos é alcalino – mostra a relação de RGE com as crises de apneia e bradicardia, ao contrário de estudos com a pHmetria intraesofágica, que detecta apenas refluxo ácido. Recomenda-se pesquisar DRGE com pHmetria esofágica ou impedâncio- pHmetria, antes de tratar. Há resposta com o tratamento clínico, e uma minoria tem indicação para a cirurgia antirrefluxo.

Não existem evidências cientificas que comprovem associação de RGE com as doenças otorrinolaringológicas, como estridor laríngeo, laringospasmo, rouquidão, laringite, estenose subglótica, granuloma laríngeo, nódulo em prega vocal, otite média de repetição ou rinossinusite crônica. A tosse crônica é o único sintoma que pode estar associado ao RGE. Nestes casos, recomenda-se pesquisar DRGE com pHmetria esofágica ou impedâncio-pHmetria.

A síndrome de Sandifer caracteriza-se por distonia espasmódica com arqueamento do dorso e postura em opistótono, e, embora incomum, é uma apresentação típica da DRGE e responde bem à terapia antirrefluxo. Especula-se que resulte de reflexo vagal em resposta à acidez esofágica. Outros distúrbios neurológicos, incluindo convulsões, espasmo infantil e distonias, devem ser descartados.

■ DIAGNÓSTICO

A indicação de determinado exame depende das particularidades clínicas. A avaliação fluoroscópica do trato digestório superior apresenta baixa sensibilidade e especificidade; útil para anormalidades anatômicas do trato digestório. A cintilografia gastroesofágica em lactentes é feita com líquido (leite, água) adicionando-se Tecnécio-99m; permite avaliar o esvaziamento gástrico, ocorrência de refluxo não ácido e microaspiração pulmonar com imagens escaneadas de esôfago, estômago e pulmão. A falta de padronização técnica e a ausência de dados relacionados à idade limitam o valor desse teste em relação aos parâmetros de refluxo.

A monitoração do pH intraesofágico de 24 horas quantifica a frequência de refluxo ácido e sua duração no esôfago distal e a correlaciona com eventos (refeição, decúbito e sintomas), mas não é mais considerada padrão-ouro (detecta apenas refluxos ácidos). Está indicada quando os sintomas são extraesofágicos ou atípicos – refluxo oculto – e para avaliação da eficácia nos casos não responsivos com a terapia antissecretora e após a cirurgia antirrefluxo. A porcentagem de tempo em 24 horas com pH < 4, o índice de refluxo (IR), é considerado o parâmetro mais válido, já que reflete o tempo de exposição esofágica ao ácido. Consideram-se aumentados: IR > 10% no 1º ano e IR > 7% para crianças maiores.

A impedâncio-pHmetria esofágica (IIM-pH) detecta os episódios e extensão do refluxo líquido, gasoso, misto, ácidos ou fracamente ácidos, além de estudar o movimento do bolo alimentar durante a deglutição, o fluxo anterógrado, ou durante o refluxo, o fluxo retrógrado. Valores normais de IIM-pH são relatados em lactentes (p95, 98 episódios de refluxo/dia, 67 fracamente ácidos e 48 ácidos) e crianças (p95, 55 episódios de refluxo/dia, 34 fracamente ácidos e 55 ácidos). Os lactentes prematuros saudáveis apresentam mais refluxo fracamente ácido, em relação a refluxo ácido (média de 71 episódios de refluxo/dia, 73% fracamente ácidos e 25% ácidos), talvez relacionado à frequência maior de alimentação, por este motivo a impedâncio-pHmetria é considerada o melhor exame na investigação de DRGE nos menores de 1 ano.[2] O problema enfrentado na indicação desse exame é a alta variação diária nos parâmetros avaliados e a falta de padronização dos valores de normalidade para os vários grupos etários pediátricos, o que limita a utilidade da IIM-pH em crianças.

Avaliação endoscópica está indicada diante de suspeita de esofagite péptica e suas complicações, EE e para controle pós-tratamento da esofagite erosiva de caráter circunferencial. A hiperemia observada no esôfago distal em lactentes jovens é um achado normal, devido a maior vascularização no cárdia gástrico; lesões macroscópicas incluem erosões, exsudato, úlceras, estenoses, hérnia hiatal, essas duas com radiografia contrastada prévia ao exame endoscópico para avaliação da extensão do estreitamento e da herniação. Na EE, observam-se desde mucosa normal até estreitamento (mais em adolescentes), sulcos longitudinais, edema por friabilidade, aspecto de papel crepe, pontos esbranquiçados (abscesso eosinofílico), ondas terciárias e erosões. Biópsias múltiplas da porção distal e proximal do esôfago devem ser solicitadas, pois a hipereosinofilia (> 15 eosinófilos/campo de grande aumento) pode ser focal, além de biópsias do estômago e duodeno sem eosinofilia. Podem coexistir achados histológicos, como hiperplasia de células basais, aumento do comprimento papilar, espongiose da camada basal, erosão e ulceração.

ATENÇÃO!

No momento, não há evidências suficientes para apoiar o uso de histologia para diagnosticar ou excluir a DRGE, exceto para diferenciá-la da esofagite eosinofílica.

O esôfago de Barrett se caracteriza pela substituição do epitélio escamoso normal do esôfago pelo colunar metaplásico com células caliciformes, condição essa pouco comum na faixa etária pediátrica.

TRATAMENTO

O tratamento do RGE requer medidas gerais, medicamentos ou cirurgia, dependendo da forma de apresentação. Orientações gerais devem ser recomendadas em todos os casos e medicamentos na DRGE ou como terapêutica de prova – inibidores de bomba de prótons (IBP) – em algumas manifestações extraesofágicas. A cirurgia antirrefluxo deve ser reservada para os casos refratários ao tratamento clínico ou para situações que envolvem risco de vida.

Diante de RGE fisiológico, deve-se escutar pacientemente a queixa, sem menosprezá-la, e explicar a natureza fisiológica deste evento transitório, a evolução esperada e a abordagem da doença. São suficientes as orientações sobre o estilo de vida – posturais, dietéticas – complementadas se necessário com a orientação de fatores de ordem emocional que podem estar presentes – ansiedade materna, depressão pós-parto –, as quais interferem no estilo de vida materno – sono insuficiente, sobrecarga de afazeres, superproteção –, explicando-se a influência da interação mãe-filho, manifestada no lactente no início de sua adaptação da vida extrauterina, sob a forma de irritabilidade ou choro contínuo.

DIETA. O uso de fórmulas espessadas é particularmente indicado quando há retardo ponderal. Há evidentes benefícios na frequência de regurgitação, tempo de choro e tempo de sono, apesar do aumento no tempo de esvaziamento gástrico e não contribuir para melhora do índice de refluxo. Medidas caseiras, acrescentar cereal de arroz (1 colher de sopa de arroz/30 mL de água) aumenta a densidade calórica (34 kcal/30 mL) e pode gerar ganho excessivo de peso – não recomendado para lactentes saudáveis – e induzir a constipação; milho ou amido de batata, goma ou farinha de alfarroba (mais popular na Europa) e carboximetilcelulose de sódio são utilizados. As fórmulas antirrefluxo comercializadas com cereais processados contêm densidade calórica quase semelhante à das outras fórmulas lácteas (72 kcal/100 mL).

POSTURA. Recomenda-se sempre a postura ereta após a amamentação para eructação; e a posição supina com elevação da cabeceira do berço (30^0) durante o sono, mesmo naqueles sem RGE. Recentemente, tem sido recomendada a posição lateral esquerda durante o período pós-prandial, pela diminuição significativa do RGE comparada ao decúbito lateral direito. A posição prona está proscrita, por constituir fator de risco da síndrome da morte súbita do lactente, embora tenha mostrado claramente a menor proporção de refluxo em relação à supina e à semissentada.

MEDICAMENTOS

São utilizados medicamentos que tamponam o ácido gástrico ou diminuem a secreção ácida ou agem como barreiras de superfície da mucosa, ou os procinéticos.

Os antiácidos agem pontualmente na neutralização do ácido gástrico e a maioria contém a combinação de hidróxido de magnésio e alumínio ou carbonato de cálcio; o uso de alumínio em lactentes pode acarretar osteopenia, anemia microcítica e neurotoxicidade. A maioria dos protetores de superfície contém alginato adicionado a antiácidos ou sucralfato (sacarose e sulfato de alumínio) que forma um gel em ambiente ácido para ação local, não recomendado para lactentes, pelo risco de toxicidade ao alumínio.

PROCINÉTICOS

No momento, não há evidências suficientes para justificar o uso rotineiro de agentes procinéticos em crianças. Os mais utilizados são a domperidona e a bromoprida, devendo ter uso criterioso – a bromoprida é um derivado da metoclopramida, atravessa a barreira hematencefálica e pode causar irritabilidade e liberação extrapiramidal – principalmente em lactentes.

A domperidona, antagonista de receptor periférico da dopamina D2 – que teve a sua prescrição muito aumentada após a proibição da cisaprida – atua no esvaziamento gástrico e no peristaltismo esofágico, não sendo observados efeitos colaterais sérios com a dose habitual preconizada (Tabela 36.1), embora possa provocar sintomas neurológicos graves, como sintomas extrapiramidais, crises oculogíricas e hiperprolactinemia a longo prazo. A população pediátrica é particularmente sensível a esses problemas, devido a uma imaturidade do sistema nervoso e da barreira hematencefálica. A domperidona, como a cisaprida, é metabolizada pelo citocromo P-450; a imaturidade desse sistema ou o fornecimento simultâneo de medicamentos podem acarretar maiores concentrações e, consequentemente, aumentar a sua toxicidade. A metoclopramida não deve ser utilizada em lactentes devido aos efeitos colaterais (irritabilidade, tonturas, efeitos extrapiramidais).

Não há evidências para uso de eritromicina em baixas ou altas doses para lactentes prematuros, com ou em risco de intolerância alimentar. Constitui risco para desenvolvimento de estenose hipertrófica do piloro, com o uso nos primeiros 14 dias de vida. Não há estudos publicados em lactentes quanto à segurança e eficácia do baclofeno na DRGE.

SUPRESSÃO ÁCIDA. A terapia da supressão ácida reduz a exposição esofágica ao ácido tanto pela neutralização do ácido gástrico como pela redução de sua secreção (Tabela 36.1).

Os antagonistas do receptor de histamina H_2 (cimetidina, ranitidina, famotidina, nizatidina) são eficazes na cura de esofagite (graus A, B de Los Angeles) em crianças, diminuindo a secreção ácida por meio da inibição do receptor de H_2 pela célula parietal gástrica. A rápida indução de taquifilaxia e a consequente tolerância já podem ser observadas após 14 dias de tratamento, pela redução da supressão ácida, sendo esses os inconvenientes para uso crônico. A ranitidina é a mais utilizada, produz menos efeitos colaterais do que a cimetidina e menor interação medicamentosa com teofilina, fenitoína e anticoagulantes tipo varfarina. Os lactentes prematuros necessitam de doses significativamente menores de ranitidina para manter sua gástrica intraluminal pH acima de 4 (Tabela 36.1).

Os IBPs são os mais efetivos medicamentos de supressão ácida e, embora o uso seja seguro em lactentes, não está liberado para uso em lactentes com idade inferior a 12 meses. O esopremazol (Nexium®) foi liberado para uso em lactentes de 1 a 12 meses, nos EUA, apenas para esofagite erosiva por curto período.

Houve, reconhecidamente, prescrição exagerada de IBP para lactentes norte-americanos com sintomas de irritabilidade e suposta DRGE na década passada, o que não foi reproduzido no nosso meio pela não comercialização de IBP sob a forma de suspensão oral. No Brasil, a opção disponível para lactentes com ou sem problemas neurológicos é a dissolução do comprimido de omeprazol (Losec MUPS®) ou do esomeprazol (Nexium®).

O comprimido de Losec MUPS® ou de esomeprazol deve ser dissolvido em água fria sem gás (não morna ou quente) em recipiente (1/2 copo de água ou seringa de preferência para lactentes – ½ ou 1 comprimido, dependendo da dose calculada, agitando suavemente até desintegrar o comprimido) para ser ofertado por via oral ou sonda nasogástrica logo após o preparo.

> **ATENÇÃO!**
>
> O comprimido não deve ser mastigado, adicionando-se mais água no caso de persistência de microgrânulos no recipiente.

TABELA 36.1 ■ Medicamentos para a DRGE em lactentes disponíveis em nosso meio			
MEDICAMENTO	NOME COMERCIAL	APRESENTAÇÃO	POSOLOGIA
Bromoprida	Bromoprida (genérico)	Cápsulas 10 mg Comprimido 2, 5 e 10 mg Solução oral 1, 4 e 8 mg/mL Solução injetável 5 mg/mL	VO e IV 0,5 mg/kg/dia 8/8 horas
Domperidona	Domperidona (genérico)	Suspensão 1 mg/mL Comprimidos 10 mg	VO e IV 0,3 a 0,6 mg/kg/dose 8/8 horas
Omeprazol	Omeprazol (genérico) Losec Mups®	Comprimidos 10, 20 e 40 mg Frasco/ampola 40 mg/mL	VO Neonatos – 0,5 a 1,5 mg/kg/dia Lactentes – 0,2 a 3,5 mg/kg/dia IV 0,7-3,3 mg/kg/dia (dose máxima – 40 mg/dia)
Esomeprazol	Não há genérico Nexium®	Comprimidos 10, 20 e 40 mg Ampolas 40 mg/mL	VO 3 a 5 kg – 2,5 mg 5 a 7 kg – 5 mg 7 a 12 kg – 10 mg (dose máxima – 1,33 mg/kg/dia) IV 0,5 mg/kg/dia (período inferior a 10 dias)
Ranitidina	Ranitidina (genérico)	Comprimidos 150 e 300 mg Comprimidos efervescentes 150 e 300 mg Xarope 15 mg/mL Ampola 25 mg/mL	VO Neonatos prematuros 0,5 mg/kg – 12/12 horas Neonatos a termo 1,5 mg/kg – 8/8 horas Crianças maiores: 4 a 10 mg/kg/dia – 2 a 4 x/dia (dose máxima – 300 mg) IV Neonatos: 0,5 mg/kg/dose 2 a 3 x/dia Crianças: 2 a 4 mg/kg/dia – 2 x/dia (dose máxima – 200 mg)
Cimetidina	Cimetidina (genérico)	Comprimidos 200, 400 e 800 mg Solução injetável 150 mg/mL	VO e IV Neonatos: 5 a 10 mg/kg/dia – 2 a 4 x/dia Lactentes: 10 a 20 mg/kg/dia – 2 a 4 x/dia

Fonte: O´Brien e colaboradores[2] e Young e Mangum.[3]

O esomeprazol na forma de sachês para suspensão oral não é comercializado no país, devendo-se dissolver o conteúdo em recipiente com água (ou seringa, 5 mL de água para 2,5 mg ou 5 mg; 15 mL de água para 10 mg, 20 ou 40 mg), mexer suavemente com pá de plástico, esperar 2 a 3 minutos em repouso, mexer de novo e administrar no máximo até 30 minutos do preparo, e adicionando mais água, caso sobre algum resíduo do medicamento no recipiente. A confecção de solução contendo omeprazol em farmácia de manipulação é uma opção que carece de testagem quanto à sua eficácia.

Quando há esofagite, o grau de esofagite (não erosiva, graus A, B, C e D da classificação de Los Angeles) vai determinar a escolha do fármaco e o tempo de tratamento – 1 a 3 meses, assim como na necessidade de dose de manutenção após cura da lesão – metade da dose de ataque por 3 a 6 meses – quando há lesões confluentes que atingem a circunferência do esôfago – graus C < 75%; D >75% – para evitar a recidiva. A melhor opção para o tratamento a longo prazo das crianças com esofagite erosiva – graus C,D – se cirurgia ou tratamento clínico, ainda não está definida. O tratamento clínico exige adesão particularmente na fase de manutenção, o custo é elevado, necessita compreensão da família, além de ter efeitos colaterais associados. Desta forma, com a finalidade de prevenir complicações como a estenose, a opção terapêutica deve ser sempre individualizada e o acompanhamento clínico regular, de preferência com o gastrenterologista pediátrico. Quando há doenças crônicas associadas, particularmente doença neurológica, o risco de estenose aumenta.

CIRURGIA ANTIRREFLUXO

Em recém-nascidos e lactentes jovens, não está claro o benefício da cirurgia antirrefluxo, que deve ser indicada somente diante de terapia clínica irresponsiva de sintomas intratáveis com retardo ponderal e se há complicações com risco de vida. Embora a cirurgia antirrefluxo seja altamente eficaz, o índice de complicação com esse procedimento não é baixo e há perda da continência após alguns anos (pacientes com doença neurológica e pneumopatias crônicas apresentam alta taxa de insucesso cirúrgico). A cirurgia apresenta, além do custo elevado, altas taxas de recidiva.

REVISÃO

- A regurgitação recorrente ou vômitos ocasionais nos lactentes de até 1 ano de idade são em geral condições benignas, não sendo necessário o uso de medicamentos ou investigação diagnóstica. Condições clínicas que causam irritabilidade ou choro contínuo podem se sobrepor ao RGE fisiológico, erroneamente diagnosticado como DRGE.
- Não há sintoma específico de DRGE, assim o diagnóstico diferencial com outras doenças mais típicas do lactente deve ser estabelecido, particularmente alergia ao leite de vaca, esofagite eosinofílica e malformações congênitas do trato digestório.
- O teste terapêutico com fórmula hidrolisada para lactentes com refluxo, baixo ganho de peso e irritabilidade pode ser realizado antes do tratamento da DRGE.
- O tratamento de lactentes com sintomas digestivos ou extradigestivos da DRGE pode ser feito com antagonistas H_2; os IBP devem ser prescritos apenas para os lactentes com mais de 12 meses de idade, exceto para esofagite erosiva.

REFERÊNCIAS

1. Vandenplas Y, Rudolph CD, Di Lorenzo C, Hassall E, Liptak G, Mazur L, et al. Pediatric gastroesophageal reflux clinical practice guidelines: joint recommendations of the North American Society for Pediatric Gastroenterology, Hepatology, and Nutrition (NASPGHAN) and the European Society for Pediatric Gastroenterology, Hepatology, and Nutrition (ESPGHAN). J Pediatr Gastroenterol Nutr. 2009;49(4):498-547.
2. Mousa H, Machado R, Orsi M, Chao CS, Alhajj T, Alhajj M, et al. Combined multichannel intraluminal impedance-pH (MII-pH): multi center report of normal values from 117 children. Curr Gastroenterol Rep. 2014;16(8): 400-8.

LEITURAS SUGERIDAS

Czinn SJ, Blanchard S. Gastroesophageal reflux disease in neonates and infants when and how to treat. Paediatr Drugs. 2013;15(1):19-27.

O'Brien C, Lowry J, Palmer K, Farrar HC, Kearns GL, James LP. Gastrointestinal drugs. In: Yaffe SJ, Aranda JV, editors. Neonatal and pediatric pharmacology: therapeutic principles in practice. 3rd ed. Philadelphia: Lippincott Williams and Wilkins; 2005.

Tighe M, Afzal NA, Bevan A, Hayen A, Munro A, Beattie RM. Pharmacological treatment of children with gastro-oesophageal reflux. Cochrane Database Syst Rev. 2014; (11):CD008550.

Young TE, Mangum B, editors. Neofax 2011: a manual of drugs used in neonatal care. 24th ed. MontVale: Thomas Reuter; 2011.

37

DIARREIA AGUDA E PERSISTENTE

- VERA LUCIA SDEPANIAN
- SORAIA TAHAN
- ULYSSES FAGUNDES NETO

■ DIARREIA AGUDA

Síndrome de má absorção/secreção, predominantemente de água e eletrólitos, de presumível etiologia infecciosa, com potencial autolimitado, com duração média de 4 a 6 dias (máximo de 14 dias). Do ponto de vista clínico, a diarreia aguda é conceituada como diminuição da consistência das fezes e/ou aumento na frequência das evacuações (em geral ≥ 3 em 24 horas), com ou sem febre ou vômitos, com duração típica inferior a 7 dias e nunca mais do que 14 dias. Deve-se atentar que esta última definição não considera certas particularidades da faixa etária e condição alimentar, como é o caso de neonatos e lactentes em aleitamento materno, cuja frequência das evacuações pode ser superior a três vezes ao dia, e a consistência das fezes pode variar desde líquida, semilíquida a pastosa ou semipastosa.

ETIOLOGIA

A diarreia aguda resulta da ação de diversos patógenos, como vírus, bactérias (geralmente gram-negativas) e parasitas. A infecção por rotavírus constitui a principal causa de diarreia aguda grave em crianças menores de 5 anos em todo o mundo, com predomínio na faixa etária de 6 a 24 meses. No Brasil, estudos da última década têm evidenciado que entre 21 e 38% dos atendimentos hospitalares por doença diarreica, em menores de 5 anos, estiveram associados à infecção por rotavírus, cuja vacina foi incluída no calendário vacinal em 2006. No Estado de São Paulo, a infecção pelo rotavírus, responsável por 45% dos casos de diarreia em 2004, diminuiu para 10%, e em 2007, para 3,7%, em 2008. O norovírus, possível causa de surtos de diarreia, é encontrado em água e alimentos manipulados e tem sido atualmente identificado como agente etiológico de diarreia aguda no Brasil.

QUADRO CLÍNICO

Consiste na mudança da consistência e/ou da frequência das fezes, como já mencionado, e pode ser acompanhada ou não de febre e vômito. Durante a anamnese, deve-se investigar presença de sangue e/ou muco nas fezes. A desidratação é a complicação mais frequente da diarreia aguda. O estado de hidratação pode ser classificado em três categorias:

1 | A criança apresenta diarreia, mas não sinais clínicos de desidratação.
2 | A criança apresenta sinais de desidratação.
3 | A criança tem desidratação grave.

O Quadro 37.1 mostra a classificação do estado de hidratação, de acordo com os critérios propostos pelo Ministério da Saúde do Brasil[1] e pela OMS,[2] extremamente úteis no manejo das diarreias aguda e persistente.

DIAGNÓSTICO

Os diagnósticos das diarreias aguda e persistente são clínicos. A investigação acerca do agente patogênico envolvido pode apresentar maior uti-

QUADRO 37.1 ■ Classificação do estado de hidratação conforme os critérios propostos pelo Ministério da Saúde do Brasil e pela OMS

	OBSERVE		
Condição	Bem, alerta	Irritado/intranquilo	Comatoso/hipotônico*
Olhos	Normais	Fundos	Muito fundos
Lágrimas	Presentes	Ausentes	Ausentes
Boca e língua	Úmidos	Secas	Muito secas
Sede	Bebe normalmente	Sedento, bebe rápido e avidamente	Bebe mal ou não é capaz de beber*
	EXAMINE		
Sinal de prega	Desaparece rapidamente	Desaparece lentamente	Muito lentamente
Pulso	Cheio	Rápido, débil	Muito débil ou ausente*
Enchimento capilar**	Normal (até 3 s)	Prejudicado (de 3-5 s)	Muito prejudicado* (mais de 5 s)
CONCLUSÃO	Não tem sinal de desidratação	Se apresentar dois ou mais sinais tem desidratação	Se apresentar dois ou mais sinais, incluindo pelo menos um sinal,* tem desidratação grave
TRATAMENTO	Tratamento domiciliar	Terapia de reidratação no serviço de saúde	Terapia de reidratação parenteral

*A avaliação periférica é muito importante para as crianças, principalmente as desnutridas, em que os outros sinais de desidratação (elasticidade da pele, olhos) são de difícil avaliação.
**O examinador comprime, com a própria mão, a mão fechada da criança durante 15 segundos. O examinador retira sua mão e observa o tempo para a volta da coloração normal da palma da mão da criança.
Fonte: Brasil[1] e World Health Organization.[2]

lidade no caso de lactente de tenra idade, desnutrido, imunodeprimido ou hospitalizado. Nesses casos, o agente pode ser identificado por pesquisa nas fezes, enzima-imunoensaio (Elisa) para vírus, coprocultura com sorotipagem para bactérias e emprego de técnicas de biologia molecular com ensaios moleculares de PCR, empregando-se *primers* específicos para a identificação dos enteropatógenos.

TRATAMENTO

Os objetivos do tratamento da diarreia incluem: evitar a ocorrência de desidratação (se não houver sinais de desidratação); tratar a desidratação (quando estiver presente); evitar distúrbios nutricionais por meio da alimentação durante e após a diarreia; e reduzir a duração e a gravidade da diarreia e a ocorrência de novos episódios.

O estado de hidratação pode ser classificado conforme a porcentagem de perda de peso, de acordo com a OMS e o CDC:[2,3] paciente hidratado ou com desidratação mínima (perda de peso < 3%); desidratação leve ou moderada (perda de peso entre 3 e 9%); e desidratação grave (perda de peso > 9%). Para isso, é importante saber o peso logo antes da ocorrência do episódio diarreico atual.

Os primeiros sinais de desidratação serão aparentes em uma variação de perda de peso, entre 3 e 9%. Para facilitar a operacionalização do tratamento da desidratação por diarreia, a OMS[2] propôs uma classificação simplificada da desidratação, também adotada pelo Ministério da Saúde do Brasil,[1] descrita no Quadro 37.1. Essa classificação distribui os pacientes portadores da doença diarreica em três categorias: ausência de desidratação; algum grau de desidratação; e desidratação grave. A partir da definição do estado de hidratação do paciente, escolhe-se a modalidade de terapia de reidratação a ser prescrita. Nesse sentido, consultar, também, o capítulo de Terapia de reidratação.

O tratamento da diarreia deve ser iniciado no domicílio, isto é, a família deve ser orientada a iniciar a terapia de reidratação oral em casa, assim que a diarreia se instalar, independentemente da sua etiologia. A quantidade de soro de reidratação oral, nesse momento, deve ser de aproximadamente 50 a 100 mL, após cada episódio de diarreia ou vômito, nas crianças menores de 1 ano; de 100 a 200 mL após cada episódio de diarreia ou vômito, nas crianças entre 1 e 10 anos; e para as maiores de 10 anos, à vontade. Deve-se oferecer a maior quantidade de líquidos possível, por exemplo, água, sucos, chás sem cafeína. O leite materno deve ser mantido, e a alimentação habitual também.

Com respeito à composição dos sais de reidratação oral, o Ministério da Saúde[1] e a OMS[2] recomendavam a utilização de uma única solução, com a seguinte composição: 90 mmol/L de sódio; 80 mmol/L de cloro; 10 mmol/L de citrato; 20 mmol/L de potássio; e 111 mmol/L de glicose. A partir de 2001, a OMS[4] preconiza o soro de reidratação oral de osmolaridade reduzida que, de acordo com estudos randomizados controlados e metanálises, associou-se com menor perda fecal, menor duração da diarreia e menor frequência de vômitos, quando comparado com o soro-padrão, até então preconizado. A composição do soro de osmolaridade reduzida corresponde a: 75 mmol/L de sódio; 65 mmol/L de cloro; 10 mmol/L de citrato; 20 mmol/L de potássio; e 75 mmol/L de glicose. Esta nova composição dos Sais de Reidratação Oral foi incorporada pelo Ministério da Saúde, descrito no Formulário Terapêutico Nacional de 2010.[5]

Os vômitos em geral ocorrem na 1ª ou 2ª hora de tratamento, especialmente quando a criança ingere o soro rápido, mas isso não impede o sucesso da terapia da solução oral. Se a criança vomitar, deve-se esperar 5 a 10 minutos e reiniciar a terapia de reidratação oral, um pouco mais lenta (uma colher cheia a cada 2 a 3 minutos).

Recomenda-se que lactentes e crianças sejam conduzidas ao Serviço de Saúde para avaliação médica quando a frequência das evacuações for elevada (> 8 episódios em 24 horas), os vômitos forem persistentes, menores de 2 meses, febre alta (> 39°C) e houver presença de sangue nas fezes ou doença de base grave (desnutrição, doença renal, diabetes, imunodeficiências).

DIAGNÓSTICO E TRATAMENTO

A OMS[2] recomenda a administração de zinco nas crianças com diarreia. Nos países em desenvolvimento, essa recomendação se associou à redução da gravidade e da duração da diarreia em menores de 5 anos, assim como à redução da incidência de diarreia nos 2 a 3 meses subsequentes, quando administrado concomitantemente à terapia de reidratação oral. A dose preconizada é de 10 mg/dia, durante 10 a 14 dias nos lactentes menores de 6 meses, e de 20 mg/dia para os maiores de 6 meses. O Ministério da Saúde[1] recentemente também adotou esta medida no manejo da diarreia aguda.

O uso de antimicrobianos não deve ser rotineiro nos casos de diarreia aguda e persistente, pois, além desses fármacos não serem efetivos, podem ser prejudiciais, causando desequilíbrio da microbiota intestinal e podendo contribuir para a perpetuação do quadro diarreico.

ATENÇÃO!

Não se recomenda antimicrobiano para diarreia aquosa, exceto para casos de cólera. Antibióticos são recomendados nos casos de diarreia invasiva, definida como início agudo de diarreia sanguinolenta e com muco e febre alta. Nos casos de diarreia com sangue, porém com febre baixa ou sem febre (típico de *E.coli* produtora de Shiga toxina), não se recomenda antibiótico, exceto se a epidemiologia sugerir shigellose.

A *Shigella* causa a maioria dos casos de diarreia com sangue em crianças, quase todos graves. O uso de antimicrobiano efetivo contra a *Shigella* alivia os sintomas da disenteria, interrompe a disseminação da doença e reduz o risco de potenciais complicações. O uso de antimicrobianos inapropriados (com resistência) para *Shigella* pode favorecer a síndrome hemolítico-urêmica. A OMS[2] recomenda o uso do ciprofloxacina ou uso de antimicrobiano de acordo com a epidemiologia e dados locais de sensibilidade da *Shigella*. Revisão recente mostra que é elevada a resistência da *Shigella* a sulfametoxazol-trimetropim no Brasil e que o ceftriaxone pode ser uma boa opção.

O uso do racecadotril, inibidor da encefalinase, pode ser considerado na diarreia aguda, entretanto novos estudos prospectivos para avaliar sua eficácia e segurança são necessários em crianças tratadas ambulatorialmente.

Em relação aos probióticos, somente dois tipos têm eficácia comprovada na diarreia aguda, segundo trabalhos de metanálise com estudos randomizados controlados – *Lactobacillus GG* e *Saccharomyces boulardii* –, recomendados por demonstrarem efeitos benéficos e por apresentarem eficácia comprovada, tanto no consenso de diarreia aguda da European Society of Pediatric Gastroenterology, Hepatology and Nutrition[6] como na guia Ibero-Latino-americana.

ATENÇÃO!

Deve-se ressaltar que nenhum medicamento substitui a terapia de reidratação oral, que é fundamental, tanto na prevenção como no tratamento da desidratação. Portanto, o probiótico deve ser usado em associação com a terapia de reidratação oral.

Quanto à terapia nutricional na diarreia aguda, quando não associada com desidratação grave, o retorno à alimentação é bem tolerado nas primeiras 3 a 4 horas após a reidratação. A realimentação precoce favorece a rápida recuperação da função digestiva-absortiva normal, incluindo a habilidade na digestão e a absorção dos variados nutrientes e, dessa forma, a garantia na continuidade do crescimento e do ganho ponderal. A alimentação mais próxima do habitual, desde que nutricionalmente adequada, deve ser continuada. Nos lactentes, o aleitamento materno deve, sempre que possível, ser mantido e estimulado.

■ DIARREIA PERSISTENTE

QUADRO CLÍNICO E DIAGNÓSTICO

A diarreia persistente é definida como aquela que se origina a partir de um episódio de diarreia aguda (aquosa ou sanguinolenta) e se estende por mais de 14 dias, em crianças menores de 5 anos. Suas principais complicações são desnutrição e infecção extraintestinal grave. A desidratação também pode ocorrer.

A diarreia persistente apresenta letalidade elevada, e metade dessas mortes ocorre no 1º ano de vida. A persistência do quadro diarreico ocasiona agravo nutricional importante, o que aumenta sua relevância epidemiológica. Crianças desnutridas e imunodeficientes, especialmente aquelas com Aids, estão mais sujeitas a desenvolver diarreia persistente, o que piora a sua condição nutricional, formando um círculo vicioso.

Outros fatores de risco para diarreia persistente incluem: condições precárias de habitação, saneamento e higiene; retardo de crescimento intrauterino; baixo peso ao nascer; ausência de aleitamento materno ou desmame precoce; deficiência de zinco; sexo masculino; antecedente de infecções respiratórias e gastrintestinais; e diarreia ocasionada por patógenos, como *E. coli* enteropatogênica, *E. coli* enteroagregativa e *Cryptosporidium*.

A diarreia persistente ocorre com frequência em crianças infectadas pelo HIV, nas quais a mortalidade por esse tipo de diarreia é 11 vezes maior do que as crianças não infectadas. Nessas crianças, podem ocorrer má-absorção associada ao HIV, manifestação intestinal de tuberculose e infecções intestinais por patógenos como *Cryptosporidium parvum*, *Cyclospora cayetanensis*, *Isospora belli*, *Microsporidium* e CMV.

A fisiopatologia da diarreia persistente envolve a lesão da mucosa causada pelo enteropatógeno, com consequente atrofia vilositária. Isso acarreta diminuição da superfície absortiva, aumento do infiltrado da lâmina própria e ruptura da barreira de permeabilidade intestinal, favorecendo a penetração de proteínas heterólogas potencialmente alergênicas, com consequente aumento da probabilidade da persistência do processo diarreico devido ao surgimento de intolerâncias alimentares múltiplas.

Na diarreia persistente, também é frequente a ocorrência de sobrecrescimento bacteriano do intestino delgado – condição clínica na qual há um aumento anormal do número de bactérias colônicas no intestino delgado. As bactérias envolvidas são as cepas gram-negativas, os anaeróbios estritos e o enterococo. Esse aumento de bactérias no intestino delgado pode ocasionar desconjugação de sais biliares no duodeno, os quais, nessa condição, perdem a capacidade de formar micelas, com consequente má absorção de gorduras e esteatorreia. Além disso, os metabólitos bacterianos e os ácidos biliares agridem diretamente o epitélio intestinal, ocasionando alterações estruturais da mucosa intestinal e podendo acarretar má absorção de carboidratos. Pode também ocorrer má absorção de gorduras, vitaminas lipossolúveis e vitamina B_{12}.

A investigação laboratorial inclui pesquisa de agentes bacterianos, vírus e parasitas nas fezes. Pode-se também verificar o pH fecal e pesquisar substâncias redutoras nas fezes para definição de intolerância aos carboidratos. Em alguns casos, a biópsia de intestino delgado pode ser realizada como avaliação complementar. Também é importante realizar pesquisa de infecção pelo HIV em toda criança com diarreia persistente.

TRATAMENTO

O tratamento da desidratação na diarreia persistente segue as mesmas recomendações da diarreia aguda.

Quanto ao manejo dietético, para crianças que não estão mais sendo amamentadas, inicia-se com o uso de fórmulas isentas de lactose, considerando que a lesão mucosa existente favorece primeiro a deficiência de lactase. Caso não haja melhora clínica com o uso de fórmulas sem lactose, deve-se pensar que a criança esteja apresentando alergia a proteínas da dieta secundária a lesões do intestino delgado, indicando-se a utilização das fórmulas semielementares, constituídas por hidrolisados proteicos, que deve ser mantida por, no mínimo, seis semanas, para posterior tentativa de desencadeamento. Nos casos de maior gravidade, a introdução de dieta elementar baseada em aminoácidos pode ser necessária. Em crianças com desnutrição e diarreia grave, o restabelecimento da hidratação e o tratamento de infecções oportunistas devem ser priorizados. Após a reidratação, a alimentação deve ocorrer a cada 2 ou 3 horas do dia e da noite (aproximadamente oito refeições diárias), e o valor energético das refeições diárias deve ser aumentado com cautela, conforme tolerância da criança, de forma a evitar prejuízos ocasionais relacionados à realimentação.

Com relação à via de alimentação, a enteral é a mais indicada por ser a mais fisiológica. Caso não haja boa aceitação por VO, a sonda nasogástrica pode ser a de escolha. A via parenteral, por ser de maior risco, deve ser utilizada apenas em último caso, somente para pacientes com intolerância alimentar múltipla, inclusive a monossacarídeos.

O retorno à alimentação normal deve ser o mais precoce possível, porém de acordo com a tolerância da criança, sendo indicados alimentos que forneçam aporte nutricional adequado, alimentos hipoalergênicos e de fácil aceitação. A OMS preconiza terapia nutricional com utilização de alimentos disponíveis e de baixo custo, com suplementação mineral e vitamínica. A OMS também indica a administração de zinco, para crianças com diarreia aguda e persistente. Nos países em desenvolvimento, essa recomendação se associou à redução da gravidade e duração da diarreia em menores de 5 anos, assim como à redução da incidência de diarreia nos 2 a 3 meses subsequentes, quando administrado concomitantemente à terapia de reidratação oral. A dose preconizada é de 10 mg/dia durante 10 a 14 dias nos lactentes menores de 6 meses e 20 mg/dia para os maiores de 6 meses. O Ministério da Saúde também recomenda essa medida no manejo da diarreia aguda.

PREVENÇÃO

A UNICEF e a OMS propõem as seguintes medidas para o controle da doença diarreica no mundo: reposição de líquidos para prevenção de desidratação; utilização de zinco; vacinação contra sarampo e rotavírus; promoção do aleitamento materno e de suplementação de vitamina A; estímulo à lavagem de mãos com sabão; melhoria do suprimento de água em quantidade e qualidade, incluindo estocagem segura das residências; e promoção de saneamento básico amplo. Ressalta-se que, no Brasil, a imunização contra o rotavírus, iniciada em 2006, causou importante impacto na diminuição da diarreia por rotavírus.

REVISÃO

- A desidratação é a complicação mais frequente da diarreia aguda.
- O tratamento da diarreia deve ser iniciado no domicílio, isto é, a família deve ser orientada a iniciar a terapia de reidratação oral em casa, assim que a diarreia se instalar, independentemente da sua etiologia.
- A diarreia persistente apresenta letalidade elevada.
- O manejo da desidratação na diarreia persistente segue as mesmas recomendações da diarreia aguda.
- Quanto ao manejo dietético na diarreia persistente, para crianças que não estão mais sendo amamentadas, a mudança dietética se inicia com o uso de fórmulas isentas de lactose, considerando que a lesão mucosa existente favorece primeiro a deficiência de lactose.
- Com relação à via de alimentação, a enteral é a mais indicada por ser a mais fisiológica. Caso não haja boa aceitação por VO, a sonda nasogástrica pode ser a escolha.

■ REFERÊNCIAS

1. Brasil. Ministério da Saúde. Manejo do paciente com diarreia [Internet]. Brasília: MS; 2015 [capturado em 15 set. 2016]. Disponível em: http://portalsaude.saude.gov.br/images/pdf/2015/dezembro/11/CARTAZ---MANEJO-PACIENTE-DIARREIA-AGUDA.pdf.
2. World Health Organization. The treatment of diarrhea: a manual for physicians and other senior health workers. 4th ed. rev. Geneva: WHO; 2005.
3. Duggan C, Santosham M, Glass RI. The management of acute diarrhea in children: oral rehydration, maintenance, and nutritional therapy. Centers for Disease Control and Prevention. MMWR Recomm Rep. 1992;41(RR-16): 1-20.
4. World Health Organization. Reduced Osmolarity Oral Rehydration Salts (ORS) formulation. Geneva: WHO; 2001.
5. Brasil. Ministério da Saúde. Formulário terapêutico nacional 2010: Rename 2010. 2. ed. Brasília: MS; 2010.
6. Guarino A, Albano F, Ashkenazi S, Gendrel D, Hoekstra JH, Shamir R, et al. European Society for Paediatric Gastroenterology, Hepatology, and Nutrition/European Society for Paediatric Infectious Diseases evidence-based guidelines for the management of acute gastroenteritis in children in Europe. J Pediatr Gastroenterol Nutr. 2008;46 Suppl 2:S81-122.

■ LEITURAS SUGERIDAS

Andrade JA, Moreira C, Fagundes Neto U. Persistent diarrhea. J Pediatr (Rio J). 2000;76 Suppl 1:S119-26.
Carrari MHC, Tahan S, Morais MB. Antibioticoterapia na diarréia aguda por Shigella: qual a melhor opção? J Pediatr (Rio J) 2012;88 (4):366-367.
World Health Organization. Diarrhoea: why children are still dying and what can be done. Geneva: WHO; 2009.

38

ALERGIA À PROTEÍNA DO LEITE DE VACA

■ MAURO BATISTA DE MORAIS
■ PATRÍCIA DA GRAÇA LEITE SPERIDIÃO

Em lactentes, a alergia à proteína do leite de vaca (APLV) é a alergia alimentar mais comum e ocorre em uma fase na qual se observam crescimento e desenvolvimento rápidos. Assim, os lactentes com APLV necessitam de alternativas alimentares apropriadas. A alergia alimentar está incluída nas reações adversas aos alimentos, que podem ser classificadas em:
- tóxicas;
- de intolerância;
- de hipersensibilidade (alergia).

DIAGNÓSTICO E TRATAMENTO

As reações tóxicas ocorrem quando uma quantidade suficiente de toxina para provocar manifestações clínicas é ingerida por qualquer indivíduo (todos são suscetíveis). Um exemplo é a ingestão de alimento com toxina produzida pelo *Staphylococcus aureus* ou *Bacillus cereus*. Por sua vez, a intolerância depende de suscetibilidade individual, como a intolerância à lactose em pessoas com hipolactasia do tipo adulto. Vale ressaltar que os indivíduos com hipolactasia do tipo adulto podem ingerir as proteínas do leite de vaca. Quanto às reações de hipersensibilidade (alergia), são determinadas por proteínas dos alimentos que desencadeiam reação imunológica, podendo determinar várias síndromes clínicas. Segundo o mecanismo imunológico presumivelmente predominante, as reações de hipersensibilidade são divididas em:

- reações tardias mediadas por células;
- reações imediatas mediadas por IgE; e
- reações mistas nas quais participam os dois mecanismos (reação por células e IgE).

O teste de desafio, de desencadeamento ou exposição oral é considerado o mais adequado para o diagnóstico de alergia alimentar. No entanto, muitos estudos não se baseiam nesse preceito, razão pela qual dados de prevalência e incidência de alergia alimentar apresentam grande variabilidade, desde 35%, de acordo com a percepção de pais a respeito de alergia alimentar em seus filhos com menos de 2 anos, até menos de 1%, quando o teste de desafio duplo-cego controlado por placebo é usado como instrumento de investigação. É possível que cerca de 15% dos lactentes apresentem manifestações clínicas atribuíveis à alergia ao leite de vaca, porém, se for realizado teste de desencadeamento, essa taxa provavelmente diminuirá para aproximadamente 3 a 5%.

■ FISIOPATOLOGIA

Os mecanismos envolvidos na fisiopatologia da alergia alimentar foram revisados recentemente. Observa-se falha na supressão da resposta imunológica a, pelo menos, uma proteína, ou seja, nessa situação, não se desenvolve de forma fisiológica o mecanismo de tolerância. Ainda não se sabe de forma exata qual o motivo pelo qual ocorre a alergia, em vez da tolerância oral. Nesse processo, existe a interação de inúmeros fatores: genéticos, características dos alergênios nos alimentos, fatores ambientais, como tipo de parto e alimentação nos primeiros meses de vida, ocorrência de infecções intestinais, entre outros. Provavelmente, a microbiota intestinal participa deste processo.

■ QUADRO CLÍNICO

O foco deste texto é a alergia às proteínas do leite de vaca com aparecimento nos 2 primeiros anos de vida.

As manifestações clínicas são diferentes na dependência dos mecanismos imunológicos predominantes e podem envolver reações imunológicas tardias mediadas por células, reações imediatas mediadas pela IgE e reações mistas envolvendo a imunidade celular e, também, reação imediata do tipo I mediada por IgE. No Quadro 38.1, são apresentadas as principais síndromes clínicas decorrentes da alergia à proteína do leite de vaca.

O **refluxo gastresofágico** secundário à alergia à proteína apresenta similaridades clínicas com a doença do refluxo gastresofágico, ou seja, irritabilidade, dificuldade para ganhar peso, dificuldade nas mamadas, regurgitações e vômitos. Ressalte-se que essas manifestações podem ser consequência tanto da alergia ao leite de vaca como da doença do refluxo gastresofágico.

A **cólica do lactente** pode ser definida pela ocorrência de crises de irritabilidade, choro e agitação, sem uma explicação plausível, por mais de três horas diárias em mais de três dias da semana por mais de uma semana. Existe possibilidade da cólica do lactente ser secundária à alergia à proteína do leite de vaca, mesmo em lactentes em aleitamento natural, entretanto esses pacientes correspondem, ao que tudo indica, a uma pequena parcela daqueles que apresentam cólica do lactente. A associação entre cólica do lactente e alergia ao leite de vaca foi identificada em ensaios nos quais se observou melhora da cólica com o emprego de fórmulas com proteínas extensamente hidrolisadas ou de aminoácidos. Não foi observado quando se utilizou fórmula sem lactose ou de soja. Considerando que a cólica do lactente desaparece por volta dos 3 a 4 meses, é imprescindível a realização de teste de desencadeamento para confirmar ou descartar o diagnóstico de cólica por alergia ao leite de vaca e evitar a utilização de dieta de exclusão desnecessária por tempo prolongado.

Colite ou proctocolite eosinofílica inicia-se, em geral, no 1º trimestre de vida. Presença de sangue nas fezes normais ou diarreicas é a principal manifestação. Pode ocorrer na vigência de aleitamento natural exclusivo. Em metade dos casos, observa-se eosinofilia. A longo prazo, dependen-

QUADRO 38.1 ■ Síndromes clínicas secundárias à alergia alimentar com ênfase na alergia ao leite de vaca em lactentes			
	REAÇÃO TARDIA MEDIADA POR CÉLULAS	**REAÇÃO PARCIALMENTE MEDIADA POR IgE**	**REAÇÃO IMEDIATA MEDIADA POR IgE**
Manifestações digestivas	Refluxo gastresofágico secundário à alergia alimentar	Esofagite eosinofílica	Hipersensibilidade gastrintestinal imediata
	Cólica do primeiro trimestre secundária à alergia alimentar	Gastritenterocolopatia eosinofílica	
	Enteropatia e enterocolite induzida por proteína da dieta	Gastrenteropatia eosinofílica	Síndrome alérgica oral
	Proctocolite por alergia alimentar		
	Constipação secundária à alergia alimentar		
Manifestações cutâneas		Dermatite atópica	Angioedema e urticária aguda Urticária de contato aguda Agioedema e urticária crônica
Manifestações respiratórias		Asma	Rinite alérgica Crise de sibilância

do da gravidade, pode ocorrer deficiência de ferro. Nos casos em que é necessário realizar colonoscopia, observa-se acometimento extenso da mucosa do reto e colo com áreas de erosão entremeadas com mucosa normal. Pode ser observada, também, nodularidade indicativa de hiperplasia nodular linfoide. A biópsia evidencia sinais de inflamação e infiltrado eosinofílico, em geral, com mais de 20 eosinófilos/campo.

Constipação por alergia à proteína do leite de vaca vem sendo estudada de forma mais sistematizada nos últimos 10 anos. Fissuras anais que não cicatrizam com o tratamento habitual e constipação difícil de ser controlada sugerem constipação secundária à alergia à proteína do leite de vaca. Constipação associada com alergia ao leite de vaca foi confirmada por teste de desencadeamento em metade dos casos nos quais se considerou essa hipótese diagnóstica (cerca de 3% dos pacientes atendidos em ambulatório de referência para distúrbios da motilidade, especialmente constipação crônica).

A enteropatia e a enterocolopatia pela proteína do leite de vaca se manifestam, predominantemente, por diarreia e comprometimento do estado nutricional. Reação de hipersensibilidade à soja é observada com frequência. No passado, era comum em lactentes com diarreia persistente em processo iniciado por infecção pela *Escherichia coli* enteropatogênica clássica (EPEC). Essa síndrome pode ocorrer na ausência de infecção intestinal desencadeante. A enteropatia tende a ser menos grave do que a enterocolopatia. Pode ser associar com alergia a múltiplos alimentos. Pode ser designada, também, por sua abreviatura em inglês: FPIES (*food protein induced enterocolitis syndorme*).

Na última década, observou-se aumento no número de pacientes com esofagite eosinofílica, que pode se manifestar desde o 1º ano de vida até a idade adulta. Nos primeiros anos de vida, pode provocar vômitos, regurgitações, irritabilidade, distúrbios da alimentação e déficit de crescimento. A partir da idade escolar, são mais comuns dor retroesternal, dificuldade para deglutição e impactação de alimentos no esôfago. Em geral, a doença é consequência apenas da alergia ao leite de vaca e deve ser alvo de cuidadosa avaliação especializada.

Reações urticariformes e hipersensibilidade gastrintestinal imediata (vômitos e diarreia) logo após a ingestão do leite são manifestações mediadas pela IgE. Manifestações respiratórias isoladas são raras. A manifestação mais grave da alergia alimentar (mediada pela IgE) é o choque anafilático.

■ DIAGNÓSTICO

O diagnóstico da alergia ao leite de vaca não mediada pela IgE se baseia na resposta clínica na vigência da dieta de exclusão e no teste de desencadeamento realizado após a recuperação clínica. Evidentemente, o ponto de partida é uma cuidadosa anamnese e exame físico. A frequência de diagnósticos não confirmados de alergia alimentar é muito maior do que o número de casos para os quais se confirma o diagnóstico pelo desencadeamento positivo, o que pode ser explicado por:

1 | hipótese diagnóstica incorreta;

2 | caráter potencialmente autolimitado da alergia alimentar, com o paciente desenvolvendo tolerância oral antes que seja realizado o teste de desencadeamento;

3 | falta de interesse do médico e da família em realizar o desencadeamento com o intuito de poupar o paciente do desconforto e risco de um eventual teste de desafio positivo.

Na prática, o desencadeamento aberto deve ser aceito para lactentes com suspeita de alergia alimentar, especialmente ao leite de vaca, uma vez que, na faixa etária dos lactentes, o componente de sugestão induzido pelo desencadeamento não tem a mesma importância que em indivíduos com maior idade.

> **ATENÇÃO!**
> O desencadeamento não deve ser realizado quando existe o risco de anafilaxia.

Os exames subsidiários devem ser indicados segundo a necessidade individual de cada paciente. O hemograma pode revelar a presença de eosinofilia e anemia ferropriva nos casos de proctocolite eosinofílica. Endoscopia digestiva alta e baixa com biópsias podem ser indicadas, dependendo das características clínicas do paciente. A dosagem de IgE sérica total e específica pode ser útil nos casos em que a reação imunológica é do tipo imediata.

■ TRATAMENTO

MANEJO NUTRICIONAL

Para as manifestações de alergia ao leite de vaca não mediadas por IgE, não existe indicação de fórmulas de soja. Potencialmente, as fórmulas de soja podem ser usadas no 2º semestre de vida em pacientes com reações imediatas mediadas por IgE (p. ex., urticária). Os extratos de soja são contraindicados para lactentes por não atenderem as necessidades de nutrientes. Leites de cabra e ovelha são contraindicados no tratamento da alergia ao leite de vaca.

Assim, a escolha do produto que possa proporcionar eficácia terapêutica e cobertura das necessidades nutricionais e a verificação de que a ingestão alimentar atende as necessidades de nutrientes do paciente são procedimentos da maior relevância na assistência ao lactente com alergia ao leite de vaca.

Existe concordância de que lactentes com manifestações digestivas de alergia à proteína do leite de vaca, mediada por células, devem receber fórmula com proteínas extensamente hidrolisadas em substituição às fórmulas de leite de vaca. Os pacientes que não apresentam boa resposta (estima-se 10%) devem ser alimentados com fórmula de aminoácidos. De acordo com a American Academic of Pediatrics,[1] lactentes no 2º semestre de vida com alergia à proteína do leite de vaca mediada por IgE (urticária, síndrome alérgica oral e hipersensibilidade gastrintestinal imediata) podem receber fórmula de soja como alternativa às fórmulas com proteínas extensamente hidrolisadas. Entretanto, é importante ressaltar que essas manifestações não são as mais comumente observadas no lactente com alergia à proteína do leite de vaca.

Em lactentes sob aleitamento materno exclusivo e que apresentam quadro clínico sugestivo de alergia alimentar, não é necessário interromper a amamentação. Em geral, esses lactentes tornam-se assintomáticos apenas com a exclusão de leite de vaca e derivados da dieta materna. Se a exclusão ocorrer por longo período de tempo, é necessário suplementar a dieta materna com cálcio.

No manejo das alergias alimentares, é importante destacar que o tratamento se baseia na exclusão do alergênio alimentar, caracterizando-a como "dieta de exclusão": a completa eliminação do alimento alergênico é a única forma comprovada de manejo atualmente disponível. A dieta de exclusão tem como objetivos: a) eliminar ou proscrever da dieta os alimentos relacionados à sintomatologia ou considerados muito alergênicos; b) evitar alimentos industrializados ou todos aqueles que não se pode conhecer a composição; c) promover oferta energética e de nutrientes, suficiente para atender às necessidades da criança; e d) reintroduzir gradativamente os alimentos excluídos da dieta de acordo com a resposta clínica.

No estabelecimento da conduta dietética, é importante considerar a presença de leite e seus derivados em outros alimentos que não os lácteos, o que poderia perpetuar o quadro alérgico, expondo a criança constantemente ao alergênio alimentar. O Quadro 38.2 apresenta uma relação de expressões que podem indicar a presença de leite na composição dos alimentos.

> **QUADRO 38.2** ■ Expressões que podem indicar a presença de leite de vaca nos alimentos
>
> - **Expressões muito comuns:** leite integral, leite semidesnatado, leite desnatado, leite em pó, leite em pó desnatado
> - **Expressões comuns:** soro do leite, traços do leite, formulação láctea, preparação láctea, laticínios, proteína do leite de vaca, fermento lácteo
> - **Expressões pouco comuns:** caseína, caseinato, lactoalbumina, lactoglobulina
>
> Fonte: Weber e colaboradores.[2]

As dietas de exclusão podem ser utilizadas por curto ou longo período de tempo, contudo devem ser adotadas com muita cautela, principalmente se um número significativo de alimentos ou grupos de alimentos é proibido, podendo implicar a inadequação da ingestão alimentar e o déficit no estado nutricional. Destaque deve ser dado à abordagem multidisciplinar que o manejo da alergia alimentar requer, incluindo, principalmente, a participação do nutricionista em conjunto com o médico, durante todo o acompanhamento. Cabem ao nutricionista uma avaliação criteriosa e detalhada do estado nutricional e da ingestão alimentar, além do estabelecimento da conduta dietética individualizada, devendo incluir informação necessária para os responsáveis da criança. Os alimentos a serem oferecidos devem proporcionar oferta adequada de nutrientes e segurança quanto à ausência da proteína alergênica.

História dietética bem detalhada permite identificar sintomas relacionados ao alimento e suspeitar de outros alimentos ou ingredientes que podem levar o paciente a fazer transgressões da dieta de exclusão, de forma voluntária ou involuntária.

Fórmulas a serem utilizadas em substituição ao leite de vaca para lactentes com APLV

Na vigência do aleitamento artificial, é recomendável que sejam utilizadas fórmulas de substituição que atendam às necessidades nutricionais da criança. As fórmulas substitutas do leite de vaca baseiam-se em proteínas hidrolisadas e aminoácidos. Fórmulas com proteínas íntegras de outras espécies de mamíferos, como as de cabra e ovelha, são inapropriadas, pois as frações da caseína apresentam grande similaridade com o leite de vaca. Fórmulas com proteínas parcialmente hidrolisadas, comercialmente rotuladas como hipoalergênicas, têm reduzido teor de oligopeptídeos e peso molecular menor do que 5.000 Da, contudo contêm alergenicidade residual e não têm indicação terapêutica. Recomenda-se que sejam adotadas fórmulas não alergênicas (ou "raramente" alergênica) à base de proteínas extensamente hidrolisadas (semielementares) ou fórmulas à base de aminoácidos livres (elementares). As fórmulas com proteínas extensamente hidrolisadas são processadas por hidrólise enzimática de diferentes fontes proteicas, como caseína bovina, soro de leite, proteínas da soja e colágeno, seguido de mais processamento, como o tratamento térmico e/ou ultrafiltração. As fórmulas de aminoácidos são constituídas por aminoácidos, razão pela qual não apresentam nenhum grau de alergenicidade.

As fórmulas extensamente hidrolisadas contêm somente peptídeos cujo peso molecular é menor do que 3.000 Da, e as fórmulas à base de aminoácidos são livres de peptídeos e contêm apenas aminoácidos essenciais e não essenciais. A fonte de carboidratos dessas fórmulas baseia-se em maltodextrina, polímeros de glicose e amido de batata pré-gelatinizado. Quanto à fonte lipídica, destacam-se óleos vegetais, óleo de peixe e gordura láctea. A densidade energética varia de 68 a 102 kcal/100 mL.

A Sociedade Europeia de Gastrenterologia, Hepatologia e Nutrição Pediátrica (ESPGHAN, do inglês European Society of Paediatric Gastroenterology, Hepatology and Nutrition) não recomenda o uso das fórmulas de soja no tratamento da alergia alimentar, independentemente do mecanismo envolvido, porém a Academia Americana de Pediatria (AAP, do inglês American Academic of Pediatrics) considera que as fórmulas de soja constituem uma alternativa para a substituição do leite de vaca, nos casos de alergia mediada por IgE em lactentes no 2º semestre de vida.

As fórmulas de soja devem ser à base de proteína isolada de soja, as quais são mais purificadas, suplementadas em cálcio e ferro. Essas fórmulas de soja são encontradas na forma em pó e sua densidade energética varia de 68 a 71 kcal/100 mL. Quanto à fonte proteica, destaca-se a proteína isolada de soja, acrescida de metionina, além de carnitina e taurina, conforme o fabricante. A fonte de carboidratos é composta de maltodextrina, polímeros de glicose e sacarose. A fonte de gorduras dessas fórmulas constitui-se de óleos vegetais, como o de palma, canola, coco, girassol, entre outros. Fórmulas à base de soja, cuja proteína não é isolada (extrato de soja), não têm indicação terapêutica para a alergia à proteína do leite de vaca. São alimentos destinados para crianças, adolescentes e adultos, não atendendo às necessidades nutricionais do lactente.

Monitoramento da ingestão de cálcio e outros nutrientes na dieta de exclusão do leite de vaca e derivados

Aspecto não menos importante no manejo dietético da alergia à proteína do leite de vaca é o monitoramento do estado nutricional, que apontará as necessidades de energia e nutrientes. Carboidratos, proteínas, lipídeos, vitaminas A, C, D, complexo B, zinco, cálcio e ferro, entre outros nutrientes, também são extremamente importantes e devem ser contemplados de forma adequada na dieta para garantir crescimento e desenvolvimento esperados.

> **ATENÇÃO!**
>
> Em crianças com alergia à proteína do leite de vaca que não apresentam evolução clínica e nutricional satisfatória com o manejo dietético adequado, deve-se investigar, principalmente, possíveis transgressões à dieta.

Nos casos de alergia à proteína do leite de vaca, a dieta de exclusão do leite e derivados deverá proporcionar oferta adequada de cálcio, considerando que ele é o maior componente do osso e, durante o crescimento, é muito importante para crianças. A suplementação ou complementação da oferta de cálcio da dieta das crianças com alergia à proteína do leite de vaca deve ser realizada sempre que for necessário, de acordo com a história dietética. No Quadro 38.3, são apresentadas as recomendações de cálcio, fósforo e vitamina D para crianças de 1 a 3 anos, com base nas DRIs (*dietary reference intake*). É importante ressaltar que as recomendações de cálcio se baseiam na RDA (*recommended dietary allowances*), e, para crianças com menos de 1 ano, esse valor não é determinado.

A suplementação pode ser feita utilizando-se os diversos tipos de sais de cálcio disponíveis no mercado brasileiro, contudo não se pode deixar de considerar o custo e o percentual de cálcio elementar de cada um deles. A dose de cálcio a ser suplementada deve basear-se na disponibilidade do cálcio elementar. O Quadro 38.4, a seguir, apresenta alguns sais de cálcio mais comumente encontrados no mercado nacional. As quantidades de cálcio elementar apresentam-se em percentuais da composição do produto.

ATUALIZAÇÃO TERAPÊUTICA

QUADRO 38.3 ■ Recomendação de cálcio, fósforo e vitamina D de acordo com as DRI, de 2010

FAIXA ETÁRIA	CÁLCIO (MG/DIA)	FÓSFORO (MG/DIA)	VITAMINA D (UI/DIA)
1 a 3 anos	700*	460	600
4 a 8 anos	1.000*	500	600
9 a 13 anos	1.300*	1250	600

*RDA
Fonte: Institute of Medicine.[3]

QUADRO 38.4 ■ Tipos de sais de cálcio

SAIS DE CÁLCIO	CÁLCIO ELEMENTAR DISPONÍVEL (%)
Carbonato de cálcio	40
Fosfato de cálcio tribásico	38
Cloreto de cálcio	27
Citrato de cálcio	21
Lactato de cálcio	13
Gluconato de cálcio	9

Nos casos em que se tem certeza de não haver qualquer tipo de erro na dieta e que esta não tenha sensibilizado o paciente, é recomendável reavaliar o diagnóstico, pois, possivelmente, não se trata de alergia à proteína do leite de vaca. Para finalizar, deve ser ressaltado que grande parte dos lactentes com alergia ao leite de vaca, não mediada pela IgE, desenvolve tolerância até os 12 a 24 meses de vida. Algumas crianças podem persistir sintomáticas por um período um pouco mais prolongado.

REVISÃO

- A alergia à proteína do leite de vaca é a alergia alimentar mais comum em lactentes.
- Os lactentes necessitam de alternativas alimentares apropriadas para assegurar pleno crescimento e desenvolvimento.
- Cólica, refluxo gastresofágico, colite, constipação, enteropatia, enterocolopatia, urticária e hipersensibilidade gastrintestinal imediata são as manifestações clínicas mais conhecidas da alergia à proteína do leite de vaca em lactentes.
- O teste de desencadeamento é utilizado para confirmar ou descartar o diagnóstico de alergia ao leite de vaca no lactente.
- Embora rara, a manifestação mais grave da alergia alimentar (mediada pela IgE) é o choque anafilático, que requer tratamento imediato.
- A escolha do produto que possa proporcionar eficácia terapêutica e cobertura das necessidades nutricionais é um dos tópicos de maior importância na assistência ao lactente com alergia ao leite de vaca.

■ REFERÊNCIAS

1. American Academy of Pediatrics. Committee on Nutrition. Hipoallergenic infant formulas. Pediatrics. 2000;106(2):346-9.
2. Weber TK, Speridião PGL, Sdepanian VL, Fagundes Neto U, Morais MB. The performance of parents of children receiving cow's Milk free diets at identification of commercial food products with and without cow's milk. J Pediatr (Rio J). 2007;83(5):459-64.
3. Institute of Medicine. Report Release: dietary reference intakes for calcium and vitamin D. [S. l.: s. n.]; 2010.

■ LEITURAS SUGERIDAS

Alergia à proteína do leite de vaca [Internet]. c2010 [capturado em 10 nov. de 2013]. Disponível em: http://www.alergiaaoleitedevaca.com.br/.

Correa FF, Vieira NC, Iamamoto DR, Vieira MC, Speridião PGL, Morais MB. Open challenge for the diagnosis of cow's milk protein allergy. J Pediatr (Rio J). 2010;86(2):163-6.

Koletzko S, Niggemann B, Arato A, Dias JA, Heuschkel R, Husby S, et al. Diagnostic approach and management of cow's-milk protein allergy in infants and children: ESPGHAN GI Committee Practical Guidelines. J Pediatr Gastroenterol Nutr. 2012;55(2):221-9.

Sociedade Brasileira de Pediatria e Associação Brasileira de Alergia e Imunopatologia. Alergia alimentar. Rev Med Minas Gerais. 2008;18(1 Supl):S1-S44.

Vandenplas Y, Brueton M, Dupont C, Hill D, Isolauri E, Koletzko S, et al. Guidelines for the diagnosis and management of cow's milk protein allergy in infants. Arch Dis Child. 2007;92(10):902-8.

39

DOENÇA CELÍACA

■ VERA LUCIA SDEPANIAN

A doença celíaca (DC)* não deve ser considerada doença rara no Brasil, já que os quatro estudos de sua prevalência em doadores de sangue (ou seja, na população geral brasileira) demonstraram prevalência igual a 1:214 (um indivíduo com DC para cada 214 doadores de sangue), 1:273, 1:417 e 1:681, nas cidades de São Paulo, Ribeirão Preto, Curitiba e Brasília, respectivamente. Sabe-se que essa doença é muito prevalente na Europa e nos Estados Unidos, acometendo cerca de 1 em cada 100 a 200 indivíduos da população geral.

A Portaria nº 1.149, de 11 de novembro de 2015, aprovou o Protocolo Clínico e Diretrizes Terapêuticas da Doença Celíaca[1]**, o qual contempla o conceito geral da doença celíaca, critérios de diagnóstico, tratamento e mecanismos de regulação, controle e avaliação; é de caráter nacional e deve ser utilizado pelas Secretarias de Saúde dos Estados, Distrito Federal e Municípios na regulação do acesso assistencial, autorização, registro e ressarcimento dos procedimentos correspondentes.

■ CONCEITO

A DC é uma intolerância permanente induzida pelo glúten – principal fração proteica presente no trigo, no centeio e na cevada – que se ex-

---

*Neste capítulo, onde consta DC leia-se doença celíaca.
**Acesse <http://bvsms.saude.gov.br/bvs/saudelegis/sas/2015/prt1149_11_11_2015.html>.

pressa por enteropatia mediada por linfócitos T em indivíduos geneticamente predispostos.

■ ETIOLOGIA

Com base nos conhecimentos atuais, para apresentar a DC, é fundamental a presença de pelo menos dois fatores: predisposição genética para a doença e consumo de glúten. Com respeito ao fator genético, há presença de genes do complexo antígeno leucocitário humano (HLA), em que 90% dos pacientes apresentam uma variante do heterodímero DQ2 e 5 a 10% DQ8. DQ2 é a designação para os alelos DQA1*0501 e DQB1*0201, ao passo que DQ8 se refere aos alelos DQA1*0301 e DQB1*0302. É importante mencionar que cerca de 40% da população geral apresenta esse haplótipo. A gliadina, porção solúvel em etanol do glúten, corresponde à fração tóxica para o indivíduo com predisposição genética desenvolver a DC. Assim, peptídeos específicos da gliadina são responsáveis por resposta Th1 e Th2.

Em consequência à reação Th1, há secreção de citocinas, que exercem papel fundamental no processo de atrofia vilositária e hiperplasia das células da cripta da mucosa intestinal. A resposta do tipo Th2 é responsável pela maturação e expansão de plasmócitos que produzem os anticorpos da classe IgA contra gliadina, transglutaminase e complexos gliadina-transglutaminase. Além disso, a resposta imune iniciada no intestino delgado, envolvendo células T, pode acarretar lesão de outros órgãos associados a doenças autoimunes.

■ QUADRO CLÍNICO

Três formas de apresentação clínica da DC são reconhecidas: clássica ou típica; não clássica ou atípica; e assintomática ou silenciosa.

1 | Forma clássica: caracterizada pela presença de diarreia crônica, em geral acompanhada de distensão abdominal e perda de peso. O paciente também pode apresentar diminuição do tecido celular subcutâneo, atrofia da musculatura glútea, falta de apetite, alteração de humor (irritabilidade ou apatia), vômitos e anemia.

2 | Forma atípica: os pacientes desse grupo podem apresentar as seguintes manifestações, isoladas ou em conjunto, cujos sinais e/ou sintomas gastrintestinais estão ausentes ou, se presentes, ocupam um segundo plano – baixa estatura, anemia por deficiência de ferro refratária à ferroterapia oral, anemia por deficiência de folato e vitamina B12, osteoporose, hipoplasia do esmalte dentário, artralgias ou artrites, constipação intestinal refratária ao tratamento, atraso puberal, irregularidade do ciclo menstrual, esterilidade, abortos de repetição, ataxia, epilepsia (isolada ou associada à calcificação cerebral), neuropatia periférica, miopatia, manifestações psiquiátricas – depressão, autismo, esquizofrenia –, úlcera aftosa recorrente, elevação das enzimas hepáticas sem causa aparente, fraqueza, perda de peso sem causa aparente, edema de aparição abrupta após infecção ou cirurgia e dispepsia não ulcerosa.

ATENÇÃO!

A dermatite herpetiforme, considerada DC da pele, apresenta-se com lesões de pele papulovesiculares intensamente pruriginosas, em geral distribuídas simetricamente nas regiões extensoras, acometendo, pelo menos, uma dessas áreas: cotovelos, joelhos, nádegas e região escapular; e casos mais raros envolvendo palmas e outros locais.

3 | Forma assintomática ou silenciosa: caracteriza-se por alterações sorológicas e histológicas da mucosa do intestino delgado, compatíveis com DC associada à ausência de manifestações clínicas. Essa situação pode ser comprovada principalmente entre grupos de risco para a DC, como familiares de 1° grau de pacientes com DC, e vem sendo reconhecida com maior frequência nas últimas duas décadas após o desenvolvimento dos marcadores sorológicos para a DC.

São os considerados grupos de risco para a DC, isto é, aqueles que têm mais chance de apresentar a doença: familiares de 1° de pacientes com DC; pacientes com doenças autoimunes, como diabetes melito insulino-dependente, tireoidite autoimune, deficiência seletiva de imunoglobulina A, síndrome de Sjögren, colestase autoimune, miocardite autoimune; aqueles com síndromes de Down, de Turner e de Williams; e pacientes com dermatite herpetiforme.

■ DIAGNÓSTICO

Os indivíduos que apresentam a forma clássica ou não clássica da DC, ou aqueles pertencentes aos grupos de risco, devem, em um primeiro momento, realizar sorologia específica para a DC. Os testes sorológicos para DC são anticorpo antigliadina, anticorpo antiendomísio, anticorpo antitransglutaminase e, o mais recente, anticorpo antigliadina desamidada.

Com relação ao anticorpo antigliadina, determinado pela técnica de enzimaimunoensaio (Elisa), deve-se mencionar que a especificidade do anticorpo da classe IgA (71 a 97% nos adultos e 92 a 97% nas crianças) é maior do que a da classe IgG (50%), e que a sensibilidade é extremamente variável em ambas as classes. O anticorpo antiendomísio da classe IgA, com base na técnica de imunofluorescência indireta (IFI), apresenta alta sensibilidade (entre 88 e 100% nas crianças e 87 a 89% no adulto), sendo baixa em crianças menores de 2 anos; a especificidade também é alta (91 a 100% nas crianças e 99% nos adultos). No entanto, a imunofluorescência indireta é um teste que depende da experiência do examinador, com custo relativamente alto e técnica mais trabalhosa do que a de enzimaimunoensaio.

Com relação ao anticorpo antitransglutaminase da classe IgA, obtido pelo método de Elisa, observam-se elevadas sensibilidade (92 a 100% em crianças e adultos) e especificidade (91 a 100%). Dessa forma, os anticorpos antiendomísio da classe IgA e antitransglutaminase da classe IgA são superiores ao anticorpo antigliadina. Quanto à utilidade do anticorpo antigliadina desamidada, um estudo de metanálise concluiu que o anticorpo antitransglutaminase é mais sensível (93% antitransglutaminase *versus* 88% antigliadina desamidada), e que a especificidade desses dois anticorpos é semelhante (96% antitransglutaminase *versus* 94% antigliadina desamidada). Portanto, há superioridade do anticorpo antitransglutaminase em relação ao anticorpo antigliadina desamidada no rastreamento sorológico. Até o momento, os marcadores sorológicos para DC não substituem a biópsia de intestino delgado, que continua sendo o padrão-ouro para o diagnóstico de DC.

ATENÇÃO!

No Brasil, deve-se manter a importância de realizar a biópsia de intestino delgado para o diagnóstico da DC.

A deficiência de IgA é responsável por resultados falso-negativos dos testes sorológicos da classe IgA. Portanto, quando os testes iniciais (anticorpo antiendomísio ou antitransglutaminase ou antigliadina desamidada, todos da classe IgA) são negativos e há suspeita de DC, deve-se descartar deficiência de IgA, principal responsável por resultados falso-negativos.

Para o diagnóstico da DC, é imprescindível a realização da biópsia de intestino delgado, que pode ser obtida por pinça de biópsia de endoscopia gastrintestinal (pelo menos quatro fragmentos da porção mais distal do duodeno) pelo menos 2ª ou 3ª porção. A alteração de mucosa intestinal, na qual há presença de atrofia vilositária (Marsh III), seja leve, moderada ou total, demonstra evidência de DC, embora não seja lesão patognomônica dessa doença.

A European Society of Paediatric Gastroenterology (ESPGHAN) tem valorizado o teste genético HLA-DQ2 e HLA-DQ8 como ferramenta para o diagnóstico dos pacientes com DC. No Brasil, esse exame ainda tem pouco acesso e custo extremamente alto. Contudo, deve-se destacar que apresenta elevado valor preditivo negativo, isto é, se o teste é negativo, a chance de o indivíduo ter a doença é mínima. A presença de HLA-DQ2 e/ou HLA-DQ8 indica predisposição genética, e não a presença de doença.

■ TRATAMENTO

Consiste, basicamente, na eliminação do glúten da dieta, durante toda a vida. Essa tarefa que, parece ser simples, entretanto, requer mudança importante dos hábitos alimentares dos pacientes com DC, que devem excluir de sua alimentação o trigo, o centeio, a cevada e o malte (subproduto da cevada), assim como seus derivados. A aveia também deve ser excluída da dieta, uma vez que esse cereal, em geral, está contaminado com o trigo.

Nunca se deve instituir a dieta sem glúten sem que o diagnóstico da doença seja estabelecido. A alimentação permitida ao celíaco consiste em arroz, grãos (feijão, lentilha, soja, ervilha, grão-de-bico), óleo, azeite, vegetais, hortaliças, frutas, tubérculos (batata, mandioca, cará, inhame), ovos, carnes (bovina, suína, peixes e aves), leite e derivados.

O glúten pode ser substituído pelas farinhas dos seguintes alimentos: milho (farinha de milho, amido de milho, fubá); arroz (farinha de arroz); batata (fécula de batata); mandioca (farinha de mandioca, polvilho doce, polvilho azedo, tapioca). Milete, quinoa e amaranto também são permitidos. Embora o trigo sarraceno não contenha glúten, pode estar contaminado com glúten. Essa contaminação pode ocorrer no campo, na colheita ou na moagem, porque o trigo sarraceno geralmente está próximo da plantação do trigo.

Com respeito aos produtos industrializados, os pacientes com DC devem sempre ler os rótulos para certificar-se de que o produto não contém glúten. No Brasil, em 1992, foi promulgada uma Lei Federal[2] que determinava a impressão de advertência "contém glúten" nos rótulos e nas embalagens de alimentos industrializados que apresentassem em sua composição trigo, centeio, cevada, aveia e seus derivados. Em maio de 2003, a Lei Federal nº 10.674[3] foi promulgada, determinando que todos os alimentos industrializados devessem conter a expressão "contém glúten" ou "não contém glúten", conforme o caso. Há, também, a Resolução – RDC nº 137, de maio de 2003,[4] para os produtos farmacêuticos, que devem conter a expressão "contém glúten" quando apresentarem essa proteína.

As Associações dos Celíacos do Brasil (Acelbra)* – distribuídas em 15 Estados do Brasil –, assim como a Federação Nacional das Associações de Celíacos do Brasil (Fenacelbra), que congrega as associações de celíacos do Brasil, são fundamentais para oferecer suporte aos pacientes, divulgar a doença e promover atividades políticas em prol dos celíacos.

Com a instituição de dieta totalmente sem glúten, há completa normalização da mucosa intestinal, bem como desaparecimento das manifestações clínicas.

Há uma série de complicações não malignas da DC, como osteoporose, doenças autoimunes, esterilidade, distúrbios neurológicos e psiquiátricos. Entre as complicações malignas, estão linfoma, carcinoma de esôfago e faringe e adenocarcinoma de intestino delgado. O risco de complicações está associado com a não obediência à dieta isenta de glúten. Por isso, a necessidade da prescrição de dieta totalmente isenta de glúten, durante toda a vida, a todos os pacientes com DC.

Portanto, deve-se efetivamente buscar o diagnóstico dos pacientes com DC com base em todas as formas de apresentação clínica. A dieta isenta de glúten não deve ser iniciada apenas a partir do quadro clínico. Apenas com o estabelecimento preciso do diagnóstico é que se deve iniciar uma dieta totalmente sem glúten, por toda a vida. Aqueles que seguem a dieta têm a doença controlada, sem risco de apresentarem complicações.

REVISÃO

- A DC não deve mais ser considerada doença rara no Brasil.
- Não se deve retirar o glúten da dieta sem a realização de exames subsidiários para estabelecer o diagnóstico da DC.
- Há marcadores sorológicos específicos para DC, como o anticorpo antitransglutaminase tecidual da classe IgA e o anticorpo antiendomísio da classe IgA.
- A presença de atrofia vilositária da biópsia de intestino delgado confirma o diagnóstico de DC.

■ REFERÊNCIAS

1. Brasil. Ministério da Saúde. Portaria nº 1.149, de 11 de novembro de 2015. Aprova o Protocolo Clínico e Diretrizes Terapêuticas da Doença Celíaca. Brasília: MS, 2015. Disponível em: <http://bvsms.saude.gov.br/bvs/saudelegis/sas/2015/prt1149_11_11_2015.html>. Acesso em: 16 set. 2016.
2. Brasil. Presidência da República. Casa Civil. Lei nº 8.543, de 23 de dezembro de 1992. Determina a impressão de advertência em rótulos e embalagens de alimentos industrializados que contenham glúten, a fim de evitar a doença celíaca ou síndrome celíaca [Internet]. Brasília: Casa Civil; 1992 [capturado em 15 set. 2016]. Disponível em: http://www.planalto.gov.br/ccivil_03/Leis/1989_1994/L8543.htm.
3. Brasil. Presidência da República. Casa Civil. Lei nº 10.674, de 16 de maio de 2003. Obriga a que os produtos alimentícios comercializados informem sobre a presença de glúten, como medida preventiva e de controle da doença celíaca [Internet]. Brasília: Casa Civil; 2003 [capturado em 15 set. 2016]. Disponível em: http://www.planalto.gov.br/ccivil_03/leis/2003/L10.674.htm.
4. Brasil. Ministério da Saúde. Agência Nacional de Vigilância Sanitária. RDC nº 137, de 29 de maio de 2003. registro/renovação de registro de medicamentos pertencentes às classes/ princípios ativos relacionadas em ANEXO, só serão autorizados se as bulas e embalagens contiverem a advertência pertinente, conforme relação anexa. Brasília: Anvisa; 2003.

■ LEITURAS SUGERIDAS

Hill ID, Dirks MH, Liptak GS, Colletti RB, Fasano A, Guandalini S, et al. Guideline for the diagnosis and treatment of celiac disease in children: recommendations of the North American Society for Pediatric Gastroenterology, Hepatology and Nutrition. J Pediatr Gastroenterol Nutr. 2005;40(1):1-19.

Melo SB, Fernandes MI, Peres LC, Troncon LE, Galvão LC. Prevalence and demographic characteristics of celiac disease among blood donors in Ribeirão Preto, State of São Paulo, Brazil. Dig Dis Sci. 2006;51(5):1020-5.

Oliveira RP, Sdepanian VL, Barreto JA, Cortez AJ, Carvalho FO, Bordin JO, et al. High prevalence of celiac disease in Brazilian blood donor volunteers based on screening by IgA antitissue transglutaminase antibody. Eur J Gastroenterol Hepatol. 2007;19(1):43-9.

---

*Para mais informações, acesse: http://www.acelbra.org.br/2004/index.php

DIAGNÓSTICO E TRATAMENTO

40

DIAGNÓSTICO DIFERENCIAL DA DIARREIA CRÔNICA (DOENÇAS INFLAMATÓRIAS INTESTINAIS)

■ VERA LUCIA SDEPANIAN

Não há um consenso a respeito da significação de diarreia crônica, mas pode ser definida como um processo diarreico com duração superior a 30 dias ou quando ocorrerem três episódios de curta duração em um período de dois meses. Assim, quatro semanas corresponderiam ao menor período de duração que poderia ser considerado no caso da diarreia crônica.

■ ETIOLOGIA

A diarreia crônica é de etiologia não infecciosa – portanto, não autolimitada; as diarreias aguda e persistente, por sua vez, são de etiologia presumivelmente infecciosa.

■ CLASSIFICAÇÃO

A variabilidade de quadros clínicos e de doenças relacionadas à diarreia crônica determinou vários modos de classificá-la. Um deles, descrito no Quadro 40.1, utiliza os critérios anatômicos e funcionais: doenças relacionadas com o tubo digestório; doenças relacionadas aos anexos do tubo digestório; e doenças não relacionadas ao tubo digestório ou a seus anexos.

Deve-se destacar o aumento da frequência de duas doenças no Brasil: a doença celíaca; e as doenças inflamatórias intestinais. Uma vez que a doença celíaca é abordada neste livro no capítulo de mesmo nome, serão abordadas aqui as doenças inflamatórias intestinais.

DOENÇAS INFLAMATÓRIAS INTESTINAIS

As doenças inflamatórias intestinais (DII) englobam duas entidades: colite ulcerativa (CU), caracterizada por ser uma doença inflamatória difusa e inespecífica do intestino grosso; e a doença de Crohn (DC)*, uma doença inflamatória crônica transmural que acomete qualquer segmento do trato gastrintestinal, geralmente de forma descontínua.

Etiologia

As DII resultam da interação complexa entre fatores genéticos, ambientais e imunes. Há associação entre o gene NOD2 e a DC.

Essas doenças são mais prevalentes em países desenvolvidos, como os da Europa e os Estados Unidos. Entretanto, atualmente, países emergentes, como o Brasil, constatam aumento da prevalência dessas enfermidades. Na realidade, estudos de prevalência na faixa etária pediátrica são escassos e estima-se que 20 a 30% dos pacientes com DII iniciam os sintomas com idade inferior a 20 anos.

Quadro clínico
Doença de Crohn

Como o envolvimento do tubo digestório pode ser em qualquer parte nessa doença, as manifestações são diversas. A maioria dos pacientes com DC apresenta a tríade: dor abdominal; diarreia; e perda de peso.

Há basicamente três formas de apresentação da doença:

1 | Inflamatória, também chamada de não fistulizante não estenosante: quando a doença se caracteriza por inflamação sem presença de fístulas nem estenoses. Nesse caso, em geral, a dor abdominal e a diarreia estão presentes.

A dor abdominal é variável na dependência da localização e da gravidade da inflamação:
- os pacientes que apresentam acometimento de todo o colo podem sentir dor abdominal difusa;
- caso a inflamação ocorra em colo distal, a dor pode ser de localização pélvica;
- se o colo transverso estiver comprometido, a dor pode ser epigástrica;

---

*Neste capítulo, onde consta DC leia-se doença de Crohn.

QUADRO 40.1 ■ Classificação de diarreia crônica segundo os critérios anatômicos e funcionais

TUBO DIGESTÓRIO	ANEXOS DO TUBO DIGESTÓRIO	EXTRA TUBO DIGESTÓRIO
1 | Funcionais ■ Síndrome do intestino irritável ■ Cloridrorreia congênita ■ Má absorção congênita de glicose-galactose ■ Deficiência congênita de sacarase-isomaltase ■ Deficiência congênita de lactase ■ Deficiência secundária de lactase **2 | Anatômicas** ■ Linfangiectasia intestinal ■ Síndrome da alça estagnante ■ Má rotação intestinal **3 | Anatômicas e funcionais** ■ Enteropatia ambiental ■ Doença celíaca ■ Síndrome do intestino curto ■ Alergia à proteína do leite de vaca ■ Alergia alimentar múltipla ■ Doenças inflamatórias intestinais	■ Fibrose cística do pâncreas ■ Deficiência de lipase ■ Pancreatite crônica ■ Diminuição do *pool* de sais biliares	■ Hipertiroidismo ■ Abetalipoproteinemia ■ Hiperplasia congênita da suprarrenal

- se o ceco estiver inflamado, o paciente pode se queixar de dor em fossa ilíaca direita;
- quando o intestino delgado estiver inflamado, a dor tende a ser periumbilical, ou pode ser em quadrante inferior direito, se o íleo estiver alterado;
- caso o estômago esteja inflamado, pode haver dor epigástrica acompanhada por náusea, vômitos ou sensação de plenitude gástrica;
- se houver comprometimento do esôfago, pode ocorrer dor retroesternal ou disfagia.

Em relação à diarreia:
- se a inflamação for predominantemente colônica, a diarreia é de pouco volume, de frequência aumentada, com presença de sangue e muco nas fezes, urgência para evacuar, tenesmo retal e o paciente desperta para evacuar. O sangue é vivo, se a inflamação for de segmento colônico distal, e escuro, se segmento de colo proximal envolvido;
- se a inflamação for de intestino delgado, a evacuação é volumosa, com frequência menor do que quando o colo está acometido.

2 | Estenosante: no caso de ocorrência de estreitamentos intestinais ou anorretais de repetição documentados por exames radiológicos, endoscópicos ou cirúrgico-patológicos, com dilatação pré-estenótica ou com sinais ou sintomas de obstrução, sem a presença de fístulas.

A sintomatologia quando a doença é do tipo estenosante é caracterizada, na dependência da gravidade, de sintomas de suboclusão. Nesse caso, a dor abdominal é do tipo cólica, acompanhada por náusea e vômitos. A perda de peso costuma ser importante na medida em que a doença progride sem diagnóstico.

3 | Penetrante ou fistulizante: nos casos de ocorrência de fístulas perianais ou intra-abdominais.

Fístulas correspondem a comunicações anormais entre diferentes estruturas do organismo.

Na DC, as fístulas mais comumente presentes são:
- perianais, que se exteriorizam nas proximidades do ânus, acarretando saída de secreção, como pus e fezes, na dependência do trajeto fistuloso. Essas fístulas podem ser complexas, isto é, o trajeto fistuloso é complexo, podendo ser acompanhado por abscessos;
- as fístulas que não são perianais podem ser, por exemplo, da vagina, das vias urinárias e, nesses casos, pode haver saída de fezes pela vagina, ou pela via urinária, respectivamente.

Essas três formas de apresentação da DC (inflamatória, estenosante, penetrante ou fistulizante) podem ocorrer:
- de forma isolada, ou seja, o paciente apresenta apenas uma das formas de apresentação;
- o mesmo paciente pode apresentar várias formas de apresentação.

Na faixa etária pediátrica, deve-se dar especial atenção ao déficit de crescimento e ao retardo de desenvolvimento puberal, que podem ser manifestações clínicas das DII, em especial com DC, conforme descrito a seguir.

O déficit de crescimento é uma característica exclusiva da faixa etária pediátrica, ocorrendo em 10 a 40% dos pacientes no momento do diagnóstico, e, em alguns pacientes, pode ser o sintoma inicial da DC na ausência de diarreia ou dor abdominal. A ocorrência de déficit de crescimento na CU é menos comum quando comparada com DC.

Assim, é importante a obtenção de dados de peso e estatura prévios para a construção da curva de crescimento quando se avalia a possibilidade diagnóstica de DII na criança ou no adolescente.

Os principais fatores responsáveis pelo déficit de crescimento se referem a:
- ação de citocinas proinflamatórias, que interferem diretamente com fator de crescimento insulina-símile I (IGF-1);
- redução de consumo alimentar em decorrência da anorexia mediada pelas citocinas e do receio de piora dos sintomas gastrintestinais posterior à refeição;
- diminuição da função absortiva devido ao comprometimento do intestino delgado; e
- tratamento com corticosteroide.

Com respeito ao desenvolvimento puberal, as DII podem causar:
- atraso do início do desenvolvimento puberal;
- diminuição ou parada da maturação sexual;
- amenorreia secundária, uma complicação causada pela desnutrição.

Portanto, deve-se considerar a DC como um possível diagnóstico em pacientes com déficit de crescimento e/ou atraso do desenvolvimento puberal. Em relação à DC, quando se compara a doença da criança com a que se iniciou na idade adulta, observa-se doença mais grave na criança, o que sugere que a DC está associada a fenótipo mais grave nessa faixa etária.

Quanto à ocorrência de DII na idade pediátrica muito precoce, idade inferior a 1 ano, com colite grave (*Crohn's-like colitis*), observou-se associação com deficiência da interleucina-10.

Colite ulcerativa

Caracteriza-se por quadro clínico que pode ser classificado como leve, moderado e grave.
- **Leve:** início insidioso, como diarreia, sangramento retal e dor abdominal, sem apresentar sinais sistêmicos. Nesses casos, a inflamação está geralmente localizada no colo distal.
- **Moderado:** diarreia sanguinolenta, cólicas e sensibilidade abdominal, associados a sinais sistêmicos, como anorexia, perda de peso, febre intermitente e anemia leve.
- **Grave:** mais de seis evacuações sanguinolentas por dia, dor abdominal, febre, perda de peso, anemia, leucocitose e hipoalbuminemia. Esses pacientes podem apresentar sinais de megacolo tóxico, uma complicação da CU que se caracteriza por colo dilatado, dor abdominal importante, vômitos, ausência de ruídos aéreos e toxemia.

Manifestações extraintestinais presentes na doença de Crohn e na colite ulcerativa

Em relação a manifestações extraintestinais, na faixa etária pediátrica, déficit de crescimento e atraso do desenvolvimento puberal, mencionados, são as manifestações mais importantes.

Entre as demais manifestações extraintestinais:
- as manifestações articulares são as mais frequentes – a artralgia mais comum e, em seguida, a artrite –, presentes em cerca de 25% das crianças com DII, mais prevalentes na DC do que na CU;
- a diminuição da densidade mineral óssea também pode estar presente na população pediátrica com DII. A autora demonstrou que 25% dos pacientes com DII na faixa etária pediátrica apresentavam baixa densidade mineral óssea (escore Z < 2);

Entre as demais manifestações extraintestinais, estão:
- lesões orais aftosas recorrentes;
- lesões de pele, como eritema nodoso e pioderma gangrenoso;
- lesões oculares, como episclerite e uveítes;
- doenças hepáticas, como colangite esclerosante primária, que está mais frequentemente associada à CU do que à DC.

Classificação

A proposta mais recente para classificação das DII é a de Paris, que se refere à classificação de Montreal modificada para a faixa etária pediátrica tanto para a DC quanto para a CU (Quadros 40.2 e 40.3, respectivamente).

A gravidade das DII pode ser monitorada com emprego dos índices de atividade da doença, como o Perianal Crohn's Disease Activity

Index (PCDAI), na DC, e o Pediatric Ulcerative Colitis Activity Index (PUCAI), na CU.

QUADRO 40.2 ■ Classificação de Paris para doença de Crohn

IDADE DO DIAGNÓSTICO

- A1a: 0 a < 10 anos
- A1b: 10 a < 17 anos
- A2: 17 a 40 anos
- A3: > 40 anos

LOCALIZAÇÃO

- L1: 1/3 distal do íleo ± limitado ao ceco
- L2: colônica
- L3: ileocolônica
- L4a: comprometimento alto proximal ao ângulo de Treitz
- L4b: comprometimento alto distal ao ângulo de Treitz e proximal ao 1/3 distal do íleo

COMPORTAMENTO

- B1: não estenosante e não penetrante
- B2: estenosante
- B3: penetrante
- B2B3: ambos, penetrante e estenosante, no mesmo tempo ou em tempos diferentes

CRESCIMENTO

- G_0: sem evidência de déficit de crescimento
- G_1: com evidência de déficit de crescimento

Fonte: Levine e colaboradores.[1]

QUADRO 40.3 ■ Classificação de Paris para colite ulcerativa

EXTENSÃO

- E1: proctite ulcerativa
- E2: colite ulcerativa do lado esquerdo (distal à flexura esplênica)
- E3: extensa (distal à flexura hepática)
- E4: pancolite (proximal à flexura esplênica)

GRAVIDADE

- S0: não grave
- S1: grave (PUCAI ≥ 65)

Fonte: Levine e colaboradores.[1]

Diagnóstico

Infelizmente, com frequência, há retardo em se estabelecer o diagnóstico de DII em crianças e adolescentes, o qual é maior ainda nas crianças pequenas. Os sintomas mais comuns tanto da DC quanto da CU são diarreia e dor abdominal, descritos a seguir. Portanto, as DII devem entrar nos diagnósticos diferenciais dos pacientes com esses sintomas.

As DII podem se apresentar em qualquer idade na faixa etária pediátrica, mais comumente ao redor dos 12 anos de idade, embora seja notório o aumento da prevalência em crianças com idade inferior a 5 anos.

O diagnóstico das DII é estabelecido segundo o conjunto das seguintes informações:

- história clínica;
- exame físico;
- exames laboratoriais, como hemograma, VHS, reação em cadeia da polimerase, plaquetas, eletroforese de proteínas, coprocultura, calprotectina fecal;
- endoscopias: ileocolonoscopia e endoscopia digestiva alta;

> **ATENÇÃO!**
>
> As alterações endoscópicas caracterizam-se por envolvimento assimétrico, não homogêneo e transmural na DC. Por sua vez, na CU, o envolvimento é difuso, confinado à mucosa do colo, onde o reto está quase sempre acometido.

- anatomopatológicas:
  a | avaliação das biópsias da ileocolonoscopia: íleo, ceco, colos ascendente, transverso e descendente, sigmoide e reto;
  b | avaliação das biópsias da endoscopia digestiva alta: esôfago, estômago e duodeno;
  c | o achado de granuloma epitelioide não caseoso, que pode acontecer tanto nas biópsias da ileocolonoscopia quanto nas da endoscopia digestiva alta; embora não essencial no diagnóstico, quando presente, é considerado marcador histológico para o diagnóstico definitivo de DC;
- métodos diagnósticos por imagem: diagnóstico por imagem do intestino (enterografia) pelos métodos de:
- tomografia;
- RM.

> **ATENÇÃO!**
>
> A tomografia e a RM podem mostrar a maioria das lesões da DC no intestino delgado, assim como espessamento da parede intestinal, dilatações e estenoses; entretanto, a RM tem a vantagem de ser um método sem a exposição à radiação, o que acontece na tomografia.

Exame físico

Como descrito, a avaliação antropométrica, em especial a construção da curva de peso e estatura, a partir de dados atuais e prévios, é extremamente útil para avaliar o estado nutricional. Os pacientes com DII podem apresentar perda de peso e/ou déficit de crescimento. Entretanto, deve-se mencionar que a ocorrência de sobrepeso e obesidade não exclui o diagnóstico das DII.

O estadiamento puberal a partir do método de Tanner deve ser realizado:

- no sexo feminino, a partir da avaliação das mamas e dos pelos púbicos; e
- no sexo masculino, a partir da avaliação dos genitais e dos pelos púbicos.

Palidez cutânea e anemia podem estar presentes em decorrência da anemia ferropriva e/ou da anemia da inflamação.

A inspeção oral pode identificar a presença de aftas, que comumente estão presentes.

> **ATENÇÃO!**
>
> É fundamental avaliar-se a região perianal, porque o paciente pode apresentar fissuras, abscessos e fístulas perianais, características da DC.

No exame do abdome, pode:
- haver distensão abdominal e dor à palpação;
- evidenciar massa palpável, por exemplo, no quadrante inferior direito, que indicaria a presença de alteração ileocecal que ocorre na DC;
- observar circulação colateral, hepatomegalia, esplenomegalia presentes no paciente com hipertensão porta quando há colangite esclerosante primária ou hepatite autoimune.

As alterações decorrentes das manifestações extraintestinais podem estar presentes, como:
- artrite;
- eritema nodoso; e
- alterações oculares.

Tratamento

O tratamento dos pacientes com DII depende da gravidade e da localização da doença e consiste na indução da remissão e na manutenção da remissão da doença objetivando a cura da lesão da mucosa.

Discute-se qual seria a terapia mais indicada: a terapia convencional, também conhecida como *step-up*, em que a sequência das medicações introduzidas na medida em que ocorre recaída da doença é mesalazina, corticosteroide, azatioprina ou 6-mercaptopurina, terapia biológica; ou a terapia *top-down*, que utiliza, em um primeiro momento, medicação mais agressiva, como a terapia biológica. As consequências do uso do corticosteroide na faixa etária pediátrica, em especial o déficit de crescimento e o retardo puberal, além dos outros efeitos adversos, incluindo as alterações estéticas da criança e dos adolescentes, estimulam estratégias para evitar o uso abusivo de corticosteroide.

Embora a grande maioria dos gastrenterologistas pediátricos utilizem a terapia convencional no momento da indução da remissão, alguns centros, especialmente europeus, recomendam para a DC uma nutrição enteral (dieta polimérica com eficácia semelhante à semielementar e à elementar) com suspensão da alimentação habitual e consumo de fórmula enteral administrada VO ou sonda nasogástrica durante cerca de oito semanas, como monoterapia de primeira linha, a qual seria capaz de induzir a remissão da DC, promover o crescimento e reduzir a necessidade do uso de corticosteroide.

Os corticosteroides (prednisona, prednisolona, hidrocortisona) são efetivos na indução da remissão da DC, desde leve a grave, de qualquer localização, assim como no tratamento das manifestações extraintestinais. A dose da prednisona oral indicada para indução da remissão é de 1 a 2 mg/kg/dia, não ultrapassando 40 mg/dia. A hidrocortisona intravenosa pode ser utilizada nos casos graves. Não há evidência de que o prosseguimento desse tratamento por mais do que quatro semanas influenciará na remissão. A retirada do corticosteroide deve ser gradual, até a retirada completa de forma rápida, em quatro semanas, ou lenta, até 12 semanas, o que não parece influenciar na proporção da remissão.

> **ATENÇÃO!**
>
> É importante saber que os corticosteroides não são efetivos na manutenção da remissão.

Assim, na DC ativa, tanto a nutrição enteral exclusiva quanto os corticosteroides podem ser utilizados, devendo-se enfatizar que a terapia enteral exclusiva acarreta menor proporção de efeitos adversos e possibilita impacto positivo na velocidade de crescimento.

A terapia biológica com anticorpo monoclonal anti-TNF tem-se mostrado útil tanto para induzir quanto para manter a remissão da DC.

Para manutenção da remissão da DC, os corticosteroides não parecem ter utilidade. Tampouco se encontrou evidência de a mesalazina manter a remissão da DC. Por sua vez, azatioprina e 6-mercaptopurina são efetivas na manutenção da remissão da DC. Assim, nos casos de recaída da DC, os pacientes corticodependentes têm indicação de usar azatioprina ou 6-mercaptopurina. O efeito tóxico associado a essa terapia imunossupressora, a longo prazo, ainda é incerto.

Para o tratamento da DC perianal, abscesso ou fístula, está indicada a antibioticoterapia, metronidazol e ciprofloxacina, drenagem cirúrgica e colocação de seton. Em seguida, indica-se a terapia biológica tanto nos pacientes com doença perianal refratária quanto naqueles com DC fistulizante.

Os benefícios da terapia anti-TNF em crianças com DC compreendem: suspender/reduzir corticosteroide; postergar cirurgia; favorecer o crescimento; curar a lesão da mucosa; e promover o fechamento de fístulas. Os efeitos adversos da terapia anti-TNF são: reação durante a infusão (p. ex.: dor no peito, aperto na garganta, dificuldade para respirar, elevação ou redução da pressão arterial, febre e tremor); infecção oportunista; linfoma; e doença desmielinizante. O risco de infecção oportunista com a terapia anti-TNF aumenta quando se utilizam dois ou mais fármacos para tratar a DC. Houve relato de casos de um tipo raro e grave de doença linfoproliferativa – *hepatoslenic T cell lymphoma* (HSTCL) – em pacientes com DC que receberam concomitantemente imunomodulador e infliximabe.

Recomenda-se cirurgia na DC nas seguintes situações: estenose, doença fistulizante, drenagem de abscessos, assim como as mesmas indicações de urgência cirúrgica da retocolite ulcerativa, como megacolo tóxico, perfuração intestinal e hemorragia maciça.

Como a maioria das crianças com CU apresenta pancolite, a terapêutica na maioria dos pacientes dependerá da gravidade da doença. Uma terapêutica efetiva nos pacientes com colite leve consiste na administração de aminossalicilato por VO. Nesse grupo de medicamentos, estão a sulfassalazina e a mesalazina. A sulfassalazina é composta pela sulfapiridina e pelo ácido 5-aminossalicílico (5-ASA ou mesalazina). A sulfapiridina, porção sem atividade terapêutica, que atua no transporte da mesalazina, é responsável pelos efeitos adversos da sulfassalazina. A mesalazina, encontrada no mercado sob diferentes formas de liberação dessa substância ativa, tem menos efeitos adversos. A mesalazina com microgrânulos de liberação prolongada (Pentasa®), que contém a etilcelulose para proteger a mesalazina da degradação gástrica, permite que a substância ativa seja liberada de forma contínua e prolongada, desde o intestino delgado proximal até as porções mais distais do intestino grosso.

Os pacientes com CU moderada a grave devem receber, além da mesalazina, corticosteroide, prednisona ou prednisolona, na dose de 1 a 2 mg/kg/dia durante cerca de quatro semanas e posterior redução, lenta e gradual, até retirada completa em um período entre 4 e 8 semanas. Aqueles que não respondem à corticoidterapia oral se beneficiam com a metilprednisolona via parenteral na dose de 1 a 2 mg/kg/dia. Aqueles com CU grave devem ser internados para receberem corticosteroide IV e antibioticoterapia de amplo espectro e serem monitorados quanto à ocorrência de perfuração intestinal e ocorrência de megacolo tóxico. Cerca de 50% dos pacientes com colite grave não respondem ao corticosteroide, devendo-se optar, nesse caso, pela colectomia ou pelo uso de agentes imunomoduladores potentes, como é o caso da ciclosporina ou tacrolimo.

Pacientes que apresentam envolvimento restrito ao reto (proctite) ou colo esquerdo podem se beneficiar com fármacos de uso tópico, como mesalazina na forma de supositório e de enema ou enema de corticosteroide.

Em relação à terapia de manutenção da CU, os agentes imunomoduladores, como azatioprina ou 6-mercaptopurina, são úteis quando há recaída da doença, lembrando que o início da ação desses medicamentos ocorre em 6 a 10 semanas.

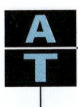

DIAGNÓSTICO E TRATAMENTO

TABELA 40.1 ■ Medicamentos que podem ser utilizados nas DII

PRINCÍPIO ATIVO E TIPO DE FÁRMACO	NOMES COMERCIAIS	FORMAS DE APRESENTAÇÃO	POSOLOGIA
Sulfassalazina	Azulfin®	Cp. 500 mg	VO: 50-70 mg/kg/dia dividido em 2 a 3 doses
Mesalazina Mesalazina (microgrânulos de liberação prolongada)	Asalit® Mesacol® Pentasa®	Cp. 400 mg Enema 3 g Supositório 250 mg Cp. 400 mg e 800 mg Supositório 250 mg e 500 mg Cp. 500 mg Enema 1 g Supositório 1 g	VO: 50-80 mg/kg/dia dividido em 2 a 3 doses VO: 50-80 mg/kg/dia dividido em 2 a 3 doses VO: 50-80 mg/kg/dia dividido em 2 a 3 doses
Prednisona	Meticorten®	Cp. 5 mg e 20 mg	VO: 1-2 mg/kg/dia uma vez ao dia
Azatioprina	Imuran	Cp. 50 mg	VO: 1,5-2,5 mg/kg/dia
Ciclosporina	Sandimmun® neoral Sandimmun®	Cp. 25 mg, 50 mg e 100 mg Solução oral 100 mg/mL Ampola 1 e 5 mL com 50 mg/mL	VO: 4-6 mg/kg/dia dividido em 2 doses IV: 4-6 mg/kg
Infliximabe	Remicade®	Frasco/ampola 100 mg	IV: 5 mg/kg nas semanas 0, 2 e 6 e, depois, a cada 8 semanas
Adalimumabe	Humira®	Frasco/ampola 40 mg	SC: a cada 2 semanas, dose não definida para pacientes pediátricos

A terapia biológica com anticorpo monoclonal anti-TNF pode ser uma possibilidade terapêutica na CU de atividade intensa.

A Tabela 40.1 apresenta os principais medicamentos que podem ser utilizados nas DII.

O procedimento cirúrgico, colectomia, deve ser considerado na CU quando há hemorragia maciça, doença ativa que não responde ao tratamento clínico, à perfuração e ao megacolo tóxico. Como a atividade da doença na CU está limitada ao colo, a colectomia é curativa.

REVISÃO

- Em geral, a diarreia crônica é caracterizada como processo diarreico com duração superior a 30 dias.
- DC e CU são doenças inflamatórias intestinais, resultado da interação complexa entre fatores genéticos, ambientais e imunes.
- Os sintomas mais comuns de DC e CU são diarreia e dor abdominal.
- O tratamento das DII varia de acordo com a gravidade e a localização das doenças e consiste em induzir a remissão da doença e manutenção da remissão da doença, objetivando a cura da mucosa.

■ REFERÊNCIA

1. Levine A, Griffiths A, Markowitz J, Wilson DC, Turner D, Russell RK, et al. Pediatric modification of the Montreal classification for inflammatory bowel disease: the Paris classification. Inflamm Bowel Dis. 2011;17(6):1314-21.

■ LEITURAS SUGERIDAS

Dubinsky M. Special issues in pediatric inflammatory bowel disease. World J Gastroenterol. 2008;14(3):413-20.

Griffiths NA, Buller HB. Inflammatory bowel disease. In: Walker WA, Durie PR, Hamilton JR, Walker-Smith JA, Watkins JB, editors. Pediatric gastrointestinal disease. 3rd ed. St. Louis: Mosby; 2000. p. 613-64.

Markowitz J. Current treatment of inflammatory bowel disease in children. Dig Liver Dis. 2008;40(1):16-21.

Zachos M, Tondeur M, Griffiths AM. Enteral nutritional therapy for induction of remission in Crohn's disease. Cochrane Database Syst Rev. 2007;(1): CD000542.

41

CONSTIPAÇÃO INTESTINAL E INCONTINÊNCIA FECAL

■ MAURO BATISTA DE MORAIS
■ SORAIA TAHAN

A constipação intestinal crônica na criança e no adolescente pode ser conceituada como a eliminação de fezes endurecidas, com dor ou dificuldade, há mais de um mês, associada ou não a comportamento de retenção, escape fecal, raias de sangue em torno das fezes e aumento no intervalo entre as evacuações.

■ QUADRO CLÍNICO

Na infância, aumento no intervalo entre as evacuações não é manifestação frequente, ao passo que o comportamento de retenção e o escape fecal são manifestações peculiares da constipação intestinal na população pediátrica. O comportamento de retenção caracteriza-se pela contração do esfíncter anal e da musculatura pélvica e glútea para evitar a defecação. Incontinência fecal retentiva (escape fecal ou *soiling*) indica a perda involuntária de parcela de conteúdo retal por portadores de constipação intestinal crônica, consequente da presença de fezes impactadas no reto. Essas manifestações fazem parte da constipação intestinal funcional, que inclui mais de 90% dos casos na faixa etária pediátrica. Outros distúrbios da defecação, não relacionados à constipação intestinal funcional, são a encoprese e a incontinência fecal não retentiva. De acordo com a conceituação adotada em nosso meio, encoprese pode ser entendida, em analogia com enurese, como o ato completo da defecação em sua plena sequência fisiológica, entretanto em local e/ou momento inapropriado, sendo, em geral, secundária a transtornos psicológicos ou psiquiátricos (incontinência fecal não retentiva). Incontinência fecal pode ser decorrente, também, de falta de controle do esfíncter em razão de causas orgânicas, como anomalias anorretais, e disfunções neurológicas, como a meningomielocele.

■ CLASSIFICAÇÃO

O critério de Roma IV, editado em 2016, recomenda as definições apresentadas no Quadro 41.1 para constipação funcional em pediatria.[1] Deve ser ressaltado que essas definições não identificam grande parte das crianças mais novas com constipação intestinal, especialmente os lactentes, e os casos não complicados. O reconhecimento e o início precoce do tratamento podem associar-se com melhor prognóstico.

■ ETIOPATOGENIA

A etiopatogenia da constipação intestinal funcional envolve a interação de múltiplos fatores:
1 | fatores hereditários e constitucionais;
2 | fatores alimentares (desmame precoce e consumo insuficiente de fibra alimentar);
3 | episódios de evacuação dolorosa que determinam o comportamento de retenção;
4 | fatores emocionais; e
5 | alteração na motilidade colônica.

Em pediatria, a ocorrência de episódios de evacuação dolorosas apresenta uma importante função no processo fisiopatológico, desencadeando o círculo vicioso apresentado na Figura 41.1.

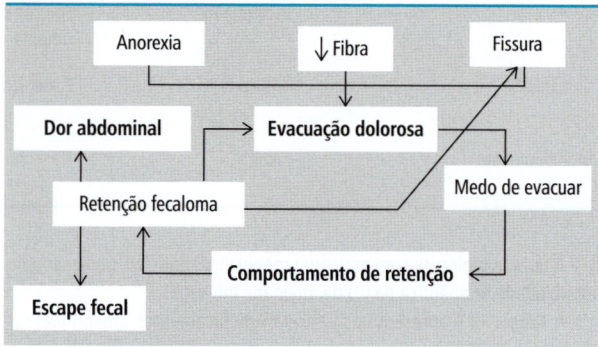

FIGURA 41.1 ■ Círculo vicioso dor, retenção, dor, retenção.
Fonte: Modificada por Morais e Tahan.[2]

■ DIAGNÓSTICO

Na prática, deve prevalecer, inicialmente, a hipótese diagnóstica de constipação intestinal funcional quando a anamnese e o exame físico não revelarem indícios das doenças que podem ocasionar constipação, apresentadas no Quadro 41.2. São sinais de alarme que indicam a necessidade de avaliação especializada: retardo na eliminação de mecônio; febre; vômitos; episódios intercalados de diarreia com sangue; déficit de crescimento; e ampola retal vazia.

Nos lactentes em aleitamento natural, deve ser reconhecida a pseudoconstipação, que se caracteriza pela eliminação de fezes moles em frequência menor do que três vezes por semana. Alguns lactentes em aleitamento natural exclusivo podem ficar vários dias sem evacuar, gerando muita preocupação para as mães. A pseudoconstipação é situação fisiológica que não requer nenhuma terapêutica específica.

A doença de Hirschsprung (megacolo congênito aganglionar) deve ser sempre incluída no diagnóstico diferencial da criança com constipação intestinal grave, principalmente se houver distensão abdominal intensa e comemorativo de retardo da eliminação de mecônio. A radiografia contrastada permite o diagnóstico das formas clássicas, ao passo que a manometria anorretal, o descarte do diagnóstico tanto das formas de segmento longo como curto e ultracurto, mediante a pesquisa do reflexo inibitório anal, presente em indivíduos normais e ausente na doença de Hirschsprung.

QUADRO 41.1 ■ Critério de Roma IV, de 2016, para a caracterização de constipação na população pediátrica

RECÉM-NASCIDO, LACTENTE E PRÉ-ESCOLAR (ATÉ 4 ANOS)	PRÉ-ESCOLAR COM MAIS DE 4 ANOS, ESCOLAR E ADOLESCENTES
Pelo menos dois dos seguintes em menores de 4 anos por pelo menos um mês: • duas ou menos evacuações por semana • comemorativo de comportamento de retenção • evacuações com dor ou dificuldade • presença de grande quantidade de fezes no reto • eliminação de fezes de grande diâmetro Após o treinamento esfincteriano: • pelo menos um episódio de incontinência fecal por semana • eliminação de fezes de grande diâmetro que pode causar entupimento do vaso sanitário	Pelo menos dois dos seguintes, por pelo menos um mês, em criança com desenvolvimento igual ou maior ao esperado para os 4 anos e que não preencham os critérios diagnósticos da síndrome do intestino irritável:* • duas ou menos evacuações por semana no vaso sanitário • pelo menos um episódio de incontinência fecal por semana • comportamento de retenção ou excessiva retenção voluntária das fezes • evacuações com dor ou dificuldade • presença de grande quantidade de fezes no reto • eliminação de fezes de grande diâmetro que pode causar entupimento do vaso sanitário

*Para o diagnóstico de síndrome do intestino irritável, o paciente deve apresentar todas as características a seguir (pelo menos uma vez por semana por pelo menos dois meses): 1. Desconforto no abdome ou dor associada com dois ou mais dos seguintes durante pelo 4 dias por mês: 1.1. o sintoma se relaciona com a evacuação; 1.2. início do sintoma associado com mudança na frequência das evacuações; 1.3. início do sintoma associado com mudança na forma (aspecto) das fezes; 2. Em pacientes com constipação intestinal, a dor não desaparece com o controle da constipação intestinal. Se desaparecer, predomina o diagnóstico de constipação intestinal funcional. 3. Os sintomas não podem ser explicados por outra causa após avaliação apropriada.
Fonte: Drossman.[1]

DIAGNÓSTICO E TRATAMENTO

QUADRO 41.2 ■ Diagnóstico diferencial da constipação intestinal crônica na criança e no adolescente

Causas anatômicas
- Ânus imperfurado
- Estenose anal
- Ânus anteriorizado

Anormalidades da musculatura abdominal
- Síndrome de Prune-Belly
- Gastrosquise
- Síndrome de Down

Causas metabólicas e intestinais
- Hipotiroidismo
- Hipercalcemia
- Hipocalemia
- Fibrose cística
- Diabetes melito
- Doença celíaca

Doenças do tecido conectivo
- Esclerodermia
- Lúpus eritematoso sistêmico
- Síndrome de Ehlers-Danlos

Causas neurológicas
- Anormalidades medulares
- Trauma da medula
- Medula presa
- Encefalopatia crônica não progresssiva

Fármacos
- Opiáceos
- Fenobarbital
- Sucralfate
- Antiácidos
- Anti-hipertensivos
- Anticolinérgicos
- Antidepressivos
- Simpaticomiméticos

Distúrbios da musculatura e sistema nervoso entérico
- Doença de Hirschsprung
- Displasia neuronal
- Miopatias viscerais
- Neuropatias viscerais

Outras
- Ingestão de chumbo
- Intoxicação por vitamina D
- Botulismo
- Alergia à proteína do leite de vaca

Fonte: Morais e Tahan.[2]

ATENÇÃO!

O diagnóstico da doença de Hirschsprung deve ser sempre confirmado por biópsia, sendo necessária também avaliação pelo cirurgião pediátrico.

■ TRATAMENTO

Apesar da elevada prevalência de constipação, nem sempre a criança recebe tratamento específico para esse problema. Muitas vezes, existe resistência da família às medidas terapêuticas da constipação ou, ainda, ela nem sempre valoriza as manifestações clínicas de constipação.

Muitas crianças com constipação crônica, com ou sem complicações, beneficiam-se com a realização de um preciso e bem organizado plano de tratamento. O tratamento da constipação crônica tem como objetivo aliviar ou eliminar os sintomas já instalados e prevenir ou minimizar a ocorrência de suas complicações.

O programa terapêutico inclui quatro itens:
1 | orientação geral e educação;
2 | desimpactação quando necessário;
3 | recondicionamento do hábito intestinal normal; e
4 | prevenção da reimpactação.

Na orientação geral, é muito importante estabelecer relação de cooperação entre o médico e a família, incluindo o próprio paciente quando possível. Devem ser explicados os mecanismos de retenção e escape fecal, enfatizando que o escape é involuntário, evitando-se culpar a criança.

ATENÇÃO!

É fundamental que sejam reduzidos as tensões familiares e os sentimentos de insegurança e inferioridade do paciente que diminuem sua autoestima.

O esvaziamento do fecaloma pode ser considerado a linha mestra do tratamento. A caracterização de impactação fecal é realizada por meio de palpação abdominal, toque retal e/ou na radiografia simples de abdome. A desimpactação incompleta e a reimpactação são causas frequentes de insucesso terapêutico. O esvaziamento retal e colônico é iniciado, geralmente, no local de atendimento, com o emprego de enemas. As substâncias mais utilizadas nos enemas são as soluções fosfatadas, o sorbitol e a glicerina. O esvaziamento do reto e colo, geralmente, é obtido com a administração diária de enemas por cerca de 2 a 4 dias, no entanto, quando necessário, devem ser mantidos até a completa eliminação das fezes impactadas e a criança apresentar 1 a 2 evacuações amolecidas ao dia. Os enemas de fosfato não devem ser prescritos para lactentes. Uma alternativa menos invasiva do que os enemas é realizar a desimpactação via oral com a administração de 1,5 g/kg/dia de polietilenoglicol 3.350 ou 4.000 por 3 a 4 dias.

O tratamento de manutenção envolve, fundamentalmente, a adoção de esquema alimentar rico em fibra alimentar e maior consumo de líquidos. Dependendo da idade do paciente, os seguintes alimentos devem ser incluídos ou aumentados na alimentação: feijão, ervilha, lentilha, grão de bico, milho, pipoca, coco, verduras, frutas *in natura* e secas, aveia em flocos, ameixa preta. As frutas, quando possível, devem ser consumidas com casca e bagaço. O farelo de trigo e outros produtos industrializados ricos em fibras podem ser utilizados, entretanto, nem sempre são aceitos com facilidade. Pacientes com constipação intestinal secundária a anormalidades anatômicas podem não se beneficiar com a prescrição de dieta rica em fibras alimentares.

Para os pacientes com constipação grave ou complicada (comportamento de retenção, incontinência por retenção ou escape fecal), é necessária a prescrição de laxantes. Podem ser empregados o óleo mineral, o leite de magnésia e a lactulose na dose de 1 a 2 mL/kg/dia, distribuída em duas tomadas. A dose deve ser ajustada de acordo com a resposta de cada paciente. Outra opção é o polietilenoglicol 3.350 ou 4.000, preferencialmente sem eletrólitos, na dose de manutenção de 0,8 g/kg/dia. O óleo mineral não deve ser prescrito para crianças com menos de 2 anos de idade e para pacientes com problemas neurológicos, pelo risco de aspiração. A administração do óleo mineral longe do horário das refeições é estratégia para evitar interferência na absorção de vitaminas lipossolúveis, apesar de nenhum estudo ter demonstrado deficiência de vitamina durante o tratamento com óleo mineral. O leite de magnésia também deve ser evitado em lactentes pelo risco de hiperfostatemia, sendo contraindicado em pacientes com insuficiência renal. A lactulose, embora bem tolerada a longo prazo, pode provocar flatulência e cólicas.

Para o recondicionamento do hábito intestinal, as crianças são orientadas a permanecerem sentadas no vaso sanitário, por pelo menos cinco minutos, após as principais refeições, com a finalidade de aproveitar o reflexo gastrocólico para desencadear a evacuação. É importante lembrar que crianças pequenas sentadas ao vaso sanitário comum não conseguem obter apoio fixo para os pés e, dessa forma, não realizam a chamada "prensa abdominal". Outro agravante é o fato de a criança ficar com medo de cair dentro do vaso sanitário, dificultando ainda mais o ato evacuatório. Nesses casos, pode ser utilizado tampo auxiliar (redutor do assento do vaso sanitário), próprio para crianças, e/ou colocado apoio com altura suficiente para que os pés possam ficar apoiados.

Para as crianças em idade de treinamento esfincteriano, deve-se recomendar à mãe que suspenda o treinamento até que o paciente apresente controle da constipação.

Por fim, deve ser lembrado que a constipação intestinal funcional com incontinência fecal retentiva, em geral, requer tratamento de manutenção por pelo menos três meses. Muitos pacientes necessitam tratamento mais prolongado. A longo prazo e na idade adulta, ao que tudo indica, é fundamental a adoção de um estilo de vida que favoreça a manutenção do hábito intestinal normal, incluindo utilização de dieta rica em fibras alimentares, ingestão adequada de líquidos e atividade física regular.

Considera-se que as principais causas de insucesso do tratamento da constipação são: tratamento prescrito ou realizado de maneira incorreta; anismo (dissinergia do soalho pélvico); e doença de Hirschsprung. No diagnóstico diferencial, deve ser considerada a possibilidade de constipação intestinal secundária à alergia ao leite de vaca, mais frequente em pacientes com constipação intestinal refratária ao tratamento. Assim, dieta de exclusão do leite de vaca seguida de teste de desencadeamento pode ser considerada alternativa na abordagem da criança com constipação intestinal de difícil controle. Apesar de não existirem informações suficientes, esses casos parecerem predominar nos primeiros anos de vida associando-se com fissuras anais recorrentes e hiperemia da região perianal, além de história de associação do início da constipação logo após a introdução do leite de vaca na dieta.

REVISÃO

- Constipação intestinal é uma manifestação clínica frequente em crianças e adolescentes. A maioria dos casos enquadra-se na constipação intestinal funcional.
- A retenção fecal desencadeada por episódios de evacuação dolorosa é um fator importante na fisiopatologia. O tratamento deve proporcionar evacuações não dolorosas para interromper o círculo vicioso de manutenção da doença.
- Na avaliação inicial, é fundamental definir se existe ou não impactação fecal (fecaloma), em geral associada com incontinência fecal por retenção (escape fecal). A desimpactação é uma medida essencial para se obter sucesso terapêutico.
- O tratamento de manutenção baseia-se na administração de dieta rica em fibras alimentares, maior quantidade de líquidos, aumento da atividade física, treinamento esfincteriano para atender ao desejo de evacuar e uso de medicamentos. Os casos mais graves requerem meses de tratamento.
- Metade dos casos de constipação intestinal tem início no primeiro ano de vida, principalmente na época de adição de outros alimentos ou mamadeiras de leite artificial na alimentação. Deve-se incentivar a manutenção do aleitamento natural que constitui fator de proteção contra o desenvolvimento de constipação até os 2 anos de vida. Os alimentos de transição devem conter fibras alimentares.

■ REFERÊNCIAS

1. Drossman DA, senior editor. Rome IV: functional gastrointestinal disorders: disorders of gut-brain interation. 4th ed. Raleigh: Rome Foundation; 2016. 2 v.
2. Morais MB, Tahan S. Constipação intestinal. Pediatr Mod. 2009;45:79-98.

■ LEITURAS SUGERIDAS

Benninga MA, Nurko S, Faure C, Hyman PE, Roberts ISJ, Schechter N. Childhood functional gastrointestinal disorders: neonate/toddler. Gastroenterology. 2016;150(6):1443-55.

Constipation Guideline Committee of the North American Society for Pediatric Gastroenterology, Hepatology and Nutrition. Evaluation and treatment of constipation in infants and children: recommendations of the North American Society for Pediatric Gastroenterology, Hepatology and Nutrition. J Pediatr Gastroenterol Nutr. 2006;43(3):e1-13.

Hyams JS, Di Lorenzo C, Saps M, Schulman RJ, Staiano A, van Tilburg M. Childhood functional gastrointestinal disorders: child/adolescent. Gastroenterology. 2016;150(6):1456-68.

Morais MB, Maffei HVL. Constipação intestinal. J Pediatr (Rio J). 2000;76 Supl 2:S147-56.

Tabbers MM, DiLorenzo C, Berger MY, Faure C, Langendam MW, Nurko S, et al. Evaluation and treatment of functional constipation in infants and children: evidence-based recommendations from ESPGHAN and NASPGHAN. J Pediatr Gastroenterol Nutr. 2014;58(2):258-74.

42

DERMATITE ATÓPICA E URTICÁRIA

■ MÁRCIA CARVALHO MALLOZI
■ INÊS CRISTINA CAMELO-NUNES

■ DERMATITE ATÓPICA

Dermatite atópica (DA), ou eczema atópico, é uma doença inflamatória, crônica e recidivante da pele, frequentemente associada a outras doenças alérgicas, como rinite e asma. A prevalência da DA dobrou ou triplicou nos países industrializados durante as últimas três décadas: aproximadamente 15 a 30% das crianças e 2 a 10% dos adultos são afetados, com grande prejuízo da qualidade de vida, devido ao intenso prurido.

O eczema é uma inflamação não contagiosa da epiderme e da derme, com apresentação clínica característica (coceira, eritema, pápula, seropápula, escamas, crostas, liquenificação) e sinais dermatopatológicos (espongiose, acantose, hiper e paraqueratose, infiltrados linfocitários e exocitose, eosinófilos).

FISIOPATOLOGIA

Não está elucidada de forma completa, mesmo sabendo-se que interações genético-ambientais em indivíduos geneticamente predispostos tenham um papel central na disfunção da barreira cutânea, com aumento da perda de água transepidérmica, característica da DA. Mudanças nas ceramidas da pele, secundárias às variações do pH do estrato córneo, podem alterar a maturação de corpos lamelares, prejudicando a barreira.

Se essas alterações epidérmicas são primárias ou secundárias à inflamação ainda não está claro. Estudos genéticos e de imuno-histoquímica destacam a importância das mutações do gene das filagrinas. As filagrinas contribuem para o citoesqueleto de queratina atuando como modelo para a montagem da camada córnea; além disso, os produtos de decomposição das filagrinas contribuem para a capacidade de ligação de água do estrato córneo.

Uma série de anormalidades imunes sistêmicas e da pele foi observada, incluindo aumento dos níveis séricos de IgE e sensibilização a alergênios; expressão das citocinas Th2 aumentadas nas lesões agudas; aumento do número de células T, que expressam linfócitos cutâneos antígeno-associados; aumento da expressão de FceRI em células de Langerhans e em células dendríticas epidérmicas inflamatórias; e diminuição da expressão de peptídeos antimicrobianos. Vários estudos demonstraram uma associação significativa entre anormalidades na barreira epidérmica e o risco de DA de aparecimento precoce, grave e persistente.

Em virtude de vários mecanismos, o *Staphylococcus aureus* e os seus produtos fornecem sinais de sensibilização que favorecem a inflamação. O *S. aureus* ceramidase-derivado aumenta a permeabilidade do estrato córneo, e a capacidade superantigênica das suas enterotoxinas ativa as células T de forma independente do alergênio. Eles também contribuem para a resistência aos corticosteroides nas células T e alteram a atividade de regulação delas. IgE específica para o S. aureus, gerado pelo sistema imunológico, pode ligar-se a receptores de *FceRI* em células dendríticas e iniciar uma reação mediada por IgE a esse micro-organismo.

QUADRO CLÍNICO

O prurido é o sintoma fundamental, com um ritmo diário mínimo ao meio-dia e máximo à noite. Nos primeiros meses de vida, a descamação amarelada no couro cabeludo pode ser uma apresentação da DA. A doença pode, então, se espalhar para a face e as superfícies extensoras dos braços e pernas da criança, às vezes mostrando exsudação intensa e crostas. Mais tarde, um padrão preferencial típico aparece com eczema envolvendo zonas de flexão, pescoço e mãos, acompanhado por pele seca e disfunção de barreira da pele refletida por um aumento da perda de água transepidérmica. Liquenificação é o resultado de coçar e esfregar, e as exacerbações, muitas vezes, começam com o aumento da coceira sem lesões visíveis na pele, ou seja, seguido por eritema, pápulas e infiltração.

> **ATENÇÃO!**
> O prurido é o sintoma central da DA e tem como fator contribuidor a pele seca.

DIAGNÓSTICO

Essencialmente clínico, com a observação de algumas características: prurido, morfologia e distribuição típica das lesões, evolução crônica ou cronicamente recidivante, pele seca generalizada e história pessoal ou familiar de atopia.

A dosagem de IgE com valores bastante elevados, acima de 2.000 kUI/L, pode estar relacionada com a gravidade do quadro. Os testes cutâneos de resposta imediata e a dosagem de IgE específica de diferentes alérgenos, quando positivos, identificam a presença de sensibilização aos mesmos, mas a relação causa-efeito deve obrigatoriamente ser observada para o diagnóstico. A sensibilização a alérgenos alimentares, mais comumente ovo, leite de vaca, soja, trigo, pode estar relacionada com a DA nos 2 primeiros anos de vida, e os alérgenos inalantes também poderão ser identificados.

TRATAMENTO

A terapia básica inclui programas educacionais, aplicação de emolientes, óleos de banho, dieta de exclusão em pacientes com alergia alimentar comprovada e evitar alérgenos inalantes, quando identificados.

DIAGNÓSTICO E TRATAMENTO

A hidratação da pele é mantida com a aplicação de hidratantes com base hidrofílica, duas vezes ao dia. O uso de emolientes melhora a secura e, subsequentemente, o prurido, bem como a função da barreira cutânea.

O controle da inflamação é frequentemente obtido com os corticosteroides e inibidores de calcineurina tópicos. Os glicocorticosteroides tópicos constituem a 1ª linha do tratamento anti-inflamatório, aplicado sobre a pele inflamada de acordo com as necessidades (prurido, insônia, novo surto). Numerosas substâncias estão disponíveis em uma variedade de formulações. A melhor forma de poupar esteroides e evitar os efeitos colaterais relacionados não é poupá-los durante as crises agudas, mas com a manutenção da terapia básica e com o uso de emoliente combinado, com a intervenção anti-inflamatória precoce.

> **ATENÇÃO!**
> A hidratação da pele, com o uso de emolientes, é fator determinante no controle do prurido.

Os dois inibidores tópicos da calcineurina, tacrolimo pomada e pimecrolimo creme, são licenciados para o tratamento da DA. Em contraste com os corticosteroides, nenhum dos inibidores tópicos da calcineurina induz a atrofia de pele, o que favorece seu uso em áreas delicadas do corpo, como a região das pálpebras, a pele perioral, a área genital, a axila ou a dobra inguinal.

Os anti-histamínicos sistêmicos (anti-H_1) são amplamente utilizados em erupções agudas, podendo ser úteis na diminuição do prurido e permitir o sono durante as agudizações. Nesse cenário, as moléculas anti-H_1 sedantes, como hidroxizina, são frequentemente consideradas mais úteis do que os anti-H_1 não sedantes.

A colonização e a superinfecção podem induzir exacerbação da doença e justificar terapia antimicrobiana, sendo benéfico o uso de fármacos antiestafilocócicos.

O tratamento anti-inflamatório sistêmico é uma opção para os casos refratários graves, em que o potencial de tratamento tópico (ou da adesão do paciente) foi esgotado. Os corticosteroides sistêmicos são rapidamente eficazes, mas só devem ser usados por algumas semanas, por exacerbação aguda grave, devido aos muitos efeitos colaterais a longo prazo. A utilidade da ciclosporina (3 a 5 mg/kg/dia) e azatioprina (2,5 mg/kg/dia) foi bem documentada em ensaios clínicos com crianças e adultos.

A fototerapia, irradiação UV, é parte de um plano de tratamento total, ou seja, um tratamento de segundo nível utilizado especialmente em adultos.

A imunoterapia alergênio-específica para aeroalergênios pode ser útil em casos selecionados. Nas exacerbações induzidas pelo estresse, o acompanhamento psicológico é recomendado.

■ URTICÁRIA

Urticária e/ou angioedema (U/A) são vistos com frequência na prática médica. Estima-se que 15 a 20% da população apresente pelo menos um episódio agudo da(s) doença(s) na vida. Cerca de 50% dos pacientes manifestam unicamente lesões urticariformes, 10% apenas angioedema e 40% ambos.

Na urticária, ocorrem vasodilatação e aumento da permeabilidade vascular na derme superficial com súbito aparecimento de urticas – pápulas com edema central de diferentes tamanhos, com bordas irregulares e sobrelevadas, circundadas por eritema reflexo, pruriginosas, de natureza

teciduais entrarem em contato com o antígeno e, nos indivíduos predispostos, há a formação de uma pápula, traduzida pela liberação de histamina dessas células. Pápulas maiores do que 3 mm de diâmetro são consideradas positivas;
- **determinação de IgE sérica específica:** direcionada especialmente a lactentes com baixa reatividade cutânea, pacientes em uso de anti-histamínicos ou com lesões cutâneas extensas. A avaliação sérica também permite acompanhamento dos valores absolutos que servem como parâmetro de persistência e tolerância da alergia.

O conhecimento das diferentes proteínas alergênicas (CRD ou componentes para diagnóstico) e a possibilidade da mensuração das respectivas IgE específicas aumentam a acurácia do diagnóstico e fornecem informações sobre prognóstico, história natural da doença e chance de reações cruzadas.

ATENÇÃO!

A presença de anticorpos não significa reatividade clínica, ou seja, teste positivo não implica exclusão do alimento, a menos que haja história clínica convincente. Os testes laboratoriais devem servir como um instrumento para estabelecer diagnóstico, mas nunca devem ser avaliados isoladamente.

Os testes de contato (patch testes) parecem ter boa correlação com reações tardias, mas ainda não foi estabelecida padronização de leitura que permita seu uso disseminado.

Até o momento, o único método fidedigno para o diagnóstico de alergia alimentar é o teste de provocação oral, que consiste na oferta do alimento suspeito, em doses crescentes e sob supervisão médica, para a avaliação de possíveis reações.

Caso seja descartada a hipótese de alergia, a avaliação de intolerância ou outras alterações fisiológicas/anatômicas deve ser realizada por meio de exames específicos.

TRATAMENTO

Apesar do risco de reações alérgicas graves, que podem culminar em morte, até o momento não existem outras medidas terapêuticas além da eliminação absoluta dos alérgenos responsáveis e do uso de medicamentos sintomáticos para as crises.

O tratamento dietético do paciente com AA consiste na exclusão do alimento comprovadamente implicado no desencadeamento dos sintomas. Nessa fase, é muito importante a avaliação nutricional, capaz de indicar possíveis substitutos para que a dieta continue nutritiva e palatável. Além disso, uma vez que o alérgeno pode estar presente de forma oculta em vários alimentos e outras fontes (produtos de higiene pessoal, hidratantes etc.), pacientes e familiares devem ser orientados a ler atentamente os rótulos dos produtos industrializados.

Com relação ao tratamento medicamentoso, as manifestações clínicas devem ser abordadas da forma comum. Assim, asma, urticária e rinite devem ser tratadas como de rotina, sem medidas especiais para a AA.

Os anti-histamínicos anti-H_1 podem ser utilizados para o alívio do prurido e para o tratamento dos sintomas gastrintestinais que surgirem após a ingestão do alimento desencadeante.

O tratamento da esofagite eosinofílica consiste na eliminação dos alimentos suspeitos da dieta e no uso de corticosteroides inalatórios de forma deglutida, não inalada. A fluticasona e a budesonida são as medicações mais relatadas para esse propósito.

Nos casos mais graves de reações anafiláticas, deve-se orientar o uso imediato de epinefrina intramuscular e observação por pelo menos quatro horas, pela chance de ocorrer reação bifásica. Algumas linhas de pesquisa têm demonstrado eficácia com imunoterapia específica e dessensibilização oral. Apesar disso, até o momento, não existe disponível qualquer outro tratamento para as AA que não seja a restrição absoluta do alérgeno da dieta.

■ ALERGIA A MEDICAMENTOS

Reações de hipersensibilidade por medicamentos são efeitos adversos de formulações farmacêuticas que clinicamente se assemelham a uma alergia. As reações de hipersensibilidade correspondem a 15 a 20% de todas as reações adversas por medicamentos, afetando mais de 7% da população geral.

Pode-se classificar essas reações como alérgicas apenas quando um mecanismo imunológico definido é demonstrado. De forma geral, quando uma reação alérgica por medicamento é suspeita, o termo hipersensibilidade deve ser preferido, uma vez que clinicamente as reações alérgicas verdadeiras e não alérgicas são muito semelhantes.

As reações de hipersensibilidade podem ser classificadas em imediatas e não imediatas, dependendo de quando se manifestam durante o tratamento. As reações imediatas ocorrem geralmente na primeira hora após o uso da medicação e são em boa parte das vezes mediadas por IgE. Em nosso meio, no entanto, a maior parte das reações imediatas é desencadeada por anti-inflamatórios não esteroides. Nestes casos, o início dos sintomas pode ocorrer em até 24 horas após o uso do medicamento, uma vez que o mecanismo não é imunológico, mas sim relacionado ao mecanismo de ação do fármaco (inibição da cicloxigenase). Outras medicações frequentemente relacionadas a reações imediatas são os antibióticos em geral, bloqueadores neuromusculares, contrastes radiológicos, quimioterápicos e anestésicos locais (embora estes últimos raramente sejam confirmados como causa de hipersensibilidade).

As reações não imediatas ocorrem a partir de uma hora da exposição ao medicamento. Em geral, iniciam após alguns dias de tratamento e na maior parte das vezes estão relacionadas a uma resposta imunológica do tipo celular (linfócitos T). Geralmente as reações não imediatas estão relacionadas com o uso de antibióticos betalactâmicos, sulfonamidas, anticonvulsivantes e antirretrovirais.

QUADRO CLÍNICO

O quadro clínico na hipersensibilidade a medicamentos é bastante variável, podendo haver acometimento de diversos órgãos e sistemas, principalmente a pele.

As manifestações obedecem à fisiopatologia do processo. Assim, as reações imediatas se manifestam, em geral, como urticária, angioedema, anafilaxia e asma. As manifestações clínicas das reações não imediatas incluem exantemas maculopapulares, eritema pigmentar fixo, síndrome de Stevens-Johnson (SSJ), necrólise epidérmica tóxica (NET), pustulose exantemática generalizada aguda, erupção a medicamento com eosinofilia e sintomas sistêmicos, ou síndrome de hipersensibilidade a medicamentos (DRESS, do inglês *drug rash with eosinophilia and systemic symptoms*), entre outras. Quadros sistêmicos, de início tardio, podem ocorrer com alguns medicamentos e são potencialmente graves (p. ex., nefrite intersticial, pneumonite e meningite asséptica).

DIAGNÓSTICO

O diagnóstico de RH a medicamentos se baseia no quadro clínico, na relação entre exposição e aparecimento dos sintomas, no tempo até o início das manifestações e em sua reprodutibilidade. Entretanto, por vezes, é necessário lançar mão de outros testes para complementação diagnóstica.

ATENÇÃO!

O diagnóstico correto e preciso de "alergia" a um medicamento é imprescindível, uma vez que evita a "rotulagem" de alérgico e a consequente privação do uso de medicamentos que poderão ser importantes durante a vida da pessoa.

História clínica

O diagnóstico se inicia com anamnese, quando diversos aspectos devem ser abordados:
- antecedente de exposição prévia e de tolerância à medicação suspeita;
- descrição minuciosa das manifestações clínicas, notadamente das lesões cutâneas e/ou mucosas;
- evidências de acometimento sistêmico;
- intervalo entre exposição e início dos sintomas;
- avaliação de todas as medicações utilizadas, incluindo as de uso contínuo.

Na maior parte dos casos, apenas a história clínica não é suficiente para confirmar o diagnóstico de hipersensibilidade a medicamentos. Assim, sempre que possível, deve-se complementar a investigação de todos os casos suspeitos com os exames e testes disponíveis para cada tipo de reação (Quadro 43.2).

Testes *in vitro*

Alguns testes vêm sendo utilizados em nível de pesquisa, na busca de padronização. Sua indicação varia de acordo com o tipo de reação, bem como com o tempo entre a exposição e o surgimento dos sintomas (Quadro 43.2).

Na prática clínica, as reações IgE-mediadas podem ser avaliadas *in vitro* por meio da dosagem de IgE específica. No entanto, em nosso meio, a dosagem de IgE específica está disponível para um número restrito de fármacos (p. ex., penicilina, ampicilina, amoxicilina e insulina). Apesar da especificidade satisfatória do método, sua sensibilidade é baixa e os resultados negativos não são suficientes para excluir o diagnóstico.

QUADRO 43.2 ■ Testes diagnósticos para as reações de hipersensibilidade alérgica a medicamentos

TIPO DE REAÇÃO	TIPO DE TESTE	
Imediata	*In vitro*	IgE específica sérica Teste de ativação de basófilos
	In vivo	Teste de puntura Teste intradérmico Teste de provocação
Não imediata	*In vitro*	Teste de linfoproliferação
	In vivo	Teste intradérmico de leitura tardia Teste de contato Teste de provocação

O teste de ativação de basófilos avalia a expressão de marcadores de ativação do basófilo e tem revelado resultados variáveis em estudos com bloqueadores neuromusculares, antibióticos betalactâmicos e AINEs.

As reações não imediatas poderiam ser avaliadas laboratorialmente pelo teste de linfoproliferação; no entanto, o teste emprega método trabalhoso e de difícil padronização, que nem sempre reproduz *in vitro* a realidade clínica.

Testes *in vivo*

Uma vez que a história clínica quase sempre é insuficiente para a confirmação do medicamento implicado na reação e os exames *in vitro* são limitados na prática clínica, os testes *in vivo* tornam-se necessários na maior parte das vezes, tanto para o diagnóstico como para a determinação de alternativa terapêutica. A avaliação *in vivo* engloba os testes cutâneos e os testes de provocação.

- **Testes cutâneos:** a investigação das alergias a medicamentos mediante testes *in vivo* deve ser sempre iniciada com os testes cutâneos, que devem ser realizados preferencialmente entre 3 semanas e 6 meses após a reação. As concentrações utilizadas variam de um composto para outro. A investigação se inicia sempre com o teste de puntura e, caso o resultado seja negativo, realiza-se o teste intradérmico. De maneira geral, as diluições utilizadas para os testes intradérmicos são de 10 a 100 vezes menores do que as usadas no teste de puntura. Os testes de contato, quando realizados com a forma pura do fármaco, devem ser preparados em concentrações entre 1 e 10%, em água ou vaselina. Se o teste for preparado com o fármaco na sua apresentação comercial, a concentração pode chegar a até 30%. O teste de contato tem demonstrado ser um procedimento seguro, podendo ser aplicado até mesmo nos pacientes com história de reações graves. No entanto, deve-se lembrar que sua sensibilidade não é alta, ou seja, testes negativos não excluem o diagnóstico.

- **Teste de provocação:** consiste em expor, de forma controlada, o indivíduo afetado ao medicamento suspeito e observar a ocorrência ou não de reação. Deve ser realizado em ambiente hospitalar, por profissional treinado, com material para ressuscitação cardiopulmonar disponível. É indicado quando não existem outros métodos para o diagnóstico ou quando os métodos existentes apresentarem resultado negativo e, ainda, para avaliação de reatividade cruzada entre medicamentos, determinação de alternativas terapêuticas e exclusão de RH em pacientes com história não sugestiva. São contraindicações à sua realização: gestação, presença de doenças de base não controladas (p. ex., asma, cardiopatia, doença hepática ou renal) e reações graves (p. ex., SSJ, NET, vasculites graves, manifestações hepáticas ou renais).

TRATAMENTO

O tratamento das reações de hipersensibilidade se baseia no quadro clínico. Anti-histamínicos, corticosteroides e eventualmente adrenalina nas reações imediatas. Corticosteroides, ciclosporina e imunoglobulina nas reações não imediatas, sendo que para cada manifestação clínica as evidências falam mais ou menos a favor de cada uma das medicações citadas. Os pacientes devem ser orientados a evitar as medicações suspeitas, sob risco de desenvolverem nova reação potencialmente mais grave. Em casos em que não existe alternativa terapêutica com a mesma eficácia, como nas gestantes com sífilis e alergia à penicilina, ou em pacientes com hipersensibilidade durante terapia de reposição enzimática nas doenças de depósito lisossômico, a dessensibilização pode ser indicada.

ATENÇÃO!

Apesar da possibilidade de se realizar testes cutâneos com medicamentos de diferentes grupos farmacológicos, em diferentes situações clínicas, esses testes em sua grande maioria não são padronizados, e um resultado negativo não é suficiente para excluir o diagnóstico. Diante disso, torna-se frequente a necessidade de complementação da investigação com o teste de provocação oral –

considerado padrão-ouro para estabelecer ou excluir o diagnóstico de RH a determinado medicamento, independentemente do mecanismo envolvido.

REVISÃO

- A alergia alimentar é uma resposta imunológica na qual indivíduos geneticamente predispostos apresentam reações a proteínas alimentares.
- Os mecanismos imunológicos envolvidos são essencialmente mediados por imunoglobulinas específicas (IgE) e/ou linfócitos T.
- Leite de vaca, ovo, trigo, soja, amendoim, castanhas, peixes e frutos do mar respondem por até 90% dos alérgenos alimentares.
- O quadro clínico na alergia alimentar é amplo e variável, compreendendo reações gastrintestinais, cutâneas, respiratórias e/ou sistêmicas, de forma imediata ou tardia.
- Alergias mediadas por IgE contam com algumas formas laboratoriais para mensuração de IgE específica. Esses exames, no entanto, nunca devem ser interpretados de forma isolada para o diagnóstico de alergia alimentar.
- O teste de provocação oral ainda permanece como padrão-ouro para o diagnóstico das alergias alimentares.
- Seu único tratamento até o momento é a exclusão total e absoluta das proteínas alimentares, o que deve ser realizado de forma criteriosa. As substituições por alimentos de mesmo valor nutricional devem ser orientadas para que não haja prejuízos nutricionais secundários.
- As alergias a medicamentos são causa frequente de visita ao consultório do especialista em alergia e imunologia clínica, assim como de avaliação especializada em pacientes internados ou em serviços de emergência.
- Apesar de sua indiscutível importância, a história clínica quase sempre não é suficiente para o diagnóstico de reações alérgicas.
- Os testes cutâneos podem ser úteis, mas ainda não estão padronizados para um grande número de medicamentos.
- O teste de provocação oral é considerado o padrão-ouro para o diagnóstico, sendo necessário quando os exames laboratoriais e/ou os testes cutâneos são negativos ou inconclusivos.

■ LEITURAS SUGERIDAS

Blanca-Lopez N, del Carmen Plaza-Serón M, Cornejo-García JA, Perkins JR, Canto G, Blanca M. Drug-induced anaphylaxis. Curr Treat Options Allergy. 2015; 2(3):169-82.
Brockow K, Przybilla B, Aberer W, Bircher AJ, Brehler R, Dickel H, et al. Guideline for the diagnosis of drug hypersensitivity reactions. Allergo J Int. 2015;24(3): 94-105.
Demoly P, Adkinson NF, Brockow K, Castells M, Chiriac AM, Greenberger PA, et al. International Consensus on drug allergy. Allergy. 2014;69(4):420-37.
Feuille E, Nowak-Węgrzyn A. Food protein-induced enterocolitis syndrome, allergic proctocolitis, and enteropathy. Curr Allergy Asthma Rep. 2015;15(8):50.
Kim EH, Burks W. Managing food allergy in childhood. Curr Opin Pediatr. 2012; 24(5):615-20.
Sánchez-Borges M, Thong B, Blanca M, Ensina LFC, González-Díaz S, Greenberger PA, et al. Hypersensitivity reactions to non betalactam antimicrobial agents, a statement of the WAO special committee on drug allergy. World Allergy Organ J. 2013;6(1):18.
Turnbull JL, Adams HN, Gorard DA. Review article: the diagnosis and management of food allergy and food intolerances. Aliment Pharmacol Ther. 2015; 41(1): 3-25.

44

ALERGIA RESPIRATÓRIA

■ DIRCEU SOLÉ
■ INÊS CRISTINA CAMELO-NUNES
■ GUSTAVO FALBO WANDALSEN

Entre as várias manifestações clínicas das alergias respiratórias, merece especial destaque, por sua frequência, a rinite alérgica (RA). Estudos nacionais apontam ser de até 30% a prevalência de RA entre adolescentes e adultos jovens brasileiros. A RA é reação de hipersensibilidade imediata, mediada por anticorpos IgE, contra alérgenos de ácaros do pó domiciliar, esporos de fungos, epitélio de animais e alérgenos de baratas. A interação desses alérgenos com a IgE específica, fixada à superfície dos mastócitos nasais, promove a liberação de mediadores farmacologicamente ativos, sendo a histamina o principal. A histamina provoca vasodilatação, edema da mucosa e aumento na produção de muco, fundamentais para o desenvolvimento dos sinais e sintomas (ver Mecanismos de Doenças – Alergia).

■ QUADRO CLÍNICO

Clinicamente, a RA caracteriza-se por obstrução e prurido nasais, espirros em salva, coriza, respiração bucal, roncos e cefaleia. A coriza pode ser fluida e hialina ou espessa e mucopurulenta. A tosse noturna é muito frequente em crianças. Ao exame físico, observam-se palidez cutânea, escurecimento periorbitário e dupla linha infraorbitária (L. Dennie-Morgan). O palato em ogiva, assim como a má oclusão dentária, ocorre mais frequentemente em crianças, devido à respiração bucal por longo tempo (fácies adenoidiana). É frequente o acometimento dos seios paranasais e da orelha média. Como a mucosa que reveste o nariz se prolonga para os seios da face, é quase impossível dissociar RA da sinusopatia (inflamatória/alérgica).

O acometimento dos seios da face no adulto leva a queixas típicas (cefaleia, dor na face, etc.), o que não se observa na criança, em que halitose e tosse crônica podem ser as únicas manifestações clínicas. Pacientes com RA podem ser classificados segundo a frequência e a intensidade dos sintomas como tendo: rinite intermitente (até quatro semanas/anos) ou persistente (mais de quatro semanas); e leve (sintomas que não comprometem as atividades do dia a dia e/ou sono) ou moderada-grave (sintomas que incomodam) (Figura 44.1).

ATENÇÃO!

A classificação da RA é importante, pois auxiliará na instituição do esquema de tratamento.

A RA, sobretudo na forma moderada-grave, pode estar acompanhada de comorbidades, como sinusite, asma, comprometimento do rendimento escolar e de trabalho, entre outros.

■ DIAGNÓSTICO

Embora a RA seja doença de diagnóstico predominantemente clínico, a avaliação laboratorial auxilia na identificação de possíveis agentes etiológicos, bem como na avaliação de complicações associadas (Figura 44.2).

DIAGNÓSTICO E TRATAMENTO

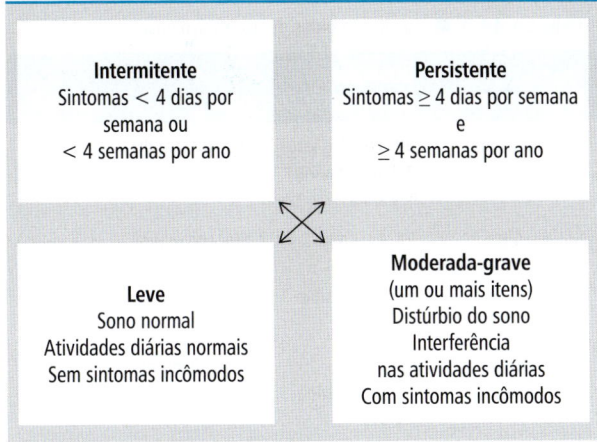

FIGURA 44.1 ■ Classificação da rinite alérgica.
Fonte: Adaptada de Bousquet e colaboradores.[1]

■ TRATAMENTO

O tratamento da RA deve ser individualizado e pode ser dividido em cuidados ambientais, imunoterapia específica e tratamento sintomático.

O controle do ambiente visa a diminuir a exposição aos alérgenos inaláveis e/ou substâncias irritantes capazes de desencadear exacerbações agudas ou intensificar os sintomas da doença. A imunoterapia alérgeno-específica é direcionada a alérgenos não evitáveis e é atributo do especialista. Os medicamentos utilizados no tratamento sintomático da RA são: anti-histamínicos (anti-H_1); corticosteroides (tópicos e sistêmicos); descongestionantes (tópicos e sistêmicos); antagonistas dos receptores de leucotrienos (ATLs); e cromonas tópicas.

Os anti-histamínicos (anti-H_1) atuam como agonistas inversos da histamina e apresentam algumas ações anti-inflamatórias. Podem ser utilizados tanto para o alívio dos sintomas agudos intermitentes como no tratamento prolongado da RA persistente. São eficazes no controle do prurido, dos espirros e da coriza. Contudo, são menos úteis na redução da obstrução nasal. Quando administrados via oral, exercem seus efeitos não apenas sobre os sintomas nasais, como também sobre os sintomas oculares frequentemente associados à RA.

Os anti-H_1 de 1ª geração ou clássicos (Tabela 44.1), em geral, são rapidamente absorvidos e metabolizados, o que exige a sua administração

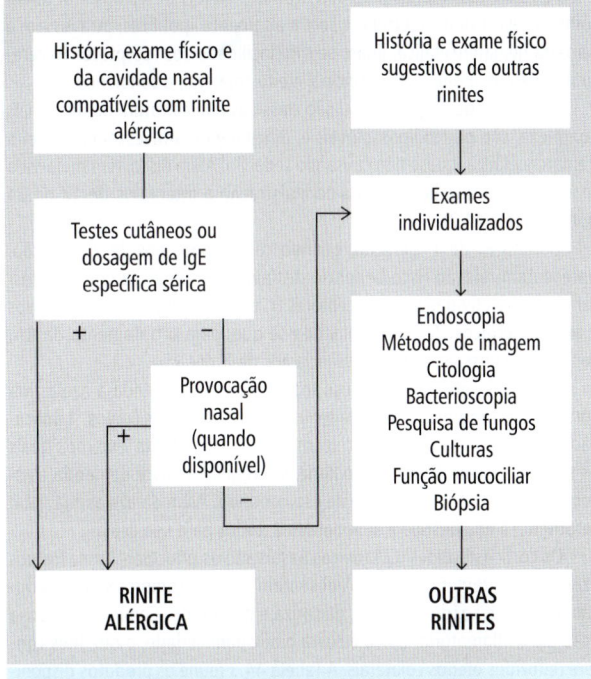

FIGURA 44.2 ■ Roteiro para o diagnóstico das rinites.
Fonte: Adaptada de Associação Brasileira de Alergia e Imunopatologia e Associação Brasileira de Otorrinolaringologia e Cirurgia Cérvico-Facial.[2]

TABELA 44.1 ■ Anti-histamínicos H_1 clássicos ou sedantes

		POSOLOGIA	
NOME	APRESENTAÇÃO	CRIANÇAS	ADULTO E CRIANÇAS > 12 ANOS
Cetotifeno	Xarope: 0,2 mg/mL Solução oral: 1 mg/mL Comprimidos: 1 mg	6 meses a 3 anos: 0,05 mg/kg 2 x/dia > 3 anos: 5 mL 2 x/dia	1 cápsula a cada 12 horas
Clemastina	Xarope: 0,05 mg/mL Comprimidos: 1 mg	Menores de 1 ano: 2,5-5 mL 2 x/dia 3-6 anos: 5 mL 2 x/dia 6-12 anos: 7,5 mL 2 x/dia	20 mL a cada 12 horas ou 1 comprimido a cada 12 horas
Dexclorfeniramina	Xarope: 2 mg/5 mL Comprimidos: 2 mg Drágeas: 6 mg	2-6 anos: 1,25 mL 3 x/dia 6-12 anos: 2,5 mL 3 x/dia	5 mL ou 1 comprimido a cada 8 horas (máximo de 12 mg/dia)
Hidroxizina	Xarope (2 mg/mL) ou comprimidos (10 e 25 mg)	Até 6 anos: até 50 mg/dia Maiores de 6 anos: até 100 mg/dia	Até 150 mg/dia
Prometazina	Xarope: 5 mg/5mL Comprimidos: 25 mg	2-5 anos: 5-15 mg/dia em 1-2 doses divididas 5-10 anos: 10-25 mg/dia em 1-2 doses divididas	20-60 mg/dia

em 3 a 4 tomadas diárias para obtenção dos efeitos desejados. Por terem fórmulas estruturais reduzidas e serem altamente lipofílicos, atravessam a barreira hematencefálica, ligam-se com facilidade aos receptores H_1 cerebrais e geram, assim, o seu principal efeito colateral, a sonolência.

Os anti-H_1 de 2ª geração ou não clássicos têm estrutura química mais complexa, são pouco lipossolúveis e, dificilmente, atravessam a barreira hematencefálica, quase não causando sedação. Além disso, têm meia-vida mais longa, o que permite sua administração a intervalos de 12 ou 24 horas (Tabela 44.2).

Os anti-H_1 de 1ª geração, quando comparados aos de 2ª geração, apresentam relação risco/benefício desfavorável, uma vez que manifestam baixa seletividade para receptores H_1 e importantes efeitos sedativos e anticolinérgicos. Assim, recomenda-se que, para o tratamento da RA, sempre que possível se dê preferência aos de 2ª geração.

Disponível no Brasil para uso tópico nasal existe ainda a azelastina spray nasal (1 mg/mL), que pode ser utilizada a partir dos 6 anos, 1 aplicação/narina a cada 12 horas, em casos de RA intermitente leve, nos quais os sintomas sejam limitados ao nariz, em regime de livre demanda e associados com outra medicação de uso contínuo. Além da azelastina, há o cetotifeno, a emedastina e a olopatadina, todos para uso ocular.

Os corticosteroides (CE) tópicos nasais são os principais fármacos utilizados no tratamento da RA. Apresentam eficácia comprovada na redução da obstrução, dos espirros, da coriza e do prurido. Combinam intensa ação anti-inflamatória tópica e baixa biodisponibilidade, o que lhes confere reduzidos efeitos colaterais. A Tabela 44.3 reúne os produtos disponíveis no mercado brasileiro. Seu efeito terapêutico máximo é observado a partir da 2ª semana de utilização. Naqueles casos que cursam com edema importante da mucosa, vale a pena considerar o uso concomitante de outros fármacos, principalmente das associações anti-H_1 e descongestionante oral, ou ainda, por no máximo cinco dias, de descongestionante tópico.

TABELA 44.3 ■ Corticosteroides de uso tópico nasal

CORTICOSTEROIDE	DOSAGEM E ADMINISTRAÇÃO	DOSE	IDADE
Beclometasona	50 e 100 µg/jato 1-2 jatos/narina 1-2 x/dia	100-400 mg/dia	> 6 anos
Budesonida	32, 64, 50 e 100 µg/jato 1-2 jatos/narina 1 x/dia	100-400 mg/dia	> 4 anos
Propionato de fluticasona	50 µg/jato 1-2 jatos/narina 1 x/dia	100-200 mg/dia	> 4 anos
Mometasona	50 µg/jato 1-2 jatos/narina 1 x/dia	100-200 mg/dia	> 2 anos
Triancinolona	55 µg/jato 1-2 jatos/narina 1-2 x/dia	100-440 mg/dia	> 6 anos
Ciclesonida	50 µg/jato 2 jatos/narina 1 x/dia	200 mg/dia	> 6 anos
Furoato de fluticasona	27,5 µg/jato 1-2 jatos/narina 1-2 x/dia	55-110 mg/dia	> 2 anos

TABELA 44.2 ■ Anti-histamínicos H_1 não clássicos ou não sedantes

NOME	APRESENTAÇÃO	POSOLOGIA CRIANÇAS	POSOLOGIA ADULTOS E CRIANÇAS > 12 ANOS
Cetirizina	Gotas: 10 mg/mL Comprimidos: 10 mg Solução oral: 1 mg/mL	6 meses a 2 anos: 2,5 mg 1 x/dia 2-6 anos: 2,5 mg 2 x/dia 6-12 anos: 5 mg 2 x/dia	10 mg/dia
Desloratadina	Solução oral: 0,5 mg/mL Comprimidos: 5 mg	6 meses a 2 anos: 2 mL 1 x/dia 2-6 anos: 2,5 mL 1 x/dia 6-11 anos: 5 mL 1 x/dia	5 mg/dia
Ebastina	Xarope: 1 mg/mL Comprimidos: 10 mg	2-6 anos: 2,5 mL 1 x/dia 6-12 anos: 5 mL 1 x/dia	10 mg/dia
Epinastina	Xarope: 2 mg/mL Comprimidos: 10 mg ou 20 mg	6-12 anos: 5 a 10 mg 1 x/dia	10 a 20 mg/dia
Fexofenadina	Solução: 6 mg/mL Comprimidos: 30, 60, 120 e 180 mg	Menores de 6 anos: 15 mg/dia 6-11 anos: 30 a 60 mg/dia	60 mg a cada 12 horas ou 120 mg 1 vez ao dia
Levocetirizina	Gotas: 2,5 mg/10 gotas Comprimidos: 5 mg	2-6 anos: 1,25 (5 gotas) 2 x/dia Acima de 6 anos: 5 mg/dia	5 mg/dia
Loratadina	Solução oral: 1 mg/mL a 5 mg/mL Comprimidos: 10 mg	Maiores de 2 anos, menores de 30 kg: 5 mg/dia Maiores de 30 kg: 10 mg/dia	10 mg/dia
Rupatadina	Comprimidos: 10 mg		10 mg/dia
Bilastina	Comprimidos: 20 mg		20 mg/dia

DIAGNÓSTICO E TRATAMENTO

Essas associações, por diminuírem a obstrução nasal, facilitam o sono e evitam o abandono do tratamento. Uma vez atingido o controle sintomático, recomenda-se reduzir a dosagem do CE tópico nasal e retorno aos estágios iniciais do tratamento.

As evidências indicam que os CE intranasais são mais eficazes no controle dos sintomas de RA do que os anti-H_1 (orais e intranasais). Em casos graves e urgentes ou, ainda, na presença de sinusite crônica ou de exacerbações intensas da RA, podem ser usados ciclos curtos de CE sistêmicos orais sempre com precaução e desde que não haja contraindicações absolutas. Assim, quando necessário, os CE mais indicados são os de meia-vida intermediária, como: prednisona, prednisolona, metilprednisolona e deflazacorte. Sempre dar preferência ao esquema em dose única, pela manhã, no máximo 5 a 7 dias.

Embora os CE tópicos nasais sejam eficazes e seguros, podem ocorrer, após o uso prolongado, efeitos colaterais locais (irritação local, sangramento nasal, espirros, ressecamento, ardência, formação de crostas e, muito raramente, perfuração septal). A absorção sistêmica, nas doses recomendadas, é mínima, com evidências de supressão do eixo hipotálamo-hipófise-suprarrenal em raríssimos casos, porém não há consenso sobre sua ação sobre o crescimento, principalmente quando empregado concomitantemente com os CE inalados para asma. Uma vez atingido o controle sintomático, recomenda-se reduzir a dosagem do CE tópico nasal e retornar aos estágios iniciais do tratamento.

Recentemente, foi disponibilizada no Brasil a associação de cloridrato de azelastina (137 µg/jato) e propionato de fluticasona (50 µg/jato) (Dymista®), uso tópico nasal, para pacientes com rinite alérgica moderada-grave e maiores de 12 anos. Os resultados têm sido muito animadores, sobretudo para os pacientes com baixa resposta aos tratamentos habituais.

A Figura 44.3 reúne propostas terapêuticas para os pacientes com RA com base na intensidade clínica.

Os descongestionantes são agentes alfa-adrenérgicos e, portanto, reduzem a obstrução nasal, porém não têm qualquer atuação sobre a coriza, os espirros e o prurido. Podem ser administrados topicamente, em gotas ou spray nasal (p. ex.: epinefrina, nafazolina e oximetazolina) ou via oral (efe-

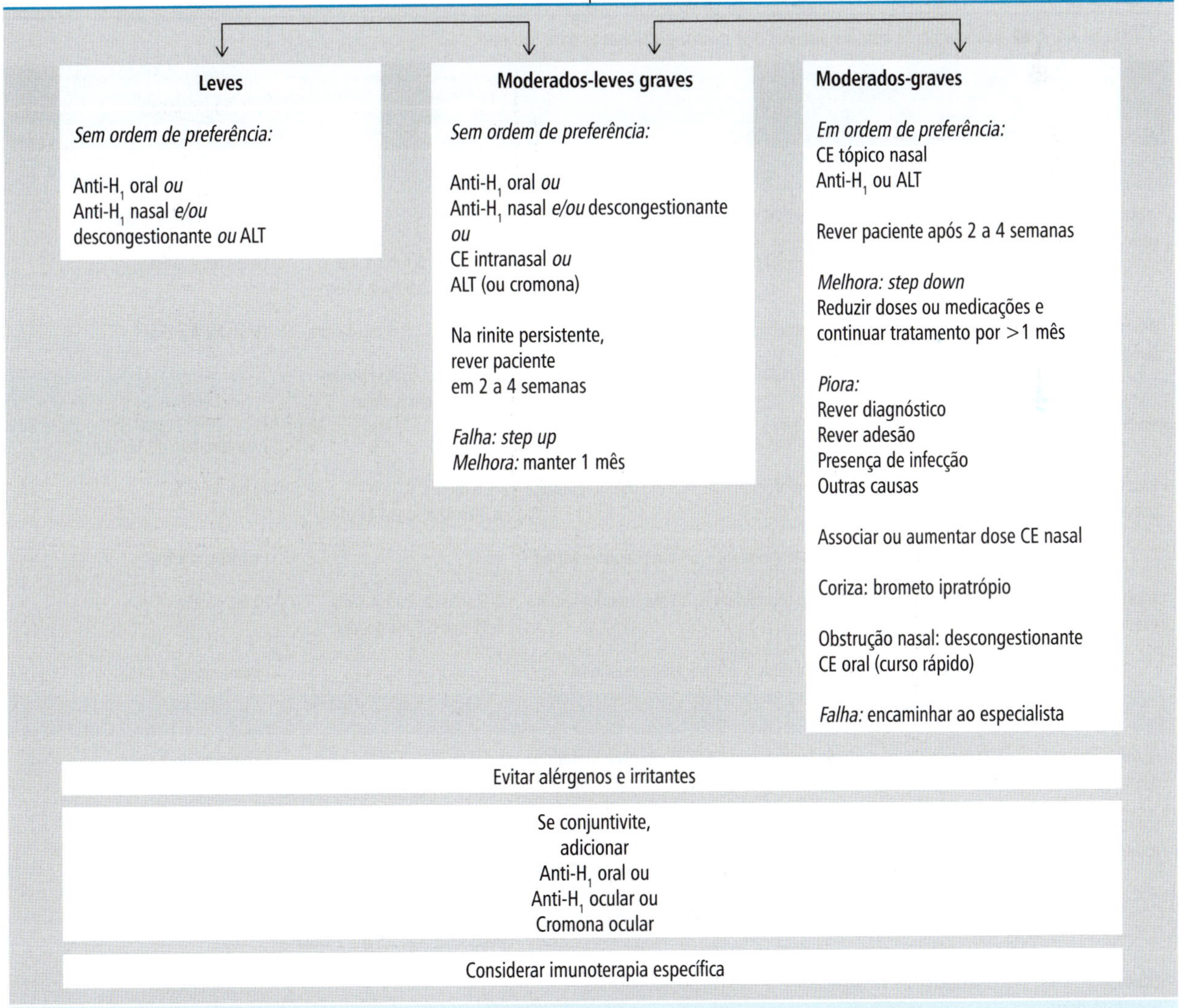

Leves

Sem ordem de preferência:

Anti-H_1 oral *ou*
Anti-H_1 nasal *e/ou* descongestionante *ou* ALT

Moderados-leves graves

Sem ordem de preferência:

Anti-H_1 oral *ou*
Anti-H_1 nasal *e/ou* descongestionante
ou
CE intranasal *ou*
ALT (ou cromona)

Na rinite persistente,
rever paciente
em 2 a 4 semanas

Falha: step up
Melhora: manter 1 mês

Moderados-graves

Em ordem de preferência:
CE tópico nasal
Anti-H_1 ou ALT

Rever paciente após 2 a 4 semanas

Melhora: step down
Reduzir doses ou medicações e continuar tratamento por >1 mês

Piora:
Rever diagnóstico
Rever adesão
Presença de infecção
Outras causas

Associar ou aumentar dose CE nasal

Coriza: brometo ipratrópio

Obstrução nasal: descongestionante
CE oral (curso rápido)

Falha: encaminhar ao especialista

Evitar alérgenos e irritantes

Se conjuntivite,
adicionar
Anti-H_1 oral ou
Anti-H_1 ocular ou
Cromona ocular

Considerar imunoterapia específica

FIGURA 44.3 ■ Esquema geral de tratamento da rinite alérgica.

Fonte: Modificada de Bousquet e colaboradores.[1]

drina, pseudoefedrina). Esses medicamentos não devem ser empregados de forma isolada no tratamento da RA e são mais recomendados para uso curto e sintomático nas exacerbações. Apresentam diversos efeitos adversos, como taquicardia, arritmias, tremor, irritabilidade e insônia. Os de uso tópico podem causar ainda ressecamento da mucosa nasal, sangramentos, úlceras e perfuração septal, e não devem ser ministrados por tempo superior a cinco dias, pois obstrução por efeito rebote pode ocorrer após o uso prolongado e ser seguida por rinite medicamentosa. Em lactentes e crianças pequenas, os derivados imidazólicos (nafazolina, oximetazolina) podem ser absorvidos e ocasionar depressão do sistema nervoso central (SNC), coma e hipotermia e, portanto, não devem ser empregados. Em crianças maiores, é possível utilizá-los apenas para facilitar o sono durante as exacerbações da RA e para permitir a introdução dos CE intranasais. Pacientes com glaucoma e hipertiroidismo e idosos com hipertrofia prostática são considerados de risco para o uso de descongestionantes sistêmicos.

No Brasil, os descongestionantes sistêmicos só estão disponíveis em associação aos anti-H_1 (Tabela 44.4). O principal objetivo dessa combinação é reduzir a obstrução nasal que não respondeu de forma satisfatória aos anti-H_1 isoladamente. Existem muitos medicamentos combinando anti-histamínicos clássicos com descongestionantes, o que não é recomendado, tendo em vista os efeitos colaterais de ambos os componentes, em especial a sedação.

As cromonas são fármacos anti-inflamatórios com eficácia relativa em quadros leves de RA. São seguros, porém apresentam como grande desvantagem a necessidade de várias aplicações ao dia para se manter o efeito desejado, o que implica, quase sempre, baixa aderência ao tratamento. Disponível no Brasil existe a solução nasal de cromoglicato dissódico a 2 ou 4%, que pode ser utilizada desde a lactância, nas doses de 2 gotas/narina ou 1 a 2 jatos/narina a cada 4 ou 6 horas.

ATENÇÃO!

Os antagonistas de receptores de leucotrienos cisteínicos competem com os leucotrienos, importantes mediadores inflamatórios da resposta alérgica, pelos receptores, justificando a sua ação.

TABELA 44.4 ■ Associação de anti-histamínico H_1 e descongestionante para uso oral

ASSOCIAÇÃO	APRESENTAÇÃO	POSOLOGIA CRIANÇAS	POSOLOGIA ADULTOS E CRIANÇAS > 12 ANOS
Clássicos ou sedantes			
Azatadina + pseudoefedrina	Drágeas 1 mg azatadina + 120 mg pseudoefedrina		1 comprimido 2 x/dia
	Xarope 0,5 mg azatadina + 30 mg pseudoefedrina/mL	> 6 anos: 5 mL 2 x/dia 1-6 anos: 2,5 mL 2 x/dia	10-20 mL 2 x/dia
Bromofeniramina + fenilefrina	Xarope 5 mL c/ 2 mg bromofeniramina + 5 mg fenilefrina	> 2 anos: 2,5-5 mL 4 x/dia	15-30 mL 4 x/dia
	Gotas 1 mL c/ 2 mg bromoferiramina + 2,5 mg fenilefrina	> 2 anos: 2 gotas por kg divididas em 3 x/dia	
	Comprimido: 12 mg bromofeniramina + 15 mg fenilefrina		1 comprimido de 12/12 h
Bromofeniramina + pseudoefedrina	Xarope 1 mL c/ 0,2 mg bromofeniramina + 3 mg pseudoefedrina	> 6 meses: 0,25 a 0,30 mL/kg/dose 4 x/dia	20 mL 4 x/dia
	Cápsulas com 4 mg bromofeniramina + 60 mg pseudoefedrina		1 cápsula 4 x/dia
Triprolidina + pseudoefedrina	Xarope: cada 5 mL 1,25 mg triprolidina + 30 mg pseudoefedrina	2-5 anos: 2,5 mL 4 x/dia 6-12 anos: 5 mL 4 x/dia	10 mL 4 x/dia
	Comprimido: 2,5 mg triprolidina + 60 mg pseudoefedrina		1 comprimido 4 x/dia
Não clássicos ou não sedantes			
Fexofenadina + pseudoefedrina	Comprimido com 60 mg fexofenadina + 120 mg pseudoefedrina		1 comprimido 2 x/dia
Loratadina + pseudoefedrina	Comprimido com 5 mg loratadina + 120 mg pseudoefedrina		1 comprimido 2 x/dia
	Comprimido 24 horas 10 mg loratadina + 240 mg pseudoefedrina		1 comprimido/dia
	Xarope com 1 mg loratadina + 12 mg pseudoefedrina/mL	Peso > 30 kg: 5 mL 2 x/dia Peso < 30 kg: 2,5 mL 2 x/dia	
Ebastina + pseudoefedrina	Cápsulas com 10 mg ebastina + 120 mg pseudoefedrina		1 comprimido/dia

Originariamente utilizados para o controle da asma persistente, apresentam ação superior à do placebo no controle dos sintomas nasais e oculares de pacientes com RA, principalmente sobre a obstrução nasal. Na RA, estudos comparativos que avaliaram a administração desses produtos de modo isolado ou associados aos anti-H_1 demonstraram, de início, ser a associação superior à administração dos antimediadores de modo isolado. Estudos posteriores evidenciaram discreto efeito superior dos antileucotrienos sobre os anti-H_1.

No presente momento, a iniciativa ARIA indica os antileucotrienos para os pacientes que têm RA associada à asma sintomática. No Brasil, há o montelucaste (sachê contendo grânulos com 4 mg, comprimidos de 4, 5 e 10 mg). A posologia recomendada é: 4 mg para crianças de 6 meses a 2 anos (sachê) e de 2 a 5 anos (comprimidos); 5 mg dos 6 aos 14 anos (comprimidos); e 10 mg a partir dos 15 anos (comprimidos).

O brometo de ipratrópio é agente anticolinérgico que tem por indicação o controle da rinorreia. Indicado, sobretudo, a pacientes com rinite vasomotora, tem apresentação disponível em gotas para nebulização.

REVISÃO

- A rinite alérgica é a doença alérgica respiratória mais comum na criança/adolescente.
- Embora não exponha o paciente a risco de vida, pode comprometer muito a qualidade de vida do paciente.
- Embora os espirros, o prurido nasal e a rinorreia aquosa sejam sintomas muito frequentes nesses pacientes, a obstrução nasal é o que mais os incomoda.
- Aeroalérgenos, como os ácaros do pó domiciliar, material descamado de animais domésticos (cão, gato) e derivados de baratas, são os principais agentes etiológicos da rinite alérgica.
- Além da redução da exposição ao agente etiológico, os corticosteroides tópicos nasais e os anti-histamínicos H_1 têm constituído o esquema terapêutico mais empregado.
- Respiração oral, sinusite, apneia e asma são algumas comorbidades associadas a formas graves de rinite persistente.

■ REFERÊNCIAS

1. Bousquet J, Khaltaev N, Cruz AA, Denburg J, Fokkens WJ, Togias A, et al. Allergic Rhinitis and its Impact on Asthma (ARIA) 2008 update (in collaboration with the World Health Organization, GA(2)LEN and AllerGen). Allergy. 2008;63 Suppl 86:8-160.
2. Associação Brasileira de Alergia e Imunopatologia; Associação Brasileira de Otorrinolaringologia e Cirurgia Cérvico-Facial. III Consenso Brasileiro sobre rinites. Braz J Otorhinolaryngol. 2012;75(6):S1-50.

■ LEITURAS SUGERIDAS

Brozek JL, Bousquet J, Baena-Cagnani CE, Bonini S, Canonica GW, Casale TB, et al. Allergic Rhinitis and its Impact on Asthma (ARIA) guidelines: 2010 revision. J Allergy Clin Immunol. 2010;126(3):466-76.

Price D, Shah S, Bhatia S, Bachert C, Berger W, Bousquet J, et al. A new therapy (MP29-02) is effective for the long-term treatment of chronic rhinitis. J Investig Allergol Clin Immunol. 2013;23(7):495-503.Simons FE. H1-antihistamines in children. Clin Allergy Immunol. 2002;17:437-64.

Solé D, Camelo-Nunes IC, Wandalsen GF, Rosário Filho NA, Naspitz CK; Brazilian ISAAC's Group. Prevalence of rhinitis among Brazilian schoolchildren: ISAAC phase 3 results. Rhinology. 2007;45(2):122-8.

45
INFECÇÕES DAS VIAS AÉREAS SUPERIORES

■ GILBERTO PETTY DA SILVA

Na faixa etária de 6 meses a 3 anos, as crianças apresentam de 6 a 9 infecções respiratórias agudas por ano, 10% delas, mais de 10 quadros ao ano. Entre 3 e 5 anos, esse número cai para 3 a 4 por ano, e crianças acima dos 5 anos apresentam 1 a 2 quadros por ano, como nos adultos. Esse comportamento fisiológico é decorrente do desenvolvimento do sistema imunológico. Entre os fatores de risco que podem aumentar a frequência de infecções virais do aparelho respiratório, pode-se citar a utilização de berçários e creches, a presença de irmãos mais velhos e a falta de aleitamento materno.

As infecções respiratórias agudas podem ser classificadas de acordo com sua localização anatômica: infecções das vias aéreas superiores (IVAS), que compreendem a rinofaringite, a faringite, a amigdalite, a otite média, a sinusite e a laringite (ver também o Capítulo 279); e infecções das vias aéreas inferiores (IVAI), como a bronquite, a bronquiolite e a pneumonia.

■ RINOFARINGITE OU RESFRIADO COMUM

De etiologia predominantemente viral, é causada por mais de 200 tipos de vírus, sendo os mais frequentemente implicados: rinovírus; coronavírus; vírus sincicial respiratório; adenovírus; parainfluenza; influezavírus; e enterovírus.

QUADRO CLÍNICO

Apresenta-se com coriza, espirros e tosse seca, acompanhados ou não por febre de intensidade variável, dor de garganta, diminuição do apetite; vômito e fezes amolecidas, com presença de muco, também podem acompanhar o quadro. A orofaringe, a mucosa nasal e a membrana timpânica encontram-se hiperemiadas e inflamadas.

São infecções benignas, autolimitadas, com duração da febre por até três dias e sintomas respiratórios por cerca de 7 a 10 dias.

TRATAMENTO

O objetivo do tratamento é o alívio dos sintomas. Vários medicamentos têm sido empregados na prevenção e no tratamento dos sintomas das infecções das vias aéreas; entretanto, muitos deles sem avaliação de sua eficácia e segurança – e devendo ser evitados em crianças menores de 4 anos.

Por serem infecções de etiologia viral, os antibióticos não devem ser indicados: vários estudos que avaliaram a eficácia de medicações contendo carbocisteína, difenil-hidramina, equinácea purpúrea, anti-histamínicos, antitussígenos, associados ou não aos broncodilatadores, vitamina C, corticoides (via oral ou inalatória) não demonstraram efeitos benéficos desses medicamentos.

Algumas medicações, por sua vez, podem ser empregadas por apresentarem melhora dos sintomas:

- Doses altas de corticoide inalatório por até 10 dias podem ser empregadas em crianças de 1 a 5 anos que apresentam chiado no peito.

- Vaporub aplicado no peito e no pescoço tem mostrado melhorar a gravidade da tosse e a qualidade do sono.
- Estudos utilizando sulfato de zinco têm demonstrado uma tendência em diminuir a duração dos sintomas, se empregados nas primeiras 24 horas do início do quadro.
- Pelargonium sidoides pode ajudar a diminuir a tosse e a produção de muco.
- Trigo sarraceno se mostrou superior ao placebo em reduzir a frequência da tosse e melhorar a qualidade do sono.
- Mel não deve ser empregado em crianças menores de 1 ano pelo risco de botulismo.
- Irrigação nasal com solução fisiológica (SF) pode melhorar a respiração e diminuir a necessidade de descongestionantes.
- Os probióticos podem ser utilizados em crianças de 3 a 5 anos, sendo empregados por 6 meses.
- Vitamina C, na dose de 0,2 a 2 g por dia, por 2 semanas a 9 meses, e 15 mg de sulfato de zinco, por 7 meses, são medicações que podem apresentar alguma eficácia na profilaxia das infecções das vias aérea superiores.

> **ATENÇÃO!**
>
> Os pais devem ser orientados para a possibilidade de acometimento das vias aéreas inferiores, como bronquiolite ou pneumonia, indicando-se a procura por atendimento se aparecerem sintomas como taquipneia ou dispneia na evolução do quadro.

A rinofaringite pode evoluir com complicações decorrentes da extensão do processo inflamatório infeccioso às estruturas adjacentes, ou por diminuição do *clearance* das secreções e consequente crescimento bacteriano. As principais complicações observadas são a otite média aguda e as sinusites.

■ OTITE MÉDIA AGUDA

Otite média aguda (OMA) é a infecção bacteriana mais comum em crianças: estima-se que 50 a 80% apresentam pelo menos 1 episódio de otite antes de 3 anos de vida, com pico de incidência entre 6 e 15 meses. Entre 10 e 15% das crianças apresentam recorrência da infecção, que é definido como 3 ou mais episódios em 6 meses ou 4 ou mais episódios em 12 meses. Muitos episódios evoluem sem complicações, porém às vezes podem ocorrer mastoidite, meningite, paralisia facial, labirintite e trombose do seio sigmoide.

QUADRO CLÍNICO

Clinicamente, a otite apresenta-se com persistência do quadro febril, na evolução de um quadro de rinofaringe, podendo ser referidos dor de ouvido, nas crianças maiores, e irritabilidade, nas menores. Em cerca de um terço dos pacientes, não se observam os sintomas descritos, e o diagnóstico baseia-se apenas nos achados da otoscopia: nela, verificam-se diminuição da mobilidade da membrana timpânica, perda do brilho, diminuição dos reflexos dos ossículos auditivos, hiperemia, exsudato na membrana e nas vesículas.

ETIOLOGIA

Os agentes mais comuns são o *S. pneumoniae, H. influenzae, M. catharralis* e *S. piogenes*.

TRATAMENTO

A principal razão para tratar a otite com antibiótico é a prevenção de complicações, havendo, contudo, controvérsia acerca dessa linha de tratamento. Assim, pode-se optar por uma abordagem de não prescrever antibiótico e reexaminar a criança após 48 horas, verificando-se, então, se houve melhora ou não dos sintomas e decidindo-se sobre a indicação ou não de antibiótico.

Outra abordagem é prescrever antibiótico na primeira visita: o medicamento de escolha para iniciar o tratamento é a amoxicilina na dose de 50 mg/kg/dia, dividida em duas vezes, a cada 12 horas, por 7 a 10 dias. Nos casos de otite com efusão, o tempo de tratamento deve ser ampliado para 10 a 14 dias. (Pacientes alérgicos à penicilina podem ser tratados com eritromicina, sulfametoxasol-trimetropim ou azitromicina, nas dose habituais.) Além disso, anestésicos tópicos, anti-inflamatórios e analgésicos devem ser ministrados para alívio da dor.

As crianças devem ser reavaliadas prontamente se os sintomas persistirem por mais de 48 horas, sendo recomendada a substituição da amoxicilina por amoxicilina/clavulanato, cefuroxima ou azitromicina.

Crianças assintomáticas devem ser reavaliadas após 3 a 6 semanas do tratamento, pela possibilidade de recidiva assintomática. Nos pacientes em que complicações foram suspeitadas ou confirmadas, há necessidade de tratamento com antibióticos intravenosos, associado à meringotomia, em caso de falência terapêutica da antibioticoterapia, ou por dor refratária aos analgésicos.

> **ATENÇÃO!**
>
> - Medidas de prevenção, como aleitamento materno exclusivo por 6 meses e evitar exposição ao tabaco, devem ser recomendadas.
> - Vitamina D e probióticos estão associados à diminuição do risco de otite.
> - As vacinas antipneumococo, anti-hemófilos e anti-influenza apresentam modesto efeito protetor na redução dos episódios de otite.
> - Em relação à colocação de tubos de ventilação, como forma de prevenção nos casos de otite media aguda de repetição, não existem estudos suficientes que permitam indicar essa forma de prevenção.
> - Adenoidectomia, com ou sem colocação de tubo de ventilação, também não se mostrou eficaz como medida de prevenção.

■ SINUSITE AGUDA

Sinusite aguda é uma complicação que ocorre entre 5 a 10% das IVAS. Os seios paranasais se dividem em 5 grupos: os etmoidais anterior e posterior, seios maxilares direito e esquerdo e seio frontal. (O seio esfenoidal é uma evaginação do recesso esfenoetmoidal.)

QUADRO CLÍNICO

Clinicamente, a sinusite aguda manifesta-se com sintomas de congestão nasal, rinorreia purulenta, cefaleia e tosse persistente, que pode piorar à noite. Pode ser observada também dor facial, sensação de pressão localizada na região maxilar e nos olhos, que piora com a movimentação da cabeça para baixo, e, com menos frequência, anosmia. Nas crianças pequenas, os sintomas podem ser mais inespecíficos, como falta de apetite e irritabilidade. Febre, edema periorbitário e alterações da movimentação ocular podem ser indicativos de complicações.

A complicação mais frequente da sinusite bacteriana aguda é a celulite periorbitária, em que se observa edema palpebral, eritema e febre, sem sinais oculares.

Na celulite pós-septal, pode-se observar edema conjuntival, proptose e movimentação ocular reduzida e dolorosa.

Abscesso subperiostal ou orbitário é pouco comum e acomete principalmente indivíduos imunodeprimidos.

ETIOLOGIA

A maioria das infecções sinusais é de etiologia viral. Dentre as bactérias, as mais frequentemente envolvidas são *S. pneumoniae, H. influenzae, M. catharralis, S. pyogenes*. Os micro-organismos anaeróbios são pouco vistos.

DIAGNÓSTICO

A persistência de sintomas como rinorreia purulenta, tosse persistente e cefaleia, por 10 a 14 dias, na evolução de um quadro de infecção aguda de vias aéreas superiores, é o critério mais utilizado no diagnóstico de sinusite aguda.

A radiografia dos seios da face é um exame pouco específico no diagnóstico em crianças, devendo ser solicitado quando houver suspeita de complicações. A tomografia deve ser solicitada com urgência, em caso de proptose, alteração dos movimentos oculares, alteração do sensório, vômitos repetidos, cefaleia intensa e convulsões.

TRATAMENTO

ATENÇÃO!

O tratamento com antibióticos é controverso, pois cerca de 60 a 80% sinusites aguda apresentam cura espontânea.

Em crianças, o tratamento de escolha é a amoxicilina ou a amoxicilina associada ao clavulanato, principalmente nas menores de 2 anos com quadro de sinusite complicada. Alternativamente, podem ser utilizadas cefalosporinas de segunda ou terceira geração. (Os macrolídeos e o levofloxacino são opções terapêuticas no casos de alergia à penicilina.)

Antibióticos empregados:
- Amoxicilina-ácido clavulânico: 80-90 mg/kg/dia, de 8/8 h, por 10 dias.
- Cefuroxima: 30 mg/kg/dia, de 12/12 h, por 10 dias.
- Claritromicina: 15 mg/kg/dia, de 12/12 h, por 7 dias.
- Azitromicina: 10 mg/kg/dia, a cada 24 h, durante 3 dias, ou 10 mg/kg/dia no primeiro dia e 5 mg/kg/dia por mais 4 dias.
- Levofloxacino: 10-20 mg/kg/ dia, a cada 12 ou 24 h, durante 10 dias.
- Ceftriaxona intramuscular: 50 mg/kg/dia, a cada 24 h, durante 1 a 3 dias, seguida de qualquer dos antibióticos citados por mais 7 dias.

Os antibióticos devem ser prescritos por 7 a 14 dias, ou por até 7 dias após a melhora clínica. Em crianças, pode-se estender o tratamento por até 3 semanas.

ATENÇÃO!

Quando houver falha no tratamento, considerar as seguintes possibilidades: agente resistente ao antibiótico escolhido, complicações, etiologia não infecciosa, imunodeficiência ou doença de base.

Pacientes com comprometimento do estado geral, sépticos ou com falha do tratamento com antibióticos por via oral devem ser internados e medicados com antibiótico por via parenteral, devendo ser submetidos a investigações diagnosticas de complicações e avaliação por otorrinolaringologista.

A utilização de anti-histamínicos sistêmicos, descongestionantes e mucolíticos não são eficazes e não devem ser prescritos. Os corticoides por via oral, por curtos períodos, como adjuvante dos antibióticos por via oral são úteis para o alívio dos sintomas.

Corticoides intranasais são benéficos nos pacientes portadores de rinite alérgica. Os seios maxilares e etmoidais são os mais comumente envolvidos quando a drenagem das secreções está diminuída, em razão de IVAS.

ATENÇÃO!

É importante ressaltar que os seios etmoidais são os únicos desenvolvidos ao nascimento. Os seios maxilares se tornam visíveis à radiografia no 6°mês, e o seio frontal não é visível até 3 a 9 anos.

QUADRO CLÍNICO

A evolução dos sintomas na sinusite aguda pode ser insidiosa ou ter início súbito. Nos casos com evolução insidiosa, é referida persistência de rinorreia anterior ou posterior, acompanhada de tosse intratável, diuturna, por mais de 10 dias, resultante da evolução de um quadro de rinofaringite. A febre é, geralmente, de baixa intensidade, e a dor com edema periorbital ao acordar é, com frequência, sintoma presente. Crianças maiores podem se queixar de dor de cabeça e nos seios da face envolvidos. Pode também evoluir de forma súbita, com febre alta, e com a dor ou a inflamação periorbital mais intensa.

Etmoidite causa dor retro-orbital; sinusite maxilar, dor na região do arco zigomático ou na região acima dos molares; e na sinusite frontal, a dor é referida na região das sobrancelhas.

Os patógenos que causam sinusite são o pneumococo, o hemófilo não tipável, a Moraxella e o estreptococo betahemolítico.

As sinusites etmoidais podem evoluir com complicações graves, como as celulites pré-septal, pós-septal, abscesso subperiostal ou orbital e trombose do seio cavernoso. Essas complicações são associadas com a diminuição do movimento ocular, a proptose e a alteração da acuidade visual. Meningite e abscesso subdural, epidural ou cerebral são também complicações possíveis.

TRATAMENTO

Pacientes com sinais de envolvimento do sistema nervoso ou de doença invasiva devem ser hospitalizados. Casos menos graves devem receber amoxicilina na dose de 50 mg/kg/dia, dividida em duas doses, a cada 12 horas, por 10 dias. Falha terapêutica após 48 horas de tratamento sugere resistência bacteriana ou complicação, sendo recomendada a troca do antibiótico conforme recomendação nos casos de otite média não responsiva ao tratamento.

Analgésico, anti-inflamatórios, descongestionantes tópicos e sedativos da tosse podem ser prescritos, até que se inicie a drenagem das secreções.

■ FARINGITE E AMIGDALITE

No caso das amigdalites purulentas, o agente etiológico mais comum é o estreptococo betahemolítico do grupo A.

QUADRO CLÍNICO

Nas amigdalites purulentas, o quadro clínico típico tem início com dor de garganta intensa, febre alta (39/40°C), de início súbito, frequentemente acompanhado de cefaleia e vômito. Ao exame, as tonsilas encontram-se hiperemiadas e hipertrofiadas, com presença de secreção purulenta e petéquias no palato mole. Os gânglios na região do ângulo mandibular podem estar aumentados e dolorosos.

Faringite com exsudato e adenite cervical são pouco frequentes nas crianças menores de 3 anos, nas quais se observa um quadro clínico mais insidioso, com febre baixa, coriza concomitante e palidez. Nessa faixa etária, a etiologia viral é predominante.

■ TRATAMENTO

O tratamento tem como objetivos a erradicação da infecção e a prevenção da febre reumática.

A penicilina benzatina na dose de 600.000 UI, para crianças de até 30 kg, e de 1.200.000 UI, para maiores de 30 kg, em dose única e por via IM pode ser uma opção terapêutica. Amoxicilina na dose de 50 mg/kg/dia, dividida em duas tomadas, por 7 a 10 dias, é uma boa opção de tratamento. As cefalosporinas podem, também, ser utilizadas, entretanto apresentam custo mais elevado do que as penicilinas.

Pacientes alérgicos à penicilina podem ser medicados com succinato de eritromicina, na dose de 40 a 50 mg/kg/dia, em quatro tomadas, a cada seis horas, por 10 dias; ou claritromicina, na dose de 15 mg/kg/dia, por 10 dias; ou, ainda, azitromicina, na dose de 12 mg/kg/dia, uma vez ao dia, por cinco dias.

O sulfametoxazol/trimetropim não é eficaz para o tratamento das infecções por estreptococos.

■ LARINGITE E LARINGOTRAQUEOBRONQUITE (CRUPE)

A inflamação da laringe se apresenta com os quadros de crupe viral (laringotraqueobronquite) e epiglotite.

QUADRO CLÍNICO

O quadro clínico da laringotraqueobronquite apresenta sintomas iniciais de IVAS, especialmente em crianças pequenas, que evoluem com a característica de "tosse de cachorro", rouquidão e estridor laríngeo. O estridor, nos casos leves, só é percebido quando a criança se agita, porém pode ser audível mesmo em repouso, acompanhado de falta de ar, retrações e cianose, nos casos mais graves. A febre é geralmente baixa ou ausente.

Na epiglotite, os pacientes apresentam um quadro súbito de febre, dispneia, disfagia, salivação abundante, voz abafada, retração inspiratória, cianose e estridor suave; esse quadro é grave e pode evoluir para parada respiratória.

O vírus parainfluenza é o agente mais frequente, porém outros vírus, como o sincicial respiratório, a influenza, o adenovírus e o micoplasma, podem ser responsáveis.

Na epiglotite, os agentes etiológicos responsáveis são o hemófilo, o *Streptococcus pyogenes* e o pneumococo.

TRATAMENTO

O tratamento do crupe viral depende da gravidade do quadro. Os casos leves, que não apresentam estridor em repouso, requerem somente hidratação oral e mínimo manuseio. Os pacientes com estridor em repouso devem ser encaminhados ao hospital, a fim de serem monitorados do ponto de vista respiratório e receberem oxigênio e inalação com epinefrina. Dexametasona, na dose única de 0,6 mg/kg, por via IM, ou 0,15 mg/kg, por VO, e a budesonida inalatória têm demonstrado eficácia em melhorar os sintomas e diminuir a necessidade de internação. A epiglotite é uma emergência respiratória, sendo necessário o tratamento em ambiente hospitalar.

REVISÃO

- A etiologia das rinofaringites (infecções em geral benignas e autolimitadas) é predominantemente viral e, portanto, seu tratamento é sintomático.
- As principais complicações das rinofaringites são a otite média aguda e as sinusites.
- Os principais agentes das otites média são o pneumococo, o hemófilo e a Moraxella.
- O fármaco de escolha para iniciar o tratamento das otites é a amoxicilina.
- Nas otites com efusão, o tratamento deve ser ampliado para 10 a 14 dias.
- Os principais patógenos das sinusites são o pneumococo, o hemófilo não tipável, a Moraxella e o estreptococo betahemolítico.
- As sinusites etmoidais podem evoluir com complicações graves, envolvendo o SNC, sendo necessária hospitalização.
- Casos de sinusite menos graves devem receber amoxicilina.
- O estreptococo betahemolítico do grupo A é o principal agente das amigdalites.
- A amoxicilina e penicilina benzatina, em dose única e por via IM, são boas opções terapêuticas nas amigdalites.
- O vírus parainfluenza é o agente mais frequentemente envolvido nos casos de laringite.
- Na epiglotite, os agentes etiológicos responsáveis são o hemófilo, o *Streptococcus pyogenes* e o pneumococo.
- O tratamento do crupe viral sem estridor em repouso consiste em hidratação oral e mínimo manuseio.
- Os pacientes com estridor em repouso devem ser encaminhados ao hospital.

■ LEITURAS SUGERIDAS

Bakshi SS. Occurrence of otitis media in children and assessment of treatment options. J Laryngol Otol. 2015;129(12):1253.

Ballengee CR, Turner RB. Supportive treatment for children with common cold. Curr Opin Pediatr. 2014;26(1):114-8.

El-Anwar MV, Hassan MR. The efficacy of nasal steriods in treatmenr of otitis media with effusion: a comparative study. Int Arch Otorhinolaryngol. 2015; 19(4):298-301.

Fang A, Englan J, Gausche-Hill M. Pediatric acute bacterial sinusitis: diagnosis and treatment dilemas. Pediatr Emerg Care 2015;31(11):789-94.

Flashner J, Ericson K, Werner S. Treatment of common cold in children and adults. Am Fam Physician. 2012;86(2):153-9.

Guldfred LA, Lyhne D, Becker BC. Acute epiglottitis: epidemiology, clinical presentation, management and outcome. J Laryngol Otol. 2008;122(8): 818-23.

Robohm C, Ruff C. Diagnosis and treatment of the common cold in pediatric patient. JAAPA. 2012;25(12):43-7.

Smith KI, Tran d, Westra BL. Sinusitis treatment. Guide adherence in the e-visit setting: a performance improvement Project. Appl Clin Inform. 2016;7(2): 299-307.

46

SIBILÂNCIA

■ CARLOS ROBERTO BAZZO

Sibilo: condição importante dentro da semiologia clínica e pediátrica, conceituado como som musical audível principalmente na fase expiratória da respiração e com menor frequência na inspiração. Surge em decorrência da vibração das paredes dos brônquios pelo fluxo de ar, que se transforma de predominante laminar para turbulento, devido ao estreitamento das vias aéreas comprometidas.

Apresenta relevância dentro da prática clínica pediátrica, em especial no grupo de lactentes, cujos condutos aéreos apresentam calibres relativamente pequenos, portanto propensos a aumentos significativos da resistência das vias aéreas quando esses se tornam mais estreitados. Estudos epidemiológicos demonstram incidência bastante elevada da sibilância na área de atendimento pediátrico, sendo que aproximadamente metade deste grupo etário apresentou no mínimo uma crise de chiado no decurso desta etapa da vida.

Outros elementos da semiologia clínica podem ser observados durante a realização da ausculta na criança com obstrução dos condutos aéreos: roncos, tempo expiratório prolongado e estertores subcrepitantes.

Diversos mecanismos estão envolvidos na redução do calibre brônquico, tendo participação isolada ou associada.

■ ETIOLOGIA

- **Espasmo da musculatura dos brônquios:** manifestação observada especialmente em pacientes asmáticos durante a exacerbação. Dentro de um conjunto de distúrbios correlacionados são verificados, também, edema da mucosa e produção excessiva de secreção nos brônquios.
- **Edema da mucosa do trato respiratório:** sendo resultado do processo inflamatório provocado por agressões infecciosas ou exposições às substâncias alérgicas ou produtos, considerados irritantes ambientais.
- **Acentuada produção de secreção pelas glândulas brônquicas e células caliciformes:** os processos agudos ou crônicos da via aérea inferior (VAI) de origem inflamatória, alérgica ou por outras etiologias podem cursar com esse componente de hiperprodução de secreção pelos brônquios.
- **Compressão externa da parede do brônquio:** provocada por tumores de origem congênita (cisto broncogênico), malformações expansivas (enfisema lobar congênito) ou tumores neoplásicos (menos frequentes), processos de adenomegalias peribrônquicas, vasos anômalos gerando a formação de anéis vasculares.
- **Redução interna do lúmen do brônquio:** aspiração de corpo estranho, estenose de brônquio, granuloma intrabrônquico.
- **Compressão dinâmica das vias aéreas:** propriedade da mecânica pulmonar, fenômeno que se acentua nas doenças ventilatórias obstrutivas. Portanto, tem participação importante nos distúrbios pulmonares obstrutivos, exercendo papel de destaque na bronquiolite e na broncomalácia.

> **ATENÇÃO!**
>
> Na prática pediátrica, antes dos três anos de idade, sibilância com caráter de recorrência em geral é causada por doenças sibilantes recidivantes de etiologia viral (sibilância episódica viral) e asma.

Aconselha-se, entretanto, avaliar a possibilidade de outras entidades ou afecções, quando certas particularidades forem identificadas, como produção excessiva de secreção, comprometimento pôndero-estatural importante, pneumonias de repetição, evidências clínicas de aspirações recorrentes, hipóxia persistente, indícios de cardiopatias ou malformações, e outros.

■ QUADRO CLÍNICO

Considerando-se que existem vários distúrbios que apresentam como sintoma clínico mais expressivo o chiado (sibilância), de caráter autolimitado, recorrente ou persistente, as outras evidências clínicas, quando presentes ou ausentes, servem de precioso roteiro para construção da elucidação diagnóstica. Desse modo, devemos considerar a importância de anamnese detalhada para alcançar este objetivo.

■ DIAGNÓSTICO

Na abordagem clínica do lactente sibilante, especial atenção deve ser dada à primeira crise de chiado, idade, gravidade, condições concomitantes, presença de sintomas ou sinais relacionados, antecedentes gestacional e neonatal, epidemiologia (creche ou berçário), antecedentes mórbidos para doenças alérgicas, pneumonias, infecções de repetição, investigação familiar para atopia ou distúrbio genético e consanguinidade. Tendo como roteiro inicial as informações extraídas de uma cuidadosa observação clínica, levando-se em conta que, especialmente em lactentes chiadores, as respostas obtidas pelos exames subsidiários nem sempre são muito esclarecedoras.

Considerando que os processos persistentes ou recorrentes devem ser alvo de avaliação mais cuidadosa, em relação às causas envolvidas e condições predisponentes, a definição inicial quanto ao comportamento temporal dos processos de sibilância oferece importante base de apoio para elucidação clínica da etiologia envolvida (Quadro 46.1).

PROCESSOS RECORRENTES OU PERSISTENTES

São dois os grupos de patologias principais responsáveis pelos processos de chiado: a asma (inclusive nos lactentes); e os quadros de sibilância episódica (viral).

> **ATENÇÃO!**
>
> É preciso lembrar-se sempre dos diagnósticos diferenciais quando as informações clínicas direcionem para essas possibilidades.

Asma

Doença crônica com maior prevalência na infância. Muitos pacientes com asma apresentam sintomas desde os primeiros anos de vida, incluindo os lactentes, sendo que neste grupo etário, devido à existência de vários distúrbios que se manifestam com sibilância e carência de exames subsidiários esclarecedores, a impressão diagnóstica pode não ser definitiva.

QUADRO 46.1 ■ Comportamento clínico e entidades mórbidas	
PROCESSOS RECORRENTES OU PERSISTENTES	**PROCESSOS AGUDOS OU AUTOLIMITADOS**
• Asma • Infecções virais do trato respiratório • Distúrbios aspirativos • Fibrose cística • Bronquiolite obliterante • Displasia broncopulmonar • Alergia à proteína do leite de vaca • Cardiopatias congênitas • Compressão brônquica extrínseca	• Bronquiolite viral aguda • Laringotraqueobronquite aguda • Pneumonia por clamídia • Pneumonia por micoplasma

Contribui para elucidação diagnóstica a constatação de outros distúrbios alérgicos acometendo o paciente, como rinite alérgica, eczema, dermatite de contato, urticária, conjuntivite alérgica, pais ou irmãos com processos atópicos, observação de fatores desencadeantes alérgicos ou por exposição a determinados produtos irritantes ambientais, hemograma com eosinofilia, cifras elevadas de IgE, testes alérgicos cutâneos positivos para extratos com as variedades de aeroalérgenos ou outros produtos, IgE específicas para alergênios. Em crianças com idade escolar e adolescentes, torna-se viável a realização da prova de função pulmonar (espirometria).

Infecções virais do trato respiratório — sibilância episódica viral

Certos fatores de risco são observados para este grupo de pacientes chiadores: prematuridade, baixo peso ao nascimento, presença de irmãos, permanência em comunidades de cuidados infantis e fumantes domiciliares. Os agentes virais mais frequentemente envolvidos nesse processo são os rinovírus, vírus sincicial respiratório (VSR) e parainfluenza. Há quadros de coriza, febre autolimitada, tosse seca ou produtiva concomitantes com o processo de chiado. Caráter de recorrência, com tendência à remissão até três anos de idade, por este motivo recebe também a denominação chiador precoce transitório. Principal diagnóstico diferencial com a asma do lactente.

Distúrbios aspirativos

- **Doença do refluxo gastresofágico:** importante distinguir do refluxo fisiológico, condição bastante comum em lactentes.

> **ATENÇÃO!**
>
> As doenças pulmonares (asma, pneumopatias crônicas) promovem acentuação dos mecanismos provocadores de refluxo gastresofágico.

Portanto, deve ser interpretada como comorbidade e alvo, muitas vezes, de intervenção terapêutica. Pode, também, ser condição primária no desencadeamento do chiado.

Destacam-se como manifestações clínicas: regurgitações acentuadas, sintomas de esofagite: irritabilidade e choro acentuado, pirose, dor retroesternal, anemia por perda de sangue oculto, quadros de tosse persistente, sufocações, disfonia. Na investigação subsidiária, podem ser realizados: exame contrastado de esôfago-estômago-duodeno (importante para avaliar anomalias anatômicas), cintilografia gastresofágica, considerados exames com baixa sensibilidade e especificidade; endoscopia esofágica (ao se suspeitar de esofagite); pHmetria esofagiana; e pH-impedanciometria.

- **Distúrbios da deglutição:** anomalia observada principalmente em portadores de encefalopatias, doenças neuromusculares ou prematuros, propensos a apresentarem quadros de incoordenação da deglutição, compreendidos por três etapas (oral, faringiana ou esofagiana). Outras variedades de malformações podem cursar com anormalidades na deglutição: fenda palatina, macroglossia, fístula traqueoesofágica em H, fissura laringotraqueal, anéis vasculares com compressão do esôfago. Investigação: videodeglutograma, salivograma, nasofaringolaringoscopia, esofagografia, endoscopia brônquica e esofágica com aplicação de azul de metileno.

- **Aspiração de corpo estranho:** condição acidental observada com mais frequência no grupo etário de seis meses a três anos. São sintomas no momento da aspiração e algumas vezes negligenciados: sensação de sufocação, tosse paroxística, engasgo, estridor e cianose. Mantido o corpo estranho no interior do trato respiratório aparecem outras manifestações, semanas ou meses após a aspiração: tosse e chiado persistentes, assimetria de murmúrio vesicular, quadros de pneumonias de repetição, atelectasia (obstrução total do lúmen do brônquio) ou enfisema obstrutivo localizado (obstrução parcial). Exames: radiografia torácica, que apresenta baixa sensibilidade para materiais aspirados radiotransparentes, pode mostrar atelectasia ou sinais de hiperinsuflação localizada. A confirmação diagnóstica torna-se viável com a realização da broncoscopia.

- **Alergia à proteína do leite de vaca:** relacionada com a introdução precoce do leite de vaca para lactentes. Diversos estudos demonstram que o chiado, como sintoma isolado, é incomum. Sintomas digestivos: vômitos, diarreia, cólicas e perda de sangue nas fezes. Distúrbios dermatológicos: dermatite ou eczema, urticária e angioedema. Avaliação diagnóstica: testes alérgicos com as proteínas do leite de vaca; IgE específicas para determinadas proteínas do leite de vaca (inadequado para reações não IgE mediadas). Testes de exclusão do leite de vaca e derivados e provocação oral.

- **Fibrose cística:** apresenta, geralmente, curso clínico com gravidade mais acentuada. São previstos tosse com produção acentuada de secreção brônquica, pneumonias de repetição, insuficiência pancreática (esteatorreia), sinusopatia, polipose nasal, deficiência ponderoestatural, consanguinidade e antecedentes familiares. Investigação: rastreamento neonatal (teste do pezinho) com a dosagem do IRT (tripsina imunorreativa) com concentração aumentada, teste de eletrólitos no suor (cloro e sódio) com cifras elevadas e estudo genético (pesquisa de mutações), além dos exames laboratoriais para pesquisa de gordura fecal.

- **Bronquiolite obliterante:** comprometimento inicial dos bronquíolos, provocada principalmente pelo adenovírus na infância. Lesões e sequelas localizadas predominantemente nas pequenas vias aéreas (bronquioloectasias, fibroses peribronquiolares), quadro de tosse crônica, chiado e desconforto respiratório persistentes, hipoxemia prolongada e infecções recorrentes da VAI. Radiografia torácica mostrando comprometimentos variados: áreas de aprisionamento de ar, densificações alveolares, atelectasias, imagens sugestivas de bronquiectasias, pulmão hiperlucente unilateral (síndrome de Swyer-James). Tomografia de tórax evidenciando padrão em mosaico.

- **Displasia broncopulmonar:** recém-nascidos prematuros submetidos à oxigenoterapia com alta fração inspirada de oxigênio (FiO_2) e/ou ventilação mecânica (VM) em fase precoce da vida. Dependência de oxigênio e desconforto respiratório prolongados. Imagens

radiológicas persistentes com traves fibróticas, císticas e evidências de aprisionamento de ar.
- **Cardiopatias congênitas com hiperfluxo pulmonar:** malformações cardíacas com padrão de *shunt* esquerda-direita, provocando aumento de volemia na circulação pulmonar: comunicação interatrial, comunicação interventricular e persistência do canal arterial. Investigação: radiografia torácica revela acentuação das imagens vasculares. Complementação diagnóstica com a realização do eletrocardiografia e ecocardiografia.
- **Compressão brônquica extrínseca:** provocada por adenopatias hilares, tumores, cisto broncogênico, anéis vasculares ou enfisema lobar congênito.
- **Malformações brônquicas:** a broncomalácia pertence a esse grupo de anomalias.
- **Síndrome de Loeffler:** sibilância e infiltrados pulmonares recorrentes, eosinofilia maciça, incomuns em lactentes.

PROCESSOS AGUDOS OU AUTOLIMITADOS

- **Bronquiolite viral aguda:** costuma se apresentar como primeira crise de sibilância no lactente, sendo o agente infeccioso mais frequente o vírus sincicial respiratório, com comportamento clínico progressivo, geralmente episódio único, fase inicial com características de resfriado comum, evolui com comprometimento posterior dos bronquíolos, expressando-se com hipóxia, desconforto respiratório com gravidade variável. Pode permanecer processo de hiper-reatividade brônquica com duração diversificada, semanas ou meses, deixando o paciente mais propenso a apresentar processos recorrentes de sibilância.
- **Traqueobronquite ou laringotraqueobronquite aguda:** provocada por infecção viral, com predomínio do parainfluenza. Processo de curso agudo, sendo mais comum o acometimento dos pré-escolares. Observam-se, além dos pródromos infecciosos, estridor, roncos, estertores e sibilos.
- **Pneumonia por *Chlamydia trachomatis*:** o lactente infectado apresenta sintomas até três meses de idade. Tosse em estacato, processo de conjuntivite com frequência, desconforto respiratório com graduações diversificadas. A radiografia torácica mostra imagens de pneumonia intersticial; no hemograma, pode-se observar eosinofilia. Investigação: pesquisa do agente nas secreções e métodos sorológicos (imunofluorescência indireta [IFI], fixação de complemento e radioimunoensaio).
- **Pneumonia por *Mycoplasma pneumoniae*:** patógeno responsável por acometimento da via aérea, tanto superior como inferior, ou em outros órgãos ou sistemas, sendo que as manifestações clínicas mais graves ocorrem nos grupos etários compreendidos pelos escolares, adolescentes e adultos jovens. Os sintomas caracterizam-se por tosse seca na fase inicial, progredindo para levemente produtiva, podendo ter caráter paroxístico. Simultaneamente, podem ser observados febre, cefaleia, odinofagia, otalgia, com menos frequência mialgia, artralgia e *rash* cutâneo. Ausculta pulmonar com roncos, estertores e sibilos em alguns casos. Padrão radiológico: infiltrado intersticial, broncopneumônico ou de consolidação. Algumas vezes, pode-se observar derrame pleural. Métodos sorológicos: enzimaimunoensaio (Elisa), fixação de complemento e crioaglutinação.

■ TRATAMENTO

Tendo por princípio fundamental considerar que esse tema agrega inúmeros distúrbios, cuja evidência comum é a sua principal expressão clínica, a sibilância –, o tratamento deve ser orientado com intervenções pertinentes para doenças em questão. Um plano geral de cuidados e ações deve ser adotado, como medidas preventivas, aliado às indicações terapêuticas medicamentosas e não medicamentosas, tais como as a seguir abordadas.

INTERVENÇÕES DENTRO DO AMBIENTE DOMICILIAR

As intervenções dentro do ambiente domiciliar objetivam a redução de exposição a substâncias e produtos nocivos ao aparelho respiratório (tabagismo domiciliar, retirada de objetos propícios ao acúmulo de pó, evitar produtos de limpeza com odores acentuados, perfumes e talcos, eliminação da umidade, desestimular a convivência com animais domésticos).

MEDIDAS GERAIS

Entre as medidas gerais, a alimentação com técnica adequada, não se admitindo a posição deitada para mamar, é muito importante. Na impossibilidade de aleitamento natural, devem ser utilizados bicos apropriados para mamadeiras ou o uso de copos após o devido treinamento.

EMPREGO DE MEDICAMENTOS

O Quadro 46.2 reúne informações sobre medicamentos utilizados nessas situações. A seguir, são abordadas a intervenção nas exacerbações e o tratamento de manutenção.

Intervenção nas exacerbações (crises de broncoconstrição – sibilância)

- **Broncodilatadores (beta-2-agonistas de curta duração:** salbutamol ou fenoterol) e substância anticolinérgica (brometo de ipratrópio) Via de administração por aparelhos nebulizadores (a jato – uso hospitalar, ultrassônicos ou compressores – domiciliares) ou nebulímetros pressurizados (*sprays*). beta-2-agonistas de curta duração devem ser administrados isoladamente ou em associação com brometo de ipratrópio, cujo efeito terapêutico aditivo é controverso. Os anti-inflamatórios hormonais, corticosteroides orais (prednisolona, prednisona, dexametasona e betametasona) e inalatórios (beclometasona, fluticasona e budesonida (administrados por nebulizadores ou spray) – também estão indicados, duração de 5 a 7 dias, com controvérsias na ação do corticosteroide inalatório para tratamento da crise (broncoconstrição).

Tratamento de manutenção

- **Corticosteroides inalatórios:** fluticasona, budesonida e beclometasona – empregados isoladamente ou em associação com os beta-2-agonistas de longa duração, restrição de uso para crianças com idade inferior a 4 anos: salmeterol ou formoterol, estão indicados como medicamentos de manutenção para pacientes portadores de asma, levando-se em conta a gravidade da doença. A via de administração inalatória deve ser priorizada, em substituição ao uso oral, com a vantagem de promover redução das doses da substância ativa e atenuação dos efeitos colaterais.
- **Montelucaste:** antagonista dos receptores de leucotrienos, indicado como medicamento de manutenção para crianças com quadros leves de asma ou terapêutica adicional à corticoterapia inalatória.

FISIOTERAPIA RESPIRATÓRIA

No que diz respeito à fisioterapia respiratória, é importante incentivar a adoção desse recurso, principalmente para pacientes portadores de distúrbios que cursam com acúmulo acentuado de secreções intrabrônquicas: fibrose cística, pacientes prematuros ou encefalopatas. Manobras de percussão, técnicas vibratórias e medidas de drenagem postural podem ser empregadas para facilitar a depuração mucociliar.

QUADRO 46.2 ■ Medicamentos

CLASSE DE MEDICAMENTO	SUBSTÂNCIAS	INDICAÇÃO	VIA DE ADMINISTRAÇÃO
Corticosteroide oral	Prednisolona Prednisona Dexametasona Betametasona	Quadros de exacerbação – crise asmática	Oral
Corticosteroide inalatório	Fluticasona Budesonida Beclometasona	Tratamento de manutenção – Asma	Inalatória: Nebulização Nebulímetro com ou sem espaçador Pó seco
beta-2-agonistas de curta duração (SABA)	Salbutamol Fenoterol	Quadros de exacerbação – crise asmática	Inalatória: Nebulização Nebulímetro com ou sem espaçador
Anticolinérgico	Brometo de ipratrópio	Quadros de exacerbação – crise asmática Verificar indicação	Nebulização
beta-2-agonistas de longa duração (LABA)	Salmeterol Formoterol	Tratamento de manutenção – Asma Em associação com corticosteroides inalatórios (idade > 4 anos)	Inalatória: Nebulização Nebulímetro com ou sem espaçador Pó seco
Antagonista de leucotrienos	Montelucaste	Tratamento de manutenção – Asma	Oral

ATENÇÃO!

Não é recomendada realização de tapotagem em pacientes apresentando chiado, devido ao risco de formações de rolhas de catarro e consequente obstrução do brônquio.

OUTRAS MEDIDAS

Manter um adequado estado de hidratação, com uso de oxigênio para preservar saturação superior a 92%.

PLANO ESPECÍFICO

O médico deverá fazer recomendações e intervenções dirigidas para o distúrbio provocador do chiado.

REVISÃO

- O sibilo é um som musical originado da vibração das paredes dos brônquios provocado pela passagem do fluxo do ar, que se torna turbulento ao se deslocar dentro de vias aéreas estreitadas.
- Na atuação pediátrica, especialmente em grupos etários mais precoces e com caráter de recorrência, a asma e as doenças sibilantes recidivantes de etiologia viral (asma induzida por vírus) são bastante importantes.
- Certas particularidades apresentam-se para determinados pacientes, devendo-se pensar em outras etiologias: produção excessiva de secreção, comprometimento ponderoestatural importante, pneumonias de repetição, evidências clínicas de aspirações recorrentes, hipoxia persistente e outros.
- Considerando que a sibilância agrega diversos distúrbios, o tratamento deve ser direcionado com base em intervenções pertinentes para cada uma das doenças em questão.

■ LEITURAS SUGERIDAS

Bacharier LB. Viral-induced wheezing episodes in preschool children: approaches to therapy. Curr Opin Pulm Med. 2010;16(1):31-5.

Bhatt JM, Smyth AR. The management of preschool wheeze. Paediatr Respir Rev. 2011;12(1):70-7.

Castro-Rodriguez JA, Rodrigo GJ. Efficacy of inhaled corticosteroids in infants and preschoolers with recurrent wheezing and asthma: a systematic review with meta-analysis. Pediatrics. 2009;123(3):e519-25.

Ducharme FM, Tse SM, Chauhan B. Diagnosis, management, and prognosis of preschool wheeze. Lancet. 2014;383(9928):1593-604.

Henderson J, Granell R, Heron J, Sherriff A, Simpson A, Woodcock A, et al. Associations of wheezing phenotypes in the first 6 years of life with atopy, lung function an airway responsiveness in mid-childhood. Thorax. 2008; 63(11):974-80.

Martinez FD. Development of wheezing disorders and asthma in preschool children. Pediatrics. 2002;109(2 Suppl):362-7.

Pekkanen J, Lampi J, Genuneit J, Hartikainen AL, Järvelin MR. Analyzing atopic and non-atopic asthma. Eur J Epidemiol. 2012;27(4):281-6.

Rodriguez-Martinez CE, Sossa-Briceno MP, Castro-Rodriguez JA. Discriminative properties of two predictive indices for asthma diagnosis in a sample of preschoolers with recurrent wheezing. Pediatr Pulmonol. 2011;46(12):1175-81.

47

ASMA

- DIRCEU SOLÉ
- GUSTAVO FALBO WANDALSEN

Entre as doenças crônicas pulmonares, a asma é a mais comum, atingindo pacientes de todas as idades. É de difícil definição, mas pode ser considerada situação de hiper-responsividade e processo inflamatório crônico da árvore brônquica, levando à obstrução das vias aéreas, reversível espontaneamente ou após tratamento. Em conjunto, há o processo de remodelamento das vias aéreas com diferentes alterações, como o espessamento da membrana basal, a hipertrofia da musculatura lisa e a fibrose subepitelial.

■ QUADRO CLÍNICO

As manifestações clínicas da exacerbação aguda da asma caracterizam-se por tosse, sibilância e dispneia. Nas exacerbações mais graves, podem ser encontradas dificuldade de fala, agitação e dor torácica.

A crise de asma pode ser desencadeada por diferentes estímulos, como por contato com alérgenos, infecções virais, exercício, emoções, irritantes (poluição atmosférica), medicamentos (inibidores da prostaglandina sintetase e betabloqueadores) e estímulos colinérgicos (mudanças bruscas de temperatura).

A asma induzida por alérgenos é modulada pela liberação de aminas vasoativas, após união antígeno-anticorpo (IgE), na superfície de mastócitos e basófilos. Esses mediadores, histamina, leucotrienos, fator quimiotático para eosinófilos e fator quimiotático para neutrófilos, causam broncoespasmo imediato ou tardio e alterações inflamatórias da mucosa brônquica. A quantidade dos mediadores farmacologicamente ativos liberados depende da concentração de adenosina monofosfato cíclico (AMPc) intracelular, e o processo necessário à liberação depende da entrada de Ca++ no interior da célula.

■ DIAGNÓSTICO

A anamnese do paciente asmático é fundamental para estabelecer as prováveis causas desencadeantes. O conhecimento da frequência, da duração e da intensidade das exarcebações, bem como dos sintomas no período intercrise, permite a avaliação da gravidade e do controle da asma, fundamentais para orientar o esquema terapêutico (Quadro 47.1). Os alérgenos inalantes identificados pela história, frequentemente pó domiciliar, fungos do ar e pelos de animais, são confirmados por testes alérgicos cutâneos. A identificação dos componentes alérgenos, assim como a obtenção de seus extratos padronizados têm possibilitado testes cutâneos mais fidedignos e melhor imunoterapia.

> **ATENÇÃO!**
>
> Em adultos, é importante considerar agentes ocupacionais e industriais como agravantes ou desencadeantes da asma.

QUADRO 47.1 ■ Classificação do controle da asma*

PARÂMETRO	CONTROLADO	PARCIALMENTE (1 EM QUALQUER SEMANA)	NÃO CONTROLADO
Sintomas diurnos	Ausentes ou mínimos	≥ 2 x/semana	3 itens em qualquer semana
Despertares noturnos	Ausentes	Pelo menos 1	
Medicação de resgate	Ausentes	≥ 2 x/semana	
Limitação de atividades	Ausentes	Presente em qualquer momento	
PFE ou VEF$_1$	Normal ou próximo	< 80% previsto ou pessoal	

*Avaliação das últimas quatro semanas.
PFE: pico de fluxo expiratório; VEF$_1$: volume expiratório forçado no 1º segundo.

Dos exames subsidiários, a radiografia torácica pode ser útil na suspeita de pneumonia e atelectasia. Na exacerbação aguda da asma não complicada, a radiografia mostra sinais de hiperinsuflação e não deve ser solicitada de rotina, sendo reservada para os quadros graves e não responsivos ao tratamento-padrão. Pequenas áreas de atelectasia por rolhas de muco são comuns e, às vezes, podem ser confundidas com áreas de condensação pneumônica. Em pacientes cooperativos e que realizam espirometria de modo adequado, a avaliação de parâmetros de função pulmonar, antes e após a inalação de um agente broncodilatador, é muito importante, não só para o diagnóstico, como também para o acompanhamento do tratamento.

Como o quadro clínico obstrutivo da asma pode ser comum a outras doenças, é necessário um cuidadoso diagnóstico diferencial, particularmente em crianças.

■ MEDICAMENTOS UTILIZADOS NO TRATAMENTO DA ASMA

Os medicamentos para asma são divididos em duas categorias: de alívio, usados para melhora dos sintomas agudos e exacerbações; e de controle, utilizados para obter e manter o controle da doença.

- **Medicamentos de alívio:** agentes beta-adrenérgicos, corticosteroides, metilxantinas, anticolinérgicos e sulfato de magnésio.
- **Medicamentos de controle:** corticosteroides inalados, associação de corticosteroides inalados com broncodilatadores de longa duração, antagonistas de leucotrienos, teofilina de liberação lenta e anti-IgE.

ADRENÉRGICOS

Funcionam como alfa e beta-agonistas. Para o tratamento da asma, a melhor opção é a dos beta-2-agonistas (relaxamento da musculatura lisa do brônquio, tremor do músculo esquelético e indução de glicogenólise e glicólise); a ação dos beta-1-agonistas leva à contração do músculo cardíaco e à taquicardia. O estímulo dos receptores alfa-adrenérgicos leva à vasoconstrição, ao relaxamento do músculo liso do intestino e à contração do esfíncter e dilatação pupilar. Devido à ação farmacológica

ATUALIZAÇÃO TERAPÊUTICA

TABELA 47.1 ■ Agentes beta-adrenérgicos

FÁRMACO	AEROSSOL DOSIFICADOR	INALADOR DE PÓ	NEBULIZAÇÃO	VIA ORAL	SUBCUTÂNEA
Epinefrina					Solução 1:1.000 0,01 mL/kg (máx. 0,3 mL) a cada 15 minutos até 3 vezes
Fenoterol	1 jato = 100 ou 200µg 1 jato = 200 mg 1-2 jatos (adultos até 4 jatos) a cada 6-8 h		Sol. nebulização a 0,5% 1 gota/3 kg – máx. 10 gotas 6-8 h	1 comp. = 2,5 mg 5 mL = 2,5 mg 0,1-0,2 mg/kg/dose 6-8 h	
Terbutalina	Não disponível no Brasil	Turbuhaler 0,5 mg/dose 1 dose 4 x/d	Sol. nebulização a 1% 1 gota/3 kg – máx. 20 gotas 6-8 h	1 comp. = 2,5 mg 5 mL = 1,5 mg 0,075 mg/kg/dose (máx. 2,5 mg) 6-8 h	Solução a 0,1% 0,01 mL/kg (máx. 0,25 mL) a cada 15 minutos até 3 vezes
Salbutamol	1 jato = 100 mg 1-2 jatos (adultos até 4 jatos) 6-8 h		Sol. nebulização a 0,5% 1-3 gotas/5 kg/dose 6-8 h	1 comp. = 2 e 4 mg 5 mL = 2 mg 0,1-0,15 mg/kg/dose 6-8 h	
Salmeterol	1 jato = 25 mg 2 jatos – 12/12 h				
Formoterol		1 cápsula de 12 mg a cada 12 horas Turbuhaler 6 mg e 12 mg/dose 1 dose 2 x/d			

dos medicamentos adrenérgicos, adquire maior importância para a asma o grupo dos beta-2-agonistas (Tabela 47.1). O salmeterol e o formoterol são beta-2-agonistas de longa duração. Mais recentemente têm sido estudados os agentes beta2-agonistas de ultra longa duração: indacaterol e o vilanterol. Este último (trifenatato de vilanterol – 22 µg) em associação ao furoato de fluticasona (92 µg), sob a forma de inalador de pó, foi há pouco tempo liberado no Brasil para o uso em pacientes maiores de 12 anos com asma moderada-grave.

METILXANTINAS

Induzem a broncodilatação, inibindo a fosfodiesterase que degrada o AMPc intracelular. Como não atuam sobre os receptores beta-adrenérgicos, poderiam ter ação aditiva à dos beta-agonistas; entretanto, a associação não está isenta de riscos e, se for utilizada, é necessário cuidado em relação às doses de cada grupo de medicamentos. Ao utilizar metilxantinas, é ideal monitorar o nível sérico da teofilina, pois, entre 10 e 20 µg/mL, é obtido o melhor efeito broncodilatador, com menos efeitos colaterais. As metilxantinas disponíveis por VO são a aminofilina e as teofilinas de liberação lenta, que representam importante avanço terapêutico, pois podem ser administradas a cada 12 horas. Os efeitos colaterais mais comuns são anorexia, náusea, vômitos, irritabilidade e agitação. Sinais de toxicidade incluem sangramento gastrintestinal, convulsões tipo grande mal, insuficiência circulatória e parada respiratória (Tabela 47.2).

CORTICOSTEROIDES

Podem ser usados por VO (prednisona, prednisolona e deflazacorte), via EV (hidrocortisona) e via inalatória (beclometasona, budesonida, mome-

TABELA 47.2 ■ Teofilinas

FÁRMACO	APRESENTAÇÃO/DOSE*
Teofilina de curta duração	Comprimidos = 100 e 200 mg Gotas = 10 mg/gota Dose = vide texto
Teofilina de liberação lenta	Cápsulas = 100, 200 e 300 mg a | Cápsula fechada: ■ 8 mg/kg/dose, a cada 12 h ■ 5 mg/kg/dose, a cada 8 h b | Cápsula aberta: ■ 9 mg/kg/dose, a cada 12 h ■ 6 mg/kg/dose, a cada 8 h

*Dose máxima diária (adultos) = 900 mg.

tasona, fluticasona e ciclesonida) (Tabela 47.3). Eles aumentam a resposta dos receptores beta-adrenérgicos, diminuem a atividade de ATPase, estabilizam a membrana dos lisossomas e suprimem a síntese das prostaglandinas. São empregados nos tratamentos de controle e exacerbação. Nas exacerbações moderadas e graves, devem ser administrados precocemente e de forma sistêmica. São medicamentos de escolha para o tratamento de controle da asma persistente, podendo ser utilizados em associação aos broncodilatadores de longa ação (formoterol e salmeterol) em pacientes acima de 4 anos. Essas associações são reservadas para os pacientes mais graves ou de controle mais difícil.

DIAGNÓSTICO E TRATAMENTO

> **ATENÇÃO!**
>
> O uso isolado dos broncodilatadores de longa ação não é recomendado.

TABELA 47.3 ■ Corticosteroides utilizados na asma

FÁRMACO	DOSE
Dipropionato de beclometasona Aerossol 50 µg/jato Aerossol 250 µg/jato Cápsulas para inalações 200 ou 400 µg	1-2 jatos cada 6, 8 ou 12 h (adultos 2-4 jatos) 1 jato 4 a 6 x/d (adolescentes/adultos)
Propionato de fluticasona Aerossol 50 µg/jato Aerossol 250 µg/jato Diskus 50, 250, 500 µg	1 a 2 jatos 2x/d 1 a 2 jatos 2 x/d (adolescentes/adultos) 1 inalação 2 x/d
Associação salmeterol/fluticasona Aerossol 25/50, 25/125 e 25/250 µg Diskus 50/100, 50/250 e 50/500 µg	2 jatos 2 x/d 1 inalação 2 x/d
Budesonida Cápsulas para inalação – 100/200/400 µg Flaconetes para nebulização 0,25 mg e 0,50 mg	
Associação formoterol/budesonida Turbohaler – 6/200 e 12/400 Cápsulas para inalação 6/200 e 12/400 µg Aerossol – 6/100 e 6/200 µg	1 inalação 2 x/d 1 inalação 2 x/d 2 jatos 2 x/d
Ciclesonida Aerossol 80 ou 160 µg	1 a 2 jatos 2 x/d
Mometasona Cápsulas para inalação – 200/400 µg	1 a 2 cápsulas 1 x/d
Associação formoterol/mometasona Aerrosol 5/100 e 5/200 µg	2 jatos 2 x/d
Prednisona Comprimidos	*1-2 mg/kg/d, 1 dose matinal ou **2-4 mg/kg a cada 2 d
Prednisolona Solução oral 1 mL = 1 mg 1 mL = 3 mg Comprimidos	*1 a 2 mg/kg/d, 1 dose matinal ou 2 a 4 mg/kg a cada 2 d
Deflazacorte Comprimidos Gotas (1 gota = 1 mg)	Gotas – 1 gota = 1 mg * 1 mg/kg/d, 1 dose matinal

*Essas doses devem ser gradualmente diminuídas até o mínimo necessário para controle dos sintomas.
**Dose máxima = 60 mg/dia.

ANTICOLINÉRGICOS

O brometo de ipratrópio, um dos representantes dessa classe, é usado por via inalatória sob a forma de spray ou solução para nebulização, tem ação local com mínima absorção e a broncodilatação máxima é observada após duas horas. A dose recomendada é de 20 a 40 µg, três vezes ao dia; os efeitos colaterais são praticamente ausentes, e a queixa mais comum é do gosto amargo. O brometo de ipratrópio pode ter efeito broncodilatador aditivo ao dos beta-2-agonistas e das metilxantinas em pacientes com quadros graves de exacerbação aguda. Os pacientes com asma apresentam variação na resposta ao brometo de ipratrópio, e não é possível prever qual paciente responderá melhor ao fármaco. Metanálise confirmou que o uso do brometo de ipratrópio é recomendado apenas em exacerbações graves de asma. O tiotrópio representa um avanço na terapia anticolinérgica, pois é de uso uma vez ao dia. Disponível sob a forma de cápsulas para inalar (18 µg), tem sido muito usado em pacientes com doença pulmonar obstrutiva crônica (DPOC).

ANTAGONISTAS DE RECEPTORES DE LEUCOTRIENOS

Medicamentos com ação anti-inflamatória e broncodilatadora leve. Podem ser indicados como medicação controladora de 1ª linha, como alternativa aos corticosteroides inalados ou medicação adicional em casos mais graves. Previnem a asma induzida por intolerância ao ácido acetilsalicílico (AAS) e atenuam o broncoespasmo induzido por ar frio e exercício (fases imediata e tardia). No Brasil, o montelucaste é o único disponível para administração oral. O anticorpo monoconal recombinante humanizado anti-IgE (omalizumabe) é indicado para pacientes acima de 6 anos que apresentem asma alérgica de difícil controle. É administrado por via SC a cada 15 ou 30 dias, dependendo dos níveis séricos de IgE (devem ser inferiores a 1.500 UI/mL).

■ TRATAMENTO

EXACERBAÇÃO AGUDA

Pode ser iniciado no domicílio com a administração de agente beta-2-agonista (Tabela 47.1), sob a forma de aerossol (spray) ou nebulização. Duas aplicações, com intervalo de 1 a 2 minutos entre si, garantem alívio em curto tempo, na maioria dos pacientes. Podem ser repetidas mais duas vezes, com intervalo de 30 minutos (máximo de 12 jatos).

O tratamento domiciliar com corticosteroides orais (prednisona, prednisolona [0,5 a 1 mg/kg] ou deflazacorte [0,75 a 1,5 mg/kg], uma a duas vezes ao dia) deve ser iniciado se: a crise for intensa; não houver resposta aos broncodilatadores; o paciente usou corticosteroide recentemente; ou já foi hospitalizado por estado de mal asmático.

Não havendo melhora, o paciente deverá ser atendido em serviço médico de urgência (Figura 47.1).

MANUTENÇÃO

De acordo com o Global Iniciative for Asthma (GINA),[1] o tratamento farmacológico é feito escalonadamente, segundo o nível de controle da doença.

CLASSIFICAÇÃO DO CONTROLE DA ASMA

A classificação do controle da asma é apresentada no Quadro 47.1.

PRINCÍPIOS DE TRATAMENTO

O tratamento de controle da asma deve ser direcionado segundo a sua intensidade. No Quadro 47.2, os planos de tratamento da asma para pacientes maiores de 5 anos são apresentados. Para os pacientes sem tratamento, recomenda-se início pela etapa 3 ou, eventualmente, pela etapa 2. Havendo controle após período de 1 a 3 meses de seguimento, o nível de tratamento deverá ser reduzido para a etapa inferior. Caso não haja controle, deve-se ascender às etapas superiores (4, e se necessário 5).

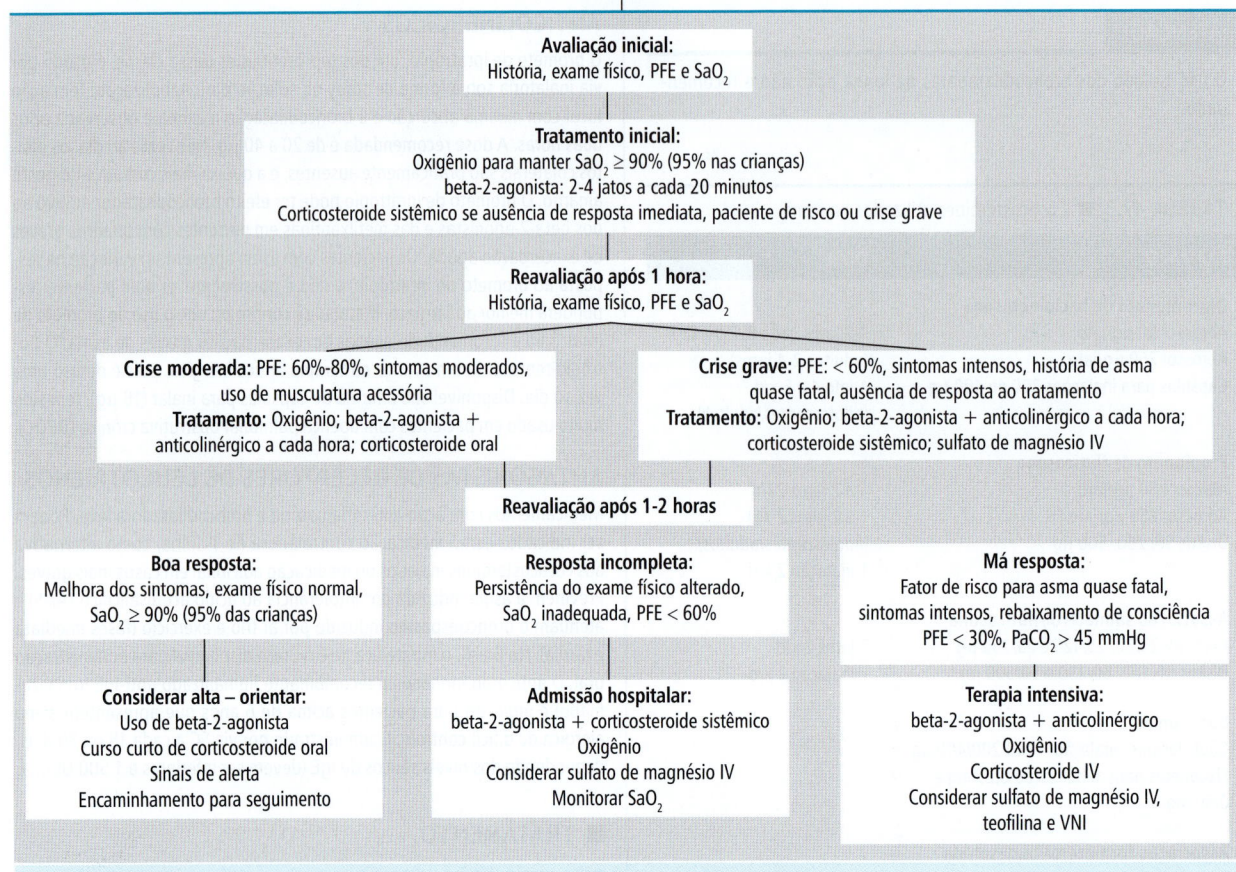

FIGURA 47.1 ■ Algoritmo de tratamento das exacerbações de asma em serviços de emergência.

SaO$_2$: saturação arterial de oxigênio; PaCO$_2$: pressão parcial arterial de gás carbônico; VNI: ventilação não invasiva.

QUADRO 47.2 ■ Tratamento da asma segundo seu nível de controle*

	ETAPA 1	ETAPA 2	ETAPA 3	ETAPA 4	ETAPA 5
Opção preferencial	β$_2$ curta se necessário	CI baixa dose	CI baixa dose + LABA	CI dose alta ou moderada + LABA	CI dose alta + LABA
Alternativa		ALT	CI dose moderada CI baixa dose +ALT	Adicionar ALT ou teofilina	Adicionar CO ou Anti-IgE
			Controle ambiental e educação em asma		

*β$_2$ curta: agente beta-2-agonista de curta duração.
ALT: antagonistsa de receptores de leucotrienos; CI: corticosteroide inalatório; CO: corticosteroide oral; LABA: agente beta-2-agonista de longa duração.

Princípios que devem ser observados no tratamento da asma

1 | A evidência é forte argumento na recomendação de que a terapia deva focalizar, de forma especial, a redução da inflamação, evitando o contato com alérgenos e enfatizando o uso precoce de agentes anti-inflamatórios. Subjacente a esses achados, existe a ideia de que o remodelamento das vias aéreas pode resultar em lesões irreversíveis. Contudo, a asma leve pode assim permanecer por muitos anos. Estudos longitudinais definitivos são necessários, pois alguns pacientes certamente desenvolvem obstrução irreversível após muitos anos de atividade da doença. A porcentagem é pequena e é provável que os pacientes mais graves tenham risco maior.

Igualmente, faltam dados definitivos demonstrando que o tratamento anti-inflamatório protege contra lesões irreversíveis das vias aéreas. Como resultado, o tratamento atual é dirigido para controlar os sintomas e prevenir as exacerbações.

2 | Nas formas persistentes, deve-se administrar o tratamento no nível mais elevado em relação à gravidade, para conseguir controle rápido. Isso pode ser obtido por curso breve de corticosteroide sistêmico, com corticosteroide inalado (CI), ou iniciando CI em doses médias ou altas, associados ou não a beta-2-agonistas de longa duração (LABA). Uma vez obtido o controle, reduzir o tratamento. Isso resultará em suspensão mais rápida da inflamação, restauração de função pulmonar, maior confiança no tratamento e alívio rápido dos sintomas.

3 | Uma vez obtido o controle, pode-se planejar a redução do tratamento farmacológico, com o objetivo de identificar a terapia mínima que mantenha o controle. O esquema de tratamento deve ser reduzido gradualmente, a cada dois ou três meses, desde que o paciente se mantenha controlado.

4 | Retornos regulares, de 1 a 6 meses, são essenciais.

5 | Sempre que o controle esperado não for obtido, antes de quaisquer mudanças, deve-se considerar:
- adesão do paciente e técnica correta do uso das medicações;
- aumento temporário no tratamento anti-inflamatório. A perda de controle da doença é caracterizada por sintomas, quando há exposição a irritantes como poeira ou fumaça, redução do PFE, uso frequente de broncodilatadores ou efeito de menor duração, tolerância reduzida às atividades ou a exercício e pelo desenvolvimento de sintomas noturnos;
- fatores agravantes/desencadeantes, que diminuem o controle, devem ser identificados e corrigidos, como sinusite crônica, refluxo gastroesofágico, exposição nova a alérgenos, distúrbios psicossociais e outros.

6 | Resultados desejados:
- sintomas mínimos e ocasionais;
- uso ocasional de broncodilatadores para alívio (menos de duas vezes na semana);
- atividades diárias normais;
- função pulmonar normal;
- ausência de despertares noturnos;
- ausência de idas a pronto-socorro e internações;
- efeitos colaterais mínimos da medicação.

7 | Controle dos fatores emocionais: o conhecimento da doença e de suas manifestações, ou seja, a educação do paciente é importante. Quando o componente psicológico é intenso, está indicada psicoterapia.

8 | Imunoterapia: quando os cuidados ambientais e a farmacoterapia falham, é indicada dessensibilização específica ao alérgeno identificado pelo teste cutâneo. Utiliza-se extratos aquosos por via SC. Com a imunoterapia, em doses e concentrações crescentes, bons resultados são obtidos, provavelmente por alterações imunológicas. Esse procedimento terapêutico, bem como a execução dos testes alérgicos, deve ser feito pelo médico alergista. Recentemente, a imunoterapia sublingual mostrou eficácia em crianças e adultos.

OUTRAS MEDIDAS

Os cuidados devem ser mais rigorosos no dormitório, onde, para controle do ácaro (*Dermatophagoides*), colchões e travesseiros devem ser encapados com tecido especial. O paciente não deve fumar e deve-se evitar o fumo na casa.

É de fundamental importância que cuidados ambientais sejam tomados, visando a minimizar a exposição do paciente aos alérgenos habituais, como pó domiciliar e fungos.

REVISÃO

- A identificação dos agentes desencadeantes das exacerbações agudas da asma é de fundamental importância para o seu tratamento. Os pacientes devem ser educados para evitar ou reduzir a exposição ambiental a esses fatores sempre que possível.
- O tratamento farmacológico da asma deve ter como parâmetro o nível de controle da doença.
- São propostas cinco etapas de tratamento, e o manejo deve ser realizado para baixo ou para cima, dependendo da presença ou não de controle da doença.
- O corticosteroide inalado ainda é a medicação que reúne melhor custo/benefício, sendo indicado para todas as formas de asma persistente.
- A técnica inalatória deve ser orientada e reavaliada de forma adequada e sistemática, em cada retorno.

■ REFERÊNCIA

1. Global Initiave for Asthma. 2016 GINA report: global strategy for asthma management and prevention [Internet]. Vancouver: GINA; 2016 [capturado em 28 jul. 2016]. Disponível em: http://ginasthma.org/wp-content/uploads/2016/04/GINA-2016-main-report_tracked.pdf.

■ LEITURAS SUGERIDAS

Latin-American Consensus on Difficult-to-Control Asthma. 2008 Update. Drugs Today (Barc). 2008;44 Suppl 3:1-43.

National Asthma Education and Prevention Program. Expert Panel Report 3 (EPR-3): guidelines for the diagnosis and management of asthma-summary report 2007. J Allergy Clin Immunol. 2007;120(5 Suppl):S94-138.

Papadopoulos NG, Arakawa H, Carlsen KH, Custovic A, Gern J, Lemanske R, et al. International consensus on (ICON) pediatric asthma. Allergy. 2012;67(8):976-97.

Pedersen SE1, Hurd SS, Lemanske RF Jr, Becker A, Zar HJ, Sly PD, et al. Global strategy for the diagnosis and management of asthma in children 5 years and younger. Pediatr Pulmonol. 2011;46(1):1-17.

48

PNEUMONIAS

- CLOVIS EDUARDO TADEU GOMES
- GILBERTO PETTY DA SILVA

A maioria das crianças tem de 4 a 6 infecções respiratórias agudas (IRpA) por ano. Estas são quadros infecciosos agudos e febris, em geral, que atingem brônquios, bronquíolos e alvéolos, com distribuição segmentar e mais homogênea no caso de pneumonias e sem respeitar a segmentação pulmonar, com focos múltiplos, de extensão variável, confluentes ou não, e aumento da trama vasobrônquica, no caso das broncopneumonias. O quadro clínico varia conforme a idade, e os sintomas são variáveis. A doença cursa com uma inflamação que resulta da invasão de bactérias, vírus ou fungos, embora também possa advir de uma lesão química. Geralmente, inicia-se por uma colonização da nasofaringe, seguida de disseminação até as vias aéreas inferiores (VAI). Pode, ainda, decorrer de complicações de outras infecções das vias aéreas, como bronquiolite e laringotraqueobronquite, de disseminação hematogênica ou de aspiração do agente infeccioso.

■ FATORES DE RISCO

Entre os fatores de risco, foram identificados: sexo masculino; baixa idade; baixo peso ao nascer; permanência em creche; episódios prévios de sibilos e pneumonia; ausência de aleitamento materno; baixa escolaridade dos pais; e variáveis ambientais, que também contribuem para a morbidade e a mortalidade.

ETIOLOGIA

A determinação do agente etiológico das pneumonias é difícil, sendo a identificação variável, dependendo do método utilizado. Diversos são os agentes da pneumonia aguda, mas os vírus e as bactérias são os principais agentes infecciosos (Quadro 48.1).

Em geral, há uma grande associação entre a idade da criança e a etiologia. No período neonatal, bactérias entéricas gram-negativas, *Streptococcus agalactiae*, *Listeria monocytogenes*, estreptococos do grupo B, *S. aureus* e até mesmo as que acometem crianças maiores, como o *S. pneumoniae* e o *H. influenzae*, ocorrem nos primeiros 3 a 6 meses de vida, além dos vírus já descritos, o citomegalovírus (CMV), bactérias como *Chlamydia trachomatis*, *Bordetella pertussis* e *Ureaplasma urealyticum* e os fungos, como o *Pneumocistis jiroveci*, podem ser os agentes etiológicos.

Em um estudo brasileiro realizado em 184 crianças menores de 5 anos, não vacinadas para pneumococo, internadas com diagnóstico de pneumonia em Salvador, entre 2003 a 2005, a etiologia foi estabelecida em 78% dos casos, sendo que os vírus foram os responsáveis por 60% dos casos, bactérias, em 42%, e infecções mistas, em 28%. Dentre os vírus foram encontrados *Rhinovirus* (21%), *parainfluenza* (17%), vírus sincicial respiratório (VSR) (15%), influenza A e B (9%), enterovírus (5%) e adenovírus (3%).[1]

As bactérias identificadas foram o *Streptococcus pneumoniae* (21%), e *H. influenzae* (8%), *M. pneumoniae* (8%), *C. trachomatis* (4%), *M. catarrhalis* (3%) foram os patógenos mais encontrados.

Estudos em países desenvolvidos apontam o *Mycoplasma pneumoniae* como agente importante em maiores de 5 anos, podendo também ocorrer em crianças mais jovens.

QUADRO 48.1 ■ Principais agentes etiológicos de pneumonia comunitária, de acordo com a faixa etária

IDADE	AGENTES MAIS COMUNS	AGENTES MENOS COMUNS
0-3 dias	Estreptococo do grupo B, enterobactérias, *Listeria monocytogenes*	Bactérias anaeróbias, estreptococo do grupo D, *Haemophilus influenzae*, *Streptococcus pneumoniae*, vírus, *Ureaplasma urealiticum*
1 dia-3 semanas	*Chlamydia trachomatis*, *Streptococcus pneumoniae*, vírus	*Bordetella pertussis*, *Haemophilus influenzae B*, *Haemophilus influenzae* não tipável, *Ureaplasma urealiticum*, *Staphylococcus aureus*
4 meses-5 anos	Vírus, *Streptococcus pneumoniae*, *Mycoplasma pneumoniae*, *Chlamydia pneumoniae*	*Haemophilus influenzae* não tipável, *Mycobacterium tuberculosis*, *Staphylococcus aureus*, *Neisseria menigiditis*
> 5 anos até a adolescência	*Mycoplasma pneumoniae*, *Chlamydia pneumoniae*, *Streptococcus pneumoniae*	*Haemophilus influenzae*, Legionelas, *Mycobacterium tuberculosis*, *Staphylococcus aureus*, vírus

Fonte: Adaptado de Ostapchuk e colaboradores.[2]

Entre os vírus, o VSR é o mais frequentemente encontrado. O rinovírus tem se destacado também como frequente nas infecções da via aérea inferior (IVAI), inclusive na pneumonia. Os influenza-vírus, parainfluenza e adenovírus são, também, agentes etiológicos comuns, e outros vírus, como o metapneumovírus, o bocavírus e os coronavírus, têm sido associados à pneumonia. O H1N1 vem sendo diagnosticado em diversos países, inclusive no Brasil.

Entre as bactérias, a mais comum em crianças com pneumonia é o *S. pneumoniae*. O *H. influenzae* tipo b (Hib) é o segundo agente mais isolado em países em desenvolvimento, seguido por *Staphylococcus aureus* e *Klebsiella pneumoniae*.

Algumas bactérias consideradas não patogênicas para o trato respiratório, como *Haemophilus influenzae* não tipável, *Salmonella* sp. e *Moraxella catarralis*, têm sido implicadas como agentes etiológicos de pneumonia.

As infecções mistas, vírus-bactéria, vírus-vírus ou bactéria-bactéria têm sido descritas em uma frequência de 23 a 41%.

> **ATENÇÃO!**
>
> Independentemente de qual seja o patógeno, as infecções mistas têm efeitos aditivos, resultando em doença grave.

QUADRO CLÍNICO

O quadro clínico das pneumonias na infância depende da idade. Nos recém-nascidos (RN) e lactentes, predominam os sintomas gerais, como: febre; adinamia ou irritação; dispneia de grau variável; tosse inicialmente seca e rebelde, que depois se torna produtiva; palidez; cianose perilabial e de extremidades; e insuficiência respiratória franca, eventualmente.

Em menores de 3 anos, tosse, dificuldade para respirar e frequência respiratória elevada são os critérios recomendados pela OMS[3] para a identificação das pneumonias.

Nas crianças maiores, é possível haver, além dos sintomas e sinais supracitados: arrepios, tosse, dor torácica e febre alta. Às vezes, a sintomatologia simula quadros gastrintestinais. Os sinais físicos dependem da distribuição anatômica e da faixa etária, podendo ser variáveis. Encontram-se estertores finos disseminados em ambos os pulmões e, frequentemente, estertores de grossas e médias bolhas; às vezes, sibilos.

Nas formas pneumônicas, é possível observar ao exame do tórax diminuição de excursão do lado afetado, submacicez ou macicez, estertores crepitantes no início do quadro, sopro tubário e frêmito toracovocal aumentado.

Os sinais clínicos para classificação de gravidade das pneumonias em crianças menores de 5 anos, preconizados pela OMS, são:[3]
- Pneumonia muito grave: presença de cianose central; dificuldade respiratória grave (p. ex.: movimentos involuntários da cabeça); incapacidade de ingerir líquidos.
- Pneumonia grave: presença de tiragem subcostal.
- Pneumonia: estertores crepitantes à ausculta – frequência respiratória (FR, mrm [movimentos respiratórios por minuto]) elevada:
  a | > 60 mrm em < 2 meses;
  b | > 60 mrm de 2 meses a 1 ano;
  c | > 40 mrm de 1 a 4 anos.
- Não é pneumonia: nenhum dos sinais

A presença de qualquer sintoma ou sinal define a classificação da gravidade, predominando o de maior gravidade.

> **ATENÇÃO!**
>
> Além dos sinais descritos de pneumonia muito grave e grave, indicam gravidade os sinais de hipoxemia que geralmente precedem a cianose, como sudorese, palidez e a alternância entre sonolência e agitação.

DIAGNÓSTICO

CLÍNICO

O diagnóstico da pneumonia é clínico.

A OMS preconiza o uso de critérios clínicos para identificação e classificação da pneumonia. Os sinais clínicos para esse fim são: tosse e/ou dificuldade para respirar acompanhada de FR elevada (conforme descrita em sinais de gravidade). A FR elevada tem sensibilidade de 74% e especificidade de 67% para o diagnóstico de pneumonia.

Entre esses sinais, incluem-se também as crepitações pulmonares e a diminuição do murmúrio vesicular. Embora a ausculta pulmonar seja um critério subjetivo e, por isso, menos fidedigno, sua associação com os sinais preconizados pela OMS corrobora a hipótese diagnóstica de pneumonia.

A presença de sibilância em lactentes sugere etiologia viral. Em crianças mais velhas, é sugestiva de infecção por *M. pneumoniae*. Febre, cefaleia e mialgia em crianças mais velhas também podem decorrer de infecção por *M. pneumoniae*. A presença de secreção ocular pode estar associada à infecção por *Chlamydia trachomatis*.

RADIOLÓGICO

A radiografia torácica confirma o diagnóstico de pneumonia, avalia a extensão do processo e identifica complicações, porém as radiografias obtidas nas fases mais precoces da doença podem não sugerir o diagnóstico e eventualmente não serem necessárias.

LABORATORIAL

A cultura de secreções de VAS não deve ser realizada, visto que a flora que normalmente coloniza essa região pode incluir agentes causadores de pneumonia.

- Hemocultura – devem ser coletadas pelo menos três, com variável taxa de identificação, segundo o agente etiológico.
- Cultura, bacterioscopia e bioquímica do derrame pleural (DP), broncoscopia com espécime traqueal protegido ou lavado broncoalveolar (LBA) fornecem boa taxa de recuperação, sendo medidas importantes em todos os casos em que apresentem indicação.
- Punções traqueal e pulmonar têm indicação em estudos epidemiológicos e em condições especiais.
- Outros exames laboratoriais, tipo sorológico-específico, contraimunoeletroforese e culturas de outros locais, orientados em razão da história e do quadro clínico.

Pesquisa de vírus respiratórios

O diagnóstico de infecção viral em pacientes hospitalizados é benéfico para orientar as precauções de controle de infecção hospitalar e limitar o uso inapropriado de antibióticos. É importante salientar que, para a detecção do vírus, o material deve ser coletado o mais precocemente possível após o início da infecção.

- Teste de imunofluorescência para vírus-painéis virais.
- Teste Elisa para vírus.
- Reação em cadeia da polimerase (PCR).
- Outros: a contagem de leucócitos superior a 15.000/mm^3 pode sugerir pneumonia bacteriana. Eosinofilia nos casos de pneumonia afebril pode indicar infecção por *Chlamydia trachomatis*.

Proteína C-reativa

A dosagem de proteína C-reativa ainda esbarra na definição do ponto de corte para sua concentração sérica; entretanto, valores mais altos têm sido associados às pneumonias bacterianas.

Nas pneumonias passíveis de tratamento ambulatorial não há necessidade de se realizar exames laboratoriais, inclusive radiografia torácica.

TRATAMENTO

GERAL

1 | Manutenção de um bom estado hídrico e nutricional, evitando soluções hipotônicas.
2 | Uso de antitérmicos.
3 | Sedação, com hidrato de cloral 30 mg/kg/dia, se necessário e com cautela.
4 | Uso do oxigênio – suficiente para manter boa oxigenação tecidual. É preciso lembrar que o "cérebro amolece antes que o pulmão endureça", apesar da toxicidade do oxigênio.
5 | Manutenção da saturação de O_2 de no mínimo 92%.
6 | Antitussígenos – são medicamentos utilizados em situações de absoluta excepcionalidade. Nestas raras circunstâncias, pode-se usar a codeína (0,2 mg/kg/dose, quatro vezes ao dia).

HOSPITALAR

Indicações de tratamento hospitalar

O tratamento hospitalar deve ser recomendado de acordo com os critérios de gravidade.

O Consenso Britânico valoriza também os sinais e sintomas preconizados pela OMS, mas estabelece que as principais indicações para a hospitalização sejam:

- hipoxemia;
- saturação de O_2 < 92%, cianose;
- FR > 70 rpm;
- dificuldade respiratória;
- apneia intermitente, gemido;
- impossibilidade de se alimentar;
- incapacidade da família em tratar o paciente no domicílio.

Lactentes com menos de 2 meses

Os lactentes com menos de 2 meses representam um grupo especial para o qual está indicada a internação, devido ao risco de agentes gram-negativos, estreptococos betahemolíticos e *Staphylococcus aureus*, causadores de pneumonia. Nessa faixa etária, qualquer pneumonia é considerada grave.

Crianças de 2 meses a 5 anos

Além dos sinais de gravidade descritos, outros critérios para internação do lactente de 2 meses a 5 anos com pneumonia são:

- falha da terapêutica ambulatorial;
- doença grave concomitante;
- sinais radiológicos de gravidade (DP, pneumatoceles, abscesso).

A radiografia torácica é indicada nos casos de internação. Os portadores de pneumonia complicada com DP, pneumotórax e pneumatoceles devem ser internados.

A presença de condensação radiológica extensa tem potencial de evoluir para DP e, portanto, serve como um preditivo de gravidade.

A hipoxemia deve ser utilizada como indicativo de internação também nessa faixa etária.

As crianças maiores de 2 meses podem ser tratadas em ambulatório. Se houver falha terapêutica, ou na presença de sinais de gravidade, a internação deve ser imediata.

Indicações de transferência para unidade de terapia intensiva

Recomenda-se a transferência para a unidade de terapia intesiva (UTI) se o paciente apresentar:
- saturação de oxigênio ($SatO_2$) < 92% com FiO_2 > 60%;
- hipotensão arterial;
- evidência clínica de grave falência respiratória e exaustão;
- apneia recorrente ou respiração irregular.

Conduta no hospital

Oxigenoterapia

O oxigênio está indicado para todas as crianças classificadas com pneumonia grave, apresentando:
- tiragem subcostal grave;
- taquipneia de acordo com a faixa etária;
- gemência respiratória;
- cianose central;
- incapacidade de deglutição pela dificuldade respiratória;
- saturação periférica da hemoglobina pelo oxigênio (SpO_2) menor do que 92%.

O oxigênio deve ser dispensado de modo contínuo, na forma mais confortável para a criança. É preciso fornecer um fluxo de oxigênio ideal para manter a SpO_2 entre 92 e 94%. O oxigênio pode ser suspenso quando a criança estiver estável, com SpO_2 > 92% em ar ambiente.

Administração de líquidos

A utilização da via IV para a reposição de líquidos é recomendada apenas em casos de desidratação grave, choque séptico e naqueles em que a VO não possa ser utilizada. Nessas circunstâncias, uma vez que a hipovolemia tenha sido corrigida, os líquidos devem ser administrados em cerca de 80% das necessidades básicas para a criança.

Nutrição

A administração de alimentos deve ser, sempre que possível, por VO; se for necessário o uso de sondas de alimentação, cuidados quanto ao calibre da sonda e à velocidade de administração devem ser observados.

DOMICILIAR

Cuidados gerais

Os familiares de crianças em tratamento domiciliar devem ser orientados quanto ao modo de administrar os antibióticos, tratar a febre, cuidar da alimentação e da hidratação e observar sinais de piora do paciente que demandariam a busca de serviço de saúde a qualquer momento.

Toda criança com pneumonia em tratamento domiciliar deve ter uma consulta de revisão agendada após as primeiras 48 horas.

Administração de líquidos

Sempre por VO. Os cuidadores devem ser orientados quanto à administração de um limite mínimo de líquidos.

Tratamento da febre e da dor

Prescrever o uso de antitérmicos e analgésicos. Realizar o controle de temperatura.

No tratamento das pneumonias bacterianas, a antibioticoterapia de escolha varia com a faixa etária e com as características da infecção.

AMBULATORIAL

Antibióticos de 1ª escolha são a amoxicilina ou a penicilina procaína (Tabela 48.1).

TABELA 48.1 ■ Tratamento ambulatorial

IDADE	ANTIBIÓTICO INICIAL
2 meses-5 anos	Amoxicilina ou penicilina procaína
6-18 anos	Amoxicilina ou penicilina procaína; 2ª opção: macrolídeos

Em crianças acima de 5 anos, devido à maior incidência de *Mycoplasma pneumoniae* e *Chlamydia pneumoniae*, pode-se optar pela introdução de macrolídeos.

O período de uso do antibiótico não precisa ser longo, e este pode ser suspenso entre 3 e 5 dias após o desaparecimento dos sintomas clínicos.

PACIENTES INTERNADOS

Em crianças com idade inferior a 2 meses, deve-se introduzir penicilina cristalina ou ampicilina associada à amicacina ou à gentamicina. Em pacientes com idade inferior a 5 anos e na presença de pneumonia extensa, de evolução rápida e com comprometimento importante do estado geral, deve-se optar pela introdução de oxacilina ou a cefalosporina de 3ª geração, devido à possibilidade de infecção por *Staphylococcus aureus* ou *Haemophilus influenzae* (Tabela 48.2).

TABELA 48.2 ■ Antibioticoterapia recomendada

MEDICAMENTO	DOSE
Amicacina	15 mg/kg/d (8/8 ou 12/12 h) IV
Amoxicilina	50 mg/kg/d (8/8 h) VO
Ampicilina	100 mg/kg/d (6/6 h) VO/200 mg/kg/d (6/6 h) IM/IV
Cefalotina	80-160 mg/kg/d (6/6 h) IV
Cefalexina	50 mg/kg/d (6/6 h) VO
Ceftriaxona	50-100 mg/kg/d (12/12 h) IV
Cefuroxima	30-100 mg/kg/d (12/12 h)/IV ou IM (8/8 h ou 12/12 h)
Cloranfenicol	50-70 mg/kg/d (6/6 h); máximo de 1 g/d VO ou IV
Oxacilina	100-200 mg/kg/d (6/6 h) IV
Eritromicina	30-40 mg/kg/d (6/6 h) VO
Gentamicina	5-7,5 mg/kg/d (8/8 h) VO
Penicilina G cristalina	100.000 UI/kg/d (4/4 h ou 6/6 h) IV
Penicilina G procaína	50.000 UI/kg/d (12/12 h ou 24/24 h) IM
SMZ + TMP	40 mg/kg/d de SMZ ou 8 mg/kg/d de TMP (12/12 h) VO

SMZ: sulfametoxazol; TMP: trimetoprim.

COMPLICAÇÕES E FALHA TERAPÊUTICA

A resposta clínica deve ocorrer com 48 a 72 horas do início do tratamento, ou seja, deve ocorrer redução da febre e da dispneia. No caso de não ocorrer resposta, procurar os motivos de falha, como complicações da pneumonia, escolha inadequada do antibiótico e dose errada.

> **ATENÇÃO!**
>
> Se a criança permanece com febre ou clinicamente instável após 48 a 72 horas da internação por pneumonia, devem-se pesquisar complicações, sendo a mais frequente o DP.

A antibioticoterapia por via oral (VO) é segura e eficiente para o tratamento de crianças com pneumonia comunitária. A via parenteral deve ser reservada quando há impossibilidade de absorção oral desses medicamentos. Outras indicações para a antibioticoterapia por via parenteral são os sinais e sintomas indicativos de pneumonia grave.

A amoxicilina é o antibiótico de escolha para pacientes menores de 5 anos. Alternativamente, podem ser utilizados amoxicilina combinada ao ácido clavulânico, cefaclor, eritromicina, claritromicina e azitromicina. A amoxicilina é indicada como antibiótico de 1ª linha em crianças, de qualquer idade, em que o *S. pneumoniae* seja o agente etiológico mais provável. Os antibióticos macrolídeos podem ser usados na suspeita diagnóstica de pneumonia por micoplasma ou clamídia. Nos casos em que a antibioticoterapia venosa é necessária, a amoxicilina associada a clavulanato, ceftriaxona, cefuroxima e cefotaxima inclui-se entre as medicações indicadas.

Se dados microbiológicos sugerirem o *S. pneumoniae* como agente etiológico, amoxicilina, ampicilina e penicilina podem ser usadas, isoladamente, por VO, ou penicilina G procaína, por via IM.

■ ALGUMAS PNEUMONIAS ESPECÍFICAS

PNEUMONIA ESTAFILOCÓCICA

Pode ser primária ou secundária e atinge em geral crianças nos 2 primeiros anos de vida com predomínio nos 6 primeiros meses, desnutridos, outros imunodeficientes e em ambiente hospitalar.

No início, o diagnóstico, apesar do quadro mais grave, é difícil de ser confirmado. A presença de piodermites na criança ou em pessoas da família e as imagens radiológicas (pneumatoceles) são dados úteis no diagnóstico.

No tratamento, utilizar uma das opções:

1 | oxacilina, 100 a 200 mg/kg/dia IV, dividida em 4 a 6 vezes;
2 | cefalotina, 100 mg/kg/dia IV, dividida em quatro vezes;
3 | lincomicina, 10 a 20 mg/kg/dia IV, dividida em quatro doses;
4 | vancomicina, 40 mg/kg/dia IV, dividida em três doses;
5 | teicoplanina, 10 mg/kg/dia IV, dividida em duas doses;
6 | linezolida, 10 mg/kg/dia IV, dividida em duas doses (até o máximo de 600 mg/dia).

Pode-se potencializar o tratamento com associação antibiótica.

OUTRAS PNEUMONIAS POR GRAM-NEGATIVOS

Os agentes patogênicos dessas pneumonias são *Klebsiella pneumoniae*, *Pseudomonas*, *E. coli* e *Proteus*. Nos últimos anos, tem sido observado um aumento de seus casos, devido a:

- maior sobrevida de pacientes imunodeficientes (desnutrido, doença tumoral etc.);
- maior concentração de pacientes de alto risco em UTI;
- uso indiscriminado de fármacos antibióticos.

O diagnóstico etiológico é difícil de ser estabelecido, podendo ser feito pelo isolamento do agente etiológico em hemocultura, por cultura de líquido pleural e da secreção purulenta da traqueia de material obtido por método invasivo.

Na pneumonia por *Klebsiella* (suspeita em berçários e por abaulamento de cissura na radiografia), recomendam-se os aminoglicosídeos e as cefalosporinas, de preferência em associação, ou as cefalosporinas de 3ª ou 4ª gerações.

Nas pneumonias por *Pseudomonas*, usam-se cefalosporinas de 3ª ou 4ª gerações associadas a aminoglicosídeos ou imipenen.

> **ATENÇÃO!**
>
> No período neonatal, além dos gram-negativos entéricos e estafilococos, é importante suspeitar dos estreptococos tipo B, que podem produzir pneumonias precoces confundíveis com a doença de membrana hialina. Para esse quadro grave e de alta letalidade, além de medidas de suporte, indica-se o uso de penicilinas.

No período compreendido entre 3ª e 12ª semanas de vida, é possível haver pneumonia por *Chlamydia trachomatis*, com as seguintes características gerais:

- parto vaginal; presença de corrimento na gestação;
- conjuntivite no período neonatal em metade dos casos;
- tosse em estacato, dificuldade para ganhar peso, palidez, taquipneia, com semiologia relativamente pobre;
- radiografia torácica com infiltração intersticial e hiperinsuflação;
- eosinofilia no hemograma em metade dos casos;
- recuperação do agente por cultura, imunofluorescência ou sorologia com IgM específica maior do que 1/32;
- tratamento com eritromicina por 10 a 14 dias.

Em crianças maiores e adolescentes, o perfil etiológico compreende vírus, pneumococos e o *Mycoplasma pneumoniae*; a *Chlamydia pneumoniae* tem sido encontrada em vários estudos.

As pneumonias por micoplasma apresentam características com período de disseminação entre grupos específicos e sintomas gripais, como febre, tosse com pouca secreção, calafrios, fraqueza, adinamia, cefaleia e dor de garganta, nesta ordem de frequência.

Na radiologia, imagens reticulares finas, inicialmente seguidas por condensação, nodulares, predominantemente, nos lobos inferiores, são as mais encontradas.

A suspeita é confirmada pelo achado de crioglutininas (micoplasma) e pela sorologia específica. O uso de macrolídeos (eritromicina e outros) é o tratamento de escolha.

■ PREVENÇÃO

A OMS recomenda que os programas de imunização incluam quatro vacinas para a prevenção de pneumonias, por seu potencial de reduzir, substancialmente, as mortes de menores de 5 anos: antissarampo; antipertussis; anti-*Haemophilus inflenzae* tipo B conjugada; e antipneumocócica conjugada.

Outras medidas, como controle da desnutrição, melhoria das condições de moradia e saneamento, redução da exposição a poluentes ambientais e acesso à imunização básica, também são fundamentais para a prevenção da pneumonia.

> **REVISÃO**
>
> - A doença cursa com uma inflamação que resulta da invasão de bactérias, vírus ou fungos, embora também possa advir de uma lesão química.

- Os lactentes com menos de 2 meses representam um grupo especial, para o qual está indicada a internação. Nessa faixa etária, qualquer pneumonia é considerada grave.
- Em crianças com idade inferior a 2 meses, deve-se introduzir penicilina cristalina ou ampicilina associada à amicacina ou à gentamicina. Após os 2 meses, os antibióticos de primeira escolha são amoxicilina ou penicilina procaína. Em crianças acima de 6 anos, devido à incidência de *Mycoplasma pneumoniae* e *Chlamydia pneumoniae*, pode-se optar pela introdução de macrolídeos.
- A OMS recomenda que os programas de imunização incluam quatro vacinas para a prevenção de pneumonias, a fim de prevenir as pneumonias: antissarampo; antipertussis; anti-*Haemophilus inflenzae* tipo B conjugada; e antipneumocócica conjugada.

■ REFERÊNCIAS

1. Ata do Simpósio Nacional de Vigilância: pneumococo e influenza. 20-21 set. São Paulo; 2007 [capturado em 28 out. 2016]. Disponível em: http://www.sabin.org/sites/sabin.org/files/Ata%20do%20Simposio%20Nacional%20de%20Vigilancia%20_%20Pneumococo%20e%20Influenza.pdf
2. Ostapchuk M, Roberts DM, Haddy R. Community-acquired pneumonia in infants and children. Am Fam Physician. 2004;70(5):899-908.
3. World Health Organization. World health report 2013: research for universal health coverage [Internet]. Geneva: WHO; 2013 [capturado em 22 out. 2016]. Disponível em: http://www.who.int/whr/en/.

■ LEITURAS SUGERIDAS

Diretrizes Brasileiras em Pneumonia adquirida na comunidade em pediatria 2007. J Bras Pneumol. 2007;33 Suppl 1:S31-50.
Wardlaw T, Salama P, Johansson EW, Mason E. Pneumonia: the leading killer of children. Lancet. 2006;368(9541):1048-50.
Williams BG, Gouws E, Boschi-Pinto C, Bryce J, Dye C. Estimates of world-wide distribution of child deaths from acute respiratory infections. Lancet Infect Dis. 2002;2(1):25-32.

49

FIBROSE CÍSTICA

■ SONIA MAYUMI CHIBA
■ MARCELA DUARTE DE SILLOS

A fibrose cística (FC)* é uma doença genética autossômica recessiva, mais comum na raça branca, com envolvimento generalizado das glândulas exócrinas. Afeta principalmente os sistemas respiratório, digestório, reprodutor e as glândulas sudoríparas. A doença é causada por mutações em um único gene, localizado no braço longo do cromossomo 7. O gene da FC codifica uma proteína denominada reguladora da condutância da transmembrana da FC (CFTR, do inglês *cystic fibrosis conductance regulatory*).

O CFTR tem várias funções, e a mais bem estudada é como canal de cloreto (Cl⁻). O defeito básico da FC, perda ou função parcial do CFTR, altera a permeabilidade dos íons na membrana celular, isto é, reduz a permeabilidade ao íon cloreto (Cl⁻) com a produção de secreções desidratadas e espessas. A mesma disfunção causa um déficit na reabsorção do cloreto (Cl⁻) nos ductos das glândulas sudoríparas exócrinas e leva à elevação da concentração de NaCl no suor.

No trato respiratório dos pacientes com FC, junto à produção de secreções de menor conteúdo hídrico e mais espessas, ocorre uma inflamação com grande infiltração de neutrófilos no parênquima pulmonar. Quando esses neutrófilos se degeneram, seu DNA é liberado do núcleo e isso contribui para aumentar a viscosidade da secreção brônquica, característica da doença. Ciclos repetidos de infecção e inflamação resultam em destruição pulmonar e contribuem para determinar a morbidade e a mortalidade na FC.

■ QUADRO CLÍNICO

A manifestação clínica da FC é variável. Os pacientes são diagnosticados com diferentes formas de apresentação, desde o nascimento até a vida adulta (Quadro 49.1). O quadro clássico da FC caracteriza-se por infecção bacteriana das vias aéreas e seios da face, fezes com gordura, infertilidade nos homens (azoospermia obstrutiva) e elevação das concentrações de cloreto e sódio no suor. Os casos atípicos da FC são os pacientes que mostram acometimento em um único órgão e podem apresentar concentrações de cloreto com valores intermediários (40 a 60 mEq/L).

QUADRO 49.1 ■ Manifestações clínicas da fibrose cística

1 | Doença sinopulmonar crônica caracterizada por:
 a | persistente colonização/infecção com patógenos típicos da FC (*Staphylococcus aureus*, *H. influenzae* não tipável, *Pseudomonas aeruginosa* mucoide e não mucoide e *Burkholderia cepacia*)
 b | tosse crônica e produtiva
 c | anormalidades radiológicas persistentes (bronquiectasias, atelectasias, hiperinsuflação, infiltrados)
 d | obstrução das vias aéreas manifestada por chiado e aprisionamento aéreo
 e | pólipo nasal e anormalidades radiológicas ou tomográficas dos seios paranasais
 f | baqueteamento digital
2 | Manifestações digestivas:
 a | pancreáticas: insuficiência pancreática exócrina, pancreatite aguda recorrente, pancreatite crônica, anormalidades pancreáticas em imagens radiológicas
 b | intestinal: ileomeconial, síndrome da obstrução intestinal distal, prolapso retal
 c | doença hepatobiliar associada à FC: icterícia neonatal prolongada, esteatose hepática, elevação de transaminases, cirrose biliar focal ou cirrose multifocal, obstrução biliar, litíase biliar e colecistite calculosa
3 | Manifestações nutricionais e metabólicas:
 a | desnutrição proteicocalórica, hipoproteinemia e edema, deficiência de vitaminas lipossolúveis
 b | Síndrome da perda de sal: depleção aguda de sal, alcalose metabólica crônica
4 | Manifestações urogenitais: azoospermia obstrutiva

MANIFESTAÇÕES RESPIRATÓRIAS

Nas (VAS), os locais mais acometidos são o nariz (polipose nasal) e os seios paranasais (pansinusopatias). Os principais micro-organismos isolados dos seios paranasais são: *Pseudomonas aeruginosa*, *S. aureus* e *H. influenzae*.

O pulmão é histologicamente normal ao nascimento. A doença inicia-se nas vias aéreas periféricas e progride para as grandes vias aéreas.

---
*Neste capítulo, onde consta FC leia-se fibrose cística.

DIAGNÓSTICO E TRATAMENTO

Ocorre obstrução das vias aéreas pelas secreções viscosas, seguida de infecção e inflamação. As manifestações clínicas da doença pulmonar são variáveis, tanto no início como na intensidade. São raras no período neonatal, em geral têm início antes dos 6 meses de vida e alternam episódios de tosse, sibilância e/ou taquipneia. Esses sintomas podem ser desencadeados ou agudizados por uma infecção viral. Com o tempo, a tosse torna-se proeminente, diária, geralmente com expectoração. Nos estágios tardios da doença, os fibrocísticos ficam dependentes de oxigênio, com hipertensão pulmonar e cor pulmonale.

As infecções respiratórias têm aspectos microbiológicos limitados a um número de micro-organismos e são causadas principalmente pelas bactérias. As infecções virais podem facilitar a aquisição de *Pseudomonas aeruginosa* e a piora da função pulmonar. O *S. aureus* é o patógeno mais comum, isolado em lactentes e crianças menores com FC, embora *Haemophilus influenzae* e *Pseudomonas aeruginosa* sejam também prevalentes. A colonização é geralmente iniciada por *S. aureus* ou *Haemophilus influenzae*. Mais tarde, a microbiologia torna-se mais complexa, quando a *Pseudomonas aeruginosa* e outros bacilos gram-negativos não fermentadores, como o complexo *Burkholderia cepacia*, *Stenotrophomonas maltophilia* e *Alcaligenes xylosoxidans*, surgem na evolução. O complexo *B. cepacia* é o mais grave, em razão da sua associação com uma rápida progressão para pneumonia necrosante e óbito. Uma série de outros gram-negativos foram identificados nos últimos anos, como *Cupriavidus, Inquilinus, Pandorea* e *Ralstonia*. Esses micro-organismos caracterizam-se pela alta resistência aos antibióticos. Muitos pacientes são portadores assintomáticos do *Aspergillus* sp.; entretanto, alguns desenvolvem a aspergilose broncopulmonar alérgica, com piora do quadro pulmonar.

> **ATENÇÃO!**
>
> A FC apresenta as seguintes complicações: pansinusopatias, hipoplasia ou ausência dos seios frontais; pólipos nasais; infecção pulmonar crônica; obstrução das vias aéreas (sibilância recorrente ou persistente, atelectasias); bronquiectasias; hemoptise; pneumotórax; falência respiratória (hipertensão pulmonar e *cor pulmonale*).

Pseudomonas aeruginosa

É a principal bactéria responsável pela doença pulmonar progressiva. Em até 30% dos lactentes fibrocísticos, a *Pseudomonas aeruginosa* pode ser o primeiro patógeno recuperado das secreções respiratórias e aumenta para 80% nos maiores de 18 anos. A infecção inicial pela *Pseudomonas aeruginosa* nas vias aéreas geralmente é por cepas não mucoides originárias do meio ambiente, que se convertem no fenótipo mucoide na via endobrônquica, tornando-se predominantes na colonização/infecção crônica. As cepas mucoides da bactéria caracterizam-se pela formação de biofilme (comunidades bacterianas) e pela aparência viscosa, decorrente da produção do alginato, um mucopolissacarídeo, que forma uma matriz ao redor do micro-organismo. O alginato protege a bactéria contra a fagocitose, e a opsonização dificulta a chegada do antibiótico e reduz a eficácia mecânica mucociliar. A expressão mucoide da *Pseudomonas aeruginosa* é a principal responsável pela cronicidade da infecção. A conversão da *Pseudomonas aeruginosa* não mucoide (NM) para forma mucoide (M), na via endobrônquica, correlaciona-se com o declínio da função pulmonar e o aumento da taxa de internações e da mortalidade. O principal interesse em detectar precocemente a *Pseudomonas aeruginosa* no pulmão dos fibrocísticos consiste em retardar a infecção crônica responsável pela persistente e irreversível lesão pulmonar.

> **ATENÇÃO!**
>
> A interação entre *P. aeruginosa* e o paciente com FC é descrita como colonização/infecção, indicando uma ambivalência patogênica da bactéria nos fibrocísticos. A colonização refere-se ao desenvolvimento bacteriano sobre uma superfície, sem efeito prejudicial. A infecção relaciona-se a uma colonização com efeito patogenético. A diferenciação clínica entre colonização e infecção pela *Pseudomonas aeruginosa* é quase impossível.

Manifestações gastrintestinais

Até o final do $1°$ ano de vida, a maioria dos lactentes com FC apresenta quadro inicial com esteatorreia, manifestação típica da insuficiência pancreática exócrina (IPE), que acomete 85 a 90% dos pacientes. Dor e distensão abdominal, diarreia, flatulência, anemia, desnutrição e outros sinais de digestão e absorção ineficientes também são frequentemente encontrados.

O íleomeconial, manifestação precoce da FC, caracteriza-se por obstrução intestinal neonatal (distensão abdominal, vômitos biliosos e retardo de eliminação de mecônio), devido ao acúmulo de mecônio espesso e pegajoso no lúmen intestinal. Quase todos os pacientes que apresentam ileo-meconial tem FC com IPE. Pode estar associado a volvo, atresia jejunoileal e vício de rotação intestinal.

A síndrome da obstrução intestinal distal (SOID) é mais frequente a partir da idade escolar. Caracteriza-se pelo acúmulo de material fecal viscoso em íleo terminal e colo proximal e massa no quadrante inferior direito do abdome. Outras manifestações não específicas da FC podem estar presentes ao longo do acompanhamento, como a doença do refluxo gastresofágico, o sobrecrescimento bacteriano no intestino delgado, a invaginação intestinal, a constipação, etc.

A doença hepática associada à FC é geralmente assintomática ou subclínica (alteração de enzimas hepáticas e/ou esteatose hepática), mas pode apresentar-se como colestase neonatal, cirrose biliar focal e multifocal, insuficiência hepática e hipertensão porta.

■ DIAGNÓSTICO

Os critérios utilizados para o diagnóstico da FC estão representados no Quadro 49.2.

> **QUADRO 49.2** ■ Critérios diagnósticos para fibrose cística
>
> **Manifestações clínicas:**
> - Uma ou mais características do quadro fenotípico (Quadro 49.1) e/ou história familiar de FC (irmão) e/ou
> - Teste de triagem neonatal positiva e
> - Alteração da função da proteína CFTR
> - Teste do suor positivo e/ou
> - Presença de duas mutações para FC conhecidas e/ou
> - Alteração no diferencial de potencial nasal ou quantificação da atividade do canal CFTR intestinal em biópsia retal

O teste do suor por meio de iontoforese com pilocarpina, método padronizado por Gibson e Cooke,[1] em 1959, realizado em duas ou mais ocasiões, representa o padrão-ouro no diagnóstico da disfunção da proteína CFTR. Nos fibrocísticos, as concentrações de sódio e cloreto no suor são elevadas. A concentração do íon cloreto (Cl^-) maior ou igual a 60 mEq/L é consistente com diagnóstico de FC (Tabela 49.1). A concentração do Cl⁻ pode ser normal em 1 a 2% dos fibrocísticos. O teste do suor é realizado a partir da 2ª semana de vida e em lactentes com mais de 3 kg de peso. Os exames com valores intermediários devem ser repetidos ou, se o resultado continuar indefinido, outros exames adicionais devem ser avaliados. A Cystic Fibrosis Foundation[2] recomenda os parâmetros citados na Tabela 49.1 para concentração de cloro no suor. Pacientes com valores intermediários devem repetir o teste do suor e serem submetidos a uma avaliação clínica detalhada e, se possível, a uma análise genética, além de seguimento a cada 6 a 12 meses, até o esclarecimento diagnóstico.

TABELA 49.1 ■ Parâmetros para avaliação da concentração de cloro no suor segundo a Cystic Fibrosis Foundation

IDADE	NORMAL	INTERMEDIÁRIO	FC
Lactentes ≤ 6 m	≤ 29 mmol/L	30-59 mmol/L	≥ 60 mmol/L
Lactentes ≥ 6 m	≤ 39 mmol/L	40-59 mmol/L	≥ 60 mmol/L

Fonte: Cystic Fibrosis Foundation.[2]

Um método alternativo para análise do suor consiste na medida da condutividade com coleta do suor por Macroduct. Coleta-se o suor para dentro de uma espiral de plástico, após estimulação por meio de iontoforese pela pilocarpina (volume mínimo de 15 mcgL) e coloca-se o material obtido no analisador de condutividade (Sweat-Chek-Wescor). Os valores são correspondentes ao cloreto de sódio (NaCl) em mmol/L. Os valores de NaCl de referência para o teste da condutividade são: valores normais < 60 mmol/L, diagnóstico de FC > 80 mmol/L e intermediários entre 60 e 80 mmol/L. O consenso da Cystic Fibrosis Foundation[2] reconhece os valores do Macroduct como teste de rastreamento, recomendando que os testes positivos ou valores de sódio e cloro superiores a 50 mmol/L sejam confirmados pelo método de Gibson e Cooke.[1] Na literatura, vários trabalhos demonstraram que a análise do suor pelo método da condutividade apresenta uma correlação adequada, quando comparada com a da técnica de Gibson e Cooke.[1]

> **ATENÇÃO!**
>
> O teste do suor está indicado em todos os pacientes que apresentem os seguintes sinais ou sintomas:
> - Respiratórios: pólipo nasal, pansinusite crônica, pneumonia recorrente, bronquite, sibilância persistente ou de difícil tratamento, asma de difícil controle, atelectasia crônica, bronquiectasias, tosse produtiva crônica, baqueteamento digital, infecção pulmonar por *P. aeruginosa* mucoide, hemoptise.
> - Gastrintestinais/nutricionais: obstrução intestinal neonatal/íleo-meconial, colestase neonatal, síndrome de má absorção intestinal, distensão abdominal, diarreia crônica, esteatorreia, desnutrição, prolapso retal, invaginação intestinal recorrente, doença hepática, anasarca/hipoproteinemia, deficiência de vitaminas lipossolúveis.
> - Outros: desidratação hiponatrêmica/hipoclorêmica com alcalose metabólica, cristais de sal na pele, azoospermia.

Para o diagnóstico de FC pelo teste genético, é obrigatório o encontro de duas mutações conhecidas. O achado de uma ou nenhuma mutação não exclui a doença.

Outra forma de avaliar a disfunção do CFTR é a diferença de potencial nasal ou quantificação da atividade do canal CFTR intestinal por biópsia retal ou jejunal. O transporte ativo de íons gera uma diferença de potencial elétrico transepitelial que pode ser medido *in vivo*. A diferença de potencial na superfície da mucosa nasal pode ser medida pela passagem do cateter sob turbinado nasal inferior e um eletrodo de referência dentro do tecido subcutâneo do antebraço. Na FC, a diferença de potencial basal é muito maior, isto é, mais negativa.

DIAGNÓSTICO POR TRIAGEM NEONATAL

A triagem neonatal identifica apenas recém-nascidos (RN) com risco de ter FC. Baseia-se na dosagem sérica do tripsinogênio imunorreativo (IRT), um precursor de enzima pancreática. Nos RNs fibrocísticos, ocorre a elevação dessa enzima, com normalização gradual em 4 a 6 semanas de vida. O aumento da enzima decorre, provavelmente, da obstrução dos ductos pancreáticos na vida intrauterina, com seu refluxo para a circulação sanguínea. Se a 1ª amostra do IRT ao nascimento for positiva (IRT ≥ 80 ng/mL), deve-se repetir uma 2ª amostra, após 15 a 30 dias (IRT/IRT). Se ambos os valores forem elevados (IRT ≥ 80 ng/mL), confirmar o diagnóstico de FC com teste do suor ou pesquisa genética (Figura 49.1). A análise das mutações genéticas mais comuns constitui uma alternativa após a 1ª coleta elevada do IRT (IRT/DNA). A criança com teste de triagem positivo deve ser encaminhada para uma avaliação diagnóstica.

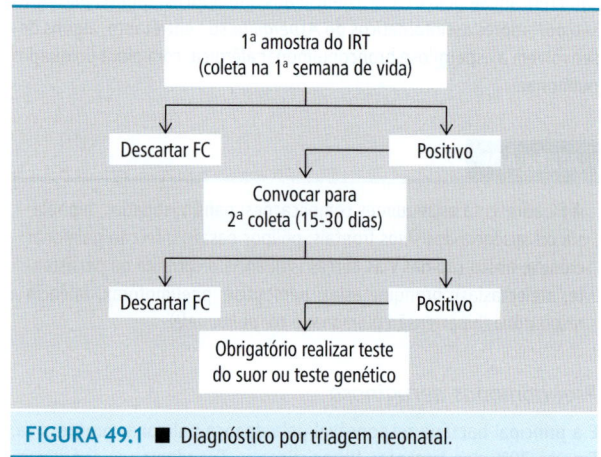

FIGURA 49.1 ■ Diagnóstico por triagem neonatal.

Algumas condições clínicas estão associadas à elevação dos níveis do IRT no período neonatal, tais como situações de estresse perinatal (insuficiência respiratória, hipoglicemia), infecções congênitas, falência renal, atresia intestinal, trissomias 13 e 18, com resultados falso-positivos. Em neonatos com íleomeconial, pode haver um nível de IRT normal com teste falso-negativo. Um IRT normal nem sempre descarta o diagnóstico de FC. Se houver sintomas sugestivos da doença, deve-se realizar o teste do suor ou o teste genético.

EXAMES COMPLEMENTARES

Outros testes complementares contribuem para o diagnóstico e a avaliação da gravidade e das complicações da doença, como radiografia torácica, TC de tórax, testes de função pulmonar, gases sanguíneos, oximetria, US abdominal e ecocardiografia. A cultura de escarro ou orofaringe posterior (em pacientes menores) é importante antes de iniciar a antibioticoterapia nas agudizações e no seguimento ambulatorial. Em adolescentes e adultos, a análise do sêmen pode evidenciar azoospermia obstrutiva e significa alta suspeita de FC.

DIAGNÓSTICO DA INSUFICIÊNCIA PANCREÁTICA EXÓCRINA

Em pediatria, os métodos diagnósticos indiretos (excreção de gordura fecal de 72 horas e elastase-1 fecal) são os mais utilizados, porém possuem baixa especificidade e sensibilidade.

O padrão-ouro no diagnóstico de esteatorreia é a excreção de gordura fecal com sobrecarga de gordura de 72 horas, cujos valores normais são < 4 a 5 g/dia (2 a 10 anos) e < 7 g/dia (> 10 anos).

A dosagem de elastase-1, em amostra fecal isolada, permite classificar os pacientes em:
- suficientes pancreáticos > 200 µg/g;
- *borderline* 80 a 200 µg/g;
- IPE leve a moderada 15 a 80 µg/g; e
- IPE grave < 15 µg/g.

■ TRATAMENTO

Deve ser abordado por uma equipe multidisciplinar. Torna-se essencial a assistência aos pacientes e suas famílias no entendimento da doença e na otimização das intervenções do tratamento, cujos princípios são: controle e tratamento das infecções pulmonares; medidas de alívio da obstrução brônquica; tratamento da IPE; correção do déficit nutricional; e tratamento de problemas físicos, psicossociais e das complicações da doença.

CONTROLE E TRATAMENTO DAS INFECÇÕES PULMONARES

A escolha do antibiótico apropriado apoia-se na revisão de culturas recentes das secreções das vias aéreas. São recomendadas altas doses de antibióticos por pelo menos 10 a 14 dias.

A farmacocinética de antimicrobianos sistêmicos mostra-se alterada. Os fibrocísticos têm maior volume de distribuição, e a eliminação renal de alguns fármacos, como os aminoglicosídeos e os betalactâmicos (cefalosporina e penicilina), é mais rápida. Por esse motivo, devem ser usados em doses maiores.

O antibiótico inalatório pode ser útil como suporte ou em substituição à terapia sistêmica (amicacina, gentamicina, tobramicina, polimixina E).

> **ATENÇÃO!**
>
> São sintomas e sinais de infecção pulmonar aguda: aumento da tosse; aumento na produção de escarro e/ou mudança na coloração; aumento da dificuldade respiratória e diminuição da tolerância à atividade física; hemoptise; anorexia, fadiga, perda de peso; sensação de "congestão torácica"; febre de 38°C em mais de uma ocasião na semana anterior; piora do FEV_1 > 10% (espirometria) do basal obtido nos últimos três meses; piora da $SatO_2$ > 10% do basal obtido nos últimos três meses; mudança na ausculta pulmonar; aumento do aprisionamento aéreo ou aparecimento de novos infiltrados na radiografia torácica.

No manejo das infecções pulmonares, o tratamento antibiótico contra os patógenos isolados das secreções respiratórias adquire importância fundamental. A maioria dos antimicrobianos é prescrita em três situações:
1 | Tratamento agressivo da *Pseudomonas aeruginosa*, para retardar a colonização/infecção crônica pela bactéria.
2 | Tratamento de manutenção nos fibrocísticos com colonização/infecção crônica por *Pseudomonas aeruginosa*, para suprimir o número e a atividade dessa bactéria, embora a infecção não seja erradicada. Seu objetivo consiste em diminuir o declínio da função pulmonar e reduzir a frequência e a morbidade das agudizações pulmonares.
3 | Nos períodos de agudizações dos sintomas pulmonares.

TRATAMENTO DA *P. AERUGINOSA*

Em pacientes internados, é importante a associação de dois fármacos endovenosos anti-*Pseudomonas* pelo sinergismo e pela diminuição do surgimento de resistência. Geralmente, o uso de um aminoglicosídeo e de um betalactâmico (cefalosporina, carbapênemicos) são recomendados. No tratamento ambulatorial, o fármaco de escolha por VO é a ciprofloxacina, com um antibiótico inalatório (aminoglicosídeo ou polimixina E). Trabalhos recentes sugerem o uso de tobramicina inalatória por 28 dias para erradicação da *P. aeruginosa*. Há vários protocolos de erradicação dessa bactéria, incluindo por VO, via EV e inalatória, mas uma terapêutica ideal ainda é desconhecida. O uso de tobramicina por via inalatória, em meses alternados, nos fibrocísticos colonizados crônicos pela *P. aeruginosa*, estabilizou o quadro pulmonar e provocou uma menor necessidade de antibiótico por via EV. Todos os pacientes com colonização/infecção crônica pela *Pseudomonas aeruginosa* devem ser considerados para o uso de antibioticoterapia inalatória, com tobramicina ou polimixina E (colomicina), por tempo prolongado.

TRATAMENTO DO *S. AUREUS/H. INFLUENZAE*

Recomenda-se o tratamento com antiestafilococos por 2 a 4 semanas. Alguns pacientes tornam-se colonizados cronicamente pela bactéria. No pulmão de alguns fibrocísticos, o *S. aureus* persiste intracelularmente em pequenas colônias. Essas variantes nem sempre estão presentes nas culturas de rotina e podem reverter para cepas normais, após o término dos antibióticos.

O *Haemophilus influenzae* associa-se aos fibrocísticos com o aumento dos sintomas pulmonares. Deve ser tratado quando isolado das secreções respiratórias. Recomenda-se terapia de erradicação por 2 a 4 semanas com antibióticos específicos.

TRATAMENTO DO COMPLEXO *B. CEPACIA*, *S. MALTOPHILIA* E *A. XYLOXIDANS*

Geralmente, são bactérias multirresistentes e, muitas vezes, necessitam da associação de antimicrobianos. Mais estudos são necessários para otimizar uma melhor terapêutica.

MEDIDAS DE ALÍVIO DA OBSTRUÇÃO BRÔNQUICA

Fisioterapia respiratória

Parte fundamental do tratamento, deve ser feita com frequência de no mínimo duas vezes ao dia, com duração de 20 a 30 minutos, ou mais nas agudizações.

Mucolíticos inalatórios

1 | **Inalação DNA recombinante humana alfadornase:** a alfadornase degrada o DNA livre no meio extracelular que se acumula dentro das secreções brônquicas e reduz a viscoelasticidade no escarro, facilitando a fisioterapia. Os trabalhos demonstraram diminuição das internações e melhora da função pulmonar. Dose: 2,5 mg/dia.
2 | **Inalação hipertônica:** a SF hipertônica tem um efeito favorável sobre a reologia do muco *in vitro*. Melhora a função pulmonar e diminui as agudizações pulmonares. NaCl 6% ou 7%: sempre deve ser precedido com inalação de um broncodilatador para prevenção da hiper-responsividade brônquica.

Broncodilatadores

A hiper-responsividade brônquica ocorre em metade dos pacientes fibrocísticos. O uso deve ser em pacientes com resposta ao broncodilatador na prova de função pulmonar ou melhora clínica.

Terapia anti-inflamatória

Os anti-inflamatórios são utilizados no tratamento da doença pulmonar na FC devido à resposta anti-inflamatória acentuada nas vias aéreas. Os esteroides são indicados na aspergilose broncopulmonar alérgica, e naqueles FC com sintomas de asma ou hiper-reatividade brônquica. O não esteroide, ibuprofeno, tem uso limitado por necessidade de monitoração do nível sérico.

Macrolídeos

O uso do antibiótico **azitromicina** é recomendado para pacientes colonizados cronicamente pela *P. aeruginosa*. O mecanismo de ação não é claro, mas possui atividade anti-inflamatória, reduz a produção dos fatores de virulência e limita a formação do biofilme. Dose da azitromicina em < 40 kg: 250 mg, VO, três vezes por semana; e em > 40 kg: 500 mg, VO, três vezes por semana.

TRATAMENTO DA IPE

A terapia de reposição de enzimas pancreáticas (TREP) com pancrelipases de origem suína (lipase, amilase e protease) deve ser iniciada assim que o diagnóstico da IPE estiver confirmado.

As enzimas pancreáticas devem ser administradas com todos os alimentos contendo gorduras, inclusive suplementos orais, fórmulas lácteas, dietas enterais e o leite materno, sempre no início das refeições. Em festas, dar metade da dose no início e outra metade no meio da refeição.

As cápsulas devem ser engolidas inteiras o mais cedo possível (3 a 4 anos). Caso contrário, as microesferas devem ser misturadas na colher em pequena quantidade de fórmula, ou leite materno ou papa, e engolidas de uma só vez, sem esmagá-las ou mastigá-las.

> **ATENÇÃO!**
>
> As doses de enzimas pancreáticas utilizadas na prática clínica de acordo com as diferentes faixas etárias são:
>
> **1 | Lactentes**
> 400 a 800 UI lipase para cada grama de gordura da dieta ou
> 2.000 a 4.000 UI lipase para cada 120 mL de fórmula láctea ou leite materno.
>
> **2 | Menores de 4 anos**
> 500-4.000 UI lipase para cada grama de gordura da dieta ou
> Refeições principais: 1.000 UI lipase para cada kg de peso da criança e
> Lanches: 500 UI lipase para cada kg de peso da criança.
>
> **3 | Maiores de 4 anos**
> 500 a 4.000 UI lipase para cada grama de gordura da dieta ou
> Refeições principais: 500 a 2.500 UI lipase para cada kg de peso da criança e
> Lanches: 250 a 1.250 UI lipase para cada kg de peso da criança.

Os principais objetivos da TREP são controlar os sintomas de má absorção intestinal e manter um bom ganho ponderoestatural. É ideal promover um coeficiente de absorção de gorduras > 85 a 90% e manter a dose de enzima pancreática < 10.000 UI/kg/dia. São causas de falha do tratamento: dose baixa de lipase; horário inadequado da ingestão da enzima; retardo no esvaziamento gástrico; baixa atividade das enzimas pancreáticas pelo pH duodenal anormalmente mais ácido; colonização do intestino delgado por patógenos (*Giardia lamblia*, enterocolite por *Clostridium difficile* e sobrecrescimento bacteriano); ocorrência de outras doenças associadas à FC (doença celíaca, doença de Crohn, doença do refluxo gastresofágico e diabetes melito, entre outros) e, ainda, a má aderência ao tratamento.

> **ATENÇÃO!**
>
> O coeficiente de absorção de gorduras é calculado da seguinte forma:
>
> $$\frac{\text{Gramas de gordura ingerida em 24 horas} - \text{Gramas de gordura fecal em 24 horas}}{\text{Gramas de gordura ingerida em 24 horas}} \times 100$$
>
> Como valores esperados com a TREP se têm:
> > 85% (neonatos e < 6 meses)
> > 93% (pré-escolares, escolares, adolescentes e adultos)

São possíveis efeitos colaterais da TREP: úlceras orais; erosões na boca e no seio materno; irritação anal; constipação intestinal; hiperuricemia; hiperuricosúria; reações alérgicas; e colonopatia fibrosante (possivelmente relacionada ao uso de altas doses e à toxicidade do Eudragit® L30 D-55, copolímero do ácido metacrílico tipo C).

TRATAMENTO DA DOENÇA HEPÁTICA ASSOCIADA À FC

O **ácido ursodesoxicólico** vem sendo utilizado para diminuir a viscosidade da secreção intracanalicular e facilitar o fluxo biliar (20 a 30 mg/kg/dia em duas tomadas).

SUPORTE NUTRICIONAL

Os pacientes com FC devem consumir uma dieta hipercalórica (120 a 150% das necessidades calóricas), sendo 35 a 40% das calorias na forma de gorduras. Além disso, devem receber suplementação de vitaminas lipossolúveis.

Lactentes e crianças com FC estão sob risco de desidratação hiponatrêmica/hipoclorêmica com alcalose metabólica por perda de sal pelo suor, sendo recomendada a suplementação de sódio (soluções de NaCl) nas seguintes quantidades:
- lactentes não expostos ao calor: 4 mEq/kg/dia;
- lactentes que ainda não estão recebendo alimentos sólidos ou que estão expostos a clima quente: 11 mEq/kg/dia.

FÁRMACOS EM ESTUDO

Vários tipos de abordagem terapêutica estão sendo investigados, como corretores ou potenciadores da função da proteína CFTR, restauração do transporte de sal (hidratando a secreção brônquica) nos pulmões, outras medicações anti-inflamatórias e medicações para uso inalatório em pó (tobramicina, ciprofloxina) e em aerossol (aztreonam).

Terapias específicas para mutações da FC

As estratégias baseadas no tipo de mutação encontram-se em fase experimental ou de ensaio clínico, mas, em 2012, o ivacaftor (VX-770) foi aprovado nos Estados Unidos.

Trata-se de um fármaco que potencializa o CFTR, para tratamento dos fibrocísticos, maiores de 6 anos, que tenham pelo menos uma mutação

G551D. O fármaco foi dado VO, durante 48 semanas, e houve melhora na função pulmonar e no peso, diminuição das agudizações pulmonares e da concentração do cloro no suor.

TRANSPLANTE PULMONAR

Opção terapêutica final para pacientes no estágio avançado da doença, geralmente é indicado quando, na prova de função pulmonar, o FEV_1 é menor do que 30% do predito, mas idade, sexo, infecção pulmonar e colonização bacteriana, bem como e a taxa de declínio do FEV_1 afetarão a decisão pelo transplante.

■ PROGNÓSTICO

Nos últimos anos, o crescimento de centros de FC especializados, com equipes multidisciplinares, tratamento agressivo da doença pulmonar e novas terapias, tem contribuído para o aumento da sobrevida.

REVISÃO

- As infecções pulmonares determinam a morbidade e a mortalidade na FC, que, atualmente, não pode ser considerada apenas uma doença da infância, tendo se tornado uma patologia da vida adulta.
- *Pseudomonas aeruginosa* é a principal bactéria responsável pela doença pulmonar progressiva, e seu tratamento agressivo é fundamental para retardar a colonização/infecção crônica.
- Os pacientes que apresentam IPE devem receber TREP para controlar os sintomas de má absorção intestinal e para manter um bom ganho ponderoestatural. Recomenda-se ainda uma dieta hipercalórica e suplementação de vitaminas lipossolúveis.
- Lactentes e crianças pequenas devem receber suplementação de sódio, principalmente durante os meses de verão e em locais de clima quente.

■ REFERÊNCIAS

1. Gibson LE, Cooke RE. A test for concentration of electrolytes in sweat in cystic fibrosis of the pancreas utilizing pilocarpine by iontophoresis. Pediatrics. 1959;23(3):545-9.
2. Cystic Fibrosis Foundation. Sweat test [Internet]. Bethesda: CFF; c2016 [capturado em 11 ago. 2016]. Disponível em: https://www.cff.org/What-is-CF/Testing/Sweat-Test/.

■ LEITURAS SUGERIDAS

Borowitz D, Baker RD, Stallings V. Consensus report on nutrition for pediatric patients with cystic fibrosis. J Pediatr Gastroenterol Nutr. 2002;35(3):246-59.

Farrel PM, Rosenstein BJ, White TB, Accurso FJ, Castellani C, Cutting GR et al. Guidelines for diagnosis of cystic fibrosis in newborns through older adults: Cystic Fibrosis Foundation consensus report. J Pediatr. 2008;153(2):S4-S14.

Littlewood JM, Wolfe SP, Conway SP. Diagnosis and treatment of intestinal malabsorption in cystic fibrosis. Pediatr Pulmonol. 2006;41(1):35-49.

Mogayzel PJ, Naureckas ET, Robinson KA, Gary Mueller G, Hadjiliadis D, Hoag JB, et al. Cystic fibrosis pulmonary guidelines. Chronic medications for maintenance of lung health. Am J Respir Crit Care Med. 2013;187(7):680-9.

Rogers GB, Hoffman LC, Döring G. Novel concepts in evaluating antimicrobial therapy for bacterial lung infections in patients with cystic fibrosis. J Cyst Fibros. 2011;10(6):387-400.

50

INSUFICIÊNCIA RESPIRATÓRIA AGUDA

■ NILTON FERRARO OLIVEIRA
■ SIMONE BRASIL DE OLIVEIRA IGLESIAS

A insuficiência respiratória aguda (IRpA) é definida pela incapacidade do sistema respiratório em manter trocas gasosas pulmonares adequadas frente à necessidade metabólica do organismo. De maneira geral, pode-se aceitar como normais, em pediatria, os seguintes valores de pressão parcial arterial de oxigênio (PaO_2) e pressão parcial arterial de gás carbônico ($PaCO_2$):

1 | PaO_2
- Recém-nascido pré-termo (RNPT): 50 a 60 mmHg.
- Recém-nascido a termo (RNT): 55 a 70 mmHg.
- < 6 meses: 60 a 80 mmHg.
- 6 meses a 1 ano: 70 a 90 mmHg.
- 1 ano: 80 a 97 mmHg.

2 | $PaCO_2$
- Qualquer idade: 36 a 44 mmHg.

A IRpA é muito frequente em pacientes pediátricos. No Brasil, os dados do SUS revelam que, para a população pediátrica geral, as causas respiratórias são a 5ª causa mortis em termos de importância e a 1ª de internação hospitalar de menores de 5 anos. Na literatura médica mundial, a IRpA é a 1ª causa de internação em UTI pediátrica (UTIP). Estima-se que dois terços dos casos de IRpA acometam menores de 5 anos, metade deles no 1º ano de vida.

Os motivos para essa frequência elevada de IRA em menores de 1 ano incluem:

- peculiaridades anatômicas – diâmetro de pequenas vias aéreas, inexistência de ventilação colateral (poros de Kohn e canais de Lambert), pequeno diâmetro de via aérea em região cricoide, vias aéreas colapsáveis por não serem totalmente cartilaginosas e menor superfície alveolar;
- peculiaridades fisiológicas – coordenação da deglutição, sono REM *versus* não REM (*rapid eye movement* – "movimento rápido dos olhos"), pecentual diferente de fibras musculares tipo I e II, alterações na distribuição de V/Q nos pulmões, maior dependência da respiração abdominal *versus* torácica, maior suscetibilidade a fenômenos de aprisionamento dinâmico de ar (*autopeep*), menor complacência torácica, imaturidade pulmonar e do sistema imunológico.

■ QUADRO CLÍNICO

A IRpA é classificada como:
- aguda ou crônica – quanto ao tempo de instalação e desenvolvimento;
- alta ou baixa – quanto à localização da patologia subjacente;
- obstrutiva ou restritiva – quanto ao padrão predominante das alterações de mecânica respiratória.

A melhor classificação da IRpA é de acordo com o tipo predominante de distúrbio de troca gasosa. Dessa forma, pode ser classificada como tipo I, ou hipoxêmica, e tipo II, ou hipercápnica, o que permite suposições quanto às alterações fisiopatológicas envolvidas e às doenças associadas. Na Quadro 50.1, são mostradas as principais causas de IRpA.

IRpA TIPO I, OU HIPOXÊMICA

Definida pela presença de PaO_2 baixa ($PaO_2 < 60$ mmHg ou saturação de oxigênio ($SatO_2$) < 92% em ar ambiente) e $PaCO_2$ normal ou baixa. Os mecanismos fisiopatológicos presentes incluem o distúrbio V/Q, a difusão anormal e o *shunt* intrapulmonar. As doenças que justificam essa forma de IRpA incluem as patologias que cursam com perda de unidades de troca gasosa por colapso alveolar pelo sangue, muco, água ou infecção, como pneumonia, atelectasia e edema agudo de pulmão.

IRpA TIPO II, OU HIPERCÁPNICA

Definida pela presença de PaO_2 normal ou baixa e $PaCO_2$ elevada. Os mecanismos fisiopatológicos presentes incluem a hipoventilação, o aumento do espaço morto e a produção aumentada de CO_2. As doenças que justificam essa forma de IRpA incluem as patologias que cursam com diminuição da capacidade ventilatória, como asma, bronquiolite, trauma torácico e tromboembolia pulmonar (TEP).

QUADRO 50.1 ■ Causas de insuficiência respiratória

IRpA HIPOXÊMICA, OU TIPO I	IRpA HIPERCÁPNICA, OU TIPO II
• SDRA • Pneumonias • Atelectasias • Edema pulmonar • Embolia pulmonar • Asma grave • Pneumotórax • Quase afogamento	**1 | Alterações do SNC** • Lesões estruturais (hemorragia, infarto, meningoencefalite, neoplasia) • Fármacos depressores • Apneia do sono central • Doenças da medula (TRM, SGB, neoplasia) **2 | Alterações neuromusculares, periféricas** • Distrofias musculares • Doenças causadas por neurotoxinas: tétano, botulismo, difteria • Distúrbios eletrolíticos: hipofosfatemia, hipomagnesemia, hipocalemia, hipocalcemia **3 | Disfunção da parede torácica e pleura** • Cifoescoliose • Obesidade • Tórax instável • Toracoplastia **4 | Obstrução de vias aéreas superiores** • Epiglotite • Edema de laringe • Aspiração de corpo estranho • Traqueomalácia • AOS • Tumores de VAS • Paralisia bilateral de cordas vocais

SDRA: síndrome do desconforto respiratório agudo; SNC: sistema nervoso central; TRM: trauma raquimedular; SGB: síndrome de Guillain-Barré; AOS: apneia obstrutiva do sono; VAS: vias aéreas superiores.

> **ATENÇÃO!**
>
> As classificações são realizadas com a finalidade de facilitar o entendimento. Assim, um mesmo paciente pode ser classificado em um ou outro tipo de IRpA, em momentos distintos da evolução de sua doença, uma vez que ela é um processo dinâmico.

■ DIAGNÓSTICO

Eminentemente clínico, com base na análise comparativa e sequencial dos sinais e sintomas de desconforto respiratório. É importante observar: o comportamento da frequência cardíaca e respiratória, mostrando o aumento progressivo dos valores próprios para cada faixa etária; a presença do uso progressivo da musculatura respiratória acessória, mostrando os sinais de dispneia e gemência; a presença tardia de cianose; e os valores anormais de saturação de oxigênio no oxímetro de pulso. A classificação quanto aos tipos I ou II deve ser realizada obrigatoriamente por uma gasometria arterial.

O reconhecimento clínico da IRpA exige uma rápida avaliação dos seguintes parâmetros:

- **Frequência respiratória (FR):** avaliar se a frequência respiratória está normal, aumentada ou lentificada, de acordo com a faixa etária do paciente. Apneia ou bradipneia exigem rápida intervenção terapêutica e estabelecimento de suporte ventilatório.
- **Padrão respiratório:** avaliar presença de tiragens subcostais, intercostais e no apêndice xifoide, bem como batimentos de aletas nasais e retrações de fúrcula e esternal.
- **Entrada de ar nos pulmões:** avaliar em todos os campos pulmonares se a entrada de ar é livre, se obstrução respiratória alta ou baixa.
- **Sinais clínicos de hipoxemia:** alterações comportamentais (agitação psicomotora, choro contínuo, depressão da consciência ou coma em estágios finais), cianose, taquicardia, taquidispneia, sudorese e hipertensão arterial.
- **Sinais de hipercapnia:** alterações do comportamento (obnubilação, torpor, coma), pulsos amplos, vasodilatação, pele quente, cefaleia, taquicardia, taquidispneia, sudorese e hipertensão arterial.

O estado nutricional da criança em IRpA pode influenciar na função pulmonar e na evolução clínica. Pacientes desnutridos, com perda de massa muscular diafragmática e respiratória, apresentam redução da ventilação pulmonar, da complacência e da elasticidade, do *drive* respiratório e da produção de surfactante, além de maior predisposição a atelectasias e infecções pulmonares (diminuição da imunidade celular e humoral). Na desnutrição, também, pode ocorrer comprometimento neurológico com redução da resposta do centro respiratório à hipóxia e à hipercapnia.

■ TRATAMENTO

Depende da fase evolutiva em que o paciente se encontra. É necessário avaliar a fase evolutiva da IRpA, conforme demonstrado na Figura 50.1, uma vez que, como já referido, o processo da IRpA é dinâmico.

O tratamento deve incluir o controle específico da doença subjacente, quando possível, ou o controle paliativo, quando não houver medida específica disponível. A identificação e o tratamento adequado de pacientes com comprometimento nutricional podem contribuir para uma melhor evolução clínica.

> **ATENÇÃO!**
>
> Os principais objetivos da oxigenoterapia são: corrigir a hipoxemia aguda; reduzir os sintomas associados à hipoxemia crônica; e reduzir a carga de trabalho imposta ao sistema cardiopulmonar pela hipoxemia.

Para IRpA tipo I, realizam-se oxigenoterapia nas fases iniciais 1 e 2 e ventilação pulmonar mecânica (VPM) nas fases tardias 3 e 4. Para IRpA

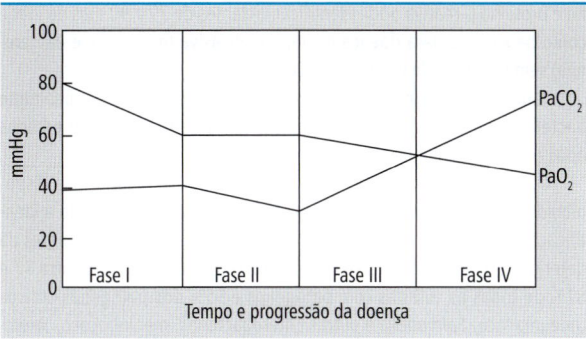

FIGURA 50.1 ■ Fases evolutivas da IRpA.

tipo II, realiza-se oxigenoterapia e/ou ventilação não invasiva (VNI), nas fases iniciais 1 e 2, e VPM, nas fases tardias 3 e 4.

São regras para uso de oxigenoterapia:
- oferecer a menor FiO_2 que resulte em uma PaO_2 adequada;
- FiO_2 acima de 60% é tóxica e deve ser evitada;
- não usar oxigênio além do tempo necessário;
- uso deve ser constante e não intermitente;
- introdução e retirada do oxigênio devem ser graduais;
- oxigênio deve ser fornecido na forma úmida e aquecida;
- oferecer por meio de métodos com pouca variabilidade (p. ex.: máscara Venturi);
- alguns métodos de oxigenoterapia podem resultar em grande variabilidade na FiO_2 oferecida, como capacetes e tendas, portanto, deve-se monitorar a FiO_2 realmente oferecida por sensores de oxigênio;
- considerar a instalação de ventilação mecânica não invasiva (VMNI), ou invasiva (VMI) em pacientes com agravo progressivo da IRpA, apesar das medidas terapêuticas anteriores.

As principais indicações de suporte ventilatório avançado são:
- **indicação absoluta:** apneia; parada cardiorrespiratória; insuficiência respiratória progressiva evoluindo para falência respiratória;
- **terapia de suporte:** choques graves (séptico, hipovolêmico, cardiogênico) e pós-operatórios de grandes cirurgias (cardíaca, neurológica, abdominal);
- **necessidade de hiperventilação:** tratamento de hipertensão pulmonar e de hipertensão intracraniana (HIC).

REVISÃO

- A IRpA é definida pela incapacidade do sistema respiratório em manter trocas gasosas pulmonares adequadas frente à necessidade metabólica do organismo.
- A IRpA é a 1ª causa de internação hospitalar em menores de 5 anos.
- A IRpA pode ser classificada em aguda ou crônica, alta ou baixa, obstrutiva ou restritiva e hipoxêmica ou hipercápnica.
- O tratamento da IRpA deve incluir: controle específico da doença subjacente e/ou controle paliativo, quando não houver medida específica disponível.

■ LEITURAS SUGERIDAS

Barbosa AP. Fisiopatologia e diagnóstico da insuficiência ventilatória. In: Barbosa AP, Johnston C, Carvalho WB, editores. Insuficiência ventilatória aguda. São Paulo: Atheneu; 2010. p. 49-67.

Fernandes JC, Hirschheimer MR, Nobrega RF. Insuficiência respiratória aguda. In: Carvalho WB, Hirschheimer MR, Matsumoto T, editores. Terapia intensiva pediátrica. 3. ed. São Paulo: Atheneu; 2006. p. 383-424.

Oliveira NF. Insuficiência respiratória aguda. In: Carvalho WB, Souza N, Souza RL. Emergência e terapia intensiva pediátrica. 2. ed. São Paulo: Atheneu; 2006. p. 158-63.

Priestley MA, Helfaer MA. Approaches in the management of acute respiratory failure in children. Curr Opin Pediatr. 2004;16(3):293-8.

51

FEBRE SEM SINAIS LOCALIZATÓRIOS

■ LEANDRO G. PEYNEAU

A febre é uma das principais causas de atendimento médico dos pacientes na faixa etária pediátrica. A fobia da febre em si, especialmente em altas temperaturas, a aquisição de conceitos equivocados, de mitos e a preocupação exagerada quanto aos perigos desse quadro são uma rotina na prática pediátrica.

A febre é caracterizada por elevação anormal da temperatura corpórea em resposta a um estímulo patológico (pirógeno exógeno), com produção de pirógeno endógeno, que atua no centro termorregulador.

São diversas as opniões quanto ao melhor local para medida da temperatura corporal. Referências norte americanas (Bright Futures Guidelines for Health Supervision)[1] sugerem a temperatura retal para crianças menores de 4 anos. Em contraste, referências inglesas (National Institute for Health and Care Excellence)[2] recomendam termometria axilar eletrônica para crianças menores de 4 semanas e termometria axilar ou termometria infravermelha de membrana timpânica para crianças entre 4 semanas e 5 anos de idade. A temperatura axilar é menor do que a retal, mas a variação da diferença entre elas é tão grande que impossibilita uma conversão padronizada. Algumas referências relatam a diferença de 0,5°C entre a temperatura retal e axilar. No Brasil, a avaliação de temperatura mais rotineira é a axilar, mas, na literatura, a mais comum é a retal. A maioria dos estudos que estabelecem risco infeccioso em crianças febris tem como referência para febre a temperatura retal acima de 38°C.

Cerca de 60% dos pacientes pediátricos serão levados ao atendimento médico devido a quadro febril antes de completarem 3 anos. Em torno de 25% dos atendimentos em serviços de emergência pediátrica se dão por queixa única preponderante de febre; destes, até 20% dos casos se apresentarão com febre sem sinais localizatórios evidentes. A febre sem sinais localizatórios define-se por presença de quadro febril agudo, há menos de 7 dias, em que a história e o exame físico minuciosos não revelam a causa da febre. Na maioria dos casos, uma infecção benigna é diagnosticada após história clínica e exame físico minuciosos. Em uma porcentagem desses pacientes, especialmente nos lactentes mais jovens, as diversas infecções podem manifestar-se apenas por febre e sinais clínicos vagos e inespecíficos – a febre sem sinais localizatórios. Poucas crianças com febre sem sinais localizatórios têm uma infecção bacteriana grave, como a bacteremia oculta, a pielonefrite e a meningite.

Um grande desafio médico, que atravessa gerações, consiste na diferenciação correta e precoce dos pacientes com febre sem sinais localizatórios e alto risco de doença bacteriana grave, com suas elevadas taxas de morbimortalidade, daqueles com doença benigna não invasiva, que constituem a vasta maioria.

Durante a década de 1970, surgiram os primeiros relatos de que algumas crianças febris, menores de 3 anos, em bom estado geral e com pouco ou nenhum achado clínico, tinham hemocultura positiva. Isso acarretou uma intensa busca dos fatores de risco para identificação precoce dessas crianças.

Arbitrariamente, diferentes abordagens têm sido realizadas em lactentes e crianças febris sem foco infeccioso aparente, conforme a faixa etária: neonatos (0 a 28 dias); lactentes jovens (29 a 60 dias); lactentes mais velhos (60 a 90 dias); e crianças mais novas (3 a 36 meses). Em parte, isso se deve à diferença no perfil de bactérias causadoras de infecções neonatais (estreptococos grupo B, Enterobacteriaceae e *Listeria monocytogenes*), à dificuldade na avaliação clínica de neonatos e lactentes jovens e à imunização para bactérias invasivas já nos primeiros meses de vida.

Devido a essa dificuldade na avaliação clínica, à função imunológica diminuída e à alta frequência de infecções bacterianas graves, em lactentes menores de 2 meses, tradicionalmente se utilizavam avaliação laboratorial completa (urina, sangue e líquido cerebrospinal [LCS]), antibioticoterapia e internação. Porém, em 1985, um grupo de Rochester questionou essa conduta e desenvolveu critérios de baixo risco para infecção bacteriana grave, em lactentes com menos de 60 dias, que poderiam ser acompanhados ambulatorialmente sem antibioticoterapia. Assim, outros grupos, em Boston, Milwaukee e na Filadélfia, também estabeleceram critérios de baixo risco para infecções bacterianas graves, permitindo acompanhamento ambulatorial com ou sem antibiótico.

Apesar do sucesso desses critérios em identificar o grupo de baixo risco para infecções bacterianas graves quando o acompanhamento ambulatorial era assegurado, eles foram criados anteriormente à introdução rotineira das vacinas conjugadas (pneumocócica e Hib), apresentando hoje algumas limitações:

- Apesar de altos valores preditos negativos e sensibilidade, a especificidade é baixa. Assim, muitos pacientes sem doença bacteriana são considerados alto risco, recebem antibióticos de amplo espectro e podem ser hospitalizados.
- Todos os critérios requerem exames laboratoriais, aumentando o desconforto do paciente e os custos.
- Estudos realizados após a disponibilidade dos testes rápidos para doenças virais sugerem modificações das estratégias em determinados pacientes.
- Estudos subsequentes demonstraram que esses critérios ocasionalmente não só falharam no diagnóstico de neonatos com infecção urinária e bacteremia, mas também de alguns com meningite oculta (foram os seguintes percentuais de neonatos com febre sem sinais localizatórios, caracterizadas como baixo risco, que evoluíram com infecção bacteriana grave: 3,2 a 3,5%; 4,6%; e 3,4%).

ATENÇÃO!

Esses critérios foram desenvolvidos e testados em serviços de emergência e podem não ser aplicáveis em locais de cuidados primários.

Assim, vários fatores sugerem que estratégias menos agressivas são razoáveis em lactentes com bom estado geral e baixo risco de infecção bacteriana invasiva que tenham assegurada a reavaliação clínica dentro de 12 a 24 horas.

Desde o desenvolvimento dos critérios de baixo risco e a publicação de protocolos em 1993, evidências sugerem que a avaliação com uma combinação de leucograma, contagem absoluta de bastões, procalcitonina e proteína C-reativa pode identificar lactentes de 29 a 90 dias de idade como baixo risco para doença bacteriana invasiva (meningite e bacteremia) sem necessidade de coleta de LCS.

Também lembramos que, nesse sentido, a prevalência de meningite bacteriana parece estar declinando com taxas de 0 a 0,5% em estudos após a rotina de imunização com as vacinas conjugadas.

Outra mudança que permite condutas mais conservadoras é a disponibilidade de monitorização contínua de hemoculturas permitindo a identificação mais rápida de bacteremia e assim intervenção precoce antes da deterioração clínica. Esse sistema de monitorização identifica entre 77 e 87% de todas as culturas com patógenos e 95% dos patógenos críticos (pneumococo, *Salmonella* e outras Enterobactérias, meningococo, *Stretococcus* dos grupos A e B) dentro de 24 horas.

Apesar disso, lembramos que crianças (3 meses a 3 anos) não imunizadas ainda estão sob o risco de bacteremia da era anterior às vacinas conjugadas (5%). Com os seguintes fatores de risco: temperatura retal ≥ 39 °C e leucograma ≥ 15.000/micromol. No caso desses fatores serem presentes, o risco aumenta para acima de 10%. Para crianças (3 a 36 meses), com vacinação conjugada, o risco cai para menos de 1% – assim, uma abordagem menos agressiva é razoável.

A infecção urinária é o local mais comum de infecções bacterianas ocultas entre crianças conforme dois grandes estudos prospectivos. A prevalência é maior em meninas após os 3 a 6 meses de idade. Entre os meninos, é mais prevalente nos não circuncidados febris antes dos 3 meses de idade. A baixa incidência entre meninos circuncidados fortalece a prática de não coletar rotineiramente nesses com mais de 6 meses de idade.

■ ABORDAGEM

HISTÓRIA CLÍNICA

O histórico é um componente essencial para abordagem de crianças febris e deve avaliar os seguintes aspectos:

- **Identificar fatores que aumentam o risco de infecção bacteriana invasiva**
  - Alteração do comportamento.
  - Temperatura retal 38°C.
  - Antibioticoterapia nos últimos 7 dias.
  - Prematuridade.
  - Risco de infecção vertical (aplicável aos menores de 28 dias de vida): febre materna, colonização materna por *Streptococcus* do grupo B e/ou profilaxia antimicrobiana, história materna de doença sexualmente transmissível (DST), ruptura prolongada de membranas.
  - Comorbidades.
  - Não imunizados (não receberam a primeira dose das vacinas para Hib e pneumococo).
- **Sintomas associados:** rinorreia, tosse, sibilos, vômitos, diarreia, sangue ou muco nas fezes e exantemas
- **Exposição a contatos doentes**
- **Barreiras sociais ao acompanhamento ambulatorial**

EXAME FÍSICO

Lactentes e crianças com comprometimento cardiorrespiratório devem ser rapidamente identificados e tratados conforme protocolos para sepse e choque séptico.

Apesar de algumas crianças e lactentes não apresentarem foco infeccioso aparente ao exame físico inicial, alguns focos infecciosos devem ser lembrados, conforme descrito a seguir.

- **Infecções bacterianas**
  - Otite média aguda (OMA), pneumonia, onfalite, atrite, osteomielite, abscesso cutâneo, celulite e meningite
- Infecções virais
- Infecções herpéticas: vesículas mucocutâneas, convulsões, sinais neurológicos focais, pneumonite progressiva, conjuntivite, dor ocular e sepse
- Bronquiolite

EXAMES LABORATORIAIS

> **ATENÇÃO!**
>
> A orientação para avaliação laboratorial em prematuros deve ser conforme a idade corrigida pela idade gestacional e não a cronológica.

Enfatizamos que as orientações para avaliação laboratorial a seguir abordadas se aplicam a neonatos, lactentes e crianças em bom estado geral.

Neonatos (< 28 dias de vida)

Com base em estudos observacionais, neonatos febris, mesmo em bom estado geral, têm um risco considerável de infecção bacteriana invasiva. Em estudo prospectivo[3] realizado, mesmo após a introdução das vacinas conjugadas, o risco de infecção em neonatos febris em bom estado geral foi de 1 a 3% de meningite, 1 a 2% de bacteremia e 16 a 28% de infecção do trato urinário (ITU).[1] Além disso, estratégias mais recentes para identificar infecção bacteriana invasiva em neonatos febris em bom estado geral, classificados como baixo risco pelo estado geral, leucograma, procalcitonina, proteína C-reativa e urinálise (sem coleta de LCS rotineira) falharam em identificar infecção bacteriana grave.

- **Exames laboratoriais no RN febril em bom estado geral**
- **Hemograma e hemocultura**
  - Marcadores inflamatórios: proteína C-reativa e procalcitonina
  - Urinálise e urocultura (coletadas por sondagem vesical de alívio ou, ocasionalmente, por punção suprapúbica)
  - Radiografia torácica
  - Cultura de fezes no caso de diarreia
  - LCS lombarcitologia, bioquímica, bacterioscopia e cultura; no caso de pleocitose, realizar proteína C-reativa para enterovírus e herpes simples (se achados clínicos compatíveis e/ou risco de transmissão vertical)

Lactentes 29 a 60 dias de vida

Caso o lactente com fatores de risco (citados) ou temperatura retal ≥ 38°C devem ser submetidos aos exames relacionados para neonatos.

Os lactentes que estiverem em bom estado geral, sem fatores de risco, temperatura retal ≤ 38°C, sem foco infeccioso identificado e não tenham recebido vacinação nas últimas 48 horas devem ser submetidos aos exames:
- Leucograma com contagem absoluta de imaturos.
- Proclacitonina e proteína C-reativa.
- Hemocultura.
- Urinálise e urocultura (coletar por sondagem vesical de alívio ou, ocasionalmente, punção suprapúbica).
- Radiografia torácica (em pacientes com sintomas respiratórios).
- E nos casos com:
  - leucócitos ≤ 5.000 ou ≥ 15.000;
  - imaturos ≥1.500 micromol;
  - procalcitonina > 0,3 ng/mL;
  - proteína C-reativa > 20 mg/L;
  - pneumonia na radiografia torácica;
  - recomenda-se a coleta de LCS.

A presença de ITU não necessariamente indica um risco maior de meningite se os outros exames laboratoriais estiverem normais. Alguns com *expertise* não recomendam a coleta de LCS nesses casos.

Lactentes 61 a 90 dias

Dados avaliando incidência de infecção bacteriana grave entre lactentes, previamente saudáveis, com imunização completa, em bom estado geral com idade entre 61 e 90 dias são limitados. O risco é estimado em 0,4% para bacteremia e < 0,1% para meningite, similar aos das crianças maiores. Assim, devido ao baixo risco de infecção bacteriana invasiva, as estratégias atuais sugerem somente a coleta de urina e urocultura em lactentes nesse período em bom estado geral.

Lactentes 3 meses a 3 anos

A abordagem vai depender do estado vacinal das crianças e lactentes.

Imunização incompleta

Como dito, as estratégias para avaliação desses pacientes refletem um risco maior de bacteremia oculta e são derivadas de orientações desenvolvidas na era anterior às vacinas conjugadas.
- Hemograma.
- Hemocultura se leucograma ≥ 15.000/micromol.
- Urinálise e urocultura em meninas < 24 meses, meninos não circuncidados <12 meses e meninos circuncidados <6 meses.

Imunização completa

A baixa incidência de bacteremia oculta torna a avaliação laboratorial para infecção bacteriana invasiva (meningite e bateremia) não significativa.

Entretanto, o risco de infecção urinária permanece substancial, assim, recomenda-se a coleta de urina de modo semelhante às crianças com imunização incompleta.

CONDUTA

> **ATENÇÃO!**
>
> A orientação para conduta em prematuros deve ser conforme a idade corrigida pela idade gestacional, e não pela idade cronológica.

Neonatos (< 28 dias de vida)

Recomendada a antibioticoterapia empírica e hospitalização independente dos resultados dos exames, conforme Tabela 51.1.

Lactentes de 29 a 60 dias de vida

A conduta vai depender da estratificação de risco baseada na história de fatores de risco (citados) e resultado dos exames laboratoriais citados.

Alto risco

Caso exista a presença de fatores de risco na história e/ou exames laboratoriais ou liquóricos alterados e/ou pneumonia bacteriana, recomenda-se antibioticoterapia empírica (conforme Tabela 51.1) e internação hospitalar até resultados de culturas.

Baixo risco

Lactentes com exames laboratoriais normais e sem fatores de risco na história clínica, com base em uma prevalência de infecção bacteriana invasiva (meningite e bacteremia) nesses pacientes de 0,4%, recomenda-se acompanhamento ambulatorial frequente sem antibioticoterapia, se assegurada a condição social para tal.

Lactentes de 61 a 90 dias de vida

Pacientes com urianálise normal devem ser acompanhados ambulatorialmente se assegurada condição para tal.

Os pacientes com urinálise anormal devem ser tratados com antibioticoterapia. Ainda há controvérsias quanto à forma (ambulatorial x hospitalar) para o tratamento, sendo que alguns com *expertise* orientam antibioticoterapia oral ambulatorial sem necessidade de coleta de outros exames laboratoriais.

Lactentes e crianças de 3 meses a 36 meses
Com imunização incompleta

Pacientes que apresentarem urinálise anormal devem ser tratados para infecção urinária.

Recomendamos que crianças, previamente rígidas, com vacinação incompleta, com febre sem foco e leucograma ≥ 15.000/micromol recebam antibioticoterapia parenteral diária (possivelmente ambulatorial) até resultado de culturas. A sugestão de antibioticoterapia empírica encontra-se na Tabela 51.1.

Com imunização incompleta

Crianças com urinálise anormal devem ser tratadas para infecção urinária e acompanhamento ambulatorial assegurado.

TABELA 51.1 ■ Antibioticoterapia empírica em pacientes febris em bom estado geral

IDADE	ANTIBIOTICOTERAPIA
Neonatos (< 28 dias de vida)	Cefotaxima (ou gentamicina em locais com resistência baixa) e ampicilina (ou vancomicina se coco Gram+ no LCS) Associar aciclovir, se pleocitose liquórica, com proteína C-reativa no LCS + para herpes simples e/ou manifestação clínica compatível ou risco de infecção vertical
Lactentes de 29 a 60 dias de vida	Cefotaxima ou ceftriaxone
Crianças de 3 a 36 meses	Cefotaxima ou ceftriaxone

SEGUIMENTO AMBULATORIAL

Os pacientes devem ser avaliados em 12 a 24 horas, quando então serão reavaliadas a evolução clínica e culturas.

Lactentes e crianças já afebris ou mantendo o bom estado geral devem ser mantidos em acompanhamento ambulatorial sem antibióticos até resultados de culturas (36 horas) com reavaliações frequentes.

As circunstâncias que exigem nova avaliação e antibioticoterapia empírica são:
- deterioração clínica;
- hemocultura positiva para germe não contaminante;
- urocultura positiva em lactente que se mantém febril.

CRITÉRIOS DE ALTA PARA OS PACIENTES HOSPITALIZADOS

Lactentes e crianças que se mantiveram em bom estado geral e afebris durante a internação são elegíveis para alta hospitalar após 36 horas de culturas negativas. Nos pacientes em que as culturas foram negativas e os pacientes mantiveram a febre, sugere-se período de observação hospitalar, sem antibióticos, antes da alta hospitalar.

Para os pacientes com orientação de acompanhamento do quadro febril ambulatorialmente, seguem algumas orientações:
- Oferecer líquidos regularmente.
- Informar como detectar sinais de desidratação (fontanela deprimida, mucosas secas, olhos encovados, ausência de lágrimas).
- Informar como detectar exantemas petequiais ou purpúricos.
- Orientar sobre as avaliações frequentes, mesmo durante a noite.

ATENÇÃO!

Orientar sobre retorno caso a criança apresente:
- convulsão;
- exantema petequial ou purpúrico;
- piora do estado geral em relação ao momento da avaliação anterior;
- febre com duração maior do que cinco dias;
- atenção aos sintomas de dor em membros, extremidades frias e alteração de cor da pele.

REVISÃO

- A febre é caracterizada por elevação anormal da temperatura corpórea em resposta a um estímulo patológico (pirógeno exógeno), com produção de pirógeno endógeno, que atua no centro termorregulador.
- No Brasil, a avaliação de temperatura mais rotineira é a axilar, mas, na literatura, a mais comum é a retal.
- A febre sem sinais localizatórios define-se por presença de quadro febril agudo, há menos de sete dias, em que a história e o exame físico minuciosos não revelam a causa da febre.
- É fundamental realizar a diferenciação correta e precoce dos pacientes com febre sem sinais localizatórios e com alto risco de doença bacteriana grave daqueles que apresentam doença benigna não invasiva, que são a vasta maioria.
- A abordagem do paciente deve considerar a história clínica, o exame físico e o exame laboratorial. A partir deles, define-se a conduta, o que deve considerar a faixa etária do paciente.
- O seguimento ambulatorial compreenderá avaliar os pacientes em 12 a 24 horas, quando então serão reavaliadas a evolução clínica e as culturas. Dependendo do resultado, parte-se para a alta hospitalar.

■ REFERÊNCIAS

1. American Academy of Pediatrics. Bright futures: guidelines for health supervision of infants, children, and adolescents. 3rd ed. Elk Grove Village: AAP; 2007.
2. National Institute for Health and Care Excellence. Feverish illness in children (CG160) [Internet]. London: NICE; 2013 [capturado em 12 nov. 2016]. Disponível em: http://guidance.nice.org.uk/cg160.
3. Garcia S, Mintegi S, Gomez B, Barron J, Pinedo M, Barcena N, et al. Is 15 days an appropriate cut-off age for considering serious bacterial infection in the management of febrile infants? Pediatr Infect Dis J. 2012;31(5):455-8.

DIAGNÓSTICO E TRATAMENTO

■ LEITURAS SUGERIDAS

Gomez B, Mintegi S, Bressan S, Da Dalt L, Gervaix A, Lacroix L. Validation of the "step-by-step" approach in the management of young febrile infants. Pediatrics. 2016;138(2). pii: e20154381.

Hui C, Neto G, Tsertsvadze A, Yazdi F, Tricco AC, Tsouros S, Skidmore B, Daniel R. Diagnosis and management of febrile infants (0-3 months). Evid Rep Technol Assess (Full Rep). 2012;(205):1-297.

Nijman RG, Moll HA, Smit FJ, Gervaix A, Weerkamp F, Vergouwe Y, et al. C-reactive protein, procalcitonin and the lab-score for detecting serious bacterial infections in febrile children at the emergency department: a prospective observational study. Pediatr Infect Dis J. 2014;33(11):e273-9.

Wilkinson M, Bulloch B, Smith M. Prevalence of occult bacteremia in children aged 3 to 36 months presenting to the emergency department with fever in the postpneumococcal conjugate vaccine era. Acad Emerg Med. 2009;16(3):220-5.

52

MENINGITES

■ MARIA APARECIDA GADIANI FERRARINI
■ SANDRA DE OLIVEIRA CAMPOS

■ MENINGITE BACTERIANA AGUDA

A meningite bacteriana apresenta-se como um quadro agudo, grave, que requer imediata atenção médica, pois, mesmo com tratamento apropriado, pode apresentar significativa morbidade e mortalidade.

Definida como a inflamação das leptomeninges que recobrem o cérebro e a medula espinal, ocorre reação purulenta no espaço subaracnoide, resultante da invasão do sistema nervoso central por bactérias, as quais se propagam principalmente por disseminação hematogênica primária, após colonização de nasofaringe e invasão, ou secundária a focos de infecção distantes e mais raramente por contiguidade. Pode ocorrer em qualquer idade, sendo mais frequente entre os menores de cinco anos, principalmente entre 6 a 12 meses de idade.

A etiologia varia conforme a faixa etária (Tabela 52.1), região geográfica e também ao longo dos anos em um mesmo local. Após o período neonatal, três bactérias (*Neisseria meningitidis, Streptococcus pneumoniae* e *Haemophilus influenzae* tipo b (Hib) são os agentes etiológicos principais, sendo atualmente a *N. meningitidis* a mais prevalente no nosso meio. Com a introdução das vacinas conjugadas para o *Haemophilus influenzae* tipo b e *S. pneumoniae,* nos últimos anos, houve mudanças na epidemiologia das meningites bacterianas da criança, com diminuição da sua incidência global. O Hib é raramente isolado, e, quanto ao pneumococo, apesar da diminuição das taxas de doença invasiva por esse agente, houve o aparecimento de sorotipos não cobertos pela vacina, principalmente o sorotipo 19 A. Nos países desenvolvidos, essa diminuição da incidência tem ocorrido em todas as faixas etárias, exceto em crianças menores de 2 meses cujos agentes etiológicos diferem daqueles que causam doenças em crianças maiores. Além disso, tem sido observado o deslocamento da doença para faixas etárias mais avançadas. A transmissão acontece por via respiratória e o período de incubação varia entre um a 10 dias conforme o agente etiológico, em geral menor de quatro dias para o meningococo, desconhecido para o hemófilo, e de um a três dias para pneumococo.

TABELA 52.1 ■ Agentes etiológicos de meningite bacteriana segundo a faixa etária

IDADE	AGENTES ETIOLÓGICOS FREQUENTES
0 a 2 meses	Enterobactérias (*E. coli, Klebsiella* sp., *Proteus* sp., *Salmonella* sp.) *Streptococcus agalactiae* (β hemolítico do grupo B) *Streptococcus pneumoniae* *Listeria monocytogenes* *
2 meses a 5 anos	*Neisseria meningitidis*# *Haemophilus influenzae* tipo b** *Streptococcus pneumoniae*
Acima de 5 anos	*Neisseria meningitidis*# *Streptococcus pneumoniae*

*Raramente isolada no nosso meio.
**Redução de 95% na incidência de meningite após introdução da vacina conjugada rotineira.
#Sorogrupo C mais prevalente que sorogrupo B – a partir de 2002 (Estado de São Paulo).

ATENÇÃO!

Embora a incidência da meningite bacteriana tenha diminuído nos últimos anos, ainda permanece com significativa morbidade e mortalidade, sendo o reconhecimento precoce e o tratamento adequado cruciais para uma evolução favorável.

QUADRO CLÍNICO

A doença instala-se de forma aguda, em horas ou poucos dias, e a sintomatologia varia, sendo menos específica quanto menor a idade da criança (Tabela 52.2). A tríade clássica: "febre persistente, cefaleia e vômitos em jato" encontrada no adulto é pouco frequente na infância. Sinais de irritação meníngea, como rigidez de nuca, Kernig e Brudzinski, estão presentes em crianças maiores.

TABELA 52.2 ■ Quadro clínico de meningite, segundo a faixa etária

FAIXA ETÁRIA	QUADRO CLÍNICO
Neonatal	Febre ou hipotermia, hipoatividade, sucção débil, abaulamento de fontanela, cianose, apneia, convulsões
Lactentes	Febre, prostração, vômitos, irritabilidade, gemência, recusa alimentar, abaulamento de fontanela, convulsões
Pré-escolares e escolares	Febre, cefaleia, fotofobia, vômitos, presença de sinais de irritação meníngea (rigidez de nuca, Kernig e Brudzinski), tríade de Cushing (hipertensão, bradicardia e depressão respiratória) achado tardio na hipertensão intracraniana

Outras manifestações clínicas incluem as convulsões, que podem ocorrer em 20 a 50% dos casos em lactentes e crianças maiores, e exantema petequial ou purpúrico, classicamente associado ao meningococo (meningococcemia) e menos frequentemente ao *H. influenzae* e *S. pneumoniae.*

A meningococcemia (sepse pelo meningococo) pode ocorrer isoladamente ou concomitante à meningite. O exantema petequial ou purpúrico

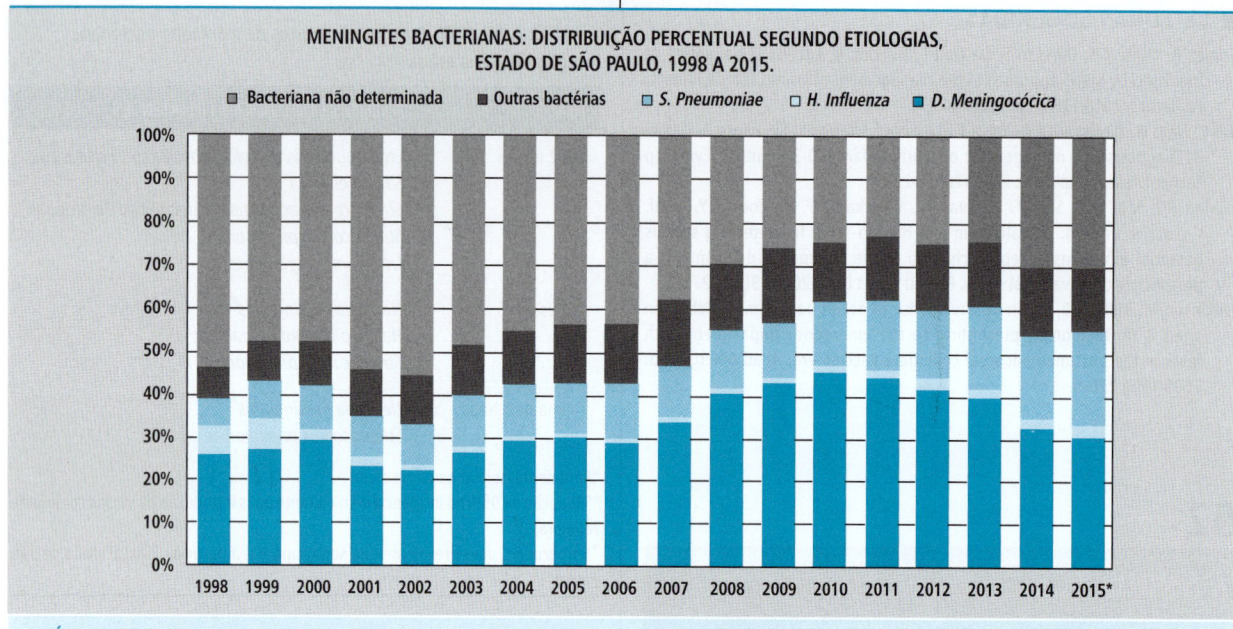

GRÁFICO 52.1 ■ Algoritmo da etiologia das meningites bacterianas no Estado de São Paulo.

Fonte: Governo do Estado de São Paulo.[1]

em geral inicia-se em extremidades inferiores podendo também estar presente nas mucosas e na esclera. É um quadro extremamente grave em que o doente manifesta sinais clínicos de choque e coagulação intravascular disseminada (CIVD), algumas vezes com evolução fulminante, caracterizando a síndrome de Watherhouse-Friederichsen.

DIAGNÓSTICO

Quando há suspeita de meningite por meio da história e do exame físico, deve-se proceder à punção liquórica lombar para confirmação do diagnóstico. A coleta deve ser feita ser feita com a criança deitada em decúbito lateral esquerdo, fletida, com a inserção da agulha no espaço intervertebral entre L3 e L4 ou L4 e L5. Esse procedimento está contraindicado na presença de coagulopatias, instabilidade respiratória ou hemodinâmica, presença de infecção de pele no local da punção e quando o paciente apresentar sinais neurológicos focais ou de HIC, devido ao risco de herniação da amígdala cerebelar decorrente da punção.

O líquido cerebrospinal (LCS) deve ser analisado quanto à celularidade e bioquímica e, independente de seu aspecto macroscópico (límpido, turvo ou purulento), deve ser encaminhado para bacterioscópico e cultura. Testes rápidos para pesquisa de antígenos bacterianos, como contraimunoeletroforese (CIE) e teste de aglutinação de partículas de látex, podem ser empregados, principalmente quando houve o uso de antimicrobianos prévios. A reação em cadeia de polimerase (PCR) é de grande utilidade em pacientes pré-tratados com antibióticos no qual a cultura pode ser

TABELA 52.3 ■ Características do líquido cerebrospinal normal e meningite bacteriana

LÍQUIDO CEREBROSPINAL	NORMAL	MENINGITE BACTERIANA
Aspecto	Límpido e incolor	Levemente turvo a purulento
Pressão (cmH$_2$0)	5 a 20	Hipertenso
Celularidade	5 células – crianças e adultos 20 células – recém-nascidos	Centenas até > 60.000 Predomínio de neutrófilo
Proteínas (mg/dL)	15 a 45 – crianças e adultos 120 – recém-nascidos	Acima de 100 até 500 Acima de 1.000 – ocasional
Glicose (mg/dL)	2/3 da sanguínea	< 30 em geral
Cloretos (mEq/L)	120-130	Pequena diminuição
Lactato	9 a 19	Aumentado
Bacterioscópico	Ausente	Positivo
Cultura	Negativa	Positiva

negativa. Existem *primers* disponíveis para detecção de *S. pneumoniae*, *N. meningitidis* e *H. influenzae* tipo b, com boa sensibilidade e especificidade. Exames laboratoriais adicionais que devem ser coletados nos casos de meningite são hemograma, proteína C-reativa, hemocultura, glicemia, gasometria e eletrólitos e, quando necessários, exames de imagem.

A solicitação de tomografia computadorizada (TC) de crânio para descartar HIC pode muitas vezes atrasar a punção do LCS e todo manejo clínico da meningite. Raramente a tomografia demonstra anormalidades em crianças que estejam estáveis, com ausência de sinais neurológicos focais, papiledema ou coma.

TRATAMENTO

- **Medidas gerais:** a meningite bacteriana é uma doença grave e deve ser monitorada em UTI nas primeiras 24 horas ou mais, dependendo das complicações que podem surgir, como hipotensão, infartos cerebrais, convulsões e aumento da pressão intracraniana (PIC).

  A criança deve ser mantida em jejum, até estabilização do quadro neurológico, com boa permeabilidade de vias aéreas e oxigênio se necessário. Deve ser monitorada quanto à frequência cardíaca, frequência respiratória, pressão arterial e diurese. O perímetro cefálico deve ser medido diariamente nas crianças menores de 18 meses. Avaliação neurológica periódica (reflexos pupilares, nível de consciência, tônus, pares cranianos, convulsões) é necessária durante as primeiras 72 horas, quando o risco de complicações é maior. A hidratação deve ser feita corrigindo-se os distúrbios hidreletrolíticos e do equilíbrio acidobásico.

  Nos pacientes não desidratados, com sinais da síndrome da secreção inapropriada do hormônio antidiurético (SIADH) (hiponatremia, aumento da concentração do sódio urinário, diminuição da osmolaridade sérica, que se torna menor do que a urinária), recomenda-se monitorar o sódio sérico a cada 8 a 12 horas, nos primeiros 1 ou 2 dias, e a restringir o volume para cerca de 1.000 a 1.200 mL/m^2/24horas (dois terços da necessidade diária de água) com controle do sódio plasmático, do volume e densidade urinários e da osmolaridade sérica e urinária. Assim que houver normalização da hiponatremia, em geral ainda no primeiro dia, o volume pode ser liberado progressivamente até os níveis normais de 1.500 a 1.700 mL/m^2/24 horas. A restrição hídrica não é recomendada na presença de hipotensão, pois pode levar à baixa perfusão e à isquemia cerebral. Pacientes em choque devem receber reposição de volume em grande quantidade para manutenção da pressão arterial e adequada perfusão tecidual e, quando necessário, fármacos vasoativos. Na vigência de sinais de HIC (apneia, bradicardia, hipertensão, pupilas pouco responsivas ou dilatadas), o seu controle deve ser feito com emprego de medicamentos como o manitol e hiperventilação.

- **Corticosteroides:** dexametasona tem sido usada como terapia adjunta para modular a resposta inflamatória e prevenir complicações neurológicas da meningite bacteriana, principalmente a perda de audição. A Academia Americana de Pediatria reconhece o potencial efeito benéfico da dexametasona para pacientes com meningite por *Haemophilus influenzae* tipo b, e o emprego empírico pode ser considerado na suspeita de meningite bacteriana, avaliando-se risco e benefício, em lactentes maiores de seis semanas de idade, na dose de 0,6 mg/kg/dia, IV, dividido de seis em 6 horas (0,15mg/kg/dose) por dois dias devendo ser iniciada 15 a 20 minutos antes da primeira dose do antimicrobiano. Atualmente, devido à raridade das meningites causadas por *Haemophilus influenzae* tipo b, principalmente em países desenvolvidos, fica difícil justificar seu emprego empírico. Recente metanálise, ao avaliar um subgrupo de 2.511 crianças, encontrou que a dexametasona reduziu significativamente a perda de audição associada à meningite por *Haemophilus influenzae* tipo b, mas não para meningites causadas por outras bactérias.[2]

- **Antimicrobianos:** devem ser iniciados prontamente logo após a coleta do LCS e/ou hemocultura, de forma empírica, baseados na epidemiologia local, na faixa etária do paciente, na presença de fatores de risco ou doença de base, podendo ser modificado quando o agente etiológico é identificado.

- **Duração do tratamento:** embora recente metanálise[3] não demonstrasse diferença em termos de efetividade clínica e segurança do esquema curto de antibiótico, 7 dias ou menos, em crianças sem doença severa ou patógenos resistentes, ainda permanece a seguinte recomendação: quando a etiologia for meningocócica, 7 dias; para hemófilos, 10 dias; para pneumococo, 10 a 14 dias; e para meningite neonatal, 21 dias.

- **Quimioprofilaxia:** está indicada preferencialmente dentro das 24 horas do diagnóstico do caso primário.

- **Na doença meningocócica:** para comunicantes domiciliares ou de instituições fechadas no mesmo alojamento (que comem ou dormem no mesmo local), com relação íntima e prolongada; comunicantes de creche e pré-escola (< 7 anos) que entraram em contato durante 7 dias antes da doença.

- **Na meningite por Hib:** para comunicantes domiciliares quando, além do caso-índice, houver crianças menores de 4 anos incompletamente ou não vacinadas, ou com imunodeficiência independente do estado vacinal residentes no domicílio, em creches e pré-escolas, a partir do segundo caso, em crianças não vacinadas, confirmado dentro de 60 dias.

A escolha para ambas as situações é a rifampicina, empregada de acordo com a Tabela 52.5.

Outros fármacos alternativos para quimioprofilaxia são:
- Ceftriaxona: dose única, 250 mg IM (adultos).
  - Dose única, 125 mg IM (< 12 anos).

TABELA 52.4 ■ Tratamento empírico da meningite bacteriana segundo a faixa etária*

IDADE	ANTIMICROBIANOS	DOSE (> 7 DIAS VIDA)	INTERVALO DAS DOSES
0 a 2 meses	Cefotaxima e ampicilina Ou Ampicilina e amicacina ou gentamicina	200 mg/kg/dia 200 mg/kg/dia 200 a 300 mg/kg/dia 30 mg/kg/dia 7,5 mg/kg/dia	IV de 6/6 horas IV de 6/6 horas IV de 6/6 horas IV 1x dia IV 1x dia
2 meses a 5 anos	Ceftriaxona**	100 mg/kg/dia	IV de 12/12 horas***
Maiores de 5 anos	Ceftriaxona Ou Ampicilina	100 mg/kg/dia 300 mg/kg/dia	IV de 12/12 horas*** IV de 6/6 horas

*Pneumococo resistente à penicilina e à cefalosporina: associar vancomicina (60 mg/kg/dia, de 6/6 horas, com controle de nível sérico). Em locais em que a resistência é conhecida como elevada, iniciar com vancomicina e ceftriaxona e retirar a vancomicina se o pneumococo apresentar sensibilidade à cefalosporina.
**Ceftriaxona: evitar no período neonatal por sua competição com a bilirrubina na sua ligação proteica
***Pode ser utilizada também dose única diária.

- Ciprofloxacino: dose única, 500 mg VO (> 18 anos).
- Rifampicina e ciprofloxacina não devem ser utilizadas em gestantes.

TABELA 52.5 ■ Emprego da rifampicina nos contatos de meningite

Idade do comunicante	Meningococo – durante 2 dias	Hemófilos – durante 4 dias
Adultos*	600 mg a cada 12 horas	600 mg/dia – dose única
Crianças (1mês a 12 anos)**	10 mg/kg/dose de 12/12 horas	20 mg/kg/dia – dose única
Menores de 1 mês	5 mg/kg/dose de 12/12 horas	10 mg/kg/dia – dose única

*Dose máxima: 1.200 mg/dia.
**Dose máxima: 600 mg/dia.

ATENÇÃO!

Pacientes tratados com ceftriaxona têm erradicação de meningococo e hemófilos em orofaringe; quando tratados com outros fármacos, devem receber rifampicina ao final do tratamento.

■ MENINGITE NÃO PURULENTA

É o processo inflamatório das meninges devido a diversos fatores etiológicos, geralmente com evolução autolimitada. Às vezes, resulta em doença progressiva e grave.

Vírus, algumas bactérias (*M. tuberculosis, B. henselae, Brucella* sp., *Leptospira* sp.), parasitas, *Rickettsias, Mycoplasma, Chlamydia, Ureaplasma*, fungos, doenças malignas, doenças imunológicas, doenças autoinflamatórias, medicações, miscelânea podem ser a etiologia de meningite não purulenta. A maioria dos casos de meningite não purulenta são causadas pelos enterovírus e parechovírus, este último recentemente reconhecido como causa de sintomas que vão desde leve diarreia até meningite e sepse, particularmente entre lactentes e crianças de baixa idade.

Em regiões de clima temperado, as enteroviroses costumam ocorrer no verão e outono, lactentes apresentam maior susceptibilidade, a transmissão é direta de pessoa a pessoa (fecal-oral, oral-oral e respiratória) e o período de incubação em geral é de 4 a 6 dias. Além de meningite, outras manifestações do enterovírus incluem febre sem foco aparente em lactentes jovens, quadros respiratórios, gastrenterites, faringite, exantema e "síndrome mão-pé-boca". Os seguintes enterovírus são associados à meningite não purulenta: pólio 1 a 3, coxsakie A 1 a 14, 16 a 18, 21, 22 e 24; coxsakie B 1 a 6; echovírus 1 a 9, 11 a 21, 24 a 27, 29 a 33, enterovírus 71 e parechovírus 1 e 2. Outros vírus implicados são arbovírus, vírus do sarampo, caxumba, vírus da imunodeficiência humana, adenovírus, herpes simples 1 e 2, varicela-zóster, vírus Epstein Barr (EBV), citomegalovírus (CMV).

Nas meningites virais, geralmente, o início é agudo, com febre alta. As crianças maiores apresentam-se prostradas, com cefaleia, dor retro-orbitária ou frontal e fotofobia. Anorexia e vômitos são comuns, e os sinais meníngeos geralmente estão presentes. Os lactentes apresentam-se irritados e com a fontanela tensa. O quadro é semelhante à meningite bacteriana, porém o paciente não evolui para o choque e nem para o coma.

O diagnóstico se baseia no LCS, que apresenta pleiocitose moderada com média de 100 a 500 células/mm³, com predomínio de linfomononucleares. No início do quadro, pode haver predomínio de neutrófilos, porém em aproximadamente 12 a 24 horas ocorre a mudança para o predomínio linfomononuclear. A proteína e a glicose liquóricas geralmente estão normais, a bacterioscopia e a cultura são negativas. Em infecções por enterovírus são descritos casos com ausência de pleiocitose, principalmente em neonatos, ou quando o LCS foi coletado nas primeiras 24 horas do início dos sintomas. Atualmente o diagnóstico etiológico é realizado através do RT-PCR, que apresenta alta sensibilidade (maior do que a cultura) e é altamente específico. Com o resultado mais precoce através do RT-PCR, evitam-se investigações desnecessárias, diminui-se o uso de antimicrobianos e abrevia-se a permanência hospitalar.

O tratamento da meningite viral é sintomático. Em geral, a criança melhora após a punção liquórica devido ao alívio da PIC. Nesse caso, pode ser dada a alta hospitalar, com a devida orientação dos pais quanto à evolução do quadro.

REVISÃO

- O maior coeficiente de incidência da meningite bacteriana no nosso meio é encontrado em crianças menores de 5 anos.
- A epidemiologia da meningite bacteriana na criança vem se modificando após a inclusão de novas vacinas contra seus agentes etiológicos.
- A doença tem evolução aguda, e aproximadamente um terço dos pacientes pediátricos, principalmente os de baixa idade, não apresentam quadro clínico típico como nos adultos.
- O diagnóstico deve ser precoce. Na suspeita de meningite, deve-se proceder a punção liquórica para confirmação diagnóstica.
- O tratamento deve ser rapidamente iniciado com administração do antimicrobiano de forma empírica, com base na epidemiologia local, na faixa etária do paciente, na presença de fatores de risco ou doença de base, podendo ser modificado quando o agente etiológico é identificado.

■ REFERÊNCIAS

1. Governo do Estado de São Paulo. Secretaria da Saúde. Centro de Vigilância Epidemiológica Prof. Alexandre Vranjac [Internet]. São Paulo: CEV; 2015 [capturado em 25 set. 2016]. Disponível em: http://www.saude.sp.gov.br/cve-centro-de-vigilancia-epidemiologica-prof.-alexandre-vranjac/.
2. Brouwer MC, McIntyre P, Prasad K, van de Beek D. Corticosteroids for acute bacterial meningitis. Cochrane Database Syst Rev. 2015;(9):CD004405.
3. Karageorgopoulos DE, Valkimadi PE, Kapaskelis A, Rafailidis PI, Falagas ME. Short versus long duration of antibiotic therapy for bacterial meningitis: a meta-analysis of randomised controlled trials in children. Arch Dis Child. 2009;94(8):607-14.

■ LEITURAS SUGERIDAS

Bosis S, Mayer A, Esposito S. Meningococcal disease in childhood: epidemiology, clinical features and prevention. J Prev Med Hyg. 2015;56(3):E121-4.
Feigin RD, Cherry JD, Demmler-Harrison GJ, Kaplan SL, editors. Feigin and Cherry's textbook of pediatric infectious diseases. 6th ed. Philadelphia: Saunders; 2009. p. 439-65, 494.
Swanson D. Meningitis. Pediatr Rev. 2015;36(12):514-24.
van de Beek D, Brouwer MC, Thwaites GE, Tunkel AR. Advances in treatment of bacterial meningitis. Lancet. 2012;380(9854):1693-702.

53
INFECÇÃO DO TRATO URINÁRIO

■ MARIA APARECIDA DE PAULA CANÇADO
■ MARIA CRISTINA DE ANDRADE
■ MARIANA ARAÚJO BARBOSA TANAKA

A infecção do trato urinário (ITU) é um agravo clínico comum e importante na infância, correspondendo a cerca de 5% das queixas ambulatoriais e 50% dos atendimentos encaminhados à triagem de nefrologia pediátrica.

Caracteriza-se fundamentalmente pela invasão e multiplicação de micro-organismos (geralmente bactérias) com potencial patogênico em qualquer segmento do trato urinário. O acometimento do parênquima renal, no caso da pielonefrite, pode evoluir para cicatrizes renais, hipertensão e doença renal crônica. A prevalência global da ITU é de 5 a 8% em lactentes febris e crianças jovens, mas varia de acordo com raça/etnia, idade e sexo.

■ FISIOPATOLOGIA

A ITU é resultado de infecção bacteriana por via ascendente, com exceção do período neonatal, no qual pode ocorrer por via hematogênica. A colonização da região periuretral por uropatógenos entéricos é o primeiro passo para o desenvolvimento de uma infecção urinária. A gravidade da infecção urinária depende da suscetibilidade do hospedeiro e da virulência do patógeno.

FATORES DO HOSPEDEIRO

Os fatores de risco individuais para lactentes jovens (2 a 24 meses) são:
- sexo masculino: raça branca, temperatura > 39°C, febre > 24 horas, ausência de outro foco de infecção e presença de fimose;
- sexo feminino: raça branca, idade < 12 meses, temperatura > 39°C, febre > 2 dias e ausência de outro foco de infecção.

Uma variedade de fatores do hospedeiro influencia a predisposição para ITU em crianças:
- idade – a prevalência de ITU é maior em meninos até o 6º mês de vida e, nas meninas, tem pico de incidência por volta do 3º e do 4º anos de idade;
- circuncisão – meninos não circuncidados com febre têm 4 a 20 vezes mais ITU do que meninos circuncidados com febre;
- sexo feminino – meninas têm prevalência de ITU 2 a 4 vezes maior do que meninos. Presume-se que esse fato possa ser devido à uretra feminina mais curta, ou à propensão de fixação bacteriana à mucosa periuretral feminina;
- raça – por razões desconhecidas, crianças brancas têm prevalência 2 a 4 vezes maior do que crianças pretas;
- fatores genéticos – familiares de 1º grau de crianças com ITU têm mais probabilidade de apresentarem ITU do que outros indivíduos;
- obstrução do trato urinário – crianças com anormalidades urológicas obstrutivas têm um risco aumentado de desenvolverem ITU, uma vez que a urina estagnada é um excelente meio de cultura para a maioria das bactérias;
- disfunção de eliminações – entidade clínica comum, com alta prevalência (15%) e complexidade; manifesta-se por incontinência urinária, urgência, polaciúria, ITU, incontinência fecal e/ou constipação e possível dano do trato urinário superior;
- refluxo vesicoureteral – anormalidade urológica comum na infância, ocorrendo em aproximadamente 1% dos recém-nascidos e 30 a 45% das crianças com ITU;
- atividade sexual – a associação entre atividade sexual e ITU em meninas adolescentes tem sido bem documentada.

A infecção urinária é causada mais frequentemente por micro-organismos gram-negativos provenientes das fezes, sendo a *Escherichia coli* o patógeno isolado em 80 a 90% dos casos. Espécies de Proteus são comuns nos meninos, *Klebsiella*, *Enterobacter* e estreptococos do grupo B predominam no período neonatal. Crianças submetidas à manipulação cirúrgica do trato urinário ou sondagem vesical podem desenvolver ITU por *Pseudomonas aeruginosa*, estreptococos ou estafilococos. Algumas espécies de estafilococos podem causar infecção em crianças imunodeprimidas ou portadoras de bexiga neurogênica. Os *Staphylococcus saprophyticus* são predominantes nas infecções urinárias em meninas adolescentes sexualmente ativas.

Além das bactérias, outros micro-organismos têm a possibilidade de ascender ao trato urinário e causar infecção. Vírus (adenovírus, enterovírus, coxsackievírus, ecovírus) e fungos (*Candida albicans* sp., *Aspergillus* sp., *Cryptococcus neoformans*) são causas incomuns de ITU em crianças. As infecções urinárias virais são geralmente limitadas ao trato urinário inferior. Os fatores de risco para infecção urinária por fungos incluem imunossupressão e prolongada terapia antibiótica de largo espectro, assim como cateterização de vias urinárias.

■ QUADRO CLÍNICO

As manifestações clínicas variam de acordo com a faixa etária, o segmento do trato urinário acometido e a intensidade da resposta inflamatória. Em lactentes e crianças jovens, a ITU pode se manifestar por sinais e sintomas inespecíficos. A presença de febre sem foco aparente no exame clínico é, na prática, o principal achado nesse grupo.

Desconforto respiratório, vômitos persistentes, baixo ganho de peso, prostração, irritabilidade ou apatia e anorexia são sintomas gerais que representam o comprometimento sistêmico da ITU em crianças de baixa idade. A urosepse é um quadro grave que se manifesta em RN, com possibilidade de atingir o SNC. Eventualmente, há relato de alteração no aspecto ou odor da urina e choro correlacionado à micção.

Em crianças que já apresentam controle esfincteriano (com mais de 24 a 36 meses), a suspeita clínica baseia-se na presença de sintomas urinários (disúria, polaciúria, retenção urinária, urgência, urge-incontinência, incontinência e enurese noturna secundária) que podem se associar a sintomas sistêmicos, como anorexia, prostração, febre, vômitos, dor abdominal, toxemia e irritabilidade. Às vezes, essas crianças apresentam baixa estatura, baixo ganho de peso ou hipertensão arterial secundária a cicatrizes renais, resultantes de ITU não diagnosticada previamente, associada com malformações do trato urinário.

Com relação ao segmento do trato urinário acometido, a ITU pode apresentar-se como uma cistite (localizada no trato urinário inferior) ou como pielonefrite aguda (infecção urinária alta). Devido à dificuldade de localizar o provável sítio da infecção urinária nos lactentes jovens, deve-se considerar todos os casos de infecção urinária, nessa faixa etária, como pielonefrite.

As cistites promovem infecção com sintomas direcionados ao trato urinário inferior, como disúria, polaciúria, urgência miccional, desconforto abdominal e dor suprapúbica, observados mais em crianças maiores, com condições de verbalizar os sintomas. A presença de febre persistente é o sinal mais característico da pielonefrite aguda.

DIAGNÓSTICO LABORATORIAL

A avaliação laboratorial inclui a obtenção de uma amostra de urina para realização de exame de urina I (fita reatora: dipstick + sedimento urinário; contagem de leucócitos e de hemácias) e cultura quantitativa de urina, sendo a urocultura o exame necessário para a confirmação diagnóstica.

Coleta de urina, sondagem vesical (SV) ou punção suprapúbica (PSP) são os métodos de escolha para lactentes ou crianças pequenas sem controle esfincteriano. Coleta de urina por jato médio é o método preferencial para as crianças com controle urinário.

Recomenda-se que a urina obtida por saco coletor não seja usada para cultura. Os resultados falso-positivos de uroculturas coletadas por saco coletor são elevados, sendo, portanto, um método válido apenas para exclusão da ITU. Os exames com fitas reatoras (dipstick) são baratos e requerem pouco treino para sua interpretação. Pode-se pesquisar a presença de nitrito e de leucócito-esterase:

- leucócito-esterase: a presença de leucócito-esterase no dipstick é sugestiva de ITU. Todavia, um teste positivo nem sempre é sinal de ITU verdadeira, porque os leucócitos podem estar presentes na urina em outras condições;
- nitrito: sua presença na urina pode indicar ITU, uma vez que essa substância não é geralmente detectada na urina. Porém, testes falso-negativos são comuns, pois a urina necessita permanecer na bexiga por no mínimo quatro horas para que o nitrito seja detectado.

O exame microscópico do sedimento urinário requer mais equipamentos e treino do que o teste dipstick. Na microscopia, a urina é examinada para contagem de células (leucócitos e hemácias) e pesquisa de bactérias. A presença de leucócitos na urina não é específica de ITU, todavia ITU verdadeira sem piúria não é habitual. Leucocitúrias estéreis podem ocorrer na presença de processos infecciosos ou inflamatórios, locais ou sistêmicos, não associados à ITU, como leucorreias, balanopostites, glomerulonefrites, pós--vacina Sabin, algumas viroses, diarreia, cateterização das vias urinárias, etc.

A ITU é determinada pela presença de bactérias identificadas por coloração de Gram na urina não centrifugada, quantificada em unidades formadoras de colônias (UFC)/mL de urina na urocultura e varia de acordo com o método da coleta (Quadro 53.1). A cultura quantitativa de urina é considerada o padrão-ouro para o diagnóstico de ITU.

Em amostra coletada por cateterismo vesical ou punção suprapúbica, o ponto de corte é de 50.000 UFC/mL, de acordo com a American Academy of Pediatric.[1]

> **ATENÇÃO!**
>
> Em lactente febril sem foco aparente, com alteração do estado geral e necessidade de antibioticoterapia empírica, antes do início da antibioticoterapia, deve-se coletar urina I e urocultura por PSP ou cateterismo vesical. (Nível de evidência A: forte recomendação.)

QUADRO 53.1 ■ Urocultura quantitativa para o diagnóstico de ITU

MÉTODO	RESULTADO
Punção suprapúbica	Crescimento de qualquer uropatógeno é indicativo de ITU (50.000-AAP/2011)
Cateterização uretral	≥ 1.000-10.000 UFC/mL de um único patógeno (50.000-AAP/2011)
Jato médio após assepsia	Significativo: > 100.000 UFC/mL de um único patógeno

EXAMES COMPLEMENTARES

Anormalidades estruturais, especialmente as uropatias obstrutivas e o refluxo vesicoureteral, ou funcionais do trato urinário podem ser encontradas em crianças que apresentam ITU.

- **Ultrassonografia de rins e vias urinárias (USRVU):** avalia o tamanho e a forma dos rins, a presença de duplicação e dilatação de ureteres e a existência de anormalidades anatômicas grosseiras, sendo indicado como exame inicial de rastreamento das malformações do trato urinário em qualquer faixa etária. A American Academy of Pediatric[1] recomenda a realização de USRVU em crianças entre 2 e 24 meses após a primeira infecção urinária febril.
- **Cintilografia renal com DMSA marcado com tecnésio:** o ácido dimercaptossucínico (DMSA) é um fármaco que se fixa preferencialmente na camada cortical do rim. É indicado para avaliar pielonefrite aguda ou presença de cicatrizes renais. 5-15% das crianças avaliadas apresentam cicatrizes renais após primeiro episódio de ITU febril. Alguns especialistas recomendam a realização do DMSA em 6 meses após a infecção aguda, para diagnóstico de cicatrizes renais.
- **Uretrocistografia miccional (UCM):** identifica a presença ou a ausência de refluxo vesicoureteral durante a fase de enchimento (passiva) e durante a micção (refluxo ativo). Aproximadamente 40% das crianças jovens com primeira ITU febril apresentam sinais RVU na UCM. Sua realização de rotina tem sido questionada, uma vez que dados da literatura revelaram que a presença de refluxo de baixo grau (I a III) não é indicação de quimioprofilaxia. Alguns autores recomendam a realização de uretrocistografia miccional quando existem sinais de comprometimento renal, identificados pelo DMSA.

A American Academy of Pediatric[1] recomenda que a UCM seja realizada se a US demonstrar hidronefrose ou outros achados que sugiram RVU de alto grau ou uropatia obstrutiva. Também poderá ser realizado na situação de recorrência da ITU febril.

O período para realização é tão logo a criança esteja assintomática e a urocultura negativa. Para evitar uso de antibiótico profilático, a UCM pode ser realizada durante os últimos dias da terapia antimicrobiana ou imediatamente após o término do tratamento da ITU.

- **Estudo urodinâmico:** indicado nas crianças que apresentam bexiga neurogênica ou disfunções do trato urinário inferior, quando apresentarem alterações na morfologia renal à ultrassonografia, presença de RVU na UCM ou alterações na curva do fluxo urinário pela urofluxometria.

TRATAMENTO

Os objetivos do tratamento da ITU incluem:

- eliminação da infecção e prevenção da urosepse;
- alívio dos sintomas urinários (febre, disúria, polaciúria)
- adequação dos hábitos urinário e intestinal
- prevenção de recorrência e complicações a longo prazo, incluindo hipertensão arterial, cicatrizes renais e comprometimento da função renal;

ANTIBIOTICOTERAPIA

A abordagem inicial da criança com ITU inclui a terapia com antimicrobianos (Tabelas 53.1 e 53.2) para tratamento da infecção aguda e posterior investigação dos possíveis fatores predisponentes (como as anormalidades urológicas). A terapia com antibióticos deve ser introduzida logo após a coleta adequada de urina para cultura, sempre que houver suspeita clínica de ITU. O retardo no início do tratamento tem sido identificado

DIAGNÓSTICO E TRATAMENTO

TABELA 53.1 ■ Alguns agentes antimicrobianos para tratamento empírico parenteral da ITU

AGENTE ANTIMICROBIANO	DOSAGEM
Ceftriaxona	75 mg/kg a cada 24 h
Cefotaxima	150 mg/kg/d a cada 6 ou 8 h
Ceftazidima	100-150 mg/kg/d a cada 8 h
Gentamicina	7,5 mg/kg/d a cada 8 h
Tobramicina	5 mg/kg/d a cada 8 h
Piperacilina	300 mg/kg/d a cada 6 ou 8 h

Fonte: Subcommittee on Urinary Tract Infection e Steering Committee on Quality Improvement and Management.[2]

TABELA 53.2 ■ Alguns agentes antimicrobianos para tratamento empírico oral da ITU

AGENTE	DOSAGEM
Amoxicilina-clavulanato	20-40 mg/kg/dia em 3 doses
Trimetoprim-sulfametoxazol	6-12 mg/kg/dia trimetoprim e 30-60 mg/kg/dia sulfametoxazol em 2 doses
Cefalosporinas:	
Cefixima	8 mg/kg/dia em 1 dose
Cefpodoxima	10 mg/kg/dia em 2 doses
Cefprozil	30 mg/kg/dia em 2 doses
Cefuroxima axetil	20-30 mg/kg/dia em 2 doses
Cefalexina	50-100 mg/kg/dia em 4 doses

Fonte: Subcommittee on Urinary Tract Infection e Steering Committee on Quality Improvement and Management.[2]

como o maior fator de risco para cicatrizes renais nos casos de pielonefrite. O tratamento se baseia na localização da ITU.

A escolha inicial do antimicrobiano é empírica e direcionada para os patógenos mais encontrados na comunidade, uma vez que a maior parte das infecções urinárias é comunitária e baseada na suscetibilidade do patógeno na comunidade ou hospital, até resultado da urocultura (48 a 72 horas). Os patógenos mais comuns são: bacilos gram-negativos (*E. coli* – 80 a 90%), *Klebsiella* (neonatos), enterococos, Proteus (meninos), Pseudomonas e *Stafilococcus saprophyticus* (adolescentes). É importante reforçar que a sensibilidade antibiótica depende essencialmente da região.

Recém-nascidos com ITU apresentam risco de cerca de 10% de bacteremia e chance significativa de uropatias, necessitando, geralmente, de antibioticoterapia intravenosa. Os patógenos mais comuns nessa faixa etária são *E. coli* e *Enterococcus faecalis*, que necessitam de tratamento empírico com antibiótico β-lactâmico e aminoglicosídeo, geralmente intravenoso, por 10 a 14 dias, ou ampicilina e cefotaxima com finalidade de se evitar nefrotoxicidade.

Em crianças acima de 1 mês de idade – de acordo com 18 experimentos randomizados, controlados e sumarizados em uma revisão de Cochrane, que compararam eficácia de terapias por via oral e intravenosa –, observou-se que antibióticos por via oral são um tratamento efetivo para a pielonefrite aguda. A terapia intravenosa deve ser limitada a crianças que apresentem grande indisposição, vômitos ou outro fator restritivo. O índice de falhas no uso da antibioticoterapia oral, como tratamento de 1ª linha em crianças com pielonefrite aguda, é de 5%. O tempo ideal de antibioticoterapia para pielonefrite aguda tem muito pouco respaldo de trabalhos experimentais, contudo, na prática clínica, é habitual o tratamento por 7 a 14 dias (10 dias em média), dependendo dos padrões locais de resistência antibiótica.

Embora haja opções de tratamento agudo em crianças com cistite com suporte em uma larga base de evidências, demonstrando que a terapia de curta duração (3 a 4 dias) é tão efetiva quanto a tradicional (7 a 14 dias) na erradicação urinária da bactéria, essa opção de tratamento ainda não é indicada.

> **ATENÇÃO!**
>
> O tratamento via oral ou intravenoso é igualmente eficaz. A escolha do antibiótico inicial deve se basear no padrão de sensibilidade local (se disponível) e ajustada de acordo com o antibiograma. (Evidência A: forte recomendação.)

As crianças que apresentam disfunções vesicais associadas à constipação intestinal podem cursar com alteração do fluxo urinário, estase e resíduo vesical pós-miccional, favorecendo ITU recorrente. Elas devem ser orientadas a uma reeducação miccional, por meio de condicionamento (postura, esvaziamento miccional programado e higiene perineal), adequação hídrica e alimentar, bem como realizar tratamento da constipação. Pode ser necessária ainda terapia de *biofeedback* do soalho pélvico ou estimulação nervosa elétrica transcutânea.

Um estudo Sueco avaliou a prevalência e os tipos de disfunção do trato urinário inferior (DTUI) em crianças com RVU grau III-IV e correlacionou a disfunção com a presença de dilatação e cicatriz renal e ITU recorrente em crianças menores de 2 anos.[3] No inicio do estudo, 20% dos pacientes apresentavam DTUI caracterizada pela capacidade vesical aumentada e resíduo vesical pós-miccional elevado. Em dois anos de seguimento, 34% dos pacientes apresentavam disfunção. Após o treinamento miccional, 1/3 dessas crianças com refluxo dilatado e DTUI melhoraram da disfunção. ITU recorrente foi observada em 33% com DTUI e 20% sem disfunção. A DTUI foi associada à persistência do RVU e lesão renal.

QUIMIOPROFILAXIA

Significa o uso de doses baixas e por tempo prolongado de antibiótico ou quimioterápico com o objetivo de diminuir a multiplicação de bactérias uropatogênicas no trato urinário e reduzir novos episódios de ITU. É utilizada apenas em pacientes com urocultura negativa, pois o uso de quimioprofilaxia em pacientes colonizados pode induzir a resistência antimicrobiana.

Habitualmente, são utilizadas as seguintes medicações: nitrofurantoína (1 a 2 mg/kg/dose); ácido nalidíxico (20 mg/kg/dia); sulfametoxazol-trimetoprin (0,5 mL/kg/dia); e cefalexina (10 a 25 mg/kg/dia). Utiliza-se dose única ao deitar para as crianças com controle esfincteriano e, dividida em duas doses, para as crianças menores que ainda não controlam a micção.

A indicação e os resultados da quimioprofilaxia são controversos. O guideline NICE (National Institute for Health and Clinical Excellence)[4] recomenda que a profilaxia com antibióticos: 1) não deverá ser rotineiramente prescrita em lactentes e crianças após a primeira infecção urinária febril; 2) pode ser considerada em lactentes e crianças com infecção urinária recorrente; e 3) não deverá ser prescrita em lactentes e crianças com bacteriúria assintomática.

Estudo de metanálise de dados individuais em crianças de 2 a 24 meses de idade sem e com refluxo vesicoureteral de graus I a IV não detectou efeito benéfico da profilaxia com antibióticos na prevenção da recorrência da infecção urinária.[2]

O estudo de intervenção randomizado para crianças com refluxo vesicoureteral – RIVUR,[5] duplo-cego, incluiu dois grupos: 305 e 302 crianças em placebo e profilaxia (sulfametoxazol-trimetoprim), respectivamente, identificou que a profilaxia antimicrobiana reduz o risco de ITU recorrente, mas não evita a formação de novas cicatrizes renais. As crianças apresentavam idade de 2 a 72 meses, sendo 66% com idade inferior a 2 anos. Todos os pacientes eram diagnosticados com RVU grau I-IV após primeiro ou segundo episódio de ITU febril. Uma das principais preocupações sobre o uso de profilaxia antibiótica de longo prazo é o desenvolvimento de agentes patógenos resistentes. O estudo RIVUR[5] encontrou uma maior incidência de ITU causada por patógenos resistentes em pacientes em profilaxia quando comparado aos que receberam placebo. Assim, o estudo RIVUR[5] apoia a recomendação da American Academy of Pediatric[1] de que o uso de profilaxia com antibióticos após a primeira infecção urinária febril em crianças de 2 a 24 meses não deve ser rotineira.

O estudo enfatizou ainda que a pielonefrite aguda e o dano renal podem ocorrer sem a presença de RVU; dessa forma, existe um papel para a quimioprofilaxia urinária no seguimento de pacientes selecionados, particularmente naqueles que apresentam episódios recorrentes de pielonefrite aguda, independente da presença ou ausência de RVU. Nesse sentido, o uso ou não de profilaxia com antimicrobianos na infecção urinária na criança deverá ser cuidadosa e individual, com base na experiência do pediatra.

■ PROGNÓSTICO

Infecção urinária recorrente é um fator de risco para formação de cicatrizes renais.

A pielonefrite crônica representa 5 a 10% das causas de insuficiência renal crônica na infância, e 6 a 13% das crianças com cicatrizes renais desenvolveram hipertensão arterial sistêmica. Entre crianças menores de 6 anos, o risco de recorrência de ITU é maior naquelas de raça branca, de idade entre 3 e 5 anos e nas com RVU graus IV a V. Os pais de lactentes e crianças que receberam tratamento para infecção urinária febril e de crianças com disfunção intestinal e vesical deverão ser instruídos para imediata avaliação de subsequente doença febril, para assegurar rápido reconhecimento e tratamento de infecção urinária recorrente.

REVISÃO

- ITU é diagnóstico frequente na faixa etária pediátrica.
- No lactente, pode se apresentar como febre sem foco aparente.
- O diagnóstico de certeza é sempre laboratorial pela urina I e urocultura em amostra de urina coletada adequadamente.
- Deve ser realizado controle de recidiva de ITU (48 horas de febre).
- É necessário seguir um protocolo de investigação por imagem do trato urinário nas crianças com ITU.

■ REFERÊNCIAS

1. American Academy of Pediatrics, Committee on Quality Improvement, Subcommittee on Urinary Tract Infection. Practice parameter: the diagnosis, treatment, and evaluation of the initial urinary tract infection in febrile infants and young children. Pediatrics. 1999;103(4):843-52.
2. Subcommittee on Urinary Tract Infection, Steering Committee on Quality Improvement and Management. Urinary tract infection: clinical practice guideline for diagnosis and management of the initial UTI in febrile infants and children e to 24 months. Pediatrics. 2011;128(3):595-610.
3. Sillen U, Brandström P, Jodal U, Holmdahl G, Sandin A, Sjöberg I, et al. The Swedish reflux trial in children: v. Bladder dysfunction. J Urol 2010;184(1):298-304.
4. National Institute for Health and Clinical Excellence. Urinary tract infection in children (CG54) [Internet]. London: NICE; 2007 [capturado em 2 set. 2016]. Disponível em: http://www.nice.org.uk/CG54.
5. Cara-Fuentes G, Gupta N, Garin EH. The RIVUR study: a review of its findings. Pediatr Nephrol. 2015;30(5):703-6.

■ LEITURAS SUGERIDAS

Bensman A, Dunand O, Ulinski T. Urinary tract infection. In: Avner ED, Harmon WE, Niadet P, Yoshikawa N, editors. Pediatric nephrology. 6th ed. Heidelberg: Springer; 2009. p. 1299-310.

Willians G, Graig JC. Diagnosis and management of urinary tract infections. In: Geary DF, Schaefer F, editors. Comprehensive pediatric nephrology. Philadelphia: Elsevier; 2008. p. 539-48.

Guidoni EBM, Toporovski J. Infecções do trato urinário. In: Andrade MC, Carvalhaes JTA, editores. Nefrologia para pediatras. São Paulo: Atheneu; 2010. p. 393-405.

54

INFECÇÃO DE REPETIÇÃO

■ BEATRIZ TAVARES COSTA-CARVALHO
■ MARIA ISABEL DE MORAES-PINTO

Ao nascimento, o sistema imunológico está imaturo, o que faz o recém-nascido e os lactentes jovens serem bastante vulneráveis a infecções. Por isso, estas são um dos maiores motivos de consultas a pediatras nos primeiros anos de vida. Na medida em que a criança cresce, o número de processos infecciosos diminui, em decorrência do amadurecimento do sistema imunológico.

Por sua vez, fatores relacionados ao meio ambiente – exposição à fumaça de cigarro, presença de irmãos mais velhos na família, frequência a creches e hábitos alimentares que induzem a deficiência de vitaminas e oligoelementos – estão associados a maior frequência de infecções das vias aéreas superiores (IVAS). Além disso, infecção pelo HIV, alterações anatômicas e presença de corpo estranho em árvore respiratória também podem estar associados a infecções.

Entre os fatores de risco para infecção de repetição, neste capítulo, pretende-se dar mais ênfase aos relacionados a defeitos primários do funcionamento do sistema imunológico.

A imunidade humoral, mediada pelos linfócitos B, é representada pelas imunoglobulinas, fundamentais na defesa contra bactérias extracelulares. O recém-nascido apresenta níveis de imunoglobulina G (IgG) semelhantes aos de um adulto saudável, devido à passagem transplacentária dessa Ig durante a gestação. Os anticorpos transferidos representam a experiência imunológica materna adquirida com antígenos selvagens e vacinais, de forma a conferir proteção à criança nos primeiros meses de vida. A IgM é a 1ª imunoglobulina produzida frente a um quadro infeccioso.

A IgA, uma imunoglobulina muito importante na defesa de mucosas, encontra-se na superfície mucosa dos tratos respiratório e gastrintestinal e tem como função impedir a penetração do antígeno e, com isso, a infecção. Presente em concentrações muito baixas nos dois primeiros anos, a IgA atinge valores de adulto por volta dos 10 anos. Além de menor quantidade de imunoglobulina, sua qualidade também está comprometida nos primeiros anos de vida, justificando maior suscetibilidade a infecções por bactérias com cápsulas polissacarídicas, como *Streptococcus pneumoniae* e *Haemophilus influenzae* tipo b (Hib). Atualmente, o número de infecções por essas bactérias diminuiu bastante, devido à administração de vacinas conjugadas nos primeiros meses de vida.

Apesar da imaturidade do sistema imunológico poder justificar um maior número de episódios infecciosos nos primeiros anos de vida, algumas crianças apresentam infecções graves e em uma frequência maior do que o esperado para essa faixa etária. Esse grupo deve ser cuidadosamente observado e, descartados outros fatores de risco, devem-se investigar doenças que justifiquem esse quadro clínico.

As imunodeficiências primárias (IDP) representam cerca de 200 doenças, integrando a lista de diagnósticos diferenciais de situações frequentes no dia a dia da clínica pediátrica, como as infecções de repetição e/ou graves, quadros alérgicos de maior gravidade, assim como as manifestações de origem autoimune.

A Fundação Jeffrey Modell elaborou 10 sinais de alerta para se pensar no diagnóstico de IDP mais precocemente.[1] A presença de mais de um sinal sugere que o paciente seja investigado do ponto de vista laboratorial (Quadro 54.1).

■ DIAGNÓSTICO

A avaliação da criança com suspeita de IDP começa com uma anamnese detalhada, dando-se ênfase à frequência, à duração, à gravidade e a complicações das infecções. Além disso, a necessidade rotineira de uso de antibióticos, associada a uma resposta terapêutica ruim, deve sugerir a possibilidade de uma imunodeficiência de base.

A história familiar também é muito importante na suspeita de IDP. Algumas informações básicas, como perda de filho ou familiar por infecção, são de grande valia para a suspeita diagnóstica. Entretanto, deve-se lembrar que cerca de 50% dos pacientes com IDP ligada ao X não têm história familiar positiva para imunodeficiência. A presença de consanguinidade aumenta a possibilidade de um paciente ter uma IDP de herança autossômica recessiva. Embora a maioria dos pacientes com IDP iniciem sintomas na infância, cada vez mais essas doenças têm sido identificadas em adolescentes e adultos.

> **ATENÇÃO!**
>
> Os agentes etiológicos que acometem os pacientes são diferentes de acordo com o mecanismo imunológico que estiver alterado.

Infecções causadas por germes encapsulados como *S. pneumoniae* e *H. influenzae* tipo b são comuns nas condições que cursam com defeitos de produção de anticorpos. Esses pacientes, geralmente, apresentam otite média com evolução para mastoidite, pneumonias de repetição e sinusite crônica. Essas são as deficiências imunológicas mais comuns e devem sempre ser investigadas em pacientes que usam antibiótico com frequência.

QUADRO 54.1 ■ Dez sinais de alerta para imunodeficiência primária na criança e no adulto

Crianças
1 | Duas ou mais pneumonias no último ano
2 | Quatro ou mais novas otites no último ano
3 | Estomatites de repetição ou monilíase por mais de dois meses
4 | Abscessos de repetição ou ectima
5 | Um episódio de infecção sistêmica grave (meningite, osteoartrite, septicemia)
6 | Infecções intestinais de repetição/diarreia crônica
7 | Asma grave, doença do colágeno ou doença autoimune
8 | Evento adverso a BCG e/ou infecção por micobactéria
9 | Fenótipo clínico sugestivo de síndrome associada à imunodeficiência
10 | História familiar de imunodeficiência

Adultos
1 | Duas ou mais novas otites no período de 1 ano
2 | Duas ou mais novas sinusites no período de 1 ano na ausência de alergia
3 | Uma pneumonia por ano por mais que 1 ano
4 | Diarreia crônica com perda de peso
5 | Infecções virais de repetição (resfriados, herpes, verruga, condiloma)
6 | Uso de antibiótico intravenoso de repetição para tratar infecção
7 | Abscessos profundos de repetição na pele ou órgãos internos
8 | Mobilíasse persistente ou infecção fúngica na pele ou qualquer lugar
9 | Infecção por micobactéria tuberculosa ou atípica
10 | História familiar de imunodeficiência

Fonte: Adaptado de Grupo Brasileiro de Imunodeficiências.[1]

Quando existe o comprometimento dos linfócitos T, caracterizando as imunodeficiências do tipo celular, costuma-se isolar de lesões pulmonares bactérias intracelulares, com destaque para as micobactérias – tanto *M. tuberculosis* como as micobactérias atípicas –, além de fungos, sendo o mais comum o *Pneumocystis jiroveci*.

Entre as deficiências celulares, há um grupo denominado imunodeficiência combinada grave (SCID, do inglês *severe combined immunodeficiency*), na qual o paciente não apresenta imunidade adaptativa, desenvolvendo precocemente manifestações infecciosas graves. Evento adverso à BCG é comum nesse grupo de pacientes, sendo um importante sinal de alerta em nosso meio.

As infecções por patógenos de baixa virulência ou gram-negativos, como *E. coli*, *Serratia*, *Staphylococcus epidermidis* e *Pseudomonas* sp., sugerem disfunção de fagócitos. Ainda dentro das deficiências de fagócitos, história clínica de abscessos de repetição por germes catalase-positivos e gengivite ou periodontite são fortemente sugestivos de doença granulomatosa crônica.

Infecções por micobactérias atípicas e Salmonela podem ser causadas por defeito no eixo da interleucina 12/23 – interferon-gama. Defeitos em qualquer parte da via desse eixo elevam, de forma importante, a suscetibilidade a esses micro-organismos.

Defeitos dos últimos componentes do sistema Complemento, C5 a C9, são classicamente associados a infecções causadas por Neisseria, como meningite por *Neisseria meningitidis* ou artrite séptica por *Neisseria gonorrhoeae*. Por sua vez, deficiências dos componentes iniciais do sistema Complemento, como C2 e C4, estão associadas a doenças autoimunes. A deficiência de C3 pode causar infecções graves, como septicemia, principalmente por gram-negativos, pela falta de opsonização adequada.

Atualmente, dentro da classificação das IDPs, existe um grupo de doenças que causam imunodesregulação. A característica mais marcante dessas doenças é a presença de doença autoimune, em um período

QUADRO 55.1 ■ Características do exantema segundo os agentes infecciosos mais frequentes

EXANTEMA	AGENTE INFECCIOSO (OU DOENÇA)
Maculopapular	▪ Vírus: sarampo, rubéola, exantema súbito, eritema infeccioso, EBV, CMV, enterovírus (coxsackie A e B, ecovírus), adenovírus, rinovírus, arbovírus, dengue, caxumba, HIV ▪ Bactérias: escarlatina, listeriose, leptospirose, febre tifoide, síndrome de choque tóxico estafilocócico, sífilis, doença de Lyme, hanseníase, bartonelose, legionelose, doença da mordida do rato, septicemia bacteriana (meningococo, pneumococo, *H. influenzae*), endocardite bacteriana, doença da arranhadura do gato, brucelose, *Arcanobacterium haemolyticum* ▪ Riquétsias: febre maculosa ▪ Fungos: candidíase sistêmica, criptococose, histoplasmose, coccidioidomicose ▪ Outros: doença de Kawasaki, toxoplasmose, psitacose, *Mycoplasma pneumoniae*, malária
Papulovesicular ou pustuloso	▪ Vírus: varicela-zóster, herpes simples 1 e 2, enterovírus (coxsackie A e B, ecovírus), varíola ▪ Bactérias: brucelose, tuberculose cutânea, gonococcemia, impetigo, bolhoso estafilocócico ou estreptocócico, listeriose neonatal ▪ Fungos: candidíase sistêmica
Petequial ou purpúrico	▪ Vírus: sarampo atípico, rubéola congênita, CMV, dengue, enterovírus (coxsackie A e B, ecovírus), EBV, adenovírus, febres hemorrágicas virais (hantavírus), febre amarela, parvovírus B-19 ▪ Bactérias: septicemias bacterianas (meningococo, gonococo, pneumococo, *L. monocytogenes*, *H. influenzae*, estreptococo, estafilococo), endocardite bacteriana, febre tifoide, escarlatina, sífilis, febre purpúrica brasileira, endocardite bacteriana
Urticariforme	▪ Vírus: EBV, enterovírus (coxsackie A e B, ecovírus), hepatite B, caxumba ▪ Bactérias: meningococcemia ▪ Outros: malária
Nodular ou ulceroso	▪ Bactérias: nocardiose, tuberculose cutânea, difteria cutânea, micobacteriose atípica, endocardite bacteriana ▪ Fungos: candidíase sistêmica, histoplasmose, esporotricose, blastomicose, coccidioidomicose ▪ Outros: psitacose

gococcemia, riquetsioses, doença causada por micoplasma, entre outras. A prevalência das doenças exantemáticas é variável em relação ao tempo e à região geográfica, dependente de variações sazonais, ocorrência de epidemias e utilização de medidas profiláticas, particularmente as vacinas.

Para suspeitar de determinada doença exantemática, o médico precisa estar atento aos agentes etiológicos prevalentes em determinado momento e região. No Brasil, algumas doenças exantemáticas estão sob controle, em virtude da vacinação eficaz (sarampo e rubéola), mas a dengue, em virtude da disseminação do mosquito transmissor, deve ser considerada um diagnóstico deferencial importante das doenças exantemáticas em quase todo o país atualmente.

■ QUADRO CLÍNICO

A apresentação do exantema pode ser similar em várias infecções e agentes infecciosos (Quadro 55.2). Algumas doenças têm apresentação bastante característica (como o sarampo clássico, a varicela, a escarlatina), o que permite um diagnóstico clínico razoavelmente fácil para profissionais experientes. Com frequência, entretanto, mesmo a experiência clínica e a utilização de todos os dados disponíveis (história epidemiológica de contato com doentes ou animais, aspecto e distribuição do exantema, sinais e sintomas que precedem ou acompanham as lesões de pele) não são suficientes para fazer o diagnóstico, definindo-se a etiologia do exantema tardiamente, por meio de testes sorológicos.

■ DIAGNÓSTICO

A maioria das doenças exantemáticas tem etiologia viral, evolução benigna e não requer tratamento específico; portanto, um diagnóstico sindrômico de **doença exantemática** seguido de terapêutica sintomática não acarreta prejuízos ao paciente. Outras doenças, entretanto, podem ter evolução mais grave, exigindo diagnóstico rápido e preciso, além de medidas profiláticas e terapêuticas apropriadas para proteger o paciente, sua família e a comunidade. Assim, na avaliação inicial de um paciente com doença exantemática, o pediatra deve considerar, além da sazonalidade e da ocorrência das doenças na região geográfica considerada, todos os seguintes aspectos: anamnese (incluindo vacinação prévia, viagens recentes e contato com doentes); características do exantema; sinais e sintomas que precedem ou acompanham o exantema; sinais característicos e/ou patognomônicos; e exames laboratoriais (Figura 55.1).

Na anamnese, deve-se levar em conta a faixa etária, pois algumas doenças ocorrem com mais frequência em lactentes (exantema súbito e enteroviroses) ou pré-escolares e escolares (sarampo, eritema infeccioso, escarlatina, febre maculosa, síndrome de Kawasaki, enteroviroses e exantema laterotorácico unilateral ou periflexural assimétrico). Outras, entretanto, ocorrem mais em adolescentes e adultos jovens (rubéola, sarampo modificado, *Mycoplasma pneumoniae*, leptospirose, síndrome luva-meia papular-purpúrica, sífilis secundária e mononucleose infecciosa).

O exame físico deve ser realizado com o paciente totalmente despido, de preferência sob a luz natural, permitindo boa avaliação dos aspectos morfológicos, topográficos e evolutivos do exantema, bem como a presença de sinais diagnósticos ou patognomônicos. A presença de prostração, febre elevada e comprometimento do estado geral na vigência de exantema maculopapular pode sugerir o diagnóstico de sarampo, ao passo que a manutenção do estado geral aponta para rubéola e exantema súbito. Pacientes toxemiados, com má perfusão periférica ou choque, exigem que se afaste o diagnóstico de dengue hemorrágica e septicemia bacteriana (particularmente a meningococcemia).

Alguns sinais clínicos, associados ao exantema, podem ser úteis para pensar na suspeita diagnóstica:

▪ manifestações catarrais (rinorreia, tosse e conjuntivite) sugerem sarampo;
▪ adenomegalia retroauricular e suboccipital sugerem rubéola;

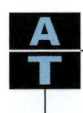

DIAGNÓSTICO E TRATAMENTO

QUADRO 55.2 ■ Doenças exantemáticas – segundo faixa etária, pródromos, exantema e sinais característicos

DOENÇA	FAIXA ETÁRIA MAIS ACOMETIDA	PRÓDROMOS	EXANTEMA	SINAIS CARACTERÍSTICOS
Sarampo	Pré-escolar e escolar	Febre, tosse, rinorreia, conjuntivite	Maculopapular confluente; descamação fina	Manchas de Koplik
Rubéola	Escolar, adolescente, adulto jovem	Febre baixa e adenomegalia ausente ou discreta em crianças	Maculopapular, centrífugo, não conflui, não descama	Linfonodos cervicais posteriores aumentados (sinal de Theodor), petéquias no palato (manchas de Forscheimer) Artralgia
Exantema súbito	6 meses-3 anos	Febre alta, irritabilidade, convulsão	Maculopapular fugaz	Não tem
Eritema infeccioso	5-12 anos	Em geral ausente	Maculopapular recorrente	"Face esbofeteada" Bifásico
Escarlatina	Pré-escolar e escolar	Febre alta, adenomegalia, dor de garganta	Micropapular "pele em lixa", descamação lamelar	Amidalite purulenta, língua em framboesa, sinal de Pastia e sinal de Filatov
Enteroviroses (não pólio)	< 2 anos	Variável Febre e faringite	Maculopapular, vesicular, urticariforme, petequial	
Dengue	Qualquer	1-5 dias, dores no corpo	Maculopapular, recrudescente Petequial ou purpúrico no segundo episódio	Não tem
Doença de Kawasaki	< 5 anos	Conjuntivite, adenopatia cervical, febre alta	Escarlatiniforme, descamação lamelar	Edema de mãos e pés, alterações das mucosas, comprometimento articular cardíaco
Meningococcemia	Pré-escolar e escolar	Em geral < 24 h febre, quadro respiratório alto, vômitos	Petequial e purpúrico	Sinais meníngeos, toxemia, choque
Febre maculosa	Pré-escolar e escolar	3-4 dias febre, cefaleia, mialgia	Petequial e purpúrico	Picada de carrapato, exantema em palmas e plantas
Exantema associado à faringite por *Arcnobacterium haemolyticum*	Adolescente	Faringite exsudativa	Maculopapular em tronco e extremidades Microvesículas em palmas e plantas	Pode apresentar quadro "difteria-símile"
Exantema laterotorácico unilateral ou periflexural assimétrico	2-3 anos	Febre, rinofaringite, conjuntivite, diarreia	Eczematoso ou escarlatiniforme	Axilar unilateral ou em dobras
Síndrome luva-meia papular-purpúrica	Adolescente	Febre, aftas orais	Eritematopapaular seguido de petéquias e púrpuras	Início súbito bem delimitado em mãos e pés
Varicela	5-9 anos	Pode ser ausente em crianças	Papulovesicular acomete couro cabeludo e mucosas	Polimorfismo regional, distribuição centrípeta, evolução em surtos
Herpes-zóster	> 10 anos	2-3 dias: febre, fenômenos parestésicos	Papulovesicular localizado	Acomete um dermátomo, unilateral, recorrente, hiperestesia cutânea
Varíola	Qualquer	Intenso por 2-4 dias, febre alta, raquialgia	Papulovesicular	Isomorfismo regional acomete palmas e plantas, distribuição centrífuga
Herpes simples	Qualquer	1-2 dias, febre que pode ser ausente na repetição	Papulovesicular, localizado ou generalizado	Recorrente

- esplenomegalia associada à adenomegalia podem ser encontradas na citomegalovirose, mononucleose, toxoplasmose, infecção aguda pelo HIV e doença de Kawasaki;
- faringoamidalite membranosa sugere mononucleose, escarlatina ou infecção pelo *Arcanobacterium haemolyticum*;
- sinais inflamatórios articulares são frequentes em rubéola, dengue, síndrome de Kawasaki e meningococcemia;
- exantema petequial ou purpúrico requer afastamento do diagnóstico de meningococcemia e, se associado a sopro cardíaco, sugere endocardite bacteriana.

ATENÇÃO!

Sinais e sintomas de envolvimento neurológico associados à doença exantemática podem ocorrer em várias situações, mas o diagnóstico diferencial mais importante nesse grupo de doenças deve ser feito entre as infecções por enterovírus e meningococcemia.

Algumas doenças exantemáticas podem apresentar sinais característicos úteis para orientar o diagnóstico: as manchas de Koplik (enantema da mucosa oral) antes ou concomitantemente ao quadro do exantema no sarampo; adenomegalia retroauricular e suboccipital (sinal de Theodor) e manchas de Forscheimer (petéquias em pálato) na rubéola; amidalite purulenta, língua em framboesa, sinal de Pastia (acentuação do exantema nas dobras, no cotovelo e nos quadris) e sinal de Filatov (palidez perioral) na escarlatina; edema de mãos e pés, língua em framboesa na doença de Kawasaki; lesões petequiais e purpúricas na meningococcemia, febre maculosa, febre purpúrica brasileira, enteroviroses, dengue, infecções por parvovírus B19; faringite exsudativa concomitante ao exantema na infecção por *Arcanobacterium haemolyticum*; lesões vesiculares em mucosa oral na varicela, na síndrome mão-pé-boca e no herpes simples; aspecto de "face esbofetada" no eritema infeccioso.

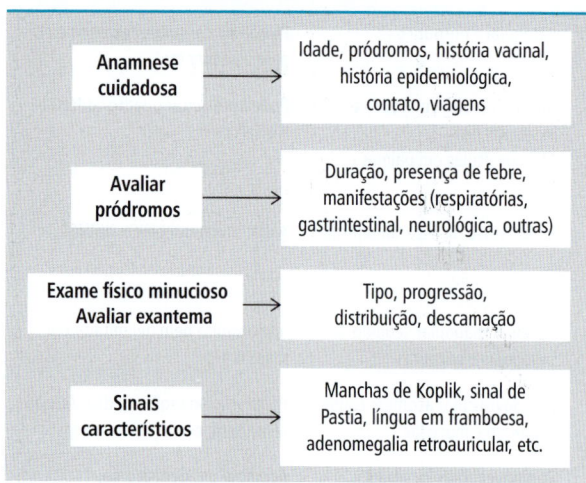

FIGURA 55.1 ■ Avaliação da criança com exantema.

■ TRATAMENTO

A conduta nas doenças exantemáticas é expectante, na maioria das vezes, com tratamento dos sintomas. Nas doenças exantemáticas de etiologia bacteriana (escarlatina, meningococcemia), o tratamento antimicrobiano deve ser específico.

REVISÃO

- Diferentes agentes etiológicos podem determinar exantemas similares – é preciso considerar sempre a idade, a sazonalidade, a epidemiologia local e os contatos.
- Considerar gravidade e urgência dos casos.
- Examinar o paciente despido e com luz natural.
- Avaliar anamnese (incluindo vacinação prévia, viagens recentes e contato com doentes), características do exantema, sinais e sintomas que precedem ou acompanham o exantema, sinais característicos e/ou patognomônicos.

■ LEITURAS SUGERIDAS

Cherry JD. Cutaneous manifestations of systemic infections. In: Feigin RD, Cherry JD, Demmler GJ, Kaplan SL, editors. Textbook of pediatric infectious diseases. 5th ed. Philadelphia: Saunders; 2004. p. 713-37.

Garg V, Mishra K, Sarkar R. Fever with rash in a child in India. Indian J Dermatol Venerol Leprol. 2012;78(3):251-8.

Marques SR, Succi RCM. Diagnóstico diferencial das doenças exantemáticas. In: Farhat CK, Carvalho LHF, Succi RCM, editores. Infectologia pediátrica. 3. ed. São Paulo: Atheneu; 2007. p. 239-52.

Tonelli E, Freire LMS, Freire HBM. Diagnóstico diferencial das doenças exantemáticas agudas. In: Tonelli E, Freire LMS. Doenças infecciosas na infância. 2. ed. Rio de Janeiro: Medsi; 2009. p. 1837-49.

Weber DJ, Cohen MS, Rutala WA. The acutely ill patient with fever and rash. In: Mandell GL, Bennet JE, Dolin R, editors. Principles and practice of infectious diseases. 6th ed. New York: Churchill Livingstone; 2005. p. 729-46.

56

COQUELUCHE

■ KELLY S.A. CUNEGUNDES
■ MARIA ISABEL DE MORAES-PINTO

A coqueluche ou tosse comprida é uma doença infecciosa aguda, muito contagiosa, que acomete predominantemente o trato respiratório e se caracteriza por tosse seca de curso prolongado. É uma doença imunoprevenível e pode apresentar variações cíclicas com picos epidêmicos a cada três ou quatro anos. Acomete mais gravemente os menores de seis meses de idade, ou seja, crianças não imunizadas ou parcialmente imunizadas.

O agente causal é a *Bordetella pertussis*, um pequeno cocobacilo gram-negativo, aeróbio, imóvel, cuja forma virulenta é capsulada e apresenta acentuado tropismo pelo epitélio respiratório humano. A transmissão é respiratória e ocorre através do contato direto com gotículas de saliva de pessoas infectadas.

Os mecanismos de patogênese ainda não foram completamente elucidados, mas acredita-se que as manifestações clínicas resultem da complexa interação de inúmeros fatores de virulência, que podem ser divididos em adesinas e toxinas. As adesinas (hemaglutinina filamentosa, fímbrias, pertactina, fator de resistência à destruição bacteriana, fator de colonização traqueal) promovem a adesão da bactéria ao epitélio ciliado, facilitando a sua proliferação. As toxinas (toxina pertussis, adenilciclase, toxina dermonecrótica e citotoxina traqueal) são responsáveis pela paralisia ciliar e aumento de secreção mucosa, fatores importantes para o desencadeamento dos acessos de tosse. A toxina pertussis é reconhecida como um dos principais fatores de virulência, responsável por alterações locais e sistêmicas.

A vacina para coqueluche, combinada com os toxoides tetânico e diftérico (DTP), passou a ser amplamente utilizada em países desenvolvidos como medida de prevenção da doença a partir da década de 1940. No Brasil, a exemplo do observado em outros países em desenvolvimento, o uso desta vacina se acentuou no final da década de 1970. A partir da década de 1990, com o desenvolvimento da formulação infantil das vacinas acelulares para coqueluche, muitos países desenvolvidos passaram a adotá-la em seus calendários de imunização da infância. Observou-se um decréscimo significativo na morbimortalidade da doença, com drástica redução do número de casos em todo o mundo. Apesar dos resultados positivos obtidos com a vacinação, a coqueluche continua sendo uma doença grave em lactentes muito jovens, cuja imunização primária ainda não foi iniciada ou está incompleta. Além disto, a Organização Mundial de Saúde[1] estima que a coqueluche seja a causa de cerca de 90.000 mortes por ano no mundo. Nas últimas duas décadas, diversos países desenvolvidos com programas de vacinação estabelecidos há muitas décadas e altas coberturas vacinais têm relatado aumento do número de casos de coqueluche. Embora os maiores coeficientes de incidência continuem ocorrendo em menores de um ano de idade, tem sido descrito aumento significativo da incidência da doença em adultos e adolescentes. Adultos e adolescentes previamente vacinados na infância podem apresentar apenas quadros de tosse prolongada, o que dificulta o diagnóstico da doença nestes indivíduos. Estes indivíduos representam a principal fonte de transmissão da doença para crianças não imunizadas ou parcialmente imunizadas. Como as vacinas para coqueluche, tanto as de células inteiras quanto as acelulares, não conferem proteção duradoura (4 a 10 anos), a partir de 2005 foi licenciada uma formulação para adultos e adolescentes da vacina para coqueluche combinada com os toxoides tetânico e diftérico (dTpa).

Diversos fatores podem estar contribuindo para esta mudança na epidemiologia da coqueluche: perda da imunidade adquirida após a vacinação, métodos diagnósticos mais sensíveis, melhora dos sistemas de vigilância epidemiológica, além de mudanças genéticas na bactéria que poderiam comprometer a efetividade da vacina.

■ QUADRO CLÍNICO

Em geral, na primoinfecção, a doença se desenvolve em três fases: catarral, paroxística e de convalescença.

- **Fase catarral**: após um período de incubação que pode variar de 7 a 10 dias, inicia-se a fase catarral que dura de 1 a 2 semanas, e este é o período mais infectante. Caracteriza-se por uma infecção inespecífica do via aérea superior (VAS), com tosse, coriza e ausência de febre ou febre baixa.
- **Fase paroxística**: pode durar de 2 a 6 semanas, observando-se acentuação da tosse, que se manifesta em paroxismos (crise de tosse súbita, incontrolável, rápida e curta). Durante estes acessos, o paciente não consegue inspirar, apresenta protrusão da língua, congestão facial, e eventualmente, cianose que pode ser seguida de apneia e vômitos. Os acessos de tosse são seguidos de um esforço inspiratório que pode produzir um estridor característico, o guincho inspiratório, decorrente da passagem forçada de ar através da glote estreitada. Além disto, podem ocorrer vômitos pós-tosse, cianose, hemorragia conjuntival, convulsões. Nesta fase observa-se a leucocitose característica (acima de 20.000 leucócitos/mm^3)

e podem ocorrer alterações radiológicas. A mais típica, conhecida como "coração felpudo" ou "coração franjado", é caracterizada por hipotransparência heterogênea ao redor da silhueta cardíaca. A febre em geral está ausente ou é baixa, e a sua ocorrência pode sugerir complicação bacteriana.
- **Fase de convalescença**: verifica-se paulatina diminuição da frequência e da intensidade da tosse. A duração total da doença é de 6 a 10 semanas, sendo por isto também conhecida como tosse dos cem dias.

As complicações, as internações e os óbitos ocorrem mais frequentemente em menores de seis meses de idade. Pneumonia é a complicação mais frequente e a principal causa de óbito em pacientes com coqueluche, podendo-se observar também convulsão, infecção conjuntival, otite média aguda e perda de peso.

A infecção por *Bordetella pertussis* em lactentes muito jovens, adolescentes e adultos pode ter uma apresentação menos típica, o que pode prejudicar a suspeita diagnóstica e a investigação nestes casos. Em lactentes muito jovens, podem ocorrer apneia e cianose sem tosse. Em crianças maiores, adolescentes e adultos, o guincho inspiratório e o paroxismo muitas vezes não ocorrem. Além da idade, outros fatores podem influenciar as manifestações clínicas da doença, tais como: estado vacinal, episódios anteriores da doença e coinfecções.

Outros agentes também podem causar a "síndrome coqueluchoide", dificultando o diagnóstico diferencial, entre os quais *Bordetella parapertussis, Mycoplasma pneumoniae, Chlamydia trachomatis, Chlamydia pneumoniae* e Adenovírus (1, 2, 3 e 5). No Quadro 56.1, são descritos alguns diagnósticos diferenciais para coqueluche de acordo com a duração da tosse.

QUADRO 56.1 ■ Diagnóstico diferencial de coqueluche de acordo com a duração da tosse

AGUDA (< 3 SEMANAS)	SUBAGUDA (3-8 SEMANAS)	CRÔNICA (> 8 SEMANAS)
- Infecção de vias aéreas superiores - Pneumonia atípica - Exacerbação de doença pulmonar obstrutiva crônica - Exacerbação de insuficiência cardíaca congestiva - Sinusite bacteriana - Rinite alérgica - Pneumonia bacteriana - Exacerbação de asma	- Tosse pós-infecciosa - Sinusite bacteriana - Asma	- Asma - Drenagem pós-nasal - Doença pulmonar obstrutiva crônica - Refluxo gastro-esofágico - Uso de inibidores de enzima conversora de angiotensina

■ DIAGNÓSTICO

A coqueluche é uma doença de notificação compulsória em todo território nacional, e todo caso suspeito deve ser notificado por meio do Sistema Nacional de Agravos de Notificação (SINAN). Os casos atendidos em unidades sentinelas devem ser imediatamente notificados ao serviço de vigilância local, a fim de se proceder à coleta de material para investigação de agente etiológico.

O diagnóstico de coqueluche é complexo, não apenas pelo amplo espectro clínico da doença, mas também por limitações dos testes laboratoriais disponíveis. Vários fatores podem influenciar a sensibilidade destes testes, incluindo o estágio da doença, a administração de antimicrobianos, vacinação prévia, tipo de técnica usada para coleta de material, condições de transporte do material para laboratório, contaminação da amostra e uso de testes não padronizados.

Como a *Bordetella pertussis* apresenta acentuado tropismo pelo epitélio respiratório ciliado, a cultura e a reação em cadeia de polimerase (PCR) devem ser realizadas a partir de secreção de nasofaringe. A Figura 56.1 ilustra a técnica de coleta deste material.

- **Cultura:** o isolamento da bactéria por meio de cultura de secreção de nasofaringe é considerado o padrão-ouro para diagnóstico laboratorial de coqueluche. Entretanto, apresenta limitações, pois necessita de meio específico e imediata inoculação no meio de cultura após a coleta. É um método com baixa sensibilidade, porém com 100% de especificidade e que permite a realização de teste de sensibilidade aos antimicrobianos. A positividade é maior quando o exame é realizado na fase catarral; no entanto, a suspeita diagnóstica e investigação raramente são feitas nesta fase. A coleta do material de nasofaringe pode ser realizada através de aspirado de nasofaringe ou *swab* pernasal profundo, pois a bactéria coloniza o epitélio ciliado da VAS e da VAI. A cultura pode ser negativa em pessoas previamente imunizadas, após o início do tratamento com antibiótico específico ou se a coleta for feita após três semanas da data do início da tosse paroxística. Considera-se coleta oportuna quando o material é obtido até 3 dias após o início do tratamento antimicrobiano específico.
- **PCR:** é um exame que vem sendo cada vez mais adotado em vários países, inclusive no Brasil, pois melhora a sensibilidade do diagnóstico laboratorial de coqueluche. Não é influenciado pelo uso prévio de antibióticos e o resultado é obtido mais rapidamente. Entretanto, em relação à especificidade, apresenta a desvantagem de resultados falso-positivos, pois pode detectar diferentes tipos de *Bordetellas*, principalmente a *B. parapertussis*.

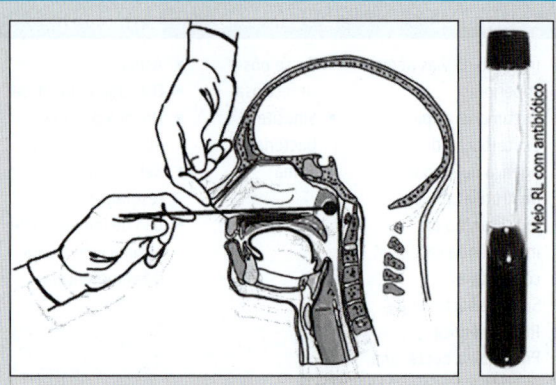

- Utilizar *swab* com haste flexível, ultrafina, estéril com algodão alginatado na extremidade.
- Introduzir o *swab* na narina até encontrar resistência na parede posterior da nasofaringe. Manter o *swab* por cerca de 10 segundos e em seguida retirá-lo.
- Após a coleta, introduzir o *swab* na base do tubo de ensaio com meio de transporte específico (meio de Regan-Lowe).
- O material deverá ser encaminhado ao laboratório, em temperatura ambiente, imediatamente após a coleta.

FIGURA 56.1 ■ Procedimento de coleta de material de nasofaringe para investigação laboratorial de coqueluche.

Fonte: VPD Surveillance Manual. Pertussis, 2011.

- **Sorologia:** nos últimos anos, o ensaio imunoenzimático (Elisa) tem sido o método sorológico adotado para diagnóstico de coqueluche, avaliação de resposta imune humoral após vacinação e em estudos soroepidemiológicos para mensurar a prevalência de infecção pela *Bordetella pertussis* em determinadas populações. Na prática clínica, o diagnóstico sorológico se baseia mais frequentemente na demonstração de títulos de anticorpos IgG anti-PT elevados em uma única amostra de soro coletada a partir de 4 semanas após a data do início da tosse, desde que o paciente não tenha sido vacinado para coqueluche nos últimos 6 meses. Este método é particularmente útil no diagnóstico de infecção por *Bordetella pertussis* em adolescentes e adultos, pois nestes grupos a investigação diagnóstica em geral é mais tardia, época em que os outros métodos diagnósticos, como cultura e PCR, não podem mais ser realizados. Entretanto, poucos países dispõem deste método diagnóstico na rotina de investigação.

Na Figura 56.2, os métodos diagnósticos disponíveis são demonstrados em relação à fase da doença em que apresentam maior sensibilidade. Considera-se investigação oportuna quando a coleta de material de nasofaringe é realizada até 3 dias após introdução de antibiótico específico. Resultados negativos em amostras coletadas fora do período ideal não excluem o diagnóstico de coqueluche.

> **ATENÇÃO!**
>
> Resultados negativos de cultura ou PCR em amostras de secreção de nasofaringe coletadas fora do período ideal não excluem o diagnóstico de coqueluche.

A confirmação do diagnóstico de coqueluche deve atender aos seguintes critérios:

Definição de caso em situação endêmica e em casos isolados:
- **Caso suspeito:**
  - Indivíduo com menos de 6 meses de idade:
    - Todo indivíduo independente do estado vacinal que apresente tosse há 10 dias ou mais associado a um dos seguintes sintomas: tosse paroxística; guincho inspiratório; vômitos pós-tosse; cianose; apneia; engasgo.
  - Indivíduo com idade igual ou superior a 6 meses:
    - Todo indivíduo independente do estado vacinal que apresente tosse de qualquer tipo há 14 dias ou mais associada a um ou mais dos seguintes sintomas: tosse paroxística; guincho inspiratório e vômitos pós-tosse.

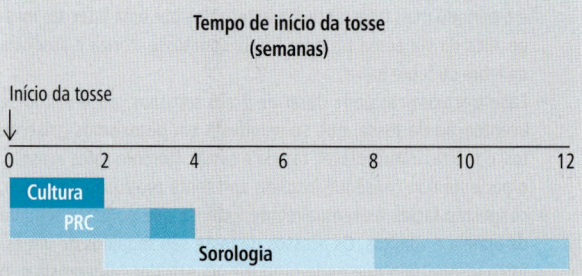

FIGURA 56.2 ■ Período de maior sensibilidade dos métodos diagnósticos disponíveis para coqueluche de acordo com o tempo, em semanas, de início da tosse.

DIAGNÓSTICO E TRATAMENTO

- **Caso confirmado**:
  - Critério laboratorial – todo caso suspeito de coqueluche com isolamento de *B. pertussis* por cultura ou identificação por PCR.
  - Critério clínico-epidemiológico – todo caso suspeito com história de contato com caso confirmado de coqueluche pelo critério laboratorial, entre o início do período catarral até 3 semanas após o início do período paroxístico da doença (período de transmissibilidade).
  - Critério clínico – indivíduo, independentemente da situação vacinal, que apresente sintomas compatíveis com a definição de casos suspeito de coqueluche estabelecida para a sua idade (menores de 6 meses de idade ou idade igual ou superior a 6 meses), desde que sejam obedecidas as seguintes condições: resultado de cultura negativa ou não realizada; inexistência de vínculo epidemiológico; após exclusão de diagnóstico diferencial de outra etiologia.
- **Caso descartado**:
  - Caso suspeito que não se enquadre em nenhuma das situações descritas.

ATENÇÃO!

Considerando-se que a principal fonte de transmissão da doença para crianças menores são comunicantes domiciliares adultos, devem ser investigados todos os comunicantes domiciliares com tosse, sobretudo mães, nas quais a taxa de transmissão é maior.

■ TRATAMENTO

O tratamento antimicrobiano deve ser iniciado o mais rápido possível, preferencialmente na fase catarral, quando pode ser efetivo na prevenção de complicações e na redução da duração dos sintomas. Depois desta fase, o uso de antimicrobianos justifica-se visando à erradicação da *Bordetella pertussis* na secreção de nasofaringe e, portanto, à redução da transmissão do agente. A eritromicina era considerado o antimicrobiano de escolha, no entanto, algumas limitações deste macrolídeo, como dificuldade de adesão ao tratamento, efeitos colaterais (gastrintestinais), e risco de estenose hipertrófica de piloro em lactentes menores de 1 mês, determinaram o emprego cada vez mais frequente da claritromicina e azitromicina, tendo sido demonstrada eficácia equivalente à eritromicina no tratamento e na profilaxia da coqueluche. O antimicrobiano sulfametoxazol-trimetoprim (SMX-TMP) pode ser usado como alternativa para pacientes que apresentam alergia aos macrolídeos. Na Tabela 56.1, podem ser visualizadas as opções de antimicrobianos e as respectivas posologias.

Em lactentes menores de 6 meses de idade ou indivíduos de outras faixas etárias com doença de base, a internação pode ser necessária para tratamento de suporte durante fase paroxística, quando são frequentes as complicações. Não há evidências de que outras medidas, como uso de salbutamol, difenidramina ou corticosteroides, possam ser eficazes na redução das complicações e do tempo de internação.

O isolamento respiratório dos casos de coqueluche está indicado até 5 dias após o início do tratamento antimicrobiano. Naqueles casos em que não foi instituído nenhum tratamento antimicrobiano específico, as medidas de precaução de transmissão respiratória devem ser mantidas até 3 semanas após o início da tosse paroxística.

PROFILAXIA PÓS-EXPOSIÇÃO

É medida recomendada para pessoas que foram expostas a um paciente com coqueluche até 21 dias após o aparecimento da tosse do caso-índice. Os antimicrobianos usados na quimioprofilaxia são os mesmos empregados no tratamento (Tabela 56.1).

INDICAÇÕES DE QUIMIOPROFILAXIA

- Comunicantes íntimos menores de 1 ano de idade, independente da situação vacinal e de apresentarem quadro de tosse.
- Comunicantes íntimos menores de 7 anos não vacinados, com situação vacinal desconhecida ou que tenham recebido menos de 4 doses da vacina DTP ou DTPa.
- Comunicantes adultos que trabalham em profissões que envolvem o contato direto e frequente com menores de 1 ano de idade ou imunodeprimidos.
- Comunicantes domiciliares adultos de crianças menores de 1 ano de idade.
- Comunicantes íntimos que são pacientes imunodeprimidos.

TABELA 56.1 ■ Antimicrobianos indicados no tratamento da coqueluche

IDADE	ANTIMICROBIANO RECOMENDADO			
	ERITROMICINA	AZITROMICINA	CLARITROMICINA	SMX-TMP
< 1 MÊS	40 mg/kg/dia, 4 doses, 14 dias*	10 mg/kg/dia, 5 dias	Não recomendado (sem dados de segurança)	Contraindicado em menores de 2 meses
1 A 5 MESES	Idem	Idem	15 mg/kg/dia, 2 vezes ao dia, 7 dias	TMP, 8 mg/kg/dia; SMX, 40 mg/kg/dia, 2 doses, 14 dias
≥ 6 MESES	Idem	10 mg/kg/dia no 1º dia e 5 mg/kg/dia do 2º ao 5º dia	Idem	TMP, 8 mg/kg/dia; SMX, 40 mg/kg/dia, 2 doses, 14 dias
ADOLESCENTES E ADULTOS	2 g/dia, 4 doses, 14 dias	500 mg no 1º dia e 250 mg/dia do 2º ao 5º dia	1 g/dia/2 doses, 7 dias	TMP 320 mg; SMX 1.600 mg/dia, 2 doses, 14 dias

*Risco de estenose hipertrófica de piloro
Fonte: American Academy of Pediatrics, 2015.

■ PREVENÇÃO

Recomenda-se a imunização ativa para coqueluche de todas as crianças até os sete anos de idade. Atualmente, no Brasil, a recomendação do PNI[2] é que a vacinação para coqueluche seja feita com três doses da vacina pentavalente (Difteria, Tétano, *Bordetella pertussis* de células inteiras, *Haemophilus Influenzae* tipo b e Hepatite B). A formulação para adultos desta vacina, a tríplice bacteriana acelular de adultos (dTpa), está disponível para reforço em adolescentes e adultos, podendo substituir uma dose da vacina dupla adulto (dT). É particularmente relevante a vacinação de grupos específicos que têm contato com recém-nascidos e lactentes jovens, a fim de diminuir a transmissão domiciliar para crianças com maior risco de formas graves e óbitos. São considerados grupos especiais, ou seja, prioritários para receber esta vacina: comunicantes domiciliares de recém-nascidos (*cocoon strategy* ou estratégia do casulo), profissionais de saúde, profissionais de creche e gestantes.

REVISÃO

- A coqueluche é uma doença imunoprevenível que, apesar das altas coberturas vacinais, ainda é um grave problema de saúde pública.
- Um aumento da incidência da doença em adolescentes e adultos tem sido descrito em países desenvolvidos nas duas últimas décadas.
- Deve-se notificar e investigar todo indivíduo que, independentemente da idade ou situação vacinal, apresentar tosse há pelo menos duas semanas com pelo menos um dos seguintes sintomas: guincho inspiratório, vômitos pós-tosse ou paroxismo.
- O tratamento com antimicrobiano específico deve ser instituído o mais rápido possível, preferencialmente na fase catarral ou no início da fase paroxística.
- Uma das principais estratégias para reduzir a mortalidade de crianças em faixas etárias mais vulneráveis é a vacinação de adultos que têm contato com crianças menores de 1 ano de idade, profissionais de saúde, profissionais de creche e gestantes.

■ REFERÊNCIAS

1. World Health Organization. Module 4: pertussis update [Internet]. Geneva: WHO; 2010 [capturado em 11 ago. 2016]. Disponível em: http://whqlibdoc.who.int/publications/2010/9789241599337_eng.pdf.
2. Brasil. Ministério da Saúde. Coordenação do Programa de Imunização. Guia prático de normas e procedimentos de vacinação [Internet]. Brasília: MS; 2013 [capturado em 11 ago. 2016]. Disponível em: http://www.rio.rj.gov.br/dlstatic/10112/3740546/4116237/guiaimunizacao_miolo_final.pdf.

■ LEITURAS SUGERIDAS

American Academy of Pediatrics. Pertussis (whooping cough). In: Kimberlin DW, Brady MT, Jackson MA, Long SS, editors. Red Book 2015 report of the committee on infectious diseases. 30th ed. Elk Grove Village: AAP; 2015. p. 608-21.

Brasil. Ministério da Saúde. Guia de vigilância em saúde. 7. ed. Brasília: MS; 2014. Capítulo 2, Coqueluche; [capturado em 11 ago. 2016]; p. 87-104. Disponível em: http://bvsms.saude.gov.br/bvs/publicacoes/guia_vigilancia_epidemiologica_7ed.pdf.

Guimarães LM, Carneiro ELNC, Carvalho-Costa FA. Increasing incidence of pertussis in Brazil: a retrospective study in surveillance data. BMC Infect Dis. 2015; 15:442.

Spector TB, Maziarz EK. Pertussis. Med Clin North Am. 2013;97(4):537-52.

World Health Organization. Pertussis vaccines: WHO position paper. Wkly Epidemiol Rec. 2010;85(40):385-400.

57

INFECÇÃO PELO HIV/AIDS

■ DAISY MARIA MACHADO
■ REGINA CÉLIA DE MENEZES SUCCI

O sucesso na prevenção da transmissão vertical, principal via de aquisição do HIV em pediatria, proporcionaram significativa redução de novos casos.

Após três décadas, desde os primeiros relatos da Aids, os progressos no desenvolvimento da terapia antirretroviral combinada (TARVc) proporcionaram a mudança de uma doença grave para uma infecção crônica e controlável.

A transmissão do HIV na criança é secundária à transmissão materno-infantil (ou vertical) em mais de 90% dos casos, podendo ocorrer durante a gestação, no parto ou pelo leite materno. Contudo, outros tipos de exposição (contato sexual e exposição a sangue contaminado ou seus derivados) também podem acontecer. Entre adolescentes e adultos, as relações sexuais desprotegidas representam a categoria de transmissão mais frequente. O controle da transmissão vertical do vírus, no Brasil, tem sido obtido com sucesso por meio do rastreamento sorológico para o HIV (após aconselhamento) oferecido a todas as gestantes, visando à profilaxia antirretroviral durante a gestação e no parto, associada à utilização do antirretroviral (ARV) para o recém-nascido (RNs) e suspensão do aleitamento materno.

A partir de outubro de 1996, o Programa Nacional, hoje Departamento de DST/Aids e hepatites virais do Ministério da Saúde, adotou a indicação da profilaxia da transmissão vertical para todas as gestantes soropositivas e os RNs expostos ao HIV. Desde 2002, houve um decréscimo importante dos casos de Aids por transmissão vertical, mas, nos últimos anos, verifica-se uma estabilização em patamares insatisfatórios, em torno de 750 casos novos/ano em menores de 5 anos.

Em 2014, foram notificados 389 casos de Aids em menores de 5 anos, sendo o maior número de casos nas regiões nordeste (125) e sudeste (105). A transmissão vertical foi a forma de exposição ao HIV em 99,5% dos menores de 13 anos. Em crianças abaixo de 5 anos, considera-se a transmissão vertical responsável por aproximadamente 100% dos casos de Aids.*

O alvo do HIV, nos primeiros dias após a infecção da criança é a população de células $TCD4^+$ no tecido linfoide associado ao intestino (GALT, do inglês *gut associated linfoid tissue*). Há uma depleção rápida e maciça de células $TCD4^+$ $CCR5^+$ no GALT e a ruptura física da barreira mucosa, o que torna o intestino permeável, permitindo a passagem de bactérias intestinais e produtos bacterianos para a circulação sistêmica (translocação bacteriana). Segue-se um estado de ativação imune generalizado, caracterizado por ativação de células T e B, níveis elevados de citocinas proinflamatórias e quimiocinas, com diminuição nas células $TCD4^+$, por meio de três mecanismos principais:

1 | efeito citopático das proteínas virais;
2 | morte das células infectadas por aumento da apoptose (morte celular programada);
3 | morte das células infectadas por células $TCD8^+$ citotóxicas.

A interação entre a fisiopatologia da infecção pelo HIV e os efeitos adversos dos medicamentos componentes da TARV trouxeram mudanças

---

*Dados epidemiológicos mais detalhados e em constante atualização, sobre adolescentes e jovens com HIV/Aids, podem ser encontrados no endereço http://www.aids.gov.br.

clínicas evidentes e desafios aos profissionais da medicina. Diversos distúrbios orgânicos e mentais, que acometem o metabolismo de lipídeos e carboidratos, a mineralização óssea, a composição corporal e as funções hepática e renal podem ocasionar aumento do risco de doenças degenerativas, principalmente do sistema cardiovascular, inflamação crônica e envelhecimento celular precoce. Em vista disso, novas rotinas de cuidado, visando à prevenção e ao tratamento dessas condições, estão sendo incorporadas à prática clínica.

■ QUADRO CLÍNICO

O espectro clínico da infecção pelo HIV na criança é muito variável, desde formas totalmente assintomáticas até a apresentação completa da síndrome. O curso clínico da Aids é mais rápido na criança em relação ao adulto, devido à imaturidade imunológica. A infecção é assintomática no período neonatal, e a distinção do momento em que ocorre a transmissão se baseia no período de vida do RN em que a infecção é detectada por método laboratorial.

Foram descritos três padrões distintos de evolução da doença em crianças, antes da disponibilidade da TARVc:

1 | **Progressão rápida**: ocorre em cerca de 20 a 30% das crianças não tratadas que evoluem com quadros graves no 1º ano de vida, sendo possível a morte antes dos 4 anos. No início do quadro, os sinais e os sintomas são inespecíficos e incluem, de forma isolada ou associada, dificuldade em ganhar peso, adenomegalia, hepatoesplenomegalia, febre, anemia, plaquetopenia, diarreia prolongada, anormalidades neurológicas, candidíase oral de difícil controle e infecções bacterianas de repetição. As infecções oportunistas, como pneumonia por *Pneumocysitis jiroveci*, micobacteriose atípica, candidíase oral ou sistêmica, infecções crônicas ou recorrentes por CMV, toxoplasma, vírus varicela-zóster e herpes simples, ocorrem principalmente entre as crianças com imunodeficiência grave.

2 | **Progressão normal**: é mais lento e abrange a maioria (70 a 80%) dos casos. Nesses pacientes, o desenvolvimento dos sintomas pode se iniciar na idade escolar ou na adolescência, com tempo médio de sobrevida de 9 a 10 anos, segundo dados prévios à disponibilidade de terapia específica.[1]

3 | **Progressão lenta**: ocorre em uma porcentagem pequena (< 5%) das crianças infectadas no período perinatal. As crianças apresentam progressão mínima ou nula da doença com contagem normal de LT-CD4$^+$.

■ DIAGNÓSTICO

A passagem transplacentária de anticorpos maternos do tipo imunoglobulina G (IgG) anti-HIV, principalmente no 3º trimestre de gestação, interfere no diagnóstico da infecção vertical, uma vez que esses anticorpos podem persistir até os 18 meses de idade. Por isso, a detecção de anticorpos anti-HIV não é suficiente para o diagnóstico em crianças menores de 18 meses de idade, sendo necessária a realização de testes virológicos, como a quantificação do RNA viral (carga viral), disponibilizado pelo Ministério da Saúde. A carga viral é um teste quantitativo, permitindo a quantificação de partículas virais dos subtipos do HIV circulantes no país.

> **ATENÇÃO!**
>
> Se a carga viral for detectável nas primeiras 48 horas de vida, houve infecção intraútero. A transmissão no momento do parto é caracterizada quando, após um resultado indetectável da carga viral (< 50 cópias/mL) na 1ª semana de vida, segue-se o encontro do vírus em exame realizado entre 7 e 90 dias de vida, em RNs não amamentados. No entanto, essa distinção não é feita rotineiramente, uma vez que a recomendação do Ministério da Saúde é de que os serviços solicitem a 1ª medida da carga viral após 30 dias de vida.

O diagnóstico laboratorial da criança abaixo de 18 meses de vida é feito da seguinte maneira:
- A primeira carga viral deve ser coletada com 4 semanas ou, preferencialmente, 6 semanas de vida, quando a criança recebeu profilaxia antirretroviral.

> **ATENÇÃO!**
>
> Caso a 1ª carga viral tenha um resultado indetectável, deve ser repetida após o 4º mês de vida. Se a 2ª carga viral também for indetectável, considera-se que a criança não está infectada.

Os resultados são interpretados conforme algoritmo do Ministério da Saúde (Figura 57.1). Em recém-nascidos sintomáticos, a carga viral pode ser coletada em qualquer momento.

Para as crianças maiores de 18 meses, as Figuras 57.2 e 57.3 sintetizam as etapas do diagnóstico laboratorial. Serão consideradas "não infectadas" quando houver uma amostra não reagente, ao se utilizar uma das metodologias da etapa I (rastreamento), que detecta anticorpos anti-HIV-1, incluindo o tipo O, e anticorpos anti-HIV-2. Persistindo a suspeita de infecção, uma nova amostra deve ser coletada após 30 dias. De modo geral, uma "nova amostra" é coletada após 30 dias, ao passo que a "segunda amostra" é coletada o mais rápido possível.

Em crianças acima de 18 meses de vida, o diagnóstico também pode ser realizado utilizando o fluxograma para o diagnóstico rápido da infecção pelo HIV.

■ PROFILAXIA DA TRANSMISSÃO VERTICAL DO HIV

QUIMIOPROFILAXIA ANTIRRETROVIRAL NO RECÉM-NASCIDO

RNs de mulheres infectadas pelo HIV devem receber profilaxia com zidovudina (AZT), de preferência imediatamente após o nascimento (nas primeiras 4 horas de vida), e a indicação da associação com a nevirapina (NVP), com início nas primeiras 48 horas de vida, deve ser avaliada conforme as situações de exposição (Tabela 57.1). Não há estudos que comprovem benefício do início da quimioprofilaxia após 48 horas do nascimento – a indicação da quimioprofilaxia após esse período deve ser discutida caso a caso, preferencialmente com o especialista.

Quando a criança não tiver condições de receber o medicamento por VO ou sonda enteral, o AZT injetável pode ser utilizado. Nesse caso, não se associa a nevirapina, mesmo quando indicada, pois só está disponível em apresentação oral.

TRATAMENTO ANTIRRETROVIRAL

O tratamento antirretroviral de crianças e adolescentes tem como objetivos principais:
- reduzir a morbimortalidade e melhorar a qualidade de vida;
- propiciar crescimento e desenvolvimento adequados;
- preservar, melhorar ou reconstituir o funcionamento do sistema imunológico, reduzindo a ocorrência de complicações infecciosas e não infecciosas;
- proporcionar supressão máxima e prolongada da replicação do HIV, reduzindo o risco de resistência aos ARVs.

Nos últimos anos, uma série de evidências determinaram mudanças na TARV, com consequente publicação de novas recomendações pela Organização Mundial da Saúde (OMS), em 2015. Passou-se a recomendar a TARV para todas as crianças e adolescentes infectados pelo HIV, independentemente da sintomatologia clínica, da classificação imunológica ou da

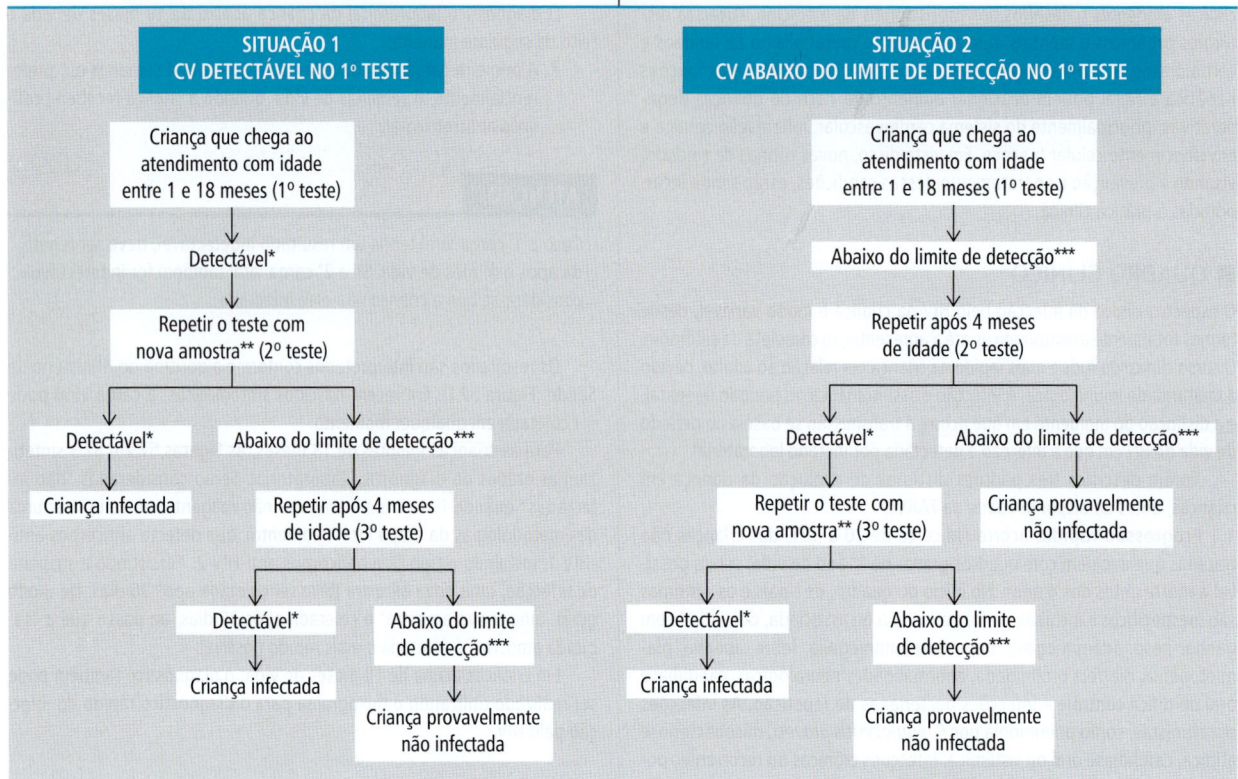

FIGURA 57.1 ■ Algoritmos de testes para quantificação de RNA viral – carga viral em crianças entre 1 e 18 meses.

*Este algoritmo foi elaborado para o uso de testes de quantificação do RNA viral plasmático – carga viral. Valores até 5.000 cópias/mL sugerem resultados falso-positivos e devem ser cuidadosamente analisados dentro do contexto clínico, demandando nova determinação assim que possível.
**Para garantir a qualidade dos procedimentos e considerando a possibilidade de contaminação e/ou troca de amostra, bem como a necessidade de confirmação do resultado obtido, recomendam-se a coleta de nova amostra e a priorização da repetição do teste no menor espaço de tempo possível.
***Manter o acompanhamento clínico nas crianças consideradas como provavelmente não infectadas, de acordo com as recomendações estabelecidas e fazer sorologia anti--HIV naquelas com mais de 12 meses.
Fonte: Brasil.[1]

carga viral. Apesar da recomendação ser o tratamento para todas as faixas etárias, há variações nos graus de evidências de acordo com algumas situações (Quadro 57.1).

Atualmente, a maioria das crianças com aquisição vertical da infecção pelo HIV tem histórico de exposição aos antirretrovirais na vida intrauterina, perinatal e/ou pós-natal. Assim, recomenda-se que, antes do início da TARV em crianças, seja sempre solicitado o teste de genotipagem do HIV, para detecção de resistência transmitida.

Os esquemas preferenciais (Quadro 57.2) para o início da TARV são regimes compostos por dois inibidores da transcriptase reversa análogos de nucleosídeos (ITRN), associados a um inibidor da transcriptase reversa não análogo de nucleosídeo (ITRNN) ou a um inibidor de protease (IP). A recomendação desses esquemas está sendo revista, com a possibilidade de inibidores da integrase (raltegravir e dolutegravir) comporem, em breve, os esquemas de primeira linha. Nos esquemas com ITRNN, a maior vantagem é o menor risco de dislipidemia e lipodistrofia, ao passo que a de esquemas com IP/r é a maior barreira genética, que implica menor risco de desenvolvimento de resistência. Como essas recomendações sofrem constantes atualizações, recomenda-se o acesso frequente à página do Ministério da Saúde para dados atualizados.

Após o início da TARV e da supressão máxima da replicação viral, a recuperação imune ocorre, geralmente, de maneira rápida, e a maioria das crianças experimenta uma excelente resposta terapêutica, com ganho de peso e recuperação do crescimento e desenvolvimento.

É importante estar atento para a ocorrência da síndrome inflamatória da reconstituição imune (SIR), que surge em pacientes com infecção pelo HIV que iniciaram a TARV. Resulta do processo de recuperação da imunidade, tanto para agentes infecciosos específicos como para antígenos não infecciosos, mas sua etiopatogenia ainda não foi totalmente esclarecida.

A SIR pode apresentar-se clinicamente de duas formas: a 1ª, chamada de SIR desmascarada, caracteriza-se por infecção oportunista oculta e subclínica e com patógeno geralmente detectável. A 2ª, SIR paradoxal, caracteriza-se por recrudescência ou relapso de infecção tratada com sucesso anteriormente e marcada ativação imune induzida por antígeno com nenhum ou poucos patógenos detectáveis.

Na forma desmascarada, o diagnóstico e o tratamento da infecção oportunista que se apresenta inicialmente de forma oculta e depois subclínica são o recomendado e isso é suficiente. Na forma paradoxal, o manejo deve basear-se em medidas anti-inflamatórias e específicas (p. ex.: antibioticoterapia na ocorrência de infecções bacterianas). Esse quadro não deve ser considerado falha terapêutica clínica, uma vez que faz parte do processo de reconstituição imunológica imediata, com duração média de 4 a 12 semanas.

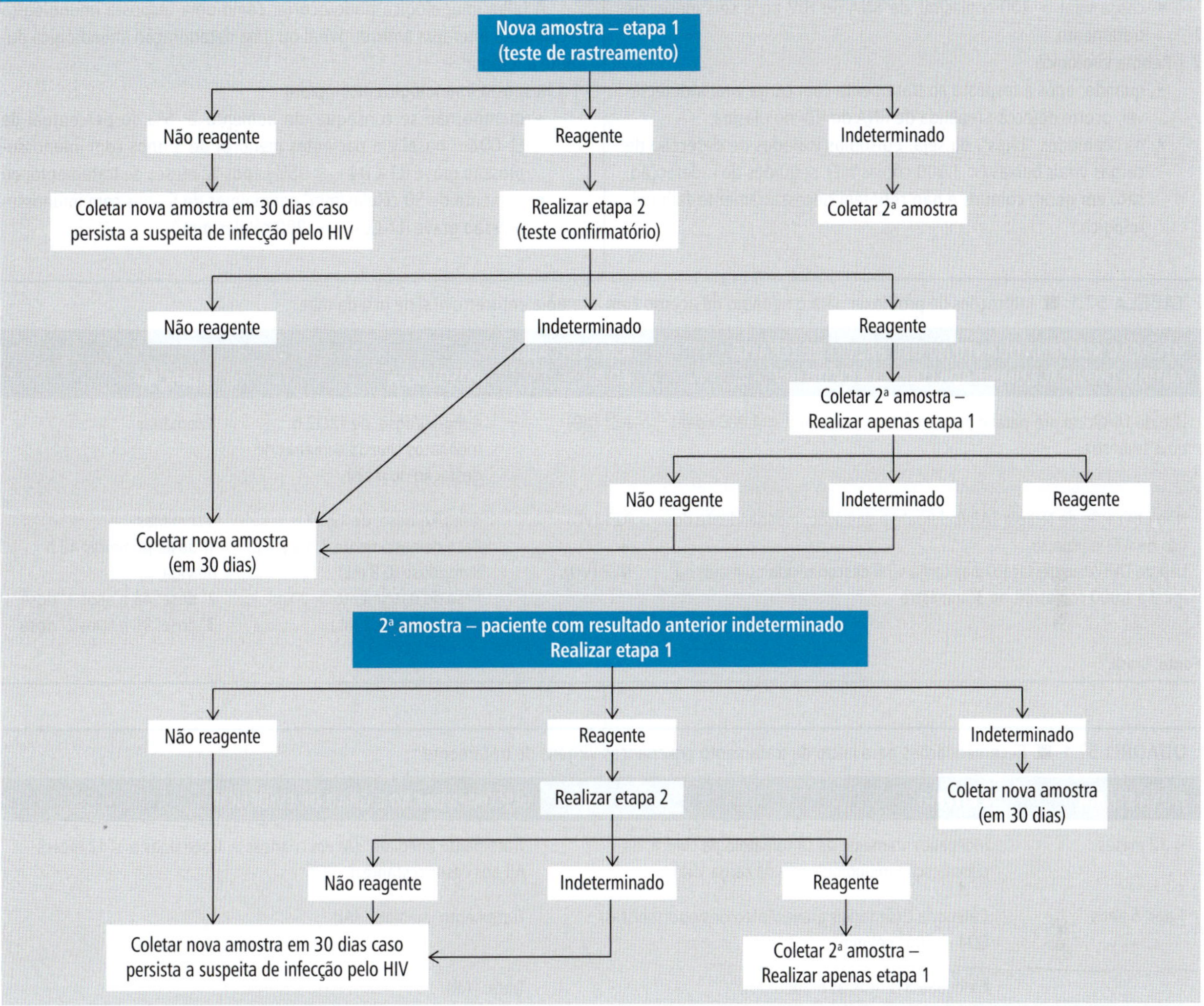

DIAGNÓSTICO E TRATAMENTO

FIGURA 57.2 ■ Fluxograma das etapas do diagnóstico laboratorial para crianças maiores de 18 meses.

Fonte: Brasil.[1]

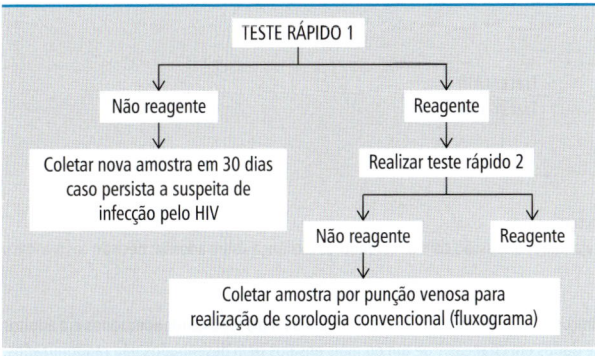

FIGURA 57.3 ■ Fluxograma de diagnóstico por teste rápido da infecção pelo HIV em maiores de 18 meses.

Informações mais detalhadas podem ser obtidas em consulta ao texto integral da Portaria SVS/MS n. 151. Disponível em: www.bvsms.saude.gov.br/bvs/saudelegis/svs/2009/prt0151_14_10_2009.html.

ACOMPANHAMENTO DA RESPOSTA TERAPÊUTICA

A resposta terapêutica aos antirretrovirais deve ser monitorada constantemente, sendo fundamentais a abordagem da adesão ao tratamento e a identificação de possíveis problemas antes do início da TARV.

Dois tipos de resposta terapêutica (sucesso ou falha) podem ocorrer em um mesmo paciente, em diferentes momentos. O sucesso terapêutico caracteriza-se por máxima supressão viral sustentada, isto é, carga viral indetectável mantida ao longo do tempo, associada à restauração e à preservação da função imunológica e à ausência ou resolução de sinais ou sintomas relacionados à infecção pelo HIV.

Considera-se falha terapêutica quando ocorre uma reposta subótima ou falta de resposta sustentada à terapia antirretroviral, sob critérios virológicos, imunológicos e/ou clínicos. A falha virológica é a não obtenção da supressão viral (carga viral > limite mínimo de detecção), podendo ocorrer como resposta virológica incompleta ou como rebote virológico:

1 | Resposta virológica incompleta
- diminuição < 1 log10 do número de cópias/mL de RNA do HIV, após 8 a 12 semanas de tratamento antirretroviral;

- carga viral > 200 cópias/mL de RNA do HIV após seis meses de tratamento.
2 | Rebote virológico
- quando, após a resposta ao tratamento com carga viral indetectável, ocorre detecção repetida de RNA do HIV no plasma;
- os chamados "blips", ou seja, episódios isolados de detecção de cargas virais baixas (< 1.000 cópias/mL), seguidos de indetecção, são, em geral, comuns e não refletem necessariamente falha virológica.

A falha imunológica pode ocorrer como uma resposta imunológica incompleta à terapia antirretroviral ou uma deterioração imunológica durante a terapia:
1 | Resposta imunológica incompleta
- quando não se consegue um aumento ≥ 5% do percentual de LT-CD4+ basal em pacientes menores de 5 anos com imunossupressão grave (LT-CD4+ < 15%) após 12 meses de tratamento; ou
- aumento de 50 células/mm^3 em maiores de 5 anos com imunossupressão grave (LT-CD4+ < 200 células/mm^3).

TABELA 57.1 ■ Indicações de profilaxia para o neonato de acordo com a terapia antirretroviral de uso da mãe

SITUAÇÃO MATERNA QUANTO AO USO PRÉVIO DE TERAPIA ANTIRRETROVIRAL COMBINADA (TARVC) E CV DO HIV	ARV INDICADO AO RN	POSOLOGIA	DURAÇÃO
Uso de TARVc no pré-natal e periparto, com carga viral < 1.000 cp/mL no 3º trimestre	AZT (VO)	4 mg/kg/dose, de 12/12 h (neonatos com 35 semanas de gestação ou mais)	4 semanas
Não utilização de terapia TARVc durante a gestação, independente do uso de AZT periparto Uso de TARVc na gestação, mas carga viral desconhecida ou maior ou igual a 1.000 cópias/mL no 3º trimestre	AZT (VO) + NVP (VO)	4 mg/kg/dose, de 12/12 h Peso de nascimento 1,5 a 2 kg: 8 mg/dose (0,8 mL) Peso de nascimento > 2 kg: 12 mg/dose (1,2 mL)	4 semanas 1ª dose: primeiras 48 h de vida 2ª dose: 48 h após 1ª dose 3ª dose: 96 h após 2ª dose

Fonte: Brasil.[1]

QUADRO 57.1 ■ Recomendações para início de tratamento em crianças virgens de tratamento

FAIXA ETÁRIA	CRITÉRIO	RECOMENDAÇÃO E GRAU DE EVIDÊNCIA
< 12 meses	Independentemente da sintomatologia clínica, da classificação imunológica ou da carga viral	Tratamento imediato[a] (AI em crianças ≥ 6 semanas a ≤ 12 meses; AII nos casos restantes)
1 a < 6 anos	Categoria C (sintomas graves/infecções oportunistas) CD4 < 500[b] cel/mm^3	Tratamento imediato[a] (AI)
	Categoria B (sintomas moderados) CD4 500-999[b] cel/mm^3	Tratar (AII)
	Assintomáticos ou sintomas leves (Categorias N ou A) e CD4 ≥ 1000 cel/mm^3	Tratar[c] (BI)
≥ 6 anos	Categoria C CD4 < 200[b] cel/mm^3	Tratamento imediato[a] (AI)
	Categoria B CD4 200-499[b] cel/mm^3	Tratar (AII) Tratar[c] (BI)
	Assintomáticos ou sintomas leves e CD4 ≥ 500 cel/mm^3	

[a] Em 1 a 2 semanas, incluindo uma discussão sobre a importância da aderência.
[b] O valor das células T CD4+ deve ser confirmado com um segundo teste antes do início do tratamento.
[c] Nessas situações, pode-se aguardar mais tempo antes do início do tratamento, para que haja maior discussão com os cuidadores e criança sobre adesão; decisão caso-a-caso sobre postergar o início conforme condições clínicas e/ou psicológicas.
Graus de Recomendação: A=Forte; B=Moderada; C=Opcional.
Graus de Evidência: I = Um ou mais ensaios randomizados em crianças † com resultados clínicos e/ou desfechos validados; I* = um ou mais ensaios randomizados em adultos com resultados clínicos e ou desfechos laboratoriais validados, com o acompanhamento de dados em crianças † de um ou mais ensaios bem desenhados não randomizados, ou estudos de coorte com resultados clínicos de longo prazo; II = um ou mais ensaios bem desenhados não randomizados, ou estudos de coorte observacionais em crianças † com resultados de longo prazo; II* = um ou mais ensaios bem desenhados não randomizados, ou estudos observacionais em adultos com resultados clínicos de longo prazo, com o acompanhamento de dados em crianças † de um ou mais ensaios não randomizados similares, ou estudos de coorte com dados de resultados clínicos; III = opinião de especialista
†Estudos que incluem crianças ou crianças e adolescentes, mas não estudos limitados a adolescentes pós-púberes.
Fonte: World Health Organization.[2]

DIAGNÓSTICO E TRATAMENTO

QUADRO 57.2 ■ Esquemas preferenciais para início da TARV em crianças e adolescentes virgens de tratamento

ESQUEMAS PREFERENCIAIS	
Crianças ≥ 14 dias a < 3 anos[a]	Dois ITRN + LPV/r
Crianças ≥ 2 anos a <3 anos	Dois ITRN + LPV/r Dois ITRN + RAL[b]
Crianças ≥ 3 anos a <12 anos	Dois ITRN + ATZ/r Dois ITRN + DRV/r 12/12h Dois ITRN + EFV Dois ITRN + LPV/r Dois ITRN + RAL[b]
Adolescentes ≥ 12 anos e sem caracteres sexuais maduros (Tanner 1 a 3)	Dois ITRN + ATZ/r Dois ITRN + DTG Dois ITRN + DRV/r 1 vez/dia[e]
Adolescentes ≥ 12 anos e com caracteres sexuais maduros (Tanner 4 e 5)	Tratamento como de adultos[f] Dois ITRN + II Dois ITRN + IP/r
USO EM SITUAÇÕES ESPECIAIS	
AZT + 3TC + ABC Como tratamento inicial na coinfecção TB/HIV Para esquemas alternativos, acessar o Protocolo Clínico e Diretrizes Terapêuticas para Manejo da infecção pelo HIv em Crianças e Adolescentes.[1]	

3TC: lamivudina; ABC, abacavir; AZT: zidovudina; EFZ: efavirenz;ATZ?r: atazanavir com reforço de ritonavir; FPV/r: fosamprenavir com reforço de ritonavir; RAL: raltegravir; IP: inibidor da protease; IP/r: inibidor da protease com reforço de ritonavir; ITRN: inibidor da transcriptase reversa análogo de nucleosídeo; ITRNN: inibidor da transcriptase reversa não análogo de nucleosídeo; LPV/r: lopinavir/ritonavir; NVP: nevirapina; II > inibidor da integrase
*Esquema indicado para crianças com exposição intrauterina ou pós-natal à NVP
[a] LPV/r não deve ser administrado a recém-nascidos menores de 14 dias.
[b] RAL comprimidos mastigáveis pode ser usado em crianças ≥ 2 anos.
[c] EFV é liberado para crianças ≥3 meses com peso ≥3,5 kg, mas não é recomendado como início de tratamento em crianças
≥ 3 meses a 3 anos.
[d] DTG só está recomendado para adolescentes ≥ 12 anos e peso ≥ 40 kg.
[e] DRV 1 vez/doa não deve ser usado em crianças < 12 anos e caso haja a presença de uma das seguintes mutações na genotipagem: V11I, V32I, L33F, I50V, I54M, T74P, L76V, I84V e L89V.
f Acessar o Protocolo Clínico e Diretrizes Terapêuticas para Manejo da Infecção pelo HIV em Adultos.[3]

2 | Deterioração imune
- definida como a queda de 5 pontos percentuais nos valores de CD4 em qualquer idade; ou
- queda de valor absoluto abaixo dos níveis basais em maiores de 5 anos.

Falha clínica é definida como deterioração neurológica progressiva, falha no crescimento e ocorrência de infecções graves ou recorrentes ou doenças associadas à Aids, após pelo menos seis meses de TARV.

A principal causa de falha terapêutica é a não adesão ao tratamento, o que pode resultar na seleção de variantes virais resistentes aos antirretrovirais e, consequentemente, na redução das opções terapêuticas. A compreensão pela equipe dos aspectos envolvidos na não adesão é imprescindível para a adoção de estratégias, que visem a superar ou a diminuir as dificuldades.

ATENÇÃO!

A avaliação da falha terapêutica deve incluir a pesquisa criteriosa da adesão, de intolerância medicamentosa, farmacocinética e da resistência viral (teste de genotipagem).

A solicitação do teste de genotipagem é importante já na primeira falha, pois orienta escolhas de esquemas de resgate mais efetivos, evita trocas desnecessárias, propiciando o uso de fármacos ativos por períodos mais prolongados, bem como evita a toxicidade por fármacos inativos.

A probabilidade de alcançar e manter uma carga viral indetectável depende do grau de resistência aos ARVs, do número e das classes de ARVs ativos e, fundamentalmente, da adesão ao novo esquema.

O esquema inicial com 2 ITRN + ITRNN permite abordar a primeira falha com a troca por 2 ITRN + lopinavir/r (LPV/r). Da mesma forma, o esquema inicial com 2 ITRN + IP/r permite a troca pra ITRNN (Quadro 57.3).

QUADRO 57.3 ■ Orientações sobre escolha de esquema ARV de resgate

1 | Buscar sempre carga viral indetectável
2 | O novo esquema deve conter dois fármacos plenamente ativos e de classes diferentes
3 | Basear as escolhas nos dados de resistência (analisar também as mutações dos testes anteriores), na história terapêutica do paciente (esquemas prévios e atuais) e nos dados de estudos clínicos

Recomenda-se a realização da genotipagem de novos alvos (GP41 e integrase) para avaliação da resistência genotípica à enfuvirtida e/ou ao raltegravir, caso o paciente esteja em uso de algum desses ARV e em falha virológica.

VACINAÇÃO DA CRIANÇA E DO ADOLESCENTE INFECTADOS PELO HIV

Considerando que a infecção pelo HIV determina, em sua evolução, uma progressiva disfunção do sistema imune, a vacinação adequada e oportuna deve ser vista como intervenção importante, pois determina benefícios a longo prazo para os vacinados e seus contatos. A maior parte das crianças infectadas tem boa capacidade de resposta imune aos antígenos vacinais ao nascimento, razão pela qual as vacinas devem ser aplicadas precocemente, antes que a deterioração do sistema imune ocorra, o que favorecerá uma proteção melhor e mais prolongada. Sempre que possível, avaliar a resposta vacinal e aplicar doses de reforço das vacinas, se necessário. Todas as vacinas do calendário básico de vacinação devem ser aplicadas com as seguintes orientações:
- vacina BCG: quando não aplicada precocemente (após o nascimento) em crianças infectadas não deve ser empregada se a criança for sintomática ou tiver imunossupressão;
- vacina hepatite B: deve ser aplicada em quatro doses;
- vacina Hib: um reforço deve ser aplicado após os 12 meses;
- vacina poliomielite: aplicar sempre a vacina inativada
- vacina pneumocócica conjugada: deve ser aplicada de forma rotineira. Duas doses adicionais de vacina pneumocócica polissacarídica devem ser aplicadas após os 2 anos, com intervalo de 3 a 5 anos entre as doses;
- vacina sarampo, caxumba, rubéola: não devem ser aplicadas em crianças sintomáticas graves (classe C) ou com imunossupressão grave (classe 3). Crianças assintomáticas devem receber a 1ª dose aos 12 meses e a 2ª dose três meses depois;

- vacina varicela: deve ser aplicada nas crianças com idade superior a 12 meses que não apresentem manifestações graves da doença ou linfócitos TCD4 < 15%. Uma 2ª dose deve ser aplicada três meses depois;
- vacina hepatite A: duas doses a partir dos 12 meses, com intervalo de seis meses entre elas.
- vacina HPV: três doses a partir dos 9 anos de idade para as meninas

REVISÃO

- A transmissão vertical é a principal forma de aquisição do HIV pelas crianças.
- O rastreamento sorológico de todas as gestantes e a profilaxia com ARV em mães e recém-nascidos, além da suspensão do aleitamento materno, têm tido grande sucesso na prevenção da transmissão vertical do HIV.
- A interação entre a fisiopatologia da infecção pelo HIV e os efeitos adversos dos medicamentos componentes da TARV determinam distúrbios orgânicos, mentais e alterações metabólicas que podem aumentar o risco de doenças degenerativas nesse grupo de pacientes.
- O curso clínico da Aids é mais rápido em crianças do que em adultos, e a doença pode ter diferentes padrões de progressão: rápido, normal e lento.
- O diagnóstico da infecção pode ser feito por métodos sorológicos para crianças com mais de 18 meses, mas só pode ser realizado por métodos virológicos naquelas com idade abaixo dos 18 meses.
- A TARV visa a suprimir a replicação viral e a diminuir a morbimortalidade da infecção, preservando o sistema imune, devendo ser feito sempre com combinação de fármacos.
- A resposta terapêutica aos antirretrovirais deve ser monitorada constantemente.
- A vacinação deve ser feita precocemente.

REFERÊNCIAS

1. Brasil. Ministério da Saúde. Protocolo clínico e diretrizes terapêuticas para manejo da infecção pelo HIV em crianças e adolescentes. Brasília: MS; 2014.
2. World Health Organization. Consolidated guidelines on the use of antiretroviral drugs for treating and preventing HIV infection: recommendations for a public health approach. 2nd ed. Geneva: WHO; 2016.3. Brasil. Ministério da Saúde. Protocolo clínico e diretrizes terapêuticas para manejo da infecção pelo HIV em adultos [Internet]. Brasília: MS; 2013 [capturado em 22 out. 2016]. Disponível em: http://www.aids.gov.br/sites/default/files/anexos/publicacao/2013/55308/protocolo_13_3_2014_pdf_28003.pdf.

LEITURAS SUGERIDAS

Barnhat HX, Caldwell MB, Thomas P, Mascola L, Ortiz I, Hsu HW, et al. Natural history of human immunodeficiency virus disease in perinatally infected children: an analysis from the Pediatric Spectrum on Disease Project. Pediatrics. 1996;97(5):710-6.

Features of children perinatally infected with HIV-1 surviving longer than 5 years. Italian register for HIV infection in children. Lancet. 1994;343(8891):191-5.

Ofori-Mante JA, Kaul A, Rigaud M, Fidelia A, Rochford G, Krasinski K, et al. Natural history of HIV infected pediatric long term or slow progressor population after the first decade of life. Pediatr Infect Dis J. 2007;26(3):217-20.

Violari A, Cotton MF, Gibb DM, Babiker AG, Steyn J, Madhi SA, et al. Early antiretroviral therapy and mortality among HIV infected infants. N Engl J Med. 2008;359(21):2233-44.

Penazzato M, Prendergast AJ, Muhe LM,Denis Tindyebwa D and Abrams EJ. Optimization of antiretroviral therapy in HIV-infected children under 3 years of age: a systematic review. AIDS. 2014;28(Suppl 2):S137–S146.

58
HEMATÚRIA

MARIA CECÍLIA PIGNATARI
JOÃO TOMAS DE ABREU CARVALHAES

A hematúria assintomática é comum em crianças e adolescentes. A prevalência de hematúria microscópica, ou seja, a presença de cinco ou mais hemácias por campo ou mais que 10 mil por mL no exame de urina é de 0,4 a 4%. A hematúria macroscópica, vista a olho nu, tem prevalência de 0,15%.

Esse sinal clínico pode ocorrer devido a doenças nos rins, nos ureteres, na bexiga ou na uretra. O momento em que ocorre a hematúria durante a micção é importante para a investigação relacionada à sua causa, por exemplo, em lesões de uretra, o sangramento ocorre no início da micção e, em lesões na bexiga, ao término da micção. Em lesões renais e ureterais, a hematúria ocorre de forma homogênea durante a micção.

A seguir, uma lista das patologias que podem levar à hematúria divididas em: causas glomerulares e extraglomerulares.

ETIOLOGIA

CAUSAS DE HEMATÚRIA GLOMERULAR

- Glomerulonefrite membranosa.
- Glomerulonefrite membranoproliferativa.
- Glomerulonefrite difusa aguda.
- Glomerulonefrite rapidamente progressiva.
- Hematúria familiar benigna.
- Lúpus eritematoso sistêmico (LES).
- Nefropatia por IgA (doença de Berger).
- Púrpura de Henoch-Schönlein.
- Síndrome de Alport.
- Síndrome hemolítico-urêmica (SHU).

CAUSAS DE HEMATÚRIA EXTRAGLOMERULAR

- Angiomiolipoma.
- Coagulopatias.
- Doença cística renal.
- Anemia falciforme.
- Traço falciforme.
- Estenose da junção ureteropiélica.
- Exercício.
- Hipercalciúria.
- Hiperuricosúria.
- Infecção do trato urinário (ITU).
- Malformações vasculares.
- Medicamentos (anti-inflamatórios não hormonais [AINH] e ciclofosfamida, entre outros).
- Necrose tubular aguda (NTA).
- Nefrolitíase.
- Síndrome de quebra-nozes (*nutcracker syndrome*).
- Trauma.
- Trombose de veia renal.
- Trombose de artéria renal.
- Tuberculose renal.

- Tumor de bexiga.
- Tumor de Wilms.
- Queimaduras.

■ QUADRO CLÍNICO E DIAGNÓSTICO

O trato urinário da criança é menos protegido que o de adultos e, assim, mais vulnerável a traumas. As anormalidades congênitas, como obstruções e hidronefroses ou alterações da forma, também podem tornar os rins mais vulneráveis aos traumas. Assim, a existência de trauma anterior é importante para o diagnóstico da causa da hematúria. Algumas alterações clínicas, como infecções de vias aéreas antecedendo episódios de hematúria, lesões de pele, dor abdominal, artralgias, outros sangramentos, febre, artrites e alterações auditivas e oftalmológicas, auxiliam no diagnóstico correto da causa da hematúria.

A doença de Berger ou nefropatia por IgA cursa com episódios de hematúria após infecções de vias aéreas ou exercício extenuante. Entre os adolescentes, a nefropatia por IgA é uma das mais frequentes causas de hematúria, podendo apresentar sedimento urinário normal entre os episódios. É possível, ainda, ocorrer, proteinúria sem se atingir níveis nefróticos. Ao longo de 20 anos, a doença de Berger pode levar à lesão renal crônica (LRC) em até 30% dos pacientes. Atualmente, a PHS é considerada uma forma sistêmica da nefropatia por IgA.

A história de hematúria após infecção de pele ou vias aéreas superiores (VAS), podendo vir acompanhada de edema (85%) e hipertensão (85%), indica o diagnóstico de glomerulonefrite difusa aguda, que cursa com queda do complemento sérico, passível de normalização em 6 a 8 semanas. A hematúria microscópica pode persistir até 12 meses e é doença de evolução benigna e com recorrência rara.

A presença de surdez neurossensorial, alterações oftalmológicas no paciente ou seus familiares e LRC na família indica o diagnóstico de síndrome de Alport, uma glomerulopatia hereditária, na qual ocorrem alterações na membrana basal glomerular cujo principal componente é o colágeno tipo IV. Essa glomerulopatia é uma das causas de hematúria, que evolui para LRC na maioria dos pacientes. Entre as glomerulopatias hereditárias, há também a hematúria familiar benigna, caracterizada por hematúria microscópica, sendo incomuns a proteinúria e a hipertensão.

A ITU pode levar à hematúria, e os sintomas dependem da faixa etária do paciente. Os sintomas clássicos como disúria, urgência miccional e polaciúria, são mais frequentes nas crianças maiores e adolescentes. Os lactentes podem apresentar sintomas gerais, como febre, apatia ou irritabilidade, diminuição do apetite e vômitos, e os pacientes em idade escolar podem referir dor abdominal.

As alterações hematológicas que mais comumente podem cursar com hematúria são a anemia falciforme e o traço falciforme. Faz parte da investigação clínica questionar sobre anemias e coagulopatias.

A litíase urinária é menos frequente na faixa etária pediátrica, aproximadamente 1:5.000 em comparação aos adultos aproximadamente 1:100. As crianças podem apresentar dor abdominal, irritabilidade, cólica renal além da hematúria. Pode-se associar litíase urinária com infecção urinária. Em muitos pacientes com hematúria e dor abdominal, a existência de história familiar de litíase urinária é fundamental para o diagnóstico.

Ao examinar o paciente, deve-se observar a presença de anemia (anemia falciforme), lesões de pele (PHS), edema, sinais de hipervolemia, hipertensão (GNDA) e massa abdominal palpável. A medida da pressão arterial faz parte da rotina do exame físico.

DIAGNÓSTICO E TRATAMENTO

> **ATENÇÃO!**
>
> A hematúria pode ocorrer devido a diversas alterações nos rins, nos ureteres, na bexiga e na uretra. Para o diagnóstico correto da sua causa, é fundamental a história e o exame físico detalhados.

EXAMES SUBSIDIÁRIOS

A hematúria é considerada quando esse sinal ocorre em três amostras de urina, com intervalo de pelo menos uma semana entre as coletas. A presença de dismorfismo eritrocitário, ou seja, hemácias que apresentam alterações de sua forma ao serem filtradas no glomérulo, em amostra de urina, indica lesão glomerular, contudo não há um consenso sobre a porcentagem de hemácias dismórficas para considerar a hematúria como glomerular. Grande parte dos autores considera como 80% de hemácias dismórficas. Um estudo publicado em 2008 sugere sensibilidade de 59,2% para 40% ou mais de hemácias dismórficas. A presença de 30% ou mais de hemácias dismórficas ou acantocitose maior do que 5% é altamente sugestiva de hematúria glomerular.

> **ATENÇÃO!**
>
> Apesar de não existir um consenso sobre a porcentagem de hemácias dismórficas para considerar a hematúria como glomerular, a presença do dismorfismo eritrocitário é importante para dividir as causas de hematúria em dois grandes grupos e, assim, proceder ao diagnóstico e ao tratamento adequados.

A presença de proteinúria e cilindros hemáticos em amostra de urina sugere lesão glomerular. No caso de proteína em amostra isolada, deve-se solicitar proteinúria de 24 horas. Em relação à hipercalciúria ou hiperuricosúria, relacionadas ou não à litíase, faz parte da investigação a pesquisa de cálcio e/ou ácido úrico na urina de 24 horas. Uma vez que as ITUs podem estar associadas à hematúria, a urocultura deve ser solicitada.

A função renal é solicitada de rotina durante o acompanhamento do paciente. O hemograma e a eletroforese de hemoglobina fazem parte da investigação do paciente com anemia falciforme e traço falciforme, bem como o coagulograma para as coagulopatias. As provas reumatológicas e a dosagem de complemento serão solicitadas de acordo com a hipótese diagnóstica.

A US auxiliará no diagnóstico de tumores, litíases, malformações císticas e dilatações do trato urinário; e o estudo com Doppler ampliará a investigação na suspeita de alterações vasculares e "síndrome de quebra-nozes" (*nutcracker syndrome*). Essa clássica síndrome é causada pela compressão da veia renal esquerda entre a artéria mesentérica superior e a aorta, podendo levar à hematúria e até proteinúria por aumento da pressão venosa.

O pedido de TC, RM e exames mais invasivos, como uretrocistografia miccional e cistoscopia, se dará conforme as alterações nos exames iniciais. Será indicada a biópsia renal em pacientes com hematúria no caso de apresentarem proteinúria, perda de função renal, aumento da pressão arterial com hematúria persistente, alterações auditivas e/ou oftalmológicas e antecedentes familiares de glomerulopatias.

■ TRATAMENTO

O tratamento instituído dependerá da causa da hematúria. Ressalta-se a importância da história e do exame físico para direcionar os exames subsidiários, solicitados para se atingir o diagnóstico correto. O prognóstico dos pacientes com hematúria isolada é bom, não havendo progressão para doença renal terminal, e eles devem ser acompanhados ambulatorialmente com exames de rotina.

> **REVISÃO**
>
> - A hematúria pode ocorrer devido a alterações nos rins, ureteres, bexiga ou uretra.
> - É importante a correlação com a história e o exame físico para elucidação da causa da hematúria.
> - Pode-se classificar as causas de hematúria em glomerulares e extraglomerulares.
> - A presença de dismorfismo eritrocitário indica lesão glomerular.
> - O tratamento dependerá da causa da hematúria.

■ LEITURAS SUGERIDAS

Carvalhaes JTA, Andrade MC. Nefrologia para pediatras. São Paulo: Atheneu; 2010.

Fogazzi GB, Edefonti A, Garigali G, Giani M, Zolin A, Raimondi S, et al. Urine erythrocyte morphology in patients with microscopic haematuria caused by a glomerulopathy. Pediatr Nephrol. 2008;23(7):1093-100.

Halachmi S, Kakiashvili D, Meretyk S. A review on hematuria in children. ScientificWorldJournal. 2006;6:311-7.

Massengill SF. Hematuria. Pediatr Rev. 2008;29(10):342-8.

Toporovski J, Mello VR, Perroni HC, Martini Filho D, editores. Nefrologia pediátrica. 2. ed. Rio de Janeiro: Guanabara Koogan; 2006.

59

SÍNDROME NEFRÓTICA

■ EDUARDO FREITAS HATANAKA
■ JOÃO TOMAS DE ABREU CARVALHAES
■ MARIA APARECIDA DE PAULA CANÇADO

A síndrome nefrótica (SN) é causada por um aumento da permeabilidade da barreira de filtração glomerular. Caracteriza-se por alterações clínico-laboratoriais:
- proteinúria (> 50 mg/kg/dia em urina de 24 h ou 40 mg/m^2/hora);
- hipoalbuminemia (< 2,5 g/dL) por perdas urinárias;
- edema, devido à hipoalbuminemia e retenção de sódio, sendo este último mais importante em adultos;
- hiperlipidemia, devido ao aumento da síntese hepática das lipoproteínas.

■ PATOGÊNESE

Diversos mecanismos fisiopatológicos são descritos na lesão glomerular da SN (Tabela 59.1):
- fatores circulantes não imunológicos, na lesão histológica mínima (LHM) e na glomeruloesclerose segmentar e focal (GESF);
- fatores circulantes imunes, como na glomerulonefrite membranoproliferativa (GNMP), na glomerulonefrite difusa aguda (GNDA) e no lúpus eritematoso sistêmico (LES);
- mutação podocitária ou mutações em proteínas da fenda diafragmática (CD2AP, podocina, nefrina).

TABELA 59.1 ■ Algumas formas hereditárias de síndrome nefrótica

GENE	PROTEÍNA	HERANÇA	DOENÇA
NPHS1	Nefrina	AR	Síndrome nefrótica congênita tipo finlândes; SNCR de início precoce
NPHS2	Podocina	AR	SNCR de início precoce e tardio; síndrome nefrótica congênita
WT1	Tumor de Wilms 1	AD	Síndrome de Deny-Drash; Síndrome de Frasier; síndrome de WAGR; GESF e esclerose mesangial difusa isoladas
LAMB2	Laminina b2	AR	Síndrome de Pierson

SNCR: síndrome netrótica córtico-resistente.

■ CLASSIFICAÇÃO

A SN pode ser classificada quanto à etiologia, ao padrão histológico (Tabela 59.2) e à resposta terapêutica (Tabela 59.3).

A SN primária é a mais frequente na infância e representa 90% dos casos antes dos 10 anos de idade.

A SN secundária está associada a uma agressão glomerular ou à uma doença sistêmica, podendo ser dividida em dois grupos:
- associada a alterações discretas no sedimento urinário, sem processo inflamatório na biópsia renal. Estão incluídas algumas nefropatias membranosas (LES, penicilinamina), a glomeruloesclerose focal secundária à perda de massa renal, como a hipoplasia renal e cicatriz renal e, raramente, a amiloidose, que é pouco frequente na infância
- associada a doenças nefríticas, com alteração no sedimento urinário, hematúria, cilindros celulares e presença de processo inflamatório na biópsia renal (GN pós-infecciosa, LES, vasculites, síndrome de Alport e SHU).

A SN congênita (< 3 meses de idade) e a infantil (3 a 12 meses de idade) acometem crianças com menos de 1 ano de idade, podendo ser secundárias à doenças infecciosas ou decorrentes de mutações genéticas.

Alguns pacientes são considerados recidivantes frequentes quando apresentam 2 descompensações em 6 meses ou 3 ou mais em um período de 1 ano.

A Figura 59.1 apresenta a fisiopatologia da SN.

■ QUADRO CLÍNICO

a | Glomerulopatia por LHM: é a causa mais comum de SN em crianças. Ocorre, principalmente, na faixa etária de 2 a 7 anos, porém é descrita

TABELA 59.2 ■ Classificação da síndrome nefrótica quanto ao padrão histológico

- LHM
- GESF
- GNM
- GNMP
- Nefropatia por IgM

LHM: lesões histológicas mínimas; GESF: glomeruloesclerose segmentar e focal; GNM: glomerulonefrite membranosa; GNMP: glomerulonefrite membranoproliferativa.

DIAGNÓSTICO E TRATAMENTO

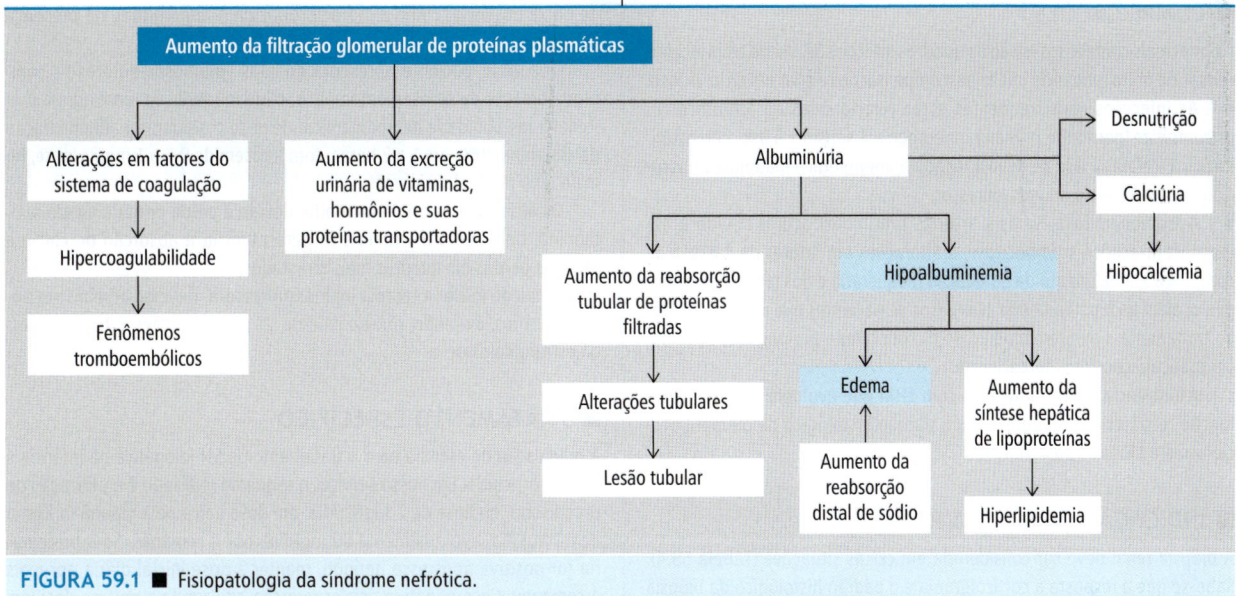

FIGURA 59.1 ■ Fisiopatologia da síndrome nefrótica.

TABELA 59.3 ■ Considerações em relação à resposta terapêutica

Remissão	Ausência de proteinúria
Recidiva	Retorno da proteinúria após resposta terapêutica
Corticossensibilidade	Resposta com 2 mg/kg, após 1 a 8 semanas
Recidiva frequente	2 recidivas em 6 meses ou 3 em 1 ano
Corticodependência	2 recidivas consecutivas durante o período de retirada do corticoide
Corticorresistência	Ausência de resposta ao corticoide após 8 semanas de tratamento

em todas as idades. É mais frequente no sexo masculino, sendo que sua prevalência diminui com a idade.

A apresentação clínica clássica é a de SN, sem hipertensão arterial ou hematúria macroscópica e com função renal conservada, podendo ser precedida por infecção inespecífica das vias aéreas ou infecção viral, com boa resposta à corticoterapia. O edema, geralmente, é intenso, mole, frio, depressível e sujeito à ação da gravidade, podendo se generalizar em poucos dias e evoluir para anasarca. A proteinúria é seletiva, ou seja, com perda predominante de albumina.

Foi descrita uma alteração reversível na expressão dos distroglicanos, que são proteínas transmembrana conectadas ao citoesqueleto do podócito. A expressão de tais proteínas está muito reduzida durante a fase de descompensação da SN, recuperando-se após a remissão.

b | GESF: constitui lesão histológica inespecífica, podendo ser primária ou secundária a doenças sistêmicas. Tem grande importância por ser causa de LRC, tanto em adultos quanto em crianças, e apresentar recorrência pós-transplante renal.

Os pacientes com GESF, quando comparados àqueles com LHM, apresentam maior prevalência de hipertensão arterial, hematúria macroscópica e redução da função renal. Alguns estudos demonstram que, apesar do caráter progressivo da GESF, o tratamento prolongado com glicocorticoides pode melhorar o prognóstico em alguns casos.

■ DIAGNÓSTICO

a | Urina 1 evidencia:
- presença de proteínas;
- hematúria microscópica em 25% dos pacientes, que habitualmente desaparece na evolução;
- cilindrúria, devido a perdas proteicas;
- lipidúria, que só é vista sob luz polarizada.

b | Proteinúria de 24 h: utilizada para quantificar proteinúria – nefrótica > 50 mg/kg/dia. Em crianças menores de 2 anos de idade, utilizamos a relação proteína / creatinina em amostra urinária isolada: < 0,2 é considerada normal, entre 0,2 e 2 consideramos proteinúria não nefrótica e acima de 2, proteinúria nefrótica.

c | Teste com ácido sulfossalicílico (ASS) a 10%: colocam-se 3 gotas de ASS em 10 mL de urina do paciente, em um tubo de ensaio. Quando se observa precipitação, há proteinúria, porém não é possível quantificá-la, não podendo, assim, substituir a proteinúria de 24 h.

d | Perfil lipídico e albuminemia (< 2,5 g/dL): os níveis de colesterol habitualmente estão elevados na vigência de descompensação e apresentam relação inversa com a albuminemia.

e | Eletroforese de proteínas séricas: mostra queda de albumina e aumento de alfa-2 e beta. As gamaglobulinas, principalmente, IgG1 e IgG2, estão muito baixas na LHM.

f | Complemento: normalmente apresenta valores normais. Quando está diminuído, indicando consumo, há indicação de biópsia renal.

g | Sorologias para HIV, hepatites B e C, toxoplasmose, CMV e sífilis: apesar de a maioria dos casos de SN na infância ser primária, podem ocorrer formas secundárias.

h | Outros: ureia, creatinina, cálcio total e ionizado. Tais exames não são utilizados para o diagnóstico, mas para a avaliação laboratorial do paciente. Em situações de hipovolemia, podemos encontrar elevações de ureia e creatinina, normalizando-se habitualmente, após terapêutica adequada. A hipocalcemia é comum durante as descompensações, em parte pela perda de vitamina D e cálcio na urina, além da diminuição da absorção de cálcio intestinal.

■ COMPLICAÇÕES

As principais complicações são os quadros infecciosos, sendo as principais causas de óbito, podendo iniciar descompensações e criar um ciclo vicioso.

a | As infecções mais frequentes estão relacionadas ao *Streptococcus pneumoniae* (peritonite primária, pneumonia e sepse) e à infecção estafilocócica (celulite). Isso se deve à resposta imunológica inadequada associada ao tratamento imunossupressor.

b | A tromboembolia (veias e artérias profundas) ocorre devido à hemoconcentração, à trombocitose, a alterações em fatores da cascata de coagulação, ao aumento da agregação plaquetária e dos níveis de fibrinogênio, além da hiperlipidemia. Nos casos de pacientes que não respondem ao tratamento e mantêm hiperlipidemia por tempo prolongado, deve haver preocupação com aterosclerose.

c | Insuficiência renal: indivíduos com LHM que evoluem para perda de função renal, em geral, apresentam, padrão histológico de glomeruloesclerose em biópsias posteriores.

■ INDICAÇÃO DE BIÓPSIA RENAL

A biópsia renal deve ser considerada em certas situações (Tabela 59.4). Sabe-se que a resposta à corticoterapia e o padrão histológico da biópsia guardam relação com o prognóstico (Figura 59.2).

Crianças fora da faixa etária de maior incidência de LHM são candidatas à biópsia renal, podendo-se aguardar a indicação do procedimento conforme apresentação clínica e evolução.

TABELA 59.4 ■ Indicações de biópsia renal

- Corticorresistência
- Hematúria persistente
- Presença de hipertensão arterial
- Hipocomplementenemia
- Presença de insuficiência renal
- Corticodependente/recidivante frequente

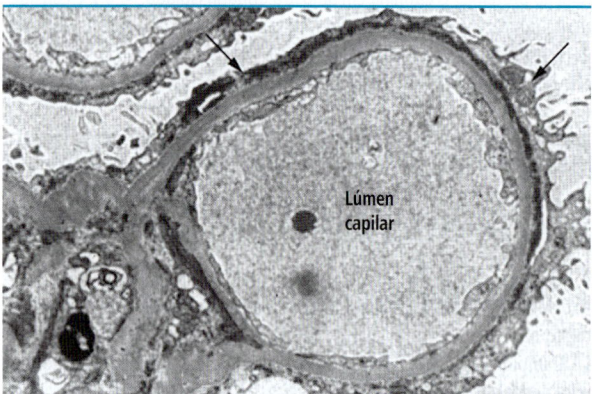

FIGURA 59.2 ■ Círculo em imagem de microscopia eletrônica evidenciando fusão dos processos podocitários em paciente com doença por lesão mínima.

■ TRATAMENTO GERAL

O tratamento inespecífico engloba a restrição hidrossalina na fase aguda da descompensação clínica, o repouso relativo e o uso de diurético de baixa potência, como a hidroclorotiazida (2 mg/kg/dia), na presença de edema.

Quando o paciente apresenta edemas volumosos/dolorosos, comprometimento de serosas sintomático, oligoanúria/lesão renal aguda pré-renal e instabilidade hemodinâmica, deve-se considerar a administração de albumina 20%, em 1 a 2 horas, com furosemida 0,5 a 1 mg/kg/dose, no meio e/ou no final da infusão.

O cálcio deve ser suplementado, devido à perda urinária ligada à albumina, bem como a vitamina D, para otimizar a absorção de cálcio e repor as perdas em quadros mais arrastados.

Antes de iniciar a terapia imunossupressora, deve-se administrar antiparasitários, evitando, principalmente, as manifestações extraintestinais da estrongiloidíase.

■ TRATAMENTO ESPECÍFICO

A medicação de escolha para o tratamento da SN idiopática na infância é o glicocorticoide. Em nosso serviço, o esquema realizado é a utilização de prednisona, na dose de 2 mg/kg/dia, em dose única pela manhã (máximo de 60 mg/dia, eventualmente 80 mg/dia), por 4 semanas. Se a proteinúria for positiva após esse período, manter a dose inicial diária por mais 4 semanas. Caso negativa, iniciar redução, utilizando a mesma dose em dias alternados por 4 semanas. O mesmo acontece para os pacientes que completam 8 semanas de tratamento com glicocorticoide sem resposta. Segue-se redução de 20% da dose inicial do glicocorticoide a cada 15 dias, em dias alternados, até a retirada da medicação.

Quando utilizamos glicocorticoide, independente da dose, associamos a espironolactona, na dose de 2 mg/kg/dia, dividida em duas tomadas, para evitar os efeitos colaterais do corticoide (hiperaldosteronismo secundário).

Associamos suplementação de cálcio e vitamina D até a normalização da proteinúria.

■ TRATAMENTO DAS RECIDIVAS

Habitualmente tratamos as descompensações do mesmo modo que a primodescompensação. Quando o paciente não responde ao glicocorticoide (corticorresistente) ou é recidivante frequente, apresentando sinais de toxicidade da terapia com glicocorticoides, utilizamos terapêuticas alternativas:

a | ciclofosfamida: na dose de 2 mg/kg/dia – uma dose diária – por 3 meses. Não ultrapassar a dose de 300 mg/kg, por ser tóxica para a função gonadal. Associar N-acetilcisteína (NAC), na dose de 200 a 600 mg/dia, para evitar cistite hemorrágica, prednisona 10 mg em dias alternados, para a proteção da medula óssea e ação em via imunológica alternativa e, espironolactona, 2 mg/kg/dia.

b | Ciclosporina: a dose é de 5 mg/kg/dia – em duas tomadas – por 6 meses e, 2,5 mg/kg/dia, por mais 6 meses, completando 1 ano de tratamento. A prednisona na dose de 10 mg, em dias alternados, é usada como coadjuvante, associada à espironolactona (2 mg/kg/dia).

c | Micofenolato mofetil: dose de 500 a 1.200 mg/m², dividida em 2 tomadas, por 2 anos, associado à prednisona (10 mg), em dias alternados, e à espironolactona 2 mg/kg/dia.

■ ESQUEMAS ALTERNATIVOS

a | Pulso de metilprednisolona: 30 mg/kg (máximo 1 g), em dias alternados, por 3 dias, para pacientes com impossibilidade de corticoterapia oral/má aderência ao tratamento; segue-se à redução do corticóide com prednisona, 2 mg/kg/dia, em dias alternados, conforme a redução da primodescompensação.

b | Pulso de ciclofosfamida: 300 mg/m² mensal, durante 3 meses. Associar Mesna 300 mg/m². Iniciar a infusão antes da ciclofosfamida e continuar após seu término. Utilizado quando se tem dificuldade com a terapêutica oral.

c | Outras medicações são utilizadas na tentativa de tratar a SN que não responde aos esquemas habituais: associação de ciclosporina e micofenonato, tacrolimus, azatioprina, rituximabe, etc.

■ TERAPÊUTICA ANTIPROTEINÚRICA

Uma tentativa de diminuir a proteinúria em casos de SN corticorresistente é o uso de inibidores da enzima conversora da angiotensina (IECA). Tal efeito seria mediado pela vasodilatação da arteríola eferente e redução da pressão de filtração glomerular, com consequente redução do ritmo de filtração glomerular. Em nosso serviço utilizamos habitualmente, captopril e enalapril. Os bloqueadores do receptor de angiotensina 2 também podem ser utilizados.

Na tentativa de proteger a função renal, usamos N-acetilcisteína, com ação antioxidante e ômegas 3 e 6 (óleo de peixe), porém seus mecanismos de ação não são conhecidos.

■ EVOLUÇÃO/PROGNÓSTICO

Na maioria dos casos, as crianças apresentam boa evolução, com função renal preservada. A remissão espontânea é descrita em até 25% dos pacientes. Dados da literatura mostram que um paciente com primodescompensação nefrótica na infância tem uma chance média de 80% de ter uma nova descompensação. A mortalidade caiu após a introdução do corticoide e da antibioticoterapia, variando entre 1 e 2%. O prognóstico tem relação bem definida com o padrão histológico da biópsia e com a resposta à corticoterapia.

REVISÃO

- A síndrome nefrótica na infância é caracterizada pela tríade: edema, proteinúria maciça (> 50 mg/kg/dia) e hipoalbuminemia (< 2,5 g/dL), podendo haver outras alterações associadas, como lipidúria e hipercolesterolemia.
- Os padrões histológicos mais frequentes são a LHM e a GESF, cuja incidência vem aumentando em publicações recentes.
- Atualmente a síndrome nefrótica é considerada uma "podocitopatia".
- Considera-se, hoje, o fator mais importante no prognóstico da síndrome nefrótica na infância não somente o padrão histológico, mas principalmente a sensibilidade à terapia com glicocorticoides.
- A mortalidade da síndrome nefrótica caiu de maneira significativa após a introdução da corticoterapia e de antibioticoterapia adequada nas complicações infecciosas, variando entre 1 e 2%, porém as recidivas são frequentes, acometendo 50 a 95% dos pacientes segundo alguns estudos.

■ LEITURAS SUGERIDAS

Gipson DS, Massengill SF, Yao L, Nagaraj S, Smoyer WE, Mahan JD, et al. Management of childhood onset nephrotic syndrome. Pediatrics. 2009; 124(2):747-57.

Hahn D, Hodson EM, Willis NS, Craig JC. Corticosteroid therapy for nephrotic syndrome in children. Cochrane Database Syst Rev. 2015;(3):CD001533.

Lombel RM, Hodson EM, Gipson DS; Kidney Disease: Improving Global Outcomes. Treatment of steroid-resistant nephrotic syndrome in children – new guidelines from KDIGO. Pediatr Nephrol. 2013;28(3):409-14.

Sinha A, Bhatia D, Gulati A, Rawat M, Dinda AK, Hari P, et al. Efficacy and safety of rituximab in children with difficult-to-treat nephrotic syndrome. Nephrol Dial Transplant. 2015;30(1):96-106.

60
SÍNDROME NEFRÍTICA

- MARIA CRISTINA DE ANDRADE
- JOÃO TOMAS DE ABREU CARVALHAES
- ANA PAULA BRECHERET
- TATIANA FERREIRA DOS SANTOS

Síndrome nefrítica é um termo genérico que caracteriza o aparecimento súbito de edema, hematúria e hipertensão arterial, acompanhados ou não de proteinúria e queda do ritmo de filtração glomerular. A síndrome nefrítica ocorre em razão da lesão renal com inflamação glomerular.

Os sinais e sintomas são decorrentes da expansão do volume extracelular (incluindo o compartimento intravascular) e do processo inflamatório glomerular. Os sinais representativos do processo inflamatório glomerular são: proteinúria de intensidade variável, hematúria macroscópica ou microscópica, com presença de dismorfismo eritrocitário e, eventualmente, de cilindros hemáticos e leucocitúria estéril. A taxa de filtração glomerular (TFG) diminui com o aumento transitório dos níveis de creatinina.

Edema e hipertensão arterial sistêmica (HAS) são secundários à expansão do volume extracelular, incluindo o volume intravascular. O edema cerebral e pulmonar, assim como a encefalopatia hipertensiva e a insuficiência cardíaca congestiva (ICC) são complicações raras da síndrome nefrítica na infância.

Várias são as causas que podem levar a um quadro nefrítico (Quadro 60.1): pós-infecciosas, como as determinadas pelo estreptococo β-hemolítico do grupo A de Lancefield (SβGA) ou associadas a endocardites infecciosas, *shunts* (p. ex.: derivação ventriculoperitonial), virais etc.; causas não infecciosas, relacionadas a doenças sistêmicas e vasculites, como ocorre em LES, púrpura de Henoch-Schöenlein (PHS), poliarterite nodosa, granulomatose de Wegener, entre outros; ou doenças glomerulares não sistêmicas, como é o caso da nefropatia por IgA (doença de Berger) e da glomerulonefrite membranoproliferativa (GNMP). A evolução, exames laboratoriais e, por fim, a biópsia renal indicarão o diagnóstico correto.

A etiologia mais frequente em nosso meio e principalmente em pediatria é a glomerulonefrite aguda pós-estreptocócica (GNPE).

QUADRO 60.1 ■ Causas de síndrome nefrítica em crianças

DOENÇAS RENAIS PRIMÁRIAS

- Nefropatia IgA
- GNMP tipo I e II
- Doença antimembrana basal glomerular
- Glomerulonefrite crescente idiopática

DOENÇAS RENAIS SECUNDÁRIAS

- Glomerulonefrite pós-infecciosa (pós-estreptocócica, endocardite, nefrite de *shunt*)
- PHS
- LES
- Granulomatose de Wegener
- Poliangeíte microscópica

■ PATOGÊNESE

Embora a patogênese dessa síndrome não esteja ainda totalmente compreendida, evidências demonstram que esse quadro decorre de uma resposta imunológica a uma variedade de diferentes agentes etiológicos. Essa resposta imunológica, por sua vez, ativa vários processos biológicos (ativação do complemento, recrutamento de leucócitos e liberação de fatores de crescimento e citocinas) que resultam na inflamação glomerular.

■ CLASSIFICAÇÃO

Como o diagnóstico diferencial das glomerulonefrites (GNs) é muito amplo, o uso de uma classificação é útil para agrupar as causas de glomerulonefrite de forma sistemática. A classificação da GN em crianças pode ser feita por meio da apresentação clínica (GN aguda, GN rapidamente progressiva, GN crônica) ou por exame histopatológico. Os achados histológicos são baseados na microscopia óptica, na imunofluorescência e na microscopia eletrônica.

A causa mais comum de (GNDA) pós-infecciosa em países em desenvolvimento é a GNPE, determinada pelo SβGA, de Lancefield. Entre os aproximadamente 470 mil casos anuais de GNPE em todo o mundo, 97% ocorreram em países em desenvolvimento, os quais apresentam incidência de até 28,5 casos por 100.000 habitantes por ano.

GLOMERULONEFRITE AGUDA PÓS-ESTREPTOCÓCICA

Definição

É uma das mais antigas doenças renais conhecidas, atinge todos os glomérulos e é considerada sequela tardia não supurativa de uma infecção estreptocócica. Foi descrita pela primeira vez, em meados do século XIX, como entidade pós-escarlatina, mas somente a partir de 1950 foi relacionada com as faringites e as infecções estreptocócicas de pele. É a segunda causa mais comum de hematúria macroscópica em crianças, superada apenas pela nefropatia por IgA.

Epidemiologia

Sua prevalência ainda não está bem estabelecida, porém condições socioeconômicas e de higiene precárias são fatores epidemiológicos conhecidos. É incomum antes dos 2 anos, com pico de incidência aos 7 anos.

Etiologia e patologia

A GNPE é desencadeada após infecção pelo SβGA de Lancefield, mas também pode ser secundária a infecções pelos estreptococos dos grupos C e G. Esses cocos gram-positivos, agrupados em cadeia com aspecto de "conta de rosários", são as bactérias que mais causam infecções no homem. A nefritogenicidade está correlacionada com fatores presentes na parede da bactéria. Os sorotipos nefritogênicos 1, 4, 12 e 25 estão associados às faringites, e os sorotipos 2, 42, 49, 56 e 60, a infecções cutâneas (impetigo). Todavia, fatores do hospedeiro também têm sido estudados, uma vez que é a formação do complexo imune dentro do glomérulo que determina a lesão renal.

O processo inflamatório provoca queda da filtração glomerular, porém a reabsorção de sódio pelos túbulos permanece preservada. Isso permite a expansão dos líquidos extracelulares e a supressão do sistema renina-angiotensina-aldosterona (SRAA). Com isso, aparecem o edema e a HAS secundária à hipervolemia.

Anatomia patológica

A microscopia óptica mostra proliferação de células endoteliais e mesangiais, com tumefação dos tufos capilares, colapso do lúmen vascular e redução do espaço de Bowman, constituindo a GN proliferativa pura (Figura 60.1). Nas formas clínicas mais graves, acompanhadas de crises hipertensivas ou insuficiência renal aguda (IRA), observa-se proliferação endocapilar difusa associada à proliferação do folheto parietal da cápsula de Bowman, com a formação dos crescentes, em um padrão histológico conhecido como GN endo e extracapilar com semiluas.

A imunofluorescência revela depósito granular de C3 e, em alguns casos, de imunoglobulina G nas paredes dos capilares e no mesângio glomerular (Figura 60.2).

A microscopia eletrônica detecta formas de cúpulas subepiteliais de depósitos eletrodensos, conhecidos como *humps*, que nada mais são do que os complexos imunes de antígenos-anticorpos (Figura 60.3).

Quadro clínico

Os sintomas seguem-se às infecções estreptocócicas de faringe ou de pele, após um período de latência, que varia de 14 a 21 dias, respectivamente. Em geral, o paciente apresenta edema discreto, hematúria macroscópica e HAS moderada, acompanhada ou não de oligúria. A proteinúria em nível nefrótico (> 50 mg/kg/dia) nos casos de GNPE é rara, e, quando persistir por mais de 1 mês, há indicação de biópsia renal. As complicações mais frequentes são ICC, edema agudo de pulmão,

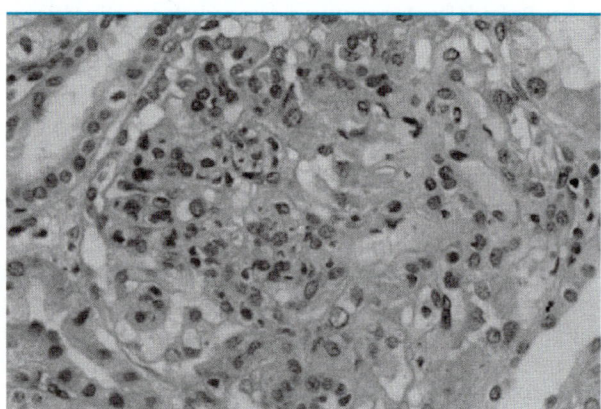

FIGURA 60.1 ■ Microscopia óptica. Todos os glomérulos estão afetados, com proliferação difusa de células mesangiais e endoteliais e infiltração de polimorfonucleares.

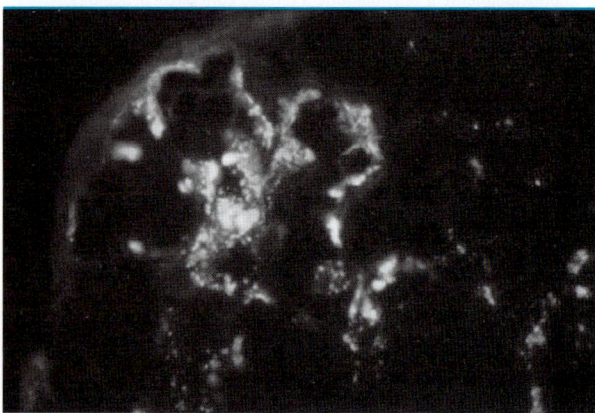

FIGURA 60.2 ■ Imunofluorescência. Deposição glanular de C3 e de IgG nas paredes capilares.

DIAGNÓSTICO E TRATAMENTO

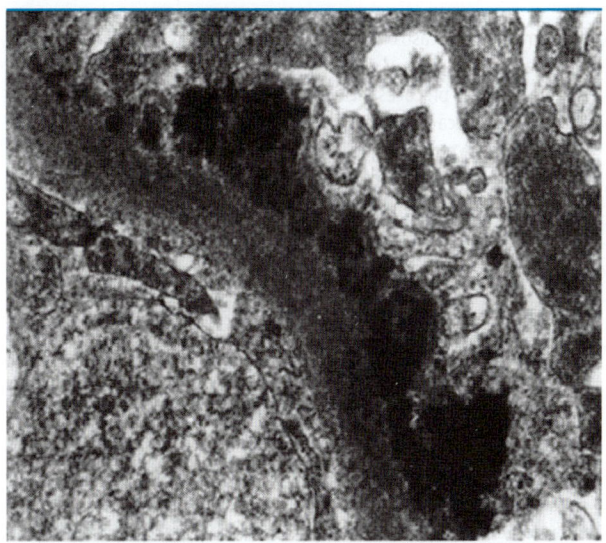

FIGURA 60.3 ■ Microscopia eletrônica. Presença de *humps*.

encefalopatia hipertensiva e lesão renal aguda (LRA). A internação está indicada nas situações de hipertensão sintomática, ICC, hipercalemia e convulsões.

> **ATENÇÃO!**
>
> É preciso cuidado com período de latência de 2 a 3 semanas entre o processo infeccioso e o quadro nefrítico (edema, hematúria, hipertensão arterial). Hematúria em vigência de infecção de orofaringe sugere outra glomerulopatia, como nefropatia por IgA.

Diagnóstico

Achados laboratoriais (Quadro 60.2)
- **Urina I:** hematúria macro ou microscópica com dismorfismo eritrocitário positivo, presença eventual de cilindros hemáticos, leucocitários e hialinos, proteinúria em grau variável.
- **Proteinúria de 24 horas:** < 50 mg/kg/dia, raramente em níveis nefróticos.
- **Complemento sérico:** C3 e CH50, estão significativamente diminuídos nas 2 primeiras semanas da doença e deverão estar normalizados em até 8 semanas.
- **Sorologias:** títulos elevados de anticorpos para os produtos extracelulares do estreptococo (estreptolisina O, desoxirribonuclease B e nicotinamida-adenina de nucleotidase) são evidências de infecção recente por essa bactéria, todavia podem ocorrer exames falso-negativos.

Biópsia renal

A biópsia renal não é realizada na maioria dos casos, sendo, porém, bastante útil no diagnóstico diferencial das causas mais prováveis de evolução para LRA: necrose tubular aguda (NTA), nefrite túbulo-intersticial (NTI) e GNRP ou crescêntica. As principais indicações de biópsia renal são:
- alteração da função renal com evolução para LRA;
- complemento persistentemente baixo por mais de 8 semanas;
- associação com proteinúria nefrótica (síndrome mista) por mais de 4 semanas.

> **QUADRO 60.2** ■ Investigações laboratoriais em criança com síndrome nefrítica aguda ou GN rapidamente progressiva
>
> - Níveis de complemento (C3, C4 e CH50)
> - ASLO, anti-DNAse B, anti-estreptocinase, anti-DNAse, anticorpos anti-hialuronidase
> - IgA
> - FAN e anti-DNA
> - ANCA
> - Anticorpos antimembrana basal glomerular
> - Sorologia para bacilos Epstein-Barr e hepatites B e C
> - Biópsia renal com microscopia óptica e imunofluorescência

ASLO: autiestreptolisina O; ANCA: anticorpo anticitoplasma de neutrófilo; FAN: fator antinuclear.

Tratamento

O tratamento dos pacientes com GNPE é basicamente sintomático e dependente da gravidade do quadro clínico inicial. Seu principal objetivo é reduzir a expansão volêmica que provoca hipertensão, edema e congestão circulatória. Muitos pacientes podem ser tratados ambulatorialmente, se houver condições de seguimento médico regular, e com boa condição clínica.

Não há terapia específica para GNPE, porém algumas recomendações devem ser seguidas:
- repouso relativo, na primeira semana da doença, para redução do desconforto físico provocado pelo edema;
- restrição hídrica: 400 mL/m² ou 20 mL/kg/dia mais o volume da diurese do dia anterior;
- uso de diuréticos de alça (furosemida) quando houver edema e hipertensão arterial não responsiva à restrição salina e hídrica. Essa medicação deve ser mantida até normalização da pressão arterial, que é secundária à hipervolemia (dose: 1 mg/kg/dose a cada 6, 8, 12 ou 24 horas, por via oral, sendo habitualmente desnecessário exceder 4 mg/kg/dia);
- uso da furosemida por via intravenosa é indicado, na dose de 1 a 2 mg/kg/dose a cada 6 a 12 horas ou por infusão contínua na dose de 0,05 mg/kg/hora em casos de anasarca, congestão pulmonar e HAS secundária à hipervolemia. Com essas medidas (uso de diuréticos associados com restrição hídrica e salina) raramente se faz necessário o uso de hipotensores, como hidralazina e nitroprussiato de sódio parenteral (hidralazina: 0,1 a 0,2 mg/kg/dose – [não exceder 20 mg a cada 4 a 6 horas] e nitroprussiato de sódio: 0,3 a 0,5 µg/kg/minuto – dose máxima: 8 a 10 µg/kg/minuto);
- nos pacientes hipertensos, que não necessitam de internação em unidade de terapia intensiva (UTI) ou tratados ambulatorialmente, que se mostram refratários à restrição de sódio e água e também ao uso de diuréticos; faz-se necessário o uso de hipotensores como nifedipina dose inicial de 0,25 a 0,5 mg/kg/dia, VO, dividida em 2 tomadas, não ultrapassando 3 mg/kg/dia. Outro hipotensor (bloqueador de canal de cálcio) que pode ser utilizado é a amlodipina, que deve ser iniciado com dose de 0,1 mg/kg/dia e aumentado gradativamente até dose máxima de 0,6 mg/kg/dia (20 mg/dia).
- dieta deve ser pobre em sódio, enquanto durar o edema, a oligúria e a hipertensão;
- administrar 600.000 UI de penicilina benzatina em menores de 25 kg e 1.200.000 UI em maiores de 25 kg por via intramuscular, em dose única, sempre que houver suspeita de infecção estreptocócica, com o objetivo de erradicar a bactéria. Nos pacientes hipersensíveis à penicilina, está indicada a eritromicina na dose de 30 mg/kg/dia, por 10 dias. Não está indicada a antibioticoprofilaxia, já que os casos recidivantes são raros;

- em situações especiais, quando ocorre insuficiência renal grave ou edema agudo de pulmão, está indicado tratamento dialítico;
- corticosteroides têm sido utilizados nas formas crescênticas graves, associados com insuficiência renal rapidamente progressiva, a dose de metil-prednisolona é de 30 mg/kg (dose máxima: 1 g) por 3 a 5 dias.

ATENÇÃO!

O tratamento dos pacientes com GNPE é basicamente sintomático e dependente da gravidade do quadro inicial. Seu principal objetivo é reduzir a expansão volêmica que provoca a hipertensão e o edema.

Prognóstico

A maioria das crianças, a curto prazo, tem prognóstico excelente, mesmo aquelas que desenvolveram LRA. Todavia, alguns estudos mostram que o prognóstico, a longo prazo, nem sempre é tão favorável, já que alguns adultos apresentaram hipertensão arterial, proteinúria recorrente e doença renal crônica após 10 a 40 anos da manifestação da GNPE.

OUTRAS GLOMERULONEFRITES

- **GN:** ocorre em geral em meninas acima dos sete anos, apresentando complemento persistentemente baixo; na fase aguda, com frequência não se observa oligoanúria. O diagnóstico correto é obtido por meio de biópsia renal.
- **PHS:** é uma síndrome nefrítica que se caracteriza por manifestações cutâneas e articulares. Nessa patologia, a dosagem do complemento sérico será normal.
- **Nefropatopatia por IgA (Berger):** apresenta hematúria recorrente, podendo, na maioria das vezes, não apresentar os outros elementos da síndrome nefrítica. Nesse caso, o complemento estará normal. Seu diagnóstico é feito por meio de biópsia renal com imunofluorescência positiva para IgA.
- **Vasculite/GN pauce imune:** representados por granulomatose de Wegener, poliangeíte microvascular, síndrome de Churg-Strauss; há mais de um sistema envolvido, levando à síndrome rim-pulmão, comprometimento do SNC e trato gastrintestinal (TGI). Pode ter apresentação renal, com evolução fulminante para insuficiência renal. É rara na infância e seu diagnóstico é feito por meio do encontro dos ANCA's, um grupo formado principalmente por anticorpos IgG contra antígenos do citoplasma de granulócitos, neutrófilos e monócitos, com complemento normal. O diagnóstico definitivo é feito por biópsia renal.
- **LES:** pode se apresentar como síndrome nefrítica ou nefrótica, insuficiência renal, sendo esta última rara na apresentação inicial. Exames laboratoriais para LES estão alterados, além de complemento persistentemente baixo. A biópsia renal apresenta alterações características para LES na microscopia óptica e na imunofluorescência.

REVISÃO

- A principal causa de síndrome nefrítica é GNPE.
- GNPE ocorre após infecção de vias aéreas ou pele, por SβGA de Lancefield.
- O diagnóstico é habitualmente feito pelo quadro clínico e avaliação laboratorial.
- Na maioria dos casos, o prognóstico é bom, com recuperação completa.
- Complicações precoces incluem: encefalopatia hipertensiva, insuficiência cardíaca e edema pulmonar devido à hipervolemia.
- Os níveis de complemento retornam ao normal em 6 a 8 semanas.
- A biópsia renal é indicada se a criança apresentar sintomas extrarrenais, insuficiência renal por mais de 10 dias, C3 baixo por mais de 2 meses e/ou persistência da proteinúria após 3 a 6 meses.

■ LEITURAS SUGERIDAS

Bitzan M. Glomerular diseases. In: Phadke K, Goodyer P, Bitzan M, editors. Manual of pediatric nephrology. Heidelberg: Springer; 2014. p. 171-215.

Kisztajn GM, Pereira AB. Síndrome nefrítica. In: Borges DR, coordenador. Atualização terapêutica de Prado, Ramos e Valle – 2012/2013: diagnóstico e tratamento. 24. ed. São Paulo: Artes Médicas; 2012. p. 1063-65.

Lipinski RW, Mello VR. Síndrome nefrítica e síndrome nefrótica. In: Andrade MC, Carvalhaes JTA. Nefrologia para pediatras. São Paulo: Atheneu; 2010. p. 313-25.

Rodríguez-Iturbe B, Musser JM. The current state of poststreptococcal glomerulonephritis. J Am Soc Nephrol. 2008;19(10):1855-64.

Toporovski J. Glomerulonefrite difusa aguda pós-estreptocócica na infância. In: Toporovski J. Nefrologia pediátrica. Rio de Janeiro: Guanabara Koogan; 2006. p. 176-85.

61

LESÃO RENAL AGUDA

■ FLÁVIA VANESCA FELIX LEÃO
■ JOÃO TOMAS DE ABREU CARVALHAES

A lesão renal aguda (LRA) é definida como uma alteração abrupta na função renal, levando à diminuição no ritmo de filtração glomerular (RFG). Muitas substâncias bastante tóxicas são excretadas predominantemente por filtração glomerular. Quando acontece o comprometimento renal, há retenção progressiva dessas substâncias no sangue (p. ex.: a creatinina e a ureia). Os rins também perdem a capacidade de manter a homeostase de líquidos e eletrólitos. Dependendo da definição empregada, a prevalência de LRA pode variar de 1 a 25%.

A creatinina sérica, usada como o principal parâmetro diagnóstico de LRA, tem a desvantagem de ser pouco sensível, pois reflete tardiamente a queda da função renal. Várias definições utilizadas para elucidar LRA dificultam comparações entre estudos e limitam a generalização dos resultados.

A taxa de mortalidade associada à LRA varia de 28 a 90%, dependendo da causa e da existência de comorbidades e complicações. O avanço médico e tecnológico disponíveis nas unidades de cuidados intensivos pediátricos, tratamentos agressivos, como transplantes e cirurgias cardíacas, e maior exposição a medicamentos nefrotóxicos corroboraram para o aumento da incidência de LRA na população pediátrica nas últimas décadas.

■ ETIOLOGIA

A principal etiologia da LRA estava relacionada à doença renal primária. Porém, esse perfil se transformou, e passaram a predominar as causas

DIAGNÓSTICO E TRATAMENTO

secundárias e multifatoriais, principalmente em crianças hospitalizadas. As lesões hipóxico-isquêmicas, a sepse e as nefrotoxicidades são causas importantes de LRA em neonatos, crianças e adolescentes.

As causas podem estar relacionadas a alterações funcionais ou estruturais que podem acometer vasos, glomérulos, túbulos renais ou o trato geniturinário. Didaticamente, a etiologia da doença renal é classificada em pré-renal, renal ou pós-renal, conforme a região anatômica comprometida, mas, frequentemente, as alterações são complexas e podem se sobrepor. Nos casos de choque hipovolêmico, por exemplo, se a volemia não é corrigida de forma adequada, uma LRA de etiologia inicial pré-renal pode evoluir para necrose tubular aguda (NTA).

As principais causas de LRA são pós-operatório de cirurgia cardíaca e choque séptico (causas secundárias) e síndrome hemolítico-urêmica (SHU) (causa primária). Nos recém-nascidos (RNs), a asfixia perinatal é etiologia importante de lesão renal. As causas mais comuns de LRA podem ser vistas no Quadro 61.1.

■ FISIOPATOLOGIA

Nas lesões renais de causa pré-renal, a estrutura intrínseca do rim permanece normal, e a função renal é restabelecida com a restauração adequada da perfusão renal.

Quando o tempo de reperfusão renal é muito prolongado, o rim pode evoluir com lesões estruturais e bioquímicas que resultam em comprometimento vascular e celular. Independentemente do mecanismo pós-isquêmico ou tóxico, a NTA está associada a duas alterações histopatológicas principais e a glomérulos normais.

- Necrose dos túbulos renais com desprendimento das células epiteliais (os locais mais suscetíveis são os túbulos proximais e o ramo ascendente espesso da alça de Henle).
- Obstrução dos túbulos por restos celulares e cilindros, e se houver hemólise ou rabdomiólise, pela precipitação dos pigmentos heme.

Ocorrem liberação de citocinas e desequilíbrio no mecanismo de autorregulação renal, levando à vasoconstrição, alteração de função e morte celular, descamação do epitélio tubular, obstrução intraluminal, extravazamento do filtrado glomerular e inflamação.

A lesão isquêmica acontece quando a oferta de oxigênio e de substrato às células tubulares está comprometida ou quando a demanda tubular de oxigênio está elevada.

Na doença renal intrínseca, existe lesão renal que requer recuperação estrutural. O tempo de recuperação da função renal é variável e depende da gravidade da lesão. Na maioria dos casos, a função renal se estabelece em até duas semanas.

Para ocorrer LRA nas uropatias obstrutivas, é necessário comprometimento bilateral dos ureteres ou lesão obstrutiva da uretra.

■ CLASSIFICAÇÃO

Na tentativa de unificar as definições de LRA, o grupo Acute Dialysis Quality Initiative (ADQI) determinou critérios para o diagnóstico de LRA em adultos, denominado RIFLE, representado por graus crescentes de gravidade de acordo com reduções específicas no RFG e o débito urinário.

- **Fórmula de Schwartz para calcular o RFG estimado**

$$RFG = \frac{\text{Estrutura (cm)} \times k}{\text{Cr (sérica mg/dL)}}$$

Cr: creatinina; k: constante.

- **Valores de k**

RNPT < 1 ano = 0,33
RNT < 1 ano = 0,45
Entre 2 e 12 anos = 0,55
Sexo feminino ≥ 13 anos = 0,55
Sexo masculino ≥ 13 anos = 0,7

RNPT: recém-nascido pré-termo; RNT: recém-nascido a termo.

Esses valores de k são considerados para a creatinina sérica (CrS) dosada pelo método de Jaffé. Novos valores de k vêm sendo propostos devido à utilização de métodos enzimáticos para a dosagem da CrS. A constante k = 0,413 é um valor proposto atualmente, mas os próprios autores referem que são necessários mais estudos para generalizar esse valor para a população pediátrica em geral.

Em 2005, devido a algumas limitações da classificação RIFLE, o grupo Acute Kidney Injury Network (AKIN)[1] sugeriu uma nova classificação, visando a aumentar a sensibilidade. Esse grupo recomendou que uma pequena alteração na CrS (≥ 0,3 mg/dL do valor basal) fosse usada como limite para definir LRA em 48 horas (Tabela 61.1). Todavia, esse novo critério não foi validado para a pediatria. Em 2007, Akcan-Arikan e colaboradores[2] publicaram uma versão modificada do RIFLE para a pediatria (pRIFLE) (Tabela 61.2).

TABELA 61.1 ■ Classificação AKIN

ESTÁGIO	CREATININA SÉRICA
I	↑ CrS > 0,3 mg/dL ou ↑ CrS 150-200%
II	↑ CrS > 200-300%
III	↑ CrS > 300% ou CrS > 4 mg/dL com ↑ mínimo de 0,5 mg/dL

Fonte: Bagshaw e colaboradores.[1]

QUADRO 61.1 ■ Causas comuns de LRA de acordo com a classificação etiológica

PRÉ-RENAL	RENAL (INTRÍNSECA)	PÓS-RENAL
1 | Redução do volume intravascular (perdas) • Diarreia • Desidratação • Hemorragias • Perdas para o 3º espaço 2 | Diminuição da função cardíaca 3 | Vasodilatação periférica (sepse, anafilaxia) 4 | Hipoperfusão renal (indometacina, IECA)	1 | NTA (lesão hipóxico-isquêmica, induzida por medicamentos ou toxinas) 2 | NTI (idiopática ou induzida por medicamentos) 3 | Síndrome de lise tumoral 4 | Glomerulonefrites (GNRP, LES, GNDA) 5 | Lesões vasculares (SHU, trombose de vasos renais, necrose cortical) 6 | Displasias renais	1 | Obstrução em rim único 2 | Obstrução bilateral de ureter 3 | Obstrução de uretra

GNDA: glomerulonefrite difusa aguda; GNRP: glomerulonefrite rapidamente progressiva; NTA: necrose tubular aguda; NTI: nefrite túbulo-intersticial; SHU: síndrome hemolítico-urêmica; IECA: inibidores da enzima conversora da angiotensiva.

TABELA 61.2 ■ Critérios RIFLE modificados para a pediatria (pRIFLE)

CRITÉRIOS DE PRIFLE	TFG	DÉBITO URINÁRIO
Risk – Risco de disfunção renal	eClCr* diminuído 25%	< 0,5 mL/kg/h por 8 h
Injury – Lesão renal	eClCr diminuído 50%	< 0,5 ml/kg/h por 16 h
Failure – Insuficiência renal	eClCr diminuído 75% eClCr < 35 mL/min/1,73	< 0,3 mL/kg/h por 24 h ou anúria por 12 h
Loss – Perda da Função renal	TRS** > 4 sem	
End – Doença terminal	TRS* > 3 meses	

*eClCr: Clearance estimado de creatinina.
**TRS: terapia renal substitutiva.
Fonte: Akcan-Arikan e colaboradores.[2]

Apesar de ter sido aplicado com sucesso em vários estudos, o pRIFLE necessita da altura da criança para ser calculado, tornando-o pouco prático na clínica diária.

A utilização de alterações da CrS, independente do RFG para classificar os pacientes conforme o RIFLE para adultos, o critério AKIN e outros critérios vêm sendo usados na pediatria com sucesso para mostrar o curso da LRA e sua associação com mortalidade e tempo de internação hospitalar. Os estudos evidenciam que o critério pRIFLE é mais sensível nos primeiros dois estágios, e o AKIN, no último.

■ DIAGNÓSTICO

A anamnese e os exames físico e laboratorial, incluindo a análise do exame de urina e os exames de imagem, podem estabelecer o diagnóstico etiológico da LRA, cujos sinais e sintomas são resultado direto das alterações da função renal.

Alguns achados encontrados são diminuição do débito urinário, edema devido ao acúmulo progressivo de líquidos, hematúria macroscópica e/ou hipertensão. Frequentemente, é possível identificar um ou mais fatores de risco para a LRA, como: choque, insuficiência cardíaca, infecção estreptocócica ou uso de medicamentos nefrotóxicos.

As crianças que apresentam LRA causada por evento hipóxico-isquêmico, SHU e GNs agudas costumam apresentar-se oligoanúricas (volume urinário < 1 mL/kg/hora). Aquelas com NTI ou nefrotoxicidade a medicamentos ou contrastes normalmente mantêm o volume urinário normal. A morbidade e a mortalidade das crianças que apresentam diurese são menores do que naquelas oligoanúricas.

Pacientes com doença pós-renal são diagnosticados pela apresentação clínica e por exames de imagem.

O exame de urina é importante para o diagnóstico da LRA e sua etiologia. A microscopia é normal na maioria dos casos de doença pré-renal. O achado de cilindros hemáticos indica doença glomerular, ao passo que restos de células ou cilindros granulares sugerem lesão isquêmica ou nefrotóxica.

A retenção de sódio é uma resposta apropriada à isquemia renal e está reduzida na NTA. Desse modo, o sódio urinário está baixo no comprometimento pré-renal (< 20 mEq/L) e elevado na lesão intrínseca (> 40 mEq/L). O cálculo da fração de excreção de sódio (FE_{Na}) é um bom parâmetro para diferenciar a etiologia da LRA. Nos casos de etiologia pré-renal, a FE_{Na} é < 1%.

- **Fórmula para calcular a fração de excreção de sódio**

$$FE_{Na}(\%) = \frac{Na_u \times Cr_s \times 100}{Na_s \times Cr_u}$$

Na_u: sódio urinário; Cr_s: creatinina sérica; Na_s: sódio sérico; Cr_u: creatinina urinária.

Quando elevada, a osmolaridade urinária sugere dano pré-renal, se baixa, é marcadora de NTA. A osmolaridade e a densidade urinária têm valor limitado para estabelecer a etiologia da LRA.

O volume urinário está baixo na LRA de causa pré-renal; também pode estar baixo ou normal em pacientes com NTA.

A razão ureia: creatinina sérica apresenta-se normal na doença renal intrínseca (10^a 20:1) e está elevada (> 20:1) na LRA de etiologia pré-renal.

Os níveis séricos de creatinina estão elevados por ocasião do diagnóstico e continuam aumentando. Na Tabela 61.3, é possível observar alguns índices urinários usados para diferenciar a etiologia da LRA em pré-renal e renal.

TABELA 61.3 ■ Valores dos índices urinários em crianças e recém-nascidos para diagnóstico diferencial de LRA

ÍNDICES URINÁRIOS	CRIANÇA	PRÉ-RENAL/ RENAL	RNT	PRÉ-RENAL/ RENAL
FENa (%)	< 1	> 2	< 3	> 3
U/CrS	> 20:1	< 20:1	> 30:1	< 10:1
Osmol urinária (mOsm/kg)	> 500	< 500	> 350	< 300
Na urina (mEq/L)	< 10	> 30	< 30	> 60
Osmolalidade U/P	> 1,3	< 1,3	> 1	< 1

FENa: fração de excreção de sódio; U/Cr: ureia:creatinina; Osmol: osmolaridade; Na: sódio; U/P: urina/plasma.

■ BIOMARCADORES

A dosagem sérica de creatinina e ureia não é um método sensível para diagnosticar LRA; quando seus níveis começam a aumentar, a lesão renal já está estabelecida. Por esse motivo, novos biomarcadores vêm sendo estudados na tentativa de se fazer um diagnóstico precoce. Os principais em investigação são:

- *Plasma neutropyil gelatinase-associated lipocalin* (NGAL).
- Interleucina-18 (IL-18).
- *Kidney injury molecule-1* (Kim-1).
- Cistatina C (CysC).
- *Fibroblast growth factor-2* (FGF-2).
- *Epidermal growth factor* (EGF).

NGAL é uma proteína secretada por neutrófilos, cuja produção aumenta em casos de infecção, câncer e lesão tubular renal. A IL-18 é uma citocina proinflamatória secretada por células tubulares renais, de forte papel na patogênese da lesão renal isquêmica e muito elevada em pacientes com sepse. KIM-1 é uma glicoproteína transmembrana expressa em pequena quantidade no rim normal e em grande quantidade em células dos túbulos proximais após lesão isquêmica ou tóxica.

A cistatina C é considerada um bom marcador, pois sua concentração sérica não é afetada pela massa muscular e não sofre secreção no túbulo renal, mas não é um marcador direto de lesão tubular, e sim um marcador alternativo de RFG.

FGF-2 é uma proteína com atividade proliferativa e de diferenciação. Atua como fator angiogênico e reparador de tecidos e está aumentada na urina de pacientes com LRA. EGF é um polipeptídeo que está aumentado na urina de pacientes com LRA. Isolado, não tem muita especificidade, mas, quando em associação com NGAL e FGF-2 urinários, mostra alta sensibilidade e especificidade para identificar crianças com LRA.

O papel dos biomarcadores de LRA aguarda estudos adicionais que elucidem em quais cenários clínicos ajudariam no diagnóstico, fornecendo informações reais sobre lesão tubular renal.

■ TRATAMENTO

O objetivo principal do tratamento é manter o balanço nitrogenado, hídrico, eletrolítico e acidobásico, por meio de terapia conservadora ou substitutiva, dependendo da gravidade das alterações.

> **ATENÇÃO!**
> Sempre que possível, deve-se procurar terapia específica de acordo com a causa da LRA.

Nos casos de LRA pré-renal, devem-se restituir o equilíbrio hemodinâmico e a perfusão renal com volume, e melhorar o débito cardíaco com o uso de fármacos vasoativos, se necessário. Nas glomerulopatias, é preciso individualizar o tratamento, pois algumas delas respondem bem à pulsoterapia com glicocorticosteroides. No caso de LRA pós-renal, a desobstrução do trato urinário é o tratamento, devendo ser efetuado o mais rápido possível.

Quando a volemia está restituída, é prudente iniciar restrição hídrica de 400 mL/m^2 somada ao volume de diurese que o paciente apresenta, pelo risco de desenvolver sobrecarga hídrica, principalmente nos casos de oligoanúria.

O uso de diuréticos (furosemida, manitol) e/ou doses baixas de dopamina para estimular diurese (0,5 a 3 μg/kg/minuto) não previne nem muda o curso da LRA.

Quando presente hipertensão, dá-se preferência ao nitroprussiato de sódio, à hidralazina ou aos bloqueadores dos canais de cálcio. É preciso respeitar a velocidade de queda dos níveis pressóricos, principalmente nos casos de emergência hipertensiva. O nitroprussiato de sódio é um medicamento de ação rápida, cujo efeito é interrompido em até 10 minutos após a suspensão; porém, o seu metabólito final, tiocianato, tem excreção lenta e pode levar à intoxicação grave em pacientes com LRA.

> **ATENÇÃO!**
> A hipercalemia é o distúrbio eletrolítico mais temido, por seu potencial de causar arritmias em alguns casos fatais, mas outros distúrbios também preocupam, como hiperfosfatemia, hipocalemia e hiponatremia.

Terapias específicas estão em desenvolvimento, como: medicamentos antioxidantes, terapia com molécula antiadesão, administração de mediadores vasculares e células-tronco mesenquimais. O fenoldopam e o peptídeo natriurético atrial vêm apresentando efeito benéfico em modelos animais.

TERAPIA RENAL SUBSTITUTIVA

Indicada na LRA, por meio da avaliação clínica e laboratorial, e baseada também na evolução presumível da LRA. Sua recomendação deve ser precoce, de preferência antecipando os efeitos deletérios rápidos e progressivos da evolução natural da doença.

A TRS pode ser realizada por meio da diálise peritoneal (DP), hemodiálise intermitente (HI) e das modalidades contínuas: hemodiálise venovenosa contínua (CVVHD); hemofiltração venonosa contínua (CVVH); e hemodiafiltração venovenosa contínua (CVVHDF). Antes de iniciar a diálise, deve-se ajustar o método escolhido às necessidades do paciente: disponibilidade de acesso venoso, condições hemodinâmicas, remoção de volume e/ou *clearance* de soluto. As principais indicações de diálise na criança com LRA são:

1 | Sobrecarga hídrica:
- anasarca;
- hipertensão arterial;
- insuficiência cardíaca;
- edema agudo de pulmão.

2 | Alterações eletrolíticas sintomáticas ou refratárias ao tratamento clínico.

3 | Hipertensão arterial grave/sintomática.

4 | Oligoanúria > 24 horas e que o limite da oferta hídrica/nutricional.

5 | Acidose metabólica refratária.

6 | Aumento progressivo de ureia e creatinina.

7 | Sintomas urêmicos: pericardite, alterações neurológicas.

8 | Suporte nutricional.

Apesar das técnicas modernas de diagnóstico e tratamento da LRA, a taxa de mortalidade de pacientes com a doença que necessitam de TRS continua alta. O prognóstico a longo prazo depende da gravidade da LRA e pode incluir hipertensão arterial, diminuição da capacidade de concentração urinária, outros sinais de comprometimento da função tubular e, em alguns casos, doença renal crônica.

> **REVISÃO**
> - A LRA é definida como uma alteração abrupta na função renal, levando à diminuição no RFG.
> - A etiologia multifatorial predomina nas causas secundárias, principalmente em crianças hospitalizadas, como lesões hipóxico-isquêmicas, sepse e nefrotoxicidades.
> - É classificada em pré-renal, renal ou pós-renal, conforme a região anatômica comprometida.
> - Quando o tempo de reperfusão renal é muito prolongado, o rim pode evoluir com lesões estruturais e bioquímicas que resultam em comprometimento vascular e celular.
> - O critério pRIFLE para o diagnóstico precoce de LRA é representado por graus crescentes de gravidade de acordo com reduções específicas no RFG e débito urinário.
> - O critério de diagnóstico AKIN e outros critérios vêm sendo usados na pediatria com sucesso para mostrar o curso da LRA e sua associação com mortalidade e tempo de internação hospitalar.
> - Anamnese, exame físico, ureia e creatinina séricas, análise do exame de urina e identificação de fatores de risco são os passos para o diagnóstico. Alguns achados encontrados são diminuição do débito urinário, edema, hematúria macroscópica e/ou hipertensão.
> - Novos biomarcadores vêm sendo estudados na tentativa de se fazer um diagnóstico precoce (NGAL, IL-18, Kim-1, CysC, etc.).

- O tratamento tem como objetivo manter o balanço nitrogenado, hídrico, eletrolítico e acidobásico, por meio de terapia conservadora ou substitutiva. Sempre que possível, deve-se procurar terapia específica de acordo com a causa da LRA.
- A TRS pode ser realizada por meio da diálise peritoneal, da hemodiálise intermitente e das modalidades contínuas; indicação deve ser precoce.
- Antes de iniciar a diálise, deve-se ajustar o método escolhido às necessidades do paciente (disponibilidade de acesso venoso, condições hemodinâmicas, remoção de volume e/ou *clearance* de soluto). Suas principais indicações são sobrecarga hídrica, uremia, distúrbio eletrolítico e/ou acidose metabólica refratários ao tratamento clínico.
- A taxa de mortalidade de pacientes com LRA que necessitam de TRS continua alta. O prognóstico a longo prazo depende da gravidade da LRA e pode incluir hipertensão arterial, proteinúria e doença renal crônica.

■ REFERÊNCIAS

1. Bagshaw SM, George C, Bellomo R; ANZICS Database Management Committe. A comparison of the RIFLE and AKIN criteria for acute kidney injury in critically ill patients. Nephrol Dial Transplant. 2008;23(5):1569-74.
2. Akcan-Arikan A, Zappitelli M, Loftis LL, Washburn KK, Jefferson LS, Goldstein SL. Modified RIFLE criteria in critically ill children with acute kidney injury. Kidney Int. 2007;71(10):1028-35.

■ LEITURAS SUGERIDAS

Al-Ismaili Z, Palijan A, Zappitelli M. Biomarkers of acute kidney injury in children: discovery, evaluation, and clinical application. Pediatr Nephrol. 2011;26(1):29-40.

Kavaz A, Ozçakar ZB, Kendirli T, Oztürk BB, Ekim M, Yalçinkaya F. Acute Kidney injury in a paediatric intensive care unit: comparison of the pRIFLE and AKIN criteria. Acta Paediatr. 2012;101(3):e126-9.

Schwartz GJ, Haycock GB, Edelmann CM. A simple estimate of glomerular filtration in children derived from body length and plasma creatinine. Pediatrics. 1976;58(2):259-63.

Schwartz GJ, Work DF. Measurement and estimation of GFR in children and adolescents. Clin J Am Soc Nephrol. 2009;4(11):1832-43.

62

HIPOTIROIDISMO CONGÊNITO

- ADRIANA APARECIDA SIVIERO-MIACHON
- ANGELA MARIA SPINOLA E CASTRO

O hipotiroidismo congênito (HC) é uma das causas mais frequentes e preveníveis de deficiência mental. Sua incidência é de 1:4.000 recém-nascidos (HC primário). Os hormônios tiroidianos, tri-iodotironina (T_3) e tiroxina (T_4), são fundamentais para o crescimento normal durante a infância, assim como para o desenvolvimento cerebral durante a vida embrionária e nos 2 primeiros anos de vida. Os sinais e sintomas do HC resultam da alteração na termogênese e do consumo de oxigênio, no metabolismo proteico, lipídico e dos hidratos de carbono, decorrentes da falta dos hormônios tiroidianos nos diferentes tecidos do organismo.

■ QUADRO CLÍNICO E ETIOLOGIA

A gravidade do quadro clínico depende da magnitude da deficiência e da idade em que se inicia o tratamento, variando desde a ausência completa de sinais e sintomas até o quadro clínico clássico, chamado cretinismo (Quadro 62.1).

QUADRO 62.1 ■ Sinais e sintomas do hipotiroidismo congênito

- Icterícia prolongada no RN a termo
- Pele fria e seca
- Constipação intestinal
- Livedo reticular
- Hipotonia
- Choro rouco
- Obstrução nasal
- Fontanelas amplas
- Cabelos escassos
- Episódios de cianose
- Bradicardia e arritmias
- Abdome distendido
- Hérnia umbilical
- Sonolência
- Macroglossia
- Dificuldade para mamar
- Retardo cognitivo e motor
- Ritmo de crescimento diminuído
- Atraso na idade óssea
- Atraso na erupção dentária

É importante salientar que mais de 20% dos casos são assintomáticos ao nascimento, e os sintomas, quando presentes, podem ser pouco expressivos e são inespecíficos. Isso se deve ao fato de o T_4 materno atravessar a barreira placentária e em razão de a maioria das crianças afetadas apresentar algum tecido tiroidiano funcionante.

Crianças com HC nascem com estatura normal, já que os hormônios tiroidianos não interferem no desenvolvimento somático do feto. Quando o diagnóstico é tardio, o ritmo de crescimento fica comprometido.

ATENÇÃO!

Crianças com HC têm risco adicional de apresentar malformações, afetando principalmente o coração, mas também os rins, o trato urinário e os sistemas gastrintestinal e esquelético.

PRINCIPAIS CAUSAS DE HC

Causas permanentes

1 | **Hipotiroidismo primário:**
- **Disgenesia tiroidiana:** responsável por 85% dos casos. Compreende a agenesia, a ectopia (sendo a posição lingual a mais frequente) e a hipoplasia tiroidianas. Acreditava-se, até recentemente, que a disgenesia tiroidiana era uma entidade esporádica, porém alguns casos familiares foram relatados. Existe heterogeneidade genética, mas a herança é provavelmente autossômica dominante, com penetrância variável. A patogênese envolve: a) mutações em genes que codificam fatores de transcrição envolvidos no desenvolvimento tiroidiano (fator de transcrição tiroidiano 1 e 2, [TTF-1 e TTF-2], ou gene box-pareado 8 [PAX8]) e no crescimento (receptor da tirotrofina [TSH-R]), podendo associar-se a patologias pulmonares, cerebrais e do palato; b) modificações epigenéticas; c) mutações somáticas que ocorrem precocemente na embriogênese da

célula folicular tiroidiana; ou d) eventos esporádicos. Clinicamente, apresenta-se sem bócio.

- **Defeito na síntese hormonal tiroidiana (disormoniogênese):** corresponde a 15% dos casos. Bócio pode estar presente em indivíduos mais velhos, mas não necessariamente no neonato. Resulta de um defeito em uma das etapas envolvidas na biossíntese dos hormônios tiroidianos, de herança autossômica recessiva (familiar), sendo os possíveis defeitos: a) cotransportador de sódio/iodeto (NIS), responsável pelo transporte de iodeto pela membrana basolateral da célula folicular tiroidiana; b) pendrina, responsável pelo transporte do iodeto do interior da célula para o lúmen (que contém coloide), caracterizando a síndrome de Pendred (causa mais comum de surdez neurossensorial hereditária não progressiva); c) oxidase tiroidiana 2 (THOX2), responsável pela geração de H_2O_2, essencial para a atividade da tiroperoxidase (TPO); d) TPO, responsável pelo acoplamento e pela organificação do iodeto (defeito mais comum); e) síntese de tiroglobulina; e f) iodotirosina deiodinase.
- **Defeito no receptor do TSH (TSHR):** deve-se a mutações inativadoras no TSH-R, sendo o espectro fenotípico muito amplo, variando desde elevações assintomáticas de TSH até hipotiroidismo grave. Pacientes com pseudo-hipoparatiroidismo tipo 1a e resistência ao TSH podem ser ocasionalmente identificados por elevação do TSH na triagem neonatal.
- **Síndrome de Down:** os pacientes exibem uma elevação nas concentrações de TSH. Os mecanismos que levam a essas alterações são ainda pouco entendidos, mas não existe evidência de que a disgenesia tiroidiana seja mais frequente na síndrome de Down e há apenas alguns relatos sobre HC em razão de defeito de síntese. As principais evidências são de que exista uma alteração dopaminérgica no controle de TSH, fazendo suas concentrações estarem sempre mais elevadas, se comparadas à população normal.

2 | **Hipotiroidismo central:**
- Pode ser secundário (por alteração hipofisária) ou terciário (por alteração hipotalâmica). O quadro clínico é menos intenso e, geralmente, existem sinais e sintomas de deficiências de outros hormônios associadas. A forma isolada, causada por mutações do gene da subunidade β do TSH, é muito rara. O hipotiroidismo é um sintoma clínico importante, associado à baixa estatura e ao déficit de crescimento nos pacientes com mutação nos fatores de transcrição hipofisários, sejam eles: HESX1, LHX3, LHX4, PROP1 ou PIT1. Nesses casos, a complementação diagnóstica com ressonância magnética (RM) de crânio faz-se necessária. Nos quadros de hipopituitarismo, é comum a hipoglicemia neonatal por deficiência de hormônio do crescimento e hormônio adrenocorticotrófico (ACTH)/cortisol, além da associação com micropênis, no sexo masculino.

3 | **Hipotiroidismo periférico:**
- **Hipotebegenemia:** de herança ligada ao X (acomete o sexo masculino), deve-se a uma deficiência na globulina carreadora de tiroxina (TBG), principal proteína transportadora dos hormônios tiroidianos, que leva a uma diminuição na fração total do T_4, com frações livres normais, dispensando qualquer tipo de tratamento. O diagnóstico, em geral, é feito por meio da triagem neonatal, confirmada pela dosagem sérica de TBG.
- **Mutações no transportador monocarboxilado 8 (MCT8):** o MCT8 foi recentemente identificado como um transportador de membrana específico para o hormônio tiroidiano nos neurônios, com afinidade elevada pelo T_3. Mutações nesse transportador podem levar a uma síndrome ligada ao X, com retardo psicomotor

grave, associado a T_3 elevado, T_4 baixo, além de concentrações normais a moderadamente elevadas de TSH.

ATENÇÃO!

Em meninos com deficiência mental grave, é importante a dosagem do T_3 total para afastar a deficiência do MCT8. Ainda não há tratamento disponível, mas há possibilidade de aconselhamento genético.

- **Resistência aos hormônios tiroidianos:** caracteriza-se por TSH normal ou elevado, na presença de concentrações elevadas de T_4 e T_3 livres e resposta variável dos diferentes tecidos à ação do hormônio tiroidiano. Três fenótipos clínicos são habitualmente descritos: 1) resistência generalizada; 2) resistência hipofisária predominante, que pode se apresentar clinicamente como tirotoxicose; e 3) resistência periférica, em geral devido a mutações inativadoras do receptor de T_3 tipo β (TRβ1), embora 15% dos casos se devam a mutações em genes ainda não identificados. Essa forma apresenta-se clinicamente como hipotiroidismo.

Causas transitórias

- **Hipertirotropinemia transitória (elevação transitória do TSH):** tem como etiologia causas ambientais, iatrogênicas ou maternas. A deficiência grave endêmica de iodo ainda é uma causa importante de hipotiroidismo transitório em neonatos. A sobrecarga aguda de iodo, em particular pelo uso de antissépticos que contêm iodo (povidine), em neonatos, mulheres grávidas ou lactantes, principalmente nas áreas em que a ingesta de iodo não é adequada, pode resultar em hipotiroidismo transitório, com maior incidência em prematuros que já têm baixos estoques de iodo. Nas áreas suficientes em iodo, a causa mais frequente é o uso de medicação antitiroidiana pela mãe. A passagem transplacentária de anticorpos maternos que bloqueiam o TSH é muito rara, sendo responsável por apenas 2% dos casos de HC. Essas alterações, em geral, normalizam de forma espontânea, em alguns dias ou semanas, dispensando tratamento. Porém, considera-se terapia hormonal curta naquelas crianças que apresentam alterações mais prolongadas, habitualmente mais que 4 a 6 semanas.
- **Hipotiroxinemia transitória (diminuição transitória do T_4):** presente em recém-nascidos com baixo peso ao nascer, pequenos para a idade gestacional, prematuros ou anoxiados. Existem dúvidas a respeito de quanto o tratamento com levotiroxina sódica possa melhorar a evolução a curto e longo prazos; ainda não existem evidências a favor. Parece haver uma evolução positiva em pacientes prematuros extremos (< 27 semanas de gestação). Não existe suporte para o uso de levotiroxina sódica com a intenção de reduzir a mortalidade neonatal, melhorar a evolução neuropsicomotora ou a gravidade da síndrome de estresse respiratório. A hipotiroxinemia da prematuridade representa muito mais uma adaptação ao parto prematuro do que um hipotiroidismo central (T_4 baixo e TSH normal).
- **Causas genéticas:** mutações de THOX2 podem acarretar alterações transitórias na função tiroidiana.
- **Outras:** hemangiomas hepáticos de grandes dimensões (aumento da atividade da deiodinase tipo 3).

Pacientes portadores de HC transitório, acompanhados por três anos, evoluíram com hipotiroidismo permanente em 47% dos casos. Dessa forma, recomenda-se a reavaliação aos 3 anos, para definir a permanência ou não da doença.

DIAGNÓSTICO

TRIAGEM NEONATAL

As dificuldades para o diagnóstico precoce do HC, com base nos critérios clínicos, permitiram que se implantassem programas de triagem populacional. No Brasil, a triagem neonatal para HC e fenilcetonúria (Teste do Pezinho) é obrigatória por lei e foi introduzida pela Associação de Pais e Amigos dos Excepcionais (APAE) de São Paulo, em 1986. A coleta deve ser realizada ainda na maternidade, após 48 horas de vida e em papel de filtro, por punção do calcanhar. Nas crianças criticamente doentes ou pré-termos, a recomendação é de realizar a coleta aos 7 dias de vida; entretanto, é importante destacar que as coletas obtidas após 4 dias de vida poderão ser tardias para avaliação da hiperplasia suprarrenal congênita ou doença metabólica. Devido à imaturidade do eixo dos prematuros, alguns autores recomendam a repetição do teste de triagem com 2 a 4 semanas de vida. Quando houver necessidade de transfusão de sangue total, o teste deve ser coletado antes, independentemente da idade.

O ponto de corte considerado ideal para o TSH neonatal (TSHneo), em papel de filtro, é bastante controverso. Alguns programas adotam pontos de corte que variam de 10 a 20 mUI/L. Recentemente, a APAE-SP sugeriu o ponto de corte de 15 mUI/L (antes 20 mUI/L). No Estado de Santa Catarina, referência na triagem neonatal do HC, a partir de 2011, passou-se a adotar o ponto de corte de 6 mUI/L (antes 10 mUI/L), com base nos resultados de um estudo do Reino Unido. A triagem neonatal pode ser realizada pelos seguintes métodos:

- **Dosagem exclusiva de TSH:** utilizada nos países europeus e pelo sistema público no Brasil. Crianças com TSHneo elevado são convocadas para avaliação e confirmação, seguidas da dosagem de TSH e T_4 total e/ou livre no soro. Esse tipo de triagem neonatal não detecta os casos de hipotiroidismo central (raro) e hipotiroidismo primário com aumento tardio de TSH (nos casos de tiroide ectópica, baixo peso ao nascer e prematuros).
- **Dosagem de T_4 seguida da dosagem de TSH:** dosagem de T_4 em todas as amostras e de TSH nas amostras que apresentam T_4 inferior ao percentil 10 a 20 de todas as dosagens realizadas no dia, como é realizada nos Estados Unidos. Esse tipo de triagem permite a identificação tanto do hipotiroidismo central quanto da hipotebegenemia.
- **Dosagem de T_4 e TSH:** dosagem de ambos os parâmetros em todas as amostras. Devido ao alto custo, é realizada por poucos laboratórios e em população restrita, ainda não sendo viável para triagem em massa. Possibilita a identificação de quase todos os casos de HC.

Independentemente do método utilizado no diagnóstico precoce do HC, o mais importante é o acompanhamento clínico da criança, e que cada método seja analisado de forma criteriosa. A Figura 62.1 mostra a interpretação da triagem neonatal pela dosagem exclusiva de TSH, utilizada no sistema público do Brasil.

A dosagem do TSH de cordão umbilical (coleta antes das 48 horas de vida) só tem valor quando as concentrações de TSH são muito elevadas (> 50 mUI/L), porque, logo após o nascimento, existe uma elevação fisiológica do TSH devido à hipotermia, ao estresse decorrente do parto e à retroalimentação negativa estabelecida pela abrupta perda do suprimento hormonal materno.

A triagem neonatal normal não exclui o diagnóstico de HC. Estima-se que 5 a 10% dos casos de HC não são identificados, independentemente do método utilizado, por erros relacionados à coleta, à identificação e à manipulação da amostra, aos problemas técnicos e, também, porque há neonatos com T_4 e TSH normais ao nascimento e que apresentam uma elevação tardia de TSH.

> **ATENÇÃO!**
>
> Os testes de triagem neonatal para HC não são diagnósticos, e os resultados alterados devem ser confirmados por métodos quantitativos de rotina, por meio das dosagens séricas de TSH e T_4 total ou livre.

A maioria dos testes confirmatórios é realizada por volta da 1ª ou 2ª semana de vida, quando a faixa superior de normalidade para o TSH é de 10 mUI/L. Valores de TSH acima de 10 mUI/L e T_4 total ou livre baixo confirmam o diagnóstico do hipotiroidismo primário, e as crianças devem ser tratadas.

Crianças com TSH confirmatório entre 6 e 10 mUI/L e T_4 total ou livre normal devem ser seguidas cuidadosamente com novas dosagens em uma semana. Caso o TSH persista um pouco elevado por volta de 1 mês de

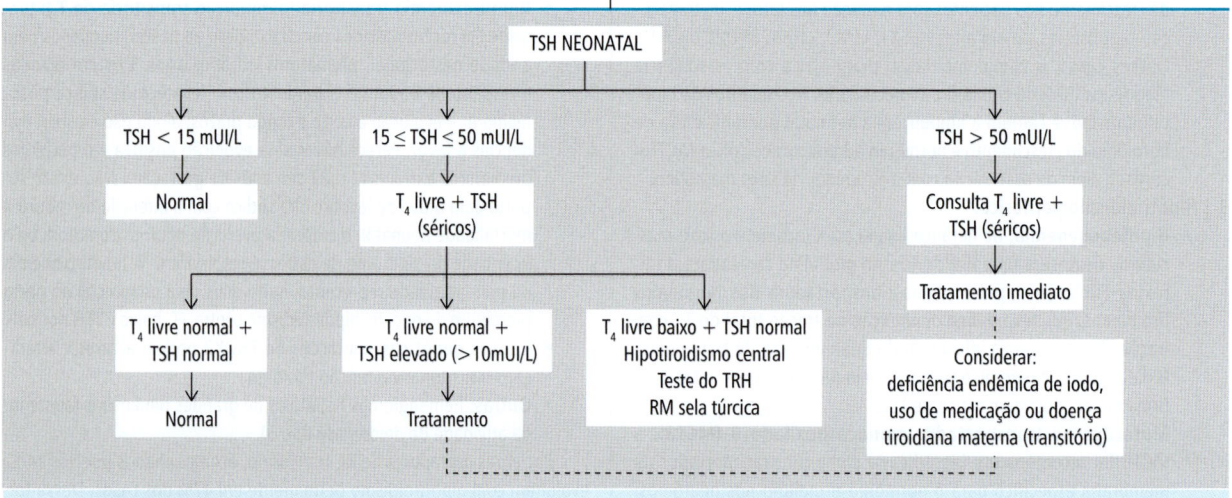

FIGURA 62.1 ■ Triagem neonatal para hipotiroidismo congênito – dosagem exclusiva de TSH.

TSH: tirotrofina; TRH: hormônio liberador de TSH; RM: ressonância magnética.

vida, mesmo com T_4 na faixa da normalidade, sugere-se o tratamento com reavaliação após os 3 anos.

Entretanto, nos casos em que foi comprovada a presença da tiroide tópica (por meio de ultrassonografia (US) de tiroide realizada por médico habilitado em realizar exame em crianças pequenas), em que o TSH sérico se mantém elevado (6-20 mUI/L), mas com T_4 livre sérico normal, em criança com mais de 20 dias de vida e assintomática (deve-se tratar, portanto, de um caso de hipotiroidismo transitório), o Consenso das principais Sociedades de Endocrinologia Pediátrica[1,2] orienta que esta criança possa ser acompanhada sem tratamento, repetindo-se o exame para decisão terapêutica em, no máximo, 15 dias; ou esta criança deverá receber levotiroxina sódica (LT_4) e poderá ser reavaliada para decisão da persistência do tratamento antes do preconizado, considerando-se o término do desenvolvimento cerebral (antes dos 3 anos de vida).

Crianças prematuras ou criticamente doentes (síndrome do eutiroidiano doente) poderão apresentar T_4 total ou livre baixo com TSH normal; entretanto, não se recomenda o tratamento, a não ser que se apresentem evidências de doença hipotalâmica ou hipofisária.

EXAMES DE IMAGEM E LABORATORIAIS

Radiografia do esqueleto

Ao nascimento, a radiografia anteroposterior do joelho, com ausência dos centros de ossificação epifisários do fêmur e da tíbia (disgenesia epifisária cretinoide) em recém-nascidos a termo, sugere hipotiroidismo de instalação pré-natal, o que é um risco para retardo de desenvolvimento neuropsicomotor, mesmo na era da triagem neonatal. Outras alterações esqueléticas passíveis de serem encontradas são o desenvolvimento pobre da base do crânio, o fechamento tardio das fontanelas com suturas alargadas e ossos intersuturais, a sela turca arredondada, a pneumatização tardia e incompleta dos seios paranasais e o osso nasal plano. Há atraso da idade óssea em relação à idade cronológica. As placas de crescimento são alargadas e irregulares, sugerindo raquitismo, podendo permanecer abertas por muito tempo. As vértebras podem mostrar deformidades.

Cintilografia de tiroide

Realizada com pertecnetato de sódio (^{99m}Tc) ou iodeto de sódio (^{123}I). Em neonatos, não deve atrasar o início da terapia com levotiroxina sódica, nos casos confirmados ou suspeitos. Geralmente, é realizada após os 2 ou 3 anos, quando a medicação pode ser suspensa por 4 a 6 semanas, sem prejuízo ao desenvolvimento neurológico. A ausência de captação na cintilografia sugere agenesia tiroidiana, passagem de anticorpos maternos antirreceptor de TSH ou defeito na captação de iodo.

Ultrassonografia de tiroide com Doppler colorido

Avalia a existência ou não de tecido tiroidiano, seu volume e sua topografia.

Anticorpos antitiroidianos

Podem eventualmente estar presentes em recém-nascidos.

Dosagem de tiroglobulina

Existe uma grande sobreposição de valores de tiroglobulina nas diferentes etiologias de HC e, portanto, ela é utilizada em situações especiais. A associação entre a tiroglobulina e a US pode distinguir entre a atireose e a ectopia glandular. Se nenhum tecido tiroidiano é visualizado em localização normal e as concentrações de T_4 e tiroglobulina são mensuráveis, provavelmente existe um tecido funcional ectópico.

Teste do perclorato

Útil no diagnóstico dos defeitos de síntese. Administra-se ^{131}I e, após 2 horas, perclorato de potássio ($KClO_4$) por VO. Quando há defeito de organificação de iodo, a concentração do radiotraçador diminui em mais de 10% em relação ao seu valor basal.

Testes genéticos

Apenas para efeitos de pesquisa ou reservado àqueles pacientes com história familiar positiva ou fenótipo clássico.

■ TRATAMENTO

Constitui uma emergência endocrinológica e se baseia na reposição hormonal. A terapia deve ser iniciada nos primeiros dias de vida, com dose elevada de LT_4, em tomada única, em jejum (administrar com água), mesmo na ausência de sintomas, a fim de se atingir rapidamente as concentrações de T_4 consideradas ideais para minimizar os danos cerebrais. As necessidades hormonais decrescem com a faixa etária, sendo em média de 100 $\mu g/m^2/dia$. Não se devem utilizar preparações líquidas, pois são instáveis, mas sim comprimidos (Tabela 62.1).

TABELA 62.1 ■ Posologia de levotiroxina sódica (LT_4) relativa à idade cronológica

IDADE	LT_4 (μG/KG/DIA)
0-3 meses	10-15
3-6 meses	7-10
6-12 meses	6-8
1-5 anos	4-6
6-12 anos	3-5
> 12 anos	2-4

As recomendações em relação ao tratamento e à monitoração das crianças estão resumidas no Quadro 62.2. Deve-se manter T_4 no limite superior da normalidade e TSH baixo, mas não suprimido, evitando o excesso de T_4, que pode promover sintomas clínicos de hipertiroidismo, avanço de idade óssea e fechamento prematuro da sutura craniana (craniossinostose). Em neonatos sem intercorrências, iniciar com dose total, e aqueles com quadro clínico grave (cardiomegalia, derrame pericárdico ou cardiopatia) devem ser internados no início do tratamento para monitoração, iniciando com metade da dose, ajustando-a semanalmente, devido ao risco de arritmias, insuficiência cardíaca, cor anêmica ou insuficiência suprarrenal aguda (aumento na síntese e, principalmente, da degradação do cortisol, com o início do tratamento). Após alguns dias do início da medicação, espera-se melhora da atividade física, mas os sinais clínicos mais evidentes só desaparecem após 3 ou 4 semanas. O objetivo do tratamento é manter o crescimento e o desenvolvimento neuropsicomotor dentro da normalidade.

As crianças com diagnóstico tardio necessitam de acompanhamento fisioterápico e por equipe multidisciplinar: endocrinologista pediátrico; psicólogo; fonoaudiólogo; neurologista; e assistente social. Com o advento dos programas de triagem neonatal, houve acentuada melhora no prognóstico dos lactentes afetados. Os pacientes tratados até 2 a 3 semanas de vida e a maioria das crianças tratadas até 6 semanas de vida apresentam desenvolvimento neurológico normal. Apesar disso, mesmo com tratamento correto e iniciado precocemente, disfunções cerebrais mínimas ainda podem ocorrer em alguns casos. Outra orientação importante é realizar a dosagem de hormônio tiroidiano precocemente na gestação,

QUADRO 62.2 ■ Monitoração e metas do tratamento no hipotiroidismo congênito	
DOSE DE ATAQUE DE LEVOTIROXINA SÓDICA (LT₄)	10-15 µG/KG/DIA
Monitoração com T₄ total ou livre e TSH	Após 2-4 semanas do início da LT4 A cada 1-2 meses nos primeiros 6 meses A cada 2-3 meses dos 6 aos 36 meses A cada 6-12 meses até que o crescimento se complete
Valores alvo dos hormônios tiroidianos	T₄: na faixa superior para a idade TSH < 5 mUI/L, idealmente entre 0,5-2 mUI/L

Fonte: Adaptado de Maciel e colaboradores.[3]

particularmente nas mulheres hipotiróideas, a fim de fazer os ajustes necessários e prevenir as alterações no desenvolvimento cerebral desses fetos.

Um avanço é a possibilidade de iniciar tratamento intrauterino, nos casos de hipotiroidismo fetal documentado por cordocentese e US (presença de bócio) e nos casos familiares, o que melhoraria muito o prognóstico neurológico dessas crianças.

REVISÃO

- O HC é uma emergência endocrinológica. Os pacientes tratados até 2 a 3 semanas de vida e a maioria das crianças tratadas até 6 semanas de vida apresentam desenvolvimento neurológico normal. Não se devem esperar sinais ou sintomas patognomônicos de HC. As crianças são, em geral, assintomáticas ou oligossintomáticas, por isso a importância da triagem neonatal. A triagem neonatal normal não exclui o diagnóstico de HC. Alguns casos não são identificados, independentemente do método utilizado, por erros relacionados à coleta, à identificação e à manipulação da amostra, aos problemas técnicos e porque há neonatos com T₄ e TSH normais ao nascimento e que apresentam uma elevação tardia do TSH.
- A realização de exames complementares não deve atrasar o início da terapia com levotiroxina sódica, em neonatos confirmados ou suspeitos.
- É preciso dar atenção ao avaliar condições que alteram transitoriamente os hormônios tiroidianos, como uso de medicação ou doença tiroidiana materna, anoxia, baixo peso ao nascer e prematuridade, ou pacientes com síndrome de Down, que apresentam elevação das concentrações do TSH por alteração dopaminérgica.
- É importante a dosagem do T₃ total nos meninos com deficiência mental grave, a fim de afastar a deficiência do MCT8. Ainda em relação ao sexo masculino, deve-se atentar para a hipotebegenemia, que é motivo de reconvocação na triagem neonatal (por T₄ baixo), mas cujas frações livres do hormônio e TSH são normais, dispensando tratamento.

■ REFERÊNCIAS

1. Léger J, Olivieri A, Donaldson M, Torresani T, Krude H, van Vliet G, et al. European Society for Paediatric Endocrinology consensus guidelines on screening, diagnosis, and management of congenital hypothyroidism. Horm Res Paediatr. 2014;81(2):80-103.
2. Jacob H, Peters C. Screening, diagnosis and management of congenital hypothyroidism: European Society for Paediatric Endocrinology Consensus Guideline. Arch Dis Child Educ Pract Ed. 2015;100(5):260-3.
3. Maciel LM, Kimura ET, Nogueira CR, Mazeto GM, Magalhães PK, Nascimento ML, et al. Hipotireoidismo congênito: recomendações do Departamento de Tireoide da Sociedade Brasileira de Endocrinologia e Metabologia. Arq Bras Endocrinol Metabol. 2013;57(3):184-92.

■ LEITURAS SUGERIDAS

American Academy of Pediatrics, Section on Endocrinology and Committee on Genetics; American Thyroid Association and Committee on Public Health; Lawson Wilkins Pediatric Endocrine Society. Update of newborn screening and therapy for congenital hypothyroidism. Pediatrics. 2006;117(6):2290-303.

LaFranchi SH. Approach to the diagnosis and treatment of neonatal hypothyroidism. J Clin Endocrinol Metab. 2011;96(10):2959-67.

Siviero-Miachon AA, Spinola-Castro AA. Hipotireoidismo congênito. In: Brunoni D, Alvarez Perez AB, organizadores. Guia de genética médica. São Paulo: Manole; 2012. p. 647-63.

63

HIPERPLASIA SUPRARRENAL CONGÊNITA

■ ADRIANA APARECIDA SIVIERO-MIACHON
■ ANGELA MARIA SPINOLA E CASTRO

A hiperplasia suprarrenal congênita (HSRC) corresponde a um conjunto de doenças de herança autossômica recessiva, em que existem déficit na biossíntese de cortisol e, consequentemente, hipersecreção de hormônio adrenocorticotrófico (ACTH), devido à perda do mecanismo de retroalimentação negativa exercido pelo cortisol sobre a secreção de ACTH, resultando em hiperplasia das glândulas suprarrenais.

A incidência da forma clássica da deficiência da 21α-hidroxilase (21α-OH) é de aproximadamente 1:10.000 a 20.000 nascimentos, variando de acordo com a etnia e as áreas geográficas, sendo um diagnóstico importante, pois, nas formas graves, com perda de sal (não tratadas), além da ambiguidade genital (em crianças do sexo feminino), existe risco de morte por desidratação.

A HSRC pode ser classificada em cinco tipos, de acordo com o erro enzimático envolvido: deficiência da 21α-OH; 11β-hidroxilase (11β-OH); P450scc (StAR, proteína reguladora da esteroidogênese aguda); 3β-hidroxiesteroide desidrogenase tipo II (3β-HSD-II); e 17α-hidroxilase (17α-OH) – 17,20 liase (Figura 63.1). É possível citar ainda a deficiência da P450 oxidorredutase (POR), que clinicamente exibe uma combinação da deficiência de 21α-OH e 17α-OH – 17,20 liase.

■ FISIOPATOLOGIA

Também descrita na Figura 63.1 e na Tabela 63.1, é detalhada a seguir.

DEFICIÊNCIA DA 21α-HIDROXILASE (P450C21)

É a causa mais frequente de ambiguidade genital em crianças do sexo feminino, bem como a forma mais comum de HSRC (93% dos casos).

Dependendo do tipo da mutação e do grau de deficiência da enzima, os pacientes podem ser divididos em três fenótipos clínicos: forma clássica perdedora de sal; forma clássica virilizante simples; e forma não clássica (tardia).

Forma clássica perdedora de sal

Aproximadamente 75% dos pacientes com a forma clássica da HSRC por deficiência da 21α-OH têm perda de sal. A síntese prejudicada de aldosterona leva a quadro de desidratação hiponatrêmica grave, hipercalemia, choque e hipotensão.

Forma clássica virilizante simples

Os 25% restantes têm o fenótipo virilizante simples, em que a síntese de cortisol é prejudicada, mas existe produção satisfatória de aldosterona.

> **ATENÇÃO!**
>
> As manifestações clínicas mais importantes incluem virilização e crise suprarrenal em situações de estresse.

Forma não clássica (tardia)

É a forma menos frequente, em que a produção de aldosterona é normal e as concentrações de cortisol são quase normais ou subnormais. As mutações do gene associadas à forma não clássica permitem que a enzima mantenha uma atividade entre 20 e 50%. Pacientes afetados podem ser assintomáticos ou apresentar sintomas associados a discreto excesso androgênico.

DEFICIÊNCIA DA 11β-HIDROXILASE (P450C11)

Segunda causa mais frequente de HSRC, sendo responsável por 5 a 8% dos casos. Uma incidência aumentada da deficiência de 11β-OH foi descrita em judeus do Marrocos e do Irã, assim como na Arábia Saudita.

DEFICIÊNCIA DA 3β-HIDROXIDESIDROGENASE TIPO II

Doença rara, responsável por 1% dos casos de HSRC, caracterizada por deficiência na produção dos esteroides suprarrenais e gonadais.

DEFICIÊNCIA DA 17α-HIDROXILASE — 17,20 LIASE (P450C17)

É uma doença rara. Essa enzima catalisa a conversão de mineralocorticosteroide para glicocorticosteroide (atividade 17α-OH) e a conversão de glicocorticosteroide para esteroides sexuais (atividade 17,20-liase), o que resulta na deficiência de cortisol e androgênios suprarrenais, assim como no aumento da síntese dos precursores mineralocorticosteroides (DOC e corticosterona), o que explica a apresentação hipertensiva da doença.

DEFICIÊNCIA DA P450SCC (STAR)

Corresponde a 0,5% dos casos e também é conhecida por hiperplasia suprarrenal lipoide congênita, sendo considerada a forma mais grave de HSRC. É caracterizada pela mutação da StAR, proteína que regula o fluxo do colesterol para a membrana mitocondrial interna, na qual se encontra a P450scc, a 1ª enzima da esteroidogênese, que é responsável pela conversão do colesterol em pregnenolona, afetando a síntese de quase todos os esteroides gonadais e suprarrenais.

DEFICIÊNCIA DA P450 OXIDORREDUTASE (POR)

É a forma mais complexa de HSRC. Caracteriza-se por uma combinação da deficiência de 21α-OH e 17α-OH – 17,20 liase. A POR é uma flavoproteína que transfere elétrons do fosfato de nicotinamida adenina dinucleotídeo (NADPH) para as enzimas do citocromo P-450, incluindo a P450c21, P450c17 e P450arom (aromatase).

■ QUADRO CLÍNICO

Também descrito na Figura 63.1 e na Tabela 63.1, é detalhado a seguir.

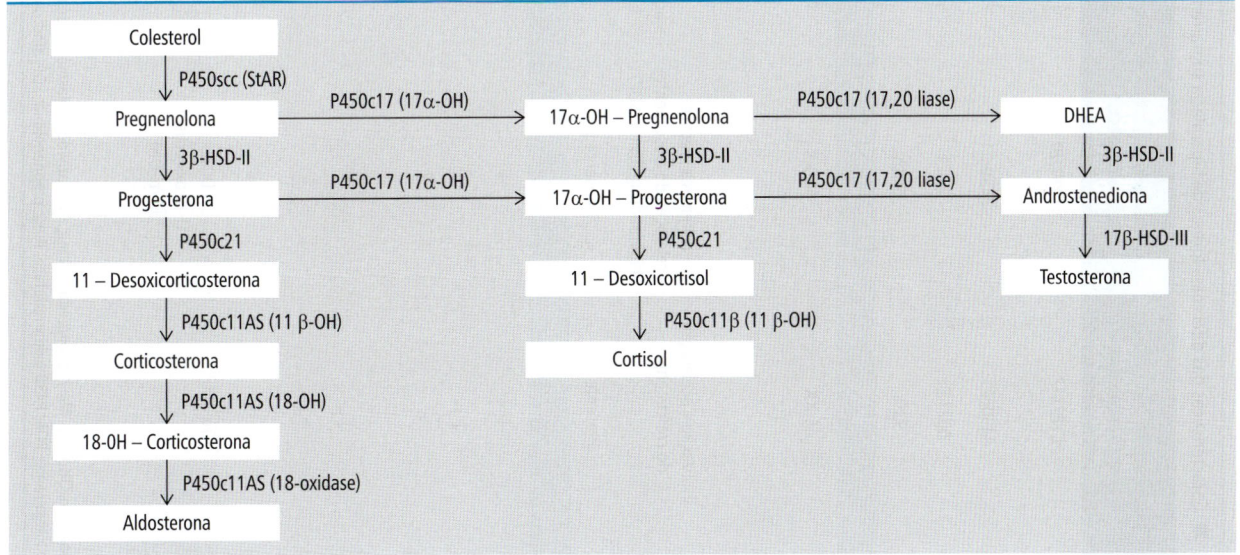

FIGURA 63.1 ■ Representação esquemática da esteroidogênese suprarrenal.

11β-OH: 11β-hidroxilase; 18-OH: 18-hidroxilase; 17α-OH: 17α-hidroxilase; 17α-OH-pregnenolona: 17α-hidroxipregnenolona; 17α-OH-progesterona: 17α-hidroxiprogesterona; 17β-HSD-III: 17β-hidroxidesidrogenase tipo III; 18-OH-corticosterona: 18-hidroxicorticosterona; 3β-HSD-II: 3β-hidroxidesidrogenase tipo II; DHEA: di-hidroepiandrosterona; StAR: proteína reguladora da esteroidogênese aguda.

TABELA 63.1 ■ Características das diferentes formas de hiperplasia suprarrenal congênita

FORMA	DEFICIÊNCIA DA 21α-HIDROXILASE	DEFICIÊNCIA DA 11β-HIDROXILASE	DEFICIÊNCIA DA 3β-HIDROXIDESIDROGENASE TIPO II	DEFICIÊNCIA DA 17α-HIDROXILASE – 17,20-LIASE	HIPERPLASIA LIPOIDE	DEFICIÊNCIA DA P450 OXIDORREDUTASE
Gene	*CYP21A2*	*CYP11B1*	*HSD3B2*	*CYP17*	*StAR* *CYP11A*	*POR*
Enzima	P450c21	P450c11	3β-HSD-II	P450c17	P450scc	P450 oxidorredutase
Lócus	6p21.3	8q21	1p13.1	10q24.3	8p11.2	7q11.2
Incidência	93%	5-8%	Rara	Rara	Muito rara	Muito rara
Apresentação clínica						
Nascimento Ambiguidade genital	46,XX	46,XX	46,XY 46,XX moderada	46,XY	46,XY	46,XX 46,XY pouco masculinizado Mãe virilizada durante a gestação
Infância e adolescência	Virilização e aceleração do crescimento	Adrenarca precoce, aceleração do crescimento, hiperandrogenismo (SOP)	Adrenarca precoce, aceleração do crescimento, hiperandrogenismo (SOP)	46,XX sem puberdade 46,XY fenótipo feminino	46,XX sem puberdade Alta mortalidade	Malformações esqueléticas
Perda de sal	Presente	Ausente	Presente	Ausente	Presente	Ausente
Achados laboratoriais						
Cortisol	↓=	↓	↓	↓	↓	↓=
Aldosterona	↓=	↓	↓	↓	↓	↓=
Androgênios	↑	↑	↓ em 46,XY ↑ em 46,XX	↓	↓	↓=
Na	↓=	↑	↓	↑	↓	↑=
K	↑=	↓	↑	↓	↑	↓=
APR	↑=	↓	↑	↓	↑	↓=
Metabólitos alterados	↑17α-OHP	↑DOC ↑11-deoxicortisol ↑17α-OHP	↑DHEA ↑17α-OH-Preg ↓Δ4A ↑LH e FSH	↑Preg ↑Progesterona ↑DOC ↑Corticosterona ↑LH e FSH	Esteroides ausentes ↑LH e FSH	↑=DOC

Δ₄A: androstenediona; 17α-OH-Preg: 17α-hidroxipregnenolona; APR: atividade plasmática de renina; 17α-OHP: 17α-hidroxiprogesterona; DHEA: di-hidroepiandrosterona; DOC: deoxicorticosterona; FSH: hormônio foliculoestimulante; LH: hormônio luteinizante; POR: P450 oxidorredutase; Preg: pregnenolona; SOP: síndrome dos ovários policísticos; ↓Diminuído(a); ↑Aumentado (a); = Normal.

DEFICIÊNCIA DA 21α-HIDROXILASE (P450C21)

A apresentação clínica varia de acordo com a atividade da 21α-OH. Homens afetados pela forma clássica virilizante simples da deficiência da 21α-OH podem não ser diagnosticados ao nascimento, pois não apresentam ambiguidade genital, exceto hiperpigmentação escrotal e aumento do falo. Esses pacientes apresentam aos 2 anos de vida (ou mais tardiamente) desenvolvimento de pilificação pubiana, axilar ou facial, odor axilar, aumento peniano, aceleração do crescimento e avanço de idade óssea, caracterizando um quadro de puberdade precoce periférica. Pacientes não diagnosticados e não tratados apresentam fusão epifisária precoce, comprometimento da estatura final, testículos diminuídos e infertilidade. Os portadores da forma perdedora de sal, igualmente, podem não ser diagnosticados ao nascer, mas, em geral, apresentam crise de perda de sal 2 a 3 semanas mais tarde.

Mulheres afetadas pela forma clássica (perdedora de sal ou virilizante simples) da deficiência da 21α-OH apresentam virilização da genitália ao nascer, em graus variáveis. Pacientes não diagnosticadas ou inadequadamente tratadas podem desenvolver um quadro de hiperandrogenismo, caracterizado por aumento de clitóris e acne, clinicamente semelhante ao da síndrome dos ovários policísticos (SOP), incluindo cistos ovarianos, anovulação, amenorreia ou ciclos menstruais irregulares, infertilidade e resistência à insulina.

A forma não clássica não apresenta sintomas ao nascer. A apresentação clínica na infância inclui pilificação pubiana precoce (adrenarca precoce), aceleração do crescimento e avanço da maturação óssea, além de hirsutismo, ciclos menstruais irregulares, acne e infertilidade, quadro clínico muito semelhante ao da SOP.

DEFICIÊNCIA DA 11β-HIDROXILASE (P450C11)

As meninas afetadas apresentam virilização da genitália externa em graus variados. Homens afetados exibem hiperpigmentação escrotal e, em geral, são diagnosticados na infância por virilização. Ambos os sexos apresentam genitália interna normal e experimentam virilização pós-natal, caracterizada por aceleração do crescimento, avanço da maturação óssea e adrenarca precoce. Hipertensão arterial em graus variados está presente em 75% dos pacientes e é um sinal clínico que diferencia este tipo de HSRC da deficiência de 21α-OH. A forma não clássica da deficiência de 11β-OH é rara e pode se apresentar clinicamente com irregularidade menstrual e hirsutismo em adolescentes e mulheres adultas.

DEFICIÊNCIA DA 3β-HIDROXIDESIDROGENASE TIPO II

Apresenta insuficiência suprarrenal (IS) e pode cursar com perda de sal na infância. Homens afetados são inadequadamente masculinizados, podendo exibir graus variados de ambiguidade genital por diminuição da produção de testosterona testicular. Por sua vez, as mulheres afetadas podem exibir virilização parcial do genital, adrenarca precoce, hirsutismo, SOP e infertilidade.

DEFICIÊNCIA DA 17α-HIDROXILASE – 17,20 LIASE (P450C17)

Clinicamente, ocorrem ausência de desenvolvimento de caracteres sexuais secundários e amenorreia primária no sexo feminino. No sexo masculino, há ambiguidade genital. É comum a infertilidade em ambos os sexos, com concentrações aumentadas de gonadotrofinas.

DEFICIÊNCIA DA P450SCC (STAR)

Quadro clínico grave, com perda de sal, acidose metabólica, hipercalemia, hipotensão e morte nas primeiras semanas de vida, associado a genital externo feminino ou ambíguo. As suprarrenais são bastante aumentadas e repletas de depósitos de lipídeos. Os pacientes do sexo masculino apresentam testículos ectópicos, e existe produção deficiente de testosterona pelo acúmulo lipídico, de forma que não entram na puberdade e apresentam infertilidade. Por sua vez, as mulheres afetadas podem entrar na puberdade, pois, como os ovários são relativamente inativos na vida fetal e na infância, apesar do acúmulo lipídico, conseguem manter determinada produção de estradiol para iniciar a puberdade e, em alguns casos, até menarca; porém, acabam evoluindo com menopausa precoce e anovulação.

DEFICIÊNCIA DA P450 OXIDORREDUTASE (POR)

Os meninos afetados são subvirilizados, e as meninas apresentam genitália ambígua, indicando excesso de androgênios intraútero, porém não existe progressão pós-natal do grau de virilização, o que a difere da deficiência da 21α-OH. A explicação do excesso de androgênios na vida fetal se deve a uma via alternativa da síntese de androgênios, além de um defeito na atividade da aromatase placentária. As mães desses pacientes, durante a gestação, podem apresentar virilização (acne ou hirsutismo), que se resolve rapidamente após o parto.

A maioria dos pacientes apresenta anormalidades esqueléticas, características da síndrome de Antley-Bixler, associadas à ambiguidade genital. O mecanismo pelo qual ocorrem essas malformações esqueléticas ainda não está elucidado, mas, possivelmente, está ligado aos distúrbios da síntese do colesterol. As malformações esqueléticas incluem: malformações craniofaciais; hipoplasia da face; nariz piriforme; estenose ou atresia de coanas; estenose do canal auditivo externo; orelhas displásicas; cranioestenose em vários graus; clinodactilia; sinostose radioumeral ou radioulnar; aracnodactilia; contraturas articulares; e arqueamento femoral.

■ DIAGNÓSTICO

DEFICIÊNCIA DA 21α-HIDROXILASE (P450C21)

A forma clássica está caracterizada por concentrações elevadas de 17α-hidroxiprogesterona (17α-OHP) habitualmente > 10.000 ng/dL. Pacientes com a forma não clássica podem apresentar concentrações basais de 17α-OHP normais, entretanto 17α-OHP basal > 100 ng/dL em crianças e adolescentes com sintomas de hiperandrogenismo indica a realização do teste de estímulo com ACTH, para excluir uma forma não clássica.

O teste do ACTH é o padrão-ouro para o diagnóstico de HSRC por deficiência de 21α-OH, mas também permite distinguir a deficiência da 21α-OH de outros defeitos enzimáticos. O teste consiste na administração de ACTH 0,250 mg EV, dosando 17α-OHP nos tempos basal e 60 minutos. 17α-OHP > 100.000 ng/dL após estímulo é indicativa de HSRC perdedora de sal. Pacientes com a forma virilizante simples normalmente têm concentrações de 17α-OHP menos elevadas (10.000 a 30.000 ng/dL). Concentrações de 17α-OHP > 1.000 ng/dL (1.000 a 10.000 ng/dL) podem sugerir HSRC forma não clássica.

Os heterozigotos para deficiência de 21α-OH (portadores) normalmente apresentam uma resposta exagerada de 17α-OHP ao teste de estímulo com ACTH (> 1.000 ng/dL). Entretanto, existe uma sobreposição de valores entre os heterozigotos, e a população-controle (normal): uma resposta normal ao teste não exclui a heterozigose para 21α-OH, e as concentrações de 17α-OHP > 1.000 ng/dL nem sempre indicam HSRC forma não clássica.

> **ATENÇÃO!**
>
> O estudo molecular é importante para distinguir a HSRC clássica da não clássica.

Diagnóstico genético e aconselhamento

A análise molecular pode determinar a forma da HSRC, já que existe uma boa correlação entre genótipo e fenótipo. Diversas mutações no gene CYP21 foram descritas, e podem ser agrupadas em três categorias: deleções ou mutações *nonsense*, que determinam a perda total da atividade enzimática, normalmente associadas às formas com perda de sal; mutações que preservam 1 a 2% da atividade enzimática e permitem síntese adequada de aldosterona, resultando na HSRC virilizante simples; ou mutações que preservam a atividade enzimática em 20 a 60%, sendo as mais frequentes aquelas associadas à forma não clássica da HSRC.

Heterozigose composta para duas diferentes mutações de CYP21, em geral, resulta em um fenótipo compatível com a presença de defeito mais leve. As mutações *splicing* apresentam uma variabilidade genótipo-fenótipo, desde a forma perdedora de sal até a virilizante simples. Mais da metade das formas não clássicas em mulheres consiste em heterozigose composta, carreando uma mutação grave do gene *CYP21*, que, se combinada com outra mutação grave carreada pelo pai, pode gerar um feto afetado pela forma clássica.

DIAGNÓSTICO PRÉ-NATAL DA DEFICIÊNCIA DA 21α-HIDROXILASE (P450C21)

Por ser de herança autossômica recessiva, a probabilidade de a família ter um novo filho com HSRC é de 25%. O objetivo principal do diagnóstico pré-natal é evitar a virilização da genitália externa feminina e tem sido realizada por meio da dosagem da 17α-OHP no líquido amniótico e da tipificação do HLA nas células amnióticas, durante a 16ª a 20ª semana de gestação, além da biópsia do vilo corial (9ª semana de gestação), em que se podem realizar o cariótipo e a análise do DNA. O tratamento consiste no uso de dexametasona pela mãe, na dose de 20 μg/kg/dia (1 a 1,5 mg/dia), dividida em 2 a 3 tomadas, iniciada antes da 6ª a 7ª semana de gestação, impedindo que haja elevação dos andrógenos suprarrenais e a virilização da genitália externa das pacientes 46,XX.

Triagem neonatal para deficiência da 21 α-hidroxilase

A HSRC é uma doença elegível para inclusão no Programa Nacional de Triagem Neonatal (PNTN) pelos seguintes motivos:

- é uma doença de alta prevalência e elevada morbimortalidade, cujo diagnóstico e tratamento precoces são disponíveis e melhoram a evolução;
- a introdução precoce da terapia de reposição hormonal é capaz não só de prevenir a morte do recém-nascido (RN) e as complicações pós-natais, como diminuir o impacto psicológico e financeiro para os indivíduos afetados e para o sistema de saúde. Tem especial importância nos neonatos do sexo masculino, uma vez que eles não seriam diagnosticados precocemente, já que não exibem a ambiguidade genital, que permite o diagnóstico no sexo feminino.

A triagem neonatal para HSRC teve início em 1997 e, atualmente, é realizada em diversos países, inclusive no Brasil, sendo recomendada a coleta da 17α-OHP após 48 a 72 horas de vida. A partir de 2013, a pesquisa de HSRC (e deficiência de biotinidase) foi introduzida no PNTN, sendo obrigatória por lei, estando acoplada à triagem neonatal de hipotireoidismo congênito, fenilcetonúria, fibrose cística, doença falciforme e outras hemoglobinopatias.

Apesar da eficácia da triagem neonatal da HSRC, um de seus grandes problemas é a elevada frequência de resultados falso-positivos ou falso-negativos. Os principais fatores associados a resultados falso-negativos são a coleta precoce da amostra de sangue, antes das 48 horas de vida, e o uso de corticosteroide pela mãe no periparto. Os resultados falso-positivos ocorrem, de maneira geral, em aproximadamente 1% dos testes e são atribuídos, principalmente, ao estresse neonatal por doença coexistente, à prematuridade e ao baixo peso ao nascimento; as duas últimas condições contribuem para cerca de 70% desses resultados.

O ponto de corte para 17α-OHP na triagem neonatal pode variar de centro para centro, dependendo da técnica utilizada (recomenda-se o ensaio imunofluorimétrico quantitativo), da etnia, do peso ao nascimento, tempo da coleta e das intercorrências perinatais. Entretanto, recomenda-se que o ponto de corte seja estabelecido, independentemente da técnica utilizada, próximo ao percentil 99 de uma curva normal de neonatos em sangue de papel de filtro. Os valores de 17α-OHP são invariavelmente mais elevados em RN com baixo peso (< 2.000 g) e prematuros (< 34 semanas de idade gestacional). Isso decorre da inabilidade do fígado imaturo em metabolizar de forma adequada a 17α-OHP e/ou ao estresse causado por intercorrências agudas comuns nessas situações.

Para os casos identificados como suspeitos pela triagem neonatal, realizam-se os exames hormonais confirmatórios no soro. Os RN afetados pela forma clássica apresentam valores muito elevados de 17α-OHP. Entretanto, 7 a 17% dos casos com resultados falso-positivos no 1º teste não apresentam normalização de 17α-OHP, apesar de assintomáticos, e necessitarão de seguimento clínico e laboratorial até que haja definição diagnóstica ou normalização da 17α-OHP. Para esses casos, a pesquisa de mutações no gene CYP21A2 tem sido proposta como teste confirmatório em análise de amostras de DNA de sangue periférico, já que 90 a 95% dos RN afetados são heterozigotos compostos ou homozigotos para um número limitado de mutações, o que diminuiria os custos do acompanhamento a longo prazo (em criança sem definição diagnóstica) e a ansiedade das famílias.

DEFICIÊNCIA DA 11β-HIDROXILASE (P450C11)

As anormalidades bioquímicas incluem excesso de produção de precursores, 11-deoxicorticosterona na zona fasciculada (DOC, com efeito mineralocorticosteroide) e 11-deoxicortisol na zona glomerulosa (composto S), assim como aumento na síntese de andrógenos na zona reticulada. A renina está suprimida, a produção de aldosterona está baixa (pelo efeito mineralocorticosteroide da DOC) e a produção de cortisol deficiente. As concentrações de 17α-OHP podem estar moderadamente elevadas, o que pode confundir com a deficiência de 21α-OH, nos casos em que DOC e composto S não são avaliados.

DEFICIÊNCIA DA 3β-HIDROXIDESIDROGENASE TIPO II

As concentrações basais de esteroides Δ_5, como a pregnenolona, a 17α-hidroxipregnenolona (17α-OH-pregnenolona) e a DHEA estão elevadas em indivíduos afetados, e a razão $\Delta_5:\Delta_4$ também. As concentrações de 17α-OH-pregnenolona pós-estímulo com ACTH parecem ser mais adequadas para o diagnóstico dessa forma de HSRC, se comparadas às concentrações basais de DHEA ou à razão DHEA:Δ_4A (androstenediona).

DEFICIÊNCIA DA 17α-HIDROXILASE — 17,20 LIASE (P450C17)

Todos os esteroides que necessitam da atividade enzimática da P450c17 estão diminuídos ou ausentes (17α-OH-pregnenolona, 17α-OHP, 11-deoxicortisol, cortisol, DHEA, androstenediona e testosterona). As concentrações de progesterona, basais e pós-estímulo, estão significativamente elevadas, o que, em conjunto com baixas concentrações de 17α-OHP e 11-deoxicortisol e a ausência de virilização da genitália externa, diferencia a deficiência da 21α-OH ou 11β-OH da deficiência da P450c17. As concentrações de DOC estão elevadas (> 100 ng/dL), e a renina pode estar diminuída ou normal, na presença de hipertensão. As gonadotrofinas (LH e FSH) estão elevadas, devido à diminuição dos esteroides sexuais (androgênios e estrogênios). As baixas concentrações de cortisol e androgênios suprarrenais (DHEA e Δ_4A) não se elevam após estímulo com ACTH.

DEFICIÊNCIA DA P450SCC (STAR)

Resulta em deficiência de aldosterona, cortisol e esteroides sexuais. Laboratorialmente, todos os esteroides têm concentrações inferiores ao normal, com aumento da APR e das concentrações de ACTH.

DEFICIÊNCIA DA P450 OXIDORREDUTASE (POR)

Como afeta inúmeras enzimas, pode levar a um perfil variável de secreção dos esteroides nos pacientes acometidos. Pode existir elevação de 17α-OHP (embora não tão elevada quanto na deficiência de 21α-OH), seja basal ou após estímulo com ACTH, elevação de progesterona, pregnenolona e 17α-OH-pregnenolona, cortisol basal normal (mas sem resposta após teste do ACTH), androgênios suprarrenais (DHEA e Δ_4A), concentração de testosterona normal ou baixa e aumento do DOC (nos pacientes que cursam com hipertensão).

■ TRATAMENTO

A meta do tratamento clínico e cirúrgico da HSRC é obter boa qualidade de vida, crescimento normal, maturação sexual durante a infância e adolescência, função sexual normal e, se possível, fertilidade na vida adulta. Os princípios do tratamento envolvem reposição apropriada dos hormônios suprarrenais e dos esteroides gonadais, se produzidos inadequadamente. Também requer correta definição sexual dos neonatos com ambiguidade genital e terapia psicológica para os casos com diagnóstico tardio ou tratamento inadequado.

O tratamento cirúrgico tem como objetivo promover um reparo estético e funcional de acordo com o sexo estabelecido. Deve ser precoce (antes dos 18 meses de vida) para permitir a identificação sexual e a adequação psicológica da criança. Na puberdade, realiza-se a correção definitiva após rigoroso estudo anatômico com os métodos de diagnóstico por imagem.

Em todas as formas de HSRC, a terapia com glicocorticosteroide é essencial para a reposição de cortisol e para suprimir a produção excessiva de ACTH, prevenindo também hipoglicemia e sintomas do excesso de androgênios. Nos casos dos perdedores de sal, a reposição com mineralocorticosteroide e sódio é necessária para normalizar e manter o balanço hidreletrolítico. Nas deficiências da 3β-HSD-II, StAR, 17α-OH – 17,20 liase, deve-se também fazer a reposição dos esteroides sexuais na ocasião da puberdade, de acordo com o sexo de criação.

TRATAMENTO CLÁSSICO

Todos os RN suspeitos para HSRC, com base na presença de ambiguidade genital, diagnóstico pré-natal, triagem neonatal ou concentrações de 17α-OHP, devem ser tratados com doses farmacológicas de glicocorticosteroides até a confirmação do diagnóstico, independentemente da presença de perda de sal. Em RN, os sintomas de insuficiência suprarrenal não são evidentes, as concentrações de sódio não atingem 125 mEq/L e, geralmente, as crises de perda de sal ocorrem por volta da 2ª ou 3ª semana de vida. Portanto, dosagem de sódio normal ao nascer não afasta o diagnóstico da doença.

Em crianças, a terapia de reposição do cortisol é realizada com solução de hidrocortisona na dose de 8 a 12 mg/m^2/dia, dividida em 2 a 3 tomadas. Essas doses excedem as concentrações fisiológicas de secreção do cortisol (6 a 7 mg/m^2/dia em crianças e adolescentes e 7 a 9 mg/m^2/dia em neonatos) com o intuito de suprimir adequadamente a produção dos androgênios suprarrenais e minimizar a possibilidade do desenvolvimento de uma insuficiência suprarrenal. No período neonatal e no 1º ano de vida, doses mais elevadas de glicocorticosteroide podem ser necessárias (até 25 mg/m^2/dia). Como alternativa à hidrocortisona, especialmente nos adolescentes, após cessar o crescimento, e em adultos, pode-se utilizar a prednisolona na dose de 3 a 6 mg/m^2/dia, dividida em duas tomadas; prednisona na dose de 5 a 7,5 mg/dia, dividida em duas tomadas; ou dexametasona na dose de 0,25 a 0,5 mg/dia, dividida em 1 ou 2 tomadas.

Nas crianças com perda de sal, utiliza-se o mineralocorticosteroide sintético, 9α-fludrocortisona, na dose de 0,05 a 0,2 mg/dia, por meio de cápsulas. Nessas crianças, deve ser feita também a suplementação do sódio na dose de 1 a 2 g de cloreto de sódio, diariamente, durante o período neonatal. Em situação de estresse, é necessário duplicar (ou triplicar) a dose de manutenção do corticosteroide e do mineralocorticosteroide.

Os parâmetros clínicos e bioquímicos para a avaliação do tratamento são: remissão dos sinais de virilização; ritmo de crescimento linear; idade óssea adequada; ausência de sinais de hipercortisolismo; concentrações plasmáticas normais de Δ_4A (principalmente), testosterona e 17α-OHP (esta última deve ser mantida entre 100 e 1.000 ng/dL). Essas concentrações, assim como as de aldosterona e a APR, podem não normalizar com o uso isolado de glicocorticosteroide. A utilização de mineralocorticosteroide, nessas condições, mesmo sem perda de sal comprovada, tem sido benéfica, porque diminui as doses necessárias de glicocorticosteroide, melhorando o crescimento linear. A 9α-fludrocortisona tem sido usada na dose de 0,1 mg/dia nas formas não perdedoras de sal.

O tratamento tradicional da HSRC pode implicar hipercortisolismo e/ou hiperandrogenismo, por isso, em alguns casos, preconiza-se o uso de medicamentos antiandrogênicos (acetato de ciproterona ou flutamida) e inibidor da aromatase, responsável pela conversão de androgênio a estrogênio (testolactona, anastrazol ou letrozol). Essa associação permite a redução das doses de glicocorticosteroide. Nos casos que evoluem com puberdade precoce central, deve-se considerar a associação do análogo de gonadotrofinas (GnRHa).

REVISÃO

- A forma mais frequente de HSRC é a deficiência de 21α-OH, cujo marcador laboratorial é a elevação da 17α-OHP.
- Todas as formas de HSRC cursam com perda de sal, com exceção das deficiências de 11β-OH (que pode cursar com hipertensão arterial), de 17α-OH – 17,20-liase e da POR.
- Clinicamente, pensa-se na deficiência de 21α-OH em RN sem gônadas palpáveis (46,XX) e com genitália ambígua. No sexo masculino (46,XY), não há sinais clínicos ao nascer ou estes são pouco expressivos.
- A perda de sal, em geral, ocorre por volta da 3ª semana de vida. Dessa forma, eletrólitos normais ao nascimento não afastam deficiência de 21α-OH forma perdedora de sal.
- A forma não clássica (tardia) da deficiência de 21α-OH não apresenta sintomas ao nascer, aparece como adrenarca precoce na infância, além de aceleração do crescimento e avanço da maturação óssea, hirsutismo, ciclos menstruais irregulares, acne e infertilidade, quadro clínico muito semelhante ao da SOP.
- O tratamento da HSRC deve ser realizado com glicocorticosteroide e mineralocorticosteroide. Nas deficiências da 3β-HSD-II, StAR, 17α-OH – 17,20 liase, deve-se também fazer a reposição dos esteroides sexuais na ocasião da puberdade.

- Os parâmetros clínicos e bioquímicos de acompanhamento do tratamento da deficiência de 21α-OH são remissão dos sinais de virilização, ritmo de crescimento linear, idade óssea adequada, ausência de sinais de hipercortisolismo e, principalmente, concentrações plasmáticas normais de $\Delta_4 A$.
- Atualmente, existe a possibilidade de diagnóstico e tratamento pré-natal na deficiência da 21α-OH. A pesquisa de HSRC na triagem neonatal também permite o diagnóstico precoce em neonatos, em especial os do sexo masculino, já que não exibem a ambiguidade genital, que permite o diagnóstico no sexo feminino.

LEITURAS SUGERIDAS

Bachega TA, Billerbeck AE, Parente EB, Lemos-Marini SH, Baptista MT, Mello MP, et al. Estudo multicêntrico de pacientes brasileiros com deficiência da 21-hidroxilase: correlação do genótipo com o fenótipo. Arq Bras Endocrinol Metabol. 2004;48(5):697-704.

de Carvalho DF, Miranda MC, Gomes LG, Madureira G, Marcondes JA, Billerbeck AE, et al. Molecular CYP21A2 diagnosis in 480 Brazilian patients with congenital adrenal hyperplasia before newborn screening introduction. Eur J Endocrinol. 2016;175(2):107-16.

Silveira EL, dos Santos EP, Bachega TA, van der Linden Nader I, Gross JL, Elnecave RH. The actual incidence of congenital adrenal hyperplasia in Brazil may not be as high as inferred – an estimate based on a public neonatal screening program in the state of Goias. J Pediatr Endocrinol Metab. 2008;21(5): 455-60.

Siviero-Miachon AA, Spinola-Castro AA. Hiperplasia suprarrenal congênita. In: Brunoni D, Alvarez Perez AB. Guia de genética médica. São Paulo: Manole; 2012. p. 543-59.

Speiser PW, Azziz R, Baskin LS, Ghizzoni L, Hensle TW, Merke DP, et al. Congenital adrenal hyperplasia due to steroid 21-hydroxylase deficiency: an Endocrine Society clinical practice guideline. J Clin Endocrinol Metab. 2010;95(9):4133-60.

64

PUBERDADE PRECOCE

- ADRIANA APARECIDA SIVIERO-MIACHON
- ANGELA MARIA SPINOLA E CASTRO

A puberdade é o período de transição entre a infância e a vida adulta, em que ocorrem modificações físicas consideráveis, desenvolvimento dos caracteres sexuais secundários e aquisição da capacidade reprodutiva.

Puberdade precoce é classicamente definida como o aparecimento de caracteres sexuais secundários antes dos 8 anos nas meninas (com menarca antes dos 10 anos) e antes dos 9 anos nos meninos. Existem, no entanto, controvérsias em relação aos limites de idade para definir a normalidade no sexo feminino. O acompanhamento da idade da menarca, principalmente nos países desenvolvidos, mostrou um padrão conhecido como antecipação secular da menarca, quando as adolescentes atuais foram comparadas às de 1900, com uma estabilização a partir dos anos de 1970. O desenvolvimento puberal tem diversos determinantes (genéticos, nutricionais, metabólicos), muitos dos quais ainda não esclarecidos; contudo, essa variação é atribuída às melhores condições de vida, sob o aspecto nutricional, especialmente devido ao crescimento socioeconômico.

Apesar da estabilização na idade da menarca, observa-se, a partir das últimas duas décadas, uma significativa antecipação no desenvolvimento das mamas, de forma isolada, sem as demais características puberais. Estudos recentes acreditam que essa alteração se deve ao aumento da biodisponibilidade de esteroides sexuais, que pode ocorrer, por exemplo, em crianças obesas. Mudanças contínuas em influências ambientais e interação com genes também são sugeridos como determinantes desse processo.

Em geral, a modulação genética de início da puberdade decorre do efeito aditivo de genes múltiplos, mas nenhum gene foi identificado como único determinante da puberdade. Diversos genes têm sido implicados como causas monogênicas de puberdade precoce central idiopática, especialmente nos casos familiares, como a kisspeptina (KISS1), seu receptor (KISSR ou GPR54) e o MKRN3 (do inglês *makorin ring finger protein*), todos envolvidos na secreção do hormônio liberador das gonadotrofinas (GnRH).

A puberdade e a reprodução parecem ser influenciadas por condições nutricionais, não apenas no momento em que ocorrem, mas também durante a vida fetal e perinatal. Além disso, essas influências podem ser, aparentemente, opostas, uma vez que a maturação sexual precoce decorre da desnutrição fetal e da superalimentação no período pós-natal. As crianças que sofreram agravos durante o período embrionário, com adaptações e programação fetal, têm maior risco de apresentar alterações no desenvolvimento puberal, relacionadas ao baixo peso ao nascer e à obesidade pós-natal, em geral com antecipação puberal, perda de estatura e comprometimento do estirão puberal. Meninas obesas também estão predispostas a antecipar a idade da menarca, em oposição ao que ocorre nos casos de doença crônica, em que o comprometimento do estado nutricional retarda o desenvolvimento puberal. A atividade física excessiva também pode retardar a puberdade, principalmente quando associada ao baixo peso.

Recentemente, a influência do ambiente tem sido comprovada, principalmente das substâncias químicas, inseticidas, fitoesteroides e hormônios no processo de desenvolvimento e na reprodução (desreguladores endócrinos).

O desenvolvimento puberal precoce tem diversas causas, abrangendo desde quadros de antecipação constitucional do crescimento e da puberdade (ACCP) e de puberdade incompleta (telarca precoce e adrenarca precoce), que não comprometem o desenvolvimento da criança, até quadros mais graves, idiopáticos ou de deficiência enzimática, que causam perda estatural, devido à fusão prematura das epífises de crescimento, ao comprometimento da estatura final, em relação ao padrão genético familiar e, principalmente, à inadequação psicossocial. Os casos de etiologia tumoral requerem tratamento específico, cirúrgico ou clínico e, além das consequências no desenvolvimento puberal, apresentam os efeitos dependentes da etiologia e da localização do tumor.

FISIOPATOLOGIA

A puberdade precoce completa é classificada de acordo com a atividade do eixo hipotálamo-hipófise-gônada (HHG) e gonadotrofinas em:

- **dependente de gonadotrofinas ou central:** também chamada de puberdade precoce verdadeira, compreende as patologias com desenvolvimento puberal secundário à ativação do eixo HHG;
- **independente de gonadotrofinas ou periférica:** compreende as patologias com desenvolvimento puberal secundário à produção autônoma de esteroides sexuais pelas suprarrenais ou gônadas, independentemente do controle ou da ativação do eixo HHG. Pode também ser chamada de pseudopuberdade precoce. A produção extra-hipofisária de gonadotrofinas está classificada nesse grupo;
- **puberdade precoce combinada:** compreende patologias com amadurecimento precoce e ativação do eixo HHG secundário à puberdade precoce periférica.

DIAGNÓSTICO E TRATAMENTO

Além da puberdade precoce completa, existem variantes da normalidade, como a ACCP, e variantes incompletas, que incluem a telarca precoce e a adrenarca precoce. Essas condições também serão discutidas neste capítulo.

■ DIAGNÓSTICO

Clínico, com base na presença dos caracteres sexuais secundários. No entanto, o critério idade não deve ser utilizado isoladamente, sendo de fundamental importância avaliar os outros aspectos do desenvolvimento, como ritmo de progressão dos caracteres sexuais, velocidade de crescimento e ritmo de maturação óssea. É necessário estabelecer a relação entre idade cronológica (IC)*, idade estatural (IE) e idade óssea (IO).

Clinicamente, em geral no sexo feminino, é difícil diferenciar a puberdade precoce dependente da independente de gonadotrofinas, visto que ambas evoluem com aceleração do crescimento e da maturação óssea, assim como sinais de excesso de produção de estrogênios, que estimula o desenvolvimento das mamas. A produção androgênica nas meninas é sempre de origem periférica, suprarrenal ou ovariana. No sexo masculino, o desenvolvimento testicular, ou melhor, a proporção entre as concentrações séricas de testosterona e o tamanho do testículo, são sinais importantes de ativação do eixo HHG, que orientam o diagnóstico diferencial entre as duas condições.

A IO, nas crianças com puberdade precoce, geralmente está avançada em relação à IC e à IE, caracterizando a perda estatural. Em relação às dosagens de esteroides sexuais, a testosterona total sérica, no sexo masculino, apesar das críticas aos ensaios, é um bom exame, ao contrário da dosagem de estradiol no sexo feminino. Neste último caso, avalia-se a ação indireta do estrogênio por meio de exames subsidiários, entre os quais a própria maturação óssea (avançada em relação à IC), a US pélvica (avaliando tamanho de útero e ovários, se existe presença de cistos foliculares indicativos de funcionamento do eixo HHG, e ECO endometrial) e a citologia hormonal vaginal, que avalia a ação estrogênica pelo índice de maturação das células intermediárias e superficiais do epitélio vaginal.

> **ATENÇÃO!**
>
> Na puberdade precoce periférica, como não ocorre ativação do eixo HHG, os testículos não estão estimulados, e existe uma desproporção entre os tamanhos do testículo e do pênis e os valores de testosterona sérica, devendo-se pensar em outras fontes de estimulação, independentes do eixo HHG.

A comprovação hormonal da puberdade precoce dependente de gonadotrofinas implica a demonstração de ativação do eixo HHG e das concentrações de gonadotrofinas características da puberdade (LH, FSH). Quando as concentrações basais de gonadotrofinas estão elevadas, pode-se concluir que o eixo HHG está ativado. No entanto, nem sempre essa avaliação permite caracterizar o início da puberdade e, muitas vezes, são necessários testes de estímulo com o GnRH, ou seu análogo (GNRHa), para comprovar um padrão puberal de produção hormonal de origem central.

> **ATENÇÃO!**
>
> Em todos os casos em que existe estimulação do eixo HHG, deve-se realizar RM de sela túrcica, para afastar possíveis patologias tumorais na região, em especial no sexo masculino.

■ ETIOLOGIA

Nas Figuras 64.1 e 64.2, está descrita a etiologia da puberdade precoce nos sexos feminino e masculino, respectivamente.

*Neste capítulo, onde consta IC, leia-se idade cronológica.

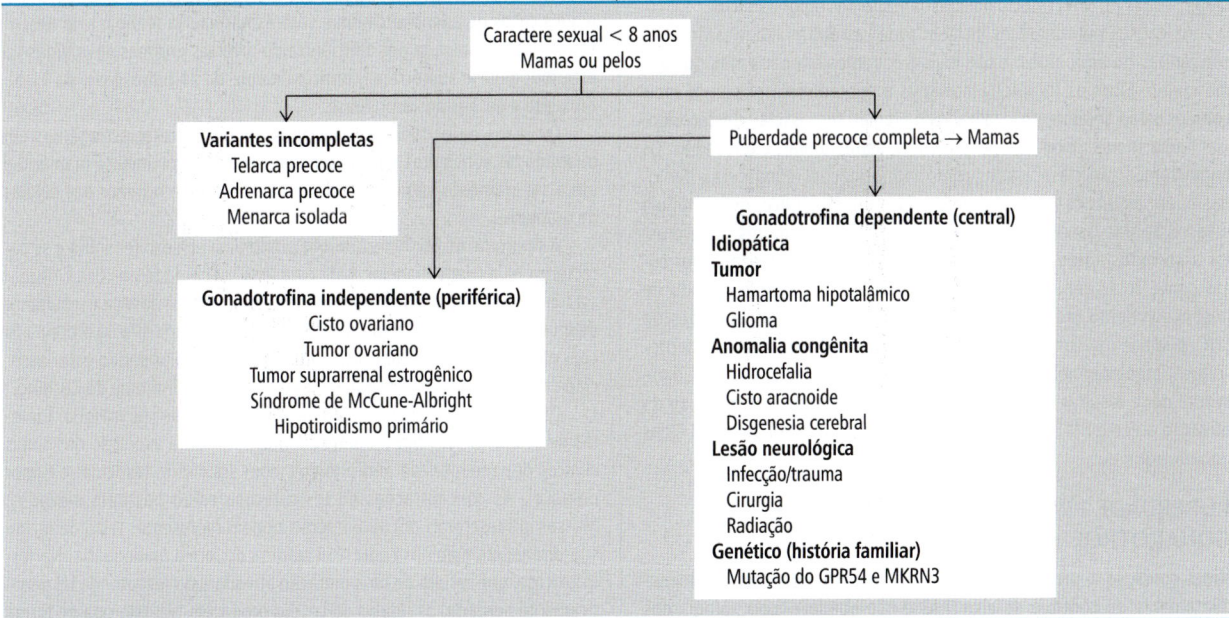

FIGURA 64.1 ■ Etiologia da puberdade precoce, no sexo feminino.

GPR54: receptor da kisspeptina; MKRN3: do inglês *makorin ring finger protein 3*.

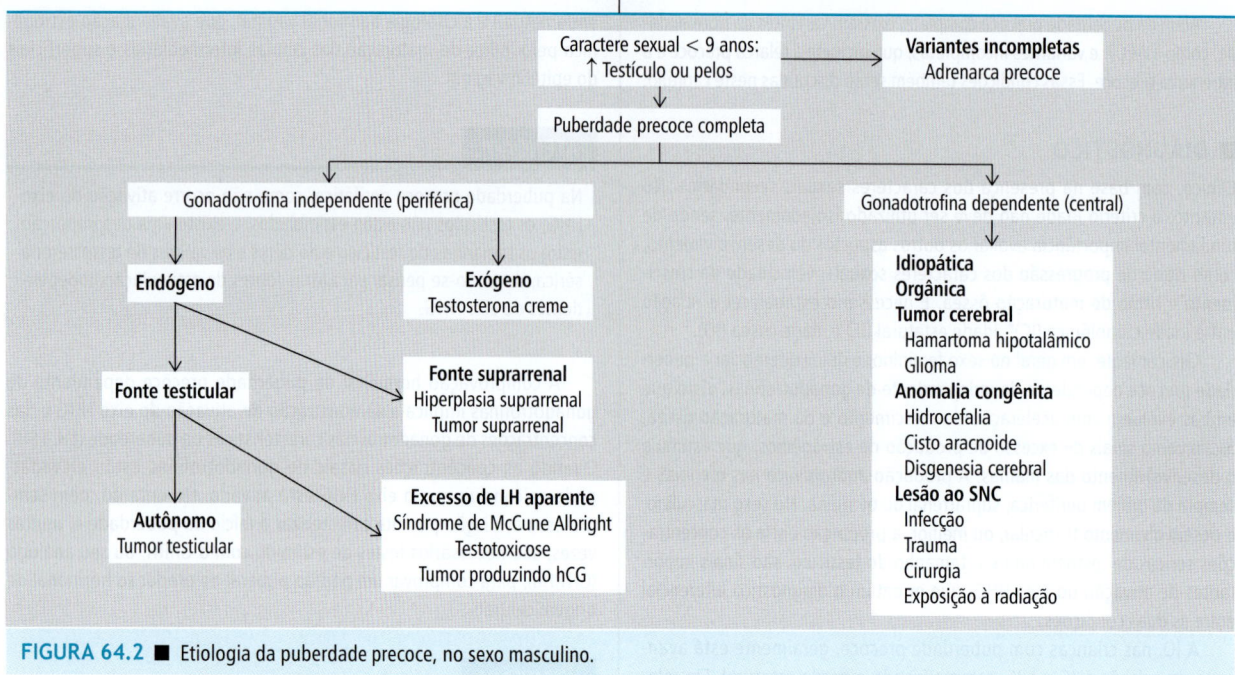

FIGURA 64.2 ■ Etiologia da puberdade precoce, no sexo masculino.

hCG: gonadotrofina coriônica humana.

PUBERDADE PRECOCE DEPENDENTE DE GONADOTROFINAS

A etiologia idiopática é a mais comum no sexo feminino e inclui todos os casos de precocidade cuja investigação cuidadosa não identifica uma causa. É, portanto, um diagnóstico de exclusão. Entretanto, com a evolução dos métodos diagnósticos, especialmente da RM, demonstrou-se que várias crianças, antes com diagnóstico de puberdade idiopática, apresentavam lesões no SNC, principalmente hamartomas hipotalâmicos.

As causas neurogênicas incluem todas as anormalidades do SNC, congênitas ou adquiridas, e são mais frequentes em pacientes do sexo masculino. Entre os tumores associados à puberdade precoce, os mais comuns estão geralmente localizados na região suprasselar, destacando-se: hamartomas; gliomas; ependimomas; astrocitomas; e teratomas. Os hamartomas são classificados como malformações congênitas benignas e, em alguns casos, secretam um fator hipotalâmico, que estimula a secreção das gonadotrofinas hipofisárias. Esses tumores podem estar associados ao quadro de epilepsia gelástica, caracterizada por crises convulsivas generalizadas, acompanhadas de risco de retardo do desenvolvimento motor e cognitivo. Na presença de outras lesões do SNC, gliomas ópticos (presentes na neurofibromatose), displasia septo-óptica, meningomielocele, hidrocefalia e após traumas, a precocidade sexual pode resultar da ruptura da inibição tônica hipotalâmica, ou da ativação do eixo HHG, com aumento na secreção pulsátil do GnRH e das gonadotrofinas.

PUBERDADE PRECOCE INDEPENDENTE DE GONADOTROFINAS

Nessa condição, o processo de desenvolvimento puberal ocorre independentemente do controle do eixo HHG e não obedece à cronologia dos eventos puberais normais, sendo totalmente imprevisível. As causas mais frequentes são de origem suprarrenal (HCSR e tumores suprarrenocorticais) ou gonadal (tumores, cistos, síndrome de McCune-Albright e puberdade precoce limitada ao sexo masculino, também chamada de testotoxicose).

Os tumores suprarrenocorticais mais frequentes na infância são os carcinomas produtores de androgênios, que também podem produzir glicocorticosteroides, com manifestações clínicas associadas de virilização e síndrome de Cushing. Os hormônios esteroides, produzidos na região reticular, de-hidroepiandrosterona (DHEA) e, principalmente, sua forma sulfatada (S-DHEA), são considerados marcadores tumorais, embora, em alguns casos de adenocarcinoma, valores normais já tenham sido descritos. A HCSR é causada por deficiência de diversas enzimas envolvidas na esteroidogênese suprarrenal, principalmente da 21-hidroxilase, da 11-hidroxilase e da 3-β-desidrogenase.

Os cistos ou os tumores ovarianos podem secretar estrogênios em quantidades suficientes para desencadear o desenvolvimento mamário e até o sangramento vaginal, sendo o mais frequente o tumor das células da granulosa.

A síndrome de McCune-Albright predomina no sexo feminino e se caracteriza pela tríade manchas café com leite, puberdade precoce e displasia fibrosa poliostótica dos ossos longos e do crânio. A doença é resultante de mutação somática ativadora do gene da subunidade alfa da proteína G, com consequente hiperfunção glandular autônoma, podendo estar associada a gigantismo, acromegalia, hipertiroidismo e síndrome de Cushing.

Os tumores testiculares, raros na infância, são, na sua maioria, tumores de células de Leydig. Caracterizam-se por rápida evolução dos sinais clínicos dependentes de androgênios, com assimetria testicular e tumor palpável. As concentrações de testosterona estão bastante elevadas. Massas intraescrotais uni ou bilaterais podem representar resto de tecido suprarrenal em meninos com HCSR tratada de forma inadequada. Na testotoxicose, que resulta de uma mutação ativadora do receptor de LH geneticamente herdada, as células de Leydig produzem testosterona de forma incondicional, independente do eixo HHG, e o volume testicular pode estar discretamente aumentado, porém desproporcional às concentrações de testosterona, em geral bastante elevadas.

Os tumores de células germinativas promovem puberdade precoce no sexo masculino, já que são neoplasias produtoras de hCG, hormônio glicoproteico que tem bioatividade de LH e, portanto, estimula as células de Leydig do testículo a produzirem testosterona.

> **ATENÇÃO!**
>
> Apesar de o SNC ser um sítio frequente dos tumores germinativos (tumores selares ou pineais), eles são classificados como puberdade precoce "periférica", ou como independentes de gonadotrofinas, pois não existe ativação do eixo HHG. Alguns marcadores são úteis no diagnóstico e no seguimento desses tumores: alfafetoproteína; β-hCG; e β-1-glicoproteína específica da gravidez. Esses tumores não cursam com puberdade precoce no sexo feminino, pois, nas meninas, é necessária uma ação sinérgica de hormônio luteinizante (LH) e hormônio folículo-estimulante (FSH) nos ovários para secreção de estrogênios.

Uma situação que também merece ser lembrada, e que pode levar à puberdade precoce independente de gonadotrofinas, é o hipotiroidismo primário. O hipotiroidismo, tradicionalmente, leva ao atraso do crescimento e da IO, além de puberdade atrasada, mas, ocasionalmente, pode levar à precocidade sexual (síndrome de Van Wyk-Grumbach). O quadro clínico é compatível com a estimulação estrogênica e com o desenvolvimento de mamas, mas a fisiopatologia ainda é desconhecida. Uma das hipóteses é que o TRH elevado poderia estimular a secreção de FSH, que ocuparia os receptores ovarianos, já que a subunidade alfa é comum a todos os hormônios glicoproteicos, desencadeando a puberdade. São características desse quadro o atraso da IO em relação à IC, característico do hipotiroidismo, e a melhora da clínica com o início do tratamento com levotiroxina sódica.

VARIANTES DA NORMALIDADE

Antecipação constitucional do crescimento e da puberdade

Compreende aquelas meninas que apresentam mamas e progressão dos caracteres sexuais após 6 anos e 6 meses, e antes dos 8 anos. O ritmo de desenvolvimento é rápido, mas no limite da normalidade. A IO é avançada, porém compatível com a IE; em geral, não existe perda estatural, e indica-se o tratamento em casos individualizados. A ACCP é considerada, em alguns estudos, uma forma lentamente progressiva da puberdade precoce central.

Puberdade precoce incompleta ou desenvolvimento prematuro benigno (variantes incompletas)

Telarca precoce

Desenvolvimento do tecido mamário (uni ou bilateral), na ausência de outros sinais puberais, em meninas com idade inferior a 8 anos. É uma condição comum na prática diária, muito frequente entre 6 meses e 2 anos, e incomum após os 4 anos. É um processo benigno, autolimitado, que decorre de uma ativação parcial fisiológica transitória do eixo HHG (FSH > LH) e por aumento da sensibilidade das mamas aos estrogênios. Clinicamente, não existe aceleração do crescimento ou da maturação óssea, e os exames hormonais comprovam a ativação parcial do eixo HHG, com baixa atividade estrogênica (US pélvica e citologia hormonal vaginal). Dispensa a realização de exame de imagem de SNC; entretanto, merece acompanhamento, pois, muitas vezes, essas meninas podem evoluir com puberdade precoce.

Adrenarca precoce

Caracterizada pelo início da secreção androgênica da glândula suprarrenal, em idade inferior a 8 anos nas meninas e 9 anos nos meninos. A manifestação clínica característica é o aparecimento dos sinais dependentes da ação androgênica, como pelos (axilares, pubianos ou ambos), acne e odor, na ausência de outros sinais puberais. Observa-se uma frequência maior no sexo feminino (10:1), em pretos, nas crianças nascidas pequenas para a idade gestacional, nas crianças obesas e naquelas com função anormal do SNC.

Reflete o aumento precoce na atividade da zona reticular da glândula suprarrenal, com consequente elevação na concentração dos androgênios suprarrenais, incluindo androstenediona, testosterona, 17-OH-progesterona, DHEA e S-DHEA. Assim como a telarca precoce, a adrenarca precoce não implica aceleração do crescimento ou da IO, e a dosagem dos androgênios suprarrenais é proporcional ao estágio puberal de Tanner. Não podem existir outros sinais ou sintomas indicativos da atividade androgênica, como os de virilização (acne, hipertrofia muscular e de clitóris, pênis estimulado, hirsutismo).

Concentrações elevadas ou duvidosas de 17-OH-progesterona, principalmente nas crianças com sinais clínicos sugestivos e IO avançada, indicam a necessidade de prosseguir na investigação, realizando teste de estímulo com ACTH, para excluir a presença de um defeito de síntese suprarrenal (HCSR forma tardia). Também se devem considerar os quadros de adrenarca exagerada, que não caracterizam defeito de síntese suprarrenal, mas mostram uma aceleração do crescimento e da maturação esquelética e merecem uma atenção especial. Concentrações elevadas de S-DHEA exigem avaliação imediata por teste de supressão com dexametasona, que também pode ser complementado por exame de imagem, para afastar a possibilidade de um tumor suprarrenal.

■ TRATAMENTO

Na puberdade precoce central, deve-se tratar a causa etiológica, se existir. O uso do GnRHa está indicado na puberdade precoce central se houver possibilidade de perda estatural (sempre considerando o padrão genético familiar), seja pelo início precoce dos caracteres sexuais ou sua rápida progressão, a fim de reduzir a ansiedade dos pais e diminuir o risco de abuso sexual, considerando aspectos psicossociais.

Inicialmente, utiliza-se o GnRHa (Lupron depot®, Neo-Decapeptyl®, Triptorelina®, Lectrum®) 3,75 mg a cada 28 a 30 dias, por via IM, podendo-se espaçar a administração para 11,75 mg a cada três meses, por via IM, dependendo da resposta clínica (regressão dos caracteres sexuais secundários e diminuição da aceleração do crescimento) e laboratorial (supressão do LH e de esteroides sexuais). Essa medicação causa, inicialmente, um estímulo hormonal, seguido de supressão mantida das gonadotrofinas. Por essa razão, pode ocorrer sangramento vaginal no sexo feminino após a 1ª injeção. Os resultados dependem da estatura dos pais, IO e estatura no início e suspensão do tratamento. Melhores resultados são obtidos quando o tratamento é iniciado precocemente e até, no máximo, IO = 12 a 12,6 anos nas meninas e IO = 13 a 13,6 anos nos meninos.

O tratamento da puberdade precoce periférica depende da doença de base, mas o GnRHa não está indicado, já que não existe envolvimento do eixo HHG. Como na síndrome de McCune-Albright a produção de esteroides sexuais é autônoma, o controle da velocidade de crescimento, da IO, da virilização e do sangramento vaginal podem ser bastante difíceis. Apesar da disponibilidade de medicamentos, especialmente dos inibidores de aromatase de 3ª geração (anastrazol e letrozol) e sua associação com a bicalutamida (um bloqueador de receptor de androgênios), os resultados, em geral, são ainda muito ruins.

Na testotoxicose, as opções também são os inibidores de aromatase de 3ª geração e sua associação com a bicalutamida, com melhores resultados do que na síndrome de McCune-Albright. Na maioria dos casos de tumores, o tratamento é cirúrgico. Os casos de HCSR são tratados com glicocorticosteroides.

A AACP deve ser individualizada, mas, de modo geral, não requer tratamento, exceto nos casos com alterações emocionais extremas. Nos casos incompletos (telarca e adrenarca precoce), apenas seguimento clínico. No entanto, deve-se ficar atento para seus diferenciais.

REVISÃO

- O diagnóstico da puberdade precoce é clínico.
- Clinicamente, no sexo feminino, não é possível distinguir a puberdade precoce dependente de gonadotrofinas da independente de gonadotrofinas. Nesse caso, deve-se fazer a avaliação das gonadotrofinas (LH e FSH).
- No sexo masculino, a desproporção entre o tamanho do testículo e as concentrações de testosterona sérica indica secreção de esteroides sexuais independente de gonadotrofinas.
- A puberdade precoce central idiopática é diagnóstico de exclusão. A realização da RM de sela túrcica é importante para afastar a presença de tumores centrais.
- O tratamento com GNRHa (bloqueio puberal) só é indicado nos casos de puberdade precoce central (dependente de gonadotrofinas).
- Um diagnóstico diferencial nas formas independentes de gonadotrofinas no sexo masculino são os tumores germinativos, produtores de hCG.
- As formas variantes da normalidade (telarca e adrenarca precoce) merecem seguimento clínico.
- A ACCP é uma forma lentamente progressiva da puberdade precoce central, com pouca aceleração do crescimento e da IO e, normalmente, sem prejuízo da estatura final, mas sua diferenciação clínica, por vezes, é difícil.
- Dois importantes diferenciais da adrenarca precoce são a HCSR forma tardia e os tumores suprarrenocorticais; no entanto, clínica e laboratorialmente cursam com aceleração de crescimento e IO, além da secreção exagerada dos androgênios suprarrenais.

■ LEITURAS SUGERIDAS

Brito VN, Spinola-Castro AM, Kochi C, Kopacek C, Silva PC, Guerra-Júnior G. Central precocious puberty: revisiting the diagnosis and therapeutic management. Arch Endocrinol Metab. 2016;60(2):163-172.

Carel JC, Léger J. Clinical practice. Precocious puberty. N Engl J Med. 2008;358(22):2366-77.

Eugster EA. Peripheral precocious puberty: causes and current management. Horm Res. 2009;71 Suppl 1:64-7.

Kaplowitz P. Precocious puberty: update on secular trends, definitions, diagnosis, and treatment. Adv Pediatr. 2004;51:37-62.

Parent AS, Teilmann G, Juul A, Skakkebaek NE, Toppari J, Bourguignon JP. The timing of normal puberty and the age limits of sexual precocity: variations around the world, secular trends, and changes after migration. Endocr Rev. 2003;24(5):668-93.

Ritzen EM. Early puberty: what is normal and when is treatment indicated? Horm Res. 2003;60 Suppl 3:31-4.

65

DOR MUSCULOESQUELÉTICA

■ CLAUDIO ARNALDO LEN
■ MELISSA M. FRAGA

A dor musculoesquelética (DME), ao lado da cefaleia e da dor abdominal, é um dos sintomas mais comuns na infância e na adolescência. Sua frequência varia entre 6 e 32% dependendo da população estudada, e em cerca de 90% dos casos não há um diagnóstico etiológico preciso. Nos casos de dor recorrente por mais de três meses e em mais de três áreas do corpo, caracteriza-se a dor musculoesquelética idiopática (DMEI) (Quadro 65.1). Com relação à etiologia, há indícios da participação de vários fatores, como alterações no processamento central da dor, e nos receptores nociceptivos, aspectos psicológicos (ansiedade e depressão), dificuldades no enfrentamento da dor, além de fatores osteoarticulares, como a hipermobilidade articular e as síndromes de sobrecarga (p. ex.: a obesidade).

QUADRO 65.1 ■ Principais características da dor musculoesquelética idiopática

- Dores difusas não localizadas
- Ausência de artrite
- Presentes no final do dia ou noturnas, podendo despertar a crianças nas primeiras horas de sono
- Força muscular normal
- Ausência de sintomas constitucionais
- Relação com estresse (escolar e familiar)
- Exame físico e exames laboratoriais sem alterações (com exceção da presença de pontos dolorosos de fibromialgia à palpação ou hipermobilidade articular)

ATENÇÃO!

O impacto da dor na qualidade de vida é variável e, em alguns casos, observam-se progressão para incapacidade física, isolamento social e queda no rendimento escolar.

Na prática clínica diária, devem ser pesquisadas doenças orgânicas, por exemplo, as neoplásicas, as inflamatórias e as infecciosas, que correspondem a 3% dos casos (Quadro 65.2).

■ QUADRO CLÍNICO

Atenção especial deve ser dada aos sinais de alerta (Quadro 65.3) para a presença de doença orgânica e para a mudança no padrão da dor, como aumento na intensidade, na frequência e no aparecimento de outros sintomas, como claudicação, febre, entre outros.

DIAGNÓSTICO E TRATAMENTO

QUADRO 65.2 ■ Principais doenças incluídas no diagnóstico diferencial da criança com dor musculoesquelética

- Neoplásicas: leucemia, neuroblastoma, linfoma, tumores ósseos e de partes moles
- Hematológicas: doença falciforme, hemofilia e talassemia
- Infecciosas: osteomielite, artrites reativas, tuberculose, discite, miosites virais e bacterianas
- Inflamatórias/reumáticas: AIJ, dermatomiosite juvenil, febre reumática, LES, arterite de Takayasu
- Ortopédicas: necrose asséptica da cabeça do fêmur, epifisiólise, fraturas de estresse, osteocondrites, sinovite transitória de quadril
- Metabólicas: hipo/hipertiroidismo, diabetes, hipo/hiperparatiroidismo. Entre as causas de dor musculoesquelética idiopática, estão a fibromialgia juvenil e as síndromes da hipermobilidade articular, a dor complexa regional, a dor em membros ("dor de crescimento") e a síndrome miofascial

AIJ: artrite idiopática juvenil; LES: lúpus eritematoso sistêmco.

■ DIAGNÓSTICO

A anamnese deve ser realizada segundo o descrito para a abordagem das dores de outras localizações. Também é muito importante a realização de exame físico do aparelho locomotor, em virtude do quadro clínico apresentado: postura e marcha; força muscular; reflexos; semiologia articular, incluindo a procura da hipermobilidade articular (9 pontos); palpação dos pulsos; palpação dos grupos musculares; avaliação da coluna; e medida do comprimento dos membros.

QUADRO 65.3 ■ Sinais de alerta para dor crônica que sugerem presença de doença orgânica

- Dor localizada e fixa
- Persistência da dor, com piora da intensidade
- Dor com irradiação para quadril, joelho ou região lombossacral
- Dor acompanhada de parestesias, câimbras ou fraqueza
- Dor à palpação dos grupos musculares
- Dor à movimentação passiva
- Diminuição da força muscular
- Alterações na marcha ou recusa para andar
- Manifestações sistêmicas associadas, como febre, anemia, *rash* cutâneo, perda de peso, presença de visceromegalias e/ou linfonodomegalias
- Mudança no padrão da dor

Quando a anamnese e o exame físico não indicam a presença de uma doença específica, realiza-se uma investigação laboratorial inicial com hemograma completo e provas de atividade inflamatória (velocidade de hemossedimentação [VHS] e proteína C-reativa). No caso de diminuição da força muscular, devem ser solicitadas as enzimas musculares: creatinofosfocinase, aldolase, transaminases e lactato desidrogenase. Não havendo suspeita de doença reumática, não é necessária a solicitação de fator antinuclear (FAN), fator reumatoide e antiestreptolisina-O (ASLO). Nos casos de dor localizada, recomenda-se a solicitação de exames de imagem (preferencialmente bilateral, para comparação, e em posição ortostática, quando for o caso).

■ TRATAMENTO E PROGNÓSTICO

O primeiro passo para um tratamento bem-sucedido é a educação dos pacientes e dos familiares. Apesar da ausência de alterações orgânicas, a dor existe e pode ser atenuada por meio da prática regular de exercícios aeróbios, como caminhadas e natação (5 a 6 vezes por semana, por um mínimo de 30 minutos), além de medidas simples, como a orientação para um sono adequado. Algumas modalidades complementares, como a terapia cognitivo-comportamental (TCC), a acupuntura, o relaxamento e o *biofeedback*, auxiliam no controle da dor, o que reforça a importância de uma equipe multiprofissional. Os analgésicos e/ou anti-inflamatórios não têm indicação na DMEI. Alguns pacientes podem se beneficiar de medicamentos que melhoram a qualidade do sono, como a amitriptilina e a ciclobenzaprina.

ATENÇÃO!

Cerca de 70% dos pacientes melhoram dos sintomas álgicos quando seguem as orientações descritas. No entanto, as recidivas são frequentes, bem como a presença de dores recorrentes em outras localizações.

REVISÃO

- A dor musculoesquelética, queixa comum na infância e na adolescência, pode ser idiopática ou estar relacionada a doenças orgânicas, como infecções ou neoplasias.
- O diagnóstico se baseia na anamnese, com ênfase no padrão da dor e na presença de manifestações em outros sistemas e aparelhos. Os exames laboratoriais básicos são o hemograma e as provas de atividade inflamatória (proteína C-reativa e VHS). Os exames ASLO e FAN só devem ser solicitados na suspeita de febre reumática ou de doença autoimune, como AIJ e LES.
- É necessária uma abordagem terapêutica nos casos sem causa orgânica aparente, uma vez que a dor tem um impacto negativo na qualidade de vida, especialmente nos aspectos social e escolar. A orientação para hábitos de vida saudáveis, como a prática de esportes e horário de sono adequado, auxilia no controle dos sintomas álgicos em crianças com DMEI.

■ LEITURAS SUGERIDAS

Buskila D, Ablin J. Pediatric fibromyalgia. Reumatismo. 2012;64(4):230-7.

Cunningham NR, Kashikar-Zuck S. Nonpharmacological treatment of pain in rheumatic diseases and other musculoskeletal pain conditions. Curr Rheumatol Rep. 2013;15(2):306.

Molina J, Silva SGL, Teles FM, Fraga MM, Paulo LTSP, Bugni V, et al. Dor musculoesquelética idiopática difusa na infância e na adolescência. Rev Paul Pediatr. 2011;29(2): 294-9.

Sherry DD, Brake L, Tress JL, Sherker J, Fash K, Ferry K, Weiss P. The treatment of juvenile fibromyalgia with na intensive physical and psychosocial program. J Pediatr. 2015;167(3):731-7.

Sherry DD. Pain Amplification Syndromes. In: Petty RE, Laxer RM, Lindsley CB, Wedderburn L. Textbook of pediatric rheumatology. 7th ed. Philadelphia: Elsevier; 2015. p. 681-92.

66
DIAGNÓSTICO DIFERENCIAL DAS ARTRITES

■ MARIA TERESA TERRERI
■ VANESSA BUGNI MIOTTO E SILVA

Artrite é um processo inflamatório articular caracterizado pela presença de derrame articular ou, em sua ausência, pela presença de pelo menos dois dos seguintes sinais flogísticos: dor; calor; hiperemia e limitação funcional.

De maneira didática, define-se artrite aguda quando os sinais e sintomas duram até seis semanas, e artrite crônica, nos casos de inflamação persistente por mais de seis semanas. No entanto, na prática clínica, essa diferenciação nem sempre é possível.

■ ARTRITES AGUDAS

ETIOLOGIA

Existem várias causas de artrite aguda que devem ser lembradas pelo pediatra e pelo reumatologista. Algumas necessitam de diagnóstico precoce, devido à necessidade de tratamento imediato diretamente ligado ao seu prognóstico, como a artrite séptica, a artrite da febre reumática e a artrite das doenças linfoproliferativas.

> **ATENÇÃO!**
>
> As artrites séptica, da febre reumática e das doenças linfoproliferativas são urgências no diagnóstico das artrites agudas.

As causas de artrite aguda são: trauma, artrite séptica, artrite reativa, doenças linfoproliferativas, doenças hematológicas (anemia falciforme, talassemia e hemofilia), vasculites e doenças reumáticas do tecido conectivo (Quadro 66.1).

Artrite traumática

Mais comum em meninos em idade escolar e adolescentes. Nem sempre a história de trauma está presente. O derrame articular é geralmente hemorrágico e decorrente de sangramento intra-articular consequente ou não à fratura. A evolução costuma ser boa com regressão em poucos dias.

Artrite séptica

Ocorre quando o agente infeccioso é encontrado na articulação. Ocorre mais em meninos, recém-nascidos e lactentes. As bactérias são o agente etiológico mais frequente, porém vírus, espiroquetas e fungos também podem causar artrite séptica. O agente etiológico mais comum em qualquer idade é o *Staphylococcus aureus*. As vias de disseminação da infecção são hematogênica, por contiguidade ou trauma.

Geralmente, é monoarticular, e o comprometimento de quadril é o mais comum, seguido do joelho. Sintomas clínicos de infecção, como febre, prostração e queda do estado geral, são comuns, embora possam estar ausentes. Ao exame físico, observa-se articulação com aumento de volume, dor intensa, limitação, calor e rubor. A osteomielite com frequência acompanha a artrite séptica.

O diagnóstico é confirmado pela punção articular para análise do líquido sinovial, que apresenta aumento de número de células com predomínio

---

QUADRO 66.1 ■ Causas de artrite aguda na infância

1 | Trauma
2 | Artrite relacionada com infecção
   Séptica:
   - Bacteriana, gonocócica, tuberculosa
   - Fúngica
   - Viral (rubéola, eritrovírus, hepatite B e C, herpesvírus)
   Pós-infecciosa
   - Por *bypass*
   - Endocardite bacteriana
   - Meningococcemia
   Artrite reativa
   - Bacteriana
   - Febre reumática/artrite pós-estreptocócica
   - Infecção entérica
   - Viral
   - Parasitoses intestinais
3 | Doenças linfoproliferativas
   - Leucemias
   - Linfomas
   - Tumores ósseos
4 | Doenças hematológicas
   - Anemia falciforme
   - Talassemia
   - Hemofilia
5 | Vasculites
   - Eritema nodoso
   - Púrpura de Henoch-Schönlein
   - Doença de Kawasaki
6 | Doenças reumáticas autoimunes

Fonte: Petty e colaboradores.[1]

---

de neutrófilos. A cultura é positiva em cerca de 70% dos casos. No hemograma, observam-se leucocitose com neutrofilia e aumento de provas inflamatórias. A radiografia é de pouca ajuda na fase inicial. A ultrassonografia (US) auxilia na detecção de derrame articular, especialmente no quadril. A ressonância magnética (RM) pode auxiliar no diagnóstico.

O tratamento é inicialmente endovenoso, e a drenagem aberta com lavagem da articulação é recomendada. A duração da antibioticoterapia é de 6 a 8 semanas. O prognóstico depende de diagnóstico e tratamento precoces (menos de 2 a 5 dias do início dos sintomas).

A artrite viral é causada principalmente pela família dos togavírus (rubéola), mas pode ocorrer também devido a parvoviroses (eritrovírus B19), as hepatites (hepatite B e C) e, mais raramente, por adenovírus, herpesvírus Epstein-Barr vírus (EBV), citomegalovírus (CMV), varicela-zóster, herpes-simples, vírus do sarampo etc. Ocorre mais em adolescentes e adultos do que em crianças. A artralgia ou artrite aguda associa-se a febre e exantema e costuma ser migratória e de curta duração. As pequenas articulações são mais afetadas na rubéola e hepatite B, ao passo que as grandes articulações (especialmente joelhos) são mais afetadas na varicela, no sarampo e em outras viroses.

Artrite das doenças linfoproliferativas

A leucemia aguda é a neoplasia mais frequente na infância e pode se apresentar apenas com manifestações musculoesqueléticas antes mesmo das alterações laboratoriais. A dor leva à recusa a andar, pode ser difusa de membros, geralmente em região metafisária dos ossos longos. A artrite ou artralgia ocorre em grandes articulações, em geral, em poucas articulações e principalmente em joelhos. A dor noturna, a queda progressiva da hemoglobina, a leucopenia, a linfocitose, a atipia linfocitária, a plaquetopenia e o aumento da desidrogenase láctica e ácido úrico são achados que sugerem neoplasia. A radiografia das articulações de joelhos e tornozelos pode mostrar uma área radiotranslúcida em metáfise (tarja leucêmica), além de periostite, osteoporose e osteólise.

O linfoma pode levar à dor óssea e lesões líticas. Tumores ósseos, como sarcoma de Ewing, neuroblastoma e osteossarcoma, também podem acarretar dor e edema ao redor do tumor.

Artrite das doenças hematológicas

As hemoglobinopatias, como a anemia falciforme e a talassemia, podem levar a manifestações musculoesqueléticas por isquemia decorrente de vaso-oclusão, expansão medular ou por infecções como artrite séptica ou osteomielite. A hemofilia pode levar à hemorragia intra-articular (hemartrose), geralmente em grandes articulações desencadeada por trauma.

Artrite reativa

Processo inflamatório articular causado por uma reação imunológica a uma infecção à distância. Ocorre 2 a 3 semanas após a infecção, que pode ser nas vias aéreas superiores (VAS), nos tratos gastrintestinal (TGI) ou geniturinário.

Os principais agentes etiológicos são bactérias (estreptococos, Shigella, Campylobacter, Yersínia e Salmonela) e vírus (hepatite B, caxumba, rubéola, varicela, CMV, mononucleose, adenovírus, eritrovírus B19). As culturas de fezes e secreção uretral, além de sorologias virais e bacterianas, ajudam a detectar o agente infeccioso desencadeante.

Na maioria das vezes, a artrite é autolimitada (de dias a poucas semanas) e não deixa sequelas. Costuma ser mono ou oligoarticular.

Uma forma de artrite reativa, após a infecção viral, é a sinovite transitória do quadril, que ocorre dos 3 aos 10 anos, geralmente unilateral e dura até 10 dias. O tratamento baseia-se em sintomáticos, como analgésicos e anti-inflamatórios não hormonais (AINH) e repouso.

A febre reumática é a artrite reativa mais grave e é tema de um capítulo específico.

DIAGNÓSTICO

Exames laboratoriais

Na investigação de artrite aguda, devem ser solicitados hemograma, provas de atividade inflamatória, desidrogenase láctica, sorologias virais, antiestreptolisina O, pesquisa para enterobactérias e clamídia; transaminases, exame de urina, culturas de orofaringe, de secreção vaginal e peniana, copro e urocultura, além de protoparasitológico.

TRATAMENTO

Até ser definida a causa da artrite aguda, os analgésicos são os medicamentos de escolha; os AINHs são usados em alguns casos e não há indicação de glicocorticoides (GC) nesses pacientes.

> **ATENÇÃO!**
>
> Não há indicação do uso de glicocorticoides nas artrites agudas.

■ ARTRITES CRÔNICAS

ARTRITE IDIOPÁTICA JUVENIL

A artrite idiopática juvenil (AIJ) compreende as formas de artrite iniciadas antes dos 16 anos, com duração de mais de seis semanas e de origem desconhecida, uma vez que tenham sido excluídas outras formas de artrite crônica.

DIAGNÓSTICO E TRATAMENTO

Fisiopatologia

Inclui processo inflamatório sinovial e tecido periarticular (cartilagem, ligamentos e cápsula). Ocorre ativação de processos imunoinflamatórios em pacientes predispostos, com produção do *pannus* sinovial. O *pannus* causa lesão local, por invasão mecânica ou por produção de enzimas proteolíticas e é o principal fator patológico de destruição de cartilagem e osso, podendo levar à erosão e à anquilose articular.[1]

A atual classificação da AIJ é baseada nos critérios da International League of Associations for Rheumatology (ILAR) e compreende sete subtipos de início e evolução (subtipo definido após os primeiros seis meses do início da doença) (Quadro 66.2).[2]

QUADRO 66.2 ■ Critérios para diagnóstico e classificação da artrite idiopática juvenil segundo a International League of Associations for Rheumatology

1 | Idade de início inferior a 16 anos
2 | Artrite em uma ou mais articulações
3 | Duração mínima da artrite em uma mesma articulação – 6 semanas

Subtipo de início/evolutivo da doença
a | Oligoarticular
  - Persistente
  - Estendida
b | Poliarticular – fator reumatoide negativo
c | Poliarticular – fator reumatoide positivo
d | Sistêmico
e | Artrite psoriásica
f | Artrite relacionada à entesite
g | Outras artrites
Não classificável ou classificável em mais de uma categoria

Fonte: Petty e colaboradores.[2]

Quadro clínico

Subtipo oligoarticular

Ocorre em 50 a 60% das crianças com AIJ e afeta até quatro articulações na apresentação inicial, sendo joelhos e tornozelos os mais afetados.

Compreende duas categorias: persistente, em que a doença é restrita a quatro ou menos articulações; e estendida, em que o acometimento articular ultrapassa mais de quatro articulações após os primeiros seis meses de doença. Até 50% dos pacientes desenvolvem doença estendida e, em 30%, isso ocorre nos primeiros dois anos após o diagnóstico. Os fatores de risco para doença estendida incluem envolvimento das pequenas articulações de membros superiores, artrite simétrica, altos títulos de fator antinuclear (FAN) e velocidade de hemossedimentação (VHS) elevada no início da doença.

A artrite é assimétrica, de início precoce (menores de seis anos), há predileção por meninas, alta frequência de FAN positivo e risco de desenvolvimento de uveíte.

Uveíte anterior, crônica e não granulomatosa ocorre em até 30% dos pacientes com o subtipo oligoarticular e em 10% do poliarticular. É assintomática em 90% dos casos e bilateral em 60%. Pode ocorrer ao diagnóstico, desenvolver-se durante o curso da doença (em geral até dois anos) ou ser a manifestação inicial da AIJ (raramente). Complicações da uveíte incluem: sinéquia posterior, catarata, ceratopatia em faixa, glaucoma e perda visual (em até 30%).

Subtipo poliarticular

Segundo subtipo mais frequente (25 a 40%), é caracterizado pelo acometimento de cinco ou mais articulações com artrite durante os primeiros seis meses de doença. No início, podem ocorrer sintomas constitucionais, como fadiga, anorexia, perda de peso, anemia e febre baixa. A artrite geralmente envolve as grandes e pequenas articulações de membros superiores e inferiores, embora o esqueleto axial, incluindo a coluna cervical e as articulações temporomandibulares (ATMs), possam ser afetadas.

Divide-se em subtipo fator reumatoide (FR) positivo e subtipo FR negativo, ambos afetando mais meninas do que meninos.

O FR positivo ocorre em menos de 10% dos pacientes, especialmente em meninas adolescentes, com envolvimento simétrico de pequenas articulações, sinovite erosiva de início precoce, nódulos reumatoides e deformidades clássicas, semelhantes à artrite reumatoide (AR) do adulto.

Pacientes com FR negativo constituem 30% das AIJ e, frequentemente, desenvolvem artrite na primeira infância, entre 1 e 3 anos de idade, com prognóstico variável.

Subtipo sistêmico

O subtipo sistêmico ocorre em 10% das AIJ e é considerado atualmente uma síndrome autoinflamatória poligênica. Não há prevalência de gêneros e ocorre em qualquer idade. A característica proeminente do envolvimento sistêmico é a febre associada ao exantema. O exantema clássico é evanescente, macular, de cor salmão, em tronco e extremidades proximais. A artrite pode estar ausente no início do quadro, o que torna o diagnóstico mais difícil. Outras características incluem pericardite, pleurite, linfonodomegalia e esplenomegalia. Uveíte e FAN são raros e FR é ausente. Quarenta por cento dos pacientes desenvolvem poliartrite crônica, sendo preditores de mau prognóstico o início antes dos 6 anos de idade, a duração da doença por mais de 5 anos e as manifestações sistêmicas persistentes por mais de 6 meses.

Os pacientes podem desenvolver síndrome de ativação macrofágica (SAM) em até 10 % dos casos. A SAM é uma complicação de alta mortalidade e se caracteriza por ativação de células T e macrófagos levando a uma resposta inflamatória sistêmica exacerbada. Os pacientes apresentam febre, sangramentos/púrpura, hepatoesplenomegalia, adenomegalia generalizada, disfunção hepática e envolvimento do sistema nervoso, podendo evoluir para coagulação intravascular disseminada (CIVD), e falência de múltiplos órgãos (FMO).

Subtipo artrite relacionada à entesite

Predomínio do sexo masculino, com maior frequência no pré-adolescente e adolescente. Pode haver positividade do antígeno leucocitário humano (HLA-B27) e história familiar positiva. Há também associação com doença inflamatória intestinal e artrite reativa (conjuntivite, uretrite e artrite).

Apresenta-se com artrite periférica, assimétrica de membros inferiores e entesite, com ou sem uveíte anterior aguda. Os autoanticorpos são negativos. Em 30 a 40% dos casos, há progressão para sacroiliíte na fase tardia.

Subtipo artrite psoriásica

Há uma preferência pelo sexo feminino e idade de início dos sintomas entre 9 e 12 anos. Cerca de 5 a 10% dos pacientes com psoríase cutânea evoluirão com artrite psoriásica. A história familiar de psoríase ajuda na suspeita diagnóstica.

São duas as suas categorias: artrite e entesopatia, semelhante à doença do adulto e oligoartrite com VHS alto, porém com acometimento de pequenas articulações. É frequente o acometimento ungueal, especialmente nas crianças com envolvimento de articulações interfalângicas distais (unha em dedal).

Diagnóstico

O diagnóstico diferencial é amplo e depende do subtipo de início:

- **oligoarticular:** leucemias, artrite tuberculosa, hanseníase, tumores osteoarticulares, hemofilia, anemia falciforme, sinovite vilonodular, sarcoidose etc.;
- **poliarticular:** leucemias, doença de Lyme, doenças genéticas (mucopolissacaridoses), dermatomiosite juvenil, esclerodermia, lúpus eritematoso sistêmico (LES) juvenil etc.;
- **sistêmico:** leucemias, infecções exantemáticas virais, LES juvenil, vasculites, doença de Castelman, doenças autoinflamatórias (febre familiar do mediterrâneo, síndrome hiperIgD, doença inflamatória multissistêmica de início neonatal/síndrome infantil crônica neurológica, cutânea e articular – NOMID/CINCA), etc.

> **ATENÇÃO!**
> O diagnóstico da AIJ é clínico e de exclusão, não depende de exames laboratoriais e não existe nenhum teste que confirme a doença.

Os exames subsidiários são utilizados para avaliar a inflamação, caracterizar os subtipos da doença, auxiliar na determinação do risco (prognóstico), avaliar a resposta ao tratamento e monitorar a toxicidade terapêutica.

- **Hemograma:** normal ou discreta leucocitose no subtipo poliarticular. Anemia (hemoglobina abaixo de 8 g/dL) e leucocitose (de 11.000/mm^3 a 20.000/mm^3, mas pode ser superior a 45.000/mm^3) são comuns no subtipo sistêmico. A trombocitose é um achado frequente nos subtipos sistêmico e poliarticular. O hemograma é um exame útil no diagnóstico diferencial com neoplasias, em especial a leucemia.
- **Provas de atividade inflamatória (VHS e proteína C-reativa):** aumentadas nos subtipos sistêmico e poliarticular. No subtipo oligoarticular, podem estar normais, mesmo na fase ativa da doença.
- **FAN:** positividade varia de acordo com o subtipo, sendo baixa no sistêmico e poliarticular e alta no oligoarticular, com comprometimento oftalmológico (60 a 90%).
- **FR:** presente em 10% dos pacientes com o subtipo de início poliarticular. Não é um teste diagnóstico na AIJ, porém tem valor prognóstico.
- **Ecocardiografia:** avaliação do comprometimento cardíaco, em especial nas pericardites (AIJ sistêmica).
- **Radiografia das articulações:** nas fases iniciais, mostra edema de partes moles e osteoporose periarticular. Nas fases tardias, pode-se visualizar diminuição do espaço articular, cistos, erosões e esclerose.
- **US articular:** útil na detecção do derrame articular, em especial no quadril.
- **RM:** tem indicações precisas, como monoartrite.

Na SAM, ocorre redução da VHS e fibrinogênio, pancitopenia, aumento de triglicérides e transaminases, hiponatremia e coagulopatia, além de um aumento expressivo da ferritina. A presença de macrófagos na medula óssea fagocitando células sanguíneas (hemofagocitose), sem evidência de malignidade, é característica da SAM.

Inatividade e remissão da AIJ

Os critérios de inatividade e remissão da AIJ encontram-se no Quadro 66.3.

Tratamento

Os princípios do tratamento da AIJ consistem em controlar a dor, prevenir deformidades, estimular a retomada das atividades diárias, oferecer suporte emocional/psicológico e induzir a remissão da doença. O tratamento deve ser individualizado, uma vez que a doença tem apresentações clínicas diferentes e a resposta pode variar de um paciente para outro.

DIAGNÓSTICO E TRATAMENTO

QUADRO 66.3 ■ Critérios em artrite idiopática juvenil para doença inativa e remissão clínica com e sem medicação

Doença inativa
Nenhuma articulação com artrite ativa*
- Ausência de febre, rash, serosite, esplenomegalia ou adenomegalia generalizada atribuíveis à AIJ
- Ausência de uveíte ativa diagnosticada por oftalmologista
- Velocidade de hemossedimentação e/ou proteína C-reativa normais (se alterados, o aumento não deve estar relacionado à AIJ)
- Avaliação global pelo médico indicando melhor escore possível para doença inativa
- Rigidez matinal de duração menor ou igual a 15 minutos

Remissão clínica
- Remissão clínica com medicação: doença inativa por um mínimo de 6 meses contínuos enquanto recebendo medicação
- Remissão clínica sem medicação: doença inativa por um mínimo de 12 meses contínuos sem qualquer medicação

*O American College of Rheumatology define artrite ativa como articulações com edema não relacionado ao alargamento ósseo ou, na ausência de edema, com limitação dos movimentos acompanhada de dor, calor ou sensibilidade. Achado isolado de dor à movimentação ou limitação articular pode estar presente somente se atribuível ao dano articular prévio em artrite inativa (sequela) ou secundária a causas não reumatológicas. Todos os critérios devem ser preenchidos.
Fonte: Wallace e colaboradores.[3]

Em 2011, o American College of Rheumatology (ACR)[4] apresentou uma revisão com diretrizes para o tratamento da AIJ. Os pacientes foram distribuídos em grupos, de acordo com o tipo de acometimento articular: artrite de até quatro articulações (fatores de mau prognóstico (FMP): artrite em quadril ou coluna cervical ou artrite em tornozelos ou punhos com aumento persistente de provas inflamatórias ou dano radiográfico – erosão ou redução do espaço articular); artrite de cinco ou mais articulações (FMP: artrite em quadril ou coluna cervical ou FR positivo ou dano radiográfico); artrite com sacroiliíte ativa (FMPS: dano radiográfico); e artrite sistêmica (com características sistêmicas ativas ou com artrite ativa).[4]

A atividade de doença foi caracterizada nos grupos em três níveis – baixa, moderada e alta – com base na contagem de articulações ativas e quadro clínico, VHS/proteína C-reativa e avaliação global do médico e do paciente.

Em 2013, foi realizada uma revisão para o tratamento dos casos de AIJ sistêmica, incluindo o tratamento da SAM, e diretrizes para a pesquisa de tuberculose em pacientes em uso de imunobiológicos.[5]

Um resumo das recomendações para cada tipo de acometimento é descrito no Fluxograma 66.1.

Anti-inflamatórios não hormonais

Os AINH são indicados em todos os grupos, nos casos de dor, como monoterapia inicial ou adjuvante. Os medicamentos mais utilizados são naproxeno 15 a 20 mg/kg/dia, de 12/12 horas, VO e indometacina 1 a 3 mg/kg/dia, de 8/8 horas, VO (nos quadros sistêmicos e ERA). Os principais eventos

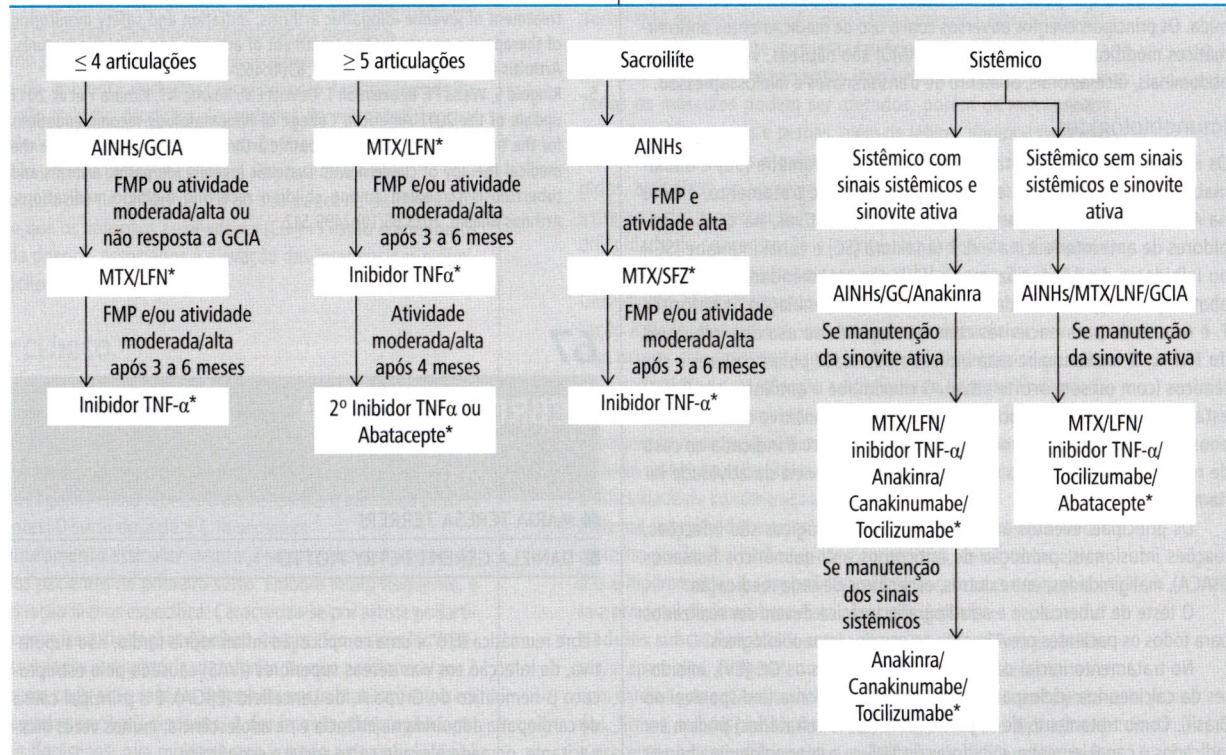

FLUXOGRAMA 66.1 ■ Tratamento da AIJ de acordo com o acometimento articular e a atividade da doença.

AINH: anti-inflamatórios não hormonais; GC: glicocorticoides; GCIA: glicocorticoides intra-articulares; MTX: metotrexato; LFN: leflunomide; SFZ: sulfasalazina; TNFα: fator de necrose tumoral alfa; FMP: fator de mau prognóstico.
*AINH e GCIA como adjuvantes.

- Metropolol – 1 a 6 mg/kg/d em duas vezes.

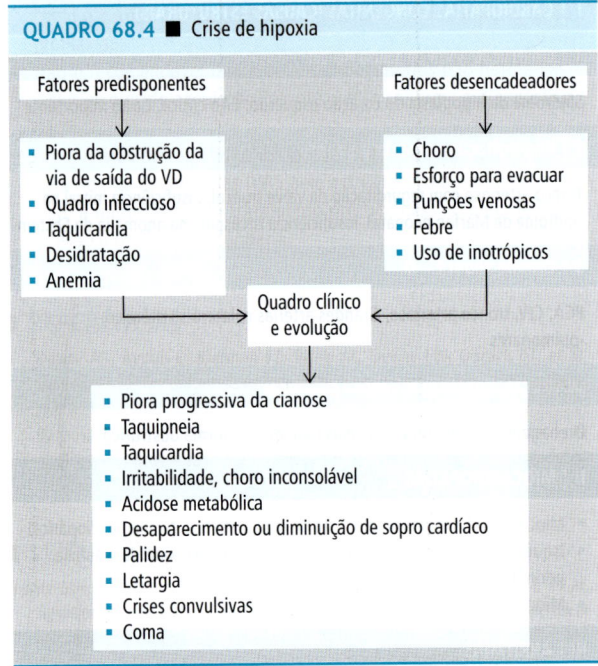

QUADRO 68.4 ■ Crise de hipoxia

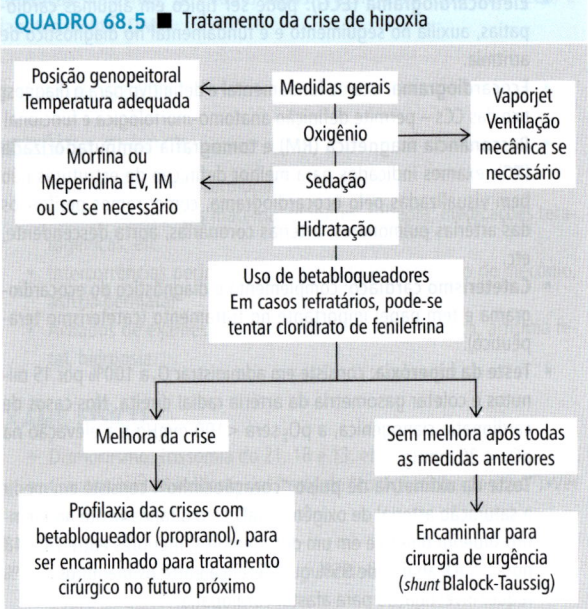

QUADRO 68.5 ■ Tratamento da crise de hipoxia

4 | Agentes inotrópicos e vasopressores – estão indicados na IC grave e choque cardiogênico.

5 | Digitálicos – papel controverso, indicado nos casos de IC com taquicardia:
- Digoxina – 5 a 10 μg/kg/d dividido em duas tomadas.
- Agentes inotrópicos EV: dopamina, dobutamina, epinefrina, norepinefrina, milrinone, levosimendan, vasopressina.

TRATAMENTO ESPECÍFICO PARA AS CARDIOPATIAS MAIS COMUNS

O estabelecimento da etiologia definitiva é de importância crucial; assim, o tratamento é direcionado para a causa de base, por exemplo, tratamento cirúrgico e/ou percutâneo para as CCs e implante de marca-passo para BAV.

Cardiopatias acianóticas

1 | Comunicação interatrial (CIA)
- **CIAs pequenas < 5 mm:** habitualmente não necessitam de tratamento.
- **CIAs moderadas e grandes:** fechamento eletivo entre os 4 a 6 anos de vida. A forma mais comum é a do tipo *ostium secundum* (80%), sendo a maioria delas elegíveis para fechamento percutâneo pelo cateterismo.

2 | CIV
- **CIVs pequenas:** habitualmente não necessitam tratamento e apresentam alta taxa de fechamento espontâneo no decorrer do tempo. Quando subaórtica, existe o risco de prolapso da valva aórtica.
- **CIVs moderadas:** fechamento cirúrgico está indicado quando apresentar:
  a | IC.
  b | Cardiomegalia à radiografia torácica, ou dilatação das cavidades cardíacas ao ecocardiograma.
  c | Prolapso da valva aórtica com ou sem regurgitação.
  d | Ao menos um episódio de endocardite bacteriana.
  e | Infecções pulmonares de repetição.
  f | Baixo ganho ponderal sem outras causas.
- **CIVs grandes:** fechamento cirúrgico precoce, preferencialmente a partir do terceiro e antes dos oito meses de vida.
- Cerclagem pulmonar seguida de fechamento de CIV está indicada nos casos com CIVs múltiplas.

3 | Defeito do septo atrioventricular (DSAV)
- **DSAV parcial (CIA *ostium primum*):** cirurgia eletiva está indicada por volta dos 4 anos de vida ou mais cedo quando pacientes sintomáticos ou com severa regurgitação da valva atrioventricular.
- **DSAV total (CIA *ostium primum*, CIV de via de entrada, valva atrioventricular única):** correção cirúrgica primária antes de oito meses de vida para prevenção da doença pulmonar obstrutiva crônica (DPOC), especialmente nos portadores de trissomia do cromossomo 21. Nos demais pacientes não sindrômicos, a correção pode ser mais tarde até por volta dos 2 anos de idade.

4 | PCA
- **PCAs pequenos:** na ausência de sopro, há controvérsia, se há ou não necessidade de fechamento. Nos pacientes com sopro audível, está indicada, devido ao risco de endocardite e, preferencialmente, por via percutânea.
- **PCAs moderados e grandes:** a época do fechamento depende da gravidade dos sintomas de IC, tamanho do PCA e peso da criança. Nos casos de crianças pequenas com PCA grande, o fechamento cirúrgico é a melhor opção, ao passo que nas crianças maiores, o fechamento pode ser realizado por via percutânea.

Lesões obstrutivas

1 | EP
- **EP Leve** – gradiente máximo (pico) < 50 mmHg – não requer tratamento.
- **EP moderada a importante** – gradiente > 50 mmHg. Valvoplastia pulmonar com balão é o tratamento de escolha.

2 | EP crítica do recém-nascido: estabilização temporária com prostaglandina E1. Requer tratamento ainda no berçário, nos casos com ventrículo direito bem desenvolvido, está indicada a valvoplastia pulmonar com balão com ou sem implante de *stent* no canal arterial. Casos com ventrículo direito bi ou unipartite requerem cirurgia para confecção de *shunt* sistêmico-pulmonar (Blalock-Taussig) e em casos selecionados ampliação da via de saída do ventrículo direito.

3 | CoAo
- **Coarctação severa do recém-nascido:** correção cirúrgica precoce, seja para correção da CoA e fechamento da CIV quando presente (correção primária), ou em dois estágios correção da CoAo com ou sem cerclagem da artéria pulmonar, seguida pelo fechamento posterior da CIV.
- Crianças maiores com coarctação localizada (assintomáticas)
  a | Achado incidental de hipertensão arterial ou de sopro
  b | Opções terapêuticas – aortoplastia primária por balão, implante de *stent* ou correção cirúrgica. A escolha depende da morfologia da CoAo e da idade da apresentação. A opção cirúrgica é a de escolha no primeiro ano de vida.

Cardiopatias cianogênicas

1 | Tetralogia de Fallot
A maioria dos casos são elegíveis para correção primária entre os seis meses e 2 anos de vida. Indicações para cirurgia paliativa (*shunt* Blalock-Taussig) são raras. Está indicada em situações especiais:
- Crises de hipóxia ou cianose importante em crianças menores de 6 meses.
- Artérias pulmonares pequenas, no intuito de promover o seu crescimento.
- Trajeto anômalo de artéria coronária cruzando a via de saída do VD.

Após a correção total, os pacientes necessitam acompanhamento, devido ao risco de disfunção tardia do ventrículo direito, arritmias e alguns podem necessitar de troca da valva pulmonar devido à insuficiência pulmonar.

2 | Tetralogia de Fallot com atresia pulmonar
Estratégias de tratamentos futuros dependem da anatomia das artérias pulmonares e da presença de artérias colaterais sistêmico-pulmonares e consiste em cirurgia paliativa inicial – *shunt* Blalock-Taussig isolado ou associado à unifocalização A cirurgia definitiva consiste no fechamento da CIV e implante de tubo VD-TP.

3 | Atresia pulmonar com septo ventricular íntegro
Estratégias futuras dependem do grau de hipoplasia do ventrículo direito. Em casos com ventrículo direito bem desenvolvido, está indicada a perfuração da valva pulmonar por radiofrequência seguida por valvoplastia pulmonar com balão com ou sem implante de *stent* no canal arterial. Casos com ventrículo direito desfavorável, requer cirurgia para confecção de *shunt* sistêmico-pulmonar e em casos selecionados ampliação da via de saída do ventrículo direito. Nos casos com circulação coronária dependente do ventrículo direito, está contraindicada a descompressão do ventrículo direito.

Transposição das grandes artérias

1 | Transposição das grandes artérias (TGA) simples (septo ventricular íntegro)
- Infusão endovenosa de prostaglandina para promover mistura intercirculatória no nível do canal arterial.
- Atriosseptostomia por balão nos casos de CIA restritiva.
- Cirurgia de escolha: cirurgia de Jatene, preferencialmente nas duas primeiras semanas de vida.

2 | TGA com CIV
Geralmente não necessita de cirurgia precocemente no período neonatal, é comum desenvolver sianais de IC entre 4 a 8 semanas de vida, e a cirurgia primária deve ser realizada nos primeiros meses de vida.

3 | TGA com CIV e EP
- Manifesta-se com quadro de cianose importante.
- Habitualmente requerem *shunt* Blalock-Taussig, seguido por cirurgia de Rastelli ou da translocação da valva pulmonar.

Tronco arterioso
Necessita correção cirúrgica precoce antes dos três meses de vida – fechamento da CIV e tubo VD-TP, quando necessário comissurotomia ou plastia da valva truncal, frequente com disfunção.

Coração univentricular
Inclue dupla via de entrada de VE, VD ou ventrículo indeterminado e conexão atrioventricular atrésica ou estenótica – em comum estas cardiopatias apresentam hipoplasia de um ventrículo ou outras associações que impedem a correção biventricular. Necessitam de tratamento estagiado Pacientes com hiperfluxo pulmonar necessitam cerclagem pulmonar nos primeiros dias de vida, e aqueles com estenose pulmonar importante ou atresia necessitam *shunt* Blalock-Taussig.

No futuro, estes pacientes serão submetidos à cirurgia de Glenn bidirecional, habitualmente a partir do sexto mês de vida, e complementação para Fontan, entre os 2 e 4 anos.

Síndrome hipoplásica do coração esquerdo
Não existe consenso quanto ao melhor tratamento para recém-nascidos com síndrome hipoplásica do coração esquerdo. Intervenções cirúrgicas múltiplas – cirurgia de Norwood e suas variantes ou procedimento híbrido inicialmente, seguido de Glenn bidirecional e após complementação para Fontan e transplante cardíaco são opções disponíveis.

Drenagem anômala total de veias pulmonares
A época do tratamento cirúrgico depende da presença ou não de obstrução ao retorno das veias pulmonares. Quando obstrutiva, comum na forma infracardíaca, a correção cirúrgica deve ser de imediato após estabilização inicial, e na forma não obstrutiva, pode ser realizada nos primeiros meses de vida.

REVISÃO

- A abordagem diagnóstica das cardiopatias congênitas, particularmente no neonato, deve ser realizada de forma sistemática.
- O exame ideal para diagnosticar a cardiopatia congênita é, sem dúvida, a ecocardiografia. Todavia, realizá-la em todo recém-nascido é inviável.
- O teste da oximetria de pulso é simples e apresenta alta especificidade e moderada sensibilidade, características que o habilitam para o rastreamento das cardiopatias.

■ LEITURAS SUGERIDAS

Bacha EA, Hijazi ZM. Hybrid procedures in pediatric cardiac surgery. Semin Thorac Cardiovasc Surg Pediatr Card Surg Annu. 2005:78-85.

Ewer AK, Middleton LJ, Furmston AT, Bhoyar A, Daniels JP, Thangaratinam S, et al. PulseOx Study Group. Pulse oximetry screening for congenital heart defects in newborn infants (PulseOx): a test accuracy study. Lancet. 2011;378(9793):785-94.

Marelli AJ, Mackie AS, Ionescu-Ittu R, Rahme E, Pilote L. Congenital heart disease in the general population: changing prevalence and age distribution. Circulation. 2007;115(2):163-72.

Severin PN, Awad S, Shields, B, Hoffman J, Bonney W, Cortez E, et al. The pediatric cardiology pharmacopeia: 2013 update. Pediatr Cardiol. 2013; 34(1):1-29.

Tweddle JS, Spray TL. Newborn heart surgery: reasonable expectations and outcomes. Pediatr Clin North Am. 2004;51(6):1611-23.

69
DIAGNÓSTICO DIFERENCIAL DOS SOPROS CARDÍACOS

■ ANTONIO CARLOS CARVALHO
■ CÉLIA MARIA CAMELO SILVA

Sopros cardíacos são frequentemente encontrados em crianças e se constituem no principal motivo de encaminhamento para o cardiologista pediátrico. Na sua maioria, os sopros são funcionais ou inocentes, e quando auscultado nos primeiros seis meses de uma criança nascida a termo, tem maior probabilidade de se tratar de cardiopatia estrutural. A anamnese e ausculta cardíaca são fundamentais para caracterização e diferenciação entre os sopros. Persistindo dúvida quanto à possibilidade de cardiopatia estrutural, a criança deverá ser encaminhada ao cardiologista pediátrico, para esclarecimento diagnóstico e realização de exames complementares cardiológicos, tendo como principal o ecocardiograma.

■ PREVALÊNCIA

A prevalência de sopro cardíaco no período neonatal é variável, chegando a 77,4%, e pode ser explicada pela diferença de frequência de exame, momento de sua realização, experiência do examinador, silêncio do ambiente. Por outro lado, a incidência de cardiopatia congênita (CC) estrutural é 0,8 a 1% dos nascimentos vivos. Em geral, quando o ecocardiograma é realizado em recém-nascidos (RNs) com suspeita de sopro inocente, os achados revelam situações benignas como: estenose periférica de ramos pulmonares em metade deles, persistência do canal arterial (PCA) em 60% e forâmen oval patente em todos, ou seja achados estes fisiológicos habituais para a idade.

■ CLASSIFICAÇÃO DOS SOPROS CARDÍACOS

As seguintes características dos sopros devem ser avaliadas:
1 | Tempo: relativo à posição do sopro no ciclo cardíaco e sua relação com a primeira e segunda bulha.
2 | Intensidade: os sopros são classificados em seis graus, sendo:
   1+ – aquele auscultado com dificuldade, e requer concentração;
   2+ – discreto e suave, mas audível imediatamente;
   3+ – intensidade intermediária, fácil de ouvir;
   4+ – associado a frêmito, rude e muito fácil de ouvir;
   5+ – frêmito presente, muito alto, rude, possível de ouvir ao tocar o estetoscópio ao tórax;
   6+ – frêmito presente, audível mesmo sem estetoscópio.
3 | Localização no tórax: área do tórax onde o sopro é mais intenso e sua irradiação.
4 | Qualidade: presença de harmônicas (musicalidade) e sobretons (*clicks* e estalidos).

TIPOS DE SOPROS

1 | Sopro sistólico: começa após a primeira bulha e termina antes da segunda. Estes são subdivididos em:
- Sopro holossistólico ou regurgitativo: começa imediatamente após a primeira bulha e continua com a mesma intensidade até a segunda. Estes sopros podem ser encontrados na CIV moderada e na insuficiência das valvas atrioventriculares (mitral e tricúspide).
- Sopro ejetivo: em crescendo e decrescendo, tem formato de diamante, e são habitualmente encontrados nas obstruções das valvas semilunares ou das vias de saídas direita e esquerda.
- Sopro protomesossistólico: inicia imediatamente após a primeira bulha, reduz ou desaparece antes da segunda. São encontrados com frequência em CIVs musculares pequenas e apresentam quase sempre caráter musical.
- Sopro meso ou telessistólico: tem início no meio da sístole. Frequentemente audível em associação com *clicks*, como na insuficiência mitral secundária a prolapso.

2 | Sopro diastólico: ocorre no período entre o fechamento das valvas semilunares e o subsequente fechamento das valvas atrioventriculares. A ausculta de um sopro diastólico indica a presença de cardiopatia estrutural. São encontrados, por exemplo, na insuficiência das valvas semilunares (aórtica e pulmonar).
3 | Sopros contínuos: são audíveis durante todo o ciclo cardíaco, geralmente são patológicos, com exceção do zumbido venoso. O mais comum deles é o sopro do PCA.
4 | Sopro inocente
Este tipo de sopro ocorre com padrão normal de fluxo sanguíneo. Habitualmente é sistólico (exceto o zumbido venoso), suave e ocorre na ausência de anormalidades anatômicas do coração, ao contrário dos sopros patológicos ou orgânicos, que estão relacionados a cardiopatias congênitas, valvopatias ou outras cardiopatias.

A idade na qual o sopro foi detectado é útil para o médico fazer o diagnóstico diferencial entre as possíveis cardiopatias. Quando auscultado no RN dentro das primeiras 6 horas de vida, em geral se deve à regurgitação de valva atrioventricular (insuficiência tricúspide secundária à asfixia perinatal, ou mitral por disfunção ventricular) ou estenose das valvas semilunares (estenose pulmonar ou aórtica), ao passo que aqueles detectados após 6 horas de vida podem representar lesões de *shunt* presentes a esta altura devido à queda da resistência vascular pulmonar (RVP) (por exemplo, na CIV, PCA, estenose periférica dos ramos pulmonares). Um sopro sistólico auscultado entre os 2 e 4 anos de idade é comumente inocente, mas pode representar cardiopatia estrutural, caso a criança tenha sido não colaborativa durante os exames, tenha havido progressão na gravidade da lesão ou desenvolvido cardiopatia adquirida. Em crianças maiores, um novo sopro de insuficiência mitral e/ou aórtica, principalmente em países subdesenvolvidos ou em desenvolvimento, tem possibilidade de se tratar febre reumática.

TIPOS DE SOPRO INOCENTE

1 | **Sopro de Still:** sopros de baixa à média intensidade e audível na borda esternal esquerda média e baixa, geralmente suave e de grau 2+, variando de 1+ a 3+/6+. A sua característica mais importante é o seu caráter vibratório e musical. Ocorre mais comumente entre os 2 e 7 anos, mas pode ser encontrado tanto antes como mais tarde, inclusive na adolescência. A sua origem permanece desconhecida, tem sido atribuída à vibração das cúspides da valva pulmonar, ao estreitamento fisiológico da via de saída do ventrículo esquerdo e à presença de falso tendão.
2 | **Sopro sistólico pulmonar inocente ou fisiológico de ejeção:** sopro de alta intensidade, rude e audível na borda esternal esquerda alta. Podem ocorrer em qualquer idade, sendo mais comum em adolescentes ou crianças com *pectus excavatum*. É mais audível em situações hiperdinâmicas, como durante febre ou anemia.
3 | **Estenose pulmonar periférica do RN:** responsável pela maioria dos sopros inocentes encontrados em recém-nascidos saudáveis e está

relacionado à estenose dos ramos pulmonares; em dois terços dos casos, o sopro desaparece por volta de seis semanas de vida e os demais desaparecem por volta de seis meses. A etiologia deste sopro se deve à hipoplasia relativa dos ramos das artérias pulmonares e sua discrepância com o tronco pulmonar, em associação com a angulação na sua origem. Após o nascimento, com aumento de fluxo através da árvore pulmonar e mudança na estrutura da sua parede, a angulação desaparece e ocorre aumento do diâmetro do vaso, o que justificaria o desaparecimento do sopro. O sopro é suave grau 1+ a 2+ /6+, de ejeção, melhor audível na borda esternal esquerda e direita altas e com irradiação para axila e dorso.

4 | Sopro sistólico aórtico ou sistêmico inocente: rude, de alta intensidade, causado por fluxo sanguíneo normal através da aorta e dos vasos da base. São melhores audíveis na porção superior do tórax e região supraclavicular. Eles são transmitidos para os vasos da base e audíveis sobre as carótidas.

5 | Zumbido venoso: sopro contínuo de baixa intensidade, com acentuação diastólica, devido ao retorno sanguíneo através das grandes veias para o coração, ou seja, surge na junção entre a veia jugular e a cava superior. É audível na porção inferior e anterior do pescoço, mais frequentemente a direita. O sopro é mais alto com o paciente na posição sentada e desaparece ou diminui com o paciente deitado. Habitualmente o zumbido venoso é acentuado ao girar a cabeça do paciente para o lado do sopro e levantar o queixo. Ao pressionar na área das veias jugulares, o fluxo se altera e o sopro modifica ou desaparece. Este é o único sopro inocente contínuo e que pode apresentar frêmito.

■ HISTÓRIA CLÍNICA

Na criança com sopro, a avaliação do sistema cardiovascular deve incluir: história do pré-natal e do nascimento, padrão alimentar, presença ou não de desconforto respiratório e cianose, estado do desenvolvimento pôndero-estatural, nível de atividade física, além da história familiar para cardiopatias congênitas e morte súbita.

São fatores de risco para cardiopatia história materna de diabetes melito, lúpus eritematoso sistêmico (LES), infecções (rubéola, toxoplasmose, CMV, etc), exposição a substâncias ilícitas, como álcool, e medicações usadas pela mãe durante a gestação.

■ EXAME FÍSICO

Deve-se iniciar com avaliação geral, se há irritabilidade, diaforese e taquidispneia, características dismórficas que lembrem espectro de alguma síndrome malformativa. A criança é acianótica ou cianótica, avaliação que pode ser auxiliada com oxímetro de pulso. Uma vez que os sopros inocentes são produzidos por fluxo normal, manobras que reduzem o retorno do fluxo sanguíneo ao coração através das veias sistêmicas reduzem a intensidade do sopro. Assim, mudar a posição da criança de deitada para sentada e para ficar em pé são medidas úteis para definir o sopro como inocente.

A diferenciação de um sopro patológico do inocente requer do examinador conhecimento dos achados de ausculta característicos das diversas cardiopatias, bem como das características usuais do sopro inocente. O exame físico deve ser completo, inspeção e palpação e além da ausculta cardíaca a pulmonar.

EXAMES COMPLEMENTARES

Em uma criança assintomática com achado de sopro cardíaco, os resultados dos exames especializados têm pouca probabilidade de mudar o diagnóstico de sopro inocente quando feito por um cardiologista bem treinado em ausculta. Todavia, existem situações, como, por exemplo, criança pouco cooperativa, ambiente barulhento que prejudicam a ausculta e consequemente o diagnóstico.

Para tomada de decisão quanto ao encaminhamento ao especialista, levam-se em conta vários fatores, como o diagnóstico presumido, a experiência do examinador, o nível de ansiedade dos pais e a disponibilidade do paciente para o acompanhamento.

Os efeitos das mudanças hemodinâmicas que ocorrem nas diferentes fases do desenvolvimento da criança são importantes para o entendimento da história natural e apresentação do sopro específica para a idade. Para o agendamento da consulta com o especialista, a idade do paciente deve ser levada em conta: assim os neonatos devem ser avaliados com mais celeridade, lactentes em dias e crianças maiores em semanas.

A relação custo/benefício de realizar ecocardiograma de rotina em todas as crianças portadoras de sopro é desfavorável. Além disso, a detecção de doenças cardíacas irrelevantes pelo ecocardiograma, ou seja, aquelas cujo diagnóstico não terá influência nenhuma no decorrer da vida da criança (como os achados de insuficiência tricúspide discreta ou pequeno forâmen oval patente), pode inclusive se tornar um problema e exercer grande impacto na vida da criança se o diagnóstico for mal interpretado e explicado de forma inadequada aos pais. Ao concluir que se trata de um sopro inocente, o médico deve explicar os achados aos pais e à criança, deixando claro que sopros são ruídos e não são sinônimos de cardiopatia (Quadro 69.1), esclarecendo que a grande maioria das crianças apresentam sopros, e muitos destes irão desaparecer no decorrer do tempo, que nem todos desaparecem e, acima de tudo, o importante é que a criança tem o coração normal. O ecocardiograma, por ser um exame não invasivo, de alta especificidade e sensibilidade, dá ao pediatra mais segurança. Vale lembrar que o seu resultado depende de fatores como experiência do operador, qualidade do aparelho e condições do paciente (agitação, choro e deformidade torácica). Por isto, o ecocardiograma não substitui o exame físico cardiovascular e deve ser avaliado em associação com o quadro clínico.

QUADRO 69.1 ■ Características dos sopros

SOPRO INOCENTE

- Achado de sopro
- História cardiovascular e demais achados do exame físico normais
- Modificação do sopro com a mudança de posição do paciente
- Sopro sistólico suave, vibratório
- Ausência de frêmito

SOPROS PATOLÓGICOS

- Presença de sinais e sintomas de insuficiência cardíaca
- Sopros holossistólico, ou diastólico ou contínuo (exceto o zumbido venoso)
- Sopro associado a frêmito

PRINCIPAIS CARDIOPATIAS

Comunicacao interatrial

A CIA representa 7 a 11% das cardiopatias congênitas em nascidos-vivos, raramente é diagnosticada no neonato, devido à fisiologia cardiovascular inerente deste período de transição entre circulação fetal e a pós-natal. Os sintomas clínicos são discretos ou ausentes na maioria dos pacientes. Os achados de ausculta são discretos e caracterizados por desdobramento amplo e fixo da segunda bulha e sopro sistólico ejetivo ++ a +++/6+, melhor audível em borda esternal esquerda alta, que reflete o aumento de fluxo através da valva pulmonar-estenose relativa. É importatante salientar que aproximadamente 60% das CIAs *ostium secundum* menores do que 6 mm terão fechamento espontâneo no decorrer dos primeiros anos de vida.

Comunicação interventricular

A CIV isolada é a cardiopatia congênita mais comum. Sopro sistólico com carcterísticas de patológico em recém-nascido a termo tem grande propabilidade de se tratar de CIV. O sopro pode ser auscultado no berçário quando a CIV for pequena e a queda da resistência pulmonar for normal, porém o mais comum é sua detecção entre 2 a 6 semanas de vida.

- **CIV mínima e pequena:** nas CIVs musculares mínimas, o sopro é suave, musical e protossistólico, porque o defeito é obliterado na metade da sístole devido à contração do septo ventricular e auscultado em borda esternal esquerda média ou baixa.
- **CIV moderada:** o sopro costuma ser holossistólico intenso e às vezes acompanhado de frêmito.
- **CIV grande:** a criança com CIV grande apresenta quadro clínico mais significativo de IC, o sopro sistólico é mais suave, em geral ++/¨6+.
- **Evolução do paciente com CIV:** pacientes com CIV pequena têm prongóstico excelente, quando a probabilidade de fechamento espontâneo nos primeiros anos de vida chega até 80%. Pacientes com CIV moderada a grande precisam de tratamento clínico e fechamento do defeito e devem ser encaminhados ao cardiologista com certa urgência. Todos os tipos de CIV são passíveis de fechamento cirúrgico, casos selecionados podem ser ocluídos por via percutânea.

CANAL ARTERIAL PÉRVIO

O canal arterial funcionalmente fecha em aproximadamente 90% dos RNs a termo por volta de 48 horas. Nos RNs que apresentam desconforto respiratório ou instabilidade hemodinâmica, o canal arterial pode persistir patente por até 10 dias. A maioria das crianças portadoras de PCA são assintomáticas, e o diagnóstico é um achado de exame ou encontrado casualmente em ecocardiograma realizado por motivos não cardíacos, como em avaliação pré-operatória ou para quimioterapia.

No PCA mínimo, a ausculta pode ser normal (PCA silencioso); no pequeno, ausculta-se sopro sistólico; e no moderado; encontra-se o sopro contínuo clássico em maquinaria, com acentuação por volta da segunda bulha na região infraclavicular esquerda. No PCA grande com hipertensão pulmonar, o sopro geralmente é sistólico suave ou ausente e a segunda bulha pulmonar é hiperfonética. Os pulsos periféricos são amplos, e a diferencial pressórica é ampla.

ESTENOSE PULMONAR

O sopro característico é sistólico ejetivo rude e detectado precocemente, muitas vezes no berçário O sopro é precedido por um click protossistólico de ejeção. A intensidade do sopro depende da gravidade da obstrução. Do ponto de vista clínico a criança encontra-se bem, com desenvolvimento adequado. Nos casos moderados e graves, pode-se detectar frêmito. O componente pulmonar da segunda bulha pode estar hipofonético.

Quando houver suspeita de estenose pulmonar, a criança deve ser encaminhada ao cardiologista pediátrico, Para os casos moderados, está indicada a valvoplastia pulmonar por balão. Neste capítulo, não discutimos os casos de estenose pulmonar crítica, por se tratar de cardiopatia dependente do canal arterial, reconhecida e tratada no berçário.

ESTENOSE AÓRTICA

É caracterizada por sopro ejetivo auscultado no berçário em criança de aparência saudável, exceto as crianças portadoras de estenose aórtica crítica que já nascem com o débito cardíaco comprometido, com disfunção importante do VE, ICC, e neste paciente o sopro é discreto.

Na estenose aórtica, é comum palpar frêmito em fúrcula e carótidas. O *click* de ejeção é melhor audível no ápice. O sopro é mais intenso no segundo espaço intercostal à direita com irradiação para fúrcula, pescoço e ápice.

TETRALOGIA DE FALLOT

Trata-se da cardiopatia cianogênica mais comum após o período neonatal. A cianose é a principal característica. Nas crianças com moderada obstrução, observa-se a ausculta, segunda bulha habitualmente única, sopro sistólico ejetivo rude. É importante lembrar que o sopro na tetralogia de Fallot se origina na região de estenose, e não através da CIV. O sopro pode ser intenso, mas reduz de intensidade e encurta à medida que piora a obstrução. Muitas crianças com Tetralogia de Fallot se apresentam com cianose discreta, por isto a oximetria de pulso é útil.

REVISÃO

- História clínica e exame físico cardiovascular detalhados ajudam no diagnóstico diferencial entre os sopros.
- O uso de exames complementares não se sobrepõe ao poder de uma boa ausculta em distinguir um sopro inocente de um sopro patológico.
- Nas crianças com diagnóstico de sopro inocente, é de suma importância reafirmar à família a sua benignidade, e de que não se trata de uma cardiopatia, uma vez que o estigma de cardiopata pode exercer efeito adverso na vida da criança e da família.
- O encaminhamento ao cardiologista pediátrico deve ser realizado quando houver suspeita de sopro patológico e com maior urgência nas crianças sintomáticas e recém-nascidos.

■ LEITURAS SUGERIDAS

Advani N, Menahem S, Wilkinson JL. The diagnosis of innocent murmurs in childhood. Cardiol Young. 2000;10(4):340-2.

Arlettaz R, Archer N, Wilkinson AR. Natural history of innocent heart murmurs in newborn babies: Controlled echocardiographic study. Arch Dis Child Fetal Neonatal Ed. 1998;78(3):F166-70.

Biancaniello T. Innocent murmurs. Circulation. 2005;111(3):e20-2.

Frias PA, Oster M, Daly PA, Boris JR. Outpatient echocardiography in the evaluation of innocent murmurs in children: benchmarking. Cardiol Young. 2016;26(3):499-505.

Frommelt MA. Differential diagnosis and approach to a heart murmur in term infants. Pediatr Clin North Am. 2004;51(4):1023-32

Kang g, Xiao J, Wang Y, Wang J, Wang J, Chen Y, Liu Q, et al. Prevalence and clinical significance of cardiac murmurs in schoolchildren. Arch Dis Child. 2015;100(11):1028-31.

Sackey AH. Prevalence and diagnostic accuracy of heart disease in children with asymptomatic murmurs. Cardiol Young. 2016;26(3):446-50.

70
RESSUSCITAÇÃO CARDIOPULMONAR EM PEDIATRIA

- GISELE LIMONGELI GURGUEIRA
- RENATO LOPES DE SOUZA

A parada cardiorrespiratória em lactentes e crianças raramente é um evento súbito, pois não é resultado de causa cardíaca primária, representa um evento terminal de choque progressivo ou falência respiratória. Suas causas são heterogêneas, variam em frequência, dependendo da faixa etária, e incluem: insuficiência respiratória aguda (IRpA); síndrome da morte súbita do lactente (SMSL); submersão/quase-afogamento; trauma; e sepse. A sobrevida a uma parada cardiorrespiratória intra-hospitalar vem aumentando na última década de 24 para 39%, ao contrário do ambiente pré-hospitalar, que ainda é muito baixa, ao redor de 8,3%, de acordo com a última atualização publicada em 2015 do International Liaision Committee on Resuscitation (ILCOR) e da American Heart Association (AHA).[1,2]

A ressuscitação, ou reanimação cardiopulmonar (RCP), inicia-se com a sequência do suporte básico de vida (SBV), até que se possa ser oferecido o suporte avançado de vida (SAV).

■ SUPORTE BÁSICO DE VIDA PEDIÁTRICO

Em pacientes pediátricos, diferentemente dos adultos, a parada cardiorrespiratória é um evento secundário e, portanto, a prevenção e o início rápido da RCP são fundamentais, principalmente mantendo também as ventilações (Figuras 70.1 e 70.2). Considera-se para efeito das recomendações ("guidelines") as seguintes faixas etárias:

- Lactente – até 1 ano de idade.
- Criança – de 1 ano até início da puberdade.
- Adulto – durante e após a puberdade.

Em 2010, houve a alteração da sequência de início do suporte ABC x CAB, em que A – retificação de vias aéreas; B – ventilação; e C – circulação. Existe ainda a necessidade de trabalhos científicos para avaliar o impacto desta mudança em crianças, pois iniciar pelas compressões torácicas pode atrasar de 9 a 18 segundos o início das ventilações. As recomendações atuais mantiveram em todas as faixas etárias a sequência CAB, pelo fato de padronizar o atendimento de forma que fique mais fácil o aprendizado.

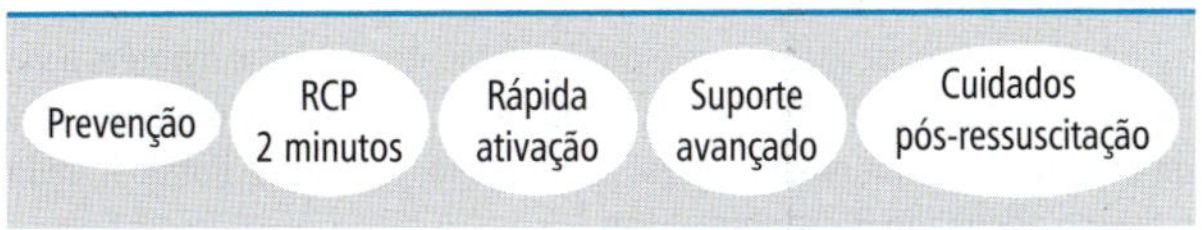

FIGURA 70.1 ■ Cadeia de suporte básico de vida pediátrico.

CIRCULAÇÃO

A avaliação da vítima não responsiva se inicia pela palpação dos pulsos centrais, não excedendo o tempo de 10 segundos.

1 | Palpação de pulsos:
   - Adultos e crianças: artéria carótida.
   - Lactentes: artéria braquial ou femoral.
2 | Após a avaliação da circulação, seguir:
   - Pulso presente e respiração ausente: manter ventilação com 20 respirações por minuto até respiração espontânea e, após um minuto, ativar o sistema de apoio e resgate.
   - Pulso ausente ou frequência cardíaca (FC)* menor do que 60 bpm: iniciar compressões torácicas e manter ventilações.

COMPRESSÕES TORÁCICAS

Por alterações de pressões intratorácicas e/ou compressão direta do coração, o sangue é enviado aos órgãos vitais. A compressão deve produzir um pulso palpável. Deve-se evitar a compressão sobre o apêndice xifoide. A vítima deve ser colocada sobre uma superfície rígida e plana.

> **ATENÇÃO!**
>
> Durante a RCP, é necessário: realizar compressões fortes e rápidas (100 a 120/minuto); permitir o retorno do tórax à posição normal na descompressão; não retirar a mão da posição e minimizar interrupções das compressões; checar pulso e ritmo após dois minutos; e evitar hiperventilação.

Métodos de compressões torácicas

Lactentes

A técnica dos polegares e mãos envolvendo o tórax consiste em: colocar os polegares sobre a metade inferior do esterno na linha intermamilar, com os outros dedos envolvendo o tórax e servindo de apoio.

A técnica de dois dedos consiste em: colocar dois dedos de uma mão na metade inferior do esterno, na linha intermamilar, e a outra mão debaixo da vítima, para fornecer uma superfície rígida. Deve-se comprimir cerca de um terço do diâmetro anteroposterior do tórax ou aproximadamente 4 cm, sendo os tempos de compressão e relaxamento iguais, com frequência de 100 a 120 compressões por minuto.

Crianças

É preciso colocar a região tenar de uma mão sobre o esterno, com os dedos afastados do tórax; após cada compressão, cuja profundidade a ser usada é de 5 cm, não retirar a mão do tórax.

Adolescentes

Deve-se utilizar a técnica de duas mãos sobre o esterno, com a região tênar de uma das mãos sobre a outra e os dedos entrelaçados. Em seguida, é preciso ficar com os braços esticados e verticalmente sobre o tórax, realizando a compressão com profundidade de 5 cm.

Coordenação compressões e ventilações

Nas crianças pré-púberes, a relação compressão-ventilação deve ser de 30:2, quando houver apenas um reanimador; quando houver dois reanimadores, a proporção será de 15:2. Após o início da puberdade, manter a relação de 30:2 sempre.

Fazer apenas as compressões torácicas em crianças está relacionado a pior prognóstico.

Via aérea

É preciso colocar o paciente em posição supina e em superfície plana e dura; nos casos de suspeita de lesão de pescoço, mover somente o necessário e em conjunto.

Depois, deve-se permeabilizar a via aérea por meio da manobra de extensão do pescoço e elevação do mento, ou manobra de elevação da mandíbula.

---

*Neste capítulo, onde consta FC, leia-se frequência cardíaca.

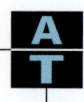

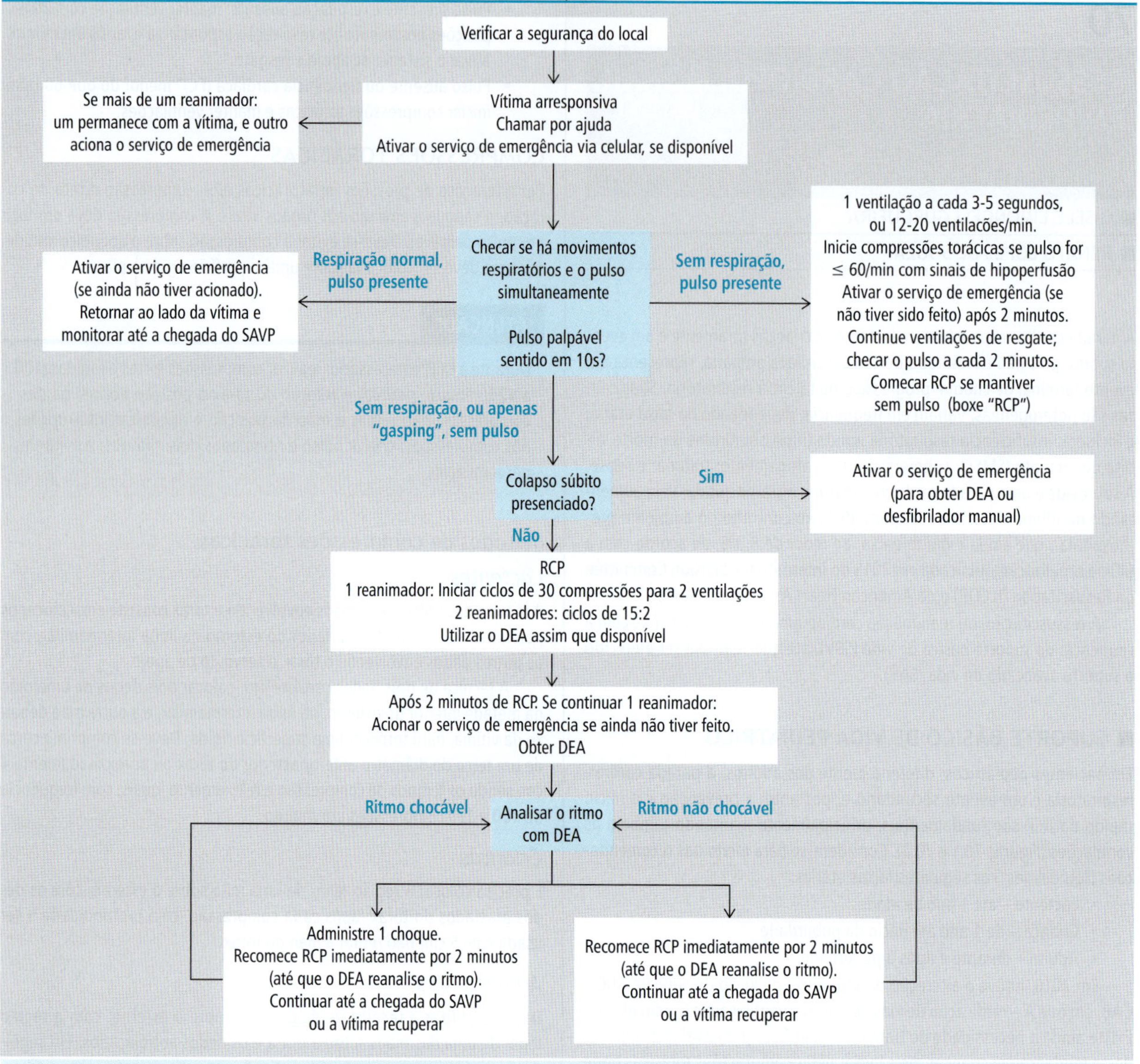

FIGURA 70.2 ■ Algoritmo de suporte básico de vida pediátrico para profissionais de saúde de acordo com a American Heart Association[1].

DEA: desfibrilador externo automático; SAVP: suporte avançado de vida pediátrico.
Fonte: Atkins e colaboradores.[1]

A manobra de extensão de pescoço e elevação de mandíbula consiste em: colocar uma das mãos na frente da vítima e realizar a extensão do pescoço e, com a outra, posicionar dedos na parte óssea do mento, e realizar o movimento de elevação e direcionamento inferior da mandíbula para abrir a via aérea.

Na manobra de elevação de mandíbula, utilizada para os casos suspeitos de lesão cervical, posicionam-se os 4º e 5º dedos das mãos no ângulo da mandíbula e os 2º e 3º dedos no ramo da mandíbula, realizando sua elevação, sem movimentar a região cervical.

Respiração

É importante verificar se a vítima apresenta respiração espontânea e se ela é efetiva. Observar *gasping* ou ventilações inefetivas ou obstruídas. Se presente e efetiva, colocar o paciente em posição de recuperação.

A posição de recuperação é o posicionamento ideal que mantém a via aérea patente, a estabilidade da coluna cervical e garante o menor risco de aspiração, permitindo visualizar o esforço respiratório e possibilitando o acesso adequado para intervenção.

A ventilação deve ser realizada com duas respirações lentas e profundas, com duração de 1 segundo cada, com pausa para que o reanimador possa maximizar o oxigênio e diminuir o gás carbônico oferecido à vítima. Observar a expansibilidade torácica.

Técnicas de ventilação

- **Boca-nariz-boca:** usada em lactentes; o resgatador deve colocar a boca cobrindo a boca e o nariz da vítima, com ajuste adequado, caso não seja possível executar a técnica boca-nariz com o fechamento da boca da vítima.

- **Boca a boca:** usada em crianças; o resgatador coloca a boca sobre a boca da vítima e, durante a respiração de resgate, realiza o pinçamento do nariz.

Se oxigênio e equipamentos estiverem disponíveis, usar alto fluxo para vítimas inconscientes, de preferência umidificado, podendo ser utilizados máscaras, cateteres e cânulas nasais.

A utilização de dispositivos de barreiras, como uma válvula unidirecional, evita o risco de transmissão de infecções (raro), mas não se deve postergar a ventilação em caso de falta destes.

O dispositivo mais utilizado é a máscara-bolsa autoinflável, que permite o uso de altas pressões nos casos de aumento da resistência das vias aéreas e/ou diminuição da complacência da caixa torácica. Deve ser observado atentamente o tamanho apropriado de máscara e bolsa para cada grupo etário. Pode ser acrescido oxigênio suplementar, atingindo 30 a 80% da fração de oxigênio na ausência de reservatório; 60 a 85% com o uso de reservatório; e 21% ao ar ambiente. No caso da ventilação boca a boca, são oferecidos 16 a 17% de fração de oxigênio. A máscara deve cobrir a boca e o nariz da vítima, não cobrindo os olhos e nem ultrapassando o mento, mantendo a máscara pressionada com o polegar e o dedo indicador (formando a letra C), e com os 3º, 4º e 5º dedos posicionados na mandíbula (formando a letra E).

Efetividade da ventilação

O volume e a pressão necessários para a ventilação são difíceis de mensurar; o volume utilizado deve ser o suficiente para elevar a caixa torácica da vítima. Caso não haja a elevação do tórax, reposicionar a cabeça da vítima verificando a adequada retificação da via aérea. Outra possibilidade é a presença de resistência elevada à entrada de ar nas vítimas pequenas, necessitando de maiores volumes e/ou pressão, ou pela existência de uma obstrução. A utilização da pressão da cricoide, para evitar a distensão gástrica, não é recomendada de rotina.

Retirada de corpo estranho em via aérea obstruída

É necessário reconhecer a situação de obstrução e retirar o corpo estranho. Na maioria dos casos, pode ser causada por pedaços de alimentos, e os sinais mais comuns são: dificuldade respiratória súbita acompanhada de tosse, estridor e engasgo.

Quando ocorrer obstrução parcial e a vítima estiver tossindo, interferir somente se houver piora da dificuldade respiratória ou se a mesma se tornar inconsciente.

- **Lactentes conscientes:** realizar golpes com a região tênar da mão nas costas do lactente em posição prona, com a cabeça mais baixa que o tronco, sobre o antebraço do reanimador. Desferir cinco golpes nas costas e, se o objeto não for expelido, colocar a vítima em posição supina e iniciar cinco compressões torácicas, como na reanimação cardiopulmonar. Usar o antebraço e a coxa como apoio enquanto a mão mantém a cabeça da vítima em posição neutra e a via aérea aberta. Repetir essa sequência até obter a permeabilização da via aérea.
- **Lactentes inconscientes:** iniciar as manobras de RCP, tomando o cuidado de avaliar a orofaringe antes das ventilações para visualizar o corpo estranho; se visível, retirá-lo com a pinça de Magill ou com o dedo indicador em gancho.
- **Crianças maiores e adolescentes conscientes:** a vítima pode estar sentada ou em pé; o reanimador posiciona-se atrás da vítima e passa os braços ao redor do tronco abaixo das axilas e, com uma mão fechada na linha média abaixo do apêndice xifoide e a outra mão sobre a primeira, realiza cinco compressões abdominais dirigidas para trás e para cima, simultaneamente. Continuar até a vítima expelir o corpo estranho ou perder a consciência.
- **Crianças maiores e adolescentes inconscientes:** colocar a vítima em uma superfície rígida e iniciar as manobras de RCP, tomando o cuidado de avaliar a orofaringe antes das ventilações para visualizar o corpo estranho; se visível, retirá-lo.

■ SUPORTE AVANÇADO DE VIDA PEDIÁTRICO

MANEJO DAS VIAS AÉREAS

É importante que todos os fluidos dos pacientes sejam tratados como potencialmente infectantes. Utilizar sempre luvas e anteparos de proteção durante os procedimentos nos quais há probabilidade de exposição a respingos de sangue, saliva ou outros fluidos corpóreos.

Administração de oxigênio

É preciso administrar oxigênio a todo paciente gravemente enfermo ou traumatizado, com IRpA, choque ou trauma. Deve ser, também, umidificado, para prevenir o ressecamento e espessamento das secreções pulmonares.

As formas de administração são:
- **Máscaras**
  a | Simples: oferecem concentração de O_2 de 30 a 50%.
  b | Não reinalantes: com fluxo de até 15 L/min oferecem concentração de O_2 > 50%.
- **Cânulas nasais:** utilizadas para fornecer oxigênio suplementar à criança com respiração espontânea. Fluxos > 4 L/minuto não são tolerados, devido ao ressecamento da mucosa nasal.
- **Via aérea orofaríngea:** indicada para lactentes e crianças inconscientes. Em criança consciente, não é bem tolerada e pode provocar vômitos.
- **Via aérea nasofaríngea:** consiste em tubos macios de plástico ou borracha, podendo ser utilizada em pacientes conscientes ou com diminuição de consciência.
- **Via aérea máscara laríngea:** utilizada para assegurar as vias aéreas pérvias em pacientes inconscientes. Consiste em um tubo com balonete em formato semelhante a uma máscara em sua porção terminal. É introduzido pela faringe e deslocado até que uma resistência seja sentida, quando o tubo atinge a hipofaringe. O balonete é insuflado selando a hipofaringe e deixando uma abertura distal do tubo logo acima da abertura glótica, garantindo uma via aérea segura e pérvia. É contraindicada em lactentes e crianças com reflexo de vômito.

Ventilação bolsa-máscara

A ventilação pode ser realizada por oferta de volume de ar pela boca ou pela ventilação com bolsa-máscara, que requer mais habilidade e deve ser realizada por pessoal adequadamente treinado.

Há dois tipos básicos de ressuscitadores manuais: o autoinflável; e o fluxo dependente. Na ressuscitação, as bolsas utilizadas devem ser autoinfláveis e com tamanhos adequados às diferentes faixas etárias.

Independentemente do tamanho do ressuscitador manual, deve-se utilizar apenas a força e o volume corrente necessários para promover uma visível expansibilidade torácica. Quando a ventilação é realizada com duas pessoas, a qualidade da ventilação é melhor, pois, enquanto uma pessoa utiliza ambas as mãos para abrir a via aérea e manter a máscara fortemente aderida à face, a outra comprime a bolsa de ventilação.

Para reduzir a distensão gástrica em pacientes inconscientes, pode-se aplicar pressão sobre a cartilagem cricoide, evitando, assim, a regurgitação do conteúdo gástrico e a possível aspiração.

Intubação traqueal

Quando utilizada por médicos adequadamente treinados, a ventilação via tubo traqueal é o método mais efetivo de ventilação assistida.

São indicações para intubação traqueal:
- controle inadequado da ventilação, pelo sistema nervoso, resultando em apneia ou esforço respiratório inadequado;
- obstrução funcional ou anatômica das vias aéreas;
- trabalho respiratório excessivo levando à fadiga;
- necessidade de elevados picos de pressão inspiratória ou pressão expiratória final positiva para manter efetiva troca de gases alveolares;
- ausência de reflexos protetores das vias aéreas;
- permite a paralisia ou sedação para estudos diagnósticos, enquanto garante proteção da via aérea e controle da ventilação.

As tentativas de intubação não devem exceder 30 segundos, e a frequência cardíaca (FC) e a oximetria de pulso devem ser continuamente monitoradas. Se ocorrer bradicardia < 60 ou a FC cair subitamente ou, ainda, se a coloração de perfusão da criança deteriorar, a intubação orotraqueal (IOT) deve ser imediatamente interrompida. A massagem cardíaca não deve ser interrompida por mais de 15 segundos para a intubação. Precisam estar disponíveis cânulas intratraqueais 0,5 mm acima e abaixo do tamanho estimado para a intubação.

Para crianças menores de 4 anos, são utilizadas lâminas retas devido ao formato das vias aéreas e epiglote.

Para crianças maiores de 1 ano:
- tamanho do tubo traqueal (mm) – (idade em anos/4) + 4;
- tamanho do tubo traqueal com cuff (mm): (idade em anos/4) + 3,5;
- profundidade adequada de inserção do tubo traqueal pode ser estimada:
- profundidade de inserção (cm): diâmetro interno do tubo (mm) × 3.

Para crianças maiores de 2 anos:
- profundidade de inserção (cm): (idade em anos/2) + 12.

Sequência rápida de intubação

Necessita do uso de sedação profunda e paralisia, para facilitar a intubação intratraqueal. Deve ser realizada por médico devidamente preparado. A utilização de atropina como pré-medicação para intubação pode ser utilizada em crianças com risco de bradicardia durante o procedimento de emergência. A dose recomendada é de 0,02 mg/kg.

Uma vez que a criança está intubada, o posicionamento adequado do tubo deve ser verificado por observação do movimento da parede torácica e ausculta de sons respiratórios sobre os campos periféricos dos pulmões. A expansibilidade deve ser simétrica, e os sons facilmente audíveis sobre ambos os campos pulmonares, especialmente nas áreas axilares.

A monitoração respiratória não invasiva pode ser realizada por meio de:
- oximetria de pulso: manter saturação arterial de oxigênio (SaO_2) ao redor de 94%, evitar hiperóxia.
- monitoração de CO_2 exalado ou volume final: utilizado para avaliar posicionamento adequado do tubo endotraqueal (TET) durante a intubação e qualidade das compressões torácicas (não existem trabalhos em pacientes pediátricos quanto ao nível adequado de CO_2 exalado durante a RCP).

> **ATENÇÃO!**
>
> Se houver deterioração clínica do paciente intubado, considerar algumas possibilidades que podem ser facilmente lembradas com a sigla DOPE: **d**eslocamento do tubo traqueal para o esôfago ou brônquio direito, de sua posição traqueal; **o**bstrução do tubo; **p**neumotórax; e **e**quipamento (falha).

CRICOTIROTOMIA

Método utilizado quando é impossível oxigenar e ventilar a vítima com ressuscitador manual; no insucesso da intubação orotraqueal; e quando as manobras clássicas de ressuscitação para desobstrução de vias aéreas falham. Pode ser realizada por punção ou cirurgia.

Acesso vascular

Via vascular

O acesso vascular é vital para a administração de medicamentos e fluidos, mas pode ser de difícil aquisição no paciente pediátrico. Durante a reanimação cardiorrespiratória, o acesso venoso profundo é o maior, mais acessível e que não necessita de interrupção da ressuscitação. Os médicos experientes podem tentar a passagem de um acesso venoso central, utilizando a veia femoral, jugular interna, jugular externa e a subclávia em crianças maiores.

Quando o acesso venoso não for possível de imediato, é indicada a via intraóssea.

Via intraóssea

Pode ser obtida em 30 a 60 segundos e propicia acesso a um plexo medular não colapsável, servindo de via rápida, segura e confiável para administração de medicamentos, cristaloides, coloides e sangue durante a ressuscitação. Geralmente inserida na medula óssea tibial anterior, mas também no fêmur distal, no maléolo medial e na espinha ilíaca anterossuperior.

Via endotraqueal

É utilizada quando não há nenhuma das vias já descritas e a criança necessita das medicações da sequência do SAV. Pode ser utilizada para administrar medicamentos lipossolúveis, como a sequência ANEL:
- **A**tropina.
- **N**aloxona.
- **E**pinefrina.
- **L**idocaína.

Medicamentos não lipossolúveis (p. ex.: bicarbonato de sódio, cálcio etc.) não devem ser administrados por essa via, porque lesam a via aérea. As doses das medicações por essa via não são bem estabelecidas.

FLUIDOTERAPIA E ADMINISTRAÇÃO DE MEDICAMENTOS

Fluidos intravasculares

A expansão de volume sanguíneo circulante é componente crítico do SAV em crianças com trauma e perda aguda de sangue ou choque não traumático, como a desidratação grave e o choque séptico.

A administração inicial de reposição volêmica em bólus (20 mL/kg, em 5 a 10 minutos) é recomendada em todas as crianças e lactentes com sinais de choque (compensado ou descompensado), incluindo os casos de sepse grave, malária e dengue, porém deve ser realizado com extrema cautela com reavaliações constantes, principalmente em locais sem suporte de cuidados intensivos. Tanto as soluções isotônicas, como ringer lactato ou solução fisiológica (SF) 0,9%, quanto os coloides (p. ex., albmina) podem ser utilizados como expansor inicial. A reposição sanguínea é indicada apenas em crianças com grave hemorragia, se a criança permanecer em choque após infusão de 40 a 60 mL/kg de cristaloide.

Administração de medicamentos

As medicações utilizadas na parada cardíaca e nas arritmias sintomáticas em pediatria e suas respectivas doses estão descritas na Tabela 70.1.

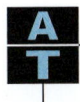

DIAGNÓSTICO E TRATAMENTO

TABELA 70.1 ■ Medicações utilizadas na parada cardíaca e nas arritmias sintomáticas em pediatria

MEDICAÇÕES	DOSES PEDIÁTRICAS	OBSERVAÇÕES
Adenosina Cardioversão química das taquiarritmias	IV/IO 1ª dose: 0,1 mg/kg; máx. 6 mg 2ª dose: 0,2 mg/kg; máx. 12 mg	■ Técnica de bólus rápido ■ Rapidamente degradada na circulação
Amiodarona Cardioversão química das taquiarritmias Ausência de pulso: TV e FV	IV/IO Dose: 5 mg/kg podendo ser repetida até 15 mg/kg	■ Cardioversão: infundir lentamente em 20 até 60 min ■ Ausência de pulso: em bólus ■ Não deve ser administrada concomitante com fármacos que prolonguem o intervalo QT ■ Efeito colateral mais frequente é a hipotensão
Sulfato de atropina* Bradiarritmias: BAV e estimulação vagal	IV/IO/IT Dose: 0,02 mg/kg Dose máxima 0,5 mg em crianças e 1 mg em adolescentes Pode ser repetida 1 vez	■ Pode levar à taquicardia e à dilatação pupilar
Cloreto de cálcio 10% 100 mg/mL (27,2 mg/mL de Ca elementar)	IV/IO Dose: 20 mg/kg (0,2 mL/kg)	■ Administrar lentamente em hipocalcemia e hipermagnesemia documentadas; intoxicação por bloqueadores de Ca
Gluconato de cálcio 10% 100 mg/mL (9 mg/mL de Ca elementar)	IV/IO Dose: 60-100 mg/kg (0,6-1 mL/kg)	■ Administrar lentamente em hipocalcemia e hipermagnesemia documentadas; intoxicação por bloqueadores de Ca ■ Pode ocorrer bradicardia
Epinefrina* Bradicardia sintomática Parada cardíaca sem pulso	IV/IO Dose: 0,01 mg/kg diluída 1:10.000 (= 0,1 mL/kg); máx. 1 mg/dose IT: 0,1 mg/kg máx. 2,5 mg	■ Administrar a cada 3-5 min ■ Pode ocorre taquicardia e/ou hipertensão arterial
Glicose	IV/IO Dose: 0,5-1 g/kg [10%] = 5-10 mL/kg [25%] = 2-4 mL/kg	■ Na suspeita de hipoglicemia ■ Evitar hiperglicemia ■ Evitar concentração muito elevada em acesso venoso periférico
Lidocaína*	IV/IO/IT Dose: 1 mg/kg IV/IO Dose 20-50 µg/kg/min em infusão contínua	■ Bólus rápido ■ Reduz a automaticidade e suprime as arritmias ventriculares
Sulfato de magnésio [10%] = 100 mg/mL [50%] = 500 mg/mL	IV/IO Dose: 25-50 mg/kg Dose máx 2 g por dose	■ Infusão IV rápida para torsades de pointes ou hipomagnesemia documentada
Naloxone* Reverter efeitos dos opiáceos	IV/IO/IT < 5 anos ou < 20 kg: 0,1 mg/kg > 5 anos ou > 20 kg: 2 mg	■ Dose para reversão total ■ Para reversão de depressão respiratória, fazer doses menores titulando para obter o efeito desejado (1-5 µg/kg)
Procainamida Taquiarritmias	IV/IO Dose 15 mg/kg	■ Infusão em 30-60 min ■ Não é recomendado o uso de rotina concomitante com medicações que prolongam o intervalo QT ■ Hipotensão arterial
Bicarbonato de sódio [8,4%] = 1 mEq/mL	IV/IO Dose: 1 mEq/kg	■ Infusão lenta e ventilação adequada

IV: intravenoso; IO: intraósseo; IT: intratraqueal; BAV: bloqueio atrioventricular.
*Após a administração IT, lavar com 5 mL de SF e aplicar 5 ventilações manuais.

DISTÚRBIOS DE RITMO CARDÍACO

Nos pacientes pediátricos, a parada cardiorrespiratória está relacionada, secundariamente, a outras patologias, e uma porcentagem muito pequena apresenta distúrbio de ritmo cardíaco, cerca de 5 a 15% das paradas cardiorrespiratórias em pediatria.

Os distúrbios de ritmo abordados neste capítulo são aqueles que podem evoluir para um ritmo de colapso, sendo necessária a abordagem imediata; caso contrário, a avaliação de um especialista é recomendada. Para identificar as situações de risco, os distúrbios de ritmo na emergência pediátrica são classificados de acordo com a palpação dos pulsos centrais:

- **Pulso lento:** bradicardias – a mais frequente é a bradicardia sinusal – é importante identificar os fatores desencadeantes para atuar na causa (Figura 70.3); outro distúrbio é a bradicardia juncional. O tratamento deve ser instituído nos pacientes com pulso presente e comprometimento hemodinâmico; na ausência de pulso central palpável, considerar parada cardiorrespiratória (Figura 70.3).

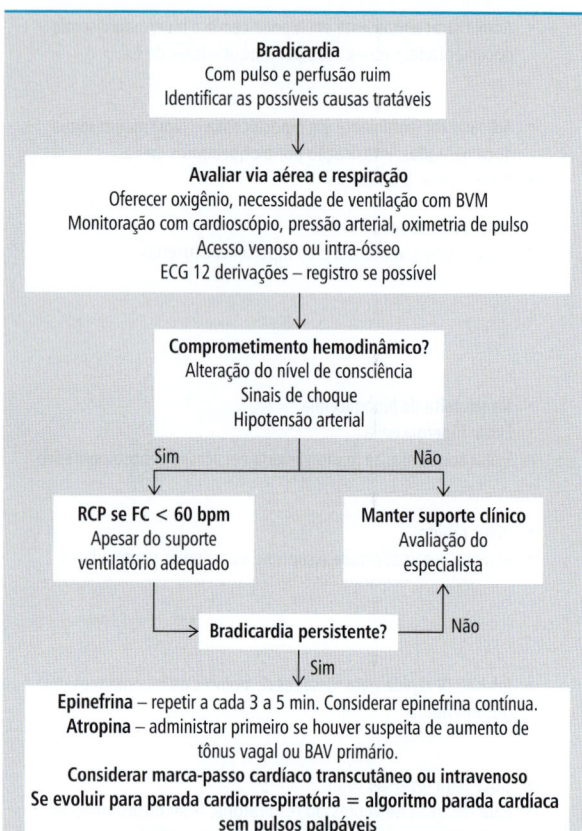

FIGURA 70.3 ■ Algoritmo de bradicardia em pediatria de acordo com a American Heart Association.

BVM: bolsa-válvula-máscara.
Fonte: Kleinman e colaboradores.[2]

- **Pulso rápido:** taquicardias – podem ser secundárias a outros distúrbios; deve-se atentar para o tratamento da causa. São divididas em sinusal, supraventriculares e ventriculares, e a análise do traçado eletrocardiográfico é extremamente importante na diferenciação de cada uma delas (Quadro 70.1 e Figura 70.4).

QUADRO 70.1 ■ Principais características da taquicardia sinusal e supraventricular

TAQUICARDIA SINUSAL	TAQUICARDIA SUPRAVENTRICULAR
História clínica com fator desencadeante: febre, dor, trauma, desidratação, hipóxia	História clínica sem fatores desencadeantes específicos, início pode ser súbito
Traçado eletrocardiográfico: ondas P presentes e normais seguidas de QRS; intervalo P-R constante e intervalo R-R podendo ser variável	Traçado eletrocardiográfico: ondas P ausentes ou anormais não precedendo o QRS
Frequência cardíaca: variável com a atividade da criança • Lactentes < 220 bpm • Crianças < 180 bpm	Frequência cardíaca: não varia com a atividade da criança, podendo ocorrer alterações abruptas da frequência (paroxismo) • Lactentes > 220 bpm • Crianças > 180 bpm

- **Ausência de pulso:** parada cardíaca – são os ritmos de colapso quando não há fluxo sanguíneo e se necessita iniciar rapidamente a RCP (Figura 70.5). A maioria dos casos pediátricos de parada cardiorrespiratória ocorre sem nenhuma atividade elétrica (assistolia), podendo aparecer a atividade elétrica sem pulso (AESP), ou ritmos chocáveis, como a taquicardia ventricular (TV) sem pulso e a fibrilação ventricular (FV).

O tratamento baseia-se no tipo de distúrbio e da repercussão hemodinâmica apresentada pelo paciente, conforme mostrado nas Figuras 70.4 e 70.5. Basicamente, opta-se por tratamento com medicações, descarga elétrica ou realização da manobra vagal.

Manobra vagal

Não deve ser realizada se for retardar o tratamento elétrico ou químico. Nos lactentes e nas crianças menores, aplica-se uma bolsa de gelo na face, sem obstruir as vias aéreas, durante 10 a 15 segundos.

Nas crianças maiores, é possível realizar a massagem do seio carotídeo ou manobra de Valsalva (soprar contra o dorso da mão ou canudo estreito, tossir).

Tratamento elétrico

Baseia-se na aplicação de um choque elétrico com intuito de reverter um ritmo cardíaco de colapso ou com alteração hemodinâmica. Quanto mais rápidas forem a detecção e a instituição do tratamento, a sobrevida aumenta, lembrando que, nessas situações, a aplicação do choque elétrico é imediata e não requer nenhum outro tipo de intervenção (acesso venoso). Os dispositivos utilizados dependem do tipo de distúrbio de ritmo, da repercussão e do local de aplicação, ambientes externos ou intra-hospitalares. Geralmente, utiliza-se o desfibrilador externo automático (DEA) durante o SBV, e o cardioversor/desfibrilador manual e os marca-passos nos ambientes hospitalares.

Desfibrilador externo automático

Em pediatria, o DEA deve ser utilizado principalmente em vítimas com história de colapso súbito. Alguns DEAs possuem a capacidade de reconhecer os ritmos chocáveis pediátricos e são equipados com uma pá atenuadora (reduz a quantidade de energia aplicada), utilizadas em crianças menores de 8 anos. Nos lactentes, a utilização de cardioversor/desfibrilador manual é recomendada, mas, na ausência destes, cargas maiores podem ser aplicadas.

DIAGNÓSTICO E TRATAMENTO

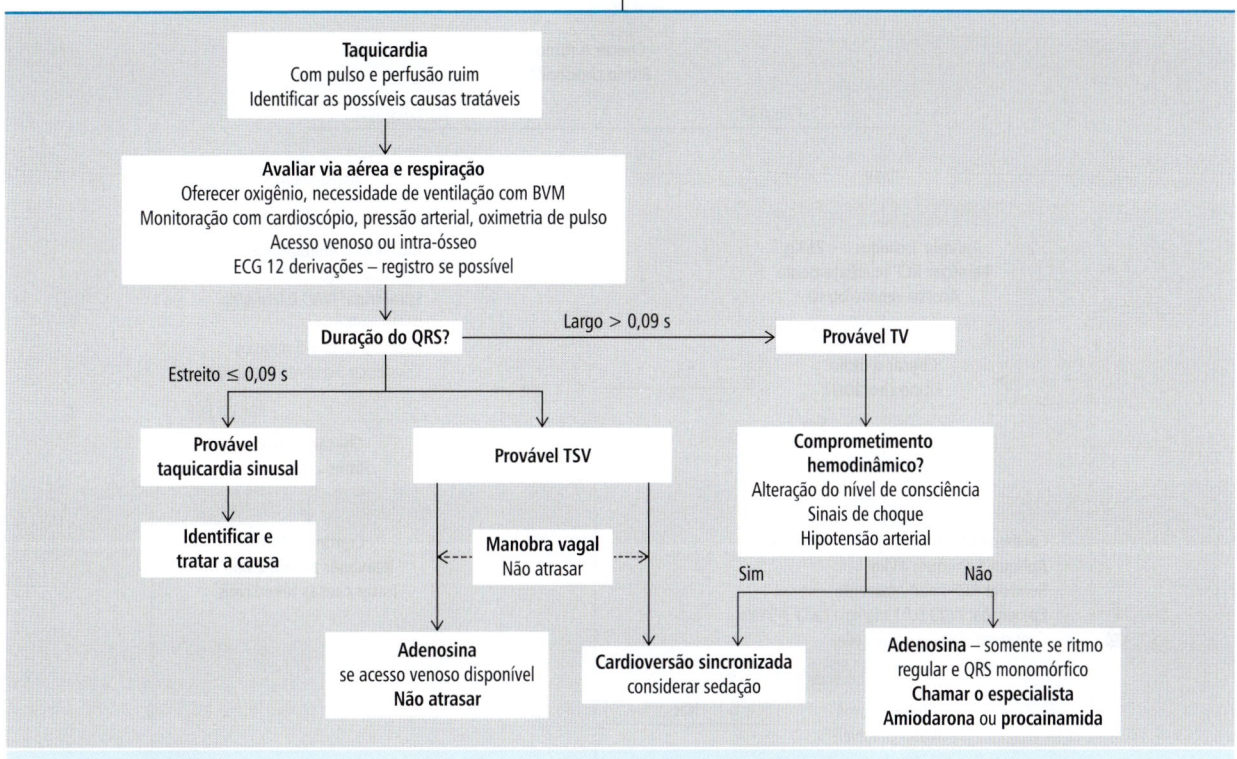

FIGURA 70.4 ■ Algoritmo de taquicardia em pediatria de acordo com a American Heart Association.

TSV: taquicardia supraventricular.
Fonte: Kleinman e colaboradores.[3]

Cardioversor/desfibrilador manual

Os aparelhos manuais são os preferíveis nos ambientes hospitalares, pois a quantidade de energia aplicada é determinada pelo tipo de distúrbio e pelo peso do paciente. A indicação de cardioversão ou desfibrilação é descrita no Quadro 70.2. Para aplicação da carga elétrica, alguns passos devem ser observados:

- Tamanho das pás: utilizam-se as pás pediátricas para lactentes com peso inferior a 10 kg (aproximadamente 1 ano), e as de adulto (8 a 10 cm) nas crianças maiores ou na ausência das pás pediátricas.
- Posicionamento das pás: recomenda-se a colocação das pás, conforme orientação, na região infraclavicular direita (em geral, denominada esterno) e na região do ápice do coração (em geral, denominada ápex). É importante que permaneça uma distância mínima de 3 cm entre uma pá e outra. A colocação das pás anteroposteriores não tem vantagem, mas pode ser utilizada em crianças pequenas.
- Interface: a superfície das pás deve estar totalmente recoberta com gel para desfibrilação, nenhuma outra substância é recomendada. A aplicação de uma pressão firme durante a descarga é necessária para que a condução do estímulo elétrico seja adequada. Em alguns aparelhos, existem pás autoadesivas, que facilitam a colocação e a aplicação do choque.

Durante a aplicação do choque elétrico, é importante avisar a equipe para não encostar no paciente. O comando verbal deve ser dado pelo reanimador que fará a aplicação da carga.

Carga: Em pacientes pediátricos com parada cardiorrespiratória, a carga inicial deve ser de 2J/kg e as subsequentes 4J/kg, podendo chegar a 10J/kg nas TVs sem pulso ou FVs refratárias, desde que não ultrapasse a carga máxima de adulto.

QUADRO 70.2 ■ Tratamento elétrico

CARDIOVERSÃO	DESFIBRILAÇÃO
- Indicada em distúrbios de ritmo que geram pulso e possuem ainda certa organização do ritmo - TSV - TV com pulso - FA - *Flutter* atrial	- Indicada em distúrbios de ritmo que não geram pulso = parada cardiorrespiratória - TV - FV
- É importante a sincronização com o eletrocardiograma (QRS), para que a descarga elétrica não ocorra durante o período refratário das células miocárdicas	- É importante desligar o modo sincronizado do aparelho
- Doses recomendadas: 1ª dose: 0,5-1 J/kg 2ª dose: 2 J/kg Considerar: - Cardioversão química antes da 3ª dose ser aplicada, sedação e analgesia em pacientes conscientes	- Doses recomendadas: 1ª dose: 2 J/kg 2ª dose e doses subsequentes: 4 J/kg

FA: fibrilação atrial.

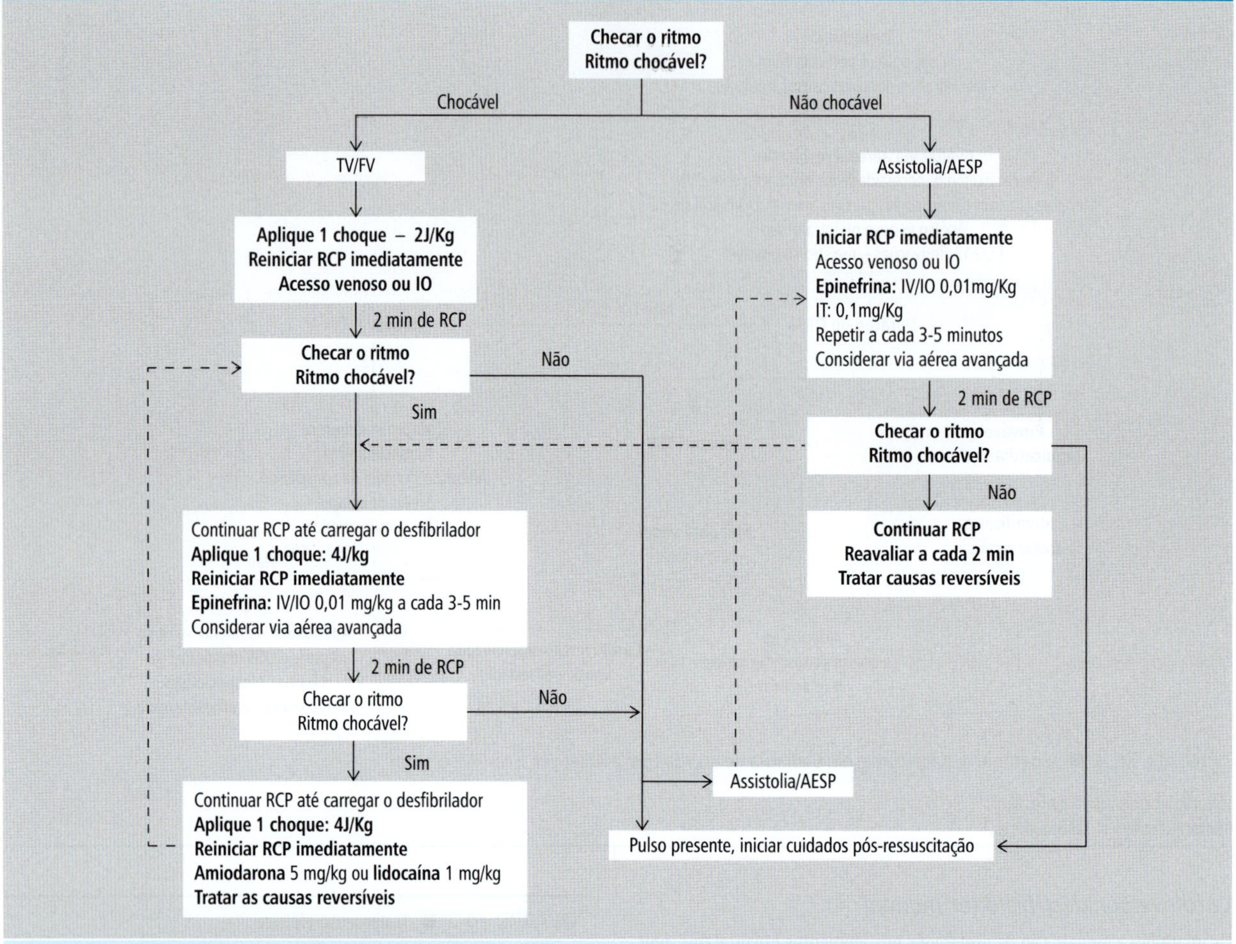

FIGURA 70.5 ■ Algoritmo de parada cardiorrespiratória em pediatria de acordo com a American Heart Association.

AESP: atividade elétrica sem pulso; FV: fibrilação ventricular; IO: intraósseo; IT: intratraqueal; IV: intravenoso; RCP: reanimação cardiopulmonar; TV: taquicardia ventricular.
Fonte: de Caen e colaboradores.[2]

Marca-passo cardíaco

A colocação de marca-passo transcutâneo, nas situações de emergência, deve ser realizada em casos de bradicardias sintomáticas decorrentes de BAV total ou disfunção do nó sinusal, que não respondem ao tratamento farmacológico ou de suporte. Não é recomendado em assistolias.

Tratamento farmacológico

Deve ser instituído de acordo com as recomendações apresentadas nos algoritmos e nas doses na Tabela 70.1.

> **ATENÇÃO!**
>
> As principais causas de distúrbios de ritmo e de parada cardiorrespiratória em crianças são: hipóxia; hipovolemia; hipotermia; hiper/hipopotassemia; hipo/hipercalcemia; hiper/hipomagnesemia; choque, cardiopatias congênitas; convulsões; alterações de caixa torácica; choque elétrico; grande queimado; pneumotórax; trauma craniano, politrauma, intoxicações; tamponamento cardíaco; e tromboembolia.

ESTABILIZAÇÃO PÓS-REANIMAÇÃO

Após a reanimação cardiopulmonar avançada, o paciente deve ser transportado para a UTI, onde permanecerá sob vigilância rigorosa de todos os sistemas e funções, com a manutenção de medicações tituladas individualmente para cada situação (Tabela 70.2). Alguns fatores podem estar relacionados a melhor prognóstico que devem ser avaliados imediatamente após o retorno da circulação espontânea. São eles:

- Manutenção da temperatura corporal. Hipertermia ou febre (T > 38°C) está relacionado a pior prognóstico e deve ser exaustivamente tratada. Não há evidências suficientes para recomendar a manutenção de hipotermia terapêutica nas paradas cardiorrespiratórias intra-hospitalares em lactentes e crianças que permanecem comatosas. Na parada cardiorrespiratória fora do ambiente hospitalar, é recomendada manutenção contínua de normotermia por 5 dias (36°C a 37,5°C) ou de hipotermia por 2 dias (32°C a 34°C) seguido de 3 dias de normotermia.
- Oxigenoterapia. A manutenção de PaO_2 acima de 300 mmHg está relacionada à síndrome de reperfusão com aumento do estresse oxidativo e morte celular. Evitar $SatO_2$ de 100%, manter 94% a 98%.

DIAGNÓSTICO E TRATAMENTO

TABELA 70.2 ■ Medicações utilizadas no SVAP para manutenção do débito cardíaco e para estabilização pós-ressuscitação

MEDICAÇÃO	DOSE MÉDIA	COMENTÁRIO	PREPARAÇÃO
Dobutamina	Infusão IV/IO: 2-20 µg/kg/min	Inotrópico; vasodilatador	6 × peso (em kg) = nº de mg diluídas para um total de 100 mL; assim 1 mL/h oferece 1µg/kg/min
Dopamina	Infusão IV/IO: 2-20 µg/kg/min	Inotrópico, cronotrópico vasodilatador renal e esplâncnico em baixas doses; vasopressor em altas doses	6 × peso (em kg) = nº de mg diluídas para um total de 100 mL; assim 1 mL/h oferece 1µg/kg/min
Epinefrina	Infusão IV/IO: 0,1-1 µg/kg/min	Inotrópico, cronotrópico, vasodilatador em doses baixas e vasopressor em altas doses	0,6 × peso (em kg) = nº de mg diluídas para um total de 100 mL; assim 1 mL/h oferece 0,1µg/kg/min
Lidocaína	Dose de ataque: 1 mg/kg Infusão IV/IO: 20-50 µg/kg/min	Antiarrítmico, inotrópico, negativo leve. Usar baixas taxas de infusão se houver baixo débito cardíaco ou função hepática ruim	
Milrinona	Dose de ataque: 50-75µg/kg Infusão IV/IO: 0,5-0,75µg/kg/min	Inodilatador	0,6 × peso (em kg) = nº de mg diluídas para um total de 100 mL; assim 1 mL/h oferece 0,1µg/kg/min
Norepinefrina	Infusão IV/IO: 0,1-2 µg/kg/min	Vasopressor	0,6 × peso (em kg) = nº de mg diluídas para um total de 100 mL; assim 1 mL/h oferece 0,1µg/kg/min
Prostaglandina E1	Infusão IV/IO: 0,05-0,1 µg/kg/min	Mantém o ducto arterioso aberto em doença cardíaca congênita cianogênica; monitorar para apneia, hipotensão e hipoglicemia	0,3 × peso (em kg) = nº de mg diluídas para um total de 50 mL; assim 1 mL/h oferece 0,1µg/kg/min
Nitroprussiato de sódio	Infusão IV/IO: 1-8 µg/kg/min	Vasodilatador Preparar somente em soro glicosado	6 × peso (em kg) = nº de mg diluídas para um total de 100 mL; assim 1 mL/h oferece 1µg/kg/min

IO: intraósseo; IV: intravenoso.

- Níveis de pressão arterial central de gás carbônico (PaCO₂). Não existem estudos pediátricos avaliando qual nível de CO₂ seria indicado pós-RCP, e a manutenção de normocapnia é indicada.
- Líquidos e medicamentos inotrópicos. A disfunção miocárdica e instabilidade circulatória são comuns pós-parada cardiorrespiratória. Recomenda-se a monitorização da pressão arterial (de preferência com a inserção de cateter arterial para monitorização continua) e utilizar líquidos e medicamentos inotrópicos para manutenção de pressão arterial acima do percentil 5 para faixa etária.

Prognóstico

Após a parada cardiorrespiratória, a avaliação do prognóstico neurológico é extremamente importante para a condução, planejamento e também para suporte e orientação dos familiares. A realização de EEG nos primeiros sete dias após a parada cardiorrespiratória pode ser útil na avaliação neurológica.

A sedação e a analgesia são importantes e devem ser realizadas conforme a rotina da unidade.

REVISÃO

- A parada cardiorrespiratória em pediatria, na maioria das vezes, é secundária a outros distúrbios e/ou doenças associadas, e o ritmo mais frequente é a assistolia.
- Na cadeia de sobrevivência, o elo mais importante é a prevenção da parada cardiorrespiratória.
- A qualidade da RCP é primordial no atendimento.

- Durante as compressões, é preciso minimizar as interrupções, manter a profundidade e a frequência adequadas e permitir a reexpansão torácica.
- A ventilação deve promover a oxigenação, mantendo os níveis de PaCO₂ normais e evitando a hiperventilação.
- É preciso verificar possíveis causas de deterioração aguda após a intubação (DOPE).
- O acesso venoso deve ser rapidamente obtido, se houver dificuldade, obter o acesso intraósseo. Não retardar.
- O tratamento elétrico deve ser realizado imediatamente em pacientes com ritmos chocáveis e instáveis.
- A epinefrina é o medicamento de escolha na RCP pediátrica.
- Verificar a possibilidade de alterações reversíveis, como hipoxemia, pneumotórax, distúrbios hidreletrolíticos e acidobásicos, que podem interferir no sucesso da ressuscitação.

■ REFERÊNCIAS

1. Atkins DL, Berger S, Duff JP, Gonzales JC, Hunt EA, Joyner BL, et al. Part 11: pediatric basic life support and cardiopulmonary resuscitation quality: 2015 American Heart Association guidelines update for cardiopulmonary resuscitation and emergency cardiovascular care. Circulation. 2015;132 (suppl 2):S519–S525.
2. de Caen AR, Berg MD, Chameides L, Gooden CK, Hickey RW, Scott HF, et al. Part 12: pediatric advanced life support: 2015 American Heart Association guidelines update for cardiopulmonary resuscitation and emergency cardiovascular care. Circulation. 2015; 132 (suppl 2):S526–S542.

3. Kleinman ME, Chameides L, Schexnayder SM, Samson RA, Hazinski MF, Atkins DL, et al. Part 14: pediatric advanced life support: 2010 American Heart Association guidelines for cardiopulmonary resuscitation and emergency cardiovascular care. Circulation. 2010;122(18 Suppl 3):S876-908.

■ **LEITURAS SUGERIDAS**

Janeczek M, Rice C, Aitchison R, Aitchison P, Wang E, Kharasch M. Pediatric resuscitation guidelines. Dis Mon. 2013;59(5):182-95.

Part 12: pediatric advanced life support. Web-based Integrated 2010 & 2015 American Heart Association Guidelines for Cardiopulmonary Resuscitation and Emergency Cardiovascular Care [Internet]. Dallas: AHA; 2015 [capturado em 22 out. 2016]. Disponível em: < https://eccguidelines.heart.org/index.php/circulation/cpr-ecc-guidelines-2/part-12-pediatric-advanced-life-support/>.Topjian AA, Berg RA, Nadkarni VM. Advances in recognition, resuscitation, and stabilization of the critically ill child. Pediatr Clin North Am. 2013;60(3):605-20.

71
AVALIAÇÃO DE DISTÚRBIOS DO DESENVOLVIMENTO

■ ROSA MIRANDA RESEGUE
■ ANETE COLUCCI

Desenvolvimento é o processo de construção da identidade humana que resulta da interação dinâmica entre as influências biológicas (próprias da espécie e individuais), a história de vida e os contextos cultural e social do indivíduo. A avaliação do desenvolvimento é um processo individualizado, dinâmico e compartilhado com a criança e sua família. Inicia-se no momento em que a família entra no consultório e se prolonga durante toda a anamnese e o exame físico da criança, e, muitas vezes, serão necessárias várias consultas para a definição do diagnóstico.

ATENÇÃO!

Observa-se, portanto, a existência de grande variabilidade do que se considera normal, fato decorrente da influência do contexto sociocultural de cada criança. Nessa perspectiva, o distúrbio do desenvolvimento necessariamente significa uma alteração desse processo, mesmo levando-se em conta essas influências.

Na anamnese, deve-se considerar o contexto familiar e social no qual a criança está inserida, bem como informações relacionadas ao momento da família em que a criança foi gerada, mudanças ocorridas nas relações familiares após o nascimento da criança, cuidados e rotina de vida. É fundamental analisar a presença de fatores de risco para distúrbios do desenvolvimento como baixo peso ao nascer; prematuridade; intercorrências neonatais; uso de drogas ou álcool; infecções durante a gestação, entre outros. É preciso avaliar, também, história pregressa e atual de doenças e idade das aquisições das habilidades da criança, perguntando-se à mãe sobre sua opinião em relação ao processo de desenvolvimento de seu filho.

O exame físico geral e neurológico, a avaliação sensorial e a avaliação das aquisições da criança compõem o tripé da avaliação do seu desenvolvimento. No Quadro 71.1, encontram-se alterações do exame físico associadas a doenças que cursam com alterações no desenvolvimento.

Alguns dados são fundamentais na avaliação neurológica da criança: atitude (assimétrica, simétrica e ativa espontânea); tônus muscular (hipo ou hipertonia); força muscular (prova do echarpe, manobra de rejeição dos membros inferiores, manobra à beira do leito); coordenação (prova mão-objeto); pesquisa de reflexos miotáticos clônicos (patelares, bicipital e tricipital são os mais facilmente realizáveis e constantes), reflexos exteroceptivos (cutâneo-plantar), reflexos primitivos (presença e cronologia de desaparecimento); pares cranianos (mímica, sorriso, motricidade ocular, da orofaringe e da língua). A avaliação do sistema sensorial, principalmente da audição e visão, deve ser feita desde os primeiros meses, verificando focalização do olhar e seguimento (desde as primeiras horas de vida, o recém-nascido é capaz de focalizar um objeto colocado a poucos centímetros de seu campo visual, sendo nítida sua preferência pelo rosto humano).

ATENÇÃO!

A avaliação objetiva da audição deve ser feita com testes específicos. Ressalte-se que independentemente do resultado dos testes de triagem neonatal, essa avaliação deve ser repetida sempre que houver suspeita.

QUADRO 71.1 ■ Alterações do exame físico geral associadas a doenças que cursam com distúrbios no desenvolvimento

- Microcefalia – infecções congênitas, alta correlação com déficits cognitivos; quadros progressivos relacionam-se com alterações degenerativas
- Macrocefalia – doenças de depósito, síndrome de Sotos, neurofibromatose e hidrocefalia
- Baixa estatura – síndrome de Turner (associada com distúrbios do aprendizado), síndrome de Williams (deficiência mental)
- Alta estatura – síndrome de Sotos
- Obesidade – síndrome de Prader-Willi, síndrome de Becwith-Wiederman
- Anomalias congênitas – presença simultânea de anomalias sugere alguma síndrome (é frequente a associação com deficiência mental)
- Alterações dermatológicas – neurofibromatose (problemas do aprendizado), esclerose tuberosa (deficiência mental) e síndrome de Sturge-Weber (deficiência mental)
- Organomegalia – hepatoesplenomegalia (mucopolissacaridoses, doença de Gaucher, gangliosidoses, doença de Niemann-Pick, galactosemia e outros)
- Alterações oculares – alterações da pigmentação da retina (Tay-Sachs), luxação do cristalino (homocistinúria), catarata (galactosemia), atrofia óptica (adrenoleucodistrofia)

A avaliação das habilidades da criança é parte importante no processo diagnóstico e deve ser observada durante todo o período da consulta. Nos lactentes, pode-se auxiliar esse processo oferecendo-se algum brinquedo, verificando-se interesse, coordenação e interação com a mãe e o examinador. No pré-escolar e escolar, lápis e papel auxiliam, por meio de desenhos ou tarefas elementares da escrita, a fornecer informações quanto a sua compreensão, suas habilidades e sua motricidade. São inúmeras as escalas de desenvolvimento existentes, as quais têm um papel de sistematizar o exame, sobretudo nos primeiros anos de vida da criança, fase em que existe predomínio do aspecto biológico-maturacional no processo de desenvolvimento; nas faixas etárias maiores, faz-se necessário conhecimento mais profundo do contexto cultural da criança. Neste capítulo, são apresentados os comportamentos esperados até os 18 meses de idade (Quadro 71.2). Esses marcos foram carreados de escalas do desenvolvimento, considerando-se a idade em que 75 a 90% das crianças apresentavam a habilidade referida. Considera-se que uma criança apresenta atraso global de seu desenvolvimento quando houver atraso em dois ou mais domínios de função (motor, linguagem, pessoal-social, cognitivo).

■ PRINCIPAIS CAUSAS DE ALTERAÇÕES DO DESENVOLVIMENTO

Diante da criança com alterações do desenvolvimento, pode-se inferir a presença de causas pré-natais, perinatais e pós-natais. Entretanto, com alguma frequência, apresenta-se uma soma de causas, e as alterações observadas apenas constituem marcadores de agravos pregressos. Em alguns casos, não se identifica a causa definitiva, possivelmente por se tratar de doenças ainda desconhecidas.

CAUSAS PRÉ-NATAIS

- Genéticas ou hereditárias: alterações cromossômicas, hereditárias e gênicas (erros inatos do metabolismo ou heredodegeneração).
- Fatores maternos: infecções congênitas, uso de álcool, medicamentos ou outros tipos de drogas na gestação, alterações circulatórias materno-fetal, fatores físicos, como o uso de radiografias que provocam a microcefalia radiogênica, e a radioterapia.
- Malformações cerebrais.

CAUSAS PERINATAIS

Encefalopatia hipóxico-isquêmica, icterícia grave, distúrbios metabólicos sintomáticos, prematuridade.

CAUSAS PÓS-NATAIS

Traumas craniencefálicos (TCEs), meningoencefalites bacterianas ou virais, encefalopatias desmilienizantes (pós-infecciosas ou pós-vacinais).

■ PRINCIPAIS SÍNDROMES CLÍNICAS

Embora nas principais síndromes clínicas exista predomínio de alterações de determinado setor do desenvolvimento, é preciso lembrar que agravos em determinado setor acarretam, ainda que em menor grau, agravos em outros setores.

QUANDO PREDOMINA A ALTERAÇÃO MOTORA

O termo paralisia cerebral, apesar de consagrado, foi utilizado para definir uma série de doenças distintas, nem sempre com quadros de paralisias e, muitas vezes, de origem não cerebral. A paralisia cerebral é uma das formas da encefalopatia crônica não evolutiva da infância. Excluem-se, portanto, todas as alterações progressivas. Na década 1960, foi definida como grupo de distúrbios caracterizado por reduzida habilidade em fazer uso voluntário dos músculos causado por um distúrbio cerebral não progressivo e não hereditário, que se inicia antes ou no momento do parto ou nos primeiros anos de vida. As alterações motoras podem ser acompanhadas de alterações sensoriais, da comunicação, comportamental ou por epilepsia. Embora o dano cerebral responsável pelas alterações não seja progressivo, cabe lembrar que é frequente a presença de alterações musculoesqueléticas secundárias, como contraturas musculares e tendíneas, rigidez articular, deformidades na coluna, luxação do quadril, entre outras. Essas alterações muitas vezes pioram o quadro inicialmente diagnosticado e estão relacionadas ao crescimento da criança, à gravidade das contraturas musculares e também à falta de acesso à terapia de reabilitação motora.

> **ATENÇÃO!**
>
> Ressalte-se que não há uma correlação direta entre as alterações motoras e o desenvolvimento cognitivo, o que nem sempre é evidenciado em decorrência do acesso inadequado à tecnologia assistiva apropriada ao problema da criança.

De acordo com a característica clínica dominante, o quadro pode ser classificado da seguinte maneira:

QUADRO 71.2 ■ Marcos e características do desenvolvimento da criança até 18 meses de idade

IDADE	CARACTERÍSTICAS	MARCOS
Entre 0-3 meses	Relação completa de dependência, percepção da mãe e de outros objetos como parte de si mesmo, movimentos reflexos e em bloco – movimentos voluntários, coordenação ocular, postura simétrica, controle da musculatura do pescoço e relação pré-objetal (a mãe ainda não se transformou no objeto definido de amor da criança)	Sorriso social, controle da musculatura ocular, controle cervical em posição ortostática e jogo das mãos
Entre 6-9 meses	A mãe estabelece-se definitivamente como objeto de amor; é comum o apego com objetos transicionais, surge o estranhamento, há a hipotonia fisiológica, as reações de equilíbrio laterais e a reação do paraquedas	Transfere objetos de uma mão para outra, pinça radial-digital, balbucia, senta sem apoio, estranhamento, brinca de esconde-achou
Entre 3-6 meses	Maior organização interna, padrões instintivos vão sendo substituídos gradativamente por ações volitivas, há aprimoramento do contato social, inicia o aprendizado de que os objetos têm vida própria, há diminuição do tônus flexor das extremidades	Vocaliza, controle completo da musculatura cervical, rola de forma completa, agarra um objeto quando colocado em sua mão, vira-se na direção de um som
Entre 9-12 meses	Adquire maior capacidade de locomoção, noções espaciais de distância e limites, executa planos de ações para atingir objetivos	Posição ortostática, duplica sílabas, pinça inferior, bate palmas, dá tchau
Entre 12-18 meses	Aumenta o papel da função paterna, a linguagem torna-se racional e o pensamento verbal, inicia o controle de esfíncteres	Pinça completa, primeiras palavras, primeiros passos

- **Forma espástica:** associada a danos no sistema piramidal, é a forma mais frequentemente observada. Pode haver hipotonia inicial seguida da espasticidade, que é mais evidente ao final do 1º ano de vida. De acordo com sua distribuição anatômica, essa forma pode ser classificada em unilateral, que abarca as formas anteriormente denominadas hemiplégica e monoplégica, e em bilateral, que engloba as formas antes conhecidas como diplégicas, triplégicas, tetraplégicas ou dupla hemiplegia.
- **Forma discinética:** engloba a coreoatetose e a distonia e caracteriza-se pela presença de movimentos e posturas atípicos, em geral evidenciados ao iniciar um movimento voluntário. Decorre de danos no sistema extrapiramidal, predominantemente nos núcleos da base, sendo a forma mais associada à icterícia neonatal grave.
- **Forma atáxica:** mais rara, decorre de alterações cerebelares. Caracteriza-se pela descoordenação dos movimentos decorrente da dissinergia, ocasionando uma marcha com aumento da base e a presença de tremor intencional.
- **Formas mistas:** quando há a presença de associação das formas anteriormente descritas.

Nos últimos anos, foram desenvolvidos alguns sistemas de classificação direcionados à funcionalidade dos movimentos. Essas classificações buscam a compreensão dos agravos no indivíduo afetado, avaliando sua autonomia e suas necessidades de apoio e de adaptações ambientais, sendo, portanto, consideradas um avanço, por considerarem o indivíduo afetado, e não a sua doença. Nessa perspectiva, pode-se citar (GMFS, do inglês *Gross Motor Function Classification System* o sistema de classificação da função motora grossa, já traduzida e adaptada para o Brasil, que avalia especificamente os movimentos voluntários, como o ato de sentar, as transferências de posturas e a mobilidade da criança, a qual pode ser classificada em cinco níveis, sendo o nível I o de maior independência e o nível V o de total dependência externa para a realização do movimento. O Sistema de Classificação da Habilidade Manual (MACS, do inglês *Manual Ability Classification System*) é uma ferramenta auxiliar utilizada na mesma perspectiva, mas voltada para a função manual das crianças afetadas. Os conhecimentos atuais acerca da neuroplasticidade impulsionaram as pesquisas para a detecção mais precoce de todas as patologias do desenvolvimento. Nessa perspectiva, as crianças com paralisia cerebral apresentam alterações, como padrões posturais e repertório de movimentos, que já podem ser detectadas entre 3 e 5 meses.

QUANDO PREDOMINA A DEFICIÊNCIA INTELECTUAL

A deficiência intelectual é uma situação que se origina no período de desenvolvimento e dificulta o ajustamento social independente. A causa pré-natal mais frequente é a síndrome de Down. Em meninos, deve-se lembrar da possibilidade da síndrome do X frágil. O Transtorno do espectro do álcool deve ser aventado em toda criança com baixo ganho ponderoestatural, microcefalia, filtro nasolabial hipoplásico, lábio superior afilado, retrognatia, fenda palpebral estreita e microcefalia.

Na mesma perspectiva, de ampliação do enfoque restrito às doenças para a compreensão das repercussões no indivíduo afetado, a OMS publicou a Classificação Internacional de Funcionalidade, Incapacidade e Saúde (CIF), que utiliza dois eixos de avaliação: função/estrutura do corpo e atividade e participação. A CIF trabalha com os conceitos de funcionalidade e de incapacidade, relacionando-os com os fatores ambientais e contextuais da vida dos indivíduos.

QUANDO PREDOMINAM AS ALTERAÇÕES RELACIONAIS

A construção da subjetividade só é possível pela interação que se estabelece entre a criança, seus cuidadores e as instâncias coletivas e institucionais nas quais aquela se encontra inserida. Para que a criança se constitua como sujeito, é fundamental a existência de um lugar no imaginário das outras pessoas de seu convívio.

ATENÇÃO!

O fator mais importante para a construção da reciprocidade entre a criança e as demais pessoas ao seu redor está estabelecido na relação com sua mãe ou substituta.

A observação do vínculo estabelecido entre a criança e sua mãe ou cuidadora é parte da avaliação do desenvolvimento da criança. O olhar, o sorriso, a curiosidade e o estranhamento são marcadores importantes do desenvolvimento relacional e afetivo do bebê.

Os transtornos do desenvolvimento comportam uma série de alterações que se iniciam na infância e se caracterizam por distúrbios na interação social, comunicação, atividade imaginativa e no repertório de atividades de interesse, sendo o transtorno do espectro autista inserido nesse amplo espectro de entidades, cuja etiologia aponta para fortes evidências de doença genética. Embora o diagnóstico do transtorno do espectro autista seja confirmado apenas ao redor dos 3 anos de idade, há evidências de indicadores precoces desse processo, que podem auxiliar para uma intervenção mais oportuna da criança. Os transtornos do espectro autista pertencem à categoria dos transtornos do desenvolvimento, termo introduzido para os transtornos mentais da infância de início precoce e com tendência evolutiva crônica. As crianças com risco de apresentarem esse transtorno muitas vezes exibem evolução normal das habilidades motoras e comprometimento da linguagem e de outras habilidades relacionais.

TRATAMENTO

Com exceção de alguns EIMs e algumas infecções congênitas, não há tratamento específico para grande número de causas de distúrbios do desenvolvimento. Os novos conhecimentos sobre a plasticidade cerebral humana apenas reiteram a necessidade da instituição precoce de terapêutica multidisciplinar, focada no paciente, e de não profetizar prognósticos para esses pacientes, sendo a inclusão dessas crianças na comunidade parte fundamental de sua terapêutica.

REVISÃO

- A avaliação do desenvolvimento deve ser realizada em toda consulta pediátrica. Trata-se de processo dinâmico e compartilhado com a criança e sua família realizado por anamnese, exame físico (geral e neurológico), avaliação sensorial e das aquisições da criança, podendo ser necessárias várias consultas para a definição do diagnóstico.
- As principais causas de alterações do desenvolvimento, em conjunto ou isoladamente, são as pré-natais (genéticas ou hereditárias, fatores maternos, malformações cerebrais), as perinatais (p. ex.: prematuridade) e as pós-natais (p. ex.: TCEs); elas ainda podem ser desconhecidas.
- É possível identificar as principais síndromes clínicas ligadas ao crescimento a partir do predomínio de alterações de determinado setor do desenvolvimento, como as motoras, de deficiência intelectual e as relacionais.
- A intervenção oportuna é mandatória em toda criança com suspeita de alteração do desenvolvimento, independentemente da confirmação etiológica.

LEITURAS SUGERIDAS

Brasil. Ministério da Saúde. Caderneta de saúde da criança. Brasília: MS; 2006.
Brasil. Ministério da Saúde. Diretrizes de atenção à pessoa com paralisia cerebral. Brasília: MS; 2013.
Brasil. Ministério da Saúde. Diretrizes de atenção à pessoa com síndrome de down. Brasília: MS; 2012.
Brasil. Ministério da Saúde. Linha de cuidado para a atenção integral às pessoas com transtorno do espectro do autismo smo e suas famílias no Sistema Único de Saúde. Brasília: MS; 2013.
Silva RRF, Silveira MLM, Giorge AH, Puccini RF. Desenvolvimento. In: Puccini RF, Hilário MOE, coordenadores. Semiologia da criança e do adolescente. Rio de Janeiro: Guanabara Koogan; 2008.

72

CRISE FEBRIL, EPILEPSIAS E ESTADO DE MAL EPILÉPTICO

- JULIANA HARUMI ARITA
- JAIME LIN
- MARCELO MASRUHA RODRIGUES
- LUIZ CELSO VILANOVA

CRISE CONVULSIVA FEBRIL

Trata-se de crise que ocorre apenas em vigência de febre, em crianças entre 6 meses e 5 anos, na ausência de infecção do sistema nervoso central (SNC) ou outras alterações neurológicas (Quadros 72.1 e 72.2).

QUADRO 72.1 ■ Fatores de risco para a crise febril evoluir com epilepsia

- Crise febril complicada
- História familiar de crises afebris
- Distúrbio neurológico associado
- Atraso prévio do desenvolvimento neurológico

QUADRO 72.2 ■ Fatores de risco para recorrência de crises febris

- Idade < 15 meses
- História familiar positiva de crise febril ou epilepsia em familiares de 1° grau
- Febre frequente
- Crise em vigência de febre baixa
- Curto intervalo entre o início da febre e a crise

CLASSIFICAÇÃO

- **Simples:** generalizada, geralmente com componente tônico-clônico, duração inferior a 15 minutos, sem recorrência em menos de 24 horas (ou no mesmo episódio febril).
- **Complicada:** crise parcial (simples ou complexa) ou paresia pós-ictal e/ou duração > 15 minutos e/ou recorrência em menos de 24 horas.

DIAGNÓSTICO

- **Líquido cerebrospinal (LCS):** para crianças com menos de 12 meses de idade. Considerar na faixa etária de 12 a 18 meses. Acima dessa idade, apenas se houver suspeita de meningite.
- **Eletrencefalograma (EEG):** pode ter alterações no 1° mês após o episódio e é geralmente normal após 4 a 6 semanas. O achado de grafoelementos epileptiformes, consistentes e constantes após esse período sugere, na opinião dos autores, maior risco para o desenvolvimento de epilepsia.
- **Exames laboratoriais:** solicitar na urgência, no 1° episódio. Em possíveis episódios subsequentes, apenas se houver alteração clínica que os justifique.
- **Imagem:** TC ou RM se houver alteração do exame neurológico.

TRATAMENTO

O tratamento profilático não altera o risco para epilepsia (Tabela 72.1).

- **Crise febril simples:** a partir do 2° episódio ou desde o 1°, caso haja fatores de risco para recorrência.
- **Crise febril complicada:** nos casos em que o 1° episódio cursou com estado de mal epiléptico (EME). Nos demais casos, avaliar conforme orientações dadas para crise febril simples.
- **Prognóstico:** remissão espontânea dentro de 2 a 4 anos do início. Raramente persistem além dos 5 anos de idade.

TABELA 72.1 ■ Tratamento profilático de crises febris

TRATAMENTO INTERMITENTE*	
Diazepam	0,5 mg/kg/dose, VO, 8/8 h 0,2-0,5 mg/kg/dose, via retal, 12/12 h (supositório)
Nitrazepam	0,25-1 mg/kg/d, VO, 8/8 h
Clonazepam	0,05-0,1 mg/kg/d, VO, 8/8 h
Clobazam	0,5-1 mg/kg/d, VO, 12/12 h
Ácido valproico	150 ou 300 mg, via retal, 12/12 h (supositório)
TRATAMENTO CONTÍNUO	
Fenobarbital	3-5 mg/kg/d, dose única noturna
Ácido valproico	20-50 mg/kg/d, de 12/12 h ou 8/8 h

*A partir do início do quadro febril ou infeccioso incipiente. Manter até o último dia do quadro febril (geralmente após 48 a 72 horas).

EPILEPSIA

Epilepsia é uma doença do cérebro caracterizada por uma das seguintes condições:

- Pelo menos duas crises não provocadas (ou duas crises reflexas) ocorrendo em um intervalo superior a 24 horas.
- Uma crise não provocada (ou uma crise reflexa) e chance de uma nova crise estimada em pelo menos 60%.
- Diagnóstico de uma síndrome epiléptica.

ATUALIZAÇÃO TERAPÊUTICA

*A epilepsia é considerada resolvida naqueles indivíduos que tiveram uma epilepsia relacionada a uma determinada faixa etária e que agora ultrapassaram essa idade ou naqueles que tiveram a última crise há mais de 10 anos e estão há pelo menos 5 anos sem usar medicações antiepilépticas

Os principais medicamentos antiepilépticos são descritos na Tabela 72.2.

TABELA 72.2 ■ Principais medicamentos antiepilépticos

MEDICAMENTO	APRESENTAÇÃO	INDICAÇÕES	DOSE
Fenobarbital	Comprimidos 50 e 100 mg Solução 4% (1 mg/gota) Injetável – 200 mg/mL	CP, CGTC	Crianças: 3-5 mg/kg/d (dose única noturna) Adultos: 100-200 mg/d (dose única noturna)
Fenitoína	Cápsulas e comprimidos 100 mg Suspensão oral 100 mg/5 mL	CP, CGTC	Crianças: 5 mg/kg/d ÷ 2-3 x Adultos: 200-300 mg/d ÷ 2-3 x
Clobazam	Comprimidos 10 e 20 mg	CA, CAt, M, CP e CGTC	Crianças: 0,5-1 mg/kg/d ÷ 2-3 x Adultos: 10-40 mg/kg/d ÷ 2-3 x (máx. 60 mg/d)
Clonazepam	Comprimidos 0,5 e 2 mg Solução oral – 2,5 mg/mL (0,1 mg/gota)	CA, CAt, M, CP e CGTC	Crianças: 0,05-0,1 mg/kg/d ÷ 2-3 x Adultos: 4-12 mg/d ÷ 2-3 x (máx. 20 mg/d)
Nitrazepam	Comprimido 5 mg	CA, CAt, M, CP e CGTC	Crianças: 5-20 mg/d ÷ 2-3 x Adultos: 5-10 mg/d ÷ 2-3 x
Ácido valproico	Cápsula 250 mg Comprimidos 250, 300, 500 mg Xarope 250 mg/5 mL Xarope 200 mg/mL	CGTC, CA, E, M, CP	Crianças: 20-50 mg/kg/d ÷ 2-3 x (máx. 60 mg/kg/d) Adultos: 500-3.000 mg/d ÷ 2-3 x
Divalproato de sódio	Comprimidos 250 e 500 mg Comprimido sprinkle – 125 mg	CGTC, CA, E, M, CP	Crianças: 20-50 mg/kg/d ÷ 2-3 x (máx. 60 mg/kg/d) Adultos: 500-3.000 mg/d ÷ 2-3 x ER (liberação lenta): 1 tomada diária
Carbamazepina	Comprimidos 200 e 400 mg Suspensão oral – 20 mg/mL	CP, CGTC	Crianças: 10-30 mg/kg/d ÷ 2-3 x Adultos: 400-1.800 mg/d ÷ 2-3 x
Oxcarbazepina	Comprimidos 300 e 600 mg Suspensão oral – 60 mg/mL	CP, CGTC	Crianças: 20-30 mg/kg/d ÷ 2-3 x Adultos: 600-2.400 mg ÷ 2 x
Topiramato	Cápsulas (sprinkle) 15 e 25 mg Comprimidos 25, 50 e 100 mg	CGTC, CA, E, M, CP	Crianças: 7-9 mg/kg/dia ÷ 2-3 x Adultos: 150-1.600 mg ÷ 2-3 x
Lamotrigina	Comprimidos 25, 50 e 100 mg	CGTC, CA, M, CP	Crianças: Em uso de valproato: 1-5 mg/kg/d – início gradual Sem uso de valproato: 5-15 mg/kg/d Adultos: Em uso de valproato: 100-200 mg/d – início gradual Sem uso de valproato: 200-400 mg/kg/d
Etossuximida	Solução oral 50 mg/mL	CA	3-6 anos: 15-40 mg/kg/d ÷ 2-3 x > 6 anos: 500-1500 mg/d
Vigabatrina	Comprimido 500 mg	E, CP, CGTC	Crianças: 50-150 mg/kg/d ÷ 2-3 x Adultos: 2-6 g/dia ÷ 1-2 x
Levetiracetam	Comprimidos 250, 500, 750 mg Solução 100 mg/mL	CPC, M, EGI	Crianças: 10-20 mg/kg/d (máx. 60 mg/kg/d – ajuste de acordo com o *clearance* de creatinina) Adultos: 500 mg-3 g/d ÷ 2
Gabapentina	Capsulas 100, 300 e 400 mg Comprimidos 600 e 800 mg Solucao oral 50 mg/mL	CPC	Crianças > 12 anos/adultos: 900-3600mg/dia
Pregabalina	Comprimidos 75 e 150 mg	CPC	Maiores de 17 anos: 150 – 600 mg/dia ÷ 2 – 3 doses
Lacosamida	Comprimidos 50,100, 150 e 200 mg Xarope 10 mg/mL Adulto 200-400 mg/dia	CPC	Crianças 1-3 mg/kg/dia Adultos 200-400mg/dia ÷ 2 doses

CP: crises parciais; CGTC: crises generalizadas tônico-clônicas; CA: crises de ausência; CAt: crises atônicas; CT: crises tônicas; CC: crises clônicas; M: mioclonias; E: espasmos; EGI: epilepsias generalizadas idiopáticas.

EPILEPSIAS COM EVOLUÇÃO BENIGNA

Epilepsia rolândica (epilepsia benigna da infância com espículas centrotemporais)

1 | Quadro clínico: início entre 1 a 14 anos, com pico entre 8 e 9 anos. Clonias em hemiface que eventualmente se propagam para o membro superior ipsilateral, parestesias orais, sialorreia, vocalizações, disartria ou anartria. Costuma ocorrer durante o sono ou ao despertar, havendo possibilidade de evoluir com generalização secundária.

2 | Diagnóstico: no EEG, encontram-se espículas e ondas agudas nas regiões centrotemporais, bilaterais síncronas ou independentes, acentuadas no sono.

> **ATENÇÃO!**
>
> O tratamento da epilepsia rolândica não é obrigatório, sobretudo se as crises são raras, apenas noturnas ou se não há história de generalização secundária. Se se optar por ela, os fármacos de escolha são carbamazepina, oxcarbazepina ou sulthiame (ainda não disponível no Brasil). Ácido valproico, gabapentina e levetiracetam também podem ser eficazes.

3 | Prognóstico: remissão espontânea dentro de 2 a 4 anos do início e antes dos 16 anos.

Epilepsia de ausência da infância

1 | Quadro clínico: início entre 4 e 10 anos, com pico entre 5 e 7 anos. Ausência típica: episódios breves de comprometimento da consciência, com início e término abruptos, que podem ser acompanhados por manifestações motoras discretas, como automatismos orais e manuais, piscamentos, alterações discretas do tônus muscular e sinais autonômicos. Características marcantes: elevada frequência ao longo do dia e fácil desencadeamento da crise por hiperventilação.

2 | Diagnóstico: no EEG, encontram-se complexos generalizados de espícula-onda, ritmados a 3/segundo.

3 | Tratamento: 1ª escolha: ácido valproico ou etossuximida. Outros fármacos: lamotrigina e clonazepam.

4 | Prognóstico: remissão espontânea antes dos 12 anos.

Epilepsia mioclônica juvenil

1 | Quadro clínico: as ausências iniciam-se entre 5 e 16 anos, e as mioclonias de 1 a 9 anos depois, por volta de 14 a 15 anos. Geralmente, em seguida, iniciam-se as crises generalizadas tônico-clônicas (CGTC). As mioclonias são as manifestações mais proeminentes e tendem a ocorrer pela manhã. As CGTC ocorrem em quase todos os pacientes e podem ser precedidas por mioclonias. As ausências são típicas, mas menos frequentes do que na infância. História familiar positiva para mioclonias, e CGTC sugere o diagnóstico.

> **ATENÇÃO!**
>
> As crises de epilepsia mioclônica juvenil tendem a piorar com privação de sono, fadiga, ingestão de álcool e estresse emocional.

2 | Diagnóstico: no EEG, encontram-se espículas e poliespículas ritmadas a 3 a 6/segundos; anormalidades epileptiformes focais; fotossensibilidade em 20 a 30% dos pacientes.

3 | Tratamento: 1ª escolha: ácido valproico. Outros medicamentos: lamotrigina, levetiracetam, topiramato, clobazam e clonazepam.

4 | Prognóstico: não há remissão espontânea, mas tende a melhorar com a idade.

EPILEPSIAS COM EVOLUÇÃO CATASTRÓFICA

Síndrome de West (espasmos infantis)

1 | Quadro clínico: início entre 4 e 6 meses, raramente antes dos 3 meses ou após um 1 ano de idade. Caracteriza-se pela tríade: espasmos; hipsarritmia no EEG; e atraso ou involução do desenvolvimento neurológico. Espasmos: contrações tônicas, breves e repentinas da musculatura axial e dos membros, simétricos ou assimétricos, em salvas de 1 a 30 por dia, sendo cada salva composta por 20 a 200 espasmos, às vezes seguida de choro. Ocorrem predominantemente ao despertar ou sonolência, mas é raro durante o sono.

2 | Diagnóstico: no EEG, encontra-se hipsarritmia – traçado de alta voltagem, grafoelementos de morfologia variada, caóticos, sem ritmo de base reconhecível.

3 | Tratamento: deve ser rapidamente instituído. Não há consenso quanto ao melhor tratamento. Fármacos de 1ª linha: ACTH; prednisona; vigabatrina; e piridoxina em altas doses. Outros medicamentos: ácido valproico; nitrazepam; lamotrigina; topiramato. Se optado pela corticoterapia, vigiar os principais efeitos colaterais: irritabilidade; imunodepressão; hipertensão arterial; hipocalemia; e ganho de peso. Tratamento cirúrgico pode controlar os espasmos em casos sintomáticos específicos.

4 | Prognóstico: depende da etiologia e da duração da síndrome de West. Aqueles que têm remissão podem evoluir para a síndrome de Lennox-Gastaut ou epilepsia focal refratária. Raramente há remissão com prejuízo mínimo no desenvolvimento neurológico.

Síndrome de Lennox-Gastaut

1 | Quadro clínico: início entre 1 a 7 anos, com pico entre 3 e 5 anos. De 20 a 60% dos pacientes já apresentam anormalidades cognitivas prévias. Crises tônicas: ocorrem predominantemente durante o sono; a ausência destas exclui o diagnóstico. Ausências atípicas: estreitamento do nível de consciência com início e término difíceis de serem reconhecidos, às vezes acompanhadas de alteração discreta do tônus e mioclonias palpebrais ou periorais. Crises atônicas: perda súbita e intensa do tônus postural de todo o corpo ou apenas da cabeça. As crises de queda (*drop attack* ou *drop neck*) podem ser por crises tônicas, atônicas ou mioclônicas. EME ocorre em 50% dos pacientes e pode derivar de todos os tipos de crise da síndrome.

2 | Diagnóstico: no EEG, encontram-se complexos de onda aguda-onda lenta < 2,5/segundos e ritmo recrutante durante o sono.

3 | Tratamento: ácido valproico, clonazepam, lamotrigina, levetiracetam, etossuximida, fenitoína, topiramato. Outros tratamentos são hormônio adrenocorticotrófico (ACTH), imunoglobulina, dieta cetogênica. Calosomia ou estimulador vagal são opções cirúrgicas para tentar diminuir as crises com queda.

4 | Prognóstico: a maioria permanece com prejuízo intelectual e comportamental e continua a ter crises epilépticas na vida adulta.

■ ESTADO DE MAL EPILÉPTICO

Atividade epiléptica contínua durando pelo menos cinco minutos ou duas ou mais crises entre as quais não existe recuperação completa da consciência.

CLASSIFICAÇÃO

Baseia-se em características clínicas e eletrencefalográficas, de acordo com o tipo de crise apresentado:

1 | EME parcial
- **Simples:** sem comprometimento da consciência.
- **Complexo:** com comprometimento da consciência.

2 | EME generalizado

- Subtipos: ausência, tônico, clônico, tônico-clônico, mioclônico e atônico.
- EME não convulsivo: há atividade epileptiforme característica de um EME no EEG, porém esta não se traduz clinicamente em atividade motora.
- EME generalizado tônico-clônico: apresenta maior potencial para produzir complicações e levar à morte. Neste capítulo, será enfatizado o tratamento apenas desta entidade.

ETIOLOGIA

No Quadro 72.3, está resumida a etiologia do EME.

TRATAMENTO

As medidas de suporte de vida e reanimação (quando necessário), o uso de medicamentos antiepilépticos e os procedimentos diagnósticos devem ser conduzidos de modo simultâneo.

Deve-se manter o paciente com proteção lateral para evitar quedas e trauma craniano.

> **ATENÇÃO!**
>
> Prover suporte ventilatório, controlar possível instabilidade circulatória, alterações da glicemia e manter o equilíbrio acidobásico são medidas essenciais para prevenir danos neurológicos no EME.

QUADRO 72.3 ■ Etiologia do estado de mal epiléptico

RECÉM-NASCIDOS	LACTENTES E PRÉ-ESCOLARES	ESCOLARES	ADOLESCENTES
- Asfixia perinatal - Infecções do SNC - Distúrbios metabólicos - Hipoglicemia - Malformações do SNC - Trauma	- Crises febris - Infecções do SNC - Distúrbios metabólicos - ECNP - ECP - Trauma - Intoxicações exógenas acidentais - Encefalomielite disseminada aguda	- Infecções do SNC - ECNP - ECP - Trauma	- Infecções do SNC - Intoxicações exógenas (álcool, drogas, tentativa de suicídio) - ECNP - ECP - Trauma

ECNP: encefalopatias crônicas não progressivas; ECP: encefalopatias crônicas progressivas.

Exames complementares poderão determinar o fator etiológico e direcionar um tratamento mais específico (Quadro 72.4 e Figura 72.1).

Em lactentes menores de 4 meses e em recém-nascidos, recomenda-se, como 1ª opção, o fenobarbital. Se as crises não forem controladas

QUADRO 72.4 ■ Exames complementares para investigação do estado de mal epiléptico

MÉTODOS DIAGNÓSTICOS	INVESTIGAÇÃO
Exames laboratoriais	- Hemograma, glicemia, eletrólitos, função renal e hepática
PL	- Se há suspeita de infecção do SNC ou quando não há etiologia evidente - Pode ser postergada em crianças com mais de 18 meses, exame neurológico normal, sem depressão do nível de consciência, toxemia ou sinais meníngeos positivos, com crise não complicada (crises focais com menos de 15 minutos e não repetidas em 24 h) - Contraindicações: sinais neurológicos focais; ECG menor ou igual a 8; dificuldade de controle das convulsões; anormalidades dos sinais vitais; reações pupilares anormais; reações motoras anormais (descerebração e decorticação) e na presença de coagulopatias
Nível sérico: anticonvulsivantes	- Quando o paciente já faz uso de anticonvulsivantes
Exame toxicológico	- Se não houver etiologia aparente para o EME - Drogas e substâncias que causam crises: cocaína, crack, ciclosporina, chumbo, pentilenotetrazol, estricnina e tacrolimo - Fármacos que diminuem limiar para crise: aminofilina, antidepressivos tricíclicos, anti-histamínicos, clozapina, buspirona, fluoroquinolonas, imipenem
Pesquisa para EIMs	- Se há encefalopatia neonatal ou atraso no desenvolvimento neurológico inexplicáveis, regressão neurológica, deterioração neurológica em evento agudo, coma e acidose - EIMs que levam ao EME: dependência de piridoxina, aminoacidopatias, distúrbios do ciclo da ureia, acidúrias orgânicas, doenças mitocondriais
EEG	- Na impossibilidade de monitoração contínua, um EEG prolongado deve ser solicitado diariamente - Indicações de monitoração contínua: coma persistente, história de estado de mal não convulsivo, suspeita de "pseudoestado de mal epiléptico", monitoração de EME refratário em tratamento com uso de anestésicos
Exames de neuroimagem	- Após estabilização clínica e controle do EME - RM são mais sensíveis e específicos que TC, porém esta é mais disponível em situações de emergência - Indicações: trauma, evidência de aumento de PIC, sinais neurológicos focais, perda de consciência - Achados possíveis: malformações corticais e arteriovenosas, infarto/hemorragia, doenças neurocutâneas, abscesso/cerebrite, lesões expansivas, alterações inflamatórias, hidrocefalia

ECG: escala de coma de Glasgow; PL: punção lombar; EME: estado de mal epiléptico; EIMs: erros inatos do metabolismo; EEG: eletrencefalograma; PIC: pressão intracraniana; TC: tomografia computadorizada; RM: ressonância magnética.

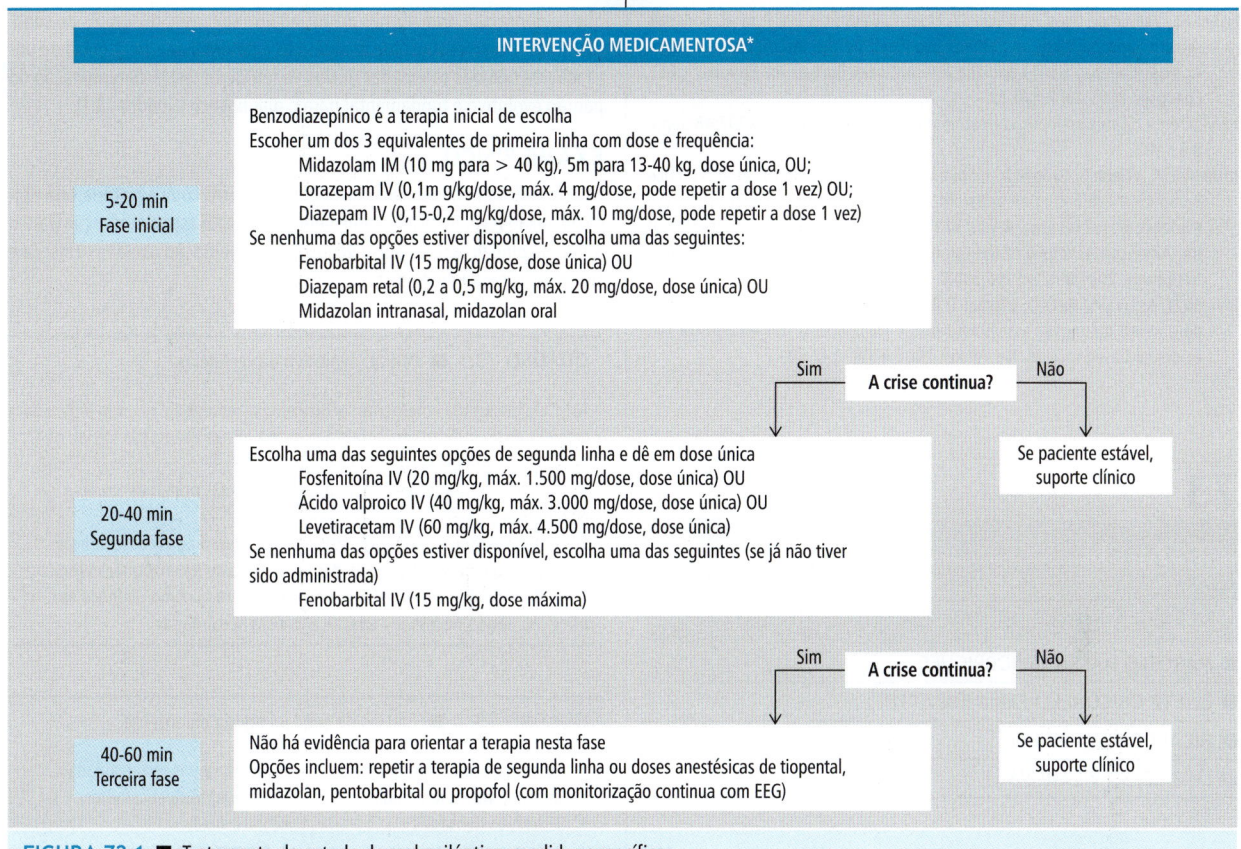

FIGURA 72.1 ■ Tratamento do estado de mal epiléptico: medidas específicas.

*Após fase de estabilização.
Fonte: Adaptada de Garrity e colaboradores.[1]

com essa medicação, pode-se tentar a fenitoína ou passar direto para a utilização de um dos medicamentos para tratamento do EME refratário, normalmente se preferindo o uso do midazolam.

CONSIDERAÇÕES FINAIS

Protocolos objetivam orientar condutas e tratamentos eficazes para as situações mais comuns. Casos especiais podem e devem ser individualizados.

Nem todos os casos de EME levam a um mesmo grau de dano neurológico, requerendo agressividade no tratamento. Por exemplo, não há evidências de que haja lesão neuronal secundária ao EME de ausência ou parcial simples.

Casos em que o paciente apresenta grave comprometimento neurológico prévio também devem ser individualizados. Neles, o risco de dano neurológico secundário à crise se minimiza ou não se aplica. Tratamentos agressivos, nessas situações, tendem a ser pouco eficazes ou levam a maior mortalidade que as crises *per se*, por infecção, depressão respiratória ou toxicidade medicamentosa.

REVISÃO

- A crise convulsiva febril em crianças (6 meses a 5 anos) ocorre apenas em vigência de febre, na ausência de infecção do SNC ou outras alterações neurológicas. Pode ser diagnosticada por análise do LCS, EEG, exames laboratoriais e de imagem. Seu tratamento se dá pelo uso de medicamentos.
- A epilepsia resulta de uma variedade de processos patológicos envolvendo o córtex cerebral, levando a crises recorrentes não provocadas. De evolução benigna à catastrófica, seu diagnóstico se dá pelo EEG, e o tratamento comum a todos os tipos é com medicamentos antiepilépticos.
- O estado de mal epiléptico corresponde à atividade epiléptica contínua durante pelo menos cinco minutos ou duas ou mais crises, entre as quais não existe recuperação completa da consciência. Sua etiologia varia de acordo com a faixa etária. Quanto ao tratamento, deve-se conduzir de forma simultânea medidas de suporte de vida e reanimação (quando necessário), uso de medicamentos antiepilépticos e procedimentos diagnósticos.

■ REFERÊNCIA

1. Garrity L, Jagoda A, Lowenstein D, Pellock J, Riviello J, Sloan E et al. Evidence-Based Guideline: Treatment of Convulsive Status Epilepticus in Children and Adults: Report of the Guideline Committee of the American Epilepsy Society. Epilepsy Curr. 2016;16(1):48-61.

■ LEITURAS SUGERIDAS

Capovilla G, Mastrangelo M, Romeo A, Vigevano F. Recommendations for the management of "febrile seizures": Ad Hoc Task Force of LICE Guidelines Commission. Epilepsia. 2009;50 Suppl 1:2-6.

Fisher RS, van Emde Boas W, Blume W, Elger C, Genton P, Lee P, et al. Epileptic seizures and epilepsy: definitions proposed by the International League Against Epilepsy (ILAE) and the International Bureau for Epilepsy (IBE). Epilepsia. 2005;46(4):470-2.

Kälviäinen R. Status epilepticus treatment guidelines. Epilepsia. 2007;48 Suppl 8:99-102.

Krumholz A, Wiebe S, Gronseth G, Shinnar S, Levisohn P, Ting T, et al. Practice parameter: evaluating an apparent unprovoked first seizure in adults (an evidence-based review). Report of the quality standards subcommittee of the American Academy of Neurology and the American Epilepsy Society. Neurology. 2007;69(21):1996-2007.

Riviello JJ, Ashwal S, Hirtz D, Glauser T, Ballaban-Gill K, Kelley K, et al. Practice parameter: diagnostic assessment of the child with status epilepticus (an evidence-based review). Neurology. 2006;67(9):1542-50.

73

CEFALEIA

- MARCELO MASRUHA RODRIGUES
- ELIETE CHICONELLI FARIA BURATTO
- RICARDO SILVA PINHO
- LUIZ CELSO VILANOVA

A principal causa de cefaleia em crianças é a enxaqueca. Distúrbios visuais de refração e sinusite crônica são causas pouco frequentes, mas a maior parte das crianças atendidas por médicos generalistas recebe erroneamente esses diagnósticos.

A sinusite aguda tem um quadro clínico característico, no qual a cefaleia é apenas um dos componentes, além de febre, descarga nasal posterior purulenta, tosse que piora com o decúbito, halitose, adinamia, anorexia, dor à palpação dos seios da face etc. Esse diagnóstico não deve ser empregado para justificar um episódio de cefaleia em uma criança que não apresente nenhum dos outros sintomas.

■ QUADRO CLÍNICO

As cefaleias primárias são aquelas cujos sintomas e características da dor definem a doença do paciente, ou seja, a dor de cabeça é a própria doença. As cefaleias secundárias são causadas por outra doença.

■ DIAGNÓSTICO

Na maioria dos casos, pode ser feito apenas com o exame clínico.

HISTÓRIA

Deve-se interrogar o paciente sobre o início (quando e como), o caráter (pulsátil, em aperto, em pressão, em peso, surda), a localização e irradiação, a intensidade (se interrompe as brincadeiras, se consegue assistir à televisão, se aparenta estar "doente"), a duração, a frequência e os fatores desencadeantes, de melhora, piora e acompanhantes da cefaleia. Em adolescentes do sexo feminino, verificar se há relação com o ciclo menstrual. Averiguar tratamento utilizado para as crises e sua efetividade. Obter história familiar de cefaleia. Verificar a presença de comorbidades da enxa-queca: depressão, transtornos de ansiedade, epilepsia, distúrbios do sono. Identificar possível abuso de analgésicos e determinar a frequência de utilização de bebidas cafeinadas (inclusive refrigerantes). A determinação do padrão evolutivo é fundamental para o diagnóstico (Quadro 73.1).

EXAME FÍSICO

Nunca se deve negligenciar o exame físico, mesmo que a história seja típica de enxaqueca. Realizar exame neurológico com especial atenção para o fundo de olho (observar pulso venoso), movimentação ocular extrínseca e sinais de irritação meníngea.

QUADRO 73.1 ■ Padrão evolutivo das cefaleias

A | Cefaleia aguda emergente: ocorre em pacientes sem história prévia de cefaleia. Pode indicar uma cefaleia primária em apresentação inicial, ou tratar-se de cefaleia secundária (Quadro 73.2).
B | Cefaleia aguda recorrente: é típica de cefaleias primárias, como a enxaqueca.
C | Cefaleia crônica não progressiva: embora raramente possa indicar uma causa ominosa, na maioria das vezes trata-se de enxaqueca crônica.
D | Cefaleia crônica progressiva: deve ser encarada como ominosa em princípio, sendo necessário descartar causas secundárias.

QUADRO 73.2 ■ Causas de cefaleia aguda emergente

- Atribuída à infecção sistêmica
- Sinusite, otite e mastoidite
- Distúrbios dentários
- Distúrbios oftalmológicos
- Trauma craniano
- Hidrocefalia aguda
- Hemorragias intracranianas
- Meningites e encefalites
- Vasculites
- Hipertensão arterial
- Efeito colateral de medicações
- Uso de drogas ilícitas

ATENÇÃO!

Pressão arterial, temperatura, palpação do crânio e das articulações temporomadibulares (avaliação estática e dinâmica), percussão dos seios da face, inspeção da cavidade oral (afecções dentárias e periodontais são causas de dores irradiadas), otoscopia e percussão das mastoides são itens que devem ser avaliados com cuidado.

Nos pacientes com enxaqueca, a dor pode ser precedida, acompanhada ou raramente seguida por sintomas e sinais neurológicos focais, denominados, em conjunto, aura de enxaqueca (Quadro 73.3). Instala-se por 5 a 20 minutos, durando habitualmente menos de uma hora, podendo ser visual, sensitiva, motora ou de linguagem, e também apresentar manifestações secundárias a disfunções do tronco encefálico. A aura visual da enxaqueca é geralmente monocromática (escotomas, cintilações, espectro de fortificação, defeitos dos campos visuais, amaurose). A presença de aura visual colorida ou de fenômenos visuais complexos obriga o médico a descartar fenômeno epiléptico.

O exame de neuroimagem (Quadro 73.4) a ser escolhido depende basicamente da suspeita etiológica. Na maioria dos casos, sobretudo no contexto do atendimento de urgência, a TC é o exame de escolha, que deverá ser realizada com contraste sempre que se suspeitar de etiologia inflamatória ou neoplásica.

Quando houver suspeita de meningite ou outros quadros inflamatórios do SNC, o exame do LCS passa a ser imprescindível. Não há necessidade de realização de exame de neuroimagem prévio à coleta, a não ser que existam sinais neurológicos focais ou papiledema.

Não há indicação para realização de eletrencefalografia em pacientes com queixa de cefaleia, bem como não há necessidade de realizar de forma sistemática, nesses pacientes, radiografias ou tomografias de seios da face e avaliação oftalmológica.

> **QUADRO 73.3** ■ Critérios diagnósticos para a enxaqueca sem aura em crianças
>
> **A** | Pelo menos cinco crises preenchendo os critérios de B a E
> **B** | Cefaleia durando de 1 a 72 horas (sem tratamento ou com tratamento ineficaz)*
> **C** | A cefaleia preenche ao menos duas das seguintes características:
> - localização unilateral ou bilateral
> - caráter pulsátil
> - intensidade moderada ou forte
> - exacerbada por ou levando o indivíduo a evitar atividades físicas rotineiras (p. ex.: caminhar ou subir escada)
>
> **D** | Durante a cefaleia, pelo menos um dos seguintes:
> - náusea e/ou vômitos
> - fotofobia e/ou fonofobia (podem ser inferidas pelo comportamento da criança)
>
> **E** | Não atribuída a outro transtorno

*Trata-se de um dos itens mais controversos da classificação, haja vista que crianças com enxaqueca podem apresentar crises de duração ainda mais curta. Entretanto, quanto menor o critério de duração, menor a especificidade dessa ferramenta diagnóstica, apesar do aumento de sua sensibilidade. Se a frequência da dor for igual ou superior a 15 dias por mês, há pelo menos três meses, o indivíduo apresenta enxaqueca crônica.
Fonte: Headache Classification Subcommittee of the International Headache Society.[1]

> **QUADRO 73.4** ■ Indicações para realização de exames de neuroimagem
>
> - Cefaleia de instalação súbita (cefaleia de caráter explosivo)
> - Alteração na frequência, gravidade ou características clínicas de uma cefaleia preexistente
> - Exame neurológico anormal e/ou presença de outros sinais ou sintomas neurológicos, críticos ou intercríticos, como ataxia, diplopia, papiledema, afasia, parestesias, exceto aura visual
> - Cefaleia progressiva ou cefaleia muito frequente de início recente
> - Hemicrania fixa, isto é, cefaleia que sempre recorre do mesmo lado do crânio
> - Dificuldade escolar recente, distúrbios agudos do comportamento, redução do ritmo de crescimento
> - Despertar noturno por cefaleia ou sua ocorrência pela manhã ao despertar
> - Cefaleia associada a crises epilépticas
> - Cefaleia após trauma de crânio
> - Ausência de resposta terapêutica
> - Cefaleia em pacientes com doenças sistêmicas que façam suspeitar de complicações intracranianas, como síndrome nefrótica, Aids, neoplasias, colagenoses etc.

Uma ferramenta importante, utilizada para a terapêutica e o acompanhamento de pacientes com cefaleia, é o registro dos episódios dolorosos (diário da dor). Deve-se orientar os familiares ou as próprias crianças para que anotem o dia e horário de suas dores, as características, os possíveis fatores desencadeantes e as medidas utilizadas para melhora do quadro.

■ TRATAMENTO

Realiza-se por:
- abordagem dos fatores desencadeantes e de comportamentos relacionados às crises dolorosas (Quadro 73.5);
- uso de medicações para tratamento agudo (abortivos ou sintomáticos);
- uso de medicações para tratamento preventivo (profiláticos);
- intervenções não farmacológicas.

> **QUADRO 73.5** ■ Abordagem dos fatores desencadeantes e de comportamentos relacionados às crises de enxaqueca
>
> - Fornecer informações para o paciente e para a família sobre a enxaqueca e assegurar que a causa da cefaleia não é uma doença intracraniana grave, potencialmente letal
> - Higiene do sono (os horários deverão ser mantidos até mesmo nos finais de semana, feriados e nas férias escolares)
> - Alimentação em horários regulares
> - Recomendar atividade física regular (prática de esportes) para crianças em idade escolar e adolescentes (é fundamental que a criança sinta prazer em realizar tal atividade)
> - Indicar perda de peso para crianças com sobrepeso ou obesas – solicitar acompanhamento conjunto de nutricionista e pediatra
> - Sobretudo para os casos de enxaqueca crônica, averiguar possíveis situações que estejam ocasionando estresse emocional: ansiedade de separação, divórcio parental, brigas conjugais, nascimento de irmão menor, bullying, troca de turno escolar ou de escola, baixo desempenho escolar ou cobrança exagerada por desempenho. Quando necessário, solicitar acompanhamento conjunto de psiquiatra infantil e psicólogo
> - Não há indicação para restrição dietética sistemática, entretanto, sempre que for identificado um fator alimentar potencialmente relacionado, a criança deverá abster-se dele
> - Utilizar bebidas cafeinadas com moderação e evitar produtos dietéticos
> - Especial atenção deve ser dada aos adolescentes, particularmente para a possível relação com o uso de álcool ou tabaco, também descritos como fatores desencadeantes de cefaleia recorrente
> - Em adolescentes do sexo feminino, questionar se há utilização de contracepção hormonal
> - Se houver abuso de analgésicos, seu uso deverá ser descontinuado

O tratamento agudo da enxaqueca tem como objetivo o alívio completo da dor, propiciando ao paciente o pronto restabelecimento de suas atividades normais. Deve ser feito rapidamente e de forma eficaz, visando a não recorrência em curto período de tempo. É importante ressaltar que, para muitas crianças, o sono é suficiente para abortar o quadro doloroso, sendo o repouso em ambiente escuro e silencioso indicado em todos os casos. Se o médico conseguir fazer a criança dormir, ela provavelmente acordará sem dor. O médico deverá transmitir ao paciente os seguintes fundamentos do tratamento agudo:
- a medicação deverá ser tomada tão logo comece a crise de enxaqueca (preferencialmente nos primeiros 20 minutos);
- o paciente deverá tomar a dose apropriada (diga que ele não pode utilizar subdoses, com medo de estar se "intoxicando");
- evitar abuso de analgésicos (uso por três ou mais vezes por semana).

Existem poucos estudos controlados sobre o tratamento agudo das crises de enxaqueca na faixa etária pediátrica. Com base neles, as seguintes recomendações podem ser feitas:
- o paracetamol e o ibuprofeno são medicações eficazes e seguras;
- entre os triptanos (agonistas de receptores 5-HT_1), somente o sumatriptano e o zolmitriptano, utilizados sob a forma de *spray* nasal, e o

almotriptano e o rizatriptano, sob a forma de comprimidos, mostraram-se seguros e eficazes no tratamento de crises em adolescentes (estudos classe I); as informações existentes até o momento são inadequadas para julgar a eficácia do sumatriptano por via subcutânea;
- não existem informações confiáveis para se recomendar ou refutar o uso de outros triptanos e derivados do ergot.

De acordo com os dados de literatura já descritos, apresenta-se um algoritmo, na Figura 73.1, para o tratamento das crises de enxaqueca na faixa etária pediátrica. Na Tabela 73.1, também podem ser encontradas as doses habituais das medicações utilizadas.

O tratamento preventivo da enxaqueca tem como objetivo a redução da frequência, duração e intensidade das crises, melhora da resposta às medicações sintomáticas e da qualidade de vida do paciente. Seu uso deve, entretanto, ser limitado àqueles pacientes cuja cefaleia ocorre com frequência suficiente para garantir o uso de medicação em regime diário.

A maioria dos estudos clínicos requer uma frequência mínima de três dias de dor por mês (avaliada pelo diário da dor). O médico deverá ter em mente a perspectiva de impacto funcional da doença. Assim, uma criança que apresenta quatro crises mensais, porém não perde dias de aula e não tem seu rendimento escolar afetado, talvez não necessite de profilaxia. De maneira análoga, uma criança com uma média de duas crises mensais com muitos vômitos e abstenção escolar talvez precise. A decisão deverá sempre ser compartilhada com a família.

O uso da medicação profilática pelo período mínimo de 8 a 12 semanas é necessário para estabelecer o sucesso ou fracasso da terapêutica. Caso haja sucesso, a medicação deverá ser mantida por um período de 6 a 12 meses. Costuma-se retirá-la gradualmente, durante o período de férias escolares de verão.

Com base nos estudos controlados sobre profilaxia da enxaqueca na faixa etária pediátrica, as seguintes recomendações podem ser feitas:
- flunarizina, propranolol e topiramato são medicações profiláticas eficazes;
- pizotifeno, nimodipina e clonidina não são eficazes e, portanto, não devem ser utilizados;
- as evidências são insuficientes para se fazer qualquer recomendação terapêutica com relação à ciproeptadina, amitriptilina, trazodona, divalproato de sódio, levetiracetam e zonisamida.

TABELA 73.1 ■ Medicações para o tratamento das crises de enxaqueca em crianças e adolescentes

MEDICAÇÃO	< 30 KG	> 30 KG
Dimenidrinato (VO ou EV)	1,25 mg/kg/dose Até 4 doses ao dia (não ultrapassando 300 mg/dia)	
Paracetamol (VO)	10-15 mg/kg/dose Até 6 doses ao dia	1.000 mg/dose Até 3 g/dia
Dipirona (VO ou EV)	6-10 mg/kg/dose < 6 anos: até 1 g/dia 6-12 anos: até 2 g/dia > 12 anos: até 3 g/dia	500 mg/dose
Dipirona e isometepteno (VO)	1 gota/kg	300 mg + 30 mg/dose (comp.)
Ibuprofeno (VO)	10-20 mg/kg/dose Até 4 doses ao dia	600-1.200 mg/dose Até 1.600 mg/dia
Tenoxicam (EV)*	—	20-40 mg/dose, diluído em diluente próprio
Sumatriptano (inalatório)*	—	10-20 mg/dose
Sumatriptano (SC)*	—	3-6 mg/dose
Clorpromazina (EV)	0,1-0,5 mg/kg/dose, diluído em SF 0,9% (concentração máxima de 1 mg/mL) e administrar no máximo 0,5 mg/min	

*Utilizar somente em adolescentes.

Conforme os dados de literatura já descritos, propõe-se, conforme a faixa pediátrica, o seguinte tratamento profilático (Tabela 73.2) da enxaqueca:
- **pré-escolares e escolares sem comorbidades:** propranolol ou flunarizina. Essa última tem a vantagem de poder ser administrada

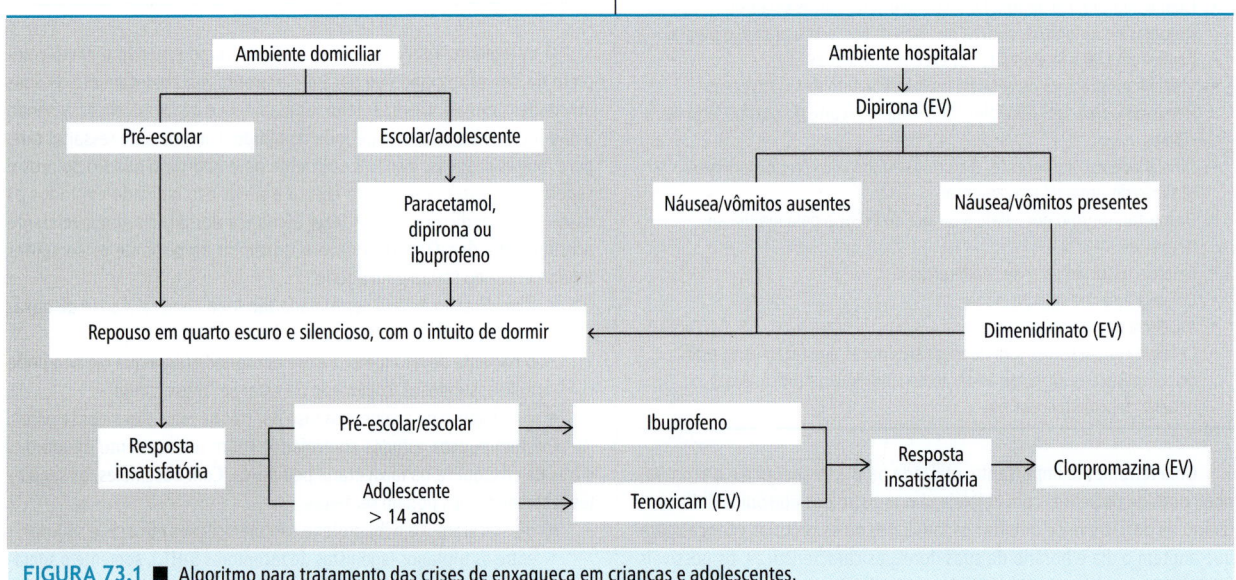

FIGURA 73.1 ■ Algoritmo para tratamento das crises de enxaqueca em crianças e adolescentes.

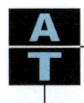

DIAGNÓSTICO E TRATAMENTO

TABELA 73.2 ■ Medicações para profilaxia de enxaqueca em crianças e adolescentes

MEDICAÇÃO	POSOLOGIA	ADMINISTRAÇÃO	CONTRAINDICAÇÕES	EFEITOS ADVERSOS
Flunarizina	20-40 kg: 5 mg/dia > 40 kg: 10 mg/dia	Dose única, antes de dormir	Síndromes parkinsonianas	Ganho ponderal, parkinsonismo, depressão
Propranolol	20-40 kg: 10 mg, 12/12 h > 40 kg: 20 mg, 12/12 h	12/12 h	Asma, depressão, insuficiência cardíaca, diabetes, hipotensão ortostática	Sonolência, letargia, fadiga, depressão, hipotensão ortostática
Amitriptilina	20-40 kg: 12,5 mg/dia > 40 kg: 25 mg/dia	Dose única, antes de dormir	Mania, retenção urinária, arritmia cardíaca	Ganho ponderal, xerostomia, sonolência, hipotensão ortostática
Divalproato de sódio	> 20 kg: 500 mg/dia*	Dose única, após o jantar	Hepatopatia, diátese hemorrágica	Náusea, alopecia, tremores, dispepsia, ganho ponderal, pancreatite, hepatite
Topiramato	20-40 kg: 50 mg/dia > 40 kg: 100 mg/dia	Introdução lenta e gradual, fracionada de 12/12 h	Litíase renal, glaucoma, depressão	Náusea, diminuição do apetite, parestesia, glaucoma agudo, litíase renal, depressão, disfunção da memória

*Dose indicada para utilização da formulação de liberação lenta (ER).

uma vez ao dia, ao passo que o propranolol necessita de pelo menos duas administrações diárias;
- **adolescentes sem comorbidades:** propranolol ou amitriptilina;
- **crianças e adolescentes que apresentam como comorbidades insônia, atraso de fase do sono, depressão e transtornos de ansiedade:** amitriptilina;
- **escolares e adolescentes obesos:** topiramato.

ATENÇÃO!

É importante lembrar que a flunarizina induz aumento do apetite, com frequente ganho ponderal.

Os estudos disponíveis que avaliam terapias comportamentais em crianças, como terapia cognitivo-comportamental (TCC), técnicas de relaxamento e *biofeedback* térmico, são, em geral, mal conduzidos e levam a resultados conflitantes. Entretanto, parece haver algum benefício relacionado à utilização de técnicas de relaxamento. Na prática, recomendamos esse tipo de abordagem apenas para adolescentes com altos níveis de ansiedade e crises muito frequentes.

Apenas um estudo com número pequeno de pacientes avaliou a acupuntura no tratamento de crianças com enxaqueca. Os resultados apontam para um possível benefício, podendo ser utilizada como terapia adjuvante em escolares e adolescentes com crises frequentes.

REVISÃO

- A enxaqueca é a principal causa de cefaleia na criança.
- A história clínica e o exame físico são fundamentais para o diagnóstico, visto que a cefaleia pode estar relacionada a outras doenças, como um tumor.
- O registro dos episódios de dor (diário da dor) é importante para o acompanhamento do paciente com cefaleia.
- O tratamento da cefaleia, além das intervenções medicamentosas (para crises e profiláticas), deve considerar os fatores desencadeantes e o comportamento relacionado à crise de enxaqueca.

■ REFERÊNCIA

1. Headache Classification Subcommittee of the International Headache Society. The International Classification of Headache Disorders: 2nd edition. Cephalalgia. 2004;24 Suppl 1:9-160.

■ LEITURAS SUGERIDAS

Damen L, Bruijn J, Koes BW, Berger MY, Passchier J, Verhagen AP. Prophylactic treatment of migraine in children. Part 1. A systematic review of non-pharmacological trials. Cephalalgia. 2006;26(4):373-83.

Damen L, Bruijn J, Verhagen AP, Berger MY, Passchier J, Koes BW. Prophylactic treatment of migraine in children. Part 2. A systematic review of pharmacological trials. Cephalalgia. 2006;26(5):497-505.

Damen L, Bruijn JK, Verhagen AP, Berger MY, Passchier J, Koes BW. Symptomatic treatment of migraine in children: a systematic review of medication trials. Pediatrics. 2005;116(2):e295-302.

Lewis D, Ashwal S, Hershey A, Hirtz D, Yonker M, Silberstein S. Practice parameter: pharmacological treatment of migraine headache in children and adolescents: report of the American Academy of Neurology Quality Standards Subcommittee and the Practice Committee of the Child Neurology Society. Neurology. 2004;63(12):2215-24.

74

VIOLÊNCIA E MAUS-TRATOS

■ RENATO NABAS VENTURA
■ SORAIA TAHAN
■ GLAURA CÉSAR PEDROSO

Segundo a OMS,[1] a violência é a imposição de um grau significativo de dor e sofrimento evitáveis. Os atos violentos podem ser classificados em:
- **violência autoinfligida:** inclui o comportamento suicida (desde pensamentos até a busca de meios e planejamentos de suicídio) e autolesões (automutilações);

- **violência interpessoal:** infligida por outro indivíduo ou grupo de indivíduos. Divide-se em intrafamiliar, aquela que se produz entre os membros da família, e comunitária, a que ocorre fora do lar entre indivíduos com algum tipo de relação (p. ex.: na escola);
- **violência coletiva:** infligida por grupos maiores, como Estados, milícias, organizações terroristas, crime organizado e outros.
- A violência contra criança ou adolescente pode ser compreendida como qualquer ação ou omissão que provoque danos, lesões ou transtornos a seu desenvolvimento. Pressupõe uma relação de poder desigual e assimétrica entre o agressor e a criança ou adolescente. Incluem-se nessa categoria:
  - **violência estrutural:** que aparece devido às condições de vida, econômicas e sociais das crianças e adolescentes, tornando vulnerável o seu crescimento e desenvolvimento (p. ex.: trabalho infantil e prostituição);
  - *bullying* **(violência entre iguais):** todas as formas de atitudes agressivas, intencionais e repetidas, executadas entre iguais (estudantes, colegas de trabalho), em uma relação desigual de poder, sem motivação evidente, causando dor e angústia;
  - **violência intrafamiliar:** todo ato ou omissão de pais, familiares ou responsáveis capaz de causar dano físico, sexual e/ou psicológico a crianças ou adolescentes. De um lado, implica uma transgressão do poder/dever de proteção do adulto e, de outro, negação do direito que crianças e adolescentes têm de serem tratados como sujeitos e pessoas em condição peculiar de desenvolvimento.

Como a criança vive basicamente no ambiente doméstico, a violência intrafamiliar é mais frequente e implica a posição de poder do mais forte, com invasão do corpo da criança ou adolescente. A criança e o adolescente são transformados em objetos de uso do adulto, que deveria agir como protetor; não se trata de uma escolha da vítima. Essa violência que acomete, normalmente, mais de uma criança ou adolescente, é garantida e fortalecida pelo "Pacto do silêncio", fruto da ameaça do agressor e da conivência de outros familiares. Ocorre em todas as classes sociais, credos, raças ou etnias.

São definidos quatro tipos de maus-tratos contra crianças e adolescentes:
- **negligência:** omissão dos responsáveis pelas crianças e adolescentes, ao deixarem de prover suas necessidades básicas (abandono é a forma extrema de negligência);
- **violência física:** uso da força física intencional, inclusive com fins disciplinares – desde um simples tapa até agressões com instrumentos vários, armas brancas e de fogo, podendo levar à morte;
- **violência psicológica:** toda forma de rejeição, depreciação, discriminação, desrespeito, cobrança exagerada e humilhação;
- **violência sexual:** qualquer forma de prática sexual ou erótica com crianças e adolescentes por agressor com desenvolvimento psicossocial mais adiantado.

No Brasil, há poucos dados sobre a violência intrafamiliar contra crianças e adolescentes. Em sua maioria, as informações são provenientes de registros de atendimento em Conselhos Tutelares, Delegacias e Centros de Referência para crianças e adolescentes vitimizados, em que a negligência figura como a principal violência notificada (cerca de 40 a 45%), seguida pela violência física (cerca de 30 a 35%), psicológica (cerca de 10%) e sexual (5 a 8%).

■ QUADRO CLÍNICO E FATORES DE RISCO

Algumas situações de risco indicam maior vulnerabilidade da criança ou adolescente a vivenciar uma experiência violenta: crianças não desejadas, não planejadas; prematuros ou crianças hospitalizadas por longos períodos; criança de sexo diferente da expectativa dos pais; crianças e adolescentes com nível intelectual ou estilo de vida diferente dos pais; filhos criados por outras pessoas ou com pais distantes física ou emocionalmente; filhos de outros relacionamentos; crianças e adolescentes que não aprenderam a respeitar limites, hiperativos ou com transtornos de conduta; portadores de deficiência ou doenças crônicas; filhos adotivos.

Os profissionais de saúde devem ficar atentos, também, a algumas situações familiares de risco que sugerem a existência de um adulto agressor: cuidadores imaturos; cuidadores dominadores ou autoritários, que mantêm o domínio de toda a família, limitando o convívio social; pessoas oriundas de famílias com histórico de violência e com histórico de violência na sua vida pessoal; pessoas com dificuldades de socialização; mães portadoras ou com histórico de depressão pós-parto; pessoas dependentes de álcool e/ou drogas; pessoas com transtornos do comportamento ou doença mental.

O reconhecimento de que uma criança ou um adolescente esteja sendo vitimizado (pelos pais, familiares ou até mesmo colegas) é difícil, já que a violência, na maior parte das vezes, não deixa marcas físicas. Então, na atenção à saúde da criança e do adolescente, é fundamental, além de identificar situações de risco, observar quadros que podem estar associados à violência (que não pode ser dita), mas se expressa por um comportamento extremo de apatia, agressividade, isolamento, irritabilidade ou choro frequente, sem causa aparente; sinais de ansiedade ou medo constantes; baixas autoestima e autoconfiança; dificuldade na fala, gagueira, tiques ou manias; depressão; afecções de pele frequentes sem causa aparente; aumento injustificável da incidência de infecções ou doenças alérgicas; enurese noturna, encoprese; recusa alimentar em menores de 1 ano, obesidade, anorexia nervosa, bulimia ou outros transtornos alimentares; desnutrição ou má nutrição por falta de ingestão alimentar; má higiene corporal, contrastando com o aspecto dos pais; roupas inadequadas ou desconfortáveis; acompanhamento de saúde inadequado ou precário; atraso vacinal, sem justificativa; despreocupação dos pais ou cuidadores com os locais que as crianças ou adolescentes frequentam; atraso no desenvolvimento psicomotor e de linguagem; atraso na escolaridade; dificuldades escolares; acidentes frequentes; problemas de adaptação social; destrutividade ou autodestrutividade – uso de drogas, comportamento delinquente e tentativa de suicídio.

Crianças e adolescentes vítimas de violência física podem chegar ao atendimento de rotina apresentando lesões em várias partes do corpo, em regiões cobertas, não relatadas, mas percebidas ao exame físico (arranhões, marcas de instrumentos, como cintas, fivelas; hematomas em vários estágios de evolução; cicatrizes de queimaduras; lesões puntiformes por queimaduras com pontas de cigarros), bem como lesões ou fraturas em estágios diferentes de cicatrização ou cura. Por isso, durante qualquer procedimento ou exame físico (sempre que possível, despindo a criança ou adolescente), é preciso que o profissional esteja atento a essas alterações que podem indicar uma situação de violência.

Nos casos de violência sexual, a presença de alterações ao exame físico é bastante rara. Os sintomas físicos mais comuns são: distúrbios digestivos; inflamações, equimoses, fissuras e hemorragias vulvares ou anais; infecções urinárias e vaginais recorrentes; doenças sexualmente transmissíveis (DSTs), gravidez, aborto e morte por tentativa de aborto ou suicídio. Os sintomas psicológicos, porém, são mais expressivos: agressividade frente a pessoas do sexo do agressor, inibição, ansiedade, angústia, distúrbios do sono, transtornos alimentares, enurese, encoprese, transtorno de estresse pós-traumático (TEPT), fobias, pânico, transtorno obsessivo-compulsivo (TOC), fracasso escolar, condutas que levam à submissão, à revitimização ou à conduta abusiva, baixa autoestima, impotência, depressão, tentativa de suicídio, conduta sexualizada, masturbação compulsiva.

DIAGNÓSTICO

Diante de um caso suspeito, o profissional não deve induzir o diagnóstico. Deve-se escutar e aceitar tudo o que a criança ou adolescente tem a dizer, mantendo uma atitude de crédito, sem emitir comentários (principalmente os depreciativos). Evitar a repetição da narrativa pela vítima e não se preocupar com a confirmação da violência ou identificação do agressor, em um primeiro momento; cuidar e auxiliar na garantia de sua proteção e dos seus direitos como sujeito e cidadão.

Nos casos de violência física, o diagnóstico é eminentemente clínico; poderão ser solicitados exames para estabelecimento da extensão da lesão e de diagnósticos diferenciais: coagulograma completo; radiografia completa de esqueleto em menores de 2 anos e, em alguns casos, até 6 anos. Acima dessa idade, geralmente, radiografias localizadas são suficientes.

A radiografia pode ser normal na fase aguda do trauma e, portanto, deve-se repetir o exame diante da suspeita de violência física; tomografia computadorizada e ressonância magnética são indicadas na exploração das lesões intracranianas, abdominais e torácicas.

O diagnóstico do abuso sexual é difícil, na maioria dos casos, principalmente quando não há DST, gravidez ou lesões significativas na região genital ou retal. Na urgência, deve-se sempre observar a diurese para excluir hematúria, pois a anatomia genital na criança torna mais prováveis as lesões do trato urinário. Grande parte dos casos permanece oculta (pacto do silêncio); assim, o médico deverá estar atento aos sintomas já relatados, que podem ter sua gênese na vivência de uma violência sexual.

ATUAÇÃO DO PROFISSIONAL DE SAÚDE

Nos casos de violência contra criança ou adolescente, a ação dos profissionais de saúde envolve acolhimento, proteção e intervenção. O acolhimento pressupõe, além do ambiente acolhedor, a disponibilidade do profissional, que deve ouvir atentamente, acreditar nos relatos e ter atitude isenta de julgamento; garantir o sigilo e respeito; tentar saber mais sobre a agressão, mas sem ser invasivo e evitando reviver o trauma; e estabelecer uma relação de confiança e proteção.

Nesse atendimento, são atribuições do médico: suspeita, atendimento emergencial, atendimento ambulatorial e interação com a equipe interprofissional. Nos casos de violência sexual, cabe também ao médico prescrever contracepção de emergência; realizar profilaxia das DSTs, propor o encaminhamento para serviço de abortamento legal, se necessário; realizar encaminhamento para providências policiais e judiciais; e coletar material para provas forenses no atendimento emergencial, se não houver tempo para isso no Instituto Médico Legal (IML).

> **ATENÇÃO!**
>
> Não há impedimento legal ou ético para o atendimento médico da criança ou adolescente vítima de violência. Deve-se priorizar a emergência ou a urgência médica, que tem prioridade sobre todos os outros atendimentos, inclusive a perícia médico-legal.

Questões policiais e judiciais devem ser abordadas após o atendimento das necessidades médicas da vítima (exame físico, procedimentos indicados para o caso e respectiva conduta). A recusa infundada do atendimento médico caracteriza ética e legalmente imperícia e omissão de socorro, com todas as suas consequências. Nesse caso, de acordo com o Código Penal, o médico pode ser responsabilizado civil e criminalmente pelos danos físicos e mentais, ou eventual morte do paciente.

Durante a consulta, o profissional deve anotar tudo o que for dito, deixando claro quando a fala for da criança, do adolescente, de sua família ou de outra pessoa. É importante que a anotação dos dados seja a mais fiel possível, relatando exatamente a fala do entrevistado, evitando traduzir tecnicamente ou sintetizar o que foi dito. A história e o exame físico devem ser descritos com cuidado e registrados no prontuário, que precisa ter informações claras, estar assinado e carimbado. O prontuário completo é importante para proteção profissional e também fornece subsídios para elaborar laudo indireto de exame de corpo de delito.

É muito importante a institucionalização do atendimento, que ajuda a esclarecer situações contraditórias e protege o profissional. A complexidade das situações de violência demanda atenção multiprofissional. Além disso, a dinâmica das famílias abusivas tende a contaminar o atendimento, sendo frequentes a confusão de papéis e as tentativas de manter a situação em segredo, que repercutem, especialmente, em profissionais que atuam de forma isolada. Dessa forma, sempre que possível, o médico deve envolver outros profissionais da equipe de saúde, decidindo, em conjunto, a melhor forma de intervenção e encaminhamento, sem preconceitos. A violência deve ser vista como problema familiar e social, e não apenas relacionado à vítima e ao agressor.

Os casos agudos de violência sexual, quando acompanhados de violência física ou lacerações genitais, devem ser atendidos com a urgência requerida nas situações de traumas graves, com atenção especial para as condições hemodinâmicas. Além disso, o atendimento de urgência inclui a prevenção de DSTs e, no caso de mulheres, a contracepção de urgência. Doenças como gonorreia, sífilis, clamidíase e tricomoníase, entre outras, podem ser evitadas com medicamentos de reconhecida eficácia, se administrados nas primeiras 72 horas da agressão (Tabela 74.1). Pacientes que não foram vacinados contra a hepatite B ou têm situação vacinal desconhecida devem receber imunoglobulina específica (imunização passiva), além da imunização ativa (Tabela 74.2). Infelizmente, para doenças virais, como hepatite C, HPV e herpes genital, não há, atualmente, agentes profiláticos eficazes. A prevenção da infecção pelo HIV/Aids, apesar de necessitar de novos estudos, tem sido realizada com antirretrovirais, à se-

---

TABELA 74.1 ■ Profilaxia das DSTs não virais

1 | Profilaxia da sífilis
Penicilina benzatina: 50.000 UI/kg, intramuscular (IM), dose única (dose máxima: 2.400.000 UI) ou estearato de eritromicina: 50 mg/kg/dia (dose máxima: 2 g/dia), VO, 6/6 h, por 15 dias

2 | Profilaxia da clamidíase e do cancro mole
Azitromicina: 30 mg/kg, VO, dose única (dose máxima: 1.500 mg)

3 | Profilaxia da gonorreia
Ceftriaxona: 250 mg, IM, dose única

4 | Profilaxia da tricomoníase
Metronidazol: 15 mg/kg/dia (dose máxima:750 mg/dia), VO, 8/8 h, por 7 dias

Fonte: Waksman e Hirschsheimer.[2]

TABELA 74.2 ■ Profilaxia da hepatite B

1 | Imunoglobulina anti-hepatite B	0,06 mL/kg, IM, dose única
2 | Vacina para hepatite B	
Adolescentes	1 mL, IM, 3 doses (ingresso, 30 e 180 dias)
Crianças	0,5 mL IM, 3 doses (ingresso, 30 e 180 dias)

Fonte: Waksman e Hirschsheimer[2] e Drezzett.[3]

melhança do atendimento ao acidente ocupacional para trabalhadores de saúde. Quando indicada (casos de penetração anal ou vaginal e levando em conta o *status* sorológico do agressor, quando conhecido), deve ser iniciada, no máximo, 72 horas após a exposição e mantida por período de 28 dias (Tabelas 74.3 e 74.4). A contracepção de emergência é um direito da vítima e está normatizada pelo Ministério da Saúde (Tabela 74.5).

Todos os casos, agudos ou crônicos, devem ser submetidos a rastreamento sorológico periódico por pelo menos seis meses. Pacientes com gestações decorrentes do abuso devem ter garantido o acesso a serviços que ofereçam o aborto legal. Os acompanhamentos psicoterapêutico, psiquiátrico e de serviço social, destinados à vítima, ao agressor e à família também são fundamentais. O atendimento deve ser multidisciplinar e com respaldo institucional, para proteger os membros da equipe e atuar em rede com outras instituições.

Para definir as medidas de proteção da criança e adolescente, o profissional não deve agir prematura ou impulsivamente, mas buscar informações complementares e refletir, com a equipe, sobre os encaminhamentos necessários.

A notificação ao Conselho Tutelar tem o objetivo de promover cuidados sociossanitários, iniciando um processo que visa a interromper as atitudes e os comportamentos violentos no âmbito da família e por parte de qualquer agressor. É um direito da criança, do adolescente e da família viver em um ambiente que promova bem-estar físico, social e emocional, livre de qualquer forma de violência, opressão ou negligência.

ATENÇÃO!

Informar uma situação de violência significa dizer ao Conselho Tutelar: "esta criança ou este adolescente e sua família precisam de ajuda!". Ao registrar a possibilidade ou ocorrência de maus-tratos, o profissional atua em dois sentidos: reconhece as demandas especiais e urgentes da vítima; e chama o poder público à sua responsabilidade. Trata-se de uma medida importante de proteção à criança, não de punição. O cuidado institucional e profissional é um direito da criança e do adolescente. Para o profissional, prover a assistência e notificar são deveres.

O artigo 13 do Estatuto da Criança e do Adolescente (ECA)* adverte que os profissionais de saúde têm o dever de comunicar os casos de que tenham conhecimento, suspeitos ou confirmados, fundamentando-se em evidências e fatos consistentes e sustentáveis: "Os casos de suspeita ou confirmação de maus-tratos contra criança ou adolescente serão obrigatoriamente comunicados ao Conselho Tutelar da respectiva localidade, sem prejuízo de outras providências legais".

Cabe à equipe de saúde avaliar o melhor momento para a notificação. Mesmo que a família não queira ou não aceite a notificação, o profissional de saúde deverá informá-la de que notificará aos orgãos competentes, amparado pelo ECA (artigos 13 e 245).*

A obrigatoriedade da notificação está assegurada também pelo Conselho Federal de Medicina e por alguns Conselhos Regionais. O Processo Consulta nº 815/1997 PC/CFM/nº 13/1999** dispõe que "[...] obrigatoriedade de o médico denunciar às autoridades competentes abusos sexuais e maus-tratos, a lei penal obriga o médico a comunicar crime de ação pública que independa de representação, conhecido no exercício da profissão". Enfatiza-se também a importância do setor da saúde para trabalhos preventivos e tratamento médico e psicossocial.

Existem ainda as Portarias do Ministério da Saúde, que dispõem sobre a obrigatoriedade de notificação de violência. A Portaria MS/GM nº 1.968/2001*** dispõe sobre a Notificação Obrigatória de Violência contra Crianças e Adolescentes pelos serviços do SUS, e a Portaria nº 1.969/2001**** trata de inclusão de campos de notificação obrigatória para acidentes e violências na autorização de internação hospitalar-AIH/SUS. A notificação, no âmbito da saúde, é obrigatória e deve ser feita em três vias, sem prejuízo de outras providências legais.

Além da notificação aos órgãos judiciais (Conselho Tutelar e/ou Vara da Infância e Juventude e autoridades policiais), a equipe multiprofissional deve também encaminhar as vítimas e suas famílias para Centros

---

*Disponível em: www.planalto.gov.br/ccivil_03/leis/l8609.htm
**Disponível em: www.portalmedico.org.br/pareceres/cfm/1999/13_1999.htm.
***Disponível em: /proweb.procempa.com.br/pmpa/prefpoa/cgvs/usu_doc/ev_vio_leg_portaria_1968_2001_notificacao_compulsoria_violencia_contra_crianca.pdf.
****Disponível em: drt2001.saude.gov.br/sas/PORTARIAS/Port2001/GM/GM_1969.htm.

TABELA 74.3 ■ Profilaxia da transmissão do HIV para crianças

MEDICAMENTO	FORMA DE APRESENTAÇÃO	VIA DE ADMINISTRAÇÃO	POSOLOGIA
Zidovudina (ZDV)	Solução oral: 10 mg/mL Cápsula 100 mg	Oral	180 mg/m^2/dose, de 12/12 h Dose máxima: 300 mg/dose
Lamivudina (3TC)	Solução oral: 10 mg/mL	Oral	4 mg/kg/dose, de 12/12 h Dose máxima: 150 mg de 12/12 h >12 anos: 150 mg de 12/12 h ou 300 mg em dose única diária
Lopinavir/ritonavir	Solução oral: 80 mg/20 mg/mL (LPV/r)	Oral	Crianças < 2 anos 300 mg/m^2 de 12/12 h
	Comprimidos: 200 mg/50 mg (LPV/r)		Crianças > 2 anos 230 mg/m^2 de 12/12 h Dose máxima: 200 mg de 12/12 h Adolescentes: 400 mg de 12/12 h
Observação:	1. Superfície corporal (m^2) = $\frac{(Peso \times 4) + 7}{Peso + 90}$		
	2. Peso em kg = 2 × idade + 8		

Fonte: Brasil.[4]

DIAGNÓSTICO E TRATAMENTO

TABELA 74.4 ■ Profilaxia da transmissão do HIV para adolescentes

PRIMEIRA ESCOLHA	APRESENTAÇÃO	VIA DE ADMINISTRAÇÃO	POSOLOGIA
Zidovudina (ZDV) + lamivudina (3TC)*	300 mg/150 mg	Oral	1 comprimido a cada 12 h
Lopinavir/ ritonavir (LPV/r)	200 mg/50 mg	Oral	2 comprimidos a cada 12 h

*Esse esquema pode ser utilizado na gestação.
Fonte: Brasil.[4]

TABELA 74.5 ■ Profilaxia de emergência da gestação (para pacientes que já menstruam e nas primeiras 72 horas)

MEDICAMENTO	APRESENTAÇÃO	VIA DE ADMINISTRAÇÃO	POSOLOGIA
Levonorgestrel	0,75 mg	Oral	2 comprimidos em única tomada

Fonte: Waksman e Hirschscheimer.[2]

de Referência que promovam assistência física e emocional, proteção e reabilitação.

REVISÃO

- São definidos quatro tipos de maus-tratos contra crianças e adolescentes: negligência; violência física; violência psicológica; e violência sexual.
- Algumas situações individuais e familiares de risco indicam maior vulnerabilidade da criança ou adolescente a sofrer violência intrafamiliar. Cabe ao profissional de saúde identificar esses fatores.
- O reconhecimento das situações de violência é, muitas vezes, difícil e requer atenção multiprofissional.
- A notificação de casos suspeitos de violência é direito da criança ou adolescente e dever do profissional de saúde.
- Nos casos de violência sexual, cabe ao médico prescrever contracepção de emergência; realizar profilaxia das DSTs, propor encaminhamento para serviço de abortamento legal, se necessário; realizar encaminhamento para providências judiciais e coletar material para provas forenses, quando necessário.
- A urgência médica precede todos os outros atendimentos, inclusive a perícia médico-legal.
- A equipe multiprofissional deve encaminhar as vítimas e suas famílias para Centros de Referência para assistência física e emocional, proteção e reabilitação.

REFERÊNCIAS

1. World Health Organization. Global consultation on violence and health. Violence: a public health priority. Geneva: WHO; 1996.
2. Waksman RD, Hirschsheimer MR. Manual de atendimento às crianças e adolescentes vítimas de violência. Brasília: CFM; 2011.
3. Drezzett J. Aspectos médicos do abuso sexual contra crianças e adolescentes. In: Mallak LS, Vasconcelos MGO. Compreendendo a violência sexual em uma perspectiva multidisciplinar. Carapicuíba: Fundação Orsa Criança e Vida; 2002.
4. Brasil. Ministério da Saúde. Linha de cuidado para a atenção integral à saúde de crianças, adolescentes e suas famílias em situação de violências orientação para gestores e profissionais de saúde. Brasília: MS; 2010.

LEITURA SUGERIDA

Tahan S, Nabas RV. A criança vitimizada. In: Morais MB, Campos SO, Hilário MO, editores. Pediatria: diagnóstico e tratamento. Barueri: Manole; 2013. p. 1727-82.

75

PREVENÇÃO DE ACIDENTES

■ GLAURA CÉSAR PEDROSO
■ MARIA DE JESUS CASTRO SOUSA HARADA

Após o 1º ano de vida, os acidentes e violências (causas externas) representam a principal causa de internação e óbito em crianças e adolescentes brasileiros. Além disso, segundo estimativas da OMS,[1] para cada óbito, cerca de 300 casos são atendidos e tratados em serviços de emergência. Os acidentes e violências acarretam sequelas físicas e emocionais, que repercutem ao longo de toda a vida.

As ocorrências mais frequentes variam conforme as características da região e dos ambientes frequentados pela criança; características da família; situação socioeconômica; gênero, idade e fase do desenvolvimento da criança; presença de deficiências; tipos de brinquedos; acesso a equipamentos de proteção. No Brasil, como causas de morte predominam os acidentes de transporte e afogamentos até os 10 anos; as agressões ganham maior importância na adolescência e se tornam a primeira causa de morte após os 14 anos. Entre os casos não fatais, as quedas são os acidentes mais frequentes nos serviços de emergência.

Define-se lesão (do inglês *injury*) como um "dano corporal produzido por trocas de energia com efeitos discerníveis e relativamente súbitos, que pode apresentar-se como uma lesão física [...] ou como um prejuízo de função". Essa é a definição adotada pela família de classificações internacionais da OMS,[2] que desestimula o uso do termo acidente, que seria substituído por "evento causador de lesão não intencional". O Centro Brasileiro de Classificação de Doenças[3] adota, oficialmente, a tradução de *injury* por lesão. O uso desse termo pode não retratar os danos emocionais, econômicos e sociais decorrentes desses eventos.

Em 2001, o Ministério da Saúde publicou a Política Nacional de Redução de Morbimortalidade por Acidentes e Violências (Portaria GM/MS Nº. 737),[4] que adota o termo acidente, definido como "[...] evento não intencional e evitável, causador de lesões físicas ou emocionais no âmbito doméstico ou nos outros ambientes sociais, como o do trabalho, do trânsito, da escola, de esportes e o de lazer [...]. Assume-se, aqui, que tais eventos são, em maior ou menor grau, perfeitamente previsíveis e preveníveis". Trata-se de uma cadeia de eventos que ocorre em um período de tempo relativamente curto (segundos ou minutos), não intencional, que começa com a perda de controle do equilíbrio entre o indivíduo (vítima) e seu sistema (ambiente) e termina com a transferência de energia (cinética, química, elétrica, ou radiação ionizante) do sistema ao indivíduo, ou bloqueio de seus mecanismos de utilização de tal energia.

O controle de lesões físicas não intencionais (prevenção de acidentes) deve basear-se em evidências científicas, visando a: impedir que o evento traumático aconteça; impedir a transmissão de energia além do limite de tolerância da vítima; oferecer atendimento de urgência e cuidados hospitalares adequados e reabilitação mais efetiva. Assim, a Portaria define como diretrizes:[4]

- adoção de comportamentos e de ambientes seguros e saudáveis;
- monitoração da ocorrência de acidentes e de violências;
- sistematização, ampliação e consolidação do atendimento pré-hospitalar;
- assistência interdisciplinar e intersetorial às vítimas de acidentes e de violências;
- estruturação e consolidação do atendimento voltado à recuperação e à reabilitação;
- capacitação de recursos humanos;
- apoio ao desenvolvimento de estudos e pesquisas.

Dessa forma, o reconhecimento dos acidentes como problema de saúde pública levou à adoção de iniciativas que promovem o desenvolvimento e a avaliação de intervenções junto a indivíduos, famílias e populações, visando à redução da frequência de acidentes e suas consequências.

■ DIAGNÓSTICO DIFERENCIAL

Deve-se suspeitar de violência quando os dados de anamnese não forem coerentes com as lesões observadas; quando houver história de múltiplos acidentes; quando o acidente relatado não for compatível com o desenvolvimento da criança; quando se observarem lesões em diferentes estágios de evolução; quando houver atraso entre a ocorrência e a procura de atendimento médico, entre outros sinais. Deve-se lembrar, também, que a repetição de situações de acidente, principalmente na ausência de disfunções ou doenças que levem a aumento do risco, está mais associada à vulnerabilidade socioambiental do que ao comportamento da criança (veja mais informações no capítulo Violência e Maus-tratos).

> **ATENÇÃO!**
>
> Diante de uma criança vítima de "acidente", é fundamental realizar anamnese e exame físico cuidadosos, visando a detectar situações de risco, negligência ou mesmo lesões intencionais.

■ PRINCÍPIOS DA PREVENÇÃO DE ACIDENTES

O controle das lesões não intencionais se baseia em conhecimentos da epidemiologia, da biomecânica e das ciências do comportamento, para prevenir o evento, reduzir suas consequências e possibilitar reabilitação adequada. A proteção da criança e do adolescente, assim como outros aspectos da promoção da saúde, passa a ser uma tarefa compartilhada entre família e sociedade, que abrange não só a educação dos indivíduos, como também intervenções sobre o ambiente local e políticas públicas mais abrangentes, levando-se em conta, inclusive, os efeitos ao longo da vida e de várias gerações.

Para as ações educativas na prática clínica, é importante levar em conta as evidências disponíveis, os dados epidemiológicos locais, a faixa etária e a etapa do desenvolvimento, permitindo desenvolver atitudes e fazer orientações oportunas de proteção a cada momento da vida da criança (Quadro 75.1).

QUADRO 75.1 ■ Principais ocorrências de causas externas, por faixa etária da criança

Até 4 meses	Asfixia; queimaduras; quedas; intoxicações
5 a 10 meses	Asfixia (aspiração de corpos estranhos); intoxicações; traumas em geral; fraturas e contusões; afogamento (piscina e balde); queimaduras; choque elétrico
1 a 3 anos	As anteriores mais atropelamento, queda de lugares altos, impactos, picadas e mordeduras
3 a 5 anos	As anteriores mais acidentes de trânsito, quedas de lugares altos, acidentes com triciclos, bicicletas, patins, skates
6 a 10 anos	As anteriores mais acidentes esportivos, agressões entre crianças, quedas ou impactos com traumatismos dentários
10 a 15 anos	As anteriores mais a exposição a fármacos e drogas, armas e violência

Fonte: Waksman e colaboradores.[5]

■ MEDIDAS DE PREVENÇÃO SEGUNDO O TIPO DE ACIDENTE

QUEIMADURAS

- Sempre colocar a água fria antes da quente na banheira, evitando, assim, colocar a criança em água quente; instalar dispositivos de controle de temperatura; verificar a temperatura da água do banho, com o cotovelo ou com termômetro.
- Não manusear líquidos quentes com a criança próxima ou no colo.
- Manter a criança distante de aquecedores, garrafas térmicas, fogões, churrasqueiras, lareiras, ferro de passar roupa, fósforos, isqueiros, acendedores e produtos inflamáveis.
- Verificar a temperatura de todos os alimentos aquecidos antes de oferecê-los à criança (não avaliar apenas a temperatura do recipiente).
- Evitar toalhas de mesa grandes, que possam ser puxadas pela criança.
- Ensinar à criança o significado de "quente".

AFOGAMENTOS

- Em locais com tanques, piscinas, banheiras ou poços, assim como na praia, manter a criança a uma distância que permita o controle de seus movimentos pelos adultos; cercar adequadamente as piscinas e não permitir brincadeiras sem proteção em seus arredores.
- Manter o vaso sanitário fechado, com travas de segurança.
- Não deixar baldes e bacias com água ao alcance da criança.
- Esvaziar piscinas plásticas após o uso.
- Manter poços, caixas d'água e outros reservatórios cobertos com tampas; no caso das coberturas de piscinas, preferir as que permitam visualizar o interior da piscina.
- Ensinar a criança a nadar, mas manter sempre supervisão direta.

QUEDAS

- Não deixar a criança sozinha no trocador; manter todo o material necessário para troca de fraldas ao alcance das mãos, de modo a manter o controle sobre a criança.

- Não deixar a criança sozinha, sem grades ou cintos de segurança, em berços, sofás, carrinhos e cadeirinhas de alimentação. Afivelar corretamente o cinto de segurança em todos os equipamentos que o possuírem.
- Instalar grades ou redes de proteção em janelas, escadas, sacadas e lajes; manter travas e fechaduras para limitar a abertura de janelas e portões; limitar o acesso a lajes e escadas.
- Manter pisos limpos e secos, sem encerá-los; retirar os tapetes ou fixá-los com antiderrapantes e dar preferência a calçados que não deslizem; retirar objetos e brinquedos das áreas de circulação.
- Não usar andadores.
- Não colocar móveis perto de janelas.
- Verificar a segurança de móveis e equipamentos para crianças antes de comprá-los, dando preferência aos já certificados, e seguir as instruções do fabricante.
- Não deixar no berço travesseiros, brinquedos ou outros objetos que possam ser usados para pular.
- Abaixar o estrado e o colchão do berço quando a criança começar a mostrar capacidade de sentar ou ficar em pé.
- Usar patins, skates e bicicletas em local apropriado e com equipamentos de proteção.

ASFIXIA

- Evitar travesseiros macios e cobertores pesados.
- Manter o berço longe de cortinas, cordas de persianas e fios soltos.
- Não deixar sacos plásticos ou impermeáveis ao alcance de crianças.
- Escolher berços com vãos pequenos (até cerca de 6 cm) entre as grades.
- Evitar correntes, fitas ou fios ao redor do pescoço da criança.
- Evitar roupas de dormir com cordões no pescoço.

ASPIRAÇÃO OU INGESTÃO DE CORPO ESTRANHO

- Remover espinhas de peixes e ossos pequenos; oferecer alimentos em tamanho e consistência apropriados à idade e ao desenvolvimento da criança, com especial atenção a crianças com problemas de deglutição.
- Manter objetos pequenos longe do alcance da criança.
- Não oferecer balas duras, pipocas e gomas de mascar a crianças menores de 3 anos.
- Selecionar brinquedos adequados à idade, às habilidades, à capacidade e ao interesse da criança, seguindo as recomendações do fabricante. No caso de brinquedos artesanais, observar se há partes pequenas e evitar materiais tóxicos na sua construção.
- Supervisionar de perto os lactentes durante as brincadeiras.
- Inspecionar os brinquedos regularmente, verificando a presença de partes soltas ou outros riscos potenciais; repará-los imediatamente ou tirar do alcance das crianças.
- Atenção especial deve ser dada a brinquedos com ímãs, pois a presença de duas ou mais dessas peças em alças intestinais diferentes pode levar à adesão dos ímãs, aprisionando as alças e levando a complicações cirúrgicas por isquemia ou obstrução.
- Remover e descartar imediatamente embalagens de brinquedos e envoltórios plásticos.
- Não permitir que a criança mastigue ou chupe objetos como bexigas e seus fragmentos.
- Virar a criança em situações de vômito, de modo a impedir a aspiração.

INTOXICAÇÕES

- Manter produtos de limpeza, higiene e medicamentos fora do alcance das crianças, de preferência em armários fechados e longe dos alimentos.
- Manter produtos tóxicos em suas embalagens originais, evitando o uso de recipientes de refrigerante ou outros alimentos.
- Nunca deixar bebidas alcoólicas ao alcance das crianças.
- Evitar plantas tóxicas dentro de casa e conhecer as plantas existentes no entorno, ensinando que não devem ser colocadas na boca, assim como adereços feitos com sementes.
- Somente usar tintas, solventes e colas em locais arejados.
- Ler as instruções dos produtos químicos antes de usá-los.
- Não fazer aspersão de inseticidas perto das crianças.
- Comprar medicamentos somente quando prescritos pelo médico e não substituí-los sem autorização dele.
- Jogar medicamentos vencidos fora, de forma a impedir sua manipulação por crianças (se possível, entregar para descarte em farmácias ou postos de coleta autorizados). O descarte seguro de medicamentos tem sido discutido com o objetivo de se definir uma política nacional que evite seu uso indevido e também sua liberação no ambiente.
- Nunca dar medicamentos em local escuro; sempre verificar a receita e o rótulo.
- Preferir medicamentos com tampas de segurança.
- Adotar precauções em relação a anéis, brincos e pulseiras de brinquedo, que, frequentemente, apresentam níveis elevados de chumbo.

CHOQUE ELÉTRICO

- Usar protetores apropriados para tomadas elétricas.
- Quando possível, instalar dispositivos de segurança na rede elétrica (p. ex.: tomadas que evitem a passagem de corrente ao se introduzir objetos de maneira inadequada).
- Manter equipamentos elétricos fora do alcance da criança; evitar o uso de aparelhos elétricos em local molhado.
- Evitar brincadeiras com pipas próximo à rede elétrica.
- Ensinar às crianças, desde pequenas, precauções de segurança com eletricidade.

ATROPELAMENTO

- Sempre segurar a criança pelo punho quando estiver na calçada ou atravessando a rua.
- Ensinar segurança de tráfego para as crianças.
- Sempre usar bicicletas, velocípedes e brinquedos de corrida em locais apropriados.
- Manter supervisão sobre as crianças quando na rua.
- Reforçar as normas de segurança de trânsito por meio do exemplo dos adultos, em especial dos pais ou responsáveis.
- Crianças até 10 anos devem atravessar a rua acompanhadas de um adulto. Além da menor habilidade da criança em prever a trajetória e a velocidade dos veículos, crianças pequenas podem não ser vistas pelos motoristas.

ACIDENTES COM MATERIAIS PERFUROCORTANTES

Manter ferramentas e instrumentos perfurocortantes longe de crianças pequenas e ensinar as precauções necessárias ao uso por crianças mais velhas e adolescentes.

SEGURANÇA DE TRÂNSITO

A Resolução nº 277 do Conselho Nacional de Trânsito (Contran), de 28 de maio de 2008,* regulamenta o uso de equipamentos de segurança de trânsito para crianças com idade inferior a 10 anos:

---

*Para mais informações, acesse: www.denatran.gov.br/download/Resolucoes/RESOLUCAO_CONTRAN_277.pdf

- até a criança atingir 1 ano: "bebê-conforto", de costas para o painel do carro;
- de 1 a 4 anos: cadeirinha;
- de 4 a 7 anos e meio: assento de elevação, ou *booster*;
- de 7 anos e meio a 10 anos: uso do cinto de segurança do veículo, no banco de trás;
- a partir dos 11 anos, a criança pode ocupar o banco da frente, com cinto de segurança.

Quando não for possível colocar todas as crianças no banco de trás, a criança mais alta do grupo deve ocupar o banco da frente, usando a cadeirinha ou o assento de elevação. Em veículos com airbag frontal, o item deve ser desativado, conforme recomendações do fabricante.

Em setembro de 2010, segundo a Deliberação nº 100 do Contran, de 2 de setembro de 2010,* passou a ser permitido o transporte de crianças no banco dianteiro, com o equipamento de segurança adequado, nos seguintes casos:
- quando o veículo não tiver banco traseiro;
- quando a quantidade de crianças exceder a lotação do banco traseiro;
- quando o veículo for fabricado com cintos subabdominais (dois pontos) nos bancos traseiros.

Convém conhecer, também, recomendações internacionais, assim como as orientações de entidades comprometidas com a segurança da criança e do adolescente. Em vários aspectos, essas orientações são mais abrangentes que a legislação brasileira e muito úteis para as famílias, por apresentarem diretrizes baseadas não apenas na idade, mas também no peso e na estatura da criança.** Quanto ao transporte escolar, também existe regulamentação específica para cada tipo de veículo, assim como em relação ao condutor. É importante que pais e educadores busquem informações antes de utilizar esse serviço.

ATENÇÃO!

Para transporte em automóveis, recomenda-se o uso de equipamentos de segurança de trânsito para crianças (cadeirinhas), devidamente certificados e afixados de maneira correta, desde a saída da maternidade.

REVISÃO

- A partir do 2º ano de vida, os acidentes e violências (causas externas) representam a principal causa de internação e óbito em crianças e adolescentes brasileiros.
- Define-se lesão como um "dano corporal produzido por trocas de energia com efeitos discerníveis e relativamente súbitos, que pode apresentar-se como uma lesão física (...) ou como um prejuízo de função".
- O Ministério da Saúde[1] define acidente como "evento não intencional e evitável, causador de lesões físicas ou emocionais no âmbito doméstico ou nos outros ambientes sociais, como o do trabalho, do trânsito, da escola, de esportes e o de lazer".
- Diante de um suposto acidente, é fundamental avaliar a possibilidade de se tratar de negligência ou lesão intencional.

- A prevenção de acidentes deve ocorrer no atendimento individual, nas intervenções sobre o ambiente e também por meio de políticas públicas.

REFERÊNCIAS

1. World Health Organization. Injuries and violence: the facts. Geneva: WHO; 2010.
2. World Health Organization. World Health Organization Family of International Classifications: definition, scope and purpose [Internet]. Geneva: WHO; 2012 [capturado em 25 set. 2016]. Disponível em: http://www.who.int/classifications/en/FamilyDocument2007.pdf?ua=1.2.
3. Centro Brasileiro de Classificação de Doenças [Internet]. São Paulo: FSP-USP; c2015 [capturado em 25 set. 2016]. Disponível em: http://www.fsp.usp.br/cbcd/.
4. Brasil. Ministério da Saúde. Portaria GM/MS nº 737, de 16 de maio de 2001. Política nacional de redução da morbimortalidade por acidentes e violências [Internet]. Brasília: MS; 2011 [capturado em 25 set. 2016]. Disponível em: http://www.prosaude.org/publicacoes/diversos/Port_737_polt_reducao_acid_morbimortalidade.pdf.
5. Waksman RD, Gikas RMC, Maciel W, organizadores. Crianças e adolescentes seguros. São Paulo: Publifolha; 2006.

LEITURAS SUGERIDAS

Blank D. Epidemiologia das injúrias físicas (acidentes e violências). In: Lopez FA, Campos Júnior D, organizadores. Sociedade Brasileira de Pediatria: tratado de pediatria. 2. ed. Barueri: Manole; 2010. p. 67-72.

Hosking J, Ameratunga S, Morton S, Blank D. A life course approach to injury prevention: a "lens and telescope" conceptual model. BMC Public Health 2011;11:695.

Malta DC, Mascarenhas MDM, Bernal RTI, Viegas APB, Sá NNB, Silva Júnior JB. Acidentes e violência na infância: evidências do inquérito sobre atendimentos de emergência por causas externas: Brasil, 2009. Ciên Saúde Colet. 2012;17(9):2247-58.

Pedroso GC. Acidentes na infância. In: Morais MB; Campos SO; Hilário MOE organizadores. Pediatria: diagnóstico e tratamento. Barueri: Manole; 2013. p. 66-71.

76

PARTICULARIDADES DA CONSULTA DO ADOLESCENTE

- MARIA SYLVIA DE SOUZA VITALLE
- MAURO FISBERG
- FLÁVIA CALANCA DA SILVA
- SHEILA R. NISKIER

A adolescência, segundo a Organização Mundial de Saúde (OMS),[1] compreende a faixa etária entre 10 e 20 anos incompletos. De acordo com dados do censo demográfico do Instituto Brasileiro de Geografia e Estatística (IBGE)[2] de 2010, corresponde a 18% da população do Brasil.

É fase do desenvolvimento humano marcada por profundas mudanças biológicas, psicológicas e sociais. Essas transformações levam a iden-

---

*Para mais informações, acesse: www.denatran.gov.br/download/Deliberacoes/DELIBERACAO_CONTRAN_10_0_10_VR_in.pdf
**Para mais informações, acesse: www.criancasegura.org.br

tificar a adolescência como uma fase crítica. É nesse momento da vida que ocorrem definições da identidade sexual, profissional, de valores; adaptação às mudanças fisiológicas e anatômicas do corpo (crescimento somático, maturação sexual, aquisição das funções do corpo adulto); e que os indivíduos estão mais expostos a situações de risco, como gravidez não desejada, acidentes, violência, maus-tratos, uso e abuso de drogas, evasão escolar e aquisição de DSTs/Aids.

Quando se considera a grande vulnerabilidade desta população e a importância demográfica desse grupo, entende-se a necessidade desses indivíduos receberem atenção integral à saúde, observando suas peculiaridades e determinando a necessidade de ações específicas e abrangentes. A experiência do adolescer exige da família, dos profissionais de saúde e educação atenção especial para esse indivíduo, ajudando-o a lidar com situações e problemas que possam provocar danos e agravos à saúde.

■ ASPECTOS ÉTICOS DO ATENDIMENTO MÉDICO DO ADOLESCENTE

Os princípios éticos no atendimento de adolescentes nos serviços de saúde se referem especialmente à privacidade, à confidencialidade, ao sigilo e à autonomia. O respeito a esses preceitos encoraja rapazes e moças a procurarem ajuda quando necessário. Pesquisa realizada nos Estados Unidos mostrou que a maioria dos jovens não revelaria certas informações se a confidencialidade não fosse garantida.

No Brasil, o sigilo é regulamentado pelo artigo 103 do Código de Ética Médica,[3] que diz: "É vedado ao médico revelar segredo profissional referente a paciente menor de idade, inclusive a seus pais ou responsáveis legais, desde que o menor tenha capacidade de avaliar seu problema e de conduzir-se por seus próprios meios para solucioná-lo, salvo quando a não revelação possa acarretar danos ao paciente".

A confidencialidade não é um princípio com base no "escondido", mas sim o reforço do reconhecimento do indivíduo como sujeito, protagonista de suas ações apoiadas em escolhas responsáveis. A família é grande aliada para a sustentação dessa abordagem, entendendo-a como oportunidade de aprendizado e exercício de cidadania.

A privacidade é direito do adolescente, independentemente da idade, de ser atendido sozinho, em espaço privado de consulta, em que são reconhecidas suas autonomia e individualidade. Essa privacidade é mantida durante todo o exame físico, a menos que o adolescente não a deseje ou em situações específicas (déficit intelectual importante, incapacidade para assumir o tratamento, indicação cirúrgica, transtornos psiquiátricos, referência explícita ou suspeita de abuso sexual e violência). Não está obrigatoriamente ligada à confidencialidade, trata-se de "contrato" feito entre adolescente-família-médico e não objetiva diluir a responsabilidade da família, com a qual o diálogo constante deve ser sempre estimulado.

> **ATENÇÃO!**
>
> Optar pela privacidade não é sonegar aos pais o direito de participar das vivências do adolescente.

Os Departamentos de Bioética e Adolescência da Sociedade de Pediatria de São Paulo e da Sociedade Brasileira de Pediatria adotaram as seguintes recomendações sobre algumas questões éticas relacionadas ao atendimento médico do adolescente:

1 | O médico deve reconhecer o adolescente como indivíduo progressivamente capaz e atendê-lo de forma diferenciada.
2 | O médico deve respeitar a individualidade de cada adolescente, mantendo uma postura de acolhimento, centrada em valores de saúde e bem-estar do jovem.
3 | O adolescente, desde que identificado como capaz de avaliar seu problema e de conduzir-se por seus próprios meios para solucioná-lo, tem o direito de ser atendido sem a presença dos pais ou responsáveis no ambiente da consulta, garantindo-se a confidencialidade e a execução dos procedimentos diagnósticos e terapêuticos necessários. Dessa forma, o jovem tem o direito de fazer opções sobre procedimentos diagnósticos, terapêuticos ou profiláticos, assumindo integralmente seu tratamento. Os pais ou responsáveis somente serão informados sobre o conteúdo da consulta, como nas questões relacionadas à sexualidade e à prescrição de métodos contraceptivos, com o expresso consentimento do adolescente.
4 | A participação da família no processo de atendimento do adolescente é altamente desejável, porém os limites desse envolvimento devem ficar claros para a família e para o jovem. O adolescente deve ser incentivado a envolver a família no acompanhamento dos seus problemas.
5 | A ausência dos pais ou responsáveis não deve impedir o atendimento médico do jovem, seja em consulta de matrícula ou nos retornos.
6 | Limites da confidencialidade – em situações consideradas de risco (gravidez, abuso de drogas, não adesão a tratamentos recomendados, doenças graves, risco de vida ou à saúde de terceiros), frente à realização de procedimentos de maior complexidade (biópsias e intervenções cirúrgicas), tornam-se necessários a participação e o consentimento dos pais ou responsáveis.
7 | Todas as situações em que se caracterizar a necessidade da quebra do sigilo médico, o adolescente deve ser informado, justificando-se os motivos para essa atitude.

O desafio do profissional de saúde que atende adolescentes é compatibilizar o direito do adolescente de receber assistência individual com o direito da família de cuidar da saúde e bem-estar de seu filho.

■ A CONSULTA

O ambiente físico onde ocorrerá a consulta e a sala de espera devem ser preparados especificamente para o adolescente, não podendo ser decorados com motivos infantis e devendo ser exclusivos para a utilização por essa população nos horários de atendimento. Idealmente, deve haver um espaço informativo, com quadros de avisos com matérias atrativas e atuais para adolescentes sobre drogas, sexo, educação, família, esporte etc. Caso um ambulatório de pediatria funcione no mesmo espaço físico do ambulatório de adolescentes, sugere-se que horários distintos sejam agendados para esses dois grupos.

Embora o adolescente tenha o direito de se apresentar à consulta sem a presença de um adulto, na grande maioria das vezes ele se abstém deste direito e, ao contrário, deseja ser acompanhado por um familiar, no geral a mãe ou o pai. A primeira consulta do adolescente deve ocorrer em três tempos:

- **Tempo 1:** é desejável que o adolescente entre na consulta com o acompanhante, pois raramente o jovem sabe informar sobre os dados referentes à saúde de sua família, ao seu nascimento e aos primeiros anos de sua vida. Nessa oportunidade, os familiares são orientados sobre a dinâmica da consulta, sigilo, confidencialidade e os temas que serão abordados. A entrevista com a família também é fundamental para o entendimento da dinâmica e estrutura familiar.
- **Tempo 2:** o adolescente é atendido sozinho, se assim desejar, para que tenha liberdade de exteriorizar seus sentimentos e suas queixas. Nesse momento, ele tem a liberdade de expor sua percepção sobre o que está acontecendo e de abordar alguns assuntos sigilosos que o estejam preocupando. Esse momento é fundamental, pois faz o adolescente, de forma progressiva, se tornar responsável pela sua saúde e pela condução de sua vida.

- **Tempo 3:** o acompanhante novamente entra no ambiente da consulta para ser informado sobre as conclusões, hipóteses diagnósticas, exames laboratoriais necessários e medidas a serem instituídas. O adolescente será informado do que será transmitido ao acompanhante, respeitando o seu consentimento.

O roteiro de anamnese, em linhas gerais, deve obedecer ao que é praticado em clínica médica ou pediatria, destacando-se as questões referentes ao crescimento e desenvolvimento orgânico, psicoemocional e sexual nos diversos períodos da adolescência e as patologias mais frequentes nos diversos períodos de seu crescimento. É importante começar a consulta valorizando suas queixas iniciais, bem como abordar os marcos do desenvolvimento familiar, como estatura do pai, mãe e irmãos, desenvolvimento pubertário materno e paterno e idade da menarca materna. Quanto ao desenvolvimento puberal pessoal, ficar atento à telarca, pubarca, menarca, ao ciclo menstrual (intervalo, duração e quantidade, presença ou não de dismenorreia), à espermarca, ao surgimento de pelos e crescimento genital. É necessário saber sobre seu passado; a maneira como o adolescente vive; o relacionamento com integrantes da família, colegas e amigos; escolaridade; trabalho; alimentação; sono; atividade física (esportes) e recreativa; vivência com jovens do sexo oposto (amizade, namoro, "ficar", relacionamento sexual) ou do mesmo sexo; e uso de álcool e/ou drogas, bem como convivência com usuários. Na entrevista, deve-se incluir perguntas sobre vacinação (exigir documento que comprove a situação vacinal), comportamentos de risco, autoestima, objetivos e perspectivas para o futuro, projeto de vida.

> **ATENÇÃO!**
>
> O Estatuto da Criança e do Adolescente (ECA),* artigos 60 a 69, proíbe o trabalho a menores de 14 anos, salvo na condição de aprendiz.

Para a realização do exame físico, é necessário respeitar o grau de recato ou pudor manifestado pelo adolescente, convencendo-o da necessidade do exame completo, inclusive dos genitais, para avaliar seu estado de saúde, sua maturidade e seu desenvolvimento sexual e. Deve-se aferir/avaliar:

- pressão arterial (ao menos uma vez por ano);
- peso e estatura para cálculo do índice de massa corporal (IMC) – e circunferência da cintura;
- estado de conservação dos dentes e problemas ortodônticos;
- pele – presença de acne, nevos, cicatrizes;
- tiroide – tamanho, consistência, presença de nodulações;
- coluna vertebral – por meio do "teste de um minuto", que apresenta especificidade muito boa para escoliose;
- desenvolvimento pubertário na menina e no menino, utilizando os os critérios propostos por Tanner para classificação dos estágios puberais. Verificam-se as mamas e os pelos pubianos nas meninas; e os genitais e os pelos pubianos nos meninos, classificando-os de 1 a 5, sendo 1 a ausência de maturação sexual (genitais ou mamas infantis) ou pelos, e 5, maturação completa ou pilificação típica de adultos.

Para o profissional em formação, ou para aqueles que não se sentem à vontade para realizar o exame físico, pode-se recorrer à presença de outro profissional da equipe como observador nesse momento da consulta. A explicação prévia para o adolescente de como será realizado o exame físico é importante para tranquilizar o paciente.

---

*Disponível em: www.planalto.gov.br/ccivil_03/leis/18069.htm.

Terminado o exame, o jovem deve ser esclarecido de sua situação geral, das hipóteses diagnósticas levantadas, da necessidade ou não de exames complementares ou de encaminhamento a outros profissionais. Por fim, o adolescente e o familiar que o acompanha devem ser informados por escrito e esclarecidos sobre a terapêutica curativa e preventiva cabíveis. Se for pertinente, o adolescente deve ser novamente informado sobre o sigilo de alguns dados, cabendo a ele a autorização para que algumas informações sejam transmitidas aos que o acompanham ou aos que sejam responsáveis por ele.

A necessidade de retorno, em prazo curto ou longo, para acompanhar a evolução de uma patologia e/ou normalidade, deve ser informada. Na ausência de situações que justifiquem o breve retorno, deve comparecer após um ano. Os retornos devem ser agendados, mas o jovem será informado da possibilidade de antecipação da consulta em caso de necessidade significativa.

Muitos médicos consideram o adolescente como um paciente difícil de ser atendido, uma vez que ao mesmo tempo que questiona recorre ao acompanhante, fantasia, apresenta alterações de humor e mudanças comportamentais próprios desta fase da vida. O adolescente precisa, muitas vezes, do intercâmbio com a mãe e, ao mesmo tempo, dela se afastar em momentos estratégicos, para a consulta e criação de vínculos. Portanto, o profissional que atende o adolescente precisa dispor de tempo, saber ouvir sem julgar, sentir-se cômodo com seus pacientes e familiares. O médico não deve impor suas normas morais ou de conduta nem julgar, tentando sempre entender e acolher o jeito de ser do adolescente, não necessitando copiar suas maneiras, mas respeitando sua individualidade. Na consulta do adolescente, devem-se detectar as situações de riscos, orientar em relação à prevenção, harmonizar as relações interpessoais e familiares, estimular o adolescente a assumir responsabilidades consigo e com a sociedade, enfim, ajudá-lo a crescer e se tornar um adulto estruturado.

O atendimento integral do adolescente requer uma equipe multidisciplinar capaz de avaliar todos os aspectos que possam surgir durante a consulta, porque é dessa forma, total e indivisível, que o jovem precisa ser atendido.

> **REVISÃO**
>
> - A adolescência é período de grande vulnerabilidade, razão pela qual o adolescente deve receber atenção integral à saúde por profissionais capacitados.
> - Os princípios éticos que permeiam a consulta do adolescente se referem à confidencialidade, ao sigilo, à privacidade e à autonomia.
> - É desejável que a consulta do adolescente seja realizada em três tempos: adolescente-médico-família; adolescente-médico; adolescente-médico-família.
> - Na anamnese, além dos aspectos gerais, típicos da consulta pediátrica, incluir: marcos do desenvolvimento familiar e dados antropométricos da família, idade da menarca materna, desenvolvimento puberal pessoal, ciclo menstrual; relacionamento familiar, com colegas e amigos, escolaridade, trabalho, alimentação, sono, atividade física (esportes) e recreativa, vivência com o sexo oposto (amizade, namoro, "ficar", relacionamento sexual) ou do mesmo sexo; uso de álcool e/ou drogas, comportamentos de risco, autoestima, objetivos e perspectivas para o futuro.
> - No exame físico, verificar dados antropométricos, pressão arterial, pele, problemas odontológicos, tiroide, coluna vertebral e maturação sexual.

- Cabe aos médicos e/ou profissionais de saúde estimular o adolescente a assumir responsabilidades consigo e com a sociedade, ajudando-o a crescer e se tornar um adulto estruturado.

■ REFERÊNCIAS

1. World Health Organization. Young people's health: a challenge for society. Report of a WHO study group on young people and health for all. Geneva: WHO; 1986.
2. Instituto Brasileiro de Geografia e Estatística. Censo demográfico 2010 [Internet]. Rio de Janeiro: IBGE; 2010 [capturado em 23 set. 2016]. Disponível em: http://www.ibge.gov.br/home/estatistica/populacao/censo2010/.
3. Conselho Federal de Medicina. Resolução CFM nº 1.931, de 24 de setembro de 2009. Aprova o código de ética médica [Internet]. Brasília: CFM; 2009 [capturado em 23 set. 2016]. Disponível em: http://www.cremers.org.br/pdf/codigodeetica/codigo_etica.pdf.

■ LEITURAS SUGERIDAS

Medeiros EHGR, Vitalle MSS. Peculiaridades da consulta médica do adolescente. In: Vitalle MSS, Medeiros EHGR, editores. Adolescência: uma abordagem ambulatorial. São Paulo: Manole; 2008. p. 19-33.

Oliveira RC, Silva CAF. O adolescente em consulta: percepções biomédicas. Saúde Sociedade. 2015;24(3):964-76.

Saito MI, Vitalle MSS. A consulta do adolescente. In: Fernandes TF. Pediatria ambulatorial: da teoria à prática. Rio de Janeiro: Atheneu; 2016. p. 173-82.

Woods ER, Neinstein LS. Office visit, interview techniques, and recommendations to parents. In: Neinstein LS, Gordon CM, editors. Adolescent health care: a practical guide. Philadelphia: Lippincott Williams & Wilkins; 2008. p. 32-43.

77

AFECÇÕES CIRÚRGICAS

77.1 NO RECÉM-NASCIDO

■ JOSÉ LUIZ MARTINS
■ FÁBIO LUÍS PETERLINI

O conhecimento das afecções cirúrgicas no recém-nascido (RN) é de extrema importância para o médico, qualquer seja a especialidade por ele abraçada, tanto para conhecimento da fisiopatologia quanto para compreensão das manifestações pós-operatórias na vida adulta. As mais importantes serão vistas neste capítulo.

■ ATRESIA DO ESÔFAGO

A atresia do esôfago (AE) é uma malformação congênita caracterizada pela interrupção do lúmen esofágico, com distância variada entre os segmentos proximal e distal. Sua incidência varia de 1:4.000 para 1:10.000 nascidos-vivos, sendo mais comum no sexo masculino e em prematuros (35% dos casos).

Em 86% dos casos, a AE apresenta-se com o esôfago distal fistulado na traqueia; e em 8%, a AE apresenta-se sem fístula. A AE com fístula do esôfago proximal ou de ambos os cotos na traqueia é muito rara. As fístulas esôfago-traqueais sem AE correspondem a 3% dos casos.

Em 50 a 70% dos casos, a AE é associada a outras malformações, sendo a mais conhecida, a associação de Vacter: **V** – anomalia vertebral; **A** – anomalia anorretal; **C** – malformação cardíaca; **TE** – atresia do esôfago; **R** – malformações renais e do osso rádio.

QUADRO CLÍNICO

O RN apresenta salivação excessiva arejada pela boca, tosse, cianose, sufocação, dispneia e pneumonia aspirativa, geralmente em lobo superior direito do pulmão. À propedêutica pulmonar, observam-se roncos disseminados e estertores subcrepitantes, principalmente em lobo superior direito. O abdome pode estar distendido (pela fístula esôfago-traqueal) ou escavado (nos casos sem fístula).

DIAGNÓSTICO

US fetal mostra poli-hidrâmnio em 80% dos casos de AE sem fístula, ou visibilização do coto esofágico proximal dilatado e câmara gástrica muito diminuída na AE sem fístula.

Após o nascimento, deve-se passar sonda nasogástrica nº 08, testando a permeabilidade das coanas e do lúmen esofágico. A interrupção da progressão da sonda no lúmen esofágico faz o diagnóstico da AE.

A radiografia simples toracoabdominal de frente e perfil pode mostrar o coto distal esofágico contrastado pelo ar. A presença de ar no intestino delgado demonstra a existência de fístula do esôfago distal na traqueia. Na radiografia, para identificação do coto esofágico proximal em fundo cego ou pesquisa de fístula do coto proximal, introduz-se 0,5 mL de contraste (hidrossolúvel), que deve ser aspirado a seguir. Não se devem introduzir quantidades maiores de contraste para se evitar aspiração pulmonar.

É preciso avaliar a presença de outras malformações graves, especialmente as cardiopatias, por ecocardiografia e US prévia à cirurgia.

TRATAMENTO

O peso ao nascimento, a associação com outras malformações congênitas e a presença de quadro pulmonar, decorrente da aspiração de conteúdo gástrico, pioram sensivelmente o prognóstico.

Os cuidados pré-operatórios obrigatórios são:
- aspiração do coto esofágico proximal com sonda nasoesofágica calibrosa, para evitar pneumonia aspirativa;
- manutenção da temperatura da incubadora a 32°C, para evitar a hipotermia;
- oxigenoterapia;
- postura em decúbito lateral direito elevado, para facilitar a eliminação de secreção pulmonar, diminuir o refluxo gastresôfago-pulmonar, através da fístula, e favorecer melhor ventilação alveolar, permitindo melhor excursão do diafragma. Nos casos de AE sem fístula, a criança deve ser mantida e transportada em posição de Trendelemburg;
- acesso venoso com hidratação e oferta calórica adequada;
- antibioticoterapia introduzida precocemente (penicilina e amicacina);
- vitamina K (1 mg IM).

ATENÇÃO!

A AE não é uma cirurgia de emergência; por isso, a instituição desses cuidados pré-operatórios é de extrema importância na sobrevida.

Tratamento cirúrgico

AE com fístula distal

A cirurgia consiste em ligadura da fístula e anastomose primária do esôfago, por toracotomia direita ou, de preferência, por incisão subescapular posterior de Marchese. Durante a cirurgia, o pulmão direito é parcialmente colabado, para permitir a abordagem e a ligadura da fístula esôfago-traqueal e a anastomose esôfago-esofágica.

Havendo grande distância entre os cotos (superior a dois corpos vertebrais) e não sendo possível a anastomose primária, podem-se utilizar manobras técnicas, na tentativa de alongar o esôfago proximal e, com isso, diminuir a tensão da anastomose esofágica.

AE sem fístula

Nesses casos, a distância entre os cotos esofágicos é muito grande, impossibilitando a anastomose primária. É feita uma gastrostomia e a anastomose, postergada, ou esofagostomia cervical e gastrostomia. Em um segundo momento, habitualmente no final do 1º ano de vida, procede-se à substituição esofágica pelo colo, tubo gástrico ou estômago. É dada preferência à utilização do estômago tubulizado como substituto esofágico. A manutenção das medidas iniciadas no pré-operatório é fundamental, sendo a criança acompanhada em regime de terapia intensiva neonatal.

Os pacientes com gastrostomia podem ser alimentados mais precocemente, ao passo que nos demais casos é prudente estudar a anastomose por meio de exame radiológico contrastado após o 7º dia de pós-operatório. Estando a anastomose em boas condições, deve-se introduzir a dieta VO. Tão logo a criança consiga se alimentar adequadamente por VO, a gastrostomia deve ser retirada. As primeiras tentativas de realimentação devem ser cuidadosas, com aspirador disponível devido à possibilidade de regurgitação por incoordenação à deglutição.

São complicações comuns pós-operatórias da AE a deiscência da anastomose, a estenose da anastomose, a recanalização da fístula e o refluxo gastresofágico (RGE).

■ HÉRNIA DIAFRAGMÁTICA CONGÊNITA

A hérnia diafragmática congênita (HDC) consiste na persistência do forame de Bochdalek, pelo não fechamento embrionário do forame pleuroperitoneal, permitindo a passagem do conteúdo abdominal para o interior da cavidade torácica, facilitada pela pressão negativa intratorácica. São anomalias muito graves, em razão da hipoplasia pulmonar associada ipsilateral, em maior grau, e contralateral, em grau menor, mas também presente. A hipoplasia pulmonar resultante dessa compressão caracteriza-se por: compressão e distorção dos brônquios, epitélio cuboide nos ductos alveolares, alvéolos diminuídos de tamanho, porém em quantidade normal.

É mais frequente (90% dos casos) de forma posterolateral, do lado esquerdo do tórax.

Quando o diafragma se fecha, apenas pela membrana pleuroperitoneal, mas não ocorre a sua muscularização, o defeito é chamado eventração diafragmática e apresenta uma gravidade menor.

QUADRO CLÍNICO

Observa-se poli-hidrâmnio materno em 20% dos casos. Logo ao nascer, ocorre insuficiência respiratória, com dispneia, cianose e tiragem. O abdome encontra-se escavado, e o tórax apresenta aumento em seu diâmetro anteroposterior. Podem-se auscultar ruídos hidroaéreos no interior do hemitórax afetado e desvio na ausculta das bulhas cardíacas. O RN apresenta piora clínica progressiva com agravamento de quadro de hipertensão pulmonar e *shunt* direito/esquerdo.

DIAGNÓSTICO

O diagnóstico intrauterino pode ser feito pela US materna realizada no período pré-natal, sendo diagnóstico em 90% dos casos, observando-se a presença de poli-hidrâmnio, com o estômago localizado no interior do tórax; ausência de câmara gástrica no abdome; e desvio do mediastino para o lado oposto ao defeito. Após o nascimento, além do quadro clínico, a radiografia simples mostra sombras gasosas no interior do hemitórax afetado, perda dos limites nítidos do diafragma, desvio do coração para o lado oposto ao defeito e pobreza de sombras gasosas no interior da cavidade abdominal.

TRATAMENTO

Pré-operatório

No pré-operatório, deve-se realizar:

- passagem de sonda nasogástrica calibrosa para descomprimir o trato digestório e possibilitar melhor ventilação pulmonar;
- não ventilar com máscara pelo aumento da distensão gástrica e das alças, optando-se pela intubação orotraqueal (IOT);
- assistência ventilatória com O_2 a 100% e ventiladores ciclados com baixo volume e alta frequência.

Hipoxemia, hipotermia, estresse e dor pioram o quadro de hipertensão pulmonar. A determinação simultânea da gasometria pré-ductal (radial ou temporal) direita e da gasometria pós-ductal (artérias derivadas da aorta descendente) fornece informações quanto à intensidade do *shunt* direito-esquerda. Quanto maior a diferença entre elas, maior é a hipertensão pulmonar.

Vasodilatadores pulmonares (tolazolina, sildenafil, óxido nítrico) e oxigenação por membrana extracorpórea (ECMO, do inglês *extracorporeal membrane oxygenation*) servem como auxílio no tratamento pré-operatório.

> **ATENÇÃO!**
>
> A HDC não é uma cirurgia de emergência, e a instituição desses cuidados pré-operatórios é de extrema importância na sobrevida.

Cirurgia

Realizada por laparotomia transversa supraumbilical ou subcostal, com exposição do defeito, redução do conteúdo intestinal, dilatação da cavidade abdominal, exploração de outras anomalias associadas e fechamento do defeito com pontos em U e fios absorvíveis. Pode ser necessária a utilização de próteses tipo telas, para fechar defeitos muito extensos.

O prognóstico da HDC ainda é incerto, pois a hipoplasia pulmonar é um fator que leva a uma alta mortalidade por insuficiência respiratória. As anomalias associadas, sobretudo as cardiopatias, também colaboram para o mau prognóstico.

O prognóstico é um pouco melhor nas HDC com saco herniário e bom nas eventrações diafragmáticas. A cirurgia fetal vem sendo pesquisada como opção terapêutica, tanto como cirurgia aberta como do tipo Fetendo (abordagem sonoendoscópica), mas os resultados ainda são questionáveis.

■ OBSTRUÇÕES CONGÊNITAS DE INTESTINO DELGADO

OBSTRUÇÕES DUODENAIS

As obstruções e suboclusões duodenais são causadas por atresias, estenoses, pâncreas anular, vícios de rotação intestinal, bridas congênitas e compressão duodenal extrínseca.

DIAGNÓSTICO E TRATAMENTO

Atresia duodenal

Corresponde à obstrução total do lúmen do duodenal, ocorrendo mais frequentemente na 1ª e na 2ª porções do duodeno. Seu índice é de 40% das atresias intestinais, e são raras as atresias duodenais múltiplas.

Pode ser classificada em três tipos:

- **Tipo 1:** o segmento atrésico proximal dilatado é separado do segmento distal estreitado por uma membrana obstrutora sem orifício, sendo, entretanto, ambos os segmentos localizados em contiguidade. Quando a membrana sofre alongamento pelo peristaltismo, sofre também um deslocamento distal, em relação à sua inserção, para a parte mais distal do duodeno, sendo o defeito denominado windsock.
- **Tipo 2:** o segmento atrésico proximal mais dilatado é separado do distal afilado por um cordão fibroso.
- **Tipo 3:** o segmento atrésico proximal mais dilatado é separado do distal mais afilado por uma interrupção mesenterial em forma de V.

Estenose duodenal

Corresponde à obstrução parcial do lúmen duodenal e também ocorre mais frequentemente na 1ª e na 2ª porções do duodeno. Sua incidência é de 75% das estenoses intestinais congênitas.

Suas principais causas são compressão extrínseca do duodeno por tecido pancreático aberrante, presença da veia porta em posição pré-duodenal ou membrana ou diafragma duodenal membranoso com orifício de abertura excêntrica.

Pâncreas anular

A obstrução duodenal ocorre pela presença de anel pancreático completo ou não, com anatomia variável na anomalia, especialmente no que diz respeito à implantação da papila. É observado com maior frequência na 2ª porção do duodeno.

Vício de rotação intestinal (banda de Ladd)

A obstrução do duodeno é causada pela compressão extrínseca, por bandas fibrosas ou pelo próprio ceco sobre o duodeno, como resultado de vícios de rotação intestinal.

Membrana duodenal perfurada

A existência de um orifício excêntrico, geralmente superior, em uma membrana duodenal resulta em quadro de suboclusão duodenal, com passagem de ar, havendo, entretanto, quadro de vômitos biliosos e distensão epigástrica.

QUADRO CLÍNICO

As obstruções duodenais são frequentes em prematuros, e em um terço dos casos é associado à síndrome de Down. Existe presença de: poli-hidrâmnio, em 50% dos casos; vômitos biliosos no RN (obstrução abaixo da papila duodenal); raramente os vômitos serão não biliosos se a obstrução situar-se acima da papila duodenal; distensão abdominal localizada no epigástrio; ausência de eliminação de mecônio nas obstruções completas; na passagem de sonda nasogástrica ou orogástrica, ocorre saída de volume aspirado maior do que 20 mL.

DIAGNÓSTICO

No pré-natal, a US mostra poli-hidrâmnio materno e dilatação de estômago e duodeno do feto. Após o nascimento, é indicada a realização de radiografia simples do abdome, a qual mostra sinal da dupla bolha gasosa (bolha gástrica maior e bolha duodenal menor), acompanhadas, se a obstrução for completa, de ausência de ar no restante do abdome. No caso de suboclusão duodenal resultante de bandas de Ladd, membrana duodenal perfurada ou pâncreas anular incompleto, ocorre passagem de ar para o intestino, e sombras gasosas, além da dilatação do estômago e duodeno, podem ser observadas no abdome inferior. A US após o nascimento pode mostrar dilatação gástrica e duodenal, presença de pâncreas anular, presença de vício de rotação ou volvo. Radiografia do abdome com uso de solução de contraste radiopaco e radiografia contrastada de esôfago, estômago e duodeno (EED) ou trânsito intestinal poderão ser utilizadas mais raramente em casos de diagnóstico difícil, para demonstração do local de oclusão ou suboclusão duodenal. A realização de enema opaco poderá identificar a presença de microcolo, resultante do desuso, ou identificar vícios de rotação caracterizados pela disposição anômala do colo.

TRATAMENTO

Pré-operatório

São indicados jejum oral absoluto e manter-se em decúbito elevado e em incubadora a 32ºC. É importante lembrar que, durante o transporte da criança para as unidades diagnósticas ou o centro cirúrgico, é fundamental a utilização de incubadoras de transporte; sonda naso ou orogástrica em sifonagem, com aspiração do conteúdo gástrico; acesso venoso para manutenção hidreletrolítica e nutrição parenteral prolongada; administração de vitamina K, 1 mg, IM; antibioticoterapia IV; e pesquisa de malformações associadas, como cardíacas, urinárias e de coluna vertebral.

Tratamento cirúrgico

Realizado com incisão transversa supraumbilical direita e manobra de Kocher para exposição regional. Na atresia duodenal membranosa, são feitas duodenotomia longitudinal e ressecção da membrana, seguidas por duodenografia transversal com sutura em um plano seromuscular. Nas atresias tipos 2 e 3, bem como no pâncreas anular, realiza-se anastomose duodenoduodenal ou anastomose duodenojejunaltransmesocólica com sutura em um plano seromuscular, laterolateral ou tipo diamond, na dependência de cada caso. Em razão da intimidade entre o tecido do anel pancreático e a túnica muscular do duodeno, o pâncreas não poderá ser seccionado ou dividido nos casos de pâncreas anular envolvendo o duodeno.

> **ATENÇÃO!**
>
> Quando o diagnóstico corresponder à membrana duodenal perfurada, a duodenotomia e a ressecção da membrana são o tratamento de eleição, dando-se atenção para o cuidado com a lesão de papila duodenal adjacente.

A anastomose gastrojejunal deve ser evitada, pois não permite a drenagem adequada do duodeno obstruído, podendo ser causa de ulceração péptica. Nos pacientes portadores de compressão extrínseca duodenal pelas bandas de Ladd, resultante de vícios de rotação, realiza-se lise de todas as bridas e aderências, dispondo-se o colo à esquerda e o delgado à direita do paciente, o que é denominado procedimento de Ladd.

No pós-operatório, íleo adinâmico prolongado e fístulas são comumente observados. Deve-se fazer nutrição parenteral prolongada preventiva durante 7 a 14 dias, com introdução cautelosa da alimentação.

■ OBSTRUÇÕES JEJUNAIS E ILEAIS

As atresias intestinais correspondem à interrupção total do lúmen intestinal e ocorrem em 95% dos casos de obstruções jejunais e ileais, ao passo que as estenoses, 5% dos casos, correspondem à interrupção apenas parcial do lúmen intestinal. As atresias intestinais ocorrem praticamente com a mesma frequência no jejuno e no íleo, aí sendo, entretanto, duas vezes mais frequentes do que no duodeno e muito raras no colo. Sua incidência é de 1:330 a 1:500 RN vivos, igual em ambos os sexos. São únicas em 90% dos casos e múltiplas em 10% deles, e têm associação frequente com gastrosquise e vícios de rotação intestinal.

As atresias intestinais são classificadas em cinco tipos:
- **Tipo 1:** membrana mucosa obstrutora.
- **Tipo 2:** os cotos atrésicos são separados por um cordão fibroso.
- **Tipo 3A:** os cotos atrésicos são separados por um intervalo em forma de V no mesentério.
- **Tipo 3B:** atresia tipo applepeel (casca de maçã) ou christmastree (árvore de Natal), com a presença da atresia associada ao fato de o intestino delgado estar sem fixação, enrodilhado ao redor da artéria mesentérica superior.
- **Tipo 4:** presença de atresias múltiplas em forma de salsicha.

QUADRO CLÍNICO

Presença de poli-hidrâmnio materno mais importante nas atresias proximais do que nas distais; distensão abdominal maior nas atresias ileais do que nas jejunais e vômitos biliosos; não eliminação de mecônio nas primeiras 24 horas de vida; pequena eliminação de material de descamação intestinal pelo ânus, que não deve ser confundido com mecônio; icterícia por aumento da bilirrubinemia indireta.

DIAGNÓSTICO

A US pré-natal mostra presença de poli-hidrâmnio, sinais de obstrução intestinal fetal associada a atresias, volvo ou peritonite meconial. A radiografia simples de abdome, em posições em pé e deitada, mostra distensão gasosa e níveis líquidos, cujo número varia de acordo com a dimensão da obstrução intestinal (menor nas obstruções jejunais e maior nas obstruções ileais). Presença de calcificações intra-abdominais nas peritonites meconiais. O enema-baritado poderá mostrar microcolo de desuso nas atresias intestinais, ceco e apêndice em posição alta ou anormal nos vícios de rotação intestinal.

TRATAMENTO

Como não existe urgência para realização da cirurgia, no pré-operatório, deve-se preparar adequadamente o paciente:
- colocar o paciente em incubadora aquecida e umidificada;
- passar sonda naso ou orogástrica aberta e aspirada periodicamente;
- realizar cateterismo venoso para reposição hidreletrolítica e nutrição parenteral prolongada se necessário;
- aplicar vitamina K, 1 mg, IM;
- usar antibioticoterapia profilática.

Na cirurgia, realizar incisão supraumbilical direita, para abertura da cavidade abdominal. Nas atresias, ressecar o fundo cego proximal muito dilatado, com perda funcional evidente ou plastia para afunilamento da boca proximal, com ampliação da boca distal por incisão na borda contramesenterial (técnica de Nixon) e anastomose enteroenteral em um plano seromuscular. Previamente à anastomose, testar a permeabilidade do intestino distal pela injeção de solução fisiológica (SF).

Nos casos complicados por sofrimento vascular por volvo, íleo meconial ou peritonite, pode ser necessário ressecar o segmento atrésico com estomia protetora por várias técnicas: Mikulicz modificada, Bishop-Koop, Santulli ou Rehbein.

O pós-operatório deve ser realizado em UTI neonatal (UTIN), com nutrição parenteral prolongada de apoio. As complicações mais frequentes são deiscências de anastomose e fístulas entéricas. Por sua vez, as causas de óbito mais comuns são as peritonites, as pneumonias e a sepse.

■ DUPLICIDADE INTESTINAL

As duplicidades do tubo digestório são afecções congênitas incomuns, que podem aparecer em qualquer parte do trato gastrintestinal (TGI). Possuem túnica mucosa, muscular e serosa, assumindo forma esférica ou tubular. Sua localização mais frequente é o íleo terminal.

QUADRO CLÍNICO

Geralmente, apresentam mucosa gástrica no seu interior, e a secreção ácida produzida pela mucosa ectópica provoca ulceração no intestino adjacente, determinando quadro de hemorragia digestiva. Nos casos em que não há comunicação da duplicidade com o lúmen intestinal, sua dilatação progressiva pode determinar obstrução da alça intestinal adjacente. Geralmente, não há manifestação clínica específica.

DIAGNÓSTICO

Raramente é suspeitado no pré-operatório. Os pacientes são, em geral, submetidos à cirurgia com diagnóstico de obstrução intestinal, invaginação, hemorragia digestiva e apendicite aguda.

A radiografia simples de abdome revela massa homogênea deslocando as vísceras em contiguidade; a US pode mostrar a presença de massa cística e as características do conteúdo em seu interior; e a tomografia abdominal mostra a presença de massas císticas ou tubulares deslocando as vísceras mais próximas.

TRATAMENTO

Devido a suas diferentes localizações, o tratamento cirúrgico não pode ser padronizado. As técnicas mais utilizadas são ressecção simples da duplicidade, sempre que a irrigação sanguínea do intestino normal permitir; ressecção da duplicidade e do intestino adjacente, técnica mais empregada, sendo o trânsito intestinal restabelecido por meio de anastomose primária; ou marsupialização, quando a ressecção não pode ser realizada, conduta de exceção, reservada para quadros agudos e pacientes em mal estado geral.

■ DIVERTÍCULO DE MECKEL

Resquício em forma de dedo na borda contramesenterial do íleo terminal, corresponde a uma falha na regressão do ducto onfalomesentérico entre a 5^a e a 7ª semanas de vida embrionária. É a anomalia congênita mais comum do TGI, sucedendo em 2,2% dos pacientes, com incidência igual nos dois sexos. Na maioria dos casos, é observado nos 100 cm distais do íleo terminal, sendo irrigado pela artéria vitelina direita, um ramo da aorta. Suas dimensões são variáveis, geralmente com 4 cm de extensão e 2 cm de diâmetro, porém já foram descritas formas gigantes.

Embora existam diferentes tipos anatômicos de persistência do ducto onfalomesentérico, o divertículo de Meckel é o mais comum, ocorrendo em 74% dos casos.

QUADRO CLÍNICO

O divertículo de Meckel pode conter mucosa gástrica heterotópica ou tecido pancreático, ou ambos, causando inflamações e ulcerações no íleo adjacente, com a possibilidade de sangramento O divertículo de Meckel penetra em saco herniário inguinal, denominada hérnia de Littré, que está associada com AE, anomalias anorretais, malformações cardíaca e neurológica, onfaloceles e doença de Crohn.

O divertículo de Meckel pode ser sintomático ou assintomático (a grande maioria), e seus sintomas mais comuns são a hemorragia, a obstrução intestinal e a inflamação. Quando assintomático, é, em geral, descoberto acidentalmente durante um procedimento cirúrgico; quando sintomático, embora possa ser suspeitado, seu diagnóstico às vezes é difícil. Raramente se manifesta no período neonatal.

DIAGNÓSTICO

Pode ser realizado mapeamento do divertículo de Meckel com ^{99m}TC.

TRATAMENTO

Feito pela ressecção cirúrgica do divertículo, seguida de enteroanastomose.

■ ÍLEO MECONIAL

Corresponde à obstrução intraluminar intestinal por mecônio, associada à fibrose cística do pâncreas, que ocorre em cerca de 1:1.500 a 1:2.500 RN vivos, sendo mais comum em brancos e muito rara em pretos e asiáticos; ocorre igualmente nos dois sexos. Por sua vez, somente 15% dos pacientes com fibrose cística desenvolvem o íleo meconial.
Entre todas as causas de obstrução intestinal de delgado no RN, a frequência de íleo meconial varia entre 9 e 33%; é raro em prematuros. Em 33% dos casos, existe história familiar de fibrose cística.

QUADRO CLÍNICO

O início dos sintomas ocorre de 24 a 48 horas após o nascimento, sendo semelhantes aos de uma obstrução no nível do íleo (distensão abdominal, vômitos biliosos, ausência de eliminação de gases e fezes). O íleo pode ser palpável; e o ânus e o reto podem ser estreitos, observando-se pequena quantidade de mecônio cinza na região anal. Quando complicado, o início é agudo, ocorrendo piora acentuada do estado geral devido à perfuração intestinal e pneumoperitônio. É possível palpar, também, um pseudocisto no abdome.

DIAGNÓSTICO

O enema opaco revela um microcolo de desuso preenchido por imagens de concreções de mecônio.

TRATAMENTO

Nos casos em que não há complicação, o tratamento é eminentemente clínico, por meio de enemas com SF, solução de pancreatina, polissorbato 80 (Tween 80), N-acetilcisteína (NAC) (Mucomist ou Fluidmucil) e gastrografina hiperosmolar (método de escolha), associados à hidratação e à antibioticoterapia EV.

Nos casos de falhas de tratamento clínico ou nos íleos meconiais complicados, visando à evacuação completa do mecônio espessado, é indicado o tratamento cirúrgico. Realizam-se incisão transversa supraumbilical, enterotomia e lavagem do íleo terminal com NAC. Os segmentos intestinais em sofrimento devem ser ressecados, podendo-se usar anastomose íleo-ileal término-terminal tipo Swenson; enterostomia distal em "chaminé" tipo Bishop-Koop; enterostomia proximal em "chaminé" tipo Santulli; ou enterostomia tipo Mikulicz.

A conduta cirúrgica é individualizada. No pós-operatório, é possível associar irrigação da sonda nasogástrica com NAC, enzimas pancreáticas, corrigir os desvios metabólicos e utilizar antibioticoterapia.

As complicações gastrintestinais, mais frequentemente observadas, são a obstrução persistente, a ocorrência de aderências e bridas, a síndrome de malabsorção, a intolerância aos dissacarídeos e a icterícia prolongada. As complicações pulmonares, como as infecções pulmonares de repetição e a doença pulmonar progressiva, são comumente observadas. O íleo meconial apresenta alta mortalidade e prognóstico incerto, mesmo nos dias atuais.

■ ENTEROCOLITE NECROSANTE

A enterocolite necrosante (ECN) corresponde a um espectro de graus variáveis da necrose isquêmica dos intestinos delgado e grosso na criança. Até a década de 1960, poucos casos eram relatados na literatura. Com os progressos das unidades de cuidados intensivos neonatais e a consequente melhoria acentuada na sobrevida de RN e prematuros, ela é, hoje, a emergência cirúrgica mais comum do RN.

Afeta principalmente os prematuros (90% dos casos), embora possa ocorrer nos RN a termo, comumente no 10° dia de vida, mas também se iniciando no 1° dia de vida, em crianças com várias semanas ou mesmo meses após o nascimento. A ECN apresenta-se em surtos epidêmicos, restritos e isolados.

As complicações são mais comuns, e a taxa de mortalidade é mais alta em pacientes nos quais o início da doença é mais precoce. Quanto maior o desenvolvimento intra e extrauterino, menor a suscetibilidade à ECN.

A etiopatogenia da ECN ainda não está totalmente esclarecida, porém dois fatores se apresentam na grande maioria dos casos: a prematuridade e a alimentação enteral. A prematuridade parece ser o fator-chave comprometedor da barreira defensiva nos pacientes com ECN. Ainda que a alimentação seja considerada fator para ECN, há casos de manifestação de ECN em crianças que não foram alimentadas. A ECN é desencadeada com lesão da mucosa intestinal após estados indutores de hipóxia, baixo fluxo e invasão bacteriana secundária. Esses estados são complicações no parto ou pré-natal, rotura prematura de membranas, infecção materna, problemas na ressuscitação ao nascer, cateterização umbilical, hipotensão, Apgar baixo, exsanguineotransfusão (EST), entre outros; várias delas podem coexistir.

Esses estados podem lesar a barreira mucosa intestinal protetora, permitindo a invasão bacteriana a partir do lúmen intestinal, desencadeando uma reação inflamatória em cascata e necrose intestinal.

QUADRO CLÍNICO

Distensão abdominal, vômitos, apatia, letargia, parada de eliminação de gases e fezes e sangramento anal são as apresentações de EN.

DIAGNÓSTICO

Radiografia simples de abdome pode mostrar distensão de alças, níveis líquidos, "pneumatose intestinal" e pneumoperitônio.

TRATAMENTO

Eminentemente clínico, de suporte, com antibioticoterapia, nutrição parenteral prolongada e cuidados de terapia intensiva pediátrica. O tratamento cirúrgico é restrito às complicações, como perfurações ou estenoses pós-ECN.

■ ONFALOCELE

Resultado da formação incompleta da parede abdominal anterior, durante o desenvolvimento fetal, ocorre em 1:3.000 a 10.000 nascimentos. Na 3ª semana de vida intrauterina, surgem quatro pregas somáticas que definem as paredes torácica e abdominal. Essas pregas migram e fundem-se no anel umbilical por volta da 18ª semana de gestação. A

OBSTRUÇÃO POR ÁSCARIS

A melhoria nas condições de saneamento tiveram forte impacto na incidência das complicações da ascaridíase nas últimas décadas em nosso meio. Hoje, a obstrução intestinal por ascaridíase é uma afecção rara nos centros urbanos dotados de adequada rede de água e esgoto. Ocorre em crianças com precária condição social e com algum grau de desnutrição.

Quadro clínico e diagnóstico

Inicia-se de forma insidiosa, com cólicas abdominais de intensidade progressiva, vômitos que evoluem de aspecto alimentar, podendo chegar até a fecaloide e à distensão abdominal. A eliminação pregressa nas fezes e no quadro instalado nos vômitos de vermes sugere a etiologia.

O quadro pode ser iniciado com uma suboclusão, na qual há a manutenção da eliminação de flato e fezes, estas muitas vezes diarreicas. A radiografia simples de abdome confirma o diagnóstico pela imagem sugestiva do aglomerado de áscaris (imagem com aspecto de miolo de pão) com dilatação intestinal proximal. Presença de gás distal (moldura cólica e reto) infere no diagnóstico de suboclusão. Uma piora súbita do quadro clínico pode ocorrer devido à volvulação do segmento intestinal que contém o novelo de vermes.

Tratamento

O tratamento clínico é resolutivo na maioria dos casos iniciais, quando a obstrução completa ainda não está instalada. É feito com a administração de óleo mineral (20 mL de 4 em 4 horas) e piperazina (75 mg/kg/dia) para facilitar a progressão do novelo e inibir a motilidade dos vermes.

Quando o componente obstrutivo já é maior, denotado pela presença de vômitos constantes, deve-se inicialmente descomprimir o estômago com sonda nasogástrica. O óleo mineral será administrado pela sonda, que permanecerá fechada por meia hora e, em seguida, aberta por três horas e meia. A piperazina será administrada uma vez ao dia. Esse cuidado visa a minimizar o risco de vômito e a aspiração de óleo mineral, que se constitui em quadro de extrema gravidade.

A obstrução intestinal total demanda tratamento cirúrgico de urgência, no qual será feita a ordenha do novelo de áscaris para o reto. Caso haja necessidade de ressecção intestinal por necrose, deve-se proceder à enterostomia. A anastomose deve ser evitada pelo risco de deiscência provocada pelos vermes residuais na região da sutura intestinal.

■ ABDOME AGUDO INFLAMATÓRIO

APENDICITE

Trata-se de uma inflamação do apêndice cecal, órgão localizado na fossa ilíaca direita. É estimada a ocorrência de 86 casos por 100 mil habitantes/ano, com um pico de incidência na 2ª década de vida, na proporção de 1,4/1 masculino/feminino.

Quadro clínico e diagnóstico

O quadro clínico de dor abdominal difusa que, após algumas horas, localiza-se na fossa ilíaca direita, especificamente no ponto de McBurney, sugere o diagnóstico de apendicite. A presença de inapetência, vômitos, febre, taquicardia, diarreia e a queda do estado geral também podem estar associadas. Ao exame físico, pode-se perceber taquicardia, diferentes graus de desidratação e recurvamento ventral antálgico à marcha. No abdome, uma tensão muscular involuntária no quadrante inferior direito associada à dor, à descompressão brusca no ponto de McBurney, é patognomônica da apendicite.

Deve-se ter em mente que em algumas situações, como uso prévio e recente de antibióticos e crianças menores de 2 anos, o quadro clínico pode ser frustrante e se apresentar com sinais de infecção sistêmica quando da complicação.

A leucocitose e o aumento de proteína C-reativa são comumente observados, exceto nos quadros muito incipientes.

> **ATENÇÃO!**
>
> A leucocitúria nunca exclui o diagnóstico de apendicite, sendo sua ocorrência um motivo comum de retardo da definição do diagnóstico.

Existem preditores clínicos, como o Escore de Alvorado e o PAS (Pediatric Appendicitis Score), para aumentar a chance de diagnóstico de apendicite aguda, porém não são testes específicos. O diagnóstico diferencial se dá com outras patologias abdominais, como constipação, volvo intestinal, púrpura de Henoch-Schönlein (PHS), cólica ureteral, doença de Crohn, invaginação, adenite mesentérica e cólica biliar.

O diagnóstico radiológico de apendicite pode ser obtido com auxílio da ultrassonografia (US) com imagem tubular em fundo cego com mais de 6 mm de diâmetro e mais de 2 mm de espessura da parede ou, ainda, pela incompressibilidade de seu lúmen. Outros sinais, como apendicolito visível, massa complexa, linfonodomegalia periapendicular, alterações da gordura em volta do apêndice e ausência de gás em seu interior, também podem estar presentes na apendicite aguda. Como método diagnóstico, a US atinge sensibilidade de 98,7% e especificidade de 95,4%.

A tomografia computadorizada (TC) de abdome pode ser realizada com contraste venoso e oral ou, ainda, venoso e retal. Seu resultado é positivo quando não ocorrem enchimento do lúmen apendicular com contraste, borramento da gordura na fossa ilíaca direita, espessamento da parede do apêndice superior a 6 mm ou aumento do diâmetro apendicular. Não possui limitações em relação ao tamanho do paciente ou à posição do apêndice na cavidade peritoneal. Apresenta 97% de sensibilidade, 99% de especificidade, valor preditivo positivo (VPP) de 98%, valor preditivo negativo (VPN) de 98% e acurácia de 96%. A não visualização do apêndice tem 98,7% de valor preditivo negativo no método. É preciso considerar que um bom exame clínico precedido de uma anamnese primorosa dispensa a realização de TC na maioria dos casos, evitando, além da radiação ionizante, o contraste endovenoso e a anestesia geral muitas vezes necessária para a realização do exame.

A US apresenta uma grande disponibilidade frente à TC, além do baixo custo e da não exposição à radiação. Embora sem resultados uniformes, vários estudos apontam para um aumento significativo na incidência de neoplasias em crianças previamente submetidas à TC. Havendo necessidade de exames de imagem e na indisponibilidade da US, a radiografia simples de abdome geralmente fornece informações valiosas: presença de fecalito na fossa ilíaca direita (FID), na qual também podem ser observados acúmulo de alças com níveis hidroaéreos e borramento do músculo psoas e da gordura pré-peritoneal à direita.

As fases da apendicite são apresentadas no Quadro 77.2.

Tratamento

Inclui antibioticoterapia e cirurgia. Por mais de 30 anos, os cirurgiões pediátricos empregaram o tratamento com esquema tríplice de ampicilina visando aos gram-positivos, um aminoglicosídeo para cobertura de gram-negativos e um antibiótico para anaeróbios. Estudos epidemiológicos mostram que os micro-organismos mais encontrados são *E. coli*, estreptococos grupo Milleri, anaeróbios e *Pseudomonas aeruginosas*. Cefoxitina e piperacilina/tazobactam mostraram-se tão eficientes quanto o esquema tríplice e diminuíram o tempo de internação e os custos hospitalares.

QUADRO 77.2 ■ Fases de apendicite	
Crônica	Dor abdominal recorrente e subaguda
Aguda	Inflamação aguda com dor em fossa ilíaca direita
Edematosa	Hiperemia, edema e exsudato
Flegmonosa	Edema, hiperemia e fibrina
Gangrenosa	Necrose da parede
Perfurada	Perfuração com eliminação de conteúdo intestinal para a cavidade

O tempo de antibioticoterapia depende da condição clínica do paciente, incluindo resolução da febre, dor e função intestinal, e da contagem de células brancas.

Apesar de tradicionalmente ser considerado um caso para cirurgia de emergência, estudos recentes mostram que, ao se comparar uma indicação de apendicectomia de emergência (cirurgia com menos de 5 horas da internação) e apendicectomia de urgência (em até 17 horas da internação), não houve diferença entre incidência de perfuração do apêndice, tempo de cirurgia, tempo de internações, complicações pós-operatórias ou reinternações. Muitos centros advogam a apendicectomia postergada até a manhã seguinte do atendimento para pacientes que chegam no período noturno. Esse procedimento é recomendado por ser mais seguro e mais bem preparado, com hidratação venosa e antibioticoterapia.

A indicação da via de acesso para apendicectomia laparoscópica ou laparotômica é uma decisão do cirurgião. As duas vias são seguras, mas a via laparoscópica permite um período de internação mais curto e uma realimentação mais precoce do paciente.

Complicações pós-operatórias incluem infecção do sítio cirúrgico e da cavidade peritoneal, obstrução intestinal e apendicite de coto.

DIVERTÍCULO DE MECKEL

Uma das anomalidades mais comuns do tubo digestório, com prevalência de 1 a 4%, sua origem está na falha da involução do ducto onfalomesentérico que conecta o saco vitelínico ao intestino primitivo. A falha na obliteração do ducto onfalomesentérico pode levar à formação de fístula umbilical, cisto umbilical, remanescente do ducto vitelínico, bandas fibrosas do umbigo com o intestino, banda mesodiverticular e divertículo de Meckel.

Existe uma regra dos 2 para o divertículo de Meckel:
- Ocorre em 2% da população (1 a 4%).
- Incidência de 2:1 meninos.
- Localização a 2 pés da válvula ileocecal (60 cm) na borda contramesentérica.
- Comumente tem 2 cm de diâmetro.
- Comumente tem 2 cm de comprimento.
- Pode conter 2 tipos de tecidos ectópicos (mucosa gástrica e pancreática).
- Ocorre mais comumente após os 2 anos de idade.

Quadro clínico

A apresentação mais comum do divertículo de Meckel consiste em sangramento e obstrução intestinal. O sangramento ocorre pela presença de mucosa gástrica heterotópica em mais de 50% dos divertículos sintomáticos. Sua atividade causa ulcerações e sangramentos. Alguns pacientes apresentam sintomas obstrutivos de dor, distensão, náuseas e vômitos. A obstrução intestinal é causada frequentemente pela invaginação do divertículo no íleo. Porém, o divertículo pode estar aderido à parede abdominal e causar uma verdadeira hérnia interna ou volvo intestinal. São diagnósticos diferenciais intussuscepção, obstruções por bridas, íleo, gastrenterites e tumores com efeito de massa. Algumas vezes, a diverticulite de Meckel pode ser confundida com um quadro de apendicite aguda, por isso, durante um quadro de inflamação abdominal com apêndice normal, a exploração do divertículo de Meckel é obrigatória.

Diagnóstico

Como o quadro clínico da diverticulite de Meckel se assemelha muito ao da apendicite aguda, muitas vezes o diagnóstico é feito por meio de US de abdome, que evidencia a presença de estrutura tubular de paredes espessadas. Sua imagem também pode sugerir a presença de um cisto de duplicação intestinal ou, ainda, imagem "em alvo" típico da intussuscepção nos quadros obstrutivos. Tomografia de abdome e RM, além de serem testes caros, revelam dados inespecíficos e adicionam riscos de exposição ao contraste e à radiação.

Para os divertículos com apresentação de hemorragia, a cintilografia com tecnécio 99 (Meckel scan) revela uma sensibilidade de 65 a 85% na população pediátrica. Arteriografia e pesquisa de hemácias marcadas também podem ser utilizadas se houver perdas sanguíneas de 0,1 a 0,5 mL/hora e 1 mL/hora, respectivamente.

Tratamento

O tratamento do divertículo sintomático é feito por meio de ressecção cirúrgica. Se a abordagem for realizada por incisão no quadrante inferior do abdome, então faz-se também a apendicectomia.

DOENÇAS HEPATOBILIARES

Hepatites virais, cólicas biliares, colelitíase calculosa e colangite podem ser causas de dor abdominal aguda no andar superior do abdome. A dor pode irradiar para a escápula direita ou para o dorso e, frequentemente, é acompanhada de náuseas e vômitos. A icterícia acompanhada de quadro gripal pode sugerir o diagnóstico de uma hepatite viral, mas a presença de icterícia com febre alta, massa palpável no rebordo costal direito ou sinal de Murphy pode indicar colangite, causada por coledocolitíase, cisto de colédoco ou, ainda, uma colecistite aguda. Doenças do fígado e vias biliares podem facilmente ser confirmadas por US e testes de função hepática.

PANCREATITE AGUDA

Uma das causas de dor em andar superior do abdome. A dor é insidiosa e progressiva, podendo agravar-se dentro de algumas horas. Pode ocorrer com, ou sem, irradiação para o dorso. A dor é frequentemente associada a vômitos e distensão abdominal, sendo agravada pela ingestão de alimentos; pode ser aliviada com a posição genupeitoral. Em caso de uma criança com dor epigástrica grave com poucas horas de evolução, deve-se prontamente solicitar as dosagens de amilase e lipase. A US pode mostrar a presença de aumento difuso ou focal do pâncreas com alguma alteração da sua ecotextura e ainda inflamação/líquido peripancreático.

■ ABDOME AGUDO PERFURATIVO

ÚLCERA DUODENAL PERFURADA

Seu diagnóstico em criança é raro, por isso é pouco considerado causa de abdome agudo na infância. Sua incidência é de cerca de 7,5 casos/2.500 internações hospitalares ao ano. A maioria das crianças com quadros de úlcera péptica apresenta outras condições associadas, como traumas graves ou doenças sistêmicas, que necessitam de tratamento com medicações anti-inflamatórias. Devem ser considerados diagnósticos na criança em vigência de abdome agudo hemorragia digestiva e choque. A radiografia simples de abdome demonstra pneumoperitônio e necessidade de cirurgia. O tratamento inicial deve ser de suporte à vida, com reposição hídrica e eletrolítica até que seja possível o tratamento cirúrgico. O pós-operatório deve conter terapia antiácida e erradicação de *Helicobacter pylori*.

CORPO ESTRANHO

A ingestão de corpo estranho é um problema comum para o cirurgião pediátrico. De incidência de 1.500 casos por ano nos Estados Unidos, pode acarretar até 1% de morbidade. Mais de 40% das ingestões de corpo estranho não são diagnosticadas, já que as crianças ficam assintomáticas. A maioria dos corpos estranhos ingeridos sai do tubo digestório dentro de uma semana sem causar complicações; apenas 20% dos casos necessitam de endoscopia para remoção, e menos de 1% apresenta-se como perfuração, a qual, quando ocorre, surge com mais frequência em regiões de angulações, como válvula ileocecal e retossigmoide. O quadro clínico pode ser de peritonite, espessamento de alças intestinais, bloqueio na cavidade ou ar livre na radiografia de abdome ou TC sem contraste.

■ ABDOME AGUDO HEMORRÁGICO

CISTO ROTO DE OVÁRIO

Distúrbios ovarianos, como ruptura e torção de ovário, devem ser consideradas em meninas com dor abdominal súbita. Dor abdominal intermitente e recorrente e acompanhada de vômitos, dor migratória, febre, descompressão brusca dolorosa, leucocitose e elevação da proteína C-reativa estão presentes nas doenças pélvicas, mas com frequência menor do que na apendicite aguda. A US é um bom método de imagem para investigar distúrbios da pelve. A intervenção poderá ser feita por laparoscopia em uma eventual torção do ovário; a ooforectomia fica reservada apenas para casos de suspeita de malignidade, já que a coloração azulada do ovário após a destorção não significa necessariamente necrose.

■ ABDOME AGUDO VASCULAR

VOLVO INTESTINAL

Ocorre de forma secundária a uma condição bem definida, com uma não rotação ou rotação incompleta ao redor da artéria mesentérica superior, chamada de vício de rotação intestinal. No vício de rotação intestinal, com incidência de 1:500 nascidos-vivos, geralmente ocorre a formação de uma trave fibrótica ou banda entre o local de inserção errônea do ceco e o duodeno, denominada banda de Ladd.

Quadro clínico e diagnóstico

O quadro clínico mais comum é o de abdome agudo obstrutivo, surgindo em 40% dos casos nas primeiras semanas de vida e em 75% até o 1º ano. Pacientes com dificuldade de ganhar peso, diarreia crônica e dor abdominal recorrente devem ser investigados sob a possibilidade de volvo intestinal crônico. A formação de imagem em saca-rolha a partir do duodeno ou, ainda, a formação aguda do sinal da "dupla bolha" sugere a presença de volvo intestinal. TC de abdome com contraste também pode auxiliar na definição do quadro, bem como a US Doppler com comprometimento do fluxo na artéria mesentérica superior. O atraso no diagnóstico do volvo pode levar a um quadro de torção de todo o intestino, com torção do pedículo vascular, insuficiência vascular e infarto transmural do intestino.

Tratamento

O tratamento do volvo é cirúrgico, com o chamado procedimento de Ladd, que consiste em redução do volvo, lise das bandas mesenteriais, acomodação do intestino delgado em região direita do abdome e colo à esquerda, com apendicectomia tática para todos os casos, uma vez que o apêndice cecal fora de posição pode causar confusão diagnóstica em caso de apendicite futura.

REVISÃO

- Os quadros abdominais têm frequência elevada na prática clínica pediátrica de emergência.
- Caracteristicamente, há uma predileção por determinadas entidades nosológicas, por suas respectivas faixas etárias pediátricas de incidência.
- A anamnese e o exame físico apresentam indicativos do tipo de abdome agudo – obstrutivo, inflamatório, vascular, hemorrágico e perfurativo –, podendo também indicar fortemente o diagnóstico.
- Os exames complementares, laboratoriais ou de imagem devem ser indicados na definição e na quantificação de complicações associadas (alterações eletrolíticas, acidose, infecção etc.) ou como auxiliares na confirmação de uma hipótese diagnóstica. Não se deve, entretanto, perder-se de vista seu caráter complementar.
- O tratamento deve ser, via de regra, iniciado por medidas de estabilização e suporte, como correção hidreletrolítica e acidobásica, descompressão gástrica e antibioticoterapia, quando indicadas.

■ LEITURA SUGERIDA

Schettini ST. Abdome agudo em pediatria. São Paulo: Atheneu; 2006.

77.4 AFECÇÕES UROLÓGICAS NO RECÉM-NASCIDO

■ RENATO FROTA DE ALBUQUERQUE MARANHÃO
■ MILA TORII CORRÊA LEITE

■ RECÉM-NASCIDO UROPATA

Malformações congênitas respondem por cerca de 15% dos natimortos; destas, em torno de 20% são de origem urológica. Os que sobrevivem apresentarão 2% de uropatias com graus variáveis de morbidade. Diagnósticos precoces pré e pós-natal com tratamento adequado terão influência direta na diminuição da morbidade e na qualidade de vida destes pacientes.

QUADRO CLÍNICO

Oligoâmnio, artéria umbilical única, massas abdominais palpáveis nos flancos, retardo na eliminação de urina após 48 horas, diminuição do jato urinário, globo vesical palpável são alguns dos sinais e sintomas de alerta para anomalias urológicas que devem ser reconhecidos no recém-nascido (RN). Nas uropatias obstrutivas bilaterais, podem nascer com graus variados de insuficiência respiratória devido à hipoplasia pulmonar ocasionada pelo oligoâmnio. Nos casos mais severos de oligoâmnio, além da hipoplasia pulmonar, os neonatos podem apresentar deformidades esqueléticas e faciais, estigmas do "Fascies de Potter", descrita para a agenesia renal bilateral.

DIAGNÓSTICO

> **ATENÇÃO!**
>
> A maioria das malformações urológicas é detectada na ultrassonografia (US) pré-natal.

O diâmetro ântero-posterior da pelve renal tem sido o parâmetro prognóstico nas hidronefroses antenatais. Rins com DAP maiores que 4 mm no segundo trimestre e 7 mm no terceiro trimestre têm valor diagnóstico e deverão ser investigados no período pós-natal.

TRATAMENTO

A US indicando hidronefrose progressiva fetal deverá ser repetida no RN, duas semanas após o parto, passado o período de desidratação fetal que poderia levar a um falso diagnóstico negativo. Nos casos de rim único, hidronefrose bilateral ou piora clínica e laboratorial do RN, a US deve ser antecipada. As hidronefroses leves devem ser seguidas com USs seriadas. Hidronefrose de moderada a severa intensidade indicam a necessidade de antibioticoterapia profilática até a realização da uretrocistografia miccional (UCM) que pode diagnosticar refluxo vesicoureteral (RVU) e válvula de uretra posterior, condições de alto risco para ITU. As cintilografias renais estática (DMSA) e dinâmica (DTPA) deverão ser realizadas após a segunda semana de vida.

■ OBSTRUÇÃO DA JUNÇÃO URETEROPIÉLICA

A obstrução da junção ureteropiélica (JUP) caracteriza-se por uma obstrução congênita ao fluxo de urina da pelve para o ureter. Ocorre com maior frequência no sexo masculino. O rim esquerdo é o mais afetado e a bilateralidade ocorre em 10-25% dos casos.

QUADRO CLÍNICO

Massa palpável em flanco é a apresentação clínica mais comum. Hematúria, infecções urinárias de repetição, dor lombar e déficit de crescimento são sintomas menos comuns e presentes em crianças maiores. A maioria tem evolução silenciosa e assintomática, com perda progressiva da função renal.

DIAGNÓSTICO

A estenose da JUP representa a causa mais frequente de hidronefrose antenatal. A cintilografia renal dinâmica com padrão obstrutivo confirma o diagnóstico. A UCM deve ser realizada para a exclusão de RVU associado.

TRATAMENTO

O tratamento cirúrgico da JUP é pouco praticado no período neonatal. No acometimento bilateral, com déficit importante da função renal, pode ser necessária a realização de nefrostomia por punção dirigida por US unilateral no rim mais acometido com o intuito de descomprimir o sistema pielocalicial e proporcionar melhora da função renal. A nefrostomia também pode ser conduta de exceção em casos severos de pionefrose. A pieloplastia (aberta ou laparoscópica) é indicada nos casos em que há aumento progressivo da dilatação pielocalicial, perda de função renal ou infecção urinária de repetição. A nefrectomia será indicada na exclusão renal funcional.

■ MEGAURETER OBSTRUTIVO PRIMÁRIO

Todo ureter com diâmetro maior do que 7 mm é considerado um megaureter. Pode ser por RVU, obstrução distal por septo intraluminar, compressão extrínseca (como ureter retrocava por ex.) ou dismotilidade. O megaureter obstrutivo primário (MOP) apresenta segmento ureteral intravesical adinâmico, promovendo dilatação à montante da junção ureterovesical associado à dismotilidade e estase urinaria no segmento ureteral afetado. É doença progressiva, com fisiopatologia ainda não esclarecida e de alta morbidade.

QUADRO CLÍNICO

Apresenta-se com infecção urinária de repetição.

DIAGNÓSTICO

A US revela ureter dilatado, podendo ser classificado como MOP distal (acomete o segmento pélvico do ureter); subtotal (acomete todo o ureter abaixo da junção pieloureteral) e total (dilatação completa do sistema coletor da pelve e cálices renais em graus variados). A urografia excretora (UGE) pode apresentar afilamento do ureter intravesical característico da anomalia (sinal da ponta do lápis).

TRATAMENTO

O tratamento é conservador na maioria dos casos e não há conduta cirúrgica no período neonatal, exceto nos casos graves e bilaterais, em que a derivação urinaria alta pode ser considerada, alguns pacientes podendo necessitar de diálise peritoneal. Deverão ser mantidos com antibioticoterapia. Nas crianças maiores, o reimplante ureteral (com ou sem modelagem do ureter) ou ureterocutaneostomias descompressivas podem ser indicados na piora da dilatação das vias urinárias, perda de função renal e pielonefrites de repetição.

■ URETEROCELE

A ureterocele consiste em uma dilatação cística do ureter intravesical, levando à obstrução completa ou parcial do fluxo urinário com dilatação a montante do ureter acometido. É mais frequente no sexo feminino e pode ser bilateral em 10%. Está relacionada ao pólo superior de uma duplicidade pieloureteral em 80% dos casos. As ureteroceles em sistema único são mais comuns no sexo masculino.

QUADRO CLÍNICO

Apresenta-se com infecção urinária. O prolapso da ureterocele, através do colo vesical, pode promover sua obstrução e ocasionar retenção urinária.

DIAGNÓSTICO

É detectada na US pré e pós-natal como lesão cística bem definida na parede vesical posterior. Na UCM, apresenta-se como imagem esférica em negativo no assoalho vesical e pode estar associado a RVU para o pólo inferior, nos sistemas duplos. Na urografia excretora, apresenta-se como imagem em duplo contraste denominado "cabeça de cobra" ou em "casca de cebola" (quando a unidade renal associada é funcionante). A uretrocistoscopia é diagnóstica e terapêutica à medida que permite a abertura da ureterocele.

TRATAMENTO

Nos RN ou lactentes com urosepse por hidroureteronefrose associada à ureterocele ou naquelas que ocasionam retenção urinária, a fulguração endoscópica deve ser indicada, propiciando drenagem da unidade renal obstrutiva (podendo curar o RVU associado ao pólo inferior do sistema duplo e ser o tratamento definitivo). A heminefroureterectomia do pólo superior (nos casos com exclusão renal funcional do pólo correspondente) e o reimplante ureteral (função renal preservada ou persistência de RVU) também são cirurgias a serem consideradas nas crianças maiores.

■ URETER ECTÓPICO

O ureter ectópico apresenta abertura mais caudal à sua posição habitual no trígono ou no colo vesical. Estão relacionados ao pólo superior na duplicidade pieloureteral em 80% dos casos; 10% são bilaterais. É mais frequente no sexo feminino (associado à duplicidade pieloureteral), no sexo masculino, incide mais em sistema único.

QUADRO CLÍNICO

Apresenta-se como infecção urinária de repetição. A incontinência urinária paradoxal (perda urinária constante após micção voluntária completa) quando a criança adquire a continência voluntaria, chama a atenção para o diagnóstico. É mais frequente no sexo feminino; no sexo masculino, pode ocorrer orquiepididimite de repetição no período pré-puberal (quando o ureter anômalo está implantado na vesícula seminal).

DIAGNÓSTICO

O orifício ureteral ectópico pode ser observado no vestíbulo no exame genital minucioso no sexo feminino. Apresenta-se como hidroureteronefrose à US pré e pós-natal. A UGE e a urorressonância podem confirmar a implantação anômala do ureter. A uretrocistoscopia e a vaginoscopia podem ser necessárias para firmar o diagnóstico.

TRATAMENTO

As condutas cirúrgicas não são realizadas no período neonatal. Devem ser mantidos em antibioticoterapia profilática. O reimplante ureteral (nos casos com função renal preservada) e a heminefroureterectomia polar superior (exclusão funcional) são condutas cirúrgicas indicadas nos pacientes com infecção do trato urinário (ITU) de difícil controle, na pionefrose e nas crianças maiores.

■ VÁLVULA DE URETRA POSTERIOR

A válvula de uretra posterior (VUP) constitui obstrução congênita por membrana intraluminar na transição da uretra membranosa para a bulbar a partir do *veru-montanum*, o que impede o livre fluxo da urina da bexiga para a uretra. Como é uma anomalia que se instala em período muito precoce do desenvolvimento embrionário, leva à dilatação da uretra posterior, ao espessamento e à hipertrofia do músculo detrusor com bexiga de baixa capacidade e distorção da fisiologia do trígono vesical ("bexiga de válvula") que leva tanto à dificuldade de esvaziamento ureteral como ao RVU associado à displasia renal em graus variáveis, com alta morbidade no recém-nascido. Cerca de 35% dos casos apresenta insuficiência renal na evolução clínica. É a causa mais frequente de obstrução infravesical na criança do sexo masculino.

QUADRO CLÍNICO

A insuficiência respiratória devido à hipoplasia pulmonar é o quadro clínico mais grave da VUP, decorrente de oligoâmnio por displasia renal. Estes pacientes podem nascer com "Fáscies de Potter" e anomalias esqueléticas. Podem apresentar ascite, ocasionada por ruptura do fórnix renal devido à alta pressão hídrica no sistema. No exame físico, os achados de globo vesical palpável, jato urinário em gotejamento ou interrompido e ereção durante a micção tem importância diagnóstica. ITU de repetição, urge-incontinência, sensação de repleção vesical pós-miccional são observados nas crianças maiores.

DIAGNÓSTICO

A maioria das VUP apresenta diagnóstico pré-natal com hidroureteronefrose, bexiga distendida e com paredes espessadas. A UCM é o exame de imagem mais importante no diagnóstico de VUP e identifica a dilatação da uretra posterior, bexiga com paredes trabeculadas, associada ou não com RVU uni ou bilateral. É comum a presença de RVU associado à perda da função do rim ipsilateral com a preservação da função renal do rim contralateral (mecanismo de "Pop-Off"). As disfunções vesicais devem ser diagnosticadas com estudo urodinâmico.

TRATAMENTO

O tratamento da VUP deve ser iniciado com a sondagem vesical que pode solucionar a ascite ocasionada por ruptura do fórnix renal. A fulguração endoscópica da VUP é indicada assim que o RN estiver estável e com o diagnóstico confirmado pela UCM. Nas crianças muito pequenas, nas quais a instrumentalização da uretra com cistoscópio não é possível, é indicada a vesicostomia que será temporária até a ablação da VUP. Em alguns pacientes, a ureterocutaneostomia bilateral pode ser necessária, caso a sondagem vesical não seja efetiva na diminuição da hidroureteronefrose ou ocorra piora progressiva da função renal indicando que a vesicostomia também não será. O tratamento das disfunções vesicais associadas é necessáriao no seguimento clínico.

■ REFLUXO VESICOURETERAL

O RVU constitui o fluxo retrógrado de urina da bexiga para os rins, promovendo infecções de urina e deterioração da função renal. É uma patologia prevalente, mais frequente no sexo feminino e que deve ser investigada na incidência de ITU em ambos os sexos. O RVU pode ser primário (deficiência dos mecanismos antirrefluxivos anatômicos na junção ureterovesical) ou secundário (disfunção vesical). Pode ser passivo (durante o enchimento vesical na UCM) ou ativo (durante a fase miccional da UCM). Os RVU ativos são os mais lesivos para o parênquima renal.

QUADRO CLÍNICO

Apresenta-se com infecção urinária de repetição. Em crianças maiores, as disfunções miccionais devem ser sempre investigadas.

DIAGNÓSTICO

A UCM confirma a presença e o grau do RVU. A UCM deverá ser realizada no período neonatal nos casos de hidroureteronefroses bilaterais, para excluir a presença de VUP. Em crianças maiores, o estudo urodinâmico deve ser realizado para o diagnóstico das disfunções vesicais associadas.

TRATAMENTO

Em casos graves e bilaterais de RVU, com perda progressiva da função renal, a vesicostomia ou ureterocutaneostomia descompressivas podem ser necessárias no período neonatal, na tentativa de evitar a deterioração do parênquima renal. São mantidos em antibioticoterapia profilática e seguimento ambulatorial com exames séricos de função renal e de imagem. A resolução espontânea é de 80% nos RVU grau I e II e de 30-50% nos graus III-V. O tratamento cirúrgico (injeção endoscópica subureteral de polímeros ou de reimplantes ureterais abertos ou laparoscópicos) estará indicado nos casos de falha do tratamento clínico, em anomalias associadas (duplicidade pieloureteral, divertículo de Hutch) e em graus IV-V.

■ RIM MULTICÍSTICO

Representa uma forma extrema de displasia renal associada com atresia ureteral, quando o broto ureteral perde a capacidade indutora da diferenciação do metanefro. Pode ser raramente bilateral e será incompatível com a vida (o RN terá estigmas do "fácies de Potter") já que o parênquima renal não se diferencia e os néfrons não se formam. O rim multicístico não é funcionante.

QUADRO CLÍNICO
Apresenta-se como massa abdominal lobulada, palpável em flanco no período neonatal, de tamanhos variados.

DIAGNÓSTICO
A ultrassonografia evidencia múltiplos cistos não comunicantes e confirma o diagnóstico.

TRATAMENTO
Não há conduta cirúrgica no período neonatal. A nefrectomia será indicada raramente em casos de dúvida diagnóstica ou de persistência de massa renal muito grande, dando sintomatologia compressiva de vísceras vizinhas.

■ RINS POLICÍSTICOS
A policistose renal infantil se manifesta por renomegalia bilateral, geralmente simétrica, associada à insuficiência renal. Evoluem com falência progressiva da função renal e está associada, com frequência, a cistos em outros órgãos, como fígado, baço, pâncreas, pulmões, e a dilatações aneurismáticas das artérias cerebrais renais e esplênicas (síndrome de Carolli). É doença autossômica recessiva, ocorrendo dilatação progressiva dos túbulos coletores, com destruição dos néfrons correlacionados.

> **ATENÇÃO!**
> A insuficiência renal pode já se instalar precocemente no período neonatal, conforme o grau de destruição dos néfrons dos rins acometidos.

QUADRO CLÍNICO
Manifestam-se como grandes massas palpáveis abdominais e insuficiência renal em graus variados.

DIAGNÓSTICO
A US e a UGE (aspecto característico em "raios de sol") confirmam o diagnóstico.

TRATAMENTO
O tratamento visa ao controle da insuficiência renal progressiva até a realização do transplante renal. Alguns pacientes necessitam de implantes de cateter peritoneais ainda no período neonatal. A nefrectomia pode ser necessária em casos de exceção, em que a renomegalia compromete a diálise peritoneal.

■ SÍNDROME DE PRUNE-BELLY
Aplasia da musculatura abdominal, dilatação acentuada do trato urinário e criptorquidia bilateral consistem na tríade da síndrome de Prune Belly.

QUADRO CLÍNICO
O exame físico é característico: flacidez do abdome pela aplasia ou hipoplasia da musculatura da parede abdominal (configurando o aspecto de abdome em ameixa-seca) e criptorquidia bilateral, podendo ou não estar associado a megalouretra peniana. Podem apresentar oligoâmnio e ascite fetal nos casos mais graves.

DIAGNÓSTICO
É feito pelos achados do exame físico e confirmado pela US com dilatação das vias excretoras.

TRATAMENTO
O RN pode apresentar complicações respiratórias graves devido à hipoplasia pulmonar associadas ou não à insuficiência renal. Deve ser evitada qualquer instrumentação do trato urinário como sondas vesicais e exames invasivos devido ao risco de ITU de difícil controle. Introduz-se antibioticoterapia profilática para evitar as ITU. A conduta cirúrgica é de exceção mesmo nas crianças maiores, em casos de infecção de difícil controle e em geral limitadas à vesicostomia ou mais raramente ureterocutaneostomia. Como a maioria destes pacientes são obstipados pela ausência da prensa abdominal no momento da evacuação e pelo risco de trauma em vísceras abdominais parenquimatosas, realizamos a plastia da fáscia abdominal não muscularizada (cirurgia de Monfort), para conter as vísceras e melhorar a prensa abdominal nas crianças maiores (idade pré-escolar).

■ NEFROMA MESOBLÁSTICO CONGÊNITO
É o tumor renal mais diagnosticado na US pré-natal, também conhecido como tumor de Bolante. Trata-se de tumor benigno com substituição do parênquima renal por lóbulos de tecido fibroso. São tumores grandes com fração lenta de crescimento e devem ser diferenciados do tumor de Wilms que não incide no RN.

QUADRO CLÍNICO
Ao exame físico, apresenta-se como massa abdominal palpável volumosa, endurecida e bocelada no flanco do RN.

DIAGNÓSTICO
O diagnóstico é pré-natal e será confirmado com US e TC.

TRATAMENTO
A nefrectomia será indicada ao diagnóstico, sendo curativa na maioria dos casos.

■ COMPLEXO EXTROFIA-EPISPÁDIA
Constituem grupo de malformações complexas que envolvem bexiga, ossos pélvicos, parede abdominal, genitais externos, períneo e eventualmente intestino. É composto pela extrofia de bexiga, extrofia de cloaca e epispádia. Apesar de serem patologias urológicas raras, os tratamentos cirúrgico e clínico são desafiadores.

QUADRO CLÍNICO
Na extrofia de bexiga, a placa vesical apresenta-se aberta na região suprapúbica, de aspecto avermelhado e eliminando urina continuamente através dos meatos ureterais expostos. A sínfise púbica apresenta-se afastada e a uretra aberta em toda a sua extensão na face dorsal. A parede abdominal apresenta defeito grande entre o umbigo e a sínfise púbica. O pênis é curto e encurvado no sexo masculino e o clitóris encontra-se bífido na menina. O ânus é anteriorizado.

Na extrofia de cloaca, há presença de onfalocele hipogástrica e entre as duas hemibexigas encontra-se a placa intestinal aberta. O intestino posterior não se forma e por isso apresentam anomalia anorretal associada. A sínfise púbica é bastante separada, com os tubérculos genitais totalmente afastados da linha média, dificultando o diagnóstico de gênero com genitália ambígua.

Na epispádia, a placa uretral encontra-se aberta na face dorsal do pênis em maior ou menor grau, acompanhada de curvatura dorsal e capuchão ventral. Podendo ser continente ou incontinente (se a abertura da uretra seguir até o colo da bexiga).

DIAGNÓSTICO

O diagnóstico é clínico. A extrofia de cloaca pode ser acompanhada de outras malformações intestinais, esqueléticas, cardíacas, neurológicas e urológicas, as quais devem ser pesquisadas.

TRATAMENTO

No período neonatal, a reconstrução vesical deve ser realizada preferencialmente nas primeiras 72 horas de vida, permitindo uma aproximação dos ossos púbicos sem necessidade de oteotomia. Realiza-se o fechamento da placa vesical, plástica umbilical e aproximação dos ossos púbicos, mantendo a epispádia incontinente nos meninos. No sexo feminino, a correção da bifidez do clitóris permite um resultado estético mais definitivo. Na extrofia de cloaca, as placas vesicais são unidas e a placa intestinal é separada é convertida em uma ileostomia ou colostomia terminal; realiza-se, então, a correção da onfalocele. As cirurgias para aquisição da continência urinária e para correção da epispádia serão realizadas em tempos cirúrgicos posteriores.

■ PATOLOGIAS ESCROTAIS E TESTICULARES

TORÇÃO DO TESTÍCULO

A torção testicular do recém-nascido ocorre devido à deficiência de fixação da túnica vaginal ao gubernáculo e ao dartos, permitindo uma rotação total do testículo, comprometendo sua vascularização (torção extravaginal), o que rapidamente leva à necrose da gônada.

Quadro clínico

Apresenta-se como anorquia, quando ocorre torção em fase precoce do desenvolvimento testicular ou como gônada aumentada de tamanho, endurecida, com ou sem sinais flogísticos e normalmente indolor ou pouco dolorosa à palpação, quando a torção ocorre próximo ao nascimento.

Diagnóstico

O diagnóstico é clínico e terá de ser complementado com US Doppler, que demonstrará ausência de fluxo arterial para o testículo, podendo também diagnosticar tumores.

Tratamento

A maioria dos testículos torcidos no período neonatal apresenta-se inviável ao diagnóstico e por isso é realizada orquiectomia do lado acometido e orquidopexia do testículo contralateral assim que o RN estiver condições de ser anestesiado.

TUMOR TESTICULAR

Cerca de 25% dos teratomas testiculares se manifestam no período neonatal.

Quadro clínico

Apresenta-se como tumoração indolor palpável no RN e por isso tem a torção testicular perinatal e hidrocele como diagnósticos diferenciais.

Diagnóstico

A US é utilizada para confirmar o diagnóstico. Devem ser colhidos marcadores tumorais, como alfafetoproteína e gonadotrofina coriônica humana (β-HCG).

Tratamento

A orquiectomia deve ser realizada através de incisão inguinal. A cirurgia pode ser o único tratamento a ser realizado a depender do estadiamento do tumor. O seguimento é realizado com dosagem seriada de marcadores tumorais.

HÉRNIA INGUINAL E HIDROCELE

Hidrocele é definida como coleção de líquidos entre a túnica parietal e visceral da túnica vaginal, sendo muito comum nos RN prematuros. A hidrocele é dita não comunicante, quando não existe variação do volume escrotal durante o dia, e comunicante, quando há variação de volume devido à persistência do conduto peritônio vaginal (CPV). Na hérnia inguinal, poderá haver escorregamento de alça intestinal para o CPV, podendo acarretar encarceramento e estrangulamento da alça (hérnia encarcerada).

Quadro clínico

A hidrocele apresenta-se como aumento do volume escrotal, de consistência cística, com transiluminação positiva. Na hérnia inguinal, palpa-se conteúdo intestinal (ou ovário na menina) no canal inguinal que pode ser facilmente reduzido. Palpa-se o espessamento do conduto peritônio vaginal no exame bimanual do canal inguinal ("sinal do roçar da seda").

Diagnóstico

O diagnóstico se baseia na história clinica, no exame físico e na trasiluminação escrotal.

Tratamento

A correção cirúrgica da hérnia inguinal deve ser realizada o mais breve possível devido ao risco de encarceramento das alças intestinais, causa de abdome agudo obstrutivo muito frequente no período neonatal (período da cólica do primeiro trimestre, quando o lactente faz muito esforço abdominal, projetando alças intestinais para dentro do saco herniario). A conduta deve ser expectante na hidrocele não comunicante, pois a maioria apresenta resolução no primeiro ano de vida. O tratamento da hidrocele comunicante também é cirúrgico e é realizada através de incisão inguinal, semelhante ao tratamento da hérnia inguinal devido à persistência do CPV.

GENITÁLIA AMBÍGUA (DISTÚRBIO DA DIFERENCIAÇÃO SEXUAL)

RN portador de malformação na genitália externa, que impede a definição do gênero ao nascimento, configura quadro de distúrbio de diferenciação sexual (DDS). Este achado implica urgência social e em algumas doenças que a determinam, em urgência clínica, já que o neonato apresenta risco à vida se o diagnóstico não for precoce, como na hiperplasia congênita da suprarrenal (HCSR) forma perdedora de sal.

Quadro clínico

A genitália pode apresentar-se simétrica ou assimétrica. Se o encontro das estruturas anatômicas do genital de um lado da linha média são semelhantes ao do outro lado, ela será simétrica; do contrário, será assimétrica. Este aspecto tem importância diagnóstica, já que a virilização ou não da genitália externa está na dependência da gônada ipsilateral. Tem importância o tamanho do falo, associado ou não a estigmas de hipospádia (corda, capuchão, meato abaixo da glande). Lembrar que na HCSR, a grande virilização pode ser tão intensa que o RN pode apresentar-se com falo normal (até mesmo com fimose), porém com escroto pequeno, não ocupado por gônada à palpação. A HCSR na forma perdedora de sal (por deficiência das enzimas 21 hidroxilase; 3β-desidrogenase e 11 hidroxilase) deve ser sempre lembrada diante de RN com quadro de desidratação, vômitos e tendência ao choque a partir da primeira semana de vida, com ambiguidade genital simétrica.

Diagnóstico

A confirmação se dará a partir dos achados de exame físico. A dosagem dos esteroides (urinários e séricos), US dos órgãos pélvicos, genitograma, laparoscopia e biópsia de gônadas são exames a serem utilizados para esclarecimento diagnóstico nas DDS. No entanto, o diagnóstico definitivo não poderá ser dado sem a realização do cariótipo. A análise de todos os dados por equipe multidisciplinar definirá o gênero e só então o paciente poderá ser registrado.

Tratamento

Inclui abordagem clínica e cirúrgica na dependência do tipo da DDS firmada. Na HCSR, deve-se inibir a liberação do hormônio adrenocorticotrófico (ACTH) pela hipófise com o emprego de glicocorticoides. Quando ocorre perda de sal, podemos utilizar o 9α-fluoridrocortisona com ação mineralocorticoide. O tratamento cirúrgico promoverá feminilização do genital em idade oportuna. Na síndrome da resistência periférica à testosterona, forma completa, o tratamento cirúrgico visará à extirpação das gônadas (testículos) antes da idade puberal, pelo alta incidência de tumores (gonadoblastoma). As formas parciais também incluirão a genitoplastia. Estes pacientes são, na maioria absoluta dos casos, designados como mulheres. A reposição hormonal estrogênica estará indicada para o desenvolvimento dos caracteres sexuais secundários femininos.

REVISÃO

- As anomalias urológicas são detectadas na US realizada no pré-natal. Seguimento adequado diminui a sua morbidade.
- Sinais de alerta para anomalias urológicas: oligoâmnio, artéria umbilical única, massas abdominais palpáveis em flanco, retardo na eliminação de urina após 48h, diminuição do jato urinário, globo vesical palpável e genitália ambígua.
- A estenose da JUP representa a causa mais frequente de hidronefrose antenatal.
- O RVU é uma patologia prevalente e que deve ser investigada como causa de ITU.
- Os distúrbios miccionais no neonato chamam a atenção para o diagnóstico de VUP que necessita investigação imediata.
- A tríade da síndrome de Prune Belly consiste na aplasia ou hipoplasia da musculatura abdominal, criptorquidia bilateral e dilatação do trato urinário.
- Extrofia de bexiga, extrofia de cloaca e epispádia constituem malformações urológicas raras com tratamento cirúrgico desafiador.
- A torção testicular é uma emergência urológica que deve ser prontamente identificada ou afastada como causa de escroto agudo.
- As hérnias inguinais e hidrocele são patologias frequentes e seu diagnóstico se baseia na história clínica e no exame físico.
- Genitália ambígua pode significar urgência clínica nos casos de hiperplasia congênita da suprarrenal forma perdedora de sal.

■ LEITURAS SUGERIDAS

Gillenwater JY, Howards SS, Grayhack JT, Mitchell ME, editors. Adult and pediatric urology. 4th ed. Philadelphia: Lippincott Williams & Wilkins; 2002.

Wein AJ, Kavoussi LR, Novick AC, Partin AW, Peters CA, editors. Campbell-Walsh urology. 10th ed. Philadelphia: Saunders; 2012.

PARTE 4
SAÚDE DA MULHER

GINECOLOGIA

78
MÉTODOS ENDOSCÓPICOS

- JOSÉ MARIA CORDEIRO RUANO
- LUIZ CAVALCANTI DE ALBUQUERQUE NETO
- MARAIR GRACIO FERREIRA SARTORI

A cirurgia endoscópica ampliou sobremaneira seu campo de atuação nas várias áreas da medicina. A laparoscopia é um modo de acessar a cavidade abdominal por meio de pequenas incisões na parede abdominal sem a necessidade de laparotomia, permitindo uma recuperação mais rápida no pós-operatório e menor período de convalescença.

Na ginecologia em particular, a laparoscopia, a cirurgia robótica e a histeroscopia experimentaram um desenvolvimento técnico sem precedentes: a melhoria nos sistemas de imagem, por meio de sistemas de videocâmaras de alta definição, e do instrumental operatório tornou possível uma maior precisão técnica e incremento de indicações.

VIDEOLAPAROSCOPIA

De modo geral, os resultados das cirurgias videolaparoscópicas tendem a ser superiores aos da cirurgia convencional em relação à redução da dor, devido a menores incisões e melhor resultado estético, bem como menor período de internação hospitalar. Possibilita à paciente um retorno mais rápido a suas atividades. Tecnicamente, reduz a exposição dos órgãos abdominais e da cavidade celômica ao meio externo, evitando o ressecamento das vísceras, reduzindo aderências e a perda de calor. Esses atributos abrem um conceito de cirurgia minimamente invasiva ou cirurgia de acesso mínimo.

O conceito de cirurgia minimamente invasiva tem sido muito expandido, visando a cirurgias com melhores resultados, ao rápido retorno às atividades físicas e profissionais e à redução da dor pós-operatória. O acesso laparoscópico à cavidade peritoneal apresenta vantagens em relação às cirurgias abertas tradicionais, pois resulta em incisões menores e menor risco de complicações locais e sistêmicas.

PRINCÍPIOS GERAIS

A videolaparoscopia constitui uma via de acesso para o interior do abdome, a fim de examinar visualmente a cavidade abdominal e a superfície de seus órgãos. Permite, ainda, o tratamento das enfermidades ginecológicas.

O acesso à cavidade abdominal, na maioria das vezes, é feito pela parede abdominal na cicatriz umbilical. Os princípios gerais da videolaparoscopia são mantidos e respeitados quando na utilização da tecnologia robótica ou em outras vias de acesso à cavidade peritoneal.

A anestesia empregada é a geral, pelo conforto e pela segurança que oferece. A peri e a intradural podem ser usadas associadas à geral, com o intuito de melhoria do conforto pós-operatório quando forem procedimentos que demandem um longo tempo de cirurgia.

Completada a anestesia, dá-se início ao tempo abdominal, com incisão, em geral na cicatriz umbilical, que possibilite a passagem de trocáteres para a introdução de um sistema de imagem óptico. Outras punções, chamadas de auxiliares, são realizadas, sem um número limite, geralmente em localizações suprapúbicas. Essas aberturas permitem o acesso de pinças que auxiliam na cirurgia, devendo ser posicionadas de maneira a não se interporem.

A drenagem vesical por sonda de Foley está recomendada: nas pacientes com útero e não virgens, coloca-se um dispositivo denominado "manipulador uterino", que auxilia no deslocamento lateral e anterior do útero, facilitando a visão dos órgãos pélvicos, em particular, a escavação retrouterina.

Os riscos da cirurgia videolaparoscópica estão associados à anestesia, à via de acesso, ao meio de distensão, à indicação cirúrgica, ao instrumental inadequado e, principalmente, à inexperiência do cirurgião. Há possibilidade de conversão para via aberta ou laparotomia quando algum risco se sobressaia e a situação não permita continuar pela via endoscópica.

PREPARO PRÉ-OPERATÓRIO

A paciente pode ser internada no dia da cirurgia. Exames hematológicos, para verificar anemia, alterações de coagulação, diabetes ou insuficiência renal e pulmonar são necessários deacordo com a faixa etária e as comorbidades. Utilizam-se laxativo na véspera e antibiótico endovenoso (cefoxitina) profilático antes da cirurgia. Preparo intestinal pode ser indicado quando na possibilidade de seu envolvimento ou na dependência de indicação de outro procedimento associado. A tricotomia pubiana é dispensável.

É fundamental a revisão sistemática prévia do material cirúrgico em sala cirúrgica antes do início da anestesia, a fim de detectar alguma irregularidade de funcionamento da aparelhagem.

INDICAÇÕES E CONTRAINDICAÇÕES

Há duas modalidades de utilização da videolaparoscopia – diagnóstica (Quadro 78.1) e terapêutica (Quadro 78.2).

QUADRO 78.1 ■ Indicações de videolaparoscopia diagnóstica

- Algia pélvica crônica
- Dismenorreia secundária
- Dispareunia
- Possibilidade de endometriose
- Doença inflamatória pélvica
- Infertilidade
- Abdome agudo: inflamatório ou hemorrágico (gestação ectópica, apendicite)
- Anomalias congênitas

Videolaparoscopia cirúrgica ou terapêutica

Nesse sentido, aumenta-se sobremaneira a aplicação da videolaparoscopia. Em ginecologia, todas as indicações das afecções benignas e mesmo oncológicas da pelve feminina têm um paralelo na indicação videocirúrgica. A exceção se faz aos tumores de grandes volumes e com características sólidas, que impossibilitam o acesso à pelve. No Quadro 78.2, as indicações são subdivididas de acordo com o órgão envolvido.

Embora esse quadro de indicações seja abrangente, é importante ressaltar que um procedimento que possa ser realizado via videolaparoscopia não exclui as demais opções. De fato, as vantagens atribuídas à via laparoscópica devem estar associadas à experiência do cirurgião, à equipe e ao adequado uso do instrumental cirúrgico endoscópico.

QUADRO 78.2 ■ Indicações de videolaparoscopia terapêutica

Útero
- Miomectomia (nódulo seroso ou intramural)
- Histerectomia total laparoscópica
- Histerectomia vaginal assistida por laparoscopia
- Histerectomia supracervical (subtotal)
- Tuba uterina
- Salpingectomia: gravidez ectópica, hidrossalpinge, envolvimento inflamatório
- Salpingoplastia, salpingostomia
- Salpingoneostomia (na hidrossalpinge)
- Fimbrioplastia
- Laqueadura tubária (eletrocoagulacão bipolar, monopolar, "clipes" de Hulka, anéis de Yoon)
- Salpingólise: lise de aderências anexiais
- Gravidez ectópica: salpingotomia linear, salpingectomia

Ovário
- Biópsia ovariana
- Ooforectomia
- Ooforoplatia (exérese de cisto ovariano)

Outras indicações
- Correção da retroversão uterina
- Retirada de DIU da cavidade abdominal após perfuração uterina
- Dor pélvica crônica:
  a | ablação de ligamentos uterossacros na dismenorreia
  b | neurectomia pressacral
  c | endometriose em seus diferentes estágios, dissecção de obliteração de fundo de saco de Douglas até sigmoidectomia nas lesões envolvendo septo retovaginal, na endometriose profunda
- Correção de incontinência de esforço pela técnica de Burch
- Distopias genitais:
  a | procidência da parede vaginal anterior (defeito paravaginal)
  b | prolapso de cúpula vaginal pós-histerectomia
  c | enterocele
- Cirurgias de bexiga: cistectomias parciais: retiradas de nódulos (endometriose ou mioma) em parede vesical
- Cirurgia em ureter: dissecção retroperitoneal de ureter e anastomose
- Malformações genitais:
  a | diagnóstico do tipo de malformação mulleriana e terapêutica (p. ex.: hemi-histerectomia em hemiútero bicorno não comunicante com a vagina na hematometra)
  b | neovagina nas agenesias vaginais (técnica de Vecchietti ou Davyoff) (p. ex.: síndrome de Mayer-Roktanski-Kuster-Hauser)
- Oncologia
  a | carcinoma de endométrio: histerectomia radical e linfadenectomia pélvica como procedimento terapêutico e prognóstico nos estádios iniciais
  b | carcinoma de colo: histerectomia radical, linfadenectomia pélvica, terço superior da vagina
  c | carcinoma de ovário: *second look* após cirurgias de neoplasias ovarianas

ATENÇÃO!
As indicações para via laparoscópica devem ser precisas. O tratamento cirúrgico não pode ser influenciado pela via de acesso. São inegáveis as vantagens dessa via de acesso, e seus benefícios sempre devem ser respeitados.

COMPLICAÇÕES

Como em qualquer outro procedimento cirúrgico, as complicações da video-laparoscopia devem ser corrigidas no intraoperatório. Algumas delas são inerentes a esse procedimento: em cada passo dele, há riscos. Entre essas complicações, as mais graves estão ligadas à 1ª punção: lesões vasculares e viscerais. Porém, aquelas relacionadas ao instrumental, como lesões térmicas de vísceras por eletrocoagulação monopolar ou bipolar, devem determinar remoção do seguimento de alça lesado, ou mesmo colostomia, quando envolve intestino grosso.

Em relação às contraindicações, estas obedecem aos mesmos critérios atribuídos à cirurgia convencional.

O abdome agudo tem, na laparoscopia, uma indicação diagnóstica e terapêutica. Porém, diante de choque, insuficiência respiratória aguda (IRpA), distensão abdominal excessiva que impossibilite a realização de pneumoperitônio, obstrução intestinal e hérnia diafragmática grande, a indicação deve avaliada.

Algumas condições, como gravidez, envolvem complicações maternas e fetais. O CO_2 pode levar a risco de acidose fetal.

As afecções anexiais inflamatórias apendiculares, colecistopatias, também podem comprometer a gestação. A indicação cirúrgica deve levar em conta o período de gestação.

CIRURGIA ROBÓTICA

O desenvolvimento de tecnologias ligadas a instrumental e técnicas cirúrgicas culminou nesses últimos anos na aplicação da videolaparoscopia a sistemas robóticos, criados com a finalidade de reduzir morbidade; ampliar a precisão cirúrgica e, indiretamente, possibilitar aos médicos não acostumados a técnicas de videocirurgia experimentarem essa nova fronteira do conhecimento. Tais aparelhos surgiram nos anos 1990 e têm sido aperfeiçoados desde então. A obtenção de imagens em 3D e a ampliação da capacidade do cirurgião de executar movimentos precisos são pontos cruciais em procedimentos laparoscópicos mais complexos. O manuseio de estruturas delicadas e nobres, como nervos, artérias, veias e tubas uterinas, para preservar e/ou reparar, sua função, por meio de movimentos tridimensionais guiados à braços robotizados, difere da visão bidimensional fornecida pela laparoscopia convencional. Isso amplia o conforto do cirurgião, melhorando sensivelmente a ergonomia da equipe e aumentando o grau de liberdade de tempo de cirurgia, além do cansaço causado pelo uso das pinças laparoscópicas comuns, que dificultam o sucesso e restringem sua aplicação em algumas cirurgias complexas.

A robótica tem sido utilizada em alguns procedimentos ginecológicos, como histerectomia, linfadenectomia, miomectomia, reanastomose tubária e sacrocolpofixação, parecendo colaborar com bons resultados. No entanto, para que seja amplamente aceita, tem de se provar de fácil manuseio por toda a equipe multiprofissional que lida com o aparelho e de aprendizado factível para o cirurgião, sem aumento da exposição do paciente a riscos ou desconforto, comparativamente a outras técnicas disponíveis. No momento, o aspecto negativo se dá em virtude de seu alto custo, limitando sua instalação a centros com maiores recursos.

OUTROS ACESSOS

O desenvolvimento técnico se dá em paralelo com novos conceitos de cirurgia minimamente invasiva visando ao acesso à cavidade abdominal e pélvica por orifícios naturais, como boca, ânus e vagina, abrindo um novo campo de pesquisa.

O acesso à cavidade abdominal pela vagina por meio da culdoscopia, conhecida desde 1946, vem sendo retomado em seres humanos, por sistemas ópticos flexíveis. No entanto, outras vias, como a transgástrica, têm sido estudadas.

A cirurgia transgástrica é realizada com a introdução de um endoscópio pela parede gástrica, que permite acessar as cavidades abdominal e pélvica. Suas vantagens são eliminação de cicatrizes abdominais, redução do risco pós-operatório, como hérnias e aderências, e menor risco de infecção e de dor pós-operatória.

> **ATENÇÃO!**
>
> O advento de novas tecnologias para as cirurgias minimamente invasivas obriga o cirurgião ginecologista a uma constante atualização do saber. A videolaparoscopia é um claro exemplo de procedimento inovador em constante evolução.

■ VÍDEO-HISTEROSCOPIA

A histeroscopia foi um dos primeiros métodos desenvolvidos para visualização e estudo direto da cavidade uterina. Com o passar dos anos e a partir das inovações ocorridas na área, a histeroscopia abriu novas possibilidades diagnósticas para o canal cervical e a cavidade uterina, revelando limites para a curetagem uterina. Agora, é possível a execução de exame endoscópico no próprio consultório sem o uso de qualquer tipo de anestésico ou dilatação do canal cervical. A histeroscopia é um exame ambulatorial que não requer preparo prévio, dispensa anestesia e antibioticoterapia e é reprodutível.

No começo da década de 1990, diversos histeroscopistas deixaram de utilizar o espéculo, a pinça de Pozzi e o CO_2 na realização das histeroscopias. Em 1997, Bettocchi e Selvaggi[1] introduziram a camisa diagnóstica (3,7 mm) e a cirúrgica (3,2 × 5,3 mm de diâmetro), de formato ovalado, e novos elementos acessórios, como agulha monopolar.

Agora, a histeroscopia ambulatorial pode ser subdividida em diagnóstica e cirúrgica. Não requer anestesia, sedação nem dilatação cervical, permitindo ser realizada no ambulatório em 95% dos casos. O meio de distensão é o líquido, e podem ser usados manitol, sorbitol, glicina para a corrente monopolar e solução fisiológica (SF) a 0,9% para os casos em que a energia utilizada for a bipolar.

Dessa forma, no ambulatório, são possíveis a realização da extração de pólipos pequenos, da liberação de sinéquias, de biópsias dirigidas e extrações de corpo estranho (DIU, metaplasia óssea). Isso torna o método imprescindível na prática ginecológica.

INDICAÇÕES

Qualquer processo patológico intracavitário pode beneficiar-se do diagnóstico endoscópico.

A indicação mais frequente é o sangramento uterino anormal. No menacme, os pólipos endocervicais e endometriais, as endometrites e as disfunções endócrinas podem ser responsabilizados por eventuais sangramentos uterinos anormais. Na peri e na pós-menopausa, o endométrio atrófico, o carcinoma do colo do útero, o carcinoma do endométrio, os pólipos endocervicais e endometriais e os sangramentos iatrogênicos provocados pela inadequada utilização da terapia de reposição hormonal são responsáveis pelo maior contingente de casos.

A atrofia endometrial é uma das causas mais frequentes de sangramento uterino na pós-menopausa. O estado hipoestrogênico propicia atrofia, superficialização e maior delicadeza das paredes vasculares, daí a eritrodiapedese e o progressivo acúmulo de sangue na cavidade consubstanciando o sangramento anormal.

Pacientes inférteis ou estéreis formam a 2ª maior indicação da histeroscopia diagnóstica. Na avaliação desses casos, a histeroscopia enriquece as informações acerca dos fatores cervical e uterino: permeabilidade do orifício externo e do canal endocervical; presença ou não de tumorações (pólipos, sinéquias, miomas, neoplasias); e observação de aspectos ligados à fisiologia do ciclo (pela avaliação do muco cervical).

Quanto ao fator uterino, com a histeroscopia é possível obter dados a respeito da permeabilidade do orifício interno e das alterações anatômicas encontradas na cavidade uterina. A histeroscopia confirma e complementa com detalhes o que, às vezes, já foi diagnosticado pela US transvaginal (USTV), histerossalpingografia, pela laparoscopia ou pela RM. Nas pacientes em programa de fertilização *in vitro* (FIV), deve ser obrigatória a avaliação prévia da cavidade uterina por histeroscopia.

É indicação precisa na localização de corpos estranhos, como metaplasia óssea e DIU, perdidos na cavidade uterina.

Deve ser utilizada no diagnóstico diferencial de doenças intracavitárias suspeitas e não definidas por outras técnicas. O exemplo mais comum é o diagnóstico ultrassonográfico de espessamento endometrial (> 5 mm), que requer avaliação direta e morfológica. Algumas vezes, o endométrio espessado visto à US pode corresponder a pólipo endometrial. Outros exemplos são as "falhas de enchimento" à histerossalpingografia, que requerem avaliação complementar para melhor definição.

As indicações histeroscópicas não se restringem à ginecologia. Há indicação também na obstetrícia, na avaliação de restos placentários ou abortivos e no diagnóstico e acompanhamento da involução da neoplasia trofoblástica gestacional e histeroembrioscopia. Como se observa, a histeroscopia é a arma fundamental e indispensável na propedêutica da mulher.

CONTRAINDICAÇÕES

São poucas, o que já representa uma vantagem do método. As contraindicações são gestação, infecção genital e metrorragia. Teme-se a infecção genital pela possibilidade de disseminação. Sugere-se tratamento prévio para, após a cura, as pacientes serem submetidas ao exame endoscópico.

COMPLICAÇÕES

Surgem quando as contraindicações são ignoradas, o instrumental for inadequado e o endoscopista não apresentar experiência suficiente. As primeiras complicações ocorrem quando há obstrução do orifício externo do colo do útero, podendo ocorrer falso trajeto e perfuração uterina. Sensação de náusea e até vômitos podem ocorrer por estímulo vagal ou hipotensão, preconizando-se, nesses casos, a utilização de atropina 0,5 mg sublingual ou IM. São consideradas complicações os traumas provenientes do choque entre a óptica e o tecido, que não só podem provocar sangramentos indesejados, como até perfuração uterina. Diagnosticada a perfuração, avalia-se a existência de sangramento importante ou lesão de algum outro órgão adjacente, o que é muito raro. Retira-se a óptica lentamente, observando-se o seu trajeto, e a paciente permanece em observação por três horas, sob controle dos sinais vitais. É excepcional que venha a necessitar de laparoscopia ou laparotomia na avaliação da cavidade abdominal.

A endometrite e a doença inflamatória pélvica (DIP) são complicações raras, pertinentes às falhas na assepsia da vagina e na esterilização do material utilizado no exame.

BIÓPSIA

Após a realização da histeroscopia ambulatorial diagnóstica, pode-se e, na maioria dos casos, deve-se realizar a biópsia histeroscópica. Agora, com a utilização da camisa de Bettocchi ovalada, é possível sempre adaptar a óptica à posição do orifício interno. Com isso, durante a penetração da óptica já existe a possibilidade de acesso das pinças (graspinge tesouras) ao útero, facilitando e permitindo sempre a realização da biópsia dirigida. É uma mudança de postura radical, pois toda histeroscopia ambulatorial permite a realização de biópsia dirigida.

HISTEROSCOPIA CIRÚRGICA

A histeroscopia ambulatorial diagnóstica é obrigatória antes de qualquer histeroscopia cirúrgica com ressectoscópio.

O equipamento necessário consta de ressectoscópio, acoplado a uma óptica de 4 mm de diâmetro e 30 cm de comprimento, fonte de luz de 300 W, sistema de irrigação e câmera de vídeo com monitor.

O sistema de irrigação permite infundir e aspirar líquido sob pressão constante e suficiente para distender a cavidade uterina, possibilitando sua perfeita visualização. Utiliza-se líquido como distensor. Em constante troca, consegue-se manter a cavidade limpa e a visualização perfeita.

Quando se utiliza o bisturi monopolar, os líquidos de eleição podem ser manitol a 3%, sorbitol a 3% ou glicina a 1,5%, por serem carreadores de energia. Quando se emprega o bisturi bipolar, opta-se por SF a 0,9% por motivo inverso.

A histeroscopia cirúrgica é a melhor opção para exérese de pólipos endocervicais e endometriais, que formam a indicação mais frequente.

Os leiomiomas submucosos G0 (completamente localizados na cavidade uterina) apresentaram resultados excepcionais. O resultado final dos leiomiomas tipos G1 (mais da metade está localizada na cavidade uterina) e G2 (menos da metade está localizada na cavidade uterina) depende de outros fatores, como localização, número e tamanho.

A técnica da miomectomia histeroscópica oferece a possibilidade de se dividir o ato operatório em dois tempos, nos casos de grandes tumores, ricamente vascularizados e que possam exigir um tempo maior de cirurgia.

A cirurgia histeroscópica não deve exceder 45 minutos, sob risco de desequilíbrio hidreletrolítico (overload). Esse limite pode ser pouco ampliado quando se utiliza corrente bipolar (Versapoint®) porque, nesses casos, emprega-se SF a 0,9%.

Outras indicações precisas são os casos de malformações uterinas (septo) e sinéquias.

A ablação de endométrio é opção terapêutica para pacientes com alterações hemorrágicas, provocadas por lesões benignas que não respondem ao tratamento clínico. Essa ação objetiva a completa remoção do endométrio, tanto em profundidade quanto em extensão, mantendo a possibilidade futura de exploração da cavidade uterina. Para o sucesso da cirurgia, é preciso remover a camada funcional do endométrio até a membrana basal. Modernamente, têm surgido outras possibilidades para a realização da destruição do endométrio, em destaque a ressecção com bisturi bipolar (Versapoint®), hidrotermoablação, Thermachoice®, laser (Ellit®), micro-ondas, radiofrequência, fotodinâmica e crioablação. Destes, o mais promissor e já experimentado no meio é a ressecção com o bisturi bipolar, que, por utilizar SF, reduz em muito os riscos de distúrbios hidreletrolíticos e apresenta excelente potência de corte.

Complicações da histeroscopia cirúrgica

Podem ser mecânicas, como laceração do colo e perfuração uterina; hemorrágicas, quando o corte ultrapassa a membrana basal e atinge o miométrio, sede de vasos com maior calibre; e relacionadas à distensão uterina, que são as mais preocupantes.

Para evitar esse perigo maior, algumas medidas são muito importantes:
- controlar a diferença entre a entrada e a saída de líquido do útero, que não pode exceder 1.000 mL;
- cuidar a duração da cirurgia, que não deve exceder 45 minutos;
- evitar ultrapassar o limite da cavidade basal do endométrio;
- dar preferência à anestesia regional (raquiperidural), que favorece a observação do nível de consciência da paciente.

> **REVISÃO**
>
> - A videolaparoscopia sem dúvida trouxe um auxílio bastante importante no que tange à elucidação de doenças cujo diagnóstico dependia de procedimentos mais invasivos. Nesse ponto, a videocirurgia levou a uma melhoria no diagnóstico.
> - Apesar da designação "videolaparoscopia diagnóstica", acredita-se ser esta apenas didática. Não se pode conceituá-la isoladamente dessa forma, já que o procedimento videolaparoscópico envolve manobras terapêuticas aplicáveis durante a investigação: adesiólise, cauterização de focos de endometriose ou mesmo remoção de cistos ou miomas. Seria mais conveniente defini-la como um procedimento cirúrgico, que visa a complementar a terapêutica, de investigação ou tratamento.
> - A vídeo-histeroscopia é utilizada para pesquisa direta da cavidade uterina, sua indicação mais frequente é o sangramento uterino anormal. É contraindicada na gestação, em infecção genital e metrorragia. Complicações podem surgir caso o instrumental seja inadequado ou o endoscopista inexperiente.

■ REFERÊNCIA

Bettocchi S, Selvaggi L. A vaginoscopical approach to hysteroscopy. A method to reduce patient discomfort. J Am Assoc Gynecol Laparosc. 1997;4(2):255-8.

79

INFECÇÃO URINÁRIA

■ MARAIR GRACIO FERREIRA SARTORI
■ PAULO CEZAR FELDNER JR.
■ MANOEL GIRÃO

A infecção urinária é a doença bacteriana mais frequente em mulheres – 20 a 30% terão pelo menos um episódio durante a vida. Nos Estados Unidos, corresponde a 40% das infecções hospitalares, com mais de 7 milhões de consultas, 100 mil hospitalizações por ano e custo anual de 1,3 bilhão de dólares.

■ ETIOLOGIA E QUADRO CLÍNICO

A relação sexual é tida como o principal fator predisponente, pois facilita a entrada de micro-organismos patogênicos na bexiga, a partir do terço distal da uretra. De fato, mulheres com intensa atividade sexual têm até 40 vezes mais risco de desenvolver infecção urinária do que aquelas que não têm relação sexual; saliente-se, também, que a maioria dos episódios de infecção urinária se desenvolve nas 12 horas seguintes ao coito. Outro aspecto a ser citado é que os espermicidas com 9-nonoxinol facilitam a colonização bacteriana do introito vaginal por alterar o pH local, diminuir o número de lactobacilos e aumentar a aderência bacteriana ao epitélio vaginal.

Os aspectos imunológicos assumem fundamental importância nas pacientes com infecção recorrente. As relações entre o hospedeiro e a bactéria devem ser analisadas, pois há indícios de que mecanismos de defesa deficientes do organismo e a agressividade bacteriana encontram-se entre as causas de recidivas.

Para que se desenvolva infecção urinária, os uropatógenos devem colonizar o introito vaginal, ascender ao trato urinário e aderir ao urotélio, ultrapassando os mecanismos de defesa do organismo.

Realçam-se, entre os principais elementos de defesa, o pH da vagina e da urina, a flora vaginal normal, assim como os anticorpos e o fluxo normal de muco e de urina.

Entre os aspectos patogênicos das bactérias, destacam-se os pili (ou fímbrias), a produção de hemolisinas, de aerobactinas e os fatores uretero-plégicos e os citotóxico-necrosantes.

Entre os principais determinantes da agressividade da *E. coli*, so-bressaem-se as fímbrias ou pili e os apêndices bacterianos. As fímbrias P ligam-se aos glicolipídeos da membrana de células uroteliais.

Da parte do hospedeiro, inúmeros mecanismos atuam para que o trato urinário permaneça estéril, entre os quais: erradicação da bactéria pelo fluxo de urina e de muco; atividade bactericida do urotélio; secreção urinária de IgA e de antígenos de grupos sanguíneos que dificultam a ade-rência bacteriana.

A maior suscetibilidade de algumas mulheres à infecção urinária não é de todo explicada; sabe-se, contudo, que existe maior facilidade de co-lonização do introito vaginal e diminuição da resposta imunológica aos uropatógenos.

A supressão do crescimento bacteriano depende, aparentemente, do contato direto da bactéria com o urotélio. Tal fato sugere que a ação bactericida do epitélio é ativada por sinais transmembrana oriundos da ligação da bactéria com receptores específicos das células uroteliais, por meio da ativação da adenilciclase.

Outro aspecto a ser considerado é a interação da flora bacteriana nor-mal com as bactérias uropatogênicas. Além de competir com as bactérias agressoras por alimento e de produzir acidificação do pH vaginal, os lacto-bacilos diminuem a aderência dos uropatógenos ao urotélio, em particular as cepas de lactobacilos produtoras de substâncias biossurfactantes.

Os eventos da imunidade celular, ligados à inflamação local, depen-dem de controle genético e são iniciados pelos polissacarídeos das bac-térias gram-negativas. Relata-se que ratos com déficit funcional do gene *LPS* são mais suscetíveis à infecção por *E. coli* do que animais normais, sugerindo haver alteração genética.

A diminuição da atividade das células T e da produção de interleuci-nas, portanto da imunidade, está associada com o aumento da letalidade das infecções urinárias e com a reativação de infecções lactentes.

Tentativas iniciais de desenvolvimento de vacinas para o tratamento de pacientes com infecção recorrente vêm sendo descritas. Para tanto, ex-tratos de componentes da *E. coli* têm sido utilizados como estimuladores da imunidade específica e ativadores não específicos dos leucócitos. Após múltiplas aplicações parenterais do extrato bacteriano, observou-se au-mento dos anticorpos séricos, em especial de IgG. Tais observações abrem a perspectiva real de desenvolvimento de vacinas para as mulheres com quadros de infecção urinária recorrente.

■ DIAGNÓSTICO

Muito se discute sobre as várias estratégias adotadas para a confirmação do diagnóstico inicial e controle de cura pós-tratamento. A solicitação de exames laboratoriais deve ser encarada de forma racional, para não gerar custo e desconforto desnecessários. A seguir, serão analisados os princi-pais métodos laboratoriais disponíveis para pesquisa de infecção urinária.

A análise do sedimento urinário reveste-se de importância ímpar, por permitir a contagem do número de leucócitos. A piúria ou leucocitúria, em paciente sintomática, tem alto valor preditivo, sendo que entre 90 e 95%
das pacientes com urocultura com mais de 100 mil unidades formadoras de colônias/mL de urina têm piúria e apenas 7% das mulheres com infec-ção urinária não têm piúria.

Outro aspecto importante da análise do sedimento urinário é a hema-túria microscópica e a proteinúria, presentes em parcela significativa dos exames de mulheres com infecção urinária e ausentes nas outras causas de disúria, como vaginites ou uretrites por clamídia.

Vários métodos foram propostos para agilizar e baratear o custo do diagnóstico dessa infecção, como a pesquisa da atividade das esterases leucocitárias e a conversão de nitratos em nitritos pelas bactérias, porém a sensibilidade desses testes é diretamente proporcional ao número de bactérias presentes na urina. O valor preditivo positivo (VPP) do teste das esterases é da ordem de 94 a 98%, ao passo que o falso-negativo oscila entre 4 e 26%.

O exame considerado padrão-ouro para o diagnóstico é, sem dúvida, a urocultura, pois identifica o patógeno envolvido e sua sensibilidade aos antimicrobianos.

ATENÇÃO!

É indispensável conhecer a forma de coleta da urina, ou seja, se foi coletada com adequada assepsia, de primeiro jato, de jato médio, por cateterismo, punção suprapúbica ou em coletor; e deve-se considerar a sintomatologia da paciente e o tipo de bactéria isolada.

No entanto, alguns aspectos devem ser comentados: é indispensável conhecer a forma de coleta da urina, ou seja, se foi coletada com ade-quada assepsia, de primeiro jato, de jato médio, por cateterismo, punção suprapúbica ou em coletor; e deve-se considerar a sintomatologia da pa-ciente e o tipo de bactéria isolada.

O conceito clássico de bacteriúria significante corresponde à identifi-cação de pelo menos 100 mil unidades formadoras de colônias por mililitro de urina, na urocultura. Embora esse critério tenha alta especificidade, a sensibilidade é relativamente baixa. Hoje, admitem-se valores superiores a 100 unidades formadoras de colônias/mL urina como positivos em pacientes com sintomas típicos e quando a bactéria isolada for uropató-geno conhecido.

Muito se discute, no momento, sobre a real necessidade da urocultura para diagnóstico e confirmação de cura em todas as pacientes. Conside-rando-se o custo e a possível demora no início do tratamento decorrente do atraso na coleta da urina, concorda-se com a não necessidade de soli-citar urocultura pré-tratamento em mulheres jovens, com sintomas típicos, sem fatores de risco e com piúria.

Contudo, em algumas situações clínicas, julga-se adequada a solici-tação de urocultura antes da introdução do tratamento, como: diabetes; doenças consumptivas; pacientes hospitalizadas e/ou cateterizadas, trans-plantadas; infecção urinária recorrente; ou sinais de infecção alta. Porém, como regra geral, não se aguarda o resultado da urocultura para não pos-tergar o início do tratamento e, com isso, aumentar o desconforto e o risco de complicações.

Tal postura encontra-se embasada no fato de que, em mulheres jo-vens sem fatores de risco, o agente etiológico da infecção urinária e sua sensibilidade antimicrobiana são previsíveis.

Outro ponto a ser considerado é a necessidade ou não de fazer cultura de urina como controle de cura pós-tratamento. Importante relatar estudo que analisou 80 pacientes tratadas por infecção urinária que identificou três mulheres com persistência da bacteriúria, porém sem sintomas. Des-tas, apenas uma desenvolveu novo quadro de infecção urinária sintomáti-ca pela mesma bactéria. Notou-se, ainda, que dos 12 casos de recorrência,

11 tiveram urocultura negativa pós-tratamento, ou seja, urina estéril não excluiu o risco de recidiva. Portanto, não é sempre necessária.

Acredita-se que a bacteriúria assintomática tenha pouco significado em mulheres jovens e saudáveis, ao contrário de idosas, crianças, pacientes com fatores predisponentes, como obstrução ou transplante renal, cálculos, doenças consumptivas ou internadas.

■ TRATAMENTO

Quanto ao tratamento, devem-se sugerir medidas gerais associadas com a antibioticoterapia, como hidratação adequada (1,5 a 2 litros por dia), pois urina muito diluída perde fatores de defesa local, como a osmolaridade e a diluição de fatores inibidores de crescimento bacteriano. É interessante o hábito de urinar após as relações sexuais (limpa a uretra). A administração de alcalinizantes pode reduzir o processo irritativo da urina ácida sobre o urotélio inflamado, porém com cautela, pois pH ácido é fator inibidor da proliferação bacteriana.

Considerando-se que as **cistites** são, em geral, processos não complicados e que as bactérias mais frequentemente associadas são sensíveis a maior parte dos antimicrobianos, utilizam-se aqueles com elevada excreção urinária, com menor frequência de efeitos colaterais e com menor chance de resistência aos germes habituais.

As penicilinas sintéticas, as sulfas, as nitrofurantoínas, as cefalosporinas e as quinolonas estão entre os antimicrobianos com indicação mais adequada.

Aspecto fundamental é a eficácia desses medicamentos em atuar na flora aeróbia gram-negativa intestinal e vaginal sem interferir na anaerobia. De maneira geral, os antimicrobianos que satisfazem essas condições são as quinolonas, que, além de elevada sensibilidade aos agentes habituais, são capazes de reduzir substancialmente (quando não erradicam) a flora de germes gram-negativos entéricos patogênicos que havia colonizado a vagina e as regiões anal e periuretral.

A duração do tratamento da cistite é, tradicionalmente, de sete dias. Entretanto, como trata-se de infecção superficial do urotélio, tratamento com duração menor é adequado. Assim, vários estudos foram realizados, avaliando a relação custo/benefício entre as diferentes durações dos tratamentos; dose única, três e sete dias.

Para a escolha do tratamento em dose única com fosfomicina trometamol, deve-se levar em conta a idade da paciente, infecção do trato urinário (ITU) nos seis meses anteriores, uso de diafragma com espermicida, presença de sintomas há mais de três dias e o tipo provável de agente etiológico. Mulheres jovens (< 40 anos) têm 90% de chance de cura nesse esquema de dose única, diferenciando-se daquelas com mais de 40 anos, que têm apenas 46%.

A terapêutica da cistite não complicada, com três dias de duração, é mais eficiente do que com dose única ou mesmo do que esquemas mais prolongados, nas pacientes sem fatores potenciais de agravo.

Nas infecções urinárias de repetição, sugere-se manter a terapêutica com dose única diária (nitrofurantoína ou quinolonas), no período noturno (maior permanência do antimicrobiano na bexiga), ou, então, dose única (um comprimido) após a relação sexual. Esse tratamento deve se prolongar por, pelo menos, 3 a 6 meses. A norfloxacina, durante períodos prolongados reduz significativamente a flora coliforme sem, contudo, induzir resistência.

A necessidade de cultura após três dias de tratamento em paciente assintomática é discutível; deve ser solicitada nas pielonefrites agudas ou quando os sintomas persistirem. A posterior avaliação do trato urinário em mulheres com ITU recorrente é controversa, pois apenas 5% delas apresentam alguma alteração. É claro que a indicação de investigação deverá ser individualizada para cada paciente, dependendo da história clínica, dos exames, das doenças associadas e, especialmente, da evolução. Nesse sentido, a US e a urografia excretora são os exames de escolha.

REVISÃO

- A infecção urinária, doença bastante comum entre as mulheres, tem a relação sexual como principal fator predisponente.
- Seu diagnóstico se baseia no quadro clínico, e em alguns casos, pode ser necessária a realização de exames laboratoriais, como a urocultura, que identifica o patógeno e sua sensibilidade ao antimicrobiano.
- Cuidados gerais, como a hidratação e urinar após as relações sexuais, fazem parte do tratamento, contudo essas medidas devem ser associadas à antibioticoterapia.

■ LEITURAS SUGERIDAS

Franco AV. Recurrent urinary tract infections. Best Pract Res Clin Obstet Gynaecol. 2005;19(6):861-73.

Ha US, Cho YH. Immunostimulation with Escherichia coli extract: prevention of recurrent urinary tract infections. Int J Antimicrob Agents. 2008;31 Suppl 1:S63-7.

Jepson RG, Williams G, Craig JC. Cranberries for preventing urinary tract infections. Sao Paulo Med J. 2013;131(5):363.

Schito GC, Naber KG, Botto H, Palou J, Mazzei T, Gualco L, et al. The ARESC study: an international survey on the antimicrobial resistance of pathogens involved in uncomplicated urinary tract infections. Int J Antimicrob Agents. 2009;34(5):407-13.

Tenke P, Kovacs B, Jackel M, Nagy E. The role of biofilm infection in urology. World J Urol. 2006;24(1):13-20.

80

DOENÇA INFLAMATÓRIA PÉLVICA

■ ROBERTO ZAMITH
■ MANOEL GIRÃO

O trato genital feminino é sede de numerosos processos infecciosos, de etiologia viral, bacteriana, fúngica ou até mesmo protozoária. Essa diversidade de agentes infecciosos deve-se a algumas peculiaridades desse trato: a proximidade com o ânus; a umidade habitual; a comunicação da cavidade abdominal com o meio exterior; e, principalmente, ser o local da cópula. Entende-se, assim, o porquê de a maior parte das infecções dessa área ser sexualmente transmissível.

É possível classificar as infecções genitais pela etiologia ou pela topografia. Julga-se mais útil a classificação topográfica, na qual temos inicialmente dois grandes grupos:

- infecções genitais baixas;
- infecções genitais altas.

Considera-se o óstio interno do útero como o limite anatômico entre os dois grupos. No grupo das infecções baixas, é possível ter acometimento da vulva, vagina ou colo (isolada ou simultaneamente). No das infecções altas, endometrites, salpingites, ooforites, parametrites e pelviperitonites, as quais podem ocorrer isoladamente ou em qualquer tipo de combinação.

Geralmente, é utilizado o termo doença inflamatória pélvica (DIP) para se referir ao amplo espectro dos distúrbios inflamatórios que acometem o trato genital alto da mulher. Conceitua-se DIP como uma síndrome clínica decorrente da disseminação de micro-organismos que ascendem da vagina e da cérvice uterina às tubas e/ou estruturas contíguas, não estando relacionada ao ciclo grávido puerperal ou a cirurgias ginecológicas. Assim, a tuberculose genital, por suas peculiaridades clinicopatológicas, não deve ser considerada uma variedade da doença. Sustentou-se no passado que as infecções ocorriam somente na forma aguda. No início da década de 1980, porém, constatou-se que a *Chlamydia trachomatis* e os micoplasmas (*Mycoplasma hominis*, *Ureaplasma urealyticum* e *Mycoplasma genitalium*) podem infectar cronicamente o trato genital superior, de modo que o termo "doença aguda" deve ser suprimido.

Entre os agentes primários, além da clamídia e dos micoplasmas, merece destaque a *Neisseria gonorrhoeae*. Esses agentes recebem a qualificação de primários, pois alcançam primeiramente o trato genital superior. Eles ocasionam alterações imunológicas e bioquímicas, como menor produção de radicais livres e a diminuição do potencial de oxidorredução e do pH, que favorecem a chegada, a instalação e a manutenção dos agentes secundários, que alteram ainda mais o meio ambiente, tornando-o hostil para o agente primário, causando, assim, o seu desaparecimento.

Os agentes secundários são os anaeróbios, *Gardnerella vaginalis*, *Haemophilus influenzae*, bacilos gram-negativos entéricos e *Streptococcus agalactiae*, constituintes da flora vaginal ou provenientes do meio externo. Assim, conclui-se que DIP é de etiologia polimicrobiana.

Quanto à propagação de germes ao trato superior, a principal forma é por continuidade (propagação planimétrica ascendente). É o mecanismo segundo o qual ocorre a disseminação da clamídia e do gonococo. Mais raramente, os germes da endocérvice e do endométrio podem propagar-se via linfática, como se verifica com o *Actinomices israelli* e algumas cepas de estreptococos.

■ EPIDEMIOLOGIA

Entre os vários aspectos epidemiológicos, serão analisados aqueles mais relevantes com a intenção primária de traçar o perfil da paciente de alto risco. Esses dados são necessários, em particular, nos casos em que o diagnóstico se confunde com outras entidades mórbidas, mormente as do trato gastrintestinal (TGI). Assinalam-se, entre os principais fatores, a idade, a atividade sexual, os métodos anticoncepcionais, a história pregressa de doença sexualmente transmissível (DST) ou de DIP, o estado socioeconômico e a manipulação inadequada do trato genital.

A idade constitui um dos principais fatores de risco para o seu desenvolvimento. Verifica-se que cerca de 70% das mulheres com DIP têm 25 anos ou menos e que 33% têm sua primeira infecção antes dos 19 anos. A adolescência representa o maior fator de risco, não apenas pelas elevadas incidências de gonococcia e infecções clamidianas nesse segmento, como também por adolescente apresentar frequentemente uma ectopia cervical fisiológica que permite maior aderência dos micro-organismos infecciosos à cérvice uterina. Uma adolescente sexualmente ativa de 15 anos de idade apresenta um risco de adquirir DIP de 1:8, ao passo que uma mulher acima de 24 anos de idade, de 1:80.

Como, na grande maioria dos casos, o agente etiológico encontra-se ligado às DST, epidemiologicamente, a DIP comporta-se como tal. Por isso, a mulher com múltiplos parceiros apresenta risco 4 a 6 vezes maior de desenvolver DIP do que a monogâmica. A história de episódio anterior da doença eleva em 2 a 3 vezes o risco de aparecimento de um novo episódio, pelo dano que o epitélio mucoso da tuba sofre. As infecções do trato genital inferior, notadamente as cervicites, também criam condições propícias para a ascensão de agentes patogênicos ao trato genital superior. Merece menção especial a vaginose bacteriana (VB), cujas alterações da flora vaginal estão associadas ao desenvolvimento de DIP.

Há um predomínio nas classes sociais menos favorecidas, fato que não se deve apenas à iniciação sexual precoce e à promiscuidade, já que fatores também presentes entre a população de maior renda em face da maior liberalidade nos costumes sexuais. Aceita-se que o fator preponderante seja a maior dificuldade de acesso aos serviços de saúde, o que faz as queixas mais corriqueiras, como corrimentos vaginais e irregularidades menstruais, serem esquecidas.

No que tange aos métodos contraceptivos, observa-se que os métodos de barreira exercem papel protetor. Quanto ao DIU, apontou-se que os diferentes tipos de fio poderiam predispor ao aparecimento da doença por interferirem na integridade do tampão mucoso. Outrossim, nas usuárias de DIU, citava-se ser mais comum a infecção por *Actinomices israelli*, fato este que não se conseguiu comprovar posteriormente. Atualmente, aceita-se que o DIU não tenha tanta importância como facilitador de infecções genitais altas, desde que sejam observados certos cuidados na sua inserção, pois percebe-se que o risco aumenta apenas nas três primeiras semanas da sua colocação e, a seguir, retorna à linha de base.

No tocante aos anticoncepcionais orais, há controvérsias quanto ao seu papel. Aceita-se, atualmente, que exerceria papel protetor frente às infecções gonocócicas por causarem alterações no muco cervical que dificultariam a ascensão dos micro-organismos ao trato genital superior. Quanto às infecções por clamídia, os anticoncepcionais orais poderiam ser agentes facilitadores devido à ectopia cervical associada ao seu uso.

O hábito de realizar duchas vaginais eleva o risco de DIP, pois contribui para alterações na flora vagina, dano epitelial e disrupção do tampão mucoso cervical, fatores que facilitam o desenvolvimento de DIP.

■ QUADRO CLÍNICO

A sintomatologia apresentada varia muito, desde casos assintomáticos até situações em que há dores excruciantes. Assim, deve-se suspeitar de DIP em toda mulher sexualmente ativa que apresente dor abdominal baixa e de início recente. Outras queixas, embora inespecíficas, como irregularidade menstrual, dispareunia ou secreção vaginal intensa, também devem alertar para a possibilidade de DIP.

Para o diagnóstico, de acordo com as orientações do Centers for Disease Control and Prevention (CDC), empregam-se os seguintes parâmetros:[1]

1 | Parâmetro mínimo para suspeição de salpingite: presença de desconforto no exame pélvico ao mobilizar o colo uterino, o útero ou os anexos uterinos.

2 | Se um dos seguintes parâmetros complementares está presente, a especificidade do diagnóstico aumenta:
- temperatura oral acima de 38,3°C;
- corrimento vaginal mucopurulento ou purulento;
- aumento de leucócitos no esfregaço cervical;
- elevação das provas de atividade inflamatória (velocidade de hemossedimentação [VHS] ou proteína C-reativa);
- identificação de infecção cervical por *Neisseria gonorrhoeae* ou *Chlamydia trachomatis*.

3 | Critérios específicos:
- sinais de endometrite na avaliação histomorfológica de amostra endometrial;
- exames de imagem (RM, TC ou US transvaginal) mostrando espessamento tubário ou achado de piossalpinge, com ou sem líquido livre na cavidade ou presença de abscesso tubo-ovariano;

- alterações nos padrões de circulação sanguínea sugestivas de infecção pélvica analisadas pela US pélvica com Doppler;
- observação por laparoscopia de alterações tubárias compatíveis com DIP.

É importante reiterar que, com base apenas nos achados clínicos, o VPP para o diagnóstico varia entre 65 e 90%. Entre os critérios mais específicos, dois são invasivos (coleta de amostra de endométrio e laparoscopia), e os demais dependem de aparelhos de imagem de alto custo. Via de regra, esses critérios demandam especialistas na área de diagnóstico por imagem, mas, muitas vezes, esses recursos ou profissionais não estão disponíveis.

A laparoscopia, considerada o subsídio mais acurado para o diagnóstico de salpingite, além de ser a forma de obter um diagnóstico bacteriológico mais completo, também mostra limitações. Primeiro, não é um procedimento diagnóstico disponível na maioria dos serviços e dificilmente é justificada para sintomas vagos ou leves. Além disso, não detecta endometrite e pode não identificar inflamações sutis das tubas.

ATENÇÃO!

Quanto mais precoce o diagnóstico e o início do tratamento, menores serão as sequelas da DIP. Este é o ponto crucial: os profissionais de saúde devem basear-se em critérios mínimos para o estabelecimento do diagnóstico; mais ainda, devem ser valorizados sinais e sintomas inespecíficos, como sangramentos anormais, dispareunia e corrimentos vaginais.

■ TRATAMENTO

Hoje, a mortalidade por DIP é extremamente baixa, porém as sequelas da infecção podem remeter às aderências pélvicas, que, por sua vez, podem levar a morbidades crônicas de difícil resolução, como dor pélvica crônica, infertilidade ou gestação ectópica. Nesse contexto, a fim de prevenir ou ao menos mitigar essas afecções, o tratamento deve ser instituído precocemente, embora muitas vezes tenha de ser retardado devido à dificuldade em consolidar o diagnóstico. A postergação do início da terapêutica deve-se, em grande parte, ao fato de o quadro clínico compreender largo espectro de sintomas e assemelhar-se com outras afecções que demandariam conduta cirúrgica em vez da clínica, como a apendicite aguda.

O tratamento da DIP tem objetivos em curto e longo prazo. Em curto prazo, procura-se a eliminação de sinais e sintomas de infecção e a erradicação dos agentes patogênicos; em longo, busca-se minimizar a lesão tubária.

Devido à grande dificuldade em estabelecer a sua etiologia, preconizam-se as associações medicamentosas, de modo a obter-se, rotineiramente, proteção contra *Neisseria gonorrhoeae*, *Chlamydia trachomatis* e várias outras bactérias anaeróbias e aeróbias.

De acordo com a intensidade do processo infeccioso, emprega-se a terapêutica ambulatorial ou hospitalar.

Indica-se a conduta ambulatorial nas pacientes com quadros leves, sem complicações, que tolerem a terapêutica via oral e sejam passíveis de reavaliação após 3 dias. Além da antibioticoterapia, incluem-se medidas gerais, como repouso, abstinência sexual, antitérmicos e anti-inflamatórios não hormonais (AINH).

Para o tratamento ambulatorial, podem ser utilizados os esquemas mostrados na Tabela 80.1.

Nesses esquemas atuais, o metronidazol não é mais considerado obrigatório nos casos leves, permanecendo como medicação opcional. Esse é um ponto controverso no tratamento da DIP: a necessidade de cobertura de anaeróbios. No entanto, considerando-se que agentes anaeróbios foram isolados em torno de 27% dos casos e que possuem a capacidade de danificar o epitélio das tubas, é conveniente a cobertura contra esses agentes. Além disso, utilizando-se o metronidazol, também se trata a vaginose bacteriana, frequentemente associada com a DIP.

Deve-se lembrar, ainda, que em algumas regiões começa a haver incremento na prevalência de resistência da Neisseria às quinolonas; por esse motivo, os esquemas terapêuticos que utilizavam esses fármacos não são mais recomendados. Excepcionalmente, quando há contraindicação ao uso de cefalosporinas, o emprego de fluorquinolonas (levofloxacino 500 mg, via oral [VO], 1 vez ao dia ou ofloxacino 400 mg, a cada 12 horas, por 14 dias) está indicado, associado ou não ao metronidazol. Nessa situação, preconiza-se a adição de azitromicina 2 g, VO, em dose única.

Apesar de ainda não terem sido oficializadas pelo CDC, algumas evidências apontaram melhor eficácia da azitromicina em comparação à doxiciclina, somando-se, ainda, a posologia muito mais simples, ou seja, 1 g por semana, durante duas semanas.

As seguintes condições implicam internação hospitalar:
- impossibilidade de excluir emergências cirúrgicas (p. ex.: a apendicite);
- presença de náuseas e vômitos incoercíveis;
- suspeita ou confirmação de abscesso tubo-ovariano;
- pacientes sem condições de seguimento após três dias do início da terapia;
- resposta inadequada à terapia ambulatorial (em até 72 horas não apresentaram melhora significativa);
- intolerância às alternativas de medicações orais;
- pacientes imunodeficientes ou outros quadros debilitantes.

Ainda, acrescenta-se como indicação de internação hospitalar a incapacidade de a paciente adquirir os medicamentos necessários ao tratamento.

No tocante às alternativas parenterais, têm-se as opções apresentadas na Tabela 80.2.

Devido à dor associada à infusão de doxiciclina, deve-se dar preferência à via oral, se possível, mesmo em pacientes internados; a biodisponibilidade é similar em ambas as vias.

Embora o uso de dose única diária de gentamicina não tenha sido avaliado para o tratamento da DIP, este regime mostra-se eficaz em situações análogas.

TABELA 80.1 ■ Tratamento ambulatorial da DIP

MEDICAMENTO	POSOLOGIA	VIA DE ADMINISTRAÇÃO
Ceftriaxona ou	250 mg, dose única	Intramuscular
Cefoxitina (concomitantemente a probenecide via oral) ou	2 g, dose única	Intramuscular
Outra cefalosporina de 3ª geração (p. ex.: ceftizoxima ou cefotaxima)		Parenteral
+ Doxiciclina	100 mg, a cada 12 h, por 14 dias	Oral
+ (Opcionalmente) metronidazol	500 mg, a cada 12 h, por 14 dias	Oral

DIAGNÓSTICO E TRATAMENTO

TABELA 80.2 ■ Tratamento hospitalar da DIP

MEDICAMENTO	POSOLOGIA	VIA DE ADMINISTRAÇÃO
Esquema 1		
Cefoxitina +	2 g, a cada 6 h	Endovenosa
Doxiciclina	100 mg, a cada 12 h	Oral ou endovenosa
Esquema 2		
Clindamicina +	900 mg, a cada 8 h	Endovenosa
Gentamicina	Dose de ataque de 2 mg/kg de peso e manutenção com 1,5 mg/kg de peso, a cada 8 h (ou, alternativamente, dose diária de 3 a 5 mg/kg)	Intramuscular ou endovenosa
Esquema 3 (alternativo)		
Ampicilina/ sulbactam +	3 g, a cada 6 h	Endovenosa
Doxiciclina	100 mg, a cada 12 h	Oral ou endovenosa

A terapêutica parenteral deve ser mantida por pelo menos 24 horas após observar-se a melhora clínica. A seguir, institui-se o tratamento oral até que se complete 14 dias de tratamento no total. Via oral, pode ser utilizada a doxiciclina 100 mg, 12/12 h, ou a clindamicina 450 mg, 6/6 h. Quando há a presença de abscesso tubo-ovariano, em vez da doxiciclina isolada, prefere-se associá-la à clindamicina ou ao metronidazol para oferecer melhor cobertura contra anaeróbios.

Outra possibilidade, bastante simples de ser aplicada, é, por ocasião da alta hospitalar, a administração de azitromicina 1g, VO, e prescrição da tomada de outra dose de 1 g, após 7 dias, e a utilização de metronidazol 500 mg, VO, 12/12 h, por 10 dias.

Existe também um estudo que mostra elevadas taxas de cura clínica a curto prazo utilizando-se a azitromicina como monoterapia por uma semana (500 mg, via endovenosa [EV] ao dia por 1 ou 2 dias, seguidos de 250 mg, VO, ao dia por 5 a 6 dias, até completar uma semana) ou combinada com metronidazol por 12 dias.

A resposta ao tratamento é variada e, portanto, a reavaliação deve ser feita após 48 a 72 horas do início da antibioticoterapia. Sintomas e sinais como desconforto hipogástrico, dor à mobilização do colo uterino e febre devem desaparecer ou, pelo menos, melhorar significativamente. Nas pacientes em que não ocorrer melhora clínica, indica-se a revisão do diagnóstico e, se ainda não foi procedida, segue-se à investigação com laparoscopia, que, como citado, além de propiciar maior acuidade diagnóstica, permite a realização de intervenções cirúrgicas. A troca de esquema de antibioticoterapia deve ser evitada previamente ao procedimento.

ATENÇÃO!

Como a DIP é considerada uma doença adquirida por contato sexual, o(s) parceiro(s) com o(s) qual(is) a paciente teve contato nos 60 dias que antecederam o diagnóstico deve(m) receber cobertura antibiótica para clamídia e gonococcia. Por esse mesmo motivo, outras DSTs devem ser investigadas, enfatizando-se as hepatites B e C, a lues e o HIV.

No que tange ao prognóstico, salienta-se que as principais complicações da salpingite são as recidivas, a formação de abscesso tubo-ovariano, a esterilidade, a gravidez ectópica e a algia pélvica crônica. Dados da literatura revelam que novo episódio de salpingite ocorre em cerca de 30% dos casos após o primeiro episódio; após dois episódios, passa a ser de 40 a 50% e, quando acontecem três ou mais crises, a taxa eleva-se para 70%.

No aspecto referente à oclusão tubária documentada laparoscopicamente, é relatado que, após o primeiro episódio, a incidência é de 11,4%; após o segundo, 23,1%; e, após o terceiro, 54,3%.

O risco de gravidez ectópica também aumenta com o número de episódios de DIP. Após o primeiro episódio é de 1:24; quando há mais de um, 1:8.

REVISÃO

- A DIP é considerada uma DST, desvelando-se um instigante problema de saúde pública, devido às suas múltiplas localizações, à diversidade de agentes etiológicos, às várias formas evolutivas, ao polimorfismo do quadro clínico e às graves sequelas que pode ocasionar, como a infertilidade, a gravidez ectópica e a algia pélvica crônica.
- O principal enfoque da terapêutica é o início o mais precoce possível, visando a evitar danos irreversíveis aos anexos uterinos.
- Atualmente, não há medicação isolada que forneça cobertura a todos os micro-organismos envolvidos; assim, devem ser utilizadas associações medicamentosas que cubram *Neisseria gonorrhoeae*, *Chlamydia trachomatis* e outras bactérias anaeróbias e aeróbias.
- Por ser uma DST, o parceiro não deve ser esquecido.

■ REFERÊNCIA

1. Centers for Disease Control and Prevention. Pelvic inflammatory disease. MMWR Recomm Rep. 2010;59(RR-12):63-7.

■ LEITURAS SUGERIDAS

Mardh PA. Tubal factor infertility, with special regard to chlamydial salpingitis. Curr Opin Infect Dis. 2004;17(1):49-52.
Rowland K, Ewigman B. Azithromycin for PID beats doxycycline on all counts. J Fam Pract. 2007;56(12):1006-9.
Saini S, Gupta N, Aparna, Batra G, Arora DR. Role of anaerobes in acute pelvic inflammatory disease. Indian J Med Microbiol. 2003;21(3):189-92.
Viberga I, Odlind V, Lazdane G, Kroica J, Berglund L, Olofsson S. Microbiology profile in women with pelvic inflammatory disease in relation to IUD use. Infect Dis Obstet Gynecol. 2005;13(4):183-90.

81

BEXIGA HIPERATIVA

■ RAQUEL MARTINS ARRUDA
■ RODRIGO DE A. CASTRO

A síndrome da bexiga hiperativa é definida como presença de urgência miccional, geralmente acompanhada de noctúria e aumento de frequência urinária, na ausência de fatores infecciosos, metabólicos ou locais. Corresponde à segunda maior causa de perda de urina em mulheres, atrás apenas da incontinência urinária de esforço. Entre indivíduos idosos, é a principal causa de perda involuntária de urina.

A bexiga hiperativa compromete sobremaneira a qualidade de vida e resulta em isolamento social, queda de produtividade, vergonha, frustração, ansiedade e baixa autoestima. Outras morbidades associadas são a disfunção sexual e a privação do sono.

Estima-se que cerca de 10% da população adulta sofra desse distúrbio, cuja prevalência, caracteristicamente, aumenta com o avançar da idade, tanto em homens quanto em mulheres.

A obesidade é referida como fator de risco, relativamente 2,2 vezes maiores quando o índice de massa corporal (IMC) é maior do que 30. O tabagismo e o consumo de bebidas gaseificadas também são citados como fatores para o aparecimento da afecção.

A fisiopatologia não é de todo conhecida; provavelmente envolva diversos mecanismos, como denervações locais, atividade miogênica espontânea aumentada, elevação das ligações elétricas entre as células, hipersensibilidade aos estímulos muscarínicos, aumento da expressão de fibras aferentes do tipo C e de certos neurotransmissores etc. Assim, trata-se de um grupo muito heterogêneo de pacientes, embora com quadro clínico semelhante.

■ QUADRO CLÍNICO

Os sintomas da bexiga hiperativa são variados e, em geral, associam-se à hiperatividade do detrusor (diagnóstico urodinâmico). A urgência miccional é o sintoma que define a síndrome, ou seja, é obrigatório, ainda que de difícil caracterização e quantificação. Alguns autores têm avaliado a urgência miccional por meio de escalas analógicas visuais.

Define-se urgência miccional como o desejo imperioso de micção. Pode ocorrer em situações normais, quando o volume vesical se aproxima da capacidade cistométrica máxima; porém, quando se instala subitamente e várias vezes ao dia, trata-se de sintoma anormal.

Quando a urgência miccional é acompanhada de perda de urina constitui a incontinência de urgência ou urgeincontinência. Importante ressaltar que esse sintoma está presente em apenas um terço à metade dos pacientes.

Outros sintomas referidos são aumento da frequência urinária, noctúria, enurese noturna, perda de urina aos esforços e durante relação sexual.

O número de vezes que a paciente esvazia a bexiga durante a sua atividade diária caracteriza a frequência miccional. Normalmente, esse número é de 7 a 8 vezes, ou seja, considerando-se que a mulher fique acordada de 14 a 16 horas por dia, teria micções a cada duas horas. Micções em intervalos menores refletem distúrbio de armazenamento de urina e, quando associadas à urgência miccional, podem traduzir, clinicamente, contrações involuntárias do detrusor.

Noctúria refere-se ao ato de acordar à noite com desejo miccional. Trata-se de sintoma relevante no diagnóstico de bexiga hiperativa, particularmente quando se associa com outras queixas durante o dia.

Com a idade, há tendência de aumentar o número de micções noturnas; assim, pessoas com mais de 70 anos podem ter duas micções por noite sem que haja qualquer disfunção vesical. Deve-se levar em consideração, também, a quantidade de líquido ingerido à noite, bem como o uso de diuréticos e a eventual reabsorção de edema de extremidades durante a noite.

O antecedente de enurese noturna na infância correlaciona-se positivamente com a bexiga hiperativa na fase adulta.

■ DIAGNÓSTICO

A bexiga hiperativa é uma síndrome, portanto, seu diagnóstico é clínico. Desse modo, uma anamnese cuidadosa é fundamental. Muitas vezes, encontram-se dificuldades em obter dados corretos, visto que algumas mulheres, em particular as mais idosas, tendem a minimizar ou esconder seus sintomas, por sentirem-se envergonhadas e por considerarem seus sintomas característica normal do envelhecimento.

A história deve incluir os antecedentes urinários desde a infância, cirurgias prévias (principalmente as que envolveram o trato urogenital), traumas ou doenças neurológicas. É essencial ter a relação de medicamentos em uso, fator importante na avaliação de qualquer tipo de perda de urina.

Os sintomas podem não se originar do trato urinário. Assim, deve-se pesquisar história de diabetes, insuficiência cardíaca (IC), constipação intestinal, ingesta hídrica exagerada, hipotiroidismo, doenças neurológicas que cursam com sintomas urinários, radioterapia prévia, traumas e cirurgias medulares etc.

Após a anamnese, deve-se realizar o exame físico, incluindo o neurológico. Muitas vezes, a bexiga hiperativa é o primeiro sinal de doença neurológica, e o uroginecologista deve estar atento a esse fato.

O exame abdominal pode detectar cicatrizes, hérnias ou a presença de bexiga distendida, possivelmente secundária à disfunção neurológica. Avaliam-se os órgãos genitais externos, no repouso e durante manobras de esforço, identificando-se, por exemplo, distopias urogenitais, atrofia de mucosa e divertículos, além da tentativa de observar e caracterizar a perda de urina.

O exame dos órgãos genitais internos deve ser minucioso. Especial atenção deve ser dada aos casos em que houve cirurgia prévia para correção de incontinência urinária, avaliando mobilidade da vagina e dos tecidos parauretrais. A seguir, investiga-se a região lombossacral, pesquisando sinais de espinha bífida, cicatrizes ou deformidade da coluna vertebral. O exame neurológico inclui a análise da sensibilidade perineal e dos membros inferiores. Os reflexos bulbocavernoso e clitoridiano, bem como o tônus do esfíncter anal refletem a integridade dos segmentos sacrais.

Os exames de urina tipo I e urocultura são indispensáveis para se afastar infecções do trato urinário. A citologia urinária está indicada nos casos refratários aos tratamentos habituais.

O diário miccional é auxiliar importante no diagnóstico, além de ser útil para avaliar os efeitos do tratamento. Pacientes com bexiga hiperativa costumam apresentar várias micções com pequeno volume e diminuição do volume máximo urinado em relação a pacientes que não têm hiperatividade vesical. A duração do diário miccional deve ser de pelo menos três dias.

O estudo urodinâmico está indicado em casos específicos: pacientes refratárias ao tratamento convencional; presença de sintomas mistos; casos neurogênicos; bexiga hiperativa de novo (sintomas surgiram logo após cirurgia para correção de incontinência urinária de esforço); e na presença de dor vesical ou queixas de esvaziamento associadas. Quando indicado, esse estudo permite o diagnóstico da hiperatividade do detrusor, caracterizada pela presença de contrações involuntárias durante a cistometria. A hiperatividade fásica é definida pelo surgimento de contrações não inibidas com amplitude crescente à medida que se aumenta o volume vesical. É o achado mais comum da hiperatividade vesical idiopática. A hiperatividade terminal caracteriza-se por uma única contração não inibida na capacidade cistométrica máxima.

A cistoscopia deve ser realizada nas pacientes com sintomas de bexiga hiperativa caso haja suspeita de corpo estranho intravesical (fios de sutura), cálculos, tumores vesicais ou divertículos, bem como nos casos que não responderam ao tratamento.

DIAGNÓSTICO E TRATAMENTO

Nas pacientes com bexiga hiperativa neurogênica, é obrigatória a investigação do trato urinário alto, além dos exames específicos para cada afecção.

Os questionários de qualidade de vida constituem-se no método de escolha para avaliar presença, severidade e impacto dos sintomas, visto que a anamnese, além da baixa acurácia, não é reprodutível. Além disso, a identificação e a caracterização de fatores relacionados à qualidade de vida em pacientes com diversos sintomas do trato urinário baixo podem auxiliar no desenvolvimento de medidas preventivas, diagnósticas e terapêuticas.

> **ATENÇÃO!**
>
> Como a bexiga hiperativa é uma síndrome, seu diagnóstico é clínico. A hiperatividade do detrusor é um diagnóstico urodinâmico.

Tal exame não é indicado de rotina nas pacientes com bexiga hiperativa.

■ TRATAMENTO

O tratamento da bexiga hiperativa e da hiperatividade do detrusor é essencialmente clínico, e este, por sua vez, divide-se em não farmacológico e farmacológico. Assim, tratamentos invasivos e cirúrgicos devem ser reservados a casos selecionados, refratários às terapêuticas habituais.

As pacientes devem ser orientadas de que o objetivo da terapêutica é amenizar os sintomas e promover melhora na qualidade de vida, visto que, na maioria das vezes, não há cura. Os princípios do tratamento são: aumentar o volume urinado por micção; e reduzir episódios de urgência e de urgeincontinência e a frequência miccional.

TRATAMENTO NÃO FARMACOLÓGICO

Inclui principalmente a adoção de medidas gerais, treinamento vesical, fisioterapia, acupuntura e uso de protetores diários.

Medidas gerais

Orientar ingestão hídrica adequada (entre 1 e 3 L por dia) e evitar álcool, cafeína, nicotina, frutas cítricas, pimenta, bebidas com gás, chá, adoçantes artificiais etc. Para as pacientes que apresentam noctúria, é importante evitar ingerir líquidos quatro horas antes do horário de dormir, bem como frutas e vegetais, alimentos que contêm grande quantidade de água.

Treinamento vesical

O objetivo é fazer a paciente readquirir o controle sobre o reflexo da micção, deixando de experimentar episódios de urgência e de urgeincontinência.

O intervalo inicial entre as micções é fixo, de acordo com o diário miccional de cada paciente, e, então, gradualmente aumentado, de tal forma que a paciente alcance um intervalo confortável de 2 a 4 horas entre as micções. As taxas de sucesso são de aproximadamente 80% a curto prazo.

Fisioterapia

Entre as modalidades de tratamento fisioterapêutico merecem destaque os exercícios perineais (com ou sem associação com técnicas de *biofeedback*) e a eletroestimulação.

Os exercícios perineais têm sido indicados para tratar a bexiga hiperativa, mas sua real eficácia e seu mecanismo de ação ainda não estão bem estabelecidos. O objetivo principal é ensinar à paciente como e quando contrair a musculatura do soalho pélvico, reduzindo a sensação de urgência e adquirindo a capacidade de alcançar o banheiro.

A melhora sintomática pode demorar até cerca de três meses para ser percebida e os fatores preditivos mais importantes para o sucesso de tratamento são a motivação e a aderência da paciente. Apesar da ausência de complicações e de efeitos colaterais, a taxa de desistência é de até 37%. Os exercícios perineais são contraindicados em pacientes com comprometimento da cognição.

A eletroestimulação envolve a aplicação de estímulos elétricos no soalho pélvico, seja por meio de eletrodos externos (vaginais, retais, tibiais etc.) ou internos (implantados por cirurgia). A inibição vesical se faz à custa de dois reflexos medulares, ambos com fibras aferentes dos nervos pudendos. Há ativação de fibras eferentes dos nervos hipogástricos para o detrusor e para os gânglios pélvicos e, ao mesmo tempo, inibição de fibras eferentes dos nervos pélvicos no núcleo sacral da micção.

Pulsos bifásicos, alternados e de curta duração ($1,5 \pm 1$ ms), são preferíveis, por minimizar o risco de cauterização da mucosa e diminuir o consumo de energia. A frequência deve ser entre 5 e 25 Hz.

As taxas de cura e melhora a curto prazo variam de 50 a 90%. Os índices de sucesso após um ano ou mais do término do tratamento variam de 30 a 80%. Os principais efeitos colaterais são dor, irritação vaginal, infecção urinária e vaginal.

A eletroestimulação é contraindicada em casos de incontinência urinária por defeito esfincteriano, usuárias de marca-passo cardíaco, durante a gravidez, na presença de distopias acentuadas e em mulheres com denervação completa do soalho pélvico.

TRATAMENTO FARMACOLÓGICO

Constitui a segunda linha de tratamento da bexiga hiperativa. Idealmente deve ser indicado como adjuvante ao tratamento comportamental e fisioterapêutico.

Anticolinérgicos

Inibidores competitivos da acetilcolina que atuam principalmente na fase de enchimento vesical, diminuindo o tônus do detrusor e aumentando a capacidade cistométrica, os anticolinérgicos constituem os medicamentos de primeira escolha no tratamento da bexiga hiperativa e da hiperatividade do detrusor. Atualmente, questiona-se a ação dos antimuscarínicos em fibras aferentes, uma vez que, em doses habituais, não inibem o esvaziamento vesical, mas melhoram a sensação de urgência e a frequência miccional.

O tratamento medicamentoso deve ser empregado por tempo longo (cerca de seis meses) após a melhora dos sintomas. Quando não há doença neurológica associada, pode-se tentar retirar o medicamento lentamente após esse período, reintroduzindo-o se necessário. Muitas pacientes com bexiga hiperativa aprendem a utilizar as diversas formas de tratamento clínico quando os sintomas estão mais exacerbados.

Entretanto, apesar de serem os medicamentos de escolha, a eficácia dos anticolinérgicos deixa a desejar. Em revisão sistemática e metanálise que incluiu mais de 27.000 mulheres com bexiga hiperativa não neurogênica, os autores concluíram que os anticolinérgicos promovem uma melhora modesta dos sintomas e que raramente há desaparecimento completo deles.[1] Além disso, estudos mais recentes têm associado o uso crônico de anticolinérgicos em pacientes acima dos 65 anos a risco aumentado de desenvolvimento de alguns tipos de demência, entre elas, a doença de Alzheimer.

Os anticolinérgicos disponíveis no Brasil atualmente são oxibutinina, tolterodina, darifenacina e solifenacina. Todos apresentam nível 1 de evidência clínica e grau de recomendação A.

Oxibutinina

O cloridrato de oxibutinina, liberado nos Estados Unidos em 1975, tornou-se um dos agentes farmacológicos mais empregados para tratar a hiperatividade do detrusor e a bexiga hiperativa.

Trata-se de uma amina terciária, com ação anticolinérgica, antiespasmódica e anestésica local. É agente antimuscarínico não seletivo, com afinidade de 7 a 12 vezes maior por receptores M_1 e M_3 em relação aos demais receptores muscarínicos. Possui maior afinidade pelas parótidas do que pela bexiga.

O metabolismo da oxibutinina se dá no fígado e no intestino delgado proximal, no citocromo P-450. Os metabólitos ativos são responsáveis por mais de 90% da ação anticolinérgica após administração oral. O principal metabólito ativo é a N-desetiloxibutinina, com potência e eficácia semelhantes, a grande responsável pelos efeitos colaterais da medicação.

A eficácia e a segurança da oxibutinina no tratamento da bexiga hiperativa estão bem estabelecidas, com taxas de sucesso descritas entre 60 e 80%. A dose preconizada é de 5 mg a 20 mg ao dia.

No Brasil, a oxibutinina está disponível em comprimidos de liberação imediata de 5 mg e de liberação lenta de 10 mg. Outras formas de apresentação, como transdérmico, gel, intravesical e retal, não estão disponíveis no país.

O uso clínico da oxibutinina é limitado pelos efeitos colaterais, que podem determinar baixa aderência ao tratamento e/ou diminuição da dose, com consequente redução da eficácia clínica do medicamento. A boca seca é o efeito colateral mais comum, referida por 25 a 75% dos pacientes no caso dos comprimidos de liberação imediata. A apresentação na forma de comprimidos de liberação lenta evita as flutuações nos níveis séricos, e, graças à sua absorção no trato gastrintestinal (TGI) inferior, provoca menos efeitos colaterais.

Outros efeitos colaterais descritos são constipação intestinal, refluxo gastresofágico (RGE), xeroftalmia, borramento visual, retenção urinária, taquicardia, sonolência, tontura, alucinações e alteração da cognição.

Tolterodina

O tartarato de tolterodina é uma amina terciária, antagonista competitivo da acetilcolina, com a mesma afinidade pelos diferentes subtipos de receptores muscarínicos. Apresenta afinidade tecidual pela bexiga cerca de duas vezes maior do que a da oxibutinina. Além disso, sua afinidade pela bexiga é aproximadamente oito vezes maior do que pelas parótidas, o que reduz de forma importante a incidência de boca seca.

A tolterodina está disponível em comprimidos de liberação imediata (1 ou 2 mg), com pico de concentração plasmática 1 a 2 horas após a administração, e lenta (4 mg), após 2 a 6 horas. A dose preconizada é de 1 a 4 mg por dia. Seu metabolismo é hepático, e a meia-vida varia de 3 a 10 horas. Por ser pouco lipossolúvel, apresenta baixo potencial para atravessar a barreira hematencefálica. O principal metabólito ativo, a 5-hidroximetil tolterodina, tem a mesma potência da tolterodina.

A eficácia e segurança da tolterodina estão bem estabelecidas, inclusive em pacientes com mais de 65 anos de idade, com melhora importante dos sintomas e da qualidade de vida.

A incidência de boca seca varia de 23 a 30%, respectivamente, dos comprimidos de liberação lenta e imediata.

Darifenacina

Trata-se de amina terciária, antagonista competitivo da acetilcolina, com afinidade 60 vezes maior pelo receptor M_3 em relação ao M_2, e muito pouca afinidade pelo subtipo M_1. Essas características reduzem efeitos colaterais relacionados à cognição (por ação em receptores M_1) e cardíacos (por ação em receptores M_2), sendo bem tolerada inclusive em pacientes com mais de 65 anos.

A via de administração é a oral, atingindo o pico de concentração plasmática após sete horas, sendo metabolizada no fígado pelo citocromo P-450 (isoformas 3A4 e 2D6). A melhora clínica geralmente ocorre após duas semanas do início do tratamento.

Estudos demonstraram que a darifenacina apresenta eficácia semelhante à da oxibutinina e da tolterodina no tratamento da bexiga hiperativa, com melhora clínica, urodinâmica e na qualidade de vida.

No Brasil, está disponível em comprimidos de 7,5 mg e 15 mg, em dose única diária. Os efeitos colaterais mais comuns são: boca seca (23% com 7,5 mg e 39% com 15 mg) e constipação (16% com 7,5 mg e 25% com 15 mg).

Solifenacina

Como a darifenacina, sua ação anticolinérgica se dá predominantemente sobre os receptores M_3. Apresenta ação 40 vezes menor sobre as glândulas salivares em comparação à oxibutinina e 79 vezes menor em relação à tolterodina, o que reduz consideravelmente a incidência de boca seca.

O medicamento é administrado via oral, em dose única diária (comprimidos de 5 ou de 10 mg). A maioria dos estudos demonstrou maior eficácia com a dose de 10 mg, sem que houvesse aumento significativo dos efeitos colaterais. Cerca de metade dos pacientes requer a dose de 10 mg.

O metabolismo se dá no fígado, por enzimas do grupo CYP3A4, e um metabólito ativo é excretado na urina. Estudos demonstraram que provavelmente tal metabólito apresente ação local nos receptores do urotélio.

Estudos clínicos demonstraram que a solifenacina melhora os sintomas da bexiga hiperativa e a qualidade de vida de forma significativa. Autores referem melhora de 60% nos episódios de urgência miccional, 23% na frequência urinária, 36% na noctúria, e um aumento em 30% no volume urinado. Cerca de 60% das pacientes tornam-se continentes.

O efeito adverso mais comum é a boca seca, com aproximadamente 92% dos casos referidos como leve à moderada. De acordo com alguns autores, apenas 1,4 a 4,7% das pacientes acompanhadas em estudos clínicos abandonaram o tratamento em virtude dos efeitos colaterais. Estudos com pacientes ≥ 65 anos mostraram incidência e severidade de efeitos colaterais semelhantes às de pacientes jovens.

Mirabegron

Trata-se agonista β3-adrenérgico, que age favorecendo o relaxamento do músculo detrusor e aumentando as capacidades vesicais. Contraindicado em pacientes com hipertensão arterial grave e de difícil controle. O mirabegron foi aprovado pela FDA em junho de 2012. Estudos demonstraram que o medicamento em doses de 50 mg ou 100 mg durante 12 semanas diminuiu significativamente o número médio de episódios de incontinência e de micção em 24 horas.

Revisão sistemática publicada em 2014 concluiu que o mirabegron apresentou eficácia semelhante aos antimuscarínicos e efeitos colaterais semelhantes ao grupo placebo.[2] Outros agonistas β3-adrenérgicos estão em pesquisa clínica e têm-se mostrado promissores no tratamento da bexiga hiperativa.

Estrogênios

Diversos autores referem que os estrogênios tópicos (via vaginal) melhoram os sintomas de bexiga hiperativa, bem como diminuem os episódios de infecção urinária em mulheres na pós-menopausa.

A última Revisão Cochrane a respeito do tema, de 2012, corrobora esses resultados.[3] Os autores concluíram que os estrogênios via vaginal promovem melhora significativa dos diferentes tipos de incontinência urinária (esforço, urgeincontinência e incontinência urinária mista), da frequência e da urgência miccional. Entretanto, a dose ideal, os efeitos a longo prazo e após a sua parada permanecem desconhecidos.

DIAGNÓSTICO E TRATAMENTO

Outros medicamentos (ainda não disponíveis no Brasil)
- Cloridrato de trospium: anticolinérgico com estrutura de amina quaternária; dessa forma, não atravessa a barreira hematencefálica. Como seu metabolismo é mínimo, o risco de interações medicamentosas é bem baixo, o que facilita em casos de pacientes que utilizam vários medicamentos. Apresenta eficácia e segurança semelhante aos outros anticolinérgicos. Os principais efeitos colaterais são a boca seca (10,7%) e a constipação (8,5%).
- Fumarato de fesoterodina: liberado pela FDA em outubro de 2008. Após absorção oral, é rápido e extensivamente metabolizado por esterases plasmáticas, de tal forma que apenas o seu metabólito ativo é detectado no plasma. Esse metabólito é a 5-hidroximetil tolterodina (mesmo metabólito de tolterodina), responsável por toda a sua ação antimuscarínica. A fesoterodina está disponível em comprimidos de 4 mg e de 8 mg.

ATENÇÃO!

A paciente deve ser orientada de que o objetivo do tratamento é a melhora da qualidade de vida (na grande maioria das vezes não há cura). O tratamento farmacológico deve ser, idealmente, um adjuvante às terapias comportamental e fisioterapêutica.

TOXINA BOTULÍNICA

Neurotoxina produzida pela bactéria anaeróbia *Clostridium botulinum*, a toxina botulínica tem sido indicada, em casos de bexiga hiperativa, para pacientes refratários aos tratamentos convencionais, tanto neurogênicos quanto idiopáticos.

O mecanismo de ação não é completamente conhecido. Sabe-se que a toxina atua na proteína SNAP-25, inibindo a exocitose de vesículas pré-sinápticas que contêm acetilcolina, com consequente denervação química local e reversível, que, por sua vez, leva a uma paralisia flácida e à atrofia muscular. Além dessa ação principal, estudos demonstraram que a toxina botulínica atua em fibras nervosas aferentes, bloqueando a liberação de trifosfato de adenosina (ATP), peptídeo relacionado ao gene calcitonina (CGRP), substância P, receptor vaniloide V1, entre outros.

Entre os sete subtipos de toxina botulínica existentes (A a G), são utilizados clinicamente os subtipos A e B, em especial o A. A aplicação, realizada com cistoscópio (rígido ou flexível), é um procedimento minimamente invasivo, que pode ser realizado ambulatorialmente, com anestesia local.

Segundo a Revisão Cochrane publicada em 2007, a utilização da toxina botulínica no tratamento da bexiga hiperativa é extremamente promissora. Na revisão, todos os estudos randomizados (oito) apresentaram resultados favoráveis ao uso da toxina. Diversos autores relataram melhora significativa na qualidade de vida, com redução dos episódios de urgência miccional (70 a 75%), urgeincontinência (42 a 87%), noctúria e frequência urinária. Alguns estudiosos também referem melhora importante dos parâmetros urodinâmicos, como as capacidades cistométricas, o volume urinado, a complacência vesical e o volume de aparecimento de contrações involuntárias do detrusor.

A maioria dos autores utiliza a dose de 200 a 300 unidades, mas a dose ideal não está estabelecida. Também não existe consenso com relação à diluição ótima, ao número e à frequência de injeções e segurança a longo prazo.

A melhora sintomática, dura, em média, nove meses (6 a 14 meses). Aplicações repetidas parecem ser tão eficazes quanto à primeira, aparentemente sem aumento no risco de efeitos colaterais. Entretanto, para diminuir o risco de desenvolvimento de anticorpos, recomenda-se um intervalo de pelo menos três meses entre as aplicações e a utilização da menor dose possível.

Os efeitos colaterais descritos são: dor; infecção urinária (13 a 15%); retenção urinária (mais comum nos casos neurogênicos); hematúria; boca seca; constipação; e incontinência fecal. Raramente podem aparecer fraqueza muscular generalizada e dificuldade respiratória.

O procedimento deve ser contraindicado em pacientes que não aceitem ou que não consigam realizar autocateterismo. Também são contraindicações infecção urinária, hipersensibilidade à toxina, gravidez, lactação, obstrução infravesical e afecções neuromusculares (p. ex.: miastenia grave).

NEUROMODULAÇÃO SACRAL

Consiste no implante cirúrgico de eletrodos na raiz nervosa sacral S_3 e de um gerador de impulsos elétricos, implantado no subcutâneo.

Trata-se de uma alternativa terapêutica reservada para casos graves refratários aos tratamentos convencionais. Menos invasiva do que o tratamento cirúrgico convencional, preserva a integridade anatômica do trato urinário.

O mecanismo de ação não está completamente conhecido, mas acredita-se que os impulsos elétricos atuem tanto em fibras aferentes quanto em eferentes.

A implantação do eletrodo é realizada em duas etapas. A primeira é a fase de teste, em que se implanta o eletrodo permanente, o que contribuiu para diminuir as complicações e taxas de falso-negativo do procedimento. O eletrodo é posicionado com auxílio de radioscopia. Às pacientes que apresentam resposta positiva após 1 a 4 semanas (melhora subjetiva e melhora > 50% no diário miccional) é oferecido o implante definitivo. As taxas de sucesso variam de 60 a 75%.

As complicações mais comumente descritas são: dor no local do implante (21 a 25%); dor no local de implantação do gerador (17%); migração do eletrodo (9 a 16%); infecção (7%); e retenção urinária (2%).

TRATAMENTO CIRÚRGICO

Opção de exceção, reservada aos casos intratáveis por outros métodos conservadores. Há cinco classes:

1 | Ressecção da inervação sacral da bexiga, por meio de secção bilateral do nervo hipogástrico.

2 | Distensão vesical com destruição dos nervos e gânglios da parede da bexiga. Trata-se de método utilizado no tratamento da cistite intersticial crônica, porém verificou-se que promove diminuição da espasticidade vesical por períodos variáveis de tempo.

3 | Ressecção parcial dos gânglios hipogástricos e dos nervos do paramétrio.

4 | Injeção de fenol no trígono vesical ou nos paramétrios, como alternativa à ressecção de gânglios e nervos. Os sintomas costumam retornar após um ano.

5 | Aumento cirúrgico da capacidade vesical, com interposição de segmento intestinal ou autoampliações vesicais.

REVISÃO

- Afecção muito comum, a prevalência da bexiga hiperativa, caracteristicamente, aumenta com o avançar da idade.
- A incontinência urinária está presente em apenas um terço à metade dos casos.
- O estudo urodinâmico não está indicado para todas as pacientes.
- O tratamento inicial deve ser, sempre que possível, a adoção de medidas gerais associada com o treinamento vesical e a fisioterapia.

vertidamente a manobra de Valsalva, o cone é expulso. Desse modo, a paciente se conscientiza sobre a contração correta da musculatura. Em seguida, os pesos são aumentados progressivamente. A sensação de perda do cone vaginal durante a deambulação estimula a contração involuntária dos músculos do soalho pélvico, fortalecendo-os.

Eletroestimulação

Acarreta a contração do esfincter externo da uretra e a contração dos músculos levantadores do ânus. É empregada por meio de sonda vaginal, com alta frequência (50 a 100 Hz) e alta amperagem (> 25 mA). Deve-se lembrar que as contrações realizadas voluntariamente pela paciente são mais eficazes do que as obtidas por estímulo elétrico. No entanto, nem sempre a paciente é capaz de contrair voluntariamente seus músculos. Nesses casos, a eletroestimulação torna-se uma opção válida.

TRATAMENTO CIRÚRGICO

Embora o tratamento clínico possa ser indicado em parte das pacientes, nos casos de incontinência urinária moderada ou grave e naquelas com distopias genitais, o tratamento cirúrgico se impõe.

Entre as várias técnicas descritas, descrevem-se as cirurgias de colpofixação (ou colpossuspensão) retropúbica, pelas técnicas de Burch ou de Marshall-Marchetti-Krantz, e as de alça, também conhecidas como *slings* (autólogos, heterólogos ou sintéticos). Nos casos de uretra sem mobilidade, existem ainda as injeções periuretrais.

Colpofixação retropúbica

Consiste na fixação do tecido paravaginal no ligamento ileopectíneo, por laparotomia ou laparoscopia. Durante muitos anos, foi o padrão-ouro no tratamento da IUE, tendo sido substituída por técnicas minimamente invasivas, como os *slings*. Atualmente, só é empregada em casos de IUE sem defeito esfincteriano, particularmente quando há indicação de outra cirurgia via abdominal, como histerectomia, ooforoplastia ou ooforectomia.

Slings

Os *slings* autólogos podem ser de parede vaginal ou de aponeurose, em que se utilizam, respectivamente, faixa de mucosa vaginal ou aponeurose do músculo reto do abdome (ou de fáscia lata), criando-se um novo suporte para a uretra, que funcionará como mecanismo esfincteriano. A cistoscopia é um passo obrigatório da cirurgia para confirmação de que não houve passagem de fio inabsorvível no lúmen vesical.

As taxas de sucesso nos *slings* de mucosa vaginal variam de 35% a 93%. Nos *slings* aponeuróticos, giram em torno de 85%. Entre as complicações pós-operatórias mais frequentes, citam-se a retenção urinária e a hiperatividade do detrusor, e em menor grau, infecção de ferida abdominal, infecção urinária e prolapso genital. No entanto, a retirada da faixa de aponeurose aumenta o tempo operatório e pode predispor ao aparecimento de hérnias incisionais.

Assim, outros materiais foram desenvolvidos na forma de kits cirúrgicos, utilizando materiais sintéticos, mais empregados atualmente.

O material ideal para fabricação do *sling* sintético deve ser químico e fisicamente inerte, não carcinógeno e mecanicamente forte; não causar reações inflamatórias ou alérgicas; ser esterilizável; não ser fisicamente modificado pelo tecido vivo; e ter formato conveniente para o uso clínico.

Em geral, os *slings* são compostos por faixa de polipropileno monofilamentar, macroporosa, em forma de kits cirúrgicos com dispositivos para sua inserção. Requerem dissecção vaginal mínima, com a faixa colocada sem tensão sob a uretra média, sem necessidade de fixação e possibilitando que a cirurgia seja realizada com anestesia local. Podem ser inseridos de modo retropúbico ou transobturatório.

As indicações de sling sintético são cirurgia primária para IUE, recorrências, defeito esfincteriano e incontinência tipo mista. As taxas de cura variam entre 80 e 98%. Atualmente, são considerados padrão-ouro no tratamento da IUE.

As complicações intraoperatórias dos *slings* sintéticos retropúbicos são perfuração vesical (ao redor de 6%) e, mais raramente, sangramento com formação de hematoma, perfuração da mucosa vaginal, lesão de trato urinário, intestinal ou de grandes vasos. As pós-operatórias são retenção urinária, urgência miccional ou urgeincontinência, hematoma pélvico, ITU e erosões vaginal, uretral ou vesical.

Os *slings* transobturatórios podem evitar as cicatrizes retropúbicas de correções prévias de incontinência urinária; têm baixo risco de lesões vesicais, intestinais ou vasculares e reduzem a disfunção urinária pós-operatória. No entanto, têm eficácia menor do que os retropúbicos, particularmente nos casos de defeito esfincteriano intrínseco. As complicações desse tipo de *sling* são perfuração da mucosa vaginal, retenção urinária, urgência miccional de novo, erosão vagina e dor em raiz da coxa.

A mais nova geração de *slings* heterólogos são os chamados mini-slings, compostos pela mesma faixa, porém de menor comprimento, que se situa, desse modo, apenas na região suburetral, evitando o forame obturador e o espaço retropúbico. No momento, esse tipo de *sling* vem sendo pouco utilizado, por estudos terem comprovando sua baixa eficácia.

> **ATENÇÃO!**
>
> Deve-se sempre corrigir as lesões do soalho pélvico que promovem a distopia urogenital associada à incontinência urinária de esforço. As roturas perineais, quando não tratadas corretamente, pioram os resultados cirúrgicos em longo prazo.

Injeções periuretrais

De gordura autóloga ou de colágeno, teflon ou silicone, as injeções periuretrais devem ser reservadas apenas aos casos refratários às demais técnicas, em particular quando há lesão esfincteriana sem hipermobilidade do colo vesical. A injeção pode ser efetuada via trans ou periuretral, com 1 ou 2 mL às 3, 6 e 9 horas, logo abaixo na submucosa da uretra, sob visão uretrocistoscópica.

> **REVISÃO**
>
> - A incontinência urinária de esforço significa perda involuntária de urina, causando danos econômico, social e psicológico às mulheres; suas três apresentações são: hipermobilidade do colo vesical, defeito esfincteriano intrínseco da uretra e incontinência urinária mista.
> - O diagnóstico da incontinência urinária deve ter anamnese e exame físico detalhados, buscando caracterizar volume de perda, diminuição de força muscular e presença de distopias genitais, bem como análise de sedimento urinário e urocultura.
> - Os tratamentos para IUE podem ser: medicamentoso (com a utilização de estrogênios); fisioterapêutico (exercícios perineais, *biofeedback*, cones vaginais e eletroestimulação); ou cirúrgico (*slings*, colpofixação retropúbica, injeções periuretrais).

■ LEITURAS SUGERIDAS

Bianchi-Ferraro AM, Jarmy-DiBella ZI, de Aquino Castro R, Bortolini MA, Sartori MG, Girão MJ. Randomized controlled trial comparing TVT-O and TVT-S for the treatment of stress urinary incontinence: 2-year results. Int Urogynecol J. 2014;25(10):1343-8.

Bo K. Pelvic floor muscle training is effective in treatment of female stress urinary incontinence, but how does it work? Int Urogynecol J Pelvic Floor Dysfunct. 2004;15(2):76-84.

de Leval J, Waltregny D. New surgical technique for treatment of stress urinary incontinence TVT-Obturator: new developments and results. Surg Technol Int. 2005;14:212-21.

Petros P, Ulmsten U. An integral theory and its method for the diagnosis and management of female urinary incontinence. Scand J Urol Nephrol Suppl. 1993;153:1-93.

Ulmsten U, Henriksson L, Johnson P, Varhos G. An ambulatory surgical procedure under local anesthesia for treatment of female urinary incontinence. Int Urogynecol J Pelvic Floor Dysfunct. 1996;7(2):81-5.

83
DISTOPIA GENITAL

- ZSUZSANNA ILONA KATALIN DE JÁRMY DI BELLA
- MARAIR GRACIO FERREIRA SARTORI

Embora não seja uma afecção grave, a distopia genital afeta intensamente a qualidade de vida, causando impacto psicológico, social e higiênico na maioria das mulheres acometidas.

A definição de distopia genital, também denominada prolapso genital, refere-se ao deslocamento dos órgãos pélvicos femininos ocasionado por enfraquecimento dos seus sistemas de suspensão e sustentação.

O suporte dos órgãos pélvicos se dá pelos sistemas de suspensão constituídos por ligamentos (paramétrios anterior, lateral e posterior) e de sustentação formados por fáscias e músculos, particularmente o levantador do ânus com os seus feixes puborretal, pubococcígeo e ileococcígeo. Quando ocorre enfraquecimento da fáscia endopélvica, os músculos do soalho pélvico são solicitados e, gradativamente, instala-se a distopia genital. Quando acomete a parede vaginal anterior, ocorre descenso da uretra e/ou da bexiga, denominados uretrocele e cistocele. Por sua vez, o enfraquecimento da parede vaginal posterior levará à retocele e à enterorretocele e, por fim, a descida do ápice da vagina se manifestará clinicamente pelo prolapso uterino ou de cúpula vaginal. O mais comum é que exista associação dos compartimentos danificados, por exemplo, procedência da parede vaginal anterior e apical, ou apical e posterior. Nas situações de eversão completa da vagina, todos os compartimentos estão prolapsados.

Estima-se que cerca de 50% das mulheres que tiveram ao menos um parto vaginal desenvolvam algum grau de prolapso genital ao longo da vida. O risco de uma paciente se submeter à cirurgia para o tratamento de prolapso genital até os 80 anos de idade é de 11%.

Embora a distopia genital seja uma condição multifatorial, existem fatores de risco bem estabelecidos para o desenvolvimento do prolapso genital, que são:
- idade;
- paridade;
- histerectomia prévia;
- cirurgias prévias para a correção de distopia genital;
- alterações do colágeno.

Outras condições potenciais seriam o parto vaginal, a obesidade, peso do maior filho ao nascer, a ocorrência de tosse crônica e o histórico familiar de prolapso genital.

QUADRO CLÍNICO

Algumas mulheres apresentam prolapso genital ao exame físico, porém são assintomáticas. A maioria das pacientes refere sensação de peso vaginal ou massa exteriorizando-se pela vagina, acompanhada ou não de dor no baixo ventre, ocasionada pela distensão dos tecidos pélvicos. Os sintomas são progressivos, agravando-se com a idade e com a progressão do prolapso. Algumas vezes, o prolapso genital se apresenta com úlceras e sangramentos, devido a pequenos traumas com as vestes, além da atrofia tecidual.

Sintomas urinários – como disúria, polaciúria, urgência miccional, incontinência ou retenção urinária, isolados ou associados – dependem da idade, da duração e do grau de prolapso; e é comum associá-los a sintomas intestinais. A incontinência urinária de esforço é mais frequente nos casos de prolapso genital inicial. Os prolapsos maiores dificultam o esvaziamento vesical, por compressão da uretra, por excessiva angulação uretrovesical ou pela posição extrabdominal da bexiga. Muitas vezes, torna-se necessária a redução manual do prolapso para que a paciente consiga urinar.

Algumas mulheres com prolapso genital têm incontinência urinária oculta, aquela detectada após a redução do prolapso, ou, em outras palavras, após a recolocação do colo vesical em sua posição correta utilizando-se pessários ou pinças durante a manobra de Valsalva no exame ginecológico. É considerada oculta, pois a paciente não tem os sintomas de perda urinária aos esforços que, por vezes, se manifesta apenas no pós-operatório da distopia genital. Portanto, é fundamental esclarecer a paciente que ela pode vir a ficar incontinente após uma cirurgia de correção de prolapso genital.

Os sintomas intestinais incluem tenesmo; incontinência de flatos, líquidos ou fezes; constipação; e necessidade de manobras digitais para a evacuação.

As queixas sexuais raramente são espontâneas, mas sabe-se que o prolapso genital pode atrapalhar a atividade sexual em razão de constrangimento de algumas mulheres, além de causar desconforto.

DIAGNÓSTICO

Eminentemente clínico, baseia-se na anamnese, no exame físico realizado ao repouso e na manobra de Valsalva. Os exames de imagem, como a ultrassonografia (US) do soalho pélvico tridimensional e a ressonância magnética (RM) dinâmica, são interessantes para a avaliação dos compartimentos prolapsados, porém não são necessários na maior parte dos casos para a conduta terapêutica. O estudo urodinâmico pode ser realizado nas mulheres com queixas urinárias concomitantes.

Para fins de padronização do prolapso genital, adotou-se a classificação POP-Q, que de forma objetiva permite o estadiamento do prolapso, informando-se os compartimentos afetados. Para tanto, mensuram-se os seguintes pontos:
- **Aa** – mensuração do deslocamento na manobra de Valsalva do ponto preestabelecido a 3 cm para dentro do anel himenal da parede vaginal anterior. É um ponto teórico que varia de –3 a +3, onde –3 significa ausência de prolapso; 0, prolapso na altura do anel himenal; e +3, o grau máximo possível de prolapso;
- **Ap** – mensuração do deslocamento na manobra de Valsalva do ponto preestabelecido a 3 cm para dentro do anel himenal da parede vaginal posterior. É um ponto teórico que varia de –3 a +3, onde –3 significa ausência de prolapso; 0, prolapso na altura do anel himenal; e +3, o grau máximo possível de prolapso;
- **Ba** – mensuração do deslocamento na manobra de Valsalva do ponto de maior prolapso da parede vaginal anterior. Este ponto pode ser igual ao Aa ou é mais prolapsado. Em um prolapso muito

grande de parede vaginal anterior, ele pode ser +4 ou +5, por exemplo;
- **Bp** – mensuração do deslocamento na manobra de Valsalva do ponto de maior prolapso da parede vaginal posterior. Este ponto pode ser igual ao Ap ou é mais prolapsado. Em um prolapso muito grande de parede vaginal posterior, ele pode ser +4 ou +5, por exemplo;
- **C** – corresponde à medida da posição do ponto de maior prolapso do colo uterino ou da cúpula vaginal nas histerectomizadas em relação ao anel himenal na manobra de Valsalva. Valores negativos referem que o colo uterino está dentro da vagina, valores positivos indicam sua exteriorização além do anel himenal;
- **D** – medida da posição da inserção dos ligamentos uterossacrais (ou fundo de saco posterior) em relação ao anel himenal na manobra de Valsalva. A diferença entre os pontos C e D corresponde ao tamanho do colo uterino;
- **HG** – medida do hiato genital realizada no repouso e corresponde à distância do meato uretral à fúrcula vaginal;
- **CP** – medida do corpo perineal, que corresponde à medida no repouso entre o introito vaginal e a borda do músculo do esfíncter externo do ânus;
- **CVT** (comprimento vaginal total) – distância em repouso do anel himenal à inserção dos ligamentos uterossacrais.

Realizadas as medidas descritas, em centímetros, faz-se o estadiamento por compartimentos, designando como "a" e "p", respectivamente, quando a parede vaginal anterior ou a posterior for a mais prolapsada, e "c" para o colo uterino ou cúpula vaginal nas histerectomizadas, que corresponde a:
- **Estádio 0** – ausência de prolapso genital;
- **Estádio 1** – ponto de maior prolapso, encontra-se até 1 cm para dentro do anel vaginal. Exemplo: IBa, IC ou IAp;
- **Estádio 2** – ponto de maior prolapso, encontra-se entre 1 cm para dentro do anel himenal e 1 cm para fora. Exemplo: IIBa, IIC ou IIBp;
- **Estádio 3** – ponto de maior prolapso, encontra-se além de 1 cm para fora do anel himenal até o CVT menos 2 cm;
- **Estádio 4** – ponto de maior prolapso, situa-se além de CVT menos 2 cm.

■ TRATAMENTO

Pode ser clínico ou cirúrgico e está indicado para todas as mulheres sintomáticas.

O tratamento clínico baseia-se no uso de pessários ou da fisioterpaia de soalho pélvico,

O pessário é um dispositivos de silicone, mais comumente em forma de anel, introduzido na vagina, que sustenta as paredes vaginais e o útero em sua topografia ideal. É colocado e permanece por semanas intravaginal, havendo a necessidade de retirada e higienização a cada semana. É um método de crescente aceitação, principalmente nas mulheres mais idosas sem vida sexual ativa. Soma-se ao uso do pessário, creme de estrogênio para melhora do trofismo vaginal e creme contendo antibiótico para diminuir a secreção vaginal. O dispositivo consegue recolocar as paredes vaginais na posição correta, preferencialmente nos prolapsos de parede vaginal anterior e do ápice vaginal. Algumas mulheres passam a perder urina com a utilização do pessário, pois ele corrige o angulamento uretral que evitava a perda urinária devido ao prolapso acentuado.

A fisioterapia do soalho pélvico, caracterizada principalmente na realização dos exercícios perineais, eletroestimulação e cones vaginais, não tem papel importante no tratamento de prolapsos já instalados, porém, ao que parece, tem ação preventiva na gênese das distopias, mormente nas gestantes.

> **ATENÇÃO!**
> O tratamento cirúrgico divide-se em dois tipos: cirurgias reconstrutivas e obliterativas.

As cirurgias reconstrutivas permitem o restabelecimento da anatomia e da função, tanto sexual quanto urinária e intestinal. As cirurgias obliterativas promovem o fechamento do canal vaginal e, portanto, impedem o coito vaginal.

A função das cirurgias obliterativas é melhorar a qualidade de vida das pacientes utilizando-se técnicas menos invasivas. São indicadas em mulheres com morbidades clínicas e que não tenham e não desejam ter vida sexual ativa, uma vez que haverá o fechamento das paredes vaginais. A técnica mais utilizada é a a colpocleise de Lefort, recomendada tanto nos prolapsos uterinos quanto nos de cúpula vaginal. Na presença do útero, é fundamental avaliar o colo uterino, o canal endocervical e o endométrio antes do procedimento cirúrgico. Preconiza-se o fechamento da vagina até 3 cm do meato uretral, evitando-se a deformidade do colo vesical. A colpocleise praticamente inviabiliza a recorrência da distopia genital.

As cirurgias reconstrutivas são as mais realizadas para o tratamento do prolapso genital e são endereçadas ao compartimento afetado. Assim, prolapsos da parede vaginal anterior são tratados preferencialmente pela via vaginal. A reconstrução pode ser denominada sitio-específica, quando se corrige cada lesão da fáscia endopélvica, ou pode ser denominada colporrafia, quando se faz aproximação e pregueamento da fáscia na linha média. A parede anterior pode ser corrigida ainda pela aproximação da fáscia endopélvica ao arco tendíneo, ao se corrigir as cistoceles por defeito lateral da fáscia. Na reconstituição da fáscia endopélvica lesada, quase sempre o tecido da própria paciente é suficiente, e utilizam-se fios absorvíveis de longa duração. Quando houver incontinência urinária de esforço associada, embora controverso na literatura, faz-se o tratamento simultâneo com faixas de polipropileno suburetrais. Telas sintéticas ou biológicas para correção de cistocele são reservadas, na atualidade, para casos específicos, tais como recidivas prévias, doenças do colágeno, hérnias múltiplas ou ausência total de fáscia.

Em relação aos prolapsos da parede vaginal posterior, também se reconstitui a fáscia retovaginal, muitas vezes, ancorando-se a sutura no anel pericervical em colo uterino ou na inserção dos ligamentos uterossacrais. Complementando a correção da fáscia retovaginal, sutura-se o corpo perineal, reaproximando-se os feixes do músculo levantador do ânus. As telas de polipropileno são contraindicadas nesse compartimento pelos riscos de exposição de tela para o reto e, além disso, não há comprovação na literatura médica de que seu uso reduza a recidiva de prolapso do compartimento posterior.

Por fim, a correção cirúrgica do prolapso apical é a mais complexa. Na ocorrência de prolapso uterino, nas mulheres com prole constituída, a histerectomia vaginal ainda é a cirurgia mais realizada, seguida da pexia da parede vaginal utilizando-se os paramétrios laterais e os ligamentos uterossacrais. A técnica de MacCall, que corresponde ao encurtamento dos ligamentos uterossacrais, é consagrada e diminui a possibilidade de prolapso de cúpula vaginal posteriormente.

No entanto, há um número crescente de mulheres que optam pela manutenção do útero. Para elas, assim como para as que desejam futuro reprodutivo, a opção é preservar o órgão. A técnica mais conhecida é a cirurgia de Manchester, realizada pela via vaginal, que consiste na colporrafia anterior e posterior, no encurtamento dos paramétrios laterais e na amputação do colo uterino. Embora descrita para manutenção da fertilidade, é comum ocorrer infertilidade por fator cervical.

O útero também pode ser fixado no ligamento sacrospinal por pontos de fio inabsorvível ou utilizando telas de polipropileno, que tendem a ser menores e de densidade mais leve. São de utilização questionável pelos riscos de erosão vaginal, erosão para vísceras, infecções pélvicas e dispareunia. Entretanto, diminuem a recidiva do prolapso de parede vaginal anterior. Por via abdominal ou laparoscópica, pode-se também fixar o útero ao periósteo sacral.

Quando a paciente é histerectomizada e se instala o prolapso de cúpula vaginal, o tratamento pode ser feito pela colpocleise ou por várias opções de fixação da cúpula por via vaginal ou abdominal.

As cirurgias por via abdominal, abertas ou por laparoscopia, ou, mais modernamente, utilizando-se os recursos da robótica, fixam a cúpula vaginal no promontório, ou seja, no periósteo sacral. É comum a necessidade de uso de tela de polipropileno em formato de Y para recobrir a porção anterior e a porção posterior da vagina, ou ainda do colo uterino quando presente, aproximando do promontório. Utilizam-se fios de polipropileno para esta fixação. Os riscos de exposição da tela na cúpula vaginal são menores na via abdominal, porém a morbidade da cirurgia abdominal é maior, inclusive com íleo paralítico e suboclusão intestinal. As vias laparoscópica e robótica são bem menos invasivas, mas dependem de treinamento específico e ainda são consideradas cirurgias longas.

Por via vaginal, a cúpula também pode ser fixada no ligamento sacroespinhal, em geral do lado direito. Raramente se opta por fixação bilateral, pois há grande aumento da morbidade.

As complicações intraoperatórias mais comuns são sangramentos e lesão vesical ou retal. Para minimizar esses riscos, sugere-se o uso de estrogênio tópico nas mulheres após a menopausa por pelo menos 15 dias antes da cirurgia. Como cuidado pré-operatório, deve-se avaliar a flora vaginal e descartar agentes infecciosos, como a gardnerella ou a clamídia. O uso de meias elásticas durante a cirurgia diminui os riscos de trombose no pós-operatório. Também se aplica a antibioticoprofilaxia que, comumente, é a cefazolina associada ao metronidazol. No pós-operatório, indica-se a deambulação precoce e, após a primeira quinzena, o início da fisioterapia para o fortalecimento da musculatura perineal.

Resumindo, várias são as opções terapêuticas, que devem ser discutidas com a paciente, apresentando a ela os prós e os contras das diferentes cirurgias e do material empregado. Além disso, vários são os cuidados pré e pós-operatórios para que a cirurgia possa ter sucesso.

REVISÃO

- Distopia genital é o deslocamento dos órgãos pélvicos femininos, que, embora não seja grave, afeta muito a qualidade de vida das mulheres acometidas.
- A incontinência urinária, a dificuldade de esvaziamento vesical, a incontinência de fezes e a constipação são sintomas do prolapso genital.
- A classificação POP-Q é utilizada para o estadiamento do prolapso genital.
- As formas de tratamento disponíveis são clínicas: pessário e fisioterapia do soalho pélvico; ou cirúrgicas: obliterativas, menos invasivas, e reconstrutivas.

■ LEITURAS SUGERIDAS

Resende APM, Stupp L, Bernardes BT, Franco GR, Oliveira E, Girão MJBC, et al. Prolapso genital e reabilitação do soalho pélvico. Femina. 2010;38(2):101-4.

Rodrigues AM, Oliveira LM, Martins KF, Del Roy CA, Sartori MGF, Girão MJBC, et al. Fatores de risco para o prolapso em uma população brasileira. Rev Bras Gin Obst. 2009;31(1):17-21.

84
LEIOMIOMA UTERINO

■ MARIANO TAMURA VIEIRA GOMES
■ RODRIGO DE A. CASTRO

O leiomioma – neoplasia benigna constituída por fibras musculares lisas em meio ao tecido conectivo – apresenta-se como nódulo no útero e acomete cerca de 50% das mulheres, com predomínio entre 35 e 50 anos de idade. Em dois terços dos casos, os tumores são múltiplos. Localizam-se no colo (raramente) ou no corpo do útero (98% das vezes), aqui subdivididos em subserosos, intramurais ou submucosos. Raras vezes, identificam-se leiomiomas que perderam contato com o útero e passaram a receber fluxo sanguíneo de outros órgãos, então denominados miomas parasitas. Outra situação incomum é a dos nódulos submucosos pediculados expulsos pelo colo uterino, chamados miomas paridos. Atualmente, essa afecção responde por cerca de dois terços das indicações de histerectomia em mulheres de meia-idade e estima-se a mortalidade decorrente dessas cirurgias em 0,5/1.000, sendo que, nos 30 dias subsequentes à intervenção operatória, o risco de vida é seis vezes maior do que o da população em geral.

São descritos vários tipos de degeneração nos tumores, quais sejam: hialina, gordurosa, hemorrágica, cística, necrobiose asséptica e calcificações. A necrobiose asséptica, também conhecida como degeneração rubra ou vermelha, corresponde ao infarto hemorrágico do leiomioma e é mais comum no ciclo gravídico-puerperal, na vigência de pílula anticoncepcional e de análogos do hormônio liberador de gonadotrofina (GnRH). As variantes histopatológicas são leiomioma mitoticamente ativo, leiomioma celular, leiomioma com núcleos bizarros, leiomioma epitelioide, leiomioma mixoide e leiomioma cotiledonoide dissecante. Há tumores histologicamente benignos, porém com comportamento limítrofe, como a leiomiomatose intravascular, acometendo grandes vasos e câmaras cardíacas, e o leiomioma benigno metastizante, com nódulo em víscera abdominal ou pulmão. Como diagnósticos diferenciais destacam-se os tumores do estroma endometrial, o tumor muscular liso de malignidade incerta (STUMP) e o leiomiossarcoma. Por vezes, estudo imunoistoquímico pode ser necessário para diagnóstico correto. Quando submetidos à análise citogenética, os leiomiomas mostram cariótipos normais em 50% dos casos e, nos demais, várias alterações cromossômicas (deleções, trissomias e translocações), que parecem surgir tardiamente ao desenvolvimento do tumor e ser decorrentes de multiplicações celulares anômalas. Tais alterações ocorrem em geral nos cromossomos 6, 7 e 12, entre outros.

Descrevem-se alguns fatores predisponentes para a doença:

- Raça, com risco entre 3 vezes maior nas pretas em relação às brancas, com diagnóstico em idade mais jovem e nódulos maiores, mais numerosos e sintomáticos.
- História familiar, com elevação do risco em 2 vezes para aquelas com pelo menos duas familiares de primeiro grau (mãe, irmã) acometidas.
- Idade, com maior incidência entre 35 e 50 anos, uma vez que os leiomiomas surgem e se desenvolvem no menacme, momento em que os níveis de esteroides sexuais (estradiol e progesterona) estão elevados, regredindo após a menopausa (natural, cirúrgica, rádio ou quimioterápica).

- Obesidade, com aumento do risco em 20% a cada 10 kg de ganho ponderal, em virtude da diminuição da síntese hepática de globulina ligadora de hormônio sexual (SHBG) e do aumento da estrona circulante, fruto da conversão periférica da androstenediona pela aromatase do tecido gorduroso.

Entre os fatores de proteção, destacam-se:
- Paridade, com diminuição do risco de desenvolver mioma a cada gravidez, reduzindo-se a 1/5 após cinco gestações.
- Anticoncepcional oral combinado, por mecanismos não totalmente esclarecidos, com redução de 17% para o risco de leiomioma a cada cinco anos de uso.
- Tabagismo, com diminuição em 18% no risco de desenvolver miomas com o consumo de 10 cigarros por dia, uma vez que o tabagismo cria um estado hipoestrogênico.

■ FISIOPATOLOGIA

A transformação neoplásica ocorre em etapas, nas quais as células adquirem um novo fenótipo, decorrente de alterações genômicas que levam à perda de controle do seu crescimento. Os esteroides sexuais atuam localmente e medeiam o crescimento tumoral pela ligação aos seus receptores (ER, PR), seguida da ativação de proto-oncogenes, fatores de crescimento (fator de crescimento insulina-símile I [IGF-I], fator de crescimento endotelial vascular [VEGF], fator de crescimento epidermal [EGF] e fator de crescimento transformador beta [TGF-β], entre outros) e seus receptores. Embora o estradiol seja apontado como o principal responsável nesse processo, evidências bioquímicas, patológicas e clínicas demonstram que a progesterona, agindo por meio dos seus receptores celulares, promove proliferação tumoral. Parece concebível, portanto, que estradiol e progesterona atuem em sinergia, estimulando a proliferação celular e o crescimento do tecido neoplásico. No entanto, até o momento não se conhecem os mecanismos fisiopatológicos moleculares dessa afecção e permanece incerto se a ação dos esteroides sexuais estaria relacionada com a iniciação neoplásica ou se apenas promoveria o crescimento do tumor, iniciado por outros mecanismos.

É interessante, ainda, notar que a resposta dos miomas à privação hormonal não é uniforme, ou seja, os tumores não têm graus semelhantes de regressão, provavelmente em virtude de diferenças de vascularização, composição celular e comportamento biológico.

■ QUADRO CLÍNICO

A hipermenorragia, um dos sintomas da afecção, relacionada com os leiomiomas intramurais, é explicada por quatro mecanismos básicos: aumento da cavidade sangrante; prejuízo da contratilidade das fibras miometriais; estase venosa endometrial; maior produção de prostaciclinas no endométrio adjacente ao nódulo, fato que prejudicaria a formação de trombos e a vasoconstrição endometrial, tão necessários para o controle do sangramento menstrual. O mioma submucoso relaciona-se, em geral, a episódios de metrorragia, que decorrem de erosões na superfície do nódulo, pelo atrito e eventual isquemia. Os nódulos subserosos não alteram os padrões menstruais, sendo frequentemente assintomáticos ou causadores de sintomas de compressão pélvica.

O leiomioma causa, quase sempre, dismenorreia secundária de caráter progressivo. A dor aguda pode decorrer de degeneração vermelha ou, também, de torção de nódulos pediculados e expulsão de nódulos submucosos (mioma parido). Quando o útero estiver em retroversão, mesmo que o tumor não seja muito grande, pode causar lombossacralgia, que, em geral, piora no período pré-menstrual. O leiomioma, por seu tamanho e sua posição, pode comprimir a bexiga e provocar polaciúria, noctúria, retenção urinária e até incontinência (talvez pelo deslocamento da junção uretrovesical). Essa neoplasia pode, raramente, gerar poliglobulia e hipoglicemia, por mecanismos ainda não totalmente esclarecidos.

ATENÇÃO!

Grande parte das pacientes permanece assintomática e os leiomiomas são achados de exame ginecológico ou ultrassonográfico. Nas sintomáticas, os principais sinais e sintomas são sangramento uterino anormal (menorragia, hipermenorragia, polimenorreia, metrorragia), dismenorreia secundária, dor ou sensação de pressão pélvica, aumento do volume abdominal, tumor palpável, sintomas urinários ou gastrintestinais, infertilidade e abortamento.

O leiomioma pode causar infertilidade se obstruir ambas as tubas ou se tiver componente submucoso, ocupando o leito de implantação ovular na cavidade uterina, impedindo-a ou causando perda precoce. Com a miomectomia nessas situações, há uma queda pela metade na incidência de abortamento, de 40 para 20%. Vale lembrar que, em face da infertilidade conjugal, deve-se investigar todos os outros fatores antes de assumir o mioma como responsável; isso porque só em 2 a 5% dos casos não há outras causas associadas.

■ DIAGNÓSTICO

Baseia-se nos sintomas mencionados e nos dados obtidos no exame físico, salientando-se a percepção de tumor hipogástrico, bocelado, de consistência fibroelástica e com alguma mobilidade laterolateral. No toque vaginal, identifica-se útero aumentado de volume, por vezes irregular, e confirma-se tratar de tumor do corpo uterino quando os movimentos realizados no colo, digitalmente ou com instrumentos, são transmitidos ao tumor abdominal. Tal manobra é muito útil na diferenciação entre tumor ovariano e uterino, porém falha nos casos de leiomiomas subserosos pediculados e nos tumores ovarianos aderidos ao corpo do útero.

Entre os exames complementares que podem auxiliar no diagnóstico, a ultrassonografia (US) ocupa lugar de realce. Deve ser sempre solicitada, para esclarecimento diagnóstico e seguimento. O exame ultrassonográfico transvaginal tem maior capacidade de detecção que o transabdominal, salvo para miomas subserosos com pedículo longo, sendo melhor na identificação de nódulos submucosos e intramurais. Porém, a US perde precisão em pacientes com úteros grandes e/ou com múltiplos nódulos.

A ressonância magnética (RM) é excelente método de imagem para diagnóstico de leiomiomas, considerada mais precisa para sua detecção e localização. Tem, contudo, desvantagens no custo e no tempo gasto para execução. Sua principal indicação, no momento, é para diferenciar nódulos subserosos de tumores ovarianos sólidos e para a avaliação pré-operatória de miomectomia ou embolização das artérias uterinas (EAU). A imagem obtida varia de acordo com o grau de degeneração, necrose e calcificação. Permite diferenciar, quando necessário, o leiomioma da adenomiose e sugerir a possibilidade de leiomiossarcoma quando há perda de limites; porém, ainda não há exame com alta acurácia para diagnóstico pré-operatório dessa afecção.

Contudo, a US continua sendo o método de escolha para avaliação inicial da pelve e, em muitos casos, é a única técnica subsidiária utilizada. Merecem ainda ser consideradas a histerossalpingografia e a histeroscopia. A primeira poderá detectar falhas de enchimento da cavidade uterina e oferecer informações quanto à normalidade ou não das tubas, fato de suma importância nas pacientes com queixa de infertilidade. A histeroscopia tem a vantagem de identificar com clareza a topografia, vascularização e demais características dos nódulos submucosos.

■ TRATAMENTO

A terapêutica depende da idade da paciente, do tipo e da intensidade dos sintomas, do desejo reprodutivo, do tamanho e da localização dos nódulos. Pode ser clínica (expectante ou medicamentosa) e intervencionista ou cirúrgica (conservadora ou radical).

ATENÇÃO!

Entre as principais indicações de tratamento salientam-se as queixas de sangramento (em especial quando associado à anemia), de dor e de infertilidade, assim como quando há comprometimento de órgãos adjacentes. Contudo, indica-se conduta expectante em mulheres assintomáticas ou quando a intensidade dos sintomas não justifica tratamento mais agressivo, em particular quando próxima à menopausa.

Algumas justificativas para tratamento devem ser encaradas com cautela, para não dizer com restrição:

1 | Facilitar terapia hormonal na pós-menopausa. Não se justifica indicar histerectomia para prevenir o crescimento dos nódulos durante terapia hormonal, já que alguns medicamentos (tibolona, raloxifeno), bem como os estrogênios em pequenas doses, não aumentam o volume nem o número de nódulos.

2 | Aumento do volume tumoral. Essa justificativa baseia-se na possibilidade de ser um leiomiossarcoma; porém, não se estabeleceu qual a velocidade habitual de crescimento do leiomioma. Portanto, salvo situações de crescimento muito rápido, confirmado em avaliações sucessivas, essa indicação deve ser encarada com cuidado.

3 | Grandes dimensões do mioma ou do útero. Embora seja critério popular, não deve ser utilizado isoladamente, mas sim em situações extremas, quando há comprometimento de outros órgãos, como compressão de vias urinárias e hidronefrose, por exemplo.

Quando o tratamento clínico medicamentoso é necessário, um grupo farmacológico interessante é o dos anti-inflamatórios não hormonais (AINH), que podem auxiliar no controle do sangramento menstrual, por inibir a síntese de prostaciclinas. No geral, diminuem em cerca de 30% o sangramento, embora essa afirmação não se aplique aos compostos com ácido acetilsalicílico. Outro grupo a ser citado é o dos antifibrinolíticos, que podem ser utilizados isoladamente ou associados aos AINH, inibindo a fibrinólise na superfície endometrial, com consequente redução do sangramento menstrual. Combinações estroprogestativas, anticoncepcionais combinados e progestagênios podem ser usados para controle do fluxo menstrual, sem alterar a história natural de crescimento dos miomas. Poucos autores analisaram a resposta aos androgênios. Porém, alinham-se entre os efeitos colaterais a acne, o hirsutismo, a seborreia e o ganho de peso. Assim, não são medicamentos usados na prática clínica diária.

Os análogos agonistas do GnRH (a-GnRH) reduzem o volume dos nódulos e do útero em até 50% e causam amenorreia. São administrados na forma de depósito, uma vez por mês por três meses, ou uma ampola de efeito trimestral. Seu resultado máximo é atingido, em geral, entre 8 e 12 semanas e o mioma retorna aos padrões iniciais em cerca de quatro meses após o término do tratamento. Os efeitos adversos habituais dos a-GnRH são provenientes do hipoestrogenismo criado (sintomas vasomotores, alteração do humor, vagina seca e osteopenia), que, às vezes intensos, podem ser parcialmente minimizados com terapia de acréscimo (add-back) com estrogênios, combinações estroprogestativas ou tibolona. O uso de a-GnRH se faz de maneira selecionada no pré-operatório de cirurgias uterinas, buscando-se melhorar os níveis de hemoglobina e diminuir o sangramento intraoperatório; porém, questiona-se se seus efeitos colaterais seriam maiores que os possíveis benefícios, muitas vezes não confirmados, em especial no que se refere à melhora das condições intraoperatórias. Por isso, sua indicação é restrita.

O dispositivo intrauterino liberador de levonorgestrel (LNG-IUS – Mirena®), além de ser considerado um método contraceptivo de grande eficácia, apresenta efeito adicional de redução do fluxo menstrual, com ações sobre o endométrio e o nódulo tumoral. O LNG-IUS pode melhorar a qualidade de vida e os parâmetros hematológicos, sendo uma alternativa à histerectomia, porém pode ter resultados limitados e ser deslocado ou mal posicionado na presença de miomas submucosos.

Há alternativas ainda em avaliação, como antagonistas do GnRH, inibidores da aromatase, antiprogestogênios, moduladores seletivos dos receptores de estrogênio (SERM) e de progesterona (SPRM), inibidores da angiogênese, assim como se espera por terapêuticas genéticas. No momento, destacamos o ulipristal, um SPRM com resultados muito semelhantes ao a-GnRH, mas com menos efeitos colaterais. No entanto, tal substancia ainda não se encontra liberada para uso no Brasil.

Cumpre enfatizar que a reposição hormonal na pós-menopausa não está contraindicada. Geralmente, pequenas doses de estrogênio (p. ex.: estradiol, 1 mg/dia) associadas ou não a pequenas doses de progestogênio (p. ex.: noretisterona, 1 mg/dia) não fazem o mioma crescer. Porém, se isso acontecer, pode-se interromper periodicamente a medicação para permitir a regressão tumoral. Outra possibilidade é administrar tibolona, que, em geral, não altera o volume do nódulo, ou raloxifeno, que, com frequência, o diminui. Não se cogita, pois, nessas condições, indicação de cirurgia, mas apenas modificar a hormonioterapia. A propósito, é muito comum o achado de pequenos nódulos que não merecem consideração especial, em exames ultrassonográficos de mulheres na pós-menopausa tardia, com ou sem hormonioterapia.

O tratamento cirúrgico pode ser subdividido em conservador e radical. O tratamento radical tem suas principais modalidades nas histerectomias subtotal e total, pela via vaginal ou abdominal. Quando a via é abdominal, a técnica pode ser laparotômica, laparoscópica ou laparoscópica robô-assistida (daVinci Surgical System®), com múltiplas ou única incisão. Associamos sempre a salpingectomia bilateral como forma de prevenir o câncer de ovário, uma vez que boa parte dos tumores epiteliais desses órgãos se originam nas tubas uterinas. Em tempo, vale reforçar que a histerectomia subtotal, do ponto de vista menstrual e reprodutivo, é considerada radical por não preservar essas funções. Também, que não há vantagens do ponto de vista sexual ou de sustentação do soalho pélvico com a preservação do colo uterino. Por isso, acredita-se que sua principal indicação seja a dificuldade intraoperatória por aderências ou distorções anatômicas extremas, a necessidade de intervenção em pacientes com valores limítrofes de hemoglobina ou em obesas com pelve profunda. Em casos selecionados, com a certeza de que se fará adequado seguimento pós-operatório e quando os exames de rastreamento cervical prévios são sucessivamente normais, pode-se, sempre de acordo com a paciente, optar de saída pela histerectomia subtotal.

Quando se pensa em tratamento conservador e se propõe miomectomia, alguns pontos devem ser considerados. Como os leiomiomas, em dois terços dos casos, são múltiplos, as recidivas não são desprezíveis. Estima-se em 25%, em 10 anos, a necessidade de novas terapêuticas, e a recidiva será menor quando o nódulo for único. A miomectomia múltipla é procedimento difícil e de maior tempo cirúrgico do que a histerectomia, além de sangrar mais, haver maior risco de aderências e necessidade de nova intervenção para tratamento das complicações, como a obstrução intestinal. As indicações de miomectomia, segundo o American College of Obstetricians and Gynecologists (ACOG), são: pacientes com desejo reprodutivo e/ou infertilidade; e aquelas que querem preservar o útero por outras razões. Pode ser executada por laparotomia, histeroscopia, laparoscopia ou laparoscopia robô-assistida (daVinci Surgical System®). Quando realizada a laparoscopia, os nódulos são retirados da cavidade abdominal por culdotomia, minilaparotomia ou fatiamento por diversas técnicas. Capítulo especial entre as miomectomias deve ser reservado à cirurgia histeroscópica, em especial para pacientes jovens, com miomas submucosos, sintomáticas e com desejo reprodutivo. A histeroscopia permite avaliar a cavidade uterina antes da cirurgia, assim como, por meio de ressectoscópios, proceder à remoção dos nódulos submucosos com mínimo dano ao endométrio. Destaca-se que o índice de gestação após miomectomia em pacientes inférteis se situa em torno de 50%, com índices de 70% para pacientes sem fatores associados (85% de gestações espontâneas) e de 33 a 45% para casais com outros fatores.

Atenção deve ser dada à correção da anemia pré-operatória. Para tanto, tenta-se bloquear a menstruação, durante algum tempo, enquanto se faz suplementação de ferro. Quando a escolha para tal fim recair sobre a pílula anticoncepcional, alguns cuidados se fazem necessários. Parar a medicação dois dias antes do ato operatório, de tal forma a não haver sangramento por privação (economia de hemoglobina). Aconselha-se a profilaxia da tromboembolia venosa (TEV), seja com meia elástica e bomba de compressão pneumática, deambulação precoce e/ou heparinas de baixo peso molecular (HBPM) no perioperatório. É importante que o patologista seja avisado sobre o uso de hormônios, para que possa interpretar com maior exatidão os achados histopatológicos.

Outras opções terapêuticas incluem a miólise, a ablação endometrial e a embolização das artérias uterinas (EAU). A última, técnica multidisciplinar conservadora para tratamento de leiomiomas sintomáticos, consiste na oclusão da irrigação sanguínea para os tumores por meio da injeção de micropartículas (microesferas, álcool polivinílico ou esponjas) até a obstrução do fluxo sanguíneo arterial, levando à necrose e à redução volumétrica dos leiomiomas (30 a 50%), com desenvolvimento de circulação colateral para o miométrio adjacente. Apresenta alívio dos sintomas a curto prazo em 75 a 90% dos casos, porém com 25% de reintervenções por recorrência em até 10 anos, com maior probabilidade quanto mais nova for a paciente. As possíveis complicações são relacionadas à arteriografia (hematomas, lesão e trombose arterial, reação anafilática ao contraste) ou à embolização (dor abdominal, endometrite, piometra, necrose séptica, febre, mialgia, amenorreia e falência ovariana prematura).

Relata-se taxa de gestação de 40% após EAU, porém sem diferenciar casais previamente férteis de inférteis. Além disso, há risco de amenorreia por prejuízo endometrial, possível redução da reserva ovariana, assim como aumento da taxa de abortamento e de placentação anômala em gestações pós-embolização, associada a acretismo e hemorragia pós-parto. Por isso, sua indicação para mulheres com desejo reprodutivo é conduta de exceção, quando os riscos da miomectomia são muito elevados. Sua utilização como técnica adjuvante prévia à miomectomia, reduzindo volume tumoral e sangramento intraoperatório, pode ser útil, mas apenas em casos selecionados. É contraindicada em leiomiomas subserosos pediculados e submucosos, pelo risco de necrose e desprendimento, e em pacientes com alergia ao contraste ou contraindicação clínica para a realização de arteriografia (insuficiência renal, coagulopatia, entre outras). Falha de tratamento parece ocorrer nos casos de adenomiose associada. Realiza-se RM para planejamento da EAU, avaliando com precisão a localização de nódulos, tamanho, relação com a cavidade uterina e presença de adenomiose.

Outro método para tratamento do mioma uterino, porém ainda pouco incorporado à prática terapêutica no Brasil, é o ExAblate®. Trata-se da aplicação de ultrassom focalizado guiado por RM (HIFU), método que emprega feixes ultrassônicos de alta intensidade (500 a 700 W/cm²) direcionados a determinado ponto por poucos segundos, aumentando a temperatura no tecido alvo (de 55 a 90°C), com consequente necrose de coagulação. Em estudos iniciais, com casuística limitada, 71% das mulheres apresentaram melhora dos sintomas após seis meses e 50% após um ano. Entretanto, houve necessidade de complementação com tratamento cirúrgico em 21% das pacientes avaliadas. Os eventos adversos encontrados foram leves e dizem respeito à febre, dor abdominal, náusea, dor lombar ou em membros inferiores, infecção urinária ou genital, além da possibilidade de queimaduras na pele (principalmente em cicatrizes). Recomenda-se cuidado com nódulos muito próximos ao intestino ou à bexiga, pelo risco de lesão térmica. Até o momento, não se sabe se o tratamento pode prejudicar a função do miométrio adjacente e a extensão de aplicação e, por isso, seu uso não é indicado para mulheres com desejo reprodutivo.

REVISÃO

- O leiomioma do útero é o tumor mais comum do trato genital feminino, acometendo até 50% das mulheres no menacme.
- Mulheres assintomáticas, em que os miomas são apenas achados de exame, devem ser acompanhadas e monitoradas em conduta expectante.
- Nas sintomáticas, as queixas mais frequentes relacionam-se a sangramento uterino anormal, dismenorreia, pressão pélvica, infertilidade e abortamento.
- Entre as alternativas de tratamento conservador, a miomectomia é a principal alternativa para as pacientes com desejo reprodutivo.
- A histerectomia é o tratamento definitivo do leiomioma, que, por sua vez, é a mais frequente indicação para a retirada do útero.

■ LEITURAS SUGERIDAS

Bosteels J, Weyers S, Puttemans P, Panayotidis C, Van Herendael B, Gomel V, et al. The effectiveness of hysteroscopy in improving pregnancy rates in subfertile women without other gynaecological symptoms: a systematic review. Hum Reprod Update. 2010;16(1):1-11.

Islam MS, Protic O, Giannubilo SR, Toti P, Tranquilli AL, Petraglia F, et al. Uterine leiomyoma: available medical treatments and new possible therapeutic options. J Clin Endocrinol Metab. 2013;98(3):921-34.

Gomes MTV, Castro RA, Silva IDCG, Baracat EC, Lima GR, Girão MJBC. Análise da patogênese do leiomioma do útero. Femina 2006; 34 (6): 381-7.

Levy G, Hill MJ, Beall S, Zarek SM, Segars JH, Catherino WH. Leiomyoma: genetics, assisted reproduction, pregnancy and therapeutic advances. J Assist Reprod Genet. 2012;29(8):703-12.

Munro MG. Uterine leiomyomas, current concepts: pathogenesis, impact on reproductive health, and medical, procedural, and surgical management. Obstet Gynecol Clin North Am. 2011;38(4):703-31.

Sami Walid M, Heaton RL. The role of laparoscopic myomectomy in the management of uterine fibroids. Curr Opin Obstet Gynecol. 2011;23(4):273-7.

85

ALGIA PÉLVICA

- NUCELIO LEMOS
- EDUARDO SCHOR
- MANOEL GIRÃO

Algia pélvica, ou dor pélvica crônica (DPC), é caracterizada por dor, com duração superior a seis meses, em estruturas relacionadas à pelve, frequentemente associada a consequências emocionais, sexuais, comportamentais e cognitivas negativas, assim como sintomas sugestivos de disfunções daqueles sistemas. Pode ser cíclica e relacionada ao fluxo menstrual (dismenorreia), associada ao coito (dispareunia) ou sem guardar relação com nenhum dos dois eventos. Sua prevalência varia de 4 a 24%, sendo responsável por cerca de 10% das consultas ginecológicas, 40 a 50% de todas as laparoscopias ginecológicas e 12% de todas as histerectomias, ao passo que cerca de 20% das mulheres sequer passam por alguma investigação e 60% não recebem diagnóstico específico – e, portanto, não respondem à modalidade terapêutica prescrita ou ainda apresentam recorrência dos sintomas a curto prazo.

ATENÇÃO!

Como as causas são diversas, a avaliação propedêutica é essencial para garantir o tratamento específico e efetivo (Tabela 85.1).

■ CONDIÇÕES RELACIONADAS AO SISTEMA GENITURINÁRIO

ENDOMETRIOSE

É, sem dúvida a principal causa de dor pélvica, sendo o sintoma mais comum a dismenorreia. (Discutida em outro capítulo.)

DOENÇA INFLAMATÓRIA PÉLVICA

Trata-se de infecção em órgãos do trato reprodutivo superior feminino, principalmente as tubas uterinas, com ou sem formação de abscessos. Seu diagnóstico reúne critérios clínicos e laboratoriais que podem ser divididos em maiores e menores. A associação de três critérios maiores com um critério menor ou um critério elaborado fecham o diagnóstico (Tabela 85.2).

TABELA 85.2 ■ Critérios diagnósticos para doença inflamatória pélvica

Critérios maiores:
- Dor em abdome inferior
- Dor em palpação de anexos
- Dor a mobilização de colo uterino

Critérios menores:
- Temperatura axilar maior do que 37,8°C
- Secreção vaginal ou cervical anormal
- Massa pélvica
- Mais de cinco leucócitos por campo de imersão em secreção de endocérvice
- Hemograma com leucocitose
- Proteína C-reativa ou VHS elevada
- Comprovação laboratorial de infecção cervical pelo gonococo, clamídia ou micoplasma

Critérios elaborados:
- Evidência histopatológica de endometrite
- Presença de abscesso tubo-ovariano ou de fundo de saco de Douglas em estudo de imagem
- Laparoscopia com evidência de DIP (hiperemia e edema de superfície tubária, aderências peritubárias, hidrossalpinge)

DIP: doença inflamatória pélvica; VHS: velocidade de hemossedimentação.

Sinais de gravidade, como febre, massa anexial ou abdominal, estado geral debilitado, náuseas e vômitos, febre e rigidez abdominal, indicam encaminhamento para urgência ou especialista.

O tratamento do quadro deve ser de acordo com as preconizações do Ministério da Saúde, que apresenta alguns esquemas:[2]
- Esquema 1: ceftriaxona 250 mg, intramuscular, dose única; doxiciclina 100 mg, via oral, de 12/12 horas por 14 dias e Metronidazol 500 mg, via oral, de 12/12 horas por 14 dias.
- Esquema 2: ciprofloxacina 500 mg, via oral, de 12/12horas por 14 dias ou ofloxacina 400 mg, via oral, de 12/12horas por 14 dias; doxiciclina 100 mg via oral de 12/12horas por 14 dias e metronidazol 500 mg, via oral, de 12/12horas por 14 dias.

TABELA 85.1 ■ Causas de dor pélvica crônica

GINECOLÓGICAS	GASTRENTEROLÓGICAS	UROLÓGICAS	MUSCULOESQUELÉTICAS	OUTRAS
- Endometriose - Adenomiose - Miomatose uterina - Cânceres - Vulvovaginites - DIP - Prolapsos genitais - Dermatite urêmica - Hipoestrogenismo	- Doenças inflamatórias intestinais - Fissuras - Constipação - Abscessos - Neoplasias - Prolapso retal - Síndrome do colo irritável - Doença diverticular - Proctalgia fugaz - Doenças parasitárias	- Cistite intersticial - Infecção cronificada do trato urinário - Hiperatividade – Detrusora - Divertículo uretral - Neoplasias da bexiga e uretra	- Dor miofascial do soalho pélvico - Motocondropatias - Dor miofascial/tendinites dos músculos do espaço glúteo profundo - Fibromiosites - Sacroileíte - Pubalgia - Hérnias - Artroses - Coccigodínia	- Doenças infecciosas - Aderências pélvicas - Infecção de implantes (p. ex., telas) - Distrofia simpática - Neuropatia do pudendo - Neuropatia dos plexos hipogástricos Superior e inferior - *Tabes dorsalis* - Porfiria - Hiperparatiroidismo - Anemia/traço Falciforme - Abuso sexual - Transtornos psiquiátricos

Fonte: Adaptada de Stein.[1]

Além da instituição de tratamento medicamentoso, deve-se orientar abstinência sexual no período e prevenção para doenças sexualmente transmissíveis (DSTs), sugerir realizações de sorologias para as mesmas e tratamento do parceiro com azitromicina 1 g, via oral, dose única associado a ciprofloxacino 500 g, via oral, dose única.

■ **CONDIÇÕES ASSOCIADAS AO SISTEMA URINÁRIO**

Sintomas urinários irritativos (polaciúria, urgência e disúria), dor ao enchimento vesical que melhora com esvaziamento podem indicar condição de origem vesical. Em avaliações iniciais, deve-se excluir infecções do trato urinário com análise de urina e urocultura. As outras causas urinárias mais frequentes de dor pélvica são a cistite intersticial e litíase de trato urinário.

A síndrome da bexiga dolorosa é definida como uma sensação desagradável (dor, pressão, desconforto) relacionada à bexiga, associada com sintomas do trato urinário baixo (polaciúria, urgência miccional, sensação de esvaziamento incompleto), por mais de 6 semanas, na ausência de infecção ou outras causas identificadas. A cistite intersticial é uma das etiologias da síndrome da bexiga dolorosa. À anamnese, a principal característica é a piora dos sintomas ao enchimento e o alívio ao esvaziamento. Ao toque vaginal, devem-se procurar por pontos dolorosos ("pontos-gatilho") no trígono vesical e na parede pélvica. Pontos-gatilho na musculatura do soalho pélvico podem ser secundários à dor crônica na bexiga ou sugerir origem muscular (ver o item dor miofascial, mais adiante). É de bastante utilidade o teste da lidocaína, no qual se solicita à paciente que urine e, imediatamente após, se instala um cateter de alívio pelo qual se mede o resíduo e se injetam 50 mL de lidocaína a 2%; o alívio dos sintomas por cerca de uma hora é altamente sugestivo de aumento da permeabilidade urotelial – principal característica da cistite intersticial – e indica a cistoscopia diagnóstica. Como exames subsidiários para o diagnóstico se ressaltam a citologia oncótica urinária, a US do sistema urinário e a cistoscopia.

TABELA 85.3 ■ Tratamento da cistite intersticial

1ª Linha	Mudanças comportamentais, terapias de relaxamento, meditação e *mindfulness*
2ª Linha	Fisioterapia, incluindo TENS e estimulação do nervo tibial (transcutânea) e liberação miofascial Farmacoterapia oral: amitriptilina, cimetidina e hydroxizina Irrigações vesicais: DMSO, ácido hialurônico, heparina, lidocaína
3ª Linha	Cistoscopia sob anestesia geral para hidrodistensão e cauterização das úlceras de Hunner, se presentes
4ª Linha	Neuromodulação
5ª Linha	Ciclosporina A Injeção intradetrusora de toxina botulínica
6ª Linha	Cistectomia com derivação urinária ou neobexiga

Fonte: Adaptada de Hanno e colaboradores.[3]

■ **CONDIÇÕES RELACIONADAS À PAREDE ABDOMINAL, AO PERÍNEO OU AO SOALHO PÉLVICO**

A dor pélvica crônica pode estar associada a dores somáticas (síndrome miofascial abdominal, espasmo de músculos do soalho pélvico) ou neuropáticas (neuropatia dos nervos ileoinguinal, íleo-hipogástrico ou pudendo) que estão com frequência associadas a procedimentos cirúrgicos abdominais ou perineais ou traumas locais.

DOR MIOFASCIAL

A síndrome da dor miofascial é uma síndrome dolorosa caracterizada por ponto(s)-gatilho (PG) em músculos esqueléticos e/ou suas fáscias, tendões, origens e inserções. São descritos como áreas localizadas de tensão onde se podem palpar fibras musculares mais rígidas no ventre da musculatura comprometida ou próximo a seus tendões. A apresentação clínica dos PG quando estimulados é de dor referida, disfunção motora e fenômenos autonômicos.

Sabe-se que a dor miofascial possui forte relação com fatores psicológicos, então, é imprescindível observar a paciente quanto ao seu atual estado psicológico, à presença de depressão ou outras comorbidades psíquicas, assim como história de trauma ou abuso sexual, além de incluir o acompanhamento psiquiátrico e psicológico.

Durante a avaliação, é essencial a palpação muscular interna, com a introdução unidigital no canal vaginal, para avaliar o tônus muscular, hiperatividade, presença de ponto gatilho ou dor (Figura 85.1). Em mulheres com aumento importante do tônus muscular, o examinador percebe imediatamente um aperto ao redor do dedo e aumento da resistência muscular.

O tratamento da dor miofascial se baseia na fisioterapia com o apoio medicamentoso, no intuito de diminuir o desconforto causado pelas manobras miofasciais, aumentar os ganhos funcionais com a fisioterapia, bem como a duração do seu efeito benéfico. Em geral, associam-se anti-inflamatórios não hormonais, analgésicos e relaxantes musculares.

Nos casos refratários, pode-se lançar mão da infiltração dos PG com toxina botulínica tipo A, que favorece progressão dos ganhos da fisioterapia em casos refratários. Caso ainda assim os sintomas persistam, há opção da neuromodulação sacral e, caso esta também falhe, a neuromodulação pudenda é a última opção.

DOR SECUNDÁRIA A TELAS OU IMPLANTES

A utilização de telas transvaginais e para correção do prolapso genital vem sendo descrita desde a década de 1990. Embora evidências sugiram que as telas possam reduzir as taxas de recorrência do prolapso, as complicações pela sua utilização vêm aumentando. A FDA emitiu uma comunicação de segurança sobre as complicações com as telas.

A taxa de dor pélvica após a colocação de telas é difícil de estimar. Abbott e colaboradores[4] avaliando 347 mulheres com complicações após colocação de telas observou 34,6% de dor pélvica.

Muitas pacientes se queixam de dor na coxa ou na região do obturador ou dor vaginal. O exato mecanismo da dor é desconhecido. A retração da tela junto com o processo inflamatório local e fatores neurogênicos podem contribuir para o aparecimento da dor.

O tratamento destes casos pode ser conservador utilizando estrogênio local, medicações analgésicas e anti-inflamatórias, fisioterapia e injeções com analgésicos e corticoides nos pontos de dor. Nos casos em que não haja melhora, está indicada a retirada da tela. A remoção das telas pode ser tecnicamente difícil e ser acompanhada por lesões uretrais, vesicais e retais. Deve-se tentar retirar a maior quantidade de tela possível.

■ **CONDIÇÕES ASSOCIADAS AO SISTEMA DIGESTÓRIO**

As causas intestinais mais associadas à DPC são a constipação, a síndrome do intestino irritável e, no Brasil, a parasitose intestinal deve ser considerada. Estas afecções estão contempladas em capítulos específicos.

■ **CASOS PARTICULARES**

DISPAREUNIA ISOLADA

Há muitas causas de dispareunia isolada. As associadas a alterações de trofismo vaginal e vulvovaginites podem ser conduzidas em serviços primários.

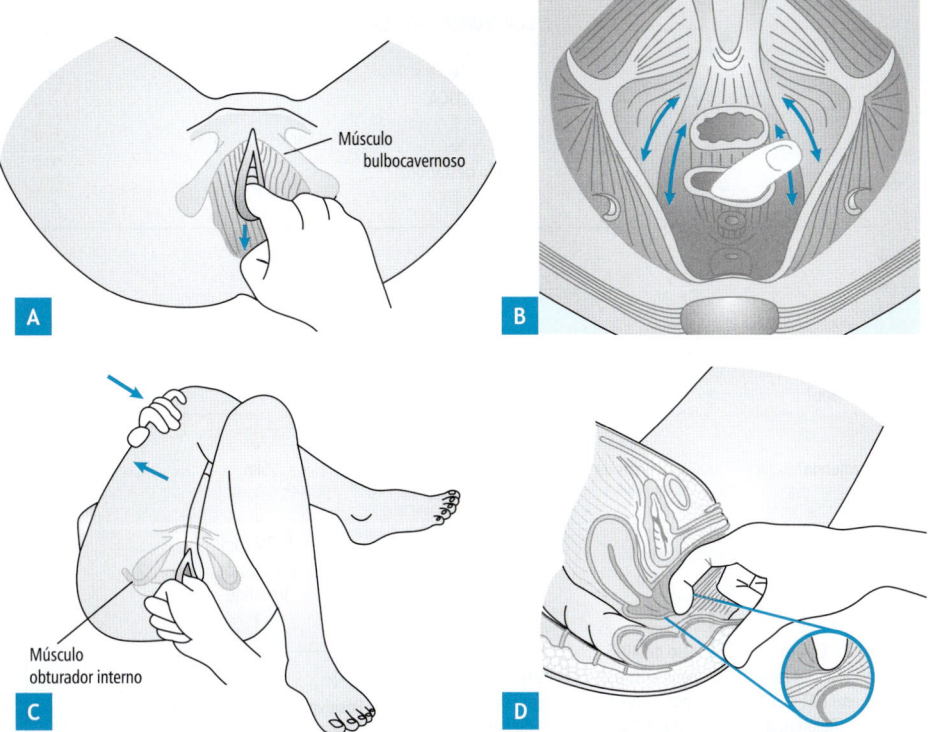

FIGURA 85.1 ■ (A) Palpação do músculo bulbocavernoso. (B) Palpação dos músculos pubococcígio, puborretal e íliococcígio. (C) Manobra para a palpação do músculo obturador interno: solicita-se à paciente que cruze a perna homolateral ao músculo que se deseja palpar, força-se a adução do joelho e solicita-se à paciente que resista ao movimento; o músculo contrairá e ficará evidente à palpação. (D) Palpação da placa do músculo levantador do ânus, na parede posterior da vagina, justalateralmente ao reto.

Entretanto, se os sintomas forem intensos ou estiverem associados a vaginismo, endometriose profunda, vulvodínea, espasmo de soalho pélvico, as pacientes devem ser seguidas por equipes multidisciplinares especializadas, compostas por ginecologistas, fisioterapeutas, psicólogos e sexólogos.

DISMENORREIA ISOLADA

Se a dismenorreia for um sintoma primário, sem outras causas aparentes, de características cíclicas e de intensidade leve a moderada, podem ser acompanhadas em serviços primários e respondem bem à associação de anti-inflamatórios não esteroides (AINEs) e contraceptivos hormonais, se não houver o desejo de gestação no momento. Na ausência de resposta clínica ou sinais de gravidade, um serviço especializado deve ser procurado.

CONDIÇÕES PSICOLÓGICAS: DEPRESSÃO, ANSIEDADE E SOMATIZAÇÃO

A associação de condições psicológicas e DPC é muito frequente, podendo sua prevalência chegar até 60-70%. Não há evidência de que estas sejam a causa principal da dor, sendo atribuída, na literatura mundial, como consequência da dor, na maioria dos casos. No entanto, há evidências concretas de que a depressão pode ser uma causa primária de dor crônica.

O rastreamento inicial pode ser feito de forma objetiva, com auxílio de questionários simples e validados, que auxilia na seleção das pacientes que devem ser encaminhadas à avaliação psicológica. Outros instrumentos diagnósticos, como SRQ, podem servir para identificar somatização e transtornos psicóticos, para identificação do quadro e início de tratamento específico.

■ ATENDIMENTO À MULHER COM DOR PÉLVICA CRÔNICA

Uma vez que a paciente se apresenta a avaliação médica com a queixa de dor pélvica crônica, anamnese minuciosa, associada a exame físico completo, direcionado aos sintomas são fundamentais. Para a elucidação do quadro, o profissional, seja ele ginecologista ou de qualquer outra especialidade, deve conhecer e investigar bem as causas relacionadas à DPC, para que se ofereça a conduta inicial adequada ou para que se encaminhe a paciente a especialidade ou serviço de maior complexidade.

> **ATENÇÃO!**
>
> Além de realizar o encaminhamento conforme a demanda do quadro e as características dos sintomas da mulher, é fundamental levar-se em conta seu desejo reprodutivo.

Importante salientar que diversas afecções podem coexistir, sendo uma decorrente da outra ou independentes. A compreensão de todas as possíveis causas de DPC é fundamental para que haja atendimento adequado, evitando propedêutica desnecessária e tratamentos empíricos inócuos.

Sugere-se, a seguir, dois fluxogramas para facilitar a compreensão e organizar a condução dos casos, considerando, inicialmente dores pélvicas crônicas de características cíclicas e acíclicas (Fluxogramas 85.1 e 85.2).

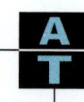

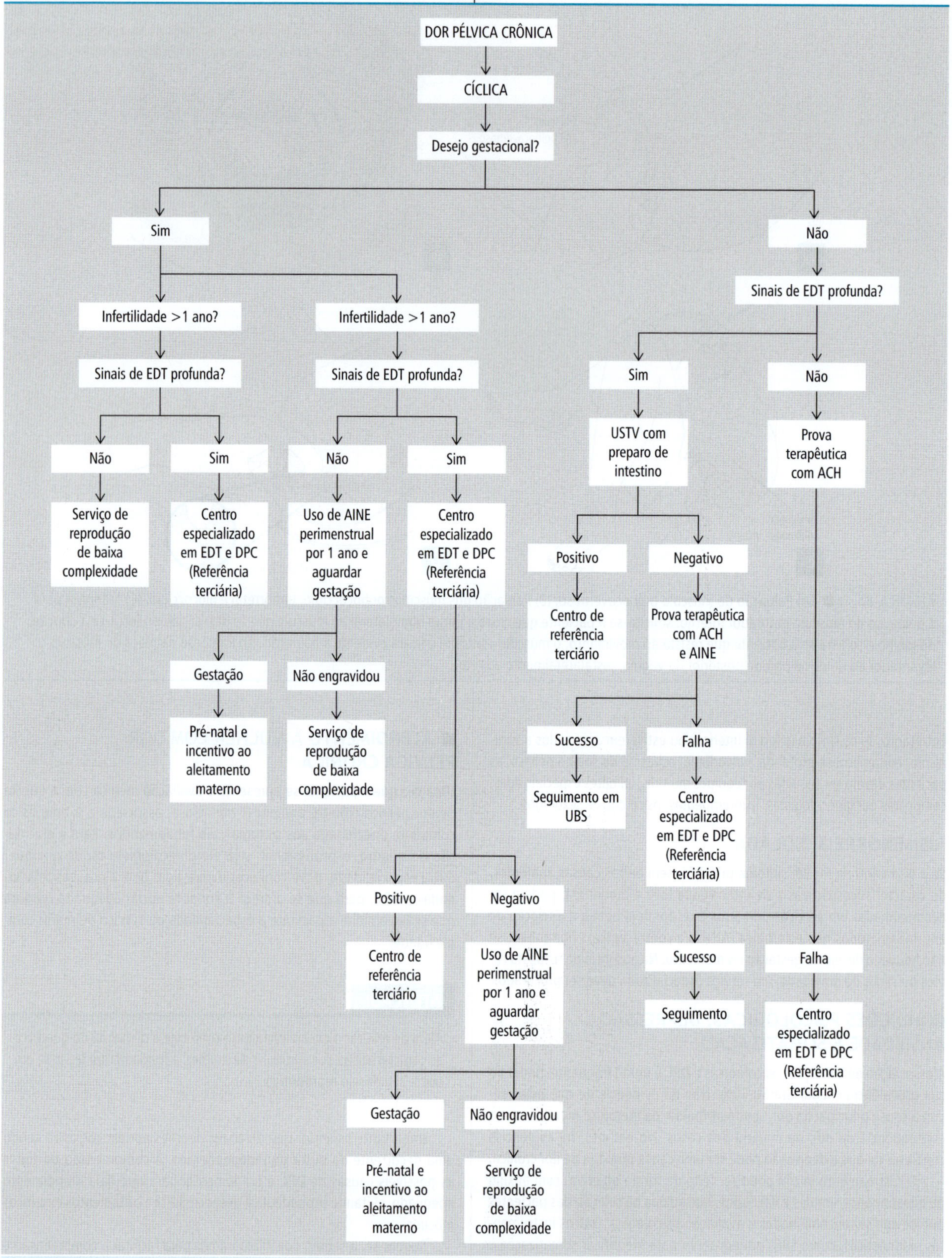

FLUXOGRAMA 85.1 ■ Atendimento à mulher com dor pélvica crônica cíclica.

EDT: endometriose; AINE: anti-inflamatório não esteroide; DPC: dor pélvica crônica; ACH: anticoncepcional; USTV: ultrassonografia transvaginal; UBS: unidade básica de saúde.

DIAGNÓSTICO E TRATAMENTO

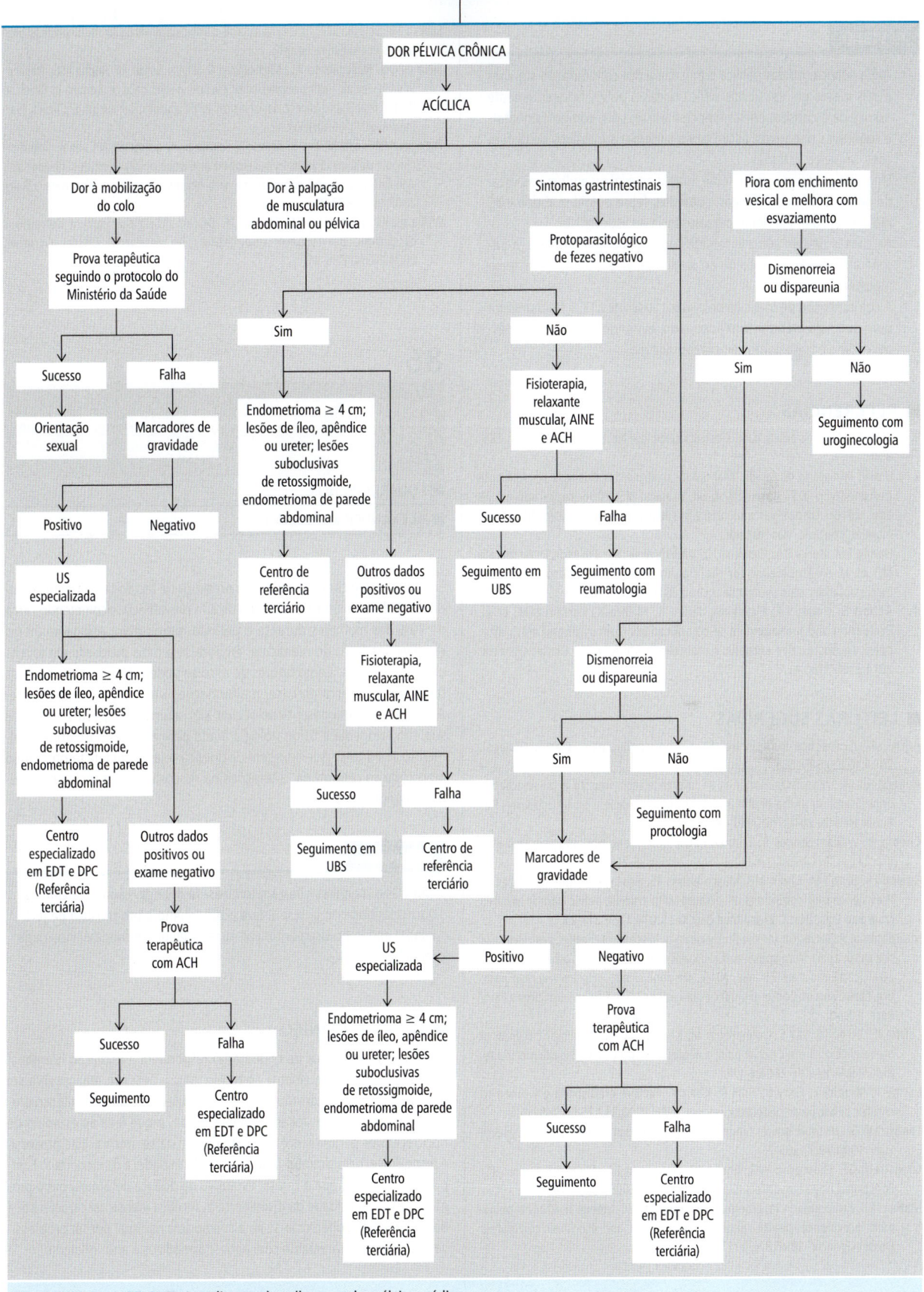

FLUXOGRAMA 85.2 ■ Atendimento à mulher com dor pélvica acíclica.

REVISÃO

- Algia pélvica, ou dor pélvica crônica, é a dor com duração superior a seis meses em estruturas relacionadas à pelve, frequentemente associada a consequências emocionais, sexuais, comportamentais e cognitivas negativas, assim como sintomas sugestivos de disfunções daqueles sistemas.
- Sinais de gravidade, como febre, massa anexial ou abdominal, estado geral debilitado, náuseas e vômitos, febre e rigidez abdominal, indicam encaminhamento para urgência ou especialista.
- As causas podem ser relacionadas ao sistema geniturinário, à parede abdominal, períneo ou ao soalho pélvico e ainda ao sistema digestório.
- A compreensão de todas as possíveis causas de DPC é fundamental para que haja atendimento adequado, evitando propedêutica desnecessária e tratamentos empíricos inócuos.

■ REFERÊNCIAS

1. Stein SL. Chronic pelvic pain. Gastroenterol Clin North Am. 2013;42(4):785-800.
2. Brasil. Ministério da Saúde. Manual de controle das doenças sexualmente transmissíveis: DST [Internet]. 4. ed. Brasília: MS; 2006 [capturado em 28 ago. 2016]. Disponível em: http://bvsms.saude.gov.br/bvs/publicacoes/manual_controle_das_dst.pdf.
3. Hanno PM, Burks DA, Clemens JQ, Dmochowski RR, Erickson D, Fitzgerald MP, et al. AUA guideline for the diagnosis and treatment of interstitial cystitis/bladder pain syndrome. J Urol. 2011;185(6):2162-70.
4. Abbott S, Unger CA, Evans JM, Jallad K, Mishra K, Karram MM, et al. Evaluation and management of complications from synthetic mesh after pelvic reconstructive surgery: a multicenter study. Am J Obstet Gynecol. 2014;210(2):163.e1-8.

■ LEITURAS SUGERIDAS

ACOG. ACOG Practice Bulletin No. 51. Chronic pelvic pain. Obstet Gynecol. 2004;103(3):589-605.
Annerstedt M. Transdisciplinarity as an inference technique to achieve a better understanding in the health and environmental sciences. Int J Environ Res Public Health. 2010;7(6):2692-707.
Cheong Y, William Stones R. Chronic pelvic pain: aetiology and therapy. Best Pract Res Clin Obstet Gynaecol. 2006;20(5):695-711.
Coelho LS, Brito LM, Chein MB, Mascarenhas TS, Costa JP, Nogueira AA, et al. Prevalence and conditions associated with chronic pelvic pain in women from Sao Luis, Brazil. Braz J Med Biol Res. 2014;47(9):818-25.
International Association for the Study of Pain. Visceral and other syndromes of the trunk apart from spinal and radicular pain [Internet]. Washington: IASP; 2011 [capturado em 28 ago. 2016]. Disponível em: http://www.iasp-pain.org/files/Content/ContentFolders/Publications2/ClassificationofChronicPain/Part_II-F.pdf.
Latthe P, Latthe M, Say L, Gulmezoglu M, Khan KS. WHO systematic review of prevalence of chronic pelvic pain: a neglected reproductive health morbidity. BMC Public Health. 2006;6:177.
Latthe P, Mignini L, Gray R, Hills R, Khan K. Factors predisposing women to chronic pelvic pain: systematic review. BMJ. 2006;332(7544):749-55.
Longstreth GF. Irritable bowel syndrome and chronic pelvic pain. Obstet Gynecol Surv. 1994;49(7):505-7.
Longstreth GF, Thompson WG, Chey WD, Houghton LA, Mearin F, Spiller RC. Functional bowel disorders. Gastroenterology. 2006;130(5):1480-91.
Mathias SD, Kuppermann M, Liberman RF, Lipschutz RC, Steege JF. Chronic pelvic pain: prevalence, health-related quality of life, and economic correlates. Obstet Gynecol. 1996;87(3):321-7.
Severo SB, Seminotti N. [Integrality and transdisciplinarity in multi-professional teams in collective health].
Silva GPOG, Nascimento AL, Michelazzo D, Alves-Junior FF, Rocha MG, Rosa-e-Silva JC, et al. High prevalence of chronic pelvic pain in women in Ribeirao Preto, Brazil and direct association with abdominal surgery. Clinics (Sao Paulo). 2011;66(8):1307-12.
Tsang A, Von Korff M, Lee S, Alonso J, Karam E, Angermeyer MC, et al. Common chronic pain conditions in developed and developing countries: gender and age differences and comorbidity with depression-anxiety disorders. J Pain. 2008;9(10):883-91.
Williams RE, Hartmann KE, Steege JF. Documenting the current definitions of chronic pelvic pain: implications for research. Obstet Gynecol. 2004;103(4):686-91.

86

ENDOMETRIOSE

■ EDUARDO SCHOR
■ ALEXANDER KOPELMAN

Endometriose é caracterizada pela presença de tecido semelhante ao endométrio fora do útero. É moléstia de alta prevalência, acometendo cerca de 10% das mulheres durante o período reprodutivo. Atinge mulheres em diversas fases do menacme, embora seja mais incidente em jovens entre 20-30 anos. Como fatores de risco se podem citar os antecedentes familiares, menarca precoce, malformações uterinas e a nuliparidade. Apesar de ter sido descrita no século XIX, inúmeros aspectos acerca de sua etiopatogenia e fisiopatologia ainda permanecem obscuros. Atualmente, acredita-se que a origem da doença seja a soma de fatores como menstruação retrógrada, alterações na mucosa uterina tópica e distúrbios imunológicos.

ATENÇÃO!

São três a manifestações anatômicas da doença, cada uma com sua particularidade no que se refere a tratamento e prognóstico de fertilidade: endometriose peritoneal, superficial ou profunda e a ovariana (endometrioma).

■ QUADRO CLÍNICO

Os implantes ectópicos de endométrio respondem à oscilação hormonal ovariana de forma semelhante ao tecido tópico. Dessa forma, observa-se, durante o catamênio, devido a secreção de diversas citocinas, intenso processo inflamatório nos locais de implantação, o que leva ao estímulo de nocirreceptores peritoneais e aumento da peristalse uterina. Este processo é responsável pelo sintoma-príncipe da enfermidade, a dismenorreia. É importante salientar que o caráter evolutivo da doença determina piora progressiva na intensidade da dismenorreia. A cólica menstrual característica da endometriose diferencia-se da dismenorreia habitual por ser progressiva, refratária ao tratamento com antiespasmódicos e anti-inflamatórios, e

DIAGNÓSTICO E TRATAMENTO

por vezes incapacitantes, quando analgésicos opioides se fazem necessários para a manutenção da qualidade de vida.

Outra queixa clínica frequente é a dispareunia de profundidade, que prejudica sobremaneira a vida sexual do casal. Resulta da presença de lesões em região retrocervical, ligamentos uterossacrais e escavação reto-uterina. Esses pontos anatômicos são atingidos durante o ato sexual provocando intenso desconforto. Com frequência, dor ao coito é progressiva, levando à deterioração significativa da qualidade de vida sexual e conjugal. Encontramos, com frequência, secundários a doença, espasmos da musculatura de soalho pélvico, que devem ser diagnosticados e tratados, a fim de se restabelecer a vida sexual.

Outro sinal característico é a infertilidade. Decorre principalmente de alterações anatômicas que modificam a anatomia pélvica, comprometendo a relação entre tubas e ovários dificultando, portanto, a fecundação. Outros eventos envolvidos na doença colaboram com a perda do potencial reprodutivo. A intensa atividade inflamatória peritoneal próxima às lesões endometrióticas tornam o ambiente peritoneal hostil aos gametas e está relacionada a distúrbios de ovulação. Além disso, estudos encontraram, nas mulheres com a doença, menor expressão de genes endometriais (*HOXA-10* e *HOXA-11*) fundamentais para uma adequada implantação embrionária.

Lesões implantadas na escavação vesicouterina podem provocar sintomas irritativos vesicais, como disúria, dor à repleção vesical, urgência miccional e hematúria cíclica, quando invadem a mucosa vesical. Da mesma forma, quando as lesões atingem o trato gastrintestinal (TGI) observamos sintomas como diarreia cíclica (em geral, coincidente com o período menstrual), dor à eliminação de gases ou evacuação (disquezia), alteração de calibre das fezes e mais raramente enterorragia quando alcançam a mucosa intestinal.

Raramente a endometriose atinge órgãos distantes provocando sintomas relacionados aos locais afetados, como derrame pleural (DP) na endometriose pulmonar e sintomas neurológicos na forma cerebral.

O exame físico é etapa fundamental na avaliação. O toque bimanual revela dor à mobilização do colo uterino e útero com mobilidade reduzida. Retroversão fixa e nodulações em fórnice vaginal posterior são fortemente sugestivas de doença profunda. Ovários podem ser palpados com volume aumentado, fixos e com consistência cística quando envolvidos por endometrioma. Vale ressaltar que a forma ovariana mostrou ser um marcador da doença profunda, pois 50% das mulheres com endometrioma podem apresentar lesões peritoneais, e eventualmente lesões intestinais concomitantes.

■ DIAGNÓSTICO

Estudos realizados em muitos países (Brasil, Inglaterra, EUA, Espanha, Itália) indicam que o tempo médio para que o diagnóstico de endometriose, desde os primeiros indícios clínicos, seja feito é de aproximadamente sete anos. Este atraso dificulta o combate à doença, pois permite que lesões pequenas e superficiais progridam até doenças profundas. Nestes estádios avançados, encontramos deterioração importante na qualidade de vida das mulheres, sendo, também, o tratamento menos eficaz, de maior morbidade e maior probabilidade de recidiva.

> **ATENÇÃO!**
> Para impedir este atraso no diagnóstico da endometriose, devemos valorizar os sintomas iniciais na adolescência.

O uso de contraceptivo hormonal com o objetivo de combater quadro de cólica menstrual está relacionado à endometriose e deve servir como alerta nessa população, principalmente nas jovens em que esta medicação se mostrar ineficiente no alívio das dores.

Até o momento, nenhum marcador foi capaz de ajudar de forma significante no diagnóstico da endometriose. O Ca-125, usado por muito anos com esse objetivo, mostrou reduzida especificidade e sensibilidade e, portanto, já não é recomendado. O diagnóstico deve, então, ser elaborado a partir do quadro clínico e confirmado por exame físico. Os exames subsidiários devem ser solicitados para auxiliar no estadiamento da doença, o que será determinante na escolha terapêutica. De acordo com o resultado do exame físico, podemos suspeitar de doença superficial, profunda ou ovariana.

Solicitamos a ultrassonografia transvaginal (USTV) para auxiliar no diagnóstico do endometrioma de ovário. Para este fim, mostrou elevada sensibilidade e especificidade. Quando existe suspeita de doença profunda, é essencial pedirmos uma ressonância magnética (RM) de pelve, ou ultrassonografia (US) especializada (com preparo intestinal) que permite topografar as lesões e determinar a profundidade da invasão. A USTV, com preparo intestinal feita por médico com ampla experiência, demonstrou sensibilidade e especificidade semelhante à ressonância na avaliação das lesões intestinais. Outro exame, menos solicitado, é a ecocolonoscopia, capaz de determinar com precisão a profundidade de lesões em reto e sigmoide.

■ TRATAMENTO

O tratamento deve ser escolhido de acordo com a queixa principal da paciente: dor pélvica ou infertilidade.

Quando o objetivo for atenuar o quadro álgico, devemos considerar as três formas da doença: peritoneal superficial, profunda ou ovariana. Diante das formas peritoneais da doença, iniciamos o tratamento de forma conservadora, ou seja, pelo tratamento medicamentoso, desde que afastada a possibilidade de obstrução intestinal ou ureteral. O objetivo é atenuar ao máximo o estímulo exercido pelos estrogênios, seja reduzindo seus níveis séricos ou bloqueando os receptores estrogênicos celulares. Os contraceptivos hormonais possuem em sua fórmula progestagênios, hormônio que atua de forma inibitória sobre receptores estrogênicos além de favorecer a transformação do estradiol em uma molécula mais fraca, a estrona. No caso da endometriose superficial, iniciamos o tratamento medicamentoso com esses compostos, utilizados de forma contínua. Até o momento, nenhum estudo demonstrou superioridade de algum contraceptivo no combate à endometriose. Outra alternativa aos contraceptivos combinados são os progestagênios como acetato de medroxiprogesterona, noretisterona ou dienogeste. Outros métodos hormonais, os injetáveis, anel vaginal, adesivo e o DIU liberador de levonorgestrel, podem ser utilizados da mesma forma. Em revisões sistemáticas e metanálise, a literatura é clara em afirmar que não há superioridade de nenhum composto em relação a outro, sendo a escolha baseada nas características pessoais da paciente, nos efeitos colaterais e no custo. Após seis meses de tratamento, caso haja persistência do quadro, optamos pelo tratamento cirúrgico. Quando a paciente apresenta doença profunda, os análogos de GnRH (gosserrelina, acetato de leuprolide e nafarrelina), que provocam bloqueio sobre os receptores de GnRH hipofisários, levando o organismo a um estado de hipoestrogenismo severo, devem ser utilizados como medicação de primeira escolha. Deve ser utilizada pelo período máximo de seis meses, sempre associado à terapia de adição hormonal, que alivia os efeitos colaterais similares aos da menopausa, minimizam a perda óssea e não interferem no resultado terapêutico. No Setor de Algia Pélvica e Endometriose da UNIFESP utilizamos os estrogênios equinos conjugados (0,625) ou a tibolona (2,5 mg). Caso não haja melhora clínica após três meses, indica-se o tratamento cirúrgico.

> **ATENÇÃO!**
> A endometriose ovariana é muito frequente, sendo encontrada em cerca de 22% das mulheres com dor pélvica crônica ou infertilidade.

As pacientes com endometrioma de ovário apresentam pouca resposta ao tratamento medicamentoso e, portanto, são encaminhadas com frequência para laparoscopia. Da mesma forma, diante de lesões vesicais profundas, ureterais e intestinais oclusiva, indicamos tratamento cirúrgico imediato.

O objetivo cirúrgico é a eliminação completa das lesões. Quando superficiais, podemos optar por remoção ou cauterização dos focos. O endometrioma de ovário deve ser removido através de cistectomia, realizada com máximo cuidado e mínima utilização de corrente elétrica para minimizar a diminuição de reserva ovariana.

Caso haja lesão intestinal, é recomendada equipe da gastrocirurgia no ato cirúrgico. A exérese pode ser conservadora restrita ao nódulo endometriótico (nodulectomia ou *shaving*) ou extensa (ressecção linear ou segmentar). Quando a lesão atinge as camadas musculares, é frequente que mais de 40% da circunferência intestinal esteja comprometida. Nesses casos, a ressecção conservadora com rafia intestinal leva a significante redução do lúmen intestinal, favorecendo quadros oclusivos – realiza-se, então, uma ressecção segmentar. O mesmo princípio se aplica quando há mais de uma lesão intestinal. Considerando a impossibilidade técnica de eliminar completamente focos microscópicos nas doenças avançadas, indicamos tratamento medicamentoso pós-cirúrgico por três meses com análogos de GnRH.

Quando alcançado o alívio dos sintomas, devemos reunir esforços para evitar a recidiva da doença. A única forma de impedir a formação de novos focos endometrióticos, uma vez que a paciente mantém os fatores predisponentes à doença, é eliminar o fluxo retrógrado através do bloqueio menstrual. Para isso, indica-se qualquer método contraceptivo hormonal de forma contínua. Podemos optar, também, por ciclos longos, orientando a paciente a interromper a pílula a cada três ou quatro meses, o que leva a menores taxas de sangramentos irregulares. Cumpre salientar que o sistema intrauterino de levonorgestrel não deve ser utilizado em mulheres operadas por endometrioma, já que este dispositivo não inibe completamente a ovulação, permanecendo, portanto, ambiente estrogênico no ovário, predispondo à recidiva.

Diante de formas avançadas da doença, quando não há mais desejo reprodutivo, principalmente após cirurgias sucessivas, podemos optar pela remoção das lesões associada à histerectomia. A retirada das gônadas deve ser analisada criteriosamente, pesando os prós e contras da menopausa iatrogênica e a possibilidade de recidiva (a manutenção do ovário aumenta em 7 vezes o risco).

Outra forma da doença de fisiopatologia distinta das manifestações peritoneais e ovarianas são os nódulos de parede sob cicatriz de cesárea ou miomectomia. Causam dor local e crescimento durante o catamênio. O tratamento é exclusivamente cirúrgico e consiste na remoção do nódulo com margem de segurança.

O tratamento das mulheres com endometriose e infertilidade deverá ser pautado na idade da mulher, tempo de infertilidade, tratamentos já realizados e história familiar. Além disso, devemos ponderar, também, os riscos do procedimento escolhido, assim como o custo e as chances de sucesso. Dessa forma, o casal pode decidir junto ao médico o melhor tratamento a ser utilizado em cada caso.

> **ATENÇÃO!**
> Até o momento, não há tratamento medicamentoso que aumente as chances de gestação espontânea, sendo as duas formas possíveis de se alcançar a gestação serem a cirurgia ou os métodos de reprodução assistida.

Qualidade tubária e o espermograma do parceiro precisam ser avaliados. Diante de condições tubárias desfavoráveis ou espermograma alterado, melhor utilizar as técnicas de reprodução assistida, deixando a laparoscopia como segunda opção. Quando existe dor pélvica concomitante, optamos pela laparoscopia, que permite tratarmos as cólicas e a infertilidade ao mesmo tempo.

A conduta frente a um casal com indicação de fertilização *in vitro* (FIV), na qual existe endometrioma é controversa. Alguns autores advogam a exérese prévia ao procedimento, já outros acreditam que não há prejuízo à taxa de sucesso da FIV na vigência de endometrioma. Entretanto, não há dados na literatura que suportem a exérese sistemática dos endometriomas, previamente à FIV, sendo a cirurgia indicada apenas em casos de falha sucessiva na fertilização. As opções para tratamento da infertilidade relacionada à endometriose profunda são a ressecção cirúrgica dos focos endometrióticos e a FIV. Até agora nenhum estudo conseguiu esclarecer qual dessas opções é mais eficaz ou ainda se a associação das duas supera os resultados atingidos por cada uma isoladamente, sendo a conduta extremamente individualizada.

> **REVISÃO**
> - Endometriose é caracterizada pela presença de tecido semelhante ao endométrio fora do útero.
> - A cólica menstrual característica da endometriose diferencia-se da dismenorreia habitual por ser progressiva, refratária ao tratamento com antiespasmódicos e anti-inflamatórios, e por vezes incapacitantes.
> - O tratamento deve ser escolhido de acordo com a queixa principal da paciente: dor pélvica ou infertilidade.
> - A conduta frente a um casal com indicação de fertilização *in vitro* na qual existe endometrioma é controversa.

■ LEITURAS SUGERIDAS

Abrão MS, Petraglia F, Falcone T, Keckstein J, Osuga Y, Chapron C. Deep endometriosis infiltrating the recto-sigmoid: critical factors to consider before management. Hum Reprod Update. 2015;21(3):329-39.

Burney R, Giudice LC. Pathogenesis and pathophysiology of endometriosis. Fertil Steril. 2012;98(3):511-9.

Dunselman GA, Vermeulen N, Becker C, Calhaz-Jorge C, D'Hooghe T, De Bie B, et al. ESHRE guideline: management of women with endometriosis. Hum Reprod. 2014;29(3):400-12.

Hudelist G, Fritzer N, Thomas A, Niehues C, Oppelt P, Haas D, et al. Diagnostic delay for endometriosis in Austria and Germany: causes and possible consequences. Hum Reprod. 2012;27(12):3412-6.

Streuli I, de Ziegler D, Santulli P, Marcellin L, Borghese B, Batteux F, et al. An update on the pharmacological management of endometriosis. Expert Opin Pharmacother. 2013;14(3):291-305.

Tosti C, Pinzauti S, Santulli P, Chapron C, Petraglia F. Pathogenetic mechanisms of deep infiltrating endometriosis. Reprod Sci. 2015;22(9):1053-9.

87

SÍNDROME PRÉ-MENSTRUAL

- MARCIA GASPAR NUNES
- JOSÉ MARIA SOARES JUNIOR
- EDMUND CHADA BARACAT

Na prática clínica, as queixas mais frequentes das mulheres durante o período reprodutivo, em geral, estão relacionadas com a segunda fase do ciclo menstrual, que, em conjunto, se denomina tensão pré-menstrual (TPM), ou melhor, síndrome pré-menstrual (SPM).

A SPM é representada por um conjunto de sintomas físicos ou emocionais, de intensidades variáveis, que surgem alguns dias antes do período menstrual, repercutindo tanto socioeconomicamente quanto na qualidade de vida de muitas mulheres durante o período reprodutivo, que desaparece após a menopausa.

Sua prevalência exata não é conhecida por completo, visto que os sintomas são subjetivos, múltiplos e sua intensidade varia individualmente, dependendo do estado psíquico. Portanto, há estudos que mostram incidência ao redor de 5%, e outros, com 95%. Em geral, a maioria dos investigadores concorda que sua ocorrência possa ser ao redor de 40% durante o período reprodutivo. Os graus extremos são raros, como o transtorno disfórico da síndrome pré-menstrual, que acomete de 3 a 8% das mulheres em idade fértil. Contudo, essa variação é considerada por muitos uma afecção psiquiátrica.

FISIOPATOLOGIA

Alguns investigadores consideram a SPM afecção relacionada aos hormônios ligados ao eixo hipotálamo-hipófise-ovário que teriam papel relevante. De fato, os sintomas pré-menstruais desaparecem após ooforectomia, por meio de tratamento com análogos do GnRH ou mesmo em ciclos anovulatórios espontâneos, como ocorre na síndrome dos ovários policísticos (SOP). Apesar de muitos pesquisadores não terem encontrado a verdadeira causa, entendeu-se que a fisiopatogenia da SPM estaria associada com os níveis séricos dos esteroides sexuais e da prolactina, bem como ao sistema renina-angiotensina-aldosterona (SRAA). Estes poderiam, em parte, explicar os sintomas de retenção hídrica, mas nem todos os neuropsíquicos.

Sintoma muito incômodo e igualmente bastante relatado é a mastalgia, que, além do inconveniente da dor, causa prejuízos ao relacionamento amoroso e temor de estar ligada a uma neoplasia. Esse sintoma não é fator de risco para câncer mamário e é atribuído a níveis alterados de prolactina, em geral no limite superior da normalidade, que alguns advogam ser a causa da SPM. Sua secreção parece estar sob dependência frenadora do neurotransmissor dopamina. Além disso, a dopamina exerce controle tônico também sobre a secreção da aldosterona, que agiria, também, nessa afecção, principalmente na retenção de líquidos. Recentemente, tem sido invocado um desequilíbrio nas prostaglandinas, principalmente da E1, recomendando-se a administração de ácidos graxos essenciais para correção, por dieta equilibrada ou suplementação. Contudo, outras prostaglandinas e citocinas também parecem influenciar os sintomas mamários na SPM.

A progesterona e seus metabólicos (pregnanolona e alopregnanolona) atuariam na SPM por interferência na regulação do neurotransmissor do ácido gama-aminobutírico (GABA), que participa do maior sistema inibitório do SNC. Há estudos que mostram decréscimo dos níveis sanguíneos da progesterona com redução dos de GABA em relação a mulheres sem os sintomas. Esse fato estaria relacionado a crises de ansiedade, nervosismo e agitação em mulheres com SPM. Além disso, trabalhos clínicos mostram que mulheres com a forma mais grave de SPM têm baixos níveis de GABA.

A progesterona ainda agiria na concentração de prostaglandinas, que podem produzir alguns sintomas da síndrome. Salienta-se, ainda, que a ação de outros neurotransmissores (epinefrina e norepinefrina) seria influenciada por diversas substâncias, especialmente dos hormônios sexuais. Assim, o efeito indireto dos esteroides ovarianos sobre os neurotransmissores ou nos tecidos-alvo é que precipitaria alguns sintomas. De fato, o estrogênio pode influenciar os níveis da MAO, metabólito da epinefrina e norepinefrina. Essa substância pode afetar a neurotransmissão e participaria de algumas afecções, como a depressão.

Outro eixo envolvido é o hipotalâmico-hipofisário-suprarrenal, que influencia o apetite, o sentimento de bem-estar e a resposta ao estresse, envolvendo o sistema adrenérgico, bem como a produção de esteroides, como o cortisol e a aldosterona. Os sintomas de retenção hídrica podem ser atribuídos à redução de atividade adrenérgica, com consequente elevação da prolactina e da aldosterona (responsável pela retenção de sódio e hídrica), bem como à liberação de vasopressina. Mulheres com essa síndrome e sintomas depressivos têm aumento dos pulsos secretores de cortisol na fase lútea quando comparadas a mulheres normais.

ATENÇÃO!

Além do estrogênio e da progesterona, que podem atuar nessa síndrome, é importante evidenciar que outros hormônios, como as indolaminas (melatonina e serotonina), são passíveis de envolvimento, bem como o neurotransmissor dopamina. Além disso, fatores psíquicos podem influenciar negativamente na SPM.

As endorfinas e as prostaglandinas também participariam na fisiopatologia da SPM. O aumento da melatonina pode estar relacionado a sintomas depressivos e à redução da libido e influenciaria na liberação de dopamina no SNC.

A redução da atividade da serotonina e a elevação da melatonina ocupam também lugar relevante no determinismo da depressão, da ansiedade e da agressividade, bem como nos distúrbios do sono. Esses sintomas podem estar também relacionados com a SPM e, quando manifestados de forma intensa, podem caracterizar a forma disfórica da síndrome. Inúmeros trabalhos mostraram níveis reduzidos de serotonina em sangue total e captação de serotonina plaquetária diminuída na fase lútea em mulheres com SPM.

As endorfinas têm efeito marcante sobre o humor e o comportamento, sendo que as oscilações de seus níveis dependem dos estados de fadiga, depressão, bem-estar, euforia, irritabilidade, ansiedade, atitudes agressivas, modificações de apetite, distúrbios do sono, sudorese e inquietação. Atuam ainda como inibidores periféricos das prostaglandinas, reduzindo a atividade da musculatura lisa, o que poderia explicar a constipação intestinal e a distensão abdominal.

A cefaleia tipo enxaqueca, muito frequente, resulta da alteração da atividade contrátil da musculatura lisa dos vasos, para a qual concorrem a serotonina, as prostaglandinas e os estrogênios, agravando-se pela falha do sistema endógeno de analgesia, por depleção das monoaminas e dos opioides. Muitas mulheres melhoram desses sintomas com a ministração de estrogênios.

A possível participação etiopatogênica dos baixos teores das vitaminas A, E e B6 e o envolvimento do zinco, do cobre, do magnésio e do cálcio, que regulam a produção dos neurotransmissores e a regulação sanguínea para o tecido nervoso, ainda são motivos de controvérsia. Em geral, a suplementação vitamínica, por si, não é superior ao tratamento farmacológico da síndrome. Contudo, a administração de cálcio e vitamina B6 em pacientes com SPM teria bons resultados segundo metanálise de 2009 que envolveu trabalhos da literatura.[1] Contudo, há ainda necessidade de mais estudos para comprovar a eficiência dessas substâncias na SPM.

Aceita-se, então, que a SPM seja afecção psiconeuroendócrina complexa. Os fatores psicológicos participam também da síndrome. Em estudo clínico com uso de placebo para tratar pacientes com SPM, os autores observaram que quase 60% tiveram melhora dos sintomas após três meses de tratamento, correlacionando-a com a melhora do estado psicológico, que influencia muito a sintomatologia da SPM.

■ QUADRO CLÍNICO E DIAGNÓSTICO

Apesar de relacionarem muitos sintomas com a síndrome, nenhum deles é patognomônico. A manifestação do quadro clínico é bastante variada e pode aparecer até 10 dias antes do catamênio, em geral. Desaparece quase sempre repentinamente ao se instalar o fluxo menstrual. A intensidade dos sintomas também é variável, desde exuberante em um ciclo até inexistente em outro.

O diagnóstico da SPM é essencialmente clínico, com base na época de aparecimento dos sintomas e em sua intensidade, não sendo necessários exames subsidiários. Os exames clínicos geral e ginecológico, mesmo quando realizados no período de incidência dos sintomas, são pouco expressivos. Os principais sintomas estão resumidos no Quadro 87.1. Segundo a Associação Americana de Obstetrícia e Ginecologia, o principal critério de diagnóstico é quando os sintomas aparecem cinco dias antes da menstruação.

Deve ser enfatizada a importância do estado emocional sobre a instalação, a persistência e a magnitude das queixas. O prognóstico, em geral, é bom, havendo quem admita que tais pacientes são mais predispostas a quadros depressivos.

TRANSTORNO DISFÓRICO PRÉ-MENSTRUAL

Segundo o National Institute of Mental Health nos Estados Unidos, para que a mulher apresente esse quadro, deve ter pelo menos cinco dos seguintes sintomas na maioria dos ciclos menstruais do último ano:[2]

1 | humor deprimido, falta de perspectivas ou pensamentos autodepreciativos;
2 | ansiedade ou tensão exacerbada;
3 | labilidade emocional (p. ex., tristeza acentuada ou maior sensibilidade à rejeição);
4 | irritabilidade acentuada e persistente, ou problemas de relacionamento pessoal;
5 | perda do interesse em atividades habituais (trabalho, escola, amigos e lazer);
6 | dificuldade de concentração;
7 | letargia, fadiga ou perda de energia;
8 | alterações do apetite, com alimentação excessiva ou fissura por certos alimentos;
9 | hipersônia ou insônia;
10 | sensação de perda do autocontrole;
11 | outros sintomas físicos, como hipersensibilidade ou aumento de volume das mamas, cefaleia, dores musculares ou articulares, sensação de "empachamento" ou ganho de peso.

DIAGNÓSTICO DIFERENCIAL

Deve ser feito com distúrbios psicológicos e psiquiátricos, efeitos colaterais de medicamentos, distúrbios neurológicos, distúrbios endócrinos,

QUADRO 87.1 ■ Sintomatologia da SPM

NEUROPSÍQUICOS

Emocionais	Cognitivos	Comportamentais	Outros
• Astenia • Ansiedade • Irritabilidade • Depressão • Melancolia	• Dificuldade de concentração intelectual • Indecisão	• Alteração do apetite • Distúrbios do sono • Modificação dos hábitos sexuais • Isolamento social • Agressividade • Tentativa de suicídio	• Fogachos • Crises epileptiformes • Cefaleia • Fadiga

DECORRENTES DA RETENÇÃO HÍDRICA

• Oligúria • Ganho de peso • Aumento do volume mamário • Mastalgia	• Dor pélvica • Dor em membros inferiores • Distensão do abdome por edema das alças intestinais

MISCELÂNEA

• Náuseas • Vômitos • Alteração do trânsito intestinal • Dores musculares • Dores osteoarticulares • Taquicardia • Dispneia • Precordialgia	*Manifestações alérgicas* • Rinite • Sinusite • Prurido cutâneo • Prurido vulvar • Urticária • Asma • Conjuntivite	• Hordéolo • Hemorragia retiniana • Hemorragia conjuntival • Enurese • Acne

doenças da mama, doenças ginecológicas, distúrbios gastrintestinais, fadiga crônica e estresse excessivo e contínuo.

TRATAMENTO

Não há tratamento farmacológico específico para SPM devido ao desconhecimento de sua causa exata.

Como se trata de um distúrbio do ciclo ovulatório, a inibição da ovulação pode ser a primeira escolha de tratamento. Para isso, podem ser usados os anticoncepcionais hormonais combinados, principalmente nos esquemas de 24 comprimidos com quatro dias de pausa ou nos esquemas estendidos ou contínuos. O acetato de medroxiprogesterona injetável não deve ser utilizado como primeira escolha devido aos seus possíveis efeitos depressivos, aumento de peso e retenção hídrica. Salienta-se que, sob uso de anticoncepcionais hormonais, dependendo do progestagênio, as pacientes podem ter efeitos similares aos da SPM. É possível empregar combinados por VO, injetável ou anel vaginal. Deve-se ainda mencionar que é possível empregar os progestagênios isoladamente, por VO (desonorgetrel) ou implante subcutâneo. Contudo, estudo de revisão sistemática e meta-análise da Cochrane mostrou que a progesterona isoladamente não seria efetiva no tratamento da SPM. O DIU com liberação do levonorgestrel pode, no início, melhorar os sintomas (primeiros meses), mas, posteriormente, com a atrofia endometrial e a redução dos níveis circulatórios desse progestagênio (30% das mulheres podem ter anovulação), muitas mulheres podem referir o retorno dos sintomas da SPM após o primeiro ano de uso.

> **ATENÇÃO!**
>
> Nos casos mais leves, analisar psicoterapia com o objetivo de aderência ao tratamento e diminuição da sintomatologia. Nos casos mais graves (síndrome disfórica), há necessidade do acompanhamento pelo psiquiatra.

Quadro de depressão profunda exigiria medicação psicotrópica, principalmente os inibidores seletivos de recaptação da serotonina (ISRS), aumentando a disponibilidade desse hormônio pelo neurônio pós-sináptico e melhorando, assim, a sintomatologia. Vários estudos clínicos randomizados mostraram que o uso de ISRS como terapêutica é altamente eficaz para o transtorno psíquico da SPM. Foram avaliadas mais de 300 mulheres durante a fase lútea do ciclo menstrual, levando-se em conta os seguintes sintomas: tensão; irritabilidade; labilidade emocional; inchaço; sensibilidade mamária; e cefaleia. As mulheres receberam fluoxetina 20 mg, fluoxetina 60 mg ou placebo, continuamente, durante seis ciclos menstruais, sendo que a fluoxetina, em ambos os regimes de dose, foi superior ao placebo na redução dos sintomas desde o primeiro ciclo de tratamento. Outros ISRS são paroxetina (20 a 60 mg ao dia), fluvoxamina (100 mg ao dia), citalopram (20 a 40 mg ao dia) e sertralina (50 mg ao dia), substâncias que, em metanálise recente,[3] mostraram ser muito efetivas nos sintomas da SPM, tanto que alguns investigadores sugerem que deveriam ser a primeira linha de tratamento na SPM, incluindo a síndrome disfórica. Não devem ser associados com os inibidores da monoaminoxidase (IMOs), como fenelzina, iproniazida, isocarboxazida, harmalina, nialamida, pargilina, moclobemida, selegilina, toloxatona, tranilcipromina e outros. A associação pode resultar em efeitos colaterais que comprometem o sistema cardiovascular. A clomipramina (100 mg ao dia), apesar de ser um antidepressivo tricíclico, possui atividade serotoninérgica superior à da sua classe.

Quando os sintomas predominantes forem de ansiedade, uma boa alternativa é o alprazolam (0,25 a 0,50 mg, três vezes ao dia) ministrado durante a fase lútea, mas que somente pode aliviar esse sintoma. Esse fármaco é análogo triazólico 1,4 benzodiazepínico que se liga com alta afinidade ao complexo receptor GABA-benzodiazepina. Pode causar dependência, mas restringir o agente apenas ao período lúteo pode ajudar um subgrupo de mulheres. Deve ser ministrado com cautela em pacientes com miastenia grave, insuficiência respiratória ou apneia do sono. É preciso ter cuidado com a interrupção do medicamento, devido ao efeito rebote, e seu uso não é recomendado quando a paciente deseja engravidar devido aos relatos de malformações congênitas a partir de seu emprego. Outros fármacos desse grupo são lorazepam, midazolam, diazepam, clomazepam, bromazepam, etc. Recomenda-se o acompanhamento das pacientes sob uso desses medicamentos também com o psiquiatra.

A prática de exercícios físicos aeróbicos e regulares, que liberam as tensões emocionais e ativam o sistema de endorfinas, deve ser estimulada. A partir da observação de que a atividade da melatonina pode ser modulada por estímulos luminosos, há quem proponha, como medida terapêutica auxiliar, o encurtamento do sono na fase lútea, pois a permanência de mais tempo na claridade desativaria a enzima conversora 5-hidroxi-indolmetiltransferase, determinando, com isso, maior quantidade de serotonina e menor de melatonina, e melhorando os quadros depressivos.

A enxaqueca menstrual pode ser tratada com AINHs, como indometacina, mefenamato, ibuprofeno, naproxeno, nimessulida, tenoxicam, meloxicam ou piroxicam. Deve-se iniciar a medicação uma semana antes do dia em que habitualmente surge a dor até o 2º ou o 3º dia do fluxo menstrual. Recomenda-se à paciente utilizar método de anticoncepção durante esse esquema de tratamento com anti-inflamatórios. Contudo, o seu uso a longo prazo torna-se inviável devido aos efeitos colaterais.

A ergotamina (1 a 6 mg ao dia) e o sumatriptano (50 a 100 mg ao dia) são excelentes medicações para a fase aguda, já que reduzem a vasodilatação responsável pela crise de dor. O sumatriptano pode, ainda, ser ministrado via subcutânea (ampola com 6 mg). Para a profilaxia da crise de enxaqueca, pode-se empregar metisergida por quatro meses, na dose de 4 a 6 mg ao dia, por 20 dias, seguidos por pausa de uma semana, betabloqueadores (propranolol), na dose de 80 mg ao dia, ou, ainda, flunarizina (25 mg ao dia). A administração de estrogênios (p. ex., estradiol transdérmico 50 μg no 26º ou 27º dia do ciclo) na tentativa de abrandar a queda hormonal, que seria a responsável pela vasoconstrição-vasodilatação e, portanto, pelo quadro doloroso, apresenta bons resultados. Alternativa seria o uso de progestagênios isolados continuamente ou pílula combinada em esquema de 24 com quatro dias de pausa ou contínuo.

No caso da mastalgia, há relatos de bons resultados com carbegolina e bromoergocriptina, que visam a reduzir a prolactina na fase lútea, diminuindo a sintomatologia. Outros trabalhos mostram que o tamoxifeno ou o uso de ácidos graxos do tipo ômega 3 poderiam ter benefícios nesses sintomas. Contudo, muitas mulheres melhoram com os tratamentos anteriores (ISRS ou contraceptivo hormonal).

Os sintomas físicos relacionados com a retenção hídrica podem ser tratados com diuréticos. Salienta-se que a espirolactona (50 a 100 mg ao dia) apresenta os melhores resultados. Contudo, algumas mulheres podem referir mastalgia com o uso da espirolactona, o que pode restringir o tratamento com esse fármaco. Alguns estudos mais antigos sugerem o uso de tiazídicos para o tratamento, como a bendroflumetiazida na dose de 2,5 mg ao dia. Contudo, não há trabalhos controlados e randomizados que mostrem os benefícios com esse tipo de fármaco. O emprego da drosperinona em forma de pílula teria bons efeitos na retenção hídrica e melhora da SPM.

Apiridoxina (vitamina B_6), na dose de 100 a 600 mg ao dia, pode auxiliar no tratamento da SPM. Cofator na biossíntese de dopamina e de serotonina a partir do triptofano, essa vitamina atua como reguladora da produção da MAO. A vitamina E na dose de 200 mg ao dia pode ser alternativa no controle da mastalgia e acne. Suplementação de carbonato de cálcio (200 a 600 mg ao dia) associado ao magnésio (100 mg ao dia), na segunda fase do ciclo, também tem sido recomendada. Há estudos que avaliaram o emprego de omega-3, *gingko biloba*, *crocus sativus* e óleo de primola. Contudo, a eficácia tanto da suplementação vitamínica, como das outras substâncias, foi inferior à dos antidepressivos, como a fluoxetiona. Outra substância que pode ser empregada é o ácido gamalinolênico, que pode ter bons resultados na mastalgia de leve a moderada. Esse fármaco age principalmente na prostaglandina E1.

Alternativas não farmacológicas são os exercícios físicos, a acupuntura e a fisioterapia (para casos selecionados), que podem ter algum papel no tratamento das pacientes com cefaleia e outros sintomas da SPM, porém a qualidade e a quantidade dos estudos que as recomendam não são convincentes. Devem ser considerados métodos auxiliares com eficácia limitada, que permanecem à espera de estudos com métodos mais adequados.

REVISÃO

- A síndrome pré-menstrual (SPM), ou tensão pré-menstrual (TPM), trata-se do conjunto de sintomas físicos e/ou emocionais que surgem antes do período menstrual e interferem na qualidade de vida das mulheres.
- Associada aos hormônios ligados ao eixo hipotálamo-hipófise-ovário, a SPM tem manifestações bastante variadas (p. ex., neuropsíquicos [emocionais, cognitivos e comportamentais], decorrentes da retenção líquida [ganho de peso, aumento do volume mamário e dor pélvica], entre outros). Seu diagnóstico é essencialmente clínico.
- Não há tratamento específico para SPM, contudo, os anticoncepcionais hormonais combinados podem amenizar determinados sintomas. Alternativa é o uso de antidepressivos, como os inibidores da recaptação da serotonina. A psicoterapia é opção em casos de depressão e alterações comportamentais associados à SPM. A prática de exercícios aeróbios e hábito de vida saudáveis devem ser estimulados, pois, auxiliam no controle de tensões emocionais.

■ REFERÊNCIAS

1. Daley A. Exercise and premenstrual symptomatology: a comprehensive review. J Womens Health (Larchmt). 2009;18(6):895–9.
2. National Institute of Mental Health [Internet]. NIH; c2016 [capturado em 12 jul. 2016]. Disponível em: https://www.nimh.nih.gov/index.shtml
3. Yonkers KA, Pearlstein TB, Gotman N. A pilot study to compare fluoxetine, calcium, and placebo in the treatment of premenstrual syndrome. J Clin Psychopharmacol. 2013;33(5):614–20.

■ LEITURAS SUGERIDAS

Bäckström T, Bixo M, Strömberg J. GABAA Receptor-Modulating Steroids in Relation to Women's Behavioral Health. Curr Psychiatry Rep. 2015;17(11):92.

Bosman RC, Jung SE, Miloserdov K, Schoevers RA, aan het Rot M. Daily symptom ratings for studying premenstrual dysphoric disorder: a review. J Affect Disord. 2016;189:43-53.

Hantsoo L, Epperson CN. Premenstrual dysphoric disorder: epidemiology and treatment. Curr Psychiatry Rep. 2015;17(11):87.

Sohrabi N, Kashanian M, Ghafoori SS, Malakouti SK. Evaluation of the effect of omega-3 fatty acids in the treatment of premenstrual syndrome: "a pilot trial." Complement Ther Med. 2013;21(3):141–6.

88

ANOVULAÇÃO CRÔNICA E AMENORREIA

■ CLAUDIO EMILIO BONDUKI
■ EDUARDO L. A. MOTTA
■ FRANCO L. CHAZAN

■ AMENORREIA

DEFINIÇÃO

Amenorreia é a ausência de menstruação no período reprodutivo (menacme). Pode-se classificar em fisiológica e patológica. A amenorreia fisiológica ocorre durante a gravidez e lactação; e a amenorreia patológica é classificada em primária e secundária.

A amenorreia é apenas um sintoma, havendo várias entidades clinicas responsáveis por essa afecção; assim, não basta diagnosticá-la sem procurar estabelecer sua causa. A investigação clínica para descobrir o fator ou os fatores etiológicos em questão, o que é igualmente relevante para se obter êxito terapêutico, é obrigatória.

EPIDEMIOLOGIA

A prevalência da amenorreia primária é baixa, variando de 0,3 a 0,5% nas mulheres púberes; a da amenorreia secundária é de aproximadamente 5% nos Estados Unidos. Mundialmente, não há evidências sólidas que indiquem maior incidência em determinados grupos étnicos ou regional; contudo, fatores ambientais, nutricionais e comportamentais podem estar relacionados à amenorreia e ao aparecimento de doenças sistêmicas e crônicas.

Amenorreia primária

É ausência de menstruações após os 14 anos de idade em mulheres sem o desenvolvimento dos caracteres sexuais secundários ou a ausência de menstruações após os 16 anos de idade, independente da presença desses caracteres.

Etiologia

As principais causas de amenorreia primária (Quadro 88.1) são agenesia mulleriana, anomalias de drenagem do fluxo menstrual (síndrome de Mayer-Rokitansky – Kuster-Hauser e outras anomalias mullerianas, disgenesias gonadais, pseudo-hermafroditismo feminino ou masculino, hermafroditismo verdadeiro, alterações centrais (como a síndrome de Kallmann associada à anosmia), hipogonadismo hipogonadotrófico, craniofaringioma, síndrome da sela túrcica vazia, traumas craniencefálicos (TCE) e síndrome da obesidade com imaturidade sexual (síndrome de Froelich).

ATENÇÃO!

Deve-se salientar que doenças crônicas, tratamento radioterápico e fator psicogênico podem também ser causas de amenorreia primária, principalmente a anorexia nervosa e a bulimia.

Quanto à etiologia gonadal, deve-se ressaltar a síndrome dos ovários resistentes, que cursa com quadro de hipogonadismo hipergonadotrófico.

QUADRO 88.1 ■ Causas de amenorreia primária

Hipotálamo	Doenças crônicas Puberdade tardia – fator familiar Psicogênica Atleta competitiva Obesidade (Frölich) Síndrome de Kallman Uso de medicamentos Neoplasias Radioterapia
Hipófise	Idiopáticos Neoplasia Hemocromatose Infarto Radioterapia
Tiroide	Hipo ou Hipertiroidismo
Suprarrenal	Deficiência enzimática Doença de Cushing Doença de Addison Neoplasias
Ovário	Disgenesia gonadal Falência ovariana Ooforite autoimune Síndrome dos ovários policísticos Neoplasia Ooforectomia bilateral Radioterapia
Corpo do útero	Sinéquia Agenesia (síndrome de Mayer-Rokitansky-Küster-Hauser) Gravidez
Colo do útero	Agenesia
Vagina	Agenesia Septo transverso
Hímen	Imperfurado

Entre as causas uterinas destacam-se as adquiridas por infecções, irradiação e refratariedade endometrial.

As doenças granulomatosas e o hipotiroidismo com hiperprolactinemia também podem ser causa de amenorreia. Outras causas referidas são os tumores produtores de androgênio, uso crônico de corticoide ou doença de Cushing e doenças sistêmicas.

Diagnóstico

Na anamnese de mulheres com amenorreia primária, devem-se coletar dados sobre o desenvolvimento das mamas e dos caracteres sexuais secundários, bem como do aparecimento de pelos axilares e púbicos. Deve-se também, questionar a paciente sobre nódulos nas regiões inguinais, que podem representar as gônadas de indivíduos com a síndrome de Morris ou feminização testicular (síndrome de insensibilidade androgênica).

A avaliação do desenvolvimento ponderoestatural é importante, principalmente quando há suspeita de disgenesia gonadal. Devem-se, ainda, pesquisar os antecedentes prévios de traumas, cirurgias e quimio ou radioterapia.

Em pacientes com anormalidade do sistema de drenagem do fluxo menstrual, deve-se verificar a ocorrência de dor pélvica periódica. Em muitos casos, o diagnóstico de criptomenorreia é realizado na consulta de urgência, visto que a dor pode ser intensa.

No exame físico, devem ser observados o fenótipo e a presença de caracteres sexuais secundários, como o desenvolvimento de mamas e de pêlos púbicos, de acordo com os estágios de Tanner.

A avaliação dos órgãos genitais, procurando por anomalias e presença de nódulos nas regiões genitocrurais, é importante para diagnosticar a etiologia da amenorreia.

Ressalta-se, ainda, que a avaliação da estatura e da envergadura, além da presença de estigmas turnerianos (cúbito valgo, pterígio colli, implantação baixa das orelhas, tórax em escudo), é importante para diagnosticar a disgenesia gonadal. Deve-se também procurar sinais de malformação dos sistemas de drenagem, como hímen imperfurado.

Os exames complementares são essenciais para diagnosticar a etiologia, como cromatina sexual e cariótipo, quando se suspeita de distúrbios da diferenciação sexual (DDS) (disgenesias gonadais e pseudo-hermafroditismo masculino ou feminino). As dosagens de gonadotrofinas hipofisárias, principalmente do hormônio folículo-estimulante (FSH), podem ser úteis no diagnóstico. Quando o quadro clínico é de hiperandrogenismo ou de virilização, as dosagens de testosterona total e livre, sulfato de deidroepiandrostenediona (S-DHEA) e 17 hidroxiprogesterona (17-OH-P) são essenciais para o diagnóstico de deficiência da suprarrenal ou de tumores ovarianos.

Quando os valores das dosagens hormonais isoladas são limítrofes, podem-se aplicar os testes hormonais funcionais, como da cortrosina. Em alguns casos, dosam-se a tirotrofina (TSH) e os hormônios tiroidianos, principalmente a tiroxina livre (T_4L). Os exames por imagem nos casos de amenorreia, especialmente a ultrassonografia (US) e a ressonância magnética (RM), são de grande valia nas malformações mullerianas, na disgenesia gonadal e nas afecções da suprarrenal. A ressonância magnética é útil na avaliação do sistema nervoso central (SNC), principalmente das alterações de hipófise, como a síndrome da sela túrcica vazia.

Amenorreia secundária

É secundária quando, após um período variável de tempo em que ocorreram os fluxos normais ou anormais, a paciente passa a não menstruar. Considera-se amenorreia secundária os casos cujo período em que faltaram as menstruações for igual ou exceder, cronologicamente, três intervalos menstruais prévios ou 180 dias.

Etiologia

A causa da amenorreia secundaria pode estar situada no SNC, na hipófise, no ovário, no útero ou no trato genital inferior. Quando presente no SNC, a amenorreia pode ser causada por lesão tumoral ou infiltrativa no hipotálamo ou ser de origem psicogênica, como anorexia nervosa, pesudociese, amenorreia pós-pílula, hiperprolactinemia funcional e anovulação crônica, alem de poder aparecer após longos períodos de exercício físico intenso (amenorreia do atleta)

Entre as causas de origem hipofisária, assinalam-se a síndrome da sela túrcica vazia (congênita ou após cirurgia, irradiação ou tratamento medicamentoso), a necrose da glândula (síndrome de Sheehan), os tumores funcionantes, não funcionantes e secretores de hormônios proteicos (hormônio do crescimento [GH], TSH, hormônio adrenocorticotrófico [ACTH], prolactina [PRL]), além dos craniofaringiomas.

Em relação às causas ovarianas, as principais são síndrome dos ovários policísticos (SOP), falência ovariana prematura, síndrome do corpo lúteo persistente e tumores ovarianos produtores de androgênios. Entre as causas uterinas, deve-se mencionar a síndrome de Asherman e a endometrite tuberculosa. O uso de substâncias cáusticas na vagina ou no útero, como método abortivo ou de esterilização, pode ser também causa de amenorreia.

Há, ainda, os chamados fatores xenotópicos ou extragenitais, como alterações da tiroide e da suprarrenal, diabetes melito (DM) e iatrogênica (hormonal). Não se deve esquecer a forma tardia de defeito de síntese da suprarrenal e das causas não endócrinas, como moléstias consuptivas, hepatopatias, cardiopatias, nefropatias, processos infecciosos crônicos, queimaduras, quimioterapia antiblástica, radioterapia, choque elétrico e desnutrição.

Diagnóstico

Na investigação das amenorreias secundárias, deve-se pesquisar o uso de medicamentos e drogas e antecedentes de abortamentos ou de sangramento intenso pós-parto em que foi necessária a realização de curetagem uterina. È necessário inquirir, também, sobre a presença de secreção mamária espontânea fora do período de gestação e amamentação. Além disso, a presença de sintomas climatéricos precoces, como fogachos, pode fazer parte do quadro de falência ovariana precoce.

Ainda na anamnese, deve-s e indagar sobre o desenvolvimento das características sexuais secundárias e de sinais de hiperandrogenismo e avaliar a história menstrual. O conhecimento de antecedentes de tratamento cirúrgico, químio e radioterápico, o uso prévio de substâncias cáusticas na vagina ou no útero e o registro de doenças crônicas, como a tuberculose, podem auxiliar no diagnóstico.

No exame físico, deve-se aferir o peso e a estatura da paciente para o calculo do índice de massa corporal (IMC), pois a obesidade mórbida ou o emagrecimento excessivo ligado à anorexia nervosa podem ser causas da amenorreia.

Em geral, devem-se procurar estrias, acne e pilificação, que aparecem, em especial na SOP e na doença de Cushing e na forma tardia da hiperplasia congênita da suprarrenal.

ATENÇÃO!

Ressalta-se que os sinais de virilização com presença de alopecia, alteração da voz e pilificação excessiva estão associados tumores ovarianos ou de suprarrenal.

No exame ginecológico específico, deve-se realizar expressão mamária para avaliar a presença de descarga láctea. Além disso, o grau de trofismo da vulva, da vagina e do útero, bem como o volume dos ovários, são importantes para estabelecer a causa da amenorreia. A comprovação de permeabilidade da vagina pelo exame especular e da passagem do histerômetro pelo colo do útero também são úteis na avaliação da amenorreia.

Em muitos casos de amenorreia, principalmente naqueles com pouca sintomatologia, a dosagem hormonal é essencial. Logo, devem-se efetuar as dosagens séricas de beta-hCG, prolactina, FSH, hormônio luteinizante (LH), TSH, hormônios tiroidianos, glicemia de jejum e hemograma completo.

A tomografia computadorizada (TC) e a RM são importantes nos quadros de adenoma de hipófise; a histerossalpingografia, a histerossonografia ou a histeroscopia são utilizadas quando se suspeita de sinéquias uterinas. A US pélvica e da suprarrenal pode auxiliar na procura da causa da amenorreia.

Em alguns casos, é necessário utilizar recursos propedêuticos mais singelos, como a administração de hormônios, para localizar a causa da amenorreia nos diversos setores do aparelho reprodutivo. Assim, recomenda-se a seguinte metodologia na investigação da amenorreia primaria e secundária.

Tempo nº 1

Ministrar substâncias progestacionais puras (sem estrogênios), como o acetato de medroxiprogesterona ou di-idogesterona, VO, 10 mg/dia durante 10 dias (teste provocativo por progestagênios). Podem-se observar dois tipos de respostas: após 2 a 7 dias, surge (resposta positiva) ou não (negativa) o fluxo endometrial por deprivação progestacional.

Se a resposta for positiva, pressupõe-se que:

a | Não há obstrução da drenagem do fluxo (amenorreia verdadeira).
b | A cavidade do útero está livre.
c | O endométrio é responsável pela ação hormonal.
d | Há estrogênios circulantes, pois só há descamação endometrial por deprivação progesterônica se o endométrio for prévia e adequadamente sensibilizado ou trabalhado pelos estrogênios (proliferação). Com isso, aparecem receptores de progesterona.
e | Há certo funcionamento gonadal, mas não processo ovulatório do qual resulte a síntese de progesterona e o catamênio (menstruação).

Se a resposta ao teste da progesterona for negativa, as seguintes hipóteses podem ser feitas:

a | Obstrução das vias de drenagem (amenorreia oculta).
b | Ausência de útero.
c | Útero presente com cavidade ocupada (gestação).
d | Inexistência de endométrio ou ausência de receptores de estrogênio; portanto, não há resposta à progesterona.
e | Ausência de atividade estrogênica prévia e/ou concomitante.

Uma vez afastadas as primeiras possibilidades pelo exame minucioso da genitália e por outros procedimentos (histerometria, histerografia, US, histerossonografia e histeroscopia), prossegue-se com o tempo nº 2.

Tempo nº 2

Ministrar estrogênios em dose suficiente e por tempo adequado para proliferar o endométrio, ou seja,1,25 a 2,5 mg de estrogênios conjugados por 20 dias. Associar progestagênios (nas mesmas doses utilizadas no Tempo nº1) nos 7 ou 10 últimos dias de tratamento. Dois tipos de resposta podem acontecer: positiva, quando ocorrer fluxo menstrual, e negativa, quando após 2 a 10 dias, não houver qualquer evidência de descamação endometrial.

A resposta negativa confirma as possibilidades listadas no tempo nº 1 (com exceção do último item). Se a resposta for positiva, porém, conclui-se que não existem estrogênios circulantes nessas mulheres, pelo menos não o necessário para proliferar o endométrio. Essa resposta implica sediar a causa da amenorreia no setor ovariano ou central (córtex cerebral, hipotálamo e hipófise) do aparelho reprodutor.

As disfunções ovarianas podem ser primárias ou secundárias. Na primária, perante estímulos gonadotroficos normais, as gônadas não se manifestam. Na secundária, os ovários podem estar absolutamente normais, mas a disfunção se prende à falta de estímulo apropriado (alteração central). Para resolver essa dúvida, procede-se ao Tempo nº 3.

Tempo nº 3

Recorre-se a duas modalidades de procedimentos: a primeira corresponde ao emprego de gonadotrofinas exógenas (FSH+LH ou FSH purificado) para observar a resposta ovariana mediante a dosagem dos estrogênios e mediante as modificações do muco cervical, do endométrio e das células esfoliadas da vagina. Eventualmente, quando a resposta é positiva, pode haver perda sanguínea. A segunda é mais simples, porém exige mais recursos laboratoriais, uma vez que determina o teor das gonadotrofinas circulantes (FSH e LH). O achado de taxas elevadas sugere insuficiência funcional dos ovários. Valores baixos, ao contrário, são coniventes com disfunção hipotálamo-hipofisária, sendo necessário saber qual o compartimento defeituoso. Para tanto, procede-se ao tempo nº 4.

Tempo nº4

Ministram-se fatores de liberação hipotalâmicas (GnRH) ou seu análogo agonista (a-GnRH). Se surgirem sinais de estímulo gonadal após o uso de GnRH ou de a-GnRH, a anormalidade pode estar no sistema córtico-límbico-hipotalâmico, e não na hipófise; caso contrário, o problema se restringe, exclusivamente à hipófise. O emprego de GnRH ou a-GnRH determina rápida liberação de LH e FSH.

A administração de insulina faz aumentar o GH, o ACTH e também o cortisol, a prolactina, etc., em razão da hipoglicemia. Assim, é possível empregar um teste dinâmico e integral de reserva das funções hipofisárias – o megateste –, muito útil para diferenciar o comprometimento córtico-límbico-hipotalâmico do hipofisário.

TRATAMENTO

O tratamento pode ser específico ou inespecífico, quando não se diagnostica a causa. O tratamento é inespecífico quando a amenorreia, geralmente secundária, não tem qualquer diagnóstico de base e a paciente precisa ser medicada. Assim, recomenda-se a ministração cíclica de estrogênio e progestagênio e apoio psicológico à paciente.

Quando a causa é anatômica, o tratamento geralmente é cirúrgico. Nos casos de defeitos de drenagem do fluxo menstrual (amenorreia oculta, criptomenorreia ou pseudoamenorreia), o tratamento deve ser de correção cirúrgica do trajeto (himenotomia, ressecção de septo vaginal transversal, neovagina, dilatação vaginal, lise de sinéquias vaginais ou desobstrução do canal do colo do útero).

Nos casos de agenesia mulleriana, pode-se realizar a neovagina por técnicas não cruentas (método de Frank), cruentas (métodos de Davidov ou McIndoe), por dilatação vaginal ou outras técnicas. Contudo, nos casos de agenesia uterina, não há tratamento.

Nas sinéquias uterinas (síndrome de Asherman), o tratamento associado à hormonioterapia é a dilatação cervical com lise das sinéquias por vídeo-histeroscopia e colocação de dispositivo intrauterino. Nas causas ovarianas, como nas ovulações crônicas, caso a paciente deseje engravidar, recomenda-se induzir a ovulação. Caso contrário, pode-se empregar a hormonioterapia estroprogestativa.

Nas disgenesias gonadais, independentemente do cariótipo, deve-se administrar hormônios com a finalidade de desenvolver os caracteres sexuais secundários em um esquema que se asssemelha ao da hormoniologia da puberdade. Dessa forma, inicia-se com dose mais baixas e, posteriormente, aumenta-se a quantidade até atingir valores de 2,5 mg/dia de estrogênios equinos conjugados ou de 2 a 4 mg/dia de valerato de estradiol, continuamente. Todavia, após 3 a 6 meses, dependendo do desenvolvimento das mamas e dos pelos púbicos, passa-se a administrar estrogênios e progestagênios ciclicamente, para que haja descamação endometrial regular. Com a presença do cromossomo Y, impõe-se a exérese das gônadas. (Alguns autores recomendam a exérese de todas as gônadas independentemente do cariótipo, em razão do elevado potencial de malignização.)

Na síndrome de feminização testicular, a conduta consiste na retirada das gônadas (testículos) após o desenvolvimento dos caracteres sexuais secundários (após 18 ou 20 anos), pois a partir desta idade o risco de malignização se torna mais elevado. Após a cirurgia, administram-se estrogênios e progestagênios ciclicamente, com a finalidade de corrigir a deficiência estrogênica causada pela ablação das gônadas. A vagina dessas pacientes, apesar de curta, permite o ato sexual e, com o tempo, alonga-se com essa prática ou, se necessário, com o uso de moldes.

Nas pacientes com ovários resistentes, que pode cursar com amenorreia primária ou secundária, a terapêutica também consiste na administração cíclica estroprogestativa para corrigir a amenorreia e desenvolver e manter os caracteres sexuais secundários.

Nas amenorreias de origem hipofisária (síndrome de Sheehan), recomenda-se a terapia hormonal (suprarrenal e ovário). Em caso de desejo de nova gestação, recomenda-se a indução de ovulação. Nos casos de adenomas hipofisários, o tratamento pode ser medicamentoso (dopaminérgicos), cirúrgico ou radioterapia, dependendo do tamanho do adenoma.

A síndrome da sela túrcica vazia deve ser tratada com terapia estroprogestativa e antiprolactinêmicos. É possível empregar indutores de ovulação, desde que a paciente deseje engravidar. A mesma terapêutica deve ser administrada para as pacientes com hipogonadismo hipogonadotrófico (eunucoidismo).

Na amenorreia pós-parto, é possível usar antiprolactinêmicos ou hormonioterapia estropogestativa. Na pós-pílula, a disfunção costuma ser autolimitada. Todavia, quando há pressa no retorno da função hipotálamo-hipofisária, indica-se citrato de clomifeno ou similar.

Nos casos de amenorreia relacionada aos exercícios, a readequação da atividade física e do peso corpóreo pode levar à normalização dos fluxos menstruais. As pacientes com SOP também são beneficiadas pelo aumento de atividades físicas e pela perda de peso.

Na menopausa prematura, a terapêutica se assemelha à fisiológica, ou seja, administração cíclica estroprogestativa com os controles necessários. Nessas pacientes, pode haver associação com doenças autoimunes (como tiroidite, doença de Addison, artrite reumatoide e miastenia grave), por isso, há necessidade de avaliação anual.

Nos casos de amenorreia de origem tiroidiana e suprarrenal ou nas pacientes diabéticas, recomenda-se o tratamento específico para a correção da disfunção.

Ressalta-se, ainda, que o apoio psicológico é fundamental para o êxito do tratamento.

■ SÍNDROME DA ANOVULAÇÃO CRÔNICA

A síndrome de anovulação (SAC) caracteriza-se pela ausência persistente da ovulação. Manifesta-se, clinicamente, por amenorreia ou sangramento irregular e pode surgir tanto na menarca como tardiamente. A SAC acomete 15 a 20% da população feminina em idade fértil e pode ser, primariamente, consequência de defeitos do córtex cerebral-hipotálamo-hipófise e retroalimentação anômala ou secundariamente de disfunção endócrina periférica que altere a correta estimulação gonadal.

Observa-se em geral, inadequada produção extra glandular de estrogênios, contribuindo para os erros na retroalimentação junto ao eixo hipotálamo hipofisário, determinando, assim, secreção alterada de FSH e LH, o que produz queda na concentração de proteína carregadora de hormônios sexuais (SHBG) e corrobora para alterar o metabolismo dos estrogênios e elevar a fração livre dos androgênios.

Em determinadas condições fisiopatológicas, pode ocorrer excessiva produção extraglandular de estrogênios, como aumento dos precursores da suprarrenal ou do ovário, da atividade das aromatases no tecido adiposo, do tecido extraglandular e alterações de SHBG e da depuração metabólica dos androgênios e estrogênios.

Deve-se ressaltar, ainda, que também existem condições fisiológicas para que ocorra anovulação, como o início da puberdade, a perimenopausa, a amamentação, o puerpério e os pós-abortamentos. Nos primeiros meses após a menarca (puberdade), a anovulação pode ser temporária ou persistir por aproximadamente 2 anos, em decorrência da imaturidade do eixo córtico-hipotálamo-hipófise-gonadal.

CLASSIFICAÇÃO

A anovulação crônica pode ser classificada em primária e secundária. A SAC primária inicia-se por ocasião da menarca, ou logo após, e tem como causa principal as alterações da retroalimentação, destacando-se a SOP e deficiência enzimática da suprarrenal (deficiência da 21-hidroxilase). Menos frequentemente, salienta-se ainda nessa fase, hiperprolactinemia, hipo ou hipertiroidismo, obesidade, resistência periférica à insulina associada ou não à obesidade.

A SAC secundária ocorre em mulheres no menacme que, inicialmente, apresentam ciclos eumenorreicos por determinado período e, posteriormente, passam a ter ciclos espaniomenorreicos ou irregulares. Muitas causas estão relacionadas à SAC secundária, como obesidadede, hiperprolactinemia, disfunção da tiroide (hipo ou hiperfunção), hiperplasia da suprarrenal da forma adulta (ou tardia), estresse crônico, androgenização iatrogênica ou idiopática.

FISIOPATOLOGIA

Para que a menstruação e a ovulação ocorram com características normais, é necessário haver perfeito sincronismo funcional do eixo hipotálamo-hipófise-ovário-endometrial e que o compartimento teca folicular do ovário esteja atuante, contribuindo, assim, para a correta secreção dos níveis de estradiol.

O mecanismo de retroalimentação é fundamental na regulação da ciclicidade do aparelho reprodutor da mulher. Durante o fluxo menstrual, o baixo nível de estrogênio, caracterizado pelo mecanismo de retroalimentação positivo, promove elevação de FSH. O aumento do FSH é determinante para o crescimento folicular e a correta secreção do estradiol, que estimula o aparecimento de maior quantidade de receptores de FSH junto às células da granulosa, mantendo os folículos sensíveis ao FSH.

A ação combinada e constante de FSH e estradiol estimula o aparecimento de receptores de LH nas células da teca, sendo pré-requisito indispensável para a ovulação e a luteinização. A ovulação é precedida por rápida elevação dos níveis de estradiol, que estimulam positivamente a hipófise anterior, desencadeando o pico de LH, fundamental à postura ovular e à formação do corpo lúteo. O estradiol é um elemento crítico na correlação harmônica entre córtex cerebral, o hipotálamo, a hipófise e o ovário, de modo que as alterações nesse processo podem levar a SAC.

Alguns autores tentaram explicar a anovulação crônica por defeito enzimático primário da suprarrenal e, segundo eles, o estado hiperandrogênico decorrente da hiperplasia suprarrenal modifica negativamente a retroalimentação, tendo como resultado modificações na liberação do GnRH. Consequentemente, há diminuição na secreção dos níveis de FSH e elevação dos de LH. A constante ação do LH junto às células teçais e ao estroma ovariano causa hiperplasia e aumento da produção de androgênios que corroboram para a maturação irregular dos folículos, culminando na falta da rotura folicular e formação de cistos subcapsulares, caracterizando ovários micropolicísticos. Concomitantemente, há um aumento da atresia folicular e das células remanescentes desse processo, resultando em hiperplasia estromal. Essas células têm capacidade esteróidica, contribuindo para a elevação da produção de androgênios, que, perifericamente, são convertidos em estrogênios pela ação da enzima aromatase. A elevação do estrogênio sérico pode alterar a liberação do GnRH e das gonadotrofinas, criando um ciclo vicioso (Figura 88.1).

Convém ressaltar que nem todas as mulheres com SAC têm defeito enzimático primário da suprarrenal.

O hiperandrogenismo determina, também, diminuição da SHBG, proporcionando aumento da quantidade de testosterona livre e determinando hirsutismo, acne e alterações do perfil do colesterol.

Mulheres com SOP e, frequentemente, com resistência periférica à insulina podem apresentar peso normal. Evidências mostraram a ação da hiperinsulinemia e dos fatores de crescimento insulinoides 1 e 2 (IGF-1 e –2) no desenvolvimento do folículo ovariano e a estimulação da síntese de androgênios nas células da teça interna *in vitro*. Assim, acredita-se que a insulina pode ter função relevante na patogenia da SOP. A hiperisulinemia está relacionada à diminuição da síntese de SHBG e do IGF-1 BP (proteína carreadora) no fígado. Níveis elevados de IGF-1 determinam elevação da atividade da enzima P450c17alfa, que é essencial para a produção de an-

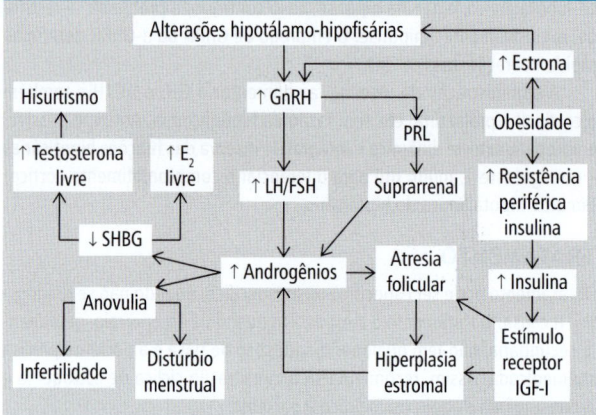

FIGURA 88.1 ■ Síndrome da anovulação crônica: fisiopatologia.

drogênios ovarianos. Estudos mostram que esta enzima tem comportamento anômalo em mulheres com SOP, fato este devido à ativação dos receptores de IGF-1 e IGF-2 pela insulina. Além disso, a própria insulinemia pode aumentar a atividade da enzima P450c17alfa.

Na hiperprolactinemia, ocorre o aumento compensatório da dopamina para tentar bloquear a produção de PRL, alterando a pulsatilidade das gonadotrofinas e favorecendo a anovulação.

No hipotiroidismo, devido à ação metabólica e ao aumento do hormônio tirotrófico (TRH), instalam-se ciclos anovulatórios. Podem-se encontrar, também, níveis elevados de PRL, devido ao retrocontrole positivo sobre a síntese de TRH de origem hipotalâmica, que parece ser o principal hormônio liberador de PRL. Por outro lado, o hipotiroidismo pode interferir diretamente na síntese de gonadotrofinas e na esteroidogênese ovariana, seja pela conversão aumentada de androgênios ou pela diminuição da SHBG.

No hipertiroidismo, os níveis elevados dos hormônios tiroidianos causam aumento da conversão periférica de androstenediona e testosterona em estrona e estradiol, respectivamente, determinando aumento dos estrogênios circulantes. Assim, há retrocontrole hipotalâmico anormal, com níveis elevados de LH e, consequentemente, anovulação.

Devido ao mecanismo da hiperinsulinemia, a obesidade e a resistência periférica à insulina também levam à anovulação.

DIAGNÓSTICO

O diagnostico da SAC deve basear-se na história clinica, especialmente em relação à SOP. Deve-se enfatizar a busca rápida de sintomas e sinais relacionados ao hiperandrogenismo. Caso este seja de evolução rápida e esteja associado à virilização, deve-se investigar tumor ovariano ou da suprarrenal produtora de androgênios.

Há casos que exigem exames subsidiários, como a dosagem sanguínea de PRL, TSH, T_4L, 17-alfahidroxiprogesterona, androgênios (quando houver hirsutismo, testosterona total, sulfato de deidroepiandrosterona e cortisol e curva da glicose e de insulina. A ultrassonografia pélvica transvaginal (USTV) ou transabdominal deve ser utilizada para avaliar os aspectos dos ovários. Esse exame é importante para o acompanhamento terapêutico, principalmente para avaliação do número dos cistos subcapsulares e do desenvolvimento folicular, quando a opção é a indução à ovulação. Ao que parece, há correlação entre o número de cistos e o sucesso de gravidez.

Ressalta-se que, após exclusão de outras causas de anovulação crônica primária, o diagnóstico de SOP é eminentemente clínico. Os exames subsidiários devem ser realizados de acordo com cada caso, ou seja, não devem ser pedidos aleatoriamente, mas individualizados para cada paciente. A dosagem de LH e FSH não são critérios para diagnóstico da SOP. A dosagem da insulina é muito importante. Taxa em jejum acima de 15 mcU/mL ou relação glicose /insulina menor do que 4,5 são indicativas de resistência periférica à insulina.

Em casos de suspeita de deficiência da 21-hidroxilase, deve-se submeter a paciente ao teste funcional com administração de ACTH.

TRATAMENTO

Como medida primária, deve-se realizar controle nutricional e exercícios para as pacientes obesas, de forma que haja consumo energético maior do que a ingesta, culminando em perda de peso. Para melhorar a resistência periférica à insulina, o exercício é melhor do que a dieta. O apoio psicológico a essas pacientes é fundamental para essa terapia. Acredita-se que a perda de 5% ou mais do peso corpóreo total é capaz de revereter os sintomas.

O tratamento medicamentoso da SAC baseia-se em combater o hiperandrogenismo, particularmente os efeitos dermatológicos androgênicos e suas complicações psicológicas (autoestima). Deve, ainda, reduzir o risco de adenocarcinoma de endométrio pela administração periódica de progestagênios. Quando há o desejo de gravidez, devem-se corrigir os distúrbios primários, como alteração da tiroide e hiperprolactinemia, e/ou realizar a indução da ovulação nos casos em que não se conhece a causa.

Na disfunção da tiroide, o hipotiroidismo pode ser tratado com reposição de T_4 sintético ou levotiroxina. A orientação terapêutica para hipertiroidismo varia de acordo com sua etiologia.

As pacientes candidatas à metformina (ou outro agente sensibilizador dos receptores de insulina, como as glitazonas) devem apresentar funções hepáticas e renais normais. Deve-se iniciar o tratamento com a dose mais baixa (500 mg/dia) e ir aumentando progressivamente conforme o peso e a reposta. A utilização da metformina isolada promove a ovulação em 78 a 96% das pacientes e, por alguns autores, deve ser mantida na gestação, pois previne o aborto e o diabetes melito gestacional; outros autores a contraindicam formalmente por não prevenir a toxemia e o diabetes gestacional.

A hiperprolactinemia pode ser tratada com bromoergocriptina ou carbegolina. Em macroadenomas de hipófise, deve-se obter a avaliação do neurocirurgião. Nos casos em que o hiperandrogenismo decorrer fundamentalmente da suprarrenal, deve-se empregar a corticoterapia, que promove o bloqueio do ACTH e, consequentemente, há inibição da suprarrenal. Utiliza-se dexametasona 0,5 mg/m² superfície corpórea em dose única, ou prednisona 5 mg/m² superfície corpórea, VO, em dose fracionadas, à noite e pela manhã, por 21 dias, durante pelo menos 3 ciclos.

Nas pacientes com SOP, nas quais os atrasos menstruais não são muito longos (de 1 a 3 meses) e que não desejam engravidar, é possível utilizar somente progestagênios na segunda fase do ciclo por 14 dias. Quando não ocorrer sangramento genital após a pausa dos progestagênios, devem-se ministrar estrogênios naturais e progestagênios de maneira sequencial para que ocorra sangramento genital regular. Nas pacientes que têm vida sexual, deve-se fazer uso de anticoncepcionais orais.

A combinação acetato de ciproterona (progesterona sintética com efeito antigonadotrofico e antiandrogênico) com etinilestradiol acarreta supressão do hiperandrogenismo e a melhora dos sintomas da SOP.

A espironolactona, antagonista da aldosterona, também tem ação antiandrogênica e pode ser ministrada em casos de hirsutismo, na dose de 50 a 200 mg/dia, por período mínimo de 12 meses. A cimetidina tem igualmente atividade antiandrogênica, pois impede a translocação da DHT (metabólito androgênico) ao receptor de androgênio, sendo ministrada na dose de 200 a 400 mg VO, por 6 a 12 meses, mas não é considerada tratamento rotineiro.

Adotam-se, ainda, medidas de ordem geral para combater o hirsutismo, como a depilação, descoloração com água oxigenada e eletrocoagulação do folículo piloso. A terapêutica cirúrgica, por meio de ressecção cuneiforme e parcial de ambas as gônadas (operação de Thaler) ou por múltiplas perfurações (*drilling*), é cada vez menos indicada.

Nas pacientes que querem engravidar, deve-se estimular a ovulação, após a avaliação de outras causas de infertilidade de seu parceiro. Há diversos medicamentos para estimular a ovulação, bem como vários esquemas terapêuticos; os mais utilizados são o citrato de clomifeno, gonadotrofina de mulher menopausada, o FSH humano purificado ou recombinante e coriônico, podendo ser utilizados isoladamente ou em combinação. O citrato de clomifeno (CC) deve ser utilizado nas pacientes que apresentarem até 10 microcistos, fazendo com que a ovulação ocorra em 94 a 100% dos casos, e a taxa de gravidez, em 50 a 64%. O CC deve ser ministrado inicialmente na dose mínima (ou seja, 50 mg/dia VO, do 5º ao 9º dia do ciclo) e não ocorrendo gravidez após 3 ciclos, pode-se aumentar a dose até no máximo 200 mg/dia para evitar a síndrome da hiperestimulação ovariana. Essas pacientes devem ser monitoradas utilizando-se USTV, avaliando o crescimento do folículo e, eventualmente, as dosagens séricas do estradiol (quando atingir 18 mm, é indicativo da necessidade de ministração de 5.000 UI de hCG para que ocorra a postura ovular). Alternativamente, pode-se administrar 250 µg de hCG recombinante por via subcutânea.

O FSH altamente purificado e o recombinante (FSH-r) apresentam ação mais específica sobre as células da granulosa e o crescimento folicular na anovulação crônica e, consequentemente, tendem a apresentar menores efeitos secundários, como a síndrome do hiperestímulo ovariano. É importante ressaltar que, qualquer que seja a gonadotrofina utilizada, deve-se sempre monitorar o crescimento folicular pela US e, ao final, administrar hCG urinário (5.000 UI) ou recombinante (250 µg), para promover o estabelecimento da meiose oocitária.

O estímulo dos ovários com gonadotrofinas exógenas é o tratamento mais aceitável para as pacientes com SOP resistente ao citrato de clomifeno. No que diz respeito às doses de gonadotrofinas a serem utilizadas, deve-se considerar, inicialmente, o uso de doses mais baixas, aumentando-se de acordo com a necessidade.

A estimulação dos ovários pode ser melhorada nas pacientes que apresentam resistência insulínica apenas com a metformina (por 6 meses). Alguns pesquisadores acreditam em melhores resultados com a associação de metformina e citrato de clomifeno.

A Figura 88.2 resume o diagnóstico e o tratamento da amenorreia.

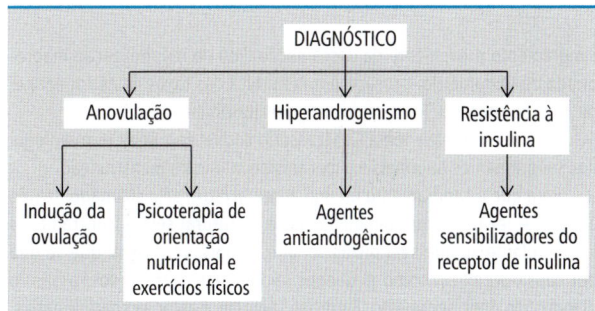

FIGURA 88.2 ■ Fluxograma de diagnóstico e tratamento da amenorreia.

ATUALIZAÇÃO TERAPÊUTICA

REVISÃO

- A amenorreia é a ausência de menstruação no período reprodutivo e suas causas são variadas, podendo estar relacionadas a hipotálamo, hipófise, tiroide, suprarrenal, ovário, corpo de útero, vagina e hímen, na amenorreia primária; e situada no SNC, hipófise, ovário, útero ou trato genital inferior, na amenorreia secundária.
- O diagnóstico da amenorreia é realizado pela anamnese, exame físico e ginecológico detalhados; contudo, algumas dosagens de hormônios são essenciais para definição da etiologia. Exames de imagem são úteis para identificação de malformações e, principalmente, de alterações na hipófise. Trata-se com ministração de hormônios ou cirurgia, quando as causas forem anatômicas.
- A síndrome da anovulação crônica é a ausência persistente da ovulação, em geral, em razão da produção inadequada de estrogênio extraglandular, e manifesta-se por amenorreia ou sangramento irregular.
- O diagnóstico da SAC baseia-se na história clínica, mas alguns exames laboratoriais podem ser necessários. Seu tratamento medicamentoso baseia-se em combater o hiperandrogenismo, e as mulheres que desejam engravidar necessitam de estimulação da ovulação.

■ LEITURAS SUGERIDAS

Lima R, Baracat EC, editores. Ginecologia endócrina. São Paulo: Atheneu; 1995.
Speroff L, Glass R, Kase N. Clinical gynecologic endocrinology and infertility. 6th ed. Philadelphia: Lippincott Williams and Wilkins; 1999.
Yen S, Jaffe R, editores. Reproductive endocrinology. 3rd ed. Philadelphia: Saunders; 1991.

89
SANGRAMENTO UTERINO NÃO ESTRUTURAL

- JOSÉ MARIA SOARES JUNIOR
- EDMUND CHADA BARACAT
- GERALDO RODRIGUES DE LIMA

Sangramento proveniente da descamação e/ou da reepitelização inapropriada do endométrio, causada por distúrbios das taxas de estrogênio e/ou de progesterona. Trata-se do antigo disfuncional.

Para abordar esse tema, é necessário conhecer a nova terminologia dos sangramentos anormais e o mecanismo íntimo da menstruação.

Para que o sangramento uterino anormal (SUA) seja chamado de não estrutural, exige-se que nenhuma causa estrutural seja encontrada. Às vezes, admite-se que seja disfuncional e, depois, verifica-se que se deu por causa orgânica, como pequenos leiomiomas submucosos; assim, o diagnóstico deve ser revisto. É preciso também afastar as coagulopatias, que podem ter fluxos mais volumosos. Essa afecção pode ocorrer principalmente em mulheres mais jovens e tem como causas as alterações em algum fator de coagulação, como: trombofilia; trombocitopenia; doença de von Willebrand (alteração da proteína de ligação do fator VIII à plaqueta); e deficiência dos fatores IX (doença de Christmas) e XIII. De todos, a doença de von Willenbrand é a mais importante, acometendo 1 a cada 5 mil mulheres. O ginecologista deve solicitar o auxílio de hematologista para o estudo desses fatores. As coagulopatias fazem parte do sangramento uterino não estrutural.

Não se cogita aqui analisar os sangramentos endometriais induzidos (SUA-Ia) por hormônios (pílulas na reposição em mulheres na pós-menopausa). Devem ser tratados à parte, pois não são estruturais nem não estruturais: devem-se a alterações vasculares impostas pelos hormônios.

■ QUADRO CLÍNICO

O SUA não estrutural envolve menstruações muito frequentes (< 21 dias), com quantidade volumosa (maior do que a média de cinco absorventes grandes ou com a identificação de coágulos junto ao catamênio) e fluxos mais prolongados (mais de sete dias). Pode ser agudo, quando a perda sanguínea é profusa e dura mais de sete dias, e crônico, quando há sangramentos anormais ao longo do tempo, mas que não causam um distúrbio de hipovolemia que necessite ser tratado prontamente.

Ambos, agudo e crônico, podem ser de dois tipos: anovulatório (SUA-O_1) ou ovulatório (SUA-E_1).

- **Anovulatório:** ausência de progesterona (não há corpo lúteo), o endométrio sob, apenas, a estimulação estrogênica, acaba se proliferando muito, podendo tornar-se hiperplásico. É mais comum nos extremos da vida – na adolescência, quando a jovem está ainda "aprendendo a ovular" (13 aos 18 anos por imaturidade do eixo hipotálamo-hipofisário-ovariano), ou na transição para a menopausa, já que a mulher começa a "se esquecer de como se ovulava" adequadamente (redução acentuada da reserva ovariana de folículos).

   O endométrio hiperplásico sangra porque: 1) os níveis de estrogênio flutuam segundo o crescimento folicular que está sempre se iniciando ou sofrendo atresia (nunca chega ao crescimento folicular de Graaf ou maduro e, portanto, não ocorre a ovulação). O endométrio é alto, espesso e frágil porque não há estroma suficiente para sustentar o componente glandular proliferante; há descamação e sangramento em algumas áreas que logo cicatrizam pela ação do estrogênio, ao passo que, em outras, começa o mesmo fenômeno. Por isso, o sangramento é irregular e, às vezes, contínuo; 2) há também alteração da vasculatura local que se encontra aumentada (capilares venosos) e frágil, rompendo-se e sangrando com facilidade (por falta ou deficiência na ação de prostaglandina F2α).

- **Ovulatório:** aqui, incluem-se também o sangramento periovulatório e as manchas pré e pós-menstruais, englobados, neste tópico, sob o título de sangramento intermenstrual.

■ ETIOLOGIA

O sangramento anormal advém da descamação do endométrio secretor devido a duas causas:

1 | Deficiência do corpo lúteo. A quantidade de progesterona por ele produzida é inadequada e há perda da estabilidade morfológica (relação glândula-estroma). O corpo lúteo disfuncional é fruto de ovulação imperfeita e de má fase proliferativa. Essa causa não se dá em todos os ciclos, sendo mais ocasional.

2 | Alteração do mecanismo íntimo da menstruação por distúrbio de uma ou várias moléculas envolvidas no controle do fluxo.

Na degradação inapropriada, o leucócito possui lisossomos que liberam em grande quantidade enzimas hidrolíticas (aumento da degradação endometrial). O aumento de metaloproteinases da matriz é outro fator importante que intensifica a degradação. Concomitantemente, há alteração nas moléculas de adesão, facilitando a degradação mais intensa do endométrio. Além disso, há falta de regeneração endometrial por deterioração nos fatores teciduais específicos e nos vários fatores de crescimento.

A fibrinólise excessiva também pode ser a causa do SUA. Alterações na proporção de substâncias vasodilatadoras (óxido nítrico, PGI e PGE) ou vasoconstritoras (endotelinas, PGF2-alfa). A menor concentração de progesterona local permite o predomínio de substâncias vasodilatadoras sobre as constritoras. A falta de ação local da progesterona pode ser devido à diminuição ou ao defeito de seu receptor (problema ocasionado na primeira fase do ciclo). As substâncias vasodilatadoras inibem a agregação de plaquetas, bem como a formação de trombos, tão importantes para a hemostasia no endométrio.

Outras moléculas, como histamina, porfirinas, heparina, citocinas (interleucinas), interferon e fator de necrose tumoral (TNF), podem interferir na vasconstrição, na angiogênese e na formação de trombos (Quadro 89.1).

QUADRO 89.1 ■ Causas de sangramento ovulatório

1 | Insuficiência luteínica (ovulação imperfeita)
2 | Endometriólise excessiva (proteases, metaloproteases e outras)
3 | Diminuição de substâncias vasoconstritoras
4 | Formação inadequada do trombo
5 | Trombólise excessiva
6 | Regeneração endometrial lenta (alteração do fator tecidual e fatores de crescimento e de estrogênio)
7 | Aumento da vasculatura venosa

■ DIAGNÓSTICO

Sobretudo clínico, obtido por anamnese, perguntas direcionadas a esse tópico e exames subsidiários (US pélvica e, ocasionalmente, a histeroscopia). É oportuno cogitar sobre a RM, porém não deve ser o primeiro exame, já que não é melhor do que a US via vaginal para o diagnóstico.

A queixa principal é a perda excessiva de sangue, porém observa-se que muitas mulheres (50%) a reportam, embora não seja verdadeira e não tenha necessidade de tratamento.

Na prática, tem-se boa ideia da perda sanguínea perdida ao pedir à paciente que a compare com fluxos anteriores e diga se houve real mudança para mais; ao se investigar a frequência com que troca os absorventes; se o sangue vasa na calcinha, na saia e na roupa de cama; e se há coágulos (não houve tempo suficiente para fibrinólise). O tipo de absorvente (se tampão ou pads) varia de tamanho e de capacidade para absorver o fluxo. Se cada tampão puder fixar até 1,5 mL de sangue e a paciente precisar trocá-lo a cada duas horas ou mais, há excesso de sangramento.

Ciclos de intervalos bem regulares, acompanhados também de tensão pré-menstrual, dismenorreia e síndrome do meio (corrimento, sangramento ou dor), indicam que se trata de SUA-E (ovulatório).

Se for ovulatório, a causa do excessivo sangramento pode ser o uso de ácido acetilsalicílico (AAS), dicumarínicos, Ginkgo biloba, ginseng e outras substâncias que agem na vasodilatação ou na agregação plaquetária. Indaga-se, ainda, sobre perda ou ganho de peso, principalmente se repentino (anorexia, cirurgia bariátrica), exercícios físicos extenuantes (competições), alcoolismo (aumenta as concentrações de estrogênio séricas), tabagismo (acelera o metabolismo dos estrogênios), uso de substâncias anticonvulsivantes, antidepressivos, diazepínicos e outros, bem como se a paciente tem doenças crônicas graves, como lúpus eritematoso sistêmico (LES). A doença inflamatória pélvica (DIP) crônica e a endometriose provocam aumento do sangramento por congestão vascular devido à alteração em prostaglandinas e em fatores de crescimento local.

Exames subsidiários incluem hemograma (hematimetria), ferro, ferritina e coagulograma. Na suspeita de anovulação crônica (SOP), solicitar prolactina, androgênios, tirotrofina (TSH)-Tiroxina livre (T_4L), 17OH-progesterona e US pélvica. A biópsia endometrial só deve ser indicada em casos mais graves com sangramentos importantes (para excluir malignidades).

> **ATENÇÃO!**
>
> É importante saber que, quando não se descobre a causa do sangramento, não se encaixando nas outras classificações do sangramento uterino anormal não estrutural, pode ser considerado como idiopático.

■ TRATAMENTO

Quando há perda sanguínea acentuada, em que a paciente se encontra anêmica e hipovolêmica, é necessário estabilizá-la com soluções cristaloide e coloide para bom equilíbrio hemodinâmico (até transfusão sanguínea), bem como com a introdução de substâncias antifibrinolíticas via endovenosa. Nessas condições mais graves, é importante a resolução breve pela curetagem uterina (que também permite o conhecimento da histologia endometrial e possibilita a parada de sangue por se retirar quase todo o endométrio e estimular sua reepitelização).

Se, entretanto, a situação for dramática e a perda não é tão súbita, pois já dura dias, deve-se fazer o tratamento hormonal. Isso pode ser efetuado de várias maneiras. Antes, a mais rápida e também mais resolutiva, era a administração endovenosa de altas doses de estrogênios (Premarin® 20 mg, de 6 em 6 horas). O sangramento é interrompido logo após a 5ª hora. Não se dispõe mais dessa substância por esta via. Contudo, ainda podem ser dados por VO, na forma de estrogênios conjugados. Além deles, é possível ministrar 17 betaestradiol, valerato de estradiol e etinilestradiol, bem como em associação com progestogênios.

Aconselha-se, todavia, o emprego da pílula anticoncepcional, de preferência com 50 μg de etinilestradiol e 0,25 mg de levonorgesterel. Usamos muito o Evanor® e o Anovlar®, embora seja possível empregar outros contraceptivos com 35 μg de etinilestradiol e gestodeno, 0,075mg (Gynera®). Deve-se tomar 1 a 2 pílulas de saída e, depois, uma de 6 em 6 horas (raramente de 4 em 4 horas) até cessar o fluxo, o que ocorre logo após seis horas (quando os níveis de estrogênio estão altos); depois, as doses são espaçadas para 8 em 8 horas (± dois dias), e, em seguida, para 12 em 12 horas (± um dia) e a cada 24 horas (± 10 dias). Esse esquema pode ser agressivo, mas está indicado nas formas mais intensas de sangramento.

A paciente pode se queixar de náuseas e vômitos, condições às quais se aconselha o uso de antieméticos, como a ondasetrona via sublingual (Vonau flush®), intramuscular (Zofran®, Vonau®), metoclopramida intramuscular – Dramin-B6®) ou em supositórios (Eucil®).

O esquema poderá ser mais flexibilizado em virtude da resposta inicial, baixando-se as doses ou alongando-se o espaço entre elas.

Podem-se usar também doses menores de etinilestradiol (35 μg de etinilestradiol com gestodeno 0,075 mg) ou somente progestagênio com pequenas doses de etinilestradiol (Primosiston®), ou só progestagênio com nortistetorona 5 a 10 mg (Primolut-nor®) ou medroxiprogesterona 10 a 20 mg (Provera®) ao dia, também benéficos; se voltar o sangramento, é melhor examinar a cavidade por histeroscopia.

No esquema das pílulas, o ótimo resultado se deve às mesmas ações da progesterona e do estrogênio nas inúmeras moléculas envolvidas no controle da menstruação normal.

Após cessar a medicação (± 15 dias de tratamento), a paciente volta a "menstruar". O fluxo endometrial é bem menor (por 1 ou 2 dias, acompanhado quase sempre de muita cólica). Por isso, é conveniente, junto às últimas pílulas, começar a tomar substâncias anti-inflamatórias, de preferência derivados do ácido arilpropriônico e do enólico. Se esse sangramento não tiver essas características, provavelmente o diagnóstico está errado e se trata de sangramento estrutural.

A paciente deverá tomar a mesma pílula do 16º ao 26º dia por 3 a 4 ciclos, intervalo em que fará uma investigação melhor do útero (US), checando as causas de anovulação e, eventualmente, a histeroscopia diagnóstica.

Não há nenhum exame que diagnostique qual ou quais as moléculas endometriais que estariam alteradas no sangramento de natureza ovulatória. Apenas tem-se a biópsia (que deve ser refeita) para diagnosticar e excluir causas orgânicas. Empiricamente, é mais comum que existam formações inespecíficas de trombos ou trombólise excessiva do que outras causas que justifiquem o sangramento em mulheres que ovulam.

Quando o sangramento é crônico, a maior parte das vezes é ovulatório. Nesse caso, a administração de progestagênios na segunda fase do ciclo nunca surte o efeito desejado que muitos propalam, uma vez que pode haver problemas com os receptores de progesterona.

Usam-se, aqui, os anti-inflamatórios não hormonais (AINHs) e/ou antifibrinolíticos. Dá-se preferência, em relação aos primeiros medicamentos, aos fenamatos (Ponstan® 3 a 4 comprimidos por dia) – bloqueiam a síntese de prostaglandinas e a ligação da PGE2 aos receptores e inibem a ciclo-oxigenase. Assim, haverá aumento do ácido aracdônico e, consequentemente, dos leucotrienos, potentes vasoconstritores. O trombo também fica mais firme pela melhor atividade de plaquetas. Os fibrinolíticos, em especial o ácido tranexâmico (Transamin®, Hemoblock®), 6 g por dia no primeiro dia e, depois, 4, 3, 2 e 1 g nos dias subsequentes, causarão redução de 70% da perda de sangue. Pode-se usar os dois tipos de medicamentos associados, reforçando o resultado.

No sangramento anovulatório, administrar progesterona ou progestagênio sintético isolado ou sob a forma de pílula do 16º ao 26º dia. Há regulação no intervalo dos fluxos, que são de pequeno volume.

Quando houver necessidade da ovulação, tratar a causa quando possível e, se não, induzi-la. Ausente o desejo de gravidez, a pílula anticoncepcional tomada de forma habitual (é melhor a de 24 comprimidos por quatro de pausa) ou só de progestagênio (desonorgestrel 75 µg) é de grande valia.

Da mesma forma, a prescrição dessas pílulas de maneira contínua até por 12 meses ou de progestagênio isolado, como o desogestrel 75 µg ao dia (Cerazetti®, Nactáli® e Kelly®), pode ser boa opção. Neste particular, lembrar sempre do DIU com levonorgestrel (Mirena®), excepcional por sua ação em qualquer tipo de SUA e até quando há aumento leve do útero por adenomiose ou pequenos leiomiomas submucosos. Esse DIU contém 52 mg de levonorgestrel liberado na dose de 20 µg por dia, por cinco ou mais anos. O endométrio sofre atrofia porque há supressão de vários fatores de crescimento, havendo reforço da apoptose independentemente da ação no receptor; a atrofia permite que o endométrio não se descame (não há perda de sangue), o que ocorre em 70% das pacientes. Em 30%, há menstruação porque nem sempre há bloqueio da ovulação. A parte mais distal do dispositivo (istmo) pode sofrer as variações hormonais estroprogestativas do ciclo e, assim, descamar-se no processo habitual da menstruação.

Nos raros casos em que não se obtêm resultados, deve-se fazer a histerectomia (total ou subtotal), o padrão-ouro de tratamento, e, se a paciente rejeitá-la, é possível tentar a ablação endometrial (endometrectomia). Contudo, essa técnica não tem êxito em muitas mulheres, que acabam sendo histerectomizadas.

Não é vista muita indicação para o análogo do GnRH, bem como não são aconselhados os progestogênios de depósito (Depoprovera®).

O sangramento periovulatório desaparece com a pílula contraceptiva. Se a paciente deseja engravidar, pode-se tratá-la com AINHs.

As manchas pré-menstruais ou pós-menstruais não necessitam de qualquer tratamento se as pacientes as aceitarem. Caso contrário, progestagênios na seguida fase para as manchas pré-menstruais; nos casos de menstruação prolongada por muitos dias, dar estrogênios já durante o fluxo para acelerar a reestruturação morfofuncional da mucosa uterina e regularizar a menstruação.

Em conclusão, o tratamento padrão-ouro é a histerectomia (100%). Quando não pode ser feita, recorre-se ao DIU-levonorgestrel ou à ablação endometrial (melhora em 80%), à pílula anticoncepcional contínua (melhora em 80%) – somente na segunda fase – ou aos anti-inflamatórios e antifibrinolíticos (resultados em 60%).

REVISÃO

- O sangramento uterino não estrutural é um sangramento proveniente da descamação e/ou da reepitelização inapropriada do endométrio, ocorre principalmente em mulheres mais jovens e têm como causa alterações de algum fator de coagulação ou hormonal (ovulatória, anovulatória e iatrogênica).
- Manifesta-se como menstruações muito frequentes, quantidade volumosa e fluxos mais prolongados. Anamnese, perguntas direcionadas a esse tópico e exames subsidiários são necessários para o diagnóstico.
- Em condições muito graves, quando não há tempo para a terapia hormonal parar o sangramento, a curetagem uterina deve ser empregada. Em geral, o tratamento hormonal pode ser indicado para o sangramento uterino não estrutural do tipo anovulatório.

■ LEITURAS SUGERIDAS

American College of Obstetricians and Gynecologists. ACOG committee opinion no. 557: Management of acute abnormal uterine bleeding in nonpregnant reproductive-aged women. Obstet Gynecol. 2013;121(4):891-6.

Deligeoroglou E, Karountzos V, Creatsas G. Abnormal uterine bleeding and dysfunctional uterine bleeding in pediatric and adolescent gynecology. Gynecol Endocrinol. 2013;29(1):74-8.

Deneris A. PALM-COEIN nomenclature for abnormal uterine bleeding. J Midwifery Wom Heal. 2016;61(3):376-9.

Schatz F, Guzeloglu-Kayisli O, Arlier S, Kayisli UA, Lockwood CJ. The role of decidual cells in uterine hemostasis, menstruation, inflammation, adverse pregnancy outcomes and abnormal uterine bleeding. Hum Reprod Update. 2016;22(4):497-515.

Töz E, Sancı M, Özcan A, Beyan E, İnan AH. Comparison of classic terminology with the FIGO PALM-COEIN system for classification of the underlying causes of abnormal uterine bleeding. Int J Gynaecol Obstet. 2016;133(3):325-8.

Whitaker L, Critchley HO. Abnormal uterine bleeding. Best Pract Res Clin Obstet Gynaecol. 2015 25. pii: S1521-6934(15)00226-6.

90

SÍNDROMES HIPERANDROGÊNICA E HIPERPROLACTINÊMICA

- RITA C. DARDES
- IVALDO SILVA
- EDUARDO L. A. MOTTA

■ SÍNDROME HIPERANDROGÊNICA

Os distúrbios endócrinos que envolvem a produção androgênica são caracterizados pela excessiva produção nos ovários ou nas suprarrenais, pela alteração na concentração da proteína carreadora de hormônios sexuais (SHBG), pela conversão periférica de androgênios fracos em mais potentes e pela sensibilidade da unidade pilossebácea ao androgênio, podendo afetar a distribuição e a densidade dos folículos pilosos e das glândulas sebáceas.

O crescimento e a distribuição dos pelos no corpo ocorrem de três formas:

1 | os independentes do sexo e com características específicas, familiares e raciais (pálpebras, sobrancelhas e couro cabeludo);
2 | os ambissexuais que aparecem na puberdade em ambos os sexos (nas axilas e no púbis);
3 | os androgênicos que constituem características secundárias masculinas (face, tórax, dorso, abdome, região suprapúbica, braços e raiz das coxas). Estes últimos caracterizam o hirsutismo nas mulheres, isto é, presença de pelos hormônio-dependentes em locais considerados característica sexual secundária masculina. Em casos graves de hiperandrogenismo, pode ocorrer a virilização, uma progressiva masculinização caracterizada por calvície temporal, diminuição de tecido mamário, aumento de massa muscular e hipertrofia do clitóris.

A testosterona é o androgênio sérico mais potente, circula ligada à proteína transportadora dos esteroides sexuais, a SHBG; contudo, apenas a forma biologicamente ativa do hormônio é a livre.

Ao entrar na célula, a testosterona é transformada em di-hidrotestosterona (DHT), por ação de enzima citoplasmática 5 alfaredutase. A DHT, por sua vez, liga-se ao receptor. O complexo hormônio-receptor formado transloca-se para o núcleo, onde promove a transcrição de genes específicos.

Na unidade pilossebácea, a DHT estimula o crescimento e a pigmentação dos pelos (formando os chamados pelos terminais), a produção de ácidos graxos saturados (sebo) e o aumento do conteúdo de colágeno da pele. Assim, facilita a formação de culturas de micro-organismos cutâneos, levando ao aparecimento de acne, que comumente está associada ao hirsutismo. Outros androgênios, como a androstenediona e a deidroepiandrosterona (DHEA), são metabolizados em testosterona no próprio folículo. Especificamente, há evidências da aromatização de androstenediona em estrona, o que parece ser fundamental para o controle local de crescimento dos pelos induzidos pelos androgênios.

ETIOLOGIA

Na mulher, a produção de androstenediona é dividida igualitariamente entre o ovário e a suprarrenal. A testosterona circulante, 50%, provém de conversão periférica da androstenediona, 25% originam-se de secreção direta da suprarrenal, e 25%, do ovário. A forma mais estável de DHEA circulante é sulfatada (DHEAS), produzida quase 100% pela suprarrenal (Figura 90.1).

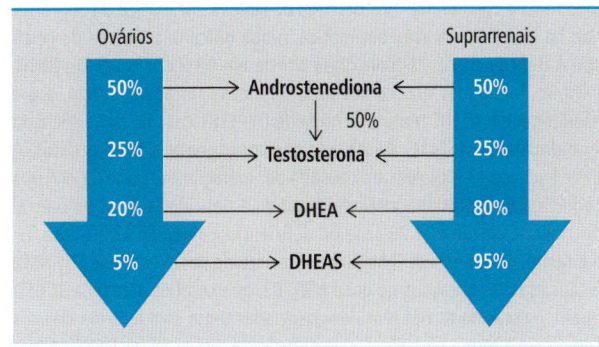

FIGURA 90.1 ■ Fontes de androgênios.

A síntese SHBG é estimulada pelos estrogênios e inibida por androgênios. Saliente-se que nas mulheres em geral, 80% da testosterona circula combinada à SHBG, 19% se ligam à albumina e só 1% é livre. Em mulheres hirsutas, observa-se aumento da testosterona livre (2%), com consequente diminuição da ligada à proteína SHBG (79%). No caso do hirsutismo idiopático, não há evidência de maior síntese glandular de androgênios ou de menor ligação da testosterona às proteínas carreadoras. Portanto, não há aumento do número de receptores cutâneos de androgênios, nem de sua função, mas há hiperatividade da enzima 5 alfaredutase, elevando o androgênio intracelular mais potente à DHT.

Sob o aspecto etiológico (Quadro 90.1), o hirsutismo pode ser de causa exógena, suprarrenal, ovariana ou idiopática.

QUADRO 90.1 ■ Causas de hirsutismo

Distúrbios ovarianos
- SOP
- Hipertecose
- Neoplasias
- Deficiência enzimática

Distúrbios da suprarrenal
- Deficiência enzimática (21-hidroxilase, 11-11-hidroxilase e 3 betahidroxilase
- Doença de Cushing
- Neoplasias

IDIOPÁTICA

Medicamentos (fenitoína, danazol, minoxidil, glicocorticosteroides, androgênios e pílulas anticoncepcionais que contêm derivados 19-noresteroides)
- Gravidez
- Hipotiroidismo
- Trauma no SNC
- Estresse
- Anorexia nervosa
- Má nutrição
- Resistência insulínica – DM
- Pseudo-hermafroditismo masculino
- Disgenesia gonadal mista

SOP: síndrome dos ovários policísticos; DM: diabetes melito; SNC: sistema nervoso central.

Incluem-se entre as causas de origem suprarrenal: doença de Cushing, secreção ectópica de hormônio adrenocorticotrófico (ACTH), formas virilizantes dos defeitos enzimáticos da suprarrenal (DESR) e tumores (adenoma e carcinoma). Nos defeitos de síntese enzimática da suprarrenal, há anomalia na ação enzimática, o que dificulta a síntese do cortisol. A deficiência da 21-hidroxilase ocorre em 95% dos casos de DESR. Existem dois genes que codificam o P450c21: um ativo, CYP21, e um pseudogene CYP21P. Mutações no gene CYP11B1 causam deficiência da 11-hidroxilase (P450c11), forma esta que corresponde a 5% dos casos. A deficiência de 17-hidroxilase é causada por mutações no gene CYP17, que codificam uma proteína alterada, levando à deficiência total ou parcial de 17-hidroxilação e 17,20-liase ou deficiência isolada de 17,20-liase. Finalmente, deficiência de 3 betahidroxi-esteroide desidrogenase (3β-HSD) é causada por mutações no gene HSD3B2, que codifica a enzima 3βHSD tipo II, e estas mutações têm sido associadas tanto com a forma clássica como com a forma não clássica da deficiência. Em geral, as DESR podem se manifestar no adulto (formas tardias ou não clássicas) com defeitos parciais na ação enzimática, levando ao hirsutismo.

Os principais fatores ovarianos são tumores que produzem androgênios, isto é, androblastoma, tumor de células hilares e tumor de células esteroídicas; SOP e hipertecose. Reserva-se o termo hirsutismo idiopático aos casos nos quais não se consegue identificar qualquer uma das causas mencionadas. Tais pacientes apresentam, em geral, níveis normais de androgênios.

Tem-se encontrado associação importante de hiperandrogenismo com hiperinsulinemia. O aumento dos níveis de insulina tem sido considerado responsável pelo desenvolvimento de hiperandrogenismo suprarrenal e ovariano. Adicionalmente, tanto a insulina como o fator insulinoide de crescimento tipos I e II (IGF-I e –II) são capazes de estimular a produção de androgênios pelas células da teca e pelas células intersticiais dos ovários, assim como aumentar a esteroidogênese e a responsividade ao ACTH de células adrenocorticais humanas em cultura. Em mulheres hiperandrogênicas, a diminuição dos níveis de insulina por agentes sensibilizadores do receptor de insulina reduz os níveis séricos de androgênios, aumenta a concentração de SHBG e restaura a ovulação e os ciclos menstruais, provavelmente mediante a redução da atividade do citocromo P-450c17a ovariano. Clinicamente, a expressão máxima dessa associação é a síndrome HAIR-AN, caracterizada por sinais de hiperandrogenismo (HA), resistência insulínica (IR) e acantose nigricante (AN).

Outras causas de hirsutismo são: uso de medicamentos, como fenitoína, danazol, minoxidil, glicocorticosteroides e androgênios; gravidez; hipotiroidismo; trauma do SNC; estresse; anorexia nervosa; má nutrição; resistência insulínica ou diabetes melito; pseudo-hermafroditismo masculino; e disgenesia gonadal mista.

QUADRO CLÍNICO

Perda progressiva dos caracteres sexuais secundários já desenvolvidos:
- involução mamária;
- atrofia do aparelho genital;
- disfunção menstrual.

No caso da masculinização, há persistência do estado hiperandrogênico: hirsutismo, acne, hipertrofia do clitóris, alteração da voz e calvície frontal.

Na avaliação do hirsutismo, recomenda-se o uso da escala de Ferriman e Gallwey que gradua (0 a 4) a distribuição pilosa em nove regiões do corpo: buço, mento, tórax anterior, dorso superior, pressacral, abdome superior, abdome inferior, face interna das coxas e antebraços. Considera-se hirsutismo quando a somatória dos pontos for igual ou superior a oito.

As portadoras de síndrome HAIR-AN apresentam hiperandrogenismo, resistência insulínica e acantose nigricante.

DIAGNÓSTICO

A Figura 90.2 mostra o fluxograma para o diagnóstico da síndrome hiperandrogênica. A identificação de sinais de virilização é importante, pois pode decorrer de tumor produtor de androgênios. Nesse caso, é importante realizar a propedêutica complementar com dosagens hormonais e exames por imagem (US, TC e RM) dos órgãos produtores (suprarrenal e ovário).

> **ATENÇÃO!**
>
> As avaliações clínicas (história associado ao exame físico) e endócrina são importantes para o diagnóstico e também para se instituir a terapêutica correta.

Deve-se ainda citar que esses tumores, em especial os do ovário, podem ser mínimos e identificados apenas durante a cirurgia.

O hirsutismo que se inicia em torno da menarca, acompanhado de ciclos irregulares, é sugestivo de SOP. O quadro clínico pode ser composto por hirsutismo, hipertricose e acne (hiperandrogenismo), espaniomenorreia ou amenorreia quase sempre secundária, infertilidade, obesidade e acantose nigricante (quando associada à resistência insulínica). A obesidade costuma ser do tipo central; a medida da circunferência abdominal na altura do umbigo é igual (ou maior) a 88 cm e está presente em 70% das pacientes.

Na SOP, pode-se detectar aumento de hormônio luteinizante (LH) e diminuição de hormônio folículo-estimulante (FSH), mas não são constantes. O aspecto ultrassonográfico dos ovários é caracterizado por aumento das gônadas, em geral bilateral, contendo inúmeros folículos (10 ou mais, menores de 10 mm) subcapsulares e importante hiperplasia estromal.

Para diagnóstico de resistência insulínica nos quadros de SOP, pode-se usar o índice glicose-insulina maior do que 4,5, o índice de HOMA (do inglês *homeostasis model assesment* – superior a 3) ou teste de QUICKI (do inglês *quantitative insulin-sensitivity check index* – superior a 0,36).

Quando há também galactorreia, deve-se pesquisar aumento dos níveis séricos de prolactina (PRL) e TSH (hipotiroidismo). Quadros de hirsutismo que surgem de maneira abrupta e acompanhados de hipertensão arterial podem sugerir origem suprarrenal (deficiência enzimática).

Níveis de testosterona acima de 200 ng/dL sugerem neoplasia, suprarrenal ou ovariana. Nesses casos, faz-se necessário realizar exame para a localização anatômica do tumor, como TC do abdome ou USTV. As neoplasias ovarianas produtoras de androgênios são capazes de sintetizar testosterona e/ou androstenediona. Costumam ter dimensões pequenas e muitas vezes são localizáveis apenas na cirurgia. Nos casos em que a dosagem de testosterona for menor do que 200 ng/dL, a dosagem de SDHEA estiver entre 500 e 700 μg/dL e houver níveis elevados de cortisol, pode-se realizar a supressão da suprarrenal com 2 mg/dia de dexametasona (0,5 mg a cada 6 horas), por 2 dias, antes da dosagem hormonal de SDHEA e cortisol. A ausência de depressão de SDHEA e de cortisol evidencia produção hormonal independente de ACTH e sugere produção tumoral de androgênios na suprarrenal. Se houver supressão da produção hormonal, deve-se dosar a 17-hidroxiprogesterona, indicada quando se suspeita de comprometimento suprarrenal, seja de natureza neoplásica ou funcional, como nos defeitos de síntese das enzimas 21 e 11-hidroxilase. Quando os valores de 17-hidroxiprogesterona estiverem acima de 200 ng/dL, indica-se o teste funcional da cortrosina (250 μg); ou do ACTH (25 UI). Níveis de 17-hidroxiprogesterona (após teste) acima de 1.000 ng/dL fazem diagnóstico de hiperplasia suprarrenal congênita (HSC). Dosagens abaixo desse valor sugerem defeito de síntese da suprarrenal (21-hidroxilase), que pode ser confirmado também por análise genética.

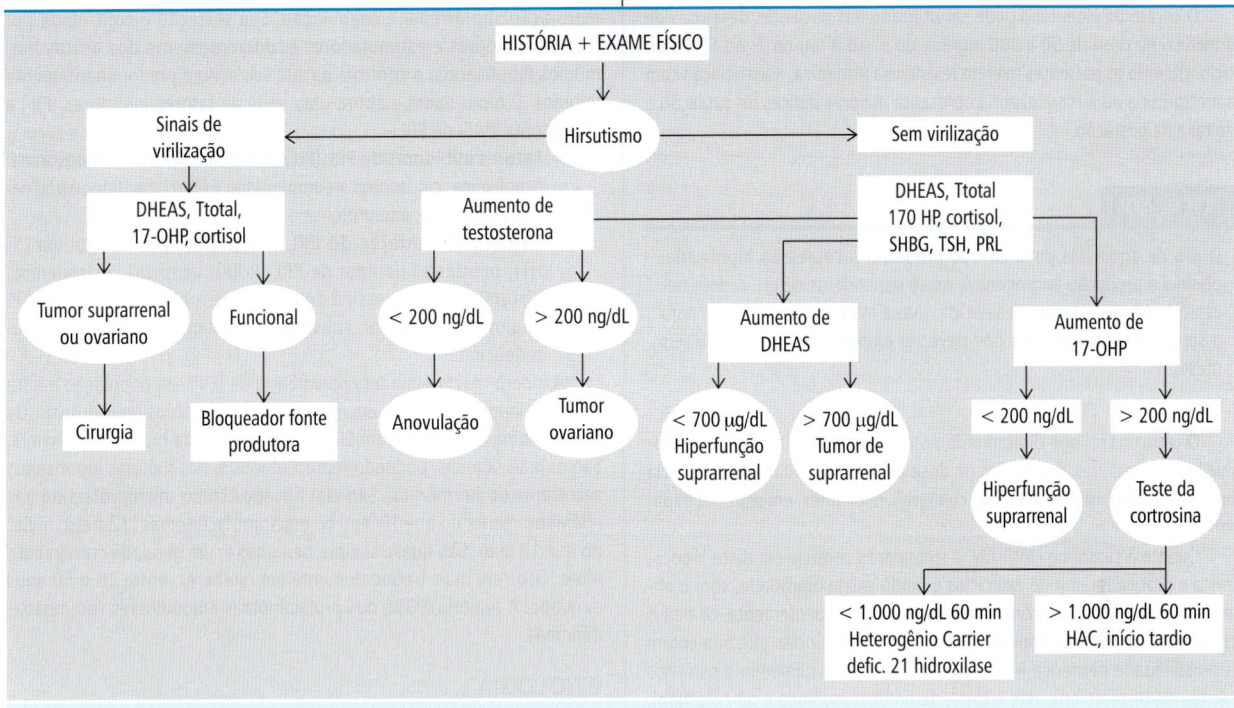

FIGURA 90.2 ■ Fluxograma resumido da síndrome hiperandrogênica.

Para diagnosticar outras alterações enzimáticas raras, é necessário dosar a pregnenolona, a 17-hidroxipregnenolona, a 11-desoxicortisol e o cortisol. Se a relação 17-hidroxipregnenolona/17-hidroxiprogesterona for superior a 6, sugere defeito da 3 betahidroxiesteroide desidrogenase (3 betaol), de manifestação tardia. Na deficiência de 11-beta, há aumento de 11-desoxicortisol (composto S).

TRATAMENTO

Nos casos específicos, como defeitos de síntese da suprarrenal, utiliza-se a corticoterapia (hidrocortisona, fluoro-hidrocortisona, dexametasona e prednisona). Usa-se dexametasona na dose 0,25 mg a 0,75 mg ou prednisona na dose de 2,5 a 7,5 mg à noite, durante seis meses, prolongando-se até dois anos, em algumas situações. A cirurgia é indicada no caso de tumores.

Várias substâncias são usadas no tratamento medicamentoso do hirsutismo: associação estroprogestativa, espironolactona, acetato de ciproterona, análogos do GnRH, flutamida, cimetidina, cetoconazol, citrato de clomifeno, corticosteroides e, mais recentemente, a finasterida e a eflornitina. Nos casos de resistência insulínica associada, recomendam-se como primeira escolha os agentes sensibilizadores dos receptores de insulina (metformina e rosiglitazona).

Do ponto de vista fisiológico, tanto os estrogênios quanto os progestagênios são considerados antagonistas dos androgênios. Apesar de os primeiros aumentarem os níveis de SHBG (diminui testosterona livre) e também inibirem a 5 alfaredutase, não devem ser utilizados isoladamente. Os progestagênios inibem a síntese e a secreção de gonadotrofinas hipofisárias, assim como a atividade da 5 alfaredutase. Isoladamente, são indicados nos casos de hiperandrogenismo cutâneo de início recente, em geral ao redor da menarca, em jovens com ciclos ainda unifásicos. A ciproterona atua como antagonista periférico, inibindo a enzima 5 alfaredutase. A dose recomendada varia de 2 a 10 mg ao dia nos casos leves a moderados, e 50 a 100 mg diários nos casos acentuados, pelo período mínimo de seis meses, podendo estender-se a 12 meses. O esquema sequencial inverso de Hammerstein, compreendendo do 5º ao 14º dia do ciclo, pode ser utilizado. Além disso, deve-se associar pílula anticoncepcional para evitar sangramento irregular do endométrio. Dessa forma, obtêm-se adequadas concentrações plasmáticas desse hormônio desde a fase inicial do ciclo. O regime terapêutico de baixa dose tem sido indicado com sucesso em outras manifestações do hiperandrogenismo cutâneo, como acne, seborreia e alguns casos de queda de cabelo (alopecia).

Outros progestagênios, como a drosperinona e o desogestrel, podem ser utilizados em associação ao etinilestradiol nos casos de hiperandrogenismo cutâneo de leve intensidade.

A espirolactona é diurético antagonista da aldosterona e bastante usada para o hirsutismo. Seu efeito antiandrogênico ocorre pela competição com os receptores de testosterona e di-hidrotestosterona na célula-alvo. Há também supressão da síntese androgênica, quando administrada em altas doses, por ação direta no citocromo P-450. Usam-se doses de 100 a 200 mg/dia, geralmente em associação às pílulas anticoncepcionais e ao acetato de ciproterona. Após seis meses de tratamento e melhora clínica, pode-se reduzir a concentração para 25 a 50 mg/dia.

A flutamida é agente antiandrogênico não esteroide que bloqueia o receptor androgênico. Atua também na diminuição dos androgênios livres ao aumentar os níveis de SHBG. Geralmente, usam-se doses de 250 a 500 mg/dia durante seis meses. Quando associada aos anticoncepcionais ou agentes sensibilizadores do receptor de insulina, doses menores de 125 mg/dia também são eficientes. Os efeitos colaterais mais frequentes são intolerância gastrintestinal, cefaleia, fadiga e irregularidade menstrual. Durante a terapia, deve-se monitorar a função hepática.

A finasterida inibe, por competição, a enzima 5 alfaredutase, impedindo a conversão de testosterona em di-hidrotestosterona, diminuindo o efeito androgênico. A dose preconizada é de 2,5 a 5 mg/dia, podendo ser associada aos anticoncepcionais orais.

O citrato de clomifeno pode ser utilizado nas pacientes desejosas de gravidez, na dose de 50 a 200 mg/dia, do 5° ao 9° ou do 2° ao 5° dia do ciclo. Quando as pacientes tiverem resistência insulínica, a associação com a metformina ou a rosiglitazona apresenta maiores índices de ovulação e de taxa de gestação.

> **ATENÇÃO!**
>
> O uso de agonistas do GnRH, ao promover a supressão hipofisária, diminui a produção androgênica, que é dependente de LH. A dose necessária não está bem estabelecida, mas é maior do que a usada para a supressão estrogênica e não deve ser empregada por mais de seis meses.

O cetoconazol age diretamente no citocromo P-450, inibindo a produção de esteroides. É prescrito na dose de 400 a 1.200 mg/dia. Propicia bons resultados, mas com efeitos colaterais relevantes, em especial hepatotoxicidade.

Quanto à síndrome HAIR-AN, o tratamento consiste em dieta hipocalórica e prática regular de exercícios quando existe obesidade, com o objetivo de diminuir a resistência insulínica e, consequentemente, os níveis circulantes de insulina. Podem-se administrar substâncias que aumentam a sensibilidade periférica à insulina e reduzem a insulinemia e os níveis séricos de testosterona livre e total, de androstenediona e de colesterol. Ressaltam-se, entre elas, a metformina (500 mg, três vezes ao dia) e a rosiglitazona (2 a 8 mg/dia).

A aplicação local de eflornitina (inibidor da L-ornitina descarboxilase, enzima para a divisão celular e o crescimento do folículo piloso) pode ser útil. O crescimento do pelo se torna mais lento e de forma miniaturizada. A melhora ocorre em oito semanas (60% dos casos) com a aplicação de 2 a 3 vezes/dia. Os efeitos colaterais são mínimos e incluem irritação e eritema cutâneo.

Medidas estéticas (depilação e clareamento)

A depilação pode ser realizada com cera quente ou fria; e a secção, com lâmina, eletrocauterização ou laser.

A eletrocauterização é método definitivo, mas pode manchar a pele. Atualmente, a terapia com laser propicia depilação mais duradoura. É feita na face, no pescoço, nas axilas, virilhas e coxas, não tendo o inconveniente de manchar a pele. Essas técnicas devem ser recomendadas após 4 a 6 meses da terapia antiandrogênica para obtenção de bons resultados cosméticos.

Cuidados gerais

A perda de peso é importante no tratamento do hirsutismo, já que a obesidade aumenta a conversão periférica de androstenediona em testosterona e aumenta a resistência insulínica. Além disso, é importante a prática regular de exercícios físicos, em especial os anaeróbios para perda de peso. A psicoterapia é também indicada em casos selecionados, pois o estresse pode aumentar a produção de ACTH, estimulando a síntese de androgênios.

■ SÍNDROME HIPERPROLACTINÊMICA

A prolactina (PRL) é um hormônio polipeptídico de cadeia única, contendo 198 aminoácidos e peso molecular de 23.000 Da; é fracamente homóloga ao GH e ao hormônio lactogênio placentário humano. É sintetizada e secretada pelas células lactotróficas da adeno-hipófise. Sua ação é para lactação, função lútea, reprodução, apetite, supressão da fertilidade, homeostase, sistema imunológico, balanço osmótico, maturação suprarrenal e coagulação. Sua secreção é controlada por fatores inibidores e estimuladores e, diferentemente dos outros hormônios hipofisários, o controle da sua secreção é predominantemente inibidor. O hipotálamo elabora uma série de fatores inibidores (PIF) e liberadores (PRF) de PRL.

- **Fatores inibidores de PRL (PIF):** dopamina; GABA; somatostatina; acetilcolina; calcitonina; neuropeptídeo Y (NPY); peptídeo atrial natriurético (PAN); e neurotensina.
- **Fatores liberadores de PRL (PRF):** TRH; VIP; serotonina (5-HT); peptídeo liberador de PRL (PrRP); ocitocina; estrogênios; histamina; vasopressina (AVP); GnRH; opioides; PHI, PACAP; angiotensina II (AgII); substância P; galanina; bombesina; e interleucinas.

A hiperprolactinemia tem prevalência de 0,4% na população adulta geral, variando de 9 a 17% em mulheres com distúrbios reprodutivos. Os prolactinomas compreendem 50% das etiologias da hiperprolactinemia. São os mais comuns, podendo representar 50% dos tumores hipofisários secretores de hormônios. São classificados como microprolactinomas (diâmetro menor do que 10 mm) ou macroprolactinomas (diâmetro maior do que 10 mm). São quase sempre benignos e, em geral, de crescimento lento. Ocorrem mais frequentemente em mulheres, entre 20 e 50 anos de idade. A maioria (95%) dos prolactinomas em mulheres são microadenomas.

ETIOLOGIA

- **Causas fisiológicas:** gravidez e lactação; estimulação do mamilo; estresse; período neonatal ("leite-de-bruxa"); e sono.
- **Causas farmacológicas:** antidepressivos e ansiolíticos (alprazolam, buspirona, inibidores da monoaminoxidase (IMOs), inibidores seletivos da recaptação da serotonina (ISRS), antidepressivos tricíclicos); anti-hipertensivos (atenolol, alfametildopa, reserpina, verapamil); antipsicóticos; bloqueadores dos receptores H2 da histamina; hormônios (estrogênios, progestagênios, TH); outros fármacos (clorpromazina, anfetaminas, anestésicos, arginina, cisaprida, metoclopramida, ácido valproico, opiáceos, domperidona, isoniazida etc.).
- **Causas patológicas:** distúrbios hipotalâmicos e da haste hipofisária (craniofaringioma, sarcoidose, tuberculose, irradiação craniana, secção da haste, síndrome da sela vazia, esclerose múltipla, carcinoma metastático, hipofisite linfocítica); tumores hipofisários (prolactinomas, adenomas mistos secretantes de GH e PRL, adenomas secretantes de ACTH – doença de Cushing e síndrome de Nelson); doenças sistêmicas (hipotiroidismo primário, lesão renal crônica (LRC), cirrose, lúpus); irritação da parede torácica (cirurgia, herpes-zóster, queimaduras, esofagite, refluxo esofágico); malignidades não hipofisárias (carcinoma broncogênico, adenocarcinoma renal, linfomas, hipernefroma); aneurisma de carótida; e gangliocitoma.
- **Causas idiopáticas:** a denominação hiperprolactinemia idiopática tem sido reservada para pacientes sem uma causa óbvia para o distúrbio hormonal. Na maioria das vezes, trata-se de microadenomas muito pequenos que não foram visualizados por RM.

QUADRO CLÍNICO

Galactorreia, amenorreia, oligomenorreia, infertilidade, diminuição da libido, dispareunia, osteoporose, acne/hirsutismo, ganho de peso.

DIAGNÓSTICO

O diagnóstico da hiperprolactemia pode ser resumido nas Figuras 90.3 e 90.4.

DIAGNÓSTICO E TRATAMENTO

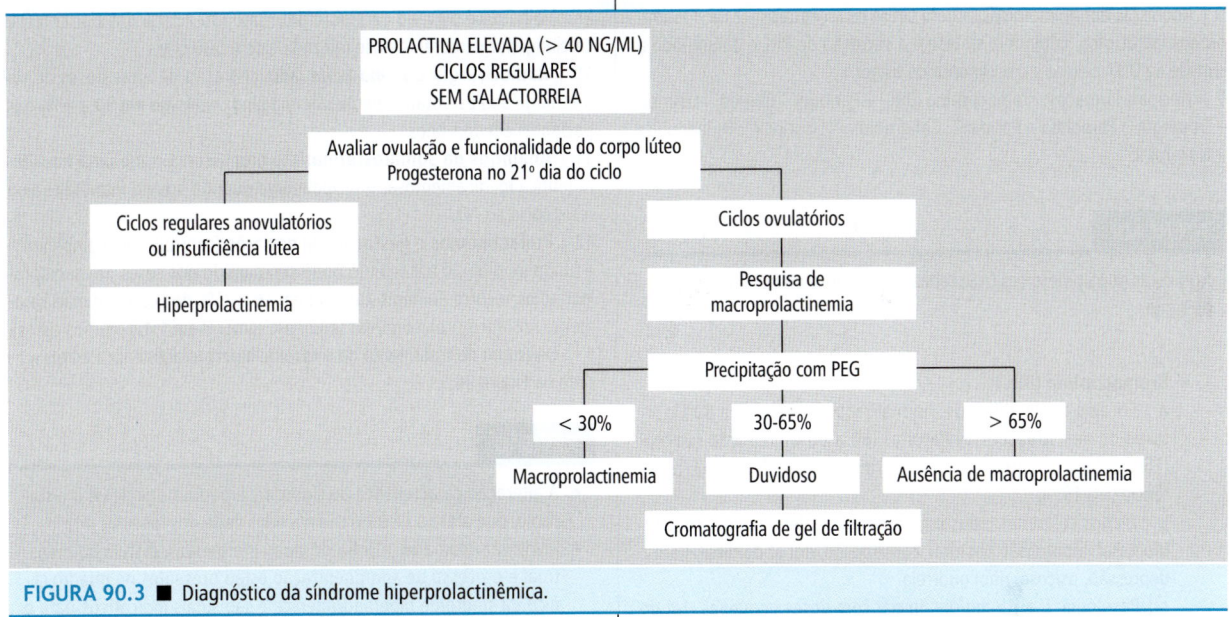

FIGURA 90.3 ■ Diagnóstico da síndrome hiperprolactinêmica.

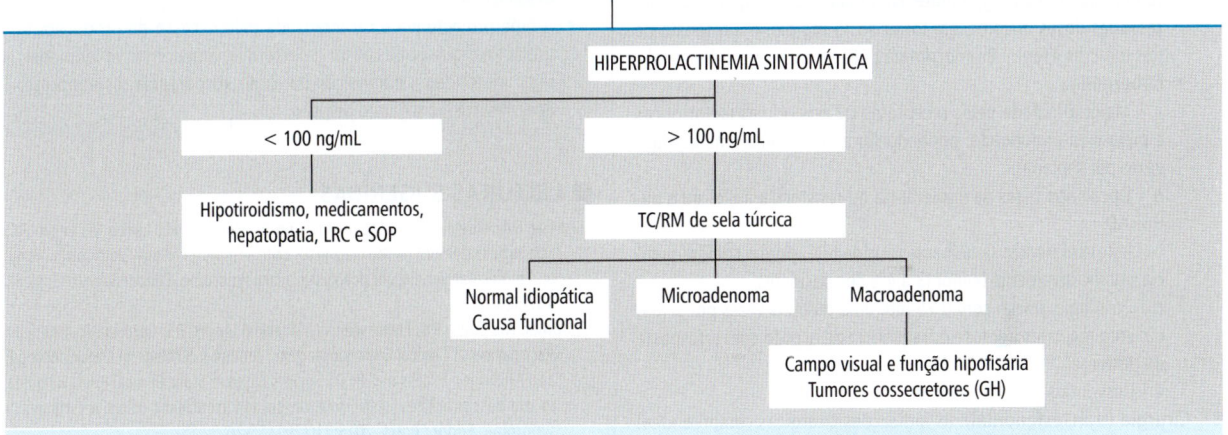

FIGURA 90.4 ■ Diagnóstico da síndrome hiperprolactinêmica sintomática.

1 | Investigação laboratorial de prolactinoma: prolactina basal (repouso) geralmente > 100 ng/mL; FSH, LH (geralmente inibidos); E2 (em geral diminuído); e progesterona (mulheres ainda ciclando).

2 | Investigação de hiperprolactinemia associada a outras doenças: prolactina basal (repouso); T$_4$L e TSH (hipotiroidismo primário); GH e IGF-I somatotropinoma com produção mista); cálcio iônico; fósforo (suspeita de NEM1*); ureia, creatinina, transaminase glutâmico-oxalética (TGO), transaminase glutâmico-pirúvica (TGP), fosfatase alcalina (FA), (função renal e hepática); investigar função hipofisária em caso de suspeita de hipopituitarismo relacionado a efeito de massa por tumor hipofisário não funcionante; testes de estímulo só seriam necessários se os basais não forem conclusivos; testosterona, DHT, DHEA (em mulheres com SOP) geralmente com E2, FSH e LH elevados.

3 | Detecção de macroprolactinemia: forma polimérica com baixa atividade biológica, mas com imunorreatividade semelhante à PRL monomérica. Corresponde a complexos de PRL com imunoglobulinas antiprolactinas. Ocorre em cerca de 15% das hiperprolactinemias. Não há manifestações clínicas.

4 | Investigação radiológica
- **RM de hipófise:** T1 e T2 sem contraste e T1 com contraste – vantagem: delineia melhor os limites do macroadenoma (invasão parasselar), diferencia conteúdo cístico de hemorrágico, determina relação do adenoma com o quiasma óptico.
- **TC de hipófise com cortes coronais (sem e com contraste)** – tríade hipocaptação focal de contraste + desvio da haste + assimetria do assoalho selar (melhor visualização de estrutura óssea).

5 | Avaliação oftalmológica: necessária em pacientes portadores de macroadenoma hipofisário com expansão suprasselar para determinação do tratamento e acompanhamento. Mandatório na gestação (campimetria visual e fundo de olho).

Tratamento

1 | Induzido por fármacos: suspensão da medicação.
2 | Hipotiroidismo: reposição com L-tiroxina.
3 | Idiopática: agonistas dopaminérgicos.
4 | Pseuprolactinomas: cirurgia.
5 | Prolactinomas: agonistas dopaminérgicos, cirurgia e radioterapia.

6 | **Agonistas dopaminérgicos**: atuam sobre os receptores D2 da dopamina nos lactótrofos, inibindo a síntese e a secreção de PRL e diminuindo a síntese de DNA celular e crescimento do tumor.

7 | Principais fármacos: Bromocriptina (BRC) – Parlodel®, Bagren®; Lisurida – Dopergin®; Pergolida – Permax®; Cabergolina – Dostinex®; Quinagolida – Norprolac®.

ATENÇÃO!

Agonistas dopaminérgicos (AD) reduzem em torno de 80% o tamanho do tumor.

- **Bromocriptina (BRC)**
  a | Eficácia e tolerabilidade: normalização da PRL (70 a 80%); retorno de menstruações ovulatórias (80 a 90%); redução tumoral (75%); efeitos colaterais (até 30%); intolerância (5 a 10%); resistência (5 a 18%).
  b | Efeitos colaterais: náuseas, vômitos, cefaleia, fadiga, congestão nasal, hipotensão postural, constipação, dor abdominal. Raros: depressão, psicose, rinoliquorreia.
  c | Posologia: 5 a 7,5 mg/dia. Iniciar com doses pequenas, 1/4 do comprimido (0,625 mg) à noite. No prolactinoma gigante, são necessárias doses maiores, em torno de 15 mg/dia, e a resposta de tais tumores é lenta. Bromocriptina LAR: 50 a 250 mg/IM/mensal.
- **Cabergolina**
  a | Maior afinidade pelos receptores D2 nas células lactotróficas e meia-vida prolongada, podendo ser administrada uma ou duas vezes por semana.
  b | Opção nos casos de intolerância ou resistência à BRC ou a outros AD.
  c | Efeitos colaterais: semelhantes aos da BRC, porém com frequência significativamente menor (3 a 4% dos pacientes).
  d | Posologia: iniciar com 0,25 mg, uma ou duas vezes por semana, com reajustes de dose e frequência de acordo com a resposta do paciente.
  e | Desvantagem: custo elevado.

8 | **Cirurgia (transesfenoidal)**: as indicações cirúrgicas compreendem intolerância ou resistência à terapia medicamentosa, apoplexia hipofisária com manifestações neurológicas, fluxo do líquido cerebrospinal (LCS) decorrente de redução tumoral após tratamento clínico em macroprolactinomas invasivos para o seio esfenoidal e crescimento tumoral na vigência de tratamento clínico.

9 | **Radioterapia**: nos casos de intolerância ou resistência ao AD, quando a cirurgia não foi bem-sucedida. A resposta é lenta ou incompleta (2 a 15 anos) e há risco elevado de hipopituitarismo (30 a 50% dos pacientes) e carcinogênse cerebral. A dose utilizada é de 4.500 cGy.

10 | **Radiocirurgia *gamma-knife*** (administração de altas doses de radiação guiada esteotaticamente por imagem): remissão em 30 a 40% das pacientes em dois anos.

11 | **Análogos da somatostatina**: são promissores como uma nova terapêutica medicamentosa, principalmente quando houver intolerância ou resistência ao AD.

12 | **Prolactinomas e gestação**: na gestação (controle com campimetria e fundo de olho), o tratamento pode ser mantido nos casos de macroprolactinoma (ocorre aumento tumoral em 16 a 25% dos casos) e mais raramente nos microprolactinomas (aumento tumoral em 1,4 a 6% dos casos).

O resumo do tratamento da síndrome hiperprolactinêmica é apresentado na Figura 90.5.

REVISÃO

- A alteração característica da síndrome hiperandrogênica é o hisurtismo, que afeta a distribuição e a densidade dos folículos pilosos.
- Involução mamária, atrofia do aparelho genital, disfunção menstrual e processo de androgenização estão presentes no quadro clínico da síndrome hiperandrogênica e são sinais indicativos para o diagnóstico.
- A hiperprolactinemia é caracterizada pelo excesso de produção de prolactina, que pode causar galactorreia, amenorreia, oligomenorreia, infertilidade, diminuição da libido, dispareunia, osteoporose, acne/hisurtismo e ganho de peso.

■ LEITURAS SUGERIDAS

Dumesic DA, Oberfield SE, Stener-Victorin E, Marshall JC, Laven JS, Legro RS. Scientific statement on the diagnostic criteria, epidemiology, pathophysiology, and molecular genetics of polycystic ovary syndrome. Endocr Rev. 2015;36(5):487-525.

Goodman NF, Cobin RH, Futterweit W, Glueck JS, Legro RS, Carmina E. American Association of Clinical Endocrinologists, American College of Endocrinology, and Androgen Excess and PCOS Society Disease State Clinical Review: guide to the best practices in the evaluation and treatment of polycystic ovary syndrome. Endocr Pract. 2015;21(12):1415-26.

Hohl A, Ronsoni MF, Oliveira MD. Hirsutism: diagnosis and treatment. Arq Bras Endocrinol Metabol. 2014;58(2):97-107.

Kaiser UB. Hyperprolactinemia and infertility: new insights. J Clin Invest. 2012; 122(10):3667-8.

Melmed S, Casanueva FF, Hoffman AR, Kleinberg DL, Montori VM, Schlechte JA. Endrocine Society. J Clin Endocrinol Metab. 2011;96(2):273-88.

Paepegaey AC, Veron L, Wimmer MC, Christin-Maitre S. Misleading diagnosis of hyperprolactinemia in women. Gynecol Obstet Fertil. 2016;44(3):181-6.

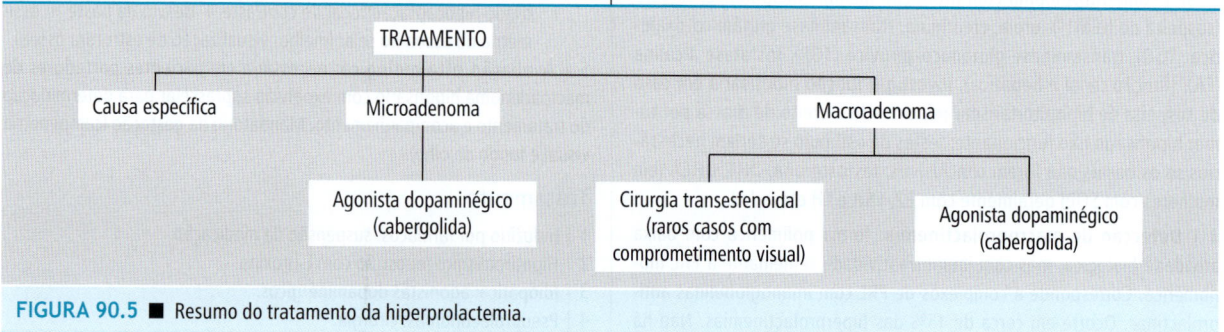

FIGURA 90.5 ■ Resumo do tratamento da hiperprolactemia.

91
TRANSIÇÃO MENOPAUSAL

- MAURO ABI HAIDAR
- EDMUND CHADA BARACAT
- ANA PAULA CURI SPADELLA

A transição menopausal é o período de vida em que a mulher sofre grandes modificações endócrinas, metabólicas e psíquicas, decorrente da falta de ovulação pelo déficit na síntese de hormônios esteroídicos ovarianos, em especial progesterona e estrogênio. Representa a transição do período reprodutivo (menacma) ao não reprodutivo (senectude). Segundo a OMS, a menopausa ocorre entre 40 e 65 anos. A menopausa é um marco da transição menopausal e pós-menopausal e representa a última menstruação (após ausência de 12 meses consecutivos). Incide, em geral, aos 48,1 anos nas brasileiras e entre 50 e 51 anos em países desenvolvidos. É precoce quando se instala antes dos 40 anos e, tardia, após os 52 (para alguns e 55 para outros). A menopausa pode ser influenciada por determinação genética (número de folículos ou idade materna da menopausa, raça), por interferências de fatores ambientais, socioeconômicos e estilo de vida (tabagismo que pode adiantar em 1 a 2 anos) e fatores pessoais (como paridade e cirurgias pélvicas extensas). A menopausa pode ser natural (de ocorrência espontânea) ou artificial (por cirurgia, quimioterapia ou radioterapia). Quanto mais precoce ocorrer, mais acentuadas serão as manifestações clínicas. Os estágios da idade reprodutiva são divididos em três fases: reprodutiva, transição para a menopausa e pós-menopausa. A transição para menopausa começa com menstruação irregular, em geral, com diminuição do fluxo e alongamento do ciclo menstrual, estendendo-se até a menopausa. A pós-menopausa inicia-se um ano após a menopausa.

A pós-menopausa, é subdividida em precoce (de 5 a 8 anos da menopausa) ou tardia (após esse período). Na transição menopausal e na pós-menopausa, os ovários produzem principalmente androstenediona e pouca testosterona, hormônios que são convertidos respectivamente em em estrona e em estradiol (porém esse permanece em níveis muito baixos). À medida que a menopausa se aproxima, principalmente um ou dois anos antes, nota-se nítido aumento das gonadotrofinas, principalmente do hormônio folículo-estimulante (FSH), cuja elevação é mais precoce. Na pós-menopausa, há acentuada elevação das gonadotrofinas, sendo que o aumento do FSH é maior que o do hormônio luteinizante (LH). Com relação aos estrogênios, na pós-menopausa há predomínio da estrona e, na menacma, do estradiol.

■ QUADRO CLÍNICO

As manifestações clínicas podem ser genitais e extragenitais; precoces ou tardias.

Nas manifestações extragenitais precoces, sobressaem os sintomas vasomotores, sensação súbita e transitória de calor, principalmente na parte superior do corpo (tórax, pescoço e face), podendo estar associada a palpitações, sudoreses e tremores, determinando muito desconforto à paciente. Sob o ponto de vista diagnóstico, devem ser valorizados, principalmente quando houver menstruações infrequentes ou períodos de amenorreia. Têm intensidade e frequência variáveis, assim como a duração (podendo durar mais de sete anos na transição menopausal). podem ocorrer em até 80% das mulheres, chegando a 90% nas ooforectomizadas. As crises de ansiedade e depressão são mais evidentes nas mulheres com distúrbios emocionais prévios, porém estressores psicossociais, suporte social anadequado e sintomas vasomotores excessivos que diminuem a qualidade do sono acabam gerando maior irritabilidade, nervosismo e oscilações de humor.

Nessa fase ocorre ainda maior incidência de dores articulares, ressecamento e redução da espessura de pele.

Há maior incidência de perda óssea, podendo levar à osteoporose, devido ao predomínio de reabsorção óssea sobre a formação do tecido ósseo e perda da qualidade óssea (primeiros cinco anos).

Algumas mulheres apresentam graus variáveis de hirsutismo, aumento do clitóris, queda de cabelo e alteração de voz.

Nesse momento, iniciam-se as manifestações de atrofia urogenital. Observam-se, nos órgãos genitais externos, a perda do turgor e a rarefação dos pelos e a diminuição da espessura da epiderme e da derme; redução do tecido adiposo nos grandes lábios com perda da elasticidade, tornando os pequenos lábios proeminentes. Registra-se estreitamento progressivo do introito e do canal vaginal, com maior predisposição à dor e sangramento durante o coito, infecção secundária, corrimento e prurido. O colo uterino torna-se puntiforme. O epitélio escamoso ectocervical diminui de espessura, a rede capilar subepitelial torna-se mais nítida e o teste de Schiller revela coloração amarelo-pálida. Ocorrem diminuição da quantidade de muco e aumento da sua viscosidade. Há redução do tamanho do útero e o endométrio atrofia. As tubas uterinas e os ovários sofrem regressões e atrofias. As estruturas responsáveis pela suspensão e sustentação do útero tornam-se frouxas e menos elásticas, propiciando o aparecimento de prolapso genital. A diminuição da pressão intrauretral, decorrente da insuficiência estrínica, favorece o aparecimento de incontinência urinária de esforço. A micção torna-se difícil, com polaciúria, disúria, micções imperiosas, retenção e sensação de micção iminente, associadas à urina estéril e dor no abdome inferior (síndrome uretral). esses sintomas iniciam-se na pós menopausa recente e vão se intensificando a cada ano.

Entre as manifestações extragenitais tardias está a maior frequência de coronariopatia, pela alteração que ocorre na parede das artérias e nas lipoproteínas de baixa e alta densidade, com prevalência das primeiras. Ocorrem a piora das alterações ósseas com o achatamento das vértebras, cifose, diminuição da estatura e fraturas ósseas (vértebras, costela e colo do fêmur).

■ DIAGNÓSTICO

O diagnóstico é basicamente clínico e se fundamenta na alteração e/ou ausência do fluxo menstrual por um ano ou mais, após os 40 anos, associado principalmente a sintomas vasomotores. Pode-se realizar a determinação sérica de FSH. Para avaliar o metabolismo lipídico, analisam-se os níveis de colesterol total (CT) e suas frações e os triglicérides (TGs). Nas pacientes com risco cardiovascular aumentado, é dosada a proteína C-reativa. No estudo da densidade mineral óssea (DMO), utilizam-se as dosagens séricas de cálcio, a determinação do cálcio na urina de 24 horas, a dosagem de vitamina D (25OH) e a densitometria óssea do quadril e coluna vertebral. Hemograma, glicemia, transaminases (TGO e TGP), gamaglutamiltransferase (GGT), tirotrofia (TSH), creatinina (Cr), urina I também devem fazer parte da investigação. Devem-se investigar também fatores de risco para neoplasias em geral, entre os exames: colpocitologia oncótica, ultrassonografia transvaginal (USTV), mamografia bilateral e pesquisa de sangue oculto nas fezes.

■ TRATAMENTO

A terapêutica inclui medidas de ordem geral, orientação dietética, apoio psicológico e tratamento medicamentoso. Este, por sua vez, pode ser hormonal ou não (Figura 91.1).

TRATAMENTO HORMONAL

A terapêutica consiste, fundamentalmente, na hormonioterapia. Os sintomas menopausais são aliviados fundamentalmente pela terapia estrogênica. Esta deve ser individualizada segundo as necessidades de cada paciente (Quadro 91.1) e condicionada à fase em que ela se encontra, isto é, na transição para a menopausa e na fase da menopausa precoce, porém o ideal é iniciar na transição menopausal.

> **QUADRO 91.1 ■ Indicações de vias de administração de terapia hormonal**
>
> - Via oral: hipercolesterolemia e pacientes sem contraindicação à TH via oral
> - Via parenteral: hipertrigliceridemia; hepatopatias; tabagismo; alterações gastrintestinais (intolerância gástrica e deficiência na absorção intestinal); colelitíase; hipertensão com piora pelo uso de estrogênio oral; diabetes, obesidade, síndrome metabólica, tromboembolia, hipoatividade no desejo sexual e dificuldade no controle dos sintomas vasomotores

A Position Statement-The North American Society,[1] em 2012, e o consenso brasileiro de terapêutica hormonal da menopausa, em 2014, recomendam para a prática clínica:

- a terapia com estrogênios (ET) ou estrogênio mais progestagênio (ETP) deverá ser adotada quando os sintomas vasomotores forem de intensidade moderada à severa;
- em sintomas vaginais, como atrofia, vaginite atrófica, dispareunia e secura vaginal, a terapia recomendada é a local com estrogênio (não necessitando associar progestagênios para proteção endometrial). Nos casos de incontinência urinária de urgência com atrofia vaginal e infecções urinárias de repetição, indica-se a terapia hormonal (TH);
- evidências apontam que o risco cardiovascular aumenta após 10 anos de menopausa para iniciar uma terapia ET ou ETP, mas, se iniciada antes desse período (janela de oportunidade) e antes dos 60 anos de idade, a hormonioterapia melhora o perfil lipídico, podendo prevenir o aparecimento de placas nas artérias e doenças cardiovasculares;
- não se deve utilizar terapia hormonal (TH) para prevenção primária ou secundária de acidente vascular cerebral (AVC);
- há evidências de que tanto ET como EPT reduzem o risco de fraturas osteoporóticas na pós-menopausa, e terapia ET isolada por menos de cinco anos tem pequeno impacto no câncer de mama, ao passo que EPT tem risco aumentado por mais de cinco anos;
- a terapia ET deve ser feita em baixas doses e, na presença de útero, deve-se associar progesterona para proteção endometrial. O contraceptivo com sistema intrauterino liberador de levonorgestrel é uma opção de progestagênio para proteção endometrial.

As contraindicações absolutas à hormonioterapia são: câncer de mama ou lesão precursora para o câncer de mama; câncer de endométrio; doença hepática grave/descompensada; sangramento genital não esclarecido; história de tromboembolia aguda e recorrente ou na vigência de TH; porfiria; hipertensão arterial sistêmica (HAS) não controlada; diabetes melito (DM) não controlado; LES; doenças cardiovasculares preexistentes; mieloma múltiplo; esclerose tuberosa complexa ou linfangiomiomatose; e carcinomas ósseo, de pulmão, rim, fígado e pâncreas.

> **ATENÇÃO!**
>
> A terapia hormonal pode ser utilizada em doenças autoimunes como tiroidite de Hashimoto, artrite reumatoide, doença de Addison e síndrome de Sjögren; hepatite C, HAS e DM compensados, no linfoma de Hodgkin, mioma e carcinoma de bexiga e da tiroide, aparelho digestório, ovário (exceto tipo endometrioide ou de células claras) e cervicouterino, vaginal ou vulvar. Na *miastenia gravis* e meningiomas, apenas os estrogênios podem ser utilizados.

Por ocasionar menos efeitos adversos, deve-se dar preferência para os hormônios que se assemelham aos hormônios naturais. Em pacientes na transição para a menopausa, com ciclos eumenorreicos e sintomatologia vasomotora exuberante, preconizam-se estrogênios conjugados (0,625 mg, via oral), do 5º ao 24º dia do ciclo) ou 17β-estradiol, VO, transdérmica (adesivo ou gel), (dose de 1 a 2 mg VO ou gel ou 50 μg adesivo do 5º ao 24º dia do ciclo), associado ao acetato de medroxiprogesterona (5 mg, VO, do 13º ao 24º dia). Nas pacientes com espaniomenorreia, empregam-se estrogê-

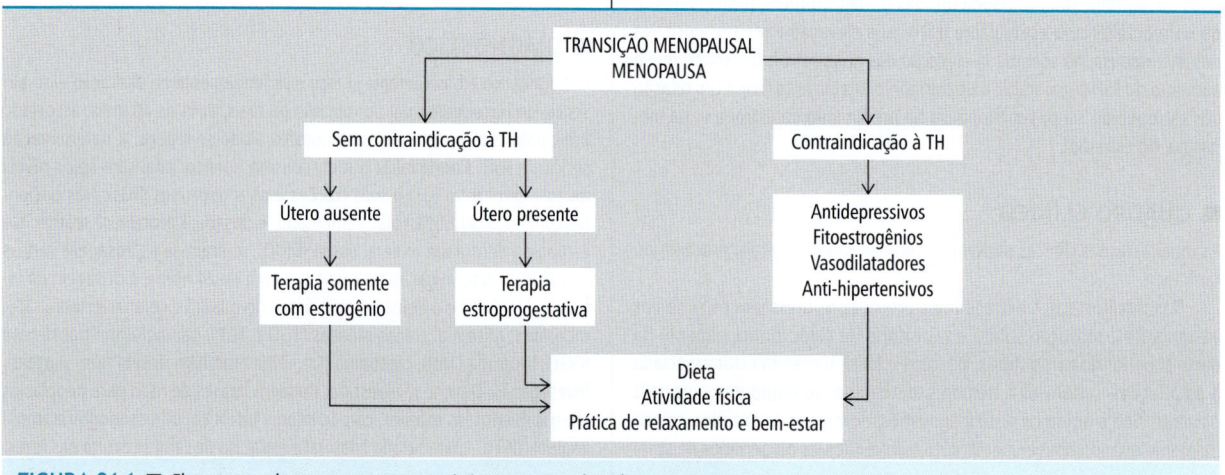

FIGURA 91.1 ■ Fluxograma de tratamento na transição menopausal e pós-menopausa.

nios conjugados (0,625 mg VO), 17β-estradiol (50 μg por via transdérmica, 1-2 mg gel), estradiol ou valerato de estradiol (1 a 2 mg VO), durante 25 dias (do 1º ao dia 25 de cada mês), associados ao acetato de medroxiprogesterona (5 mg, VO), di-hidrogesterona (10 mg, VO) ou progesterona natural (200 a 300 μg, VO), nos últimos 14 dias. Quando não ocorrer a melhora dos sintomas vasomotores, deve-se aumentar a dosagem dos estrogênios. Pode-se utilizar ainda esquemas contínuos com pausa com associações de valerato de estradiol com levonorgestrel ou ciproterona (Tabela 91.1).

ATENÇÃO!

Terapia hormonal não é contracepção, e, até que a paciente apresente um ano de amenorreia, ela pode engravidar. (Caso ela tenha sintomas vasomotores exuberantes, pode-se empregar anticoncepcional com estrogênio natural com a associação de valerato de estradiol e dienogeste, ou valerato de estradiol com nomegestrol (ambos seguindo esquema da cartela contínua.)

TABELA 91.1 ■ Doses e vias de administração de estrogênios e progestagênios

ESTROGÊNIOS: DOSES E VIA DE ADMINISTRAÇÃO SISTÊMICA		
Via oral	Baixa dose/dia	Dose convencional/dia
Estrogênios conjugados (EC)	0,3 mg	0,625-1,25 mg
17-βestradiol micronizado (E2)	1 mg	2 mg
Valerato de estradiol	1 mg	2 mg
Via transdérmica		
Estradiol transdérmico (adesivo)	25-50 μg	100 μg
Estradiol gel (E2)	0,5-1 mg	1,5-3,0 mg

Progestagênios: doses e via de administração sistêmica		
Via oral	Baixa dose/dia	Dose convencional/dia
Acetato de medroxiprogesterona	2,5-5,0 mg	10 mg
Acetato de ciproterona	1 mg	2 mg
Noretisterona		0,35 mg
Acetato de noretisterona	0,35-0,7 mg	1 mg/dia
Acetato de nomegestrol	2,5 mg	5,0 mg
Di-hidrogesterona	5 mg	10 mg
Dienogeste		2mg
Progesterona micronizada	100 mg	200-300 mg
Trimegestona	0,125-0,250 mg	0,5 mg
Via transdérmica		
Acetato de noretisterona	140-170 μg	250 μg

DIAGNÓSTICO E TRATAMENTO

Via vaginal		
Progesterona micronizada	100 μg	200-300 μg
Via intrauterina (IUT)		
Dispositivo liberador de levonorgestrel		20 μg

Nas pacientes sintomáticas e sem contraindicação para a estrogenioterapia, administram-se estrogênios conjugados (0,625 a 1,25 mg ao dia, VO) ou valerato de estradiol (1 mg dia, VO), 17-βestradiol (25 a 50 μg /dia ou 0,5 a 1,5 g, por via transdérmica sob a forma de adesivo ou gel, respectivamente), utilizados diariamente sem interrupção, associados ao acetato de medroxiprogesterona, di-hidrogesterona ou acetato de nomegestrol (2,5 a 5 mg/dia, VO, do 1º ao 14º dia de cada mês) ou outros progestagênios. O esquema combinado contínuo deve ser utilizado nas mulheres que não querem ter o pseudofluxo menstrual por no máximo quatro anos, passando, em seguida, para o esquema cíclico ou de estrogênio isolado contínuo utilizando progestagênio (acetato de medroxiprogesterona 10 mg) a cada três ou quatro meses durante 10 dias. Com o último esquema, pode ocorrer sangramento vaginal e deve-se realizar o controle de eco endometrial a cada seis meses. Quando se trata de pacientes histerectomizadas, podem ser utilizados apenas estrogênios conjugados ou 17-β estradiol, ininterruptamente. Há ainda as associações hormonais por VO, por exemplo: valerato de estradiol associado à medroxiprogesterona, didrogesterona, trimegestona e norgestimato, noretisterona, drospirenona gestodeno ou ciproterona; estrogênios conjugados associados à medroxiprogesterona; por via transdérmica, 17-βestradiol associado ao acetato de noretisterona. Na estrogenoterapia via vaginal nas mulheres idosas com atrofia urogenital e na síndrome uretral, podemos utilizar estriol, estrogênios conjugados ou promestrieno.

Tem-se procurado utilizar baixas doses de hormônios, que seriam suficientes para abolir os sintomas vasomotores, melhorar a atrofia urogenital e prevenir a perda óssea. O tempo de uso também deve ser particularizado. Não há consenso ou dados da literatura que suportem quando se deve interromper a terapia hormonal na pós-menopausa.

- **Tibolona:** Apresenta efeito benéfico nos quadros de cefaleia, alteração de humor e insônia, dos sintomas vasomotores e da função sexual. É efetiva na prevenção da perda óssea, reduzindo o risco relativo de fraturas vertebrais e não vertebrais. Também em relação ao risco cardiovascular, os estudos apontam provável benefício. Apresenta atividade progestagênica para proteção endometrial. Sua administração é por VO, na dose de 1,25 a 2,5 mg/dia.
- **Androgênios:** a indicação primária para o uso de testosterona na pós-menopausa, quando excluídas outras causas é o tratamento das queixas sexuais (desejo, excitação e orgasmo)e seu uso isolado sem a terapia estrogênica não é recomendado e a terapia progestogênica não deve ser excluída em mulheres com útero. O uso de androgênios orais aumenta a toxicidade hepática. Assim, a dose recomendada é de 2,5 mg/dia e por via sublingual. Os androgênios mais eficientes são os ésteres da testosterona por VO, como undecanoato de testosterona (40 mg, VO, 1 a 2 vezes ao dia). Via IM, temos o decanoato de nandrolona, na dose de 25 a 50 mg por mês com efeito anabólico importante e os ésteres de testosterona via IM, com ação androgênica e efeitos colaterais mais intensos. Não há estudos controlados sobre a segurança desses medicamentos por longos períodos (maior do que dois anos), e a via transdérmica deve ser preferencialmente utilizada para evitar a primeira passagem no metabolismo hepático. Não existe nenhum produto no mercado brasileiro aprovado para

utilização em mulheres e não é recomendado o uso de apresentações formuladas para homens, além do que as pacientes devem ser devidamente orientadas a respeito da falta de estudo de segurança do uso de testosterona a longo prazo.

Depois de instituído o tratamento hormonal, é obrigatório o controle anual com mamografia e USTV para avaliação do eco endometrial e ovários em pacientes de baixo risco. O controle para pacientes de alto risco é individualizado. A densitometria óssea é realizada uma de base e outra de controle após um ano de tratamento (com TH ou bifosfonatos) para avaliar a resposta a ele. Em situações especiais, podem ser realizadas outras densitometrias.

TRATAMENTO NÃO HORMONAL

O tratamento medicamentoso não hormonal pode melhorar os sintomas vasomotores, sobretudo quando de leves a moderados. As principais indicações são: contraindicação à terapêutica hormonal ou pacientes que não aceitam a terapia estroprogestativa. Entre essas substâncias, as mais estudadas são os antidepressivos inibidores seletivos da recaptação da serotonina (ISRS) e os inibidores da recaptação da serotonina-norepinefrina (IRSN) que podem melhorar os sintomas em 50-60%. Dos ISRS, o que apresenta melhores resultados é a paroxetina na dose de 7,5-20 mg/dia. Dos IRSN destacamos a venlafaxina (VO, 37,5-75 mg/dia) que pode ser utilizada por portadoras de câncer de mama que utilizam tamoxifeno, pois esse medicamento não interfere na metabolização do tamoxifeno; e/ou succinato de desvenlafaxina (VO 100 mg/dia).

O anticonvulsivante gabapentina apresenta resultado semelhante aos ISRS e ao ISRN e é utilizado na dose de 900 mg/dia ou de liberação gástrica de 600 mg/dia e 1.200 mg/noite,o anti-hipertensivo clonidina na dose de 0,1 a 0,3 mg/dia, VO), porém com pequeno benefício. Os fitoestrogênios, substâncias encontradas em plantas, têm atividades biológicas semelhantes às dos estrogênios (similaridades estruturais com os estrogênios naturais e sintéticos). Podem ser usados para aliviar os sintomas vasomotores, isoladamente ou associados à terapia hormonal. As principais fontes de fitoestrogênios são: soja, lentilha, ervilha, trevo vermelho, brotos de feijão, alfafa, a maioria dos frutos e vegetais vermelhos e amarelos, semente de linhaça, cereais integrais e legumes. Quando se utiliza o extrato concentrado da soja (ECS), recomenda-se que contenha no mínimo 40 mg de isoflavonas totais. Entre as isoflavonas, a mais ativa é a genisteína não ligada à glicose. O ECS, além de melhorar a sintomatologia vasomotora, tem ação estrogênica no sistema urogenital, pele, sistema cognitivo e metabolismo ósseo. Não houve confirmação de sua eficácia pela revisão sistematizada da Cochrane.

- **Bifosfonatos:** medicamentos antirreabsortivos utilizados para o tratamento da osteoporose quando a terapia hormonal não é empregada, associados à dieta ou suplementação de cálcio e vitamina D, quando necessário.

Por fim, recomenda-se orientação nutricional, redução do peso (para obesas) e atividade física diária. Aconselha-se evitar alimentos ricos em gorduras e calóricos, dando preferência a frutas, verduras e legumes, leite desnatado e queijos magros.

REVISÃO

- A transição menopausal é uma fase biológica da mulher caracterizada pela deficiência dos estrogênios.
- Os principais sintomas precoces são fogachos, alteração do humor, alteração do sono, dor articular e perda da massa óssea, e os sintomas a médio prazo e tardios são as manifestações urogenitais e alterações cardiovasculares.
- Após o diagnóstico da transição menopausal e pós-menopausa, iniciar a terapêutica hormonal de preferência na transição menopausal, podendo ser indicada até 7 a 8 anos após a menopausa, avaliando os riscos e benefícios de cada paciente.
- Nas pacientes que apresentam contraindicação à TH, para a sintomatologia vasomotora, podem ser utilizados preferencialmente os antidepressivos ISRS e ISRN.

■ REFERÊNCIA

North American Menopause Society. The 2012 hormone therapy position statement of: The North American Menopause Society. Menopause. 2012;19(3):257-71.

■ LEITURAS SUGERIDAS

Bagnoli VR, Da Fonseca AM, Arie WMY, Neves EM, Bagnoli F, Baracat EC. Aspectos epidemiológicos e clínicos relevantes da mulher no climatério e pós-menopausa. RBM (Rio de Janeiro). 2012;69:8-13.

Harlow SD, Gass M, Hall JE, Lobo R, Maki P, Rebar RW, et al. Executive summary of the stages of reproductive aging workshop + 10: addressing the unfinished agenda of staging reproductive aging. J Clin Endocrinol Metab. 2012;97(4):1159-68.

Lobo RA Where are we 10 years after the women's health initiative? J Clin Endocrinol Metab. 2013;98(5):1771-80.

Wender COM, Pompei LM, Fernandes CE, editores. Consenso Brasileiro de Terapêutica Hormonal da Menopausa [Internet]. São Paulo: Leitura Médica; 2014 [capturado em 03 jun. 2016]. Disponível em: http://www.febrasgo.org.br/site/wp-content/uploads/2014/12/SOBRAC.pdf

92

AFECÇÕES NEOPLÁSICAS E NÃO NEOPLÁSICAS DA VULVA E DA VAGINA

■ ANA CAROLINA SILVA CHUERY
■ SÉRGIO MANCINI NICOLAU

A vulva e a vagina são estruturas importantes na avaliação da paciente com queixas ginecológicas, pois podem ser sedes de processos inflamatórios, infecciosos, distúrbios benignos e malignos. É importante destacar que algumas dessas condições podem se desenvolver sem ocasionar sintomas, retardando o diagnóstico e o adequado tratamento.

Entre as afecções não neoplásicas da vagina e da vulva, os processos inflamatórios/infecciosos, conhecidos como vulvovaginites, são condições frequentes, responsáveis por grande parte das consultas ao ginecologista e serão considerados em outro capítulo desta parte.

■ AFECÇÕES NÃO NEOPLÁSICAS DA VAGINA

A vagina é uma cavidade virtual com 6 a 7 cm de comprimento, recoberta por epitélio pavimentoso e estratificado. Possui duas origens embrionárias: dos ductos de Müller, que formam os dois terços proximais, e do seio urogenital, formando o terço distal da vagina.

ANOMALIAS CONGÊNITAS

Condições pouco frequentes. A agenesia e a hipoplasia da vagina caracterizam-se por ausência dos terços proximal e médio de vagina e do útero. Os septos vaginais ocorrem quando há fusão incompleta dos ductos de Müller. São divididos em longitudinais ou transversais. Os transversais são mais comuns no terço proximal da vagina e podem obstruir parcial ou completamente o canal vaginal. De modo geral, a obstrução ocasionada por essas anomalias é responsável pelo acúmulo de menstruação na vagina e, clinicamente, a paciente queixa-se de falta de menstruação. Pode apresentar também desconforto ou dor no baixo ventre e massa pélvica. O tratamento é cirúrgico, variando da ressecção do septo à reconstrução vaginal.

ATROFIA

Ocorre em situações de hipoestrogenismo, principalmente após a menopausa. É considerada uma reação inflamatória e, com frequência, há infecções secundárias associadas. Os sintomas incluem ressecamento vaginal, dispareunia, prurido e irritação ou ardência. O tratamento geralmente é local com estriol ou promestrieno, uma aplicação ao dia via vaginal durante 21 dias, seguindo-se a dose de manutenção de 2 a 3 vezes por semana.

> **ATENÇÃO!**
>
> No climatério, as ondas de calor tendem a melhorar com o tempo, ao passo que a atrofia aparece principalmente após três anos da menopausa e tende a piorar à medida que a idade avança.

PROLAPSOS DE PAREDES VAGINAIS

Correspondem à cistocele, à retocele e à enterocele. Geralmente, ocorrem após múltiplos partos vaginais ou pela maior predisposição observada em algumas pacientes. Prolapsos pequenos são assintomáticos. O tratamento é cirúrgico.

ENDOMETRIOSE

Condição pouco frequente. Na maioria dos casos, é assintomática, mas pode causar dismenorreia ou sangramento pré-menstrual ou pós-coital. O tratamento se dá por excisão ou eletrocauterização, porém, se a lesão for pequena e assintomática, não é necessário tratar.

ADENOSE

Presença de tecido glandular ectópico na vagina. Há duas variedades – uma, mais frequente, relacionada à exposição ao dietilestilbestrol (DES) *in utero*; e a outra, pouco frequente, não relacionada a essa exposição. Em geral, é assintomática e a maioria regride espontaneamente. A adenose pode se desenvolver após o uso de 5-fluorouracil (5FU) para tratamento de infecção vaginal por papilomavírus humano (HPV). Em casos muito raros, pode haver transformação em adenocarcinoma de células claras de vagina.

■ AFECÇÕES NEOPLÁSICAS DA VAGINA

Entre as neoplasias benignas, as mais frequentes são os cistos derivados de restos paramesonéfricos, mesonéfricos (cistos de Gartner) e do seio urogenital, e os cistos de inclusão. Outros tumores incluem os pólipos fibroepiteliais e os leiomiomas.

CISTO DE GARTNER

Tumor que se origina no trajeto do ducto mesonéfrico (de Wolff), podendo situar-se em qualquer local entre o colo do útero e o introito vaginal. Quando a formação cística se localiza na região paracervical, pode expandir-se para o ureter e, quando próximo ao introito, exteriorizar-se através da fenda vulvar. Em geral, é assintomático e pode passar despercebido. Os cistos volumosos podem se associar com desconforto, principalmente durante a relação sexual. Queixas de polaciúria e de retenção urinária são passíveis de observação quando o tumor comprime a bexiga. O diagnóstico é clínico e o tratamento se dá com a excisão cirúrgica, feita apenas se houver sintomas. Nos casos assintomáticos, a conduta é expectante.

LEIOMIOMA

Neoplasia benigna das fibras musculares lisas pouco frequente, geralmente localizada no terço distal da vagina. Apresenta-se como tumor que ocupa o lúmen vaginal, com forma globosa, superfície lisa ou bocelada, consistência elástica e volume variável (poucos milímetros a grandes volumes). O diagnóstico é clínico, com confirmação histopatológica. O tratamento se dá com excisão cirúrgica.

■ AFECÇÕES NÃO NEOPLÁSICAS DA VULVA

Várias condições benignas podem acometer a vulva, inclusive doenças dermatológicas observadas em outros locais do corpo ou lesões associadas a doenças sistêmicas. Além do tecido tegumentar, a vulva contém folículos pilosos e glândulas sudoríparas e sebáceas, que podem ser sedes de enfermidades. Afecções não neoplásicas vistas com certa frequência na vulva são as dermatoses, das quais as mais comuns são líquen escleroso, líquen simples crônico e líquen plano.

LÍQUEN ESCLEROSO

Doença inflamatória crônica que acomete a pele, sem atingir a mucosa, incide em 1% das mulheres e corresponde a 40% das doenças epiteliais não neoplásicas da vulva. Não apresenta etiologia definida, mas está associado a doenças autoimunes, como tiroidite, vitiligo e anemia perniciosa. Acomete mulheres de todas as idades, mas com dois picos de incidência – na infância e após a menopausa. Tem potencial para desenvolver câncer da vulva de 3 a 5%.

O diagnóstico é clínico, sendo o principal sintoma o prurido vulvar geralmente de longa data. Outros sintomas incluem ardor e dor vulvar, dispareunia e disúria, e cerca de 15% dos casos são assintomáticos. Ao exame, observa-se placa hipocrômica, brilhante, com limites nítidos, geralmente bilateral, que acomete desde a região periclitoridiana até a região perianal. À medida que a doença evolui, a pele começa a ter aspecto de pergaminho e se inicia alteração da arquitetura vulvar, com apagamento dos pequenos lábios, do freio e do prepúcio do clitóris e estreitamento do introito vaginal. Em casos de dúvida ou de falha ao tratamento inicial, realiza-se biópsia para confirmação diagnóstica.

> **ATENÇÃO!**
>
> Na histopatologia, um aspecto característico do líquen escleroso é a presença de hialinização da derme superficial.

O tratamento de escolha é feito com corticosteroides tópicos de alta potência, como o propionato de clobetasol 0,05%, pomada, na dose de uma vez ao dia por 30 dias, reduzindo-se gradualmente com a melhora do quadro clínico. Outros tratamentos tópicos incluem o corticosteroide de média potência, furoato de mometasona 0,1%, pomada, utilizado da mesma forma que o clobetasol, e imunomoduladores (tacrolimo e pimecrolimo), usados duas vezes por dia por três meses ou até uma semana após o desaparecimento dos sintomas.

LÍQUEN SIMPLES CRÔNICO

Doença eczematosa caracterizada pelo ciclo prurido-coçadura. Pode ser do tipo primário ou secundário, aparecendo após ou concomitantemente a processos inflamatórios, infecciosos ou outras dermatoses. Associa-se com atopia, estresse e problemas locais. O diagnóstico é clínico e o principal sintoma é o prurido, à noite e geralmente no mesmo lado da mão dominante. Ao exame, há placas assimétricas de coloração esbranquiçada a acinzentada, liquenificação e fissuras. Não há alteração da arquitetura vulvar. O tratamento visa a interromper o ciclo prurido-coçadura. Utiliza-se corticosteroide tópico de média a alta potência (clobetasol ou mometasona), em esquema igual ao do líquen escleroso, associado a anti-histamínico por via oral (hidroxizine 10 a 25 mg à noite). Deve-se remover fatores locais e tratar condições subjacentes. Outra opção terapêutica é o imunomodulador tópico (tacrolimo ou pimecrolimo).

LÍQUEN PLANO

Doença inflamatória crônica de etiologia desconhecida, com provável fator autoimune envolvido. Acomete a pele e as mucosas oral e genital e atinge principalmente mulheres dos 30 a 60 anos. Seu potencial para desenvolvimento do câncer da vulva é inferior a 1%. Clinicamente, associa-se com queixas de prurido, ardor e dor vulvar. Outros sintomas incluem dispareunia, disúria e perda da função vulvar. Apresenta-se de duas formas – nodular e erosiva. Na vulva, observa-se a forma erosiva. O tratamento mais comum é a aplicação tópica de corticosteroides de média a alta potência – como o clobetasol e a mometasona. Outros tratamentos se dão com corticosteroides sistêmicos, ciclosporina tópica ou oral e azatioprina.

OUTRAS DERMATOSES

Constituem ampla variedade de doenças, como o eczema atópico, o eczema de contato (alérgico ou irritativo), a psoríase, a dermatite seborreica, o penfigoide, a doença de Hailey-Hailey, a doença de Darier, a doença de Crohn, as úlceras aftosas, a doença de Behçet, entre outras. Muitas dessas afecções associam-se concomitantemente a lesões dermatológicas em outros locais do corpo ou fazem parte de doenças sistêmicas. A doença de Behçet é condição pouco frequente, caracterizada por úlceras orais e genitais associadas com lesões oculares. O tratamento se dá com corticosteroides sistêmicos. A doença de Crohn pode manifestar-se na vulva com úlceras do tipo "facada", profundas e bem delimitadas.

HIDRADENITE SUPURATIVA

Infecção das glândulas sudoríparas apócrinas por estafilococos ou estreptococos, caracteriza-se por nódulos subcutâneos pruriginosos que podem se tornar abscessos. O tratamento é feito com drenagem e antibióticos. Em casos graves, pode ser necessária a excisão cirúrgica.

VULVODÍNEA

Desconforto vulvar descrito como sensação de queimação ou ardor na ausência de achados visíveis ao exame. Não tem causa definida e é classificada como generalizada ou localizada. O diagnóstico é clínico, e o tratamento consiste em utilizar medidas de suporte, anestésicos tópicos, antidepressivos ou gabapentina.

ANOMALIAS CONGÊNITAS

Pouco frequentes, correspondem à genitália ambígua, à hipoplasia ou à hipertrofia de pequenos lábios. O tratamento é cirúrgico. As anomalias de hímen correspondem ao hímen imperfurado, ao fibroso e ao microperfurado. O tratamento se dá com incisão simples.

■ AFECÇÕES NEOPLÁSICAS DA VULVA

Diversos tumores benignos podem se originar na vulva, decorrentes de proliferações nos tecidos epitelial, subcutâneo e muscular, além da origem glandular. Entre os tumores benignos de vulva, o fibroma é o mais comum. Os cistos de vários tipos também são muito comuns na vulva.

CISTO DO DUCTO DA GLÂNDULA MAIOR (DE BARTHOLIN)

Ocasionado por obstrução do ducto da glândula por processos inflamatórios, geralmente causados por *Neisseria gonorrhoeae* e, em menor frequência, por outros micro-organismos. Na maioria dos casos, o cisto é unilateral e assintomático. Queixa de desconforto, que se acentua durante a relação sexual ou quando a paciente fica sentada, é observada quando o volume do cisto se torna acentuado. O diagnóstico é clínico, notando-se, ao exame da vulva, abaulamento na região posterolateral à fenda vulvar. À palpação, a nodulação tem superfície lisa, consistência cística, limites precisos e é móvel em relação aos planos profundos. O cisto pode se infectar, formando abscesso que provoca grande incômodo para deambular e sentar-se, o que leva a paciente a procurar pronto atendimento para realizar drenagem cirúrgica e antibioticoterapia, geralmente feita por via oral por 14 dias. As opções incluem doxiciclina 100 mg 12/12 horas, levofloxacino 500 mg 12/12 horas ou metronidazol 400 mg 12/12 horas. O tratamento é cirúrgico, sendo o procedimento mais comum a técnica de marsupialização, feita com bisturi a frio ou com laser de CO_2. Outra técnica cirúrgica é a bartolinectomia, reservada para casos especiais, pelo maior risco de hemorragia, hematoma, celulite e dor persistente na cicatriz. Quando se identifica a presença da *N. gonorrhoeae*, faz-se o tratamento antimicrobiano específico (ceftriaxona 500 mg por via intramuscular em dose única mais azitromicina 1g por via oral em dose única ou ciprofloxacino 500 mg por via oral em dose única mais azitromicina 1g por via oral em dose única).

CISTO DO CANAL INGUINAL

Também denominado cisto de Nuck, forma-se pela obliteração do orifício externo do canal inguinal durante a embriogênese, mantendo-se uma comunicação com a cavidade peritoneal. Ao exame da vulva, observa-se abaulamento na região anterior do grande lábio, que aumenta de volume quando a paciente fica em posição ortostática ou à manobra de Valsalva. Deve-se diferenciá-lo da hérnia inguinal. O tratamento é cirúrgico, com remoção da cápsula e fechamento do orifício interno do canal inguinal.

CISTOS EPIDÉRMICOS

Muito comuns, são observados principalmente nos grandes lábios. Podem ser isolados ou múltiplos, com variação de milímetros a vários centímetros de diâmetro, móveis em relação aos planos profundos e podem apresentar orifício pilossebáceo central, que elimina material queratinoso à expressão. O diagnóstico é clínico, e o tratamento é expectante ou com exérese das lesões que incomodam a paciente. Em cistos inflamados ou infectados secundariamente, realizam-se drenagem e antibioticoterapia.

HIDROADENOMA PAPILAR

Tumor incomum, originado das glândulas sudoríparas apócrinas, em mulheres após a puberdade, pode ser confundido clínica e histopatologicamente com o adenocarcinoma. O diagnóstico é confirmado com o anatomopatológico. Ao exame da vulva, observam-se lesões de aspecto papilomatoso, geralmente da cor da pele, de tamanho variando entre 2 mm e 3 cm, que acometem grandes ou pequenos lábios. Costuma ser assintomático. O tratamento se dá com remoção cirúrgica.

DIAGNÓSTICO E TRATAMENTO

SIRINGOMA

Também conhecido como hidroadenoma, é originado das glândulas sudoríparas écrinas e raro na vulva. Acomete mulheres jovens após a puberdade. Geralmente, é assintomático, mas pode associar-se com prurido local. Apresenta-se como pápulas amarelo-acastanhadas ou esbranquiçadas, achatadas, de 1 a 3 mm de diâmetro, geralmente múltiplas e bilaterais. O diagnóstico é clínico com confirmação histopatológica. O tratamento é expectante nas lesões assintomáticas. Nas sintomáticas, podem-se realizar excisão das lesões, eletrocirurgia, crioterapia ou laserterapia.

FIBROMA

Também conhecido como fibroma mole ou acrocórdon, origina-se na extremidade do ligamento redondo do útero que se insere na região anterior da vulva ou se desenvolve a partir de fibroblastos da derme ou do tecido conectivo. Não apresenta sintomas, mas a paciente pode referir o aparecimento de tumor na região vulvar. Quando atinge volumes maiores, geralmente ocasiona desconforto à deambulação, ao sentar-se ou durante a relação sexual. Ao exame físico, observa-se massa séssil ou pediculada, de forma globosa ou ovoide, superfície lisa ou levemente bocelada e consistência elástica, da cor da pele ou acastanhada. O diagnóstico é clínico com confirmação histopatológica. Em tumores de pequeno volume, pode-se adotar conduta expectante e/ou eletrocoagulação. Em tumores maiores, indica-se a remoção cirúrgica.

LIPOMA

Tumor do tecido gorduroso, raro na vulva. Acomete mulheres adultas e mostra-se como tumor séssil ou pediculado, de consistência amolecida e volume variável, principalmente nos grandes lábios e ao redor do clitóris. O crescimento é lento e raramente causa sintomas. O diagnóstico é clínico com confirmação histopatológica. O tratamento se dá com remoção cirúrgica.

MIOBLASTOMA DE CÉLULAS GRANULOSAS

Neoplasia benigna rara observada em vários locais do organismo, inclusive na vulva. Corresponde à nodulação de 1 a 4 cm de diâmetro, de consistência firme, superfície brilhante, coloração acinzentada ou amarelada, podendo infiltrar os tecidos vizinhos e apresentar ulcerações em sua superfície. O diagnóstico é clínico com confirmação histopatológica. O tratamento se dá com remoção cirúrgica, retirando-se também cerca de 1,5 cm de tecidos normais circundantes, para evitar recidivas do tumor.

LEIOMIOMA

Proliferação das fibras musculares lisas na derme, apresenta-se como nódulos múltiplos ou isolados, dolorosos ou não, de consistência firme e volume variável (de 2 a vários milímetros). São raros na vulva, e o tratamento se dá com excisão cirúrgica.

REVISÃO

- Entre as afecções não neoplásicas da vagina, a atrofia é observada frequentemente em mulheres após a menopausa, sendo tratada com reposição local de estrogênios.
- Entre as afecções não neoplásicas da vulva, as dermatoses, como líquen escleroso e líquen simples crônico, são comuns.
- O tratamento de primeira escolha dos liquens escleroso, simples crônico e do plano é com corticosteroide tópico.
- O cisto de Gartner é a afecção neoplásica benigna mais comum da vagina.
- Entre as afecções neoplásicas benignas da vulva, observam-se mais frequentemente os cistos epidérmicos, o cisto do ducto da glândula maior (de Bartholin) e o fibroma.
- De modo geral, as afecções neoplásicas benignas da vulva e vagina são assintomáticas e podem ocasionar desconforto quando atingem grandes volumes.

■ LEITURAS SUGERIDAS

Corazza M, Borghi A, Minghetti S, Toni G, Virgill A. Clobetasol propionate vs. mometasone furoate in 1-year proactive maintenance therapy of vulvar lichen sclerosus: results from a comparative trial. J Eur Acad Dermatol Venereol. 2016;30(6):956-61.

Lev-Sagie A. Vulvar and vaginal atrophy: physiology, clinical presentation and treatment considerations. Clin Obstet Gynecol. 2015;58(3):476-91.

Hacker NF, Eifel PJ, van der Velden J. Cancer of the vulva. Int J Gynaecol Obstet. 2012;119 Suppl 2:S90-6.

Maldonado VA. Benign vulvar tumors. Best Pract Res Clin Obstet Gynaecol. 2014;28(7):1088-97.

Martins NV, Ribalta JCL, editores. Patologia do trato genital inferior. São Paulo: Roca; 2005.

93
NEOPLASIAS INTRAEPITELIAIS DO TRATO GENITAL INFERIOR

■ JULISA C. L. RIBALTA
■ NEILA MARIA DE GÓIS SPECK

Consoante o trato genital inferior feminino ser revestido por epitélio escamoso e glandular, optou-se por descrever as neoplasias intraepiteliais dessa região separadamente em linhagens escamosa e glandular.

1 | Neoplasias intraepiteliais da linhagem escamosa: as lesões precursoras de tumores malignos epidermoides do trato genital inferior, antigas displasias epiteliais, hoje conhecidas como neoplasias intraepiteliais escamosas (NIE), são mais comumente encontradas no colo uterino do que na vulva e, raramente, na vagina.

A etiologia dessas neoplasias está relacionada com a ação do papilomavírus humano (HPV), em especial os de alto risco oncogênico, tipos 16 e 18 predominantemente.

No passado, as NIE eram subdivididas em graus I, II e III, segundo suas características histopatológicas e sua agressividade clínica. Na atualidade, consideram-se as NIE de grau I, preferencialmente, manifestação da infecção pelo HPV, descrito em capítulo desta obra dedicado ao assunto. As NIE de graus II e III são rotuladas como as verdadeiras lesões precursoras das malignidades de linhagem epidermoide, também chamadas lesões de alto grau, considerando seu potencial evolutivo.

Na vulva, as neoplasias intraepiteliais de alto grau são denominadas neoplasias intraepiteliais usuais, quando relacionadas à etiologia viral, e diferenciadas, quando associadas a dermatoses vulvares da mulher de mais idade.

A história natural dessas lesões caracteriza-se pela persistência da infecção viral além do período habitual de 18 a 24 meses, característica do clareamento das infecções virais de baixo grau. Embora a infecção viral seja apanágio de populações jovens, de início precoce de atividade sexual, a média de idade das portadoras de lesões precursoras costuma ser maior em aproximadamente uma década, entre 25 e 35 anos.

À semelhança do que ocorre com as neoplasias intraepiteliais de baixo grau, melhor chamadas de infecção viral pelo HPV, as lesões precursoras NIE II e III também podem apresentar remissão espontânea, contudo em menor frequência. A persistência dessas lesões, em especial em mulheres com resistência imunológica rebaixada, é fator preponderante para sua evolução em tempo variável de meses a anos, em decorrência da agressividade do agente e da pouca resistência imposta pelas condições gerais do organismo comprometido.

> **ATENÇÃO!**
>
> Mulheres com acentuada imunossupressão, como naquelas com infecção pelo vírus da imunodeficiência humana (HIV), apresentam maior frequência, persistência, comprometimento recidivante e evolutivo das neoplasias intraepiteliais escamosas de alto grau.

2 | Neoplasias intraepiteliais da linhagem glandular: nas últimas décadas, foi possível observar aumento de diagnósticos de neoplasias glandulares intraepiteliais do colo uterino, possivelmente relacionadas ao HPV tipo 18.

Ao contrário do que ocorre com a lesão de células escamosas, trata-se de desarranjo do epitélio glandular endocervical que passa a ser estratificado e a exibir alterações na distribuição de cromatina nuclear. Como essas lesões envolvem as criptas glandulares situadas profundamente no estroma cervical, condicionam atitudes terapêuticas excisionais.

A vulva também é sede de neoplasia intraepitelial de linhagem glandular, a doença de Paget, entidade rara, que incide na 6ª e 7ª décadas de vida cujo comportamento se assemelha àquele que ocorre na mama.

Como neoplasias intraepiteliais de outras linhagens celulares se citam os quadros de melanoma *in situ*, neoplasia também pouco frequente, encontrado na vulva, embora possa ocorrer nas paredes vaginais e na ectocérvice.

■ QUADRO CLÍNICO

As neoplasias intraepiteliais escamosas de alto grau costumam ser assintomáticas, com exceção das lesões vulvares, que podem manifestar alguns sintomas inespecíficos de ardor, prurido ou apenas desconforto das regiões afetadas.

As lesões cervicais assintomáticas manifestam-se por espessamentos epiteliais detectados colposcopicamente, como áreas acetorreagentes de grau maior, comprometendo de 1 a 4 quadrantes da área periorificial do colo, com bordas bem delimitadas e de superfícies irregulares, muitas vezes acompanhadas de alterações vasculares por vezes atípicas.

As lesões vaginais seguem os mesmos padrões cervicais, quiçá pouco mais salientes em superfície e com pontilhados e aspectos mosaiciformes. As lesões vulvares têm aspecto mais variado de placas acetorreagentes, máculas e pápulas acinzentadas ou ligeiramente enegrecidas dispersas pelas diferentes áreas glabras da vulva.

Em relação à doença de Paget, apresenta-se clinicamente sob a forma de lesões hiperêmicas, espessadas, de limites nítidos e com focos de escarificação. Não raramente, áreas esbranquiçadas completam o quadro. Pode comprometer parcial ou totalmente a vulva; às vezes, estende-se até as regiões perianal e inguinal e as nádegas. O prurido é o sintoma predominante. Contudo, lesão hiperpigmentada, assimétrica e de bordas irregulares pode corresponder a melanoma *in situ*. Em geral, lesão única, acomete com maior frequência os pequenos lábios e o clitóris.

■ DIAGNÓSTICO

Diante da sintomatologia pouco significativa das neoplasias intraepiteliais, uma vez mais realça-se o valor da busca dos fatores de risco para infecção por HPV, seu principal agente etiológico. Destacando-se aqueles fatores que favorecem a persistência da infecção e permitem a sua progressão, como presença de vírus de alto risco oncogênico, situações de imunossupressão, predisposição orgânica intrínseca para quadros evolutivos, entre outros.

A realização do exame citopatológico esfoliativo das lesões pode ser esclarecedor desde o início, mostrando as atipias celulares sugestivas de cada etapa, porém também pode esconder o verdadeiro teor da afecção, por pouca representatividade de células atípicas, defeitos de coleta ou presença de outros elementos passíveis de confusão. Esse exame será referido como compatível com lesão de alto grau, eventualmente sugerindo atipia moderada ou acentuada. Obedecidos os rigores técnicos que o método exige, mais de 90% das neoplasias intraepiteliais do colo uterino são diagnosticadas. Essas cifras são menores para as lesões situadas na vagina, e, para as lesões vulvares, o método é de pouca aplicabilidade, em decorrência da pequena descamação celular oferecida por este segmento de genitália inferior.

A alteração do exame citopatológico dirige o caso obrigatoriamente para a realização da colposcopia, que, por sua vez, localizará e definirá o tipo de imagem e possível biópsia. Até então, só se tem a suspeição de área alterada, porém sem identificação de sua gravidade.

A análise do exame histopatológico descreverá, então, as alterações atípicas de cada etapa evolutiva das neoplasias intaepiteliais de alto grau, escamosas, glandulares ou de outra linhagem.

As neoplasias intraepiteliais de grau II, chamadas displasias moderadas, apresentam comprometimento de atipias da espessura epitelial, não só da região correspondente à camada mais profunda, como também das camadas intermediárias do epitélio. As mitoses atípicas são relativamente frequentes e as células epiteliais descamadas exibem notória alteração da relação núcleo-citoplasma, além de alteração nuclear facilmente perceptível, com sinais de hipercromasia nuclear e de distribuição irregular da cromatina. Os efeitos citopáticos determinados pelo HPV podem ser identificados eventualmente.

As neoplasias intraepiteliais de grau III, conhecidas como displasia grave ou carcinoma *in situ*, por sua vez, são as que apresentam o maior comprometimento do epitélio. Todas as camadas encontram-se ocupadas por células atípicas, na maioria das vezes pequenas, com evidentes alterações nucleares e da relação núcleo-citoplasmática. São frequentes as mitoses atípicas. Ocorrem despolarização e desdiferenciação das várias camadas epiteliais. No entanto, é da competência do anatomopatologista a caracterização final da presença de atipia e de seu grau histológico.

A infecção pelo HPV não é evidente ao microscópio, como nos dois graus anteriores de neoplasias. A neoplasia intraepitelial de grau III apresenta acentuado potencial evolutivo para o carcinoma invasor, sobretudo do colo uterino, sendo excepcional a sua remissão.

As neoplasias intraepiteliais de linhagem glandular serão suspeitadas pelo exame citopatológico, na maior parte das vezes. Nas imagens colposcópicas que adentram o canal endocervical, nas quais não se consegue visualizar o limite cranial, também é possível suspeitar de lesões glandulares. Esfoliação seletiva do canal ou a sua curetagem poderão mostrar neoplasia de linhagem glandular. A coexistência de neoplasias glandulares com as escamosas é frequente, daí ser de grande valia qualquer suspeita de sua existência.

No caso da doença de Paget vulvar, histologicamente a pele apresenta acantose e toda a espessura do epitélio se encontra ocupada por ninhos de células atípicas, muitas das quais com citoplasma claro e granular, características dessa doença.

Em virtude da estreita relação existente entre as neoplasias intraepiteliais da genitália inferior e a infecção pelo HPV, os testes de biologia molecular mostram maior frequência de HPV de alto risco oncogênico, na gênese das lesões de pior prognóstico. A identificação do DNA viral será obtida por captura híbrida® ou reação em cadeia da polimerase (PCR), que favorecerá a identificação para a genotipagem. Recentemente, métodos mais avançados de técnicas biomoleculares procuram identificar a expressão dos RNA-mensageiros dos oncogenes E6 e E7 dos HPV 16 e 18 como recurso para definir quais lesões estariam mais propensas a evoluir, necessitando, portanto, de maior cuidado no seguimento.

Esses métodos, embora disponíveis no mercado, precisam ser rigorosamente avaliados, no tocante à avaliação e à utilidade, para não onerar, sobremaneira, as pacientes e os serviços médicos mais populares.

A abordagem diagnóstica das neoplasias intraepiteliais de colo, vagina e vulva está resumida na Figura 93.1.

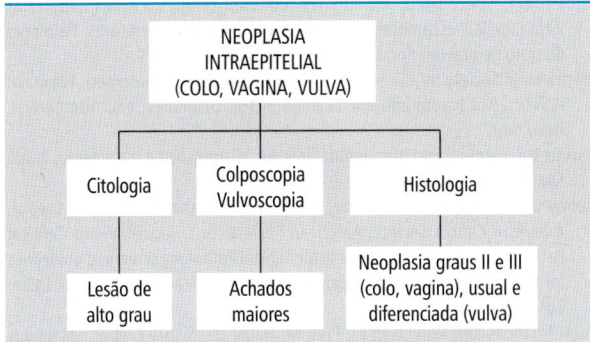

FIGURA 93.1 ■ Abordagem diagnóstica das neoplasias intraepiteliais de colo, vagina e vulva.

■ TRATAMENTO

O tratamento das neoplasias intraepiteliais do trato genital inferior depende de inúmeros fatores, além, obviamente, do órgão acometido – vulva, vagina ou colo uterino. Entre eles, merecem destaque:
- grau histológico e extensão da lesão;
- idade da paciente;
- desejo reprodutivo;
- concomitância com outras ginecopatias;
- concomitância com gestação.

ATENÇÃO!

As lesões de alto grau, por apresentarem potencial evolutivo para câncer, devem ser sistematicamente tratadas. Exceção se faz frente ao diagnóstico de neoplasia intraepitelial de colo nível II (NIC II) em adolescentes, para o qual a maioria dos consensos atuais recomenda a conduta expectante, em virtude da alta taxa de remissão espontânea – acima de 60% em até dois anos de seguimento. Nessas jovens, deve-se fazer controle citocolposcópico semestralmente, indicando-se conduta ativa somente se houver agravamento do quadro ou diante da persistência de lesão após os dois anos de seguimento.

Para as lesões de alto grau do colo do útero, é preferencial o tratamento excisional, para o qual haverá material para estudo histopatológico que confirmará o diagnóstico final da paciente. Eventualmente, é possível lançar mão da destruição da lesão em diagnóstico de NIC II, obedecendo a alguns critérios rígidos, a saber: lesões completamente visíveis com a junção escamocolunar (JEC) visualizada e com os resultados citológicos, colposcópicos e histopatológicos concordes entre si. Esta opção não se presta para as lesões que se localizam dentro do canal cervical. Entre os tratamentos destrutivos disponíveis, o que melhor se adapta para colo uterino é a vaporização a laser, técnica que consegue destruir a zona de transformação em extensão e profundidade, atingindo o fundo da cripta glandular, que pode chegar a 5 mm no estroma cervical. A cicatrização é de boa qualidade, com mínimas sequelas cicatriciais, e a JEC mantém-se visível em 90% dos casos. A crioterapia é descrita na literatura para tratamento da NIC, porém é pouca utilizada no Brasil. A eletrocoagulação pode ser utilizada, tomando-se cuidado com o uso de eletrodo em agulha para destruição dos orifícios glandulares, técnica que deve ser realizada sob visão colposcópica e analgesia. A eletrocoagulação convencional não deve ser utilizada para lesões de alto grau, pois não atinge a cripta glandular e pode sepultar neoplasia no fundo da cripta.

A técnica mais utilizada para excisão das lesões cervicais é a cirurgia por ondas de alta frequência (CORAF), em que a alça de excisão é adaptada ao tamanho da lesão e à extensão ao canal endocervical. Para lesões completamente ectocervicais (zona de transformação – ZT tipo 1), fazem-se excisões rasas, retirando mais o componente ectocervical. Para lesões que adentram parcialmente o canal endocervical, em que se visualiza o limite cranial (ZT tipo 2), faz-se a excisão retirando mais profundamente o canal; para aquelas que se perdem no canal e não se identifica o limite superior (ZT tipo 3), é necessária a técnica de conização, tanto com alta frequência, pelo eletrodo em agulha, como com laser ou bisturi.

Em virtude da suspeita de lesão glandular ou achado de microinvasão, a recomendação é a conização a bisturi. Teoricamente é mais indicada, por retirar mais tecido, por ser de melhor interpretação histológica, por não apresentar carbonização de margens. De acordo com o diagnóstico final e a idade da paciente, pode ser considerada o tratamento definitivo para o caso. Como há comprometimento da estrutura cervical por meio dessa técnica, poderá acarretar, em futuras gestações, abortamento, rotura prematura de membranas e trabalho de parto prematuro.

Em lesões de alto grau em paredes vaginais, ou neoplasias intraepiteliais de vagina (NIVA), o método de excelência é vaporização a laser de CO_2. O epitélio vaginal apresenta espessura muito fina e o laser tem a precisão de atingir toda a área afetada. Demarca-se a lesão com o uso do lugol, facilitando, assim, a orientação do feixe do laser. Em casos de lesões muito extensas, recidivantes e em imunossuprimidas, tem sido associado o uso do 5-fluorouracil a 5% neoadjuvante ou adjuvante, na forma de creme. Utilizam-se 2,5 gramas intravaginal com frequência quinzenal, perfazendo um total de até 10 ciclos, adequando o número de ciclos de acordo com a resposta clínica. Tem sido também utilizado o imiquimode intravaginal, porém sua indicação de uso em mucosas é *off-label*. A literatura mostra vários esquemas posológicos com bons resultados em relatos de caso, com remissão da lesão em situações de persistência e recidiva após outras formas de tratamento. A excisão de lesão vaginal estaria indicada principalmente para aquelas localizadas na cicatriz de cúpula vaginal em mulheres submetidas à histerectomia por neoplasia cervical prévia. Nessa situação, em que há risco de lesão residual na linha de sutura, ou nos ângulos da cúpula, é indicada a colpectomia via vaginal ou abdominal. A eletrocirurgia (CORAF) pode ser realizada, desde que por cirurgião com habilidade, sendo reservada apenas para lesões em paredes laterais, jamais em parede vaginal anterior ou posterior.

Para as lesões de alto grau em vulva, ou neoplasias intraepiteliais de vulva (NIV), deve-se ter o diagnóstico histopatológico caracterizando se são usuais ou diferenciadas.

Nas NIV tipo diferenciada, por ser considerada a real lesão precursora do câncer de vulva, o tratamento é exclusivamente excisional, necessitando-se de interpretação de toda a peça com o intuito de afastar invasão estromal. Pode ser feita com bisturi ou alça eletrocirúrgica, lembrando que a pele da vulva pode sofrer com o efeito térmico da CORAF.

Nas NIV tipo usual, a abordagem é semelhante àquela em lesões HPV induzidas. Pode ser realizado o tratamento excisional ou destrutivo. O primeiro estaria indicado para casos de lesões extensas, em que há risco de achado de microinvasão estromal. Entre os métodos destrutivos, a vaporização a laser de CO_2 tem sido a melhor escolha, por promover precisão e cicatrização com boa qualidade. Diferencia-se área pilosa, onde a destruição deve chegar a 3 mm de profundidade em virtude do comprometimento dos anexos epiteliais, da não pilosa, onde a profundidade de destruição é de 1 mm. Outras modalidades, como o uso do 5-fluorouracil e o imiquimode, têm sido utilizadas, porém a administração é caracterizada como *off-label*, ainda que a literatura apresente taxa satisfatória de cura, principalmente em casos extensos e em pacientes imunossuprimidas.

O achado de neoplasia intraepitelial em gestante requer apenas vigilância, indicando controle trimestral com citologia e colposcopia, realizando novamente a biópsia só diante de piora da imagem colposcópica. Caso se encontre microinvasão estromal, está indicada a conização clássica a bisturi. A via de parto não muda em virtude da presença de neoplasia; reavaliação é recomendada com 2 a 3 meses do parto, para confirmação do diagnóstico e tratamento definitivo.

A idade da paciente, seu desejo reprodutivo e a concomitância com outras ginecopatias serão elementos que analisados poderão influenciar as condutas expostas.

A histerectomia, quando indicada como primeira opção para o tratamento das neoplasias intraepiteliais cervicais, só poderá ser praticada sem a conização prévia se houver absoluta certeza da não existência de áreas de invasão estromal. Sua prática em carcinoma invasor não previamente diagnosticado torna precário o tratamento posterior, pois, além de inviabilizar a cirurgia radical, impossibilita a radiomoldagem, dois métodos ideais para o tratamento adequado do câncer nesse estágio de evolução.

Convém realçar que a paciente portadora de qualquer grau de neoplasia intraepitelial, tratada por qualquer uma das opções sugeridas, deverá ser mantida sob rigorosos controles citológicos e colposcópicos, semestrais no primeiro ano e anuais nos quatro anos seguintes.

A sequência do tratamento para neoplasias intraepiteliais de colo do útero, vagina e vulva é resumida na Figura 93.2.

REVISÃO

- As neoplasias intraepiteliais de colo (NIC), de vagina (NIVA) e da vulva (NIV) são diagnosticadas pelo tripé da citologia, colposcopia e histopatologia.
- Firmado o diagnóstico de lesão de alto grau (graus II e III), é indicado o tratamento pelo risco de evolução para câncer.
- Em colo uterino, o tratamento preferencial é a excisão com alças de ondas de alta frequência; em vagina, vaporização a laser; e, em vulva, excisão quando do tipo diferenciado e vaporização a laser, quando do tipo usual.
- Outras modalidades terapêuticas são indicadas de acordo com a extensão, a multicentricidade e o estado imunológico da paciente.

NIC	NIVA	NIV
1 | Excisão a | CORAF b | *Laser* c | Bisturi	**1 | Destrutivo/ imunológico** a | Vaporização a *laser* b | 5-fluorouracil c | Imiquimode	**1 | Excisional (diferenciada)** a | Bisturi b | CORAF c | *Laser*
2 | Destrutivo a | *Laser* b | Crioterapia c | Eletrocoagulação com agulha	**2 | Excisional** a | Bisturi (cúpula) b | CORAF (paredes laterais)	**1 | Destrutivo/ imunológico (usual)** a | *Laser* b | Imiquimode c | 5-fluorouracil

FIGURA 93.2 ■ Esquema sequencial de tratamento para neoplasias intraepiteliais de colo do útero, vagina e vulva.

■ LEITURAS SUGERIDAS

Cardial MFT, Speck NMG, Martins NV. Conduta terapêutica nas neoplasias intraepiteliais escamosas. In: Martins NV, Ribalta JCL, editores. Patologia do trato genital inferior. São Paulo: Roca; 2005. p. 714-29.

International Society for the Study of Vulvovaginal Disease [Internet]. Waxhaw: ISSVD; 2013 [capturado em 11 maio 2016]. Disponível em: http://www.issvd.org/.

Martins NV. Patologia do trato genital inferior: diagnóstico e tratamento. 2. ed. São Paulo: Roca; 2014. p. 337-81.

Saslow D, Solomon D, Lawson HW, Killackey M, Kulasingam SL, Cain J, et al. American Cancer Society, American Society for Colposcopy and Cervical Pathology, and American Society for Clinical Pathology screening guidelines for the prevention and early detection of cervical cancer. CA Cancer J Clin. 2012;62(3):147-72.

Sideri M, Jones RW, Wilkinson EJ, Preti M, Heller DS, Scurry J, et al. Squamous vulvar intraepithelial neoplasia: 2004 modified terminology, ISSVD Vulvar Oncology Subcommittee. J Reprod Med. 2005;50(11):807-10.

94

INFERTILIDADE CONJUGAL: ASPECTOS FEMININOS

■ VAMBERTO OLIVEIRA DE A. MAIA FILHO

■ EDUARDO L. A. MOTTA

Com o contínuo adiamento pelos casais em ter filhos, observa-se o crescente interesse nos temas relacionados à infertilidade, um problema complexo e com claras e importantes repercussões médicas, psicossociais e econômicas. De acordo com a American Society for Reproductive Medicine (ASRM),[1] aproximadamente 6,1 milhões de casais americanos, ou seja, aproximadamente 10% da população em período fértil, necessitaram de alguma intervenção no tocante à fertilidade. A eficiência reprodutiva humana é diretamente relacionada à idade dos gametas, sobretudo a quali-

DIAGNÓSTICO E TRATAMENTO

dade ovular, e a idade da mulher apenas acentua esse fato, pois é nítida a queda reprodutiva a partir dos 35 anos e dramática após os 40. Ademais, com o tempo, a mulher também está mais sujeita aos problemas tubários, infecções, endometriose, entre outras afecções.

Conceitua-se classicamente infertilidade como a ausência de gravidez após um ano de relações sexuais desprotegidas e com ciclos menstruais regulares. Contudo, esses conceitos estão sujeitos a modificações de acordo com a idade do casal, principalmente no tocante à idade da mulher. É possível ainda separá-la em primária, quando a gestação nunca ocorreu, ou secundária, quando a gestação já ocorreu.

Diante desse cenário, importantes avanços médicos ocorreram, sobretudo pelo advento da manipulação e fertilização dos gametas em laboratórios apropriados, ou fertilização *in vitro* (FIV), propiciando a oportunidade de se obter uma gravidez em situações não imaginadas uma geração atrás, contribuindo para tal a queda de barreiras econômicas e culturais.

■ FISIOPATOLOGIA

A OMS tem concentrado esforços na análise e no diagnóstico das condições médicas que determinam a infertilidade. Em países desenvolvidos, fatores femininos são responsáveis por cerca de 37% da infertilidade conjugal, e os masculinos, 13% dos casos de infertilidade. Ambos são responsáveis por 35%. Em 15%, não se encontra a causa para o problema. Entende-se que avaliação do casal é a chave para o preciso diagnóstico e a melhor terapia visando à gestação.

Ainda segundo a OMS,[2] as causas mais comuns de problemas, no sexo feminino, são: ovulatórios (25%); endometriose (15%); aderências pélvicas (12%); obstrução tubária (11%); alterações tubárias diversas (11%); e hiperprolactinemia (7%).

- **Distúrbios ovulatórios:** a anovulia crônica, sobretudo nas mulheres jovens, decorrente da síndrome dos ovários policísticos (SOP), é a principal condição da infertilidade, embora outras condições também devam ser lembradas. Ciclos ovulatórios são observados quando há menstruação cíclica e mensal.

    A OMS classificou a anovulação em grupos, conforme o Quadro 94.1.

QUADRO 94.1 ■ Classificação da anovulação segundo a OMS

1 | Anovulação hipogonádica hipogonadotrófica: mulheres com níveis de hormônio folículo-estimulante (FSH) baixo ou normal/baixo e estrogênio baixo devido à baixa liberação de hormônio liberador de gonadotrofina (GnRH) ou irresponsividade ao GnRH

2 | Anovulação normogonadotrófica e normoestrogênica: os níveis de gonadotrofinas e estrogênio são normais, contudo a secreção durante a fase folicular é anormal. A SOP é o principal grupo

3 | Anovulação hipogonádica hipergonadotrófica: níveis de FSH alto e de estrogênio baixo. A principal causa é a falência ovariana prematura ou resistência ovariana

4 | Hiperprolactinemia: inibe a secreção regular de gonadotrofinas e, consequentemente, a secreção de estrogênio. Gonadotrofinas geralmente estão normais

Fonte: World Health Organization.[2]

- **Idade oocitária:** um importante fator que afeta a fertilidade feminina é a idade. O número máximo de oogônias é atingido ainda na vida intrauterina, ao redor da 20ª semana de gestação, com um número aproximado de 6 a 7 milhões. Essas unidades primordiais iniciam sua divisão meiótica, mas a interrompem na prófase I. Ao nascimento, ocorre a perda, por atresia, de grande parte dessas células germinativas, e este número já cai para algo em torno de 1 a 2 milhões de oócitos; na puberdade, são encontrados cerca de 300 mil. Durante a vida reprodutiva, ou menacme, os folículos ovarianos serão recrutados para reassumir a meiose, por mecanismos ainda não completamente esclarecidos, mas dependentes, no início, de fatores intrínsecos (autócrinos e parácrinos) e, após, das gonadotrofinas. Desse modo, é inerente estabelecer que os folículos mais sensíveis à ativação serão os inicialmente disponibilizados, permanecendo os mais resistentes para a fase reprodutiva final. Logo, após os 35 anos, há necessidade de maiores doses de gonadotrofinas para sensibilizar uma menor coorte de folículos disponíveis, possivelmente contribuindo, dessa forma, para erros na recuperação da divisão meiótica, atribuindo menor qualidade aos oócitos.

> **ATENÇÃO!**
>
> Mulheres na transição menopausal podem continuar a ovular regularmente, mas a gestação é exceção, face à inabilidade de restituir a meiose oocitária, levando a altas taxas de aneuploidias nos oócitos remanescentes. Fatores adicionais, como tabagismo, radiação, quimioterapia e doenças autoimunes, também contribuem de forma desfavorável ao processo de fertilidade.

- **Fatores tuboperitoneais e aderências pélvicas:** problemas nas tubas uterinas e aderências pélvicas prejudicam o transporte normal do oócito e dos espermatozoides. As principais causas de infertilidade por fator tubário são as doenças inflamatórias pélvicas (DIPs) provocadas por patógenos como a clamídia e a gonorreia, além de infecções secundárias, como por apendicite, diverticulites e tuberculose (TB) pélvica. Entre as causas não infecciosas, destacam-se a endometriose e as aderências pélvicas consequentes a processos cirúrgicos prévios.

    Pacientes com obstrução tubária distal podem desenvolver hidrossalpinge, que, além de ser um fator impeditivo mecânico de encontro dos gametas, decresce os resultados da FIV por criar um ambiente hostil para a nidação, além do fator mecânico, com o líquido lavando a cavidade uterina (*wash out*). A salpingectomia, nesses casos, aumenta as chances de sucesso da FIV.

- **Miomatose uterina:** o mioma uterino é um tumor benigno frequentemente observado em exames de rotina em mulheres saudáveis. Muitos são os trabalhos que tentam avaliar o prejuízo causado pelos miomas, mas, em concreto, apenas os miomas intracavitários ou de grandes dimensões (+ 4 cm) representariam um problema à nidação dos embriões. Quando estes miomas intracavitários são removidos, as taxas de gestação aumentam significativamente. O pólipo uterino de grande dimensão poderia propiciar a mesma dificuldade.

- **Anormalidades uterinas:** as malformações congênitas e/ou adquiridas, além de deturparem a anatomia da cavidade, estão relacionadas a distúrbios da proliferação endometrial, prejudicando a implantação normal. Malformações são normalmente ligadas a abortos de repetição ou partos prematuros. Nesses casos, a competência do colo uterino deve ser sempre avaliada, e procedimentos como cerclagem ou colocação de pessários devem ser considerados como forma de prevenir perdas gestacionais.

- **Causas genéticas:** casais inférteis têm uma prevalência maior de apresentar alterações cromossômicas, como translocações, inversões e mosaicismo, se comparados à população fértil, contribuindo para erros na formação de seus gametas. As mulheres com hipogonadismo estão associadas à síndrome de Turner (cariótipo 45, X) e os homens azoospérmicos à síndrome de Klinefelter (47, XXY).
- **Causas imunológicas e trombofilias:** os quadros de hipercoagulabilidade inatos ou adquiridos e as alterações do sistema autoimune (LES, síndrome antifosfolipídica etc.) podem levar a perdas fetais prematuras (abortos) ou problemas placentários (infartos). O diagnóstico desses problemas é de exclusão e depende do histórico pessoal e familiar.
- **Infertilidade sem causa aparente (ISCA):** diagnóstico de exclusão, em que não se detecta uma causa plausível para a infertilidade após minuciosa avaliação. Muitos desses casos serão atribuídos a pequenas alterações, que separadamente em cada indivíduo não comprometeriam a fertilidade do casal, mas, quando somadas, levaram à infertilidade. Não raramente esses casais sem uma causa aparente terão mais dificuldade em conseguir uma gravidez do que aqueles com fatores bem estabelecidos, em que a terapia é mais dirigida.

■ DIAGNÓSTICO

O ginecologista tem papel crucial na investigação do casal infértil, pois, em geral, cabe a ele iniciar esse reconhecimento. A duração da infertilidade, a história menstrual para avaliação de ciclos ovulatórios, a história de doenças, cirurgias e tratamentos pregressos, o estilo de vida e o exame físico são fatores imprescindíveis para uma boa anamnese e indicação de terapia oportuna.

Na avaliação complementar, destacam-se os seguintes exames:
- **Análise seminal:** é importante destacar que a avaliação é do casal. A forma mais direta e simples de avaliar a fertilidade do homem é pelo espermograma. Uma amostra do sêmen deve ser analisada com 2 a 7 dias de abstinência sexual, em que são analisados, principalmente, a contagem, a motilidade e a morfologia do gameta masculino. Caso esses parâmetros estejam alterados, recomenda-se uma segunda amostra.
- **Histerossalpingografia (HSG):** a avaliação da permeabilidade tubária deve sempre ser realizada por meio da HSG, desde que a videolaparoscopia não esteja indicada. Esse procedimento avalia o fluxo de contraste por meio das tubas uterinas, reconhecendo processos obstrutivos e modificações graves na capacidade de aspiração do ovócito pela ampola tubária, porém sua sensibilidade é reduzida nas lesões iniciais.
- **Avaliação ovulatória e reserva ovariana:** mulheres com ciclos menstruais regulares (a cada 25 a 35 dias) e sintomas da ação progestínica são bem características de ciclos ovulatórios. A dosagem sérica da progesterona na 2ª fase do ciclo, com valores acima de 3 ng/mL, também é preditiva, embora sua constatação inequívoca se dê pela datação do endométrio nessa fase. A avaliação da reserva ovariana é imperativa. Reconhecer este dado, mesmo nos casos de mulheres mais jovens, pode-se melhor indicar o tratamento mais resolutivo e de melhor prognóstico. A reserva ovariana é modulada, além da ação do tempo, por cirurgias prévias, exposição a citotóxicos, radiação pélvica, doenças autoimunes, fumantes, história familiar ou qualquer ação deletéria sobre os óvulos.

Embora existam diversos métodos de avaliação da reserva ovariana, na atualidade valoriza-se a ultrassonografia transvaginal (USTV), durante a fase folicular precoce, com a contagem dos folículos antrais iniciais (cerca de 3 a 6 mm). A presença de mais de 8 a 10 folículos disponíveis é parâmetro de uma boa reserva. Destaca-se também a dosagem do hormônio antimulleriano (HAM), uma glicoproteína secretada pelas células da granulosa dos folículos pré-antrais e antrais iniciais, que iniciaram o processo de foliculogênese, mas ainda não sensíveis ao estímulo do FSH; desse modo, pode ser dosado em qualquer fase do ciclo, com mínima variação. Quanto maior a secreção de HAM, maior a disponibilidade folicular. Valores acima de 1 ng/mL são compatíveis com uma boa reserva ovariana e, na menopausa, são indetectáveis.

A dosagem do FSH no 3º dia do ciclo menstrual (1º ao 5º dia) era o método de eleição, em que valores abaixo de 10 UI/mL eram preditores de boa reserva. Ainda hoje muito útil e bastante usado na prática diária dos consultórios, mas não confiável diante de mulheres usando contraceptivos orais, bloqueadores do GnRH ou gestantes. A inibina-beta, o teste do clomifeno, entre outros, embora descritos, apresentam menor sensibilidade.

ATENÇÃO!

Nos casos de oligoamenorreia e sinais de hiperandrogenemia, é preciso atentar-se para a SOP, pois é um diagnóstico comum e de exclusão das outras causas de anovulia.

TABELA 94.1 ■ Analise macroscópica seminal

PARÂMETROS ANALISADOS	DESCRIÇÃO	VALORES DE REFERÊNCIA
Concentração por mL	Quantidade de espermatozoides por mL	≥ 15,0 milhões por ml
Concentração total	Quantidade de espermatozoides no volume total do ejaculado	≥ 39,0 milhões no ejaculado
Motilidade progressiva	Espermatozoides que se movem em sentido direcional (deslocam em uma direção)	≥ 32 % MP
Motilidade não progressiva	Espermatozoides que movem a cauda, mas não se deslocam	40% MP + NP
Morfologia	Análise do formato, do tamanho, de sua cauda e a peça intermediária que liga estas porções	≥ 4% de ovais normais
Vitalidade	Teste utilizado quando 40% dos espermatozoides são imóveis e que nos dá a porcentagem de espermatozoides vivos	≥ 58% de espermatozoides vivos
Concentração de células redondas	Células indiferenciadas presentes e, em geral, representam as células da espermatogênese	≤ 1,0×10⁶/mL
Concentração de leucócitos	Concentração de leucócitos por mL na amostra	≤ 1,0×10⁶/mL

Fonte: World Health Organization.[3]

- **Avaliação uterina:** a US é o método mais empregado para identificar a integridade da cavidade uterina. Simples, prático, inócuo e cada vez mais popular este deve ser o método inicial de avaliação uterina. Embora outros métodos também possam ser realizados, como a histeroscopia diagnóstica ou a histerossonografia, estes com mais efeitos colaterais e desconforto a paciente.

De acordo com a suspeita diagnóstica, são requisitadas outras formas de avaliação, como: pesquisa de anticorpos antifosfolípides, trombofílias herdadas/adquiridas, cariotipagem, além da pesquisa da endometriose, por US específica com preparo intestinal ou RM da pelve podem ser necessários.

■ TRATAMENTO

Didaticamente, é possível dividir os inúmeros tratamentos por técnicas de reprodução assistida em dois grandes grupos: os de baixa complexidade, em que os gametas são encontrados dentro do organismo, ou fertilização *in vivo*; e os de alta complexidade, que se baseiam no encontro laboratorial do ovócito e do espermatozoide, ou FIV.

BAIXA COMPLEXIDADE

Para esse grupo, são reservados geralmente casais nos quais a etiologia da infertilidade não é tão grave, isto é, existe boa reserva ovular, ao menos uma tuba patente e análise de sêmen adequada.

As principais indicações para essa classe de tratamentos incluem mulheres com anovulação crônica, fator cervical, endometriose de estádios clínicos I ou II (mínima ou leve), ISCA e fator masculino leve (a contagem seminal apresenta concentração superior a 5 milhões de espermatozoides móveis após o processamento). Vale ressaltar a necessidade de que sejam móveis progressivos, pois as demais categorias (móveis não progressivos ou imóveis) não oferecem condições para uma fertilização *in vivo* adequada.

Os tratamentos *in vivo* englobam uma série de intervenções, que se iniciam com uma simples orientação do período fértil do casal e do número mínimo de relações sexuais necessárias para uma boa taxa de fecundidade. Considera-se que duas relações sexuais por semana trazem uma boa perspectiva de gestação, não se observando um aumento significativo quando se passa a três relações por semana, o que justifica não aconselhar o casal a mudar sua rotina sexual caso já cumpra a frequência de duas relações. É possível visualizar esses dados na Tabela 94.2.

TABELA 94.2 ■ Taxa de concepção em menos de 6 meses, de acordo com a frequência semanal de relações sexuais

FREQUÊNCIA DE RELAÇÕES POR SEMANA	CONCEPÇÃO EM MENOS DE 6 MESES (%)
Menos que uma vez	17
Uma vez	32
Duas vezes	46
Três vezes	51

Fonte: American Society for Reproductive Medicine.[1]

O aconselhamento pode se sofisticar quando se determina o dia da ovulação ou se provoca esse evento. É possível lançar mão de testes para verificar a ovulação, como dosagem de hormônio luteinizante (LH, do inglês *luteinizing hormone*) na urina, seguimento ultrassonográfico, dosagem sanguínea de LH e/ou progesterona, observação do muco cervical, aferição da temperatura basal, entre outros.

De todos os métodos empregados nas técnicas de baixa complexidade, inquestionavelmente o estímulo medicamentoso da ovulação é o mais eficaz. É realizado pela maior liberação do FSH, no caso endógeno, por meio do uso de antiestrogênicos, como o citrato de clomifeno, ou mesmo inibidores da aromatase, como o letrozole. Ambos diminuem a atividade deste esteroide na hipófise, acarretando maior secreção do FSH, como mecanismo compensatório.

O citrato de clomifeno pode ser utilizado em doses que variam de 50 a 200 mg ao dia, durante cinco dias consecutivos, iniciando do 2º ao 5º dia do ciclo. Quanto mais cedo o início do uso desses medicamentos, maior a liberação do FSH endógeno e maior o recrutamento folicular; porém, se o intuito for apenas promover um crescimento mais coordenado do(s) folículo(s) naturalmente selecionado(s), mais tardio deve ser seu emprego. O letrozole é utilizado de forma semelhante em doses de 2,5 a 5 mg.

A administração exógena de gonadotrofinas apresenta maior eficácia. Essas preparações podem ser de origem urinária (FSH purificado ou hMG) ou recombinante (FSH recombinante). São comumente utilizadas em doses que variam de 75 a 150 UI ao dia, em aplicações subcutâneas (SC). Não são recomendadas doses maiores do que estas para tratamentos de baixa complexidade pelo risco de seleção de numerosos folículos e, consequentemente, indesejáveis gestações múltiplas, além do hiperestímulo ovariano. Quando da administração exógena de FSH ou hMG, é imperativo mimetizar o pico do LH, por meio da administração da gonadotrofina coriônica humana (hCG).

ATENÇÃO!

É mandatório controle ultrassonográfico quando se realiza a estimulação controlada dos ovários. O objetivo é controlar o número de folículos recrutados para que não seja superior a três (ou quatro); caso esse número seja ultrapassado, tem-se alto risco de gestação múltipla, o ciclo deve ser convertido para FIV ou cancelado, e o casal aconselhado a manter relações com preservativo até a próxima menstruação.

Após a estimulação controlada dos ovários e indução da ovulação, é possível definir um intervalo recomendável para que o casal tenha relações sexuais, que deve ser compreendido entre 36 e 42 horas após a administração do hCG. Esse tipo de conduta é chamado de coito programado (CP).

Outra forma de ofertar o gameta masculino após a rotura folicular é por meio da inseminação intrauterina (IIU), que consiste em coletar uma amostra de sêmen, realizar uma seleção dos espermatozoides com maior motilidade e concentrá-los em volume de 0,5 a 1 mL em meio de cultura, a serem colocados em uma seringa acoplada a um cateter próprio, que é introduzido pelo orifício do colo uterino e injetado 36 a 42 horas após a administração do hCG.

Qualquer que seja o método empregado, as melhores taxas de sucesso são observadas nos três meses iniciais, ou seja, a repetição desses tratamentos por longos períodos, além de ineficaz, apenas desgasta o casal e a relação médica.

ALTA COMPLEXIDADE

A FIV surgiu com o intuito de solucionar o fator tubário. O primeiro caso de sucesso dessa técnica, relatado por Steptoe e Edwards em 1978, propiciou uma revolução na infertilidade conjugal e contribuiu para o surgimento dessa nova área de atuação.

Nos anos 1980, a criopreservação de embriões obteve grande destaque, mas ainda faltava solucionar o fator masculino grave. Em 1992, Palermo, acidentalmente, "injetou" um espermatozoide no citoplasma ovular, observando sinais de fertilização no dia seguinte.[4] Surgiu a injeção intracitoplasmática de espermatozoide (ICSI) e a fase de manipulação celular nos gametas e nos embriões. Desse modo existem duas formas de produzir a fertilização laboratorial: a forma clássica e a ICSI.

A FIV clássica tem como condições mínimas a qualidade seminal. Necessita-se de ao menos 3 milhões de espermatozoides móveis progressivos por mL no processamento seminal e com morfologia estrita de Krüger maior ou igual a 4%. Sêmen com qualidade inferior não deve ser utilizado para esse tipo de tratamento.

Têm-se, então, como principais indicações da FIV clássica o fator tuboperitoneal (por sequela de DIP, laqueadura tubária ou endometriose avançada) e casos com falhas repetidas em tratamentos com baixa complexidade ou de infertilidade sem causa aparente.

Para a ICSI, as indicações fundamentalmente são os casos de fator masculino grave, com concentração de espermatozoides móveis progressivos menor do que 3 milhões por mL e/ou morfologia estrita de Krüger menor do que 4% de formas normais. Além disso, pode-se incluir como indicações nesse tipo de tratamento a endometriose de estádios clínicos III e IV (moderada e grave), mulheres com mais de 35 anos (pelo espessamento da zona pelúcida e dificuldade de penetração natural do espermatozoide) e falhas em tratamentos anteriores.

Os tratamentos de FIV, clássica ou ICSI, são chamados de alta complexidade por exigirem a presença de um laboratório de FIV e alta tecnologia.

A FIV é idealmente realizada em ciclos com a estimulação ovariana medicamentosa, sendo diversos os protocolos existentes. Contudo, resumidamente, todos se baseiam na administração, desde os dias iniciais, de altas doses de gonadotrofinas, acima de 150 unidades ao dia e chegando a doses de 450 UI. Em qualquer ciclo estimulado, é mandatório o bloqueio da atividade hipofisária, como forma de impedir a liberação prematura do LH, e, com isso, evitar a ovulação espontânea precoce, o que liberaria os óvulos, impedindo a sua captação. Para tal finalidade, utilizam-se análogos do GnRH, que ocupam os receptores de membrana da hipófise e impedem sua ativação. Se forem utilizados análogos agonistas (a-GnRH), esse bloqueio é mais tardio e haveria a necessidade de utilizar esses fármacos antes de iniciar o ciclo de estimulação propriamente dito (fase lútea média do ciclo antecessor), denotando o chamado ciclo longo. Contudo, se forem utilizados os análogos antagonistas (antag-GnRH) de ação quase imediata, o bloqueio se dará durante a fase estimulatória final e os ciclos serão curtos.

Seja no protocolo longo ou curto, o hCG é administrado para mimetizar o pico de LH, responsável por restituir a divisão meiótica nos óvulos. Aproximadamente 35 horas após a administração do hCG, os ovócitos reassumem a meiose e são captados por punção e aspiração dos folículos ovarianos guiadas por US. O procedimento é rápido, com duração de 15 minutos, e preferencialmente feito com a paciente sedada.

De 3 a 4 horas após a recuperação dos oócitos, é feita a fertilização laboratorial, clássica ou ICSI. Os embriões resultantes são mantidos em um meio de cultura próprio e em incubadora com temperatura e concentração de gases controladas durante 3 a 5 dias.

Após esse período, são selecionados os embriões de melhor divisão celular ao longo do cultivo para a transferência na cavidade uterina. Esse procedimento consiste em inserir um cateter contendo os embriões pelo orifício interno do colo uterino e acoplado a ele uma seringa com meio de cultura.

A legislação brasileira não define um número de embriões permitidos para serem repostos ao útero, mas a Resolução CFM n° 2.121/2015[5] normatiza essa prática e o limita a 02 (dois) embriões até os 35 anos, 03 (três) entre 36 e 39 anos e até 04 (quatro) após os 40. Alguns centros já realizam a SET (do inglês *single embryo transfer*), transferência eletiva de apenas um embrião. Essa preocupação visa a reduzir a iatrogenia verificada quando se tem uma gestação múltipla resultante de tratamentos por técnicas de reprodução assistida. O futuro caminha para a adoção da SET como a escolha definitiva, mas para tanto as taxas de sucesso precisam aumentar e atingir um nível satisfatório para esta medida ser universal.

As taxas de sucesso dos tratamentos de FIV também dependem da idade da mulher. Dados do Centers for Disease Control and Prevention (CDC)[6] nos Estados Unidos revelam que 40% dos ciclos iniciados em mulheres com menos de 35 anos resultaram em crianças nascidas vivas, taxa reduzida a somente 30% em mulheres entre 35 e 37 anos, 20% naquelas entre 38 e 40, 12% entre 41 e 42 e 4% em mulheres com mais de 43 anos.

DOAÇÃO DE GAMETAS

Surgiu para solucionar os problemas encontrados em pacientes com falência ovariana prematura, com baixa resposta à estimulação controlada dos ovários e menopausadas e também em homens com azoospermia.

O Conselho Federal de Medicina (Resolução n° 1.352/98)[7] determina que a doação de gametas deve ser anônima e não pode envolver aspectos financeiros.

ÚTERO DE SUBSTITUIÇÃO

Mulheres com impedimento para gestar, por não terem mais útero ou por terem doenças que tragam risco à vida, podem valer-se dessa técnica, na qual os embriões de um casal são transferidos para o útero de uma mulher que os gestará.

O Conselho Federal de Medicina determina normas específicas e que não haja envolvimento comercial no tratamento.

MICROCIRURGIAS

Nessa modalidade, têm-se basicamente as recanalizações tubárias ou de deferentes para pacientes com ligadura tubária ou homens vasectomizados, além de técnicas para a obtenção de espermatozoides.

Para que a recanalização tubária seja feita, é obrigatório que a ampola e as fímbrias estejam intactas e haja uma tuba com comprimento final pós-recanalização maior do que 5 cm de extensão. O tempo de ligadura tubária não interfere nos resultados, e o mais importante para o prognóstico é a idade da paciente.

A ausência de espermatozoides no ejaculado, por causas obstrutivas ou não, pode ser ultrapassada pela obtenção do gameta masculino diretamente no seu sítio de produção (testículo) ou armazenamento (epidídimo). Quando se busca no epidídimo, tem-se o procedimento chamado de PESA (*percutaneous sperm aspiration*) ou o MESA (*microsurgical epididymal sperm aspiration*); quando no testículo, há o TESA (*testicular sperm aspiration*) ou TESE (*testicular sperm extraction*).

Finalizando, os tratamentos por técnicas de reprodução assistida devem ser individualizados, procurando sempre obter o melhor resultado, com o menor grau de invasão possível. Diante da dificuldade de se estabelecer, muitas vezes, um diagnóstico preciso, cabe ao especialista aconselhar os casais inférteis sobre os benefícios e complicações de cada tecnologia.

REVISÃO

- Os problemas mais comuns de infertilidade feminina são: idade ovular, distúrbios ovulatórios, endometriose, aderências pélvicas, obstrução tubária, alterações tubárias diversas e hiperprolactinemia.
- A investigação do casal infértil deve passar pela análise seminal, histerossalpingografia, avaliação ovulatória e avaliação uterina.

DIAGNÓSTICO E TRATAMENTO

- O tratamento da infertilidade é dividido em dois grupos: baixa complexidade, casais cuja infertilidade não é tão grave e as taxas de sucesso alcançadas são boas, tendo como base uma série de intervenções, que partem da orientação do período fértil do casal e do número mínimo de relações sexuais necessárias; e alta complexidade, realizada com fertilização *in vitro*.

■ REFERÊNCIAS

1. American Society for Reproductive Medicine. Frequently asked questions about fertility [Internet]. Birmingham: ASRM; c1996-2013 [capturado em 22 out. 2016]. Disponível em: http://www.reproductivefacts.org/awards/index.aspx?id=3012.
2. World Health Organization. Women's health: fact sheet n°334 [Internet]. Geneva: WHO; 2013 [capturado em 22 out. 2016]. Disponível em: http://www.who.int/mediacentre/factsheets/fs334/en/.
3. World Health Organization. WHO laboratory manual for the examination and processing of human semen [Internet]. 5th ed. Geneva: WHO; 2010.
4. Palermo G, Joris H, Devroey P, Van Steirteghem AC. Pregnancies after intracytoplasmic injection of single spermatozoon into an oocyte. Lancet. 1992;340(8810):17-8.
5. Conselho Federal de Medicina. Resolução CFM n° 2.121, de 24 de setembro de 2015. Adota as normas éticas para a utilização das técnicas de reprodução assistida, anexas à presente resolução, como dispositivo deontológico a ser seguido pelos médicos [Internet]. Brasília: CFM; 2015 [capturado em 22 out. 2016]. Disponível em: http://www.portalmedico.org.br/resolucoes/CFM/2.12/2015.pdf.
6. Centers for Disease Control and Prevention; American Society for Reproductive Medicine; Society for Assisted Reproductive Technology. 2005 assisted reproductive technology success rates: national summary and fertility clinic reports. Atlanta: CDC; 2007.
7. Conselho Federal de Medicina. Resolução CFM n° 1.352, de 19 de novembro de 1992. Adota normas éticas para utilização das técnicas de reprodução assistida [Internet]. Brasília: CFM; 1992 [capturado em 22 out. 2013]. Disponível em: http://www.portalmedico.org.br/resolucoes/CFM/1992/1358_1992.htm.

■ LEITURA SUGERIDA

Wellons MF, Lewis CE, Schwartz SM, Gunderson EP, Schreiner PJ, Sternfeld B, et al. Racial differences in self-reported infertility and risk factors for infertility in a cohort of black and white women: the CARDIA Women's Study. Fertil Steril. 2008;90(5):1640-8.

95

PLANEJAMENTO FAMILIAR

■ ZSUZSANNA ILONA KATALIN DE JÁRMY DI BELLA
■ FABIO ARAUJO
■ CRISTINA AP. FALBO GUAZZELLI

■ DEFINIÇÃO

Planejamento familiar é um conjunto de ações ligada à saúde que proporciona informações e meios para que casais decidam livre, consciente e responsavelmente pelo número de filhos e a época para tê-lo(s), segundo o conceito da OMS.

As taxas de natalidade no Brasil vêm apresentando quedas sucessivas desde a década de 1960, passando da média de 3,6 filhos por mulher em idade fértil para 1,8 nas últimas avaliações e, ainda menor, na cidade de São Paulo, atualmente de 0,9 filho por mulher.

A Pesquisa Nacional de Demografia e Saúde da Criança e da Mulher (PNDS) do Brasil, em 2006, mostrou que 80% das brasileiras com idade entre 15 e 49 anos são usuárias de método contraceptivo hormonal representando mais 50 milhões de mulheres.[1]

Observa-se então a queda no número de filhos devido ao uso de contraceptivos em larga escala nas últimas décadas. Inúmeros são os métodos anticoncepcionais, alguns mais eficazes, outros, menos. Com o intuito de comparar diferentes métodos e sua efetividade, calcula-se a taxa de efetividade e a taxa de continuidade de uso deles.

■ TAXAS DE EFETIVIDADE E CONTINUIDADE

A taxa de efetividade mede quanto um contraceptivo evita uma gestação, por meio do índice de Pearl – a porcentagem de gestações que ocorrem com o uso de um método anticoncepcional, de modo perfeito (correto conforme em bula) ou habitual (incluindo esquecimentos, atrasos e uso irregular), no primeiro ano.[2]

Por sua vez, a taxa de continuidade é calculada avaliando-se o número de usuárias que mantiveram o contraceptivo no primeiro ano de uso, portanto mede a aderência ao método.[2]

Na Tabela 95.1, observam-se, segundo a OMS, a taxa de efetividade e de continuidade dos diferentes métodos.

■ CLASSIFICAÇÃO DOS MÉTODOS CONTRACEPTIVOS

Os contraceptivos podem ser classificados de diversas maneiras:[3]
- Tempo de uso: temporário e definitivo.
- Via de administração: oral, transdérmico (adesivo), subdérmico (implante), intramuscular (injetável), vaginal, intrauterino (DIU e SIU).
- Hormonais e não hormonais: métodos hormonais orais e não orais, DIU, métodos de barreira, métodos comportamentais, esterilizações.

Para fins didáticos, utilizar-se-á a última classificação.

CONTRACEPTIVOS HORMONAIS

Os métodos de anticoncepção hormonal são aqueles que utilizam medicações similares aos esteroides ovarianos para promoverem modificações na fisiologia feminina com o objetivo de impedir a fecundação. Podem ser classificados, quanto à sua composição em progestagênio isolado ou combinado, quando se associam a um componente estrogênico sintético ou natural.[4]

Anticoncepção hormonal combinado oral

O anticoncepcional hormonal combinado oral (AHCO) contém estrogênio na sua formulação, que pode ser o etinilestradiol, valerato de estradiol ou 17B estradiol associado a um progestagênio.

O Estradiol (E2) é o principal e mais potente estrogênio natural produzido pelos ovários, no entanto, apresenta baixa potência quando administrado por via oral. Sua introdução na formulação dos AHCO é recente.

O componente estrogênico dos contraceptivos hormonais, na maioria das vezes o etinilestradiol, colabora na contracepção por inibição central da liberação do hormônio folículo-estimulante (FSH) interferindo no desenvolvimento dos folículos ovarianos e estabilizando o endométrio. Dessa forma, o uso intermitente da combinação etinilestradiol com um progestagênio permite anticoncepção com sangramentos cíclicos por

ATUALIZAÇÃO TERAPÊUTICA

TABELA 95.1 ■ Métodos contraceptivos conforme efetividade e taxas de efetividade e continuidade

MÉTODOS	EFETIVIDADE	TAXA DE EFETIVIDADE USO HABITUAL (%)	TAXA DE EFETIVIDADE USO PERFEITO (%)	TAXA DE CONTINUIDADE (%)
Implante	Muito efetivo	0,05	0,05	84
SIU	Muito efetivo	0,2	0,2	80
DIU T 380	Muito efetivo	0,8	0,6	78
Vasectomia	Muito efetivo	0,15	0,10	100
Ligadura tubária	Muito efetivo	0,5	0,5	100
Lactação e amenorreia	Efetivo	–	–	–
Injetável trimestral	Efetivo	6	0,2	56
Adesivo ou anel vaginal	Efetivo	9	0,3	67
Contraceptivo oral	Efetivo	9	0,3	67
Preservativo masculino	Moderadamente efetivo	18	2	43
Preservativo feminino	Moderadamente efetivo	21	5	41
Diafragma com espermicida	Moderadamente efetivo	12	6	57
Métodos comportamentais: calendário	Menos efetivo	24	0,4-5	47
Coito interrompido	Menos efetivo	22	4	46
Espermicida	Menos efetivo	28	18	42
Nenhum método		85	85	–

privação hormonal, mimetizando ciclos menstruais regulares com perda sanguínea em menor quantidade.[4,5]

Quanto aos progestagênios, são compostos sintéticos derivados da progesterona, da testosterona ou da espironalactona. Os derivados da progesterona, os pregnanos, provêm da 17-hidroxiprogesterona, sem ação androgênica. Fazem parte deste grupo o acetato de ciproterona, acetato de medroxiprogesterona e o acetato de clormadinona.[4,5]

Os derivados da testosterona provêm da etiniltestosterona, com a retirada de um radical metil no carbono 19 e, por isso, são chamados de 19-nortestosterona. Entre eles, está o levonorgestrel, o mais potente e com menos efeito antiandrogênico, porém menos associado a fenômenos trombóticos. Outros componentes deste grupo são o desogestrel e seu derivado ativo, o etonorgestrel, o norgestimato e seu derivado ativo norelgestromina. Cita-se ainda a drospirenona, um derivado da espironalactona, que tem propriedades antimineralocorticosteroide e antiandrogênica. Por sua vez, o dienogeste é um composto híbrido a partir da noretindrona e o progestagênio mais recente o nomegestrel, conhecido por sua meia vida longa.[6]

Os progestagênios inibem a secreção do hormônio luteinizante (LH) que atua sobre o eixo hipotálamo-hipófisário, tornando o ciclo anovulatório. Apresenta ainda outras ações importantes, como a alteração do muco cervical que se torna hostil à passagem dos espermatozoides, a atrofia endometrial e a diminuição da motilidade das tubas uterinas.

Os contraceptivos hormonais combinados orais podem ser classificados, a partir da dose estrogênica em alta (> 50 μg de etiniestradiol), média (= 50 μg de etinilestradiol) e baixa dose (< 50 μg). Hoje, prevalecem no mercado os métodos de baixa dose (30 μg) e, mais recentemente, surgiram os de baixíssima dose (15 ou 20 μg). O objetivo é diminuir os efeitos colaterais, podendo acarretar aumento de sangramentos irregulares em algumas usuárias.

As principais queixas são náuseas, ganho de peso, alteração de humor, mastalgia, cefaleia e sangramento irregular.

ATENÇÃO!

As usuárias dos contraceptivos hormonais devem ser orientadas do fato de que, no início da sua utilização, alguns sintomas podem aparecer e na grande maioria das vezes estas queixas tendem a diminuir após três meses.

Alguns efeitos são atribuídos à dose de estrogênio, como o sangramento irregular que ocorre em 10-30% das usuárias no primeiro mês de uso, sendo uma causa frequente de descontinuidade.

Os contraceptivos hormonais têm indicação adicional na endometriose, na dismenorreia, na síndrome da tensão pré-menstrual, na mastalgia cíclica, na adequação da data do sangramento, no sangramento uterino disfuncional e nos cistos ovarianos funcionais, além de controle de anemia. Secundariamente, esses métodos diminuem a incidência de câncer de ovário, de endométrio e, possivelmente, colorretal.[6]

As principais contraindicações para os métodos hormonais combinados são as associadas com o aumento de risco de trombose (tabagismo após 35 anos, imobilização prolongada, doenças cardiovasculares), hipertensão arterial, enxaqueca com aura, alterações hepáticas, neoplasias hormônio-dependentes e interação medicamentosa.

INTERAÇÃO MEDICAMENTOSA

A interação medicamentosa com os contraceptivos hormonais pode ocorrer já na absorção, em suas respectivas metabolizações, e nas propriedades farmacocinéticas e farmacodinâmicas. Classicamente, acontecem por conta da indução do sistema enzimático hepático da CYP1A2 e da CYP3A4, o que determina competição entre um medicamento e o contraceptivo hormonal e, por vezes, diminui a efetividade de um deles ou de ambos.

As principais interações medicamentosas são com anticonvulsivantes (barbitúricos, fenitoína, carbamazepina, oxcarbamazepina, topiramato, lamotrigina e primidona) e com a rifampicina. Todos os antirretrovirais utilizados em mulheres HIV+ podem ser utilizados segundo a última atualização dos Critérios de elegibilidade da Organização Mundial da Saúde (OMS). Os contraceptivos de baixa dose parecem ser os mais atingidos independente da via de administração (oral, adesivo, anel vaginal), ao passo que os injetáveis intramusculares são menos influenciados.[6,7]

Anticoncepção hormonal combinada não oral

São métodos que evitam a primeira passagem hepática por não utilizarem a via gastrintestinal, por isso são metabolizados mais tardiamente. Em decorrência, diminuem os efeitos gastrintestinais, o índice de esquecimento e atrasos na tomada. Entre eles destacam-se os injetáveis mensais, o anel vaginal, e o adesivo.[4,5]

Injetáveis mensais

São métodos hormonais combinados, compostos de estradiol (valerato, enantato ou cipionato) associado a um progestagênio que são utilizados por via intramuscular mensalmente. Apresentam alta eficácia com poucos efeitos colaterais. Devem ser administrados a cada 30 dias preferencialmente nas nádegas. Os principais nomes comerciais são: Mesigyna®, Perlutan®, Depomês®.[6]

Anel vaginal (NuvaRing®)

Feito de copolímero de vinil acetato, o anel vaginal mede 5,4 cm de diâmetro e contém 11,7 mg de etonorgestrel e 2,7 mg de etinilestradiol, liberando diariamente 120 μg e 15 μg, respectivamente. O primeiro anel é inserido no primeiro dia da menstruação e, em caso de troca de anticoncepcional, no dia correto da tomada do contraceptivo anterior. A troca do anel é feita retirando o anel no 21º dia, reinserindo outro após 7 dias.[6] A inserção deve ser feita no terço superior da vagina, manobra que se torna cômoda quando se comprime o anel e o introduz no sentido anteroposterior da vulva. Na imensa maioria das vezes, o anel passa despercebido pelo parceiro. Mulheres com prolapso uterino ou com grandes roturas perineais ou mesmo com constipação intestinal podem ter dificuldades na inserção e na retenção do anel vaginal. Tanto os efeitos colaterais quanto as complicações e os critérios de elegibilidade seguem o padrão dos anticoncepcionais hormonais combinados.

Adesivo cutâneo (Evra®)

Trata-se de um conjunto de três adesivos, com colante para pele, de 4,5 cm de lado; cada adesivo contém: norelgestromina (6 mg) e etinilestradiol (0,60 mg) liberando diariamente 60 μg e 20 μg, respectivamente. Não é recomendado para mulheres acima dos 90 kg, pois essa condição diminui a sua efetividade. Coloca-se o primeiro adesivo no 1º dia do ciclo menstrual, trocando-o semanalmente; após o terceiro adesivo, dá-se uma pausa de sete dias, quando se completa o ciclo de 28 dias. Durante a pausa ocorre o sangramento por privação hormonal. A pele deve estar seca e limpa, fora da ação solar, das pregas cutâneas e longe das mamas, como no hipogástrio, nas fossas ilíacas, no dorso, nas costas e na parte superior das nádegas. Se o adesivo desgrudar em pequena parte, tentar aderi-lo imediatamente. Se o descolamento for grande ou total, deve-se trocar o adesivo no mesmo dia; se passou do dia do descolamento, usar este dia como o primeiro de um novo ciclo de 1 conjunto de adesivos e associá-lo a um método de barreira por sete dias. Tanto os efeitos colaterais quanto as complicações e os critérios de elegibilidade seguem o padrão dos anticoncepcionais hormonais combinados.[6]

Anticoncepção hormonal só com progestagênio

O anticoncepcional hormonal oral só com progestagênio, como o levonorgestrel, noretisterona ou linestrenol, era denominado "minipílula" e indicado para o período do aleitamento materno. Mais recentemente, o contraceptivo que contem desogestrel (75 μg) foi difundido tanto para mulheres em aleitamento materno quanto para mulheres no menacme apresentando maior eficácia do que os progestagênios mencionados, semelhante à obtida com o uso dos contraceptivos combinados.

O mecanismo de ação se baseia principalmente na inibição da ovulação e no espessamento do muco cervical, dificultando a ascensão dos espermatozoides, além do efeito sobre o endométrio, tornando-o hipotrófico e menos vascularizado.[5]

As vias de administração podem ser oral, intramuscular (injetável intramuscular), subdérmica (implante) e intrauterina (sistema intrauterino), sendo que os 2 últimos são considerados métodos de contracepção reversível de longa duração (LARC, do inglês *long acting reversible contraception*), pois não dependem da aderência da mulher para manter a eficácia da contracepção.

Injetável trimestral

O acetato de medroxiprogesterona de depósito é aplicado a cada 90 dias e encontra-se disponível no mercado na dose de 150 mg intramuscular. Em breve, será também comercializado na dose de 104 mg subcutâneo com a possibilidade de autoadministração. Pode interferir negativamente na densidade mineral óssea (DMO) quando utilizado por tempo prolongado, mas o efeito cessa quando se interrompe o uso. Além disso, adolescentes obesas ou sobrepeso são mais propensas ao ganho de peso consistente durante o uso.[6]

Implante subdérmico (Implanon®)

O implante é 1 contraceptivo anovulatório de 3 anos de duração composto de 68 mg de etonorgestrel num bastão flexível único medindo 40x2 mm. O etonorgestrel, derivado de 19-nortestosterona, é o metabólito biologicamente ativo do desogestrel. É inserido sob anestesia local na face medial do antebraço.[6]

Sistema intrauterino liberador de levonorgestrel (Mirena®)

O sistema intrauterino (DIU) liberador de levonorgestrel é composto de 52 mg do progestagênio, que é liberado por 5 anos. Seu principal efeito é na alteração no muco cervical, e secundariamente na atrofia endometrial. A ovulação é inibida em alguns ciclos, mas não é a principal forma de anticoncepção.[6]

Dispositivo intrauterino

O dispositivo intrauterino liberador de cobre em formato de T tem um fio de cobre enrolado à haste vertical, e em alguns modelos nos braços também, como no T380A. Além disso, existe 1 fio monofilamentar de náilon amarrado à extremidade terminal da haste para facilitar a futura retirada. O corpo plástico contém sulfato de bário, portanto, é radiopaco. O contraceptivo dura até 10 anos, e sua principal forma de ação é espermicida, além de alteração arquitetural do endométrio.

Critérios de elegibilidade para uso dos contraceptivos

Após 30 anos do lançamento da primeira pílula contraceptiva, pairavam muitas dúvidas em relação aos efeitos adversos e complicações consequentes ao uso de anticoncepcionais. Dessa forma, em 1996, a OMS lança a 1ª edição dos critérios de elegibilidade para contraceptivos. O objetivo príncipe foi auxiliar os profissionais da saúde na indicação e contraindicação dos métodos anticoncepcionais. São recomendações para que cada país possa adaptar conforme sua cultura, crenças e disponibilidade aos diversos contraceptivos.[7]

A 2ª edição foi lançada em 2004, a terceira em 2007 e a quarta em 2009. Baseada nas modificações da quarta edição o CDC lançou seus próprios critérios para o uso dos contraceptivos e a FEBRASGO traduziu para o português o manual para uso dos contraceptivos em 2010.[7] Entre os principais tópicos revisados na última edição, de 2015, salientam-se os seguintes:

- Mudança nos critérios relacionados: à idade acima e abaixo de 40 anos; ao pós-parto e aleitamento materno; a afecções do sistema venoso superficial e dislipidemias; à contracepção de emergência e a contraceptivos intrauterinos nas mulheres de alto risco para DST, para HIV positivas e para as que estão em terapia retroviral.
- Inclusão de novos métodos contraceptivos, como o acetato de medroxiprogesterona subcutâneo e de menor dose (104 mg), o implante subcutâneo chinês com preço mais acessível, anel de progestagênio e o acetato de ulipristal como contracepção de emergência;

Dessa forma, desde a 1ª edição, a OMS propôs que os termos indicações e contraindicações sejam substituídos por quatro categorias:

Na *categoria 1*, estão as condições clínicas para a qual não se encontra impedimento ao uso de um determinado método. Ela corresponderia às indicações de uso universal na classificação antiga, portanto o método pode ser usado de forma segura.

Na *categoria 2*, estão as condições para as quais se supõe que os benefícios sejam maiores do que os riscos teóricos ou reais. Portanto, o método pode ser usado, mas com atenção em seu seguimento. Ela corresponderia às antigas contraindicações relativas leves.

Por sua vez, a *categoria 3* corresponde aos casos em que o método incorre em riscos teóricos ou reais maiores que os benefícios. Neste caso, o método somente poderá ser orientado se não houver outra alternativa aceitável, assegurado que haja restrito seguimento. Ela corresponde à antiga contraindicação relativa grave.

Por fim, na *categoria 4*, a condição clínica se opõe formalmente ao uso do contraceptivo, e o método não deverá ser usado em nenhuma hipótese. Ela diz respeito às antigas contraindicações absolutas.

Observa-se no Quadro 95.1 as categorias utilizadas pela OMS para classificar o uso de determinado contraceptivo para cada situação ou afecção.

ATENÇÃO!

Os critérios de elegibilidade para contraceptivos da OMS abrangem todos os tipos de anticoncepcionais, porém redobra-se o cuidado no tocante aos métodos hormonais, e o dispositivo intrauterino de cobre, uma vez que os efeitos negativos podem agravar algumas afecções de forma grave.

No Quadro 95.2, cotejam-se as principais condições clínicas e as categorias referentes aos métodos anticoncepcionais hormonais conforme a Quinta Edição dos Critérios de Elegibilidade para uso de contraceptivos da OMS, publicado em 2015 (Quadro 95.2). Os critérios relacionados ao puerpério encontram-se no respectivo capítulo.[7] Além dessas categorias, o documento apresenta ainda avaliações quanto aos métodos comportamentais (Quadro 95.3), a esterilização cirúrgica feminina (Quadro 95.4) e a masculina (Quadro 95.5).[7] Essas e outras informações são acessadas na página da internet.[1]

QUADRO 95.1 ■ Categorias dos critérios de eligibilidade para o uso dos contraceptivos

CATEGORIAS	ESCLARECIMENTOS	ANTIGA DENOMINAÇÃO	CONCLUSÃO
1	Não existem dados que contraindiquem o método	Indicação	Pode ser usado
2	Teoricamente, os benefícios são maiores do que os malefícios	Contraindicação relativa leve	Pode ser usado
3	Teoricamente, os malefícios são maiores do que os benefícios	Contraindicação relativa grave	Não deve ser usado
4	Os riscos são inaceitáveis	Contraindicação absoluta	Não deve ser usado

Fonte: World Health Organization.[7]

REVISÃO

- Diversos são os métodos contraceptivos disponíveis, tanto hormonais quanto não hormonais, de longa duração ou uso exclusivo durante o ato sexual.
- Mister se faz receber orientações quanto aos métodos existentes, preferencialmente por equipe multiprofissional envolvendo médicos, enfermeiras, psicólogas e assistente social.
- Os critérios de elegibilidade da OMS facilitam a prescrição dos métodos contraceptivos nas mais variadas afecções e fases hormonais da mulher.

■ REFERÊNCIAS

1. Camargos A, Pereira FAN, Cruzeiro IKDC. Anticoncepção. In: Camargos AF, Pereira FAN, Cruzeiro IKDC, Machado RB. Anticoncepção, endocrinologia e infertilidade: soluções para a ciclicidade feminina. Belo Horizonte: Coopmed; 2011.
2. Trussell J. Contraceptive efficacy. In: Hatcher RA, Trussell J, Nelson AL, Cates W, Kowal D, Policar M, editors. Contraceptive technology: twentieth revised edition. New York: Ardent Media; 2011.
3. Jármy-Di Bella ZIK, Araujo FF. Classificação dos anticoncepcionais. In: Araujo FF, Jármy-Di Bella ZIK. Anticoncepção e planejamento familiar. São Paulo: Atheneu; 2014.
4. Fritz MA, Speroff L. Contracepção oral. In: Fritz MA, Speroff L. Endocrinologia ginecológica clínica e infertilidade. 8. ed. Rio de Janeiro: Revinter; 2015. p. 977-1090.
5. Hatcher RA, Nelson A. Combined hormonal contraceptive methods. In: Hatcher RA, editor. Contraceptive technology. 18th rev. ed. New York: Ardent Media; 2004. p. 391-460.
6. Poli MEG, Mello CR, Machado RB, Pinho Neto JS, Spinola PG, Tomas G, et al. Manual de anticoncepção da Febrasgo. Femina. 2009;37(9):459-92.
7. World Health Organization. Medical eligibility criteria for contraceptive use [Internet]. 5th ed. Geneva: WHO; 2015 [capturado em 13 jul. 2016]. Disponível em: http://apps.who.int/iris/bitstream/10665/181468/1/9789241549158_eng.pdf?ua=1

QUADRO 95.2 ■ Principais condições clínicas e os critérios de elegibilidade para contraceptivos hormonais da Organização Mundial da Saúde. Em negrito, as condições recém-atualizadas na última edição

CONDIÇÕES	ASSOCIAÇÃO DE ESTROGÊNIO E PROGESTAGÊNIO		PROGESTAGÊNIO ISOLADO			SIU	DIU	CONDOM	DIAFRAGMA	ESPERMICIDA
	PÍLULAS, ADESIVO, ANEL VAGINAL, ADESIVO	INJETÁVEL	PÍLULAS	INJETÁVEL DMPA	IMPLANTE					
Idade										
Menarca – 40 anos	1	1						1	1	1
> 40 anos	2	2						1	1	1
Menarca – 18 anos			1	2	1					
18 aos 45 anos			1	1	1					
> 45 anos			1	2	1					
Menarca – 20 anos						2	2			
> 20 anos						1	1			
Paridade										
Nulípara ou multípara	1	1	1	1	1	1/2	1/2	1	1	1/2
< 2 dias e lactação						2	2			
< 2 dias sem lactação						1	1			
2 dias — 4 semanas				2		3	3			
> 4 sem						1	1			
Sepse puerperal						4	4			
Pós-aborto										
1º trimestre	1	1	1	1	1	1	1			
2º trimestre	1	1	1	1	1	2	2			
Séptico	1	1	1	1	1	4	4			
Após gravidez ectópica	1	1	1	1	1	1	1			
História cirurgia pélvica	1	1	1	1	1	1	1			
Tabagismo										
< 35 anos	2	2	1	1	1	1	1			
> 35 anos e < 15 cigarros/dia	3	2	1	1	1	1	1			
> 35 anos e > 15 cigarros/dia	4	3	1	1	1	1	1			
Obesidade										
IMC > 30g/m²	2	2	1	1	1	1	1			
até 18 anos e IMC > 30g/m²	2	2	1	2	1	1	1			
Múltiplos fatores de risco cardiovascular (idade, tabagismo, diabetes, hipertensão e dislipidemia)	3/4	3/4	2	3	2	1	1			1

ATUALIZAÇÃO TERAPÊUTICA

CONDIÇÕES	ASSOCIAÇÃO DE ESTROGÊNIO E PROGESTAGÊNIO			PROGESTAGÊNIO ISOLADO					CONDOM	DIAFRAGMA	ESPERMICIDA
	PÍLULAS, ADESIVO, ANEL VAGINAL, ADESIVO	INJETÁVEL	PÍLULAS	INJETÁVEL DMPA	IMPLANTE	SIU	DIU				
Hipertensão arterial											
História de hipertensão sem possibilidade de avaliar pressão atual	3	3	2	2	2	2	1		1	1	1
História de hipertensão na gestação, pressão atual normal	2	2	1	1	1	2	1		1	1	1
Hipertensão controlada			1	2	1	1	1		1	1	1
Leve (até 140 X 90 mmHg)	3	3	1	2	1	1	1		1	1	1
Grave (≥ 160 X 100 mmHg)	4	4	2	3	2	2	1		1	1	1
Com lesão vascular	4	4	2	3	2	2	1		1	1	1
TVP/EP											
História pessoal	4	4	2	2	2	2	1		1	1	1
Doença aguda	4	4	3	3	3	3	1		1	1	1
Doença aguda em tratamento	4	4	2	2	2	2	1		1	1	1
História familiar (1º grau)	2	2	1	1	1	1	1		1	1	1
Cirurgia maior											
a. imobilização prolongada	4	4	2	2	2	2	1		1	1	1
b. sem imobilização	2	2	1	1	1	1	1		1	1	1
Cirurgia menor sem imobilização	1	1	1	1	1	1	1		1	1	1
Mutação trombogênica conhecida (fator V de Leiden, mutação de protrombina, proteína C, proteína S e deficiências de antitrombina	4	4	2	2	2	2	1		1	1	1
Afecções veias superficiais											
Veias varicosas	1	1	1	1	1	1	1		1	1	1
Trombose venosa superficial	2	2	1	1	1	1	1		1	1	1
História de cardiopatia isquêmica ou doença atual	4	4	I=2 C=3	3	I=2 C=3	I=2 C=3	1		1	1	1
História de AVC	4	4	I=2 C=3	3	I=2 C=3	2	1		1	1	1
Dislipidemia sem outros fatores cardiovasculares	2	2	2	2	2	2	1		1	1	1
Valvulopatias											
Não complicadas	2	2	1	1	1	1	1		1	1	1
Complicadas (hipertensão pulmonar, fibrilação atrial, endocardite aguda)	4	4	1	1	1	2	2		1	1	2
LES											
Anticorpos antifosfolípides positivo ou desconhecido	4	4	3	3	3	3	1	3	1	1	1

Condição								
Trombocitopenia grave	2	2	2	I=3 / C=2	2	2	1	1
Com tratamento imunossupressor	2	2	2	2	2	1/2	1	1
Nenhum dos anteriores	2	2	2	2	2	1	1	1
Cefaleia								
Não enxaquecosa	I=1 / C=2	I=1 / C=2	1	1	1	1	1	1
Enxaqueca sem aura e idade < 35 anos	I=2 / C=3	I=2 / C=3	I=1 / C=2	I=2 / C=2	2	1	1	1
Enxaqueca sem aura e idade > 35 anos	I=3 / C=4	I=3 / C=4	I=1 / C=2	I=2 / C=2	2	1	1	1
Enxaqueca com aura	4	4	I=2 / C=3	I=2 / C=3	I=2 / C=3	1	1	1
Epilepsia	1	1	1	1	1	1	1	1
Transtornos depressivos	1	1	1	1	1	1	1	1
Sangramento vaginal regular ou irregular moderado ou intenso ou prolongado	1	1	1	1	2	I=1 / C=2	1	1
Sangramento genital inexplicado com suspeita de condição grave em avaliação	2	2	2	3		I=4 / C=2	I=4 / C=2	1
Endometriose	1	1	1	1	1	1	2	1
Cistos e tumores benignos ovarianos	1	1	1	1	1	1	1	1
Dismenorreia intensa	1	1	1	1	1	1	2	1
Doença trofoblástica gestacional benigna ou maligna	1	1	1	1	1	3/4	3/4	1
Ectopia cervical	1	1	1	1	1	1	1	1
Neoplasia intraepitelial cervical	2	2	1	2	2	2	1	1
Câncer cervical aguardando tratamento	2	2	1	2	2	I=4 / C=2	I=4 / C=2	1
Afecções mamárias								
Tumor sem diagnóstico	2	2	2	2	2	2	1	1
Doença benigna mama	1	1	1	1	1	1	1	1
História familiar de câncer de mama	1	1	1	1	1	1	1	1
Câncer de mama atual	4	4	4	4	3	4	1	1
Após 5 anos, câncer de mama tratado	3	3	3	3	3	3	1	1
Câncer endometrial	1	1	1	1	1	I=4 / C=2	I=4 / C=2	1
Câncer ovariano	1	1	1	1	1	I=3 / C=2	I=3 / C=2	1
Mioma uterino								
Sem deformar cavidade uterina	1	1	1	1	1	1	1	1
Deformando cavidade uterina	1	1	1	1	1	4	4	1

ATUALIZAÇÃO TERAPÊUTICA

CONDIÇÕES	ASSOCIAÇÃO DE ESTROGÊNIO E PROGESTAGÊNIO			PROGESTAGÊNIO ISOLADO						CONDOM	DIAFRAGMA	ESPERMICIDA
	PÍLULAS, ADESIVO, ANEL VAGINAL, ADESIVO	INJETÁVEL	PÍLULAS	INJETÁVEL DMPA	IMPLANTE	SIU	DIU					
Anormalidades anatômicas uterinas												
Congênitas ou adquiridas deformando a cavidade						4	4			1	1	1
Anatômicas (estenose cervical) que não interfiram na inserção						2	2			1	1	1
Doença Inflamatória Pélvica												
Histórico de DIP com gestação subsequente	1	1	1	1	1	I=1 C=1	I=1 C=1			1	1	1
Histórico de DIP sem gestação subsequente	1	1	1	1	1	I=2 C=2	I=2 C=2			1	1	1
DIP atual	1	1	1	1	1	I=4 C=2	I=4 C=2			1	1	1
DSTs												
Cervicite purulenta ou clamídia ou gonorreia	1	1	1	1	1	I=4 C=2	I=4 C=2			1	1	1
Outras DSTs (sem incluir HIV e hepatite B)	1	1	1	1	1	2	2			1	1	1
Vaginites (incluindo tricomoníase e vaginose)	1	1	1	1	1	2	2			1	1	1
Risco aumentado de DST	1	1	1	1	1	I=2/3 C=2	I=2/3 C=2			1	1	1
HIV/Aids												
Risco aumentado de HIV	1	1	1	1	1	2	2			1	4	4
HIV + sem doença ou Aids em estágios 1 e 2 da OMS	1	1	1	1	1	2	2			1	3	3
Aids em estágios 3 ou 4	1	1	1	1	1	I=3 C=2	I=3 C=2			1	3	3
Esquistossomose												
Não complicada	1	1	1	1	1	1	1			1	1	1
Fibrose hepática	1	1	1	1	1	1	1			1	1	1
Tuberculose												
Pélvica	1	1	1	1	1	1	1			1	1	1
Não pélvica	1	1	1	1	1	I=4 C=3	I=4 C=3			1	1	1
Malária	1	1	1	1	1	1	1			1	1	1
História de síndrome de choque tóxico										1	1	3
ITU										1	1	2
DM												
Histórico de diabetes gestacional	1	1	1	1	1	1	1			1	1	1

DIAGNÓSTICO E TRATAMENTO

Não insulino-dependente sem vasculopatia	2	1
Insulino-dependente sem vasculopatia	2	1
Nefropatia/retinopatia/neuropatia	3/4	1
Diabetes há mais de 20 anos ou outras vasculopatias	3/4	1
Tiroidopatias		
Nódulo/bócio	1	1
Hipertiroidismo	1	1
Hipotiroidismo	1	1
Calculose biliar		
Tratada com colecistectomia	2	1
Tratamento medicamentoso	3	1
Aguda	3	1
Assintomática	2	1
Histórico colestase		
Na gestação	2	1
No uso de contraceptivo hormonal	3	1
Hepatite viral		
Aguda ou icterícia	I = 3/4 C = 2	I = 3 C = 2
Portador do vírus	1	1
Crônica	1	1
Cirrose hepática		
Compensada	1	1
Descompensada	4	3
Tumores hepáticos		
Hiperplasia nodular focal	2	1
Adenoma celular (benigno)	4	3
Hepatoma (maligno)	4	3
Anemias		
Talassemia	1	1
Anemia falciforme	2	1
anemia ferropriva	1	1
Interações medicamentosas		
1. Medicamentos antirretrovirais		
a. Inibidores nucleosidase da transcriptase reversa (abacavir, tenofovir, zidovudine, lamivudine, didanosine, emtricitabine, stavudine)	1	I = 2/3 C = 2

CONDIÇÕES	ASSOCIAÇÃO DE ESTROGÊNIO E PROGESTAGÊNIO			PROGESTAGÊNIO ISOLADO					CONDOM	DIAFRAGMA	ESPERMICIDA
	PÍLULAS, ADESIVO, ANEL VAGINAL, ADESIVO	INJETÁVEL	PÍLULAS	INJETÁVEL DMPA	IMPLANTE	SIU	DIU				
b. Inibidores não nucleosidase de transcriptase reversa											
Efavienz	2	2	2	1	2	I = 2/3 C = 2	I = 2/3 C = 2	1	3	3
Etravirine	1	1	1	1	1	I = 2/3 C = 2	I = 2/3 C = 2	1	3	3
Nevirapine	2	2	2	1	2	I = 2/3 C = 2	I = 2/3 C = 2	1	3	3
Rilpivirine	1	1	1	1	1	I = 2/3 C = 2	I = 2/3 C = 2	1	3	3
c. Inibidores da protease											
Ritonavir – atazanavir	2	2	2	1	2	I = 2/3 C = 2	I = 2/3 C = 2	1	3	3
Ritonavir – lopinavir	2	2	2	1	2	I = 2/3 C = 2	I = 2/3 C = 2	1	3	3
Ritonavir	2	2	2	1	2	I = 2/3 C = 2	I = 2/3 C = 2	1	3	3
d. Inibidores integrasse (raltegravir)	1	1	1	1	1	I = 2/3 C = 2	I = 2/3 C = 2	1	3	3
2. Medicamentos anticonvulsivantes											
Fenitoína, carbamazepina, barbitúricos, primidona, topiramato, oxcarbazepina	3	2	3	1	2	1	1	1	1	1
Lamotrigina	3	3	1	1	1	1	1	1	1	1
3. Terapia antimicrobiana											
a. Antibióticos	1	1	1	1	1	1	1	1	1	1
b. Antifúngicos	1	1	1	1	1	1	1	1	1	1
c. Antiparasitários	1	1	1	1	1	1	1	1	1	1
d. Rifampicina	3	2	3	1	2	1	1	1	1	1
Alergia ao látex								3	3	3

I: início do método; C: continuidade do método; MC: índice de massa corporal; TVP: trombose venosa profunda; EP: embolia pulmonar; AVC: acidente vascular cerebral; LES: lúpus eritematoso sistêmico; DIP: doença inflamatória pélvica; DST: doença sexualmente transmissível; ITU: infecção do trato urinário; DM: diabetes melito.
Fonte: World Health Organization.[7]

DIAGNÓSTICO E TRATAMENTO

QUADRO 95.3 ■ Critérios de elegibilidade para métodos comportamentais pela OMS

CONDIÇÕES	MÉTODOS COM BASE SINTOMAS	MÉTODOS COM BASE CALENDÁRIO
Faixa hormonal		
Pós-menarca	C	C
Perimenopausa	C	C
Pós-parto sem aleitamento materno		
< 4 semanas	D	D
≥ 4 semanas	A	D
Pós-aborto	C	D
Sangramento vaginal irregular	D	D
Corrimento vaginal	D	A
Uso medicações que afetam a regularidade do ciclo (hormônios)	C/D	C/D
Doenças que cursam com elevação da temperatura	C	A
Doenças agudas	D	A

A: aceito; C: precaução; D: postergar o método.
Fonte: World Health Organization.[7]

QUADRO 95.4 ■ Critérios de elegibilidade para esterilização feminina pela OMS

CONDIÇÕES	CATEGORIA
Gestação	D
Idade jovem	C
Nuliparidade	A
Paridade	A
Aleitamento materno	A
Pós-parto	
Até 7 dias	A
De 7 a 42 dias	D
Após 42 dias	A
Pré-eclâmpsia leve	A
Pré-eclâmpsia grave/Eclâmpsia	D
Rotura das membranas além de 24 horas	D
Sepse puerperal ou febre puerperal	D
Hemorragia periparto	D
Trauma obstétrico colo/vagina importante	D
Perfuração ou rotura uterina	S
Pós-aborto	
Não complicado	A
Sepse ou febre pós-aborto	D
Hemorragia importante pós-aborto	D
Trauma colo/vagina importante	D
Perfuração uterina	S
Hematometra agudo	D
Histórico de gestação ectópica	A
Tabagismo	A
Obesidade	C
Múltiplos fatores de risco arterial para doenças cardiovasculares (idade avançada, cigarro, diabetes, hipertensão, dislipidemia)	S
Hipertensão	
Controlada	C
PAS 140-159 mmHg ou PAD 90-99 mmHg	C
PAS ≥ 160 mmHg ou PAD ≥ 100 mmHg	S
Doença vascular	S
Histórico de doença hipertensiva gestacional	A
TVP/EP	
Histórico	A
Doença aguda	D
TVP/EP estável em anticoaguloterapia	S
Histórico familiar (1º grau)	A
Cirurgia maior com ou sem imobilização prolongada	A
Cirurgia menor sem imobilização prolongada	A
Mutações trombogênicas (fator V de Leyden, mutação de protrombina, proteína S, proteína C, deficiências de antitrombina)	A
Veias varicosas ou trombose venosa superficial	A
Cardiopatia	
História atual de doença cardíaca isquêmica	D
História passada de doença cardíaca isquêmica	C
AVC	C
Dislipidemia sem outros fatores de risco cardiovascular	A
Doença cardíaca valvar não complicada	C

Doença cardíaca valvular complicada (hipertensão pulmonar, risco fibrilação atrial, endocardite bacteriana subaguda)	SC
LES	
Anticorpos antifosfolípides positivos ou desconhecidos	S
Com trombocitopenia	S
Em tratamento imunossupressor	S
Nenhuma das situações anteriores	C
Cefaleia	
Moderada ou acentuada	A
Enxaqueca com ou sem aura	A
Epilepsia	**C**
Transtornos depressivos	C
Sangramentos vaginais regulares ou irregulares, prolongados ou acentuados	A
Sangramento vaginal suspeito de condição séria	D
Endometriose	S
Tumor benigno ou cisto ovariano	A
Dismenorreia acentuada	A
Doença trofoblástica gestacional com queda de β-hCG	A
Doença trofoblástica gestacional com aumento do β-hCG ou maligno	D
Ectopia cervical	A
Neoplasia intraepitelial cervical	A
Câncer cervical aguardando tratamento	D
Doença mamária	
Tumor sem diagnótico	A
Doença benigna da mama	A
História familiar de câncer	A
Câncer de mama atual	**C**
Câncer de mama há mais de 5 anos curado	**A**
Câncer endometrial	**D**
Câncer de ovário	**D**
Mioma uterino	**C**
DIP	
História sem gestação subsequente	A
Com gestação subsequente	C
Atual	D

DSTs	
Cervicite purulenta atual ou clamídia ou gonorreia	D
Outras DSTs (excluindo HIV e hepatite)	A
vaginites (incluindo tricomoníase e vaginose)	A
Risco aumentado para DST	A
Alto risco para HIV	A
Aids moderada ou assintomática	A
Aids moderada ou avançada	S
Esquistossomose	
Não complicada	A
Fibrose hepática	C
Tuberculose	
Pélvica	S
Não pélvica	A
Malária	**A**
DM	
Histórico de diabetes gestacional	A
Não insulino-dependente sem vasculopatia	C
Insulino-dependente sem vasculopatia	C
Nefropatia/retinopatia/neuropatia	S
Diabetes há mais de 20 anos ou outras vasculopatias	S
Tiroidopatias	
Nódulo/bócio	A
Hipertiroidismo	S
Hipotiroidismo	C
Calculose biliar	
Tratada com colecistectomia	A
Tratamento medicamentoso	A
Aguda	D
Assintomática	A
Histórico de colestase	
Na gestação	A
No uso de contraceptivo hormonal	A
Hepatite viral	
Aguda ou icterícia	D
Portador do vírus	A
Crônica	A

DIAGNÓSTICO E TRATAMENTO

Cirrose hepática	
Compensada	A
Descompensada	S
Tumores hepáticos	
Hiperplasia nodular focal	A
Adenoma celular (benigno)	C
Hepatoma (maligno)	C
Anemias	
Talassemia	C
Anemia falciforme	C
Anemia ferropriva Hb < 7 g/dL	D
Anemia ferropriva Hb > 7 a < 10 g/dL	C
Infecção local	D
Coagulopatias	S
Distúrbios respiratórios	
Agudos (bronquite, pneumonia)	D
Crônicos (asma, bronquite, enfizema, infecção pulmonari)	S
Gastrenterites ou infecções sistêmicas	D
Aderências pélvicas e uterinas	S
Hérnia umbilical ou de parede abdominal	D
Hérnia diafragmática	C
História de cirurgia pélvica ou abdominal	C
Esterilização concomitante à cirurgia abdominal	
Eletiva	C
Emergência (sem prévio consentimento)	D
Condição de infecção	D
Esterilização concomitante à cesárea	A

A: aceito; C: precaução, mas aceito; D: adiar; S: em condições especiais; PAS: pressão arterial sistólica; PAD: pressão arterial distólica; β-hCG: ganadotrofina crônica humana beta.
Fonte: World Health Organization.[7]

QUADRO 95.5 ■ Critérios de elegibilidade para esterilização masculina pela OMS

Idade jovem	C
Transtornos depressivos	C
HIV/Aids	
Alto risco para HIV	A
Aids assintomática ou moderada	S
Aids avançada	S
Diabetes	C
Anemia falciforme	A
Infecção local	
Infecção da pele escrotal	D
DST ativa	D
Balanite	D
Epididimite ou orquite	D
Coagulopatias	S
Alterações Locais	
Trauma escrotal prévio	C
Infecção sistêmica ou gastrenterite	D
Varicocele grande	C
Hidrocele grande	C
Filiaríase, elefantíase	D
Tumor intraescrotal	D
Criptorquidia	S
Hérnia inguinal	S

A: aceito; C: precaução, mas aceito; D: adiar; S: em condições especiais
Fonte: World Health Organization.[7]

96

DOENÇAS BENIGNAS DA MAMA

■ AFONSO CELSO PINTO NAZARIO
■ SIMONE ELIAS

As doenças mamárias benignas são a principal causa de consulta na especialidade e responsáveis por aproximadamente 80% das queixas. Inclui uma variedade de afecções, entre elas a mastalgia ou dor mamária, as alterações funcionais benignas, os cistos mamários, as hiperplasias, os tumores fibroepiteliais, os processos inflamatórios/infecciosos, as neoplasias epiteliais e as anomalias do desenvolvimento.

Devido a maior frequência, serão abordados, neste capítulo, os fluxos papilares, as mastites e as principais neoplasias fibroepiteliais. As alterações funcionais benignas e dor mamária serão abordadas em outro capítulo.

■ FLUXOS PAPILARES

Fluxo papilar caracteriza-se pela saída de material fluido por um ou mais orifícios dos ductos galactóforos, não relacionada aos períodos gravídico-puerperal e de lactação. Também pode ser denominado: derrame papilar, descarga papilar ou telorragia. Queixa frequente, em 95% das vezes, apresenta etiologia benigna. Classificam-se em fluxos funcionais, isto é, decorrentes de estímulos endógenos ou exógenos que incitam à secreção papilar, patológicos (secundários a processos inflamatórios, neoplásicos ou degenerativos) e pseudofluxos (Quadro 96.1). Os fluxos funcionais são, em geral, não espontâneos, bilaterais, multiductais e de aspecto seroso ou colorido (esverdeado, marrom, preto-azulado). Por sua vez, os patológicos habitualmente são espontâneos, unilaterais, uniductais, hemorrágicos ou aquosos.

QUADRO 96.1 ■ Classificação dos fluxos papilares

Funcionais	Patológicos	Pseudofluxos
▪ Estresse ▪ Autoexpressão ▪ Estímulo sexual ▪ Hiperprolactinemia (galactorreia) ▪ Fármacos (metoclopramida, antidepressivos, cimetidina, ansiolíticos, anticoncepcionais orais, metildopa etc.) ▪ Alterações funcionais benignas da mama	▪ **Não neoplásicos:** ectasia ductal, mastite subareolar, hiperplasias típicas e atípicas ▪ **Neoplásicos:** papilomas, neoplasia lobular, carcinoma (*in situ* e invasivo)	▪ Mamilo invertido ▪ Eczemas ▪ Erosões traumáticas ▪ Infecção pelo herpes simples ▪ Abscesso da glândula de Montgomery

O carcinoma invasivo raramente produz fluxo na ausência de tumor palpável, mas, quando um nódulo palpável está presente, a secreção aquosa transparente em "água de rocha" é bastante sugestiva de afecção maligna. O carcinoma ductal *in situ* é responsável por 10% dos fluxos patológicos.

A secreção láctea ou galactorreia, definida como secreção de leite não associada à gravidez ou amamentação, decorre de adenomas hipofisários ou como efeitos colaterais de alguns medicamentos. Vários fármacos, em especial os agentes psicotrópicos, induzem à hiperprolactinemia e à galactorreia. No entanto, valores de prolactina sérica superiores a 100 ng/mL merecem investigação de tumor hipofisário. O adenoma hipofisário é inicialmente tratado com agonistas dopaminérgicos, como a bromoergocriptina ou a cabergolina. Frente ao insucesso terapêutico, indica-se sua ablação cirúrgica ou radioterápica.

O abscesso subareolar é um diagnóstico clínico e caracterizado por supuração e fístula periareolar recidivante. Eventualmente, não ocorre fistulização, e a drenagem é feita pela papila com saída de secreção purulenta.

A ectasia ductal incide após a 5ª década de vida e é decorrente da dilatação benigna dos ductos com acúmulo de secreção. Segue-se um processo inflamatório periductal, que pode levar à retração e ao espessamento do mamilo. Pode-se observar secreção mamilar branca e viscosa.

É possível haver fluxo hemorrágico durante a gravidez e, principalmente, na amamentação. É secundário a hipervascularização do tecido mamário, portanto de natureza fisiológica e não requer tratamento específico.

PAPILOMA INTRADUCTAL ÚNICO

Quadro clínico

Os papilomas são lesões papilares verdadeiras, com um pedículo fibrovascular circundado por epitélio.

É uma lesão epitelial benigna que se desenvolve em um dos ductos subareolares maiores com baixo potencial de malignidade (risco relativo de 1,3). Provoca secreção sanguinolenta ou serossanguinolenta espontânea, unilateral e uniductal. O fluxo pode ser intermitente, com períodos de remissão, em razão da necrose e da eliminação de parte do papiloma com a secreção. Entretanto, ao se regenerar a partir de sua porção basal, volta a produzir manifestação clínica.

Os papilomas múltiplos são raros. Estão presentes da porção distal da árvores ductal (longe da papila), e portanto a secreção é um sintoma menos comum nessa afecção, sendo o tumor o principal. Costumam estar associados à hiperplasia ductal e atipias celulares. O potencial maligno é moderado, com risco relativo de 3,7.

Diagnóstico

Essa neoplasia é geralmente impalpável, e quando existe tumor associado ao fluxo, este decorre do ducto dilatado devido à obstrução que o papiloma provoca. A citologia do fluxo apresenta baixo valor preditivo de malignidade (30% de resultados falso-negativos) e eventualmente pode auxiliar para esclarecer a natureza hemática da secreção, se hemácias estiverem presentes no esfregaço.

> **ATENÇÃO!**
>
> No diagnóstico clínico do papiloma intraductal único, é importante a pesquisa do ponto-gatilho, que consiste na pressão dos pontos cardinais do complexo aréolo-papilar com dedo indicador para identificar qual ducto está comprometido.

O papiloma é mais prevalente na 4ª e na 5ª décadas de vida. Na grande maioria das vezes, a lesão é impalpável, e o diagnóstico será iminentemente clínico, por meio da história e observação do fluxo sanguinolento. É imprescindível avaliar a presença do ponto de gatilho (pressão digital nos pontos cardeais para identificar o ducto acometido). A mamografia não oferece muitas informações. Possui baixa sensibilidade para lesões papilíferas, que geralmente são pequenas, intraductais e sem calcificações associadas. Mas este exame deverá ser realizado em pacientes com fluxo patológico em mulheres a partir dos 35 anos, já que o tratamento será cirúrgico. A ultrassonografia (US), quando tecnicamente bem executada, pode ser capaz de identificar dilatação do ducto e presença de lesão no seu interior e, assim, orientar a área de ressecção. A ductografia é um procedimento desconfortável e também apresenta baixo valor preditivo. A ressonância magnética (RM) poderá ser indicada em casos selecionados, de fluxos patológicos sem ponto do gatilho e US negativa. Ainda, pode evidenciar a lesão intraductal por meio da observação de obstrução, falha de sinal ou irregularidade da parede de um ducto. As biópsias por agulha (sejam elas a punção aspirativa com agulha fina [PAAF], a biópsia com agulha grossa [BAG], ou a vácuo) apresentam risco elevado de subestimação diagnóstica e devem ser evitadas. Podem ser úteis nos casos em que exista contraindicação cirúrgica devido a alguma morbidade clínica.

Tratamento

Consiste na exérese seletiva do ducto por meio de incisão periareolar. O ducto comprometido é identificado pela pesquisa do ponto-gatilho, que é individualizado e dissecado distalmente. É importante salientar que as lesões papilares são causa de falso-positivo no exame de congelação, assim esse exame deve ser evitado, sendo adequado aguardar o resultado por parafina (Figura 96.1).

■ MASTITES

Os processos inflamatórios da glândula mamária são classificados em lactacionais e não lactacionais. As mastites lactacionais relacionam-se ao ciclo gravídico-puerperal. Em virtude da ocorrência rara na gravidez, são também denominadas mastites puerperais.

As mastites não lactacionais, por sua vez, são subdivididas em específicas, cuja principal representante é a tuberculose mamária, e inespecíficas, entre as quais se destacam a mastite periareolar recidivante e a mastite da ectasia ductal. No Quadro 96.2, é apresentada a classificação das mastites.

A prevalência das mastites puerperais declinou, provavelmente em razão das assistências pré-natal e puerperal mais adequadas. Por sua vez, as mastites não lactacionais apresentam incidência crescente, talvez em decorrência do tabagismo cada vez mais frequente entre as mulheres.

Serão abordados, a seguir, os aspectos etiopatogênicos, clínicos e terapêuticos das principais formas de mastites não lactacionais.

MASTITE PERIAREOLAR RECIDIVANTE

Fisiopatologia

A sinonímia da mastite periareolar recidivante é ampla. É também conhecida como abscesso periareolar recorrente, fístula do ducto mamário, mastite não puerperal, metaplasia escamosa ds ductos. Ocorre com maior frequência entre os 30 e 40 anos e, excepcionalmente, no sexo masculino. Essa condição é relativamente rara, representando apenas 7% das afecções mamárias benignas. A forte associação ao fumo, cerca de 90%, é intrigante. Foi sugerido que a deficiência de vitamina A associada ao fumo ou substâncias tóxicas do tabaco alterem a diferenciação do epitélio ductal.

Originalmente, os ductos lactíferos são revestidos por epitélio cilíndrico até região próxima do mamilo. Cerca de 1 a 2 mm da papila passa a ser constituído por epitélio pavimentoso estratificado queratinizado, o mesmo tecido que reveste o complexo areólo-papilar.

Nessa forma de mastite, observa-se frequentemente metaplasia escamosa do epitélio ductal infra-areolar. A camada de queratina dessas células tampona o sistema ductal, causando dilatação e, às vezes, ruptura do ducto. Uma intensa resposta inflamatória crônica, tipo corpo estranho desenvolve-se no tecido periductal circundante. Algumas vezes, ocorre infecção bacteriana secundária que causa inflamação aguda.

QUADRO 96.2 ■ Classificação das mastites

Lactacionais	Não lactacionais	Formas especiais:
■ Gestacionais ■ Puerperais (intersticiais, parenquimatosas, mistas)	■ Inespecíficas: mastite periductal (periareolar ou subareolar), mastite da ectasia ductal ■ Específicas: tuberculose mamária, micobactérias atípicas, mastite luética, mastite fúngica, mastite lúpica, mastite parasitária, mastite viral	■ Mastite granulomatosa idiopática ■ Sarcoidose mamária ■ Doença de Mondor ■ Mastite por óleo orgânico ■ Esteatonecrose

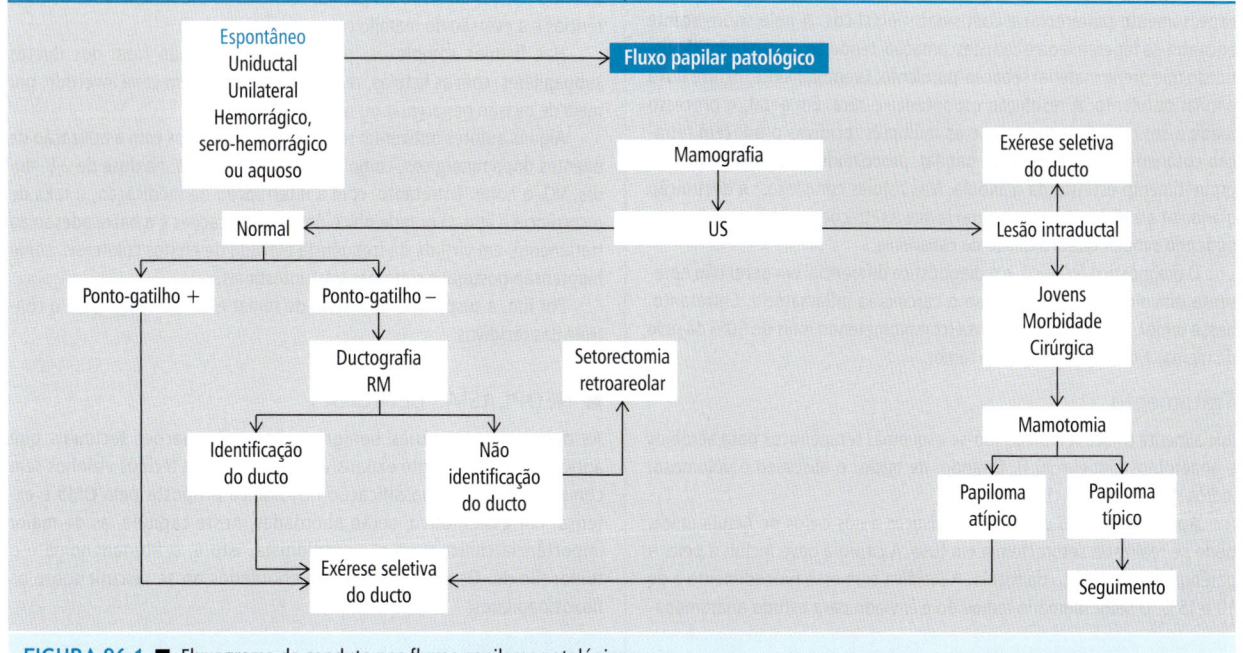

FIGURA 96.1 ■ Fluxograma da conduta nos fluxos papilares patológicos.

Alguns autores admitem que a metaplasia escamosa seja secundária ao processo infeccioso, constituindo-se em resposta do hospedeiro à colonização bacteriana que, dessa forma, tenta impedir mecanicamente o aprofundamento canalicular da infecção.

Outra hipótese, é ue o processo de metaplasia escamosa seja primário e, ao dificultar a drenagem das secreções glandulares, promova estase e infecção secundária.

A pressão intraluminar aumentada leva à formação de fístulas, e a drenagem se faz por necessidade na transição entre a aréola e a pele do restante da mama, região de menor resistência. Eventualmente, a drenagem do material purulento e do necrótico ocorre por via canalicular, produzindo fluxo papilar purulento.

O tipo de micro-organismo envolvido na colonização bacteriana deste tipo de mastite difere do encontrado nas mastites lactacionais, cuja etiologia é de estafilococos e estreptococos. Na mastite periareolar, a flora é composta por aeróbios, como o *Staphylococcus aureus*, e, principalmente, por anaeróbios.

Dentre os fatores de risco, o tabagismo é apontado como principal fator causal. O hábito de fumar resulta na produção de metabólitos tóxicos, como as peroxidases lipídicas, os epóxidos, a nicotina e a cotinina, que se difundem nas secreções ductais, produzindo, assim, efeito tóxico direto no ducto lactífero. As toxinas do cigarro levam à metaplasia escamosa nos brônquios e no colo do útero e são responsáveis por alterações similares no ducto lactífero subareolar. Ainda, o tabagismo altera a flora bacteriana, estimulando o crescimento de anaeróbios. Por fim, as peroxidases lipídicas levam à microinfartos do epitélio ductal.

Além desses efeitos locais produzidos pelas aminas aromáticas do cigarro, o fumo induz o aumento da prolactina (que estimularia o processo metaplásico) e o hipoestrogenismo, que promoveria a substituição de fibras colágenas por elásticas do ducto lactífero, aumentando a sua complacência.

Quadro clínico e diagnóstico

Do ponto de vista clínico, a mastite periareolar é simples ou complexa, isto é, com um ou vários trajetos fistulosos.

O quadro clínico é bem característico, com formação de tumor ou espessamento periareolar e com sinais flogísticos. A pele sobrejacente encontra-se hiperemiada e com descamação, tendo ao centro o orifício fistuloso que drena material sebáceo-purulento. Eventualmente, ocorre fluxo papilar purulento. A resolução espontânea é rara. Em geral, o processo tende a ser crônico recorrente, e as múltiplas recidivas produzem retração cutâneo-areolar e inversão papilar, produzindo cicatrizes com comprometimento estético da glândula. Nas fístulas complexas, a destruição glandular e a distorção arquitetural levam a retrações cicatriciais intensas, podendo simular quadro clínico de carcinoma.

O diagnóstico é clínico, e o diagnóstico diferencial em geral não apresenta dificuldade, destacando-se o carcinoma inflamatório. Entretanto, nesse tumor, a hiperemia é extensa (comprometendo mais de 50% da pele da mama) e não há formação de tumor.

Tratamento

Inicialmente clínico, empregando-se esquemas terapêuticos para aeróbios e anaeróbios (Tabela 96.1). Quando, de início, o abscesso é volumoso, indica-se a drenagem cirúrgica.

Após a regressão dos sinais flogísticos e nos casos de fístula única, pode-se realizar a setorectomia em fuso. A cirurgia deve incluir a pele, o parênquima e o trajeto da fístula. A recidiva com esse procedimento é de 10 a 15%. O setor mamário removido é enviado para estudo anatomopatológico, com o intuito de surpreender eventuais processos específicos. Quando houver inversão da papila, realizam-se o debridamento de aderências e a eversão do mamilo com sutura em bolsa.

Nas fístulas complexas, preconiza-se a excisão total dos ductos subpapilares, com as fístulas, realizando dissecção em cone invertido, por meio de incisão periareolar ou transareolopapilar.

Alguns autores obtiveram resultados satisfatórios com a utilização de agentes dopaminérgicos, como a bromoergocriptina, na dose de 2,5 mg/dia, VO, à noite. Entretanto, com a interrupção da medicação, a taxa de recorrência é alta. O grande óbice dessas medicações é a baixa adesão ao tratamento, em virtude da frequência elevada de efeitos colaterais, como hipotensão postural e sintomas gastrintestinais.

Por fim, a suspensão do hábito de fumar é fundamental para o controle das recidivas.

■ NEOPLASIAS BENIGNAS

As neoplasias mamárias benignas são neoformações teciduais que apresentam crescimento expansivo, rechaçando os tecidos vizinhos sem comprometê-los. A classificação histológica proposta pela OMS é extensa. Por esse motivo, serão abordadas, neste capítulo, as de maior importância clínica para o ginecologista, isto é, o fibroadenoma e o tumor filoide. Os papilomas foram abordados ao se discutir sobre os fluxos papilares.

TABELA 96.1 ■ Esquemas de tratamento da mastite periductal (periareolar ou subareolar)

MEDICAMENTOS E APRESENTAÇÃO	VIA DE ADMINISTRAÇÃO E POSOLOGIA	DURAÇÃO DO TRATAMENTO
1º esquema Clindamicina 600 mg	8/8 h (máximo até 2,4 g/dia: 6/6 h)	14 dias
2º esquema Levofloxacino + metronidazol	500 mg 1x/dia 400 mg 8/8 h	14 dias
Outros esquemas Cefalexina (500 mg) + metronidazol (400 mg) ou Clindamicina (300 mg) ou Cloranfenicol (500 mg)	VO, 6/6 h e VO, 8/8 h, respectivamente VO, 6/6 h VO, 6/6 h	7-10 dias
Cefazolina (500 mg) + metronidazol ou Clindamicina (300 mg) ou Cloranfenicol (500 mg)	IM, 12/12 h VO, 6/6 h VO, 6/6 h	7-10 dias
Amoxicilina (500 mg) e ácido clavulânico (150 mg)	VO, 8/8 h	7-10 dias
Sulfametoxazol (800 mg) e trimetoprim (160 mg)	VO, 12/12 h	7-10 dias

FIBROADENOMA

Quadro clínico

Considerando-se todas as faixas etárias da mulher, o fibroadenoma é a 2ª neoplasia mamária mais frequente. Nas mulheres jovens, é a mais prevalente e, apesar de ocorrer desde a menarca até a senectude, é mais comum entre os 20 e 30 anos. Embora os esteroides sexuais sejam apontados como agentes promotores, fatores parácrinos entre o epitélio e o estroma parecem ser mais importantes no controle de seu crescimento, em geral autolimitado, e que não ultrapassa 3 a 4 cm de diâmetro.

O fibroadenoma produz nódulos pequenos, de 2 a 3 cm, bem delimitados, móveis, ovalados ou lobulados e de crescimento lento. Em geral, são indolores, exceto na gravidez e na lactação, condições que estimulam seu crescimento rápido e produzem dor por infarto. A consistência é fibro-elástica. Nas pacientes de maior faixa etária, entretanto, pode haver deposição de calcificação distrófica no nódulo, que passa a ter consistência endurecida. A bilateralidade é da ordem de 10 a 15%, e focos múltiplos na mesma mama, de 5 a 10% dos casos. A frequência de transformação maligna é muito rara (0,1 a 0,3% dos casos), ocorrendo em faixa etária maior (40 a 45 anos, isto é, 15 a 20 anos após a idade média do fibroadenoma). O tipo mais comum é o lobular (65% dos casos).

Diagnóstico

Eminentemente clínico. Quando o aspecto palpatório não é típico, recorre-se à US, que evidencia o nódulo circunscrito, hipoecoide, com a largura maior que a altura. A PAAF, está especialmente indicada em faixas etárias mais elevadas ou quando se adota conduta expectante (não cirúrgica), como será visto adiante.

A citologia tem valor preditivo elevado (70 a 90%) e revela esfregaços bastante celulares, com agrupamentos arborescentes de células epiteliais dispostos em camada única.

Por incidir em mulheres na 2ª e na 3ª décadas de vida, a mamografia não está indicada, pois o fibroadenoma apresenta o mesmo coeficiente de atenuação das radiografias que o tecido mamário normal, que é exuberante nessa faixa etária.

O diagnóstico diferencial é feito com o nódulo dominante das alterações funcionais benignas, com o cisto mamário e com o carcinoma circunscrito. O cisto mamário, em geral, apresenta início súbito e dor em mulheres com idade mais elevada. O termo carcinoma circunscrito é um termo clínico e diz respeito a alguns tipos histológicos especiais (como o carcinoma mucinoso, o papilífero ou o medular), que apresentam comportamento biológico pouco infiltrativo e simulam o fibroadenoma clinicamente e por imagem. Além disso, a faixa etária é maior. A PAAF, ou a punção aspirativa com agulha grossa(PAAG), fecha o diagnóstico.

São variantes do fibroadenoma: o fibroadenoma gigante (que atinge dimensões acima de 5 cm de diâmetro) e o fibroadenoma juvenil ou hiperceluar (caracterizados pela hipercelularidade estromal e padrão arquitetural pericanalicular).

Tratamento

O nódulo é abordado por incisões segundo as linhas de força da mama, dando preferência às periareolares ou ao sulco inframamário. Quando os nódulos se localizam longe da aréola e sua exérese é realizada sob anestesia local, a incisão arciforme sobre o nódulo é a melhor opção, pois evita-se tunelizações, que, além de produzirem dor, provocam hematomas.

Em nódulos maiores do que 2 cm, em especial se a paciente não atingiu o desenvolvimento mamário completo (abaixo de 18 anos), indica-se o tratamento expectante com controle clínico e/ou ecográfico semestral.

Nos fibroadenomas múltiplos e pequenos, opta-se pelo controle, evitando-se assim múltiplas incisões sobre o tegumento cutâneo (Figura 96.2).

ATENÇÃO!

A indicação da exérese cirúrgica no fibroadenoma é baseada na idade da paciente e nas dimensões do nódulo. Quando seu diâmetro é maior do que O em, opta-se pela enucleação (nodulectomia). O objetivo principal é evitar deformidade futura, pois, embora o crescimento da neoplasia seja lento, é progressivo.

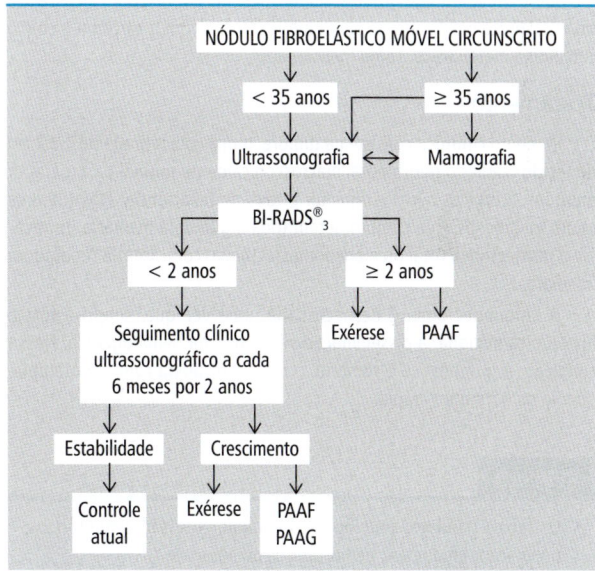

FIGURA 96.2 ■ Fluxograma de conduta nos fibroadenomas mamários.

Obs.: 1) A biópsia com agulha grossa (BAG) (*core biopsy*) pode ser feita, em vez da PAAF. 2) Se o exame clínico revelar nódulo circunscrito, móvel e fibroelástico e a US for sugestiva de fibroadenoma (nódulo hipoecoide, forma oval, orientação paralela à pele e margem circunscrita), não há indicação obrigatória da PAAF ou core. 3) Dados na literatura sobre nódulos circunscritos, sólidos, ovoides, palpáveis são consistentes somente para mulheres abaixo de 40 anos, que compreendem a maioria dos casos estudados, e entre as quais a probabilidade de malignidade é muito baixa.

TUMOR FILOIDE

O tumor filoide (*Cystosarcoma phyllodes*) é raro, correspondendo a 0,3 a 0,9% das neoplasias mamárias. Embora possa ocorrer da menarca até a senilidade, incide em geral na 4ª e na 5ª décadas de vida. Em 80% dos casos, é benigno, mas apresenta alta tendência de recidiva local.

Quadro clínico

Apresenta-se como tumores volumosos, de crescimento rápido, móveis e de consistência elástica. A adenopatia axilar é comum, mas de natureza inflamatória. A associação com fibroadenoma se dá em 30% dos casos. Ao contrário do fibroadenoma, a bilateralidade e a multicentricidade são excepcionais. Embora tumores mais volumosos, endurecidos e com ulcerações possam sugerir formas malignas, os parâmetros clínicos não são suficientes para diferenciar as variantes benignas das malignas do tumor filoide.

Diagnóstico

O diagnóstico é clínico e a mamografia é inespecífica. A PAAF/PAAG apresenta baixo valor preditivo, provavelmente pelo fato de o tumor ser bastante volumoso e apresentar, com frequência, em seu interior, áreas de infarto hemorrágico, o que dificulta o diagnóstico. Entretanto, a punção por agulha grossa permite o diagnóstico diferencial com algumas formas de carcinoma que simulam tumores fusocelulares, como o carcinoma metaplásico.

O diagnóstico diferencial principal é feito com o fibroadenoma juvenil, que também atinge grandes dimensões, mas apresenta consistência fibroelástica e incide, em geral, na adolescência, com o sarcoma e com o carcinoma metaplásico, como mencionado.

Tratamento

O tratamento cirúrgico consiste na tumorectomia com retirada de 1 a 2 cm de tecido mamário peritumoral macroscopicamente normal para garantir margens cirúrgicas livres e diminuir a taxa de recorrência. Nos tumores muito volumosos, que comprometem toda a glândula mamária, pratica-se a mastectomia total ou a adenomastectomia, com cirurgia reparadora imediata.

A linfonodectomia é desnecessária, uma vez que, sendo a forma histológica maligna, a disseminação se faz por via hematogênica. Nessa condição, o prognóstico é sombrio, e não há resposta com radioterapia, químio ou hormonioterapia.

REVISÃO

- Os fluxos papilares patológicos habitualmente são espontâneos, unilaterais, uniductais, hemorrágicos ou aquosos.
- A principal causa de fluxo patológico é o papiloma.
- O papiloma tem como tratamento a exérese seletiva do ducto, que é também a melhor forma de diagnóstico.
- Na fisiopatologia das mastites não puerperais, o tabagismo ocupa papel de relevo, e a antibioticoterapia deve contemplar a flora anaeróbia.
- O fibroadenoma é a neoplasia mamária mais comum, e o diagnóstico tríplice (exame clínico, US e PAAF) apresenta elevada acurácia.
- O tumor filoide apresenta crescimento rápido e atinge grandes dimensões. Seu tratamento cirúrgico consiste na tumorectomia com margem de segurança ampla, para evitar a recorrência, muito frequente, nessa neoplasia.

■ LEITURAS SUGERIDAS

Harvey JA, Nicholson BT, Lorusso AP, Cohen MA, Bovbjerg VE. Short-term follow-up of palpable breast lesions with benign imaging features: evaluation of 375 lesions in 320 women. AJR. 2009;193:1723-30.

Kooistra BW, Wauters C, Van de Ven S, Strobbe L. The diagnostic value of nipple discharge cytology in 618 consecutive patients. Eur J Surg Oncol. 2009;35(6)573-7.

Mendelson EB, Bohm-Velez M, Berg WA. ACR BI-RADS Ultrasound. In: ACR-BIRADS: atlas, breast imaging reporting and data system. Reston: American College of Radiology; 2013.

Navarrete MAH. Mastites. In: Elias S, Facina G, Araujo Neto JT, organizadores. Mastologia: condutas atuais. São Paulo: Manole, 2014. (Série Mastologia).

Taniguchi CK, Pellegrini JR. Fluxos papilares. In: Elias S, Facina G, Araujo Neto JT, organizadores. Mastologia: condutas atuais. São Paulo: Manole; 2014. (Série Mastologia).

Watanabe A, Fenile R. Neoplasias Benignas da Mama. In: Elias S, Facina G, Araujo Neto JT, organizadores. Mastologia: condutas atuais. São Paulo: Manole; 2014. (Série Mastologia).

97

DOR MAMÁRIA

■ AFONSO CELSO PINTO NAZARIO
■ SIMONE ELIAS

Dor mamária ou mastalgia é sintoma muito frequente. Na maioria das mulheres, é uma condição autolimitada, que necessita apenas de orientação médica como tratamento, visando principalmente a afastar uma condição maligna. Sua importância deve-se ao fato de que a maioria das mulheres, em algum momento da vida, já experimentou algum episódio de dor mamária intensa que prejudicou sua atividade diária.

Apesar de inúmeras classificações terem sido propostas, a mais utilizada é a que divide a dor mamária em cíclica (relacionada ao ciclo menstrual), acíclica (não relacionada ao ciclo) e a dor extramamária (representada por afecções em outros órgãos ou tecidos, com irradiação referida como a mama). A mastalgia cíclica é o principal sintoma das alterações funcionais benignas da mama e será abordada com detalhes mais adiante.

ATENÇÃO!

É importante salientar que a dor, como sintoma isolado de câncer mamário subclínico, é muito rara, ocorrendo em apenas 0,02% dos casos.

A dor localizada, do tipo ponto-gatilho, nas mulheres com mais de 50 anos, deve ser valorizada, pois pode estar associada a alguma forma de carcinoma, como o lobular invasivo.

■ FISIOPATOLOGIA

Durante o menacme, é comum a queixa de ingurgitamento mamário na fase lútea do ciclo menstrual. Esse sintoma decorre da retenção hídrica no tecido mamário pela ação da progesterona, constituindo a mastodínia. Quando há exacerbação desse quadro, surge a mastalgia cíclica.

Na mastalgia acíclica, as causas são mais específicas. Assim, na mastite da ectasia ductal, a dilatação dos ductos mamários leva à estagnação de secreção, que, ao alcançar os tecidos adjacentes, causam processo inflamatório e dor. No trauma, a dor é desencadeada pelo próprio agente agressor ou pela necrose gordurosa por ele causada. Os cistos mamários produzem dor localizada, aguda, associada à massa palpável.

Quanto às causas de dor extramamária, sobreleva-se a espondiloartrose. Por atingir faixas etárias mais elevadas e coincidentes com as do câncer, esse quadro tornou-se um dos motivos mais frequentes de consulta ao ginecologista, embora, em termos absolutos, a mastalgia cíclica seja mais prevalente.

A síndrome de Tietze, caracterizada como o comprometimento de junção esternocostal no nível da topografia mamária, é condição rara. Na doença de Mondor, também incomum, ocorre tromboflebite da veia torácica lateral ou em uma de suas tributárias em razão de trauma local, processo inflamatório ou cirurgias.

■ QUADRO CLÍNICO

A dor mamária cíclica inicia-se no período pré-menstrual (fase de maior ingurgitamento mamário), com remissão dos sintomas com a menstruação. Entretanto, nos casos mais intensos, a dor persiste durante todo o ciclo.

Na dor de etiologia extramamária, representada principalmente pela neurite intercostal, a dor é em queimação, difusa, profunda, às vezes referida apenas na região mamilar, onde convergem os feixes nervosos sensitivos. Pode haver irradiação para axila, braço, ombro e mão, com parestesia e fraqueza. Com frequência, a paciente refere cervicalgia e dorsalgia. A dor extramamária piora na fase pré-menstrual, o que pode confundir o diagnóstico. Deve-se lembrar que o edema da bainha neural na neurite intercostal é agravado pela retenção hídrica, provocada pela progesterona na fase lútea.

Por fim, na síndrome de Tietze, há dor à palpação dos pontos da junção esternocondral. A percepção de um cordão palpável e doloroso no tecido subcutâneo, no sentido longitudinal da mama, caracteriza a doença de Mondor.

■ DIAGNÓSTICO

Eminentemente clínico. Nas dores cíclicas, a maioria das mulheres encontra-se com menos de 35 anos ao procurar orientação, idade na qual ainda não estaria indicado o rastreamento mamográfico. A US mamária, na ausência de achados palpáveis, também não tem indicação.

Na neurite intercostal, a dor é desencadeada ao se afastar a glândula medialmente e pressionar os espaços intercostais laterais. Essa manobra, além de elucidar o diagnóstico, ajuda no esclarecimento à paciente sobre a natureza neuromuscular da dor, caracterizando os pontos de Valleix. Ainda no exame físico, são observadas alterações posturais da coluna, como a cifose, a lordose e a escoliose. O exame radiológico confirma o processo de artrose, evidenciando osteófitos e redução do espaço interdiscal.

De acordo com um estudo realizado pela Associação Britânica de Quiropraxia (BCA),[1] o uso do tamanho de sutiã errado pode desencadear uma série de problemas, incluindo dor nas costas, restrição na respiração, escoriações, dores no peito e mamas e má postura.

Estudos realizados por fabricantes de lingerie revelam que 80% das mulheres usam o sutiã errado. Assim, pode-se considerar que esta pode ser outra causa de mastalgia acíclica.

Ainda, as mamas de uma mulher podem mudar de tamanho e forma muitas vezes durante sua vida: durante o ciclo menstrual, na gravidez e amamentação, menopausa e variação de peso. Consequentemente, o sutiã deverá sofrer ajustes conforme necessário.

Convém ressaltar que não há nenhuma ligação entre sutiã e câncer de mama.

Em casos raros, a mastalgia não cíclica pode ser causada por outros medicamentos, tais como alguns antifúngicos, antidepressivos ou antipsicóticos.

Quanto aos diagnósticos diferenciais, os principais são dor anginosa, distúrbios gástricos (gastrite e úlcera gástrica) e afecções pulmonares, que devem ser excluídos durante a avaliação clínica.

■ TRATAMENTO

No tratamento de dor de etiologia extramamária, utilizam-se os anti-inflamatórios não hormonais (AINHs) como medicamentos de escolha, associando-os a medidas de ordem geral, como o calor local, que alivia a dor na maioria das pacientes. Como medida profilática, é de grande valor a correção de vícios de postura, estimulando a prática de atividade física que fortaleça e realize alongamento da musculatura paravertebral.

A importância do uso de sutiã de tamanho adequado também deve ser reforçada. A mensuração das circunferências do tórax logo abaixo do sulco inframamário e na altura dos mamilos auxilia na escolha correta, o que evitará pressões constantes sobre pontos intercostais ou mesmo pressão dos artefatos de sustentação ("ferrinhos") sobre as mamas.

Nos casos mais severos, é possível indicar fisioterapia, acupuntura ou, até mesmo, infiltração com anestésico local nos pontos dolorosos.

Nas mastalgias cíclicas, em 80% dos casos, apenas a orientação verbal do profissional de que a paciente não apresenta nenhum tipo de condição maligna é suficiente para seu alívio.

Nas pacientes em que a sintomatologia é intensa e compromete sua qualidade de vida, segue-se o fluxograma descrito na Figura 97.1. Habitualmente, inicia-se com os AINHs na fase pré-menstrual.

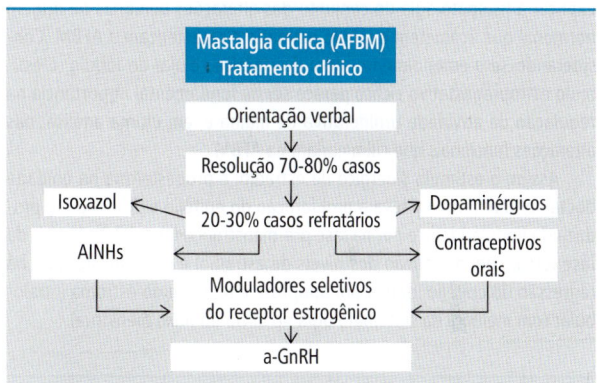

FIGURA 97.1 ■ Fluxograma de tratamento das alterações funcionais benignas da mama.

Nas pacientes com dor mamária cíclica que também desejam a contracepção segura, os anticoncepcionais hormonais estão indicados.

Muito se discute sobre o uso do ácido gamalinoleico, vitamina E e mais recentemente o ômega 3 no tratamento da mastalgia. Entretanto, por falta de ensaios clínicos controlados que comprovem sua real eficácia, não fazem parte ainda da rotina terapêutica.

Como medicamentos de segunda escolha, alinham-se os agonistas dopaminérgicos e os moduladores seletivos do receptor estrogênico, como o tamoxifeno.

Os agentes dopaminérgicos aumentam o tônus da dopamina e diminuem os níveis de prolactina. É possível utilizar a bromocriptina (na dose de 1,25 a 2,5 mg, à noite) com boa eficácia, mas também com efeitos colaterais indesejáveis frequentes, como cefaleia, tonturas, náuseas e hipotensão postural.

Assim, o tamoxifeno seria a principal opção de tratamento em razão de sua elevada eficácia e baixa incidência de efeitos colaterais (principalmente fogachos). A dose recomendada é de 10 mg/dia, por três meses. Se houver diminuição da dor após esse período, diminui-se o uso do medicamento para dias alternados por mais três meses. Caso não haja melhora, aumenta-se a dose para 20 mg/dia.

Na falha absoluta de todas as medidas apontadas, indicam-se os agonistas do hormônio liberador de gonadotrofina (a-GnRH). Apesar da alta eficácia, apresentam custo elevado e alta taxa de efeitos colaterais, como fogachos, secura vaginal, depressão e alopecia, constituindo-se medida de exceção.

■ ALTERAÇÕES FUNCIONAIS BENIGNAS DAS MAMAS

O termo alterações funcionais benignas da mama (AFBM) define uma condição clínica caracterizada por dor e nodularidade mamária que aparece no início do menacme, intensifica-se no período pré-menstrual e tende a desaparecer após a menopausa. Foi proposto em 1994 pela Sociedade Brasileira de Mastologia e é considerada a terminologia mais adequada para descrever esse quadro, evitando-se expressões inapropriadas, como displasia mamária e alteração fibrocística, que confundiam e ainda confundem muitos ginecologistas e pacientes.

FISIOPATOLOGIA

Esse quadro clínico representa a resposta funcional efetora do tecido mamário às variações cíclica hormonais. São inúmeras as teorias que tentam explicar a fisiopatologia do conjunto das alterações benignas de origem hormonal que acometem o lóbulo mamário e caracterizam a AFBM. Considerando-se o entendimento atual da cinética celular do lóbulo, o estímulo estroprogestativo cíclico parece ser de fundamental importância na regulação de atividade proliferativa de mama e, em última análise, nas alterações funcionais que culminariam na AFBM.

Assim, o estímulo sinérgico de estradiol e progesterona na unidade ductal lobular terminal leva à proliferação do epitélio e do estroma, produzindo nodularidade e dor na fase pré-menstrual (Figura 97.2). No fim da fase lútea, com a redução dos níveis de estradiol e de progesterona, há regressão do epitélio lobular por apoptose e também do estroma intralobular com melhora da sintomatologia no início do fluxo menstrual.

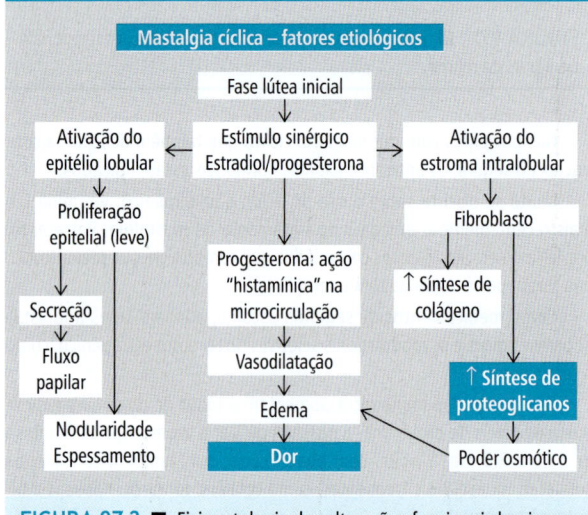

FIGURA 97.2 ■ Fisiopatologia das alterações funcionais benignas da mama.

Os ciclos ovulatórios sucessivos, tão frequentes nos dias de hoje pelo estilo de vida da mulher moderna, levariam à manutenção do estímulo estroprogestativo sobre o lóbulo, resultando em doenças proliferativas, fibrose e formação de cistos mamários. Assim, fatores como menarca precoce, menopausa tardia, nuliparidade, oligoparidade, primiparidade tardia e amamentação curta ou ausente são agravantes da AFBM.

Além do estímulo estroprogestativo cíclico, alinha-se, como fator hormonal envolvido na gênese da AFBM, a secreção inapropriada de prolactina.

Embora os níveis séricos basais de prolactina em pacientes com AFBM sejam normais, observou-se alteração no ritmo circadiano de liberação desse hormônio. De fato, os medicamentos dopaminérgicos diminuem os níveis de prolactina e melhoram a sintomatologia.

Outros fatores etiopatogênicos, como a ingestão reduzida de ácidos graxos essenciais ou excessiva de metilxantinas, carecem de comprovação científica.

QUADRO CLÍNICO

As manifestações clínicas das AFBM são a mastalgia cíclica, o fluxo papilar, as nodularidades (espessamentos) e os cistos.

As nodularidades são isoladas ou difusas à palpação, em geral no quadrante superolateral, com exacerbação no período pré-menstrual e melhora clínica ou desaparecimento após a menstruação, associadas à mastalgia.

O ginecologista deve estar especialmente atento às nodularidades isoladas que persistem após 2 a 3 fluxos menstruais, caracterizando os nódulos dominantes, que fazem parte do diagnóstico diferencial do câncer de mama, além do fibroadenoma.

Os cistos mamários são muito comuns, incidindo principalmente na faixa etária de 35 a 55 anos e coincidindo, pois, com a fase involutiva dos lóbulos mamários. Podem ser únicos ou múltiplos, uni ou bilaterais. Manifestam-se clinicamente como nódulos de aparecimento súbito, de contornos regulares, móveis e dolorosos. A consistência é amolecida ou, quando o líquido intracístico se encontra sob tensão, a sensação palpatória é fibroelástica. Todos os cistos decorrem de processos involutivos da mama. Em alguns casos, entretanto, a parede do cisto sofre metaplasia apócrina, com produção ativa de líquido, causando recidivas frequentes.

DIAGNÓSTICO

Essencialmente clínico, bastando a anamnese detalhada das manifestações da doença correlacionada ao ciclo menstrual.

TRATAMENTO

No tratamento das AFBM, é fundamental a orientação da paciente. Deve-se explicar a natureza benigna das manifestações clínicas, pois a maior angústia das pacientes é de que tenham câncer. A orientação é resolutiva na maioria dos casos. A dor refratária e intensa já foi abordada no tópico de dor mamária.

Nos cistos mamários, quando palpáveis, a punção com agulha fina, além de diagnóstica, é terapêutica, já que suas paredes colabam e tendem a se aderir. Não se realiza o estudo citológico dos líquidos intracísticos, visto que sua correlação com o câncer é extremamente rara.

O estudo citopatológico apenas está indicado quando o volume aspirado for maior do que 50 mL ou de aspecto sanguinolento.

Se, após o esvaziamento do cisto, persistir tumor residual, este deve ser puncionado, procedendo-se ao estudo citológico. As pacientes devem ser reexaminadas após 30 dias para surpreender recidivas. Nos cistos mamários impalpáveis e assintomáticos, não é necessária qualquer intervenção. Nos sintomáticos, pratica-se a punção aspirativa guiada pela US. Os cistos complexos, (com áreas sólidas em seu interior) devem ser tratados cirurgicamente. Da mesma forma, quando o aspirado for hemorrágico, o esvaziamento do cisto deve ser parcial para que facilite sua exérese posterior, obrigatória nessa condição (Figuras 97.3 e 97.4).

DIAGNÓSTICO E TRATAMENTO

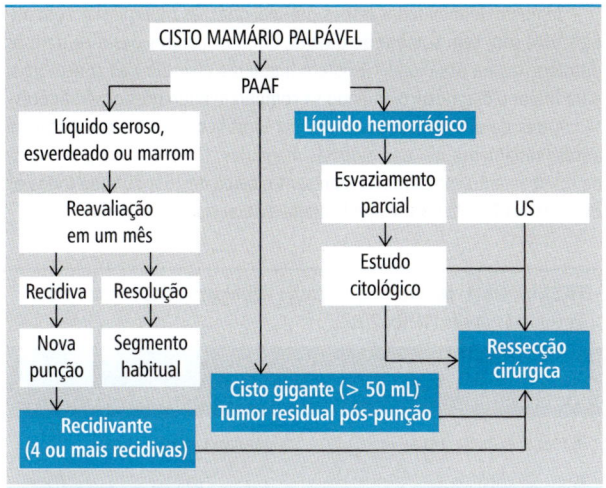

FIGURA 97.3 ■ Fluxograma da conduta nos cistos mamários palpáveis.

Por fim, os nódulos dominantes devem ser investigados por meio de exames de imagem e/ou de PAAF ou agulha grossa (PAAG), ou mesmo por meio da exérese cirúrgica, pois podem ser sedes de hiperplasias atípicas ou carcinomas.

REVISÃO

- A dor mamária é classificada em cíclica, acíclica e extramamária.
- A mastalgia cíclica é o principal sintoma das alterações funcionais benignas das mamas e está intimamente relacionada com o estímulo sinérgico estroprogestativo cíclico sobre o lóbulo mamário. Seu diagnóstico é clínico, e a orientação verbal é suficiente na maioria dos casos.

- Nas mastalgias cíclicas intensas, podem ser utilizados os seguintes medicamentos: anti-inflamatórios não hormonais; anticoncepcionais; e tamoxifeno.
- As mastalgias extramamárias são também frequentes, principalmente após os 40 anos, tendo como principais etiologias a espondiloartrose dorsal e as contraturas musculares.
- O uso de sutiã de tamanho inadequado pode ser causa de mastalgia extramamária.
- Entre as mastalgias acíclicas, destacam-se os cistos mamários, que provocam dor súbita e associada a nódulo palpável.
- Nos cistos volumosos e dolorosos, a PAAF está indicada para alívio dos sintomas.

■ REFERÊNCIA

1. British Chiropractic Association. Mind your posture: bra fitting [Internet]. BCA; 2013 [capturado em 13 jul. 2016]. Disponível em: http://www.chiropractic-uk.co.uk/gfx/uploads/member%20area/New%20posture%20sheets/Mind%20your%20posture-bra%20fitting.pdf

■ LEITURAS SUGERIDAS

Breast Cancer Care. Breast pain [Internet]. BCC; 2015 [capturado em 13 jul. 2016]. Disponível em: https://www.breastcancercare.org.uk/sites/default/files/publications/pdf/bcc71_breast_pain_web.pdf

Delfan B, Zarei F, Iravani S, Ebrahimzadeh F, Adineh A, Sepahvand R. Vitamin E and omega-3, 6 and 9 combinations versus vitamin E in the treatment of mastodynia. J Nat Pharm Prod. 2015;10(2):e18659

Hueb AS. Alterações funcionais benignas da mama. In: Elias S, Facina G, Araujo Neto JT. Mastologia: condutas atuais. São Paulo: Manole; 2014. p. 83-88. (Série Mastologia).

Hueb AS. Cistos mamários. In: Elias S, Facina G, Araujo Neto JT. Mastologia: condutas atuais. São Paulo: Manole; 2014. p. 89-93. (Série Mastologia).

National Health Service. Breast pain [Internet]. NHS; 2016 [capturado em 13 jul. 2016]. Disponível em: http://www.nhs.uk/conditions/breastpaincyclical/Pages/Introduction.aspx

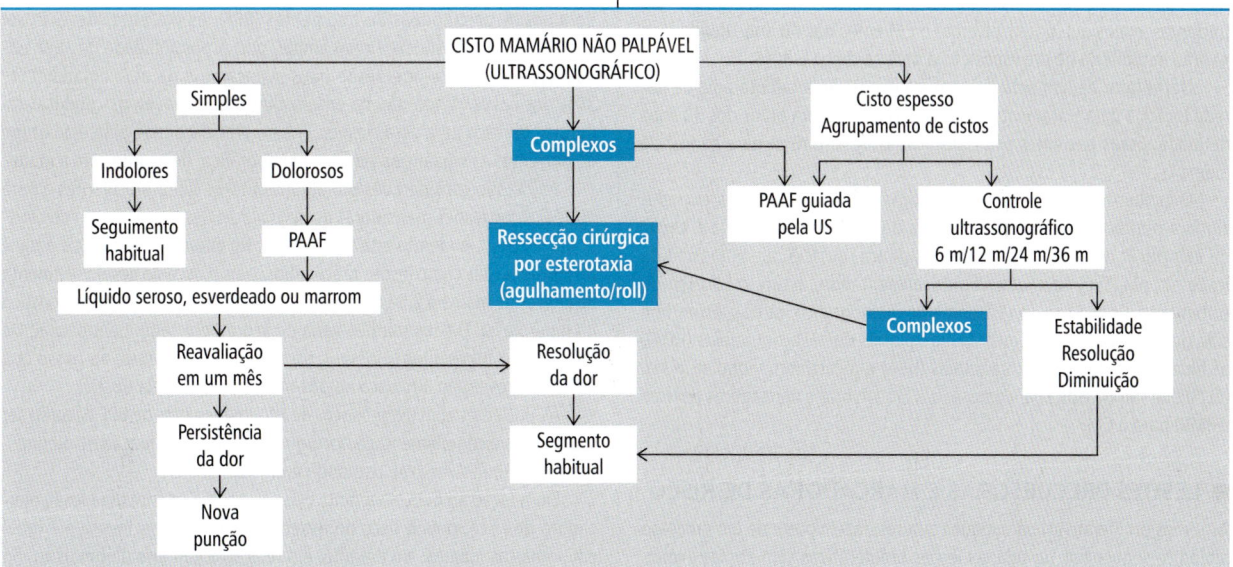

FIGURA 97.4 ■ Fluxograma da conduta nos cistos mamários impalpáveis.

98

MÉTODOS DE PREVENÇÃO DO CÂNCER DE MAMA

■ JOAQUIM TEODORO DE ARAUJO NETO
■ GIL FACINA

O câncer de mama (CM) é um importante problema de saúde pública no mundo, sendo responsável por 25,2% dos cânceres nas mulheres. A sua incidência tem aumentado tanto nos países desenvolvidos, bem como nos países em desenvolvimento, com estimativa de 1,7 milhão de casos no mundo no ano de 2014 de acordo com a International Agency for Research on Cancer (IARC – OMS).[1] No entanto, nos países ricos, o aumento da incidência tem sido acompanhado de redução da mortalidade, principalmente devido aos programas de detecção precoce, com a introdução da mamografia para o rastreamento, e à disponibilidade de tratamento multidisciplinar mais adequado. Nos países com menor renda, o aumento da incidência tem sido acompanhado de acréscimo da mortalidade, devido principalmente ao diagnóstico em estádios mais avançados e do atraso nos tratamentos locorregionais e sistêmicos mais efetivos. Logo, se observa taxa de sobrevida em cinco anos de aproximadamente 90% nos países ricos, contrastando com taxa de cerca de 50% nos países de baixa renda. No Brasil, as estimativas, segundo o Instituto Nacional de Câncer (INCa),[2] para o ano de 2016, são de 57.960 casos novos, com taxa bruta de 56,20 casos por 100.000 mulheres.

O risco de CM está relacionado principalmente aos fatores ambientais e aos hábitos de vida. Essas mudanças de estilo de vida se devem à industrialização, que redefiniu os padrões atuais, condições de trabalho, nutrição e consumo, que proporcionaram uma transição epidemiológica que conduziram à diminuição das taxas de mortalidade por doenças infecciosas e a aumento das doenças crônico-degenerativas, como o câncer.

A história familiar é um fator de risco importante, no entanto os tumores de mama hereditários representam apenas 5 a 10% dos casos. Nas pacientes jovens que desenvolveram o CM antes dos 40 anos de idade, o padrão hereditário de predisposição à doença chega a 30%.

Outro fator de aumento de risco é a exposição à radioterapia de parede torácica para tratamento das doenças de Hodgkin antes dos 30 anos de idade. Essas pacientes são classificadas de alto risco para câncer de mama.

O melhor método de rastreamento para CM é a mamografia, reduzindo a morbidade e a mortalidade da doença. A mamografia é capaz de identificar o câncer no período pré-clínico, ou seja, antes mesmo da lesão ser palpável no exame clínico, aumentando, assim, o sucesso do tratamento. Com o uso do rastreamento mamográfico, outras lesões têm sido diagnosticadas, tais como as hiperplasias ductais com atipias (HDA), as hiperplasias lobulares com atipias (HLA) e o carcinoma lobular *in situ* (CLIS) que são classificadas como lesões precursoras e marcadoras de risco (LPMR) para o CM.

■ LESÕES PRECURSORAS E MARCADORAS DE RISCO

As lesões proliferativas, para alguns autores, fazem parte de um processo biológico sequencial, ou seja, as lesões proliferativas sem atipias evoluiriam para as com atipias, que por sua vez progrediriam para os carcinomas *in situ* e invasivos.

Também denominadas lesões pré-malignas, as hiperplasias com atipias (HA) são, sem sombra de dúvida, um dos maiores desafios para os patologistas na atualidade. Existem inúmeras divergências conceituais, para firmar o diagnóstico, quando se comparam diferentes observadores.

Antes da era do rastreamento mamográfico, as HA representavam aproximadamente 4% das biópsias mamárias. Hoje, com os programas de rastreamento, passaram a representar cerca de 15 a 20% de todas as biópsias. Na Tabela 98.1, é apresentada a atual classificação das LPMR.[3]

TABELA 98.1 ■ Atual classificação das hiperplasias atípicas e dos carcinomas *in situ* (WHO, 2012)

LESÕES PROLIFERATIVAS INTRADUCTAIS	NEOPLASIAS LOBULARES
Hiperplasia ductal usual	Hiperplasia lobular atípica
Atipia epitelial plana	Carcinoma lobular *in situ* clássico
Hiperplasia ductal atípica	Carcinoma lobular *in situ* pleomórfico
Carcinomas ductais *in situ* grau I, II e III	

Fonte: Adaptada de Gobbi.[3]

A atipia epitelial plana (AEP), nome de consenso da Organização Mundial de Saúde (OMS), apresenta como sinonímias: alterações de células colunares com atipias, hiperplasia de células colunares com atipias, hiperplasia hipersecretória com atipia, *clinging* carcinoma (tipo monomórfico), entre outros. As principais alterações nas mamografias são as microcalcificações, podendo também ser achado incidental de biópsias por outras indicações. Com frequência, estão associadas aos carcinomas ductais *in situ* de baixo grau, aos carcinomas tubulares e aos lobulares invasivos. Para alguns autores, seriam lesões precursoras dessas neoplasias; no entanto, o seu significado clínico como LPMR ou apenas um achado incidental associado a essas neoplasias, ainda não está bem esclarecido. Assim, do ponto de vista prático, frente ao diagnóstico de AEP proveniente de biópsias percutâneas de fragmentos (BPF), as pacientes deverão ser submetidas à biópsia excisional ampla, pois a possibilidade de subdiagnóstico, ou seja, de uma lesão mais avançada, é de aproximadamente 30% dos casos. Ainda não há ensaio clínico que avaliou as condutas redutoras de risco para essas lesões. Assim, preconizam-se para este grupo de pacientes as vigilâncias clínica e mamográfica, de acordo com a idade.

As HA são consideradas por alguns autores como precursoras e para outros, como lesões marcadoras de risco para o desenvolvimento do carcinoma invasivo, podendo este ser bilateral. No entanto, a tendência atual é de considerá-las como lesões precursoras, pois o risco de desenvolvimento de câncer de mama é 2,5 vezes maior na mama ipsilateral com diagnóstico da hiperplasia. O risco relativo varia de acordo o estado menopausal. De fato, as HLA apresentam altíssimo risco na pré-menopausa, ao passo que as HDA apresentam alto risco na pós-menopausa (Tabela 98.2).[4]

As pacientes com diagnósticos de HA provenientes de BPF deverão ser submetidas à complementação cirúrgica, pois a subestimação no diagnóstico final é muito variável, oscilando entre 12 a 62%.

Em relação ao CLIS, a variante clássica é sabidamente uma lesão marcadora de risco, pois o risco de desenvolver um câncer invasivo é igual em ambas as mamas. No entanto, em relação à variante pleomórfica, há evidências que sugerem um comportamento agressivo e um risco local e potencialmente elevado de evolução para o carcinoma lobular invasi-

DIAGNÓSTICO E TRATAMENTO

TABELA 98.2 ■ Riscos relativos para o câncer de mama nas pacientes portadoras de hiperplasia com atipia, de acordo com a pré ou pós-menopausa

SUBTIPOS HISTOLÓGICOS	RISCO RELATIVO NA PRÉ-MENOPAUSA	RISCO RELATIVO NA PÓS-MENOPAUSA
HDA	2,72 (IC 95%%: 1,58-4,69)	4,04 (IC 95%: 1,67-9,77)
HLA	7,30 (IC 95%: 3,74-14,23)	3,41 (IC 95%: 1,08-10,76)

IC: intervalo de confiança.
Fonte: Adaptada de Collins e colaboradores.[4]

vo, indicando como tratamento cirúrgico adequado a excisão completa da lesão com margens livres. Quando o diagnóstico é de CLIS variante clássica, decorrente de uma BPF, a conduta não está ainda bem estabelecida na literatura, pois há pequenas séries retrospectivas que defendem a não realização de excisão cirúrgica, porém existem várias outras séries de estudos que mostram taxas de subdiagnóstico de carcinoma ductal *in situ* e câncer invasivo que variam de 17 a 27% para essas pacientes com CLIS diagnosticadas com BPF que foram submetidas à excisão cirúrgica posteriormente. Na disciplina de mastologia da Unifesp, a conduta é a exérese cirúrgica da área acometida, não sendo obrigatória a obtenção de margem cirúrgica livre de CLIS (Quadro 98.1).

> **ATENÇÃO!**
>
> As AEP, HDA, HLA e CLIS, quando diagnosticados por BPF, as pacientes deverão ser submetidas às exéreses cirúrgicas, devido ao risco de subdiagnóstico.

■ MUTAÇÕES NOS GENES SUPRESSORES DE TUMORES *BRCA 1* E *BRCA 2*

Os genes supressores de tumores mais comumente associados com o CM hereditário são o *BRCA 1* e o *BRCA 2*, localizados nos cromossomos 17 e 13, respectivamente. As mulheres que têm mutações no gene *BRCA 1* apresentam riscos de desenvolver o CM entre 47 a 66%, sendo que esses cânceres são, em aproximadamente 70% das vezes, receptores de estrogênio, progesterona e HER-2 negativos (triplo-negativos) no estudo imuno-histoquímico. Para as portadoras de mutações do gene *BRCA* 2, há 40 a 57% de risco de desenvolverem CM durante a vida, sendo aproximadamente 70% dos casos com receptores de estrogênio e progesterona positivos no estudo imuno-histoquímico. As mutações nesses dois genes também aumentam o risco de desenvolvimento do câncer de ovário, sendo de 35 a 46% para o *BRCA 1* e de 13 a 23% para o *BRCA 2*. No entanto, a probabilidade de uma mulher ter a mutação do *BRCA 1* ou *BRCA* 2 depende da frequência da doença na família, idade de início da doença, órgãos e gêneros afetados como as mamas e/ou os ovários nas mulheres e mamas nos homens, esse último mais relacionado com as mutações no gene *BRCA 2*.

■ MÉTODOS DE PREVENÇÃO DO CÂNCER DA MAMA

As pacientes com diagnóstico de HDA, HLA e CLIS são consideradas de alto risco pessoal ou histológico para o desenvolvimento do câncer de mama, bem como as pacientes submetidas à radioterapia de parede torácica antes dos 30 anos e as com mutações nos genes supressores de tumores *BRCA 1* e *BRCA 2*, devendo ser submetidas às condutas redutoras de riscos (CRR).

QUADRO 98.1 ■ Fluxograma das condutas referentes aos achados histológicos das BPF da disciplina de mastologia da Escola Paulista de Medicina (Unifesp)

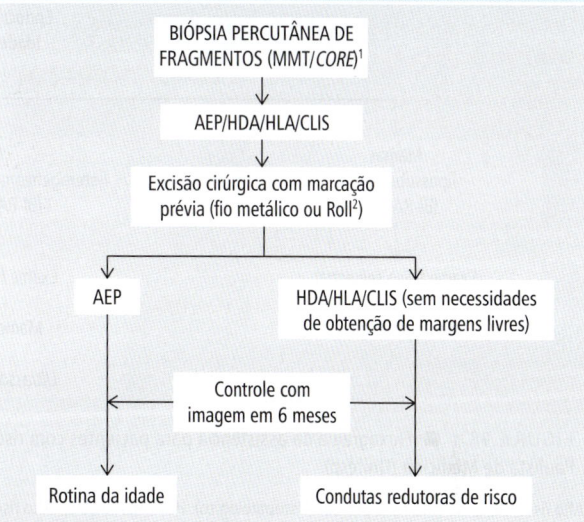

[1]MMT/Core: Mamotomia/*Core-biopsy*.
[2]ROLL: Localização de lesão oculta com radiofármaco.

Dentre as CRR, alinham-se a prevenção medicamentosa com tamoxifeno (TMX), raloxifeno (RLX), exemestano (EXE) e o anastrozol (ANZ); bem como as cirurgias redutoras de risco: salpingo-ooforectomia bilateral (SOB) e as mastectomias redutoras de riscos (MRR).

O TMX é um SERM de primeira geração, usado como endocrinoterapia adjuvante do câncer de mama há 40 anos. A endocrinoprevenção com tamoxifeno para pacientes com risco aumentado para o câncer de mama ficou bem estabelecida no ensaio clínico NSABP-P1, que comparou o uso de TMX, na dose de 20 mg/dia por 5 anos, com o uso de placebo nas pacientes com idade ≥ 35 anos e com risco aumentado para a doença (índice de Gail ≥ 1,66% de chance de desenvolver a doença nos próximos 5 anos), e evidenciou redução de risco de 49% para o câncer de mama invasivo e de 50% para o câncer de mama *in situ*, em 5 anos de seguimento. O subgrupo de melhor benefício foi das pacientes com diagnóstico de hiperplasias atípicas, com redução de risco de 86%.

Metanálise mais recente confirmou a eficácia do TMX como endocrinoprevenção para o câncer de mama, com redução do risco de 38% (grau A de recomendação).[5] Além da diminuição da probabilidade de desenvolver o câncer de mama, o TMX acarreta benefícios como as melhoras da massa óssea na pós-menopausa e do perfil lipídico, pois no osso e no fígado, ele apresenta efeito agonista do estrogênio. Os principais efeitos colaterais do TMX são as ondas de calor, os aumentos dos riscos dos fenômenos tromboembólicos e do câncer de endométrio. No entanto, os seus benefícios superam os efeitos adversos.

A Figura 98.1 apresenta um fluxograma da assistência para pacientes com risco aumentado para câncer de mama da disciplina de mastologia da Escola Paulista de Medicina (UNIFESP).

O RLX, SERM de segunda geração, foi aprovado inicialmente pela FDA para prevenir e tratar a osteoporose nas mulheres na pós-menopausa. Contudo, foram observadas reduções no risco de câncer de mama invasivo receptor de estrogênio positivo de 76, 66 e 44% nas mulheres na pós-menopausa com osteoporose em três grandes ensaios clínicos. Sendo assim, foi idealizado o NSABP Study of Tamoxifen and Raloxifene (STAR)

ATUALIZAÇÃO TERAPÊUTICA

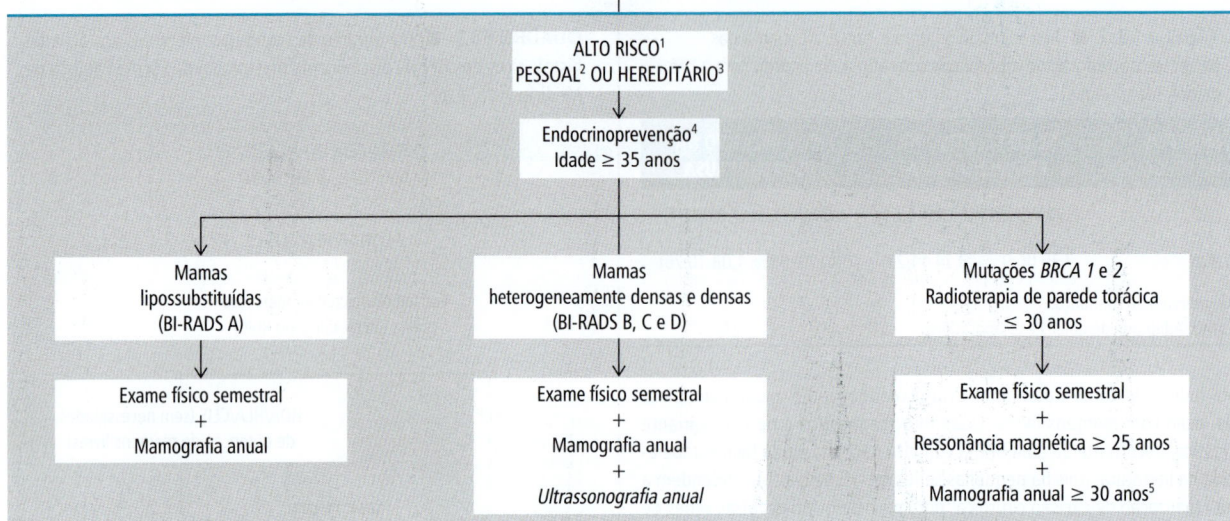

FIGURA 98.1 ■ Fluxograma da assistência para pacientes com risco aumentado para câncer de mama da disciplina de mastologia da Escola Paulista de Medicina (Unifesp).

[1]Alto risco: RR ≥ 4; [2]Alto risco pessoal (histopatológico): HDA, HLA e CLIS; [3]Alto risco hereditário: mãe, irmã ou filha com câncer de mama ≤ 45 anos ou câncer de ovário em qualquer idade, câncer de mama bilateral, masculino ou triplo negativo; [4]TMX 20 mg/dia por 5 anos na pré ou pós-menopausa; RLX 60 mg/dia por 5 anos na pós-menopausa; EXE 25 mg/dia por 5 anos na pós-menopausa ANZ 1,0 mg/dia por 5 anos na pós-menopausa. [5]A partir dos 30 anos as mamografias e as ressonâncias magnéticas serão intercaladas semestralmente. [6]As pacientes com idades ≤ 35 anos, radioterapias de parede torácica, mutações nos genes BRCA 1 e 2 as condutas serão particularizadas.

P-2 Trial, que constatou que o RLX é tão efetivo quanto o TMX na redução do risco de câncer de mama invasivo (Tabela 98.3).[6] Assim, o TMX e o RLX apresentam grau de recomendação A, como medicações redutoras de risco para o câncer de mama, sendo o TMX empregado na dose de 20 mg/dia por 5 anos a partir dos 35 anos de idade (na pré e na pós-menopausa) e o RLX na dose de 60 mg/dia por 5 anos na pós-menopausa.

O estudo STAR foi atualizado em 2010, com 81 meses de seguimento médio. O TMX foi significativamente mais efetivo do que o RLX na profilaxia do carcinoma invasivo nas pacientes que tinham história prévia de hiperplasia atípica e no grupo de risco elevado (Gail ≥ 1,66%).[6] A eficácia foi semelhante para a prevenção do carcinoma *in situ* de mama e para as pacientes com história prévia de neoplasia lobular *in situ*. O tamoxifeno levou a um maior número de trombose venosa profunda (TVP), hiperplasia atípica endometrial, carcinoma de endométrio e catarata (Tabela 98.4). Os resultados mostraram que o RLX apresentou 76% da eficácia do TMX na prevenção do carcinoma invasivo de mama; logo, ambos os medicamentos podem ser utilizados para esse fim. A escolha poderá ser baseada na presença ou não de útero e no risco individual de tromboembolismo.

O EXE é um esteroide inibidor da enzima aromatase que é utilizado no tratamento adjuvante do câncer de mama receptor hormonal positivo em mulheres menopausadas. O seu benefício como medicação redutora do risco foi comprovado em estudo aleatorizado, duplo-cego, placebo-

TABELA 98.3 ■ Estudos prospectivos, randomizados, placebo-controlado, do raloxifeno e a redução do risco do câncer de mama

TRIAL	MORE	CORE	RUTH	STAR
População estudada	Mulheres menopausadas com fratura por osteoporose	Continuação do estudo MORE	Mulheres menopausadas com história ou risco de doença coronariana	Mulheres menopausadas com aumento do risco de câncer de mama
Número	7.705	5.213	10.101	19.747
Controle	Placebo	Placebo	Placebo	Tamoxifeno
Primário *endpoint*	Fraturas	Fraturas	Doença coronariana e câncer de mama	Câncer invasivo de mama
Secundário *endpoint*	Câncer de mama	Câncer de mama	Morte e tromboembolia	Fratura e doença coronariana
Média de idade	66,5	66,2	67,5	58,5
Média de *follow-up* (meses)	40	48	68	47
Redução de risco (%)	76	66	44	Similar ao tamoxifeno (50%)

Fonte: Vogel e colaboradores.[6]

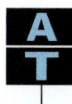

DIAGNÓSTICO E TRATAMENTO

TABELA 98.4 ■ Comparações entre os riscos relativos do tamoxifeno e raloxifeno do estudo STAR

EVENTOS	NÚMERO DE EVENTOS		RR	IC (95%)
	TMX	RLX		
Carcinoma invasivo	247	310	1,24*	1,05-1,47
Carcinoma *in situ* de mama	111	137	1,22	0,95-1,59
História de hiperplasia atípica	60	92	1,48*	1,06-2,09
História de neoplasia lobular *in situ*	50	57	1,13	0,76-1,69
Câncer invasivo de útero	65	37	0,55*	0,36-0,83
Hiperplasia atípica de endométrio	22	4	0,17*	0,04-0,51
Histerectomia durante o seguimento	349	162	0,45*	0,37-0,54
Eventos tromboembólicos	202	154	0,75*	0,60-0,93
Catarata	739	603	0,80*	0,72-0,89
Mortalidade	236	202	0,84	0,70-1,02

*Destaca os resultados significativos. RR: risco relativo; IC: intervalo de confiança.
Fonte: Vogel e colaboradores.[6]

-controlado, que tratou durante cinco anos 4.560 mulheres na pós-menopausa que apresentavam alto risco para o câncer de mama, ou seja, as com índice de Gail ≥ 1,66, ou que apresentavam diagnóstico de HDA, HLA, CLIS ou com carcinoma ductal *in situ* tratadas com mastectomia.[7] Esse estudo conhecido como MAP.3, que após 35 meses de seguimento médio, mostrou redução de 65% de câncer de mama nas usuárias do EXE. Todavia, na análise de subgrupo, as pacientes que apresentavam HDA, HLA ou CLIS não tiveram redução significativa da incidência (RR:0,61; IC:95%: 0,20-1,82; p=0,25).

O ANZ, outro inibidor da enzima aromatase utilizado no tratamento sistêmico adjuvante do câncer de mama receptor hormonal positivo de mulheres menopausadas, também foi avaliado como medicamento redutor de risco. Seu efeito foi comprovado em estudo aleatorizado, duplo cego, placebo controlado, conhecido como IBIS-II, em que 3.864 mulheres na pós-menopausa foram aleatorizadas para receber ANZ ou placebo. Os resultados mostraram redução de risco de 53% estatisticamente significante para as usuárias de ANZ com HR (95% IC) de 0,47 (0,32-0,68).

Atenção: TMX, RLX, EXE e o ANZ são medicamentos de categoria A de recomendação para as pacientes de alto risco de CM.

As outras modalidades de redução de risco são as MRR e a SOB. O maior estudo que avaliou as MRR como modalidade de redução de risco foi o da Mayo Clinic; nesse trabalho, Hartmann e colaboradores[8] analisaram de forma retrospectiva 639 pacientes, sendo 425 com risco moderado e 214 com alto risco, de acordo com os seus antecedentes familiares. O grupo controle foi formado pelas irmãs biológicas das pacientes do grupo de estudo, que optaram pelo seguimento clínico e radiológico. Nas 425 pacientes com risco moderado que foram submetidas às MRR, observou-se redução de risco de 89,5% e da mortalidade em 100%. Nas 214 pacientes com alto risco, observou-se redução de risco de 90-94% e da mortalidade de 85-94%. As conclusões desse estudo mostraram redução de risco de aproximadamente 90% após 14 anos de seguimento e redução significativa na mortalidade por CM.

Estudo prospectivo realizado por Meijers-Heijboer e colaboradores,[9] em 77 mulheres com mutações nos genes *BRCA 1* ou *BRCA 2*, após seguimento de três anos, mostrou redução de risco de 85% no grupo que realizou a mastectomia profilática.

A SOB reduz o risco para câncer de ovário em aproximadamente 90%, sendo que os casos de cânceres epiteliais de ovários que surgem após a SOB são originários da transformação do epitélio celômico. Quando realizada no menacme, principalmente antes dos 40 anos, a SOB também reduz o risco de CM em aproximadamente 50%. Assim, a SOB é modalidade redutora de risco importante para os cânceres de ovário e de mama nas pacientes que apresentam mutações genéticas, principalmente nos genes *BRCA 1* e *BRCA 2*, pois essas mulheres apresentam riscos aumentados para esses dois tipos de neoplasias.

REVISÃO

- Os medicamentos TMX, RLX, EXE e ANZ são fármacos de eficácia comprovadas em grandes ensaios clínicos (nível de evidência I e grau de recomendação categoria A) indicados para as mulheres de alto risco para o câncer de mama;
- As cirurgias redutoras de riscos, por ainda não existirem na literatura evidências de grandes estudos clínicos prospectivos e aleatorizados (grau de recomendação categoria C), são consideradas condutas de exceções. Elas são reservadas principalmente para as mulheres com mutações dos genes *BRCA 1* e *BRCA 2*, ou de alto risco para essas mutações e para aquelas que foram submetidas à radioterapia de parede torácica antes dos 30 anos de idade.

■ REFERÊNCIAS

1. Stewart BW, Wild CP, editors. World Cancer Report: 2014. Lyon: Inaternational Agency for Research on Cancer; 2014.
2. Instituto Nacional de Câncer (BR). Estimativa 2016 [Internet]. Brasília: INCA; 2016 [capturado em 04 jul. 2016]. Disponível em: www.inca.gov.br/estimativa/2016/síntese-de-resultados-comentários.asp.

3. Gobbi H. Classificação dos tumores da mama: atualização baseada na nova classificação da Organização Mundial da Saúde de 2012. J Bras Palol Med Lab. 2012;48(6):463-74.
4. Collins LC, Baer HJ, Tamimi RM, Connolly JL, Colditz GA, Schnitt SJ. Magnitude and laterality of breast cancer risk according to histologic type of atypical hyperplasia: results from the Nurses' Health Study. Cancer. 2007;109(2):180-7.
5. Cuzick J, Powles T, Veronesi U, Forbes J, Edwards R, Ashley S, et al. Overview of the main outcomes in breast cancer prevention trials. Lancet. 2003;361(9354): 296-300.
6. Vogel VG, Constantino JP, Wickerham DL, Cronin WM, Cecchini RS, Atkins JN, et al. Update of the National Surgical Breast and Bowel Project Study of Tamoxifen and Raloxifen (STAR) P-2 Trial: preventing breast cancer. Cancer Prev Res (Phila). 2010;3(6):696-706.
7. Goss PE, Ingle JN, Alés-Martinez JE, Cheung AM, Chlebowski RT, Wactawski-Wende J, et al. Exemestane for breast-cancer prevention in postmenopausal women. N Engl J Med. 2011;364(25):2381-91.
8. Hartmann LC, Schaid DJ, Woods JE, Crotty TP, Myers JL, Arnold PG, et al. Efficacy of bilateral prophylactic mastectomy in women with a family history of breast cancer. N Engl J Med. 1999;340(2):77-84.
9. Meijers-Heijboer H, van Geel B, van Putten WLJ, Henzen-Logmans SC, Seynaeve C, Menke-Pluymers MB, et al. Breast cancer after prophylactic bilateral mastectomy in women with a BRCA 1 or BRCA 2 mutations. N Engl J Med. 2001;345:159-64.

■ LEITURAS SUGERIDAS

Boecker W, editor. Preneoplasia of the breast: a new conceptual approach to proliferative breast disease. Munich: Elsevier Saunders; 2006.

Elias S, Facina G, Araujo Neto JT, organizadores. Mastologia: condutas atuais. Barueri: Manole; 2016. (Série Mastologia, v. 1).

Harris JR, Lippman ME, Morrow M, Osborne CK, editors. Diseases of the breast. 5th ed. Philadelphia: Wolters Kluwer Health; 2014.

Hartmann LC, Degnim AC, Santen RJ, Dupont WD, Ghosh K. Atypical hyperplasia of the breast: risk assessment and management options – special report. N Engl J Med. 2015;372(1):78-89.

99
INFECÇÃO GENITAL POR PAPILOMAVÍRUS HUMANO

■ JULISA C. L. RIBALTA
■ NEILA MARIA DE GÓIS SPECK

No passado, a hipótese diagnóstica de infecção pelo papilomavírus humano (HPV) era só aventada na presença de lesões verrucosas que comprometessem os genitais externos, facilmente observáveis a olho nu. As verrugas genitais eram conhecidas como lesões adquiridas por contato sexual, fato confirmado por estudos epidemiológicos desde os anos de 1950. Posteriormente, comprovou-se, por estudos de microscopia eletrônica, a presença de agente etiológico viral. Os primeiros artigos relacionando a infecção por HPV com o carcinoma do colo de útero intensificaram o interesse pelo tema.

A observação de inúmeras outras formas de apresentação, que não as verrucosas, por meio de exames citopatológicos e colposcópicos, definiu as chamadas formas subclínicas, presentes ao longo de todo o trato anogenital.

Agente de tropismo específico por pele e mucosas, o HPV não promove infecção sistêmica. Para que se inicie a infecção, é necessária solução de continuidade no epitélio, expondo as células alvo da camada basal nas quais o HPV se instalará para sobreviver e esconder-se dos mecanismos de resistência imunológica do organismo hospedeiro.

A infecção epitelial mantém a transcrição de DNA e a replicação em níveis baixos nas células em proliferação, até alcançar as camadas intermediárias do epitélio. É no ambiente terminal de diferenciação celular que os vírus recrutam o conjunto de fatores celulares necessários para sua replicação.

Descrevem-se hoje mais de 200 tipos virais, dos quais pouco mais de 20 podem causar infecção genital. Um novo tipo de HPV passa a ser aceito quando seu genoma apresenta, na sequência dos nucleotídeos dos genes E6, E7 e L1, diferença maior do que 10% em relação aos tipos já descritos.

A infecção por HPV promove, em sua maioria, lesões benignas e, mais raramente, lesões transformadas de características pré-neoplásicas. De acordo com a capacidade de induzir lesões transformadas de características pré-neoplásicas, os tipos de HPV são classificados em vírus de baixo risco oncogênico (6, 11, 40, 42, 43, 44, 54, 61, 70, 72, 81 e CP6108), de alto risco (16, 18, 31, 33, 35, 39, 45, 51, 52, 56, 58, 59, 68, 73, e 82) e possivelmente de alto risco (26, 53, 66 e 82).

A prevalência da infecção por papilomavírus em suas formas clínicas e subclínicas, nos diferentes grupos populacionais, oscila entre 0,5 e 2,5%, com sensíveis variações regionais. Em estudo da Unifesp, a incidência foi de 2,4%. Na atualidade, a infecção do colo uterino apresenta maior incidência do que a neoplasia intraepitelial e o carcinoma invasor, tendo sido encontrada proporção de 40 condilomas para 4 neoplasias intraepiteliais e 1 carcinoma invasor. O HPV 16 é o mais prevalente no mundo e, com o HPV 18, responde por mais de 70% dos casos de câncer de colo do útero.

Os fatores de risco são os mesmos para homens e mulheres, como início precoce da atividade sexual, número elevado de parceiros, comportamento de risco, hábito de fumar e condições de imunossupressão.

A infecção por HPV é a doença sexualmente transmissível (DST) mais comum, estimando-se que de 20 a 40% dos jovens sexualmente ativos sejam portadores da infecção de forma pontual.

■ QUADRO CLÍNICO

A infecção por HPV pode se apresentar clinicamente sob três formas: clínica; subclínica e latente. Na primeira, as lesões são identificáveis a olho nu, em geral como verrugas genitais. A superfície é irregular, com projeções digitiformes, contendo alça capilar central e apresenta pedículo único. Na mulher, são, com frequência, encontradas nos grandes e pequenos lábios, no vestíbulo vaginal e nas regiões perineal, perianal e anal; menos comumente, na vagina; e vista raramente no ectocérvice.

Na forma subclínica, as lesões são identificáveis por meio das alterações citológicas, colposcópicas e/ou anatomopatológicas. Expressam-se como áreas de espessamento epitelial, de imagens acetorreagentes planas e saliências nas paredes vaginais e cervicais, como pequenas espículas, não perceptíveis a olho nu. As espículas constituem projeções digitiformes, sugerindo, no conjunto, aspecto colposcópico de pontilhado em relevo. Hiperqueratose também pode estar presente e, por vezes, com relevo, exibir aspecto mosaiciforme ou cerebroide. Observam-se, ainda, imagens numulares, de tamanhos e formas diversas planas, acetorreagentes, em mosaico e pontilhadas. Localizam-se próximo à junção escamocolunar, na zona de transformação, ou afastadas do orifício uterino.

Na forma latente, a presença viral somente é demonstrada por meio de testes de biologia molecular, sem alterações morfológicas do epitélio. Esfregaços celulares do colo uterino, em que se aplicou a hibridização molecular como método diagnóstico, indicaram a presença de DNA viral em 30% das mulheres sem alterações colposcópicas ou citológicas.

A infecção viral é autolimitante, isto é, após alguns ciclos de proliferação celular para ocorrer replicação viral, o processo cessa espontaneamente, variando de tipo para tipo viral. É possível a coparticipação da resposta imunológica do organismo hospedeiro que, ao longo do tempo, consegue desenvolver anticorpos neutralizantes anti-HPV.

Caso o processo proliferativo viral não cesse, em intervalo variável de 18 a 24 meses, há a possibilidade de persistência por tipos de HPV de alto risco que poderá evoluir para a transformação oncogênica, dando origem às chamadas lesões precursoras, as neoplasias intraepiteliais de alto grau.

■ DIAGNÓSTICO

Primeiro passo em qualquer procedimento médico, a anamnese, caso não haja queixas de verrugas genitais, fica limitada à procura de fatores de risco: faixa etária, antecedentes ginecológicos e sexuais, especialmente início da atividade sexual e número de parceiros sexuais, métodos de contracepção, comportamento de risco, de exposição a DSTs, comorbidades, com destaque para situações de imunossupressão, estados depressivos, hábitos como tabagismo, drogas ilícitas ou não.

O exame citopatológico de células esfoliadas das diferentes regiões do trato genital inferior pode sugerir a presença da infecção por HPV caso o efeito citopático da infecção, a coilocitose, esteja presente; ou, se ausente, houver um conjunto de atipias celulares sugestivas de infecção viral, como multinucleação, discariose, disqueratose, anfofilia citoplasmática, entre outros. Será descrito como presença de infecção por HPV ou de lesão de baixo grau.

A atipia celular apresentada pelo exame citopatológico indicará a necessidade de realizar exame colposcópico, com magnificação de imagens, que buscará localizar áreas sugestivas de lesão subclínica, como espessamentos epiteliais com acetorreação, pontilhados vasculares definidos, áreas mosaiciformes, micropapilomatoses não visíveis a olho nu, áreas de alterações vasculares e eventuais áreas de iodo não coradas ou parcialmente coradas. As imagens assim detectadas, de acordo com suas características, localização e agressividade, são escolhidas para biópsia.

Os fragmentos obtidos pelas diferentes biópsias são avaliados do ponto de vista histopatológico, tendo-se ou não o diagnóstico compatível com infecção por HPV. Em caso positivo, serão descritas hiperplasia de camadas basal e parabasal, acantose com presença de coilocitose e outras atipias nucleocitoplasmáticas discretas ou não em camadas celulares intermediárias e superficiais. O laudo histopatológico referenciará a possibilidade de infecção por HPV ou presença de neoplasia intraepitelial de baixo grau

Os métodos descritos até agora apenas direcionam para a suspeição do diagnóstico de infecção por HPV. Se, entretanto, houver a necessidade de confirmação do agente, isso só será possível com a utilização de técnicas de biologia molecular, como, por exemplo, a captura de híbridos e reação em cadeia da polimerase (PCR).

A captura hibrida®, técnica bastante sensível, vale-se de hibridização de fragmentos de DNA viral com anticorpos monoclonais conhecidos e revelados por leitura luminométrica. Os resultados são expressos em grupos de vírus que apresentam homologia para as sondas utilizadas (p. ex.: grupo B, conjunto de 13 vírus HPV de alto risco oncogênico). A sensibilidade desta técnica depende do número de cópias virais por células esfoliadas e examinadas. A estimativa de baixo número de cópias virais pode sugerir infecção inicial, ou em remissão, ou, ainda, coleta de material pouco expressivo.

Técnica de amplificação e ciclagens, a PCR permite multiplicar o DNA viral presente no material em estudo. Com isso, um fragmento de DNA será multiplicado em mais de um milhão de cópias, o que requer muitos cuidados técnicos, pois poderá haver contaminação e induzir a resultado falso-positivo. Além disso, não permite resultados quantitativos, fato compensado pela possibilidade de genotipagem, única ou múltipla, segundo as sondas utilizadas na replicação dos fragmentos nucleicos.

Múltiplas outras técnicas biomoleculares existem; entretanto, são preferencialmente utilizáveis no desenvolver de pesquisas relacionadas ao agente viral e a seu desempenho clínico e epidemiológico.

As aplicações práticas atuais da biologia molecular têm sido: rastreamento para estratificar risco para o desenvolvimento de lesão cancerosa; seguimento após tratamento das lesões de alto grau com valor prognóstico e, frente a alterações citológicas, com achado de atipias de células escamosas com significado indeterminado (ASCUS), para diferenciar de processos reativos não induzidos pelo HPV.

A abordagem diagnóstica da infecção por HPV está resumida na Figura 99.1.

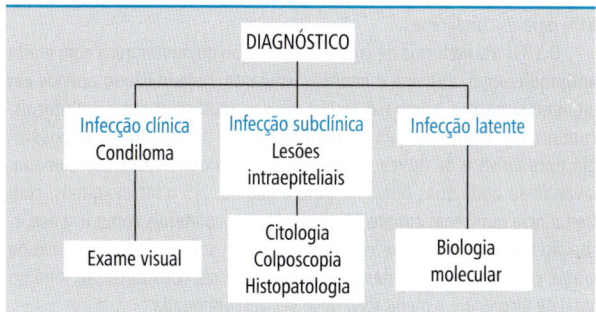

FIGURA 99.1 ■ Esquema para abordagem diagnóstica nas três formas de infecção pelo HPV.

■ TRATAMENTO

A abordagem terapêutica visa à eliminação da lesão com o objetivo de reduzir carga viral atrelada à resposta imunológica no clareamento da infecção.

> **ATENÇÃO!**
>
> O objetivo do tratamento da infecção por HPV é eliminar os sintomas, prevenir a evolução maligna e interromper a possiblilidade de transmissão. As técnicas disponíveis não erradicam o agente, por isso, há, frequentemente, recidiva.

A maioria das infecções provocadas pelo HPV apresenta resolução espontânea em virtude da resposta imunológica do hospedeiro contra o vírus, fato particularmente verdadeiro para condilomas genitais e lesões de baixo grau e, eventualmente, em lesões de alto grau. O aumento dessa resposta imunológica é possível com abstinência do tabagismo e melhora da qualidade de vida e alimentar, com maiores taxas de regressão da doença.

As formas de tratar a lesão podem ser por excisão, destruição ou imunoterapia.

O tratamento excisional consiste em retirar a lesão por meio de corte, com bisturi frio, por cirurgia com alças de ondas de alta frequência

(CORAF) ou com laser focalizado. Para lesões verrucosas vulvares extensas, a ressecção pode acarretar cicatrizes e comprometer a anatomia do órgão.

Entre os métodos destrutivos, lança-se mão de técnica física e/ou tratamento químico. A destruição física é obtida pela cauterização elétrica, que destrói a lesão por meio do calor, ainda que possa acarretar fibrose, cicatriz, perda de pelos e hipocromia, na pele da vulva; ou por laser de CO_2, método de excelência, visto que vaporiza os tecidos sem condução térmica na profundidade estromal, técnica em que nenhum ou mínimos efeitos cicatriciais são observados. Na destruição por agentes químicos, várias opções estão à disposição: ácido tricloracético (ATA), 5-fluorouracil (FU), podofilina e podofilotoxina.

Potente agente cáustico que destrói a lesão por necrose, o ATA é utilizado na concentração de 50 a 80%, com aplicações semanais, com pequeno chumaço de algodão levemente embebido, sobre a lesão, no total de 4 a 6 aplicações.

Tem limitações nas lesões muito queratinizadas, onde não há absorção adequada do fármaco, com diminuição, assim, de sua eficácia. Não há absorção sistêmica, podendo ser usado em crianças e gestantes. Seu emprego é recomendado em lesões pequenas. A taxa de resolução é de 81% para os condilomas.

O 5-FU 5% na forma de creme é medicação quimioterápica com efeito antiproliferativo, antiviral e imunoestimulante, hoje utilizado apenas em algumas situações, como nas lesões difusas, multicêntricas e multifocais, comuns em mulheres com comprometimento imunológico. A posologia para vulva é de aplicação de fina camada duas vezes por semana, lavando-se após duas horas, e, para a vagina, 2,5 g intravaginais, com frequência quinzenal em até 10 ciclos. Efeitos colaterais como intensa irritação local e úlceras são frequentes e devem ser mediados com uso de creme contendo acetato de clostebol e vigilância constante. Ao mínimo sinal de ulceração, a medicação deve ser descontinuada.

A podofilina em solução oleosa a 20% tem sido pouco utilizada por baixos resultados e efeitos colaterais intensos, como neurotoxicidade, mielotoxicidade e nefrotoxicidade. Recomenda-se a manipulação em base vaselina sólida, aplicando semanalmente sobre a lesão e tomando o cuidado de lavar após 4 horas. Atualmente é melhor o uso do seu derivado purificado, a podofilotoxina, a 0,15% na forma de creme, cuja posologia é de duas aplicações diárias por três dias, seguidas de quatro dias de pausa, perfazendo um total de quatro ciclos. Lavar após 6 horas da aplicação. Não pode ser usado em gestantes. Utilizado apenas em pele, é contraindicado para aplicação em mucosas. As taxas de resolução variam de 45 a 88%.

Na opção de terapêutica imunológica, tem-se o imiquimode a 5%, que induz a liberação local de citocinas. Não produz a destruição física da lesão, mas ajuda a erradicar o agente. A posologia é de aplicação de um sachê de 250 mg sobre a lesão, em três dias da semana intercalados, no total de 4 a 16 semanas. Efeitos colaterais como hiperemia e queimação ocorrem e são desejáveis, demonstrando a atividade inflamatória induzida, um benefício na eliminação da lesão. A taxa para condilomas acuminados é de 72 a 84%, com recidiva entre 5 e 19%. A resposta em mulheres é maior do que nos homens e seu uso está indicado nas lesões externas.

Relatos de casos mostram também eficácia no tratamento de neoplasias intraepiteliais de vagina.

A maioria dos protocolos atuais tem recomendado a conduta expectante nas infecções subclínicas com lesão intraepitelial de baixo grau ou neoplasia intraepitelial de grau I, em colo do útero e na vagina, em virtude da alta taxa de regressão espontânea no prazo de até dois anos. As neoplasias de grau II no colo uterino para mulheres jovens abaixo de 24 anos, na atualidade, a conduta também tem sido expectante por dois anos; isto decorrente das altas taxas de remissão espontânea e pelos tratamentos vigentes alterarem a qualidade do colo em relação ao futuro obstétrico. Caso haja persistência da lesão após esse prazo, o seguimento ainda pode ser mantido ou a conduta ativa ser instituída. Na indicação de tratamento, é possível realizar crioterapia ou eletrocoagulação sob visão colposcópica e para imagens totalmente visibilizadas na ectocérvice ou na parede vaginal. O mesmo serve para o uso de vaporização a laser das lesões, seja em vulva, vagina ou superfície cervical, com resultados excelentes e recuperação dos tecidos de forma adequada e praticamente sem sequelas.

O esquema terapêutico para lesões condilomatosas e/ou subclínicas em colo do útero, vagina e vulva está resumido na Figura 99.2.

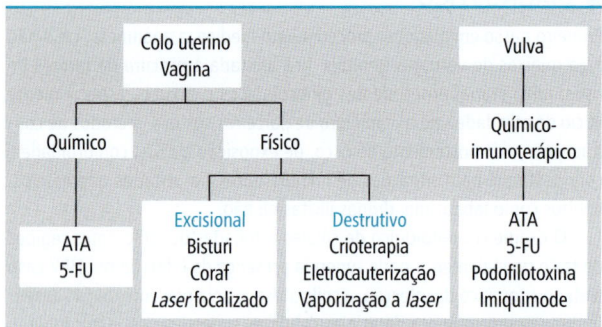

FIGURA 99.2 ■ Esquema terapêutico para lesões condilomatosas e/ou subclínicas em colo do útero, vagina e vulva.

■ PROGNÓSTICO

Mesmo em indivíduos não tratados, a maioria das lesões provocadas pelo HPV desaparecerá devido à resposta imunológica. A imunocompetência tem significativo impacto no clareamento da infecção, que, em algumas vezes, pode ser lento e cerca de 10 a 20% dos casos não se resolverão, mesmo com métodos efetivos de tratamento.

■ PREVENÇÃO

A infecção por HPV é autolimitada em considerável número de vezes, com clareamento espontâneo, mas pode persistir e evoluir para o desenvolvimento de lesões precursoras de neoplasias, segundo as características do agente viral e do organismo hospedeiro. Assim, visando a bloquear a possibilidade de desenvolvimento de neoplasias, especificamente as de colo de útero, e, ainda, evitar o desenvolvimento de lesões condilomatosas, surgiram no meio cientifico duas versões de vacinas profiláticas.

A vacina quadrivalente contém *virus-like particle* (VLP) correspondente às estruturas da proteína L1 dos HPV tipos 16, 18, 6 e 11. A bivalente contém as VLP de L1 dos HPV tipos 16 e 18. Essas vacinas também diferem na composição das substâncias adjuvantes – alume, na quadrivalente, e alume e monofosforilipídeo na bivalente. Ambas são aplicadas em três doses IM, nos 1º e 60º dias e no 6º mês (sequência da quadrivalente); e no 1º e 30ºdias e no 6º mês (bivalente). Esquema alternativo de duas doses, no momento zero e 6 meses, tem sido utilizado para meninas e meninos abaixo de 14 anos, pois os estudos demonstraram que a formação de anticorpos anti-VLP nesta faixa etária é semelhante à esquema de três doses acima de 14 anos.

As duas vacinas encontram-se liberadas pelos órgãos controladores internacionais e nacionais (FDA e Agência Nacional de Vigilância Sanitária – Anvisa); por bula, no Brasil estão liberadas para mulheres de 9 a 45 anos de idade para a quadrivalente e a partir dos 9 anos para a bivalente, preferencialmente antes do início da atividade sexual. A vacina quadrivalente é ainda sugerida para aplicação nos meninos de 9 a 26 anos, considerando sua alta eficácia no impedimento de verrugas genitais. No Brasil, a vacina quadrivalente é indicada pelo Ministério da Saúde, em esquema alternativo de 3 doses, dia zero, segunda em 6 meses e uma terceira dose em 5 anos, para meninas de 9 a 13 anos de idade. Também foi aprovada a vacina para meninas e mulheres portadoras do HIV de 9 a 26 anos, nestas com esquema vacinal em três doses nos tempos 0, 2 e 6 meses.

A eficácia de ambas as vacinas no que tange ao bloqueio do surgimento de lesões intraepiteliais cervicais escamosas e de linhagem glandulares é bastante convincente, entretanto limitada para casos induzidos por vírus semelhantes aos vacinais, revelando-se pouco menor se considerada possibilidade de recidivas. Frisa-se que as vacinas não interferem no ritmo da infecção viral ativa.

REVISÃO

- A infecção por HPV é a mais comum das doenças sexualmente transmissíveis.
- A população mais atingida é a de adolescentes e jovens adultos sexualmente ativos.
- O maior percentual de casos são os causados pelos vírus de alto risco oncogênico, embora seja também significativa a taxa de clareamento espontâneo.
- Condiciona maior agressividade de evolução a presença não só dos vírus de alto risco, mas de condições de imunossupressão apresentada pelo organismo hospedeiro.
- Os indivíduos com resistência imunológica rebaixada oferecem maior predisposição para persistência e evolução das infecções virais para lesões precursoras de neoplasias.
- Conduta expectante, métodos de tratamentos destrutivos com agentes químicos ou físicos e uso de imunomoduladores são os métodos terapêuticos preferenciais para os casos de infecção viral.

■ LEITURAS SUGERIDAS

Anvisa aprova vacina contra HPV para homens [Internet]. [capturado em 13 abr. 2016]. Disponível em: http://saude.ig.com.br/minhasaude/anvisa+aprova+vacina+contra+hpv+para+homens/n1596981179940.html

Brasil. Ministério da Saúde. Instituto Nacional do Câncer. Diretrizes brasileiras para o rastreamento do câncer do colo do útero [Internet]. Rio de Janeiro: INCA; 2011 [capturado em 10 nov. 2013]. Disponível em: http://www1.inca.gov.br/inca/Arquivos/Diretrizes_rastreamento_cancer_colo_utero.pdf.

Dobson SR, McNeil S, Dionne M, Dawar M, Ogilvie G, Krajden M, et al. Immunogenicity of 2 doses of HPV vaccine in younger adolescents vs 3 doses in young women: a randomized trial. JAMA. 2013;309(17):1793-802.

Massad LS, Einstein MH, Huh WK, Katki HA, Kinney WK, Schiffman M, et al. 2012 updated consensus guidelines for the management of abnormal cervical cancer screening tests and cancer precursors. J Low Genit Tract Dis. 2013;17(5 Suppl 1):S1-S27.

Saslow D, Solomon D, Lawson HW, Killackey M, Kulasingam SL, Cain J, et al. American Cancer Society, American Society for Colposcopy and Cervical Pathology, and American Society for Clinical Pathology screening guidelines for the prevention and early detection of cervical cancer. CA Cancer J Clin. 2012;62(3):147-72.

100
CORRIMENTOS GENITAIS

■ ROBERTO ZAMITH
■ MANOEL GIRÃO

Os corrimentos genitais representam uma queixa bastante comum nos serviços de ginecologia.

A vagina em condições normais apresenta um conteúdo formado pela mistura da descamação do epitélio de revestimento vaginal e cervical, da transudação de capilares da parede vaginal, da secreção dos epitélios glandulares do colo, do endométrio e, em menor proporção, da endossalpinge. Além desses elementos, há, na vagina, um complexo ecossistema que contém cerca de 10^9 unidades formadoras de colônias bacterianas por grama de fluido vaginal. Habitualmente, esse conteúdo apresenta como características coloração clara esbranquiçada, alta viscosidade e ausência de odor. A flora bacteriana normal é constituída predominantemente por lactobacilos.

Além destes, numerosas outras espécies estão presentes, incluindo alguns patógenos potenciais encontrados em pequena proporção. Os lactobacilos convertem glicogênio em ácido láctico, o que auxilia na manutenção do pH vaginal entre 3,8 e 4,2. Algumas cepas de lactobacilos produzem peróxido de hidrogênio, que inibe o crescimento de bactérias e vírus. Corrimento é definido como uma anormalidade na quantidade ou no aspecto físico do conteúdo vaginal, que se exterioriza pelos órgãos genitais externos. Pode ser sintoma referido pela paciente ou apenas identificado pelo ginecologista. Deve-se considerar que, em certas condições fisiológicas, o conteúdo vaginal pode aumentar, como na época da ovulação e na fase pré-menstrual, durante a excitação sexual, no período neonatal, na puberdade, na gestação e no puerpério.

ATENÇÃO!

O quadro clínico, embora fundamental para o estabelecimento do diagnóstico sindrômico dessa ginecopatia, habitualmente é insuficiente para determinar a etiologia do corrimento genital. Assim, para o estabelecimento do diagnóstico etiológico, é de fundamental importância o estudo do ecossistema vaginal, o qual compreende a medida do pH e a avaliação da flora. Preconizam-se como propedêutica subsidiária básica a realização da medida do pH vaginal com fita indicadora de pH, o teste das aminas e o exame a fresco do conteúdo vaginal.

A flora vaginal normal é composta por um grande número de diferentes micro-organismos. Pode-se prever, então, que a cultura de seu conteúdo indicará, com frequência, a presença de germes saprófitas, motivo pelo qual o exame não é indicado como rotina na propedêutica laboratorial do corrimento.

A seguir, serão analisadas as causas mais corriqueiras de corrimentos, ou seja, vaginose bacteriana, candidíase vulvovaginal e tricomoníase.

■ VAGINOSE BACTERIANA

Trata-se de síndrome clínica decorrente do desequilíbrio do ecossistema vaginal, caracterizada por exacerbada redução da população de lactobacilos e aumento de 100 vezes ou mais na concentração de outros micro-organismos. Refere-se, portanto, à infecção polimicrobiana, cuja ocorrência depende do sinergismo entre *Gardnerella vaginalise* bactérias anaeróbias, particularmente Mobiluncus e bacteroides. É empregada a denominação "bacteriana" para frisar a ausência de fungos e protozoários, sem que, no entanto, tenha sido identificada uma bactéria específica como responsável pela síndrome. O termo "vaginose", em vez de vaginite, é utilizado com o intuito de enfatizar a ausência de resposta inflamatória.

A síndrome decorre do desequilíbrio do ecossistema vaginal, e não da introdução de um novo micro-organismo ao ecossistema, todavia os eventos que desencadeiam o desequilíbrio da flora vaginal ainda não estão totalmente identificados, incluindo, talvez, fatores hormonais e exógenos ligados à atividade sexual.

Hoje, a vaginose bacteriana é a causa mais comum de corrimento genital, com frequência em torno de 50% das infecções genitais baixas.

A importância da vaginose não se deve apenas à sua elevada frequência, mas, principalmente, ao relacionamento com doenças obstétricas, como corioamnionite, trabalho de parto prematuro e endometrite pós-parto. Além dessas entidades, também há relação com endometrites, doença inflamatória pélvica (DIP), infecções pós-operatórias, infecções do trato urinário (ITU), e até mesmo neoplasia intraepitelial cervical (NIC).

Não se sabe exatamente qual é o fator que desencadeia a quebra do equilíbrio do ecossistema vaginal, levando à elevação do pH vaginal e à diminuição acentuada da população de lactobacilos produtores de peróxido de hidrogênio. Percebe-se, todavia, que o fator responsável pelo desequilíbrio está associado à atividade sexual, especulando-se que o sêmen alcalino possa fazer parte nesse processo. O fato incontestável é que, a partir da queda da população de lactobacilos, ocorre a proliferação de outros elementos da flora endógena, notadamente anaeróbios facultativos, representados principalmente pela *Gardnerella vaginalis*. Com a proliferação dos anaeróbios facultativos, o potencial de oxirredução do ambiente diminui e passa a haver maior facilidade de proliferação de anaeróbios obrigatórios, representados principalmente por micoplasmas, bacteroides e Mobiluncus. Essa proliferação de anaeróbios é acompanhada da produção de enzimas proteolíticas, que, atuando nos eptídeos contidos nas células vaginais, liberam aminas, entre elas cadaverina, putrescina e trimetilaminas, as quais, em contato com substâncias alcalinas do meio vaginal, se volatizam, produzindo um odor amoniacal, característico de peixe em decomposição. Em decorrência do metabolismo das bactérias anaeróbias, há alteração na produção de ácidos orgânicos, com aumento dos ácidos succínico e butírico em detrimento dos ácidos láctico e acético.

As aminas e os ácidos orgânicos presentes na vagina das mulheres com essa síndrome produzem ação citotóxica, levando a maior esfoliação celular, que, além da maior transudação de fluidos vaginais causada pela elevação das aminas nesse ambiente, origina a descarga vaginal. Ainda em decorrência da maior quantidade de aminas no ambiente, há impulso adicional para elevar o pH, o que contribui para a perpetuação do desequilíbrio.

A partir de alterações na disponibilidade de receptores celulares, a *Gardnerella vaginalis* liga-se com avidez às células vaginais descamadas, dando origem às células-guia, também denominadas *clue-cells*. Elas se caracterizam pela perda da nitidez dos contornos celulares e pelo aspecto sujo do citoplasma, devido ao grande número de bactérias aderidas em sua superfície. É preciso lembrar que, pela menor produção de peróxido de hidrogênio, que tem efeito viricida, há maior suscetibilidade a infecções virais, inclusive a infecção pelo HIV.

QUADRO CLÍNICO

Quanto ao quadro clínico, denota-se corrimento abundante, homogêneo, branco-acinzentado, de odor fétido e com pequenas bolhas. O odor, característicamente, piora após o coito ou durante a menstruação, condições nas quais o pH vaginal se eleva. A colpite, quando presente, é discreta. Observam-se, eventualmente, disúria, dispareunia e prurido.

DIAGNÓSTICO

Alicerça-se na presença de três dos quatro critérios enumerados: (1) características clínicas do corrimento; (2) pH vaginal maior do que 4,5; (3) teste das aminas positivo; (4) exame microscópico demonstrando as células-chave, ou *clue-cells*.

O teste das aminas consiste na adição de hidróxido de potássio (KOH) a 10% sobre uma gota de conteúdo vaginal. Nos casos de vaginose, ocorre a liberação de aminas biovoláteis (cadaverina, putrescina e trimetilamina), as quais exalam odor de peixe deteriorado.

O exame microscópico pode ser feito a fresco ou corado pelos métodos de Gram, Papanicolaou ou azul brilhante de cresil a 1%, entre outros.

As principais alterações citológicas consistem na escassez de lactobacilos e leucócitos, alterações nucleares pouco evidentes e na demonstração das células-chave. Estas representam células vaginais ou ectocervicais descamadas, intensamente parasitadas em sua superfície pela Gardnerella, que lhes confere aspecto granuloso característico.

TRATAMENTO

O objetivo do tratamento é, além de aliviar a sintomatologia, restabelecer o equilíbrio do sistema vaginal.

1 | Medidas gerais:
- abstinência sexual;
- acidificação do meio vaginal;
- duchas vaginais com peróxido de hidrogênio a 1,5%: a Gardnerella, o Mobiluncus e os bacteroides são extremamente sensíveis ao oxigênio liberado por esse produto. Não associar peróxido de hidrogênio e nitroimidazólicos, pois há diminuição da eficácia destes últimos, mais efetivos contra a Gardnerella sob condições anaeróbias. Essa opção é preferida após a terapêutica antibiótica.

2 | Medidas medicamentosas: os derivados nitroimidazólicos (metronidazol, tinidazol, ornidazol, nimorazol, secnidazol, clotrimazol), utilizados via sistêmica, são os medicamentos de eleição, devido a sua rápida absorção e elevada biodisponibilidade. No entanto, por tratar-se de processo infeccioso superficial, a terapêutica tópica também é igualmente eficaz.

Recomendam-se os esquemas mostrados na Tabela 100.1.

TABELA 100.1 ■ Tratamento da vaginose bacteriana		
FÁRMACO	POSOLOGIA	VIA DE ADMINISTRAÇÃO
Metronidazol	500 mg, de 12/12 h, 7 dias	Oral
Tinidazol	2 g/dia, 2 dias (1º e 3º)	Oral
Metronidazol (gel 0,75%)	1 aplicador (5 g) ao deitar/7 noites	Vaginal
Clindamicina (creme 2%)	1 aplicador (5 g) ao deitar/7 noites	Vaginal

Os índices de cura são superiores a 90%.

Quando o *Mobiluncus curtis* está envolvido, costuma haver resistência aos nitroimidazólicos; nessa situação, pode ser utilizado como alternativa o tratamento apresentado na Tabela 100.2.

TABELA 100.2 ■ Tratamento alternativo da vaginose bacteriana

FÁRMACO	POSOLOGIA	VIA DE ADMINISTRAÇÃO
Tianfenicol	2,5 g/dia durante 2 dias	Oral
Clindamicina	300 mg, de 12/12 h, por 7 dias	Oral
Clindamicina (óvulos)	100 mg ao deitar/3 dias	Vaginal

ATENÇÃO!

Quando se opta pela utilização de metronidazol, os efeitos colaterais mais intensos são gastrintestinais (náuseas e sabor metálico). A interação com o álcool decorre da capacidade dos nitroimidazólicos de inibir a enzima álcool-desidrogenase. Desse modo, o consumo de álcool deve ser evitado durante o tratamento e nas 24 horas seguintes. Potencialização de anticonvulsivantes e anticoagulantes varfarínicos pode ser observada.

É preciso lembrar que a clindamicina em creme tem base oleosa e pode favorecer o rompimento de preservativos de látex e diafragmas por até cinco dias após o uso.

O tratamento de rotina do parceiro não é recomendado, tendo em vista que não há diferença nos índices de recidivas em sua parceira.

■ CANDIDÍASE VULVOVAGINAL

A cândida é um fungo gram-positivo, saprófita, responsável por 20 a 25% dos corrimentos genitais de natureza infecciosa. A mais comum é a espécie *Candida albicans*, e, em 15 a 20% dos casos, outras espécies, como a *Candida glabrata* e a *Candida tropicalis*, podem estar envolvidas.

QUADRO CLÍNICO

O quadro clínico típico caracteriza-se por corrimento branco, em placas, aderente, com aspecto de leite coalhado. O prurido é, habitualmente, intenso, determinando hiperemia, maceração e escoriações na região vulvar. Às vezes, só há rágades na vulva. Esses sintomas devem-se à reação alérgica à toxina da levedura (candidina). Surgem ou intensificam-se na fase pré-menstrual e podem ser acompanhados de disúria e dispareunia. Ao exame especular, evidencia-se conteúdo vaginal anormal associado à colpite difusa. Observa-se, com certa frequência, forma ulcerativa difusa que se acompanha de muito ardor, em particular à micção. Essa forma clínica pode levar à confusão com lesão herpética.

Geralmente, os fungos do gênero cândida provenientes do trato gastrintestinal (TGI) atingem a vagina e podem ser encontrados em 20% das mulheres assintomáticas e sadias. Na dependência das condições do hospedeiro, a cândida deixa de ser um saprófita e passa a ser um agente agressor, quando se instala uma infecção sintomática. Apenas uma minoria das mulheres com infecção clínica apresenta um dos fatores considerados facilitadores da doença, quais sejam: gravidez; utilização de contraceptivos hormonais com altas doses de estrogênio; diabetes melito; utilização de antibióticos sistêmicos de largo espectro; vestuário inadequado com a utilização de fios sintéticos; desodorantes íntimos ou absorventes perfumados, que predispõem à reação alérgica local.

CLASSIFICAÇÃO

É importante a classificação em simples ou complicada, pois implica manejo terapêutico diferenciado:
- não complicada (simples) – ocorre fora da gravidez, em mulheres sadias que apresentam episódios isolados e manifestações clínicas leves ou moderadas, e está associada à *C. albicans*;
- complicada – engloba a candidíase vulvovaginal recorrente (três ou mais episódios no período de 12 meses), os episódios com manifestações clínicas severas e outras espécies que não a *C. albicans* ou candidíase na presença de alguma alteração, como diabetes, imunodepressão ou gravidez.

DIAGNÓSTICO

A falta de especificidade impede o diagnóstico com base apenas na história e no exame físico, sendo necessária a complementação por meio da microscopia do conteúdo vaginal. Também a simples identificação do fungo no material vaginal não faz o diagnóstico, podendo tratar-se apenas de colonização. Portanto, para o correto diagnóstico, é necessário comprovar a presença da cândida na paciente sintomática.

O exame do conteúdo vaginal pode ser corado (Gram, Papanicolaou, Shorr, lugol ou azul brilhante de cresil a 1%) ou a fresco. No exame a fresco, o material é coletado da vagina com espátula de Ayre e colocado diretamente sobre lâmina, onde é diluído com uma gota de solução fisiológica (SF), visando a obter-se um esfregaço mais fino. Essa preparação é, então, observada, inicialmente em pequeno aumento e, a seguir, em grande aumento. Os principais achados são a presença de filamentos ramificados (pseudo-hifas) e de seus brotamentos (esporos), indicando infecção ativa.

Ao fundo, observam-se nítido predomínio de bacilos de Döderlein e pequeno número de polimorfonucleares. Esse exame também tem utilidade no diagnóstico diferencial das vulvovaginites, podendo excluir a presença de *Trichomonas vaginalis* e células-alvo.

O exame do material colhido da vagina pode ser facilitado pela mistura com solução de NaOH ou KOH a 10%. Com isso, clarifica-se o esfregaço, pois os leucócitos e as hemácias sofrem lise; as células epiteliais que contêm queratina se tornam translúcidas ou transparentes, mas, por algum tempo, ainda é possível visibilizar o seu contorno, como se fossem "células fantasmas". Os esporos e as hifas, resistentes aos álcalis, passam a ser notados com muito mais nitidez.

O pH vaginal é ácido (entre 4 e 4,5) na candidíase vaginal. Diferentemente, registra-se pH maior ou igual a 5, em geral, na tricomoníase, na vaginose bacteriana ou na infecção mista.

Geralmente, a microscopia é suficiente para a comprovação da presença da cândida, entretanto, quando se depara com paciente sintomática cujo exame microscópico mostrou-se negativo, mister se faz a realização de culturas. Também há indicação da execução de culturas seletivas, utilizando-se os meios de Sabouraud ou Nickerson, para a identificação da espécie de cândida, quando há falha com a terapêutica habitual.

TRATAMENTO

A cândida, por ser um micro-organismo que pode ser um comensal ou um patógeno verdadeiro, no ambiente vaginal, causa uma infeção que pode apresentar várias gradações e nuances de acordo com as características do hospedeiro e do agente infeccioso. Assim, o tratamento mais adequado é aquele que leva em consideração esses fatores, baseando-se na classificação da doença, em episódios infecciosos complicados ou simples.

Além de classificar o tipo de infecção por cândida, também se deve considerar que, para o tratamento, se pode dispor de medidas gerais e específicas.

1 | Medidas gerais:
- vestuário geral e íntimo adequados, evitando-se roupas justas ou sintéticas;
- hábito higiênico correto, evitando-se duchas vaginais ou desodorantes íntimos;
- identificar e corrigir fatores predisponentes, como o diabetes e hábitos alimentares inconvenientes, como a dieta com excesso de açúcares, derivados lácteos e pobre em zinco;
- alcalinização do meio vaginal com bicarbonato de sódio: 30 a 60 g dissolvidas em 1 litro de água;
- embrocação vulvovaginal com violeta de genciana a 1%.

2 | Tratamento específico: para o tratamento mais adequado da candidíase, é importante levar em consideração a classificação da doença. Com essa finalidade, na Figura 100.1, é apresentado um algoritmo do tratamento.

Nos casos de candidíase simples, todos os esquemas terapêuticos são altamente eficazes. Entre as opções disponíveis, destaca-se o fluconazol 150 mg, via oral (VO), em dose única, ou itraconazol, VO, 200 mg, a cada 12 horas, por um dia. O tratamento via vaginal, de eficácia um pouco menor, pode ser empregado em esquemas de dose única (terconazol 240 mg; tioconazol 300 mg; isoconazol 600 mg ou butoconazol 2%) ou por período mais prolongado (terconazol 0,8% por 5 dias, sendo 5 g de creme em cada aplicação; nitrato de fenticonazol a 2% por 7 dias, sendo 5 g a cada aplicação uma vez ao dia; nitrato de miconazol a 2% por 10 dias, sendo uma aplicação ao dia por meio de óvulos ou cremes vaginais.

Quanto aos casos de candidíase complicada, devido à intensidade da sintomatologia, deve-se considerar que, nos casos de comprometimento vulvar grave, os agentes azólicos tópicos podem exacerbar os sintomas de queimação e prurido. Opta-se preferencialmente pela via sistêmica, evitando-se os tratamentos em dose única. Utiliza-se o fluconazol 150 mg, VO, em dose única, ou itraconazol, VO, 200 mg, a cada 12 horas, por um dia, e repete-se a prescrição após 5 a 7 dias. Nessa situação, é conveniente a associação com anti-inflamatórios não hormonais (AINH) ou anti-histamínicos, pois, além do alívio na sintomatologia, melhoram a resposta imune do hospedeiro contra os antígenos da cândida. Além das medidas adjuvantes citadas, a utilização de corticosteroides tópicos de baixa potência pode propiciar alívio mais rápido da sintomatologia. Os corticosteroides tópicos de maior potência devem ser evitados, pois podem piorar o ardor vulvovaginal. Quando se quiser utilizar o tratamento tópico, os melhores resultados imediatos são obtidos com o emprego de nistatina 100.000 UI por 14 noites associada à alcalinização vaginal.

Nos casos recorrentes, na fase aguda, o tratamento tem como finalidade garantir a remissão clínica e micológica da doença. Utiliza-se o mesmo esquema de tratamento de infecção fúngica com comprometimento vulvar grave. Na etapa seguinte, tendo em vista o período de recorrências, o tratamento supressivo deve perdurar por seis meses. Se a opção for pela via tópica, a escolha recai sobre o clotrimazol em comprimidos vaginais de 500 mg/semana. Se a opção for pela via sistêmica, pode ser utilizado fluconazol 150 mg/semana ou itraconazol 50 a 100 mg/dia. Quando é nítida a ocorrência das recidivas no período pré-menstrual, é possível optar-se pelo tratamento de manutenção com fluconazol 150 mg em dose única ou itraconazol 200 mg, de 12 em 12 horas, por um dia, no pré-menstrual por seis meses.

Nessa fase de manutenção, deve-se identificar e excluir fatores alergênicos (alimentar, vaginal ou proveniente do parceiro), além de associar o uso de preservativo, se necessário ou indicado. E o mais importante e também mais difícil de obter: regularizar a imunidade e estimular a autoestima da paciente.

> **ATENÇÃO!**
>
> Rotineiramente, não cabe o tratamento do parceiro, a não ser que apresente sintomatologia, situação na qual passa a ser considerado também paciente.

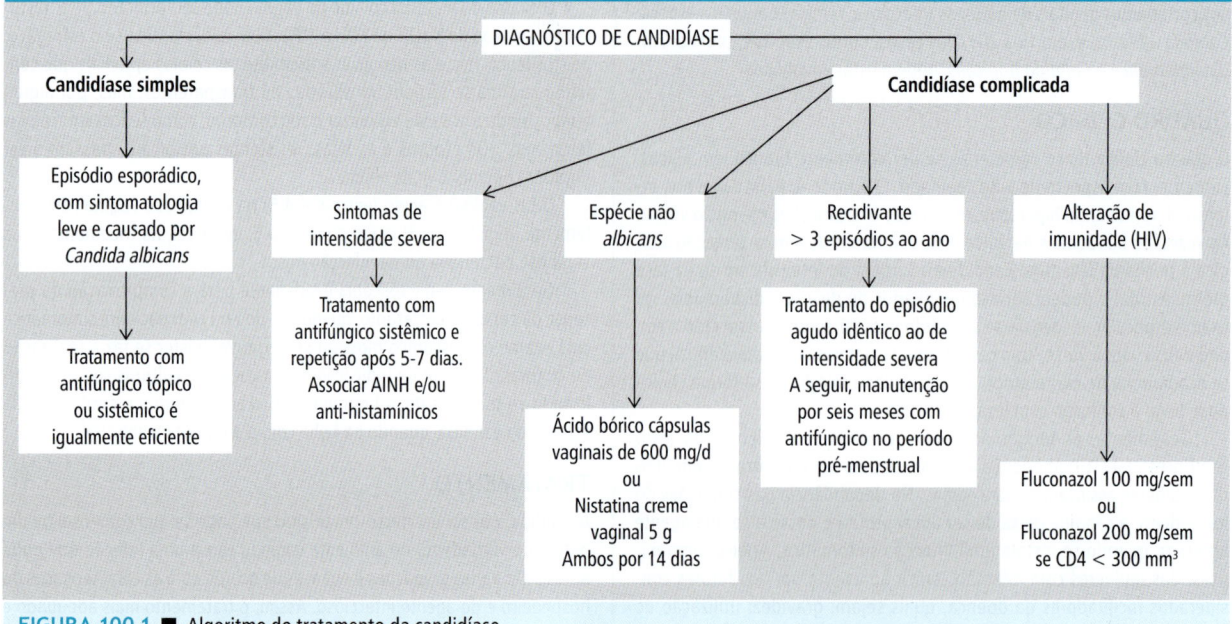

FIGURA 100.1 ■ Algoritmo do tratamento da candidíase.

■ TRICOMONÍASE

Representa cerca de 10 a 15% dos corrimentos genitais infecciosos. O *Trichomonas vaginalis* é um protozoário oval ou piriforme, anaeróbio, flagelado, que possui movimento contínuo característico. Sua transmissão é essencialmente sexual. A associação com o gonococo é comum, provavelmente, por sua capacidade em fagocitá-lo. O sinergismo infeccioso com flora anaeróbia também é frequente.

QUADRO CLÍNICO

Corrimento profuso, amarelo ou amarelo-esverdeado, bolhoso e fétido, acompanhado de disúria, prurido e dispareunia. O aspecto bolhoso decorre da frequente associação com o *Micrococcus alcaligenes aerogenes*. Os sintomas intensificam-se no período perimenstrual. A colpite, de natureza focal, expressa-se clinicamente pelo "colo em framboesa" e pelo aspecto "tigroide" ao teste de Schiller.

DIAGNÓSTICO

Clínico e microscópico. O pH vaginal fica, em geral, em torno de 5 a 7, e o teste das aminas pode ser fracamente positivo. O exame microscópico a fresco tem sensibilidade pouco maior do que o corado, pois permite identificar a motilidade característica do agente. Ao exame corado, o protozoário revela forma ovoide, aspecto borrado e tamanho intermediário entre os leucócitos e as células epiteliais de descamação. Os polimorfonucleares são numerosos, e os lactobacilos, escassos. Eventualmente, as alterações nucleares podem ser intensas e simular alterações coilocitóticas ou displásicas, que regridem por completo após tratamento adequado.

TRATAMENTO

Nitroimidazólicos, preferencialmente via sistêmica, para atingir a infecção uretral e vesical. Recomendam-se os esquemas mostrados na Tabela 100.3.

TABELA 100.3 ■ Tratamento da tricomoníase

FÁRMACO	POSOLOGIA	VIA DE ADMINISTRAÇÃO
Metronidazol	2 g em dose única	Oral
Tinidazol	2 g em dose única	Oral
Tratamento alternativo		
Metronidazol	500 mg, de 12/12 h, por 7 dias	Oral

Na gestação, aconselha-se clotrimazol tópico, de eficácia moderada (cura em 40 a 60% dos casos), por ser inócuo ao feto. Como medidas terapêuticas adjuvantes, indica-se a acidificação do meio vaginal na fase aguda e na gravidez.

É fundamental o tratamento do parceiro.

ATENÇÃO!

As pacientes devem ser advertidas a evitar o consumo de álcool durante o tratamento com imidazólicos. Essa abstinência deve prolongar-se por 24 horas após o término do tratamento com metronidazol ou 72 horas, com tinidazol.

REVISÃO

- O corrimento é uma anormalidade na quantidade ou no aspecto físico do conteúdo vaginal.
- O desequilíbrio do ecossistema vaginal, chamado de vaginose bacteriana, caracteriza-se por corrimento abundante, branco-acinzentado e de odor fétido. Seu tratamento objetiva restabelecer o equilíbrio do sistema vaginal e aliviar os sintomas.
- A cândida, causadora da candidíase, é responsável por 20 a 25% dos corrimentos vaginais infecciosos. Apresenta-se como corrimento branco, em placas, com aspecto de leite coalhado e é tratada com medidas gerais de higiene e cuidados íntimos e/ou com utilização de antifúngicos.
- A tricomoníase é um corrimento genital infeccioso de transmissão sexual. Apresenta-se com corrimento profuso, amarelo ou amarelo-esverdeado e odor fétido; e é tratada com nitroimidazólicos.

■ LEITURAS SUGERIDAS

Gonçalves AKS, Giraldo PC, Eleuterio Jr J. O papel da abordagem sindrômica e do exame de Papanicolaou para o diagnóstico do corrimento vaginal de causa infecciosa. Rev Bras Genitoscopia. 2007;1(4):10-3.

Meyer H, Goettlicher S, Mendling W. Stress as a cause of chronic recurrent vulvovaginal candidosis and the effectiveness of the conventional antimycotic therapy. Mycoses. 2006;49(3):202-9.

Peixoto S, Ramos LO. Vulvovaginites. In: Peixoto S. Infecção genital na mulher. São Paulo: Roca; 2008. p. 59-76.

Workowski KA, Berman S; Centers for Disease Control and Prevention (CDC). Sexually transmitted diseases treatment guidelines, 2010. MMWR Recomm Rep. 2010;59(RR-12):1-110.

Zamith R, Nicolau SM, Sartori MGF, Girão MJBC. Corrimento genital. In: Girão MJBC, Rodrigues de Lima G, Baracat EC, organizadores. Ginecologia. São Paulo: Manole; 2009. p. 153-64.

OBSTETRÍCIA

101
ASSISTÊNCIA PRÉ-NATAL

- MARY UCHIYAMA NAKAMURA
- SANDRA MARIA ALEXANDRE
- FERNANDA COUTO FERNANDES

A saúde materno-fetal está alicerçada em um tripé constituído por planejamento familiar, assistência pré-natal e assistência ao parto, dos quais a assistência pré-natal atua em caráter preventivo, assistencial e educacional. Em contraste com a diversidade dos objetivos do atendimento pré-natal, existe ainda uma enorme variação na prática dessa atenção entre países, comunidades e instituições, o que resulta em questionamentos sobre a efetividade e a segurança dos vários elementos que o constitui, inclusive da política social, através de leis trabalhistas, de saúde e de transporte. Deve também incluir programas educativos com relação às modificações gravídicas, orientações dietéticas, de higiene, de atividade sexual, bem como de práticas esportivas, físicas e sociais, além da orientação e preparo para os sinais e sintomas do parto, puerpério e, finalmente, de puericultura.

De maneira ideal, os cuidados com a saúde deveriam ser iniciados no período pré-concepcional, com adequadas condições clínicas, nutricionais e emocionais – gravidez planejada e desejada – estando com eventuais intercorrências compensadas e controladas.

■ EDUCAÇÃO E ROTINA ASSISTENCIAL PRÉ-NATAL

A precocidade do diagnóstico de gravidez e do início da assistência pré-natal melhoram o prognóstico da gestação. Idealmente, deve iniciar-se no primeiro trimestre com minuciosa anamnese e detalhamento de todas as informações pertinentes.

> **ATENÇÃO!**
>
> A determinação correta da idade gestacional (IG) é imprescindível para se escolher o momento exato na realização de testes diagnósticos e intervenções. Pode ser determinada pela data da última menstruação (DUM) e/ou pela realização de ultrassonografia (US) precoce (preferencialmente no primeiro trimestre ou, quando não for possível, no início do segundo trimestre).

As consultas subsequentes são planejadas a intervalos apropriados de acordo com o risco gestacional. Segundo alguns estudos, o número adequado seria igual ou superior a seis, idealmente, uma no primeiro trimestre, duas no segundo e três, no último trimestre. A maior frequência de visitas no final da gestação visa à avaliação do risco perinatal e das intercorrências clínico-obstétricas mais comuns neste trimestre, como trabalho de parto prematuro, pré-eclâmpsia e eclâmpsia, amniorrexe prematura e óbito fetal, além do preparo psicológico (aceitação da gravidez, compreensão das modificações gravídicas, preparo social/psique/corporal) e da musculatura do soalho pélvico, ambos visando a uma melhor assistência ao parto. No 40º dia de puerpério, dever-se-á realizar a última consulta com o obstetra. A assistência pré-natal realizada pelo mesmo profissional está associada a maior satisfação e aderência à terapêutica instituída por parte da gestante, além de identificar-se menor índice de intervenções durante o trabalho de parto.

Na primeira visita de pré-natal, o exame clínico apurado, constituído de anamnese e exame físico minuciosos, pode identificar gestações de alto risco. Gravidez ectópica, molar e perda gestacional espontânea devem ser consideradas. O interrogatório deve abranger sobre o planejamento e o desejo da gravidez, intercorrências psicossociais, nutricionais, clínicas, ginecológicas e obstétricas, tanto pregressas como atuais. Deve-se inquirir sobre doenças genéticas e hereditárias, bem como possíveis procedimentos diagnósticos realizados em gestações anteriores. O exame clínico compreende exame físico geral, especial, ginecológico e o obstétrico propriamente dito.

O primeiro trimestre é o momento da organogênese, com maior vulnerabilidade do concepto a teratógenos. Orientações referentes a comportamentos de risco são apropriados (Tabela 101.1) e, além de serem educativos, apresentam caráter preventivo, auxiliando no alívio de sintomas indesejáveis.

Todas as gestantes devem ser informadas, na primeira visita pré-natal, sobre os sintomas e sinais de alerta que impõem conselho médico imediato. São eles: cefaleia contínua ou grave, dormência em face e/ou membros, visão turva ou diminuição da acuidade visual, edema de face ou membros superiores, vômitos persistentes, dor abdominal, febre ou abatimento, disúria, qualquer perda de líquido ou sangramento genitais e diminuição de movimentos fetais.

Nos retornos, avalia-se o bem-estar materno e fetal (Tabela 101.2). A partir de 34 semanas de gravidez, pode-se recomendar que se façam exercícios/massagens perineais e a utilização do Epi-no®, instrumento que possibilita maior elasticidade da musculatura perineal para realização do parto vaginal, sem a necessidade de episiotomia. A mensuração da perimetria superior a 22 cm eleva em cinco vezes a chance de integridade perineal, no parto, sem episiotomia. Outra boa prática pré-natal é o descolamento das membranas, no termo, o que reduz a necessidade de indução do parto (nível A de evidência).

Os componentes clínicos de visita pré-natal de rotina são controversos. As evidências que suportam estas práticas são variáveis (Tabela 101.2).

PROPEDÊUTICA SUBSIDIÁRIA NA ASSISTÊNCIA PRÉ-NATAL

Alguns exames subsidiários são solicitados na primeira consulta pré-natal, após a confirmação de gestação, através da dosagem da gonadotrofina quantitativa. Dentre eles, destacam-se exames bioquímicos de sangue, urina e fezes, que podem ser classificados em:

A: recomendação/melhores estudos
B: recomendação/ estudos de casuística pequena
C: inconclusivo: dados insuficientes
D: descartar(?) recomendação/opinião de especialistas

Incluem o hemograma completo (B) para diagnóstico das anemias, intercorrência clínica frequente na gestação (deve ser repetido entre 28 e 30 semanas), tipagem sanguínea com fator Rh (A), tipagem do cônjuge (se gestante Rh negativa), Coombs indireto (mensal, se gestante Rh negativa e cônjuge Rh positivo). Atualmente, está disponível a pesquisa do DNA fetal no plasma materno, para determinação do tipo sanguíneo fetal naquelas gestantes Rh negativas, a partir da 8ª semana de gestação (A).

RASTREAMENTO DE DOENÇAS INFECCIOSAS

São solicitadas as sorologias, após consentimento informado, para HIV (A), sífilis (A), hepatite B (A), hepatite C (D: população de risco), toxoplasmose (C), rubéola (B) e citomegalia (C). Os rastreamentos de sífilis, toxoplasmose, HIV, hepatites B e C são recomendados na primeira visita pré-natal e devem ser repetidos entre 28 e 36 semanas para aquelas ges-

DIAGNÓSTICO E TRATAMENTO

TABELA 101.1 ■ Orientações gerais na gravidez, segundo grau de evidência

TEMA	GUIA DE CONDUTA	NÍVEL	COMENTÁRIOS
Náuseas	Anti-histamínicos, doxilamina com vitamina B6, gengibre	A	Refeições mais frequentes (a cada 2-3 h), sem líquidos às refeições; Vit. B6 (10-25 mg/3xdia); Cápsula de gengibre (250 mg/4xdia), Acupuntura (ponto PC6)
Constipação	Fibras vegetais	A	Laxativos estimulantes são mais efetivos do que os formadores de volume
Lombalgia	Exercícios aquáticos (> 20 semanas)	A	Hidroterapia (compressa quente), fisioterapia e acupuntura são eficazes
Câimbras	Lactato ou citrato de magnésio	A	Citrato de magnésio (120 mg / manhã e 240 mg/ noite)
Cuidados estéticos com cabelo e pele	Evitar tintura e tratamentos estéticos de cabelo. Não existem estudos de dismorfose nos fetos expostos	C	O couro cabeludo é muito vascularizado, podendo ter uma absorção maior dos produtos. Proteção de melasma com filtros solares (FPS 30). Prevenção de estrias com hidratantes
Intercurso sexual	Não aumenta prematuridade nem mortalidade perinatal	B/A	Diferenciar o aumento fisiológico da umidade vaginal de infecção vaginal (que deve ser tratada)
Vestuário	Evitar roupas apertadas	C	Tecido que facilite a transpiração
Local de trabalho	Não ficar em pé > 7 h, não se expor a substâncias químicas, exercício mental exagerado, estresse	B	Recomendável emprego com características comportamentais e demográficas favoráveis
Atividade física	Cuidados com quedas, traumas abdominais e temperaturas > 38,9°C (Mergulho deve ser evitado)	C	Pelo menos 30 minutos de exercício moderado. na maioria dos dias da semana
Viagens aéreas	Após 35 semanas: risco de parto, pela hipóxia	C	Considerar a disponibilidade de socorro médico no local de destino
	Viagens longas: risco de trombose venosa	C	
Transporte terrestre	Não dirigir após 35 semanas	C	Risco maior de acidentes
Repouso	Não previne aborto/ prematuridade	A	Respeitar o ciclo circadiano do sono
Tratamento dentário	Exame e higiene bucal: focos de infecção aumenta risco de prematuridade	C	Pode ser utilizado anestésico local sem vasoconstritor
Tabagismo	Informar os efeitos adversos para o feto. Evitar ambiente com fumaça (fumo passivo)	A	Assistência comportamental antitabagismo reduz risco neonatal. Não existe segurança estabelecida em relação ao uso de drogas antifumo
Bebidas alcoólicas	Evitar abuso (> 28,5 mL). Não há dose segura para evitar síndrome alcoólica fetal	B/A	O aconselhamento é uma intervenção efetiva em suspender o consumo alcoólico na gestação e puerpério
Drogas ilícitas	Informar sobre os potenciais efeitos adversos fetais	C	Requer intervenção especial (unidade de desintoxicação)
	Cocaína: risco de DPP e RPM	A	DPP: descolamento prematuro da placenta; RPM: rotura prematura das membranas
Medicamentos	Poucos tem comprovação de segurança na gravidez	C	Avaliar risco x benefício, principalmente no primeiro trimestre
Imunização	Vacina de vírus vivos estão contraindicadas	C	Não há efeitos adversos com vacinas de vírus mortos
	Aplicar antitetânica (dT) no terceiro trimestre	C	Intervalo mínimo de 1 mês entre as doses. Se completa: nada a fazer; há > 5anos: 1 dose de reforço; se incompleta: completar DTPA (pertussis acelular): 28ª.semana
	Vacina para influenza (H1N1 e sazonal) em qualquer IG, nas estações de gripe (outono/inverno)	C	Contraindicação: hipersensibilidade à proteína do ovo da galinha

	Rubéola (IgG negativo): vacinar no puerpério	C	IgG reagente: já é imune (nada a fazer)
	Hepatite B: 1ª.dose preferencialmente do 4º ao 8º meses; 2ª dose um mês depois; 3ª dose após 6 meses (puerpério)	C	Se HBsAg negativo e Anti-HBs negativo: vacinar; Quando anti-HBS reagente: imunizada (nada a fazer)
	Febre amarela	C	Vacinar se viajar para área endêmica
Trabalho de parto e parto	Alertar sobre ruptura de membranas, sinais de trabalho de parto, estratégias para alívio da dor e do suporte psicofísico	C	Dar orientação quanto a mudanças psicológicas durante a gravidez, preparação para o processo do nascimento e sobre o aleitamento materno
Puerpério	Manter mesmas orientações da gravidez	B	
Aleitamento materno	É o melhor método de alimentação do RN	B	Supressão: HIV
	Aconselhamento estruturado e programa educativo	B	Cuidados com as mamas incluem exercícios com os mamilos (Hoffman, banho de luz, fricção)

NE: nível de evidência; A: grandes ensaios clínicos aleatorizados e metanálises; B: estudos clínicos e observacionais bem desenhados; C: publicações baseadas em consenso e opiniões de especialistas; IgG: imunoglobulina G; HBsAg: autígeno de superfície para hepatite B.

TABELA 101.2 ■ Recomendações para assistência pré-natal, segundo grau de evidência

ANAMNESE/ EXAME FÍSICO	RECOMENDAÇÕES	NÍVEL	COMENTÁRIOS
Mobilograma	A contagem dos movimentos fetais não deve ser rotineira	A	
Peso materno	Determinar o IMC na 1ª consulta, para planejar o ganho de peso gestacional	B	Baixo ou sobrepeso: risco gestacional aumentado
	Pesar em todas as consultas	C	
Pressão arterial	Medir em todas as consultas	C	
Altura uterina	Medir em todas as consultas para monitorar o crescimento	B	Técnica adequada aumenta a sensibilidade inter e intra-observador
Palpação obstétrica abdominal	Diagnosticar apresentação e posição fetais (nos últimos meses da gestação)	B	
Ausculta fetal	Avaliar em todas as consultas; confirma feto vivo, mas não tem valor preditivo	C	Observar cardioaceleração ao movimento fetal espontâneo ou com estímulo vibroacústico simplificado Segurança psicológica
Toque vaginal	Não deve ser rotineira	C	Quando risco de prematuridade (identificação de cervicodilatação ou esvaecimento precoces) ou queixa Auxilia no diagnóstico de vulvovaginites Preparo para exames repetidos durante o trabalho de parto
Edema de membros inferiores	"Sinal de Godet" (após 12 h de repouso) ou ganho de peso > 2,3 kg/semana	C	Sinal de alerta para diagnostico de pré-eclâmpsia

NE: nível de evidência; A: grandes ensaios clínicos aleatorizados e metanálises; B: estudos clínicos e observacionais bem desenhados; C: publicações baseadas em consenso e opiniões de especialistas; IMC: índice de massa corporal.

tantes suscetíveis e de alto risco; além da realização das sorologias de sífilis e anti-HIV, no parto. O exame de urina tipo I e urocultura com antibiograma (A) devem ser trimestrais, e o exame parasitológico de fezes (D) é solicitado na primeira consulta A análise de conteúdo vaginal, através da bacterioscopia ou cultura (para vaginose bacteriana, *Neisseria Gonorrhea* e *Clamidia trachomatis*) deve ser realizada nas grávidas de alto risco. No terceiro trimestre, recomenda-se a cultura vaginal e perianal para pesquisa de estreptococos do grupo β-hemolítico, entre 35 e 37 semanas, pelo risco de infecção neonatal.

RASTREAMENTO DE DOENÇAS CLÍNICAS

Efetua-se também o rastreamento de diabetes gestacional, por meio da glicemia de jejum (B), recomendada pelo Ministério da Saúde como primeiro exame rastreador de diabetes. Entre a 24ª e 28ª Semanas, recomenda-se a realização do teste oral de tolerância à glicose (TOTG 75 g glicose/2 h). Outra patologia de elevada incidência é a doença hipertensiva específica da gravidez, que tem propedêutica laboratorial específica com dosagens de creatinina, provas de função hepática, avaliação de possível plaquetopenia e outros. No grupo de gestantes com risco de trombofilia (história de abortamentos de repetição, óbito fetal e trombose), o rastreamento deve ser realizado com os seguintes exames (D): tempo de protrombina (TP) e tempo de tromboplastina parcial ativada (TTPA). Nas trombofilias adquiridas, investigam-se a atividade anti Xa, anticoagulante lúpico, anticorpo anticardiolipina e anticorpo antibeta2glicoproteína1, e na trombofilia hereditária, procede-se às dosagens de homocisteína, antitrombina, proteína C, proteína S, fator V de Leyden e mutação de gene de protrombina G20210A.

RASTREAMENTO DE DOENÇAS GENÉTICAS

O rastreamento genético deve ser oferecido para aquelas gestações com elevado risco, incluindo idade materna avançada, ocorrência pregressa de anomalias cromossômicas ou genéticas na família, exposição a irradiações ionizantes. Existem alguns marcadores sorológicos de aneuploidias (estriol não conjugado, alfafetoproteína, hCG livre e proteína A plasmática), bem como análise cromossômica do cariótipo fetal, em material obtido por biópsia de vilo corial ou de células fetais existentes no líquido amniótico, através da amniocentese. Recentemente, com a possibilidade de detecção de DNA fetal na circulação materna, está disponível o rastreamento de cromossomopatias por meio do teste genético pré-natal não invasivo.

RASTREAMENTO DE NEOPLASIA CERVICAL

Na primeira consulta pré-natal, efetua-se a coleta do exame de colpocitologia oncótica cervicovaginal para rastreamento de lesões precursoras ou neoplásicas. Dependendo do resultado, complementa-se com pesquisa de HPV e colposcopia com eventual biópsia e estudo anatomopatológico.

■ ULTRASSONOGRAFIA, DOPPLERFLUXOMETRIA E CARDITOCOGRAFIA

A US constitui propedêutica de grande importância na assistência pré-natal, por fornecer uma gama enorme de informações, que vão contribuir tanto na assistência durante a gravidez como orientar condutas e reduzir morbidade e mortalidade perinatais. O primeiro exame deve ser realizado precocemente para determinação da IG. Além disso, a ecografia possibilita o rastreamento de malformações embrionárias e fetais, através dos exames morfológicos do primeiro (entre 11-14 semanas) e do segundo trimestres (entre 20-24 semanas). No morfológico do segundo trimestre, avalia-se também, por via transvaginal, as características morfométricas do colo uterino, o que tem contribuído para orientação e conduta de eventuais cervicodilatações precoces e prevenção de partos prematuros. Acrescente-se a realização do ecocardiograma fetal com dopplerfluxometria colorida, por volta de 28 semanas, para aquelas gestações com elevado risco de malformações cardíacas congênitas. No terceiro trimestre, a US avalia o crescimento, a maturidade e a vitalidade fetais (associado a Dopplerfluxometria colorida e à carditocografia), além de confirmar a apresentação e posição intrauterinas do concepto.

■ NUTRIÇÃO E SEGURANÇA ALIMENTAR

As grávidas são aconselhadas a se alimentarem com uma dieta variada, bem balanceada. As necessidades calóricas aumentam, principalmente no terceiro trimestre. Para aquelas com IMC normal, é recomendado ganho ponderal entre 11 a 16 kg, dependendo da estatura.

> **ATENÇÃO!**
>
> A suplementação de alguns elementos nutricionais se impõe durante a gestação, uma vez que as suas necessidades, dependendo do elemento, podem estar aumentadas em até duas vezes em relação às mulheres não gestantes.

A Tabela 101.3 resume as suplemtações dietéticas na gravidez.

TABELA 101.3 ■ Orientação nutricional e de suplementos na gravidez

	GUIA DE CONDUTA	NÍVEL	RESULTADOS
Carne	Evitar crua ou mal passada	C	Risco de toxoplasmose
	Cachorro quente: cozinhar bem	C	Risco de listeriose
	Fígado deve ser limitado	C	Excesso: toxicidade por vitamina A
Frutos do mar	Evitar peixe espada, cavala e atum Limitar peixe (sardinha) para 2-3 refeições/semana Quando não consumir peixe: suplementação com ômega 3 (200-500 mg/dia)	B	Exposição a altos níveis de mercúrio, com neuropatia Excesso de consumo: risco de cardiopatia e hemorragia
	Evitar defumados	C	Risco de listeriose
	Evitar peixe cru e marisco	C	Risco de virose Norwalk
	Moderar salmão confinado	C	Risco de bifenils e dioxinas
Ovos	Evitar ovo cru	C	Risco de salmonelose fetal

Frutas e vegetais	Lavar antes de consumir	C	Risco de toxoplasmose e listeriose
	Lavar com sabão e água quente tanto as mãos como os utensílios domésticos	C	Risco de toxoplasmose
Derivado de leite	Evitar produtos não pasteurizados	C	Risco de toxoplamose e listeriose
	Evitar queijos macios (fresco, brie, camembert)	C	Risco de listeriose
Cafeína	Consumir moderadamente (150-300 mg/dia)	B	Em excesso: risco de abortamento e baixo peso
Chá de erva	Limitar (por desconhecer riscos) Chás com gengibre, casca de cítrico, limão são seguros (com moderação) Evitar camomila, alcaçuz, hortelã-pimenta e folha de framboesa	C	Existem poucos estudos sobre a segurança dos preparados de ervas, sendo consideradas não seguras para consumo na gravidez)
Delicatesse	Evitar patês e carnes fermentadas	C	Risco de listeriose
Adoçantes artificiais	Cuidado com sacarina	C	Acúmulo no tecido fetal
	Sucralose e acesulfame-K são seguros	C	Na fenilcetonúria, evitar aspartame
Cálcio	RDI: 1,0 a 2,0 g Fontes alimentares: leite e derivados, soja Suplementação é benéfica se risco para DHEG ou baixo consumo de cálcio	A	Suplementação de cálcio diminui a pressão arterial e pré-eclâmpsia, mas não a mortalidade perinatal
Ácido fólico	RDI: 0,6 mg da dieta (além do suplemento) Fontes alimentares: legumes, folhas verdes, fígado, frutas cítricas, cereais integrais	B	Suplementação previne DTN Deficiência de folato está associada a abortamento, DPP, defeitos orofaciais, CC e baixo peso ao nascer
	Suplementação com 0,4 a 1,0 mg, com início um mês antes de engravidar, mantendo até 12 semanas de gestação; (4 mg p/prevenção nas pacientes com risco para DTN)	A	
Ferro	Suplementação 30-60 mg/dia (ferro elementar). Tratamento de anemia: 180-300 mg/dia Fontes alimentares: Feijão e verduras escuras	A(Br)C	Anemia ferropriva está associada com parto prematuro e baixo peso do RN
Magnésio	RDI: 320 mg/dia Fontes alimentares: folhas verdes escuras	C	Reduz hemorragia, prematuridade e RNBP
Vitamina A	Limitar para menos de 10.000 UI/dia ou 25.000 U/semana	B	>10.000 UI: risco de defeitos cranial e nervoso para o feto
	Suplementação na hipovitaminose	A	Reduz a mortalidade materna
Vitamina C	Suplementação não indicada	A	Evidências insuficientes
Vitamina D	Suplementação nas pacientes que não se expõem ao sol RDI: 5 µg ou 200 UI/dia	C	Deficiência rara: risco de hipocalcemia e osteomalácia Doses elevadas: tóxico
Vitamina E	Suplementação não indicada	A	Evidências insuficientes
Polivitamínico	Não previnem perdas gestacionais	A	

NE: nível de evidência; A: grandes ensaios clínicos aleatorizados e metanálises; B: estudos clínicos e observacionais bem desenhados; C: publicações baseadas em consenso e opiniões de especialistas; RDI: recomendação diária de ingestão; DTN: defeitos do tubo neural; DPP: descolamento prematuro de placenta; RN: recém-nascido; RNBP: recém-nascido de baixo peso; CC: cardiopatia congênita.

■ CONSIDERAÇÕES FINAIS

Uma assistência pré-natal dinâmica, multiprofissional e equalizada para a realidade da população a ser provida oferece oportunidades para a promoção de educação em saúde, imunização, prevenção e tratamento de doenças clínicas e obstétricas, além de promover orientação materna, tanto em aspectos físicos como psicológicos, que culminarão em uma assistência segura ao parto e na redução dos índices de morbiletalidade materno-fetais.

DIAGNÓSTICO E TRATAMENTO

REVISÃO

- A saúde materno-fetal está alicerçada em um tripé constituído por planejamento familiar, assistência pré-natal e assistência ao parto – a assistência pré-natal atuando em caráter preventivo, assistencial e educacional.
- A precocidade do diagnóstico de gravidez e do início da assistência pré-natal melhoram o prognóstico da gestação.
- Na primeira visita de pré-natal, o exame clínico apurado, constituído de anamnese e exame físico minuciosos, pode identificar gestações de alto risco.
- Todas as gestantes devem ser informadas, na primeira visita pré-natal, sobre os sintomas e sinais de alerta que impõem conselho médico imediato.
- Alguns exames subsidiários são solicitados na primeira consulta pré-natal, após a confirmação de gestação, pela dosagem da gonadotrofina quantitativa.
- As grávidas são aconselhadas a se alimentarem com uma dieta variada, bem balanceada.

■ LEITURAS SUGERIDAS

Calderon IMP, Cecatti JG, Vega CEP. Intervenções benéficas no pré-natal para prevenção da mortalidade materna. Rev Bras Ginecol Obstet. 2006; 28(5):310-5.

Enkin M, Keirse MJNC, Neilson J, Crowther C, Duley L, Hodnett E, et al. Guia para atenção efetiva na gravidez e no parto. 3. ed. Rio de Janeiro: Guanabara Koogan; 2005.

Melo VH, Pires do Rio SM. Assistência pré-natal. Associação Médica Brasileira e Conselho Federal de Medicina; 2006. Projeto Diretrizes.

Villar J, Carroli G, Khan-Neelofur D, Piaggio G, Gülmezoglu M. Patterns of routine antenatal care for low-risk pregnancy. Cochrane Database Syst Rev. 2001;(4):CD000934.

World Health Organization. Provision of effective antenatal care [Internet]. WHO; 2006 [capturado em 13 jul. 2016]. Disponível em: http://www.who.int/reproductivehealth/publications/maternal_perinatal_health/effective_antenatal_care.pdf

102

PRESCRIÇÃO

- LUIZ KULAY JUNIOR
- MARIA NICE CALY KULAY
- MARY UCHIYAMA NAKAMURA

Hoje, há aproximadamente 1.600 princípios ativos, 40 mil preparações e 100 mil produtos no comércio farmacêutico.

Esse enorme arsenal terapêutico, porém, tem pouco significado se o médico – principalmente o pré-natalista – não tiver conhecimento da farmacocinética frente às modificações gerais do organismo materno, bem como da farmacocinética e da farmacodinâmica durante a evolução do produto conceptual.

É preciso, também, ter experiência com a eficácia terapêutica em áreas de especialidades paramédicas, como acupuntura, fisioterapia, nutrição, psicologia, que podem eventualmente substituir a terapia farmacêutica com sucesso, resguardando, assim, o concepto dos possíveis efeitos adversos promovidos pelos medicamentos.

A FDA classificou pormenorizadamente os produtos farmacêuticos, conforme seu potencial efeito sobre o feto. Saliente-se ainda que essa classificação é dinâmica, podendo, portanto, ser alterada devido a subsídios fornecidos após estudos controlados.

Yankowitz e Niebyl,[1] em 2001, por sua vez, revisaram as cinco categorias da FDA, listando o percentual de fármacos em cada uma delas, e as reformularam de maneira bastante prática, conforme a Tabela 102.1.

TABELA 102.1 ■ Classificação da FDA dos produtos farmacêuticos, segundo o potencial efeito sobre o feto

A	Estudos controlados não mostram riscos	0,7%
B	Não há evidência de risco no ser humano	19%
C	O risco não pode ser afastado (aqui estão incluídos fármacos recentemente lançados no mercado e/ou ainda não estudados)	66%
D	Há evidência positiva de risco	7%
X	Contraindicados na gravidez	7%

Fonte: Modificada por Yankowitz e Niebyl.[1]

- **Adoçantes artificiais:** em mulheres portadoras de fenilcetonúria homozigóticas (1/15.000), o aspartame é contraindicado; entre as heterozigóticas e a população normal, é compatível. Quanto à sacarina e ao ciclamato, não possuem estudos controlados. Uma vez que a sucralose e o acessulfame-K não sejam absorvidos, não há nada que os contraindique.
- **Aminoglicosídeos:** amicacina, estreptomicina, gentamicina, netilmicina e tobramicina são conhecidos pela toxicidade específica sobre o oitavo par de nervos cranianos; a neomicina é compatível.
- **Analgésicos:** não opioides, como ácido acetilsalicílico (AAS) dipirona e paracetamol, são seguros. Entre os opioides, codeína, meperidina, metadona, morfina, propoxifeno e tramadol podem ser utilizados em doses terapêuticas por pouco tempo; longos períodos de uso e próximo à parturição podem causar síndrome de privação e depressão respiratória no recém-nascido (RN).
- **Androgênios:** metiltestosterona e danazol são contraindicados no ciclo gravídico puerperal.
- **Anfenicóis:** cloranfenicol ministrado próximo ao parto prematuro pode determinar síndrome cinzenta do RN – cianose, letargia e depressão. Quanto ao tianfenicol, não há estudos controlados.
- **Anorexígenos:** anfetamina, anfepramona, femproporex, mazidol e sibutramina são contraindicados. Há relatos de crescimento intrauterino restrito, parto prematuro e aumento do índice de mortalidade materna e perinatal.
- **Ansiolíticos** e **hipnóticos:** bromazepam, clorazepato, clordiazepóxido, flunitrazepam, lorazepam, midazolam e nitrazepam podem ser utilizados, porém apresentaram resultados controversos na literatura. Os neonatos expostos podem apresentar síndrome de Floppy – hipotonia, letargia e sucção fraca – ou, posteriormente, síndrome de privação – tremor, irritabilidade, hipertonicidade, diarreia/vômito, sucção vigorosa. Deve-se avaliar o risco/benefício. Quanto aos medicamentos buspirona, cloxazolam, etomidato, zaleplom e zolpidem, não há estudos controlados.

- **Antagonistas dos receptores de angiotensinas:** bloqueiam os receptores de angiotensina II. Candesartana, irbesartana, losartana, telmisartana e valsartana estão contraindicados a partir do 2º trimestre, pois há risco de anemia, hipotensão, insuficiência renal, oligoâmnio, dismorfoses, contratura de membros e até óbito do RN. Quanto às associações candesartana/hidroclorotiazida, ubesartana/clorotiazida, losartana/hidroclorotiazida, valsartana/hidroclorotiazida e valsartana/anlodipino, estão contraindicadas na gestação.
- **Antiácidos:** sais de magnésio podem favorecer diarreia, ao passo que os de cálcio e alumínio, constipação intestinal. Omeprazol, esomeprazol, lanzoparazol e pantoprazol não têm estudos controlados.
- **Antiagregantes plaquetários:** buflomedil, dipiridamol, pentoxifilina e tirofibano não têm estudos controlados na gravidez.
- **Antiarrítmicos:** amiodarona é potente teratógeno em animais de experimentação; é preciso avaliar risco/benefício. Adenosina, mexiletina e propafenona não têm estudos controlados; digoxina, disopiramida e quinidina não têm contraindicação.
- **Antiartríticos:** abatacepte e aurotiomalato não possuem estudos controlados, ao passo que a glicosamina/condroitina é contraindicada.
- **Antiblásticos:**
    a | **agentes alquilantes** e **compostos correlatos:** mostardas nitrogenadas (ciclofosfamida, clorambucil, melfalano), nitrosoureias (lomustina, carmustina), bussulfano, cisplatina, carboplatina, dacarbazina;
    b | **antimetabólitos:** antagonistas dos folatos (metotrexato), análogos da pirimidina (fluorouracila, citarabina, gencitabina) e da purina (fludarabina, pentostatina, mercaptopurina, tioguanina, azatioprina, alopurinol);
    c | **antibióticos citotóxicos:** antraciclinas (idarrubicina, doxorrubicina, epirrubicina, mitoxantrona, dactinomicina, bleomicinas, mitomicina);
    d | **derivados vegetais:** alcaloides da vinca (vimblastina, vincristina, vinorrelbina, etoposídeo), taxanos (paclitaxel, docetaxel), compotecinas (irinotecano, topotecano);
    e | **produtos biofarmacêuticos:** beracizumabe, bortezomide, cetuximabe, dasatinibe, erlotinibe, lapatinibe, pemetrexede, sorafenibe, todos são em princípio contraindicados, pois impedem a síntese e/ou replicação do DNA e também a divisão celular nos mamíferos por meio da intervenção na formação do fuso mitótico. A indicação formal do uso desse grupo de medicamentos depende do risco/benefício, avaliado pelo obstetra, neonatologista e oncologista.
- **Anticoagulantes:** heparina é compatível e deve substituir varfarina tanto durante o período embriogênico, pois pode determinar um conjunto de efeitos deletérios chamado síndrome da varfarina (hipoplasia nasal, depressão do septo nasal, hipoplasia das unhas, crescimento intrauterino restrito e retardo mental), quanto próximo ao termo da gestação, já que pode determinar sangramento, microcefalia, atrofia do nervo óptico e surdez no RN. As heparinas de baixo peso molecular (HBPM), enoxaparina, dalteparina e nadroparina, assim como apixabana e ribaroxabana não têm estudos controlados.
- **Antidiarreicos:** loperamida é compatível, ao passo que racecadotril, furazolidona e atropina/difenoxilato não têm estudos controlados.
- **Antieméticos:** clorpromazina é controvertida; alisaprida, cisaprida, difenidol, domperidona, metoclopramida, ondazetrona e tropisetrona não têm estudos controlados.

- **Antienxaquecoso:** derivados do ergot e metisergida estão contraindicados, ao passo que isometepteno deve ser evitado no primeiro trimestre; noratriptano, risatriptano, sumatriptano, zolmitriptano não têm estudos controlados.
- **Antiepilépticos:** a incidência de malformações entre as gestantes epilépticas é três vezes maior do que na população normal, devido às próprias intercorrências e pode atingir 10% entre as tratadas. Ácido valproico, carbamazepina, clonazepam, fenitoína, primidona e trimetadiona determinam malformações múltiplas; fenobarbital promove doença hemorrágica do RN, e o clonazepam pode causar hipotonia no RN. Entre os mais recentes, barbexaclona, felbamato, gabapentina, lamotrigina, levetiracetam, oxicarbazepina, topiramato e vigabatina, não há estudos controlados.
- **Antiespasmódicos:** atropina, homatropina e N-butil escopolamina são seguras.
- **Antiflatulento:** dimeticona é compatível.
- **Antifúngicos:** ciclopiroxolamina, clotrimazol, nistatina, oxiconazol e butenafina são compatíveis. Anfotericina B, anfotericina B lipossomal, miconazol, sertaconazol, terconazol, tioconazol, griseofulvina, secnidazol e itrazonazol não possuem estudos controlados, ao passo que fluconazol e metronidazol são contraindicados no primeiro trimestre.
- **Anti-helmínticos:** albendazol, mebendazol, piperazina e tiabendazol estão liberados, quando houver indicação formal, após o segundo trimestre; ivermectina, levamizol, niclosamida, oxamniquina, pirantel, pirvínio e praziquantel não possuem estudos controlados. A ivermectina é contraindicada.
- **Anti-heparínico:** a protanina não tem estudos controlados.
- **Anti-histamínicos:** ácido cromoglícico, azatadina, loratadina são compatíveis com a gestação. Buclizina, clemastina, desloratadina, dexclorfeniramina, ebastina, feniramina, fenoxedina, fexofenadina, hidroxizina e pirilamina não têm estudos controlados; o uso de anti-histamínicos duas semanas antes da parturição pode determinar fibroplasia retrolental em prematuros. O uso da clorfeniramina e da terfenadina envolve avaliação de risco/benefício.
- **Anti-inflamatórios:**
    a | **não hormonais:** sejam eles derivados dos salicilatos (AAS), do indol (benzidamina, glucametacina, indometacina), do ácido propiônico (cetoprofeno, ibuprofeno, neroxeno) do ácido fenilacético (diclofenaco sódico e potássico, fentiazac), do ácido antranílico (ácido mefenâmico), dos pirazolônicos (butazona cálcica, fenilbutazona, feprazona, oxifembutazona) dos oxicans (meloxicam, piroxicam, tanoxicam) dos sulfamídicos (nimesulida) ou da nabumetona, não são teratogênicos. Ministrados, porém, no terceiro trimestre, podem promover: gravidez prolongada por inibição do trabalho de parto, disfunção renal, oligoâmnio, oclusão precoce do ducto arterioso, levando à hipertensão pulmonar primária do RN.
    b | **derivados coxibes:** celecoxib, etoricoxibe, lumiracoxibe, rofecoxibe e valdecoxibe, por não terem especificidade exclusiva para a ciclooxigenase-2, também estão contraindicados após a 32ª semana, a exemplo dos demais.
- **Antimaláricos:** artemeter, artesunato e quinino estão contraindicados, ao passo que cloroquina, hidroxicloroquina, mefloquina e primaquina ainda não possuem estudos controlados.
- **Antipsicóticos:** clorpromazina, clozapina, flufenazina e pipotiazina envolvem a avaliação de risco/benefício, em virtude do potencial teratogênico. Contudo, droperidol, fentanila, haloperidol, mirtazapina, nefazodona, olanzapina, pimozida, risperidona, tioridazida e trifluoroperazina não possuem estudos controlados.

- **Antitiroidianos:** propiltiuracila é o fármaco de escolha para o tratamento do hipertiroidismo na gestação; não é teratogênico, controla bem as crises e, eventualmente, o concepto pode apresentar somente leve hipotiroidismo.
- **Antiulcerosos:** cimetidina, famotidina, nizatidina, pantoprazol, rabeprazol e ranitidina são compatíveis; lanzoprazol e omeprazol não possuem estudos controlados. O misoprostol é contraindicado em virtude da intensa ação ocitócica.
- **Antivirais:** saquinavir e tenofovir são compatíveis; amantadina, estavudina, abacavir, aciclovir, amprenavir, didanosina, efavirenz, foscarnet, ganciclovir, idoxuridina, indinavir, lamivudina, nelfinavir, nevirapina, penciclocir, valaciclovir, zalcitabina, zidovudina, cedovir, entecavir, enfuvirtide e fosamprenavir não possuem estudos controlados. Ritonavir envolve avaliação de risco/benefício, e ribavirina é contraindicada.
- **Bloqueadores adrenérgicos:** entre os alfa-adrenérgicos, metildopa é compatível, ao passo que guanabenzo, prazosina e terazosina não têm estudos controlados. Quanto aos betabloqueadores, atenolol, bisoprolol, carvedilol, metoprolol, nadolol, propranolol, pindolol, sotalol, timolol e bisoprolol/hidroclorotiazida, ministrados durante o segundo trimestre, promovem redução do peso da placenta e crescimento intrauterino restrito, ao passo que, no curso do terceiro trimestre, somente reduzem o peso da placenta; avaliar risco/benefício. A associação atenolol/clortalidona é contraindicada.
- **Bloqueadores de canais de cálcio:** amilodipina, diltiazem, felodipina, isradipina, lacidipina, lercandipina, manidipina, nefidipina, nimodipina, nitrendipina, verapamil, bem como anlodipino/atenolol, não possuem estudos controlados. As associações anlodipino/benazepril, anlodipino/enalapril, anlodipino/losartana e nifedipino/atenolol são contraindicadas.
- **Bloqueadores neuromusculares/curarizantes:** o uso de rocurônio é compatível, ao passo que atracúrio, pancurônio, vencurônio, galamina e succilcolina não possuem estudos controlados.
- **Broncodilatadores:** fenoterol e terbutalina são compatíveis; os demais, ambufilina, acebrofilina, bamifilina, budezonida, carbocisteína, cetotifeno, formoterol, ipratrópio, montelucasto, salbutamol, teofilina e zafirlucasto, não têm estudos controlados.
- **Carbapenemans:** imipenema e meropenema não têm estudos controlados.
- **Cardiotônicos de ação inotrópica:** digitoxina é compatível com a gravidez; dobutamina, dopamina e milrinona têm poucas referências.
- **Corticosteroides:** beclometasona, betametasona, cortisona, dexametasona, prednisolona e prednisona atualmente são compatíveis. O emprego prolongado pode, entretanto, determinar agravamento da síndrome do desconforto respiratório, hipoplasia e insuficiência da suprarrenal.
- **Descongestionantes nasais:** fenilefrina deve ser evitada no primeiro trimestre, ao passo que a fenoxazolina, nafazolina, oximetazolina e xilometazolina não possuem estudos controlados.
- **Diuréticos:** em geral, são contraindicados devido a efeitos deletérios sobre o concepto: hipoglicemia, hiponatremia, oligoâmnio. Estão aqui incluídos os tiazídicos (clortalidona, hidroclorotiazida e indapamina); os diuréticos de alça (ácido etacrínico, bumetanida, furosemida e piretanida); e os poupadores de potássio (amilorida, esporonolactona e trianteiro).
- **Estimulantes do sistema nervoso central (SNC):** anfetamina e sibutramina são contraindicadas. Citicolina e metilfenidato não têm estudos controlados.
- **Estrogênios:** anticoncepcionais orais, dietilestilbestrol, estradiol, estrogênios conjugados, etinilestradiol e mestranol são contraindicados por promoverem malformações múltiplas.

- **Expectorantes:** guaifenezina deve ser evitada no primeiro trimestre; uso prolongado de iodeto de potássio é contraindicado a partir da 20ª semana. O mentol, por sua vez, não apresenta estudos controlados.
- **Fitoterápicos:** os laxativos *Peumus boldus* e *Psyllium plantago* são compatíveis com a gravidez, ao passo que a associação *Plantago ovata Forsk + Byllium husk* é contraindicada no primeiro trimestre. *Melissa officinalis, Piper methysticum F. Passiflora incarnata L. + Crataegus oxyacantha L. + Salix alba L., Hipericum perforatum, Matytenus ilicifolia Martius celastraceae, Sena alexandria, Carduus marianus, Equinacea purpúrea* (L), *Petasites hybridus* (L) *Gaetern, Cordia verbenacea* DC, *Carduus marianus* e *Schinus terebinthifolius raddi* não têm estudos controlados. São formalmente contraindicados *Capsicum annuun L, Tenacetum parthenium, Glycine max L., Rosmarinus officinalis L., Vitex agnus-castus L., Oriza sativa, Humulus lupulus L., Oenotrera biennis, Rosmarinus officinalis L., Borago officinalis, Boswella harpagophyton, Pelargonium sidoides* e *Ananás comosus L.*
- **Hanseniostáticos:** clofazimina e dapsona não têm estudos controlados. Quanto à talidomida, seu uso é proscrito no período pré-concepcional e durante todo o ciclo gravídico puerperal.
- **Hemostáticos:** fitomenadiona é compatível, ao passo que a menadiona e a terlipressina são contraindicadas no terceiro trimestre; aprotilina e etansilato não apresentam estudos controlados.
- **Hipoglicemiantes:** insulina é recomendada para o tratamento do diabetes pelo Colégio Americano de Obstetras e Ginecologistas. Os hipoglicemiantes orais acarbose, clorpropamida, fenformina, glimepirida, glipisida, metformina, repaglinida e rosiglitasona são contraindicados. A glibenclamida é compatível, pois não ultrapassa a placenta e não produz efeitos deletérios no feto.
- **Hipolipemiantes:** probucol é compatível, porém o clofibrato requer avaliação do risco/benefício. Atorvastatina, cerivastatina, fluvastatina, genfibrosila, lovastatina, pravastatina e sinvastatina, sinvastatina/AAS, são todas contraindicadas.
- **Hormônios hipofisários:** desmopressina e somatotrofina não têm estudos referentes ao uso na gravidez, e a leuprolida é contraindicada.
- **Hormônios tiroidianos:** levotiroxina e liotiroxina são compatíveis, pois não ultrapassam a placenta; quanto à calcitonina e protirrelina, não há dados disponíveis.
- **Imunomoduladores:** uso da timomodulina deve ser evitado no primeiro trimestre, ao passo que a leflunomida, durante toda a gravidez; glatirâmer, por sua vez, não possui estudos conclusivos.
- **Imunossupressores:** tanto os mais recentes, basiliximab, daclizumab, sirolimus, tacrolimo, quanto os mais antigos, azatioprina e ciclosporina, não possuem estudos controlados. O basiliximab é contraindicado.
- **Inibidores da enzima conversora da angiotensina (IECA):** alisquireno, captopril, enalapril, benazepril, cilazapril, fosinopril, lisinopril, perindopril, quinapril, ramipril, trandolapril, ramipril/hidroclorotiazida, delapril/manidipino, enalapril/hidroclorotiazida, perindopril/indapamida, ministrados no primeiro trimestre, promovem 3 a 4 vezes mais malformações cardiovasculares e do SNC. A partir do segundo trimestre, são contraindicados.
- **Leishmaniose/tripanossomíase:** benzonidazol, meglumina e pentamidina não possuem estudos controlados; quando não houver opção, avaliar risco/benefício.
- **Macrolídeos:** clindamicina, eritromicina, espiramicina e lincomicina não apresentam contraindicações; azitromicina, claritromicina, miocamicina e roxitromicina não têm estudos controlados.

- **Medicamentos dinamizados:** utilizados pela homeopatia, ganharam força com o reconhecimento da antroposofia como especialidade desde 2006. Entre os compatíveis, é possível citar *Eucalyptus globulus* D3, *Ferrum phosphoricum* D6 e *Ferrum sulfuratum* D3, *Baryum carbonicum* D3, *Aconitum napellus*, *Apis mellifica* D2, *Arnica montana planta tota* TM, *Arnica montana* TM e *Ferrum sulfuratum* D3, *Betula alba* D2 e *Formica rufa*, *Calcarea carbônica* D1 e *Hidrastis canadensis* D4 – não possuem estudos controlados; *Cytrus limunum*, D1, *Avena sativa* TM, *Bryophillum calycinum* D2 e TM, Kalium *phosphoricum* D5, *Solanum dulcamara* D3, *Cuprum metallium*, *Cytrus limunum* D1, *Phosphorus* D6, *Viscum album*, *Betula alba* D2, *Calcium phosphoricum* D6 e *Cynara scolymus* TM.
- **Monobactam:** aztreonam é compatível.
- **Mucolíticos:** a bromexina e a acetilcisteína são seguras, ao passo que ambroxol, carbocisteína, dornase alfa e erdosteína não possuem estudos controlados; acebrofilina e sobrerol devem ser evitados no primeiro trimestre.
- **Penicilinas:** naturais; resistentes a penicilinase, aminipenicilinas; Carboxipenicilinas e ureidopenicilina não têm qualquer contraindicação.
- **Progestagênios:** hidroxiprogesterona e medroxiprogesterona são passíveis de causar malformações e virilização de fetos femininos quando ministrados no primeiro trimestre; no segundo e terceiro trimestres, podem determinar alterações psicossexuais na adolescência; avaliar o risco/benefício. Levonorgestrel, linestrol, noretindrona e norgestrel são contraindicados.
- **Quinolonas:** ciprofloxacino, gatifloxacino, levofloxacino, lomefloxacino, moxifloxacino, norfloxacino, ofloxacino, pefloxacino e trovafloxacino devem ser evitados por produzirem artrogripose em animais de experimentação durante uso prolongado.
- **Relaxantes musculares:** ciclobenzapina é segura; baclofeno e tizadinina não apresentam dados disponíveis.
- **Tetraciclinas:** promovem, no concepto, alteração da coloração do esmalte dentário na primeira dentição, encurtamento da fíbula, polidactilia, espinha bífida, lábio leporino/fenda palatina. Tanto as de curta duração, clortetraciclina, tetraciclina e oxitetraciclina, quanto as de longa duração, limeciclina e nimociclina, devem ter seu risco/benefício avaliado durante a gestação.
- **Trombolítico:** a estreptocinase não possui estudos controlados.
- **Tuberculostáticos:** etambutol, etionamida e isoniazida são compatíveis, ao passo que a etionamida, a pirazinamida e a rifampicina não possuem estudos controlados.
- **Vasodilatadores:** diazóxido, dipiridamol, hidralazina, isossorbida, nitroglicerina, nitroprussiato de sódio, minoxidil e papaverina apresentam somente alguns relatos durante a gestação; cinarazina/piracetam não têm estudos controlados.
- **Vitaminas:** tanto a falta quanto o excesso das lipossolúveis (A, D, E, K) e das hidrossolúveis (C e complexo B) são lesivos para o desenvolvimento do concepto. A suplementação dietética recomendada pela Academia Nacional de Ciências dos Estados Unidos está presente nos polivitamínicos durante o ciclo gravídico puerperal. A profilaxia de DTNs deve ser iniciada a partir do período de pré-concepção.

■ REFERÊNCIA

1. Yankowitz J, Niebyl JR. Drug therapy in pregnancy. 3rd ed. Philadelphia: Lippincott Williams & Wilkins; 2001.

■ LEITURAS SUGERIDAS

Briggs GG, Freeman RK, Yaffe SJ. Drugs in pregnancy and lactations. 10th ed. Philadelphia: Lippincott Williams & Wilkins; 2011.
Caetano N. BPR: guia de remédios 2016/17. 13. ed. Porto Alegre: Artmed; 2016.
Fonseca AL. DEF 2012/2013: dicionário de especialidades farmacêutica. 41. ed. Rio de Janeiro: Epuc; 2012.
Kulay Jr L, Kulay MNC, Lapa AJ. Medicamentos na gravidez e na lactação: guia prático. 3. ed. Barueri: Manole; 2012.

103
RASTREAMENTO E DIAGNÓSTICO PRÉ-NATAL DAS ANOMALIAS FETAIS

■ LUIZ CLAUDIO S. BUSSAMRA
■ RENATO MARTINS SANTANA
■ DAVID PARES

Com a melhoria das condições de saúde da população, as anomalias fetais passaram a ter maior repercussão na morbidade e mortalidade perinatal. Assim, seu rastreamento e diagnóstico no período pré-natal têm sido cada vez mais utilizados. Nesse contexto, ressaltam-se os seguintes procedimentos:

- aconselhamento genético-reprodutivo;
- métodos biofísicos (US, ecocardiografia fetal e RM);
- métodos bioquímicos (dosagens bioquímicas, biologia molecular e proteômica);
- coleta de tecidos ou coleções fetoanexiais;
- necropsia e radiologia fetal.

■ ACONSELHAMENTO GENÉTICO-REPRODUTIVO

As anomalias fetais devem ser entendidas como de natureza plurifatorial, sendo as mais importantes as causas cromossômicas, gênicas e ambientais.

O objetivo principal do aconselhamento genético-reprodutivo no período pré-concepcional é identificar casais que apresentam risco elevado para determinada condição. Durante a gestação, objetiva-se prover informações a respeito de riscos e eventuais medidas preventivas, diagnósticas e terapêuticas, procurando sempre promover a melhora do prognóstico.

No aconselhamento genético pré-natal, destacam-se os seguintes aspectos:

1 | A história familiar é pesquisada para obter informações sobre: idade, raça, consanguinidade, causa dos óbitos, defeitos congênitos, retardo mental, deficiências sensoriais, doenças crônicas ou genéticas.

2 | A análise detalhada da gravidez atual permite eleger possíveis elementos de risco (idade materna e/ou paterna avançada, contato com substâncias químicas, drogas, fármacos, infecções, radiação), doenças maternas que potencialmente apresentam risco para anomalias fetais (como diabetes melito, lúpus eritematoso sistêmico [LES] epilepsia), oligoâmnio ou polidrâmnio, gravidez múltipla, aloimunização ou identificação de marcadores de risco para anomalias fetais.

3 | Após levantamento de todos os dados, o casal deve ser devidamente informado para tomar a decisão que melhor lhe parecer.

DIAGNÓSTICO E TRATAMENTO

■ MÉTODOS BIOFÍSICOS

ULTRASSONOGRAFIA GENÉTICO-FETAL (MORFOLÓGICA)

O exame ultrassonográfico genético-fetal objetiva principalmente orientar quanto aos possíveis diagnósticos, prognóstico e planejamento de condutas obstétricas.

A US morfológica é realizada, no 1º trimestre, entre 11 e 14 semanas e, no 2º, entre 18 e 23 semanas.

No 1º trimestre, é possível identificar cerca de 70% das malformações consideradas maiores. Além disso, pode-se identificar fatores de risco para anomalias cromossômicas, como a translucência nucal (TN) aumentada, ausência do osso nasal e dopplervelocimetria anormal do ducto venoso. Para a trissomia do cromossomo 21, a TN aumentada permite diagnosticar 77% dos casos, com falso-positivo de 4%.

A US morfológica de 1º trimestre também permite identificar precocemente as gestações múltiplas e estimar de maneira precisa a idade gestacional.

A US morfológica de 2º trimestre permanece como padrão-ouro para o diagnóstico ultrassonográfico das anomalias fetais. Além disso, estima o peso do concepto e a idade gestacional (IG), avalia o líquido amniótico, as características da placenta e do cordão umbilical.

Por ser uma avaliação indireta, os profissionais e pacientes devem estar cientes das limitações do procedimento, somando outras condições, como posição do feto, obesidade materna, quantidade do líquido amniótico e qualidade da resolução do equipamento de US. A sensibilidade da US morfológica de 2º trimestre, na detecção de anomalias fetais, é de aproximadamente 80 a 85%, embora anomalias como anencefalia, agenesia renal bilateral, hidrocefalia e holoprosencefalia sejam diagnosticadas quase que na totalidade dos casos.

A US tridimensional é um recurso relativamente novo em nosso meio, que pode ser útil em determinadas patologias, notadamente as do SNC e do coração.

ECOCARDIOGRAFIA FETAL

A cardiopatia congênita (CC) está presente em 8/1.000 nascidos-vivos, sendo a causa mais importante de óbito por anomalia congênita no 1º ano de vida. Assim, o reconhecimento das anomalias cardíacas no período pré-natal é de extrema importância para o planejamento estratégico da assistência perinatal.

A ecocardiografia fetal deve ser realizada preferencialmente a partir da 2ª metade da gestação e está indicada nas gestantes com diabetes, infecções virais, lúpus e outras doenças autoimunes, antecedentes pessoais e/ou familiares de CCs e idade acima de 35 anos. Também está indicada quando o feto apresentar malformações e marcadores de aneuploidias.

O STIC (*spatio-temporal image correlation*) é um recurso da sonografia tridimensional que possibilita um melhor estudo da função e da anatomia cardíaca.

RESSONÂNCIA MAGNÉTICA

Há situações em que o acesso às estruturas fetais se torna difícil em razão das limitações do método ultrassonográfico. A RM tem colaborado no diagnóstico pré-natal das anomalias fetais, particularmente nas de SNC.

■ MÉTODOS BIOQUÍMICOS

DOSAGENS BIOQUÍMICAS NO SANGUE MATERNO

A alfafetoproteína (AFP) encontra-se elevada no soro materno, nos fetos com defeitos do tubo neural (DTNs) e da parede abdominal (gastrosquise e onfalocele).

Recentemente, têm sido oferecidos o rastreamento bioquímico no 1º trimestre utilizando como marcadores a fração livre da subunidade beta da gonadotrofina coriônica e a PAPP-A, que aliados a medida da TN apresentam taxa de detecção da síndrome de Down de cerca de 90%, com taxa de falso-positivo de 5%.

BIOLOGIA MOLECULAR E PROTEÔMICA

Uma vez que o genoma humano vem sendo cada vez mais estudado com técnicas da reação em cadeia da polimerase (PCR), um conjunto cada vez maior de doenças gênicas passou a ser diagnosticado no período pré-natal. Destacam-se, nesse particular, as doenças autossômicas recessivas e doenças ligadas ao cromossomo X.

O diagnóstico das infecções congênitas também se beneficia com as técnicas de biologia molecular no líquido amniótico.

A análise qualitativa do DNA fetal permite a sexagem fetal e de doenças monogênicas; e a análise quantitativa possibilita o rastreamento de cromossomopatias.

Em 2013, passou a ser comercializado um novo teste, que visa ao rastreamento de alterações cromossômicas fetais. Genericamente denominado Non Invasive Prenatal Test (NIPT), baseia-se na detecção e ampliação de frações de DNA livre fetal (*cell free DNA* – cfDNA) presentes na circulação materna.

O NIPT tem uma taxa de detecção de 99,1% para trissomia do 21, com falso-positivo de apenas 0,3%.

Assim, a Fetal Medicine Foundation recomenda:
- coleta, com cerca de 10 semanas, do cfDNA, β-hCG livre e PAPP-A;
- duas semanas depois, a realização da US morfológica do 1º trimestre.

A Figura 103.1 resume a nova proposta de rastreamento de cromossomopatias.

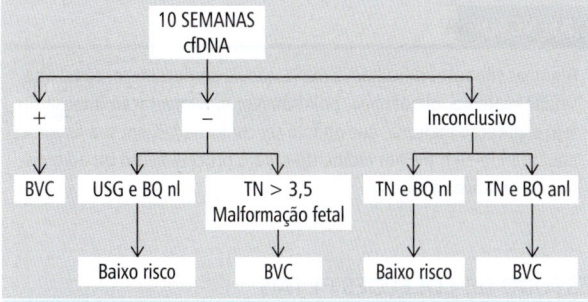

FIGURA 103.1 ■ Proposta de rastreamento de cromossomopatias pela Fetal Medicine Foundation.

COLETA DE TECIDOS OU COLEÇÕES FETOANEXIAIS

A coleta desses tecidos objetiva fundamentalmente: realização do cariótipo fetal; dosagens bioquímicas, hematimétricas e sorológicas; e, ultimamente, a pesquisa de DNA em biologia molecular, pela técnica de PCR.

> **ATENÇÃO!**
>
> É preciso sempre se atentar para o conhecimento obrigatório da tipagem materna (sendo indicada a administração de imunoglobulina anti-D, quando necessária) e das sorologias, particularmente para o HIV.

AMOSTRA DO VILO CORIAL

A amostra do vilo corial é obtida entre 11 a 14 semanas de gravidez. Além da precocidade da obtenção, apresenta a vantagem de fornecer o resultado citogenético de 7 a 10 dias após a coleta, ou em 48 horas, com a técnica de FISH.

A amostra do vilo corial também permite o diagnóstico de diversas doenças metabólicas, por meio de dosagens bioquímicas ou técnicas de biologia molecular. Suas principais indicações são: idade materna avançada (35 anos ou mais); antecedente de filho portador de anomalia cromossômica; rastreamento bioquímico e/ou ultrassonográfico alterado; ansiedade do casal; determinação do sexo fetal no caso de doenças genéticas ligadas ao cromossomo X. Estima-se que o risco de complicação desse procedimento gire em torno de 0,5%.

AMNIOCENTESE

Classicamente, é realizada por volta de 16 semanas de gravidez. O procedimento é considerado padrão em diagnóstico pré-natal das anomalias fetais pela facilidade da execução e pelos riscos ligeiramente menores do que os da amostra do vilo corial. O resultado da análise cromossômica se obtém em cerca de 2 a 3 semanas, ou em cerca de 48 horas, pela técnica de FISH.

Além do estudo cariotípico, é possível também realizar PCR para infecções.

CORDOCENTESE

Realizada a partir da 20ª semana de gravidez, fornece resultados dentro de uma semana para o cariótipo fetal, além de permitir a realização de outros exames no sangue fetal, como sorologias e análises hematológicas. O risco de complicações é de cerca de 1 a 3%, porém, dependendo da doença fetal, pode ser bem maior.

A cordocentese também é utilizada para fins terapêuticos, como na aloimunização pelo fator Rh, quando se realiza transfusão intravascular.

> **ATENÇÃO!**
>
> Algumas situações dificultam a realização da cordocentese, como obesidade materna, oligoâmnio, polidrâmnio, movimentação intensa do feto e agitação materna, que podem ser contornadas, em sua maioria, aguardando-se o melhor momento para o procedimento ou administrando sedativos à mãe.

ESTUDO DE COLEÇÕES FETAIS

São representados por toracocentese (derrame pleural), paracentese (ascite) e cistocentese (uropatias obstrutivas). Além de permitirem o diagnóstico etiológico da anomalia fetal, possibilitam a avaliação funcional dos órgãos puncionados.

■ NECROPSIA E RADIOLOGIA FETAL

A documentação fotográfica de conceptos portadores de anomalias estruturais, principalmente as externas, constitui verdadeiro documento, muitas vezes mais elucidativo do que longos relatórios.

A realização de estudo radiológico em natimortos e em fetos portadores de anomalias representa procedimento útil na identificação das causas.

Estima-se que haja de 40 a 60% de causas não identificadas para óbitos fetais, principalmente no 3º trimestre de gravidez, mesmo utilizando-se todos os recursos propedêuticos disponíveis.

> **REVISÃO**
>
> - Qualquer casal apresenta risco populacional de anomalias fetais. O aconselhamento genético visa a identificar os casais com risco elevado para determinadas condições e favorecer informações sobre medidas preventivas.
> - Esse rastreamento pode ser feito por métodos biofísicos (US morfológica e ecocardiografia fetal) e por métodos bioquímicos (dosagem bioquímica no sangue materno e biologia molecular e proteômica).

■ LEITURA SUGERIDA

Gonçalves LF. Acurácia da ultrassonografia pré-natal na detecção de anomalias congênitas maiores. Rev Soc Bras Med Fetal. 2000;5:5-12.

104

AVALIAÇÃO DO BEM-ESTAR FETAL

■ LUCIANO MARCONDES MACHADO NARDOZZA
■ ANA CAROLINA RABACHINI CAETANO

Um dos principais objetivos da obstetrícia é aferir com precisão a vitalidade fetal, visando a minimizar a morbidade e a mortalidade perinatais. No passado, apenas era possível aferir se o feto estava vivo ou morto pela ausculta dos batimentos cardíacos fetais. Há 50 anos, por meio da cardiotocografia, já era possível identificar os fetos que estavam ou não em sofrimento. Atualmente, por meio da US e da dopplervelocimetria, diagnosticam-se os fetos que apresentarão deterioração da oxigenação e do crescimento, permitindo isolar a população de alto risco antes que haja hipóxia, para antecipação do parto em condições de boa oxigenação dos tecidos fetais, evitando, assim, sequelas tardias, principalmente as neurológicas. Mas, em contrapartida, há o problema da prematuridade eletiva, às vezes muito precoce, que por si só traz graves sequelas para o neonato. Há, portanto, necessidade de se otimizar a avaliação da vitalidade fetal, em busca de parâmetro que indique o exato momento em que o bem-estar fetal compensado está prestes a se deteriorar.

Vários métodos clínicos, bioquímicos e biofísicos procuram identificar o bem-estar fetal, aumentando a segurança na assistência, diminuindo a ansiedade materna e interferindo no porvir obstétrico. Essa avaliação deve ser sempre precedida por uma avaliação clínica criteriosa: anamnese, para identificar fatores de risco e avaliar percepção materna dos movimentos fetais, e exame físico.

■ AVALIAÇÃO DA VITALIDADE FETAL

A avaliação da vitalidade fetal é dividida em métodos clínicos, bioquímicos e biofísicos.

MÉTODOS CLÍNICOS

Mobilograma

Permite a contagem dos movimentos corpóreos fetais. Os primeiros métodos para avaliação da vitalidade fetal contavam com a percepção materna dos movimentos fetais, método simples e sem custo, porém subjetivo e com

DIAGNÓSTICO E TRATAMENTO

valor preditivo positivo (VPP) baixo. Pode ser realizado a partir da 2ª metade da gestação e se correlaciona com a função neurológica do concepto. Existem vários protocolos de avaliação pelo mobilograma, porém um dos mais utilizados e recomendados pelo Ministério da Saúde consiste em contar os movimentos fetais durante uma hora após uma refeição. É preciso considerar sinal de alarme se a contagem for menor ou igual a seis movimentos.

Batimentos cardíacos fetais

Na metade do século XVII, surgiu um dos primeiros parâmetros de avaliação de vitalidade – a ausculta dos batimentos cardíacos fetais –, que permitiu aferir se o feto está vivo ou morto. A ausculta dos batimentos cardíacos fetais durante a consulta de pré-natal é bastante difundida e de baixo custo. Pode ser realizada com estetoscópio de Pinard ou sonar-Doppler. A faixa de normalidade se encontra entre 110 e 160 batimentos por minuto (bpm). Para obter avaliação tranquilizadora, há a necessidade de auscultar pelo menos uma aceleração dos batimentos cardíacos fetais, com aumento de 15 bpm e duração mínima de 15 segundos. Na ausência desse sinal, é possível, ainda, realizar o estímulo vibratório. Na ausência da resposta citada, o teste é dito anormal e é necessária avaliação pelos métodos biofísicos, já que apenas a ausculta dos batimentos cardíacos fetais tem valor preditivo ruim para avaliar o sofrimento fetal.

Avaliação do líquido amniótico — amnioscopia

A amnioscopia para a detecção de mecônio é método que, embora de fácil realização, requer que a paciente tenha pelo menos 2 cm de dilatação cervical, para a inserção do tubo transparente. Método subjetivo, que exige experiência do examinador. O achado de líquido meconial somente é ominoso para o nascituro quando acompanhado de alterações na frequência cardíaca fetal (FCF). Atualmente, como método de avaliação ambulatorial em gestações com pós-datismo, também tem seu valor questionado, já que o perfil biofísico fetal (PBF) tem melhores valores preditivos, ficando reservado a casos em que a US não está disponível.

MÉTODOS BIOQUÍMICOS

A análise gasométrica do sangue fetal do couro cabeludo melhora a especificidade da monitoração da FCF, embora seja método pouco habitual entre os obstetras. A amostragem de sangue fetal é limitada à pele que reveste a parte fetal apresentada, tendo que haver ruptura das membranas e no mínimo 2 a 3 cm de dilatação. Deve-se lembrar que edema altera a interpretação dos resultados. As amostras devem ser coletadas com a mãe em decúbito lateral. Considera-se alterado o pH da artéria umbilical menor que 7,15.

MÉTODOS BIOFÍSICOS

Cardiotocografia

A cardiotocografia (CTG) consiste no registro, eletronicamente, da FCF em concomitância com a dinâmica uterina e a movimentação fetal. Trata-se de método de fácil execução e de baixo custo. Foi inicialmente valorizada durante o trabalho de parto e, posteriormente, no período anteparto (pois mais de 65% das mortes fetais ocorrem nesse período). A CTG intraparto foi introduzida na prática obstétrica na década de 1960 como método de avaliação do bem-estar fetal e foi rapidamente difundida, tornando-se o procedimento obstétrico mais comum nos Estados Unidos. Para o estudo da CTG, vários parâmetros observados no registro da FCF foram enfatizados pelos criadores da metodologia, destacando-se:

1 | Nível da linha de base, determinado pela FCF, considerado normal entre 110 e 160 bpm.
2 | Variabilidade da linha de base, classificada em quatro tipos:
- ausente – quando a amplitude não é detectável;
- mínima – quando a amplitude é menor do que 6 bpm;
- moderada – quando a amplitude está entre 6 e 25 bpm;
- acentuada – quando a amplitude é maior do que 25 bpm;
- padrão sinusoidal – embora não seja um tipo de variabilidade, foi incluída neste tópico pela característica especial de apresentar ondulações da linha de base com ausência de variabilidade.

3 | Acelerações transitórias: definidas como o incremento do nível da linha de base de no mínimo 15 bpm com duração mínima de 15 segundos. Quando a gestação estiver com menos de 32 semanas, admite-se aceleração transitória ou reatividade a um incremento da linha de base de no mínimo 10 bpm com duração de 10 segundos. Na atualidade, essas acelerações da FCF são também conhecidas como reatividades, uma vez que aparecem como uma reação aos movimentos fetais.

4 | Desacelerações: representam a queda do nível da linha de base. Existem quatro tipos de desacelerações:
- precoces – definidas como a queda gradual (atinge seu mínimo de frequência cardíaca em 30 segundos ou mais) do nível da linha de base de fundo concomitante ao pico da contração que a originou;
- tardias – definidas como a queda gradual (atinge seu mínimo de frequência cardíaca em 30 segundos ou mais) do nível da linha de base de fundo com um lapso de tempo (decalagem) em relação ao pico da contração que a originou;
- variáveis – definidas como a queda abrupta (atinge seu mínimo de frequência cardíaca em menos de 30 segundos) do nível da linha de base. Deve perdurar no mínimo 15 segundos e ter uma amplitude de 15 ou mais bpm. Essas desacelerações não têm forma definida e não precisam estar relacionadas com contrações uterinas;
- prolongadas – definidas como a queda do nível da linha de base que perdura dois minutos ou mais e menos que dez minutos.

A mudança de linha de base é definida quando ocorre uma queda ou ascensão do nível da linha de base que perdure mais de 10 minutos, não devendo ser confundida com desaceleração ou aceleração.

Cardiotocografia anteparto

A CTG pode ser iniciada, na maioria dos casos, a partir de 32 a 34 semanas; entretanto, em gestações com múltiplos fatores de risco, a avaliação pode começar precocemente, com 26 a 28 semanas de gestação. São indicações da propedêutica biofísica, entre outras, as destacadas no Quadro 104.1.

QUADRO 104.1 ■ Indicações para utilização dos métodos biofísicos

CONDIÇÕES MATERNAS	CONDIÇÕES RELACIONADAS À GRAVIDEZ
- Condição hipertensiva - Diabetes - Síndrome antifosfolipídica - Hemopatias - Colagenoses - Cardiopatias - Nefropatias - Outras endocrinopatias	- Aloimunização - Gestação prolongada - Oligoidrâmnia/polidrâmnia - Restrição de crescimento fetal - Antecedentes de óbito fetal - Diminuição dos movimentos fetais - Doença hipertensiva específica da gravidez - Alteração dopplervelocimétrica - Gestação múltipla

1 | Propósito: obter traçado que apresente, no mínimo, duas acelerações da FCF dentro de um período de 20 minutos. Devem ser analisados todos os outros parâmetros da cardiotocografia, como nível da linha de base, variabilidade da linha de base e presença ou não de desacelerações, porém o objetivo principal do teste é a verificação da presença de duas acelerações

transitórias da FCF, que devem ter amplitude de subida da linha de base e duração mínimas de 15 bpm e 15 segundos, respectivamente; em IGs inferiores a 32 semanas, bastam 10 bpm e 10 segundos.

2 | Interpretação:
- reativo: duas ou mais acelerações em 20 minutos de registro;
- não reativo: nenhuma ou uma aceleração em 20 minutos de registro;
- caso o traçado não exiba duas acelerações em 20 minutos de registro, deve-se prolongar o registro por mais 20 minutos e/ou utilizar estímulos (mudança de posição materna, estímulo mecânico, vibratório), apenas com o objetivo de despertar o feto que se encontre em sono profundo. Ausentes as duas acelerações transitórias, mesmo com as tentativas de estímulos, o teste deve ser considerado não reativo, o que demanda maior rigorosidade na avaliação fetal com propedêutica subsequente.

Cardiotocografia intraparto

Sua interpretação, obviamente, deve levar em consideração o caso em estudo, valorizando todos os dados clínicos pertinentes ao trabalho de parto e as informações dos antecedentes.

Em relação às contrações uterinas, são quantificadas pelo número de contrações em um intervalo de 10 minutos, em um período de no mínimo 30 minutos de observação.
- Normal: cinco ou menos contrações em 10 minutos, avaliados em um período de pelo menos 30 minutos.
- Taquissistolia: mais do que cinco contrações em 10 minutos, avaliados em um período de pelo menos 30 minutos.

Os parâmetros de linha de base, variabilidade, acelerações, desacelerações precoces, tardias, variáveis e prolongadas e o padrão sinusoidal são os mesmos já descritos.

Em 2008, uma nova classificação para CTG intraparto foi elaborada, visando a padronizar a interpretação e diminuir a variabilidade intra e interobservador.
- Categoria I – traçado normal:
  a | linha de base entre 110 e 160 bpm;
  b | variabilidade moderada;
  c | desacelerações tardias ou variáveis ausentes;
  d | desacelerações precoces presentes ou ausentes;
  e | acelerações presentes ou ausentes.
- Categoria II – traçado indeterminado: não é preditivo de estado acidobásico alterado, mas, no momento, não tem critérios para ser classificado na categoria I ou III. Necessita de avaliação, vigilância contínua e reavaliação, levando em conta as circunstâncias clínicas envolvidas. Em alguns casos, até testes auxiliares devem ser feitos para certificar o bem-estar fetal. Inclui os traçados que não podem ser classificados nas categorias I ou III. Exemplos de categoria II incluem:
  a | linha de base: bradicardia com variabilidade presente;
  b | taquicardia;
  c | variabilidade: variabilidade mínima;
  d | variabilidade ausente sem desacelerações recorrentes;
  e | variabilidade acentuada;
  f | acelerações: ausência de acelerações induzidas por estímulo fetal;
  g | desacelerações periódicas ou episódicas: desacelerações recorrentes variáveis acompanhadas de mínima ou moderada variabilidade;
  h | desaceleração prolongada maior do que 2 minutos e menor do que 10 minutos;
  i | desacelerações tardias com variabilidade moderada;
  j | desacelerações variáveis com outras características, como lento retorno à linha de base, desacelerações em ombro.
- Categoria III – traçado anormal: está associado com um estado acidobásico fetal anormal no momento da observação. Necessita de avaliação e conduta imediata e inclui:
  a | variabilidade ausente com uma das seguintes características: desacelerações tardias recorrentes, desacelerações variáveis recorrentes ou bradicardia;
  b | padrão sinusoidal.

> **ATENÇÃO!**
> A CTG informa o estado metabólico fetal apenas no momento do exame – os traçados mudarão no decorrer do tempo. O traçado da FCF pode variar entre as categorias dependendo da situação clínica e das condutas adotadas. A presença de acelerações geralmente assegura que o feto não está em acidemia. Na maioria dos casos, uma variabilidade normal assegura o estado fetal e a ausência de acidemia.

Perfil biofísico fetal

Método descrito em 1980 por Manning,[1] o PBF pode ser realizado a partir de 26 semanas. Tem demonstrado eficácia na avaliação do bem-estar fetal, apresentando alta especificidade, baixo falso-negativo e permitindo uma redução da morbimortalidade perinatal.

São avaliados quatro parâmetros ultrassonográficos e um cardiotocográfico.

Para cada uma das variáveis avaliadas, é dada nota 0 ou 2. Feita a soma, a nota final varia entre 0 e 10 (Quadro 104.2).

Os marcadores ultrassonográficos fetais são os movimentos respiratórios e corpóreos, o tônus e a quantidade de líquido amniótico (dito marcador crônico de sofrimento fetal). Os três primeiros e o parâmetro cardiotocográfico são denominados marcadores agudos. Na vigência de hipóxia aguda, o 1º item a ser alterado é o parâmetro da cardiotocografia, seguido dos movimentos respiratórios e corpóreos e, por último, o tônus.

De forma geral, escores em 10/10 ou 8/10 com líquido amniótico normal são satisfatórios, e não há a necessidade de intervenção. Se o líquido amniótico está reduzido, provavelmente se trata de hipoxemia crônica compensada e risco para descompensação aguda, caso que merece maior atenção. Abaixo de 4/10, o resultado é positivo, e há a necessidade de intervenção obstétrica. Especial atenção se dá ao resultado de 6/10 (suspeito), caso em que, dependendo da idade gestacional, é preciso repetir o exame em 24 horas.

A Tabela 104.1 discorre sobre cada escore e suas implicações.

> **ATENÇÃO!**
> Diante de um PBF alterado, deve-se descartar períodos de sono fetal e uso de medicamentos depressores e sedativos antes que se presuma o diagnóstico de hipóxia fetal.

Dopplervelocimetria

Método não invasivo da avaliação do fluxo sanguíneo, tem demonstrado, em vários trabalhos e metanálises, diminuir a morbimortalidade perinatal em gestações de alto risco. O princípio técnico é o estudo da velocidade do sangue dentro de determinado vaso. Se houver aumento

DIAGNÓSTICO E TRATAMENTO

QUADRO 104.2 ■ Resumo da pontuação do PBF

PARÂMETRO	NORMAL (2 PONTOS)	ANORMAL
Tônus fetal	• Movimentos da extremidade de flexão e extensão e rápido retorno à flexão • Episódios de abertura e fechamento de mãos; flexão e extensão da coluna; permanência da mão fechada por mais de 30 minutos	• Feto em posição de extensão do membro sem retorno à flexão • A ausência de movimentação fetal é considerada ausência de tônus
Movimentos corporais	• Ocorrência de 1 movimento rápido e amplo ou 3 lentos em 30 minutos • Movimentos simultâneos dos membros e do tronco são considerados um único movimento	Não ocorrência de um movimento rápido ou de 2 ou menos movimentos lentos em 30 minutos
Movimentos respiratórios	Pelo menos 1 episódio de 30 segundos em 30 minutos	Ausência de 1 episódio de 30 segundos em 30 minutos
Reatividade cardíaca fetal	Ocorrência de pelo menos 2 acelerações de no mínimo 15 bpm e 15 segundos, associada à movimentação fetal, em 20 minutos	Uma ou nenhuma aceleração 15 bpm e 15 segundos em 20 minutos
Líquido amniótico	Um bolsão de líquido amniótico mede, no mínimo, 2 cm com o transdutor perpendicular à mesa	Maior bolsão menor do que 2 cm com o transdutor perpendicular à mesa

TABELA 104.1 ■ Escores do PBF e suas implicações

RESULTADO	INTERPRETAÇÃO	MORTALIDADE PERINATAL	CONDUTA
10/10 8/10 (LA normal)	Risco de asfixia raro	1/1.000	Conservadora
8/10 (LA alterado)	Provável sofrimento fetal crônico	89/1.000	Resolução de acordo com a maturidade
6/10 (LA normal)	Teste suspeito, possível asfixia fetal	Variável	Parto, se maturidade pulmonar presente (caso contrário, aguardar 24 h e, se persistir 06/10, parto)
6/10 (LA alterado)	Provável asfixia fetal	89/1.000	Parto
4/10	Grande probabilidade de asfixia fetal	91/1.000	Parto
2/10	Asfixia fetal	125/1.000	Parto
0/10	Asfixia fetal	600/1.000	Parto

LA: líquido amniótico.

da resistência, é registrada velocidade baixa e, se resistência diminuída, velocidade alta.

A avaliação, geralmente, é feita por Doppler das artérias uterinas (circulação materna), umbilical (circulação fetoplacentária) e cerebral média e do ducto venoso (circulação fetal).

A avaliação das artérias uterinas auxilia no diagnóstico de implantação placentária anormal, identificando as gestações de risco para pré-eclâmpsia e restrição do crescimento fetal. O Doppler das artérias uterinas permite a detecção da invasão trofoblástica deficiente antes mesmo do aparecimento das manifestações clínicas. Os sinais típicos dessa placentação inadequada são aumento da resistência (índice de pulsatilidade e índice de resistência), bem como a presença de incisura protodiastólica nas artérias uterinas.

A artéria umbilical, que representa a circulação placentária, é o vaso que tem apresentado resultados mais expressivos no diagnóstico de comprometimento fetal. A onda de velocidade de fluxo caracteriza-se por ter um pico de maior velocidade durante a sístole cardíaca e uma velocidade menor relacionada à diástole. A avaliação da artéria umbilical reflete a resistência vascular placentária e está fortemente correlacionada à insuficiência placentária. Em condições normais, a resistência da artéria umbilical diminui progressivamente durante a gestação; na insuficiência placentária, ocorre o inverso. O perfil hemodinâmico fetal pode encontrar-se normal mesmo com comprometimento de até 50% dos vasos placentários. A redução do fluxo placentário, com diminuição da perfusão da artéria umbilical, é o 1º sinal hemodinâmico da existência de lesão placentária.

A centralização hemodinâmica fetal é o próximo passo na deterioração fetal em resposta à insuficiência placentária. Existe uma vasodilatação seletiva para preservação de órgãos nobres (cérebro, coração e glândulas suprarrenais) e vasoconstrição de outros órgãos (rins, pulmões, intestino, pele e esqueleto) nos fetos sob processo de hipoxemia. Esse processo de centralização hemodinâmica passa por algumas etapas, em que há piora progressiva do fluxo das artérias umbilicais com perda do seu componente diastólico até que este se torna reverso e há diminuição da resistência na artéria cerebral média. A artéria cerebral média deve ser estudada conjuntamente com a umbilical. A relação IP cérebro/umbilical torna-se, então, menor que 1.

O desaparecimento do componente diastólico da dopplervelocimetria das artérias umbilicais coincide com a presença de alterações do equilíbrio acidobásico. Nesse grupo, existe uma mortalidade perinatal aumentada com número elevado de complicações neonatais, e o parto deve ser indicado, cuja decisão deve ser sempre relacionada com a idade gestacional.

Questiona-se o momento ideal de antecipação do parto, uma vez que as alterações na circulação arterial diagnosticam o sofrimento fetal compensado; sendo antecipado o parto, o feto sofre as consequências de prematuridade eletiva. Para evitá-la, estuda-se a circulação venosa fetal, em especial o ducto venoso. Recentemente, por meio de pesquisa realizada na Escola Paulista de Medicina (EPM) da Universidade Federal de São Paulo, tem sido usado o valor do índice de pulsatilidade do ducto venoso > 0,76 para indicar a resolução da gestação, na vigência de centralização da circulação fetal.

Há, portanto, necessidade de otimizar a avaliação da vitalidade fetal, em busca de parâmetro que indique o exato momento em que o sofrimento fetal compensado está prestes a deteriorar. É preciso sempre levar em consideração o risco de hipóxia e asfixia fetal e de prematuridade.

REVISÃO

- Os diversos métodos de avaliação da vitalidade fetal – parâmetros clínicos, bioquímicos e biofísicos (p. ex.: cardiotocografia anteparto e intraparto, perfil biofísico fetal e dopplervelocimetria arterial e venosa) –, em conjunto, visam a avaliar o grau de deterioração da oxigenação antes que haja hipóxia, para antecipação do parto em condições de boa oxigenação dos tecidos fetais, evitando, assim, sequelas tardias, principalmente as neurológicas.
- Associado ao estudo do sofrimento fetal, há o problema da prematuridade, às vezes muito precoce, que por si só traz graves sequelas para o neonato. Há, portanto, necessidade de otimizar a avaliação da vitalidade fetal, em busca de parâmetro que indique o exato momento em que o sofrimento fetal compensado está prestes a se deteriorar.
- Os métodos clínicos, bioquímicos e biofísicos procuram identificar o bem-estar fetal, aumentando a segurança na assistência, diminuindo a ansiedade materna e interferindo no porvir obstétrico.

■ REFERÊNCIA

1. Manning FA. Intrauterine growth retardation. In: Manning FA, editor. Fetal medicine: principles and practice. Norwalk: Appleton & Lange; 1995. p. 317.

■ LEITURAS SUGERIDAS

American Congress of Obstetricians and Gynecologists. Intrauterine Growth Restriction. Obstet Gynecol. 2000;95(1):1-12.

Arduini D, Rizzo G, Romanini C. Changes of pulsatility index from fetal vessels preceding the onset of late decelerations in growth-retarded fetuses. Obstet Gynecol. 1992;79(4):605-10.

Baschat AA. Doppler application in the delivery timing of the preterm growth-restricted fetus: another step in the right direction. Ultrasound Obstet Gynecol. 2004;23(2):111-8.

Frøen JF, Gardosi JO, Thurmann A, Francis A, Stray-Pedersen B. Restricted fetal growth in sudden intrauterine unexplained death. Acta Obstet Gynecol Scand. 2004;83(9):801-7

105
DESVIOS DO CRESCIMENTO FETAL

■ LUCIANO MARCONDES MACHADO NARDOZZA
■ LILIAM CRISTINE ROLO
■ RAFAEL DE OLIVEIRA CAVALCANTE

Em algumas situações, durante a gestação, alterações do crescimento fetal podem ser observadas. Quando o crescimento se mostra inferior ao esperado para a idade gestacional, é conhecido como restrição do crescimento fetal (RCF). Em contrapartida, quando é superior ao esperado, está-se diante do grande para a idade gestacional (GIG), que, na prática médica, também se denomina macrossomia fetal. Em ambos os casos, há elevada associação com resultados perinatais adversos.

■ RESTRIÇÃO DO CRESCIMENTO FETAL

A RCF é uma das importantes intercorrências obstétricas, atingindo 5 a 10% das gestações e elevando consideravelmente a mortalidade perinatal. Contribui também no aumento das taxas de natimortalidade, visto que há maior frequência de nascimentos prematuros e asfixia, com complicações neonatais que incluem aspiração meconial, distúrbios metabólicos e hematológicos, disfunção cognitiva e paralisia cerebral. As repercussões da RCF são tão marcantes que parecem interferir até mesmo na vida adulta, com maior incidência de coronariopatias, hipertensão arterial e diabetes.

ETIOLOGIA

A etiologia do RCF é multifatorial (Figura 105.1) e subdivide-se em causas maternas, fetais e decorrentes da insuficiência vascular uteroplacentária. No entanto, a sobreposição dos fatores etiológicos é frequente.

A RCF é definida como um processo capaz de modificar o potencial de crescimento do produto conceptual, de forma a restringir o desenvolvimento intrauterino. Na prática clínica, é definida por meio do percentil do peso em relação à idade gestacional. Segundo a OMS, a RCF se dá quando o feto está abaixo do percentil 3 e, segundo o American College of Obstetrics and Gynecology (ACOG), quando o feto está abaixo do percentil 10 para a curva de peso para a idade gestacional, estando frequentemente associado à insuficiência placentária. A definição do ACOG é a mais utilizada atualmente. Nessa linha de raciocínio, é possível haver recém-nascidos pequenos para a idade gestacional (PIG) que não sofreram de RCF (constitucionais), como também alguns portadores de RCF não serem PIG (neonatos adequados para a idade gestacional, mas que sofreram desaceleração na velocidade de crescimento, em consequência a agravo intrauterino, tornando-se de maior risco perinatal).

A RCF pode ser classificada em três tipos:
- Tipo I: simétrico ou harmônico, definido por redução do potencial intrínseco de crescimento fetal. No tipo I, observam-se dois subtipos:
    a | conceptos normais pequenos ou "pequenos constitucionais";
    b | conceptos com anormalidades congênitas.
- Tipo II: alteração linear do crescimento, de início tardio (após 30 a 32 semanas, na fase de hipertrofia celular), em geral assimétrica e desarmônica. Os fetos com RCF assimétrica sofrem redução somente do volume e do tamanho abdominal (abaixo do percentil 10), tendo como principal fator etiológico a insuficiência placentária.

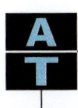

DIAGNÓSTICO E TRATAMENTO

FETAIS	MATERNOS	PLACENTÁRIOS
1 | Alterações cromossômicas (trissomias do 13, 18 e 21) 2 | Síndromes gênicas 3 | Infecções intrauterinas (CMV, rubéola, varicela-zóster e *Toxoplasma gondii*) 4 | Gestações múltiplas 5 | EIMs	1 | Patologias clínicas (hipertensão, diabetes melito com vasculopatia, cardiopatias cianóticas, pneumonias restritivas, doenças renais graves, doenças autoimunes, como colagenoses e síndrome do anticorpo antifosfolipídico, trombofilias hereditárias e adquiridas, hiper-homocisteinemia e anemias graves) 2 | Distúrbios de nutrição (desnutrição) 3 | Uso de drogas ilícitas, fumo e substâncias teratogênicas (anticonvulsivantes, anticoagulantes do tipo varfarínicos, antineoplásicos e antagonistas do ácido fólico) 4 | Outros fatores (constitucionais, raça, estresse, depressão)	1 | Placentação inadequada (ausência de destruição da porção musculoesquelética das artérias espiraladas na migração trofoblástica, gerando um território com alta resistência ao fluxo sanguíneo) 2 | Alterações estruturais e de implantação (placenta bilobada, de inserção baixa, corioangioma, inserção velamentosa do cordão e artéria umbilical única)

FIGURA 105.1 ■ Fatores etiológicos da restrição de crescimento fetal.

EIMs: erros inatos do metabolismo; CMV: citomegalovírus.

- Tipo III: associação entre os mecanismos anteriores (tipos I e II). A alteração ocorreria no 2º trimestre de gestação, portanto na fase de hiperplasia e hipertrofia. Pode ser detectado em fases mais precoces da gestação, cujos fetos demonstram crescimento semi-harmônico com aparência hipotrófica. A etiopatogenia relaciona-se a infecções embrionárias (rubéola, CMV, toxoplasmose e outras), além de agentes tóxicos que afetam o embrião (medicamentos, drogas ilícitas e toxinas).

A RCF também pode ser classificada, cronologicamente, em precoce, que se estabelece antes de 34 semanas e acarreta mais agravos para o concepto, e tardia, que ocorre mais próxima do termo.

QUADRO CLÍNICO

A anamnese pré-natal cuidadosa pode identificar fatores de risco para RCF, como intercorrências maternas, história obstétrica pregressa (ocorrência de recém-nascidos de baixo peso, com crescimento restrito e/ou malformações) e atual (com eventual exposição a algum fator etiológico envolvido na RCF).

No exame físico, a medida seriada da altura uterina e até mesmo o controle do ganho ponderal materno poderão contribuir para o rastreamento da RCF. Medidas menores da altura uterina em relação à medida esperada para determinada idade gestacional sugerem a RCF. A palpação obstétrica também faz parte da avaliação subjetiva do tamanho fetal e da quantidade do líquido amniótico, mas com sensibilidade e especificidade inferiores à medida uterina, em vista de variações relacionadas a biotipo materno, paridade, volume da bexiga no momento da medida, etnia, situação do feto, gestações múltiplas, alterações do volume do líquido amniótico, etc.

DIAGNÓSTICO

Informações clínicas

Para o diagnóstico mais acurado da RCF, é primordial a confirmação da idade gestacional, sempre mais bem determinada por meio da data da última menstruação em conjunto com parâmetros ultrassonográficos precoces. No entanto, a data da última menstruação (DUM) informada pela gestante pode ter erro de 14 a 28 dias. Durante o 1º trimestre, o comprimento craniocaudal ou cabeça-nádega (CCN) pode ter um erro de 5 a 7 dias na determinação da idade gestacional, assim como a medida do diâmetro biparietal até a 28ª semana.

Ultrassonografia

Permite a estimativa de peso fetal, utilizando, na equação, as medidas de circunferência abdominal (CA), circunferência craniana (CC), diâmetro biparietal (DBP) e medida do fêmur (F). Esse é o melhor teste para rastrear e diagnosticar RCF, além de fornecer dados para pesquisa da etiologia.

Observa-se que a CA é menor na presença de RCF em virtude da diminuição do tamanho do fígado, pela redução do glicogênio acumulado e da depleção do tecido adiposo da região abdominal. Além disso, as relações biométricas auxiliam no diagnóstico da RCF. A relação CC/CA e F/CA tem uma acurácia maior para detecção de fetos com crescimento restrito associado à insuficiência placentária e à RCF do tipo assimétrica.

A US também é capaz de avaliar a vitalidade fetal por meio do perfil biofísico fetal (PBF). As atividades biofísicas fetais frente à hipóxia obedecem à ordem inversa de sua instalação durante a embriogênese, deteriorando de maneira sequencial a reatividade da frequência cardíaca fetal, seguida do padrão dos movimentos respiratórios, corporais e, por último, do tônus. Esses três parâmetros são considerados marcadores agudos da vitalidade fetal. Em resposta à hipoxemia crônica, há redistribuição do fluxo sanguíneo fetal e diminuição progressiva do volume do líquido amniótico, sendo este considerado marcador crônico da vitalidade fetal.

Dopplervelocimetria

Permite a detecção, de forma não invasiva, dos sinais de insuficiência placentária e de alterações hemodinâmicas fetais que ocorrem em resposta à deficiência de oxigênio. Essa análise pode ser feita por meio das artérias uterinas (circulação materna), das artérias umbilicais (circulação fetoplacentária) e dos demais vasos fetais (cerebral média, aorta abdominal, renais, ducto venoso, seio transverso).

Dessa forma, a dopplervelocimetria identifica fetos restritos com risco de hipóxia (aproximadamente 40% dos casos) e permite o diagnóstico diferencial entre a restrição patológica (ou seja, com déficit de nutrientes e hipoxemia) e fetos constitucionalmente pequenos, além de auxiliar na investigação de outros fatores etiológicos envolvidos, como aneuploidias e síndromes congênitas.

A avaliação das artérias uterinas busca rastrear gestações que apresentem maior risco de insuficiência placentária e pré-eclâmpsia, as quais elevam a incidência da RCF. Tal alteração pode ser identificada pelo aumento da resistência, gerando maiores valores de índice de pulsatilidade (IP) e de resistência (IR), com ou sem a presença de incisura protodiastólica (notch) uni ou bilateral.

Analisando-se o padrão da artéria umbilical, observa-se que, em condições normais, sua resistência diminui progressivamente durante a gestação, diferentemente do que acontece na insuficiência placentária, em que há um aumento de sua resistência. A redução do fluxo placentário, habitualmente, é o 1º sinal hemodinâmico observável da existência de lesão placentária e comprometimento da microcirculação vilositária. A lesão placentária causa diminuição da perfusão da artéria umbilical, gerando diástole ausente e/ou reversa da umbilical nos casos críticos da hipóxia fetal.

A insuficiência placentária causa deterioração fetal progressiva, podendo atingir o quadro de centralização fetal, em que se observam a vasodilatação seletiva para preservação de órgãos nobres (cérebro, coração e glândulas suprarrenais) e a vasoconstrição de outros órgãos (rins, pulmões, intestino, pele e esqueleto) nesses fetos com hipoxemia.

Os fetos que sofrem hipóxia e com centralização hemodinâmica têm alterações progressivas também no fluxo do território venoso. O ducto venoso é amplamente utilizado para avaliação venosa fetal, apresentando-se como uma onda de velocidade de fluxo claramente pulsátil, com três componentes: sístole (onda S) e diástole (onda D), ambas ventriculares, e contração atrial (onda A). A onda de fluxo do ducto venoso (DV) pode ser modificada com a onda A, a qual correspondente à contração atrial, tornando-se reversa.

O DV é um importante fator prognóstico dos resultados perinatais adversos em fetos com RCF e prematuros, visto que a mortalidade perinatal é evidentemente maior na centralização de fluxo fetal, atingindo até 41% quando a onda A está reversa no DV. A acidemia fetal está presente diante do DV alterado, aumentando a incidência de complicações neonatais. O seio transverso também pode colaborar na identificação da acidemia fetal pela avaliação do IP.

TRATAMENTO

Não existe nenhuma intervenção terapêutica intrauterina que reverta ou interrompa o curso progressivo da insuficiência placentária. Por isso, quando a RCF está presente, o maior desafio obstétrico é a decisão do momento apropriado do parto, confrontando riscos inerentes à prematuridade e aqueles decorrentes da acidemia com a permanência intrauterina, que podem determinar a morte e a lesão de múltiplos órgãos.

A idade gestacional, a etiologia do retardo de crescimento, o grau de comprometimento da vitalidade fetal e o nível de experiência e recursos tecnológicos disponíveis na instituição de tratamento preferencialmente terciário são os principais fatores sobre a decisão do momento do parto.

> **ATENÇÃO!**
> Prevenir ou tratar possíveis fatores de risco envolvidos na etiologia, como o tabagismo, são medidas eficazes diante da RCF.

Direcionar a investigação para possíveis anormalidades estruturais ou cromossômicas de infecções fetais e de má adaptação circulatória utero-placentária é importante quando a restrição se instala precocemente, mas, infelizmente, não há terapêutica.

Medidas gerais, como limitação da atividade física diária e repouso em decúbito lateral esquerdo, embora amplamente recomendadas, não dispõem de evidências científicas que demonstrem seus benefícios. Há vários estudos multicêntricos que mostram o não benefício de maneira estatisticamente significativa do uso indiscriminado de ácido acetilsalicílico em baixas doses na prevenção e no tratamento da RCF.

Se a insuficiência placentária estiver presente, opta-se pela conduta obstétrica expectante, monitorando-se a maturidade e a vitalidade fetais, com antecipação do parto quando a primeira estiver presente ou a segunda, comprometida. Por esses motivos, preconiza-se a internação em todos os casos, para monitoração adequada das condições clínicas maternas e vigilância fetal intensiva e diária, com realização de cardiotocografia, US, PBF e dopplervelocimetria. Esses fetos restritos serão seguidos até 37 semanas, quando os riscos inerentes à prematuridade se tornam inferiores àqueles relacionados à hipóxia.

O diagnóstico de diástole ausente nem sempre coincide com o da interrupção da gravidez, porém há consenso da necessidade de seguimento intensivo dessas gestações, objetivando o melhor momento possível e levando-se em conta a influência dos fatores de decisão de parto citados anteriormente.

A possibilidade de utilização da corticoterapia antenatal para acelerar a maturidade pulmonar e reduzir o risco de hemorragias intracranianas deve sempre ser cogitada. Logo, após o uso de corticosteroide, é comum a melhora transitória dos índices de dopplervelocimetria (resposta habitual ao uso da medicação), mas deverá ser mantida a proposta de resolução da gravidez.

Na RCF tardia, o parto está indicado quando há sinais de sofrimento agudo ou idade gestacional superior a 36 / 37 semanas. Em conjunto, avaliam-se as condições maternas objetivando o tratamento clínico das possíveis doenças associadas (como a hipertensão arterial).

A via de parto deve ser individualizada para cada gestante em virtude da RCF presente. Algumas considerações são importantes na escolha da via de parto, pois o feto com restrição apresenta maior suscetibilidade a mudanças bruscas de fluxo uteroplacentário, elevando o risco de hipóxia, acidose, aspiração de mecônio e óbito intraparto. Se o oligoâmnio estiver presente, as desacelerações umbilicais graves e frequentes durante o trabalho de parto podem ser favorecidas e revertidas com a realização da âmnio-infusão.

Portanto, se a opção de parto for pela via vaginal, é necessário rigoroso controle da vitalidade fetal durante todo o trabalho de parto por meio da cardiotocografia contínua, com atenção especial ao período expulsivo. A aplicação do fórcipe deve ser feita de forma criteriosa, devido ao maior risco de tocotraumas, que podem causar hemorragias intracranianas.

> **ATENÇÃO!**
> A via baixa é sempre bem indicada nas malformações incompatíveis com a vida.

Diante de acidose fetal antes do trabalho de parto ou presença de mecônio espesso no período de dilatação, o parto cesariano está indicado. Porém, a possibilidade de hemorragia cerebral também existe, devendo-se estar atento no intraoperatório para a realização adequada da histerotomia, de modo a proporcionar menor trauma à extração fetal.

Durante a assistência ao parto, analgésicos, tranquilizantes e sedativos devem ser evitados, pois determinam maior risco de depressão respiratória. No período expulsivo, a raquianestesia é de eleição para ambas as vias de parto (vaginal e abdominal). Recomenda-se o clampeamento imediato do cordão umbilical após o nascimento para evitar a hiperviscosidade sanguínea pós-natal. Dessa forma, o neonatologista pode avaliar rapidamente o grau de hipóxia e oferecer as medidas de oxigenação necessárias ao recém-nascido.

■ MACROSSOMIA FETAL

Na literatura, existem diferentes definições para macrossomia fetal, que está presente em cerca de 10% dos partos. A mais aceita é aquela que inclui fetos que estejam acima do percentil 90 para a idade gestacional, o GIG. Entretanto, a confirmação diagnóstica da macrossomia fetal somente poderá ser determinada ao nascimento, no momento da mensuração real do peso, que deverá estar acima de 4.000 g.

DIAGNÓSTICO E TRATAMENTO

ETIOLOGIA

Os fatores etiológicos que resultam na macrossomia fetal são o constitucional (incluindo raça, etnia e herança genética), a duração da gestação (gestações prolongadas, pós-datismo), o ganho de peso excessivo na gestação, a multiparidade, a obesidade e o diabetes materno (gestacional ou melito tipos 1 e 2). A macrossomia surge em mais de 40% das gestantes diabéticas. No entanto, cerca de 60% das gestantes com feto macrossômico não apresentam nenhum fator de risco detectável.

A importância do diagnóstico e/ou suspeita da macrossomia deve-se à elevação considerável do risco de complicações gestacionais e, por consequência, da morbimortalidade materna e perinatal. Entre as complicações perinatais, destacam-se asfixia, distocia de ombros com possível lesão de plexo braquial, hipoglicemia e óbito. As complicações maternas incluem elevação da taxa de cesariana, maior risco de rotura uterina espontânea, em especial nas gestantes com cesariana prévia e/ou mioemectomizadas, parto prolongado, hemorragia e traumas perineais.

QUADRO CLÍNICO

A anamnese permite identificar os principais fatores de risco para macrossomia, incluindo fatores constitucionais maternos (raça, etnia e herança genética), história obstétrica pregressa (ocorrência de recém-nascidos macrossômicos, traumas perineais ou indicação de cesariana prévia por desproporção cefalopélvica e diabetes materno) e atual (obesidade, ganho de peso excessivo na gestação, diabetes e outros fatores que possam ter correlação com a etiologia da macrossomia fetal).

No exame físico, a medida seriada da altura uterina e o controle do ganho ponderal materno poderão contribuir para o rastreamento da macrossomia. Medidas superiores da altura uterina em relação à medida esperada para determinada idade gestacional sugerem a macrossomia fetal, assim como a palpação obstétrica na avaliação subjetiva do tamanho fetal. Além disso, o ganho excessivo na gestação pode favorecer o desenvolvimento do diabetes gestacional e da macrossomia fetal.

DIAGNÓSTICO

Informações clínicas

A confirmação da idade gestacional sempre deve ser preconizada, com a utilização da US de 1º trimestre, como mencionado para a RCF.

Diante da suspeita de diabetes, é preciso prosseguir com a investigação laboratorial para confirmação por glicemia de jejum e curva glicêmica (definida no capítulo de Distúrbios do Metabolismo na Gravidez), ou verificar os controles glicêmicos nas gestantes com diabetes já diagnosticado.

Ultrassonografia

Na macrossomia fetal, o peso fetal encontra-se acima do percentil 90 para a idade gestacional, apresentando medidas biométricas superiores à idade gestacional. Alguns estudos mostram que fetos de mães diabéticas apresentam maior quantidade de gordura corporal total, repercutindo em uma medida de circunferência abdominal superior à esperada pelo acúmulo do tecido adiposo da região abdominal. Dessa forma, as relações biométricas citadas na restrição de crescimento também se mostram alteradas na macrossomia fetal (CC/CA e F/CA).

O líquido amniótico também deve ser avaliado pela US, visto que o poli-hidrâmnio é frequentemente associado ao desequilíbrio metabólico materno, principalmente nas diabéticas descompensadas (hiperglicemia materna). No entanto, estudos mais recentes mostram que o índice do líquido amniótico (ILA), já acima do percentil 60 para idade gestacional, pode também apresentar associação com macrossomia.

TRATAMENTO

A intervenção no curso da macrossomia somente é possível quando sua origem é a hiperglicemia materna. Por isso, na maioria dos casos, a única conduta viável frente à macrossomia é o adequado planejamento do parto.

Nos partos que ocorrem sem a prévia suspeita de macrossomia, a distocia fetal por desproporção cefalopélvica pode estar presente, gerando um quadro emergencial angustiante para o obstetra. Por isso, nessa situação, manobras recomendadas na sua correção devem ser executadas, como episiotomia ampla, posicionamento adequado da parturiente na mesa cirúrgica e as manobras clássicas descritas no capítulo de Assistência ao parto transpélvico (MacRoberts, Rubin, Jacquemier, clidotomia e Zavanelli).

Pelos riscos maternos e perinatais já referidos, a indução eletiva do parto e a cesariana eletiva são as principais opções de conduta na macrossomia fetal.

A indução eletiva do parto nas gestantes diabéticas deve ser realizada no termo, em geral a partir da 38ª semana de gestação. Dessa forma, a interrupção do crescimento fetal exagerado pode ser determinada. No entanto, vale enfatizar que a indução eletiva se comporta como fator isolado de elevação de risco para cesariana. Além disso, os tocotraumas nem sempre poderão ser evitados caso o feto seja realmente macrossômico.

Na literatura atual, a cesariana eletiva na macrossomia, principalmente para mães diabéticas, parece ser a melhor opção para reduzir os riscos de trocotraumas maternos e fetais, apesar dos riscos embutidos no parto operatório (hemorragia, infecção, trombose venosa e óbito).

REVISÃO

- A restrição do crescimento fetal e a macrossomia são as duas principais representações dos desvios de crescimento fetal.
- Para as duas vertentes, o diagnóstico pode ser suspeitado simplesmente pelo exame obstétrico, confirmado por meio da US.
- O tratamento de ambas também chama a atenção pela busca de um fator de risco ou doença materna associada e pelo controle rigoroso dessa possível patologia. No caso da RCF, a pesquisa de doenças hipertensivas, trombofilias e infecções congênitas são obrigatórias. Deve-se ser fazer um rastreio ultrassonográfico para pesquisa de alterações genéticas ou cromossômicas. Particularmente, no outro eixo dos desvios de crescimento, a macrossomia fetal pode ser causada por obesidade ou diabetes materno.
- É preciso um acompanhamento rigoroso com provas de vitalidade fetal para os dois desvios do crescimento, por meio de US, doppler-velocimetria, perfil biofísico fetal ou cardiotocografia, dependendo da idade gestacional.
- Em relação ao parto, para a macrossomia fetal, o parto de eleição é a cesariana pelo risco de tocotraumas; em relação ao feto restrito com boa vitalidade, deve-se tentar o parto vaginal com boa monitoração do concepto durante todo o procedimento.

■ LEITURAS SUGERIDAS

Botsis D, Vrachnis N, Christodoulakos G. Doppler assessment of the intrauterine growth-restricted fetus. Ann N Y Acad Sci. 2006;1092:297-303.

Hackmon R, Bornstein E, Ferber A, Horani J, O'Reilly Green CP, Divon MY. Combined analysis with amniotic fluid index and estimated fetal weight for prediction of severe macrosomia at birth. Am J Obstet Gynecol. 2007;196(4):333.e1-4.

Koyanagi A, Zhang J, Dagvadorj A, Hirayama F, Shibuya K, Souza JP, et al. Macrosomia in 23 developing countries: an analysis of a multicountry, facility-based, crosssectional survey. Lancet. 2013;381(9865):476-83.

Najafian M, Cheraghi M. Occurrence of fetal macrosomia rate and its maternal and neonatal complications: a 5-year cohort study. ISRN Obstet Gynecol. 2012;2012:353791.

Oteng-Ntim E, Kopeika J, Seed P, Wandiembe S, Doyle P. Impact of obesity on pregnancy outcome in different ethnic groups: calculating population attributable fractions. PLoS One. 2013;8(1):e53749.

106
GESTAÇÃO MÚLTIPLA

■ JULIO ELITO JUNIOR
■ MAURÍCIO MENDES BARBOSA

A gravidez gemelar representa apenas 1 a 3% de todos os nascidos-vivos, no entanto é responsável por 15% de toda prematuridade extrema (antes de 32 semanas) e por 25% dos recém-nascidos com peso abaixo de 1.500 g. A mortalidade perinatal é sete vezes maior quando comparada à gravidez única. Além disso, é preciso citar as sequelas neurológicas, psíquicas e físicas que os fetos prematuros podem apresentar. Esses aspectos motivam o obstetra a estudar e se aprofundar no tema com o intuito de minimizar o porvir ominoso do desfecho da gravidez gemelar.

■ EPIDEMIOLOGIA

A incidência é de 1:80 partos. A frequência dos gêmeos monozigóticos (MZ) é em torno de 1:250 partos, representando cerca de 1/3 de todos os gêmeos. As mudanças sociais que resultam no protelamento do momento da maternidade acabam por aumentar a taxa de infertilidade. Com os tratamentos de reprodução assistida, houve elevação da incidência de gestações múltiplas. A incidência de gravidez gemelar dobrou nos últimos anos e a trigemelar aumentou sete vezes. No Brasil, em 1979, a incidência era de 10,4 casos em 1.000 nascidos-vivos; em 2007, esse número passou para 17,2/1.000.

■ ETIOLOGIA

As gestações gemelares podem ser classificadas quanto à zigoticidade:
- **dizigótica:** resulta da fecundação de dois óvulos por dois espermatozoides. Os gêmeos apresentam a habitual semelhança que ocorre entre irmãos, podendo ser ou não do mesmo sexo. Na etiologia dos gêmeos dizigóticos ou fraternos, invocam-se vários fatores predisponentes, como o antecedente familiar de gemelaridade, a idade materna avançada, a multiparidade, a etnia (mais frequente nas pretas) e os relacionados com a reprodução assistida.
- **monozigótica:** resultante da fecundação de um óvulo com um espermatozoide. Os gêmeos são de extrema semelhança e sempre do mesmo sexo. Os conceptos possuem a mesma carga genética e resultam da divisão de um único blastocisto. Pouco se sabe das causas envolvidas no determinismo dos gêmeos monozigóticos. É possível considerar, por exemplo, a monozigotia um acaso, um acidente biológico.

Quanto à corionicidade, as gestações múltiplas podem ser classificadas em monocoriônicas, apenas um córion para ambos os embriões, ou dicoriônicas, um córion para cada embrião. Na gestação dizigótica, há sempre a dicorionicidade, porém, na monozigótica, pode haver a dico ou a monocorionicidade, a depender do momento em que se deu a divisão da massa embrionária comum. Caso a divisão ocorra nas primeiras 72 horas após a fertilização, haverá a formação de duas placentas e dois sacos amnióticos (gestação dicoriônica, diamniótica). Se entre o 4° e o 8° dias, ou seja, nas fases de blástula ou blastocisto (74% dos casos), as células que originam o córion já terão se diferenciado e, portanto, existirão apenas uma placenta e duas cavidades amnióticas (monocoriônica, diamniótica). Em 1% dos casos, a divisão do blastocisto ocorre entre o 8° e o 12° dias, resultando em gestações monocoriônicas, monoamnióticas, pois o saco amniótico já está também formado. Menos de 1% dos casos resultam de falhas na divisão do blastocisto, havendo uma divisão após o 13° dia, originando a gemelaridade imperfecta (gêmeos unidos).

> **ATENÇÃO!**
>
> A corionicidade determina o prognóstico da gestação, visto que muitos estudos têm mostrado que a presença de placenta monocoriônica está relacionada a piores resultados neonatais com aumento da morbidade e mortalidade, em virtude do maior risco de complicações gestacionais, como transfusão feto-fetal, restrição de crescimento fetal seletiva, óbito fetal intrauterino e gêmeo acárdico.

■ QUADRO CLÍNICO

Diversas são as repercussões da gravidez múltipla na gestação, entre elas: hiperemese; infecção urinária; abortamento; prematuridade; pré-eclâmpsia; inserção baixa da placenta; descolamento prematuro da placenta (DPP); restrição de crescimento intrauterino (RCIU); rotura prematura pré-termo das membranas ovulares; polidrâmnio; anomalias fetais; óbito intrauterino de um dos fetos; hemorragia pós-parto; infecção puerperal; e depressão pós-parto. Em virtude desse largo espectro de alterações, a gravidez múltipla é considerada de risco e necessita de pré-natal especializado.

ADAPTAÇÃO MATERNA À GRAVIDEZ MÚLTIPLA

A adaptação materna diante da gestação múltipla é muito mais exuberante que a encontrada na gravidez única. A elevação do volume sanguíneo que, no fim de gravidez única, é cerca de 40 a 50%, atinge valores de 50 a 60% na gemelar, com aumento em torno de 500 mL. A perda de sangue no parto vaginal de gêmeos é, em média, de 1.000 mL, o dobro do que na gravidez única. O débito cardíaco também está elevado em relação à gestação única. O aumento uterino acarreta compressão de vísceras e vasos abdominais, bem como a dificuldade respiratória, pela elevação das cúpulas diafragmáticas. O polidrâmnio, frequente nas monocoriônicas, por vezes de aparecimento agudo, torna mais dramáticos os aspectos preditos.

Essas adaptações mais pronunciadas na gravidez múltipla podem agravar comorbidades eventualmente apresentadas pela paciente previamente à gestação.

■ DIAGNÓSTICO

Realizado com base em dados clínicos e fundamentalmente pela US. Na anamnese, apuram-se a hereditariedade, as náuseas e os vômitos mais precoces e intensos, a dispneia, a movimentação fetal excessiva e as queixas relativas ao crescimento rápido e desproporcionado do útero.

O exame clínico revela, às vezes, hipertensão arterial. A pré-eclâmpsia está consideravelmente aumentada, na gestação múltipla, exteriorizando-se de maneira mais precoce e grave. Outrossim, detecta-se, a miúdo, edema de membros inferiores e varizes.

No exame obstétrico, nota-se edema dos grandes lábios e da região suprapúbica. As estrias tornam-se mais exuberantes e adquirem brilho de madrepérola. O abdome mostra-se mais globoso e, por vezes, identificam-se sulcos uterinos. Ao palpar, a mensuração do fundo uterino apresenta valores maiores do que o esperado para a idade gestacional (IG). É de grande importância o palpar de dois polos homônimos. Na ausculta, identificam-se dois focos separados por uma área de silêncio, de cerca de 10 cm. Valoriza-se quando a diferença dos batimentos é maior do que 15 por minuto. Ao toque vaginal, com muita frequência, depara-se com o colo uterino esvaecido e mostras de dilatação precoce. Recomenda-se a realização do toque vaginal em toda consulta pré-natal com o intuito de tentar reduzir a prematuridade.

O diagnóstico subsidiário da gestação múltipla evoluiu de forma notável devido à US, que permite identificar muito precocemente dois ou mais sacos gestacionais.

ATENÇÃO!

Apesar de a maioria dos casos evoluir satisfatoriamente, a atenção do obstetra deve ser redobrada. Na condição de gestação múltipla, apura-se maior propensão a uma série de intercorrências, como: hiperêmese; aborto;prematuridade; anemia; infecção rinária;polidrâmnio; amniorrexe prematura; pré-eclâmpsia; inserção baixa da placenta; DPP; restrição de crescimento fetal; e óbito intrauterino. Dessa forma o tocólogo deve voltar-se a diminuir esses eventos. Em alguns, sua intervenção é notória, em outros, menos manifesta.

ASSISTÊNCIA À GEMELIGESTA

Uma das principais preocupações no pré-natal está dirigida ao diagnóstico da corionicidade, uma vez que as gestações monocoriônicas apresentam maiores complicações, entre elas a síndrome de transfusão feto-fetal (STFF) (em 15% dos casos) ou a restrição seletiva do crescimento fetal (15% dos casos). Outra preocupação é a presença de doenças preexistentes, já que a idade materna é mais avançada e pode haver maior risco de diabetes, hipertensão e trombofilias. Atenção especial deve ser dada para algumas situações, como hiperêmese, anemia, pré-eclâmpsia, discordância de peso (RCF), prematuridade e diagnóstico das aneuploidias.

A frequência das consultas dependerá do diagnóstico da corionicidade. Nas gestações dicoriônicas, de melhor prognóstico, recomenda-se consulta mensal até a 24ª semana, quinzenal até a 34ª semana e semanal até o parto. Nas monocoriônicas, em virtude do risco de STFF (15% dos casos), recomendam-se consultas quinzenais a partir da 16ª semana de gestação até a 34ª, e, depois, semanais até o parto. O diagnóstico de STFF geralmente é realizado no 2º trimestre, em média entre a 20ª e a 21ª semana de gestação.

EXAMES DE PRÉ-NATAL

Os exames solicitados na 1ª consulta de pré-natal da gravidez gemelar são semelhantes aos da gravidez única. Nos casos de hiperêmese, é possível acrescentar as dosagens de tirotrofina (TSH), tri-iodotironina (T_3) e tiroxina livre (T_4L). Os exames de urina tipo I e urocultura devem ser solicitados frequentemente durante o pré-natal, já que a infecção do trato urinário é importante causa de parto prematuro. Atenção especial deve ser dada às secreções vaginais para evitar a corioamnionite, uma vez que a cervicodilatação precoce é evento comum na gravidez múltipla, portanto a análise do bacterioscópio da secreção vaginal deve ser requisitada durante o pré-natal. Por volta da 26ª semana, repete-se o hemograma, realiza-se a curva glicêmica de duas horas com sobrecarga de 75 g de glicose e solicitam-se novas sorologias para as quais a gestante é suscetível. Ao redor da 33ª semana, efetua-se a cultura específica para *Streptococcus agalactiae*.

ULTRASSONOGRAFIA

A US tem papel fundamental na determinação da corionicidade. O exame realizado no primeiro trimestre, especialmente entre 8 e 15 semanas de atraso menstrual, é capaz de visibilizar a membrana interâmnica e verificar se, no seu ponto final adjacente, a placenta adquire o formato de lambda, dado patognômonico de gravidez dicoriônica; na gestação monocoriônica, o sinal presente na US é o do T. A US é recomendada a partir da 16ª semana a cada duas semanas nas gestações monocoriônicas e a cada quatro semanas após a 20ª semana nas dicoriônicas.

ATENÇÃO!

A US do 1º trimestre é de grande valia para obter as seguintes informações: corionicidade, idade gestacional e número de fetos; a US morfológica do 1º trimestre é usada para avaliar a translucência nucal, osso nasal, e o Doppler de ducto venoso deve ser realizado entre a 11ª e a 14ª semana da gestação.

Entre 20 e 22 semanas, realiza-se a US com o intuito de analisar a morfologia fetal, aferindo-se a medida do colo uterino (US transvaginal).

A ecocardiografia deve ser solicitada de rotina entre a 24ª e a 28ª semanas, especialmente nos casos de STFF.

■ TRATAMENTO

PREVENÇÃO DO PARTO PREMATURO NA GRAVIDEZ GEMELAR

As causas que determinam o trabalho de parto prematuro na gestação múltipla são desconhecidas; entretanto, a limitada adaptabilidade do útero humano para acomodar vários fetos é, provavelmente, um dos fatores responsáveis pela ocorrência da prematuridade. A marcante distensão das fibras uterinas, provocando seu precoce amadurecimento e estiramento do segmento inferior, justifica a elevada incidência de prematuridade nas gestações múltiplas.

ATENÇÃO!

A prematuridade é a temida complicação da gravidez múltipla, não só pela frequência, como também por representar a causa mais importante da elevada mortalidade perinatal. A prematuridade na gestação gemelar é 3 a 4 vezes maior, representando 12% dos prematuros. A partir de vários estudos, concebeu-se que, à medida que o número de fetos aumenta, a duração da gravidez diminui; aproximadamente 50% dos gêmeos nascem antes ou na 36ª semana e 50% dos trigêmeos ou de gravidezes com número superior a três fetos, antes de 32 semanas; e a idade gestacional média de nascimento de gêmeos é 36 semanas, a de trigêmeos, 32 a 33, e a de quadrigêmeos, aproximadamente 31.

Para reduzir significativamente a morbidade e a mortalidade perinatais, é imperativo que se evite ou seja bloqueado o trabalho de parto prematuro por meio do uso precoce de medidas terapêuticas. Persistem, contudo, as dificuldades de identificação das pacientes com gestações gemelares que terão trabalho de parto prematuro. Diversas abordagens e intervenções foram feitas na tentativa de evitar a ocorrência da prematuridade em gestações gemelares. Dessas destacam-se a análise dos fatores de risco, o toque vaginal, a medida do colo uterino na US transvaginal (USTV) e a fibronectina fetal.

São considerados fatores de risco os hábitos de vida, o estado nutricional e a história pregressa de prematuridade, para objetivar as orientações quanto à restrição do consumo de cigarros, à redução do estresse, ao tratamento de bacteriúria assintomática e ao alerta sobre os sinais precoces de trabalho de parto.

Repouso

Há muita controvérsia sobre o valor profilático do repouso na prevenção do parto prematuro – em que período deve ser iniciado, o tempo necessário e a possível hospitalização. Estudos que avaliaram o repouso hospitalar não mostraram qualquer benefício. Em uma metanálise da Cochrane, Crowther concluiu, em relação à hospitalização e ao repouso: não há evidência que diminua a prematuridade e não reduza a mortalidade perinatal.

Acredita-se neste trabalho que algumas mudanças de hábito de vida sejam favoráveis para reduzir a prematuridade. O repouso não é uma garantia para a gestante de que não ocorrerá a prematuridade, no entanto é benéfico em casos selecionados, principalmente na vigência de cervicodilatação precoce. O afastamento das atividades profissionais dependerá de caso para caso, sendo instituído da 24ª a 34ª semana, conforme a evolução do pré-natal.

Medida do colo uterino

O advento da US transvaginal tornou mais precisa a avaliação do comprimento do colo relacionado ao parto pré-termo. O exame é realizado entre 20 e 24 semanas, e o colo é considerado curto quando menor ou igual a 25 mm.

Fibronectina fetal

A fibronectina fetal está presente nos fluidos cervicovaginais durante as primeiras 20 semanas de gestação, sugerindo que os componentes da matriz extracelular, incluindo a fibronectina fetal, são liberados durante a fase proliferativa do desenvolvimento das membranas. Após a fusão do âmnio com o córion, a fibronectina fetal não é mais encontrada nos fluidos cervicovaginais de gestações não comprometidas. Após a 24ª semana, a presença da fibronectina fetal na secreção vaginal é um importante marcador do início da cascata de eventos que antecedem ao parto, pois qualquer problema na interface materno-fetal – como infecção ascendente, contrações mecânicas e isquemia, antes do parto – pode causar liberação da fibronectina fetal para a vagina.

Cerclagem

Diversos estudos demonstram que não há evidências de que a cerclagem profilática tenha benefício na gestação gemelar. A sua indicação fica restrita aos casos de incompetência istmocervical.

O uso do pessário cervical deve ser considerada no diagnóstico do colo curto para redução da prematuridade. Essa intervenção, em gestações únicas, reduz de maneira significativa o número de partos espontâneos antes de 34 semanas.

Tocolíticos

Não existem evidências para empregar uterolíticos de rotina VO durante o pré-natal no sentido de diminuir a prematuridade.

Além da duvidosa eficácia, deve-se considerar os efeitos colaterais desses medicamentos, pois podem provocar intolerância à glicose, taquicardia, edema pulmonar, isquemia do miocárdio e distúrbios hidreletrolíticos. Esses problemas ocorrem com mais frequência na gravidez gemelar quando comparada à gravidez única.

Progesterona micronizada

Estudo multicêntrico demonstrou não reduzir a prematuridade. Dessa forma, utilizou-se de rotina a progesterona micronizada, na dose de 200 μg, via vaginal, por dia nos casos de colo curto.

TRABALHO DE PARTO PREMATURO

Pode-se tentar a inibição do trabalho de parto no período gestacional, que compreende a 22ª e a 34ª semana, caso os fetos não apresentem alteração da vitalidade. Diversos são os medicamentos indicados para isso, no entanto, na gemiligesta, os efeitos colaterais são mais intensos em virtude da magnitude das modificações maternas. Dessa forma, os bloqueadores dos canais de cálcio apresentam-se como opção segura na gravidez múltipla, devendo ser utilizados na dose de 10 mg, via sublingual, a cada 20 minutos e manutenção com 10 mg, a cada seis horas, por três dias. Outra opção são os antagonistas da ocitocina (atosiban), que apresentam poucos efeitos colaterais, mas têm, como fator limitante, custo elevado. O atosiban (Tractocile®) é utilizado via endovenosa (EV) em três estágios: dose inicial de 6,75 mg em bólus durante um minuto; seguida de infusão IV na qual se acrescentam 75 mg de atosiban (duas ampolas de 5 mL com 7,5 mg/mL) a 100 mL de solução glicosada a 5% para infusão em três horas (24 mL/h correspondente a 18 mg/h ou 300 μg/mL); seguida de nova infusão via EV de manutenção em baixa dose de 8 mL/h (ou 100 μg/mL) por mais 45 horas. A duração do tratamento não deve exceder 48 horas. Os betamiméticos apresentam relativa contraindicação em razão do aumento da volemia no gemelar. Inibidores das prostaglandinas apresentam risco de fechamento precoce do ducto arterioso, quando utilizados, na dose de 100 mg supositório via retal de 12 em 12 horas por três dias.

NEUROPROTEÇÃO DO PREMATURO

O sulfato de magnésio pode ser usado para neuroproteção nos casos de prematuridade extrema antes de 32 semanas. A dose utilizada é de 4 g de ataque e 2 g via EV por hora por até 24 horas.

CORTICOSTEROIDES

Quando há risco efetivo da prematuridade, preconizam-se os corticosteroides com o desiderato de promover a aceleração da maturidade pulmonar fetal, entre a 24ª e a 34ª semanas. O uso profilático semanal nos protocolos com múltiplas doses não demonstrou benefício na síndrome do desconforto respiratório, além de apresentar efeitos adversos nos fetos. Ministra-se, portanto, a betametasona IM, na dose diária de 12 mg, por dois dias consecutivos, em apenas um ciclo; excepcionalmente, dois.

COMPLICAÇÕES NA GESTAÇÃO MONOCORIÔNICA

As complicações nas gestações monocoriônicas acontecem devido à discordância entre os fetos, seja em relação à diferença de tamanho, de volume de líquido amniótico ou alterações na dopplervelocimetria. Ocorre discordância também em caso de malformações fetais. As principais complicações são: síndrome de transfusão feto-fetal (STFF); sequência anemia-policitemia (SAP); restrição de crescimento fetal seletivo (RCFs); sequência de perfusão arterial reversa em gêmeo (gêmeo acárdico).[1]

Síndrome da transfusão feto-fetal

A STFF é uma condição clínica, que ocorre em 15% das gestações gemelares monocoriônicas e tem como causa a passagem desbalanceada de sangue de um dos fetos (doador) para o outro (receptor), por meio de anastomoses vasculares placentárias arteriovenosas.[2] O receptor apresenta-se hipervolêmico comprometendo assim sua função cardíaca. O aumento da pós-carga faz com que haja alterações cardíacas e consequente liberação de fatores natriuréticos, que, por sua vez, induzem ao aumento da filtração glomerular ocasionando poliúria e assim polidrâmnio neste gemelar. O doador neste caso, apresenta-se hipovolêmico com oligúria e, portanto, oligoâmnio.[3] Nesses casos, há uma incidência aumentada de doenças cardíacas no feto receptor, incluindo hipertrofia ventricular, cardiomegalia, regurgitação atrioventricular, anormalidades no ducto venoso e diminuição da função sistólica, que podem evoluir ou regredir após o nascimento. Sem tratamento, o prognóstico perinatal é bastante reservado, com uma taxa de mortalidade de 70-90%. O diagnóstico de STFF pode ser suspeitado desde o primeiro trimestre, com discrepância do crescimento entre os fetos, do volume de líquido amniótico ou diferença importante entre a translucência nucal; porém, na maioria das vezes, é feito ao redor da 20ª semana em exames de rotina. O diagnóstico se baseia principalmente na gestação gemelar monocoriônica complicada por polidrâmnio de 8 cm ou mais no maior bolsão vertical do feto receptor (poliúrico) e por oligoâmnio de 2 cm ou menos no maior bolsão vertical do feto doador (oligúrico). Como a STFF costuma surgir de forma aguda, é importante o acompanhamento quinzenal das gestações monocoriônicas. A avaliação inicial inclui US morfológica, dopplervelocimetria, medida do comprimento do colo uterino e ecocardiografia fetal. Critérios de exclusão para o diagnóstico de STFF seriam: anomalia fetal, patologia cromossomial e ruptura de membranas amnióticas. Quintero classificou a STFF em cinco estágios de acordo com os prognósticos perinatais.[3] No estágio I, há uma discrepância entre a quantidade de líquido amniótico nas duas câmaras amnióticas (doador com maior bolsão de líquido amniótico menor do que 2 cm; receptor com maior bolsão de líquido amniótico maior do que 8 cm). No estágio II, o feto doador apresenta a bexiga vazia e com oligoâmnio importante, podendo até apresentar anidrâmnio, e no receptor, pode ser evidenciado bexiga distendida e polidrâmnio. No estágio III, aparecem alterações dopplervelocimétricas em um ou ambos os fetos, por exemplo, aumento de resistência da artéria umbilical do doador, aumento no índice de pulsatilidade/ausência ou inversão de fluxo na contração atrial no ducto venoso do receptor. No estágio IV, o receptor desenvolve hidropsia. No estágio V, há óbito de um ou ambos os fetos.[3] A ocorrência de morte de um dos gêmeos varia de 2,2 a 8,0%. Quando um dos fetos não sobrevive, o outro tem um risco muito alto de desenvolver danos cerebrais devido à isquemia-hipoxemia. Isso ocorre devido à queda pressórica no feto morto que induz a um *shunt* sanguíneo através das anastomoses placentárias, resultando em uma anemia aguda ou subaguda e hipovolemia no feto sobrevivente. Além disso, fatores tromboplásticos, produto da degradação da fibrina, provenientes do feto morto também podem causar sequelas neurológicas no outro feto. O manejo da situação irá depender da idade gestacional, da gravidade do acometimento dos fetos e do comprimento do colo uterino.

Opções de tratamento

- **Amniodrenagem:** é um procedimento não específico, apenas paliativo. Neste procedimento, é retirado o excesso de líquido amniótico da cavidade em que há polidrâmnio, no intuito de prolongar a gestação e evitar o abortamento. O ideal é que seja feita de modo seriado, a cada sete a 15 dias. Há risco de corioamnionite, rotura prematura de membranas e abortamento.
- **Septostomia:** tem a mesma função da amniodrenagem, pois equilibra o volume de líquido amniótico, uma vez que transforma a gestação em monoamniótica, porém aumenta os riscos de entrelaçamento do cordão.
- **Fetoscopia com coagulação a *laser*:** trata-se de um procedimento específico, visto que é feita a coagulação das anastomoses placentárias no intuito de interromper o desequilíbrio entre as circulações, tornando a gestação semelhante a uma gestação dicoriônica. Neste procedimento, há o risco de DPP, abortamento ou rotura prematura de membranas. A fotocoagulação a laser dos vasos que atravessam a membrana interâmnica, segundo alguns autores, tem uma taxa de 53% de sobrevida em relação a 37% dos pacientes tratados com amniorreduções sequenciais. Essa taxa de sobrevida tem aumentado com a experiência das equipes na realização do procedimento ao redor do mundo. Eles também relatam uma melhora nos achados das US transfontanelas dos recém-nascidos submetidos à terapia a *laser*. A fotocoagulação a laser não seletiva, com a coagulação do equador da placenta (Técnica Solomon) reduz as taxas de recorrência da STFF, além do aparecimento da SAP sem aumentar a mortalidade ou morbidade neonatal em relação à técnica seletiva. Existe a necessidade do aprimoramento das técnicas de seleção das anastomoses profundas artéria-veia, para evitar a fulguração de anastomoses protetoras, podendo levar à insuficiência placentária, principalmente do lado do doador.

O primeiro estudo prospectivo randomizado foi realizado pelo grupo Eurofetus comparando tratamento com laser e amniorredução sequencial em gestações com STFF, entre 15 a 26 semanas de gestação, 52% em estágio I e II de Quintero, 47% em estágio III e 1% em estágio IV. A sobrevida de pelo menos um gemelar foi maior no período neonatal do grupo submetido à laserterapia (76%) em relação ao grupo submetido à amniorredução (56%). As alterações neurológicas também apareceram em menor quantidade (31% *versus* 52%) no grupo submetido à laserterapia em relação ao grupo de amniorreduções sequenciais.

SEQUÊNCIA ANEMIA POLICITEMIA

Considerada uma variante da STFF, sendo que nestes casos ocorre uma discrepância entre os níveis de hemoglobina dos fetos, sem que haja diferença importante no volume dos líquidos amnióticos. Um dos fatores de risco seria o próprio tratamento a laser da STFF. Nesta sequência também há anastomoses arteriovenosas, porém, em menor proporção, que fazem com que haja uma transfusão gradual do sangue do doador (anêmico) para o receptor (policitêmico). O diagnóstico no pré-natal é realizado pelo índice de pulsatilidade da artéria cerebral média do feto (PS-ACM >1,5 MoM no doador e PS-ACM <1,0 MoM no receptor). A transfusão fetal intrauterina seria uma opção de tratamento, sendo que a via intraperitoneal tem melhores resultados que a via IV. De qualquer modo, a taxa de sobrevida na conduta expectante é de 75 e de 100% nos casos pós--transfusão.

RESTRIÇÃO DE CRESCIMENTO FETAL SELETIVA

Ocorre em 10 a 15% das gestações monocoriônicas e é definida quando um feto tem peso abaixo do percentil 10, sendo que há uma diferença de peso maior do que 20% entre os fetos em 50% dos casos. A causa para que ocorra esta restrição, na maioria das vezes, é o comprometimento na invasão trofoblástica de um gemelar por fatores intrínsecos ou extrínsecos, provocando o aumento da pressão nas artérias espiraladas. Nesses casos, podem ser encontradas lesões trombóticas vasculares, infartos, hematomas intraplacentários ou depósito de fibrina perivilositário. Ocorre, então, a distribuição assimétrica do território placentário, sendo que a inserção velamentosa da placenta acompanha mais de 45% dos casos. A presença de RCFs está associada a um aumento importante na morbimortalidade perinatal. Os casos com RCFs são classificados, de acordo com a dopplervelocimetria da artéria umbilical: diástole presente (grau I), diástole ausente ou reversa persistente (grau II) e diástole ausente ou reversa intermitente (grau III). O acompanhamento dos casos de RCFs na Unifesp é realizado utilizando a US para avaliar o peso fetal e o líquido amniótico, o perfil biofísico fetal e a dopplervelocimetria na seguinte periodicidade:

- a cada 15 dias no ambulatório na presença de vitalidade fetal preservada (grau I);
- a cada 7 dias no ambulatório nas gestações com índice de pulsatilidade aumentada da artéria umbilical e idade gestacional < 26 semanas;
- duas vezes por semana no ambulatório nas gestações com IP aumentada da artéria umbilical e idade gestacional > 26 semanas;
- duas vezes por semana no ambulatório nas gestações com fluxo diastólico intermitente, diástole ausente e reversa e idade gestacional < 26 semanas ou seja antes do limite da viabilidade (grau II e III) e diariamente em regime de internação hospitalar nas gestações com fluxo diastólico intermitente, diástole ausente ou reversa e idade gestacional > 26 semanas (grau II e III).

A resolução da gestação deve ser indicada quando: a idade gestacional > 36 semanas; cardiotocografia categoria III; perfil biofísico fetal < 6; e ducto venoso > 0,76.

GESTAÇÃO ACÁRDICA

A gestação acárdica ou a sequência de perfusão arterial inversa gemelar (SPAIG) é um fenômeno raro que ocorre em 1% das gestações gemelares monocoriônicas, estando presente em cerca de 1 a cada 35.000 gestações. Caracteriza-se pelo circuito de perfusão anômala que envolve a presença de um gêmeo doador perfundindo o gêmeo receptor (gêmeo acárdico) por meio de anastomoses arterioarteriais, determinando fluxo reverso de sangue pobremente oxigenado para o receptor. O padrão retrógrado de perfusão leva a efeito devastador no gêmeo perfundido, que, além da ausência do desenvolvimento cardíaco, apresentará anormalidades morfológicas envolvendo outras estruturas, especialmente cabeça, tórax e membros superiores. O abdome e os membros inferiores são mais comumente identificados em virtude do fato de essas estruturas serem supridas pelas artérias ilíacas e aorta abdominal, que recebem fluxo sanguíneo oriundo do fluxo retrógado na artéria uterina. O gêmeo normal pode desenvolver sequelas cardiovasculares graves decorrentes da sobrecarga de volume, então começa a desenvolver insuficiência cardíaca, polidrâmnio e hidropsia, levando a índices de mortalidade perinatal em torno de 50%. O diagnóstico pode ser realizado na US morfológica de 1º trimestre e inclui alguns critérios: gestação gemelar monocoriônica, fluxo reverso no cordão umbilical e aorta descendente, presença de anastomoses arterio-arteriais e ausência cardíaca parcial ou completa de um dos fetos. Às vezes, o gêmeo acárdico é confundido com um teratoma; fatores de diferenciação seriam a presença de cordão umbilical e uma certa organização corporal do feto acárdico. A conduta expectante está associada a uma mortalidade de 50 a 75%. O objetivo principal do tratamento é a interrupção da circulação do feto acárdico. As principais técnicas cirúrgicas são baseadas na oclusão do cordão umbilical, com pinça bipolar, fotocoagulação a laser; ligadura e secção do cordão ou obliteração da circulação com álcool absoluto, ou ainda com uso da radiofrequência. Quando utilizadas as técnicas cirúrgicas, as taxas de sobrevida são de cerca de 75%.

GEMELARIDADE IMPERFEITA

A gemelaridade imperfeita é rara e acomete 1:52.000 dos nascidos-vivos. Acredita-se que a etiologia esteja na falha de divisão do blastocisto que ocorre apenas a partir do 14º dia após a fertilização. Essa falha pode levar a múltiplos tipos de fusão, incluindo compartilhamento de órgãos internos. A gemelaridade imperfeita também está associada a outras malformações, como cardíaca e do trato gastrintestinal (TGI). A maioria dos casos nascem prematuros, sendo que apenas 40% são nativivos, e destes, 35% morrem dentro das primeiras 24 horas. A taxa de sobrevida é de 25%.

O diagnóstico pode ser feito em pré-natal por US, e os principais sinais de gemelaridade imperfeita são: contornos fetais com pouca nitidez, movimentação dos fetos em bloco, colunas vertebrais opostas ou paralelas e a ausência de separação das outras estruturas fetais, mesmo quando há movimentação fetal. O polidrâmnio está associado a estes casos em 50% das vezes. O diagnóstico pode ser complementado com ressonância nuclear magnética, sendo utilizada para detectar lesões não visíveis ao ultrassom, principalmente as cerebrais e cervicais, além de fornecer dados mais precisos a cerca dos órgãos unidos. Deve ser realizada a partir da 24ª semana, pois a movimentação fetal é maior e há a possibilidade do uso do gadolínio, proscrito no 1º trimestre. A separação dos gêmeos unidos é um procedimento complicado que requer uma equipe multidisciplinar, e o prognóstico é predeterminado pela gravidade do acolamento.

MORTE UNIFETAL NA GESTAÇÃO MÚLTIPLA

A incidência de óbito de um dos fetos é de 6%. A morte de ambos os conceptos não costuma prejudicar o diagnóstico e a conduta (semelhante à adotada no óbito intrauterino na gravidez única).

É possível dizer que o passamento de um dos conceptos no início da gestação – *the vanishing twin* – não repercute, normalmente, na evolução do outro feto. Em contraposição, decesso mais tardio, em especial na 2ª metade da gravidez, determina preocupações quanto às consequências maternas. Entre os riscos maternos, sobressai a coagulopatia, teoricamente viável após retenção do feto morto por mais de quatro semanas. Em nossa experiência, este é evento raro e a conduta expectante não deve ser limitada por esse aspecto.

A principal preocupação está dirigida ao feto vivo remanescente pelos riscos que o envolvem. Assume importância básica, nesses casos, o determinismo envolvido no óbito intrauterino. As principais causas fetais de óbito são: infecção; cromossomopatia; acidente de cordão; e causas placentárias, como a STFF e a RCF seletiva. As causas maternas são hipertensão (pré-eclâmpsia), trombofilias e diabetes.

Na gravidez monocoriônica, a presença de anastomoses vasculares, responsáveis pela síndrome da transfusão feto-fetal, acarreta distúrbio hemodinâmico entre os fetos. Com o óbito do primeiro, é possível observar inúmeros agravos transmitidos ao segundo, desde anoxia até coagulação intravascular e, por vezes, morte. As repetidas quedas de pressão arterial do transfusor determinam modificações hemodinâmicas no transfundido, que culminam com a queda brusca da pressão e da oxigenação, por ocasião do óbito do primeiro feto. Tal fato é comprovado pela frequência das seguintes lesões cerebrais, encontradas no transfundido: hipóxica-isquêmica, hemorragias e malformações. Valorizam-se bastante as alterações hemodinâmicas imediatas à morte unifetal, relacionando-a à gênese da multiplicidade de infartos que evoluem para lesões císticas, principalmente no cérebro e nos rins. Quando o óbito se dá no início da gestação, apresenta pouca repercussão. Mas, quando tardiamente, pode levar a alterações hemodinâmicas – hipóxia-isquêmica (infartos – lesão cística no cérebro e nos rins) e passagem de êmbolos de material necrótico –, duplicando o risco de óbito do sobrevivente. Na monocoriônica, o óbito é seis vezes maior do que na dicoriônica. Devido ao risco de comprometimento neurológico, recomenda-se realizar a RM três semanas após o óbito fetal.

Quanto à conduta obstétrica, em particular no último trimestre, depende, em geral, da causa envolvida no decesso do feto.

Atribuída às anastomoses vasculares, características das placentas monocoriônicas, é possível eventualmente estabelecer conduta expectante, em virtude da idade gestacional prematura e do agravo já ter desencadeado sequelas no feto vivo. O grande desafio do obstetra é indicar o parto antes do decesso de um dos fetos na STFF, mesmo que, para isso, tenha de arcar com o ônus da prematuridade.

Quando o óbito unifetal resultar de condição uterina desfavorável, como em casos de pré-eclâmpsia sobreposta à hipertensão arterial, antecipa-se o parto. Nessa situação, evidentemente, o feto remanescente está, também, correndo o risco de vida iminente.

ASSISTÊNCIA AO PARTO

A assistência ao parto inicia-se na internação, quando se enfatizam os seguintes cuidados: anamnese pormenorizada e apurado exame clínico e obstétrico; avaliação ultrassonográfica (apresentação e peso dos conceptos); análise da vitalidade fetal; acesso venoso; pronta disponibilidade de sangue e integração entre as equipes médicas e de enfermagem.

Os elevados índices de morbidez e mortalidade perinatais ainda presentes na gestação dupla, estimados em 4 a 11 vezes mais que aqueles da gravidez única, são determinados, muitas vezes, na assistência à parturição.

No parto gemelar, há sérias dificuldades, entre as quais: prematuridade, apresentações anômalas, distocias, prolapso funicular, descolamento prematuro da placenta, maior incidência operatória, hemorragias do 3º e 4º períodos do parto, anoxia perinatal e tocotraumatismo.

Entre as características maternas, determinantes da conduta de parturição da gemelípara, as mais relevantes são:
- **paridade**: o risco relativo à mortalidade perinatal, no grupo das nulíparas, é 1,5 vez maior em relação às multíparas;
- **cicatriz uterina prévia**: poucos relatos analisam a segurança de permitir parto vaginal na gemelípara na vigência de cicatriz uterina prévia. Acredita-se, neste trabalho, ser elemento importante a ser considerado;
- **intercorrências clínico-obstétricas**: avaliação criteriosa de cada caso será necessária para verificar o quanto a patologia pode interferir na escolha da via de parto. Salienta-se a frequente associação, na gravidez múltipla, com pré-eclâmpsia, placenta prévia, amniorrexe prematura e distócia funcional.

Entre os elementos fetais orientadores da conduta, destacam-se, pela importância, a apresentação e o peso dos nascituros.

No que diz respeito à apresentação dos fetos, é preciso lembrar que apenas em 45% dos casos os dois são cefálicos; portanto, em 55% das vezes, tem-se pelo menos um feto em apresentação anômala.

Em síntese, a orientação referente à via de parto é: quando os dois fetos são cefálicos, há clara preferência pela parturição via transpélvica; nos casos em que um dos fetos está na apresentação não cefálica, a predileção é pela cesariana; na presença de três ou mais nascituros, a melhor via de parto é a abdominal.

TERMO NO GEMELAR

No que se refere à idade da gestação no gemelar, é interessante salientar que é preciso considerar como término 38 semanas, e não 40, como na gravidez única. O zênite de crescimento é atingido com cerca de 39 semanas, sugerindo que a gestação dupla pode ser biologicamente mais curta do que a única. Consideramos o término da gravidez gemelar dicoriônica por volta da 38ª semana; na monocoriônica, na 37ª; e, na monoamniótica, na 34ª, já que, a partir dessa data, muitos relatam aumento da morbidade e da mortalidade perinatais.

ASSISTÊNCIA AO PERÍODO DE DEQUITAÇÃO E AO 4° PERÍODO

Em geral, verifica-se primeiro a expulsão dos fetos, seguindo-se o secundamento. Eventualmente, a dequitação ocorre após o parto do 1º gemelar, ou a 2ª placenta se exterioriza antes do nascimento do respectivo feto. A hemorragia por atonia uterina é frequente, recomendando-se o uso de ocitócicos após a expulsão do último concepto e das placentas.

DIAGNÓSTICO E TRATAMENTO

REVISÃO

- A gestação gemelar pode ser dizigótica (dois óvulos fecundados por dois espermatozoides) ou monozigótica (um óvulo e um espermatozoide) e tem índice de mortalidade 7 vezes maior do que o da gravidez única.
- A corionicidade determina o prognóstico da gestação, visto que muitos estudos têm mostrado que a presença de placenta monocoriônica está relacionada a piores resultados neonatais.
- A gestação múltipla pode apresentar diversos quadros clínicos, entre eles hiperemese, infecção urinária, abortamento, pré-eclâmpsia, anomalias fetais e hemorragias.
- Fazem parte do tratamento da gravidez múltipla ações para prevenção do parto prematuro (repouso, avaliação da medida do colo uterino), cuidados no trabalho de parto prematuro, neuroproteção do prematuro e a assistência ao parto.

■ REFERÊNCIAS

1. Elito Jr J, Camano L. Gestação múltipla. In: Moron AF, Camano L, Kulay Jr L, organizadores. Obstetrícia. São Paulo: Manole; 2011. p. 1221-72.
2. Schuit E, Stock S, Groenwold RH, Maurel K, Combs CA, Garite T, et al. Progestogens to prevent preterm birth in twin pregnancies: an individual participant data meta-analysis of randomized trials. BMC Pregnancy Childbirth. 2012;12:13.
3. Quintero RA. Twin-twin transfusion syndrome. Clin Perinatol. 2003;30(3): 591-600.

■ LEITURAS SUGERIDAS

Barrett JF, Hannah ME, Hutton EK, Willan AR, Allen AC, Armson BA, et al. A randomized trial of planned cesarean or vaginal delivery for twin pregnancy. N Engl J Med. 2013;369(14):1295-305.

Crowther CA, Neilson JP. The effects of hospitalization for rest on fetal growth, neonatal morbidity and length of gestation in twin pregnancy. Br J Obstet Gynaecol. 1990;97(10):872-7.

Slaghekke F, Lopriore E, Mideldorp JM, Van Zwet EW, Weingertner AS, Klumper FJ, et al. Fetoscopic laser coagulation of the vascular equator versus selective coagulation for twin-to-twin transfusion syndrome: an open-label randomised controled trial. Lancet. 2014;383(9935):2114-51.

107

INFECÇÕES CONGÊNITAS

■ JOÃO BORTOLETTI FILHO
■ RENATO MARTINS SANTANA
■ ABES M. AMED

Este capítulo chamará a atenção para a importância das patologias infecciosas maternas mais comuns que podem levar a diversas alterações fetais ou à gestante.

Estamos vivenciando no momento atual o impacto de um grave surto de microcefalia fetal secundária à contaminação por Zika vírus (ZIKV), razão pela qual daremos ênfase à esta patologia, sem, entretanto, desdenhar das infecções congênitas que podem impactar o binômio materno-fetal.

Nosso enfoque será dado às ações profiláticas e terapêuticas, por meio de protocolos atualizados elaborados com base em criteriosa análise da literatura internacional. Acreditamos, deste modo, que estaremos prestando grande auxílio ao clínico obstetra, diminuindo com isso o risco de eventual perda fetal ou o nascimento de bebê com graves lesões, mesmo que não letais.

■ CITOMEGALOVIROSE

O citomegalovírus (CMV) é um dos agentes etiológicos mais comuns entre os causadores de infecção congênita e perinatal. Trata-se de um herpes-vírus formado por uma dupla hélice de DNA, transmitido pelo contato com sangue, saliva, urina ou por contato sexual com pessoas infectadas e que é a segunda maior causa de acometimento viral em humanos, perdendo apenas para o vírus da gripe.

Os herpes-vírus são conhecidos por sua habilidade em causar infecções latentes e de serem, subsequentemente, reativados. Tal fato tem grande importância para melhor entender a história natural e eventuais complicações tardias de alguns subtipos deste agente infeccioso.

QUADRO CLÍNICO

O período de incubação do CMV é de 28 a 60 dias, com uma média de 40 dias. As infecções primárias produzem uma resposta humoral por imunoglobulina M (IgM) que desaparece em média em 30 a 60 dias, podendo ser detectada em kits comerciais do teste *enzyme linked immunosorbent assay* (Elisa) ultrassensíveis por até 300 dias. A viremia costuma ocorrer em 2 a 3 semanas após a inoculação. A infecção primária em adultos geralmente é assintomática, mas podem ocorrer febre, mal-estar, mialgia e calafrios, além de leucocitose, linfocitose e testes de função hepática anormais.

Em 5 a 15% dos indivíduos acometidos, pode ocorrer reativação posterior da doença, e a excreção viral do CMV durar anos após a primoinfecção.

Entretanto, a infecção recorrente materna tem efeitos menos devastadores, restrita apenas a um quadro clínico similar ao das viroses mais comuns e autolimitado, como o da gripe comum.

Dos fetos com infecção congênita decorrente de infecção primária materna, 10 a 15% apresentam sintomas ao nascimento, sendo as manifestações clínicas mais comuns hepatoesplenomegalia, calcificações intracranianas periventriculares, ventriculomegalia, icterícia, restrição de crescimento geralmente simétrica, microcefalia, coriorretinite e perda auditiva.

EPIDEMIOLOGIA

A infecção por CMV é endêmica, sem variação sazonal, e até o final da 2ª década de vida a maioria dos adultos já possui anticorpos contra o vírus. De forma geral, a prevalência da colonização por CMV é maior em países em desenvolvimento e nas populações de menor nível socioeconômico. Também são fatores de risco promiscuidade, história de citologia cervicovaginal alterada, 1ª gravidez antes dos 15 anos, multiparidade e antecedente de doença sexualmente transmissível (DST).

> **ATENÇÃO!**
>
> Nas gestantes com infecção primária, 40 a 50% dos fetos serão infectados por transmissão vertical, cuja probabilidade de ocorrência no concepto é diretamente proporcional à idade gestacional. Em contrapartida, as lesões malformativas são inversamente proporcionais à idade gestacional.

Observa-se na Figura 107.1 um resumo da história natural da infecção congênita por CMV.

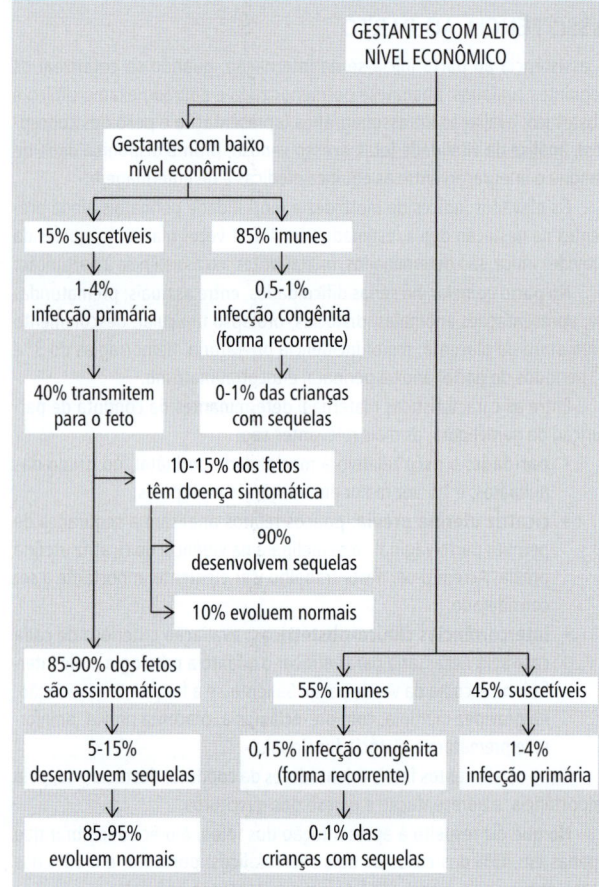

FIGURA 107.1 ■ História natural da infecção congênita por CMV.

DIAGNÓSTICO

O diagnóstico de CMV congênito pode ser obtido pela sorologia compatível com infecção primária ou recorrente materna, mas, principalmente, após a detecção de achados ultrassonográficos sugestivos de infecção, apontados no Quadro 107.1.

A infecção primária materna é definido pela soroconversão de IgM anti-CMV, detectada pelo teste Elisa, ou pela presença de IgG anti-CMV em pacientes sabidamente negativas antes da gravidez. O diagnóstico da infecção recorrente é suspeitado quando há aumento dos títulos de IgG anti-CMV ou nova soroconversão de IgM, na presença de IgG positiva previamente.

O uso do teste de avidez IgG específica anti-CMV permite datar o provável momento da infecção primária, em que os anticorpos de baixa avidez, com índice < 30%, estão presentes no sangue materno até 20 semanas após o contato com o vírus. Baccard-Longere e colaboradores[1] propuseram aumentar o índice de alta avidez para 80%, como critério para excluir com certeza a infecção por CMV até as 12 semanas anteriores à data do exame.

DIAGNÓSTICO E TRATAMENTO

> **ATENÇÃO!**
>
> Nos últimos anos, tem sido demonstrada, por meio de vários ensaios clínicos, a utilidade do método da PCR para confirmação da infecção do feto, em amostras de líquido amniótico, sangue ou placenta, com a sensibilidade variando entre 77 e 100%, e a especificidade entre 95 a 100%.

TRATAMENTO

Embora existam medicamentos antivirais específicos para o tratamento da citomegalovirose, como ganciclovir e foscarnet, seu uso para o tratamento da infecção por CMV congênito é controverso. Atualmente, apenas é indicado tratamento desta patologia em pacientes imunodeficientes, em risco de vida ou perda da visão. Foscarnet é um competidor do pirofosfato, ao passo que o ganciclovir age como um competidor da guanosina durante a síntese de DNA viral. Porém, efeitos colaterais provocados pelos medicamentos devem ser considerados cuidadosamente, em especial a toxicidade renal e a pancitopenia, provocadas pelo uso de ganciclovir e foscarnet, respectivamente.

Jacquemard e colaboradores[2] realizaram estudo observacional no qual propuseram a administração materna do antiviral valaciclovir na dose de 8 mg/dia, em gestações de fetos comprovadamente infectados por CMV, sugerindo, no entanto, novos estudos randomizados para avaliar a eficácia terapêutica desse medicamento.

Outros autores, como Kimberlim e colaboradores,[3] têm sugerido o tratamento imediato do recém-nascido (RN) contaminado com CMV com ganciclovir, tentando prevenir perda da audição.

Tem sido proposta na literatura a alternativa terapêutica com o uso de Ig anti-CMV específica para a gestante, administrada por via endovenosa em dose unimensal até o termo da gravidez, tentando com isso diminuir o risco as disrrupções fetais. Entretanto este tratamento é muito custoso, além de somente poder ser administrado em ambiente hospitalar, o que inviabiliza sua aplicabilidade em larga escala, sendo acessível apenas a uma pequena parcela da população com alto nível socioeconômico.

■ ERITROVIROSE

O parvovírus B19, também conhecido como eritrovírus, é um agente infeccioso viral de hélice simples de DNA, de filamento único icosaédrico e sem envoltório, com capsídeo externo contendo duas proteínas estruturais.

Esse vírus apresenta tropismo para as células progenitoras de eritroides e outras do sistema hematológico, como neutrófilos e plaquetas. Ocorrida a primoinfecção, o anticorpo IgM anti-B19 permanece indetectável por alguns meses. Entretanto, os anticorpos da classe IgG surgem em poucos dias.

Dos vírus da família Parvoviridae, o parvovírus B19 é o único que provoca a doença em humanos. Sua forma assintomática ocorre em até 50% das crianças e adultos. A transmissão vertical para o feto pode provocar graves repercussões, como a temível hidropisia, a qual comumente culmina com êxito letal do concepto, além de eventual abortamento espontâneo no 1º trimestre da gravidez.

Na forma sintomática, observam-se mais comumente eritema generalizado, edema e dor articular, crise aplástica e anemia grave eventualmente associada a infecções secundárias prolongadas.

EPIDEMIOLOGIA

Cerca de 50% dos adultos apresentam sorologia positiva para infecção pregressa pelo eritrovírus, representada pelo anticorpo sérico IgG anti-B19, cuja prevalência aumenta desde os 5 anos de idade na população em geral. Sua via mais provável de transmissão é a respiratória, mas pode ocorrer por via parenteral resultante de admnistração de derivados sanguíneos. A transmissão vertical para o feto por via transplacentária se dá em um terço dos casos. É recomendável, portanto, que gestantes soronegativas evitem contatos com populações escolares que estejam vivendo surtos de eritema infeccioso.

QUADRO CLÍNICO

O parvovírus B19 é o agente causador do eritema infeccioso, também conhecido como 5ª doença da infância.

Logo após a ocorrência da primoinfecção, comumente surgem sintomas inespecíficos, como cefaleia, mialgia, febre, calafrios e prurido cutâneo, seguidos de quadro clínico mimetizando artrite reumatoide.

> **ATENÇÃO!**
>
> Durante a gravidez, se o feto for infectado, este frequentemente evolui para miocardite, além de ter sua eritropoiese diminuída de modo dramático, desenvolvendo grave anemia e insuficiência cardíaca, culminando com hidropisia fetal não imune e óbito em cerca de 50% dos casos.

DIAGNÓSTICO

O diagnóstico sorológico é geralmente realizado pela pesquisa dos anticorpos IgG e IgM específicos antiparvovírus B19, utilizando-se kits comerciais Elisa disponíveis. A reação em cadeia da polimerase (PCR) pode ser realizada para a detecção de DNA viral no soro ou nos tecidos infectados.

O diagnóstico de suspeita da infecção aguda pode feito pela sintomatologia clássica do eritema infeccioso, além dos outros aspectos clínicos citados neste capítulo, como a artropatia.

Na crise de anemia aplástica transitória, principalmente em portadores de anemia falciforme, é mandatória a realização da sorologia especí-

---

QUADRO 107.1 ■ Sinais ultrassonográficos de infecção fetal por CMV

SNC	CORAÇÃO	ABDOME	PLACENTA/LÍQUIDO AMNIÓTICO	OUTROS
▪ Ventriculomegalia ▪ Calcificações intracranianas* ▪ Microcefalia	Cardiomegalia	▪ Hepatomegalia* ▪ Esplenomegalia* ▪ Calcificações parenquimatosas ▪ Ascite* ▪ Intestino hiperecogênico	▪ Placentomegalia* ▪ Placenta pequena ▪ Oligoâmnio ▪ Polidrâmnio	▪ Restrição de crescimento fetal ▪ Hidropisia fetal

*Mais frequentes.

fica para a parvovirose B19. Nessas pacientes, a pesquisa do DNA do eritrovírus em soro, por meio da técnica de PCR, resulta comumente positiva.

> **ATENÇÃO!**
>
> Diante do diagnóstico da primoinfecção pelo eritrovírus na gravidez, a possibilidade da transmissão vertical para o feto e de consequente anemia deste por hemólise maciça deve ser considerada.

Um método relativamente simples e efetivo para diagnóstico não invasivo da anemia fetal moderada ou grave em casos de aloimunização Rh foi descrito por Mari e colaboradores,[4] o qual consiste na avaliação do pico da velocidade sistólica da artéria cerebral média do feto pelo método dopplervelocimétrico a cores. São realizadas três curvas espectrais no Doppler dessa artéria, sendo considerado o maior valor do índice de pulsatilidade dos três obtidos para o pico da velocidade sistólica como parâmetro preditor da anemia fetal. Se este exceder 1,5 múltiplos da mediana da curva construída por Mari e colaboradores[4] para cada idade gestacional em semanas, fica confirmada anemia fetal moderada ou grave, devendo o concepto ser submetido à transfusão sanguínea intraútero por cordocentese, tentando, com isso, evitar sua evolução para o quadro de hidropisia.

A Figura 107.2 mostra o gráfico que relaciona os picos de velocidade sistólica da artéria cerebral média entre 16 e 36 semanas de idade gestacional com suas respectivas medianas e o programa para cálculo do múltiplo da mediana*, ambos construídos por Mari G.

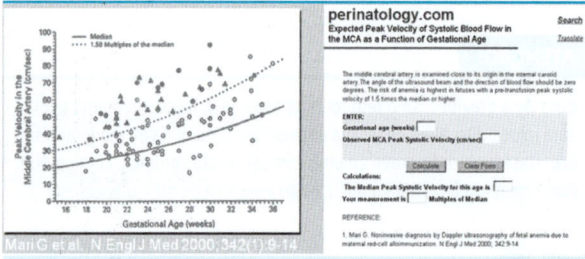

FIGURA 107.2 ■ Método originalmente proposto por Mari G. Para detalhes, ver texto.

Fonte: Mari e colaboradores.[4]

Embora originariamente o método descrito tenha sido proposto para obtenção do grau de anemia fetal em casos de aloimunização Rh, é perfeitamente factível sua utilização em todas as demais patologias que possam conduzir à hemólise do concepto e para indicação do recurso terapêutico adequado, como no caso da eritrovirose.

> **ATENÇÃO!**
>
> A pesquisa do DNA do parvovírus B19 no líquido amniótico ou no sangue fetal detectada pela técnica de PCR, associada a anticorpos IgM maternos específicos, é importante para a busca do diagnóstico causal da hidropisia do concepto.

*Obtido on-line no site Perinatology.com

TRATAMENTO

Tem sido preconizada a administração intravenosa de imunoglobulina humana durante a viremia, nas doses diárias de 400 mg/kg, por cinco dias, com boa resposta terapêutica. Se houver recidiva da patologia, esse esquema pode ser repetido.

As pacientes que evoluem para anemia grave ou crise aplástica transitória podem ser beneficiadas por transfusão de hemoderivados.

> **ATENÇÃO!**
>
> O tratamento da infecção fetal pelo parvovírus B19, complicada com anemia grave e hidropisia, pode ser feito pela transfusão sanguínea intraútero por meio de cordocentese.

■ RUBÉOLA

A rubéola tem como agente etiológico RNA vírus da família Togaviridae, cujo hospedeiro único é o homem. O trato respiratório é o meio de contágio e o período de transmissão vai de 7 dias antes até 7 dias após o aparecimento do rash cutâneo.

A soropositividade em gestantes paulistanas, por exemplo, está próxima de 85%. Portanto, 15% delas suscetíveis à infecção pelo vírus.

QUADRO CLÍNICO

Os casos nos quais as lesões do concepto são mais graves estão relacionados ao contágio materno no início da gestação, notadamente até a 11ª semana da gravidez, quando ocorre transmissão vertical em 100% dos casos, podendo levar à temida síndrome da rubéola congênita (SRC). Entre a 12ª e a 18ª semana, o quadro clínico costuma ser bem mais leve, mas é possível haver surdez e alteração do desenvolvimento neuropsicomotor (DNPM). Após a 18ª semana, geralmente, não ocorrem repercussões fetais.

DIAGNÓSTICO

Diante de quadro clínico suspeito, o diagnóstico é realizado por sorologia para detecção de anticorpos IgG e IgM específicos por meio do método Elisa e imunofluorescência. A soroconversão ou o aumento dos títulos dos anticorpos em quatro vezes após 3 ou 4 semanas da suspeita do contágio ou 10 a 14 dias após o início do exantema confirmam o diagnóstico de rubéola aguda.

Após a 16ª semana da gravidez, pode ser feita amniocentese para pesquisa do DNA do agente etiológico pela técnica de PCR no líquido amniótico.

A Figura 107.3 descreve o fluxograma para avaliação da rubéola na gravidez.

> **ATENÇÃO!**
>
> A síndrome da rubéola congênita se constitui em grave complicação neonatal e deve, portanto, ser prevenida por vacinação materna pré-concepcional.

TRATAMENTO

Como ainda não há tratamento para a rubéola congênita, é importante a vacinação na infância e das puérperas suscetíveis 48 horas após o parto. No entanto, há possibilidade de eventual revacinação, uma vez que são

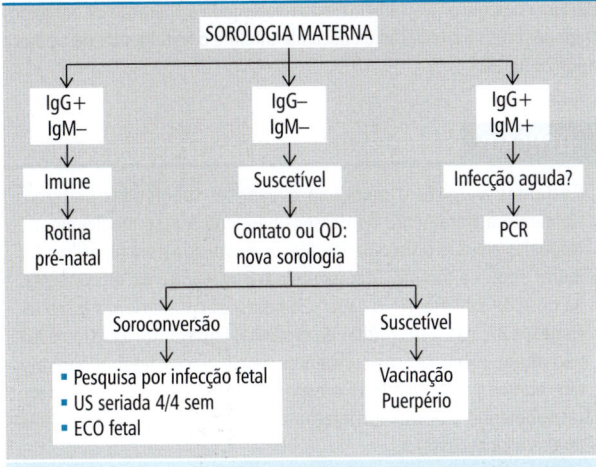

FIGURA 107.3 ■ Fluxograma para avaliação da rubéola na gravidez.

descritos casos de perda da imunidade em torno de 15 anos após a administração da vacina específica.

A composição vacinal é de vírus atenuados, e a vacinação realizada acidentalmente na gravidez em geral não leva a alterações fetais.

■ SÍFILIS

Doença de transmissão predominantemente sexual, a sífilis é causada pelo espiroqueta *Treponema pallidum*.

Sua membrana externa contém substâncias não proteicas, entre elas a difosfatidilglicerol, também conhecida como cardiolipina, o antígeno que induz à produção do anticorpo detectado pelo teste VDRL (do inglês *venereal disease research laboratory*).

EPIDEMIOLOGIA

Segundo o Ministério da Saúde, a prevalência da sífilis em gestantes no Brasil era de 1,6% em 2005, representando cerca de 50 mil parturientes com a doença ativa e, consequentemente, 12 mil crianças nascidas com sífilis naquele ano.

Desde o ano de 1986, a sífilis e, desde 2005, a sífilis e a gestação são eventos de notificação compulsória, sendo incluídos no Sistema de Informação de Agravos de Notificação (Sinan).

Em 2012, Duarte publicou um artigo no qual comenta a lamentável situação da prevalência da sífilis e dos agravos para o feto no Brasil,[6] chamando a atenção para o descuido na rede pública, em que não se observam minimamente os protocolos assistenciais e terapêuticos que visam a erradicar essa patologia. O autor comenta também sobre o papel nefasto da drogadição para o aumento das taxas de incidência da sífilis.

QUADRO CLÍNICO

As manifestações da sífilis primária ocorrem entre 30 e 60 dias após a exposição ao agente infeccioso. Sua lesão característica é conhecida como cancro duro, que se apresenta como exulceração indolor e não secretante, em geral única, com a base endurecida e as bordas sobrelevadas, a qual aparece em torno de 3 a 4 semanas após o contágio e regride espontaneamente em 6 a 8 semanas. Por ser indolor e não secretante, é comum que essa lesão não seja percebida quando localizada na vagina, situação que resulta na não realização do diagnóstico do primarismo luético e, consequentemente, na evolução para as fases tardias da sífilis.

Concomitantemente ao cancro duro também pode ser observada adenopatia satélite inguinal, comumente dolorosa, que também pode não ser valorizada pela paciente.

Nessa fase, o médico deve atentar para o diagnóstico diferencial com a lesão conhecida como cancro mole, em geral múltipla, ulcerada, dolorosa e secretante, e que tem como agente causal a bactéria *Haemophilus ducrey*.

A sífilis secundária se dá em torno de 6 a 8 semanas após o aparecimento do cancro duro. É caracterizada pelo aparecimento de lesões exantemáticas macropapulares disseminadas (conhecidas como roséola sifilítica), pápulas na palma das mãos e na planta dos pés, lesões papulares hipertróficas nos genitais e em áreas de dobra cutânea (conhecidas como condiloma plano), alopecia em couro cabeludo e sobrancelhas, febre, artralgia e linfonodomegalia. As lesões macropapulares são comumente confundidas pela paciente com quadro alérgico urticariforme, apesar de não serem pruriginosas, o que também pode ser importante fator para a cronificação da doença, uma vez que tais lesões regridem espontaneamente, sem tratamento algum, em um prazo de 2 a 6 semanas.

Em seguida, a paciente entra na fase conhecida como sífilis latente, geralmente assintomática, que pode durar por até quatro anos em média, sendo classificada como latente recente – até um ano do início da doença – e tardia – após um ano.

Cerca de 30% das pacientes não tratadas evoluem para a fase terciária da doença, caracterizada por lesões granulomatosas cutaneomucosas, que destroem os tecidos subjacentes, conhecidas como goma sifilítica; vasculite, envolvendo o sistema cardiovascular, com predominância para a aorta; e invasão e comprometimento do SNC (neurossífilis).

> **ATENÇÃO!**
>
> A transmissão vertical do espiroqueta para o feto por via transplacentária é mais provável nas fases primária e secundária, que apresentam maior parasitemia.
>
> É importante ressaltar que, apesar de não haver transmissão sexual ou por contato direto entre parceiros na fase latente da doença, a transmissão vertical para o feto continua a ocorrer durante essa fase, embora em menor grau.

DIAGNÓSTICO

Na fase primária, os testes sorológicos para a patologia são negativos, devendo ser feita coleta de esfregaço na lesão suspeita de cancro duro, com posterior análise na microscopia óptica em campo escuro.

Nas fases secundária, latente e terciária, deve ser realizada a sorologia com a reação de VDRL, que detecta a presença de anticorpos contra a membrana lipídica de cardiolipina do espiroqueta e RPR (*rapid plasm reagin*). Esses dois testes podem apresentar falso-positivos, devido à eventual reação cruzada com hepatopatias crônicas, hanseníase, colagenoses, doença da inclusão citomegálica e mononucleose.

A titulação da reação de VDRL é alta na fase secundária sintomática da doença.

Na fase de latência, o VDRL pode ter titulação baixa, principalmente após um ano do contágio, o que se constitui em desafio diagnóstico para o médico, pois tal resultado sorológico também pode estar relacionado à cicatriz sorológica de sífilis antiga tratada. Nessa condição, portanto, o clínico deve se atentar para o histórico e os antecedentes diagnósticos e terapêuticos da paciente, além de lançar mão de testes sorológicos específicos para o *Treponema pallidum*.

Após tratamento adequado da patologia, a titulação do teste de VDRL diminui cerca de quatro vezes em três meses.

A reação de VDRL com titulações elevadas, na ausência de lesões cutâneas características do secundarismo luético, é indício de forte suspeita de lues terciária, sendo impositiva a pesquisa dos sintomas e sinais dessa fase da doença.

Testes treponêmicos específicos são excelentes alternativas para o diagnóstico diferencial e das fases de latência da patologia: o FTA-ABS (*fluorescent treponemal antigen absorbent*) com detecção de IgM e IgG, o MHA-TP (*microhemaglutination assay* for Treponema pallidum); Elisa (*enzyme-linked immunossorbent assay*); e a PCR.

Convém ressaltar que o FTA-Abs permanece positivo por toda a vida da paciente, mesmo tendo sido realizado o tratamento da patologia, caracterizando cicatriz sorológica.

Nos casos de suspeita de neurossífilis, pode ser realizado o teste de VDRL no líquido cerebrospinal (LCS).

TRATAMENTO

O medicamento de escolha para o tratamento da sífilis é a penicilina G benzatina, cuja dose e esquema terapêuticos variam conforme a fase da doença.

ATENÇÃO!

Na sífilis primária, geralmente se consegue excelente resultado terapêutico com dose única de 2.400.000 UI de penicilina G benzatina via IM, com metade da dose aplicada em cada glúteo.

A azitromicina se constitui em eventual escolha para o tratamento da sífilis primária em gestantes sensíveis à penicilina. Alguns estudos demonstraram a efetividade do medicamento na dose de 1 g por semana, por três semanas, com remissão total da patologia e ausência de transmissão vertical para o feto, além de ausência de efeitos adversos para o feto e à grávida. Na sífilis latente recente e secundária, a dose recomendada é de 4.800.000 UI, via IM, administrada em duas doses de 2.400.000 UI, com intervalo de sete dias. Declínio de quatro vezes no título da reação de VDRL indica sucesso no tratamento.

Na sífilis latente tardia ou de duração ignorada e na sífilis terciária, deve-se administrar 2.400.000 UI, via IM, por semana, com injeção de meia-dose em cada glúteo, por três semanas. Alternativamente, as pacientes com neurossífilis podem ser medicadas com penicilina cristalina EV por 10 a 14 dias.

Convém ressaltar que pode ocorrer falha no tratamento em torno de 5 a 14% das pacientes, o que pode ser facilmente constatado se não ocorrer decréscimo significativo na titulação do VDRL. Tal fato pode ocorrer por não observância da dose adequada da penicilina ou por reinfestação com o espiroqueta.

É de suma importância que se repita a investigação sorológica da gestante a cada mês, com os objetivos de investigar falha no tratamento ou eventual recidiva da doença, representada pelo aumento do título do VDRL para duas diluições ou mais, comum nas pacientes com sorologia positiva para HIV.

Após 6 a 12 horas do início do tratamento, quase a totalidade das pacientes com sífilis primária e em torno da metade daquelas com sífilis secundária apresentam sintomatologia caracterizada por febre, sudorese, cefaleia, tremores, sensação de mal-estar, além de aumento transitório das lesões cutâneas da sífilis. Nas grávidas, concomitantemente a esses sintomas, podem ocorrer contrações uterinas, demandando terapêutica uterolítica, além de alterações dopplervelocimétricas transitórias, decorrentes de aumento da resistência vascular. Tal fato é conhecido como reação de Jarisch-Herxheimer e pode ser confundida com alergia à penicilina. Sua etiologia provavelmente está relacionada à liberação de antígenos treponêmicos na circulação da paciente durante o tratamento; desaparece após 24 horas.

ATENÇÃO!

Gestantes alérgicas à penicilina devem ser submetidas preferencialmente a tratamento de dessensibilização a esse medicamento. Naquelas em que o risco de anafilaxia provocada pela penicilina for muito alto, a alternativa terapêutica é o estearato de eritromicina, na dose de 500 mg VO, a cada seis horas, por 15 dias, nas fases recentes, e 30, nas fases tardias da moléstia. Entretanto, a eritromicina não atinge níveis séricos suficientes na circulação fetal que permitam efetiva proteção contra o espiroqueta. Nesse caso, o RN deve ser submetido à acurada avaliação clínica e sorológica e à eventual terapêutica necessária.

■ REPERCUSSÕES FETAIS

Entre elas, é possível citar óbito fetal, crescimento restrito tipo I, hidropisia, hepatoesplenomegalia agravada por hepatite sifilítica, hidrocefalia, porencefalia, microcefalia e lesões ósseas, entre outras.

A taxa de transmissão vertical nas gestantes não tratadas é de 70% nas fases primária e secundária e de 30% nas fases latente e terciária, segundo o Ministério da Saúde.

O RN infectado pode apresentar sinais precoces, como exantema, hepatoesplenomegalia, coriorretinite, linfadenopatia, icterícia grave e pneumonia, e tardios, como surdez, retardo mental e alterações dentárias e ósseas.

■ TOXOPLASMOSE

A toxoplasmose é causada pelo protozoário intracelular *Toxoplasma gondii*, cujo hospedeiro primário é o gato, e sua transmissão para os hospedeiros secundários ocorre por meio do contato com terra ou areia e ingestão de alimentos que tenham sido contaminados pelos oocistos do depositados no meio ambiente.

Os hospedeiros secundários são, em geral, seres humanos, roedores, aves, crustáceos, animais domésticos e todos os outros animais de sangue quente, o que explica a razão pela qual o consumo de carne crua ou com pouca cocção pode resultar em contaminação de outros indivíduos.

A contaminação com o parasita ocorre principalmente por meio da ingestão de frutas ou vegetais mal lavados, manipulação de jardins sem luvas, contato íntimo com gatos contaminados ou com indivíduos sujos de terra ou areia (Figura 107.4).

ATENÇÃO!

O risco de transmissão vertical do parasita ao feto aumenta com a idade gestacional da seguinte maneira: no 1º trimestre é de 10 a 25%; no 2º, é de 30 a 50%; e, no 3º, de 60 a 90%.

DIAGNÓSTICO

O diagnóstico sorológico da patologia é realizado por meio da investigação rotineira dos níveis de IgG e IgM específicos.

DIAGNÓSTICO E TRATAMENTO

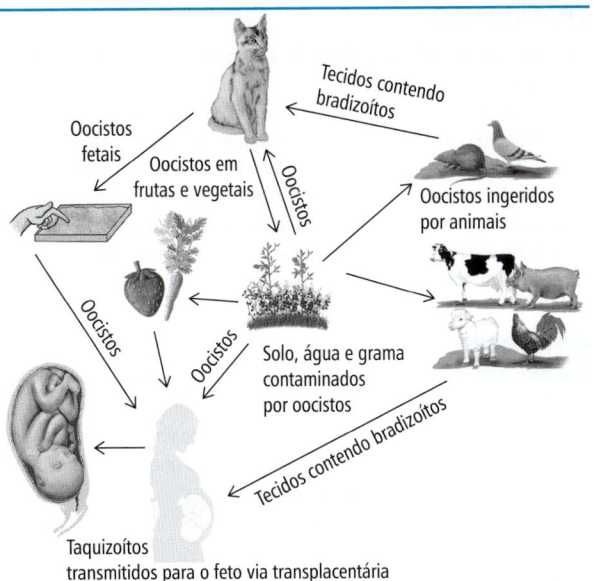

FIGURA 107.4 ■ Ciclo vital do *Toxoplasma gondii*.

ATENÇÃO!

O estudo de eventual infecção aguda ou crônica por *T. gondii* se baseia na detecção dos seus anticorpos específicos. A presença de IgM específica para toxoplasmose reagente, com IgG não reagente, indica a ocorrência de uma infecção aguda. Convém ressaltar que a IgM permanecerá reagente no soro materno entre 1 semana e 18 meses após a data da invasão primária dos taquizoítos. A IgG aparece no soro materno em média 45 dias após a infecção.

A avidez de IgG é o recurso laboratorial atualmente aceito para o diagnóstico do momento aproximado da primoinfecção. Esse exame demonstra a afinidade da IgG para se ligar aos antígenos do *T. gondii*, que tende a aumentar com o tempo decorrido desde a infecção inicial.

O resultado de até 30 % do teste de avidez sugere que a primoinfecção ocorreu no máximo há quatro meses. Por sua vez, quando superior a 60%, sugere infecção pelo menos quatro meses antes. Resultados entre 30 e 60% não são conclusivos em relação ao momento da infecção.

Dados recentes na literatura sugerem que o teste de avidez de IgG acima de 30% é preditor de risco reduzido para a transmissão vertical do *T. gondii*.

Tem sido aceito que a PCR no líquido amniótico realizada a partir da 16ª semana da gravidez é padrão-ouro para a identificação de infecção fetal pelo *T. gondii*, com elevada sensibilidade e especificidade.

ATENÇÃO!

Especial atenção tem sido dada para a possibilidade da reativação da toxoplasmose latente em pacientes imunodeprimidas. Imunossupressão materna e contaminação por *T. gondii* também podem estar relacionadas a um maior risco de distúrbios disruptivos fetais. Da mesma forma, se for considerado que o ciclo gravídico determina certa imunossupressão em gestantes, seria razoável considerar que a reativação da toxoplasmose latente pode ocorrer em algumas delas.

TRATAMENTO

Quando a infecção por toxoplasmose aguda materna é diagnosticada, deve-se administrar espiramicina imediatamente na mãe, na dose de 3 g ao dia. Essa medicação não ultrapassa a barreira placentária, mas diminui o risco de transmissão vertical para o feto em 70 a 60%.

Entretanto, se a PCR no líquido amniótico é positiva, a instituição de terapêutica fetal que atravessa a barreira placentária é essencial, com o objetivo de diminuir as malformações fetais resultantes da toxoplasmose aguda. Os medicamentos a serem administrados são sulfadiazina, na dose de 3 g ao dia, e pirimetamina, na dose de 50 mg ao dia, as quais diminuem o risco de alterações fetais em até 70%. No entanto, ambos têm elevado potencial teratogênico, uma vez que alteram o ciclo metabólico do ácido fólico, diminuindo a concentração da enzima metiltetra-hidrofolatorredutase, que atua no meio celular transformando homocisteína, um agente citotóxico e teratogênico, em metionina, um aminoácido essencial (Figura 107.5). Com o objetivo de contornar esse efeito adverso, deve ser administrado um precursor da síntese de folato e da metiltetra-hidrofolatorredutase no soro, o ácido folínico, na dose de 10 a 20 mg, 2 a 3 vezes por semana, em conjunto com pirimetamina e sulfadiazina. Entretanto, a administração de pirimetamina e sulfadiazina não pode ser contínua. O esquema proposto é alternar esses medicamentos com a espiramicina a cada três semanas, até a 37ª semana da gestação (esquema tríplice alternado). A partir daí, deverá ser utilizada apenas a espiramicina até o momento do parto.

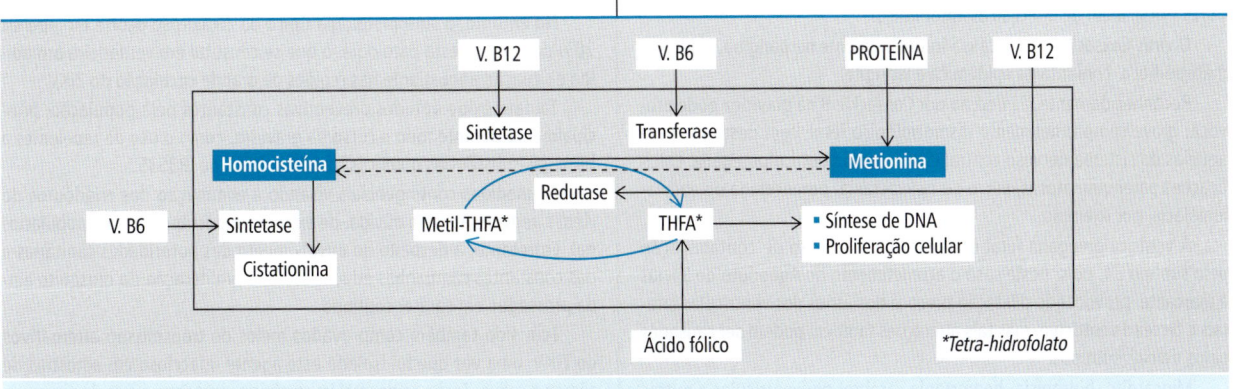

FIGURA 107.5 ■ Metabolismo do ácido fólico.

Para as pacientes com sensibilidade à sulfadiazina, clindamicina pode ser administrada em combinação com pirimetamina e ácido folínico.

Porém, tem sido relatado um importante efeito adverso associado a essa forma de tratamento: a supressão da medula óssea da grávida, provocando neutropenia, anemia e trombocitopenia. Esse efeito indesejável pode ser evitado com a administração simultânea de um suplemento de ácido fólico durante o tratamento.

Às mulheres imunodeprimidas ou HIV-positivas deve ser oferecido rastreamento rotineiro para toxoplasmose, devido ao risco de reativação de infecções antigas pelo *T. gondii* e ao surgimento de encefalite (nível de evidência I-A). A necessidade de tratamento da toxoplasmose em gestantes infectadas pelo HIV é comprovada em vários relatos de casos. Outra alternativa proposta por P. Valentini e colaboradores para o tratamento da toxoplasmose durante a gravidez é a associação entre espiramicina e clotrimazol.

■ COXSACKIE B

Coxsackievírus são enterovírus cujo nome deriva da cidade onde o agente foi isolado (Coxsackie NY, EUA).

São RNA-vírus da família Picornaviridae (vírus pequenos), assim como poliovírus, ecovírus e rinovírus. Há dois tipos de Coxsackievírus: A e B.

Sua manifestação clínica na maioria dos casos é doença febril indiferenciada, sendo que os sintomas e a severidade da doença dependem da idade e resposta imune do hospedeiro e do sorotipo viral.

DIAGNÓSTICO

O diagnóstico sorológico da infecção pelo Coxsackie envolve a obtenção apenas da IgG a qual, resultando reagente, é marcador importante da contaminação por este vírus, mesmo em casos de titulação baixa. Entretanto, titulações elevadas sugerem infecção recente.

EPIDEMIOLOGIA

Sua distribuição é universal, com maior prevalência em meses de verão e em populações de baixo nível socioeconômico com más condições sanitárias e com grandes aglomerados humanos.

Seu período de incubação é, em média, de 14 dias, e os modos de transmissão mais frequentes são por via fecal-oral ou respiratória. A contaminação fetal ocorre por via transplacentária.

São descrito 6 subtipos do enterovírus Coxsackie B (B1, B2, B3, B4, B5, B6), os quais causam uma ampla variedade de eventuais manifestações clínicas, como meningites, miocardites, pleurodinia (doença de Bornholm), rash, pneumonia viral, encefalites, pericardites e processos generalizados sistêmicos como, por exemplo, infecção inespecífica de vias aéreas superiores (VAS), além de infecção assintomática.

O vírus Coxsackie tipo A causa frequentemente herpangina, síndrome mão-pé-boca, conjuntivite epidêmica e faringite.

Reconhecidamente, a infecção por Coxsackie B na gravidez pode provocar grave comprometimento dismorfológico fetal, com destaque para aquelas do sistema nervoso central (SNC), como ventriculomegalia, calcificações parenquimatosas, micro ou macrocrania, porencefalia ou encefalomalácia, por exemplo.

A ventriculomegalia fetal é mais comum no caso de contaminação pelo subtipo B4, pois, neste caso o acometimento do Aqueduto de Silvius é marcante, provocando dilatação precoce dos átrios dos ventrículos laterais e terceiro ventrículo, mas tais alterações também podem ser causadas pelos demais subtipos.

Miocardite, hidropisia, hemorragia cerebral periventricular e outras graves alterações fetais também são relativamente comuns.

TRATAMENTO

O tratamento do individuo infectado é feito apenas com sintomáticos e medidas de suporte gerais.

Quanto ao feto, a ventriculomegalia acentuada pode ser tratada com procedimentos invasivos, como, por exemplo, derivação ventrículo amniótica, cefalocentese ou até pelo procedimento cirúrgico conhecido como Brain Wash. Tal procedimento é realizado por via endoscópica, no qual se produz um pertúito entre os ventrículos laterais e o quarto ventrículo, permitindo, assim, uma melhor circulação na cavidade liquórica, além de uma "limpeza" das calcificações e coágulos periventriculares.

> **ATENÇÃO!**
>
> Em casos suspeitos de transmissão transplacentária para o feto, a sorologia imediata é indispensável, visando principalmente à realização do diagnóstico diferencial com outras patologias que podem provocar alterações morfológicas fetais similares.

■ ZIKA VIRUS (ZIKV)

O ZIKV é um RNA vírus do gênero Flavivírus, da família Flaviviridae e é considerado um arbovírus.

O termo Zika vírus decorre do fato deste agente infeccioso ter sido primeiramente isolado em 1947 em amostras séricas do macaco Rhesus na floresta de Zika, na Uganda.

É transmitido por mosquitos do gênero Aedes, sendo o *Aedes aegypti* o principal vetor. Entretanto, os mosquitos *Aedes albopictus, africanus, polynesiensis, apicoargenteus, furcifer, luteocephalus* e *vitattus* também são responsáveis em menor escala pela transmissão do ZIKV.

DIAGNÓSTICO CLÍNICO

O diagnóstico clínico pode basear-se na sintomatologia clássica da infecção pelo ZIKV, caracterizada por febre baixa em torno de 37,5º C de curta duração (1 a 2 dias), exantema pruriginoso e polimórfico disseminado pelo corpo, mialgia, dores articulares discretas, conjuntivite não purulenta e hipertrofia ganglionar, os quais se manifestam após 4 dias de período de incubação após a picada do mosquito. Tais sintomas regridem espontaneamente em torno de 1 semana, sendo raros os casos de sua continuidade até 1 mês. É notória a diferença da sintomatologia da Zikavirose daquela das outras Arboviroses, como Dengue e febre Chikungunya, nas quais a febre é muito alta, as dores articulares mais intensas e o quadro clínico é muito mais grave, evoluindo para êxito letal com relativa frequência, principalmente na dengue hemorrágica.

No entanto, a sintomatologia típica da Zikavirose ocorre em apenas 20% dos casos desta patologia, o que se constitui em verdadeira armadilha e situação angustiante nas regiões de grande circulação do ZIKV

Tal fato exige atitudes preventivas constantes pela população, principalmente durante todo o curso da gravidez, como o uso de repelentes à base das substâncias químicas Icaridina, DEET ou IR3535.

As medidas contingenciais visando à eliminação dos criadouros do *Aedes aegypti* são, sem dúvida, de extrema importância a nível populacional. Entretanto, a despeito do envolvimento das autoridades sanitárias e das constantes campanhas educacionais, a proliferação do mosquito ainda prossegue em caráter contínuo.

Têm sido também comprovados meios de transmissão alternativos do ZIKV, uma vez que foi isolado este agente infeccioso em amostras de sêmen e saliva. Torna-se de vital importância, portanto, o uso de preservativo e medidas de higiene efetiva para prevenir a disseminação da doença.

DIAGNÓSTICO E TRATAMENTO

Obviamente assume importância cabal o risco de transmissão vertical por via transplacentária para o feto, a qual pode levar a graves alterações dismorfológicas para o concepto, notadamente a microcefalia. Acreditamos, porém, ser esta patologia apenas a "ponta do iceberg" de um eventual espectro de anomalias fetais, uma vez que vários estudos clínicos e epidemiológicos têm sugerido o envolvimento causal do ZIKV na gênese de outras alterações estruturais para o concepto, como, por exemplo, artrogripose secundária às alterações neurológicas, entre outras.

Tem sido sugerido nos estudos epidemiológicos aumento da incidência da síndrome de Guillain-Barré (SGB) em populações com alta circulação so ZIKV, na qual a bainha de mielina dos nervos periféricos sofre agressão autoimune, provavelmente associada ao neurotropismo do vírus, o qual se instala também nos nervos periféricos do hospedeiro. A gravidade desta patologia é extremamente variável, oscilando entre sintomas como paresia fraqueza muscular leve e transitória até situações dramáticas, como, por exemplo, paralisia definitiva e insuficiência respiratória grave causada pos atonia do músculo diafragmático. Em alguns casos, pode ocorrer êxito letal associado a complicações secundárias ao estado parético.

Um estudo publicado em 29 de fevereiro de 2016 encontrou evidências de que o ZIKV pode estar relacionado a casos de SGB. A pesquisa, liderada pelo Instituto Pasteur de Paris e divulgada na revista científica The Lancet, avaliou amostras de sangue de 42 pessoas portadoras de Guillain-Barré no Centro Hospitalar da Polinésia Francesa (CHPF) durante o surto de ZIKAV que afetou o território do Pacífico Sul entre outubro de 2013 e abril de 2014.[7] Todos os 42 pacientes foram submetidos à pesquisa sorológica pelo método Elisa. Em 41 deles (98% do total) foi observada sorologia positiva para a infecção pelo vírus, e no grupo-controle, constituído por 98 pessoas da população em geral e sem queixas específicas para ZIKV, a incidência de soropositividade pelo método Elisa foi de 36%. Tais dados foram estatísticamente significativos, sugerindo, portanto, forte associação do ZIKV com a referida síndrome neurológica.

O que mais tem chamado a atenção em nível mundial é o elevado e desproporcional surto de microcefalia fetal em zonas endêmicas para ZIKV, quando comparado à incidência histórica desta dissrrupção do sistema nervoso central.

O diagnóstico da microcefalia pode ser realizado no feto através do ultrassom e no recém-nascido. A medida do perímetro cefálico (PC) abaixo de 2 desvios-padrão (DP) da média das curvas clássicas para sexo e idade gestacional confirma o diagnóstico dessa patologia. No RN, utiliza-se a medida direta com fita métrica.

Para o diagnóstico ecográfico da microcefalia durante a gravidez, pode-se considerar o PC abaixo do percentil 3 segundo a curva de Fenton, publicada em 2013 (Figura 107.6), de acordo com sexo e tempo de gestação.

De modo prático, o médico fetal pode verificar se a circunferência cefálica do feto (PC) está abaixo de 2 desvios-padrão para a idade gestacional por meio da consulta da tabela de normalidade para este parâmetro descrita na Figura 107.7

ATENÇÃO!

De modo prático, podemos utilizar os seguintes critérios para o diagnóstico de microcefalia:
- 1-PC menor que dois ou mais (DP) do que a referência para o sexo e idade.
- 2-Desenvolvimento do PC abaixo do percentil 3, segundo a curva de Fenton, de acordo com sexo e tempo de gestação.
- 3-Nascido-vivo com 37 semanas ou mais de idade gestacional, com PC ≤ 31,9 cm para meninos e 31,5 cm para meninas, segundo os últimos critérios sugeridos pela Organização Mundial da Saúde (OMS).

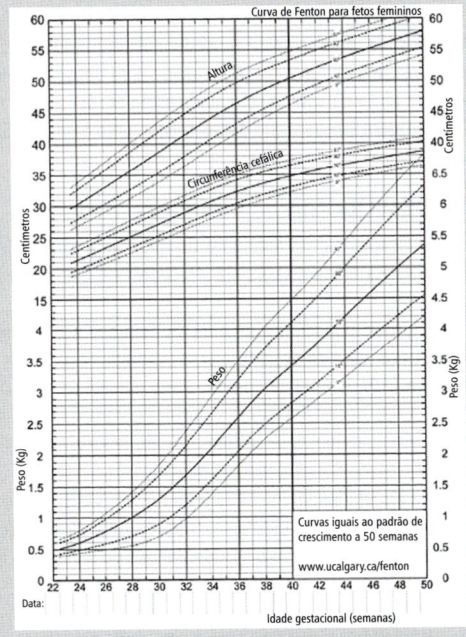
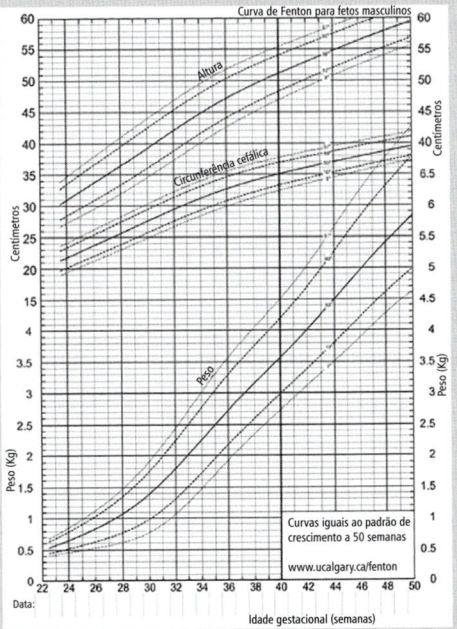

FIGURA 107.6 ■ Curva de Fenton para fetos femininos e masculinos.

Fonte: Fenton e Kim.[8]

Tabela CC: Circunferência cefálica (mm) x Idade gestacional					
Semanas	média	média-2DP	média-3DP	média-4DP	média-5DP
16	126	96	82	67	52
17	138	109	94	80	65
18	151	121	107	92	77
19	163	133	119	104	89
20	175	145	131	116	101
21	187	157	143	128	113
22	198	169	154	140	125
23	210	180	166	151	136
24	221	191	177	162	147
25	232	202	188	173	158
26	242	213	198	183	169
27	252	223	208	194	179
28	262	233	218	203	189
29	271	242	227	213	198
30	281	251	236	222	207
31	289	260	245	230	216
32	297	268	253	239	224
33	305	276	261	246	232
34	312	283	268	253	239
35	319	289	275	260	245
36	325	295	281	266	251
37	330	301	286	272	257
38	335	306	291	276	262
39	339	310	295	281	266
40	343	314	299	284	270

FIGURA 107.7 ■ Tabela para avaliar circunferência cefálica.
Fonte: Romero e colaboradores.[9]

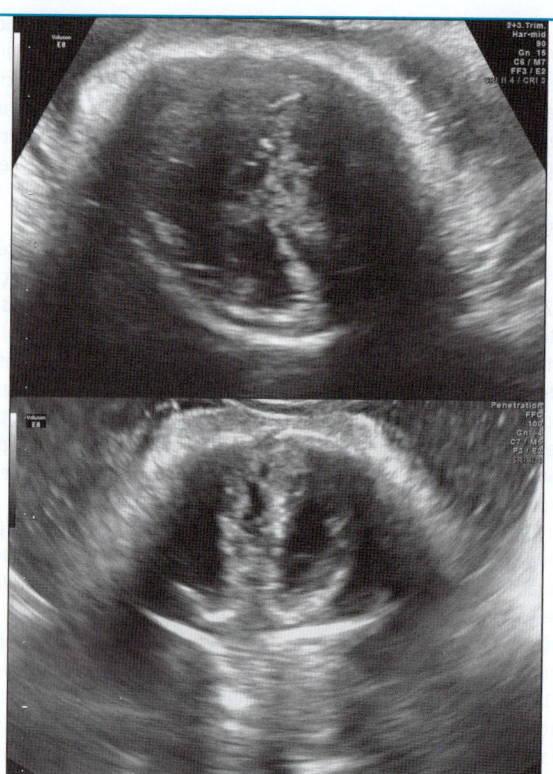

FIGURA 107.8 ■ Calcificações grosseiras e ventriculomegalia.

As alterações estruturais do SNC como causa primária da microcefalia estão atualmente bem estabelecidas. São elencadas como mais comuns atrofia e calcificações parenquimatosas, ventriculomegalia de dimensões variadas e em geral assimétrica, calcificações periventriculares e em geral grosseiras, disgenesia de corpo caloso, alargamento do espaço subaracnoide e alterações do cerebelo, comumente relacionadas à destruição do vermis desta estrutura (Figura 107.8).

Devemos também estar atentos para o fato da microcefalia estar associada a outros vários fatores etiológicos não associados necessariamente à infecção pelo ZIKV e que devem ser devidamente considerados na tentativa de se realizar o diagnóstico diferencial.

Entre eles podemos elencar causas genéticas, como trissomias do 13, 18 e 21, síndrome de Cornélia de Lange, síndrome de Cri du Chat, síndrome de Rubinstein-Taybi, síndrome de Seckel, síndrome de Smith-Lemli-Opitz e síndrome de Feingold; outras infecções, como sífilis, toxoplasmose, rubéola, citomegalovirose, herpes, HIV e parvovírus B19; agentes externos teratogênicos, como álcool, hidantoínicos, cocaína, Intoxicação por cobre e radiação; e hemorragia cerebral grave secundária a traumas acidentais.

DIAGNÓSTICO LABORATORIAL

No que concerne ao diagnóstico laboratorial da contaminação pelo ZIKV, a alternativa atualmente mais consistente é a realização do teste de reação em cadeia da polimerase pela transcriptase reversa" (PCR-RT) para pesquisa do RNA viral no sangue ou urina do paciente. Tal exame deve ser realizado em no máximo 5 a 7 dias após o início da manifestação clínica febril ou exantemática. Fora deste período, o resultado poderá resultar em falso-negativo.

Embora encontremos relatos na literatura do isolamento do ZIKV em sêmen e saliva, na prática a PCR-RT não é realizada nestes meios.

A sorologia pelo método Elisa tem sido preconizada na pesquisa diagnóstica, apesar deste procedimento ter ainda algumas limitações, uma vez que envolve reação cruzada com outras arboviroses e a meia vida da IgG e da IgM no soro ainda está para ser melhor definida.

A Figura 107.9 mostra o melhor momento para a realização dos testes diagnósticos

EPIDEMIOLOGIA

Foram descritas duas linhagens do ZIKV, uma africana e outra asiática, sendo considerada esta última a responsável pelo atual surto epidêmico no Brasil.

A primeira evidência de infecção humana ocorreu em 1952 e desde esta época têm sido descritos casos esporádicos na África e na Ásia.

Em 2007, ocorreu um grande surto epidêmico de microcefalia na Ilha Yap, nas Polinésias Francesas, coincidente com inúmeros casos clínicos de doenças exantemáticas causadas por arboviroses, incluindo-se entre elas o ZIKV.

Dados epidemiológicos sugerem que o vírus começou a circular no Brasil em 2014, por ocasião da copa de futebol da FIFA, em função do grande afluxo de turistas de todo as partes do mundo em nosso país, principalmente de vários grupos populacionais onde ocorria surto comprovado do ZIKV.

Há evidências que a linhagem viral asiática é a importada para o Brasil, uma vez que os aspectos epidemiológicos e clínicos do surto aqui instalado são muito similares àqueles observados nas Polinésias Francesas, notadamente da Ilha de Yap.

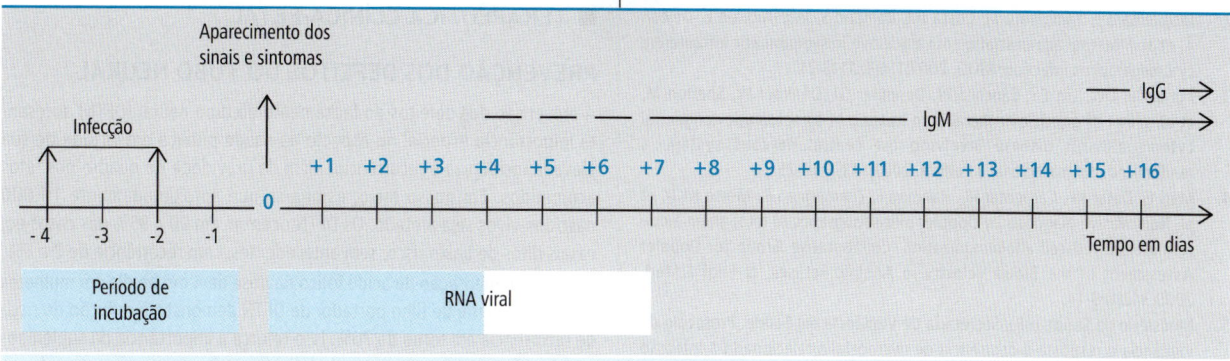

FIGURA 107.9 ■ Testes diagnósticos para ZIKV. Esquema temporal.
Fonte: Modificada de Sullivan Nicolaides Pathology (2015).

Os dados referentes à dispersão do ZIKV no Brasil sugerem que sua entrada parece ter ocorrido a partir dos Estados do Nordeste, principalmente Pernambuco, Paraíba e Rio Grande do Norte, em torno de outubro/novembro de 2015, devido ao notório aumento da incidência dos casos de microcefalia em fetos e recém-nascidos em comunidades infestadas pelo *Aedes aegypti* naqueles Estados.

Desde então tem sido observada incidência significativa de microcefalia fetal comprovadamente associada à infecção pelo ZIKV em vários Estados do Brasil.

TRATAMENTO

Até o momento não há medicação específica para o combate ao ZIKV. Apenas medicações de ação sintomática são utilizadas, como analgésicos e antipiréticos, preferencialmente o paracetamol. O AAS e seus derivados são contraindicados de modo absoluto até que seja descartado o diagnóstico diferencial de Dengue, com o objetivo de reduzir o risco de hemorragia. A hidratação e medidas de ordem geral como repouso devem ser incentivadas.

O adiamento da gestação em populações com grande circulação do ZIKV pode ser sugerido, desde que o casal seja devidamente orientado sobre a conveniência desta medida. Vários fatores devem ser considerados para esta decisão, como a idade materna muito avançada, por exemplo, na qual este adiamento pode gerar aumento do risco genético para o casal. O médico não deve impor esta medida, pois a decisão sobre a conduta a ser tomada cabe apenas ao casal.

O acompanhamento do paciente é ambulatorial. Entretanto, a internação hospitalar é formalmente indicada em casos graves, como na "SGB.

REVISÃO

- Na suspeita de infecção aguda por CMV, é preciso avaliar eventuais alterações ultrassonográficas fetais. Deve-se realizar amniocentese para avaliar infecção fetal (PCR) após a 20ª semana.
- Na citomegalovirose, ganciclovir pode ser alternativa terapêutica, e a diminuição da acuidade auditiva é complicação frequente na infecção fetal.
- Na suspeita de transmissão vertical do eritrovírus, é preciso avaliar anemia fetal por meio do pico da velocidade sistólica (PVS) da artéria cerebral média fetal; segundo critérios propostos por Mari G., se o PVS resultar superior a 1,5 MoM, deve-se considerar transfusão intraútero para evitar a hidropisia fetal.
- Deve-se realizar vacinação pré-concepcional contra rubéola para todas as mulheres suscetíveis. É preciso reavaliar imunidade para as pacientes previamente vacinadas, pois, após 15 anos em média, há eventual perda do efeito vacinal. Vacinação acidental na gravidez geralmente não produz alterações fetais.
- Infecção aguda até a 11ª semana da gestação pode resultar na SRC; infecção aguda entre a 12ª e a 18ª semana pode produzir lesões fetais mais leves; e infecção aguda após 19 semanas não costuma provocar agravo fetal.
- Considerando-se o atual aumento da incidência da sífilis, essa patologia se constitui em importante problema de saúde pública, principalmente na gravidez. A sífilis latente e a cicatriz sorológica têm similaridade sorológica.
- Na gestação, havendo dúvida entre sífilis latente e cicatriz sorológica, deve-se realizar tratamento específico para sífilis primária, sífilis latente recente e secundária, sífilis latente tardia ou de duração ignorada e terciária e neurossífilis.
- A orientação sobre a epidemiologia da toxoplasmose diminui o risco de contágio em até 70% em pacientes suscetíveis, constituindo importante estratégia na gravidez. Deve-se considerar a possibilidade de reativação da doença em pacientes imunes. O teste de avidez de IgG é método obrigatório na definição do provável momento da primoinfecção.
- É preciso sempre iniciar o tratamento com espiramicina nos quadros sorológicos suspeitos de infecção aguda e mantê-lo até o último dia da gestação. Havendo o risco de transmissão vertical do *T. gondii*, deve-se sugerir amniocentese para PCR após a 16ª semana da gravidez.
- Considerar o diagnóstico diferencial de Coxsackie B na pesquisa da etiologia das alterações fetais do SNC.
- Orientação expressiva para as medidas profiláticas e contingenciais deve ser realizada para prevenir a infecção por ZIKV e outras arboviroses; o adiamento da gestação em populações com grande circulação do ZIKV pode ser considerado.

■ REFERÊNCIAS

1. Baccard-Longere M, Freymuth F, Cointe D, Seigneurin JM, Grangeot-Keros L. Multicenter evaluation of a rapid and convenient method for determination of cytomegalovirus immunoglobulin G avidity. Clin Diagn Lab Immunol. 2001;8(2):429-31.

2. Jacquemard F, Yamamoto M, Costa JM, Romand S, Jaqz-Aigrain E, Dejean A, et al. Maternal administration of valaciclovir in symptomatic intrauterine cytomegalovirus infection. BJOG. 2007;114(9):1113-21.
3. Kimberlin DW, Lin CY, Sánchez PJ, Demmler GJ, Dankner W, Shelton M, et al. Effect of ganciclovir therapy on hearing in symptomatic congenital cytomegalovirus disease involving the central nervous system: a randomized, controlled trial. J Pediatr. 2003;143(1):16-25.
4. Mari G, Deter RL, Carpenter RL, Rahman F, Zimmerman R, Moise KJ Jr, et al. Noninvasive diagnosis by Doppler ultrasonography of fetal anemia due to maternal red-cell alloimmunization. Collaborative Group for Doppler Assessment of the Blood Velocity in Anemic Fetuses. N Engl J Med. 2000;342(1):9-14.
5. Ministério da Saúde (BR). Secretaria de Vigilância em Saúde. Protocolo de vigilância e resposta à ocorrência de microcefalia relacionada à infecção pelo vírus Zika. Brasília: MS; 2015 [capturado em 19 jul. 2016]. Disponível em: http://portalsaude.saude.gov.br/images/pdf/2015/dezembro/09/Microcefalia---Protocolo-de-vigil--ncia-e-resposta---vers--o-1----09dez2015-8h.pdf
6. Duarte G. Sífilis e gravidez...e a história continua! Rev Bras Ginecol Obstet. 2012;34(2):49-51.
7. Cao-Lormeau V-M, Blake A, Mons S, Lastère S, Roche C, Vanhomwegen J. Guillain-Barré Syndrome outbreak associated with Zika virusinfection in French Polynesia: a case-control study. Lancet. 2016;387(10027):1531-9.
8. Fenton TR, Kim JH. A systematic review and meta-analysis to revise the Fenton growth chart for preterm infants. BMC Pediatr. 2013;13:59.
9. Romero R, Pilu G, Jeanty P, Ghidini A, Hobbins JC. Prenatal diagnosis of congenital anomalies. Norwalk: Appleton and Lange; 1988.

108

TERAPÊUTICA FETAL

- ANTONIO FERNANDES MORON
- WAGNER JOU HISABA
- HÉRBENE JOSÉ FIGUINHA MILANI

Com o desenvolvimento da medicina fetal, tornou-se possível o diagnóstico de inúmeras anomalias fetais e, em consequência, a formulação de inúmeras abordagens terapêuticas clínicas ou cirúrgicas.

Diante de uma anomalia fetal passível de tratamento, o médico fetal deve considerar alguns tópicos importantes no processo de tomada de decisão para definir se um feto é candidato à terapêutica proposta. São eles:
- precisão e confirmação do diagnóstico;
- idade gestacional (IG) no momento do diagnóstico, avaliando qual é a melhor opção – o tratamento fetal ou a realização do parto;
- repercussão da alteração fetal, caso não seja tratada durante a gestação;
- comorbidades existentes;
- chances de sobrevida;
- avaliação da terapêutica proposta, correlacionando com o prognóstico fetal.

Uma vez decidindo-se pelo tratamento fetal, os pais devem ser informados e esclarecidos adequadamente em relação às possibilidades terapêuticas existentes, à técnica a ser utilizada, aos riscos materno-fetais e ao prognóstico fetal. Nesse processo, é fundamental que seja desenvolvida a confiança e o compartilhamento dos pais com a equipe de profissionais.

TERAPÊUTICA CLÍNICA-FETAL

PREVENÇÃO DOS DEFEITOS DO TUBO NEURAL

A prevenção dos defeitos do fechamento do tubo neural (DFTN) apresenta importância especial no aspecto da saúde pública em virtude de sua elevada incidência e recorrência, além da gravidade do quadro nos fetos acometidos. Em nosso meio, estima-se que aproximadamente 1:1.000 nascidos-vivos seja afetado. Os DFTN ocorrem em 90 a 95% dos casos em casais ditos de baixo risco, sem antecedentes, com recorrência de 2 a 5%.

A suplementação de ácido fólico na dose de 4 mg ao dia em mulheres com antecedente de filho portador de DFTN demonstrou redução do risco de recorrência em torno de 70%. Isso reforça a importância da suplementação periconcepcional com ácido fólico nos três meses que antecedem a concepção e no primeiro trimestre da gravidez, na prevenção da ocorrência e recorrência dos DFTN.

Saliente-se que, entre as mulheres de baixo risco para DFTN, a dose de ácido fólico recomendada é de pelo menos 400 μg ao dia. Para mulheres com alto risco para DFTN (gestação anterior com DTN; portadoras de diabetes melito; mulheres em uso de medicações que interferem no metabolismo do ácido fólico, por exemplo, anticonvulsivantes; obesidade; alcoolismo), a dose do ácido fólico deve ser de 4 mg ao dia. A suplementação de ácido fólico com outras vitaminas, como B12, B6, A e C, além de zinco, é preferível devido à interação metabólica existente entre esses cofatores.

Quanto à utilização de folatos em usuárias de contraceptivos hormonais orais, recomenda-se aguardar três meses após a interrupção do uso do método até a concepção, período em que se deve fazer uso de pelo menos 400 μg diários de ácido fólico, restabelecendo-se, assim, das alterações metabólicas proporcionadas por contraceptivos, caracterizadas principalmente pela redução da absorção intestinal, aumento do metabolismo e menor armazenamento hepático de folatos. Alguns autores têm advogado o uso conjunto dos anticoncepcionais orais com ácido fólico.

A dieta isoladamente não é suficiente para diminuir a incidência dos defeitos abertos do tubo neural. Programas de fortificação de grãos e farináceos têm sido adotados como ação preventiva em saúde pública. Desde 2004, a Anvisa tornou obrigatória a fortificação das farinhas de trigo e milho com ácido fólico (0,15 mg de ácido fólico para cada 100 g de farinha). No entanto, a redução da incidência dos DTNs apenas com fortificação alimentar com ácido fólico está em torno de 25%, longe dos 70% observados com a suplementação vitamínica. Por isso, além da dieta rica em ácido fólico e da fortificação alimentar, é necessária a suplementação vitamínica de ácido fólico.

> **ATENÇÃO!**
>
> Como a maioria das gestações não é planejada, é importante que toda mulher em idade reprodutiva seja orientada para uma dieta saudável, com alimentos ricos em ácido fólico (vegetais verdes, legumes, feijão, frutas cítricas, espinafre, brócolis, fígado).

TRATAMENTO DO POLIDRÂMNIO

Como tratamento alternativo à amniorredução preconizada nos casos de polidrâmnio associado a desconforto respiratório, desconforto materno e trabalho de parto prematuro, tem-se utilizado a indometacina, inibidor da ciclo-oxigenase que inibe a síntese de prostaglandinas. A indometacina consegue alterar o fluxo urinário fetal com redução do volume do líquido amniótico por meio da redução da produção de urina pelo concepto.

A indicação para o uso da indometacina deve ser restrita aos casos de polidrâmnio entre 21 e 28 semanas de gestação, na dose de 25 mg a cada 6 horas. O principal cuidado durante o seu uso é a possibilidade do fechamento do canal arterial, especialmente após a 28ª semana gestacional. Controle adequado deve ser adotado por meio do seguimento ultrassonográfico com dopplervelocimetria e ecocardiograma fetal, monitorizando-se a vitalidade fetal e sinais de constrição do canal arterial.

INDUÇÃO DA MATURIDADE PULMONAR FETAL

O emprego de corticosteroides em gestantes com alto risco de parto antes da 34ª semana está associado com redução significativa das repercussões da prematuridade e melhora dos resultados perinatais. Foram observadas: diminuição da síndrome do desconforto respiratório do recém-nascido (SDR) em 44%; diminuição das hemorragias intraventriculares (HIV) em 46%; e diminuição da mortalidade neonatal em 31%. Como efeitos benéficos, também foram relatados redução de casos de enterocolite necrosante (ECN), menor necessidade de suporte ventilatório, internação em unidades de terapia intensiva (UTIs) e infecção sistêmica nas primeiras 48 horas de vida. Dada a importância dessa medicação, três grandes instituições elaboraram recomendações e protocolos para seu uso seguro durante a gestação: 1. The National Institutes of Health (NIH), que publicou o Consensus Development Conference Statement[1] em 1994, concluindo a eficácia do tratamento anteparto com glicocorticosteroides em recém-nascidos com IG entre 24 e 34 semanas; 2. The American College of Obstetricians and Gynecologists' Committee on Obstetric Practice (ACOG),[2] que, em maio de 2002, manteve as conclusões do NIH Consensus Conference; 3. The Royal College of Obstetricians and Gynecologists (RCOG),[3] que publicou um protocolo em outubro de 2010 reafirmando a indicação e a segurança dos corticosteroides.

A administração de corticosteroide antenatal deve ser indicada em todas as mulheres com alto risco de parto pré-termo entre 24 e 34 semanas de gestação. Mesmo sem dados consistentes sobre o seu uso entre 23 e 24 semanas de gestação, existe nesse período diminuição da taxa de óbitos neonatais quando os corticosteroides são empregados no anteparto, principalmente em casos de gestação única e em crianças do sexo feminino. Entretanto, não foram observadas reduções na taxa de ECN e HIC nessa faixa de IG. Foram contempladas reduções na gravidade da SDR, sem diminuição das taxas de ocorrência. O emprego de corticosteroides entre a 23ª e a 24ª semana deve ser ponderado junto ao casal e aos serviços de neonatologia e obstetrícia, pesando os riscos da prematuridade extrema.

Os corticosteroides podem ser administrados em casos de rotura prematura de membranas sem sinais de corioamnionite até a 32ª semana. Há evidências de diminuição de óbito neonatal, SDR, ECN, HIV e tempo de necessidade de ventilação assistida, sem aumento do risco de infecção materna e neonatal.

Podem ser administrados em pacientes com diabetes pré-gestacional e no diabetes melito gestacional, se houver risco de parto prematuro. Entretanto, há a necessidade de controle rigoroso da glicemia materna durante os primeiros cinco dias após a aplicação da primeira dose.

Embora seja controverso o uso de corticosteroides em gestações múltiplas, os dados mostram que a resposta terapêutica é inferior quando comparada à das gestações únicas. Entretanto, é recomendado seu uso em doses semelhantes àquelas empregadas em gestações únicas. Não se deve utilizar corticosteroide em casos de infecção sistêmica, tuberculose e corioamnionite com manifestações clínicas evidentes.

O efeito dos corticosteroides ocorre 24 horas após sua administração com duração de sete dias, sendo utilizados tocolíticos para postergar o nascimento em pelo menos 24 horas. É descrita diminuição da mortalidade neonatal mesmo quando o parto ocorreu em menos de 24 horas após a administração da primeira dose.

Dois tipos de corticosteroide são empregados – a betametasona e a dexametasona. Essas medicações têm resultado glicocorticosteroide com mínimo efeito mineralocorticosteroide. A única diferença estrutural é a posição isomérica do grupo metil na posição 16. São preconizadas as seguintes doses: betametasona (12 mg IM seguida de uma segunda dose de 12 mg com intervalo de 24 horas); e dexametasona (6 mg, via IM, a cada 12 horas por 2 dias – 4 doses no total).

Não há evidências da superioridade de uma medicação sobre outra. Trabalhos demonstram menores índices de síndrome do desconforto respiratório e leucomalácia periventricular com uso da betametasona. Há maior associação de leucomalácia periventricular com o uso da dexametasona em recém-nascidos, em virtude, talvez, do uso de sulfitos como preservativos da medicação. Contudo, foi descrito maior efeito protetor da dexametasona para prevenção de hemorragia intraventricular grave. Na prática clínica, ambas as medicações são aceitáveis.

A repetição de ciclos terapêuticos de corticosteroides para redução dos agravos da prematuridade é muito discutida e controversa em virtude dos riscos potenciais de efeitos colaterais maternos e fetais. Embora sejam descritos diminuição da síndrome de desconforto respiratório, menor necessidade de surfactante e menores complicações pulmonares em crianças cujas mães receberam múltiplas doses de corticosteroides, a decisão por sua repetição deve ser bem avaliada e restrita a no máximo duas vezes.

ATENÇÃO!

É importante a avaliação do quadro clínico e obstétrico para a administração do corticosteroide. Doses repetidas podem levar à imunossupressão, à retenção hídrica e a quadros de insuficiência suprarrenal materna.

USO DO SULFATO DE MAGNÉSIO NA PREVENÇÃO DA PARALISIA CEREBRAL

O índice de partos prematuros tem aumentado nas últimas décadas e, com isso, a elevação das sequelas neurológicas. Crianças nascidas com menos de 34 semanas contribuem com 25% dos casos de paralisia cerebral. Sobreviventes nascidos com menos de 28 semanas apresentam risco 70 vezes maior para desenvolvimento de paralisia cerebral em relação aos nascidos a termo. Esse risco aumenta em 40 vezes quando o parto ocorre entre 28 e 32 semanas.

Estudos observacionais mostraram associação entre o uso de sulfato de magnésio para a inibição de trabalho de parto pré-termo e casos de pré-eclâmpsia grave e a diminuição do risco de paralisia cerebral. Os mecanismos moleculares do sulfato na prevenção da paralisia cerebral não foram ainda elucidados. Há lesões na substância branca periventricular resultante da vulnerabilidade dos preoligodendrócitos antes da 32ª semana. Essas lesões ocorrem em virtude do estresse oxidativo e da citotoxicidade induzidos pela excessiva estimulação de receptores de glutamatos localizados nos preoligodendrócitos. Acredita-se que o sulfato de magnésio atue como antagonista desses receptores, atenuando os efeitos sobre os oligodendrócitos. Da mesma forma, diminui a ação dos radicais de oxigênio e a atividade de aminoácidos sobre os oligodendrócitos.

Estudos randomizados e revisões sistemáticas mostraram que o sulfato de magnésio diminui significativamente os casos de paralisia cerebral em relação aos grupos placebo antes de 34 semanas, bem como as disfunções motoras grosseiras em crianças cujas mães receberam o medicamento anteparto *versus* aquelas que não receberam.

O sulfato de magnésio pode ser empregado em gestante com alto risco de parto prematuro antes da 32ª semana e a partir de 24 semanas (viabilidade fetal). Pode ser utilizado em casos de rotura prematura de membranas, trabalho de parto pré-termo em uso de uterolíticos e pré-eclâmpsia grave com eminência de parto devido ao estado materno.

Recomenda-se o seguinte esquema terapêutico: dose de ataque com utilização de 4 g de sulfato de magnésio, em bomba de infusão, por 30 minutos, seguida da de manutenção de 1 g por hora, em bomba de infusão, em um período de pelo menos 24 horas. Nas situações emergenciais, utilizar a dose de ataque seguida da de manutenção por pelo menos quatro horas antecedendo o parto.

ATENÇÃO!

O uso de sulfato de magnésio é contraindicado em casos de miastenia grave. A necessidade de repetição do sulfato de magnésio pode ser revisada se o parto não ocorreu nas duas semanas subsequentes à administração da medicação e com idade gestacional inferior a 32 semanas.

ABORDAGEM FETAL EM CASOS DE BÓCIO

Hipotiroidismo

O hipotiroidismo congênito ocorre em um caso para cada 4.000-5.000 nascidos-vivos. A disgenesia da tiroide é a causa mais frequente de hipotiroidismo permanente e é responsável por cerca de 80-90% dos casos de bócio fetal. Outra causa de hipotiroidismo é a atireose, ou ausência de tecido tiroidiano. Uma outra causa de bócio fetal é o uso de medicações antitiroidianas, como o propiltiouracil e o carbimazol em casos de doença de Graves. Outras medicações que podem levar ao bócio são a amiodarona e o lítio. Em decorrência do bócio, pode ocorrer a hipertensão do pescoço fetal, compressão esofagiana com formação de polidrâmnio e dificuldades respiratórias. O hipotiroidismo também está associado à restrição de crescimento fetal, diminuição da maturação esquelética, hipotonia, problemas de deglutição, constipação, língua alargada e abertura da fontanela posterior.

Hipertiroidismo

O bócio tirotóxico é decorrente de distúrbios autoimunes maternos, principalmente devido à doença de Graves. Cerca de 1,5 a 12 % das crianças cujas mães apresentam doença de Graves apresentam tirotoxicose neonatal. As imunoglobulinas maternas (IgG) atravessam a barreira placentária e estimulam os receptores da tiroide fetal, mesmo em mães com controle adequado de hormônios tiroidianos. O hipertiroidismo fetal pode levar à taquicardia, à hidropsia secundária a à falência cardíaca, à hiperatividade e à craniossinostose.

Abordagem fetal em casos de bócio

A tradução anatômica identificável pela ultrassonografia (US) de uma disfunção tiroidiana é o bócio. Uma vez identificado, é importante a anamnese para identificar a etiologia de origem materna. A cordocentese pode ser oferecida ao casal para dosagem de tirotrofina (TSH) e tiroxina (T_4) e caracterização da função da tiroide fetal. Altos níveis de TSH e baixos níveis de T_4 são encontrados em casos de hipotiroidismo; em casos de hipertiroidismo são encontrados níveis hormonais opostos àqueles citados.

Pacientes com antecedente de doença de Graves em eutiroidismo após uso de iodo radioativo podem apresentar fetos com bócio devido à passagem de imunoglobulinas antitiroidianas. Em casos onde, após cordocentese, encontramos estado de tirotoxicose fetal, pode-se administrar medicações antitiroidianas para controle da atividade da tiroide fetal. Em outra simulação, podemos encontrar um feto com bócio cuja mãe apresenta com Graves em uso medicações antiroidianas. A amostra sanguínea é importante para diferenciar a etiologia do bócio: uso de medicações antitiroidianas ou presença de Igs contra a tiroide fetal. Nivel elevado de TSH indica hipotiroidismo induzido pela medicação e, nesse caso, pode-se indicar redução da medicação antenatal; na situação oposta (diminuição de TSH), indica-se o seu aumento.

Em casos de hipotiroidismo com importante bócio, pode-se realizar a injeção intra-amniotica de levotireoxina na dose de 10 µg/ kg de peso fetal, com intervalo de 7 a 10 dias. É necessário o acompanhamento semanal para verificar a diminuição do bócio ou a dosagem de TSH do sangue fetal para reajuste da dose.

HIPERPLASIA SUPRARRENAL CONGÊNITA

A hiperplasia suprarrenal congênita (HSC) representa caráter autossômico recessivo e acomete 1/14.000 nascidos-vivos. A deficiência da 21-hidroxilase causada pela mutação no gene 1-hidroxilase (CYP21A2) é a causa mais frequente dessa doença, correspondendo a 90 a 95% de todos os casos. Há, atualmente, cerca de 170 mutações descritas do CYP21A2. Três formas diferentes de HSC são relatadas, mas existe sobreposição de manifestações clínicas entre elas: forma perdedora de sal (mais grave); simples virilização; ou forma completa.

Na forma perdedora de sal, há deficiência de mineralocoticoide (aldosterona) e glicocorticosteroide (cortisol). Crianças do sexo feminino podem apresentar virilização da genitália externa, que pode ser confirmada pelo exame físico sem caracterização de testículos à palpação. Felizmente, o achado clínico em sala de parto é fundamental para o tratamento da criança, pois a hiponatremia e a hipercalemia ocorrem duas semanas após o nascimento. Em crianças do sexo masculino, não há sinais clínicos ao exame, e o diagnóstico é feito tardiamente a partir de perda de peso, desidratação, distúrbios da alimentação, hiponatremia e hipercalemia.

Na forma de virilização simples, não há hiponatremia ou hipercalemia e pode se manifestar com aumento de clitóris ou sem alterações na genitália e, na adolescência, com irregularidades menstruais, infertilidade e hirsutismo. A forma clássica demonstra alterações importantes de genitália sem perda de sal. Até a sexta e sétima semanas após a concepção, embriões do sexo masculino e feminino não apresentam genitália distinta. A partir dessa IG, os testículos começam a produzir a testosterona que atua na modulação da genitália externa. Em embriões do sexo feminino, os androgênios produzidos pela suprarrenal fetal podem promover efeito similar e o grau de virilização dependerá do tipo de mutação do CYP21A2.

Como os androgênios começam a virilizar a genitália após a 6ª a 7ª semana de concepção, o tratamento deve começar logo após o diagnóstico da gestação. Em casais com antecedente de um filho portador de HSC, recomenda-se a utilização da dexametasona na dose 20 µg/kg de peso materno por dia. Para os fetos do sexo feminino, a terapêutica deve ser mantida até o término da gestação. Após a caracterização do sexo masculino, a medicação é suspensa. Com os recentes avanços da biologia molecular, é possível a determinação do sexo fetal por meio da PCR de DNA-cromossomo Y na 9ª semana de gestação. Pela realização da biópsia do vilo corial, a caracterização é possível entre 11 e 14 semanas; com a utilização do FISH (*fluorescent immuno hybridization*) em 24 a 48 horas após a punção; e, pela US, a partir da 16ª semana. A corticoterapia permite a prevenção ou a redução da virilização em aproximadamente 75% dos fetos de sexo feminino. A avaliação das mutações do CYP21A2 do casal é útil no diagnóstico genético do feto, que pode ser associado à avaliação das mesmas mutações com material obtido por biópsia do vilo corial ou amniocentese.

DIAGNÓSTICO E TRATAMENTO

> **ATENÇÃO!**
>
> É importante o uso precoce da dexametasona para evitar a virilização da genitália feminina. Em razão de seu uso prolongado, é fundamental a vigilância materna quanto aos efeitos secundários dos corticosteroides e que sejam ressaltadas, ao casal, as contraindicações ao seu uso.

ARRITMIAS FETAIS

O diagnóstico e o tratamento de alterações do ritmo cardíaco fetal representam um grande avanço da medicina fetal. A suspeita de arritmia fetal ocorre quando, na ausculta do batimento cardíaco fetal ou durante a realização de US obstétrica, detecta-se ritmo cardíaco irregular ou frequência cardíaca acima de 180 bpm ou abaixo de 100 bpm. A análise dos distúrbios do ritmo cardíaco é realizada principalmente pelo modo M. O registro simultâneo da contração atrial e ventricular, com análise da sequência e frequência da contração de cada cavidade, permite o diagnóstico e a classificação das arritmias. O estudo pela técnica de Doppler também possibilita a análise da sequência atrioventricular. Por essa técnica, o fluxo registrado com a amostra de volume posicionada nas valvas atrioventriculares indica a contração atrial, e o fluxo registrado na via de saída ventricular ou nas artérias aorta e pulmonar representa a contração ventricular.

A maioria das arritmias fetais é benigna (p. ex: as extrassístoles supraventriculares ou ventriculares), não necessita de tratamento específico e raramente evolui para taquicardia supraventricular (TSV). Os distúrbios graves do ritmo cardíaco fetal, que podem evoluir para descompensação cardíaca e demandam atitude terapêutica ativa, são as taquiarritmias – as mais frequentes são a taquicardia atrial paroxística e *flutter* atrial; e as bradiarritmias, como o bloqueio atrioventricular (BAV) total. A presença de cardiopatia estrutural deve ser descartada, estando presente em 1 a 5% dos fetos portadores de taquiarritmias e em 30 a 50% associado ao BAV total (BAVT).

> **ATENÇÃO!**
>
> Sinais de insuficiência cardíaca e hidropisia, pesquisados durante a avaliação ecocardiográfica, são muito importantes na definição da conduta terapêutica e como fator prognóstico. A presença desses sinais, na presença de gestações acima de 34 semanas ou na presença de maturidade pulmonar fetal comprovada pela amniocentese, sugere a antecipação do parto.

O tratamento fetal e a monitoração materna exigem o trabalho em conjunto do cardiologista fetal e pediátrico, do obstetra, do especialista em medicina fetal e, eventualmente, do cardiologista de adulto em um ambiente hospitalar que possibilite a realização de procedimentos fetais invasivos, além de dispor de UTI neonatal (UTIN) habituada ao atendimento de recém-nascidos de alto risco.

Taquiarritmias

Os mecanismos eletrofisiológicos responsáveis pelo aparecimento das taquiarritmias são a reentrada, o foco automático e o movimento circular intra-atrial. A mais frequente é a taquicardia atrial paroxística, pelo mecanismo de reentrada geralmente na presença de feixe anômalo que desencadeia a pré-excitação ventricular. Essa taquicardia é caracterizada por uma relação entre a contração atrial e ventricular de 1:1, com frequência cardíaca entre 240 e 260 bpm, podendo-se muitas vezes observar seu início e término abruptos.

O *flutter* atrial é a segunda taquicardia em frequência, cujo mecanismo subjacente é um movimento circular no interior dos átrios levando a uma frequência atrial entre 300 e 500 bpm. A condução atrioventricular sofre bloqueios variáveis, mais frequentemente com relação atrioventricular de 2:1, levando a ritmo cardíaco em geral irregular e com frequência cardíaca que varia do limite superior da normalidade a 300 bpm.

Muito rara, a taquicardia ventricular é diagnosticada quando a frequência ventricular excede a atrial na existência de dissociação atrioventricular. A taquicardia sinusal secundária a outros fatores fetais, como sofrimento fetal, infecção fetal, hipertiroidismo e uso de fármacos simpaticomiméticos, é caracterizada por frequência cardíaca ao redor de 180 bpm, com variabilidade de batimento a batimento, contrastando com a taquicardia atrial paroxística.

Geralmente, as taquiarritmias são mal toleradas, evoluindo com insuficiência cardíaca e hidropisia. A taquicardia atrial paroxística tem boa evolução se diagnosticada e tratada precocemente, com boa resposta à terapêutica medicamentosa, diferente do *flutter* atrial, comumente de tratamento mais difícil. São considerados fatores de risco a frequência ventricular alta, o ritmo cardíaco persistente (prevalecendo ritmo sinusal em mais de 50% do tempo de observação do ritmo cardíaco fetal), o início em idade gestacional precoce e os sinais de insuficiência cardíaca. O fator prognóstico mais importante é a presença ou ausência de hidropisia, já que a mortalidade dos fetos hidrópicos varia de 13 a 35% comparada dos não hidrópicos (0 a 4%). Dessa forma, as medidas terapêuticas são consideradas separadamente nesses dois grupos.

Existem quatro alternativas diante de feto com taquiarritmia. Em alguns casos, a observação pode ser a melhor alternativa, principalmente se o feto está próximo ao termo, sem evidências de insuficiência cardíaca, e se a taquicardia é intermitente em curtos períodos. A indução do parto é a opção mais razoável em fetos a termo, evitando-se, dessa forma, o uso de medicamentos antiarrítmicos e seus possíveis efeitos tóxicos para a gestante. Fetos portadores de taquicardia atrial paroxística ou *flutter* atrial não hidrópicos, com idade gestacional precoce e ritmo taquicárdico sustentado ou intermitente, devem ser considerados para o tratamento intrauterino em virtude do risco de desenvolverem hidropisia, que ocorre mesmo nas formas intermitentes. O medicamento de primeira escolha é a digoxina oral materna em doses altas, iniciando-se com 0,25 mg a cada 8 horas (até 1 mg/dia). Após o controle da taquicardia, a dose é ajustada visando a manter o nível de digoxina sérica materna em torno de 2,5 ng/mL, com amostra coletada pelo menos uma semana após o início do tratamento (seis horas após a última dose de digoxina). A reversão da taquicardia com a utilização da monoterapia com digoxina ocorre em mais da metade dos casos das taquicardias atriais paroxísticas, e o *flutter* atrial é mais refratário ao tratamento. Se a arritmia permanece incontrolável, ou surgem sinais de insuficiência cardíaca, outros medicamentos podem ser associados, como propanolol, amiodarona e sotalol. Ressalta-se que este tratamento deve ser realizado com a paciente internada e com acompanhamento cardiológico.

Nos fetos hidrópicos, a utilização de medicamentos via transplacentária raramente é efetiva, talvez devido à passagem inadequada através da placenta hidrópica. A flecainida tem sido muito estudada para utilização nesses casos refratários, porém apresenta elevados índices de efeitos adversos, incluindo óbito fetal associado ao seu uso em aproximadamente 10% dos casos. A terapia fetal direta está indicada preferencialmente pela cordocentese e sob controle ecocardiográfico fetal. Vias alternativas, como IM, intraperitoneal ou intra-amniótica, podem ser utilizadas. O primeiro medicamento a ser injetado é o digital, que teria a vantagem de ser mantido, para ser administrado à mãe. Como opção, tem-se a adenosina, pela capacidade de reverter a arritmia rapidamente, a meia-vida curta e sem efeitos colaterais significativos, porém, com frequência, seu resultado não é duradouro, podendo ser utilizada também a amiodarona.

O tratamento medicamentoso nos fetos hidrópicos é preferível no lugar da interrupção da gestação, principalmente nos prematuros, pois, após a cardioversão, a hidropisia é resolvida e há melhora importante do prognóstico pós-natal.

Durante o tratamento com medicamentos antiarrítmicos, o potencial dos seus efeitos adversos no feto e na gestante deve ser avaliado de forma constante, principalmente quando se combinam fármacos. A gestante deve realizar avaliação cardiológica e eletrocardiograma previamente ao início da terapia e controles periódicos subsequentes. O tratamento deve ser iniciado em ambiente hospitalar, com internação da gestante até atingir o ajuste da terapêutica.

Bradiarritmias

A bradicardia sinusal, com episódios de curta duração, é considerada normal nos fetos com idade gestacional em torno de 20 semanas. No entanto, a sinusal prolongada pode ser sinal de sofrimento fetal, quando se estabelece o diferencial com os bloqueios atrioventriculares, já que estes não constituem urgências obstétricas. Ocasionalmente, a bradicardia se origina de contrações atriais prematuras (extrassístoles) acopladas e não conduzidas. Este tipo de arritmia é autolimitada e não requer tratamento. No modo M, a bradicardia sinusal é identificada pela sequência atrioventricular 1:1, com frequência cardíaca menor de 100 bpm, em contraste com o BAVT, no qual se observa dissociação completa entre a contração atrial e a ventricular. No BAVT, a frequência atrial está situada em torno de 140 bpm e a ventricular entre 45 e 80 bpm.

O BAVT ocorre geralmente em duas situações: associado à malformação cardíaca; ou decorrente de doença do tecido conectivo materno. As cardiopatias mais comumente associadas são os defeitos do septo atrioventricular com isomerismo esquerdo e a transposição corrigida das grandes artérias. A bradicardia é mais precocemente observada (11 a 12 semanas) quando comparada ao BAVT secundário e a doenças do tecido conectivo (depois da 18ª semana). O BAVT, quando associado a cardiopatias complexas, em geral cursa com insuficiência cardíaca e hidropisia e, frequentemente, com óbito fetal ou no período neonatal imediato.

As doenças do tecido conectivo materno, como o lúpus eritematoso sistêmico (LES), a esclerodermia ou a síndrome de Sjögren, podem estar clinicamente evidentes ou na forma subclínica. Os anticorpos anti-SSA presentes na circulação materna atravessam a barreira placentária e lesam o tecido do sistema de condução do coração fetal, quando podem ocorrer também alterações degenerativas valvares e miocardite.

Na ausência de cardiopatia associada ao BAVT, a investigação de doença materna do tecido conectivo é recomendada, com a dosagem de anticorpos anti-Ro e anti-La. Na presença de miocardite fetal associada ao BAVT, o diagnóstico de infecção materna, principalmente por citomegalo-vírus (CMV), deve ser descartado.

O prognóstico dos fetos portadores de BAVT sem cardiopatia está principalmente relacionado à frequência ventricular e à presença de deterioração cardíaca. A avaliação ecocardiográfica é realizada em intervalos de duas semanas para análise da frequência atrial e ventricular e dos índices de função cardíaca. Se existirem evidências de deterioração da função cardíaca ou hidropisia, a administração de dexametasona (4 a 9 mg/dia) na mãe se dá no intuito de obter ação imunossupressora e anti-inflamatória sob o tecido de condução e miocárdio fetal e resolução da hidropisia. O uso de corticosteroide foi relatado em gestantes com diagnóstico de doença do tecido conectivo cujo feto apresenta bloqueio incompleto (2:1) visando a não progressão para o BAVT. Os efeitos adversos da terapia com corticosteroides incluem o oligoâmnio e o risco aumentado de doenças infecciosas, com necessidade de observação constante.

A frequência cardíaca geralmente se mantém constante durante a gestação. A insuficiência cardíaca está mais relacionada a frequências ventriculares abaixo de 55 bpm. Nesses casos, utilizam-se medicamentos beta-adrenérgicos, como a terbutalina na dose de 10 a 40 μg/minuto IV seguida de manutenção de 2,5 a 5 mg a cada 4/6 horas. A frequência ventricular pode aumentar até mais de 15 bpm, fator suficiente, às vezes, para que haja melhora do débito cardíaco (DC) até a proximidade do termo, porém o efeito, não raramente, é transitório. Fetos hidrópicos com disfunção miocárdica às vezes são tratados com digoxina e furosemida diretamente administrados por cordocentese como alternativa terapêutica.

A interrupção da gestação com tratamento pós-natal agressivo está indicada quando a perda fetal é iminente. Nos fetos hemodinamicamente estáveis, opta-se pela realização de cesariana com 36 a 37 semanas. Deve haver assistência neonatal e cardiológica especializada desde a sala de parto, pois muitos desses recém-nascidos necessitam de suporte cardíaco e respiratório, incluindo o uso de isoprenalina e/ou implante de marca-passo para aumentar a frequência cardíaca. O implante de marca-passo intrauterino, embora tecnicamente possível e descrito em relatos de fetos com bradicardia grave e insuficiência cardíaca, ainda não obteve resultados satisfatórios e permanece em estudo.

■ CIRURGIA FETAL

Em diversas anomalias fetais, observa-se que o melhor prognóstico fetal é obtido com o tratamento pós-natal, como a onfalocele. Entretanto, em algumas circunstâncias, a falta da correção da anomalia durante a vida intrauterina pode determinar graves consequências ao organismo fetal, colocando, por vezes, a sua vida em risco. Nesse contexto, surge o conceito da terapêutica cirúrgica fetal.

A abordagem cirúrgica fetal representa uma grande conquista de pesquisadores inovadores e persistentes que utilizaram, no início, animais como modelos experimentais durante vários anos para, finalmente, utilizarem seus conhecimentos técnicos em seres humanos. Dessa forma, confere-se ao feto a condição de paciente, passível de cirurgias intrauterinas.

O passo mais importante que precede a indicação da cirurgia fetal é a seleção dos fetos que serão submetidos ao procedimento. Nessas circunstâncias, é de grande importância questionar os riscos da anomalia e os eventuais benefícios que a cirurgia trará em termos qualitativos para a saúde fetal. A intervenção cirúrgica fetal é indicada para as anomalias fetais com alto risco de morbidade e mortalidade perinatal, visto que a abordagem cirúrgica intrauterina implica manipulação direta do útero, do feto e dos anexos, aumentando o risco de intercorrências, como rotura prematura de membranas, trabalho de parto prematuro, infecção materno-fetal (corioamnionite), complicações anestésicas e pós-operatórias.

Para a seleção desses pacientes, são necessários: estabelecimento do diagnóstico preciso da anomalia fetal, em geral com base nos dados da US morfológica, complementado ou não por RM fetal; que sejam produto de gestação única, exceto nos casos de síndrome de transfusão feto-fetal; a IG ser inferior a 32 semanas; e ausência de outras malformações associadas com piora do comprometimento fetal ao longo da gravidez. Além disso, a gestante deve ser esclarecida sobre os riscos e benefícios do procedimento e fornecer autorização por escrito para a sua realização.

ATENÇÃO!

É importante a avaliação das condições maternas, uma vez que os procedimentos em cirurgia fetal são invasivos e necessitam que a paciente esteja saudável, para evitar agravos durante e após as ações médicas. Devem ser afastadas infecções maternas, como as hepatites B e C e o HIV, pelo risco de transmissão vertical.

A terapia cirúrgica fetal requer o trabalho de uma equipe multidisciplinar (obstetra, médico fetal, anestesista, neonatologista, enfermeiro, fisioterapeuta, psicólogo, nutricionista, entre outros), com as funções bem delimitadas, desde o recebimento do casal até o parto e seguimento pós-natal, e interação entre os profissionais em todos os momentos do tratamento.

Os procedimentos cirúrgicos fetais podem ser realizados de três maneiras: correção "a céu aberto", por meio de histerotomia; endoscópico ou via percutânea; e por inserções de trocateres ou agulhas, guiados por US.

1 | Drenagens fetais.
2 | Derivações fetais:
- ventriculoamniótica – hidrocefalia progressiva;
- vesicoamniótica – uropatia obstrutiva baixa;
- toracoamniótica – derrames pleurais e tumores císticos do tórax;
- nefroamniótica – obstrução urinária alta bilateral.

3 | Cirurgia fetal "a céu aberto" – em situações como mielomeningocele, tumores torácicos e teratomas sacrococcígeos.
4 | Fetoscopia – em hérnias diafragmáticas, para colocação de balão traqueal; na síndrome de transfusão feto-feto, para coagulação das anastomes vasculares placentárias; nos fetos acárdicos, para ligadura do cordão umbilical.

DRENAGENS FETAIS

Com finalidade diagnóstica ou terapêutica, trata-se de procedimento realizado basicamente para esvaziamento de coleções anômalas (hidrocefalias, encefalocele, hidrotórax, higroma cístico e ascite) ou de vísceras ocas obstruídas.

A pleurocentese é indicada nos casos de hidrotórax que determinam compressões cardíacas, vasculares e pulmonares e, também, no diagnóstico diferencial entre derrame pleural e quilotórax por meio da análise bioquímica e citológica (predomínio de células mononucleares) do aspirado.

A mortalidade perinatal relacionada ao hidrotórax excede 50%. A compressão pulmonar na fase canalicular de desenvolvimento pulmonar (17 a 24 semanas) produz hipoplasia dos pulmões. A drenagem de hidrotórax com agulha calibre 20, quando realizada momentos antes do parto, facilita a ressuscitação neonatal por permitir a expansão pulmonar fetal. Nos casos em que se desejam drenagens por longo período, é necessária a realização de derivação pleuroamniótica, particularmente nos casos associados a polidrâmnio ou hidropisia.

Nos quadros de malformação cística adenomatosa de pulmão (MCAP), as drenagens dos cistos com agulha ou por meio de derivações permitem adequada expansão pulmonar e correção de eventuais desvios do mediastino.

Nas ascites isoladas, a paracentese fetal permite a aspiração do conteúdo ascítico para o diagnóstico etiológico por meio de análises bioquímicas (amilase, transaminases, fosfatase alcalina, proteínas), citológicas e de biologia molecular. Na peritonite meconial, o quadro clínico é de ascite, em geral isolada, determinada pelo extravasamento de enzimas digestivas do lúmen intestinal para a cavidade peritoneal por meio de microperfurações da parede intestinal. Nesses casos, o quadro que se desenvolve é de peritonite química. O diagnóstico é estabelecido com base na US (ascite, edema de alças intestinais e calcificações), na análise do líquido ascítico (amilase, transaminase) e no encontro de elementos do mecônio (grumos e lanugens). O tratamento por meio de paracenteses de repetição associado à corticoterapia materna pode representar uma alternativa terapêutica nos casos de peritonite meconial.

A drenagem de urina fetal por punção aspirativa da bexiga possibilita a análise qualitativa da urina fetal por meio da determinação da osmolaridade; sódio; cloro, cálcio e β_2-microglobulina. Esse tipo de análise visa fundamentalmente a avaliar a função renal fetal (túbulos contorcidos e alça de Henle), com comprometimento diante dos seguintes parâmetros urinários: sódio > 100 mEq/L; cloro > 90 mEq/L; osmolaridade > 210 mOsmol/L; cálcio > 8 mg/dL; β_2-microglobulina > 6 mg/L.

DERIVAÇÕES FETAIS

O aumento de pressão causado pelo acúmulo exagerado de líquido pode danificar órgãos ou tecidos adjacentes, determinando desenvolvimento anormal. As derivações fetais representam formas de terapia não definitivas que têm como objetivo comum a descompressão do órgão acometido para evitar maiores danos ao feto. Representam uma abordagem temporária, com a correção definitiva postergada para o pós-parto. As derivações antenatais têm sido utilizadas para descomprimir hidronefrose, hidrocefalia, hidrotórax e ascite.

São critérios para a realização das derivações fetais: gestação única; IG entre 18 e 32 semanas; ausência de outras malformações fetais graves; ausência de anomalias cromossômica associada; ausência de infecções maternas que possam acometer o feto: hepatite B, hepatite C e HIV.

Para as derivações fetais, é utilizado um sistema constituído por trocater, introdutor e cateter de derivação double-pig-tail. Utilizamos o sistema da Handle Cook®, cujo trocater tem diâmetro de 3 mm, com mandril de ponta cortante. O cateter de derivação é constituído por material maleável e apresenta forma espiral em suas extremidades, com poros laterais ao longo de seu corpo. Esse cateter é retificado por fio-guia que também acolhe um introdutor, responsável pela colocação do primeiro na estrutura fetal. Todo o procedimento é realizado em ambiente cirúrgico e continuamente guiado por ultrassom.

As principais complicações das derivações fetais são: rotura prematura de membranas; trabalho de parto prematuro; hemorragia fetal; infecção (corioamnionite); deslocamento; e obstrução do cateter e óbito fetal.

DERIVAÇÃO URINÁRIA

As uropatias obstrutivas baixas, por determinarem danos ao sistema urinário fetal, resultam em oligoâmnio, complicando o desenvolvimento pulmonar. A derivação da urina "a montante" do local de obstrução para a cavidade amniótica pode, do ponto de vista teórico, prevenir tanto a insuficiência renal como a hipoplasia pulmonar do feto.

O prognóstico dos fetos portadores de uropatias obstrutivas depende do nível, da gravidade e da duração da obstrução. Os casos mais graves evoluem para displasia cística dos rins, oligoâmnio, insuficiência renal, hipoplasia pulmonar e óbito neonatal. Nas obstruções unilaterais e nos casos de obstruções bilaterais com função renal preservada e com quantidade normal de líquido amniótico, o prognóstico é bom, necessitando apenas de tratamento cirúrgico para descompressão da via urinária, em geral após o nascimento.

O procedimento de derivação é realizado por meio da orientação contínua ultrassonográfica, via transabdominal, introduzindo-se cateter vesicoamniótico com o auxílio de um trocater. Requisitos para o procedimento devem ser a manutenção da função renal, pela análise bioquímica da urina fetal, e da ecogenicidade do parênquima renal, e o estudo cromossômico normal do feto.

DERIVAÇÃO VENTRICULOAMNIÓTICA

A maioria dos recém-nascidos portadores de hidrocefalia grave evolui para óbito ou tem sequelas, como retardo motor ou mental. Os casos moderados, porém progressivos, tratados no período neonatal, podem apresentar prognóstico favorável, fato que induziu o pensamento lógico de que a derivação intrauterina desses casos poderia prevenir danos cerebrais e permitir o desenvolvimento normal do cérebro.

As derivações ventriculoamnióticas estariam indicadas apenas nos casos em que o mecanismo fisiopatológico implicado seria de aumento da pressão intracraniana (PIC) associado à hidrocefalia progressiva. A diferença de gradiente ventriculoamniótico permite o fluxo do líquido cerebrospinal (LCS) no sentido ventrículo-amniótico. Para estas derivações, utilizamos trocater e válvula double pig-tail e acompanhamento ultrassonográfico durante a realização do procedimento, respeitando os demais critérios de inclusão já descritos.

DERIVAÇÃO TORACOAMNIÓTICA

As derivações toracoamnióticas são indicadas em situações de derrames pleurais isolados e em malformações adenomatoides císticas pulmonares tipo 1.

A colocação de *shunts* nessas situações evita as punções intermitentes, permitindo a livre drenagem do líquido pleural para a cavidade amniótica. O momento da colocação do cateter de derivação deve ser considerado após a realização de duas toracocenteses, devido à possibilidade de regressão espontânea do quadro. O acompanhamento ultrassonográfico durante a realização do procedimento respeitará os demais critérios de inclusão descritos.

AMNIOINFUSÃO

Representa procedimento útil na assistência a gestações complicadas por oligoâmnio, tanto em nível diagnóstico como terapêutico. Está associada com melhora da movimentação fetal e da qualidade do exame ultrassonográfico, prevenção das deformidades fetais e da hipoplasia pulmonar decorrentes da diminuição do líquido amniótico.

O volume do líquido amniótico é avaliado por meio de método semiquantitativo, o índice do líquido amniótico (ILA), que consiste na medida dos maiores bolsões nos quatro quadrantes do útero. Os valores obtidos são somados e confrontados com tabelas de normalidade. A amnioinfusão está formalmente indicada diante de valores do ILA abaixo do percentil 5 e gestação pré-termo.

O procedimento é realizado por amniocentese, com todos os cuidados de antissepsia e assepsia. Utiliza-se agulha de calibre 20 G, a qual se conectam equipo e frasco de 500 mL de solução fisiológica (SF) aquecido previamente a 37°C. O volume infundido é o suficiente para retornar o ILA ao percentil 50 para a idade gestacional.

A avaliação da anatomia fetal é facilitada com o aumento do volume de líquido amniótico, permitindo que as partes fetais fiquem afastadas da parede uterina. Em alguns casos, torna-se possível o diagnóstico de anomalias do feto não evidenciadas em exame ultrassonográfico antes do procedimento.

Com a instilação de SF, pode-se diagnosticar a rotura prematura das membranas que se apresentam como oligoâmnio e quando há dúvidas quanto ao seu diagnóstico. Esse tipo de procedimento deve ser reservado apenas aos casos nos quais os métodos convencionais de diagnóstico não foram conclusivos.

A dinâmica do líquido amniótico é avaliada por US seriada. A repetição do procedimento estaria indicada com o retorno do ILA a valores abaixo do percentil 5. Por não necessitar de equipamento e tecnologias sofisticadas, esse procedimento pode ser realizado na maioria das maternidades e representa excelente recurso na assistência a gestações complicadas pelo oligoâmnio.

> **ATENÇÃO!**
>
> As drenagens, as amnioinfusões e as amnior reduções são procedimentos que não corrigem a causa ou etiopatologia das alterações fetais. Servem como medidas temporárias para diminuir as morbidades perinatais e permitir que o caso ocorra perto do termo.

CIRURGIA FETAL "A CÉU ABERTO"

O sucesso das cirurgias fetais a "céu aberto" está diretamente relacionado ao desenvolvimento de equipes de profissionais especializados com domínio da tecnologia e à disponibilidade de infraestrutura de alta complexidade. Ao se cogitar esse tipo de cirurgia fetal, deve-se avaliar os riscos fetais envolvidos, considerando o tipo de anomalia, a sua história natural e as repercussões e riscos que representa para o desenvolvimento pós-natal da criança. Além disso, é preciso considerar se se trata de anomalia cuja história natural é a piora progressiva do bem-estar fetal, com aumento dos riscos de óbito ou sequelas importantes após o nascimento, ou se a sua evolução permite o tratamento após o nascimento com risco menor de complicações.

Os riscos maternos, relacionados ao procedimento e ao uso de medicamentos tocolíticos, não devem ser negligenciados. A equipe cirúrgica precisa ter preparo adequado, utilizando-se das mais modernas técnicas de abertura uterina, no intuito de se evitar sangramentos e rotura das membranas, além de contar com estrutura hospitalar de nível terciário, com os mais diversos recursos, em especial centros de tratamento intensivo, com profissionais capacitados tanto para o atendimento materno quanto para o do recém-nascido.

As principais anomalias com indicação cirúrgica "a céu aberto" são: mielomeningocele; doença cística adenomatoide pulmonar; teratoma sacrococcígeo; e tumores da região cervical.

Cirurgia fetal "a céu aberto" para correção da mielomeningocele

A mielomeningocele é um defeito aberto do tubo neural de caráter não letal que apresenta várias sequelas a curto e longo prazo, acometendo os sistemas neurológico, urinário, intestinal e locomotor e 1:1.000 dos nascidos-vivos, e determinando elevado custo pessoal, familiar e social.

A mielomeningocele apresenta grande morbidade durante o transcorrer da vida dos indivíduos acometidos. As principais complicações são paraplegia, bexiga neurogênica, incontinência e infecções urinárias de repetições, insuficiência renal, incontinência anal, hidrocefalia secundária à herniação do tronco encefálico pelo forame magno (síndrome de Arnold-Chiari tipo II).

Aproximadamente 90% de pacientes com mielomeningocele apresentam malformação de Arnold-Chiari II. A hidrocefalia subsequente é resultante da obstrução ao fluxo do LCS no quarto ventrículo, sendo necessárias derivações ventriculoperitoneais para a descompressão cerebral. A necessidade da derivação ventriculoperitoneal é fator de piora da morbidade, dadas as complicações inerentes a esse procedimento (infecção e necessidade de troca do *shunt*). Além disso, a exposição prolongada das raízes nervosas no líquido amniótico pode estar relacionada à piora do prognóstico motor, urinário e intestinal dos pacientes acometidos. Em vista disso, surgiu o conceito da cirurgia fetal "a céu aberto" para correção da mielomeningocele no intuito de minimizar os efeitos da herniação do tronco encefálico e da exposição prolongada das raízes nervosas no líquido amniótico.

Os critérios de inclusão para a cirurgia fetal "a céu aberto" para correção da mielomeningocele entre 23 e 27 semanas de gravidez incluem: gestação única; nível de lesão entre T1 e S1; evidência de herniação do rombencéfalo; cariótipo normal; IG entre 23 e 26 semanas; e idade materna acima de 18 anos. Os critérios de exclusão para a cirurgia são: anomalias fetais associadas; cifose acentuada; risco de parto prematuro; IMC ≥ 35; placenta prévia; condição médica adversa materna.

Em virtude da grande controvérsia sobre os benefícios e riscos da cirurgia fetal intrauterina para correção da mielomeningocele, criou-se um rígido protocolo nos Estado Unidos, denominado MOMS (management of myelomeningocele study), com definição de dois grupos distintos por randomização, em que 100 pacientes integrariam o grupo da cirurgia fetal e 100 o grupo-controle (tratamento conservador – cirurgia pós-natal). Em março de 2011, foram publicados os resultados desse estudo,[4] evidenciando o real benefício da correção intrauterina da mielomeningocele sobre a conduta conservadora de tratamento pós-natal: houve redução da necessidade de derivação ventriculoperitoneal no período pós-natal (40% grupo da cirurgia fetal e 82% no de controle [p < 0,001]) e melhora motora no grupo da cirurgia fetal (42% andando independente no da cirurgia fetal, e 21% no de controle).

A partir dos resultados promissores do MOMS, este procedimento deixou de ser experimental estando disponível em diversos centros americanos e contando com a recomendação do Colégio Americano de Ginecologia e Obstetrícia (ACOG). Com a expectativa de um número crescente de centros terciários disponibilizarem este tipo de intervenção cirúrgica, ficou claro a necessidade de critérios mínimos para constituição destes centros para garantir os melhores resultados associado a segurança materno e fetal. O tratamento cirúrgico fetal requer o trabalho de uma equipe multidisciplinar (obstetra, especialista em medicina fetal, cirurgiões especializados, como, por exemplo, neurocirurgião pediátrico, geneticista, anestesista, pediatra, enfermeiro, fisioterapeuta, psicólogo, nutricionista, entre outros), onde cada profissional tem sua função, interagindo em todos os momentos do tratamento. Como já frisado, os riscos maternos não devem ser negligenciados e a equipe cirúrgica deve ter preparo adequado, utilizando técnicas eficientes e seguras para abertura e fechamento do útero, incluindo cirurgiões com habilidade para correção de anomalias em fetos com menos de 26 semanas associado à capacidade para manter estáveis as condições hemodinâmicas maternas e fetais durante todo o procedimento. É fundamental dispor de infraestrutura hospitalar de nível terciário de alta complexidade e com recursos para tratamento intensivo materno e do recém-nascido.

No Brasil, a realização desta cirurgia conta com o apoio da Federação Brasileira das Associações de Ginecologia e Obstetrícia (Febrasgo) que, por meio de sua comissão especializada em Medicina Fetal, emitiu a recomendação "intervenção materno-fetal para tratamento intraútero da mielomeningocele" em abril de 2013, sendo estabelecidos os critérios para sua realização: IG entre 19 e 27 semanas e seis dias; idade materna superior ou igual a 18 anos; disrafismo espinhal com nível superior entre T1 e S1 associada a herniação do tronco cerebral; cariótipo fetal normal. A Comissão recomendou que os casos não atendidos nestes critérios fossem avaliados e discutidos em fórum multidisciplinar antes de se proceder à cirurgia.

Com base em nossa experiência inicial no acompanhamento de seis pacientes operadas na Escola Paulista de Medicina/Universidade Federal de São Paulo em 2003 (após treinamento da equipe cirúrgica pelos Professores Joseph Bruner e Noel Tulipan na Vanderbilt University), foi reiniciado o programa de tratamento pré-natal da mielomeningocele logo após a publicação do estudo MOMS. O nosso protocolo segue as mesmas recomendações estabelecidas pelo estudo MOMS, no que se refere aos critérios de seleção de pacientes, protocolo de avaliação pré-operatório e cuidados pós-operatório, excetuando a abertura e fechamento do útero que, em função de impedimento legal em utilizar em nosso país o grampeador uterino por não estar licenciado pela agência governamental Anvisa, nos obrigou a elaborar técnica cirúrgica alternativa para esta finalidade.

A técnica que temos utilizado consiste na abertura da parede abdominal (incisão tipo Joel-Cohen) e remoção do útero da cavidade abdominal, seguido de mapeamento detalhado da localização placentária, identificação das partes fetais e do cordão umbilical por meio de US intraoperatória. É realizada histerotomia longitudinal mediana de aproximadamente cinco cm na parede uterina contralateral à inserção placentária utilizando eletrocautério e pinças vasculares DeBakey e, para evitar hemorragia e lacerações da membrana amniótica, realiza-se sutura contínua com Vycril 0 ao redor de toda abertura uterina envolvendo a membrana amniótica e o miométrio (Figura 108.1A e 108.1B). A região dorsal do feto é posicionada no local da abertura uterina, e o neurocirurgião pediátrico realiza o procedimento corretivo da espinha bífida (Figura 108.1C). O fechamento uterino é realizado em três planos: sutura contínua da membrana amniótica e miométrio com monocryl 4-0; sutura contínua do miométrio com Vicryl 2-0; e sutura em pontos separados do miométrio com Vicryl 0 (Figura 108.1D). A paciente fica internada por um período médio de 5 a 6 dias, utilizando medicamentos para prevenir o trabalho de parto prematuro e para monitorização do bem-estar fetal e quadro clínico materno.

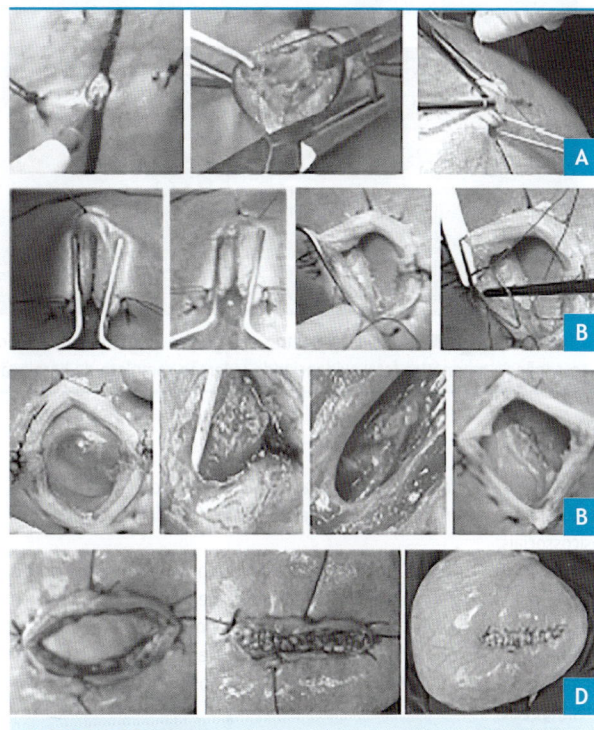

FIGURA 108.1 ■ Nova técnica cirúrgica para cirurgia fetal "a céu aberto" para correção da MMC. (A) Abertura puntiforme da parede uterina até membrana amniótica com eletrocautério e pinças de Allis, com fixação da membrana amniótica em ambos os lados; (B) Posicionamento de duas pinças Debakey e abertura da parede uterina com bisturi. Sutura contínua ao redor da pinça Debakey englobando toda incisão; (C) MMC é reparada; (D) Histerotomia realizada em três planos.

Após a alta hospitalar, é realizado acompanhamento ambulatorial semanal com objetivo de monitorar: crescimento e vitalidade fetal; grau de herniação do tronco cerebral (avaliar reversão do tronco cerebral), medida dos ventrículos laterais do cérebro e cicatriz fetal (Figura 108.2); aspectos dos membros inferiores; características da cicatriz uterina.

A via de parto é a cesárea, momento em que se avaliam as condições da cicatriz uterina realizada para a correção do disrafismo espinhal.

Durante o período de abril de 2011 a março de 2014, realizamos 94 cirurgias após avaliação de 136 pacientes (69,1%) com diagnóstico ultrassonográfico de mielomeningocele. Consideramos como critério para realização do procedimento cirúrgico fetal a gestação única; IG < 26 semanas completas; mielomeningocele com nível superior entre T1-S1; evidência de herniação do tronco cerebral; cariótipo normal e sem outras malformações; IMC < 35; baixo risco para o parto prematuro. Os motivos para não realizarmos a cirurgia nas 42 pacientes decorreram da IG > 27 semanas ; cifose

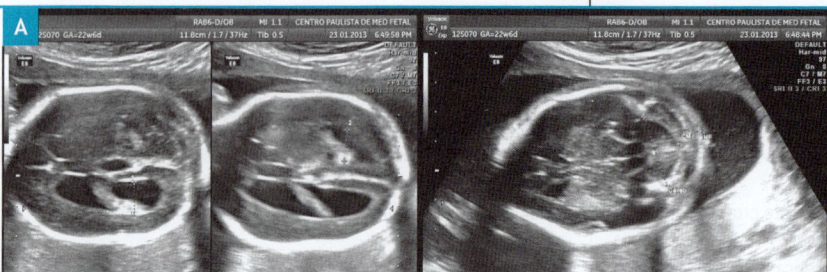
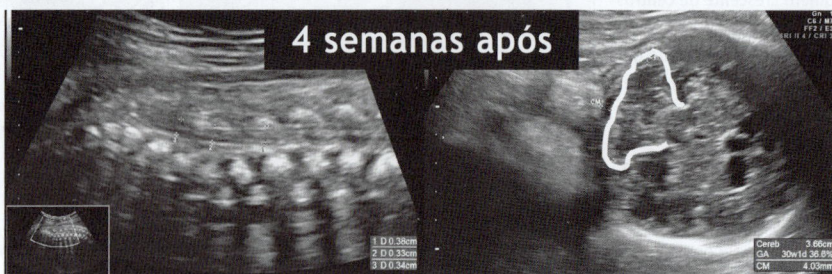
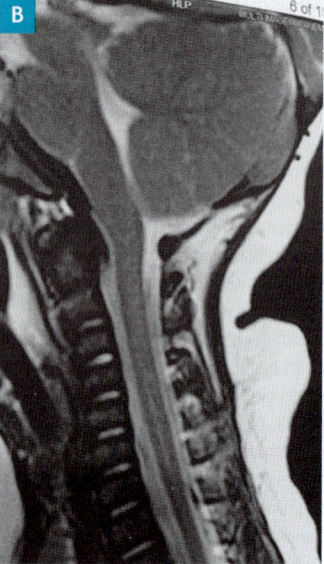

FIGURA 108.2 ■ (A) Avaliação ultrassonográfica do grau de dilatação ventricular, herniação do tronco cerebral e cicatriz fetal; (B) Imagem de ressonância magnética fetal evidenciando reversão completa da herniação do tronco cerebral.

fetal ou outra malformação associada; aumento do risco de parto prematuro; hipertensão arterial, diabetes melito, LES, obesidade, HIV; e questões psicossociais.

Os nossos resultados foram semelhantes aos obtidos no estudo MOMS publicado no New England Journal of Medicina[4] e do Children's Hospital of Philadelphia,[5] os quais são apresentados de maneira comparativa nas Tabelas 108.1 e 108.2, ficando evidente a reprodutibilidade e os benefícios da cirurgia fetal "a céu aberto" em fetos portadores de mielomeningocele.

TABELA 108.1 ■ Comparação entre MOMS, Childrens Hospital of Philadelphia (CHOP) e nosso grupo (EPM/HMSJ) quanto a dados obstétricos e neonatais

	MOMS 78	CHOP 100	EPM/HMSJ 94
IG média ao nascimento	34,1	34,3	33,8
IG < 30 semanas	12,8	9,4	8,8
IG 30-34 semanas	33,3	36,4	37,3
IG > 35 semanas	53,8	54,2	53,9
Peso ao nascimento	2383 ± 688	2415 (501-3636)	2233 (680-3200)
Deiscência da cicatriz fetal	12,8	3,6	3,3
SEM herniação do tronco cerebral	36,0	71,1	62,6
Óbito perinatal	2,6	6,1	3,2

Fonte: Adzick e colaboradores[4] e Moldenhauer e colaboradores.[5]

TABELA 108.2 ■ Comparação entre MOMS, Childrens Hospital of Philadelphia (CHOP) e nosso grupo (EPM/HMSJ) quanto a complicações clínico-obstétricas

	MOMS 78	CHOP 100	EPM/HMSJ 94
Rotura prematura das membranas	46,0	32,3	31,8
Oligoâmnio	20,5	6,3	23,1
Trabalho de parto prematuro	48,7	37,5	22,0
Corioamnionite	2,6	4,0	4,4
DPP	6,4	2,0	1,1
Edema agudo de pulmão	6,4	2,0	4,4
Transfusão de sangue no parto	9,0	3,4	3,3
Deiscência de cicatriz uterina	10,5	8,0	8,9

Fonte: Adzick e colaboradores[4] e Moldenhauer e colaboradores.[5]

De grande importância em nosso país, tendo sido o suporte da sociedade brasileira por meio do movimento de pais de crianças portadoras de mielomeningocele, os quais utilizam as redes sociais, por exemplo, o blog Vencendo a Mielo* auxilia na conscientização da população dos riscos da

*Disponível em: http://vencendoamielo.blogspot.com.br

mielomeningocele e colabora com a divulgação dos métodos de diagnóstico e tratamento pré-natal desta malformação.

A experiência adquirida por nosso grupo na realização 210 cirurgias de mielomeningocele fetal permitiu que pudéssemos utilizar a mesma técnica para o tratamento de outras malformações fetais, como encefalocele occipital (3 casos); malformação adenomatoide cística de pulmão tipo III com hidropisia (1 caso); e atresia de traqueia associada à hidropsia (2 casos), todos com resultados perinatais satisfatórios.

ATENÇÃO!

A principal complicação da cirurgia "a céu aberto" é a prematuridade, em decorrência das contrações uterinas, rotura prematura das membranas e rotura uterina. Esse aspecto obstétrico deve ser ressaltado ao casal durante o aconselhamento sobre os riscos e benefícios da cirurgia.

FETOSCOPIA

A fetoscopia engloba as técnicas de mínima invasão do útero para a abordagem fetal, com menor risco de rotura das membranas e trabalho de parto prematuro. As cirurgias endoscópicas são realizadas geralmente entre 18 e 28 semanas de gestação, mediante o uso de ópticas de 2 a 2,7 mm de diâmetro, com camisa de 2,5 ou 3 mm.

Os procedimentos endoscópicos devem obedecer aos critérios de inclusão já enfatizados, como ausência de infecções como HIV, hepatites B e C e intercorrências maternas.

A modernização dos equipamentos e o desenvolvimento desta nova técnica cirúrgica têm permitido a realização de procedimentos com o mínimo de invasão da cavidade amniótica, além de apresentar menores riscos de trabalho de parto prematuro e rotura das membranas. Exemplos disso são os tratamentos preconizados para a hérnia diafragmática e síndrome de transfusão feto-fetal.

Nos casos de hérnia diafragmática, cada dia mais está sendo proposto e utilizado a oclusão temporária das vias aéreas superiores por balão, que colocado na traqueia fetal por meio de técnica endoscópica impede a saída da secreção pulmonar e leva à expansão dos pulmões. Este procedimento é reservado apenas para as formas graves de hérnia diafragmática, de mau prognóstico e ainda com resultados perinatais modestos.

Na síndrome da transfusão feto-feto, é proposta a fotocoagulação das anastomoses vasculares placentárias pelo laser guiada continuamente através da fetoscopia (técnica de Solomon), sendo atualmente a técnica de escolha para o tratamento deste tipo de intercorrência em gestações gemelares monocoriônicas diamnióticas. Na disciplina de medicina fetal da Unifesp, temos realizado regularmente este procedimento nos casos da síndrome de transfusão feto-feto e em fetos acárdicos.

CONCLUSÃO

As cirurgias fetais representam um grande avanço na terapêutica fetal no intuito de diminuir e, em alguns casos, evitar a mortalidade e morbidade perinatal de algumas malformações congênitas. A prematuridade e o prejuízo do futuro obstétrico materno são as principais questões a serem resolvidas, mas que, com o desenvolvimento de técnicas e tecnologias, poderão ser contornadas, possibilitando a cura ainda durante o período pré-natal.

REVISÃO

- Com a evolução da medicina fetal, inúmeras abordagens terapêuticas estão, atualmente, disponíveis, como prevenção dos DTNs, tratamento do polidrâmnio, indução da maturidade pulmonar, prevenção da paralisia cerebral e correção de distúrbios metabólicos fetais.
- A abordagem cirúrgica fetal é uma resolução bastante considerável na medicina, atribuindo ao feto condição de paciente. A intervenção cirúrgica fetal é indicada para anomalias fetais com alto risco de morbidade e mortalidade perinatal. É importante sempre colocar, ao casal, as contraindicações e complicações materno-fetais desses procedimentos.

REFERÊNCIAS

1. Effect of corticosteroids for fetal maturation on perinatal outcomes. NIH Consensus Statement. 1994;12(2):1-24.
2. Committee on Obstetric Practice. ACOG committee opinion. Exercise during pregnancy and the postpartum period. Number 267, January 2002. American College of Obstetricians and Gynecologists. Int J Gynaecol Obstet. 2002;77(1):79-81.
3. Royal College of Obstetricians and Gynaecologists (RCOG). Antenatal corticosteroids to reduce neonatal morbidity and mortality. London: RCOG; 2010
4. Adzick NS, Thom EA, Spong CY, Brock JW 3rd, Burrows PK, Johnson MP, et al. A randomized trial of prenatal versus postnatal repair of myelomeningocele. N Engl J Med. 2011;364(11):993-1004.
5. Moldenhauer JS, Soni S, Rintoul NE, Spinner SS, Khalek N, Poyer JM, et al. Fetal myelomeningocele repair: the post-MOMS experience at the Children's Hospital of Philadelphia. Fetal Diagn Ther. 2015;37(3):235-40.

LEITURA SUGERIDA

Hisaba WJ, Cavalheiro S, Almodim CG, Borges CP, de Faria TC, Araujo Júnior E, et al. Intrauterine myelomeningocele repair postnatal results and follow-up at 3.5 years of age--initial experience from a single reference service in Brazil. Childs Nerv Syst. 2012;28(3):461-7.

109

ABORTAMENTO

ROSIANE MATTAR

SILVIA DAHER

Síndrome hemorrágica da primeira metade da gestação, o abortamento é definido pela interrupção da gravidez antes de a viabilidade do concepto ser atingida. A OMS estabeleceu como limites para caracterizar o abortamento a perda de conceptos de até 22 semanas completas, 500 g ou 16,5 cm. Em 2009, sugeriu-se, por Comitê da OMS, adotar 20 semanas ou 400 g como limite, mas essa mudança ainda não foi incorporada.

O abortamento espontâneo é clinicamente diagnosticado em 10 a 15% do total de gestações.

Quanto à época, é considerado precoce quando se dá até 12 semanas e tardio com mais de 12 e até 22 semanas. Cerca de 80% dos abortamentos ocorrem nas primeiras doze semanas de gestação.

O abortamento pode ser espontâneo, se devido a causas naturais, e induzido, quando motivado por fatores externos. No Brasil, são consideradas dentro da lei as interrupções de gravidez resultantes de estupro, as que colocam a mãe em risco de vida iminente e já existe jurisprudência para os casos de anencefalia; o abortamento pode ser ilegal quando provocado por motivos não incluídos na Constituição, como causas socioeconômicas ou mesmo malformações fetais. Nos casos de malformações incompatíveis com a vida, pode-se proceder à interrupção caso o casal obtenha autorização judicial.

Há formas especiais de abortamento, como o provocado pelo *Clostridium welchii*, que, devido à patogenicidade do agente, causa quadro de choque com icterícia cianótica e hemoglobinúria e elevado grau de mortalidade materna. O abortamento retido (missed abortion) se dá quando não houver expulsão do conteúdo uterino até 30 dias após a morte do concepto, segundo o conceito clássico. Denomina-se abortamento espontâneo de repetição (AER) quando ocorrem três ou mais abortamentos espontâneos e consecutivos, o que se dá em aproximadamente 0,4% das mulheres que engravidam.

ETIOLOGIA

Quanto aos fatores causais, é preciso ter em mente que em grande porcentagem dos casos não se consegue determinar a razão da perda gestacional; entretanto, entre os fatores relacionados ao aborto devem ser lembrados os cromossômicos, imunológicos, endócrinos, anatômicos, infecciosos e ambientais.

FATORES CROMOSSÔMICOS

Importantes na etiologia dos abortos espontâneos, foram demonstrados em aproximadamente 50% dos abortos ocasionais. As anormalidades cromossômicas diminuem com a IG em que se dá o abortamento e foram encontradas em cerca de 50% dos materiais de abortos precoces e em menos de 20% dos tardios. As alterações mais encontradas são: trissomia autossômica (22%); monossomia X (9%); triploidia (8%); tetraploidia (3%); anomalias estruturais (2%); e mosaicos (1,3%). Em cerca de 4% dos pais com história de AER, encontram-se, em um deles, anormalidades estruturais (p. ex.: translocações e inversões) e numéricas (p. ex.: mosaicismo).

O diagnóstico deve ser realizado pela análise cromossômica do material abortado, principalmente nos casos em que o aborto é de repetição; deve-se obter material do aborto sem que tenha havido necrose e encaminhá-lo em meio próprio para cultura celular e bandeamento cromossômico. Recentemente, e ainda não difundido na prática clínica, tem sido indicado o estudo pela técnica de hibridização genômica comparativa em microarranjos de DNA (CGH-*array*) para diagnóstico etiológico de abortamento espontâneo (isolado ou de repetição), possibilitando auxiliar no diagnóstico e ampliando a taxa de detecção de anormalidades cromossômicas causais em cerca de 30%.

Nos pais, deve ser realizado o cariótipo pela cultura de células sanguíneas periféricas ou análise do casal por CGH-*array*, que poderá detectar alterações cromossômicas submicroscópicas, que, uma vez transmitidas à prole, podem levar a repetidos abortos.

Embora frequente no material abortado, o achado de anormalidades no cariótipo dos pais se dá somente em 4% dos que apresentam aborto de repetição.

Mesmo considerando que não existe tratamento para as anomalias cromossômicas até o momento, é importante a caracterização do processo para o aconselhamento dos pais e seguimento de futuras gestações.

FATORES AUTOIMUNES

Mecanismos autoimunes são aqueles em que existe resposta celular ou humoral alterada direcionada contra local específico do próprio organismo, determinando doença. No caso do abortamento esporádico ou recorrente, está envolvida como causa a síndrome dos anticorpos antifosfolipídicos. Na presença de anticorpo anticardiolipina (ACA) e/ou do anticoagulante lúpus (LAC) e/ou Ac anti-β2 glicoproteína 1, haveria mecanismo de hipercoagulabilidade e vasculopatia decidual com trombose no leito placentário, determinando abortos precoces ou perdas gestacionais tardias. Eles são encontrados em aproximadamente 5 a 8% das mulheres com abortamento habitual.

O diagnóstico da presença de ACA deve ser realizado por ensaios Elisa com tradução em IgG e IgM, ambos importantes a partir de títulos elevados (acima de 40 U GPL ou MPL). A presença de LAC é determinada indiretamente pela pesquisa da via intrínseca de coagulação, com prolongamento no tempo de coagulação dependente de fosfolipídes; são utilizados o teste de Russel, tempo de tromboplastina parcial ativada (TTPA), tempo de Kaolin (KCT). O efeito anticoagulante deve persistir mesmo após adição de plasma normal ao da paciente e ser inibido pela adição de fosfolipídes. O Ac anti-β2 também deve ser pesquisado por teste Elisa, considerando valores positivos quando acima do P99 estabelecido.

O tratamento deve incluir doses baixas de ácido acetilsalicílico (AAS) (80 a 100 mg por dia) e heparina SC na dose de 10.000 a 20.000 U divididas em duas doses diárias, ou heparina de baixo peso molecular (HBPM), sendo a mais usada a enoxaparina sódica 40 mg, via SC, uma vez ao dia, em dose profilática. A medicação deve ser iniciada em fase pré-gestacional para gestações programadas ou imediatamente após o diagnóstico da gravidez, com cinco semanas, nos casos não planejados.

FATORES ALOIMUNES

Muitas pesquisas têm sido realizadas para investigar se existe associação entre abortos recorrentes e resposta imunológica materna alterada aos antígenos de origem paterna, entretanto, até o momento, não se identificou nenhum exame ou tratamento que comprovadamente melhore o prognóstico de casais com AER.

Na Europa e nos Estados Unidos, na prática assistencial, não há indicação, e existe mesmo proibição da indicação da reação de *cross-match*, que estuda a lise determinada pela presença de linfócitos maternos e paternos e pela cultura mista de linfócitos. Também não tem sido recomendada terapêutica por transfusão de linfócitos paternos via intradérmica, pois as metanálises mostraram não haver melhora do prognóstico das gestações. Esse tratamento recentemente, em 2016, foi não aprovado pela Anvisa.

FATORES ENDÓCRINOS

1 | Deficiência de fase lútea (DFL): como a progesterona tem a função de manter o miométrio quiescente e é responsável pela adequação da decídua para recepção do ovo, a sua falta determinaria a perda gestacional por falha de nutrição do concepto e aumento da contratilidade uterina, entretanto essa entidade vem sendo colocada em questionamento. Nos casos de AER, tem sido recomendada a suplementação de progesterona, que deve ser iniciada logo após a ovulação, na forma de supositórios vaginais de 100 a 200 mg por dia, pois estudos demonstraram discreta melhora no prognóstico da gestação. A terapia deve ser mantida até a 10ª semana da gravidez ou, se não ocorrer a fecundação, ser interrompida na menstruação para reinício no ciclo seguinte. Os progestagênios sintéticos devem ser evitados pelo seu potencial teratogênico.

2 | Disfunções tiroidianas: tanto o hiper como o hipotiroidismo parecem estar mais implicados com a dificuldade em engravidar do que com o abortamento, mas às vezes, principalmente na presença de autoanticorpos, podem ocasionar o aborto.

3 | Diabetes melito: aceito como causa de aborto esporádico; porém, apenas pacientes com alterações importantes dos níveis de glicemia apresentam maior índice de abortos, ao passo que as portadoras de anormalidades detectadas somente por testes de maior sensibilidade e sem clínica da doença ou aquelas com bom controle da doença mostram índice de abortamento igual ao da população em geral.

ANOMALIAS UTERINAS

1 | Anormalidades mullerianas: podem ser assintomáticas, mas, algumas vezes, ser a causa de perda gestacional. Existem três hipóteses para explicá-las: a implantação se dar em local de má vascularização, como o septo; volume uterino inadequado; e aumento da irritabilidade e da contratilidade uterina, levando a esvaecimento e dilatação cervicais precocemente. As formas que mais se relacionam com abortamento são o útero septado e o bicorno. O diagnóstico pode ser firmado por US, US tridimensional, histerossalpingografia, RM, laparoscopia e histeroscopia. O tratamento baseia-se na ressecção do septo via histeroscópica, quando possível; na realização de cerclagem, nos casos associados à insuficiência istmocervical; e, mais raramente, na realização de metroplastia, quando outras técnicas não se mostraram efetivas.

2 | Insuficiência istmocervical (IIC): entidade clínica que determina a falência do sistema oclusivo da matriz uterina, impossibilitando-a de manter-se convenientemente fechada para reter o produto da concepção até o final da gestação, causando perdas gestacionais recorrentes, na forma de abortos tardios ou partos prematuros.

A frequência com que ocorre a IIC é extremamente variável, refletindo a não uniformização de critérios de diagnóstico. Assim, é possível verificar índices que vão de 0,5 a 3,2%.

Segundo a etiopatogenia, a IIC pode ser congênita, presente desde o nascimento, cuja explicação mais aceita é a mudança na composição dos tecidos cervicais, resultando em alteração da sua função mecânica. Algumas vezes, a forma congênita pode estar associada às malformações mullerianas, particularmente o útero bicorno e o septado. Pode ser traumática, decorrente de lesões na região istmocervical pela destruição ocasionada por dilatação forçada do colo para interrupção da gravidez, na ultimação de um parto; por alterações resultantes de cirurgias, como aplicação inadequada de fórcipe; ou por cirurgias ginecológicas.

Quanto à fisiopatologia, a pressão dentro do útero aumenta com o evoluir da gravidez, decorrente do desenvolvimento do saco gestacional e do concepto. Se houver mecanismo esfincteriano deficiente, essa pressão se faz principalmente sobre o canal cervical em virtude da posição erétil da mulher e da lei da gravidade, determinando cervicodilatação sem sensação de dor.

Essa cervicodilatação determinará a exposição das membranas ao ambiente vaginal, podendo ser causa de corioamnionite e do início das contrações uterinas.

O quadro clínico revela pacientes que apresentam perdas gestacionais recorrentes, sempre na mesma época da gravidez, iniciadas pela cervicodilatação, que, por ser assintomática, pode fazer o primeiro sinal ser a rotura das membranas, seguida por trabalho de parto ou aborto tardio rápido, pouco doloroso, com sangramento escasso, em que o concepto nasce vivo.

O diagnóstico da IIC pode ser feito no período pré-gestacional pela anamnese mostrando a história clássica de IIC. Podem-se realizar exames complementares – prova da vela 8 e a histerossalpingografia – que mostram alargamento do canal cervical, embora eles não sejam fundamentais ou patognomônicos.

No período intragestacional, além do antecedente obstétrico, o exame tocoginecológico passa a ser importante para o diagnóstico da cervicodilatação sem a presença de contrações. Também têm sido úteis a US de colo, que pode mostrar a abertura do orifício interno desse órgão, e o prolabamento das membranas, imagem em dedo de luva.

Vários tipos de tratamento foram propostos para a IIC, mas, desde sua descrição, foi a cerclagem, ou sutura em bolsa, a técnica mais aceita. Duas técnicas de cerclagem via transvaginal são as mais utilizadas, bases de inúmeras outras já descritas: a submucosa, proposta por Shirodkar, que prevê o descolamento da bexiga; e a transmucosa, apresentada por McDonald. Benson e Durfee descreveram a cerclagem via abdominal, indicada nos casos de falha da cerclagem via vaginal, por colo muito curto ou irregular.

Nenhuma das técnicas se mostrou superior às outras, em estudos randomizados. A proposta por McDonald, e suas variantes, tem permanecido como a mais empregada. Em nosso serviço, temos dado preferência à cerclagem à McDonald modificada por Pontes em 1990, que prevê duas suturas: a primeira realizada ao nível da transição entre a porção rugosa da vagina e a lisa do colo com 4 a 5 passadas do fio supralene 2 ou ethibond 2, envolvendo o tecido cervical e sem atingir o endocérvice; a segunda é realizada cerca de 1 cm abaixo, de maneira que, ao se tracionarem os fios, promove-se oclusão do canal cervical; depois, são dados vários nós e os fios são mantidos longos, para facilitar a retirada posterior.

É importante ressaltar que, antes da cerclagem, deve-se tratar as vulvovaginites porventura existentes. A cirurgia é realizada com a paciente em posição de Trendelemburg para diminuir o risco de perfurar as membranas, sob anestesia por bloqueio, de preferência a raqui. Não se usam uterolíticos e antibióticos durante o ato cirúrgico.

Quando eletiva, pratica-se a cirurgia entre 12 e 16 semanas, somente após a realização de US que nos garanta a provável normalidade da gestação.

A alta hospitalar deve ser precoce após recuperação anestésica. Não é recomendado o uso de uterolíticos, antibióticos e corticosteroide, bem como não são orientados repouso nem restrição à vida sexual.

Em alguns casos, entretanto, está-se diante de situações extremamente difíceis, com a exposição ou prolabamento das membranas para a vagina. Nesses casos, individualizando a conduta, podemos praticar a cerclagem de urgência, cujas condições necessárias são: feto vivo e normal; IG máxima de 25 semanas; ausência de contrações e sangramento; membranas íntegras e sem sinais de corioamnionite; e colo com dilatação < 4 cm e sem esvaecimento pronunciado.

No ato cirúrgico, não havendo redução das membranas, são descritas algumas manobras, como a pressão sobre as membranas com chumaço de gaze, cateter de Folley ou a amniorredução, em que, por amniocentese suprapúbica, retira-se líquido amniótico até que as membranas entrem na cavidade uterina e, depois, pratica-se a sutura. A retirada do fio, quando eletiva, se dará ao se atingir o termo da gravidez, ao redor de 38 a 39 semanas. Pratica-se em ambulatório ou no momento da cesariana, se esta estiver indicada por algum motivo obstétrico. Ela será obrigatória quando houver rotura das membranas, óbito fetal ou contrações de trabalho de parto. De preferência, o parto será vaginal, o que se dá, em geral, após alguns dias da retirada do fio.

3 | Leiomioma uterino: habitualmente, o mioma não interfere na gravidez, mas pode ser, às vezes, causa de perda gestacional, especialmente quando os tumores são volumosos. A determinação do abortamento seria em virtude da alteração da vascularização, que torna a decídua imprópria para a nidação e altera o fluxo uteroplacentário. O diagnóstico é feito por exame tocoginecológico e ultrassonográfico. O tratamento se baseia na miomectomia, indicada em casos de abortamento em que a investigação afastou outros fatores, de preferência após o uso de análogos do hormônio liberador de gonadotrofina (GnRH) no período pré-operatório, para reduzir seu volume.

4 | Sinéquias uterinas: ocasionadas pelo desnudamento e subsequente fibrose da camada basal, com formação de pontos de aderência entre as paredes uterinas. Geralmente, resultam de curetagens anteriores, principalmente as do pós-parto ou por aborto infectado. O provável mecanismo do aborto seria o comprometimento da área de implantação e a má perfusão devida à obliteração dos vasos pela reação fibrótica. O diagnóstico é feito pela histerossalpingografia, que pode revelar cavidade uterina com contornos irregulares e falhas de enchimento persistentes, ou pela histeroscopia, que, sob visão direta, permite diagnóstico da quantidade, natureza e gravidade das lesões. O tratamento se baseia na lise das aderências, realizada preferencialmente pela histeroscopia.

TROMBOFILIAS HEREDITÁRIAS

Tem sido descrita a associação em pequeno número de casos do encontro de mutações genéticas que alteram os fatores de coagulação, determinando, assim, má vascularização para a área de implantação. São relacionados o fator V de Leiden, a mutação da protrombina, a hiper-homocisteinemia por mutação da MTHFR ou da CBS ou por deficiência de vitamina B, e a deficiência de proteína S, C e antitrombina III. No encontro desses fatores, principalmente se homozigoto, o tratamento indicado seria o uso de heparina, tal como na trombofilia adquirida. Em seu último protocolo, entretanto, o American College of Chest Physicians não recomenda a investigação de trombofilia hereditária em pacientes com AER.

FATORES INFECCIOSOS

O aborto espontâneo esporádico pode depender de surtos agudos de infecção por vários agentes; entretanto, não são causa de abortamento de repetição.

FATORES AMBIENTAIS E TÓXICOS

Grande número de drogas e agentes ambientais já foi relacionado aos abortamentos: fumo, álcool, drogas ilícitas, isotretinoína, radiação ionizante e exposição a metais pesados.

> **ATENÇÃO!**
>
> No primeiro abortamento precoce de um casal, não há necessidade de investigação da causa. O aborto precoce, na maioria das vezes, deve-se a cromossomopatias ao acaso e não se repetirá. No entanto, se o aborto for tardio, há necessidade de procurar a causa no intervalo intergestacional.

■ QUADRO CLÍNICO

Em relação às formas clínicas, no aborto evitável, o concepto mantém a vitalidade, o quadro clínico é discreto quanto à hemorragia e à dor e o orifício uterino se mantém fechado. Na forma inevitável, o produto conceptual perde a vitalidade e não existe possibilidade de evolução da gestação; a sintomatologia é mais intensa quanto à hemorragia, há dor em cólica e o canal cervical pode apresentar-se dilatado, embora o produto gestacional possa ou não ter sido eliminado, total ou parcialmente. Na forma completa, existe eliminação total do material intrauterino; na incompleta, somente parcial. O abortamento incompleto pode ser afebril quando ainda existe conteúdo intrauterino sem vitalidade e sem sinais de infecção e febril quando existem restos intrauterinos com a presença de infecção local ou generalizada.

■ DIAGNÓSTICO

Para que se firme o diagnóstico da categoria clínica do abortamento e seu prognóstico, são importantes, além da história e do exame tocoginecológico, a avaliação laboratorial pelo estudo da presença da subunidade β da gonadotrofina coriônica humana (hCG) na urina e, eventualmente, da evolução da sua quantidade no sangue, e a realização da US pélvica endovaginal. Esta permite a elucidação rápida do diagnóstico, fornece dados quanto ao prognóstico do quadro e promove diagnóstico diferencial com outras doenças.

Para elucidação da vitalidade do concepto e provável evolução do quadro, avaliam-se, pela US, a forma do saco gestacional, a velocidade de crescimento, o embrião (seus movimentos cardíacos e corporais), a vesícula vitelínica e o conteúdo uterino. Assim, é possível surpreender: a morte do concepto no aborto inevitável; a presença de conteúdo uterino com áreas ecorrefringentes irregulares no aborto incompleto; o esvaziamento uterino no aborto completo; e áreas de coleção pélvica no aborto incompleto infectado complicado.

■ TRATAMENTO

A abordagem terapêutica depende da categoria clínica do aborto.

- **Aborto evitável:** o tratamento é dirigido aos sintomas. Devem-se utilizar analgésicos e antiespasmódicos para diminuir a sensação de dor e orientar a paciente a fazer repouso relativo e restringir atividade sexual até cinco dias depois de cessado o sangramento. É necessário acompanhamento próximo da paciente para que lhe seja transmitida segurança do prognóstico quanto à evolução para gravidez normal ou para aborto inevitável. Alguns autores têm preconizado o uso de progesterona pura na forma de óvulos vaginais para casos de aborto evitável, porém a conduta é discutível, não existindo trabalhos que mostrem real validade da medida.
- **Aborto inevitável completo:** não há necessidade de tratamento.
- **Aborto inevitável não eliminado, com útero menor do que 12 cm:** esvaziamento da cavidade uterina, que pode ser realizado com dilatação do canal cervical (de preferência após uso de misoprostol via vaginal, 4 a 6 horas antes do procedimento, para preparo cervical) e curetagem cirúrgica ou aspiração ou pela técnica de aspiração manual intrauterina (AMIU). Para manter o útero contraído, principalmente nos casos de maior sangramento, deve-se utilizar ocitocina 5 UI, em 500 mL de SF a 5%, via IV, durante o procedimento até a contração adequada do útero. Quando houver pouco material intrauterino, geralmente em gestações com menos do que 10 semanas, havendo preferência da paciente, pode-se adotar o tratamento expectante, aguardando a resolução espontânea da eliminação do material intrauterino, por até 15 dias.
- **Com útero maior do que 12 cm e presença de embrião:** utilização de análogo da prostaglandina – misoprostol 200 μg, via vaginal, a cada 12 horas até eliminação do concepto, seguido de curetagem uterina para retirada de eventuais restos. Deve-se utilizar a ocitocina já no período pré-operatório e mantê-la até o final do procedimento.
- **Aborto inevitável incompleto febril localizado:** deve-se hospitalizar a paciente e coletar material para bacterioscopia e cultura. Como, na grande maioria das vezes, a infecção se dá por germes anaeróbios, inicia-se esquema antibiótico com penicilina (4 milhões de unidades, via IV, a cada seis horas) + metronidazol (500 mg, via IV, a cada oito horas), com a administração da ocitocina para manter o útero contraído. Realiza-se o esvaziamento uterino, de preferência por aspiração mecânica, para diminuir o risco de perfuração uterina.

- **Aborto inevitável incompleto febril complicado:** nos casos em que a infecção ultrapassou os limites do útero, deve-se instalar penicilina cristalina (4 a 5 milhões de unidades, via endovenosa [EV], a cada 6 horas) + gentamicina (60 a 80 mg, via EV, lentamente a cada 8 horas) + metronidazol (500 mg, via EV, a cada 8 horas), ou outro esquema de cobertura antibiótica, além de providenciar medidas de suporte para o quadro tóxico-infeccioso. Nos casos em que se formaram coleções purulentas intracavitárias, é preciso realizar imediatamente sua drenagem por meio de colpotomia ou mesmo laparotomia, com o esvaziamento uterino. Quando existir comprometimento da vitalidade dos tecidos uterinos, deve-se realizar histerectomia total para retirada do foco de infecção.
- **Aborto retido:** estabelecido o diagnóstico, a conduta é o esvaziamento uterino por curetagem ou aspiração.
- **AER:** após três abortamentos (segundo alguns protocolos, após a ocorrência de dois), o casal deve ser orientado a se submeter a protocolo de investigação no intervalo intergestacional para estabelecer a possível causa; depois, deve-se utilizar a terapêutica para o fator etiopatogênico.

ATENÇÃO!

Todo material de esvaziamento uterino deve ser enviado para exame anatomopatológico para diagnóstico diferencial com mola hidatiforme. Caso o sangramento se mantenha por mais do que 30 dias, é preciso avaliar a hCG.

■ PROGNÓSTICO

Quando bem assistidos, os abortamentos apresentam poucos riscos, entretanto podem causar a morte materna, principalmente, e com frequência, os provocados em situação não segura.

REVISÃO

- Abortamento é a interrupção da gravidez antes de a viabilidade do feto ser atingida; pode ser espontâneo ou induzido.
- O quadro clínico caracteriza-se por sangramento e dor em graus leve a intenso. Com o advento da US, muitos abortamentos são identificados antes das manifestações clínicas.
- US pélvica endovaginal é essencial em gestantes com sangramento no 1ª trimestre e deve ser realizada em regime de urgência para diferenciar de gravidez ectópica.

■ LEITURAS SUGERIDAS

Bates SM, Greer IA, Middeldorp S, Veenstra DL, Prabulos AM, Vandvik PO. VTE, thrombophilia, antithrombotic therapy, and pregnancy: antithrombotic Therapy and Prevention of Thrombosis. 9th ed. American College of Chest Physicians Evidence-Based Clinical Practice Guidelines. Chest. 2012;141(2 Suppl):e691S-736S.

Dória S, Carvalho F, Ramalho C, Lima V, Francisco T, Machado AP, et al. An efficient protocol for the detection of chromosomal abnormalities in spontaneous miscarriages or fetal deaths. Eur J Obstet Gynecol Reprod Biol. 2009;147(2):144-50.

Regan L, Rai R. Epidemiology and the medical causes of miscarriage. Baillieres Best Pract Res Clin Obstet Gynaecol. 2000;14(5):839-54.

Wahabi HA, Abed Althagafi NF, Elawad M. Progestogen for treating threatened miscarriage. Cochrane Database Syst Rev. 2007;(3)CD005943.

WHO: recommended definitions, terminology and format for statistical tables related to the perinatal period and use of a new certificate for cause of perinatal deaths. Modifications recommended by FIGO as amended October 14, 1976. Acta Obstet Gynecol Scand. 1977;56(3):247-53.

110
GRAVIDEZ ECTÓPICA

■ JULIO ELITO JUNIOR
■ LUIZ CAMANO

Define-se como gravidez ectópica (GE) a implantação e o desenvolvimento do ovo fora da cavidade corporal uterina. Principal causa de morte materna no primeiro trimestre da gestação, sua localização mais frequente é a tubária (95% dos casos). Sua incidência vem crescendo nos últimos anos, chegando a um caso para cada 80 a 100 gestações.

■ QUADRO CLÍNICO

No quadro clínico, é preciso dar ênfase, pela frequência e gravidade, à gravidez tubária complicada (aborto ou ruptura). A dor, sintoma principal, é sincopal e lancinante na ruptura tubária e em caráter de cólicas no aborto. O hemoperitônio que se estabelece acentua e generaliza a dor a todo o abdome, com ocorrência de náuseas e vômitos. Em alguns casos, há dor escapular. No exame físico geral, destacam-se sinais que caracterizam estado hipovolêmico: palidez cutâneo-mucosa sem perda sanguínea visível; taquicardia; e hipotensão arterial. No exame físico especial, podem-se evidenciar reação peritoneal, descompressão brusca dolorosa e diminuição de ruídos hidroaéreos intestinais. No exame dos genitais internos, há intensa dor – grito de Douglas (sinal de Proust). O útero apresenta-se ligeiramente aumentado e amolecido e, nos anexos, tumoração palpável só é detectada em metade dos casos.

Para evitar que a paciente evolua para quadro grave de abdome agudo hemorrágico devido à ruptura tubária, é preciso atentar-se para a realização do diagnóstico precoce, ou seja, de gestação tubária íntegra. Nessas situações, a história clínica é pouco esclarecedora, podendo, às vezes, cursar com a tríade clássica de dor abdominal, atraso menstrual e sangramento genital. O exame clínico muitas vezes não é elucidativo. Deve-se lançar mão de exames subsidiários, como a dosagem da fração beta do hormônio gonadotrópico coriônico (β-hCG) e a ultrassonografia transvaginal (USTV).

RUPTURA TUBÁRIA	GRAVIDEZ ECTÓPICA ÍNTEGRA
Atraso menstrual	Atraso menstrual
Dor sincopal e lancinante	Dor abdominal discreta
Dor escapular	Sangramento genital
Sinais de choque hipovolêmico	Estabilidade hemodinâmica
Irritação peritoneal	Abdome inocente
Toque abaulamento da betesga posterior com dor importante (grito de Douglas)	Toque com dor discreta na palpação do anexo

◼ DIAGNÓSTICO

O diagnóstico precoce da GE é importante para reduzir o risco de ruptura tubária, além de melhorar o sucesso das condutas conservadoras.

> **ATENÇÃO!**
>
> Pacientes com fatores de risco, como GE prévia, cirurgia tubária prévia (esterilização feminina, reanastomose tubária), infertilidade, doença inflamatória pélvica (DIP), endometriose, usuárias de dispositivo intrauterino (DIU), anticoncepção de emergência e tabagismo, devem receber cuidados especiais.

Na vigência de atraso menstrual, sangramento genital e/ou dor abdominal são sintomas sugestivos de GE. Nesses casos, deve ser realizado acompanhamento cuidadoso até o diagnóstico ser elucidado. Na paciente de risco para GE, hemodinamicamente estável, a patologia deve, em geral, ser diagnosticada de forma não invasiva pela US, isto é, sem a necessidade da laparoscopia e fundamentalmente antes de ocorrer a ruptura tubária. O diagnóstico precisa ser complementado com a realização de exames subsidiários como a evolução dos títulos da β-hCG, a USTV e, excepcionalmente, com a curetagem uterina, realizada com o objetivo de verificar a presença da reação de Arias-Stella ou descartar o diagnóstico mediante a presença de restos ovulares.

O emprego da US no diagnóstico da GE deve ser realizado de preferência via transvaginal. O exame consiste em primeiro analisar a cavidade uterina, com o intuito de descartar uma gravidez tópica pela visibilização do saco gestacional ou de restos ovulares. A USTV consegue visibilizar o saco gestacional intrauterino com cinco semanas de atraso menstrual. Posteriormente, devem ser avaliados os ovários, procurando identificar, sempre quando possível, o corpo lúteo. Por fim, o exame consiste em analisar a presença de massa anexial extraovariana, que deve ser caracterizada conforme o seu aspecto (hematossalpinge, anel tubário e embrião vivo). É frequente o achado de líquido livre na cavidade peritoneal. Atenção especial deve ser dada aos casos em que a US não visibiliza a gravidez intrauterina nem a gravidez ectópica em pacientes com β-hCG positivo. Nestas situações, surge um novo conceito a gravidez de localização desconhecida. Nestes casos, as dosagens da β-hCG e a USTV devem ser repetidos, e em aproximadamente 7-20% dos casos o diagnóstico de GE é confirmado. A conduta na gravidez de localização desconhecida é sempre desafiadora, pois uma intervenção prematura e intempestiva pode resultar na interrupção de uma gravidez intrauterina viável, por outro lado, uma GE deixada sem tratamento pode evoluir para ruptura tubária. Portanto, nestes casos o acompanhamento deve ser feito com dosagens seriadas da β-hCG até a elucidação do diagnóstico ou até a resolução da gravidez quando os títulos ficam negativos. Nessas situações, devem-se associar, na investigação, os valores quantitativos da β-hCG, cujo valor discriminatório é 2.000 mUI/mL – ou seja, com valores superiores a este, a gestação intrauterina deveria ser confirmada à USTV. A ausência de imagem de gestação tópica com valores da β-hCG acima da zona discriminatória é indicativa de gestação anormal, exceto nos casos de gravidez múltipla. Contudo, se os valores iniciais da β-hCG forem inferiores aos da zona discriminatória e a USTV não visualizar gravidez tópica ou ectópica, é necessária a dosagem seriada da β-hCG. Os valores da β-hCG tendem a aumentar a cada 48 horas na gravidez tópica viável; o ritmo de evolução é o aumento de 53% ou mais dos valores da β-hCG em dois dias.

> **ATENÇÃO!**
>
> O valor discriminatório da β-hCG é 2.000 mUI/mL – ou seja, com valores superiores a este, a gestação intrauterina deveria ser confirmada à USTV.

Quando os valores da β-hCG ultrapassam o valor discriminatório, a USTV deve ser realizada para documentar a presença ou a ausência de gravidez intrauterina. A ausência de saco gestacional tópico com β-hCG acima da zona discriminatória, ou com curva de evolução anormal, ou títulos em declínio, sugere uma gravidez inviável; na maioria dos casos, a USTV consegue distinguir a GE de um abortamento. Esses conceitos foram resumidos no fluxograma de diagnóstico não invasivo da GE, demonstrado na Figura 110.1.[1,2]

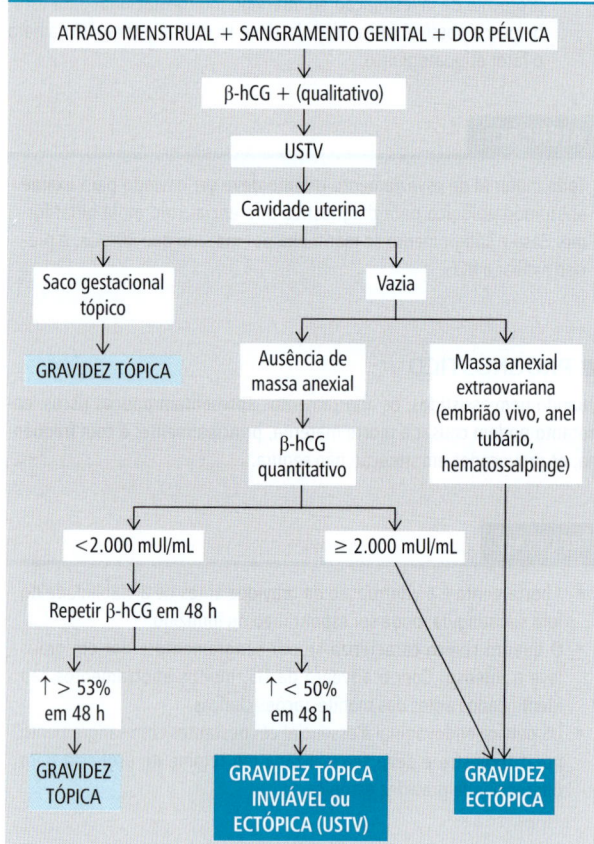

FIGURA 110.1 ◼ Associação entre β-hCG e ultrassonografia.

Fonte: Elito e colaboradores.[1,2]

◼ TRATAMENTO

Com o aprimoramento do diagnóstico da GE, realizado de forma mais precoce e, em geral, com métodos não invasivos, a apresentação clínica da GE tem mudado de uma situação de risco à vida, com necessidade de cirurgia de emergência, para outra com condições mais favoráveis e, por vezes, pacientes assintomáticas. Esse cenário resultou em uma grande mudança na conduta, com mais opções terapêuticas. Entre elas, destacam-se a cirurgia (salpingectomia ou salpingostomia via laparotômica ou laparoscópica) e o tratamento clínico (conduta expectante e tratamento medicamentoso com metotrexato [MTX] sistêmico ou local guiado por USTV).

TRATAMENTO CIRÚRGICO

A cirurgia é a conduta-padrão no tratamento da GE. A laparotomia deve ser realizada nos casos de ruptura tubária com instabilidade hemodinâmica; nas outras situações, a via preferencial é a laparoscópica, por inúmeras vantagens – entre elas, menor tempo de internação, recuperação mais rápida e menores custos.

A salpingectomia está indicada nos seguintes casos: pacientes com prole constituída; lesão tubária irreparável; tentativa de salpingostomia com sangramento persistente; recidiva de GE na mesma tuba; e títulos da β-hCG muito elevados, já que estudos demonstraram que valores superiores a 5.000 mUI/mL estão associados à invasão do trofoblasto na serosa da tuba, comprometendo sua preservação.

Por sua vez, a salpingostomia está indicada nos casos em que se pretende preservar a fertilidade. Teoricamente, a salpingostomia, em comparação com a salpingectomia, procura manter a integridade da tuba e, destarte, a capacidade reprodutiva.

ATENÇÃO!

Um dos riscos da cirurgia conservadora é a persistência de tecido trofoblástico (3 a 20%), portanto é importante, no pós-operatório, acompanhar a evolução dos títulos de β-hCG – quando em declínio requerem apenas acompanhamento, mas, quando em ascensão, indica-se tratamento com dose única de MTX (50 mg/m^2, via intramuscular [IM]).

CONDUTA EXPECTANTE

O primeiro relato da conduta expectante não é novo e data de 1955, Lund realizou estudo prospectivo observando a evolução de 119 pacientes com GE não submetidas à cirurgia, sendo que 57% dos casos evoluíram para cura espontânea. Observou-se que muitas gravidezes ectópicas evoluem espontaneamente para abortamento tubário e reabsorção, sem que haja sangramento importante ou ruptura da tuba.

A conduta expectante apresenta índice de sucesso variando de 48% a 100%. O acompanhamento é realizado com dosagens seriadas de β-hCG. O tempo médio para os valores de β-hCG ficarem negativo é de 20 dias (variando de 4 a 67 dias).

A conduta expectante na GE não está bem estabelecida na literatura médica. A revisão da Cochrane avaliando a eficácia da conduta expectante foi inconclusiva, uma vez que a maioria dos estudos não tinha uma boa metodologia.

Em relação à conduta expectante, há poucos artigos publicados até o momento. van Mello e colaboradores[3] realizaram estudo randomizado comparando a conduta expectante com o tratamento sistêmico com MTX e observaram que 60% das mulheres evoluíram sem intercorrências após a conduta expectante. Silva e colaboradores[4] é o único trabalho duplo-cego na literatura até o momento utilizando o MTX na dose única de 50 mg/m^2, IM protocolo que já está consagrado em toda literatura médica no tratamento da GE. Os autores realizaram estudo duplo-cego, randomizado, cujos critérios de inclusão foram estabilidade hemodinâmica, β-hCG inicial < 2.000 mUI/mL, títulos de β-hCG em declínio em 48 horas, massa anexial < 5,0 cm e desejo de gravidez futura. O critério de exclusão foi presença de embrião vivo. O acompanhamento foi feito através da dosagem da β-hCG no 4º e 7º dia. Quando a queda foi > 15% nesse intervalo, a paciente foi acompanhada com dosagens semanais da β-hCG até os títulos ficarem negativos. O critério de sucesso do tratamento foi quando a β-hCG ficou negativa. A falha do tratamento ocorreu quando houve necessidade de cirurgia. O sucesso do tratamento nas pacientes que receberam o placebo foi de 92,3% e no grupo MTX foi de 90% , não havendo significância estatística (p>0,99). O tempo para que os títulos de β-hCG se tornassem negativos foi de 22 ± 15,4 dias no grupo MTX, e no grupo placebo, foi de 20,6 ±8,4 dias (p= 0,80). Este estudo mostrou que não houve diferença estatisticamente significativa no tratamento com MTX e placebo, com sucesso e tempo necessário para os títulos da β-hCG se tornarem negativos semelhantes.

Os principais critérios preditores de sucesso da conduta expectante são: valores iniciais baixos da β-hCG, declínio dos títulos da β-hCG em 48 horas, ausência de saco gestacional avaliado pela US e período prolongado desde a data da última menstruação.

Em relação aos valores iniciais da β-hCG, em geral, eles são baixos. Silva, Elito e cols. observaram que a média da β-hCG no grupo MTX foi 883 + 729 mUI/mL e no grupo placebo 794 + 868 mUI/mL (p 0,4458). van Mello e cols. também obtiveram valores baixos da β-hCG , sendo que a média da β-hCG no grupo MTX foi de 535 + 500 mUI/mL e na conduta expectante 708 + 376 mUI/m. Elito e Camano empregando a conduta expectante, observaram que a média dos títulos da β-hCG foi de 648.8 ± 754.7 mUI/mL. Os trabalhos demonstraram que os valores foram baixos da β-hCG, o que corrobora a segurança do tratamento em pacientes com títulos da β-hCG inferior a 2.000 mUI/mL.

Um dos principais critérios de seleção para conduta expectante é declínio dos títulos da β-hCG em 48 horas. Silva e cols. observaram que a média da queda dos níveis da β-hCG em 48 horas foi de 20,3% no grupo MTX e de 31,1% no grupo placebo. O declínio dos títulos da β-hCG reflete a involução da gestação. Mavrelos e cols. indicaram a conduta expectante em 144 gestações tubárias com β-hCG inferior a 1.500 mUI/mL, em 80 casos, os títulos estavam em declínio na segunda dosagem, e em 64 pacientes, os títulos estavam em ascensão. O sucesso que obtiveram nas pacientes com queda da β-hCG foi de 88,8% e nas com ascensão da β-hCG foi 51,6%. Portanto, o declínio da β-hCG em 48 horas é fator preditivo de sucesso para conduta expectante.

O tempo necessário para regressão dos títulos da β-hCG para níveis pré-gravídicos é ao redor de 3 semanas.

Os dados das pesquisas demonstram que nas pacientes com GE com títulos baixos da β-hCG e com declínio dos títulos em 48 horas apresentam maior segurança para serem submetidas à conduta expectante, sem a necessidade de expor a paciente ao uso de um quimioterápico e, assim, diminuir os riscos à gestante e, ao mesmo tempo, reduzir os custos hospitalares decorrentes do tempo de internação.

ATENÇÃO!

A conduta expectante pode ser indicada nos casos com estabilidade hemodinâmica, declínio dos títulos de β-hCG no intervalo de 24-48 horas sem tratamento, β-hCG < 2.000mUI/mL, USTV com ausência de embrião vivo, massa tubária inferior a 5,0 cm e desejo de gravidez futura.

TRATAMENTO MEDICAMENTOSO

Protocolos para o tratamento medicamentoso da GE com MTX foram estabelecidos no final da década de 1980.

Em casos selecionados, o uso de MTX demonstrou ser econômico e com resultados similares no que diz respeito às taxas de sucesso e ao futuro reprodutivo da mulher. Ademais, a terapia medicamentosa poupa os pacientes dos riscos cirúrgico e anestésico. O principal problema é a possibilidade de falha, fato este que pode exigir tratamento cirúrgico emergencial.

O MTX é um antagonista do ácido fólico que inativa a di-hidrofolato redutase e a síntese de novo das purinas e pirimidinas e, portanto, do DNA celular. Desta forma, age nas células trofoblásticas de divisão rápida e impede sua multiplicação. Pelo risco da persistência do tecido trofoblástico, é mandatório um monitoramento rigoroso dos níveis séricos da fração β-hCG.

Apesar de ser amplamente utilizado, não existe um consenso sobre os diferentes modos de administração, dos critérios de aplicabilidade e da vigilância após o uso do metotrexato. Existem dois protocolos mais utilizados: dose única de MTX ou múltiplas doses intercaladas com ácido folínico. Recentemente novos estudos têm sido realizados na tentativa de se estabelecer um regime mais seguro, com eficácia similar e mínimos efeitos colaterais. Para tanto, alguns pesquisadores inclusive desenvolveram ensaios com duas doses do MTX sendo aplicado no dia 0 e 4. Este protocolo tem eficácia e segurança semelhante ao tratamento com dose única, no entanto, apresenta melhores resultados com títulos de β-hCG mais elevados na faixa entre 3.600 mUI/mL e 5.000 mUI/mL. Outros autores procuraram associar o MTX com outras medicações, como o mifepristone e a gefitinib. A combinação do MTX com a gefitinib mostrou que o tempo necessário para o β-hCG ficar negativo foi mais rápido, no entanto apresentou alguns efeitos colaterais menores, como *rash* cutâneo, acne e diarreia.

Os principais critérios para indicação do MTX são: estabilidade hemodinâmica; diâmetro da massa anexial ≤ 3,5 cm; β-hCG ≤ 5.000 mUI/mL, ausência de dor abdominal; desejo de gravidez futura; e termo de consentimento assinado. As contraindicações são: gravidez intrauterina; imunodeficiência; anemia, leucopenia (leucócitos < 2.000 cel/mm^3) ou trombocitopenia (plaquetas < 100.000); sensibilidade prévia ao MTX, na vigência de doença pulmonar; úlcera péptica em atividade; disfunção importante hepática e renal; amamentação; imagem de GE com embrião apresentando batimentos cardíacos; declínio dos títulos da β-hCG no intervalo de 24/48 horas antes do tratamento; recusa em receber transfusão sanguínea; e impossibilidade de dar continuidade ao acompanhamento. Os principais efeitos colaterais descritos são relacionados ao trato gastrintestinal (TGI), como náusea e vômito. Contudo há relatos de pneumonia, alopecia, elevações de enzimas hepáticas, lesões dermatológicas e outras.

Antes de iniciar a terapêutica, devem-se realizar os exames de rotina: hemograma completo, enzimas hepáticas (transaminase glutâmico-oxalética [TGO] e transaminase glutâmico-pirúvica [TGP]), ureia, creatinina e tipagem sanguínea ABO-Rh.

ATENÇÃO!

O tratamento sistêmico com MTX em dose única de 50 mg/m^2 está indicado nas pacientes com estabilidade hemodinâmica, diâmetro da massa anexial ≤3,5 cm, ausência de dor abdominal intensa ou persistente, desejo de gravidez futura, β-hCG inicial < 5.000 mUI/mL, ascensão dos títulos da β-hCG no intervalo de 24/48 horas antes do tratamento.

O parâmetro mais importante para o tratamento medicamentoso com MTX na GE é a β-hCG. Sabe-se que as taxas de sucesso caem conforme aumenta a titulação inicial do β-hCG. Menon e colaboradores[5], em uma revisão sistemática com 503 pacientes tratadas com MTX, constataram que as taxas de falha terapêutica são substancial e estatisticamente maiores quando os valores de β-hCG excedem 5.000 mUI/mL. Inúmeros preditores de falha da terapia medicamentosa foram identificados ao longo dos anos, sendo que os mais comuns são: atividade cardíaca embrionária, tamanho e volume da massa maior do que 4 cm, concentração inicial de β-hCG maior do que 5.000 mUI/mL, presença de sangue na cavidade peritoneal, taxa de aumento do β-hCG acima de 50% nas 48 horas que antecedem o uso do MTX, aumento rápido e contínuo do β-hCG durante o uso do MTX (Quadro 110.1).[6] Por meio de um estudo observacional prospectivo, especialistas do Departamento de Obstetrícia da Universidade Federal de São Paulo demonstraram que um aumento nas concentrações de β-hCG menor do que 11,1% em 48 horas resultou em taxas de sucesso de 86% com o uso de MTX. Neste mesmo trabalho ficou evidente que um aumento significativo e rápido do β-hCG em 48 horas impõe um risco adicional para falha terapêutica.

QUADRO 110.1 ■ Fatores relacionados com maior taxa de falha terapêutica com uso do MTX

PREDITORES DE FALHA DO TRATAMENTO COM MTX

- Atividade cardíaca embrionária
- Tamanho e volume da massa (> 4 cm)
- Alta concentração inicial de β-hCG (> 5.000 mUI/mL)
- Presença de sangue na cavidade peritoneal
- Aumento rápido do β-hCG antes do MTX (> 50%/48 h)
- Aumento contínuo e rápido do β-hCG durante MTX

Fonte: American Society for Reproductive Medicine.[6]

Com o intuito de minimizar os riscos, foi elaborado o "Índice Orientador de Elito-Camano" para o tratamento sistêmico com a dose única de MTX (Tabela 110.1). Quando o escore for superior a cinco, a situação é muito favorável para a realização do tratamento sistêmico da GE com dose única de MTX. Quando o escore for inferior ou igual a cinco, não se aconselha o tratamento sistêmico, mas a videolaparoscopia com a possibilidade, dependendo das condições da pelve, de se realizar cirurgia conservadora.

TABELA 110.1 ■ Índice orientador de Elito-Camano no tratamento sistêmico com dose única de MTX (50 mg/m^2, IM)

PARÂMETROS	PONTUAÇÃO		
	0	1	2
β-hCG mUI/mL	> 5.000	1.500-5.000	< 1.500
Aspecto da imagem ecográfica	Embrião vivo	Anel tubário	Hematossalpinge
Diâmetro máximo da massa anexial em cm	> 3,0-3,5	2,6-3,0	< 2,5
Doppler colorido	Elevado risco	Médio risco	Baixo risco

Fonte: Elito Junior e colaboradores.[7]

Apesar das novas perspectivas e estudos com diferentes sugestões de utilização do MTX, a maioria das revisões sistemáticas e dos estudos randomizados disponíveis utilizaram o protocolo de dose única ou múltiplas doses, conforme indicado na Tabela 110.2. No primeiro, o MTX é ministrado na dose de 50 mg/m^2 via IM. O acompanhamento se faz por dosagens de β-hCG, realizadas no 4º e no 7º dia após o emprego do medicamento. As pacientes com redução dos títulos de β-hCG acima de 15%, apurada entre o 4º e o 7º dia, apresentam bom prognóstico, devendo ser acompanhadas com dosagens semanais de β-hCG, até atingirem os níveis pré-gravídicos. Quando a redução for menor do que 15%, no sétimo dia após o emprego do MTX, é ministrada nova dose de MTX, seguindo a mesma sistematização predita. Caso não ocorra queda dos títulos, pode ser administrada até uma terceira dose de MTX.

O protocolo de múltiplas doses consiste na aplicação IM de MTX na dose de 1 mg/kg (nos dias 1, 3, 5 e 7) alternando com leucovorin (LEU) (ácido folínico) na dose de 0,1 mg/kg (nos dias 2, 4, 6 e 8). O acompanhamento é feito com dosagem de β-hCG no dia da aplicação inicial do MTX e sempre realizada antes de uma nova aplicação de MTX; caso os títulos caiam mais do que 15% nesse intervalo, não é necessária nova dose de MTX – nesse protocolo, não se deve dar mais do que quatro doses de MTX. Outro ciclo de quatro doses deve ser iniciado no 14º dia, caso os títulos de β-hCG estejam 40% acima do valor inicial (dia 0). Aproximadamente 50% das pacientes não necessitarão do tratamento completo de quatro doses do MTX.

O acompanhamento nos dois protocolos (dose única e de múltiplas doses), quando os títulos estão em declínio, é feito com a dosagem semanal de β-hCG até os títulos ficarem negativos. Em geral, isso acontece em quatro semanas; no entanto, casos com títulos iniciais de β-hCG elevados podem necessitar de 6 a 8 semanas para os níveis regredirem.

Recomenda-se evitar durante o tratamento: relações sexuais até os títulos de β-hCG ficarem negativos; exposição solar para diminuir o risco de dermatites pelo MTX; bebidas alcoólicas; AAS; comidas e vitaminas que contenham ácido fólico. Deve-se também evitar nova concepção até o desaparecimento da GE na USTV e por período de três meses após a utilização do MTX (risco de teratogenicidade).

Após o tratamento, a porcentagem de permeabilidade tubária avaliada pela histerossalpingografia é de 84%. O índice de gravidez intrauterina é 65%, e a recidiva de ectópica, 13%.

A maior metanálise comparando os dois protocolos data de 2003, quando Barnhart e colaboradores[8] analisaram dados de 26 artigos totalizando 1.327 pacientes tratadas com MTX. A taxa de sucesso geral relatada foi de 89%, sendo que quando os dois grupos foram avaliados isoladamente, as taxas de sucesso do grupo de mulheres tratadas com o protocolo de dose única foi de 88,1%, e as pacientes tratadas com múltiplas doses responderam em 92,7% das vezes.

A eficácia e segurança do uso do MTX em casos de GE já foram amplamente demonstradas. Na literatura, a taxa de sucesso do MTX varia de 75 a 96%, independente do modo de administração. O protocolo de uma única dose de 50 mg/m^2 é mais comumente utilizado, já que requer menos dias de internação e apresenta poucos efeitos colaterais. Na gravidez tubária com títulos de β-hCG inferior a 5.000 mUI/mL, a principal indicação é o tratamento com dose única de MTX. Nos casos de localização atípica da GE (cervical, cicatriz de cesárea, na porção intersticial da tuba, ovariana) com títulos de β-hCG elevados, o protocolo com múltiplas doses deve ser empregado. O tratamento local fica restrito para os casos com embrião vivo.

Existem condutas diferentes para o tratamento das gravidezes ectópicas de localização atípica. Até o momento, não existe nenhuma recomendação específica para o tratamento destas situações.

A conduta nos casos de gravidez intersticial, cervical e de cicatriz de cesariana deve ser sempre individualizada. O tratamento clínico surgiu como uma luz para essas situações, evitando cirurgias que comprometam o futuro reprodutivo. O tratamento sistêmico com MTX se dá nos casos em que o embrião não apresenta batimentos cardíacos. Seu esquema dependerá do título inicial de β-hCG: títulos inferiores a 5.000 mUI/mL, dose única do MTX 50 mg/m^2 IM; se superiores a 5.000 mUI/mL, protocolo com múltiplas doses de MTX.

Série de casos de gravidez na cicatriz de cesárea e gestações cervicais com embrião vivo demonstraram bons resultados empregando a punção guiada por USTV com aspiração do saco gestacional, sob anestesia geral, com agulha de 16 a 22 gauges e injeção intracardíaca de cloreto de potássio 2 mEq/mL e injeção de MTX no saco gestacional com doses variando de 1 mg/kg ou dose única de 50 mg, uma vantagem em comparação com 70% de falha utilizando curetagem uterina. Quando os títulos de β-hCG > 5.000 mUI/mL, complementa-se o tratamento com o protocolo de múltiplas doses via sistêmica, com início no dia seguinte ao da punção.[2]

Técnicas para controlar a hemorragia, como embolização da artéria uterina, cerclagem cervical e o emprego do balão intracervical, também devem ser consideradas como opções de assistência na urgência. Nos casos com títulos de β-hCG muito elevados e vascularização exuberante da massa ao Doppler, tem-se optado por arteriografia e injeção intra-arterial de MTX (50 mg) em cada artéria uterina e, posteriormente, embolização com múltiplas partículas.

No que diz respeito ao tratamento da gravidez ovariana e abdominal, estando o feto vivo, será expectante até a 36ª semana. Quando morto e após a 36ª semana vivo, impõe-se a laparotomia. Deve-se dispor de volume apreciável de sangue e de veias cateterizadas que permitam infundir grande volume rapidamente, controle de pressão venosa central e diurese. Na cirurgia, uma vez retirado o feto, observa-se a placenta e, em particular, o sítio de sua implantação. Nos casos em que a placenta está aderida a grandes vasos, pode-se preservá-la para evitar hemorragias maciças. O cordão é ligado bem próximo ao seu local de implantação. Evidentemente, há possibilidade de complicações, de infecção, formação de abscesso, bridas e obstrução intestinal.

TABELA 110.2 ■ Comparação dos protocolos de dose única e múltiplas doses de MTX

	DOSE ÚNICA	MÚLTIPLAS DOSES
Dose		
MTX	50 mg/m^2	1 mg/kg
LEU	Não utilizado	0,1 mg/kg
Via de administração	IM	IM
Frequência	Repetir semanalmente se o valor de β-hCG não cair 15% entre o 4º e 7ºdia após o uso (máximo 3 doses)	Máximo de quatro doses de MTX (1º, 3º, 5º e 7ºdia) alternado com leucovorin (2º, 4º, 6º e 8º dia) até queda de 15% β-hCG
Dosagem β-hCG	1º, 4º e 7º dia	No 1º dia e depois dosar antes das próximas aplicações até cair para 15%
Vigilância β-hCG (após tratamento inicial)	Semanalmente até ser indetectável	Semanalmente até ser indetectável

Fonte: Barnhart e colaboradores.[8]

A gravidez heterotópica é rara e sua incidência é de 1/30.000 gestações espontâneas e se dá quando ocorre uma gestação intrauterina combinada com uma extrauterina. Com as técnicas de reprodução assistida, a incidência atual é de 1% dos casos de ectópica. A conduta mais utilizada é a cirurgia; caso o diagnóstico seja feito com a tuba íntegra, a laparoscopia é a via preferencial. O tratamento clínico com MTX está contraindicado.

Deve-se salientar os aspectos relacionados à fertilidade futura da mulher tratada com MTX e conduta expectante, que pode ser determinada diretamente por gestação subsequente espontânea e, indiretamente, por meio da histerossalpingografia. Alguns estudos já demonstraram que o tratamento clínico não afeta a permeabilidade tubária, sendo observado que 84% dos casos tratados com MTX e 78% com a conduta expectante apresentaram tubas pérvias. Valores elevados de β-hCG acima de 5.000 mUI/mL foram correlacionados com a invasão do trofoblasto na parede da tuba até atingir a serosa e maior risco de ruptura tubária. Além disso, existe uma relação de proporcionalidade entre altos níveis de β-hCG tratados clinicamente e maior risco para obstrução tubária. Alguns trabalhos demonstraram que a reserva ovariana não fica comprometida após o tratamento com metotrexato.

Em relação à profilaxia anti-D na GE, existem controvérsias. O emprego da imunoglobulina anti-D em pacientes Rh negativo independente do tipo de tratamento utilizado na GE é a regra adotada por diversos guidelines. No entanto, a recomendação do NICE é de utilizar a imunoglobulina anti-D nos casos de GE tratados cirurgicamente, entretanto não recomendam a profilaxia nas pacientes tratadas com MTX. Como existem poucos estudos consistentes apoiando esta conduta, a recomendação é de realizar a profilaxia anti-D na dose de 250 UI (50 microgramas) em todas as pacientes com GE Rh negativo.

■ **CONSIDERAÇÕES FINAIS**

Na Figura 110.2,[2] propõe-se um fluxograma com objetivo de orientar a conduta adotada no Departamento de Obstetrícia da Unifesp. A laparotomia está indicada nos casos de instabilidade hemodinâmica. A laparoscopia é a via preferencial para o tratamento da gravidez tubária. A salpingectomia deve ser realizada nas pacientes com prole constituída. A salpingostomia nas com desejo reprodutivo e quando os títulos de β-hCG forem inferiores a 5.000 mUI/mL.

Conduta consagrada, o tratamento com MTX pode ser indicado como primeira opção de escolha, cujos principais critérios para adoção são massa anexial $\leq$ 3,5 cm, β-hCG $\leq$ 5.000 mUI/mL e ausência de embrião vivo. A dose única 50 mg/m^2 via IM é a preferencial. O protocolo com múltiplas doses deve ficar restrito para os casos de localização atípica com valores de β-hCG > 5.000 mUI/mL. A conduta expectante deve ser indicada nos casos de declínio dos títulos de β-hCG em 48 horas antes do tratamento e quando os títulos iniciais são inferiores a 2.000 mUI/mL. Em relação ao futuro reprodutivo, existem controvérsias entre a salpingectomia e a salpingostomia. Até obtermos um consenso na literatura, orientamos as pacientes desejosas de uma futura gestação optar pelas condutas conservadoras.

REVISÃO

- A GE é a principal causa de morte materna no primeiro trimestre da gestação.
- Seu diagnóstico deve ser suspeitado nos casos que apresentam a tríade clínica de atraso menstrual, dor abdominal e sangramento genital; complementando-se com a dosagem sérica de β-hCG e a USTV.

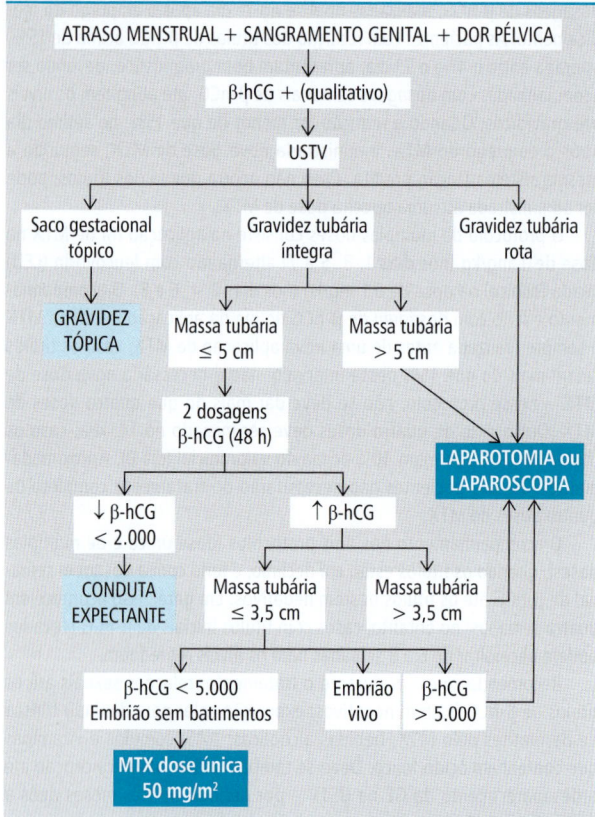

FIGURA 110.2 ■ Orientação na conduta da gravidez tubária do departamento de obstetrícia da escola paulista de medicina da Unifesp.

Fonte: Elito Junior e colaboradores.[2]

- O principal fator de risco para gravidez tubária é já ter tido uma GE prévia. O risco de recidiva aumenta em 15 vezes.
- Pacientes submetidas a tratamento de infertilidade, mesmo apresentando gravidez intra-uterina, devem ser avaliadas com cuidado para afastar a possibilidade de gravidez heterotópica.
- A via cirúrgica de eleição é a laparoscópica, exceto nos casos de instabilidade hemodinâmica.
- A cirurgia conservadora mais utilizada é a salpingostomia e está indicada nas pacientes com desejo reprodutivo.
- O diagnóstico não invasivo da gravidez ectópica, utilizando β-hCG e a USTV, propicia a indicação do tratamento clínico, que pode ser com MTX ou conduta expectante.
- Nos casos de GE de localização atípica (intersticial, cervical, cicatriz de cesárea e ovariana), o tratamento medicamentoso com MTX é alternativa terapêutica importante para evitar cirurgias mutiladoras.
- Nas pacientes Rh negativas diagnosticadas com GE, deve ser indicado o uso da Ig anti-D com objetivo de evitar a sensibilização (aloimunização) pelo fator Rh (B).

REFERÊNCIAS

1. Elito Jr J, Han KK, Camano L. Tubal patency after clinical treatment of unruptured ectopic pregnancy. Int J Gynaecol Obstet. 2005;88(3):309-13.
2. Elito Jr J, Montenegro NAMM, Soares RC, Camano L. Gravidez ectópica não rota: diagnóstico e tratamento: situação atual. Rev Bras Ginecol Obstet. 2008;30(3):149-59.
3. van Mello NM, Mol F, Verhoeve HR, van Wely M, Adriaanse AH, Boss EA, et al. Methotrexate or expectant management in women with an ectopic pregnancy or pregnancy of unknown location and low serum hCG concentrations? A randomized comparison. Hum Reprod. 2013;28(1):60-7.
4. Silva PM, Araujo Júnior E, Cecchino GN, Elito Júnior J, Camano L. Effectiveness of expectant management versus methotrexate in tubal ectopic pregnancy: a double-blind randomized trial. Arch Gynecol Obstet. 2015;291(4):939-43.
5. Menon S, Colins J, Barnhart KT. Establishing a human chorionic gonadotropin cutoff to guide methotrexate treatment of ectopic pregnancy: a systematic review. Fertil Steril. 2007;87(3):481-4.
6. American Society for Reproductive Medicine. Medical treatment of ectopic pregnancy: a committee opinion [Internet]. ASRM. 2013;100(3):638-44 [capturado em 15 jul. 2016]. Disponível em: https://www.asrm.org/uploadedFiles/ASRM_Content/News_and_Publications/Practice_Guidelines/Technical_Bulletins/Medical_treatment(1).pdf
7. Elito Jr J, Reichmann A, Uchiyama M, Camano L. Predictive score for the systemic treatment of unruptured ectopic pregnancy with a single dose of methotrexate. Int J Gynaecol Obstet. 1999;67(2):75-9.
8. Barnhart KT, Gosman G, Ashby R, Sammel M. The medical management of ectopic pregnancy: a meta-analysis comparing "single dose" and "multidose" regimens. Obstet Gynecol. 2003;101(4):778-84.

111

INSERÇÃO BAIXA DA PLACENTA E DESCOLAMENTO PREMATURO DA PLACENTA

- RUFINO DOMINGUEZ LOPEZ
- LUCIANO MARCONDES MACHADO NARDOZZA
- NIVALDO SILVA CORRÊA ROCHA

INSERÇÃO BAIXA DA PLACENTA

A placenta será de inserção baixa quando, na 2ª metade da gestação, estiver inserida, total ou parcialmente, na área do segmento inferior, isto é, entre o orifício interno do colo e o anel de Schröder, também chamado de Bandel ou zona perigosa de Barnes, podendo ou não estar à frente da apresentação.

A sinonímia é antiga e diversa; talvez a mais conhecida seja "placenta prévia" (PP). Pela etimologia, PP é aquela que está à frente da apresentação. No caso de placenta lateral, ou marginal, esta não estará adiante – eis porque a denominação parece incorreta.

Adota-se aqui a classificação de Briquet, dividindo a inserção baixa da placenta (IBP)* em três tipos: lateral, marginal e central, esta subdividida em parcial e total.

A placenta lateral atinge o segmento inferior, porém dista em torno de 7 cm do orifício interno do colo, dificilmente identificada pelo toque.

*Neste capítulo, onde consta IBP, leia-se inserção baixa de placenta.

A placenta marginal atinge a borda do orifício interno do colo, ao passo que a total o oclui de forma completa.

A classificação é sujeita a críticas, pois, no evolver da dilatação, um tipo de placenta pode transformar-se em outro.

É doença de incidência pouco variável, com referências de 0,3 até 1,75%.

Divide-se sua etiopatogenia em primitiva e secundária, sendo a primeira decorrente da hipomaturidade do ovo ou da impropriedade do terreno. Na hipomaturidade, o ovo atinge a cavidade uterina sem ainda desenvolver seu potencial de implantação. Havendo impropriedade do terreno, por diversos motivos, a área onde deveria ocorrer a nidação não é propícia. Em ambas as formas, o ovo implanta-se em porções mais baixas. A forma secundária resulta de crescimento placentário inusitado, em termos de superfície. Existe, ainda, o chamado mecanismo de Hoffmeyer. Eventualmente, ocorre inversão das vilosidade coriais, isto é, involuem e regridem as contíguas da decídua basal e crescem as do lado da caduca reflexa, propiciando inserção em área mais baixa.

Entre os fatores predisponentes, envolvidos na etiopatogenia, destacam-se multiparidade, idade das pacientes, cesariana, gravidez múltipla, curetagens uterinas prévias, extração manual intempestiva da placenta, involução uterina, leiomioma, adenomiose e outras doenças endometriais inflamatórias, vasculares e atróficas.

ATENÇÃO!

O fumo tem sido referido como fator significativo. Em gestantes tabagistas, a incidência é maior do que nas não fumantes ou nas que param de fumar no início da gestação. Alguns autores chegam a formular a hipótese de preparo hormonal inadequado no leito de implantação do ovo.

A placenta compensa a insuficiência vascular do segmento inferior, crescendo em área, adelgaçando-se e, às vezes, aprofundando-se; assim, relaciona-se intimamente com o acretismo placentário. Destaca-se ainda o sinal anatômico de Barnes, observado após a dequitação. A porção mais curta, medida da base da placenta à borda rota da membrana, deve ter no máximo 10 cm, podendo-se inferir a presença da inserção baixa. No entanto, aparece em 20% das vezes em pacientes que não apresentaram a doença.

QUADRO CLÍNICO

Verificam-se, pela anamnese, os fatores etiopatogênicos preditos. Ressalte-se a referência do fenômeno hemorrágico na 2ª metade da gestação, imotivado, indolor, com caráter reincidente e progressivo e, segundo alguns, de início e cessar súbitos. A hemorragia é três vezes mais frequente na gestação do que no parto – em 14,3% dos casos tratados pelos autores, esteve ausente.

DIAGNÓSTICO

No exame físico geral, valoriza-se a avaliação da cor das mucosas, do pulso e da pressão arterial (PA). No serviço em que os autores atendem, observou-se, em 10,3% das vezes, comprometimento hemodinâmico, e 2,3% deles exibiam sinais e sintomas de choque hipovolêmico. No exame obstétrico, é possível confirmar a presença de sangramento e, por vezes, observar o aumento do eixo transverso do útero, sugerindo situação anômala, dado que será confirmado pela palpação. Em 2,3% dessas pacientes, o foco estava ausente no momento da internação, e a perda fetal foi de 9,8% antes da parturição. O toque deve ser realizado por tocólogo experiente, em ambiente cirúrgico, com condições adequadas para eventual cirurgia de emergência, ante à possibilidade de desencadeamento de hemorragia. Alguns autores sugerem a avaliação por meio das betesgas vaginais para identificar a placenta, interposta entre o dedo e a apresentação fetal, a fim de confirmar o diagnóstico e, eventualmente, classificar a IBP.

Hoje, a ultrassonografia transvaginal (USTV) é um recurso de grande valia, com acurácia de 97%, tornando-se o padrão-ouro para diagnóstico e seguimento da placenta prévia. Na US, o diagnóstico de IBP é feito com segurança após a 30ª semana, porém, abaixo dessa idade gestacional (IG), somente será aceito se houver manifestação clínica. A US via abdominal é imprecisa no diagnóstico da PP e deve ser usada apenas como um método de rastreio, pois 60% das gestantes com diagnóstico de PP feito pela via abdominal são reclassificadas quando submetidas à USTV. As placentas de inserção posterior, bem como a obesidade e a repleção vesical, levam ao falso diagnóstico de placenta prévia quando realizada a US via abdominal.

A RM tem sido utilizada para o diagnóstico de placenta prévia, principalmente nos casos em que a USTV não é conclusiva e quando há a possibilidade de acretismo placentário. Atualmente, a US 3-D tem sido usada para essa finalidade, em particular o modo que possibilita os cortes tomográficos.

A USTV é um método seguro, mesmo na vigência de sangramentos, permitindo alta acurácia na localização da borda placentária em relação ao orifício interno do colo uterino, com sensibilidade de 87,5%, especificidade de 98,8%, valor preditivo positivo (VPP) de 93,3% e valor preditivo negativo (VPN) de 97,6%.

Muitos casos de placenta de inserção baixa diagnosticados no 2º trimestre da gestação não se confirmavam ao termo. Isso se deve ao fenômeno chamado "trofotropismo", que ocorre com o desenvolvimento do segmento inferior.

Além da US, tem-se lançado mão do exame de Doppler colorido para diagnóstico de acretismo placentário, pelo qual é possível observar, entre outros sinais, lagos venosos entre a placenta e a parede da bexiga ou reto. Também está sendo utilizada a RM, até mesmo com contraste, para melhor dimensionar a placenta e o tamanho da área acometida; esse exame determina quanto há de placenta na região anterior e posterior na superfície do colo uterino.

Diagnóstico diferencial

O principal diagnóstico diferencial é o descolamento prematuro da placenta (DPP), que, pelas suas características peculiares, poderá ser excluído sem maiores dificuldades. Outro, mais difícil de ser realizado, é a ruptura do seio marginal, viável pelo exame macroscópico e/ou microscópico da placenta.

A ruptura da vasa prévia, ao contrário do que acontece com a IBP, em que o sangramento, na maior parte das vezes, diminui, começa com a ruptura das membranas. Destacam-se ainda a ruptura uterina, a deciduose do colo, a presença de pólipos cervicais, o carcinoma da cérvice, os tumores vulvovaginais, a ruptura de varicosidade e os traumas.

TRATAMENTO

No que diz respeito ao tratamento, é possível dividir a conduta, didaticamente, em expectante e ativa. Na vigência de maturidade fetal ou diante de qualquer quadro hemorrágico, não se justifica a conduta expectante, a qual poderá ser prejudicial para o binômio mãe-feto.

Na visão dos autores, a avaliação da hemorragia é subjetiva, ficando a critério de cada examinador. Alguns autores julgam que a queda de um ponto na hemoglobina caracteriza hemorragia leve, e dois, moderada. Outros consideram grave a hemorragia acima de 800 mL.

Não se defende a conduta expectante na gestação de termo, pois poderá ser mais prejudicial do que benéfica, tanto para a mãe como para o concepto. Na conduta expectante, destaca-se o valor do repouso, da avaliação clínica criteriosa e do acompanhamento obstétrico rigoroso.

Preconiza-se que as pacientes sejam mantidas com, no mínimo, hemoglobina (Hb) de 11 g e 35% de hematócrito (Ht); sempre que necessário, realizar transfusão. Apura-se na literatura elevada casuística de transfusões, de 8,8 a 67,44%. Na análise dos autores, 12,7% das pacientes foram transfundidas.

A conduta ativa será eleita em razão de hemorragia pronunciada e nas gestações que cheguem ao termo. Deflagrado o trabalho de parto, na vigência de hemorragia, não é recomendado inibi-lo. Obviamente, em situação de apurado sofrimento fetal, impõe-se a resolução. Ao estabelecer a conduta ativa, deve-se avaliar com cuidado a condição circulatória. A gravidade da hemorragia no momento da parturição pode ser enfatizada, lembrando-se que 6% das pacientes atendidas pelos autores estavam em estado de choque hipovolêmico. Quando se optou pela conduta ativa, verificou-se que 40% dos casos tinham menos de 36 semanas, evidenciando a magnitude da prematuridade que ocorre na doença.

A cesariana é o parto preferencial; a associação entre o acretismo e a IBP, referida na literatura, varia de 0,011 até 18%. É preciso atentar-se para a possibilidade do acretismo placentário em pacientes com IBP que não apresentem sangramento. Com diagnóstico prévio de acretismo placentário, têm-se usado as seguintes táticas prévias à cesariana: passagem de balão preventivo nas artérias ilíacas internas – diante de sangramento, insufla-se o balão para diminuir a hemorragia durante a histerectomia total abdominal; e passagem de duplo J, nos dois ureteres, para prevenção de lesão neles.

Na cesariana, pratica-se a captonagem, que consiste em pregueamento endometrial no leito de implantação placentária, com o intuito de coibir a hemorragia. Empregam-se curagem, curetagem e ligadura da ilíaca interna, principalmente para conservar a função reprodutora. A histerectomia é a terapêutica mais segura nos casos de acretismo parcial e total. A incidência de histerectomia, na literatura, varia de 4,1 até 72%, metade por acretismo placentário.

■ DESCOLAMENTO PREMATURO DA PLACENTA

Chama-se DPP a separação inopinada, intempestiva e prematura da placenta depois da 20ª semana de gestação.

É possível dividir as causas do DPP em traumáticas e não traumáticas, sendo a primeira da ordem de apenas 1 a 4%.

ATENÇÃO!

Entre as causas de DPPs não traumáticas, os estados hipertensivos estão presentes em 75% das vezes.

Com base em sua vivência obstétrica, os autores julgam que a hipertensão antiga, com vasculopatia crônica, é a grande causa do DPP; apenas é atribuído à doença hipertensiva específica da gravidez. Fala a favor dessa concepção a grande frequência com que as multíparas apresentam DPP, quando comparadas com as primíparas.

O estudo da fisiopatologia do DPP pode ser dividido em alterações locais (uterinas) e gerais (alterações da coagulação, renais e hipofisárias).

- **Alterações uterinas:** são representadas, sobretudo, pela hipertonia reflexa e pela apoplexia miometrial. A hipertonia uterina surge como mecanismo reflexo, e o tônus pode alcançar valores de 40 mmHg; há colapso das veias, com acentuada diminuição do fluxo, porém o arterial pouco se altera, visto que a pressão no interior das artérias é superior à intramiometrial. Essas alterações circulatórias condicionam aumento da pressão intrauterina, estase sanguínea e rotura dos vasos uteroplacentários, aumentando e agravando sobremaneira a área de descolamento da placenta. A apoplexia miometrial caracteriza-se por dissociação e necrose isquêmica das fibrasuterinas, devido à infiltração sanguínea. Não vigora mais o preceito de que esta alteração estrutural do miométrio, ao impedir sua retração, dificultaria a hemostasia no pós-parto, o que por muito tempo justificou a prática sistemática da cesariana-histerectomia.

- **Alterações da coagulação:** a coagulação sanguínea resulta da ação de sistemas complexos, que mantêm o equilíbrio hemostático do organismo. O primeiro sistema é o da coagulação propriamente dita, que consiste na formação da fibrina a partir do fibrinogênio; o segundo sistema é o fibrinolítico, que culmina com a formação de produtos de degradação da fibrina (PDF). No desencadeamento do quadro de coagulopatia, os sistemas de coagulação e fibrinolítico apresentar-se-ão alterados; na opinião dos autores, a alteração inicial ocorre no primeiro sistema, com passagem de tromboplastina para a circulação materna, o que conduziria ao estado de hipercoagulabilidade, culminando com a coagulação intravascular disseminada (CIVD). A coagulação intravascular exalta o sistema fibrinolítico, em que se deteriora ainda mais a hemostasia. Outro fator importante é a teoria do hiperconsumo local, que é a depleção do fibrinogênio e outros fatores da coagulação na composição do coágulo retroplacentário.
- **Alterações renais:** são representadas pelas necroses tubular aguda (NTA) e cortical, determinadas pela anoxia renal motivada pelo choque, pelos espasmos vasculares intrarrenais, pela liberação da serotonina, no chamado reflexo isquêmico uterorrenal, pela liberação de substâncias nefrotóxicas, pelo útero de Couvelaire, pela presença de substâncias hemáticas, devido ao grande volume de sangue que se administra a essas pacientes, e pela CIVD.
- **Alterações hipofisárias:** de natureza necrótico-isquêmica, são atribuídas ao prolongado estado de choque circulatório e, sobretudo, à coagulação intravascular. As formas clínicas graves são relativamente raras, ao passo que as frustras, com alterações endócrinas menos evidentes, são mais comuns.

QUADRO CLÍNICO

A anamnese evidencia que os sintomas principiam com dor localizada, em geral no fundo do útero, repentina e intensa, seguida de perda sanguínea. Nos antecedentes, observa-se que as pacientes são, em geral, multíparas, de condições socioeconômicas menos favoráveis e relatam com frequência más ocorrências obstétricas pregressas. No exame físico geral, verifica-se que a paciente prefere o decúbito lateral, homônimo do lado da implantação da placenta. Encontram-se elementos pertinentes a estado hipovolêmico: fácies pálida, sudorese, mucosas descoradas e pulso alto. A PA deve ser analisada com espírito crítico, pois, muitas vezes, níveis tensoriais aparentemente normais podem traduzir falência circulatória, desde que inúmeras pacientes são grandes hipertensas. No exame obstétrico, observa-se hipertonia característica, impedindo a percepção de outros elementos no palpar. O foco comumente está ausente. Nas formas leves, é possível auscultar os batimentos cardíacos fetais. Ao toque vaginal, há perda sanguínea (em 80% dos casos de DPP, a hemorragia é externa), bolsa das águas tensa e ausência de tecido placentário.

DIAGNÓSTICO

Quando realizado por meio de cuidadoso exame clínico, é quase inconfundível. Por vezes, é possível recorrer ao exame ultrassonográfico, e a presença de imagem heterogênea, com áreas líquidas, retroplacentária, irregular e de dimensões variáveis, confirma o diagnóstico. Convém ressaltar que a pesquisa da presença de coagulopatia se faz necessária.

O pré-natal dinâmico e atuante consiste na assistência cuidadosa às gestantes mais suscetíveis, ou seja, às multíparas em condições socioeconômicas desfavoráveis, às pacientes que já apresentaram DPP em gravidezes anteriores e, fundamentalmente, às hipertensas. O tocólogo deve evitar que, nessas pacientes, se adicione a doença hipertensiva específica da gravidez, uma vez que é conhecido o fato de que a hipertensão de base se associa àquela entidade mórbida. Insiste-se, nas gestantes hipertensas, na realização de parto antecipado, dependendo dos antecedentes obstétricos e da intensidade da hipertensão arterial.

TRATAMENTO

Tratamento de choque

A pronta correção da hipovolemia é básica no prognóstico materno – cateteriza-se veia calibrosa, coleta-se sangue para as provas laboratoriais e trata-se de corrigir o estado hemodinâmico da paciente, sempre controlando a pressão venosa central (PVC), que fornece índice importante do retorno cardíaco. A PA, bem como a perda sanguínea externa podem não espelhar as condições gerais da paciente, pois grande número delas (75%) é hipertensa, e os valores tensoriais, supostamente normais, não dão a real ideia do estado hemodinâmico. Na correção da hipovolemia, dá-se preferência à transfusão de concentrado de glóbulos. Devem-se evitar os expansores do plasma, por inibirem a adesividade e a consequente agregação plaquetária.

Tratamento dos distúrbios da coagulação

A reposição sanguínea constitui a medida terapêutica básica e representa o tratamento inicial e obrigatório. Este fornece ao organismo elementos da coagulação e proporciona meios para correção da hemostasia. Heparina é usada como exceção nos casos de CIVD, e o útero não pode estar cheio. A histerectomia teria indicação na vigência de atonia uterina, raramente detectada nos casos de aplopexia uteroplacentária. Por fim, não se deve subestimar o pós-parto, principalmente no controle da anemia e na vigilância da diurese. Não pode ser intervencionista sistemático nem conservador ortodoxo. A seguir, são esquematizadas as condutas obstétricas com feto vivo e com feto morto.

Feto vivo e viável

Nessa eventualidade, impõe-se resolução imediata do parto, escolhendo-se a intervenção obstétrica em razão das condições materno-fetais. Quando estas impedem a resolução imediata do parto por via vaginal, não se justifica qualquer conduta expectante, optando-se pela cesariana.

Feto morto e/ou inviável

Executa-se de imediato amniotomia, cujas vantagens são inúmeras: reduz a compressão da veia cava inferior (VCI); dificulta a ampliação da área de descolamento placentário; melhora a hipertonia uterina, colaborando para coordenar as contrações; diminui a hemorragia; evidencia a presença de hemoâmnio; diminui a pressão intrauterina; diminui a incidência de coagulopatias; diminui o chamado reflexo uterorrenal e induz ou acelera a evolução do parto.

Administram-se, também, derivados da meperidina que, além de ação sedativa, favorecem a evolução do parto por ação coordenadora das contrações.

Reserva-se, de maneira excepcional, o emprego de ocitócico para os casos em que a hipertonia não é acentuada e o parto não evolui satisfatoriamente. A observação dos autores evidenciou que, uma vez realizada a amniotomia, administrados os derivados da meperidina e algumas vezes o ocitócico, o parto vaginal ocorreu em 61,27% em menos de seis horas.

Indica-se cesariana no DPP com feto morto quando:
- não houve resolução do parto em cerca de 2 a 4 horas, ou quando, após cerca de uma hora, depois da reavaliação das condições obstétricas, não tenha havido evolução da parturição;

- a hemorragia é pronunciada, e a espera poderia agravar o prognóstico materno;
- na vigência de coagulopatia.

REVISÃO

- A placenta de inserção baixa é assim considerada por estar inserida no segmento inferior. Seu diagnóstico é realizado por exame físico e obstétrico, contudo a USTV tem acurácia de 97%. Preconiza-se repouso, avaliação clínica criteriosa e acompanhamento obstétrico como medidas de tratamento.
- O DPP é a separação inesperada e prematura da placenta, sua causa pode ser traumática ou não traumática, e apenas o exame físico é suficiente para o diagnóstico. A reposição sanguínea constitui a medida terapêutica básica e representa o tratamento inicial e obrigatório.

■ LEITURAS SUGERIDAS

Cunningham FG, Gant NF, Leveno KJ, Gilstrap LC, Hauth JC, Wenstrom KD. Obstetrical hemorrhage. In: Cunningham FG, Gant NF, Leveno KJ, Gilstrap LC, Hauth JC, Wenstrom KD, editors. Williams obstetrics. 21th ed. New York: McGraw-Hill; 2001. p. 619-69.

Lopez RD. Inserção baixa da placenta. In: Moron AF, Camano L, Kulay Jr L, editores. Obstetrícia. Barueri: Manole; 2011.

Nardozza LMM, Mesquita MRS, Camano L. Descolamento prematuro da placenta. In: Moron AF, Camano L, Kulay Jr L, editores. Obstetrícia. Barueri: Manole; 2011.

Pritchard JA, Cunningham FG, Pritchard SA, Mason RA. On reducing the frequency of severe abruptio placentae. Am J Obstet Gynecol. 1991;165(5 Pt 1): 1345-51.

112

SÍNDROMES HIPERTENSIVAS E NEFROPATIAS DA GESTAÇÃO

- NELSON SASS
- JUSSARA LEIKO SATO TEBET
- MARIA RITA DE SOUZA MESQUITA

A ocorrência de hipertensão arterial (HA) durante a gestação, o parto e puerpério, independentemente de sua etiologia, acarreta expressiva elevação dos riscos maternos e perinatais, podendo limitar o desenvolvimento fetal, implicar altas taxas de prematuridade, além de riscos elevados de morte materna ou limitações orgânicas que a acompanharão ao longo de toda a vida.

EPIDEMIOLOGIA

Não existem informações precisas sobre a incidência de pré-eclâmpsia (PE), porém no Brasil, é relatada a incidência de 1,5% de PE e 0,6% de eclâmpsia.[1] Números disponíveis no SUS registram que, entre as mortes maternas, as síndromes hipertensivas são fatores causais entre 20 e 25% entre todas as causas de morte.[2]

Para classificar os estados hipertensivos, sugerimos a adoção das recomendações da International Society for the Study of Hypertension in Pregnancy (ISSHP):*

- **Hipertensão arterial na gravidez:** pressão arterial sistólica (PAS) maior ou igual a 140 mmHg e/ou pressão arterial diastólica (PAD) maior ou igual a 90 mmHg (5º ruído de Korotkoff = desaparecimento da bulha).
- **Proteinúria:** é considerada significativa quando a razão proteinuria/creatininúria (RPC) em amostra isolada de urina for igual ou superior a 0,3 ou quando a amostra isolada detectar 1+ ou mais em fita reagente. Por razões de ordem técnica, não existem mais razões para a avaliação em urina de 24 horas, ainda que proteinúria igual ou superior a 300 mg deva ser considerada positiva.
- **Hipertensão gestacional:** HA após a 20ª semana, sem proteinúria, definida como "transitória" se há normalização após o parto. A hipertensão induzida pela gravidez recebe o nome "genérico" de doença hipertensiva específica da gravidez (DHEG), sendo que quando apresenta hipertensão arterial e proteinúria significante, recebe a denominação PE.
- **PE:** HA após a 20ª semana associada com proteinúria que desaparece até 12 semanas do puerpério. Ausente a proteinúria, suspeitar de PE quando houver presença de cefaleia, turvação visual, dor abdominal, ou exames laboratoriais alterados, como plaquetopenia e elevação de enzimas hepáticas.
- **Hipertensão arterial crônica (HAC):** HA presente antes da 20ª semana ou não desaparece após 12 semanas; PE superposta à HAC: detecção de proteinúria após a 20ª semana em paciente portadora de HAC.

Edema generalizado e de instalação súbita não são levados em conta para as definições atuais, porém exigem observação cautelosa na rotina pré-natal. Deve-se levar em conta que a PE pode ser considerada como uma síndrome heterogênea com etiologia ainda não totalmente esclarecida que pode se apresentar como uma ampla diversidade de formas clínicas, cujas características mais comuns são hipertensão arterial e proteinúria anormal detectadas clinicamente a partir da 20ª semana de gestação.[3]

■ PRÉ-ECLÂMPSIA

Inclui amplo espectro clínico, podendo apresentar-se apenas com quadros leves de hipertensão e edema ou evoluir para grave hipertensão, edema generalizado, proteinúria, coagulopatia, insuficiência hepática, convulsões (eclâmpsia) e coma. Na ausência de fatores que possam ser adotados com segurança na predição, consideramos que dados epidemiológicos disponíveis permitem uma estimativa do risco e adotar estratégias de seguimento pré-natal que conduzam na detecção precoce. No Quadro 112.1, são ilustrados os fatores de risco mais importantes.

QUADRO CLÍNICO

Uma vez identificada, o conceito de imprevisibilidade e instabilidade do quadro pode justificar a internação da paciente para melhor avaliação. Habitualmente o processo pode evoluir para grave hipertensão, encefalopatia hipertensiva, convulsões e coma. O comprometimento renal pode acarretar síndrome nefrótica e eventual necrose tubular aguda (NTA).

A dor epigástrica em hipocôndrio direito sinaliza para o comprometimento hepático e são manifestações bastante frequentes da síndrome HELLP (hemólise, comprometimento hepático e coagulopatia). A ativação do sistema de coagulação consome seus elementos, sendo a plaquetope-

---

*Disponível em: http://www.isshp.org/

DIAGNÓSTICO E TRATAMENTO

QUADRO 112.1 ■ Características e risco estimado de ocorrência de pré-eclâmpsia

CARACTERÍSTICA CLÍNICA	RISCO RELATIVO	VARIAÇÃO
PAD 80-89 na primeira consulta	1,38	1,01-1,87
Idade > 40 anos primípara	1,69	1,23-2,29
Idade > 40 anos multípara	1,96	1,34-2,87
IMC > 35 na primeira consulta	2,12	1,56-2,88
História familiar	2,90	1,70-4,93
Nuliparidade	2,91	1,28-6,61
Gestação múltipla	2,93	2,04-4,21
Diabetes melito prexistente	3,56	2,54-4,99
História pregressa de PE	7,19	5,85-8,83
Anticorpo antifosfolípide	9,72	4,34-21,75

IMC: índice de massa corporal.

nia (menor do que $100.000/mm^3$) importante informação para o risco de coagulação intravascular disseminada (CIVD). No Quadro 112.2, estão os parâmetros que sugerem PE grave.

QUADRO 112.2 ■ Pré-eclâmpsia grave: critérios diagnósticos (isolados ou associados)

SINTOMAS CLÍNICOS	DOSAGENS LABORATORIAIS
Cefaleia e/ou distúrbio visual persistente	Proteinúria superior a 3,0 g/24 horas
Dor epigástrica e/ou em hipocôndrio direito	Creatinina plasmática > 1,2 mg/dL
PAD maior ou igual a 110 mmHg	Plaquetopenia (menos de $100.000/mm^3$)
Náuseas e vômitos	Elevação de enzimas hepáticas
Oligúria (menos de 600 mL/24 h)	Elevação de bilirrubinas
Convulsão (não atribuível a outras causas)	Hemólise (elevação de DHL)

DHL: desidrogenase láctica.

PREVENÇÃO DE PRÉ-ECLÂMPSIA

Não existem formas efetivas de prevenção primária da doença.
- Não é recomendada suplementação de cálcio (> 1 g ao dia) para gestantes com ingestão normal deste íon,[4] e sim naquelas com baixa ingestão de cálcio e em risco moderado e aumentado de PE.[5]
- Baixas doses de ácido acetilsalicílico (AAS) no final do primeiro trimestre da gestação podem ser úteis na prevenção primária de PE em gestantes com risco moderado e aumentado para PE,[5,6] porém o uso não é recomendado na ausência de risco.[6]

Suplementação de cálcio (> 1 g/d), ou fontes dietéticas de cálcio, como leite (1 litro de leite = 1 grama de cálcio), queijo, iogurte natural, cereal matinal, verduras escuras (brócolis), frutos do mar (sardinha, manjuba, pescada), castanhas (avelã, amêndoa, castanha do Pará), é associada com redução do risco de PE, prematuridade e morte materna em mulheres com dieta diária baixa em cálcio (< 600 g).[4] Para mulheres em risco de PE, ensaios clínicos sugerem que AAS diário reduz o risco de PE em torno de 17%, com diminuição de risco de morte fetal em 14% e cerca de 8% no risco de prematuridade.[5] Doses 75 até 150 mg diárias parecem ser seguras.[6] Baixa dose de AAS deve ser considerada na prevenção primária em mulheres com alto risco e deveria ser iniciada ao fim do primeiro trimestre.[7]

Para mulheres com maior risco para PE, agendar retornos ambulatoriais mais frequentes, semanais ou quinzenais entre 28 e 34 semanas, para aferição do peso e da PA, pode apoiar a detecção precoce de PE.

TRATAMENTO

- **Hipertensão gestacional e PE leve:** quando antes de 34 semanas, impõe-se estratégia de seguimento próximo, pesando riscos e benefícios da continuidade da gestação.

ATENÇÃO!

Como nem sempre é possível a internação, é fundamental que o retorno ambulatorial ocorra no menor intervalo possível, informando à paciente sobre sinais e sintomas compatíveis com o agravamento da doença e orientando-a a procurar pronto-socorro obstétrico em situações de dúvida.

Em relação à observação clínica e recomendações, orientamos: repouso em decúbito lateral esquerdo o maior tempo possível; afastamento da atividade profissional, corrigir dieta com excesso de sal (não há vantagens na dieta hipossódica rígida); controle diário da pressão arterial, controle de peso (valorizar ganho de 1,0 kg/semana); pesquisa de proteinúria em todas as consultas. O uso de hipotensores parece não produzir efeitos consistentes, principalmente quando a PAD for menor do que 100 mmHg. Optando por sua utilização, a metildopa é nossa 1ª opção em doses de 750 a 2.000 mg/dia. Tratamento para alcançar PAD-alvo de 85 mmHg comparado com alvo de 100 mmHg não tem benefício materno ou obstétrico, exceto em relação a menor ocorrência de hipertensão grave no grupo com controle mais rigoroso.[8]

O tratamento obstétrico se impõe na gestação que atinge o termo. Quando abaixo de 37 semanas, a conduta deve ser norteada pelas condições maternas e fetais, importando resguardar os interesses maternos sempre. O estudo HYPITAT comparou indução de parto *versus* monitoramento expectante para HG ou PE leve após 36 semanas. Mulheres no grupo intervenção tinham risco 29% menor de piora de desfecho materno, sem afetar desfecho neonatal. Sugere que tratamento expectante após 36 semanas não é indicado.[9] No HYPTAT-II entre 34 a 37 sem com HA não grave, o manejo expectante aumentou o risco materno em relação a parto imediato, mas diminui a ocorrência de síndrome do estresse respiratório neonatal. Parto imediato não é justificado, e monitoramento expectante até que a situação clínica piore pode ser considerado.[10] A via de parto preferencial é a natural, utilizando-se de misoprostol 25 μg/6 horas, visando ao preparo cervical. Se existe contraindicação a estas alternativas utilizar sonda de Foley intracervical para seu preparo prévio à indução. Iniciar indução com ocitocina quando condições satisfatórias.

- **PE grave/emergências hipertensivas:** a presença de elevação aguda da PA (PAD igual ou maior do que 110 mmHg) compromete a saúde materna devido a comprometimento renal, hepático, cerebral e do sistema de coagulação, além de problemas fetais, como insuficiência placentária, descolamento prematuro da placenta (DPP) e prematuridade.

O risco de ocorrência de eclâmpsia sempre deve ser ponderado, e quando este risco não é descartado, mesmo "por via das dúvidas", o sulfato de magnésio ($MgSO_4$) deve ser administrado seguindo os esquemas ilustrados no Quadro 112.3, sendo que nossa preferência é pela utilização de esquema exclusivamente EV[2]. Não há recomendação para a monitorização rotineira das concentrações plasmáticas de $MgSO_4$, exceto quando presente insuficiência renal, sendo nível plasmático seguro entre 4,5 e 7,5 mEq/L (1,0 mEq/L=1,2 mg/dL). Caso seja necessário transferir o paciente, o esquema IM pode reduzir os riscos de infusões inadequadas durante o transporte.

Concentrações plasmáticas ao redor de 10,0 mEq/L podem induzir a redução do reflexo patelar, e 15,0 mEq/L, bloqueio da função muscular estriada, resultando em paralisia do diafragma e musculatura torácica, com consequente insuficiência respiratória. O gluconato ou cloreto de cálcio (10 mL a 10%) é antídoto do sulfato de magnésio com ação rápida e deve ser ministrado IV diante de sinais de desconforto respiratório. Nestas situações, a necessidade de assistência respiratória não está descartada.

QUADRO 112.3 ■ Esquemas de utilização de sulfato de magnésio

ESQUEMA	ATAQUE	MANUTENÇÃO	OBSERVAÇÕES GERAIS
EV exclusivo	4,0 g EV em 20 min	1,0 a 2,0 g EV/h	• Se nova convulsão, adicionar 2,0 g IV • Usar 1,0 g IV/h se creatinina > 1,2 g/dL • IMC > 35, considerar infusão de 3,0 g/h • Controlar reflexo patelar e diurese • Se sinais de toxicidade: 10,0 mL IV de gluconato de cálcio
"Pritchard"	4,0 g EV em 20 min + 10,0 g IM 5,0 g em cada nádega	5,0 g IM 4/4 h	

Após a instalação do $MgSO_4$, caso a PAD se mantenha igual ou acima de 110 mmHg, adicionar hipotensores de ação rápida, sendo a hidralazina nossa primeira escolha (Quadro 112.4). Na ausência de outras alternativas, a nifedipina tem sido descrita como alternativa, mas apresenta vários inconvenientes, incluindo hipotensão súbita, o que exige cautela especial ao longo de sua utilização.[11] Quanto ao nitroprussiato de sódio (NPS), não há estudos consistentes que possam detectar casualidade de seu uso com mortes fetais. Diante de edema agudo de pulmão ou instabilidade hemodinâmica pelo *status* hipertensivo, esta alternativa deve ser a escolha. Considerando os riscos da nifedipina, na ausência da hidralazina, considerar o uso de NPS. Como meta de controle, manter a PAD entre 90 e 100 mmHg. Além da estabilização clínica e da avaliação da extensão do dano materno, devem ser avaliadas as condições fetais.

Para pacientes estáveis e condições fetais seguras, em IG menor do que 34 semanas, considere a adoção de conduta expectante

QUADRO 112.4 ■ Esquemas de hipotensores de ação rápida

MEDICAMENTO	ATAQUE	MANUTENÇÃO
Hidralazina	5,0 mg EV cada 30 min até PAD cerca de 90-100 mmHg (não ultrapassar 20 mg/dose)	A cada 6 horas 5,0 mg EV cada 30 min até PAD cerca de 90-100 mmHg
Nifedipina	5,0 mg VO ou sublingual (SL) cada 30 min até PAD cerca de 90-100 mmHg	A cada 6 horas 5,0 mg VO ou SL cada 30 min até PAD 90-100 mmHg
Nitroprussiato de sódio	0,25 μg/kg/min EV contínuo até PAD 90-100 mmHg	Gotejamento contínuo para PAD cerca de 90-100 mmHg

visando a administrar corticoides para aceleração da maturidade pulmonar fetal. Em condições maternas críticas não adiar decisões. Acima de 34 semanas, a tendência será de interromper a gestação, baseando nas condições maternas e fetais. O quadro 112.5 sintetiza um plano de ação efetivo.

QUADRO 112.5 ■ Pré-eclâmpsia grave/eclâmpsia/emergências hipertensivas: plano de ação

PONDERAÇÕES E AÇÕES DIANTE DE PRÉ-ECLÂMPSIA GRAVE OU ECLÂMPSIA

- Garanta suporte geral nas melhores condições possíveis*
- Utilize $MgSO_4$ segundo esquemas recomendados
- Hipotensor de ação rápida (hidralazina ou nifedipina) e mantenha PAD< 110
- Assegure líquidos EV de 1.500 a 2.000 mL/24 h por acesso venoso periférico
- Avalie as condições de órgãos-alvo através de coleta de sangue e urina
- Estabilize o quadro clínico materno
- Avalie as condições fetais
- Avalie a possibilidade de corticoides antenatal
- Encaminhe para local com mais condições?
- Opte pelo parto pela via mais segura

*Sondagem vesical para controle de diurese, decúbito lateral esquerdo, oxigênio.

■ ECLÂMPSIA

Caracteriza-se por convulsões tipo tônico-clônicas com alto risco de morte materna. Exige a tomada rápida de decisões e medidas adequadas para o controle da paciente segundo as recomendações do quadro cinco. A medicação de escolha para controle das convulsões é o $MgSO_4$, segundo esquemas do Quadro 112.3. Se após a dose de ataque, ocorrer nova convulsão, administra-se dose adicional de 2,0 g IV em infusão lenta. Diante de recorrência de convulsões ou piora das condições neurológicas, considerar a ocorrência de acidente vascular, que será identificado por meio de ressonância ou tomografia cerebral. Nestas situações, a adição de anticonvulsivante adicional como a fenitoína deve ser considerada.

Consideramos que não há hipótese que justifique a falta de $MgSO_4$ em maternidades, mesmo que não tenham como missão o atendimento de alto risco. Na sua falta, outros medicamentos podem ser utilizados, porém com resultados menos satisfatórios. O diazepam em doses de 10 mg IV, repetidas se houver recorrência e manutenção IV de 3 a 5 mg por kg de peso a cada 24 horas, sendo que devem ser esperadas depressão materna e fetal, dificultando sobremaneira a interpretação do quadro evolutivo em ambos. A hidantoína em doses de ataque de 1 g IV, sendo 250 mg IV a cada 30 minutos e manutenção de 100 mg a cada oito horas.[12] Quando presente quadro de emergência hipertensiva, utilizar hipotensor de ação rápida nos esquemas ilustrados no Quadro 112.4.

Em vista do quadro clínico e exposição da paciente, utilizamos antibiótico terapia com cefalotina 1,0 g IV a cada 8 horas, estendendo até 7 dias. Quanto ao uso de furosemida, sua introdução é justificada diante de edema pulmonar ou sobrecarga cardiovascular. Não há evidências para o uso rotineiro de furosemida para indução da diurese ou nefroproteção para NTA. O ritmo de diurese traduz a intensidade do espasmo na arteríola aferente, tendendo a normalizar progressivamente na medida em que o espasmo vascular se reduz.

Não há razões médicas aceitáveis para utilização de líquidos hiperosmóticos como a albumina, pois pode causar mobilização de líquido do extra para o intravascular com riscos imediatos de sobrecarga do sistema cardiovascular e edema de pulmão.

A cesárea será a via de parto preferencial em situações instáveis e/ou de risco fetal. Diante de condições clínicas estáveis, é possível o preparo cervical com misoprostol e posterior indução com ocitocina, desde que o tempo não seja uma variável relevante. O melhor momento para a indução ou a prática da cesárea será após a melhor estabilização materna possível. O retorno da consciência e a ausência de convulsões são elementos úteis para o diagnóstico diferencial de complicações neurológicas, além de permitir recuperação da perfusão de todo o organismo materno. Além disso, ao longo da estabilização, temos acesso às informações da avaliação laboratorial materna complementar, facilitando estratégias de reposição de elementos de coagulação, como plaquetas, e permitindo melhor base para a escolha da analgesia.

É fundamental a vigilância constante da paciente pelo clínico e pela enfermagem. Quanto à anestesia, os bloqueios têm sido utilizados com sucesso, ressalvando os riscos adicionais de hipotensão. A anestesia geral deve ser reservada quando ocorrem coagulopatia ou instabilidade neurológica.

> **ATENÇÃO!**
> A ação dos curares pode ser potencializada pelo uso concomitante de sulfato de magnésio.

■ SÍNDROME HELLP

A síndrome HELLP é caracterizada por alterações laboratoriais incluídas no acrônimo HELLP (H para *hemolysis*, EL para *elevated liver function* e LP para *low platelets*). Pode apresentar uma enorme variedade de sinais e sintomas, sendo que náuseas e vômitos estão presentes em 80% das vezes e nem sempre se verifica elevação expressiva da pressão arterial ou presença de proteinúria.

Adotam-se os seguintes critérios diagnósticos:
- **Hemólise**: detecção por meio de esfregaço periférico de sangue com hemácias deformadas, da elevação da DHL e bilirrubinas.
- **Elevação de enzimas hepáticas (TGP)**: como norma, considerar elevada quando seu valor é igual ou maior do que o dobro do limite de normalidade do método utilizado.
- **Plaquetopenia**: quando igual ou abaixo de 100 mil/mm³.

Qualquer atraso no diagnóstico da síndrome HELLP pode levar a complicações maternas e perinatais graves (CIVD, DPP, lesão renal aguda [LRA], edema agudo do pulmão, hematoma hepático e eclâmpsia). A conduta expectante só se justifica para a realização de corticoterapia quando abaixo de 34 semanas. Ainda assim, decisão pelo tratamento conservador deve sempre levar em conta as condições maternas.

Não há evidências ao uso de dexametasona (10 mg a cada 12 horas até o parto), pois necessita de estudos controlados para testar sua eficácia, uma vez que os estudos disponíveis contaram com casuística e metodologia inadequada para responder a esta questão.

ASSISTÊNCIA AO PARTO

A via de parto será de indicação obstétrica. Algumas recomendações:
- **Via vaginal**: manter plaquetas acima de 20.000. A episiotomia será excepcional.
- **Cesárea**: nesta alternativa, recomenda-se manter plaquetas acima de 30.000. A incisão de Pfannenstiel é permitida, porém deve ser evitado descolamento excessivo. O uso de drenos cirúrgicos em posição subaponeurótica e/ou subcutânea pode ser útil. Em nenhuma hipótese, fazer exploração manual do fígado em vista do risco de hemorragia.
- **Hemoterapia**: de modo geral, as pacientes não apresentam coagulopatia diante de contagem de plaquetas superiores a 30.000. Porém, quando indicada, a hemoterapia será feita através de concentrado de hemácias para corrigir anemia aguda e hemoderivados para correção de coagulopatia, como plasma fresco e crioprecipitado. Porém o principal hemoderivado a ser utilizado são unidades de plaquetas, sendo indicada para corrigir o distúrbio hemostático por deficiência ou disfunção plaquetária, em paciente que apresente hemorragia em curso e com contagens de plaquetas, em geral, inferiores a 50.000/mm³. A quantidade a ser infundida será de uma unidade para cada 10 kg de peso da paciente, iniciando imediatamente antes do procedimento e sendo infundida em velocidade constante. A mesma dose total deverá ser repetida a cada 8 ou 12 horas até estabilidade clínica e laboratorial. Cada unidade de plaquetas eleva sua contagem em cerca de 5.000 para um adulto de 70 kg.
- **Analgesia e anestesia**: a anestesia regional e o bloqueio do pudendo estão contraindicados na vigência da coagulopatia, indicando-se nestes casos a anestesia geral. A anestesia epidural é realizada com segurança com contagem plaquetária acima de 80.000 plaquetas/mm³.

Observar a paciente intensivamente por 48 horas, em face dos riscos de edema agudo de pulmão, insuficiência renal e disfunção hepática. A recuperação enzimática geralmente ocorre em 48 horas, porém, a recuperação plaquetária é mais lenta.

■ HIPERTENSÃO ARTERIAL CRÔNICA

Além da morbidade e mortalidade maternas e fetais diferenciadas, é fator de risco para a sobreposição de PE. A influência sobre o desenvolvimento fetal depende da intensidade clínica verificada no primeiro trimestre, podendo assim ser classificada: HAC leve: PAD menor do que 100 mmHg; HAC moderada: PAD maior ou igual a 100 mmHg e menor do que 110 mmHg e HAC grave: igual ou maior do que 110 mmHg. Os mesmos critérios diagnósticos para PE são aqui aplicados, sendo que a elevação nos padrões basais da pressão arterial após 20 semanas que exige adição de hipotensores deve ser observada com cautela.

Na rotina pré-natal, os intervalos de consultas serão individualizados aos riscos. Alguns critérios devem ser utilizados para internação desse grupo de pacientes: PAD acima de 110 mmHg; evidências de sobreposição de PE; sinais de insuficiência placentária; aceleração da maturidade placentária, oligo-hidrâmnio; restrição do crescimento fetal. Além dos exames rotineiros, avaliar na primeira consulta a função renal pela creatinina plasmática. Em relação à dieta, não existem evidências que apoiem restrição de sal visando à redução nos riscos de PE.

A utilização de AAS é recomendada nas doses de 100 mg a partir do primeiro trimestre em vista da redução de risco para PE. O mesmo em relação à recomendação de dieta com pelo menos 1,0 g de cálcio/dia. Quando não é possível esta intervenção, administras 500 a 1.000 mg de cálcio ao dia.

Quanto ao uso de hipotensores, pacientes hipertensas leves e moderadas muitas vezes necessitam de ajuste das doses devido à hipotensão induzida pelas modificações fisiológicas da gestação. Seu uso não reduz os riscos de PE, nem alteram o prognóstico perinatal.[8] O único desfecho significativo verificado em ensaio clínico controlado foi a proteção materna contra a ocorrência de crises hipertensivas. As modificações gravídicas facilitam a vasodilatação e redução da PA, fatos que podem beneficiar estas pacientes. Tal comportamento da PA parece traduzir boa adaptação à gestação e da perfusão uteroplacentária.

Quando indicados, os hipotensores mais utilizados na prática clínica são:

- Metildopa: tem sido nossa primeira opção, em doses iniciais de 750 mg/dia, dividida em três tomadas. Não há vantagens em doses inferiores ou com maior intervalo entre as tomadas. Não ultrapassamos doses de 2,0 g ao dia em vista de maior possibilidade de efeitos colaterais associados, tais como hipotensão postural, sedação e tonturas.
- Diurético tiazídico: a hidroclortiazida em dose de 25 a 50 mg/dia é considerada alternativa segura sem efeitos fetais adversos associados à medicação. Diuréticos de alça são justificados apenas em cardiopatas, visando à redução do volume plasmático.
- β-bloqueadores: o atenolol e o labetalol têm sido associados a maior risco de restrição do crescimento fetal em vários estudos, principalmente quando utilizado a partir do primeiro trimestre. Não foram registrados tais eventos com o uso do metropolol, pindolol e oxprenolol, embora a experiência registrada seja escassa.
- Bloqueadores de canais de cálcio: a nifedipina tem sido a alternativa mais utilizada, tendo como ação principal a vasodilatação. Em vista da possibilidade de efeito hipotensor agudo, utilizar dose inicial de 10 mg/dia, sendo habitualmente recomendado de 10 a 40 mg/dia.
- Inibidores da enzima conversora da angiotensiva (IECA) ou bloqueadores do receptor da angiotensina (BRA): não devem ser utilizados na gestação em vista dos riscos fetais, como displasia tubular renal, anúria, oligo-hidrâmnio, restrição do crescimento, hipoplasia pulmonar e óbito.

Para a assistência ao parto, serão ponderadas as condições maternas e fetais.

- Hipertensão arterial leve: não se recomenda a antecipação sistemática do parto nesse grupo de pacientes. As indicações de parto operatório serão baseadas nas condições obstétricas. Recomenda-se que tais decisões devam estar asseguradas pela avaliação fetal, seja pelo perfil biofísico fetal ou pela cardiotocografia basal nas últimas semanas.
- Hipertensão arterial moderada: diante de controle clínico satisfatório e da ausência de complicações fetais, é possível aguardar o termo da gestação. Neste grupo de pacientes, tem lugar a tentativa de indução seriada do parto, salvo a presença de condições obstétricas que indiquem o parto operatório. Para tanto, internar a paciente a partir de 38 semanas e iniciar o preparo das condições cervicais, utilizado 25 µg de misoprostol vaginal a cada 6 horas ou sonda de Foley cervical.
- Hipertensão arterial grave (isolada ou associada à hipertensão gestacional ou PE): ocorrem neste grupo elevadas taxas de mortalidade perinatal, decorrentes da instalação muitas vezes precoce de insuficiência placentária concomitante com a prematuridade extrema. O plano de parto deve ter elementos de conduta que devem ser ponderados em conjunto e possam harmonizar os interesses maternos e fetais. Nestas situações, a cesárea será indicada, sendo que na dependência da IG, condições de vitalidade, apresentação fetal e das condições do segmento uterino, a realização de histerotomia segmento corporal deverá ser utilizada.

Resguardar a saúde materna é o principal objetivo diante de graves complicações, tais como as emergências hipertensivas, eclâmpsia, síndrome HELLP ou situações que comprometam as funções de um ou mais órgãos. O parto deverá ser pela via mais rápida, após estabilização clínica da paciente, avaliação laboratorial materna e terapêutica eficiente.

■ TRANSPLANTE RENAL E GRAVIDEZ

Aparentemente a gravidez não parece causar excessivos ou irreversíveis problemas com a função do enxerto, desde que a função do órgão transplantado esteja estável antes da gravidez, porém diante de condições instáveis a gestação deve ser desencorajada. A experiência clínica acumulada permite identificar fatores prognósticos favoráveis para a evolução gestacional, destacando-se o tempo de estabilidade superior a dois anos, ausência de hipertensão arterial, boa função renal (creatinina inferior a 1,4 mg/dL) e ausência de proteinúria.[13]

Diversas intercorrências clínicas podem acompanhar a gestante portadora de transplante renal, sendo muitas delas responsáveis pela própria causa do transplante, como lúpus eritematoso sistêmico (LES), e diabetes melito (DM), entre outras, que devem ser acompanhadas de forma individualizada.

INFLUÊNCIA DA GESTAÇÃO NA FUNÇÃO RENAL

O aumento volêmico e consequentes aumentos do fluxo renal plasmático e ritmo de filtração glomerular vistos na gravidez normal também ocorrem na portadora de transplante renal, acarretando sobrecarga funcional, sem acarretar problemas futuros. Nas pacientes com função renal preservada também se verifica queda da creatinina plasmática em vista da expansão do ritmo de filtração. Naquelas com limitação funcional, esta adaptação será comprometida em relação à posição do rim transplantado. Na medida em que ocorre a expansão do volume uterino, pode ocorrer obstrução ao fluxo e dilatação pielocalicial com declínio da taxa de filtração.

Alguns eventos podem determinar disfunção do enxerto. Este é definido pela elevação de creatinina além de 0,3 mg/dL, sendo suas causas principais a PE, a rejeição ao enxerto, a recorrência da doença que levou à perda do rim primitivo, a infecção do trato urinário (ITU), a compressão ureteral pelo útero gravídico e a nefrotoxicidade por imunossupressor.

A anemia é bastante frequente decorrente da baixa produção de eritropoetina. É preconizada a suplementação dietética de ferro de forma usual, mas algumas vezes será necessária a utilização de eritropoetina humana recombinante na dose de 25-50 UI/kg, subcutânea, duas a três vezes por semana até a normalização dos níveis de hemoglobina.

A estase urinária eleva os riscos de infecção do trato urinário justificando a realização de urocultura em intervalos mensais, visando a identificar a bacteriúria assintomática, pois os casos não tratados a tempo que porventura evoluam para os quadros de pielonefrite podem ser desastrosos.

A PE é a principal intercorrência obstétrica nessas pacientes, incidindo em torno de 30%. Sua presença deve ser sempre aventada diante de disfunção do enxerto, lembrando que seu diagnóstico em alguns momentos é difícil, já que muitas das transplantadas renais apresentam proteinúria anterior à gestação, ou o fazem em decorrência das modificações gravídicas fisiológicas. Em relação a outras complicações, estas pacientes são mais susceptíveis à ruptura prematura das membranas, à restrição do crescimento fetal e à prematuridade eletiva, sendo que os riscos são proporcionais às condições clínicas iniciais e à presença de complicações clínicas, como hipertensão arterial, diabetes melito e colagenoses.

Quanto aos imunossupressores, segundo a Food and Drug Administration (FDA),* os corticosteroides são considerados classe B, a ciclosporina, micofenolato mofetil, tacrolimo e rapamicina como classe C e a azatioprina como classe D. Entretanto, quando houver evidência de rejeição, não se deve hesitar a usar a pulsoterapia com esteroide para tratamento.

Os metabólitos de azatioprina como o ácido 6-tioúrico e 6- mercaptopurina rapidamente passam a barreira placentária e podem causar trombocitopenia e leucopenia neonatal, o que pode ser evitado por meio do ajuste na dose de azatioprina para manter adequada a contagem celular da mãe.

A ciclosporina atravessa a placenta da mãe para o feto na proporção 1:1 e tem sido associada à restrição de crescimento intrauterino. A experiência com o uso de tacrolimo (FK506) durante a gestação tem sido crescente havendo a possibilidade de intolerância à glicose, nefrotoxicidade da dose relacionada e elevação do nível de potássio no neonato, promovendo hipercalemia inexplicada de evolução transitória e resolução espontânea.

Quanto ao micofenolato-mofetil, evidências de teratogenicidade contraindicam sua utilização na gestação, devendo preferencialmente ser descontinuado seis meses antes da concepção.

A via de parto deve ser sempre de indicação obstétrica, sendo o parto normal o preferido em vista de menor perda sanguínea, menor risco infeccioso e menor possibilidade de trauma no rim transplantado. Quedas expressivas da pressão arterial, decorrentes de sangramento excessivo ou pelo efeito do bloqueio anestésico, podem prejudicar a perfusão renal comprometendo de forma definitiva a função do rim transplantado.

REVISÃO

- A ocorrência de HA durante a gestação, o parto e o puerpério, independentemente de sua etiologia, acarreta expressiva elevação dos riscos maternos e perinatais.
- Os estados hipertensivos são classificados como**: hipertensão arterial na gravidez; proteinúria; hipertensão gestacional; pré-eclâmpsia e hipertensão arterial crônica.
- Em relação ao transplante renal, a gravidez não parece causar excessivos ou irreversíveis problemas com a função do enxerto, desde que a função do órgão transplantado esteja estável antes da gravidez; diante de condições instáveis, contudo, a gestação deve ser desencorajada.

REFERÊNCIAS

1. Abalos E, Cuesta C, Grosso A, Chou D, Say L. Global and regional estimates of preeclampsia and eclampsia: a systematic review. Eur J Obstet Gynecol Reprod Biol. 2013;170(1):1-7.
2. Sass N, Silveira MRFS, Oliveira LG, Facca T, Sato JL, Korkes HA et al. Maternal mortality in Brazil and proportion to hypertensive disorders: a trend of stagnation. Pregnancy Hypertension. 2015;5(1):78.

*Para mais informações acesse: http://www.fda.gov/Drugs/
**Disponível em: http://www.isshp.org/

3. Oliveira LG, Karumanchi A, Sass N. Pré-eclâmpsia: estresse oxidativo, inflamação e disfunção endotelial. Rev Bras Ginecol Obstet. 2010;32(12):609-16.
4. Hofmeyr GJ, Lawrie TA, Atallah ÁN, Duley L. Calcium supplementation during pregnancy for preventing hypertensive disorders and related problems. Cochrane Database Syst Rev. 2014;6:CD001059.
5. CLASP: a randomized trial of low-dose aspirin for the prevention and treatment of pre-eclampsia among 9364 pregnant women. CLASP (Collaborative Low dose Aspirin Study in Pregnancy) Collaborative Group. Lancet. 1994;343(8898):619-29.
6. Duley L, Henderson-Damart DJ, Meher S, King JF. Antiplatelet agents for preventing pre-eclampsia and its complications. Cochrane Database Syst Rev. 2007;2:CD004659.
7. Bujold E, Roberge S, Lacasse Y, Bureau M Audibert F, Marcoux S, et al. Prevention of preeclampsia and intrauterine growth restriction with aspirin started in early pregnancy: a meta-analysis. Obstet Gynecol. 2010;116 (2 Pt 1):402-14.
8. Magee LA, von Dadelszen P, Rey E, Ross S, Asztalos E, Murphy KE, et al. Less-tight versus tight control of hypertension in pregnancy. N Engl J Med. 2015;372(5):407-17.
9. Koopmans CM, Bijlenga D, Groen H, Vijgen SMC, Aarnoudse JG, Bekedam DJ, et al. Induction of labour versus expectant monitoring for gestational hypertension or mild pre-eclampsia after 36 weeks' gestation (HYPITAT): a multicentre, open-label randomised controlled trial. Lancet. 2009;374(9694):979-88.
10. Broekhuijsen K, van Baaren GJ, van Pampus MG, Ganzevoort W, Sikkema JM, Woiski MD, et al. Immediate delivery versus expectant monitoring for hypertensive disorders of pregnancy between 34 and 37 weeks of gestation (HYPITAT-II): an open-label, randomised controlled trial. Lancet. 2015;385(9986):2492-501.
11. Duley L, Gülmezoglu AM, Henderson-Smart DJ, Chou D. Magnesium sulphate and other anticonvulsants for women with pre-eclampsia. Cochrane Database Syst Rev. 2010;(11):CD000025.
12. Duley L, Meher S, Jones L. Drugs for treatment of very high blood pressure during pregnancy. Cochrane Database Syst Rev. 2006;(3):CD001449.
13. Oliveira LG, Sass N, Sato JL, Ozaki KS, Medina JOM. Pregnancy after renal transplantation-a five-yr single-center experience. Clin Transplant. 2007;21(3):301-4.

113

DISTÚRBIOS DO METABOLISMO NA GRAVIDEZ

- ROSIANE MATTAR
- VICTOR HUGO SAUCEDO SANCHEZ

O metabolismo constitui-se como meio pelo qual o organismo processa as substâncias necessárias para desempenhar suas funções. Seus distúrbios podem ser resultado de reações químicas alteradas em virtude da falta de substâncias de base para a função apropriada do corpo ou, ainda, da presença de toxinas. Os principais distúrbios metabólicos são diabetes, obesidade e tiropatias.

DIABETES MELITO E GRAVIDEZ

Diabetes melito (DM) é uma síndrome clínica caracterizada por hiperglicemia devido à deficiência da efetividade ou à diminuição da produção da insulina, carreando distúrbios metabólicos de carboidratos, lipídeos, proteínas, água e eletrólitos. Trata-se de doença sistêmica, crônica e evolutiva.

O diabetes é uma das doenças mais frequentes em gestantes, diagnosticado em 1 a 18% dos casos, variando de acordo com a etnia e o método de diagnóstico empregado. No Brasil, os levantamentos apontavam para frequência de aproximadamente 7%,[1] mas, com os novos critérios, estima-se que atinja índice de 17%.[2]

Do total de gestantes com diabetes, a maioria, cerca de 90%, será de casos de diabetes gestacional e apenas 10% de diabetes melito preexistente.

DIABETES MELITO GESTACIONAL

O diabetes melito gestacional (DMG) é definido como intolerância a carboidratos de gravidade variável, com início ou 1º reconhecimento na gestação, excetuando-se os casos de diabetes melito na gestação, ou *overt diabetes*, quando a mulher já tinha a doença diabetes, mas esta não havia sido diagnosticada. Essa explicação aplica-se a casos em que a condição persiste ou não após a gestação.

Classificação prognóstica

Tem o intuito de predizer quais gestantes diabéticas apresentam maiores riscos de morbimortalidade perinatal.

A mais utilizada é a classificação prognóstica de Priscilla White, com base na idade em que foi diagnosticado o DM, sua duração e a presença ou a ausência de complicações ou lesões em órgãos-alvo (Quadro 113.1).

Fisiologia e fisiopatologia

Duas adaptações metabólicas são relevantes na gravidez: a solicitação contínua de glicose e de aminoácidos essenciais pelo concepto e a necessidade de ácidos graxos e colesterol.

A glicemia do feto é 10 a 20 mg/dL menor do que a encontrada no organismo materno. A glicose é transferida para o feto por meio de difusão facilitada, como o transporte ativo, por carregadores de glicose.

A contínua solicitação de glicose obriga o organismo a valer-se de mecanismos metabólicos alternativos de produção de energia, exaltando-se, normalmente, a glicogenólise, a neoglicogênese e a hidrólise de triglicérides no tecido adiposo. A busca de novas fontes de glicose conduz a reações que aumentam os corpos cetônicos e os ácidos graxos livres.

A grávida, no início da gestação, em decorrência de alterações metabólicas e hormonais, apresenta hipoglicemia, hipoaminoacidemia, hipoinsulinismo de jejum, hipercetonemia e aumento dos ácidos graxos livres. Essa homeostasia das glicoses materna e fetal é mantida, particularmente, pela duplicação da secreção de insulina no último trimestre.

QUADRO 113.1 ■ Classificação prognóstica da gravidez associada ao diabetes, de Priscilla White

- A1: Diabetes gestacional controlado apenas com dieta, sem uso de insulina
- A2: Diabetes gestacional que necessita de tratamento com insulina
- B: Diabetes que surgiu após os 20 anos com duração menor do que 10 anos
- C: Diabetes com início entre 10 e 19 anos, com duração de 10 a 19 anos
- D1: Diabetes com início antes dos 10 anos
- D2: Diabetes com duração maior do que 20 anos
- D3: Diabetes com retinopatia benigna
- D4: Calcificação dos vasos dos membros inferiores (microangiopatia)
- D5: Hipertensão arterial decorrente do diabetes

- F: Nefropatia diabética
- H: Miocardiopatia
- R: Retinopatia proliferativa
- T: Transplante renal

Obs.: 1: gestantes que preenchem mais de uma categoria devem receber a classificação correspondente à classe mais avançada.
Obs.: 2: a classificação da paciente pode mudar durante a evolução da gravidez e/ou em gestações sucessivas.

O diabetes gestacional seria decorrente da incapacidade de o pâncreas materno atender à demanda crescente de insulina a partir do 2º trimestre da gestação.[3]

Devido ao seu elevado peso molecular, a insulina não ultrapassa a placenta. A produção fetal de insulina inicia-se a partir da 12ª semana.

Na diabética malcontrolada, o feto recebe grande aporte de glicose, com consequente hipertrofia das células betapancreáticas, hiperinsulinismo e aumento dos depósitos de tecido adiposo.

Os ácidos graxos livres teriam papel importante, pois atravessam facilmente a placenta e, no feto, são metabolizados, colaborando para a macrossomia e outros agravos. Além dos carboidratos e lipídeos ofertados em demasia ao feto, ressalta-se, também, o papel do metabolismo proteico alterado.

A Figura 113.1 sumariza a fisiopatologia das possíveis complicações do concepto de mãe diabética, em razão da hiperglicemia e de alterações metabólicas decorrentes dela.

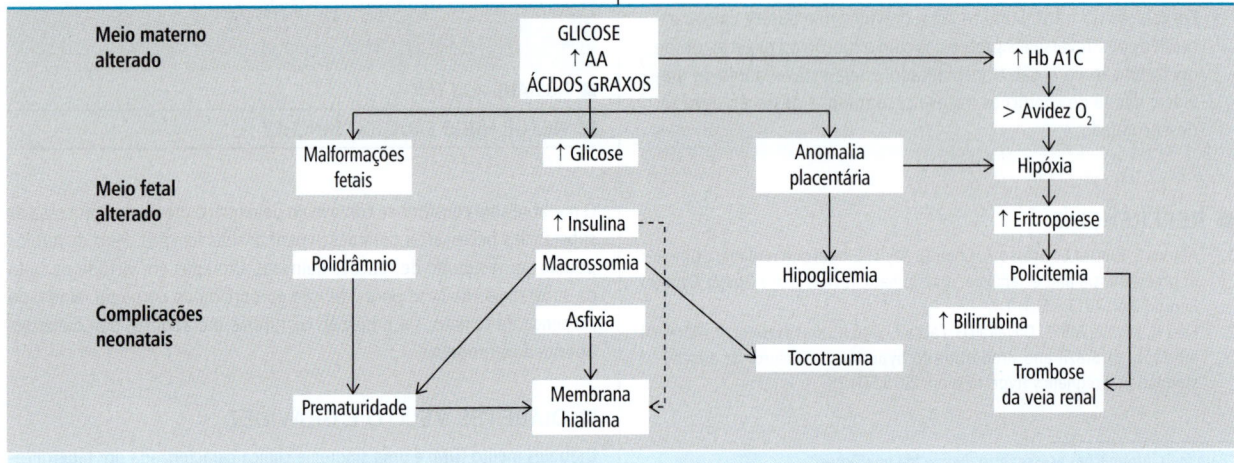

FIGURA 113.1 ■ Alterações dos meios materno, fetal e do recém-nascido, decorrentes da hiperglicemia e das alterações metabólicas do diabetes.

Quadro clínico e diagnóstico

O diabetes que se estabelece na gestação é doença que cursa inicialmente sem manifestações clínicas, necessitando de exames laboratoriais para seu diagnóstico oportuno, entre eles a glicemia de jejum e o teste oral de intolerância à sobrecarga de glicose (TOTG).

Não existe consenso quanto ao diagnóstico de DMG. Na literatura internacional, encontram-se diferentes maneiras de realizar a curva glicêmica (ingestão de 75 ou 100 g de glicose), bem como vários pontos de corte (OMS, American Diabetes Association, HAPO Study).

Na Universidade Federal de São Paulo (Unifesp), utiliza-se o TOTG com sobrecarga de 75 g de glicose a partir de pontos de corte propostos pelo estudo HAPO (Hyperglycemia and Adverse Pregnancy Outcome), referendados pelo IADPSG (International Association of Diabetes and Pregnancy Study Group) e pela OMS, quais sejam ≥ 92, 180, 153 mg/dL (jejum, 1 e 2 horas após sobrecarga, respectivamente). A paciente receberá o diagnóstico de DMG se tiver um ou mais pontos da curva alterados. O fluxo para o diagnóstico pode ser verificado na Figura 113.2.

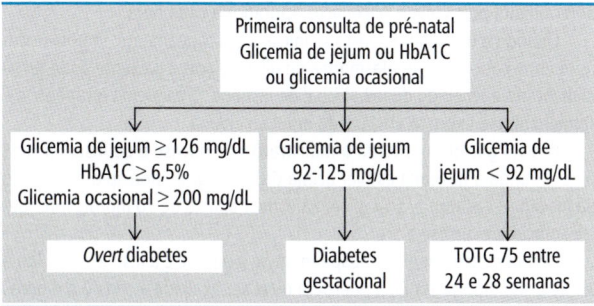

FIGURA 113.2 ■ Fluxograma para diagnóstico de DMG.

Fonte: Adaptada de Metzger e colaboradores.[2]

No consenso do IADPSG, o diagnóstico durante a gestação passa a representar duas categorias: o de diabetes melito anterior à gestação não diagnosticado (*overt diabetes*); e o DMG.[2]

Se, na primeira consulta de pré-natal, a paciente apresentar critérios de diagnóstico iguais aos determinados para diagnóstico fora da gestação (hemoglobina glicada > 6,5%; glicemia de jejum > 126 mg/dL; ou glicemia ocasional > 200 mg/dL), será considerada portadora de diabetes pré-gestacional.

O diagnóstico do DMG será estabelecido quando:
- a glicemia de jejum em qualquer momento do pré-natal for ≥ 92 mg/dL e ≤ 125 mg/dL;
- pelo menos um dos valores do TOTG de 75 g, realizado entre 24 e 28 semanas de IG, for ≥ 92 mg/dL no jejum; ≥ 180 mg/dL na 1ª hora; ≥ 153 mg/dL na 2ª hora. O TOTG 75 g é preconizado para todas as gestantes que apresentaram glicemia de jejum < 92 mg/dL no início do pré-natal.

A opção por esse método de diagnóstico do DMG se baseia em estudo que demonstra que, com um ponto alterado, existe maior morbidade materna e fetal. Com esse método, mais gestantes são diagnosticadas como portadoras de DMG e terão oportunidade de receber intervenção terapêutica precoce.

Ainda, considera-se importante a verificação, pela anamnese, da presença de um ou mais fatores de risco, no sentido de intensificar a busca do diagnóstico precoce.

São considerados fatores de risco:
- idade ≥ 35 anos;
- sobrepeso, obesidade;
- história familiar de diabetes em familiares de 1º grau;
- antecedente obstétrico: morte fetal ou neonatal sem causa aparente, malformação fetal, macrossomia ou polidrâmnio;
- antecedente de DMG;
- síndrome dos ovários policísticos (SOP);
- HAC;
- uso de fármacos hiperglicemiantes (corticosteroides, diuréticos tiazídicos etc.);
- na gravidez atual, em qualquer momento: ganho excessivo de peso, suspeita clínica ou US revelando crescimento fetal excessivo ou polidrâmnio.

ATENÇÃO!

O diagnóstico do DMG depende da realização de glicemia de jejum e TOTG. Nas pacientes com glicemia de jejum normal no início da gravidez, a pesquisa deve ser realizada entre 24 e 28 semanas, pois a resistência à insulina aumenta durante a gestação.

Tratamento

Conduta médica antes da gestação

O sucesso da conduta na gestante diabética, em particular nas do tipo 1 ou 2, demanda planejamento. Impõe-se que a paciente conceba com um adequado estado metabólico (Hb glicada < 7%). Vários trabalhos demonstram que a maior incidência de abortos e malformações congênitas resulta do meio metabólico anormal durante a organogênese.

As diabéticas tipo 2 que desejam engravidar devem ser informadas que ainda não existem evidências que garantam a segurança dos hipoglicemiantes orais, embora seu uso tenha sido referendado no ultimo protocolo da FIGO, em 2015.

As diabéticas com retinopatia proliferativa devem ser tratadas antes de engravidar; aquelas com nefropatia ou coronariopatia precisam ser aconselhadas a não engravidar sem adequada avaliação.

Devido ao maior risco de defeitos abertos do tubo neural, as pacientes com DM1 ou DM2 devem tomar ácido fólico – 4 mg/dia (10 vezes a dose recomendada para as não diabéticas) –, no mínimo 30 dias antes da concepção.

Conduta médica durante a gestação

Pode ser sintetizada no controle glicêmico avaliado, por meio de perfil glicêmico. A monitoração deve ser realizada pela própria paciente, com glicosímetro, que fornece a glicemia do sangue capilar. Esses dados darão ao médico as condições necessárias para ajustar a dieta e a insulinoterapia de forma adequada.

A gestante deve ser orientada sobre a importância de colaborar ativamente no controle da doença e de aderir ao tratamento, o valor da frequência das visitas e a presença de complicações.

A paciente precisa se inserir na equipe assistencial, que também deve contar com endocrinologista, nutricionista, enfermeira(o), fisioterapeuta e, eventualmente, oftalmologista, nefrologista e cardiologista.

- **1º trimestre:** a gestante diabética (tipo 1 ou 2) deve procurar assistência precoce. Se a gravidez não foi planejada, deve-se realizar a avaliação do fundo de olho e da função renal (proteinúria de 24 horas, creatinina). Com base nos antecedentes e resultados de exames, a gestante será classificada quanto aos critérios prognósticos de Priscilla White. A dosagem de Hb glicada no 1º trimestre é importante: valores > 8% estão associados a maior risco de aborto e a malformações fetais. A US precoce é importante para determinar a correta idade da gestação. Com 12 a 14 semanas, deve ser realizada a US morfológica-fetal. Deve-se manter o ácido fólico (4 mg/dia) até a 12ª semana.

- **2º trimestre:** US morfológica deve ser realizada em torno da 20ª semana, assim como ecocardiografia fetal, devido ao risco aumentado para defeitos cardíacos fetais. O perfil glicêmico precisa ser, no mínimo, semanal, e a frequência das visitas semanal ou quinzenal, conforme o tipo de diabetes e os controles glicêmicos. A partir da 28ª semana de gestação, recomenda-se US a cada 3 a 4 semanas, para rastrear desvios do crescimento fetal e polidrâmnio.
- **3º trimestre:** as últimas 8 a 12 semanas constituem fase com maior possibilidade de complicações, como trabalho de parto pré-termo, pré-eclâmpsia, polidrâmnio, macrossomia e óbito intrauterino, eventos frequentes nas pacientes malcontroladas. As glicemias devem ser rigorosamente monitoradas, e é preciso estar atento quanto ao diagnóstico de qualquer deterioração do bem-estar fetal. Deve-se orientar a realização de mobilograma diário e de perfil biofísico seriado. Esses exames poderão ter início mais ou menos precocemente (28 a 35 semanas), em razão dos antecedentes obstétricos, da gravidade do diabetes e das condições fetais.

Conduta no parto

Nos casos de diabetes bem controlado e sem complicações materno-fetais, o parto pode ocorrer de forma espontânea, a termo e por via vaginal.

Nos casos em que o diabetes foi de difícil controle e o feto apresenta tendência à macrossomia, deve-se antecipar o parto para 38-39 semanas, por meio de indução da parturição.

Diante do diabetes malcontrolado e na presença de complicações materno-fetais, como pré-eclâmpsia, macrossomia, polidrâmnio e comprometimento do bem-estar fetal, o parto deverá ser antecipado e a conduta ser particularizada.

Dieta

Idealmente, deve ser individualizada para cada gestante e orientada por nutricionista. Precisa conter 50% da cota calórica diária de carboidratos complexos, 30% de fibras e de gordura e 20% de proteínas. A dieta deve ser fracionada em 6 a 7 porções, de 3 em 3 horas, à exceção do período de sono noturno.

Na gestante não obesa, a ingestão deve ser de 30 kcal/kg/dia no 1º trimestre e 35 kcal/kg/dia durante o 2º e 3º. Na obesa (IMC > 29 kg/m²), deve ser da ordem de 25 kcal/kg em relação ao peso atual/dia.

Atividade física

A gestante deve ser orientada a praticar alguma atividade física, pois isso pode, por meio da estimulação da musculatura estriada, determinar aumento da afinidade da insulina ao receptor e consequente diminuição da resistência periférica à insulina, e aumento do número de transportadores de glicose na musculatura, os GLUT4, com diminuição da glicose circulante.

Diversos protocolos recomendam exercício físico, por exemplo: caminhada ou exercícios resistidos, por meia hora, cinco vezes por semana

Controle do tratamento

Cerca de 60% das gestantes com diabetes gestacional ficam bem controladas somente com dieta e exercício físico.

A meta do tratamento é conseguir que as glicemias sejam ≤ 90 no jejum e ≤ 130 no controle de 1 hora pós-prandial.

Se a paciente apresentar menos que 80% dos valores dentro da meta, a insulinoterapia deverá ser instituída.

Insulinoterapia

Quando se introduz pela 1ª vez insulina, pode-se empregar a seguinte fórmula para o cálculo da dose: 0,3 a 0,7 UI/kg/dia. É possível optar por usar apenas NPH por meio do esquema de dois terços do total pela manhã e um terço às 22 horas, conforme os resultados do perfil, ajustar a dose da insulina NPH e, eventualmente, associar insulina regular, para corrigir hiperglicemias pós-prandiais (> 130 mg/dL). Devido ao seu pico de ação mais curto (2 a 4 horas), a insulina regular deve ser administrada no jejum (com a NPH), para cobrir o pós-café, e uma hora antes do almoço e do jantar. Também é possível iniciar o tratamento com a dose calculada dividida em quatro frações: um quarto regular pré-café; um quarto regular pré-almoço; um quarto regular pré-jantar; e um quarto de NPH às 22 horas, com as correções baseadas no perfil glicêmico.

Controle glicêmico no parto

A glicemia deverá ser aferida a cada 1 ou 2 horas, e a normoglicemia (80 a 100 mg/dL), mantida. Se houver hipoglicemia, administra-se glicose e, na hiperglicemia, insulina simples.

Na indução do trabalho de parto, omitem-se refeição e a dose habitual de insulina; prescreve-se, uma hora antes da indução, 1 L de glicose a 5% infundido em oito horas. Concomitantemente, inicia-se emprego de insulina simples, EV, na dose de 1 a 2 UI/hora, com velocidade de infusão determinada pelos níveis glicêmicos apurados a cada hora.

Quando o trabalho de parto se inicia espontaneamente, impõe-se determinar a concentração plasmática de glicose, pois a paciente pode ter se alimentado e recebido dose habitual de insulina. O esquema terapêutico é semelhante ao exposto no caso da indução eletiva.

O nível glicêmico orienta a ministração de glicose e de insulina simples. Quando a glicemia estiver acima de 110 mg/dL, principia-se infusão de insulina 1 UI/hora e, se a glicemia estiver abaixo de 70 mg/dL, infunde-se solução de glicose a 5%.

No pós-parto imediato, suspendem-se a glicose e a insulina. Devido à tendência à hipoglicemia, a puérpera deve ser avaliada a cada 2 a 4 horas com glicemia capilar, até alimentar-se. A dieta deverá ser liberada o mais cedo possível, quando, então, será reiniciado o perfil glicêmico habitual (jejum e uma hora pós-prandial). Cerca de 70% das gestantes com diagnóstico de DMG não necessitam de insulina após o parto.

Retorno pós-parto

As mulheres que tiveram DMG deverão ser reavaliadas seis semanas após o parto, com curva glicêmica de 75 g, padronizada pela OMS.

Se o resultado for normal (jejum < 126 e 2 horas < 140 mg/dL), devem ser orientadas a repetir anualmente glicemia de jejum e a manter peso ideal, praticar regularmente atividades físicas e evitar sucessivas gestações em curto espaço de tempo, para reduzir as chances de desenvolverem diabetes no decorrer da vida.

Se o resultado da curva for alterado, a paciente deve ser encaminhada ao setor de endocrinologia.

> **ATENÇÃO!**
>
> A meta do tratamento é obter a euglicemia, mantendo níveis ≤ 90 mg/dL no jejum e ≤ 130 mg/dL 1 hora pós-prandial, o que fará que não haja alteração na evolução e na vitalidade do concepto. Na grande maioria das pacientes com DMG, essa meta é alcançada com dieta e exercício físico. Para as demais, haverá indicação de insulinoterapia.

■ OBESIDADE E GRAVIDEZ

A obesidade pode determinar inúmeras complicações, como diabetes, coronariopatias e, inclusive, morte prematura.

O número de mulheres com obesidade e sobrepeso, em idade reprodutiva, vem aumentando em todo o mundo, incluindo o Brasil. Dados do

DIAGNÓSTICO E TRATAMENTO

Instituto Brasileiro de Geografia e Estatística (IBGE) indicam que o excesso de peso entre as mulheres cresceu 50% nos últimos 30 anos e, atualmente, mais da metade das brasileiras entre 20 e 44 anos (51,9%) estão com IMC acima de 25.

Segundo a OMS, essa condição atinge 50% da população mundial acima dos 40 anos, e a gravidez pode ser fator desencadeante, já que esse evento, por ser período notavelmente anabólico, apresenta balanço energético que favorece acúmulo de gordura.

Para o diagnóstico, adota-se o IMC ($= kg/m^2$). Considera-se sobrepeso quando os valores são maiores que 25 e obesidade quando acima de 30.

A obesidade pode causar efeitos adversos à saúde materno-fetal. As complicações podem se iniciar pela concepção mais difícil, pois as obesas têm mais ciclos anovulatórios.

Uma vez grávidas, podem ter problemas adicionais. Apresentam maior incidência de síndrome hipertensiva gestacional e cerca de três vezes mais hipertensão arterial crônica. Destaca-se, ainda, importante associação entre obesidade e diabetes, cuja incidência aumenta progressivamente em relação ao grau de obesidade.[4] Para cada aumento de 1 kg/m^2, a prevalência de DMG aumentaria 0,92%.[4]

As gestantes obesas também apresentam maior probabilidade de terem infecções urinárias e do trato genital inferior.

No que diz respeito ao parto, encontram-se maior porcentagem de partos distócicos, maior frequência de cesariana, hemorragia maciça pós-parto e infecção puerperal.

As obesas têm maior risco de vida no ciclo gravídico puerperal, mesmo em países desenvolvidos.

O excesso de tecido adiposo materno afeta o concepto desde a fase embrionária até o parto. A taxa de malformações fetais é maior em obesas, pois o excesso de tecido adiposo parece interferir no metabolismo dos folatos, o que explicaria a maior incidência de defeitos do tubo neural (DTNs), mesmo nas que recebem suplementação adequada de ácido fólico. O risco de óbito fetal é também significativamente maior por motivos ainda desconhecidos. A macrossomia fetal é mais frequente entre as obesas, independentemente da associação com diabetes.

A avaliação sistemática do estado nutricional deve ser inserida na rotina da assistência pré-natal.

Em relação ao ganho ponderal na gravidez, recomendam-se cerca de 9 a 13 kg para a gestante eutrófica, aproximadamente 7 kg naquelas com sobrepeso e menos ainda nas com IMC pré-gestacional acima de 30.

São mais candidatas ao ganho excessivo de peso na gestação as mulheres que já tiveram dificuldades com o peso, as que consomem mais açúcares e as que deixaram de fumar ou de fazer exercício físico durante a gestação. Todos os medicamentos utilizados para tratamento de obesidade são contraindicados na gravidez, classificados como categoria C da FDA.

Mesmo que haja controvérsias, deve-se realizar intervenção educacional sobre o ganho de peso e indicação de alimentação saudável para gestantes com sobrepeso.

A retenção de peso no período pós-natal está associada à quantidade de ganho ponderal gestacional, contribuindo substancialmente na obesidade diagnosticada até um ano após o parto.

No que se refere ao exercício físico, em obesas, principalmente se diabéticas, a atividade física pode reduzir a quantidade de gordura e, consequentemente, a resistência insulínica, permitindo melhor controle da glicemia. Existem, também, relatos de melhor controle de hipercolesterolemia nas que fazem exercício físico diário.

É preciso ter em mente que as obesas têm maior probabilidade de terem filhos obesos, especialmente se tiverem também DMG ou síndrome metabólica antes da gestação ou se houver ganho ponderal excessivo durante a gravidez. O excesso de tecido adiposo materno parece comprometer a programação metabólica fetal, predispondo os filhos de mulheres obesas a serem futuros obesos e diabéticos, perpetuando o ciclo da obesidade.

REVISÃO

- O DMG é uma doença bastante frequente, definida como intolerância a carboidratos de gravidade variável. O diabetes que se estabelece na gestação cursa sem manifestações clínicas, e seu diagnóstico depende da realização de glicemia de jejum e TOTG.
- Pacientes diabéticas devem ser tratadas antes da gestação. Durante a gestação, o controle glicêmico deve ser rigoroso; dieta, atividade física também devem ser adotados, bem como insulinoterapia, quando houver necessidade.
- A obesidade pode ocasionar inúmeras complicações na gravidez, como diabetes, síndrome hipertensiva, coronariopatias e até a morte precoce. Como agravante, tem-se o fato de que todos os medicamentos utilizados para o tratamento da obesidade são contraindicados na gravidez.

■ REFERÊNCIAS

1. Schmidt MI, Duncan BB, Reichelt AJ, Branchtein L, Matos MC, Costa e Forti A, et al. Gestational diabetes melito diagnosed with a 2-h 75-g oral glucose tolerance test and adverse pregnancy outcomes. Diabetes Care. 2001;24(7):1151-5.
2. Metzger BE, Gabbe SG, Persson B, Buchanan TA, Catalano PA, Damm P, et al. International association of diabetes and pregnancy study groups recommendations on the diagnosis and classification of hyperglycemia in pregnancy. Diabetes Care. 2010;33(3):676-82.
3. Buchanan TA, Xiang A, Kjos SL, Watanabe R. What is gestational diabetes? Diabetes Care. 2007;30 Suppl 2:S105-11.
4. Torloni MR, Betrán AP, Horta BL, Nakamura MU, Atallah AN, Moron AF, et al. Prepregnancy BMI and the risk of gestational diabetes: a systematic review of the literature with meta-analysis. Obes Rev. 2009;10(2):194-203.

■ LEITURA SUGERIDA

Coustan DR, Lowe LP, Metzger BE, Dyer AR. The Hyperglycemia and Adverse Pregnancy Outcome (HAPO) study: paving the way for new diagnostic criteria for gestational diabetes melito. Am J Obstet Gynecol. 2010;202(6):654.

114
ÓBITO FETAL

■ EDWARD ARAUJO JÚNIOR
■ CHRISTIANE SIMIONI
■ DAVID PARES

O óbito fetal (OF) é uma das mais frequentes ocorrências adversas durante a gestação. O OF é considerado potencialmente evitável, de forma que ações bem conduzidas são fundamentais e podem reduzir de modo eficaz as taxas de mortalidade perinatal. A ausência de políticas globais específicas e a subnotificação dos OFs no Brasil contribuem para uma deficiente estimativa da sua real incidência, além de dificultar a pesquisa de suas possíveis causas.

A morte do produto conceptual é sempre um evento marcante na vida dos casais com potencial repercussão na saúde física e mental da paciente.

■ DEFINIÇÃO

OF é definido como a morte do produto conceptual, antes de sua extração ou expulsão do organismo materno, independente da duração da gestação. Segundo definição do United States National Center for Health Statistics, o feto não deve ter sinais de vida, representado pela ausência de respiração, batimentos cardíacos, pulsação do cordão umbilical ou movimentos definidos da musculatura voluntária.[1]

Apesar deste conceito não levar em consideração a idade gestacional (IG), para fins de saúde pública, adotamos no Departamento de Obstetrícia da Escola Paulista de Medicina – Universidade Federal de São Paulo (EPM-Unifesp) a classificação do OF em precoce (até 19 semanas), intermediário (20 a 27 semanas) e tardio (28 ou mais semanas). Como a IG é muitas vezes incerta, aceita-se também como parâmetro alternativo o peso do natimorto: até 499 g (precoce), entre 500 e 999 g (intermediário) e com 1.000 g ou mais (tardio) (Tabela 114.1).[2]

TABELA 114.1 ■ Classificação do óbito fetal

TIPO	IDADE GESTACIONAL (SEMANAS)	PESO (G)
Precoce	< 20	< 500
Intermediário	20 a 27	500 a 999
Tardio	≥ 28	≥ 1.000

Do ponto de vista de estatísticas de saúde pública, as perdas precoces (< 20 semanas e/ou < 500 g) são consideradas abortamentos, e apenas as perdas intermediárias e tardias são computadas como OFs. A maioria dos OFs ocorre após a 28ª semana, representando 25 a 60% dos OFs, sendo a sua principal causa a indeterminada.

O estudo do concepto, ultrassonografia obstétrica, necropsia, cariótipo e/ou exame genético; a análise da placenta; a história clínica e os exames complementares da mãe são indispensáveis na tentativa de esclarecer a relação causal do óbito.

■ INCIDÊNCIA

Para o ano de 2009, a Organização Mundial da Saúde (OMS) estimou o total de OFs no mundo em 2,6 milhões, com taxa de mortalidade fetal de 18,9 OFs para cada 1.000 nascidos-vivos.[3] No mesmo ano, o Brasil registrou 39.429 OFs e 11,15 para cada 1.000 nascidos-vivos.[4] Quando comparado às principais causas de morte globais em todas as faixas etárias, os OFs estariam em quinto lugar, antes de diarreia, HIV/AIDS, tuberculose, acidente de trânsito e qualquer tipo de câncer.[5] Estima-se que, no mundo, os OFs ocorram em mesmo número que os neonatais (Figura 114.1).[6]

Em levantamento realizado no Departamento de Obstetrícia da EPM-Unifesp, no período de janeiro de 2002 a dezembro de 2006, foram identificados 157 OFs, sendo 37,5% de causas desconhecidas.

Na literatura, um estudo de 2009 relatou que 53,3% das mortes fetais não tinham causas determinadas na declaração de óbito (DO).[8] Pesquisas envolvendo os dados extraídos das declarações reforçam as dificuldades decorrentes da falta de informações. Sabe-se que as causas associadas ao OF são muitas, o que dificulta ainda mais o esclarecimento da sua etiologia. A DO, documento oficial que atesta a morte de um indivíduo, é documento de preenchimento obrigatório pelos médicos, com atribuições e responsabilidades detalhadas pela Resolução nº 1.779 de 2005 do Conselho Federal de Medicina.[9]

Em janeiro de 2010, com a publicação da Portaria nº 72 do Ministério da Saúde[10], ampliou-se a investigação de OFs e de crianças com menos de um ano de idade, em todas as unidades públicas e privadas vinculadas ao Sistema Único de Saúde (SUS). O documento estabelece a obrigatoriedade da vigilância dos óbitos feita pelos Estados e municípios e exige maior detalhamento durante a investigação das mortes de bebês. Deve ser realizada com os dados retirados da DO, com todos os campos adequadamente preenchidos, para que o Sistema de Informação sobre Mortalidade (SIM), do Ministério da Saúde (MS), alimente sua base de dados e permita a investigação dos óbitos.

A Portaria nº 72[10] também estabeleceu prazos para informar o óbito infantil ou fetal, realizar a investigação e informar ao MS. De acordo com a nova portaria, o serviço ou profissional de saúde deve informar o óbito infantil ou fetal à Secretaria Municipal de Saúde em até 48 horas, a

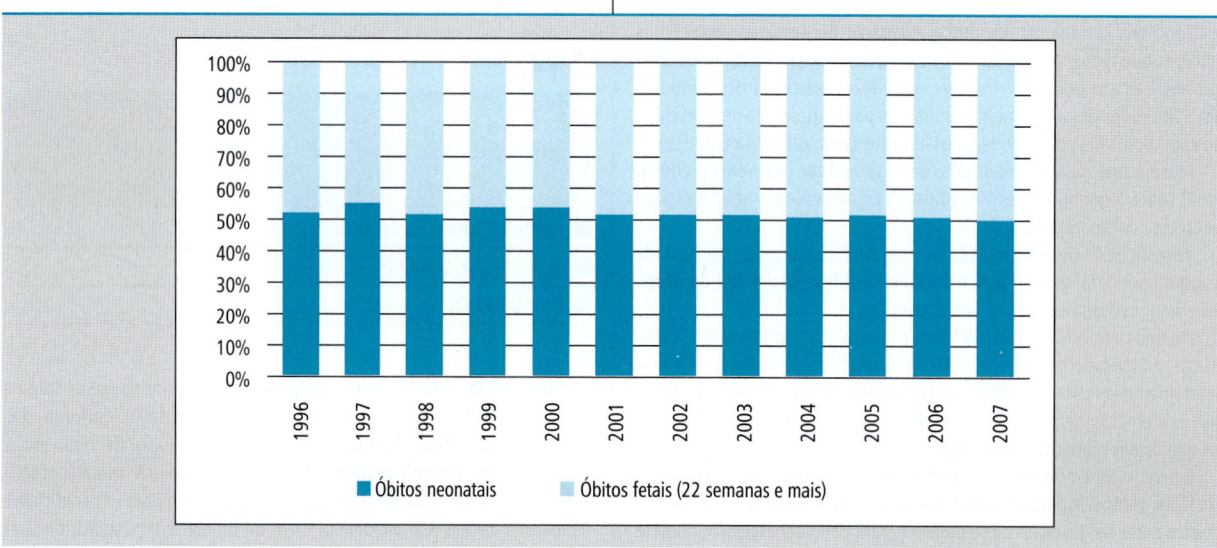

FIGURA 114.1 ■ Distribuição relativa dos componentes fetal e neonatal precoce da mortalidade perinatal, Brasil, 1996 a 2007.

Fonte: Brasil.[7]

DIAGNÓSTICO E TRATAMENTO

contar da data da ocorrência da morte. Ainda de acordo com a portaria, o prazo para os responsáveis pela vigilância de óbitos ou a Secretaria Municipal de Saúde alimentar o módulo de investigação de mortes infantil e fetal do SIM é de, no máximo, 7 dias. Uma vez desencadeada a investigação, o prazo máximo para concluir o levantamento dos dados, realizar a discussão do caso pelos profissionais de saúde, analisar e consolidar as informações é de 120 dias. A mortalidade perinatal é um importante indicador sobre a qualidade do atendimento prestado à gestante, o acompanhamento feito durante o pré-natal e o serviço prestado no hospital que realiza o parto, além de informar o contexto social e econômico da família.

■ FATORES DE RISCO

Nos países desenvolvidos, os fatores de risco mais prevalentes são a raça preta (OR 2,0-2,2), a nuliparidade, a idade materna superior a 35 anos (OR 1,8-3,3), a gravidez múltipla (OR 1,0-3,7) e a obesidade (OR 1,9-2,8). Do ponto de vista de Saúde Pública, a obesidade, o tabagismo (> 10 cigarros/dia, OR 1,7-3,0) e o consumo de álcool e drogas ilícitas são os fatores de risco modificáveis mais comuns.

O histórico de gestação anterior complicada por parto pré-termo, restrição do crescimento fetal (RCF), pré-eclâmpsia (PE) ou morte fetal aumenta o risco de OF na gestação atual. O risco de OF subsequente é duas vezes superior em mulheres com nascido-vivo no contexto de RCF e parto antes da trigésima segunda semana do que em mulheres com OF anterior.

A presença de comorbidades, como a hipertensão artéria crônica, diabetes melito, antecedentes pessoais de tromboembolia ou histórico familiar de trombofilias, assim como doenças autoimunes, pode igualmente aumentar o risco de OF.

ETIOLOGIA

Vários fatores têm sido associados ao OF. A frequência com que são descritos na literatura é muito variável devido às diferenças entre as populações estudadas e ao tipo de investigação e documentação realizada. Classicamente a etiologia do óbito intrauterino pode ser dividida de um modo geral em causas maternas, fetais e placentárias (Tabela 114.2).

TABELA 114.2 ■ Etiologia dos óbitos fetais

CAUSAS	DOENÇAS ASSOCIADAS
Maternas (5 a 10%)	• Síndromes hipertensivas • DM • Trombofilias • SAAF
Fetais (25 a 40%)	• Malformações • Cromossomopatias • RCF • Infecções • Aloimunização • Hidropsia
Placentárias (25 a 35 %)	• DPP • Insuficiência placentária crônica (versus RCF) • Transfusão feto-fetal • Vasa prévia
Desconhecidas (25 a 35%)	

DM: diabetes melito; DPP: descolamento prematuro de placenta.

CAUSAS MATERNAS

Doenças maternas associadas a uma má perfusão uteroplacentária, como hipertensão arterial crônica, diabetes melito, doença renal e algumas vasculites, associam-se a um risco aumentado de OF. A doença hipertensiva é provavelmente a causa de OF melhor caracterizada no mundo ocidental. Presente em cerca de 6 a 12 % das gestações, o risco de OF em mulheres com hipertensão transitória assemelha-se ao da população geral, ao passo que a eclâmpsia responde sozinha por cerca de 4 a 9% dos casos de OF. A presença de DM confere um aumento do risco de OF em cerca de 4 a 5 vezes, e que tem correlação direta com o controle metabólico materno. Em grávidas com lúpus eritematoso sistêmico (LES), o risco de OF é de aproximadamente 4-70/1000. A síndrome do anticorpo antifosfolípide (SAAF) é extensamente documentada na literatura como associada ao OF e ao aborto habitual. O papel das trombofilias hereditárias (mutação do fator V de Leiden, mutação do gene da protrombina, a deficiência de antitrombina e proteína S) é menos claro, e a maioria dos estudos preconiza a sua investigação apenas nos casos de OF associado a RCF, PE precoce, DPP normalmente inserida (DPPNI) e trombose placentária.

A incorporação da imunoglobulina anti-D na profilaxia da aloimunização RhD na prática obstétrica, tem resultado em uma notória redução da sua incidência. Assim, é importante ter em consideração situações clínicas raras, mas que podem cursar com OF, como a aloimunização a antígenos não D e a trombocitopenia fetal aloimune.

As causas infecciosas parecem ser responsáveis por cerca de 10-20% dos casos de OF nos países desenvolvidos, estimando-se uma porcentagem ainda superior nos países em desenvolvimento. Os micro-organismos mais frequentemente associados ao OF são o parvovírus, o citomegalovírus (CMV), a *Listeria monocytogenes* e o *Treponema pallidum*. Os mecanismos propostos são a infecção que causa doença materna grave; a infecção com extensão à placenta levando a uma placentite, com detrimento da oxigenação e da nutrição fetal; a infecção fetal, que causa malformação congênita incompatível com a vida; a infecção fetal com lesão de órgão vital (p. ex., coração ou cérebro); ou a infecção como fator desencadeante de trabalho de parto pré-termo (TPPT) com OF durante o trabalho de parto.

Em 2015, após uma epidemia de Zika vírus (ZIKV) nas Américas Central e do Sul, foi descrita uma maior incidência de casos de microcefalia em fetos nascidos de mães infectadas pelo ZIKV.[11]

ATENÇÃO!

Um estudo realizado no Rio de Janeiro/Brasil, entre setembro de 2015 e fevereiro de 2016, demonstrou a presença de alterações ultrassonográficas em 29% dos fetos de gestantes com teste positivo para ZIKV, incluído casos de óbito fetal entre 36 e 38 semanas de gestação.[12]

CAUSAS FETAIS

A RCF tem sido estabelecida como a principal causa de OF. Em uma metanálise publicada em 2011, o risco de OF em países desenvolvidos demonstrou ser quatro vezes maior em fetos pequenos para a idade gestacional (PIG) quando comparados a fetos com crescimento adequado para a idade gestacional (AIG).[13]

Estima-se que após a vigésima semana de gestação, 20% dos OF estejam associados a uma anomalia congênita detectável, e cerca de 15-20% a uma malformação maior. Um cariótipo anormal pode também ser encontrado em cerca de 8-13% dos OF que ocorrem depois das 20 semanas, sendo as aneuploidias (monossomia X, trissomia 21, 18 ou 13) as alterações mais frequentemente encontradas.

CAUSAS PLACENTÁRIAS

A placenta prévia, a vasa prévia e o DPPNI, patologias cuja incidência tem aumentado nos últimos anos, associam-se também ao OF. As anomalias do cordão umbilical, nomeadamente a inserção velamentosa, o enrolamento e a oclusão do cordão, e emergências obstétricas, como o prolapso do cordão, podem causar 3-15% dos OF.

Destaca-se ainda como causa "placentária" a síndrome da transfusão feto-fetal (STFF). Esta acomete gestações gemelares monocoriônicas, caracterizando-se pela passagem de sangue de um feto para o outro, de forma não compensada, através de anastomoses vasculares placentárias, especialmente as arteriovenosas. A STFF ocorre em aproximadamente 15% das gestações monocoriônicas e é responsável por mais de 17% da mortalidade perinatal em gemelares.

Em aproximadamente um terço dos casos de OF, entretanto, não é possível identificar uma causa específica. Nestes casos, uma história clínica minuciosa, uma propedêutica objetiva detalhada e a caracterização dos fatores de risco são essenciais na tentativa de elucidar a causa da perda do concepto. Mais do que encontrar respostas para o evento adverso e oferecer conforto emocional ao casal, este esclarecimento é importante para o planejamento de gestações futuras.

■ DIAGNÓSTICO DO ÓBITO FETAL

DIAGNÓSTICO CLÍNICO

A percepção da gestante da ausência de movimentos fetais é a principal queixa clínica apresentada pela paciente com OF. Outros sintomas frequentemente relatados pela paciente é a regressão dos sintomas gravídicos como a diminuição do volume das mamas. Em IGs mais próximas do termo, pode ocorrer turgência mamária súbita acompanhada de apojadura, decorrentes da queda dos níveis de progesterona circulante em razão da falência placentária. O útero para de crescer, e à palpação obstétrica nota-se diminuição do líquido amniótico. À ausculta com sonar não se ouvem batimentos cardíacos fetais nem sopros funiculares.

DIAGNÓSTICO ULTRASSONOGRÁFICO

A ultrassonografia (US) obstétrica é o método de eleição para confirmar o diagnóstico de OF. A ausência de batimentos cardíacos no feto pode ser verificada pelo modo-M, Doppler pulsátil ou espectral e deve ser registrada em documentação fotográfica e em prontuário médico. A intervenção do médico na terminalidade de uma gestação antes do termo, com a anuência do hospital e sob os termos das leis vigentes no nosso país, exige a formalização da morte intrauterina por meio do laudo ultrassonográfico em que conste o diagnóstico de OF e/ou ausência de batimentos cardíacos do feto. A US obstétrica também é útil para tentar identificar as possíveis causas que conduziram o feto ao óbito. Quando possível, deve-se proceder à procura por malformações fetais. O achado de um feto hidrópico pode sugerir falência cardíaca por hidropsia ou, ainda, a hidropsia dever-se à insuficiência cardíaca (IC) do feto, que pode ser devida a uma malformação cardíaca ou à anemia fetal grave.

Alguns sinais ultrassonográficos podem ser úteis na tentativa de estimar há quanto tempo ocorreu o óbito. Este dado é importante, uma vez que a retenção do concepto morto no organismo materno por mais de quatro semanas está associada a risco de coagulopatia materna. O sinal mais precoce do OF é o borramento do contorno do crânio (sinal do halo pericraniano ou duplo contorno), que surge cerca de 12 horas após a morte do concepto e se deve ao aumento da permeabilidade da pele, com a entrada de líquido amniótico na epiderme fetal e posterior separação entre o couro cabeludo e calota craniana. Dois a três dias após o OF, podem surgir ascite e edema da parede torácica e abdominal. Em virtude da autólise generalizada dos tecidos, com o decorrer do tempo, a calota craniana se alonga e surge o acavalgamento dos ossos do crânio. A angulação anormal da coluna em virtude da maceração dos ligamentos espinhais, assim como a presença de gases na circulação fetal são também sinais de óbito tardio.

Outro papel importante que a US obstétrica desempenha no OF é o da estimativa do peso do concepto e da IG por meio da biometria fetal, elementos imprescindíveis na escolha da conduta obstétrica.

DIAGNÓSTICO ETIOLÓGICO E EXAMES COMPLEMENTARES

Uma vez separado o concepto do organismo materno, recomenda-se exame clínico detalhado, radiografia de corpo inteiro, exame bacterioscópico e cultura de material biológico, estudo citogenético e cariótipo fetal, e necropsia. Mais recentemente, a ressonância magnética (RM) fetal *post mortem* tem sido proposta como uma "necropsia não invasiva" e é uma hipótese a ser considerada, especialmente nos casos em que a família não autoriza o exame pela técnica convencional.

O exame anatomopatológico da placenta pode fornecer informações importantes, como tromboses, infartos placentários, achados sugestivos de infecção e até mesmo tumores placentários vascularizados, como o corioangioma, muitas vezes não diagnosticados durante o pré-natal. Nos casos de gestações monocoriônicas diamnióticas complicadas pela STFF, a cateterização dos vasos do cordão para injeção de contraste e estudo radiográfico podem fornecer dados valiosos para a compreensão das anastomoses placentárias, especialmente as arteriovenosas, responsáveis pela "transfusão". O número de vasos no cordão umbilical e o tipo de inserção do cordão na placenta também devem ser relatados em todos os casos. Em uma revisão sistemática, Corabian e colaboradores[14] demonstraram que achados da necropsia fetal concordavam com o diagnóstico clínico em 28,6 a 89,8% dos casos, e em 10,2 a 38,0%, revelaram novo diagnóstico ou levaram à alteração da hipótese clínica, ou seja, a necropsia foi diagnóstica. Informações adicionais, que não alteraram o diagnóstico clínico, foram providas pela necropsia em 3,9 a 24,3% dos casos. No entanto, a causa de óbito permanecia não explicada em até 40% dos casos. Quando acrescida da análise anatomopatológica da placenta, havia concordância com achados clínicos e/ou da necropsia em até 75% dos casos e eram diagnósticas em 22,7 a 46,3% do total. O motivo do óbito permanecia não explicado em apenas 12%.[14]

Na busca por causas maternas, o obstetra deve checar as sorologias para STORCH (**TO**xoplasmose, **R**ubéola, **C**itomegalovírus, **H**erpes e **S**ífilis) acrescido de sorologia para Coxsackie e Parvovírus. Muitas destas infecções são assintomáticas ou possuem sintomas brandos e que podem muitas vezes passar despercebidos pela paciente e pelo médico.

> **ATENÇÃO!**
>
> A pesquisa de anticorpo antifosfolípide (anticorpo anticardiolipina e anticoagulante lúpico) e de trombofilias hereditárias (deficiência de antitrombina III, proteína S, proteína C e outras) deve ser realizada.

■ CONDUTA ASSISTENCIAL

CONDUTA EXPECTANTE

Frente ao diagnóstico de OF, a maioria das gestantes opta pela interrupção imediata da gestação. Eventualmente, as pacientes necessitam de um período de tempo para se preparar ou há condições clínicas maternas que impeçam a adoção de uma conduta ativa imediata. Nesses casos, torna-se válida a conduta expectante, que na atualidade consiste em uma "espera vigilante".

Nas duas primeiras semanas após o OF, 75% das pacientes entram espontaneamente em trabalho de parto e até o final da terceira semana, 90% nascem sem nenhuma intervenção médica. O quadro de retenção, aquele no qual o concepto não é expelido em até quatro semanas após o decesso, ocorrem em 5 a 6% das vezes. Nos casos de OF em conduta expectante, é importante tentar identificar a data aproximada em que a morte fetal ocorreu. A partir da quarta semana, a liberação de tromboplastina tissular pelo feto morto atinge níveis bastante altos para ativar o sistema de coagulação materno, levando ao consumo de fatores de coagulação e consequente alteração da crase sanguínea, detectável clínica e laboratorialmente. A coagulopatia pode afetar 25% das gestantes com OF retido por mais de quatro semanas e até 40% daquelas que prolongam a espera além da quinta semana. Ao contrário do DPP, nos casos de OF, a coagulação intravascular disseminada (CIVD) é de natureza crônica, com queda gradual dos níveis de fibrinogênio (20 a 85 mg/dL/semana) e a conduta ativa é recomendada quando os níveis de fibrinogênio atingirem 150 a 200 mg/dL, o que em geral cursa com o início do sintomas de sangramento. Após o esvaziamento uterino, os níveis de fibrinogênio voltam rapidamente à normalidade dentro de 48 horas.

A conduta expectante no OF tem a desvantagem de resultar natimorto geralmente macerado, o que dificulta a necropsia e investigação da causa da morte fetal. O maior risco de rotura das membranas com o decorrer do tempo é a possível contaminação bacteriana, que pode vir a prejudicar a investigação de causas infecciosas.

CONDUTA ATIVA

Dilatação do colo e curetagem/ Aspiração manual intrauterina

Técnica de escolha em úteros pequenos (< 12-14 cm), deve ser realizado por obstetra experiente e habilitado e em ambiente hospitalar. Apesar de rápida e eficaz, a AMIU apresenta riscos, como hemorragia, perfuração uterina, possível incompetência istmo-cervical futura. Em alguns casos, pode ser necessário o acompanhamento simultâneo da visão ultrassonográfica com o intuito de guiar o instrumental médico e certificar-se do completo esvaziamento uterino. A desvantagem deste método é a mutilação do feto, o que dificulta o estudo anatomopatológico e impossibilita a família de vê-lo.

Indução com prostaglandinas

As prostaglandinas (PG) são mediadores importantes do amadurecimento do colo e da contratilidade miometrial. Seu uso provoca contrações uterinas eficazes e dolorosas, necessitando muitas vezes a associação de analgésicos potentes ou de analgesia (peridural) e em cerca de 90% das vezes a expulsão do concepto se dá em menos de 24 horas. Hipotensão, náuseas e vômitos podem ocorrer durante a vigência de prostaglandinas.

O misoprostol é a PG sintética de escolha, especialmente nos casos de colo desfavorável, e deve ser administrado exclusivamente via vaginal.[15] A dose de 50 a 100 μg a cada 6 ou 12 horas produz excelentes resultados em quase todos os casos. Em estudo realizado por Nascimento e colaboradores[15], envolvendo indução de parto de 410 gestações com OF, 71% dos casos tratados exclusivamente com misoprostol responderam a uma única dose do medicamento (média de uma a quatro administrações).

Indução com ocitocina

A vantagem da utilização deste método reside no fácil acesso ao medicamento (dispensa a burocracia exigida por algumas instituições hospitalares para o fornecimento do misoprostol) e na sua familiaridade para qualquer obstetra.

A ocitocina tem efeito antidiurético, promovendo a reabsorção renal de água livre. Com doses de 20 mU/min, já se observa redução da diurese, e com 40 mU/min, pode ocorrer intoxicação hídrica em pacientes que receberam grandes volumes de solução fisiológica (SF) a 5%, ocorrência comum nas induções prolongadas. Em razão da meia-vida extremamente pequena da ocitocina (3 a 5 min), o efeito antidiurético cessa logo após a sua suspensão. Recomenda-se o uso de 50 UI de ocitocina em 500 mL de SF para gestações de 15 a 23 semanas, 40 UI para 24 a 30 semanas, 20 UI para 30 a 38 semanas e 5 UI para as gestações a termo, titulando o gotejamento a cada 20 a 30 minutos até obtenção do efeito desejado. No OF, a indução com ocitocina deve ser sempre acompanhada de analgesia adequada, podendo também ser necessário o uso de analgésicos potentes ou de analgesia (peridural).

Cesariana

A indicação de cesárea em casos de OF é conduta de exceção. As indicações clássicas de cesariana (placenta prévia centro-total, DPP, estenose cicatricial do colo, iminência de rotura uterina, desproporção feto-pélvica, duas ou mais cesáreas ou presença de cicatrizes uterinas não segmentares) devem ser respeitadas também nos casos de OF.

■ ASSISTÊNCIA AO PARTO E PUERPÉRIO

O contato da gestante com o natimorto auxilia na dissolução de fantasias maternas e contribui para a elaboração do luto fisiológico, devendo, portanto, ser incentivado pelo obstetra que assiste a paciente.

No puerpério imediato, devem ser prescritos inibidores da lactação, e tanto a paciente quanto a equipe de enfermagem dever ser orientados a evitar manobras de ordenha mamária que podem aumentar a galactopoiese. Em alguns casos, recomenda-se inclusive o enfaixamento mamário.

Sempre que possível e assim desejar, a paciente deve ser alojada em leitos distantes de outras gestantes e lactantes, contato que poderia agravar o quadro depressivo. Analgésicos e ansiolíticos podem ser prescritos conforme necessário e em alguns casos pode-se recorrer ao auxílio de um especialista, psicólogo ou psiquiatra.

Quando a morte fetal acontece, há uma quebra no ciclo gravídico puerperal. Sonhos e idealizações são abruptamente desfeitos. A assistência à paciente com OF vai muito além da gestação-sala de parto, e o assessoramento interdisciplinar, com o auxílio de psicólogos e psiquiatras, pode ser necessário até ela se recuperar física e emocionalmente.

Para fins de concessão da licença maternidade, nos termos do § 3º da art. 294 da Instrução Normativa INSS/PRES nº 45/10,[16] considera-se parto o evento ocorrido a partir da 23ª semana (6º mês) de gestação. Tratando-se de parto antecipado ou não, ainda que ocorra parto de natimorto, este último comprovado mediante DO, a paciente tem direito à licença maternidade de 120 dias previstos em lei, sem necessidade de avaliação médico-pericial pelo INSS.

REVISÃO

- OF é definido como a morte do produto conceptual, antes de sua extração ou expulsão do organismo materno, independente da duração da gestação.
- Classicamente, a etiologia do óbito intrauterino pode ser dividida em causas maternas, fetais e placentárias.
- Frente ao diagnóstico de OF, a conduta assistencial será dividida em expectante ou ativa, dependendo do quadro.
- O contato da gestante com o natimorto auxilia na dissolução de fantasias maternas e contribui para a elaboração do luto fisiológico, devendo, portanto, ser incentivado pelo obstetra que assiste a paciente.

REFERÊNCIAS

1. Rolo LC, Nardozza LMM, Araujo E, Hatanaka AR, Rocha LA, Simioni C, et al. Reference ranges of atrioventricular valve areas by means of four-dimensional ultrasonography using spatiotemporal image correlation in the rendering mode. Prenat Diagn. 2013;33(1):50-5.
2. Rolo LC, Nardozza LMM, Araujo Júnior E, Simioni C, Zamith MM, Moron AF. Assessment of the fetal mitral and tricuspid valves areas development by three-dimensional ultrasonography. Rev Bras Ginecol Obstet. 2010;32(9):426-32.
3. Cousens S, Blencowe H, Stanton C, Chou D, Ahmed S, Steinhardt L, et al. National, regional, and worldwide estimates of stillbirth rates in 2009 with trends since 1995: a systematic analysis. Lancet. 2011;377(9774):1319-30.
4. Simioni C, Araujo Júnior E, Martins WP, Rolo LC, Rocha LA Da, Nardozza LMM, et al. Fetal cardiac output and ejection fraction by spatio-temporal image correlation (STIC): comparison between male and female fetuses. Rev Bras Cir Cardiovasc. 2012;27(2):275-82.
5. Frøen JF, Cacciatore J, McClure EM, Kuti O, Jokhio AH, Islam M, et al. Stillbirths: why they matter. Lancet. 2011;377(9774):1353-66.
6. Jamison DT, Shahid-Salles SA, Jamison J, Lawn JE, Zupan J. Incorporating deaths near the time of birth into estimates of the global burden of disease. In: Lopez AD, Mathers CD, Ezzati M, Jamison DT, Murray CJL, editors. Global burden of disease and risk factors. New York: Oxford University; 2006. p. 427-62.
7. Brasil. Ministério da Saúde. Vigilância epidemiológica de óbitos infantis e fetais: nota técnica. [Brasília: MS; 2009] [capturado em 26 set. 2016]. Disponível em: http://www.dive.sc.gov.br/conteudos/Sistema_Informacao/Sim/Portarias/Nota_tecnica_Portaria_72_Vig_ob_infantil.pdf
8. Andrade LG, Melania Amorim MR, Cunha ASC, Leite SRF, Vital SA. Fatores associados à natimortalidade em uma maternidade escola em Pernambuco : estudo caso-controle. Rev Bras Ginecol Obstet. 2009;31(6):285-92.
9. Conselho Federal de Medicina. Resolução CFM Resolução n° 1.779 de 2005. Regulamenta a responsabilidade médica no fornecimento da Declaração de Óbito. Revoga a Resolução CFM nº 1.601/2000 [Internet]. Brasília: CFM; 2005 [capturado em 23 set. 2016]. Disponível em: http://www1.saude.ba.gov.br/dis/lei17790sim.html.
10. Brasil. Ministério da Saúde. Portaria nº 72, de 11 de janeiro de 2010. Estabelece que a vigilância do óbito infantil e fetal é obrigatória nos serviços de saúde (públicos e privados) que integram o Sistema Único de Saúde (SUS) [Internet]. Brasília: MS; 2010 [capturado em 23 set. 2016]. Disponível em: http://bvsms.saude.gov.br/bvs/saudelegis/gm/2010/prt0072_11_01_2010.html.
11. Mlakar J, Korva M, Tul N, Popović M, Poljšak-Prijatelj M, Mraz J, et al. Zika virus associated with microcephaly. N Engl J Med. 2016;374(10):951-8.
12. 11. Brasil P, Pereira, Jr. JP, Raja Gabaglia C, Damasceno L, Wakimoto M, Ribeiro Nogueira RM, et al. Zika virus infection in pregnant women in Rio de Janeiro – preliminary report. N Engl J Med. No prelo 2016.
13. Trudell AS, Cahill AG, Tuuli MG, Macones GA, Odibo AO. Risk of stillbirth after 37 weeks in pregnancies complicated by small-for-gestational-age fetuses. Am J Obstet Gynecol. 2013;208(5):376.e1-7.
14. Corabian P, Scott NA, Lane C, Guyon G. Guidelines for investigating stillbirths: an update of a systematic review. J Obstet Gynaecol Can. 2007;29(7):560-7.
15. Nascimento MI, Cunha ADA, Oliveira SRDSM, Nunes GG, Alvarez FS, Villas Bôas EL. Misoprostol use under routine conditions for termination of pregnancies with intrauterine fetal death. Rev Assoc Med Bras. 2013;59(4):354-9.
16. Instituto Nacional do Seguro Social. Instrução normativa INSS/PRES nº 45/10, de 6 de agosto de 2010 [Internet]. Brasília: INSS; 2010 [capturado em 23 set. 2016]. Disponível em: http://pfdc.pgr.mpf.mp.br/atuacao-e-conteudos-de-apoio/legislacao/previdencia-e-assistencia-social/instrucao-normativa-inss-pres-no-45-2010.

115

ASSISTÊNCIA AO PARTO TRANSPÉLVICO

■ NIVALDO SILVA CORRÊA ROCHA
■ RUFINO DOMINGUEZ LOPEZ
■ EDUARDO DE SOUZA

Neste capítulo, serão abordadas as principais normas assistenciais envolvidas na parturição vaginal, com breves noções a respeito do uso do fórcipe e vácuo extrator, além de comentários sobre o parto vaginal na apresentação pélvica.

■ TRABALHO DE PARTO

A assistência ao parto inicia-se com o diagnóstico correto de trabalho de parto: presença de pelo menos duas contrações uterinas rítmicas e dolorosas no intervalo de 10 minutos, com duração ao redor de 30 a 50 segundos, com alterações cervicais. Recomenda-se internação no período da fase ativa do trabalho de parto. Na dúvida, dedica-se um período à observação.

Didaticamente, obedece-se aqui à divisão clássica dos fenômenos clínicos do parto: período de dilatação; expulsivo; dequitação; e quarto período do parto.

PERÍODO DE DILATAÇÃO

Neste período, interna-se a paciente, após anamnese e exame físico geral e tocoginecológico. O trabalho de parto pode prolongar-se por várias horas – na primípara, até 15 e, na multípara, 10 horas. (Para evitar o jejum prolongado, utilizam-se alimentos de rápida absorção e alto valor calórico.)

A parturiente é orientada a tomar banho com sabonete antisséptico e estimulada a fazer esvaziamento intestinal.

> **ATENÇÃO!**
>
> Não se recomenda enteroclisma intestinal como rotina assistencial.

A tricotomia é feita o mais próximo do momento do parto, de preferência com aparelho elétrico e restrito à área da incisão cirúrgica.

Libera-se a parturiente para que adote a posição que lhe pareça mais confortável – quando deitada, é preferível o decúbito lateral esquerdo. É liberada a deambulação na dilatação inicial e com bolsa das águas íntegra.

A presença de um acompanhante escolhido pela paciente é permitida durante o trabalho de parto e no período do nascimento. Na internação, preconiza-se a realização da cardiotocografia externa, como forma mais apurada de avaliação inicial da vitalidade fetal e do ritmo das contrações uterinas. Nas pacientes que não realizaram pré-natal ou que não foram submetidas à ultrassonografia (US) obstétrica durante a gravidez, a US é feita principalmente com o objetivo de rastrear a existência de malformações fetais maiores que não tenham sido detectadas clinicamente. A amnioscopia deve ser realizada nos casos de dúvida da vitalidade fetal, resguardando-se de suas contraindicações clássicas.

Considera-se fundamental o adequado preenchimento da ficha do partograma, forma gráfica simples e eficiente de acompanhar o trabalho de parto. Sua utilização facilita a supervisão médica das parturientes e estimula a parceria com os obstetras.

O ritmo da cervicodilatação nas primíparas é aproximadamente 1 cm por hora e, nas multíparas, pode atingir até 1,5 cm. O exame de toque deve ser repetido a cada 1 ou 2 horas, a depender da fase de evolução, sempre averiguando, além das condições cervicais, o maior número possível de informações: apresentação, posição e variedade de posição; altura da apresentação; presença de fenômenos plásticos; e aspecto do líquido amniótico quando bolsa rota. Complementa-se o exame pelo estudo clínico da bacia, avaliando-se os estreitos.

A dinâmica uterina dever ser periódica (a cada hora), corrigindo-se distocias funcionais com manobras e intervenções adequadas (amniotomia, uso de ocitocina, analgésicos, tocólise, anestesia, entre outras). A vigilância do bem-estar fetal pode ser feita de forma intermitente nos casos sem patologias, a cada 15 a 30 minutos pelo sonar Doppler. A frequência cardíaca fetal deve ser avaliada antes, durante e após a contração uterina. A cardiotocografia pode ser utilizada, se disponível. Todas as intervenções devem ser descritas de forma clara no prontuário da paciente.

Quando solicitado pela paciente, a dor deve ser abolida durante o período da cervicodilatação: para suprimi-la, utiliza-se a peridural associada à raquianestesia, com discreto bloqueio motor, o que permite à paciente continuar a deambulação após essa instalação. A orientação é praticar entre 5 e 7 cm de dilatação, membranas rotas, apresentação cefálica e insinuação completa. Quando não disponível, ou contraindicada, utilizam-se banhos quentes e massagens, além de meperidina e seus derivados.

A amniotomia é preconizada em momento oportuno, com dilatação de 6 a 8 cm e cabeça fixa, logo após uma contração, na porção mais anterior possível, promovendo escoamento lento do líquido amniótico e atenção às suas características.

No início do período expulsivo (cervicodilatação completa), a parturiente dever ser conduzida à sala de parturição. O ideal é mantê-la em posição praticamente sentada ou, no mínimo, com o tronco bem erguido. Apresentação fetal baixa comprimindo o reto e o períneo determina o momento da realização dos puxos, simultaneamente às contrações.

ATENÇÃO!

A ausculta fetal, nesse período, deve ser a cada cinco minutos.

PERÍODO EXPULSIVO

Classicamente, não deve exceder 1 hora nas primíparas e 40 a 45 minutos nas multíparas, a partir do qual é dito prolongado e danoso à vitalidade do concepto. Promovem-se antissepsia local com clorexidina e colocação de campos esterilizados. O obstetra deve estar habituado à execução do fórcipe e conhecer indicações e condições de aplicabilidade da técnica.

Os autores defendem o fórcipe profilático, dito de alívio, diante de período expulsivo que comece a prolongar, principalmente nas primíparas, naquelas com cesariana prévia, em cardiopatas e se houver sofrimento fetal. O uso do vácuo-extrator voltou a ser estimulado atualmente graças à aquisição de campânulas flexíveis e menos traumáticas. Ele pode substituir o uso do fórcipe, de acordo com a preferência e experiência do obstetra, evitando períodos expulsivos prolongados.

Entre as operações dilatadoras das partes moles, vale ressaltar o seu uso seletivo na atualidade. Quando necessárias, a preferência é pelo uso da episiotomia médio-lateral direita, como forma de impedir ou minorar os agravos às estruturas musculares e aponevróticas do soalho pélvico, bem como facilitar o desprendimento fetal. A incisão abrange pele, mucosa vaginal, aponeurose superficial do períneo, músculos bulbocavernoso e transverso superficial. A incisão mediana, ou perineotomia, por suas vantagens (reparo mais fácil, cicatrização facilitada e menos dolorosa), deve ser realizada quando o períneo for alto. Porém, essa técnica merece individualização na escolha, já que pode se prolongar ao esfíncter externo do ânus e ao reto quando mal indicada. Na ausência de anestesia de condução, é possível obter auxílio por anestesia local associada ao bloqueio do nervo pudendo para a realização dessas incisões.

Quando a episiotomia não for praticada, deve-se proceder à proteção do períneo no momento da distensão. A mão direita se dispõe com o espaço intermetacarpiano voltado para o orifício vulvar, com o polegar e o indicador juntos à fúrcula. A mão esquerda fica sobre a região do vestíbulo, atuando de modo combinado, repelindo as partes moles vulvares e permitindo o desprendimento lento e progressivo da cabeça fetal. Terminado o desprendimento da cabeça, esta deverá ser apreendida entre as mãos, e a rotação externa ser efetuada. Em seguida, é preciso promover a tração e o abaixamento do polo cefálico, a fim de colocar a espádua anterior por baixo do púbis, fazendo a inserção braquial do deltoide ficar em região subpúbica. Elevando-se a cabeça fetal, consegue-se a liberação da espádua posterior e, por fim, com pequeno abaixamento, completa-se a liberação da espádua anterior. O restante do feto não oferece resistência para o nascimento, embora possa sofrer o mesmo mecanismo dos primeiros segmentos fetais.

ATENÇÃO!

Após o clampeamento do cordão umbilical, recomenda-se, rotineiramente, a dosagem de pH de sangue dos vasos funiculares como elemento comprobatório das condições de nascimento.

DEQUITAÇÃO

A dequitação fisiológica ocorre cerca de 5 a 10 minutos após a expulsão fetal. Se não ocorrer após esse período, denomina-se dequitação retardada (até 30 minutos) e retenção placentária (a partir de 30 minutos). Na presença dos sinais de descolamento da placenta, esta desce ao segmento inferior e à vagina, sendo facilmente sentida pelo toque, até apresentar-se à vulva para a expulsão. Executa-se a manobra de Jacobs, que consiste em torcer a placenta com as duas mãos, de modo que as membranas fiquem entrelaçadas e se disponham em fuso, facilitando o desprendimento integral. Concomitantemente a essa manobra, o simples abaixamento do anexo facilita a saída das membranas. Deve-se inspecionar de forma pormenorizada os anexos, assegurando que não há falta de estruturas placentárias. Preconizam-se a revisão rigorosa do canal de parto (segmento inferior, colo dilatado e vagina) e a realização de massagens abdominais estimuladoras da retração uterina, restringindo o uso de ocitócicos apenas aos casos necessários.

Caso haja fechamento da episiotomia ou perineotomia, utiliza-se o categute 0 simples para fechar a mucosa (sutura contínua e ancorada), e o plano muscular é aproximado com pontos separados do mesmo fio; o tecido celular subcutâneo e a pele são aproximados com categute 2-0 simples, com pontos separados. Não se recomenda, como rotina, o uso de antibióticos profiláticos no parto normal, indicando-o nos casos de bolsa rota por mais de 12 horas, com número excessivo de toques ou com outros fatores de risco significativos.

QUARTO PERÍODO

O período de uma hora após a dequitação, também chamado de 4º período do parto ou período de Greenberg, consiste fundamentalmente em vigilância atenta, por parte do médico obstetra e da equipe de enfermagem, em relação à paciente: nele, pode ocorrer principalmente hemorragia, responsável por obituário materno. Portanto, o volume de sangramento é o principal parâmetro no comando da rapidez com que decisões importantes devem ser tomadas.

O parto vaginal em apresentação pélvica é um procedimento difícil, em que a ciência da arte obstétrica deve ser exercida com grande habilidade por parte do obstetra. O nascer do pélvico por via vaginal pode ser visto como "o parto das dificuldades crescentes", pois é mais fácil o desprendimento do polo pélvico em relação ao bisacromial e muito mais difícil a liberação da cabeça derradeira.

Evidências científicas apontam que a cesariana na apresentação pélvica determina melhores resultados neonatais, valorizando-se muito esta via de parto na atualidade.

Reconhece-se, portanto, que a via vaginal na apresentação pélvica está restrita aos casos admitidos em fase avançada de dilatação ou no período expulsivo.

No atendimento ao parto pélvico, impõe-se o concurso, no campo cirúrgico, de uma equipe constituída por experiente tocólogo, eficiente auxiliar e instrumentador. É fundamental, ainda, a presença de outro auxiliar, que deve praticar, no momento da parturição, a manobra de expressão delicada no fundo do útero, a fim de manter a cabeça fletida e orientar o seu desprendimento.

Regras gerais de assistência ao parto pélvico indicam não tracionar o concepto e apenas orientar o dorso para anterior. A preferência dos autores é pela raquianestesia no período expulsivo.

O desprendimento do polo pélvico geralmente ocorre sem maiores dificuldades, com o quadril anterior locado no subpube, fazendo o hipomóclio e possibilitando ao quadril posterior retropulsar o cóccix e se desprender primeiramente. A seguir, há expulsão do quadril anterior e do tronco. É preciso lembrar que, quando o polo pélvico está se desprendendo, a cintura escapular insinua e desce e, assim, progressivamente em relação à cabeça, posteriormente. Nascido o polo pélvico, o parto deve ser ultimado à moda \de Bracht. Após a saída parcial do tronco fetal, o seu dorso deve ser orientado para cima. Depois, é feita a alça de cordão, evitando-se a compressão e o estiramento do anexo; quando o ângulo inferior do omoplata surge na fenda vulvar, o feto é erguido em direção ao ventre da mãe, junto à sínfise púbica. É fundamental segurar o concepto corretamente para evitar fraturas e luxações (Figura 115.1). Durante a saída da cabeça, eram liberados, de maneira progressiva, os diâmetros suboccipitomentoneiro, suboccipitofrontal e suboccipitobregmático.

O uso de episiotomia na assistência ao parto pélvico é impositivo, de forma ampla e quando o polo pélvico surge na fenda vulvar.

Algumas vezes, principalmente devido à orientação não adequada do parteiro, podem surgir dificuldades que exigem manobras específicas para ultimar o parto, como as de Deventher-Muller, Rojas, Mauriceau e o uso do fórcipe de Piper.

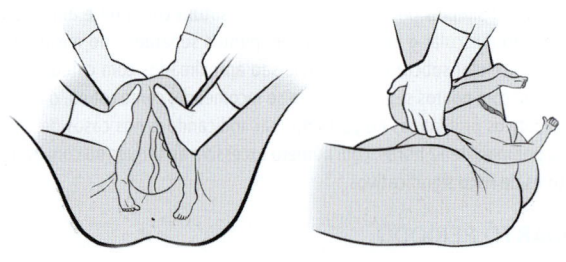

FIGURA 115.1 ■ Manobra de Bracht.

Em algumas circunstâncias, o delivramento fetal por via vaginal pode necessitar de intervenções obstétricas, como o emprego do fórcipe ou do vácuo-extrator. Os fórcipes mais utilizados na atualidade são os de Simpson-Braun, Kielland e Piper, constituídos por dois ramos. A articulação dos ramos é feita por encaixe fixo (nos de Simpson-Braun e Piper) ou associada a deslizamento (no Kielland). A curvatura pélvica é menos pronunciada no fórcipe de Kielland. A curvatura perineal, que contorna o períneo, é bem marcada no fórcipe de Piper (Figura 115.2).

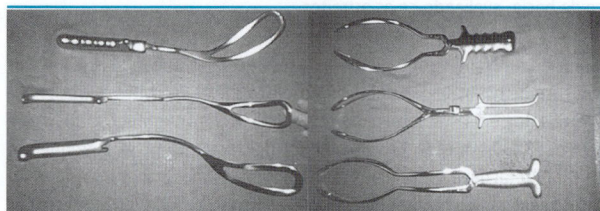

FIGURA 115.2 ■ Tipos de fórcipe mais comumente utilizados na atualidade: fórcipes de Simpson-Braun, de Kielland e de Piper.

Recomenda-se o uso do fórcipe de Simpson-Braun no alívio e nas variedades oblíquas anteriores (p. ex., occípito-esquerda-anterior [OEA] e occípito-direita-posterior [ODA]) e posteriores (p. ex.: occípito-direita-posterior [ODP] e occípito-esquerda-posterior [OEP]). O fórcipe de Kielland é preconizado nas variedades transversas (p. ex.: occípito-esquerda-transversa [OET] e occípito-direita-transversa [ODT]), que, geralmente, cursam com assinclitismo, necessitando de correção. O fórcipe de Piper é reservado para a cabeça derradeira encravada em parto pélvico.

A apreensão é feita sobre o equador da cabeça, atingindo regiões diametralmente opostas, de modo a obter a chamada "pega ideal", ou parietomalar. A pega oblíqua ou frontomastóidea é irregular e deve ser evitada; a fronto-occipital, ou anteroposterior, é totalmente danosa para o feto, podendo acarretar lesões neurológicas graves.

A rotação deve ser realizada na bacia mole, por meio de movimento como "chave em fechadura", naqueles que não apresentam a curvatura pélvica, como no Kielland, ou por movimento amplo de circundução dos cabos nos aparelhos com curvatura pélvica, como no Simpson-Braun, preservando, assim, a integridade dos tecidos maternos e conservando as colheres solidárias com a cabeça fetal a qual se aplicam.

A tração deve respeitar a linha de progressão fetal de Selheim e não exceder 20 a 25 kg. O obstetra, sentado, sobrepõe uma das mãos à outra, com semiflexão dos braços, em leve adução, sem tomar pontos de apoio com os pés e sem manter os antebraços em extensão forçada; depois, fará tração descontínua e ritmada, reproduzindo o ritmo das contrações uterinas até o coroamento do polo cefálico. No intervalo das contrações, os cabos são afastados, sem desarticular totalmente o fórcipe, permitindo a recuperação da frequência cardíaca fetal.

O obstetra deve respeitar, antes da execução do fórcipe, as condições de sua aplicabilidade. Didaticamente, são classificadas em maternas (p. ex.: colo dilatado e ausência de desproporção cefalopélvica) e feto-anexiais (p. ex.: bolsa das águas rota, feto vivo, cabeça insinuada e, de preferência, profundamente encaixada, com polo cefálico nem muito grande nem muito pequeno).

Em relação às suas indicações, destacam-se:
- maternas: exaustão e/ou falta de cooperação materna no período expulsivo, resistência perineal elevada (principalmente em primíparas), inércia uterina, período expulsivo prolongado, cesariana prévia, doenças maternas (como cardiopatia, pneumopatia, entre outras);

- feto-anexiais: sofrimento fetal, distocia de rotação, cabeça derradeira encravada.

As aplicações do fórcipe podem ser classificadas de acordo com a altura da cabeça fetal em relação à topografia da pelve:

- fórcipe alto: cabeça alta e móvel; acima do plano zero de De Lee;
- fórcipe médio: o vértice da cabeça encontra-se no nível das espinhas ciáticas (zero) ou +1;
- fórcipe médio-baixo: o vértice da cabeça encontra-se no plano + 2 de De Lee, e o biparietal em plano 0;
- fórcipe baixo: o vértice da cabeça se encontra nos planos + 3 ou + 4 de De Lee.

Não mais se justifica a aplicação do fórcipe alto. O fórcipe médio e o médio-baixo têm indicação excepcional, desde que aplicados por obstetras experientes. O fórcipe baixo e, principalmente, o chamado "fórcipe de alívio" (em que a rotação da cabeça não ultrapassa 45°) ainda são bastante praticados na atualidade.

Constituem princípios básicos gerais da técnica de aplicação do fórcipe:

- antissepsia, colocação de campos esterilizados: a sondagem vesical é preconizada, principalmente nos fórcipes rotatórios;
- diagnóstico preciso da variedade de posição: não pode utilizar o fórcipe quem não tem segurança desse diagnóstico;
- anestesia: têm sido empregadas a anestesia de condução, a raqui ou a peridural;
- apresentação espacial do fórcipe: colocar o fórcipe articulado frente à vulva da mãe, na posição em que deve ficar após a locação exata dos ramos;
- locação das colheres: o nome da colher é dado pela mão cuja palma complementa sua curvatura cefálica, além de ser empunhada por essa mesma mão e locada no mesmo lado da bacia materna (p. ex.: colher esquerda – a mão que a completa é a esquerda, é empunhada pela mão esquerda e vai à esquerda da mãe). No caso do Simpson-Braun, a primeira colher a ser introduzida é a esquerda (quando a cabeça está totalmente rodada) ou a posterior (nas oblíquas). A colher é apreendida como punhal e guiada pela palma da outra mão (mão-guia), com delicadeza, ocupando o fundo de saco posterior. É imprimido um tríplice movimento de abaixamento, translação e torção, a que se denomina "movimento espiraloide de Lachapelle". Depois de locada a colher, retira-se a mão-guia e entrega-se o cabo ao auxiliar, que o conservará fixo. A outra colher será introduzida invertendo-se a função das mãos. No fórcipe de Kielland, a 1ª colher a ser introduzida é a anterior, locada, inicialmente, no fundo de saco posterior, fazendo-a migrar sobre a fronte fetal até atingir a região parietomalar anterior do feto. A 2ª colher também é introduzida no fundo de saco posterior, em pega direta;
- articulação: depois de introduzidas, as colheres são articuladas, por simples encaixe no fórcipe de Simpson-Braun, ou com deslizamento para correção de eventual assinclitismo, no de Kielland. Se houver necessidade (cabeças em esquerda posterior ou direita anterior), os cabos devem ser descruzados de forma delicada para ocorrer a articulação;
- verificação da pega: depois de articulado, por meio do toque, buscam-se o ponto de referência fetal e a linha de orientação, verificando se estão centrados em relação às colheres;
- tração de prova: feita delicadamente, durante uma contração, para verificar a descida da apresentação e a intensidade da resistência perineal;
- episiotomia: a preferência dos autores é pela médio-lateral direita;
- tração definitiva e rotação: após a coroação do polo cefálico, o fórcipe deve reconstituir o desprendimento dele, de acordo com a mecânica habitual;
- retirada das colheres: deve ser feita na ordem inversa da colocação.

Conclui-se o delivramento fetal e pratica-se, obrigatoriamente, a revisão do canal de parto, seguida da episiorrafia.

O uso do Simpson-Braun, nas variedades posteriores, torna necessária a realização da "dupla pega de Scanzoni". São transformadas em anteriores na rotação, as colheres são retiradas e reaplicadas (respeitando-se a curvatura pélvica do fórcipe no momento da tração).

Os traumas maternos e fetais são as complicações mais comuns do uso do fórcipe. São muito incomuns, desde que a tocurgia tenha sido realizada por mãos hábeis, experientes e obedientes às indicações e condições de aplicabilidade.

O uso da vácuo-extração tem sido mais estimulado, nos dias atuais, principalmente em razão da melhoria dos equipamentos, que se tornaram mais macios, flexíveis e menos lesivos ao couro cabeludo fetal. Entretanto, o custo dos aparelhos ainda torna pouco prática a sua utilização (Figura 115.3).

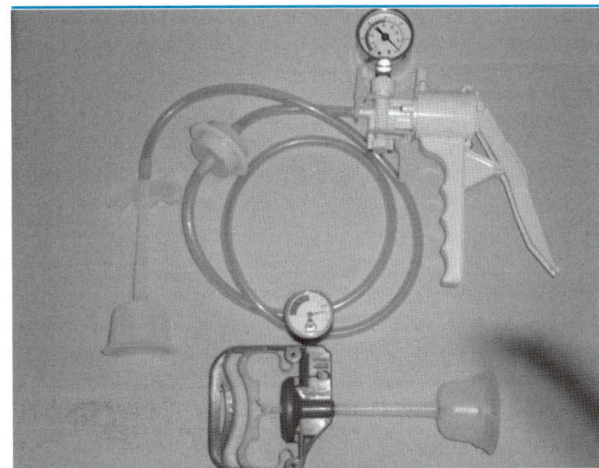

FIGURA 115.3 ■ Exemplos de aparelhos modernos de vácuo-extração.

As indicações e as condições de aplicabilidade do vácuo-extrator são semelhantes às do fórcipe obstétrico. Não pode ser utilizado nas apresentações pélvicas e nas defletidas de 3° (de face). Sua campânula pode apresentar forma de sino ou funil (para apresentações baixas em variedades anteriores) ou de cogumelo (naquelas posteriores ou transversas). Embora se trate de técnica simples, seu aprendizado, a exemplo do uso do fórcipe, deve obrigatoriamente ser realizado em manequins apropriados para o exercício tocomático.

REVISÃO

- A assistência ao parto deve iniciar a partir do diagnóstico do trabalho de parto, que é dividido em períodos e pode durar até 15 horas.
- O período de dilatação corresponde ao momento de anamnese, exame físico e internação da parturiente. A vigilância e o exame de toque regular, bem como manter o conforto da gestante são essenciais nesse momento. Para suprimir a dor, a raquianestesia é indicada.
- O período expulsivo, em geral, não excede o tempo de uma hora. Deve-se proceder com a assepsia local e auxiliar na "expulsão" do feto, propriamente dita. O obstetra deve estar preparado para utilizar o fórcipe e a realizar perineotomia, quando algum desses recursos for necessário.

- A dequitação ocorre 5 a 10 minutos após a expulsão fetal e é o momento de descolamento da placenta. Executa-se a manobra de Jacobs, faz-se a revisão do canal de parto e, quando necessário, o fechamento da perineotomia.
- No 4º período, uma hora após a dequitação, a vigilância é fundamental, pois é nesse momento que podem ocorrer complicações, como hemorragias, sangramentos, entre outros.

■ LEITURAS SUGERIDAS

Amed AM, Souza E, Camano L. Fórcipe. In: Moron AF, Camano L, Kulay Jr L, editores. Obstetrícia. São Paulo: Manole; 2011. p. 1273-80.
Cunningham FG, Leveno KJ, Bloom SL, Hauth JC, Rouse DJ, Spong CY, editors. Williams obstetrics. 23rd ed. New York: McGraw-Hill; 2010. p. 410-43.
Guariento A. Assistência ao parto. In: Moron AF, Camano L, Kulay Jr L, editores. Obstetrícia. São Paulo: Manole; 2011. p. 1099-125.
Mattar R, Souza E, Camano L. Normas assistenciais básicas aos períodos clínicos na parturição. In: Camano L, Sousa E, Sass N, Mattar R. Obstetrícia: guia de medicina ambulatorial e hospitalar. São Paulo: Manole; 2003. p. 219-23.
Souza E, Xavier Júnior MF, Souza GN, Camano L. Apresentação pélvica. In: Moron AF, Camano L, Kulay Jr L. Obstetrícia. São Paulo: Manole; 2011. p. 1206-20.

116
CESARIANA

■ CRISTINA A. F. GUAZZELLI
■ SUE YAZAKI SUN

A cesariana é uma forma de parto que tem como finalidade a retirada fetal por meio de incisão abdominal e uterina. Nos últimos anos, tem sido uma das mais importantes cirurgias em obstetrícia, colaborando na promoção do bem-estar materno e fetal. Os progressos nas áreas de anestesia, hemoterapia e antibioticoterapia têm contribuído substancialmente para maior segurança para a realização desse procedimento. Contudo, suas indicações vêm sendo ampliadas de maneira abusiva, levando a um aumento em sua ocorrência mundial. Em 2009, nos Estados Unidos, o parto cesariana representou 32,9% de todos os nascimentos. No Brasil, a incidência varia de 11 a 75% na dependência do local estudado. Segundo dados do Ministério da Saúde publicados em 2011, a incidência nacional desse procedimento em 1994 era de 32% e, em 2010, atingiu 52%.[1] Em todas as regiões do país, esses valores são maiores que o dobro dos recomendados pela OMS, por volta de 10 a 15%. Nas regiões Norte e Nordeste, as taxas observadas estão abaixo da média nacional, ao passo que as das regiões Sul, Sudeste e Centro-Oeste são bem maiores. Observa-se desde 2000 uma tendência de ascensão desses valores.

■ CESARIANA A PEDIDO

Definida como aquela realizada antes do trabalho de parto, na ausência de qualquer indicação materna ou fetal. Riscos potenciais relativos a essa conduta são prolongamento da internação hospitalar, aumento do risco de complicações respiratórias para o recém-nascido (RN) (síndrome de desconforto respiratório), maiores complicações nas gestações subsequentes (incluindo ruptura uterina, problemas de implantação placentária e necessidade de histerectomia). Os benefícios potenciais a curto prazo da cesariana planejada em comparação aos do parto vaginal incluem diminuição do risco de hemorragia e transfusão sanguínea, de complicações cirúrgicas e da incontinência urinária no 1º ano após o parto. O American College of Obstetricians and Gynecologists (ACOG) acredita que, na ausência de indicações maternas ou fetais para realização da cesariana, considerando os riscos e benefícios, o parto vaginal é mais seguro e apropriado, devendo ser recomendado. Nos casos em que a cesariana eletiva a pedido for realizada, o procedimento deverá ocorrer acima de 39 semanas. As mulheres que desejam uma prole maior que dois filhos devem ser especialmente desencorajadas em relação à cesariana a pedido, devido ao risco de complicações, como inserção baixa de placenta, acretismo placentário e consequente histerectomia no parto. Essas intercorrências tendem a aumentar a cada cesariana realizada.

A ampliação das indicações de parto cesariana ocorreu devido a alguns fatores, como o avanço tecnológico da propedêutica obstétrica armada para o acompanhamento da gestação de alto risco e a avaliação mais apurada das condições fetais quanto à sua maturidade e vitalidade.

Outras causas frequentemente observadas na prática são: despreparo dos profissionais responsáveis pelo atendimento do parto; pressão exercida pela paciente e por seus familiares; comodidade e sensação de segurança do médico; e realização de ligaduras tubárias.

ATENÇÃO!

Espera-se que a mortalidade perinatal no parto cesariana seja menor que a dos nascidos por parto vaginal. Entretanto, esse dado é de difícil avaliação, pois grande número de cesarianas é indicado por patologias médicas ou obstétricas, que, por si só, são altamente lesivas para o concepto.

■ INDICAÇÕES

Podem ser classificadas em maternas e feto-anexiais.
As causas maternas podem ser agrupadas em:
- **Obstétricas:** desproporção cefalopélvica; distocia de partes moles; distocia funcional; cesariana anterior; gravidez prolongada; doença hipertensiva específica da gravidez.
- **Ginecológicas:** malformações genitais; miomectomia anterior; operações uroginecológicas prévias.
- **Extratocoginecológicas:** estado hipertensivo; diabetes.

As causas fetoanexiais são divididas em:
- **Fetais:** apresentações anômalas (cefálica defletida de 2º grau, pélvica, córmica) e outras (monstruosidade dupla, sofrimento fetal agudo, restrição de crescimento).
- **Anexiais:** inserção baixa de placenta (IBP); descolamento prematuro de placenta (DPP); prolapso e procidência de cordão.

Em pacientes com cesariana anterior, na ausência de intercorrência obstétrica, ginecológica e clínica, é possível realizar prova de trabalho de parto. Nessas pacientes, após uma incisão segmentar transversa, o risco de ruptura uterina é de 0,5 a 0,9%, que, embora pouco frequente, associa-se a elevadas morbimortalidades fetal e materna. Por isso, deve ser realizada em ambiente hospitalar com disponibilidade de equipes obstétrica, pediátrica e anestésica, além de banco de sangue e sala cirúrgica prontos para laparotomia e transfusão sanguínea em situação de emergência. Não está contraindicado o uso de ocitocina ou analgesia em parturientes com cesariana anterior, mas deverá ser cuidadosamente monitorado.

O uso de prostaglandinas é contraindicado em gestantes com antecedente de cesariana. A probabilidade de via baixa após cesariana é de

60 a 80%, mas alguns fatores diminuem essa possibilidade de sucesso: indicação recorrente da primeira cesariana; idade materna avançada; parturiente não branca; idade gestacional maior do que 40 semanas; obesidade materna; pré-eclampsia; intervalo interpartal pequeno; feto grande.

Recomenda-se monitoração fetal contínua, em que as desacelerações são o sinal mais precoce de ruptura uterina, uma complicação grave.

Em gestantes com duas ou mais cesarianas, advoga-se sua repetição independentemente das causas que a determinaram. A cesariana também deve ser repetida em gestantes com histerotomia longitudinal ou com cicatriz uterina decorrente de cirurgias ginecológicas, como na miomectomia.

■ COMPLICAÇÕES PÓS-CESARIANA

Deve-se ter sempre em mente que a cesariana, por ser um procedimento cirúrgico com abertura de parede abdominal e uterina, apresenta maiores riscos de morbidade e mortalidade materna quando comparada ao parto vaginal. Dessa forma, na tentativa de diminuir essas complicações, alguns cuidados especiais devem ser tomados durante a realização da tocurgia:

- Escolha entre a incisão abdominal transversa e a longitudinal: embora, atualmente, a incisão abdominal transversa de Pfannenstiel seja a preferida, nem sempre é a ideal (p. ex.: quando houver necessidade de rapidez para a extração fetal e diante de história de repetidas operações). A incisão de Pfannenstiel deve ter cerca de 10 a 12 cm de extensão e estar aproximadamente 3 cm acima da sínfise púbica. Ela pode ser substituída por outras incisões transversas, como a de Cherney, que consiste na secção dos músculos retos abdominais na sua inserção tendinosa próxima da pube, permitindo ampliação do campo operatório. Em casos excepcionais, pratica-se a incisão longitudinal mediana da parede abdominal.
- Na abertura do peritônio parietal em paciente com história de operação abdominal ou de processo inflamatório, é preciso ser cauteloso para não lesar alças intestinais eventualmente aderentes a ele.
- Ao praticar-se a abertura uterina, histerotomia, deve-se ter cuidado com a remoção do feto sem traumatizá-lo, pois as incisões insuficientes e as manobras utilizadas para extraí-lo, não raro, são causas de traumas.
- A histerotomia ideal é a segmentar transversa porque não secciona as fibras miometriais. Antes de iniciar a abertura uterina com bisturi, recomenda-se palpar o segmento inferior, para sentir sua espessura e confirmar a apresentação fetal e ter cautela para não secionar a cabeça ou outra região do feto situada logo abaixo da incisão. Assim, ao atingir o plano das membranas, alarga-se a abertura com pinça romba de Kelly.
- A divulsão bidigital deve ser arciforme, em sentido cranial e não prolongada em demasia, evitando atingir vasos uterinos laterais, como a uterina, o que ocasiona sangramento profuso.
- Quando a cesariana for praticada em parturiente em trabalho de parto, na presença de dilatação completa com o polo cefálico profundamente insinuado, após o afastamento da bexiga, a vagina pode mostrar-se abaulada e o tocólogo, por inadvertência, confundi-la com o segmento inferior. Atenção redobrada é necessária nesse caso para identificação correta do segmento inferior, que estará mais alto do que habitualmente.
- Há situações em que a histerotomia segmentar transversa não é possível, como na presença de plexo venoso lateral acentuado; segmento inferior estreito, em partos prematuros; fetos em situação transversa; parturientes com anel de constrição no nível do segmento inferior com apresentação fetal alta; malformação fetal dupla; aderências parciais do segmento inferior; e miomas próximos ao local de incisão. Nessas situações, a histerotomia deverá ser longitudinal, iniciando no segmento inferior e estendendo-se para o corpo uterino, suficientemente para extração fetal.
- A cesariana clássica (incisão uterina longitudinal corporal) será realizada nas portadoras de placenta prévia em parede uterina anterior com acretismo e nas parturientes com miomas intramurais extensos no segmento inferior.
- Após remoção do feto, procede-se à revisão minuciosa da cavidade uterina. Tem-se conhecimento de casos de perfuração da parede uterina posterior pela aplicação inadequada da alavanca para exteriorizar a cabeça do feto.
- A cesariana pode ser acompanhada de atonia uterina, principalmente após macrossomia fetal, gravidez múltipla, polidrâmnio, uso abusivo de ocitocina, inserção baixa de placenta. Nesses casos, realiza-se massagem vigorosa do útero, administra-se ocitocina endovenosa e prostaglandinas, e pratica-se sutura compressiva de B-Lynch (em caso de insucesso, histerectomia subtotal).
- A bexiga pode ser lesada, principalmente em paciente com cesariana anterior. Deve-se proceder ao reparo em dois planos, deixando-se sonda vesical aberta durante 10 dias. Para as lesões do ureter, a colaboração do urologista é a norma, e o tratamento dependerá do local e do tipo de lesão.
- Os processos infecciosos são as complicações mais frequentes e ocorrem cerca de 10 vezes mais quando comparados àqueles no parto vaginal. Endometrite e abscessos de parede podem ser reduzidos se forem tomados alguns cuidados, como assepsia e antissepsia adequada, boa técnica cirúrgica, redução de tempo operatório e antibioticoterapia profilática. O esquema utilizado na Disciplina de Obstetrícia da Escola Paulista de Medicina da Universidade Federal de São Paulo (EPM-Unifesp) é feito por meio do uso profilático de 1 g endovenoso de cefalotina, imediatamente antes do início do procedimento.
- A trombose venosa profunda e a embolia pulmonar constituem outras causas importantes de morbidade e mortalidade materna após cesariana, principalmente em pacientes com varizes de membros inferiores e que referem história dessa complicação no passado. Nesses casos, recomenda-se o uso de meias compressivas durante a cesariana e de enoxaparina em dose profilática, iniciando-se 6 a 8 horas após o término da cirurgia.

As complicações tardias de cesariana incluem obstruções intestinais devido à presença de aderências e, em próximas gestações, o aumento na incidência de placenta prévia com acretismo placentário. Nos casos em que houver forte suspeita de acretismo por exames de US e RM, a cesariana deverá ser realizada com cuidados especiais, preferencialmente de forma eletiva, entre 35 e 37 semanas de gestação. A equipe operatória precisará ser composta por obstetra experiente, cirurgião com prática em cirurgia oncológica de pelve e anestesiologista pronto para atendimento de paciente com perda sanguínea volumosa, além de urologista e cirurgião vascular de prontidão. A reserva de sangue é obrigatória e, quando possível, por meio de autotransfusão. Estratégias para controlar perda sanguínea intraoperatória, como introdução de balão intra-arterial em artérias ilíacas internas por punção de artéria femoral ou seu clampeamento temporário com clampe vascular, devem ser procedimentos disponíveis nesses casos.

ATENÇÃO!

A realização de exame ultrassonográfico imediatamente antes da cesariana é importante para visualização da inserção placentária e escolha da incisão da parede abdominal.

Quando a placenta atinge o orifício interno do colo, segmento inferior, e estende-se superior e anteriormente, a histerotomia deverá ser longitudinal corporal. Nesse caso, deve-se efetuar incisão longitudinal mediana na parede abdominal, mesmo que na presença de cicatriz de Pffannenstiel prévia, para proporcionar campo operatório adequado e minimizar risco de vida materno. Realizada a extração fetal e confirmando-se o acretismo no intraoperatório, a tentativa de dequitação placentária é deletéria, e a recomendação é a histerectomia com placenta in situ.

A mortalidade materna em parturientes submetidas à cesariana varia de acordo com as condições de assistência médica e o local estudado. Entre as causas mais frequentes, estão as de origem anestésica, que podem ser responsáveis por cerca de 25% dos óbitos.

No Brasil, o risco relativo para morte materna entre cesariana e parto vaginal variou entre 2,3 e 4,5, sendo 3,5% a média para o período de 1994 a 2011. Para a infecção puerperal, os valores observados entre 2000 e 2011 ficaram entre 2,7 e 8,9%, em média cinco vezes maior para as mulheres submetidas à cesariana.

CESÁREA EM MULHERES OBESAS

Há alguns anos, com o aumento de incidência de sobrepeso e obesidade na nossa população de mulheres (atinge 50%), este fator vem sendo discutido como um risco para maiores complicações após cesárea.

Mulheres com obesidade têm risco aumentado para qualquer complicação de ferida, como infecção, deiscência, endometrite e readmissão hospitalar relacionada à infecção, em comparação com as mulheres não obesas.

■ TÉCNICA DE CESARIANA

A paciente deve ser submetida à lavagem da parede abdominal, tricotomia abdominal e pubiana, com a utilização de sabão e outros antissépticos. A sondagem vesical é realizada na sala operatória e deve ser feita após antissepsia adequada com gestante anestesiada. A seguir, os campos esterilizados são colocados. A técnica compreende os seguintes tempos: incisão da parede abdominal; incisão uterina; extração do feto e da placenta; e sutura das paredes uterina e abdominal.

1 | Abertura da parede abdominal: a incisão da pele pode ser transversa (Pfannenstiel, Kustner, Chemey) ou longitudinal (mediana ou paramediana). Sempre que possível, opta-se pela incisão transversa de Pfannenstiel, a ser feita pouco acima da pube, no nível da prega abdominal, em uma extensão de 10 a 12 cm, e discretamente encurvada para cima. Secionados a pele e o tecido celular subcutâneo, laqueiam-se os vasos sanguíneos. A seguir, faz-se uma botoeira na aponeurose e completa-se a abertura, também em discreto arco, em uma extensão pouco maior que a da pele. Descola-se a aponeurose com bisturi ou tesoura para cima até próximo da cicatriz umbilical e lateralmente é feita dissecção romba. Procede-se do mesmo modo com o retalho aponeurótico inferior. Assim, os músculos retos abdominais são expostos e suas bordas medianas são separadas por dissecção com tesoura. A seguir, abre-se o peritôneo parietal com incisão longitudinal após seu pinçamento, por meio do uso de bisturi ou tesoura até próximo da bexiga. O cirurgião deve ser cauteloso para não lesar alças intestinais. A colocação do afastador estático com abertura voltada para cima e da valva suprapúbica, para afastar a bexiga, facilita a visualização do campo cirúrgico.

Na técnica de Kustner, realiza-se incisão transversa da pele e do tecido celular subcutâneo acima da borda superior da sínfise púbica. O retalho subcutâneo é descolado com tesoura até a cicatriz umbilical, e a aponeurose secionada longitudinalmente, expondo os retos abdominais que devem ser afastados para incisão longitudinal no peritôneo parietal.

- **Incisão de Cherney** – incisão de pele e tecido celular subcutâneo a aproximadamente 2 cm da espinha ilíaca superior direita até a mesma medida da esquerda, distando cerca de 2 cm da borda superior da sínfise púbica. A aponeurose é incisionada transversalmente e, a seguir, as inserções tendinosas dos músculos retos abdominais são expostas e secionadas a cerca de 3 mm da pube e rebatidas para cima. O peritôneo é aberto transversalmente.
- **Incisão longitudinal mediana** – deve ser infraumbilical, iniciando-se no meio da borda superior da sínfise púbica e se prolongando até cerca de 4 cm abaixo da cicatriz umbilical. Após incisão da pele e do tecido celular subcutâneo, a hemostasia dos vasos sanguíneos é realizada. A abertura inicial da aponeurose é feita com bisturi e completada com tesoura. Fazem-se o afastamento dos retos abdominais, por meio de divulsão, e o pinçamento de peritôneo com posterior abertura.

2 | Incisão do peritônio visceral: deve ser curva com leve concavidade superior, imediatamente acima da prega vesicuterina; descola-se levemente para baixo, para proteção e afastamento da bexiga.

3 | Incisão uterina: a histerotomia pode ser segmentar transversa (arciforme com concavidade superior ou inferior) e longitudinal ou corporal, denominada clássica. Prefere-se a incisão transversa arciforme com concavidade superior pela vantagem de obedecer à direção das fibras do miométrio e apresentar menor sangramento, pois não lesa ramos vasculares transversos da artéria uterina. Faz-se uma abertura com bisturi na porção mediana do segmento inferior seguida por posterior divulsão digital das fibras miometriais. Nos casos em que o segmento inferior é mais espesso, a abertura deverá ser completada com tesoura. As membranas ovulares são visualizadas e devem ser rompidas, sendo o líquido amniótico aspirado ou absorvido com compressas.

4 | Extração do feto e da placenta: o laparostato e a valva suprapúbica devem ser removidos. No caso das apresentações cefálicas, procede-se à extração com o auxílio de mão esquerda ou uso da alavanca que se posiciona atrás da cabeça, elevando-a por meio da abertura uterina, enquanto o auxiliar faz ligeira pressão no fundo uterino pela parede abdominal. A retirada das espáduas deve ser cuidadosa, pressionando a borda superior da musculatura do segmento inferior. Finaliza-se a extração fetal com a saída da cintura pélvica e dos membros inferiores. Nas apresentações pélvicas ou nas situações transversas, a extração fetal deve ser manual por meio de manobras específicas. Há situações em que o útero enluva o feto, sobretudo nas apresentações pélvicas e córmicas com bolsa rota; nesses casos, tocólise com nitroglicerina pode ser utilizada. A laqueadura do cordão, caso não haja intercorrências, deve ser feita após o início dos movimentos fetais, após um minuto. Coleta de gasometria da artéria umbilical (sangue venoso), para avaliação do bem-estar fetal, e de sangue do cordão, para tipagem sanguínea, é realizada antes da dequitação. Os afastadores são recolocados, e as bordas uterinas são evidenciadas com o uso de pinças allis. A dequitação é feita por meio de expressão discreta sobre o útero, após administração endovenosa de ocitocina; a extração manual da placenta se dá em situações especiais. A revisão da cavidade uterina deve ser cuidadosa.

5 | Sutura do útero: o miométrio é suturado com pontos contínuos ancorados distando cerca de 1 cm, em um único plano com categute 0 simples ou fio vicryl 0. A sutura não deve transfixar a mucosa e tem como função a coaptação adequada das bordas. Os pontos dos ângulos da incisão devem ser reparados e cuidadosamente observados pelo cirurgião para a avaliação do sangramento.

6 | Sutura do peritônio visceral: faz-se sutura contínua em chuleio com categute 0 simples ou vicryl 00.

7 | Fechamento da parede abdominal: tempo cirúrgico em que são feitas revisão dos anexos e avaliação da cavidade abdominal com posterior limpeza. Os afastadores são retirados e as bordas do peritônio parietal são aproximadas com sutura contínua com vicryl 00 ou categute 0 simples. As bordas mediais do músculo reto abdominal são aproximadas com 3 ou 4 pontos separados em U com vicryl 00. A aponeurose é fechada com ponto contínuo, chuleio simples, com vicryl 0, e a fáscia superficialis é aproximada com pontos separados de categute 00 simples ou vicryl 000. A pele é fechada com náilon 4.0 com pontos separados ou sutura contínua intradérmica.

TÉCNICA DA CESARIANA ALTA, CORPORAL OU CLÁSSICA

A abertura da parede abdominal faz-se com incisão mediana infraumbilical com cerca de 12 a 15 cm de extensão, abrangendo seção da pele, tecido celular subcutâneo e aponeurose. Afastam-se os músculos retos abdominais e abre-se a cavidade peritoneal. A incisão do peritônio visceral é semelhante à descrita para a cesariana segmentar transversa, mas seu descolamento deve ser amplo para obter melhor peritonização da incisão uterina, a qual é longitudinal na região mediana da parede anterior do corpo e se inicia no segmento inferior. O feto é extraído, e a placenta, removida. A sutura uterina compreende dois planos, a aproximação dos dois terços internos do miométrio seguida do terço externo seromuscular, ambas com pontos separados de vicryl 0. O restante do fechamento dos planos é semelhante ao descrito anteriormente.

REVISÃO

- A cesariana consiste na retirada do feto por meio de incisão abdominal e uterina, sendo a cirurgia obstétrica mais recorrente. No Brasil, a incidência é maior do que o recomendado pela OMS.
- As causas de indicação de cesariana podem ser divididas em: obstétricas; ginecológicas; extratocoginecológica; fetais; e anexiais. Todos os cuidados indicados devem ser realizados, em razão da incidência de complicações.
- A técnica da cesariana prevê os seguintes passos: abertura da parede abdominal, incisão do peritônio visceral, incisão uterina, extração do feto e da placenta, sutura do útero, sutura do peritônio visceral e fechamento da parede abdominal.

REFERÊNCIA

1. Ministério da Saúde (BR). Saúde Brasil 2011: uma análise da situação de saúde e a vigilância da saúde de mulher [Internet]. Brasília: MS; 2012 [capturado em 29 jun. 2016]. Disponível em: http://bvsms.saude.gov.br/bvs/publicacoes/saude_brasil_2011.pdf

LEITURAS SUGERIDAS

American College of Obstetricians and Gynecologists. ACOG committee opinion no. 559: cesarean delivery on maternal request. Obstet Gynecol. 2013;121(4):904-7.

Balayla J, Bondarenko HD. Placenta accreta and the risk of adverse maternal and neonatal outcomes. J Perinat Med. 2013;41(2):141-9.

Encarnacion B, Zlatnik MG. Cesarean delivery technique: evidence or tradition? A review of the evidence-based cesarean delivery. Obstet Gynecol Surv. 2012;67(8):483-94.

Harer WB. Consequences of a primary elective cesarean delivery across the reproductive life. Obstet Gynecol. 2013;122(1):156.

Kozhimannil KB, Virnig BA, Law MR. Cesarean sections: the authors reply. Health Aff (Millwood). 2013;32(6):1171.

117

ASSISTÊNCIA AO PUERPÉRIO E AO ALEITAMENTO

■ SANDRA MARIA ALEXANDRE
■ JORGE KUHN

O puerpério ou pós-parto consiste no período compreendido entre a dequitação e o retorno do organismo materno às condições pré-gravídicas, com duração variável entre 6 e 8 semanas. Durante esse período, ocorre a involução gradativa das modificações ocorridas nos diversos órgãos e sistemas durante a gravidez, com exceção da glândula mamária, que permanece em estágio evolutivo para cumprir sua função de lactação.

■ PUERPÉRIO FISIOLÓGICO

O conhecimento das características fisiológicas do puerpério é muito importante para diagnosticar eventuais anormalidades precocemente e proceder-se à intervenção adequada. Destaca-se a 1ª hora pós-dequitação, também conhecida como período de Greenberg, intervalo em que anormalidades da contratilidade uterina (hipotonia ou atonia) podem determinar hemorragias graves, com instabilidade hemodinâmica. Nesse período, observam-se, também, nos casos de bloqueio anestésico, o seu término, com monitoramento da pressão arterial (PA) (e seus possíveis desvios), e a ocorrência de dor. A instalação de recuperações pós-anestésicas nos centros obstétricos permite, atualmente, a monitoração das puérperas em relação a parâmetros clínicos e propedêuticos (pulso, pressão arterial e grau de oxigenação), cerca de 1 a 2 horas após o parto. Equipes multiprofissionais, formadas por médicos obstetras e neonatologistas, enfermeiros, fisioterapeutas, psicólogos e nutricionistas especializados em obstetrícia, promovem, de forma mais efetiva, orientação materna quanto às modificações físicas e psicológicas que estão ocorrendo em seu organismo durante o puerpério imediato, bem como aquelas que virão nos próximos dias. Orienta-se a paciente sobre alimentação adequada, importância da deambulação precoce e realização de alguns exercícios físicos, particularmente nos membros inferiores. Informa-se sobre os cuidados iniciais com o recém-nascido (RN), estimulando a amamentação natural exclusiva, por meio do alojamento conjunto (AC). Igualmente importante é a avaliação psicológica da puérpera, para identificar os eventuais estados melancólicos ou dedepressão puerperal, bem como oferecer informações quanto aos cuidados estéticos com a pele e os cabelos, que elevem a autoestima da mãe e não prejudiquem o aleitamento.

Durante a permanência hospitalar, que varia entre 48 e 72 horas, devem-se realizar anamnese e exame físico e obstétrico diários (Quadro 117.1).

A prescrição do pós-parto deve incluir hidratação e medicação parenterais apenas quando necessárias, ou seja, em casos de sangramentos vaginais mais expressivos, eventual hipotonia uterina. Nessas circunstâncias, a utilização da ocitocina intravenosa (IV) geralmente é eficaz e evita a necessidade de transfusões sanguíneas. Para o puerpério sem intercorrências, recomendam-se liberação da dieta alimentar o mais precocemente possível, uso de analgésicos e anti-inflamatórios por VO, lavagem externa vulvar com antissépticos comuns ou associados a analgésicos e anti-inflamatórios tópicos, na apresentação de aerossóis, pela facilidade e praticidade da aplicação.

QUADRO 117.1 ■ Anamnese, exames físico e obstétrico no puerpério imediato	
Anamnese	• Sintomas gerais: estado anímico, adinamia, tonturas, hidratação, dor excessiva • Gastrintestinal: aceitação alimentar, náuseas, vômitos e retorno ao funcionamento intestinal • Geniturinário: diurese espontânea (deve estar regular após 12 h do parto), aspecto da loquiação (normalmente rubra)
Exame físico	• Geral: coloração das mucosas, teor de hidratação corpórea, aferição do pulso, FR, PA e temperatura axilar (pode estar elevada pelo ingurgitamento mamário) • Clínico: ausculta cardíaca, pulmonar e abdominal (ruídos hidroaéreos). Exame diário dos membros inferiores (sobretudo no pós-cirúrgico, pelo risco de fenômenos tromboembólicos, especialmente a TVP
Exame obstétrico	• Mamas: observação de ingurgitamento, fissuras e processos infecciosos (mastites) • Abdome: aspecto geral (se anormalmente distendido e doloroso). Processo de involução uterina; logo após o parto, o fundo uterino deve estar pouco acima da cicatriz umbilical, mantendo-se sempre contraído. Após 12 dias, o útero deve ocupar a posição intrapélvica. Aspecto da cicatriz cirúrgica, se cesariana (diagnosticar possíveis hematomas, processos infecciosos da parede abdominal e deiscência de pontos) • Região vulvoperineal: avaliação do aspecto da cicatriz de cirurgia ampliadora se for o caso (episiotomia ou perineotomia) e da loquiação (quantidade e odor)

FR: frequência respiratória; TVP: trombose venosa profunda.

ATENÇÃO!

O acompanhamento rigoroso do quarto período clínico do parto (Greenberg) reduz a morbidade e a mortalidade maternas.

■ PUERPÉRIO PATOLÓGICO: INFECÇÃO PUERPERAL

A definição de infecção puerperal é ainda motivo de polêmica. Classicamente, é definida como a que se origina no aparelho genital, após o parto recente. Deve ser destacada daquela decorrente do abortamento, devido às diferenças etiológicas, fisiopatológicas, terapêuticas e preventivas. Por sua vez, o Joint Committee on Maternal Welfare, dos Estados Unidos, conceituou morbidade febril puerperal como a ocorrência de temperatura de 38°C ou mais, em dois dias consecutivos, dentro dos 10 primeiros dias de pós-parto, exceto as primeiras 24 horas, situação em que a temperatura deve ser tomada por VO, pelo menos quatro vezes ao dia, segundo técnica-padrão. A escolha pela VO se dá para que a temperatura não sofra influência direta da elevação térmica das mamas, decorrente da apojadura do leite. As primeiras 24 horas após o parto podem determinar febre sem significado clínico maior, devido às modificações fisiológicas do período. A expressão morbidade febril puerperal, portanto, abrange todas as elevações térmicas no puerpério, com destaque para a infecção puerperal, mas também as resultantes de outras etiologias, como as infecções das vias aéreas, urinário, da glândula mamária e da cicatriz cirúrgica.

QUADRO CLÍNICO

Inclui sintomas e sinais de quadro infeccioso, a saber: anorexia; comprometimento do estado geral; febre; mucosas ressecadas; taquicardia; taquipneia; distensão e dor abdominal agravada pela palpação do hipogástrio; redução ou ausência de ruídos hidroaéreos; subinvolução e amolecimento uterino associados a alterações loquiais (coloração e odor). Sinais flogísticos nas cicatrizes vulvar e vaginal (se parto normal) ou abdominal (se parto cesariano) também poderão estar presentes, em intensidades variáveis.

DIAGNÓSTICO

Eminentemente clínico, e exames laboratoriais inespecíficos, como hemograma e velocidade de hemossedimentação (VHS), devem ser analisados com cuidado, visto que o estado puerperal normal pode alterá-los. Os toques vaginal e retal podem contribuir na localização do quadro infeccioso, com dor exacerbada à mobilização do colo uterino, de regiões anexiais ou do fundo de saco de Douglas. O diagnóstico etiológico ainda representa desafio, podendo ser feito pela cultura de sangue e secreções, coletadas antes da instituição do tratamento antibiótico. Importante ressaltar que a infecção puerperal, em geral, é polimicrobiana, composta por germes anaeróbios (presentes em 80% dos casos) associados a aeróbios, que rebaixam as defesas do organismo (cocos gram-positivos: estreptococos e estafilococos e gram-negativos: *E. coli*, *Enterobacter*, *Proteus*, *Pseudomonas*, *Klebsiella*). Outros exames, entre ao quais os radiológicos, a US, a flebografia, a TC, a RM e as provas de avaliação de funções orgânicas, como a renal e a hepática, podem fornecer subsídios importantes à extensão do processo infeccioso.

ATENÇÃO!

A endometrite é a principal forma de infecção puerperal localizada, podendo dar origem às formas propagadas. Caracteriza-se por febre associada à tríade de Bumm (útero doloroso, amolecido e hipoinvoluído).

TRATAMENTO

As principais medidas profiláticas e terapêuticas para o tratamento da infecção puerperal estão resumidas no Quadro 117.2.

ALEITAMENTO MATERNO

O aleitamento do RN pode ser natural, com leite humano; artificial, com leite animal *in natura* ou industrializado; e misto. O aleitamento materno natural exclusivo é recomendado pela OMS até o 6° mês de vida, época em que se procede à introdução gradual e progressiva de outros alimentos, compondo um cardápio variado e equilibrado nutricionalmente, com a manutenção do aleitamento materno até 2 anos ou mais de vida. Evidências científicas vêm mostrando a superioridade do leite materno como fonte de alimento, de proteção contra doenças e de afeto, com inúmeras vantagens para a mulher, o RN, a família e a sociedade.

BENEFÍCIOS DO ALEITAMENTO MATERNO

1 | A sucção estimula a produção de ocitocina, que determina a contração uterina, reduzindo a incidência de hemorragias e anemias pós-parto.
2 | Auxilia retorno do peso pré-gestacional, pois a gordura incorporada na gravidez é utilizada como reserva para produção de leite.
3 | Age como fator protetor materno contra neoplasias de mama e ovário.
4 | Está sempre disponível, em temperatura adequada, e é de fácil e rápida administração.
5 | Contribui na formação do vínculo materno-infantil, importante para o futuro desenvolvimento psicológico e afetivo do neonato. Reduz o risco de

DIAGNÓSTICO E TRATAMENTO

QUADRO 117.2 ■ Tratamento da infecção puerperal	
Profilático	• Pré-natal: atuação sobre fatores de risco anteparto (desnutrição, anemia e processos infecciosos maternos, rotura prematura das membranas) • Trabalho de parto: prolongado, rotura de membranas > 6 a 8 h, número excessivo de toques vaginais (sobretudo os realizados após a amniorrexe), perda sanguínea abundante (decorrentes de síndromes hemorrágicas) • Intraparto: utilizar boa técnica obstétrica e cirúrgica, evitar manobras intempestivas (que podem determinar traumas do canal de parto) e extração manual da placenta. Antibioticoprofilaxia na cesariana: cefalosporina de 1ª geração (cefazolina), 1 g, IV, antes do início do procedimento, dose única, ou 1 g, IV, após o clampeamento do cordão e mais 3 doses posteriores
Clínico	• Geral: isolamento, dieta hiperproteica, apoio psicológico • Medicamentoso: reposição hidreletrolítica, uso de analgésicos e anti-inflamatórios, emprego de ocitocina (nos casos de endometrite), limpeza local com antissépticos (abdominal e vulvoperineal) • Antibioticoterapia: cefalosporina de 1ª geração (casos leves). Nos casos mais graves: penicilina cristalina associada a aminoglicosídeo (gentamicina ou amicacina) e cloranfenicol, metronidazol ou clindamicina (se suspeita de germes anaeróbios) • UTI: suspeita de tromboflebite pélvica séptica e choque séptico
Cirúrgico	• Drenagens (de acordo com a localização das coleções purulentas), curetagens (restos placentários) e realização de histerectomia

UTI: unidade de terapia intensiva.

12 | No pós-parto, permite a redistribuição da equipe de saúde, diminui custos e índices de infecção hospitalar.

13 | Para a sociedade, reduz as taxas de mortalidade infantil, promove melhor saúde para as mulheres e seus filhos, com importante economia de recursos que poderão ser destinados a outras áreas de assistência à saúde.

AMAMENTAÇÃO NO PRÉ-NATAL, PARTO E PUERPÉRIO

Em que pese todas essas vantagens, os índices de aleitamento materno estão muito aquém do preconizado, sendo as principais causas do desmame precoce relacionadas ao desconhecimento da fisiologia da lactação, das características do leite humano, do comportamento do lactente em aleitamento materno exclusivo, das técnicas de amamentação e das medidas a serem adotadas diante das intercorrências iniciais. Para reverter essa realidade, é necessário que as orientações sobre a amamentação sejam iniciadas no pré-natal, com discussões sobre mitos, tabus, frustrações e sucessos, além de orientações sobre preparo dos mamilos (técnicas para protusão adequada, exposição solar e boa hidratação) e medidas para evitar processos infecciosos (higienização e vestuário adequado). A 1ª hora após o parto, independentemente de sua via, é considerada propícia para o início do aleitamento. O incentivo ao AC permite a livre demanda e à equipe de saúde para fornecer orientações sobre técnicas de aleitamento (posicionamento da mãe, do RN, preensão da região mamilo-areolar e procedimentos específicos com as mamas), duração e frequência das mamadas e principais sinais que mostram que o neonato está bem alimentado.

> **ATENÇÃO!**
>
> O aleitamento materno exclusivo deve ser estimulado até o 6º mês de vida por apresentar inúmeros benefícios que determinam a redução da morbidade e da mortalidade infantis.

INTERCORRÊNCIAS NO INÍCIO DA AMAMENTAÇÃO

As principais são os traumas mamilares e o ingurgitamento mamário. Os traumas relacionam-se aos erros de posicionamento e da pega, à sucção ineficiente, ao uso de bombas elétricas ou manuais e a procedimentos de higiene da região mamilo-areolar. O tratamento consiste em identificar a causa e corrigi-la; usar o próprio leite materno na região mamilo-areolar antes e após as mamadas; expor as mamas à irradiação solar entre 8 e 10 horas ou após as 16 horas, durante cerca de 15 minutos; iniciar a amamentação somente quando a aréola estiver flexível; iniciar a amamentação pelo mamilo são ou menos traumatizado e doloroso; e, para retirar a criança da mama, interromper primeiro a sucção. Quanto ao ingurgitamento mamário, trata-se de acúmulo de leite nas mamas e ocorre mais frequentemente durante a apojadura, entre 48 e 72 horas após o parto. As mamas apresentam-se endurecidas e bastante dolorosas à palpação, cujo tratamento consiste em proceder ao esvaziamento do excesso de leite, por meio da ordenha manual, até o momento de conforto, em que a paciente negue dor. É recomendável que as mamas sejam mantidas elevadas, com certa compressão e uso de crioterapia.

Existem contraindicações formais para o aleitamento natural: tuberculose; hepatites B e C ativas; hanseníase; citomegalovírus (CMV); puérperas soropositivas para HIV; herpes simples nas mamas; enfermidades debilitantes graves ou desnutrição materna; ingestão crônica de medicamentos nocivos à criança; ausência do RN por perda ou doação.

abandono e de maus-tratos. Crianças que foram amamentadas tendem a ser mais tranquilas, seguras e mais sociáveis durante a infância.

6 | Trata-se de alimento completo em nutrientes e água, satisfazendo todas as necessidades do RN nos primeiros seis meses de vida, exceto dos oligoelementos ferro e flúor. Possui menor concentração de solutos e mais ácidos graxos não saturados, fatores importantes para o desenvolvimento cerebral do RN. Apresenta, também, proporção favorável entre cálcio e fósforo, digestibilidade fácil e completa, sendo mais rapidamente absorvido pelo neonato.

7 | Com elevadas concentrações de imunoglobulinas, em particular a do tipo A, macrófagos e fator de crescimento para a flora entérica não patogênica (lactobacilos), oferece imunização passiva, com proteção contra enfermidades infecciosas, especialmente as do trato respiratório e gastrintestinal. Dispensa manipulações, sendo outro fator defensor contra os agentes patogênicos que causam infecções no lactente.

8 | Protege a criança com predisposição familiar à alergia, retocolite ulcerativa e enfermidade celíaca, retardando a exposição a substâncias heterólogas.

9 | Facilita a eliminação do mecônio, reduzindo o risco de icterícia e protegendo contra a constipação.

10 | Evita problemas ortodônticos e dentais associados ao uso de mamadeiras.

11 | A economia com a alimentação do RN pode ser convertida para beneficiar toda a família, além do menor gasto com medicamentos e acesso aos serviços de saúde.

A inibição da lactação, quando necessária, faz-se por métodos físicos e medicamentosos. Entre os primeiros, destacam-se: evitar a manipulação, com expressão das mamas, principalmente, a sucção do lactente. Peças íntimas compressivas utilizadas durante 10 a 15 dias, retiradas somente para o banho, aumentam a pressão local, além de resguardarem os mamilos dos estímulos exterorreceptivos, acelerando o fenômeno de regressão. Outra medida coadjuvante é a crioterapia, utilizando-se compressas de água fria quatro vezes ao dia. O tratamento medicamentoso de excelência atualmente se baseia no conhecimento fisiopatogênico de que a secreção da prolactina é controlada por mecanismo dopaminérgico inibidor e serotonérgico estimulador, disponibilizando-se os antagonistas serotonérgicos e os agonistas dopaminérgicos. Pode-se utilizar a metergolina, 4 mg ao dia, VO, durante cinco dias; a cabergolina, 1 mg diário, VO, durante duas semanas. O uso de ambos deve ser iniciado até 24 a 72 horas após o parto. A bromocriptina, 5 mg diários, VO, durante duas semanas, também apresenta bons resultados, bem como a lisurida, 0,2 mg, a cada oito horas, VO, durante duas semanas. Importante salientar que a bromocriptina, a cabergolina e a lisurida são contraindicadas em puérperas hipertensas.

REVISÃO

- O puerpério compreende o período em que há regressão das alterações locais e gerais do organismo materno que ocorreram no transcurso da gravidez e o início do aleitamento natural.
- O aleitamento materno deve ser exaustivamente incentivado, por seus inúmeros benefícios físicos, emocionais e sociais que culminam com melhor saúde e qualidade de vida materno-infantil.

■ LEITURAS SUGERIDAS

Brasil. Ministério da Saúde. Secretaria de Atenção à Saúde. Pré-natal e puerpério: atenção qualificada e humanizada. Brasília: MS; 2006.
Brasil. Ministério da Saúde. Secretaria de Atenção à Saúde. Saúde da criança: nutrição infantil: aleitamento materno e alimentação complementar. Brasília: MS; 2009.
Cunningham FG, Leveno KJ, Bloom SL, Hauth JC, Rouse DJ, Spong CY, editors. Williams obstetrics. 23rd ed. New York: McGraw-Hill; 2010.
Kulay MNC, Kulay Jr L. Infecção puerperal. In: Guariento A, Mamede JAV, editores. Medicina materno-fetal. São Paulo: Atheneu; 2001. p. 1071-7.
Rudge MV, Atallah AN, Peraçoli JC, Tristão AR, Mendonça Neto M. Randomized controlled trial on prevention of postcesarean infection using penicillin or cephalothin in Brazil. Acta Obstet Gynecol Scand. 2006;85(8):945-8.

118

PATOLOGIAS DOS 3º E 4º PERÍODOS

■ ANTONIO FERNANDES MORON
■ FELIPE FAVORETTE CAMPANHARO
■ EDUARDO BAIOCHI

A hemorragia obstétrica (HO) é uma condição potencialmente ameaçadora à vida, que permanece como uma das três principais causas de mortalidade materna no mundo. A mulher encontra-se vulnerável a esse agravo no pós-parto, momento esse em que a detecção precoce e o manejo adequado poderiam prevenir até 90% das mortes.

A hemorragia pós-parto (HPP) é definida como a perda sanguínea que excede 500 mL em um parto vaginal e 1.000 mL em uma cesariana. Para propósitos clínicos, qualquer perda sanguínea que tenha potencial para causar instabilidade hemodinâmica deverá ser considerada HPP. O sangramento no pós-parto é frequentemente subestimado, sendo hipotensão, "tontura", palidez cutânea e oligúria sinais tardios, somente após perda significativa, volemia (> 10% hematócrito [Ht]).

A HPP afeta aproximadamente 2% de todas as parturientes, e nenhum fator de risco (Quadro 118.1) é identificado em cerca de dois terços das mulheres. Assim, todas as unidades obstétricas devem ter disponíveis equipe treinada e recursos para manejo dessa emergência. A criação de um protocolo institucional é fortemente recomendada. Equilíbrio entre o manejo conservador e as técnicas cirúrgicas para controle do sangramento é fundamental, havendo poucos estudos randomizados relevantes; a decisão deve ser tomada de acordo com julgamento clínico.

QUADRO 118.1 ■ Fatores de risco para HPP

"MAIORES" (OR > 4 COM 99% IC)	"MENORES" (OR > 2 COM 99% IC)
- Descolamento prematuro de placenta - Distúrbios inserção/retenção da placenta (inserção baixa/acretismo) - Gestação múltipla - Síndromes hipertensivas - Cesariana de emergência	- Antecedente de HPP - Parto vaginal operatório ou necessidade de episiotomia - Trabalho de parto prolongado (> 12 h) - Macrossomia (RN > 4 Kg)

OR: *odds ratio*; IC: intervalo de confiança; DPP: Descolamento prematuro de placenta.

A HPP é uma síndrome clínica, e não um "diagnóstico". Para seu correto tratamento, deve-se identificar a causa-base. O método mnemônico dos 4 "Ts" é utilizado para os quatro processos básicos envolvidos na gênese da HPP: **T**ônus, **T**rauma, **T**ecido e **T**rombo.

- **Tônus:** atonia uterina é a causa mais comum de HPP, respondendo por até 90% dos casos. O sangramento ativo após dequitação deve alertar o obstetra para tal ocorrência. A presença de útero subinvoluído de consistência amolecida é característica. Porém o clínico não deve se deter no exame do tônus, pois poderá haver causas "adicionais".
- **Trauma:** a revisão do canal de parto é fundamental na suspeita de lacerações de trajeto, e deve ser realizada sempre que houver necessidade, sob iluminação adequada. O reparo cirúrgico é parte integrante do tratamento. Estima-se que, em um parto vaginal operatório, a perda sanguínea seja semelhante àquela de um parto cesariana. A rotura uterina também deve ser lembrada, em especial naquelas pacientes com fatores predisponentes, como cicatriz uterina prévia (cesariana anterior, miomectomias).
- **Tecido:** a revisão da cavidade uterina é importante para descartar retenção de restos placentários (Manual de Obstetrícia da Unifesp). Cabe aqui comentar o papel complementar da US na "sala de parto", sendo a retenção pouco provável se a US demonstra ecocardiograma endometrial normal. A avaliação ultrassonográfica, se disponível, deverá ser realizada antes da instrumentalização uterina (curetagem puerperal) e, se confirmada a retenção de restos, servirá ainda como "guia" para o procedimento.

- **Trombo:** coagulopatias; podem ser secundárias à própria hemorragia (coagulação intravascular disseminada [CIVD]), adquiridas (pacientes em uso de terapia anticoagulante, doença hepática, sepse, pré-eclâmpsia [PE] grave, embolia amniótica) ou congênitas (doença de von Willebrand). A coagulopatia secundária às hemorragias obstétricas já demonstrou ter um comportamento semelhante à diátese hemorrágica encontrada em pacientes com trauma.

O manejo ativo do 3º período reduz a incidência de HPP, a quantidade de sangue perdido e a necessidade de hemotransfusão, devendo ser incluído rotineiramente na assistência ao parto. Essas medidas incluem:

1 | uso de uterotônico após expulsão fetal;
2 | tração controlada do cordão umbilical (manobra de Brandt-Andrews);
3 | massagem uterina após dequitação.

A ocitocina deve ser usada profilaticamente para todas as mulheres durante o 3º período, uma vez que reduz em 60% o risco de HPP. O modo de utilização varia conforme a via de parto:
- partos via vaginal: 5 a 10 UI ocitocina via intramuscular (IM);
- partos cesariana, 5 UI ocitocina endovenosa (EV) lentamente.

Em casos em que não há disponibilidade de ocitocina, o misoprostol poderá ser utilizado e torna-se uma opção interessante, visto que a via de administração poderá ser via oral (VO), sublingual (SL) ou retal e não é contraindicado em caso de hipertensão.

O manejo inicial das hemorragias obstétricas inclui utilização de uterotônicos, reposição volêmica e medidas de suporte. Dois acessos calibrosos devem ser instalados, para reposição de cristaloides (solução fisiológica [SF], Ringer) na proporção de 3:1 (3 L de SF para cada litro de sangue perdido), o que parece ser uma medida adequada para expansão volêmica inicial. A coleta de exames "basais" deve ser providenciada (tipagem sanguínea, hemograma e coagulograma completo – transportador associado ao processamento antigênico [TAP], tempo de tromboplastina parcial ativada [TTPA] e fibrinogênio), e a monitoração frequente dos sinais vitais (pressão arterial [PA], frequência cardíaca [FC], frequência respiratória [FR], temperatura), a cada 5 a 15 minutos, instituída.

Instabilidade hemodinâmica e anemia aguda (hemoglobina [Hb] < 8 g/dL) com sangramento ativo ainda não controlado são indicações clássicas para terapia transfusional, que não deve aguardar "resultados laboratoriais". Hemostasia não ocorre com níveis de fibrinogênio abaixo de 75 mg/dL.

ATENÇÃO!
O choque, comprometimento da perfusão tecidual, coloca a paciente em risco de entrar em um ciclo vicioso: hipotermia-coagulopatia-acidose.

A diminuição da temperatura corporal em 1ºC diminui em 10% a atividade dos fatores de coagulação. Adicionalmente, a hipotermia inibe a função plaquetária e resulta em fibrinólise. A piora da acidose indica necessidade de uma abordagem mais agressiva.

Quando há "falência" no uso de uterotônicos, opção interessante é o tamponamento uterino com uso de balão (que pode ser desde uma sonda de Foley – uma ou mais, preenchidas com 60 a 80 mL cada –, o balão de Sengstaken-Blakemore – em geral utilizado para tratamento da hemorragia digestiva – até o balão de Bakri, mais recentemente desenvolvido para esse fim). O sucesso no tamponamento pode evitar a laparotomia, sendo o tempo ideal de permanência do balão desconhecido – 4 a 6 horas devem ser suficientes para correção de distúrbios eventuais e otimização da terapia voltada para a causa-base, podendo o balão permanecer por até 24 horas. O insucesso é indicativo da necessidade de prosseguir com terapia cirúrgica. (Figuras 118.1 e 118.2.)

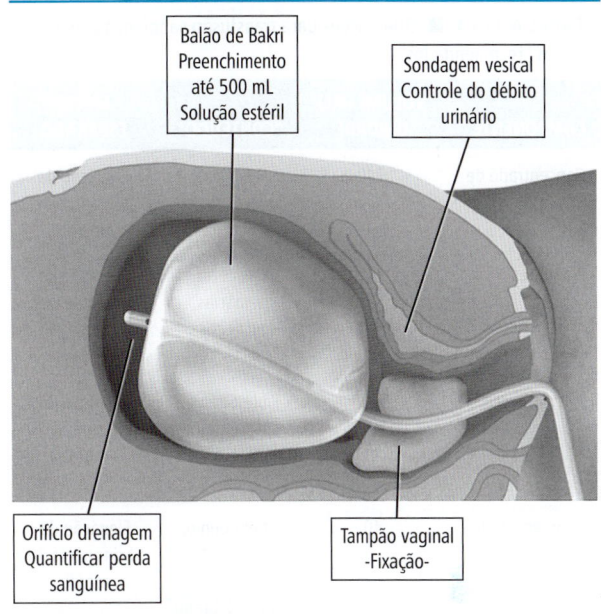

FIGURA 118.1 ■ Emprego do balão de Bakri.

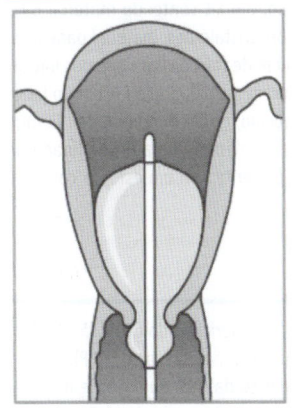
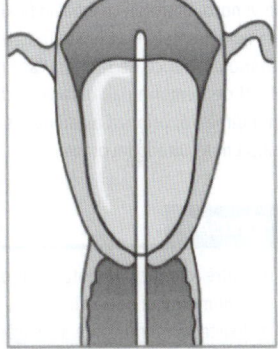

Posicionamento incorreto   Posicionamento correto

FIGURA 118.2 ■ Posicionamento incorreto e correto.

O uso de suturas hemostáticas (B-Lynch ou suturas compressivas "modificadas"), a ligadura bilateral das artérias uterinas e ilíacas internas e a embolização arterial seletiva parecem ser alternativas úteis.

Na Tabela 118.1, seguem orientações para transfusão como "alvos" recomendados.

São objetivos da terapia transfusional:
- manter Hb > 8 g/dL;
- manter plaquetas acima de 75.000;
- manter índice de normalização internacional (INR) < 1,5 e relação TTPA < 1,5 controle;
- manter fibrinogênio > 100 mg/dL.

São medidas "práticas" para melhorar atendimento da HO:

1 | Estimar objetivamente a perda sanguínea no pós-parto: por meio da pesagem de compressas, de modo a identificar e tratar mais precocemente pacientes com perda sanguínea excessiva.

TABELA 118.1 ■ Orientações para transfusão sanguínea como "alvos" recomendados			
COMPONENTE	VOLUME (ML) UNIDADE	"CONTEÚDO"	EFEITO ESPERADO
Concentrado de hemácias	240	Hemácias, leucócitos e plasma	Elevação da hemoglobina 1 g/dL
Plaquetas	50	Plaquetas, hemácias, leucócitos e plasma	Elevação de plaquetas 5-10 mil por unidade
Plasma fresco	250	Fibrinogênio, antitrombina III, fatores V e VIII	Elevação do fibrinogênio 10 mg/dL
Crioprecipitado	40	Fibrinogênio, fatores VIII e XIII e fator de von Willebrand	Elevação do fibrinogênio 10 mg/dL

2 | Formular um "plano de ação" e realizar treinamento da equipe: no departamento de obstetrícia da Unifesp, um kit contendo material para atendimento inicial à HO foi montado com cristaloides, material para acesso venoso, uterotônicos, balão Bakri, além de frascos para exames iniciais e alguns formulários-chave. Também foram criadas parcerias com o laboratório e o banco de sangue. Esse protocolo, então denominado "Código H" (H de Hemorragia), uma vez acionado, além de garantir agilidade no atendimento, prioriza as amostras da paciente, em um esforço conjunto para um resultado favorável.

REVISÃO

- Entre as principais patologias do 3º e 4º períodos da gestação estão a hemorragia obstétrica (HO) e a hemorragia pós-parto (HPP).
- Existem critérios para avaliação de risco da HPP, que são de fundamental importância, bem como o método de avaliação "4 Ts".
- As medidas terapêuticas das hemorragias incluem a utilização de uterotônicos, reposição volêmica e medidas de suporte, contudo procedimento como tamponamento pode ser necessário.

■ LEITURAS SUGERIDAS

Harvey CJ, Dildy GA. Obstetric hemorrhage. In: Troiano NH, Harvey CJ, Chez BF, editors. High-risk and critical care obstetrics. 3rd ed. Philadelphia: Lippincott Williams and Wilkins; 2013. p. 246-73.
Lalonde A; International Federation of Gynecology and Obstetrics. Prevention and treatment of postpartum hemorrhage in low-resource settings. Int J Gynaecol Obstet. 2012;117(2):108-18.
Padmanabhan A, Schwartz J, Spitalnik SL. Transfusion therapy in postpartum hemorrhage. Semin Perinatol. 2009;33(2):124-7.
Royal College of Obstetricians and Gynaecologists. Prevention and management of postpartum haemorrhage. London: RCOG; 2009.
Stafford I, Dildy GA, Clark SL, Belfort MA. Visually estimated and calculated blood loss in vaginal and cesarean delivery. Am J Obstet Gynecol. 2008;199(5):519.e1-7.

119

A INTERFACE ENTRE A PSICOLOGIA OBSTÉTRICA E A PSICONEUROENDOCRINOIMUNOLOGIA

■ FÁTIMA FERREIRA BORTOLETTI
■ EDWARD ARAUJO JÚNIOR
■ ESDRAS GUERREIRO VASCONCELLOS

O ciclo gravídico-puerperal (CGP) é um período de crise previsível, marcado por alterações emocionais femininas e masculinas, as quais funcionam como agentes estressores, podendo evoluir para um crescimento saudável do casal grávido ou desencadear transtornos psicológicos importantes.

Diante de intercorrências obstétricas que possam comprometer o processo reprodutivo, colocando em risco a saúde materna ou fetal, esse panorama se torna mais delicado, registrando-se falha dos recursos internos no enfrentamento dos agentes estressores e dando lugar à instalação de transtornos psíquicos.

O sofrimento psíquico afeta também os profissionais, podendo comprometer sua saúde física e psíquica, configurando com frequência um panorama propício ao desencadeamento da síndrome de *burnout*.

■ MODELO PSICONEUROENDOCRINOIMUNOLÓGICO DO ESTRESSE

Segundo Selye,[1] estressor é o agente estimulante ou situação desencadeante da excitação no organismo; estresse é o processo psicofisiológico em que o organismo se encontra; e reação de estresse é o comportamento que o organismo manifesta em decorrência daquele processo.

Segundo Benevides-Pereira,[2] o estresse, que não é necessariamente prejudicial ao indivíduo, é dividido em dois tipos: o positivo, denominado *eustress*, e o negativo, *distress*.

Vasconcellos[3] considera a característica principal do *eustress* o fato de o organismo conseguir voltar aos níveis basais (Figura 119.1).

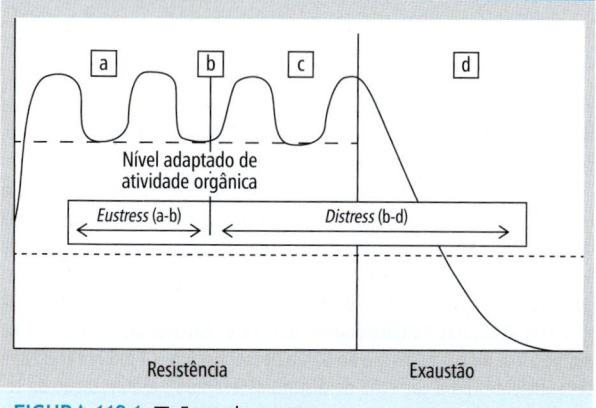

FIGURA 119.1 ■ Fases do estresse.

Fonte: Vasconcellos.[3]

DIAGNÓSTICO E TRATAMENTO

Para que o *burnout* se desenvolva, é necessário um longo período de estresse emocional, no qual os mecanismos de *coping* desenvolvidos durante a fase de resistência não foram eficazes para conter o desgaste que caracteriza a síndrome (Figura 119.2).[3]

ATENÇÃO!

A síndrome de *burnout* caracteriza-se pela cronificação do estresse laboral, processo no qual interferem tanto as características pessoais quanto as circunstancias ambientais, demandando ações terapêuticas singulares.

A sintomatologia do *burnout* é bastante diversa, atingindo as esferas psíquica e física, podendo apresentar diversas manifestações decorrentes do estresse. O sintoma clássico inicial é o esgotamento, a sensação de não ter mais forças para trabalhar, a desmotivação, a irritabilidade, a dificuldade nas inter-relações pessoais. É frequentemente confundida com depressão, daí a importância do diagnóstico diferencial.

BURNOUT EM TOCOGINECOLOGISTAS

O contato direto com o paciente é decisivo para o desgaste profissional, principalmente as urgências, as quais funcionam como agentes estressores.

Segundo Boyacian,[4] os tocoginecologistas assumiram o 1° lugar entre as queixas que se transformaram em processos ético-profissionais no Conselho Regional de Medicina do Estado de São Paulo (Cremesp).

ATENÇÃO!

A síndrome de *burnout* aumenta as chances de erros médicos e processos jurídicos em decorrência do esgotamento e comprometimento na qualidade das relações interpessoais.

A síndrome de *burnout* deve ser tratada e até mesmo prevenida. O processo psicoterapêutico é fundamental na prevenção e no tratamento desse quadro, desenvolvendo de recursos de *coping* efetivos para o enfrentamento das circunstâncias estressoras. Nosso aparelho psicofisiológico responde ao estado de estresse estabelecido com mecanismos de *coping*. Vasconcellos[3] classifica as estratégias de *coping* de acordo com sua capacidade de resolução do problema, portanto, *eucoping* e *discoping*.

Além de focar o desenvolvimento dos recursos de enfrentamento, o tratamento psicoterápico deve contemplar também o desenvolvimento de hábitos saudáveis de vida que previnem o desencadeamento da síndrome: vida sexual saudável, meditação, lazer, hobby, limite da carga horária, atividade artística, investimento em sua formação intelectual e técnica, atividade física orientada.

Bortoletti e colaboradores[5] realizaram uma pesquisa com tocoginecologistas, na qual os resultados apontaram um risco importante para *burnout*, uma vez que as condições organizacionais positivas (COP) se encontraram abaixo da média, situação agravada pelas condições organizacionais negativas (CON), que estavam acima da média. Como consequência desse panorama, obteve índices de exaustão emocional (EE), desumaniza-

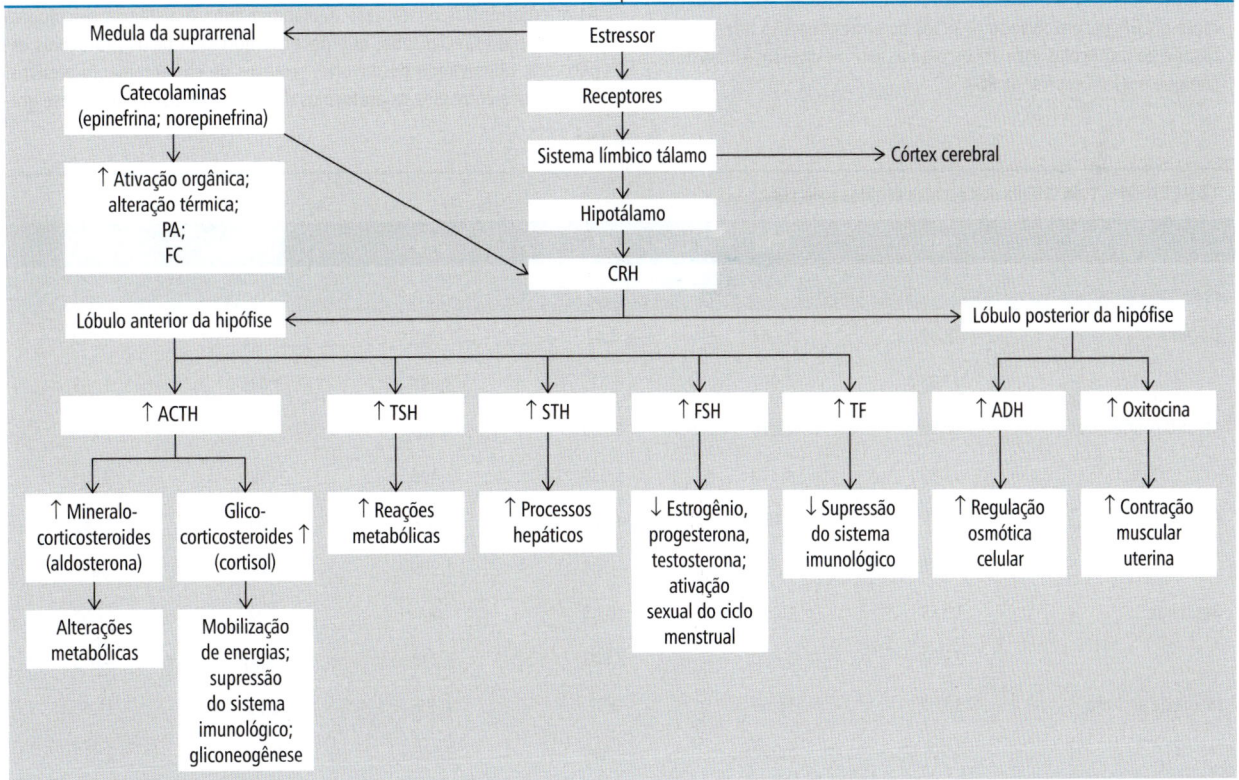

FIGURA 119.2 ■ Resposta neuroendocrinológica do estresse.

PA: pressão arterial; FC: frequência cardíaca; ACTH: hormônio adrenocorticotrófico; CRH: hormônio liberador de corticotrofina; TSH: hormônio tiroestimulante; STH: hormônio somatotrófico; FSH: hormônio folículo-estimulante; TF: fator tímico; ADH: hormônio antidiurético.
Fonte: Vasconcellos.[3]

ção (Des) e distanciamento emocional (Dem) acima da média, e um índice de realização profissional (RP) no limite inferior da média (Tabela 119.1).

A seguir, os recursos técnicos especializados que a psicologia obstétrica desenvolveu para assistir a clientela do CGP, disponibilizando aos obstetras e casais grávidos estratégias de enfrentamento nas diversas circunstâncias da rotina obstétrica geradoras de estresse.

■ PSICOLOGIA OBSTÉTRICA

A prática da psicologia obstétrica requer uma formação específica do psicólogo, até mesmo porque a psicodinâmica do CGP difere significativamente dos demais períodos da vida tanto no homem quanto na mulher, e o desconhecimento teórico desse contexto pode induzir o psicólogo a um falso diagnóstico.

Segundo Bortoletti e colaboradores,[5] a psicologia obstétrica "[...] é um conjunto de ações psicoprofiláticas e psicoterápicas que se utilizam da fundamentação teórica da psicodinâmica do ciclo gravídico-puerperal associada à psiconeuroendocrinoimunologia para elaboração do diagnóstico intrapsíquico/situacional do casal grávido, intervindo preventiva e terapeuticamente de acordo com protocolos psicológicos especificamente desenvolvidos para assistir essa clientela, seja em uma trajetória natural ou em circunstâncias singulares do processo reprodutivo".

ATENÇÃO!

A psicologia obstétrica atua em nível psicoprofilático e psicoterápico focal associada à psiconeuroendocrinoimunologia, o que possibilita atuar diretamente nos agentes estressores que se apresentarem durante o CGP, desenvolvendo recursos de enfrentamento adequados. Dispõe de protocolos específicos para assistir as diversas circunstâncias que possam ocorrer no CGP.

PRÉ-NATAL PSICOLÓGICO

Segundo Bortoletti e colaboradores,[5] o pré-natal psicológico (PNP) "[...] é uma assistência psicoprofilática e psicoterápica personalizada, indicada em toda e qualquer gestação, e que utiliza um protocolo-padrão do curso natural do CGP, adapta-se às particularidades de cada realidade obstétrica/fetal e prioriza a abordagem do conteúdo psíquico sem detrimento da orientação psicopedagógica e conscientização corporal terapêutica".

ATENÇÃO!

O propósito central do PNP é identificar os agentes estressores desencadeadores da angústia e desenvolver recursos de enfrentamento efetivos para elaborá-la, prevenindo intercorrências psíquicas que possam comprometer o curso natural do processo reprodutivo.

O PNP exige do psicólogo uma postura dinâmica, uma vez que é permeado por episódios de angústia e ansiedade, as quais demandam intervenções norteadas por protocolos específicos.

A intervenção da angústia é psicoterápica utilizando-se a compreensão psicodinâmica do CGP e a psiconeuroendocrinoimunologia. A intervenção da ansiedade é psicopedagógica e utiliza recursos visuais simples. A abordagem corporal é realizada por meio de relaxamento e técnicas de sensibilização específicas. O casal deverá ser assistido até o 3°mês pós-parto.

ASSISTÊNCIA PSICOLÓGICA EMERGENCIAL

As intercorrências obstétricas demandam uma assistência psicológica emergencial especializada, que deve ser norteada pelos protocolos específicos, objetivando desenvolver recursos de enfrentamento efetivos. Destacamos entre eles os protocolos de óbito fetal (OF), hiperemese gra-

TABELA 119.1 ■ Média dos escores obtidos pelo ISB

	COP	CON	EE	DES	DEM	RP
	Md/DP	Md/DP	Md/DP	Md/DP	Md/DP	Md/DP
Docente	18,92	17,67	7,42	7	10,17	12,17
	4,188	4,997	6,515	3,490	3,433	1,193
Médico contratado	20,58	13,58	10,33	5,67	8,75	10,75
	5,089	4,870	3,939	3,499	5,083	3,571
Pós-graduando	21,17	15	10,25	6,75	8,17	11,83
	4,988	6,135	5,225	4,309	5,219	1,850
Residente	19,83	16,50	10,08	8	7,92	11,67
	2,758	3,580	2,843	3,330	4,461	2,015
Média de amostra	20,13	15,69	9,52	6,85	8,75	11,60
	4,301	5,062	4,833	3,655	4,541	2,313
Média da autora*	22-26	8-13	4-9	4-07	2-6	10-15

*Médias propostas como padrão de referência por Benevides-Pereira.[2]
Md: Média; DP: Desvio-padrão.
Fonte: Bortoletti e colaboradores.[5]

vídica, perdas gestacionais recorrentes, depressão pós-parto, anomalias fetais, circunstâncias que evidentemente apresentam fatores estressores significativos tanto para o casal quanto para os profissionais envolvidos na assistência.

REVISÃO

- A prática assistencial em obstetrícia coloca o profissional em constante contato com situações estressoras que podem ser desencadeadoras da *síndrome* de burnout.
- A síndrome de *burnout* pode ser prevenida e tratada. No entanto, o profissional tende a assumir uma rotina de vida incompatível com a prevenção, além de menosprezar seus sintomas.
- A psicologia obstétrica desenvolveu instrumentos técnicos especializados para assistir os casais grávidos nas diversas circunstâncias geradoras de estresse que possam ocorrer durante o CGP.
- PO "[...] é um conjunto de ações psicoprofiláticas e psicoterápicas que se utilizam da fundamentação teórica da psicodinâmica do ciclo gravídico-puerperal associada à psiconeuroendocrinoimunologia para elaboração do diagnóstico intrapsíquico/situacional do casal grávido, intervindo preventiva e terapeuticamente de acordo com protocolos psicológicos especificamente desenvolvidos para assistir essa clientela, seja em uma trajetória natural ou em circunstâncias singulares do processo reprodutivo".[5]
- PNP "[...] é uma assistência psicoprofilática e psicoterápica personalizada, indicada em toda e qualquer gestação, e que utiliza um protocolo padrão do curso natural do CGP, adapta-se às particularidades de cada realidade obstétrica/fetal e prioriza a abordagem do conteúdo psíquico sem detrimento da orientação psicopedagógica e conscientização corporal terapêutica".[5]
- O atendimento psicológico emergencial demanda a utilização de protocolos assistenciais especializados para cada circunstância, tendo como objetivo desenvolver os recursos de *coping* efetivos no enfrentamento destas.
- A atuação interdisciplinar é fundamental na prevenção da síndrome de *burnout*.

■ REFERÊNCIAS

1. Selye H. Stress. A tensão da vida. 2. ed. São Paulo: Ibrasa; 1965.
2. Benevides-Pereira AMT. *Burnout*: o processo de adoecer pelo trabalho. In: Benevides-Pereira AMT. *Burnout*: quando o trabalho ameaça o bem-estar do trabalhador. São Paulo: Casa do Psicólogo; 2008.
3. Vasconcellos EG. *Stress, coping, burnout* e resiliência: troncos da mesma raiz. No prelo 2016.
4. Boyacian K. O perfil e as infrações ético-profissionais dos médicos denunciados que exercem ginecologia e obstetrícia no Estado de São Paulo. [tese]. São Paulo: Universidade Federal de São Paulo; 2005.
5. Bortoletti FF, Silva MSC, Tirado MCBA. Psicologia obstétrica. In: Moron AF, Camano L, Kulay Jr L, editores. Obstetrícia. São Paulo: Manole; 2011. p. 177-207, 1027-47.

■ LEITURA SUGERIDA

Moreno-Jiménez B, Herrer MG, Hernández EG. *Burnout*: sofrimento psíquico dos profissionais que atuam em obstetrícia. In: Bortoletti FF, Moron AF, Bortoletti Filho J, Nakamura UM, Mattar R, Santana RM. Psicologia na prática obstétrica: uma abordagem interdisciplinar. São Paulo: Manole; 2007. p. 123-30.

120

PLANEJAMENTO REPRODUTIVO: ANTICONCEPÇÃO APÓS O PARTO

■ CRISTINA AP. FALBO GUAZZELLI
■ ANELISE RIEDEL ABRAHÃO
■ FABIO ARAÚJO

O principal objetivo do planejamento familiar é reduzir o número de gestações não planejadas e, consequentemente, não desejadas. Para casais com risco reprodutivo baixo, que constituem grande parte da população, a orientação resultará em gestações programadas, melhorando a qualidade de vida para todos os membros da família, em vários aspectos – afetivo, econômico, social, educacional, enfim, de saúde física e mental.

A gravidez não planejada atinge grande número de mulheres no mundo e no Brasil. Resultados de uma pesquisa publicada em 2014, realizada no período de 2011 a 2012 em 500 hospitais de cinco grandes regiões, mostraram que apenas 44,6% das mulheres brasileiras entrevistadas haviam planejado sua gravidez.[1]

As gestações não planejadas são consideradas de risco, pois frequentemente estão associadas a algum tipo de hábito e/ou intercorrência obstétrica. As alterações mais observadas são início tardio ou não realização do pré-natal de forma adequada, não interrupção ou diminuição do consumo do fumo, maior incidência de baixo peso no recém-nascido (RN) e menor chance de aleitamento.

Outra preocupação é a ocorrência de uma nova gravidez em um curto espaço de tempo, que interfere não só nas complicações materno-fetais, como também apresenta repercussão social e econômica. Até o momento, não há um conceito-padrão sobre esse período, mas vários estudos têm mostrado que um bom intervalo interpartal é aquele de 18 a mais de 23 meses. Gestações em intervalos menores do que 18 meses apresentam maior risco de mortalidade perinatal e neonatal, associado à restrição de crescimento, a parto prematuro e a recém-nascido de baixo peso (RNBP).

Atualmente, a OMS e a UNICEF aceitam e recomendam 24 meses como o período adequado para o espaçamento entre as gestações.

A gravidez e o período pós-parto são momentos adequados para falar de métodos anticoncepcionais, pois há um aumento de motivação para usá-los, a fim de evitar uma nova gestação. Durante o pré-natal, a gestante tem contato próximo e constante com profissionais de saúde, devido às várias consultas, em que muitos assuntos podem ser abordados e discutidos. Esse momento favorece o relacionamento médico-paciente e o questionamento sobre as necessidades individuais de anticoncepção. Há um tempo para refletir a respeito da escolha do melhor método contraceptivo ou daquele que mais agrade a mulher. A orientação interfere diretamente na decisão sobre o uso e no tipo de contracepção que será utilizado.

Atualmente, a programação da gestação é de fundamental importância, pois, com o intuito de diminuir a incidência de defeitos do tubo neural (DTNs) no concepto, a mulher deve ser orientada sobre a suplementação de ácido fólico por VO, iniciando aproximadamente três meses antes de parar o método contraceptivo usado e mantendo o esquema até 12 semanas de gestação. A dose preconizada, para os casos de baixo risco para a prevenção dessa malformação, é de 0,4 mg a 0,8 mg por dia e de 4 mg diários, para aqueles de risco maior (p. ex., com antecedente de anencefalia).

ATUALIZAÇÃO TERAPÊUTICA

Para mulheres com alguma intercorrência clínica, deve ser dada orientação cuidadosa em relação ao risco materno e fetal, principalmente as que estão em vigência de tratamento. A gravidez deve ser preferencialmente programada para períodos em que a patologia esteja estável e controlada; quando necessário, deve-se mudar a terapêutica para que as influências sobre a gestação e o concepto sejam minimizadas.

A orientação de anticoncepção para mulheres no puerpério inclui a escolha e o momento de início do método. No puerpério e durante todo o processo de amamentação natural, o medo de uma nova gestação está quase sempre presente; portanto, é importante oferecer contracepção segura e adequada, sem interferir no desenvolvimento da criança e estimulando ao máximo o aleitamento materno.

Os benefícios do aleitamento materno são sobejamente conhecidos, há muito tempo, tanto na consolidação do vínculo afetivo e psicológico entre mãe e filho quanto na redução da morbidade e mortalidade neonatal. Atua principalmente por meio da transmissão de imunoglobulinas, pela modificação da flora bacteriana do trato gastrintestinal (TGI) da criança e pela exposição reduzida a patógenos presentes na água ou em outro leite. Há, ainda, evidências de que mães que amamentam apresentam menor sangramento no pós-parto, involução uterina mais rápida e atraso da ovulação, aumentando, assim, o intervalo interpartal. Devem ser ainda lembradas as inúmeras vantagens sob os aspectos práticos e econômicos.

■ RETORNO DA FERTILIDADE

O retorno da ovulação após o término da gravidez depende de como está sendo conduzido o processo de amamentação. Em mulheres que não aleitam, a função do eixo hipófise-hipotálamo geralmente normaliza entre 4 e 6 semanas após o parto, com o início da ovulação em média de 40 a 45 dias do puerpério. Porém, algumas puérperas apresentam ovulação precocemente por volta do 25º dia. Esses relatos são significativos para a orientação do início da anticoncepção.

Na presença de aleitamento materno exclusivo, não ocorre a função cíclica normal do eixo hipófise-hipotálamo, devido à hiperprolactinemia, com consequente alteração nos níveis de gonadotrofinas e anovulação. O padrão de amamentação é importante na manutenção da amenorreia e da anovulação, sendo o número de sucções (mais de cinco vezes por dia) e a duração das mamadas (mais de 80 minutos por dia) fatores básicos. Estudos prospectivos têm referido que a primeira menstruação em mulheres que amamentam ocorre em média 28 semanas após o parto. Os ciclos iniciais são frequentemente associados com fase lútea inadequada e relativa infertilidade, tendo uma média de início de retorno de ovulação por volta de 33 semanas.

> **ATENÇÃO!**
>
> Apesar do efeito anticoncepcional da lactação e de sua importância do ponto de vista de saúde pública, não pode ser considerada método confiável em nível individual. Isso depende do esquema de amamentação principalmente após os primeiros 60 dias, da presença ou não de amenorreia e da suplementação alimentar do lactente.

■ MÉTODO DE AMENORREIA DA LACTAÇÃO

O aleitamento materno apresenta efeito contraceptivo e tem valor no espaçamento do intervalo interpartal, principalmente em países em desenvolvimento, como o Brasil. Durante a lactação, ocorre elevação dos níveis de prolactina, responsáveis pela inibição da secreção de hormônios hipotalâmicos, que interferem no eixo hipotálamo-hipófise-ovário. A efetividade desse método depende da intensidade e da frequência das mamadas.

Puérperas que amamentam de forma exclusiva (quando o aleitamento é a única fonte de alimento para o RN), com menos de seis meses pós-parto e em amenorreia devem ser avisadas de que a eficácia desse método é de aproximadamente 98%. A parada da amamentação altera os valores de prolactina, reduzindo-os, e o retorno da ovulação ocorre em 14 a 30 dias.

Alguns fatores podem facilitar o retorno da fertilidade, como redução da frequência ou parada das mamadas, introdução de suplementos (chá, suco de frutas, alimentos sólidos), separação do bebê (retorno ao trabalho), ansiedade, estresse ou alguma doença materna ou do RN.

Mulheres que se utilizam do método da amenorreia da lactação (LAM) devem ser orientadas de que a eficácia desse método diminui quando o número de mamadas decresce, a menstruação retorna ou com mais de seis meses de pós-parto.

Em mulheres que apresentam alguma doença clínica ou cirúrgica, com risco de piora na gravidez, métodos mais eficazes devem ser escolhidos.

■ INÍCIO DA ANTICONCEPÇÃO APÓS O PARTO

Nas puérperas que não amamentam ou quando o aleitamento é misto, o início do uso de método contraceptivo deve ser por volta da 3ª-4ª semana após o parto. Em presença de aleitamento materno exclusivo, pode-se iniciar a anticoncepção mais tardiamente, a partir da 6ª semana após o parto, sendo aconselhável que não se ultrapasse o período de três meses sem método algum. Para algumas mulheres a orientação e a introdução do método pode ser imediata nas primeiras 48 horas após o parto.

> **ATENÇÃO!**
>
> Em mulheres em amenorreia, é recomendável que, antes da introdução de qualquer método contraceptivo, seja afastada a hipótese de gravidez.

■ ORIENTAÇÃO E ESCOLHA DE ANTICONCEPÇÃO

No período após o parto, ao se fazer a escolha contraceptiva além das características inerentes a qualquer método, como eficácia, segurança, eventos adversos e reversibilidade, deve-se atentar para a possibilidade de efeitos sobre a lactação e no RN. Algumas opções podem ser limitadas devido às alterações que podem causar na qualidade ou quantidade do leite.

Os métodos devem ser avaliados de acordo com os critérios de elegibilidade para uso de contraceptivos estipulados pela OMS.

MÉTODOS CONTRACEPTIVOS

Critérios de elegibilidade para uso dos métodos anticoncepcionais

A OMS vem se preocupando em nortear a indicação de critérios clínicos de elegibilidade para uso de métodos contraceptivos, por meio de uma classificação em quatro categorias, que estabelece a conveniência ou restrição ao uso de determinado anticoncepcional (Tabela 120.1).

- **Categoria 1:** o método pode ser usado sem restrição.
- **Categoria 2:** o método pode ser usado com restrições; são situações nas quais as vantagens em usar o método superam os riscos. Nessa categoria, o método não é a 1ª escolha e, quando usado, deve ser acompanhado com cautela.
- **Categoria 3:** os riscos decorrentes do seu uso superam os benefícios, sendo necessário acompanhamento rigoroso da usuária.
- **Categoria 4:** o método não deve ser usado, pois apresenta risco inaceitável.

TABELA 120.1 ■ Critérios de elegibilidade médica para o uso dos contraceptivos após o parto

	AHCO (ORAL, ANEL VAGINAL TRANSDÉRMICO)	AHPO	INJETÁVEL TRIMESTRAL	IMPLANTE	DIU DE COBRE	SIU (LEVONORGESTREL)
Amamentando						
< 6 semanas após o parto	4	2	3	2		
≥ 6 semanas a < 6 meses	3	1	1	1	1	1
≥ 6 meses	2	1	1	1	1	1
Sem amamentação						
< 21 dias						
Sem fatores de risco para TVP	3	1	1	1		
Com fatores de risco para TVP	4	1	1	1		
≥ 21 dias						
Sem fatores de risco para TVP	2	1	1	1		
Com fatores de risco para TVP	3	1	1	1		
> 42 dias	1	1	1	1		
Pós-parto						
< 48 horas	4	$1^{NA} 2^{A}$	$1^{NA} 3^{A}$	$1^{NA} 2^{A}$	1	$1^{NA} 2^{A}$
≥ 48 horas a < 4 semanas	4	$1^{NA} 2^{A}$	$1^{NA} 3^{A}$	$1^{NA} 2^{A}$	3	3
≥ 4 semanas					1	1
Infecção puerperal					4	4

AHCO: anticoncepcional hormonal combinado oral; AHPO: anticoncepcional hormonal que contém apenas progestagênios por VO; TVP: trombose venosa profunda.
NA: Não amamenta.
A: Amamenta.
Fonte: World Health Organization.[2]

Os métodos podem ser classificados em transitórios e definitivos. As orientações quanto ao seu uso em mulheres lactantes estão descritas no Quadro 120.1.

MÉTODOS TRANSITÓRIOS

Dispositivo intrauterino

Método bastante seguro e conveniente durante o puerpério, não interfere no processo de lactação e desenvolvimento da criança. Oferece como vantagens alta eficácia e longa duração, sem apresentar maior incidência de complicações do que fora desse período.

O dispositivo intrauterino (DIU) pode ser inserido via vaginal, imediatamente após a dequitação placentária ou até 48 horas do parto, ou via abdominal, durante a cesariana, antecedendo a histerorrafia (categoria 1).

Em revisão sistemática publicada em 2010,[4] os autores concluíram que a inserção logo após o parto parece ser segura e eficaz, apesar do pequeno número de estudos comparativos com colocações em outros momentos. Esse procedimento não apresenta aumento significativo de complicações, como perfurações ou infecções, mas pode evoluir com discreta elevação no número de expulsões. Os trabalhos referem menor taxa de expulsão quando o DIU é inserido nos primeiros 10 minutos após a dequitação e após cesariana em comparação à introdução via vaginal. A inserção logo após o parto apresenta como vantagens alta motivação da

---

QUADRO 120.1 ■ Início e uso de métodos contraceptivos em mulheres lactantes

Mulheres que amamentam devem ser informadas e orientadas a respeito de:
- Todos os métodos contraceptivos e escolher para uso aquele que mais lhe agrade e seja mais apropriado
- O aleitamento exclusivo retarda o retorno da ovulação e da menstruação
- Nos primeiros seis meses após o parto, na presença de amenorreia e de aleitamento exclusivo, o risco de uma gravidez é de aproximadamente 2%
- O risco de gravidez aumenta após seis meses do parto ou na ocorrência da menstruação ou, ainda, na utilização de suplementação alimentar para o RN
- Evidências recentes indicam que contraceptivos apenas com progestagênios parecem não ter efeitos adversos sobre o volume do leite materno nas seis primeiras semanas após o parto, assim como no crescimento e desenvolvimento do RN
- Não usar AHCOs nos primeiros seis meses após o parto
- Podem utilizar o DIU. Recomenda-se que sua inserção ocorra após a involução uterina completa (seis semanas após o parto)
- Os métodos de barreira podem ser utilizados enquanto amamentam. Eles podem ser mais efetivos desde que associados ao aleitamento materno

Fonte: Faculty of Family Planning & Reproductive Health Care.[3]

mulher, facilidade e conveniência, principalmente para as pacientes com dificuldade de acesso a serviços médicos. As taxas de continuidade de uso do método são similares às das inserções em outros momentos.

Deve-se evitar a colocação do DIU após 48 horas até quatro semanas pós-parto, pois existe maior risco de perfuração (categoria 3). Na presença de infecção puerperal, o DIU não deve ser introduzido (categoria 4).

Quanto ao sistema intrauterino com levonorgestrel, semelhante ao dispositivo que contém cobre, pode ser inserido logo após o parto, se não houver aleitamento (categoria 1). Os estudos não têm mostrado alterações no aleitamento nem no acompanhamento do desenvolvimento dessas crianças durante o período de utilização. Pode ser inserido de forma semelhante ao DIU, preferencialmente após quatro semanas do parto (categoria 1).

Por meio de trabalhos randomizados e controlados, a literatura não observou diferença na duração do aleitamento materno e no crescimento de bebês entre usuárias de DIU de cobre quando comparadas aos que contêm levonorgestrel. Os níveis hormonais séricos obtidos foram menores que os das usuárias de contraceptivos hormonais orais ou dos implantes somente com progestogênios.

Métodos hormonais

Os anticoncepcionais hormonais são os mais utilizados e preferidos, mas, no puerpério e durante o aleitamento, alguns cuidados devem ser tomados em relação a eles.

O método contraceptivo hormonal é classificado de acordo com sua composição: combinado, quando contém progestagênio; associado ao estrogênio; ou somente com progestagênios.

1 | Com progestagênio isolado (oral, injetável trimestral, implante subdérmico): podem ser empregados durante o aleitamento, sem afetar o crescimento e o desenvolvimento do RN; não alteram o volume do leite produzido nem a concentração de proteínas, lipídeos ou lactose. A orientação é para que seu uso seja iniciado após seis semanas do parto. Devem ser os métodos preferidos quando a opção desejada pela puérpera for a contracepção hormonal. A excreção desses hormônios pelo leite é pequena, correspondendo a menos de 1% da dose materna. Poucos trabalhos avaliaram a metabolização desses hormônios nos lactentes, mas um estudo que acompanhou por oito anos crianças cujas mães utilizaram contraceptivos hormonais não evidenciou alteração no crescimento ou desenvolvimento delas.

- **Minipílula** (35 μg de norestisterona ou 3 μg de levonorgestrel): pode ser mantida até seis meses ou até a paciente sangrar, geralmente coincidindo com o início da complementação alimentar da criança (categoria 1) (Tabela 120.1).
- **Anticoncepcional hormonal oral** contendo doses maiores de progestagênio (75 μg de desogestrel): apresenta maior eficácia que as minipílulas, podendo ser mantido mesmo após o término da lactação. Estudos recentes não observaram alterações na composição ou na quantidade do leite materno (categoria 1) (Tabela 120.1).
- **Injetável trimestral** de acetato de medroxiprogesterona (150 mg), via IM: deve ser iniciado após seis semanas do parto (categoria 1); deve-se evitar seu uso antes desse período (categoria 3) (Tabela 120.1). É um método de alta eficácia, de fácil uso e poucos efeitos colaterais. Um dado positivo é a referência de que usuárias desse método apresentam maior incidência na duração do aleitamento exclusivo em comparação à utilização de outros métodos.
- **Implante subdérmico** (etonogestrel): apresenta alta eficácia, associada à praticidade e conveniência. Estudos que avaliaram a ação hormonal no aleitamento não observaram efeitos sobre seu sucesso, a continuidade da lactação e o desenvolvimento da crian-

ça. Tem como vantagem ser um método de longa duração (até três anos), com rápido retorno à fertilidade após sua remoção. Pode ser inserido antes de seis semanas do parto (categoria 2) (Tabela 120.1).

Trabalhos recentes têm mostrado que mulheres em que o implante foi colocado precocemente, entre 1 e 3 dias após o parto, não apresentaram diferenças no aleitamento em comparação à inserção após 4 a 8 semanas.

> **ATENÇÃO!**
>
> Mulheres que optam por utilizar método apenas com progestagênio devem ser avisadas de que a incidência de amenorreia durante o aleitamento é alta, mas pode ocorrer sangramento irregular.

2 | Hormonal combinado (VO, injetável, transdérmico ou vaginal): durante a gravidez, ocorrem alterações hematológicas, como aumento de fatores de coagulação e de fibrinogênio, com decréscimo de anticoagulantes naturais, levando a um maior risco de fenômenos tromboembólicos. Algumas mulheres apresentam aumento adicional no risco por terem idade maior que 35 anos ou hábito de fumar. Dessa forma, os contraceptivos hormonais combinados não devem ser utilizados nas primeiras semanas após o parto, pois aumentam a chance de complicações tromboembólicas (categoria 4) (Tabela 120.1).

Em revisão sistemática realizada em 2011,[5] os autores, após avaliação de 13 estudos, publicaram que o aumento de risco de trombose venosa foi de 22 a 84 vezes nos primeiros 42 dias após o parto, em comparação à paciente não grávida saudável e em idade reprodutiva. Além disso, por ação do componente estrogênico, pode ocorrer diminuição da quantidade de leite, não alterando significativamente a concentração de proteínas, gorduras e lactose. Na presença de aleitamento, o contraceptivo hormonal combinado não deve ser usado antes de seis semanas do parto (categoria 4) e deve ser evitado, se houver a chance de uso de outro método até seis meses após o parto (categoria 3) (Tabela 120.1).

A passagem dos hormônios para o lactente ocorre em geral em proporções inferiores a 1% da dose materna, semelhantes aos valores hormonais observados em mulheres com ciclos ovulatórios. Muitos estudos não observaram efeitos adversos no leite, tanto em relação à qualidade quanto à quantidade.

Os métodos hormonais combinados não devem ser indicados quando houver aleitamento materno exclusivo. Em pacientes que já estão menstruando e com amamentação mista, a opção mais adequada será o uso de AHCO de baixa dose, com ingestão da pílula, de preferência logo após a mamada ou no início do intervalo mais longo entre elas.

Anticoncepção de emergência

Mulheres que estão amamentando podem usar anticoncepção de emergência sem restrições. O uso desse contraceptivo é recomendado para mulheres que tiverem relação desprotegida ou quando houve falha do método utilizado. Deve ser empregada preferencialmente após a mamada.

Métodos de barreira

Evitam a gravidez, impedindo a ascensão dos espermatozoides ao trato genital superior. Atuam por meio de obstáculos mecânicos ou físicos e são divididos em masculino, o preservativo masculino, e feminino, que compreende o preservativo feminino, o diafragma e os espermaticidas.

Todas essas opções podem ser utilizadas durante a amamentação.

Algumas orientações sobre o uso desses métodos devem ser feitas de forma específica para as mulheres no puerpério e durante o aleitamento. O epitélio vaginal da puérpera está atrófico, com lubrificação diminuída;

assim, é recomendável o emprego dos métodos de barreira associado a lubrificantes. A eficácia desses métodos depende do seu uso correto, sendo importante que a mulher esteja consciente da necessidade de colocá-lo em todas relações sexuais, respeitando as instruções de uso.

- **Preservativo masculino:** dar preferência aos lubrificados ou associá-los ao emprego de espermicidas, contornando a falta de lubrificação vaginal e aumentando a sua eficácia. Para obter boa eficácia, é necessário que seja usado de forma correta e seja colocado antes de qualquer contato genital e em todas as relações.
- **Preservativo feminino:** as características de uso são semelhantes às encontradas fora do puerpério. Necessita ser colocado antes de qualquer contato genital; durante a penetração, é preciso se certificar de que o pênis se encontra dentro do dispositivo. Oferece proteção contra doença sexualmente transmissível (DST) e tem como vantagem, em relação ao preservativo masculino, proporcionar cobertura dos genitais externos.
- **Diafragma:** iniciar o uso após seis semanas do parto, quando já ocorreu toda a involução uterina, pois sua eficácia depende da medida correta do tamanho, com adequada localização anatômica no canal vaginal. Em casos nos quais a puérpera já era usuária de diafragma, impõe-se nova medida.
- **Espermicidas:** formam uma barreira química ao acesso dos espermatozoides ao trato reprodutivo feminino. Não há relatos de alterações no aleitamento ou de efeitos colaterais para o lactente. Recomendações recentes da OMS sugerem que apenas mulheres de baixo risco para DST usem espermicidas contendo nonoxinol 9. O emprego repetido ou em altas doses de nonoxinol 9 está associado com aumento de risco de lesões genitais, que podem facilitar a aquisição de infecção por HIV.

MÉTODOS DEFINITIVOS

Esterilização

Por serem definitivos, tanto a vasectomia como a ligadura tubária devem ser resultantes de decisão consciente e amadurecida do casal, tomada, de preferência, fora da gestação ou no seu início, e não no momento do parto. As condições do RN devem ser levadas sempre em consideração.

Devem ser respeitadas as orientações da Lei n° 9.263/1996*, que trata a respeito de planejamento familiar e se refere à esterilização voluntária, restringindo a esterilização cirúrgica no parto/puerpério nos casos de comprovada necessidade, ou seja, risco de vida materna ou por cesarianas sucessivas. Assim, a mulher deve ser orientada a procurar um serviço de planejamento familiar após o parto para receber orientação necessária, bem como para eventual uso de um método contraceptivo, enquanto aguarda o processo de esterilização cirúrgica.

REVISÃO

- O planejamento reprodutivo tem como objetivo reduzir o número de gestações não planejadas, evitar ocorrência de uma nova gravidez em curto espaço de tempo e diminuir a incidência de DTNs do concepto.
- As orientações acerca do planejamento reprodutivo devem considerar o retorno da fertilidade, visando ao início e à escolha da anticoncepção mais adequados.

■ REFERÊNCIAS

1. Viellas EF, Domingues RMSM, Dias MAB, Gama SGN, Theme Filha MM, Costa JV, et al. Cad Saúde Pública. 2014;30 Supl:S1-S15.
2. World Health Organization. Medical eligibility criteria for contraceptive use. 5th ed. Geneva: WHO; 2015.
3. Faculty of Family Planning & Reproductive Health Care. FFPRHC Guidance (July 2004): contraceptive choices for breastfeeding women. J Fam Plann Reprod Health Care. 2004;30(3):181-9.
4. Grimes DA, Lopez LM, Schulz KF, Van Vliet HA, Stanwood NL. Immediate post-partum insertion of intrauterine devices. Cochrane Database Syst Rev. 2010;(5):CD003036.
5. Centers for Disease Control and Prevention (CDC). Update to CDC's U.S. Medical Eligibility Criteria for Contraceptive Use, 2010: revised recommendations for the use of contraceptive methods during the postpartum period. MMWR Morb Mortal Wkly Rep. 2011;60(26):878-83.

*Disponível em: www.planalto.gov.br/ccivi/_03/leis/19263.htm

PARTE 5

SAÚDE DO IDOSO

121
CAPACIDADE FUNCIONAL

■ LUIZ ROBERTO RAMOS

■ **NOVO PARADIGMA EM SAÚDE**

A população brasileira encontra-se em franco processo de envelhecimento há cerca de 40 anos. Quedas significativas nas taxas de mortalidade e fecundidade ocorreram em um espaço relativamente curto de tempo, fazendo com que a transição de uma população jovem para uma população envelhecida aconteça de forma muito mais rápida e explosiva do que a verificada na Europa há mais de um século. Assistiremos a um verdadeiro *boom* de idosos até 2025, quando o Brasil terá a 6ª maior população de idosos do planeta – mais de 32 milhões de pessoas com 60 anos ou mais. Paralelamente às transformações demográficas, têm-se as mudanças no perfil de morbidade e mortalidade da população, que, ao envelhecer, aumenta a prevalência das doenças crônicas não transmissíveis (DNCT) e, consequentemente, o peso delas nas causas de morte.

Nesse sentido, saiu-se de um paradigma de saúde pública no qual a população de risco era infantil e as doenças eram majoritariamente infecciosas, com métodos diagnósticos simples e baratos. Algumas dessas doenças eram passíveis de prevenção por vacinas, outras passíveis de tratamentos eficazes e curtos e, quando nada disso surtia efeito, advinha a morte. Seja pela prevenção, pela cura ou pela morte precoce, os problemas de saúde eram resolvidos, de forma definitiva, em tempo relativamente curto. Entrou-se em um novo paradigma, no qual a população de risco é senescente, e as doenças são crônicas e evolutivas, com métodos diagnósticos sofisticados e caros. A maioria dessas doenças não tem prevenção eficaz, os tratamentos são crônicos e não curativos e podem gerar incapacidades, dependências na vida diária e perda da autonomia.

> **ATENÇÃO!**
>
> Trata-se agora de uma realidade de saúde que exige adesão a tratamentos prolongados, que, quando não bem-sucedidos, podem ocasionar hospitalizações frequentes e institucionalização, que possibilitam postergar a morte e causam muitos anos vividos com incapacidade.

Embora a grande maioria dos idosos (85%) seja portadora de pelo menos uma doença crônica, nem todos ficam limitados por esse motivo, e muitos (80%) levam uma vida perfeitamente normal, com suas enfermidades controladas e expressa satisfação com a vida. Um idoso com uma ou mais doenças crônicas pode ser considerado saudável se comparado com outro com as mesmas doenças, porém sem controlá-las, com sequelas decorrentes e incapacidades associadas. Nesse sentido, o conceito clássico de saúde da OMS[1] mostra-se inadequado para descrever o universo de saúde dos idosos, já que a ausência de enfermidades é privilégio de poucos, e o completo bem-estar pode ser atingido por muitos, independentemente da presença, ou não, de doenças.

Na Figura 121.1, é possível ver, esquematicamente, a curva de ganho e perda funcional ao longo da vida, aplicável ao ser humano como um todo ou a órgãos específicos (coração, cérebro etc.). Até a 3ª década de vida, o indivíduo ganha função em vários níveis, o que lhe permite viver de forma independente e autônoma na sociedade. Até a 5ª década de vida, essa capacidade funcional tende a estabilizar no seu pico, para, então, começar a declinar. Em geral, após a 5ª década de vida, o ser humano começa a perder função, seja na forma de diminuição de força muscular, seja na perda gradual da capacidade de produzir insulina, por exemplo. Essas perdas, se por tempo prolongado – idades avançadas – e se não tratadas, podem levar a várias insuficiências funcionais, se comparados os níveis funcionais do idoso com os do jovem. Um coração de 80 anos nunca terá a mesma capacidade funcional de quando tinha 30, mas não necessariamente terá atingido o limiar clínico para um diagnóstico de insuficiência cardíaca (IC). Seja por fatores genéticos, ambientais ou comportamentais, é possível ter uma inclinação maior dessa curva, com perdas mais importantes, que resultam na insuficiência funcional de um ou mais órgãos, expressa por um diagnóstico clínico, por exemplo, afetando o coração (insuficiência cardíaca crônica [ICC]), os pulmões (doença pulmonar obstrutiva crônica [DPOC]) ou o pâncreas (diabetes melito tipo 2 [DM2]). A velhice é, na verdade, um período da vida com uma alta prevalência de DCNT, limitações físicas, perdas cognitivas, sintomas depressivos, declínio sensorial, acidentes e isolamento social, mas a maioria dos idosos vive de forma independente e refere boa qualidade de vida.

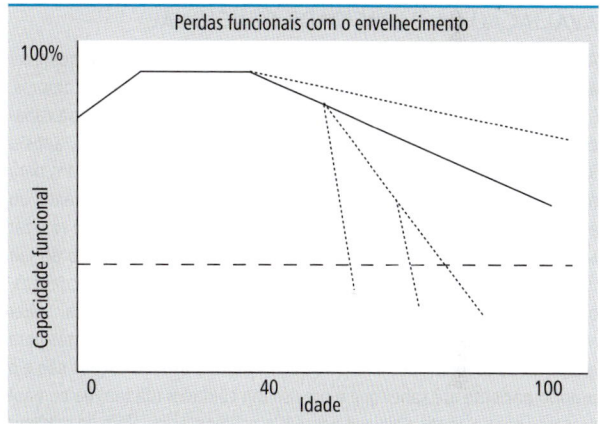

FIGURA 121.1 ■ Curva do declínio funcional.

O que está em jogo na velhice é a autonomia, ou seja, a capacidade de determinar e executar seus próprios desígnios. Uma pessoa que chegue aos 80 anos conseguindo gerir sua própria vida e determinar quando, onde e como se darão suas atividades de lazer, convívio social e trabalho demonstra uma boa capacidade funcional e deverá ser considerada saudável, mesmo sendo portadora de várias doenças crônicas.

A capacidade funcional é resultante da interação multidimensional entre saúde física, saúde mental, independência na vida diária, integração social, suporte familiar e independência econômica do idoso. Uma boa capacidade funcional é resultado do equilíbrio entre essas várias dimensões do idoso, sem necessariamente significar ausência de problemas nessas dimensões. Envelhecimento saudável é aquele com boa capacidade funcional, que, por sua vez, permite ao idoso viver de forma independente e autônoma na sociedade.

> **ATENÇÃO!**
>
> A capacidade funcional é um conceito de saúde particularmente relevante no novo paradigma de saúde decorrente do envelhecimento da população.

FATORES DE RISCO PARA MORTALIDADE

Quais os fatores que, isolados ou em conjunto, explicam melhor o risco que um idoso tem de morrer em curto prazo? Epistemologicamente, a morte é associada a uma doença física, em uma concepção, em geral válida, de que as pessoas doentes morrem mais. No entanto, os estudos sobre determinantes de mortalidade em idosos têm mostrado que as doenças crônicas referidas ou diagnosticadas não afetam significativamente o risco de vida.

Os únicos fatores de risco mutáveis que podem aumentar o risco de vida em idosos, independentemente de qualquer outro, são os indicadores de capacidade funcional.

Utilizando-se um modelo multivariado de análise dos dados de uma coorte de idosos, poucas variáveis tiveram um efeito independente e significativo no risco de vida, a saber: sexo; idade; hospitalização prévia; e positividade nos rastreamentos para déficit cognitivo e dependência no dia a dia. Vale registrar que nenhuma DCNT reportada ficou no modelo final de determinantes de mortalidade, provavelmente em razão da variabilidade com que uma mesma doença pode afetar a capacidade funcional de um idoso.

AVALIAÇÃO DA CAPACIDADE FUNCIONAL

As pessoas nascem completamente incompetentes para realizar qualquer atividade do dia a dia, como andar, comer, tomar banho, fazer compras. Elas chegam à idade adulta independentes e autônomas, com boa capacidade funcional para conduzir seu dia a dia. A questão é que, após a 5ª década de vida, a possibilidade de experimentarem dificuldades para realizar essas mesmas tarefas aumenta, seja por doença física, mental ou acidente, as quais podem evoluir para uma total incapacidade de realizar tais atividades. A "escadinha da vida", na Figura 121.2, vai do ato de sair da cama ao de fazer compras em um supermercado – quando crianças, os indivíduos sobem a escada e, quando idosos, descem por ela. Saber em que ponto da escada está o idoso tem implicações importantes para o manejo do caso, desde saber que quem controla as medicações não é o próprio paciente até saber que é preciso um cuidador (da família ou não) presente para garantir a higiene pessoal e a alimentação, além de prevenir agravos decorrentes de quedas e acidentes domésticos.

Estudos epidemiológicos recentes mostram que três perguntas bem objetivas podem resumir a perda funcional ilustrada pela "escadinha":

- o(a) Sr(a). precisa de ajuda para andar 100 metros?
- o(a) Sr(a). precisa de ajuda para tomar banho?
- o(a) Sr(a). precisa de ajuda para ir e sair da cama?

Uma pessoa que respondeu não a todas as perguntas pode ser considerada independente, capaz de viver só e cuidar do seu dia a dia; um sim apenas na primeira atividade indica que a pessoa começou a descer a escada e precisa de cuidados eventuais (p. ex.: para sair de casa); um sim nas duas primeiras indica que a pessoa já precisa de cuidados domiciliares, para tarefas pessoais do dia a dia; um sim nas três indica pessoa que precisa de cuidados domiciliares mais intensivos e 24 horas.

Do ponto de vista cognitivo, a idade promove perdas classificadas como alteração cognitiva associada à idade (ACAI) – considerada uma evolução normal –, podendo evoluir para um distúrbio cognitivo leve (DCL) – uma situação limítrofe em relação às síndromes dementais –, até a demência nos seus diversos níveis de gravidade (ver capítulo de distúrbios da cognição). Na prática, utiliza-se um instrumento universalmente aceito, o miniexame do estado mental (MEEM) para fazer o rastreamento de alterações cognitivas. São 30 perguntas do tipo certo ou errado, em que certo soma um e errado soma zero: cinco perguntas sobre orientação temporal (p. ex.: que dia é hoje?); cinco sobre orientação espacial (p. ex.: onde nós estamos neste momento?); três palavras para memória imediata

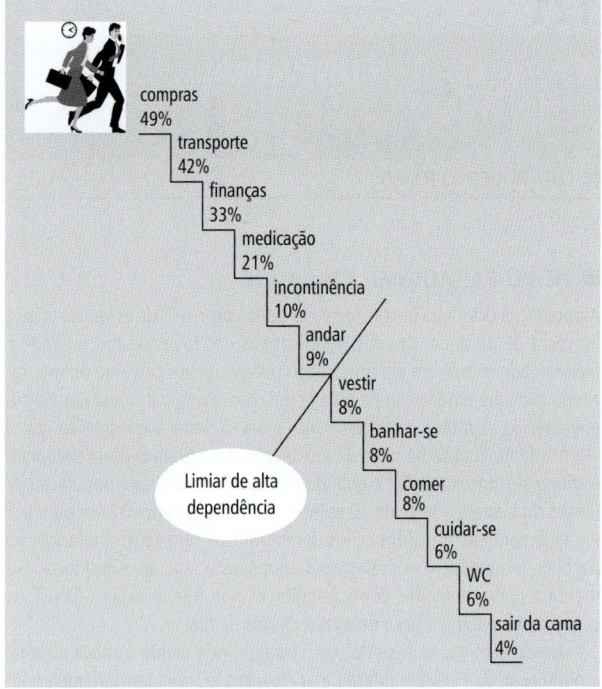

FIGURA 121.2 ■ Escada da vida: hierarquização das incapacidades para realizar as atividades de vida diária (AVDs).

(base para o recordatório); cinco operações de subtração (a fim de distrair para o teste de recordação); recordação das três palavras; repetição de uma expressão verbal (nem aqui, nem ali, nem lá); entendimento de um comando escrito (fechar os olhos); reconhecimento de objetos comuns (relógio, caneta); execução de um comando em três tempos (pegar o papel com a mão direita, dobrá-lo ao meio e colocá-lo no chão); redação de uma frase (precisa ter verbo); cópia de um desenho de dois pentágonos entrelaçados. Pontuando-se em todos os itens, chega-se ao escore máximo de 30 pontos. Pelas próprias questões, é possível adiantar que existe um viés educacional importante na performance do teste – pessoas analfabetas pontuarão necessariamente menos do que as mais escolarizadas, não significando de fato um déficit de cognição. Entre os mais escolarizados, um escore abaixo de 24, em 30 pontos possíveis, indica alteração cognitiva a esclarecer, merecendo investigação clínica e neuropsicológica mais aprofundada. Entre aqueles com baixo MEEM, alguns se mostrarão normais, outros com um declínio cognitivo real, mas que não caracteriza demência, e ainda há os que já evoluíram para um quadro de demência. É importante identificar esses três grupos, e há metodologia para tanto: a escala Clinical Dementia Rating (CDR),[2] validada no Brasil, permite identificar pessoas chamadas de limítrofes, que já não estão cognitivamente normais, mas ainda não evoluíram para demência, e são alvo prioritário para ações de promoção de saúde (ver capítulo de distúrbios da cognição), por exemplo, envolvendo estimulação cognitiva. Por ser fator de risco para mortalidade, a estimulação cognitiva pode diminuir a incapacitação e postergar a mortalidade.

Avaliação transdisciplinar do idoso

É preciso apreender holisticamente a capacidade funcional do idoso para fins de orientação das ações de promoção de saúde, tratamentos em geral e condutas socioambientais. Nesse sentido, vale ressaltar a importância de ações transdisciplinares para a manutenção e melhoria da capacidade funcional do idoso, que devem envolver uma equipe interdisciplinar trabalhando na elaboração de condutas em conjunto, que integrem os diferentes saberes e vieses de avaliação. Uma equipe composta, idealmente, por fisioterapeuta, terapeuta ocupacional, psicólogo, fonoaudiólogo, odontologista, educador físico, além de enfermeira(o), assistente social e médico geriatra (ver capítulo transdisciplinaridade no cuidado ao idoso).

1 | **Controle adequado das DCNTs**
- Diagnóstico precoce.
- Tratamento continuado.
- Controles frequentes.
- Promoção de saúde.

Para fins de diagnósticos clínicos, uma avaliação geriátrica ampla (AGA) permite a identificação das principais morbidades que acometem os idosos. É bom lembrar que menos de 10% dos idosos estão livres de qualquer DCNT e mais de 15% são portadores de pelo menos cinco morbidades crônicas passíveis de tratamento médico – hipertensão, diabetes, osteoporose ou hiperplasia de próstata (dependendo do gênero), depressão leve e catarata são exemplos de polimorbidades bastante frequentes entre idosos que vivem na comunidade. Infelizmente, nem sempre esses diagnósticos estão unificados pelo médico para orientar tratamentos, a fim de que sejam sinérgicos e não conflitantes em um quadro de polimorbidade, que pode ser agravado por uma iatrogenia, efeitos adversos ou interação medicamento-medicamento, medicamento-doença (ver capítulo de farmacocinética). No exemplo anterior, duas morbidades requerem cuidados clínicos continuados (controle de níveis pressóricos e de glicemia) e tratamento farmacológico crônico, além de promoção de saúde para prevenção de morbidade secundária (infarto agudo do miocárdio [IAM] e acidente vascular cerebral [AVC]), o que inclui dieta e atividade física. Paralelamente, é preciso controlar os sintomas de perda óssea ou aumento de próstata, que podem gerar problemas incapacitantes, como fraturas ou incontinência. É preciso atentar para a depressão (ver capítulo depressão no idoso) e promover um tratamento que pode ser socioambiental, não farmacológico ou com antidepressivos, se necessário. O importante é que a depressão seja encarada como uma das maiores causas de incapacitação em geral, e tratada sempre. Por fim, a catarata, que demanda um procedimento cirúrgico no momento mais adequado, no tocante às outras morbidades, mas sem que seja negligenciado, pois tem potencial altamente incapacitante no dia a dia. No entanto, é preciso ir além, e uma avaliação gerontológica ampla pode trazer elementos muito importantes (p.ex.; aspectos familiares e socioambientais) para caracterizar a capacidade funcional do idoso e facilitar o correto manejo do caso.

2 | **Preocupação com a medicação em uso**
- Interação de medicamentos, comum nas polimorbidades.
- Efeitos adversos frequentes nessa faixa etária.
- O gerenciamento da medicação é difícil para muitos (horários, doses, receitas, estoques).

3 | **Controle adequado das perdas sensoriais, motoras e cognitivas**
- Presbiopia
- Prebiacusia.
- Distúrbio da memória (ver capítulo distúrbios da cognição).
- Instabilidade postural (ver capítulo síndrome do desequilíbrio e quedas).
- Sarcopenia.
- Edentulismo.
- Presbifonia.

4 | Avaliação **da capacidade funcional – evolução dos seguintes parâmetros**
- Grau de independência no dia a dia (AVDs).
- Capacidade cognitiva (MEEM/CDR).
- Qualidade de vida (WHOCOL-OLD/SF-36).
- Avaliação psicológica (Geriatric Depression Scale).
- Avaliação de equilíbrio e marcha (teste Stand-up-and-go).
- Avaliação do sono (Escala de Pittsburgh/polissonografia).
- Avaliação de atividade física – International Physical Activity Questionnaire).

5 | Promoção **de saúde para diminuir fatores de risco para perda funcional**
- Aumento de atividade física no lazer.
- Fortalecimento muscular.
- Dieta balanceada/controle de peso.
- Atividade intelectual/artística/espiritual.
- Inclusão social/digital.

Cabe lembrar que em todas essas dimensões da vida do idoso, funcional do dia a dia, motora ou cognitiva, curativa ou preventiva, o papel da família é fundamental, tanto para o bem-estar dele como para que as ações de saúde sejam otimizadas. A aderência dos idosos aos tratamentos e às medidas de promoção da saúde propostos depende muitas vezes do suporte familiar existente, e, caso a família não se sinta envolvida com o cuidado, os resultados podem ficar muito aquém do possível.

SAÚDE PÚBLICA E O NOVO PARADIGMA

O desafio maior no século XXI, no Brasil, será cuidar de uma população de mais de 32 milhões de idosos, a maioria com baixo nível socioeconômico e educacional e uma alta prevalência de doenças crônicas e incapacitantes.

O sistema de saúde terá de fazer frente a uma crescente demanda por procedimentos diagnósticos e terapêuticos das DCNT, principalmente as cardiovasculares e as neurodegenerativas, e a uma demanda ainda maior por serviços de reabilitação física e mental. Medidas de intervenção, visando a identificar causas tratáveis de déficit cognitivo e perda de independência no dia a dia, devem tornar-se prioridade do sistema de saúde, em uma perspectiva de reestruturação programática realmente sintonizada com a saúde e o bem-estar da crescente população de idosos. O objetivo principal do sistema deve ser a preservação da capacidade funcional do idoso, mantendo-o na comunidade pelo maior tempo possível e gozando da maior independência possível; na sua essência, uma atividade transdisciplinar.

REVISÃO

- Em razão do crescente aumento da população de idosos no Brasil, atenção especial deve ser dada às doenças associadas ao envelhecimento que são crônicas e potencialmente incapacitantes (a grande maioria dos idosos tem pelo menos uma doença crônica e cerca de um terço tem perda da capacidade funcional afetando o seu dia a dia).
- Perdas cognitivas e dependência no dia a dia são fatores de risco independentes para mortalidade.
- Ações de promoção da saúde que promovam atividade física e estimulação cognitiva são fundamentais em termos de saúde pública.
- O cuidado à saúde do idoso deve ter como base uma avaliação geriátrica e gerontológica ampla e ser executado idealmente por uma equipe transdisciplinar, com uma visão holística da saúde.

REFERÊNCIAS

1. Constituição da Organização Mundial da Saúde [Internet]. Nova Iorque: OMS 1946 [capturado em 01 ago. 2016]. Disponível em: http://www.

direitoshumanos.usp.br/index.php/OMS-Organiza%C3%A7%C3%A3o-Mundial-da-Sa%C3%BAde/constituicao-da-organizacao-mundial-da-saude-omswho.html.
2. Montaño MB, Andreoni S, Ramos LR. Clinical Demetia Rating independently predicted conversion to dementia in a cohort of urban elderly in Brazil. Int Psychogeriatr. 2013;25(2):245-51.

■ LEITURAS SUGERIDAS

Ramos LR. Fatores determinantes do envelhecimento saudável em idosos residentes em centro urbano: Projeto Epidoso, São Paulo. Cad Saúde Pública. 2003;19(3):793-8.

Ramos LR, Andreoni S, Coelho-Filho JM, Lima-Costa MF, Matos DL, Rebouças M, et al. Perguntas mínimas para rastrear dependência em atividades da vida diária em idosos. Rev Saúde Pública. 2013;47(3):506-13.

122
PROMOÇÃO DE SAÚDE E ENVELHECIMENTO ATIVO

■ MAYSA SEABRA CENDOROGLO
■ CARLOS ANDRÉ FREITAS DOS SANTOS

O envelhecimento é um processo contínuo, heterogêneo, determinado pela interação de múltiplos fatores. Os fatores ambientais e comportamentais, quando adequados, contribuem em até 70% para que o idoso tenha uma sobrevida longa. Os idosos que são membros de famílias com história de longevidade terão mais condições de vivenciar um envelhecimento ativo. No entanto, para que isso ocorra, o encurtamento de telômeros, a metilação, o reparo do DNA e o estresse oxidativo, associados a genes relacionados à longevidade extrema, genes relacionados ao envelhecimento ou genes relacionados à susceptibilidade a doenças, dependerão da interação com esses fatores ambientais e comportamentais, para sua expressão. Em idosos, o resultado dessas interações pode significar envelhecimento ativo ou envelhecimento com fragilidade e dependência.

A expectativa de vida tem aumentado e a compressão da morbidade vem ocorrendo às custas do desenvolvimento e ações de saúde. Porém, há uma perda funcional progressiva que se estabelece com a idade, especialmente após os 85 anos tanto em homens quanto em mulheres que pode ser minimizada ou retardada por ações de promoção de saúde.

A OMS[1] amplia o conceito de envelhecimento saudável para envelhecimento ativo, enfatizando que este não é restrito ao domínio físico, mas que a Promoção da Saúde alcança uma dimensão maior e deve considerar também os outros domínios da capacidade funcional do idoso (físico, emocional, cognitivo, social, espiritual e econômico).

> **ATENÇÃO!**
> A promoção de saúde se dará por meio do trabalho multiprofissional e interdisciplinar em nível de prevenção primária, para que as mudanças acumuladas com a idade sejam compensadas, e as potencialidades funcionais, otimizadas.

■ RECOMENDAÇÕES DA OMS

TABAGISMO

Nunca fumar ou parar de fumar se aplica a todas as faixas etárias. O tabagismo reduz de forma independente a sobrevida de idosos em estudos longitudinais e acentua a perda muscular e a osteoporose que ocorrem com o envelhecimento. No entanto, o risco de AVC diminui após dois anos de abstinência, e após cinco anos, iguala-se ao de um indivíduo que nunca fumou. A avaliação do tabagismo pode ser feita por questionários que indicam o grau de dependência química/psíquica, como, por exemplo, a escala de tolerância de Fagerström. O tratamento com abordagem multidisciplinar é recomedável, e o uso de medicamentos como bupropiona e vareniclina podem ser utilizados com cautela.

EXERCÍCIO FÍSICO

O exercício físico é uma atividade física programada e orientada com objetivos de melhora de padrões fisiológicos, tais como: capacidade aeróbia, composição corporal, potência e força muscular, velocidade de marcha e equilíbrio; Estes parâmetros, em sua maioria, modificam-se na senescência e na senilidade, com impacto negativo no desempenho das atividades de vida diária (AVDs) do idoso.

As medidas de força muscular e performance têm-se mostrado bons parâmetros para monitorar o envelhecimento ativo. A força muscular pode ser avaliada pela medida da força de prensão palmar utilizando um dinamômetro, e a força de membros inferiores por meio de testes como o senta-levanta e o *time up and go*, que, além da força, avalia a marcha e o equilíbrio. Para os homens, a força de prensão palmar, ajustado por sexo e quartis do índice de massa corporal (IMC) deve ser superior a 30 kg, e para a mulher, superior a 20 kg. No teste de senta e levanta, espera-se que o idoso seja capaz de sentar e levantar 5 vezes em menos do que 20 seg, e no teste *time up and go*, que ele levante da cadeira, caminhe a uma distância definida, contorne o obstáculo e retorne para sentar na cadeira em menos do que 10 segundos.

A performance é avaliada pelo teste de velocidade de marcha (tempo para percorrer 4,6 metros de uma distância de 6,6 metros – pontos de corte pelo percentil 80 do tempo – ajustado para o sexo e altura) que se mostrou um importante preditor de mortalidade em idosos quando essa velocidade é menor do que 0,8 m/seg.

> **ATENÇÃO!**
> O ideal é mesclar atividades que melhorem todos os parâmetros até aqui descritos.

Exercícios aeróbios

São exercícios que quando realizados estão associados com aumento da frequência cardíaca, com melhora da capacidade cardiorrespiratória, aumento da densidade de capilares e mitocôndrias no tecido muscular, além de aumento das enzimas da cadeia transportadora de elétrons e do ciclo de Krebs. Em idosos ativos, e em especial aqueles com menos de 75 anos, a boa capacidade aeróbia correlaciona com menor prevalência de doenças crônicas e maior expectativa de vida. A melhora da capacidade aeróbia em pelo menos 1MET reduz a mortalidade, a circunferência abdominal (menos 7 cm), a pressão arterial sistólica (PAS) (menos 5 mmHg), os triglicérides (menos 88 mg/dL), a glicemia (menos 18 mg/dL) e elevou a lipoproteína de alta densidade-colesterol (HDL-C) (mais 8 mg/dL).

Recomenda-se (Tabela 122.1):

- **Intensidade vigorosa:** 20 minutos 3 ou mais vezes por semana, ou,

- **Intensidade moderada:** 30 minutos 5 ou mais vezes por semana; podendo ser uma caminhada "firme", de no mínimo 10 minutos, totalizando 150 minutos na semana.

TABELA 122.1 ■ Classificação da intensidade dos exercícios aeróbios

INTENSIDADE RELATIVA (%)		CLASSIFICAÇÃO DO ESFORÇO PERCEBIDO	CLASSIFICAÇÃO DE INTENSIDADE
$FC_{máx}$	$VO_{2máx}$ ou $FC_{reserva}$	Escala de Borg	
< 35%	< 30%	< 9	Muito leve
35-59%	30-49%	10-11	Leve
60-79%	50-74%	12-13	Moderada
80-89%	75-84%	14-16	Intensa
≥ 90%	≥ 85%	> 16	Muito intensa

Exercícios resistidos

São exercícios que visam ao aumento da força muscular, seja por recrutamento de fibras musculares inativas, seja por hipertrofia muscular. Nos idosos longevos, nos pré-frágeis e frágeis, a melhora da força muscular correlaciona-se com melhor desempenho das AVDs, menor risco de quedas e melhores desfechos clínicos.

Recomenda-se: exercícios resistidos progressivos, ou exercícios de potência. Sugere-se trabalhar os oito principais grupos musculares (cadeias flexoras e extensoras de membros inferiores e superiores, musculatura do tórax (anterior e posterior), musculatura abdominal profunda e superficial, e estabilizadores da região lombar) com 3 séries de 12 a 15 repetições, de intensidade moderada (início com 50% da resistência no teste de força 1RM – repetição máxima). Duas vezes na semana, com intervalo de 48 horas é o mais indicado.

Exercícios de equilíbrio

Duas vezes na semana; individualmente ou em grupos (como a modalidade oriental Tai Chi Chan), devem ser realizados nos idosos com maior risco de quedas, minimizando tais riscos, e melhorando mobilidade articular e propriocepção.

Outras modalidades

- **Pilates:** originariamente criado como instrumento fisioterápico, é utilizada como uma modalidade de exercício que melhora força, em especial do "core" (cadeias musculares abdominais mais profundas), e cadeias musculares estabilizadoras da coluna vertebral.
- **Hidroginástica:** contando com a ausência da gravidade, e consequente diminuição do impacto articular, pode ser uma modalidade que trabalha força e potência muscular e capacidade aeróbia de diversas intensidades.
- **Modalidades corporais:** danças, ginástica aeróbia, capoeira e artes marciais podem trabalhar domínios físicos (força, potência, coordenação, capacidade aeróbia) e cognitivos – coreografia, ritmo, sequência de passos ou golpes.
- **Esportes competitivos:** corridas de rua, natação, ciclismo, remo, e esportes de equipe: a competição pode criar um ambiente de socialização positivo. Deve ser incentivado no idoso desejoso de fazê-lo, com condicionamento físico aeróbio, muscular e articular adequados; sempre deve ser encarado como exercício de intensidade vigorosa, e para tal deve ser realizado exame clínico e laboratorial para estratificar risco cardiocirculatório e morte súbita.

ALIMENTAÇÃO

Evitar dietas restritivas, hipercalóricas ou hipergordurosas. O ganho excessivo de peso, assim como a perda ponderal podem ser prejudiciais por acentuar as modificações da composição corporal e aumentar o risco de sarcopenia, assim como do estresse oxidativo. Os idosos com mais de 80 anos apresentarão alto risco nutricional e precisam de uma dieta equilibrada. A adequação alimentar inicia-se pelo estímulo à hidratação e aumento do consumo de proteínas e alimentos ricos em cálcio. A necessidade diária de proteína de alto valor biológico (Tabela 122.2) pode variar de 0,7 a 1,0 g/kg de peso. Diante de idosos pré-frágeis, e em situação de perda ponderal de peso, é muito difícil atingir estes valores. Em relação ao consumo de cálcio por alimentos (Tabela 122.2), recomenda-se alcançar valores de 1.000 mg de cálcio ao dia. As metas de manutenção de massa magra avaliados por DXA devem ser superiores a 7,2 kg/m² para o homem e 5,6 kg/m² para a mulher.

Levando-se em consideração os hábitos alimentares e as condições econômicas da maioria da população brasileira, podemos considerar a alimentação adequada em macro e micronutrientes quando for composta por:

a | 02 porções de leite ou derivados/dia.
b | 02 ou mais porções semanais de leguminosas ou ovo.
c | 02 ou mais porções diárias de frutas ou vegetais.
d | Carne, peixe ou aves diariamente.
e | 05 copos de líquidos ao dia.

ÁLCOOL

Segundo dados da OMS,[1] os efeitos adversos da bebida prevalecem sobre qualquer proteção contra doença coronariana em termos de mortalidade geral, até mesmo em populações de alto risco. Além disso, há alterações sensoriais que aumentam ainda mais o risco de quedas, doenças degenerativas do sistema nervoso central (SNC), que interferirão na capacidade funcional e na cognição (por exemplo, parkinsonismo), hipertensão arterial e hepatopatia alcoólica. O efeito positivo do álcool, especialmente o vinho, relacionado à longevidade, desaparece quando o consumo supera uma dose de destilado ou 1 taça de vinho ou 1 lata de cerveja por dia (destilado = 50 mL = 20 g de álcool; vinho = 100 mL = 12 g de álcool; cerveja = 350 mL = 17 g de álcool). Sendo assim, não deve ser estimulado o consumo de álcool. Instrumentos que ajudam a identificar nível de dependência, podem ajudar na decisão do melhor tratamento. No questionário CAGE, uma resposta positiva indica provável grau de dependência química (**C**ut down – necessidade de parar de beber ?; **A**nnoy – alguém já lhe criticou devido à bebida?; **G**uilt – sentiu-se mal ou culpado por beber?; **E**ye-opener – bebeu pela manhã ao acordar?).

SAÚDE BUCAL

Seu comprometimento contribui para a mastigação deficiente, risco nutricional e cardiovascular. As recomendações são de cuidados com a higiene oral, escovação e com a prótese, além de avaliação regular do odontólogo. Alguns aspectos devem ser abordados na anamnese para sua caracterização:

a | A sutopercepção negativa da saúde bucal.
b | Dor na boca durante a mastigação.
c | Histórico de sangramento.
d | Presença de menos de oito dentes funcionais, e em bom estado de conservação.

TABELA 122.2 ■ Alimentos com proteínas de alto valor biológico (de origem animal) e cálcio

ALIMENTOS	QUANTIDADE E MEDIDAS CASEIRAS	GRAMAS DE PROTEÍNA
Bife sem gordura (alcatra)	100 g	29,3
Carne moída	100 g	24,1
Posta de peixe (corvina)	100 g	23,4
Sardinha (em conserva)	100 g	24,6
Atum (em conserva)	100 g	26,5
Músculo	100 g	33,7
Frango (peito sem pele)	100 g	29
Linguiça suína cozida	100 g	19,7
Ovo	1 unidade = 50 g	6,3
Leite de vaca (integral ou não)	200 mL	6,6
Leite em pó (integral ou não)	2 colheres/sopa	6,6
Leite de soja	200 mL	5,5
Iogurte natural	200 mL	6,9
Queijo muçarela	1 fatia fina = 15 g	1,6
Queijo fresco de minas	1 fatia grossa = 40 g	7,2
Queijo tipo ricota	1 fatia grossa = 40 g	4,5
ALIMENTOS	QUANTIDADE E MEDIDAS CASEIRAS	MILIGRAMAS DE CÁLCIO
Leite em pó	2 colheres/sopa	136,9
Leite desnatado	200 mL	272,8
Leite integral	200 mL	250,7
Queijo prato	2 fatias finas	144,3
Queijo minas	1 fatia grossa	342,5
Queijo muçarela	2 fatias finas	103,4
Iogurte natural	200 mL	322
Mingau	1 prato fundo	315,8

e | Presença de doença periodontal.
f | Situações de risco para diminuição da saliva: obstrução nasal, doenças do sono, infecções fúngicas e bacterianas na cavidade oral, medicamentos com ação anticolinérgica.
g | Próteses dentárias maladaptadas.

MEDICAMENTOS

A polifarmácia (uso de cinco ou mais medicamentos) e a automedicação são motivos de interações medicamentosas com sintomas ora sutis ora não, sendo os mais comuns: alteração do sensório e cognição, alteração do ciclo do sono, hipotensão postural, alteração do equilíbrio, descoordenação motora, fraqueza muscular, e outros. Evitar a prescrição de medicamentos para tratamento de sintomas e fazer revisão regular para descontinuação de medicações que não são custo/benefício.

IATROGENIA

Erros de comunicação, informações incorretas ou incompletas, procedimentos terapêuticos ou propedêuticos desnecessários, realizados por quaisquer profissionais da área da saúde, são considerados iatrogênicos independente da intenção de realizá-los. Portanto, não se deve realizar procedimentos que não agregue à saúde do idoso; deve-se ser claro e objetivo nas condutas, solicitações e orientações, sempre informando: quando, onde, por que, com quem e por quanto tempo.

ADESÃO

Diagnostique o estágio que o idoso se encontra para aderir ao que foi solicitado: desde mudanças de comportamento (p. ex.: parar de fumar ou fazer exercício) como terapêutica, que exigem uma ação mais específica (p. ex.: realização de fisioterapia, na reabilitação de um AVC).

Estágios

a | Pré-contemplação e contemplação: o idoso ainda não está preparado para a mudança de comportamento ou início de uma nova terapia; Informe a ele os benefícios; dê exemplos que resultaram em fatos positivos.
b | Preparação e ação: encontre facilidades e coordene as ações propostas com medidas e encontros pontuais para que se possa medir os resultados.
c | Manutenção: valorize os resultados, trace novos objetivos.
d | Recaída: ela poderá ocorrer em quaisquer das fases. Fará com que o idoso retroceda e atrase os resultados. Encontre prováveis falhas do processo.

■ OUTRAS RECOMENDAÇÕES

Além das recomendações enfatizadas pela OMS, outras publicações também têm contribuído para sugerir comportamentos que contribuem para uma vida saudável e com longevidade; assim, além das enfatizadas pela OMS, temos:
- A consulta periódica ao médico para realização de exames, tais como perfil lipídico, glicemia, hormônios tiroidianos, medida da pressão arterial (PA), rastreamento para câncer; papanicolau, mamografia, densitometria óssea, vacinação, entre outras.
- Cultivar laços familiares e sociabilização. Os estudos identificam que a interação social tem efeitos favoráveis sobre a fisiologia do envelhecimento.
- Desenvolver outras atividades que não relacionadas ao trabalho, tais como: música, leitura, esportes. Se puder envolver outras pessoas, os resultados são ainda melhores. Manter-se informado. Desenvolver novos projetos e procurar novos aprendizados, desafios cognitivos que estimulam as funções cerebrais.
- Procurar fazer o melhor possível para não se irritar com pequenas coisas, mudar a perspectiva para uma melhor adaptação e controle do estresse. Manter uma atitude positiva perante a vida.

DIAGNÓSTICO E TRATAMENTO

> **REVISÃO**
>
> - Nunca fumar ou parar de fumar se aplica a todas as faixas etárias.
> - Medidas de força muscular e performance têm-se mostrado bons parâmetros para monitorar o envelhecimento ativo.
> - É importante combinar exercícios aeróbios, resistidos e de equilíbrio.
> - A adequação alimentar inicia-se pelo estímulo à hidratação e pelo aumento do consumo de proteínas e alimentos ricos em cálcio.
> - O consumo de álcool não deve ser estimulado.
> - Recomenda-se atenção especial aos cuidados com a higiene oral, a prescrição de medicamentos e a iatrogenia.
> - Deve-se avaliar a adesão sistematicamente.
> - A consulta periódica ao médico deve ser estimulada.
> - A sociabilização é fundamental, assim como os estímulos cognitivos e uma atitude positiva perante a vida.

■ REFERÊNCIA

1. World Health Organization. Envelhecimento ativo: uma política de saúde [Internet]. Brasília: OPAS; 2005 [capturado em 22 out. 2016]. Disponível em: https://bvsms.saude.gov.br/bvs/publicacoes/envelhecimento_ativo.pdf.

■ LEITURAS SUGERIDAS

Campolina AG, Adami F, Santos JLF, Lebrão ML. A transição de saúde e as mudanças na expectativa de vida saudável da população idosa: possíveis impactos da prevenção de doenças crônicas. Cad Saúde Pública. 2013;29(6):1217-29.

Hoogendijk EO, van der Horst HE, Deeg DJ, Frijters DH, Prins BA, Jansen AP, et al. The identification of frail older adults in primary care: comparing the accuracy of five simple instruments. Age Ageing. 2013;42(2):262-5.

Kodama S, Saito K, Tanaka S, Maki M, Yachi Y, Asumi M, et al. Cardiorespiratory fitness as a quantitative predictor of all-cause mortality and cardiovascular events in healthy men and women. JAMA. 2009;301(19):2024-35.

Santos CAF, Lima SCSP, Amirato GR, Vaisberg M. Exercícios físicos e envelhecimento. In: Vaisberg M, Mello MT. Exercícios na saúde e na doença. São Paulo: Manole; 2010.

Seals DR, Justice JN, LaRocca TJ. Physiological geroscience: targeting function to increase healthspan and achieve optimal longevity. J Physiol. 2016;594(8):2001-24.

World Health Organization. World report on ageing and health [Internet]. Geneva: WHO; 2015 [capturado em 22 out. 2016]. Disponível em: http://www.who.int/ageing/publications/world-report-2015/en/.

123

AVALIAÇÃO E MANEJO DO RISCO CARDIOVASCULAR

- MAYSA SEABRA CENDOROGLO
- LARA M. QUIRINO ARAÚJO
- ROBERTO DISCHINGER MIRANDA

Os idosos são um grupo heterogêneo de indivíduos que podem ou não apresentar alterações próprias do envelhecimento associadas à(s) doença(s) que promove(m) um declínio funcional gradativo. O envelhecimento é acompanhado de mudanças na composição corporal que favorecem o depósito de gordura abdominal e aumento de fatores de risco para doenças cardiovasculares. Aqueles que sobreviveram ao pico de incidência de eventos cardíacos enfrentarão o aumento de incidência de eventos cerebrovasculares e, se não morrerem, frequentemente apresentarão sequelas motoras e demência.

■ DIAGNÓSTICO

Para o idoso, a formulação de hipóteses diagnósticas sindrômicas e etiológicas devem ser complementadas com o diagnóstico funcional. A avaliação geriátrica ampla (AGA) (ver capítulo "Capacidade funcional dos idosos") abrange diferentes domínios da funcionalidade do idoso: físico, cognitivo, afetivo e social. A AGA permite que seja feito um diagnóstico funcional e auxilia na definição de prioridades e metas de tratamento, pois a presença das síndromes geriátricas, as comorbidades, a expectativa de vida e a capacidade do paciente de cuidar de si mesmo e manejar adequadamente as medicações influenciam diretamente no reconhecimento e controle dos fatores de risco para doenças cardiovasculares.

O diagnóstico dos fatores de risco para doenças cardiovasculares segue os critérios recomendados por diretrizes nacionais e internacionais. No entanto, as metas de tratamento e os riscos associados diferem, dependendo da expectativa de vida do idoso.

O cálculo do risco absoluto de doença cardiovascular por aterosclerose, por meio do escore de risco de Framingham ou pelo "risco global" (*global risk*), é aplicável para idosos até 79 anos e ajuda na decisão de iniciar terapia na prevenção primária. Embora esse instrumento seja utilizado na prática clínica, é preciso considerar que, em estudos realizados em populações não americanas, houve necessidade de calibração da equação, tendo havido uma subestimação ou superestimação do risco.

Outro aspecto relevante é reconhecer o diagnóstico de síndrome metabólica, muito comum nessa faixa etária. Ela representa um *cluster* de fatores de risco e o desenvolvimento de equações de risco (p. ex.: *siMS score* e *siMS risk scores*) que permitam diferenciar categorias diferentes, dependendo da combinação dos fatores de risco, estão sendo desenvolvidas e talvez influenciem a estratégia de tratamento.

Particularmente para os idosos obesos, o estudo da composição corporal deve ser bem caracterizado, seja por meio de medidas antropométricas, bioimpedância elétrica, ou DEXA (do inglês *double energy's x-ray absorptiometry*), quando indicada. Alguns idosos, mesmo com fenótipo de obesidade, têm pouca massa muscular e muitas vezes já apresentam síndrome sarcopênica.

A sarcopenia é perda de massa e de força muscular com redução do desempenho em testes de função física. A perda de força muscular pode ser avaliada por meio da força de preensão (< 26 kg em homens e < 16 kg em mulheres) e a velocidade de marcha (< 0,8 m/seg) é um bom método para avaliar o desempenho físico. O reconhecimento dessa condição é fundamental para que sejam feitas orientações adequadas e não iatrogênicas.

> **ATENÇÃO!**
>
> Na avaliação de risco cardiovascular no idoso, deve-se saber reconhecer: capacidade funcional (grau de independência ou dependência); polifarmácia; comorbidades e hospitalizações; expectativa de vida; fatores de risco para as doenças cardiovasculares; presença ou ausência de síndrome metabólica; presença ou ausência de sarcopenia; e fatores que possam contraindicar o tratamento, especialmente o medicamentoso.

■ TRATAMENTO

Para os idosos independentes, com expectativa de vida ativa longa, as propostas de tratamento devem ser abrangentes, combinando prevenção e intervenção. Para aqueles que preenchem os critérios para o diagnóstico de fragilidade, as orientações visam a evitar hipoglicemia, complicações metabólicas e cardiovasculares agudas e reduzir infecções e hospitalizações. Para todos os outros diferentes perfis de envelhecimento, encontram-se combinações diferentes de fatores que devem ser ponderados para uma tomada de decisão individualizada.

O controle do diabetes melito, que deve ser adequado, muitas vezes não é alcançado, por receio de hipoglicemia (glicemia menor do que 70 mg/dL) e de fato apresenta maior risco. Quanto mais frágil, com polifarmácia ou história de hospitalizações recentes, maior é o risco de hipoglicemia. Podem ser considerados adequados níveis de HbA1C entre 7 e 7,5% para idosos com poucas comorbidades, expectativa de vida acima de 10 anos e diagnóstico recente de diabetes. Naqueles com mais comorbidades e expectativa de vida entre 5 e 10 anos, a meta é manter HbA1C entre 7,5 e 8% (e glicemia pré-prandial de 90 a 150 mg/dL).

Pacientes com antecedente de hipoglicemia significativa ou expectativa de vida limitada, complicações diabéticas avançadas, várias comorbidades, comprometimento cognitivo ou dependência funcional e diabetes de difícil controle, mesmo com todos os esforços, devem ter metas mais flexíveis para sua HbA1C, em até 9% (a glicemia pré-prandial de 100 a 180 mg/dL). Para esses pacientes, deve-se ter como objetivo evitar hipoglicemia e complicações metabólicas agudas e reduzir infecções e hospitalização, sabendo que possuem maior risco para úlceras de extremidades, infecção e dor.

Não existem evidências de que o controle estrito do diabetes possa reduzir a progressão da doença de Alzheimer. Considerando as comorbidades comumente associadas à presença do diabetes, o ácido acetilsalicílico (AAS) está indicado em prevenção secundária para evento cardiovascular em idosos com diabetes com alto risco cardiovascular e baixo risco de sangramento.

Estudos mostram que há redução de eventos com o controle adequado da PA em idosos e que a mortalidade associada aos valores de PA aumenta tanto nos valores altos como nos baixos, desenhando uma curva em U.

ATENÇÃO!

Mesmo nos idosos acima de 80 anos, observa-se que o tratamento da hipertensão arterial reduz mortalidade, evento cardiovascular, AVC e insuficiência cardíaca (IC).

Para o controle da hipertensão no paciente idoso em boa condição funcional, recomendam-se: PA menor do que 140 × 90 mmHg até 79 anos e 150 × 90 mmHg após os 80 anos. Evidências mais recentes sugerem que podem ser perseguidos níveis um pouco mais rígidos (PAS <130 mmHg), desde que bem tolerados.

Não existem recomendações claras em situações de comorbidades, fragilidade ou demência. Recomenda-se que indivíduos com doença grave, em estado terminal e dependência funcional grave não sejam submetidos a tratamento com metas estritas.

A mudança comportamental e as orientações para um envelhecimento ativo (capítulo: Promoção de saúde e envelhecimento ativo) devem ser estimuladas em conjunto para o melhor resultado. Espera-se a redução nos valores da PA por cada um dos fatores relacionados à promoção de um estilo de vida saudável, como a restrição ao uso do sal na alimentação, controle do peso, atividade física regular, redução do estresse mental, uso moderado de bebida alcoólica e cessar o tabagismo.

A AGA permitirá identificar se há limitações na capacidade funcional, disfagia, problemas de dentição e pouco suporte social que dificultam a alimentação. Além disso, instrumentos de avaliação de risco nutricional, como a miniavaliação nutricional (Capítulo 128, Risco nutricional), podem ajudar na identificação de dificuldades que precisarão ser superadas. Para a prevenção, devem ser orientados 150 minutos de exercícios por semana e redução de 7% no peso. No caso de pacientes com fenótipos de obesos, porém com sarcopenia, serão necessários suplementação e enriquecimento dos componentes proteicos da dieta em equilíbrio com a redução das gorduras e dos carboidratos. Nesses casos, será importante o acompanhamento de equipe multidisciplinar para resultados de controle dos fatores de risco, sem iatrogenias.

Nos adultos, existe uma tendência a considerar a apolipoproteína B (Apo B), a proteína C-reativa ultrassensível e a presença de síndrome metabólica como fatores que sugerem a necessidade de controle mais estrito do nível da lipoproteína de baixa densidade-colesterol (LDL-C). Porém, não se sabe a validade desses exames em idosos, e a pura extrapolação dos resultados dos estudos que abordaram esses fatores em adultos para os idosos poderia gerar uma superestimação de risco. Em octogenários, espera-se que a inclusão do HDL-C e da proteína C-reativa melhore a estratificação do risco cardiovascular, porque há uma associação inversa entre o colesterol HDL e a mortalidade e uma associação positiva entre a proteína C-reativa e a mortalidade. Contudo, atualmente, a melhor estratégia em idosos é considerar que a presença de múltiplos fatores é marcador de alto risco.

Os idosos em prevenção secundária ou alto risco cardiovascular beneficiam-se do controle da dislipidemia. A maior dificuldade está na decisão de iniciar o tratamento para idosos com dislipidemia e baixo risco cardiovascular, porque, no momento, são escassas as evidências de benefícios. Também não há evidência suficiente para recomendação de estatinas para prevenção e tratamento de demência.

O uso de estatinas deve ser considerado na prevenção secundária, exceto para pacientes com expectativa de vida muito limitada. Em idosos funcionais, utilizamos as mesmas metas dos adultos. Naqueles com idade acima de 80 anos e doença cardiovascular por aterosclerose, é sugerido o uso de estatinas de baixa a moderada potência (atorvastatina 10 mg, fluvastatina 20-80 mg, lovastatina 20-40 mg, pravastatina 10-40 mg, rosuvastatina 5-10 mg, sinvastatina 10-40 mg). Os efeitos adversos às estatinas não são frequentes, porém podem ser graves, como rabdomiólise, lesão renal aguda (LRA) e hepatite medicamentosa. Por esse motivo, são necessários cautela e acompanhamento clínico ainda mais próximo naqueles pacientes com múltiplas comorbidades, polifarmácia, taxa de filtração glomerular (TFG) baixa, baixo peso, dificuldade em pedir ajuda em caso de mal-estar e baixa compreensão do tratamento. As pessoas idosas com insuficiência renal (IR) apresentam maior risco de desenvolvimento de miopatia e miosite, em geral quando a estatina é associada aos fibratos.

Regularmente, devem-se rever: a adesão ao tratamento, em especial a capacidade de manejar as medicações; a sobrecarga hídrica; o uso de anti-inflamatórios não hormonais (AINHs); o consumo de cafeína e de descongestionantes nasais contendo simpaticomiméticos; o tabagismo; a resistência à insulina; e a hipertensão arterial como causa secundária.

REVISÃO

- Principalmente em idosos, há benefícios relacionados às mudanças comportamentais, que, muitas vezes, superam os riscos atribuídos ao uso de medicações. Também por isso, quanto mais idoso for o indivíduo, maior será a necessidade de uma avaliação e uma programação terapêutica individualizada.

- Para os idosos com mais de 80 anos de idade, os dados disponíveis para o estabelecimento de diretrizes ainda são escassos. Nesse sentido, a AGA proporcionará o diagnóstico funcional, que facilitará a programação da estratégia terapêutica. As metas de controle dos fatores de risco para doenças cardiovasculares sofrerão influência da expectativa de vida e da presença ou não de fragilidade.
- Reconhecer a sarcopenia no idoso é importante para não ocorrerem orientações iatrogênicas.
- Todos os idosos devem ser estimulados a seguir as orientações da OMS para um envelhecimento ativo.

■ LEITURAS SUGERIDAS

Bejan-Angoulvant T, Saadatian-Elahi M, Wright JM, Schron EB, Lindholm LH, Fagard R, et al. Treatment of hypertension in patients 80 years and older: the lower the better? A meta-analysis of randomized controlled trials. J Hypertens. 2010;28(7):1366-72.

Laks R, Araújo LMQ, Almada Filho CM, Cendoroglo MS. A importância do HDL-C e da PCR na avaliação do risco cardiovascular em idosos longevos. Einstein (São Paulo). 2011;9(3):397-403.

Lourenço RA, Perez M, Sanchez MAS. Escalas de avaliação geriátrica. In: Freitas EV, editor. Tratado de geriatria e gerontologia. 3. ed. Rio de Janeiro: Guanabara Koogan; 2011.

McGuinness B, O'Hare J, Craig D, Bullock R, Malouf R, Passmore P. Statins for the treatment of dementia. Cochrane Database Syst Rev. 2010;(8):CD007514.

Mercado CI, Yang Q, Ford ES, Gregg E and Valderrama AL. Gender- and Race-Specific Metabolic Score and Cardiovascular Disease Mortality in Adults: A Structural Equation Modeling Approach—United States, 1988-2006. Obesity. 2015;23:1911-9.

Strandberg TE, Kolehmainen L, Vuorio A. Evaluation and treatment of older patients with hypercholesterolemia: a clinical review. JAMA. 2014; 312(11):1136-44.

Sinclair A, Morley JE, Rodriguez-Manãs L, Paolisso G, Bayer T, Zeyfang A, et al. Diabetes melito in older people: position statement on behalf of the International Association of Gerontology and Geriatrics (IAGG), the European Diabetes Working Party for Older People (EDWPOP), and the International Task Force of Experts in Diabetes. J Am Med Dir Assoc. 2012;3(6):497-502.

Soldatovic I, Vukovic R, Culafic D, Gajic M,Dimitrijevic-Sreckovic V. siMS Score: Simple Method for Quantifying Metabolic Syndrome. PLoS One. 2016;11(1): e0146143.

124

MANIFESTAÇÕES ATÍPICAS DE DOENÇA CARDIOVASCULAR

- ROBERTO DISCHINGER MIRANDA
- JOSÉ ANTONIO GORDILLO DE SOUZA
- ANA BEATRIZ GALHARDI DI TOMMASO

A incidência e a prevalência de diversas doenças crônicas aumentam com a idade, com destaque para as doenças cardiovasculares. Nesse contexto, torna-se importante o conhecimento das manifestações clínicas das doenças cardiovasculares nos idosos para realização de diagnósticos precisos e tratamentos adequados.

Nessa população, encontra-se maior prevalência de manifestações atípicas de doenças cardiovasculares, o que pode atrasar ou dificultar o diagnóstico correto, causando impacto no aumento da mortalidade e morbidade nesses indivíduos.

■ ENVELHECIMENTO DO SISTEMA CARDIOVASCULAR

No Quadro 124.1, estão descritas as principais alterações fisiológicas presentes em todos os indivíduos idosos, acometidos ou não de doenças do aparelho cardiovascular.

QUADRO 124.1 ■ Alterações fisiológicas do sistema cardiovascular
CORAÇÃO
■ Há menor relaxamento muscular no intervalo entre a sístole e a diástole ■ Há menor eficiência do miocárdio ■ Há menor resposta aos estímulos do SNC ■ Há menor capacidade de contração durante o exercício físico ■ As paredes ventriculares podem estar espessadas ■ Pode haver alterações do sistema de condução
VASOS SANGUÍNEOS
■ Paredes ficam menos elásticas ■ Os reflexos dos barorreceptores podem estar prejudicados

É importante ressaltar que, apesar de todas essas alterações fisiológicas, a maioria dos idosos mantêm função cardíaca boa e adequada para as atividades cotidianas, exceto quando acometidos por patologias musculares, valvares ou vasculares (essas, sim, mais prevalentes nessa faixa etária).

■ SINTOMAS QUE SUGEREM AVALIAÇÃO MÉDICA

Pacientes idosos não devem negligenciar ou considerar "próprios da idade" sintomas como dispneia, fadiga progressiva, palpitações, dor ou desconforto precordial e tontura.

Familiares e cuidadores também devem ficar atentos para alterações súbitas de comportamento, sonolência, dificuldade de fala, desequilíbrio e até mesmo quedas sem motivo aparente. Esses sintomas, que muitas vezes parecem inespecíficos ou "normais para idade", podem ser consequência de doenças cardíacas graves.

■ HIPERTENSÃO ARTERIAL SISTÊMICA

A hipertensão arterial sistêmica (HAS) é uma doença eminentemente assintomática nas fases iniciais, seja em adultos ou em idosos, muito prevalente e principal fator de risco cardiovascular.

Devido à alta prevalência de HAS no idoso e pelo fato de ela ser, na maior parte das vezes, assintomática, a pressão arterial (PA) deve ser mensurada em toda visita a profissionais de saúde (de qualquer especialidade).

> **ATENÇÃO!**
>
> Todos os idosos devem ter a PA aferida pelo menos uma vez ao ano.

Algumas particularidades da medida da PA nos idosos são importantes para realização do diagnóstico correto, conforme descrito na Tabela 124.1.

TABELA 124.1 ■ Peculiaridades na medida da pressão arterial e diagnóstico da hipertensão arterial no idoso

PECULIARIDADE	CARACTERÍSTICA	COMO EVITAR ERRO
Pseudo-hipertensão	Medida falsamente elevada devido à rigidez arterial	Manobra de Osler Medida intra-arterial da PA
Hipertensão do avental branco	Medida elevada em serviços de saúde, mas normal fora dele	Medidas repetidas no consultório Medida domiciliar, MAPA, MRPA
Hipertensão mascarada	Medida normal no serviço de saúde, porém elevada no restante do tempo	Medida domiciliar, MAPA, MRPA
Diferença entre braços	Diferença > 20 mmHg na PAS e > 10 mmHg na PAD entre os braços	Medir PA em ambos os braços na 1ª consulta
Hiato auscultatório	Período silencioso entre a 1ª e a 3ª fases de Korotkoff	Inflar manguito mais 20-30 mmHg após sumir o pulso radial, para garantir que está ouvindo o primeiro som de Korotkoff
HO	Redução ≥ 20 mmHg na PAS e/ou 10 mmHg da PAD	Medir na posição supina e 1, 3 e 5 min após assumir posição ortostática
Variabilidade da PA	Idosos apresentam maior variação da PA	Medir a PA 3 vezes e considerar a média das duas últimas, MAPA, MRPA

MAPA: monitoração ambulatorial da PA; MRPA: monitoração residencial da PA; manobra de Osler: é positiva se a artéria radial permanecer palpável, mesmo após não estar mais pulsátil, já que o manguito está insuflado com pressão superior à PAS.
Fonte: Adaptada de Miranda e colaboradores.[1]

■ HIPOTENSÃO ORTOSTÁTICA

Devido à menor resposta dos barorreceptores à hipotensão em idosos, estes estão mais propensos à hipotensão ortostática (HO) e pós-prandial. Em torno de 20% dos idosos apresentam HO, e aproximadamente 30% dos idosos institucionalizados têm hipotensão após as refeições.

O diagnóstico deve ser realizado por meio da medição da PA na posição supina e 1, 3 e 5 minutos após o paciente assumir posição ortostática. A redução ≥ 20 mmHg na pressão arterial sistólica (PAS) e/ou 10 mmHg da pressão arterial diastólica (PAD) define o diagnóstico.

Os sintomas secundários à HO, bem como a todos os outros quadros de hipotensão de diferentes etiologias, podem ser muito variáveis e, não raro, confundem mesmo profissionais experientes (Quadro 124.2).

QUADRO 124.2 ■ Sintomas secundários à hipotensão em idosos

- Tontura
- Sensação de fraqueza
- Dor paracervical
- Dor lombar
- Dor precordial tipo anginosa
- Sintomas semelhantes aos de um AVC isquêmico transitório
- Alterações de fala
- Confusão/alterações cognitivas/*delirium*
- Quedas

■ DOENÇA ARTERIAL PERIFÉRICA DOS MEMBROS INFERIORES

Tem prevalência muito elevada com o avançar da idade, chegando a 36% entre os octogenários no estudo EPIDOSO I (Epidemiologia do Idoso). Nos pacientes com doença arterial periférica dos membros inferiores (DAOP), o risco de eventos cardiovasculares fatais e não fatais é elevado. Na maioria dos casos, a doença é assintomática; em até 16% dos pacientes idosos, é possível ter o quadro de claudicação intermitente, a apresentação típica da doença, caracterizada por dor em grandes grupos musculares, principalmente na região das panturrilhas, aos esforços variados, que melhora ao repouso.

Pelo fato de os idosos serem mais sedentários, apresentarem limitações físicas e muitas comorbidades, como diabetes, neuropatias periféricas e artrose de membros inferiores, o quadro clínico acaba sendo muitas vezes de difícil caracterização.

As manifestações atípicas da DAOP podem incluir parestesias de membros inferiores, dores atípicas sem a característica clássica de claudicação intermitente, sintomas que podem ser atribuídos a outras doenças.

Pela alta prevalência e pelo elevado número de pacientes assintomáticos, a doença deve ser rastreada principalmente na população de risco de aterosclerose, na qual se enquadram os idosos. O rastreamento pode ser feito pela realização do índice tornozelo-braquial (ITB), exame realizado por medida da PAS nos braços e nas pernas com auxílio de um Doppler vascular, considerando-se alterado um ITB ≤ 0,9 ou > 1,3, necessitando testes de avaliação adicional.

■ INSUFICIÊNCIA CARDÍACA

O processo de envelhecimento é acompanhado de alterações estruturais e funcionais cardiovasculares que tornam o idoso mais suscetível ao desenvolvimento de insuficiência cardíaca (IC).

A associação de diversas doenças que limitam a atividade física e trazem limitações de desempenho e de informações dificulta o diagnóstico de IC.

Seu diagnóstico inicialmente se baseia em história clínica e no exame físico. Estabelecida a suspeita clínica, o diagnóstico deve ser confirmado por exames laboratoriais e de imagem. Assim, as manifestações clínicas acabam tendo importância fundamental para o diagnóstico.

Nos idosos, a sobreposição entre alterações cardiovasculares próprias do envelhecimento e processos patológicos podem dificultar a correta interpretação dos sintomas e sinais clínicos de IC. Os baixos níveis de atividade física e o rebaixamento fisiológico da capacidade funcional podem implicar a não percepção das manifestações de IC e confundir o diagnóstico clínico.

Os sintomas de fadiga e dispneia aos esforços podem ser facilmente confundidos com baixa capacidade física e até mesmo com doenças psiquiátricas, como a depressão. O sintoma de dispneia no idoso sedentário e obeso pode ser supervalorizado ou mesmo subestimado dentro do contexto clínico, levando a um erro de diagnóstico e de classificação.

As manifestações atípicas da IC nos idosos são mais frequentes do que nos jovens e podem incluir os sintomas de sonolência, confusão mental (secundária ao baixo débito), náuseas (intoxicações por fármacos, como a digoxina), dores abdominais (congestão hepática e intestinal), perda do apetite, insônia e *delirium*. O médico deve estar atento para essas manifestações atípicas para realizar a suspeita diagnóstica e investigar, quando necessário.

As atuais recomendações da European Society of Cardiology para o diagnóstico da IC incluem a presença de sintomas, evidência ecocardiográfica de disfunção ventricular e, nos casos dúbios, a resposta terapêutica, melhorando, assim, o diagnóstico, principalmente em populações com sintomas atípicos frequentes como os idosos. Além disso, a avaliação do nível sérico do peptídeo natriurético tipo B (BNP) colabora com o diagnóstico, lembrando que idosos podem ter níveis mais elevados do que os jovens.

■ DOENÇA ARTERIAL CORONARIANA

A doença arterial coronariana (DAC) continua sendo a principal causa de morbidade e mortalidade entre os idosos. Sua prevalência aumenta progressivamente com a idade, sendo, por isso, muito relacionada com o envelhecimento.

CRÔNICA (ANGINA ESTÁVEL)

Importante forma clínica de DAC entre os idosos. A falta de controle dos sintomas e efeitos colaterais dos fármacos usados no seu tratamento pode afetar significativamente a qualidade de vida destes pacientes.

As diferenças nas manifestações clínicas entre idosos e não idosos, mais uma vez, dificultam o diagnóstico. Em idosos, a dor precordial típica está presente em apenas metade dos pacientes. As manifestações da angina estável podem se apresentar mais frequentemente sob a forma de "equivalentes anginosos". Esses sintomas atípicos podem se manifestar de diversas formas, como:
- dispneia (devido ao aumento transitório na pressão diastólica final de ventrículo esquerdo (VE), causado por isquemia sobreposta à complacência ventricular diminuída pelo processo de envelhecimento);
- edema agudo de pulmão;
- arritmia cardíaca (palpitação);
- síncope;
- dor nos ombros ou nas costas (simulando uma doença degenerativa articular);
- epigastralgia;
- dor pós-prandial ou dor torácica noturna (tornando necessária a realização de diagnóstico diferencial com refluxo e espasmo do esôfago);
- forma silenciosa: isquemia assintomática detectada por exames complementares ou até mesmo morte súbita.

AGUDA (ANGINA INSTÁVEL E INFARTO AGUDO DO MIOCÁRDIO)

As síndromes coronarianas agudas (SCA) são também comuns nos idosos, que apresentam maior incidência e pior prognóstico que os mais jovens (com três vezes mais óbitos no ambiente intra-hospitalar).

O idoso apresenta mais manifestações atípicas da SCA do que o não idoso, o que o leva a se apresentar para o atendimento médico mais tardiamente após o início dos sintomas, afetando o prognóstico.

O desconforto precordial ainda é a queixa mais comum até 75 anos, porém rapidamente declina a partir dessa idade. No registro GRACE de DAC aguda, os pacientes com sintomas típicos tinham idade média de 65,8 anos, e os com sintomas atípicos, de 72,9 anos. Outros registros mostraram que somente 40% dos pacientes acima de 85 anos apresentavam dor precordial.

As principais manifestações atípicas da DAC aguda nos idosos são dispneia (49%), sudorese (26%), náuseas/vômitos (24%) e síncope (19%). Outras manifestações atípicas menos comuns são agitação psicomotora, quedas e outros sintomas neurológicos.

O *delirium*, também chamado de estado confusional agudo, pode ser uma manifestação atípica de SCA no idoso.

ATENÇÃO!

Pacientes com déficit cognitivo podem ter dificuldades em relatar sintomas, gerando sintomas atípicos e dificultando muito o diagnóstico.

■ TROMBOEMBOLIA PULMONAR

O diagnóstico de tromboembolia pulmonar (TEP) em idosos frequentemente deixa de ser realizado em virtude dos sintomas inespecíficos apresentados por essa população. Todos os algoritmos diagnósticos existentes falham ao desconsiderarem os sintomas atípicos presentes nos idosos.

Os sinais e sintomas relacionados à presença de TEP em idosos são dispneia, taquipneia, taquicardia e dor precordial. Esse último costuma ser menos frequente em idosos, que em geral apresentam mais taquicardia e síncope quando comparados com adultos jovens.

O diagnóstico de TEP é ainda mais difícil nessa faixa etária, pois uma das grandes ferramentas diagnósticas, a dosagem do D-dímero, não é específica o suficiente para auxiliar o médico, uma vez que ele está naturalmente mais aumentado na população idosa.

Por isso, muitos grupos têm discutido qual a melhor forma de se diagnosticar TEP na população com 80 anos ou mais. Um esboço dessa tentativa está apresentado na Figura 124.1, que reúne sugestões de qual seria a melhor forma de abordar um idoso com suspeita de TEP.

REVISÃO

- A população mundial está envelhecendo rapidamente, e as doenças cardiovasculares estão se tornando cada vez mais frequentes.
- As manifestações atípicas das doenças cardiovasculares nos idosos são mais frequentes do que em não idosos.
- As particularidades da medida da pressão arterial nos idosos devem ser conhecidas para o diagnóstico correto.
- A doença arterial periférica, a insuficiência cardíaca e a doença arterial coronariana são frequentes nos idosos, devendo ser rastreadas, já que podem se manifestar de forma atípica.
- Em presença de quadros clínicos agudos, a possibilidade de tromboembolia pulmonar, insuficiência cardíaca e síndrome coronariana devem ser consideradas e devidamente descartadas.

■ REFERÊNCIAS

1. Miranda RD, Perrotti TC, Bellinazzi VR, Nóbrega TM, Cendoroglo MS, Toniolo-Neto J. Hipertensão arterial no idoso: peculiaridades na fisiopatologia, diagnóstico e tratamento. Rev Bras Hipertens. 2002;9(3):293-300.
2. Masotti L, Ray P, Righini M, Le Gal G, Antonelli F, Landini G, et al. Pulmonary embolism in the elderly: a review on clinical, instrumental and laboratory presentation. Vasc Health Risk Manag. 2008;4(3):629-36.

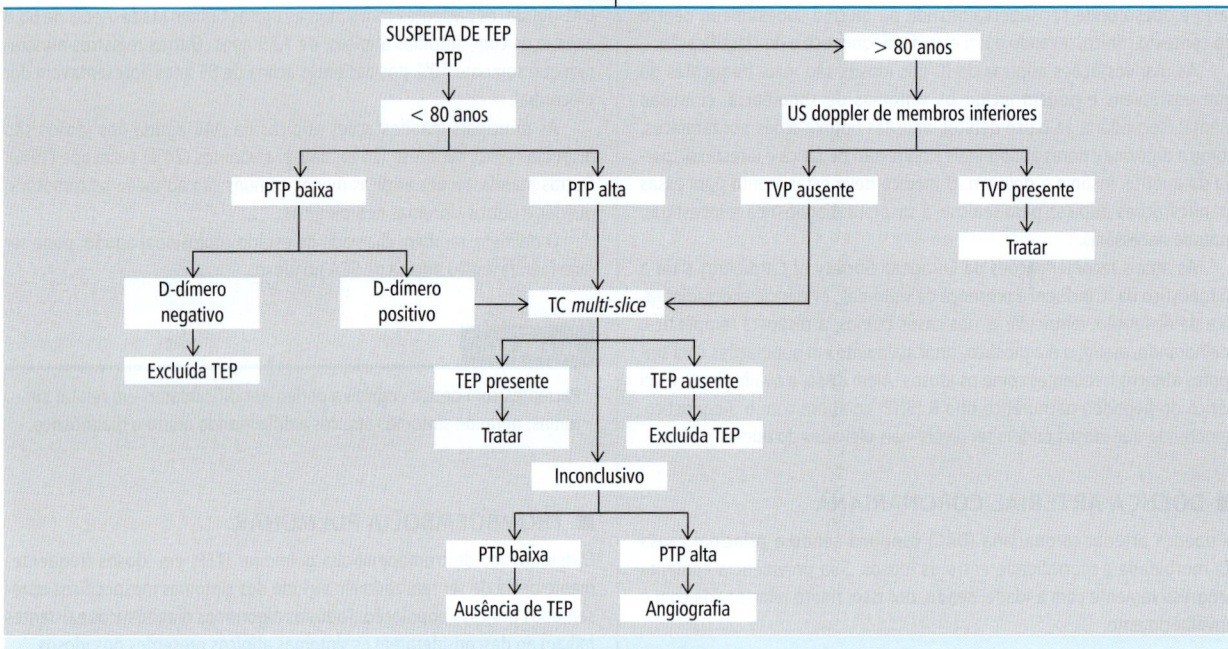

FIGURA 124.1 ■ Sugestão de diagnóstico de TEP em idosos com mais de 80 anos.

PTP: Probabilidade do pré-teste (Wells ou Genebra); TC: tomografia computadorizada; TVP: trombose venosa profunda; US: ultrassonografia.
Fonte: Massotti e colaboradores.[2]

■ LEITURAS SUGERIDAS

Alexander KP, Newby LK, Cannon CP, Armstrong PW, Gibler WB, Rich MW, et al. Acute coronary care in the elderly, part I: Non-ST-segment-elevation acute coronary syndromes: a scientific statement for healthcare professionals from the American Heart Association Council on Clinical Cardiology: in collaboration with the Society of Geriatric Cardiology. Circulation. 2007;115(19):2549-69.

Bocchi EA, Marcondes-Braga FG, Bacal F, Ferraz AS, Albuquerque D, Rodrigues DA, et al. Atualização da Diretriz Brasileira de Insuficiência Cardíaca Crônica – 2012. Arq Bras Cardiol. 2012;98(1 Suppl 1):1-33.

Gravina CF, Franken R, Wenger N, Freitas EV, Batlouni M, Rich M, et al. II Diretrizes em Cardiogeriatria da Sociedade Brasileira de Cardiologia. Arq Bras Cardiol. 2010;95(3 Suppl 2):e16-76.

125

DISTÚRBIOS DA COGNIÇÃO

■ MARIA BEATRIZ M. MACEDO MONTAÑO
■ LUIZ ROBERTO RAMOS

Comprometimento da memória e perdas cognitivas estão entre os problemas mais comuns trazidos pelo idoso ao médico. Com a idade, há menor prontidão da memória e diminuição da atenção, que muitas vezes são confundidas com perdas compatíveis com demência. Contudo, há aumento exponencial da incidência de processos demenciais com o envelhecimento. Aproximadamente 35 milhões de pessoas no mundo apresentaram o diagnóstico de algum tipo de demência em 2010, estima-se que em 2030 este número seja 65 milhões.

No transcorrer das investigações sobre queixas de alterações cognitivas em idosos aparentemente normais, tentou-se estabelecer critérios para o limite entre a normalidade e a demência. Em 2001, a American Academy of Neurology[1] definiu um estágio entre a normalidade e a demência, denominado comprometimento cognitivo leve (CCL) (Quadro 125.1).

QUADRO 125.1 ■ Critério que define comprometimento cognitivo leve
1 | Queixas de pessoas e membros da família com relação ao desempenho cognitivo do paciente ou queixas do próprio paciente
2 | Declínio em alguma área da cognição
3 | Mudança da função cognitiva normal
4 | Desempenho global nas atividades de vida diária preservado, porém aumento da dificuldade em algumas atividades
5 | Ausência de demência

Fonte: Petersen e colaboradores.[1]

O CCL caracteriza-se por maior déficit de memória ou de outra função cognitiva em relação ao esperado para a idade, com preservação da função cognitiva global e manutenção do desempenho nas atividades de vida diária (AVDs); por isso, não preenche os critérios para demência. O grupo de indivíduos com CCL, quando observados longitudinalmente, converte-se mais em doença de Alzheimer (DA) do que o grupo de normais, o que

DIAGNÓSTICO E TRATAMENTO

leva a crer que esse comprometimento é um importante fator de risco para essa doença. A prevalência de CCL e de seus subtipos varia amplamente entre 3 e 13% de pessoas acima de 65 anos, dependendo do critério e da população estudada (geral ou coorte).

■ DEMÊNCIA

O termo demência não se refere a uma única doença, mas à síndrome crônica, cuja característica principal é declínio das funções cognitivas, podendo ser acompanhado por mudanças no comportamento e na personalidade, prejudicando o desempenho psicossocial. O grau de incapacidade aumenta com o avanço do déficit cognitivo.

> **ATENÇÃO!**
>
> A demência é o maior problema de saúde pública entre os idosos na atualidade, tanto pela alta prevalência e também por ser causa de incapacidade e mortalidade.

Com o envelhecimento populacional, como o que se observa no Brasil, a demência assume proporções epidêmicas. Estima-se que está presente em 7% dos indivíduos acima de 65 anos e 30% dos indivíduos acima de 80 anos; abaixo dos 60 anos, a prevalência é muito baixa (0,5%). Esses dados não deixam dúvidas de que o avançar da idade é o fator de risco mais importante para demência.

O National Institute of Neurologic, Communicative Disorders and Stroke-Alzheimer Disease and Related Disorders Association (NINCDS-ADRDA)[2] revisou em 2011 o conceito de demência e fez a seguinte recomendação: o diagnóstico de demência é formulado quando há sintomas cognitivos e/ou comportamentais (neuropsiquiátricos) que envolvem no mínimo dois dos seguintes domínios:

a | habilidade prejudicada de adquirir e lembrar novas informações;
b | capacidade prejudicada de raciocinar, julgar e lidar com tarefas complexas;
c | déficit de habilidade visuoespacial;
d | funções de linguagem prejudicadas;
e | mudanças na personalidade e no comportamento, como depressão, apatia, diminuição dos interesses, comportamentos compulsivos ou obsessivos, comportamentos sociais inadequados, entre outras.

Diversos processos patológicos podem produzir a síndrome demencial, que pode ser classificada em dois grandes grupos, segundo sua etiologia:

- **demências irreversíveis**: doença de Alzheimer, demência vascular, demências frontotemporais, demência com corpúsculo de Lewy e demências subcorticais ou demência na doença de Parkinson; e
- **demências potencialmente reversíveis**: lesões cerebrais expansivas, hidrocefalia de pressão normal, hematoma subdural, doenças infecciosas (como neurossífilis), condições metabólicas (como alterações na glicemia), hipotiroidismo e deficiências vitamínicas (p. ex., vitamina B_{12}), além de transtornos psiquiátricos (entre eles, a depressão). As condições metabólicas e a depressão na maioria das vezes não são a única causa do quadro demencial, mas aparecem como comorbidades, agravando o déficit cognitivo.

A maioria dos estudos de prevalência de demência segundo sua etiologia demonstra que a DA é a causa mais frequente de demência irreversível – cerca de 50 a 70% do total das demências, acompanhada pela demência vascular (DV), cuja frequência está entre 10 e 20%.

DOENÇA DE ALZHEIMER

O diagnóstico de DA tem sido feito desde 1984 pelos critérios do NINCDS-ADRDA, que a dividem em provável, possível e definitiva.

Em 2011, a Academia Brasileira de Neurologia, por meio do Departamento de Neurologia Cognitiva e do Envelhecimento, sugeriu recomendações para o diagnóstico de DA, levando em conta recomendações recentes do NINCDS-ADRDA (Quadro 125.2).[2]

QUADRO 125.2 ■ Doença de Alzheimer: critérios clínicos centrais

1 | Demência da DA provável

Preenche critérios para a síndrome demencial e tem as seguintes características:
1.1 | Início insidioso: meses ou anos
1.2 | História clara ou observação de piora cognitiva
1.3 | Déficits cognitivos iniciais e mais proeminentes em uma das seguintes categorias:
- apresentação amnéstica com outro domínio afetado
- apresentação não amnéstica com dois ou mais domínios afetados (como linguagem; habilidade visuoespacial e função executiva)

1.4 | TC ou RM do crânio deve ser realizada para excluir outras possibilidades diagnósticas, como doença vascular cerebral
1.5 | O diagnóstico de demência da DA provável não deve ser aplicado quando houver:
- forte evidência da doença cerebrovascular
- características centrais de demência com corpos de Lewy (alucinações visuais, parkinsonismo e flutuação cognitiva)
- características proeminentes da variante comportamental da demência frontotemporal (hiperoralidade, hipersexualidade ou perseveração)
- características proeminentes da variante da afasia progressiva primária, variante semântica ou variante não fluente, com agramatismo importante
- evidência de outra doença concomitante e ativa, neurológica ou não, que pode ter efeito sobre a cognição

2 | Demência da DA possível
- Preenche critérios para a síndrome demencial e tem as seguintes características:
2.1 | Curso atípico
2.2 | Apresentação mista: tem evidência de outras etiologias conforme detalhado no item 1.5
2.3 | Detalhes de história insuficientes sobre instalação e evolução da doença

3 | Demência da DA definida
- Preenche critérios para DA, e exame neuropatológico demonstra a presença de patologia da DA

Fonte: Petersen e colaboradores.[2]

Os sintomas iniciais da DA passam quase que invariavelmente despercebidos, podendo se confundir com CCL. Apenas em fase menos precoce, quando começa a atrapalhar as AVDs de forma evidente, é que familiares e amigos passam a se dar conta do declínio cognitivo. Um bom interrogatório com o paciente e o acompanhante pode esclarecer a verdadeira história

> **ATENÇÃO!**
>
> A percepção dos próprios déficits está preservada nos estágios iniciais, desaparecendo com a evolução da DA, a qual é geralmente lenta e contínua, sendo a sobrevida bastante variável, já que o início não é bem definido.

Outros sintomas não cognitivos são: distúrbios do humor (depressão), delírios ou alucinações; agressividade; perambulação; desinibição sexual; distúrbios de sono e distúrbios de alimentação; entre outros. Os sintomas comportamentais, com exceção da depressão, aparecem geralmente na fase moderada da doença e são os que causam maior dificuldade de manejo pelos cuidadores, podendo ser causa de institucionalização. Em estágios mais avançados, há problemas em relação a autocuidados e incontinência urinária e fecal, além de transtorno motor, como parkinsonismo e convulsões.

DEMÊNCIA VASCULAR

A demência é chamada vascular (DV) quando a síndrome é causada por doenças cerebrovasculares. Muitos autores defendem que a DV é um grupo heterogêneo de doenças, com diferentes causas e um espectro mais amplo de dano cognitivo, por isso se criou uma denominação mais abrangente: comprometimento cognitivo vascular (CCV), que se refere a todas as formas de comprometimento leves a graves cerebrovasculares, como dano cognitivo relacionado a acidente vascular cerebral (AVC) ou múltiplos infartos corticais, subcorticais ou ambos. Alguns autores também incluem a categoria DA como CCV, que abrange pacientes com DA e evidência de dano vascular. É importante identificar pacientes em risco para a prevenção de CCV, na medida em que forem identificados fatores de risco modificáveis, como a hipertensão arterial sistêmica (HAS), risco mais proeminente, seguida pelo diabetes.

■ DIAGNÓSTICO

No Quadro 125.3, apresentam-se os passos para a investigação da queixa de falta de memória ou de um possível quadro demencial. Para o diagnóstico diferencial entre as etiologias das demências, é necessária a cuidadosa avaliação clínica e neuropsicológica, com auxílio de exames laboratoriais gerais e de imagem do cérebro. Esse diagnóstico se torna importante para a orientação terapêutica, orientação familiar e reabilitação cognitiva.

TRATAMENTO

Todos os medicamentos até o momento descritos com alguma eficácia para a demência não barram o processo que leva à degeneração neuronal, mas podem estabilizar ou lentificar a progressão do dano cognitivo.

Sabe-se que o déficit cognitivo da DA tem como base a deficiência do neurotransmissor acetilcolina. Por isso, as primeiras tentativas de tratamento da doença tinham como proposta aumentar a produção de acetilcolina pelos neurônios sobreviventes, por meio da suplementação de colina, que não se mostrou efetiva na melhora cognitiva.

O passo seguinte na terapêutica da DA foi a descoberta de inibidores da acetilcolinesterase (IAChE), enzima que degrada a acetilcolina liberada na sinapse. O objetivo foi aumentar a disponibilidade do neurotransmissor, otimizando a produção dos neurônios funcionantes. O primeiro fármaco disponibilizado no mercado como IAChE foi a tacrina, que mostrou efeitos adversos importantes, como a elevação de enzimas hepáticas. A segunda geração de IAChE (donepezila, rivastigmina e galantamina) mostrou ter menor toxicidade hepática e maior facilidade posológica.

A donepezila, de meia-vida mais longa, é administrada à noite em dose única diária, inicialmente 5 mg. Após quatro semanas, deve-se aumentar a dose para 10 mg/dia para maximizar o efeito. Essa substância tem forte interação medicamentosa com outros fármacos de metabolização hepática e o principal efeito colateral, pouco frequente, é a bradicardia.

A rivastigmina tem meia-vida mais curta e deve ser administrada em duas tomadas ao dia, iniciando-se com cápsulas de 1,5 mg após o café da manhã e jantar (3 mg/dia). A cada duas semanas, a dose deve ser aumentada em 1,5 mg por tomada, até dose máxima de 6 mg duas vezes ao dia.

QUADRO 125.3 ■ Investigação do quadro demencial	
ANAMNESE	**OBSERVAÇÕES**
Queixa e duração	Tempo de duração da queixa
Medicamentos em uso	▪ Listar todos os medicamentos ▪ Dar atenção a fármacos anticolinérgicos ▪ Verificar interações medicamentosas
Interrogatório dos diversos aparelhos	Maior atenção aos sistemas cardiovascular e neurológico
Antecedentes mórbidos pessoais, hábitos e vícios	Antecedentes de AVC, diabetes, HAS, depressão ou outros transtornos psiquiátricos, quedas, tabagismo e etilismo
Antecedentes familiares	Antecedentes de doenças cardiovasculares e demência
Avaliação funcional	Independência nas AVDs
Avaliação cognitiva	Minimental, lista de palavras (evolução e evocação), fluência verbal, teste do relógio
Escala de depressão	Escala de depressão geriátrica ou rastreamento de saúde mental
Escala de avaliação clínica de demência (CDR) (entrevistar o acompanhante ou cuidador)	Classificar o grau de desempenho cognitivo em: normal (CDR-0), questionável (CDR-0,5), demência leve (CDR-1), moderada (CDR-2) e grave (CDR-3)
Exame físico	Ênfase na avaliação cardiovascular e neurológica
Exames laboratoriais*	Hemograma + VHS, TSH, vitamina B_{12}, glicemia de jejum, cálcio + fósforo, Cr + eletrólitos, reação sorológica para sífilis, função hepática, perfil lipídico
Exames de imagem*	▪ Tomografia ou ressonância de crânio ▪ Exame de imagem funcional
Exames especiais (reservados para pesquisa, ver capítulo "Doença de Alzheimer e outras demências", na Parte 6)	No LCS, dosagem do peptídeo beta-amiloide e da fosfo-Tau; estudo genético

*Não há consenso sobre os exames subsidiários a solicitar, mas concordância que estes são indispensáveis.
Cr: creatinina; LCS: líquido cerebrospinal; VHS: velocidade de hemossedimentação; TSH: tirotrofina.

Estudos mostram que a rivastigmina, por inibir também a butirilcolinesterase (BuChE), pode ter benefícios adicionais em termos da lentificação da progressão da doença. A rivastigmina se apresenta também na forma de solução (2 mg/mL), administrada gradualmente duas vezes ao dia como as cápsulas; e de adesivos transdérmicos (5, 10 e 15 cm^2), colocados uma vez ao dia, iniciando-se com 5 cm^2 e aumentando-se, após quatro semanas, para 10 cm^2; se houver boa tolerância, pode-se chegar a 15 cm^2. Esse medicamento é metabolizado pela própria colinesterase, não tem metabolização hepática e seu metabólito inativo é excretado pelo rim. Seu principal efeito colateral é gastrintestinal.

Posteriormente, foi lançada a galantamina, que, além de inibir a acetilcolinesterase, exerce modulação alostérica nos receptores nicotínicos pós-sinápticos, potencializando, dessa forma, o efeito neurotransmissor. Deve ser tomada em uma dose diária, iniciando-se com 8 mg/dia, depois 16 mg e, posteriormente, pode-se chegar a 24 mg/dia. Porém, em insuficiência renal e hepática, a dose não deve ultrapassar 16 mg. O principal efeito colateral desta medicação, pouco frequente, é a arritmia cardíaca.

Os IAChE também podem ter algum benefício no tratamento de outras etiologias de demência irreversível, como na demência com corpúsculo de Lewy, na demência na doença de Parkinson e na DV.

A memantina, antagonista de receptor glutamatérgico, apareceu depois dos inibidores. Na DA, a estimulação desse receptor leva ao influxo de cálcio, que prejudica o sinal na sinapse, interferindo nos processos cognitivos. Além disso, o aumento de cálcio intracelular leva à toxicidade celular, causando degeneração e morte de neurônios corticais e subcorticais. A memantina se mostrou segura, bem tolerada e eficaz, sozinha ou em combinação com anticolinesterásicos, com os seguintes efeitos colaterais pouco frequentes: alucinações, agitação, tontura, cefaleia e sensação de cansaço. Foi aprovada pelo FDA para o tratamento da DA moderada e grave. A dose de manutenção preconizada é 10 mg duas vezes ao dia, iniciando-se com 5 mg uma vez ao dia, aumentando-se para 5 mg a cada semana e em duas tomadas, até atingir a dose de manutenção (10 mg duas vezes ao dia); atualmente existe apresentação de 20mg para a tomada de uma vez ao dia, observando que se deve chegar nesta dose gradativamente como anteriormente. Em caso de insuficiência renal, não se deve ultrapassar a dose de 5 mg duas vezes ao dia. Deve-se ter cautela com o uso da memantina em pacientes com epilepsia e sua associação com amantadina, amilorida e bloqueadores de receptores H2 (cimetidina e ranitidina). Esse medicamento também pode ser utilizado em outras demências, principalmente na demência frontotemporal.

Na última década, estudo multicêntrico[3] tem confirmado que a suplementação de nutrientes específicos promove a formação e a função adequada de sinapses, e possivelmente melhora distúrbios cognitivos de pacientes com CCL e demência leve. Estes nutrientes específicos são: ácido eicosapentaenoico (EPA), ácido docosa-hexaenoico (DHA), fosfolípides, colina, uridina, vitamina E, vitamina C, selênio, vitamina B12, vitamina B6 e ácido fólico, reunidos em um frasco que deve ser tomado diariamente.

Alterações no comportamento, como agitação, agressividade e outros sintomas psiquiátricos (delírios e alucinações), que aparecem mais frequentemente na fase moderada da demência, requerem medidas não farmacológicas ou comportamentais, o que deve ser orientado aos cuidadores. Porém, em algumas circunstâncias, apenas estas medidas não controlam os sintomas, havendo necessidade das medidas farmacológicas:

- para alterações de humor: os inibidores seletivos de recaptação da serotonina (ISRS), como sertralina, citalopram e escitalopram;
- para delírios e alucinações: os antipsicóticos atípicos de preferência, em doses baixas, como a quetiapina e a risperidona, pois apresentam menos efeitos extrapiramidais, apesar de seu uso a longo prazo poder provocar hiperprolactinemia, ganho de peso e hiperglicemia. A trazodona, um antidepressivo, também pode ser utilizada para os distúrbios de comportamento e sono, com boa eficácia e poucos efeitos colaterais.

O tratamento das alterações comportamentais deveria sempre levar em conta medidas comportamentais, assim como diversas estratégias não medicamentosas elaboradas de forma individualizada por equipe multiprofissional, como abordado no capítulo "Doença de Alzheimer e outras demências" (Parte 6).

ATENÇÃO!

Os benzodiazepínicos devem ser evitados para os pacientes dementados por piorarem o quadro demencial, sendo causa de *delirium*, maior risco de quedas, sedação e efeito paradoxal com maior agitação. É preciso lembrar que os transtornos de comportamento não controlados são a principal causa de institucionalização do paciente.

Na Tabela 125.1, apresenta-se um resumo das principais medicações utilizadas na DA com suas dosagens, indicações e efeitos adversos.

REVISÃO

- Toda queixa de memória merece investigação, já que esta pode fazer parte do comprometimento cognitivo leve ou da demência (maior problema de saúde pública entre os idosos).
- A demência é um diagnóstico clínico e síndrome crônica, o que a difere de *delirium* (estado confusional agudo).
- Para estabelecer a etiologia da demência, é necessária cuidadosa avaliação clínica e neuropsicológica, com exames laboratoriais e imagem. Esse diagnóstico etiológico é importante para a orientação terapêutica.
- A doença de Alzheimer é a causa mais frequente de demência, seu diagnóstico provável deve ser feito com a exclusão de outras doenças demenciantes.
- O tratamento da demência, apesar de não ser curativo, modifica o seu curso, na medida em que estabiliza os danos cognitivos e controla sintomas comportamentais, que são a causa principal da institucionalização do idoso.

■ REFERÊNCIAS

1. Petersen RC, Stevens JC, Ganguli M, Tangalos EG, Cummings JL, DeKosky ST. Practice parameter: early detection of dementia: mild cognitive impairment (an evidence-based review). Report of the Quality Standards Subcommittee of the American Academy of Neurology. Neurology. 2008;56(9):1133-42.
2. McKhann GM, Knopman DS, Chertkow H, Hyman BT, Jack CR Jr, Kawas CH, et al. The diagnosis of dementia due to Alzheimer's disease: recommendations from the National Institute on Aging-Alzheimer's Association workgroups on diagnostic guidelines for Alzheimer's disease. Alzheimers Dement. 2011;7(3):263-9.
3. Weiser MJ, Butt CM, Mohajeri MH. Docosahexaenoic Acid and Cognition throughout the Lifespan. Nutrients. 2016;8(2):99.

■ LEITURAS SUGERIDAS

Bottino CMC, Perroco TR, Pedro CMS. Tratamento da perda de memória e do déficit cognitivo. In Caixeta L, organizador. Doença de Alzheimer. Porto Alegre: Artmed; 2012. p. 393-406.

Frota NAF, Nitrini R, Damasceno BP, Forlenza O, Dias-Tosta E, Silva AB, et al. Critérios para o diagnóstico da doença de Alzheimer. Dement Neuropsychol. 2011;5(Suppl 1):5-10.

Schneider LS. Pharmacological treatment of alzheimer's disease. In: Hampel H, Carrillo MC, editors. Alzheimer's disease- modernizing concept, biological diagnosis and therapy. Basel: Karger; 2012. p. 122-167.

Montaño MB, Andreoni S, Ramos LR. Clinical Demetia Rating independently predicted conversion to dementia in a cohort of urban elderly in Brazil. Int Psychogeriatr. 2013;25(2):245-51.

Montaño MB, Ramos LR. Validade da versão em português da Clinical Dementia Rating. Rev Saude Publica. 2005;39(6):912-7.

TABELA 125.1 ■ Principais medicações utilizadas para DA

MEDICAMENTO	CLASSE	INDICAÇÃO	DOSE INICIAL	MANUTENÇÃO	EFEITOS COLATERAIS	COMENTÁRIOS
Donepezila	IAChE	Leve a moderada DA	5 mg à noite	10 mg, aumentar após 4 sem	Gastrintestinais, bradicardia e bloqueio cardíaco	A eficácia parece ser similar, mas dependerá da sensibilidade do paciente. Se o paciente for polimedicado, dar preferência à rivastigmina
Galantamina			8 mg com a refeição	16 mg após 4 sem (24 mg se tolerar após 16 mg)	Os mesmos acima	
Rivastigmina			1,5 mg com às refeições 2 x ao dia, se patch: 5 cm² a cada 24 horas	Aumentar a cada 2 sem 3 mg. Se patch: aumentar após 4 sem para 10 cm²	Os mesmos acima, mais sintomas gastrintestinais para cápsula e solução	
Memantina	Antagonista de receptor glutamatérgico	Moderada a grave DA	5 mg	A cada 2 sem, aumentar 5 mg, 2 x ao dia, até 10 mg 2 x ao dia ou 20mg 1 vez ao dia	Tonturas, confusão, sonolência e alucinação	Pode ser utilizada com IAChE e, com cautela, poderia ser benéfico para agitação
Olanzapina	Antipsicótico Neuroléptico Atípico	Delírios e alucinações	2,5 mg	2,5-5 mg	Sedação mais com quetiapina prolongamento de QT, sintomas extrapiramidais	Se os sintomas de delírios e alucinações são discretos, tratar com IAChE ou memantina; se acentuados, utilizar neurolépticos, com atenção aos efeitos adversos
Risperidona			0,5 mg	0,5-1 mg		
Quetiapina			12,5-25 mg	25-150 mg		
Escitalopram			5 mg	10-15 mg		
Citalopram	Antidepressivo	Depressão e agitação, podendo ser com insônia	10-20 mg	20-40 mg	Agitação, tremor, anorexia, náusea, sonolência	Muito raramente pode ocorrer síndrome serotoninérgica
Sertralina			25-50 mg	50 mg-100 mg		
Trazodona			25-50 mg	50-200 mg, podendo ser dividido em duas doses		

126

SÍNDROME DO DESEQUILÍBRIO E QUEDAS

■ TIAGO DA SILVA ALEXANDRE
■ JULIANA MARIA GAZZOLA

A queda, o principal desfecho negativo da síndrome do desequilíbrio ou instabilidade postural, é um problema que atinge de 30 a 35% da população idosa. Aproximadamente 10 a 15% das quedas resultam em fraturas de fêmur, coluna ou rádio, luxações e traumas encefálicos. Essas complicações aumentam o risco de declínio da saúde, a institucionalização prematura e o óbito. Até mesmo as quedas que não acarretam risco de vida e lesões trazem prejuízos à saúde do idoso, pois o medo de cair pode resultar em isolamento social e restrição nas atividades cotidianas, culminando em incapacidade física e mental.

A síndrome do desequilíbrio é um fenômeno multifatorial, e seus principais desencadeadores, isolados ou em conjunto, com efeito na função sensório-motora são:
- senescência;
- condições agudas ou crônicas;
- efeitos de medicamentos;
- interação medicamentosa;
- fatores ambientais.

ATENÇÃO!

A síndrome do desequilíbrio é multifatorial. Tanto a senescência quanto as condições clínicas agudas e crônicas, o uso de alguns medicamentos e a interação medicamentosa podem ser causadores da instabilidade postural, aumentando o risco de quedas em idosos.

A função sensório-motora, que visa a manter o centro de gravidade dentro da base de suporte e permite a manutenção da postura antigravitária, a estabilidade para a execução das tarefas cotidianas e as respostas motoras corretivas e antecipatórias às perturbações do equilíbrio corporal, é influenciada pela senescência, que modifica, estruturalmente, o sistema visual, somatossensorial e vestibular, assim como o SNC e o sistema musculoesquelético.

No sistema visual, ocorrem diminuição da acuidade e do campo visual e prejuízo na habilidade de percepção de profundidade e contornos, na velocidade de adaptação ao escuro, além de um aumento do limiar de percepção luminosa. Essas alterações prejudicam a habilidade desse sistema de prover informações ao SNC quanto ao ambiente em que haverá o movimento, assim como à orientação espacial de verticalidade e horizontalidade dos objetos dispostos nesse ambiente.

No sistema somatossensorial, há aumento da espessura e rigidez da cápsula articular, diminuição no número de fibras intrafusais no músculo estriado esquelético (principalmente nos mais distais), atrofia axonal e diminuição de fibras mielinizadas e não mielinizadas dos diversos tipos de células sensoriais, redução no número de receptores sensoriais (corpúsculos de Pacini, Merkel e Meissner), além de declínio na velocidade de condução nervosa e na habilidade de discriminação sensorial. Todas essas modificações comprometem a capacidade desse sistema de prover informações ao SNC sobre o posicionamento do corpo em relação à base de suporte e do posicionamento e aos movimentos dos segmentos corporais uns em relação aos outros.

No sistema vestibular, ocorrem redução na quantidade e na qualidade das células ciliadas e fibras nervosas, aumento do atrito das fibras nervosas do nervo vestibular, perda seletiva da densidade das fibras de mielina e redução da velocidade de condução do estímulo elétrico no nervo vestibular, dificultando a obtenção acurada de informações sobre o eixo da gravidade, sobre a posição e os movimentos cefálicos em relação à gravidade e sobre a inércia por meio de medidas de aceleração angular e linear da cabeça.

No SNC, a redução do número de neurônios e de mielina axonal diminui a velocidade de condução dos impulsos nervosos aferentes e eferentes, reduzindo sua capacidade adaptativa de, ao obter informações não acuradas de um dos sistemas sensoriais, utilizar informações alternativas provenientes de um segundo ou terceiro sistema sensorial para planejar os movimentos corporais, prejudicando, assim, a organização sensorial, essencial para a manutenção do equilíbrio.

No sistema musculoesquelético, há atrofia de fibras musculares, mais intensa nas do tipo IIb (fibras de contração rápida), substituição de fibras musculares por gordura e tecido conectivo, redução na capacidade de reinervação das fibras de contração rápida, consequentemente, sarcopenia e dinapenia.

As condições agudas e crônicas capazes de gerar desequilíbrio e queda podem ter origem:

- **cardiovascular**, como hipotensão postural, crises hipertensivas, arritmias cardíacas, doença arterial coronariana (DAC), insuficiência cardíaca congestiva (ICC), insuficiência vertebrobasilar e hipersensibilidade do seio carotídeo;
- **endocrinometabólica**, como hipo e hiperglicemia, hipo e hipertiroidismo e distúrbios hidreletrolíticos;
- **neurológica**, como AVC e suas sequelas, ataque isquêmico transitório (AIT), hematoma subdural, *delirium*, depressão, quadros demenciais, doença de Parkinson, neuropatias periféricas, hidrocefalia de pressão normal e esclerose lateral amiotrófica (ELA);
- **osteoarticular**, como osteoartrite e, consequentemente, a dor e também, osteometabólica, como a osteoporose;
- **muscular,** como a sarcopenia, a dinapenia, a obesidade sarcopênica, a obesidade dinapênica, a diminuição da potência muscular e o prejuízo na qualidade muscular (razão entre força muscular por unidade de massa muscular);
- **pulmonar**, como a embolia pulmonar (EP) e a doença pulmonar obstrutiva crônica (DPOC);
- **visual**, como catarata, glaucoma, degeneração macular relacionada à idade e as retinopatias relacionadas ao diabetes e à hipertensão;
- **vestibular**, como a labirintopatia metabólica, vertigem posicional paroxística benigna, labirintopatia vestibular e a doença de Ménière.

Medicamentos como digoxina, fármacos pertencentes à classe Ia de antiarrítmicos, diuréticos, benzodiazepínicos, antidepressivos tricíclicos, antiepilépticos, antipisicóticos, antiparkinsonianos, opioides, espasmolíticos urológicos e inibidores seletivos de recaptação da serotonina (ISRS) – assim como interações medicamentosas – são fatores capazes de afetar o equilíbrio e aumentar o risco da ocorrência de quedas.

ATENÇÃO!

Os fatores de risco ambientais são quaisquer objetos ou circunstâncias no ambiente que aumentem o risco de um indivíduo cair. Tais fatores podem estar presentes em ambientes domésticos ou públicos.

■ QUADRO CLÍNICO

As manifestações clínicas são distintas e dependem da causa ou do conjunto de causas que levam à instabilidade postural. As primeiras evidências de desequilíbrio advindas da senescência ou da ação de condições agudas ou crônicas só podem ser detectadas com a análise da oscilação postural – um pequeno desvio constante na posição do centro de massa. O controle da oscilação postural envolve contínua atividade muscular, principalmente da musculatura, que atua nos quadris, joelhos e tornozelos, em resposta às informações sensoriais integradas. Em idosos e indivíduos com déficits sensoriais, as oscilações posturais aumentam ântero-posteriormente, mas são mais acentuadas látero-lateralmente, sugerindo que o controle do equilíbrio no plano lateral é precocemente afetado.

As alterações no equilíbrio látero-lateral geram, progressivamente, impactos na deambulação. Primeiro, prejudicam a habilidade de permanecer em apoio unipodal, atividade essencial tanto para a qualidade quanto para a duração da fase de apoio simples da marcha. Reduções da velocidade de contração e da geração de força em músculos que atuam nas articulações de membros inferiores contribuem para tais alterações, pois reduzem a capacidade da produção de torque em tempo hábil de corrigir as instabilidades posturais durante a fase da marcha.

Ao reduzir o tempo de apoio simples, automaticamente, há um aumento da fase de apoio duplo da marcha, cujo objetivo será garantir maior estabilidade e menor variação do centro de gravidade dentro da base de sustentação, dado que as respostas motoras para explorar os limites de estabilidade são menos eficientes. À medida que a fase de apoio duplo aumenta, o comprimento e a velocidade do passo são reduzidos. Dessa forma, há redução da mobilidade com aumento do risco de cair.

Essas alterações evidenciam a fraqueza muscular e os distúrbios de equilíbrio e de marcha como as principais manifestações clínicas consideradas fatores de risco para ocorrência de quedas, depois da história prévia de queda, concebida como padrão-ouro para identificar instabilidade postural em idosos.

As reações rápidas e apropriadas são outros fatores essenciais para manter o equilíbrio e evitar a queda quando há ameaças à estabilidade postural. Em geral, oscilações do centro de gravidade, além dos limites da base de sustentação, são corrigidas por estratégias motoras conhecidas como estratégias reativas de equilíbrio. A rápida sucessão de estratégias cujo objetivo é preservar a estabilidade corporal é iniciada com a "estratégia de tornozelo", um plano motor caracterizado pela ativação da musculatura do tronco e da articulação do tornozelo. Quando a perturbação é muito severa ou a estratégia de tornozelo não é eficiente o suficiente, um segundo plano motor é a "estratégia do passo" com movimentos na articulação do tornozelo, joelho, quadril e tronco que permitem ao sujeito um ou mais passos para aumentar a base de suporte. Se essas atividades motoras falham na preservação da estabilidade, os membros superiores desempenham um papel importante, buscando algum apoio para o corpo em desequilíbrio ou preparando a reação de proteção no intuito de limitar as consequências traumáticas da queda, quando esta não pode ser evitada.

Essa habilidade também é reduzida à medida que a idade avança e evidenciada durante perturbações da postura em pé, em marcha ou em tarefas que envolvam, simultaneamente, demandas cognitivas e motoras e, principalmente, quando ocorrem fatores desestabilizadores, como um obstáculo súbito ou o tropeço. Dessa forma, estratégias mais complexas são solicitadas para a manutenção da estabilidade postural, e as correções das oscilações do centro de gravidade podem requerer múltiplos passos antes de o equilíbrio ser recuperado, o que demonstra menor habilidade na integração sensoriomotora no intuito de estabelecer apropriado comprimento e direção do passo para recuperar o equilíbrio. A lentidão na ativação de músculos mais distais, com reversão na sequência normal de ativação muscular de distal para proximal, a diminuição da acuidade sensorial, o atraso no processamento central, a pobre geração de força nas articulações por conta da fraqueza muscular, o aumento da rigidez articular e a latência nas respostas musculares contribuem para tais alterações.

Diferentemente do quadro clínico senescente, queixas de desequilíbrio associadas a síncope, tontura, fraqueza, fadiga, lentidão cognitiva, visão turva e cefaleia podem estar associadas à hipotensão ortostática, bem como a presença de palpitação, síncope, pré-síncope e dor precordial podem ser sinais de arritmias cardíacas. A sensação de tontura rotatória ou não rotatória relacionada à posição da cabeça ou a movimentos do corpo pode indicar presença de distúrbios vestibulares. Dessa forma, as diversas condições clínicas que interferem no equilíbrio e podem culminar em queda merecem investigação e tratamento clínico específico.

O *guideline* para prevenção de quedas das Sociedades Americana e Britânica de Geriatria, revisado recentemente, propõe um algoritmo no intuito de identificar idosos da comunidade em risco iminente de cair e que devem ser encaminhados para intervenção multifatorial ou multidimensional (Figura 126.1).

■ DIAGNÓSTICO

Para idosos com queixa de desequilíbrio corporal e história/risco de quedas, faz-se necessária uma avaliação fisioterápica do controle do equilíbrio corporal para determinar um diagnóstico clínico-funcional mais preciso, a fim de subsidiar uma intervenção terapêutica mais adequada e eficaz, de acordo com os déficits físico-funcionais e os potenciais dos pacientes.

A avaliação integral dos sistemas envolvidos no controle do equilíbrio corporal visa à identificação precisa das causas do desequilíbrio corporal, como possíveis restrições biomecânicas, neuromusculares e cognitivas; avaliação do alinhamento postural, dos limites de estabilidade, dos sistemas sensoriais (visual, vestibular e somatossensorial), da integração sensorial, do controle das estratégias motoras, das fases da marcha, da necessidade de uso de dispositivos de auxílio à marcha e da capacidade

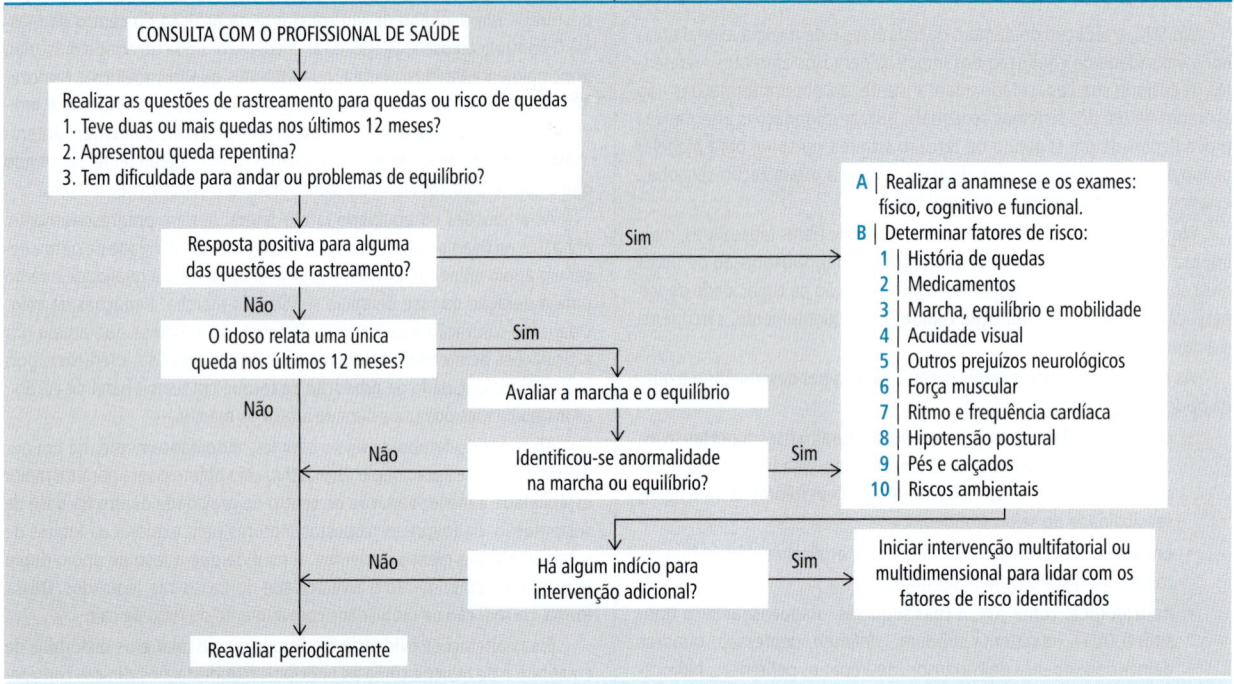

FIGURA 126.1 ■ Algoritmo para a avaliação do risco de quedas em idosos da comunidade.

Fonte: Adaptada de Panel on Prevention of Falls in Older Persons e American Geriatrics Society and British Geriatrics Society.[1]

funcional; e rastreamento na identificação de pacientes que apresentam risco para quedas.

Os elementos da avaliação do idoso com síndrome do desequilíbrio corporal incluem:

1 | **anamnese clínica:** queixa principal, comorbidades, medicamentos, presença de dor, presença de hipotensão ortostática e prática de atividade física;

2 | **alinhamento postural e amplitude de movimento:** avaliação convencional e por meio de software para avaliação postural, como o SAPO e a biofotogrametria computadorizada;

3 | **sensibilidade:** proprioceptiva, tátil, térmica e profunda;

4 | **avaliação visual:** a avaliação da acuidade visual pode ser realizada por meio da tabela direcional de E ou Snellen e/ou avaliação subjetiva da visão (péssima/ruim, boa ou excelente);

5 | **avaliação vestibular e da audição:** presença de tonturas (rotatória e/ou não rotatória), tempo de início, tipo, duração e periodicidade da tontura, escala visual analógica (EVA) de tontura, sintomas otoneurológicos e associados, posições que desencadeiam a tontura, e avaliação subjetiva da audição (péssima/ruim, boa ou excelente);

6 | **coordenação motora:** pode ser avaliada por meio das provas index-nariz, index-orelha e calcanhar-joelho e teste tíbia-calcâneo;

7 | **força muscular manual:** membros inferiores e superiores e tronco;

8 | **equilíbrio corporal funcional:** simula as demandas envolvidas no controle do equilíbrio corporal, podendo apontar disfunções e risco de quedas de forma simples e de baixo custo. Os testes/instrumentos utilizados são: Timed Up and Go Test (TUGT); Dynamic Gait Índex (DGI); Functional Reach (FR); Berg Balance Scale (BBS); e, recentemente, o BESTest. Os idosos que realizam o TUGT em um tempo maior do que 12,47 segundos apresentam maior risco para quedas. Uma pontuação de 19 ou menos no DGI foi associada a quedas em idosos. Uma pontuação de 45 ou menos da BBS é preditora de quedas em idosos. Deslocamentos inferiores a 16,36 cm no FR indicam risco de quedas;

9 | **estratégias sensoriais para o equilíbrio corporal:** são aplicados testes que manipulam as entradas sensoriais, mudanças na superfície de apoio e redução da base de sustentação. Podem ser utilizados os testes de Romberg, posição Tandem ou de Romberg sensibilizado, Unipedal Stance e/ou Clinical Test of Sensory Interaction and Balance. Em cada posição, avalia-se a duração de tempo e observa-se a quantidade de oscilação e estratégias desenvolvidas para a manutenção do equilíbrio corporal;

10 | **estratégias reativas para o equilíbrio corporal:** Reactive Balance Strategy;

11 | **posturografia computadorizada estática e dinâmica:** os exames laboratoriais são mais complexos e fornecem resultados mais apurados, porém com maior custo financeiro. Atualmente, vários modelos de posturografia estática e dinâmica estão disponíveis no mercado, como o aparelho Equitest®, Biodex Balance System®, Smart Balance Master® e Balance Rehabilitation Unit®, entre outros;

12 | **marcha:** mensurar velocidade, tamanho do passo, cadência, postura, avaliar a marcha normal, com um pé na frente do outro e ao movimentar a cabeça em rotação e flexoextensão, em uma distância predeterminada de 3 a 5 metros; avaliar o equilíbrio corporal ao subir e descer escadas e rampas;

13 | **capacidade funcional:** a avaliação de capacidade/incapacidade é útil para mensurar o estado de saúde dos idosos por ter impacto relevante na vida cotidiana, sendo que os instrumentos de medida abordam marcha e equilíbrio corporal. Os instrumentos predominantes mais utilizados em geriatria são Brazilian OARS Multidimensional Functional Assessment Questionnaire (BOMFAQ), índice de Katz, escala de Barthel e escala de Lawton e Brody e medida de independência funcional;

14 | **avaliação cognitiva:** a cognição tem fundamental importância na execução de tarefas do cotidiano; quando ocorrem disfunções cognitivas, tarefas simples e complexas têm sua realização prejudicada ou incapacitada. O Mini-Mental State Exam é um teste de rastreamento amplamente utilizado para rastrear casos com suspeita de déficit cognitivo;

15 | **avaliação ambiental:** tem suma importância a avaliação da capacidade funcional do idoso e dos riscos de quedas na presença de riscos ambientais, em ambiente domiciliar e comportamento de risco. O Home Environment Survey avalia o risco de quedas no domicílio de idosos;

16 | **inquérito de quedas:** medo de quedas, histórico de quedas, consequências (leves/severas), restrição das atividades e suas causas, local da queda, iluminação do ambiente, atividade desenvolvida no momento da queda e circunstâncias da queda.

■ TRATAMENTO

INTERVENÇÃO

A reabilitação do equilíbrio corporal exerce papel importante na recuperação de idosos com histórico e/ou risco de quedas. Existem diversas opções terapêuticas e recursos materiais, que podem ser utilizados isoladamente ou em associação, na dependência das deficiências apresentadas pelo paciente à avaliação.

Os objetivos da intervenção são melhorar a distribuição de peso e o alinhamento corporal, a estabilidade dentro da base de suporte, o uso das informações sensoriais, as estratégias antecipatórias e compensatórias, o processamento cognitivo, estimular aspectos perceptuais, a força e a flexibilidade muscular, bem como oferecer treino de marcha e aumentar o limite de estabilidade e a própria estabilidade durante as atividades funcionais, por meio de modificações dos contextos ambientais. Portanto, os exercícios podem ser elaborados com a combinação de diversas variáveis.

Os exercícios são do tipo estático e dinâmico. Na postura sentada, estimula-se o controle de tronco, em solo estável e sobre a bola. A progressão dos exercícios em relação à base de suporte em ortostatismo é gradativa e deve respeitar a adaptação e as características intrínsecas do paciente: normal, pés unidos, posição de passo, Tandem, pé apoiado em um degrau e apoio unipodal. Para melhorar a distribuição de peso e alinhamento corporal, sugerem-se o uso de step, balança e espelho e exercícios de imagem corporal.

As informações visuais, por exemplo, podem ser facilmente manipuladas em situação normal, utilizando óculos embaçante, óculos com privação da visão periférica, lanterna japonesa, movimentação do cenário e oclusão visual.

Situações de conflitos somatossensoriais devem ser estimuladas na reabilitação do equilíbrio corporal por meio de diversos recursos fisioterapêuticos (almofada de espuma, plataforma móvel, giroplanos, balanço proprioceptivo, prancha de equilíbrio ântero-posterior e látero-lateral, superfícies de diferentes densidades). Os solos instáveis geram conflitos cinestésicos, e, ao serem associados à redução da base de suporte ou manipulação das informações visuais, são necessárias novas adaptações posturais.

Na presença de distúrbios vestibulares, são utilizados os protocolos de reabilitação vestibular que incluem: exercícios de Cawthorne e Cooksey; exercícios para incrementar a adaptação vestibular e a interação vestibulovisual; exercícios para aumentar a estabilização da postura estática e dinâmica e do campo visual (substituição sensorial); estimulações optovestibulares; exercícios para a estimulação do reflexo vestibulocular (RVO) horizontal e vertical de Davis e O'leary; protocolo da Associazione Otologi Ospedalieri Italiani, entre outros.

Portanto, as perturbações dos estímulos visuais, vestibulares e somatossensoriais devem ser combinadas, para melhorar a organização sensorial, e podem ser realizadas com diferentes tamanhos de base de suporte associados à rotação de cabeça, tronco e membros superiores. Sugere-se a permanência razoável nas condições sensoriais que ocasionam conflitos.

- **Treino de marcha:** modificar as condições ambientais (grama, carpete, entre outras) e sensoriais (manipulação visual, somatossensorial, movimentos cefálicos), tamanho e variação do passo, velocidade da marcha e os aspectos cognitivos e perceptuais.
- **Treino funcional:** simular tarefas cotidianas, como carregar objetos de diferentes tamanhos e pesos, transferências posturais, por exemplo sentar e levantar, andar ao redor de um círculo (arco), contornando dois obstáculos (cones de trânsito), marcha com diferentes instruções do terapeuta.
- **Estimulação das estratégias reativas de equilíbrio corporal:** treino das estratégias reativas de tornozelo, quadril, tronco e passo; a plataforma móvel e o balanço proprioceptivo podem ser utilizados como recursos. Na progressão, é possível manipular as informações sensoriais.
- **Exercícios de mobilidade, flexibilidade e fortalecimento muscular:** para um bom equilíbrio, é necessário que o idoso tenha força muscular e amplitudes de movimentos suficientes para que as estratégias de controle motor possam ocorrer de forma eficaz. O maior risco de um idoso sofrer quedas está associado à fraqueza muscular de abdominais, do abdutor do quadril, extensor do joelho, flexor do joelho e dorsiflexores do tornozelo. É preciso enfatizar ganho de amplitude de movimento em tornozelo, cervical e tronco.

Os exercícios também devem ser associados à demanda cognitiva (p. ex., conversar com o terapeuta, fazer conta e evocar categorias semânticas), com o objetivo de integrar atividade motora e cognitiva (dupla tarefa).

O equilíbrio corporal é altamente flexível e adaptativo, sendo necessárias várias repetições dos exercícios para o aprendizado. Cabe ao fisioterapeuta ser bastante criativo e mesclar os diversos recursos dentro dos circuitos de treinamento.

Recentemente, a reabilitação por realidade virtual tem sido um método inovador e eficiente na reabilitação dos distúrbios do equilíbrio corporal e na elaboração de programas de prevenção de quedas. O Balance Rehabilitation Unit®, constituído por um emissor de imagens virtuais (óculos 3D) que recria as situações que causam tontura ou vertigem e desequilíbrio corporal, visa a alcançar a adaptação de respostas posturais. Os Jogos de Treinamento Postural (Postural Training Game) por Biorretroalimentação (Biofeedback), também disponíveis na BRU®, podem ser utilizados na reabilitação para promover organização sensorial e aperfeiçoar as estratégias de equilíbrio corporal e coordenação motora, de forma lúdica e interativa. Têm sido usados de forma crescente nos sistemas de jogos de vídeo de realidade virtual em reabilitação, como o Nintendo Wii, que abordam os movimentos físicos, o equilíbrio, a coordenação e o desempenho cognitivo. A efetividade da reabilitação vestibular por realidade virtual foi demonstrada em vários estudos.

A prescrição de dispositivo de auxílio à marcha, se necessário, visa à locomoção segura e à melhora do equilíbrio corporal, por meio de mais um estímulo perceptual e melhor distribuição da descarga de peso; entretanto, não há evidências quanto à sua utilização isolada e os benefícios são alcançados apenas em abordagens multifatoriais. Há necessidade de treinamento e orientação profissional para o uso.

Após a queda, o tempo de permanência no chão, devido à inabilidade para se levantar, está associado à alta mortalidade, complicações físicas, desidratação e hipotermia. Portanto, faz-se necessário o treinamento do idoso para se levantar.

Os exercícios são ensinados e praticados na clínica, e o paciente é orientado a repeti-los no domicílio, de preferência duas vezes ao dia, até a melhora funcional. Em média, as sessões são realizadas por três meses, a depender do grau do déficit de equilíbrio corporal; aumenta-se o número de sessões para caidores recorrentes e que, em muitos casos, necessitam de acompanhamento contínuo na tentativa de manter e/ou evitar a piora funcional de doenças crônico-degenerativas.

O terapeuta também pode orientar o paciente à prática de caminhada para prevenir o descondicionamento físico e auxiliar o processo de reabilitação.

Além da abordagem terapêutica, a adaptação ambiental é fundamental para um ambiente seguro. Os idosos e/ou seus cuidadores devem ser orientados em relação a eliminar ou minimizar riscos ambientais, como manter os ambientes iluminados ou instalar sensores de presença, manter luminária na cabeceira da cama, retirar tapetes dos cômodos ou fixar antiderrapante, não encerar o piso da casa, manter ambientes com menor número de objetos, retirar objetos soltos (fios, brinquedos) e ter cuidado com animais domésticos para deixar espaço livre no caminho, instalar corrimão bilateral, colocar faixa antiderrapante nos degraus da escada e nos banheiros, fixar barras de apoio ao lado do vaso sanitário e do box, entre outros cuidados. Por fim, devem ser orientados em relação a comportamentos de risco (evitar levantar-se rapidamente da cama ou virar-se, subir em banquinhos ou escadas, uso de chinelo e sandália aberta e não andar de meias pela casa). Ressaltam-se os cuidados com os pés e a preferência de uso de tênis ou sapato fechado.

REVISÃO

- A síndrome do desequilíbrio é multifatorial, e suas manifestações clínicas são distintas e dependentes da causa ou do conjunto de causas que levam à instabilidade postural.
- A ocorrência da queda, a fraqueza muscular e os distúrbios de equilíbrio e de marcha são as principais manifestações da síndrome do desequilíbrio em idosos.
- Visando ao treinamento e/ou compensação dos componentes do controle postural, propõem-se a reabilitação, a partir dos déficits identificados por avaliação dos sistemas, a investigação funcional do equilíbrio corporal do idoso e orientações para prevenção de quedas.

■ REFERÊNCIA

1. Panel on prevention of falls in older persons, American Geriatrics Society and British Geriatrics Society. Summary of the updated American Geriatrics Society/British Geriatrics Society clinical practice guideline for prevention of falls in older persons. J Am Geriatr Soc. 2011;59(1):148-57.

■ LEITURAS SUGERIDAS

Scott D, Daly RM, Sanders KM, Ebeling PR. Falls and fracture risk in sarcopenia and dynapenia with and without obesity: the role of lifestyle interventions. Curr Osteoporos Rep. 2015;13(4):235-44.

Scott D, Hayes A, Sanders KM, Aitken D, Ebeling PR, Jones G. Operational definitions of sarcopenia and their association with 5-year changes in falls risk in community-dwelling middle-aged and older adults. Osteoporos Int. 2014;25:187-93.

Sherrington C, Whitney JC, Stephen LR, Herbert RD, Cumming RG, Close JCT. Effective exercise for the prevention of falls: a systematic review and meta-analysis. J Am Geriatr Soc. 2008;56(12):2234-43.

127

SÍNDROME DOLOROSA

- ALANA SANTOS
- FANIA CRISTINA SANTOS
- GUILHERME LIASU CHERPAK

Existem 3 diferentes tipos de síndromes dolorosas quando se fala em dor persistente: nociceptiva (a mais frequente, ocorre por um excesso de nocicepção), neuropática (por lesão direta ou disfunção das vias somatossensoriais) e disfuncional (controversa, pois se apresenta sem lesão anatômica relacionada à dor (p.ex., fibromialgia, colo irritável e alguns tipos de cefaleia).[1] Ainda, podem coexistir mais de um tipo de dor; "síndrome de dor mista" (p.ex., dor no câncer), quando dois mecanismos distintos causam uma dor.

As características dos indivíduos com dor devem ser conhecidas, sendo também importante reconhecer quaisquer impactos da dor na função física, psicossocial ou, ainda, em outros aspectos da qualidade de vida: a partir disso, poderão ser estabelecidas estratégias de tratamentos adequadas para pacientes idosos.

■ AVALIAÇÃO DA DOR

Não há qualquer marcador biológico disponível, até o presente momento, para indicar a presença ou o grau da dor. Sua autoavaliação é um dos indicadores mais confiáveis da sua existência e intensidade. Importantes informações deveriam ser incluídas na avaliação da dor:[1]

- Características propedêuticas da dor: localização, início, irradiação ou distribuição, duração, extensão, intensidade, qualidade, temporalidade, fatores desencadeantes, fatores atenuantes ou agravantes e sintomas associados.
- Questionamentos sobre patologias preexistentes ou traumas prévios, assim como os medicamentos utilizados.
- Averiguações de interferência da dor em atividades cotidianas e instrumentais.
- Aspectos psicoafetivos do paciente e seus familiares (depressão, raiva, etc.).
- Interpretações da dor pelo paciente e quais expectativas quanto ao problema e seu tratamento, pois a dor é influenciada por fatores culturais, étnicos, espirituais, sociais e familiares.
- Aspectos comportamentais perante os familiares e o seu meio.

Como parte dessa abordagem, também o exame físico deve ser realizado: inspeção (pesquisa de posição antálgica, deformidade, desalinhamento, atrofia, distúrbio de marcha); palpação no local da dor (esclarece pontos de inflamação, espasmo muscular, gatilho, etc.); sensibilidade (déficit sensorial, hiperalgesia); força (fraqueza muscular); reflexo (hiper ou hiporreflexia); entre outros.

Exames subsidiários pertinentes devem ser considerados no estabelecimento de diagnóstico definitivo, sempre que possível.

■ MENSURAÇÃO DA DOR

Vários instrumentos têm sido propostos com o objetivo de capturar os aspectos quantitativos da dor, além daqueles qualitativos, mas, infelizmente, nenhum tem aceitação universal. Ferramentas ideais na abordagem da dor devem identificá-la, além de avaliá-la com o tratamento, com passar do tempo.

DIAGNÓSTICO E TRATAMENTO

Não dispomos, ainda hoje, de um instrumento-padrão único e exclusivo para o idoso, livre de vieses e de erros, mas há ferramentas importantes:

- **Unidimensionais:** simples para a avaliação da intensidade da dor, mostram-se fidedignos e viáveis em idosos saudáveis. As escalas de descritores numéricos, verbais ou visuais quantificam a dimensão sensorial da dor. A escala de descrição verbal de dor (ausente, leve, moderada, intensa, insuportável) e a escala numérica-verbal são consideradas as melhores para os idosos.
- **Multidimensionais:** aspectos da experiência dolorosa, além da intensidade, são muito importantes, e, dentre esses, a qualidade, a duração e o seu impacto na esfera psicoafetiva – ou seja, aspectos relacionados às respostas motivacional, cognitiva e afetiva da dor. Os instrumentos multidimensionais recomendados para idosos no nosso meio são:[1]

a | **Questionário McGill de dor:** Pimenta e colaboradores[2] traduziram e adaptaram-no para o Brasil, e o mesmo, também, já foi validado em idosos. Pacientes com problemas de comunicação, sendo até algum déficit sensorial, como auditivo e visual, têm muitas dificuldades em completá-lo.

b | **Questionário de dor no idoso (Geriatric Pain Measure):** é instrumento de fácil aplicabilidade e compreensão para uso na população idosa. Permite avaliar o impacto da dor na funcionalidade e qualidade de vida nos idosos. No Brasil, já foi traduzido e adaptado transculturalmente, bem como também validado.[3] É considerado de fácil e rápida aplicabilidade.

AVALIAÇÃO E MENSURAÇÃO DA DOR NO IDOSO DEMENCIADO E/OU COM DIFICULDADE DE COMUNICAÇÃO

A avaliação da dor nesses idosos é tarefa complexa. Sobre avaliação da dor em idosos com demência severa, baseando-se em critérios de aplicabilidade, validade e homogeneidade, têm-se que PAINAD, PACSLAC, DOLOPLUS 2 e ECPA foram as avaliações que tiveram as melhores qualidades psicométricas. Considerando-se a sensibilidade e utilidade clínica, a PACSLAC e a DOLOPLUS 2 demonstraram ser as mais apropriadas para idosos com demência severa.[1]

No Brasil, apenas alguns instrumentos encontram-se disponíveis:

Checklist de Avaliação de Dor no Idoso com Habilidade Limitada para a Comunicação (PACSLAC)

Primeiro a ser traduzido e adaptado transculturalmente no nosso meio. Já teve as propriedades psicométricas estudadas, e sua validade foi considerada adequada.[4]

Pain Assessment in Advanced Dementia Scale (PAINAD)

Traduzido e validado. Demonstrou heterogeneidade de propriedades psicométricas. É útil na avaliação diária da dor.

IADIC (Instrumento de Avaliação da Dor em Idosos Confusos)

O instrumento original denominado PATCOA já foi traduzido e adaptado transculturalmente. Apresentou fidedignidade e estabilidade em uma amostra de idosos confusos em pós-operatório imediato no seu processo de validação.

NOPPAIN (Instrumento de Avaliação da Dor em Paciente Não Comunicativo)

Apenas traduzido e adaptado transculturalmente.

■ TRATAMENTO DA DOR

Com o objetivo de proporcionar um melhor atendimento ao idoso, é importante que o profissional tenha em mente as principais estratégias de tratamentos nas síndromes dolorosas.

ABORDAGEM NÃO FARMACOLÓGICA

Quando combinado com a abordagem farmacológica permite maior sucesso terapêutico, e ainda, uma redução no número de medicações utilizadas e, consequentemente, redução nas reações adversas. Destacam-se a intervenção educativa ou psicoeducativa, a terapia física (compressas frias e quentes que facilmente podem ser utilizadas no domicílio), fisioterapia (termoterapia superficial ou profunda, massagem, cinesioterapia, eletroterapia, etc.), terapia cognitivo-comportamental (TCC), acupuntura, terapia ocupacional, entre outras.[1] O autogerenciamento da dor (AGD) é uma modalidade interessante para o idoso, através do reconhecimento e mudanças em crenças a respeito da dor, ensinando estratégias de como lidar com ela e como aumentar cada vez mais o uso dessas estratégias no dia a dia.[1]

Objetiva melhorar o controle sobre a dor; maximizando a independência e a autonomia; promovendo o bem-estar emocional e a capacidade adaptativa; mantendo a atividade e o papel ocupacional, e oferecendo apoio e orientação familiar/cuidador.

ABORDAGEM FARMACOLÓGICA

Valoriza-se atualmente, e muito, a "terapia multimodal na dor" (associação de várias substâncias analgésicas com ações diferentes, sinérgicas e aditivas, em doses individuais menores), pois proporciona melhor analgesia e menor efeito adverso. Serão enfatizadas as terapêuticas nas dores nociceptiva e neuropática.

Dor nociceptiva

A Organização Mundial da Saúde (OMS)[5] propõe uma escala analgésica de 3 degraus como base da terapêutica analgésica: no 1º degrau (dor leve) encontram-se os analgésicos não opioides; no 2º degrau (dor moderada) encontram-se os analgésicos opioides fracos; e no 3º degrau (dor forte) encontram-se os opioides fortes. As medicações adjuvantes devem estar presentes em todos os degraus, e recomenda-se subir a escada na dor crônica e descê-la na dor aguda. Um 4º degrau também é recomendado no caso de dor refratária, e neste encontram-se os bloqueios (nervosos, venosos), as neuroablações e as cirurgias funcionais.

> **ATENÇÃO!**
>
> Devido às alterações fisiológicas associadas ao envelhecimento e às mudanças farmacocinéticas e farmacodinâmicas dos fármacos, os idosos estão sob maior risco de complicações com a terapêutica analgésica farmacológica.

QUADRO 127.1 ■ Escada analgésica da OMS

DEGRAUS	FÁRMACOS
1º	Analgésicos/anti-inflamatórios + adjuvantes
2º	Analgésicos/anti-inflamatórios + adjuvantes + opioides fracos
3º	Analgésicos/anti-inflamatórios + adjuvantes + opioides fortes

Fonte: World Health Organization.[5]

Analgésicos não opioides

São fármacos de 1ª linha e não apresentam efeito teto (acima de determinada dose não há maior efeito analgésico). Quando em associação com um opioide, o efeito dose-excedente pode ser verificado (*dose-sparing-effect*), traduzindo-se por menores doses e melhores controles analgésicos.

- **Analgésicos não anti-inflamatórios:** destacam-se 1) dipirona (via oral, retal, intramuscular e endovenosa na dose de 500-1000 mg, 4-6x/dia), cujos efeitos adversos mais frequentes são a alergia e discrasia sanguínea; e 2) paracetamol (via oral na dose de 500-750 mg, 3-4x/dia), que tem sido recomendado numa dosagem mais baixa que antigamente (agora, máximo 2 g/dia pelo risco de toxicidade hepática). Pode ser citado, ainda, o viminol, um analgésico simples de ação não totalmente esclarecida.
- **Anti-inflamatórios:** devem ser evitados nos idosos, pois seus efeitos adversos, além de frequentes, são muito danosos nesses indivíduos. Entre os efeitos destacam-se os gastrintestinais (dispepsia, esofagite, gastrite, diarreia, úlcera péptica), renais (retenção hídrica, insuficiência renal aguda, nefrite intersticial aguda, acidose tubular), hematológicos (discrasia), cardiovasculares (hipertensão arterial, risco de trombose) e nervosos (irritabilidade, sonolência, confusão mental). Para menores riscos gastrintestinais, os anti-inflamatórios não hormonal (AINHs) seletivos no bloqueio da COX-2 (seletivos na síntese de prostaglandinas indutíveis e com menor intervenção nas prostaglandinas fisiológicas) podem ser utilizados. Contudo, a escolha pode ser por um AINH tradicional ("não COX-2 seletivo") associado a inibidor da bomba de prótons (IBP), bloqueador H2 ou antiácido, que da mesma forma minimizam os efeitos deletérios no trato digestório. Ainda, visando-se a minimizar os efeitos adversos dos AINHs, aqueles de uso tópico podem ser utilizados se a dor for localizada e ocorrer em pequena área.

Sobre os AINHs COX-2 seletivos e não seletivos, conclui-se atualmente que os primeiros se associam a um moderado risco cardiovascular (infarto do miocárdio, acidente vascular cerebral [AVC] ou morte vascular). A classe COX-2 seletiva reduz a produção de prostaglandina endotelial (PGI2; potente vasodilatação) sem interferir na produção plaquetária de TXA2 (vasoconstrição/agregação plaquetária), que é mediada pela COX-1, aumentando os riscos tromboembólicos. Essa mesma metanálise demonstrou, também, que riscos tromboembólicos aumentados foram associados ao uso de 2 AINHs tradicionais quando em altas doses – o ibuprofeno e o diclofenaco –, fato não verificado com a utilização do naproxeno. Ainda, demonstraram que o ibuprofeno, quando associado ao AAS, interfere na ação deste, com redução na inibição da COX-1 plaquetária – comprometendo, portanto, a sua prevenção aterotrombótica ao AAS.

Outro tipo de anti-inflamatório, o hormonal (AIH), deve ser reservado para os casos de dor relacionadas a lesões tumorais ósseas e de partes moles. Os mais utilizados são a dexametasona (2-4 mg, 4x/dia), a prednisona (0,5-1 mg/kg, 1x/dia) e o deflazacort (7,5-60 mg, 1x/dia). Os AIHs devem ser reservados para as infiltrações articulares, periarticulares.

Analgésicos opioides

Recomendados na dor de intensidade moderada à grave, são classificados em fracos e fortes. Disponíveis nas formas oral, retal, sublingual, transdérmica, intramuscular, endovenosa, subcutânea, peridural, intratecal e intra-articular.

Dentre os opioides fracos destacam-se a codeína, o propoxifeno e o tramadol. A codeína possui 1/10 da ação da morfina, tem forte ação obstipante, está disponível na forma oral e tem efeito teto na dose de 360 mg/dia. O tramadol apresenta ação analgésica mediada por receptores opioides e, também, por inibição da recaptação de serotonina nas vias inibitórias de dor, assim, apresenta certa ação moduladora no SNC. É mais nauseante e menos obstipante que a codeína e pode ser útil na dor neuropática.

Os opioides fortes devem ser iniciados quando as analgesias obtidas não forem adequadas nos casos de dores crônicas. Além da morfina (agonista puro), destacam-se no nosso meio meperidina (agonista), oxicodona (agonista), metadona (agonista), fentanil (agonista), nalbufina (agonista-antagonista) e buprenorfina (agonista parcial).

A meperidina é contraindicada no idoso por apresentar metabólito tóxico. A morfina é considerada eficaz, barata e segura, e sua dose inicial é de 5 a 10 mg, em média, a cada 3-4 horas. Sua titulação e suspensão devem ocorrer de forma gradual, e o limite de sua dose deve ser aquela que alivia por completo a dor ou que causa efeito colateral intolerável, portanto, é desprovida de efeito-teto. A oxicodona possui ação maior que morfina (1,5 a 2x) e está disponível na forma oral e liberação prolongada (12-12 horas). A metadona apresenta meia-vida longa, podendo durar até 5 dias, e está disponível nas formas oral e injetável. Portanto, tem potencial de acúmulo no organismo, mas se bem manuseada, é uma ótima opção em idosos do nosso meio, pois tem baixo custo, apresenta segurança em nefropatia (eliminação hepática) e é uma alternativa em caso de intolerância ou anafilaxia a outros opioides, além de poder causar prolongamento de QT e arritmias. O fentanil (100 x mais potente do que a morfina) pode ser administrado por via intramuscular, endovenosa e transdérmica, e nesse último caso, podendo ser utilizado a cada 72 horas. A buprenorfina está disponível na forma transdérmica e com duração de 7 dias, assim, uma opção terapêutica interessante em idosos.

ATENÇÃO!

A associação de um analgésico simples e/ou adjuvante a um fármaco opioide possibilita a redução de dose desse último, e assim, menores riscos de efeitos colaterais.

Os principais eventos adversos relacionados aos opioides são náusea/vômito (necessitando, às vezes, de antieméticos), prurido (controlado com anti-histamínicos), sedação (geralmente nos primeiros dias, mas podendo persistir) e constipação (laxativo deve ser prescrito desde o início, pois não há tolerância a esse efeito); assim, podem ser utilizados o docusato de sódio 100 mg 2x ao dia, senne 2 tabletes 1x ao deitar, ou um agente osmótico como a lactulona 30 mL/dia, o óleo mineral, ou macrogol 1 sachê 1x ao dia.

Adjuvantes

Maximizam a eficácia terapêutica na dor, sendo usados para aumentar a eficácia analgésica (anticonvulsivantes e antidepressivos), para controlar os efeitos adversos dos analgésicos (laxativos e antieméticos) e para controlar os sintomas que contribuem para a dor (antidepressivos, neurolépticos, etc.).[1]

- **Antidepressivos:** as principais classes são as dos tricíclicos (ADT) e dos inibidores de recaptação de serotonina e norepinefrina (IRSN) (agentes duais). Os ISRS apresentam evidências mais fracas na dor. Inicia-se com dose baixa e aumenta-se a depender da necessidade. Seus efeitos colaterais estão relacionados principalmente à ação anticolinérgica e adrenérgica, além de outras ações no sistema nervoso central (SNC). Os ADTs são contraindicados nos cardiopatas com bloqueio de condução e no glaucoma de ângulo fechado.
- **Neurolépticos:** modulam a dor por meio de bloqueio aos receptores dopaminérgicos e por meio da sua atuação na dimensão afetiva. Além disso, podem potencializar os antidepressivos por aumentarem a sua biodisponibilidade. Os mais estudados são aqueles de 1° geração: haloperidol (5-25 mg/dia), clorpromazina (25 mg/dia), tioridazida (10-25 mg/dia) e pimozida (1-2 mg/dia). Também podem ser utilizados os neurolépticos atípicos (olanzapina, risperidona e quetiapina). Existe o risco de efeito extrapiramidal e anticolinérgico com esta classe de adjuvante.
- **Miorrelaxantes:** utilizados principalmente na dor musculoesquelética, destacam-se o tiocolchicoside a tizanidina, o carisoprodol, a ciclobenzaprina e o baclofeno (os 3 últimos, contudo, apresentam maiores riscos nos idosos: sedação, efeito anticolinérgico, etc.). O baclofeno, além de miorrelaxante, é um antineurálgico.
- **Anticonvulsivantes:** principalmente na dor neuropática (periférica ou central) ou mista, atuando através de supressão de circuito hiperativo da medula e do córtex cerebral e de bloqueio na condução nervosa periférica. Mas também nas dores de múltiplos sítios de caráter nociceptivo, misto ou neuropático, e nas dores refratárias aos tratamentos convencionais. Os mais utilizados são a gabapentina e a pregabalina. A carbamazepina, a lamotrigina e o ácido valproico também podem ser utilizados, mas com mais ressalvas. Os principais efeitos colaterais são a sonolência nos primeiros dias de uso e, às vezes, lentidão de raciocínio, lapsos de memória e edema de membros inferiores.
- **Outros agentes:** a cafeína (50 mg 3x/dia) pode ser uma boa opção quando associada ao paracetamol. A calcitonina (*spray* nasal ou injeção subcutânea, na dose de 200 U/dia e 100 U/dia, repectivamente) e o bisfosfonato melhoram a dor decorrente de lesão óssea. A capsaicina tópica (0,025% e 0,075%, 3-6x/dia) depleta substância P nas terminações nervosas, sendo indicada na osteoartrite de joelho e mãos, e na neuropatia periférica. A lidocaína bloqueia os canais de sódio voltagem-dependente, podendo aliviar a dor neuropática quando utilizada na forma de gel a 5% ou *patch*; ainda, pode ser utilizada no bloqueio venoso simpático e na infiltração de zona "gatilho" (ponto capaz de originar impulso doloroso nas síndromes miofasciais).

Algumas vitaminas têm sido descritas, e as mesmas devem ser consideradas por serem seguras e de baixos custos no nosso meio. São essas a vitamina D, cuja deficiência associa-se a maior prevalência de dor crônica, principalmente em mulheres, e cuja suplementação beneficia algumas dores neuropática e musculoesquelética; e as vitaminas do complexo B (B1, B6 e B12), que apresentam efeito analgésico em algumas síndromes dolorosas neuropática e nociceptiva.[6]

Dor neuropática

Recentemente se propôs um algoritmo simples e com base em evidências para guiar a terapêutica da dor neuropática.[7] Neste, os ADT, os gabapentinoides (gabapentina e pregabalina), e os AD duais os fármacos considerados de 1ª linha (o tramadol e outros opioides de 2ª linha; os canabinoides de 3ª linha; e a lidocaína, metadona, lamotrigina, lacosamida, tapentadol e a toxina botulínica de 4ª linha).

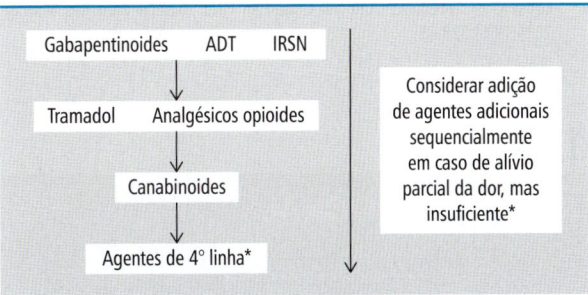

FIGURA 127.1 ■ Algoritmo no manejo farmacológico da dor neuropática.

*Lidocaína tópica (2° linha na neuralgia pós-herpética), metadona, lamotrigina, lacosamida, tapentadol, toxina botulínica.
Fonte: Moulin e colaboradores.[7]

Limitadas evidências de estudos randomizados controlados apoiam a terapia combinada na dor neuropática. Sua terapêutica deve ser sempre individualizada (os opioides por exemplo, podem ser considerados de 1º linha na dor intratável ou na dor neuropática oncológica. Na neuralgia do trigêmeo, a carbamazepina ou oxcarbazepina já mostraram melhores resultados.

Os pontos-chave nas síndromes dolorosas em idosos são avaliar a dor, mensurá-la e tratá-la com base nas melhores evidências de eficácia e segurança. A terapêutica analgésica deve ser multimodal, as reavaliações devem ser frequentes e a melhor aceitabilidade e o menor custo devem considerados também.

REVISÃO

- As síndromes dolorosas crônicas podem ser de quatro tipos: nociceptiva, neuropática, mista e disfuncional.
- O marcador mais confiável, até o momento, para evidenciar/mensurar dor é a autoavaliação. Existem instrumentos para a avaliação da dor no idoso: unidimensional – que avalia intensidade, qualidade (principalmente, escala de descrição verbal e numérica verbal); e multidimensional (no nosso meio, Questionário de Dor no Idoso (GPM), Questionário de McGill, Diário da Dor, entre outros). Para idosos com dificuldade de comunicação (demência), utilizam-se instrumentos específicos (PACSLAC-P e PAINAD-P).
- Entre os tratamentos de dor no idoso, existem os não farmacológicos e os farmacológicos. A terapia multimodal da dor deve ser sempre implementada.

■ REFERÊNCIAS

1. Santos FC, Souza PMR. Força-tarefa na dor em idosos. São Paulo: Moreira Jr; 2011.
2. Pimenta CAM, Teixeira MJ. Questionário de dor McGill: proposta de adaptação para a língua portuguesa. Rev Esc Enf USP. 1996;30(3):473-83.
3. Motta TS, Gambaro RC, Santos FC. Mensuração da dor em idosos: avaliação das propriedades psicométricas da versão em português do Geriatric Pain Measure. Rev Dor. 2015;16(2):136-41.
4. Thé KB, Gazoni F, Cherpak GL, Lorenzet IC, Santos LA, Nardes EM, et al. Avaliação de dor em idosos demenciados em uma instituição de longa permanência. Einstein. 2016;14(2):152-7.
5. World Health Organization. Cancer pain relief and palliative care: report of a WHO expert committee. Geneva: Switzerland: WHO; 1990. p. 1-75.
6. Gazoni FM, Malezan WR, Santos FC. O uso de vitaminas do complexo B em terapêutica analgésica. Rev Dor. 2016;17(1):52-6.
7. Moulin D, Boulanger A, Clark AJ, Clarke H, Dao T, Finley GA, et al. Pharmacological management of chronic neuropathic pain: revised consensus statement from the Canadian Pain Society. Pain Res Manag. 2014;19(6):328-35.

128

RISCO NUTRICIONAL

■ MYRIAN NAJAS
■ CLARICE CAVALERO NEBULONI

O idoso, por suas múltiplas peculiaridades, deve ser avaliado de maneira ampla e interdisciplinar.

A identificação do risco nutricional – e, consequentemente, do seu estado nutricional – evita que se tratem as alterações nutricionais como parte do processo normal do envelhecimento. Portanto, a avaliação nutricional é um componente importante da AGA.

A obesidade e a desnutrição são distúrbios que coexistem nos tempos atuais, e, associadas à perda de massa muscular, tornam-se os dois maiores problemas da nutrição na atualidade. Idosos vivendo na comunidade apresentam maior ocorrência de obesidade, e os hospitalizados e institucionalizados, maior de desnutrição, o que está fortemente relacionado às maiores taxas de mortalidade e retardo na reabilitação gerontológica.

A obesidade é uma forma comum de distúrbio nutricional nos primeiros anos da velhice; diminui com a idade e é menos frequente em pessoas com mais de 75 anos. É um importante fator de risco associado a infarto agudo do miocárdio (IAM), acidente vascular cerebral (AVC), hipertensão arterial, dislipidemias, diabetes tipo 2 e ao aumento da mortalidade. A prevalência de excesso de peso na população adulta brasileira aumentou de 43,2%, em 2006, para 51,0%, em 2012, e a obesidade, de 11,6 a 17,4%. O aumento ocorreu nos dois sexos, em todas as faixas etárias e em todos os níveis de escolaridade.

As necessidades nutricionais do idoso são influenciadas por inúmeros fatores, entre eles: estado geral de saúde; alterações na capacidade de mastigar, digerir, absorver e utilizar os nutrientes; modificações no sistema endócrino e alterações no estado emocional e na saúde mental. Dessa forma, os cuidados com a alimentação do idoso incluem primordialmente manter o estado nutricional do indivíduo preservando quantidades adequadas de massa magra e de tecido gorduroso.

■ QUADRO CLÍNICO

Durante o processo de envelhecimento, a taxa metabólica basal diminui e a quantidade de massa magra corpórea é reduzida. Combinadas com a redução na atividade física, essas mudanças podem resultar em diminuição das necessidades energéticas e aumento do tecido adiposo, corroborando com a obesidade sarcopênica nesta faixa etária.

Hoje, a associação entre obesidade, caracterizada pelo excesso de gordura corporal (subcutânea ou visceral), e sarcopenia, definida como a perda de massa muscular esquelética e funcionalidade, é responsável por uma pior sobrevida para o idoso quando comparada com outras condições nutricionais.

A sarcopenia é descrita não somente como a perda de massa muscular, mas também como a perda de força e de *performance* física. É um processo progressivo e lento, caracterizado por uma redução da massa muscular de 3 a 8% por década após os 30 anos. Sua prevalência é estimada por alguns autores em 30% entre os idosos com 60 anos ou mais, chegando a atingir até 50% naqueles com mais de 80 anos.

Os possíveis fatores que influenciam na sarcopenia são idade, alteração na secreção de tecidos e/ou capacidade de resposta aos fatores hormonais, alteração no padrão de ingestão alimentar, alteração no metabolismo das proteínas e atrofia por desuso. Deve-se considerar também a atrofia seletiva de fibras musculares tipo II (contração rápida), que tem impacto na perda de qualidade muscular, na massa e na força.

Há um crescente reconhecimento das graves consequências que essa disfunção ou condição clínica tem para a saúde da população idosa, seja pela associação com as altas taxas de morbidade/mortalidade, seja pelo significativo impacto nos custos da saúde. A magnitude do problema de saúde pública que a sarcopenia representa no processo de envelhecimento ainda não está bem estabelecida, merecendo um número cada vez maior de estudos em todo o mundo.

Em idosos, a obesidade associa-se a uma menor capacidade funcional, que está estreitamente relacionada à fragilidade, além de ser uma forte indutora do estado pró-inflamatório que também tem sido associado com a fragilidade e a sarcopenia. Entretanto, o desconhecimento, da maioria dos profissionais que trabalham com o envelhecimento, a respeito da associação dessas duas condições clínicas, bem como os critérios que definem de maneira adequada a sarcopenia e a obesidade sarcopênica para a população brasileira, é o grande desafio para os pesquisadores dessa área.

Neste capítulo, será apresentada a avaliação de risco nutricional, da sarcopenia e as condutas nutricionais especificamente para a obesidade sarcopênica, utilizando-se como bases para o tratamento o plano alimentar com controles de gorduras e álcool e o aumento de proteínas e fibras dietéticas.

■ DIAGNÓSTICO

AVALIAÇÃO DE RISCO NUTRICIONAL

Para a identificação de risco nutricional em idosos e da sua complexidade de uma forma simples e aplicável, um instrumento bastante utilizado é a miniavaliação nutricional, um método desenvolvido e validado para a população idosa e recomendado pela Associação Internacional de Geriatria e Gerontologia (IAGG) e pela Academia Internacional de Nutrição e Envelhecimento (IANA).[1] Consiste em um questionário dividido em quatro domínios: avaliação antropométrica (IMC, circunferência do braço, circunferência da panturrilha e perda de peso); avaliação global (perguntas relacionadas com o modo de vida, medicação, mobilidade e problemas psicológicos); avaliação dietética (perguntas relativas ao número de refeições, ingestão de alimentos e líquidos e autonomia na alimentação); e autoavaliação (a autopercepção da saúde e da condição nutricional). A interpretação diagnóstica é baseada no escore total, MAN < 17 desnutrição, MAN 17-23,5 risco nutricional e MAN > 24 eutrofia.

A MAN não exige uma equipe especializada para sua aplicação, podendo ser realizada por todo profissional treinado.

A sensibilidade desta escala é de 96%, a especificidade, 98% e o valor prognóstico para desnutrição, 97% (considerando o estado clínico como referência).

SARCOPENIA: COMO AVALIAR

O grupo de Trabalho Europeu sobre Sarcopenia em idosos em seu consenso publicado em 2010 recomenda utilizar para o diagnóstico de Sarcopenia a baixa massa muscular associada à baixa função muscular (força ou *performance* física) (Figura 128.1).[2]

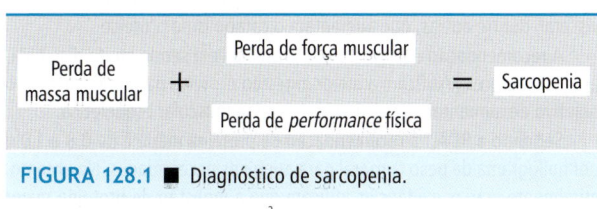

FIGURA 128.1 ■ Diagnóstico de sarcopenia.

Fonte: Cruz-Jentoft e colaboradores.[2]

A inclusão dos critérios força e *performance* física na definição e no diagnóstico da sarcopenia reafirma a complexidade desta síndrome e associa o diagnóstico às consequências clínicas.

Como avaliar a força muscular

A avaliação da força é feita a partir da medida da força de preensão palmar e utiliza-se o aparelho Hydraulic Hand Dinamometrer. Os pontos de corte sugeridos para a baixa quantidade de força muscular na prática clínica são: **Homem: < 30 kg** e **Mulher: < 20 kg**.

Como avaliar a quantidade de massa muscular

Não existe até o momento uma definição clara de como avaliar a quantidade de massa muscular. Os dois métodos mais utilizados e descritos na literatura são a bioimpedância (BIA) e a densitometria de corpo total (DEXA). Com os dois métodos, é possível obter o índice de massa muscular esquelética (IMME) e, assim, definir a quantidade de músculo por metro quadrado de superfície corporal.[3]

Com o dado de resistência obtido com a realização da BIA, pode-se calcular, por meio da fórmula de Janssen (Quadro 128.1), a massa muscular esquelética (MME) e, posteriormente, definir o IMME a partir da quantidade de músculo por metro quadrado de superfície corporal.

QUADRO 128.1 ■ Fórmula de Janssen para calcular o IMME pela BIA

$$MME (kg) = [(Altura^2/R \times 0,401) + (Sexo \times 3,825) + (idade \times -0,071)] + 5,102$$

Onde: R = resistência; Sexo: H= 1 e M=0; Idade em anos, Estatura em cm.

$$IMME (kg/m^2) = MME/Estatura^2$$

Pontos de corte que podem sugerir a sarcopenia pelo método da BIA

Homens	Mulheres
Sarcopenia:	Sarcopenia:
Grave: ≤ 8,50 kg/m²	Grave ≤ 5,75 kg/m²
Moderada 8,51-10,75 kg/m²	Moderada 5,76-6,75 kg/m²
Músculo normal ≥ 10,76 kg/m²	Músculo normal ≥ 6,76 kg/m²

Fonte: Janssen e colaboradores.[3]

Quando se utiliza a DEXA, a determinação da quantidade de massa muscular esqueletica é mais direta e soma-se a massa muscular em gramas dos braços e pernas, como mostra o Quadro 128.2.

QUADRO 128.2 ■ Fórmula de determinação da quantidade de massa muscular esquelética pela DEXA

$$IMME = \frac{\text{soma da massa muscular dos braços + pernas divididas pela}}{\text{estatura em metros ao quadrado}}$$

Pontos de corte que sugerem sarcopenia pelo método da DEXA

Homens	Mulheres
IMME ≤ 7,23 kg/m²	IMME ≤ 5,67 kg/m².

Fonte: Newman e colaboradores.

Para a avaliação da *performance* física, podem ser utilizados: teste de velocidade de marcha, teste de sentar e levantar da cadeira ou um teste mais completo, como o Short Physical Performance Battery (SPPB), que consiste em testes que avaliam, por meio de escore de tempo, o equilíbrio, a velocidade da marcha e a força nos membros inferiores.

ATUALIZAÇÃO TERAPÊUTICA

■ TRATAMENTO

PLANO ALIMENTAR

No plano alimentar da obesidade sarcopênica, deve-se considerar a qualidade e a quantidade das gorduras, fibras, álcool e alimentos que interferem no metabolismo do colesterol sanguíneo, adequação proteica e exercício físico. Esse plano visa tanto ao controle do acúmulo de gordura subcutânea quanto visceral, objetivando a prevenção primária da obesidade, onde há a ausência de doença aterosclerótica diagnosticada, quanto à secundária, realizada naqueles pacientes com doença aterosclerótica estabelecida e considerados pacientes de altíssimo risco.

Colesterol dietético

Possui um menor efeito sobre o colesterol sanguíneo, quando comparado à gordura saturada. O estabelecimento de uma relação entre a ingestão de colesterol e o aumento do nível sanguíneo é dificultado por existirem indivíduos que são hiporresponsivos e hiper-responsivos à dieta.

Gorduras saturadas

Os ácidos graxos saturados elevam o colesterol sanguíneo por inibirem a remoção plasmática das partículas de LDL-C. A gordura saturada permite maior entrada de colesterol nas partículas de LDL. A ingestão deste tipo de gordura é a principal causa alimentar de elevação do colesterol do plasma.

Para diminuir o consumo das gorduras saturadas, deve-se evitar a gordura das carnes vermelhas, pele de aves, polpa de coco, óleo de coco no preparo dos alimentos, biscoitos amanteigados, frios, embutidos, sorvetes cremosos, banha, bacon, azeite de dendê, laticínios integrais, queijos gordurosos, embutidos (salsicha, linguiça), entre outros.

Ácidos graxos poli-insaturados (ômega-3, ômega-6 e ômega-9)

Os ácidos graxos poli-insaturados são representados pela série ômega-3 (alfalinolênico, eicosapentaenoico-EPA e docosa-hexaenoico-DHA), ômega-6 (linoleico e araquidônico), ômega-9 (oleico). O ácido linoleico é essencial e é o precursor dos demais ácidos graxos poli-insaturados da série ômega-6, sendo fontes alimentares: todos os óleos vegetais como milho, soja, etc. A substituição dos ácidos graxos saturados por poli-insaturados reduz o colesterol total e o LDL-C plasmáticos, mas possuem o inconveniente de baixar também os níveis plasmáticos de HDL-C e de induzir maior oxidação lipídica. Portanto, é preciso cuidado com a distribuição dessas gorduras na dieta.

Os ácidos graxos monoinsaturados (ômega-9 – ácido oleico) reduzem igualmente o colesterol, sem diminuir o HDL-C e provocar oxidação lipídica. Suas principais fontes dietéticas são: óleo de oliva e óleo de canola, azeitona, abacate e oleaginosas (castanhas, nozes, amêndoas). A introdução desses alimentos na dieta deve estar de acordo com o valor calórico prescrito para a perda de peso, já que possuem 9 calorias por grama, elevando assim o valor calórico e reduzindo o efeito térmico da dieta.

Ácidos graxos transisométricos

Os ácidos graxos transisométricos (TRANS) são sintetizados durante o processo de hidrogenação dos óleos vegetais na produção de margarinas. Pela semelhança estrutural com a gordura saturada, a gordura trans também provoca elevação do colesterol no sangue, com uma desvantagem maior de elevar o LDL-C e reduzir o HDL-C. Outras fontes importantes de gordura trans são: óleos e gorduras hidrogenadas, e as gorduras industriais presentes em sorvetes, chocolates, pães recheados, molhos para salada, maionese, cremes para sobremesas e óleos para fritura industrial. Esta é, sem dúvida, a maior dificuldade para a orientação dietética, uma vez que esses alimentos estão presentes na maior parte das preparações dietéticas e fazem parte do hábito alimentar dos idosos.

Álcool

O efeito cardioprotetor do álcool é parcialmente atribuído à sua capacidade de elevar a concentração de HDL-C, e ao seu efeito sobre a hemostasia, reduzindo o fibrinogênio e inibindo a agregação plaquetária. A recomendação diária é de duas doses para homens e uma para as mulheres, considerando como dose 350 mL de cerveja, 30 mL de bebidas destiladas e 100 mL de vinho. Mas deve-se considerar aqui a concentração de gordura visceral causada pelo consumo de álcool, elevando os riscos para as doenças cardiovasculares. Assim, o consumo de álcool deve ser desestimulado.

Fibras

A ação das fibras solúveis no controle do colesterol se dá pela retenção de água, solubilidade aparente, capacidade de ligação e degradação. O farelo de aveia é o alimento mais rico em fibras solúveis e com maior capacidade de diminuir o colesterol sanguíneo. É proveniente de um processo mecânico da separação do grão de aveia. Este efeito pode ser atribuído à absorção de ácidos biliares, após sua desconjugação pelas bactérias intestinais, sendo excretado pelas fezes, diminuindo o *pool* de ácidos biliares no ciclo êntero-hepático.

As fibras insolúveis, como o farelo de trigo e a semente de linhaça, têm a função de diminuir o tempo do trânsito intestinal, aumentar o volume do bolo fecal, retardar a absorção de glicose e retardar a hidrólise do amido. Elas não alteram a glicemia pós-prandial e nem os níveis de colesterol sanguíneo.

As fibras solúveis (pectina, gomas e certas hemiceluloses) encontram-se nas frutas, aveia, cevada e leguminosas e aumentam o tempo do trânsito intestinal, diminuindo o esvaziamento gástrico, retardando a absorção de glicose, diminuindo a glicemia pós-prandial e diminuindo o colesterol sanguíneo.

A recomendação de ingestão de fibra alimentar para idosos é de 30g/dia, sendo 25% (7,5g) de fibras solúveis.

De modo geral, a ênfase alimentar deve ser: ingerir mais verduras e/ou legumes, preferencialmente crus; três frutas ao dia preferencialmente com casca; feijão uma vez ao dia; duas colheres de sopa ao dia de uma mistura de cereais, que contenha farelo de trigo, aveia e linhaça.

Necessidade proteica

Como já discutido, ocorre um declínio fisiológico da massa muscular no processo de envelhecimento, que é acelerado quando associado às situações de doenças crônicas, processos inflamatórios e aumento de gordura visceral, dentre outras, que aumentam o catabolismo proteico.

A recomendação de ingestão de proteína vem sendo muito discutida, e alguns autores justificam a maior ingestão proteica para o idoso, com o objetivo de aumentar a quantidade de massa muscular esquelética.

Segundo a RDA,[5] a recomendação de proteína diária é de 0,8 a 1,0 g por quilograma de peso corporal para atingir as necessidades. No entanto, atualmente, várias evidências indicam que a ingestão de proteína maior do que a recomendada pela RDA pode melhorar a massa muscular, a força e a funcionalidade em idosos.

A Organização Mundial da Saúde, em 2002, defende que a quantidade mínima diária de proteína para idosos é de 0,9 g/kg/dia. O Consenso Europeu de Sarcopenia[2] sugere que 1 a 2 g proteína/kg/dia manteria balanço nitrogenado adequado sem afetar a função renal de idosos saudáveis. Entretanto, deve-se observar o tipo de proteína: a ingestão de proteínas vegetais, como o feijão, a lentilha, o grão de bico, etc., são responsáveis por uma menor síntese proteica quando comparada àquelas de origem animal, como as carnes em geral, os ovos e o leite e substitutos. Sabe-se que os alimentos responsáveis pelo aporte proteico na dieta do idoso são o leite e o feijão, e mesmo assim em quantidades pequenas, motivo pelo qual é necessária a adequação de quantidade e de qualidade de proteína para essa dieta, visando à estimulação do anabolismo proteico.

ATENÇÃO!

A quantidade de proteínas deve ser adequada e, sempre que possível, associada a exercício físico de força, para que efetivamente ocorra a síntese de massa muscular.

No Fluxograma 128.1, encontram-se descritos todos os passos da intervenção nutricional na obesidade sarcopênica.

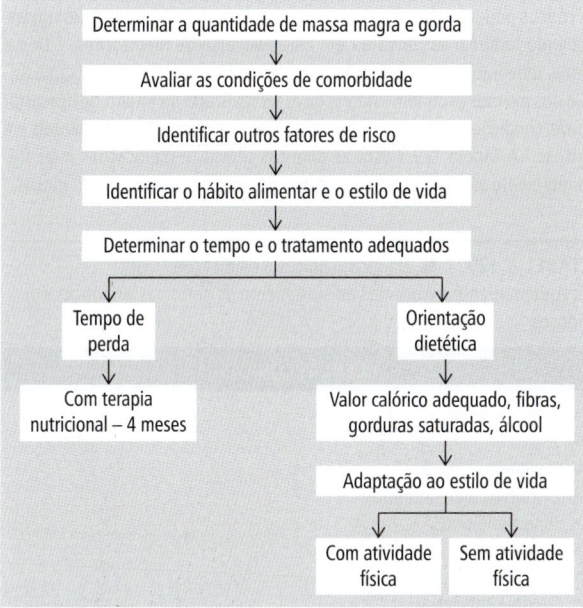

FLUXOGRAMA 128.1 ■ Intervenção nutricional na obesidade sarcopênica.

REVISÃO

- Realizar a monitorização do estado nutricional de idosos.
- Conhecer a quantidade de massa muscular esquelética e de gordura corporal – Diagnosticar sarcopenia e obesidade sarcopênica.
- Adequar a quantidade de proteína na dieta (1 a 2 g por quilograma de peso corporal), associada a exercício físico.
- Controlar a ingestão de alimentos e a fonte de gordura saturada.
- Aumentar a quantidade de fibras solúveis e insolúveis.

■ REFERÊNCIAS

1. Vellas B, Villars H, Abellan ME, Soto Y, Rolland Y, Guigoz Y, et al. Overview of the MAN – its history and challenges. J Nutr Health Aging. 2006;10(6):456-65.
2. Cruz-Jentoft AJ, Baeyens JP, Bauer JM, Boirie Y, Cederholm T, Landi F, et al. Sarcopenia: European consensus on definition and diagnosis report of the European Working Group on Sarcopenia in older people. Age Ageing. 2010;39(4):412–23.
3. Janssen I, Baumgartner RN, Ross R, Rosenberg IH, Roubenoff R. Skeletal muscle cutpoints associated with elevated physical disability risk in older men and women. Am J Epidemiol. 2004;159(4):413-21.
4. Newman AB, Kupelian V, Visser M, Simonsick E, Goodpaster B, Nevitt M, et al. Sarcopenia: alternative definitions and association with lower extremity function. J Am Geriatr Soc. 2003;51(11):1602–9.
5. Recommended Dietary Allowances. 10th ed. National Academies Press; 1989.

129

TRANSTORNOS PSIQUIÁTRICOS E SINTOMAS COMPORTAMENTAIS

■ GERARDO MARIA DE ARAUJO FILHO

■ LEISA BARBOSA DE ARAÚJO

Transtornos psiquiátricos são frequentes na população idosa. Apesar de os dados de prevalência divergirem entre os estudos, uma estimativa é que pelo menos 25% dos idosos apresentem transtornos psiquiátricos e/ou alguma alteração comportamental significativa.[1,2] As prevalências dos principais transtornos psiquiátricos em idosos estão relacionadas na Tabela 129.1.

TABELA 129.1 ■ Prevalências dos principais transtornos psiquiátricos na população idosa

TRANSTORNO PSIQUIÁTRICO	PREVALÊNCIA (%)
Depressão unipolar	17-33
Transtornos de ansiedade	15-26,5
Transtornos psicóticos	0,4-0,6
Transtorno afetivo bipolar	1-2
Transtorno por uso de substâncias	12-24

Apesar de os critérios diagnósticos da CID-10 e do DSM-5 serem os mesmos para quaisquer idades, a expressão dos sintomas comportamentais pode estar correlacionada à idade, diferindo em sua expressão conforme a mesma. Dessa forma, os transtornos psiquiátricos em idosos diferem em relação às características clínicas, à patogênese e à fisiopatologia quando comparados a adultos mais jovens.[1,2] Outro importante fato a ser destacado é a existência de duas populações de pacientes entre idosos com transtornos psiquiátricos: aqueles que possuem transtornos psiquiátricos desde a juventude e aqueles cuja sintomatologia surge pela primeira vez após os 60 anos de idade (início tardio dos sintomas).[3,4] Neste capítulo, abordaremos os outros transtornos psiquiátricos no paciente idoso ainda não descritos nos capítulos anteriores desta obra – o transtorno afetivo bipolar, os transtornos psicóticos e os transtornos por uso de substâncias –, enfatizando as diferenças na apresentação clínica dos sintomas em idosos quando comparados à população adulta jovem, bem como possíveis diferenças entre idosos com transtornos psiquiátricos desde a juventude e aqueles com início tardio. Além disso, abordaremos os principais sintomas comportamentais encontrados no idoso e os sintomas comportamentais e psicológicos nas demências (SCPD).

TRANSTORNOS PSICÓTICOS

Existem duas populações de pacientes com transtornos psicóticos entre idosos: os portadores de doenças psicóticas que envelheceram e aqueles cuja sintomatologia surge pela primeira vez após os 60 anos de idade.[1-4] Sintomas psicóticos e agitação ocorrem no curso de uma variedade de transtornos mentais nessa população, tais como transtornos de humor, esquizofrenia, transtornos delirantes, demência, *delirium* e transtornos psicóticos associados ao uso de medicamentos, substâncias psicoativas ou a condições médicas gerais e doenças neurológicas.[1] O diagnóstico diferencial é bastante complexo nesta população, demanda cuidadosa anamnese e exame físico e, muitas vezes, a utilização de exames de imagem e laboratoriais.[3] Além disso, muitos idosos têm dificuldades em fornecer informações fidedignas ou não têm familiares para trazer informações complementares. A prevalência geral e as características clínicas dos principais transtornos psicóticos em idosos são descritas adiante.

ESQUIZOFRENIA

A esquizofrenia constitui-se em um grave transtorno psiquiátrico, cursando com alterações do pensamento, da sensopercepção, da cognição e do juízo da realidade, acarretando em graves prejuízos funcionais, sociais e afetivos para os pacientes. Quando se inicia após os 45 anos, é conhecido como esquizofrenia de início tardio (EIT). Os indivíduos com EIT constituem cerca de 20% dos casos de esquizofrenia. Para os indivíduos com idade entre 45 e 60 anos, a prevalência de esquizofrenia é de 0,6%. A EIT ocorre mais frequentemente em mulheres, os sintomas negativos e a desorganização do pensamento são menos frequentes, havendo a preponderância de delírios e alucinações auditivas. Há também menor deterioração da personalidade e do afeto, com menor prejuízo cognitivo e sem evidências de maior risco de progressão para demência.[1,2] A Tabela 129.2 enumera os principais fatores de risco associados à EIT:

TABELA 129.2 ■ Fatores de risco associados à esquizofrenia de início tardio

- Sexo feminino
- Deficiência dos aparelhos sensoriais
- Traços de personalidade pré-mórbidos (paranoides, esquizoides)
- História familiar de transtornos psicóticos
- Estado civil (solteiros)
- Aposentadoria
- Perda de familiares
- Presença de doenças clínicas

Diagnóstico e diagnóstico diferencial

Os critérios para o diagnóstico de EIT são os mesmos adotados para as outras faixas etárias. Os critérios diagnósticos para esquizofrenia, de acordo com o DSM-5[5], estão relacionados a seguir:

Critérios diagnósticos

A | Dois (ou mais) dos seguintes, cada qual presente por uma porção significativa de tempo durante o período de um mês:
1 | delírios;
2 | alucinações;
3 | discurso desorganizado;
4 | comportamento amplamente desorganizado ou catatônico;
5 | sintomas negativos, isto é, embotamento afetivo, alogia ou avolição (apenas um sintoma do Critério A é necessário se os delírios são bizarros ou as alucinações consistem em vozes que comentam o comportamento ou os pensamentos da pessoa, ou duas ou mais vozes conversando entre si);
B | presença de disfunção social/ocupacional importante;
C | duração: sinais contínuos da perturbação persistem por pelo menos 6 meses e pelo menos um mês de sintomas do critério A;
D | exclusão de transtorno esquizoafetivo e transtorno do humor;
E | exclusão de substância/condição médica geral.

Diagnóstico diferencial

Pacientes idosos com sintomas psicóticos, principalmente aqueles sem história de psicose no passado, devem ser examinados com cuidado, pois é muito comum a presença de comorbidades nessa faixa etária. Os sintomas psicóticos podem estar associados a várias doenças clínicas e neurológicas, podendo também se constituir em efeito adverso de medicações.[1-4] Dessa forma, uma rigorosa investigação por meio da história clínica, do exame físico e dos exames complementares, deve ser realizada no intuito de descartar outras condições que possam ser causa dos sintomas comportamentais em idosos.[1-4] A Tabela 129.3 lista as doenças clínicas e medicações mais frequentemente associadas ao surgimento de sintomas psicóticos em idosos.

TABELA 129.3 ■ Doenças clínicas e medicações mais frequentemente associadas ao surgimento de sintomas psicóticos em idosos

DOENÇAS CLÍNICAS
- Tumores cerebrais
- TCE
- Hematoma subdural
- Distúrbios hidreletrolíticos
- Hipertiroidismo
- Demências
- AVC
- Uso de substâncias

EFEITOS ADVERSOS DE MEDICAÇÕES
- Analgésicos: opioides, AINEs
- Amantadina
- Antidepressivos
- Anti-histamínicos
- Dissulfiram
- Levodopa
- Corticoesteroides
- Estimulantes: cafeína, dopamina, metilfenidato
- Hormônio tiroidiano

AVC: acidente vascular cerebral; TCE: trauma craniencefálico; AINEs: anti-inflamatórios não esteroides.

Tratamento farmacológico e não farmacológico

A primeira linha de tratamento farmacológico para a EIT são os antipsicóticos de segunda geração (ASG) ou atípicos. São constituintes desse grupo: clozapina, olanzapina, asenapina, quetiapina, ziprasidona e risperidona. Mais recentemente, o aripiprazol, considerado o primeiro membro da terceira geração de antipsicóticos, incorporou-se ao arsenal terapêutico de primeira linha para a EIT. As principais vantagens dos ASG sobre os antipsicóticos de primeira geração (APG) ou típicos são a menor incidência de efeitos adversos e a eficácia terapêutica nos sintomas negativos.[1-4,6] Os principais exemplos dessas duas classes e as respectivas doses terapêuticas utilizadas na população idosa estão exibidos na Tabela 129.4.

TABELA 129.4 ■ Principais antipsicóticos utilizados na população idosa

CLASSE DE ANTIPSICÓTICO	MEDICAÇÃO	DOSE MÉDIA (MG/DIA)
Antipsicóticos de primeira geração	Haloperidol	2,5-10
	Levomepromazina	25-300
	Periciazina	25-200
	Pimozida	4-12
	Clorpromazina	25-300
	Tioridazina	25-300
	Sulpirida	50-200
Antipsicóticos de segunda geração	Risperidona	1-6
	Olanzapina	2,5-15
	Ziprasidona	40-160
	Quetiapina	25-300
	Clozapina	25-300
	Asenapina	5-10
Antipsicótico de terceira geração	Aripiprazol	10-30

Os ASGs devem ser iniciados em doses baixas, com titulação gradual, até ser atingida a menor dose efetiva. Raramente causam sintomas extrapiramidais. Quetiapina, clozapina, olanzapina e aripiprazol podem causar efeitos sedativos e hipotensores. A ziprasidona associa-se com o prolongamento do intervalo QT e arritmias. Este efeito arritmogênico também é comum a alguns APGs, tais como tioridazina e pimozida, que devem ser evitadas nos idosos. Os APGs de baixa potência (clorpromazina, tioridazina) estão associados a forte efeito anticolinérgico, podendo haver sedação, hipotensão postural (aumentando risco de quedas), arritmias e *delirium*. Os APGs de alta potência (haloperidol) associam-se a sintomas extrapiramidais, como acatisia, parkinsonismo e discinesia tardia.[1-4,6]

Os indivíduos com EIT tendem a responder a menores doses de antipsicóticos, quando comparados àqueles com esquizofrenia de início na juventude e àqueles com maior gravidade e maior duração da doença.

> **ATENÇÃO!**
> Atentar para os efeitos adversos e às interações medicamentosas, visto que a presença de comorbidades com doenças clínicas é muito comum nessa faixa etária.

Deve-se ressaltar ainda que a associação do tratamento farmacológico com as abordagens psicossociais, tais como a terapia cognitivo-comportamental (TCC), a terapia interpessoal (TIP) e terapia ocupacional (TO) e a psicoeducação aumenta tanto a adesão como a eficácia do tratamento, além de auxiliar na reinserção familiar, social e ocupacional dos pacientes. Estratégias de manejo da família também devem ser utilizadas.[1-4]

TRANSTORNO DELIRANTE PERSISTENTE

Quase 65% dos idosos com TP de início tardio satisfazem critérios diagnósticos (CID-10 e DSM-5) para EIT. Dessa forma, a categoria dos transtornos delirantes persistentes abrange a maior parte dos outros casos que não se encaixam nos critérios daquele transtorno. O transtorno delirante persistente no idoso ocorre de forma mais rara do que a esquizofrenia, com prevalência estimada nos EUA de 0,025 a 0,03%. A incidência na população geral é de 13 novos casos para cada 100.000 pessoas. Não existem dados sobre prevalência e incidência específicos para os idosos. A idade média de início é em torno dos 40 anos, variando entre os 18 e 90 anos. Estima-se que idade avançada, isolamento social, déficits sensoriais visuais e auditivos e traços de personalidade paranoide e esquizoide pré-mórbidos sejam fatores de risco associados à ocorrência do transtorno delirante de início tardio.[1,2]

Diagnóstico

O diagnóstico é realizado quando há a presença de delírios não bizarros (delírios relacionados a situações que podem ocorrer na vida real) em um indivíduo, que não possam ser atribuídos a outros transtornos psiquiátricos, com duração mínima de um mês. Os critérios são os mesmos exigidos para qualquer faixa etária. Além disso, os tipos de transtorno delirante são subdivididos de acordo com seu conteúdo e devem ser especificados no momento do diagnóstico. Exemplos de tipos são: falsa crença a cerca de estar sendo perseguido ou envenenado (tipo persecutório), infectado (tipo somático), amado à distância (tipo erotomaníaco), traído pelo companheiro(a) (de ciúmes).[2] Os critérios diagnósticos e os tipos de transtorno delirante persistente, segundo o DSM-5,[5] estão descritos a seguir:

Critérios diagnósticos

A | Delírios não bizarros (isto é, envolvendo situações que ocorrem na vida real, tais como ser seguido, envenenado, infectado, amado à distância, traído por cônjuge ou parceiro romântico ou ter uma doença) com duração mínima de um mês.
B | O critério A para Esquizofrenia jamais foi satisfeito.
  ▪ Nota: alucinações táteis e olfativas podem estar presentes no transtorno delirante, se relacionadas ao tema dos delírios.
C | Exceto pelo impacto do(s) delírio(s) ou de suas ramificações, o funcionamento não está acentuadamente prejudicado, e o comportamento não é visivelmente esquisito ou bizarro.
D | Se episódios de humor ocorreram durante os delírios, sua duração total foi breve relativamente à duração dos períodos delirantes.
E | A perturbação não se deve aos efeitos fisiológicos diretos de uma substância (p.ex., uma droga de abuso, um medicamento) ou de uma condição médica geral.
  ▪ Especificar tipo – os tipos seguintes são atribuídos com base no tema predominante do(s) delírio(s):
    ▪ Tipo erotomaníaco: delírios de que outra pessoa, geralmente de situação mais elevada, está apaixonada pelo indivíduo.
    ▪ Tipo grandioso: delírios de grande valor, poder, conhecimento, identidade ou de relação especial com uma divindade ou pessoa famosa.
    ▪ Tipo ciumento: delírios de que o parceiro sexual do indivíduo é infiel.
    ▪ Tipo persecutório: delírios de que o indivíduo (ou alguém chegado a ele) está sendo, de algum modo, maldosamente tratado.

- Tipo somático: delírios de que a pessoa tem algum defeito físico ou condição médica geral.
- Tipo misto: delírios característicos de mais de um dos tipos anteriores, sem predomínio de nenhum deles.

Tratamento farmacológico e não farmacológico

Os principais medicamentos antipsicóticos e as respectivas doses terapêuticas utilizadas para o tratamento do transtorno delirante persistente na população idosa estão exibidos na Tabela 129.4. Deve-se iniciar com doses baixas e fazer a titulação de forma gradual, até ser atingida a menor dose efetiva. Frequentemente a remissão das ideias delirantes não é atingida nesses pacientes. É importante, no entanto, alcançar melhora da crítica, do contato e do juízo da realidade com o estabelecimento do tratamento adequado.[6]

Uma vez que os pacientes com transtorno delirante apresentam crítica bastante prejudicada quanto à doença, um dos maiores desafios ao tratamento é a não adesão às medidas terapêuticas propostas, em particular ao tratamento medicamentoso. Em geral, os pacientes não se queixam de seus sintomas de delírio, e o tratamento geralmente é imposto por familiares, começando até mesmo contra a vontade do paciente. Os pacientes podem recusar a medicação, e o estabelecimento de um vínculo de confiança com o médico é necessário, antes mesmo de se iniciar algum tratamento farmacológico. O estabelecimento de uma boa relação médico-paciente é fundamental, porém pode ser bastante difícil. A associação de psicoterapia tende a facilitar esse processo.

■ TRANSTORNO AFETIVO BIPOLAR

O transtorno afetivo bipolar (TAB) é uma doença psiquiátrica que se caracteriza por episódios de depressão e euforia, com períodos em que o paciente apresenta remissão completa desses sintomas.[2] Afeta 1 a 2% da população, no entanto demanda grande atenção dos serviços de atenção à saúde mental, principalmente por dificuldades na obtenção da estabilização do quadro. Quando mais graves, as alterações de humor podem estar acompanhadas de sintomas psicóticos (delírios, alucinações) geralmente congruentes com a alteração de humor.[1,2] Do ponto de vista biológico, o TAB na população idosa nos fornece um modelo fascinante de apresentação de sintomas neuropsiquiátricos complexos, por vezes provocando confusão diagnóstica e conceitual entre clínicos e especialistas na área. A presença de TAB está associada a maior frequência de uso de substâncias, problemas legais e suicídio. Episódios maníacos podem se apresentar pela primeira vez após os 50 anos, e o início tardio dos sintomas frequentemente está associado à presença de comorbidades clínicas e neurológicas. Dessa forma, a avaliação e o tratamento dos sintomas maníacos na população idosa é mais extensa e complexa do que nos pacientes com início dos sintomas na idade jovem.[7]

CURSO E PREVALÊNCIA NO TIPO DE INÍCIO TARDIO

Os sintomas do TAB costumam aparecer entre a segunda e a terceira décadas de vida. Estima-se, no entanto, que cerca de 8% dos casos tenham início após os 65 anos de idade. A prevalência de TAB na população idosa acima de 65 anos é de 0,4%, sendo uniforme entre raças e culturas diferentes, e entre homens e mulheres. Tal número é bastante inferior à prevalência de TAB na população jovem (1,4%).[7-9] Em geral, o TAB é uma condição recorrente em que 85 a 100% dos pacientes apresentam um segundo episódio após o evento inicial. Além disso, pacientes com história de depressão unipolar podem apresentar episódios maníacos apenas na senilidade. Estudos observaram uma incidência de 40% de sintomas maníacos em idosos com diagnóstico de depressão unipolar há 15 anos ou mais.[3] Por outro lado, caracterizar e coletar a história de sintomas maníacos ou hipomaníacos em idosos pode ser uma tarefa muito complicada, o que poderia explicar a elevada proporção de diagnósticos de depressão unipolar em pacientes com TAB, especialmente naqueles com TAB tipo II. Em relação ao gênero e ao aparecimento tardio dos sintomas maníacos, os sintomas aparecem por volta da sexta década de vida entre as mulheres (possivelmente associados à menopausa), e na oitava e nona décadas de vida entre os homens. O TAB também está associado a maior mortalidade entre idosos. Um estudo de coorte evidenciou que, entre pacientes idosos com TAB, a probabilidade de eles estarem vivos após 10 anos de *follow-up* foi de 30%, significativamente inferior aos 75% do grupo-controle composto por pacientes com depressão unipolar e pareado por gênero e idade.[3]

INÍCIO DA IDADE JOVEM *VERSUS* INÍCIO TARDIO

Estima-se que cerca de 10% dos pacientes com TAB iniciam o transtorno após os 50 anos de idade.[3] O início tardio de sintomas maníacos/hipomaníacos pode estar associado a outras condições médicas e/ou farmacológicas, e uma investigação clínica detalhada deve ser realizada. Em geral, o início tardio de tais sintomas está associado a uma menor prevalência de história familiar de TAB e a uma maior presença de comorbidades clínicas (principalmente hipotiroidismo, obesidade e diabetes melito tipo 2 [DM2]) e neurológicas. Comparados aos pacientes com início na idade jovem, os pacientes com TAB de início tardio apresentam mais agressividade, menor adesão ao tratamento, maior tendência a recaídas e maior história de tratamento com eletroconvulsoterapia (ECT). Além disso, há uma maior associação de AVC entre idosos com TAB de início tardio quando comparados aos idosos com TAB de início na idade jovem. Do ponto de vista neuropsicológico, pacientes idosos com TAB de início tardio apresentam piores resultados quanto à velocidade de pensamento, fluência verbal e flexibilidade mental quando comparados aos idosos com TAB de início na idade jovem.[3]

IDOSOS *VERSUS* ADULTOS COM TAB

Diferenças nas características clínicas e na resposta aos tratamentos também têm sido estudas em populações de pacientes adultos *versus* idosos com TAB. Em relação à população adulta, idosos com TAB apresentam, em geral, maiores taxas de ciclagem rápida, menos tentativas de suicídio e menos sintomas psicóticos. Além disso, apresentam maior adesão aos anticonvulsivantes e antipsicóticos de segunda geração do que ao lítio e aos antipsicóticos de primeira geração. Ao contrário dos adultos, idosos em mania tendem a apresentar mais irritabilidade do que euforia ou hiperatividade, com frequência, apresentam-se com episódios mistos, com superposição de sintomas maníacos/hipomaníacos e depressivos. Há maior frequência de delírios persecutórios não congruentes com o humor, podendo ocorrer inclusive concomitantes a ideias deliroides. Além disso, alterações do pensamento características da esquizofrenia, tais como incoerência, ideias derreístas, frouxidão de associações, pensamento ilógico e neologismos, podem ocorrer na mania em idosos.[3-5] Idosos com TAB, diferentemente dos pacientes jovens, tendem a apresentar menos aumento de atividade, interesses sexuais e religiosidade. Os déficits cognitivos associados ao TAB são mais evidentes entre os pacientes idosos, estando possivelmente associados à maior frequência de comorbidades clínicos. Tais diferenças na apresentação psicopatológica do TAB em idosos, portanto, podem diminuir a sensibilidade dos critérios diagnósticos dos atuais manuais classificatórios (CID-10 e DSM-5) para essa população.[4,5]

COMORBIDADES CLÍNICAS E PSIQUIÁTRICAS

Idosos com TAB também apresentam elevada frequência de comorbidades clínicas e psiquiátricas. Comparados aos idosos com depressão unipolar e pareados por gênero e idade. Idosos com TAB apresentam prevalências semelhantes de doenças cardiovasculares, porém maior índice de massa corporal (IMC) e maior prevalência de doenças endócrinas (hipotiroidismo, DM2) e respiratórias. Quando comparados a idosos sem TAB, apresentam maiores prevalências de transtornos associados ao uso de álcool, distimia, transtorno de ansiedade generalizada e transtorno de pânico. Em um estudo com 16.330 idosos com TAB, foi observada uma prevalência de 28,6% para transtornos psiquiátricos, dentre os quais depressão (15,2%), transtornos de ansiedade (11,1%), abuso de álcool/substâncias (8,9%) e demências (4,5%).[3]

DIAGNÓSTICO E DIAGNÓSTICO DIFERENCIAL

Diagnóstico

Os critérios diagnósticos para o TAB no idoso não diferem daqueles para o adulto. O diagnóstico de TAB ocorre na presença de pelo menos 1 (um) episódio depressivo e de pelo menos 1 (um) episódio maníaco, hipomaníaco ou misto. Para o DSM-5, o episódio misto ocorre quando os critérios diagnósticos para episódio depressivo e maníaco ocorrem temporalmente no mesmo episódio. os critérios diagnósticos para episódio maníaco e episódio hipomaníaco, segundo o DSM-5,[5] estão descritos a seguir. Geralmente, há uma diminuição da exuberância dos sintomas nos episódios maníacos na população idosa, tais como menor impulsividade e menor alteração da libido. Contudo, podem existir episódios mais graves, cursando com mais sintomas psicóticos e excitação/agitação intensas, que tendem a ter uma resolução mais demorada.

Critérios diagnósticos

Episódio maníaco

A | Humor elevado, expansivo ou irritável, ou aumento da disposição, por > 1 semana (ou qualquer duração, se a hospitalização é necessária).
B | Três (ou mais) dos seguintes sintomas (quatro, se o humor é apenas irritável):
  1 | autoestima inflada ou grandiosidade;
  2 | necessidade de sono diminuída;
  3 | mais loquaz do que o habitual ou pressão por falar (4) fuga de ideias ou experiência subjetiva de que os pensamentos estão correndo (5) distratibilidade (6) aumento da atividade dirigida a objetivos (socialmente, no trabalho, na escola ou sexualmente) ou agitação (7) envolvimento excessivo em atividades prazerosas com um alto potencial para consequências.
C | Os sintomas não satisfazem os critérios para episódio misto.
D | A perturbação do humor é suficientemente severa para causar prejuízo acentuado no funcionamento ocupacional, nas atividades sociais ou relacionamentos costumeiros com outros, ou para exigir a hospitalização, como um meio de evitar danos a si mesmo e a outros, ou existem aspectos psicóticos.
E | Os sintomas não se devem aos efeitos fisiológicos diretos de uma substância (por ex., uma droga de abuso, um medicamento ou outro tratamento) ou de uma condição médica geral (p.ex., hipertiroidismo).

Episódio hipomaníaco

A | Humor persistentemente elevado, expansivo ou irritável, ou aumento da disposição, durante todo o tempo ao longo de pelo menos 4 dias, nitidamente diferente do humor habitual não deprimido.
B | Três (ou mais) dos seguintes sintomas persistiram (quatro se o humor é apenas irritável):
  1 | autoestima inflada ou grandiosidade;
  2 | necessidade de sono diminuída;
  3 | mais loquaz do que o habitual ou pressão por falar;
  4 | fuga de ideias ou experiência subjetiva de que os pensamentos estão correndo;
  5 | distratibilidade;
  6 | aumento da atividade dirigida a objetivos (socialmente, no trabalho, na escola ou sexualmente) ou agitação;
  7 | envolvimento excessivo em atividades prazerosas com alto potencial para consequências dolorosas.
C | O episódio está associado com uma inequívoca alteração no funcionamento, que não é característica.
D | A perturbação do humor e a alteração no funcionamento são observáveis por outros.
E | O episódio não é suficientemente severo para causar prejuízo acentuado no funcionamento social ou ocupacional, ou para exigir a hospitalização, nem existem aspectos psicóticos.
F | Os sintomas não se devem aos efeitos fisiológicos de substâncias ou de uma condição médica geral.

Diagnóstico diferencial

Pacientes idosos com sintomas manitiformes, principalmente aqueles sem história de TAB no passado, devem ser examinados com cuidado, pois é muito comum a presença de comorbidades nessa faixa etária. Diferenciar episódios maníacos do TAB de episódios maníacos devido a uma condição médica geral, também denominado "mania secundária", pode por vezes ser muito desafiador. A mania secundária pode estar associada a várias doenças clínicas e neurológicas, podendo também se constituir em efeito adverso de medicações.[4] Um um estudo retrospectivo envolvendo 50 pacientes idosos com mania secundária observou a presença de doenças neurológicas em 74%, comparados a 28% em pacientes idosos com TAB.[3] Dessa forma, uma rigorosa investigação, por meio da história clínica, do exame físico e dos exames complementares, deve ser realizada no intuito de descartar outras condições que possam ser causa dos sintomas comportamentais em idosos. A Tabela 129.5 lista as doenças clínicas e medicações mais frequentemente associadas à mania secundária em idosos.

TABELA 129.5 ■ Doenças clínicas e medicações mais frequentemente associadas à mania secundária em idosos

DOENÇAS CLÍNICAS
• Tumores
• TCE
• Hematoma subdural
• Distúrbios hidreletrolíticos
• Hipertiroidismo
• Demências
• AVC
• Aids
• Esclerose múltipla
• Uso de substâncias

EFEITOS ADVERSOS DE MEDICAÇÕES
• Analgésicos: opioides, AINEs
• Amantadina
• Antidepressivos
• Anti-histamínicos
• Dissulfiram
• Levodopa
• Corticesteroides
• Estimulantes: cafeína, dopamina, metilfenidato
• Hormônio tiroidiano

Tratamento farmacológico e não farmacológico

O tratamento do TAB no idoso se baseia em grande parte na experiência clínica e nos dados acerca do tratamento do TAB na população jovem, uma vez que há carência de estudos que enfoquem o tratamento especificamente nessa faixa etária. Em geral, as medicações recomendadas para o tratamento do idoso com TAB são as mesmas utilizadas para o adulto. A Tabela 129.6 lista os principais estabilizadores de humor e as dosagens utilizadas na população idosa. Preconiza-se geralmente uso de menores doses, pois idosos apresentam *clearance* renal reduzido, menor proporção corporal de água e de massa muscular. O tratamento a ser usado varia de acordo com a fase de apresentação da doença (mania/hipomania, depressão, manutenção).[4] Nesta seção, trataremos da abordagem nas fases de mania/hipomania e manutenção, uma vez que o tratamento da depressão já foi exposto em seção anterior.

- Carbonato de lítio: é fármaco de primeira de linha para mania aguda, relativamente seguro em idosos sadios. Dose inicial: 150 mg/dia, com aumento lento e frequente monitoração da litemia. Nível sérico terapêutico: 0,5 a 1,0 mEq/L. Nesta faixa etária, podem ocorrer intoxicações mesmo com níveis séricos terapêuticos. Fármacos que podem elevar nível sérico do lítio, provocando toxicidade: diuréticos tiazídicos, de alça, poupadores de potássio, inibidores da síntese de prostaglandina, a AINEs, inibidores da enzima conversora de angiotensina (IECA).
- Alternativas de primeira linha para o tratamento do TAB na população idosa:[9]
    - divalproato de sódio (500 a 1500 mg/dia);
    - olanzapina (5 a 15 mg/dia);
    - risperidona (2 a 6 mg/dia);
    - quetiapina (100 a 600 mg/dia);
    - aripiprazol (10 a 30 mg/dia);
    - ziprasidona (40 a 160 mg/dia);
    - associação de lítio ou divalproato à risperidona;
    - associação de lítio ou divalproato à olanzapina.

TABELA 129.6 ■ Principais estabilizadores de humor utilizados na população idosa

MEDICAÇÃO	DOSE MÉDIA (MG/DIA)
Carbonato de lítio	150-900*
Carbamazepina	200-600
Oxcarbazepina	300-900
Lamotrigina	50-200
Ácido valproico	250-1000
Topiramato	25-200

*A dose utilizada deve ser suficiente para manter o nível sérico entre 0,5 e 1,0 mEq/L.
Fonte: Yatham e colaboradores.[9]

■ TRANSTORNOS MENTAIS RELACIONADOS AO USO DE SUBSTÂNCIA

Os transtornos relacionados ao uso de substâncias (TUS) em idosos se constituem em um sério problema de saúde pública que apenas recentemente tem sido reconhecido e recebido atenção. Com o envelhecimento populacional, a prevalência de tais transtornos tende a aumentar, tanto pelo envelhecimento das pessoas que iniciaram o uso de substâncias na juventude (álcool, maconha, cocaína e narcóticos) como pelo início tardio do seu uso. Nos EUA, estimativas têm indicado um aumento dos atuais 1,7 milhão de pessoas acima de 50 anos com TUS para 4,4 milhões em 2020, causando importante impacto negativa na saúde física e funcionalidade.[3]

DEFINIÇÃO DE DEPENDÊNCIA QUÍMICA: CRITÉRIOS DIAGNÓSTICOS

A Organização Mundial de saúde (OMS) define a dependência química como "[...] o estado psíquico e algumas vezes físico resultante da interação entre um organismo vivo e uma substância, caracterizado por modificações de comportamento e outras reações que sempre incluem o impulso a utilizar a substância de modo contínuo ou periódico com a finalidade de experimentar seus efeitos psíquicos e/ou de evitar o desconforto da privação".[3] Seguindo essa definição, o DSM-5[5] define a dependência como "[...] um padrão mal-adaptativo do uso de substâncias, levando a prejuízo ou sofrimento clinicamente significativo caracterizado pela presença de três ou mais dos critérios a seguir, no período de um ano:"

A | Tolerância (necessidade de quantidades maiores para a obtenção do mesmo efeito ou menor intensidade do efeito com a dose habitual).
B | Abstinência (sinais e sintomas típicos da privação da substância, que são aliviados pelo seu consumo).
C | Consumo por período mais prolongado e em quantidades maiores que o planejado.
D | Desejo persistente de uso e incapacidade para controlá-lo.
E | Muito tempo gasto em atividades para a obtenção da substância.
F | Redução do círculo social em função do uso da substância.
G | Persistência do uso da substância, apesar de prejuízos à saúde física.

Evidências na literatura indicam, entretanto, que o diagnóstico e o tratamento dos TUS em idosos têm sido negligenciados, sendo necessária maior atenção a esse tema. Além disso, os critérios diagnósticos dos principais sistemas classificatórios (CID-10 e DSM-5) para abuso e dependência de substâncias frequentemente não se mostram adequados à utilização para a população idosa.[3] Os quatro TUS mais comuns em idosos são aqueles relacionados ao álcool, tabaco, benzodiazepínicos (BZD) e opioides, os quais serão abordados nesta seção.

Álcool

Os transtornos associados ao uso de álcool apresentam prevalência de 10 a 23% na população idosa. De forma geral, tendem a declinar com o avançar da idade, e homens são muito mais propensos a ser diagnosticados do que as mulheres. O limite recomendado de uso de álcool em idosos acima de 65 anos é de uma dose-padrão por dia, com o consumo de no máximo duas doses por ocasião. De forma contrária aos adultos, a maioria dos idosos (60 a 70%) é considerada "abstinente" de álcool (nenhum uso de álcool no último ano). As razões para tal achado variam bastante, podendo ser crenças religiosas, falta de condições financeiras para o consumo, presença de doenças clínicas e história de uso nocivo de álcool no passado. Este último fator deve ser investigado, uma vez que está associado a recaídas no uso, à depressão e à demência.[3,4]

Os transtornos associados ao uso de álcool em idosos provocam consequências específicas nessa faixa etária, tais como quedas, acidentes domésticos, insônia, interações medicamentosas (principalmente com digoxina e warfarin), falha no controle clínico do diabetes, desnutrição, neuropatias periféricas e doenças relacionadas ao álcool (cirrose, miocardiopatias e pancreatite). Além disso, uma cuidadosa investigação deve ser conduzida para identificar três condições muito frequentemente associadas aos transtornos associados ao uso de álcool: depressão, transtorno de ansiedade e demências.

Tabaco

O uso de tabaco é a primeira causa prevenível de doença e morte prematuras nos EUA. A prevalência de tabagismo em idosos acima de 65 anos e de 15,2%. Aproximadamente um em cada cinco fumantes nos EUA tem 50 anos ou mais, e apesar de 70% deles realizarem consultas médicas anuais, apenas metade recebem orientações acerca da necessidade de interromper o tabagismo.[3,4]

A prevalência de tabagismo em idosos, no entanto, é duas a três vezes maior em indivíduos com dependência de outras substâncias e com TP. Além disso, em função do longo tempo de tabagismo, os idosos são muito mais frequentemente afetados pelas doenças associadas ao tabaco, tais como neoplasias, doença pulmonar obstrutiva crônica (DPOC) e infecções do sistema respiratório.[3]

Benzodiazepínicos

O uso inadequado de medicações prescritas, tais como os BZD, constitui-se em um problema frequente entre os idosos. A população idosa recebe, em média, três vezes mais medicações prescritas do que a população geral. Além disso, em função das perdas cognitivas, frequentemente não fazem uso das medicações conforme a prescrição, aumentando os riscos de abuso e a superdosagem.

A prevalência geral de dependência de BZD em idosos é aproximadamente de 11,4%.[3] O uso de BZD em idosos pode ser categorizado em agudo, intermitente ou contínuo. O uso agudo é caracterizado pela curta duração (7 dias ou menos), frequentemente consistindo em doses únicas utilizadas para indução pré-anestésica ou para tratamento adjuvante das síndromes dolorosas. Em geral, não está associado aos transtornos decorrentes do uso de BZD, mas o seu uso principalmente em ambiente hospitalar torna a internação um fator de risco para uso de BZD em idosos. O uso intermitente, por sua vez, caracteriza-se por uso esporádico, de duas a três vezes por semana. Pode ser subdividido em de curta ou de longa duração. O uso intermitente de curta duração ocorre por até 90 dias, e o de longa duração persiste por 4 meses ou mais. Estudos têm demonstrado uma prevalência de 36 a 70% de uso intermitente de BZD em idosos.[3] O uso contínuo é definido por uso diário de BZD por 4 meses ou mais, ocorrendo de 17 a 21% entre os idosos.[3] Os idosos usuários contínuos de BZD tendem a ser do sexo feminino, utilizar outra medicação psicotrópica, apresentar uma média utilização de 5,5 medicações, apresentar uma média de 4,3 diagnósticos e apresentar comorbidades clínicas cardiovasculares ou reumatológicas. Além disso, 62,5% apresentam comorbidade com depressão e 43,8% com síndromes demenciais. Estudos demonstraram a presença de correlação entre uso de BZD e dependência do álcool entre idosos.[3] Tais pacientes utilizam relativamente mais o sistema de saúde, e 39% deles realizam sete ou mais consultas médicas por ano. Os BZD de longa ação, como o diazepam e o flurazepam, são os mais frequentemente prescritos, respondendo por 76% das prescrições de BZD nessa faixa etária.[3]

Opioides

Nos EUA, a prevalência geral de dependência de opioides em idosos é estimada em aproximadamente 8%[3]. Tal como ocorre com os BZD, a população idosa tem um risco aumentado de ficar exposta ao uso de opioide por períodos de tempo mais longos do que a população geral. Comparados à população jovem, idosos com uso nocivo e dependência de opioide tendem a apresentar outros diagnósticos psiquiátricos (principalmente depressão), maiores déficits cognitivos, alterações de sono, irritabilidade, delírios, comportamento violento e maior prejuízo funcional. O propoxifeno tem sido apontado como um dos opioides mais frequentemente associados à dependência. Entretanto, observou-se nos EUA um aumento recente do uso do oxycontin entre os idosos.[3]

AVALIAÇÃO E TRATAMENTO

Avaliação clínica

Diante do paciente idoso dependente de substâncias, é importante a caracterização detalhada do consumo, questionando-se:
- tempo de uso;
- motivações para o uso;
- quantidade utilizada;
- frequência de uso (p.ex., uso diário, apenas aos finais de semana, etc.);
- aspectos circunstanciais do uso (p.ex., se usa sozinho ou na companhia de parentes ou amigos, se há alguém que o estimula a consumir a substância, etc.);
- efeitos obtidos com o uso da substância;
- sentimentos pós-uso;
- uso de duas ou mais substâncias.

Além disso, deve-se fazer uma pesquisa ativa e cuidadosa acerca de comorbidades psiquiátricas, uma vez que estão presentes em até 80% dos pacientes dependentes de substâncias. Depressão e transtorno de ansiedade são as comorbidades mais frequentemente encontradas.[1,2] O exame do estado mental deve sempre ser realizado com o paciente fora do estado de intoxicação. A importância dessa avaliação cuidadosa ocorre em função de que a presença de comorbidades psiquiátricas influencia diretamente no prognóstico do tratamento da dependência, por vezes prejudicando a melhora dos pacientes. De forma recíproca, o uso de substâncias também influencia negativamente no tratamento das comorbidades psiquiátricas.[1]

Deve ser realizada, ainda, uma avaliação clínica criteriosa, consistindo em exame físico detalhado e solicitação de exames complementares que priorizem a investigação das funções renal e hepática, bem como de infecções como hepatites B e C e HIV. Tal avaliação torna-se ainda mais importante quando se considera que muitos idosos dependentes de substâncias vivem em situação marginal e sem acesso aos serviços de saúde, além de serem cronicamente desnutridos em função do consumo elevado da substância ou de doenças clínicas já instaladas.[1,2]

Intervenções farmacológicas na dependência do álcool

O tratamento do paciente com dependência do álcool deve ser bastante abrangente e compreender as diversas esferas da vida psíquica do paciente, visando não somente à manutenção da abstenção do álcool ou à diminuição do uso, como também propiciar sua reintegração familiar, funcional e social.[1] Dentre todas as modalidades de tratamento, a farmacoterapia específica para o tratamento da dependência do álcool tem ganhado importância crescente, na medida em que alguns agentes farmacológicos têm sido desenvolvidos especificamente para esse fim. As principais medicações dessa classe são:[1]

- **Dissulfiram:** primeira medicação disponível para o tratamento da dependência do álcool. Constitui-se em um inibidor irreversível da enzima aldeído-desidrogenase. Promove um aumento dos níveis tóxicos de acetaldeído quando o álcool é ingerido, resultando em uma experiência aversiva ao paciente por produzir sintomas como náuseas, vômitos, vermelhidão e hipotensão. Em função disso, um dos problemas associados ao uso do dissulfiram é a baixa adesão dos pacientes. Devido aos efeitos potencialmente perigosos e dos aspectos éticos envolvidos, seu uso deve ser restrito aos pacientes que compreendam a necessidade de evitar o uso do álcool, visando a evitar os efeitos nocivos, e jamais deve ser administrado sem o conhecimento do paciente. Doses diárias habituais variam de 250 a 500 mg/dia, e a apresentação disponível é a de comprimidos de 250 mg.

- **Topiramato:** originalmente sintetizado como antiepiléptico, estudos recentes abordando seu efeito antiglutamatérgico (principal neurotransmissor envolvido no circuito cerebral do prazer e recompensa, principal circuito envolvido na dependência química) têm observado redução do reforço positivo e reduzido o desejo tanto pelo álcool como por outras drogas de abuso, como cocaína e *crack*. Entretanto, mais estudos são necessários para comprovar seu efeito positivo na dependência química. Apresenta como principais efeitos adversos parestesias, perda do apetite e emagrecimento, lentificação do pensamento, redução da concentração e memória. Os dois últimos efeitos adversos muitas vezes ocorrem de forma intensa, sendo necessária a suspensão da medicação. Doses diárias habituais variam de 50 a 300 mg/dia, e as apresentações disponíveis são de 25, 50 e 100 mg/comprimido.
- **Naltrexone:** fármaco mais recentemente incorporado ao tratamento da dependência do álcool, apresenta ação bloqueadora dos receptores opioides, reconhecidos há pouco tempo como participantes dos circuitos cerebrais envolvidos na dependência química. Constitui-se, portanto, em uma nova modalidade terapêutica no tratamento farmacológico da dependência do álcool. Estudos recentes têm demonstrado que o naltrexone apresenta efeito positivo tanto em pacientes dependentes do álcool como nos denominados "bebedores pesados" (uso de mais de cinco doses de álcool por dia), reduzindo o número e a quantidade de doses diárias e promovendo a abstinência ao longo do tempo. Além disso, o naltrexone possui eficácia em pacientes dependentes de múltiplas drogas de abuso frequentemente consumidas associados ao álcool, tais como maconha e cocaína. Em função da necessidade do efeito depender do seu uso diário e da baixa adesão encontrada entre os pacientes dependentes químicos, uma formulação de liberação prolongada (*extended release* – XR) do naltrexone, com necessidade de apenas uma administração mensal, está sendo elaborada. A dose diária habitual é de 50 mg/dia, e a apresentação atualmente disponível é de comprimidos de 50 mg.

Intervenções farmacológicas na dependência do tabaco

- **Terapia de reposição de nicotina:** várias estratégias de reposição da nicotina, principal substância responsável pelos sintomas de abstinência do tabaco, estão atualmente disponíveis no mercado. Os principais tipos são os adesivos transdérmicos de nicotina, o *spray* nasal e a goma de mascar. O fundamento principal das estratégias de reposição é o de evitar o aparecimento dos sintomas de abstinência e dessa forma dificultar a sua recaída. Os adesivos estão disponíveis com 7, 14 e 21 mg de nicotina, a quantidade de adesivos varia de acordo com o número diário de cigarros consumidos. Geralmente, em caso de uso de 10 cigarros ou mais por dia, é preconizado o uso do adesivo de 21 mg, sendo trocado pelo de 14 mg após seis semanas e pelo de 7 mg após duas semanas, sendo então descontinuado. O *spray* nasal e a goma de mascar também seguem o mesmo princípio de retirada gradual, embora as estratégias variem nos centros de tratamento especializados.
- **Bupropiona:** a bupropiona é um antidepressivo de ação dual que inibe a recaptação de serotonina e dopamina, e que produz uma cessação no desejo do paciente em usar tabaco. Acredita-se que a diminuição do desejo de fumar ocorra em razão da sua importante atividade dopaminérgica, uma vez que a dopamina está implicada no circuito cerebral da recompensa, responsável pelo comportamento adictivo. A bupropiona está disponível em comprimidos de 150 mg, e doses de 150 a 300 mg/dia podem produzir o efeito desejado.

Intervenções farmacológicas na dependência de benzodiazepínicos

Várias estratégias farmacológicas podem ser realizadas na dependência de BZD, dependendo do perfil de cada paciente. A primeira estratégia naturalmente envolve a redução paulatina do uso do BZD, que em função de exigir grande comprometimento e esforço do paciente, nem sempre é eficaz. Pode-se tentar substituir o BZD utilizado por outro de meia-vida mais longa, uma vez que quanto menor a meia-vida do BZD maior a sua chance de causar dependência. Outra estratégia é a substituição do BZD por outras medicações sedativas não BZD, tais como antipsicóticos em baixas doses (p.ex., levomepromazina, quetiapina, sulpirida) e antidepressivos (mirtazapina, trazodona, ADT). Por fim, pode-se tentar trocar o BZD por indutores do sono não BZD (p.ex., zolpidem, zolpiclone), que também atuam farmacologicamente próximos ao sítio alostérico dos BZD. Para a escolha da estratégia adequada, deve-se observar o perfil de cada paciente, tais como a presença de comorbidades, uso de outras medicações e tentativas de retirada do BZD realizadas no passado.

Intervenções farmacológicas na dependência de opioides

A intervenção farmacológica mais utilizada na dependência de opioides é a substituição do opioide utilizado pela metadona, um opioide de meia-vida longa, e a sua paulatina redução. Entretanto, para a realização dessa substituição, deve-se observar o perfil de cada paciente, tais como a presença de comorbidades e o uso de outras medicações, uma vez que tal processo pode acarretar em sintomas graves de abstinência. Na presença de risco para a saúde do paciente, aconselha-se a sua internação em clínica especializada para proceder à substituição.

Deve-se ressaltar ainda que a associação das intervenções farmacológicas com as abordagens psicossociais (a TCC, a TIP, a TO e a psicoeducação) é fundamental, pois aumenta tanto a adesão como a eficácia do tratamento, além de auxiliarem na reinserção familiar, social e ocupacional dos pacientes. Estratégias de manejo da família também devem ser utilizadas, uma vez que a família pode se constituir em fator mantenedor da dependência.

> **ATENÇÃO!**
>
> Deve ser concedida aos pacientes atenção especial, no sentido de motivá-los a não mais recair no uso das substâncias, ressaltando os seus efeitos nocivos.

■ OUTRAS ALTERAÇÕES COMPORTAMENTAIS NO IDOSO

DEFINIÇÃO E PREVALÊNCIA

As alterações psíquicas e comportamentais em idosos constituem-se em um grupo heterogêneo de sintomas psiquiátricos, reações psicológicas e alterações comportamentais que ocorrem de forma isolada ou conjunta, sem necessariamente preencherem os critérios diagnósticos para nenhum transtorno do humor, transtorno de ansiedade ou transtorno psicótico descritos nos manuais diagnósticos atuais (CID-10 e DSM-5).[2,3,5] A Tabela 129.7 relaciona as alterações comportamentais mais frequentemente encontradas na população idosa.

A prevalência de alterações comportamentais apresenta frequência incerta na população idosa geral, mas está associada ao envelhecimento,

DIAGNÓSTICO E TRATAMENTO

TABELA 129.7 ■ Alterações comportamentais mais frequentemente encontradas na população idosa

ALTERAÇÃO COMPORTAMENTAL

- Delírios
- Alucinações
- Insônia
   a | Inicial
   b | Intermediária
- Terminal (despertar precoce)
- Hipersonia
- Alterações do ciclo sono-vigília/*sundowing*
   a | Agitação psicomotora
   b | Agressividade
   c | Labilidade emocional
   d | Apatia
- Inquietação/perambulação

TABELA 129.9 ■ Frequência das alterações comportamentais encontradas em idosos demenciados

ALTERAÇÃO COMPORTAMENTAL	FREQUÊNCIA (%)
Delírios	22
Alucinações	13
Sintomas ansiosos	8
Conduta anômala	17
Sintomas depressivos	20
Agitação/agressividade	22
Desinibição	8
Irritabilidade	20
Apatia	29

Fonte: Adaptada de Lyketsos e colaboradores.[10]

à presença de doenças degenerativas do sistema nervoso central (SNC), a doenças do aparelho circulatório, a neoplasias e ao uso nocivo e à dependência de álcool e outras substâncias psicoativas (Tabela 129.8). Além disso, estão associadas a importante impacto negativo na saúde física, na qualidade de vida e na funcionalidade dos pacientes, além de estarem associadas a um maior nível de estresse dos cuidadores.[2,3]

TABELA 129.8 ■ Fatores associados às alterações comportamentais na população idosa

- Doenças degenerativas do SNC (p.ex., doença de Alzheimer, doença de Parkinson)
- Estados de hiperexcitação cerebral (p.ex., síndrome de abstinência do álcool)
- Produção de agonistas parciais do SNC (p.ex., insuficiência renal, infecções, sangramentos)
- Desestabilização dos mecanismos de membrana neuronal (p.ex., desidratação, distúrbios hidreletrolíticos)
- Efeito de massa no SNC (p.ex., neoplasias, hematoma subdural)
- Estados de hipóxia cerebral (p.ex., AVC, IC)
- Trauma cerebral direto (p.ex., TCE)
- Agentes externos (p.ex., intoxicações exógenas)

IC: insuficiência cardíaca.

ALTERAÇÕES COMPORTAMENTAIS NAS SÍNDROMES DEMENCIAIS

Os sintomas comportamentais e psicológicos nas demências (SCPD) ocorrem em indivíduos demenciados de qualquer etiologia. Apresentam-se mais frequentemente por sintomas de apatia e isolamento, tristeza, delírios, falsos reconhecimentos e falsas interpretações, alucinações (principalmente visuais e auditivas), agitação e agressividade, hostilidade, perambulação, irritabilidade desinibição do comportamento e alterações no ciclo sono/vigília.[2,3] A frequência desses sintomas em pacientes demenciados é bastante elevada, conforme descrito na Tabela 129.9.

Os SCPDs estão presentes em até 80% dos pacientes com doença de Alzheimer, ocorrendo com maior frequência naqueles com maior gravidade e nas fases terminais da doença. Além disso, o surgimento desses sintomas tem importante repercussão no manejo e no prognóstico desses pacientes. A presença de agressividade e agitação psicomotora constitui-se em um fator preditivo importante para a institucionalização, bem como a presença de sintomas depressivos está correlacionada a uma maior mortalidade em pacientes com doença de Alzheimer.[3]

PRINCIPAIS ALTERAÇÕES COMPORTAMENTAIS NA POPULAÇÃO IDOSA

Delírios

Do ponto de vista psicopatológico, os delírios se constituem em alterações do conteúdo do pensamento, caracterizando-se por crenças falsas ou irreais, irredutíveis e rígidas, imutáveis mesmo frente às provas mais claras. Decorrem, em geral, de falsos julgamentos da realidade. Constituem-se no sintoma central dos transtornos psicóticos primários (p.ex., esquizofrenia), podendo estar também presentes nos quadros demenciais. Os tipos (temáticas) de delírios mais frequentemente encontrados são: persecutórios; de grandeza; de ruína (principalmente a síndrome de Cotard); de infestação por parasitas ou insetos (síndrome de Ekbom); erotomaníaco (síndrome de Clarembault), em que alguém de uma classe social muito superior ou muito popularmente conhecido está apaixonado pelo(a) paciente; delírio de as pessoas terem sido sequestradas e substituídas por um "impostor" (síndrome de Fregoli); delírio de roubo.

Alucinações

As alucinações se constituem em alterações da sensopercepção, em que ocorrem percepções pelos cinco sentidos (visão, audição, tato, paladar e olfato) sem a presença do objeto. Podem ser, conforme o sentido acometido, visuais, auditivas, táteis (ou cinestésicas), gustativas e olfativas. Podem também envolver mais de um sentido, estando frequentemente associadas a uma temática delirante. As alucinações devem ser diferenciadas da ilusão, que se constitui em uma alteração sensoperceptiva em que ocorre uma distorção da percepção de um objeto existente.

Insônia

A insônia consiste na dificuldade em iniciar e/ou manter o sono. De acordo com o momento do sono em que ocorre, pode ser inicial, caracterizada pela dificuldade em iniciar o sono; intermediária ou de manutenção, caracterizada por dificuldade em manter o sono e por despertares ao longo da noite; ou terminal, caracterizada pelo despertar precoce (antes da hora planejada). A insônia consiste em um sintoma (e não em um transtorno independente), frequentemente estando associada a transtornos psiquiátricos e/ou neurológicos, que devem, portanto, ser investigados e tratados.

Hipersonia

A hipersonia é definida pela necessidade de mais horas de sono do que o habitual, em que o paciente, com frequência, também pode apresentar cansaço, sensação de esgotamento físico e letargia. A hipersonia frequentemente está associada a doenças clínicas (principalmente a síndromes consumptivas), podendo também estar associada a quadros depressivos graves.

Alterações do ciclo sono-vigília

Alterações do ciclo sono-vigília estão em geral presentes em idosos. Uma das alterações mais frequentemente encontradas é o fenômeno do *sundowing*, caracterizado pelo aparecimento de agitação, ansiedade e confusão mental ao entardecer, quando desaparecem os referenciais responsáveis pela orientação do paciente "desaparecem" ou ficam mais difíceis de serem visualizados. O *sundowing* em geral está associado a quadros clínicos de instalação recente (*delirium*), devendo ser rapidamente reconhecido, investigado e tratado. As condições clínicas mais frequentemente associadas são as infecções (em especial pneumonias e infecção do trato urinário [ITU]), os distúrbios acidobásicos e hidreletrolíticos e a desidratação.

Inquietação/agitação psicomotora

Consistem em um aumento da psicomotricidade não direcionado a nenhum objetivo. Pode ocorrer associada à perambulação, que consiste na ação de andar sem um objetivo ou destino específico. Podem estar associadas a quadros clínicos e/ou neurológicos, devendo sua causa ser investigada e tratada adequadamente, uma vez que há o risco de esgotamento físico, perda de massa muscular e desnutrição.

Agressividade

Consiste na prática de atitudes fisicamente violentas contra si próprio (autoagressividade) ou contra outrem (heteroagressividade). Podem ocorrer de forma brusca ou incontrolável, caracterizando a impulsividade. A agressividade deve ser diferenciada da simples hostilidade, em que há apenas agressão verbal sem a ocorrência de lesão física.

Apatia

A apatia é definida pela diminuição global da motivação do paciente, manifestando-se por diminuição da iniciativa, indiferença e embotamento de respostas emocionais. Ocorre muito frequentemente associada a doenças degenerativas do SNC, podendo estar presente em até 92% dos pacientes com as formas mais avançadas da doença de Alzheimer. Apesar da elevada frequência, os quadros de apatia são subdiagnosticados. A principal razão para isto é a sobreposição dos seus sintomas com alguns dos sintomas encontrados na depressão, produzindo por vezes dificuldades no diagnóstico dessas síndromes. Além disso, pode haver a presença de ambas no mesmo paciente, como em idosos com doença de Alzheimer avançada. A Tabela 129.10 apresenta algumas diferenças e superposições de ambas as síndromes.

ASPECTOS GERAIS DO TRATAMENTO DAS ALTERAÇÕES COMPORTAMENTAIS NO IDOSO

O tratamento das alterações comportamentais no idoso deve sempre envolver uma minuciosa investigação das possíveis condições clínicas en-

TABELA 129.10 ■ Diferenças e sobreposição dos sintomas depressivos e de apatia na população idosa

SINTOMAS DE APATIA	SINTOMAS DE APATIA E DEPRESSÃO	SINTOMAS DEPRESSIVOS
- Embotamento afetivo - Indiferença - Diminuição da iniciativa - Ausência de persistência - Isolamento social	- Diminuição do interesse - Retardo psicomotor - Fadiga/hipersonia - Ausência de *insight*	- Disforia - Ideação suicida - Autocrítica excessiva - Sentimento de culpa - Pessimismo - Desesperança

Fonte: Adaptada de Landes e colaboradores.[11]

volvidas na gênese dos sintomas. Dessa forma, o exame físico e a investigação laboratorial são muito úteis. A investigação cuidadosa da possível presença de condições clínicas é essencial, principalmente nos quadros de início súbito. O controle dos sinais vitais deve ser realizado, bem como ações com o objetivo de alcançar a estabilização clínica do paciente. Quando pertinente, o tratamento da doença de base pode ser muito eficaz no tratamento das alterações comportamentais.

INTERVENÇÕES FARMACOLÓGICAS

O tratamento das alterações comportamentais no idoso, quando necessário, pode envolver o uso de medicamentos, tais como antipsicóticos, em especial os de segunda geração. Pode-se associar um medicamento sedativo quando houver inquietação/agitação psicomotora ou risco de auto/heteroagressividade. Os antidepressivos com perfil sedativo podem ser úteis no tratamento da insônia. Os antidepressivos com perfil mais estimulante podem ser utilizados quando houver a presença de sintomas depressivos e/ou ansiosos. Os estabilizadores do humor podem ser utilizados nos casos de inquietação/agitação psicomotora, auto/heteroagressividade, impulsividade e perambulação. Os benzodiazepínicos devem ser utilizados com muita parcimônia e, de preferência, evitados. O uso de psicoestimulantes, apesar de controverso, tem sido indicado em pacientes com apatia e lentificação psicomotora. Os princípios do tratamento farmacológico em pacientes idosos devem ser seguidos, tais como o início com doses menores e o seu aumento escalonado, sendo utilizada aquela dosagem mínima e suficiente para remitir sintomas. O histórico medicamentoso, bem como as medicações atuais do paciente deve ser questionado no intuito de evitar interações medicamentosas prejudiciais. Por fim, deve-se optar por fármacos com boa janela terapêutica, bom perfil de efeitos adversos, com farmacocinética conhecida e compatível com quadro clínico

INTERVENÇÕES NÃO FARMACOLÓGICAS

O tratamento não farmacológico envolve uma série de medidas destinadas à reinserção social, ocupacional e familiar do paciente, à sua adaptação a situações de estresse associadas ao surgimento dos sintomas e à melhora da sua qualidade de vida. A terapia ocupacional (TO) e a arteterapia também têm apresentado bons resultados, sobretudo nos idosos resistentes às terapias verbais. A terapia familiar e as estratégias de psicoeducação e manejo da família também são importantes, uma vez que as alterações comportamentais no idoso podem produzir sério grau de desorganização familiar.[3,4] Os objetivos do tratamento não farmacológico consistem na melhora dos sintomas, na promoção da maior reinserção social/ocupacional possível, na melhora na qualidade de vida do paciente, cuidadores e da família, além do provimento de suporte familiar.

DIAGNÓSTICO E TRATAMENTO

REVISÃO

- As alterações comportamentais são muito frequentes em pacientes idosos, sendo particularmente mais vistas naqueles com quadros demenciais.
- É importante considerar que há ainda um subdiagnóstico e subtratamento dos sintomas vistos em pacientes idosos, os quais compartilham mecanismos fisiopatológicos (ainda pouco compreendidos) com a sua doença de base.
- As alterações comportamentais do idoso produzem impacto negativo importante na qualidade de vida desses pacientes, seus familiares e cuidadores.
- Melhorar a qualidade do diagnóstico e tratamento das alterações comportamentais do idoso, bem como ampliar o acesso dos conhecimentos da área aos psiquiatras, clínicos, geriatras, neurologistas e demais profissionais envolvidos no cuidado desse paciente são pontos-chave para que essa população passe a ser melhor assistida.

■ REFERÊNCIAS

1. Falcão LFR, Fidalgo TM, Silveira, DX. Manual de psiquiatria. São Paulo: Roca; 2010.
2. Forlenza OV. Psiquiatria geriátrica: do diagnóstico precoce à reabilitação. São Paulo: Atheneu; 2007.
3. Agronin ME, Maletta GJ. Principles and practice of geriatric psychiatry. Philadelphia: Lippincott, Williams & Wilkins; 2011.
4. Kaplan HI, Sadock BJ, Greb JA. Compêndio de psiquiatria: ciências do comportamento e psiquiatria clínica. 9. ed. Porto Alegre: Artmed; 2007.
5. American Psychiatric Association. Diagnostic and statistical manual of mental disorders: DSM-5. 5th ed. Washington: American Psychiatric Association; 2013.
6. Neil W, Curran S, Wattis J. Antipsychotic prescribing in older people. Age and Ageing. 2003;32(5):1-20.
7. Bartels SJ, Forester B, Miles KM, Joyce T. Mental health service use by elderly patients with bipolar disorder and unipolar major depression. Am J Geriatr Psychiatry. 2000;8(2):160-6.
8. Weisman MM, Bland RC, Canino GJ, Faravelli C, Greenwald S, Hwu HG, et al. Cross-national epidemiology of major depression and bipolar disorder. JAMA. 1996;276(4):293-9.
9. Yatham LN, Kennedy SH, O'Donovan GM, Parikh SV, MacQueen G, McIntyre RS, et al. Canadian network for mood and anxiety treatments (CANMAT) guidelines for the management of patients with bipolar disorder: update 2007. Bipolar Disord. 2006;8(6):721-39.
10. Lyketsos CG, Steinberg M, Tschanz TL, Norton MC, Steffens DC, Breitner JC. Mental and behavioral disturbances in dementia: findings from Cachê County Study on Memory and Aging. Am J Psychiatr. 2000;157(5):708-14.
11. Landes AM, Sperry SD, StraussME, Geldmacher DS. Apathy in Alzheimer's disease. J Am Geriat Soc. 2001;49(12):1700-9.

130

IATROGENIA

■ CLINEU DE MELLO ALMADA FILHO
■ EDUARDO CANTEIRO CRUZ

A iatrogenia é considerada uma síndrome geriátrica e constitui uma importante causa de morbidade e de mortalidade entre os idosos, podendo ocorrer em quaisquer etapas do ato médico, embora geralmente esteja associada às reações adversas relacionadas ao tratamento médico, seja ele não farmacológico ou farmacológico.

Estima-se que grande parte dos eventos iatrogênicos possa ser evitada, pois estão relacionados principalmente à prescrição médica, como, por exemplo, a administração de medicamentos potencialmente inapropriados, as interações medicamentosas entre os fármacos prescritos ou mesmo a inadequação posológica dos medicamentos utilizados.

Nos Estados Unidos, a síndrome iatrogênica é responsável por 2,4 a 6,5% de todas as admissões hospitalares e por 16,6% das admissões hospitalares em idosos. É o diagnóstico que motiva 10% das admissões em unidades de terapia intensiva (UTIs), estando muito frequentemente relacionada com instabilidade hemodinâmica, com a necessidade de tratamentos invasivos e com a internação hospitalar de duração prolongada. Os dados norte americanos ainda sugerem que seu custo anual seja da ordem de 7,2 bilhões de dólares. Outra terminologia bastante empregada é "cascata iatrogênica", quando uma série de complicações médicas se desenvolve por ações danosas e desencadeadas, em muitas situações, por um primeiro evento quase inócuo.

A prescrição médica, sem dúvida alguma, constitui-se em importante fator de risco iatrogênico. Cerca de 60% dos pacientes idosos recebem 5 ou mais medicações, e aproximadamente 20% deles chegam a receber 10 ou mais medicamentos. Embora geralmente necessário, o uso dessas medicações aumenta o risco desses indivíduos desenvolverem reações adversas a medicamentos (RAM) como resultado de alterações em suas respostas farmacocinéticas e farmacodinâmicas, além das possíveis interações medicamentosas relacionadas a esses fármacos. Aproximadamente 30% dos idosos residentes em comunidade que utilizam 5 ou mais medicamentos experimentaram alguma RAM nos últimos 12 meses, sendo que as reações graves estiveram presentes em 17% daqueles que procuraram por atendimento hospitalar ou de emergência.

Entende-se por RAM toda resposta nociva e inesperada ao uso de um medicamento que ocorre em uma associação às doses normalmente empregadas para profilaxia, diagnóstico ou tratamento de doenças e para a modificação de uma função fisiológica. No Quadro 130.1, encontram-se descritos os principais fatores de risco para o desenvolvimento de RAM.

QUADRO 130.1 ■ Fatores de risco para reações adversas a medicamentos

Idade > 85 anos
≥ 6 Doenças crônicas concomitantes
≥12 Doses de medicamentos ao dia
≥ 9 Medicamentos em uso
RAM prévia
Baixo peso ou baixo IMC
Clearance de creatinina < 50 mL/min

A maioria das RAMs é passível de prevenção ao evitar-se, por exemplo, o emprego de medicações potencialmente inapropriadas, ou seja, aquelas em que a probabilidade de causar efeitos adversos pode ultrapassar seu benefício terapêutico. Sabe-se que mais de 20% dos idosos residentes na comunidade recebem anualmente pelo menos uma medicação inapropriada, assim como 1/3 dos idosos hospitalizados e 50% dos institucionalizados. Aliás, estima-se que 27% das RAMs em atenção básica à saúde e 42% daquelas ocorridas em instituições de longa permanência para idosos poderiam ser evitadas.

Entende-se por interação medicamentosa quando a ação de um fármaco pode modificar de forma mensurável a atividade, o metabolismo ou a toxicidade de outro fármaco utilizado concomitantemente.

■ QUADRO CLÍNICO E LABORATORIAL

As manifestações clínicas da síndrome iatrogênica são bastante variáveis e muitas vezes inespecíficas, sendo comum os idosos se apresentarem em *delirium* (estado confusional agudo) e com declínio funcional, mais propensos a quedas e instabilidades. A redução involuntária na ingestão alimentar (anorexia ou hiporexia) também é uma manifestação bastante frequente, assim como a instalação de incontinências urinária e fecal. Alterações metabólicas, como a desidratação, e alterações bioquímicas, como as enzimáticas, comumente são encontradas.

■ DIAGNÓSTICO

Quaisquer alterações abruptas nos estados clínico, cognitivo ou funcional do idoso, particularmente naqueles mais fragilizados (muito idosos, sob polifarmácia, portadores de demências em estágios mais avançados, acamados, institucionalizados e hospitalizados), devem sugerir ao médico a possibilidade de iatrogenia.

> **ATENÇÃO!**
>
> A pesquisa de uma relação causal entre o evento e os medicamentos utilizados pelo paciente se faz mandatória. Como a iatrogenia em idosos decorre em geral da prescrição de medicações potencialmente inapropriadas, o primeiro passo é reconhecê-las e evitá-las.

Os métodos para identificar as medicações inapropriadas e com potencial para RAM envolvem critérios implícitos, como a duplicidade de prescrições e as interações fármaco-fármaco e, também, critérios explícitos. Entre os últimos, destacam-se os critérios de Beers de Medicações Potencialmente Inapropriadas para Idosos, desenvolvidos e publicados inicialmente em 1991 e revisados recentemente.[1] Além de descrever os fármacos e as classes medicamentosas potencialmente inapropriadas para idosos, os critérios de Beers também descrevem as medicações potencialmente inapropriadas para determinadas condições clínicas e sugere quais destas devam ser prescritas com especial cautela à população idosa.

Alguns fármacos e classes medicamentosas potencialmente inapropriadas estão descritas no Quadro 130.2.

QUADRO 130.2 ■ Medicações potencialmente inapropriadas para uso em idosos segundo os critérios de Beers

MEDICAÇÃO OU CLASSE	RAZÃO	RECOMENDAÇÃO
Anti-histamínicos de primeira geração	Ação anticolinérgica, com alto risco de desencadear confusão mental, boca seca e constipação	Evitar
Antiespasmódicos (hioscina, escopolamina)	Forte ação anticolinérgica e efetividade discutível	Evitar, exceto em ações de cuidados paliativos
Dipiridamol – via oral	Pode causar hipotensão ortostática. Há alternativas mais efetivas como antitrombótico	Evitar. Aceitável para teste cardíaco
Ticlopidina	Alternativas mais seguras estão disponíveis	Evitar
Nitrofurantoína	Potencial toxicidade pulmonar, ausência de eficácia se *clearance* de creatinina < 60 mL/min	Evitar o uso por longos períodos
Alfabloqueadores (prazosin, doxazosina)	Alto risco de hipotensão ortostática	Evitar o uso como anti-hipertensivos
Alfa-agonistas centrais (clonidina, metildopa)	Alto risco de efeitos adversos no SNC, bradicardia, hipotensão ortostática	Evitar clonidina como anti-hipertensivo de primeira linha
Digoxina (doses diárias > 0,125 mg)	Anorexia, confusão mental	Evitar doses diárias > 0,125 mg
Espironolactona (>25 mg/dia)	Hipercalemia	Evitar em pacientes com *clearance* de creatinina< 30 mL/min
Antidepressivos tricíclicos (exceto nortriptilina)	Ação anticolinérgica, acarretando sedação e hipotensão ortostática	Evitar
Antipsicóticos – primeira geração e atípicos	Aumentam o risco de AVC e mortalidade em idosos com demência	Cuidado em seu emprego
Benzodiazepínicos	Aumentam o risco de declínio cognitivo, *delirium*, quedas e fraturas	Evitar no tratamento da insônia, da agitação psicomotora e do *delirium*
Hipnóticos não benzodiazepínicos (zolpidem, zopiclona)	Aumentam o risco de quedas e de fraturas. Mínimo aumento na latência e duração do sono	Evitar uso crônico (> 90 dias)

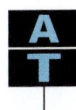
DIAGNÓSTICO E TRATAMENTO

Agentes andrógenos (testosterona, metiltestosterona)	Potencial dano cardiovascular, contraindicados em homens com câncer de próstata	Evitar, exceto hipogonadismo confirmado com sintomas clínicos
Estrogênios com ou sem progestagênios	Potencial carcinogênio (mama e endométrio), sem ação cardioprotetora ou cognitiva. O uso tópico para secura vaginal é seguro e efetivo	Evitar por via oral ou adesivo. O uso na forma de creme vaginal e óvulos é aceitável para dispareunia, infecção urinária e outros sintomas vaginais
Hormônio do crescimento	Associa-se a edema, artralgia, síndrome do túnel do carpo, ginecomastia e elevação da glicemia em jejum	Evitar, exceto no hipopituitarismo pós-cirúrgico
Sulfonilureias de primeira geração (clorpropamida, gliburida)	Clorpropamida pode causar hipoglicemia prolongada em idosos e SIADH	Evitar
Metoclopramida	Pode causar efeitos extrapiramidais e confusão mental	Evitar
Óleo mineral	Risco potencial de aspiração; alternativas mais seguras estão disponíveis	Evitar
IBPs	Risco de infecção pelo *Clostridium difficile* e de perda óssea e fraturas	Evitar o uso além de 8 semanas, exceto em pacientes de alto risco (uso crônico de AINH ou corticosteroide oral), esofagite erosiva, esofagite de Barrett ou quando houver necessidade sintomática de manter o tratamento
Meperidina	Não é efetiva como analgésico oral em doses habituais, com potencial para neurotoxicidade	Evitar
AINHs	Risco aumentado de hemorragia digestiva, úlcera péptica e IRA	Evitar o uso crônico
Relaxantes musculares	Efeitos anticolinérgicos, com sedação e risco de quedas e de fraturas	Evitar
Desmopressina	Alto risco de hiponatremia	Evitar para o tratamento da noctúria e da poliúria noturna

AINHs: anti-inflamatórios não hormonais; IBPs: inibidores da bomba de prótons; SIADH: síndrome da secreção inapropriada do hormônio antidiurético.
Fonte: American Geriatrics Society 2015 Beers Criteria Update Expert Panel.[1]

■ TRATAMENTO

O melhor tratamento para a síndrome iatrogênica é a sua prevenção, evitando-se o uso de medicações potencialmente inapropriadas aos idosos e desenvolvendo uma forma sistematizada de realizar a prescrição médica. Em primeiro lugar a hipótese diagnóstica deve estar clara e também o estado funcional do paciente em questão. O plano terapêutico deverá então ser estabelecido, considerando suas metas e sua relação risco/benefício, incluindo suas ações não farmacológicas. Também deverá ser racionalizado se considerando a variabilidade individual, devendo ser transmitido com clareza e com objetividade ao paciente ou aos seus cuidadores.

> **ATENÇÃO!**
> As prescrições médicas deverão ser revistas periodicamente para reajustes às novas condições clínicas e funcionais do paciente idoso.

A sistematização das prescrições médicas pode ser conduzida por meio dos seguintes passos:

1 | Certificar-se de quais medicações se encontram em uso: antes de prescrever novas medicações, certificar-se de quais já se encontram em uso e também considerar aquelas autoadministradas, as de uso ocasional, os fitoterápicos e os preparados derivados de ervas. As medicações devem ser avaliadas em todas as suas formas de apresentação, incluindo os colírios, as pomadas e os cremes. Lembrar-se que nem todo comprimido pode ser partido ou macerado para uso por sonda por seus efeitos poderem ser imprevisíveis. Uma maneira de proceder a essa avaliação é pedir para o paciente trazer todos os medicamentos que utiliza para a consulta.

2 | Identificar os pacientes com alto risco para RAM: muito idosos, sob polifarmácia, antecedente de prévia RAM, presença de comorbidades, como insuficiência cardíaca (IC), insuficiência renal (IR) e insuficiência hepática (IH), uso de fármacos de alto risco (anticoagulantes, insulina, hipoglicemiantes orais, psicotrópicos, sedativos, hipnóticos, digoxina, nitratos, vasodilatadores, AINHs), déficit cognitivo, morar só, falta de adesão a tratamentos prévios, história de doença psiquiátrica ou de abuso de drogas ou outras substâncias.

3 | Estimar a expectativa de vida: a idade avançada associa-se com maior número de doenças crônicas e com incapacidades que podem limitar a expectativa de vida. Assim, deve-se ponderar se os tratamentos prescritos, especialmente os modificadores de doença, atingirão os seus objetivos nos anos restantes ao paciente.

4 | Definir os objetivos gerais do tratamento e do cuidado ao paciente: os objetivos terapêuticos dependerão da expectativa de vida, da reversibilidade do quadro clínico, da qualidade de vida e das preferências pessoais do indivíduo. Nos pacientes com longa expectativa de vida e sem comprometimento funcional, a prioridade deverá ser a prevenção da progressão das doenças presentes e a manutenção da funcionalidade. Mas, nos pacientes com má qualidade de vida devido a importante dependência funcional e limitada expectativa de vida, o objetivo deverá ser o alívio sintomático, evitando-se tratamentos invasivos e desnecessários.

5 | **Constatar e confirmar a indicação do tratamento atual:** após identificar as necessidades de tratamento farmacológico, verificar se as medicações em uso e as a serem prescritas produzirão os benefícios pretendidos. Não havendo indicação para a manutenção de determinada medicação, sua suspensão deverá ser realizada com o propósito de minimizar possíveis reações adversas.

6 | **Determinar qual o tempo necessário para a medicação produzir benefícios:** essa etapa é particularmente importante na prescrição de medicações nas prevenções primária e secundária de determinadas doenças. Ao se prescrever nova medicação, deve-se ponderar o quanto a expectativa de vida do paciente permitirá o alcance dos alvos terapêuticos.

7 | **Determinar o benefício de um tratamento doença-específica em idosos:** em populações muito idosas (com mais de 80 anos), os planos terapêuticos muito restritivos podem provocar eventos adversos sem promover benefícios. Há evidência científica para metas terapêuticas mais flexíveis em pacientes muito idosos portadores de hipertensão arterial ou DM. Nestes últimos, por exemplo, sabe-se que o controle glicêmico muito rígido aumentará a ocorrência de hipoglicemias sem que se alcance uma melhora proporcional nos desfechos cardiovasculares.

8 | **Rever a utilidade de cada medicação para o paciente idoso em questão:** a utilidade de uma medicação envolve o provável benefício clínico, o potencial de complicações, o ônus da sua administração e a necessidade de monitorar seus efeitos adversos.

9 | **Identificar os fármacos a serem descontinuados ou a terem dosagens reduzidas:** a dificuldade de adesão ao tratamento médico prescrito é bastante prevalente em idosos portadores de demência e naqueles com fragilidade física e funcional ou ainda nos pacientes com sensibilidade até mesmo a leves efeitos colaterais.

> **ATENÇÃO!**
>
> Quanto maior o número de medicações prescritas, maior a falta de adesão ao tratamento.

10 | **Estabelecer e gerenciar o plano terapêutico com foco na utilidade das medicações e na adesão medicamentosa:** o plano terapêutico estabelecido deverá ser revisto com certa frequência porque ao longo do tempo ocorrem alterações no estado do paciente, nos objetivos do tratamento e também na indicação de certos medicamentos.

Outras medidas também contribuem para o tratamento e prevenção da iatrogenia, como a "otimização" da prescrição médica e a minimização das RAMs. Dentre elas incluem-se o cuidado por equipe interdisciplinar, a consulta com farmacêutico clínico, a reconciliação medicamentosa, o uso de *softwares* de auxílio à prescrição e o tratamento de pacientes idosos em unidades geriátricas.

> **REVISÃO**
>
> - A iatrogenia é uma causa importante de morbidade e de mortalidade entre os idosos.
> - As RAMs são a forma mais comum de iatrogenia e são passíveis de prevenção.
> - As RAMs manifestam-se de maneira heterogênea na população idosa.
> - Os critérios de Beers são úteis para identificar medicações potencialmente inapropriadas para idosos.
> - Minimizar e sistematizar a prescrição médica.
> - Revisar em todas as consultas a utilidade atual e a adesão do paciente às medicações.

■ **REFERÊNCIA**

1. American Geriatrics Society 2015 Beers Criteria Update Expert Panel. American Geriatrics Society updated Beers Criteria for potentially inappropriate medication use in older adults. J Am Geriatr Soc. 2015; 63(11):2227-46.

■ **LEITURAS SUGERIDAS**

O'Mahony D, O'Sullivan D, Byrne S, O'Connor MN, Ryan C, Gallagher P. SOPP/START criteria for potentially inappropriate prescribing in older people: version 2. Age Ageing, 2015;44 (2):213-218.

Permpongkosol S. Iatrogenic disease in the elderly: risk factors, consequences, and prevention. Clin Interv Aging. 2011;6:77-82.

Rochon AP, Tjia J, Gill SS, Gurwitz JH. Apropriate approach to prescribing. In: Halter JB, Ouslander JG, Tinetti ME, Studenski S, High KP, Asthana S, editors. Hazzard's Geriatric Medicine and Gerontology. 6th ed. New York: McGraw-Hill; 2009. p. 289-302.

Scott IA, Gray LC, Martin JH, Mitchell CA. Minimizing inappropriate medications in older populations: a 10-step Conceptual Framework. Am J Med. 2012; 125(6):529-37.

131

SÍNDROME DA FRAGILIDADE

■ CLINEU DE MELLO ALMADA FILHO
■ JOÃO TONIOLO NETO

A fragilidade é um estado clínico relacionado ao envelhecimento no qual o indivíduo experimenta um importante declínio em suas capacidades de reserva fisiológica e funcional que o dificultam a manter sua homeostase em condições de estresse, resultando em extrema vulnerabilidade. Sua incidência aumenta dramaticamente com a idade e, ao se considerar sua associação com as doenças crônico-degenerativas e com a progressiva perda de capacidade funcional, também bastante prevalentes nos idosos, se verificará expressivo impacto negativo na qualidade de vida e na dignidade da pessoa.

A síndrome da fragilidade deve ser interpretada sob contexto multidimensional, identificando-se algum grau de ruptura na interação entre os fatores biológicos, os psicológicos e os sociais presentes no indivíduo e que resulta em acentuado risco de desfechos adversos, tais como quedas, imobilidade, doenças agudas, declínio funcional, institucionalização, hospitalização e morte.

■ FISIOPATOLOGIA

O esclarecimento fisiopatológico da síndrome da fragilidade é bastante dificultado devido à complexidade dos sistemas envolvidos e pela frequente coexistência de doenças crônico-degenerativas e incapacitantes nos idosos. Contudo, a tendência científica atual encontra-se alicerçada na redução da atividade de eixos hormonais anabólicos, na instalação de sarcopenia e nas alterações imunológicas proinflamatórias. Alterações expressivas nessa tríade determinam uma interação deletéria que predispõe à instalação de um ciclo autossustentado de redução de energia, anorexia, perda ponderal, inatividade e sarcopenia. A Figura 131.1 resume esquematicamente as interações dessa tríade.

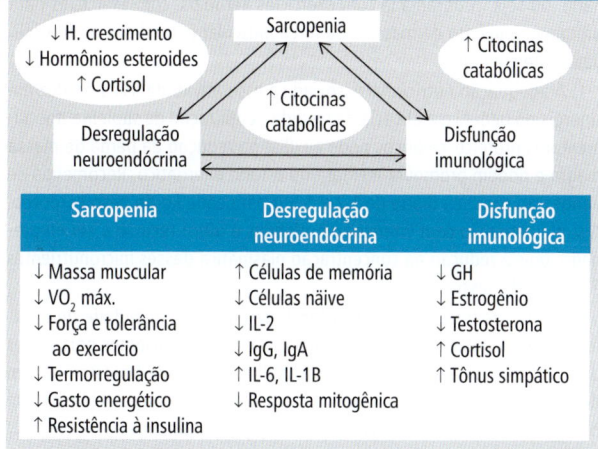

FIGURA 131.1 ■ Interações da tríade que compõe a fisiopatologia da síndrome da fragilidade.

■ QUADRO CLÍNICO

As manifestações clínicas desta síndrome geriátrica se instalam de forma insidiosa e em geral apresentam evolução lentamente progressiva até promoverem um estado de vulnerabilidade que comprometa a regulação homeostática de seu portador. Os sintomas mais comuns que devem alertar o médico são a falta de apetite, a perda de peso, as queixas de fadiga e de fraqueza, além da tendência à inatividade física. Na avaliação clínica, os seguintes sinais devem ser pesquisados: a presença de redução nas massas muscular (sarcopenia) e óssea (osteopenia), a presença de instabilidade postural (desequilíbrios) e de alguma dificuldade para a marcha (principalmente a lentidão) e, também, a presença de desnutrição proteico-calórica. Essas manifestações clínicas encontram-se destacadas no Quadro 131.1.

■ DIAGNÓSTICO

O diagnóstico sindrômico é relativamente simples quando as manifestações clínicas e funcionais já se encontram presentes e, muito comumente, são as intercorrências clínicas decorrentes desse estado que o denunciam. O reconhecimento dos fatores predisponentes desse processo e também daqueles desencadeadores (estressores) das intercorrências nos pacientes portadores da síndrome da fragilidade auxiliam na confirmação diagnóstica e também na elaboração do plano terapêutico. Esses fatores encontram-se apresentados no Quadro 131.2.

QUADRO 131.1 ■ Síndrome da fragilidade: sinais e sintomas

SINTOMAS	SINAIS
Anorexia	Sarcopenia
Emagrecimento	Osteopenia
Fadiga	Instabilidade postural
Fraqueza	Distúrbio de marcha
Inatividade física	Desnutrição proteico-calórica

QUADRO 131.2 ■ Síndrome da fragilidade: fatores predisponentes e desencadeantes

FATORES PREDISPONENTES	FATORES DESENCADEANTES
Inapetência	Doença aguda
Perda de massa e/ou de força muscular	Dor/imobilidade
Imobilidade	Depressão/déficit cognitivo
Desequilíbrio	Múltiplas doenças crônicas
Aterosclerose	Medicamentos/polifarmácia
Depressão	Cirurgias
Déficit cognitivo	Hospitalização

ATENÇÃO!

A identificação de idosos sob alto risco de desenvolverem a síndrome da fragilidade é de extrema importância para sua avaliação clínica e funcional, pois possibilita o estabelecimento de um plano de ações preventivas e terapêuticas que permita um melhor gerenciamento das condições de saúde dessas pessoas.

O Cardiovascular Health Study Collaborative Research Group, em 2001, propôs critérios diagnósticos para se identificar idosos sob alto risco de resultados adversos, tais como o risco aumentado de quedas, a recuperação prolongada de doenças e o prejuízo da capacidade funcional, com o objetivo de prevenir incapacidades e a perda de independência desses indivíduos.[1]

Os critérios diagnósticos[1] são os seguintes:

1 | Perda involuntária de peso: > 4,5 kg referidos ou 5% do peso corporal se aferido no último ano.

2 | Sensação de exaustão: critério subjetivo que se refere a uma percepção do indivíduo que pode ser espontaneamente referida ou pesquisada por meio de duas perguntas:

- Na última semana, o(a) senhor(a) sentiu que teve de fazer esforço para dar conta das suas tarefas habituais?

- Na última semana, o(a) senhor(a) não conseguiu levar adiante suas coisas?

3 | Redução na velocidade de marcha: < 1 metro/segundo (marcha de 4 m).

4 | Vida sedentária (reduzida atividade física):
  - ≤ 270 kcal em gasto físico por semana
  - **Fórmula para cálculo**: kcal/semana = ([MET por atividade específica (kcal x kg/hora) x [duração da atividade (min.)/60min.] x [Peso Corporal (kg)] x [n° de sessões nas últimas 2 semanas / 2] x [n° de meses por ano em que realizou a atividade].

5 | Fraqueza muscular (força de preensão palmar): após três tentativas na mão dominante (dinamômetro Jamar), registrar o maior valor. Os pontos de corte para essa interpretação estão relacionados com o índice de massa corporal (IMC):
  - Homens:
    - ≤ 29 kg.F para IMC ≤ 24 kg/m^2
    - ≤ 30 kg.F para IMC ≤ 24,1-28 kg/m^2
    - ≤ 32 kg.F para IMC ≥ 28 kg/m^2
  - Mulheres:
    - ≤ 17 kg.F para IMC ≤ 23 kg/m^2
    - ≤ 17 kg.F para IMC ≤ 23,1-26 kg/m^2
    - ≤ 18 kg.F para IMC ≤ 26,1-29 kg/m^2
    - ≤ 21 kg.F para IMC ≥ 29 kg/m^2

Segundo essa proposição, os idosos que apresentem 3 ou mais desses critérios devem ser considerados frágeis, e aqueles que apresentem apenas 1 ou 2 desses critérios devem ser considerados pré-frágeis. Nos idosos em que nenhum dos critérios se encontra presente, a categorização é de não frágeis. Utilizando tal metodologia, esse grupo pode constatar que após 3 anos de seguimento, a fragilidade revelou-se um fator preditor de quedas, de piora da mobilidade, de redução da capacidade funcional, de hospitalização e de morte. Os idosos caracterizados como pré-frágeis desenvolveram fragilidade em 3 a 4 anos, um risco 2,5 vezes maior quando comparados aos não frágeis.

Os critérios clínicos para o diagnóstico de fragilidade se encontram resumidos no Quadro 131.3.

QUADRO 131.3 ■ Síndrome da fragilidade: critérios diagnósticos

1 | Perda de peso
2 | Sensação de exaustão
3 | Redução na velocidade de marcha
4 | Vida sedentária
5 | Fraqueza muscular

■ PREVENÇÃO E GERENCIAMENTO

1 | Estágio latente: na ausência de fatores estressores, não há sinais clínicos.
  - Gerenciamento: provavelmente há resposta a medidas preventivas:
    a | minimizar ou tratar os fatores precipitantes;
    b | minimizar a polifarmácia;
    c | tratar a dor e a depressão quando presentes;
    d | prevenir e/ou minimizar a imobilidade, mantendo a atividade física, a massa e a força muscular;
    e | manter a massa e a força muscular por meio de exercícios de resistência que podem ser suplementados por treinamento aeróbio, de flexibilidade e de equilíbrio;
    f | suspender o tabagismo, a ingestão excessiva de álcool e os fármacos psicoativos.

2 | Estágio precoce: sinais clínicos aparentes.
  - Gerenciamento:
    a | controlar as doenças crônicas e minimizar os medicamentos;
    b | prevenir intercorrências, como desnutrição proteico-calórica, infecções e quedas;
    c | manter a atividade física;
    d | corrigir as perdas com órteses e próteses.

3 | Estágio tardio: alto índice de mortalidade em 6 a 12 meses.
  - Gerenciamento: os objetivos são o conforto e a dignidade da pessoa.

■ TRATAMENTO

As intervenções terapêuticas mais eficazes são a atividade física combinada, ou seja, programada com exercícios aeróbios, com exercícios para promover aumento de massa e de força muscular e, também, de flexibilidade e de equilíbrio.

A adequação nutricional associada a essa atividade física produz um sinergismo benéfico à eficácia da medida. A utilização de suplementos alimentares proteico-calóricos pode auxiliar na redução da perda de massa magra e podem promover melhora no estado energético. Recomenda-se a ingestão proteica diária de 1,2 a 1,5 g para cada kg de peso corpóreo. A suplementação com vitaminas e minerais é outro recurso a ser empregado, pois a redução na concentração plasmática desses micronutrientes é observada nesses idosos.

Dentre as terapias de reposição hormonal com finalidade de interferir na desregulação neuroendócrina presente nos pacientes portadores da síndrome da fragilidade, apenas a suplementação de testosterona tem demonstrado algum efeito benéfico, particularmente naqueles idosos com hipogonadismo secundário comprovado laboratorialmente.

REVISÃO

- A síndrome da fragilidade é um estado clínico relacionado ao envelhecimento em que se experimenta um importante declínio das capacidades de reserva fisiológica e funcional, dificultando a manutenção da homeostase em condições de estresse, resultando em extrema vulnerabilidade.
- Seus sintomas mais comuns são falta de apetite, perda de peso, queixas de fadiga e de fraqueza e tendência à inatividade física, cujas causas e manifestações clínicas devem ser investigadas no exame físico.
- A prevenção pode ocorrer de acordo com o estágio (latente, precoce e tardio), com medidas que vão desde o tratamento dos fatores precipitantes à correção de eventuais perdas.
- As intervenções terapêuticas incluem exercícios aeróbios combinados a exercícios para promover aumento da massa e de força muscular, de flexibilidade e de equilíbrio, além da utilização de suplementos alimentares proteico-calóricos e de vitaminas e minerais e reposição hormonal.

■ REFERÊNCIA

1. Fried LP, Tangen CM, Walston J, Newman, AB, Hirsch C, Gottdiener J, et al. Frailty in older adults: evidence for a phenotype. J Gerontol A Biol Sci Med Sci. 2001;56A:M146-M156.

DIAGNÓSTICO E TRATAMENTO

■ LEITURAS SUGERIDAS

Aranha A, Almada-Filho CM. Síndrome da fragilidade. In: Di Tommaso ABG, Moraes NS, Cruz EC, Kairalla MC, Cendoroglo MS. Geriatria: guia prático. Rio de Janeiro: Guanabara Koogan; 2016. p. 70-77.

Chamberlain AM, Rutten LJF, Manemann SM, Yawn BP, Jacobson DJ, Fan C, et al. Frailty trajectories in an elderly population-based cohort. J Am Geriatr Soc. 2016;64(2):285-92.

Morley JE. Frailty. In: Sinclair AJ, Morley JE, Vellas B, editors. Pathy's principles and practice of geriatric medicine. 5th ed. Singapura: Wiley-Balackwell; 2012, p. 1387-93.

Studenski S, Perera S, Patel K, Rosano C, Inzitari M, Brach J, et al. Gait speed and survival in older adults. JAMA. 2011;305(1):50-8.

132

CUIDADOS PALIATIVOS

■ MARCELO CORASSA
■ AECIO FLAVIO T. DE GOIS
■ DANIELA TAVARES

Há cerca de 20 anos, o tema cuidados paliativos era uma raridade em discussões do cotidiano médico. Hoje, o conceito estabelecido inicialmente apresentou importante mudança de paradigma, com ampliação dos critérios para inclusão em cuidados e nas modalidades aplicáveis de conforto. A definição mais adequada da visão geral sobre o tema foi cunhado pela OMS em 2002:[1]

Uma abordagem multidisciplinar que visa a promover a qualidade de vida dos pacientes – e seus familiares – na vigência de doenças que ameacem a continuidade da vida, mediante a prevenção e o alívio do sofrimento. Requer identificação precoce, avaliação e tratamento sobretudo da dor, além de outros problemas de natureza física, psicossocial e espiritual.

Segundo a definição exposta, já é possível definir que a atenção para a possibilidade da instituição de cuidados paliativos deve ser grande, já que a identificação deve ser precoce. Do mesmo modo, não se pode esquecer de que se trata de uma abordagem multidisciplinar, em que não só o médico, mas também enfermeiros, fisioterapeutas, psicólogos, assistentes sociais, dentre outras profissões, devem estar envolvidos.

Algumas perguntas são frequentes em relação à definição de cuidados paliativos para um paciente.

Que doenças podem receber cuidados paliativos?

Historicamente a abordagem de cuidados paliativos foi associada a neoplasias. Contudo, é importante observar que a indicação ocorre em qualquer doença potencialmente grave e incurável. Alguns exemplos não oncológicos de doenças em que é passível a adoção de cuidados paliativos são: insuficiência cardíaca congestiva (ICC), doença pulmonar obstrutiva crônica (DPOC), demências diversas, doenças neuromusculares, dentre outras.

Quando se deve conversar sobre cuidados paliativos?

A primeira conversa sobre o tema deve ocorrer o mais precocemente possível, uma vez identificada uma doença em que a paliação possa ser adotada. Em doenças como neoplasias malignas, a conversa inicial sobre cuidados paliativos deve ocorrer no momento do diagnóstico, no intuito de informar o paciente de ser portador de uma doença incurável, que possivelmente irá evoluir com terminalidade em algum momento. Em outras doenças o tema deve ser introduzido precocemente, de forma progressiva, para que, com o tempo, o paciente entenda que as alterações advindas da história natural da moléstia são irreversíveis, e que há uma opção além do tratamento clínico.

Dizer que se deve conversar sobre paliação na primeira consulta não quer dizer que uma sentença de morte deve ser transmitida logo de início. A conversa inicial se baseia em explicar ao paciente que a partir daquele momento ele é portador de uma doença que pode progredir, apesar do tratamento adequado. Deste modo, consegue-se fornecer autonomia ao indivíduo, suficiente para que, em caso de aproximação da terminalidade, o próprio paciente possa decidir sobre as medidas a serem adotadas em relação à sua doença.

Quem toma a decisão final sobre cuidados paliativos?

A opinião do paciente é sempre soberana em relação as demais. Uma vez que o paciente decida sobre a adoção de medidas de conforto em detrimento do tratamento intensivo, esta decisão deve ser respeitada, a despeito da vontade da família, ou mesmo da equipe médica. Daí a importância de iniciar a conversa precocemente com o paciente, para que ele possa ter autonomia sobre suas escolhas.

Não se pode esquecer que a opinião do paciente só é válida quando ele se encontra consciente, lúcido e sem déficits cognitivos que impeçam o julgamento crítico adequado (mais uma razão para discutir precocemente cuidados paliativos). Quando não for possível obter a opinião do paciente, prevalece a opinião da família, que deve ser orientada adequadamente pela equipe multiprofissional sobre todas as possibilidades terapêuticas. Os cônjuges são os principais responsáveis pela decisão no lugar do indivíduo, posteriormente sendo levada em consideração a opinião dos demais familiares.

É importante ressaltar que, em muitos momentos, a família apresenta opiniões distintas em relação ao prognóstico e a cuidados de fim de vida. É comum que em grupos familiares grandes, alguns sejam a favor da adoção de cuidados paliativos exclusivos, e outros sejam a favor de diretrizes invasivas de suporte à vida. Nesse caso, explicita-se que é necessário que se chegue a um consenso, em qualquer das duas direções – o que só pode ser obtido pela compreensão da família como um organismo global, que deve ser abordado por todos os membros capazes da equipe multiprofissional.

Quem deve abordar a família sobre cuidados paliativos?

A abordagem ideal deve ser feita pelo médico assistente do paciente, que já tenha conhecimento sobre a doença, o paciente e seus familiares. Na ausência de um médico que já acompanhe o paciente, cabe a equipe multiprofissional que iniciou o acompanhamento iniciar a conversa. De preferência, as abordagens devem ser múltiplas, com introdução progressiva do tema. A equipe deve ser multiprofissional, e no ato da abordagem é válida a presença de um psicólogo para abordagem familiar. Hoje, com a disseminação de cuidados paliativos como uma especialidade, se possível, um profissional especializado no tema deve ser envolvido.

Deve-se ter em mente que a pedra fundamental em cuidados paliativos é evitar o sofrimento, promovendo o alívio da dor e de outros sintomas desagradáveis. Lembrar que o tratamento não é dirigido apenas ao paciente, mas também à família, que se encontra, de maneira geral, muito envolvida com o paciente e sua doença, podendo apresentar grandes cargas de sofrimento emocional e espiritual.

Embora aliviar o sofrimento seja a base, em nenhum momento promover cuidados paliativos significa acelerar o processo de morte. A premissa encontra-se em aliviar sintomas, o que, por consequência, pode fazer com que o paciente tenha um processo de terminalidade mais breve. Por outro lado, não é admissível adiar a morte se essa incorrer em sofrimento individual e familiar.

A integração da família é extremamente importante, já que ela, além de participar da tomada de decisões, participa diretamente do sofrimento. Além da compreensão integral dos hábitos da família e aspectos psicológicos, é preciso considerar questões espirituais, que podem atuar como amenizadores do desconforto.

> **ATENÇÃO!**
>
> O contato familiar não acaba após o falecimento, devendo-se entender, acompanhar e ajudar com o processo de luto.

Por último, é importante lembrar que tratar a doença nem sempre se traduz em algo positivo. Deve-se tratar as doenças vigentes caso elas provoquem desconforto ao paciente. Outro objetivo é fazer o paciente viver mais ativamente possível até o momento de seu óbito, sendo, inclusive, mais maleável em relação a determinadas restrições comumente impostas a pacientes internados. Restrições dietéticas, horários estritos de visita, dentre outros, devem dar lugar a uma política mais liberal, sempre no intuito de promover o conforto do paciente.

■ QUADRO CLÍNICO E AVALIAÇÃO

Um dos principais alicerces da avaliação clinica do paciente paliativo são as escalas. Uma vez que a avaliação subjetiva fica dificultada em pacientes com limitações funcionais, foram convencionadas diversas escalas capazes de avaliar aspectos sobre funcionalidade, sintomas e prognóstico.

AVALIAÇÃO PROGNÓSTICA

Avalia principalmente a capacidade funcional do paciente. A escala mais usada é a de Karnosfsky, que além de avaliar funcionalidade, pode ser uma ferramenta para indicar ou contraindicar diversos procedimentos e tratamentos, como, por exemplo, quimioterapia em um paciente com escore muito baixo.

Escala de performance status, de Karnofsky

Utilizada para avaliação prognóstica, dá notas de 0 a 100, em múltiplos de 10, de acordo com a capacidade do paciente de realizar determinadas tarefas. Índices abaixo de 40% já indicam prognóstico bastante reservado, de modo que estes pacientes são os que provavelmente mais se beneficiam de uma abordagem paliativa multiprofissional (Tabela 132.1).

Escala de performance paliativa (PPS — palliative performance scale)

Mais uma escala prognóstica, que se diferencia da escala de Karnofsky por ser mais elaborada. São considerados 5 itens, dos quais se dá uma nota de 0 a 100. Quanto menor a nota, pior a capacidade funcional do paciente.

O PPS de é determinado pela leitura horizontal das colunas, até o encontro da melhor descrição para o paciente. Começa-se na coluna da esquerda, e a leitura progride até a direita, colocando-se o paciente em determinada condição, de modo que o escore vai mudando assim que se prossegue a investigação. Por exemplo, um paciente pode estar acamado por uma paraplegia, ganhando um escore de 40%. É incapaz de realizar atividades comuns, precisa de assistência frequente, porém consegue se alimentar normalmente e tem um nível de consciência preservado totalmente, podendo, portanto, chegar a um PPS de até 70%.

Esta ferramenta é utilizada com alguns objetivos. É uma boa forma de estratificar uniformemente entre distintos profissionais a real condição clínica do paciente em relação a seu nível funcional. Também parece ter bom valor prognóstico, sobretudo considerando variações no PPS no se-

TABELA 132.1 ■ Escala de *performance status*, de Karnofksy

NOTA	CRITÉRIO
100	Sem sinais ou queixas. Sem evidências de doença
90	Sinais e sintomas mínimos de doença. Capaz de realizar atividades, mas com esforço
80	Alguns sinais e sintomas de doença. Realiza atividades com esforço
70	Cuida de si mesmo, porém não é capaz de trabalhar
60	Necessita de assistência ocasional, porém consegue realizar suas atividades mais corriqueiras
50	Necessita de assistência considerável e cuidado médico frequente
40	Requer atenção e assistência especializadas. Incapaz
30	Gravemente incapaz. Admissão hospitalar deve ser considerada, embora morte não iminente
20	Muito doente. Admissão hospitalar e tratamento de suporte são necessários
10	Extremamente doente, moribundo
0	Óbito

guimento do paciente. Um paciente com um PPS inicial de 20% após uma doença grave que consegue com a reabilitação chegar a 50% tem prognóstico muito melhor do que um paciente que faz o inverso (Tabela 132.2).

AVALIAÇÃO DE SINTOMAS

A importância da avaliação de sintomas é imensa em cuidados paliativos. Muitos pacientes não são capazes de estabelecer com clareza um determinado sintoma. O próprio médico, em sua avaliação subjetiva e objetiva, por vezes, não é capaz de atribuir a real magnitude a um determinado sintoma. Por exemplo, um padrão respiratório; um exame físico compatível com desconforto respiratório não necessariamente implica a sensação óbvia de dispneia do paciente. O outro lado também é válido; é muito difícil o profissional de saúde determinar o grau de depressão de um paciente, que, por sua vez, pode graduar seu estado emocional sem depender da avaliação de outrem.

A escala de sintomas mais utilizada é conhecida pelo acrônimo ESAS (*Edmonton Symptom Assessment Scale* – Escala de Avaliação de Sintomas, de Edmonton) (Tabela 132.3). Trata-se de um simples questionário de 10 perguntas, 9 delas fixas, sobre sintomas do paciente. Além das 9 perguntas fixas, o paciente deve determinar um décimo sintoma de sua livre escolha para avaliação.

As perguntas são graduadas com notas de 0 a 10, com 10 sendo a maior intensidade do sintomas e 0 a sua ausência. É importante salientar que muitas vezes o paciente não é capaz de preencher o ESAS por déficits cognitivos ou por uma capacidade funcional demasiadamente reduzida. Nestes casos, o ESAS pode ser preenchido pelo cuidador, podendo fornecer informação menos precisa, porém importante para a avaliação de sintomas. Ainda, o ESAS pode ser uma ferramenta de avaliação progressiva. Pode ser feito diariamente, ou em intervalos regulares, para avaliar a resposta do paciente a um determinado tratamento interposto ao curso de sua doença.

O ESAS deve ser preenchido mediante a somatória de todos os pontos, considerando 100 a melhor pontuação e zero a menor pontuação.

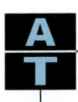

DIAGNÓSTICO E TRATAMENTO

TABELA 132.2 ■ Escala de *performance* paliativa

PPS	DEAMBULAÇÃO	ATIVIDADE E EVIDÊNCIA DE DOENÇA	AUTOCUIDADO	ALIMENTAÇÃO	NÍVEL DE CONSCIÊNCIA
100%	Total	Atividade e trabalho normais. Sem evidência de doença	Total	Normal	Completo
90%	Total	Atividade e trabalho normais. Alguma evidência de doença	Total	Normal	Completo
80%	Total	Atividade sem esforço. Alguma evidência de doença	Total	Normal ou reduzida	Completo
70%	Reduzida	Incapaz de trabalho. Doença significante	Total	Normal ou reduzida	Completo
60%	Reduzida	Incapaz de atividades de casa. Doença significante	Assistência ocasional	Normal ou reduzida	Completo ou confusão
50%	Mobilidade reduzida	Incapaz de trabalhar. Doença extensa	Assistência considerável	Normal ou reduzida	Completo ou confusão
40%	Principalmente acamado	Incapaz de atividades comuns. Doença extensa	Assistência necessária com frequência	Normal ou reduzida	Completo ou sonolência. Confusão pode estar presente
30%	Totalmente acamado	Incapaz de realizar alguma atividade	Totalmente dependente	Normal ou reduzida	Completo ou sonolência. Confusão pode estar presente
20%	Totalmente acamado	Incapaz de realizar alguma atividade	Totalmente dependente	Mínima. Goles	Completo ou sonolência. Confusão pode estar presente
10%	Totalmente acamado	Incapaz de realizar alguma atividade	Totalmente dependente	Controle apenas da boca	Sonolento ou comatoso. Pode haver confusão
0%				Morte	

Vem sendo demonstrada a importância da avaliação com o ESAS em pacientes internados, para conseguir tornar mais palpáveis avaliações previamente subjetivas. De outro modo, pode ser utilizada para monitorar a resposta aos tratamentos de sintomas instituídos, seja no manejo ambulatorial ou em enfermaria.

TABELA 132.3 ■ Escala de avaliação de sintomas, de Edmonton

Paciente:			
Preenchido por:			
Data:			
CIRCULAR O NÚMERO QUE MELHOR DESCREVE A INTENSIDADE DOS SINTOMAS AGORA OU NAS ÚLTIMAS 24 HORAS			
Dor	Sem dor	0 – 1 – 2 – 3 – 4 – 5 – 6 – 7 – 8 – 9 – 10	Pior dor possível
Cansaço	Sem cansaço	0 – 1 – 2 – 3 – 4 – 5 – 6 – 7 – 8 – 9 – 10	Pior cansaço possível
Náusea	Sem náusea	0 – 1 – 2 – 3 – 4 – 5 – 6 – 7 – 8 – 9 – 10	Pior náusea possível
Depressão	Sem depressão	0 – 1 – 2 – 3 – 4 – 5 – 6 – 7 – 8 – 9 – 10	Pior depressão possível
Ansiedade	Sem ansiedade	0 – 1 – 2 – 3 – 4 – 5 – 6 – 7 – 8 – 9 – 10	Pior ansiedade possível
Sonolência	Sem sonolência	0 – 1 – 2 – 3 – 4 – 5 – 6 – 7 – 8 – 9 – 10	Pior sonolência possível
Apetite	Muito bom apetite	0 – 1 – 2 – 3 – 4 – 5 – 6 – 7 – 8 – 9 – 10	Pior apetite possível
Falta de ar	Sem falta de ar	0 – 1 – 2 – 3 – 4 – 5 – 6 – 7 – 8 – 9 – 10	Pior falta de ar possível
Bem-estar	Melhor sensação	0 – 1 – 2 – 3 – 4 – 5 – 6 – 7 – 8 – 9 – 10	Pior sensação
Outro problema	Melhor	0 – 1 – 2 – 3 – 4 – 5 – 6 – 7 – 8 – 9 – 10	Pior

Avaliação de dor

Avaliar a dor é uma das pedras fundamentais em cuidados paliativos. Não basta a prescrição de analgésicos. É preciso monitorar o seu efeito. Existem diversas escalas passíveis para avaliação, como a escala visual analógica e a escala numérica. Estas devem ser objetos de avaliação em pacientes cognitivamente capazes de determinar a dor. Em crianças portadoras de doenças que provoquem déficits cognitivos graves, pode-se usar escalas mais simplórias, que aproximem o paciente de uma avaliação mais prática sobre a dor, como na escala de Wong e Baker, que utiliza desenhos de faces para a avaliação (Figura 132.1).

■ PROPEDÊUTICA ESPECÍFICA EM CUIDADOS PALIATIVOS

Aparte o pensamento de que o paciente em cuidados paliativos está em um estágio de doença em que se preconiza a não realização de intervenções, há toda uma propedêutica específica que é capaz de promover a redução de sintomas e a redução do desconforto relacionado a procedimentos específicos do âmbito hospitalar.

ACESSO VENOSO: HIPODERMÓCLISE E CATETERES DE LONGA PERMANÊNCIA

É importante lembrar que a maioria dos pacientes internados necessita de uma acesso venoso para infusão de medicações. Com o progredir da internação, são necessárias várias trocas de acesso, e a cada nova tentativa, aumenta o sofrimento relacionado às múltiplas tentativas de punção. Mesmo com a obtenção do acesso venoso, a infusão de determinados medicamentos pode incorrer em dor no local do acesso. Portanto, foi proposta a confecção da via subcutânea (SC) para infusão de medicamentos.

A hipodermóclise consiste na utilização de acesso subcutâneo para infusão de medicamentos. O acesso é obtido por meio da inserção de uma agulha hipodérmica no subcutâneo, o que é feita com facilidade. Diversos locais podem ser puncionados, sendo os mais comuns a região deltóidea e abdominal, as faces anterior e a lateral da coxa, a porção anterior do tórax e a região escapular e interescapular.

A confecção da hipodermóclise deve ser considerada em todo paciente em cuidados paliativos, considerando, principalmente, que muitos deles se encontram em estágios avançados de terminalidade, necessitando de uma via parenteral inclusive para hidratação. É indicada em todos os casos que seja necessário manter hidratação para prevenir ou tratar a desidratação, em paciente com dificuldade de tolerar a ingestão de líquidos por via oral. A possibilidade de acesso venoso não contraindica a hipodermóclise, de modo que esta deve ser considerada no intuito de diminuir o processo doloroso.

Principais contraindicações à hipodermóclise: situações de emergência, como choque, desidratação grave, instabilidade hemodinâmica, edema/anasarca graves e distúrbios da coagulação. Caso seja necessário promover a ressuscitação volêmica, ou garantir uma via de acesso em paciente instável com proposta curativa, não deve ser utilizada a via subcutânea. A Tabela 132.4 demonstra as principais vantagens e desvantagens da hipodermóclise.

TABELA 132.4 ■ Vantagens e desvantagens da hipodermóclise

VANTAGENS	DESVANTAGENS
• Via segura, de fácil manipulação • Desconforto local mínimo • Risco baixo de complicações • Custo baixo • Necessidade de pouco treinamento para realizar punção • Possibilidade de manuseio em domicílio	• Limitação à velocidade de infusão: cada punção pode tolerar 60-125 mL de líquido/h • Volume diário limitado: cada punção pode tolerar até 1.500 mL/dia de volume. O volume total não deve exceder 3.000 mL/dia, independentemente do número de punções • Menor velocidade de absorção. Absorção errática

Obs.: A infusão no subcutâneo deve ser lenta. Muitas vezes, faz-se necessária a utilização de bomba de infusão.

Diversos medicamentos podem ser infundidos por via SC, e, em se tratando de técnica recente, a cada dia novos fármacos são liberados por via subcutânea. Para os cuidados paliativos, é muito importante lembrar da possibilidade de absorção de opioides e alguns antibióticos. A Tabela 132.5 apresenta alguns medicamentos de uso frequente em cuidados paliativos que podem ser utilizados por essa via. Soluções fisiológicas (SF) a 0,9% e glicose a 5% são as principais utilizadas.

TABELA 132.5 ■ Fármacos que podem ser usados por via subcutânea

ANTIBIÓTICOS	ANALGÉSICOS	OUTROS
• Ceftriaxona • Cefepime • Teicoplanina • Oxacilina	• Fentanil • Morfina • Tramadol	• Hidrocortisona • Metilprednisolona • Dexametasona • Furosemida • Haloperidol • Clorpromazina • Midazolan • Metoclopramida • Ondansetrona

Sempre que for obtida a hipodermóclise, lembrar que podem ocorrer complicações locais. a mais comum delas é a infecção do sítio de punção, que demanda retirada do acesso e antibioticoterapia (que, muitas vezes, pode ser realizada por outra via subcutânea).

Em alguns casos, sobretudo em centros especializados com equipe treinada, a hipodermóclise pode dar lugar a acessos de longa permanên-

FIGURA 132.1 ■ Principais escalas utilizadas para avaliação de dor.

cia. Considera-se muito arriscado a passagem de um cateter venoso central (CVC) em vias como subclávia e jugular, que, além de complicações, pode levar a desconforto. Neste caso, podem ser utilizados cateteres periféricos de inserção central (PICC). Estes são implantados por equipe especializada, garantindo uma via persistente de infusão, o que também é capaz de prevenir todas as múltiplas punções causadas por acessos periféricos.

Os PICCs são seguros e, quando disponíveis, se tornam boas opções, não havendo comparação de eficácia entre PICCs e hipodermóclise. Como principais complicações se têm raramente os acidentes de punção (pneumotórax, hemotórax), infeção relacionada a cateter e disfunção do PICC (que pode levar à necessidade de troca do cateter, aumentando risco de infecções). Como principais vantagens se destacam a segurança do uso e sobretudo a capacidade de serem infundidas praticamente todas as medicações disponíveis, incluindo antibióticos diversos, reposições com soluções hipertônicas e até mesmo nutrição parenteral total, caso esta seja indicada.

CONTROLE DE DOR

Talvez a medida mais importante em cuidados paliativos seja o controle da dor. Para que seja feita com sucesso, é necessária a avaliação e mensuração frequente do componente álgico de cada paciente. A dor física é a mais frequente, e cujo controle específico tem a maior função. A dor deve ser avaliada, diagnosticada e mensurada, o que pode ser feito pelas escalas citadas.

O controle da dor não é puramente farmacológico. Além de pensar na intervenção com medicamento, a equipe multiprofissional deve utilizar técnicas para o controle álgico, que vão desde relaxamento e meditação até medidas específicas, como aplicação de frio e calor, acupuntura, neuroestimulação. É importante, também, fornecer ao paciente meios de distração, como atividades lúdicas, que possam substituir a percepção do estímulo álgico por algo mais agradável.

O controle farmacológico, por sua vez, apresenta algumas considerações específicas.

Existem 3 classes principais: analgésicos opioides, analgésicos não opioides e adjuvantes. Os medicamentos podem ser utilizados de forma isolada (em caso de dor leve) e também combinados (em caso de refratariedade progressiva).

- A via preferida é a via oral (VO). Contudo, caso ela não estiver disponível, preferir a via SC ou em cateteres de longa permanência.
- Avaliar os horários e ritmos da dor. Manter o paciente sem dor a maior parte possível do tempo com medicamentos de horário. A prescrição segundo a necessidade pressupõe que o paciente necessitou sentir dor para solicitar analgesia, sendo, portanto, menos adequada.
- Sempre avaliar a etiologia da dor. Muitas vezes, o componente álgico decorre de um estímulo nociceptivo incomum, como em caso de dor neuropática, sendo necessário o uso de adjuvantes, ou medicações específica para o sintoma encontrado.
- Sempre avaliar e classificar a dor. A dor leve geralmente ganha de 1-3 pontos nas escalas, e a dor grave ganha de 8-10 pontos. Titular doses de acordo com a intensidade.
- Monitorizar diariamente a terapêutica. O ajuste de analgésicos deve ser diário, e muitas vezes, mais de uma vez ao dia.

Existe uma escala de analgesia da OMS[2] que propõe o uso escalonado de dor de acordo com o grau encontrado em determinado momento (Figura 132.2). No primeiro momento, pode-se iniciar apenas com analgésicos não opioides, progredindo a potência e a via de administração de medicamentos a cada piora. A atenção à família, a espiritualidade e o estresse psicológico do paciente, assim como medidas não farmacológicas e estratégias de comunicação devem sempre estar presentes, independente da gravidade da dor.

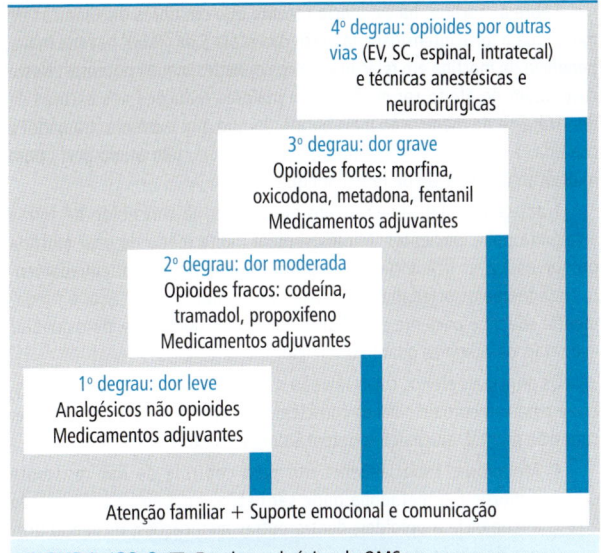

FIGURA 132.2 ■ Escala analgésica da OMS.

Fonte: Adaptada de World Health Organization.[2]

Das possíveis alternativas a serem utilizadas, aquelas com maiores particularidades são os opioides e os adjuvantes: no caso dos primeiros, deve-se lembrar que existe uma diferença de potência entre eles, devendo ser ajustada a dose em caso de troca. Atentar para o fato de que todos os opioides são capazes de provocar sonolência, constipação e sintomas anticolinérgicos. Desse modo, ao prescrever um opioide, é importante estar atento para seus efeitos colaterais – o mais comum e potencialmente grave é a constipação, que deve receber atenção especial.

Opioides

- *Codeína:* Encontrado isolado, em doses de 7,5 ou 30 mg, ou em combinação com paracetamol. Trata-se de medicação com perfil adequado de efeitos colaterais, impacto reduzido sobre constipação e que tem ótimo efeito sobre alguns tipos de dor, inclusive neuropáticas, sobretudo em quadros álgicos que envolvem as costelas.
- *Tramadol:* Encontrado no Brasil em comprimidos de 50-100 mg ou na forma parenteral (50 mg/mL). Pode ser administrado a cada 4 ou 6 horas, de modo que a dose diária não exceda 400 mg por via parenteral e 200 mg por VO. Efeito importante em dores neuropáticas. Tem como principais efeitos colaterais: náusea, sonolência, confusão mental, agitação e constipação. Trata-se de medicação adequada, porém com efeitos colaterais preocupantes, dentre eles sobretudo a náusea, que podem fazer com que os pacientes não tenham boa aceitação.
- *Morfina:* Protótipo dos opioides, não possui dose máxima. Encontrada no Brasil em comprimidos de 10 e 30 mg, além da forma parenteral de 2 mg/mL e 10 mg/mL. Tem efeitos que vão além da analgesia, podendo ser usada em casos de desconforto respiratório devido a seu efeito venodilatador, especialmente útil em pacientes em terminalidade.

Deve ser prescrita a cada 4 a 6 horas, embora possam ser feitos resgates com maior frequência (a dose resgate deve equivaler a 1/6 da dose diária total); a melhor via para resgates é a VO. Pode ser repetida a cada hora, até o alívio da dor ou aparecimento de efeitos colaterais graves. Ao final de um dia, deve avaliar quantos resgates foram feitos e a dose total, que deve ser incluída a prescrição do dia seguinte.

Sobre a morfina, há evidência recente que em dores oncológicas de moderada a forte intensidade (a partir da escala 5 da OMS)[2] haveria maior benefício de morfina em relação a outros opioides menos potentes. Neste caso, além do efeito ser melhor, com maiores reduções nos escores de dor, trata-se de medicação mais barata do que, por exemplo, tramadol e codeína, e dados os vastos estudos e experiência, tem ótimo perfil para realização de titulação de forma adequada.

Trata-se de medicamento com preconceito já concebido de forma arraigada pelos pacientes. Muitos sentem muito medo de usar morfina porque poderiam ficar viciados, ou porque poderiam ser inadequadamente tratados pela sociedade como usuários de morfina. Por isso, é fundamental educar o paciente e familiares sobre seus benefícios, para quebrar eventuais paradigmas quanto a seu uso.

Os principais efeitos colaterais são náusea, constipação, xerose, sedação e rebaixamento do nível de consciência, depressão respiratória, miose, confusão mental, alucinações, retenção urinária e tolerância.

- *Metadona:* Especialmente útil para controle da dor resistente à morfina, a metadona pode ser usada, também, para casos de abstinência a opioides, dentre outras medicações, incluindo drogas de abuso de característica predominantemente adrenérgica, como cocaína e *crack*. Apresenta bom efeito sobre dor visceral e neuropática, sendo mais cara do que a morfina, porém mais barata que codeína e tramadol. É vendida em comprimidos de 5 ou 10 mg.

O principal problema é a meia-vida, longa e pouco previsível, podendo durar entre 10 e 70 horas. A dose inicial deve ser titulada de acordo com o controle. Deve-se iniciar 5 a 10 mg 2 a 3 vezes ao dia, e titular até a dose ideal, de 10 a 30 mg, 2 a 3 vezes ao dia. Cuidado ao ultrapassar doses maiores do que 100 mg diárias. Os efeitos colaterais são semelhantes aos da morfina.

- *Rodízio de opioides:* Pode ser necessário realizar rodízios entre opioides, caso não haja ação de um determinado, ou caso sejam necessários resgates de uma classe diferente da utilizada na prescrição. A cada rodízio, utilizar as tabelas de equivalência entre opioides (Tabela 132.6) para conversão de doses. Caso opte-se por realizar rodízio, reduzir em 20 a 30% a dose convertida para o novo opioide. Muitas vezes pacientes com dores refratárias e de forte intensidade precisam rodiziar entre morfina e metadona até obter benefício completo da dor.

Não existe benefício na combinação de opioides. Caso haja dor refratária, trocar por um opioide de maior potência, rodiziar o opioide e sempre recordar da importância do tratamento adjuvante. Existe sinergismo entre fármacos simples, como a dipirona, com opioides fortes, e altas doses de dipirona, por exemplo, podem ter propriedade anti-inflamatória.

Fármacos adjuvantes

Sua principal função é atuar na dor que não foi controlada por opioides ou analgésicos comuns. Ademais, tem função importante caso o mecanismo da dor não seja aliviado por meio dos demais analgésicos. O principal uso é a dor neuropática.

- **Carbamazepina:** Anticonvulsivante com boa resposta à dor neuropática. Iniciar com 100 mg 2 vezes ao dia, aumentando 200 mg a cada 5 dias. Manter dose total de 400-600 mg diários, com a menor dose possível para controle da dor. Avaliar outras alternativas ou reduzir dose em 75% em idosos ou em doença renal com *clearance* de creatinina menor do que 15 mL/min.
- **Amitriptilina:** Antidepressivo tricíclico com efeito na modulação da dor. Iniciar 12,5 a 25 mg diárias, à noite, podendo-se alcançar dose máxima de 75 mg. Podem ser utilizados outros tricíclicos, como imipramina e nortriptilina. Atentar para efeitos anticolinérgicos e na possibilidade de síndrome de rebote colinérgico na retirada. Cautela em caso de uso concomitante de outros antidepressivos e em idosos.
- **Gabapentina:** Anticonvulsivante com importantes propriedades no controle de dor neuropática. Iniciar com dose noturna de 300 mg e aumentar outra dose de 300 mg a cada 3 a 5 dias. Dose máxima de 1.800 mg/dia, dividida em 2 tomadas diárias. Deve ser ajustada em caso de *clearance* de creatinina menor do que 30 mL/min. para um máximo de 700 mg/dia. Pode ser necessária dose pós-hemodiálise.
- **Pregabalina:** Modulador específico de dor neuropática com boa ação na refratariedade a outros adjuvantes. Iniciar na dose de 50-75 mg 2 vezes ao dia, podendo chegar ao total de 300 mg/dia. Caso *clearance* de creatinina menor do que 60, usar 50% da dose. Caso *clearance* menor do que 30 mL/min, manter doses entre 25-75 mg/dia. Pode ser necessária dose pós-hemodiálise. Principais efeitos colaterais são sonolência, tonturas e edema periférico. Efeitos anticolinérgicos podem ocorrer.
- **Duloxetina:** Antidepressivo inibidor da recaptação de serotonina de ação mais rápida, devendo ser iniciado em dose de 60 mg, que deve ser mantida, uma vez por dia. Pode ser aumentada em 30 mg caso tolerada, embora não exista benefício comprovado de doses maiores do que 60 mg/dia.
- **Outros medicamentos:** Corticosteroides podem ser necessários em caso de edema ósseo ou articular com resposta ruim. A mais usada é a dexametasona, com dose inicial de 4 mg 12/12 horas por via oral, que pode ser aumentada até a resposta adequada. Dentre os anticonvulsivantes, pode-se tentar o uso de topiramato. Dentre os anti-ipsicóticos, aventa-se que a clorpromazina e o haloperidol tenham efeito importante. A via tópica também pode ser usado, com anti-inflamatórios gel (diclofenaco dietilamônio) ou gel de capsaicina (bloqueador de substância P).

É importante lembrar da dor óssea, que pode ser tratada com medicamentos que favoreçam a remodelação, como bisfosfonados. O ácido zoledrônico é o principal exemplo desta classe, sobretudo em caso de dor óssea refratária a metástases osteoblásticas. Em caso de fratura, o uso de calcitonina tem mostrado benefício na dor pós-traumática.

- **Dor refratária ao tratamento medicamentoso:** O tratamento medicamentoso isolado pode não ser capaz de controlar dores de forte intensidade.

Neste caso, é necessária a avaliação de equipe que seja capaz de realizar procedimentos antálgicos. Tratam-se de procedimentos delicados,

TABELA 132.6 ■ Regras para conversão de doses entre diferentes opioides		
MEDICAMENTO EM USO	NOVO MEDICAMENTO	REGRA
Codeína oral	Morfina VO	Dividir por 10
Tramadol oral	Morfina VO	Dividir por 5
Tramadol parenteral	Morfina EV	Dividir por 10
Tramadol parenteral	Morfina SC	Dividir por 3,33
Tramadol parenteral	Tramadol VO	Dividir por 2
Morfina oral	Morfina SC	Dividir por 2
Morfina oral	Morfina EV	Dividir por 3
Morfina oral	Fentanil transdérmico	Dividir por 3

que podem levar a complicações, mas que muitas vezes são capazes de sanar a dor, ou então reduzir sobremaneira o uso de medicações. Alguns exemplos são a alcoolização do plexo celíaco, muito utilizada em pacientes com neoplasias intra-abdominais extensas, cordotomias e mesmo abordagem do sistema nervoso central com mesencefalectomia. É fundamental que tais procedimentos sejam bem indicados e que sejam realizados por equipe capacitada e experiente.

CONTROLE DA DISPNEIA

A terminalidade incorre em diversos mecanismos para facilitação de dispneia. Desde efeitos locais, como linfangite carcinomatosa e derrames pleurais de repetição, até disfunções de mecanismos de controle da eliminação de secreções, o paciente pode desenvolver dispneia, que pode progredir até a asfixia total. O primeiro passo na avaliação da dispneia é encontrar a causa de base para o tratamento.

- **Derrames pleurais:** Derrames pleurais extensos podem ser causa importante de dispneia por atelectasia e compressão do parênquima pulmonar adjacente. A propedêutica específica é a toracocentese de alívio, que alivia grande parte dos casos. A drenagem pleural não é indicada de rotina, já que pode incorrer em dor e desconforto importante. Indicar um dreno definitivo pode ser importante em caso de derrames que se refaçam de forma rápida e frequente. Neste caso, a drenagem pode ser menos desconfortável do que punções repetidas, além de permitir a pleurodese com utilização de talco ou bleomicina.

  Além da abordagem do espaço pleural a prevenção de formação de novos derrames deve ser prevenida. Em pacientes fora de terminalidade, devem ser evitados fármacos que possam colaborar para retenção de líquido, como corticosteroides, com uso de diureticoterapia em baixa dose. Em paciente em terminalidade, podem ser utilizadas doses altas de diuréticos, dado que não há mais preocupação com a eventual deterioração da função renal. Em casos muito refratários, hipoalbuminemia e anasarca grave, pode ser tentado o uso de albumina concomitante a diuréticos de alça com o único intuito de acelerar a resposta e a melhora dos sintomas.

- **Congestão pulmonar:** O pilar do tratamento da congestão pulmonar é a diureticoterapia. Em pacientes que estejam dispneicos por congestão, seja qual for sua causa, diureticoterapia com furosemida é o tratamento de escolha. Em alguns casos, a furosemida pode não ser suficiente, de modo que seja necessário o uso de venodilatadores diretos, como a morfina. Muitas vezes, mesmo que o paciente não apresente diurese efetiva, a furosemida pode ter sua função por seu efeito venodilatador. Raramente, considera-se diálise para controle de congestão, dadas as suas importantes complicações. O uso associado de albumina pode ser indicado, novamente, em casos selecionados.

- **Linfangite carcinomatosa:** Pode ser tratada com corticosteroides. Iniciar doses baixas de dexametasona (4 mg 12/12 h) e aumentar a dose conforme a necessidade para alcançar o conforto. A diureticoterapia tem pouco efeito, contudo, mecanismos venodilatadores podem ser importantes.

- **Controle da dispneia refratária:** A dispneia pode sobrevir, apesar do tratamento do quadro de base. Existe, neste caso, papel importante dos opioides para seu controle. Embora não se saiba o efeito específico, sabe-se que há receptores opioides no parênquima pulmonar, e que estes são venodilatadores independentes. Em caso de dispneia leve, pode-se iniciar codeína (30 mg VO 4/4 h), podendo-se utilizar doses intermediárias, até chegar ao uso de morfina (iniciar com 5 mg VO 4/4 h). A avaliação contínua é importante, devendo ser feitos resgates em caso de manutenção da queixa.

  Na refratariedade (EV), pode ser utilizada morfina em bomba de infusão contínua SC ou EV e até mesmo utilizar-se da sedação paliativa com midazolan em doses iniciais de 10 mg/dia em infusão contínua, que podem ser aumentadas até atingir o conforto. Pacientes que necessitem dessa abordagem geralmente estão em terminalidade, e suas famílias devem estar cientes da evolução desfavorável. O padrão respiratório de determinado paciente pode dar a impressão de que há desconforto. Contudo, antes de ajuste de doses, deve-se avaliar por sinais autonômicos, como taquicardia, se o desconforto é real.

- **Outras abordagens:** Nem sempre o paciente em terminalidade com dispneia precisa de oxigênio. Alguns mecanismos não são dependentes de hipóxia, e há algumas evidências que uma hipercapnia discreta pode ser benéfica no controle de sintomas respiratórios. O mais importante é manter um fluxo aéreo contínuo, podendo-se utilizar ar comprimido, ou, somente, manter paciente em local arejado. Alguns casos apresentam resposta com uso de um circulador de ar apenas. A ventilação não invasiva e invasiva, além da aspiração de vias aéreas tem benefício bastante questionável, muitas vezes causando muito mais desconforto do que a queixa de base.

TOSSE, BRONCORREIA E SIALORREIA

Portadores de lesões pulmonares expansivas podem padecer de desconforto não relacionado à troca gasosa. A tosse pode ser primária ou secundária a fármacos, devendo-se sempre avaliar a prescrição médica para retirar desencadeadores. Caso seja primária, o principal antitussígeno utilizado é a codeína, com doses de até 30 mg VO 4/4 h. Além do controle da tosse, pode ter efeito benéfico sobre a dispneia.

O excesso de secreções em vias aéreas altas e baixas, por sua vez, pode ser tratado com medicações específicas para os mecanismos desencadeantes. Corticosteroides são úteis em pacientes com hiper-reatividade brônquica, porém não são medicamentos de escolha – os mais utilizados são os anticolinérgicos (p. ex., escopolamina via oral, venosa ou nebulizada, de até 4/4 h), a eritromicina ou até mesmo o colírio de atropina (1 a 2 gotas em cada comissura da boca de até 6/6 h). O brometo de propantelina tem uso importante na sialorreia.

Sempre ponderar junto à equipe multiprofissional a necessidade de aspiração de secreções, sobretudo de vias aéreas. Algumas evidências apontam a aspiração como uma das cinco piores sensações do paciente internado. Lançar mão apenas se houver desconforto intenso, não controlado com medicamentos.

NÁUSEAS E VÔMITOS

Há descrições recentes de que os mecanismos provocadores de náusea são de etiologias diversas, o que justifica o seu aparecimento em diversos cenários, como, por exemplo, hipertensão intracraniana. Para cada mecanismo há um tratamento específico. Muitas vezes, contudo, o mecanismo desencadeador da náusea é multifatorial.

- **Metabólico/químico:** Este tipo de náusea é provocado pela produção de substâncias potencialmente eméticas, induzindo o reflexo nauseoso das zonas quimiorreceptoras. Entram neste grupo o uso de fármacos (opioides, antidepressivos, anti-inflamatórios, quimioterápicos), insuficiências hepática e renal, neoplasias e alterações hidreletrolíticas. O tratamento se baseia no bloqueio do estímulo nauseoso. Algumas opções são:

  a | Metoclopramida: VO, EV ou SC, 30 a 80 mg/dia, podendo ser usado de 6 em 6 horas.

  b | Ondansetrona: utilizado largamente em quimioterapia, situação em que possui seu principal efeito. Pode ser utilizada de 4 a

8 mg, VO, EV ou SC, até 8 em 8 horas. Existem novas alternativas, como o granisetron e o palonosetron, de efeito semelhante (bloqueio serotoninérgico 5-HT3) que têm eficácia comparável.

c | Haloperidol: 1 a 2 mg até 8 em 8 h (podem ser utilizadas doses maiores, se necessário, com cautela em efeitos colaterais). Preferir VO. Tem como efeito colateral o alargamento do intervalo QT, sobretudo quando utilizado EV. Caso seja utilizado EV, atentar para sonolência e alterações de sinais vitais. Outros antipsicóticos como a clorpromazina também podem ser utilizados, com controle não apenas de náusea, mas também de agitação. Tanto haloperidol como clorpromazina são comercializados em gotas, com concentração de 1 mg/gota.

d | Dexametasona: doses baixas, de 4 mg até 2 vezes por dia, podem ter efeito caso haja refratariedade às demais alternativas.

- **Estase gástrica:** O uso concomitante de medicamentos, assim como doenças de base dos pacientes pode lentificar sobremaneira o trânsito gastrintestinal, provocando vômitos, muitas vezes mais desagradáveis do que os que ocorrem por mecanismo químico por haver refluxo importante de alimentos. Sempre que forem incoercíveis, considerar a sondagem nasogástrica aberta. Caso haja controle, sempre preterir a sondagem, devido ao desconforto causado pelo procedimento. Opções para o tratamento são:

a | IBPs ou bloqueador H2: omeprazol 20-40 mg VO/intravenoso (IV) 1 vez ao dia, ranitidina 50-150 mg IV/VO 12/12 h.

b | Pró-cinéticos: bromoprida 10 mg VO ou EV 8/8 h, domperidona 10 mg VO 8/8 h. Importante: tentar não utilizar múltiplos procinéticos associados, pois pode haver diminuição do benefício.

- **Hipertensão intracraniana:** Principal causa em que há benefício claro do uso de corticosteroides. Pode ser utilizada dexametasona em doses mais altas, podendo alcançar até 40 mg/dia. Além da corticoterapia, outras medidas para hipertensão intracraniana também podem ser benéficas, sobretudo se não causarem mais desconforto ao paciente.
- **Outras causas:** Náusea provocada por alterações no sistema vestibular podem ser tratadas com dimenidrinato, venoso ou oral. Outra causa importante, muitas vezes subdiagnosticada, são os sintomas nauseosos relacionados ao quadro de ansiedade. Neste caso, a abordagem psicoterápica é o tratamento mais importante, sobretudo ao considerar que uma abordagem bem feita pode melhorar outros aspectos desencadeados por forte conteúdo emocional; casos refratários podem responder a benzodiazepínicos em baixas doses.

Por fim, a obstrução intestinal é causa importante de sofrimento para o paciente e seus familiares. Se completa, deve-se optar por manter o paciente em jejum. Ainda assim, uma vez que ocorre produção de secreções pelo trato gastrintestinal, ainda pode haver náuseas e vômitos. Neste caso, a primeira escolha é o haloperidol, com doses mais elevadas, podendo chegar a 15 mg diárias. Dexametasona tem papel importante em reduzir a inflamação causada por quadros de obstrução maligna ou brida, com posologia de doses mais altas, 10-20 mg/dia, em dose única pela manhã. Em casos refratários, pode-se lançar mão dos demais bloqueadores de estímulos químicos. A sondagem nasogástrica deve ser o último recurso.

CONSTIPAÇÃO

O surgimento de constipação no paciente paliativo tem causa multifatorial. Este grupo possui nível de mobilidade bastante reduzido, o que dificulta a formação de onda peristáltica adequada. Ademais, o uso de medicações constipantes é muito comum. Desta forma, é importante, muito antes de tratar a constipação, antecipar seu aparecimento, para que não ocorram complicações relacionadas a ela, como obstrução intestinal por fecaloma.

Deve-se sempre dar preferência a medicações por via oral e por medidas não farmacológicas. Caso possível, é muito importante a atividade física, mesmo que seja por caminhadas curtas. Para pacientes em domicílio, deve-se orientar a formação de um hábito. A dieta é parte importante na prevenção da constipação, de modo que uma dieta rica em fibras e pobre em produtos de fácil digestão pode ter grande valia neste contexto.

Caso as medidas não farmacológicas não sejam suficientes, pode-se lançar mão de laxantes. Existem diversas classes dessas medicações, algumas delas citadas a seguir, de acordo com sua classe

- **Aumento do volume fecal:** Neste grupo, estão o sorbitol, glicerina e lactulona. Dos três, a lactulona é o mais utilizado, devendo ser iniciado em dose suficiente para manter pelo menos 1 evacuação diária. Doses de 10 a 15 mL de lactulona 3 vezes ao dia geralmente conseguem atingir o objetivo, não havendo teto para o uso. Fibras também têm grande importância, podendo-se lançar mão de fitoterápicos como Tamarine®, Metamucil/Plantabem®, dentre outros.
- **Facilitar deslizamento de fezes:** Neste grupo, os principais são a parafina líquida e o docusato de sódio. Devem ser utilizados caso a lactulona não apresente efeito.
- **Irritativos:** O principal representante desta classe é o bisacodil, que deve ser utilizado na dose de 5 a 15 mg, VO, por dia. É o laxante de escolha em caso de utilização de opioides. Sempre que for utilizado um opioide, além das medidas não farmacológicas para constipação, deve-se considerar o uso de bisacodil. Caso disponível, pode-se lançar mão do metil-naltrexone para evitar a constipação; o principal limitador do metil-naltrexone é sua disponibilidade e seu custo.

Os laxantes retais, dado o desconforto em sua administração, devem ser escolha de segunda linha, caso outras medidas não sejam efetivas. São utilizados sobretudo em caso de impactação fecal ou como adjuvante em pacientes que não respondem às medidas orais. Podem ser utilizados supositórios ou enemas, dentre eles, o principal é o enema glicerinado, em que se mistura uma proporção de 150 mL de glicerina com 850 mL de SF, administrado por sonda retal alta, gota a gota, de preferência aquecido.

DIARREIA

Embora menos desconfortável do que a constipação, em casos de pacientes acamados em uso de fraldas geriátricos, pode haver grande sofrimento em relação à diarreia, sobretudo se for líquida. Sempre é necessário buscar a causa e proceder a seu tratamento de forma adequada. Caso haja suspeita de infecção, antibióticos são imprescindíveis.

O tratamento específico da diarreia, caso não seja de origem infecciosa, pode ser feito com antiespasmódicos, como a loperamida, com dose de até 16 mg/dia (2 mg de até 3 em 3 horas). Outra opção é o racecadotril, em cápsulas de 100 mg, podendo ser administradas VO até 3 vezes ao dia; o grande benefício do racecadotril é que seu mecanismo de ação é antissecretor, podendo, portanto, ser usado em casos de diarreia infecciosa.

ANTIBIOTICOTERAPIA

O uso de antibióticos tem uma função específica no paciente paliativo: reduzir a causa de sintomas causados por uma determinada infecção. O principal exemplo são as pneumonias. Quadros pulmonares infecciosos muitas vezes determinam grande desconforto, por provocarem tosse e produção excessiva de secreções, sendo responsáveis por grande desconforto. O tratamento antibiótico neste caso se indica, não pelo impacto sistêmico da sepse, e sim para melhorar a qualidade de vida do portador. Outros exemplos são quadros diarreicos e infecções de pele. Infecções do trato urinário, muitas vezes, são assintomáticas, não necessitando de antibioticoterapia.

O medicamento de escolha é aquele necessário para a condição. Não necessariamente utilizar doses altas de fármacos direcionados a germes multirresistentes. Uma vez que esteja atingindo o objetivo de reduzir sintomas, o antibiótico escolhido é o ideal. Deve-se ponderar, também, que nem sempre é necessário o uso de remédios por via oral, enteral ou venosa. Em alguns casos, a via tópica é de grande valia, como em infecções de pele subcutâneo crônicas, quando o metronidazol macerado tópico pode reduzir sintomas e contribuir para a cicatrização.

Em resumo, não é toda infecção que receberá antibioticoterapia em cuidados paliativos. Deve-se considerar não iniciar antibióticos ou até mesmo retirá-los, caso não haja comprovação específica de que ele contribui para melhora sintomática. É necessário observar que mesmo não havendo manifestações locais ou órgão-específicas de infecção, caso haja repercussão sistêmica, pode-se manter o antibiótico.

■ SEDAÇÃO PALIATIVA E TERMINALIDADE DE VIDA

Em nenhum momento se preconiza abreviar a vida de um paciente. Contudo, ao observar que o desfecho está próximo, sobrevém diversos sintomas e angústias na família e no paciente que demandam que sejam tomadas decisões um pouco mais radicais. Uma das decisões em terminalidade é a sedação paliativa, em que se propõe reduzir o nível de consciência de um paciente, com seu consentimento ou do responsável, com o objetivo de aliviar sintomas que não conseguiram controle mediante técnicas convencionais.

Sedação paliativa está indicada em casos refratários, em pacientes com doença terminal, em que se propõe minimizar uma carga de sintomas ou um peso emocional associado ao quadro de terminalidade, para que a passagem até o óbito seja um processo o menos traumático possível. O meio de realização da sedação paliativa ainda não foi firmado em consenso, podendo-se utilizar benzodiazepínicos, sedativos, barbitúricos e até anestésicos (em altas doses) para atingir o objetivo.

■ CONSIDERAÇÕES SOBRE SEDAÇÃO PALIATIVA

A forma em que a sedação paliativa é realizada é diferente em distintas escolas de cuidados paliativos e em distintos serviços. A melhor forma, sem dúvida, é por meio de infusão contínua das medicações por via parenteral, seja escolhida via subcutânea ou por cateteres de longa permanência. Algumas práticas são úteis:

- Diluir as medicações no menor volume possível de solução: podem-se administrar concomitantemente, diluídas em SF, diversas medicações de uso corriqueiro na situação, como morfina, midazolan, clorpromazina, haloperidol. Volumes muito grandes de SF podem levar à congestão pulmonar, a edema com risco de formação de escaras de decúbito e a aumento de secreções pulmonares.
- Utilizar os medicamentos indicados para cada paciente: caso o problema seja apenas dor, não se devem utilizar sedativos. Caso haja ansiedade associada, devem ser associados antipsicóticos ou sedativos, em doses suficientes para deixar o paciente confortável. Não há indicação universal.
- Utilizar as doses necessárias: não há teto determinado para uso das medicações em sedação paliativa. Devem ser utilizadas doses necessárias para gerar o conforto, mesmo que sejam doses tão altas como 100 mg/dia de midazolan, 200 mg/dia de morfina, ou mais, se necessário.
- Preparar as soluções de forma prática: em alguns serviços, utilizam-se soluções-padrão que vão tendo sua vazão aumentada ou reduzida de acordo com os sintomas. A sugestão de uso de diluições fixas em volumes de 250 mL com vazão da solução em 24 h é bastante aceita e torna fácil o manuseio de doses.
- Realizar resgates quando necessário: todos os fármacos na bomba de infusão devem estar disponíveis na forma de resgate na prescrição. A equipe de enfermagem deve estar treinada para identificar sintomas e aplicar as doses necessárias das medicações prescritas, conforme indicação. Os resgates devem ser associados à sedação nas próximas 12 ou 24 h, reduzindo-se em 20% a dose total utilizada.

REVISÃO

- O tema cuidados paliativos é novo, porém extremamente importante no contexto da saúde mundial, em que as doenças crônicas se tornam cada vez mais frequentes, e a terminalidade de vida se torna um tema cada vez mais em voga.
- É necessário promover a discussão de cuidados paliativos o mais brevemente possível uma vez identificada uma doença com potencial de terminalidade. Em alguns casos, pode-se introduzir o tema na primeira consulta. Posteriormente, mais informações sobre o significado do cuidado paliativo são inseridas.
- A decisão inicial sobre a adoção ou não de cuidados paliativos em determinadas situações é do paciente. A decisão recai sobre a família ou responsáveis apenas se o paciente não estiver apto a decidir por si.
- O alvo em cuidados paliativos é o alívio de sintomas. Um determinado tratamento deve ser inserido e outro deve ser retirado sempre pensando se esta ação proporcionará um alívio de sintomas.
- A participação da equipe multiprofissional é fundamental em cuidados paliativos, sobretudo no lidar com a família e no desenvolvimento das estratégias não médicas para controle de sintomas.
- A família é tão importante quanto o próprio paciente. Da mesma forma que se propõe evitar ou aliviar o sofrimento para o paciente, deve-se atuar de forma semelhante com a família, que passa por um complicado processo de luto e aceitação. A família deve participar ativamente do processo de decisão.
- As condutas em cuidados paliativos são múltiplas e devem ser revistas periodicamente. Tão importante quanto tratar a doença é prevenir o sofrimento.

■ REFERÊNCIAS

1. World Health Organization. National cancer control programmes: policies and managerial guidelines. 2nd ed. Geneva: WHO; 2002.
2. World Health Organization. Cancer pain relief and palliative care: report of a WHO expert committee. Geneva: Switzerland: WHO; 1990. p. 1-75.

■ LEITURAS SUGERIDAS

Conselho Regional de Medicina do Estado de São Paulo. Cuidados paliativos [Internet]. São Paulo: CREMESP; 2008 [capturado em 11 ago. 2016]. Disponível em: http://www.cremesp.org.br/library/modulos/publicacoes/pdf/livro_cuidado%20paliativo.pdf.

Hanks G, Cherny NI, Christakis NA, Fallon M, Kassa S, Portenoy RK, editors. Oxford textbook of palliative medicine. 4th ed. New York: Oxford University; 2010.

Instituto Nacional de Câncer. Cuidados paliativos oncológicos: controle de sintomas [Internet]. Rio de Janeiro: INCA; 2002 [capturado em 11 ago. 2016]. Disponível em: www.inca.gov.br/rbc/n_48/v02/pdf/condutas3.pdf.

Walsh TD, Caraceni AT, Fainsinger R, Foley KM, Glare P, Goh C, et al. Palliative medicine. Philadelphia: Elsevier Saunders; 2008.

133
TRANSDISCIPLINARIDADE NO CUIDADO

■ FERNANDO ANTÔNIO CARDOSO BIGNARDI

Em uma população envelhecida, o conceito de saúde tem de ser ampliado para além do clássico "não ter nenhuma doença" – privilégios de poucos após os 60 anos. Uma visão gerontológica contemporânea enxerga saúde na capacidade funcional do idoso, ou seja, em que medida a pessoa leva sua vida com independência e autonomia. Nesse sentido, envelhecer com sucesso é envelhecer perdendo o mínimo possível de função. A funcionalidade do idoso, por sua vez, é multidimensional, e as ações de promoção da saúde funcional são, na sua essência, um exercício interdisciplinar, envolvendo profissionais médicos (de várias especialidades além do geriatra), enfermeiros, psicólogos, fisioterapeutas, terapeutas ocupacionais, odontólogos, fonoaudiólogos, educadores físicos, assistentes sociais, ou seja, uma equipe multidisciplinar orquestrada interdisciplinarmente. Nem sempre a equipe está disponível no sistema de saúde e, quando está, nem sempre é possível integrar o trabalho dos diferentes profissionais de forma a potencializar o efeito positivo na saúde do idoso.

A transdisciplinaridade é uma atitude acadêmica contemporânea que, sem perder o necessário rigor científico, ancora-se no princípio da inclusão e da abertura para o novo e considera que todos os fenômenos são complexos, isto é, não admite o reducionismo, como um recurso metodológico, tão habitual na prática científica materialista do século XX.

Essa complexidade não é considerada de forma aleatória ou caótica, mas estruturada em "estratos" de realidade que estabelecem entre si uma lei de causação descendente em que a concretude material, encontrada, por exemplo, no corpo humano físico, decorre de uma cascata de eventos que se inicia na imaterialidade do espírito supramental ou, usando um termo mais acadêmico, na dimensão da informação (fenômeno reconhecido nos primórdios da física quântica que possibilita a comunicação entre partículas subatômicas). Na medicina, essa compreensão vem sendo adotada no moderno conceito embutido no eixo psiconeuro-imunoendócrino em que se reconhece que determinada atitude mental ou impressão psíquica se concretiza em uma doença infecciosa ou autoimune por uma série de eventos sucessivos nos três sistemas subsequentes. Observa-se, assim, que mesmo a doença infecciosa tem uma origem complexa e ecológica relacionada à ruptura do equilíbrio homeostático entre o ser humano e os organismos microcelulares em seu interior e ao seu redor.

> **ATENÇÃO!**
>
> O principal fator de risco para a deterioração da capacidade funcional é a progressão descontrolada da doença crônica, cuja principal causa é o estilo de vida, responsável por 53% dessa causalidade, seguida de 20% do ambiente, 17% da genética, 10% da disponibilidade de tecnologia, como demonstra o estudo publicado por Zimmet e colaboradores.[1]

Dessa forma, constatam-se duas situações peculiares na geriatria:
1 | a importância do estilo de vida na gênese da doença crônica e as potenciais perdas funcionais consequentes; e
2 | o fenômeno da polifarmácia, ou seja, da excessiva demanda de medicamentos pelo idoso decorrente da somatória de diagnósticos comuns nesta fase da vida, acarretando iatrogenia, como demonstra o estudo realizado no ambiente geriátrico institucional.

Encontra-se na atitude transdisciplinar um recurso para atender a essas duas situações. A assistência à saúde do idoso transcorre ancorada em um referencial teórico ampliado, no qual sua constituição multidimensional é reconhecida e valorizada terapeuticamente pela equipe de profissionais, possibilitando um alinhamento das racionalidades disciplinares graças à construção de uma abordagem sistêmica em que podem surgir condutas decorrentes dessas interações.

Um exemplo disso se dá quando um idoso, deformado em sua postura física e atitude mental pelos traumas somatopsíquicos que experimentou ao longo de sua história de vida, incrementou, em consequência disso, seu risco de quedas, por conta do desalinhamento postural decorrente. Com o atendimento simultâneo prestado pelo fisioterapeuta, que almeja recuperar o alinhamento postural por meio do desbloqueio das cadeias musculares (um enfoque fisioterápico sistêmico), e pelo psicólogo, que entra em ação assim que os conteúdos emocionais emergem durante as trações e alongamentos realizados pelo fisioterapeuta, é possível alcançar-se um sucesso de reorganização postural e redução do risco de quedas almejado, acrescido de bem-estar e mudança sistêmica do idoso. Obtém-se, assim, um resultado terapêutico mais profundo e duradouro, pois ocorre uma efetiva transformação da pessoa. Essa indicação de abordagem interdisciplinar (cooperação multiprofissional resultante do diálogo entre as disciplinas por meio da interação inteligente entre os profissionais de saúde) surge durante a reunião da equipe que acolhe a pessoa idosa na sua totalidade complexa, evitando a fragmentação. A possibilidade de uma compreensão do seu processo de vida e eventual adoecimento emerge quando o idoso é acolhido e focalizado por meio de um paradigma multidimensional cujo modelo é a concepção quântica de homem como se ilustrará a seguir. A atitude transdisciplinar, reconhecendo o caráter sistêmico do envelhecimento de maneira multidimensional, auxilia o geriatra a identificar a sequência de eventos que culmina com o surgimento da doença crônica. Capacita-o, dessa maneira, a acolher o idoso na sua totalidade complexa, atuando, junto com uma equipe de profissionais de saúde alinhados e integrados, com medidas terapêuticas dirigidas a cada uma das várias dimensões da pessoa humana, como sugerido no Protocolo de Medicina Transdiciplinar, concebido em 2005 pelo Setor de Transdisciplinaridade aplicada à Saúde da Universidade Federal de São Paulo (Unifesp).

Na gerontologia, em particular, pode-se perceber que a adoção de uma atitude transdisciplinar possibilita uma significativa ampliação dos resultados terapêuticos.

> **ATENÇÃO!**
>
> Observa-se que o resgate do sentido da vida é particularmente importante nessa fase ontológica, devolvendo motivação à pessoa idosa.

É necessária não só uma velhice ativa, como preconiza a OMS, em que a capacidade funcional seja preservada com autonomia e independência, mas também que a vida seja plena de sentido e de realização essencial, como se observa em ensaios clínicos que avaliaram a prática diária da meditação em idosos. Segundo Verena Kast, professora de psicologia junguiana da Universidade de Zurique, Jung foi o primeiro pesquisador que postulou um processo de desenvolvimento da 2ª metade da vida, denominando-o individuação, por meio do qual se deve, ao longo da vida, progressivamente, manifestar "aquele que realmente somos", com maior autenticidade. Para Jung, o fenômeno da individuação é um processo de delimitação diante da vastidão do inconsciente coletivo, no qual estamos mergulhados e, ao mesmo tempo, é o processo de conquista de uma maior autonomia e liberdade de ser. A maturidade é, potencialmente, a fase dessa libertação, da expansão da consciência, da compreensão do Cosmo e de nossa consciente inserção nele.

> **ATENÇÃO!**
>
> Envelhece bem quem construiu sabedoria ao longo da vida para administrar a inexorável queda da vitalidade, peculiar ao período da maturidade.

A doença crônica é, em uma concepção junguiana, o sinal de que a pessoa não está a serviço do propósito da sua própria vida. A cura, portanto, demanda o resgate desse sentido da vida, como fica sugerido no ensaio clínico realizado com o treino e prática diária da meditação em idosos.

Pode-se observar, no esquema da Figura 133.1, com a ilustração do modelo quântico adotado de homem, como o processo de adoecer crônico se inicia com alienação em relação à dimensão supramental, que parece estar relacionada ao acesso ao propósito da vida, valorizado por Jung e pelos estudos sobre os valores relacionados à qualidade de vida, realizados pela OMS. Decorrem, dessa condição, uma indesejável autonomia da dimensão mental e toda a cascata de alterações que culminam com a ocorrência da doença crônica na dimensão física. Em condições fisiológicas, o intelecto deveria ser um recurso processador do impulso proveniente da intuição, oriundo da dimensão supramental.

Na coluna da direita da ilustração, intitulada "Ações", pode-se observar a sequência de cooperação interdisciplinar que pode inspirar a equipe multiprofissional no planejamento das estratégias terapêuticas "centrífugas" diante da doença crônica do idoso. Esse esquema ajuda a compreender como o estilo de vida, o conjunto de escolhas e as opções cotidianas de uma pessoa, relacionados à atitude mental, podem desencadear o adoecer crônico.

Uma síntese da abordagem transdisciplinar da pessoa, ancorada no modelo ilustrado, é apresentada no Quadro 133.1.

Observa-se que a pessoa é concebida em cinco dimensões.

- **Física:** constituída pelos órgãos e sistemas, é a parte mais densa do ser, onde se materializam as ações resultantes da cascata de causalidade descendente. Seu diagnóstico é realizado por meio das sensações percebidas e, no caso da medicina, a dor tem um papel destacado: ela guia a investigação clínica até o diagnóstico nosológico, isto é, uma doença já descrita. Na 3ª coluna do Quadro 133.1, são descritos meios para se alcançar esse diagnóstico, por exemplo, nesta dimensão, se destacam a anamnese e os exames físico e laboratorial.
- **Metabólica:** dimensão tão material quanto a anterior, porém fluídica e dispersa pelo corpo, conectando suas várias partes e sistemas, manifestando-se, assim, em um caráter integrativo e holístico. Constitui o terreno biológico que serve de "meio de cultura" para o surgimento das doenças. Pode ser diagnosticado pelo exame dos líquidos do organismo, como plasma, sangue, urina, líquido cerebrospinal (LCS), suor, saliva etc. Na medicina moderna, esses dados são provenientes dos exames laboratoriais, porém em uma concepção tradicional, o clínico aprende a usar sua sensibilidade para reconhecer alterações nessas substâncias, como o cheiro e a cor da urina, oleosidade e odor do suor etc. A análise isotópica das unhas é um inovador recurso que auxilia a identificar laboratorialmente o que uma pessoa vem ingerindo como alimento, já que os isótopos de carbono e nitrogênio ocorrem de forma seletiva na natureza.
- **Vital:** primeira das dimensões imateriais do organismo vivo. Tem importância fundamental na manutenção da saúde. Relaciona-se aos ritmos do ser, isto é: pulso cardíaco; frequência e profundidade da respiração; qualidade e tempo de sono; rotina alimentar; regularidade e eventual esforço utilizado nas evacuações; hábitos de higiene etc. É uma dimensão com um grande potencial terapêutico, especialmente na pessoa idosa, por exemplo, o treino e prática regulares da respiração diafragmática, que pode mudar significativamente a qualidade de vida, possibilitando o resgate do sono reparador, imprescindível para prevenir o surgimento e agravamento das doenças crônicas. Observe-se que os idosos saudáveis mantêm um padrão de sono reparador ao longo da vida! O diagnóstico vital é realizado por meio da observação dos sentimentos, como a alegria, a tristeza, entre outros, que se relacionam com o sistema de eferência nervosa parassimpático e, portanto, aos neurotransmissores acetilcolina e serotonina. Os sentimentos têm a propriedade de dirigir a atenção da pessoa para suas necessidades, gerando uma possibilidade de homeostase na medida em que são atendidas. Os idosos, com frequência, estão estagnados em padrões e hábitos de vida cristalizados, chegando até a um grau de perda de sensibilidade que os aliena de suas necessidades, chegando até a apresentarem desidratação e suas consequências (como distúrbios de conduta e obnubilação) por não se "lembrarem" de tomar água! Essa condição favorece o surgimento das doenças crônicas. Quando a pessoa é incentivada a reconhecer suas verdadeiras necessidades e atendê-las em seu cotidiano, torna-se mais saudável e feliz. A homeopatia clássica (que prescreve um único medicamento para cada pessoa a partir da sua totalidade) é um recurso terapêutico informacional que favorece o resgate da vitalidade, possibilitando a recuperação do sono reparador e cura das doenças crônicas. O tratamento homeopático, bem como o cuidado com a qualidade informacional e vitalidade dos alimentos auxiliam no resgate de uma microbiota endógena promotora de saúde, já que se constatou recentemente que o bioma interior (microfauna e flora) do organismo saudável difere daquele que está doente.
- **Mental:** dimensão fundamental no tratamento geriátrico, visto que, frequentemente, estão ativos, na pessoa idosa, vários padrões de pensamentos cristalizados em preconceitos e também emoções resultantes da maneira deturpada com que ela interpreta

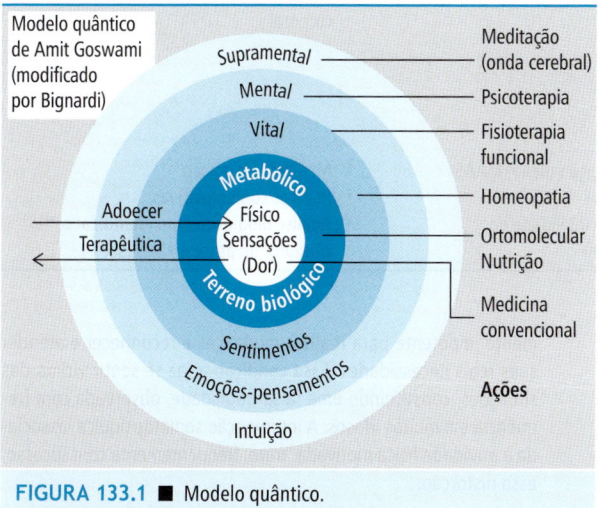

FIGURA 133.1 ■ Modelo quântico.

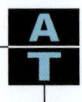

QUADRO 133.1 ■ Síntese da abordagem transdisciplinar da pessoa (ancorada no modelo quântico)

DIMENSÃO	ASPECTOS A SEREM OBSERVADOS	INSTRUMENTOS E TESTES DE AVALIAÇÃO	RECURSOS TERAPÊUTICOS
Física	- Sensações - Dor	- Avaliação clínica - Exame físico - Exames laboratoriais e de imagem	- Medicina físico-química - Medicamentos - Cirurgias
Metabólica	- Terreno biológico	- Relato decorrente da recordação do que o idoso ingeriu como alimento nas últimas 24 horas ou nos últimos 3 dias - Análise isotópica das unhas	- Intervenções na alimentação - Suplementação de vitaminas e sais minerais - Nutracêuticos - Recursos para o reequilíbrio da microbiota do organismo como alimentos vivos: germinados, orgânicos, suplementos da flora intestinal etc.
Vital	- Sentimentos: como manifestações parassimpáticas ligadas aos neurotransmissores: acetilcolina e serotonina - Sinais vitais e rítmicos, bem como qualidade e aparência da pele (turgor, cor, irrigação sanguínea), além dos aspectos das excreções e viço dos apêndices epidérmicos, como os cabelos e as unhas - Brilho dos olhos	- Qualidade de vida: a | Psicométrica: WHO-QOL b | Clinimétrica: SF36	- Revisão dos ritmos e estilo de vida, bem como dos hábitos e padrões cotidianos - Higiene do sono - Respiração diafragmática consciente - Medicinas informacionais (homeopatia, florais etc.) - Atividade física planejada e motivada - Aplicações de calor, frio e substâncias ativas nos locais desvitalizados por meio de massagens e compressas
Mental	- Postura do corpo	- IPAC, instrumento avaliador de atividade física	- Fisioterapia baseada na avaliação funcional das cadeias musculares com o objetivo de resgatar a capacidade funcional fisiológica e postura corporal ereta
	- Atitude mental	- Bateria Fatorial de Personalidade (conhecido como "BIG 5" na língua inglesa)	- Atividade física adequada e motivada (considerar as opções da zooterapia e equoterapia, para minimizar as resistências à atividade física)
	a | Pensamentos (maneira como o idoso interpreta a realidade ao seu redor)	- Histórico de vida ou análise biográfica	- Psicoterapia focada na identificação e transformação de padrões inadequados adquiridos
	b | Emoções (reações frente à realidade e interpretações dos fatos e situações) são manifestações simpáticas ligadas aos neurotransmissores adrenalina e cortisol		- Técnicas de consciência e relaxamento corporal
Supramental	- Contemplação - Intuição	- Escala de atenção plena (MAAS-Mindfullness) - Domínio Espiritualidade do WHO-QOL-100	- Meditação e oração - Práticas contemplativas - Análise biográfica para identificar o "fio condutor do processo da vida"

o ambiente que a cerca, realizando várias projeções psíquicas do seu mundo interior no ambiente e pessoas ao seu redor. As emoções diferem dos sentimentos, pois, sendo associadas à eferência simpática do sistema nervoso e à resposta ao estresse mediada pela adrenalina e cortisol, conduzem a atenção para o mundo exterior, distanciando a pessoa de suas próprias necessidades reais. Ocorre uma situação de "euforia" que torna a pessoa aparentemente impotente para realizar mudanças e reconhecer e atender suas reais necessidades. Essa condição a faz se sentir vítima das situações, constituindo uma falsa fragilidade, observada com frequência em muitos idosos. A intervenção somatopsíquica, associada à atividade física motivada, trata, frequentemente com sucesso, essa distorção.

DIAGNÓSTICO E TRATAMENTO

> **ATENÇÃO!**
>
> Muitas das mudanças desejáveis na vida de um idoso, como a prática regular de atividade física e a adoção de hábitos alimentares mais saudáveis, são dificultadas pela rigidez mental e por padrões de pensamento condicionados por crenças arraigadas em experiências mergulhadas no inconsciente.

Metaforicamente, é possível dizer que todos passam por um "naufrágio em uma noite escura em um mar bravio". Nessa situação desesperadora, algo que flutua se aproxima e é agarrado como recurso de salvação. A noite passa, chega o amanhecer, a pessoa, exaurida pelo trauma, "acorda" em uma praia de mar tranquilo e percebe que se salvou agarrada a um barril. Esse recurso salvador se tornou tão importante que a pessoa sai do mar agarrada ao barril e vai para casa e para as atividades diárias permanecendo nessa situação, sem se dar conta de que um barril só é útil como recurso salvador, no meio aquático, pois em terra firme é apenas um grande estorvo. À semelhança dessa metáfora, o idoso se mantém "agarrado" a padrões de vida que foram úteis no passado, diante de situações insolúveis naquela fase da vida, especialmente considerando as limitações inerentes a uma criança. É necessário ajudar a pessoa idosa a se desvencilhar desses "barris" (padrões mentais) para que alcance a liberdade de ser ela mesma, em sua plenitude.

- **Supramental:** dimensão em que é possível resgatar o propósito da vida e os valores essenciais de uma pessoa. Em pesquisa qualitativa realizada em idosos brasileiros com o objetivo de identificar os fatores relacionados à qualidade de vida na idade madura, realizada pela OMS de forma multicêntrica, observou-se que os idosos saudáveis reconheciam como fundamentais, para ter qualidade e bem-estar na vida, valores mais sutis, como amor, harmonia familiar e trabalhos voluntários e comunitários em prol do bem coletivo. Os idosos doentes estão mais preocupados com bens materiais, como recursos financeiros, acesso à moradia, previdência etc. Esse achado pode sugerir que o idoso mais consciente de sua espiritualidade, de seu real papel na comunidade, torna-se mais realizado, feliz e, consequentemente, saudável. Acredita-se que, oferecendo ao idoso instrumentos que possibilitem o resgate do sentido da vida, como meditação, oração e outras práticas contemplativas, épossível capacitá-lo a promover sua própria saúde de forma eficaz.

Para ilustrar a atuação possível de uma equipe transdisciplinar diante de uma doença crônica, tome-se como exemplo a hipertensão arterial.

Observou-se que o portador de hipertensão tende a ser alienado de sua própria dimensão supramental, distanciando-se, portanto, de seu sentido de vida individual (abordado pela OMS na concepção do Domínio Espiritualidade da Qualidade de Vida; WHOQOL-100). Como consequência dessa desconexão, a dimensão mental passa a atuar de forma autônoma, interpretando a realidade com uma "lente deformadora" resultante de padrões emocionais e/ou racionais desenvolvidos em momentos críticos da vida como recurso de sobrevivência à crise ("barris"). Levado pela emoção, o ser humano volta sua atenção para o exterior. Passa a buscar fora de si as causas e as soluções de seus problemas. Suas respostas aos desafios passam a ser mediadas pela adrenalina e cortisol e a ser regidas pela eferência simpática do sistema nervoso, como já foi salientado no Quadro 133.1. Nessa condição, o indivíduo se perde de suas próprias necessidades essenciais, passando a não mais atendê-las (ignora a sensação de cansaço, não atende à demanda de sono, alimenta-se de forma inadequada etc.). No caso particular da hipertensão arterial, constata-se, avaliando sistematicamente executivos (já que a prevalência dessa patologia no meio corporativo é bastante elevada), que o doente desenvolve uma atitude mental preocupada, isto é, sua atenção e pensamentos ficam focalizados no futuro, sempre ansiando por algo que ainda não aconteceu. Essa atitude mental acarreta uma anteriorização da postura física colocando o indivíduo posicionado à frente do eixo vertical da gravidade. Esse distúrbio postural acarreta disfunções nas cadeias musculares, limitando e tornando superficial a respiração, além de aumentar o risco de quedas e bloquear o fluxo da libido, propiciando o acúmulo de gordura nas áreas desvitalizadas. O ritmo natural de quatro tempos: inspiração, pausa inspiratória, expiração, pausa expiratória, que é facilmente observado nos bebês, é perdido, acarretando o desaparecimento das necessárias pausas. O sono deixa de ser reparador, propiciando alterações metabólicas (como o aumento da concentração plasmática de homocisteína) que viabilizam um terreno metabólico favorável ao surgimento da doença crônica cardiovascular.

Diante dessa concepção sistêmica do adoecer, a equipe transdisciplinar pode atuar nas várias dimensões constituintes do idoso. Por exemplo, a meditação pode ser adotada como recurso promotor de saúde e, ao ser praticada pelo portador de hipertensão, pode ensejar não só um profundo relaxamento, etapa necessária para se alcançar o estado de consciência meditativo, mas também uma reconexão com o plano supramental, no qual o propósito da própria vida pode ser resgatado. Os depoimentos dos pacientes que passaram a praticar a meditação diariamente revelam significativas mudanças no comportamento diário, decorrentes de transformações da atitude mental. Isso se deve ao descarte de padrões inadequados com a consequente recuperação da funcionalidade e fluência das cadeias musculares, possibilitando o refluir da libido e o resgate da vitalidade gerado por meio do resgate do ritmo respiratório fisiológico e do sono reparador, imprescindível para a manutenção da saúde. Um achado científico que corrobora essa cascata de causação descendente e a importância do ritmo respiratório na patogênese da hipertensão foi observado nos ensaios clínicos em que se regulariza artificialmente a respiração pelo uso noturno de uma máscara de ar comprimido para apneia noturna (CEPAP). Tal intervenção foi suficiente para fazer desaparecer a hipertensão. Essa sequência de eventos, eventualmente desencadeada com uma prática contemplativa, culmina com a desintoxicação do organismo e eventual desaparecimento da doença crônica hipertensiva, como sugerem os ensaios clínicos já citados.

Entretanto, sabe-se que cerca de 30% dos idosos que se dispõem a meditar não o conseguem fazer de imediato. Sendo assim, a equipe pode atuar nas outras várias dimensões auxiliando a pessoa a resgatar, progressivamente, sua inteireza e plenitude.

A transdisciplinaridade, sendo uma atitude acadêmica contemporânea, se apresenta como um recurso importante para uma boa prática da geriatria e da medicina de família e comunidade, frente à complexidade do envelhecimento, à família e ao ambiente comunitário.

A revisão do estilo de vida como recurso promotor de saúde já é uma realidade como política pública! Em 7 de Março de 2016, a jornalista Kate Carter publicou, no jornal britânico "The Guardian", um artigo comentando o programa chamado em inglês de "Get fit over 40" ("Entre em forma após os 40 anos").[2] Ela cita que, segundo a "Ramblers Association and Macmillan Cancer Support": se todos os britânicos caminhassem 30 minutos diariamente, seriam evitadas 37.000 mortes de ingleses por ano, reduzindo o risco de diabetes tipo II, cardiopatias e demências, principais causas de morte na atualidade.

Em outro artigo, na mesma edição, a jornalista Jessica Elgot descreve a nova campanha do Serviço de Saúde Pública Inglês com a mensagem: "keeping fit in mid-life can more than double the chances of a healthy retirement" ("Manter-se em forma na maturidade mais do que dobra a chance de ter um período pós-aposentadoria saudável").[3] A campanha tem por meta reduzir em 40% as mortes decorrentes dos desvios do estilo de vida e economizar 11 bilhões de libras por ano para o Serviço Nacional de Saúde Pública Inglês. O custo da campanha está estimado em 3 milhões de liras e tem sido criticado por economistas, alegando que hábitos arraigados são difíceis de mudar!

REVISÃO

- O conceito de saúde do idoso ampliou-se para a preservação da capacidade funcional do indivíduo. Esta é multidimensional e sua promoção requer uma equipe profissional multidisciplinar ancorada no modelo quântico, nem sempre disponível no serviço público, reunida sob os princípios da transdisciplinaridade.
- Os principais fatores da deterioração da capacidade funcional são a doença crônica e o estilo de vida. Como este é relevante na gênese daquela, a abordagem terapêutica transdiciplinar, importante recurso na geriatria e na medicina de família e comunidade, oferece ao idoso condições para a autoconsciência de padrões de comportamento, pensamentos e emoções que enrijecem seu modo de ver a vida.
- A partir dessa autoconsciência, o idoso é encorajado a abandonar as atitudes que o alienam de suas necessidades reais. Métodos não medicamentosos, como meditação, contemplação, orações e reeducação respiratória e postural, estimulam-no a restaurar ou instituir um sentido para a vida.

■ REFERÊNCIAS

1. Zimmet P, Alberti KG, Shaw J. Global and societal implications of the diabetes epidemic. Nature. 2001;414(6865):782-7.
2. Carter K. How to get fit after 40. The Guardian. 2016 Mar 7 [capturado em 28 out. 2016]. Disponível em: https://www.theguardian.com/lifeandstyle/2016/mar/07/how-to-get-fit-after-40-healthy-retirement-guide?CMP=share_btn_link
3. Elgot J. Middle-aged people targeted in Public Health England campaign. The Guardian. 2016 Mar 7 [capturado em 28 out. 2016]. Disponível em: https://www.theguardian.com/society/2016/mar/07/middle-aged-people-targeted-in-new-public-health-england-phe-campaign?CMP=share_btn_link

■ LEITURAS SUGERIDAS

Barreiros CA Reequilíbrio somatoemocional (RSE): bases teóricas para os tratamentos corporais, psicoemocionais e novos paradigmas. São Paulo: Andreoli; 2008.

Bignardi FAC. A atitude transdisciplinar aplicada a saúde e sustentabilidade uma abordagem multidimensional: a importância da meditação. Rev Terceiro Incluído. 2011;1(1):14-24.

Drager LF, Pedrosa RP, Diniz PM, Diegues-Silva L, Marcondes B, Couto RB, et al. The effects of continuous positive airway pressure on prehypertension and masked hypertension in men with severe obstructive sleep apnea. Hypertension. 2011;57(3):549-55.

Durán-Cantolla J, Aizpuru F, Montserrat JM, Ballester E, Terán-Santos J, Aguirregomoscorta JI, et al. Continuous positive airway pressure as treatment for systemic hypertension in people with obstructive sleep apnoea: randomised controlled trial. BMJ. 2010;341:c5991.

Maciel Araújo MF, Almeida MI, Lopes Cidrack M, Carvalho Queiroz HM, Secundino Pereira MC, Carneiro Menescal ZL. O papel da religiosidade na promoção da saúde do idoso. Rev Bras Prom Saúde. 2008;21(3):201-8.

Witard OC, McGlory C, Hamilton DL, Phillips SM. Growing older with health and vitality: a nexus of physical activity, exercise and nutrition. Biogerontology. 2016;17(3):529-46.

134
CUIDADOS PERIOPERATÓRIOS

■ JOSÉ EDUARDO DE AGUILAR-NASCIMENTO
■ ANA LAURA DE ALMEIDA DIAS
■ DIANA B. DOCK-NASCIMENTO
■ EDUARDO ANTONIO CARDOSO

O número de idosos vem crescendo na população e consequentemente o número de procedimentos cirúrgicos nesse grupo de pacientes. Durante o envelhecimento, acontecem alterações da função de vários órgãos. Ainda que os compromissos de uma vida normal possam estar mantidos, o impacto dessas mudanças leva a uma queda da capacidade funcional preexistente, mesmo na ausência de doença. Especificamente, as repercussões dessas alterações em idosos ainda foram pouco testadas em estudos, pois muitos dos critérios de inclusão em cirurgia excluem pacientes idosos.

Nos últimos anos, vários estudos têm se preocupado com a recuperação do paciente cirúrgico em termos de importantes desfechos, tais como tempo de internação, morbidade e mortalidade pós-operatória. O racional para o advento desses estudos, em parte, é o desenvolvimento de estratégias que minimizem:

- a resposta orgânica ao trauma;
- a falta da qualidade no atendimento;
- uma deficiente recuperação pós-operatória do paciente;
- a taxa de reinternação após a alta.

Programas multimodais, ou *fast track,* são um conjunto de intervenções que visam a facilitar e a acelerar a recuperação pós-operatória por meio de prescrições e cuidados modernos. Essas novas rotinas de cuidados perioperatórios, geralmente, seguem o novo paradigma da medicina baseada em evidência. Nessa nova visão, cuidados tradicionais, muitas vezes empíricos e transmitidos por gerações de cirurgiões, à beira do leito, são contrapostos a outras rotinas alicerçadas em estudos randomizados, controlados e em meta-análises. São prescrições de cuidados perioperatórios que promovem aceleração da recuperação pós-operatória:

- Informação e educação pré-operatória.
- Terapia nutricional perioperatória.
- Redução do tempo de jejum pré-operatório.
- Realimentação precoce pós-operatória.
- Restrição de líquidos intravenosos (IV).

Ao contrário, recomendação de repouso pós-operatório (PO) no leito, preparo mecânico do colo, uso rotineiro de sonda nasogástrica (SNG) e drenos têm-se mostrado, em estudos randomizados e controlados, como inúteis e muitas vezes até perigosos.

■ O PROTOCOLO "ACERTO"

Um dos objetivos dos programas multimodais é a redução do estresse cirúrgico pela minimização da resposta orgânica ao trauma. Nesse contexto, o advento da videolaparoscopia, incontestavelmente, trouxe benefícios ao cirurgião e ao paciente, de tal maneira que muitos cirurgiões que aprenderam da maneira tradicional passaram a abreviar a internação do paciente e não utilizar rotineiramente cuidados perioperatórios tradicionais, tais como SNG e cateter urinário. O Quadro 134.1 sintetiza vários princípios que podem minimizar a resposta orgânica ao trauma.

DIAGNÓSTICO E TRATAMENTO

Existem, hoje, no mundo, vários protocolos multimodais de cuidados perioperatórios. Podem-se citar o ERAS (Enhanced recovery after surgery), o ASER (protocolo da American Society for Enhanced Recovery) e o SMART (Surgical Multimodal Accelerated Recovery Trajectory). No Brasil, temos utilizado desde 2005, portanto, há mais de 10 anos, o protocolo ACERTO (Aceleração da Recuperação Total Pós-operatória). Os itens que compõem o projeto ACERTO podem ser vistos na Figura 134.1. No hospital universitário Júlio Muller, da Universidade Federal de Mato Grosso, as condutas tradicionais de cuidados perioperatórios foram mudadas para as do projeto ACERTO em 2005 (Tabela 134.1).[1]

ACERTO

1. Abreviação do jejum pré-operatório
2. Restrição ao uso de SNG e drenos
3. Retorno precoce da dieta no pós-operatório
4. Deambulação precoce
5. Videolaparoscopia
6. Analgesia
7. Restrição hídrica IV
8. Não uso do preparo mecânico do colo
9. Profilaxia antitrombótica
10. Informação pré-operatória

FIGURA 134.1 ■ Componentes de um programa multimodal de cuidados perioperatórios – ACERTO.

Fonte: Faria e colaboradores.[1]

TABELA 134.1 ■ Condutas em cirurgia aplicadas na enfermaria de cirurgia geral do HUJM antes e depois da implementação do projeto ACERTO

CONDUTAS CONVENCIONAIS	CONDUTAS DO PROTOCOLO ACERTO
• Jejum pré-operatório mínimo de 8 h (desde a noite anterior ao ato operatório) • Liberação da dieta pós-operatória após eliminação de flatos ou evacuação (saída de "íleo") • Hidratação venosa no pós-operatório no volume de 30-50 mL/kg • Preparo mecânico sistemático do colo para operações colorretais com manitol ou fosfo-soda, ou por lavagens retais • Uso de drenos, sondas e antibióticos conforme preferência do cirurgião • Mobilização estimulada no pós-operatório	• Não permitir um jejum prolongado no pré-operatório. Indicar uso de suplemento enriquecido com carboidrato ate 2 horas antes da operação • Em cirurgias da via biliar, herniorrafias e afins, dieta oral liquida oferecida no mesmo dia da operação (6-12 horas após). Em operações com anastomose digestiva, reintrodução de dieta entre 12-24 h após a operação • Não há necessidade de hidratação IV de rotina no PO imediato em várias operações, tais como herniorrafias e hemorroidectomias. Salvo exceções, nas demais, reposição volêmica até o 1º PO no máximo 30 mL/kg/dia • Não realizar o preparo de colo de rotina para cirurgias colorretais • Não usar drenos e sondas de rotina • Encorajar o paciente antes da operação a deambular e a realimentar-se precocemente após a operação

QUADRO 134.1 ■ Princípios para redução da resposta orgânica ao trauma

- Videolaparoscopia ou cirurgia mini-invasiva
- Prevenção de hipotermia no intraoperatório
- Evitar jejum pré-operatório prolongado (Jejum de 6 h para sólidos e suplemento com carboidrato 2 h antes da anestesia)
- Nutrição perioperatória
- Evitar uso abusivo de líquidos intravenosos
- Analgesia, de preferência, sem opioides ou opioides de ação curta
- Uso de procinéticos

Fonte: Faria e colaboradores.[1]

■ EVIDÊNCIA PARA USO DE PROTOCOLOS MULTIMODAIS

Os resultados iniciais com uso de protocolos multimodais se basearam em estudos não randomizados de observação. Atualmente, existem muitos estudos randomizados e meta-análises mostrando a consistência desses programas em auferir melhores resultados, especialmente em cirurgias colorretais. Os resultados mostram que há significativa redução de morbidade e de custos hospitalares pela adoção desses programas. Wind e colaboradores,[2] em revisão sistemática de seis estudos randomizados e 512 pacientes, mostraram que pacientes submetidos a operações sobre o intestino grosso por protocolos *fast-track* permaneceram hospitalizados 1,5 dias a menos (– 1,56 dias, IC 95%: 2,61-0,50 dias) e houve redução da morbidade pós-operatória em aproximadamente 50% (RR= 0,54, IC 95%: 0,42-0,69). As principais vantagens dos programas multimodais apontados por diferentes estudos randomizados estão contidos no Quadro 134.2.

À semelhança dessa meta-análise, um estudo brasileiro que comparou o uso do protocolo ACERTO com o protocolo tradicional em idosos em uma enfermaria de cirurgia geral de um hospital universitário mostrou que também houve queda do tempo de internação em 4 dias (6[1-43] dias vs. 2 [1-97] dias; p = 0,002) e também diminuição em 87,5% na incidência de complicações pós-operatórias (19% *versus* 2,7%, p < 0,001; Risco relativo = 1,20; IC 95% = 1,03-1,39).

■ JEJUM PRÉ-OPERATÓRIO

O jejum pré-operatório frequentemente é maior do que o jejum prescrito, podendo chegar a 16 horas ou mais.

ATENÇÃO!

Deve-se manter jejum para sólidos 6-8 horas antes da operação, porém prescrever bebida com carboidrato (maltodextrina) 12%, 200 mL, 2 e 6 horas antes da operação, ou bebida com maltodextrina e proteínas (ou aminoácidos) 3 horas antes da operação. Exceção se faz para casos de refluxo gastroesofágico importante, obstrução intestinal ou esvaziamento gástrico retardado (p. ex., gastroparesia ou estenose pilórica).

O jejum noturno pré-operatório foi instituído quando as técnicas anestésicas ainda eram rudimentares para prevenir complicações pulmonares associadas a vômitos e aspirações do conteúdo gástrico. A razão dessa rotina é garantir o esvaziamento gástrico e evitar broncoaspiração no momento da indução anestésica (síndrome de Mendelson). A revisão de livros-textos do século passado mostra que o dogma do jejum pré-

-operatório de 8-12 horas foi instituído a partir de relato de casos de aspiração broncopulmonar em situações cuja indução anestésica se deu em operações de urgência ou partos.

Como fundamentação básica para esta mudança de paradigma na prescrição de jejum pré-operatório, devemos considerar que a resposta orgânica ao trauma cirúrgico possa ser incrementada pela resposta metabólica ao jejum pré-operatório prolongado, com consequente aumento da resistência insulínica. Em conjunto, esses fatores contribuiriam de forma mais relevante para uma resposta orgânica majorada. Após algumas horas de jejum, instala-se uma resistência periférica à insulina, e os índices de insulina aumentam por *feed-back*. Faria e cols. mostraram isso claramente em recente estudo randomizado.

A resistência à insulina é fenômeno transitório, sendo muito importante nos primeiros dias após uma operação e dura, aproximadamente, até três semanas após operações abdominais eletivas e não complicadas. A resistência à insulina no pós-operatório aumenta conforme o porte da operação, embora ocorra mesmo em cirurgias de porte pequeno e moderado, como herniorrafias e colecistectomias videolaparoscópicas. O jejum pré-operatório prolongado contribui para o aumento da resistência à insulina, piorando, dessa forma, o estresse metabólico perioperatório. Consequentemente, quanto maior a resistência à insulina, maior será o tempo de internação e chances de complicações.

Uma revisão sistemática da Cochrane[3], em 2003, mostrou que a abreviação do jejum com líquidos claros ou bebidas com carboidratos é segura e não aumenta o risco de broncoaspiração durante o procedimento anestésico. Foram incluídos 22 estudos, nos quais foram alocados um total de 2.270 participantes. Não houve caso de aspiração por abreviação do jejum para 2 horas com bebida contendo carboidrato. Consistentemente, vários *guidelines* de sociedades anestésicas recomendam bebidas com líquidos claros ou com carboidrato até 2 horas antes da operação (Tabela 134.2).[3]

No nosso meio, o jejum pré-operatório abreviado pode ser instituído em um hospital universitário com melhora de desfechos clínicos pós-operatórios. Na nossa experiência com idosos, o tempo de jejum pré-operatório baixou com a instituição do protocolo ACERTO em cerca de 11 horas (de 15 [8-20] para 4 [2-20] horas, p < 0,001) com evidente melhora em desfechos pós-operatórios, como foi mostrado. Não há casos reportados de broncoaspiração desde a mudança de rotina em 2005 no hospital.

TABELA 134.2 ■ Tempo de jejum pré-operatório recomendados recentemente por várias sociedades de anestesiologia

SOCIEDADE	ANO	TEMPO DE JEJUM PARA ALIMENTOS SÓLIDOS	LÍQUIDOS CLAROS OU COM CARBOIDRATOS
CSA	2013	6-8 h	2 h
ESA	2011	6 h	2 h
ASA	2011	6-8 h	2 h
SSAI	2005	6 h	2 h
AAGI	2010	6 h	2 h

CAS: Canadian Anesthesiologists' Society; EAS: European Society of Anaesthesiologists; ASA: American Society of Anaesthesiologists; SSAI: Scandinavian Society of Anaesthesiology and Intensive Care Medicine; AAGI: The Association of Anaesthetists of Great Britain and Ireland.
Fonte: Brady e colaboradores.[3]

REALIMENTAÇÃO PRECOCE NO PÓS-OPERATÓRIO

A prescrição do jejum após operações com manipulação da cavidade abdominal e, notadamente, após a realização de anastomoses digestivas, vem sendo ensinada a residentes de cirurgia há muito tempo. Convencionalmente, o retorno da dieta tem sido prescrita apenas após a volta do peristaltismo, caracterizada clinicamente pelo aparecimento dos ruídos hidroaéreos e eliminação de gases. No entanto, o retorno do peristaltismo no pós-operatório ocorre após 6-8 horas no intestino delgado, e contrações na região antral do estômago já retornam ao normal duas horas depois do ato operatório. Assim, do ponto de vista da motilidade, é possível também a reintrodução precoce da dieta no pós-operatório de cirurgias realizadas no tubo digestório.

> **ATENÇÃO!**
>
> Sonda nasogástrica não deve ser usada de rotina em pós-operatório de cirurgia abdominal. Dieta oral ou enteral precoce (12-24 horas de pós-operatório) pode ser prescrita com segurança após cirurgia digestiva.

O uso de sonda nasogástrica de rotina deve ser abandonado, pois além de não determinar nenhuma vantagem, associa-se a maior prevalência de complicações pulmonares, maior permanência hospitalar, desconforto para o paciente e atraso no reinício da realimentação no PO. Aguilar-Nascimento e Goelzer[4] mostraram, entre nós, que é possível realimentar pacientes 24 horas após anastomoses colônicas sem risco e com diminuição do tempo de íleo e de permanência hospitalar. Em meta-análise, Lewis e colaboradores,[5] em 2001, selaram de vez a antiga ideia dos "riscos" de uma realimentação precoce no PO de operações com anastomoses intestinais. Ha pelo menos 4 metanálises mostrando que a realimentação precoce é segura e acelera a recuperação pós-operatória. Realimentação precoce tem sido recomentada em *guidelines* modernos de cirurgia digestiva e até mesmo após operações complexas, como duodenopancreatectomia e retocolectomias.

Em idosos, nossa experiência tem sido nessa mesma direção há vários anos e em franca progressão. A reintrodução da dieta após a introdução do protocolo ACERTO ocorreu mais cedo tanto após operações de menor porte (PO imediato [PO imediato-1° PO] *vs*. 1° PO [PO imediato-2° PO]; p < 0,001) quanto após cirurgias de maior porte (1° PO [PO imediato-5° PO] vs. 2° PO[1° -10° PO]; p < 0,001).

■ NUTRIÇÃO PERIOPERATÓRIA

Uma das mudanças associadas ao envelhecimento humano é a progressiva diminuição da massa muscular esquelética, que pode levar à diminuição da resistência física e da funcionalidade durante o perioperatório. Essa perda muscular associada à idade é conhecida como sarcopenia, uma síndrome caracterizada pela perda progressiva e generalizada de massa, força e função muscular esquelética. Embora a perda de massa muscular esteja associada com a diminuição da força em idosos, a redução da força muscular é muito mais rápida do que a concomitante perda da massa muscular, com consequente redução na qualidade de vida e um alto valor preditivo para invalidez e complicações pós-operatórias. A perda de força resultante da sarcopenia é um grande fator que contribui para a fragilidade, permanência no leito no pós-operatório e possibilidade de quedas frequentes com consequente do tempo de internação. O paciente idoso, além das alterações na musculatura, apresenta prejuízos na ingestão de nutrientes e calorias por diminuição dos botões gustativos, redução do olfato e paladar, diminuição da secreção salivar e gástrica, falha na mastigação e constipação intestinal.

Aliado ao processo de envelhecimento soma-se a doença de base e o estresse causado pela operação ao qual o paciente idoso será submetido. A prevalência de desnutrição em pacientes cirúrgicos é alta e mais alta ainda em pacientes idosos. O idoso desnutrido apresenta imunodepressão, dificuldade para cicatrização de feridas, internação prolongada com recuperação lenta e prejudicada que cursam com aumento da morbimortalidade. Para certificar se o idoso é de risco, o rastreamento de risco nutricional 2002 (TRN 2002) e/ou a miniavaliação nutricional (MNA) podem auxiliar nesse diagnóstico. A MNA foi projetada e validada para fornecer de maneira simples e rápida um diagnóstico do estado nutricional do idoso em clínicas, hospitais e casa de permanência. Seu objetivo é avaliar o risco de desnutrição, a fim de permitir uma intervenção nutricional preventiva.

ATENÇÃO!

Todo idoso deve ser avaliado do ponto de vista nutricional no pré-operatório. Essa avaliação deve fazer parte das informações contidas no prontuário. A intervençao nutricional imediata no periodo pré-operatório está indicada por um período de 7 a 14 dias, no paciente com risco nutricional grave, e candidato a operações eletivas de médio e grande porte. Em operações de grande porte, terapia nutricional pré-operatória com suplementos contendo imunonutrientes está indicada e deve ser continuada no pós-operatório.

Assim, diante desse quadro, o diagnóstico nutricional do paciente idoso seguido da terapia nutricional perioperatória são metas fundamentais a serem seguidas para o sucesso no processo de recuperação pós-operatória.

Os pacientes idosos desnutridos ou em risco de desnutrição devem receber suplementos nutricionais para garantir a ingestão ideal de proteínas, calorias e micronutrientes. Uma metanálise recente mostrou que a ingestão de suplementos hiperproteicos (> 20% de proteína) em idosos resultou em redução das complicações, das reinternações, melhorou a força de preensão palmar (FPP), o peso e a ingestão de calorias e proteínas. No Quadro 134.2, estão listados os objetivos da terapia nutricional para o paciente idoso cirúrgico.

QUADRO 134.2 ■ Objetivos da terapia nutricional para o paciente idoso

1° | Garantir a oferta adequada de calorias, proteínas e micronutrientes pela via oral, enteral ou parenteral
2° | Preparar o paciente nutricionalmente para a cirurgia
3° | Manter ou melhorar o estado nutricional no perioperatório
4° | Manter ou melhorar a força muscular, a capacidade funcional e a reabilitação
5° | Reduzir complicações e mortalidade no pós-operatório
6° | Proporcionar alta hospitalar precoce
7° | Manter ou melhorar a qualidade de vida
8° | Evitar a reinternação precoce após a alta

De acordo com vários estudos controlados, metanálises e diretrizes de sociedades internacionais de nutrição, os pacientes cirúrgicos desnutridos ou em risco de desnutrição devem receber dieta imunomoduladora por via oral ou enteral, por 7-14 dias no pré-operatório, principalmente se a doença de base for câncer. Essa terapia nutricional também deve continuar por 5 a 7 dias no pós-operatório. De forma didática, no Quadro 134.3, encontra-se listado como a terapia imunomoduladora deve ser prescrita.

QUADRO 134.3 ■ Terapia nutricional imunomoduladora

1° Para quem?	Pacientes eletivos idosos em risco de desnutrição ou desnutridos, candidatos à cirurgia de grande porte
2° Quando?	No pré e pós-operatório
3° Qual via?	Oral na forma de suplemento ou enteral
4° Quanto tempo?	a) Sete a 14 dias no pré-operatório de desnutridos graves com câncer e por 5 a 7 dias após a operação
5° Qual fórmula?	Líquida, hiperproteica, imunomoduladora com arginina e ômega 3 juntos ou separados
6° Qual objetivo?	Profilático para complicações pós-operatórias
7° Quais benefícios?	Prepara o paciente nutricionalmente para a operação com redução de pneumonia, deiscência, fístulas, custos e tempo de internação

USO RESTRITO DE LÍQUIDOS INTRAVENOSOS

Líquidos e eletrólitos são infundidos com a finalidade de repor as perdas ocasionadas durante o ato operatório e para também manter a homeostasia durante período de tempo em que a ingesta oral é impossível. Tradicionalmente, o cálculo é realizado com base em fórmula empírica, frequentemente favorecendo uma reposição generosa. Com essa conduta convencional, os pacientes recebem em média 3,5-5 litros de líquidos IV no dia da operação e são mantidos nos primeiros dias de recuperação cirúrgica (3-4 dias) com hidratação venosa, calculada em 3 litros/dia. Essa reposição, associada à dificuldade de excreção fisiológica de sódio, de cloro e de água durante esse período, como resposta fisiológica à agressão, determinam uma retenção hídrica importante, com ganho de peso corporal em torno de 3-6 quilos no período pós-operatório.

ATENÇÃO!

Evitar reposição volêmica generosa no intra e pós-operatório. Iniciar dieta oral/enteral precoce com a finalidade de diminuir volume de líquidos IV. Não prescrever hidratação venosa no pós-operatório imediato de operações extraperitoniais não complicadas. Retirar hidratação venosa em idosos com dieta oral/enteral assegurada.

Em um estudo multicêntrico, Brandstrup e colaboradores[6] compararam dois regimes de reposição perioperatória de líquidos. Foram alocados 141 pacientes homogêneos, divididos em dois grupos, para receber hidratação perioperatória *padrão* ou restrita (reposição intraoperatória média de 2.740 mL no grupo restrito vs. 5.388 mL no grupo-padrão). Houve redução significativa de complicações pós-operatórias (33% vs.51%); cardiopulmonar (7% vs. 24%) e relacionadas com cicatrização (16% vs. 31%) no grupo restrito. O grupo-padrão apresentou ganho de peso inadequado nos primeiros dias de pós-operatório. Nenhum paciente do grupo restrito evoluiu com insuficiência renal. Recentemente, um consenso no Reino Unido, que incluiu várias sociedades médicas daquele país, divulgou um excelente *Guidelines*, em que há recomendação de restrição de líquidos IV no perioperatório. Soluções cristaloides balanceadas (Ringer, por exemplo) devem ser preferidas à solução fisiológica (SF) 0,9%.

No período pré-operatório, após a implantação do protocolo ACERTO nas enfermarias de Clínica Cirúrgica do Hospital Universitário Júlio

Müller (UFMT), a indicação de líquidos IV caiu de 39,5% para 6,7% em operações abdominais de pequeno porte, e de 62,9% para 25,9% nas de grande porte. Por sua vez, o volume total de líquidos cristaloides infundidos no período pós-operatório (considerando o intraoperatório) caiu, de 4,5 [1-29,5] litros para 1,5 [0,5-10] litros (p<0,001) para operações abdominais de pequeno porte. Em operações abdominais de grande porte, observou-se queda de 15 [5-101] litros para 10 [0,5-121] litros (p=0,01) nos períodos antes e após a implantação do protocolo. Um estudo recente do nosso grupo mostrou que, entre 2004 e 2005 (antes) e 2005 e 2007, pacientes submetidos a operações de grande porte receberam 2,4 L a menos até o 4º dia de PO, sendo que 91% receberam além do 4º dia antes do ACERTO e apenas 39,2% depois.

Em idosos, o novo protocolo ACERTO conseguiu diminuir o volume de líquidos IV em termos de litros e números de dias em terapia IV no perioperatório. O volume de líquidos recebidos por idosos foi 4 vezes menor (p < 0,001) antes (10,7 [2,5-57,5] L) e após a implementação do protocolo ACERTO (2,5 [0,5-82] L). Isso se acompanhou de queda do número de dias de internação e da taxa de morbidade pós-operatória.

REVISÃO

- Cuidados perioperatórios em pacientes idosos necessitam ser adequados a novos conceitos de aceleração da recuperação pós-operatória. O protocolo ACERTO, composto por prescrições baseadas em evidências, é ideal para conduzir a prescrição de idosos em perioperatório. Em suma, recomenda-se esse protocolo de cuidados para idosos candidatos a operações eletivas.
- Avaliação do estado nutricional e terapia nutricional se estiver em risco nutricional. O uso de imunonutrientes está recomendado em idosos desnutridos candidatos a operações de grande porte. Na falta de imunonutrição, a prescrição de suplementação proteica deve ser a opção.
- Evitar jejum pré-operatório prolongado. Bebidas com carboidratos devem ser prescritas até 2 horas antes da anestesia, salvo exceções. Bebidas com fonte nitrogenada, como glutamina ou proteína do soro do leite, podem ser ofertadas até 3-4 horas antes da operação.
- Realimentação precoce no pós-operatório por via oral ou enteral está indicada na maioria dos procedimentos, mesmo diante de anastomoses digestivas.
- Reduzir o volume de líquidos IV, preferindo soluções balanceadas à SF 0,9%. Retirar imediatamente a prescrição de líquidos cristaloides quando a via oral estiver estabelecida. Prefira hidratação oral/enteral do que IV.

■ REFERÊNCIAS

1. Faria MS, Aguilar-Nascimento JE, Pimenta OS, Alvarenga LC Jr, Dock-Nascimento DB, Slhessarenko N. Preoperative fasting of 2 hours minimizes insulin resistance and organic response to trauma after video-cholecystectomy: a randomized, controlled, clinical trial. World J Surg.2009;33(6):1158-64.
2. Wind J, Polle SW, Fung Kon Jin PH, Dejong CH, von Meyenfeldt MF, Ubbink DT, et al. Systematic review of enhanced recovery programmes in colonic surgery. Br J Surg. 2006;93(7):800-9.
3. Brady M, Kinn S, Stuart P. Preoperative fasting for adults to prevent perioperative complications. Cochrane Database Syst Rev. 2003;(4):CD004423.
4. Aguilar-Nascimento JE, Goelzer J. Early feeding after intestinal anastomoses: risks or benefits? Rev Assoc Med Bras. 2002;48(4):348-52.
5. Lewis SJ, Egger M, Sylvester PA, Thomas S. Early enteral feeding versus "nil by mouth" after gastrointestinal surgery: systematic review and meta-analysis of controlled trials. BMJ. 2001; 323(7316):773-6.
6. Brandstrup B, Tønnesen H, Beier-Holgersen R, Hjortsø E, Ørding H, Lindorff-Larsen K, et al. Effects of intravenous fluid restriction on postoperative complications: comparison of two perioperative fluid regimens: a randomized assessor-blinded multicenter trial. Ann Surg. 2003;238(5):641-8.

■ LEITURAS SUGERIDAS

Aguilar-Nascimento JE, Caporossi C, Bicudo-Salomão. ACERTO: acelerando a recuperação pós-operatória. 3. d. Rio de Janeiro: Rubio; 2016.

Aguilar-Nascimento JE, de Almeida Dias AL, Dock-Nascimento DB, Correia MI, Campos AC, Portari-Filho PE, et al. Actual preoperative fasting time in Brazilian hospitals: the BIGFAST multicenter study. Ther Clin Risk Manag. 2014;10:107-12.

Aguilar-Nascimento JE, Salomão AB, Caporossi C, Diniz BN. Clinical benefits after the implementation of a multimodal perioperative protocol in elderly patients. Arq Gastroenterol. 2010;47(2):178-83.

135
HIPERPLASIA PROSTÁTICA

■ MARCUS V. SADI

A próstata é uma glândula exócrina localizada na base da bexiga. As secreções prostáticas são de origem epitelial e têm como função liquefazer o sêmen e funcionar como veículo para o espermatozoide, além de produzir substâncias antibacterianas locais. Cerca de 20-30% do total do líquido seminal origina-se da próstata. O restante provém das vesículas seminais (60-70%), testículos (1-5%) e glândulas de Cowper e Littré (1-2%).

A próstata do adulto apresenta-se com 3 zonas distintas, anatômica e funcionalmente. Uma periférica, que corresponde a cerca de 75% do total da glândula e é o local preferencial de origem do câncer da próstata; uma central, que corresponde a cerca de 20% do volume da glândula relacionada com prostatites; e outra de transição, representando 5% do total, localizada junto às glândulas periuretrais, área de origem da hiperplasia prostática benigna (HPB).

No adulto jovem, a próstata pesa entre 15 a 20 gramas e mantém-se constante até por volta dos 40 anos de idade, quando surge HPB. A HPB inicia-se como uma proliferação dos 3 elementos do órgão: estroma, músculo e tecido glandular, e sua etiologia não é conhecida. Esse crescimento histológico leva a um aumento volumétrico da próstata, que pode produzir sintomas obstrutivos no trato urinário inferior.

Não se conhece a etiopatogenia da HPB com exatidão, porém envelhecimento masculino e presença de testículos funcionantes são necessários para o seu aparecimento. As teorias para o desenvolvimento da HPB incluem uma relação entre a testosterona e a dehidrotestosterona (DHT) que é o principal androgênio intraprostático, sinergismo entre androgênios e estrogênios, interação entre o estroma e o epitélio prostático ou um renascimento embrionário.

HBP refere-se à proliferação tecidual da zona de transição da próstata. LUTS (*lower urinary tract symptoms*) é um termo usado para descrever distúrbios de armazenamento e esvaziamento vesical.

HBP pode contribuir para LUTS por pelos menos duas vias:

a | um componente obstrutivo, mecânico, causado pela presença do tumor que comprime a uretra prostática;

b | um componente funcional, dinâmico, causado pela contração da musculatura lisa da cápsula prostática e do tecido hiperplasiado, mediada via

DIAGNÓSTICO E TRATAMENTO

liberação de substâncias simpaticomiméticas que estimulam os receptores alfa-adrenérgicos presentes em grande quantidade nessa área.

Aproximadamente metade dos homens a partir dos 40 anos e mais de 80% daqueles com 80 anos apresentam aumento da próstata. Aos 70 anos, entre 50 e 80% dos homens apresentam queixas de LUTS, que podem ser devido ao aumento da próstata, mas também por outras causas como envelhecimento vesical, doença de Parkinson ou outras neuropatias, diabetes, estenose de uretra, entre outros.

Não existe uma correlação direta entre volume prostático e sintomatologia. Porém existe correlação entre volume prostático e valor do PSA. Do ponto de vista prático, um antígeno prostático específico (PSA) >1,5 ng/mL e volume prostático >30 g estão associados com sintomas mais severos e maior percentual de complicações.

Dieta tem sido relatada como fator de risco para desenvolvimento de HPB. Maior consumo de vegetais, legumes e produtos contendo soja, ricos em fitoestrogênios, parece explicar a baixa taxa de HPB no Oriente quando comparado com os países ocidentalizados.

Hipertensão arterial e diabetes melito (DM) são associações frequentes mas há controvérsias sobre uma relação direta entre HPB e doença cardiovascular.

Existem evidências crescentes de que síndrome metabólica e processos inflamatórios crônicos estão envolvidos na gênese da HPB, incluindo relações independentes com à presença de obesidade central, aumento da resistência periférica à insulina, aumento de insulina e dislipidemias. Outros fatores relacionados com o desenvolvimento de HPB são predisposição genética, hipogonadismo e consumo excessivo de álcool.

Entretanto, uma relação causal direta entre esses fatores e HPB ainda não foi estabelecida, sugerindo a existência de anormalidades metabólicas e dos hormônios sexuais não identificados. Também não parece existir uma relação entre HPB e câncer da próstata.

Do ponto de vista fisiopatológico, à medida que as glândulas periuretrais se proliferam, há crescimento da zona de transição com compressão da uretra. O tecido das demais zonas prostáticas vai sendo comprimido entre a sua cápsula histológica verdadeira e o tecido hiperplasiado, resultando em uma pseudocápsula, também denominada cápsula cirúrgica. Devido à compressão do lúmen da uretra, existe obstrução do fluxo urinário, com aumento da pressão intravesical e hipertrofia do músculo detrusor da bexiga. Eventualmente, o detrusor enfraquece, surge urina residual, formação de divertículos, infecção urinária, hematúria, retenção aguda de urina e descompensação do trato urinário superior.

■ QUADRO CLÍNICO

No passado, os sintomas sugestivos de obstrução infravesical eram referidos erroneamente como *síndrome de prostatismo*, porque se acreditava que a sintomotologia era devida exclusivamente à compressao da uretra prostática pela presença da HPB. Hoje reconhece-se que as manifestações de LUTS caracterizam-se por uma grande diversidade de sintomas e etiologias, pois ocorre em homens com ou sem HPB e mesmo em mulheres.

O sintomas mais comuns de LUTS são divididos em dois grandes grupos: sintomas de esvaziamento e de armazenamento (Tabela 135.1).

Os sintomas de esvaziamento resultam predominantemente da obstrução do fluxo urinário pelo crescimento prostático, e os sintomas de armazenamento parecem estar relacionados à disfunção da bexiga. Várias alterações morfológicas vesicais já foram identificadas e incluem a deposição de colágeno, anormalidades mitocondriais, alteração no metabolismo oxidativo e redução da inervação colinérgica. Estas lesões podem tornar-se irreversíveis com o tempo e explicam porque alguns pacientes persistem com sintomas mesmo após tratamento adequado da obstrução urinária infravesical. Por isso, o papel central da próstata no desenvolvimento de LUTS está sendo questionado e atualmente a bexiga é o principal alvo de investigação.

TABELA 135.1 ■ LUTS – sintomas do trato urinário inferior

ESVAZIAMENTO (OU OBSTRUTIVOS)	ARMAZENAMENTO (OU IRRITATIVOS)
■ Jato urinário fraco ■ Dificuldade para iniciar a micção ■ Hesitação miccional ■ Jato interrompido ■ Gotejamento terminal ■ Sensação de esvaziamento vesical incompleto	■ Frequência miccional aumentada ■ Urgência miccional ■ Urgeincontinência ■ Noctúria

Na tentativa de quantificar essa sintomatologia, pode-se utilizar um questionário internacional de sintomas prostáticos (IPSS – International Prostate Symptoms Scores), validado em vários idiomas, que engloba 7 perguntas relacionadas com LUTS e uma sobre qualidade de vida (Tabela 135.2). Os resultados numéricos deste questionário resultam em valores de 0 a 35 pontos. Considera-se valores menores do que 8 como sintomas leves, entre 8-19 como moderados e acima de 19 como severos.

As principais complicações da HPB são: retenção urinária aguda, resíduo urinário elevado que predispõe à infecção urinária recorrente, hematúria macroscópica, calculose vesical, divertículo vesical, insuficiência renal, hipocontratilidade e hiperatividade vesicais.

A história natural da HPB demonstra que é uma patologia progressiva, mas até 30% dos pacientes podem apresentar melhora subjetiva dos sintomas durante alguns anos. Progressão clínica definida por piora do IPSS ocorre em < 20% dos pacientes durante 5 anos, e complicações severas como retenção urinária aguda e/ou necessidade de cirurgia em < 10% dos casos neste intervalo de tempo.

■ DIAGNÓSTICO

O diagnóstico é feito pela história clínica, exame físico, exame de urina e dosagem do PSA. No consenso da Associação Americana de Urologia (AUA)[1], a dosagem de creatinina não é recomendada de rotina.

O toque retal é importante, pois avalia a consistência e o tamanho da glândula. Nódulos endurecidos podem ser câncer, e a ressonância magnética da próstata e/ou biópsia da próstata estão indicadas.

Na história, o diagnóstico diferencial também deve ser incluir cistites e prostatites, calculose vesical, bexiga neurogênica e câncer da bexiga. Outras áreas de interesse são distúrbios/apneia do sono, doenças sexualmente transmissíveis (DSTs) pregressas e manipulações do trato urinário que podem ter levado à estenose de uretra e do colo vesical.

A ultrassonografia do trato urinário é opcional. Todavia, pode fornecer informações importantes, tais como uma avaliação mais precisa do tamanho prostático e da urina residual, e na prática costuma ser realizada.

A fluxometria urinária, como parâmetro urodinâmico isolado, também pode ajudar na determinação do grau de obstrução prostática. Fluxo urinário máximo (Qmáx) <10 mL/s, com volume vesical urinado superior a 150 mL, sugere obstrução infravesical, e aqueles com valores > 15 mL/s geralmente não estão relacionados a processos obstrutivos. Qmáx entre 10-15 mL/s são inconclusivos.

O estudo urodinâmico completo é o único exame que permite uma avaliação direta do grau de obstrução infravesical, pois este fenômeno implica uma alta pressão de micção e um baixo fluxo urinário (estudo pressão-fluxo). Estas informações podem ser úteis na análise de casos com falha da terapêutica medicamentosa ou de indicação de cirurgia ou de diagnóstico complexo, como quando existe a associação de HBP com doenças neurológicas ou em pacientes muito jovens com LUTS. Mas não é exame de rotina, e sua indicação depende basicamente do grau de dúvida diagnóstica e da experiência do profissional.

■ TRATAMENTO

Para pacientes com sintomas leves (IPSS < 8), deve-se empregar uma conduta expectante. Recomenda-se perder peso, aumentar o exercício físico, diminuir a ingestão de líquidos, especialmente na hora de dormir, diminuir a ingestão de irritantes da bexiga, como cafeína e álcool, e evitar descongestionantes nasais, pois os agonistas α podem promover o aumento do tônus da musculatura lisa periprostática e causar retenção urinária aguda, em particular nos idosos.

Deve-se monitorar os efeitos adversos do complexo LUTS-HPB, incluindo insuficiência renal, retenção urinária e/ou infecções recorrentes do trato urinário, e, para isso, os pacientes devem ser reexaminados anualmente.

Não existem evidências científicas sólidas que demonstrem benefício dos fitoterápicos nesta situação e as diretrizes internacionais não os recomendam. Entretanto, são usadas medicações antigas, com mecanismo de ação não conhecido, mas sem efeitos colaterais significativos e em uso há vários anos; incluem *serenoa repens*, conhecida como *saw palmetto* (prostat™), *pigeum africanum* (prostem™), urtica dioica (prostem plus™), semente de abóbora, pólen de centeio, entre outros.

Para pacientes com sintomas moderados (IPSS 8-19) ou severos (IPSS > 19), várias classes e/ou combinações de medicamentos podem ser utilizadas: bloqueadores alfa-1 adrenérgicos, bloqueadores da enzima 5-alfaredutase (5αR), combinações destas duas classes de medicamentos, anticolinérgicos, bloqueadores alfa-1 associados aos anticolinérgicos; bloqueadores de fosfodiesterase 5 e, mais recentemente, agonistas beta-adrenérgicos para situações especiais.

■ BLOQUEADORES DOS RECEPTORES ALFA-1-ADRENÉRGICOS

Os bloqueadores alfa-1-adrenérgicos (tamsulosina, alfuzosina, doxazosina, terazosina, sidolosina) são considerados por diversas associações internacionais de urologia como a primeira linha de terapia medicamentosa em pacientes com sintomas moderados de LUTS-HPB sem contraindicações para seu uso.

Esses medicamentos inibem os receptores α1-adrenérgicos presentes no colo da bexiga e na próstata, promovendo um relaxamento da musculatura lisa e melhorando o fluxo urinário. Tem respostas clínicas similares entre si. Tamsulosina e sidolosina são bloqueadores α-1A seletivos, e alfuzosina, doxazosina, terazosina não o são.

Efeitos adversos principais são hipotensão ortostática e ejaculação retrógrada.

Receptores α-1A são o principal subtipo de receptores α-1 na próstata, e até 98% desses receptores estão associados com elementos do estroma prostático, sugerindo que os resultados terapêuticos dessas medicações são melhor em HPB de pequeno volume quando o componente glandular é menos significante.

Em vários estudos, os bloqueadores adrenérgicos α-1 promovem cerca de 40% de melhora nos sintomas quando comparado com placebo (±70% vs. ±30%, respectivamente). Não produzem alteração do volume prostático nem atuam diretamente no PSA. Curiosamente, estudos pressão-fluxo não documentam um efeito significativo no alívio da obstrução urinária. Não obstante, os pacientes referem respostas clínicas rápidas que ocorrem poucos dias após o início desses medicamentos.

Bloqueadores α-1 também estão indicados nos quadros de retenção urinária aguda. Em um estudo com silodosina, 77% dos casos voltaram a urinar

TABELA 135.2 ■ Escore internacional de sintomas prostáticos – IPSS. Sintomas: leves = escore de 0 a 7; moderados = escore de 8 a 19; severos = escore de 20 a 35

PERGUNTAS REFERENTES A SINTOMAS QUE OCORRERAM NO ÚLTIMO MES	NENHUMA	MENOS DE 1 VEZ EM 5	MENOS DA METADE DAS VEZES	METADE DAS VEZES	MAIS DE METADE DAS VEZES	QUASE SEMPRE
Quantas vezes ficou com a sensação de não esvaziar completamente a bexiga	0	1	2	3	4	5
Quantas vezes teve de urinar novamente menos de 2 horas apos ter urinado	0	1	2	3	4	5
Quantas vezes, ao urinar, parou e recomeçou várias vezes	0	1	2	3	4	5
Quantas vezes observou que foi difícil conter a urina?	0	1	2	3	4	5
Quantas vezes observou que o jato estava fraco	0	1	2	3	4	5
Quantas vezes teve de fazer força para começar a urinar	0	1	2	3	4	5
	Nenhuma	1 vez	2 vezes	3 vezes	4 vezes	5 vezes
Quantas vezes teve de levantar à noite para urinar	0	1	2	3	4	5
Escore total						
Qualidadde de vida	Ótimo	Muito bem	Satisfeito	Regular	Ruim	Péssimo
Se você tivesse de passar o resto da vida urinando como está agora, como é que você se sentiria?	1	2	3	4	5	6

espontaneamente com o uso do fármaco comparado com 37% daqueles com placebo. Volume urinário na retenção maior do que 800 mL e IPSS>12 são fatores de pior prognóstico para resolução não cirúrgica destes casos.[2]

Um efeito colateral específico descrito originalmente com o uso da tamsulosina é a *floppy iris síndrome*, que ocorre após cirurgia de catarata. Isto significa que é recomendado suspender esses medicamentos antes do planejamento desta cirurgia.

■ INIBIDORES DA ENZIMA 5-ALFAREDUTASE

Os inibidores da enzima 5αR impedem a transformação de testosterona em DHT, que é o androgênio ativo intraprostático, e são medicações estabelecidas nesta situação clínica. Após um mínimo de 3 a 6 meses de uso, existe uma diminuição do volume prostático entre 25-30%. O PSA, por ser androgênio-dependente, tem uma queda mediana de 50%. Ao diminuir o tamanho da próstata, atua-se no componente mecânico da HPB, sem os efeitos adversos da inibição da produção de testosterona.

A finasterida é utilizada na dose de 5 mg/dia e inibe a enzima 5αR-1, ao passo que a dutasterida 0,5 mg/dia inibe as enzimas 5αR-1 e 2. Embora a redução da DHT plasmática seja de 70 a 95% com a finasterida e dutasterida respectivamente, a redução da DHT intraprostática parece ser similar com ambas as medicações e seus resultados clínicos são semelhantes.

Vários estudos confirmam melhora estatisticamente significante do Qmáx e do IPSS com o uso prolongado (> 24 meses) destes medicamentos quando comparados com placebo. Sua melhor indicação encontra-se nos portadores de próstatas grandes, com volumes > 40-50 mL e sintomas moderados/severos. Deve-se evitar o seu uso na presença de LUTS sem evidência de crescimento prostático.

As evidências atuais demonstram que o uso por vários anos dos inibidores de 5αR impede a progressão clínica da HPB e diminui estatisticamente a chance de retenção urinária prolongada e risco de cirurgia da próstata.

Efeitos colaterais incluem queda de libido, disfunção erétil (DE) e anormalidades ejaculatórias. Também estão indicados nos quadros com hematúria persistente devido à HPB.

O efeito da dose de 1 mg/dia de finasterida, utilizada em jovens para evitar queda de cabelos, tanto no desenvolvimento de HPB-LUTS quanto nos valores do PSA, ainda não é completamente conhecido.

■ BLOQUEADORES DOS RECEPTORES ALFA-1 ADRENÉRGICOS + INIBIDORES DA ENZIMA 5-ALFAREDUTASE

Devido ao mecanismo de ação distinto e potencialmente aditivo, um atuando no componente mecânico e outro no componente funcional da HPB, o papel da combinação de bloqueadores α-1 com inibidor da 5αR foi estabelecido por dois grandes estudos multicentricos.

Ambos os estudos compararam o uso isolado de cada medicamento ou sua associação contra placebo. O estudo MTPOS[3] comparou doxazosina e finasterida em 3.047 homens seguidos por 4,5 anos e o estudo COMBAT[4] utilizou tamsulosina e dutasterida em 4.000 homens seguidos por 4 anos. Os resultados mostraram que a combinação de medicamentos foi superior ao placebo e ao uso isolado do bloqueador α-1 na taxa de progressão da doença, em especial no risco de desenvolvimento de retenção urinária aguda e chance de ser submetido à cirurgia (risco relativo cerca de 60% menor; risco absoluto cerca de 5% menor).

A combinação terapêutica não foi estatisticamente superior ao uso isolado do inibidor da 5αR para os parâmetros analisados.

Apesar disso, todas as principais diretrizes de HPB/LUTS recomendam esta combinação para pacientes com sintomas moderados/severos, próstatas grandes e quando o tratamento de longo prazo for considerado (em geral >12 meses), sugerindo que este esquema terapêutico pode ser melhor para os pacientes com maior risco de progressão da doença.

■ ANTICOLINÉRGICOS

Até 45% dos pacientes com LUTS-HPB apresentam quadros de hiperatividade vesical, o que significa que anticolinérgicos podem ser considerados para pacientes com sintomas predominantes de armazenamento, especialmente naqueles com urgência, frequência e noctúria. Os receptores muscarínicos M3 são os principais responsáveis pela contração da bexiga. Medicamentos que atuam no bloqueio destes receptores incluem oxibutinina, tolterodina, darifenacina, solifenacina, entre outras. É importante confirmar a ausência de resíduo miccional elevado antes de instituir esta terapia, pois estes medicamentos interferem com a liberação de acetilcolina nas terminações parassimpáticas do músculo detrusor, resultando em diminuição da sua contratilidade. Como monoterapia são contraindicadas em pacientes com resíduo urinário > 200 mL, Qmáx < 10 mL/s, próstatas grandes (> 40 g) e história de retenção urinária. Efeitos colaterais são comuns, especialmente em idosos ou em pacientes com algum grau de demência.

■ BLOQUEADORES DOS RECEPTORES ALFA-1 ADRENÉRGICOS + ANTICOLINÉRGICOS

Uma abordagem razoável para melhorar a qualidade de vida dos pacientes com sintomas predominantes de armazenamento é combinar medicações que visam a atuar na próstata e bexiga ao mesmo tempo. Bloqueadores α1 são usados em conjunto com antagonistas dos receptores muscarínicos como terapia inicial (Vesomni™) ou complementar se os sintomas não forem totalmente gerenciados por qualquer monoterapia inicial.

Resultados dos estudos disponíveis demonstraram efeitos benéficos da combinação sobre a frequência e urgência miccionais, noctúria e episódios de urgeincontinência quando comparado com monoterapia com bloqueadores α1.

Uma vez que cada um desses medicamentos tem mecanismos de ação distintos, pode-se encontrar uma maior incidência de eventos adversos, em especial boca seca e ejaculação retrógrada. Em alguns estudos, existiu um aumento do resíduo pós-miccional, que, embora clinicamente insignificante, sugere cautela no uso desta combinação de medicamentos nos pacientes com quadro de obstrução infravesical estabelecida e resíduo vesical elevado.

■ BLOQUEADORES DE FOSFODIESTERASE

HPB e DE compartilham os mesmos fatores de risco. Em homens que utilizam tadalafil 5 mg/dia para DE, tem-se demonstrado melhora significante do complexo LUTS-HPB/DE caracterizado por diminuição do IPSS e melhora da qualidade de vida quando comparado com placebo. As melhores respostas ocorrem após 2 meses de uso, em homens jovens, com baixo índice de massa corporal (IMC), não tabagistas, sem história de uso excessivo de álcool e com sintomas moderados/severos. A associação com bloqueadores α1 produz melhores resultados do que a monoterapia.

■ AGONISTAS DOS RECEPTORES β-ADRENÉRGICOS

Receptores β-adrenérgicos predominam na bexiga, e sua ativação induz a relaxamento da musculatura vesical. Existem 3 subtipos presentes – β1, β2, and β3 – sendo os β3 os predominantes na bexiga.

A ativação dos receptores β3 melhora a compacência vesical sem afetar a contração do detrusor ou aumentar de forma clinicamente significante o resíduo urinário. Mirabegron, agonista β3-adrenérgico seletivo pode ser recomendado para tratamento de LUTS com predomínio de hiperatividade vesical ou componente de armazenamento.

Estudos recentes que comparam mirabegron com placebo em homens com obstrução infravesical por HPB e bexiga hiperativa demonstram melhora clínica sem piora significativa do Qmáx, nem diminuição da contratilidade vesical.

■ PROCEDIMENTOS INVASIVOS — CIRURGIA

O único tratamento comprovadamente duradouro para HBP é o cirúrgico. A cirurgia visa a aliviar sintomas persistentes após falha medicamentosa, evitar os efeitos lesivos e irreversíveis da obstrução infravesical sobre o músculo detrusor, a formação de cálculos, a infecção urinária e a insuficiência renal.

A intervenção cirúrgica está indicada quando houver:
1 | retenção urinária aguda em pacientes que falharam pelo menos uma tentativa de retirada de sonda;
2 | incontinência urinária por transbordamento;
3 | infecção urinária de repetição;
4 | hematúria intratável;
5 | calculose vesical ou grandes divertículos vesicais;
6 | uretero-hidronefrose e/ou insuficiência renal condicionada pela obstrução infravesical;
7 | sintomas persistentes após falha do tratamento medicamentoso.

Os pacientes com retenção urinária aguda necessitam tratamento de urgência e devem ser submetidos ao cateterismo uretral com sonda de Foley de calibre 18-20 Fr. Pode ser necessário o uso de sondas com a ponta curva (Coudè) para vencer a obstrução prostática. A drenagem vesical suprapúbica é utilizada nos casos de impossibilidade da passagem de sonda transuretral. Recomenda-se que o esvaziamento vesical seja lento e gradual, pois fenômenos vasovagais e sangramento vesical importante podem ocorrer quando a drenagem vesical é realizada de forma súbita.

Entre os principais procedimentos cirúrgicos incluem-se a ressecção transuretral da próstata (RTUP – clássica), a RTU com laser, a vaporização transuretral, a incisão transuretral do colo vesical (para próstatas < 30 gramas) e a cirurgia aberta (suprapúbica transvesical ou retropúbica) para próstatas > 100 gramas. Vários outros procedimentos existem, mas a maioria deles ou não foi submetida a testes de longo prazo ou mostraram resultados inferiores a RTUP. O método de escolha depende do cirurgião e das características do paciente.

Os candidatos à cirurgia da próstata devem ter um risco cirúrgico aceitável e serem preparados com atenção. Muitos são idosos, com problemas cardiovasculares, doença pulmonar obstrutiva crônica (DPOC), diabetes, em uso de antiagregantes plaquetários e, portanto, devem ter um severo controle clínico antes do procedimento cirúrgico. A anestesia de escolha é o bloqueio peridural ou raquidiano, mas poderá ser modificada dependendo das condições clínicas presentes. Transfusões de sangue costumam ser desnecessárias. Os cuidados pós-operatórios incluem irrigação vesical contínua com solução fisiológica até que o líquido efluente seja claro e a sonda de Foley retirada, o que geralmente ocorre entre 1 a 3 dias.

A complicação intraoperatória mais importante da RTU clássica é caracterizada por hipertensão, bradicardia e alteração mental, devido à absorção do líquido de irrigação através dos capilares venosos. O tratamento é realizado a base de infusão salina e diuréticos. Sua prevenção baseia-se em tempo de RTUP inferior a 90 minutos, no uso de soluções isotônicas, como líquido de irrigação, e técnica cirúrgica adequada.

Quando corretamente indicada, a cirurgia é efetiva em 90% dos casos, e o índice de recidivas é < 1% por ano.

REVISÃO

- A próstata do adulto apresenta-se com 3 zonas distintas, anatômica e funcionalmente.
- HBP refere-se à proliferação da zona de transição da próstata. LUTS é um termo usado para descrever sintomas de armazenamento (irritativos) e esvazimento (obstrutivos) vesicais.
- Processos inflamatórios estão envolvidos na genêse da HPB, mas sua etiologia é incerta.
- Mais da metade dos homens a partir dos 40 anos apresentam aumento da próstata, e cerca de 2/3 deles apresentam sintomas, que podem ser devido ao aumento da próstata, mas também a outras causas, como envelhecimento vesical, neuropatias e doenças metabólicas.
- Não existe uma correlação direta entre volume prostático e sintomatologia.
- O diagnóstico é feito pela história clínica, exame físico, exame de urina e PSA.
- Para pacientes com sintomas leves, deve-se empregar uma conduta expectante. Para pacientes com sintomas moderados ou severos, existem várias classes de medicamentos que podem ser utlizados, como monoterapia ou em combinações para melhorar a qualidade de vida dos pacientes e evitar a progressão da doença.
- Os procedimentos cirúrgicos, quando indicados, visam a aliviar sintomas persistentes após falha medicamentosa e evitar as complicações decorrentes da obstrução infravesical prolongada.
- A ressecção transuretral da próstata é a cirurgia de eleição.

■ REFERÊNCIAS

1. American Urological Association Guideline: management of benign prostatic hyperplasia (BPH). Washington: AUA; 2010 [capturado em 04 nov.2016]. Disponível em: http://www.auanet.org/common/pdf/education/clinical-guidance/Benign-Prostatic-Hyperplasia.pdf.
2. Kumar S, Tiwari DP, Ganesamoni R, Singh SK. Prospective randomized placebo-controlled study to assess the safety and efficacy of silodosin in the management of acute urinary retention. Urology. 2013;82(1):171-5.
3. Kaplan SA, Lee JY, Meehan AG, Kusek JW. Time course of incident adverse experiences associated with doxazosin, finasteride and combination therapy in men with benign prostatic hyperplasia: the MTOPS Trial. J Urol. 2016;195(6):1825-9.
4. Montorsi F, Roehrborn C, Garcia-Penit J, Borre M, Roeleveld TA, Alimi JC, et al. The effects of dutasteride or tamsulosin alone and in combination on storage and voiding symptoms in men with lower urinary tract symptoms (LUTS) and benign prostatic hyperplasia (BPH): 4-year data from the Combination of Avodart and Tamsulosin (CombAT) study. BJU Int. 2011;107(9):1426-31.

■ LEITURAS SUGERIDAS

Biester K, Skipka G, Jahn R, Buchberger B, Rohde V, Lange S. Systematic review of surgical treatments for benign prostatic hyperplasia and presentation of an approach to investigate therapeutic equivalence (non-inferiority). BJU Int. 2012;109(5):722-30.

Gratzke C, Bachmann A, Descazeaud A, Drake MJ, Madersbacher S, Mamoulakis C, et al. EAU guidelines on the assessment of non-neurogenic male lower urinary tract symptoms including benign prostatic obstruction. Eur Urol. 2015;67(6):1099-109.

He Q, Wang Z, Liu G, Daneshgari F, MacLennan GT, Gupta S. Metabolic syndrome, inflammation and lower urinary tract symptoms: possible translational links. Prostate Cancer Prostatic Dis. 2016;19(1):7-13.

Roehrborn CG. Male lower urinary tract symptoms (LUTS) and benign prostatic hyperplasia (BPH). Med Clin North Am. 2011;95(1):87-100.

PARTE 6

ABORDAGENS CLÍNICA E CIRÚRGICA DE DOENÇAS PREVALENTES

CIRURGIA PLÁSTICA

136

PROCEDIMENTOS CIRÚRGICOS E SEUS EFEITOS ADVERSOS

136.1 ABORDAGEM DA CIRURGIA PLÁSTICA

■ LYDIA MASAKO FERREIRA
■ MIGUEL SABINO NETO

Os índices de efeitos adversos em cirurgia plástica podem depender das características do procedimento, estético ou reparador, e do tipo de operação. As cirurgias reparadoras adquirem maior complexidade técnica – razão pela qual tendem a ser mais longas –, ao passo que as de cunho estético podem ser um pouco mais previsíveis e, por sua própria característica, fazem-nos deparar com pacientes mais exigentes e que não consideram a possibilidade de efeitos adversos.

O preparo adequado do paciente para a operação não visa somente à sua aprovação para o ato operatório. Essa análise cuidadosa pode prevenir uma série de efeitos adversos locais e sistêmicos, tornando o procedimento mais previsível e seguro.

> **ATENÇÃO!**
>
> Para cada tipo de cirurgia, é preciso avaliar o paciente detalhadamente em diversos aspectos, como: comorbidades preexistentes (hipertensão arterial, diabetes, cardiopatias etc.), uso de medicamentos e entorpecentes, hábitos pessoais (tabagismo, etilismo, atividades físicas), antecedentes pessoais (tromboembolia, cirurgias prévias e efeitos adversos), antecedentes familiares (trombofilia, sangramentos, câncer). Uma aprofundada anamnese, exame físico detalhado e complementação com exames podem facilitar diagnósticos, até mesmo inesperados, e prevenir ou minimizar efeitos adversos.

Por si só, as operações plásticas são de baixo risco, pois se trata de operações na superfície corpórea, em pacientes na maioria das vezes hígidos e operados de forma eletiva. Cabe, assim, à equipe cirúrgica não adicionar riscos. Para tanto, além da avaliação pré-operatória cuidadosa, deve-se atentar para aspectos do intraoperatório e pós-operatório, como: escolha adequada do ambiente cirúrgico para cada tipo de procedimento (hospital); equipe anestésica habilitada; medidas operatórias de segurança durante o ato (checagem de detalhes na sala operatória dita *time out*, medidas preventivas de tromboembolia, tempo de duração da cirurgia, cuidados com sangramentos, aquecimento do paciente etc.); e atenção no pós-operatório (imediata recuperação anestésica, deambulação precoce, controle de sangramentos e infecções, cuidados com as cicatrizes etc.).

> **ATENÇÃO!**
>
> Efeitos adversos, em níveis referidos para cada procedimento, são aceitáveis para todos os cirurgiões. O grande diferencial do especialista será demonstrado na sua habilidade em lidar com o problema instalado.

Nesta situação, o profissional mostra não só seu conhecimento técnico, como também, e principalmente, sua sensibilidade humana para lidar com seu paciente. Demonstrar segurança e acolhimento adequados pode ser o maior diferencial para solucionar o problema da melhor maneira possível.

A cirurgia plástica é especialidade muito ampla e atua em todos os seguimentos do corpo humano. Discorrer sobre os efeitos adversos de todas as operações da especialidade seria matéria extensa e repetitiva. Desse modo, optou-se aqui por se ater aos observados nas cirurgias estéticas mais realizadas segundo a American Society of Plastic Surgeons[1] em 2012 (Figura 136.1).

Nos últimos anos, poucas mudanças ocorreram na lista das cirurgias estéticas mais realizadas nos EUA.

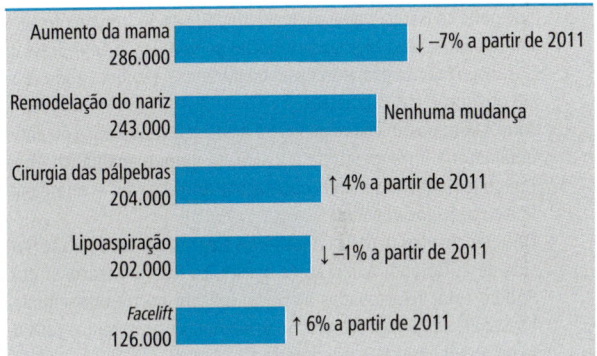

FIGURA 136.1 ■ Cinco procedimentos cirúrgicos estéticos mais realizados em 2012 segundo a ASPS.

Fonte: American Society of Plastic Surgeons.[1]

■ MASTOPLASTIA DE AUMENTO

Esse procedimento cirúrgico tem se popularizado em todo o mundo em virtude de seus resultados, segurança e baixos índices de efeito adverso. Deve ser feita por equipe especializada, sob anestesia geral e em ambiente hospitalar. O uso de anestesia local e peridural pode ser opção de alguns especialistas. As vias de acesso mais frequentes em ordem decrescente são: 1 – sulco inframamário; 2 – areolar; 3 – axilar. Os implantes de silicone podem ser locados em posição pré-peitoral (pré-facial e retrofacial) e retropeitoral. A escolha da melhor incisão e da topografia do implante dependerá de características físicas e do desejo de cada paciente, bem como da preferência e experiência do cirurgião. Porém, não está isenta de efeitos adversos, que podem ser divididos em imediatos e tardios: entre os primeiros, os hematomas são os mais frequentes; a contratura capsular é a mais esperada nos efeitos tardios. Entre os efeitos adversos locais mais comuns são citados: retração capsular com endurecimento da mama (em diversos graus); rompimento da prótese; desaparecimento do envoltório da prótese; calcificação da cápsula orgânica; ruptura com migração do gel para a glândula e tecidos vizinhos; deslocamento da prótese; dor crônica e desconforto; extrusão da prótese; infecção; alteração da sensibilidade da placa aréolo-papilar; alterações cicatriciais; e alterações do volume.

Tais efeitos adversos podem estar relacionados ao tipo de implante escolhido, à via de acesso e ao sítio de posicionamento do implante. Como se pode observar, a maior parte das ocorrências em implantes de silicone é local, o que, muitas vezes, leva a uma nova cirurgia e mesmo à troca do implante. Por esse motivo, mulheres submetidas a esse tipo de tratamento devem sempre considerar a possibilidade de troca no futuro.

RINOPLASTIA

É, sem dúvida, a mais complexa de todas as operações estéticas da face. Outras operações podem necessitar de acesso difícil ou tempo de operação significativo, causando fadiga ao cirurgião, ao passo que a rinoplastia exige um conhecimento aprofundado da anatomia. Cada caso tem seus próprios desafios e requer cuidadosa avaliação da deformidade no pré-operatório, compreensão clara das técnicas disponíveis para a correção, proposta de plano de ação e sequência e meticulosa execução da técnica operatória.

As manifestações clínicas de efeitos adversos em rinoplastia podem ser classificadas da seguinte forma: funcional, infecciosa, estética e psicológica.

EFEITOS ADVERSOS PÓS-OPERATÓRIOS MEDIATOS

- **Obstrução de vias aéreas:** após a extubação, a aspiração de sangue pode causar laringoespasmo. Isso pode exigir tratamento com um relaxante muscular e reintubação ou ventilação com pressão positiva. O tamponamento nasal ou intranasal também pode causar obstrução nas vias aéreas.
- **Anafilaxia:** possibilidade quando a medicação antibiótica ou anti-inflamatória intraoperatória é usada. O choque anafilático após tamponamento nasal com bacitracina foi relatado, e anafilaxia látex é bem-documentada.
- **Deficiência visual:** danos transitórios e permanentes da visão têm sido descritos após a injeção de anestésico local e vasoconstritor. Podem estar relacionadas ao vasoespasmo ou tromboembolia, causando isquemia oftálmica. Se os sintomas persistirem, a consulta ao oftalmologista é mandatória.
- **Hemorragia excessiva:** pode estar relacionada a uma coagulopatia genética ou adquirida. A primeira deve ser investigada antes da cirurgia. Coagulopatia adquirida é, em geral, induzida por fármacos cujo responsável frequentemente é o ácido acetilsalicílico, medicamento que deve ser interrompido pelo menos duas semanas antes da cirurgia. Hemostasia local inadequada pode causar sangramento intraoperatório excessivo, contribuindo para a dificuldade operacional e maior tempo de operação. Excessiva hemorragia intraoperatória ocorre em 0,3-1% dos casos.

EFEITOS ADVERSOS PÓS-OPERATÓRIOS PRECOCES

- **Hemorragia:** prevalência de hemorragia varia de 2 a 4%. O hematoma septal pode precisar de punção e autores defendem uma incisão maior para ajudar a drenagem. Cobertura antibiótica é indicada para proteger contra a formação de um abscesso septal.
- **Infecção de feridas:** a taxa de infecção da ferida após a rinoplastia é inferior a 2%. Celulite localizada, abscessos ou granulomas podem responder a antibióticos e drenagem. Deiscência de incisão de incisões internas geralmente passa despercebida, a menos que possa causar sinequia. A deiscência da incisão transcolumelar é rara e deve ser tratada imediatamente, ou uma cicatriz se formará, contribuindo para um mau resultado.
- **Edema persistente:** edema e equimose periorbital inicial podem durar 10 dias. Casos mais graves podem ser determinados por osteotomias difíceis, tamponamento nasal excessivo, vômitos pós-operatórios, ou pressão arterial elevada. Na prevenção, é possível usar dexametasona intravenosa e elevação da cabeça; no pós-operatório, compressas frias para o nariz e monitoração da pressão arterial podem minimizar o edema. Edema persistente e dormência sobre a região da ponta nasal podem ocorrer após a rinoplastia aberta e durar vários meses.
- **Necrose da pele:** com o uso de cautério, o afinamento da pele em excesso pode necrosá-la, provocando isquemia e infecção. Da mesma forma, um curativo apertado pode causar comprometimento vascular e necrose da pele.
- **Fístula do LCS:** sua prevalência não é alta. A história de trauma anterior pode causá-la, assim como a presença de defeitos ósseos congênitos.
- **Dermatite de contato:** o curativo pode contribuir para sua ocorrência em indivíduos sensíveis. O tratamento inicial envolve a remoção do curativo e a administração de anti-histamínicos indicados e/ou esteroides.
- **Obstrução nasal:** trauma pós-operatório, com inchaço e edema, pode causar obstrução nasal transiente. Tranquilidade é tudo o que é necessário inicialmente. Persistindo obstrução nasal, pode estar relacionada à rinopatia vasomotora ou rinite alérgica.
- **Distúrbios olfatórios:** hiposmia transitória é esperada após cirurgia nasal e está relacionada a vários fatores, incluindo edema, trauma direto ao neuroepitélio e uso de certos agentes farmacológicos. Pacientes com trauma facial no passado podem estar predispostos a lesões do aparelho olfatório durante osteotomia. Fatores psicogênicos também podem ser responsáveis. A anosmia ocorre em 1% de cirurgias.
- **Condições psicológicas precoces:** episódios transitórios de ansiedade ou depressão não são raros e podem durar até seis semanas após a operação.

EFEITOS ADVERSOS PÓS-OPERATÓRIOS TARDIOS

São variados e envolvem todas as estruturas e regiões nasais. A cirurgia estética tem quatro resultados possíveis: 1 – a paciente feliz e um cirurgião feliz; 2 – um paciente feliz e um cirurgião infeliz; 3 – um paciente infeliz e um cirurgião feliz; e 4 – um paciente insatisfeito e cirurgião infeliz.

A infelicidade do cirurgião normalmente se refere à exigência profissional, e a infelicidade do paciente tem várias razões, algumas das quais podem ser reais. O cirurgião deve ser capaz de selecionar cuidadosamente os pacientes no pré-operatório. Isso exige um conhecimento profundo da situação psicossocial dos candidatos à cirurgia. Mesmo assim, os erros de seleção podem ocorrer, e o temperamento do cirurgião, testado.

Como a compreensão dos fatores anatômicos, fisiológicos e patológicos envolvidos na função nasal melhora a estética, a rinoplastia continuará a ser refinada, e a incidência de efeitos adversos declinará. Tendências estéticas ditadas pela sociedade continuarão a influenciar a indicação desta operação.

BLEFAROPLASTIAS

Existe um grande espectro de efeitos adversos que podem ocorrer após cirurgia das pálpebras – o cirurgião experiente deve evitar os mais graves, por meio da seleção adequada do paciente, uma avaliação abrangente pré-operatória, um plano cirúrgico com técnica cirúrgica meticulosa e cuidados adequados no pós-operatório. O cirurgião plástico deve aconselhar o paciente candidato à blefaroplastia em relação a edema, dormência das pálpebras, olhos secos e visão turva. Os pacientes também devem estar cientes dos riscos e de sinais graves, como infecção, hematoma ou perda de visão. Cirurgiões plásticos precisam gerenciar esses resultados adversos.

Doenças sistêmicas, como a disfunção da tiroide e doenças renais, que podem contribuir para alteração da posição da pálpebra e edema da pálpebra, devem ser investigadas, bem como história prévia de urticária, anafilaxia ou inchaço.

A avaliação oftalmológica pré-operatória deve documentar a acuidade visual. Olhos secos, blefarite, eczema periorbital, rosácea, blefaroespasmo, reduzida acuidade visual, campo visual limitado e outros distúrbios oculares devem ser investigados.

Fotografias, parte essencial do registro médico, são úteis na resolução de litígios médico-legais.

HEMORRAGIA ORBITAL PROFUNDA E PERDA DE VISÃO

Hemorragia orbital profunda com a perda da visão é um efeito adverso raro da cirurgia das pálpebras. Após blefaroplastia, a incidência de hemorragia orbital tem sido estimada em 1:2000 (0,05%), e a hemorragia orbital resultando na perda visual permanente, em 1:10.000 (0,01%). A hemorragia orbital geralmente ocorre dentro das primeiras 24 horas após a cirurgia, mas pode aparecer até uma semana depois. Portanto, recomenda-se que os cirurgiões estejam disponíveis para os seus pacientes durante pelo menos 24 horas após a cirurgia, no caso de hemorragia pós-operatória excessiva. O risco de hemorragia pós-orbital pode ser limitado pela atenção rigorosa e meticulosa da hemostasia intraoperatória. A PA deve ser cuidadosamente monitorada e controlada na sala de cirurgia e após o procedimento cirúrgico. Hemorragia orbital aguda é uma emergência médica e cirúrgica. O reconhecimento imediato de hemorragia pós-operatória é fundamental para a intervenção rápida e a prevenção de sequelas visuais permanentes.

INFECÇÃO

Outro efeito adverso cirúrgico temido por paciente e cirurgião é a infecção da ferida pós-operatória. Felizmente, infecções pós-operatórias palpebrais são incomuns devido à extensa vascularização da região periorbital. A taxa de infecção pós-blefaroplastias foi estimada em 0,2%.

EDEMA GRAVE

Certa quantidade de edema pós-operatório ocorre em todas as cirurgias. Inchaço pós-operatório muitas vezes piora durante as primeiras 24 a 48 horas posteriores ao procedimento cirúrgico. O grau de inchaço é, com frequência, relacionado diretamente a fatores cirúrgicos, tais como equimoses, cauterização excessiva, manipulação extensa de tecidos e dissecção na área lateral, resultando na interrupção da drenagem linfática. Os pacientes também podem ajudar a sua evolução pós-operatória com o uso de compressas frias, elevação da cabeça e limitações a atividades. As causas mais comuns de inflamação progressiva periorbital pós-operatório incluem infecção, blefaroconjuntivite e urticária.

PTOSE PALPEBRAL

Ocorrência pouco comum após a cirurgia de blefaroplastia superior. Ptose adquirida muitas vezes acompanha dermatocalázio e pode não ser reconhecida antes da blefaroplastia. Avaliação pré-operatória do paciente deve documentar a largura da fenda palpebral, a margem da pálpebra superior, a distância reflexo-luminosa na córnea e função do músculo levantador. Ptose clinicamente significativa deve ser identificada e tratada, antes ou no momento da cirurgia.

QUEMOSE CONJUNTIVAL

Potencialmente responsável por lacrimejamento, secura da córnea e da conjuntiva, visão borrada e desconforto ocular, a quemose conjuntival persistente após a cirurgia de blefaroplastia pode ser perturbadora para o paciente e um desafio para o cirurgião.

DIPLOPIA

A diplopia é um feito adverso temido, mas evitável, de blefaroplastia. Lesões do músculo oblíquo inferior, e menos comumente no músculo reto inferior, são as causas mais graves de visão dupla no pós-operatório de pálpebra inferior. Raramente, disfunção do músculo reto medial pode ocorrer com ressecção do coxim gorduroso medial na pálpebra superior. As lesões do tendão do músculo oblíquo superior também têm sido relatadas.

DIAGNÓSTICO E TRATAMENTO

DEISCÊNCIA DA FERIDA

Deiscência de ferida pós-operatória pode ocorrer devido a trauma acidental, má cicatrização de feridas, uma tensão excessiva no fechamento, remoção precoce da sutura e infecção. Ocorre em pacientes que inadvertidamente esfregam os olhos durante o sono ou naqueles que forçam o arqueamento das sobrancelhas, apertam as pálpebras ou exageram na mímica facial.

HIPERPIGMENTAÇÃO

Em sequência à cirurgia da pálpebra, equimoses e produtos de degradação de células vermelhas do sangue (hemossiderina) (que causam coloração na pele sobrejacente) podem decorrer da resolução lenta de hemáceas. Essa pigmentação é geralmente limitada. Hemostasia cuidadosa e evacuação dos hematomas podem diminuir a probabilidade de hiperpigmentação.

ECTRÓPIO

Talvez a mais frequente e temida das efeitos adversos, está diretamente relacionada à remoção excessiva de tecidos, principalmente de pele. Um planejamento meticuloso e técnica operatória apropriada podem reduzir seus riscos. O tratamento pode ser conservador, com massagem local e proteção ocular até reintervenção cirúrgica com enxertos e blefarorrafias.

■ LIPOASPIRAÇÃO

Realizada como procedimento estético para retirada de gordura em pacientes saudáveis tem como finalidade reduzir o acúmulo de gordura localizada, a chamada lipodistrofia, levando à melhora no contorno corporal. Como qualquer outro procedimento cirúrgico, a lipoaspiração não é isenta de efeitos adversos locais ou sistêmicos: entre os primeiros, destacam-se irregularidades na pele, edema prolongado, equimoses, hiperpigmentação, alterações na sensibilidade da pele, seromas, hematomas, correção insuficiente da lipodistrofia, úlceras e necroses da pele, infecções locais, cicatrizes inestéticas e persistência do edema. Entre os sistêmicos, destacam-se perfurações de intestino, reações alérgicas a medicações no intra e pós-operatório, reação febril, infecção sistêmica, arritmias cardíacas, taquicardias, anemia, choque hipovolêmico, tromboembolia pulmonar (TEP) e trombose venosa profunda (TVP), embolia gordurosa, síndrome da embolia gordurosa, sepse e, até mesmo, óbito. Os maiores riscos de lipoaspiração estão associados com a tendência de alguns cirurgiões fazerem grandes cirurgias no mesmo ato operatório. Os três tipos de cirurgia excessiva incluem: 1 – a remoção de um volume excessivo de gordura por lipoaspiração em um único dia; 2 – lipossucção de um número excessivo de áreas do corpo, no mesmo dia; 3 – combinações de lipoaspiração e outros procedimentos cirúrgicos independentes que envolvem trauma cirúrgico excessivo e exposição prolongada à anestesia geral.

EFEITOS ADVERSOS MENORES

Um efeito adverso cirúrgico é definido como todo resultado indesejável do procedimento. As causas contemplam fatores imprevisíveis, como a capacidade de um paciente para cicatrização da ferida, julgamento errado por parte do cirurgião, falha dos pacientes em seguir as orientações; ou apenas fatalidades, tais como uma reação alérgica inesperada a um medicamento.

EXPECTATIVAS IRREALISTAS

São a fonte mais frequente de resultados decepcionantes em lipoaspiração. Se um paciente tem expectativas irreais para a cirurgia, é quase impossível o cirurgião alcançar resultados que deixarão o paciente feliz. Para evitar expectativas irreais, os cirurgiões devem perguntar o que o paciente espera obter com a lipoaspiração. É realista esperar uma melhoria significativa, mas não é realista esperar resultados além do possível.

IRREGULARIDADES DA PELE E DEPRESSÕES

Irregularidades significativas e depressões da pele são muitas vezes determinadas pela dimensão das cânulas e do plano da lipoaspiração. O uso de grandes cânulas mais grossas tende a criar irregularidades mais frequentemente do que microcânulas (diâmetro externo inferior a 3 milímetros). Além disso, a aspiração da camada mais superficial da gordura pode tornar a irregularidade mais visível.

EXCESSO DE LIPOASPIRAÇÃO SUPERFICIAL

Excesso de lipoaspiração superficial pode produzir efeitos adversos estéticos significativos, tais como cicatrizes, irregularidades permanentes e necrose. A utilização da técnica infiltrativa e de microcânulas permite ao cirurgião obter resultados mais adequados do que se utilizasse cânulas maiores. Alguns cirurgiões acreditam erroneamente que raspar a derme com a cânula de lipoaspiração fará com que a pele se contraia mais firmemente. Não há provas científicas para apoiar a teoria de que a lesão intencional da derme, fazendo excessiva lipoaspiração superficial, produz melhores resultados cosméticos.

EFEITOS ADVERSOS SISTÊMICOS

- **Embolia gordurosa:** em lipoaspiração, embora seja condição rara, tem tido vários casos relatados, sendo considerada grave. Entretanto, os sintomas são inespecíficos e, muitas vezes, subestimados, não estando estabelecido o risco exato nos casos de lipoaspiração. A síndrome da embolia gordurosa é definida como presença de dois de três sintomas clínicos, incluindo petéquias na pele, desconforto pulmonar e distúrbios mentais, nas primeiras 48 horas seguintes a um trauma. Após a lipoaspiração, a área tratada tem partículas residuais de gordura e lipídeos que podem penetrar na circulação. As partículas de gordura e/ou triglicérides (TGs) que caem na circulação venosa mecanicamente obstruem a circulação pulmonar ou provocam uma reação bioquímica inflamatória local, situações que danificam o endotélio, ocasionando espasmo pulmonar, hemorragias, edema e comprometimento pulmonar. Êmbolos que passam pela circulação pulmonar podem danificar cérebro, rins, fígado e outros órgãos, levando à maior morbimortalidade.
- **Lesão de órgãos abdominais:** causada pela penetração da cavidade abdominal por uma cânula de lipoaspiração pode ser fatal se a lesão não for diagnosticada e tratada. A análise rigorosa de qualquer defeito da parede abdominal deve ser realizada no pré-operatório, e a detecção de herniações deve ser corrigida previamente. No intraoperatório, os movimentos devem ser delicados e sem força excessiva. (Na literatura, é relatada lesão dos intestinos.)

■ RITIDOPLASTIA

Um dos grandes desafios na cirurgia estética é o tratamento do envelhecimento da face. O entendimento da fisiologia do envelhecimento, que inclui as variações anatômicas sofridas ao longo do tempo, é pré-requisito importante para o sucesso cirúrgico. Além disso, a experiência do cirurgião é fundamental para o sucesso da ritidoplastia.

O envelhecimento facial é complexo e se apresenta desde o plano ósseo, com reabsorção notada principalmente nas margens orbitais e zigomáticas no nível alveolar, estendendo-se aos planos mais superficiais com envolvimento dos ligamentos, músculos, subcutâneo e pele.

PTOSE

Como exemplo, a redução do volume ósseo nas margens orbitais e adiposas palpebrais das partes moles favorece a herniação das bolsas e a ptose dos sulcos de gordura na região malar, com aprofundamento das pregas anterozigomática e nasolabial. Outro exemplo é a flacidez dos tecidos moles no terço inferior da face e região cervical, causando perda mandibular e do contorno cervicomandibular.

Fatores intrínsecos, determinados pela genética do indivíduo, e extrínsecos, tais como exposição solar, tabagismo, radiações ionizantes, etc., determinam a intensidade das alterações envolvidas no envelhecimento facial.

Sabe-se que, no envelhecimento, o músculo orbicular do olho encontra-se atrófico e ptótico. Os músculos da mímica facial apresentam-se mais encurtados e espessados, interferindo na disposição de gordura e deixando a face com a expressão mais rígida.

São inúmeras as alterações na face decorrentes do envelhecimento, o que torna bastante desafiadora qualquer tentativa de reparação.

INERVAÇÃO E ZONAS DE PERIGO

O nervo facial é o sétimo par craniano. Sua exteriorização ocorre no forame estilomastóideo. Quando passa pela glândula parótida, separa-se, formando uma divisão superior e outra inferior, distribuindo-se nos músculos da face.

É realizada, na maioria dos indivíduos, inervação em arcada, conectando as divisões superiores e inferiores do nervo facial, representando uma capacidade de reserva contra danos neurológicos advindos de processos traumáticos como o ato cirúrgico. Por outro lado, o ramo da divisão superior e o ramo mandibular da divisão inferior são terminais e sem inervação colateral – ou seja, mais propensos a sofrer lesões nervosas definitivas.

A inervação sensorial da porção central da face e do pavilhão auricular envolve três nervos: o auriculotemporal envia ramos superficiais para a porção preauricular; o grande auricular, oriundo do plexo cervical, inerva a porção inferior do pavilhão auricular; e o occipital menor inerva a porção superior da orelha.

É muito importante reconhecer as regiões na face com maior potencial de dano nervoso, as quais podem ser atingidas durante a dissecção cirúrgica e são conhecidas como zonas de perigo. Atingir os ramos principais do nervo facial, principalmente quando mais próximo do ponto de sua exteriorização na face, pode causar grave deformidade facial, às vezes irreversível. Em determinadas situações, a contratura e o encurtamento dos músculos podem determinar distorção permanente da fácies, ainda que se consiga recuperação da função muscular. Por sua vez, a interrupção de nervos sensoriais pode resultar em parestesias, disestesias e até em dor permanente.

Durante a realização de cirurgia na face, a dissecção facial mais profunda oferece maior risco de dano neurológico. Destaca-se, portanto, a importância do conhecimento dessas zonas de perigo na face.

EFEITOS ADVERSOS

Hematoma

O efeito adverso mais precoce na ritidectomia é o hematoma. A epinefrina absorvida após a injeção antes da dissecção cirúrgica pode causar hipertensão de rebote e hematoma. A incidência de hematoma em normotensos é de 3%, mas pode ser de aproximadamente 8% ou mais em pacientes do sexo masculino e hipertensos. O uso de suplementos e de substâncias que inibem a função plaquetária aumenta esse risco, tendo como protótipo o emprego de anti-inflamatórios não hormonais (AINH). Diluições de 1:400.000 de epinefrina são mais adequadas, com restrição à utilização de soluções muito concentradas (< 1:100.000) para regiões pequenas.

Esse efeito adverso é mais incomum quando o plano de dissecção é mais profundo, pela ausência de vasos subcutâneos no plano de dissecção acima da fáscia massetereoparotídea e pela presença de um retalho mais espesso e de maior tensão. Na ritidoplastia envolvendo dois planos anatômicos (subcutâneo e subplastimal), os hematomas localizam-se mais comumente no plano subcutâneo (mais superficial) em comparação à porção subplastimal. Este último representa um plano anatômico verdadeiro e sem a presença de vasos de disposição transversal.

São comuns os sangramentos na região posterior causados pelos vasos retroauriculares, principalmente em pacientes hipertensos.

Edema persistente

O edema cede de forma mais rápida em ritidectomias subcutâneas devido à capacidade absortiva da gordura subcutânea. Além disso, o dano linfático menos profundo pode justificar a menor persistência.

Seroma

O acúmulo de líquido é menos frequente nas ritidectomias mais profundas pela maior espessura do retalho e por sua maior capacidade de absorção. A menor espessura do retalho, aliada ao estímulo gravitacional, predispõe à formação de seromas na região cervical. A distensão trazida pelo seroma pode determinar flacidez cutânea, exigindo nova intervenção cirúrgica. Além disso, o nível de tensão nas margens incisadas pode aumentar em decorrência do seroma.

Infecção

Devido à grande vascularização da face, a infecção é muito rara em pacientes submetidos às ritidectomias. Contudo, *Pseudomonas aeuriginosa* pode estar presente no canal auditivo de determinados indivíduos, motivo pelo qual alguns cirurgiões recomendam o uso tópico pré-cirúrgico de gentamicina. A infecção por esse patógeno responde comumente à drenagem e ao uso de ciprofloxacina oral.

A presença de *Staphylococcus aureus* resistente à meticilina (MRSA) pode ser encontrada em secreções nasais de portadores sãos. Os profissionais de saúde, por serem portadores com maior frequência, estão mais propensos. A erradicação desse estado pode ser feita com mupirocina tópica e sabonetes com clorexidina. Infecções com MRSA necessitam da administração de vancomincina VO ou EV.

Lesão nervosa

A presença de lesão nervosa é incomum (inferior a 1%). Existem poucos relatos de danos neurológicos permanentes após dissecções abaixo do plano do sistema músculo aponeurótico superficial. Os ramos mais comumente lesados são do nervo bucal, contudo o grande número de inervação cruzada diminui as chances de sequelas definitivas.

A lesão do nervo temporal e do mandibular é a mais grave, já que se trata dos nervos terminais, sem a presença de inervação secundária.

Necrose cutânea

Existe boa vascularização no retalho facial mesmo com o elevado nível de tensão. A incidência de necrose cutânea varia de 1% (nas ritidectomias com plano de dissecção mais profunda) a 3,6%, (nas ritidectomias subcutâneas). É maior em pacientes com doenças vasculares obstrutivas, principalmente fumantes.

O sofrimento cutâneo pode ser verificado na área cicatricial, por vezes com formação de crostas e descamação nas margens do retalho. É mais frequente próximo à linha de sutura e à extremidade superior do lóbulo da orelha. No couro cabeludo, o retalho pode apresentar área de perda de cabelo, e que pode ser excisada após meses, quando já houver maior estabilização do nível de tensão na cicatriz.

> **REVISÃO**
>
> - Os índices de efeitos adversos em cirurgia plástica dependem das características do procedimento, estético ou reparador, e do tipo de operação.
> - Além da avaliação pré-operatória cuidadosa, é preciso atentar-se a aspectos do intra e do pós-operatório, tais como: escolha adequada do ambiente cirúrgico para cada tipo de procedimento (hospital); equipe anestésica habilitada; medidas de segurança durante o ato cirúrgico (checagem de detalhes na sala operatória dita *time out*, medidas preventivas de tromboembolia, tempo de duração da cirurgia, cuidados com sangramentos, aquecimento do paciente etc.); e atenção no pós-operatório (imediata recuperação anestésica, deambulação precoce, controle de sangramentos e infecções, cuidados com as cicatrizes etc.).

■ REFERÊNCIA

1. American Society of Plastic Surgeons. Graphic: cosmetic plastic surgery on the rise in 2012 [Internet]. Arlington Heights: ASPS; 2012 [capturado em 10 nov. 2013]. Disponível em: http://www.plasticsurgery.org/news/plastic-surgery-statistics/graphic-plastic-surgery-rise-2012.html

■ LEITURAS SUGERIDAS

Grazer FM, Jong RH. Fatal outcomes from liposuction: census survey of cosmetic surgeons. Plast Reconstr Surg. 2000;105(1):436-46.

Hass A N, Penne R B, Stefanyszyn M A, Flanagan J C. Incidence of postblepharoplasty orbital hemorrhage and associated visual loss. Ophthal Plast Reconstr Surg. 2004;20(6):426-32.

Hudson DA. An analysis of unsolved problems of face-lift procedures. Ann Plast Surg. 2010;65(2):266-269.

Lista F, Tutino R, Khan A, Ahmad J. Subglandular breast augmentation with textured, anatomic, cohesive silicone implants: a review of 440 consecutive patients. Plast Reconstr Surg. 2013;132(2):295-303.

136.2 ABORDAGEM DA DERMATOLOGIA

■ EMMANUEL P. B. MAGALHÃES
■ IVAL PERES ROSA
■ JOSE EDUARDO DECICO
■ MAURO Y. ENOKIHARA

Os procedimentos cirúrgicos em dermatologia vão de uma simples curetagem, para lesões epidérmicas com pouco sangramento, aplicações de cáusticos (causocirurgia), com finalidades destrutivas e hemostáticas, curetagem de pequenas lesões dérmicas com maior sangramento, valendo-se da eletrocoagulação para hemostasia (curetagem com eletrocoagulação), infiltrações intralesionais e regionais, tratamentos com o nitrogênio líquido (crioterapia e criocirurgia), à dermabrasão, à utilização dos laseres e luzes (luz intensa pulsada e terapia fotodinâmica), com finalidades terapêuticas e estéticas, até excisiocirurgias mais complexas.

Complicações podem ser definidas como um desvio no curso esperado de um procedimento cirúrgico. Qualquer procedimento em cirurgia dermatológica pode levar a complicações, sendo as mais comuns sangramento e infecção. Apesar do fato de que todo dermatologista sempre terá de lidar com complicações, elas podem ser minimizadas com preparação pré-operatória cuidadosa, boa técnica cirúrgica e bons cuidados pós-operatórios.

Algumas ameaçam a vida, como arritmias cardíacas e anafilaxia, de modo que o dermatologista deve ter sempre à mão o material necessário para suporte de vida e estar continuamente atualizado no seu manejo adequado. Felizmente, tais complicações são raras. As demais complicações podem afetar o processo de cicatrização ou o aspecto final da cicatriz, causar hematomas ou necrose com necessidade de reabordagem cirúrgica ou levar a infecções com necessidade de antibioticoterapia sistêmica e um regime diferenciado de cuidado pós-operatório.

A frequência de complicações em cirurgia dermatológica geral e em cirurgia micrográfica de Mohs, felizmente, é baixa. Em um estudo prospectivo francês[1] publicado em 2005, que acompanhou 3.788 procedimentos dermatológicos ambulatoriais, a incidência de complicações foi de 6%, sendo as mais frequentes sangramento excessivo, infecção e síncope vagal.

Neste capítulo, serão abordados o diagnóstico e o manejo das principais complicações, bem como os cuidados perioperatórios para evitá-las, principalmente no tratamento de tumores cutâneos.

■ AVALIAÇÃO PRÉ-OPERATÓRIA

O primeiro passo para a prevenção de complicações é uma boa avaliação pré-operatória, por meio de uma história detalhada e exame físico direcionado que identifiquem possíveis fatores que possam levar à má cicatrização (Quadro 136.1).

ATENÇÃO!

É de fundamental importância estabelecer as bases de uma boa relação médico-paciente na avaliação pré-operatória, o que inclui: uma breve avaliação do perfil psicológico do paciente com ênfase nas suas expectativas em relação ao procedimento e explanação das etapas deste, das possibilidades de reconstrução, das complicações esperadas e dos possíveis desfechos estéticos, sempre valorizando a participação ativa do paciente nas decisões a serem tomadas nesse momento. Seu consentimento verbal e escrito deve ser obtido e registrado.

A presença de alterações sistêmicas, nutricionais ou por uso de medicamentos, deve ser corrigida preferencialmente antes da abordagem ou, na impossibilidade, ter seu impacto levado em consideração no planejamento cirúrgico.

■ COMPLICAÇÕES HEMORRÁGICAS

PREVENÇÃO

Sangramentos são uma das causas mais frequentes de resultados indesejados em cirurgia. Porém, a maioria dos autores considera desnecessário avaliar laboratorialmente a coagulação no pré-operatório desde que não haja evidências de doença sistêmica e o procedimento agendado seja de menor porte, definido como aquele em que se manipulam apenas tecidos facilmente acessíveis, como pele, mucosa e subcutâneo, usando somente anestesia local e com fechamento direto do defeito.

Procedimentos mais complexos, em geral os que pressupõem retalhos ou enxertos para reconstrução, exigem ambiente cirúrgico mais preparado, com equipamentos, pessoal e anestesia adequados, além de monitoramento pós-operatório mais intensivo.

Todas as medicações em uso devem ser documentadas. O AAS inibe a agregação plaquetária de modo irreversível, devendo ser interrompido 5 a 7 dias antes da intervenção e reintroduzido 5 a 7 dias após, desde que o risco de doença coronariana ou de doença cerebrovascular o permita. Outros anti-inflamatórios, como ibuprofeno ou naproxeno, também podem inibir a função plaquetária, embora com menor intensidade, e sua

QUADRO 136.1 ■ Informações essenciais na avaliação pré-operatória

DADOS IMPORTANTES NA HISTÓRIA CLÍNICA

- Idade
- Restrições dietéticas
- Doenças crônicas (como hipertensão arterial, insuficiência renal [IR], insuficiência hepática [IH])
- Doenças metabólicas (Cushing, diabetes)
- Doenças hereditárias (síndrome de Ehlers-Danlos, por exemplo)
- Doença vascular periférica
- Anormalidades locais, como radioterapia prévia
- Medicações em uso: atenção especial a corticosteroides; citostáticos; inibidores de agregação plaquetária; anticoagulantes orais; AINEs; penicilamina; polivitamínicos; Ginkgo biloba; e outros derivados herbais
- História de sangramentos anormais
- História de uso prévio de anestésicos locais (geralmente, em cirurgia dermatológica ou odontológica) e de intercorrências relacionadas
- História familiar de cicatrização anormal, principalmente queloides

DADOS A SEREM AVALIADOS NO EXAME FÍSICO

- Fototipo
- Aspecto de cicatrizes prévias
- Estado nutricional
- Estigmas de deficiência de oligoelementos
- Sinais de má perfusão periférica ou insuficiência venosa nas cirurgias de membros inferiores
- Doenças dermatológicas inflamatórias extensas
- Alterações regionais na área a ser abordada (cicatrizes, queimaduras, radioterapia prévia, fotodano)
- Estigmas de doenças crônicas sem diagnóstico prévio
- Localização do tumor em área de risco (lesão vascular, neurológica ou outras)

retirada também pode ser avaliada, três dias antes do procedimento com reintrodução uma semana após.

A suspensão pré-operatória de anticoagulantes como a varfarina é motivo de polêmica. Muitos autores consideram que podem ser mantidos, desde que o índice de normalização internacional (INR, do inglês *international normalized ratio*) seja mantida abaixo de 3 e que se realize hemostasia cuidadosa durante a cirurgia, levando em consideração o risco cardiovascular e de eventos tromboembólicos desses pacientes. O risco de sangramento parece ser maior nas reconstruções com retalhos cutâneos, na área periorbitária e no escroto. Sempre que possível, devem-se evitar riscos desnecessários, suspendendo-se esses fármacos. Se a decisão pela interrupção da varfarina for tomada, deve ser retirada 2 a 4 dias antes da cirurgia, substituída por heparina subcutânea (SC) reintroduzida no dia seguinte. Estudos adicionais são necessários para que o risco seja definido com exatidão e estabelecidas orientações precisas.

Se possível, polivitamínicos, principalmente os ricos em vitamina E, e medicações herbais, particularmente contendo Ginkgo biloba, devem ser suspensos 10 a 14 dias antes do procedimento e reintroduzidos uma semana depois.

ATENÇÃO!

Em alguns pacientes, o risco de eventos tromboembólicos é inaceitável, impedindo qualquer suspensão ou troca.

Quando a retirada de alguma medicação anticoagulante não for possível, deve-se dosar o INR em usuários de cumarínicos no máximo uma semana antes do procedimento e buscar uma história de estabilidade no uso da medicação e valores laboratoriais, com dosagens adicionais do INR, se necessário. Nesses procedimentos, além da hemostasia meticulosa, devem-se considerar opções de reconstrução que envolvam menor descolamento de tecidos e manter seguimento pós-operatório mais frequente.

Acredita-se que a PA elevada pode aumentar o risco de sangramentos e hematomas pós-operatórios, embora não existam trabalhos conclusivos sobre o efeito da hipertensão no risco de sangramento. Sobre o risco de eventos cardiovasculares perioperatórios, os poucos existentes sugerem que a hipertensão não tem efeitos significativos. Alguns autores sugerem que, para uma pressão sistólica de até 180 mmHg e pressão diastólica de até 100 mmHg, procedimentos dermatológicos podem ser realizados com segurança. Em pacientes com pressão sistólica acima de 200 mmHg ou diastólica acima de 110 mmHg, é prudente suspender o procedimento até que sejam avaliados por seu clínico. Para valores intermediários, a realização do procedimento fica a critério do dermatologista, que deve levar em conta a disponibilidade de equipamentos de suporte de vida e seu treinamento.

Deve-se ressaltar ainda que a ansiedade relacionada ao procedimento ou à "hipertensão do jaleco branco" pode estar na gênese de elevações pressóricas. Tais efeitos podem ser minimizados com um bom diálogo em tom calmo e esclarecedor, música ambiente relaxante e, se necessário, ansiolíticos orais leves.

Após a anestesia local com epinefrina, é conveniente esperar 15 minutos antes de iniciar a cirurgia para obter o máximo efeito vasoconstritor.

Durante o procedimento, deve-se estar atento às armadilhas anatômicas de perigo para sangramento arterial: o ramo frontal da artéria temporal, na têmpora; a artéria facial, ao passar sobre a borda mandibular, logo à frente do masseter; e a artéria angular adjacente ao nariz. Nessas áreas, a profundidade das incisões e o descolamento nos planos corretos podem diminuir sangramentos.

A maioria das hemorragias ocorre após as primeiras seis horas de pós-procedimento e deve-se à hemostasia insuficiente durante a cirurgia. A complicação pode ser prevenida pelo uso de curativos compressivos no pós-operatório imediato, mantido por 24 horas. Nos casos de defeitos grandes em tecidos muito vascularizados ou com formação de espaço morto, deve-se inserir um dreno e monitorar a perda sanguínea diariamente. É importante realizar a hemostasia de artérias por ligadura, e não por eletrocoagulação.

Para procedimentos superficiais ou sangramentos pouco expressivos, deve ser lembrada a possibilidade de hemostasia com cáusticos, como o cloreto de alumínio.

As orientações pós-operatórias devem ser dadas verbalmente e por escrito. Os pacientes têm de ser orientados quanto ao que fazer em caso de sangramento (compressão por 15 minutos diretamente na ferida e marcando o tempo com um relógio) e como localizar o cirurgião. Devem evitar esforços físicos e atividades que possam traumatizar a área operada. Quando cirurgias mais extensas são realizadas na área peribucal e na bochecha, particularmente com grandes descolamentos teciduais, é importante lembrar que são regiões bem vascularizadas e de grande mobilidade, e orientar o paciente a fazer repouso relativo da musculatura envolvida, evitando falar, rir, sugar com canudo, dando preferência a alimentos menos duros e bem cozidos e tomando cuidado se inserirem dentaduras.

QUADRO CLÍNICO

Equimoses são pequenas perdas de sangue para o espaço intersticial, que normalmente se formam em tecidos moles e tendem a migrar no sentido da gravidade. A região periorbital é comumente acometida, inclusive durante cirurgias da região nasal. Apresentam-se como áreas endurecidas de coloração violácea, com mudança progressiva na coloração e amolecimento.

Hematomas surgem pelo acúmulo de sangue coagulado em uma cavidade formada durante a cirurgia. Passam por quatro estágios evolutivos: formação precoce (I), gelatinoso (II), organizado (III) e liquefação (IV). Os precoces apesentam-se como massas em expansão, quentes e às vezes dolorosas. Os mais tardios apresentam-se como edema local e, quando volumosos, com dor aguda. Os mais significativos formam-se nas primeiras 24 a 72 horas após a cirurgia.

> **ATENÇÃO!**
>
> Hematomas periorbitais e cervicais são emergências médicas, pelo risco de compressão de estruturas subjacentes. Hematomas sob enxertos e retalhos podem comprometer a vascularização, levando à deiscência ou à necrose de toda a pele envolvida, devendo ser também prontamente abordados.

TRATAMENTO

As equimoses tendem à resolução espontânea em poucos dias.

O tratamento dos hematomas é facilmente realizado por drenagem com uma incisão sob anestesia local (a menor possível), irrigação com solução fisiológica (SF), controle de eventuais focos de sangramento ativo e administração de antibioticoterapia profilática (hematomas são meios favoráveis para proliferação bacteriana). Às vezes, é necessário ressuturar os planos profundos. Os superficiais, na maioria das vezes, são deixados para cicatrização por segunda intenção, sobretudo se houver risco de ressangramento ou sinais de infecção. Sangramentos persistentes em usuários de cumarínicos podem requerer internação hospitalar e administração de plasma fresco congelado (PFC), principalmente se confirmado um INR muito elevado.

■ COMPLICAÇÕES INFECCIOSAS

PREVENÇÃO

A cirurgia dermatológica é, em geral, uma cirurgia limpa e nenhuma profilaxia antibiótica é necessária. Alguns guias de orientações atuais a sugerem em condições específicas (Quadro 136.2). Recomenda-se administrar o antibiótico de 30 a 60 minutos antes da abordagem e mantê-lo por uma semana. Pode-se utilizar uma cefalosporina de primeira geração ou clindamicina.

Entretanto, é importante registrar que ainda não há recomendações baseadas em estudos prospectivos e com grande número de pacientes. A tendência ao longo das últimas décadas é de diminuição do número de indicações.

Nunca é demais lembrar que o bom planejamento, a boa técnica cirúrgica e a prevenção de complicações hemorrágicas diminuem o risco de infecção.

QUADRO CLÍNICO

A maioria das infecções ocorre durante a cirurgia, tendo como principal agente o *Staphylococcus aureus*. Geralmente, tornam-se aparentes alguns dias após o procedimento e apresentam-se como eritema local e com dor, podendo haver exsudação e crostas amareladas. Febre e linfangite indicam disseminação. Aumentos de volume demandam exclusão de abscessos. Podem levar à deiscência da ferida.

QUADRO 136.2 ■ Indicações de antibioticoterapia profilática

CONDIÇÕES DE ALTO RISCO CARDÍACO NAS QUAIS A PROFILAXIA ANTIBIÓTICA PODE SER INDICADA PARA PACIENTES SUBMETIDOS À CIRURGIA DERMATOLÓGICA EM PELE INFECTADA OU QUE ENVOLVAM SOLUÇÃO DE CONTINUIDADE DA MUCOSA ORAL

- Prótese valvar
- Endocardite infecciosa prévia
- Cardiopatia congênita
  a | Cardiopatia cianótica não corrigida, incluindo *shunts* e pertuitos paliativos
  b | Defeitos cardíacos congênitos completamente reparados com dispositivo ou material protético, posicionados tanto por cirurgia quanto por cateterismo, nos primeiros seis meses após o procedimento
  c | Defeito cardíaco congênito reparado com defeitos residuais no local da prótese ou adjacentes, inibindo a recomposição do endotélio
- Receptores de transplante cardíaco que desenvolvem valvulopatia cardíaca

PACIENTES COM RISCO POTENCIALMENTE AUMENTADO DE INFECÇÃO DE PRÓTESE ARTICULAR NOS QUAIS A PROFILAXIA ANTIBIÓTICA PODE SER INDICADA PARA PACIENTES SUBMETIDOS À CIRURGIA DERMATOLÓGICA EM PELE INFECTADA OU QUE ENVOLVAM SOLUÇÃO DE CONTINUIDADE DA MUCOSA ORAL*

- Primeiros dois anos de pós-operatório de colocação da prótese
- Infecção prévia da prótese
- Imunossuprimidos, incluindo pacientes com artropatias inflamatórias e pacientes recebendo medicações imunossupressoras
- Diabetes tipo 1
- Infecção pelo HIV
- Malignidades
- Desnutrição
- Hemofilia

OUTRAS SITUAÇÕES EM QUE A PROFILAXIA ANTIBIÓTICA DEVE SER CONSIDERADA

- Procedimentos prolongados
- Formação de espaço morto durante a cirurgia
- Feridas sob elevada tensão
- Inflamação local
- Reconstrução com enxertia (particularmente enxertos compostos)
- Retalhos cutâneos (principalmente na região nasal)
- Cirurgias dos membros inferiores (abaixo do joelho) e na bolsa escrotal
- Cirurgia nas dobras (axilas e região inguinal)
- Presença de doença inflamatória cutânea extensa
- Cirurgia de tumores infectados e com necrose

Fonte: Adaptado de Wilson e colaboradores[2] e American Dental Association and American Academy of Orthopaedic Surgeons.[3]

TRATAMENTO

Antibioticoterapia oral após coleta de material para culturas; reabertura da ferida, se necessário; e limpeza da cavidade com solução antisséptica. Drenagem cirúrgica de eventuais abscessos.

■ DANOS AO SISTEMA NERVOSO

QUADRO CLÍNICO

Durante cirurgia cutânea, nervos sensitivos ou motores podem ser danificados ou seccionados. Os nervos com maiores sequelas são:

1 | Nervo grande auricular: disestesia dos dois terços inferiores da orelha.
2 | Ramo temporal do nervo facial: paralisia frontal. Um dos nervos mais superficiais e comumente lesionados.
3 | Ramo mandibular terminal do nervo facial: paralisia do sorriso, dificuldade em expor os dentes inferiores. Também localizado superficialmente.
4 | Ramo zigomático e bucal do nervo facial: desvio da comissura labial.
5 | Nervo supraorbitário e primeira divisão do trigêmeo: disestesia da fronte, couro cabeludo, pálpebra superior e dorso nasal.
6 | Nervo infraorbitário: anestesia da área nasal lateral, bochecha, lábio superior e pálpebra superior.
7 | Nervo mentoniano: anestesia lábio superior e mento, mobilidade alterada do lábio inferior.
8 | Nervo acessório espinal: escápula alada, paralisia e dor. É uma das lesões de repercussão mais significativa. Esse nervo está particularmente superficializado e vulnerável no trígono cervical posterior.

TRATAMENTO

A prevenção dessas lesões com bom conhecimento da anatomia e dissecções rombas no plano adequado é fundamental. Nas lesões unilaterais dos nervos motores faciais, pode-se aplicar toxina botulínica na porção contralateral, para diminuir a assimetria. Nas lesões do nervo acessório espinal, a reabilitação motora é de grande auxílio.

■ TENSÃO EXCESSIVA E DEISCÊNCIA

As complicações no ato cirúrgico podem ser minimizadas com conhecimento adequado do tumor em questão, planejamento prévio da abordagem cirúrgica e treinamento adequado nas técnicas de intervenção.

QUADRO CLÍNICO

Tensão excessiva no fechamento pode levar a várias complicações na ferida cirúrgica: deiscência, necrose tecidual, dor local, cicatrizes em trilho de trem. Deiscência também pode ser causada por infecção, espaço morto ou necrose nas bordas da ferida.

TRATAMENTO

A prevenção é fundamental: as bordas da ferida devem ser manipuladas com ganchos de pele ou pinças com dentes para minimizar o trauma. As bordas devem ser descoladas para diminuir a tensão, o que deve ser realizado no plano adequado para preservar a vascularização. Na maioria das vezes, o melhor plano é o subcutâneo médio, mas isso muda conforme a localização: no nariz, é o plano submuscular; na fronte, o plano subgaleal, por exemplo.

Pontos subcutâneos e intradérmicos devem ser utilizados para diminuir a tensão da ferida, cujo sentido de fechamento deve respeitar o de menor tensão. Quando isso não for possível, devem-se utilizar retalhos cutâneos, enxertos ou fechamento por segunda intenção.

Caso a deiscência ocorra, os pontos devem ser retirados gradualmente e uma nova sutura pode ser considerada, desde que não haja infecção, hematoma ou necrose.

■ NECROSE DE RETALHO CUTÂNEO

Ocorre por perda parcial ou total do suprimento sanguíneo, geralmente causada por tensão excessiva devida ao mau posicionamento do retalho, suturas apertadas ou por curativo compressivo utilizado na tentativa de prevenir hematomas.

QUADRO CLÍNICO

Durante a cirurgia, alguns sinais podem alertar para risco de necrose: palidez; cianose; e equimoses. A necrose geralmente é localizada, inicia-se pela parte distal e pode levar à perda parcial ou completa do retalho.

DIAGNÓSTICO E TRATAMENTO

TRATAMENTO

Para necroses pequenas, a cicatrização por segunda intenção é geralmente a melhor conduta, e a cirurgia reconstrutiva pode ser considerada para lesões maiores ou profundas.

O desbridamento amplo da necrose deve ser evitado, uma vez que pode provocar a remoção de tecido viável subjacente, e a crosta enegrecida aderente superficial funciona como um curativo biológico. Sugerem-se remoção dos tecidos facilmente descolados e manejo com curativos úmidos até a cicatrização por segunda intenção.

■ COMPLICAÇÕES ESTÉTICAS

Cicatrizes hipertróficas e queloides são devidos a fatores intrínsecos do paciente e não dependem da técnica cirúrgica. Fatores predisponentes incluem história familiar, raça preta e local da cirurgia (principalmente ombros, tórax e lóbulo da orelha).

Cicatrizes com aspecto de trilho de trem são devidas a suturas muito apertadas deixadas por período prolongado. Podem ser evitadas com a escolha do sentido de fechamento de menor tensão, diminuição da tensão da ferida com pontos subcutâneos e intradérmicos e remoção dos pontos tão breve quanto possível.

As deformidades em alçapão dos retalhos de transposição podem ser minimizadas com amplo descolamento dos tecidos, transposição de bordas anguladas, em vez de circulares, e eliminação de gordura excessiva sob os retalhos. Uma vez estabelecidas, podem ser minimizadas com dermabrasão do retalho transposto e da pele vizinha, preferencialmente de toda a unidade estética facial.

Discromias afetam com mais frequência indivíduos de fototipo alto. Em procedimentos mais extensos, como a dermabrasão para cicatrizes de acne ou *peelings* químicos, é conveniente realizar preparo prévio com retinoides e clareadores para minimizar a hiperpigmentação pós-inflamatória. Na utilização do nitrogênio líquido nas criocirurgias, são relativamente comuns no pós-operatório como complicação de cicatrizes atróficas e hipocrômicas. Em todos os procedimentos em pacientes de fototipo alto, é fundamental a fotoproteção pós-operatória.

Deve-se ainda evitar a formação de cicatrizes com retração próximas a orifícios naturais com planejamento cuidadoso e zetaplastias.

REVISÃO

- Complicações em cirurgia dermatológica são raras, mas potencialmente sérias, não podendo ser negligenciadas.
- Algumas são potencialmente fatais, e o dermatologista deve manter equipamento de suporte de vida à mão e treinamento atualizado.
- A avaliação pré-operatória deve incluir história clínica e exame físico cuidadosos, avaliação de doenças prévias, medicações, hábitos e até o estado nutricional.
- Um planejamento deve ser estabelecido, e a técnica mais apropriada, cuidadosamente escolhida, deve estar baseada na experiência do dermatologista
- Medicações antiplaquetárias e anticoagulantes devem ser suspensas sempre que possível, mas o risco de eventos cardiovasculares e tromboembólicos não pode ser negligenciado pelo dermatologista.
- Hematomas devem ser drenados e receber medidas complementares.
- A antibioticoterapia profilática deve ser realizada somente em situações selecionadas.
- Um bom conhecimento de anatomia e uma boa técnica cirúrgica são fundamentais para prevenção de lesões de nervos.
- O manejo adequado das bordas e a escolha adequada da reconstrução diminuem tensão excessiva, necrose, deiscência e cicatrizes inestéticas.
- A fotoproteção pós-operatória é fundamental.

■ REFERÊNCIAS

1. Amici JM, Rogues AM, Lasheras A, Gachie JP, Guillot P, Beylot C, et al. A prospective study of the incidence of complications associated with dermatological surgery. Br J Dermatol. 2005;153(5):967-71.
2. Wilson W, Taubert KA, Gewitz M, Lockhart PB, Baddour LM, Levison M, et al. Prevention of infective endocarditis: guidelines from the American Heart Association: a guideline from the American Heart Association Rheumatic Fever, Endocarditis and Kawasaki Disease Committee, Council on Cardiovascular Disease in the Young, and the Council on Clinical Cardiology, Council on Cardiovascular Surgery and Anesthesia, and the Quality of Care and Outcomes Research Interdisciplinary Working Group. J Am Dent Assoc. 2007;138(6):739-60.
3. American Dental Association; American Academy of Orthopedic Surgeons. Antibiotic prophylaxis for dental patients with total joint replacements. J Am Dent Assoc. 2003;134(7):895-9.

■ LEITURAS SUGERIDAS

Bunick CG, Aasi SZ. Hemorrhagic complications in dermatologic surgery. Dermatol Ther. 2011;24(6):537-50.

Wood LD, Warner NM, Billingsley EM. Infectious complications of dermatologic procedures. Dermatol Ther. 2011;24(6):558-70.

136.3 QUELOIDE, CICATRIZES E ÚLCERAS

■ BERNARDO HOCHMAN*

■ ROBERTO RUDGE RAMOS

■ FELIPE C. ISOLDI

■ LYDIA MASAKO FERREIRA

A pele é capaz de se regenerar quando a lesão que a acomete não ultrapassa a epiderme, processo conhecido por *epitelização*. No entanto, quando o ferimento ultrapassa a membrana basal, prolongando-se para a derme e os tecidos mais profundos, a pele sofre um processo de reparação. Esse processo, denominado *cicatrização*, é complexo e resulta na produção de colágeno e matriz extracelular para repor o tecido perdido, formando uma cicatriz.

As cicatrizes se classificam em normotrófica (ou normal) e patológica. A patológica pode ser subclassificada em atrófica (com uma variante denominada cicatriz alargada) e hipertrófica, a qual inclui o queloide e a própria cicatriz hipertrófica (CH), ambas com excesso de deposição de colágeno. Podem ser originadas de lesões exógenas (incisões e ferimentos) ou endógenas (acne e catapora). As cicatrizes por queimadura, apesar de terem um mecanismo fisiopatogênico diferente do queloide e da CH, também são patológicas e apresentam acúmulo de colágeno e matriz extracelular. Essas cicatrizes exuberantes são genericamente denominadas cicatrizes fibroproliferativas, objeto deste capítulo.

---

*A atualização deste capítulo homenageia o querido professor Bernardo Hochman, grande mentor e tutor na abordagem das cicatrizes patológicas.

CICATRIZES FIBROPROLIFERATIVAS

QUELOIDE

O queloide é uma cicatriz espessa e elevada, de superfície bocelada ou lisa, de coloração avermelhada e/ou hipercrômica. Geralmente, limita-se à derme, exceto raros casos em que ocorre no epitélio da córnea (síndrome de Lowe). Devido ao fato de crescer e invadir a pele "normal" circunjacente, e por ser capaz de se desenvolver *in vitro*, mesmo na ausência de fatores humorais, é considerado uma neoplasia benigna da cicatriz.

Epidemiologia

Na África, na China e na Austrália, a prevalência do queloide oscila entre 16 e 19%, ao passo que, nos Estados Unidos, atinge valor de 1,5%. No Brasil, não existem estudos de sua prevalência; porém sabe-se que o queloide é um distúrbio frequente pela localização tropical do país e pela intensa miscigenação étnica. É mais frequente em jovens, entre 15 e 40 anos, com risco maior na 2ª década de vida, e não há diferença entre os gêneros.

O mecanismo causal desse distúrbio ainda não está completamente esclarecido, e um dos motivos é pelo queloide ocorrer apenas em humanos, limitando o uso de modelos experimentais. Tampouco existe comprovação genética definitiva. Estudos relacionam sua fisiopatogenia com fatores de origem sebácea, hormonal, melanocítica, vascular, metabólico-nutricional, imunológica, infecciosa e, atualmente, neurogênica.

Em compensação, diversos fatores de risco são conhecidos. Destacam-se a tensão excessiva nas margens de feridas suturadas, cicatrizes dispostas contra as linhas de menor tensão da pele, áreas com maior concentração de melanina, suturas com espaços mortos ou com hematomas e feridas que infectaram ou cicatrizaram por segunda intenção por um período superior a 2 ou 3 semanas.

Quadro clínico

O queloide é caracterizado por crescer lateralmente para a pele adjacente em relação ao seu ponto de origem. Pode apresentar crescimento contínuo ou intermitente, não regride espontaneamente e tem tendência à recidiva após sua ressecção. Apresenta-se, classicamente, em *fase de atividade clínica* exibindo sinais e sintomas característicos. Destacam-se um gradativo crescimento e hiperemia cicatriciais, prurido (74%), dor (19,1%), infecção (1,5%) e ulceração (0,6%). Saliente-se a importância da perturbação pessoal em termos psicossociais e qualidade de vida. No entanto, o queloide pode se apresentar em *fase de inatividade* ou estabilidade, sem a presença desses sinais e sintomas.

A maioria das lesões (92,3%) se localiza em posição superior ao diafragma. Os lóbulos das orelhas e a região pré-esternal são os locais mais frequentes, seguidos pela região mandibular e pescoço. Na parede abdominal, localizam-se 7% das lesões; e, nos membros, de 2 a 3%.

Diagnósticos diferenciais

Apesar de ser uma lesão com características definidas, deve-se prestar atenção a outros diagnósticos diferenciais. Os mais comuns são dermatofibroma (e sua variante dermatofibrossarcoma), neurofibroma, cisto pilar (cisto triquilemal), hiperplasia reacional sebácea, hiperplasia granulomatosa, apêndice pré-auricular, sarcoma epitelioide, carcinoma basocelular esclerodermiforme e acne queloidal. Essa última em geral é confundida com o próprio queloide. Entretanto, como ele comumente não ocorre em pele composta, ou seja, derme com inserções musculares ou tendíneas/aponeuróticas, e sendo o couro cabeludo uma pele composta, a acne queloidal é o resultado de sucessivas foliculites com cicatrização exuberante após cada episódio, formando, posteriormente, verdadeiras placas com aspecto queloideforme.

Tratamento

A ressecção operatória é ineficaz como método isolado, apresentando recidiva que varia entre 45 a 100%. Hoje, o padrão-ouro é a ressecção complementada por betaterapia, com início após 24 a 48 horas, com o intuito de atenuar a fibroplasia; porém, com índice de recidiva de 9 a 72%. No serviço de radioterapia da Universidade Federal de São Paulo (Unifesp), é utilizada, após 48 horas, a betaterapia com o estrôncio (Sr^{90}), em uma carga total de 2.000 cGy na sutura de cada queloide ressecado, 10 sessões de 200 cGy em dias alternados. O efeito adverso mais comum da betaterapia é a hiperpigmentação.

É preferível ressecar o queloide na fase de inatividade, ou seja, baixa atividade clínica. Pois, como se trata de um distúrbio inflamatório, quanto menor for a intensidade inflamatória cutânea e cicatricial, menor será o risco de recidiva. Deve-se também realizar a excisão do queloide com margem de 2 a 3 mm. Caso a lesão esteja em fase de atividade clínica, ou seja, apresentando dor, prurido e/ou hiperemia local, deve-se realizar tratamento complementar conservador até diminuir ou abolir a atividade inflamatória do queloide, para ressecá-lo apenas depois se houver indicação. Portanto, a presença dos sinais e sintomas clínicos indicam prognóstico mais desfavorável.

ATENÇÃO!

É preferível ressecar o queloide na fase de ausência ou baixa atividade clínica para reduzir o risco de recidiva.

O tratamento complementar conservador consiste em injeções intralesionais do corticosteroide acetonido de triancinolona, na dose de até 40 mg por sessão, no nível da derme papilar, injetando de 8 a 10 mg/cm linear de queloide, e periodicidade entre 3 a 4 semanas; deve-se utilizar seringa de 1 mL, equivalendo de 2 a 2,5 décimos da seringa. As injeções intralesionais devem ser obrigatoriamente precedidas de anestesia local sob a pele circunjacente; a alta densidade de terminações nervosas no queloide torna a injeção direta extremamente dolorosa e, apesar de eficazes, causam maior abandono do tratamento.

Como o queloide apresenta elevada taxa de evaporação de água por sua epiderme (TEWL, do inglês *transepidermal water loss*), ocorre intensa desidratação tecidual. Esse distúrbio "reativa" o processo inflamatório do queloide e deve ser tratado pelo uso de hidratantes. Para isso, utilizam-se lâminas de silicone de uso médico por 12 a 16 horas ao dia; silicone em gel, com aplicações de 3 a 4 vezes ao dia; cremes hidratantes sem alumínio em sua composição (pela alta capacidade adstringente ou de compactação das fibras de colágeno por esse metal) ou, até mesmo, vaselina líquida. Ainda, o uso da lâmina de silicone sobre o queloide associada à compressão por meio de malhas ou cintas elásticas (em média 24 mmHg) reduz sua elevação ao plano cutâneo. No queloide pequeno de orelha, associam-se à corticoterapia intralesional dispositivos pressóricos como brincos de pressão; entretanto, deve-se evitar o contato do metal do brinco com a pele e o queloide, interpondo silicone (em lâmina ou gel) ou uma fita adesiva microporada. Essa mesma pressoterapia auricular deve ser realizada a partir de duas semanas após a operação de retirada do queloide.

Outras medidas para complementar a "desativação" inflamatória do queloide é a retirada de granulomas de inclusão pilosa ("desencravamento de pelos") do próprio queloide e, eventualmente, da região onde ele se encontra; também, deve-se realizar o desbridamento cirúrgico de pústulas e abscessos no queloide associada à antibioticoterapia. Esse procedimento deve ser realizado intraqueloideal (incisão no queloide), evitando-se outras lesões cutâneas próximas, para eliminar fatores proinflamatórios associados ao queloide, como a infecção presente e o pH baixo da supuração. A involução pela "desativação" do queloide é representada pela atenuação dos sintomas de prurido, dor e hiperemia, e ocorre do centro à periferia; também inclui a diminuição de sua espessura (devendo idealmente ficar no plano da pele), mediante redução da síntese de colágeno pelos fibroblastos.

A associação da ressecção cirúrgica com a injeção intralesional de corticosteroide reduz o índice de recidiva para menos de 50%. Porém, os principais efeitos colaterais locais são atrofia, despigmentação e telangiectasias da cicatriz tratada, principalmente depois de repetidas infiltrações e, inclusive, ulcerações; por isso, não se deve infiltrar áreas do queloide que já estão próximas ou no relevo da pele. A recidiva ocorre em 37% dos casos até o 6º mês após a ressecção; 29%, entre o 7º e o 12º meses; 9%, entre o 13º e o 18º; e 10%, do 19º ao 24º mês. Portanto, o pico de incidência de recidiva ocorre, aproximadamente, entre o 12º e o 13º meses. De qualquer forma, recidiva(s) anterior(es) não representa(m) necessariamente uma contraindicação para uma nova excisão.

Os principais cuidados locais intraoperatórios para diminuir a recidiva do queloide são a utilização de técnica operatória menos traumática com instrumental apropriado, realizar amplos descolamentos cutâneos, no intuito de reduzir a tensão na sutura, mesmo que seja necessário o uso de expansores de tecido, aplicando, inclusive, pontos de fixação subcutâneos. O amplo descolamento aumenta a denervação funcional da pele nas margens da sutura, o que diminui o trofismo da cicatrização. Outros cuidados importantes são a imobilização da ferida cirúrgica pelo curativo com bandagem por fitas adesivas hipoalergênicas ("microporagem") até cerca do 15º dia pós-operatório, retorno precoce com 24 horas para eventual drenagem de hematomas, ressutura imediata de deiscências (mesmo que mínimas) e, nos casos de queloide contrátil, é obrigatória a imobilização da articulação em posição funcional, associada à fisioterapia motora pós-operatória. O uso de placas de silicone é indicado a partir do 15º dia pós-operatório na ausência de crostas na ferida.

Outras medicações descritas no tratamento do queloide são bleomicina, 5-fluoracil, imiquimode, verapamil, tamoxifeno e γ-interferon; entretanto, seus resultados ainda são pouco satisfatórios. Outras modalidades terapêuticas ablativas e agressivas ao tecido do queloide devem ser proscritas, como o uso do laser de alta potência (ND-YAG *laser*, argônio, CO_2) e a criocirurgia; pois, destruir o epitélio intensifica o componente inflamatório do queloide, além de aumentar a TEWL, ampliando a lesão pelo seu recrudescimento (Figura 136.2).

Prevenção

A literatura mostra que nenhum método isolado é satisfatório e que a combinação de métodos é mais eficaz. Outras medidas que devem ser tomadas são diminuir a influência de outros agentes proinflamatórios sistêmicos que teriam ação sinérgica com a inflamação intrínseca ao queloide.

Sabe-se que a recidiva pós-operatória de um queloide tem pior prognóstico em pacientes com múltiplos queloides; por isso, em princípio, deve-se evitar operar, mesmo que o paciente refira que apenas um o incomoda. Também, deve-se procrastinar a decisão de operar lesões sabidamente benignas, como nevos melanocíticos, em locais de alto risco como a região pré-esternal e, principalmente, em pessoas de pele oleosa. Nessas regiões, é proscrito deixar cicatrizar por segunda intenção.

> **ATENÇÃO!**
>
> Deve-se evitar ressecar um queloide em pacientes com múltiplas lesões; bem como lesões cutâneas sabidamente benignas, como nevo, na região pré-esternal.

Atualmente, sabe-se que a alimentação tem significativa influência no *status* homeostático da pele. E, de fato, estudos demonstram essa relação com o queloide. Deve-se diminuir a ingestão de alimentos proinflamatórios, como ácidos graxos ricos em ômega-6 (óleo de milho), alimentos ricos em gorduras trans (doces e salgados industrializados e alimentos congelados), gorduras saturadas (derivados suínos e laticínios integrais), quitosana (frutos do mar), isoflavonas (soja), capsaicina (pimenta) e fitosterol (abacate). Por sua vez, os pacientes com queloide ou de risco devem ter uma alimentação rica em antioxidantes como a vitamina C (frutas cítricas) e suplementação de ômega-3 e zinco. A vitamina D, se estiver em nível insuficiente, deve ser reposta, visto que essa hipovitaminose predispõe ao acúmulo de colágeno. Paralelamente, sabe-se que a obesidade e o sobrepeso estão relacionados com o aumento da resposta inflamatória sistêmica; por isso, esses pacientes devem ser orientados para o emagrecimento.

Em relação a outros fatores proinflamatórios sistêmicos e locais, os pacientes com queloide devem evitar a exposição excessiva ao sol e o bronzeamento da pele, protegendo com bloqueadores solares não oleosos os segmentos corporais comprometidos.

O estresse, principalmente do tipo social, já tem comprovação científica em ser fator sistêmico predisponente e agravante ao queloide; assim sendo, deve ser considerado e devidamente orientado o respectivo tratamento.

CICATRIZ HIPERTRÓFICA

Atualmente, sabe-se que a CH possui mecanismo fisiopatogênico similar ao queloide, sendo considerada uma expressão fenotípica de menor intensidade desse último.

Quadro clínico

Com frequência, o queloide não é facilmente distinguível da CH. Esta permanece confinada à área lesada, crescendo apenas em volume sobre a cicatriz inicial, ao contrário do queloide, que invade o tecido normal vizinho. Outra diferença é o tempo de evolução da lesão; ao contrário do queloide que é duradouro, as CH comumente têm tendência a regredir em 1 a 2 anos (20%).

A CH também pode apresentar graus variados de atividade clínica traduzidos por prurido, dor e hiperemia local, como o queloide. Se localizada em áreas pilosas, como em abdome (cesariana), pode conter granulomas de inclusão pilosa; e em articulações, torna-se cicatriz contrátil. Ambas as situações são causas da manutenção e/ou aumento da atividade da lesão, pela supuração com baixo pH e pelo estresse mecânico com liberação contínua de neuropeptídeos proinflamatórios, respectivamente.

Tratamento

Como as CH podem regredir entre 1 e 2 anos, o tratamento deve ser preferencialmente conservador por 6 meses a 1 ano, e isso deve ser transmitido ao paciente, que geralmente está ansioso para operar. Se a opção, em comum acordo entre médico e paciente for a correção cirúrgica, esta deve ser realizada com a CH com baixa ou ausente atividade clínica, seguindo a mesma estratégia descrita para o queloide, inclusive quanto aos amplos descolamentos e aos cuidados locais pós-operatórios. No entanto, a betaterapia não deve ser conduta padrão no pós-operatório.

Diferentemente do queloide, a corticosteroideterapia intralesional deve ser evitada na maioria das CH, pois podem alargá-las e torná-las mais inestéticas do que quando hipertróficas. Dessa forma, seu uso está indicado apenas nas CH contráteis e naquelas refratárias ao tratamento conservador sem melhora dos sintomas de atividade clínica como esperado. As outras medidas conservadoras utilizadas no tratamento da CH são semelhantes às descritas no arsenal terapêutico do queloide (Figura 136.2).

Prevenção

As medidas de prevenção das CH são semelhantes às do queloide, tanto em nível local quanto sistêmico.

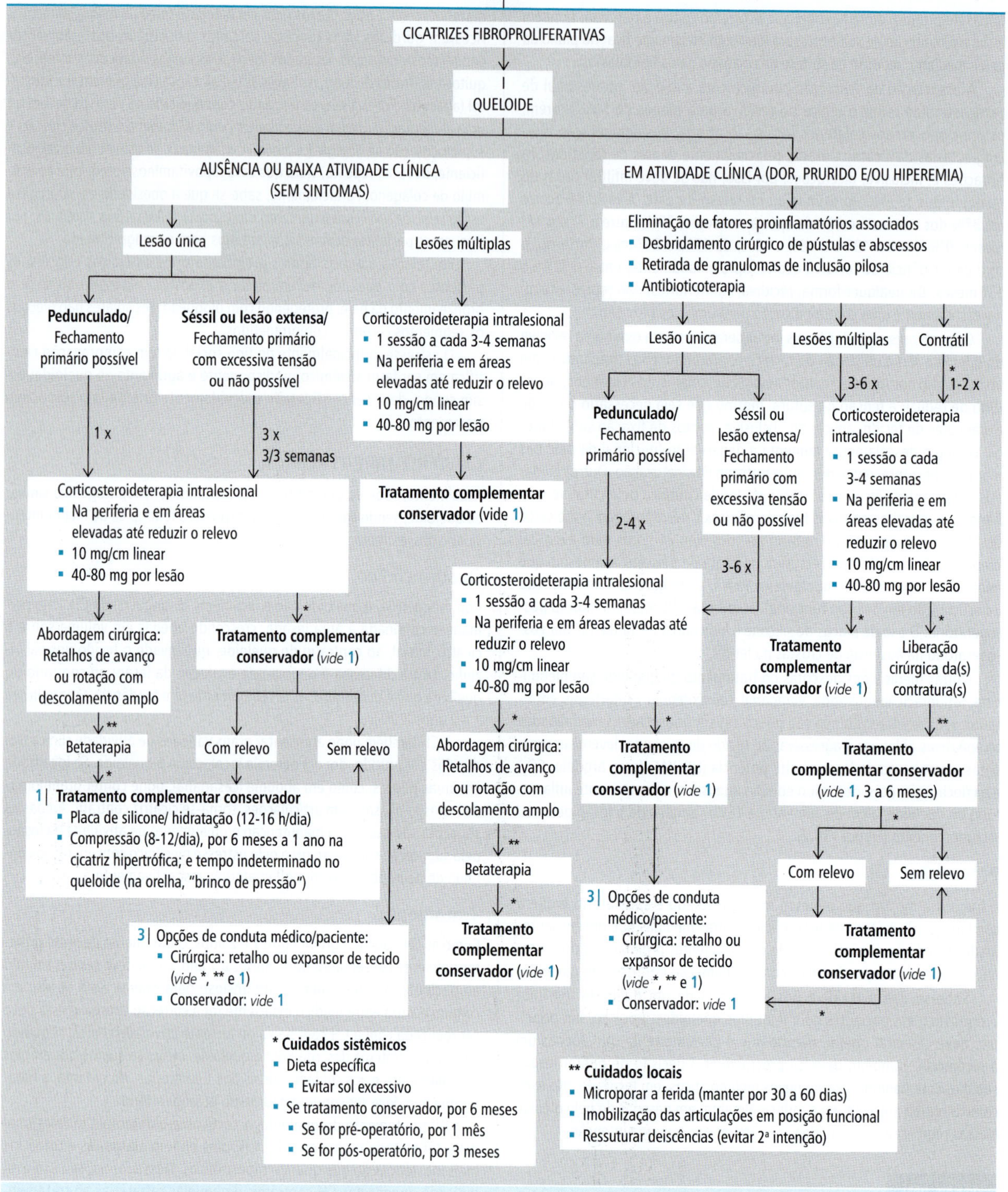

ATUALIZAÇÃO TERAPÊUTICA

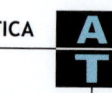

FIGURA 136.2 ■ Algoritmo de tratamento do queloide.

QUEIMADURA

A cicatriz crônica por queimadura ocorre a partir daquelas do 2º superficial. Embora tenha uma aparência similar à CH descrita, e por vezes até ao queloide, o mecanismo fisiopatogênico das cicatrizes por queimadura é distinto, resultando em prognóstico pós-operatório diferente em relação às outras duas.

O colágeno I, em relação ao III, tem maior proporção em relação à pele na cicatriz por queimadura. Ao contrário, na CH e no queloide há o aumento de ambos os colágenos com aumento relativo do colágeno III. Na

DIAGNÓSTICO E TRATAMENTO

cicatriz por queimadura, existe redução do espaço extracelular com maior compactação do colágeno tipo I em comparação à pele. Também apresenta menor densidade de terminações nervosas em relação à CH e ao queloide.

A menor inervação na cicatriz por queimadura em relação à pele, à CH e ao queloide causa menor intensidade do fator trófico neurogênico cicatricial e acarreta um prognóstico de recidiva pós-correção cirúrgica significativamente mais favorável do que as outras duas cicatrizes patológicas. Por isso, sempre que houver indicação, deve-se intervir e não há necessidade formal de betaterapia complementar. Entretanto, como a perda de tecido é comumente extensa, as correções cirúrgicas devem ser realizadas com amplos descolamentos e com o uso de expansores de tecido, sob o risco da excessiva tensão causar CH na nova cicatriz. É na correção de cicatrizes por queimadura que reside a maior utilização de substitutos dérmicos (Figura 136.3).

Quadro clínico

Os sintomas clínicos resumem-se a prurido decorrente da desidratação do tecido cicatricial. Dessa maneira, as medidas citadas sobre hidratação, compressão e fisioterapia motora devem ser respeitadas, ainda com mais rigor, pois as contraturas cicatriciais das queimaduras são mais intensas do que nas outras cicatrizes patológicas. Quando as queimaduras ocorrerem em locais de articulação se tornando contráteis, a operação é obrigatória (Figura 136.4).

Úlceras em sequelas de queimaduras

Quadro clínico

O tratamento das queimaduras profundas apresentou avanços ultimamente. As ressecções precoces de tecidos necrosados melhoram a evolução diminuindo as complicações infecciosas e sequelas graves. Esses procedimentos associados ao uso de pomadas antimicrobianas e modernos antibióticos acarretam resultados favoráveis aos pacientes.

Queimaduras extensas geralmente apresentam áreas que cicatrizam por segunda intenção. Quando não enxertadas, resultam em áreas com tecido cicatricial que frequentemente ulceram em áreas sujeitas a ferimentos ou em articulações. Essas ulcerações podem ter uma evolução desfavorável e apresentar malignização, conhecida por úlcera de Marjolin, que

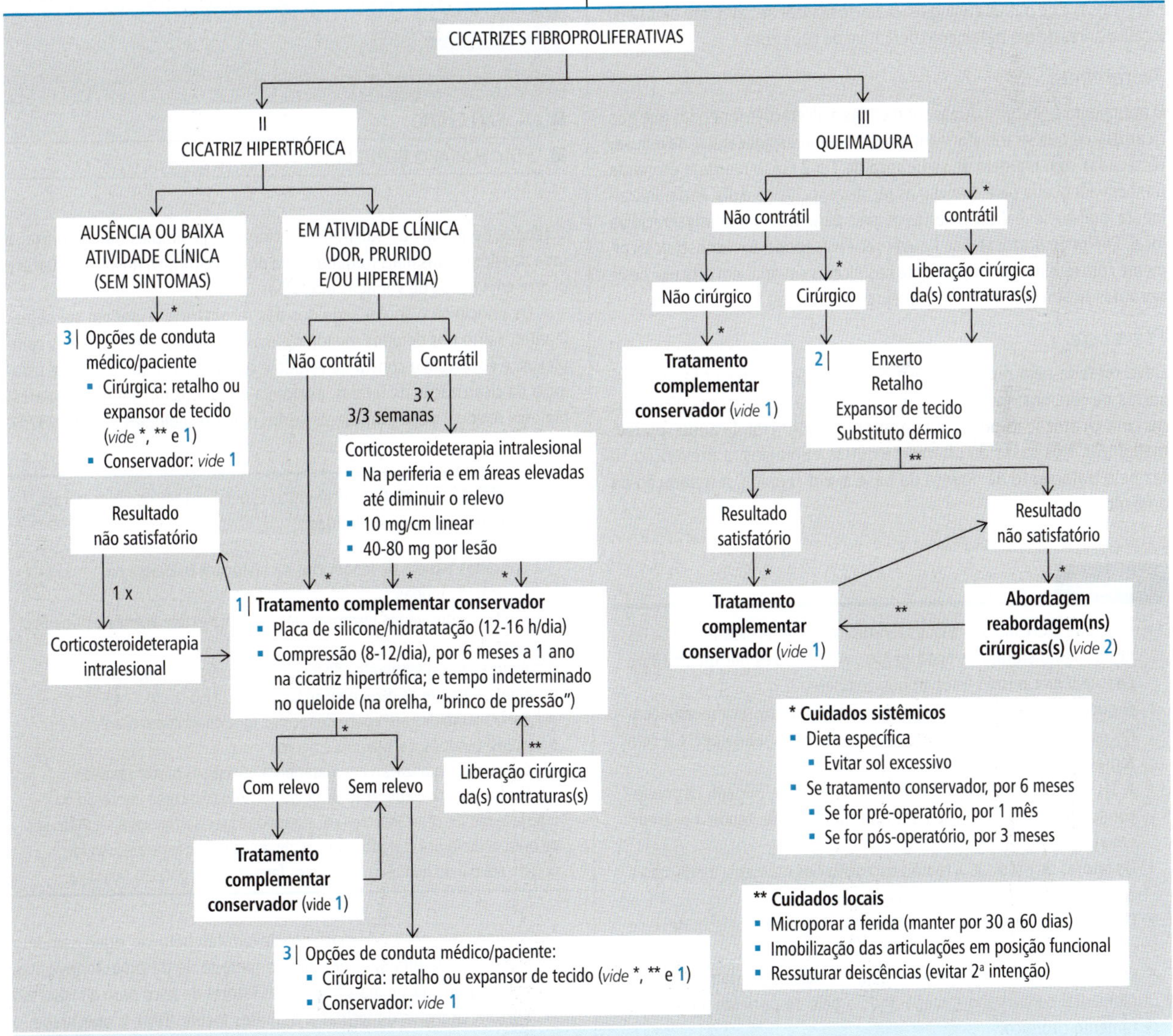

FIGURA 136.3 ■ Algoritmo de tratamento da cicatriz hipertrófica e cicatriz por queimadura.

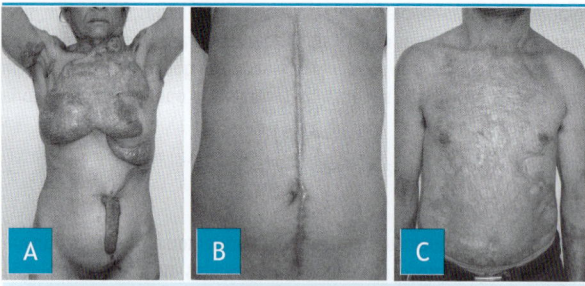

FIGURA 136.4 ■ Exemplos dos tipos de cicatrizes fibroproliferativas. Em (A), tem-se um exemplo de queloide; em (B), tem-se um exemplo de cicatriz hipertrófica; em (C), um exemplo de cicatriz por queimadura.

é um carcinoma espinocelular. A úlcera demora anos para se apresentar, às vezes décadas. Esse carcinoma também ocorre em úlceras por pressão, nas venosas e de outras etiologias. Deve-se realizar inicialmente biópsia(s) local(is) antes de um tratamento definitivo de cobertura.

Tratamento

O tratamento é cirúrgico. Áreas submetidas a ulcerações repetidas que não cicatrizam e que se transformam em carcinoma espinocelular devem ser ressecadas com margem de segurança de 1 a 2 cm, e margem profunda também adequada para diminuir as recidivas locais ou a distância. Inicialmente, podem-se realizar enxertos de pele para observar possível recidiva local. Em longo prazo, se não houver recidivas, pode-se reconstruir localmente com retalhos, principalmente nas úlceras situadas em articulações e retrações cicatriciais, diminuindo prejuízos funcionais.

Prevenção

Deve ser feita pelo reparo precoce das áreas queimadas utilizando enxertos ou retalhos; evitar-se-ia, assim, a formação de áreas ulceradas ou com cicatrização por segunda intenção que, cronificando, podem malignizar. Nos casos de úlceras de outras etiologias, a prevenção se faz pelo tratamento da doença de base e, em seguida, a reparação da área ulcerada.

REVISÃO

- Queloide e CH são expressões fenotípicas de intensidades distintas do mesmo distúrbio fisiopatogênico. As cicatrizes por queimadura possuem mecanismo fisiopatogênico diferente.
- O queloide se estende lateralmente invadindo os tecidos adjacentes em relação à lesão de origem, crescendo continuamente e sem regredir.
- A CH cresce apenas em volume sobre a lesão de origem, permanecendo confinada a ela. Ao contrário do queloide, tende a regredir em até dois anos.
- Os fatores de risco são a tensão excessiva nas margens, a infecção e a cicatrização por segunda intenção.
- O queloide é considerado uma neoplasia benigna. Por isso, deve-se realizar sua ressecção com margem de 2 a 3 mm.
- O tratamento inicial do queloide e da CH é clínico (tratamento complementar conservador), preparando a pele do paciente para o tratamento cirúrgico.

■ LEITURAS SUGERIDAS

Al-Attar A, Mess S, Thomassen JM, Kauffman CL, Davison SP. Keloid pathogenesis and treatment. Plast Reconstr Surg. 2006;117(1):286-300.
Ferreira LM, Schor N, editores. Guia de cirurgia plástica. Barueri: Manole; 2007.
Ferreira LM, Gragnani A, Furtado F, Hochman B. Control of the skin scarring response. An Acad Bras Cienc. 2009;81(3):623-9.
Hochman B, Furtado F, Isoldi FC, Nishioka MA, Ferreira LM. Psychological stress and skin wound healing: new highlights. In: Cavalcanti L, Azevedo S, editores. Psychology of stress: new research. New York: Nova; 2013. p. 1-48.
Huang C, Akaishi S, Hyakusoku H, Ogawa R. Are keloid and hypertrophic scar different forms of the same disorder? A fibroproliferative skin disorder hypothesis based on keloid findings. Int Wound J. 2012;11(5):517-22.

137

RECONSTRUÇÃO DE PERDAS DE SUBSTÂNCIA *VERSUS* TRANSPLANTES

■ AN WAN CHING

■ LYDIA MASAKO FERREIRA

O repaso de perdas de substância tecidual, seja simples ou complexa, é uma das demandas mais frequentes na prática cirúrgica hospitalar diária e ocorre em virtude de variadas etiologias.

Os princípios a serem seguidos nas reconstruções podem ser semelhantes, tanto nos defeitos menores e mais simples quanto nos mais complexos, e envolvem o constante estudo e conhecimento de biologia e fisiologia da cicatrização de feridas, anatomia dos vários territórios vasculares, biologia tecidual e dos transplantes e das novas tecnologias (Quadro 137.1).

QUADRO 137.1 ■ Conhecimentos específicos necessários para o tratamento adequado de feridas

1 | Conceitos básicos de fenômenos da biologia e fisiologia da cicatrização de feridas
2 | Anatomia dos vários territórios vasculares já extensamente estudados e conhecidos
3 | Biologia dos transplantes de tecido por enxertia ou vascularizados (retalhos), fenômenos da expansão tecidual
4 | Particularidades no reparo de tecidos funcionais como ossos, músculos, tendões, cartilagens e nervos
5 | Constante atualização em materiais aloplásticos biocompatíveis
6 | Conhecimento e aplicação de novas tecnologias, como interação ou interface bio/mecânica/eletrônica, curativos especiais funcionais e materiais de origem biológica tratados industrialmente como derme acelular (de origem animal ou humana) e curativos fechados sob pressão negativa

As condições gerais do paciente devem também ser rigorosamente avaliadas antes de qualquer decisão de método de tratamento invasivo. Temos como principais e mais frequentes fatores de risco para o insucesso na cobertura cirúrgica de feridas o diabetes melito (DM), a obesidade, o tabagismo, o uso de medicação imunossupressora, a radiação ionizante, a utilização de quimioterápicos, a desnutrição, as vasculopatias (doenças degenerativas e autoimunes), a presença de infecção e, inclusive, a utilização de técnica cirúrgica inadequada.

As técnicas de fechamento da ferida têm evoluído constante e paralelamente ao desenvolvimento de materiais de síntese, havendo disponibilidade hoje de variados recursos que incluem materiais de sutura sintético-absorvíveis, grampos, fitas, adesivos e compostos especiais, o que vem facilitando a obtenção de melhores resultados estéticos funcionais. Da mesma forma, a criação de colas naturais, grampos cirúrgicos e fitas para substituir suturas acrescenta muito ao arsenal de técnicas de fechamento de feridas.

A natureza da perda tecidual também influenciará no planejamento do tipo de reconstrução a ser indicada, pois as feridas poderão se comportar diferentemente em função das diferentes etiologias dos traumas (térmica, elétrica, química, actínica ou transferência de energia cinética).

A perda ou ausência de estruturas funcionais, como revestimento mucoso, cartilagem, gordura e músculo, também devem influenciar no tipo de reconstrução a ser realizada. Eventualmente, pequenos defeitos, como os do nariz ou da pálpebra, que contêm tecido cartilaginoso ou componentes funcionais, como músculos, mucosa e lamela posterior, também exigem planejamento e execução de reparação mais complexos.

Para a adequada cobertura de uma ferida cirúrgica com perda de substância, deve-se ter como princípios a identificação de quais camadas de tecido devem ser substituídas, a sua localização, a disponibilidade, a quantidade e a qualidade de tecido doador em vizinhança ou a distância, assim como a possibilidade de se manter a função e estética da região (p. ex., cabeça, pescoço e face), membro (p. ex., articulação de membros, punho e mãos) ou órgão a ser reconstruído (p. ex., esôfago cervical).

> **ATENÇÃO!**
>
> É de suma importância verificar se estruturas vitais como vasos, nervos, tendões e ossos estão expostos na base da ferida, se a ferida está infectada ou contaminada e se a localização de disposição geométrica da ferida está favorável para o fechamento. A análise da ferida inclui a existência de tensão na região da ferida para um adequado fechamento primário e a verificação da perfusão do leito da ferida.

■ TÉCNICA CIRÚRGICA

Antes de qualquer fechamento ou cobertura de ferida, as condições locais devem ser consideradas ótimas para reduzir o risco de insucesso do procedimento cirúrgico.

É de fundamental importância a ausência de debris como tecido necrótico, fibrina, granulação exuberante ou até mesmo corpos estranhos e infecção. Dessa forma, a decisão inicial no fechamento de um grande defeito pode eventualmente ser aguardar até um momento mais adequado para a realização do reparo cirúrgico. Isso é, muitas vezes, uma estratégia adequada aguardando-se a ocorrência fisiológica de uma contração da ferida, que reduz a área do defeito "encolhendo-a", assim como com a formação de tecido de granulação adequado para uma melhor integração de enxerto de pele ou de retalhos. A desvantagem do fechamento de ferida postergada, aguardando o fenômeno de contração a partir das margens, é que a contração significativa necessita de tempo, podendo demorar até um mês ou mais. Além disso, a contração de grandes feridas pode resultar na deformação de estruturas próximas, como em áreas vizinhas a grandes ou pequenas articulações, ao pescoço, à região inguinal ou crural, às axilas, às sobrancelhas, às pálpebras, às narinas ou à boca.

A escolha de uma técnica de cobertura pode ser específica também para determinada área anatômica, variando desde a escolha da utilização de um simples enxerto de pele até a realização de um retalho mais elaborado, podendo ainda haver a necessidade de uma associação de técnicas. Ocasionalmente, uma técnica mais antiga e conservadora como um retalho tubulizado pode ser a solução apropriada para um caso específico (p. ex., mau estado geral ou instabilidade clínica que não permita um procedimento anestésico cirúrgico mais elaborado e/ou demorado); porém, eventualmente, para feridas em grandes áreas pode ser necessário até um substituto de pele artificial ou transferência de tecido em quantidade e qualidade somente exequível utilizando-se técnica de transplante de tecido microrrevascularizado (Tabela 137.1).

A decisão sobre o retalho a ser utilizado dependerá ainda da localização da ferida, das linhas de tensão da região e de que forma o retalho afetará as estruturas fixas da região a ser reparada. A camuflagem da cicatriz é uma consideração importante para grandes defeitos em geral e também para pequenos defeitos em face e mãos.

A técnica de expansão de tecido, apesar de potenciais desvantagens, pode ser a única opção para grandes defeitos em determinadas regiões anatômicas com dificuldade de obtenção de tecido de vizinhança, como em segmento cefálico (couro cabeludo e testa) ou extremidades. Essa técnica de expansão tecidual é altamente eficaz quando bem indicada, mas atrasa a conclusão do reparo e pode aumentar a morbidade dos pacientes. Em resumo, o método envolve a dissecção de um espaço ou "loja" para a inserção de um expansor de silicone que contém uma válvula, incorporada ao corpo do implante expansor ou conectada por um tubo de silicone e colocada a distância do implante expansor, para o seu preenchimento posterior com SF em caráter ambulatorial. O volume é adicionado semanalmente pelo período de 2 a 6 meses, até que a expansão de tecido desejada seja atingida. O expansor é, então, removido, e o retalho adequado é elevado (dissecado ou confeccionado). Além da inconveniente necessidade de um procedimento adicional, o expansor é temporariamente desfigurante e implica risco de infecção. Esse tipo de técnica é utilizado principalmente nos casos de insuficiência de disponibilidade de tecido doador em vizinhança como em reconstrução de cabeça e pescoço, tórax, mama e membros.

Na condução de casos complexos, pode-se deparar com condições adversas e traiçoeiras, como a indisponibilidade de recursos clínicos e cirúrgicos adequados para a obtenção de um resultado favorável, a incapacidade em diagnosticar e minorar os fatores adversos dos pacientes, a falha em reconhecer e tratar adequadamente algum comprometimento vascular, a realização de um desbridamento incompleto ou inadequado de tecido desvitalizado, a falha em reconhecer e tratar a infecção. Isso envolve também a síntese da ferida com excesso de tensão ou presença de proeminências de ossos ou do material de fixação utilizado (placas e/ou parafusos), facilitando a exposição/extrusão de tecido ósseo ou do material de síntese.

As feridas localizadas nas extremidades superiores ou inferiores são frequentemente problemáticas, tanto para ortopedistas como para cirurgiões plásticos. Lesões complexas graves envolvendo ossos e partes moles necessitam de procedimentos cirúrgicos reconstrutivos complexos, embora lesões menos graves, com exposição de tecidos nobres, como tendão, ossos e articulações, também exijam abordagens cirúrgicas muitas vezes complexas ou múltiplas e complementares.

Nos casos em que os pacientes tiverem lesões múltiplas associadas, envolvendo, por exemplo, segmento cefálico, tórax e abdome, deve-se priorizar a estabilização clínica e correção de perda de sangue aguda que, muitas vezes, é maior em função do politrauma. É preciso, nesses casos, considerar também a possibilidade de ocorrência de coagulopatias (p. ex., coagulação intravascular disseminada [CIVD]), pressão intracraniana (PIC) elevada, síndrome do desconforto respiratório agudo (SDRA), septicemia e IR que, com frequência, complicam o tratamento desses pacientes.

A terapia com pressão tópica negativa (TPN) é cada vez mais importante na gestão de feridas. Durante a última década, vários usos para

ATUALIZAÇÃO TERAPÊUTICA

TABELA 137.1 ■ Principais retalhos utilizados em cirurgia reparadora

RETALHO	VASOS DO PEDÍCULO VASCULAR	UTILIZAÇÃO MAIS FREQUENTE EM RECONSTRUÇÃO DE	CLASSIFICAÇÃO DE MATHES E NAHAI (1981)	MICROCIRÚRGICO (EM GERAL)
Plástica	Facial => submentoal + ramos supraesternais	Face inferior, lábios, pescoço anterior e lateral	Tipo II	Não
Esternocleidomastóideo (pode incluir segmento de clavícula)	Occipitais + ramos auriculares posterior	Face inferior, pescoço anterior e posterior	Tipo II	Não
Temporal	Temporal profunda anterior e posterior + ramos da temporal superficial	Reanimação de paralisia facial e reconstrução orbital	Tipo III	Não
Peitoral maior	Vasos toracoacromiais + ramos perfurantes da torácica interna do 1 ao 6 espaço intercostal	Cabeça e pescoço e tórax anterior/superior	Tipo V	Sim
Retoabdominal	Vasos epigástricos superior e inferior	Pedículo cranial = tórax, mamas, tronco Pedículo distal = abdome inferior, inguinocrural, genitália Micro = mama, cabeça e pescoço, membros	Tipo III	Sim
Grande dorsal	Vasos toracodorsais + segmentares secundários dos ramos de intercostais	Cabeça e pescoço e tórax anterior e posterior superior, mama	Tipo V	Sim
Trapézio (pode incluir segmento de clavícula lateral ou espinha escapular)	Cervical transverso + ramos occipitais	Tórax posterior, região cervical anterior e posterior, cabeça, face inferior e região oral	Tipo II	Não
Gracil	Circunflexa femoral medial + ramos femorais superficiais	Pelve, genitália masculina e feminina, síndrome de Fournier, paralisia facial	Tipo II	Sim
Retofemoral	Circunflexa femoral lateral	Região inguinal, escaras de pressão, abdome anterior inferior	Tipo I	Sim
Sartório	Vasos segmentares + ramos da femoral superficial	Pequenos defeitos inguinais como em esvaziamento ganglionar inguinal, joelho	Tipo IV	Não
Tensor da fáscia lata	Ramo terminal da circunflexa femoral lateral	Abdome inferior, membros	Tipo I	Sim
Vasto lateral	Ramo descendente da circunflexa femoral lateral + ramos musculares advindos das femorais superficiais	Trocanter, ísquio, inguinal, acetábulo, parede abdominal inferior	Tipo II	Sim
Glúteo máximo	Glúteas superior e inferior	Ísquio, trocanter, sacro, períneo, mama com pedículo inferior	Tipo III	Sim
Gastrocnêmios medial e lateral	Sural medial e lateral	Joelho e terço superior da perna	Tipo I	Sim
Sóleo	Poplítea + ramos tibial posterior e fibulares	Terço médio da perna	Tipo II	Não
Oblíquo externo	Intercostais	Tórax e abdome	Tipo IV	Não

esse método de tratamento de feridas têm sido relatados, permitindo a recuperação de feridas agudas e crônicas conservadoramente, isto é, evitando a cirurgia com retalhos como em casos de fechamento de feridas esternal pós-esternotomias complicadas em cirurgia cardíaca e em peritoneostomias, possibilitando a cobertura final apenas com enxertos de pele. A grande vantagem desse método se deve ao aumento do fluxo de sangue no leito da ferida, com consequente aumento da neoformação vascular, portanto de tecido de granulação, levando à diminuição da população de bactérias e de debris, estimulando-se a cadeia de reações que promovem a cicatrização das feridas. O fechamento temporário de feridas com equipamento de TPN tem permitido, portanto, melhorar as suas condições locais ensejando a cobertura cirúrgica secundária com técnicas mais simples, como autoenxerto de pele, ou mesmo ganhando-se tempo até que a reconstrução definitiva com técnica mais complexa, como retalho pediculado, ou microcirúrgico, possa ser realizada, já em melhoradas condições gerais e locais dos pacientes. Esse tipo de terapia está sendo muito estudado clinicamente, porém carece ainda de comprovação científica.

Hoje, há também a possibilidade de realizar cirurgias de reconstruções "incompletas" ou "temporárias", apenas com o objetivo inicial de preparar o membro ou região lesada para a adaptação de próteses estéticas estáticas ou funcionais, simples ou "robóticas" como em substituição de face, orelha, nariz, membros inferiores ou superiores, amplamente divulgadas pela mídia leiga, mas ainda sem a possibilidade de acesso em ampla escala devido ao seu estágio de desenvolvimento de tecnologia e custo alto.

ATENÇÃO!

A técnica de reconstrução de tecidos moles poderá ser variada, desde o uso de enxerto de pele e atualmente de gordura, passando pelos vários tipos de retalhos – cutâneos ao acaso, fasciais, fasciocutâneos, musculares, musculocutâneos, osseomusculocutâneos ou os atuais retalhos perfurantes.

Além de todas as possibilidades discutidas, deve ser ainda avaliada a possibilidade de transplante homógeno de tecido (p. ex., face total ou parcial, membros, mão), com a necessária discussão de vários aspectos ético e jurídico-legais, além do forçoso uso de imunossupressores e toda a sua complexa estrutura.

A partir desses princípios básicos, será possível indicar com propriedade a melhor técnica para cada caso, considerando-se toda a gama de fatores envolvidos e chegando-se a uma solução com melhor resultado funcional – se possível estético, de custo razoável e aceitável para o paciente e familiares, a sociedade e toda a estrutura de saúde da comunidade.

REVISÃO

É preciso sempre considerar os seguintes fatores na reconstrução de perdas de substância:
- realizar inventário inicial minucioso de danos, no que se refere aos tipos e extensão de tecido lesados, sua localização, perfusão e implicações funcionais;
- ter como condição fundamental para a realização de cobertura de feridas com perda de substância a prévia estabilização clínica do paciente;
- o sítio da ferida deve estar devidamente limpo e livre de tecidos necróticos, contaminantes, corpos estranhos e debris;
- presença ou possibilidade de infecção deve ser devidamente prevenida ou tratada ampla ou especificamente (limpeza mecânica, curativos e antibioticoterapia);
- escolha da técnica cirúrgica em função de recursos disponíveis, experiência da equipe de saúde, algoritmos estabelecidos, complexidade da ferida, morbidade de áreas doadoras de tecido, potencial recuperação funcional e resultado estético.

■ LEITURAS SUGERIDAS

Argenta LC, Morykwas MJ, Marks MW, DeFranzo AJ, Molnar JA, David LR. Vacuum-assisted closure: state of clinic art. Plast Reconstr Surg. 2006;117(7 Suppl):127S-42S.

Caldwell MD. Wound surgery. Surg Clin North Am. 2010;90(6):1125-32.

Geiger S, McCormick F, Chou R, Wandel AM. War wounds: lessons learned from Operation Iraqi Freedom. Plast Reconstr Surg. 2008;122(1):146-53.

Goldberg SR, Diegelmann RF. Wound healing primer. Surg Clin North Am. 2010;90(6):1133-46.

Park H, Copeland C, Henry S, Barbul A. Complex wounds and their management. Surg Clin North Am. 2010;90(6):1181-94.

138
TRATAMENTO DAS ANOMALIAS CRANIOFACIAIS

138.1 FISSURAS LABIOPALATINAS

■ DULCE MARIA FONSECA SOARES MARTINS

As fissuras labiopalatinas (FLP) correspondem à solução de continuidade do lábio e/ou do palato. São as anomalias congênitas craniofaciais mais comuns, estando entre os defeitos de nascimento mais frequentes, com uma prevalência ao nascer de 1 em 500 a 1 em 2.000 nascimentos, dependendo da população. No Brasil, a incidência de FLP é de 1:650 (SP) a 1:1.136 (RS).

As FLPs representam um grande problema de saúde pública, pois o seu tratamento é longo e complexo, iniciando-se no nascimento, passando pela infância, adolescência e muitas vezes completando-se na idade adulta. Envolve atendimento multi e interdisciplinar, com participação maior da cirurgia plástica, odontologia e fonoaudiologia e também importante da pediatria, psicologia, otorrinolaringologia, cirurgia pediátrica, nutrição e assistência social.

ATENÇÃO!

É importante conhecer as possíveis causas para o aparecimento das FLP e agir, evitando fatores que possam interferir e prolongar o tratamento, otimizando o plano de ação.

Há evidências em relação à etiologia genética para as fissuras labiais e palatinas. Essas fissuras podem ser parte de síndromes mendelianas, como parte do fenótipo resultante de anomalias cromossômicas, ou decorrentes de exposição pré-natal a certos teratógenos. Há diferenças grandes na frequência nos sexos e lateralidade. Há uma relação 2:1 de sexo masculino para o feminino na FLP, embora no sexo feminino haja um pouco mais de fissuras palatinas. Nas fissuras labiais, o lado esquerdo é mais acometido, seguido do direito e bilateral, em uma proporção de 6:3:1.

Os fatores que parecem estar relacionados com o aparecimento de FLP estão presentes no período de formação da face e do palato; entre a 4ª e 7ª semanas para as fissuras labiais (FL) e entre a 7ª e a 12ª semanas de vida intrauterina para as fissuras palatinas (FP).

O risco de aparecimento por pai afetado é de 4 a 7%; 10%, se os dois pais são afetados, e acima de 15%, se um pai e um irmão são afetados. É necessária uma história familiar detalhada; o risco de aparecimento e o aconselhamento genético são de grande importância. Às vezes, uma herança paterna autossômica dominante é vista em associação com síndromes como a das fossetas de lábio inferior (síndrome de van der Woude). Parece que a suplementação multivitamínica, especialmente os folatos, durante os quatro primeiros meses de gravidez, exerce um efeito protetor no aparecimento de FLP.

■ QUADRO CLÍNICO E CLASSIFICAÇÃO

As FLPs podem ter desde uma forma mínima, com FL incompleta isolada, até uma forma grave e apresentar FL e FP completas bilaterais.

Várias classificações têm sido propostas para as FLPs. Neste trabalho, é adotada a do brasileiro Victor Spina, que se baseia nas classificações de Kernahan e Stark e Harkins, cujo princípio é o embriológico, tendo como referência o forame incisivo anterior, que representa o limite entre o palato primário e o secundário (Quadro 138.1).

QUADRO 138.1 ■ Classificação das fissuras labiopalatinas

Grupo I: FISSURAS PRÉ-FORAME INCISIVO – compreendem as situadas anteriormente ao forame incisivo, ou seja, as labiais com ou sem fissura alveolar
a | UNILATERAIS
(1) COMPLETAS quando atingem a arcada alveolar: DIREITA ou ESQUERDA
(2) INCOMPLETAS: DIREITA ou ESQUERDA
b | BILATERAIS: COMPLETAS ou INCOMPLETAS: dos dois lados ou somente de um
c | MEDIANAS
(1) COMPLETAS
(2) INCOMPLETAS
Grupo II: FISSURAS PÓS-FORAME INCISIVO – são as palatinas
(1) COMPLETAS ou TOTAIS
(2) INCOMPLETAS ou PARCIAIS, incluídas as fissuras submucosas ou ocultas
Grupo III: FISSURAS TRANS-FORAME INCISIVO – comprometem o lábio, a arcada alveolar e o palato
(1) UNILATERAIS: DIREITA ou ESQUERDA
(2) BILATERAIS

FISSURA LABIOPALATINA

Uma criança com fissura labiopalatina unilateral completa apresenta grande desvio da maxila para frente, do lado não fissurado, carregando consigo as estruturas nasais, incluindo o septo. Essa distorção decorre de um desequilíbrio nas forças em razão da pressão exercida pela bochecha e inserção alterada de músculos no nível do esfíncter oral anterior, que causa uma força de rotação no segmento maior durante a contração muscular. O processo é reforçado pela protrusão da língua. O segmento menor, além de receber uma força expansora menor, sofre efeito de força de tração pela base do nariz e asa, tendendo, assim, a colapsar. Além desses aspectos, observamos um encurtamento vertical da maxila, particularmente no lado fissurado, que sugere um defeito intrínseco de crescimento como parte do processo da fissura.

As fissuras bilaterais podem ser simétricas, mas, mesmo quando a fissura é completa e a pré-maxila não desviada, esta pode rodar ao redor de um eixo vertical de até 90° e também ao redor de um eixo horizontal para ficar virada para cima e deslocada anteriormente até a altura do nariz. Embora o crescimento da pré-maxila pareça ser descontrolado e excessivo, a pele do prolábio e filtrum pode ser relativamente pequena e não apresentar tecido muscular. Há ausência de sulco bucal entre o prolábio e a pré-maxila. A ponta nasal, todavia, geralmente é central, e as narinas, iguais e simétricas, embora largas e achatadas. Nas fissuras labiais bilaterais não iguais (um lado completo e o outro incompleto), o grau de assimetria é maior. Há, ainda, alguns que parecem completos e que apresentam uma ponte pequena de pele (banda de Simonartz) unindo os dois segmentos e ocasionando assimetria menor.

FISSURA PALATINA

Uma fissura palatina unilateral estende-se do alvéolo de um dos lados (lateral ao incisivo lateral), pela linha média do palato duro e mole, até a úvula bífida. No lado fissurado, a cavidade nasal está exposta; no lado não fissurado, o processo palatino da maxila geralmente se funde com o septo nasal. O processo palatino do lado fissurado (segmento menor) está pobremente desenvolvido e pode estar inclinado para uma posição mais vertical dentro da cavidade nasal, entre o osso do turbina inferior. Os músculos do palato mole (músculos elevador e tensor do palato) estão inseridos na extremidade posterior do palato duro, em vez de estarem unidos na linha mediana. Essa direção anormal das fibras musculares é vista como uma banda oblíqua, no palato mole, quando em movimento. As metades da úvula são vistas retraídas lateralmente. Falha no mecanismo esfincteriano do palato e nasofaringe resulta em inadequação velofaringeana e subsequente voz anasalada. Uma fissura palatina bilateral deixa a pré-maxila solta e a borda inferior do septo nasal e vômer expostos. As metades do palato estão deficientes e deslocadas para cima. O palato mole pode ser mais estreito do que no caso de uma fissura unilateral, mas tem a mesma inserção anômala da musculatura no palato duro.

A fissura palatina pode envolver apenas parte do palato duro e palato mole, podendo-se observar palato em forma de U ou V. O palato em forma de U está frequentemente associado com micrognatia e glossoptose.

Fissura palatina submucosa ocorre quando a musculatura é deficiente e deslocada anteriormente, sem uma união na linha mediana, deixando apenas uma membrana mucosa íntegra na linha média; a úvula parece bífida e há uma área central brilhante no palato mole.

■ DIAGNÓSTICO

A fissura labial e/ou palatina pode ser identificada precocemente por US, a partir da 20ª semana de vida intrauterina. A indicação para um exame detalhado em busca dessa anomalia é a existência de fatores exógenos, genéticos ou simplesmente a idade dos pais.

A partir do nascimento do bebê com fissura labial e/ou palatina, é necessário o trabalho, iniciado pelo obstetra e pediatra, de uma equipe multidisciplinar (cirurgião, ortodontista, fonoaudiólogo ou enfermeira especializada). Um dos respectivos membros deverá conversar com os pais o mais cedo possível, não só para esclarecimentos, mas, principalmente para, apoiá-los e conseguir o máximo de colaboração necessária durante o tratamento, que é longo.

DISTÚRBIOS RESPIRATÓRIOS

Logo após o nascimento, o bebê com fissura palatina pode apresentar dificuldade respiratória, em virtude de secreções retidas na orofaringe e ocupação da fissura pela língua. Essa dificuldade é imediatamente eliminada pela desobstrução por meio de aspiração das secreções, tracionando-se a língua com um dedo ou colocando o bebê em posição ventral ou de cabeça para baixo.

Na sequência de Pièrre Robin, em razão da micrognatia e da glossoptose, os problemas respiratórios são maiores. Nos casos graves, quando há evidência de obstrução contínua da entrada do ar, procedimentos de urgência são necessários:

1 | Colocação de sonda tipo Guedel sobre a língua, fixando-a com esparadrapo nas bochechas.

2 | Decúbito ventral com o pescoço ligeiramente estendido.

3 | Intubação endotraqueal cuja dificuldade pode requerer auxílio de fibra óptica.
4 | Traqueostomia realizada quando a via aérea superior não ficar ou não puder se manter livre.
5 | Nos casos em que a língua tende a cair, ocasionando cianose, por obstrução da via aérea ou infecções respiratórias repetidas, se o arco mandibular é mais de 1 cm posterior ao arco maxilar e a criança não ganhar peso, opta-se por realizar uma adesão entre a língua e o lábio inferior. Há quem indique alongamento ósseo mandibular.

ALIMENTAÇÃO

A maioria dos bebês com fissuras labiais e/ou palatinas pode se alimentar satisfatoriamente, desde o nascimento, no peito, por mamadeira, colher ou gotejamento por seringa, desde que seja mantido com o dorso elevado, a fim de que possa controlar mais facilmente a deglutição. No caso da mamadeira, o orifício do bico deve ser maior do que o normal, para facilitar a deglutição. Cerca de 25% dos bebês apresentam dificuldades, com ganho de peso menor do que o esperado, incluindo-se os portadores da sequência de Pièrre Robin.

O uso de sonda nasogástrica deve se restringir aos casos com dificuldade respiratória intensa ou com ingestão oral insuficiente. Quando a referida sonda provocar problemas respiratórios por obstrução nasal ou irritação da faringe, com hipersecreção e risco de aspiração pulmonar, está indicada a alimentação por gastrostomia.

■ TRATAMENTO

TRATAMENTO CIRÚRGICO DAS FISSURAS LABIOPALATINAS

A idade para o fechamento do lábio varia desde imediatamente após o nascimento até três meses de idade. Para que isso possa ser feito, alguns fatores devem ser considerados: dificuldade técnica; cicatrização e cicatriz resultante; efeito psicológico na mãe e filho; efeito da cirurgia sobre o crescimento facial; presença ou ausência de anomalias associadas.

Há evidências de que a cicatrização seja melhor no período neonatal, sendo o nível de hemoglobina alto e o campo cirúrgico relativamente estéril.

Entretanto, a dificuldade técnica é maior, pois as estruturas são muito pequenas e a possibilidade de um desalinhamento é maior, exigindo um cirurgião mais experiente e o uso de lupa. Quando indicada a cirurgia precocemente, a perda de peso que ocorre ao nascer deve estar equilibrada e não deve haver icterícia. Deverá também ser excluída uma cardiopatia ou outra anomalia maior.

A regra dos "10" para a cirurgia do bebê com fissura labial (10 libras – 4,5 kg, 10 g de hemoglobina e cerca de 10 semanas de idade) tem sido tradicionalmente aceita como um guia para o reparo de fissuras labiais; a idade de aproximadamente 3 meses é ainda frequentemente escolhida.

Todavia, a partir dos 2 meses, a criança entra em um período de anemia fisiológica (dos 2 aos 7 meses), e a possibilidade de transfusão de sangue deve ser considerada.

Os principais objetivos para a cirurgia do lábio são:
1 | Aspecto simétrico, com uma perfeita união entre a pele, a musculatura e a mucosa.
2 | Cicatriz o mais imperceptível possível e situada de maneira a evitar deformidade decorrente de contração tardia.
3 | Linha de transição cutaneomucosa, sem desnível, com simetria do arco de cupido e restauração do tubérculo mediano.
4 | Fechamento do assoalho nasal para produzir narinas com mesma largura.
5 | A linha filtral deve ser criada.
6 | A columela deve ser alongada e trazida para a linha mediana, quando necessário.
7 | A cartilagem alar lateral inferior deve ser mobilizada para restaurar a ponta nasal, assim como permitir melhor fisiologia respiratória.

Com relação ao palato, a tendência atual é a realização precoce da cirurgia (aos 10 meses), para melhor fonação. Sendo assim, deverá ocorrer antes da emissão dos sons guturais ou, no máximo, antes da aquisição da fala, ou seja, até os 18 meses.

Os principais objetivos para a cirurgia do palato são: produzir um palato longo; produzir um palato móvel para fechar o espaço velofaríngeo; e produzir um palato cuja superfície dorsal seja adaptável à parede faríngea.

Aqui, a aproximação da musculatura da úvula é responsável pela convexidade dorsal do palato.

Para alcançar esses objetivos, é essencial a reconstrução do esfíncter oral posterior, ou seja, o reposicionamento e reconstrução do anel do músculo levantador do véu do paladar. A liberação de inserções anômalas no palato duro leva a um alongamento e melhora a função das estruturas do palato mole.

Nosso protocolo cirúrgico é o seguinte:
- A partir de 2 dias a 2 meses: correção primária do lábio e nariz no fissurado unilateral, usando tática pessoal. Palatoplastia posterior, em casos selecionados, pela técnica de Veau von Langenback, com tratamento muscular intravelar. Correção primária do lábio no fissurado bilateral, pela técnica de Veau modificada.
- Dos 6 meses aos 10 meses: palatoplastia posterior.
- Dos 2 aos 3 anos: rinoplastia no fissurado bilateral.
- A partir dos 15 anos: palatoplastia anterior com alveoloplastia e enxerto ósseo de ilíaco.
- Nos adultos: cirurgia ortognática, quando necessária. Rinoplastia secundária.

A correção primária simultânea do lábio e nariz é o procedimento que determina excelência no aspecto da face, mas todos os procedimentos são necessários para se alcançar um bom resultado final.

Técnicas cirúrgicas

Um grande número de técnicas tem sido descrito para alcançar os objetivos enumerados para a cirurgia do lábio e do palato.

Há dificuldade para se encontrar uma única técnica que seja ideal para todos os casos de fissurados em razão das diferentes apresentações anatômicas encontradas.

Tratamento cirúrgico do lábio unilateral

Para correção do lábio unilateral, mesmo técnicas antigas, como as de Veau, Rose of London e a de Thompson, ainda são usadas na correção de microformas.

Nos casos em que a fenda é maior, com o assoalho nasal preservado (forma incompleta) ou não (forma completa), são usadas técnicas baseadas em retalhos triangulares: Tennison, Lemos, Millard, Spina e Lodovici, Skoog, Dulce Martins ou quadrangulares Le Mesurier, Traunne, que levam mais tecido para o local da fenda, corrigindo simultaneamente a deformidade nasal. Embora o palato secundário possa estar intacto, as fissuras completas geralmente envolvem todo o palato.

Tratamento cirúrgico do lábio bilateral

Para a correção do lábio bilateral, é importante que a pré-maxila esteja posicionada. Nesse caso, nas formas menores, técnicas para correção em linha reta são as ideais: Veau, Manchester.

Nos casos em que a fenda é completa, a pré-maxila pode apresentar protrusão grave com as distorções descritas no quadro clínico.

É necessária a correção dessa protrusão por cirurgia: adesão labial de Millard, Spina, retração elástica intraoral (aparelhos conectados aos segmentos laterais da maxila para realinhar a pré-maxila), ou retração elástica externa, com simples uso de esparadrapo de bochecha a bochecha, ou touca com elástico; todos esses procedimentos auxiliados por placa obturadora intraoral, tipo Latham, com pino expansor medial, ou tipo Psaumé, desenvolvido em nosso meio por Lopes, que permite o ajuste das lâminas alveolopalatinas.

Nesses casos, as técnicas mais usadas, após o reposicionamento ortopédico-ortodôntico da pré-maxila, são as de Millard e Spina. O autor usa a técnica de Veau III modificada.

Em relação à columela, que nos casos mais graves é curta, as técnicas de Mulliken e de Trott são as que dão os melhores resultados, não produzindo cicatrizes ao lábio, como nas técnicas de Millard, Bardach e McComb, usadas secundariamente para alongar a columela. Mais recentemente, Grayson apresentou alongamento precoce pré-operatório da columela, por meio de molde intranasal, que minimiza o respectivo tratamento cirúrgico.

Tratamento cirúrgico do palato

Ainda é controverso, havendo opiniões conflitantes sobre como o tipo de cirurgia pode influenciar na fala e no desenvolvimento do esqueleto facial.

Não há consenso sobre as diferentes técnicas cirúrgicas empregadas, a época para correção e se as cirurgias para o fechamento do palato devem ser realizadas em tempo único ou escalonado.

Há três tipos básicos de técnica: fechamento em linha reta (von Langenbeck), alongamento em V-Y (Veau-Wardill-Kilner) ou fechamento com zetaplastia e rearranjo muscular (Furlow).

O autor usa fechamento em linha reta tipo von Langenbeck, com tratamento muscular para reconstrução do esfíncter oral posterior, como referido.

■ DISFUNÇÃO VELOFARÍNGEA

A velofaringe é uma estrutura anatômica dinâmica essencial para que a respiração, a fala e a deglutição de alimentos sejam normais. É um espaço ligeiramente retangular. Sua borda anterior é o palato mole (véu), a posterior é a parede posterior da faringe e as laterais são as paredes laterais direita e esquerda da faringe. Os tecidos que cercam esse espaço contêm músculos que são capazes de diminuir o espaço na contração. Esses tecidos ativos compõem o esfíncter velofaríngeo. Os movimentos habituais das paredes da velofaringe são: o véu se movimenta posterior e superiormente, a parede posterior da faringe pode se movimentar difusamente como um anel (conhecido como anel de Passavant), e as paredes laterais da faringe movem-se para o meio (na direção da linha sagital média). As adenoides, que estão na parede posterior da faringe, e as tonsilas faríngeas, nas paredes laterais da faringe, podem aumentar e interferir na função dessas paredes no fechamento velofaríngico. A composição dos movimentos das estruturas que cercam o espaço velofaríngeo fecha a entrada velofaríngea para a alimentação (para prevenir a regurgitação nasal) e fala (para produzir sons orais) enquanto o relaxamento da musculatura abre a porta de entrada para a respiração e sons nasais. A falha do esfíncter velofaríngeo para realizar essas funções adequadamente é a disfunção velofaríngea. A falta do fechamento velofaríngeo, a insuficiência velofaríngea (IVF), faz com que parte da corrente aérea sonorizada seja desviada para a cavidade nasal, comprometendo, de diferentes formas, a produção da fala. Os sintomas mais comuns da IVF são a hipernasalidade, a emissão de ar nasal (audível ou não) e os distúrbios articulatórios compensatórios.

A cirurgia primária do palato tem como objetivo principal estabelecer condições anatômicas para o adequado fechamento velofaríngeo. Entretanto, mesmo com a evolução das técnicas cirúrgicas para a palatoplastia e uma equipe bem experiente, não se asseguram 100% de função velofaríngea normal, observando-se o distúrbio até em indivíduos que nasceram sem fissura palatina. Sendo assim, a avaliação da função velofaríngea é necessária em todos os pacientes fissurados.

Esse exame é realizado pelo fonoaudiólogo. Consiste na avaliação clínica da voz e na avaliação instrumental (rinomanometria, nasofibroscopia, cinevideofluoroscopia).

Nos portadores de IVF primária ou secundária, realiza-se a faringoplastia tipo Hynes ou Stark, com pedículo cranial ou caudal, após análise crítica clínica, nasofibroscópica e por cinevideofluoroscopia dinâmica.

REVISÃO

- O tratamento do paciente com fissura labiopalatina é longo, exigindo a integração de vários profissionais, desde o nascimento, passando pela infância, idade escolar e adolescência.
- As crianças e suas famílias convivem com múltiplas cirurgias durante esses anos. Dependendo da gravidade da fissura, as famílias podem também ter de conviver com tratamentos ortodônticos variados, para a melhora da fala e para infecções das orelhas, além de conviver com dificuldades na escola. O resultado final desses tratamentos e intervenções deverá ser uma criança, adolescente ou adulto integrado e interagindo com a sociedade em cada estágio de seu desenvolvimento. O apoio psicológico necessário para isso deve ser dado pela família, escola, cirurgião e outros membros do grupo de tratamento multidisciplinar. Esses adultos deverão demonstrar confiança na capacidade da criança em alcançar as metas do tratamento e mantê-la focada na importância de crescer convivendo com o fato de ter nascido com uma fissura labiopalatina.
- Há um grande interesse no tratamento intraútero do lábio. A. cirurgia fetal poderá ser a nova fronteira a ser vencida no desenvolvimento do tratamento cirúrgico do lábio e do palato. A principal vantagem da correção intrauterina é a ausência da formação de cicatriz. Será necessário, entretanto, vencer o risco do trabalho de parto prematuro, do aborto espontâneo e de complicações maternas.
- Os avanços na biologia molecular, genética e microcirurgia, associados a técnicas de cirurgia minimamente invasiva, possibilitarão melhor compreensão na patogênese e no tratamento das fissuras labiopalatinas.

■ LEITURAS SUGERIDAS

Cohen M. Residual deformities after repair of clefts of the lip and palate. Clin Plast Surg. 2004;31(2):331-45.
Martins DMFS. Fisuras labiopalatinas. In: Ferreira LM, Schor N, editores. Guia de cirurgia plástica. São Paulo: Manole; 2007. p. 391-402.
Martins DMFS, Martins JL. Surgical treatment in unilateral cleft lip-nose patients: long-term follow-up using a personal approach based on Rose and Spina techniques. J Craniofac Surg. 2003;14(5):797-9.

138.2 CRANIOESTENOSE E FISSURAS FACIAIS RARAS

■ MAX DOMINGUES PEREIRA
■ AUDRIEN FURLAN DE LUCCA

A etiologia das anomalias craniofacias, incluindo as fissuras labiopalatinas, ainda é tema de debates cujo principal foco é identificar um padrão genético; podem ser classificadas em malformações (defeito morfológico

DIAGNÓSTICO E TRATAMENTO

resultante de um desenvolvimento intrínseco anormal), deformidades (forma ou posição anormal de parte do corpo devido a forças mecânicas) e/ou disrupções (defeito resultante da interrupção de desenvolvimento originalmente normal).

Na identificação de uma anomalia craniofacial, deve-se suspeitar do acometimento de outras regiões do corpo, visto que o diagnóstico de uma síndrome ocorre entre 1:5.600 (microssomia craniofacial) a 1:100.000 (síndrome de Pfeiffer).

Dezenas de anomalias craniofaciais são conhecidas podendo estar combinadas em centenas de síndromes. Neste capítulo, abordaremos as anomalias mais comuns em nosso ambulatório, cranioestenoses isoladas e sindrômicas e as fissuras faciais raras, bem como a estratégia de tratamento dessas deformidades.

■ CRANIOESTENOSE

A cranioestenose é uma deformidade craniana devido à fusão prematura de uma ou mais suturas. Pode aparecer em 1 a cada 2.000 a 2.500 nascidos-vivos como envolvimento isolado, assim como associada a mais de 150 síndromes. Virchow, em 1851, já anunciava a importância da patência das suturas para o rápido crescimento do tecido cerebral nos primeiros 2 anos de vida, e que, diante de uma fusão precoce, haveria crescimento compensatório paralelo à sutura fundida. Observações seguintes mostraram que o processo patológico não se limitava apenas a calvária, mas, de acordo com Moss,[1] o evento primário ocorre nas suturas da base do crânio, ao passo que os achados da calota craniana são secundários.

Apesar dos avanços no manejo dos portadores desta anomalia, a etiopatogenia ainda não foi totalmente esclarecida. Algumas formas sindrômicas estão associadas a mutações nos genes da família dos receptores do fator de crescimento de fibroblasto (FGFR1, FGFR2, FGFR3), MSX2 e EFNB1), no entanto, o mecanismo exato de fusão precoce das suturas, tanto intraútero ou pós-natal, permanece desconhecido.

As cranioestenoses podem ser classificadas de acordo com número de suturas envolvidas (única ou múltiplas), localização (sagital, coronal, frontal, lambdoide), primárias ou secundárias (por exemplo, derivação ventriculoperitoneal, hipertiroidismo, talassemia, induzida por teratógenos, como ácido retinoico e valproico), e associadas ou não a uma síndrome. As formas sindrômicas mais comuns são síndromes de Crouzon, Apert, Saethre-Chotzen e Pfeiffer.

DIAGNÓSTICO

O diagnóstico inicia-se na observação de sinais de dismorfismo craniofaciais, como formato craniano, posição das órbitas, projeção da face. Embora pareça simples notar o cresimento compensatório do crânio de uma criança afetada por uma cranioestenose isolada, quando se depara com casos de envolvimento de múltiplas suturas em uma síndrome, estabelecer o diagnóstico pode requerer outras ferramentas.

Os principais tipos de cranioestenose apresentam as seguintes características:
- sinostose sagital: escafocefalia, crânio em quilha ou em forma de barco, aumento da relação ântero-posterior, sutura sagital palpável;
- sinostose frontal (metópica): forma triangular do crânio, com região forntal pontuda;
- sinostose coronal unilateral: plagiocefalia, crânio assimétrico anteriormente, apresenta retrusão orbital e desvio ipsilateral da raiz nasal e mandíbula, e desvio contralateral da ponta nasal;
- sinostose lambdoide: plagiocefalia, crânio asssimétrico posterior;
- sinostose coronal bilateral: braquicefalia, curto e largo, aumento da relação bitemporal, bem como hipoplasia do terço superior e médio da face;
- pansinostose: crânio em trevo, *clover leaf*.

> **ATENÇÃO!**
> Vale a pena ressaltar a relevância do exame das extremidades, que pode guiar para o reconhecimento de uma síndrome.

Mesmo que o uso de rotina da tomografia computadorizada (TC) seja foco de debate para a pesquisa de cranioestenoses não sindrômicas, seu uso é imprescindível nas síndromes, pois permite a avaliação do formato craniano, assim como anomalias cerebrais (hidrocefalia, malformações de massa branca e de Chiari, por exemplo).

Ressonância magnética (RM) serve como um bom adjunto à tomografia, no entanto, exige anestesia geral em crianças e recém-nascidos.

Recentemente, mais uma ferramenta é empregada para o seguimento dos pacientes, a fotogrametria 3D permite a mensuração das relações lineares e volumétricas do crânio.

Os pacientes afetados por formas síndrômicas ou familiais devem ser submetidos a testes genéticos, e seus pais, a aconselhamento.

QUADRO CLÍNICO

A intensidade das manifestações clínicas vai determinar a sequência do tratamento destas síndromes. O aumento da PIC é sempre foco de preocupação durante o período de crescimento cerebral, devido à restrição de volume craniano, e pode ser diagnosticada em até 50% dos casos sindrômicos. Os sinais e sintomas de hipertensão intracraniana (HIC) são alteração no desenvolvimento, abaulamento da fontanela, diástase das suturas, papiledema; as características radiológicas são depressões na superfície craniana interna, ventrículos bastante aumentados ou diminuídos e erosão na sela turca.

O comprometimento das vias aéreas também é fator importante no manejo dos pacientes, normalmente por alterações estruturais, como retrusão do terço médio da face, atresia de coana, retrognatia, anomalias laringotraqueais; apneia obstrutiva do sono (AOS) ocorre pelas alterações anatômicas e fisiológicas (traqueolaringomalácia), podendo agravar a HIC. Por essas alterações, tornam-se importantes as medidas posturais, os tubos nasofaríngeos e a distração óssea, deixando a traqueostomia para os poucos casos mais graves.

Alterações oculares são frequentes pelas anomalias ósseas e de partes moles envolvendo a órbita e seu conteúdo; a cavidade orbital é mais rasa e menor, gerando exorbitismo, com aumento do risco para ceratite e ulcerações por falha no fechamento ocular. Cinquenta por cento das crianças com estenose craniofacial apresentam algum grau de perda visual, e a hipertensão craniana é uma das causas por resultar em atrofia irreversível do nervo ótico.

O desenvolvimento neurológico dos pacientes com cranioestenoses sindrômicas costuma apresentar variáveis graus de atraso, inclusive intelectual. Apesar da HIC ser uma causa provável, não se consegue ainda provar a relação de causa-efeito desta teoria. Estudos genéticos começam a demonstrar relação entre alterações estruturais da massa branca cerebral com mutações nos genes receptores de fator de crescimento de fibroblastos (FGFR) – diretamente relacionados com craniestenose sindrômica – e o desenvolvimento mental.

As cranioestenoses sindrômicas apresentam as seguintes características particulares:
- Crouzon (1:65.000, autossômica dominante) variedade fenotípica grande, com cranioestenose bicoronal, exorbitismo e hipertelorismo, hipoplasia maxilar, progastismo mandibular, inteligência normal.
- Apert (1:100.000, autossômica dominante, mutações esporádicas) cranioestenose bicoronal, retrusão terço médio da face, exorbitis-

mo, fusão radioumeral, acrocefalossindactilia e graus variáveis de retardo mental.
- Pfeiffer (1:100.000, autossômica dominante) associação variável de cranioestenose coronal, assemelha-se à síndrome de Crouzon, mas apresenta anomalias traqueais e nas extremidades, como alargamento do primeiro dedo dos pés e sindactilia parcial.
- Saethre-Chotzen (1:50.000, autossômica dominante) estenose coronal unilateral ou bilateral, baixa implantação capilar, ptose palpebral, sindactilia entre 2º e 3º dedos, alterações auriculares, inteligência normal, não apresentam hipoplasia de terço médio da face.

TRATAMENTO

Diante da grande diversidade de anomalias associadas, como hipoplasia do terço médio da face, surdez, alterações oftálmicas, dificuldades de aprendizagem e fala, obstrução de vias aéreas, alterações cardiopulmonares e deformidades de membros, é imperativo o seguimento em hospitais terciários em que exista equipe multiprofissional especializada.

O tratamento da maioria das cranioestenoses não sindrômicas pode ser realizado durante o primeiro ano de vida. No entanto, os casos mais complexos necessitam de múltiplas cirurgias durante o período de desenvolvimento até a maturidade óssea. As formas de tratamento podem variar entre as instituições, mas têm como objetivo reabilitação funcional e correção do dismorfismo craniofacial.

Algumas situações requerem tratamentos mais precoces devido a alterações funcionais, como, por exemplo, HIC, exposição ocular, AOS e também por pressão dos pais. Por isso, um seguimento rigoroso desses pacientes é mandatório para identificação precoce destas intercorrências.

A escolha da melhor forma de intervenção cirúrgica depende da idade, das intercorrências e do grau de maturidade esquelética. Os protocolos cirúrgicos variam de acordo com as preferências do médico/instituição, no entanto, as sequências de algumas intervenções são mantidas:
- situações para preservação da vida, como traqueostomia, derivações intracranianas, tubos para alimentação são realizados nos primeiros meses;
- recém-nascidos até 3 meses: HIC – expansão calota craniana precoce; se hidrocefalia – derivação ventriculoperitoneal;
- 6 meses: segundo tempo de expansão se necessário – expansão posterior;
- 9 a 12 meses: remodelação da região anterior do crânio, com avanço fronto-orbital; correção da fissura palatal;
- 12 a 15 meses: remodelação mais tardia da região anterior do crânio, com avanço fronto-orbital, principalmente na síndrome de Apert;
- 2 a 3 anos: correção dos grandes defeitos ósseos do crânio, com enxerto autógeno; novas expansões se recorrência da deformidade;
- 3 a 4 anos: avanço precoce do terço médio da face (LeFort III) – AOS grave, exposição ocular, grave dismorfismo;
- 5 a 7 anos: avanço do terço médio da face (LeFort III) – hipoplasia sintomática;
- 10 anos: preparação ortodôntica para cirurgia ortognática;
- maturidade esquelética: cirurgia ortognática; correção da deformidade nasal; correção do contorno da região frontal – enxertos ósseos, aloplásticos ou gordurosos.

Atualmente, uma opção, que já existe há muitos anos, vem ganhando espaço no tratamento cirúrgico do paciente com alterações do crescimento ósseo craniofacial – a distração osteogênica. Seja por meio dos distratores internos ou externos, por meio de molas pré-moldadas, a distração óssea é muito útil e eficiente para a expansão dos ossos cranianos e das regiões fronto-orbital, maxila e mandíbula. Essa técnica reduz o tempo operatório de cada procedimento; reduz o risco de sangramento, já que haverá menos manipulação do crânio e ossos faciais; diminui o tempo de permanência dos pacientes nas unidades de terapia intensiva (UTIs); permite que a remodelação das estruturas aconteça de maneira gradual, devido ao acionamento dos distratores em nível ambulatorial, sem a necessidade de qualquer forma de sedação. A grande limitação dessa técnica em nosso meio é o custo. Tanto para a medicina pública ou privada, é um tratamento caro devido ao alto valor dos dispositivos, o que determina a escolha pelos métodos tradicionais na maioria dos serviços. No hospital da Unifesp, temos vasta experiência com o uso da distração óssea nas síndromes craniofaciais, com resultados bem estabelecidos que justificam o uso dessa técnica.

■ FISSURAS CRANIOFACIAIS

As fissuras faciais raras (ou atípicas) não são síndromes, mas estão associadas a anomalias craniofaciais importantes, como hipertelorismo e defeitos ósseos e de partes moles. São aproximadamente 100 vezes menos comuns que as fissuras labiopalatais – 1,4 a 4,9:100.000 nascidos-vivos – e assim como as outras deformidades ainda não têm etiologia definida.

Algumas classificações foram projetadas para agrupá-las, porém a mais utilizada é a de Tessier, que identifica as fissuras – de 0 a 14 – de acordo com a posição em relação ao plano sagital; o plano orbital separa as fissuras faciais das cranianas. Estudos recentes sobre a etiologia destas malformações mostram forte associação da teoria neuromérica (investigação genética do desenvolvimento dos neurômeros faciais) com a classificação de Tessier.

De acordo com esta classificação, as fissuras faciais englobam pálpebra inferior, bochecha e lábios, e as cranianas, pálpebra superior e crânio; raramente, o acometimento do esqueleto facial coincide com o das partes moles; pode-se observar a coexistência de outras fendas.

As fissuras cranianas são mais raras, e o acometimento do crânio pode causar defeitos que evoluem para encefalocele – uma protrusão de conteúdo cerebral através de falha craniana, que incide em cerca de 1:4.000-5.000 nascimentos; pode ser preenchida por meninge, cérebro e/ou ventrículo e, de acordo com a posição, causar hipertelorismo, distopia orbital, alongamento da face e maloclusão dental.

O tratamento das fissuras craniofaciais baseia-se, inicialmente, no fechamento do defeito das partes moles – excisão de todo tecido cicatricial, seguido de reconstrução em camadas. O fechamento do defeito ósseo pode ser postergado até o amadurecimento esquelético do paciente, no entanto, alguns autores preferem combinar os tempos cirúrgicos.

Devido à miríade de apresentações dessas anomalias, várias formas de tratamento são adotadas. Embora não exista um padrão-ouro para a reconstrução, uma sequência costuma ser obedecida pelas instituições, que visa à:
- cirurgia o mais precoce possível nas grandes encefaloceles, HIC ou fístulas do LCS;
- correção da macrostomia, reconstrução das pálpebras para prevenção de exposição ocular, separação da comunicação entre cavidades (orbital, nasal e oral), estética.

Durante os primeiros anos de vida, a prioridade é a correção de alterações visuais ou de desenvolvimento da face, ao passo que as deformidades menores serão tratadas durante a infância.

Duas síndromes que se apresentam com fissuras faciais e são relativamente comuns são: síndrome de Treacher Collins e microssomia craniofacial.

■ MICROSSOMIA CRANIOFACIAL

A microssomia craniofacial se apresenta como uma enorme variedade de anomalias envolvendo o primeiro e segundo arcos branquiais, é a segunda mais frequente anomalia craniofacial após as fissuras labiopalatais, com incidência entre 1:3.500-5.600 nascidos-vivos, maior em meninos e à direita, até 30% pode ser bilateral e normalmente assimétrica.

A etiopatogenia não está esclarecida, mas se reconhecem algumas teorias, como a teratogênica e a vascular (hemorragia da artéria estapedial durante o desenvolvimento) e genética.

Devido ao grande número de apresentações clínicas, adotou-se o acrônimo OMENS para descrever os sítios mais comuns atingidos: órbita, mandíbula, orelhas (*ears*), nervos e tecidos moles (*soft tissues*). As alterações mandibulares são classificadas conforme a descrição de Pruzanski, que orienta o tratamento:

- Tipo I – hipoplasia leve do ramo e côndilo.
- Tipo IIa – hipoplasia e forma anormal do ramo, côndilo e da articulação temporomandibular (ATM), porém anatomicamente orientados.
- Tipo IIb – ramo hipoplásico, anormal em forma e posição – mediallizado e anteriorizado.
- Tipo III – ausência do ramo, do côndilo e do processo coronoide.

Assim como nos protocolos de tratamentos já mencionados neste capítulo, condutas mais precoces são realizadas nos casos em que há obstrução de vias aéreas, exposição ocular e dificuldade de alimentação, além de investigação de comprometimento de outros órgãos vitais (rins, coração, pulmões) e do desenvolvimento neuropsicomotor (DNPM).

- 6 a 12 meses: procede-se a comissuroplastia nos casos com macrostomia; durante o primeiro ano, investiga-se o desenvolvimento auditivo.
- 2 a 4 anos: observa-se a evolução da AOS, quando pode se intervir com alongamento mandibular nos casos mais graves (Pruzansky III).
- 5 a 9 anos: inicia-se distração vertical do ramo mandibular nos casos de Purzansky I/II ou reconstrução do ramo com enxerto de ósseo (costocondral, preferencialmente).
- 7 a 10 anos: reconstrução de orelha em estágios (em nosso serviço opta-se pelo uso de cartilagem costal autóloga a partir dos 10 anos de idade), seguido de reposicionamento orbital e reconstrução do zigoma, se necessário.
- a partir dos 10 anos: procede-se reanimação facial nos casos de paralisia e preparação ortodôntica para manejo dos distúrbios de oclusão dental; a partir da maturidade óssea, indica-se cirurgia ortognática, seguida de correção de defeitos de partes moles, com enxertia de gordura ou retalhos livres.

SÍNDROME DE TREACHER COLLINS

A síndrome de Treacher Collins afeta 1:25.000 a 50.000, sem predileção para sexo, herança autossômica dominante com penetração e fenótipo variável, envolvendo mutação no braço longo do cromossomo 5 (lócus TCOF1 do cromossomo 5q31.3-q33.3). As características incluem ausência ou fissura do zigoma com hipoplasia de partes moles, coloboma da pálpebra inferior (fissuras 6, 7 e 8 de Tessier), microtia e diminuição da altura facial posterior. Diferencia-se da microssomia craniofacial bilateral pelo envolvimento simétrico e, também, pela análise molecular genética.

O manejo dos pacientes acometidos por essa síndrome varia de acordo com a gravidade da apresentação de cada caso, e a programação deve iniciar no período pré-natal, para garantir assistência adequada ao recém-nascido. Situações que afetem órgãos vitais, ou de grande importância funcional, são tratadas com brevidade, assim como a investigação de outras malformações. Entre 12 a 15 meses de vida, repara-se a fenda palatal, quando presente, e investiga-se o desenvolvimento auditivo; 2 a 3 anos, reconstrução por estágios da pálpebra e avaliação de sintomas obstrutivos no estudo do sono; 2 a 4 anos, tratamento por estágios da hipoplasia do ramo mandibular nos casos de AOS; 7 a 10 anos, reconstrução do zigoma com enxerto ósseo (costela ou crânio); a partir dos 10 anos, preparação ortodôntica; após a maturidade esquelética, cirurgia ortognática para correção do plano oclusal, seguida de procedimento para melhora do contorno da região zigomática (enxertia de gordura em estágios)

Diante dessas formas de tratamento das deformidades faciais congênitas, entende-se a importância de um grupo multidisciplinar especializado no manejo desafiante e complexo desses pacientes. Por se tratar de um período de tratamento muito longo, o impacto psicossocial, tanto na criança quanto nos pais, também deve estar sempre em destaque durante toda a evolução da doença. Apesar dos avanços técnicos e do conhecimento dos aspectos moleculares dessas anomalias, muitos esforços ainda são necessários para reduzir a morbidade e melhorar os resultados dos procedimentos.

REVISÃO

- É essencial uma equipe multidisciplinar no manejo das anomalias craniofaciais.
- Um seguimento longitudinal é necessário até o final do desenvolvimento craniofacial.
- A distração óssea é a alternativa mais previsível para reconstrução de grandes assimetrias associadas à deficiência de tecido mole para cobertura.
- O tratamento das anomalias craniofaciais é longo e tem um grande impacto psicossocial nos pacientes e familiares.

■ REFERÊNCIA

1. Moss ML.The pathogenesis of premature cranial synostosis in man. Acta Anat (Basel). 1959;37:351-70.

■ LEITURAS SUGERIDAS

Birgfeld CB, Heike C. Craniofacial microsomia. Semin Plast Surg. 2012;26(2):91-104.
Forrest CR, Hopper RA. Craniofacial syndromes and surgery. Plast Reconstr Surg. 2013;131(1):86e-109e.
Governale LS. Craniosynostosis. Pediatr Neurol. 2015;53(5):394-401.
Hunt JA, Hobar PC. Common craniofacial anomalies: facial clefts and encephaloceles. Plast Reconstr Surg. 2003;112(2):606-15.
Marchac A, Arnaud E. Cranium and midface distraction osteogenesis: current practices, controversies, and future applications. J Craniofac Surg. 2012;23(1):235-8.
Warren SM, Proctor MR, Bartlett SP, Blount JP, Buchman SR, Burnett W, et al. Parameters of care for craniosynostosis: craniofacial and neurologic surgery perspectives. Plast Reconstr Surg. 2012;129(3):731-7.

139

TUMORES BENIGNOS

139.1 ABORDAGEM DA CIRURGIA PLÁSTICA

■ ANDREA FERNANDES DE OLIVEIRA

■ IVAN DUNSHEE DE ABRANCHES OLIVEIRA SANTOS

Na prática clínica do cirurgião plástico, os tumores cutâneos benignos são comuns. Essas lesões, muitas vezes, necessitam de excisão cirúrgica. Outras táticas, como curetagem ou eletrocoagulação, não fornecem material adequado para diagnóstico diferencial com uma lesão pigmentada suspeita, por exemplo. As causas do aparecimento dos tumores benignos são desconhecidas na maioria das vezes, mas sua presença é praticamente universal no ser humano. A variedade dos tipos dessas lesões pode ser provocada por múltiplos fatores, como hereditariedade, traumas e até exposição solar. A incidência desses tumores é variável com o tipo étnico e com a faixa etária.

■ TUMORES PIGMENTADOS BENIGNOS

NEVOS MELANOCÍTICOS COMUNS OU ADQUIRIDOS

Mais comuns em pessoas de pele branca, estas lesões começam a surgir na infância e aumentam em número até a fase adulta, geralmente se encontram entre 10 e 40 lesões. A cor pode variar de marrom-claro até preto, o aspecto é o uniformemente pigmentado e plano, e seu tamanho pode atingir entre 4 e 8 mm de diâmetro.

Os nevos são constituídos por melanócitos localizados na epiderme que aumentam de número na junção dermoepidérmica, chamados de nevo juncional, no exame histopatológico. Podem apresentar crescimento na profundidade (clinicamente apresentando uma pápula e, na histologia, invadindo a derme) e passam a ser chamados de nevos compostos. Durante a evolução, as células névicas podem se aprofundar mais na derme, resultando, clinicamente, em lesões nodulares ou pedunculadas e com menor pigmentação; histologicamente, são chamados de nevos intradérmicos.

Na maioria dos casos, essas lesões não necessitam de tratamento. A exérese deve ser considerada por razões estéticas, traumas repetidos na lesão ou quando localizadas em mucosas (Figura 139.1). Um nevo que apresenta sinais de transformação, como alteração do tamanho, das margens ou da cor, ou apresenta sintomas como prurido, ulceração e sangramento, deve ser removido. Outra indicação de exérese importante é o nevo localizado em região de difícil acompanhamento clínico, como o couro cabeludo.

> **ATENÇÃO!**
>
> O exame histopatológico dos nevos removidos está sempre indicado, principalmente com suspeita diagnóstica de malignidade.

NEVOS DISPLÁSICOS

São aqueles com características clínicas e histológicas próprias e precursores do melanoma cutâneo; podem ser esporádicos ou familiares, os últimos constituindo a síndrome do nevo displásico, cuja herança é autossômica dominante. Diferenciam-se dos nevos melanocíticos comuns porque são mais numerosos, podem ultrapassar 100 lesões, especialmente nos casos com história de herança familiar. O seu tamanho é habitualmente maior, variando entre 6 e 15 mm de diâmetro.

Os nevos displásicos estão ausentes na infância e surgem na puberdade, aumentando gradativamente de número, podendo surgir novas lesões até os 35 anos de idade. Não apresentam localização diferenciada no corpo, porém têm características morfológicas, como mais de uma cor, variando do rosa até o marrom-escuro e o preto, com margens irregulares e pouco definidas.

Os pacientes portadores de síndrome do nevo displásico e com história familiar de melanoma apresentam 10% de risco de desenvolver a doença. A dermatoscopia é uma técnica de avaliação importante para indicar a exérese das lesões que apresentam mudanças suspeitas de malignização.

NEVOS MELANOCÍTICOS CONGÊNITOS

Lesões pigmentadas presentes desde o nascimento ou que se desenvolvem durante a infância. Podem ser classificados conforme o seu tamanho em pequenos (< 1,5 cm de diâmetro), médios (1,5 a 20 cm no maior diâmetro) e gigantes (> 20 cm de diâmetro). Os nevos pequenos e médios são relativamente comuns, porém o nevo gigante, também conhecido como nevo "em calção de banho" ou "em manta", é uma condição rara (Figura 139.2).

Clinicamente, os nevos melanocíticos congênitos apresentam-se de forma variada, como placas com ou sem pelo, a superfície pode ser lisa ou rugosa e a cor pode variar do marrom-claro ao negro.

Os principais problemas relacionados a esses tumores são: risco de transformação maligna, possibilidade de acometimento neurológico e alterações estéticas. O potencial de malignização é o mais importante e está relacionado diretamente ao tamanho dos nevos.

A dermatoscopia apresenta limitações devido à grande quantidade de pigmento melânico presente nos nevos congênitos, o que prejudica a observação de alterações com o dermatoscópio; além disso, os nódulos malignos se desenvolvem em profundidade não acessível a essa técnica.

Os objetivos do tratamento são melhorar a estética do paciente e reduzir o risco de malignização, que nos nevos gigantes é estimada entre 5 e 20%; porém a ocorrência de melanoma antes da puberdade é rara, correspondendo a 0,4% do total dos casos.

O diagnóstico precoce de um melanoma sobre um nevo gigante é geralmente difícil em razão da cor negra das duas lesões, portanto sinais de transformação maligna, como surgimento de nódulos ou ulceração, necessitam de esclarecimento diagnóstico imediato com biópsia excisional das lesões.

Devemos considerar também a indicação de exérese dos nevos baseada em razões estéticas e psicológicas, principalmente quando o nevo está localizado em área mais exposta do corpo, sobretudo em meninas.

Nos nevos congênitos gigantes, geralmente, é impossível a remoção total pelo seu tamanho, por apresentarem múltiplas lesões satélites e pela localização anatômica de difícil reconstrução, como na região palpebral, por exemplo. A quantidade de cirurgias necessárias para remoção completa da lesão dependerá desses fatores.

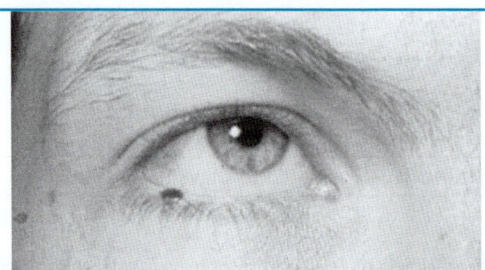

FIGURA 139.1 ■ Nevo pigmentado em conjuntiva ocular na pálpebra inferior.

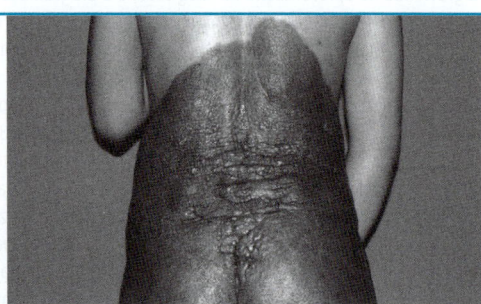

FIGURA 139.2 ■ Nevo congênito gigante em "calção de banho" em criança do sexo masculino.

NEVO DE SPITZ

Nevo juncional ou composto, constituído por células névicas fusiformes, por isso necessita de diagnóstico diferencial com melanoma cutâneo. Ocorre mais frequentemente na infância e é mais comum na face. A exérese é necessária para diagnóstico diferencial.

NEVO AZUL

Lesão pequena, bem definida, regular, com coloração azulada ou azul acinzentada que surge mais frequentemente na infância. Apresenta crescimento lento e está localizada mais comumente na face, pescoço, mãos e braços. É composta por melanócitos limitados à derme, com íntima associação com fibroblastos. Na suspeita de melanoma, a biópsia é mandatória, mas o paciente também pode solicitar a remoção por motivos estéticos.

ATENÇÃO!

As lesões pigmentadas da pele devem ser excisadas inicialmente com margens de segurança mínimas (2 mm) para evitar a alteração da drenagem linfática do local, e, naquelas localizadas nos membros superiores ou inferiores, a excisão deve ser realizada no sentido longitudinal. Essa conduta evita a realização de uma cicatriz circular quando uma ampliação de margem é necessária, o que levaria a um linfedema importante nesse membro e à inviabilização da biópsia do linfonodo sentinela que pode ser necessária nos casos de melanoma cutâneo.

■ TUMORES EPITELIAIS BENIGNOS

QUERATOSE SEBORREICA

Atinge indivíduos de ambos os sexos a partir dos 50 anos de idade, é comum história familiar, porém não apresentam transformação maligna. As lesões são múltiplas, numerosas, elevadas, verrucosas, com cor variável do castanho-claro ao escuro, e também de tamanho variável. Em geral, são removidas por queixas estéticas dos pacientes, porém devem ser encaminhadas para exame histopatológico, porque é necessário diagnóstico diferencial com outras lesões pigmentares malignas da pele, como carcinoma basocelular pigmentado e até melanoma cutâneo.

QUERATOACANTOMA

Lesão de crescimento rápido que acomete áreas de exposição solar crônica de pessoas idosas. Com frequência, surge na face e nos membros superiores. Manifesta-se como pápula, crescendo rapidamente entre 2 e 4 semanas, chegando a atingir pelo menos 2 cm de diâmetro. A etiologia é desconhecida, geralmente são lesões únicas cuja exérese completa é recomendável devido ao risco de presença de carcinoma espinocelular ou basocelular na lesão (Figura 139.3).

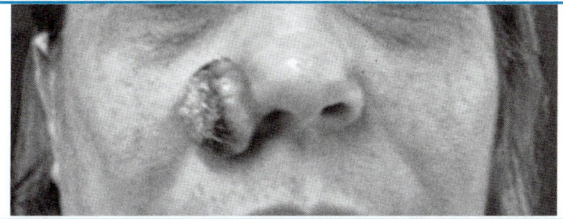

FIGURA 139.3 ■ Queratoacantoma na asa nasal de paciente do sexo feminino.

ACRÓCORDONS

Lesões pediculadas derivadas da epiderme e da derme, comuns na população. A obesidade é um fator predisponente. As regiões mais acometidas são axilas, pescoço e região inguinal. Não existe risco de malignidade, mas a excisão é indicada por estética e recorrente irritação e inflamação local. Eletrocoagulação ou excisão na base das lesões são suficientes, porém a recidiva é comum e deve ser avisada ao paciente.

DERMATOSE PAPULOSA NIGRA

É variante clínica da queratose seborreica, comum em pretos, especialmente em mulheres, com história familiar comum. São pápulas de 2 a 4 mm, pretas, ligeiramente elevadas, geralmente localizadas na face e pescoço, também surgem na 4ª década de vida. O tratamento também é realizado para fins estéticos.

■ TUMORES MESENQUIMAIS BENIGNOS

DERMATOFIBROMA

Lesões nodulares que surgem na derme, firmes, assintomáticas e podem medir entre 3 a 10 mm. Podem surgir em qualquer região do corpo, mas são comuns na face anterior das pernas (Figura 139.4). A cor é variada, do rosa ao marrom. Múltiplos dermatofibromas (acima de 15 lesões) estão associados a doenças autoimunes, como lúpus eritematoso sistêmico (LES). O tratamento é indicado por razões estéticas ou para diagnóstico diferencial de lesões suspeitas como melanoma; assim, a biópsia excisional seria a escolha mais adequada.

CISTOS EPIDÉRMICOS

É o tipo mais corriqueiro, com incidência elevada na 3ª e 4ª décadas de vida e são comuns na face e no tronco. Resultam de proliferação de células epidérmicas na derme. A remoção completa da lesão torna-se necessária por motivos estéticos ou por inflamação e infecção local recorrente, porém recidivam facilmente. Se houver sinais clínicos de inflamação ou infecção, deve-se tratar e aguardar resolução; após 2 a 4 semanas, realizar a exérese do cisto.

CISTO TRIQUILEMAL OU PILAR

É o segundo tipo de cisto mais comum e atinge 5 a 10% da população. Geralmente, localiza-se no couro cabeludo (90% dos casos) e é múltiplo (70%

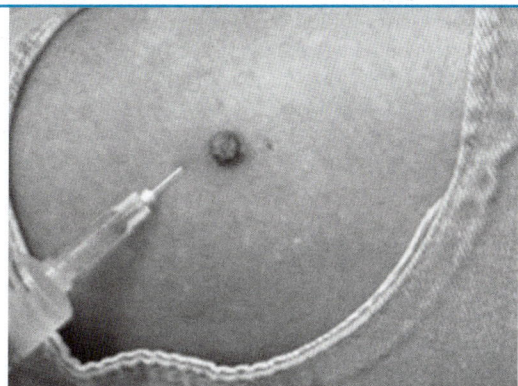

FIGURA 139.4 ■ Dermatofibroma na coxa de paciente do sexo feminino recebendo anestesia local para realização de biópsia excisional.

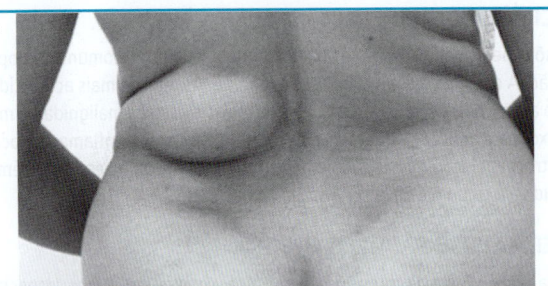

FIGURA 139.5 ■ Lipoma no dorso de paciente do sexo feminino.

dos casos). Tem crescimento lento e também pode apresentar inflamação e infecção recorrente, similares aos cistos epidérmicos. O tratamento mais adequado é a exérese das lesões.

CISTO DERMOIDE

Origina-se durante o desenvolvimento fetal, quando a pele se torna sequestrada naquela localização. É menos comum, muitas vezes, está presente desde o nascimento. Geralmente, são lesões únicas e acometem a face, pescoço ou couro cabeludo, mas apresentam predileção pela região frontal, principalmente próximo às órbitas e nariz. Podem ter continuidade com as meninges e necessitam de avaliação cuidadosa. O tratamento é a remoção completa do cisto, evitando sua ruptura e, assim, diminuindo o risco de recidiva.

LIPOMA

São lesões únicas ou múltiplas, causadas por crescimento lento e gradual de células adiposas. Sua remoção completa e o exame anatomopatológico são necessários para diagnóstico diferencial com lipossarcoma. Na maioria das vezes, os pacientes procuram o cirurgião por motivo estético (Figura 139.5).

REVISÃO

- A pele é o maior órgão do ser humano e, por isso, é tão importante conhecê-la. As lesões melanocíticas benignas mais comuns são as epiteliais benignas, que necessitam de diferenciação dos carcinomas, e as lesões mesenquimais benignas, que podem mimetizar os sarcomas.
- As lesões neoplásicas benignas são mais comuns nos adultos e podem surgir em qualquer etnia. Podem ser removidas cirurgicamente apenas por motivos estéticos, porém pode ser um passo decisivo na diferenciação entre a presença de malignidade ou não; isso ganha uma relevância maior nas lesões pigmentadas, por sua similaridade com o melanoma cutâneo.
- A análise histopatológica de todas as lesões removidas do paciente é de suma importância.

■ LEITURAS SUGERIDAS

Higgins JC, Maher MH, Douglas MS. Diagnosing common benign skin tumors. Am Fam Physician. 2015;92(7):601-7.
Ingraffea A. Benign skin neoplasms. Facial Plast Surg Clin North Am. 2013;21(1):21-32.
Ishizuka CK, Kim YJ, Oliveira Filho RS. Lesões pigmentadas benignas da pele. In: Ferreira LM, Schor N, editores. Guia de cirurgia plástica. São Paulo: Manole; 2007. p.241-8.
Luba MC, Bangs SA, Mohler AM, Stulberg DL. Common benign skin tumors. Am Fam Physician. 2003;67(4):729-38.

Pandya KA, Radke F. Benign skin lesions: lipomas, epidermal inclusion cysts, muscle and nerve biopsies. Surg Clin N Am. 2009;89(3):677-87.
Werner B. Skin biopsy and its histopathologic analysis: Why? What for? How? Part I. An Bras Dermatol. 2009;84(4):391-5.

139.2 ABORDAGEM DA DERMATOLOGIA

■ SILMARA CESTARI
■ SAMIRA YARAK
■ CAROLINA ATALLAH PONTES DA SILVA
■ SERGIO HENRIQUE HIRATA

O termo tumor é derivado do latim *tumere*, que significa inchar, avolumar. Na literatura científica, é sinônimo de neoplasia, podendo ser benigno ou maligno.

Os tumores benignos caracterizam-se por serem encapsulados, não invasivos, não metastáticos e com crescimento lento. Histologicamente, são bem diferenciados, com raras figuras de mitose e discreta anaplasia.

ATENÇÃO!

O mais importante no diagnóstico dos tumores cutâneos é a diferenciação entre as neoplasias benignas e malignas. Todas as ferramentas diagnósticas para a distinção entre as lesões devem ser utilizadas.

Os principais tumores cutâneos benignos epiteliais, dérmicos, hipodérmicos e vasculares são descritos a seguir:

■ CERATOSE SEBORREICA

Tumor epitelial composto por ceratinócitos pigmentados, de ocorrência frequente após os 30 anos de idade. Acomete ambos os sexos, sendo discretamente mais comum no sexo masculino.

QUADRO CLÍNICO

Caracteriza-se por pápulas circunscritas, geralmente múltiplas, discretamente elevadas, com diâmetro de 0,5 a 3 cm, superfície verrucosa e aspecto graxento, com coloração variando do castanho claro ao escuro, localizadas mais frequentemente no tronco, couro cabeludo e face (Figura 139.6).

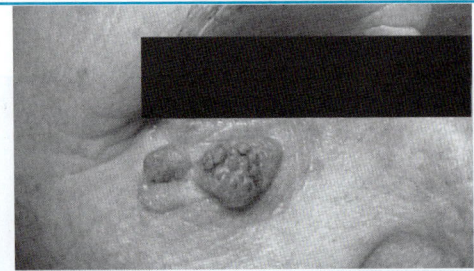

FIGURA 139.6 ■ Ceratose seborreica: lesões de tamanhos variados com escamas graxentas localizadas na face (região periocular).

A aparência das lesões pode ser variável, determinando as variantes clínicas da ceratose seborreica:
- **Ceratose seborreica eruptiva:** aparecimento súbito e eruptivo de múltiplas lesões. Constitui o sinal de Leser-Trélat, considerado manifestação paraneoplásica associada a neoplasias viscerais (adenocarcinoma de estômago e mama) e linfomas.
- **Ceratose seborreica irritada:** eczematização da lesão causada provavelmente por trauma.
- **Ceratose seborreica eruptiva transitória:** associada a doenças inflamatórias da pele. Regride com a melhora da inflamação.
- **Dermatose papulosa nigricante:** pápulas enegrecidas de 2 a 4 mm, ligeiramente elevadas, na face, pescoço, tronco e membros superiores. É comum em mulheres pretas.
- **Estucoceratose:** pápulas assintomáticas, castanho-acinzentadas, localizadas predominantemente no terço inferior da face posterior das pernas de indivíduos idosos. Devem ser diferenciadas principalmente da ceratose actínica (lesões menos elevadas, mais secas e com escamas não graxentas).

DIAGNÓSTICO

Na maioria dos casos, é clínico, podendo ser auxiliado pela dermatoscopia. O exame histopatológico é conclusivo nos casos duvidosos, revelando papilomas benignos que podem apresentar variações histológicas.

> **ATENÇÃO!**
>
> As ceratoses seborreicas não malignizam, mas ocasionalmente podem ser vistas em associação ou coexistindo com carcinomas basocelular, espinocelular e melanoma cutâneo.

TRATAMENTO

Remoção das lesões por diferentes técnicas: *shaving* e curetagem como primeiras opções por fornecerem material para o exame histopatológico; eventualmente, crioterapia, cauterização química, eletrocoagulação e laser.

As indicações para a remoção incluem: irritação em virtude dos traumas ou atritos por roupas ou joias, suspeita de lesão maligna e motivos estéticos.

■ CISTOS CUTÂNEOS

São de ocorrência frequente e, conforme origem e estrutura histológica, são classificados em dois tipos:
- **Cisto epidérmico** (sinônimos: **cisto sebáceo**, **cisto epidemoide**, **cisto infundibular**): é o mais comum. Ocorre em adolescentes e adultos jovens. Origina-se da oclusão do folículo piloso ou da implantação de células epidérmicas na derme (por trauma ou desprendimento de células ao longo das fendas embrionárias).
- **Cisto triquilemal** (sinônimo: **cisto pilar**): é menos comum do que o epidérmico. Ocorre na meia-idade e acomete 5 a 10% da população, principalmente no sexo feminino, sendo, com frequência, de origem familiar.

QUADRO CLÍNICO

- **Cisto epidérmico:** nódulos ou tumores solitários ou múltiplos, indolores, de consistência amolecida, dimensões variáveis e móveis em relação aos planos profundos, com localização mais frequente na face, pescoço, tronco e escroto. Alguns cistos se conectam com a superfície por meio de um ponto central que representa o orifício pilossebáceo preenchido por queratina. Com a expressão do cisto, há eliminação de material ceratinoso com odor fétido. Esse material é irritante e, quando se rompe na derme, origina processo inflamatório com dor e presença de sinais flogísticos.
- **Cisto triquilemal:** nódulos ou tumores, geralmente múltiplos, assintomáticos, de consistência amolecida, móveis, que se localizam principalmente no couro cabeludo (90%), ainda que possam ocorrer às vezes na face, pescoço e tronco. Tornam-se sintomáticos, quando ocorre a ruptura do cisto e há reação inflamatória. Não se conectam com a superfície. O diagnóstico diferencial deve ser realizado com cisto epidérmico e lipoma.

DIAGNÓSTICO

O quadro clínico é bastante sugestivo, e o exame histopatológico confirma o diagnóstico:
- **Cisto epidérmico:** parede fina e composta por epiderme normal, contendo todas as camadas, inclusive a granulosa, sem cones epiteliais e com conteúdo formado por ceratina.
- **Cisto triquilemal:** composto por epitélio escamoso estratificado sem a camada granulosa, com material ceratinoso amorfo em deposição lamelar.

TRATAMENTO

Excisão cirúrgica

> **ATENÇÃO!**
>
> Os cistos infectados devem ser tratados inicialmente com antibioticoterapia sistêmica e drenagem, sendo excisados posteriormente.

■ DERMATOFIBROMA

Ainda não está claro se é um tumor verdadeiro ou reação fibrosa a pequenos traumas, picada de insetos ou infecções virais. São de ocorrência frequente em adultos do sexo feminino.

QUADRO CLÍNICO

Caracteriza-se por pápula ou nódulo, único ou múltiplo, de 3 a 10 mm de diâmetro, de cor rósea, castanho ou castanho-escuro, doloroso ou assintomático, firmemente aderido à pele e com crescimento lento (Figura 139.7). A compressão lateral da lesão produz seu afundamento (sinal de Fitzpatrick ou sinal de retração). Localiza-se, em geral, mais nas extremidades, principalmente na superfície anterior das pernas. As lesões podem aumentar de tamanho por anos ou regredir espontaneamente. O diagnóstico diferencial deve ser feito com dermatofibrossarcoma protuberante e melanoma.

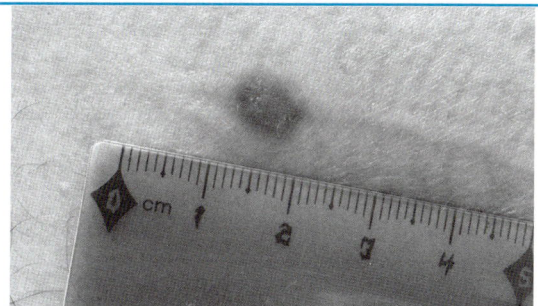

FIGURA 139.7 ■ Dermatofibroma – lesão de coloração rósea com halo acastanhado (característico) localizada na coxa.

DIAGNÓSTICO

A lesão é característica e geralmente não há dificuldade diagnóstica. A dermatoscopia pode ser usada como método auxiliar.

Exame histopatológico: confirma o diagnóstico nos casos duvidosos.

TRATAMENTO

Desnecessário. Exérese cirúrgica pode ser indicada em casos com traumas repetidos, aparência não aceitável ou dúvida no diagnóstico. A excisão completa ideal deve ter margem de 3 mm e incluir o tecido adiposo.

■ PÓLIPO FIBROEPITELIAL

São sinônimos: acrocórdon, fibroma mole e papiloma fibroepitelial. Trata-se de lesões de ocorrência frequente que surgem na meia-idade ou durante a gestação.

QUADRO CLÍNICO

Caracterizado por múltiplas pápulas filiformes de 1 a 5 mm de diâmetro, da cor da pele ou castanho-enegrecidas, localizadas principalmente na região cervical, porção superior de tronco e áreas intertriginosas (axilas e regiões inframamárias).

DIAGNÓSTICO

O quadro clínico é bastante característico. Histologicamente, apresenta epitélio escamoso delgado, circundado por tecido fibrovascular.

TRATAMENTO

Excisão cirúrgica das lesões, geralmente por *shaving* e eletrocoagulação.

■ LIPOMA

Tumor hipodérmico composto por células adiposas, que acomete 1% da população.

QUADRO CLÍNICO

Nódulo ou tumor de formato arredondado, superfície lobulada, móvel contra a pele sobrejacente, único ou múltiplos, de tamanhos variados e geralmente assintomático. Ocorre com mais frequência no pescoço, no tronco e nas extremidades proximais.

Clinicamente, pode ser classificado em:
- **Lipoma solitário** (apresentação mais comum): lesões pequenas e superficiais. Podem se desenvolver com o aumento ponderal e não diminuem com o emagrecimento.
- **Lipomatose dolorosa (doença de Dercum)**: é rara e caracteriza-se por depósitos de gordura, geralmente difusos, podendo ser circunscritos. As lesões são dolorosas à palpação. Ocorre em indivíduos adultos, obesos, do sexo feminino, principalmente nos braços, regiões periarticulares e tronco. Instabilidade emocional e depressão podem estar associadas ao quadro.
- **Lipomatose congênita difusa**: lesões mal delimitadas, difusas, localizadas principalmente no tórax. Os tumores, com frequência, infiltram as fibras musculares e são compostos de células imaturas.
- **Lipomatose simétrica benigna (doença de Madelung)**: caracteriza-se por lipomas na cabeça, pescoço, ombros e extremidades superiores proximais. Os homens são mais afetados na proporção de 4:1. É associada, geralmente ao alcoolismo ou diabetes, e também a tumores malignos da via aérea superior, hiperuricemia, obesidade, acidose tubular renal (ATR), neuropatia periférica e doença hepática.
- **Lipomatose familiar múltipla**: poucas a múltiplas lesões pequenas, bem demarcadas, encapsuladas, que acometem as extremidades. Aparecem na adolescência. Há história familiar associada com herança autossômica dominante.
- **Hibernomas**: tumor solitário, circunscrito, assintomático, localizado na região interescapular, axilas, pescoço e mediastino. Histopatologicamente, caracteriza-se por pequeno nódulo de tecido adiposo maduro. Denomina-se fibrolipoma quando apresenta componente fibroso intenso, angiolipoma quando tem componente vascular intenso e mixolipoma com depósito intenso de mucopolissacarídeos.
- **Angiolipomas**: nódulos subcutâneos, multilobulados, de consistência amolecida, porém mais firmes do que os lipomas comuns, dolorosos espontaneamente ou à dígito-pressão. Ocorrem mais comumente na adolescência.

TRATAMENTO

A excisão cirúrgica está indicada por razões estéticas, quando as lesões são maiores do que 5 cm, e para avaliação histológica na suspeita de lipossarcoma.

■ HEMANGIOMA DA INFÂNCIA

Hemangiomas são tumores benignos de células endoteliais vasculares.

Os hemangiomas da infância (HI) são os tumores benignos mais comuns dessa faixa etária. Em geral, estão ausentes ou são pequenos ao nascimento e crescem rapidamente durante o 1º ano de vida. O crescimento rápido no período neonatal (1º mês de vida) é a principal característica do HI.

A doença tem evolução característica, com crescimento rápido (fase proliferativa), seguido por período de estabilização e posterior involução espontânea lenta (fase involutiva). A fase proliferativa ocorre durante o 1º ano de vida, com maior crescimento até os 6 meses. O ritmo de crescimento diminui consideravelmente até o final do primeiro ano, podendo se estender até o segundo ano. Na fase involutiva, o ritmo de involução é de 10% ao ano, com regressão completa entre 5 e 12 anos (50% até os 5 anos e 70% até os 7 anos). Não ocorre o desaparecimento total da lesão, podendo restar tumor residual ou sequelas.

FISIOPATOLOGIA

Ainda não esclarecida. Alguns estudos demonstraram ocorrer expressão aumentada do transportador da glicose (GLUT-1) nas células endoteliais do hemangioma, assim como de antígenos vasculares associados à placenta (FcgRII, merosina e antígeno Y de Lewis). Tais alterações não ocorrem nas células endoteliais normais. Mutações somáticas em genes envolvidos na via de sinalização do fator de crescimento endotelial vascular (VEGF) e em genes que codificam Tie-2 também foram demonstradas.

Os principais fatores de risco associados são prematuridade, baixo peso ao nascimento e fatores maternos, como idade avançada, multiparidade, placenta prévia e pré-eclâmpsia.

QUADRO CLÍNICO

Em geral, são lesões únicas, mas podem ser múltiplas em 20% dos casos. Ocorrem mais frequentemente na cabeça e pescoço (60%), embora possam estar presentes em qualquer área da pele, mucosas e órgãos internos.

O primeiro sinal é uma área de hipocromia da pele, que pode ser seguida por aparecimento de telangiectasias finas e mácula de cor vermelha ou vinhosa.

O HI pode ter várias formas de apresentação clínica, classificadas quanto à profundidade e extensão.

Quanto à profundidade

- **Superficial** (localizado na pele): tipo mais frequente e caracteriza-se por mácula de coloração variável, do róseo ao vermelho-escuro, de tamanho variado, bem delimitada, com superfície lisa ou lobulada (lesão em morango) (Figura 139.8).
- **Profundo** (localizado no subcutâneo): massa volumosa, de consistência amolecida e depressível, com coloração da pele normal, azulada ou arroxeada, acompanhado ou não por uma área de telangiectasia. Dependendo do tamanho e da localização, pode produzir deformidade significativa.
- **Misto** (componente superficial e profundo): tumoração de tamanho variável, coloração vermelho-violácea e superfície frequentemente lobulada (moriforme).

Quanto à extensão

- **Localizado**: lesão única, localizada.
- **Segmentar**: acomete uma unidade anatômica ou segmento corporal. Apresenta maior correlação com anomalias estruturais e complicações (Figura 139.9).

As complicações mais comuns são ulceração, sangramento, envolvimento da via aérea, comprometimento visual, complicação visceral, desfiguração e outras, dependendo da localização.

Os órgãos internos mais afetados são o fígado e a coluna vertebral.

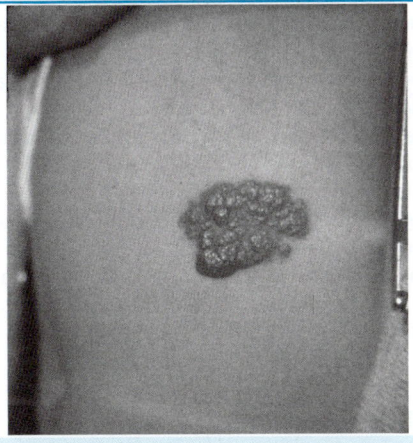

FIGURA 139.8 ■ Hemangioma superficial: lesão de superfície lobulada e coloração vermelho-escuro (hemangioma em morango).

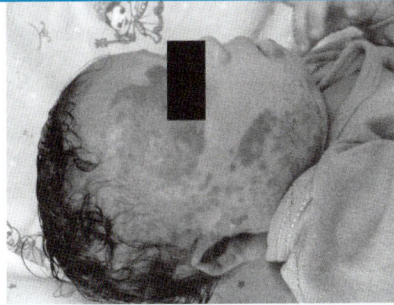

FIGURA 139.9 ■ Hemangioma segmentar: lesões angiomatosas comprometendo toda hemiface esquerda, acompanhado de outras alterações sistêmicas (síndrome PHACE).

REPERCUSSÃO SISTÊMICA

Os HI podem estar associados a síndromes com repercussão sistêmica:

- **Síndrome de Kasabach-Merritt** (hemangioma com trombocitemia): grandes hemangiomas profundos com crescimento rápido podem causar sequestro de plaquetas, com consequente anemia hemolítica microangiopática e trombocitopênica. As complicações mais comuns são hemorragias, insuficiência cardíaca congestiva (ICC) por alto débito, choque e óbito (30% dos casos).
- **Síndrome PHACE**: síndrome neurocutânea composta por malformações da fossa posterior do cérebro, hemangioma grande na face, anomalias arteriais, anomalias cardíacas e coartação da aorta e anormalidades oculares. Ocorre em virtude da alteração no desenvolvimento fetal entre 6 e 10 semanas de gestação. A possibilidade da síndrome PHACE deve ser sempre considerada em hemangioma de grandes dimensões na face (Figura 139.9).
- **Disrafismo espinal**: HI que ocorre na região lombossacral e associa-se com grande frequência ao disrafismo espinal, o que leva à avaliação de alterações neurológicas nos pacientes acometidos. Deve-se, também, realizar exame do reto e da genitália, dada a possibilidade de coexistência de malformações, como hipospádia, agenesia de pequenos lábios e ânus imperfurado ou anteriorizado.
- **Hemangiomatose neonatal difusa**: raro e geralmente fatal. Caracteriza-se por múltiplos hemangiomas cutâneos, de 2 mm a 2 cm de diâmetro, de cor vermelho-viva ou azulada, presentes ao nascimento ou que se desenvolvem durante o período neonatal, associados a hemangiomas viscerais. Para o diagnóstico, é necessária a satisfação de três critérios: início no período neonatal, ausência de malignidade nos hemangiomas e envolvimento de três ou mais órgãos. As crianças com menos de 3 meses e múltiplos hemangiomas são consideradas de risco.

DIAGNÓSTICO

Na maioria dos casos, o diagnóstico é clínico, com base no exame físico e na anamnese.

A biópsia da lesão é recomendada apenas quando há dúvida no diagnóstico ou quando é necessário afastar a possibilidade de neoplasia maligna. O exame de imuno-histoquímica facilita o diagnóstico.

A avaliação radiológica do HI é útil para analisar o tipo, o tamanho e a extensão da lesão, assim como a resposta terapêutica.

A US com Doppler é exame de baixo custo, fácil acesso e seguro, que possibilita a diferenciação entre os hemangiomas e as malformações de baixo fluxo, como as venosas, capilares e linfáticas; mas não permitem sua distinção das malformações de alto fluxo, como as arteriovenosas. Sendo útil, também, no diagnóstico diferencial com outros tumores comuns na infância, como cisto dermoide, lipoma ou meningocele.

A RM é considerada o melhor exame para confirmar as características teciduais da lesão, sua extensão nos diversos planos anatômicos e para avaliar anomalias adjacentes associadas.

> **ATENÇÃO!**
>
> Os hemangiomas, em especial os superficiais, devem ser diferenciados das malformações vasculares, principalmente a mancha salmão e a mancha em vinho-do-porto, que se caracterizam por máculas angiomatosas presentes ao nascimento. As principais diferenças estão listadas no Quadro 139.1.

QUADRO 139.1 ■ Principais diferenças entre hemangiomas da infância e malformação vascular	
HEMANGIOMAS	**MALFORMAÇÕES VASCULARES**
• Formados por proliferação celular • Ausentes ou pequenos ao nascimento • Crescimento rápido no 1º ano de vida • Regressão durante a infância	• Formados por vasos displásicos • Presentes ao nascimento e totalmente desenvolvidos • Crescimento proporcional ao da criança • Ausência de regressão

TRATAMENTO

A maioria dos HI regride espontaneamente, dispensando tratamento. Aproximadamente 10 a 20% dos pacientes necessitam do tratamento farmacológico, que tem por objetivo reduzir a morbidade e a mortalidade e prevenir complicações.

A terapêutica é mandatória em ao menos três circunstâncias:
1 | prevenção de complicações graves, como envolvimento das vias aérea ou hepáticas;
2 | prevenção ou melhora funcional da dor (ulceração, lesões localizadas nas pálpebras, entre outras);
3 | prevenção ou melhora de desfiguração.

Betabloqueadores

Mais especificamente, o propranolol e, mais recentemente, o timolol têm sido utilizados em crianças com lesões graves e desfigurantes de HI.

O propranolol, conhecido betabloqueador, é utilizado desde 2008 para tratar HI, na dose de 2 a 3 mg/kg/dia, dividida em 2 a 3 tomadas. A duração do tratamento é variável e a dose deve ser ajustada de acordo com o peso do paciente durante o acompanhamento. É recomendada avaliação cardiológica prévia. Os betabloqueadores estão indicados em HI grandes ou segmentares; em locais críticos (nariz, pálpebras, orelhas, lábios); na possibilidade de alteração fisiológica ou funcional; no risco de evolução para cicatriz e deformidades. Têm contraindicação absoluta para a doença cardiovascular e asma; e contraindicação relativa na hipersensibilidade ao medicamento em familiares de 1º grau; DM; lesão renal crônica (LRC); anomalias cerebrovasculares. Apresentam efeitos adversos, como hipoglicemia, hipotensão, broncoespasmo e bradicardia.

O timolol é um bloqueador beta-adrenérgico usado topicamente, em gotas, para reduzir a pressão intraocular. Tem sido utilizado com bons resultados no tratamento tópico de HI com lesões pequenas, finas e localizadas principalmente na face. O mecanismo de ação exato ainda não está elucidado.

Corticosteroides sistêmicos

Utilizados nos casos graves, são efetivos na diminuição do crescimento do HI na fase proliferativa. Prednisona ou prednisolona, 2 a 3 mg/kg por 3 a 8 semanas, com redução lenta e gradual. Principais efeitos colaterais: face cushingoide, retardo de crescimento, irritabilidade, sintomas gástricos e infecção por *Candida* sp.

Interferon-alfa

Promove ação inibidora da angiogênese. Pode ser utilizado em pacientes não responsivos aos corticosteroides. Dose preconizada de 1 a 3 milhões de unidades/m^2/dia por via SC, por 6 a 14 meses. O evento adverso mais importante é a diplegia epástica (20% dos casos), com risco proporcional à dose e duração do tratamento.

Quimioterapia

Vincristina e ciclofosfamida têm sido utilizadas com bons resultados em paciente com síndrome de Kasabach-Merritt e podem ser uma alternativa nos raros casos de HI que não respondem ao corticosteroide ou ao interferon-alfa.

Tratamento cirúrgico

Nos casos de emergência e nas correções de sequelas após a involução.

Crioterapia com nitrogênio líquido

Indicada para lesões pequenas, sendo necessária mais de uma sessão. Os resultados são variáveis; dependendo da habilidade do operador, o risco de discromia permanente deve ser considerado.

Laser

Indicado principalmente nos hemangiomas ulcerados e nas telangiectasias residuais. O mais utilizado é o *pulsed dye laser*.

REVISÃO

- Tumores cutâneos podem ser benignos ou malignos.
- Tumores benignos caracterizam-se por serem encapsulados, não invasivos, não metastáticos e com crescimento lento.
- Histologicamente, os tumores benignos são bem diferenciados, com raras figuras de mitose e discreta anaplasia.
- Tumores cutâneos de ocorrência mais frequente no adulto: ceratoses seborreicas, cistos (epidérmico e triquilemal), pólipo fibroepitelial (fibroma mole), dermatofibroma e lipoma.
- Hemangioma da infância é o tumor vascular de maior ocorrência na criança.
- Hemangioma da infância apresenta involução espontânea na maioria dos casos. Intervenção terapêutica é necessária apenas em casos específicos.

■ LEITURAS SUGERIDAS

Cestari SCP. Hemangiomas da infância. In: Lowy G, Cestari SCP, Cestari TF, Oliveira ZNP. Atlas topográfico de dermatologia pediátrica: do diagnóstico ao tratamento. 2. ed. Rio de Janeiro: Revinter; 2013. p. 64-7.

Cockerell CJ, Larsen F. Proliferações e tumores epidérmicos benignos. In: Bologna JL, Jorizzo JL, Rapini RP. Dermatologia. 2. ed. Rio de Janeiro: Elsevier; 2011. p. 1661-80.

Gontijo BA, Silva CMR, Carvalho LB. Tumores vasculares. In: Cestari SCP, editor. Dermatologia pediátrica. São Paulo: Atheneu; 2012. p. 267-77.

Kim HJ, Kim IH. A 3-mm margin completely removes dermatofibromas: a study of 151 cases. Dermatol Surg. 2015;41(2):283-6.

Kumar MG, Coughlin C, Bayliss SJ. Outpatient use of oral propranolol and topical timolol for infantile hemangiomas: survey results and comparison with propranolol consensus statement guidelines. Pediatric Dermatol. 2015;32(2):171-9.

DOENÇAS CARDÍACAS E VASCULARES

140
MÉTODOS DIAGNÓSTICOS

- JAPY ANGELINI OLIVEIRA FILHO
- ANA FÁTIMA SALLES
- MARIO LUIZ V. CASTIGLIONI
- ORLANDO CAMPOS FILHO
- GILBERTO SZARF

ELETROCARDIOGRAFIA

O desenvolvimento da eletrocardiografia resulta das pesquisas de Einthoven no século passado, que lhe valeram o Prêmio Nobel de Medicina em 1924. No Brasil, os primeiros estudos foram realizados por Carlos Chagas, no Instituto Manguinhos, em 1910.

Independente dos avanços tecnológicos, a eletrocardiografia é um instrumento de grande importância clínica, com relação custo/benefício insuperável, indispensável em várias condições da prática clínica diária para vários diagnósticos. Entre estes estão: taquiarritmias e bradiarritmias; distúrbios de condução: bloqueios sinoatriais e atrioventriculares, bloqueios de ramo e hemibloqueios, síndromes de pré-excitação; insuficiência coronariana aguda (infarto do miocárdio, angina instável, infarto de ventrículo direito), miocardiopatias – com enfoque na miocardiopatia hipertrófica, miocardites agudas e miocardiopatias (coronariana, hipertensiva e chagásica), distúrbios metabólicos, incluindo alterações do cálcio e potássio séricos, avaliação da pré-participação de atletas, segundo diretrizes brasileira e europeia.

TESTE ERGOMÉTRICO

A principal utilização do teste ergométrico (TE) em cardiologia é na doença coronariana aterosclerótica (DCA) e nas miocardiopatias isquêmicas. Na DCA suspeita ou comprovada, o TE é usado para: 1) detectar isquemia miocárdica, arritmias cardíacas, respostas anormais da pressão arterial (CPA) e frequência cardíaca (FC), além de sintomas clínicos induzidos pelo exercício; 2) estimar o pico de consumo de oxigênio e a potência aeróbia (maior nível de carga de trabalho em ausência de sinais e sintomas de isquemia miocárdica); 3) estabelecer o diagnóstico, a eficácia do tratamento e o prognóstico; 4) documentar condições clínicas para fins legais. É indicação obrigatória no início do treinamento de pacientes portadores de afecções cardiorrespiratórias ou metabólicas.[1]

Segundo o American College of Cardiology (ACC) e a American Heart Association (AHA), nos indivíduos assintomáticos sem DCA conhecida, não há recomendações classes I e Ia para o TE, sendo classe IIb para:[2] 1) indivíduos com múltiplos fatores de risco ou risco coronariano moderado (escore de Framingham); 2) homens (> 40 anos) e mulheres (> 50 anos) em início de treinamento vigoroso, em atividades de risco ou de alto risco para DCA em virtude de comorbidades (insuficiência renal [IR], lúpus eritematoso sistêmico, Aids, diabetes melito [DM], etc). Nas populações sadias, o TE apresenta baixo valor preditivo e alto potencial iatrogênico e deve ser indicado com cautela, exceto em caso de atletas, para os quais se constitui indicação essencial.

Os infradesnivelamentos de ST traduzem isquemia subendocárdica eletrocardiográfica e consideram-se anormais (isquêmicos), segundo a Sociedade Brasileira de Cardiologia (SBC), as seguintes alterações do segmento ST, na fase de exercício ou recuperação, aferidas no ponto Y, ou seja, a 80 ms do ponto J: 1) ST horizontal ou descendente ($\geq$ 1 mm); 2) ST ascendente lento ($\geq$ 1,5 mm, em indivíduos em geral, e > 2 mm naqueles de baixo risco de DCA); 3) ST supradesnivelado ($\geq$ 1 mm, na ausência de ondas Q patológicas).

Infradesnivelamentos de convexidade superior em indivíduos assintomáticos e sem cardiopatia são considerados prováveis falso-positivos para lesão coronária obstrutiva e apresentam bom prognóstico.

Têm-se considerado TEs sugestivos de isquemia miocárdica (SBC) os casos em que ocorrem ST anormais, angina de peito e ou inversão da onda U, valorizada em pacientes com ECG pré-TE normal. São considerados TEs sugestivos de mau prognóstico e/ou DCA multiarterial (SBC) os TEs em que ocorrem: 1) incapacidade de realizar exercício equivalente a 6 MET; 2) incapacidade de atingir PA sistólica (PAS) $\geq$ 120 mmHg; 3) ST isquêmico descendente $\geq$ 2 mm, em carga < 6 MET, com duração $\geq$ 5 min na recuperação, em $\geq$ 5 derivações; 4) hipotensão $\geq$ 10 mmHg em relação aos níveis de repouso; 5) elevação de segmento ST (exceto em aVR); 6) angina típica; 7) taquicardia ventricular (TV) sustentada (> 30 s) reprodutível ou sintomática (SBC).

Dores torácicas atípicas durante TE relacionam-se a isquemia miocárdica, radiculites cervicotorácicas, artrites costocondrais e manubrioesternais, ou refluxos gastresofágicos. Dores torácicas secundárias à DCA seriam reprodutíveis em níveis iguais de duplo produto no TE e abolidas com o uso de nitratos sublinguais. Em alguns casos, a avaliação do pH do esôfago durante o esforço tem sido útil para pesquisa diagnóstica de patologia gastresofágica suspeita de dor retroesternal. Arritmias cardíacas e distúrbios de condução indicam anormalidades cardiovasculares e são considerados inespecíficos para o diagnóstico de DCA.

Consideram-se anormais e inespecíficos para o diagnóstico de isquemia miocárdica os TE em que ocorrem arritmias cardíacas significativas, bloqueios de ramo, dores torácicas atípicas, hipotensão e incompetência cronotrópica.

São classificados como inconclusivos para o diagnóstico de isquemia miocárdica os casos de: 1) presença de bloqueio completo de ramo esquerdo pré-TE ou desencadeado pelo esforço ou Wolf-Parkinson-White (pré-TE e persistente durante TE); 2) FC_{pico} <85%, $FC_{máxima}$ com ST normal durante o TE; 3) traçado de qualidade técnica insatisfatória.

Segundo a AHA e o ACC,[2] nas metanálises relatadas (n = 24.047), a sensibilidade, a especificidade e a acurácia do TE atingiram, respectivamente, 68% (50 a 72%), 77% (69 a 90%) e 73% (69 a 75%).

Na avaliação da potência aeróbia, deve-se utilizar o TE associado à medida de trocas gasosas, de grande aplicação na avaliação de atletas e de pacientes portadores de insuficiência cardíaca (IC), permitindo a aferição do limiar anaeróbio e do ponto de compensação respiratório, bem como o estadiamento da IC e a seleção de pacientes para transplante cardíaco. A prescrição de atividade para cardiopatas deve respeitar os limites do limiar anaeróbio.

MEDICINA NUCLEAR

As aplicações clínicas da cintilografia de perfusão miocárdica (COM) são principalmente no diagnóstico da doença arterial coronariana (DAC) e na estratificação de risco de eventos coronarianos futuros, causando grande impacto na tomada de decisão da conduta com o paciente.

O princípio da CPM baseia-se na indução de isquemia com algum tipo de estresse e na utilização de agentes que se concentram no músculo cardíaco em função do fluxo sanguíneo regional.

O ^{201}Tl apresenta acúmulo inicial no miocárdio proporcional ao fluxo sanguíneo e, com a sua redistribuição, identifica território miocárdico com redução de fluxo sanguíneo transitório secundário ao estresse utilizado.

É empregado em protocolo específico para estudo da viabilidade miocárdica. Atualmente, compostos como o sestamibi e tetrofosmin, marcados com ^{99m}TC, são os mais utilizados no nosso meio. Esses agentes lipofílicos distribuem-se no miocárdio proporcionalmente ao fluxo sanguíneo, ligando-se em proteínas intracelulares de maneira fixa.

O estresse miocárdico aplicado pode ser fisiológico (teste ergométrico) ou farmacológico (dipiridamol, adenosina, dobutamina). Esses fármacos têm sensibilidade e especificidade não muito diferentes das observadas com o teste de esforço. O teste ergométrico é o modo mais comum de induzir isquemia, com protocolos de carga contínua efetivos em atingir a FC máxima do indivíduo. O dipiridamol, utilizado na dose de 0,56 mg/kg, aumenta o fluxo coronariano por vasodilatação coronariana, por efeito indireto de aumentar a concentração extracelular de adenosina. Esta, utilizada na dose de 140 μg/kg/min, é um vasodilatador direto, aumentando o fluxo sanguíneo e reduzindo a resistência vascular coronariana. As indicações e contraindicações para o uso do dipiridamol e da adenosina são broncoespasmo, PAS menor do que 90 mmHg, síndromes coronarianas agudas (SCAs), bloqueio atrioventricular (BAV) de 2º grau ou maior e hipersensibilidade a essas substâncias. A dobutamina, utilizada em doses crescentes de 5 μg/kg/min a 40 μg/kg/min, aumenta a FC, a PA e a contratilidade miocárdica, com efeitos similares ao do exercício. Contraindicações ao seu uso são hipotensão grave ou hipertensão descontrolada, *flutter* ou fibrilação atrial (FA) sem controle adequado, TV recorrente, obstrução da via de saída do ventrículo esquerdo (VE), infarto do miocárdio recente, SCAs, aneurismas da aorta e IC descompensada.

Nas imagens normais, a distribuição do agente de perfusão é relativamente homogênea no miocárdio. Defeito de captação é considerado reversível ou transitório quando está presente ou não na imagem de estresse, ou presente em grau menor na imagem de repouso, indicando isquemia induzida na região acometida. Defeito fixo ou definitivo é aquele que está presente tanto nas imagens de estresse quanto nas imagens de repouso e não muda de aspecto com relação à intensidade ou à extensão da área, indicando geralmente a presença de cicatriz decorrente de infarto prévio. Outros parâmetros que têm valor prognóstico e diagnóstico são a captação pulmonar aumentada do Talio-201 e a dilatação transitória do VE após o exercício. O *gated*-SPECT aumenta a especificidade da CPM, com alto valor prognóstico por definir a fração de ejeção do VE.

A CPM tem sensibilidade maior do que a do ECG de esforço na detecção de lesões coronárias angiograficamente significantes (maior do que 50%). As vantagens no diagnóstico e estratificação de risco são que as hipocaptações transitórias são mais prevalentes que as alterações do segmento ST ou a angina induzida pelo exercício, a isquemia pode ser diagnosticada em territórios coronarianos específicos, a extensão e a gravidade da isquemia podem ser estimadas pelo tamanho do defeito, é superior ao ECG de exercício em identificar doença em múltiplos vasos, o estresse farmacológico pode ser empregado em pacientes incapazes de se exercitar, e a viabilidade pode ser avaliada nas imagens de repouso. Estudos mostram sensibilidade entre 80 a 90%. Na detecção de DAC em territórios específicos, a CPM tem sensibilidade média de 75% para a detecção no território da descendente anterior, 54% para a circunflexa e 88% para a coronária direita, com especificidades de 85, 97 e 84%, respectivamente. Importante é a capacidade da CPM em definir o risco de doença coronariana, com grande impacto na população de probabilidade intermediária, na qual uma CPM positiva aumenta a probabilidade de presença de doença coronariana para 90%, e uma negativa diminui para menos de 10%.

> **ATENÇÃO!**
>
> A CPM mostra-se muito útil na tomada de decisão sobre as reintervenções coronarianas.

Defeitos de perfusão reversíveis são encontrados em 30 a 50% dos pacientes submetidos à angioplastia por balão, e reestenoses significativas são encontradas em 52 a 75% desses indivíduos. Dos pacientes que receberam *stent* intracoronariano após a angioplastia, 10 a 17% mostram defeitos de perfusão. Após a cirurgia de revascularização miocárdica, oclusão nos enxertos ocorre em cerca de 19% dos pacientes após a alta hospitalar (dos quais, 20% no 1º ano, e mais de 50% em 10 anos). A CPM normal após a cirurgia está associada com 80% de permeabilidade dos enxertos, sendo que alterações perfusionais em qualquer território estão associadas a apenas 15 a 54% de permeabilidade, aumentando o risco de eventos adversos futuros nesse grupo de pacientes.

As intercorrências cardíacas são frequentes em pacientes submetidos à cirurgia não cardíaca de alto risco (procedimentos vasculares arteriais, torácicos, abdominais e cirurgias de cabeça e pescoço). A CPM, nessa população, é capaz de quantificar o grau de isquemia e incrementar as informações clínicas para melhor abordagem intra e pós-operatória desses pacientes. Preconiza-se o estresse farmacológico, já que a grande maioria não mostra condição clínica de se submeter ao teste de esforço. É descrita correlação entre a presença de defeitos de perfusão transitórios e um aumento de eventos cardíacos perioperatórios. Existe baixo percentual de eventos cardiovasculares em pacientes com cintilografia de perfusão normal.

As imagens com fluordeoxiglicose marcadas com ^{18}F são consideradas padrão para avaliar a viabilidade miocárdica, com uma precisão um pouco maior do que a CPM para prever a melhora após a revascularização. Captação aumentada do 18F-FDG em zonas de assinergia miocárdica representa atividade glicolítica e identifica tecido miocárdico metabolicamente ativo e, portanto, viável.

■ ECOCARDIOGRAFIA

O ecocardiograma em suas diversas modalidades é exame versátil, custo/efetivo, inócuo e reprodutível, útil em diversas cardiopatias e situações clínicas, essencial para a avaliação anatomofuncional do coração. É o método diagnóstico não invasivo de imagem cardiovascular mais difundido e utilizado na prática, fornecendo dados anatômicos e funcionais do coração em tempo real, versátil em adultos, crianças, gestantes e fetos. É inócuo, já que se baseia no ultrassom; é reprodutível, transportável para diversos ambientes (ambulatório, pronto-socorro, UTI, sala de hemodinâmica, centro cirúrgico). As imagens uni e bidimensionais do coração, associadas às técnicas com Doppler para estudo do fluxo sanguíneo são obtidas pelo exame transtorácico convencional (ETT) ou pela janela transesofágica (ETE). Há ainda o eco sob estresse, o eco com contraste e o eco fetal. Diversos dados anatomofuncionais são obtidos pelo ecocardiograma (Quadro 140.1).

O ETT tem ampla aplicação na investigação dos quadros de dispneia e dor torácica; na avaliação das miocardiopatias (dilatada, hipertrófica, restritiva, displasia do VD, miocárdio não compactado), na ressincronização cardíaca, no infarto do miocárdio e suas complicações; nas valvopatias, na identificação de substrato anatômico das arritmias, nas cardiopatias congênitas, na hipertensão pulmonar e na tromboembolia pulmonar (TEP), nas doenças da aorta e do pericárdio.

O ETE é indicado nas limitações do ETT (imagens de má qualidade por janela torácica inadequada pelo tipo de tórax, presença de drenos, curativos, eletrodos, ventilação mecânica [VM], enfisema subcutâneo) ou estruturas inacessíveis à janela torácica. Particularmente, é usado na pesquisa de fonte embolígena, de vegetações endocárdicas/abscessos anulares, nas anomalias do septo atrial (comunicação interatrial, aneurismas, forame oval patente), exclusão de trombo em átrio/apêndice atrial esquerdo pré-cardioversão de FA, quantificação e esclarecimento de mecanismo gerador de insuficiência mitral, disfunções de prótese mitral ou aórtica, choque de etiologia indeterminada com ETT inconclusivo, doenças da aorta torácica (aneurismas, dissecção e suas variantes), monitoração intraoperatória de cirurgias cardíacas/não cardíacas, e de procedimentos intervencionistas na sala de hemodinâmica (ablação de arritmias, instalação de dispositivos oclusores, implante percutâneo de próteses valvares).

> **QUADRO 140.1** ■ Elementos diagnósticos obtidos pelo ecocardiograma associado às técnicas de Doppler
>
> 1 | Análise estrutural do coração e grandes vasos
> - Dimensões das cavidades cardíacas (diâmetros e volumes)
> - Espessura e massa miocárdica ventricular esquerda
> - Aspecto do trabeculado endocárdico
> - Integridade dos septos atrial e ventricular
> - Textura e mobilidade das valvas (espessamento, fibrocalcificação)
> - Aspecto do pericárdio
> - Aorta torácica, artéria pulmonar e veias cavas (veias pulmonares pelo exame transesofágico)
> - Massas intracardíacas anômalas (trombos, vegetações, tumores)
> 2 | Avaliação da função ventricular
> - Função sistólica global (fração de ejeção, fração de encurtamento)
> - Função contrátil segmentar ou regional
> - Função diastólica ventricular esquerda
> 3 | Estudo funcional das valvas cardíacas
> - Presença e quantificação de refluxos valvares
> - Presença e quantificação de estenoses valvares
> 4 | Estimativa das pressões intracardíacas
> - Pressão sistólica arterial pulmonar derivada do refluxo tricúspide
> - Pressão de enchimento ventricular esquerdo (pressão capilar pulmonar) derivada da relação E/e'.
> 5 | Avaliação do pericárdio
> - Gordura epicárdica
> - Derrame pericárdico; restrição pericárdica

ATENÇÃO!

Para realização do ETE, são necessários jejum mínimo de quatro horas, anestesia tópica e sedação leve; contraindicações absolutas ao exame referem-se a sangramento digestivo alto em atividade e disfagia de qualquer natureza.

A eco sob estresse constitui uma técnica de investigação de isquemia miocárdica resultante de DAC, utilizando-se agentes farmacológicos indutores de isquemia (dobutamina ou dipiridamol, associados à atropina) ou o exercício físico. Nesses casos, uma obstrução coronariana significativa (acima de 50 a 70%) pode ser suspeitada quando um segmento miocárdico, previamente normal, apresenta alteração contrátil (hipocinesia, acinesia ou discinesia) transitória e reversível durante o teste. O exame pode ser empregado na avaliação de viabilidade miocárdica após o infarto agudo do miocárdio (IAM) (*stunned myocardium*) ou na isquemia crônica (*hibernating myocardium*), além de ser útil para averiguar o comportamento hemodinâmico de valvopatias e da pressão pulmonar ao esforço.

A eco com contraste compreende o uso de contraste ecográfico de microbolhas de ar (salina agitada) ou de gases inertes (perfluorcarbonos) envoltos por veículos específicos, que são injetados em veia periférica e produzem intensa reflexão das ondas sonoras. A salina agitada é utilizada para a pesquisa de forame oval patente ou dilatações vasculares pulmonares em hepatopatas. O uso de novos agentes produtores de microbolhas em nosso meio está limitado à definição do bordo endocárdico do VE, necessitando ainda de confirmação para o estudo da perfusão miocárdica. A análise anatômica sequencial pelo ETT permite o esclarecimento de diversas cardiopatias congênitas na infância, desde o berçário, dispensando o uso de estudo hemodinâmico. A eco fetal a partir da 18ª. semana de gestação é útil para detecção de alterações do ritmo cardíaco ou anomalias congênitas em casos selecionados.

Novas modalidades do exame incluem a eco tridimensional (**E3D**) útil na avaliação de volumes cavitários, ideal para avaliação da função sistólica ventricular (esquerda e direita) e função atrial esquerda. Detalhes anatômicos podem ser revelados por cortes específicos, particularmente quando se usa a modalidade transesofágica. A análise do *strain* por *speckle traking* permite uma análise mais acurada da função ventricular segmentar e global, útil na avaliação da disfunção miocárdica latente. A eco ultraportátil consiste na miniaturização de aparelhos com funções básicas, que pode ser utilizado nas urgências médicas no pronto-socorro e na UTI, para responder a questões pontuais no exame focalizado, como, por exemplo, derrame pericárdico, função ventricular ou condições de volemia. Tais técnicas novas exigem equipamento especial com treinamento adequado.

■ TOMOGRAFIA COMPUTADORIZADA E RESSONÂNCIA MAGNÉTICA

A ressonância magnética (RM) e a tomografia computadorizada (TC) têm, ao longo dos últimos anos, adquirido importância crescente como métodos diagnósticos nas diversas cardiopatias.

A RM apresenta a vantagem de não utilizar radiação ionizante nem meio de contraste nefrotóxico. Permite a avaliação da anatomia cardíaca e vascular, da função ventricular, da perfusão miocárdica e da caracterização tecidual de forma acurada e altamente reprodutível. Sua versatilidade e acurácia diagnóstica a tornam um método altamente atraente para a avaliação de uma enorme gama de cardiopatias adquiridas ou congênitas, além das doenças da aorta, vasos pulmonares e outros leitos vasculares.

Pela RM, para avaliação da função, não há necessidade do uso de contraste endovenoso (EV). A aquisição das informações, na maior parte das vezes, é realizada acoplada ao traçado eletrocardiográfico, eliminando os artefatos de movimento. Por meio das imagens obtidas, é possível realizar a avaliação cardíaca em movimento e medidas de volumes, da fração de ejeção e da massa com alta acurácia e com elevada reprodutibilidade.

Entretanto, na técnica do realce tardio pela RM, as imagens são adquiridas cerca de 10 a 20 minutos após a administração do gadolínio (contraste EV), que, por ter distribuição extracelular, não penetra membranas celulares íntegras. Nas regiões de infarto agudo, ocorre ruptura das membranas dos miócitos necróticos e, portanto, o gadolínio pode se distribuir livremente (maior volume de distribuição). A necrose dos miócitos causa uma alteração da cinética de distribuição do contraste, de modo que a saída do gadolínio das áreas de infarto ocorre mais lentamente (*delayed washout*). No caso dos infartos antigos, a fibrose, e não a necrose, é o fenômeno patológico subjacente. Nesses casos, o maior espaço extracelular verificado no tecido fibrótico, quando comparado ao miocárdio normal, é a causa do maior volume de distribuição e da alteração da cinética do gadolínio. Nos dois casos, o resultado final é o acúmulo de gadolínio nas regiões de infarto, cerca de 10 a 20 minutos após sua administração, o que possibilita a detecção do infarto e fibrose. Esta é uma ferramenta poderosa na avaliação da viabilidade miocárdica, assim como para a avaliação diagnóstica e prognóstica das miocardiopatias não isquêmicas.

A TC cardíaca oferece duas principais formas de avaliação do coração, que empregam técnicas diferentes e proveem informações distintas. A primeira, na qual não se usa contraste injetável, é a quantificação da calcificação coronariana (escore de cálcio – EC). Vários trabalhos com grande número de pacientes demonstraram que o escore de cálcio tem forte correlação com risco de eventos cardiovasculares futuros de maneira independente dos fatores de risco tradicionais e da presença de isquemia miocárdica. Portanto, para indivíduos de risco intermediário, o escore de cálcio, atualmente, é uma importante ferramenta para estratificação de risco cardiovascular, por meio da detecção de aterosclerose subclínica.

A segunda modalidade é a ângio-TC das artérias coronárias (ATCCor), que permite a avaliação do lúmen das artérias coronárias de maneira não invasiva. Os equipamentos com 64 colunas de detectores, hoje amplamente difundidos, são capazes de adquirir imagens que permitem a visualização detalhada do lúmen das artérias coronárias com alta acurácia diagnóstica quando comparados ao cateterismo cardíaco (o padrão-ouro), porém de maneira não invasiva, rápida e segura.

Vários estudos recentes mostram que a ATCCor fornece importantes informações prognósticas em pacientes sintomáticos com suspeita de doença coronariana crônica, assim como em pacientes com dor torácica aguda nas unidades de emergência.

Aplicações ainda em estudo, porém bastante promissoras, são a avaliação da perfusão e fibrose miocárdica por TC, determinação da fração de reserva de fluxo de maneira não invasiva (FFR-CT) e a análise da composição das placas ateroscleróticas.

REVISÃO

- Os principais métodos diagnósticos em cardiologia são: ECG; teste ergométrico; medicina nuclear; ecocardiografia; RM e TC. Isoladamente, em determinadas combinações, com o auxílio de variadas técnicas, são instrumentos indispensáveis na prática clínica.
- A eletrocardiografia tem a melhor relação custo/benefício e é indispensável na prática clínica diária. O teste ergométrico é aplicado principalmente na DCA e nas miocardiopatias isquêmicas. A medicina nuclear é utilizada na CPM, a mais precisa técnica diagnóstica para a DAC, e na estratificação de risco de eventos futuros. A versátil ecocardiografia é o método diagnóstico não invasivo de imagem cardiovascular mais utilizado. A RM é fundamental na avaliação da viabilidade miocárdica, no diagnóstico e prognóstico das miocardiopatias não isquêmicas. A TC tem duas formas de aplicação: a EC, que faz o escore de cálcio; e a angio-TC das artérias coronárias, a ATCCor.
- O uso de cada método e de suas combinações são determinados, entre outros fatores, por contraindicações clínicas (como o emprego de radiação ou contraste), disponibilidade dos recursos, suspeitas diagnósticas, diagnósticos diferenciais.

■ REFERÊNCIAS

1. Douglas PS, Khandheria B, Stainback RF, Weissman NJ, Brindis RG, Patel MR, et al. ACCF/ASE/ACEP/ASNC/SCAI/SCCT/SCMR 2007 appropriateness criteria for transthoracic and transesophageal echocardiography: a report of the American College of Cardiology Foundation Quality Strategic Directions Committee Appropriateness Criteria Working Group, American Society of Echocardiography, American College of Emergency Physicians, American Society of Nuclear Cardiology, Society for Cardiovascular Angiography and Interventions, Society of Cardiovascular Computed Tomography, and the Society for Cardiovascular Magnetic Resonance endorsed by the American College of Chest Physicians and the Society of Critical Care Medicine. J Am Coll Cardiol. 2007;50(2):187-204.
2. Klocke FJ, Baird MG, Lorell BH, Bateman TM, Messer JV, Berman DS, et al. ACC/AHA/ASNC Guidelines for the Clinical Use of Cardiac Radionuclide Imaging – Executive Summary. A Report of the American College of Cardiology/ American Heart Association Task Force on Practice Guidelines (ACC/AHA/ASNC Committee to Revise the 1995 Guidelines for the Clinical Use of Cardiac Radionuclide Imaging). Circulation. 2003;108:1404-18.

■ LEITURAS SUGERIDAS

Campos Filho O, Gil MA, Tatani SB. Ecocardiografia. In: Serrano JR, Timerman A, Stefanini E, editores. Tratado de cardiologia SOCESP. 2. ed. São Paulo: Manole; 2009.

Meneghelo RS, Araújo CGS, Stein R, Mastrocolla LE, Albuquerque PF, Serra SM, et al. III Diretrizes da Sociedade Brasileira de Cardiologia sobre teste ergométrico. Arq Bras Cardiol. 2010;95(5 supl 1):1-26.

141
SÍNDROME CORONARIANA AGUDA

■ ANTONIO CARLOS CARVALHO
■ IRAN GONÇALVES JUNIOR

Síndrome coronariana aguda (SCA) é a nomenclatura utilizada para descrever os quadros clínicos que se originam da obstrução parcial ou total das artérias coronárias por um trombo sobreposto a uma placa de aterosclerose.

A forma mais característica de apresentação é a dor torácica de característica súbita, em peso, acompanhada de mal-estar e sudorese.

Dada a apresentação clínica comum, achados de ECG e resultados de enzimas cardíacas são utilizados para diferenciar os pacientes entre os diagnósticos de angina instável (AI), infarto do miocárdio sem supradesnivelamento do segmento ST (IAMSST) e infarto do miocárdio com supradesnivelamento do segmento ST (IAMST).

O fluxo característico de atendimento do paciente com dor torácica é descrito na Figura 141.1.

■ QUADRO CLÍNICO

A dor torácica é uma queixa comum e de muitas causas diferentes. Pode ter origem cardíaca e não ser relacionada à obstrução coronariana aguda (p. ex., ponte miocárdica, estenose aórtica, miocardites, miocardiopatia hipertrófica, pericardite, aneurisma dissecante da aorta) e pode ter origem em patologias fora do sistema cardiovascular (Quadro 141.1).

QUADRO 141.1 ■ Causas de dores torácicas

- Gastrintestinais: esofagite, espasmo de esôfago, doença ulceropéptica, doença biliar, gastrite, pancreatite, sintomas intestinais
- Pulmonar: embolia pulmonar, hipertensão pulmonar, pleurite, pneumotórax, pneumonia
- Neuromuscular: trauma, osteocondrites, fraturas, artrites
- Outras causas: herpes-zóster, anemia, ansiedade, somatização, síndrome do pânico

Essas outras causas são mais comuns em um ambiente de pronto-socorro geral, portanto, a preocupação do médico que presta o 1º atendimento deve ser a de não deixar de diagnosticar uma dor de origem isquêmica causada pela ruptura da placa aterosclerótica, as SCAs.

A dor é geralmente descrita como súbita, em peso, na região do precórdio, e pode haver irradiação para a mandíbula, braço esquerdo ou ambos os braços. A duração da dor é variável, podendo durar de poucos minutos a meia hora ou mais. A dor costuma ser recorrente com vários episódios durante o dia ou na mesma semana.

DIAGNÓSTICO E TRATAMENTO

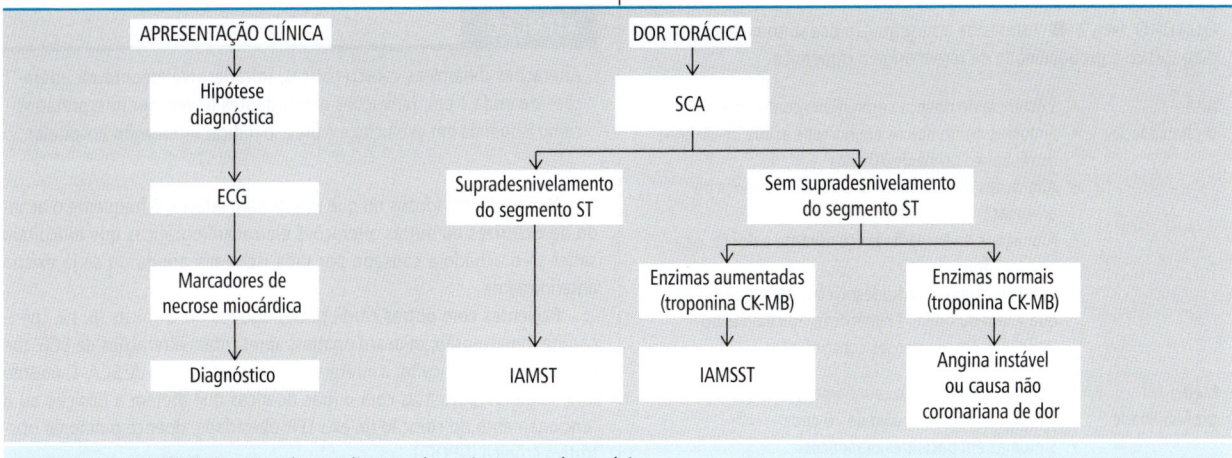

FIGURA 141.1 ■ Fluxograma de atendimento do paciente com dor torácica.

CK-MB: isoenzima MB da creatinocinase.

Outros sintomas e sinais associados são sudorese, cansaço, ansiedade, sensação de morte eminente.

A classificação proposta pela Canadian Cardiovascular Society tem sido comumente utilizada para descrever o tipo de dor e sua potencial gravidade:[1]

- classe I – angina somente desencadeada por esforços extenuantes ou atividade física prolongada. Andar rápido ou subir escadas não desencadeia angina;
- classe II – limitação física discreta com angina desencadeada somente com atividade física intensa. Andar rápido ou subir escadas desencadeia angina;
- classe III – limitação importante, angina desencadeada com atividades rotineiras; impossibilidade de andar no plano com passo normal;
- classe IV – grande limitação física, angina desencadeada mesmo sem atividade física, angina de repouso.

Outras formas de apresentação que traduzem gravidade são:

- angina de repouso prolongada (> 20 minutos);
- angina recente classificada como classe II ou maior;
- alteração de padrão de angina prévio, principalmente quando o novo padrão é classe III ou maior;
- angina pós-IAM.

Nos casos de obstrução total do fluxo sanguíneo, a sintomatologia costuma ser súbita, persistente e acompanhada de outros indicativos, como sudorese, cansaço, falta de ar.

Dá-se o nome de equivalente isquêmico às manifestações da isquemia coronariana que se apresentam sem dor (p. ex., sinais de congestão pulmonar, edema agudo, falta de ar, hipotensão). Essas apresentações constituem um desafio diagnóstico adicional ao médico e ao paciente e seus familiares que, muitas vezes, demoram a procurar assistência. Essas apresentações atípicas são mais frequentes em diabéticos, mulheres e pacientes com insuficiência renal crônica (IRC) ou em idosos acima de 75 anos.

> **ATENÇÃO!**
>
> Pacientes do sexo feminino são um desafio diagnóstico porque ainda existe a crença, totalmente errônea, de que a doença coronariana não é comum em mulheres, mas esta é a principal causa de óbitos na população feminina, na qual a evolução clínica é pior, com maior mortalidade intra-hospitalar.

Pacientes muito jovens, na faixa etária dos 20 anos ou menos, devem ser avaliados cuidadosamente, pois podem apresentar SCA devido ao uso de drogas, particularmente cocaína.

Para auxiliar o diagnóstico clínico, o Quadro 141.2 apresenta formas de apresentação dos sintomas e a probabilidade de eles serem de origem isquêmica. É importante salientar que não é necessária a presença de todo o conjunto para que a probabilidade seja definida, bastando a presença de apenas uma situação de cada faixa de risco para que o paciente seja nela classificado (p. ex., a presença de diabetes sempre classifica a dor torácica como de média probabilidade de ser isquêmica, independentemente de qualquer outro achado).

Todo paciente com SCA é sujeito à instabilidade elétrica pela isquemia miocárdica e ao desenvolvimento de arritmias ventriculares malignas que podem levar à parada cardíaca por fibrilação ventricular (FV). Por esse motivo, todo paciente com hipótese diagnóstica de SCA deve ser adequadamente monitorado e mantido com acesso venoso adequado.

■ DIAGNÓSTICO

MARCADORES DE NECROSE MIOCÁRDICA

As troponinas são as enzimas mais sensíveis e específicas para diagnosticar necrose miocárdica do que a creatinocinase (CK) total ou sua fração MB (CK-MB).

A liberação de marcadores de necrose permite o diagnóstico diferencial entre a angina instável e o infarto sem onda Q. Ambos se apresentam com o mesmo quadro clínico e eletrocardiográfico, sem supradesnivelamento do segmento ST. O diagnóstico diferencial se faz com a elevação (IAMSST) ou não (AI) dos marcadores de necrose.

A troponina começa a elevar-se com 4 a 6 horas do início dos sintomas e permanece elevada por até duas semanas. O desenvolvimento de ensaios laboratoriais de alta sensibilidade (troponinas ultrassensíveis) permitiu a detecção mais precoce e de infartos com menor necrose celular.

O nível sérico de troponina pode ser normal se o paciente procura atendimento muito precocemente, portanto o exame deve ser sempre repetido após 3 a 4 horas nos casos de uma 1ª amostra negativa.

A quantidade de troponina liberada após um evento isquêmico coronariano é um marcador independente de risco de vida.

QUADRO 141.2 ■ Formas de apresentação dos sintomas ao diagnóstico e probabilidade de terem origem isquêmica	
Alta probabilidade	• Existência de doença coronariana conhecida • Sintomas muito típicos em homens acima de 60 anos ou mulheres acima de 70 anos • Alterações de ECG durante a dor ou presença de arritmias • Alterações da hemodinâmica durante a dor (p. ex., hipotensão) • ECG com supra ou infradesnivelamento maiores do que 1 mm ou ondas T simétricas, apiculadas ou invertidas em derivações concordantes
Média probabilidade	• Sintomas muito típicos em homens abaixo de 60 anos ou mulheres abaixo de 70 anos • Sintomas em pacientes diabéticos • Sintomas em pacientes com mais de 2 fatores de risco • Presença de doença vascular periférica • Infradesnivelamento do segmento ST menor do que 1 mm ou inversão de onda T
Baixa probabilidade	• Dores torácicas de outras características (pleurítica, piora com digitopressão, piora com contração muscular ou movimento etc.) • Dor torácica ou outros sintomas com causa bem definida (p. ex., pneumonia, herpes, trauma etc.) • Apenas um fator de risco (exceto diabetes) • ECG normal

Obs.: Fatores de risco: diabetes, tabagismo, hipertensão e hipercolesterolemia.

A troponina pode estar elevada em outras situações cardíacas ou circulatórias que não as SCAs (p. ex., miocardites, aneurismas dissecantes, quadros de choque cardiogênico, IC descompensada, emergência hipertensiva, TEP, sepse). Em todos esses casos, ela continua representando necrose miocárdica e mantém seu valor prognóstico.

Nos pacientes com IRC, o nível sérico de troponina pode se apresentar elevado sem representar um evento coronariano agudo.

Nos pacientes que se apresentam com SCA e supradesnivelamento do segmento ST, não é necessário esperar pelo resultado da troponina para se iniciar o tratamento ou confirmar o diagnóstico.

ELETROCARDIOGRAFIA E OUTROS MÉTODOS NÃO INVASIVOS

A eletrocardiografia é de fundamental importância nos casos de SCA. Deve ser realizada nos primeiros minutos após a chegada de todo paciente com dor torácica, antes mesmo da avaliação médica. Sua realização em ambulâncias ou postos de atendimento e sua transmissão para o hospital de retaguarda aceleram o diagnóstico e o início do tratamento.

A presença de supradesnivelamento do segmento ST maior do que 1 mm em derivações concordantes ou a presença de bloqueio de ramo esquerdo novo ou presumivelmente novo fecha o diagnóstico de IAM e autoriza o início do tratamento, sem a necessidade de outros exames.

Na ausência de supradesnivelamento, deve-se procurar infradesnivelamento, alterações da onda T (que pode se apresentar apiculada, achatada ou invertida), alterações da condução do estímulo dinâmicas ou fixas (bloqueios), enfim, qualquer achado que possa corroborar o diagnóstico de isquemia miocárdica.

> **ATENÇÃO!**
> Alterações dinâmicas características, infradesnivelamento ou alterações de onda T em derivações concordantes devem ser interpretados como isquemia em evolução e é preciso indicar internação hospitalar.

Nos pacientes idosos ou que já sofreram infarto, é frequente o achado de cicatrizes ou outras alterações eletrocardiográficas que dificultam saber se o achado é causado por uma isquemia aguda ou se já existia anteriormente.

Pacientes com outras cardiopatias agudas ou crônicas (p. ex., pericardite, hipertensão, miocardiopatias) apresentam alterações de ECG que também podem dificultar a interpretação em um quadro de SCA. O mesmo fato se dá em pacientes com outras doenças que afetem a posição ou o funcionamento do coração (p. ex., TEP, obesidade, doença pulmonar obstrutiva crônica [DPOC]).

Pacientes muito magros, atletas, jovens ou sem uma causa definida, podem apresentar o padrão de repolarização precoce que mimetiza o supradesnivelamento e podem induzir a um falso diagnóstico de IAM.

ECG interpretados inicialmente como normais ou sem supradesnivelamento também devem ser seguidos de outros ECG seriados a intervalos regulares.

ECG seriados a intervalos regulares, a cada hora, por exemplo, ou se a situação clínica do paciente se modificar, auxiliam a dirimir as dúvidas relacionadas aos achados do ECG inicial.

Nenhum paciente deve ser liberado ou ter o diagnóstico de SCA excluído com base apenas em um ECG isolado, interpretado como normal ou sem alterações agudas.

O ecocardiograma pode ser bastante útil na avaliação do paciente com SCA. O achado mais específico é a hipocinesia ou acinesia de uma parede, principalmente quando ela está em conformidade com os achados do ECG. Da mesma maneira como ocorre com os achados de ECG, alterações existentes previamente no ecocardiograma podem dificultar a interpretação dos achados.

A realização de testes de isquemia, ergometria ou ecocardiografia de estresse, na fase aguda de SCA, só deve ser considerada se o ECG seriado e as enzimas seriadas são normais e em pacientes de baixo risco.

TC e RM de coração no diagnóstico diferencial de SCA ainda devem ser consideradas procedimentos de exceção e não estão disponíveis rotineiramente para pacientes, com a agilidade necessária.

■ TRATAMENTO

TRATAMENTO INICIAL COMUM DAS SÍNDROMES CORONARIANAS AGUDAS

Pacientes com queixa de dor torácica ou falta de ar devem ser localizados rapidamente pelos setores de triagem e serem admitidos rapidamente. Dessa forma, não podem ficar esperando a chamada de senha, por ordem de chegada.

Quanto mais rápido o atendimento, menores a morbidade e a mortalidade dos pacientes com SCA.

O paciente com hipótese diagnóstica de SCA deve ser levado para um local onde possa ficar deitado, ser monitorado e ter um acesso venoso providenciado.

O paciente deve receber oxigenoterapia e é preciso realizar uma eletrocardiografia nos primeiros cinco minutos após sua chegada ao hospital, mesmo antes de o médico avaliá-lo.

O paciente deve ser questionado quanto aos seus fatores de risco e ao nível de dor. Deve ser questionado, também, sobre seu histórico de sangramento e uso de medicações.

A avaliação médica deve ser imediata, e o paciente deve receber ácido acetilsalicílico (AAS) (300 a 500 mg) o mais rapidamente possível. Morfina deve ser administrada em bólus de 0,2 a 0,3 mg para controle da dor e ansiedade.

Nos casos em que o ECG demonstre supradesnivelamento do segmento ST, tem-se o diagnóstico de IAM e deve-se iniciar o tratamento de reperfusão disponível na instituição; se não há o supradesnivelamento no ECG, inicia-se o tratamento para SCA sem supradesnivelamento do segmento ST (SCA-SST).

Classe de recomendação e nível de evidência das informações da literatura médica

Com o grande número de publicações existente na literatura médica, é necessária uma abordagem sistemática para avaliar e recomendar os resultados de tratamentos e procedimentos obtidos de estudos de metodologia muito diferentes (estudos placebo-controlados, de comparação de eficácia e randomizados, acompanhamento de séries, metanálise etc.).

As principais sociedades de cardiologia mundiais adotam uma classificação que divide em classes as recomendações, do absolutamente indicado ao totalmente contraindicado, e as evidências de literatura que corroboram a indicação, em três níveis.

Sempre que possível, as recomendações das Diretrizes Brasileiras serão apresentadas neste capítulo. As definições utilizadas pela Sociedade Brasileira de Cardiologia para criar estas recomendações estão descritas no Quadro 141.3.

TRATAMENTO DAS SÍNDROMES CORONARIANAS AGUDAS SEM SUPRADESNIVELAMENTO DO SEGMENTO ST

Medicamentos utilizados para diminuir a isquemia

1 | Betabloqueadores: diminuem o consumo de oxigênio por reduzirem o cronotropismo, o inotropismo e a pressão arterial (PA). Devem ser usados com cautela em pacientes que se apresentam com evidência de grande isquemia (sinais de congestão, taquicardia com baixa PA, bloqueios atrioventriculares [BAVs]) para não agravar um quadro de insuficiência cardíaca (IC) ou distúrbio de condução que esteja se instalando. A melhor indicação para o uso de betabloqueadores é nos pacientes que se apresentam com taquicardia e hipertensão arterial. Não há um betabloqueador de escolha e seu objetivo terapêutico é diminuir a frequência cardíaca (FC) para 56 a 60 batimentos por minuto. São indicação classe IIA, nível de evidência A.

2 | Nitratos: promovem venodilatação, o que diminui o retorno venoso e as pressões de enchimento dos ventrículos, reduzindo o consumo de oxigênio durante a contração ventricular. Diminuem, do mesmo modo, a congestão pulmonar. Também promovem vasodilatação das artérias coronárias. Devem ser usados com cautela em pacientes hipotensos ou com acometimento isquêmico do ventrículo direito (VD). Podem ser administrados por via EV, sublingual ou oral (VO). Não há uma dose máxima ou preestabelecida, devendo ser tituladas conforme a resposta clínica. São indicação classe I, nível de evidência B.

3 | Bloqueadores dos canais de cálcio: são considerados quando há contraindicação ao uso dos betabloqueadores, em que as benzodiazepinas (diltiazem) são os medicamentos de escolha, já que diminuem o cronotropismo e o inotropismo. As di-hidropiridinas (nifedipina) não devem ser utilizadas rotineiramente, pois promovem vasodilatação arterial intensa e taquicardia reflexa. Podem ser utilizadas em pacientes hipertensos que já recebam doses adequadas de betabloqueadores e nitratos ou nos casos, raros, em que se conclua que há um grande componente vasoespástico durante a evolução clínica. As doses devem ser tituladas conforme a resposta clínica. O uso rotineiro desses medicamentos é considerado classe III (contraindicado), nível de evidência C.

Antiagregantes plaquetários

A ativação e a agregação plaquetária, com a ativação da cascata de coagulação, são os componentes principais do processo de trombose na artéria coronária. Antiagregação e anticoagulação adequadas são os principais objetivos terapêuticos nas SCA-SST.

As doses e as recomendações da Sociedade Brasileira de Cardiologia, conforme as Diretrizes Brasileiras de Antiagregantes Plaquetários e Anticoagulantes,[2] são apresentadas no Quadro 141.4.

1 | AAS: mais antigo antiagregante plaquetário em uso, é, ainda, o componente principal do tratamento devido à sua facilidade de administração e ao seu baixo risco terapêutico. Deve ser administrado imediatamente a todos os pacientes com hipótese diagnóstica de SCA. Liga-se, irreversivelmente, ao receptor da ciclo-oxigenase (COX-1) e inibe a formação do tromboxane A2. Diminui em 50% a evolução para óbito ou infarto nos pacientes com SCA. O efeito colateral mais comum é a intolerância gastrintestinal, que pode impedir o uso em 1% dos pacientes. Outras reações (anafilaxia, broncoespasmo, *rash* cutâneo) são raras, ocorrendo em menos de 0,5% dos pacientes. Anti-inflamatórios não hormonais (AINHs) podem deslocar o AAS do COX-1 e promover fenômenos trombóticos, via

QUADRO 141.3 ■ Definição e classificação dos graus de recomendações e definição das classes

CLASSE DE RECOMENDAÇÃO	DEFINIÇÃO
I	Consenso de que o procedimento/tratamento é útil e eficaz
II	Condições para as quais não há consenso acerca da utilidade e eficácia do procedimento/tratamento
IIA	A opinião favorece a indicação do procedimento/tratamento
IIB	A opinião não favorece claramente a indicação do procedimento/tratamento
III	Consenso de que o procedimento/tratamento não é útil e, em alguns casos, pode gerar risco

NÍVEL DE EVIDÊNCIA	DEFINIÇÃO
A	Dados obtidos a partir de estudos randomizados, de boa qualidade, que seguem as orientações do CONSORT (Consolidated Standards of Reporting Trials) ou metanálises de grandes estudos randomizados que seguem as orientações do CONSORT
B	Dados obtidos de um único ensaio clínico randomizado de boa qualidade que segue a orientação do CONSORT ou vários estudos não randomizados
C	Dados obtidos de estudos que incluíram séries de casos e/ou dados de consenso e/ou opinião de especialistas

ATUALIZAÇÃO TERAPÊUTICA

QUADRO 141.4 ■ Recomendações para o uso de antiagregantes plaquetários na síndrome coronariana aguda sem elevação do segmento ST

CLASSE	RECOMENDAÇÃO	NÍVEL DE EVIDÊNCIA
I	AAS (162-300 mg em dose de ataque, com dose de manutenção de 81-100 mg/d), a todos os pacientes, salvo contraindicação, independentemente da estratégia de tratamento e por tempo indeterminado	A
	Clopidogrel (300 mg em dose de ataque, com dose de manutenção de 75 mg/d) em adição ao AAS, em pacientes portadores de angina instável de risco intermediário ou alto, além de IAM/SEST, por 12 meses	A
	Uso de terapia antiplaquetária dupla por 12 meses após o evento agudo, salvo contraindicações	A
	Ticagrelor (180 mg de ataque seguido por 90 mg 2 x/d) em pacientes portadores de angina instável de risco moderado ou alto, além do IAM/SEST, independentemente da estratégia de tratamento posterior (clínico, cirúrgico ou percutâneo), por 12 meses	B
	Prasugrel 60 mg de ataque seguido por 10 mg/d em pacientes portadores de angina instável de risco moderado ou alto, além do IAM/SEST, com anatomia coronária conhecida, submetidos à angioplastia e sem fatores de risco para sangramento (maior ou igual a 75 anos de idade; menos de 60 kg; AVC ou AIT prévios)	B
	Adição de um inibidor da GP IIb/IIIa em pacientes com baixo risco hemorrágico, sob dupla antiagregação plaquetária, submetidos à ICP de alto risco (presença de trombos, complicações trombóticas da ICP)	A
IIA	Clopidogrel (600 mg em dose de ataque, seguida por 150 mg ao dia por 7 dias e dose posterior de 75 mg/d), em adição ao ASS, em pacientes submetidos a ICP com alto risco de eventos isquêmicos e baixo risco de sangramento	
	Reinício de ticagrelor ou clopidogrel após cirurgia de revascularização miocárdica, assim que seguro	B
IIB	Tirofiban em adição ao AAS em pacientes com alto risco isquêmico (troponina positiva, isquemia recorrente) antes do cateterismo	
	Uso de testes de agregabilidade plaquetária ou testes genéticos (genotipagem) em casos selecionados	B
III	Combinação de AAS com outros AINE	
	Uso rotineiro dos inibidores da GP IIb/IIIa em pacientes sob uso de dupla antiagregação plaquetária antes do cateterismo	A

ICP: intervenção coronariana percutânea; AIT: ataque isquêmico transitório; GP: glicoproteína; AAS: ácido acetilsalicílico; AVC: acidente vascular cerebral.
Fonte: Lorga Filho e colaboradores.[2]

ativação do receptor COX-2, portanto, devem ser evitados em pacientes com história prévia de SCA.

2 | Inibidores da ativação plaquetária induzida pela adenosina difosfato, via inibição dos receptores P2Y12 (clopidogrel, prasugrel e ticagrelor):

- Clopidogrel: inibidor P2Y12 mais antigo em uso, é um profármaco que necessita de metabolização hepática para exercer sua atividade. A ligação com o receptor é irreversível. Há grande variação entre os indivíduos quanto à capacidade de realizar adequadamente essa ativação, portanto a resposta do paciente ao uso do clopidogrel não pode ser prevista. O clopidogrel demonstrou benefício clínico em termos de diminuição de mortalidade e evolução para infarto em, praticamente, todos os subgrupos de pacientes com SCA, incluindo idosos, diabéticos e pacientes que não foram submetidos à angioplastia na fase aguda. Deve ser iniciado imediatamente, associado ao AAS. Efeitos adversos incluem sangramento, distúrbios gastrintestinais (diarreia, desconforto gastrintestinal), plaquetopenia e *rash* cutâneo. A utilização de clopidogrel concomitantemente a inibidores de bomba de prótons (IBPs), particularmente o omeprazol, ainda é controversa em virtude de algumas evidências de literatura que apontam para falha do efeito antiplaquetário com essa associação.
- Prasugrel: também é um profármaco, mas com menor quantidade de etapas até sua ativação. A ligação com o receptor é irreversível. Quando comparado diretamente com o clopidogrel (estudo TRITON TIMI 38), mostrou superioridade em termos do desfecho primário combinado de morte cardiovascular, infarto não fatal e AVC, derivada, principalmente, da menor incidência de infarto (11,2% para o clopidogrel e 9,3% para o prasugrel (p = 0,002)). Nesse mesmo estudo, houve aumento do sangramento fatal (0,4% *versus* 0,1%, p= 0,002) e não fatal (1,4% *versus* 0,9%, p = 0,01) com o uso do prasugrel, particularmente entre os pacientes com mais de 75 anos, peso menor do que 60 kg e naqueles com história de AVC. Benefício adicional foi observado em pacientes diabéticos, sem excesso de sangramento. Efeitos colaterais incluem sangramento e trombocitopenia. No subgrupo, dos pacientes submetidos à angioplastia de fase aguda ou após estabilização clínica, houve uma incidência 20% menor do desfecho primário combinado, sem maior incidência de sangramento. O uso do prasugrel está mais bem indicado em pacientes submetidos à coronariografia, candidatos à realização de angioplastia. Não há evidência sobre o uso do prasugrel após administração de agentes trombolíticos, devendo ser, portanto, contraindicada.
- Ticagrelor: inibidor de ação direta, não é um profármaco e atua rapidamente. Inibe reversivelmente as plaquetas. Na comparação com o clopidogrel (estudo PLATO), houve diminuição do desfecho primário combinado de morte cardiovascular, infarto não fatal

e AVC (11,7% para o clopidogrel e 9,8% para o ticagrelor (p < 0,001)), com redução de trombose de *stent* de 1,9% *versus* 1,3% (p < 0,01) e sem aumento de sangramento. Efeitos colaterais incluem a dispneia, que pode ocorrer na 1ª semana de tratamento em cerca de 15% dos pacientes, mas não tem relação com piora da função, pulmonar ou cardíaca e raramente obriga a suspenção do medicamento, e pausas sinoatriais, que podem surgir principalmente à noite. O prasugrel deve ser utilizado com cautela em pacientes com distúrbios da condução prévios. A fisiopatologia da dispneia e das pausas é desconhecida. Pequenos aumentos da creatinina podem ser observados. *Rash* cutâneo é similar ao causado por clopidogrel. Não há evidência sobre o uso do prasugrel após administração de agentes trombolíticos, que deve ser, portanto, contraindicada.

ATENÇÃO!

Em casos de cirurgias eletivas, o clopidogrel, o prasugrel e o ticagrelor devem ser interrompidos, respectivamente, cinco, sete e cinco dias antes do procedimento.

3 | Inibidores da glicoproteína IIb/IIIa: os dois fármacos dessa classe disponíveis no país são o tirofiban e o abciximab. Seu uso na atual era da dupla antiagregação plaquetária com AAS e um inibidor P2Y12 demonstrou aumento do risco de sangramento, sem um maior benefício clínico associado. A utilização desses fármacos hoje é restrita a pacientes submetidos à angioplastia e que apresentam, durante o procedimento, grande incidência de trombose apesar da dupla antiagregação.

Anticoagulantes

Os anticoagulantes, como os antiagregantes plaquetários, têm um papel fundamental nos pacientes com SCA-SST, diminuem a geração de trombina e a contínua ativação da cascata de coagulação. Devem ser iniciados imediatamente após a suspeita diagnóstica. A administração conjunta de antiagregantes e anticoagulantes tem açãosinérgica na diminuição de eventos na SCA-SST. Os seguintes anticoagulantes estão disponíveis no mercado brasileiro (Quadro 141.5):

1 | Heparina não fracionada (HNF): apresenta-se como um *pool* de moléculas de peso molecular entre 2.000 e 30.000 dáltons (média de 15.000 a 18.000 dáltons). Cerca de um terço dessas moléculas contém a sequência de pentassacarídeos, que permite a ligação à antitrombina e acelera a inibição do fator anti-Xa, promovendo o efeito anticoagulante. A via de administração ótima é a EV, já que as HNF são pouco absorvidas por via SC. A faixa terapêutica é estreita, necessitando de frequentes avaliações do tempo de tromboplastina parcial ativada (TTPA) para alcançar o valor adequado de 50 a 75 segundos. Foi, em conjunto com o AAS, o 1º medicamento a mostrar efetiva diminuição de mortalidade nas SCA. Estudos iniciais do uso de HNF *versus* placebo mostraram uma redução de 33% de óbito ou IAM nos pacientes com SCA-SST (p < 0,04). A utilização conjunta de AAS e HNF diminuiu a mortalidade e o número de eventos em maior número que o emprego isolado de cada fármaco. Geralmente, inicia-se o tratamento com um bólus de 60 a 70 UI/kg, até um máximo de 5.000 UI, seguidos da infusão de 12 a 15 UI/kg/hora. O efeito anticoagulante é perdido com poucas horas de interrupção da infusão. Trombocitopenia induzida pela HNF é comum.

2 | Heparinas de baixo peso molecular (HBPM): são moléculas com menor variação de peso molecular (2.000 a 10.000 dáltons), característica que possibilita benefícios clínicos, como alta absorção por via SC, menor ligação a proteínas plasmáticas, menor taxa de ativação plaquetária e menor trombocitopenia induzida pela heparina. Essas propriedades per-

QUADRO 141.5 ■ Recomendações para o uso de anticoagulantes em pacientes com síndrome coronariana aguda sem elevação do segmento ST

CLASSE	RECOMENDAÇÃO	NÍVEL DE EVIDÊNCIA
I	HNF 60-70 UI/kg (ataque) EV, máximo de 5.000 UI, seguido por infusão contínua de 12-15 UI/kg/h, máximo inicial de 1.000 UI/h, durante umperíodo mínimo de 48 horas. Manter TTPa de 1,5-2,5 vezes o valor de controle	A
	Enoxaparina 1 mg/kg, SC, 12/12 h (se > 75 anos, 0,75 mg/kg, SC, 12/12 h; se ClCr < 30 mL/min, 1 mg/kg, SC, 1 x/dia). Durante 8 dias ou até a alta hospitalar	A
	Nos pacientes em uso de fondaparinux, administrar HNF 85 UI/kg, EV, no momento da ICP ou 60 UI/kg naqueles que estiverem recebendo inibidores da GP IIb/IIIa	B
	Em pacientes que permanecerão em tratamento clínico, manter anticoagulação por 8 dias ou até a alta hospitalar	A
IIA	Considerar interrupção da anticoagulação após a ICP, exceto se houver outra indicação para mantê-la	C
IIB	Rivaroxabana 2,5 mg a cada 12 horas em adição à dupla antiagregação plaquetária com ácido acetilsalicílico e clopidogrel	B
	Troca de heparinas (HNF enoxaparina)	

mitem um efeito terapêutico mais constante e previsível, além de possibilitarem a aplicação SC. As HBPM são eliminadas parcialmente pelos rins, e há um efeito cumulativo quando o *clearance* de creatinina renal cai abaixo de 30 mL/min, sendo necessárias correção de dose e atenção para um maior risco de sangramento. A questão da superioridade clínica da HBPM sobre a HNF foi investigada com uma grande metanálise que envolveu 22 mil pacientes, que demonstrou não haver superioridade de nenhum dos medicamentos em termos de óbito em 30 dias e uma redução de 9% no desfecho primário combinado a óbito e IAM a favor da HBPM (10,1% *versus* 11%, p < 0,05), e não haver diferença no número de sangramento ou necessidade de transfusão. O estudo SYNERGY (Superior Yield of the New Strategy of Enoxaparin, Revascularization and Glycoprotein IIb/IIIa Inhibitors),[3] publicado em 2004, randomizou 10.027 pacientes de alto risco programados para realizar angioplastia em grupos que receberiam HNF ou HBPM, em que o desfecho primário foi óbito ou IAM em 30 dias. Não houve diferença em relação ao desfecho primário, mas foi observado aumento de sangramento maior no grupo que recebeu enoxiparina. Parte desse achado foi interpretado como decorrente de cruzamentos entre os grupos durante o estudo – pacientes que receberam inicialmente HBPM receberam, na evolução, HNF, e vice versa. No subgrupo em esse cruzamento não existiu, o desfecho primário foi melhor no grupo da HBPM (12,8% *versus* 15,6%, p = 0,03). A dose recomendada da enoxiparina é 1 mg/kg a cada 12 horas, administrada apenas uma vez ao dia para pacientes com *clearance* de creatinina menor do que 30 mL/minuto e corrigida para 0,75 mg/kg a cada 12 horas para pacientes com mais de 75 anos.

> **ATENÇÃO!**
>
> Deve-se evitar a administração da HBPM e da HNF, no mesmo paciente, durante a mesma internação.

2 | Fondaparinux: é um pentassacarídeo que inibe o fator anti-Xa ligando-se à antitrombina. O complexo antrombina-fondaparinux é 300 vezes mais potente em inibir o fator Xa do que a antitrombina isoladamente. Sua excreção é renal, está contraindicado em pacientes com *clearance* de creatinina < 20 mL/minuto, não induz trombocitopenia e não necessita de monitoração laboratorial. No estudo OASIS-5, que comparou fondaparinux com enoxiparina em uma análise de não inferioridade, o desfecho primário foi óbito, IAM ou angina refratária em oito dias. O resultado foi igual em ambos os grupos, mas a incidência de sangramento maior foi 48% menor no grupo do fondaparinux (2,2% *versus* 4,1%, p < 0,01). Houve maior incidência de trombose de cateter nos pacientes submetidos à angioplastia no grupo que recebeu fondaparinux e se recomenda uma dose de 85 UI/kg de HNF, por via EV, nos pacientes que receberam inicialmente fondaparinux e que serão submetidos à angioplastia.

Avaliação do risco de sangramento

A grande utilização de antiagregantes e anticoagulantes no tratamento das SCA levou à preocupação com o risco de sangramento nesses pacientes. Diversos estudos comparando diferentes medicamentos ou doses de um mesmo medicamento demonstraram que, além dos desfechos primários esperados, um desfecho de segurança, com particular ênfase no sangramento, é de grande importância na interpretação do real risco/benefício associado.

Pacientes muito idosos, diabéticos, com função renal diminuída, baixo peso corpóreo, ou em uso de outras medicações previamente, submetidos a múltiplas punções arteriais para realização de procedimentos percutâneos coronarianos ou com necessidade de cirurgia de revascularização, representam um desafio adicional ao estudo da utilização de antiagregantes e anticoagulantes nas SCA.

As definições de sangramento mais ou menos graves variaram entre os principais estudos. Em 2011, foi publicada uma proposta de definição de sangramento para estudos cardiovasculares que tenta padronizá-las (apresentada adaptada no Quadro 141.6).

A escala de risco do estudo CRUSADE* (Tabela 141.1 e Figura 141.2) é de fácil aplicação e permite estimar o risco de sangramento maior, definido como:[5]

- queda do hematócrito > 12%;
- sangramento intracraniano;
- sangramento retroperitoneal documentado;
- qualquer transfusão quando o hematócrito basal > 28%;
- qualquer transfusão quando o hematócrito basal < 28% e há sangramento testemunhado.

A escala vai até 100 pontos e define as seguintes faixas de risco:
- < 21 pontos: risco muito baixo;
- 21-30 pontos: risco baixo;
- 31-40 pontos: risco moderado;
- 41-50 pontos: alto risco;
- > 50 pontos: risco muito alto.

---

*The CRUSADE (Can Rapid risk stratification of Unstable angina patients Suppress ADverse outcomes with Early).

QUADRO 141.6 ■ Proposta de padronização da definição de sangramento para estudos cardiovasculares

Tipo 0: sem evidência de sangramento

Tipo 1: sangramento de pequena monta, geralmente não leva o paciente a procurar um médico, ou quando não há necessidade de internação ou investigação (p. ex., sangramento gengival, hematomas, sangramento nasal ou hemorroidário pequeno)

Tipo 2: qualquer sangramento maior que o esperado para a circunstância, incluindo sangramentos achados por exames de imagem ou laboratório. Sangramento que requeira hospitalização para investigação diagnóstica ou terapêutica, mas que não preencha os critérios para os tipos 3, 4 e 5

Tipo 3: sangramento evidenciado pela clínica, imagem ou exames de laboratório que necessitem ou apresentem
- Transfusão de glóbulos
- Queda de Hb de 3-5 g/dL
- Tamponamento cardíaco
- Cirurgia para controle (exceto nasal, dental, pele, hemorroidas)
- Uso de medicações vasoativas
- Sangramentos intracranianos, intramedulares ou intraoculares

Tipo 4: sangramentos relacionados à cirurgia de revascularização coronariana
- Sangramento intracraniano nas primeiras 48 horas
- Reoperação para controle de sangramento
- Transfusão de 5 unidades de concentrado de hemácias em um período de 48 horas
- Drenagem de mais de 2 L em 24 horas em drenos mediastinais ou torácicos

Tipo 5: sangramento fatal: sangramento que causa óbito sem uma outra causa plausível

HB: hemoglobina.
Fonte: Mehran e colaboradores.[4]

TABELA 141.1 ■ CRUSADE: risco de sangramento

PREDITOR	PONTOS
Hematócrito de chegada (%)	
< 31	9
31-33,9	7
31-36,9	3
37-39,9	2
≥ 40	0
***Clearance* de creatinina (mL/min)**	
≤ 15	39
> 15-30	35
> 30-60	28
> 60-90	17
> 90-120	7
>120	0

Frequência cardíaca	
≤ 70	0
71-80	1
81-90	3
91-100	6
101-110	8
111-120	10
> 120	11
Sexo	
Masculino	0
Feminino	8
Sinais de insuficiência cardíaca	
Sim	7
Não	0
Doença vascular prévia	
Sim	6
Não	0
Diabetes melito	
Sim	6
Não	0
Pressão arterial sistólica (mmHg)	
≤ 90	10
91-100	8
101-120	5
121-180	1
181-200	3
≥ 200	5

Fonte: Subherwal e colaboradores.[5]

ESTRATIFICAÇÃO DO RISCO NAS SÍNDROMES CORONARIANAS AGUDAS

No atendimento do paciente com SCA, é necessário avaliar o risco individual de cada paciente em termos dos principais desfechos – óbito, infarto ou reinfarto e necessidade de revascularização imediata com cirurgia ou angioplastia.

A estratificação de risco é realizada com critérios clínicos e laboratoriais e com a utilização de escalas de validades em grandes populações, que indicam a probabilidade de o paciente evoluir para determinado desfecho. A estratificação do risco auxilia, também, na indicação de uma estratégia invasiva mais precoce.

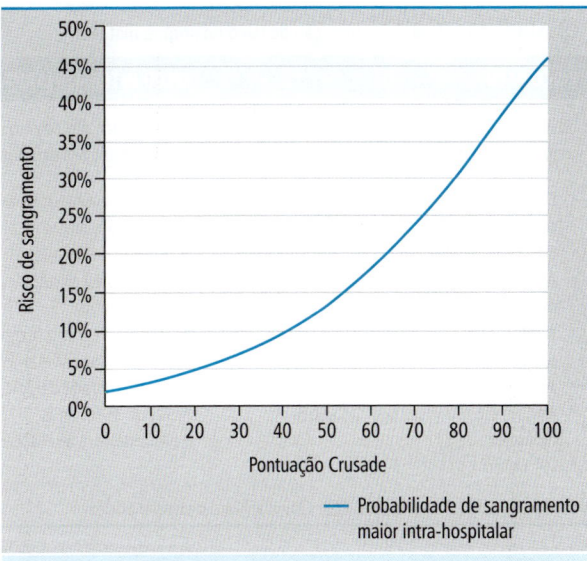

FIGURA 141.2 ■ Gráfico CRUSADE.
Fonte: Subherwal e colaboradores.[5]

ATENÇÃO!

É preciso deixar claro que a avaliação clínica do paciente não pode ser substituída por nenhuma escala de risco. Se o paciente não estiver evoluindo bem, ou se apresentar mudança de uma evolução antes favorável para uma piora do quadro clínico, deve ser sempre considerado de alto risco, mesmo que a aplicação de uma escala não o classifique como tal.

A classificação proposta por Braunwald há quase 25 anos continua útil porque permite uma estratificação intuitiva, guiada por história clínica, exame físico e ECG, que pode ser realizada rapidamente durante o exame inicial do paciente. Nos Quadros 141.7 e 141.8, estão descritas, respectivamente, as propostas de estratificação de risco na angina instável e de risco de vida ou infarto em pacientes com síndrome isquêmica aguda sem supradesnível do segmento ST.

É importante lembrar, novamente, que não é necessária a presença de todo o conjunto para que a probabilidade seja definida, mas a presença de apenas uma situação de cada faixa de risco para que o paciente seja nela classificado, por exemplo, a presença isolada de hipotensão associada à angina sempre classifica o paciente como de alto risco, independentemente de qualquer outro achado, ou a presença de dor prolongada que não melhorou há mais de 20 minutos, que classifica o paciente como de alto risco para infarto.

A escala de risco TIMI (Quadro 141.9) também é facilmente aplicável na avaliação inicial do paciente e de rápida memorização, avaliando o risco de desfecho em 14 dias.

O escore GRACE foi desenvolvido com a colaboração de pacientes de 14 países e permite o cálculo do risco de mortalidade hospitalar em seis meses. Leva em conta variáveis clínicas de gravidade, como idade, Killip, PAS, alteração do segmento ST, parada cardiorrespiratória, Cr, alteração de enzimas e FC.

O algoritmo de cálculo é complexo e necessita de computadores. Há um site do estudo que permite o cálculo via internet e há aplicativos para computadores ou telefones.

QUADRO 141.7 ■ Estratificação de risco na angina instável

RISCO ALTO	RISCO INTERMEDIÁRIO	RISCO BAIXO
Deve estar presente pelo menos um dos seguintes achados: - Dor em repouso prolongada (> 20 min) e contínua - Edema pulmonar - Angina associada a sopro de insuficiência mitral - Angina com 3ª bulha à ausculta cardíaca ou estertores - Angina com hipotensão - Angina em repouso com alterações dinâmicas de ST (> 1 mm)	Nenhum achado de alto risco, mas deve ter qualquer um dos seguintes: - Angina em repouso ausente no momento da avaliação, mas sem baixa probabilidade de DAC - Angina de repouso (> 20 min ou melhorada com repouso ou nitrato) - Angina noturna - Angina de início recente grau III ou IV (CCS) nas últimas duas semanas passadas, mas com baixa probabilidade de DAC - Idade > 65 anos - Angina com alterações dinâmicas da onda T	Nenhum achado de risco alto ou intermediário, mas deve ter qualquer um dos seguintes: - Angina aumentada em frequência, gravidade ou duração - Angina desencadeada com limiar baixo de esforço - Angina de início recente no intervalo de 2 semanas a 2 meses - ECG normal ou não alterado

DAC: doença arterial coronariana; CCS: Canadian Cardiovascular Society.

QUADRO 141.8 ■ Estratificação de risco de vida ou infarto em pacientes com síndrome isquêmica aguda sem supradesnível do segmento ST

CARACTERÍSTICAS	RISCO ALTO	RISCO MODERADO	RISCO BAIXO
História	Idade > 75 anos	Idade 70-75 anos	
	Dor progressiva, sintomas nas últimas 48 horas	Infarto prévio, doença vascular periférica, DM, cirurgia de revascularização, uso prévio de AAS	
Dor precordial	Prolongada (> 20 min), em repouso	Prolongada (> 20 min), em repouso mas com alívio espontâneo ou nitrato	Sintomas novos de angina classe III ou IV da CCS nas últimas 2 semanas sem dor em repouso prolongada (> 20 min)
Exame físico	Edema pulmonar, piora ou surgimento de sopro de regurgitação mitral, B3, hipotensão, bradicardia e taquicardia		
Eletrocardiograma	Infradesnível do segmento ST > 0,5 mm (associada ou não com angina), alteração dinâmica do ST, bloqueio completo de ramo, novo ou presumidamente novo	Inversão onda T > 2 mm, ondas Q patológicas	Normal ou inalterado durante o episódio de dor
	TV sustentada		
Marcadores séricos de necrose	Acentuadamente elevados	Elevação discreta	Normais

CCS: Canadian Cardiovascular Society; TV: taquicardia ventricular; DM: diabetes melito; AAS: ácido acetilsalicílico.

A classificação em tercis e os riscos proporcionais estão apresentados na Tabela 141.2.

Estratégias invasiva e conservadora para o tratamento das SCA-SST

Os pacientes com SCA-SST são uma população heterogênea em termos de anatomia da lesão coronariana que desencadeou o evento e da situação das outras artérias. A artéria culpada está parcialmente ocluída, e o miocárdio irrigado está isquêmico. A utilização de antiagregantes, anti- coagulantes e medicamentos que diminuem a isquemia habitualmente apresentam bons resultados clínicos.

A decisão de realizar estudo hemodinâmico, bem como a rapidez com que deve ser desencadeado, deve ser tomada utilizando-se os escores de risco.

Os diversos estudos e metanálises que compararam tratamento invasivo com conservador demonstraram benefício apenas nos pacientes de alto risco. Em muitos desses estudos, os desfechos mais afetados foram reinfarto, maior liberação de enzimas ou necessidade de revascula-

DIAGNÓSTICO E TRATAMENTO

QUADRO 141.9 ■ Escore de Risco TIMI para SCA-SST

Variável (1 ponto cada):
- Idade maior do que 65 anos
- ≥ 3 fatores de risco para doença coronariana
- Obstrução coronariana conhecida ≥ 50%
- Uso de AAS nos últimos 7 dias
- Dois ou mais episódios de angina nas últimas 24 horas
- Elevação de enzimas cardíacas
- Alteração do segmento ST ≥ 0,5 mm

SOMATÓRIA	RISCO DE EVENTOS EM 14 DIAS (%)
1	4,7
2	8,3
3	13,2
4	19,9
5	26,2
6	40,9
7	40,9

Eventos: óbito, IAM ou novo IAM, nova isquemia que requeira intervenção urgente (angioplastia ou cirurgia).

TABELA 141.2 ■ Escore de Risco GRACE

CATEGORIA DE RISCO (TERCIS)	ESCORE GRACE	ÓBITO INTRA-HOSPITALAR (%)
Baixo	≤ 108	< 1
Intermediário	109-140	1-3
Alto	> 140	> 3

CATEGORIA DE RISCO (TERCIS)	ESCORE GRACE	ÓBITO EM 6 MESES (%)
Baixo	≤ 88	< 3
Intermediário	88-118	3-8
Alto	> 118	> 8

rização no futuro. Mortalidade, isoladamente, não atingiu significância estatística.

O estudo rotineiro de todo paciente com SCA-SST, sem estratificação de risco adequada, não é indicado. Pacientes com SCA-SST tendem a retornar várias vezes com sintomas durante sua vida e não devem ser submetidos a múltiplos procedimentos sem uma indicação clara.

A rapidez com que a avaliação deve ser realizada também depende do risco inicial e da evolução nas primeiras horas.

Pacientes com angina refratária, edema agudo de pulmão ou IC, arritmias graves ou instabilidade hemodinâmica devem ser submetidos ao estudo hemodinâmico o mais rapidamente possível, mesmo que haja necessidade de transferência de hospital.

Pacientes sem esse perfil, mas de risco alto ou intermediário pelos escores de risco, podem ser submetidos a estudo angiográfico e à revascularização coronariana na mesma internação, nos primeiros 2 a 3 dias de internação.

A European Society of Cardiology,[6] em sua revisão de 2013, recomenda a estratégia apresentada no Quadro 141.10.

QUADRO 141.10 ■ Recomendações para estratégia invasiva da European Society of Cardiology

CLASSE DE RECOMENDAÇÃO	INDICAÇÃO	NÍVEL DE EVIDÊNCIA
I	Estratégia invasiva precoce (dentro de 72 horas após início dos sintomas) é indicada em pacientes com sintomas recorrentes ou com 1 critério de alto risco	A
I	Intervenção urgente (< 2 horas) é recomendada para pacientes de alto risco (angina refratária, IC, arritmia ventricular, instabilidade hemodinâmica)	C
I	Intervenção precoce (< 24 horas) é recomendada para pacientes com GRACE escore > 140 ou 1 critério de alto risco na apresentação	A
I	Investigação não invasiva é recomendada em pacientes de baixo risco sem sintomas recorrentes, antes da avaliação invasiva	A
III	Angioplastia de lesões não significativas não é recomendada	C
III	Investigação invasiva de pacientes de baixo risco não é recomendada	A

Fonte: Montalescot e colaboradores.[6]

São critérios de alto risco: alteração relevante de enzimas, alteração dinâmica do segmento ST ou da onda T, diabetes, IR, fração de ejeção menor do que 40%, angina pós-infarto, angioplastia recente, cirurgia de revascularização prévia, escore GRACE intermediário ou alto.

SÍNDROME CORONARIANA AGUDA COM SUPRADESNIVELAMENTO DO SEGMENTO ST

O IAM com supradesnivelamento do segmento ST (IAMCSST) é a causa mortis mais frequente em homens e mulheres nos países desenvolvidos e em desenvolvimento. É responsável por mais de 7 milhões de óbitos anualmente no mundo ou cerca de 13% de todos os óbitos relatados.

Nos últimos 10 a 15 anos, observa-se uma diminuição da incidência de IAMCSST e uma menor mortalidade associada. Acredita-se que a menor mortalidade seja explicada pelo melhor tratamento hoje disponível, com maior utilização de terapêuticas de reperfusão e melhor prevenção secundária.

Distingue-se das outras formas de apresentação das SCA porque, dessa vez, a artéria coronária está totalmente ocluída, e o miocárdio relacionado está anóxico em uma situação que levará à necrose muscular.

Apesar dos tratamentos trombolíticos serem indicados até a 12ª hora do início dos sintomas, a perda de músculo cardíaco é proporcional ao tempo de oclusão. A maior parte do miocárdio será perdida na 1ª hora (*golden hour*).

> **ATENÇÃO!**
>
> Todo esforço diagnóstico e terapêutico deve ser feito para que o paciente seja tratado o mais rapidamente possível.

Diagnóstico e condutas iniciais

Pacientes com queixa de dor torácica devem ser atendidos preferencialmente e realizar uma eletrocardiografia o mais rapidamente possível. As diretrizes nacionais e internacionais recomendam que seja realizada e avaliada em um tempo menor do que 10 minutos da chegada do paciente.

O que se procura no ECG é a presença de supradesnivelamento do segmento ST em duas ou mais derivações concordantes, maior do que 1 mm nas derivações periféricas e 2 mm nas derivações precordiais.

Deve-se realizar derivações de parede posterior (V7, V8, V9) e de VD (V3R, V4R) em todos os pacientes, com especial atenção nos que se apresentam com infradesnivelamento que, na parede anterior, pode representar imagem em espelho de um infarto na parede posterior (Quadro 141.11).

QUADRO 141.11 ■ Derivações de parede posterior e de ventrículo direito de acordo com a localização do IAMCSST

LOCALIZAÇÃO DO IAMCSST	DERIVAÇÕES ONDE APARECE O SUPRADESNIVELAMENTO	ARTÉRIA RELACIONADA
Anterior	V1 até V4	Descendente anterior
Anterior extenso	V1 até V6 mais D1 e aVL	Descendente anterior proximal
Inferior	D2, D3 e aVF	Coronária direita ou circunflexa
Posterior	V7, V8 e V9	Circunflexa ou coronária direita
Lateral alto	D1 e aVL	Circunflexa
VD	V3R, V4R e V1	Coronária direita

A presença de bloqueio do ramo esquerdo dificulta o diagnóstico do IAMCSST. Na presença de um quadro clínico de dor prolongada, o achado de bloqueio do ramo esquerdo autoriza o diagnóstico, e o paciente deve ser submetido à terapia de reperfusão.

Outros achados de ECG que indicam possível IAMCSST são:
- a presença de ritmo idioventricular acelerado (TV lenta) deve levantar a suspeita de infarto em evolução e autoriza a realização de estudo angiográfico;
- pacientes com TV acompanhada de dor precordial ou reanimados de morte súbita devem ser submetidos a estudo angiográfico;
- pacientes com marca-passo definitivo e quadro clínico típico também devem realizar angiografia de urgência;
- pacientes que se apresentam com infradesnivelamento do segmento ST em 6 ou mais derivações e supradesnivelamento de aVR maior do que 1 mm devem ser considerados possíveis portadores de obstrução da artéria descendente anterior proximal ou tronco e encaminhados para estudo angiográfico;
- pacientes com quadro de dor refratária, sem supradesnivelamento, podem ter anatomia complexa, com lesões em várias artérias e devem ser estudados rapidamente. Nesse caso, encaixam-se, também, os pacientes previamente submetidos à cirurgia de revascularização ou implante de *stents*.

Como esclarecido, a presença de supradesnivelamento ou bloqueio de ramo esquerdo autoriza o diagnóstico de IAMCSST e o início de tratamento. Não é necessária a confirmação enzimática. Os marcadores de necrose devem ser coletados para auxiliar na estratificação de risco.

Pacientes que procuram atendimento médico muito rapidamente, com menos de 1 hora do início dos sintomas, podem apresentar resultados normais de marcadores de necrose, mesmo com um infarto em evolução.

A administração de opioides para o controle da dor, betabloqueadores, nitratos e oxigênio seguem as indicações descritas. O AAS deve ser administrado imediatamente.

O paciente deve ser monitorado e um acesso venoso de bom calibre precisa ser providenciado.

Tratamento de reperfusão

Logística do atendimento

No tratamento do IAMCSST, a logística do atendimento é parte primordial do sucesso terapêutico.

Não basta apenas ter os medicamentos ou os equipamentos disponíveis, o sistema deve funcionar adequadamente, e todas as etapas devem ser avaliadas em termos de prontidão e rapidez de realização.

O médico responsável pelo atendimento deve saber se o serviço de hemodinâmica pode ser acionado a qualquer hora do dia ou da noite e o tempo esperado para se colocar o paciente na mesa de exame.

Deve haver um plano, conhecido por todos, sobre para aonde o paciente pode ser encaminhado se não houver hemodinâmica disponível, como esse encaminhamento é feito e qual o tempo estimado até a chegada ao outro hospital.

Quando o paciente chega ao serviço médico com IAMCSST, o tempo de início dos sintomas deve ser perguntado e anotado – o miocárdio começou o processo de necrose no início da dor, e não na chegada ao hospital. Isso deve sempre estar na mente da equipe para que miocárdio viável não seja perdido devido a atrasos desnecessários.

A administração de trombolíticos ou a realização de angioplastia, mesmo com um bom resultado de imagem, não se traduz em benefício clínico se for realizada fora do tempo de viabilidade do miocárdio.

O esquema apresentado na Figura 141.3 descreve os pontos críticos do atendimento inicial.

Feito o diagnóstico de IAMCSST, a equipe de atendimento tem três alternativas:

1 | Realização de trombólise EV em hospitais que não dispõem de serviço de hemodinâmica.
2 | Realização de angioplastia primária em um tempo menor do que 60 minutos.
3 | Transferência para um hospital de retaguarda que disponha de serviço de hemodinâmica, desde que o paciente possa ser atendido (estar na mesa de exame) em até 120 minutos.

Nos locais onde não há serviço de hemodinâmica e o paciente é submetido à trombólise EV, deve haver previsão de transferência para hospital de retaguarda para angioplastia de resgate imediata, caso não haja

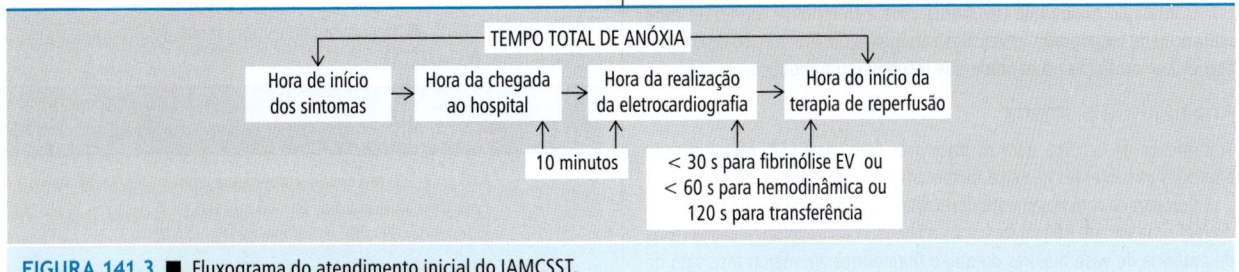

FIGURA 141.3 ■ Fluxograma do atendimento inicial do IAMCSST.

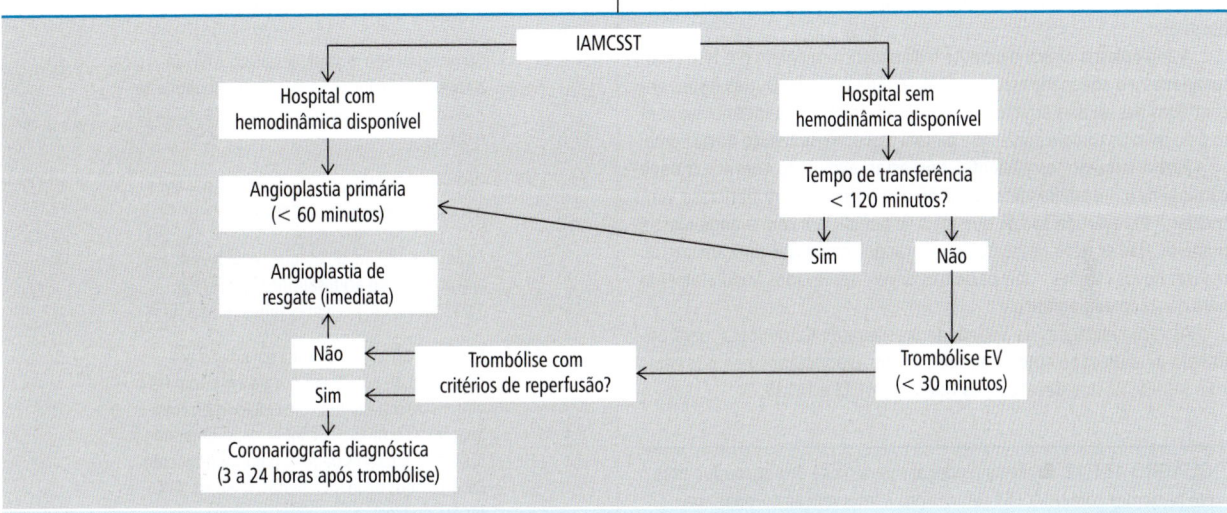

FIGURA 141.4 ■ Fluxograma do atendimento do IAMCSST e seus principais marcadores de tempo.

Fonte: Montalescot e colaboradores.[6]

sinais clínicos e eletrocardiográficos de reperfusão ou para realização de angiografia eletiva para complementação do tratamento nas primeiras 24 horas.

O tempo de 120 minutos da transferência para realização de angioplastia primária é resultado de estudos DANAMI 2, que compararam o desfecho composto de óbito, reinfarto e AVC nos pacientes que receberam fibrinólise no hospital de primeiro atendimento com aqueles que foram transferidos para realizar angioplastia primária em outro hospital, com nítida vantagem para os que foram transferidos (14,2% versus 8,5% – p = 0,002).

A Figura 141.4, adaptada das Diretrizes de 2013 da European Society of Cardiology,[6] descreve esse fluxo de atendimento e os principais marcadores de tempo.

Recentemente, uma estratégia denominada farmacoinvasiva (Figura 141.5) tem sido apresentada como alternativa no atendimento de pacientes que procuram hospitais que não possuem serviço de hemodinâmica e estão mais de duas horas distantes de um centro capaz de realizar angioplastia primária. Essa é uma situação comum em cidades sem hospitais terciários ou na periferia de grandes centros urbanos.

Nesse caso, o paciente recebe o tratamento trombolítico no primeiro hospital, que, se possuir uma logística adequada, deve transferi-lo imediatamente para o hospital com retaguarda de angioplastia.

A angiografia é realizada o mais precocemente possível na suspeita de falência da reperfusão química ou nas primeiras 24 horas nos casos sem essa suspeita.

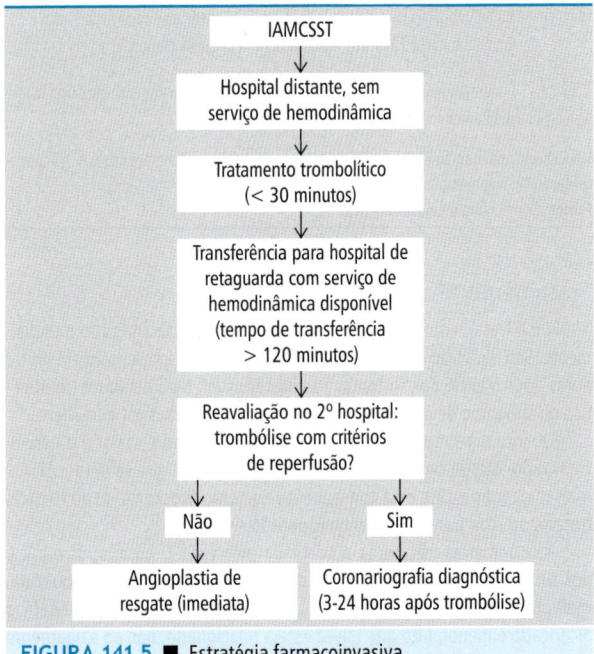

FIGURA 141.5 ■ Estratégia farmacoinvasiva.

O intervalo mínimo de três horas após a trombólise requerido para realização de angiografia e eventual tratamento diminui o risco de complicações hemorrágicas no paciente que recebeu o trombolítico.

Angioplastia primária

Tratamento de escolha para os pacientes com IAMCSST, está indicada em todos os pacientes que se apresentam com até 12 horas de evolução.

Comparada com tratamento fibrinolítico, a angioplastia primária, quando realizada em até 90 minutos após a chegada ao hospital, alcança taxas de patência de vaso maiores do que o fibrinolítico em menor intervalo de tempo, o que se traduz em taxas menores de mortalidade, reinfarto e AVC.

Contudo, essas vantagens são perdidas caso não se consiga realizar o procedimento dentro dos primeiros 120 minutos após a chegada ao hospital.

A angioplastia primária permite o diagnóstico completo das lesões coronarianas e o adequado tratamento da artéria culpada. Outras lesões encontradas nas demais artérias não devem ser tratadas no mesmo momento pelo risco de complicações, que pioram o quadro isquêmico do paciente.

Particularmente os pacientes que estão evoluindo com IC, choque cardiogênico, instabilidade elétrica ou que apresentaram fibrilação ventricular (FV) revertida são os que mais se beneficiam com a angioplastia primária. Não se deve perder tempo tentando compensar clinicamente ou realizar novos exames – tais pacientes devem ser levados imediatamente para o estudo angiográfico.

As recomendações da Sociedade Brasileira de Cardiologia[2] para utilização de anticoagulantes e antiagregantes plaquetários nos pacientes com IAMCSST estão descritas nos Quadros 141.12 e 141.13.

QUADRO 141.12 ■ Recomendações para o uso de anticoagulantes em pacientes com IAMCEST submetidos à intervenção coronariana percutânea primária

I	HNF ajustada pelo TCA durante a ICPP, associada ou não a inibidores da GP IIb/IIIa
IIA	Enoxaparina 0,5 mg/kg EV (ataque), associada ou não a inibidores da GP IIb/IIIa em substituição à HNF. Manter enoxaparina 1 mg/kg, SC, a cada 12 horas após a ICPP a critério clínico
III	Fondaparinux não deve ser utilizada em pacientes submetidos à ICPP

HNF: heparina não fracionada; TCA: tempo de coagulação ativada; GP: glicoproteína; ICPP: intervenção coronária percutânea primária.
Fonte: Lorga Filho e colaboradores.[2]

Tratamento fibrinolítico

Ainda é o tratamento mais disponível no Brasil e o mais utilizado mundialmente. Seu benefício clínico para os pacientes que se apresentam em até 12 horas após o início dos sintomas é inquestionável, para qualquer trombolítico ou subgrupo de pacientes, incluindo-se idoso, diabéticos e mulheres.

Quanto mais rápido o tratamento for administrado, maior é o benefício obtido. Menor benefício é alcançado a cada hora que se perde, já que mais miocárdio morre e há consequente aumento proporcional do risco do tratamento comparado ao ganho esperado.

Nas primeiras três horas, e particularmente na 1ª hora, após o início dos sintomas, há salvamento do miocárdio em risco e, em consequência, melhora nítida de sobrevida. Após a 3ª hora até a 12ª hora, o benefício alcançado é menor, fato que talvez esteja relacionado, não ao salvamento

QUADRO 141.13 ■ Recomendações para o uso de antiagregantes plaquetários no IAMCEST

CLASSE	RECOMENDAÇÃO	NÍVEL DE EVIDÊNCIA
I	AAS (162-300 mg em dose de ataque, com dose de manutenção de 81-100 mg/dia), independentemente da terapia de reperfusão	A
	Clopidogrel 300 mg, em adição ao AAS, em pacientes submetidos à terapia trombolítica há menos de 24 horas, seguindo estratégia invasiva e ICP	A
	Clopidogrel 600 mg, em adição ao AAS, em pacientes submetidos à terapia trombolítica há mais de 24 horas, seguindo estratégia invasiva e ICP	C
	Clopidogrel 600 mg, em adição ao AAS, em pacientes submetidos à ICPP	C
	Ticagrelor 180 mg de ataque seguido, em adição ao ácido acetilsalicílico, por 90 mg, 12/12 horas, em pacientes submetidos à ICPP	B
	Prasugrel 60 mg de ataque, em adição ao AAS, seguido por 10 mg 1 x/dia em pacientes virgens de tratamento com clopidogrel, com anatomia coronariana conhecida, submetidos à ICPP, e sem fatores de risco para sangramento (≥ a 75 anos de idade, menos de 60 kg, AVC ou AIT prévios)	B
	Clopidogrel 75 mg/d em pacientes com mais de 75 anos submetidos à terapia trombolítica ou não	B
IIA	Clopidogrel 600 mg (ataque) seguido por manutenção com 150 mg/d durante 1 sem, em adição ao AAS, nos pacientes com baixo risco de sangramento submetidos à ICPP	B
	Inibidores da GP IIb/IIIa em pacientes sob uso de dupla antiagregação plaquetária submetidos à ICPP com alta carga de trombo, *slow*/no *reflow* eoutras complicações trombóticas	C
IIB	Abciximab intracoronariano durante ICPP	
III	Ticagrelor ou prasugrel em pacientes submetidos à terapia trombolítica ou não reperfundidos	
	Dose de ataque de clopidogrel de 300 mg em idosos com 75 anos ou mais submetidos à terapia trombolítica	C
	Uso rotineiro dos inibidores da GP IIb/IIIa em pacientes sob dupla antiagregação plaquetária	B

ICPP: intervenção coronariana percutânea primária; AIT: ataque isquêmico transitório; GP: glicoproteína; AVC: acidente vascular cerebral; AAS: ácido acetilsalicílico.

de músculo cardíaco, mas aos benefícios esperados de se manter a artéria relacionada ao infarto aberta (irrigação de colaterais, maior estabilidade elétrica, melhor cicatrização).

A principal complicação é o sangramento e, entre estes, o mais letal é o acidente vascular hemorrágico. Sangramento intracraniano ocorre em 0,9 a 1% dos casos e sangramentos maiores podem ocorrer em até 13% dos pacientes. Pacientes de baixo peso, mulheres, idosos, portadores de doença cerebrovascular prévia ou aqueles com hipertensão na admissão são os que apresentam maiores riscos.

São consideradas contraindicações ao uso de fibrinolíticos:

1 | **Absolutas**
- Hemorragia intracraniana (HIC) prévia ou qualquer.
- AVC isquêmico nos últimos 6 meses.
- Neoplasia intracraniana primária ou metastática ou presença de malformação arteriovenosa (MAV).
- Cirurgia ou trauma craniano nas últimas 3 semanas.
- Sangramento gastrintestinal no último mês.
- Sangramento recente (exceto menstruação).
- Dissecção de aorta.
- Procedimentos em locais não compressíveis nas últimas 24 horas (biópsia hepática, punção lombar).

2 | **Relativas**
- AIT nos últimos 6 meses.
- Hipertensão não controlada (pressão sistólica > 180 mmHg ou diastólica > 110 mmHg).
- Uso de anticoagulantes.
- Gravidez ou 1ª semana pós-parto.
- Doença ulceropéptica ativa.
- Doença hepática grave.
- Reanimação prolongada ou traumática.
- Nos pacientes que já usaram estreptocinase: uso prévio entre 5 dias e 2 anos, alergia conhecida.

Entre as contraindicações relativas, a mais frequente é a presença de hipertensão não controlada. O paciente deve ser agressivamente tratado com betabloqueadores e nitrato EVs, e, se necessário, nitroprussiato de sódio, para que os níveis pressóricos sejam rapidamente controlados, sem que se atrase em demasia o tratamento. Administrar trombolíticos em pacientes sem a pressão controlada aumenta a incidência de AVC hemorrágico.

No país, dispõe-se de três trombolíticos:

1 | Estreptocinase: é o trombolítico mais antigo e de menor custo. Não se associa anticoagulação após seu uso. A dose é de 1.500.000 UI administrados em 30 a 60 minutos. A taxa de patência da artéria relacionada aos 90 minutos é de aproximadamente 50%. Fibrinolítico de escolha em idosos causa sensibilização.

2 | Alteplase (t-PA): é fibrinoespecífico. A dose é 100 mg (15 mg em bólus, seguido de 0,75 mg/kg até um máximo de 50 mg em 15 minutos e 0,50 mg/kg até um máximo de 35 mg infundidos em 60 minutos). Associado com maior taxa de sangramento em idosos com mais de 75 anos e menos de 60 kg de peso. Deve ser associado à heparinização plena. Patência do vaso em 90 minutos é de 70 a 80%. Salva uma vida a mais em cada 100 quando comparado com a estreptocinase. Não causa sensibilização.

3 | Tenecteplase (TNK-t-PA): é fibrinoespecífico. A dose é de 30 a 50 mg em bólus simples, conforme descrito:
- < 60 kg = 6.000 UI = 30 mg = 6 mL;
- ≥ 60 a < 70 kg = 7.000 UI = 35 mg = 7 mL;
- ≥ 70 a < 80 kg = 8.000 UI = 40 mg = 8 mL;
- ≥ 80 a < 90 kg = 9.000 UI = 45 mg = 9 mL;
- ≥ 90 kg = 10.000 UI = 50 mg = 10 mL.

DIAGNÓSTICO E TRATAMENTO

É o trombolítico mais eficiente disponível. A taxa de patência aos 90 minutos é maior que 85%. Não causa sensibilização.

As recomendações da Sociedade Brasileira de Cardiologia[2] para a utilização de anticoagulantes após fibrinolíticos (t-PA e TNK) estão descritas no Quadro 141.14.

QUADRO 141.14 ■ Recomendações para o uso de anticoagulantes em pacientes com IAMCEST submetidos à terapia trombolítica

CLASSE	RECOMENDAÇÃO	NÍVEL DE EVIDÊNCIA
I	Enoxaparina 30 mg, EV, em bólus, seguido por 1 mg/kg SC a cada 12 horas durante 8 dias ou até a alta hospitalar em pacientes com menos de 75 anos. Não administrar a dose EV em pacientes acima de 75 anos e manter enoxaparina 0,75 mg/kg, SC, a cada 12 h Utilizar 1 mg/kg/d em pacientes com depuração de creatinina ≤ 30 mL/min	A
I	HNF 60 UI/kg EV (ataque), máximo de 4.000 UI, seguido por infusão contínua de 12 UI/kg/hora, máximo de 1.000 UI/h, inicialmente. Manter por um período mínimo de 48 horas com ajustes na infusão para que o TTPA permaneça entre 1,5-2 vezes o controle	C
IIA	Fondaparinux 2,5 mg, EV, seguido por 2,5 mg, SC, 1 x/d durante 8 dias ou até a alta hospitalar	B

HNF: heparina não fracionada; TTPA: tempo de tromboplastina parcial ativada.
Critérios de Reperfusão e Estudo Angiográfico após Trombólise.

Os critérios clínicos clássicos de reperfusão – melhora da dor, queda de 50% no tamanho do supradesnivelamento do segmento ST, arritmias de reperfusão – apresentam baixa acuidade diagnóstica quando comparadas com o estudo angiográfico. Porém, ajudam a decidir quais pacientes devem ser encaminhados para angioplastia de resgate, definida como realização de angioplastia imediatamente após o uso de trombolítico nos pacientes que continuam a apresentar quadro clínico compatível com isquemia.

Os pacientes com instabilidade hemodinâmica ou elétrica, aqueles que não apresentam melhora da dor, aqueles que voltam a apresentar sintomas após o fibrinolítico, os que evoluem mantendo o supradesnivelamento e os que evoluem com choque ou necessidade de medicações vasoativas devem ser submetidos a estudo hemodinâmico imediatamente.

ATENÇÃO!

Não se deve tentar estabilizar o paciente antes de submetê-lo ao estudo angiográfico.

Os pacientes com estabilidade clínica pós-terapia trombolítica devem realizar estudo angiográfico nas primeiras 24 horas após a administração de trombolíticos para estratificação de risco e tratamento definitivo.

Mesmo com aparente estabilidade clínica pós-trombolítico, a placa aterosclerótica rota pode apresentar nova complicação a curto prazo e aumentar o risco de reinfarto com maior perda de músculo cardíaco e piora da sobrevida.

Cirurgia de revascularização nos IAMCSST

Atualmente, existe pouca indicação cirúrgica durante a fase aguda dos pacientes com IAMCSST.

A incapacidade de realizar angioplastia na artéria culpada é uma indicação teórica, desde que esta artéria se encontre aberta para que haja perfusão enquanto se prepara o paciente para a cirurgia. Se a artéria responsável estiver fechada, sua revascularização não deverá produzir benefício, pois, muito provavelmente, o músculo irrigado estará necrótico.

A revascularização de outras artérias comprometidas deve ser feita fora da fase aguda.

A utilização de fibrinolíticos e antiagregação plaquetária de rotina cria dificuldades de homeostasia durante o procedimento cirúrgico. Cirurgias realizadas sem que haja um tempo mínimo de 3 a 7 dias de retirada do antiagregante plaquetário ou após fibrinólise evoluem com alto risco de sangramento e óbito e devem ser consideradas indicações de exceção.

Complicações do IAMCSST

- **Insuficiência cardíaca:** graus variados de disfunção ventricular esquerda são comuns nos pacientes com IAMCSST. Perda de músculo cardíaco, obstrução microvascular, obstruções existentes nas outras artérias coronárias e presença de miocárdio atordoado explicam o desenvolvimento de IC.

Pacientes não submetidos à revascularização, aqueles em que esses procedimentos foram realizados com muito tempo de evolução ou os que não conseguiram ter a artéria aberta apresentam quadros mais graves.

Os pacientes podem apresentar desde graus discretos de congestão (tratada com diuréticos e vasodilatadores), hipotensão (com necessidade de uso de medicações vasoativas) até o desenvolvimento de choque cardiogênico.

A avaliação com a ecocardiografia permite quantificar o grau de disfunção ventricular esquerda, presença de complicações mecânicas ou disfunções valvares.

Piora súbita de um quadro de IC deve levar a um novo estudo hemodinâmico para diagnosticar possível reoclusão da artéria tratada previamente.

- **Choque cardiogênico:** pode-se desenvolver em 6 a 10% dos pacientes; é mais comum nos infartos de parede anterior, mas pode se apresentar como um choque de VD nos infartos inferiores. A mortalidade é alta, > 50%, e é a principal causa de óbito nos pacientes com IAMCSST. A incidência de choque cardiogênico é inversamente proporcional à rapidez e à qualidade da reperfusão alcançada; quanto mais rápida a reperfusão e mais completa, menor a incidência dessa complicação.
- **Arritmias e distúrbios de condução:** são muito comuns nas primeiras horas e dias após IAMCSST.

Observam-se incidências de até 28% de FA, 13% de TV não sustentada, 10% de BAVs de alto grau, 3% de TV sustentada e 3% de FV.

Extrassistolia ventricular ocorre na grande maioria dos pacientes na fase aguda e não tem valor prognóstico, não prevê FV e não deve ser rotineiramente tratada com antiarrítmicos.

Pacientes com TV ou FV apresentam maior mortalidade em 30 dias do que os que evoluem sem essas arritmias (22% *versus* 5%).

BAVs de alto grau são maiores preditores de morte do que taquiarritmias em pacientes com fração de ejeção < 40%. Presença de arritmia pode significar isquemia nova ou persistente e ser uma indicação de novo estudo angiográfico.

Deve-se afastar ou tratar hipoxemia e distúrbios eletrolíticos existentes.

A utilização profilática de lidocaína é contraindicada porque está associada a maior incidência de assistolia e mortalidade.

A utilização de betabloqueadores e inibidores da enzima conversora de angiotensina (IECA) diminuiu a incidência de arritmias no pós-infarto.

Implante de desfibrilador é indicado para pacientes com fração de ejeção < 40% e que apresentam TV ou FV após as primeiras 48 horas de evolução do infarto.

- **Complicações mecânicas:** podem ocorrer nos primeiros dias ou até nas primeiras três semanas do IAMCSST. Idade avançada, Killip III a IV, pacientes triarteriais e pacientes submetidos tardiamente à revascularização são fatores de risco para essas complicações. Geralmente, são de instalação súbita e catastrófica, podem se apresentar mais sutilmente como piora do tipo funcional ou com o aparecimento ou modificação de um sopro, no exame físico.

A ecocardiografia é de grande auxílio no diagnóstico dessas condições. Pode ser necessária intervenção cirúrgica de urgência.

- **Insuficiência mitral:** pode ocorrer devido à isquemia ou à ruptura do músculo papilar ou cordoalha, como da dilatação do VE. O quadro clínico é de piora da situação hemodinâmica com congestão pulmonar ou edema agudo. Geralmente, aparece um novo sopro no exame físico. Nos casos de isquemia transitória, o quadro clínico e o exame físico podem ser transitórios e apresentar um padrão de piora, melhora e piora. O tratamento é feito com diuréticos e vasodilatadores, mas pode ser necessária a cirurgia para troca mitral ou plastia valvar, nos casos mais graves.
- **Ruptura cardíaca:** condição catastrófica que pode ocorrer na fase subaguda dos grandes infartos transmurais. Pode-se manifestar com dor súbita, tamponamento ou parada cardíaca em dissociação eletromecânica ou assistolia. Em casos raros, pequenas rupturas podem ser contidas pelo pericárdio e diagnosticadas como falso aneurisma posteriormente. Quando diagnosticada, o tratamento é cirúrgico, com alta morbidade e mortalidade.
- **Ruptura do septo interventricular:** geralmente se apresenta com piora rápida de IC acompanhada de edema pulmonar e necessidade de intubação frequente. Se a comunicação é ampla, o sopro pode ser discreto. O tratamento é cirúrgico com alta morbidade e mortalidade.
- **Pericardite:** sua incidência tem diminuído com a reperfusão adequada. Manifesta-se como dor que se modifica com a respiração e a posição corporal. Atrito pericárdico, no exame físico, não é encontrado em todos os casos. Podem surgir alterações eletrocardiográficas que se confundem com piora da isquemia. Podem aparecer sinais sistêmicos, como febre, ou laboratoriais, como leucocitose. O ecocardiograma pode mostrar derrames pericárdicos de diversos tamanhos que podem evoluir para tamponamento. O tratamento da dor é feito com AAS em doses altas, paracetamol ou colchicina. Deve-se evitar o uso de corticosteroides ou AINH que podem levar à cicatrização prejudicada do miocárdio necrótico. Pericardiocentese raramente é necessária. Na presença de derrame pericárdio, os anticoagulantes devem ser suspensos.
- **Presença de trombo no ventrículo esquerdo:** sua incidência tem diminuído com a utilização dos anticoagulantes, antiagregantes e com a reperfusão adequada, que diminui o tamanho e a profundidade do IAMCSST. Presença de trombo é considerada preditor de mau prognóstico porque traduz infarto extenso e

pelo risco de fenômenos tromboembólicos. A presença de trombo sempre foi considerada indicação para anticoagulação plena com cumarínicos por seis meses. Com os atuais esquemas de dupla antiagregação, não há consenso sobre a melhor abordagem, devido ao risco de sangramento com a associação de cumarínicos aos antiagregantes.
- **Infarto do ventrículo direito:** condição mais encontrada nos infartos inferiores ou inferodorsais. Exibe um espectro clínico que se apresenta desde hipotensão taquicárdica até franca falência do VD com impossibilidade de se manter a PA e alta mortalidade. É tratado com expansão volêmica e vasopressores. Deve-se suspender o uso de nitratos ou outros vasodilatadores. O paciente piora muito a situação hemodinâmica se perde o ritmo sinusal; arritmias supraventriculares ou bloqueios devem ser tratados rapidamente. Na maioria dos casos; o VD consegue se adequar com o passar dos dias.

OUTRAS MEDICAÇÕES DE USO ROTINEIRO PÓS-ALTA — PREVENÇÃO SECUNDÁRIA

Diversos medicamentos demonstraram benefícios após um episódio de SCA. Grande parte deles procuram preservar o VE de sobrecarga adrenérgica e efeitos da ativação do sistema renina-angiotensina-aldosterona (SRAA), diminuindo a remodelação ventricular e a evolução para formas mais graves de IC.

Todos os medicamentos descritos a seguir demonstraram ganhos de sobrevida e capacidade funcional, particularmente nos casos de IAMCSST:
- **IECA:** são medicamentos indicados para prevenir o remodelamento ventricular e devem ser iniciados no primeiro dia de evolução após a estabilização hemodinâmica.

São indicados em todos os pacientes com IAMCSST, mas são mandatórios nos pacientes que desenvolveram qualquer grau de IC, diabéticos e pacientes com IR.

Deve-se procurar alcançar a maior dose possível para cada fármaco do grupo.

Nos pacientes intolerantes, pode-se prescrever bloqueadores dos receptores de angiotensina.

Os pacientes devem ser monitorados quanto à hipotensão, piora da IR e hiperpotassemia.
- **Betabloqueadores:** devem ser prescritos para todos os pacientes no 1º dia de evolução, exceto os que se apresentam com sinais clínicos de IC; nestes, o medicamento deve ser iniciado após a estabilização do quadro e mantido indefinitivamente como prevenção secundária. Diminuem a evolução para IC e são medicação de 1ª escolha nos casos de IC instalada.

Devem-se tentar alcançar a maior dose possível para cada fármaco do grupo; a FC-alvo é 50 a 55 bpm.
- **Estatinas:** devem ser iniciadas no 1º dia e mantidas como prevenção secundária. O alvo terapêutico atual é um LDL < 70 mg/dL. Não há evidência sobre superioridade de uma ou outra estatina. Se o paciente já faz uso do medicamento, este deve ser obrigatoriamente mantido
- **Antagonistas da aldosterona** são indicados nos paciente que desenvolveram IC (fração de ejeção menor do que 40%), particularmente em diabéticos. Devem-se monitorar a função renal e o nível sérico de potássio.
- Não há indicação rotineira de uso de antiarrítmicos profiláticos mesmo nos pacientes que apresentaram arritmias ventriculares complexas durante a fase aguda da SCA.

REVISÃO

- A síndrome coronariana aguda (SCA) descreve os quadros clínicos que se originam da obstrução parcial ou total das artérias coronárias e tem como apresentação mais comum a dor torácica (de etiologia variável) de característica súbita, em peso, acompanhada de mal-estar e sudorese.
- Em virtude disso, o ECG e os resultados de enzimas cardíacas diferenciam os pacientes entre os diagnósticos de AI, IAMSST e IAM. Auxiliam nesse diagnóstico os marcadores de necrose miocárdica e a eletrocardiografia.
- Os pacientes que apresentarem queixas relacionadas à SCA devem ser prontamente atendidos, a fim de diminuir a morbidade e a mortalidade. O tratamento pode ser farmacológico ou invasivo (cirúrgico).
- Nos casos das IAMCSST, a terapia pode ser por reperfusão, farmacoinvasiva, angioplastia primária, fibrinolítico ou cirurgia de revascularização. São complicações relacionadas a essa afecção a insuficiência cardíaca, o choque cardiogênico, a insuficiência mitral, a ruptura cardíaca, a ruptura do septo interventricular, a pericardite, a presença de trombo no ventrículo esquerdo e infarto do ventrículo direito.

■ REFERÊNCIAS

1. Canadian Cardiovascular Society. Canadian Cardiovascular Society grading of angina pectoris [Internet]. CCS; [c2016] [capturado em 28 out. 2016]. Disponível em: < http://www.ccs.ca/images/Guidelines/Guidelines_POS_Library/Ang_Gui_1976.pdf
2. Lorga Filho AM, Azmus AD, Soeiro AM, Quadros AS, Avezum A Jr, Marques AC, et al. Sociedade Brasileira de Cardiologia. Diretrizes brasileiras de antiagregantes plaquetários e anticoagulantes em cardiologia. Arq Bras Cardiol. 2013;101(3 Suppl 3):1-95.
3. Ferguson JJ, Califf RM, Antman EM, Cohen M, Grines CL, Goodman S, et al. Enoxaparin vs unfractionated heparin in high-risk patients with non-ST-segment elevation acute coronary syndromes managed with an intended early invasive strategy: primary results of the SYNERGY randomized trial. JAMA. 2004;292(1):45-54.
4. Mehran R, Rao SV, Bhatt DL, Gibson CM, Caixeta A, Eikelboom J, et al. Standardized bleeding definitions for cardiovascular clinical trials: a consensus report from the Bleeding Academic Research Consortium. Circulation. 2011;123(23):2736-47.
5. Subherwal S, Bach RG, Chen AY, Gage BF, Rao SV, Newby LK, et al. Baseline risk of major bleeding in non-ST-segment-elevation myocardial infarction: the CRUSADE (Can Rapid risk stratification of Unstable angina patients Suppress ADverse outcomes with Early implementation of the ACC/AHA Guidelines) Bleeding Score. Circulation. 2009;119(14):1873-82.
6. Montalescot G, Sechtem U, Achenbach S, Andreotti F, Arden C, Budaj A, et al. 2013 ESC guidelines on the management of stable coronary artery disease: the Task Force on the management of stable coronary artery disease of the European Society of Cardiology. Eur Heart J. 2013;34(38):2949-3003.

■ LEITURA SUGERIDA

Gonzalez MM, Timerman S, Gianotto-Oliveira R, Polastri TF, Canesin MF, Schimidt A, et al. Sociedade Brasileira de Cardiologia. I Diretriz de Ressuscitação cardiopulmonar e cuidados cardiovasculares de emergência da Sociedade Brasileira de Cardiologia. Arq Bras Cardiol. 2013;101(2 Suppl 3):1-221.

142
DOENÇA CORONARIANA CRÔNICA

- EDSON STEFANINI
- WALTER J. GOMES

Entre os pacientes portadores de doença coronariana crônica incluem-se os portadores de coronariopatia subclínica, os que apresentam isquemia miocárdica silenciosa, os pacientes que tiveram um evento coronariano agudo (como angina instável ou infarto agudo do miocárdio [IAM]), os que foram submetidos a tratamento por revascularização percutânea ou cirúrgica e os portadores de angina estável crônica. Estão inseridos nesse grupo, ainda, os portadores de insuficiência cardíaca (IC) por isquemia miocárdica crônica.

Nos Estados Unidos, cerca de 14 milhões de pacientes são portadores de coronariopatia, e pelo menos metade dessa população tem manifestação de angina. No Brasil, estima-se que 900 mil pacientes apresentem angina do peito, com aproximadamente 18 mil casos novos por ano.

■ FISIOPATOLOGIA

A aterosclerose é um processo crônico, progressivo e sistêmico, caracterizado por resposta inflamatória e fibroproliferativa na parede arterial. Entre seus principais agentes agressores incluem-se hipertensão arterial, hipercolesterolemia, diabetes, tabagismo, reações imunológicas e inflamatórias, além da suscetibilidade genética manifestada por meio da história familiar. As alterações vasculares coronárias se dão por disfunção endotelial, perdas das propriedades antitrombóticas e obstrução do lúmen das artérias.

Nos pacientes portadores de doença coronariana crônica, a aterosclerose das artérias coronárias se manifesta pela presença de placas estáveis, com menor conteúdo de lipoproteína de baixa densidade-colesterol (LDL-C) e capa fibrosa espessa, causando obstrução mais ou menos significativa do lúmen arterial com prejuízo à perfusão sanguínea do miocárdio. Algumas placas com maior conteúdo de LDL-C e com capa fibrosa mais fina (placas vulneráveis) podem sofrer um processo de erosão superficial ou ruptura, fator decisivo para formação de trombo e desencadeamento de uma síndrome coronariana aguda (SCA) (Figura 142.1): angina instável, IAM e morte súbita.

O prejuízo do fluxo sanguíneo miocárdico em decorrência do processo aterosclerótico obstrutivo das coronárias é o principal determinante do desequilíbrio entre oferta e consumo de oxigênio no miocárdio, levando à isquemia com manifestação clínica da angina do peito. Outros mecanismos desencadeantes do processo isquêmico incluem: vasoespasmo coronariano, disfunção microvascular e insuficiência ventricular esquerda. A presença de placas ateroscleróticas nas artérias não leva necessariamente a sintomas de angina e nem mesmos a alterações em testes isquêmicos.

■ QUADRO CLÍNICO

Embora muitas vezes a coronariopatia possa se apresentar sem sintoma definido, a angina do peito é a manifestação clínica mais frequente. Caracteriza-se por dor na região precordial ou retroesternal, é desencadeada por esforço físico ou estresse emocional, apresenta caráter de aperto ou queimação e dura em geral de 2 a 5 minutos, mas pode estender-se por até 15 a 20 minutos. Por vezes, é acompanhada de dispneia e pode apresentar irradiação para o membro superior esquerdo, com maior frequência, e para a mandíbula ou para os ombros. Vale lembrar que, em alguns pacientes, como os idosos, as mulheres ou os diabéticos, o quadro clínico pode se apresentar de forma totalmente atípica, cabendo ao médico valorizar os sintomas inespecíficos e a probabilidade de doença aterosclerótica no paciente. Não raramente, a apresentação clínica da isquemia miocárdica nesses pacientes se dá sob a forma dos "equivalentes isquêmicos": edema agudo do pulmão; arritmias cardíacas; infarto agudo; ou morte súbita.

Geralmente, o exame físico no coronariopata crônico é inexpressivo, podendo ser absolutamente normal. Deve, entretanto, ser realizado de forma meticulosa, para afastar outras patologias que costumam apresentar angina (prolapso da valva mitral, estenose aórtica, miocardiopatia hipertrófica, hipertensão pulmonar e miocardiopatia dilatada) ou detectar alterações que venham a agravar o quadro anginoso (anemia, hipertiroidismo, descompensação diabética, crise hipertensiva ou arritmia).

A gravidade dos quadros anginosos, levando em conta as circunstâncias em que ocorrem os episódios de dor precordial, pode ser avaliada de acordo com a classificação da Canadian Cardiovascular Society (CCS) (Quadro 142.1).

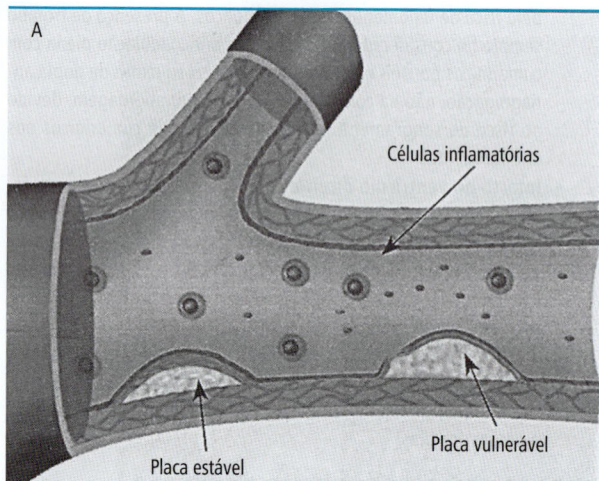

FIGURA 142.1 ■ Diferenças entre a placa estável presente na coronariopatia crônica e a placa vulnerável responsável pelas síndromes coronarianas agudas.

QUADRO 142.1 ■ Classificação da angina segundo a CCS*

- **Classe I:** o paciente não apresenta angina com atividades físicas habituais. A dor aparece apenas com atividades físicas extenuantes ou exercícios rápidos e prolongados
- **Classe II:** o paciente apresenta leve limitação com atividades físicas habituais. A dor aparece quando caminha rápido, em aclive ou sobe escadas com frio, vento, sob estresse ou após as refeições. A dor também pode aparecer quando o paciente caminha por mais de duas quadras no plano
- **Classe III:** o paciente apresenta importante limitação às atividades físicas habituais. A dor aparece quando caminha por menos de duas quadras no plano ou sobe escadas em situação e velocidades normais
- **Classe IV:** incapacidade de realizar qualquer atividade sem desconforto. Além disso, a angina pode estar presente em repouso

*Disponível em: www.ccs.ca.

Essa classificação é útil para estabelecer a gravidade da doença coronariana, bem como auxilia na escolha do método diagnóstico complementar, como angina classe III ou IV, que exige investigação invasiva por meio da cinecoronariografia. É ainda importante para a avaliação da eficácia da terapêutica adotada.

■ DIAGNÓSTICO

A presença de dor com as características descritas em um paciente com fatores de risco para aterosclerose coronária torna o diagnóstico de angina do peito bastante provável. O diagnóstico pode ser confirmado quando já há alterações isquêmicas no eletrocardiograma (ECG) de repouso. Quando este se mostra normal, é possível utilizar os testes isquêmicos funcionais. Destes, o mais empregado e acessível é a ergometria, realizada sob vigilância médica. Nesse exame, o paciente executa um exercício físico progressivo, sob monitoração de pressão arterial (PA) e eletrocardiográfica. O teste ergométrico é considerado indicativo de isquemia miocárdica quando há reprodução da dor ou infradesnivelamento do segmento ST.

Nos pacientes que apresentam alterações eletrocardiográficas em repouso, como bloqueio completo de ramo esquerdo (BCRE), marca-passo artificial e mesmo alterações prévias, como ocorre no hipertenso, são utilizados métodos de imagem para a avaliação de isquemia miocárdica, como a cintilografia de perfusão miocárdica ou a ecocardiografia com estresse farmacológico.

OUTRAS FORMAS DE APRESENTAÇÃO CLÍNICA E DIAGNÓSTICO DIFERENCIAL

Além da apresentação clínica clássica da angina crônica estável, já descrita, em que as crises isquêmicas são desencadeadas por aumento do consumo miocárdico de oxigênio, outras formas de apresentação incluem a angina de Prinzmetal, na qual as crises isquêmicas são produzidas por espasmo das artérias coronárias, com doença aterosclerótica que pode apresentar uma placa excêntrica, pouco ou moderadamente obstrutiva, a qual, sob distintos estímulos, reage com constrição severa do lúmen. Tais episódios surgem em repouso, durante o sono ou nas primeiras horas da manhã e se acompanham de dor precordial em aperto ou opressão, frequentemente irradiada para o membro superior esquerdo, durando de 10 a 15 minutos em média. Muitas vezes, o episódio de dor se dá com sudorese e, em cerca de 50% dos casos, com arritmias. Quando registrado o ECG durante a dor, habitualmente, observa-se supradesnivelamento do segmento ST, que regride após o término do episódio.

DIAGNÓSTICO DIFERENCIAL

O diagnóstico diferencial da angina de peito deve ser feito com todas as dores da parede torácica, entre elas a síndrome de Tietze, que se caracteriza por dor na parede torácica anterior motivada por inflamação da cartilagem costal e reproduzida pela compressão das cartilagens, podendo sofrer alterações em intensidade com a movimentação do tórax e as excursões respiratórias.

Entre as patologias do trato digestivo alto, destacam-se as alterações esofágicas, a úlcera gastroduodenal, as gastrites e a colecistopatia. Também devem ser descartados sintomas relacionados a doenças pulmonares, como a dor pleural ou a tromboembolia pulmonar (TEP).

■ ESTRATIFICAÇÃO DE RISCO

Em uma estratificação de risco de óbito, esses pacientes são classificados em três categorias: a) baixo risco (mortalidade < 1% ao ano); risco intermediário (mortalidade de 1 a 3% ao ano); e alto risco (mortalidade > 3% ao ano).

ATENÇÃO!

Os principais determinantes do prognóstico são extensão e severidade da disfunção ventricular, a severidade da doença arterial coronariana (DAC), a tolerância ao exercício e as comorbidades existentes.

De modo resumido e dependendo da necessidade, a sequência a seguir pode ser implementada para avaliação diagnóstica e prognóstica do paciente com doença coronariana crônica:
a | avaliação clínica e laboratorial;
b | eletrocardiografia;
c | avaliação da função do ventrículo esquerdo (VE): ecocardiografia;
d | testes isquêmicos: teste ergométrico, cintilografia de perfusão miocárdica, ecoestresse;
e | angiotomografia de coronárias;
f | RM;
g | cinecoronariografia.

■ TRATAMENTO

Os objetivos fundamentais do tratamento da doença coronariana crônica e da angina estável são:
1 | prevenção de IAM e da morte súbita, buscando aumento da "quantidade de vida";
2 | redução da sintomatologia e dos episódios de isquemia miocárdica, melhorando a qualidade de vida.

O foco do tratamento da angina estável cônica deve ser direcionado para:
- controle de doenças associadas que podem precipitar a piora dos quadros anginosos;
- redução dos fatores de risco de coronariopatia;
- medidas não farmacológicas, fundamentalmente modificações do estilo de vida;
- terapêutica farmacológica adequada; e
- revascularização miocárdica por meio da intervenção por cateter ou cirurgia.

TRATAMENTO DE DOENÇAS ASSOCIADAS

Várias situações clínicas contribuem para aumentar o consumo de oxigênio ou reduzir a sua oferta, entre elas: anemia; obesidade; tirotoxicose; febre; infecções; e taquicardia. Alguns medicamentos, como a anfetamina e o isoproterenol, podem aumentar a demanda de oxigênio, assim como a cocaína pode causar espasmo coronário e precipitar SCAs agudas. A insuficiência cardíaca congestiva (ICC), a estenose aórtica e a miocardiopatia hipertrófica podem contribuir para aumentar a frequência e a gravidade da angina.

Os pacientes devem ser aconselhados a evitar regimes de trabalho extenuantes, com observação rigorosa dos horários de descanso e lazer. Alimentação saudável, manutenção do peso adequado e estímulo às atividades físicas diárias são extremamente importantes para o paciente coronariopata.

Intervenção sobre os fatores de risco para coronariopatia

No Quadro 142.2, estão listados os fatores de risco não tratáveis, ou seja, sobre os quais não há como exercer quaisquer intervenções, e os tratáveis, sobre os quais se deve empreender todos os esforços para modificá-los.

ATUALIZAÇÃO TERAPÊUTICA

> **ATENÇÃO!**
>
> A atuação enérgica sobre os fatores de risco para doença coronária, com medidas dietéticas e medicamentos que controlam a hipertensão arterial, o diabetes e, principalmente, a hiperlipidemia, representa a medida mais efetiva para uma evolução satisfatória e a ausência de eventos desfavoráveis entre os pacientes com insuficiência coronariana crônica.

Hipertensão arterial

O tratamento da hipertensão arterial deve ser analisado em relação à magnitude e à coexistência de outros fatores, como a dislipidemia, o diabetes e o tabagismo. A hipertrofia ventricular esquerda (HVE) tem sido implicada como fator de risco para infarto do miocárdio, IC e morte súbita. O tratamento inicia-se com mudança no estilo de vida, dieta, exercícios e inclui medicamentos, como betabloqueadores, antagonistas do cálcio, inibidores da enzima conversora da angiotensina (IECA), bloqueadores dos receptores de angiotensina II e diuréticos.

QUADRO 142.2 ■ Fatores de risco para doença coronariana mais importantes segundo as diretrizes nacionais e internacionais

Fatores de risco não modificáveis
- História familiar: familiares de 1º grau do sexo masculino com menos de 55 anos e do sexo feminino abaixo dos 62 anos
- Sexo masculino
- Idade avançada

Fatores de risco modificáveis
- HAS
- Colesterol LDL aumentado
- HDL baixo
- TG aumentado
- Hiperglicemia/DM
- Obesidade
- Fatores trombogênicos
- Estilo de vida:
  a | dieta rica em gordura saturada e calórica
  b | tabagismo
  c | consumo de álcool
  d | sedentarismo
  e | estresse

HAS: hipertensão arterial sistêmica; HDL: lipoproteína de alta densidade; LDL: lipoproteína de baixa densidade; TG: triglicérides; DM: diabetes melito.

Tabagismo

O cigarro piora os quadros anginosos na medida em que aumenta o consumo de O_2 e reduz o fluxo coronário devido ao aumento do tônus arterial, causando isquemia. O cigarro parece também reduzir a eficácia dos medicamentos antianginosos. Sem dúvida, a cessação do hábito de fumar é uma das medidas mais efetivas e de menor custo para prevenção da progressão da aterosclerose coronária nos vasos nativos e nos enxertos utilizados na revascularização miocárdica.

Dislipidemias

A modificação dos hábitos alimentares e/ou o uso de medicamentos, como as estatinas, reduzindo os níveis plasmáticos de colesterol, tem sido responsável pela queda na incidência de eventos clínicos coronarianos, na prevenção primária ou secundária.

TRATAMENTO FARMACOLÓGICO

Entre os medicamentos utilizados na doença coronariana crônica e na angina estável para se atingir os objetivos do tratamento destacam-se:

1 | Agentes que efetivamente diminuem a morbidade e a mortalidade:
- antiagregantes plaquetários;
- betabloqueadores;
- IECA;
- hipolipemiantes.

2 | Agentes que reduzem a sintomatologia e melhoram a capacidade física (medicamentos anti-isquêmicos):
- nitratos;
- bloqueadores dos canais de cálcio;
- trimetazidina, ranolasina, nicorandil e ivabradina.

Antiagregantes plaquetários

Nos coronariopatas portadores de angina crônica estável, os antiagregantes plaquetários são indicados para a prevenção secundária, reduzindo o risco de eventos isquêmicos agudos que têm como base fisiopatológica a formação de trombo sobre a placa aterosclerótica.

- **Ácido acetilsalicílico (AAS):** administrado na dose de 100 a 200 mg/dia, exerce ação antitrombótica pela inibição da enzima ciclo-oxigenase e pelo subsequente bloqueio da síntese de tromboxano A2, responsável pela ativação da plaqueta.
- **Derivados tienopiridínicos:** a ticlopidina e o clopidogrel são agentes bloqueadores dos receptores plaquetários de difosfato de adenosina (ADP). Os tienopiridínicos têm sido utilizados no lugar do AAS (nos casos de intolerância ou alergia) ou associados a este após angioplastia, principalmente nos casos de implantação de *stent* intracoronário. O clopidogrel, na dose de 75 mg/dia, tem sido mais utilizado do que a ticlopidina, na dose de 250 mg duas vezes ao dia, pelo seu melhor perfil de tolerância. A farmacologia do clopidogrel é semelhante à da ticlopidina, porém com ação antiplaquetária irreversível e mais intensa no nível dos receptores ADP. O prasugrel e o ticagrelor, recém-lançados no Brasil, são tienopiridínicos mais potentes do que o clopidogrel, porém ainda não têm indicação em DAC crônica.

Bloqueadores beta-adrenérgicos

Os betabloqueadores são subdivididos em inespecíficos, que bloqueiam igualmente os receptores beta-1 e beta-2, e cardiosseletivos, que bloqueiam predominantemente os receptores beta-1. Os betabloqueadores produzem bloqueio da atividade simpática no organismo. Como a maioria das condições que precipitam os ataques anginosos (exercícios, estresse emocional, alimentação, exposição ao frio etc.) se deve ao aumento na atividade simpática cardíaca, entende-se a utilidade desse grupo de medicamentos no tratamento da angina do peito. Além de suas propriedades anti-isquêmicas, hipotensoras eficientes e antiarrítmicas, têm diminuído a mortalidade em pacientes com IC e a mortalidade e o reinfarto na evolução pós-IAM.

Os bloqueadores beta-adrenérgicos existentes em nosso meio, divididos de acordo com suas principais propriedades, e os produtos comerciais disponíveis são apresentados no Quadro 142.3.

As principais situações clínicas que contraindicam o uso de betabloqueadores são crises de broncoespasmo, IC e insuficiência arterial periférica com fenômeno de Reynaud.

Em pacientes predispostos a essas complicações, é aconselhável o uso de betabloqueadores cardiosseletivos. No entanto, devem ser utili-

QUADRO 142.3 ■ Principais betabloqueadores disponíveis no Brasil

PRINCIPAIS PROPRIEDADES	PRODUTO DISPONÍVEL	NOMES COMERCIAIS E APRESENTAÇÃO
Não seletivos	Propranolol	Propranolol®, Inderal® e Rebatem® – comp. de 10, 40 e 80 mg
	Pindolol	Visken® – comp. de 5 e 10 mg
Cardiosseletivos	Atenolol	Atenol®, Angiopress®, Ablok® e Neotenol® – comp. de 25, 50 e 100 mg
	Metoprolol	Seloken® e Lopressor® – comp. de 100 mg
Com ação alfa e betabloqueadora	Carvedilol	Coreg®, Divelol® e Cardilol® –
	Labetalol	comp. de 3, 125, 6, 25, 12,5 e 25 mg Trandate®
Com ação antiarrítmica	Sotalol	Sotacor® – comp. de 120 e 160 mg

Comp.: comprimido(s).

zados com muita cautela em pacientes diabéticos insulinodependentes, nos quais podem agravar o quadro metabólico ou mascarar os sinais de hipoglicemia.

Em pacientes portadores de angina crônica estável, a associação de nitratos e betabloqueadores costuma ser muito útil, pois a taquicardia reflexa produzida pela vasodilatação em virtude dos nitratos é inibida pelos betabloqueadores.

Inibidores da enzima de conversão da angiotensina

As evidências científicas iniciais dos benefícios dos IECA no paciente coronariopata advêm dos estudos realizados pós-infarto do miocárdio, particularmente naqueles com disfunção ventricular esquerda ou clínica de IC. Pacientes com angina crônica estável, portadores de diabetes e proteinúria devem ser tratados com IECA, uma vez que esses medicamentos diminuem a progressão da doença renal crônica (DRC). Pacientes que apresentam tosse com IECA podem ser tratados com bloqueadores dos receptores de angiotensina.

Hipolipemiantes

Vários estudos nos últimos anos têm demonstrado a eficácia das estatinas na prevenção de eventos cardiovasculares, incluindo morte, entre os portadores de coronariopatias, mesmo quando o LDL-C se encontra em níveis normais. Esses medicamentos constituem a melhor opção terapêutica para o controle do nível sérico do LDL-C, devendo ser utilizados quando os níveis estão acima de 100 mg/dL. Outros hipolipemiantes, como os fibratos para controle dos TGs e, como alternativa às estatinas ou em associação a elas, a ezetimiba, também são utilizados.

Nitratos

Potentes venodilatadores reduzem o retorno venoso e, com isso, provocam redução no volume e na pressão de enchimento do VE, diminuindo o estresse na parede ventricular. É importante lembrar que a tensão miocárdica é fator de aumento de consumo de oxigênio pelo miocárdio.

Além disso, os nitratos dilatam os segmentos coronarianos estenóticos e aumentam o fluxo de colaterais para o miocárdio isquêmico, pela ação na musculatura lisa vascular. Seus efeitos benéficos incluem, portanto, o aumento da perfusão miocárdica e a redução da demanda miocárdica de O_2. O efeito vasodilatador arterial determina melhora na complacência arterial central e também nas coronárias, sendo efetivo na redução do vasoespasmo coronariano independentemente da presença de placas ateroscleróticas na parede do vaso.

O Quadro 142.4 resume as principais informações quanto às preparações de nitratos disponíveis.

As formas de apresentação para uso sublingual (SL) têm ação imediata e devem ser indicadas para as crises anginosas. Por via oral (VO), são utilizadas para prevenção da angina, com melhor eficácia quando associadas aos betabloqueadores.

Deve-se evitar a utilização de nitratos durante a angina que acompanha a estenose aórtica e a miocardiopatia hipertrófica obstrutiva. A combinação de nitratos e sildenafil ou similares pode causar hipotensão severa, prolongada e, algumas vezes, até letal.

Bloqueadores dos canais de cálcio

Essas substâncias reduzem o fluxo de cálcio do compartimento extracelular para o intracelular na musculatura cardíaca e na musculatura lisa da parede arterial, diminuindo, assim, a contratilidade miocárdica e o tônus arterial, interferindo na vasodilatação coronária e periférica. Essas ações provocam efeito favorável contra a isquemia miocárdica mediante a redução do consumo de oxigênio e aumento de sua oferta. Os bloqueadores dos canais de cálcio são recomendados principalmente no tratamento da angina vasoespástica, sendo também recomendados, principalmente o diltiazem, quando há contraindicação para o uso dos betabloqueadores. Além disso, são associados aos betabloqueadores nos casos de angina refratária. A nifedipina de ação curta deve ser evitada nos coronariopatas.

Outros medicamentos

Outros medicamentos têm sido propostos e são mais utilizados em pacientes com angina refratária. Entre eles incluem-se a trimetazidina, que inibe a oxidação dos ácidos graxos no miocárdio isquêmico, facilitando a oxidação da glicose, que fornece maior quantidade de trifosfato de adenosina (ATP). A ranolasina, que reduz a sobrecarga de cálcio no miócito, diminuindo a tensão diastólica no miocárdio. O nicorandil é um vasodilatador arterial e venoso, e a ivabradina é um inibidor do nó sinusal, com ação semelhante à do atenolol. Vale lembrar que estes medicamentos são considerados, nas diferentes diretrizes, como de segunda linha no tratamento dos quadros anginosos.

A Figura 142.2 resume os principais itens do tratamento da coronariopatia crônica e da angina estável:

INDICAÇÃO PARA TRATAMENTO INVASIVO

> **ATENÇÃO!**
>
> É fundamental, para a melhor decisão nos casos mais complexos, a discussão da conduta terapêutica clínica exclusivamente – ou, além dela, o tratamento intervencionista entre o cardiologista clínico, o intervencionista e o cirurgião. É o chamado *heart team*, que, não raras vezes, inclui o clínico do paciente ou médicos de outra especialidade.

Com base na avaliação do sucesso terapêutico para remissão dos sintomas de angina, na função ventricular e na presença de área isquêmica

QUADRO 142.4 ■ Principais preparações de nitratos disponíveis para tratamento da angina

SUBSTÂNCIA	VIA DE ADMINISTRAÇÃO	DOSAGEM DISPONÍVEL (POSOLOGIA)	NOME COMERCIAL	AÇÃO
Dinitrato de isossorbida	SL	Comp. de 5 mg	Isordil®	Imediata
	VO	Comp. de 10-40 mg (1-3 x/dia)	Isordil® Isocord® Isossorbida® Isordil® LP	Prolongada 3-4 h 8 h
Propatil-nitrato	SL e VO	Comp. de 10 mg (1-3 x/dia)	Sustrate®	Imediata e prolongada 3-4 h
5-mononitrato de isossorbida	EV	Ampola de 10 mg (0,4 mg/kg/h)	Monocordil®	Imediata
	VO	Comp. de 20-40 mg (2-3 x/dia)	Monocordil®	Prolongada 8-10 h
Nitroglicerina	EV*	Ampola de 5 e 10 mL 1 mL = 5 mg	Tridil®	Imediata
		Ampola 50 mL 1 mL = 1 mg	Nitronal®	Imediata
	Spray nasal	0,4-0,8 mg	Nitronal®	Imediata
	Transdérmica	Patch 10 mg	Nitroderm®	Prolongada 24 h

Comp.: comprido(s); EV: endovenosa; SL: sublingual; VO = via oral.
*Iniciar com dose de 5 a 10 μg/minuto e aumentar para 10 μg/minuto a cada 5 minutos, não excedendo 200 μg/minuto.

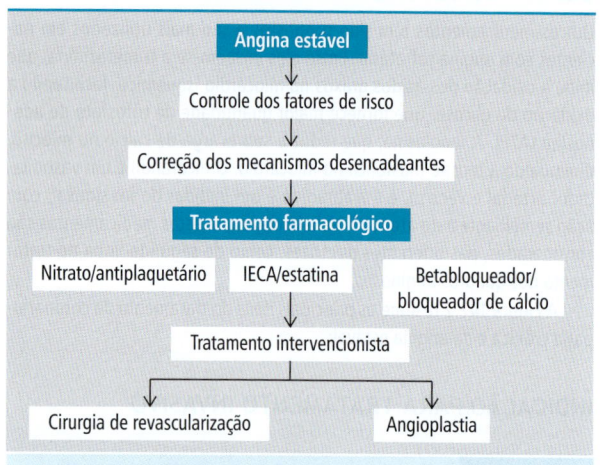

FIGURA 142.2 ■ Fluxograma para o tratamento de doença coronariana crônica e angina estável.

de grandes proporções nos testes não invasivos, além do substrato anatômico mostrando comprometimento importante das coronárias, deve-se avaliar a indicação do tratamento de revascularização por angioplastia coronária percutânea ou da revascularização cirúrgica do miocárdio. A decisão para o tratamento intervencionista e da forma de intervenção devem ser feitas levando em conta o melhor benefício para o paciente em termos de morbimortalidade.

REVISÃO

- A angina estável, manifestação clínica da doença coronariana crônica, caracteriza-se por dor precordial ou retroesternal em aperto desencadeada por esforço físico ou estresse emocional intenso.
- Na coronariopatia crônica, as placas ateroscleróticas são estáveis e se caracterizam por pequeno núcleo lipídico e capa fibrosa espessa.

■ LEITURAS SUGERIDAS

Carvalho ACC, Campos PCGD, César LAM. Tratamento medicamentoso da doença arterial coronária crônica. In: Serrano Jr CV, Timerman A, Stefanini E, editores. Tratado de cardiologia SOCESP. 2. ed. Barueri: Manole; 2009. p. 811-24.

Carvalho ACC, Gonçalves Jr Iran, Stefanini E. Tratamento farmacológico da doença coronária crônica. In: Moreira MC, Montenegro ST, De Paola AAV, editores. Livro texto da Sociedade Brasileira de Cardiologia. 2. ed. Barueri: Manole; 2015. p. 1049

Cesar LA, Ferreira JF, Armaganijan D, Gowdak LH, Mansur AP, Bodanese LC, et al. Guideline for stable coronary artery disease. Arq Bras Cardiol. 2014;103(2 Suppl 2):1-56.

Fihn SD, Gardin JM, Abrams J, Berra K, Blankenship JC, Dallas AP, et al. 2012 ACCF/AHA/ACP/AATS/PCNA/SCAI/STS guideline for the diagnosis and management of patients with stable ischemic heart disease: a report of the American College of Cardiology Foundation/American Heart Association task force on practice guidelines, and the American College of Physicians, American Association for Thoracic Surgery, Preventive Cardiovascular Nurses Association, Society for Cardiovascular Angiography and Interventions, and Society of Thoracic Surgeons. Circulation. 2012;126(25):e354-471.

Fraker TD, Fihn SD, Gibbons RJ. Chronic stable angina. In: Fuster V, editor. The AHA guidelines and scientific statements handbook. New York: Wiley-Blackwell; 2009. p. 1-24.

Morrow DA, Boden WE. Stable ischemic heart disease. In: Bonow RO, Mann DL, Ziopes DP, Libby P, Braunwald E, editors. Heart disease: a textbook of cardiovascular medicine. 9th ed. Philadelphia: Saunders Elsevier; 2012. p. 1210-69.

Motalescot G, Sechtem U, Achenbach S, Andreotti F, Arden C, Budaj A, et al. 2013 ESC guidelines on the management of stable coronary artery disease: the Task Force on the management of stable coronary artery disease of the European Society of Cardiology. Eur Heart J. 2013;34(38):2949-3003.

Reggi S, Stefanini E, Carvalho ACC. Diagnóstico e decisão terapêutica na Doença Coronária Crônica. In: Magalhães CC, Serrano Jr. CV, Consolim-Colombo FM, Nobre F, Fonseca FAH, Ferreira JFM, editores. Tratado de cardiologia SOCESP. 3. ed. Barueri: Manole; 2015.

143
CIRURGIA DE REVASCULARIZAÇÃO MIOCÁRDICA

■ WALTER J. GOMES

A cirurgia de revascularização do miocárdio (CRM) constitui terapia estabelecida no tratamento da doença arterial coronariana (DAC) há meio século e tem sido uma opção efetiva e essencial em subgrupos selecionados de pacientes, onde evidências científicas demonstram benefício em prognóstico. A CRM é um dos procedimentos médicos mais intensamente avaliados de todos os tempos e se estima que cerca de meio milhão dessa operação é realizada anualmente em todo o mundo. A CRM tem passado por evoluções técnicas e aperfeiçoamentos tecnológicos que contribuíram para aumentar sua efetividade no tratamento da DAC, principalmente em relação à redução do risco de morte e de infarto do miocárdio, assim como a melhora da qualidade de vida, independente da sensível mudança do tipo de paciente referido para o tratamento cirúrgico atualmente, com pacientes mais graves, idosos e de mais alto risco.

Tecnicamente, na CRM, são anastomosados enxertos arteriais e venosos que promovem derivações para as artérias coronárias, distalmente às lesões obstrutivas coronarianas, fornecendo fluxo sanguíneo adicional para o miocárdio e proteção contra as consequências de novas lesões proximais obstrutivas.

■ INDICAÇÕES PARA CRM

As principais indicações para a CRM são em pacientes com DAC obstrutiva comprovada em quem se objetiva a melhora sintomática ou de prognóstico, com a redução do risco de morte (aumento da sobrevida) e diminuição do risco do infarto do miocárdio.

Nas diretrizes da Sociedade Europeia de Cardiologia[1] de 2014, baseadas nas melhores evidências científicas disponíveis, enfatiza-se que a CRM deve ser considerada em situações em que os benefícios para os pacientes possam ser claramente superiores às demais opções terapêuticas disponíveis (Tabela 143.1).

TABELA 143.1 ■ Indicações para procedimentos – cirurgia de revascularização miocárdica *versus* intervenção coronária percutânea em pacientes estáveis

TIPO ANATÔMICO DA DAC	FAVORECE CRM	FAVORECE ICP
Doença de 1 ou 2 vasos sem lesão proximal de DA	IIb C	I C
Doença de 1 vaso com lesão proximal de DA	I A	I A
Doença de 2 vasos com lesão proximal de DA	I B	I C
Lesão de tronco com escore SYNTAX 23-32	I B	IIa B
Lesão de tronco com escore SYNTAX < 22	I B	IIa B
Lesão de tronco com escore SYNTAX > 32	I B	III B
Lesão de 3 vasos com escore SYNTAX < 22	I A	I B
Lesão de 3 vasos com escore SYNTAX 23-32	I A	III B
Lesão de 3 vasos com escore SYNTAX > 32	I A	III B

CRM: cirurgia de revascularização do miocárdio; DA: artéria descendente anterior; DAC: doença arterial coronariana; ICP: intervenção coronária percutânea.

QUALIDADE DE VIDA

A CRM tem sido indicada para o alívio sintomático da angina, principalmente quando o tratamento médico otimizado (TMO) se mostra incapaz de controlar os sintomas e tem demonstrado ser mais eficaz do que a ICP, principalmente em pacientes diabéticos. O índice de retorno ao estilo de vida normal e à atividade profissional desenvolvida é satisfatoriamente alto, o que também faz da CRM uma opção terapêutica muito atraente.

> **ATENÇÃO!**
>
> É necessário ter em mente que a CRM trata as manifestações da DAC, e não o substrato da doença. Como a doença coronária pode progredir, a angina pode retornar. O risco de retorno nos primeiros cinco anos é baixo, contudo, após 5 a 10 anos, pode ocorrer, relacionado com a evolução da gravidade da DAC ou a oclusão tardia dos enxertos venosos.

O estudo MASS II mostrou que a CRM foi mais efetiva para eliminar os sintomas de angina no acompanhamento de 10 anos dos pacientes quando comparada às outras opções terapêuticas; clinica ou percutânea.

PROLONGAR A VIDA

Os ensaios randomizados controlados comparando a CRM *versus* tratamento médico ou a ICP definiram subgrupos de pacientes nos quais a cirurgia permite aumento da sobrevida em longo-prazo. Os ensaios randomizados SYNTAX, FREEDOM e STICH contribuíram para determinar os pacientes que mais se beneficiam do tratamento cirúrgico, especialmente aqueles em que a doença coronária é mais extensa e grave e há disfunção ventricular esquerda, com comprometimento de múltiplos vasos e envolvimento proximal da artéria descendente anterior e lesão de tronco de coronária esquerda.

> **ATENÇÃO!**
> Importante indicação da CRM é a redução do risco de morte e infarto do miocárdio, com o aumento da sobrevida, em pacientes selecionados.

O estudo SYNTAX foi um ensaio clínico prospectivo e randomizado que comparou os tratamentos cirúrgico e de angioplastia. Os resultados mostraram que nos pacientes com DAC mais severa (escore SYNTAX>22), a CRM ofereceu uma vantagem de sobrevida e reduziu a necessidade de uma intervenção repetida e eventos adversos cardiovasculares até cinco anos de acompanhamento. A CRM propiciou também uma revascularização mais completa e melhor benefício em longo prazo. Dessa forma, para os pacientes com DAC mais difusa e complexa, a CRM foi associada com menores taxas de mortalidade, infarto do miocárdio e revascularização repetida em relação à ICP. Por outro lado, a ICP oferece uma taxa de acidente vascular cerebral (AVC) mais baixa e uma recuperação mais fácil e mais rápida. Os pacientes com risco intermediário ou alto (escore SYNTAX > 22) perfizeram 79% dos pacientes com DAC multiarterial incluídos no estudo.

O estudo MASS II cotejou, em pacientes com DAC multiarterial, angina estável e função ventricular esquerda preservada, os resultados comparativos do tratamento com TMO, ICP e CRM em 10 anos de acompanhamento. Os desfechos primários estudados foram mortalidade total, infarto do miocárdio ou angina refratária com necessidade de nova revascularização. A análise mostrou maior incidência de eventos primários no grupo TMO do que na CRM, e também no grupo da ICP quando comparado com a CRM.

O registro ASCERT foi publicado comparando a sobrevida em 189.793 pacientes submetidos à ICP ou CRM. Aos quatro anos de seguimento, houve um benefício muito significativo de sobrevida com a CRM, com a maior divergência de sobrevida aparente aos quatro anos de seguimento.

REDUÇÃO DO RISCO DE INFARTO DO MIOCÁRDIO

Os ensaios SYNTAX, BARI 2-D e FREEDOM demonstraram claramente a superioridade da CRM em diminuir o risco de infarto do miocárdio em comparação com a ICP, principalmente em pacientes de alto risco, como os diabéticos e com doença multiarterial ou lesão de tronco de artéria coronária esquerda.

■ RESULTADOS

Os resultados atuais da CRM provendo benefícios acentuados e mortalidade baixa em pacientes eletivos refletem os avanços nos cuidados médicos e a melhora do manejo anestésico dos pacientes, bem como o progresso nas técnicas cirúrgicas e de circulação extracorpórea.

Aperfeiçoamentos na técnica operatória e o desenvolvimento de novas tecnologias permitiram com sucesso o emprego da CRM em pacientes graves ou com doença coronária complexa, mesmo naqueles com fração de ejeção inferior a 35% ou extenso comprometimento aterosclerótico da artéria coronária. Além disso, a evolução tecnológica tem contribuído para a melhora dos resultados tardios, como o uso intensivo das artérias torácicas internas e de outros enxertos arteriais, o tratamento continuado com antiagregantes plaquetários e o controle dos fatores de risco. Finalmente, a difusão das técnicas de CRM sem circulação extracorpórea (CEC)e por meio de procedimentos minimamente invasivos expandiu a perspectiva de redução adicional na morbidade perioperatória.

■ SUBGRUPOS ESPECÍFICOS

LESÃO DE TRONCO DE ARTÉRIA CORONÁRIA ESQUERDA

A CRM ainda é convencionalmente considerada tratamento-padrão da lesão de tronco, com o histórico registro CASS mostrando vantagem de sobrevida nos pacientes submetidos a esse tipo de cirurgia quando comparados àqueles que passaram por tratamento clínico. Entretanto, novas evidências trazidas principalmente pelo estudo SYNTAX sugerem que a ICP pode prover pelo menos resultados equivalentes ou mesmo superiores à cirurgia em pacientes com lesões de tronco de menor gravidade, já que em pacientes com escore Syntax > 32 a CRM foi claramente superior.

Recentemente, dois importantes estudos abordaram comparativamente os resultados da CRM e ICP nos pacientes com lesão de tronco de artéria coronária esquerda com escore SYNTAX < 32. O estudo EXCEL foi publicado com três anos de acompanhamento e mostrou que a ICP com o *stent* revestido com everolimus foi não inferior à CRM no desfecho clínico primário composto. Os dados do estudo serão reanalisados com cinco anos e então os resultados serão mais consistentes. O estudo NOBLE com o uso do *stent* revestido com biolimus não alcançou a não inferioridade na comparação dos desfechos primários em cinco anos de acompanhamento em relação aos eventos adversos maiores cardíacos e cardiovasculares (MACCE). A conclusão dos autores foi que os dados sugerem que a CRM poderia ser melhor que a ICP para o tratamento de pacientes com lesão de tronco de artéria coronária esquerda.

DIABÉTICOS

Representam uma proporção cada vez maior de pacientes com DAC que necessitam de procedimentos de revascularização. Têm um risco aumentado comparativamente aos pacientes não diabéticos, incluindo maior mortalidade em longo prazo e elevada incidência de infarto do miocárdio. O estudo BARI 2D objetivou responder à questão da revascularização do miocárdio em pacientes diabéticos, sobretudo com DAC estável, com os pacientes aleatorizados para TMO apenas ou revascularização associada ao TMO. No subgrupo da ICP, não se verificou diferença no resultado clínico entre a ICP e a TMO. No subgrupo cirúrgico, a sobrevida livre de infarto do miocárdio foi significativamente superior com a CRM do que apenas com tratamento médico.

No estudo FREEDOM, que comparou as estratégias de revascularização em pacientes com diabetes e DAC avançada com ICP com *stents* farmacológicos ou CRM, mostrou que a CRM foi superior à ICP, com redução significativa das taxas de morte e infarto do miocárdio, mas com elevação da incidência de AVC. A conclusão do estudo foi "em pacientes diabéticos com doença multiarterial, a CRM é superior à ICP com *stents* farmacológicos e deve permanecer a estratégia de revascularização de escolha nessa população de pacientes".

INSUFICIÊNCIA RENAL CRÔNICA

As doenças cardiovasculares são a principal causa de morte em pacientes com lesão renal crônica (LRC) grave, particularmente em associação com diabetes. A mortalidade cardiovascular é muito mais elevada em pacientes com IRC do que na população em geral.

Para os pacientes com LRC leve (taxa de filtração glomerular [TFG] entre 60 e 90 mL/min/1,73 m^2) ou moderada (TFG entre 30 e 60 mL/min/1,73 m^2), existe evidência consistente apoiando a CRM como melhor opção de tratamento em relação à ICP, particularmente quando o diabetes é a causa da LRC. A estratégia de CRM sem uso de (CEC) parece prover melhor resultado do que a técnica convencional e deve ser recomendada. No subgrupo de pacientes com IRC grave (TFG < 30 mL/min/1,73 m^2) e insuficiência renal (IR) terminal ou aqueles em hemodiálise, a evidência a favor da cirurgia em relação à ICP é menos consistente. A cirurgia confere melhor sobrevida livre de eventos a longo prazo, e a seleção do método de revascularização mais apropriado deve levar em conta o estado geral do paciente e a expectativa de sobrevida.

Ambas as técnicas de revascularização podem agravar a IR por meio de diferentes mecanismos de lesão renal (isto é, nefropatia induzida por contraste *versus* uso da CEC). Em ambos os casos, a deterioração da função renal está associada a piores resultados e assim, o potencial de lesão deve ser considerado na decisão de tratamento.

ANGINA INSTÁVEL OU INFARTO AGUDO DO MIOCÁRDIO NÃO Q

Nos pacientes estabilizados após um episódio de síndrome coronariana aguda (SCA), não existe razão para interpretar de modo diferente os resultados dos ensaios controlados randomizados comparando os dois métodos de revascularização na DAC estável. O método de revascularização deve basear-se na gravidade e na distribuição da DAC. A indicação da CRM nessa categoria está relacionada não apenas com sobrevida, como também ao alívio dos sintomas. Todas as indicações listadas para os pacientes com angina estável também se aplicam aqui. Entretanto, a escolha do momento da cirurgia se torna crítico. Quando possível, deve-se estabilizar previamente o paciente com terapêutica agressiva para reduzir a isquemia miocárdica; o benefício da CRM é maior quando os pacientes podem ser submetidos à cirurgia após vários dias de estabilização clínica.

INFARTO AGUDO DO MIOCÁRDIO COM ELEVAÇÃO DO SEGMENTO ST

Embora inicialmente a cirurgia de CRM tenha sido realizada também na fase aguda do infarto do miocárdio, hoje, o uso de trombolíticos ou angioplastia primária suplantou o procedimento cirúrgico, reservado apenas para circunstâncias excepcionais. A CRM tem sido indicada somente em pacientes com IAM que apresentem isquemia residual continuada, apenas do uso de trombolíticos e/ou angioplastia; ou na falha da angioplastia, principalmente se há choque cardiogênico associado. Outras indicações incluem os pacientes com anatomia inadequada para ICP, ou os casos onde há uma necessidade urgente de reparar uma complicação cardíaca mecânica.

PACIENTES COM DISFUNÇÃO SEVERA DE VENTRÍCULO ESQUERDO

Hoje, há evidência de que é relativamente comum a disfunção crônica do ventrículo esquerdo (VE) em decorrência de miocárdio viável, porém hibernante. Há estudos comprovando que a cirurgia de CRM pode melhorar a função do VE em pacientes selecionados, principalmente se há sinais ou sintomas de isquemia intermitente e IC leve ou ausente. Se houver sinais francos de IC e poucos de angina, a decisão de operar deve ser baseada em evidências de miocárdio viável remanescente.

O estudo STICH (hipótese 1) comparou a estratégia de CRM somada ao TMO, contra o TMO isolado, em 1.212 pacientes com miocardiopatia isquêmica, com fração de ejeção reduzida (FE < 35%). Na análise em cinco anos, a adição da CRM tendeu a reduzir as mortes cardiovasculares e diminuiu significativamente o modo mais comum de morte, a súbita, e nos eventos fatais de falha de bomba. O efeito protetor da CRM se manifestou principalmente depois de 24 meses de seguimento. Depois, na publicação dos resultados com 10 anos de acompanhamento, os autores concluíram que a CRM foi associada com resultados benéficos em todos os desfechos clinicamente importantes de longo prazo, sendo associada à menor mortalidade por todas as causas (o desfecho primário), bem como menor mortalidade cardiovascular e outros desfechos secundários, incluindo a morte por todas as causas ou a hospitalização por causas cardiovasculares.

CRM APÓS FALHA DE ANGIOPLASTIA

Cirurgia de emergência após falha de angioplastia está associada com maior mortalidade e incidência de IAM quando comparada ao procedimento eletivo. A decisão de operar deve ser feita em conjunto entre o hemodinamicista e o cirurgião cardíaco, frequentemente a partir de um quadro agudo de isquemia ou infarto.

PACIENTES PREVIAMENTE OPERADOS

Estudos mostraram que, em pacientes com CRM prévia e que necessitam de tratamento de revascularização adicional com ICP ou nova CRM, as taxas de sobrevida são semelhantes para os dois procedimentos. Os desfechos clínicos são igualmente desfavoráveis tanto para a CRM como para a ICP em pacientes com oclusão de enxerto, com menor expectativa de alívio do sintoma anginoso ou aumento da sobrevida quando comparada à primeira operação. A escolha do método de revascularização depende da anatomia e patologia do leito vascular coronário e do enxerto, o número de vasos doentes ou dos enxertos, a disponibilidade de uso dos enxertos de artéria torácica interna, a presença de leito distal coronário para anastomose de enxerto ou a colocação de *stent*.

■ PROGRESSOS NA CRM

O uso extensivo da CRM resultou de sua efetividade no alívio da angina, na redução do risco de IAM e na capacidade de prolongar a vida em alguns subgrupos de pacientes. Em grupos heterogêneos de pacientes, a sobrevida deles em cinco anos foi de 92% e, em 10, de 81%. Estavam livres de angina em cinco anos 83% e, em 10, 63% dos pacientes. Essa tendência coincide com a oclusão gradual dos enxertos venosos, já que aproximadamente 50% das veias safenas estão ocluidas em 10 anos. O maior avanço nessa área ocorreu com a introdução e o uso dos enxertos de artérias torácicas internas (as artérias mamárias internas). Está claramente demonstrada a superioridade da perviedade desses enxertos arteriais sobre os enxertos de veia safena. No seguimento de 10 anos de pacientes operados, a perviedade dos enxertos de artéria torácica interna (ATI) foi em torno de 90%, contrastando com os 51% obtidos com os de veia safena. Os pacientes que receberam enxertos arteriais tiveram menor índice de complicações perioperatórias e, a longo prazo, menor recidiva de angina, redução da incidência de infarto do miocárdio e de necessidade de reoperação ou angioplastia, e maior sobrevida.

O uso crescente de outros enxertos arteriais tem permitido resultados superiores em perviedade em longo prazo, com melhora dos resultados tardios da cirurgia de revascularização miocárdica.

USO DE ENXERTOS ARTERIAIS

Os excelentes resultados clínicos obtidos com o uso da artéria torácica interna esquerda (ATIE), mostrando a superior perviedade em relação às veias safenas e melhora da sobrevida dos pacientes, levaram ao aumento do interesse no uso de outros enxertos arteriais. Assim, a utilização bilateral da artéria mamária tem sido expandida, com a ATI direita (ATID) direcionada para revascularizar os ramos marginais da artéria circunflexa. Dessa maneira, o sistema da artéria coronária esquerda fica protegido por dois enxertos arteriais. Resultados em longo prazo têm mostrado que a perviedade da ATID é comparável com a da ATIE, acima de 90% funcionantes após 10 anos. O uso bilateral das ATIs reduz a incidência de retorno da angina e do infarto do miocárdio quando comparado ao da ATIE somente, assim como melhora a sobrevida dos pacientes após 10 anos da cirurgia.

Uma das principais preocupações quanto ao uso do enxerto bilateral de ATI nos procedimentos de revascularização do miocárdio é a ocorrência de complicações do osso esterno. Quando ambas as ATIs são utilizadas, o suprimento de sangue ao esterno pode ser reduzido, aumentando, assim, o risco de deiscência do esterno. A introdução da técnica esqueletonizada de dissecação das ATI tem demonstrado preservar o suprimento de sangue colateral ao esterno e reduzir o risco de complicações.

Introduzida na prática da CRM em 1987, a artéria gastroepiploica direita (AGD) tem sido utilizada principalmente para revascularizar a artéria coronária direita e seu ramo descendente posterior. A AGD tem ganho menos popularidade entre os cirurgiões devido à maior dificuldade técnica na sua dissecção e utilização. Entretanto, os resultados em longo prazo são satisfatórios.

A artéria radial foi inicialmente usada como enxerto na CRM na década de 1970, mas foi abandonada devido à baixa perviedade. Na década de 1990, foi reintroduzida devido ao aperfeiçoamento na técnica, que possibilitou melhora dos resultados tardios. A artéria radial está se tornando cada vez mais popular como um terceiro enxerto, em associação com a ATIE e a ATID, ou como o segundo em pacientes com contraindicações para o uso da ATI bilateral. Com a tendência para a revascularização arterial completa e cirurgia mais frequente sem CEC para evitar a manipulação da aorta, o uso da artéria radial para formar enxertos arteriais compostos à artéria torácica interna tem-se tornado mais comum.

A artéria epigástrica inferior tem sido utilizada desde o final da década de 1980, mas é limitada em virtude de suas características anatômicas. Vem sendo direcionada para revascularizar artérias coronárias de menor importância.

■ AVANÇOS EM TÉCNICA OPERATÓRIA

TÉCNICAS DE PROTEÇÃO MIOCÁRDICA

A introdução de técnicas de cardioplegia sanguínea, tanto hipotérmica como normotérmica, proporcionou evidente melhora do resultado da cirurgia de CRM. Avanços no conhecimento de metabolismo miocárdico e endotelial, controle de temperatura, composição química e eletrolítica das soluções cardioplégicas, uso de substratos e controle das condições de reperfusão têm conduzido a importantes incrementos nos resultados da cirurgia. Isso pode ser confirmado em alguns protocolos em pacientes com IAM e choque cardiogênico, demonstrando que a reperfusão cirúrgica controlada e o uso de cardioplegia sanguínea enriquecida com substratos conduziram a uma sobrevivência de 96,1% dos pacientes, índice aproximado daqueles vistos em pacientes eletivos de baixo risco cirúrgico. O uso dessas técnicas também possibilitou a melhora dos resultados cirúrgicos em pacientes com complicação aguda de angioplastia (isquemia), em que houve uma significativa redução dos índices de IAM perioperatório com o uso de cardioplegia sanguínea.

ATENUAÇÃO DOS EFEITOS SISTÊMICOS DA CIRCULAÇÃO EXTRACORPÓREA

O uso da CEC ainda é imprescindível nas cirurgias de CRM. Entretanto, a CEC desencadeia uma resposta inflamatória sistêmica que pode ser responsável por complicações e por prolongar a recuperação. Tem-se demonstrado que o uso de corticosteroides atenua a resposta inflamatória iniciada pela CEC, reduzindo a ativação de complemento e a liberação de citocinas proinflamatórias, cenário em que os pacientes apresentaram melhores índices cardíacos, menor necessidade de medicamentos inotrópicos e reposição volêmica, com menor tempo de permanência na unidade de terapia intensiva (UTI) e no hospital.

O emprego de oxigenadores com superfície revestida de heparina e os circuitos mini-CEC parecem também diminuir a resposta inflamatória, proporcionando benefícios adicionais nos resultados cirúrgicos.

RECUPERAÇÃO RÁPIDA APÓS A CIRURGIA (PROTOCOLO *FAST-TRACK*)

Em grupos selecionados de pacientes, a alta hospitalar precoce supervisionada tem-se tornado o padrão de tratamento, permitindo a diminuição das complicações e, concomitantemente, reduzindo o custo do procedimento.

■ MANEJO PÓS-OPERATÓRIO DO PACIENTE

Contribuição importante ocorreu com o reconhecimento de terapias adjuvantes que ajudam a diminuir ou retardar o processo aterosclerótico e proporcionam maior duração dos enxertos.

ÁCIDO ACETILSALICÍLICO

O uso pós-operatório de AAS reduz significativamente a oclusão dos enxertos de veia safena. O mesmo efeito nos enxertos arteriais não tem sido demonstrado. Doses entre 100 e 325 mg por dia parecem ser eficazes. O clopidogrel não parece ter vantagens sobre o AAS, exceto quando há contraindicação ao uso do segundo; o emprego de varfarina não tem demonstrado aumentar a perviedade a longo prazo dos enxertos de veia safena.

CONTROLE FARMACOLÓGICO DA HIPERLIPIDEMIA

A eficácia do uso das estatinas nos pacientes operados de CRM tem sido claramente demonstrada, com retardamento da progressão das lesões ateroscleróticas nos enxertos de veia safena (EVS) quando tratadas com lovastatina. Em pacientes com controle efetivo do colesterol (LDL < 100 mg/dL), houve progressão da doença aterosclerótica em 29% dos EVS no acompanhamento de quatro anos, comparados com 39% nos pacientes com LDL > 140 mg/dL. Esse resultado, somado ao de outros estudos, enfatiza a necessidade de controle do colesterol LDL no pós-operatório.

CONTROLE DOS FATORES DE RISCO

Evidências mostram que o controle do tabagismo após a cirurgia de CRM proporciona redução da recorrência de angina, melhor função cardíaca, menor número de reinternação hospitalar e aumento da sobrevida. Fumantes têm mais IAM e necessidade de reoperações, com progressão mais rápida do processo de aterosclerose nos EVS.

Outros procedimentos incluem a reabilitação cardíaca com deambulação precoce após a operação, exercícios físicos adequados, educação familiar e aconselhamento sexual.

> **ATENÇÃO!**
>
> O tratamento das disfunções emocional e psicossocial é extremamente relevante, já que esses dois fatores têm forte correlação com mortalidade no pós-operatório de CRM em pacientes idosos sem vida social ou religiosa.

NOVAS TECNOLOGIAS EM CIRURGIA DE REVASCULARIZAÇÃO MIOCÁRDICA

CIRURGIAS MINIMAMENTE INVASIVAS

Técnicas minimamente invasivas de CRM introduzidas há pouco tempo procuram minimizar a morbidade associada ao procedimento, com incisões menores ou eliminando o uso da CEC. Em geral, são realizadas por pequena incisão de toracotomia esquerda, permitindo acesso para revascularizar a DA e o ramo diagonal, com uso da AITE. O número de anastomoses varia de 1 a 2 por paciente, com a permanência hospitalar reduzida e o retorno do paciente ao trabalho e às atividades sociais após 2 a 3 semanas.

PROCEDIMENTOS HÍBRIDOS

A revascularização híbrida do miocárdio é uma combinação da CRM com a angioplastia durante a mesma estada hospitalar. Os procedimentos podem ser efetuados consecutivamente, no mesmo ato operatório; ou de modo sequencial, em ocasiões separadas, nos ambientes cirúrgicos e de cateterismo convencionais. Um procedimento híbrido que consiste na anastomose da ATIE para a artéria descendente anterior (ADA) com a ICP de outros territórios parece razoável quando a ICP da ADA não é uma opção ou dificilmente poderá trazer bons resultados. As indicações devem ser selecionadas pelo *Heart Team*.

CIRURGIA DE REVASCULARIZAÇÃO MIOCÁRDICA SEM CIRCULAÇÃO EXTRACORPÓREA

A CRM sem CEC consiste na realização dos enxertos de ATI e de VS com o coração batendo, sem a utilização da máquina de CEC e sem a necessidade de parar o coração. O uso da CEC na CRM é associado com 1 a 5% de incidência de complicações, como AVC, edema pulmonar, sangramento, arritmia e IR. Como consequência, a CRM sem CEC produz menor trauma cirúrgico, com menor morbidade. Essa técnica tem sido utilizada em 20 a 40% dos pacientes com indicação de cirurgia de CRM, embora alguns grupos tenham expandido sua aplicabilidade para 90%.

A CRM sem CEC possibilita o uso tanto de enxertos de VS como os de ATI, além de outros enxertos arteriais. Estudos comparativos mostraram que essa técnica apresenta os mesmos índices de perviedade dos enxertos, comparada à CRM com CEC, quando realizada por equipes bem treinadas no método.

Em alguns subgrupos de pacientes, a CRM sem CEC tem constituído uma alternativa à angioplastia. Atualmente, alguns cardiologistas consideram a opção de se realizar um enxerto de artéria mamária sem CEC para a artéria coronária descendente anterior por mini-incisão – toracotomia anterior esquerda.

Contudo, essa técnica tem sido empregada em pacientes com alto risco para cirurgia convencional, como em IRC, transplantados renais, doença pulmonar obstrutiva crônica (DPOC), AVC prévio, idade avançada, obesidade mórbida e outros. É indicada também em situações especiais, como os pacientes Testemunhas de Jeová, ou em reoperações. Outra aplicação inclui os casos de falha de angioplastia.

Apresenta vantagem adicional de menor necessidade de transfusão de sangue e menor tempo de internação na enfermaria e na UTI, possibilitando redução do custo hospitalar.

Estudos recentes mostram que, embora a CRM sem CEC possa reduzir a incidência de AVC comparado à técnica com CEC, ainda persiste um risco aumentado devido à necessidade de pinçamento da aorta ascendente para construção das anastomoses proximais dos enxertos (venosos ou arteriais). A técnica aorta *no-touch* (ou anaórtica) produz redução adicional do risco de complicações neurológicas, por não envolver manipulação da aorta ascendente e, consequentemente, evitar os êmbolos decorrentes do deslocamento das placas ateroscleróticas presentes. A estratégia aorta *no-touch* consiste na utilização máxima de enxertos arteriais (ambas as ATIs) e as anastomoses proximais dos enxertos venosos ou de artéria radial conectadas nas artérias torácicas, tanto lateralmente [configuração em Y] ou término-terminal).

ATENÇÃO!

A revascularização miocárdica sem CEC constitui hoje uma boa opção tática, especialmente nos pacientes com alto risco para cirurgia convencional. A técnica aorta *no-touch* produz benefícios adicionais por evitar a manipulação da aorta e consequentemente reduzir o risco de AVC.

A EQUIPE MULTIDISCIPLINAR NA TOMADA DE DECISÕES – O *HEART TEAM*

As diretrizes europeias e americanas enfatizam atualmente a importância das equipes multidisciplinares na tomada de decisões, formadas por cardiologistas clínicos, hemodinamicistas e cirurgiões cardíacos, para garantir que os pacientes recebam recomendações apropriadas nas escolhas das intervenções, consistindo atualmente indicação de Classe 1C. A contribuição dessa abordagem é a de introduzir transparência na decisão para qualquer intervenção, garantindo assim, a melhor prática e conduta apropriada para o paciente e o médico. Além disso, as evidências mostram que as decisões tomadas pelo *heart team* são mais consistentes e corretas do que quando tomadas isoladamente, resultando em não apenas beneficio para o paciente, mas também redução de custos para fontes pagadoras públicas e privadas. Recomendam também que os procedimentos de ICP *ad hoc* não devem ser utilizados para a maioria dos pacientes eletivos, exceto em algumas situações bem definidas, já que, de outra forma, negam tempo apropriado para o paciente para considerar todas as opções de tratamento e comprometem os princípios de consentimento informado.

A recomendação sobre a discussão multidisciplinar com o *heart team* é de considerável e crescente importância devido aos vários relatos na literatura de um número significativo de pacientes submetidos a intervenções sem justificativa de benefício.

REVISÃO

- A cirurgia de revascularização do miocárdio é o procedimento utilizado para o tratamento da DAC, e sua principal indicação é para casos de DAC obstrutiva comprovada.
- A CRM é realizada com intuito de aliviar os sintomas de angina e reduzir o risco de infarto do miocárdio, bem como aumentar a sobrevida.
- Em razão do aperfeiçoamento das técnicas e do desenvolvimento de novas tecnologias, os resultados da CRM são considerados excelentes.

REFERÊNCIA

1. Windecker S, Kolh P, Alfonso F, Collet JP, Cremer J, Falk V, et al. 2014 ESC/EACTS Guidelines on myocardial revascularization: The Task Force on Myocardial Revascularization of the European Society of Cardiology (ESC) and the European Association for Cardio-Thoracic Surgery (EACTS)

Developed with the special contribution of the European Association of Percutaneous Cardiovascular Interventions (EAPCI). Eur Heart J. 2014;35(37):2541-619.

■ LEITURAS SUGERIDAS

Bath MF, Gokani VJ, Sidloff DA, Jones LR, Choke E, Sayers RD, Bown MJ. Systematic review of cardiovascular disease and cardiovascular death in patients with a small abdominal aortic aneurysm. Br J Surg. 2015;102(8):866-72.

Chaufour X, Gaudric J, Goueffic Y, Khodja RH, Feugier P, Malikov S, Beraud G, Ricco JB; AURC (French University Surgeons Association) collaborators. A multicenter experience with infected abdominal aortic endograft explantation. J Vasc Surg. 2017;65(2):372-380.

Chee YE, Liu SE, Irwin MG. Management of bleeding in vascular surgery. Br J Anaesth. 2016 Sep;117 Suppl 2:ii85-ii94.

Filardo G, Powell JT, Martinez M, Ballard DJ. Surgery for small asymptomatic abdominal aortic aneurysms. Cochrane Database Syst Rev. 2015;(2):CD001835.

Kitajima K, Maeda T, Watanabe S, Ueno Y, Sugimura K. Recent topics related to nephrogenic systemic fibrosis associated with gadolinium-based contrast agents. Int J Urol. 2012;19(9):806-11.

Koscielny A, Kühnel M, Verrel F, Kalff JC. [Ruptured Abdominal Aortic Aneurysm – Results and Prognostic Factors at a Certified Centre of Vascular Surgery]. Zentralbl Chir. 2016;141(5):510-517.

Moreno DH, Cacione DG, Baptista-Silva JC. Controlled hypotension versus normotensive resuscitation strategy for people with ruptured abdominal aortic aneurysm. Cochrane Database Syst Rev. 2016 13;(5):CD011664.

Raghavan ML, Hanaoka MM, Kratzberg JA, de Lourdes Higuchi M, da Silva ES. Biomechanical failure properties and microstructural content of ruptured and unruptured abdominal aortic aneurysms. J Biomech. 2011;44(13):2501-7.

Tanaka H, Zaima N, Sasaki T, Hayasaka T, Goto-Inoue N, Onoue K, et al. Adventitial vasa vasorum arteriosclerosis in abdominal aortic aneurysm. PLoS One. 2013;8(2):e 57398.

Ultee KH, Zettervall SL, Soden PA, Darling J, Bertges DJ, Verhagen HJ, Schermerhorn ML; Vascular Study Group of New England. Incidence of and risk factors for bowel ischemia after abdominal aortic aneurysm repair. J Vasc Surg. 2016;64(5):1384-1391.

144

INSUFICIÊNCIA CARDÍACA

■ ELIANE REIKO ALVES
■ CARLOS ALEXANDRE LEMES DE OLIVEIRA
■ DIRCEU RODRIGUES ALMEIDA
■ BRUNA MARIA PEREIA BORNÉO

A insuficiência cardíaca (IC), via final da maioria das cardiopatias, é uma síndrome clínica complexa resultante de qualquer distúrbio cardíaco estrutural ou funcional que comprometa a capacidade ventricular de receber ou ejetar sangue, ocasionando inadequado suprimento sanguíneo para atender às demandas metabólicas teciduais. O conceito atual da terminologia da IC se baseia na presença de sintomas e sinais sugestivos da doença e valores da fração de ejeção do ventrículo esquerdo (FEVE). Assim, pacientes com FEVE > 50% são considerados com IC com fração de ejeção preservada (ICFEP) e aqueles com FEVE < 40% com IC com fração de ejeção reduzida (ICFER).

■ EPIDEMIOLOGIA

Doença de alta prevalência, é a principal causa de internação por doença cardiovascular no Brasil. Somente em 2011, houve 261.361 internações registradas por IC no país e, atualmente, são mais de 6 milhões os brasileiros com esse diagnóstico.[1] Na Europa, cerca de 15 milhões de pessoas têm IC nos 51 países representados pela European Society of Cardiology,[2] com média de idade de 75 anos e motivando atualmente 5% de todas as admissões hospitalares europeias. Nos Estados Unidos, tornou-se o maior problema de saúde pública, com 5,1 milhões de pacientes portadores e 650 mil novos diagnósticos anuais. Em 2005, o custo direto e indireto da doença girou em torno de 27,9 bilhões de dólares. Segundo dados do American Heart Association (AHA)[3] a prevalência de IC aumentará cerca de 46% de 2012 a 2030, resultando em mais de 8 milhões de pessoas adultas com IC.

IC e disfunção ventricular esquerda são condições letais. Em torno de 50% dos pacientes com diagnóstico de IC morrerão em cinco anos – apenas o câncer de pulmão (em ambos os sexos), entre várias neoplasias malignas, como o câncer de mama, de ovário, de bexiga e de próstata, apresenta pior sobrevida do que a IC. No Brasil, em 2011, ocorreram 24.364 óbitos por IC, ou seja, 6% de todos os óbitos registrados no país.[1]

■ FISIOPATOLOGIA

Trata-se de condição fisiopatológica de etiologia variável, progressiva, que tem início com redução da contratilidade miocárdica, redução do débito cardíaco (DC) e elevação das pressões de enchimento. Em resposta à redução do desempenho cardíaco, surgem os chamados mecanismos de compensação, como aumento de frequência cardíaca (FC), aumento de contratilidade, vasoconstrição periférica e aumento da volemia por retenção renal de sódio e água. Essas respostas decorrem da ativação integrada do sistema neuro-hormonal, mediada pela atividade adrenérgica, pela ativação do sistema renina-angiotensina-aldosterona (SRAA), da arginina-vasopressina, da endotelina e das citocinas inflamatórias.

A ativação de todos esses sistemas é iniciada mesmo antes do aparecimento dos sintomas e determinará efeitos deletérios. A ativação adrenérgica promove liberação e aumento dos níveis séricos de catecolaminas e estas determinam vasoconstrição, aumento da pós-carga, aumento do consumo de oxigênio, isquemia miocárdica, arritmias e morte celular. O aumento de angiotensina II determina vasoconstrição, aumento da pós-carga, isquemia miocárdica, hipertrofia, morte dos miócitos e fibrose. A aldosterona promove retenção de sódio e água, aumento da volemia, hipocalemia, arritmias ventriculares e parece ser importante indutor de fibrose.

A ação dessas substâncias determinará, a longo prazo, situação hemodinâmica desfavorável, com perpetuação da deterioração ventricular, dilatação progressiva, perda de miócitos e substituição por fibrose, levando à remodelação ventricular desfavorável, com agravamento dos sintomas e elevado risco de vida.

■ QUADRO CLÍNICO E DIAGNÓSTICO

A doença pode se apresentar de diferentes formas clínicas, desde disfunção ventricular assintomática até as formas graves, como edema agudo de pulmão e choque cardiogênico. Na apresentação, podem ainda predominar os sinais de congestão sistêmica e/ou de baixo débito. A redução do DC determinará o aparecimento de intolerância ao esforço, inicialmente caracterizada por dispneia dos esforços, cansaço fácil, fadiga e palidez cutânea. É comum a presença de distúrbios do sono, sonolência diurna e apneia. Existe tendência permanente para retenção de sódio e água, que determinará aumento da volemia, elevação das pressões de enchimento e aparecimento dos sintomas de congestão pulmonar, como dispneia, taquipneia, ortopneia, dispneia paroxística noturna, tosse, sibilos e hemoptoicos. A congestão sistêmica determinará o aparecimento de ingurgitamento jugular, congestão visceral com hepatomegalia dolorosa, refluxo hepatojugular, ascite e edema de membros inferiores. Noctúria por reabsorção de edema e oligúria por baixo DC, com frequência, estão presentes. Podem surgir palpitações ou síncope por arritmias. Na evolução, é frequente o emagrecimento, com atrofia da musculatura esquelética e respiratória, que agrava a dispneia e leva ao quadro de caquexia cardíaca.

O diagnóstico da IC fundamenta-se em anamnese e exame físico detalhados, nos quais se procuram valorizar os sinais e sintomas decorrentes do baixo DC e dos fenômenos congestivos pulmonar e sistêmico.

ATENÇÃO!

Na anamnese, é importante a procura de elementos para que se possa chegar a diagnóstico etiológico da disfunção ventricular, como antecedentes de sopros ou defeitos cardíacos na infância, febre reumática, epidemiologia para Chagas, fatores de risco para doença coronariana, hipertensão, diabetes, alcoolismo, uso de drogas e tratamento com quimioterápicos.

É importante a avaliação funcional do paciente, em relação ao seu grau de limitação ao esforço, seguindo a classificação da New York Heart Association (NYHA):[4]

- **classe funcional I:** ausência de sintomas durante atividades cotidianas;
- **classe funcional II:** sintomas desencadeados por atividades cotidianas;
- **classe funcional III:** sintomas desencadeados aos pequenos esforços;
- **classe funcional IV:** sintomas em repouso.

Essa avaliação funcional deve ser realizada de maneira detalhada, levando em consideração a idade do paciente, seu estilo de vida, sua condição antes da doença e a quantificação detalhada dos diferentes tipos de esforço. A classificação funcional da NYHA,[4] independente de sua subjetividade, permite avaliar a gravidade da doença, orientar e avaliar a resposta terapêutica e também fornece informações prognósticas.

Em 2002, a American Heart Association e a American College of Cardiology (AHA/ACC)[5] propuseram uma classificação para a IC, dividida em quatro estágios, que contempla não somente o componente funcional, como também o estrutural, podendo ser mais útil, por ser menos subjetiva, orientar a terapêutica e dar informação sobre o prognóstico:

- **estágio A:** presença de fatores de risco para desenvolvimento de disfunção ventricular (hipertensão, diabetes) na ausência de sintomas ou doença estrutural perceptível;
- **estágio B:** presença de lesão estrutural cardíaca e ausência de sintomas;
- **estágio C:** presença de lesão estrutural associada a sintomas atuais ou pregressos de grau leve a moderado;
- **estágio D:** presença de lesão estrutural e sintomas graves mesmo ao repouso ou em IC refratária.

No exame físico, procuram-se os sinais de congestão pulmonar e sistêmica e sinais de baixo DC, como palidez, extremidades frias, perfusão periférica lentificada, pulso filiforme, pulso alternante, PA baixa e convergente, bulhas hipofonéticas, ou hiperfonese de P2, presença de 3ª bulha (forte marcador de disfunção sistólica) e sopros de regurgitação valvar mitral e/ou tricúspide por dilatação dos anéis atrioventriculares. Na ausculta pulmonar, frequentemente, encontram-se sinais de congestão venocapilar pulmonar com estertores crepitantes, subcrepitantes, sibilos e derrame pleural

(DP). A presença de estase jugular, hepatomegalia, pulso hepático, refluxo hepatojugular, ascite e edema de membros inferiores é indicativa de congestão venosa sistêmica por IC direita. O diagnóstico pode ser estabelecido com a valorização dos sinais e sintomas descritos, podendo ser utilizados os critérios adotados no estudo de Framingham ou os critérios de Boston, com a combinação necessária de pontos para o diagnóstico de IC (Quadros 144.1 e 144.2 e Tabela 144.1).

TIPO DE DISFUNÇÃO

Distinguir clinicamente entre a ICFEP ou ICFER imediatamente após a admissão é tarefa muitas vezes difícil e enganosa.

Sabe-se que pacientes com IC e fração de ejeção preservada não diferem em mortalidade dos pacientes com disfunção sistólica. Geralmente, são idosos, mulheres, hipertensos, diabéticos e obesos. A radiografia torácica e a ecocardiografia tornam-se ferramentas importantes nessa análise, associadas ao exame físico. São critérios diagnósticos da ICFEP segundo a AHA/ACC:[3]

1 | evidência de IC clínica;
2 | função sistólica preservada (FE > 50%);
3 | evidência definitiva de disfunção diastólica (alteração do relaxamento ventricular no Ecodoppler);
4 | níveis séricos elevados de peptídeos natriuréticos.

EXAMES COMPLEMENTARES NO DIAGNÓSTICO DA INSUFICIÊNCIA CARDÍACA

O diagnóstico de IC geralmente é feito com dados da anamnese e exame clínico. Entretanto, existem exames necessários para a caracterização do quadro, o diagnóstico diferencial com outras causas de dispneia e, princi-

---

QUADRO 144.1 ■ Critérios de Boston para diagnóstico de insuficiência cardíaca

O diagnóstico de insuficiência cardíaca é classificado como "definitivo", com uma pontuação entre 8 e 12; "possível", com uma pontuação entre 5 e 7; e "improvável", se a pontuação for 4 ou menos

CRITÉRIO DE PONTOS

1 | Categoria I: história
- Dispneia em repouso: 4
- Ortopneia: 4
- Dispneia paroxística noturna: 3
- Dispneia ao caminhar no plano: 2
- Dispneia ao subir escadas: 1

2 | Categoria II: exame físico
- FC (1 ponto se FC 91 a 110 bpm; 2 pontos se FC > 110 bpm): 1 ou 2
- Turgência jugular (2 pontos se > 6 cm H_2O; 3 pontos se > 6 cm H_2O mais hepatomegalia ou edema): 2 ou 3
- Crepitantes pulmonares (1 ponto se restrito às bases; 2 pontos se mais do que apenas nas bases): 1 ou 2
- Sibilos: 3
- 3ª bulha cardíaca: 3

3 | Categoria III: radiografia torácica
- Edema pulmonar alveolar: 4
- Edema pulmonar intersticial: 3
- DP bilateral: 3
- Índice cardiotorácico > 0,50: 3
- Redistribuição de fluxo para lobos superiores: 2

QUADRO 144.2 ■ Critérios de Framingham para o diagnóstico de insuficiência cardíaca

O diagnóstico de IC requer a presença simultânea de pelo menos dois critérios maiores ou um critério maior em conjunto com dois critérios menores

CRITÉRIOS MAIORES

- Dispneia paroxística noturna
- Turgência jugular
- Crepitações pulmonares
- Cardiomegalia (à radiografia torácica)
- Edema agudo de pulmão
- 3ª bulha (galope)

- Aumento da PVC (> 16 cm H_2O no átrio direito)
- Refluxo hepatojugular
- Perda de peso > 4,5 kg em 5 dias em resposta ao tratamento

CRITÉRIOS MENORES

- Edema de tornozelos bilateral
- Tosse noturna
- Dispneia a esforços ordinários
- Hepatomegalia
- DP
- Diminuição da capacidade funcional em um terço da máxima registrada previamente
- Taquicardia (FC > 120 bpm)

PVC: pressão venosa central.

TABELA 144.1 ■ Valor diagnóstico dos marcadores clínicos de congestão

	SENSIBILIDADE (%)	ESPECIFICIDADE (%)
Dispneia	66	52
Ortopneia	66	47
Edema	46	73
Estase jugular	70	79
3ª bulha	73	42
Radiografia		
Cardiomegalia	97	10
Redistribuição de fluxo	60	68
Edema intersticial	60	73
DP	43	79

palmente, para quantificar o grau de disfunção ventricular e/ou de lesão valvar e para chegar a um diagnóstico etiológico e auxiliar a tomada de decisão terapêutica.

Exames laboratoriais

Diferentes exames podem revelar a presença de condições capazes de agravar os sintomas da IC. O hemograma é exame indispensável para avaliar a presença de anemia, que pode causar ou agravar os sintomas de IC e está relacionada a um pior prognóstico.

ATENÇÃO!

A dosagem de creatinina (Cr) é indispensável para avaliação da função renal, visto que a insuficiência renal (IR) é uma comorbidade importante, presente em pelo menos um terço dos pacientes com IC grave e está associada à piora dos sintomas, descompensação, menor resposta ao tratamento e, principalmente, a pior prognóstico.

A urina I pode demonstrar a presença de infecção urinária ou proteinúria, que indica lesão renal ou ainda, glicosúria, sinalizando a presença de diabetes. A dosagem do sódio é de fundamental importância, visto que a hiponatremia é indicativa de pior prognóstico. A dosagem do potássio pode evidenciar hipopotassemia, geralmente associada a uso de doses elevadas de diuréticos e, também, a hiperpotassemia, que pode estar associada à IR ou ao uso dos fármacos bloqueadores do SRAA. O perfil lipídico pode indicar a presença de dislipidemia e chamar a atenção para a possibilidade de etiologia isquêmica da disfunção ventricular. A dosagem dos hormônios tiroidianos é recomendada, visto que ambos, hipertiroidismo ou hipotiroidismo, podem ser a causa primária ou agravar a disfunção ventricular. Sorologias para HIV, vírus das hepatites B e C e para doença de Chagas podem ser necessárias dentro de um contexto clínico epidemiológico.

BNP/NT pró-BNP

A dosagem sanguínea do peptídeo natriurético atrial (BNP) e do seu precursor, o NT pró-BNP, indica hormônios produzidos pelos miócitos atriais e ventriculares e elevados em situações de estresse hemodinâmico, como ocorre na IC. Por ter forte correlação com pressões de enchimento elevadas, esse exame está indicado para diagnóstico diferencial de dispneia na sala de emergência, principalmente quando o ecocardiograma não está disponível, também podendo ser bom parâmetro de resposta terapêutica em pacientes com IC crônica e forte indicador independente de mortalidade nos pacientes com IC aguda. Na doença de Chagas, o BNP tem valor prognóstico e pode estar elevado em pacientes assintomáticos. A dosagem desse marcador no líquido pleural pode ser útil no diagnóstico de DP de origem cardiogênica. Medidas seriadas do BNP/NT pró-BNP não está bem estabelecida como complemento ao exame físico para guiar tratamento da IC. Valores de BNP < 100 pg/mL e de pró-BNP < 300 pg/mL são considerados normais e de BNP > 500 pg/mL e de pró-BNP > 900 pg/mL de 50 a 75 anos e acima de 1.800 pg/mL para paciente acima de 75 anos são sugestivos de IC. Em todos os casos, deve-se correlacionar com a clínica do paciente. Não foram encontradas diferenças nos valores de BNP ou pró-BNP para pacientes ICFEP e ICFER.

Eletrocardiograma

Geralmente, está alterado nos pacientes com IC por disfunção sistólica. Apesar de ser inespecífico em relação à etiologia da disfunção ventricular, pode sugerir outras, como a doença de Chagas e a cardiopatia isquêmica. Avaliam-se o ritmo, os distúrbios da condução atrioventricular, os bloqueio de ramos, a sobrecarga de câmaras, a presença de arritmias e os sinais de hipertensão pulmonar.

Radiografia torácica

Importante para avaliação da área cardíaca e da circulação pulmonar, podendo evidenciar sinais de congestão pulmonar, derrames cisurais, DPs. Também pode sugerir doenças pulmonares como causa de dispneia (p. ex.: enfisema, doenças intersticiais, focos pneumônicos, infarto pulmonar).

Ecocardiografia bidimensional

Exame obrigatório na avaliação de qualquer paciente com IC, permite a avaliação precisa da anatomia cardíaca, afere o tamanho das cavidades, quantifica a disfunção sistólica (contratilidade) com aferição da FE, avalia a anatomia e a dinâmica das valvas, estima o grau de estenoses, as medidas de área valvar e o grau de refluxo, e avalia o pericárdio. Permite a caracterização dos quadros de IC com função sistólica preservada, demonstrando as alterações de complacência e do relaxamento ventricular. Com esse exame, é possível aferir o grau de pressão na artéria pulmonar. Por todas essas informações, permite diagnosticar com precisão a presença e o grau da disfunção cardíaca e sua provável etiologia. Atualmente, o uso da denominada ecocardiografia hemodinâmica vem ampliando as indicações desse exame.

O ecocardiografista treinado pode oferecer informações valiosas sobre DC e estado de volemia com a avaliação sequencial do diâmetro e colapsibilidade da veia cava inferior (VCI), auxiliando não somente no diagnóstico e na estratificação, o que é comum, como também na melhor terapia e na evolução do tratamento.

Em resumo, está indicada na avaliação inicial de todo paciente com suspeita de IC e na reavaliação, quando há mudança no quadro clínico, apesar do tratamento.

Imagens por medicina nuclear

Técnicas como *single photon emission tomography* (SPECT) podem ser utilizadas para avaliação da perfusão miocárdica e da função ventricular. A cintilografia miocárdica de perfusão é mais utilizada para o diagnóstico de doença arterial coronariana (DAC), fornecendo informações sobre isquemia e viabilidade miocárdica. A tomografia por emissão de prótons (PET) é indicada para avaliação da viabilidade miocárdica.

Ressonância magnética

A RM de coração é considerada o padrão-ouro para medir os volumes das cavidades, índice de massa e a função dos ventrículos (direito e esquerdo), e também para avaliação de presença de fibrose e diferenciação de áreas isquêmicas e não isquêmicas, além de doenças congênitas complexas. É considerada hoje uma alternativa principalmente para os pacientes com dificuldade de diagnóstico pelo ecocardiograma.

> **ATENÇÃO!**
>
> A RM é um exame de grande importância na suspeita de doenças infiltrativas (p. ex., sarcoidose) ou de depósitos (p. ex., hemocromatose, amiloidose) e na vigência de síndromes restritivas, como endomiocardiofibrose e pericardite constritiva.

Tomografia computadorizada cardíaca

O papel da tomografia de coronárias está em excluir de forma não invasiva a presença de DAC, principalmente em pacientes de risco baixo ou intermediário. Quando não há outros métodos disponíveis, a tomografia computadorizada (TC) cardíaca pode ser utilizada para avaliar a função ventricular (p. ex.: paciente com marca-passo e janela inadequada para a ecocardiografia).

Cateterismo cardíaco direito

Exame invasivo, permite avaliação completa da hemodinâmica cardiovascular com aferição das pressões de enchimento, pressão pulmonar, DC e cálculos de resistências sistêmicas e pulmonares (cateter de Swan-Ganz). A monitoração hemodinâmica invasiva pode ser importante nas situações de instabilidade hemodinâmica, a fim de orientar o manuseio de medicações vasoativas e avaliar a dinâmica das pressões de artéria pulmonar no paciente candidato a transplante cardíaco.

Cinecoronariografia

Deve ser realizada quando existe suspeita de etiologia isquêmica para a disfunção ventricular, permitindo avaliar presença e grau de obstrução coronariana, que pode causar e/ou agravar o quadro de IC.

Exame Holter

Pode ser utilizado na avaliação de pacientes com miocardiopatia secundária à taquiarritmia.

Biópsia endomiocárdica

Procedimento invasivo que pode ser útil no diagnóstico etiológico da disfunção miocárdica. Indicada quando há suspeita de um específico diagnóstico que influenciará na terapia, como em miocardites, doenças infiltrativas do miocárdio (hemocromatose, amiloidose) e doenças de depósito (miocardiopatias restritivas).

Teste cardiopulmonar

Exame que assume grande importância nas fases mais avançadas da doença, permitindo a medida direta do consumo de oxigênio (VO_2) e de equivalente ventilatório de CO_2 (VE/VCO_2), possibilitando a avaliação mais objetiva do grau de limitação física e a diferenciação de limitação por outras condições clínicas, como doença pulmonar e obesidade. Pacientes que atingem um VO_2 maior do que 18 mL/kg/min apresentam melhor prognóstico a longo prazo. Tem grande indicação atual na estratificação dos potenciais candidatos a transplante cardíaco, visto que os pacientes com $VO_2 < 12$ mL/kg/minuto e $VE/VCO_2 > 35$ apresentam maior risco de vida.

■ TRATAMENTO

Tem como objetivos principais alívio dos sintomas, melhora da qualidade de vida e redução de hospitalização e de mortalidade. No planejamento terapêutico, é preciso, sempre que possível, determinar a etiologia da IC e afastar os fatores agravantes ou precipitantes da descompensação cardíaca, como negligência à restrição de sal e hídrica, não adesão ao tratamento farmacológico, tratamento com doses farmacológicas não otimizadas, isquemia miocárdica silenciosa, arritmias supraventricular (fibrilação atrial e *flutter* atrial) e taquicardia ventricular (TV), infecção pulmonar, tromboembolia pulmonar (TEP), anemia, IR, uso de anti-inflamatórios e disfunção tiroidiana.

Deve-se enfatizar o tratamento não farmacológico, como dieta hipossódica (2 g sal/dia), restrição hídrica, interrupção do tabagismo, etilismo, tratamento de distúrbios do sono e prescrição de atividade física. O tratamento farmacológico, fundamentado em evidência, se baseia principalmente em medicamentos que bloqueiam a atividade neuro-hormonal e na remodelação ventricular com fármacos que inibem ou antagonizam a atividade adrenérgica, a angiotensina II e a aldosterona; esse tratamento moderno modifica radicalmente a história natural da doença com reduções expressivas de morbidade e mortalidade da IC.

■ REABILITAÇÃO CARDIOPULMONAR

A realização de atividade física foi proscrita por muito tempo para paciente com IC. Atualmente, está bem estabelecido que a atividade física programada melhora a qualidade de vida e a capacidade para exercícios, principalmente em pacientes com classes funcionais NYHA II e III.[4] O estudo HF-ACTION[6] não demonstrou diminuição na mortalidade total e no número de reinternações.

DIURÉTICOS

São os únicos fármacos capazes de promover balanço negativo de Na^+. Os diuréticos de alça (furosemida), por sua potência diurética, são os medicamentos de escolha, usados pela VO em dose de 40 a 320 mg/dia, em quatro tomadas diárias. Para os pacientes em estado mais grave, muitas vezes, a associação de diuréticos com ação no túbulo distal, como os tiazídicos em dose diária de 25 a 50 mg/dia, e os antagonistas da aldosterona, faz-se necessária uma estratégia conhecida como "bloqueio sequencial dos néfrons". Para os pacientes descompensados e refratários, o uso pela via IV, com dose de furosemida, que pode chegar até a 400 mg/dia, em uso EV, contínuo ou intermitente.

> **ATENÇÃO!**
> Os diuréticos são de uso obrigatório nos pacientes com sintomas congestivos.

Muitas vezes denominados pelos *guidelines* como "mal necessário", recai sobre os diuréticos de alça o ônus de quase todos os episódios de piora da função renal, principalmente em pacientes internados por descompensação, responsabilidade que estudos recentes estão colocando em xeque.

Mullens e colaboradores[7] publicaram recentemente um artigo que renovou o conceito, já conhecido, porém esquecido, da congestão venosa renal como principal causa de piora da função renal em pacientes com IC descompensada (ICD). Ao avaliarem qual o fator estava mais relacionado com a piora da Cr durante a internação por ICD, provaram que a congestão sistêmica representada por aumento na medida da PVC, e não a FE reduzida ou baixo fluxo renal, como se acreditava, foi o principal fator contribuinte. Some-se a isso o fato de a congestão sistêmica (periférica, pulmonar, renal, hepática, ventricular, cerebral e gastrintestinal) ser extremamente prejudicial por aumentar o risco de morte súbita por arritmias, piorar agudamente a performance ventricular e facilitar a translocação bacteriana intestinal, em que o conceito de "descongestão agressiva" (ou seja, tratamento precoce, agudo e imediato da congestão sistêmica) vem sendo cada vez mais discutido.

Análises de subgrupos do estudo ESCAPE apontam que os pacientes tratados agressivamente com diuréticos na fase de descompensação sofreram piora transitória da função renal na internação, porém com substancial aumento de sobrevida na análise em 180 dias pós-alta.

O estudo DOSE não demonstrou diferenças significativas no modo de administração do diurético IV (intermitente *versus* contínuo) ou na dose administrada (alta *versus* baixa), porém houve maior alívio da dispneia e perda de líquido e peso mais acentuada, sem maiores desfechos adversos, nos pacientes que receberam altas doses. Em 60 dias, não houve diferença em relação ao nível sérico da Cr.

Alternativa segura, porém financeiramente onerosa, é o uso da ultrafiltração veno-venosa (similar ao processo ultrafiltração dialítica), que se mostrou segura e mais eficaz do que os diuréticos na velocidade de perda de líquidos e peso corporal, como demonstrou o estudo UNLOAD.

É preciso estar atento para os efeitos colaterais dos diuréticos, como hipopotassemia, hipomagnesemia, hiponatremia e alcalose metabólica. Ressalta-se que esses fármacos não devem ser usados em pacientes reconhecidamente hipovolêmicos após análise clínica minuciosa ou assintomáticos, nem como monoterapia. É fundamental a procura de causas de "resistência" aos diuréticos, como a não aderência à restrição de água e sal, uso crônico de furosemida, uso de corticosteroides ou anti-inflamatórios não hormonais (AINH), IR, acidose metabólica e hipoalbuminemia.

DIGITÁLICOS

Medicamentos com efeito inotrópico positivo bloqueiam a ativação neuro-humoral, restauram a função barorreceptora e possuem efeito antiarrítmico atrial e bradicardizante. Por todos esses resultados, são fármacos importantes para os pacientes portadores de IC muito sintomáticos. Vários estudos têm documentado seus efeitos benéficos em redução de sintomas, estabilização clínica e redução de internação hospitalar, porém com efeito neutro em sobrevida, como demonstrou o estudo DIG-trial após avaliação de 6.800 pacientes com FE < 45 %. Devem ser usados nas doses de 0,125 a 0,25 mg/dia, VO, ajustadas pela monitoração sérica. As indicações formais dos digitais são em paciente com FE < 45%, para melhora dos sintomas em pacientes com terapêutica otimizada ou no controle da FC naqueles com fibrilação atrial (FA) e terapêutica otimizada.

> **ATENÇÃO!**
> É preciso ter cuidado especial na administração do digital em pacientes idosos, com pouca massa muscular, portadores de insuficiência renal aguda (IRA) ou crônica (IRC), hipoxemia, hipo ou hipercalemia e em uso de antibióticos que estabilizem a flora intestinal, haja vista o maior risco de intoxicação digitálica na presença desses fatores.

Nos pacientes descompensados, usa-se o lanatosídeo-C pela via IV na dose de 0,4 a 0,8 mg/dia.

INIBIDORES DA ENZIMA CONVERSORA DA ANGIOTENSINA/BLOQUEADORES DOS RECEPTORES DA ANGIOTENSINA

Inibem a ação da enzima conversora da angiotensina (ECA), reduzindo, assim, os níveis de angiotensina II e elevando os níveis de bradicinina. Possuem efeitos hemodinâmicos altamente favoráveis a curto e a longo prazos, com redução dos sintomas, aumento da tolerância ao esforço, melhora da qualidade de vida; e reduzem a progressão da disfunção ventricular e a mortalidade por IC. Estudos clássicos, como CONSENSUS, SOLVD (Treatment e Prevention), SAVE, ATLAS, AIRE e TRACE, fizeram dessa classe a 1ª modificadora de mortalidade na IC sistólica, para serem prescritos, portanto, para todos os pacientes portadores de disfunção e FE < 40% independentemente de serem sintomáticos ou não. Existem aproximadamente duas dezenas de moléculas de IECA, porém as mais amplamente testadas são o captopril na dose de 100 a 150 mg/dia, VO, e o enalapril, na dose de 20 a 40 mg/dia. Podem causar efeitos colaterais, como hipotensão sintomática, piora da função renal e tosse.

Os bloqueadores dos receptores de angiotensina (BRA) II (losartana/candesartana) têm efeitos superponíveis e podem ser usados nos pacientes que não toleram os IECA, com evidências fortes e recentes de não inferioridade quando comparados ao IECA (OPTIMAAL). Reforça-se principalmente o uso em doses altas (p. ex.: 150 mg/dia de Losartan), como demonstrou recentemente o estudo HEAAL. Outra estratégia de uso é a associação dessa classe com IECA e β-bloqueadores em pacientes NYHA II a IV[4] com sintomas refratários.

BETA-BLOQUEADORES ADRENÉRGICOS

Pilares da terapia moderna da IC, os bloqueadores dos receptores adrenérgicos (β1 e β2) antagonizam os efeitos adversos da estimulação adrenérgica crônica na IC, com efeitos antiarrítmicos, anti-isquêmicos e de proteção celular. Vários estudos têm demonstrado efeitos hemodinâmicos favoráveis a longo prazo, redução dos sintomas, melhora da qualidade de vida, redução do risco de morte súbita, aumento sustentado da FE e importante redução de mortalidade.

Os estudos-chave CIBIS II, COPERNICUS e MERIT-HF estabeleceram, respectivamente, o bisoprolol, o carvedilol e o succinato de metropolol como os fármacos com evidência modificadora de sobrevida. Devem ser iniciados em doses baixas, com aumento progressivo, até se atingirem doses de manutenção (carvedilol 50 a 100 mg/dia, bisoprolol 10 mg/dia e metoprolol 200 mg/dia). Recentemente, o estudo SENIOR demonstrou que o nebivolol reduziu em 14% os desfechos morte e admissão hospitalar devido à causa cardiovascular em população acima dos 70 anos com FE preservada em 36% da população estudada. Os principais efeitos colaterais são piora da IC, hipotensão e bradicardia. Os betabloqueadores são recomendados para todos os pacientes com disfunção ventricular, inclusive em classe funcional IV. Ressalta-se que, a despeito dos efeitos colaterais, os betabloqueadores são bem tolerados e podem ser otimizados em 80 a 90% dos pacientes com IC.

ESPIRONOLACTONA

Usada há muitos anos como diurético, é um bloqueador dos receptores de aldosterona, que, aumentada nos pacientes com IC, determina aumento na reabsorção de sódio e água.

O aumento na excreção de magnésio e potássio contribui para o aparecimento de arritmias e morte súbita. Outro efeito deletério da aldosterona é a indução de fibrose no miocárdio e na parede vascular. Terapia otimizada com betabloqueadores e IECA/BRA não diminuem totalmente os níveis do hormônio circulante (efeito conhecido como "escape da aldosterona"), fato obtido com a associação de um antagonista direto da aldosterona. O antagonismo da aldosterona com espironolactona nas doses de 25 a 50 mg/dia reduz morbidade e mortalidade total em até 30% nos pacientes com IC sintomática.

Os estudos clássicos (RALES e EPHESUS) avaliaram pacientes em classes funcionais NYHA III e IV[4] com FE < 35%, ou seja, pacientes com sintomas graves em fase avançada da evolução patológica. A dúvida entre os especialistas recaía sobre o bloqueio da aldosterona nas fases mais precoces da IC; com esse intuito, o recente estudo EMPHASIS-HF avaliou 2.737 pacientes em classe funcional II com FE < 35% recebendo eplerenone (outro tipo de antagonista da aldosterona) *versus* placebo. Esse estudo foi interrompido prematuramente no 21° mês de seguimento por demonstrar diminuição da mortalidade por causa cardiovascular e hospitalização por IC no grupo de pacientes tratados com eplerenone, demonstrando evidência robusta para o uso de antagonistas da aldosterona em fases precoces de evolução da IC.

Os efeitos colaterais mais frequentes dessa classe de medicação são ginecomastia (10%) e hiperpotassemia (5%), esta mais frequente em pacientes idosos, diabéticos e portadores de IR.

Até o momento, não existem estudos que comprovem a eficácia do uso de antagonistas da aldosterona em paciente com ICFEP na redução da mortalidade.

ANTICOAGULANTE ORAL

A disfunção ventricular grave, a congestão sistêmica, a imobilidade e a presença de FA aumentam o risco de TEP e sistêmico em portadores de IC. A anticoagulação oral está recomendada para os pacientes com algum episódio tromboembólico pregresso, com trombo intracavitário, aneurisma ventricular extenso e FA.

IVABRADINA

Nova medicação utilizada para o tratamento da IC, trata-se de um inibidor seletivo do nó sinusal, determinando redução da FC. Segundo o estudo BEAUTIFUL, a associação de ivabradina ao tratamento-padrão (incluindo o betabloqueador) em pacientes com miocardiopatia isquêmica reduziu em 36% o risco de hospitalização de IAM e em 30% a necessidade de revascularização. O estudo SHIFT avaliou pacientes com classes funcionais NYHA II, III e IV[4] e demonstrou que a associação da ivabradina à terapêutica-padrão (incluindo betabloqueador) reduziu em 26% a morte de origem cardiovascular e em 26% o risco de hospitalização por descompensação da IC.

Atualmente, está indicado o uso dessa medicação em pacientes com ritmo sinusal, disfunção sistólica e classes funcionais NYHA II a IV,[4] que mantêm FC maior do que 70 bpm, apesar do uso de IECA ou BRA e betabloqueadores nas doses máximas toleradas. A dose preconizada é de 5 mg duas vezes ao dia inicialmente, e otimização com 7,5 mg duas vezes ao dia, dependendo da resposta da FC.

ANGIOTENSINA INIBIDORA DO RECEPTOR DE NEPRILISINA

Essa nova classe terapêutica age inibindo a neprilisina fazendo com que os peptídeos natriuréticos e outras substâncias sejam degradadas lentamente, levando à redução da retenção de sódio e água, diminuindo a vasoconstrição e a hipertrofia ventricular. A primeira substância dessa classe é LCZ696, que é uma molécula ligada à valsartana. No Brasil, essa classe está em processo de liberação para uso.

O estudo PARADIGM-HF trial comparou essa nova classe com enalapril e mostrou superioridade da nova medicação em relação à redução da hospitalização, morte cardiovascular e mortalidade geral.

ÔMEGA 3

Nos últimos anos, surgiram diversos estudos sugerindo que o consumo de doses elevadas de ômega 3 (encontrado naturalmente no óleo de peixe) diminuem a incidência e a mortalidade por IC. Os mecanismos desses benefícios ainda não são totalmente esclarecidos.

INIBIDORES DA FOSFODIESTERASE 5

O uso de sildenafil pode reduzir a hipertensão pulmonar secundária à IC crônica e em pacientes em avaliação para transplante cardíaco. A redução da pressão sistólica da artéria pulmonar está associada à melhora do consumo de oxigênio e melhora da FEVE.

DISPOSITIVOS

A morte súbita é responsável por 40 a 50% dos óbitos em pacientes com IC, acometendo principalmente os mais estáveis. O uso do cardiodesfibrilador implantável (CDI) associado à terapia farmacológica atual otimizada mostrou-se eficaz em reduzir a morte súbita em pacientes com disfunção ventricular.

Com base nos estudos clínicos MADIT II, SCD-HeFT e MADIT CRT-D, considera-se recomendação de indicação IA o uso de CDI para prevenção primária em pacientes portadores de miocardiopatia isquêmica após infarto do miocárdio com pelo menos seis meses de evolução, com FE ≤ 35%, em classe funcional II ou III com terapia clínica otimizada, sem indicação de revascularização e expectativa de vida de pelo menos um ano. Considera-se indicação IIaB o uso em pacientes com as mesmas características, porém portadores de miocardiopatia não isquêmica. Importante ressaltar, porém, que a análise de custo/efetividade, mesmo em países europeus ou nos Estados Unidos, não se mostrou positiva quando se trata da profilaxia primária; além disso, o CDI acarreta maior risco de internação por IC, possivelmente transformando o mecanismo de morte do paciente, reduzindo o risco da morte súbita e aumentando o risco de vida por progressão da IC, fato que compromete de certa forma os benefícios irrefutáveis do implante do dispositivo. Na prevenção secundária, há indicação de CDI para todo paciente com miocardiopatia de qualquer etiologia, sobrevivente de parada cardíaca devido à fibrilação ventricular (FV), à taquicardia ventricular (TV) ou à taquicardia ventricular sustentada (TVS) com instabilidade hemodinâmica, excluindo-se causa reversível ou, ainda, paciente com doença cardíaca estrutural com documentação de TVS espontânea estável ou instável. A indicação de CDI deve ser considerada em pacientes com síncope recorrente com indução de TVS instável ou FV no estudo eletrofisiológico.

Um terço dos pacientes com diagnóstico de IC apresenta QRS alargado no ECG (acima de 120 ms) com frequência decorrente de BRE (bloqueio do ramo esquerdo). Associada a essa condição, a dissincronia ventricular eletromecânica, ocasionada pelo retardo na despolarização ventricular, determina dissincronia de contração ventricular, ocasionando redução do DC, aumento do consumo de oxigênio, encurtamento do tempo de enchimento ventricular e favorecimento da insuficiência mitral. Com desfechos relacionados ao aumento da FE, diminuição do diâmetro ventricular esquerdo e redução de mortalidade, vários estudos mostraram a eficácia do uso do marca-passo multissítio para terapia de ressincronização ventricular (TRV). Com base principalmente nos estudos CARE-HF e COMPANION, a indicação IA para o implante do ressincronizador cardíaco envolve pacientes com IC em classe funcional III, ritmo sinusal, tratamento farmacológico otimizado, FE < 35 e QRS > 120 ms. Essa modalidade de dispositivo, apesar de indiscutível evidência de indicação, possui diversas limitações, como experiência da equipe implantadora para posicionamento adequado do eletrodo, ecocardiografista experiente para melhor ajuste do intervalo AV e tempo diastólico e reavaliação frequente da sincronia. Acredita-se ainda que, somado aos critérios clássicos, o uso da ecocardiografia Doppler tecidual (técnica do *tissue tracking*), para avaliar presença de dissincronia mecânica (e não somente elétrica), é indispensável para uma indicação mais adequada dessa terapia.

Estudos mais atuais comparando o uso isolado de CDI com o uso associado de CDI + TRV ainda são discordantes, porém indicam que, em pacientes com classe avançada (III e IV), a associação pode diminuir a mortalidade, como mostrou o estudo RAFT. O estudo MADIT-CRT, apesar de não ter encontrado diferenças na mortalidade da associação de dispositivos, revelou que o uso da TRV em pacientes de classe funcional II (fase mais precoce da evolução da IC) reduziu o volume ventricular esquerdo com aumento concomitante da FE.

TRATAMENTO CIRÚRGICO

O subcapítulo 144.1 dedica-se ao tratamento cirúrgico da IC.

■ INSUFICIÊNCIA CARDÍACA AGUDA E CRÔNICA DESCOMPENSADA

Ao contrário do que ocorre no cenário da IC crônica, em que o melhor entendimento de sua fisiopatologia associado aos dados de grandes estudos proporcionou muitos avanços diagnósticos e terapêuticos, os estudos em IC aguda/descompensada passaram a ser expressivos somente na última década. Grandes registros, como o ADHERE e o OPTIMIZE-HF, definiram de forma concreta o perfil epidemiológico e clínico do paciente com descompensação de IC. O principal avanço, porém, não ocorreu no arsenal terapêutico, mas na sistematização do atendimento inicial e classificação do perfil clínico de cada paciente, proporcionando, assim, um tratamento mais adequado para cada tipo de paciente.

Diagnosticar clinicamente a real presença de congestão pulmonar e sistêmica ou a presença de sinais de baixo débito é o desafio inicial e fundamental do emergencista, que norteará o plano terapêutico e a necessidade de internação hospitalar. Devem ser internados os pacientes com evidência de baixo fluxo sanguíneo periférico, piora da função renal, alteração do estado mental, dispneia ao repouso associada à taquipneia, saturação de O_2 < 90%, arritmias hemodinamicamente significativas (p. ex.: FA aguda ou com alta resposta ventricular) ou em vigência de síndrome coronariana aguda (SCA).

Os objetivos principais do tratamento dos pacientes admitidos com ICD são: aliviar sintomas, especialmente congestivos ou de baixo débito; reestabelecer a oxigenação; otimizar o estado volêmico; identificar a etiologia se possível; identificar e atuar sobre os fatores da descompensação; otimizar a terapia oral; minimizar efeitos colaterais; identificar pacientes que podem se beneficiar da revascularização do miocárdio ou de dispositivos implantáveis; identificar pacientes sob risco de tromboembolia e introduzir profilaxia ou anticoagulação, se indicadas; e orientar o paciente e seus familiares com relação à terapia global da IC, incluindo restrição hidrossalina domiciliar e exercício físico.

Após o diagnóstico clínico, inicia-se o processo fundamental de classificação do paciente, segundo:
- o tempo de manifestação da síndrome;
- o quadro clínico inicial;
- o perfil hemodinâmico.

TEMPO DE MANIFESTAÇÃO

Importante para o prognóstico e tratamento é diferenciar a IC aguda/nova (ICA), geralmente secundária à SCA, com ou sem supradesnivelamento de ST, emergência hipertensiva ou alteração mecânica valvar, da ICD crônica em pacientes com sinais e sintomas prévios, diagnóstico ou internação pregressa ou seguimento em ambulatório especializado.

> **ATENÇÃO!**
>
> Para o tratamento agudo, atenção especial deve der dada ao estado de volemia que geralmente caracteriza cada perfil de paciente.

Os crônicos descompensados, em sua maioria, apresentam hipervolemia periférica e congestão pulmonar, e a rápida resolução da hipervolemia é o alvo, ao passo que pacientes com IC aguda, via de regra, têm congestão pulmonar e euvolemia periférica, necessitando de doses menores de diuréticos ou uso isolado de vasodilatadores.

QUADRO CLÍNICO INICIAL

Com base na classificação proposta pelo consenso europeu de IC (ESC-2008), essa divisão identifica seis quadros clínicos possíveis na admissão hospitalar dos pacientes com IC:

1 | Descompensação aguda de IC congestiva: piora de IC conhecida com sinais de edema periférico e congestão progressivos.

2 | Edema pulmonar: dispneia grave, taquipneia, ortopneia e Sat O_2 < 90% secundários à pressão de capilar aumentada (PCP), pressão arterial média (PAM) normal ou baixa.

3 | IC com crise hipertensiva: sinais de IC associados a níveis elevados de pressão arterial (PA). Sintomas geralmente agudos em pacientes com FE preservada, pressão de capilar pulmonar (PCP) agudamente elevada e normovolemia periférica.

4 | Choque hemodinâmico: evidência de hipoperfusão induzida por IC aguda após adequada correção da volemia (pré-carga) e controle de arritmias. Oligúria (< 0,5 mL/kg/hora de diurese), pressão arterial sistólica (PAS) < 90 mmHg ou queda da PAM > 30 mmHg são achados típicos.

5 | IC direita isolada: sinais de baixo débito sem congestão pulmonar, com estase jugular, hepatomegalia e baixas pressões de enchimento do VE.

6 | IC associada à SCA: pacientes com quadro de SCA com ou sem supra de ST apresentam-se, em 15% dos casos, com sinais e sintomas de IC secundários ao evento isquêmico.

PERFIL HEMODINÂMICO

Classificação proposta por Stevenson, em 1976, divide os pacientes com relação à presença ou ausência de congestão pulmonar/periférica (úmido/seco) e à perfusão periférica adequada ou inadequada (quente/frio), com implicações tanto para o tratamento quanto para o prognóstico. Portanto, quatro perfis podem ser obtidos a partir dessa estratégia:

- quente/úmido: congestão sem baixo débito (até 60% dos casos);
- frio/úmido: congestão com baixo débito (20% dos casos);
- frio/seco: sem congestão com baixo débito (5% dos casos);
- quente/seco: sem congestão ou baixo débito (25% dos casos).

O tratamento dos pacientes com quadro predominantemente congestivo baseia-se na administração de diuréticos, como descrito. Nos casos de baixo débito predominante, o uso de inotrópicos endovenosos, a despeito do aumento da mortalidade comprovada, faz-se necessário e, ainda, não se encontra nenhuma evidência importante na literatura que sobreponha o custo/benefício da dobutamina nesse cenário. Acredita-se que a internação hospitalar é o momento mais propício não somente para a otimização da terapia ambulatorial oral, como também para a introdução das medicações modificadoras de mortalidade na IC, principalmente a tríade IECA/β-bloqueadores/antagonista da aldosterona. A suspensão do β-bloqueio abruptamente causa uma menor aderência medicamentosa em 90 dias, aumento das arritmias ventriculares e do risco de morte súbita devido à descarga de norepinefrina.

Orienta-se a suspensão ou redução da dose somente em casos de choque hemodinâmico hiperagudo nas fases iniciais ou em casos de bloqueio atrioventricular total (BAVT).

A milrinona é um inotrópico alternativo à dobutamina nos casos de pacientes cronicamente β-bloqueados em que se pretende a manutenção total do fármaco VO. Peso diário e balanço hídrico fazem parte do controle diário dos pacientes descompensados, assim como a profilaxia para trombose venosa profunda (TVP) em pacientes não anticoagulados.

■ REFERÊNCIAS

1. Bocchi EA, Marcondes-Braga FG, Ayub-Ferreira SM, Rohde LE, Oliveira WA, Almeida DR, et al. Atualização da Diretriz Brasileira de Insuficiência Cardíaca Crônica -2012. Arq Bras Cardiol. 2012;98(1 Suppl 1):1-33.
2. Ponikowski P, Voors AA, Anker SD, Bueno H, Cleland JG, Coats AJ, et al. 2016 ESC Guidelines for the diagnosis and treatment of acute and chronic heart failure: The Task Force for the diagnosis and treatment of acute and chronic heart failure of the European Society of Cardiology (ESC). Developed with the special contribution of the Heart Failure Association (HFA) of the ESC. Eur J Heart Fail. No prelo 2016.
3. Yancy CW, Jessup M, Bozhurt B, Buttler J, Casey DE, Drezner MK, et al. ACC/AHA guideline for the management of heart failure: a report of the American College of Cardiology Foundation/ American Heart Association Task Force on Practice Guidelines. J Am Coll Cardiol. 2013;62(16):1495-539.
4. New York Heart Association (NYHA) classification [Internet]. New York: NYHA; 2011 [capturado em 01 ago. 2016]. Disponível em: http://www.heartonline.org.au/media/DRL/New_York_Heart_Association_(NYHA)_classification.pdf.
5. Hunt SA, Baker DW, Chin MH, Cinquegrani MP, Feldman AM, Francis GS, et al. ACC/AHA guidelines for the evaluation and management of chronic heart failure in the adult: executive summary. J Heart Lung Transplant. 2002;21(2):189-203.
6. O'Connor CM, Whellan DJ, Lee KL, Keteyian SJ, Cooper LS, Ellis SJ, et al. Efficacy and safety of exercise training in patients with chronic heart failure: HF-ACTION randomized controlled trial. JAMA. 2009;301(14):1439-50.
7. Mullens W, Abrahams Z, Francis GS, Sokos G, Taylor DO, Starling RC, et al. Importance of venous congestion for worsening of renal function in advanced decompensated heart failure. J Am Coll Cardiol. 2009;53(7):589-96.

144.1 TRATAMENTO CIRÚRGICO

■ NELSON AMERICO HOSSNE JUNIOR
■ WALTER J. GOMES

Conforme apresentado na primeira parte deste capítulo, a IC é uma síndrome clínica complexa, que resulta de uma incapacidade estrutural ou funcional do(s) ventrículo(s) para o enchimento diastólico ou ejeção sistólica. Importante frisar que nenhum exame complementar isolado, ou em associação, consegue firmar o diagnóstico de IC. Seu diagnóstico é iminentemente clínico, a partir de uma anamnese criteriosa e exame físico pormenorizado. Os sintomas encontram-se em íntima relação com o ventrículo insuficiente, podendo, em alguns casos, relacionarem-se aos dois ventrículos simultaneamente – neste caso, temos a insuficiência cardíaca congestiva (ICC)*.

A IC esquerda apresenta como sintoma cardinal a dispneia, que possui intensidade diretamente relacionada ao grau de falência ventricular esquerda. Em casos avançados, os pacientes apresentam dispneia ao repouso, ortopneia e dispneia paroxística noturna.

Os pacientes com IC direita possuem sintomas congestivos, com estase jugular, hepatomegalia, ascite e edema de membros inferiores. De forma semelhante ao exposto, tais sintomas são graduais e dependentes do grau de insuficiência, normalmente se manifestando no sentido caudo-cranial; i.e., edema de membros inferiores, seguido de hepatomegalia, estase jugular e ascite.

De acordo com a presença de fatores de risco, alterações cardíacas estruturais e, principalmente, o grau dos sintomas, a IC deve ser classificada de acordo com a Figura 144.1.

Estas classificações possuem correlação direta com o impacto na sobrevida dos pacientes, com o estadiamento D ou grau IV da NYHA possuindo prognóstico ruim, com sobrevida ao redor de um ano.

A prevalência da IC aumenta com o envelhecimento populacional. Dados americanos estimam uma prevalência de 6,5 milhões de sua população acima de 18 anos, com praticamente um milhão de novos casos anualmente, e um aumento desta prevalência em 46%, de 2012 a 2030.[2]

As taxas de mortalidade continuam elevadas, com mortalidade absoluta ao redor de 50% em cinco anos após o diagnóstico, independente dos avanços no conhecimento dos mecanismos da falência ventricular como uma síndrome endócrino-metabólica, e no tratamento da IC.[3] Dados brasileiros demonstram a IC como a primeira causa de internação cardiovascular, com uma incidência estimada em 250.000 casos anuais.[4]

Dentre as etiologias da IC, a miocardiopatia isquêmica (secundária à insuficiência coronariana) e a miocardiopatia idiopática são as principais causas. Dentre outras causas, não menos importantes, citamos a miocardiopatia chagásica em nosso meio; miocardiopatias valvares, periparto, alcoólica; virais; amiloidose; sarcoidose; takotsubo por estresse; dentre outras mais raras.

O tratamento medicamentoso da IC é complexo e envolve uma combinação de medicamentos de forma a aumentar a sobrevida e melhorar a qualidade de vida dos pacientes. Os principais medicamentos para aumento de sobrevida são os inibidores da enzima conversora de angioten-

---

*O termo insuficiência cardíaca congestiva tornou-se consagrado pelo uso, sendo utilizado para os casos com insuficiência ventricular direita e esquerda concomitantes. Para efeito de exposição didática, utilizaremos esta conceituação neste capítulo. As críticas a tal denominação devem-se ao fato de nem todos os pacientes com insuficiência cardíaca apresentarem sintomas congestivos de retenção hídrica.

Classificação de estágios da ACCF/AHA		Classificação funcional NYHA	
Estadiamento	Definição	Classe	Definição
A	Alto risco para desenvolvimento de IC, porém sem disfunção estrutural, sinais ou sintomas		
B	Presença de disfunção estrutural cardíaca, porém sem sinais ou sintomas	I	Sem limitação para atividade física.
C	Presença de disfunção estrutural cardíaca, com sintomas atuais ou progressos	I	Sem limitação para atividade física.
		II	Pequena limitação para atividade física.
		III	Grande limitação para atividade física.
D	IC refratária	IV	Incapacidade para realização de qualquer atividade física, ou sintomas presentes ao repouso.

FIGURA 144.1 ■ Classificação da insuficiência cardíaca, de acordo com estágios da American College of Cardiology (ACCF) / American Heart Association (AHA), com sua correspondente equivalência à clássica classificação da New York Heart Association (NYHA), a qual considera apenas a intensidade dos sintomas.

Fonte: Adaptada de Hillis e colaboradores.[1]

sina (IECA), a espironolactona e os betabloqueadores β1 seletivos. A explanação detalhada do tratamento clínico foge ao escopo deste capítulo.

Além do tratamento clínico, diversos pacientes podem se beneficiar de tratamentos intervencionistas e/ou cirúrgicos, na dependência da etiologia da IC. O tratamento cirúrgico será pormenorizado neste capítulo. A Figura 144.2 sintetiza o racional do escalonamento no tratamento da IC.

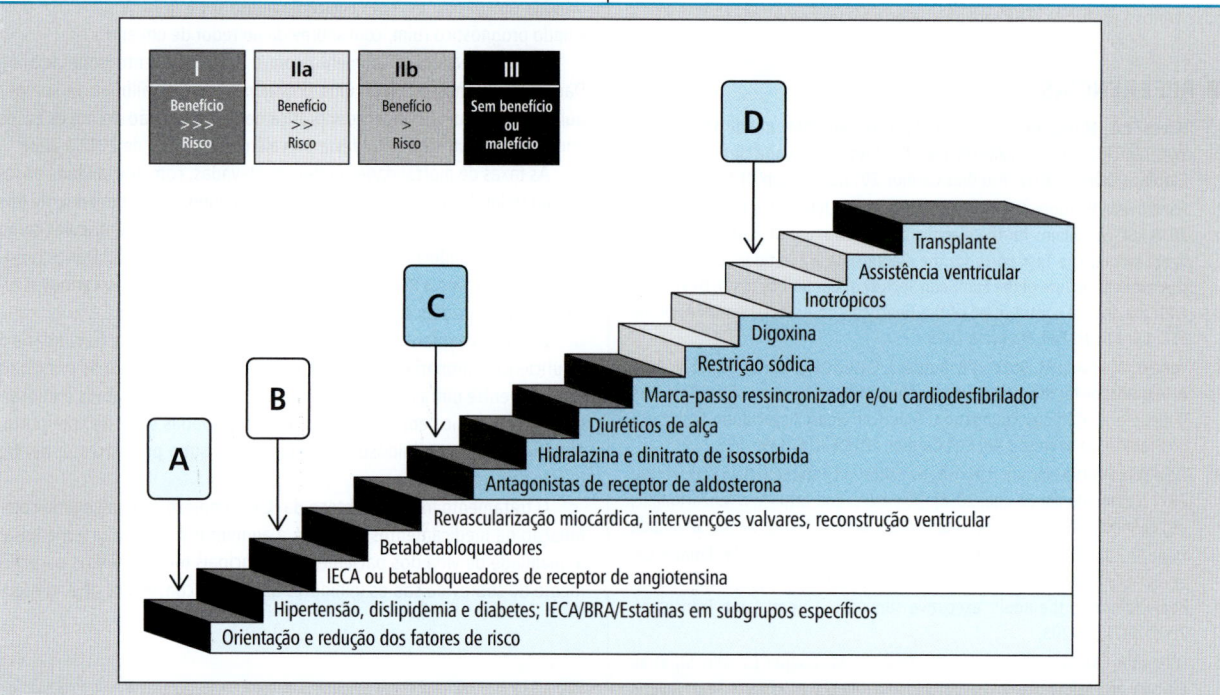

FIGURA 144.2 ■ Tratamento da insuficiência cardíaca, de acordo com o estadiamento clínico (ACCF/AHA) e a respectiva classificação de recomendação. IECA: inibidor da enzima conversora de angiotensina. BRA: bloqueador do receptor de angiotensina.

Fonte: Adaptada de Hillis e colaboradores.[1]

TRATAMENTO CIRÚRGICO

Constitui-se diagnóstico obrigatório a identificação das causas removíveis da IC. Com a melhor compreensão dos mecânicos de retroalimentação neuroendócrino-metabólicos e a melhora clínica substancial de um número expressivo de pacientes com o tratamento medicamentoso, muitas vezes não se pensa na remoção dos fatores etiológicos da IC. Com exceção da miocardiopatia idiopática, praticamente todas as outras formas de miocardiopatia possuem procedimentos cirúrgicos (diferentes do transplante cardíaco ou dispositivos de assistência ventricular mecânica) capazes de melhorar a sobrevida e a qualidade de vida.

Importante ressaltar que o transplante cardíaco continua sendo o tratamento de eleição para os pacientes com IC refratária. Contudo, dada a disponibilidade limitada de doadores de órgãos, esse tipo de tratamento se restringe a subgrupos selecionados de pacientes.

Essas possibilidades de tratamento cirúrgico, incluindo o transplante cardíaco, serão discutidos a seguir.

REVASCULARIZAÇÃO MIOCÁRDICA

Para os pacientes portadores de miocardiopatia isquêmica, a revascularização miocárdica pode oferecer benefícios sustentados em longo prazo, considerando que as artérias coronárias sejam passíveis de revascularização, com leito distal adequado. A presença de miocárdio viável deve ser pesquisada por exames complementares, de acordo com as diretrizes.[1,5] Todavia, estudos recentes demonstram que os pacientes sem a detecção de miocárdio viável por exames de cintilografia, ressonância magnética (RM), ou mesmo tomografia computadorizada com emissão de pósitrons (PET-CT), beneficiam-se e apresentam melhora significativa da função ventricular após a cirurgia de revascularização miocárdica.[6]

Publicação recente do estudo STICH (Surgical Treatment for Ischemic Heart Failure),[7] após 10 anos de seguimento, comparando o tratamento medicamentoso com a cirurgia de revascularização miocárdica em pacientes com disfunção ventricular moderada a grave (FE ≤ 35%), demonstrou menor mortalidade global e menor mortalidade e índice de hospitalização por causas cardiovasculares no grupo cirúrgico.

CIRURGIA VALVAR

A miocardiopatia valvar decorre principalmente de doenças da valva mitral e aórtica.

A estenose e insuficiência valvar aórtica devem ser tratadas cirurgicamente, quando houver estenose crítica, com área valvar aórtica < 1 cm², ou insuficiência importante. A remoção do gradiente transvalvar da estenose aórtica com a substituição valvar diminui a carga pressórica ventricular esquerda, reduzindo a pressão diastólica final do ventrículo esquerdo (VE), com melhora dos sintomas. De forma análoga, a diminuição da sobrecarga volumétrica após a cirurgia para correção da insuficiência valvar aórtica pode levar a um remodelamento positivo da cavidade ventricular esquerda, com consequente redução dela.

A miocardiopatia valvar mitral, por sua vez, deve ser cuidadosamente estudada, com o objetivo de identificar se a insuficiência mitral é primária ou secundária à dilatação ventricular esquerda*. Muito raramente pacientes com estenose mitral apresentarão IC sistólica. A insuficiência mitral primária deve ser corrigida cirurgicamente. Casos selecionados de insuficiência mitral secundária podem se beneficiar com o reparo (plastia) ou substituição valvar, acrescida ou não de técnicas para suspensão dos músculos papilares de forma a diminuir a esfericidade do ventrículo esquerdo.[8]

DIAGNÓSTICO E TRATAMENTO

RECONSTRUÇÃO VENTRICULAR

A reconstrução ventricular esquerda envolve o conceito do retorno do coração a sua forma elíptica, através da ressecção cirúrgica de determinadas áreas de músculo cardíaco.

Os efeitos da reconstrução na remoção de áreas discinéticas (aneurismas) já se encontram bem documentados, com melhoras significativas na fração de ejeção.[9] O estudo STICH, que também comparou o tratamento clínico com a cirurgia de revascularização miocárdica associada à reconstrução ventricular, em 5 anos de seguimento, não demonstrou diferenças significativas nos sintomas ou nas taxas de mortalidade entre os dois grupos.[10]

MARCA-PASSO RESSINCRONIZADOR E/OU DESFIBRILADOR

Aproximadamente 30% dos pacientes com IC sintomática apresentam bloqueio de ramo esquerdo (BRE) ao eletrocardiograma (ECG). Este bloqueio de ramo pode levar à dissincronia ventricular, que resulta em despolarização mais precoce do ventrículo direito (VD) em relação ao esquerdo. A consequência hemodinâmica desta dissincronia é uma redução ainda maior do débito cardíaco (DC) pelo movimento paradoxal do septo ventricular, alteração da geometria dinâmica do VE e instalação ou piora da insuficiência mitral. Nestes pacientes, o implante de um marca-passo ressincronizador, que consiste suscintamente na colocação de três eletrodos – átrio direito (AD), VD e VE –, melhora a função ventricular e os sintomas, principalmente nos casos de miocardiopatia idiopática.[11]

Dados estatísticos revelam que uma causa importante de óbito nos pacientes com IC consiste em arritmias ventriculares malignas. De forma interessante, também se evidencia que a possibilidade de morte por tais arritmias é inversamente proporcional à piora da função ventricular e estadiamento ou classe funcional. Pacientes com insuficiência avançada morrem primariamente da insuficiência ventricular propriamente dita, com as arritmias como causa secundária.[12]

Diversos estudos demonstram de forma inequívoca diminuição de mortalidade nos pacientes com disfunção ventricular grave (FE ≤ 30%) submetidos a implante de marca-passo cardiodesfibrilador, como profilaxia primária**, independente da etiologia da insuficiência cardíaca.[11] Obviamente, pacientes que foram ressuscitados de morte súbita devem receber o cardiodesfibrilador, independente do grau de disfunção ventricular (profilaxia secundária).

Devemos salientar que há a possibilidade da combinação destas duas tecnologias – ressincronizador e cardiodesfibrilador – em um único aparelho, com ambas as funções, que deve ser indicado para pacientes com dissincronia ventricular e disfunção grave. O efeito da redução de mortalidade nestes pacientes é maior do que o obtido com os dispositivos utilizados isoladamente.[13]

DISPOSITIVOS DE ASSISTÊNCIA VENTRICULAR MECÂNICA

Os dispositivos de assistência ventricular estão indicados para os pacientes com IC grave, refratária ao tratamento otimizado, podendo ser de curta ou longa permanência.

Nos de curta permanência, há a previsibilidade de sua remoção ou pela reversão do quadro de IC (no caso de miocardites ou pós-evento isquêmico coronariano agudo) ou pela instituição de um tratamento definitivo posterior (dispositivos definitivos ou transplante cardíaco). Nesta situação, os dispositivos temporários são utilizados como "ponte para de-

---

*Um número considerável de pacientes com IC de etiologia não valvar apresenta insuficiência mitral secundária à dilatação ventricular esquerda, que ocasiona tracionamento dos músculos papilares e a perda de seu paralelismo, com consequente fechamento dos folhetos da valva mitral em planos diferentes.

**Profilaxia primária, neste caso, significa o implante do cardiodesfibrilador como prevenção de morte súbita, em pacientes sem arritmias ventriculares malignas.

cisão", possibilitando uma melhor avaliação clínica e ponderação acerca do tratamento definitivo ideal. Como exemplos deste tipo de dispositivo, temos Impella®, TandemHeart™ (por via percutânea), oxigenador de membrana extracorpórea (ECMO, que pode ser percutâneo, ou central por esternotomia), e outros dispositivos paracorpóreos implantados cirurgicamente, como CentriMag®, Berlin Heart EXCOR®.

Os dispositivos de longa permanência tiveram uma enorme evolução tecnológica na última década. Estão disponíveis em nosso meio o HeartMate II®, o INCOR® e o HeartWare®. Tratam-se de bombas com fluxo axial (as duas primeiras) ou centrífugo (a última).[14]

Devemos mencionar que estes tipos de dispositivos apresentam um custo elevado, devendo ser criteriosamente indicados na dependência de uma avaliação individualizada de cada paciente.

TRANSPLANTE CARDÍACO

Conforme exposto, o transplante cardíaco, indubitavelmente, constitui-se no melhor tratamento para os pacientes com IC grave refratária ao tratamento otimizado. Seus resultados possuem um impacto altamente positivo, tanto no aumento da sobrevida quanto na melhora da qualidade de vida.

No entanto, a limitação na disponibilidade no número de doadores, resultante da melhora gradual das políticas nacionais e internacionais com a redução no número de mortes violentas, restringe este tipo de tratamento a pacientes altamente selecionados. Registro da Sociedade Internacional de Transplante Cardíaco e Pulmonar (ISHLT)[15] evidencia um platô relativamente constante no número de transplantes cardíacos realizados ao ano no mundo, com aproximadamente 5.000 procedimentos, de 1990 a 2017. As indicações clássicas de transplante cardíaco estão descritas na Figura 144.3.[16]

A principal contraindicação para a realização do transplante cardíaco constitui pacientes com hipertensão pulmonar elevada, refratária ao uso de vasodilatadores, pelo alto risco de falência ventricular direita do coração transplantado nas primeiras horas de pós-operatório. Estas e outras contraindicações estão elencadas na Figura 144.4.[16]

A faixa etária média dos pacientes transplantados é ao redor de 54 anos. As duas etiologias responsáveis pela maioria das indicações de transplante são a miocardiopatia idiopática, com 46%; e a isquêmica, com 42% das indicações. Importante ressaltar que, a partir de 2014, estatística mundial aponta que aproximadamente metade dos pacientes transplantados possuía algum tipo de dispositivo de assistência ventricular mecânica no momento do transplante.[15]

A compatibilização entre doador e receptor dá-se por uma lista única da Secretaria de Saúde, levando-se em consideração basicamente o peso, o tipo sanguíneo e a reatividade contra painel (exame que se avalia a resposta imunológica do receptor, quando seu sangue é exposto a um amostra de sangue representativa da população local). Compatibilização HLA (antígeno de histocompatibilidade) torna-se temporalmente difícil no transplante cardíaco, uma vez que o tempo de isquemia tolerado pelo coração é extremamente curto, ao redor de 4 a 6 horas. Apesar de interessante, não cabe nesta exposição o detalhamento do diagnóstico de morte encefálica do doador de órgãos.

Na dependência da gravidade do quadro clínico, alguns pacientes são priorizados para o transplante, tendo preferência na lista única, como os casos em uso de inotrópicos e/ou vasopressores intravenosos; pacientes com balão intra-aórtico (BIA) ou dispositivos de assistência ventricular; em ventilação mecânica invasiva (VMI); ou por determinação da câmara técnica da Secretaria de Saúde.

Com relação à técnica operatória para a realização do transplante, cabe a diferenciação entre transplante cardíaco ortotópico, no qual se substitui o coração do receptor; e o heterotópico, no qual se acrescenta o coração do doador em paralelo ao do receptor. Atualmente, esta última modalidade possui apenas uma menção histórica, sendo raramente utilizada no mundo.

A técnica clássica do transplante cardíaco ortotópico foi descrita por Lower e Shumway, em 1960, sendo o primeiro transplante cardíaco realizado no mundo em 1967, por Christiaan Barnard, na África do Sul.

Grau de recomedação	Indicações	Nível de evidência
Classe I	IC refratária na dependência de medicações inotrópicas e/ou de suporte circulatório e/ou VM VO_2 pico $\leq$ 10 mL/kg/min em tratamento medicamentoso otimizado Classe funcional IV persistente na vigência de terapêutica clínica máxima Arritmia ventricular grave e refratária Angina refratária	C
Classe IIa	$VO_2 \leq$ 12 mL/kg/min com β-bloqueador ou $\leq$ 14 mL/kg/min sem β-bloqueador Teste cardiopulmonar com VE/VCO_2 > 35 e VO_2 pico $\leq$ 14 mL/kg/min	C
Classe III	Presença de disfunção sistólica isolada Classe funcional III ou IV sem otimização terapêutica	C

FIGURA 144.3 ■ Indicações de transplante cardíaco, de acordo com as diretrizes brasileiras, considerando classe de recomendação e nível de evidência. VO_2: consumo máximo de oxigênio ao teste cardiopulmonar (ergoespirométrico); VE: ventrículo esquerdo; VCO_2: produção máxima de dióxido de carbono; VM: ventilação mecânica.

Classe I: tratamento deve ser indicado; classe II: tratamento pode ser indicado; classe III: tratamento contraindicado.
Fonte: Adaptada de Bacal e colaboradores.[16]

Grau de recomedação	Contraindicações	Nível de evidência
Classe III	RVP fixa > 5U Wood, mesmo após provas farmacológicas Doença cerebrovascular e/ou vascular periférica graves IH irreversível, doença pulmonar grave Incompatibilidade ABO na prova cruzada prospectiva entre receptor e doador Doença psiquiátrica grave, dependência química e não aderência às recomendações da equipe	C

FIGURA 144.4 ■ Contraindicações de transplante cardíaco, de acordo com as diretrizes brasileiras, considerando classe de recomendação e nível de evidência. RVP: resistência vascular pulmonar; ABO: tipo sanguíneo; IH: insuficiência hepática.

Fonte: Adaptada de Bacal e colaboradores.[16]

A partir de então, algumas modificações técnicas foram introduzidas ao transplante, como a técnica bicaval e a bicaval/bipulmonar. A técnica bicaval é a mais realizada atualmente.

A imunossupressão torna-se obrigatória para reduzir a incidência de rejeição após o transplante, sendo o esquema tríplice o mais empregado, com corticosteroides, tacrolimus e micofenolato. O exame diagnóstico padrão-ouro para o diagnóstico das rejeições permanece a biópsia endomiocárdica, seguida de análise histológica e/ou imunológica.

Dentre as complicações após o transplante cardíaco, as principais no primeiro ano de seguimento são a rejeição e a infecção. Após o primeiro ano, temos um aumento na incidência de neoplasias malignas e falência do enxerto, com a coronariopatia acelerada do enxerto representando uma causa importante de falência após o quinto ano de seguimento.

Todavia, a sobrevida dos pacientes submetidos ao transplante cardíaco ortotópico é excepcional em relação à história natural da IC refratária, com meia-vida de aproximadamente 53% em 10 anos.[15]

A melhora no estado funcional e qualidade de vida também se mostra evidente nos estudos estatísticos, a partir da expressiva redução da classe funcional da IC, com a maioria dos pacientes permanecendo assintomáticos.[15]

Faz-se mister reiterar, ante o exposto, a importância do transplante cardíaco como o melhor tratamento para os pacientes com IC refratária.

TERAPIA CELULAR

Os estudos envolvendo a aplicação dos mais variados tipos de células-tronco com o objetivo de melhora na função ventricular conseguiram demonstrar um aumento estatisticamente significativo na FE dos pacientes tratados. No entanto, esse aumento é discreto, sem impacto significativo na diminuição da mortalidade.[17] Estudos randomizados envolvendo um número maior de pacientes, com um tempo de seguimento maior, são necessários para uma melhor compreensão e seleção adequada dos pacientes.

REVISÃO

- Doença de alta prevalência, a IC é uma síndrome clínica complexa resultante de qualquer distúrbio cardíaco estrutural ou funcional que comprometa a capacidade ventricular de receber ou ejetar sangue, ocasionando inadequado suprimento sanguíneo para atender às demandas metabólicas teciduais.
- De condição fisiopatológica de etiologia variável, é manifestada por diferentes formas clínicas, desde disfunção ventricular assintomática, até as formas graves, como edema agudo de pulmão e choque cardiogênico.
- É diagnosticada por anamnese, exame físico, pela avaliação funcional (em relação ao grau de limitação ao esforço do paciente) e por exames complementares, como os laboratoriais, ECG, radiografia torácica, ecocardiografia bidimensional, imagem por medicina nuclear e RM.
- O tratamento, que visa ao alívio dos sintomas, à melhora da qualidade de vida e à redução de mortalidade, é realizado por reabilitação pulmonar, tratamento farmacológico ou cirúrgico.
- Entre as opções de tratamento cirúrgico, citam-se revascularização miocárdica cirurgia valvar, reconstrução ventricular, marca-passo ressincronizador e/ou desfibrilador, dispositivos de assistência ventricular mecânica, transplante cardíaco e terapia celular.

■ REFERÊNCIAS

1. Hillis LD, Smith PK, Anderson JL, Bittl JA, Bridges CR, Byrne JG, et al. 2011 ACCF/AHA guideline for coronary artery bypass graft surgery. A report of the American College of Cardiology Foundation/American Heart Association Task Force on Practice Guidelines. Circulation. 2011;124(23):e652-735.
2. Benjamin EJ, Blaha MJ, Chiuve SE, Cushman M, Das SR, Deo R, et al. Heart disease and stroke statistics-2017 update: a report from the American Heart Association. Circulation. 2017;135(10):e146-e603.
3. National Center for Health Statistics. 2011 mortality multiple cause-of-death public use record [Internet]. Atlanta: CDC; 2011 [capturado em 10 abr. 2017]. Disponível em: https://www.cdc.gov/nchs/data/dvs/Record_Layout_2011.pdf
4. Brasil. Ministério da Saúde. Informações de saúde (TABNET): epidemiologia e morbidade [Internet]. Brasília: DATASUS; c2008 [capturado em 10 abr. 2017]. Disponível em: http://www.datasus.gov.br.
5. Windecker S, Kolh P, Alfonso F, Collet JP, Cremer J, Falk V, et al. 2014 ESC/EACTS Guidelines on myocardial revascularization: The Task Force on Myocardial Revascularization of the European Society of Cardiology (ESC) and the European Association for Cardio-Thoracic Surgery (EACTS) Developed with the special contribution of the European Association of Percutaneous Cardiovascular Interventions (EAPCI). Eur Heart J. 2014;35(37):2541-619.
6. Oh SJ, Park E-A, Lee W, Hwang HY, Kim KB. Improved wall motion of late gadolinium-enhanced myocardium after complete surgical revascularization. Ann Thorac Surg. 2015;99(5):1554-60.

7. Velazquez EJ, Lee KL, Jones RH, Al-Khalidi HR, Hill JA, Panza JA, et al. Coronary-artery bypass surgery in patients with ischemic cardiomyopathy. N Engl J Med. 2016;374(16):1511-20.
8. Buffolo E, De Paula IAM, Palma H, Branco JN. Nova abordagem cirúrgica para o tratamento de pacientes em insuficiência cardíaca refratária com miocardiopatia dilatada e insuficiência mitral secundária. Arq Bras Cardiol. 2000;74(2):129-34.
9. Dor V, Sabaier M, Di Donato M, Maioli M, Toso A, Montiglio F. Late hemodynamic results after left ventricular patch repair associated with coronary grafting in patients with post infarction: a kynetic or dyskinetic aneurysm of left ventricle. J Thorac Cardiovasc Surg. 1995;110(5):1291-9.
10. Jones RH, Velazquez EJ, Michler RE, Sopko G, Oh JK, O'Connor CM, et al. Coronary bypass surgery with or without surgical ventricular reconstruction. N Engl J Med. 2009;360(17):1705-17.
11. ACCF/HRS/AHA/ASE/HFSA/SCAI/SCCT/SCMR 2013 Appropriate use criteria for implantable cardioverter-defibrillators and cardiac resynchronization therapy. Heart Rhythm. 2013;10(4):1-48.
12. Yancy CW, Jessup M, Bozkurt B, Butler J, Casey DE Jr, Drazner MH, et al. 2013 ACCF/AHA guideline for the management of heart failure: a report of the American College of Cardiology Foundation/American Heart Association Task Force on practice guidelines. Circulation. 2013;128(16):e240-327.
13. Chen S, Ling Z, Kiuchi MG, Yin Y, Krucoff MW. The efficacy and safety of cardiac resynchronization therapy combined with implantable cardioverter defibrillator for heart failure: a meta-analysis of 5674 patients. Europace. 2013;15(7):992-1001.
14. Ayub-Ferreira SM, Souza Neto JD, Almeida DR, Biselli B, Avila MS, Colafranceschi AS, et al. Diretriz de assistência circulatória mecânica da Sociedade Brasileira de Cardiologia. Arq Bras Cardiol 2016;107(2 Supl.2):1-33.
15. Annual ISHLT Registry Reports. JHLT. 2016;35(10):1149-205.
16. Bacal F, Souza-Neto JD, Fiorelli AI, Mejia J, Marcondes-Braga FG, Mangini S, et al. II Diretriz Brasileira de Transplante Cardíaco. Arq Bras Cardiol 2009;94(1 supl 1):e16-e73.
17. Fisher SA, Doree C, Mathur A, Martin-Rendon E. Meta-analysis of cell therapy trials for patients with heart failure. Circ Res. 2015;116(8):1361-77.

LEITURA SUGERIDA

Benjamin EJ, Blaha MJ, Chiuve SE, et al.; on behalf of the American Heart Association Statistics Committee and Stroke Statistics Subcommittee. Heart disease and stroke statistics – 2017 update: a report from the American Heart

145
MIOCARDIOPATIAS

- CARLOS ALEXANDRE LEMES DE OLIVEIRA
- ELIANE REIKO ALVES
- DIRCEU RODRIGUES ALMEIDA
- BRUNA MARIA PEREIA BORNÉO

Miocardiopatias correspondem a um importante grupo heterogêneo de doenças que afetam o músculo cardíaco, definidas pela European Society of Cardiology (ESC) em 2008 como: "[...] doenças miocárdicas em que o músculo cardíaco é estrutural e funcionalmente anormal na ausência de doença arterial coronariana, hipertensão arterial sistêmica, valvopatias ou cardiopatia congênita suficientemente capazes de causar anormalidades miocárdicas".[1] Essa definição distingue as miocardiopatias dos processos específicos que afetam o miocárdio e exclui automaticamente as condições em que a causa da doença miocárdica possa ser claramente definida.

Historicamente, a distinção entre as doenças miocárdicas com etiologia definida ou até então desconhecidas iniciou-se com relatos que datam de 1850, que descrevem a miocardite crônica como causa de doença do músculo cardíaco. Em 1900, introduz-se o conceito de doença primária do músculo cardíaco; apenas em 1958, Spodick e Littman,[2] após análise de 72 casos de pacientes com insuficiência cardíaca congestiva (ICC), fenômenos embólicos associados, trombo intracardíaco e algum aumento de câmaras cardíacas na necropsia, introduzem o conceito de miocardiopatia.

O campo das miocardiopatias, contudo, é vasto e extremamente dinâmico, com descobertas sucessivas ao longo dos anos. O desenvolvimento de métodos de imagem não invasivos, como a ecocardiografia bidimensional e a RM, tem possibilitado não apenas a obtenção de melhores informações, como também a realização do diagnóstico precoce de doença miocárdica. Os avanços em genética têm permitido a caracterização de miocardiopatias genéticas ou familiares e propiciado o surgimento de terapias específicas.

Todavia, o grande número de informações obtidas com os métodos não invasivos pode trazer dificuldades na distinção com a presença de anormalidades fisiológicas decorrentes da idade, exercícios físicos e outras doenças comuns, por exemplo, hipertensão arterial; assim como o avanço do entendimento fisiopatológico e genético dificulta a classificação dessas diversas patologias em grupos.

■ CLASSIFICAÇÃO

A 1ª classificação das miocardiopatias foi publicada em 1995 pela OMS e ficou amplamente conhecida. Esta foi atualizada em 2008 pela ESC com a introdução de novos conhecimentos, mas mantendo os subgrupos.

A 2ª classificação, elaborada por um grupo de especialistas recrutados pela American Heart Association (AHA) trouxe uma nova definição e classificação das miocardiopatias que contemplam a incorporação de novas doenças e os avanços em genética cardiovascular.[3] Esse consenso define as miocardiopatias como grupo heterogêneo de doenças do miocárdio associadas à disfunção mecânica e/ou elétrica que, habitualmente, podem exibir inapropriada hipertrofia ou dilatação ventricular decorrentes de uma variedade de causas, frequentemente genéticas. As miocardiopatias podem decorrer de doença específica confinada ao miocárdio ou secundária à doença sistêmica generalizada, que frequentemente leva à insuficiência cardíaca (IC), a arritmias e à morte cardiovascular. A atual classificação divide a miocardiopatia em dois grandes grupos:

- **Miocardiopatias primárias:** doenças total ou predominantemente confinadas ao músculo cardíaco, podendo ser genéticas, não genéticas, mistas ou adquiridas, de ocorrência mais rara na prática clínica. Os exemplos de etiologias genéticas mais frequentes são a miocardiopatia dilatada familiar (genética), a miocardiopatia hipertrófica (CMH), a displasia arritmogênica do ventrículo direito (DAVD), a não compactação ventricular, a miocardiopatia restritiva (CMR) familiar, as distrofinopatias, a doença mitocondrial, as síndromes do QT longo e de Brugada e as doenças de depósitos. Entre as adquiridas, estão as miocardites, a miocardiopatia periparto, a taquicardiomiopatia e a miocardiopatia provocada pelo estresse adrenérgico ("Takotsubo"). Pode-se observar que essa nova classificação já apresenta impropriedades, definindo como miocardiopatias as síndromes de QT longo e de Brugada, que, na verdade, são doenças de canais iônicos e não se acompanham de disfunção ventricular.
- **Miocardiopatias secundárias:** doenças em que o envolvimento patológico do miocárdio é secundário à uma doença sistêmica que promove lesão ou sobrecarga de volume e/ou pressão ao co-

ração. Também definidas como doenças "específicas" do músculo cardíaco, são mais frequentemente encontradas na prática clínica. As etiologias mais encontradas são doença isquêmica do músculo cardíaco, hipertensão arterial, lesões valvares, doenças inflamatórias (miocardiopatia chagásica), agressões imunológicas, lesões tóxicas por álcool, drogas e quimioterápicos, doenças infiltrativas sistêmicas (p. ex., amiloidose e hemocromatose) e doença obliterativa (p. ex., endomiocardiofibrose).

Analisando a classificação da AHA, de 2006,[3] percebe-se que a diferenciação ocorre com base no tipo de doença estrutural do músculo cardíaco ou em sua definição genética, contudo sabe-se que, na prática clínica, as doenças se apresentam com sintomas e sinais ou, raramente, como um achado incidental de exame de imagem. A despeito de essa classificação ser mais abrangente e contemplar novas doenças e os avanços genéticos das doenças cardiovasculares, a de 2008 (atualização da OMS de 1995), além de mais conhecida e difundida, ainda é a mais utilizada por seus aspectos práticos, pois é baseada em sua maior parte em aspectos morfológicos e funcionais.

Nesse sentido, neste capítulo, será utilizada a classificação da ESC de 2008, por sua facilidade de correlação com aspectos clínicos, morfológicos e funcionais. Por ela, as miocardiopatias são divididas em cinco grandes grupos (Figura 145.1):[1]

1 | **Miocardiopatia dilatada (CMD):** caracterizada por dilatação ventricular e disfunção contrátil sistólica, frequentemente cursa com sintomas congestivos pulmonares e/ou sistêmicos.
2 | **Miocardiopatia hipertrófica (CMH):** caracterizada por inapropriada hipertrofia ventricular esquerda, geneticamente determinada, com frequência assimétrica e, habitualmente, com função sistólica preservada, sem dilatação, na ausência de doença cardíaca ou sistêmica, que justifique a magnitude desta hipertrofia (como a hipertensão arterial ou as valvopatias).
3 | **Miocardiopatia restritiva (CMR):** caracterizada por acentuada redução do enchimento diastólico por diminuição do relaxamento e complacência ventricular ou por obliteração endomiocárdica e função sistólica preservada ou discretamente reduzida.
4 | **Displasia arritmogênica do ventrículo direito (DAVD):** caracterizada pela substituição progressiva do miocárdio ventricular direito e parte do ventrículo esquerdo (VE) por tecido fibrogorduroso, com manifestação clínica de distúrbios no sistema de condução.
5 | **Não classificadas (menos frequentes):**
   - **ventrículo esquerdo não compactado:** caracterizada pela alteração da compactação, ou seja, pela formação da estrutura fibromuscular do VE, gerando trabéculas na parede que se comunicam com a cavidade ventricular;
   - **miocardiopatia de Takotsubo:** miocardiopatia aguda provocada por uma situação de estresse físico ou emocional, mais comum em mulheres de meia-idade, relacionada à liberação de catecolaminas, caracterizada por rápida e aguda disfunção reversível do VE.

MIOCARDIOPATIA DILATADA

Epidemiologia e quadro clínico

A CMD é a forma mais comum das doenças que afetam o músculo cardíaco, e uma das principais causas de transplante cardíaco. Caracteriza-se por câmaras ventriculares aumentadas, disfunção sistólica e diastólica. A característica fisiopatologicamente dominante é de IC com perda de função contrátil, arritmias supraventriculares e ventriculares, distúrbios de condução, tromboembolia e morte súbita. Tem uma prevalência de 1:2.500 pacientes.

Os fenótipos das CMDs podem ser de causas primárias e secundárias, incluindo agentes infecciosos que podem ocasionar miocardite, tais como vírus, bactérias e parasitas. Outras causas podem ser tóxicas, tais como álcool, quimioterápicos, metais, autoimune, feocromocitoma, doenças neuromusculares, metabólicas e nutricionais. Cerca de 20 a 35% das etiologias de miocardiopatia dilatada tem ocorrência familiar. Um grande número de genes (cerca de 40) e várias mutações associam-se ao fenótipo dilatado.

A grande maioria dos casos é autossômica dominante e uma minoria recessiva, ligada ao X, autossômico recessivo. O gene mais comum é o da lâmina A/C, constituindo 8% de todas as miocardiopatias dilatadas. As alterações nos genes da distrofina são responsáveis por 7%, e os pacientes apresentam elevação de creatinofosfocinase (CPK) sem miopatia. Há também alterações do gene da titina e das laminopatias, esta última representando alterações do sistema de condução em 80% dos pacientes e elevado risco de morte súbita.

> **ATENÇÃO!**
>
> Habitualmente, não se encontra dificuldade em distinguir pacientes com miocardiopatia dilatada das outras classes de miocardiopatia (restritiva e hipertrófica). A complicação advém na diferenciação da miocardiopatia dilatada idiopática de outras etiologias com processos que produzem síndrome clínica morfológica semelhante em sua apresentação, como as miocardites, a miocardiopatia alcoólica, a hipertensiva e mesmo a isquêmica.

A CMD afeta indivíduos de todas as idades, incluindo recém-nascidos (RNs) e crianças. Em adultos, sua incidência está estimada em 5 a 8 por 100 mil pessoas por ano. A CMD é mais frequente em homens e indivíduos de meia-idade. Embora a incidência de miocardiopatia isquêmica seja maior que a de CMD, esses dois diagnósticos são responsáveis por um número igual de transplantes cardíacos.

Diagnóstico

Geralmente, os métodos não invasivos são limitados em distinguir pacientes com CMD daqueles com doença coronariana avançada. A história clínica e o ECG têm valor relativo. Deve-se dar atenção especial ao exame físico para exclusão de doença valvar cardíaca. Os sons de galope B3 e B4 também estão presentes, porém a B3 não deve ser confundida com o *knock* da

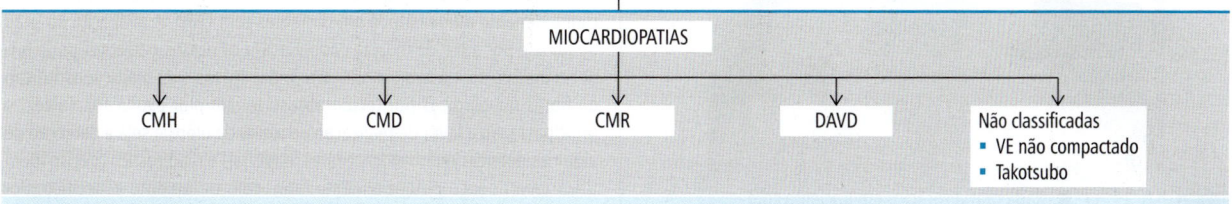

FIGURA 145.1 ■ Classificação atual das miocardiopatias segundo a European Society of Cardiology (ESC).

Fonte: Elliott e colaboradores.[1]

pericardite constritiva ou com o estalido de abertura característico da estenose mitral. É comum os pacientes com IC fulminante recém-diagnosticados apresentarem taquicardia. A radiografia torácica demonstra cardiomegalia global e sinais de congestão pulmonar (Figura 145.2). A redução de contratilidade no ecocardiograma (ECO) é geralmente difusa na miocardiopatia dilatada, com dilatação dos anéis atrioventriculares e insuficiência funcional da valva mitral. Na doença isquêmica, a alteração contrátil frequentemente é segmentar, porém anormalidades segmentares podem ocorrer na CMD, e pode-se encontrar déficit difuso na miocardiopatia isquêmica. O ECO (Figura 145.3) é útil para avaliar o tamanho e o desempenho ventricular e excluir anormalidades associadas valvares ou pericárdicas.

Áreas extensas de fibrose miocárdica podem ser demonstradas em necropsias de pacientes com CMD. Déficit perfusional com tálio é comumente encontrado. Aneurisma ventricular é a única anormalidade que favorece o diagnóstico de etiologia isquêmica. A presença de função ventricular direita preservada no ECO ou no radioisótopo pode ser indicativa de etiologia isquêmica, já que, na CMD, é muito frequente a disfunção biventricular.

A tomografia com emissão de pósitrons mostrou, em um estudo, sensibilidade de 100%, especificidade de 80% e acurácia diagnóstica de 85% em distinguir doença miocárdica primária de doença isquêmica, em pacientes com IC avaliados para transplante. Recentemente, a RM com gadolínio, com avaliação de perfusão e fibrose, tem-se mostrado muito útil nessa diferenciação. A RM tem importância estabelecida para distúrbios cardiomiopáticos específicos, incluindo displasia arritmogênica de ventrículo direito (VD), fibroelastose endocárdica, miocardite, amiloidose e sarcoidose. A avaliação com esse exame tem sido cada vez mais utilizada para o entendimento da fisiopatologia da CMD e pode contribuir para a identificação de pacientes de risco de complicações, como morte súbita cardíaca. Na prática clínica, a diferenciação etiológica segura entre a miocardiopatia dilatada e a isquêmica somente é possível com cinecoronariografia. Na presença de artérias coronárias angiograficamente normais ou com doença apenas em pequenos ramos e déficit difuso da contratilidade ventricular na ventriculografia, estabelece-se o diagnóstico de CMD. No extremo oposto, estão os casos com doença aterosclerótica multiarterial e áreas de infarto, em que o diagnóstico de miocardiopatia isquêmica se impõe. A presença e a importância da

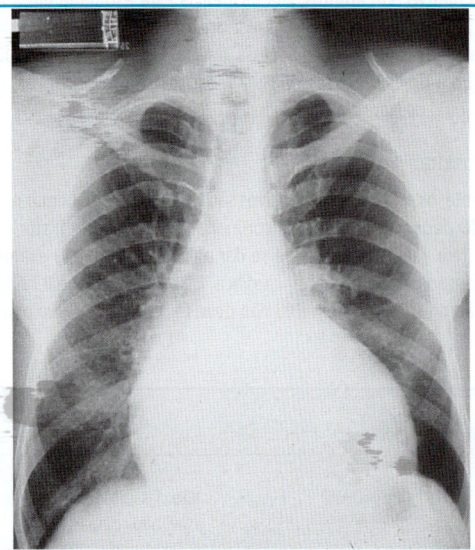

FIGURA 145.2 ■ Radiografia torácica em paciente com miocardiopatia dilatada evidenciando cardiomegalia e congestão pulmonar.

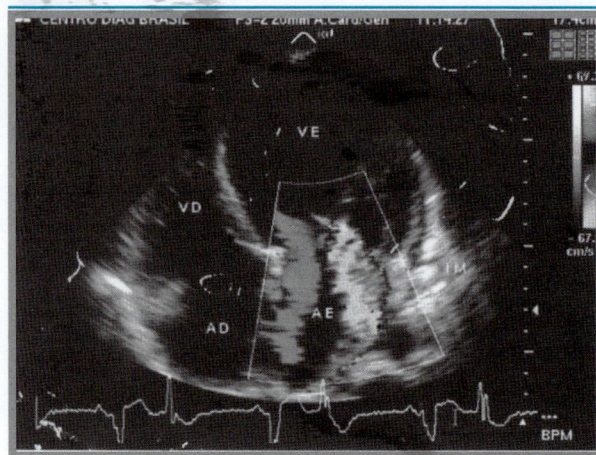

FIGURA 145.3 ■ Ecocardiograma evidenciando a grande dilatação ventricular esquerda e insuficiência mitral na miocardiopatia dilatada.

doença da microcirculação coronariana não estão bem estabelecidas para esta ou outras situações.

Diagnóstico diferencial

A miocardite chagásica crônica é causa frequente de IC em nosso meio e pode ser um diferencial na avaliação inicial de um paciente com dilatação ventricular; porém a etiologia chagásica pode ser facilmente diagnosticada por meio de dados epidemiológicos positivos, eletrocardiograma (ECG) com bloqueio de ramo direito (BRD) e hemibloqueio anterior esquerdo (BDAS) e sorologia positiva para *T. cruzi*. No ECO, a presença de lesão digitiforme (aneurisma) apical é quase patognomônica da doença. A ventriculografia também costuma ser característica, uma vez que pode evidenciar aneurisma apical com trombo.

Na suspeita clínica de miocardite aguda de possível etiologia viral como causa da dilatação e IC, pode-se empregar mapeamento miocárdico com gálio-67. Todavia, esse método apresenta limitações, como alto custo e baixa sensibilidade, quando comparado com a biópsia endomiocárdica. O gálio pode ser mais importante no controle evolutivo da miocardite aguda ou na seleção de pacientes para biópsia endomiocárdica. Dependendo dos dados epidemiológicos, da suspeita clínica e dos achados morfológicos no ECO ou da positividade no mapeamento com gálio-67, em pacientes selecionados, a biópsia permite o diagnóstico pela demonstração de um infiltrado inflamatório linfocitário intenso, com edema e necrose de fibras.

Segundo a padronização do diagnóstico histopatológico de miocardite, sua incidência em pacientes com CMD tem sido relatada de 18 a 55%. As implicações terapêuticas e prognósticas desses achados são limitadas, e a presença de infiltrado inflamatório nem sempre significa miocardite ativa. A possível relação entre infecção viral e CMD, pela persistência de infecção viral ou por autoimunidade, não tem alterado o manuseio clínico desses pacientes. A imunossupressão não se mostrou benéfica quando rotineiramente administrada em pacientes com CMD. A avaliação do grau de fibrose por meio de biópsia endomiocárdica nesses pacientes pode fornecer índices de má evolução a curto prazo (casos com maior substituição de fibras miocárdicas por tecido fibroso teriam pior evolução). Talvez, a principal razão a favor da realização de rotina da biópsia seja a detecção de algumas doenças relativamente raras, nas quais o diagnóstico preciso identifica uma doença potencialmente fatal, com tratamento específico. Por exemplo, a miocardite linfocítica e de células gigantes deve ser detectada logo no início de sua apresentação para que haja chance de sobrevivência e somente se pode diferenciar uma da outra por avaliação histológica.

A verdadeira etiologia da CMD permanece obscura na maioria dos casos. Contudo, associação com grande variedade de condições tem sido documentada.

A miocardiopatia periparto se apresenta entre o último mês de gestação e o 5º mês do puerpério. Ocorre mais frequentemente em mulheres acima dos 30 anos, pretas, multíparas e possui forte associação com hipertensão (gestacional ou essencial). Os fatores etiológicos sugeridos são presença de miocardite, autoimunidade causada por quimerismo das células de linhagem hematopoiéticas entre a mãe e o feto ou estresse hemodinâmico causado pela gravidez, desencadeando sintomas de uma possível disfunção miocárdica familiar. Apresenta excelente prognóstico, caso as pacientes sobrevivam ao período inicial, quando as complicações hemodinâmicas podem ser muito graves. Melhora espontânea é frequentemente observada, porém a mortalidade em geral é alta, particularmente nas pacientes com grande dilatação do VE (particularmente aquelas que atingem diâmetro diastólico do VE maior do que 65 mm ao ECO), como observado na casuística dos autores. Há risco aumentado de recorrências em gestações subsequentes.

A CMD congestiva leve tem sido descrita como variante não habitual da CMD, caracterizada por pequena dilatação ventricular e baixa FE, sem achados hemodinâmicos de restrição. Comparados com dados de pacientes com CMD, esses casos apresentavam 50% de incidência de história familiar. Todos os outros parâmetros clínicos, eletrocardiográficos, ecocardiográficos, hemodinâmicos e microscópicos são idênticos aos da CMD. A microscopia eletrônica revelou ausência ou discreta perda miofibrilar. A ausência de grande cardiomegalia nessa forma de cardiopatia pode ser atribuída à preservação da integridade miofibrilar.

A miocardiopatia idiopática, por fim, caracteriza-se por dilatação ventricular esquerda e disfunção sistólica após exclusão de todas as causas etiológicas conhecidas. A forma familiar é responsável por 20 a 50% dos casos, e pesquisas recentes identificaram os principais genes responsáveis pelas alterações nas proteínas sarcoméricas, nos discos intercalares e no citoesqueleto.

> **ATENÇÃO!**
>
> A forma de penetrância autossômica dominante é a mais prevalente, porém a identificação dos 16 principais genes associados, apesar de potencialmente facilitar a orientação dos portadores assintomáticos e seus familiares, ainda não promoveu ganhos terapêuticos significativos.

TRATAMENTO

O tratamento geral para essa classe de miocardiopatias deve seguir as diretrizes práticas para todos os pacientes com IC. O uso de antagonistas neuro-hormonais para prevenir a progressão da doença e o de diuréticos para manter o equilíbrio volêmico são as bases da terapia. Ressincronizador ventricular e cardiodesfibrilador implantável são indicados para casos apropriados principalmente em pacientes com classe funcional avançada, presença de arritmias ventriculares, FE reduzida, alargamento do QRS no ECG e presença de dissincronia mecânica no ECO tecidual. Terapias cirúrgicas, além do transplante cardíaco (que permanece como terapia final definitiva em casos refratários), como reconstrução geométrica do VE ou troca da valva mitral por dilatação secundária do anel valvar, têm sido muito discutidas à luz de estudos recentes e devem ter sua indicação individualizada.

Apenas recentemente, terapias com base na etiologia específica estão sendo avaliadas, incluindo agentes para erradicar infecções virais persistentes e agentes imunomoduladores. O uso de células-tronco para a regeneração cardíaca está na fase de ensaios clínicos.

MIOCARDIOPATIA HIPERTRÓFICA

A mais comum das doenças cardiovasculares genéticas, é causada por uma diversidade de mutações em genes das proteínas codificadas dos sarcômeros cardíacos, com prevalência de 1:500 na população geral. Trata-se de uma doença cardíaca primária caracterizada por inapropriada hipertrofia do VE (HVE), com frequência predominante na região septal do VE não dilatado, na ausência de doença cardíaca ou sistêmica que justifique a magnitude dessa hipertrofia (como a hipertensão arterial ou as valvulopatias). Em um terço dos casos, observa-se presença de gradiente pressórico dinâmico na região subaórtica. Os critérios inicialmente propostos para o diagnóstico enfatizaram a presença de hipertrofia septal assimétrica, obstrução da via de saída do VE com gradiente intraventricular e/ou movimento sistólico anterior da valva mitral.

Quadro clínico e diagnóstico

Atualmente, a simples presença de hipertrofia de qualquer segmento com 15 mm ou mais na ausência de causas conhecidas de hipertrofias é critério diagnóstico. Nos casos considerados limítrofes com espessura da parede de 13 a 14 mm, o diagnóstico pode ser feito na vigência de história familiar de miocardiopatia hipertrófica (CMH). A doença é geneticamente transmitida por herança autossômica dominante com penetrância variável, porém com alta proporção de casos esporádicos não familiares. Hoje, são descritas 12 alterações cromossômicas e mais de 200 mutações gênicas que comprometem a síntese de proteínas do sarcômero (90% dos casos). Estudos recentes revelaram correlação entre a forma do contorno da hipertrofia septal e a probabilidade de identificação do gene mutante, facilitando, assim, o *screening*, a orientação e o posterior acompanhamento clínico dos portadores assintomáticos com ecocardiografia anual.

O denominador comum de suas diversas apresentações é a evidência microscópica de desarranjo das fibras miocárdicas. Características fisiopatológicas adicionais incluem ausência de dilatação ventricular, contratilidade normal ou supernormal, anormalidades da função diastólica, distúrbios morfológicos e funcionais da microcirculação coronariana e resposta periférica anormal ao exercício.

A alteração fisiológica dominante e a redução do processo de relaxamento ventricular resultam em diminuição da velocidade e volume do fluxo do início da diástole e em aumento compensatório no final da diástole, devido à contribuição da contração atrial. Existe grande espectro da doença com relação à idade, a apresentações morfológicas, à hemodinâmica e à história natural. Há subgrupos com prováveis implicações prognósticas e terapêuticas diferentes entre si.

A CMH foi inicialmente reconhecida como doença de jovens e de pacientes de meia-idade. Nos últimos anos, seu conhecimento em idosos tem aumentado com características similares àquelas encontradas nos jovens. A hipertrofia tende a ser mais concêntrica e está associada à hipertensão em aproximadamente 50% dos casos, situação em que evoluiu com bom prognóstico.

Observa-se aumento da massa miocárdica com cavidades ventriculares normais ou pequenas. O VE é mais acometido que o VD, porém, em 30% dos casos, há o acometimento concomitante do VD. A hipertrofia miocárdica é assimétrica em dois terços dos casos, em que o septo interventricular e a parede anterolateral do VE são os segmentos mais envolvidos. O átrio esquerdo (AE) geralmente se encontra dilatado em consequência da alta resistência ao enchimento ventricular causado pela disfunção diastólica e pelo efeito do refluxo por meio da valva mitral, sendo consequência do deslocamento sistólico anterior do folheto septal da valva mitral pelo fluxo turbulento na via de saída do VE (efeito Venturi); raramente, é possível encontrar malformação da valva mitral ou do músculo papilar. A RM é complementar à ecocardiografia e parece ser excelente para avaliação da hipertrofia miocárdica (Figura 145.4), propiciando informações úteis a respeito do metabolismo miocárdico por meio de análise espectroscópica e localização de áreas de fibrose, bem como delineando a patologia apical do VE, incluindo hipertrofia e formação aneurismática, geralmente não identificados pela ecocardiografia.

Não existe alteração histológica que diferencie a CMH da hipertrofia secundária. Os achados microscópicos incluem hipertrofia dos cardiomiócitos, desorganização dos feixes musculares e perda do alinhamento paralelo, resultando em um padrão espiralado característico em 5% ou mais do miocárdio em geral. Esse desarranjo das fibras miocárdicas confere 93% de especificidade e 89% de sensibilidade para CMH, porém somente quando encontrada em mais de 5% do tecido analisado. Esse desarranjo está localizado no terço médio do miocárdio septal e, portanto, geralmente, não é retirado por biópsia endomiocárdica. No entanto, mesmo se encontrado na biópsia, não é patognomônico de CMH, pois o desarranjo das fibras pode ser encontrado em corações normais ou em hipertrofia secundária. Doença com marcada variabilidade clínica, morfológica e fisiopatológica, tem comportamento benigno na maioria dos pacientes, sendo responsável por morte súbita em pequeno número dos casos, principalmente em jovens, com história familiar de morte súbita e durante atividade física.

Tratamento e complicações

A tríade sintomática mais frequente é composta por palpitações, dor precordial e dispneia e pode ser controlada com o uso de betabloqueadores e/ou bloqueadores dos canais de cálcio. Pacientes com gradiente intraventricular muito sintomáticos, refratários aos medicamentos, podem ser beneficiados com procedimentos invasivos, como a alcoolização da artéria septal ou mesmo a miomectomia septal cirúrgica. O pequeno subgrupo de pacientes com risco elevado para morte súbita (MS), (MS recuperada, taquicardia ventricular [TV] no Holter, antecedente de MS em familiares de 1º grau, hipertrofia acentuada, e aneurisma apical do VE) deve ser considerado para o implante de cardiodesfibrilador.

A morte súbita cardíaca é a principal e mais temida complicação da CMH, acometendo, sobretudo, os indivíduos adultos jovens, sendo a maior responsável pelas mortes súbitas em atletas. A taquicardia e a fibrilação ventricular são as causas de morte nessa doença.

A identificação de indivíduos de risco elevado para MS cardíaca, nos quais o cardiodesfibrilador implantável (CDI) é recomendado, é um dos maiores desafios da CMH. Em 2003, um consenso de especialistas definiu, com base em minucioso levantamento de dados publicados na literatura sobre o tema, uma série de fatores de risco que foram agrupados em duas categorias, de acordo com a sua importância.[4]

A presença de um ou mais fatores de risco maior identifica indivíduos com alto risco para morte súbita cardíaca. A categoria de fatores de risco possíveis contém os elementos coadjuvantes para a tomada de decisão terapêutica (Figura 145.5).

MIOCARDIOPATIA RESTRITIVA

Entre as três categorias funcionais mais frequentes de miocardiopatias, a restritiva é a menos frequente na prática clínica. Algumas de suas formas secundárias, como a endomiocardiofibrose, têm alta prevalência em determinadas regiões geográficas.

É uma doença primária restritiva rara que leva à IC, sendo caracterizada por volumes ventriculares normais ou reduzidos e aumento de ambos os átrios. A característica fisiopatológica dominante é de restrição diastólica com função sistólica geralmente preservada em repouso. Existem formas esporádicas e familiares. As mutações da troponina e desmina podem ser responsáveis por fenótipos restritivos.

As alterações da troponina podem ter transmissão autossômica dominante e não há alterações do sistema de condução, porém esses pacientes apresentam risco elevado de morte súbita. As alterações da desmina podem ter transmissão autossômica dominante (50%), recessiva (25%) e, de novo (25%), e os pacientes apresentam bloqueio atrioventricular (BAV) e miopatia.

Quadro clínico e diagnóstico

Suas principais características clínicas e fisiopatológicas são: disfunção diastólica; função sistólica preservada; pequena ou nenhuma dilatação cardíaca; espessura aumentada da parede nas doenças infiltrativas ou de depósitos; e obliteração de cavidades na endomiocardiofibrose.

A obliteração fibrótica do ápice do ventrículo afetado na endomiocardiofibrose pode ser diagnosticada por meio de ecocardiografia, RM ou ventriculografia contrastada. Grande variedade de processos patológicos pode resultar em miocardiopatia restritiva (CMR) pelo envolvimento miocárdico, endocárdico ou de ambos, podendo ser classificados, ainda, em não infiltrativos, infiltrativos e obliterativos.

Os quadros clínico e hemodinâmico das CMRs simulam o quadro de pericardite constritiva (síndrome restritiva externa). A diferenciação é obrigatória porque a terapêutica cirúrgica é curativa na pericardite constritiva. Para isso, julga-se que a TC, a RM e a biópsia endomiocárdica são de grande valia. A característica hemodinâmica das síndromes restritivas é a profunda e rápida queda da pressão diastólica inicial do ventrículo, seguida de rápido aumento e platô na protodiástole (padrão da curva pressórica em raiz quadrada).

A CMR não apresenta critério diagnóstico uniformemente aceito, e o padrão hemodinâmico clássico de restrição tem sido encontrado em outras doenças que afetam o coração. Destas, a endomiocardiofibrose e a endocardite parietal eosinofílica estão incluídas pela OMS na definição de CMR, ao passo que outros processos são considerados doenças sistêmicas que afetam o coração. O critério diagnóstico da CMR está firmado, após vários estudos, em pacientes com amiloidose e endomiocardiofibrose (Figuras 145.6 e 145.7). A infiltração intersticial dos átrios e ventrículos por tecido amiloide determina o espessamento das paredes e confere às câmeras cardíacas a consistência de borracha. A anormalidade de enchimento diastólico na endomiocardiofibrose deve-se à presença de endocárdio espessado e fibrótico, somada à obliteração da cavidade por tecido fibrótico ou por trombos com algum grau de penetração do tecido fibrótico para o miocárdio adjacente e para o aparelho valvar mitral e/ou tricúspide, levando à distorção e à regurgitação da valva atrioventricular.

O processo patológico principal é doença do endocárdio, o que gera controvérsia sobre sua inclusão entre as miocardiopatias primárias. A endomiocardiofibrose sintomática pode ser operada com bons resultados. O aumento da pressão de enchimento ventricular no período protodiastólico com a morfologia em platô é a característica hemodinâmica dessas doenças. Na pericardite constritiva, o platô da pressão diastólica

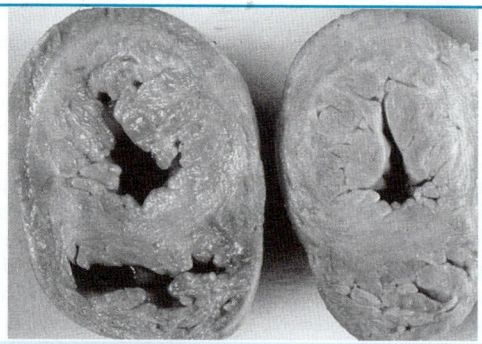

FIGURA 145.4 ■ Aspecto macroscópico da miocardiopatia hipertrófica com hipertrofia difusa concêntrica e redução da cavidade ventricular esquerda.

DIAGNÓSTICO E TRATAMENTO 807

FATORES DE RISCO MAIOR	FATORES DE RISCO POSSÍVEIS
- Prevenção secundária - Parada cardíaca (TV ou FV) - Prevenção primária - TVS espontânea - História familiar de MS (< 50 anos) - Síncope inexplicada - Espessura da parede = 30 mm - TV não sustentada	- FA - Obstrução de via de saída - Mutação de alto risco

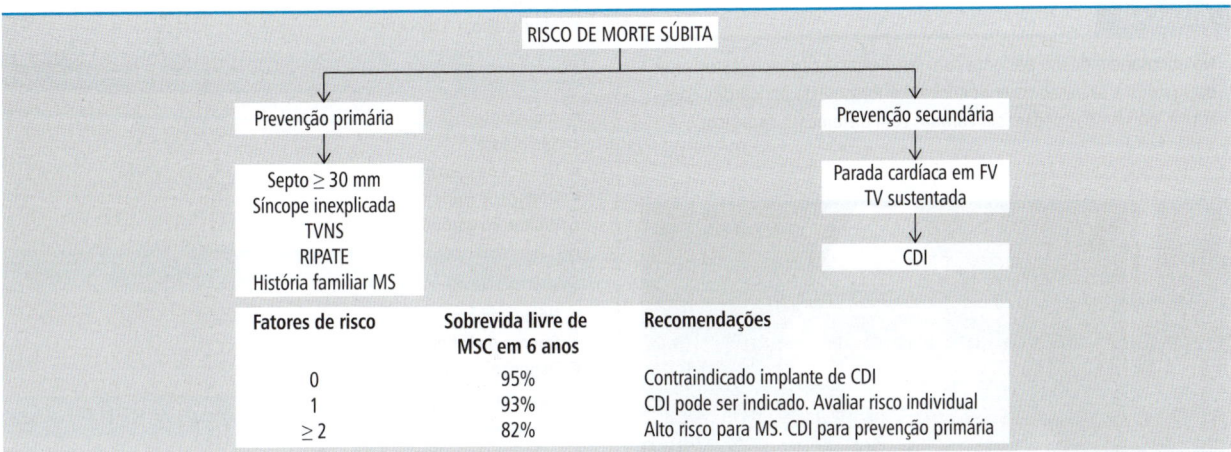

FIGURA 145.5 ■ Fatores de risco de morte súbita cardíaca em portadores de miocardiopatia hipertrófica. MSC: morte súbita cardíaca.

CDI: cardiodesfibrilador implantável; FV: fibrilação ventricular; TV: taquicardia ventricular; TVNS: taquicardia ventricular não sustentada; RIPATE: resposta da pressão arterial anormal no teste ergométrico; MS: morte súbita; FA: fibrilação atrial.
Fonte: Adaptada de Elliott e colaboradores.[1]

ventricular direita é, habitualmente, um terço do pico da pressão sistólica; na CMR, ele em geral é mais baixo. A hipertensão pulmonar é mais grave na CMR com pressão pulmonar sistólica, com frequência excedendo 50 mmHg. A pressão atrial direita na endomiocardiofibrose costuma exceder 15 mmHg, devendo haver diferença de pelo menos 5 mmHg entre a pressão arterial direita e a pressão capilar pulmonar, devido ao desigual envolvimento e à complacência dos dois ventrículos, diferentemente do encontrado na pericardite constritiva, em que há tendência para a equalização das pressões de enchimento ventriculares.

Essa distinção hemodinâmica nem sempre é fácil de ser demonstrada nas síndromes restritivas, a despeito do uso de manobras provocativas,

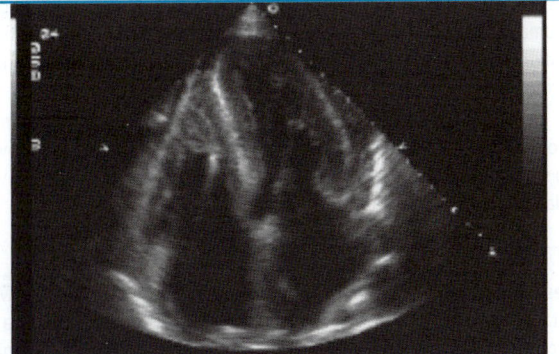

FIGURA 145.6 ■ Ecocardiograma de paciente com amiloidose cardíaca, presença de espessamento parietal difuso, espessamento do septo interatrial e hiper-reflexia tecidual ao ultrassom.

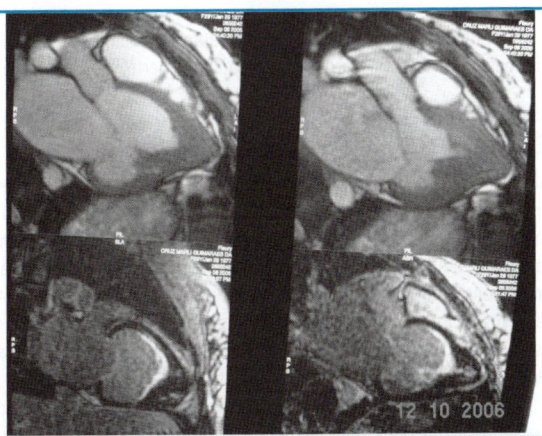

FIGURA 145.7 ■ Endomiocardiofibrose de ventrículo esquerdo, obliteração importante da cavidade ventricular, expansão da região inferobasal (via de entrada), dilatação atrial importante e realce tardio no endomiocárdio.

como sobrecarga de volume, exercício ou estímulos farmacológicos. As anormalidades de enchimento ventricular dos pacientes com amiloidose ou endomiocardiofibrose apresentam grande espectro de variação, desde padrão anormal de relaxamento até o padrão clássico de restrição diastólica grave nas formas avançadas da doença. A diferenciação entre os tipos de CMRs (Quadro 145.1) é de grande importância terapêutica e prognóstica, sendo fundamental o estudo da função diastólica com Doppler e hemodinâmica, a caracterização da espessura das paredes e do tamanho das cavidades com o ECO (Figura 145.8), a TC torácica, a RM e a análise dos processos infiltrativos do miocárdio e endocárdio por meio da biópsia endocárdica.

ATENÇÃO!

Na abordagem de um paciente com insuficiência cardíaca restritiva, é obrigatória a exclusão da endomiocardiofibrose e da pericardite constritiva, pois ambas podem ser curadas com tratamento cirúrgico.

QUADRO 145.1 ■ Classificação dos tipos de miocardiopatias restritivas de acordo com a causa

MIOCÁRDICA

Não infiltrativa

- Miocardiopatia idiopática
- Miocardiopatia familiar
- Miocardiopatia hipertrófica
- Esclerodermia
- Pseudoxantoma
- Miocardiopatia diabética

Infiltrativa

- Amiloidose
- Sarcoidose
- Doença de Gaucher
- Doença de Hurler
- Infiltração gordurosa

Depósito

- Hemocromatose
- Doença de Fabry
- Depósito de glicogênio

Endomiocárdica

- Endomiocardiofibrose
- Hipereosinofilia
- Doença carcinoide
- Metástases
- Radiação
- Toxicidade por antraciclina
- Fármacos causadores de fibrose (serotonina, metisergida, ergotamina, mercúrio, busulfam)

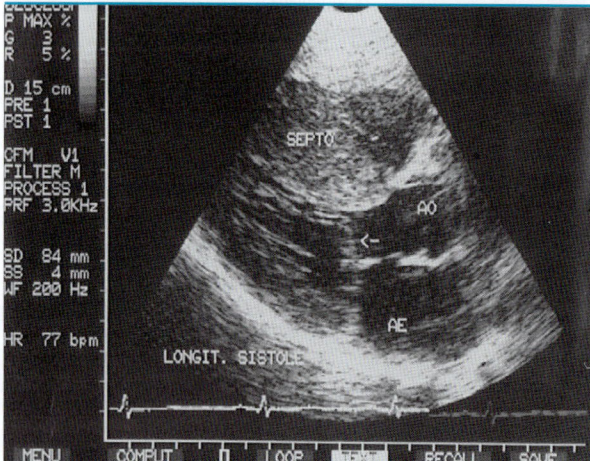

FIGURA 145.8 ■ Ecocardiograma característico da miocardiopatia hipertrófica evidenciando grande hipertrofia septal e espessura normal da parede posterior do ventrículo esquerdo e aumento do átrio esquerdo.

Em resumo, a fim de diferenciá-las, são apresentadas no Quadro 145.2 as formas clínicas das miocardiopatias dilatada, hipertrófica e restritiva.

DISPLASIA ARRITMOGÊNICA DO VENTRÍCULO DIREITO

Trata-se de uma doença miocárdica poligênica com um padrão de penetrância autossômica dominante que se caracteriza por perda de miócitos ventriculares e reposição de tecido fibroso e adiposo. Nos estágios mais avançados, também o VE pode estar comprometido. Estudos moleculares têm demonstrado que mutações genéticas afetam principalmente proteínas de discos intercalados, particularmente de desmossomos. Dentre outras possíveis causas encontram-se a apoptose e a necrose de miócitos, a inflamação e a transdiferenciação de miócitos.

A prevalência da DAVD é de 1:5.000 pacientes. A presença de arritmias ventriculares pode ser a primeira manifestação da doença, inclusive como causa de morte súbita.

Diagnóstico

Os critérios diagnósticos da DAVD estão demonstrados no Quadro 145.3. O ECG mostra inversão de onda T de V1 a V4, ondas épsilon (pequenos entalhes no final do QRS), distúrbios de condução do ramo direito e extrassístoles ventriculares ou TV com padrão de BRE e desvio do eixo para a direita. As alterações podem ser difusas ou focais, envolvendo as vias de entrada e saída do VD ou sua região apical. O ECO e a angiografia demonstram déficit contrátil segmentar ou difuso do VD; presença de divertículos e fissuras profundas no contorno ventricular são características da doença. A RM parece ter razoável sensibilidade para detectar a infiltração lipomatosa do VD. A biópsia endomiocárdica pode firmar o diagnóstico, demonstrando a infiltração gordurosa do miocárdio e sua substituição por tecido fibrogorduroso.

A incidência e a história natural da displasia ventricular direita não são conhecidas porque a maioria das séries publicadas são retrospectivas ou são estudos de necropsia e incluem apenas casos com arritmias graves relatados por centros especializados.

Tratamento

Nessa entidade, caracterizando-se o paciente como de alto risco para MS, está indicado o implante de um cardiodesfibrilador. A progressão para IC ocorre em uma minoria dos pacientes, mas é a principal causa de óbito naqueles que são protegidos contra a morte súbita cardíaca por implantação de CDI.

Recomenda-se que os pacientes recebam bloqueio neuro-hormonal com IECA e antagonistas dos beta-adrenorreceptores. Em indivíduos que

DIAGNÓSTICO E TRATAMENTO

QUADRO 145.2 ■ Diferenças clínicas entre as três principais formas de miocardiopatias			
	DILATADA	**HIPERTRÓFICA**	**RESTRITIVA**
Sintomas	• IC esquerda • Fadiga e fraqueza • Embolia pulmonar e sistêmica	• Dispneia • Palpitações • Angina	• IC direita • Dispneia • Sintomas isquêmicos (p. ex., amilodose e hemocromatose)
Exame físico	• Desvio do ictus para esquerda • Presença de B3 • Sopro de regurgitação mitral	• Ictus hipertrófico • B4 • Frêmito apical • Sopro sistólico mitral que aumenta com Valsalva	• Cardiomegalia leve • B3 ou B4 • Sinal de Kussmaul
ECG	• Taquicardia sinusal • Arritmias atriais e ventriculares • Distúrbio da condução intraventricular • Áreas eletricamente inativas	• Sobrecarga atrial esquerda • Sinais de hipertrofia ventricular esquerda • Anormalidades de onda T, segmento ST e ondas Q	• Baixa voltagem • Sobrecarga biatrial • Distúrbio da condução atrioventricular
Radiografia torácica	• Cardiomegalia moderada a importante	• Aumento leve a moderado da área cardíaca	• Pequeno aumento de área cardíaca
ECO	• Dilatação ventricular • Hipocontratilidade difusa • Baixo fluxo transvalvar • Refluxo nas valvas atrioventriculares	• Hipertrofia septal assimétrica ou concêntrica difusa • Via de saída do VE estreita • Movimento sistólico anterior da valva mitral • Cavidade ventricular reduzida • Presença de gradiente intraventricular • Redução da complacência ventricular	• Aumento da espessura e da massa ventricular • Cavidade ventricular normal ou reduzida • Via de saída do VE estreita • Função sistólica normal • Redução da complacência ventricular

progridem para IC concomitante, o tratamento envolve os mesmos princípios que os de outras formas de miocardiopatias. O transplante cardíaco pode ser indicado para pacientes com insuficiência biventricular concomitante.

NÃO CLASSIFICADAS

Ventrículo esquerdo não compactado

A não compactação isolada do VE é uma miocardiopatia genética rara caracterizada por uma alteração na compactação do músculo cardíaco ainda no período fetal, culminando na formação de trabéculas profundas e proeminentes localizadas entre a fina parede do ventrículo e a cavidade ventricular, entremeadas às esparsas células miocárdicas íntegras. Pode estar associada eventualmente à anomalia de Ebsntein, à valva aórtica bicúspide e a anomalias neuromusculares, genéticas ou metabólicas, como a síndrome de Barth e a doença de Charcot-Marie-Tooth.

Sua prevalência é de difícil estimação, variando de 4,5 a 26 por 10 mil adultos referenciados a centros de ecocardiograma, e é considerada a terceira miocardiopatia mais comum em crianças, depois da dilatada e da hipertrófica.

QUADRO 145.3 ■ Critérios diagnósticos de displasia arritmogênica do ventrículo direito
HISTÓRIA FAMILIAR
• Maior: doença familiar confirmada por necropsia ou cirurgia • Menor: história familiar ou morte súbita antes dos 35 anos, com suspeita de displasia arritmogênica do ventrículo direito
Eletrocardiograma (com despolarização ou condução alteradas/alterações da repolarização)
• Maior: ondas épsilon ou aumento da duração do QRS > 110 ms nas derivações precordiais direitas • Menor: potenciais tardios no ECG de alta resolução • Inversão de onda T nas precordiais direitas em pessoas com menos de 12 anos sem BRD
ARRITMIAS
• Menor: a | TVS ou não com padrão de BCRE b | Extrassistolia ventricular frequente > 1.000/24 h no Holter
DISFUNÇÃO GLOBAL OU REGIONAL E ALTERAÇÃO ESTRUTURAL
• Maior: dilatação acentuada e redução da FE do VD, com pouco ou nenhum acometimento do VE • Aneurisma de VD (áreas acinéticas ou discinéticas); dilatação grave do VD • Menor: dilatação global moderada de VD ou diminuição da FE de VD com FE normal de VE • Dilatação segmentar moderada de VD • Hipocinesia regional de VD
CARACTERÍSTICAS TECIDUAIS DE PAREDE
• Maior: presença de tecido fibroso/gorduroso no miocárdio visto na biópsia endomiocárdica

BCRE: bloqueio completo de ramo esquerdo; BRD: bloqueio de ramo direito. TVS: taquicardia ventricular sustentada; FE: fração de ejeção.

Quadro clínico e diagnóstico

As manifestações clínicas estão baseadas no seguinte tripé: desde pacientes assintomáticos até quadro clínico de IC franca, arritmias atriais e/ou ventriculares e fenômenos tromboembólicos. O ECG é geralmente alterado, porém sem características próprias – os principais achados incluem bloqueio de ramo esquerdo ou direito, bloqueios fasciculares, presença de fibrilação atrial (FA) e arritmias ventriculares. Em crianças, foi descrita associação da miocardiopatia com bradicardia sinusal e síndrome de Wolff-Parkinson-White.

A ecocardiografia é a peça fundamental para o diagnóstico com critérios estabelecidos que avaliam a presença de profundo trabeculado no modo Doppler e a porcentagem de trabeculação presente em relação ao miocárdio saudável, associados à disfunção sistólica ou diastólica do VE, à possível presença de trombo ventricular e à anormalidade estrutural do músculo papilar.

A RM demonstra de forma concreta a não compactação predominantemente nas paredes laterais e apical (Figura 145.9), fornecendo uma sensibilidade diagnóstica de 86% e especificidade de 99% quando a razão entre miocárdio não compactado/miocárdio saudável for maior do que 2,3 durante a diástole.

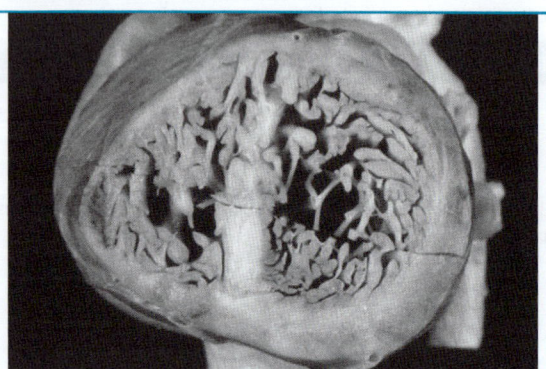

FIGURA 145.9 ■ Aspecto morfológico das trabéculas em caso de não compactação ventricular.

Tratamento

A sobrevida livre de morte ou transplante cardíaco é de 58% em cinco anos, não havendo terapia específica para essa patologia. O tratamento deve seguir as diretrizes clássicas para o manejo de pacientes com IC, com indicação de anticoagulação com cumarínico nos casos com FE < 40% e/ou FA. Avaliação anual com Holter deve ser indicada com o objetivo de estratificar pacientes com indicação de CDI, e o transplante cardíaco é terapia definitiva para os casos em estágio terminal.

Miocardiopatia de Takotsubo

A síndrome de Takotsubo é caracterizada por uma disfunção sistólica regional transitória do ápice e da porção medial do VE na ausência de doença obstrutiva coronariana na cinecoronariografia. Originalmente descrita no Japão, a patologia foi também encontrada principalmente em brancos na Europa e na América do Norte.

Quadro clínico

Os pacientes apresentam-se com dor torácica súbita simulando um quadro anginoso característico, associado à inversão difusa de onda T, algumas vezes precedida por supradesnivelamento do segmento ST ao ECG e elevação moderada dos marcadores de necrose miocárdica. Os sintomas são frequentemente precedidos por estresse emocional ou físico intenso, e muitos casos relatados ocorreram em mulheres no período pós-menopausa. A concentração de norepinefrina na corrente sanguínea desses pacientes está elevada durante o episódio, há normalização da função ventricular em dias ou semanas e a recorrência é rara.

Diagnóstico

Os critérios diagnósticos para a miocardiopatia de Takotsubo, exemplicados na Figura 145.10, são apresentados no Quadro 145.4.

QUADRO 145.4 ■ Critérios diagnósticos para miocardiopatia de Takotsubo

- Disfunção segmentar transitória sem correlação com território de irrigação coronariana
- Ausência de lesão coronariana angiograficamente significativa ou sinais de ruptura aguda de placa
- Presença de novas alterações de ECG ou discreta elevação de troponina
- Ausência de feocromocitoma ou miocardite

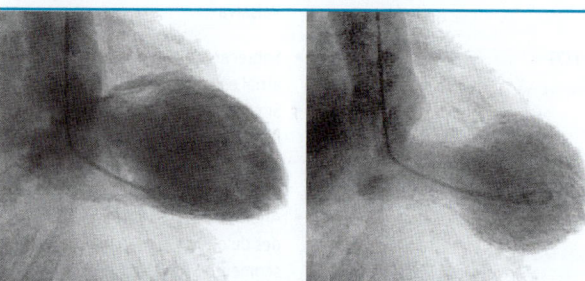

FIGURA 145.10 ■ Ventriculografia característica da síndrome de Takotsubo, mostrando discinesia anterolateral, anteroapical e apical inferior com hipercontratilidade da base.

REVISÃO

- Os principais tipos de miocardiopatias, grupo heterogêneo de doenças que afetam o músculo cardíaco, são as miocardiopatias dilatada, hipertrófica e restritiva, a displasia arritmogênica do ventrículo direito e as não classificadas.
- As três primeiras são bastante frequentes na prática clínica, devendo ser diferenciadas segundo sua causa e conforme resultados de exames específicos, como a ecocardiografia.
- A DAVD, caracterizada como doença genética, geralmente se manifesta por arritmia ventricular e morte súbita. As não classificadas mais comuns são o ventrículo esquerdo não compactado e a síndrome de Takotsubo, sendo menos frequentes na prática clínica.
- Entre as práticas de tratamento das miocardiopatias estão as intervenções cirúrgicas, como o cardiodesfibrilador implantável.

■ **REFERÊNCIAS**

1. Elliott P, Andersson B, Arbustini E, Bilinska Z, Cecchi F, Charron P, et al. Classification of the cardiomyopathies: a position statement from the European Society Of Cardiology Working Group on Myocardial and Pericardial Diseases. Eur Heart J. 2008;29(2):270-6.
2. Spodick DH, Littmann D. Idiopathic myocardial hypertrophy. Am J Cardiol. 1958;1(5):610-23.

DIAGNÓSTICO E TRATAMENTO

3. Maron BJ, Towbin JA, Thiene G, Antzelevitch C, Corrado D, Arnett D, et al. Contemporary definitions and classification of the cardiomyopathies: an American Heart Association Scientific Statement from the Council on Clinical Cardiology, Heart Failure and Transplantation Committee; Quality of Care and Outcomes Research and Functional Genomics and Translational Biology Interdisciplinary Working Groups; and Council on Epidemiology and Prevention. Circulation. 2006;113(14):1807-16.
4. Maron BJ, McKenna WJ, Danielson GK, Kappenberger LJ, Kuhn HJ, Seidman CE, et al. American College of Cardiology/European Society of Cardiology clinical expert consensus document on hypertrophic cardiomyopathy. J Am Coll Cardiol. 2003;42(9):1687-713.

146
PERICARDITES AGUDAS

- RUI PÓVOA
- MARIA TERESA NOGUEIRA BOMBIG

O pericárdio é um saco fibroelástico que envolve o coração, composto de duas camadas, uma visceral e outra parietal, separadas por um espaço virtual, a cavidade pericárdica. Em indivíduos saudáveis, essa cavidade contém de 15 a 50 mL de um líquido semelhante ao plasma, rico em fosfolipídeos que lubrificam esses folhetos. As principais funções do pericárdio são as de fixação do coração, redução do atrito entre o coração e as estruturas vizinhas, barreira contra as infecções, distribuições das forças hidrostáticas durante o ciclo cardíaco e a prevenção da dilatação aguda na diástole.

As doenças do pericárdio apresentam-se clinicamente de quatro formas:
1 | pericardite aguda ou recorrente;
2 | derrame pericárdico sem comprometimento hemodinâmico maior;
3 | tamponamento cardíaco;
4 | pericardite constritiva.

A pericardite aguda, uma inflamação dos folhetos pericárdicos, possui múltiplas causas e apresenta-se tanto como doença primária quanto secundária. Caracteriza-se por dor precordial, atrito pericárdico e anormalidades no eletrocardiograma (ECG). Em geral, é uma entidade subclínica observada mais frequentemente em necropsias do que durante a vida. Às vezes, ocorre associada à miocardite. Na patogenia viral, propõe-se um processo bimodal, com estágio inicial caracterizado por replicação viral e estágio tardio, no qual se verificam infiltração linfocitária e necrose celular em virtude do processo autoimune.

A incidência é desconhecida e, por ter curso frequentemente autolimitado ou fazer parte de processo sistêmico, pode não ser percebida.

As causas etiológicas são numerosas. A incidência de tipos específicos varia em relação à instituição, porém a forma idiopática, em que não se encontra a causa etiológica, ainda é a mais frequente, seguida das causas virais, bacterianas, urêmica, por pós-infarto do miocárdio, neoplásicas e traumáticas (Quadro 146.1).

A pericardite é mais comum nos homens e em adultos. Os aspectos patológicos são aqueles encontrados em um processo inflamatório agudo, podendo envolver também, superficialmente, o miocárdio, o que ocorre com frequência.

Na pericardite recorrente, em 15 a 32% dos casos, o mecanismo é desconhecido, embora se admita ser secundário à resposta autoimune.

QUADRO 146.1 ■ Causas de pericardite

IDIOPÁTICA

Infecções virais
Coxsackie, adenovírus, herpes, enterovírus, citomegalovírus, Ebstein-Bar vírus, HIV, varicela, rubéola, influenza, hepatites A, B e C etc

Infecções bacterianas
Pneumococo, meningococo, hemófilo, clamídia, micobactérias, micoplasma, leptospira etc

Infecções por fungos
Histoplasma, cândida

Outras infecções
Toxoplasma, *Entamoeba hystolytica* etc

Doenças de estruturas contíguas
Miocardites, infarto do miocárdio, infarto pulmonar, dissecção aórtica, empiema, hidropericárdio na insuficiência cardíaca, síndromes paraneoplásicas, doenças do esôfago

Doenças metabólicas
Insuficiência renal (uremia), diálise, mixedema, doença de Addison, cetoacidose diabética, gota úrica

Doenças neoplásicas
Primárias: mesotelioma, sarcoma, fibroma, lipoma e outros.
Secundárias: neoplasias de pulmão, mama, estômago e colo, leucemia e linfoma, melanoma, sarcoma etc

Doenças autoimunes
Lúpus, artrite reumatoide, febre reumática, doença mista do tecido conectivo, esclerodermia, dermatomiosite, síndrome de Sjögren, poliarterite nodosa, polimiosite, síndrome de Dressler, síndrome pós-cardiotomia, granulomatose de Wegener, espondilite anquilosante

Outras inflamações
Sarcoidose, amiloidose, doença de Whipple

Medicamentos
Hidrazalina, procainamida, fenitoína, isoniazida, fenilbutazona etc

Trauma
Direto: ferimento penetrante de tórax, perfuração de esôfago, corpo estranho
Indireto: trauma de tórax não penetrante

Radiação
Irradiação mediastinal

■ QUADRO CLÍNICO

A natureza dos aspectos clínicos depende da doença de base. Na etiologia viral, a pericardite pode surgir após quadro de infecção de vias aéreas superiores (IVAS) e inclui dor torácica, dispneia e febre. A pericardite por tuberculose se apresenta de modo insidioso, com aparecimento gradual e sintomas não específicos, como febre, mal-estar, anorexia e fraqueza.

A dor torácica é um dos aspectos mais importantes da pericardite. Em geral, é precordial, podendo irradiar para a borda do músculo trapézio esquerdo, com características pleuríticas, piorando com os movimentos respiratórios ou com a movimentação do tórax, com duração de horas ou dias e melhora ou piora com a postura do corpo.

ATENÇÃO!

A dor torácica é um dos aspectos mais importantes da pericardite.

A dispneia ocorre em virtude da necessidade do paciente de respirar superficialmente devido ao quadro doloroso. Pode ser agravada pela febre e compressão de estruturas pulmonares. Podem ocorrer outros sintomas decorrentes da doença de base, como tosse, produtiva ou não, perda de peso etc.

Ao exame físico, o atrito pericárdico praticamente faz o diagnóstico. É um ruído desarmônico, evanescente, que muda de um exame para outro, e com a posição do paciente. Pode ter três componentes auscultatórios: a sístole atrial (em torno de 70% dos casos); a sístole ventricular, quase sempre presente; e o enchimento rápido do ventrículo na diástole (em menos de 60% dos casos). O encontro dos três componentes se dá raramente e com frequência se verificam pericardites sem atrito pericárdico.

DIAGNÓSTICO

Realizado por exame físico, a fim de detectar os sintomas descritos, bem como pelos exames complementares descritos a seguir.

Exames complementares

As alterações eletrocardiográficas são variáveis e, por isso, a associação com o quadro clínico é imprescindível, na maioria dos casos. Alterações típicas ocorrem durante o curso da pericardite aguda (Figura 146.1). A sequência das modificações eletrocardiográficas pode ser dividida em quatro estágios:

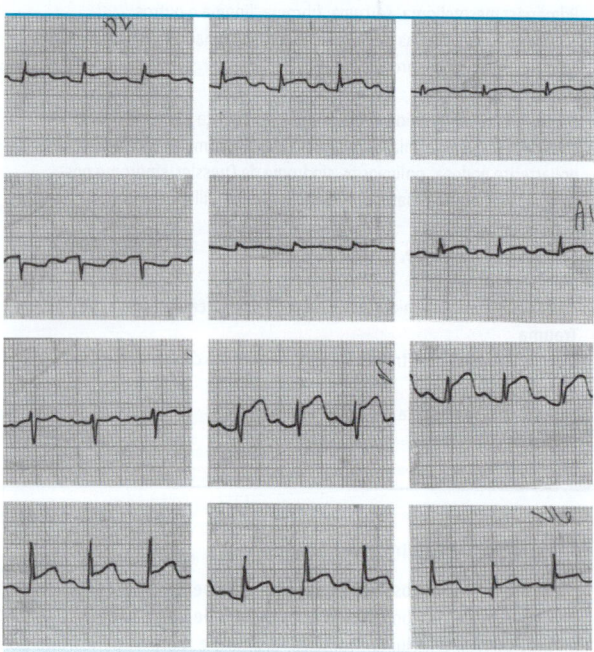

FIGURA 146.1 ■ Traçado com alterações eletrocardiográficas típicas da pericardite aguda: elevação do segmento ST com concavidade voltada para cima em todas as derivações, exceto aVR e V_1 (não respeita anatomia coronária, diferente da elevação da síndrome coronariana aguda de forma convexa e presente nas derivações representantes da artéria coronária envolvida) e depressão do segmento PRi (onda T_a).

1 | Consiste em elevação do segmento ST com concavidade voltada para cima em todas as derivações, exceto aVR e V_1. Não respeita anatomia coronária. Nesse estágio, as ondas T podem ser altas e pontiagudas. Em geral, o eixo do ST se situa entre +30 e +60°.

2 | Ocorre retorno do segmento ST à linha de base, e a onda T se achata. Nesse estágio, é possível observar, em alguns casos, a depressão do segmento PRi (onda T_a), achado muito sugestivo de pericardite aguda, apesar de ocorrer em outras situações raras, como no infarto atrial.

3 | Ocorre inversão da onda T, sem perda da voltagem do QRS.

4 | Volta à normalidade, porém, na dependência da etiologia, a onda T pode ficar invertida por grande período de tempo. As arritmias, como a fibrilação e o *flutter* atrial, são raras na pericardite e em geral refletem comprometimento miocárdico concomitante e de grande expressividade. A taquicardia sinusal decorre do próprio processo inflamatório, e a bradicardia sinusal pode se dar em grandes derrames em virtude da acentuação do tônus vagal.

> **ATENÇÃO!**
>
> Alterações eletrocardiográficas típicas ocorrem durante o curso da pericardite aguda.

Duas outras entidades podem apresentar alterações eletrocardiográficas parecidas com as da pericardite, as síndromes coronarianas agudas (SCA) com supra de ST e a síndrome de repolarização precoce. Nas SCA, o supradesnivelamento do segmento ST se dá de forma convexa e respeita a anatomia coronária, isto é, está anormal nas derivações eletrocardiográficas representantes da artéria coronária envolvida. Geralmente, a inversão da onda T se faz mesmo antes do ponto J e do segmento ST voltarem ao normal. Na repolarização precoce, o supradesnivelamento do ponto J e do segmento ST são discretos e, durante a evolução, não ocorrem modificações eletrocardiográficas.

Bloqueios atrioventriculares (BAVs), bloqueios de ramo e arritmias ventriculares sugerem a presença de outra doença cardíaca concomitante, pois não são aspectos característicos da pericardite aguda, a não ser em envolvimentos miocárdicos muito acentuados.

A radiografia torácica é bastante inespecífica, sendo normal a área cardíaca enquanto o derrame for inferior a 250 mL. Podem ocorrer graus variáveis de cardiomegalia, adquirindo a imagem triangular, dificilmente distinguível dos casos de miocardiopatias. Às vezes, é possível ter a suspeita diagnóstica do processo pericárdico, como um tumor de pulmão, tuberculose etc. Uma radiografia torácica normal não exclui a presença de pericardite. Aumentos e alterações na silhueta cardíaca ocorrem em virtude do derrame pericárdico, geralmente superior a 250 mL.

O ecocardiograma (ECO) tem-se mostrado uma ferramenta útil no diagnóstico das doenças do pericárdio, assim como no acompanhamento da resposta terapêutica e do prognóstico. Pode também ser utilizado como guia na drenagem do derrame pericárdico. Não é exame diagnóstico, pois existem pericardites secas, sem derrame algum, e derrames pericárdicos de outras etiologias, sem processo inflamatório.

Podem ocorrer leucocitose, aumento da velocidade de hemossedimentação (VHS) de intensidades variáveis e proteína C-reativa elevada, de acordo com o agente etiológico. A contagem leucocitária em geral não ultrapassa 13.000/mL, e valores mais elevados alertam para a presença de outras etiologias. Anemia ou VHS elevado sugere tuberculose ou doenças autoimunes. Nos casos de suspeita etiológica bacteriana, com episódios que sugiram bacteremia, as culturas sanguíneas são importantes para a identificação do agente.

As enzimas cardíacas em geral são normais, porém, em casos em que exista miocardite associada com significativo comprometimento muscular, são possíveis as alterações variáveis da isoenzima B da creatinocinase (CK-MB). Felizmente raras, essas situações às vezes não permitem o diagnóstico diferencial com as SCA.

A concentração da troponina plasmática costuma se elevar em 35 a 50% dos pacientes em virtude da inflamação epicárdica com comprometimento dos miócitos. A magnitude da elevação da troponina sérica tem correlação com a magnitude da elevação do segmento ST, e a concentração geralmente retorna ao normal em 1 a 2 semanas. A intensidade dos valores elevados da troponina não tem relação com o prognóstico do paciente, porém a permanência elevada por mais de duas semanas sugere associação com miocardite significativa e pior prognóstico em termos de lesão miocárdica e constrição pericárdica.

A biópsia pericárdica e a pericardectomia são de pouca utilidade no diagnóstico etiológico do processo inflamatório do saco pericárdico. Deve ser reservado para indicações terapêuticas e raramente para o diagnóstico nos casos de doença prolongada com suspeita clínica de tuberculose elevada. Entretanto, nesses casos, a positividade é muito baixa.

Nos casos de suspeita de etiologia tuberculosa, a demonstração da presença do bacilo da tuberculose, por coloração ou cultura, só é possível em menos de 30% dos casos. Por conseguinte, o diagnóstico frequentemente é presuntivo, realizado pela história clínica, porém a dosagem da atividade da adenosina deaminase (ADA) no líquido pericárdico tem sido considerado teste específico na tuberculose, principalmente quando os valores forem superiores a 30 U/L.

■ TRATAMENTO

A terapia apropriada específica para a doença de base está indicada nos pacientes com outra causa identificada que não a viral. Entretanto, a maioria das pericardites agudas em pacientes imunocompetentes ou se deve à infecção viral ou é idiopática. Em virtude do curso relativamente benigno associado com as causas comuns de pericardite (> 80% dos casos), não é necessário investigar a etiologia em todos os pacientes. Assim, a maioria deles é tratada para uma causa viral presuntiva com anti-inflamatórios não hormonais (AINH) e colchicina. A maior parte dos pacientes com pericardite aguda pode ser efetivamente controlada apenas com terapia medicamentosa. Entretanto, aqueles com grandes derrames pericárdicos, hemodinamicamente significativos, suspeita de etiologia bacteriana ou neoplásica ou evidência de pericardite constritiva devem ser avaliados para terapias invasivas, como drenagem pericárdica e/ou pericardiotomia.

> **ATENÇÃO!**
>
> A maioria dos pacientes é tratada para uma causa viral presuntiva com AINH e colchicina.

Vários fatores clínicos de pericardite aguda conferem alto risco ao paciente, incluindo:
- febre (> 38°C) e leucocitose;
- evidências de tamponamento cardíaco;
- grande derrame pericárdico (espaço livre no ecocardiograma > 20 mm);
- estado de imunossupressão;
- história de terapia anticoagulante oral;
- trauma agudo;
- falha na resposta à terapia com AINH em sete dias;
- troponina cardíaca elevada, sugerindo miopericardite.

Pacientes sem nenhum dos fatores de alto risco podem ser tratados ambulatorialmente, com segurança.

Na pericardite aguda viral ou idiopática, nenhuma terapia tem sido rigorosamente comprovada para prevenir sequelas sérias, embora raras, como tamponamento cardíaco e pericardite constritiva.

RESTRIÇÃO DE ATIVIDADE

Atividade física intensa pode provocar recorrência dos sintomas, por isso deve ser evitada até a resolução destes. Esportistas não devem participar de esportes competitivos até que não exista evidência de doença ativa (isto é, resolução dos sintomas). Em casos de miopericardite, os atletas devem retirar-se dos esportes competitivos por seis meses e retornar somente após a normalização dos exames laboratoriais (marcadores inflamatórios, lesão miocárdica, ECG, ECO, Holter e teste de esforço).

AINH

Os objetivos da terapêutica da pericardite aguda são o alívio da dor e a resolução da inflamação (e, se presente, derrame pericárdico). O tratamento com AINH é recomendado para todos os pacientes (sem contraindicação), com duração baseada na persistência dos sintomas – geralmente, por duas semanas ou menos.

A terapia primária tem sido a administração de AINH via oral, particularmente o ibuprofeno ou o ácido acetilsalicílico (AAS), que atuam na redução da inflamação e no alívio da dor na maioria dos pacientes. Apesar desses benefícios, não existem evidências de que os AINH alterem a história natural da pericardite aguda. Falha na resposta a essa terapia dentro de uma semana (definida como a persistência da febre, dor torácica pericárdica, novo derrame pericárdico ou piora do estado geral) sugere que a causa da pericardite é outra que não viral ou idiopática.

Os AINH mais comumente usados são:
- **Ibuprofeno:** dependendo da gravidade da pericardite e da resposta individual à medicação, a dose de 400 a 800 mg de ibuprofeno, a cada 6 ou 8 horas, é geralmente adequada para o alívio dos sintomas. O ibuprofeno é passível de ser continuado por 14 dias ou semanas para recorrência ou ataque incessante, conforme necessário. Uma dose reduzida de AINH pode ser prescrita com a intenção de reduzir a taxa de recorrência subsequente. O ibuprofeno pode ser o AINH preferido em virtude dos raros eventos adversos, do impacto favorável no fluxo coronário e do maior intervalo de dose.
- **AAS:** pode ser administrado na dose de 500 a 750 mg, a cada 6 ou 8 horas, por 7 a 10 dias, seguido de redução gradual de 500 mg por semana, para um período de tratamento de 3 a 4 semanas.
- **Indometacina:** pode ser administrada na dose de 50 mg, três vezes ao dia (75 a 150 mg ao dia), por 1 a 2 semanas, seguida por redução lenta.

Na pericardite sintomática associada com infarto agudo do miocárdio (IAM), prefere-se o AAS; uso de outro AINH deveria ser evitado, já que a terapia anti-inflamatória pode prejudicar a formação de cicatriz. O AAS pode também ser a primeira escolha em pacientes que necessitem de terapia antiplaquetária concomitante. Com qualquer regime, deve-se proceder à proteção gastrintestinal (GI).

PROTEÇÃO GI

Os AINH podem levar à toxicidade GI, particularmente quando usados em altas doses ou por períodos prolongados e também quando associados à história de úlcera péptica, idade maior do que 65 anos e/ou uso concomitante de AAS, corticosteroides ou anticoagulantes. Pacientes considerados com risco de toxicidade GI relacionada ao tratamento com AINH devem ser tratados com esses medicamentos por um intervalo o mais curto possível, recebendo terapia protetora gástrica concomitante. Inibidores da bomba de prótons (IBPs) (p. ex., omeprazol, pantoprazol) geralmente são eleitos na prevenção da toxicidade GI em virtude de sua eficácia e do perfil de segurança favorável.

Se o paciente necessitar de anticoagulantes, a heparina é recomendada com observação estrita.

COLCHICINA

A maioria dos pacientes tem resolução rápida dos sintomas (alívio da dor) sem pericardite recorrente quando tratados somente com AINH. Entretanto, quando usada como adjunto à terapia com AINH, a colchicina reduz, além de sintomas, a taxa de pericardite recorrente e é geralmente bem tolerada. Assim, recomenda-se que o medicamento seja adicionado aos AINH no controle do primeiro episódio de pericardite aguda. A dose recomendada é de 0,5 mg de 12 em 12 horas, ou 0,5 mg a cada 24 horas nos pacientes com menos de 70 kg, pelo período de três meses no primeiro evento e seis meses na pericardite recorrente. Nas formas mais graves e recorrentes, alguns estudos sugerem o uso da colchicina por 12 a 24 meses após o último evento da recorrência, com retirada gradual.

A colchicina é bem tolerada. Os efeitos adversos, mais comumente gastrintestinais (diarreia, nauseas, vômitos) são pouco comuns em doses baixas (0,5 a 1,2 mg por dia), mesmo quando empregadas continuamente durante décadas. Efeitos adversos menos comuns (< 1 %) incluem supressão da medula óssea, hepatotoxicidade e miotoxicidade. Deve ser evitada em pacientes com insuficiência renal crônica (IRC) grave, disfunção hepática, discrasia sanguínea e distúrbios da motilidade GI.

CORTICOIDES

Entre pacientes com pericardite aguda, o início da terapia sistêmica com corticoide deve se restringir àqueles com pericardites em decorrência de doença do tecido conectivo, autorreativa (imunomediada) e urêmica não responsiva à diálise e aos que possuem contraindicações à terapia com AINH. A terapia com corticoides é também usada para pacientes com pericardite idiopática ou viral, refratária à terapia combinada com AINH e colchicina.

Para pacientes que requerem terapêutica com corticoide para pericardite aguda, sugere-se dose inicial moderada (0,25 a 0,50 mg/kg/dia de prednisona) seguida por uma redução lenta no lugar de altas doses com uma redução rápida.

O uso de corticoides deve ser considerado só se a pericardite aguda resulta em sintomas claramente refratários a AINH e colchicina, e após exclusão de uma causa específica para a pericardite. Os corticoides podem também ser utilizados em caso de contraindicações, falha do esquema AAS/AINH ou, raramente, indicações específicas (doenças inflamatórias sistêmicas, gravidez).

Mesmo que os AINH e a colchicina ainda sejam as opções preferidas para a terapia da pericardite aguda, a minoria dos pacientes apresentará sintomas refratários, requerendo tratamento com corticoide sistêmico.

A terapia sistêmica com corticoide deve ser restrita a pacientes com as seguintes condições:
- sintomas refratários à terapia-padrão;
- pericardite aguda em virtude de doença do tecido conectivo;
- pericardite autorreativa (imunomediada);
- pericardite urêmica.

Na pericardite recorrente, a utilização de baixas doses de prednisona (0,2 a 0,5 mg/kg/dia por quatro semanas) demonstrou a mesma eficácia terapêutica quando comparada a doses de 1 mg/kg/dia, mas com menor taxa de desenvolvimento de paraefeitos.

A maioria dos casos de pericardite aguda pode ser controlada efetivamente com terapêutica médica isolada. Em determinadas situações, os pacientes podem requerer terapia invasiva por:
- derrame pericárdico moderado a grande, particularmente se hemodinamicamente significativo e causar tamponamento cardíaco, ou sintomático ou refratário à terapia medicamentosa;
- suspeita de etiologia neoplásica ou bacteriana e derrame pericárdico moderado a grande;
- frequentes recorrências altamente sintomáticas de pericardite aguda com derrame pericárdico;
- evidência de pericardite constritiva (uma ocorrência tardia quando presente).

Técnicas percutâneas e cirúrgicas podem ser consideradas para tais pacientes.

DRENAGEM PERICÁRDICA

A drenagem prolongada de derrame pericárdico por cateter é uma maneira efetiva de se prevenir reacúmulo de líquido. O mecanismo pelo qual isso ocorre está provavelmente mais relacionado com a obliteração do espaço pericárdico após inflamação provocada pelo cateter. Podem ser necessários alguns dias para a drenagem por cateter, que não deve ser removido até a drenagem ser inferior a 20 a 30 mL por 24 horas. Com a vantagem de permitir a realização de biópsia pericárdica, a drenagem cirúrgica é a forma recomendada em casos de recidiva do derrame após drenagem via cateter e naqueles em que coágulos ou derrames localizados não são acessíveis via percutânea.

PERICARDIOTOMIA, JANELA PERICÁRDICA E PERICARDIECTOMIA

A remoção cirúrgica de todo ou parte do pericárdio quase nunca é necessária para o tratamento da pericardite aguda. Entretanto, a pericardiectomia pode ser considerada para pericardites recorrentes sintomáticas e para aquelas resistentes ao tratamento clínico ou no tamponamento cardíaco recorrente. Outras situações incluem repetidas recidivas de derrames pericárdicos, resultando em tamponamento cardíaco, evidência de toxicidade séria a corticoides, limitando o tratamento clínico, ou ocorrência tardia de pericardite constritiva.

A descompressão cirúrgica do pericárdio (pericardiotomia, pericardiostomia ou janela pericárdica) pode ser alcançada por cirurgia cardíaca convencional ou videotoracoscopia assistida, técnicas que possibilitam resultar em menor incidência de recorrência de derrame comparadas com a pericardiocentese e a drenagem prolongada por cateter.

Opções menos invasivas (pericardiotomia por balão) para o tratamento de derrames pericárdicos ou pericárdicos sintomáticos recorrentes são principalmente derivadas da experiência do manuseio de derrames neoplásicos e incluem a drenagem prolongada por cateter e a janela pericárdica. Essas técnicas, que envolvem inserção de cateteres-balão no espaço pericárdico com o acesso subxifoide guiado por fluoroscopia ou ecocardiografia, são muito bem-sucedidas para prevenir derrames recorrentes, especialmente para pacientes com uma expectativa de vida reduzida, já que o reacúmulo de líquidos pode ocorrer em longo prazo. Entretanto, a distensão do pericárdio é frequentemente tão dolorosa que a analgesia apropriada é necessária.

TRATAMENTO EM SITUAÇÕES ESPECIAIS

A pericardite urêmica, que ocorre em aproximadamente 10% dos pacientes, antecedendo a diálise ou logo após o seu início, costuma ter boa resolutibilidade com a continuidade da terapia dialítica. A pericardite associada à diálise está associada principalmente à hipervolemia e à diálise inadequada, por isso a correção volêmica e a adequação da terapia dialítica são essenciais. A maioria dos pacientes responde prontamente à diálise, com resolução da pericardite em cerca de 1 a 2 semanas. O uso de colchicina no manuseio da dor e da inflamação tem demonstrado benefício. Os pacientes que evoluem com tamponamento pericárdico ou derrame pericárdico de volume persistente sintomático devem ser tratados com pericardiocentese associada à instilação intrapericárdica de corticosteroide (triamcinolona 50 mg, 6/6 horas por três dias). A pericardiectomia está indicada na pericardite recorrente com dor persistente refratária ao tratamento anti-inflamatório.

O tratamento da fase aguda da síndrome pós-pericardiotomia é semelhante ao da pericardite aguda, com AINH e colchicina por semanas ou meses, até o desaparecimento do derrame. A colchicina também está indicada nas recorrências e, em casos refratários, utilizam-se corticoides VO (3 a 6 meses) ou pericardiocentese e instilação intrapericárdica de triamcinolona.

A pericardite induzida por radiação deve ser tratada de forma conservadora na ausência de sintomas ou com pericardiocentese para avaliação na dúvida diagnóstica e nos pacientes com tamponamento. A pericardiectomia está indicada nos pacientes que evoluem com constrição pericárdica.

Nos tumores malignos (pulmão, mama, melanoma, linfoma e leucemia) com derrame pericárdico, a drenagem percutânea e a abordagem cirúrgica são as opções para o alívio imediato dos sintomas. Na prevenção de recorrências, têm sido propostas: esclerose local; janela pericárdica; quimioterapia sistêmica e/ou local; e radioterapia.

Na pericardite tuberculosa, várias combinações de medicamentos com diferentes períodos de duração de tratamento (6, 9, 12 meses) têm sido aplicados. Somente pacientes com pericardite tuberculosa muito provável ou comprovada devem ser tratados. A terapia medicamentosa para todos os pacientes é um regime inicial de quatro fármacos: isoniazida 300 mg, VO, uma vez ao dia; rifampicina 6.000 mg, VO, uma vez ao dia; pirazinamida 15 a 30 mg/kg/dia; e etambutol 15 a 20 mg/kg, VO, uma vez ao dia. A prednisona na dose de 1 a 2 mg/kg/dia pode ser administrada simultaneamente à terapia antituberculostática por 5 a 7 dias e, progressivamente, reduzida e descontinuada em 6 a 8 semanas. Após dois meses, interromper o regime de quatro medicamentos, mantendo dois (isoniazida e rifampicina) por um total de seis meses. Se, apesar da terapia combinada, houver constrição e/ou tamponamento, realizar pericardiectomia.

O tratamento das pericardites purulentas se dá pela drenagem do líquido pericárdico por pericardiocentese e uso de antimicrobianos, inicialmente para estafilococo, até se obter os resultados da cultura. Nas pericardites purulentas com derrames septados em várias lojas, o uso de trombolíticos pode ser considerado, em especial a estreptocinase na dose de 500.000 UI a cada 12 horas (total de três doses). A drenagem pericárdica com pericardiectomia é o procedimento de escolha, principalmente nas formas persistentes ou recorrentes.

O tratamento das pericardites por processos autoimunes é o comum da pericardite aguda e do derrame pericárdico, associado à abordagem terapêutica da doença de base. O uso de triancinolona intrapericárdica 300 mg/m²/24 horas diluída em 100 mL de soro mostrou-se eficaz em aliviar sintomas e prevenir recorrências, evitando os efeitos colaterais de corticosteroide oral.

A terapia do quilopericárdio se dá de acordo com a etiologia (fístula complicando cirurgia de mediastino, cirurgia cardiovascular, trauma torácico, tumores mediastínicos ou anomalias congênitas do ducto torácico) e a quantidade de líquido pericárdico. Quando secundário à cirurgia cardíaca ou torácica, sem sinais de tamponamento, o tratamento poderá ser conduzido com punção ocasional e dieta com triglicérides (TGs) de cadeia média. Em casos refratários ao tratamento conservador, cirurgia com derivação pericardioperitoneal ou de forma alternativa à ligadura do ducto torácico, quando se consegue identificar o seu percurso.

O derrame pericárdico por hipotiroidismo é relativamente comum, mas raramente se complica com tamponamento. Seu tratamento é facilmente obtido tratando o hipotiroidismo.

A pericardite após o infarto do miocárdio (precoce) e a peri-infarto ou tardia (síndrome de Dressler) possuem, em geral, curso benigno. A terapia é direcionada para o alívio da dor, geralmente respondendo bem a AINH. O ibuprofeno, 1.600 a 3.200 mg/dia, por até duas semanas, tem sido o fármaco de escolha por aumentar o fluxo sanguíneo coronariano e apresentar menor incidência de efeitos adversos. O AAS, 2 a 4 mg/dia, por 2 a 5 dias, também pode ser utilizado com eficácia igual. Para pacientes com sintomas refratários e recorrentes, a colchicina, 0,6 mg, duas vezes ao dia, é preferível a corticoides orais, que devem ser restritos a baixas doses (prednisona 0,2 a 0,5 mg/kg/dia).

O tratamento da pericardite em portadores de HIV é sintomático e preventivo. Se o derrame é sintomático, recorrente ou crônico, com confirmada infecção viral, a terapia específica deve ser instituída. Com ocorrência de tamponamento cardíaco, a drenagem é imediatamente necessária. Se o derrame for volumoso em pacientes portadores de HIV, sem etiologia estabelecida, indica-se o tratamento empírico para o *Mycobacterium tuberculosis*.

A pericardite pós-traumática secundária a acidentes ou ferimentos iatrogênicos pode levar ao derrame e ao tamponamento pericárdico, com necessidade de intervenção cirúrgica de emergência.

Na dissecção aórtica complicada com hemopericárdio, que pode ser fatal, a pericardiocentese está contraindicada pelo risco de aumentar o sangramento e agravar a dissecção. Esses pacientes devem ser submetidos imediatamente à cirurgia de correção da aorta e drenagem pericárdica.

Na pericardite recorrente, a terapêutica mais segura e eficaz é a colchicina. Com corticoide, está indicada nos pacientes com recorrência frequente ou com importante comprometimento clínico. Na ausência de resposta adequada ao corticoide, pode-se associar azatioprina ou ciclosporina. Um dos principais fatores determinantes da recorrência é a redução rápida da dose de corticoide, que não deve ser feita em período inferior a três meses. A pericardiectomia está indicada para os casos com recorrência frequente, muito sintomática e refratária à terapêutica.

REVISÃO

- Em virtude do curso relativamente benigno associado com as causas mais comuns de pericardite (> 80% dos casos), não é necessário investigar a etiologia em todos os pacientes.
- Os fatores clínicos de pericardite aguda que conferem alto risco ao paciente incluem: febre (> 38ºC) e leucocitose; evidências de tamponamento cardíaco; grande derrame pericárdico (espaço livre no ecocardiograma > 20 mm); estado de imunossupressão; história de terapia anticoagulante oral; trauma agudo; falha na resposta à terapia com AINH em sete dias; e troponina cardíaca elevada, sugerindo miopericardite.
- Atividade física intensa deve ser evitada até a resolução dos sintomas. Atletas não devem participar de esportes competitivos até que não exista mais evidência de doença ativa, retirando-se por seis meses em casos de miopericardite.
- A maior parte dos casos de pericardite aguda pode ser efetivamente controlada apenas com terapia medicamentosa oral (ibuprofeno, ácido acetilsalicílico, indometacina e colchicina); uma minoria com sintomas refratários, com esteroide sistêmico. Entretanto, pacientes com grandes derrames pericárdicos, hemodinamicamente significativos, suspeita de etiologia bacteriana ou neoplásica, ou evidência de pericardite constritiva devem ser avaliados para terapias invasivas, como drenagem pericárdica e/ou pericardiotomia.

■ LEITURAS SUGERIDAS

Imazio M, Brucato A, Forno D, Ferro S, Belli R, Trinchero R, et al. Efficacy and safety of colchicine for pericarditis prevention. Systematic review and meta-analysis. Heart. 2012;98(14):1078-82.

Imazio M, Brucato A, Maestroni S, Cumetti D, Dominelli A, Natale G, et al. Prevalence of C-reactive protein elevation and time course of normalization in acute pericarditis: implications for the diagnosis, therapy, and prognosis of pericarditis. Circulation. 2011;123(10):1092-7.

Imazio M, Spodick DH, Brucato A, Trinchero R, Adler Y. Controversial issues in the management of pericardial diseases. Circulation. 2010;121(7):916-28.

Kindermann I, Barth C, Mahfoud F, Ukena C, Lenski M, Yilmaz A, et al. Update on Myocarditis. J Am Coll Cardiol. 2012;59(9):779-92.

Montera MW1, Mesquita ET, Colafranceschi AS, de Oliveira AC Jr, Rabischoffsky A, Ianni BM, et al. I Diretriz Brasileira de Miocardites e Pericardites. Arq Bras Cardiol. 2013;100(4 Suppl 1):1-36.

147

DOENÇA VALVAR

147.1 ABORDAGEM CLÍNICA

■ VALDIR AMBROSIO MOISES

As doenças valvares do coração são frequentes no Brasil e responsáveis por número significativo de cirurgias cardíacas. Com o aumento da expectativa de vida da população brasileira, há um aparente aumento das causas degenerativas de doença valvar, como a estenose aórtica calcificada e a insuficiência mitral degenerativa, que se somam à alta prevalência da doença reumática cardíaca. Neste capítulo, serão abordados os aspectos mais importantes do diagnóstico e do tratamento das doenças valvares.

■ ESTENOSE MITRAL

A principal causa da estenose mitral é a doença reumática, mas pode ser congênita ou secundária à calcificação do anel. Na estenose de causa reumática, há aumento da espessura das cúspides, graus variáveis de calcificação, fusão comissural e subvalvar, com consequente redução progressiva da área de abertura efetiva da valva. A redução da área valvar mitral causa aumento da pressão atrial (PA) e do gradiente de pressão diastólico entre o átrio esquerdo (AE) e o ventrículo esquerdo (VE) durante a diástole. A pressão atrial esquerda aumentada pode ser transmitida para a circulação pulmonar e para as cavidades direitas nas fases mais avançadas da doença.

QUADRO CLÍNICO E DIAGNÓSTICO

Mesmo com estenose mitral grave, pode não haver sintomas. Quando estes surgem, o mais comum é a dispneia de início aos grandes esforços, que progride para médios e pequenos esforços. Pode haver dispneia de decúbito ou dispneia paroxística noturna, e edema de membros inferiores nos pacientes com doença avançada e hipertensão pulmonar. Por vezes, os sintomas podem surgir ou acentuar durante a gestação. Palpitações rítmicas ou arrítmicas, associadas ou não à dispneia, podem ocorrer aos esforços ou mesmo em repouso, que podem significar crises de fibrilação atrial (FA). Embora pouco frequente, a primeira manifestação da doença pode ser um episódio de embolia arterial periférica ou no sistema nervoso central (SNC).

O exame físico pode revelar estase jugular, levantamento sistólico e hepatomegalia nos pacientes com hipertensão pulmonar. À ausculta cardíaca, pode haver hiperfonese da 1ª bulha, estalido de abertura mitral (clique protodiastólico) e sopro diastólico em ruflar; reforço pré-sistólico pode ser detectado nos pacientes em ritmo sinusal.

Ao ECG, o ritmo pode ser sinusal ou de FA. Se sinusal, podem haver sinais de sobrecarga do AE – ondas P com duração aumentada em DII e bifásica em V1 (fase negativa com duração de ao menos 40 ms). Os sinais de sobrecarga ventricular direita como desvio do eixo elétrico de QRS para a direita, ondas R aumentadas em V1 e ondas S em V5 e V6 indicam hipertensão pulmonar. A radiografia torácica pode mostrar sinais de congestão pulmonar, aumento do AE (duplo contorno e 4º arco), sinais de hipertensão pulmonar (retificação ou abaulamento do tronco da artéria pulmonar) e aumento do ventrículo direito (VD).

A ecocardiografia Doppler confirma o diagnóstico e avalia a gravidade e a repercussão hemodinâmica. Os parâmetros que caracterizam a gravidade da estenose são a área valvar e o gradiente de pressão diastólico médio entre o AE e o VE (Tabela 147.1).[1] A morfologia valvar com estimativa do escore de Wilkins-Block avalia a possibilidade de bom resultado com valvotomia percutânea com cateter-balão. Esse escore inclui aspectos dos folhetos valvares, como grau da espessura, calcificação e mobilidade, além do comprometimento subvalvar. A ecocardiografia transesofágica deve ser indicada para pesquisa de trombos em átrio ou apêndice atrial esquerdos, nos pacientes com FA antes da cardioversão ou de valvotomia com balão, ou ainda para melhor quantificação da insuficiência mitral, se necessária. A ecocardiografia com esforço físico pode ser indicada aos pacientes com discordância entre os sintomas e a gravidade da disfunção. O cateterismo cardíaco com avaliação hemodinâmica é indicado quando os dados clínicos são discordantes dos dados dos exames subsidiários, ou nos pacientes que necessitam de valvotomia com cateter-balão. A cineangiocoronariografia é recomendada para os homens acima de 40 anos e mulheres acima de 45 anos com fatores de risco para aterosclerose, em particular aquelas em menopausa, que já tenham indicação de tratamento cirúrgico da disfunção valvar.

TABELA 147.1 ■ Parâmetros ecocardiográficos de gravidade da estenose mitral

	ÁREA VALVAR	GRADIENTE MÉDIO
Leve	> 1,5 cm²	< 5 mmHg
Moderada	1-1,5 cm²	5-10 mmHg
Importante	< 1 cm²	> 10 mmHg

Fonte: Tarasoutchi e colaboradores.[1]

TRATAMENTO

Farmacológico

Pacientes sem sintomas (classe funcional I): se a estenose for discreta com pressão pulmonar em repouso normal, recomenda-se apenas seguimento anual; se a estenose for moderada ou importante, sem aumento da pressão pulmonar, manter reavaliação clínica semestral e, se possível, da pressão pulmonar.

Pacientes com sintomas (classe funcional II ou maior): se a estenose for moderada ou importante, iniciar tratamento clínico com diuréticos, preferencialmente os de alça (furosemida: dose inicial de 40 mg/dia) e betabloqueadores em doses adequadas (propranolol, 40 mg/dia ou mais, ou atenolol, 50 a 100 mg/dia) para manter a frequência cardíaca (FC) em torno de 60 bpm. Nos pacientes que não toleram betabloqueadores ou requerem medicação adjuvante para controle da FC, pode-se usar digoxina na dose de 0,25 mg/dia ou menos (a metade tem sido utilizada no início), ou bloqueadores dos canais de cálcio não di-idropiridínicos, como cloridrato de verapamil, de 240 mg a 360 mg por dia; máxima de 480 mg; ou cloridrato de diltiazem com dose inicial de 60 a 240 mg/dia em duas ou três tomadas. Caso o paciente apresente insuficiência cardíaca (IC) direita, recomenda-se o uso de inibidores da renina-angiotensina-aldosterona (espironolactona na dose de 25 mg/dia) em paralelo com a terapia diurética. Nos pacientes em classe funcional avançada (classe IV) ou nos períodos de piora, o uso de diuréticos IV pode ser necessário. Além da evolução da doença, as razões mais comuns para piora da classe funcional são infecções, hipertiroidismo, anemia, gravidez e FA, que devem receber tratamento específico.

A FA é uma complicação frequente em pacientes com estenose mitral. Nos pacientes estáveis, o tratamento inicial é o controle da FC e o uso de diuréticos, se houver IC. A cardioversão é reservada aos pacientes com instabilidade hemodinâmica importante, uma vez que, na causa reumática, a possibilidade de manutenção do ritmo sinusal é baixa.

A anticoagulação oral é recomendada aos pacientes com história de embolia, FA paroxística, persistente ou permanente, ou achado de trombo no AE ou apêndice atrial esquerdo pela ecocardiografia ou em cirurgia. Pode ser também indicado em pacientes com estenose mitral e diâmetro anteroposterior do AE acima de 55 mm (ou volume indexado ≥ 60 mL/m^2). Os medicamentos recomendados em pacientes com doença valvar são os inibidores da vitamina K, como a varfarina sódica (comprimidos de 2,5 ou 5,0 mg) ou a femprocumona (comprimidos de 3,0 mg). Aos pacientes com mais de 65 anos recomenda-se iniciar com varfarina na dose de 2,5 mg/dia, e de 5 mg/dia, para os com 65 anos ou menos. No seguimento, a dose deve ser ajustada para manter valores de índice de normalização internacional (INR) entre 2 e 3, média de 2,5. Pode-se associar ácido acetilsalicílico na dose de 50 a 100 mg ao dia em paciente adequadamente anticoagulado, mas que tiveram embolia ou persistem com trombo no átrio ou apêndice atrial esquerdo.

Tratamento intervencionista ou cirúrgico

Se a estenose for moderada a importante e o paciente tiver sintomas (classe funcional II ou superior), considerar valvotomia percutânea com cateter-balão se o escore de Wilkins-Block for ≤ 8. Este procedimento terapêutico deve ser evitado nos pacientes com insuficiência mitral maior do que discreta associada, ou trombos no átrio ou apêndice atrial esquerdo, ou que necessitem outra cirurgia cardíaca, ou se o escore de Wilkins-Block for muito elevado; nestas situações, melhor considerar o tratamento cirúrgico com comissurotomia ou substituição por prótese biológica ou metálica. A cirurgia ou a intervenção percutânea devem ser consideradas também nos pacientes sem ou com poucos sintomas e com pressão pulmonar elevada (acima de 50 mmHg em repouso) em mais de uma avaliação, ou acima de 60 mmHg durante esforço físico; nesta situação, as restrições ao uso da intervenção percutânea são as mesmas supradescritas.

■ INSUFICIÊNCIA MITRAL

INSUFICIÊNCIA MITRAL AGUDA

As principais causas são endocardite infecciosa com perfuração de folheto ou laceração valvar, ruptura de cordas, infarto do miocárdio com ruptura parcial ou total de músculo papilar, ou trauma de tórax.

O refluxo mitral agudo, se moderado ou importante, provoca sobrecarga aguda de volume nas cavidades esquerdas. Como estas cavidades são, em geral, previamente normais, não conseguem se adaptar rapidamente. Com isto há aumento expressivo das pressões de enchimento, congestão ou edema pulmonar e, dependendo da gravidade, diminuição do débito cardíaco (DC) e até choque.

Em geral, os pacientes têm sintomas, particularmente dispneia em repouso ou aos pequenos esforços. Há poucos sinais ao exame cardíaco; os mais comuns são sopro sistólico em foco mitral de baixa intensidade e 3ª bulha. O diagnóstico é suspeitado pela história clínica de endocardite infecciosa, insuficiência coronariana aguda, de prolapso da valva mitral ou trauma. A ecocardiografia, transtorácica ou transesofágica, é método auxiliar importante para confirmar ou afastar o diagnóstico.

Tratamento

Para diminuir o volume regurgitante e a congestão pulmonar e melhorar o DC, inicialmente se recomendam vasodilatadores como o nitroprussiato de sódio (0,5 a 10 μg/kg/min titulada conforme a resposta clínica) e diuréticos de alça (em geral furosemide 40 mg ou mais, dependendo da intensidade da congestão pulmonar e sistêmica), associados à dobutamina na dose inicial de 2,5 μg/Kg/min se houver hipotensão. Balão intra-aórtico pode ser necessário e a doença causadora da insuficiência mitral aguda deve ser adequadamente tratada o mais breve possível.

A cirurgia da valva mitral deve ser sempre considerada. Nos pacientes relativamente estáveis, podem-se aguardar as medidas clínicas iniciais. Caso não haja resposta ao tratamento clínico inicial, a cirurgia pode ser necessária imediatamente, mesmo com alto risco. Nesses pacientes, a realização de cineangiocoronariografia depende da causa da disfunção, dos fatores de risco e da situação clínica do paciente. Alguns pacientes com sintomas leves, sem progressão da insuficiência e com adaptação funcional, podem ser acompanhados e observados, e a cirurgia (reparo ou implante de prótese) realizada no futuro, se necessária.

INSUFICIÊNCIA MITRAL CRÔNICA

As causas mais comuns de insuficiência mitral primária crônica são o prolapso da valva mitral e a doença reumática, mas pode resultar de outras causas menos comuns como calcificação do anel, endocardite infecciosa, medicamentosas ou imunológicas. A dilatação progressiva do ventrículo e do átrio esquerdo facilita a adaptação ao volume excessivo, sem aumentar a pressão intracavitária, inicialmente com manutenção do DC. Ao longo do tempo, os mecanismos de adaptação se esgotam e pode surgir disfunção do VE com redução da fração de ejeção (FE).

Quadro clínico e diagnóstico

Alguns pacientes podem não ter sintomas. Quando surgem, são fadiga e dispneia. Ao exame físico, o *ictus* é aumentado e desviado para a esquerda; pode-se auscultar sopro holossistólico suave, às vezes rude se a causa da insuficiência for prolapso da valva mitral, na região do foco mitral. Clique mesossistólico e/ou sopro mesotelessistólico podem ser audíveis em pacientes com prolapso da valva mitral, sem complicações.

O ECG e a radiografia torácica mostram sobrecarga do átrio e do ventrículo esquerdos. A ecocardiografia com Doppler confirma o diagnóstico, as causas e os mecanismos da insuficiência, além de avaliar o grau de refluxo e a repercussão para as cavidades esquerdas e na circulação pulmonar. A técnica é também usada na avaliação do diâmetro sistólico e da FE do VE, parâmetros importantes no seguimento e na determinação do momento de intervenção cirúrgica. Uma vez definida a indicação cirúrgica, a cineangiocoronariografia deve ser realizada nos pacientes com risco de doença coronariana; entre estes estão as mulheres com mais de 45 anos após a menopausa e os homens com mais de 40. Estudo hemodinâmico completo deve ser realizado se houver discrepância entre dados clínicos e testes não invasivos, em particular na avaliação do grau de refluxo, da pressão pulmonar e da função ventricular.

Tratamento

Clínico

Em paciente assintomático com qualquer grau de insuficiência mitral, inclusive importante, poderá ser mantido em seguimento clínico se ao ecocardiograma o diâmetro sistólico do VE menor do que 40 mm e FE acima de 60%. A profilaxia de novos surtos de febre reumática e de endocardite infecciosa deve ser mantida conforme recomendado. Não há estudos que comprovem que o uso de vasodilatadores seja benéfico a este grupo de pacientes, entretanto, pode ser usado no tratamento de doenças associadas, como hipertensão arterial.

Por outro lado, os pacientes sintomáticos beneficiam-se dos vasodilatadores e diuréticos. Se houver FA, recomenda-se controle da FC, preferencialmente com betabloqueadores, e a anticoagulação oral com inibidores da vitamina K. A indicação de cardioversão depende da condição clínica e necessidade de cirurgia.

Cirúrgico

Nos pacientes com insuficiência importante sem sintomas, a indicação cirúrgica deve ser considerada se a FE do VE for ≤ 60% ou o diâmetro sistólico for ≥ 40 mm. A cirurgia também pode ser considerada se houver FA de início recente ou hipertensão pulmonar (pressão sistólica pulmonar acima de 50 mmHg). Nos pacientes com sintomas (classe funcional II ou maior), a cirurgia é recomendada. Naqueles pacientes com disfunção sistólica grave do VE caracterizada por FE abaixo de 30% ou diâmetro sistólico acima de 55 mm, deve-se ajustar o tratamento clínico e considerar cirurgia somente se for possível preservar o aparelho subvalvar.

Sempre que possível deve-se realizar o reparo valvar (plastia). Quando não é possível, opta-se pelo implante de prótese biológica ou metálica. Nos últimos anos, o reparo percutâneo da valva mitral com um dispositivo que liga as duas cúspides na região média se tem mostrado satisfatório em pacientes com doença mitral degenerativa ou secundária (miocardiopatia dilatada); no momento, esta técnica é reservada aos pacientes de alto risco cirúrgico e muito sintomáticos, apesar do tratamento clínico adequado.

■ ESTENOSE AÓRTICA

As principais causas são: congênita (valva bivalvular é a mais comum); reumática, caracterizada por aumento da espessura e fusão comissural; e estenose calcificada do idoso, que surge por inflamação, depósito de lipídes e calcificação. Outras causas são colagenoses (artrite reumatoide), doença de Paget, dislipidemias e insuficiência renal crônica (IRC). A obstrução pela estenose valvar causa aumento da pressão do VE resultando em hipertrofia concêntrica para compensar e manter o DC. Inicialmente, pode haver disfunção diastólica e, mais tardiamente, sistólica. A calcificação e a redução da área valvar são, em geral, progressivas.

QUADRO CLÍNICO E DIAGNÓSTICO

Mesmo pacientes com estenose importante podem ser assintomáticos. Entretanto, aqueles com estenose importante têm chance elevada de desenvolver sintomas em dois anos, particularmente os com grande calcificação valvar e aumento progressivo da velocidade do fluxo transvalvar em exames seriados. Os principais sintomas são dispneia, angina e síncope. O sopro é sistólico, rude e vibratório, com irradiação para fúrcula e carótidas, muitas vezes com clique protossistólico. Devido à intensa calcificação valvar, o sopro nos idosos tem intensidade menor e timbre agudo (fenômeno de Gallarvadin). O ECG pode mostrar sobrecarga ventricular esquerda. A ecocardiografia confirma o diagnóstico, sugere a causa, quantifica a gravidade (Tabela 147.2)[1] e avalia o grau de hipertrofia e a função do ventrículo esquerdo. O cateterismo cardíaco é indicado conforme as demais doenças valvares.

Estenose aórtica com baixo fluxo transvalvar tem sido descrita, e há duas situações possíveis: uma em que a FE do VE é muito diminuída (baixo fluxo real), e outra em que a FE é preservada, em geral acima de 50%, chamada de estenose aórtica grave com baixo fluxo paradoxal. Nas duas situações, erros de medidas precisam ser afastados antes de confirmar o diagnóstico.

TRATAMENTO

Clínico

Nenhum estudo demonstrou eficácia consistente dos inibidores da enzima conversora da angiotensiva (IECA) e das estatinas para interromper ou regredir a calcificação ou a estenose valvar aórtica do idoso. Assim, os pacientes sem sintomas devem ser apenas acompanhados. Tratamento de IC, se necessário, deve ser com diuréticos, preferencialmente a furosemida por via oral ou venosa em doses necessárias para balanço hídrico negativo e, eventualmente, com vasodilatadores em doses baixas e inseridos de forma cuidadosa.

Cirúrgico

O implante de prótese biológica ou metálica está indicado nos pacientes com estenose aórtica importante e sintomas, nos que serão submetidos à cirurgia de revascularização miocárdica, da aorta ou de outra valva cardíaca, e naqueles com FE abaixo de 50%, com ou sem sintomas.

Nos pacientes sem sintomas, o tratamento cirúrgico é também recomendado naqueles com estenose moderada e que serão submetidos à outra cirurgia cardíaca ou da aorta, nos pacientes com estenose importante e resposta anormal ao teste de esforço (cansaço desproporcional, hipotensão ou arritmias graves), ou naqueles com estenose aórtica crítica caracterizada por gradiente médio > 60 mmHg, área valvar < 0,7 cm² ou velocidade do fluxo aórtico > 5 m/s. Ainda nos pacientes sem sintomas, outra indicação seria a hipertrofia excessiva do VE (> 15 mm de espessura miocárdica ao ecocardiograma).

Outras duas condições são consideradas para cirurgia: os pacientes com estenose importante definida por área valvar, mas com gradiente médio abaixo de 40 mmHg e disfunção sistólica do VE com reserva funcional miocárdica ao teste com dobutamina (baixo fluxo, baixo gradiente e FE reduzida); e os pacientes com estenose aórtica com baixo fluxo, baixo gradiente e FE preservada (≥ 50%) (baixo fluxo paradoxal) desde que a pressão arterial (PA) seja normal e os sintomas sejam, de fato, devido à estenose aórtica.

O implante de prótese biológica por via percutânea ou transapical tem sido recomendado aos pacientes com idade avançada e/ou com alto risco cirúrgico ou que recusam o tratamento cirúrgico convencional. A valvotomia com cateter-balão pode ser útil em pacientes instáveis e com alto risco cirúrgico por doença cardíaca ou em outro órgão, até que o tratamento cirúrgico definitivo possa ser realizado; não é procedimento substituto da prótese.

■ INSUFICIÊNCIA AÓRTICA

Pode-se apresentar de forma aguda ou crônica. A aguda pode ser causada por endocardite infecciosa, dissecção de aorta e trauma torácico. A crônica por febre reumática, calcificação, hipertensão arterial, dilatação idiopática da aorta, degeneração mixomatosa, valva aórtica bicúspide e síndrome de Marfan.

TABELA 147.2 ■ Parâmetros ecocardiográficos de gravidade da estenose aórtica

	ÁREA VALVAR	ÁREA VALVAR/M²	GRADIENTE MÉDIO	V MÁXIMA
Discreta	> 1,5 cm²	–	< 25 mmHg	< 3 m/s
Moderada	0,8-1,5 cm²	–	25-40 mmHg	3-4 m/s
Importante	< 0,8 cm²	< 0,6 cm²/m²	> 40 mmHg	> 4 m/s

V: velocidade de fluxo transvalvar aórtico.
Fonte: Tarasoutchi e colaboradores.[1]

INSUFICIÊNCIA AÓRTICA AGUDA

Se grave, há sobrecarga intensa e aguda de volume ao VE que, em geral, tem tamanho normal e não consegue dilatar rapidamente. Isto provoca grande aumento da pressão diastólica e diminuição do DC. Os pacientes apresentam-se com IC, edema pulmonar ou choque cardiogênico na dependência do grau de refluxo. Os sinais periféricos clássicos de insuficiência aórtica crônica habitualmente não se manifestam, e o sopro clássico dificilmente é audível. O diagnóstico deve ser suspeitado com base no quadro clínico inicial, no ECG com taquicardia e na radiografia torácica com área cardíaca normal e congestão pulmonar. A ecocardiografia transtorácica ou a transesofágica, se necessária, podem confirmar o diagnóstico e identificar a causa ou o mecanismo.

Tratamento

Em geral, é cirúrgico. Inicialmente, deve-se utilizar e manter diuréticos de alça, preferencialmente furosemida 40 mg ou mais por via venosa, nitroprussiato de sódio (0,5 a 10 µg/kg/min titulada conforme a resposta clínica) e dobutamina na dose inicial de 2,5 µg/kg/min se houver hipotensão até a realização da cirurgia. O uso de balão intra-aórtico é contraindicado, e os betabloqueadores devem ser usados com cautela, mesmo se a causa for dissecção da aorta.

INSUFICIÊNCIA AÓRTICA CRÔNICA

Caracteriza-se por sobrecarga de volume (predominante) e de pressão. Como o refluxo se estabelece e aumenta lentamente, o VE se adapta com grande dilatação, alta complacência e baixa pressão diastólica. Com volume diastólico aumentado e FE normal, o DC se mantém normal e o paciente geralmente sem sintomas. Esses mecanismos não se sustentam indefinidamente e na evolução pode ocorrer disfunção ventricular esquerda.

Quadro clínico

Pode não haver sintomas por vários anos. Os sintomas principais são dispneia, fadiga, angina e sensação de extrassístoles. Síncope ou morte súbita são raras. Há sinais periféricos que sugerem a doença, como a amplitude aumentada dos pulsos arteriais e o aumento da diferença entre a pressão sistólica e a diastólica. O *ictus* é hiperpulsátil e desviado para a esquerda; o sopro diastólico tem caráter aspirativo, decrescente em intensidade, melhor audível nos focos aórtico e aórtico assessório. O ECG e a radiografia torácica mostram dilatação e/ou hipertrofia do VE. O ecocardiograma confirma o diagnóstico, identifica a possível causa, permite avaliar o grau de refluxo e os parâmetros do VE que auxiliam no momento de indicação de tratamento cirúrgico. A indicação de cateterismo cardíaco deve seguir as orientações das outras doenças valvares.

Tratamento

Clínico

Nos pacientes com insuficiência importante sem sintomas, deve-se tratar as doenças associadas e monitorar os parâmetros de função do VE. Naqueles com sintomas, pode-se usar vasodilatadores e diuréticos para estabilização até a realização da cirurgia, ou por longos períodos naqueles que não aceitarem a cirurgia.

Cirúrgico

A cirurgia com implante de prótese biológica ou mecânica é recomendada aos pacientes com sintomas decorrentes da doença. Nos pacientes sem sintomas, a cirurgia é recomendada se a FE do VE for ≤ 50% ou o diâmetro sistólico > 55 mm e o diastólico > 75 mm (classe IIa). Ainda, na ausência de sintomas, a cirurgia é uma possibilidade se o diâmetro sistólico do VE estiver entre 50 e 55 mm ou o diastólico entre 70 e 75 mm.

■ DISFUNÇÕES DA VALVA TRICÚSPIDE

A disfunção mais comum da valva tricúspide é a insuficiência. A estenose pura é eventual, mas pode haver a dupla disfunção. A insuficiência tricúspide é mais frequentemente secundária à hipertensão sistólica e/ou diastólica do ventrículo direito (VD), à dilatação do VD ou do anel valvar. Estas alterações em geral são secundárias à estenose das valvas mitral ou pulmonar, à hipertensão pulmonar, à miocardiopatia dilatada, ao infarto do VD, às demais disfunções do VD e após implante de eletrodo de marca-passo atrial e ventricular. As principais causas de insuficiência tricúspide primária crônica são reumática, após cura de endocardite infecciosa, síndrome carcinoide, artrite reumatoide, radioterapia, trauma, síndrome de Marfan, prolapso, disfunção de músculo papilar, anomalias congênitas (p. ex.: doença de Ebstein, displasia da valva tricúspide e defeito do canal atrioventricular) e medicamentos anoréticos.

Insuficiência tricúspide aguda pode ocorrer por endocardite infecciosa ou a trauma durante procedimento intervencionista. A estenose tricúspide, geralmente associada com insuficiência, pode ser causada por febre reumática, anomalias congênitas, doenças de Fabri ou Whipple, tratamento com metissergide, e outras.

QUADRO CLÍNICO E DIAGNÓSTICO

Os sintomas podem aparecer na disfunção grave; os mais comuns são fadiga, edema de membros inferiores e ascite. Ao exame físico, pode haver estase jugular e hepatomegalia apenas nos casos graves. No pulso venoso jugular, nota-se onda A aumentada na estenose e, na insuficiência, onda V aumentada. Na estenose, o sopro é diastólico em ruflar, similar ao da estenose mitral; na insuficiência, o sopro é sistólico suave no foco tricúspide. Ambos aumentam à inspiração.

São exames complementares a radiografia torácica e a eletrocardiografia, que podem revelar sobrecarga de câmaras direitas nas lesões mais avançadas. A ecocardiografia, assim como em outras doenças valvares, confirma o diagnóstico, determina o tipo de disfunção, auxilia na identificação da causa e na quantificação da gravidade. Considera-se estenose tricúspide importante se a área valvar for ≤ 1 cm^2 e/ou gradiente médio de pressão ≥ 5 mmHg.

TRATAMENTO

Nos pacientes com disfunção primária da valva tricúspide de grau importante associada a sintomas e sinais de IC direita, o tratamento inicial deve ser clínico, com uso de diuréticos, betabloqueadores ou bloqueadores dos canais de cálcio (ver formas de administração e doses acima) e restrição hídrica e salina. O tratamento cirúrgico com reparo da valva e anuloplastia, ou substituição por prótese, deve ser recomendado nos pacientes com insuficiência tricúspide primária importante que não respondem ao tratamento clínico; está também indicada em pacientes com insuficiência tricúspide secundária moderada ou importante que serão submetidos à cirurgia da valva mitral, ou naqueles que já operaram a valva mitral e não tem disfunção do VD, hipertensão pulmonar importante ou disfunção residual da valva mitral. Naqueles com estenose tricúspide isolada, ou associada com insuficiência, a valvotomia percutânea com cateter-balão pode ser uma opção.

■ DISFUNÇÕES DA VALVA PULMONAR

ESTENOSE DA VALVA PULMONAR

As principais causas são congênitas; na forma mais frequente, há fusão dos folhetos e abertura em cúpula; em menor frequência, a valva é espessada e displásica, como na síndrome de Noonan, o que impede sua abertura. Os sintomas são pouco frequentes e o diagnóstico em geral é feito na infância.

Nos casos graves, de longa duração, os principais sintomas são fadiga e dispneia. Tonturas e síncope são esporádicas. Ao exame, pode haver sinais de IC direita e frêmito na região paraesternal esquerda com sopro sistólico rude. O ECG pode mostrar sinais de sobrecarga de VD nas estenoses moderadas ou importantes. A ecocardiografia Doppler confirma o diagnóstico e permite avaliar a gravidade. O cateterismo cardíaco é reservado para a valvotomia percutânea.

Tratamento

Nos sintomáticos, a resposta ao tratamento clínico com diuréticos em geral não é boa. O mais indicado é a valvotomia percutânea com cateter-balão, que tem excelentes resultados para os pacientes com fusão e abertura em cúpula da valva, ao passo que a cirurgia pode ser necessária para os pacientes com valva displásica, particularmente se houver hipoplasia do anel valvar. A intervenção é recomendada para os pacientes sintomáticos com gradiente máximo de 32 mmHg e para os assintomáticos com gradiente máximo superior a 40 mmHg. Se a valvotomia com balão não for possível, considerar a valvotomia cirúrgica ou o implante de prótese. Os pacientes com doença leve ou moderada devem ser acompanhados.

INSUFICIÊNCIA PULMONAR

Embora mais comum em crianças, pode ocorrer em adultos submetidos a intervenções de malformações cardíacas congênitas, como após a valvotomia cirúrgica ou com cateter-balão para tratar estenose valvar pulmonar, ou após correção cirúrgica de tetralogia de Fallot. Pode ocorrer também por dilatação idiopática da artéria pulmonar, ser secundária à hipertensão pulmonar, e na tetralogia de Fallot com ausência de valva pulmonar. A endocardite infecciosa é muito rara na valva pulmonar, mas pode ser causa de insuficiência pulmonar aguda. Ao exame físico, sinais de aumento do ventrículo direito e sopro diastólico na borda esternal esquerda são os achados mais frequentes na lesão moderada ou importante. O ECG demonstra sinais de sobrecarga das câmaras direitas. A ecocardiografia Doppler confirma o diagnóstico e faz uma estimativa aproximada do grau de refluxo.

Tratamento

Nos pacientes com sintomas de IC direita, deve-se iniciar o tratamento clínico com diuréticos, e, se necessário, digitálicos, mas o tratamento cirúrgico, com substituição da valva por prótese possivelmente, será necessário. A cirurgia poderá também ser recomendada se houver sinais de disfunção do ventrículo direito ao ecocardiograma ou à ressonância magnética (RM) cardíaca. O implante percutâneo de prótese biológica tem sido recomendado apenas às disfunções de tubos ou de próteses biológicas.

■ DUPLA DISFUNÇÃO VALVAR E DISFUNÇÃO MÚLTIPLA

A dupla disfunção valvar, frequente na prática clínica, corresponde à existência de estenose associada à insuficiência em uma mesma valva. Geralmente há predomínio de uma das lesões, mas quando há equilíbrio na gravidade de ambas as disfunções, fala-se em dupla disfunção balanceada. As causas são semelhantes às das lesões isoladas.

QUADRO CLÍNICO

Os sintomas dependem da lesão predominante, e o diagnóstico é feito com base no exame físico e em exames complementares, inclusive a ecocardiografia com Doppler. O comprometimento da função do VE e os níveis de pressão pulmonar são importantes para a decisão terapêutica. As indicações de cateterismo cardíaco e da cinecoronariografia devem seguir as recomendações das outras valvas.

TRATAMENTO

Não há recomendações definidas para o tratamento das duplas disfunções valvares. O tratamento clínico deve incluir diuréticos, digitálicos, betabloqueadores e vasodilatadores, conforme a necessidade clínica. Anticoagulantes orais devem ser indicados conforme descrito para as demais lesões da valva mitral. A cirurgia para os pacientes com dupla disfunção valvar deve ser indicada aos pacientes com sintomas ou naqueles sem sintomas, mas que tenham repercussão hemodinâmica importante, como hipertensão pulmonar ou sinais incipientes de disfunção ventricular esquerda ou direita, seguindo os mesmos critérios das lesões isoladas.

Alguns pacientes podem ter disfunção de mais de uma valva (disfunção múltipla). O tratamento clínico deve ser utilizado conforme sintomas ou repercussão. Caso uma delas seja importante e tenha indicação de tratamento cirúrgico, deve-se avaliar adequadamente a disfunção da outra valva. Se moderada, seria recomendável a correção simultânea.

PROFILAXIA

Recomenda-se a profilaxia de novos surtos de febre reumática aos pacientes cuja causa da doença valvar seja reumática, conforme as Diretrizes Brasileiras para o Diagnóstico, Tratamento e Prevenção da Febre Reumática.[2] O mais recomendado é a penicilina benzatina na dose de 600.000 unidades para crianças ou adolescentes até 20 kg de peso e de 1.200.000 para os com mais de 20 kg, com intervalos de 21 dias. A penicilina oral na dose de 250 mg pode ser usada duas vezes ao dia. Caso exista alergia à penicilina, recomenda-se sulfadiazina; para pessoas com menos de 30 kg, 500 mg, VO, uma vez ao dia e, nas com 30 kg ou mais, a dose de 1 g, VO, uma vez ao dia. Se houver alergia à penicilina e à sulfadiazina, recomenda-se eritromicina 250 mg com intervalos de 12/12 horas. A duração da profilaxia varia conforme o observado no surto inicial. Se não houve cardite, a profilaxia deve ser mantida até os 21 anos ou cinco anos após o último surto, o que for maior. Se houve cardite e, na evolução, há insuficiência valvar residual leve ou houve resolução de lesão valvar, manter até os 25 anos ou 10 anos após o último surto, o que for maior. Se a lesão valvar residual é moderada à grave, manter a profilaxia até os 40 anos ou por toda a vida se houver fatores de risco para infecção estreptocócica.

> **ATENÇÃO!**
>
> Se o paciente foi submetido à correção cirúrgica, deve-se manter a profilaxia por toda a vida (ou pelo menos até os 40 anos), mesmo que as lesões residuais sejam apenas discretas. Indivíduos com exposição profissional ao estreptococo, como os trabalhadores em creches, escolas e em serviços de saúde, devem receber profilaxia durante a vida profissional, independentemente da gravidade da doença valvar.

Segundo a diretriz brasileira e latino-americana, a profilaxia da endocardite infecciosa nas doenças valvares é recomendada aos pacientes com doença valvar adquirida ou congênita que tenham risco de endocardite infecciosa, que inclui também os pacientes com prótese valvar ou nos quais foi utilizado material sintético para reparo valvar. A situação mais comum que requer a profilaxia nesses pacientes são os procedimentos dentários que cursam com manipulação de tecido gengival ou da região periapical dos dentes. Para esse caso, recomenda-se a profilaxia de bacteremia por *Streptoccocus viridans* com amoxicilina 2 g, VO, em dose única, 60 minutos antes do procedimento. Entretanto, o antibiótico a ser utilizado depende da existência de alergia e da via de administração possível (Tabela 147.3).[1] Entretanto, é mais importante que os pacientes com doença valvar se submetam à profilaxia primária da endocardite infecciosa com tratamento adequado dos problemas dentários e manutenção de higie-

DIAGNÓSTICO E TRATAMENTO

TABELA 147.3 ■ Possibilidades de profilaxia para endocardite infecciosa antes de procedimentos dentários

SITUAÇÃO	MEDICAMENTO	ADULTOS	CRIANÇAS
1 | Uso oral	Amoxacilina	2 g	50 mg/kg
2 | Impossibilitado uso oral	Ampicilina Cefazolin ou ceftriaxone	2 g IM ou IV 1 g IM ou IV	50 mg/kg IM ou IV 50 mg/kg IM ou IV
3 | Alérgico a penicilinas ou à ampicilina	Cefalexina oral ou clindamicina ou Azitromicina/claritromicina	2 g 600 mg 500 mg	50 mg/kg 20 mg/kg 15 mg/kg
2 e 3	Cefazolin ou ceftriaxone	1 g IM ou IV	50 mg/kg IM ou IV

Fonte: Tarasoutchi e colaboradores.[1]

ne oral adequada. O mesmo esquema terapêutico deve ser recomendado aos pacientes submetidos a cirurgias otorrinolaringológicas ou procedimentos do trato respiratório com incisões de mucosa ou biópsia. Apesar da ausência de evidências, a diretriz brasileira e sul-americana optou por recomendar a profilaxia para os procedimentos dos tratos gastrintestinal e geniturinário com lesão de mucosa aos pacientes com risco de desenvolver endocardite infeciosa grave, como os pacientes com prótese, reparo valvar com material sintético, doença valvar no coração transplantado ou que já tiveram endocardite infecciosa. O antibiótico a ser utilizado deve ter ação contra enterococos. Recomenda-se ampicilina 2 g para adultos ou 50 mg/kg para crianças associada à gentamicina 1,5 mg/kg; se houver alergia à ampicilina, substituir ampicilina por vancomicina 1 g para adultos e 20 mg/kg para crianças. Nestes pacientes submetidos a procedimentos geniturinários ou gastrintestinais, recomenda-se reforço de 1 g de ampicilina seis horas após o procedimento.

REVISÃO

- O diagnóstico das doenças valvares é clínico. Exames complementares, como a ecocardiografia, confirmam o diagnóstico e ajudam na avaliação da gravidade e da repercussão cardíaca das disfunções valvares.
- Pacientes com sintomas devem ser tratados com medicação e considerados para cirurgia ou intervenção percutânea. Novos procedimentos percutâneos têm facilitado o tratamento dos pacientes.
- A profilaxia de novos surtos de febre reumática e de endocardite infecciosa deve ser seguida, assim como de embolia com uso de anticoagulantes orais quando indicado.

■ REFERÊNCIAS

1. Tarasoutchi F, Montera MW, Grinberg M, Barbosa MR, Piñeiro DJ, Sánchez CRM, et al. Brazilian Guidelines for Valve Disease – SBC 2011 / I Guideline Inter-American Valve Disease – 2011 SIAC. Arq Bras Cardiol. 2011;97(5 Suppl 1):1-67.
2. Diretrizes Brasileiras para o diagnóstico, tratamento e prevenção da febre reumática. Arq Bras Cardiol. 2009;93(3 Suppl 4):1-18.

■ LEITURAS SUGERIDAS

Bonow RO, Carabello BA, Chatterjee K, de Leon AC Jr, Faxon DP, Freed MD, et al. 2008 Focused update incorporated into the ACC/AHA 2006 guidelines for the management of patients with valvular heart disease: a report of the American College of Cardiology/American Heart Association Task Force on Practice Guidelines (Writing Committee to Revise the 1998 Guidelines for the Management of Patients With Valvular Heart Disease): endorsed by the Society of Cardiovascular Anesthesiologists, Society for Cardiovascular Angiography and Interventions, and Society of Thoracic Surgeons. Circulation. 2008;118(15):e523-661.

Lorga Filho AM, Azmus AD, Soeiro AM, Quadros AS, Avezum A Jr, Marques AC, et al. Diretrizes brasileiras de antiagregantes plaquetários e anticoagulantes em cardiologia. Arq Bras Cardiol. 2013;101(3 Suppl 3):1-95.

Nishimura RA, Otto CM, Bonow RO, Carabello BA, Erwin JP 3rd, Guyton RA, et al. 2014 AHA/ACC guideline for the management of patients with valvular heart disease: a report of the American College of Cardiology/American Heart Association Task Force on Practice Guidelines. J Thorac Cardiovasc Surg. 2014;148(1):e1-e132.

Vahanian A, Alfieri O, Andreotti F, Antunes MJ, Barón-Esquivias G, Baumgartner H, et al. Guidelines on the management of valvular heart disease (version 2012). Eur Heart J. 2012;33(19):2451-96.

147.2 ABORDAGEM CIRÚRGICA

■ WALTER J. GOMES

Nos últimos anos, o espectro da doença valvar cardíaca no Brasil tem alterado significativamente. Graças a melhores profilaxia e tratamento da doença reumática, a disfunção valvar cardíaca de origem reumática tem declinado. Contudo, com o aumento da longevidade e o consequente envelhecimento da população, houve elevação da incidência das doenças valvares de etiologia degenerativa, em que as disfunções mais frequentes são a estenose aórtica senil (calcificada) e a insuficiência mitral degenerativa.

Grandes avanços foram alcançados nos últimos anos no conhecimento da fisiopatologia e na história natural das doenças valvares cardíacas, alterando as condutas e a terapêutica nesses pacientes. O tratamento cirúrgico dessas doenças, por conseguinte, também se tem beneficiado e evoluído em consonância com esses recentes conhecimentos adquiridos.

Novos procedimentos também estão evoluindo de forma rápida e sendo incorporados na prática, como os minimamente invasivos com incisões menores e as próteses valvares transcateter inseridas por diferentes abordagens.

A cirurgia de correção das valvas cardíacas envolve os procedimentos de reparo e reconstrução das estruturas valvares e da troca da valva. Embora o reparo valvar seja, na maioria das vezes, o primeiro propósito do cirurgião, a troca valvar pode ser a opção quando o reparo for inexequível ou o resultado cirúrgico for insatisfatório. A escolha do procedimento cirúrgico e da prótese deve ser elaborada conforme as características de cada paciente e na cuidadosa discussão com ele e seus familiares. O manejo dos pacientes com doença valvar é complexo e determina os resultados em longo prazo, mas deve ser ponderado cada fator associado, como a característica do paciente, sua idade, o diagnóstico, a indicação cirúrgica, o tipo de cirurgia e o acompanhamento pós-operatório.

> **ATENÇÃO!**
>
> A idade avançada está relacionada com maior incidência de comorbidades, que, por sua vez, contribui para o aumento do risco operatório e torna a decisão de operar mais difícil. Entretanto, com a melhora da tecnologia e dos resultados cirúrgicos, cada vez mais as evidências científicas mostram o benefício de melhora da qualidade de vida e aumento de sobrevida nesse subgrupo de pacientes, nos quais a cirurgia não pode mais ser negada.

Outro problema característico de nossa realidade é o contingente de pacientes com cirurgia valvar prévia que retorna para reoperação por disfunção valvar ou protética, principalmente no grupo de etiologia reumática.

A decisão de intervir cirurgicamente em pacientes com sintomas graves decorrentes da doença valvar envolve, em primeiro lugar, a análise do balanço entre o benefício e o risco. A melhora do prognóstico comparada à evolução da história natural da doença pode superar o risco da intervenção e potenciais consequências futuras.

■ ESTENOSE AÓRTICA

Hoje é a doença valvar mais frequente em países desenvolvidos, com expressivo aumento de incidência no Brasil, devido principalmente ao envelhecimento da população. A forma de apresentação mais comum é a estenose aórtica calcificada. O tratamento clínico medicamentoso é ineficiente nessa condição, e o tratamento cirúrgico é a terapia definitiva, com a troca valvar. Em séries recentes de pacientes, a mortalidade operatória da troca valvar aórtica isolada varia entre 3 e 5% em pacientes abaixo de 70 anos e entre 5 e 15% para pacientes acima de 70 anos.

Resta alguma controvérsia sobre o momento da cirurgia na estenose aórtica assintomática. Estudos já sugerem que existem benefícios de intervenção mais precoce, mas outros observadores têm publicado dados sugerindo benefícios e segurança na abordagem expectante.

São considerados fatores de risco para mortalidade cirúrgica idade avançada, comorbidades associadas, sexo feminino, classe funcional avançada, operação de emergência, disfunção ventricular esquerda grave, hipertensão pulmonar e reoperações. Entretanto, após a cirurgia, a sobrevida em longo prazo dos pacientes é semelhante à da população-controle, e os sintomas e qualidade de vida são muito melhorados.

> **ATENÇÃO!**
>
> A morte cardíaca súbita é causa frequente de óbito em pacientes sintomáticos, mas, aparentemente, é rara em assintomáticos.

Pacientes idosos com estenose aórtica apresentam boa recuperação da função ventricular, sendo o risco cirúrgico ligeiramente aumentado quando há associação de doença arterial coronariana (DAC).

As indicações para troca valvar aórtica são baseadas no aparecimento de sintomas, na gravidade (relacionada à área valvar ou ao índice de área valvar, à velocidade do jato aórtico e ao gradiente transvalvar médio), na progressão da dilatação do VE, se existe procedimento combinado (geralmente doença coronariana associada) e na piora da contratilidade ventricular esquerda.

Os sintomas clínicos de estenose aórtica grave são a dispneia, a angina e a síncope. Os parâmetros da estenose aórtica grave são: (a) área do orifício valvar $< 0,6$ cm^2/m^2; (b) gradiente médio > 40 mmHg; e, (c) velocidade de fluxo máximo ($V_{máximo}$) na valva aórtica > 4 m/s. Os gradientes são significativamente influenciados pelo débito cardíaco (DC) e, por consequência, o orifício da valva aórtica deve ser considerado.

Na estenose aórtica grave, a indicação cirúrgica é simples, no entanto a decisão é mais complexa na estenose aórtica sintomática com fração de ejeção (FE) baixa (FE $< 35\%$) e baixo gradiente transvalvar (gradiente médio < 30 mmHg). Nesses pacientes, a reserva contrátil do miocárdio deve ser medida, geralmente, pela ecocardiografia de estresse com dobutamina. Se houver um aumento da FE do VE de pelo menos 10%, do volume ejetado de 20%, e um aumento de gradiente médio de 30 mmHg, esses pacientes são inequivocamente referenciados para operação.

Nos pacientes adultos com estenose aórtica e indicação para cirurgia, a valva é tão degenerada que não há opção de reparo, e a indicação é a substituição valvar, que pode ser realizada com prótese biológica (convencional ou *stentless*), prótese mecânica, homoenxerto, autoenxerto (cirurgia de Ross) ou conduto valvado (cirurgia de Bentall).

Recentemente, as técnicas de implante transcateter de valva aórtica (TAVI) têm surgido como opção de tratamento para pacientes com estenose aórtica sintomática grave, cujo risco cirúrgico é muito elevado para um procedimento-padrão de troca valvar aórtica. Incluem pacientes muito idosos com comorbidades graves, EuroSCORE superior a 20, reoperação com enxertos coronarianos patentes com outros fatores de risco coexistentes, aorta em porcelana etc.

O implante pode ser realizado por meio de diversas abordagens; transapical, transfemoral, transaxilar, transcarótida ou transaórtico. Os resultados com a técnica transfemoral têm sido melhores e esta abordagem tornado a primeira opção técnica quando há indicação da TAVI.

A valvuloplastia aórtica com cateter-balão é um procedimento de dilatação da valva aórtica objetivando alargar o ânulo aórtico e reduzir a gravidade da estenose aórtica; entretanto, devido às complicações associadas, sua utilização tem sido muito restrita.

■ INSUFICIÊNCIA AÓRTICA

As causas mais frequentes de insuficiência aórtica (IA) em nosso meio, além da sequela de doença reumática, estão relacionadas com a dilatação da raiz da aorta e a valva aórtica bicúspide.

As cirurgias de correção da insuficiência aórtica são menos frequentes que as de estenose aórtica, ao redor de 20% de todas as operações valvares aórticas.

A indicação cirúrgica é imperativa nos pacientes com IA que desenvolvam sintomas (dispneia, angina, palpitações ou síncope). O objetivo da cirurgia é melhorar a sobrevida, diminuir sintomas e prevenir o desenvolvimento de insuficiência cardíaca.

Em pacientes que evoluem com disfunção ventricular grave ou dilatação acentuada do VE, a cirurgia não pode ser postergada. Embora nesses pacientes o risco seja maior do que nos pacientes operados em estágios mais precoces, há melhora dos sintomas clínicos e da sobrevida em longo prazo.

Em pacientes assintomáticos, a cirurgia deve ser indicada quando houver IA grave e disfunção de VE com FE $\leq 50\%$. Em pacientes com IA e boa função ventricular, a mortalidade operatória é baixa, entre 1 e 3% e os fatores de risco operatório compreendem idade avançada, classe funcional pré-operatória, FE $< 50\%$ e diâmetro sistólico final de VE (DSFVE) > 55 mm.

Procedimento cirúrgico simultâneo na aorta ascendente durante a operação da valva aórtica é geralmente indicado se o diâmetro da aorta ascendente atinge 50 a 55 mm. Embora o procedimento cirúrgico-padrão para tratamento da IA tenha sido durante muitas décadas a troca valvar, nos últimos anos um crescente número de pacientes foi submetido a reparo da valva aórtica com sucesso. A preferência é realizar o procedimento em pacientes jovens, nos quais é vantajoso evitar os riscos relacionados com próteses valvares e a anticoagulação em longo prazo.

A decisão deve ser tomada em pacientes de baixo risco operatório e resultados reconhecidos como bons em longo prazo, levando em conta a experiência do cirurgião e do centro médico com as técnicas de reparo da valva aórtica.

■ DUPLA LESÃO AÓRTICA (ESTENOSE ASSOCIADA À INSUFICIÊNCIA)

As indicações cirúrgicas são baseadas na lesão predominante.

TIPOS DE PROCEDIMENTOS

Escolha de procedimentos e próteses na valva aórtica

Atualmente, o cirurgião conta com várias opções de procedimentos e próteses na intervenção sobre a valva aórtica, com indicações apropriadas e específicas.

As operações incluem desde a troca valvar simples até a substituição da raiz aórtica. Entre os substitutos valvares hoje disponíveis, estão as próteses mecânicas (próteses de duplo folheto), as próteses biológicas com suporte (pericárdio bovino e porcina), as bioproteses porcinas sem suporte (*stentless*), os homoenxertos e os autoenxertos.

> **ATENÇÃO!**
>
> A escolha do procedimento e da prótese baseia-se na idade do paciente, na doença de base, na anatomia da valva e da raiz aórtica, na adesão do paciente à anticoagulação, na durabilidade das próteses em relação à expectativa de sobrevida, no conforto do paciente e na experiência do cirurgião e do cardiologista.

Na maioria dos procedimentos de troca valvar aórtica, utilizam-se próteses mecânicas de duplo folheto ou próteses biológicas (bioproteses porcinas e de pericárdio bovino). De maneira geral, estas têm encontrado melhor indicação em pacientes idosos (> 65 anos), por sua maior durabilidade e pelo fato de prescindirem da necessidade de anticoagulação, evitando, em consequência, as complicações hemorrágicas, mais frequentes nessa faixa etária.

Próteses mecânicas são recomendadas para adultos jovens, em razão da longa durabilidade, porém muitos cardiologistas e cirurgiões as têm utilizado em pacientes idosos.

Homoenxertos costumam ser indicados nos casos de endocardite infecciosa de valva aórtica ou de prótese e nos de anel aórtico pequeno. O autoenxerto pulmonar (cirurgia de Ross) tem sido reservado para crianças, a fim de facilitar seu crescimento, e para adultos jovens, por sua maior durabilidade, mas também é recomendado para portadores de endocardite.

O efeito da valvoplastia aórtica percutânea por balão foi avaliado na década de 1980. O procedimento é paliativo e usado apenas em pacientes não candidatos à cirurgia ou, então, para melhora hemodinâmica de pacientes selecionados antes da troca valvar. A melhora hemodinâmica da valvoplastia por balão é limitada e temporária e frequentemente resulta em insuficiência aórtica aguda. Os procedimentos de implante transcateter de valva aórtica (TAVI) estão em evolução, e embora indicado atualmente para pacientes considerados de alto risco e inoperáveis, diversos trabalhos têm mostrado a tendência de ampliação da indicação para outros tipos de pacientes.

Fatores de risco operatório

A avaliação da mortalidade imediata e tardia após a cirurgia de troca valvar aórtica revela que os fatores de risco estão primariamente relacionados ao estado funcional e fisiológico do paciente. A mortalidade imediata está associada a idade avançada, operação de emergência, fibrilação atrial (FA) prévia, disfunção ventricular esquerda, classe funcional avançada, insuficiência renal, endocardite aguda e reoperação. Os fatores de risco da mortalidade tardia são idade avançada, disfunção ventricular moderada à grave e insuficiência renal (IR) pré-operatória.

A função ventricular e a qualidade de vida geralmente normalizam ou melhoram após a cirurgia, mesmo em pacientes com disfunção ventricular esquerda grave no pré-operatório. Há importante regressão da hipertrofia miocárdica, redução do tamanho do VE, normalização do índice massa/volume do VE e recuperação da discinesia septal. Entretanto, a troca aórtica em pacientes com IA sintomática, apesar de melhorar, pode não normalizar a função ventricular durante o exercício.

> **ATENÇÃO!**
>
> A escolha da prótese tem grande implicação em longo prazo para o paciente; portanto, deve ser muito bem discutida com ele e seus familiares, não devendo ficar restrita ao cardiologista ou ao cirurgião.

Substitutos valvares aórticos

Próteses mecânicas

Apesar de ainda citadas, as próteses de bola e de disco pivotante são muito pouco utilizadas. Atualmente, a preferência é pelo uso das próteses de duplo folheto, que não são fabricadas no Brasil.

As próteses mecânicas apresentam como grande vantagem a durabilidade, já que hoje relatos de falha estrutural com essa prótese praticamente não ocorrem. A trombogenicidade ainda é a complicação mais séria relacionada a esse tipo de prótese, não havendo evidência de superioridade de um modelo sobre o outro. A trombogenicidade é maior em próteses mecânicas em posição mitral do que aórtica. O índice de eventos tromboembólicos em próteses mecânicas em posição aórtica (disco ou duplo folheto) é de 0,6 a 2,5% por paciente/ano.

O controle da tromboembolia requer anticoagulação para toda a vida, sempre com risco de hemorragia, que varia entre 0,1 e 3,5% por paciente/ano. A tendência atual é monitorar a anticoagulação usando a INR. Pacientes com próteses mecânicas aórticas são mantidos com INR entre 2,5 e 3,5 para minimizar tanto os eventos tromboembólicos como os sangramentos. Anticoagulação com INR mais alto (> 4) não interfere na prevenção de tromboembolia e aumenta os eventos hemorrágicos.

Próteses de duplo folheto

São as próteses mecânicas mais utilizadas atualmente, em razão do melhor desempenho hemodinâmico e da menor geração de gradiente transvalvar.

Os modelos disponíveis no mercado hoje são:

- St. Jude Medical (St. Jude Medical Inc., Minneapolis, EUA): possui anel e folhetos feitos de carbono pirolítico. Os folhetos são planos e, nos modelos mais recentes, impregnados com tungstênio, para torná-los radiopacos e permitir visualização na radiografia torácica. Os dois folhetos semicirculares excursionam 85°, resultando em fluxo laminar quase central. Há um fluxo regurgitante de 10 a 15% quando do fechamento dos folhetos. O modelo SJM HP e SJM Regent são confeccionados com redução da espessura do anel, o que resulta em aumento significativo da área efetiva do orifício da prótese, comparado com o modelo-padrão. Esta é uma característica importante para evitar a PPM (patient-prosthesis mismatch), ou seja, incompatibilidade paciente-prótese em pacientes com anel aórtico pequeno e área de superfície corpórea grande.

- CarboMedics (CarboMedics Inc., Austin, EUA): tem anel de pyrolite e folhetos planos de carbono pirolítico sobre substrato de grafite e tungstênio, que apresenta excelente radiopacidade. O ângulo de abertura dos folhetos é de 78°, conferindo melhor fechamento sincrônico. O modelo CarboMedics R (com um anel significativamente reduzido) foi lançado para obviar o problema de anel aórtico estreito, e a CarboMedicsTop Hat foi projetada para implante totalmente supra-anular. A CarboMedics Orbis permite implante da mesma prótese em posição aórtica ou mitral.
- Duas outras próteses de duplo folheto disponíveis são a ATS Medical, tipo padrão e tipo desempenho avançado (AP – *advanced performance*), para os ânulos aórticos estreitos.
- Na prótese OnX, o anel de carbono pirolítico localiza-se acima do anel de sutura, dificultando que crescimento de *pannus* interfira com o mecanismo da prótese. O anel e os folhetos são feitos de carbono pirolítico sobre substrato de grafite e o ângulo de abertura dos folhetos é de 85°.

Próteses biológicas (bioproteses)

Grande parte das próteses biológicas usadas hoje no Brasil são fabricadas no país, considerando as de pericárdio bovino e as porcinas.

As bioproteses de pericárdio bovino com suporte e as bioproteses porcinas sem suporte (*stentless*) têm melhor comportamento hemodinâmico em tamanhos menores. O tamanho da prótese a ser inserida e o seu consequente desempenho hemodinâmico guardam relação com a superfície corpórea do paciente e determinarão a regressão da hipertrofia ventricular esquerda. Essa regressão após a troca de valva aórtica é extremamente importante para a diminuição do índice de morte súbita. A maior redução da massa ventricular esquerda acontece em pacientes que receberam uma prótese de 21 mm ou maior. Próteses de pericárdio bovino, bioproteses porcinas sem suporte (*stentless*), homoenxertos e próteses mecânicas de duplo folheto proporcionam melhor resultado na redução da massa ventricular esquerda com modelos de tamanho pequeno (21 mm ou menos).

Degeneração estrutural é a complicação mais frequente com as próteses porcinas e de pericárdio bovino. O risco de trombogenicidade é baixo, variando de 1,2 a 2% por paciente/ano.

Em virtude da degeneração estrutural precoce, bioproteses são contraindicadas em pacientes jovens, exceto em casos de mulheres jovens em idade fértil (em razão do risco de teratogenicidade do anticoagulante – varfarina) e em indivíduos que não podem ser anticoagulados. Entretanto, pacientes idosos apresentam baixa degeneração estrutural. O índice de pacientes livres de falha estrutural de bioproteses em posição aórtica varia de 79 a 85%, em 10 anos e de 58 a 63%, em 15. Espera-se que, com as novas gerações de bioproteses, essa durabilidade possa ser estendida.

Bioproteses com suporte

As próteses biológicas com suporte são feitas de valvas aórticas porcinas ou de pericárdio bovino montadas em suporte de material plástico (Delrin®). Essas bioproteses são fixadas e preservadas em solução de glutaraldeído, que preserva as propriedades biomecânicas dos folhetos.

Bioproteses porcinas sem suporte (stentless)

Bioproteses porcinas aórticas sem suporte (*stentless*) são atualmente recomendadas para pacientes idosos com ânulo aórtico pequeno, em que uma prótese com suporte (mecânica ou biológica) poderia levar à geração de altos gradientes transvalvares e à consequente manutenção da hipertrofia ventricular esquerda. São também uma alternativa aos homoenxertos. No entanto, aguardam-se dados de confirmação de resultados de estudos a longo prazo, principalmente comparados com os homoenxertos.

Homoenxertos

São geralmente retirados de corações de receptores em transplante cardíaco ou de corações de doadores não aproveitados para transplante. Não há ainda estudos randomizados comparando resultados de homoenxertos com próteses biológicas ou mecânicas. A tromboembolia não ocorre com o uso de homoenxertos, e três fatores são associados à sua degeneração estrutural: idade do doador acima de 55 anos; diâmetro da raiz da aorta superior a 27 mm; e idade do receptor entre 20 e 30 anos.

Autoenxerto pulmonar (cirurgia de Ross)

Nessa operação, a valva pulmonar do paciente é retirada com a artéria pulmonar e colocada no lugar da valva aórtica. Usa-se um homoenxerto pulmonar (retirado de cadáveres e preservado) para reconstruir a via de saída do ventrículo direito (VD). O autoenxerto pulmonar é indicado para pacientes abaixo de 40 anos, especialmente para crianças e adolescentes, já que apresenta potencial de crescimento. Em pacientes acima de 40 anos, suas vantagens são menos evidentes quando em comparação com homoenxertos aórticos. Em idosos, as indicações devem ser individualizadas e cuidadosamente avaliadas. Há preocupação com a excessiva dilatação do autoenxerto pulmonar, mas ele parece ser bastante resistente à degeneração, sobretudo à calcificação.

As contraindicações relacionam-se basicamente à qualidade da valva pulmonar do paciente. A presença de insuficiência pulmonar, mesmo leve, contraindica a operação, assim como a diferença de tamanho entre os ânulos pulmonar e aórtico maior do que 2 a 3 mm. Esse critério descarta pacientes com aneurisma ou ectasia anuloaórtica como indicação para o procedimento.

A complexidade da operação e a morbimortalidade associada ainda não permitem sua utilização como cirurgia de indicação de rotina para troca valvar aórtica.

Bioproteses sem sutura (sutureless) e de liberação rápida

Recentemente a introdução das próteses sem sutura (*sutureless*) e de liberação rápida constituíram uma alternativa nova e promissora para a troca valvar aórtica na estenose aórtica. Os benefícios propostos desta tecnologia incluem maior facilidade de implantação, menor tempo de circulação extracorpórea (CEC) e de pinçamento aórtico, desempenho hemodinâmico mais favorável e acesso mais fácil para cirurgia minimamente invasiva. Várias séries de casos europeus mostraram excelentes resultados clínicos e hemodinâmicos precoces, colocando as bioproteses aórticas sem sutura como uma alternativa a troca valvar aórtica convencional ou mesmo a TAVI em pacientes idosos e de alto risco.

Escolha da prótese: vantagens e desvantagens

Apesar dos avanços observados nos últimos anos, a prótese valvar ideal ainda não existe. Entre as características necessárias para uma prótese ideal, incluem-se ausência de trombogenicidade, durabilidade e boa função, com formação de mínimo gradiente transvalvar e ausência de regurgitação. As próteses disponíveis atualmente não possuem todos esses requisitos.

São complicações das próteses valvares cardíacas a deterioração estrutural, disfunção por aspectos técnicos, tromboembolismo, hemorragia pela anticoagulação e endocardite da prótese. Entretanto, as complicações e a mortalidade advindas das próteses devem ser ponderadas em relação à história natural da doença valvar aórtica (estenose e/ou insuficiência).

Os estudos realizados mostraram alguns aspectos da comparação de desempenho clínico entre os dois tipos de prótese:

- os sangramentos foram mais comuns na população com prótese mecânica (pela anticoagulação);
- os índices de endocardite foram os mesmos para as próteses mecânicas e biológicas;
- houve necessidade de reoperações para disfunção tardia das bioproteses e para vazamento paravalvar das próteses mecânicas;
- as bioproteses deterioraram mais rapidamente em posição mitral do que aórtica após cinco anos.

Os estudos não randomizados sugeriram que as bioproteses, quando implantadas em posição aórtica em pacientes acima de 60 anos, apresentam maior duração e menos complicações; próteses mecânicas são acompanhadas por alta incidência de tromboembolia, sangramentos e AVC, ao passo que a incidência de reoperação é alta com bioproteses em posição aórtica em indivíduos jovens.

ATENÇÃO!

Em pacientes jovens e adultos, a complicação predominante das bioproteses é a degeneração estrutural, porém isso é pouco frequente no idoso.

Outra inferência importante é que, em curto e médio prazos, não há diferença de resultados entre prótese biológica e mecânica na população geral, mas, em longo prazo, há vantagens para a prótese mecânica na posição mitral, mas não na aórtica.

■ ESTENOSE MITRAL

A etiologia mais comum da estenose mitral é a sequela de doença reumática, embora esta doença esteja em declínio, devido à melhoria do atendimento primário de saúde no nosso país. Na doença reumática, a fibrose e a posterior calcificação resultante do processo inflamatório produzem fusão comissural com redução da área de fluxo efetivo valvar, retração e endurecimento dos folhetos, assim como espessamento da cordoalha tendínea e do músculo papilar.

A estenose mitral geralmente protege a função do VE, mas o enchimento ventricular esquerdo diminuído causa sintomas de baixo débito cardíaco (DC) e congestão pulmonar.

INDICAÇÕES E RESULTADOS CIRÚRGICOS

A intervenção é indicada principalmente em pacientes com área valvar mitral inferior a 1,5 cm^2, quando a maioria dos pacientes começa a apresentar sintomas.

Entretanto, nem sempre há clara correlação na estenose mitral entre sintomas, classe funcional e área valvar remanescente. O desenvolvimento de hipertensão pulmonar pode levar à indicação mais precoce da intervenção, devido ao potencial de deterioração da função ventricular direita, que previne a obtenção de resultados satisfatórios após correção.

O tratamento da estenose mitral, usando a valvoplastia por balão, tem bons resultados em subgrupos selecionados de pacientes. Nesse caso, a avaliação da morfologia da valva mitral pela ecocardiografia é importante para a indicação do método. Os sistemas de escores desenvolvidos levavam em conta espessamento dos folhetos, mobilidade, calcificação, deformidade subvalvar e área comissural. Contraindicações importantes são a presença de trombo em átrio esquerdo e a concomitância de insuficiência mitral moderada ou importante. A mortalidade varia entre 0 e 2,7%; pode apresentar como complicação pós-operatória a insuficiência mitral em 3,3 a 10,5% dos casos, com necessidade de cirurgia de urgência em 0,3 a 3,3% dos pacientes.

O tratamento cirúrgico (comissurotomia ou troca valvar) melhora a classe funcional e a sobrevida de pacientes com estenose mitral. Assim, mais de 90% dos pacientes em classes funcionais III e IV estão vivos em 10 anos após a operação, e 89%, em 15. A correção cirúrgica apresenta mortalidade operatória entre 0 e 3,4%.

Após comissurotomia mitral (tanto percutânea como cirúrgica), persiste a evolução da lesão valvar, com progressão tanto para a reestenose como a insuficiência mitral. Reintervenção cirúrgica com troca mitral por prótese ocorre em aproximadamente 20% dos pacientes, em média 17 anos após a 1ª intervenção.

A estenose mitral sintomática está associada à FA em até 40% dos casos, e sua incidência parece estar relacionada à duração e à gravidade da lesão valvar.

■ INSUFICIÊNCIA MITRAL

A competência funcional da valva mitral depende da interação coordenada de seus constituintes: ânulo; folhetos; cordoalha tendínea; músculos papilar e do AE; e VE. Disfunção de um ou mais desses componentes leva à regurgitação mitral. A etiologia inclui sequela de doença reumática, degeneração mixomatosa, disfunção de músculo papilar, endocardite infecciosa, calcificação anular, ruptura de cordoalha, anomalias congênitas, miocardiopatia dilatada ou hipertrófica, fibrose endocárdica e doenças do colágeno.

Quatro diferentes tipos de alterações estruturais da valva mitral podem produzir insuficiência: retração dos folhetos por fibrose ou calcificação; dilatação anular; alteração nas cordoalhas (ruptura, alongamento ou retração); e disfunção de músculo papilar. A doença reumática, contudo, ainda tem significante expressão como causa de insuficiência mitral. As alterações encontradas são fibrose, retração e espessamento dos folhetos com pouca calcificação, levando à falha de coaptação. A cordoalha tendínea pode apresentar encurtamento ou alongamento, pelo processo de fibrose, e a dilatação anular por vezes ocorre primariamente na porção posterior.

A degeneração mixomatosa é atualmente a causa mais comum de insuficiência mitral em países desenvolvidos. Os mecanismos envolvidos com mais frequência na produção da insuficiência mitral são a dilatação anular e a ruptura de cordoalha, provavelmente relacionadas à deficiência de colágeno.

A disfunção de músculo papilar é secundária à doença coronariana, já que a irrigação dos músculos papilares é feita pelas artérias coronárias (o músculo papilar posteromedial é geralmente irrigado pela artéria coronária direita, e o anterolateral, pela artéria descendente anterior ou circunflexa). A insuficiência mitral consequente a infarto agudo do miocárdio (IAM) ocorre em cerca de 15% dos IAM de parede anterior e em até 40% dos IAM de parede inferior. A dilatação ventricular esquerda e a fibrose do músculo papilar resultante da doença coronariana crônica levam à alteração do músculo papilar, com produção de regurgitação mitral.

INDICAÇÕES E RESULTADOS CIRÚRGICOS

Pacientes com insuficiência mitral aguda por ruptura isquêmica de músculo papilar necessitam ser imediatamente submetidos à cirurgia (troca ou reparo mitral). Embora a mortalidade cirúrgica possa ser alta nesses casos, o tratamento clínico é associado à importante diminuição da sobrevida.

Na insuficiência mitral crônica, a operação deve ser indicada antes que a disfunção sistólica irreversível do VE se instale. A função do VE determina o prognóstico do paciente. A cirurgia é recomendada para os seguintes pacientes:

- sintomáticos com FEVE > 30% e DSFVE < 55 mm;
- com IM grave, mas assintomáticos e com função de VE normal, desde que haja alta probabilidade de reparo (plastia) mitral e baixo risco cirúrgico;
- assintomáticos com disfunção ventricular esquerda (DSFVE > 45 mm e/ou FEVE < 60%).

A correção cirúrgica da insuficiência mitral crônica em pacientes com VE normal preserva a contratilidade e melhora essa função naqueles com VE deteriorado. As opções cirúrgicas incluem o reparo valvar mitral e a troca valvar com preservação da cordoalha. O reparo mitral é possível para a maioria dos pacientes com regurgitação mitral por degeneração mixomatosa (principalmente se apenas o folheto posterior estiver envolvido) e oferece resultados imediatos e tardios excelentes, com sobrevida de 70 a 90% em 10 anos, e 71% em 15. O reparo mitral em pacientes jovens com doença reumática apresenta durabilidade de 70 a 95% em cinco anos e 81% em 15, apesar de os índices de reoperações serem maiores do que na doença mixomatosa.

Os fatores de risco operatório incluem idade avançada, classe funcional III ou IV, doença coronariana associada, pressões e volumes diastólicos finais do VE elevados, FE baixa, pressão capilar pulmonar alta, necessidade de cirurgias associadas e reoperações.

A cirurgia de troca ou reparo mitral é geralmente seguida por grande melhora clínica, com aumento do volume sistólico e DC, diminuição do volume diastólico final do VE e regressão da hipertrofia do VE. Em alguns casos, mesmo após uma cirurgia tecnicamente correta, os pacientes continuam a evoluir com IC e apresentam prognóstico reservado. Em sua maioria, são casos em que a indicação cirúrgica precoce poderia ter alterado o prognóstico.

Na cirurgia de troca valvar mitral, um aspecto importante na manutenção da função cardíaca é a preservação dos músculos papilares e da cordoalha tendínea, necessários para manter a geometria do VE e aumentar a função de bomba sistólica. Na troca valvar sem conservação da cordoalha tendínea, ocorre um declínio importante do desempenho do VE. Por sua vez, na troca valvar com conservação da cordoalha, a função do VE é preservada.

Experiências da literatura comprovam a excelente durabilidade dos reparos valvares mitrais. Com 15 anos de seguimento, 92,7% dos pacientes com doença degenerativa da valva mitral estavam livres de reoperação, o mesmo para 76,1% daqueles com sequela de doença reumática. Destes, 74% estavam em classes funcionais I e II e 66% em ritmo sinusal.

> **ATENÇÃO!**
> Pacientes submetidos ao reparo valvar mitral por degeneração mixomatosa têm melhor resultado a longo prazo do que aqueles com doença reumática.

Escolha do tipo de prótese valvar

Indicações para bioproteses

A maior desvantagem da prótese biológica em posição mitral é a durabilidade, que está relacionada com a idade do paciente. Em jovens, a prótese degenera em poucos anos; já em idosos (> 65 anos), apresenta longa durabilidade. Mulheres jovens em idade fértil são candidatas à prótese biológica, para evitar o uso da anticoagulação com varfarina, que é teratogênica. Pacientes em ritmo sinusal também podem se beneficiar de bioproteses, já que estas evitam o uso de anticoagulante. O grupo de pacientes mais favorecido com as bioproteses são os idosos, nos quais a durabilidade é maior e, muitas vezes, supera a expectativa de vida. Especificamente, pacientes que necessitam de cirurgia combinada de valva mitral e coronariana têm expectativa de sobrevida menor do que aqueles que precisam somente da cirurgia valvar; portanto esses indivíduos podem evitar anticoagulação com a bioprótese e ter pouco risco de reoperação.

Indicações para próteses mecânicas

Os modelos de prótese mecânica mitrais são os mesmos da posição aórtica. As mais utilizadas atualmente são as próteses de duplo folheto. Em geral, são indicadas para os pacientes jovens, para os indivíduos que já estão em FA e, portanto, precisarão de anticoagulação e para aqueles em que se deseja evitar uma reoperação.

Resultados

A mortalidade hospitalar para a troca mitral com ou sem revascularização miocárdica associada tem decrescido acentuadamente. Hoje, o risco varia de 5 a 9%. A mortalidade operatória (até 30 dias após a operação) está relacionada à IC, à falência de múltiplos órgãos, a sangramento perioperatório, à insuficiência respiratória, à infecção, ao AVC e, raramente, a problemas técnicos. A mortalidade correlaciona-se com o tipo funcional pré-operatório, a idade e a doença coronariana associada.

Mais de 90% dos pacientes após cirurgia mitral melhoram de classe funcional, até pelo menos classe II. Um pequeno grupo permanece em classe III ou IV, dependendo da função ventricular esquerda no pré-operatório ou de doenças coexistentes.

A degeneração estrutural das bioproteses começa a aumentar após oito anos do implante e alcança 60% em 15, embora esse tipo de prótese tenha melhor durabilidade em pacientes idosos do que em jovens. O vazamento perivalvar é uma complicação rara atualmente, em virtude da melhoria da técnica cirúrgica e do uso de suturas com suporte de Teflon® (*pledgets*).

A incidência de falha estrutural em próteses mecânicas de duplo folheto é hoje insignificante.

■ INSUFICIÊNCIA MITRAL ISQUÊMICA

Permanece como um dos grandes problemas em cirurgia cardíaca. A morbidade e a mortalidade operatórias são maiores do que em outras formas de insuficiência mitral. Atualmente, o tratamento da insuficiência mitral isquêmica envolve a revascularização miocárdica associada com reparo ou troca valvar.

A insuficiência mitral isquêmica é uma lesão mais difícil de reparar porque vários mecanismos estão associados. Pode resultar de ruptura, estiramento ou distorção da geometria do músculo papilar, da formação de aneurisma no VE ou da dilatação ventricular. A insuficiência mitral isquêmica é hoje reconhecida como um processo dinâmico relacionado ao remodelamento ventricular.

■ DOENÇAS DA VALVA TRICÚSPIDE

A disfunção predominante na valva tricúspide é a insuficiência. Várias doenças podem afetar a valva tricúspide, como a reumática, a infecciosa, a traumática, a isquêmica, a carcinoide, a mixomatosa e as do colágeno. Entretanto, a causa mais comum de insuficiência tricúspide (IT) ocorre como consequência da doença valvar mitral e da hipertensão pulmonar (HP), levando à dilatação ventricular direita e ao alargamento do ânulo da tricúspide.

A cirurgia de correção da IT está indicada nos casos de doença mitral que evoluem com sinais de IC direita, principalmente estase jugular e edema periférico.

A técnica cirúrgica mais utilizada é a plastia com a técnica de De Vega, que consiste na cerclagem parcial do ânulo tricúspide. Entretanto, estudos recentes demonstram que a correção com uso de anel protético pode propiciar melhores resultados em longo prazo. Em casos mais avançados, pode ser necessária a troca valvar tricúspide, devendo-se usar a bioprótese, uma vez que esta apresenta longa durabilidade em posição ticúspide. Tal durabilidade está relacionada ao estresse proporcionado pelas pressões intracavitárias direitas, que são menores que as do VE.

INDICAÇÕES CIRÚRGICAS

O objetivo primordial da cirurgia da valva tricúspide deve ser a reconstrução. Os principais parâmetros para indicação cirúrgica são em pacientes com IT grave candidatos à anuloplastia que apresentam:
- HP associada à doença valvar mitral, em que a cirurgia da valva mitral é necessária;
- após trauma ou endocardite infecciosa;
- após cirurgias de derivações atriais, transplante cardíaco, pericardiectomia etc.;
- condições adquiridas ou congênitas da valva tricúspide.

A troca valvar pode ser necessária na IT grave secundária à doença da valva tricúspide não passível de plastia ou na IT grave com pressão média da artéria pulmonar superior a 60 mmHg quando sintomática.

REVISÃO

- A cirurgia de correção das valvas cardíacas, cujo espectro das doenças envolvidas tem evoluído nos últimos tempos, consiste em procedimentos de reparo e reconstrução das estruturas valvares e da troca da valva.
- O tratamento cirúrgico deve ser considerado, se não imperativo, em virtude da urgência da situação, na estenose aórtica, na insuficiência aórtica, na estenose mitral, na insuficiência mitral, na insuficiência mitral isquêmica e nas doenças da valva tricúspide.
- São várias as opções de procedimentos e próteses na intervenção sobre a valva aórtica, com indicações apropriadas e específicas. As operações devem ser analisadas de acordo com a relação de custo/benefício que podem produzir em cada paciente.
- Entre os substitutos valvares hoje disponíveis, estão as próteses mecânicas (próteses de duplo folheto), as próteses biológicas com suporte (pericárdio bovino e porcina), as bioproteses porcinas sem suporte (*stentless*), os homoenxertos e os autoenxertos.

■ LEITURAS SUGERIDAS

Gomes WJ, Vargas GF. Estudo crítico das próteses valvares. In: Burihan E, Rudge-Ramos R, organizadores. Condutas em cirurgia. São Paulo: Atheneu; 2001. p. 439-49.

Nishimura RA, Otto CM, Bonow RO, Carabello BA, Erwin JP 3rd, Guyton RA, et al. 2014 AHA/ACC Guideline for the Management of Patients With Valvular Heart Disease: a report of the American College of Cardiology/American Heart Association Task Force on Practice Guidelines. Circulation. 2014;129(23):e521-643.

Tarasoutchi F, Montera MW, Grinberg M, Barbosa MR, Piñeiro DJ, Sánchez CRM, et al. Diretriz Brasileira de Valvopatias – SBC 2011 / I Diretriz Interamericana de Valvopatias – SIAC 2011. Arq Bras Cardiol. 2011;97(5 supl. 1):1-67.

Vahanian A, Alfieri O, Andreotti F, Antunes MJ, Barón-Esquivias G, Baumgartner H, et al. Guidelines on the management of valvular heart disease (version 2012): the joint task force on the management of valvular heart disease of the European Society of Cardiology (ESC) and the European Association for Cardio-Thoracic Surgery (EACTS). Eur J Cardiothorac Surg. 2012;42(4):S1-44.

148
ARRITMIAS CARDÍACAS

■ GUILHERME FENELON
■ CLAUDIO CIRENZA
■ CRISTIANO DIETRICH
■ ANGELO AMATO V. DE PAOLA

Arritmias são perturbações do ritmo cardíaco, sendo classificadas em bradiarritmias (frequências cardíacas [FCs] lentas) e taquiarritmias (FCs aceleradas). Podem acometer pacientes de todas as faixas etárias (do feto ao idoso) com e sem cardiopatia estrutural. Muitas vezes são entidades benignas, como as extrassístoles e as taquicardias paroxísticas supraventriculares, mas também podem resultar em morte súbita, a exemplo das taquicardias ventriculares (TVs) rápidas e a fibrilação ventricular (FV). A gravidade das arritmias é geralmente determinada pela presença de cardiopatia estrutural (insuficiência cardíaca [IC], fibrose miocárdica) ou de defeitos genéticos em canais iônicos (QT longo congênito, síndrome de Brugada). As células cardíacas conduzem estímulos elétricos e algumas delas possuem automatismo, propriedades dependentes dos potenciais de repouso e de ação da membrana, que são determinados pela movimentação iônica de entrada (correntes despolarizantes) e de saída (correntes repolarizantes) da célula. Disfunções nesses canais, principalmente de causa genética, podem alterar o potencial de ação, propiciando o desenvolvimento de arritmias ventriculares malignas. Patologias como a IC, a hipertrofia miocárdica e a fibrilação atrial (FA), também modificam as correntes iônicas atriais e ventriculares (remodelamento elétrico), alterando a velocidade de condução e a refratariedade teciduais, contribuindo para a geração de arritmias. Os fármacos antiarrítmicos e o sistema nervoso autônomo (SNA) também exercem influência nesse processo. Para que o coração exerça a função de bomba, é necessário que a geração do estímulo elétrico (nó sinusal) e sua condução pelo sistema especializado (nó atrioventricular [AV], sistema His-Purkinje) até o miocárdio ocorra de forma organizada. Os principais mecanismos eletrofisiológicos que alteram esse processo são ilustrados no Quadro 148.1.

■ QUADRO CLÍNICO

As manifestações clínicas das arritmias têm espectro extremamente amplo, variando desde o paciente assintomático até a morte súbita por parada cardíaca. Os sintomas mais comuns são as palpitações (sensação anormal dos batimentos cardíacos), que podem ser referidas como "falhas" ou "trancos", frequentemente associadas à extrassístoles, ou ainda sensação de "aceleração do coração" ou "batedeira", que podem ser provocadas pelas taquiarritmias. Palpitação é um sintoma raro nas bradiarritmias. Tanto bradi como taquiarritmias podem causar baixo débito cardíaco (DC), resultando em lipotimia, pré-síncope e síncope. Outras vezes, podem ocorrer sintomas inespecíficos, como dispneia, precordialgia, cansaço, diminuição da capacidade ao exercício, letargia e escotomas. A primeira manifestação da arritmia pode ser uma de suas complicações, tais como fenômenos tromboembólicos e IC na FA ou morte súbita provocada por TVs malignas. Via de regra, a necessidade de tratamento e prognóstico de pacientes sintomáticos com arritmias dependerá da gravidade dos sintomas (especialmente sinais de baixo débito) e da presença de cardiopatia estrutural.

QUADRO 148.1 ■ Mecanismos das arritmias e suas manifestações clínicas

MECANISMO	ARRITMIA CLÍNICA
Alteração na formação do impulso	
1| Automatismo: • Automatismo normal exacerbado • Automatismo anormal	• Ritmos ectópicos pós-cocaína • Taquicardia atrial incessante
2 | Atividade deflagrada • Pós-potenciais precoces • Pós-potenciais tardios	• Torsades de Pointes • Arritmias da intoxicação digitálica
Alteração na condução do impulso	
1 | Reentrada • Anatômica • Funcional	• Reentrada nodal e por vias acessórias • FA e FV, TV pós-infarto
Alteração na formação e na condução do impulso	
Parassístole	Extrassístoles ventriculares

ATENÇÃO!

As síncopes secundárias a arritmias cardíacas (bradi ou taquiarritmia) e a doenças cardíacas estruturais estão relacionadas a maior risco e devem ser cuidadosamente avaliadas. Síncope durante o exercício, na posição supina, precedida de palpitações e história familiar de morte súbita são características sugestivas de síncope arrítmica.

■ **DIAGNÓSTICO**

A anamnese e o exame clínico detalhados são essenciais na avaliação de pacientes com suspeita de arritmias cardíacas. As características das palpitações taquicárdicas devem ser pesquisadas quanto ao modo de início e término (súbito ou progressivo), caráter (regular ou irregular), fatores desencadeantes (exercício, emoções, drogas ilícitas) e sintomas associados (baixo débito, precordialgia, etc.). A história pessoal deve investigar indícios de cardiopatia, tais como cirurgias cardíacas prévias, doença de Chagas, coronariopatia, uso de medicamentos e eventos arrítmicos anteriores. Várias arritmias graves são geneticamente determinadas (QT longo, Brugada, etc.), logo é fundamental avaliar cuidadosamente o histórico familiar, especialmente morte súbita em jovens. Em pacientes com arritmia, o exame físico deve prioritariamente avaliar o ritmo cardíaco (frequência e regularidade), sinais de baixo débito (hipotensão, ausência de pulsos, congestão pulmonar) e a existência de cardiopatia, sugerida pela presença de sopros, *ictus* desviado e terceira bulha. Entretanto, a normalidade do exame clínico não afasta a existência de arritmias, especialmente entre as crises de taqui ou bradiarritmias paroxísticas.

O eletrocardiograma (ECG) de 12 derivações é fundamental na investigação das arritmias cardíacas. O registro do ECG durante crises de palpitações, taquicardia ou baixo débito (pré-síncope, síncope), muitas vezes é suficiente para o diagnóstico definitivo. Fora das crises, o ECG pode evidenciar patologias associadas a arritmias, tais como bloqueios atrioventriculares (BAVs), pré-excitação ventricular, alterações da repolarização (QT longo, Brugada) e ondas Q patológicas (possibilidade de TV). Em pacientes com sintomas frequentes (quase que diários) sem documentação, o Holter de 24 horas (podendo ser usado por até 7 dias) é o método mais utilizado para estabelecer a correlação clínico-eletrocardiográfica. Naqueles com sintomas esporádicos, o monitor de eventos externo (*loop recorder*) é útil, podendo ser utilizado por várias semanas (tipicamente 10 dias no nosso meio). Em pacientes com sintomas severos (síncope) sem esclarecimento diagnóstico, o monitor de eventos implantável (até 3 anos de duração) vem ganhando espaço. O *tilt-table test* (teste de inclinação) é empregado na avaliação da síncope neurocardiogênica (vasovagal). O teste ergométrico é importante nas arritmias desencadeadas durante esforço e também na avaliação da resposta cronotrópica em pacientes com bradiarritmia. Métodos de imagem (radiografia torácica, ecocardiograma, ressonância magnética, etc.) são valiosos para estabelecer a presença de cardiopatia. O estudo eletrofisiológico (EEF) invasivo é capaz de determinar com precisão os mecanismos das taquiarritmias e a integridade do sistema de condução, sendo muito útil para o esclarecimento de sintomas como palpitações e síncope quando a investigação não invasiva foi inconclusiva. Em várias ocasiões, especialmente nas taquicardias paroxísticas supraventriculares, é possível realizar a ablação curativa no mesmo procedimento.

■ **TRATAMENTO**

BRADIARRITMIAS

A disfunção do nó sinusal (DNS) pode ser intrínseca (doença degenerativa idiopática, inflamatória, pós-operatória) ou secundária a fatores externos, tais como fármacos antiarrítmicos, distúrbios eletrolíticos (hipercalemia), hipotireoidismo, infarto do miocárdio e distúrbios autonômicos (síncope vasovagal). A disfunção sinusal se expressa ao ECG como bradicardia sinusal, bloqueio sinoatrial, parada sinusal, ritmo juncional, síndrome taquicardia-bradicardia e incompetência cronotrópica. Pacientes assintomáticos ou com sintomas leves em geral não necessitam tratamento. Na presença de sintomas significativos (cansaço aos esforços, dispneia, tontura, síncope), a documentação da correlação clínico-eletrocardiográfica é essencial para definição da conduta. Causas externas levando à disfunção sinusal devem ser corrigidas sempre que possível. O implante de marca-passo definitivo pode ser necessário para suporte terapêutico nos casos em que as medicações bradicardizantes são insubstituíveis (p. ex., betabloqueadores na IC). Para os pacientes sintomáticos com disfunção sinusal intrínseca, o único tratamento eficaz é o marca-passo, cujas indicações estão listadas no Quadro 148.2.

Os BAVs podem ser causados por alterações anatômicas (congênitas, degenerativas, pós-operatória, doença de Chagas) ou funcionais (infarto do miocárdio, fármacos, distúrbios eletrolíticos, autonômicas) no sistema de condução (nó AV, His-Purkinje). Ao ECG, se manifestam como BAV de primeiro, segundo e terceiro grau. No BAV de primeiro grau, ocorre prolongamento do intervalo PR acima de 200 ms. Na maior parte dos casos, o atraso da condução se dá no nó AV e raramente no sistema His-Purkinje. No BAV de segundo grau, algumas ondas P são bloqueadas não alcançando os ventrículos; pode ser Mobitz tipo I (Wenckebach) ou Mobitz tipo II. No tipo I, ocorre um prolongamento progressivo do intervalo PR antes de ocorrer uma onda P bloqueada. O intervalo PR imediatamente após a onda P não conduzida retorna ao seu valor basal e a sequência se inicia novamente. Esse bloqueio ocorre predominantemente no nó AV. No tipo II, o intervalo PR das ondas P conduzidas é fixo seguido por uma súbita onda P não conduzida para os ventrículos. Na maioria desses casos, o bloqueio ocorre no His-Purkinje. O BAV 2:1 não pode ser classificado como tipo I ou tipo II e é simplesmente chamado bloqueio 2:1. O termo bloqueio AV de alto grau ou avançado é utilizado quando ocorre falha na condução de duas ou mais ondas P consecutivas. No BAV de terceiro grau (total), todas as ondas P são bloqueadas, resultando em dissocia-

DIAGNÓSTICO E TRATAMENTO

QUADRO 148.2 ■ Recomendações para o implante de marca-passo definitivo na doença do nó sinusal segundo as diretrizes brasileiras

CLASSE I (NÍVEL DE EVIDÊNCIA)	CLASSE IIA (NÍVEL DE EVIDÊNCIA)	CLASSE IIB (NÍVEL DE EVIDÊNCIA)
1 | Espontânea, irreversível ou induzida por fármacos necessários e insubstituíveis, com manifestações documentadas de síncopes, pré-síncopes ou tonturas, ou com IC relacionadas à bradicardia (C) 2 | Com intolerância aos esforços, claramente relacionada à incompetência cronotrópica (C)	1 | Espontânea, irreversível ou induzida por fármacos necessários e insubstituíveis, com manifestações de síncopes, pré-síncopes ou tonturas relacionadas com a bradicardia, mas não documentadas (C) 2 | Síncope de etiologia indefinida Espontânea, irreversível ou induzida por fármacos necessários e insubstituíveis, com manifestações de síncopes, pré-síncopes ou tonturas relacionadas com a bradicardia, mas não documentadas (C) 3 | Na presença de DNS documentada ao EEF (C)	1 | Bradiarritmia sinusal que desencadeia ou agrava IC, angina do peito ou taquiarritmias (C) 2 | Pacientes oligossintomáticos com FC crônica < 40 min, durante vigília (C)

ção AV. Quando a origem do bloqueio é nodal, ocorre ritmo de escape juncional com QRS estreito. Nos bloqueios localizados no His-Purkinje, o escape mostra QRS alargado. Os BAVs de primeiro grau e segundo grau Mobitz I geralmente são assintomáticos ou oligossintomáticos, embora intervalos PR muito prolongados (> 300 ms) possam gerar sintomas típicos da síndrome do marca-passo. Entretanto, graus mais avançados de BAV, especialmente os localizados no His-Purkinje, podem causar intolerância ao exercício, tontura, síncope e ocasionalmente morte súbita. A exemplo da disfunção sinusal, causas externas de BAV devem ser corrigidas sempre que possível. Nos pacientes assintomáticos, a indicação de marca-passo deve considerar riscos potenciais (p. ex., BAV de segundo grau Mobitz II com QRS largo) e achados do EEF demonstrando distúrbio severo da condução atrioventricular (p. ex., intervalo HV > 100 ms). O marca-passo é a terapia de escolha para correção dos sintomas decorrentes do BAV e suas indicações são elencadas no Quadro 148.3.

Bradiarritmias significativas resultando em baixo DC devem ser tratadas sem demora. Na ausência de causas rapidamente reversíveis, a atropina (0,5 a 1,0 mg EV) é a medicação de escolha, exceto em pacientes com BAV com QRS largo, nos quais o marca-passo temporário (transcutâneo ou transvenoso) está indicado. Se não houver resposta à atropina, a dopamina ou a epinefrina endovenosa (EV) podem ser úteis até a colocação do marca-passo temporário.

TAQUIARRITMIAS

As supraventriculares se originam nos átrios ou no nó AV e geralmente apresentam frequências rápidas (170-250 bpm) e complexos QRS estreitos (< 120 ms). Entretanto, complexos QRS alargados podem ser registrados se houver bloqueio de ramo prévio, condução aberrante ou condução anterógrada por via acessória atrioventricular. As formas mais prevalentes dessas arritmias são discutidas a seguir.

As taquicardias paroxísticas supraventriculares (TPSV) acometem principalmente jovens saudáveis sem cardiopatia. Os tipos mais comuns são, respectivamente, a taquicardia por reentrada nodal atrioventricular (TRN), as taquicardias por reentrada AV mediadas por vias acessórias (TAV) e a taquicardia atrial (TA). O mecanismo das TRN e TAV é a reentrada envolvendo o nó AV. Na TRN, existem duas vias de condução intranodais (via rápida e via lenta) que favorecem a reentrada. Na forma mais comum, o estímulo ativa os ventrículos pela via lenta e retorna aos átrios pela via rápida. A TAV envolve circuito reentrante anatomicamente determinado, no qual o impulso passa pelos átrios, nó AV, ventrículos,

QUADRO 148.3 ■ Recomendações para o implante de marca-passo definitivo nos bloqueios atrioventriculares segundo as diretrizes brasileiras

CLASSE I (NÍVEL DE EVIDÊNCIA)	CLASSE IIA (NÍVEL DE EVIDÊNCIA)	CLASSE IIB (NÍVEL DE EVIDÊNCIA)
BAV 1º GRAU		
1 | Nenhuma	1 | Irreversível, com síncopes, pré-síncopes ou tonturas, de localização intra ou infra-His e com agravamento por estimulação atrial ou teste farmacológico (C)	1 | Com sintomas consequentes ao acoplamento AV anormal (C)
BAV 2º GRAU		
1 | Permanente ou intermitente, irreversível ou causado por medicações necessárias e insubstituíveis, independente do tipo e localização, com sintomas definidos de baixo fluxo cerebral ou IC consequentes à bradicardia (C) 2 | Tipo II, com QRS largo ou infra-His, assintomático, permanente ou intermitente e irreversível (C) 3 | Com *flutter* atrial ou FA, com períodos de resposta ventricular baixa, em pacientes com sintomas definidos de baixo fluxo cerebral ou IC consequentes à bradicardia (C)	1 | Tipo avançado, assintomático, permanente ou intermitente e irreversível ou persistente após 15 dias de cirurgia cardíaca ou IAM – (C) 2 | Tipo II, QRS estreito, assintomático, permanente ou intermitente e irreversível (C) 3 | Com *flutter* atrial ou FA, assintomático, com FV média abaixo de 40 bpm em vigília, irreversível ou por uso de fármaco necessário e insubstituível (C)	1 | Tipo avançado, assintomático, permanente ou intermitente e irreversível não relacionado à cirurgia cardíaca ou IAM (C) 2 | Tipo 2:1, assintomático, permanente ou intermitente e irreversível associado a arritmias ventriculares que necessitam de tratamento medicamentoso com fármacos insubstituíveis depressores da condução AV (C)

BAV 3º GRAU – TOTAL

1 | Permanente ou intermitente, irreversível, de qualquer etiologia ou local, com sintomas de hipofluxo cerebral ou IC Consequente s à bradicardia **(C)**
2 | Assintomático, consequente a IAM, persistente >15 dias **(C)**
3 | Assintomático, com QRS largo após cirurgia cardíaca, persistente >15 dias, **(C)**
4 | Assintomático, irreversível, com QRS largo ou intra/infra-His, ou ritmo de escape infra-His **(C)**
5 | Assintomático, irreversível, QRS estreito, com indicação de antiarrítmicos depressores do ritmo de escape **(C)**
6 | Adquirido, irreversível, assintomático, com FC média < 40 bpm na vigília, com pausas > 3 segundos e sem resposta adequada ao exercício **(C)**
7 | Irreversível, assintomático, com assistolia > 3 segundos na vigília **(C)**
8 | Irreversível, assintomático, com cardiomegalia progressiva **(C)**
9 | Congênito, assintomático, com ritmo de escape de QRS largo, com cardiomegalia progressiva ou com FC inadequada para a idade **(C)**
10 | Adquirido, assintomático, de etiologia chagásica ou degenerativa **(C)**
11 | Irreversível, permanente ou intermitente, Consequente à ablação da junção do nó AV **(C)**

1 | Consequente à cirurgia cardíaca, assintomático, persistente > 15 dias, com QRS estreito ou ritmo de escape nodal e boa resposta cronotrópica **(C)**
2 | Consequente à cirurgia cardíaca sem perspectiva de reversão < 15 dias **(C)**
3 | Congênito assintomático, com QRS estreito, má resposta cronotrópica, sem cardiomegalia, com arritmia ventricular expressiva ou QT longo **(C)**

1 | Congênito, com QRS estreito, boa resposta cronotrópica, sem cardiomegalia, com arritmia ventricular expressiva ou QT longo **(C)**

---

via acessória e novamente átrios. Os mecanismos focais (automatismo anormal e atividade deflagrada) são mais relevantes nas TAs e nas juncionais ectópicas.

As TPSV são habitualmente benignas, cursando com palpitações taquicárdicas paroxísticas associadas à sensação de batimentos no peito (palpitação no pescoço sugere taquicardia por reentrada nodal). Eventualmente podem ocorrer tonturas, dispneia, precordialgia e sudorese fria. Síncopes são raras. Caracteristicamente, as crises têm início súbito e imprevisível.

Se o paciente apresentar instabilidade hemodinâmica, cardioversão elétrica sincronizada (100J monofásico, 50J bifásico) deve ser realizada de imediato. As TPSV estáveis com QRS estreito (<120 ms) devem ser tratadas primeiramente com manobras vagais (compressão dos seios carotídeos, manobra de Valsalva, indução de reflexo do vômito) e adenosina na dose de 6 a 12 mg EV em bólus rápido, podendo ser repetida, se preciso (dose máxima 30 mg). Se essas medidas falharem, a cardioversão elétrica deve ser realizada. As de QRS largo (> 120 ms) devem ser diferenciadas de TVs, o que é muitas vezes difícil pelo ECG, mesmo utilizando algoritmos específicos (Brugada e Vereckei). Logo, na abordagem inicial, toda taquicardia de complexo QRS largo deve ser considerada de origem ventricular. Se houver suspeita clínica (jovens; sem cardiopatia aparente) e eletrocardiográfica forte de TPSV com aberrância, o tratamento é semelhante às de QRS estreito. Caso contrário, o tratamento é o mesmo da TV, com amiodarona EV (dose de ataque de 150 a 300 mg, podendo ser repetida com mais 150 mg após 15 minutos) e, na falha desta, cardioversão elétrica sincronizada (200 J monofásico, 100 J bifásico).

Para controlar as crises de TPSV, o tratamento de eleição é a ablação por cateter com energia de radiofrequência. Os fármacos geralmente são reservados para os pacientes aguardando ablação. Os betabloqueadores, bloqueadores de canais de cálcio não di-hidropiridínicos (diltiazem e verapamil) e a propafenona são boas opções. Se houver pré-excitação ventricular, os betabloqueadores, os bloqueadores de canais de cálcio e a digital são contraindicados, devendo ser usados o sotalol e a propafenona.

A amiodarona deve ser reservada aos pacientes refratários, intolerantes ou com contraindicações aos fármacos citados (Quadro 148.4).

A FA é a arritmia sustentada mais frequente, sendo identificada ao ECG pela ausência de ondas P e a presença de intervalos RR completamente irregulares. O *flutter* atrial revela ao ECG as ondas "f" típicas em forma de "dente de serra", com FA em torno de 300 bpm. A associação da FA com o *flutter* atrial é bastante comum. Frequentemente estão relacionadas a comorbidades, como hipertensão, coronariopatia e IC. O *flutter* atrial é uma arritmia macro-reentrante cujo circuito pode estar em ambos os átrios, embora as formas típicas se localizem no átrio direito. A FA está relacionada a mecanismos focais e reentrantes envolvendo principalmente o átrio esquerdo e as veias pulmonares. Essas arritmias podem ser paroxísticas (episódio com reversão espontânea ou com intervenção médica em até 7 dias do seu início) ou persistentes (episódio que dura mais de 7 dias), sendo assintomáticas em metade dos pacientes. Raramente há instabilidade hemodinâmica. Podem provocar palpitações, dispneia aos esforços, cansaço e precordialgia. Tontura e síncope são raros. Estão associadas a complicações significativas, como IC e fenômenos tromboembólicos. A abordagem da FA e do *flutter* atrial é semelhante.

Se houver instabilidade hemodinâmica, cardioversão elétrica sincronizada deve ser realizada de imediato, lembrando que no *flutter* atrial, a energia necessária é geralmente menor do que na FA (100 J monofásico, 50 J bifásico; vs. 200 J monofásico, 100 J bifásico). Nos casos estáveis, o controle da FC para minorar os sintomas deve ser instituído, sendo os betabloqueadores e os antagonistas dos canais de cálcio não di-hidropiridínicos (diltiazem e verapamil) as medicações de escolha. Na presença de disfunção ventricular, os digitálicos e a amiodarona são opções. Para reversão das arritmias, pode ser utilizada a cardioversão elétrica sincronizada ou fármacos (amiodarona, propafenona), porém no *flutter* atrial, a cardioversão elétrica é o método de escolha. Em ambas as arritmias, o momento da cardioversão (química ou elétrica) dependerá do início da crise (<48 h e >48 h) devido ao risco de eventos tromboembólicos, cuja prevenção é

QUADRO 148.4 ■ Tratamento das taquicardias paroxísticas supraventriculares

ARRITMIA	TRATAMENTO DA CRISE	PREVENÇÃO DA RECORRÊNCIA
TPSV instável	CV (100 J monofásico, 50 J bifásico)	1º) Ablação 2º) Betabloqueadores* Propafenona, sotalol 3º) Amiodarona
TPSV estável		
QRS estreito (< 120 ms)	1º) Manobras vagais 2º) Adenosina (6 a 12 mg EV) 3º) CV (100 J monofásico, 50 J bifásico)	1º) Ablação 2º) Betabloqueadores*, diltiazem*, verapamil*, propafenona, sotalol 3º) Amiodarona
QRS largo (> 120 ms)		
Taqui supra com aberrância	Tratar como QRS estreito	Tratar como QRS estreito
Diagnóstico indefinido	Tratar como TV 1º) Amiodarona (150 a 300 mg EV) 2º) CV (200 J monofásico, 100 J bifásico)	1º) Ablação 2º) Betabloqueadores*, diltiazem*, verapamil*, propafenona, sotalol 3º) Amiodarona
FA pré-excitada	1º) CV (200 J monofásico, 100 J bifásico) 2º) Amiodarona (150 a 300 mg EV) ou propafenona (2 mg/kg EV) na ausência de cardiopatia	1º) Ablação 2º) Propafenona e sotalol 3º) Amiodarona

TPSV: taquicardia paroxística supraventricular; CV: cardioversão elétrica; FA: fibrilação atrial; taqui supra: taquicardia supraventricular; TV: taquicardia ventricular; *: Contraindicado em pacientes com pré-excitação ventricular.

essencial. Quando a duração da arritmia é inferior a 48 horas, a cardioversão pode ser realizada, precedida de heparina endovenosa em bólus (60-70 U/kg) ou subcutânea (enoxaparina 1 mg/kg). Nos casos com início superior a 48 horas ou indeterminado, pode ser realizado o ecocardiograma transesofágico para detecção de trombos. Se o exame for negativo, a cardioversão pode ser feita após heparina (endovenosa em bólus ou subcutânea). Se o ecocardiograma transesofágico não for possível ou na presença de trombos, deve ser iniciada anticoagulação oral plena com varfarina (INR 2,0-3,0), dabigatrana, rivaroxabana ou apixabana por 3 semanas antes da cardioversão. A anticoagulação deve ser continuada por 4 semanas após a cardioversão em todos os pacientes com FA ou flutter atrial com duração superior a 48 horas. A manutenção da anticoagulação cronicamente deve ser avaliada através do escore de risco CHA2DS2VASc (C, insuficiência cardíaca = 1 ponto; H, hipertensão arterial = 1 ponto; A2, idade > 75 anos = 2 pontos; D, diabetes = 1 ponto; S2, AVC prévio = 2 pontos; V, doença vascular = 1 ponto; A, idade entre 64 e 74 anos = 1 ponto; Sc, sexo feminino = 1 ponto). As indicações são as seguintes: escore > 2, anticoagulação oral com varfarina, dabigatrana, rivaroxabana ou apixabana; escore = 0, não há necessidade de tratamento. O escore = 1 é controverso, pois as diretrizes europeia e brasileira recomendam ácido acetilsalicílico (AAS) ou anticoagulação oral (tratamento preferencial), ao passo que a americana admite AAS, anticoagulação oral ou até mesmo nenhuma terapia. Portanto, a decisão deve ser individualizada.

Em alguns grupos de pacientes (idosos assintomáticos), é possível optar apenas pelo controle da FC com fármacos, sem tentar interromper a arritmia, porém, na grande maioria dos pacientes, a prevenção das crises deve ser tentada. O controle do ritmo é realizado incialmente com fármacos (propafenona, sotalol, amiodarona), e em caso de recorrência, a ablação por cateter com energia de radiofrequência pode ser indicada, com bons resultados. Contudo, o sucesso da ablação é dependente da presença e da extensão da cardiopatia estrutural.

ATENÇÃO!

Pacientes com FA e fatores de risco para fenômenos tromboembólicos (escore CHA2DS2VASc) devem receber anticoagulação oral crônica, independentemente da estratégia terapêutica adotada (controle do ritmo ou da frequência), mesmo que aparentemente a arritmia esteja controlada com fármacos ou ablação.

Arritmias ventriculares são aquelas que se originam abaixo da bifurcação do feixe de His, sendo potencialmente mais graves que as supraventriculares. Suas principais formas são as extrassístoles, as taquicardias ventriculares sustentadas (TVS) e a FV. Ao ECG, apresentam QRS largo (>120 ms), podendo ser monomórficas (mesma morfologia) ou polimórficas (várias morfologias). O ECG de 12 derivações é muito importante, pois permite identificar com razoável precisão o tipo e o local de origem da arritmia. As arritmias ventriculares podem ser idiopáticas (coração normal) do ventrículo direito (VD) (via de saída) ou ventrículo esquerdo (VE) (fascicular), secundárias a eventos transitórios (isquemia, fármacos), decorrentes de cicatrizes miocárdicas (cardiopatias estruturais) ou ainda de origem genética (canalopatias). O mecanismo das arritmias idiopáticas geralmente é por atividade deflagrada (via de saída) ou reentrada (fascicular). Reentrada anatômica nas cicatrizes miocárdicas é a causa das taquicardias nas cardiopatias estruturais. As arritmias polimórficas (torsades de pointes) das canalopatias são geradas por reentradas funcionais. Os sintomas mais comuns das extrassístoles são as palpitações, embora muitos pacientes sejam assintomáticos. As TVS em geral cursam com palpitações, dispneia, precordialgia, síncope e parada cardíaca. Arritmias idiopáticas em geral são benignas, e as canalopatias estão associadas à morte súbita pelo desencadeamento de FV. O prognóstico das arritmias ventriculares nas cardiopatias estruturais dependerá do grau de disfunção ventricular. Na cardiopatia isquêmica e na IC, frações de ejeção do ventrículo esquerdo (FEVE) inferiores a 40% identificam pacientes com maior risco de morte súbita.

Via de regra, extrassístoles são benignas e requerem tratamento apenas se forem sintomáticas ou desencadearem dilatação ventricular progressiva (taquicardiomiopatia). Esse fenômeno é mais comum nas ectopias idiopáticas do VD quando a densidade das extrassístoles é superior a 15% dos batimentos. Os betabloqueadores são as medicações mais usadas para controle dos sintomas. Bloqueadores de canais de cálcio (verapamil, diltiazem), sotalol e propafenona são opções nas ectopias idiopáticas. A amiodarona deve ser reservada aos casos refratários com cardiopatia estrutural. Nas ectopias idiopáticas, a ablação é uma boa alternativa quando o tratamento farmacológico é insuficiente. O tratamento das TVS idiopáticas é semelhante ao das extrassístoles, porém a ablação curativa pode ser indicada como primeira opção.

O tratamento da TVS em cardiopatas visa a controlar as crises e a prevenir a morte súbita por meio do emprego de fármacos antiarrítmicos, ablação e o cardiodesfibrilador implantável (CDI). As TVS com repercussão hemodinâmica devem ser imediatamente cardiovertidas eletricamente. A amiodarona EV em dose única de 300 mg ou 5 mg/kg pode ser utilizada para estabilizar o quadro. As TVS polimórficas tipo torsades de pointes (QT longo congênito) podem ser tratadas com sulfato de magnésio (1 a 2 gramas EV) e marca-passo ventricular temporário. O isoproterenol é útil nas tempestades elétricas (>3 episódios em 24 horas) na síndrome de Brugada. Nos demais tipos de TVS polimórfica e na FV recorrentes, o metoprolol EV pode auxiliar na estabilização. Na tempestade elétrica e nas TVS incessantes associadas à cardiopatia estrutural, a amiodarona associada aos betabloqueadores deve ser usada. A ablação por cateter pode ser salvadora em casos refratários.

As TVs estáveis em pacientes com cardiopatia estrutural podem ser revertidas com cardioversão elétrica ou amiodarona EV, fármaco também usado para prevenir recorrências (1.200 a 1.800 mg VO por dia até atingir 10 g, com manutenção de 400 mg dia). A ablação pode ser considerada em casos selecionados. Além da amiodarona e dos betabloqueadores, o sotalol também pode ser usado na cardiopatia estrutural, sendo valioso na displasia arritmogênica do VD. A propafenona é contraindicada em pacientes com distúrbios de condução ou com cardiopatia estrutural.

O CDI é a terapia de escolha para profilaxia secundária da morte súbita em pacientes com arritmias ventriculares malignas (TVS, FV). A amiodarona, os betabloqueadores e a ablação podem ser utilizados em pacientes com cardiopatia estrutural (isquêmica, chagásica, displasia do VD) para reduzir o número de choques liberados pelo dispositivo. Pacientes de alto risco para morte súbita, como os com disfunção ventricular severa pós-infarto, IC grave e doenças elétricas primárias, são candidatos a implante de CDI para prevenção primária. As principais indicações do CDI são elencadas nos Quadros 148.5, 148.6 e 148.7.

QUADRO 148.5 ■ Indicações de cardiodesfibrilador implantável para profilaxia secundária

INDICAÇÃO	RECOMENDAÇÃO/ NÍVEL DE EVIDÊNCIA
Parada cardíaca por TV/FV de causa não reversível, com FE ≤ 35%	I/A
TVS espontânea com comprometimento hemodinâmico ou síncope, de causa não reversível com FE ≤ 35%	I/A
Sobreviventes de parada cardíaca, por TV/FV de causa não reversível, com FE ≥ 35%	IIa/B
Pacientes com TVS espontânea, de causa não reversível, com FE ≥ 35%, refratária a outras terapêuticas	IIa/B
Pacientes com síncope de origem indeterminada com indução de TVS hemodinâmicamente instável	IIa/B

QUADRO 148.6 ■ Indicações de cardiodesfibrilador para profilaxia primária

INDICAÇÃO	RECOMENDAÇÃO/ NÍVEL DE EVIDÊNCIA
IAM > 40 dias, TCO, sem isquemia residual, NYHA II/III e FE ≤ 35% ou I e FE ≤30%	I/A
IAM > 40 dias, TCO, sem isquemia residual, FE ≤ 40% e TVS no EEF	I/B
ICC com FE ≤ 35% NYHA II ou III Expectativa > 1 ano	IIa/A

IAM: infarto agudo do miocárdio; ICC: insuficiência cardíaca congestiva; TCO: tratamento clínico otimizado; TVS: taquicardia ventricular sustentada; FE: fração de ejeção.

QUADRO 148.7 ■ Indicações de cardiodesfibrilador implantável (CDI) nas síndromes elétricas primárias segundo a diretriz americana e europeia ACC/AHA/ESC

CLASSE I (NÍVEL DE EVIDÊNCIA)	CLASSE IIA (NÍVEL DE EVIDÊNCIA)	CLASSE IIB (NÍVEL DE EVIDÊNCIA)
SÍNDROME DO QT LONGO (SQTL)		
Implante de CDI associado a betabloqueadores em pacientes com parada cardíaca previa e expectativa de vida > 1 ano. (A)	Implante de CDI + betabloqueadores podem se efetivos em reduzir MCS em pacientes com SQTL e sincope ou TV com expectativa de vida > 1 ano. (B)	Implante de CDI + betabloqueadores pode ser considerado para profilaxia de MCS em pacientes com alto risco de parada cardíaca como SLTQ2 e SLQT3 com expectativa de vida >1ano. (B)
SÍNDROME DE BRUGADA		
Implante de CDI em pacientes com parada cardíaca prévia em uso de terapia crônica ótima e que tenham expectativa de vida razoável com bom estado funcional maior do que 1 ano. (C)	Implante de CDI é razoável para os pacientes com elevação espontânea do segmento ST V1-3, que tiveram síncope com ou sem mutação do gene SCN5A demonstrada e que tenha expectativa de vida razoável com bom estado funcional maior do que 1ano. (C)	

MCS: morte cardíaca súbita.
Fonte: Zipes e colaboradores.[1]

DIAGNÓSTICO E TRATAMENTO

REVISÃO

- As arritmias são classificadas em bradiarritmias (frequências cardíacas lentas) e taquiarritmias (frequências cardíacas aceleradas).
- As manifestações clínicas das arritmias têm espectro extremamente amplo, variando desde o paciente assintomático até a morte súbita por parada cardíaca.
- A anamnese, o exame clínico e os métodos eletrocardiográficos são essenciais na avaliação de pacientes com suspeita de arritmias cardíacas.
- Bradiarritmias (disfunção sinusal e bloqueios atrioventriculares) sintomáticas e não relacionadas a causas reversíveis (fármacos, isquemia, distúrbios eletrolíticos) devem ser tratadas com implante de marca-passo definitivo.
- O tratamento de eleição das taquicardias paroxísticas supraventriculares é a ablação por cateter, que apresenta elevadas taxas de cura com baixos índices de complicações.
- O tratamento do *flutter* atrial e/ou da fibrilação atrial é feito com medicações antiarrítmicas e, em casos selecionados, com ablação por cateter. Esses pacientes devem ser avaliados quanto à necessidade de anticoagulação.
- As arritmias ventriculares idiopáticas (ectopias e TVS) são geralmente benignas e tratadas com fármacos ou ablação por cateter.
- O CDI é a terapia de escolha para prevenção secundária da morte súbita em cardiopatas com arritmias ventriculares malignas. Populações de alto risco para morte súbita são candidatos a implante de CDI para prevenção primária.

■ REFERÊNCIA

1. Zipes DP, Camm AJ, Borggrefe M, Buxton AE, Chaitman B, Fromer M, et al. Guidelines for management of patients with ventricular arrhythmias and the prevention of sudden cardiac death: A report of the American College of Cardiology/American Heart Association task force and the European Society of Cardiology committee for practice guidelines (writing committee to develop guidelines for management of patients with ventricular arrhythmias and the prevention of sudden cardiac death). J Am Coll Cardiol. 2006;48:e247-346.

■ LEITURAS SUGERIDAS

Gaztanaga L, Marchlinski FE, Betensky BP. Mechanisms of cardiac arrhythmias. Rev Esp Cardiol. 2012;65:174-85.

January CT, Wann LS, Alpert JS, Calkins H, Cigarroa JE, Cleveland JC Jr, et al. 2014 AHA/ACC/HRS guideline for the management of patients with atrial fibrillation: a report of the American College of Cardiology/American Heart Association Task Force on Practice Guidelines and the Heart Rhythm Society. J Am Coll Cardiol. 2014;64:e1-76.

Link MS. Clinical practice. Evaluation and initial treatment of supraventricular tachycardia. N Engl J Med. 2012;367:1438-48.

Martinelli Filho M, Zimerman LI, Lorga AM, Vasconcelos JTM, Rassi A Jr. Guidelines for implantable electronic cardiac devices of the Brazilian Society of Cardiology. Arq Bras Cardiol. 2007; 89:e210-e238.

149
DOENÇA VENOSA

149.1 DOENÇA VENOSA CRÔNICA

■ NEWTON DE BARROS JUNIOR

A doença venosa crônica (DVC) representa um amplo espectro de alterações morfológicas e funcionais do sistema venoso, que podem manifestar-se como telangiectasias (microvarizes) até úlceras venosas. O termo insuficiência venosa crônica tem sido usado para descrever as formas mais graves da doença, quando ocorrem alterações que atingem a pele e o tecido subcutâneo. Conceitua-se a DVC dos membros inferiores como doença multifacetada que compreende uma gama de sinais, desde as veias varicosas até as úlceras venosas, que podem estar associadas ao edema, ao eczema venoso, à hiperpigmentação, à atrofia branca e à lipodermatosclerose dos membros inferiores.

■ EPIDEMIOLOGIA

Por décadas, a DVC sofreu indefinições que dificultaram conhecê-la, e, em virtude de vários fatores, a epidemiologia da doença permaneceu imprecisa: suas múltiplas formas; a diversidade de conceitos entre os investigadores; as formas heterogêneas e variadas de classificação; e as dificuldades em detalhar as queixas dos pacientes.

Apesar de existirem estudos epidemiológicos relevantes, a prevalência exata da DVC permanece obscura. A incidência de varizes varia muito, mas, no geral, atingem entre 25 e 30% das mulheres e 7 e 40% dos homens. As evidências atuais sugerem que a prevalência da doença venosa aumenta com a idade e que as varizes são mais prevalentes em mulheres.

ATENÇÃO!

A história familiar, a obesidade, a posição ortostática prolongada permanente e a dieta têm sido propostas como fatores de risco, mas são necessárias maiores evidências para aceitação definitiva. Há, ainda, necessidade de estudos longitudinais de boa qualidade e que possam medir realmente a incidência e a prevalência da DVC.

No Brasil, alguns estudos de prevalência da doença varicosa se destacaram. Em um deles, realizado em Botucatu, no Estado de São Paulo, verificou-se predominância da doença em 38% dos homens e 51% das mulheres. Em outro estudo, em Sorocaba (SP), revelou-se ocorrência em 14% dos homens e em 63% das mulheres examinadas. Em análise em gestantes, na cidade de São Paulo, verificou-se a prevalência de doença varicosa em 72,7% (20,5% delas portadoras de formas maiores e 52,2% de formas menores da doença – veias reticulares e telangiectasias).

De maneira geral, pode-se estimar que a prevalência da DVC varia de acordo com os critérios da doença (Tabela 149.1).

■ FISIOPATOLOGIA

Considera-se a DVC uma doença progressiva de início insidioso e leve em idades precoces, agravando-se e intensificando-se com o passar do

TABELA 149.1 ■ Distribuição da DVC de acordo com os critérios de doença considerados

DVC CONSIDERADA	PREVALÊNCIA (%)	
	Homens	Mulheres
Doença varicosa (todas as formas)	40-50	50-55
Veias varicosas	10-15	20-25
Insuficiência venosa crônica	2-7	3-7
Úlcera venosa	0,5-1	1-1,5

Fonte: Modificada de Callam.[1]

QUADRO 149.1 ■ Classificação CEAP: critério clínico

C0	Doença venosa sem sinais visíveis ou palpáveis
C1	Telangiectasias (θ até 1 mm) ou veias reticulares – (θ = 1-3 mm)
C2	Veias varicosas (θ ≥ 3 mm)
C3	C1 ou C2 + edema
C4	Alterações em pele e tecido subcutâneo: • C4a: Pigmentação ou eczema • C4b: Lipodermatosclerose ou atrofia branca
C5	Úlcera venosa cicatrizada
C6	Úlcera venosa ativa ou aberta

θ = diâmetro da veia.
Fonte: Eklöf e colaboradores.[2]

tempo. O fator etiopatogênico fundamental que desencadeia as alterações das paredes das veias e o aparecimento dos sintomas é a hipertensão venosa crônica. As teorias mais aceitas da etiologia primária da DVC são: alterações da parede venosa; incompetência valvar primária (causas genéticas); microfístulas arteriovenosas congênitas; e microtromboses de veias perfurantes. A DVC ocorre secundariamente por sequelas no sistema venoso profundo com insuficiência valvar em decorrência de trombose venosa profunda (TVP) anterior.

Além disso, como mecanismos da doença merecem menção: progesterona (sexo feminino); gestação; idade; obesidade; e ortostatismo prolongado. Tais fatores causam estado de hipertensão venosa e dilatação do sistema venoso que, por sua vez, provocam hipertensão capilar e insuficiência valvar. Ocorrem sobrecarga venosa por refluxo venoso e processo inflamatório pela interação entre os leucócitos e o endotélio venoso, que, em última análise, causarão o quadro clínico da hipertensão venosa crônica, como os sintomas venosos, o edema, as alterações da pele e do tecido subcutâneo e as ulcerações.

■ QUADRO CLÍNICO

O quadro é variável e as queixas que caracterizam a DVC pioram com o calor ou com o curso do dia e melhoram com repouso ou elevação dos membros. Os sintomas são sensação de peso, cansaço, inchação, queimação, pontadas, dolorimento, formigamento, prurido, pernas inquietas e cansadas. Os sinais da DVC são variados e podem manifestar-se como telangiectasias (vênulas de até 1 mm de diâmetro), veias reticulares (de 1 a 3 mm de diâmetro), veias varicosas (com diâmetro > 3 mm) até quadros mais exuberantes que mostram alterações na pele e no tecido subcutâneo: hiperpigmentação (dermatite ocre); lipodermatosclerose (fibrose do subcutâneo); eczema varicoso; atrofia branca; e ulcerações.

■ CLASSIFICAÇÃO

Em 1995, publicou-se uma Classificação para a DVC a partir de quatro critérios: Clínico, Etiológico, Anatômico e F(Ph)isiopatológico. Revisada em 2004[2] e amplamente utilizada, é chamada de "CEAP"; na prática clínica, pode ser utilizada para classificar a doença, sob o ponto de vista clínico, segundo os seus sinais (Quadro 149.1).

■ DIAGNÓSTICO

A DVC pode ser causada por obstrução e/ou refluxo no sistema venoso. O exame clínico e os métodos de diagnóstico complementar têm como objetivo estabelecer quais dessas condições estão presentes.

Em fase inicial da consulta médica, o diagnóstico da DVC é eminentemente clínico, efetuado por anamnese e exame físico. Na anamnese, deve-se levar em consideração a queixa e a duração dos sintomas, a história pregressa da moléstia atual, os hábitos de vida, a profissão, a caracterização de doenças anteriores (especialmente TVP), os traumas prévios dos membros inferiores e antecedentes da doença venosa na família. No exame físico, há que se observar a presença e a distribuição de veias varicosas, hiperpigmentação, lipodermatoesclerose, edema e, eventualmente, de nevo ou aumento no comprimento do membro inferior e de varizes de localização atípica.

> **ATENÇÃO!**
>
> É importante ressaltar que o exame clínico específico dos membros inferiores deve ser realizado com boa iluminação e com o paciente em pé, após alguns minutos de ortostatismo para a visibilização das alterações descritas no quadro clínico.

Por meio de manobras especiais, é possível verificar os pontos de refluxo das junções safeno-femoral, safeno-poplítea e refluxo nas veias perfurantes incompetentes. Denomina-se Prova de Brodie-Trendelemburg a manobra em que se utilizam garrotes para a constatação desses refluxos.

Exames subsidiários

A avaliação da DVC é mais difícil do que a avaliação da doença arterial, e a utilização de Doppler de ondas contínuas (Doppler portátil) é o primeiro método de avaliação após o exame clínico, podendo detectar o refluxo em pontos específicos, como a junção safeno-femoral ou safeno-poplítea, e nas perfurantes insuficientes.

Exames não invasivos

- **Ecodoppler venoso:** exame mais utilizado na caracterização da DVC, é muito importante na indicação do tratamento cirúrgico. Por ele, pode-se determinar a localização e a morfologia das alterações venosas. É indicado principalmente para a avaliação do refluxo venoso envolvendo os territórios da veia safena magna e/ou parva; a localização de perfurantes incompetentes; o esclarecimento diagnóstico de edema; a avaliação de casos de varizes recidivadas e anomalias vasculares; a investigação de TVP prévia e eventual insuficiência valvar e refluxo no sistema venoso profundo.

- **Pletismografia venosa (a ar):** pode ser utilizada na avaliação do grau de acometimento da hemodinâmica venosa (obstrução e/ou refluxo), estimando o comprometimento do sistema venoso superficial e profundo e verificando a função da bomba muscular da panturrilha. Consegue prever o resultado da cirurgia do sistema venoso superficial e avaliar a utilidade da compressão elástica. Deve ser considerada como um teste quantitativo complementar.

Exames invasivos

A flebografia só é indicada quando os métodos não invasivos forem insuficientes para esclarecimento do diagnóstico e/ou da orientação terapêutica. Pode ser indicada nas angiodisplasias ou na possibilidade de cirurgia no sistema venoso profundo. A arteriografia pode ser necessária em casos de suspeita de fístulas arteriovenosas. Na suspeita de linfedema associado à DVC, a linfocintilografia radioisotópica pode ser útil. Na impossibilidade de exames subsidiários, o diagnóstico clínico é suficiente para indicar o tratamento adequado (Figura 149.1).

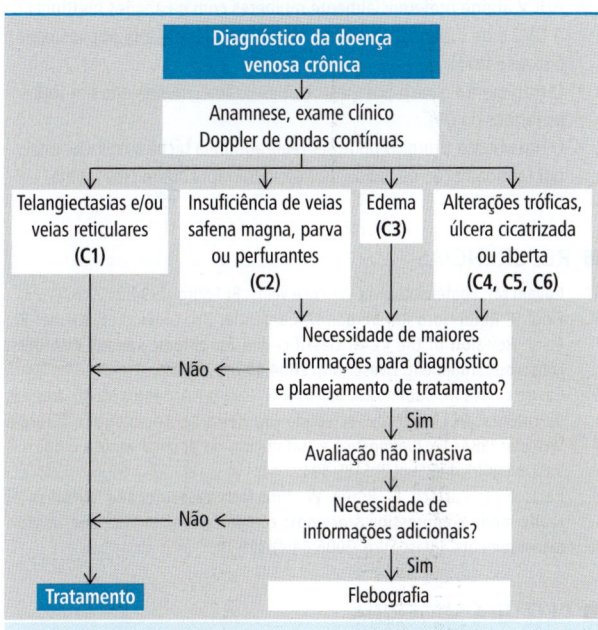

FIGURA 149.1 ■ Algoritmo para o diagnóstico da DVC.

Fonte: Castro e Silva e colaboradores.[3]

■ TRATAMENTO

Variável, de acordo com a gravidade da doença, o tratamento pode basear-se na classificação clínica CEAP. Para as formas mais leves da doença, com CEAP C1 e C2, é possível indicar desde medidas gerais até escleroterapia e cirurgia de exérese de veias reticulares por meio de microincisões, de acordo com o algoritmo da Figura 149.2. O tratamento para as formas mais graves, com CEAP C3, C4, C5 e C6, dependerá das avaliações para o diagnóstico adequado da doença e variará desde o tratamento clínico até o cirúrgico, de acordo com o algoritmo da Figura 149.3.

TRATAMENTO CLÍNICO

De maneira geral, o tratamento clínico é indicado para todas as formas de DVC, como terapia única ou associada aos métodos cruentos.

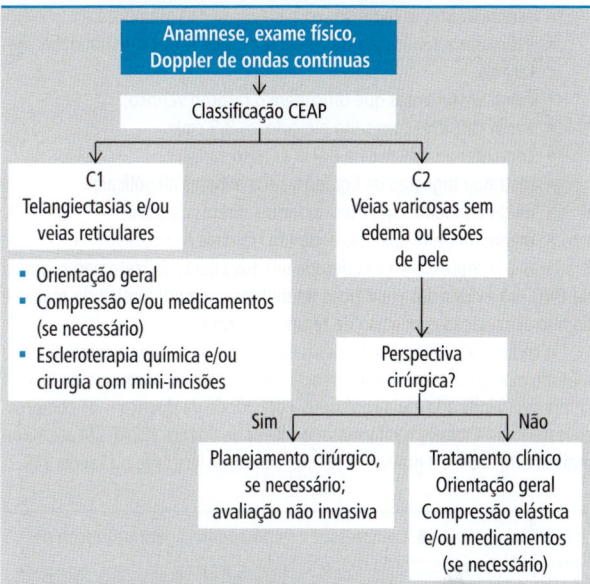

FIGURA 149.2 ■ Algoritmo para o tratamento da DVC em pacientes com CEAP C1 e C2.

Fonte: Castro e Silva e colaboradores.[3]

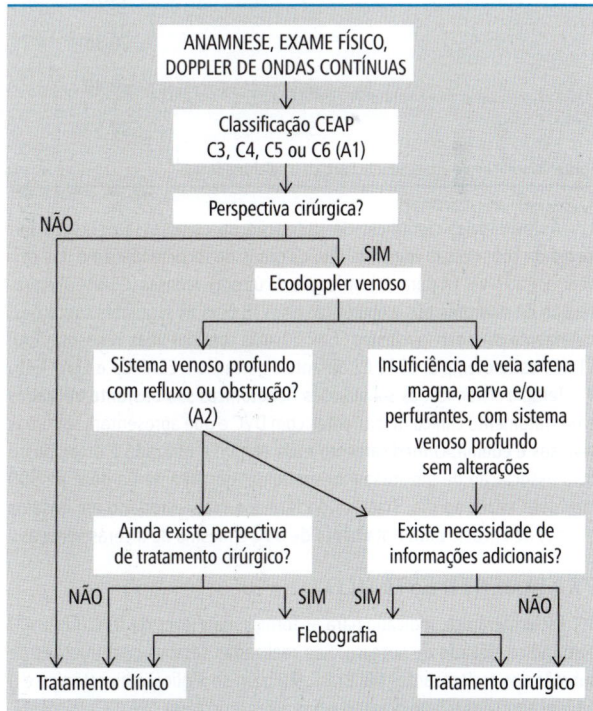

FIGURA 149.3 ■ Algoritmo para o tratamento da DVC em pacientes CEAP C3 a C6.

Fonte: Castro e Silva e colaboradores.[3]

1 | **Medidas higiênico-dietéticas:** algumas recomendações são úteis para tratar a hipertensão venosa, tais como
- evitar ortostatismo prolongado;

- estimular breves repousos com elevação dos membros;
- estimular a realização de atividade física (exercícios, marcha, natação);
- evitar vestimentas que dificultem o retorno venoso;
- evitar calçados com salto elevado (> 3,5 cm);
- combater a obesidade e doenças associadas;
- restringir ingestão de líquidos, sal e bebidas alcoólicas;
- evitar ambientes quentes ou fontes diretas de calor;
- manter higiene dos pés, evitando traumas e micoses.

2 | Terapia compressiva: considerada um dos pilares do tratamento clínico da DVC. Há evidências científicas da melhora hemodinâmica da macro e da microcirculação com o uso de terapia compressiva.

A compressão por meio de meias elásticas de compressão graduada é o método mais utilizado e com evidências fortes para o tratamento da DVC. A compressão indicada varia conforme a gravidade da doença – de compressões de 10 a 14 mmHg nas formas mais leves da doença (CEAP C0) até 40 ou mais mmHg nas mais graves (CEAP C6), conforme ilustrado na Tabela 149.2.

TABELA 149.2 ■ Compressões recomendadas para utilização de meias elásticas de acordo com a gravidade da DVC

CLASSE DE MEIA	INDICAÇÃO	COMPRESSÃO
	CEAP	(mmHg)
0	0	10-15
I	1	15-20
II	2-3	20-30
III	3-4	30-40
IV	5-6	40-50

Fonte: Modificada e adaptada de Partsch e colaboradores.[4]

As evidências científicas da utilização da compressão elástica por meias de compressão mostram que os graus de recomendação e das evidências são nível 1A para a cicatrização de úlceras venosas (CEAP C6) e prevenção da síndrome pós-trombótica; nível 1B para as seguintes condições: tratamento clínico de pacientes CEAP C0, mas com sintomas venosos; CEAP C1 pós-escleroterapia; CEAP C2 durante a gestação e CEAP C3 e CEAP C4b.

3 | Terapia sistêmica: as substâncias flebotônicas são bastante utilizadas para tratamento clínico de pacientes com DVC e que apresentam sintomas venosos e edema. O medicamento mais efetivo e utilizado é o composto pela associação de diosmina e hesperidina, geralmente na dose de 500 mg, duas vezes ao dia. Trata-se do fármaco mais estudado em ensaios clínicos de eficácia para tratamento de DVC e mesmo de úlceras venosas.

TRATAMENTO ESTÉTICO

1 | Escleroterápico: indicado para as formas mais leves da DVC (CEAP C1) com índice elevado de sucesso. São realizadas sessões com injeções de substâncias esclerosantes (no Brasil, utilizam-se a glicose hipertônica e o polidocanol) nas telangiectasias e nas veias reticulares.

2 | Cirúrgico: realizado por meio de microincisões e retirada das veias reticulares (microvarizes) por pequenos ganchos ou agulhas de crochê.

TRATAMENTO CIRÚRGICO

Indica-se o tratamento cirúrgico da DVC visando a diminuir, ou a abolir, os sintomas venosos e a prevenir complicações decorrentes da hipertensão venosa crônica. Na operação da DVC por refluxo e dilatação no sistema venoso superficial (varizes primárias dos membros inferiores), têm-se como objetivos a abolição dos pontos de refluxo do sistema venoso profundo em direção ao sistema superficial e ressecção de varizes colaterais.

Atualmente, consideram-se três tipos de tratamento cirúrgico para as varizes dos membros inferiores:

1 | Tratamento cirúrgico convencional: realiza-se a desconexão dos pontos de refluxo do sistema venoso profundo em direção ao superficial, em que se podem fazer as safenectomias internas e/ou externas por meio das desconexões das junções safeno-femoral ou safeno-poplíteo e a ligadura das veias perfurantes insuficientes, associada à ressecção das varizes colaterais.

2 | Tratamento minimamente invasivo: realiza-se a termoablação das safenas e das colaterais com a utilização do laser endovenoso ou com a radiofrequência.

3 | Escleroterapia com microespuma das safenas e das colaterais.

REVISÃO

- A DVC é muito frequente e, por isso, é considerada um problema de saúde pública.
- ADCV atinge preferencialmente mulheres com gestações múltiplas.
- A DVC é de diagnóstico clínico e pode ser classificada apenas com o exame físico.
- O tratamento clínico por elastocompressão está indicado em todas as formas de DVC.
- O tratamento cirúrgico pode ser realizado pela técnica convencional, por termoablação ou, ainda, por escleroterapia por microespuma.

■ REFERÊNCIAS

1. Callam MJ. Epidemiology of varicose veins. Br J Surg. 1994;81(2):1671-73.
2. Eklöf B, Rutherford RB, Bergan JJ, Carpentier PH, Gloviczki P, Kistner RL, et al. Revision of the CEAP classification for chronic venous disorders: consensus statement. J Vasc Surg. 2004;40(6):1248-52.
3. Castro e Silva M, Cabral ALS, Barros Jr N, Castro AA, Santos MERC. Normas de orientação clínica da Sociedade Brasileira de Angiologia e Cirurgia Vascular (SBACV): diagnóstico e tratamento da doença venosa crônica. J Vasc Br. 2005;4 (3 Supl 2):S185-S94.
4. Partsch H, Partsch B, Braun W. Interface pressure and stiffness of ready made compression stockings: comparison of in vivo and in vitro measurements. J Vasc Surg. 2006;44(4):809-14.

■ LEITURA SUGERIDA

Gloviczki P, Comerota AJ, Dalsing MC, Eklof BG, Gillespie DL, Gloviczki ML, et al. The care of patients with varicose veins and associated chronic venous diseases: clinical practice guidelines of the Society for Vascular Surgery and the American Venous Forum. J Vasc Surg. 2011;53(5 Suppl):2S-48S.

149.2 TROMBOSE VENOSA PROFUNDA

■ NEWTON DE BARROS JUNIOR

■ FAUSTO MIRANDA JR.

Entidade clínica grave, a trombose venosa profunda (TVP) é caracterizada pela formação de trombos dentro de veias profundas, mais comumente nos membros inferiores (80 a 90% dos casos), com ocorrência de 100/100 mil ao ano nos Estados Unidos. No Brasil, a incidência mostra-se em torno de 0,6 por 1.000 habitantes/ano. Considerando-se que a fisiopatologia da TVP é a tríade de Virchow, três fatores estão envolvidos na formação dos trombos: a estase sanguínea; a lesão do endotélio; e a alteração na coagulabilidade. O processo trombótico inicia-se mais frequentemente nos seios venosos das veias musculares da perna e pode atingir troncos venosos maiores, causando oclusão do fluxo em graus variados.

As principais complicações da TVP são, na fase aguda, a embolia pulmonar (EP) e, mais tardiamente, a insuficiência venosa crônica decorrente da síndrome pós-trombótica, causada pelo refluxo venoso decorrente das lesões das válvulas venosas profundas. Ainda nos dias atuais, as taxas de morbidade e mortalidade são elevadas, em razão da dificuldade de realização do diagnóstico e do tratamento apropriados. O reconhecimento de pacientes em risco potencial de TVP torna-se fundamental não apenas para o emprego de medidas profiláticas adequadas, como também para diagnóstico e tratamento precoces, diminuindo, com isso, a ocorrência do tromboembolia pulmonar (TEP) e de sua sequela tardia, a síndrome pós-trombótica.

ATENÇÃO!

O fato de a TVP e a TEP apresentarem sinais e sintomas pouco específicos, associado ao fato de que várias doenças apresentam manifestações clínicas semelhantes, dificulta o diagnóstico.

A complexidade do diagnóstico clínico das duas condições é potencializada porque muitos pacientes não apresentam nenhum sintoma, nem sinal de TVP, e a EP maciça e fatal pode ser a primeira manifestação clínica de uma TVP assintomática.

O clínico e o cirurgião devem estar cientes destas altas taxas de falso-positivos e falso-negativos e manter sempre alto índice de suspeita para a TVP e a TEP em pacientes de risco.

FISIOPATOLOGIA

O mecanismo fisiopatológico da TVP é resultado da interação de fatores hematológicos, reológicos e estruturais. Virchow identificou, em 1862, os fatores que precipitavam a trombose, sendo a tríade composta por lesão endotelial, estase venosa e hipercoagulabilidade e ainda hoje considerada a base da fisiopatologia da TVP, apesar dos enormes avanços no conhecimento dos mecanismos de trombose. A estase venosa é um dos fatores mais frequentes na maioria dos quadros de TVP.

O trombo venoso formado por hemácias englobadas em rede de fibrina inicia-se, geralmente, em regiões de baixo fluxo ou com distúrbios do fluxo laminar, observadas nas cúspides das válvulas venosas das veias da perna da musculatura da panturrilha. Esses trombos iniciais podem progredir, atingindo veias maiores, ou desagregar-se e ser rapidamente lizados pelo ativador do plasminogênio sintetizado pelo endotélio venoso. Após a instalação e a progressão do trombo, ocorrem, além da obstrução, fenômenos inflamatórios locais e gerais.

ATENÇÃO!

A interação do trombo com o endotélio produz processo inflamatório local, principal causa da dor; como consequência da obstrução ao fluxo, há hipertensão venosa aguda e aumento da pressão capilar responsável pelo edema muscular.

A obstrução de pequenos trechos de veias geralmente não causa aumento da pressão venosa. Trombos maiores que atingem a desembocadura de grandes vasos ou de colaterais podem causar hipertensão venosa importante. A tendência da maioria das tromboses venosas, ao contrário da trombose arterial, é a recanalização e a reendotelização do segmento ocluído, que ocorre lentamente após retração e organização do trombo. Essa recanalização, no entanto, é acompanhada por destruição das válvulas venosas. Se, por um lado, a veia recanalizada contribui para o retorno venoso, por outro, a insuficiência dessas válvulas lesadas acarreta refluxo nos segmentos mais distais da extremidade, predispondo à síndrome pós-trombótica, caracterizada clinicamente por edema crônico, varizes secundárias, eczemas de repetição e alterações tróficas, incluindo hiperpigmentação, dermatofibrose e ulcerações.

ETIOLOGIA

São muitas as condições clínicas e doenças associadas com predisposição ao desenvolvimento de TVP. A grande maioria pode ser enquadrada em uma ou mais situações que envolvam estase venosa e/ou um estado de hipercoagulabilidade (Quadro 149.2).

QUADRO 149.2 ■ Fatores de risco da trombose venosa profunda

- Cirurgia
- Imobilidade
- Neoplasias malignas
- Terapia para câncer (hormônio, quimio ou radioterapia)
- Doença infecciosa aguda
- TEP prévia
- Idade
- Gestação e puerpério
- Contraceptivos orais ou TRH – estrogênios
- Trauma
- IC crônica
- DII
- SN
- Doenças mieloproliferativas
- Hemoglobinúria paroxística noturna
- Obesidade
- Tabagismo
- Veias varicosas
- Cateterização venosa central
- Trombofilias primárias ou secundárias

TEP: tromboembolia pulmonar; TRH: terapia de reposição hormonal; IC: insuficiência cardíaca; DII: doença inflamatória intestinal; SN: síndrome nefrótica.
Fonte: Maffei e colaboradores[1] e Geerts e colaboradores.[2]

A presença de mais de um fator de risco é a regra nos pacientes com TVP, e o risco é cumulativo conforme o número e a intensidade desses fatores. Portanto, pacientes idosos submetidos a procedimentos cirúrgicos complexos para tratamento de neoplasias ou submetidos à prótese de quadril por fratura de colo de fêmur são exemplos da presença de múltiplos fatores de risco importantes para o desenvolvimento de TVP e TEP.

QUADRO CLÍNICO

Muito variável; há correspondência entre a localização e a extensão da TVP com o aparecimento dos sintomas e sinais. A presença de dor e edema unilateral em membro inferior pressupõe o diagnóstico de TVP. Pacientes sem queixas ou mesmo em repouso prolongado podem não apresentar sintomas ou sinais, e muitas dessas tromboses venosas subclínicas podem produzir edema discreto. É possível surgirem sintomas inespecíficos, como mal-estar geral, febrícula, taquicardia e inquietação, considerados de alarme em pacientes de risco.

A dor, quando ocorre, pode ser em peso ou aperto e é de início lento e intensidade progressiva. Localiza-se com mais frequência na panturrilha e, mais raramente, nas regiões poplítea e inguinal. A dor piora com a deambulação e em posição ortostática. O edema pode iniciar-se distalmente e avançar em direção cranial. Raramente, pode ocorrer trombose isolada do segmento ilíaco-femoral, caso em que a dor se inicia na região inguinal e o edema se torna generalizado, desde a raiz da coxa. À inspeção, verifica-se edema da extremidade e presença ou não de cianose, circulação venosa colateral superficial. À palpação, observa-se aumento discreto de temperatura local e da consistência na musculatura (empastamento muscular). São descritos vários sinais ao exame específico da panturrilha, com base na presença de dor à compressão desta musculatura: sinal de Homans (dor na panturrilha à flexão dorsal passiva do pé); sinal de Olow (dor na panturrilha à compressão da própria musculatura); ou sinal de Bancroft (dor à compressão da musculatura contra o arcabouço ósseo). Ainda, é descrito o sinal da "bandeira", a ausência da movimentação oscilatória passiva da musculatura da panturrilha. Em casos em que há trombose do segmento femoral ou ilíaco-femoral isoladamente, esses sinais podem estar ausentes. Particularmente em pacientes portadores de neoplasias, pode ocorrer comprometimento difuso e generalizado de todo o sistema venoso profundo e mesmo superficial, com possível ocorrência de insuficiência arterial aguda por impossibilidade de progressão do fluxo arterial. É a chamada flegmasia cerúlea dolens, que se traduz por dor violenta, edema intenso e lenhoso, cianose do membro e esfriamento distal. Pode evoluir para gangrena venosa da extremidade.

■ DIAGNÓSTICO

Quando os sintomas e sinais são exuberantes, o diagnóstico é mais fácil. Em mais da metade dos casos, no entanto, os sintomas podem ser inexistentes ou discretos, e o exame físico, inexpressivo.

> **ATENÇÃO!**
>
> O quadro clínico possibilita o diagnóstico apenas em metade dos pacientes.

Contudo, mesmo com essas dificuldades, diversas outras condições clínicas podem apresentar sinais ou sintomas sugestivos de TVP. Portanto, as elevadas taxas de falso-positivos e falso-negativos da afecção obtidas apenas com o quadro clínico tornam obrigatória a realização de exames subsidiários para a confirmação diagnóstica. Os testes normalmente utilizados para determinar a probabilidade de TVP são: 1) D-dímero; e (2) estudos de imagem (mais comumente, a US venosa e, menos frequentemente, a flebografia, a TC ou a RM).

A utilização do D-dímero é limitada, pois, mesmo muito sensível, ele é pouco específico, tendo valor apenas quando negativo para afastar a possibilidade de TVP em pacientes que procuram assistência médica por quadro clínico compatível com TVP.

O ecodoppler venoso, exame não invasivo, apresenta especificidade e sensibilidade nos casos de TVP das veias poplítea ou femoral (próximas a 95%), mas, nas TVPs distais, tem menor acurácia. O achado de não compressibilidade do segmento venoso e a ausência de fluxo fazem o diagnóstico da TVP.

O padrão-ouro para confirmação diagnóstica da TVP é a flebografia do sistema venoso profundo. Permite avaliar o local, a extensão e o potencial embolígeno. Por ser um método invasivo, tem sido realizado apenas com forte suspeita de TVP quando o ecodoppler venoso é duvidoso.

■ TRATAMENTO

TRATAMENTO CLÍNICO

Tratamento de escolha para a TVP. Como medidas gerais, recomendam-se repouso com elevação do membro e movimentação moderada enquanto persistirem a dor e o edema. É aconselhável calor úmido local, sob forma de compressas, para aliviar a dor e os fenômenos flogísticos. Os anti-inflamatórios não hormonais (AINH) e os analgésicos podem ser utilizados, mas em geral o repouso e a elevação da extremidade são suficientes para melhorar rapidamente os sintomas.

> **ATENÇÃO!**
>
> A utilização precoce de elastocompressão tem sido recomendada, com a utilização de meias elásticas de 20 a 30 mmHg de compressão.

A base do tratamento da TVP é a anticoagulação, iniciada logo após o diagnóstico, visando a evitar progressão da trombose e EP. Recomenda-se a heparina sódica via endovenosa, na dose de 18 UI/kg por peso/hora de infusão, diluída em solução fisiológica (SF) e administrada em bomba de infusão, por um período médio entre 3 e 5 dias. O controle laboratorial da heparina é feito pelo tempo de coagulação (TC) e/ou tempo de tromboplastina parcial ativada (TTPA), estando adequados os valores de 2 a 3 vezes o valor basal. Para isso, recomenda-se uma avaliação laboratorial antes do início da anticoagulação. Associadamente, introduz-se a antivitamina K oral no 1º dia de tratamento. O anticoagulante oral mais utilizado é a varfarina na dose de 5 mg ao dia, dose controlada por meio da dosagem da atividade de protrombina – INR –, que, no seguir dos dias, alcançando o valor entre 2,5 e 3, permite a retirada da heparina e a alta hospitalar. A anticoagulação oral deve ser mantida por um período entre 3 e 6 meses, visando a diminuir a incidência de retrombose e EP.

É possível utilizar heparinas de baixo peso molecular (HBPM) para o tratamento de TVP. A mais utilizada é a enoxaparina na dose de 1 mg/kg peso duas vezes ao dia ou, então, 1,5 mg/kg peso uma vez ao dia. Alternativa é o fondaparinux, apresentado em seringas com 2,5 ou 7,5 mg. A dose recomendada a ser administrada por meio de injeção subcutânea, uma vez ao dia, é de 5 mg para peso corporal < 50 kg; 7,5 mg para peso corporal = 50 a 100 kg; 10 mg para peso corporal > 100 kg. A vantagem da utilização de HBPM está relacionada à menor interação com as proteínas plasmáticas, com as células endoteliais e com as células sanguíneas, aumentando sua meia-vida e homogeneizando a resposta terapêutica. Não requer controle laboratorial para ajuste da dose, permitindo até o tratamento ambulatorial da TVP, o qual pode ser indicado em quadro clínico pouco exuberante, trombos pequenos e distais e com baixo potencial embolígeno.

Está autorizada no Brasil para tratamento de TVP e EP a utilização de anticoagulantes orais. A rivoroxabana é um inibidor direto altamente seletivo do fator Xa, que possui biodisponibilidade oral e cuja concentração máxima após administração é de 2 a 4 horas com pico de até 9 horas e meia-vida de 11 a 16 horas.

> **ATENÇÃO!**
>
> A rivaroxabana é excretada 50% via renal e 50% fecal. Recomenda-se utilizar para tratamento de TVP e de EP a dose de 15 mg via oral, duas vezes ao dia durante três semanas, seguida de 20 mg ao dia em dose única por mais 3 a 6meses.

Os agentes fibrinolíticos têm indicação restrita na TVP devido à dificuldade de controle da ação desses medicamentos, ao custo elevado e, principalmente, à frequente presença de contraindicações absolutas ao tratamento fibrinolítico, incluindo pós-operatório imediato, trauma e gestação. Os fibrinolíticos existentes atualmente são ativadores do plasminogênio, que agem por meio da conversão do plasminogênio em plasmina. O ativador do plasminogênio tecidual recombinante (R-tPA, do inglês *recombinant tissue plasminogen activator*) é um produto que converte o plasminogênio em plasmina diretamente lisando o trombo. Por sua vez, a estreptocinase realiza isso indiretamente, ligando-se ao plasminogênio e formando um complexo que serve como ativador do plasminogênio. O uso de fibrinolíticos não trouxe benefícios na redução de EP ou mesmo da síndrome pós-flebítica quando comparados ao tratamento convencional por meio da anticoagulação. As indicações para o uso de fibrinolíticos são: trombose venosa aguda proximal (TVP ilíaco-femoral ou subclávio-axilar); sintomas com início até 14 dias; pacientes com bom prognóstico de vida e baixo risco de sangramento.

TRATAMENTO CIRÚRGICO

Trombectomia venosa

As Diretrizes do American College of Chest Physicians (ACCP)[3] sugerem que a trombectomia venosa apresenta maior benefício em pacientes jovens e funcionalmente ativos, que reportem trombose venosa extensa e proximal (veia cava inferior [VCI] e ilíaco-femoral) com duração menor do que 14 dias ou com flegmasia cerúlea dolens.

Realiza-se extração dos trombos por meio do cateter de Fogarty ou trombectomia percutânea, com tratamento anticoagulante habitual concomitante. Esse tratamento tem-se mostrado útil na rápida melhora dos sintomas, mas não tem demonstrado diferença significativa em relação à ocorrência de EP ou evolução da síndrome pós-trombótica.

Filtro de veia cava inferior

As indicações aceitas atualmente para a colocação do filtro de VCI são: a) contraindicação absoluta para anticoagulação terapêutica; b) falha na anticoagulação quando há trombose venosa aguda proximal; c) doença vascular pulmonar devido a evento embólico, no qual outro evento embólico seria inaceitável; d) trombose venosa proximal (ilíaco-femoral) com trombo flutuante; e) tromboembolia venosa (TEV) em paciente com elevado risco de sangramento. Atualmente, tem sido preferida a colocação de filtros de VCI por cateterismo venoso por punção de veia jugular e controle radioscópico, colocando-se o filtro na VCI abaixo do nível das veias renais.

PROFILAXIA

A incidência da TVP e da TEP pode ser efetivamente reduzida pela identificação dos pacientes com fatores de risco associadamente ao emprego de medidas profiláticas que agem principalmente reduzindo a estase venosa e a hipercoagulabilidade.

Medidas mecânicas

A deambulação precoce e a movimentação ativa reduzem a estase venosa e aumentam o retorno venoso. Essas medidas requerem a participação do paciente e têm reduzido a incidência de TVP em muitos procedimentos cirúrgicos de médio porte e em condições clínicas como o infarto agudo do miocárdio (IAM), principalmente nos pacientes idosos.

Muitos pacientes, entretanto, estão impossibilitados de deambular ou apresentam inúmeros fatores de risco maiores. Nestes, medidas profiláticas adicionais são obrigatórias. O uso de meias de compressão elástica antitrombótica (meia elástica de compressão graduada – MECG) auxilia no retorno venoso e pode ser benéfico em pacientes acamados. No entanto, o método mecânico mais eficaz em reduzir a estase venosa é a compressão pneumática intermitente por meio de aparelhos pneumáticos que, ao comprimirem ritmicamente os compartimentos musculares da perna e da coxa, reduzem a estase venosa, aumentam o fluxo de retorno venoso e preservam a atividade fibrinolítica endotelial. Esse é o método de eleição para os pacientes que têm contraindicação para a profilaxia farmacológica, incluindo portadores de hemorragia intracraniana, pacientes em pós-operatório de neurocirurgia e vários tipos de trauma.

Medidas farmacológicas

A profilaxia medicamentosa é menos eficiente do que a mecânica, mas tem sido a mais utilizada. Age na hipercoagulabilidade induzida pela estase nos seios venosos da musculatura da panturrilha, porém deve ser utilizada antes do trombo mais extenso se formar. A heparina em baixas doses não altera as provas de coagulação, atuando como catalizador da atividade anticoagulante da antitrombina III, pela inativação da trombina e de diversos fatores de coagulação ativados pela estase.

A heparina não fracionada aplicada via subcutânea (SC), na dose de 5.000 UI, a cada 8 ou 12 horas, é um dos métodos farmacológicos mais difundidos. Nesta dose, a heparina SC não tem risco hemorrágico e pode ser utilizada duas horas antes da operação, protegendo o paciente contra a ativação da coagulação intraoperatória, e deve ser mantida até a deambulação do paciente.

> **ATENÇÃO!**
> A introdução das HBPMs é a mais significativa evolução na profilaxia farmacológica.

No Brasil, têm-se, entre as HBPMs, a nadroparina (seringas de 0,3 e 0,6 mL com 7.500 UI e 15.000 UI, respectivamente) e a enoxaparina (seringas de 0,2 e 0,4 mL com 20 e 40 mg, respectivamente).

A nadroparina deve ser utilizada, em pacientes com risco moderado, na dose de 7.500 UI, duas horas antes do ato cirúrgico, seguida de injeção diária de 7.500 UI até a deambulação. Em pacientes com alto risco, pode-se utilizar a dose de 100 UI/kg por dia, sendo a 1ª dose administrada 12 horas antes, e a 2ª, 12 horas após o ato cirúrgico, até o 3º dia. Do 4º até o 10º dia, a dose deve ser aumentada para 150 UI/kg por dia.

> **ATENÇÃO!**
> A enoxaparina pode ser utilizada na dose de 0,5 mg/kg de peso ao dia, iniciando-se duas horas antes do ato operatório.

Outra opção é o fondaparinux na dose de 2,5 mg uma vez ao dia mantido até que haja liberação para deambulação.

Em pacientes anestesiados por bloqueio, a primeira dose poderá ser administrada após a realização do procedimento. Dá-se preferência para o bloqueio peridural, pois, em relação à anestesia geral, diminui em 50% a incidência de TVP.

As antivitaminas K são mais eficazes do que as heparinas na prevenção da TVP, porém têm o inconveniente de não poderem ser utilizadas em pacientes no pré-operatório ou naqueles com risco hemorrágico aumentado. Nos pacientes portadores de vários fatores de risco importantes (p. ex.: idoso submetido a um procedimento cirúrgico de grande porte por neoplasia), a combinação dos métodos mecânicos e farmacológicos é a melhor maneira de reduzir a incidência de TVP e TEP.

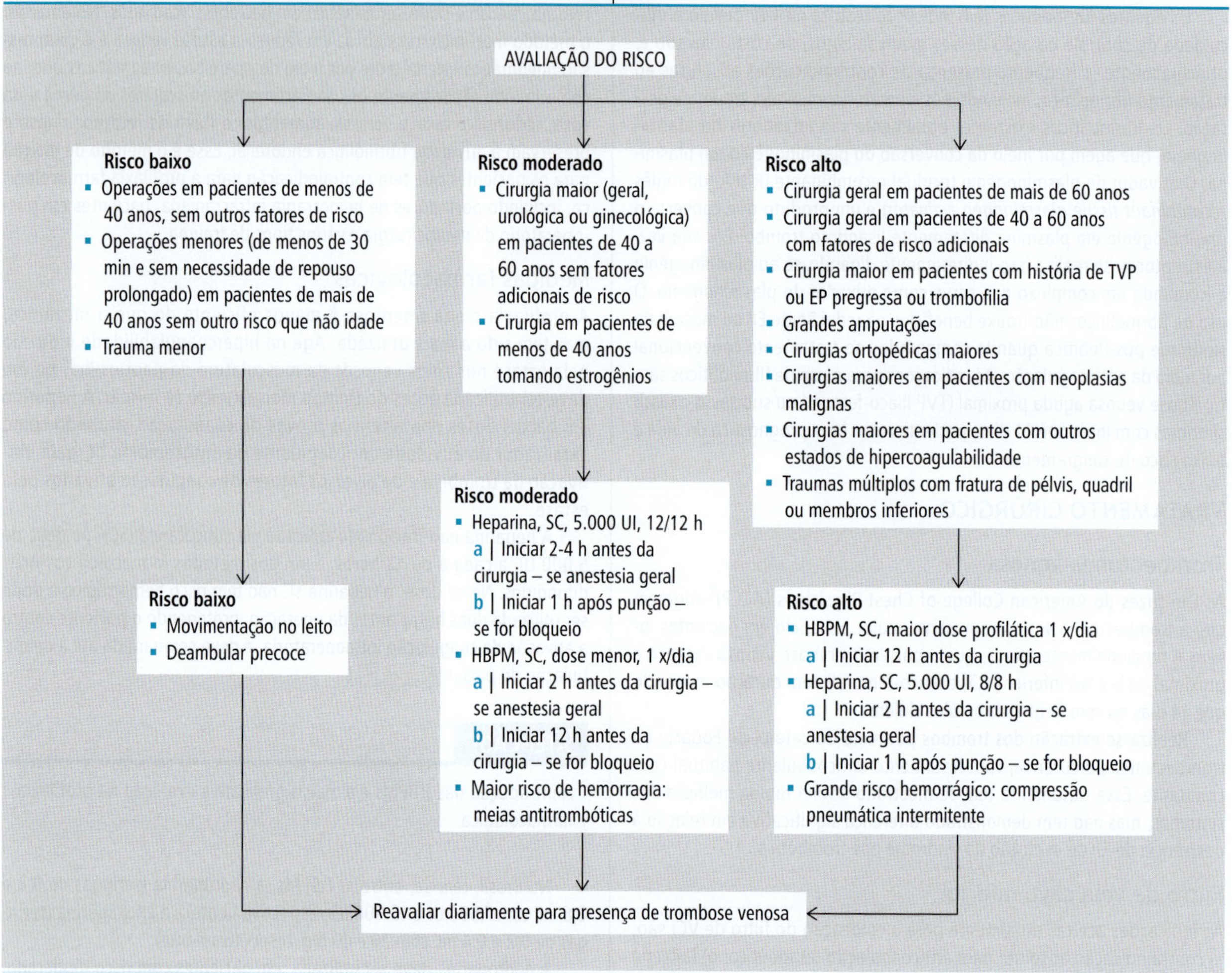

AVALIAÇÃO DO RISCO

Risco baixo
- Operações em pacientes de menos de 40 anos, sem outros fatores de risco
- Operações menores (de menos de 30 min e sem necessidade de repouso prolongado) em pacientes de mais de 40 anos sem outro risco que não idade
- Trauma menor

Risco moderado
- Cirurgia maior (geral, urológica ou ginecológica) em pacientes de 40 a 60 anos sem fatores adicionais de risco
- Cirurgia em pacientes de menos de 40 anos tomando estrogênios

Risco alto
- Cirurgia geral em pacientes de mais de 60 anos
- Cirurgia geral em pacientes de 40 a 60 anos com fatores de risco adicionais
- Cirurgia maior em pacientes com história de TVP ou EP pregressa ou trombofilia
- Grandes amputações
- Cirurgias ortopédicas maiores
- Cirurgias maiores em pacientes com neoplasias malignas
- Cirurgias maiores em pacientes com outros estados de hipercoagulabilidade
- Traumas múltiplos com fratura de pélvis, quadril ou membros inferiores

Risco baixo
- Movimentação no leito
- Deambular precoce

Risco moderado
- Heparina, SC, 5.000 UI, 12/12 h
  a | Iniciar 2-4 h antes da cirurgia – se anestesia geral
  b | Iniciar 1 h após punção – se for bloqueio
- HBPM, SC, dose menor, 1 x/dia
  a | Iniciar 2 h antes da cirurgia – se anestesia geral
  b | Iniciar 12 h antes da cirurgia – se for bloqueio
- Maior risco de hemorragia: meias antitrombóticas

Risco alto
- HBPM, SC, maior dose profilática 1 x/dia
  a | Iniciar 12 h antes da cirurgia
- Heparina, SC, 5.000 UI, 8/8 h
  a | Iniciar 2 h antes da cirurgia – se anestesia geral
  b | Iniciar 1 h após punção – se for bloqueio
- Grande risco hemorrágico: compressão pneumática intermitente

→ Reavaliar diariamente para presença de trombose venosa ←

FIGURA 149.4 ■ Esquema de profilaxia em pacientes cirúrgicos de acordo com o risco de ocorrer a TVP.
Fonte: Maffei e colaboradores.[1]

Atualmente, no mercado brasileiro, estão disponíveis anticoagulantes orais como dabigatrana e rivaroxabana, que têm indicação para o uso oral na profilaxia de TVP e EP.

Mesmo com o uso de agentes profiláticos, é fundamental que as extremidades sejam sistematicamente examinadas na busca dos sinais iniciais que possam sugerir o início de uma TVP. O tratamento adequado de uma TVP inicial é a melhor maneira de reduzir as chances de uma TEP e das sequelas tardias. Na Figura 149.4, é apresentado um esquema de profilaxia para paciente cirúrgico de acordo com o risco. Na Figura 149.5, há um esquema de profilaxia em pacientes clínicos.

REVISÃO

- A etiopatogenia da TVP compreende a tríade de Virchow: estase sanguínea; lesão endotelial; e alterações da coagulação.
- As complicações da TVP são embolia pulmonar e, tardiamente, síndrome pós-trombótica.

- A presença de dor e edema de aparecimento agudo em uma extremidade faz a presunção diagnóstica de TVP, cuja confirmação é realizada por meio de estudo ultrassonográfico.
- A dosagem do D-dímero é sensível, mas pouco específica. Pode ser utilizada como método de rastreamento e, se negativo, afasta a possibilidade de TVP.
- O tratamento da TVP é essencialmente clínico, com a utilização de anticoagulação parenteral e oral.
- A profilaxia da TVP pode ser realizada por métodos farmacológicos e mecânicos.

■ REFERÊNCIAS

1. Maffei FHA, Caiafa JS, Ramacciotti E, Castro AA. Normas de orientação clínica para prevenção, diagnóstico e tratamento da trombose venosa profunda (revisão2005). J Vasc Br. 2005;4(Supl 3):S205-S20.
2. Geerts WH, Pineo GF, Heit JA, Bergqvist D, Lassen MR, Cowell CW, et al. Prevention of venous thromboembolism: the Seventh ACCP Conference on Antithrombotic and Thrombolytic Therapy. Chest. 2004;126(3 Suppl):338S-400S.

DIAGNÓSTICO E TRATAMENTO 841

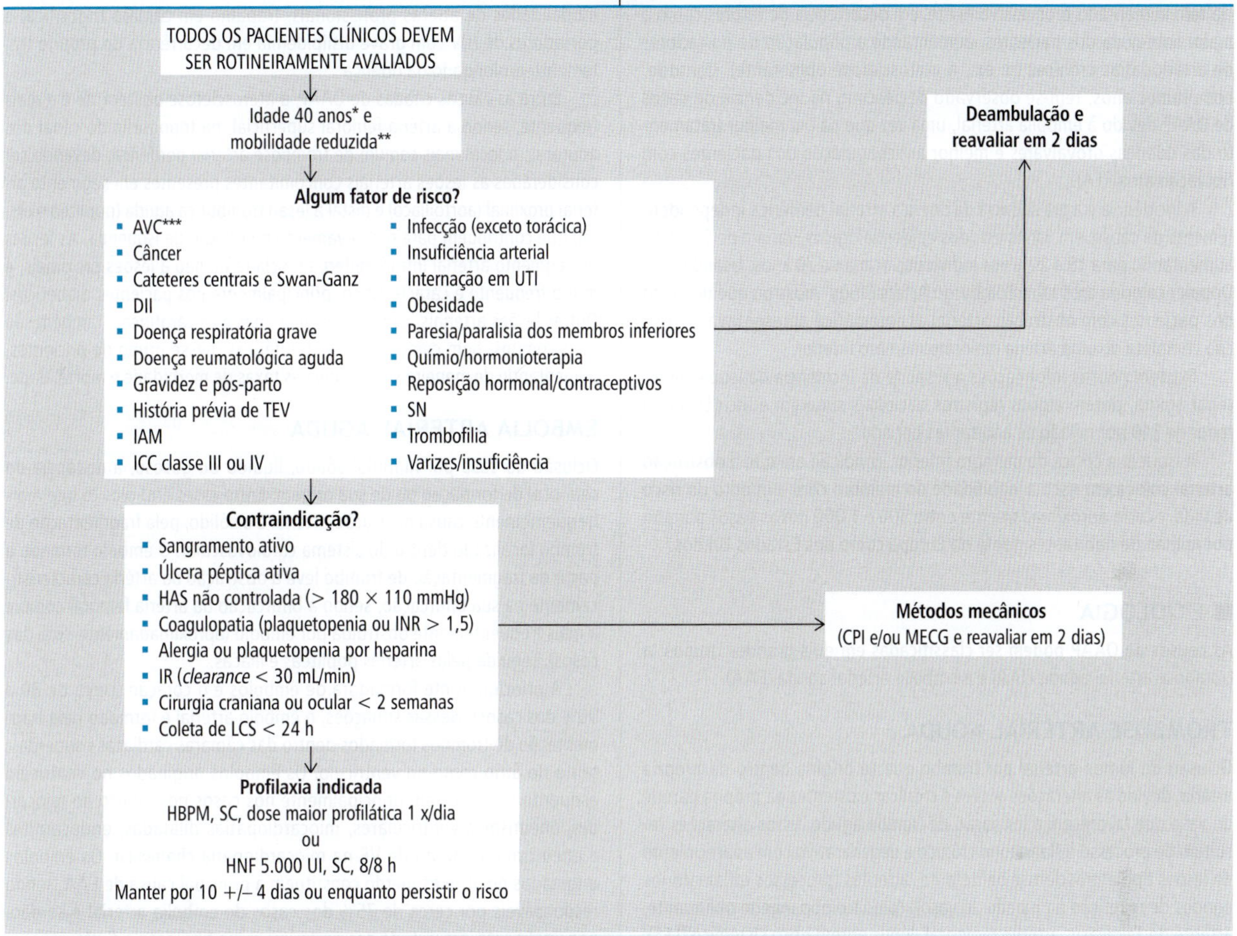

```
TODOS OS PACIENTES CLÍNICOS DEVEM
    SER ROTINEIRAMENTE AVALIADOS
              ↓
      Idade 40 anos* e
    mobilidade reduzida**
              ↓
      Algum fator de risco?
```

- AVC***
- Câncer
- Cateteres centrais e Swan-Ganz
- DII
- Doença respiratória grave
- Doença reumatológica aguda
- Gravidez e pós-parto
- História prévia de TEV
- IAM
- ICC classe III ou IV
- Infecção (exceto torácica)
- Insuficiência arterial
- Internação em UTI
- Obesidade
- Paresia/paralisia dos membros inferiores
- Quimio/hormonioterapia
- Reposição hormonal/contraceptivos
- SN
- Trombofilia
- Varizes/insuficiência

→ Deambulação e reavaliar em 2 dias

Contraindicação?
- Sangramento ativo
- Úlcera péptica ativa
- HAS não controlada (> 180 × 110 mmHg)
- Coagulopatia (plaquetopenia ou INR > 1,5)
- Alergia ou plaquetopenia por heparina
- IR (*clearance* < 30 mL/min)
- Cirurgia craniana ou ocular < 2 semanas
- Coleta de LCS < 24 h

→ **Métodos mecânicos**
(CPI e/ou MECG e reavaliar em 2 dias)

Profilaxia indicada
HBPM, SC, dose maior profilática 1 x/dia
ou
HNF 5.000 UI, SC, 8/8 h
Manter por 10 +/– 4 dias ou enquanto persistir o risco

FIGURA 149.5 ■ Esquema de profilaxia em pacientes clínicos.

ACV: acidente vascular cerebral; DII: doença inflamatória intestinal; TEV: tromboembolia venosa; IAM: infarto agudo do miocárdio; ICC: insuficiência cardíaca congestiva; UTI: unidade de terapia intensiva; SN: síndrome nefrótica; HAS: hipertensão arterial sistêmica; INR: índice de normalização internacional; IR: insuficiência renal; LCS: líquido cerebrospinal; HBPM: heparina de baixo peso molecular; HNF: heparina não fracionada; SC: subcutânea.
*Pacientes com menos de 40 anos, mas com fatores de risco adicionais, podem beneficiar-se de profilaxia.
**Pelo menos metade do dia deitado ou sentado à beira do leito (excluído período de sono).
***AVC isquêmico – excluir hemorragia com TC ou RM; AVC hemorrágico – considerar profilaxia a partir do 10º dia, após confirmação de estabilidade clínica e tomográfica.
Fonte: Maffei e colaboradores.[1]

3. Guyatt GH, Eikelboom JW, Gould MK, Garcia DA, Crowther M, Murad H, et al. Approach to outcome measurement in the prevention of thrombosis in surgical and medical patients: Antithrombotic Therapy and Prevention of Thrombosis, 9th ed: American College of Chest Physicians Evidence-Based Clinical Practice Guidelines. Chest. 2012;141(2 Suppl):e185S-94S.

■ **LEITURAS SUGERIDAS**

Bates SM, Jaeschke R, Stevens SM, Goodacre S, Wells PS, Stevenson M, et al. Diagnosis of DVT: Antithrombotic Therapy and Prevention of Thrombosis, 9th ed: American College of Chest Physicians Evidence-Based Clinical Practice Guidelines. Chest. 2012;141(2 Suppl):e351S-418S.

Karthikesalingam A, Young EL, Hinchliffe RJ, Loftus IM, Thompson MM, Holt RJE. A systematic review of percutaneous mechanical thrombectomy in the treatment of deep venous thrombosis. Eur J Vasc Endovasc Surg. 2011;41(4):554-65.

150

DOENÇA ARTERIAL

150.1 OBSTRUÇÃO ARTERIAL AGUDA PERIFÉRICA

■ JORGE AMORIM

A obstrução arterial aguda periférica (OAAP) é a oclusão súbita do lúmen de um segmento arterial, com consequente isquemia de intensidade variável de uma extremidade, distalmente ao local da oclusão. Sua incidência tem aumentado progressivamente, em decorrência de fatores como a maior sobrevida dos pacientes, aumentando a população de portadores de arteriopatias crônicas (p. ex., a aterosclerose obliterante). Contudo, nos últimos anos, tem-se observado decréscimo na incidência de casos de OAAP devido à embolia arterial, uma vez que há um melhor tratamento das doenças orovalvares e melhor anticoagulação dos pacientes com fibrilação atrial (FA).

A incidência e a prevalência da doença arterial periférica independentemente da causa, em vários estudos epidemiológicos, variam de 3 a 10%, aumentando para 15 a 20% nos indivíduos acima de 70 anos. Usando a US Doppler colorida arterial, o Edinburgh Artery Study[1] mostrou que um terço dos pacientes com obstrução arterial assintomática apresentava obstrução completa de uma artéria maior no membro inferior.

Existem poucas informações a respeito da incidência da isquemia arterial aguda, porém alguns registros nacionais sugerem a incidência ao redor de 140 por milhão de habitantes por ano.

A isquemia crítica do membro inferior, condição em que a obstrução arterial coloca em risco a viabilidade do membro com aumento do risco de vida, ocorre aproximadamente entre 500 e 1.000 novos casos por ano por milhão de habitantes, tanto na Europa como nos Estados Unidos.

■ ETIOLOGIA

As causas da OAAP podem ser classificadas em dois grandes grupos: a trombose arterial aguda (TAA) e a embolia arterial aguda (EAA).

TROMBOSE ARTERIAL AGUDA

Oclusão do lúmen arterial por trombo que se origina dentro da própria artéria, devido às alterações graves e crônicas existentes na própria parede do vaso que favorecem a formação de trombo agudo. Essas alterações resultam de processo inflamatório crônico e degenerativo com aparecimento de lesões tipo aterosclerose obliterante, arterites (processos inflamatórios agudos de repetição na parede do vaso), como tromboangeíte obliterante, arterite de Takayasu, arterite temporal, lúpus eritematoso sistêmico (LES), poliarterite nodosa, vasculites indiferenciadas, entre outras. A TAA pode ocorrer em alterações degenerativas da artéria, como na dissecção da aorta e na doença cística da artéria poplítea. A displasia fibromuscular, além de causar estenoses e aneurismas, pode evoluir para obstrução arterial aguda, embora seja mais raro. Outras causas também podem resultar em OAAP, como as alterações da crase sanguínea (policitemias, deficiência de fatores da coagulação, plaquetose, disproteinemias), as compressões extrínsecas (compressão da artéria subclávia pelas estruturas da cintura escapular, o entrelaçamento da artéria poplítea e a compressão da artéria por tumores) e a obstrução de uma derivação ou ponte arterial realizada anteriormente.

ATENÇÃO!

O trauma vascular é uma importante causa de trombose arterial, principalmente nas regiões urbanas, tanto nos casos de politraumatismo como nos de ferimentos por arma de fogo.

É preciso sempre ser salientado o trauma iatrogênico, como as complicações de exames diagnósticos e terapêuticos, principalmente em centros de referência para esse tipo de tratamento. Algumas situações, como em doenças terminais (neoplasias), infecções graves com choque prolongado e necessidade de fármacos vasoativos por longos períodos e ergotismo, também podem levar à TAA nas extremidades.

Caracteristicamente, nas últimas décadas, algumas novas situações podem também resultar em OAAP, como os toxicômanos dependentes de droga injetável, algumas doenças profissionais (martelo pneumático, modalidades de atletas profissionais, trabalho em câmara frigorífica) e portadores de HIV com grave dislipidemia em decorrência do próprio tratamento prolongado da doença.

Entre as causas citadas de OAAP, a aterosclerose obliterante é a mais frequente, sendo a artéria femoral superficial, na topografia do canal dos adutores, o local mais comum de trombose arterial periférica, devendo ser consideradas as lesões arteriais concomitantes presentes em segmento arterial proximal (aortoilíaco) e distal à lesão trombótica aguda (poplíteo e distal) que contribuem para o agravamento do quadro de isquemia. As lesões no segmento arterial infrapoplíteo, associado ou não a lesões proximais, é muito frequente e característico, principalmente nos pacientes diabéticos. Outras lesões arteriais, como as coronarianas e as carotídeas, também são mais comuns, bem como as lesões periféricas, nesse grupo de pacientes, aumentando de maneira significativa as taxas de morbidade e mortalidade.

EMBOLIA ARTERIAL AGUDA

Oclusão do vaso por material sólido, líquido ou gasoso, à distância do seu local de formação ou de sua origem. Entre esses êmbolos, o que mais frequentemente causa obstrução arterial é o sólido, pela fragmentação de trombo localizado dentro do sistema cardiovascular. O êmbolo formado a partir da fragmentação de trombo leva à obstrução da artéria caracteristicamente na sua bifurcação, sendo a bifurcação da artéria femoral comum a mais frequentemente obstruída por êmbolo (aproximadamente 36% dos casos), seguida pelas artérias poplíteas e ilíacas.

A principal fonte formadora de êmbolos é o coração (cerca de 80 a 90% dos casos). Nessas situações, o êmbolo arterial é formado pela fragmentação de trombos formados dentro das câmaras cardíacas esquerdas, tanto no átrio como no ventrículo. Os êmbolos originados no ventrículo esquerdo (VE) ocorrem principalmente nos casos pós-infarto do miocárdio, aneurismas ventriculares, miocardiopatias dilatadas, endocardites e aneurisma de ponta de VE na miocardiopatia chagásica. Os êmbolos originados no átrio esquerdo constituem a principal causa de EAA, sendo responsáveis por cerca de 75% dos casos de embolia arterial e se dão, principalmente, em virtude das arritmias, como fibrilação e *flutter* atrial.

ATENÇÃO!

As valvulopatias constituíam uma importante causa de embolia no passado, porém atualmente não representam etiologia significativa de embolia.

Outras fontes embolígenas são responsáveis por cerca de 5 a 10% dos casos, como os aneurismas arteriais (mais frequentes de artéria poplítea e aneurisma de aorta abdominal), êmbolos menores, que podem ser formados a partir da placa de ateroma ulcerada em artéria periférica, levando à síndrome do dedo azul e, nos casos de isquemia cerebral transitória, por placa em bulbo ou em carótida interna. Mais raramente, o êmbolo obstruindo uma artéria periférica pode se originar a partir de uma trombose venosa e, em condições especiais, com persistência do forame oval no coração, passar do território venoso para o território arterial, levando à possível obstrução arterial, o que caracteriza a chamada embolia arterial paradoxal. Fragmentos de cateteres e guias metálicos utilizados em exames invasivos ou mesmo cateteres para acesso venoso central também podem funcionar como êmbolos, bem como a administração acidental de medicação ou ar intra-arterial.

ATENÇÃO!

Em aproximadamente 5 a 10% dos casos de embolia, não há determinação da fonte embolígena.

QUADRO CLÍNICO E DIAGNÓSTICO

O diagnóstico da OAAP é clínico. A doença apresenta como principal característica a ocorrência de dor súbita e de forte intensidade no membro, seguida de esfriamento, alteração da coloração da pele, como palidez, cianose, eritrocianose e livedo reticular nos casos de isquemia grave. Nesses casos, persistindo a isquemia, serão observadas alteração de sensibilidade (hipoestesias e parestesia) e, posteriormente, alteração motora, com dificuldade de realizar a dorsiflexão do hálux e do antepé, devido à lesão isquêmica de nervo periférico. Persistindo a isquemia, haverá lesão muscular que, somada à alteração neurológica, piora as condições de atividade motora do membro.

Frente à isquemia grave, os tecidos resistem de modo diferente, de acordo com sua diferenciação. Assim, o nervo periférico pode apresentar lesão irreversível a partir de 6 a 8 horas de isquemia; o músculo, com 8 a 12 horas; o vaso pode resistir até a 24 horas de isquemia; e a pele apresenta lesão irreversível ou necrótica com isquemia grave superior a 24 a 48 horas.

Nos casos de trombose, geralmente estão presentes um ou mais fatores de risco para doença aterosclerótica, como fumo, diabetes, hipertensão arterial, hipercolesterolemia e sedentarismo, que reforçam a hipótese de doença arterial crônica. Esses pacientes geralmente referem uma história de claudicação intermitente limitante ou não, precedendo o quadro agudo de isquemia. No exame físico, além do já descrito, verificam-se ausência de pulso distal à obstrução no membro afetado e alteração ou diminuição de pulsos nos outros membros ou em carótidas, com presença de sopros e frêmitos em diferentes topografias, dada a frequência de lesões obstrutivas ou estenóticas em outras topografias, muitas vezes assintomáticas.

Nos portadores de embolia, geralmente não há claudicação intermitente antecedendo o quadro agudo, sendo normal o exame dos pulsos em outros membros; como antecedente mais importante, existe alguma cardiopatia ou arritmia cardíaca.

Tanto nos casos de trombose como na embolia arterial, a cianose e o livedo reticular irreversível à digitopressão são considerados lesões pré-necróticas, que, com os outros dados do exame físico, permitem avaliar a gravidade da isquemia. Nos casos de isquemia grave, as lesões neurológicas surgem precocemente, podendo ser diagnosticadas por sensibilidade alterada na porção mais distal da extremidade. Nos casos mais graves, além da alteração de sensibilidade, pode ocorrer lesão em nervo motor, diagnosticada pela presença do "pé caído" (pé em flexão plantar sem movimento de dorsiflexão).

Na embolia arterial aguda, a obstrução em bifurcação arterial e a ausência de circulação colateral desenvolvida são responsáveis pelos casos mais graves de isquemia. Nos casos de trombose arterial, houve tempo de se desenvolver uma rede de circulação colateral antes da obstrução do tronco principal, o que diminui a repercussão isquêmica da obstrução da artéria de maior calibre; porém, dependendo das lesões associadas em femoral, poplíteas, artérias distais e ilíacas, esses casos podem também levar à isquemia grave.

Na isquemia de grande massa muscular, mais frequente nos casos de embolia e menos na trombose arterial, duas complicações graves podem ser diagnosticadas já nas primeiras horas: a síndrome de compartimento e a síndrome metabólica mionefropática.

SÍNDROME DE COMPARTIMENTO

Os compartimentos das extremidades contêm os grupos musculares, as artérias, as veias e os nervos profundos e caracterizam-se por apresentar volume constante, uma vez que suas paredes são formadas por aponeurose e superfície óssea. Nos casos de isquemia grave, ocorre hipóxia importante, que leva à falência do transporte ativo da célula, o qual, aliado à alteração da membrana lipoproteica, favorece o edema muscular rápido e progressivo. O volume do edema muscular ultrapassa o volume máximo do compartimento, aumentando a pressão no interior do compartimento de modo progressivo, até que se torne superior à sua pressão de perfusão. A essa altura, há uma discreta ou nenhuma perfusão dos tecidos contidos no interior do compartimento, com agravamento rápido da isquemia no compartimento envolvido, bem como na extremidade distal ao compartimento. Alguns métodos que visam a determinar a pressão no interior do compartimento ainda não se mostraram eficientes e confiáveis no diagnóstico dessa síndrome, não sendo usados na prática clínica em nosso meio.

Clinicamente, caracteriza-se por apresentar, em um ou mais compartimentos de uma extremidade, dor de forte intensidade e desproporcional à dor que o paciente referia na extremidade isquêmica no início do quadro agudo. A dor piora de modo significativo com a palpação ou a movimentação do grupo muscular acometido. Devido à elevação de volume e tensão do compartimento, há aumento da sua consistência à palpação. O compartimento mais comumente acometido é o anterior da perna, localizado entre a crista da tíbia e a fíbula. Nesses casos, em virtude da piora da perfusão do nervo periférico, as parestesias de dorso do pé e pododáctilos e a dificuldade em realizar a dorsiflexão do hálux podem ser os primeiros sinais e sintomas da síndrome de compartimento. A piora ocorre rapidamente para lesão neurológica irreversível com o aparecimento do chamado "pé caído", a incapacidade permanente em realizar a dorsiflexão do pé.

SÍNDROME METABÓLICA MIONEFROPÁTICA

Complicação mais grave da OAAP, coloca em risco a vida do paciente precocemente, sendo mais frequente e grave quanto maior for a massa muscular envolvida e mais grave e duradoura for a isquemia. Caracteriza-se pela presença da acidose metabólica, hiperpotassemia, mioglobinúria (que, clinicamente, confunde-se com hematúria) e oligúria. Paralelamente, há uma elevação acentuada da creatinofosfocinase (CPK), o que confirma a lesão muscular grave. A acidose metabólica é consequência da respiração anaeróbia, pela hipóxia, de uma grande massa muscular, bem como do aumento do potássio fora da célula pela falência do transporte ativo. As alterações decorrentes da isquemia na membrana lipoproteica da célula muscular e a posterior rabdomiólise levam à mioglobinemia e à mioglobinúria, que, na presença da acidose metabólica, deposita-se em glomérulos e túbulos renais, tendo como consequência a insuficiência renal aguda de rápida instalação. Essas alterações podem ficar mais evidentes e graves após a revascularização do membro, situação em que ocorre uma grande formação de radicais livres, formados pelas mitocôndrias das células musculares isquêmicas, sendo agora responsáveis por uma lesão maior da massa muscular, maior rabdomiólise e comprometimento sistêmico. Com a grande quantidade de radicais livres que estão sendo formados por uma grande massa muscular isquêmica, há lesão de membrana surfactante e ação inotrópica negativa realizada por eles, agravando ainda mais as condições clínicas do paciente.

EXAMES COMPLEMENTARES

A medida das pressões segmentares com US Doppler auxilia na determinação do grau de isquemia pelo índice tornozelo-braquial (relação entre a pressão arterial sistólica no nível do tornozelo e do braço). Esse índice é normal quando igual ou superior a 0,9. Quanto menor ele for, pior a isquemia: isquemia leve = índice entre 0,7 e 1; isquemia moderada = índice entre 0,7 e 0,4; isquemia grave, com risco de perda do membro = índice igual ou inferior a 0,3.

O ultrassom Doppler colorido arterial, ou mapeamento dúplex, atualmente é muito utilizado, pois permite a avaliação da morfologia da parede do vaso e do seu conteúdo (diâmetro do vaso, características da placa de ateroma ou da parede do vaso, presença de trombo), além da análise das velocidades do fluxo para determinação dos graus de estenose ou de obstrução.

Havendo dúvida quanto à etiologia ou à programação cirúrgica, recorre-se a exames de imagem, sendo a primeira escolha atualmente a tomografia computadorizada (TC) ou a angiotomografia (angio-TC). Ela permite avaliar qualquer segmento arterial comprometido, além de permitir a edição das imagens no local da obstrução e outros locais que merecem avaliação mais precisa, com auxílio de alguns programas de fácil acesso, até mesmo no computador pessoal do médico. A arteriografia era o primeiro exame de escolha na dúvida diagnóstica, porém, hoje, é realizado se não for possível o diagnóstico com a ultrassonografia (US) e a angio-TC. Pode fornecer alguns dados importantes para o diagnóstico diferencial e para a tática operatória. A oclusão da artéria com imagem em "taça invertida" (Figura 150.1) e a presença de artérias lisas (sem lesões ateromatosas) é patognomônica de embolia arterial. A presença de lesões parietais ateromatosas difusas e de circulação colateral mais desenvolvida é característica de lesões arteriais crônicas, ou seja, da trombose arterial.

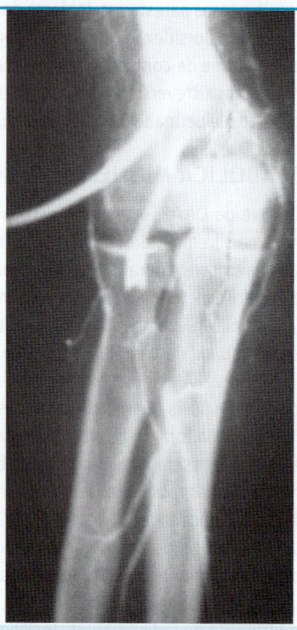

FIGURA 150.1 ■ Arteriografia de membro superior mostra imagem em taça invertida em artéria braquial.

Muitas vezes, a comprovação da fonte embolígena é decisiva no diagnóstico de embolia, sendo necessários, então, exames complementares para diagnóstico de cardiopatia (eletrocardiografia, radiografia torácica, ecocardiografia) ou de aneurismas arteriais (US, TC e RM).

DIAGNÓSTICO DIFERENCIAL

O diagnóstico diferencial da obstrução arterial aguda se faz principalmente com a flegmasia cerúlea dolens e a dissecção aguda da aorta com comprometimento de ilíacas e femorais. No primeiro caso, há trombose venosa maciça de praticamente todo o sistema venoso profundo e superficial com vasoconstrição distal importante, diminuição ou ausência de pulsos distais e até mesmo necrose ou lesões esquêmicas em pé. Nos casos de flegmasia, o edema volumoso do membro desde a raiz de coxa e a cianose difusa auxiliam no diagnóstico diferencial. Nas situações de dissecção de aorta, pode haver isquemia aguda de uma extremidade pelo baixo fluxo ou até mesmo obliteração do lúmen pela dissecção. Raramente o paciente é tratado de modo isolado da isquemia periférica por não haver o diagnóstico de dissecção.

■ TRATAMENTO

TROMBOSE ARTERIAL AGUDA

Nesses pacientes, frequentemente, surgem outras comorbidades, como coronariopatia isquêmica, IR, arteriopatia intra e extracraniana, diabetes, hipertensão, entre outras, que devem ser avaliadas, além da isquemia propriamente dita. Assim, o tratamento inicial da TAA é sempre clínico, com medidas gerais para proteção do membro contra traumas físicos (evitando venóclises), térmicos (enfaixamento do membro com algodão ortopédico ou cobertor) e químicos (evitando soluções irritantes da pele ou que possam tingi-la, dificultando a avaliação da perfusão), mantendo o paciente em proclive.

Para evitar a progressão do trombo e a formação de trombos secundários, o paciente deverá receber heparina IV, de modo contínuo com bomba de infusão, com dose inicial de 18 a 20 UI/kg/hora ou, se isso não for possível, de forma intermitente, com dose inicial de 5.000 UI a cada quatro horas. O controle da heparinização pode ser feito pelo tempo de tromboplastina parcial ativada (TTPA) ou pelo tempo de coagulação, devendo-se manter esses valores entre 2 e 3 vezes o valor observado antes do início da heparinização ou o tempo de coagulação em torno de 15 a 20 minutos, se não houver os valores pré-heparinização. A heparinização por via SC com HBPM pode ser realizada após a estabilização do quadro isquêmico agudo ou até que se tenha realizado toda a avaliação clínica que permita definir o melhor tratamento para cada paciente. Deve-se, ainda, utilizar analgésicos de acordo com a sintomatologia, sendo frequente o uso de morfina ou derivados nos casos mais graves. Atualmente, não há evidências da ação de vasos dilatadores ou fármacos com ação hemorreológica, como a pentoxifilina, na fase aguda da isquemia.

Geralmente, há melhora ou estabilização do quadro isquêmico, sendo possível a melhor avaliação das condições clínicas do paciente (coronariopatia, nefropatia, pneumopatias, anemias, hidratação, entre outras) e da extremidade, optando-se pelo melhor tratamento da isquemia (clínico, endovascular ou cirurgia convencional) sem aumentar os índices de morbidade e mortalidade, que, nesses casos, já são elevados. Nos casos em que, após 12 a 24 horas de tratamento clínico, não houver melhora ou estabilização da isquemia, impõe-se a realização de angio-TC ou arteriografia para a revascularização o mais breve possível, porém isso com maior morbidade e mortalidade.

Atualmente, a revascularização do membro pode ser realizada por cirurgia convencional ou por método endovascular por meio da angioplastia transluminal percutânea (ATP), dependendo da lesão a ser tratada e das condições clínicas do paciente. De modo geral, as lesões mais curtas e menos complexas tipo TASC A ou B são tratadas adequadamente pela adenosina trifosfato (ATP), com ou sem uso de moldes ou suportes endovasculares (*stent*) (Figuras 150.2 e 150.3). Nas lesões mais longas e complexas tipo TASC C e D, a revascularização deverá ser por cirurgia aberta convencional, por meio de endarterectomia, derivação ou *bypass* com veia autóloga ou prótese sintética.

> **ATENÇÃO!**
>
> Nos casos em que as condições clínicas não permitam revascularização ou em condições em que o membro não seja viável, o melhor tratamento a ser proposto é a amputação primária no nível mais seguro de cicatrização.

Em casos selecionados de TAA, em que há obstrução de femoral, poplítea e artérias distais que contraindique a revascularização por falta de leito distal para escoamento de fluxo, e ainda o membro se apresentar viável, é possível utilizar a terapêutica fibrinolítica no membro isquêmico, por cateter. Deve-se utilizar o ativador tecidual recombinante do plasminogênio (R-tPA), devido ao menor índice de hemorragia. Quando não for possível a utilização desse fármaco, a estreptocinase pode ser uma opção, porém com maiores efeitos colaterais e hemorragias. Nos casos de trombose arterial extensa em femoral e artérias distais, sem possibilidade de revascularização, utiliza-se o R-tPA em bólus na dose de 5 mg, seguido de infusão contínua e em baixas doses (0,01 a 0,1 mg/kg/hora), variando na prática de 0,5 a 1,5 mg/hora, por 12 a 24 horas, dentro do trombo, por cateterismo percutâneo. Havendo lise do trombo, é possível observar a lesão responsável pela trombose, bem como a perviedade das artérias distais que inicialmente estavam obstruídas por trombos secundários. Desse modo, aumenta-se a probabilidade de revascularização do membro, por meio de tratamento cirúrgico ou angioplastia, para correção da lesão desencadeante da trombose arterial. Em outros casos, em que ocorra trombose do arco plantar ou palmar, utiliza-se o fibrinolítico no intraoperatório, regionalmente e em baixas doses, como complementação da revascularização cirúrgica.

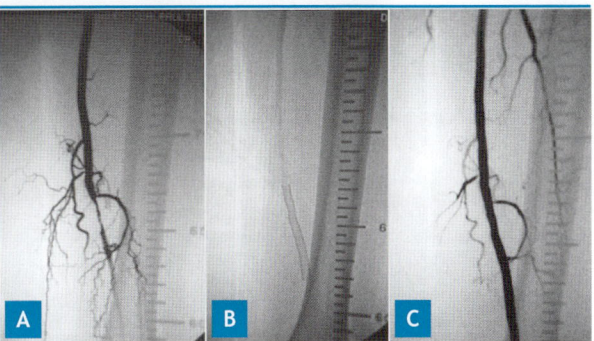

FIGURA 150.3 ■ (A) Obstrução femoral superficial no canal dos adutores. (B) *Stent* posicionado e expandido. (C) Arteriografia de controle sem estenose residual.

O fibrinolítico não deve ser empregado nos casos em que tiver havido AVC nos últimos dois meses, sangramento ativo ou sangramento gastrintestinal há dois meses e trauma craniano há três meses. Outras situações, como ressuscitação cardiopulmonar, cirurgia não vascular de grande porte, punção prévia não controlável de vaso arterial, tumor intracraniano e cirurgia recente do globo ocular, representam contraindicações relativas ao uso do fibrinolítico.

EMBOLIA ARTERIAL

O tratamento inicial é sempre cirúrgico, com a realização da embolectomia com cateter de Fogarty, para retirada do êmbolo e dos trombos secundários. Deve ser realizado o mais precocemente possível, até mesmo sob anestesia local se as condições gerais ou cardíacas não permitirem outro procedimento anestésico. O paciente recebe heparina desde o intraoperatório por 48 a 72 horas, permanecendo anticoagulado por via oral com varfarina sódica ou fenindiona ou anticoagulantes orais mais recentes como a rivaroxabana ou dabigatrana até a correção da fonte embolígena ou indefinidamente.

SÍNDROME DE COMPARTIMENTO

Como se trata de isquemia grave, está indicada a revascularização precoce, porém é muito importante que se realize a fasciotomia imediatamente, diante da menor suspeita clínica dessa síndrome. A fasciotomia pode ser realizada até mesmo no leito do paciente, com anestesia local, para preservar as estruturas do compartimento e da própria extremidade, antecedendo até mesmo a revascularização do membro. O diagnóstico ou mesmo a suspeita clínica precoce seguida de imediata fasciotomia são determinantes na preservação do membro e nas taxas de morbidade e mortalidade (Figura 150.4).

SÍNDROME METABÓLICA MIONEFROPÁTICA

Associada às doenças de base, são responsáveis pelas altas taxas de mortalidade e morbidade dos pacientes. Deve ser tratada diante da menor suspeita diagnóstica, pela correção da acidose metabólica com soro bicarbonatado, a fim de estimular a diurese com diurético osmótico tipo manitol a 20% (evitando a deposição de mioglobina em túbulos renais e melhorando o edema muscular), na dose inicial de 100 mL e mantendo-se com 10 g/hora pelo tempo que for necessário. A hidratação deve ser de acordo com a reserva cardíaca, pois, geralmente, são pacientes cardiopatas. Até o momento, para isquemia de grandes massas musculares periféricas, não existem evidências quanto à eficiência dos inibidores de radicais livres, como superóxido dismutase, catalase, alopurinol, entre outros, com finalidade de prevenção dessa síndrome. No intraoperatório, deve-se desprezar

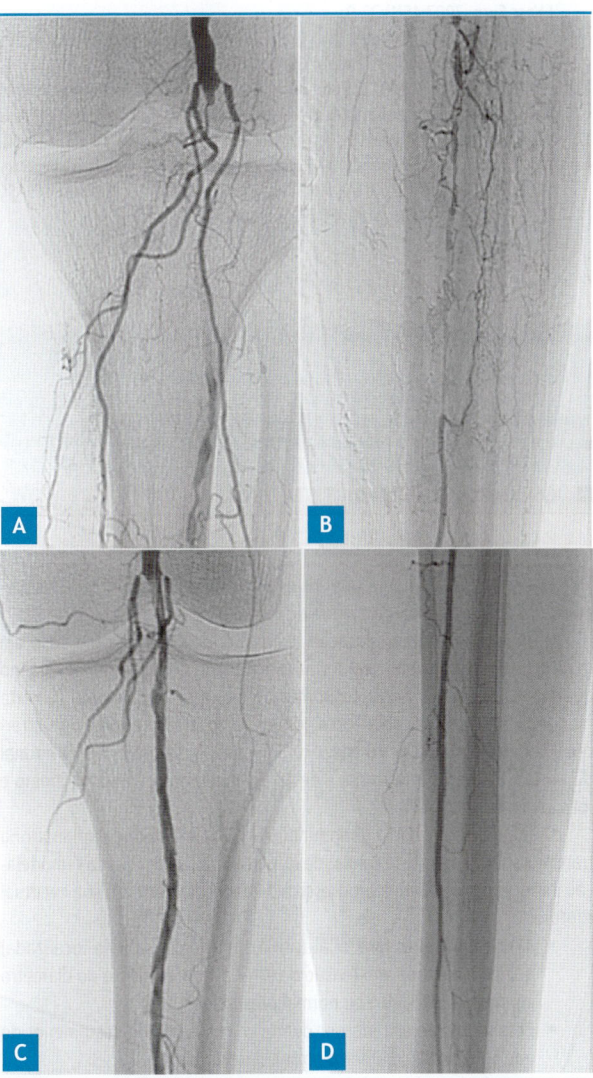

FIGURA 150.2 ■ (A) e (B) Obstrução de artéria poplítea e artérias de perna com reenchimento distal da artéria fibular. (C) e (D) Resultado após angioplastia com fluxo em segmento arterial previamente ocluído.

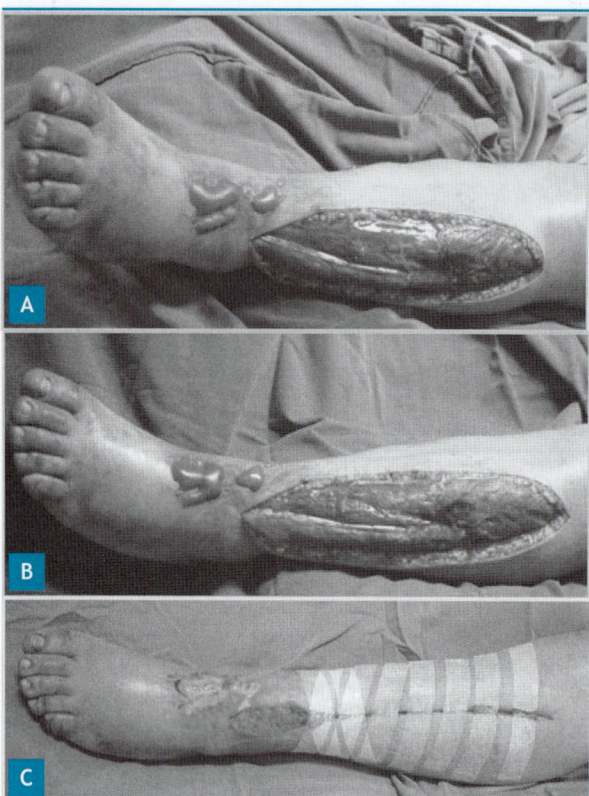

FIGURA 150.4 ■ (A) e (B) Fasciotomia aberta com musculatura edemaciada e área de sofrimento de pele em tornozelo. (C) Fasciotomia fechada com adesivos aproximando as bordas da incisão.

os primeiros 500 mL do sangue venoso, após a liberação do fluxo, pois a grande concentração de radicais livres, radicais ácidos e mioglobina pode rapidamente agravar as condições clínicas do paciente. Nesse retorno venoso inicial, há também elevada concentração de potássio, podendo levar a uma hiperpotassemia aguda, eventualmente responsável por parada cardíaca no intraoperatório.

Todas essas medidas devem ser iniciadas anterior e simultaneamente ao tratamento cirúrgico de urgência, quer nos casos de embolia ou de trombose arterial. Salienta-se que a ocorrência da síndrome metabólica mionefropática independe da existência da síndrome de compartimento.

REVISÃO

- A OAAP, oclusão súbita do lúmen de um segmento arterial, com consequente isquemia distal à oclusão variável de uma extremidade, tem como causas a trombose arterial aguda e a embolia arterial aguda.
- Seu diagnóstico é clínico, podendo ser complementado com exames como a US Doppler. Na isquemia de grande massa muscular, mais frequente nos casos de embolia, podem ser identificadas complicações, como a síndrome de compartimento e a síndrome metabólica mionefropática.
- Os tratamentos variam de acordo com a etiologia e comorbidades relacionadas, mas são, sobretudo, de ordem clínica e cirúrgica.

■ REFERÊNCIA

1. Fowkes FG, Housley E, Cawood EH, Macintyre CC, Ruckley CV, Prescott RJ. Edinburgh Artery Study: prevalence of asymptomatic and symptomatic peripheral arterial disease in the general population. Int J Epidemiol. 1991;20(2):384-92.

■ LEITURAS SUGERIDAS

Bellen BV, Schload SW. Obstrução arterial aguda In: Brito CJ. Cirurgia vascular, cirurgia endovascular, angiologia. 2. ed. Rio de Janeiro: Revinter; 2008. p. 803-25.
Brito CJ. Cirurgia vascular, endovascular e angiologia. 3. ed. Rio de Janeiro: Revinter; 2014.
Fecteau SR, Darling RC 3rd, Roddy SP. Arterial thromboembolism. In: Rutherford RB, editor. Vascular surgery. 6th ed. Philadelphia: WB Saunders; 2005. p. 971-99.
Lenti M, Cieri E, De Rango P, Pozzilli P, Coscarella C, Bertoglio C, et al. Endovascular treatment of long lesions of the superficial femoral artery: Results from a multicenter registry of a spiral, covered polytetrafluoroethylene stent. J Vasc Surg. 2007;45(1):32-9.
Maffei FH, Lastória S, Yoshida WB, Rollo HA, editores. Doenças vasculares periféricas. 5. ed. Rio de Janeiro: Guanabara Koogan; 2016.
Mcdermott MM, Criqui MH, Greenland P, Guralnik JM, Liu K, Pearce WH, et al. Leg strength in peripheral arterial disease: associations with disease severity and lower-extremity performance. J Vasc Surg. 2004;39(3):523-30.
Norgren L, Hiatt WR, Dormandy JA, Nehler MR, Harris KA, Fowkes FG. Inter-Society Consensus for the Management of Peripheral Arterial Disease (TASC II). Eur J Vasc Endovasc Surg. 2007;33 Suppl 1:S1-75.

150.2 ANEURISMA DA AORTA ABDOMINAL E OUTRAS DOENÇAS ASSOCIADAS

■ JOSE CARLOS COSTA BAPTISTA SILVA

De origem grega, a palavra *aneurisma* significa dilatação irreversível circunscrita de um vaso ou da parede do coração.

O aneurisma é uma dilatação fusiforme localizada de um vaso em mais de 50% do seu diâmetro normal presumido. O aneurisma é pequeno quando existe uma dilatação fusiforme, permanente e irreversível da aorta menor de 50% em relação à aorta normal adjacente infrarrenal ou suprarrenal com máximo diâmetro entre 30 e 50 mm. O diâmetro médio normal da aorta de adultos infrarrenal é de 18 e 21 mm nos gêneros feminino e masculino, respectivamente.

O aneurisma da aorta abdominal (AAA) é uma doença inflamatória transmural, com apoptose celular da musculatura lisa e piora da remodelação extracelular, levando à progressiva dilatação da aorta e a sua eventual ruptura.

- **Arteriomegalia:** uma dilatação fusiforme difusa (não localizada) que envolve toda a extensão da artéria, com aumento do diâmetro em mais de 50% do seu normal presumido.
- **Ectasia:** caracterizada por dilatação fusiforme de vaso menor do que 50% do seu diâmetro normal presumido.
- **Pseudoaneurisma, falso aneurisma ou hematoma pulsátil:** lesão de todas as camadas de uma artéria, sendo contido por um hematoma pulsátil, ou quando há lesão das camadas íntima e média, preservando-se a adventícia.

- **Aneurisma sacular** (congênito ou adquirido): abaulamento localizado não circunferencial (não radial, não fusiforme) da parede da artéria.
- **Aneurisma infeccioso** (micótico): dilatação segmentar sacular do vaso em virtude de infecção bacteriana, frequentemente por êmbolo séptico do coração (endocardite bacteriana).
- **Dissecção da aorta:** ruptura inicial da camada íntima da artéria que pode evoluir para dilatação, pseudoaneurisma ou rotura total. Também pode evoluir para complicações tanto proximal quanto distal à lesão intimal de entrada. A dissecção somente da aorta abdominal infrarrenal é rara e menos grave que a da aorta torácica. As causas da dissecção da aorta são: hipertensão arterial (HA); trauma; iatrogenia; valva aórtica bicúspide; síndrome de Marfan; síndrome de Ehlers-Danlos; síndrome de Turner; síndrome de Noonan; sífilis; uso de cocaína; gravidez; vasculites; infecções; policondrite; nefropatia juvenil devida à cistinose; rins policísticos; feocromocitoma; síndrome de Cushing etc.

■ EPIDEMIOLOGIA

Dos aneurismas da aorta, 80% estão situados abaixo das artérias renais (Figura 150.5).

Em 1935, com base em experiência pessoais e na literatura mundial, Ramos e Corrêa Netto descreveram que AAA era uma afecção raríssima. No período de 1927 a 1933, ao examinarem 30 mil pacientes na Santa Casa de Misericórdia de São Paulo, encontraram somente 12 (0,04%) com AAA.

Atualmente, contudo, número de pacientes com AAA está aumentando com o envelhecimento da população. Nos Estados Unidos, na população acima de 65 anos, 6% apresentam AAA. Bickerstaff, em 1984, citou que, em Midwest City, Oklahoma, na população acima dos 30 anos, foram encontrados 21,1 casos de aneurismas por 100 mil habitantes por ano. De 1951 a 1960, esse número diminuiu para 8,7/100.000 habitantes e de 1971 a 1980, elevou-se para 36,5/100.000 habitantes por ano. Na população com mais de 80 anos, a incidência de AAA pode chegar a 10%.

No Brasil, da Silva na FMUSP, em 1999, encontrou o número de 4,5% de AAA durante necropsia em 645 cadáveres, sendo 423 do gênero masculino e 222 do feminino, com idade de 19 a 97 anos e média de 55,8 anos.

Na Inglaterra, Vardulaki, em 1999, verificou que a prevalência de AAA é estimada em 5,3 a 9,8% na população de 65 a 79 anos, respectivamente.

Thompson e Bell, em 2000, estimaram que na Inglaterra o AAA é o responsável por 11 mil internações hospitalares e 10 mil mortes por ano, e a ruptura do aneurisma da aorta ocupa a 13ª causa de óbitos nos países ocidentais.

Yano e Marin Hollier, em 2000, estimaram em 200 mil o número de novos pacientes com AAA nos Estados Unidos por ano, e que, desses, 50 mil a 60 mil são submetidos à correção cirúrgica. White e Dalman, em 2008, também descreveram que naquele país o AAA afeta aproximadamente 6% dos homens e 1% das mulheres acima de 60 anos, e que mais de 30 mil americanos morrem anualmente em consequência da ruptura.

Em 2016, a mortalidade devido à rupture do AAA variou de 75 a 90%.

> **ATENÇÃO!**
>
> A prevalência de AAA varia de acordo com a idade, o gênero e a localização geográfica. Nesse sentido, são importantes fatores de risco para AAA idade avançada, gênero masculino, tabagismo e história familiar positiva para a doença.

■ ETIOPATOGENIA

O AAA é causado por um processo degenerativo da camada média da aorta não específico (comumente considerado aterosclerótico) em 95% dos pacientes; raramente tem outras etiologias, como trauma, sífilis, inflamatória, micótica (infeccioso), síndrome de Marfan, síndrome de Turner, congênito, Ehlers-Danlos etc.

O AAA é uma doença complexa multifatorial, multigênica e com características regionais.

A vasa vasorum nutre diretamente a camada adventícia e por embebição a camada média; somente penetra a adventícia e alcança a camada média diretamente nos vasos grandes que têm mais de 29 camadas de células na camada média. A aorta do ser humano apresenta mais de 29 camadas de células na camada média na aorta ascendente, número que diminui na aorta descendente e, após o diafragma, já na aorta abdominal, chega a menos de 29 camadas de células. A irrigação da camada média da aorta abdominal é por embebição, externamente pela camada adventícia e internamente pela camada íntima.

A maioria dos aneurismas ateroscleróticos incide entre a 6ª e 7ª década de vida.

Porém, evidências clínicas e bioquímicas compiladas nos últimos anos sugerem causas diferentes, como fatores hereditários e mudanças bioquímicas, na etiologia do AAA na maioria dos pacientes.

Múltiplas investigações genéticas de aneurisma da aorta sugerem que possa ser uma doença familiar. Uma revisão de dados clínicos em familiares de 1º grau de pacientes com AAA sugere que o mecanismo de herança pudesse ser de ambas as formas – autossômica dominante e ligada ao alelo X, esta última mais comum. Esses achados são compatíveis com as teorias de que o mecanismo de desenvolvimento de aneurisma está associado com mudanças hereditárias no metabolismo do colágeno e/ou o fato de a elastina ser causa básica da doença aneurismática.

Notou-se também que a alfa-1-antitripsina (o principal inibidor da elastase) está diminuída em alguns pacientes com AAA, ou seja, sugere-se que um desequilíbrio entre elastase e a alfa-1-antitripsina possa ser um fator etiológico na formação de aneurisma.

Pesquisas recentes têm demonstrado que as mudanças estruturais da parede da aorta podem ser decorrentes da degradação por enzimas, como as metaloproteinases. As metaloproteinases dependentes de zinco estão aumentadas nos aneurismas da aorta em relação à doença oclusiva da mesma artéria, sugerindo uma correlação entre o aumento dessas enzimas e a formação do AAA.

As implicações dos achados desses estudos têm um importante suporte nas indicações da operação de aneurisma.

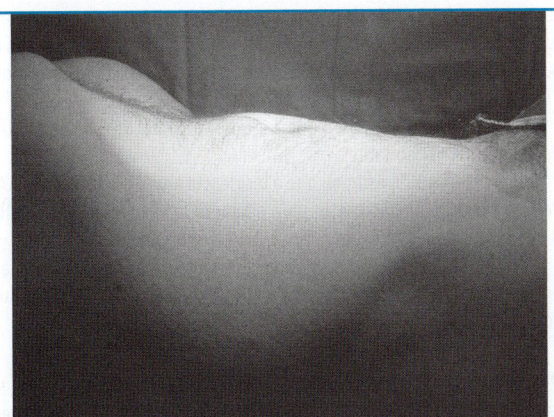

FIGURA 150.5 ■ AAA infrarrenal: observa-se a elevação da cicatriz umbilical.

> **ATENÇÃO!**
>
> Atualmente, sem meios identificáveis disponíveis para inverter as anormalidades genéticas e bioquímicas associadas com o desenvolvimento de aneurisma, não se pode prevenir com medicamentos a degeneração da parede da aorta nem sua eventual ruptura.

O único tratamento efetivo hoje conhecido para prevenir ruptura do aneurisma da aorta é a interposição na aérea aneurismática de prótese artificial na maioria dos casos, em que a prótese biológica é usada nos casos de infecção, porém todos os fatores de risco devem ser tratados quando possível.

A história completa é útil para determinar o risco de o paciente desenvolver um AAA. Mesmo na ausência de sintomas clínicos, conhecer os seguintes fatores de risco para o AAA é extremamente importante: idade avançada; maior estatura; doença arterial coronariana (DAC); aterosclerose; níveis elevados de colesterol; hipertensão; e, em particular, o tabagismo. A idade média para AAA nos Estados Unidos é de 72 anos, sendo muito mais frequente no gênero masculino. Os membros da mesma família também estão em risco significativo elevado para AAA quando tem um familiar de 1º grau que tem ou já foi submetido à correção ou faleceu de aneurisma de AAA. Em uma pesquisa de âmbito nacional recente realizada na Suécia, o risco relativo de desenvolvimento de AAA para familiares de 1º grau foi aproximadamente o dobro quando comparado com situações de pessoas sem história familiar de AAA. Um fumante é mais de sete vezes mais propenso a desenvolver AAA do que um não fumante, situação proporcional à duração do hábito de fumar. O risco para o desenvolvimento de um AAA é menor em mulheres, afroamericanos e pacientes diabéticos.

■ HISTÓRIA NATURAL, RISCO DE RUPTURA E MORTE

Ramos e Corrêa Netto, em 1935, relataram que o AAA evolui de maneira progressiva e irrevogável para o óbito. Em 1950, revisando 102 doentes com AAA atendidos na Clínica Mayo – 97 de origem aterosclerótica, 4 de sífilis e 1 de trauma –, verificaram que a sobrevida em três anos foi de 50%, em cinco de 19% e em oito de 10%. Nenhum dos pacientes sobreviveram mais do que 10 anos, e a ruptura foi a causa da morte em 63% dos casos.

Szilagyi, em 1972, relatou que a sobrevida de doentes com AAA < 6 cm era de 48%, e AAA > 6 cm de diâmetro apenas de 6%, em um seguimento de cinco anos. Darling e outros pesquisadores, em 1977, revendo 24 mil necropsias consecutivas, encontraram incidência de morte por ruptura de 25% para aneurisma entre 4 e 7 cm, de 45,6% entre 7 e 10 cm e 60,5% para maiores do que 10 cm. Porém, nos AAA de 4 cm ou menores, a incidência de morte por ruptura foi de 9,5%.

A ruptura do AAA é responsável por 1,4% de todas as mortes em homens acima de 65 anos no Reino Unido; em 1994, por exemplo, chegou-se a 5.580 mortes naquele país. A metade das mortes devidas à ruptura de AAA ocorre antes de o paciente chegar ao hospital; da outra metade que chega ao hospital com vida, 30 a 50% morrem devido à operação de emergência. A mortalidade geral em virtude da ruptura do AAA alcança mais de 80% dos pacientes (Figura 150.6).

Hardman, em 1996, e Prance, em 1999, encontraram os seguintes fatores independentes no pré-operatório que aumentam a mortalidade do AAA roto: idade > 76 anos; creatinina > 0,19 mmol/L (1 mmol/L = 18 mg/L); perda da consciência após chegar ao hospital; hemoglobina < 9 g; e ECG com isquemia.

Sabiston Jr., em 1997, descreveu que, se o AAA não for tratado cirurgicamente, evoluirá inexoravelmente para a ruptura (Figura 150.7).

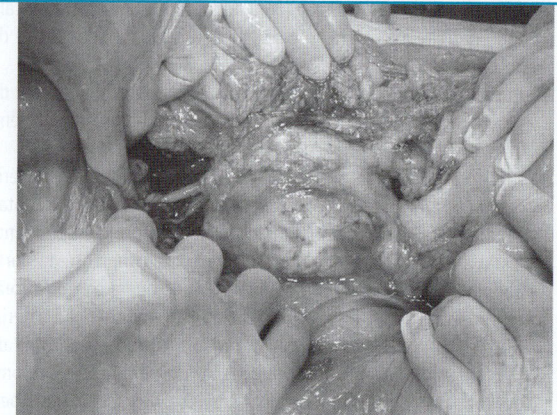

FIGURA 150.6 ■ AAA roto.

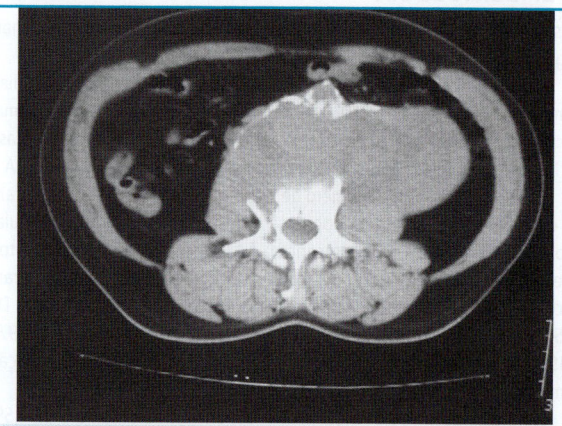

FIGURA 150.7 ■ AAA roto crônico com corrosão de vértebra lombar.

Law, em 1998, referiu que o AAA é responsável por 2% das mortes da população do gênero masculino acima dos 60 anos.

Na Inglaterra, no estudo Cohort (UK small aneurysm trial), com 2.257 pacientes com AAA (79% do gênero masculino), encontrou-se que a taxa anual de ruptura de AAA com diâmetro transversal entre 4 e 5,5 cm foi de 1%, e que o AAA na mulher tem três vezes mais chance de ruptura do que no homem.

Basnyat, em 1999, estimou que a incidência anual de ruptura do AAA é de 8 por 100 mil habitantes.

Chosksy, em 1999, estimou que a incidência anual de ruptura do AAA é de 17,8 por 100 mil habitantes para o gênero masculino e de 3 por 100 mil habitantes para o feminino, dando uma proporção de 6:1.

Com o envelhecimento da população mundial, a tendência é o aumento do número de AAA e também a mortalidade decorrente da ruptura e do tratamemto do AAA.

FATORES DE RISCO DE RUPTURA

Foster, em 1969, em uma revisão de 75 casos de AAA não operados, verificaram que, dos pacientes que evoluíram para a morte por ruptura, 75% tinham hipertensão diastólica. Embora exista dificuldade de mensurar corretamente a parede do AAA, antes da operação, é uma ação usada para verificar o fator de risco para ruptura: a parede fina, por exemplo, tem um risco mais elevado para ruptura.

Outro fator a considerar é a doença pulmonar obstrutiva crônica (DPOC), na qual existe uma produção maior de elastase nos alvéolos, o que aumenta o risco de ruptura pela diminuição da camada elástica arterial. Membro amputado no nível da coxa também é um risco a mais de ruptura pela resistência aumentada.

Embora o diâmetro transversal do aneurisma seja aceito como o melhor preditor do risco de ruptura, outros fatores têm influência, visto que aneurismas pequenos também rompem. Por analogia à lei de Laplace (tensão na parede = diâmetro × pressão ÷ espessura), hoje se aceita que a biomecânica do AAA seja melhor que a lei Laplace para explicar o risco de ruptura, tanto a hipertensão arterial (HA) como a parede fina podem influenciar na ruptura. Szilagyi, em 1972, verificou que HA diastólica (> 100 mmHg) estava presente em 67% dos pacientes com ruptura de AAA, porém apenas em 23% naqueles sem ruptura.

Cronenwett e Katz, em 1995, citaram 30 fatores de risco para ruptura do AAA, sendo os principais: diâmetro do aneurisma; HA; DPOC; tabagismo; insuficiência renal (IR); gênero masculino; história familiar; doença cardíaca; taxa de crescimento do aneurisma aumentada; e relação entre o diâmetro do aneurisma e o diâmetro da aorta proximal. Após análise multivariável, somente três fatores tiveram risco independente para ruptura: o diâmetro aumentado inicial; a HA; e a DPOC. Os autores também citaram que, quando esses fatores eram mínimos ou inexistentes, o risco de ruptura em cinco anos era de 2%, mas, quando presentes, o risco aproximava de 100% (p. ex.: em um paciente com aneurisma de 4 cm de diâmetro, pressão diastólica de 90 mmHg e moderada DPOC, foi estimado risco de ruptura em 10% ao ano). A história familiar de ruptura foi estudada, porém não foi possível fazer qualquer correlação. É interessante notar que nem a taxa de expansão do aneurisma nem a relação do diâmetro do aneurisma com a aorta proximal foram melhores preditores para ruptura do que o diâmetro isoladamente.

Brown e Powell, em 1999, encontraram em seguimento de 2.257 pacientes com AAA com diâmetro inicial de 3 a 6 cm, no período de 1991 a 1998, 103 casos de ruptura, 76% destes com diâmetro ≥ 5 cm, com taxa anual de ruptura de 2,2%.

Cao e De Rango e Gorski e Ricotta, em 1999, verificaram que casos de AAA com 5 cm de diâmetro transversal ou maior, associados a outros fatores, como a HA, a DPOC e ainda à morfologia do aneurisma, têm risco aumentado de ruptura.

Fatores significativos e independentemente associados com risco aumentado de ruptura do AAA são: gênero feminino; diâmetro laterolateral ou anteroposterior do aneurisma grande; volume forçado expiratório forçado baixo no 1º segundo (FEV$_1$); história de tabagismo atual; e pressão arterial média (PAM) elevada. As mulheres têm de 2 a 4 vezes mais probabilidade de ruptura do que os homens. Aneurismas em pacientes submetidos a transplante cardíaco e/ou renal também têm altas taxas de expansão e ruptura. História cirúrgica prévia é crucial para excluir os processos de doença, como a apendicite ou a colecistite, que podem mimetizar a apresentação de um aneurisma sintomático. Além disso, a natureza e a extensão da cirurgia abdominal anterior podem influenciar na decisão operatória. Quando uma massa pulsátil abdominal é descoberta em um paciente que tenha anteriormente se submetido à correção cirúrgica aberta de um AAA, a presença de um aneurisma anastomótico, da artéria ilíaca ou da aorta suprarrenal deve ser considerada. Da mesma forma, as queixas de dor abdominal ou nas costas em um paciente com uma história prévia de reparo endovascular de aneurisma da aorta (EVAR) exigem que sejam excluídos: um *endoleak* com expansão ou ruptura do aneurisma.

A taxa de crescimento média dos AAA relatada entre 3 e 5,5 cm é de 0,2 a 0,3 cm por ano (maiores diâmetros de AAA estão associados a maiores taxas de crescimento). A grande variação entre os pacientes tem sido relatada de forma consistente. A cessação de fumar deve ser recomendada para reduzir a taxa de crescimento do AAA. Maior diâmetro do aneurisma inicial é um fator de risco significativo e independente para ruptura do AAA.

O desenvolvimento e a ruptura do AAA são o resultado da interação biológica e das alterações biomecânicas que levam ao remodelamento e à degradação da matriz extracelular. Apesar da maior complexidade em obter o perfil biomecânico do aneurisma da aorta, este parece ser um preditor de ruptura mais confiável do que os demais conhecidos, como diâmetro, índices morfológicos e biomarcadores. A análise do estresse da parede foi mais sensível e específica em prever os AAA que subsequentemente romperiam do que aqueles que poderiam ser observados. Entretanto, se a elevação do estresse na parede pudesse ser detectada antes que a ruptura ocorresse, permitiria tempo hábil para a intervenção.

O estudo da espessura e das propriedades da parede ainda é a limitação de análise *in vivo*, mas será possível devido à evolução tecnológica de imagem. Trombo endovascular está presente na maioria dos AAA, cujo aumento de volume pode estar relacionado com risco de ruptura do AAA. Além disso, o trombo endovascular está associado ao enfraquecimento da parede devido à hipóxia da parede do aneurisma. A presença de placas calcificadas aumenta a tensão na parede, mas não há relação clara demonstrada com o volume ou a forma do depósito calcificado. Remodelação altera a orientação e a composição dos constituintes da parede AAA; como resultado, o tecido do AAA é significativamente mais fraco do que a aorta não aneurismática. A rigidez do AAA parece inicialmente aumentar como resultado do processo de remodelação compensatório. Esse processo de adaptação começa a descompensar, diminui a rigidez e aumenta a flexibilidade, situação observada em AAA que rompeu. Para aumentar a aplicabilidade clínica da análise específica do estresse da parede, estão em curso esforços para melhorar a reprodutibilidade e sensibilidade do que foi encontrado no laboratório.

Apesar das limitações, a tecnologia tem avançado para a possível utilização da biomecânica, a fim de avaliar o risco da ruptura do aneurisma e tomar a decisão no tratamento do AAA.

■ QUADRO CLÍNICO E DIAGNÓSTICO

O AAA pode ser diagnosticado por meio de exame físico, radiografias simples de abdome ou da coluna lombar e, mais recentemente, US, TC abdominal e RM. O exame físico de um paciente com AAA pode revelar alargamento e expansão transversal da pulsação da aorta abdominal; porém, somente pulsação anterior pode representar transmissão do impulso da aorta envolta por uma massa, como carcinoma pancreático ou tumor do colo transverso.

O AAA pode ser sintomático (dor abdominal, dor lombar ou isquemia dos membros inferiores, compressão venosa ou do duodeno etc.) ou assintomático e ser descoberto acidentalmente. Em um estudo de Estes, de 102 pacientes diagnosticados com AAA, 30,4% dos aneurismas eram assintomáticos e foram descobertos em exame físico rotineiro ou durante avaliação de outras doenças. Uma série mais recente inclui uma proporção mais elevada de aneurisma assintomático (em torno de 77,8%) (Figura 150.8). Um número significativo de casos de AAA se apresenta com ruptura e resultados devastadores e letais.

Radiografia da coluna lombar ou de abdome pode revelar o esboço calcificado de um aneurisma, mas essa calcificação é notada somente em 60 a 70% dos pacientes com aneurisma diagnosticado (Figura 150.9).

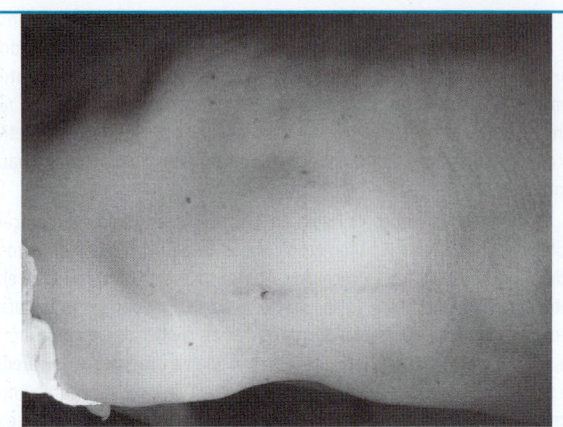

FIGURA 150.8 ■ AAA acima das artérias renais.

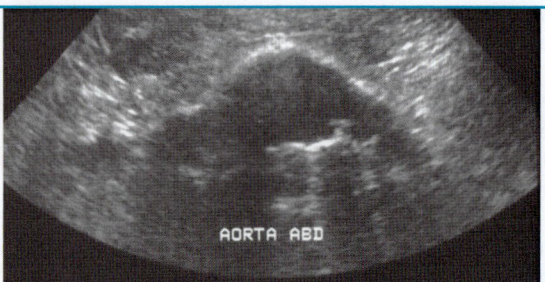

FIGURA 150.10 ■ US de abdome (longitudinal) mostrando aneurisma da AAA infrarrenal.

Estudos que compararam radiografias simples e medida cirúrgica de diâmetro de aneurisma documentaram uma diferença comum de 0,87 cm em diâmetro laterolateral e 1,5 cm no anteroposterior (Figura 150.9).

A US se tornou a modalidade de escolha para o rastreamento diagnóstico e seguimento de aneurisma abdominal. Também é sensível e altamente precisa para definir as dimensões de aneurisma; Maloney achou uma diferença na medida do AAA pela US cirúrgica de 0,42 cm transversal e 0,29 cm anteroposterior. Esse exame é não invasivo e relativamente barato (Figura 150.10). Wilmink, em 1999, relatou que o uso rotineiro da US para avaliar o seguimento dos pacientes acima de 50 anos com AAA assintomático pode reduzir a incidência de ruptura em 49% e a mortalidade em 45%. Durante o seguimento, todo paciente com AAA assintomático com diâmetro laterolateral maior do que 4,5 cm deve ser encaminhado ao cirurgião vascular.

A angiotomografia computadorizada do (angio-TC) da aorta é mais precisa do que a US na descoberta e na medida de AAA, mas é significativamente mais cara. Além da necessidade do uso de contraste, que pode ser prejudicial ao paciente com função renal alterada (Figuras 150.11 a 150.14). No paciente com dor abdominal crônica, perda de peso e taxa de hemossedimentação elevada, a TC pode demonstrar espessamento da parede da aorta, doença inflamatória englobando o duodeno e os ureteres, sendo diagnosticado um aneurisma aórtico inflamatório em 50% dos casos (Figura 150.14).

Em paciente com AAA sem definição do colo proximal à palpação (sinal de DeBakey) e à US, a TC pode defini-lo com precisão e ajudar no planejamento operatório.

Em paciente estável com dor abdominal ou lombar com suspeita de aneurisma abdominal sintomático (quando existe dúvida do diagnóstico), a TC (quando possível e rapidamente) é importante para afastar aneurisma toracoabdominal, dissecação de aorta ou outra doença sintomática intra-abdominal ou torácica, ainda que o ideal seja tratar esse paciente em sala híbrida.

O AAA sintomático é de indicação de operação de urgência. Paciente instável com hipotensão ou choque hemorrágico devido à ruptura de AAA deve ser submetido a tratamento cirúrgico de urgência sem exames de imagem ou somente quando houver sala operatória híbrida.

Outro exame de imagem muito bom para diagnóstico e reavaliação de aneurisma da aorta é a angiorressonância magnética, com ótima resolução, porém com risco de transmetalização devido ao agente paramagnético gadolínio (síndrome da dermotoesclerose mionefrogênica devido à transmetalização) para pacientes com IR; também é contraindi-

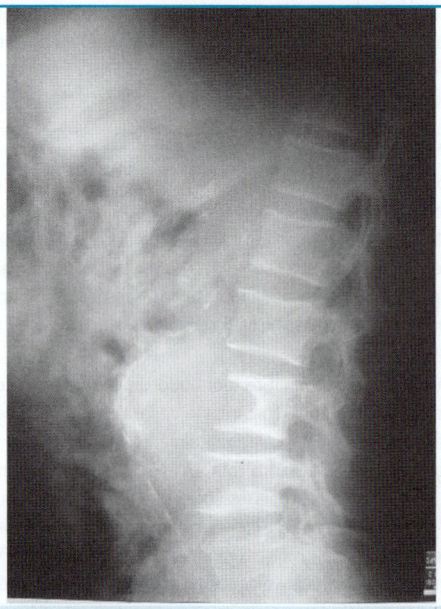

FIGURA 150.9 ■ Radiografia simples de abdome em perfil mostrando calcificação do aneurisma da aorta e corrosão da vértebra lombar pelo aneurisma.

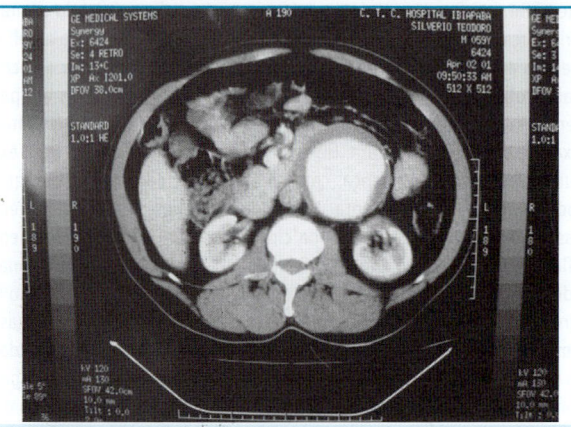

FIGURA 150.11 ■ TC mostrando AAA infrarrenal.

cado para portadores de próteses metálicas, marca-passo e claustrofobia (Figura 150.15).

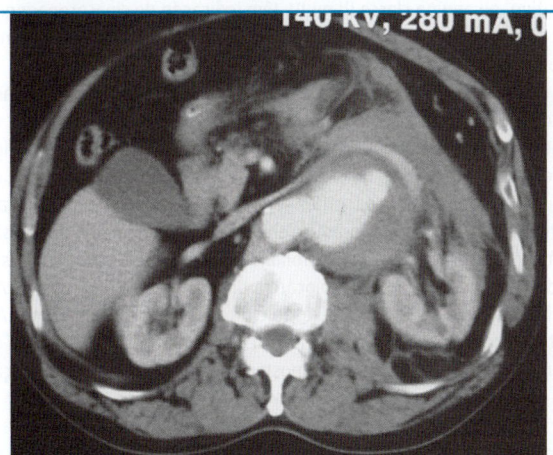

FIGURA 150.12 ■ AAA em expansão com estiramento da veia renal esquerda.

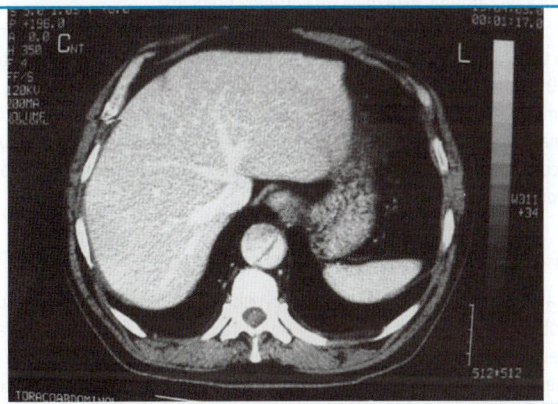

FIGURA 150.13 ■ Dissecção da aorta. Observa-se o duplo calibre.

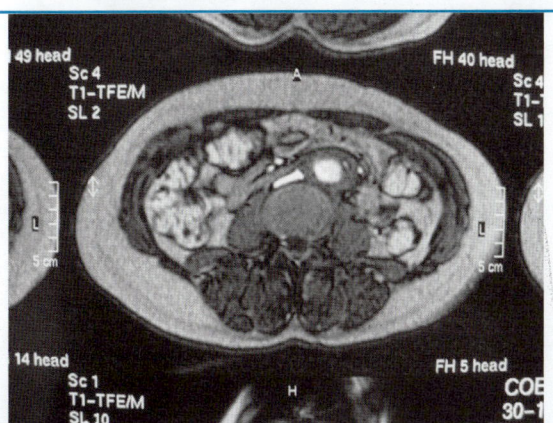

FIGURA 150.14 ■ Aneurisma inflamatório da aorta abdominal. Observa-se o processo inflamatório junto à aorta.

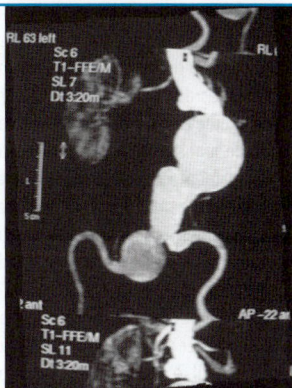

FIGURA 150.15 ■ Angiorressonância mostrando aneurisma complexo da aorta abdominal e artérias ilíacas.

Para a avaliação pré-operatória de um paciente com AAA, a aortografia já foi a técnica mais usada (Figura 150.16).

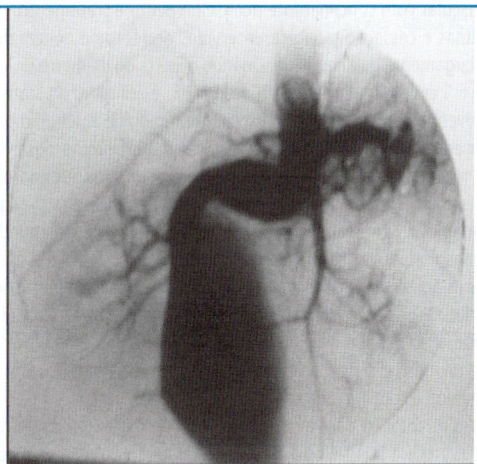

FIGURA 150.16 ■ Aortografia. Aneurisma com rim único à direita.

Na atualidade, não indica-se a aortografia digital pré-operatória de rotina, pois a angio-TC é mais precisa e consegue estudar com segurança a aorta e seus ramos, mesmo em casos complexos como o rim em ferradura, etc. A angiografia digital só será usada durante o procedimento como no tratamento endovascular do AAA.

Atualmente, o exame-padrão para diagnóstico de doença da aorta é a angio-TC com cortes finos, para tomada de decisão na indicação do tratamento operatório aberto ou endovascular e na reavaliação pós-operatória (Figura 150.11).

O rastreamento populacional para AAA de homens mais velhos, em regiões onde a prevalência na população é de 4% ou mais, reduz a mortalidade relacionada com aneurisma quase pela metade no prazo de quatro anos de seguimento, principalmente pela redução da incidência de ruptura. Rastreamento isolado de fumantes pode melhorar a relação custo/efetividade do rastreamento do aneurisma. O rastreamento populacional de mulheres mais velhas para AAA não parece reduzir a incidência de ruptura do aneurisma. O rastreamento populacional de idosas fumantes para AAA pode exigir uma investigação mais aprofundada. Rastreamento de homens mais velhos e mulheres com história familiar de AAA pode ser recomendada. Rastreamento oportunista nos pacientes com doença arterial periférica deve ser considerado. O modelo de rastreamento escolhido deve ser flexível conforme as características da população local. Os homens devem ser avaliados com um único exame aos 65 anos, e o rastreamento precisa ser considerado em uma idade mais jovem para aqueles com maior risco de AAA. A repetição do rastreamento deve ser considerada apenas naqueles examinados inicialmente de idade mais jovem ou com maior risco de AAA.

Os programas de rastreamento devem ser bem divulgados e adaptados para a população local, a fim de maximizar o atendimento. O convite para participar do rastreamento geral ou familiar pode ser recebido favoravelmente. Doença incidental deve ser encaminhada para o médico de família. Esses programas devem ser realizados por profissionais qualificados, com o uso de ultrassom portátil, e ser auditados pelo controle de qualidade. Detecção de AAA provoca uma redução pequena e temporária na qualidade de vida. O paciente diagnosticado com AAA, por meio de rastreamento, só deve ser encaminhado para serviços auditados e qualificados para o correto tratamento e com baixas taxas de complicações. Os hospitais devem ser auditados quanto à capacidade de suportar um aumento no atendimento de AAA e também quanto à qualidade para operação aberta e endovascular antes de iniciar o rastreamento de AAA. Todos os indivíduos com aneurisma detectado devem ser encaminhados para avaliação de risco cardiovascular com concomitante aconselhamento e tratamento, incluindo estatinas e cessação tabágica. Intervalos de reexame devem diminuir com o alargamento do aneurisma. Quando o limite do diâmetro (5,5 cm em homens e 5 cm em mulheres), medido por US, é atingido, ou sintomas se desenvolvem ou aneurisma tem crescimento rápido (1 cm/ano), o paciente deve ser encaminhado ao cirurgião vascular o mais rápido possível para evitar a ruptura. Os pacientes com AAA com diâmetros superiores a 5,5 cm precisam ser tratados com urgência para evitar a ruptura. A vigilância ultrassonográfica de pequenos aneurismas é segura e recomendada para aneurismas assintomáticos, já que a taxa de ruptura de AAA é menor do que 1% nos aneurismas menores de 5 cm de diâmetro laterolateral ou anteroposterior. Os pacientes com alto risco de ruptura devem ser considerados para a operação quando o diâmetro de 5 cm for atingido. Ainda permanece a dúvida da indicação de tratamento invasivo nos pacientes jovens, do gênero feminino e com limitada expectativa de vida.

Outra orientação para avaliar o AAA é comparar a aorta infrarrenal com a 3ª vértebra lombar pela TC, pois o tamanho do diâmetro da aorta normal é a metade do diâmetro laterolateral da 3ª vértebra lombar. Talvez, essa opção seja a melhor para avaliar o diâmetro da aorta, pois sempre será proporcional ao biotipo do paciente. É importante que seja respeitada a biometria individual para que se possa tratar o aneurisma corretamente, pois o diâmetro da aorta normal é diferente em distintas idades, gêneros e estaturas (como nos extremos entre o anão e o gigante). Quando o diâmetro da aorta for igual ou maior do que o diâmetro da 3ª vértebra lombar, está indicado o tratamento operatório.

■ DOENÇAS ASSOCIADAS

Todo paciente com AAA precisa de uma avaliação clínica geral no pré-operatório e um controle rigoroso dos fatores de risco.

Pacientes com evidência de doença pulmonar significativa necessitam de prova de função pulmonar e estudo dos gases do sangue arterial. Aqueles com história ou exame físico sugestivo de doença cerebrovascular são examinados com mapeamento dúplex de carótidas e vertebrais. Pacientes com eletrocardiograma anormal, angina de peito, insuficiência cardíaca congestiva (ICC) ou história de infarto do miocárdio (IM) prévio ou arritmia requerem avaliação adicional. Aqueles com possíveis arritmias necessitam de monitoração por Holter de 24 horas. Os com possível DAC são rastreados pelo teste de esteira, mapeamento com radionucleotídeo (MUGA), mapeamento com tálio e dipiridamol e, mais recentemente, teste ecocardiográfico de estresse com dobutamina para avaliar risco cardíaco. Pacientes com teste não invasivo fortemente positivo, ou angina classe III ou IV, têm indicação de cinecoronariografia; se apropriado, realizar a correção coronariana previamente à correção do AAA.

A prevalência de doença coronariana nos portadores de AAA varia de 40 a 60%, e o IM e as arritmias cardíacas são as principais causas de óbito no pós-operatório imediato e em longo prazo de aneurisma corrigido eletivamente. Hertzer na Cleveland Clinic, em 1984, encontrou que, de mil coronariografias em pacientes com doença vascular maior, 8% eram normais, 32% tinham lesão pouco significativa à moderada, 25% lesão coronariana grave e 6% lesão coronariana inoperável. Porém, a necessidade de revascularização do miocárdio previamente à correção de AAA assintomático é de 12 a 20%. Lesão crítica de artéria coronária e AAA sintomático (com qualquer diâmetro) ou assintomático, maior de 8 cm de diâmetro (laterolateral ou anteroposterior), têm indicação de operação em um único tempo.

A associação entre AAA e aneurisma de artérias ilíacas é de 20% e, com aneurisma da artéria poplítea, de aproximadamente 3%. Porém, na amostra de pacientes com aneurisma de artéria poplítea, a associação com aneurisma da aorta foi de 40%. Sua concomitância com doença arterial oclusiva periférica também é de 9%. A associação de AAA e doença carotídea é outro fator de risco – no caso de AAA assintomático e lesão crítica de carótida, esta deve ser corrigida primeiro.

Outro fator de risco significativo para operação do aneurisma tanto no tratamento eletivo quanto na urgência é a IR. A insuficiência hepática (IH) também é um fator de risco, principalmente devido à hemorragia. Os tumores malignos intra-abdominais em pacientes portadores de AAA têm uma incidência de 2 a 13,7%, com média de 4%. A associação entre AAA e colecistopatia calculosa varia de 5 a 20%. A apendicite também pode acometer indivíduo portador de AAA.

■ COMO PREVENIR O EVENTO FATAL?

O aneurisma da aorta não tratado evolui inexoravelmente para ruptura e óbito, se o paciente não morrer de outra doença (Figura 150.17). Para prevenir a ruptura, é preciso indicar a correção cirúrgica eletiva clássica do aneurisma da aorta assintomático com mortalidade inferior a 5% por meio de celiotomia ou por via extraperitoneal.

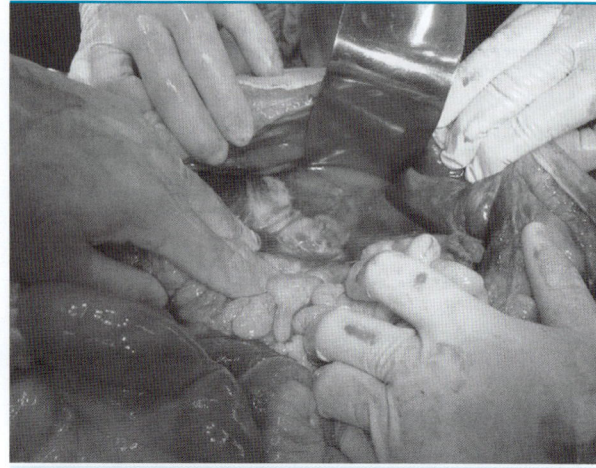

FIGURA 150.17 ■ AAA roto. Observa-se grande quantidade de sangue no retroperitônio.

Em 1986, Volodos publicou, na Ucrânia, a utilização pela 1ª vez de *stent* para tratamento endovascular de aneurisma da aorta, mas foi Parodi na Argentina, em 1991, quem popularizou esse método para tratamento de AAA (indicado em aproximadamente 20% dos casos à época). May e colaboradores, por sua vez, afirmaram que o tratamento endovascular do AAA tem uma mortalidade que varia de 0 a 28%, com falhas de 13 a 25% e vazamento persistente (*persistent endoleak*) de 6 a 48%. Becquemin, em 1999, demonstrou que o tratamento endovascular do AAA pode ser empregado em pacientes selecionados com resultados satisfatórios a médio prazo, porém o vazamento persistente está relacionado com aumento do diâmetro do aneurisma, estenose e oclusão do ramo do enxerto e tem risco de ruptura.

Cao e De Rango e Cuypers, em 1999, relataram que, embora a médio prazo o tratamento endovascular do AAA seja satisfatório, ainda necessita de um estudo randomizado a longo prazo para que seja mais bem avaliado. Quiñones-Baldrich, em 1999, realizou um estudo randomizado do tratamento do AAA em 125 pacientes e verificaram que, nos primeiros 30 dias após a intervenção, não houve diferença estatística quanto à mortalidade no tratamento por via endovascular pela artéria femoral, pela operação tradicional por via celiotômica ou por via extraperitoneal. Houve maior complicação respiratória no grupo operado por via celiotômica. Embora o tratamento endovascular tenha tido menor período de hospitalização, a longo prazo é improvável que gere menos gastos, pois necessita de controle periódico por US e TC.

Wisselink, em 2000, descreveu a ligadura com auxílio da videoscopia por via extraperitoneal das artérias lombares e mesentérica inferior no caso de o vazamento persistente ser proveniente dessas artérias após a correção endovascular do AAA.

Kalliafas, em 2000, referiu que o tratamento endovascular do AAA é um procedimento de alta complexidade, passível de complicações graves que necessitam de correção imediata. Esses autores recomendam que o executor desse tratamento seja qualificado tanto em cirurgia endovascular quanto em cirurgia aberta do AAA. Bradbury, em 1998, e Adam, em 2002, descreveram que, no Reino Unido, mais de 50% de todos os casos de AAA são operados na emergência, porque o cirurgião acredita, ou não é capaz de excluir essa possibilidade, que a ruptura já ocorrera. Entretanto, em aproximadamente 20% desses pacientes, o AAA foi encontrado intacto (não roto), e presume-se que a rápida expansão ou iminente ruptura é responsável pelos sintomas dos pacientes. Porém, a mortalidade desse último grupo é elevada em duas vezes em relação aos sintomáticos não rotos quando a operação não é realizada na emergência e o aneurisma está roto. Adam, em 2002, afirmou que não existe nenhum exame que exclua com certeza a ruptura do AAA em paciente sintomático e estável.

No artigo "Stent-graft design: the good, the bad and the ugly", Chuter em 2002 demonstrou que todos os *stents* (suporte interno) para AAA existentes têm falhas e que o cirurgião vascular precisa estar consciente disso para tomar a decisão correta e, com isso, diminuir as complicações para os pacientes.

Dimick em 2002 demonstrou que a mortalidade operatória do AAA é de 3,8% para os casos eletivos e de 47% para os casos rotos, e que os serviços com menor experiência têm maior índice de complicações. Esses dados foram baseados em um estudo randomizado de uma amostra de 13.887 pacientes com AAA operados. Contudo, a literatura estimou que somente 50% dos pacientes que têm ruptura do AAA chegam vivos ao hospital. Esses resultados reforçam a orientação para exame clínico cuidadoso do abdome para realizar o diagnóstico do AAA na fase assintomática e indicar tratamento cirúrgico aberto ou endovascular eletivamente.

A correção do aneurisma de aorta assintomático está indicada quando atingir 5 cm ou mais de diâmetro transversal na mulher e 5,5 cm no homem. Nos aneurismas menores do que 5 cm, com crescimento, em seis meses, maior do que 6 mm (no diâmetro transversal), também estará indicada a correção cirúrgica, pelo maior risco de ruptura (o crescimento de um aneurisma de aorta com risco baixo de ruptura é menor do que 12 mm por ano, para aneurisma menor do que 5,5 cm). Porém, White e Dalman, em 2008, descreveram que o crescimento lento do AAA é de 4 mm ao ano.

> **ATENÇÃO!**
>
> Não existe tratamento clínico eficaz para o aneurisma, porém todos os fatores de risco de ruptura ou que favorecem o crescimento acelerado do aneurisma devem ser controlados ou eliminados, como HA sistêmica, doença pulmonar crônica, tabagismo, diabetes melito, lipidemias, constipação intestinal, trauma abdominal, esportes de impacto, obesidade etc.

Várias estratégias no pré-operatório podem diminuir a morbidade pós-intervenção e morte precoce. A cessação do tabagismo e a fisioterapia podem reduzir complicações pós-operatórias. Todos os pacientes submetidos à cirurgia do AAA devem ser submetidos a uma avaliação da função respiratória. O uso de estatinas precisa ser iniciado um mês antes da intervenção, para reduzir a morbidade cardiovascular, e ser continuado no período perioperatório e por tempo indeterminado. Betabloqueador é recomendado em pacientes com doença isquêmica do coração ou que apresentam isquemia miocárdica no teste de estresse e pode ser empregado a partir de um mês antes da intervenção. Pacientes com doença vascular periférica e coronariana devem receber, a menos que existam contraindicações específicas, tratamento inicial com baixas doses de ácido acetilsalicílico (AAS), que deve ser continuado durante o período perioperatório. Controle da pressão arterial (PA) precisa ser iniciado para a prevenção secundária, a fim de reduzir a morbidade cardiovascular. Cirurgiões vasculares devem estar familiarizados com as atuais diretrizes nacionais e internacionais para o manejo da HA. Todos os pacientes submetidos à operação do AAA devem ser avaliados formalmente sob o ponto de vista do risco cardíaco, o que inclui eletrocardiografia pré-operatória em todos os casos. Pacientes submetidos ao reparo aberto, laparoscópico do AAA ou por via endovascular, na presença de fatores de risco cardíaco ou com uma história positiva de doença cardíaca, devem ser submetidos a uma ecocardiografia de estresse farmacológica ou cintilografia de perfusão do miocárdio antes da cirurgia. O ECG-gated coronary CT (ângio-TC espiral das artérias coronárias que usa a monitoração da eletrocardiografia durante as aquisições das imagens e é pouco invasivo para estudar as coronárias) é indicado como um complemento para o diagnóstico do risco coronariano. Revascularização do miocárdio por meio de derivações ou por via endovascular das lesões coronarianas deve ser considerada antes da correção de AAA para pacientes com isquemia do miocárdio sintomática ou doença arterial na coronária esquerda principal.

> **ATENÇÃO!**
>
> A ICC, a DPOC e a IR podem servir como preditores negativos para a mortalidade em 30 dias e para a sobrevivência após reparo aberto eletivo do AAA.

Todos os pacientes devem ter creatinina sérica mensurada e a taxa de filtração glomerular (TFG) estimada no pré-operatório; quando estas estiverem fora do padrão normal, é aconselhável encaminhamento para um nefrologista. Todos os pacientes devem ser adequadamente hidratados antes da correção do AAA. Todos os pacientes de médio e alto riscos considerados para uma correção de AAA devem ser analisados por um especialista anestesiologista com experiência em doença vascular antes da internação para a cirurgia.

Opções de tratamento aberto e endovascular devem ser consideradas em todos os doentes com anatomia favorável para ambos. Aos pacientes com aneurismas de grande diâmetro (laterolateral ou anteroposterior) que requerem customização da prótese deve ser oferecido reparo cirúrgico do aneurisma. Os pacientes com risco cardíaco elevado, bem como aqueles que necessitam de tratamento do AAA imediatamente após a intervenção cardíaca, devem ser tratados com EVAR, se anatomicamente adequado. De papel limitado, a correção laparoscópica de aneurisma deve ser feita apenas em centros com uma prática avançada laparoscópica e onde estiver disponível. O reparo do AAA apenas deve ser realizado em hospitais com histórico de pelo menos 50 casos eletivos por ano, seja por operação aberta ou EVAR.

Os aneurismas sintomáticos (ainda não rotos) devem ser reparados de imediato como urgência, uma vez que podem ter maior risco de ruptura. Nos casos em que a morfologia for adequada, pode ser oferecido o reparo por via endovascular, o qual tem uma menor mortalidade operatória para casos sintomáticos do que o reparo aberto. Porém, somente serviço que tenha especialista em cirurgia endovascular à disposição 24 horas por dia e todas as endopróteses pode realizar o EVAR. Não se admite nenhuma demora para o reparo do aneurisma com a espera da entrega da endoprótese nos casos de aneurisma sintomático pelo risco de vida do paciente.

Na atualidade, a tendência é de corigir o AAA por via endovascular do que por via celiotomia.

Com base na informação atualmente disponível de revisão da literatura, é possível formular algumas indicações para operação convencional ou endovascular de AAA (Quadro 150.1).

A decisão sobre operar ou não AAA com diâmetro entre 4 e 5 cm deve estar baseada em análise cuidadosa de qualquer fator de risco associado e do potencial da taxa de morbidez mais alto e mortalidade. Por exemplo, um idoso com AAA de 4 cm e fator de risco de nível III poderia ser observado, ao passo que a um jovem com AAA semelhante e risco de nível I pode ser indicada a correção cirúrgica eletiva do AAA mais cedo. Para justificar a correção do AAA menor do que 5,5 cm, o cirurgião deve ter uma baixa taxa de mortalidade documentada em relação a essa operação.

As principais causas tardias de óbito para pacientes submetidos à correção do AAA eletivamente são: doença cardíaca (44%); câncer (28%); doença cerebrovascular (8,3%); doença pulmonar (6,8%); LRC (5,4%); IH (0,5%); ruptura de aneurisma torácico (1,5%); ruptura de aneurisma abdominal (1,5%); hemorragia gastrintestinal (1%) etc.

As taxas de sobrevida tardia dos pacientes submetidos à correção do AAA eletivamente nos 1º, 3º e 5º anos seguintes foram respectivamente: para o gênero masculino, 90,3, 82,8 e 68,9%; para o feminino, 93, 74,2, 63.

A sobrevida dos pacientes após cinco anos (100 em cada grupo) submetidos à correção do AAA eletivamente por via endovascular e celiotômica foi, respectivamente, 65 e 72%.

A profilaxia antibiótica em dose única em pacientes com correção de aneurisma abdominal é recomendada para evitar a infecção precoce da prótese e da ferida operatória.

A temperatura corporal deve ser mantida fisiologicamente em 36ºC durante o reparo do AAA para evitar complicações no pós-operatório. Não há estratégia específica na reposição de líquidos, e a combinação de cristaloides e coloides é a mais usada. O uso de autotransfusão ou recuperador de hemácias (*cell salvage and ultrafiltration devices*) deve ser indicado para risco de perda excessiva de sangue e de risco de transmissão de doença transfusional.

A agilidade do pré-operatório pode pode influenciar positivamente o resultado perioperatório do AAA por meio de apropriado preparo ambulatorial, com admissão hospitalar perto da hora combinada, com gerenciamento criterioso de líquidos e mobilização precoce, o que pode levar a melhores resultados e diminuir a dependência de ajuda e de internação.

Na ausência de evidências convincentes de favorecer qualquer tipo de incisão, a incisão para reparo aberto deve ser adaptada às necessidades do paciente e da experiência local. A disponibilidade de materiais adequados para cada caso, como variedades de enxertos (próteses com todas as medidas), é importante para a patência e os resultados a longo prazo. Se as artérias ilíacas são afetadas (formação de aneurisma ou doença oclusiva arterial) enxertos tubulares devem ser utilizados devido ao menor tempo operatório e à redução do risco de lesões adjacentes das estruturas vizinhas. O prolongamento da correção para as artérias ilíacas durante a operação de AAA se justifica, mesmo para dilatação da artéria ilíaca comum moderada < 25 mm, além de ser mandatório para diâmetro > 25 mm.

QUADRO 150.1 ■ Indicações para operação convencional ou endovascular de AAA

1 | AAA roto
- indicações – urgência; qualquer paciente com documentada ou suspeita de ruptura
- contraindicações relativas – condição clínica que impediria alguma chance de sobrevivência (p. ex., câncer terminal)

2 | Sintomático ou expansão acelerada
- indicações – urgência; qualquer paciente
- contraindicações relativas – doença terminal, inaceitável qualidade de vida

3 | Aneurisma assintomático
- indicações – aneurisma ≥ 5,5 cm em diâmetro (laterolateral ou transverso) ou um diâmetro 2 x o diâmetro presumido normal da aorta infrarrenal;
- contraindicações relativas – probabilidade de vida menor do que 2 anos; qualidade de vida inaceitável

4 | Contraindicações relativas para operar AAA pequeno (< 5,5 cm)
- IM recente (< 6 meses)
- ICC de difícil tratamento
- angina de peito
- IRC terminal
- debilidade mental
- idade muito avançada

5 | Aneurismas complicados
- indicações – embolia, trombose, fistulização ou aneurisma associado com doença oclusiva sintomática intra-abdominal, independentemente do tamanho
- contraindicações relativas – qualidade de vida inaceitável

6 | Aneurismas atípicos
- indicações – dissecado, micótico, falso, aneurisma sacular, como também úlceras penetrantes; podem representar indicações para tratamento cirúrgico independentemente do tamanho
- contraindicações relativas – qualidade de vida inaceitável

IRC: insuficiência renal crônica.

DIAGNÓSTICO E TRATAMENTO

Quando há suspeita de perfusão prejudicada pélvica e de colo sigmoide, a artéria mesentérica inferior precisa ser reimplantada durante a correção do aneurisma da aorta. A perviedade de uma artéria ilíaca interna ou da artéria mesentérica inferior é obrigatória para evitar complicações pós-operatórias.

■ TRATAMENTO DO AAA NÃO ROTO POR VIA ENDOVASCULAR

A endoprótese aórtica de diâmetro adequado deve ser seleccionada com base na anatomia do paciente. Geralmente, o dispositivo deve ser sobredimensionado em 15 e 20% em relação ao diâmetro do colo aórtico. O uso preferencial de anestesia local para EVAR é viável e parece ser bem tolerado, restringindo a anestesia regional ou geral para pacientes com contraindicação de local. A via percutânea para EVAR pode fornecer um acesso à aórtica menos invasivo e de menor permanência hospitalar. A preservação do fluxo para pelo menos uma artéria ilíaca interna é recomendada em pacientes de risco-padrão. Embolização da artéria ilíaca interna é geralmente preferível à cobertura simples do seu óstio pela endoprótese para evitar o risco de endofuga (*endoleak*) tipo 2, mas as molas (*coils*) devem ser colocadas próximas o máximo possível para poupar a circulação colateral distal. Nos casos de um colo curto ou paciente em uso de implantes com fenestrações, mostrou resultados promissores, mas deve ser realizado por pessoal com formação adequada e em centros com grande experiência em EVAR.

REPARO POR VIA ABERTA DO AAA ROTO

Reparo imediato é recomendado em pacientes com ruptura do aneurisma. Ressuscitação hipotensiva pode ter um efeito benéfico na sobrevivência no caso de ruptura do AAA. A pressão arterial sistólica deve variar entre 50 e 100 mmHg, dependendo da condição do paciente no momento da admissão.

Um aumento da pressão abdominal serve como um fator preditivo negativo para a sobrevivência após o reparo aberto de um AAA roto. A medição da pressão intra-abdominal é recomendada no caso de níveis elevados (> 20 mmHg) em combinação com disfunção de órgão, em que a operação descompressiva deve ser realizada imediatamente. Sistemas temporais de fechamento abdominal podem influenciar positivamente no resultado.

Acompanhamento da operação aberta do AAA

Todos os pacientes tratados de um AAA devem receber o melhor tratamento médico, incluindo AAS e estatinas. Protocolos de pós-operatório de vigilância, incluindo o uso de US ou angio-TC, são recomendados em intervalos regulares após o reparo aberto do AAA para avaliar a formação aneurismática ou o pseudoaneurisma da aorta (no mínimo 5 anos, 10 anos e 15 anos após o reparo). Qualquer sangramento gastrintestinal de um paciente com um enxerto sintético aórtico deve induzir à avaliação de uma fístula protético-entérica. Pacientes com AAA parecem ter um risco relativamente alto de hérnia inguinal e incisional.

REPARO ENDOVASCULAR DO AAA ROTO

A adoção generalizada do EVAR em pacientes com AAA roto requer confirmação por ensaios clínicos randomizados, e ainda não há nível I de evidência para essa opção. Alguns estudos recentes apoiam o EVAR para o AAA roto, embora sejam passíveis de exageros, devido ao viés de seleção.

Protocolos multidisciplinares padronizados para o tratamento endovascular de AAA roto foram demonstrados com sucesso e devem ser empregados. Porém, tanto os equipamentos para EVAR quanto para reparo aberto devem estar presentes o tempo todo.

O balão aórtico oclusivo proximal durante EVAR para AAA roto pode ser usado para controlar a perda sanguínea contínua e a instabilidade hemodinâmica, embora o uso deva ser limitado a situações em que há colapso circulatório grave. A administração pré-operatória de líquidos deve ser restrita ao mínimo para manter a hemostase hipotensiva.

Pacientes que estão inconscientes ou em quem a PAS não pode ser mantida devem ser imediatamente transferidos para a sala de operação. A decisão de prosseguir com o reparo aberto de emergência, colocação de balão aórtico oclusor proximal ou estudos de imagem invasivos deve depender da *expertise* do cirurgião e das condições do paciente.

Acompanhamento após o reparo endovascular do AAA

Todos os pacientes que receberam uma endoprótese de aorta devem ser mantidos sob o melhor tratamento médico, incluindo AAS e estatinas.

A angio-TC (ATC) com imagens tardias é a modalidade mais utilizada para o acompanhamento após EVAR e, atualmente, o melhor método para a detecção de vazamentos. Deve-se promover ATC e radiografia simples com projeções anteroposterior e lateral, 30 dias após o procedimento, em todos os pacientes. Se houver qualquer endofuga (*endoleak*) ou menos do que um componente de *stent* ou sobreposição ilíaca, ATC, 6 meses e 12 meses de pós-operatório com radiografias simples, deve ser feita com o tratamento adequado, se indicado. Em pacientes sem *endoleak* precoce e boa sobreposição de componentes da endoprótese, a ATC pode ser omitida no 6º mês após o procedimento, mas deve ser feita com radiografias simples em 12 meses. Se não houver *endoleak* e o AAA estiver estável ou diminuindo, em 12 meses, a US Doppler anual (DU) e radiografias simples são recomendadas, por meio de um protocolo padronizado com projeções anteroposterior e lateral para avaliar a migração do dispositivo, fraturas do *stent* e desconexões modulares. Se a condição corporal do paciente impede o DU, este pode ser substituído pela TC sem contraste e radiografias simples. Se há qualquer aumento do aneurisma ou endovazamento, depois de estudos de imagem anteriores que sugeriram exclusão incompleta do saco do aneurisma, deve ser realizado exame de imagem completo com ATC e radiografias simples. Seguimento com DU, TC sem contraste e radiografias simples parece razoável para pacientes com IR a qualquer momento após o EVAR. O acompanhamento dos pacientes após a cirurgia endovascular do AAA deve incluir também US dúplex colorido e índice tornozelo-braquial.

> **ATENÇÃO!**
>
> Com o aumento do conhecimento sobre os preditores do curso clínico dos pacientes após o EVAR, cada vez mais será possível ajustar o tratamento às características únicas de cada paciente, o que levará, posteriormente, a um melhor prognóstico.

O tratamento de vazamento depende do tipo: todos os do tipo I devem ser tratados durante o acompanhamento; os do tipo II, sem aumento do diâmetro do saco, podem ser observados; para os do tipo III, com aumento do diâmetro saco, é recomendado tratamento endovascular ou laparoscópico. A conversão para a cirurgia aberta pode ser necessária no caso de falha da reintervenção e é recomendada para vazamentos do tipo III, mas não para os do tipo IV. Endotensão, com AAA alargado após o reparo aórtico abdominal endovascular sem evidência de *endoleak* e com aumento de diâmetro de 10 mm, deve geralmente ser reparada por operação aberta ou com uma nova endoprótese.

Excelentes resultados de EVAR para AAA infrarrenal são principalmente alcançados em pacientes com anatomia favorável. Protocolos de vigilância no pós-operatório podem ser melhorados por meio de avaliação de diferentes modalidades de imagem de acompanhamento, estratégias de reintervenção e reavaliação em intervalos preestabelecidos. Estratégias de avaliação do tratamento para reduzir a dilatação tardia do colo após EVAR são importantes para prevenir a perda de fixação proximal e vedação. Melhor durabilidade do *stent* (enxerto endovascular) é necessária para reduzir ainda mais o risco de complicações após o EVAR.

REVISÃO

- O AAA, uma doença inflamatória transmural, é definido pela apoptose da musculatura lisa e pela piora extracelular, levando à progressiva dilatação da aorta e a sua eventual ruptura.
- Sintomático (dor abdominal, dor lombar ou isquemia dos membros inferiores, compressão venosa ou do duodeno etc.) ou assintomático, pode ser descoberto acidentalmente.
- Seu diagnóstico pode se dar por meio de exame físico, radiografias simples de abdome ou da coluna lombar e, mais recentemente, US, TC abdominal e RM.
- Uma vez que existem doenças associadas ao AAA, todos os pacientes acometidos precisam de uma avaliação clínica geral no pré-operatório e um controle rigoroso dos fatores de risco.
- Quando não tratado, o AAA evolui para ruptura, uma das grandes preocupações relacionadas à doença, e óbito. Seu tratamento é cirúrgico, via endovascular ou por operatório aberto.

■ LEITURAS SUGERIDAS

Bath MF, Gokani VJ, Sidloff DA, Jones LR, Choke E, Sayers RD, Bown MJ. Systematic review of cardiovascular disease and cardiovascular death in patients with a small abdominal aortic aneurysm. Br J Surg. 2015;102(8):866-72.

Chaufour X, Gaudric J, Goueffic Y, Khodja RH, Feugier P, Malikov S, Beraud G, Ricco JB; AURC (French University Surgeons Association) collaborators. A multicenter experience with infected abdominal aortic endograft explantation. J Vasc Surg. 2017;65(2):372-380.

Chee YE, Liu SE, Irwin MG. Management of bleeding in vascular surgery. Br J Anaesth. 2016;117 Suppl 2:ii85-ii94.

Filardo G, Powell JT, Martinez M, Ballard DJ. Surgery for small asymptomatic abdominal aortic aneurysms. Cochrane Database Syst Rev. 2015;(2):CD001835.

Kitajima K, Maeda T, Watanabe S, Ueno Y, Sugimura K. Recent topics related to nephrogenic systemic fibrosis associated with gadolinium-based contrast agents. Int J Urol. 2012;19(9):806-11.

Koscielny A, Kühnel M, Verrel F, Kalff JC. Ruptured abdominal aortic aneurysm: results and prognostic factors at a certified centre of vascular surgery. Zentralbl Chir. 2016;141(5):510-517.

Moreno DH, Cacione DG, Baptista-Silva JC. Controlled hypotension versus normotensive resuscitation strategy for people with ruptured abdominal aortic aneurysm. Cochrane Database Syst Rev. 2016;(5):CD011664.

Raghavan ML, Hanaoka MM, Kratzberg JA, de Lourdes Higuchi M, da Silva ES. Biomechanical failure properties and microstructural content of ruptured and unruptured abdominal aortic aneurysms. J Biomech. 2011;44(13):2501-7.

Tanaka H, Zaima N, Sasaki T, Hayasaka T, Goto-Inoue N, Onoue K, et al. Adventitial vasa vasorum arteriosclerosis in abdominal aortic aneurysm. PLoS One. 2013;8(2):e 57398.

Ultee KH, Zettervall SL, Soden PA, Darling J, Bertges DJ, Verhagen HJ, Schermerhorn ML; Vascular Study Group of New England. Incidence of and risk factors for bowel ischemia after abdominal aortic aneurysm repair. J Vasc Surg. 2016;64(5):1384-1391.

150.3 TRAUMA ARTERIAL DAS EXTREMIDADES

■ FAUSTO MIRANDA JR.

Aqui, serão abordadas as lesões decorrentes de acidentes e do acometimento dos vasos das extremidades, particularmente por serem os mais frequentes.

A etiopatogenia do trauma vascular está esquematizada na Figura 150.18.

Dependendo do agente causador do trauma, há necessidade de atendimento multidisciplinar. Parte-se da manutenção das condições cardiorrespiratórias, estabilização das fraturas e correção das lesões associadas, em ordem decrescente de gravidade.

De maneira geral, o tratamento cirúrgico se impõe frente ao diagnóstico do trauma vascular. Em casos em que a lesão não é clara e não se dispõe de outros métodos diagnósticos, deve-se dar o primeiro atendimento visando à manutenção dos sinais vitais e encaminhar o paciente a um centro mais equipado.

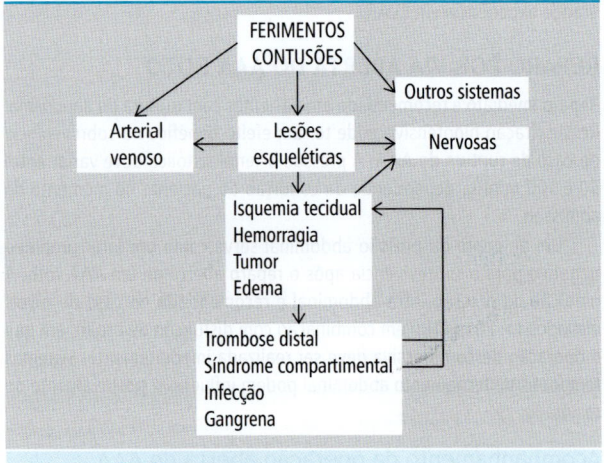

FIGURA 150.18 ■ Etiopatogenia do trauma vascular.

O exame clínico atento é fundamental para a suspeita ou para o diagnóstico da lesão vascular.

Na presença de sinais evidentes de lesão arterial (*hard signs*) – redução ou ausência de pulso distal, sangramento arterial na lesão, hematoma em expansão ou hematoma pulsátil, presença de frêmito ou sopro no local da lesão –, deve ser considerada a indicação de exploração cirúrgica.

Na presença de sinais menores de lesão arterial (*soft signs*) – lesão na proximidade do feixe vascular ou grande hematoma não pulsátil –, poderá se lançar mão de exames como US Doppler colorida, tomografia ou angiografia para orientar o tratamento clínico ou cirúrgico. Quando a lesão é limitada à extremidade, o estudo angiográfico é preferencial, expondo o paciente a menor dose de radiação e de contraste radiopaco. Há também indicação preferencial de angiografia nos casos de três ou mais locais de lesões penetrantes, em fraturas cominutivas de ossos longos e em luxação de joelho com a finalidade de localizar uma ou mais lesões.

Na restauração cirúrgica da lesão vascular, deve ser utilizada técnica cirúrgica adequada ao tipo de lesão encontrado. Nos politraumatizados, é empregada somente a heparinização local durante o procedimento de restauração vascular.

As lesões de pequenas veias devem ser ligadas. As lesões tronculares mais extensas deverão ser ligadas para não prolongar o tempo cirúrgico com restaurações complexas.

> **ATENÇÃO!**
>
> Quando apresentarem lesões mais simples, as veias tronculares devem ser restauradas (sutura simples, anastomose terminoterminal); é preciso se atentar, porém, para a presença de trombos intraluminares, que deverão ser removidos antes da restauração.

As lesões tronculares mais extensas deverão ser ligadas para não prolongar o tempo cirúrgico com restaurações complexas.

> **ATENÇÃO!**
>
> É preciso realizar a fasciotomia nos compartimentos musculares que se apresentarem tensos ao exame físico de entrada.

A fasciotomia é feita profilaticamente na extremidade que apresentar lesões arterial e venosa concomitantes ou na presença de déficit motor ou sensitivo provocados pela isquemia arterial. O mesmo deve ser feito no membro com viabilidade duvidosa antes da exploração arterial.

> **ATENÇÃO!**
>
> A rabdomiólise pode ocorrer em decorrência da isquemia arterial em especial no período após a revascularização do membro.

A musculatura isquêmica revascularizada libera mioglobina e eletrólitos na circulação, que poderá provocar lesão renal e/ou pulmonar. Esse quadro deve ser suspeitado quando a isquemia arterial é intensa ou a revascularização é feita tardiamente. A elevação da creatinocinase plasmática em 5 a 10 vezes estabelece o diagnóstico. A urina fica escura, parecendo hemoglobimúria, porém a alteração de cor é provocada pela mioglobina, não diagnosticada pelo exame simples de urina. A hidratação intensa é recomendada, mantendo a diurese entre 100 e 200 mL/hora. Podem ocorrer insuficiência renal aguda (IRA) e hiperpotassemia.

Nas lesões associadas, especialmente as ortopédicas, a fixação externa da fratura estabiliza a lesão e permite rápido acesso para correção vascular. Caso seja uma correção ortopédica demorada, deve-se proceder primeiro à restauração vascular, revista após a correção ortopédica.

Nas lacerações provocadas por acidentes automobilísticos ou por projétil de arma de fogo de alta velocidade, o trajeto da lesão deve ser explorado e os tecidos desvitalizados removidos.

> **ATENÇÃO!**
>
> As lesões nervosas identificadas devem ser aproximadas e identificadas para posterior correção quando o paciente tiver condições clínicas estabilizadas.

O risco de amputação na vigência de uma adequada restauração vascular é baixo, considerando tratar-se em geral de uma população jovem.

Porém, as lacerações extensas, em especial nas lesões de vasos poplíteos, as provocadas por projétil de arma de fogo de alta velocidade e as tromboses das restaurações vasculares tendem a provocar amputação do membro.

A Figura 150.19 sugere um fluxograma de atendimento desses traumas.

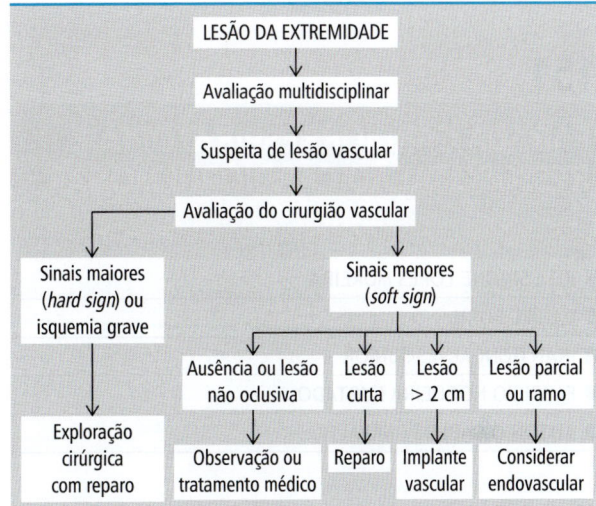

FIGURA 150.19 ■ Fluxograma de atendimento sugerido para traumas arteriais das extremidades.

Fonte: Adaptada de Franz RW e colaboradores.[1]

> **REVISÃO**
>
> - A etiopatogenia explica que a partir de ferimentos e contusões se estabelece um quadro clínico de isquemia arterial ou de hemorragia ou de tumor (decorrente da hemorragia contida).
> - Os sinais evidentes de lesão arterial (*hard signs*) indicam o tratamento cirúrgico do caso. Os sinais menores (*soft signs*) recomendam o diagnóstico da lesão por meio de exame de imagem em curto período de tempo.
> - Na restauração do trauma vascular, recomenda-se a restauração seletiva dos grandes troncos venosos.
> - A fasciotomia está indicada na presença de tensão no compartimento muscular acometido pelo trauma.
> - A rabdomiólise pode ocorrer após a restauração vascular que irrigue grande massa muscular e provocar insuficiência renal e, eventualmente, a morte.
> - Nas fraturas de ossos longos associadas, a fixação externa destes permite a restauração vascular em curto período de tempo.

■ REFERÊNCIA

1. Franz RW, Shah KJ, Halaharvi D, Franz ET, Hartman JF, Wright ML. A 5-year review of management of lower extremity arterial injuries at an urban level I trauma center. J Vasc Surg. 2011;53(6):1604-10.

■ LEITURAS SUGERIDAS

Bagley W, Yang H, Shah KH. Rhabdomyolysis. Intern Emerg Med. 2007;2(3):210-8.
Better OS, Stein JH. Early management of shock and prophylaxis of acute renal failure in traumatic rhabdomyolysis. N Engl J Med. 1990;322(12):825-9.

Martin RR, Mattox KL, Burch JM, Richardson RJ. Advances in the treatment of vascular injuries for blunt and penetrating limb trauma. World J Surg. 1992;16(5):930-7.

Miranda Júnior F, Francisco Júnior J, Burihan E. The management of venous trauma: early and late results. Int Angiol. 1991;10(3):146-51.

151
PARADA CARDIORRESPIRATÓRIA E RESSUSCITAÇÃO CARDIOPULMONAR

- RITA SIMONE LOPES MOREIRA
- DANIEL BORN
- IRAN GONÇALVES JUNIOR
- FABRÍCIO NOGUEIRA FURTADO
- ANTONIO CARLOS CARVALHO

Parada cardíaca é a cessação súbita da circulação sistêmica em indivíduo com expectativa de restauração da função cardiorrespiratória, não portador de moléstia crônica intratável ou em fase terminal.

O atendimento da parada cardiorrespiratória é realizado em várias etapas, que vão desde o reconhecimento de seus sinais até a realização das manobras mais avançadas de reanimação (Figura 151.1).

As diretrizes de ressuscitação cardiopulmonar (RCP) e cuidados de emergência cardiovasculares, recomendados em 2010[2] e atualizadas em 2015 pelas associações internacionais,[3] e pela I Diretriz de Ressuscitação Cardiopulmonar e Cuidados Cardiovasculares de Emergência da Sociedade Brasileira de Cardiologia,[4] têm suas intervenções indicadas e classificadas de acordo com os níveis de evidências científicas, garantindo sua eficácia e segurança e fortalecendo a alta qualidade do atendimento da ressuscitação cardiopulmonar, conforme descrito a seguir.

1 | Grau de recomendação
- Classe I: condições para as quais há evidências conclusivas de benefício da intervenção.
- Classe II: condições para as quais há evidências conflitantes e/ou divergência de opinião sobre segurança e utilidade/eficácia do procedimento.
- Classe IIA: peso ou evidência/opinião a favor do procedimento. Aprovado pela maioria dos profissionais.
- Classe IIB: segurança e utilidade/eficácia menos bem estabelecidas, não havendo predomínio de opiniões a favor do procedimento.
- Classe III – NENHUM BENEFÍCIO: condições para as quais há evidências e/ou consenso de que o procedimento não é útil/eficaz, não havendo benefício.
- Classe III – DANOS: condições para as quais há evidências e/ou consenso de que o procedimento é prejudicial não recomendado.

2 | Nível de evidência
- Nível A: dados obtidos a partir de múltiplos estudos randomizados de alta qualidade, concordantes e/ou de metanálise robusta de estudos clínicos randomizados de alta qualidade e/ou um ou mais ensaios randomizados controlados, corroborados por estudos de registro de alta qualidade.
- Nível B – R (Randomizado): dados obtidos a partir de metanálise menos robusta, por meio de um ou mais estudos randomizados controlados de moderada qualidade e/ou metanálises de ensaios randomizados controlados de qualidade moderada.
- Nível B – NR (Não Randomizado): dados obtidos a partir de um ou mais ensaios não randomizados de qualidade moderada, estudos observacionais ou estudos de registro bem elaborados e executados e/ou metanálises desses tipos de estudos.
- Nível C – LD (Dados Limitados): dados obtidos de estudos observacionais e de registro randomizados ou não, com limitações de método e execução e/ou metanálise desses tipos de estudos e/ou estudos fisiológicos ou mecanísticos em seres humanos.
- Nível C – EO (Opinião de Especialistas): consenso de opinião de especialistas com base em experiência clínica.

■ CORRENTE DA SOBREVIVÊNCIA

Durante o atendimento da parada cardiorrespiratória, deve-se garantir que cada passo realizado seja representado por um elo; vários elos somam-se para constituir a corrente da sobrevivência, composta de:
- **reconhecimento e acesso rápido:** emergência cardíaca deve ser reconhecida prontamente e o serviço de emergência deve ser ativado imediatamente;
- **RCP rápida:** compressão torácica rápida e forte tão brevemente quanto possível;
- **desfibrilação rápida:** identificar e tratar fibrilação ventricular (FV) ou taquicardia ventricular (TV) sem pulso são intervenções precoces mais importantes;
- **suporte avançado precoce:** controle avançado das vias aéreas, medicações adequadas, estabilização do ritmo e diagnóstico;
- **cuidados pós-ressuscitação:** são todos os cuidados após o retorno à circulação espontânea, necessitando de um sistema integrado e multidisciplinar.

A detecção precoce dos sinais de deterioração clínica são parte essencial da prevenção da parada cardiorrespiratória. Por este motivo, a American Heart Association (AHA) divide a corrente de sobrevivência em duas situações – intra e extra-hospitalar. Essas correntes são similares à exceção do primeiro elo da corrente intra-hospitalar que tem a vigilância e a prevenção como primeiro elo.

> **ATENÇÃO!**
>
> Qualquer falha na abordagem sistemática dos elos condena os socorristas e as vítimas de parada cardiorrespiratória a resultados frustrantes e desanimadores.

■ SUPORTE BÁSICO DE VIDA

Tradicionalmente, o suporte básico de vida (SBV) consiste em perfusão e oxigenação de órgãos vitais, por meio de medidas simples, sem utilização de instrumental avançado. No entanto, dada a importância da rapidez da reversão da taquicardia ventricular (TV) ou da fibrilação ventricular (FV), a desfibrilação é também incluída nessa abordagem.

Confirmadas a inconsciência e a ausência de respiração superficial e de pulso, a parada cardiorrespiratória está identificada, dando-se início aos procedimentos conhecidos como SBV. Atualmente, a sequência do atendimento inicial é indicada pela C-A-B-D primária:
- **C**ompressão torácica;
- **A**bertura da via aérea;
- **B**oa respiração – ventilação boca-válvula-máscara ou bolsa-válvula-máscara (BVM);
- **D**esfibrilação.

DIAGNÓSTICO E TRATAMENTO

ALGORITMO DE SAVC CIRCULAR

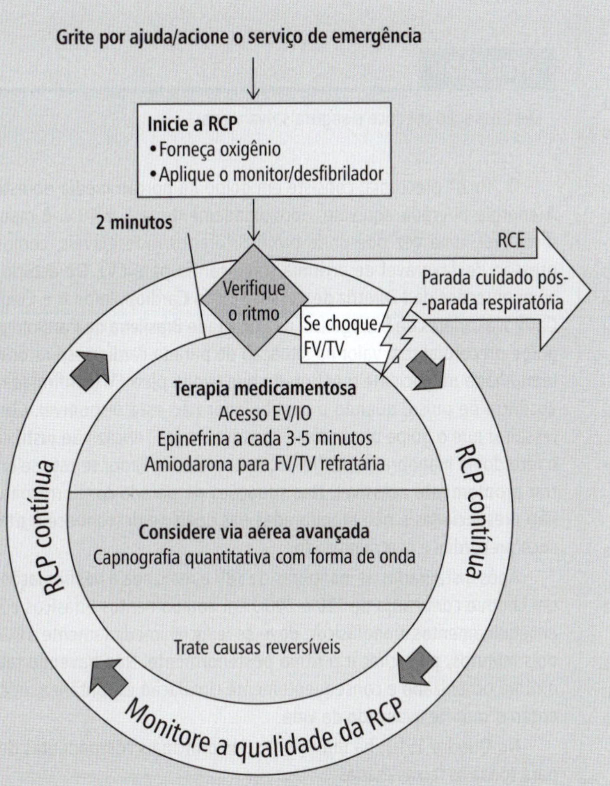

Grite por ajuda/acione o serviço de emergência
↓
Inicie a RCP
• Forneça oxigênio
• Aplique o monitor/desfibrilador

2 minutos

Verifique o ritmo → Se choque FV/TV

RCE → Parada cuidado pós-parada respiratória

Terapia medicamentosa
Acesso EV/IO
Epinefrina a cada 3-5 minutos
Amiodarona para FV/TV refratária

Considere via aérea avançada
Capnografia quantitativa com forma de onda

Trate causas reversíveis

RCP contínua — Monitore a qualidade da RCP

Qualidade da RCP
- Comprima com força (> 2 pol [5 cm]) e rapidez (≥ 100/min) e aguarde o retorno total do tórax
- Minimize interrupções nas compressões
- Evite ventilação excessiva
- Alterne a pessoa que aplica as compressões a cada 2 minutos
- Se sem via aérea avançada, relação compressão-ventilação de 30:2
- Capnografia quantitativa com forma de onda
  – Se $PETCO_2$ < 10 mmHg, tente melhorar a qualidade da RCP
- Pressão intra-arterial
  – Se a pressão na fase de relaxamento (diastólica) < 20 mmHg, tente melhorar a qualidade da RCP

RCE
- Pulso e PA
- Aumento abrupto prolongado no $PETCO_2$ (normalmente, ≥ 40 mmHg)
- Variabilidade espontânea na PA com monitorização intra-arterial

Energia de choque
- Bifásica: recomendação do fabricante (120 a 200 J); se desconhecida, usar máximo disponível. A segunda carga e as subsequentes devem ser equivalentes, podendo ser consideradas cargas mais altas
- Monofásica: 360 J

Terapia medicamentosa
- Dose EV/IO de epinefrina: 1 mg a cada 3 a 5 min
- Dose EV/IO de vasopressina: 40 unidades podem substituir a 1ª ou a 2ª dose de epinefrina
- Dose EV/IO de amidadrona: 1ª dose (bólus de 300 mg); 2ª dose (150 mg)

Via aérea avançada
- Via aérea avançada supraglótica ou IET
- Capnografia com forma de onda para confirmar e monitorar o posicionamento do TET
- 8 a 10 ventilações por minuto, com pressões torácicas contínuas

Causas reversíveis
– Hipovolemia
– Hipóxia
– Hipo/hipercalemia
– Hipotermia
– Tensão do tórax por pneumotórax
– Tamponamento cardíaco
– Toxinas
– Trombose pulmonar
– Trombose coronariana

FIGURA 151.1 ■ Algoritmo geral para o atendimento da parada cardiorrespiratória.

SAVC: suporte avançado de vida cardiovascular; RCP: ressuscitação cardiopulmonar; RCE: retorno da circulação espontânea; EV: endovenoso; IO: intraósseo; FV: fibrilação ventricular; TV: taquicardia ventricular; PA: pressão arterial; IET: intubação endotraqueal; TET: tubo endotraqueal; $PETCO_2$: pressão parcial de gás carbônico exalado.
Fonte: Kleinman e colaboradores.[1]

A abordagem inicial da parada cardiorrespiratória é feita com a sequência descrita a seguir.

1 | Alerta: avaliar responsividade da vítima por meio da abordagem "toque e grite". A técnica distingue a pessoa que está dormindo daquela inconsciente.

2 | Ajuda: toda pessoa encontrada inconsciente deve ser abordada como possível vítima de FV. Essa "ajuda" no ambiente hospitalar se traduz pelo desfibrilador, situação em que deve ser acionada imediatamente a equipe de emergência. Fora do hospital, a pessoa que responde ao chamado de ajuda deve ser orientada a chamar o sistema local de emergência, ligando para o 192, e solicitar o desfibrilador. A FV é, sem dúvida, a causa de parada cardiorrespiratória que tem melhores possibilidades de ser revertida: tão precoce seja a reversão, tão melhor será o prognóstico.

3 | Checar respiração e pulso simultaneamente: verificar se há elevação do tórax na tentativa de encontrar uma respiração normal – *gasping* não é considerado respiração normal ao mesmo tempo que checa a presença de pulso durante 5 a 10 segundos. A ausência de pulso central (carotídeo ou femoral) determina o início da compressão torácica. No lactente, dá-se preferência para palpação do pulso braquial, palpado contra o úmero, medialmente ao bíceps.

4 | Compressão torácica: no adulto, o local em que deve ser realizada a compressão torácica é a região central do esterno. As mãos devem estar sobrepostas, com os braços em extensão, usando o peso do próprio corpo para a compressão. As compressões são feitas na frequência de 100 a 120 por minuto, permitindo que o tórax abaixe e retorne. Compressões realizadas com frequências menores do que 100 e maiores do que 120 estão relacionadas a menor chance de REC.

> **ATENÇÃO!**
>
> As compressões no adulto devem ser feitas em uma profundidade mínima de 5 cm. Se houver disponível sistema de monitoramento em tempo real da profundidade da compressão, esta não deve ultrapassar os 6 cm pelo risco de complicações.

As compressões e ventilações são feitas na relação de 30:2 e sincronizadas de forma que a cada dois minutos de compressão/ventilação a reanimação é interrompida por cinco segundos para verificação do ritmo pelo desfibrilador automático.

Em criança com menos de 8 anos, usa-se uma só mão na compressão esternal. No lactente, a compressão é realizada no terço médio do esterno – três dedos são aplicados sobre o esterno, abaixo da linha intermamilar; retira-se o dedo superior (proximal à linha), as compressões torácicas são realizadas com os dedos restantes, e os movimentos sucedem-se na frequência de no 100 a 120 por minuto; compressão e ventilação guardam relação de 30:2 com 1 socorrista ou 15:2 quando há 2 socorristas.

Por meio da compressão torácica, é possível gerar fluxo correspondente a 25% do débito cardíaco (DC) normal. O fluxo sanguíneo cerebral (FSC) reduz-se a 50 a 90%, e o coronariano a 20 a 50%. A perfusão infradiafragmática cai a 5%. A eficiência das compressões traduz-se em pressão arterial sistólica (PAS) igual ou superior a 50 mmHg, valor estimado pela amplitude do pulso carotídeo.

É importante que o rodízio do socorrista que está comprimindo seja feito a cada 2 minutos, tanto para adultos como em crianças e lactentes, na tentativa de que as compressões torácicas sejam realizadas de maneira eficaz, produzindo alta qualidade.

5 | **Abertura das vias aéreas:** as manobras utilizadas para abertura das vias aéreas em indivíduos inconscientes, em decúbito dorsal, sem suspeita de trauma cervical, são a inclinação (extensão) da cabeça e a elevação da mandíbula. Noventa por cento dos pacientes com parada cardiorrespiratória têm as vias aéreas obstruídas pela queda da língua.

Na suspeita de trauma cervical, a manobra de elevação da mandíbula sem extensão da cabeça é a melhor opção. Nos lactentes, a extensão da cabeça deve ser moderada.

Com a verificação da ausência de movimentos torácicos de amplitude suficiente comparada à esperada, dá-se início à ventilação artificial. Realizam-se duas ventilações, com um tempo de 1 segundo cada, por meio da seguinte técnica: boca-barreira. Importante salientar a necessidade de utilizar dispositivos de barreira na ventilação artificial realizada com a boca.

> **ATENÇÃO!**
>
> É imprescindível a segurança do socorrista. Podem ser empregados máscaras faciais ou dispositivos de barreira. Caso não haja um dispositivo que proteja o profissional, deve fazer somente compressão torácica, mantendo uma frequência de 100 a 120 compressões por minuto.

Quando o suporte básico é realizado em ambiente hospitalar ou em ambiente pré-hospitalar por pessoal treinado (resgate, corpo de bombeiro etc.), utiliza-se a unidade BVM, conhecida como Ambu®. A principal complicação da ventilação artificial com a BVM é a hipoventilação e está relacionada com a técnica de acoplamento da máscara ao rosto da vítima. Idealmente, deve ser utilizada por dois socorristas – um para fixar a máscara adequadamente na face do paciente, mantendo a cabeça na posição correta de abertura das vias aéreas, e outro para realizar as ventilações. É necessário treinamento para utilização da unidade BVM, que é difícil por um único socorrista.

7 | **Desfibrilação imediata:** cerca de 90% dos adultos que sobreviveram à parada cardíaca não traumática foram reanimados de FV, cujo sucesso é extremamente dependente do tempo. A cada minuto que passa, diminui-se aproximadamente 10% na possibilidade de reverter FV; assim, após 10 minutos, a probabilidade de sobrevida aproxima-se de zero.

> **ATENÇÃO!**
>
> Desfibrilação precoce e segura salva vidas.

O "soco" precordial consiste em golpe na porção média do esterno. A energia liberada equivale, aproximadamente, a 1 a 10 J. É manobra discutível, uma vez que pode produzir efeitos indesejáveis, como progressão desfavorável de arritmia (taquicardia para FV). De acordo com as orientações da I Diretriz de Ressuscitação Cardiopulmonar e Cuidados Cardiovasculares de Emergência da Sociedade Brasileira de Cardiologia,[4] o golpe precordial tem valor na situação de parada cardiorrespiratória testemunhada no paciente monitorado que evolui para FV (confirmada pela ausência de pulso) quando o desfibrilador não está disponível. Convém ressaltar que o golpe precordial é "possivelmente" eficaz não justificando o retardo na manobra de desfibrilação com desfibrilador se este se encontrar prontamente acessível. Nas situações de parada cardiorrespiratória não presenciadas e não monitoradas nas quais se desconhece o ritmo, o soco precordial é contraindicado.

Após instauradas as manobras de SBV e realizada a desfibrilação com um choque com carga de 120 a 200 J em equipamentos bifásicos e 360 J em equipamentos monofásicos, deve-se reiniciar imediatamente a RCP por dois minutos, para checar o ritmo posteriormente. Não havendo retorno a ritmo organizado e consequentemente circulação espontânea, inicia-se então o suporte avançado da vida.

No Quadro 151.1, há um resumo dos principais componentes de SBV para todas as faixas etárias.

■ SUPORTE AVANÇADO DE VIDA

A | Assegurar via aérea com IET.
B | Boa ventilação e oxigenação: verificar posição do tubo e administrar O_2 a 100%.
C | Circulação: acesso venoso, monitoração e medicações apropriadas.
D | Diagnóstico diferencial.

INSTALAÇÃO DE UMA VIA AÉREA DEFINITIVA

O isolamento do trato respiratório do trato digestório, a desobstrução das vias aéreas e o aumento da fração inspirada de oxigênio (FiO_2) permitem ventilação mais eficiente e melhor oxigenação.

As cânulas orofaríngea (Guedel) ou nasofaríngea (Wendl) possibilitam acesso rápido e simples às vias aéreas superiores (VAS).

A cânula orofaríngea somente deve ser utilizada nos pacientes inconscientes, pois pode desencadear vômito, aspiração e laringoespasmo. A cânula nasofaríngea é mais bem tolerada, devendo ser preferida nos pacientes semiconscientes. Importante salientar que, mesmo com as cânulas oro e nasofaríngeas, há necessidade de manter a posição correta de abertura das vias aéreas, não devendo retardar-se a IET para a inserção delas. As próteses não podem ser retiradas antes do controle definitivo das vias aéreas, visto o risco de regurgitação/vômitos.

O sistema bolsa-válvula é utilizado com máscara (Ambu®) ou sonda traqueal. Há bolsas dotadas de balão reservatório, o que permite elevar a FiO_2 a até 100%.

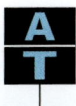

DIAGNÓSTICO E TRATAMENTO

QUADRO 151.1 ■ Resumo dos principais componentes de SBV para adultos, crianças e bebês*

	RECOMENDAÇÕES		
Componente	Adultos	Crianças	Bebês
Reconhecimento	Não responsivo (para todas as idades)		
	Sem respiração ou com respiração anormal (isto é, apenas com *gasping*)	Sem respiração ou apenas com *gasping*	
	Sem pulso palpado por 10 segundos, para todas as idades (apenas para PS)		
Sequência da RCP	C-A-B		
Frequência de compressão	100 a 120 compressões/min		
Profundidade da compressão	5 a 6 cm de profundidade	No mínimo, 1/2 do diâmetro AP Cerca de 2 polegadas (5 cm)	No mínimo 1/2 diâmetro do AP Cerca de 1 1/2 polegada (4 cm)
Retorno da parede torácica	Permitir retorno total entre as compressões PS – alternar as pessoas que aplicam as compressões a cada 2 minutos		
Interrupções nas compressões	Minimizar interrupções nas compressões torácicas Tentar limitar as interrupções a menos de 10 segundos		
Vias aéreas	Inclinação da cabeça – elevação do queixo (PS que suspeitarem de trauma: anteriorização da mandíbula)		
Relação compressão-ventilação (até colocação da via aérea avançada)	30:2 1 ou 2 socorristas	30:2 1 socorrista 15:2 2 socorristas PS	
Ventilações: quando socorrista não treinado ou treinado e não proficiente	Apenas compressões		
Ventilações com via aérea avançada (PS)	1 ventilação a cada 6 segundos (10 ventilações/min) Assíncronas com compressões torácicas Cerca de 1 segundo por ventilação Elevação visível do tórax		
Desfibrilação	Colocar e usar DAE assim que ele estiver disponível. Minimizar as interrupções nas compressões torácicas antes e após o choque; reiniciar a RCP começando com compressões imediatamente após cada choque.		

DAE: desfibrilador automático externo; AP: anteroposterior; RCP: ressuscitação cardiopulmonar; PS: profissionais da saúde.
*Excluindo-se recém-nascidos, cuja etiologia da parada cardiorrespiratória é, quase sempre, asfíxica.
Fonte: Kleinman e colaboradores.[1]

A ventilação sob máscara provoca aumento da pressão intragástrica, o que dificulta a excursão pulmonar, facilitando a regurgitação do conteúdo gástrico e a aspiração pulmonar.

A IET é o método que pode fornecer controle definitivo da via aérea; não há substituto equivalente, devendo ser realizado por membro mais experiente da equipe de socorro. Cada tentativa deve ser precedida de hiperventilação com quatro ventilações em pacientes que não estejam em parada cardiorrespiratória. O tamanho da cânula deve ser adequado, e a pressão no balonete não deve exceder 30 mmHg.

> **ATENÇÃO!**
> Insuflação do balonete com volume acima de 30 mL pode resultar em lesão traqueal.

Outros métodos de controle das vias aéreas

Nas anomalias anatômicas e fraturas craniofaciais, a intubação oro ou nasotraqueal pode ser difícil ou mesmo impossível. Nos casos de obstrução das vias aéreas superiores (aspiração de corpo estranho, edema ou lesões de glote, trauma craniencefálico (TCE) ou trauma cervical, etc.) ou na impossibilidade de intubação orotraqueal (IOT), realiza-se a cricotiroidotomia. Insere-se na membrana cricotiróidea dispositivo específico para a realização da ventilação, sendo a expiração realizada de maneira passiva.

Após a instalação da via aérea definitiva, deve-se considerar a capnografia quantitativa em forma de onda.

Boa ventilação

A efetividade da ventilação é verificada pela ausência de ruídos epigástricos, pela elevação simétrica do tórax e pela presença de ruídos respiratórios bilaterais. A ventilação após a instalação de uma via aérea deve ser realizada de maneira assincrônica com a compressão, em uma frequência de no mínimo 100 por minuto e uma ventilação a cada 6 a 8 segundos.

Compressão/circulação

A compressão torácica deve ser mantida, com o mínimo de interrupções, monitor, acesso venoso e medicações.

Na massagem cardíaca interna (MCI), por meio de toracotomia, os ventrículos são diretamente comprimidos. São gerados fluxos 2 a 3 vezes maiores do que em compressão torácica externa. Há poucas vantagens da MCI no que se refere à identificação do mecanismo de parada cardiorrespiratória, porém pode haver alguma vantagem na possibilidade de direcionar o fluxo para a circulação coronariana e cerebral (compressão digital da aorta) e hemostasia de eventual foco de sangramento torácico. É indicada em vítimas de parada cardiorrespiratória em situação de tórax instável por cirurgia cardíaca e pode ser considerada em parada cardiorrespiratória refratária em pacientes em até 10 dias após esternotomia. A MCI apresenta, porém, a desvantagem de exigir profissionais com treinamento especializado e ambiente hospitalar para sua realização. Faz-se por meio de toracotomia esquerda, extensa (2 cm do esterno até a linha axilar média) no 4º ou 5º espaço intercostal, com ou sem abertura do saco pericárdico e através de reesternotomia em pacientes em pós-operatório recente (até 10 dias) de cirurgia cardíaca com esternotomia. O coração é comprimido em seu maior eixo com toda a mão (nunca com os dedos). Assim, reduz-se a possibilidade de lesão miocárdica, particularmente nas aurículas e na parede anterior do ventrículo direito (VD). A principal indicação de MCI é na RCP em ambiente cirúrgico e em pacientes pós esternotomia.

MEDICAÇÕES

A veia antecubital deve ser a 1ª opção de acesso venoso, com cateter calibroso. É preciso utilizar solução fisiológica (SF) preferencialmente, pois altos níveis de glicose estão associados a piores resultados neurológicos pós-ressuscitação. Após a administração de cada medicamento, é imprescindível a infusão de bólus de 20 mL de SF 0,9%, seguida da elevação do braço com a venóclise para facilitar o retorno venoso imediato e possibilitar a chegada do medicamento à circulação central. Na impossibilidade de acesso periférico adequado, pode-se tentar a punção de veia jugular externa com cateter sobre agulha (Jelco®).

A via IO atualmente é indicada como opção de infusão de medicamentos (classe IIa, nível de evidência C) na ausência de possibilidade de acesso EV, tanto em crianças como em adultos. É usada com mais frequência em crianças abaixo de 6 anos. Para adultos, é possível utilizar a tíbia, o úmero e o rádio. Em crianças menores de 3 anos, usa-se habitualmente a tíbia. A crista ilíaca pode igualmente ser utilizada, e as doses empregadas são as mesmas utilizadas por via IV. Agulhas específicas para essa punção já estão disponíveis no mercado de equipamentos.

Na inviabilização do acesso periférico e da punção intraóssea, a 3ª opção de administração de medicamentos é a via endotraqueal (classe IIb, nível de evidência B), os quais podem ser: epinefrina; vasopressina; atropina; naloxona; e lidocaína. A via endotraqueal é restrita a medicamentos isotônicos, por resultar em menores concentrações plasmáticas quando comparadas com as mesmas doses administradas por via IV – deve-se utilizar uma dose 2 a 2,5 vezes maior do que a dose IV, com bólus de 10 mL de SF, seguida de um período de 3 a 4 ventilações, sem compressão torácica. Na ausência de "cateter" para infusão de medicamentos, deve-se diluir previamente a medicação e administrá-la diretamente no TET. A via IM é ineficiente, pois inexiste absorção durante o período de ressuscitação.

A punção de veia central exige interrupção da compressão torácica, sendo uma via a ser considerada durante a RCP se não tiver acesso periférico ou dispositivo para acesso IO e houver necessidade de administração EV de medicações (classe IIb, nível de evidência C).

> **ATENÇÃO!**
>
> A punção intracardíaca, muito utilizada no passado, é hoje contraindicada, pelos conhecidos riscos de complicações (laceração de coronárias, tamponamento cardíaco, hemopneumotórax, injeção de epinefrina intramiocárdica).

DIAGNÓSTICO DIFERENCIAL

A única possibilidade de sucesso na reanimação pode estar baseada na reversão da causa inicial. É preciso procurar, achar e tratar causas potencialmente reversíveis. Em paradas cardíacas refratárias, que não respondem às intervenções iniciais, deve-se buscar com rapidez e atenção o diagnóstico diferencial e tratá-lo adequadamente.

■ DIAGNÓSTICO E MONITORAÇÃO DO RITMO CARDÍACO

O traçado eletrocardiográfico é essencial na indicação da terapêutica definitiva e específica. A parada cardiorrespiratória ocorre em FV, TV com ausência de pulso, atividade elétrica sem pulso (AESP) e assistolia.

As etiologias de parada cardiorrespiratória estão organizadas em fluxogramas, com o propósito de facilitar a memorização da sequência específica de cada uma delas, com base nas orientações do American Heart Association, da International Liaison Committee On Resuscitation (Ilcor) e na I Diretriz de Ressuscitação da Sociedade Brasileira de Cardiologia.[4]

O uso de algoritmos ou fluxogramas sugere as ações principais a serem realizadas em cada etiologia para o atendimento à parada cardiorrespiratória, caracterizando-se como uma forma didática de padronizar e memorizar, passo a passo, os principais objetivos e as prioridades do atendimento de emergência. Facilita-se, assim, a abordagem, direcionando o raciocínio e agilizando as decisões.

ALGORITMO DE FIBRILAÇÃO VENTRICULAR/ TAQUICARDIA VENTRICULAR SEM PULSO

FV é o mecanismo mais comum de parada cardiorrespiratória. Está associada, na maioria dos casos, à cardiopatia isquêmica. A fibrilação pode ser grosseira, causada por poucos circuitos de reentrada, ou fina, representando circuitos menores e mais numerosos.

TV sem pulso é considerada ritmo pré-fibrilatório, caracterizado por sequência de três ou mais batimentos ventriculares com QRS alargado (superior a 0,12 segundo). Tem o mesmo significado que a FV, na prática, e deve ser tratada como tal.

O socorrista deve realizar a desfibrilação o mais rápido possível. O propósito do choque é produzir assistolia temporária, tentando despolarizar completamente o miocárdio e dar oportunidade para os centros de marca-passo natural do coração reorganizarem o ritmo e assumirem a atividade elétrica normal. Choques únicos são tão eficazes quanto os sucessivos, minimizando o tempo dispensado.

> **ATENÇÃO!**
>
> A desfibrilação é uma terapia mais importante do que a indicação de medicamentos em nível imediato para TV sem pulso – atrasá-la para administrar medicações é deletério. A única forma de reverter FV é por meio do choque e nenhuma medicação é capaz de tratá-la.

O choque inicial se dá com as pás no tórax da vítima exercendo pressão de até 12 quilos sobre elas e uso de gel condutor para melhorar a receptividade do choque. Logo após a descarga do choque, deve-se retornar a RCP mesmo que o monitor, adequadamente conectado, demonstre claramente a persistência de FV/TV ou a mudança do ritmo.

Desfibrilação diretamente sobre marca-passo ou cardioversor-desfibrilador implantável pode bloquear parte da corrente de desfibrilação e, possivelmente, comprometer o programa e desativar ou danificar gravemente o dispositivo implantado. Deve-se evitar a colocação das pás do desfibrilador sobre o gerador, recomendado um afastamento de até 8 cm do local de inserção ou até mesmo a mudança da colocação das pás, utilizando-se a localização anteroposterior.

Os desfibriladores atuais têm a função monitor acoplada, tanto com monitoração pelas pás como pelos eletrodos. Essa característica permite rápido acesso e reconhecimento do ritmo, sem perda excessiva de tempo, possibilitando desfibrilação imediata.

A efetividade da desfibrilação é influenciada pela duração da arritmia (quanto menor sua duração, maior a possibilidade de sucesso). Para cada minuto de retardo nas manobras de desfibrilação, reduz-se em cerca de 10% a possibilidade de reversão da FV. É considerado o fator de maior importância.

As pás são colocadas em região infraclavicular direita ao lado do esterno e no ápex à esquerda do mamilo, na linha média axilar. A resistência à passagem da corrente elétrica é atenuada com a aplicação de pastas de baixa impedância (gel condutor). Somente 20 a 30% do impulso externo empregado chega efetivamente ao coração.

Para desfibrilação externa, são utilizados, em adultos em FV, de 120 a 200 J nos equipamentos bifásicos e 360 J nos monofásicos. Em crianças, na mesma situação, a carga inicial é de 2 J/kg. Na desfibrilação interna, inicia-se com 0,5 J/kg. A diferença entre desfibrilação e cardioversão é o sincronismo: ao ativar a função de sincronia, o aparelho identifica a onda R no traçado e o choque é disparado 10 milissegundos depois do pico da onda R, evitando, assim, o fenômeno "R sobre T". Está indicada na TV com pulso e em taquicardias instáveis e estáveis (de acordo com criteriosa avaliação médica, especialmente no *flutter* atrial e na fibrilação atrial [FA]). Escolhe-se a derivação em que a onda R possui maior amplitude (sempre superior à da onda T).

Para garantir desfibrilação segura, as pessoas devem sempre anunciar quando aplicarão o choque e garantir visualmente que todos estejam isolados do paciente e da maca.

Sequência dos medicamentos

1 | Epinefrina: medicação de escolha para paciente em parada cardiopulmonar, sejam quais forem a etiologia e a causa. Aumenta o fluxo sanguíneo para o cérebro e o coração e o limiar de fibrilação, tornando mais fácil sua desfibrilação (faz FV fina se torna grossa). A dose utilizada é de 1 mg a cada três minutos a 5 minutos. Nos ritmos chocáveis, está indicada se o ritmo for refratário ao primeiro choque. Em ritmos não chocáveis, deve ser administrada assim que o acesso venoso estiver disponível.

2 | Vasopressina: na dose de 40 UI IV, foi introduzida no algoritmo em 2000, pois tem maior atividade vasconstritora que a epinefrina e efeito mais prolongado, aumenta a perfusão coronariana e cerebral, não tem efeito beta-adrenérgico e, portanto, não eleva o consumo de oxigênio pelo miocárdio. Não há mais indicação de seu uso na parada cardiorrespiratória pela ausência de benefício claro em relação à adrenalina.

3 | Amiodarona: dose de 300 mg, IV, em bólus, que pode ser seguida, após cinco minutos, de dose de 150 mg. No período pós parada pode ser considerada dose de manutenção de 1 mg/minuto por seis horas, seguida de 0,5 mg/min nas próximas 18 horas, com dose máxima de 2,2 g/dia.

4 | Lidocaína: a dose utilizada é de 1 mg/kg, podendo ser repetida a cada três minutos até dose máxima de 3 mg/kg. Está indicada na indisponibilidade de amiodarona.

DIAGNÓSTICO E TRATAMENTO

5 | Sulfato de magnésio: considerado classe IIa para pacientes com hipomagnesemia conhecida ou suspeita (alcoolismo, má nutrição) e torsades de pointes. Para as demais situações, é considerado classe IIb. Dose de 1 a 2 g em bólus.

6 | Bicarbonato de sódio: é preciso lembrar que somente é considerado classe I em pacientes com hipercalemia, situação em que seu uso é definitivamente eficaz. Nos demais casos, deve-se sempre avaliar cautelosamente sua indicação, tendo em vista o potencial maléfico. Classe IIa (aceitável e provavelmente eficaz): para pacientes com acidose responsiva a bicarbonato preexistente e acidose metabólica em razão da perda de bicarbonato (gastrintestinal ou renal). Classe IIb (aceitável, possivelmente efetivo): para pacientes em parada cardiorrespiratória prolongada que foram atendidos e intubados prontamente (diferentemente das paradas cardiorrespiratórias em que o atendimento e a intubação foram demorados). Bicarbonato de sódio não está indicado e é possivelmente perigoso (classe III) em pacientes com acidose láctica hipóxica, como as que ocorrem em parada cardíaca prolongada. Em tais situações clínicas, há acúmulo de bioprodutos metabólicos (p. ex.: ácido láctico), produzindo acidose. Nenhuma evidência demonstra que tamponar o pH arterial com bicarbonato nessas circunstâncias beneficie o paciente, e algumas evidências sugerem que seja até perigoso. Quando recomendado, sua 1ª dose é 1 mEq/kg e a 2ª com 0,5 mEq/kg.

Manutenção de antiarrítmicos após retorno da circulação espontânea

Uma vez a FV/TV resolvida, deve-se iniciar infusão contínua do último antiarrítmico utilizado. Se o retorno ao ritmo prévio do paciente foi obtido somente com a desfibrilação, deve ser iniciada infusão de antiarrítmico da seguinte forma:

- amiodarona: uma dose de ataque de 150 mg em 10 minutos, seguida de infusão contínua de 1 mg/minuto por seis horas, seguida de 0,5 mg/minuto durante as próximas 18 horas;
- lidocaína: dose de ataque de 1,5 mg/kg seguida de infusão contínua de 2 a 4 mg/minuto.

ALGORITMO DE ATIVIDADE ELÉTRICA SEM PULSO

A ausência de pulso detectável e a presença de algum tipo de atividade elétrica definem esse grupo de arritmias. Chamada anteriormente de dissociação eletromecânica ou DEM. Essa situação pode gerar grandes confusões, visto que, em algumas vezes, é possível surpreender ritmo sinusal, apesar de não haver pulso. É frequente o esquecimento das compressões torácicas enquanto se tenta definir a causa. Não realizar corretamente as compressões torácicas pode condenar socorrista e paciente a resultados ruins e sequelas graves.

O algoritmo de AESP sumariza o tratamento para grupo heterogêneo de ritmos, que inclui os sinusais, os idioventriculares, os de escape ventricular, os idioventriculares pós-desfibrilação e os bradiassistólicos.

> **ATENÇÃO!**
>
> O principal ponto crítico a ser lembrado acerca dessas arritmias é que são frequentemente associadas a estado clínico específico, que pode ser revertido quando identificado de forma precoce e tratado apropriadamente.

Entre as causas de AESP, a hipovolemia é sem dúvida a mais frequente. A hipóxia talvez seja a 2ª causa de AESP. Na Tabela 151.1, é listado um guia com as 10 principais condições que levam à AESP e o respectivo tratamento.

TABELA 151.1 ■ Causas de atividade elétrica sem pulso e assistolia

CAUSA	TRATAMENTO
Hipovolemia	Volume
Hipóxia	Oxigênio (IET)
Hipo/hipercalemia	Bicarbonato de sódio 1 mEq/kg na hipercalemia Sulfato de magnésio na hipocalemia
H^+ (acidose metabólica)	Bicarbonato de sódio 1 mEq/kg
Hipotermia	Reaquecimento ativo
Tamponamento cardíaco	Punção pericárdica
TEP*	Volume + reversão da parada cardiorrespiratória + considerar trombolítico para casos confirmados ou suspeitos
Trombose coronariana*	Volume + reversão da parada cardiorrespiratória
Pneumotórax hipertensivo	Punção torácica
Tóxicos (drogas)	Antagonistas específicos não apresentam benefício Bicarbonato de sódio 1 mEq/kg para antidepressivos tricíclicos

TEP: tromboembolia pulmonar; IET: intubação endotraqueal.
*Consultar Hazinski.[2]
Fonte: Gonzalez e colaboradores.[4]

ALGORITMO DE TRATAMENTO DA ASSISTOLIA

Geralmente, a assistolia – a completa ausência de atividade elétrica no miocárdio – representa extensa isquemia miocárdica, decorrente de prolongados períodos de inadequada perfusão coronariana. Essa condição tem prognóstico terrível. É preciso ser agressivo em relação ao diagnóstico diferencial, pois algumas situações potencialmente reversíveis podem levar à assistolia.

O 1º passo corresponde à confirmação da assistolia, que, por si só, já representa prognóstico ruim. Quando a monitoração é feita pelas pás, estas devem ser mudadas de posição, rodando-se em 90º; quando utilizado o monitor, muda-se a derivação. É comum "falsa assistolia" mascarando FV, e é erro grave tratar FV como assistolia, pois as chances de sucesso são inexistentes.

Nos casos de assistolia, está indicada a administração de medicamento vasopressor (epinefrina); a atropina atualmente não tem indicação. O coração assistólico permanece viável por curto período de tempo, e sua resposta à estimulação artificial é diretamente dependente desse tempo.

A assistolia mais frequentemente confirma a morte, em vez de "ritmo" a ser tratado. O líder da equipe deve considerar o término dos esforços de reanimação quando o paciente já tiver recebido RCP adequada, IET e acesso venoso bem-sucedidos, e todas as medicações apropriadas ao ritmo. Não há limite de tempo – o bom senso do profissional experiente e o julgamento clínico ajudarão na decisão da manutenção dos cuidados de RCP.

CUIDADOS PÓS-RESSUSCITAÇÃO IMEDIATAMENTE APÓS PARADA CARDÍACA

Avaliar e tratar seguindo os passos do ABCD, a seguir:

1 | **Vias aéreas**
   - Assegurar a permeabilidade da via aérea.
   - Reavaliar a posição de colocação do TET pelo exame físico (murmúrio vesicular bilateral e ausculta epigástrica), indicadores de CO_2 inspirado, aspiração do TET e radiografia torácica.

2 | **Respiração**
   - Garantir o padrão respiratório eficaz, evitando a hiperoxia e a ventilação excessiva.
   - Ventilar com pressão positiva por meio de BVM ou ventilação mecânica.
   - Verificar a oximetria de pulso; solicitar gasometria arterial (GA) (a não ser que o paciente seja candidato à terapia trombolítica).
   - Verificar potenciais complicações da reanimação, como pneumotórax, fraturas de costelas, fraturas de esterno e colocação inadequada do TET.
   - Verificar capnografia.

3 | **Circulação**
   - Manutenção do paciente em cuidado intensivo com monitorização de sinais vitais: frequência cardíaca (FC) e rítmica, pressão arterial (PA) e oximetria de pulso.
   - Manutenção da estabilidade hemodinâmica.
   - Em pacientes hipotensos, verificação de estados de volemia e função ventricular. Mesmo hipotensões leves devem ser evitadas, já que podem prejudicar a recuperação da função cerebral. Deve-se diferenciar o paciente com instabilidade hemodinâmica com a seguinte abordagem: problemas com volume, FC ou bomba. É apropriada a administração de 250 a 500 mL de SF em bólus, a menos que o paciente apresente sinais de congestão. Se a hipotensão persistir, com, ou sem, sinais de choque, após a expansão volêmica, o uso de fármacos inotrópicos (dobutamina) ou vasopressores (dopamina, epinefrina ou norepinefrina) pode ser recomendado.
   - Caso algum agente antiarrítmico tenha sido usado com sucesso na ressuscitação, deve ser considerado como manutenção, em infusão contínua.
   - Definição e manutenção de temperatura-alvo, ou seja, entre 32 e 36ºC por período mínimo de 24 horas e otimização do controle glicêmico evitando hiper ou hipoglicemia otimizam a recuperação neurológica.
   - Prevenção da disfunção de múltiplos órgãos.

4 | **Identificação e tratamento de causas reversíveis**
   - Diagnosticar a causa que precipitou a parada (infarto agudo do miocárdio [IAM], arritmias primárias, distúrbios eletrolíticos).
   - Diagnosticar complicações (fratura de costela, hemopneumotórax, tamponamento pericárdico, trauma intra-abdominal, mau posicionamento do TET).
   - Solicitar radiografia torácica.
   - Revisar a história, com ênfase no período imediatamente pré-parada, e as medicações em uso.
   - Realizar exame físico.
   - Solicitar ECG de 12 derivações.
   - Solicitar dosagem de eletrólitos e bioquímica.

DIAGNÓSTICO E TRATAMENTO

REVISÃO

- O atendimento da parada cardiorrespiratória é realizado em várias etapas, desde o reconhecimento de seus sinais até a realização das manobras mais avançadas de reanimação.
- A corrente da sobrevivência, formada por cinco elos (reconhecimento e acesso rápido, RCP imediata, desfibrilação rápida, suporte avançado precoce e cuidado pós-ressuscitação) constitui as ações desse atendimento.
- Nesse sentido, o SBV é preciso ser conhecido e aplicado, por meio da sequência C-A-B-D primária (compressão torácica, abertura da via aérea, boa respiração e desfibrilação).
- O SAV consiste na asseguração da via aérea com intubação endotraqueal, em boa ventilação e oxigenação, na garantia da circulação e no diagnóstico diferencial com outras condições semelhantes.
- As etiologias de parada cardiorrespiratória, como FV/TV sem pulso, AESP e assistolia, estão organizadas em fluxogramas, com o propósito de facilitar a memorização da sequência específica de cada uma delas.

■ REFERÊNCIAS

1. Kleinman ME, Brennan EE, Goldberger ZD, Swor RA, Terry M, Bobrow BJ, et al. Part 5: Adult Basic Life Support and Cardiopulmonary Resuscitation Quality: 2015 American Heart Association Guidelines Update for Cardiopulmonary Resuscitation and Emergency Cardiovascular Care. Circulation. 2015;132(18 Suppl 2):S414-35.
2. Hazinski MF, editor. Destaques das Diretrizes da American Heart Association 2010 para RCP e ACE. Dallas: American Heart Association; 2010. p. 8,14.
3. Nolan JP, Hazinski MF, Aickin R, Bhanji F, Billi JE, Callaway CW, et al. Part 1: Executive summary: 2015 International Consensus on Cardiopulmonary Resuscitation and Emergency Cardiovascular Care Science with Treatment Recommendations. Resuscitation. 2015;95:e1-31.
4. Gonzalez MM, Timerman S, Oliveira RG, Polastri TF, Dallan LAP, Araújo S, et al. I Diretriz de ressuscitação cardiopulmonar e cuidados cardiovasculares de emergência da Sociedade Brasileira de Cardiologia: resumo executivo. Arq Bras Cardiol. 2013;100(2):105-13.

■ LEITURAS SUGERIDAS

Gonzalez MM, Timerman S, Gianotto-Oliveira R, Polastri TF, Canesin MF, Schimidt A, et al. I Diretriz de ressuscitação cardiopulmonar e cuidados cardiovasculares de emergência da Sociedade Brasileira de Cardiologia. Arq Bras Cardiol. 2013;101(2 Suppl 3):1-221.

Ladeira JP. Parada cardiorrespiratória PCR [Internet]. Porto Alegre: MedicinaNET; 2013 [capturado em 23 set. 2016].Disponível em: http://www.medicinanet.com.br/conteudos/revisoes/3998/parada_cardiorrespiratoria_pcr.htm.

DOENÇAS DERMATOLÓGICAS

152
ECZEMAS E DERMATITES

- SILMARA CESTARI
- RENATO SHINTANI HIKAWA

Os termos eczema e dermatite geralmente são utilizados como sinônimos, embora dermatite seja um termo genérico e inespecífico, que inclui todos os tipos de inflamação cutânea, e eczema corresponda a um grupo de dermatoses inflamatórias, com características clínicas e histopatológicas peculiares e bem definidas.

Considerando critérios clínicos, histológicos e etiopatogênicos, os eczemas podem ser agrupados em seis tipos principais:

1 | eczema de contato (ou dermatite de contato);
2 | eczema atópico (ou dermatite atópica [DA]);
3 | eczema de estase (ou dermatite de estase);
4 | eczema disidrótico (ou disidrose);
5 | eczema numular; e
6 | neurodermite (ou líquen simples crônico).

■ DERMATITE DE CONTATO

Reação inflamatória aguda da pele provocada pela exposição a substâncias irritantes ou sensibilizantes.

FISIOPATOLOGIA

De acordo com o mecanismo etiopatogênico, a dermatite de contato pode ser classificada em:

- **Dermatite de contato por irritação primária**: ocasionada pelo contato com substâncias irritantes (geralmente ácido ou álcali), que causam dano tecidual direto, sem envolvimento do sistema imunológico, ou seja, sem o envolvimento de linfócitos T de memória. Essa reação pode ser imediata, após exposição única ou tardia, ou após exposições repetidas, porém limitada à área de contato com o irritante. Depende da concentração do agente, da reatividade individual e da integridade cutânea. Os agentes mais comuns são sabões, detergentes, solventes, água, óleo, urina, fezes e saliva.
- **Dermatite de contato alérgica**: sensibilização decorrente do contato com substâncias alergênicas, desencadeada por reação de hipersensibilidade tipo IV (mediada por células – linfócitos T). É rara antes dos cinco anos de idade e necessita de sensibilização prévia. No primeiro contato com o alérgeno, ocorre a formação de linfócitos T de memória específicos ao antígeno apresentado, em um processo com duração de 4 a 8 dias (fase aferente). Nos contatos posteriores (fase eferente), há recrutamento dos linfócitos T de memória específicos formados, e as lesões aparecem em 24 a 48 horas. Os agentes mais comuns são: metais (níquel, cromo e cobalto), cosméticos (conservantes, fragrâncias, tinta de cabelo e resina de esmalte) (Figura 152.1), luvas e calçados (borracha, couro) e medicamentos (neomicina).

Ambas as formas podem ser agravadas ou desencadeadas por fotoexposição (exposição à luz solar) na qual a radiação ultravioleta ativa a substância irritante ou alérgica, sendo denominadas, respectivamente, dermatite de contato fototóxica e dermatite de contato fotoalérgica.

QUADRO CLÍNICO

Na fase aguda, apresenta eritema, vesículas e exsudação, acompanhadas de prurido e/ou ardor. Nos casos crônicos, predominam a descamação e a liquenificação, e as lesões localizam-se nas áreas expostas à substância. Nos casos agudos, com sensibilização, pode haver manifestação à distância. A evolução pode ser aguda ou crônica, com tendência à recidiva se o contato for repetido. O prognóstico é bom, com desaparecimento do quadro após o afastamento da causa.

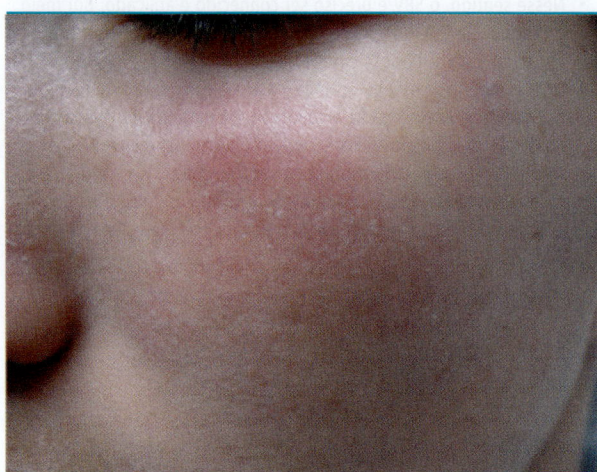

FIGURA 152.1 ■ Dermatite de contato por cosmético: lesões eritêmato-edematosas com discreta descamação na face.

DIAGNÓSTICO

É clínico (anamnese e exame dermatológico). Na dermatite de contato alérgica, o *patch-test* auxilia na identificação da substância sensibilizante. Teste de reexposição à substância suspeita pode ser útil quando não houver risco de anafilaxia.

TRATAMENTO

Com base na forma e na extensão do quadro.

> **ATENÇÃO!**
>
> Na dermatite de contato, afastar o agente causal é fundamental para o tratamento.

Tratamento tópico

- **Fase aguda (lesões exudativas)**: compressas com substâncias anti-inflamatórias e, após diminuir a exsudação, cremes de corticosteroides tópicos ou imunomoduladores tópicos (pimecrolimo e tacrolimo).
- **Fase crônica (liquenificação)**: pomadas de corticosteroides.

Tratamento sistêmico

Nos quadros muito intensos ou extensos, estão indicados corticosteroides sistêmicos (prednisona 0,5 mg/kg/dia). Anti-histamínicos podem ser utilizados para diminuir o prurido. Antibióticos sistêmicos (cefalosporinas, eritromicina) devem ser prescritos nos casos com infecção secundária.

■ DERMATITE ATÓPICA

Dermatose de evolução crônica e recorrente caracterizada por eczema e prurido intenso. Ocorre geralmente na infância, sendo frequente história pessoal ou familiar de asma brônquica e/ou rinite alérgica.

FISIOPATOLOGIA

Reação anômala a estímulos variados ocasionada por interação de fatores diversos, como predisposição genética, alterações da barreira cutânea (determinada por mutação no gene que codifica filagrina) e hipersensibilidade a alergênios ambientais (relacionada com respostas mediadas por IgE e por alterações da imunidade celular).

As alterações da filagrina causam degradação na barreira cutânea, com diminuição dos lipídeos cutâneos, aumento da perda de água transepidérmica e da penetração de alergênios, com consequente aumento do ressecamento da pele e da hipersensibilidade.

O desenvolvimento das manifestações clínicas é condicionado pela interação dos fatores genéticos, ambientais e constitucionais.

QUADRO CLÍNICO

Início em qualquer idade, sendo mais frequente nos 2 primeiros anos de vida. Caracteriza-se pela tríade eczema, xerose (pele seca) e prurido intenso, sua evolução é crônica, com surtos recorrentes de intensidade variável. Involução espontânea ocorre na maioria dos casos após alguns anos.

Clinicamente, a DA pode ser dividida em três fases:

1 | DA do lactente: tem início dos 3 meses aos 2 anos e caracteriza-se por pápulas ou placas eritematosas, descamativas e pruriginosas, localizadas na face (em específico nas regiões malares) e simetricamente nas superfícies de extensão dos braços e das pernas. Nos casos mais intensos, pode afetar outras áreas, inclusive o couro cabeludo. Os surtos são recorrentes e de intensidade variável, podendo ter involução espontânea aproximadamente aos 2 anos ou passar para a fase seguinte.

2 | DA infantil: pode iniciar após os 2 anos de idade ou ser subsequente às lesões iniciadas na fase do lactente. As lesões características são pápulas, vesículas e placas eritêmato-descamativas, que, devido ao ato de coçar, apresentam infecção secundária e aspecto liquenificado. Localizam-se nas dobras antecubitais e poplíteas (Figura 152.2), na nuca, nos punhos e nos tornozelos, mas outras áreas também podem ser afetadas. Pode ocorrer remissão do quadro até a puberdade ou permanecer na idade adulta.

3 | DA do adulto: geralmente é continuação do quadro iniciado na infância e ocorre abaixo dos 40 anos. Caracteriza-se por placas liquenificadas, localizadas simetricamente nas dobras antecubitais e poplíteas, na nuca e nas regiões periorais e periorbitais.

Nos pacientes com DA, são comuns as chamadas manifestações associadas – as mais frequentes são história pessoal ou familiar de atopia, xerose (pele seca), ceratose pilar (pápulas ceratósicas nos braços e pernas), palidez cutânea e prega de Dennie-Morgan (dupla prega do canto interno do olho até a parte inferior externa).

As complicações resultantes da DA são: maior tendência a infecções cutâneas bacterianas (especialmente *S. aureus*), virais (molusco contagioso, verrugas e herpes simples) e fúngicas. As alterações da barreira cutânea e as escoriações, consequentes ao prurido, facilitam a ocorrência de portas de entrada para essas infecções.

DIAGNÓSTICO

O quadro clínico é característico. Nos casos intensos, pode haver eosinofilia e/ou elevação dos níveis de IgE.

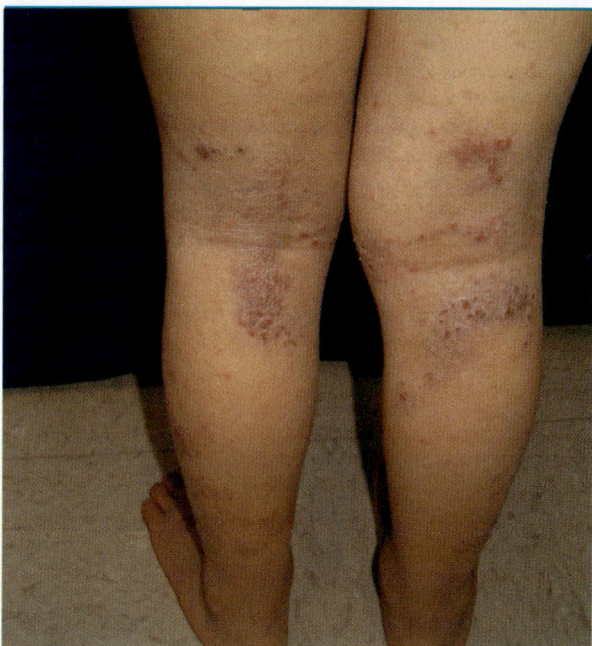

FIGURA 152.2 ■ Dermatite atópica: eritema, crostas e liquenificação nas regiões poplíteas (localização característica).

TRATAMENTO

- **Evitar fatores desencadeantes ou agravantes:** ambientes com poeira, contato com lã, sabonetes alcalinos e irritantes, temperaturas extremas e variações bruscas de temperatura.

> **ATENÇÃO!**
> No tratamento da dermatite atópica, o uso de cremes hidratantes deve ser contínuo, tanto nos surtos como nos períodos de remissão.

- **Xerose:** cremes umectantes (hidratantes) hipoalergênicos, apropriados para a pele do atópico e aplicados, de preferência, imediatamente após o banho, para aumentar a hidratação da pele e restaurar a barreira cutânea.
- **Prurido:** anti-histamínicos orais, especialmente os de 1ª geração (hidroxizina, difenidramina), têm efeito sedante e, quando ingeridos à noite, possibilitam um sono mais tranquilo.
- **Eczema:** 1) tratamento tópico: cremes de corticosteroides cuja potência depende da intensidade e da localização das lesões e da idade do paciente. Casos leves (acima dos 2 anos de idade) podem ser controlados com imunomoduladores tópicos inibidores da calcineurina (pimecrolimo e tacrolimo). 2) tratamento sistêmico: corticosteroides orais podem melhorar o quadro, mas devem ser evitados; se utilizados, devem ser mantidos por curto espaço de tempo devido ao efeito rebote (piora das lesões após a retirada). Antibióticos orais (cefalexina, dicloxacilina) são úteis nos casos complicados por colonização ou infecção secundária (principalmente pelo *S. aureus*). Imunossupressores ou imunomoduladores orais (ciclosporina, azatioprina, metotrexato) só devem ser utilizados nos casos graves ou refratários. 3) fototerapia (UVB-NB): pode ser efetiva em alguns casos. O risco/benefício dessa indicação deve

ser cuidadosamente avaliado e as sessões devem ser realizadas por pessoal qualificado, devido à possibilidade de queimadura e desenvolvimento de câncer de pele a longo prazo.

Os probióticos têm sido utilizados recentemente e alguns trabalhos apontam benefícios no uso de lactobacilos para prevenção das crises, bem como para redução dos sintomas clínicos durante os surtos. No entanto, ainda não há evidências que suportem o uso de probióticos no tratamento da dermatite atópica.

■ ECZEMA NUMULAR

Forma peculiar de eczema caracterizado por lesões arredondadas. Acomete ambos os sexos e todas as faixas etárias, sendo mais frequente nos adultos.

ETIOLOGIA

Desconhecida, mas provavelmente associada a múltiplos fatores desencadeantes, como pele seca, atopia, colonização da lesão por *S. aureus*, estresse emocional. É mais frequente no adulto e, na infância, pode ser manifestação de atopia.

QUADRO CLÍNICO

Placas eritêmato-papulovesiculosas, arredondadas, com bordas definidas e diâmetro variável de um a vários centímetros (Figura 152.3). Na fase aguda, as lesões são eritematosas, secretantes e crostosas. Evoluem com diminuição da secreção e aumento da descamação, muitas vezes com cura central e extensão periférica, resultando em formas anulares ou circinadas. As lesões em regressão podem-se tornar ativas de novo, principalmente quando o tratamento é interrompido. São mais frequentes nos antebraços, nas pernas, no dorso das mãos e nos pés. A evolução é crônica, em surtos com duração de semanas ou meses e recorrência durante anos.

DIAGNÓSTICO

O quadro clínico é característico.

TRATAMENTO

Cremes de corticosteroides potentes são geralmente efetivos. Associação de corticosteroides e antibióticos tópicos pode ser benéfica mesmo na ausência de infecção. Quando há xerose, utilizar cremes emolientes ou umectantes, evitar ambientes com baixa umidade do ar e uso abusivo de sabonetes nas áreas afetadas. Anti-histamínicos orais são indicados quando o prurido é intenso, e a antibioticoterapia sistêmica (se possível orientada pelo antibiograma) quando há infecção. Nos casos extensos ou muito intensos, corticosteroides sistêmicos são utilizados com bons resultados, porém é comum a recidiva com a suspensão da medicação.

■ ECZEMA DE ESTASE

Doença crônica dos membros inferiores, comum em adultos, principalmente mulheres.

ETIOPATOGENIA

Duas hipóteses são aceitas:
1 | O eczema é associado à estase venosa da região por insuficiência valvar de varizes dos membros inferiores ou tromboflebite.
2 | O eczema é secundário à hipertensão venosa e as varizes não são essenciais para o desenvolvimento da condição. A hipertensão venosa ocasiona diminuição no fornecimento de oxigênio aos tecidos e sequestro de leucócitos com liberação de enzimas proteolíticas e radicais livres, causando dano tecidual e reação inflamatória.

Alguns fatores podem ser determinantes, como obesidade, artrite reumatoide, deformidades ortopédicas, fraturas nos membros inferiores, traumas na região pré-tibial em idosos e insuficiência de retorno venoso.

QUADRO CLÍNICO

Placas eritêmato-descamativas, pruriginosas, de início abrupto ou insidioso, estão presentes, geralmente no terço distal das pernas. Na fase aguda, o eczema é vesicossecretante e, na crônica, predomina a liquenificação. Na maioria dos casos, há manifestações de insuficiência venosa crônica: dilatação ou varicosidades das veias superficiais, edema, púrpura, pigmentação acastanhada difusa, ulceração ou placas de atrofia. O quadro é frequentemente modificado por dermatite de contato e/ou infecção secundária. O uso indiscriminado de cremes e pomadas pode induzir à sensibilização, com cronificação e aparecimento de lesões à distância. Infecção bacteriana secundária pode originar celulite, erisipela e úlcera crônica, podendo evoluir para dermatoesclerose.

TRATAMENTO

- Das alterações vasculares de base para melhora do retorno venoso, deve ser feito com acompanhamento do cirurgião vascular, utilizando-se medicamentos específicos (vasodilatadores periféricos) e fisioterapia (incluindo uso de meias elásticas apropriadas e elevação dos membros inferiores).
- Cremes de corticosteroides de média potência para os casos de eczema. Evitar corticosteroides de alta potência por causarem atrofia cutânea com aumento do risco de ulceração. Corticosteroides sistêmicos são indicados nos casos com lesões extensas ou de difícil controle.

> **ATENÇÃO!**
>
> No eczema de estase, o paciente deve ser orientado a limitar o uso de produtos tópicos para evitar a ocorrência de dermatite de contato irritativa e por sensibilização.

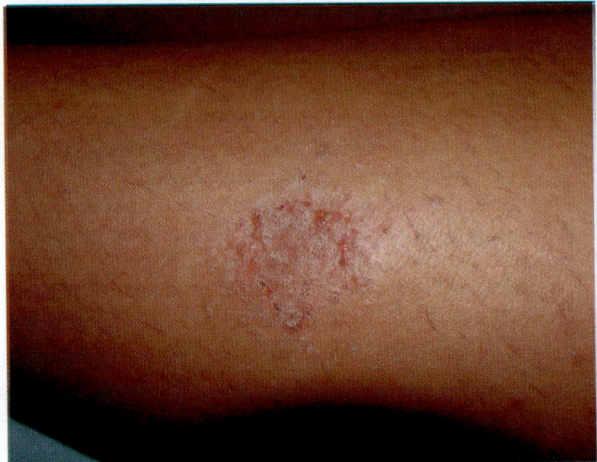

FIGURA 152.3 ■ Eczema numular: lesão eritematosa, vesicossecretante com forma arredondada (característica) no membro superior.

- Na infecção secundária, utiliza-se antibioticoterapia sistêmica orientada pelo antibiograma. Na impossibilidade da realização de antibiograma, pode ser utilizada penicilina benzatina 1.200.000 UI a cada 15 dias. Deve-se evitar antibióticos tópicos pela ocorrência de dermatite de contato.
- Nas dermatofitoses nos pés, indica-se o uso de antifúngicos tópicos ou orais.
- O trauma da pele piora ou mantém as lesões, e anti-histamínicos devem ser prescritos quando há prurido. Se o paciente manipula as lesões, indica-se curativo com bandagem oclusiva ou bota de Unna.

■ ECZEMA DISIDRÓTICO

Eczema das palmas e plantas, caracterizado por vesículas e bolhas que evoluem em surtos recorrentes. Pode ocorrer em qualquer faixa etária, sendo mais comum em adolescentes e adultos jovens.

ETIOPATOGENIA

É desconhecida, mas várias hipóteses são consideradas: hiperidrose e retenção sudoral, atopia, substâncias irritantes ou sensibilizantes, medicamentos, estresse e focos infecciosos (fúngicos e bacterianos – podem ocasionar o aparecimento de disidrose por reação de hipersensibilidade a produtos antigênicos dos fungos ou bactérias). Dermatofitose, principalmente nos pés, pode provocar disidrose palmar. O exame micológico direto é positivo para dermatófitos no foco e negativo na disidrose.

QUADRO CLÍNICO

Início súbito de grupos de vesículas com conteúdo claro, frequentemente precedidas por sensação de prurido ou ardor. Em geral, não há eritema e as vesículas podem confluir formando bolhas, em especial nos pés. São frequentes nas laterais dos dedos, podendo ocorrer simetricamente também nas palmas e/ou solas. Em 80% dos pacientes, ocorre só nas mãos. Na maioria dos casos, os surtos regridem de forma espontânea com descamação em 2 a 3 semanas (Figura 152.4). Atrito e tratamentos inadequados podem produzir eczematização e/ou infecção secundária.

TRATAMENTO

Geralmente, a causa não é detectada, e o tratamento se baseia em medidas inespecíficas.
- Fase aguda: medicações brandas, banhos ou compressas com solução de Burow (acetato de alumínio em água) ou solução de permanganato de potássio diluído 1:25.000. As bolhas grandes podem ser aspiradas com seringa estéril.
- Fases subaguda e crônica: corticosteroides de média potência em creme são bastante efetivos. Nos casos crônicos com hiperceratose, pode-se associar creme de corticosteroide com ácido salicílico.

Quando há infecção secundária, antibioticoterapia sistêmica deve ser instituída. Nos casos graves, corticosteroide sistêmico pode ser utilizado, apresentando rápida melhora do quadro.

■ NEURODERMITE CIRCUNSCRITA

Dermatose crônica caracterizada por padrão específico de resposta cutânea ao atrito repetido da pele que adquire aparência espessada com acentuação das pregas (liquenificação).

ETIOPATOGENIA

Desconhecida, porém pacientes com neurodermite geralmente apresentam baixo limiar ao prurido. A tensão emocional pode ter papel importante no desenvolvimento e na manutenção das lesões. Há maior ocorrência no adulto.

QUADRO CLÍNICO

Placa liquenificada caracterizada por acentuação dos sulcos, espessamento e hiperpigmentação da pele. O prurido é sintoma constante e geralmente desproporcional ao acometimento cutâneo. É mais frequente nos locais de fácil alcance: nuca, membros inferiores, tornozelos, couro cabeludo, parte superior das coxas, vulva, púbis, escroto e superfície de extensão dos braços. Infecção secundária ocorre frequentemente.

TRATAMENTO

Creme ou pomada de corticosteroide de média ou alta potência. Curativo oclusivo aumenta a eficácia. Infiltração intralesional de corticosteroide (triancinolona) é eficaz em lesões pequenas e exuberantes.

> **ATENÇÃO!**
> Na neurodermite, é fundamental orientar o paciente a não coçar para interromper o ciclo "prurido-liquenificação-prurido".

Anti-histamínicos devem ser administrados para aliviar o prurido. Nos pacientes com quadro de ansiedade, os benzodiazepínicos podem ser úteis. Se há infecção bacteriana secundária, são indicados antibióticos tópicos e eventualmente sistêmicos.

> **REVISÃO**
> - Os termos eczema e dermatite são habitualmente utilizados como sinônimos.
> - Eczemas são dermatoses inflamatórias, com características clínicas, histológicas e etiopatogênicas bem definidas.
> - Os principais tipos de eczemas são contato, atópico, estase, disidrose, numular e neurodermite.

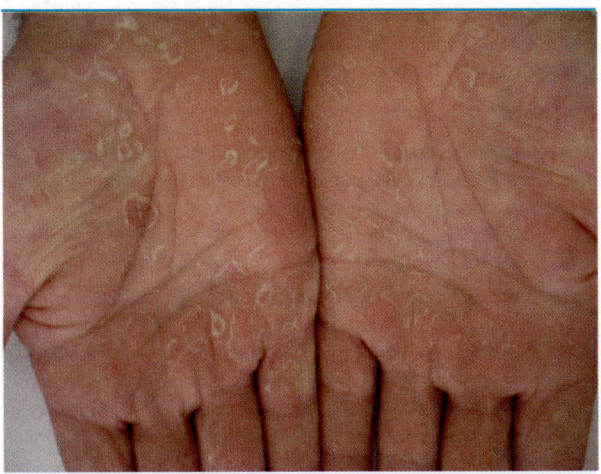

FIGURA 152.4 ■ Disidrose: descamação nas palmas característica da fase de resolução.

- O diagnóstico é fundamentalmente clínico (com base na anamnese e no exame dermatológico)
- O tratamento de eleição é o uso de corticosteroides em concentrações variáveis, de acordo com a intensidade do quadro, a localização das lesões e a idade do paciente.
- Fatores desencadeantes, agravantes ou associados aos eczemas influem na evolução, devendo ser afastados ou tratados concomitantemente.

LEITURAS SUGERIDAS

Cestari SCP. Dermatite atópica. In: Belda Jr W, Chiacchio ND, Criado PR, editores. Tratado de dermatologia. São Paulo: Atheneu; 2010. p. 215-38.

Cestari SCP. Outras dermatoses eczematosas. In: Cestari SCP, editor. Dermatologia pediátrica. São Paulo: Atheneu; 2012. p. 85-96.

Eichenfield LF, Tom WL, Berger TG, Krol A, Paller AS, Schwarzenberger K, et al. Guidelines of care for the management of atopic dermatitis: section 2. Management and treatment of atopic dermatitis with topical therapies. J Am Acad Dermatol. 2014;71(1):116-32.

Lowy G, Cestari SCP, Cestari TF, Oliveira ZNP. Atlas topográfico de dermatologia pediátrica: do diagnostico ao tratamento. 2. ed. Rio de Janeiro: Revinter; 2013.

Saeki H, Nakahara T, Tanaka A, Kabashima K, Sugaya M, Murota H et al. Committee for clinical practice guidelines for the management of atopic dermatitis of japanese dermatological association. Clinical Practice Guidelines for the Management of Atopic Dermatitis 2016. J Dermatol. No prelo 2016.

153

DERMATOSES ERITÊMATO-DESCAMATIVAS

- ADRIANA MARIA PORRO
- KARIME HASSUN

PSORÍASE

A psoríase é uma doença inflamatória da pele e das articulações, imunomediada, que ocorre em indivíduos geneticamente predispostos e apresenta evolução crônica.

EPIDEMIOLOGIA

Apresenta distribuição universal, com prevalência estimada em 1% da população, sem predileção por sexo. Ocorre em qualquer idade, com picos de incidência na 2ª e na 5ª década.

QUADRO CLÍNICO

Caracteriza-se pela presença de lesões eritêmato-escamosas, bem delimitadas, com escamas espessas e nacaradas, que, à raspagem, podem ser removidas, revelando um pontilhado hemorrágico típico. Afetam predominantemente as faces extensoras dos membros, o couro cabeludo e a região sacral, mas podem ser disseminadas por todo o tegumento ou comprometer exclusivamente dobras (psoríase invertida, comum em crianças).

O tamanho e o número de lesões variam muito entre os pacientes e em momentos diferentes para o mesmo paciente, sendo que a psoríase pode ser classificada em leve, moderada e grave.

As lesões habitualmente se apresentam em placas (psoríase vulgar), mas também podem ser pequenas e disseminadas (psoríase gutata, de aparecimento agudo, mais frequente em adultos jovens), arredondadas e semelhantes a uma moeda (numulares).

Traumas podem reproduzir, na pele, novas lesões de psoríase (fenômeno isomórfico ou de Köebner).

A psoríase eritrodérmica (forma generalizada), a psoríase pustulosa generalizada e a psoríase artropática são formas mais graves, menos frequentes e, muitas vezes, de difícil controle. O comprometimento articular se dá em 10 a 40% dos doentes com psoríase e em geral afeta articulações das mãos, dos pés e, menos frequentemente, dos tornozelos, joelhos e sacroilíaca, podendo evoluir para quadros crônicos e até mutilantes. Todos os pacientes com psoríase devem ser interrogados quanto à presença de dor articular e, se necessário, ser encaminhados para um reumatologista para prosseguir a investigação, uma vez que o diagnóstico precoce da artrite pode minimizar as complicações tardias.

Em 50 a 80% dos pacientes com psoríase, ocorrem lesões nas unhas, sendo as mais comuns as depressões cupuliformes e a onicólise.

ATENÇÃO!

Quando houver lesões ungueais, a suspeita de comprometimento articular naquele quiro ou pododáctilo é maior e reforça a necessidade de investigação.

DOENÇAS ASSOCIADAS

A síndrome metabólica como um todo e seus componentes – hipertensão arterial, obesidade, diabetes melito tipo 2 e dislipidemia – têm sido associados à psoríase, especialmente aos quadros mais graves. Nesses pacientes, a psoríase extensa tem se mostrado fator independente de agravamento do risco cardiovascular.

Outras comorbidades associadas à psoríase são doença inflamatória intestinal e uveíte.

DIAGNÓSTICO

Habitualmente clínico, uma vez que as lesões são muito características. O exame histopatológico pode ser realizado para confirmação diagnóstica e apresenta achados também muito típicos.

Diagnóstico diferencial

Quadros eczematosos crônicos, dermatite seborreica, pitiríase rósea de Gibert, farmacodermias, queratodermias palmoplantares e onicomicose são as principais dermatoses a serem afastadas.

TRATAMENTO

- O objetivo do tratamento da psoríase é seu controle, e não sua cura.
- A avaliação e a valorização do estado emocional do paciente são fundamentais, pois ansiedade e tensão são agravantes da psoríase.
- Avaliação do estado de saúde geral, avaliação clínica e laboratorial para descartar as comorbidades, particularmente a síndrome metabólica.
- Esquemas terapêuticos que incluam o uso combinado (terapia combinada) e/ou alternado (terapia rotativa) de diferentes medicamentos são interessantes e frequentemente empregados no tratamento

da psoríase, visando ao seu controle com o máximo de eficácia e o mínimo de efeitos colaterais.

Medidas gerais

1 | Evitar trauma na pele.
2 | Expor-se ao sol de maneira racional e moderada (horário e tempo de exposição adequados) pode ser bastante benéfico.
3 | Solicitar a coleta de material da orofaringe e realização de cultura para bactérias para pacientes com psoríase gutata. Quando se recuperam estreptococos betahemolíticos, o tratamento antimicrobiano (penicilina) pode levar à remissão das lesões.

Tratamento tópico

Indicado para todos os pacientes, como monoterapia (casos leves) ou combinado à fototerapia e/ou tratamento sistêmico (formas moderadas e graves). Não deve ser indicado como monoterapia em formas moderadas e graves de psoríase.

1 | Corticosteroides: constituem a opção mais eficaz no tratamento tópico da psoríase e estão disponíveis em potências e veículos variáveis. Na face, nos genitais e nas dobras, deve-se empregar a hidrocortisona (potência baixa), e no restante da pele, os corticosteroides fluorados (betametasona, triamcinolona, propionato de clobetasol, entre outros) em creme ou pomada são mais úteis, desde que usados por curtos períodos e em áreas limitadas. Os corticosteroides de potência alta (p. ex.: dipropionato de betametasona 0,05%) e muito alta (p. ex.: propionato de clobetasol 0,05%) devem ser aplicados uma vez ao dia, por no máximo quatro semanas, para evitar atrofia da pele e outros efeitos colaterais locais e sistêmicos.

2 | Análogos da vitamina D: estudos recentes demonstram que a associação do calcipotriol, 0,005% com corticosteroide (dipropionato de betametasona) na forma de gel ou pomada, apresenta resultados superiores a cada opção de forma isolada no tratamento de formas leves de psoríase em placas, sem interferir no metabolismo ósseo e do cálcio. Essa associação deve ser aplicada uma vez ao dia e seu uso pode ser intermitente. Evitar aplicação na face e nas dobras pelo possível efeito irritante.

3 | Coaltar e LCD: o uso do coaltar cru é extremamente desagradável pelo odor e tingimento da pele e de roupas. Seu derivado mais empregado é o *liquor carbonis detergens* (LCD) em concentrações de 5 a 15%. O medicamento deve ser aplicado à noite e retirado pela manhã, com posterior exposição cuidadosa ao sol. Para lesões no couro cabeludo, podem ser usados xampus com LCD.

4 | Método de Göeckerman: atualmente pouco empregado, consiste na aplicação do coaltar a 5%, por 2 a 3 horas, em todo o corpo. Após a retirada no banho, com o auxílio de óleos minerais, o paciente é submetido à radiação UV em dose suberitematosa. O procedimento é repetido diariamente e deve ser realizado com o paciente internado ou em esquema de hospital-dia por 2 a 3 semanas.

5 | Antralina:
- Uso diário: concentrações de 0,1 a 0,4% em veículos untuosos podem ser aplicadas diariamente nas lesões. Tem como desvantagens manchar a pele e as roupas (tom púrpura) e ser potencialmente irritante.
- Curto contato: creme a 0,5%, aplicado sobre as lesões por 30 a 60 minutos, uma vez ao dia, posteriormente retirado por meio de lavagem com água e sabonete comum.

6 | Imunomoduladores: o pimecrolimo (creme a 1%) e o tacrolimo (pomada 0,03 e 0,1%) são inibidores da calcineurina com efeito discreto na psoríase, particularmente indicados na face e nas dobras, em placas pouco espessas.

7 | Adjuvantes: os emolientes, comuns ou à base de ureia, devem ser utilizados por todos os pacientes com psoríase, pois aliviam o prurido, melhoram o aspecto geral da pele e facilitam a penetração de outros agentes tópicos. Medicamentos tópicos queratolíticos, como o ácido salicílico, diminuem a espessura das placas e também são úteis, geralmente associados a outros tópicos, como os corticosteroides, que, nesse caso, devem ser no máximo de potência média, pois sua penetração na pele será maior.

Fototerapia

1 | Fotoquimioterapia (PUVA – psoraleno+PUVA): baseia-se no uso de um fármaco fotossensibilizante, via oral, o psoraleno, seguido de exposição à radiação ultravioleta A (UVA – 320 a 400 nm). Indicada em pacientes com quadros extensos, lesões espessas e com pele tipo III ou mais segundo a classificação de Fitzpatrick.

2 | UVB de banda estreita: a radiação ultravioleta B de banda estreita (UVB-NB – 311 a 312 nm) tem-se mostrado mais eficaz e segura no tratamento de placas finas, em pacientes de pele clara e em crianças.

3 | *Excimer laser*: aparelho que emite radiação UVB com 308 nm em feixe de luz monocromático e coerente, com a vantagem de ser seletivo, não afetando a pele saudável adjacente à lesão.

Tratamento sistêmico

Indicado nas formas moderadas e graves.

1 | Metotrexato: medicamento sistêmico com mais tempo de uso na psoríase. Indicado em psoríase em placas, formas moderadas e graves, psoríase eritrodérmica, pustulosa e artrite psoriásica. Contraindicações absolutas: gravidez e lactação, cirrose hepática, infecção hepática ativa e insuficiência hepática. Disponível em comprimidos de 2,5 mg e solução injetável de 2 mL com 50 mg de metotrexato. Posologia: dose semanal de 5 a 25 mg, vias oral, subcutânea ou intramuscular, podendo ser fracionada em três tomadas com intervalo de 12 horas entre cada dose. Monitorar hepato e mielotoxicidade.

2 | Acitretina: análogo da vitamina A, está indicada nas formas em placas moderadas a graves, pustulosa localizada e generalizada e eritrodérmica. Contraindicação absoluta: gestação (evitar gestação por três anos após a suspensão da acitretina) – na prática, não deve ser administrada a mulheres em idade fértil. Disponível em cápsulas de 10 e 25 mg. Posologia: 0,5 a 1 mg/kg/dia via oral. Monitorar toxicidade hepática e lipídeos séricos. Outros efeitos colaterais: ressecamento de pele e mucosas, queilite.

3 | Ciclosporina A: hoje utilizada quase exclusivamente para remissão de formas eritrodérmicas, devendo então ser substituída (terapia rotativa). É empregada na dose de 2,5 a 5 mg/kg/dia VO. Efeitos colaterais: nefrotoxicidade, hipertensão arterial, hepatotoxicidade.

4 | Agentes imunobiológicos: na última década, os agentes biológicos têm-se mostrado extremamente úteis no controle de quadros graves de psoríase. Estão disponíveis no Brasil os agentes antifator de necrose tumoral (anti-TNF): infliximabe, adalimumabe e etanercepte – anti-IL12 e 23: ustekinumabe, – anti-IL17A: secukinumabe. Esses medicamentos apresentam custo extremamente elevado e estão indicados para tratamento de formas graves, pacientes refratários ou com contraindicação para outras modalidades de tratamento. Necessitam de monitoração cuidadosa de possíveis efeitos colaterais, principalmente infecções, podendo ser combinados a outras modalidades terapêuticas. Atualmente, no Brasil, os agentes imunobiológicos são disponibilizados pela Secretaria de Estado da Saúde para pacientes com artrite psoriásica.

> **ATENÇÃO!**
>
> A psoríase é uma doença sistêmica, que pode ser acompanhada de comorbidades e deve ter tratamento multidisciplinar.

PITIRÍASE RÓSEA DE GIBERT

Dermatose eritêmato-descamativa aguda, benigna, autolimitada e geralmente assintomática.

EPIDEMIOLOGIA

Tem distribuição universal, afetando principalmente crianças e adultos jovens (10 a 35 anos), com discreto predomínio no sexo masculino.

ETIOLOGIA

Desconhecida. Estudos recentes levantam a hipótese de tratar-se de exantema viral associado à reativação do HHV-7 e, menos provavelmente, do HHV-6.

QUADRO CLÍNICO

Em 50 a 80% dos pacientes, a primeira manifestação é o "medalhão", lesão eritêmato-descamativa ou eritêmato-escamosa de 2 a 4 cm de diâmetro, em geral no tronco. Em seguida, surgem, sucessivamente, grupos de lesões eritêmato-descamativas menores, ovaladas, de distribuição quase sempre simétrica, no tronco e na raiz dos membros. Face e região palmoplantar são habitualmente poupadas. O quadro tem duração média de oito semanas, podendo variar entre 4 e 10 semanas, e não costuma ser acompanhado de sintomas gerais, mas cerca de 5% dos pacientes apresentam cefaleia, artralgia ou adinamia. O prurido é geralmente leve, e as recidivas são raras.

DIAGNÓSTICO

O quadro clínico costuma ser a base. Exame histopatológico pode ser realizado nas formas atípicas, mas o resultado costuma ser inespecífico.

Diagnóstico diferencial

Devem ser lembrados e excluídos: roséola sifilítica, psoríase gutata, dermatofitose, farmacodermias, exantemas virais e quadros eczematosos.

TRATAMENTO

Por se tratar de afecção benigna e autolimitada, não requer tratamento específico. Anti-histamínicos, bem como corticosteroides tópicos de potência média na forma de cremes ou loções cremosas, podem ser prescritos por alguns dias se o prurido for importante. Em casos de início recente, com sintomas gerais importantes e/ou lesões cutâneas disseminadas, alguns autores sugerem o uso do aciclovir na dose de 800 mg, cinco vezes ao dia, por sete dias.

ERITRODERMIA ESFOLIATIVA

Definida como eritema generalizado e persistente que acomete mais de 90% da superfície corpórea, acompanhado de descamação fina.

EPIDEMIOLOGIA

Mais frequente no sexo masculino, geralmente a partir da 4ª ou 5ª década da vida.

ETIOLOGIA

A eritrodermia esfoliativa é uma síndrome e pode ser secundária a:
- evolução natural de quadros dermatológicos preexistentes: pênfigo foliáceo, pitiríase rubra pilar, eritrodemia ictiosiforme congênita;
- agravamento de dermatoses preexistentes: geralmente como consequência de tratamentos intempestivos ou inadequados. As mais comuns são: psoríase, eczema atópico, seborreico, de contato ou de estase e líquen plano;
- manifestação de farmacodermia: é importante nesse caso suspeitar e investigar a síndrome *drug reaction with eosinophilia and systemic symptoms* (DRESS). Medicamentos mais frequentemente implicados: anticonvulsivantes aromáticos, alopurinol, antibióticos e dipirona;
- manifestação de linfoma cutâneo: micose fungoide e síndrome de Sézary.

Cerca de 25% dos casos permanecem como idiopáticos, sem etiologia definida.

QUADRO CLÍNICO

Eritema e descamação generalizados, de início súbito ou insidioso, podendo evoluir de forma crônica ou intermitente por meses ou anos. O prurido é frequente e habitualmente intenso. Com a evolução, podem ser observadas áreas de liquenificação da pele, queratodermia palmoplantar, distrofias ungueais e ectrópio. Linfonodomegalia pode estar presente e é, com frequência, reacional, mas, se houver suspeita de linfoma, deve ser investigada por meio de punção por agulha fina ou biópsia de linfonodo. Sintomas gerais como hipertermia, taquicardia, anorexia e emagrecimento podem acompanhar a eritrodermia.

DIAGNÓSTICO

O diagnóstico da eritrodermia esfoliativa é clínico. O exame histopatológico de pele deve ser realizado como parte da investigação etiológica, sendo frequentemente necessária a realização de várias biópsias, em múltiplos sítios cutâneos e em momentos diferentes da evolução. Anamnese cuidadosa, exame físico geral e exames laboratoriais de sangue e de imagem são imperativos na busca da etiologia.

TRATAMENTO

Direcionado de acordo com a causa da eritrodermia. Os anti-histamínicos e os corticosteroides tópicos diluídos em emolientes são úteis para todos os pacientes, para alívio do prurido.

Internação hospitalar está muitas vezes indicada para elucidação diagnóstica, suporte nutricional, manutenção do equilíbrio hidreletrolítico e tratamento de infecção secundária.

REVISÃO

- O comprometimento articular ocorre em 10 a 40% dos pacientes com psoríase.
- O tratamento tópico está indicado para os casos leves de psoríase.
- Tratamento sistêmico ou combinado deve ser empregado nas suas formas moderadas e graves.
- A síndrome metabólica pode estar associada à psoríase, especialmente aos quadros mais graves.
- As eritrodermias podem corresponder à manifestação de linfomas cutâneos.

LEITURA SUGERIDA

Romiti R. Compêndio de psoríase. Rio de Janeiro: Elsevier; 2013. p. 311-16.
Sociedade Brasileira de Dermatologia. Consenso Brasileiro de Psoríase 2012: guias de avaliação e tratamento [Internet]. 2. ed. Rio de Janeiro: SBD; 2012 [capturado em 10 nov. 2013]. Disponível em: http://www.ufrgs.br/textecc/traducao/dermatologia/files/outros/Consenso_Psoriase_2012.pdf

154

PRURIDOS E PRURIGOS

- SILVIA MARCONDES PEREIRA
- ANAMARIA DA SILVA FACINA
- JULIANA MAYUMI SUMITA

Prurido é definido como uma sensação desagradável que provoca a necessidade extrema de coçar. É uma causa comum de consulta dermatológica e um sintoma muito frequente, porém, muitas vezes de difícil interpretação, principalmente na ausência de sinais da doença causadora do quadro.

Prurigo, por sua vez, é um termo que descreve as alterações ocorridas na pele em razão da coçadura intensa. Normalmente, caracteriza-se por pápulas e nódulos de superfície liquenificada. Há diversos tipos de prurigo, contudo o tempo de evolução e a localização dessas lesões podem auxiliar no seu diagnóstico e tratamento.

A prevalência do prurido aumenta com a idade, principalmente devido às alterações que ocorrem na pele com o envelhecimento, tornando-a mais seca e incapaz de funcionar como uma barreira cutânea eficiente.

O prurido nunca deve ser subestimado, pois pode não ser apenas um problema ocasional. Não é raro se apresentar como uma doença crônica com efeitos debilitantes, que prejudicam o sono e a estabilidade emocional e refletem na qualidade de vida.

■ ETIOLOGIA

O prurido pode ser consequência de alterações cutâneas próprias do envelhecimento, causado por doenças cutâneas, doenças sistêmicas e/ou fármacos.

O prurigo agudo em geral está associado a artrópodes e parasitas (prurigo estrófulo; prurigo de Hebra), e o prurigo crônico a doenças dermatológicas e sistêmicas, como o prurigo do vírus da imunodeficiência humana (HIV). No prurigo crônico, não está estabelecido se as lesões de prurigo são primárias ou secundárias ao ato de coçar, pois as áreas inatingíveis pelas mãos são livres de lesões.

> **ATENÇÃO!**
>
> Nunca se deve subestimar o prurido crônico, pois pode representar uma doença sistêmica subjacente podendo preceder por anos seu diagnóstico.

São várias as doenças dermatológicas que podem causar prurido e, normalmente, o quadro dermatológico apresenta o diagnóstico.

O Quadro 154.1 lista as principais dermatoses que podem causar prurido.

Das causas citadas, a xerose, a dermatite atópica (DA), a dermatite de contato e a reação à picada de inseto são as mais prevalentes. As características da maioria estão descritas em capítulos específicos, exceto o estrófulo ou prurigo por picada de inseto, que se trata de um quadro decorrente da hipersensibilidade celular (padrão Th1) retardada aos antígenos dos artrópodes (ácaros da escabiose ou da pediculose; pulga; carrapato; percevejo; formiga; mosquito). É uma dermatose aguda que ocorre nas áreas expostas

DIAGNÓSTICO E TRATAMENTO

QUADRO 154.1 ■ Principais doenças dermatológicas que podem causar prurido

▪ Escabiose	▪ Reação a medicamento
▪ Estrófulo (picada de inseto)	▪ Micose
▪ Líquen simples crônico	▪ Queimadura solar
▪ Prurigo de Hebra	▪ Líquen plano
▪ Prurigo nodular de Hyde	▪ Pediculose
▪ Dermatite de contato	▪ Doença de Grover
▪ DA	▪ Penfigoide bolhoso
▪ Dermatite seborreica	▪ Psoríase
▪ Foliculite	▪ Disidrose
▪ Xerose	▪ Dermatite herpetiforme de Duhring
▪ Eczema xerótico	
▪ Eczema de estase	▪ Mastocitose
▪ Eczema numular	▪ Parapsoríase
▪ Eritrodermia	▪ Linfoma cutâneo
▪ Urticária	▪ Amiloidose cutânea

de crianças de 2 a 7 anos com antecedente atópico. Caracteriza-se pelo surgimento de lesões que começam com a seropápula de Tomazolli (pápula urticada com uma microvesícula no centro), seguida do desaparecimento do eritema e rompimento da vesícula com formação de crosta. De acordo com a sensibilidade da criança, pode haver bolhas e lesões purpúricas. Pode ocorrer infecção secundária, comumente por estafilococos.

Quando as lesões papulosas são mais secas e liquenificadas e houver adenomegalia inguinal, axilar e cervical e aumento do nível sérico de imunoglobulina, pode se tratar de prurigo de Hebra. Esse prurigo também é uma reação de hipersensibilidade à picada de inseto que ocorre de forma aguda em crianças, principalmente da pele preta.

Outra dermatose caracterizada por lesões de prurigo é o prurigo nodular, também conhecido como prurigo nodular de Hyde. É uma doença crônica, intensamente pruriginosa, que ocorre em adultos de 20 a 60 anos, a maioria mulheres e com antecedente de DA. A causa permanece desconhecida, sendo o estresse emocional um fator contribuinte. Em geral, as lesões são múltiplas, grandes, variam de 1 a 5 cm, podem estar ulceradas e distribuem-se simetricamente nos membros superiores e inferiores de forma particular nas superfícies extensoras, raramente encontradas em face e palmas das mãos.

Quando as lesões são menores e menos evidentes, é conhecida como prurigo simples do adulto.

Estudos demonstram que um em cada cinco pacientes que comparecem à consulta com prurido crônico generalizado, sem causa dermatológica diagnosticada, pode ter como etiologia uma doença sistêmica subjacente, e o prurido pode precedê-la por anos.

Doenças endocrinológicas, hematológicas, metabólicas, infecciosas, neurológicas, psiquiátricas e neoplásicas podem causar prurido, tanto localizado como generalizado, e as principais estão listadas no Quadro 154.2.

■ QUADRO CLÍNICO-FORMAS ESPECÍFICAS DE PRURIDO E PRURIGO

PRURIGO DO HIV

Manifestação cutânea comum na infecção pelo HIV (10 a 50% da população infectada) ocorrendo de forma crônica e sem causa estabelecida. É um sinal de imunodepressão avançada, pois, normalmente, a contagem de $CD4^+$ é inferior a $100 \times 10^6/L$. Caracteriza-se por lesões hipercrômicas, pruriginosas e simétricas que poupam mucosas, faces palmar e plantar e espaços interdigitais.

QUADRO 154.2 ■ Doenças sistêmicas que podem causar prurido

- Anemia
- Deficiência de ferro
- Perda rápida de peso
- Hemocromatose
- Gamopatia
- Mieloma múltiplo
- Linfoma
- Leucemia
- Mielodisplasia
- Policitemia vera
- HIV (prurigo do HIV)
- Hepatites B e C
- Colestase
- Insuficiência hepática
- Insuficiência renal crônica
- Endocrinopatias
  Hipotiroidismo
  Hipertiroidismo
  Diabetes melito
  Hiperparatiroidismo
- Síndrome carcinoide
- Síndrome de Sjögren
- Tumores malignos sólidos
- Doenças psiquiátricas
- Doenças neurológicas
  Esclerose múltipla, abscesso cerebral, AVC, neurite pós-herpética, notalgia parestésica, prurido braquirradial, radiculopatia, neuropatia
- Gravidez
- Fármacos

AVC: acidente vascular cerebral.

PRURIDO NA GRAVIDEZ

A gravidez também pode desencadear quadros pruriginosos, alguns específicos da gestação e outros decorrentes de maior predisposição devido às alterações fisiológicas, imunológicas e hormonais que ocorrem nesse período. Um exemplo simples é a maior predisposição a micoses superficiais por aumento da temperatura corporal nesta condição.

PENFIGOIDE GESTACIONAL

O perigoide gestacional (PG) inicia-se com prurido intenso, eritema e placas que acometem o abdome (preferencialmente a região umbilical) e progridem para bolhas tensas que se espalham pelo corpo. Sua incidência é de 1: 50 mil gestações. Ocorre pela fixação de autoanticorpos da classe IgG-1 no colágeno XVII da zona da membrana basal. O prognóstico fetal em geral é favorável, mas há risco de prematuridade, além de diminuição do peso para a idade gestacional (IG). Pode recorrer nas gestações subsequentes.

PÁPULAS E PLACAS URTICADAS E PRURIGINOSAS DA GRAVIDEZ

As pápulas e placas urticadas e pruriginosas da gravidez (PPUPG) é a dermatose gestacional mais comum e ocorre em 1: 160 gestações. Caracteriza-se pelo surgimento de pápulas pruriginosas ao longo das estrias; costuma poupar a região periumbilical, mas dissemina-se por todo o abdome, na região glútea e nas coxas. É quase exclusiva em primíparas, mais comum em gravidez múltipla e associada ao ganho de peso excessivo. A etiologia não está esclarecida.

ERUPÇÃO ATÓPICA DA GRAVIDEZ

A erupção atópica da gravidez (EAG) é mais frequente das dermatoses específicas do período gestacional. Surge como primeira manifestação de atopia em 80% dos casos, ou como uma piora de quadro atópico preexistente. Decorre da mudança predomínio de resposta celular (padrão Th1), que na gestação inverte. O quadro pode ser semelhante à DA clássica que ocorre fora da gestação, mas também apresenta variantes, com padrão folicular ou mesmo nodular. Não oferece risco à mãe nem ao feto.

A Figura 154.1 sintetiza as doenças pruriginosas da gravidez.

■ CLASSIFICAÇÃO DE PRURIDO

De acordo com o International Forum for the Study of Itch (IFSI),[1] o prurido é considerado crônico quando persiste por mais de seis semanas.

Na classificação mais aceita dessa afecção, o IFSI leva em consideração etiologia e características clínicas para categorizá-la e visa a facilitar o diagnóstico, servindo de guia na busca da melhor terapêutica. Segundo o IFSI, o prurido é classificado como:

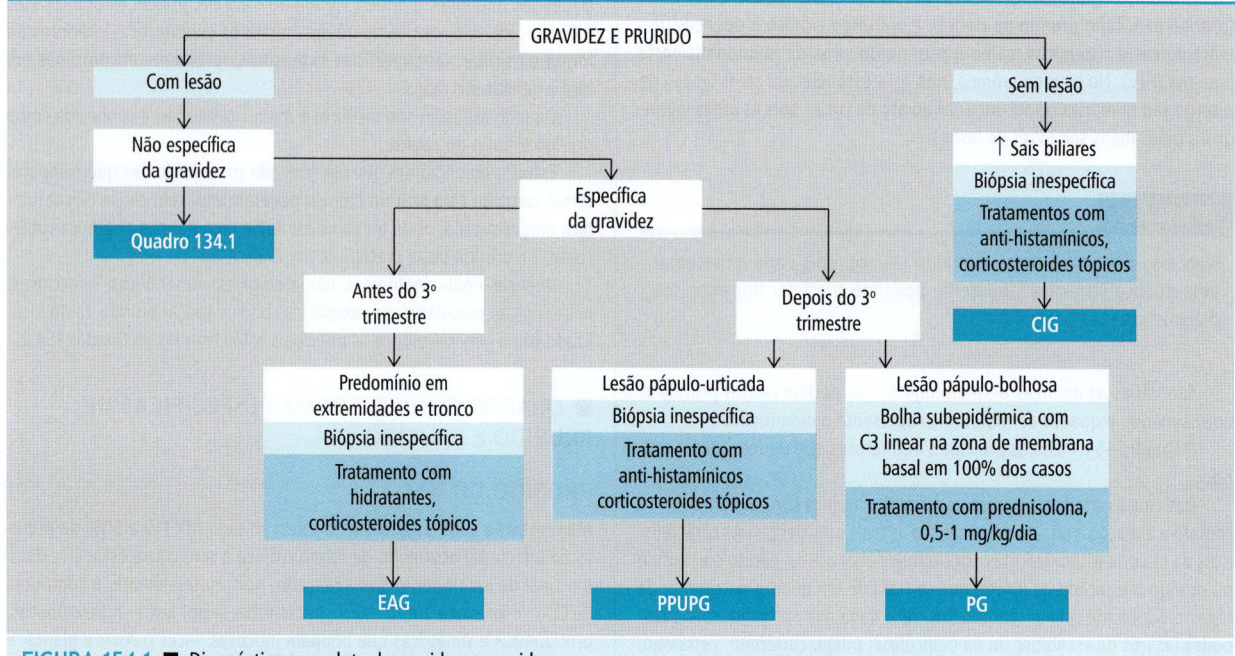

FIGURA 154.1 ■ Diagnóstico e conduta de prurido na gravidez.

- **dermatológico:** o estímulo se origina a partir de pruritógenos na pele (xerose, dermatite atópica, psoríase, escabiose, micose);
- **sistêmico:** está associado a doenças sistêmicas (prurido urêmico, prurido associado a câncer);
- **neurológico:** está associado a doenças do sistema nervoso central ou periférico (notalgia parestésica causada por alteração da coluna torácica);
- **somatoforme:** fatores psiquiátricos ou psicossomáticos exercem um papel importante na iniciação, intensidade ou persistência do prurido;
- **misto:** existe associação de várias causas; é o mais comum no idoso;
- **origem indeterminada:** nenhuma causa foi encontrada.

O termo prurido senil, considerado no passado um diagnóstico de exclusão (quando nenhuma causa dermatológica ou sistêmica era encontrada), deve ser evitado; e nesse caso, o prurido deve ser classificado como prurido de origem indeterminada, para que a busca da causa etiológica continue.

Com base nas características clínicas, o prurido também pode ser classificado como:
- prurido com lesão cutânea primária, característica de alguma doença dermatológica (pele seca, escabiose);
- prurido com lesão cutânea secundária à coçadura;
- prurido com pele sã, sem lesões cutâneas.

■ DIAGNÓSTICO

AVALIAÇÃO DO PRURIDO

Sem dúvida, uma anamnese detalhada e um exame físico cuidadoso são determinantes para uma avaliação individualizada do prurido. Muitas vezes, o prurido se inicia de forma localizada e, posteriormente, por autossensibilização ou uso inadequado de tópicos ou pela própria coçadura, torna-se generalizado.

Outro aspecto importante é saber se o prurido é agudo ou crônico, contínuo ou intermitente e se seu aparecimento ocorreu abruptamente. Prurido de início abrupto em geral está associado à farmacodermia, infestação, micose ou dermatite de contato, sendo mais rara a etiologia sistêmica. O prurido agudo e abrupto, apesar de alarmante, é mais fácil de ser resolvido pela maior facilidade de se encontrar o fator causal. É no prurido crônico, modalidade frequente no idoso, que o desafio diagnóstico e terapêutico é maior.

É importante lembrar que prurido crônico generalizado, sem lesões cutâneas ou com lesões escoriadas pela coçadura, está mais associado à origem sistêmica.

> **ATENÇÃO!**
> Prurido frequentemente acarreta importante impacto na qualidade de vida, prejudicando o sono e a estabilidade emocional.

A avaliação do prurido deve abranger fatores que o pioram ou melhoram e a existência de variações sazonais ou piora noturna. É comum na escabiose, no prurido colestático e no urêmico haver uma exacerbação noturna, o que não ocorre no prurido de origem psicogênica, que raramente atrapalha o sono. O prurido causado por pele seca, muito comum no idoso, tem maior prevalência nos meses de inverno e em épocas de baixa umidade do ar.

É importante também avaliar outros sintomas que podem acompanhar o prurido, como febre, sudorese noturna, emagrecimento, dor, depressão, alterações neurológicas ou sensação de parasitose. Prurido generalizado associado à febre, fadiga e sudorese noturna pode ser sintoma de linfoma e deve ser investigado. O prurido associado à colestase caracteriza-se pela piora durante a noite e por ser restrito ou mais intenso na região palmoplantar.

Na colestase intra-hepática da gravidez (CIG), o prurido tem essas mesmas características e pode cursar com aumento de bilirrubinas, fosfatase alcalina e gamaglutamiltransferase (GGT), e elevação de ácidos biliares, além do risco aumentado de deficiência de vitamina K. Na Suécia, onde é a mais prevalente das dermatoses na gestação, um levantamento apontou para associação tardia com câncer de vias biliares. Sua incidência varia de 0,2 a 15% das gestantes, podendo ocorrer recidiva nas gestações subsequentes e com o uso de substâncias estrogênicas fora da gravidez.

No idoso, devido à polifarmácia e ao envelhecimento dos outros órgãos, é imperioso fazer um minucioso interrogatório acerca dos diferentes aparelhos e sobre o uso de medicamentos atuais e pregressos, devendo abranger fármacos prescritos, não prescritos, fitoterápicos, infundidos, drogas ilícitas e transfusão de sangue.

Clinicamente, a reação cutânea adversa à substância pode revelar lesões cutâneas morbiliformes, bolhosas, urticariformes, purpúricas, mas não é raro ocorrer apenas prurido sem nenhuma lesão de pele.

O prurido induzido por fármaco pode ser agudo (< seis semanas de duração) ou crônico (por semanas ou meses); começar imediatamente ao uso ou após semanas do início do tratamento; e ser localizado ou generalizado, podendo desaparecer após a retirada do medicamento ou permanecer por longo período (semanas, meses e até anos) mesmo após a interrupção do uso.

Teoricamente, qualquer medicamento pode causar prurido generalizado sem lesão cutânea.

A abordagem do paciente com prurido também deve avaliar doenças e cirurgias pregressas, alergias, dieta, abuso de álcool, viagens, contato com animais, ocupação oficial e extraoficial, hobbies e antecedentes familiares.

Por fim, durante a anamnese, é importante avaliar as condições emocionais e psicológicas do paciente e sua relação com familiares e cuidadores, pois tais dados podem contribuir para o diagnóstico e o sucesso terapêutico, além de estreitar a relação médico-paciente.

EXAME FÍSICO DO PACIENTE COM PRURIDO

A avaliação da pele deve compreender o grau de secura e a presença ou não de lesões cutâneas.

Se houver lesão de pele, é preciso avaliar se a lesão é primária, própria de alguma doença dermatológica, ou secundária à coçadura, como escoriações, liquenificação, hipo ou hiperpigmentação residual.

Na ausência de lesões cutâneas ou quando as lesões são secundárias ao ato de coçar ou, ainda, quando o prurido persiste mesmo após hidratação adequada, é importante afastar uma possível causa sistêmica.

O exame físico deve ser completo e incluir avaliação das mucosas, unhas, cabelos, linfonodos, tiroide e visceromegalias.

É importante lembrar que a presença de lesões cutâneas não exclui a possibilidade de causa sistêmica associada, e a ausência de lesão não significa automaticamente causa sistêmica.

Exames subsidiários laboratoriais podem ajudar na investigação além da biópsia de pele, mas devem ser direcionados à suspeita clínica.

■ TRATAMENTO

O tratamento do prurido tem como alvo sua causa subjacente. É evidente que, nos casos de doença primária (p. ex., escabiose), o tratamento específico deve ser instituído. Em casos de suspeita de farmacodermia ou dermatite de contato, os alérgenos devem ser afastados.

Quando a origem é sistêmica, o alívio do prurido ocorre quando a doença subjacente é tratada.

A xerose pode estar presente na maioria dos casos de prurido, como causa primária ou fator contribuinte. Portanto, mais do que apenas prescrever um hidratante, é importante orientar o paciente e seus familiares da importância da hidratação cutânea, de seus benefícios e do risco de não fazê-la, principalmente nos meses de inverno e com umidade baixa. É preciso lembrar que seu objetivo maior é restaurar a função de barreira da epiderme, cobrir fendas, promover filme protetor e aumentar o conteúdo de água no estrato córneo.

É importante, também, orientar o paciente a abolir banhos demorados, com água muito quente, uso excessivo de sabonetes, buchas, irritantes tópicos e roupas sintéticas, para minimizar a xerose e diminuir a estimulação cutânea.

O banho ideal é o menos perfumado possível, lembrando que óleo de banho não hidrata a pele de maneira satisfatória, pois apenas evita evaporação da água, e o uso de sabonete adequado é necessário. Uma nova geração de sabonetes, conhecida como detergentes sintéticos ou syndets (*synthetic detergents*), apresenta como componente o ácido esteárico, que atua como um ingrediente protetor e hidratante. Esses sabonetes surgiram com a finalidade de preservar o pH da pele em torno de 5,5 e ser menos adstringente.

Compressas úmidas frias, banhos frios, ambiente não abafado e roupas leves são comportamentos que podem aliviar o prurido e devem ser estimulados quando possível, assim como a permanência em ambientes frescos com boa umidade do ar.

É de fundamental importância orientar o paciente a não coçar com o objetivo de quebrar o círculo vicioso do "prurido e coçadura e prurido", pois o sucesso terapêutico muitas vezes depende desse fator, além de evitar infecção secundária.

Quando se trata de prurigo agudo por picadas de insetos (estrófulo ou prurigo de Hebra) ou mesmo em casos de prurigo crônico, é importante o corte das unhas, uso de luvas e até oclusão das lesões com o objetivo de evitar a coçadura e a escoriação. Muitas vezes, pode haver áreas de eczema ou liquenificação, sendo necessário o uso de corticosteroides tópicos por período curto, dando preferência aos de média potência com o objetivo de interromper o círculo vicioso da coçadura. Nos casos de prurigo, os nódulos pruriginosos podem ser tratados com corticosteroide tópico de média ou alta potência sob oclusão uma vez ao dia, ou através de aplicação injetável intralesional com triancinolona 10 a 40 mg/mL uma vez por mês, aumentando a eficácia da abordagem.

Se o uso desse corticosteroide for prolongado, principalmente quando se trata de prurigo, pode-se associar paulatinamente ao corticosteroide até a sua completa substituição, o uso tópico de calcipotriol (análogo da vitamina D) tópico ou inibidores da calcineurina (pimecrolimo e tacrolimo).

Há relatos de controle do prurigo nodular com o uso tópico de capsaicina 0,3%, porém requer aplicação local de 4 a 6 vezes ao dia por 2 semanas a 10 meses.

Os anti-histamínicos bloqueiam os receptores de histamina, o principal mediador do prurido agudo. Com exceção da urticária e da mastocitose, os anti-histamínicos H1 apresentam pouco efeito no prurido crônico.

Os anti-histamínicos H1 de 1ª geração podem ser benéficos pelo seu efeito sedativo em pruridos com piora noturna (o mais utilizado é a hidroxizina). Nos idosos, devem ser prescritos com cautela, em razão das possíveis interações medicamentosas e pelos potenciais efeitos adversos provocados pela sedação e propriedades anticolinérgicas.

Os de 2ª geração (cetirizina, levocetirizina, loratadina, desloratadina, fexofenadina e rupatadina) são mais seguros e podem ser prescritos, tendo as doses reajustadas em casos de redução importante da função renal.

O uso de corticosteroides sistêmicos é mais indicado em casos graves de reação aguda a fármaco e, inclusive nesses casos, deve-se evitar prescrevê-los por mais de duas semanas. Em prurido crônico, têm baixa eficácia e frequentes recorrências.

A fototerapia com ultravioleta B pode beneficiar pacientes com prurido crônico de difícil controle, lembrando que deve ser evitada naqueles com predisposição a câncer de pele.

Muitas vezes, as medidas gerais não aliviam o prurido e se torna necessário empregar fármacos sistêmicos moduladores do sistema nervoso central ou periférico, com o objetivo de inibir a transmissão do prurido central ou perifericamente.

Antes de optar pelo uso desses fármacos, é importante avaliar suas possíveis interações medicamentosas e efeitos colaterais. Alguns medicamentos que podem ser utilizados são:

- **medicamentos que modulam o prurido no SNC:** mirtazapina, duloxetina, paroxetina, sertralina, antagonistas-μ (naltrexona) e agonistas-κ (butorfanol, nalfurafina) opioides, usados em casos de prurido colestático, urêmico e naquele de difícil controle. Em idosos, devem ser usados com muita cautela.
- **fármacos que modulam o prurido no sistema nervoso periférico:** gabapentina, pregabalina, indicados principalmente no prurido neuropático e como opção no prurido urêmico e diabético.
- **antagonistas da substância P:** aprepitant, usado para inibir náuseas e vômitos na quimioterapia antineoplásica, pode ser utilizado em casos de prurido refratário ao tratamento habitual, particularmente aqueles associados a neoplasias malignas.
- **miscelânea:** montelucaste (antagonista do receptor de leucotrieno), ciclosporina A (3 a 5 mg/kg, via oral), talidomida (200 a 400 mg por dia por 6 a 14 meses em casos de prurigo nodular de difícil controle), ácido ursodesoxicólico (UDCA) (prurido colestático), colestiramina (prurido colestático), psicoterapia, técnicas de relaxamento e acupuntura.

Nos casos de prurido em gestantes, os corticosteroides tópicos são usados para o tratamento do PG, das PPUPGs e da EAG, sendo que nas primeiras condições são empregados também anti-histamínicos e, na última, hidratante. No PG, se necessário, fazer associação com prednisolona 0,5 a 1 mg/kg/dia.

REVISÃO

- Em prurido com lesões cutâneas primárias, deve-se tratar a dermatose causadora; nos casos de lesão secundária ou sem lesão, o tratamento com fármacos não é necessário.
- Nos casos de pele seca (xerose), medidas gerais, como a hidratação, comumente resultam em melhora, sendo importante a orientação do seguimento desses cuidados.
- A utilização de anti-histamínicos pode ser necessária nos casos em que as medidas-padrão não tenham resultado.
- A persistência dos sintomas, após as primeiras opções de tratamento, requererá exames laboratoriais e revisão da anamnese e do exame físico; caso os resultados estejam alterados, fármacos sistêmicos e fototerapia podem ser indicados.

■ REFERÊNCIA

1. International Forum for the Study of Itch [Internet]. IFSI; [2016] [capturado em 15 jul. 2016]. Disponível em: http://www.itchforum.net/

■ LEITURAS SUGERIDAS

Fernandes LB, Amaral WND. Clinical study of skin changes in low and high risk pregnant women. An Bras Dermatol. 2015;90(6):822-6.

DIAGNÓSTICO E TRATAMENTO

Misery L. Report from the World Congress on itch. Expert Rev Dermatol. 2011;6 (6):577-9.
Saco M, Cohen G. Prurigo nodularis: picking the right treatment. J Fam Pract. 2015;64(4):221-6.
Weisshaar E, Szepietowski JC, Darsow U, Misery L, Wallengren J, Mettang T, et al. Update of the guideline on chronic pruritus [Internet]. European Dermatology Fórum; 2014 [capturado em 30 jun. 2016]. Disponível em: http://www.euroderm.org/edf/index.php/edf-guidelines/category/5-guidelines-miscellaneous
Yosipovitch G, Bernhard JD. Clinical practice. Chronic pruritus. N Engl J Med. 2013;368(17):1625.

155
FARMACODERMIAS

- KARIME HASSUN
- LUCIANE F. F. BOTELHO
- VALÉRIA PETRI

As farmacodermias são manifestações clínicas indesejáveis, previsíveis ou imprevisíveis, causadas pela administração de um medicamento, dependentes ou não da dose e da via de administração.

As manifestações cutâneo-mucosas são comuns, localizadas ou múltiplas, de aspectos clínicos diversos. Outros sistemas podem ser comprometidos como rins, fígado, trato gastrintestinal (TGI), sistema hematopoiético e sistema nervoso central (SNC).

Os grupos de maior risco são mulheres, recém-nascidos (RNs), idosos, pacientes em uso de múltiplas medicações ou com doenças oncológicas e imunológicas.

■ FISIOPATOGENIA

As reações adversas aos medicamentos ocorrem por mecanismos não imunológicos (superdosagem, efeitos colaterais, intolerância e idiossincrasia), mais comumente, ou imunológicos, em apenas 10% dos casos. Em geral, as reações adversas aos medicamentos se manifestam por meio de lesões cutâneas; nesses pacientes, o mecanismo mais comum é o imunológico; entretanto, muitas farmacodermias têm seu mecanismo etiopatogênico desconhecido.

■ QUADRO CLÍNICO

As farmacodermias possuem diferentes apresentações clínicas. A seguir, serão abordadas as principais manifestações dermatológicas e os medicamentos desencadeantes.

EXANTEMA AGUDO

Representa a manifestação mais comum de farmacodermia. Inicia-se, em geral, entre 4 e 14 dias após a introdução do medicamento. Pode desaparecer durante o uso, pelo surgimento de anticorpos bloqueadores tipo IgM. Exposições subsequentes podem determinar quadros de intensidade igual ou maior, ou nenhuma reação. O principal diagnóstico diferencial é com os exantemas infecciosos. São desencadeados principalmente por ampicilina, penicilina, gentamicina, sulfonamidas, pirazolonas, fenitoína e carbamazepina.

ERITEMA PIGMENTAR FIXO OU ERUPÇÃO FIXA A FÁRMACO

Em geral, poucos minutos ou horas após a administração do medicamento, surgem manchas arredondadas ou ovais, com limites nítidos, eritematosas ou ligeiramente urticadas, que evoluem para máculas hiperpigmentadas. A reexposição ao medicamento provoca recidiva no mesmo local. Qualquer substância pode desencadear o eritema pigmentar fixo, mas, frequentemente, os responsáveis são analgésicos, antipiréticos (dipirona, salicilatos), fenilbutazona, tetraciclina, barbitúricos, sulfas e fenolftaleína.

URTICÁRIA AGUDA OU CRÔNICA

Manifestação comum de farmacodermia; nas formas graves, podem ocorrer hipotensão, edema de glote e das vias aéreas respiratórias e até choque anafilático.

O angioedema é raro (menos de 1% dos casos). O diagnóstico clínico é fácil – as lesões eritêmato-pápulo-edematosas são intensamente pruriginosas, efêmeras e recidivam rapidamente. Os medicamentos mais envolvidos no desencadeamento da urticária são: anti-inflamatórios não hormonais (AINH), antibióticos e inibidores da enzima conversora de angiotensina (IECA).

ERITEMA POLIMORFO, SÍNDROME DE STEVENS JOHNSON E NECRÓLISE EPIDÉRMICA TÓXICA (SÍNDROME DE LYELL)

Classicamente, as três apresentações clínicas eram consideradas uma forma espectral que variava de manifestação leve a fulminante de uma mesma doença. Entretanto, esse conceito foi reavaliado e passou-se a considerar o eritema multiforme minor e major como manifestação não relacionada à síndrome de Stevens Johnson (SSJ) e à necrólise epidérmica tóxica (NET). O eritema multiforme está relacionado a doenças associadas a infecções, principalmente causadas por herpes-vírus e, em 10% dos casos, são citados os fármacos (AINHs, antibióticos, sulfonamidas e anticonvulsivantes).

No eritema multiforme minor, as lesões em alvo são máculas e pápulas com três zonas distintas, uma área central purpúrica, uma intermediária edematosa e pálida e outra periférica eritematosa com bordas bem definidas. Distribuem-se predominantemente na região acral. Quando ocorrem acometimento cutâneo e mucoso, é chamado de eritema multiforme major.

A SSJ é desencadeada por medicamento em aproximadamente 75% dos casos. Caracteriza-se por descolamento epidérmico de até 10% da superfície corpórea, lesões mucosas, sintomas gerais, como febre, cefaleia, mialgias e artralgias, podendo ocorrer acometimento sistêmico.

A NET é extremamente grave, podendo ser fatal em mais de 30% dos casos. O descolamento epidérmico atinge mais de 30% da superfície corpórea. Quando o descolamento epidérmico acomete entre 10 e 30% do tegumento, é classificado como sobreposição de síndrome de SSJ e NET. O prognóstico da NET e da SSJ pode ser avaliado pelo cálculo de um escore (SCORTEN, do inglês *Score of Toxic Epidermal Necrolysis*), aplicado no primeiro dia de internação hospitalar (Tabelas 155.1 e 155.2).

Os medicamentos frequentemente implicados na SSJ e na NET são sulfas, analgésicos e AINH (dipirona, salicilatos, fenilbutazona), carbamazepina, fenitoína, fenobarbital, lamotrigina barbitúricos, hidantoinatos, alopurinol e antibióticos (penicilina, ampicilina, minociclina e quinolonas).

ALOPECIA

Inúmeras substâncias podem causar alopecia em graus variados. O eflúvio anágeno é efeito colateral importante dos citostáticos. Há recuperação total após o término do tratamento. Os medicamentos relacionados ao eflúvio telógeno são anticoagulantes cumarínicos, heparina, fluoxetina,

TABELA 155.1 ■ Fatores de risco e pontuação do escore SCORTEN

FATORES DE RISCO	0	1
Idade	< 40 anos	> 40 anos
Neoplasia concomitante	Não	Sim
Frequência cardíaca	< 120 bpm	> 120 bpm
Ureia plasmática	< 28 mg/dL	> 28 mg/dL
Superfície cutânea acometida	< 10%	> 10%
Bicarbonato sérico	> 20 mEq/L	< 20 mEq/L
Glicemia plasmática	< 250 mg/dL	> 250 mg/dL

TABELA 155.2 ■ Taxa de mortalidade de acordo com a pontuação do SCORTEN

PONTUAÇÃO	MORTALIDADE (%)
0-1	3
2	12
3	35
4	58
≥ 5	> 90

valproato de sódio, lítio, propiltiouracil, hidantoína (alopecia no couro cabeludo e hipertricose em outras áreas), vitamina A, retinoides, anticoncepcionais, levodopa, propanolol, metoprolol, albendazol, clofibrato e danazol.

HIPERTRICOSE

Causada principalmente por corticosteroides, antiandrogênios (espironolactona), diazóxido, minoxidil, hidantoínas, estreptomicina, psoralenos e ciclosporina.

ALTERAÇÕES UNGUEAIS

As unhas podem ter sua coloração alterada pelo uso de fármacos: cor acastanhada por citostáticos, antimaláricos, tetraciclinas, zidovudina; linhas brancas por quimioterápicos.

Outra alteração habitual é a onicólise por citostáticos, betabloqueadores, retinoides, isoniazida, sulfas, benoxaprofen e captopril.

DISTÚRBIOS DA PIGMENTAÇÃO

Os fármacos mais comumente associados são anticoncepcionais, amiodarona, imipramina, clorpromazina, sulfassalazina, minociclina, zidovudina, clofazimina, antimaláricos e citostáticos.

ERUPÇÕES ACNEIFORMES

São de aparecimento abrupto, com lesões monomorfas, pápulo-pustulosas, sem comedões e em localizações não próprias da acne, como membros superiores e todo o tronco. São causadas por corticosteroides, androgênios, anticoncepcionais, hidantoína, cianocobalamina, lítio, cetuximabe, isoniazida e halogenados (iodo, bromo, cloro, flúor). Os halogenados, em geral, provocam quadros mais exuberantes com lesões inflamatórias bolhosas, pustulosas e vegetantes, denominados iododerma ou bromoderma.

ERUPÇÕES ECZEMATOSAS

O uso tópico de determinados fármacos pode desencadear quadros de dermatite de contato alérgica ou reações eczematosas a medicamentos usados sistemicamente (síndrome de Babuíno e eczema de contato endógeno). Os medicamentos de uso tópico desencadeantes de quadros de dermatite de contato alérgica são sulfas, penicilina, anestésicos do grupo da procaína, derivados da fenotiazina, resorcina, bálsamo do peru, formol e mercuriais. As reações eczematosas a fármacos de uso sistêmico são raras e ocorrem pela utilização de sais de ouro, bleomicina, betabloqueadores, metildopa, derivados pirazolônicos, penicilina, ampicilina, amoxacilina, heparina, terbinafina, níquel, mercúrio (incluindo os encontrados em preparações homeopáticas) e hidroxiureia.

ERUPÇÕES LIQUENOIDES

Os quadros tendem a ser extensos e podem se desenvolver semanas ou meses após a introdução do medicamento. As lesões são em geral simétricas, atingindo tronco e extremidades, e raramente acometem mucosas. Os medicamentos mais implicados são sais de ouro, antimaláricos, tetraciclinas, diuréticos tiazídicos, furosemida, diazóxido, metildopa, betabloqueadores, lítio, fenitoína, IECA, fenotiazinas e carbamazepina.

ERITRODERMIA

É uma erupção eritêmato-descamativa, difusa, de início súbito ou gradual, acompanhada de prurido, febre e adenopatia. Pode ser causada por derivados mercuriais e arsenicais, sais de ouro, lítio, alopurinol, sulfonamidas, antimaláricos, penicilina, hidantoína, isoniazida, barbitúricos, derivados da fenotiazina e cloroquina.

VASCULITE

Pode acometer a pele e até órgãos internos. Caracteriza-se por púrpura palpável predominantemente nos membros inferiores. Os medicamentos estão implicados em cerca de 10% dos casos de vasculite. Os principais fármacos desencadeantes são alopurinol, AINH, cimetidina, penicilinas, cefalosporinas, quinolonas, sulfonamidas, fenitoína e propiltiuracil.

PÚRPURA

Pode ser púrpura alérgica, por formação de anticorpos IgG anticomplexo fármaco-plaquetas, como a causada pela quinina e quinidina ou por dano às paredes vasculares por reação com anticorpos anticomplexo fármaco-células endoteliais. As púrpuras não alérgicas ocorrem por plaquetopenia associada à depressão medular, provocada por citostáticos, ou por excesso de agregação plaquetária por danos endoteliais (bleomicina) ou por alterações da coagulação (doses excessivas de anticoagulantes) ou corticoterapia prolongada.

ERUPÇÕES VESICOBOLHOSAS

Quadros semelhantes aos do pênfigo foliáceo ou vulgar, podem ser desencadeados por fármacos como d-penicilamina, penicilina, captopril, enalapril, nifedipina, cefalosporinas, derivados pirazolônicos e rifampicina.

Existem quadros penfigoide bolhoso-símiles desencadeados por furosemida, espironolactona, d-penicilamina, captopril, indometacina, penicilamina, fenilbutazona, piroxicam, propanolol e rifampicina.

A dermatite por IgA linear pode ser desencadeada por vancomicina, lítio, furosemida, atorvastatina, captopril e diclofenaco.

ALTERAÇÕES DA CAVIDADE ORAL

Vários tipos de alterações podem ocorrer: pigmentação por antimaláricos; hiperplasia gengival por hidantoína ou ciclosporina; coloração amarelada dos dentes por tetraciclinas; e mucosites por quimioterápicos.

PUSTULOSE EXANTEMÁTICA GENERALIZADA AGUDA

A pustulose exantemática generalizada aguda (PEGA) caracteriza-se pelo aparecimento súbito de pústulas estéreis não foliculares sobre base eritematosa que se iniciam em áreas flexurais e rapidamente se tornam generalizadas. Além da manifestação dermatológica, ocorrem febre e leucocitose. É causada geralmente por antibióticos (macrolídeos e betalactâmicos), hidroxicloroquina, sulfonamidas, terbinafina, diltiazem e carbamazepina.

REAÇÃO AO FÁRMACO COM EOSINOFILIA E SINTOMAS SISTÊMICOS

A síndrome de reação ao fármaco com eosinnófilia e sintomas sistêmicos (DRESS, do inglês *drug reaction with eosinophilia and systemic symptoms*), caracterizada por reação ao fármaco com eosinofilia e sintomas sistêmicos, é grave, apresentando envolvimento de múltiplos órgãos. É caracterizada por febre, eosinofilia e/ou linfócitos atípicos, envolvimento de múltiplos órgãos (disfunção hepática, renal, cardíaca, pancreática e/ou tiroidiana), linfadenopatia e manifestação cutânea evidenciada mais frequentemente por exantema maculopapular. O início do quadro clínico ocorre entre 2 e 126 semanas após o início do uso do medicamento, e os sintomas podem persistir mesmo com a sua suspensão. Acredita-se que a reativação de vírus da família Herpesviridae (herpesvírus humano [HHV-6, HHV-7], vírus Epstein-Barr [EBV] e citomegalovírus [CMV]) esteja envolvida na etiopatogenia da doença. É causada principalmente por carbamazepina, fenitoína, fenobarbital, nevirapina, alopurinol, lamotrigina, AINH, dapsona, trimetoprima-sulfametoxazol e sulfassalazina.

ATENÇÃO!

O reconhecimento da síndrome DRESS é fundamental, pois a taxa de mortalidade é de cerca de 10 a 20%; assim, o fármaco deve ser suspenso imediatamente, e a introdução de prednisona na dose de 1 mg/kg/dia ser iniciada o mais precocemente possível.

■ DIAGNÓSTICO

Alguns medicamentos são associados a uma reação específica, porém a maioria é capaz de causar diferentes tipos de reação.

ATENÇÃO!

O diagnóstico é clínico e depende de anamnese detalhada, com exame físico e pesquisa de todo agente terapêutico ingerido, inalado, injetado ou aplicado de forma tópica na pele e nas mucosas, prescrito ou utilizado sem prescrição. Exames laboratoriais, como função hepática, renal, hemograma e avaliação metabólica, devem ser solicitados para descartar comprometimento sistêmico.

Os testes cutâneos, como o *prick test* e os intradérmicos, são utilizados para o diagnóstico de reações mediadas por imuonoglobulina E (IgE) (tipo I). Protocolos de testes cutâneos com penicilina são úteis, e um teste negativo praticamente exclui alergia à penicilina. Também podem ser realizados para descartar alergias a anestésicos locais, relaxantes musculares, insulina e anticorpo monoclonal, entretanto, nessas situações, esses testes quase nunca são positivos.

Os testes de contato aplicados na região dorsal e com leitura após 48 horas são empregados para o diagnóstico de reação mediada por células T (tipo IV), particularmente o exantema. Não devem ser utilizados nos pacientes com SSJ e NET.

Nos casos com necessidade de confirmação do medicamento desencadeante, o teste de provocação pode ser uma opção, porém deve ser realizado em ambiente hospitalar e não é indicado para pacientes que apresentaram formas graves de farmacodermia.

■ TRATAMENTO

- Fármacos: quando identificado(s), retirá-los é a principal conduta, o que leva à regressão da reação.
- Sintomáticos: se o prurido é importante, utilizam-se os anti-histamínicos por via oral (VO) e, eventualmente, corticosteroides tópicos por período limitado.
- Corticosteroides sistêmicos: podem ser necessários nas formas mais graves, com reação inflamatória intensa e na síndrome DRESS. O uso na SSJ e na NET é controverso e não é recomendado após as primeiras 48 horas.

ERUPÇÕES GRAVES, GENERALIZADAS, BOLHOSAS OU COM COMPROMETIMENTO SISTÊMICO

- Hospitalização e isolamento, de preferência em UTI ou unidade de queimados, com cuidados especiais de enfermagem.
- Cuidado multidisciplinar, incluindo avaliação oftalmológica nos casos de SSJ e NET.
- Manutenção do equilíbrio hidreletrolítico.
- Suporte nutricional.
- Curativos não aderentes, à base de hidrofibra impregnada com prata ou gaze com petrolatum
- Restrição máxima para o uso de medicamentos, particularmente analgésicos, e antitérmicos e antibióticos.
- Corticosteroides sistêmicos: seu uso é controverso e a justificativa para a sua introdução seria nas fases precoces da erupção.
- Imunoglobulinas: utilizadas na SSJ e NET em doses altas (≥ 2 g/kg, via endovenosa [EV], divididas em 3 a 5 dias).

REVISÃO

- As farmacodermias são frequentes e podem ter manifestações cutâneas localizadas ou disseminadas e diferentes apresentações clínicas.
- Além da pele, outros sistemas podem ser comprometidos, como rins, fígado, TGI, sistema hematopoiético e SNC.
- Para identificar manifestações sistêmicas, é importante realizar exame físico rigoroso e exames laboratoriais (função hepática, renal, hemograma e avaliação metabólica).
- Nos casos graves (SSJ, NET, DRESS e PEGA), o paciente deve ser internado e receber cuidado multidisciplinar.
- O(s) medicamento(s) desencadeante(s) da farmacodermia deve(m) ser suspenso(s).
- Evitar medicamentos da mesma classe farmacológica, pois existe a possibilidade de reação cruzada.

LEITURAS SUGERIDAS

Cacoub P, Musette P, Descamps V, Meyer O, Speirs C, Finzi L, et al. The DRESS syndrome: a literature review. Am J Med. 2011;124(7):588-97.

Criado PR, Criado RFJ, Avancini JOM, Santi CG. Drug Reaction with Eosinophilia and Systemic Symptoms (DRESS) / Drug-Induced Hypersensitivity Syndrome (DIHS): a review of current concepts. An Bras Dermatol. 2012;87(3):435-49.

Downey A, Jackson C, Harun N, Cooper A. Toxic epidermal necrolysis: review of pathogenesis and management. J Am Acad Dermatol. 2012;66(6):995-1003.

Schwartz RA, McDonough PH, Lee BW. Toxic Epidermal Necrolysis part I. J Am Acad Dermatol. 2013;69(2):173.e1-13.

Schwartz RA, McDonough PH, Lee BW. Toxic Epidermal Necrolysis part II. J Am Acad Dermatol. 2013;69(2):187.e1-16.

Valeyrie-Allanore L, Sassolas B, Roujeau JC. Drug-induced skin, nail and hair disorders. Drug Saf. 2007;30(11):1011-30.

156
DERMATOSES BOLHOSAS

- ADRIANA MARIA PORRO
- CAMILA ARAI SEQUE
- LAURA DE SENA NOGUEIRA MAEHARA

Dermatoses bolhosas autoimunes são doenças caracterizadas pela presença de vesículas e bolhas na pele e/ou mucosas, de evolução crônica, decorrentes da presença de autoanticorpos. Esses anticorpos são patogênicos e podem estar direcionados contra componentes dos desmossomos, responsáveis pela adesão intercelular na epiderme, ou contra antígenos localizados na zona da membrana basal (ZMB). As doenças bolhosas autoimunes podem, portanto, ser intraepidérmicas ou subepidérmicas. As intraepidérmicas são representadas pelos pênfigos. Entre as subepidérmicas, as principais são: penfigoide bolhoso; penfigoide das membranas mucosas; dermatite herpetiforme; dermatose bolhosa por imunoglobulina A (IgA) linear e epidermólise bolhosa adquirida (EBA).

PÊNFIGOS

Dermatoses bolhosas caracterizadas pela presença de acantólise – perda de coesão entre as células da epiderme – que decorre da ligação de autoanticorpos (da classe da imunoglobulina G [IgG]) a antígenos localizados na superfície celular dos queratinócitos. Há dois tipos principais de pênfigos: pênfigo vulgar e pênfigo foliáceo. Os autoanticorpos de pacientes com pênfigo vulgar e foliáceo reconhecem componentes desmossômicos, desmogleína 3 e desmogleína 1, respectivamente. Nas últimas décadas, foram descritas outras formas de pênfigo – induzido por fármacos, herpetiforme, paraneoplásico e por IgA –, que, por sua raridade, não serão detalhadas neste capítulo.

> **ATENÇÃO!**
>
> Penicilamina, captopril e penicilina são medicamentos que podem induzir pênfigo.

PÊNFIGO VULGAR

Forma mais frequente e mais grave. De ocorrência universal, acomete principalmente adultos entre a 5ª e a 6ª década da vida.

Quadro clínico

Geralmente, o quadro se inicia por lesões na mucosa oral que, após algumas semanas ou meses, acometem também a pele. As lesões orais são úlceras ou lesões aftoides em qualquer ponto da cavidade oral. Na pele, ocorrem vesículas e bolhas flácidas, de conteúdo límpido ou turvo, por todo o tegumento.

Diagnóstico

O exame histopatológico revela clivagem intraepidérmica baixa, suprabasal, com células acantolíticas (arredondadas). Autoanticorpos da classe IgG podem ser detectados pelas técnicas de imunofluorescência direta (IFD), em fragmento de pele perilesional (aspecto rendilhado na camada espinhosa), e de imunofluorescência indireta (IFI) no soro do paciente, em que podem ser titulados.

Tratamento sistêmico

- **Corticosteroides:** o tratamento de escolha para o pênfigo vulgar são os corticosteroides, sendo a prednisona o medicamento mais utilizado. Deve-se evitar a administração de dose baixa com aumento progressivo, sendo preferível iniciar o tratamento com dose diária mais elevada, entre 1 e 2 mg/kg/dia VO. Alguns autores indicam administração de corticosteroides sob a forma de pulsoterapia (metilprednisolona 1 g/dia IV por três dias consecutivos), particularmente nos casos mais graves. Após o controle do quadro, definido como a interrupção do surgimento de novas lesões e a reepitelização total das lesões já existentes, a dose do corticosteroide é lentamente reduzida. A redução deve ser mais rápida no início e mais lenta no final, podendo, às vezes, demorar anos. Tão importante quanto tratar a doença é monitorar os efeitos colaterais dos corticosteroides, sendo os mais frequentes: hipertensão arterial (HA), diabetes melito (DM), infecções, úlcera gástrica, osteoporose, necrose da cabeça do fêmur e catarata cortisônica. É imprescindível a realização periódica de exames clínicos e laboratoriais que detectem essas complicações, bem como a administração concomitante de protetores da mucosa gástrica.
- **Medicamentos adjuvantes:** quando não se consegue o controle do quadro só com os corticosteroides, ou diante de paciente diabético, pode-se associar outros, denominados adjuvantes ou poupadores de corticoide. Os mais utilizados são os imunossupressores, principalmente:

    a | **azatioprina:** 100 a 150 mg/dia (1 a 3 mg/kg/dia), VO;
    b | **ciclosporina A:** 3 a 5 mg/kg/dia, VO ou IV;
    c | **ciclofosfamida:** 1 a 3 mg/kg/dia, VO. A ciclofosfamida também pode, excepcionalmente, ser administrada via IV, na forma de pulsoterapia;
    d | **micofenolato mofetil/sódico:** 2 g/dia, VO. Apresenta como vantagem a baixa toxicidade, mas o custo é elevado;
    e | **metotrexato:** tem sido menos utilizado nos últimos anos, pelo risco de infecção.

  Os principais efeitos colaterais dos imunossupressores, que necessitam ser monitorados, são: neutropenia e infecção (todos os imunossupressores); hepatotoxicidade (azatioprina); cistite hemorrágica, supressão gonadal (ciclofosfamida); HA; e nefrotoxicidade (ciclosporina A).

- **Imunoglobulina humana:** via IV, é utilizada para tratamento do pênfigo vulgar não responsivo a outros tratamentos ou apresentando efeitos colaterais graves e tem-se mostrado eficaz em alguns

casos, na dose de 0,4 g/kg/dia por cinco dias, sempre como adjuvante da corticoterapia. Seu custo é bastante elevado e são necessários de 3 a 6 ciclos em média.
- **Plasmaferese:** alternativa empregada excepcionalmente no tratamento de casos graves e não responsivos a outras modalidades terapêuticas, disponível em poucos hospitais.
- **Agentes imunobiológicos:** o rituximabe tem sido particularmente empregado em casos graves e refratários de pênfigo vulgar. Embora inicialmente usado na dose de 375 mg/m², estudos recentes mostram que doses menores, geralmente associadas à prednisona, também são eficazes (duas doses de 500 a 1.000 mg, via IV, com intervalo de duas semanas).

Prognóstico

As lesões orais habitualmente são mais resistentes ao tratamento, podendo persistir por anos. Muitas vezes, é possível obter o controle total da doença, o que permite a suspensão do tratamento, devendo-se, no entanto, manter o paciente sob observação, uma vez que as recidivas são frequentes. A mortalidade do pênfigo vulgar é atualmente estimada entre 5 e 10%, sendo a sepse a principal causa de óbito.

PÊNFIGO FOLIÁCEO

Apresenta duas formas clínicas: pênfigo foliáceo clássico, ou doença de Cazenave; e pênfigo foliáceo endêmico, também denominado fogo selvagem. Este último é endêmico no Brasil, particularmente nos Estados de Goiás, Distrito Federal, Mato Grosso, Mato Grosso do Sul, Tocantins, Minas Gerais, Paraná e São Paulo. O fogo selvagem tem ocorrência familiar, acomete principalmente adultos jovens e crianças de áreas rurais, próximas a córregos e rios. O pênfigo foliáceo clássico é de ocorrência universal e predomina entre a 4ª e a 5ª década de vida.

Quadro clínico

Ambos os tipos de pênfigo foliáceo são muito semelhantes no que se refere ao quadro clínico. O pênfigo foliáceo clássico se caracteriza pela presença de vesículas e bolhas flácidas e fugazes e exulcerações, em geral recobertas por escamocrostas. As lesões habitualmente têm início no segmento cefálico, com progressão craniocaudal e simétrica. No fogo selvagem, após a fase de invasão bolhosa, o paciente pode, se não tratado, evoluir para a forma eritrodérmica, na qual não se observam mais bolhas, e sim eritema e descamação generalizados. Não há acometimento mucoso no pênfigo foliáceo.

Diagnóstico

O exame histopatológico revela bolha intraepidérmica acantolítica em nível mais alto do que no pênfigo vulgar, geralmente logo abaixo da camada córnea ou granulosa (camada espinhosa alta). A técnica de IFD e IFI revela a presença de autoanticorpos da classe IgG semelhante ao verificado no pênfigo vulgar.

Tratamento

Semelhante ao do pênfigo vulgar, sendo o medicamento de escolha os corticosteroides, particularmente a prednisona. Em geral, as doses necessárias para o controle do quadro são inferiores às utilizadas no pênfigo vulgar. O esquema de redução da dose é o mesmo.

No pênfigo foliáceo, a exemplo do que ocorre no pênfigo vulgar, também podem ser associados adjuvantes nos casos de difícil controle apenas com o uso dos corticosteroides. As opções mais utilizadas são a dapsona (100 a 200 mg/dia VO) e a azatioprina (100 a 150 mg/dia VO). Eventualmente, o rituximabe também pode ser indicado.

Prognóstico

Muitas vezes, é possível suspender o tratamento após alguns anos, mantendo-se o paciente em observação. Em outras ocasiões, é necessária a manutenção constante do corticosteroide em dose baixa. A mortalidade atualmente estimada é de 5%, sendo a infecção a principal causa de óbito.

■ PENFIGOIDES

PENFIGOIDE BOLHOSO

Dermatose bolhosa que ocorre com maior frequência em pacientes entre a 6ª e a 7ª década de vida.

Quadro clínico

Caracteriza-se por vesículas e bolhas tensas que muitas vezes surgem sobre áreas eritêmato-edematosas e pruriginosas. As lesões de pele podem ocorrer em todo o tegumento, mas predominam nas grandes dobras e abdome. Lesões orais, geralmente úlceras, são observadas em cerca de 30% dos casos. Quadros iniciais podem se apresentar apenas com prurido.

Diagnóstico

O exame histopatológico revela bolha subepidérmica com conteúdo rico em neutrófilos e eosinófilos. Autoanticorpos da classe IgG podem ser detectados pela IFI, sendo direcionados contra antígenos de 230 kDa e 180 kDa que podem ser evidenciados pelo *immunobloting*. A IFD, realizada em pele perilesional, revela depósito linear de C3 e IgG na zona da membrana basal.

Tratamento

- **Corticosteroides:** medicamento de escolha, particularmente a prednisona na dose inicial de 0,5 a 0,75 mg/kg/dia VO, nos casos graves. Doença localizada pode ser controlada com corticosteroide tópico de alta potência (propionato de clobetasol), na área da lesão e perilesional, duas vezes ao dia. Após o controle do quadro, a dose diária da prednisona é lentamente reduzida, a exemplo do citado no tratamento do pênfigo vulgar.
- **Medicamentos adjuvantes:** por se tratar de pacientes geralmente idosos, com frequentes contraindicações relativas ao uso dos corticosteroides, pode ser preferível associar medicamento adjuvante a aumentar a dose da prednisona.
  - a | **Azatioprina:** 100 a 150 mg/dia, VO.
  - b | **Micofenolato mofetil:** 2 g/dia, VO.
  - c | **Tetraciclina + nicotinamida:** alguns autores sugerem que, naqueles pacientes com contraindicações significativas para o uso dos corticosteroides, seja utilizada a associação da tetraciclina (2 g/ dia) com a nicotinamida (1,5 g/dia), sem a prednisona. A tetraciclina teria ação anti-inflamatória, potencializada pela nicotinamida. No entanto, essa opção terapêutica nem sempre se mostra eficaz.

Prognóstico

A exemplo do pênfigo vulgar, em pacientes com penfigoide bolhoso, também é imprescindível a monitoração constante dos efeitos colaterais da corticoterapia, causa importante de morbidade e mortalidade. De modo geral, os casos de penfigoide bolhoso são mais fáceis de controlar do que aqueles de pênfigo vulgar, sendo necessárias doses diárias menores de corticosteroides e com redução mais rápida.

PENFIGOIDE DAS MEMBRANAS MUCOSAS

Dermatose bolhosa subepidérmica decorrente da formação de autoanticorpos das classes IgG e IgA contra diversos antígenos localizados na ZMB.

Quadro clínico

Clinicamente, caracteriza-se pela presença de lesões orais, oculares e em outras mucosas, que, com frequência, deixam cicatrizes e sinéquias. As lesões cutâneas ocorrem em cerca de 25% dos casos e são, em geral, periorificiais.

Diagnóstico

O exame histopatológico revela bolha subepidérmica, e a IFD mostra depósito linear de IgG, IgA e C3 na interface epitélio-conectivo em mais de 80% dos pacientes. Na IFI, pode haver presença de IgG em títulos baixos.

Tratamento

Nos casos mais graves, particularmente quando há lesão ocular, é empregada corticoterapia sistêmica oral (prednisona 1 mg/kg/dia) associada à dapsona (100 mg/dia VO) ou ciclofosfamida (1 a 3 mg/kg/dia VO). Lesões orais isoladas podem ser tratadas somente com dapsona, e os quadros leves, com corticoterapia tópica. O prognóstico pode ser grave, na dependência da formação das cicatrizes e sinéquias, que podem até levar à oclusão das vias aéreas.

DERMATITE HERPETIFORME DE DUHRING-BROCQ

Quadro clínico

Caracteriza-se pela presença de vesículas e bolhas tensas, agrupadas com disposição herpetiforme, que evoluem em surtos, acompanhadas de prurido e ardor, principalmente na face extensora dos membros. Lesões orais são incomuns e assintomáticas.

Diagnóstico

O exame histopatológico mostra clivagem subepidérmica, e a IFD revela depósito de IgA com padrão granular na ZMB, principalmente nas papilas dérmicas.

Tratamento

Além da dieta isenta de glúten, o tratamento medicamentoso se faz com a dapsona na dose de 100 a 200 mg/dia VO, que habitualmente controla o surgimento das lesões.

> **ATENÇÃO!**
>
> A dermatite herpetiforme está associada à enteropatia glúten-sensível semelhante à doença celíaca, geralmente assintomática, mas evidenciada na biópsia de intestino delgado. Por essa razão, a dieta isenta de glúten melhora o quadro cutâneo e é preconizada para todos os pacientes.

DERMATOSE BOLHOSA POR IgA LINEAR

Tem dois picos de incidência: na infância e na idade adulta.

Quadro clínico

Vesículas e bolhas agrupadas, às vezes em arranjo circular (lesões em roseta), principalmente em áreas periorificiais, região genital e abdome. Pode haver lesões mucosas.

Diagnóstico

O exame histopatológico revela bolha subepidérmica semelhante à da dermatite herpetiforme e à do penfigoide bolhoso. Pela IFD, é possível estabelecer o diagnóstico, pelo encontro de IgA em depósito linear na ZMB.

Tratamento

Associação da dapsona (100 mg/dia VO) com prednisona (0,5 a 1 mg/kg/dia VO). Por não estar associada à enteropatia glúten-sensível, não se recomenda dieta isenta de glúten no tratamento dessa dermatose.

> **REVISÃO**
>
> - As dermatoses bolhosas autoimunes mais comuns são os pênfigos e os penfigoides e caracterizam-se pela presença de vesículas e bolhas na pele e/ou mucosas.
> - Os pênfigos incluem as variantes vulgar, que pode acometer mucosas, e o pênfigo foliáceo, que poupa mucosas.
> - O tratamento básico das dermatoses bolhosas se dá com o uso de prednisona, exceto no caso da dermatite herpetiforme, cujo tratamento é dieta isenta de glúten e, eventualmente, dapsona.
> - O penfigoide bolhoso costuma acometer pacientes idosos e, por isso, eventualmente é tratado com corticosteroides tópicos de alta potência.

■ LEITURAS SUGERIDAS

Ahmed AR, Shetty S. A comprehensive analysis of treatment outcomes in patients with pemphigus vulgaris treated with rituximab. Autoimmun Rev. 2015; 14(4):323-31.

Atzmony L, Hodak E, Leshem YA, Rosenbaum O, Gdalevich M, Anhalt GJ, et al. The role of adjuvant therapy in pemphigus: a systematic review and meta-analysis. J Am Acad Dermatol. 2015;73(2):264-71.

Daniel BS, Borradori L, Hall RP, Murrell DF. Evidence-based management of bullous pemphigoid. Dermatol Clin. 2011;29(4):613-20.

Feliciani C, Joly P, Jonkman MF, Zambruno G, Zillikens D, Ioannides D, et al. Management of bullous pemphigoid: the European Dermatology Forum consensus in collaboration with the European Academy of Dermatology and Venereology. Br J Dermatol. 2015;172(4):867-77.

Wojnarowska F, Venning VA, Burge SM. Immunobullous diseases. In: Burns T, Breathnach S, Cox N, Griffiths C, editors. Rook's textbook of dermatology. 7th ed. Malden: Blackwell Science; 2004.

Zhao CH, Murrell DF.Pemphigus vulgaris: an evidence-based treatment update. Drugs. 2015;75(3):271-84.

157

VASCULITES CUTÂNEAS E PANICULITES

- LIVIA NASSER CAETANO
- MÔNICA R. A. VASCONCELLOS

■ VASCULITES CUTÂNEAS

O termo vasculite define uma reação inflamatória contra a parede dos vasos sanguíneos, frequentemente associada a lesões de pele – púrpuras, úlceras, nódulos, livedo, urticas –, com ou sem alterações sistêmicas.

O depósito de imunocomplexos na parede vascular tem papel fundamental na vasculite cutânea de pequenos vasos (VCPV), na púrpura de Henoch-Schönlein (PHS), na urticária vasculite (UV), na vasculite crioglobulinêmica (VC) e na poliarterite nodosa (PAN). Os imunocomplexos interagem com o complemento liberando anafilotoxinas C3a e C5a, que estimulam a produção de fatores quimiotáticos para neutrófilos e a liberação de aminas vasoativas e citocinas proinflamatórias (interleucina 1 [IL-1], fator de necrose tumoral alfa [TNF-α]), com expressão de moléculas de adesão nas células endoteliais. Neutrófilos ativados sofrem degranulação, fragmentação nuclear – leucocitoclasia. O processo é seguido por necrose fibrinoide da parede vascular.

Autoanticorpos também podem estar envolvidos, com destaque para os anticorpos anticitoplasma de neutrófilo (ANCA). A subclasse c-ANCA é um potente ativador de neutrófilos e monócitos produzindo espécies reativas de oxigênio, óxido nítrico (NO), interleucinas (IL-1 e IL-8), liberação de enzimas proteolíticas e maior expressão de moléculas de adesão pelos neutrófilos e células endoteliais.

O quadro clínico mais característico de cada tipo de vasculite é descrito no Quadro 157.1. Até 20% dos casos apresentam manifestações extracutâneas (febre, emagrecimento, artralgia, dispneia, dor abdominal, hematúria, parestesia etc.), concomitantemente ou após meses a anos.

> **ATENÇÃO!**
>
> As manifestações cutâneas variam de acordo com o diâmetro do vaso acometido:
> - pequenos vasos: púrpura palpável nas regiões pendentes ou de pressão, associada ou não a petéquias, vesículas, bolhas hemorrágicas, pústulas e lesões urticariformes;
> - médios vasos: nódulos subcutâneos, úlceras, livedo racemoso (rede irregular com interrupções), infartos digitais e lesões papulonecróticas.
>
> Três principais padrões evolutivos são vistos:
> - episódio agudo único autolimitado: duração de até seis meses, geralmente associado a medicamentos ou infecção;
> - doença recorrente intercalada por períodos assintomáticos: principalmente PHS e VC;

QUADRO 157.1 ■ Principais formas de vasculites com manifestações cutâneas

VASCULITE	QUADRO CLÍNICO	HISTOLOGIA	IFD	ASSOCIAÇÕES
VCPV	- + Púrpura palpável nas extremidades pendentes, áreas de pressão/trauma - +/– Febre e artralgia	- Vasculite leucocitoclástica dos pequenos vasos do plexo superficial - Necrose fibrinoide, extravasamento de neutrófilos	- IgM, IgG e C3 na parede dos vasos	- Idiopática: 50% - Infecções: 15-20% - Doenças do colágeno: 10-15% - Medicações: 10-15% - Neoplasias: 5%
UV	- Lesões urticariformes com duração > 24 h, ardor local, deixam pigmentação residual - Tronco e extremidades proximais	- Vasculite leucocitoclástica completa ou parcialmente desenvolvida - +/– eosinófilos	- IgM, IgG, C3 e fibrinogênio na parede dos vasos	- Idiopática, LES, SSj, crioglobulinemia, infecções, drogas, gamopatia monoclonal, medicamentos
VC	- Púrpura palpável nos MMII, piora com frio, FRy - Artrite/artralgia - +/– Hematúria/proteinúria - +/– Neuropatia sensitivo/motora	- Vasculite neutrofílica ou linfocítica de pequenos vasos do plexo superficial + trombos vasculares - Médios vasos (PAN-símile) também	- IgM e C3 na parede dos vasos	- Idiopáticas, hepatites virais (principalmente C), HIV, colagenoses, neoplasias hematológicas e órgãos sólidos
PHS	- < 10 anos geralmente - Púrpura palpável nos MMII e glúteos - Artrite/artralgia - Dor abdominal, diarreia sanguinolenta - Hematúria	- Vasculite neutrofílica ou linfocítica de pequenos vasos do plexo superficial	- +IgA parede dos vasos - +/– C3 e fibrinogênio	- IVAs superiores - ASLO +
PAN	- 40-60 anos - Livedo racemoso, nódulos nos trajetos vasculares e úlceras em sacabocado - Emagrecimento - Dor testicular - Mialgia, miastenia - Polineuropatia - ↑PA, ↑Ur/Cr - Angiografia anormal	- Vasculite leucocitoclástica de pequenos e médios vasos (arterite neutrofílica) na junção dermo-hipoderme ou na hipoderme - +/– Eosinófilos	- IgM e/ou C3 na parede dos vasos (artérias)	- Hepatites B e C, HIV, CMV, parvovírus, HTLV - PAN cutânea: anticorpos, antifosfolípides, hepatites B e C, parvovírus, DII - PAN cutânea induzida por minociclina (ANCA +)
PAM	- Púrpura palpável e livedo racemoso - Úlceras - Glomerulonefrite e hemorragia pulmonar	- Vasculite leucocitoclástica de pequenos vasos, ausência de granulomas	- Negativa	- p-ANCA (70%) - c-ANCA (25-35%)

GW	- 40-50 anos - Sinusite recorrente, rouquidão, perfuração de septo nasal - Artralgias e mialgias - Síndrome pulmão-rim - Dor abdominal, diarreia - Púrpura palpável, ulcerações da orofaringe pioderma-símile, lesões papulonecróticas (cotovelos, face e couro cabeludo)	- Vasculite leucocitoclástica de pequenos e médios vasos, necrose e reação granulomatosa	- Negativa	- c-ANCA (80%) - p-ANCA (10-15%)
SCS	- 30-50 anos - Rinite alérgica, sinusite e asma grave de início tardio - Mononeurite múltipla - Síndrome pulmão-rim - Púrpura palpável e nódulos subcutâneos (membros e couro cabeludo) - Lesões urticariformes	- Vasculite leucocitoclástica de pequenos e médios vasos, rica em eosinófilos, reação inflamatória granulomatosa extravascular com eosinófilos	- Negativa	- p-ANCA (50 %), c-ANCA (10-15%) - Eosinofilia periférica
Medicamentosas ANCA-positivas	- Semelhante ao das vasculites sistêmicas associadas ao ANCA, com predomínio do quadro cutâneo sobre o renal e pulmonar. Pode se sobrepor ao lúpus induzido por medicamentos	- Vasculite leucocitoclástica de pequenos e médios vasos	- Negativa	- Propiltiouracil, hidralazina, levamisol

FRy: fenômeno de Raynoud; HTLV: vírus linfotrópico da célula humana; IgM e IgG: imonoglobulinas M e G; PA: pressão arterial; SSj: síndrome de Sjögren; Ur/Cr: ureia/creatinina; IVAS: infecção das vias aéreas superiores; MMII: membros inferiores; PAM: poliangiite microscópica; SCS: síndrome de Churg-Strauss.

- doença crônica persistente: vasculites sistêmicas primárias, doenças do colágeno, crioglobulinemia ou malignidade.

DIAGNÓSTICO

A propedêutica do paciente com vasculite cutânea suspeita ou confirmada (biópsia) visa a definir a etiologia (primária ou secundária) e a presença ou não de acometimento sistêmico (Figura 157.1).

- **Exame histopatológico da pele:** escolher lesão com 24 a 48 horas de evolução, preferir as não ulceradas ou incluir a borda nas lesões ulceradas e o subcutâneo para permitir a avaliação dos vasos de diferentes tamanhos. O padrão do infiltrado inflamatório pode auxiliar, mas varia conforme o tempo da lesão. A necrose fibrinoide é fundamental na diferenciação das pseudovasculites: fragilidade capilar (do idoso, deficiência de vitamina C, amiloidose sistêmica), púrpuras pigmentosas crônicas (púrpuras inflamatórias) e doenças com oclusão vascular (síndrome do anticorpo antifosfolipídico [SAAF], coagulação intravascular disseminada [CIVD], deficiência de proteínas C e S, calcifilaxia, hiper-homocisteinemia e outras).
- **Imunofluorescência direta (IFD):** a positividade varia conforme a duração da lesão, se < 48 horas, chega a 100% e após 72 horas a negatividade aumenta. Nas vasculites associadas ao ANCA, a ativação do complemento não participa na fisiopatologia, e a IFD é negativa.
- **Exames laboratoriais:** hemograma, função renal e hepática, exame de urina, sorologias virais (hepatites B e C, vírus da imunodeficiência humana [HIV], citomegalovírus [CMV], parvovírus B19), culturas, antiestreptolisina O [ASLO], velocidade de hemosedimentação (VHS), proteína C-reativa, fator antinuclear (FA), fator reumatoide (FR), complemento (total e frações), ANCA, crioglobulinas e eletroforese de proteínas auxiliam o diagnóstico.
- **anticorpo anticitoplasma de neutrófilo com padrão nuclear (c-ANCA) (antiproteinase 3 [antiPR3]):** refere-se ao padrão granular citoplasmático na imunofluorescência indireta (IFI), característico da granulomatose de Wegener (GW) ou granulomatose com poliangiíte (GPA).
- **anticorpo anticitoplasma de neutrófilo com padrão perinuclear (p-ANCA) (antimieloperoxidase [anti-MPO], lactoferrina, catepsina G e elastase):** refere-se ao padrão perinuclear ou nuclear na IFI, encontrado em pacientes com SCS e PAM, principalmente. Entretanto, 10 a 15% dos pacientes com GW-GPA têm p-ANCA positivo, e pacientes com PAM (25 a 35%) ou SCS (10 a 15%) podem ser c-ANCA positivos. O ANCA (p-ANCA ou ANCA atípico, principalmente) pode ainda estar positivo em infecções (malária, HIV), doenças autoimunes ou autoinflamatórias (lúpus eritematoso sistêmico [LES], artrite reumatoide [AR], doença inflamatória intestinal [DII], hepatopatias e doença biliar autoimune) e em indivíduos saudáveis. Assim, o ANCA tem valor quando o quadro clínico é compatível.
- **Outros exames:** radiografia ou tomografia computadorizada (TC) de tórax e vias aéreas superiores (VAS) (sintomas respiratórios, ANCA positivo, rastreamento de neoplasia), arteriografia, biópsia de outros órgãos.

VASCULITE CUTÂNEA DE PEQUENOS VASOS

Vasculite leucocitoclástica das vênulas pós-capilares, frequentemente confinada à pele. É a forma de vasculite mais comum, em geral idiopática e autolimitada (Quadro 157.1). Quando secundária a infecções ou medica-

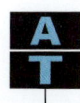

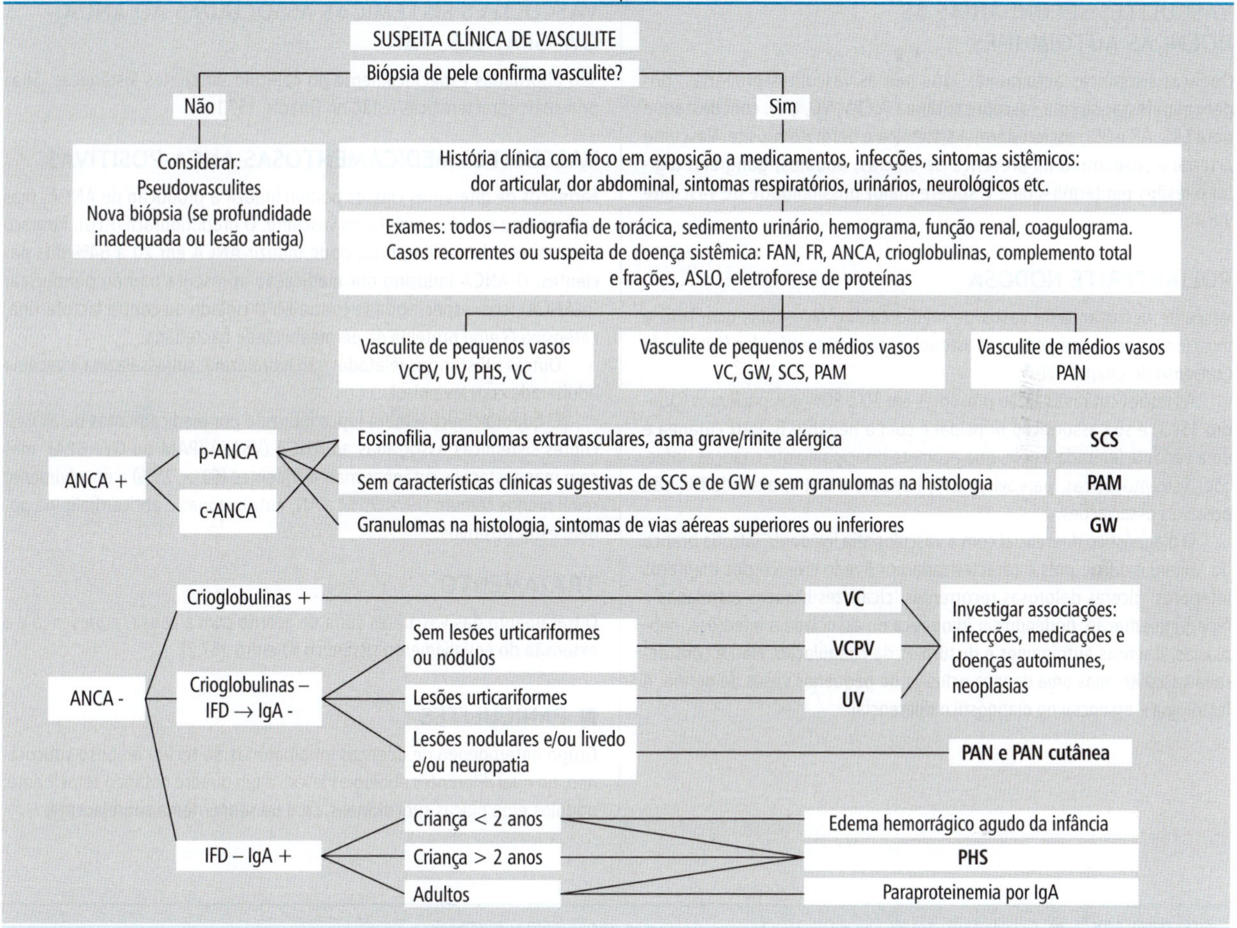

FIGURA 157.1 ■ Fluxograma para diagnóstico das vasculites.

Fonte: Adaptada de Pulido-Pérez e colaboradores[1] e Carlson e colaboradores[2]

ções, o termo "vasculite de hipersensibilidade" pode ser usado. Os sintomas iniciam-se 7 a 10 dias após o fator desencadeante, com púrpura palpável nas extremidades pendentes, locais de trauma e pressão, poupando as dobras. Pústulas, vesículas hemorrágicas e úlceras rasas podem ocorrer.

URTICÁRIA VASCULITE

Caracteriza-se por lesões urticariformes com vasculite leucocitoclástica na histologia. Difere da urticária simples, pois as lesões individuais duram de 24 a 48 horas, apresentam ardência, em vez de prurido, e resolvem-se com pigmentação residual. A patogênese é similar à da VCPV, mas a ativação do complemento também leva à degranulação de mastócitos. É geralmente idiopática, mas pode estar associada à SSj, ao LES, à doença do soro, à crioglobulinemia, entre outras (Quadro 157.1).

É dividida em normocomplementêmica (70 a 80%, geralmente idiopática, autolimitada, restrita à pele, bom prognóstico) e hipocomplementêmica (níveis baixos de C1q, C3 e C4, maior risco de envolvimento sistêmico – angioedema, artrite, mialgia, glomerulonefrite ou nefrite intersticial, doença pulmonar obstrutiva crônica [DPOC], afecções oftalmológicas e presença de autoanticorpos IgG, anti-C1q).

PÚRPURA DE HENOCH-SCHÖNLEIN

Doença primária da infância, também acomete adultos. Caracteriza-se por púrpura palpável nos membros inferiores e glúteos (todos os casos), artralgia (75%) e/ou dor abdominal (65%) e/ou hematúria (40 a 50%). Tem pico de incidência no verão, precedida por sintomas de infecção do trato respiratório em 1-2 semanas. Lesões acima do quadril, febre, VHS elevado e idade adulta são fatores de risco para envolvimento renal. A IFD mostra depósitos de IgA (C3 e fibrinogênio) na parede das vênulas pós-capilares da pele do mesângio glomerular.

VASCULITE CRIOGLOBULINÊMICA

Crioglobulinas são anticorpos que sofrem precipitação reversível em temperaturas menores que a corporal e estão divididas em:

- tipo I: IgM monoclonal que causa um estado de hipercoagulabilidade e vasculopatia isquêmica sem agressão primária à parede vascular. Ocorre FRy, cianose de extremidades e púrpura. Relacionada às doenças linfoproliferativas de células B.
- tipo II: IgM monoclonal dirigida contra IgG policlonal.
- tipo III: IgM policlonal dirigida contra IgG policlonal.

Os tipos II e III (crioglobulinemias mistas) relacionam-se à vasculite leucocitoclástica de pequenos (e raramente médios) vasos por deposição de imunocomplexos, ativação do complemento e trombos microvasculares. Lesões cutâneas são mais frequentes em pacientes com infecção pelo vírus da hepatite C (HCV). A dosagem das crioglobulinas pode gerar resultados falso-negativos, sendo necessário repetir algumas vezes e manter o sangue a 37°C no armazenamento e no transporte.

VASCULITES SECUNDÁRIAS ÀS DOENÇAS AUTOIMUNES

Doenças sistêmicas autoimunes, que não as vasculites primárias, podem manifestar-se com vasculite cutânea (VCPV, VC, UV), com destaque para LES, AR e SSJ, esclerodermia sistêmica e dermatomiosite. Vasculite arterial é suspeitada na presença de úlceras, nódulos, gangrena digital e lesões pioderma-símile e sugere maior possibilidade de vasculite visceral.

POLIARTERITE NODOSA

Vasculite necrosante de vasos de médio calibre (arteríolas com túnica muscular), que poupa pequenas arteríolas, capilares e vênulas (critério do Consenso de Chapel Hill).[3]

As lesões cutâneas estão presentes em 20 a 50% dos pacientes (Quadro 157.1) e sua associação principal é com a hepatite B. PAN cutânea é uma variante limitada à pele, que acomete principalmente crianças. Infecções estreptocócicas, parvovírus B19, hepatite B e HIV, além de DII, são possíveis associações.

O diagnóstico diferencial com a vasculopatia livedoide (atrofia branca de Milian) é difícil, pois é caracterizada por livedo crônico dos membros inferiores, úlceras dolorosas recorrentes, cicatrizes brancas estreladas e hiperpigmentação, podendo ser idiopática ou associada a infecções, neoplasias, doenças autoimunes e distúrbios da coagulação. Não é considerada vasculite, mas uma doença oclusiva de pequenos vasos da derme. A histologia é essencial no diagnóstico diferencial.

VASCULITES SISTÊMICAS ASSOCIADAS AO ANCA: GW-GPA, SCS, PAN

São abordadas especificamente no capítulo Vasculites Sistêmicas. Suas principais características estão no Quadro 157.1.

VASCULITES MEDICAMENTOSAS ANCA-POSITIVAS

Fármacos de diferentes classes podem induzir a produção de ANCA, mas apenas uma minoria evolui com vasculite. O propiltiouracil (PTU), fármaco mais associado na literatura, pode induzir ANCA em 20 a 64% dos pacientes. O ANCA induzido por medicação apresenta padrão perinuclear (p-ANCA), com especificidade contra MPO isolada ou contra lactoferrina, catepsina G e/ou proteína de permeabilidade bacteriana.

Outras substâncias relatadas são hidralazina, sulfassalazina e cocaína adulterada com levamisol.

O quadro clínico lembra lúpus induzido por medicamentos ou as vasculites sistêmicas associadas ao ANCA (VSAA) (PAM ou GW-GPA), mas com manifestações cutâneas mais frequentes (63 × 25%) e envolvimento renal menos comum (19 × 75%). FAN, anti-histonas e anticardiolipina podem estar positivos.

TRATAMENTO

O tratamento das vasculites varia de acordo com a causa, a presença e a extensão do envolvimento sistêmico (Quadro 157.2).

■ PANICULITES

Grupo heterogêneo de doenças inflamatórias do tecido adiposo subcutâneo, no qual diferentes etiologias levam a um quadro cutâneo semelhante: nódulos e/ou placas subcutâneas, com ou sem eritema sobrejacente.

QUADRO 157.2 ■ Escada terapêutica nas diferentes formas e estágios das vasculites cutâneas

CATEGORIA	QUADRO CLÍNICO	CONDUTA E TRATAMENTO
Medidas gerais	• Maioria das vasculites cutâneas: episódios únicos e autolimitados com até 3 semanas de duração de púrpura palpável dos membros inferiores	• Fazer biópsia cutânea (confirmação diagnóstica) • Excluir doença sistêmica • Investigar fatores desencadeantes e tratar/suspender quando encontrados • Elevar os membros inferiores • Evitar exposição ao frio • Evitar roupas apertadas
Doença cutânea leve	• Lesões persistentes, recorrentes ou sintomáticas (prurido/ardor)	• Anti-histamínicos, AAS, AINE Dapsona (25-50 mg/dia) e/ou colchicina (0,5-0,6 mg 2-3 x/dia) (VCPV, UV)
Doença cutânea moderada à grave	• Lesões extensas, persistentes, recorrentes, com vesículas, úlceras ou nódulos; sintomas persistentes	• Metotrexato (5-20 mg/semana), Azatioprina (0,5-2,5 mg/kg/dia) e/ou prednisona (0,5-1,5 mg/kg/dia) (VCPV, PAN cutânea, LES, AR) • Hidroxicloroquina (400 mg 1-2 x/dia) (vasculites hipocomplementêmicas, LES) • Ciclosporina (2,5-5 mg/kg/dia)
Vasculite sistêmica	• Acometimento de outros órgãos além da pele, com risco de vida ou dano permanente	• Ciclofosfamida (1-2 mg/kg/dia) • Prednisona +/–, ciclofosfamida, azatioprina, ciclosporina e micofenolato mofetil (2 g/dia) (SCS, PAM, PAN, GW-GPA)
Novas terapias	• Casos resistentes/refratários à terapêutica habitual	• Anti-TNF: etanercepte infliximabe (GW-GPA, PAN) • IGIV (VCPV, GW-GPA, PAM) • Anti-CD20: rituximab (VC, GW, vasculites hipocomplementêmicas) • Plasmaferese (VC, GW-GPA, SCS, PAM,PAN) • Leflunomide (GW-GPA, AR)

AINE: anti-inflamatório não esteroide; IGIV: imunoglobulina intravenosa; AAS: ácido acetilsalicílico.
Fonte: Adaptado de Carlson e colaboradores.[2]

DIAGNÓSTICO E TRATAMENTO

ATENÇÃO!

São dados relevantes na abordagem das paniculites:
- clinicamente: localização predominante das lesões, presença ou ausência de ulceração, de drenagem de material purulento e/ou oleoso e comorbidades;
- histologicamente: a localização do infiltrado inflamatório divide as paniculites em dois grandes grupos: predominantemente septais (do qual o eritema nodoso é o principal representante); e predominantemente lobulares (Quadro 157.3). A presença ou ausência de vasculite, o tipo do vaso acometido e o tipo celular predominante no infiltrado inflamatório guiam o diagnóstico.

QUADRO 157.3 ■ Características clínica e histológica das principais paniculites

PANICULITES	QUADRO CLÍNICO	HISTOLOGIA
Predominantemente SEPTAIS, sem vasculite		
Eritema nodoso	• Nódulos e placas eritematosas, na face extensora dos MMII (pré-tibial, tornozelos e joelhos), bilateral • Não ulcera; resolvido sem atrofia ou cicatriz	• Paniculite septal. Inicialmente predominam neutrófilos, depois substituídos por fibrose, linfócitos e histiócitos • Granuloma radial de Miescher
Morfeia profunda	• Placas de consistência aumentada nos braços, nos ombros e no tronco; • Resolvido com atrofia e hiperpigmentação	• Espessamento fibroso septal, com proliferação de colágeno entre e abaixo das glândulas écrinas • Infiltrado inflamatório escasso, linfoplasmocitário
Fasceíte eosinofílica	• Início súbito de placas enduradas simétricas nos membros • Melhora gradualmente ao longo de anos, mesmo sem tratamento • Eosinofilia periférica	• Semelhante à da esclerodermia, mas com infiltrado inflamatório mais evidente, com maior número de eosinófilos
Nódulo reumatoide	• Nódulos endurecidos com pele sobrejacente normal, nos cotovelos • Casos graves de AR	• Necrobiose eosinofílica do colágeno (degeneração fibrinoide) envolta por granuloma em paliçada, sem mucina no interior, na derme e no subcutâneo
Predominantemente SEPTAIS, com vasculite		
PAN cutânea	• Nódulos eritematosos dolorosos no trajeto de vasos, úlceras e livedo racemoso dos MMII • Febre e artralgia	• Vasculite neutrofílica das artérias e arteríolas dos septos interlobulares da hipoderme superior • Trombos luminais menos frequentes em relação à tromboblefite superficial • Predomínio de vasculite sobre paniculite
Tromboflebite superficial	• Nódulos subcutâneos dispostos em cordão, migratórios ou não • Insuficiência venosa, coagulopatias, neoplasia e síndrome de Behçet	• Trombose das veias dos septos interlobulares da hipoderme superficial, com infiltrado inflamatório de neutrófilos na parede dos vasos, com pouca paniculite septal
Predominantemente LOBULARES, com vasculite		
Eritema endurado de Bazin	• Surtos recorrentes de nódulos e placas, eritematosos, dolorosos ou não na região posterior e anterolateral das pernas • Pode ulcerar • Deixa cicatriz e/ou atrofia • Associação com tuberculose	• Paniculite lobular neutrofílica seguida por histiócitos epitelioides, células gigantes de corpo estranho e linfócitos • Necrose focal, fibrose septal e vasculite de pequenos e médios vasos septais • Pesquisa de BAAR e cultura negativas • PCR pode ser positivo
Vasculite nodular	• Semelhante ao do EEB, porém idiopática ou associada à hepatite C	• Semelhante ao do EEB
Paniculite lobular neutrofílica associada à AR	• Nódulos eritematosos dolorosos na região posterior das pernas • Podem ulcerar e drenar a gordura liquefeita • AR de longa duração	• Paniculite lobular, necrose de adipócitos e infiltrado inflamatório de neutrófilos, histiócitos espumosos e células gigantes multinucleadas • Leucocitoclasia
Eritema nodoso hansênico	• Nódulos eritêmato-violáceos, dolorosos nas extremidades e sintomas constitucionais • Hanseníase virchowiana	• Vasculite na derme (IFD + com IgC e C3), que raramente atinge os pequenos vasos do subcutâneo, com necrose fibrinoide e trombo intravascular

Predominantemente LOBULARES, sem vasculite

Paniculite lúpica	▪ Nódulos e placas subcutâneos únicos ou múltiplos, nos braços e ombros ▪ Resolvido com lipoatrofia local	▪ Paniculite lobular linfocitária, formação de folículos linfoides, necrose hialina dos lóbulos ▪ Calcificação e depósito de mucina
Paniculite na dermatomiosite	▪ Nódulos eritematosos e dolorosos nos glúteos, coxas, braços e abdome ▪ Calcificação é frequente	▪ Paniculite lobular linfoplasmocitária, formação de folículos linfoides, necrose fibrosa hialina; às vezes, vasculites e calcificação
Deficiência de A1T1	▪ Nódulos e placas no tronco e na região proximal dos membros ▪ Ulceração e drenagem de material oleoso ▪ +/− Enfisema pulmonar, hepatopatia e glomerulonefrite	▪ Paniculite mista septal e lobular, necrose lobular, com áreas de gordura normal de permeio
Paniculite pancreática	▪ Nódulos na porção distal do MMII, ao redor dos calcanhares e joelhos ▪ Ulceração e drenagem de substâncias oleosas ▪ Artrite mono ou oligoarticular ▪ Pancreatite aguda, crônica ou neoplasia	▪ Paniculite lobular e necrose coagulativa dos adipócitos com "adipócitos fantasmas"
Infecciosa	▪ Variável, lesão única ou múltipla, disseminada ou eritema nodoso símile ▪ Pode ulcerar ▪ Imunossupressão pode estar associada	▪ Predomina a paniculite lobular ▪ Associação de granuloma e supuração (infiltrado neutrofílico) leva à suspeita de micobacteriose ou micoses profundas ▪ Colorações especiais para identificação do agente
Paniculite pós-corticoterapia	▪ Nódulos na região malar, nos braços e no tronco, eritematosos, indolores ▪ Interrupção ou desmame rápido de corticoterapia sistêmica em altas doses	▪ Semelhante à adiponecrose do RN, com menor número de fendas/cristais
Adiponecrose do RN	▪ Nódulos e placas nas regiões malares, nos glúteos, nas coxas, costas e nas extremidades de RN a termo ▪ Fatores perinatais relacionados à hipotermia e hipóxia ▪ Hipercalcemia, hipoglicemia	▪ Paniculite lobular com linfócitos e histiócitos ▪ Adipócitos e células gigantes com fendas em forma de agulhas (cristais de triglicérides) em disposição radial
Esclarema neonatorum	▪ Endurecimento da pele dos glúteos e das coxas, com posterior generalização. ▪ RNPT, com baixo peso, enfermos ▪ Fatores perinatais associados à hipotermia e hipóxia	▪ Adipócitos e células gigantes com fendas em forma de agulha em disposição radial ▪ Inflamação escassa ou ausente
Calcifilaxia	▪ Máculas e placas reticuladas violáceas, necrose e ulceração ▪ Dolorosas ▪ Extremidades distais, coxas e glúteos, geralmente simétricas ▪ DRC, hiperparatiroidismo, com cálcio e fósforo elevados	▪ Deposição de cálcio na parede dos vasos de pequeno e médio calibre da derme reticular e subcutâneo, associado à necrose da gordura subcutânea, calcificação intralobular e infiltrado com neutrófilos, linfócitos e histiócitos espumosos
Paniculite esclerosante/lipodermatoesclerose	▪ Placas enduradas, eritema, edema e hiperpigmentação nas pernas ▪ Aspecto de garrafa invertida ▪ Insuficiência venosa crônica, insuficiência arterial e tromboflebite recorrente	▪ Alterações características de insuficiência venosa, como proliferação de capilares e vênulas na derme superficial, fibrose e deposição de hemossiderina ▪ Infiltrado inflamatório linfocitário esparso nos septos e áreas de necrose isquêmica no centro dos lóbulos
Paniculite histiocítica-citofágica	▪ Curso clínico prolongado ▪ Pode ser benigno ou evoluir com febre, hepatoesplenomegalia e pancitopenia secundária à hemofagocitose na medula óssea	▪ Paniculite lobular com infiltrado composto de linfócitos T maduros e histiócitos, citofagocitose (macrófagos contendo eritrócitos ou leucócitos fragmentados ou intactos)
Linfoma paniculite-símile	▪ Placas erimatosas nos MMII ▪ Curso prolongado. ▪ Associação com infecção pelo EBV	▪ Infiltração dos lóbulos subcutâneos por células T neoplásticas ▪ Pode haver citofagocitose no subcutâneo e na medula óssea

EEB: eritema endurado de Bazin; RN: recém-nascido; BAAR: bacilo álcool-ácido-resistente; PCR: reação em cadeia do polimerase; RNPT: recém-nascido pré-termo; EBV: vírus Epstein-Barr; DRC: doença renal crônica; MMII: membros inferiores.

DIAGNÓSTICO

O exame histológico é a base do diagnóstico das paniculites. A biópsia deve ser feita em lesões recentes e representar o subcutâneo em sua totalidade. Auxiliam o diagnóstico: hemograma, VHS, eletrólitos, urina 1 e urocultura, ASLO, derivado de proteína purificada (PPD), FAN, FR, radiografia torácica, eletroforese de proteínas e dosagem de enzimas séricas (lipase, alfa-1-antitripsina).

TRATAMENTO

Individualizado a cada doença.

Eritema nodoso

O eritema nodoso (EN) é a forma de paniculite mais comum, caracterizada por episódios recorrentes de nódulos de aspecto contusiforme típico na face anterior das pernas (Quadro 157.3) e paniculite septal na histologia. É um processo reacional a diferentes fatores: infecções, doenças autoimunes, doenças autoinflamatórias, medicações, gravidez e neoplasias (Quadro 157.4).

Hemograma, VHS, urina 1 e urocultura, ASLO, cultura de orofaringe, PPD, radiografia torácica auxiliam na avaliação inicial. Considerar investigação/sorologias para as infecções virais, bacterianas, fúngicas e protozoários, quando necessário.

O tratamento é dirigido contra a causa de base. Algumas medicações visam ao controle de sintomas, como AAS e AINE (oxifenbutazona 400 mg/dia, indometacina 100 a 150 mg/dia, naproxeno 500 mg/dia). Para lesões persistentes, iodeto de potássio (400 a 900 mg/dia ou solução saturada 2 a 10 gotas, três vezes ao dia em suco de laranja ou água) parece útil. Não deve ser utilizado na gestação, e sintomas de hipotiroidismo devem ser vigiados. São opções a colchicina (0,6 a 1,2 mg, duas vezes ao dia), hidroxicloroquina (200 mg, duas vezes ao dia), prednisona (40 mg/dia), VO, ou infiltração com triancinolona acetonida 5 mg/mL.

PANICULITE LÚPICA

Variante do lúpus cutâneo crônico que ocorre de maneira isolada ou associada ao lúpus discoide (LED), ao LES (10 a 42%) ou a outras doenças autoimunes (AR, SSj). Nódulos e placas subcutâneas dolorosas, únicas ou múltiplas, nas porções proximais e laterais dos braços e ombros, além de glúteos, tronco, mama, face (principalmente crianças), resolvem-se deixando área deprimida característica. Poupa as extremidades distais. A pele sobrejacente é normal ou sobreposta por lesão de LED (lúpus profundo). Pesquisa de LES e seus marcadores sorológicos (FAN, anti-ENA, anti-DNA, complemento) é recomendada, mas podem ser negativos. Deficiência de C4 deve ser suspeitada nas crianças.

O tratamento se baseia nos antimaláricos (hidroxicloroquina 200 a 400 mg/dia) e fotoproteção. A talidomida é eficaz, mas o risco de teratogenicidade e neutropatia periférica (26%) merece atenção. Dapsona e corticosteroides sistêmicos são opções. Nódulos calcificados podem beneficiar-se do diltiazem (60 mg/dia).

Importante no diagnóstico diferencial é o linfoma de células T. Paniculite-símile, clínica e histologicamente. Apesar de raro, alguns casos descritos na literatura foram tratados como paniculite lúpica. A pouca resposta terapêutica e biópsias repetidas levaram ao diagnóstico dessa neoplasia.

PANICULITE NA DERMATOMIOSITE

Os relatos de paniculite são raros, apesar de ser encontrada em cerca de 10% das biópsias (paniculite subclínica).

PANICULITE NA MORFEIA

O acometimento primário do subcutâneo em alguns casos, com ou sem envolvimento da fáscia, do músculo e do osso subjacente ocorre na morfeia profunda, na fasciíte eosinofílica, na morfeia linear e na morfeia panesclerótica da infância. São opções terapêuticas a fototerapia (UVB, psoraleno+UVA, UVA-1), a fotoférese extracorpórea, corticoterapia sistêmica associada a imunossupressores (metotrexato, micofenolato mofetil, ciclosporina, azatioprina).

ERITEMA ENDURADO DE BAZIN OU VASCULITE NODULAR

Erupção crônica recorrente nos membros inferiores de nódulos e placas, pouco dolorosos, com tendência à ulceração. Deixam hiperpigmenta-

QUADRO 157.4 ■ Principais fatores associados ao eritema nodoso

POSSÍVEIS ETIOLOGIAS DO ERITEMA NODOSO	
Infecções	**Bacterianas**: estreptocócicas, tuberculose, micobacterioses atípicas, cancroide, sífilis, leptospirose, febre Q, gonorreia, linfogranuloma venéreo, *Escherichia coli*, *Pseudomonas aeruginosa*, *Chlamydia psittaci*, *Mycoplasma pneumoniae*, *Klebsiella pneumoniae*, *Yersinia*, *Salmonella*, *Campylobacter*, brucelose, tularemia, meningococcemia, *Corynebacterium diphtheriae*, doença da arranhadura do gato, *Propionibacterium acnes*, *Shigella* **Virais**: mononucleose, hepatite B (inclusive vacinação), hepatite C, HIV, nódulos dos ordenhadores e orf (poxvírus), herpes simples, varicela, citomegalovirose, sarampo, parvovírus B19 **Fúngicas**: dermatofitose, blasmicose, histoplasmose, coccidioidomicose, esporotricose, aspergilose **Protozoários**: toxoplasmose, amebíase, giargíase, tricomoníase **Verminoses**: ascaridíase, ancilostomíase
Medicamentos	Sulfonamidas, minociclina, penicilinas, nitrofurantoína, ciprofloxacino, levofloxacino, eritromicina, brometos, iodetos, contraceptivos hormonais, omeprazol, silicilatos, diclofenacos, paracetamol, ibuprofeno, indometacina, codeína, clorotiazidas, furosemida, hidralazina, nifedipina, verapamil, fenitoína, carbamazepina, fluoxetina, d-penicilamina, sais de ouro, azatioprina, dapsona, talidomida, isotretinoína, IL-2
Neoplasias	Linfoma de Hodgkin e linfoma não Hodgkin, leucemias, sarcomas, carcinoma renal, câncer de pulmão, colo e estômago, tumor carcinoide, carcinoma de colo uterino, hepatocarcinoma
Doenças sistêmicas	Sarcoidose, DII, diverticulose, S. Behçet, S. Reiter, S. Sweet, arterite de Takayassu, GW-GPA, LES, LES por deficiência de C4, nefropatia por IgA, doença de Vogt-Koyanagi e SSj, acne fulminante
Outros	Gravidez, radioterapia

ção residual ou cicatriz. A localização típica nas panturrilhas e região anterolateral das pernas auxilia na distinção clínica com o EN; pés, coxas, braços e face são raramente acometidos. São mais frequentes em mulheres jovens.

Historicamente, EEB e vasculite nodular (VN) foram consideradas entidades semelhantes, porém distintas, uma relacionada à tuberculose (EEB), e a outra, não (VN). Atualmente, a maioria dos autores considera as duas sinônimas. São quadros reacionais a diversos fatores etiológicos. O EEB é classificado como uma tuberculíde, junto à tuberculíde pápulo-necrótica, o líquen escrofuloso e a tuberculíde nodular, que podem coexistir ou não. Casos de VN associados à hepatite C foram descritos.

Medidas gerais de repouso, AINEs, meias elásticas, iodeto de potássio, dapsona, colchicina, antimaláricos, tetraciclinas e prednisona são opções de tratamento. Em caso de dúvida diagnóstica, prova terapêutica para tuberculose pode ser realizada, e nos casos associados à hepatite C, um tratamento específico é indicado.

PANICULITE POR DEFICIÊNCIA A1AT

Paniculite associada à deficiência hereditária da enzima A1AT, em homozigotos ou heterozigotos (deficiência leve – até 10% da população), resulta em maior ativação de macrófagos, linfócitos e deficiência na inibição do complemento, com acúmulo de neutrófilos e enzimas que levam ao dano tecidual em determinadas situações, como o trauma. Nódulos e placas eritematosos na porção proximal dos MMII evoluem com ulceração, drenagem de material oleoso e cicatriz. A eletroforese de proteínas mostra redução da fração alfa-1, e os níveis séricos diminuídos da A1AT confirmam o diagnóstico.

Doxiciclina e minociclina (propriedades anticolagenase) e dapsona (inibição da migração e da MPO de neutrófilos) podem ser úteis. Nos casos graves (dano pulmonar), reposição de A1AT (60 mg/kg/semana – 100 mg/kg a cada 3 a 4 dias, por 3 a 7 semanas) pode ser indicada. Trauma, debridamento cirúrgico, tabagismo e álcool devem ser evitados.

PANICULITE PANCREÁTICA

Ocorre em 2 a 3% dos pacientes com distúrbios pancreáticos (pancreatite aguda ou crônica ou neoplasias), provavelmente pela liberação de enzimas como a tripsina, a lipase e a amilase. Nódulos localizados na porção distal dos MMII e ao redor dos calcanhares e joelhos podem ulcerar e drenar substância oleosa. Sintomas articulares ocorrem por necrose da gordura periarticular das pequenas articulações. Os níveis séricos das enzimas pancreáticas estão aumentados ou normais. TC e US podem evidenciar doença pancreática. Nos casos de neoplasia sem indicação cirúrgica, análogos da somatostatina (octreotide) podem ser administrados. Corticosteroides, AINE e imunossupressores geralmente são ineficazes.

PANICULITE INFECCIOSA

Bactérias, micobactérias e fungos são agentes etiológicos de paniculites, que ocorrem por implantação direta ou disseminação hematogênica. O quadro clínico muitas vezes é inespecífico e requer estudo microbiológico (cultura) e histológico para o diagnóstico, além de PCR.

PANICULITES DA INFÂNCIA

A adiponecrose do recém-nascido (ARN) caracteriza-se por nódulos e placas enduradas, que poupam o tronco anterior. É raramente encontrada em RN a termo e aparenta estar associada à hipoxemia ou hipotermia perinatal. Pode cursar com hipercalcemia, hipoglicemia e/ou anemia.

O esclerema neonatorum (EsN) é encontrado em RN prematuros de baixo peso (RNPBP), muito enfermos e com mau prognóstico. As placas rapidamente progridem para o resto do corpo nos primeiros dias de vida. Alguns autores classificam o EsN e a ARN como polos espectrais de uma mesma doença.

A paniculite pós-corticoterapia é rara e quase exclusiva da infância. Após 1 a 10 dias da interrupção ou desmame rápido de corticoterapia sistêmica de alta dosagem, surgem nódulos eritematosos indolores nas regiões malares, nos braços e no tronco.

Essas três paniculites apresentam aspectos histológicos semelhantes (Quadro 157.3). Tanto a ARN quanto a paniculite pós-corticosteroide têm curso autolimitado e apenas terapia de suporte é suficiente.

REVISÃO

- As lesões cutâneas são frequentes nas vasculites, e o tipo de lesão elementar reflete o tamanho do vaso acometido.
- Pseudovasculites podem causar lesões semelhantes; a histologia permite o diagnóstico diferencial.
- Após confirmação histológica, duas perguntas guiam a investigação: Há envolvimento sistêmico? Quais os possíveis fatores etiológicos (idiopática, infecções, doenças autoimunes, medicamentos, neoplasias)?
- A VCPV é a vasculite mais comum, e a púrpura palpável, sua principal manifestação, tem curso benigno e autolimitado e é um diagnóstico de exclusão.
- Vasculites sistêmicas podem ser precedidas por vasculite cutânea isolada por meses; por isso, os pacientes devem ser monitorados periodicamente.
- As paniculites manifestam-se por nódulos e placas, com ou sem eritema e dor. A localização das lesões, presença ou ausência de ulceração, drenagem, natureza do material drenado, evolução com atrofia ou cicatriz sugerem diferentes etiologias.
- O padrão histológico divide as doenças inflamatórias do subcutâneo em duas classes: paniculites predominantemente septais × paniculites predominantemente lobulares.
- A natureza do infiltrado inflamatório e a presença ou ausência de vasculite são dados pertinentes.

■ REFERÊNCIAS

1. Pulido-Pérez A, Avilés-Izquierdo JA, Suárez-Fernández R. Cutaneous vasculitis. Actas Dermosifiliogr. 2012;103(3):179-9.
2. Carlson JA, Cavaliere LF, Grant-Kels JM. Cutaneous vasculitis: diagnosis and management. Clin Dermatol. 2006;24(5):414-29.
3. Jennette JC, Falk RJ, Bacon PA, Basu N, Cid MC, Ferrario F, et al. 2012 revised International Chapel Hill Consensus Conference Nomenclature of Vasculitides. Arthritis Rheum. 2013;65(1):1-11.

■ LEITURAS SUGERIDAS

Braunstein I, Werth VP. Update on management of connective tissue panniculitides. Dermatol Ther. 2012;25(2):173-82.
Requena L, Sánchez Yus E. Panniculitis. Part II. Mostly lobular panniculitis. J Am Acad Dermatol. 2001;45(3):325-61.
Requena L, Yus ES. Panniculitis. Part I. Mostly septal panniculitis. J Am Acad Dermatol. 2001;45(2):163-83.

158
MANIFESTAÇÕES CUTÂNEAS DAS COLAGENOSES

- MÔNICA R. A. VASCONCELLOS
- FLÁVIA N. RAVELLI

LÚPUS ERITEMATOSO CUTÂNEO

Lúpus eritematoso (LE) é uma doença inflamatória crônica, de origem autoimune, que acomete diversos órgãos, em especial o sistema osteoarticular e pele. Pode ser exclusivamente cutâneo (LEC), sistêmico (LES), induzido por medicamentos, ou neonatal. Cerca de 80% dos pacientes com LES apresentam alterações cutâneas e, em 20 a 25% dos casos, são manifestações iniciais da doença. Sua prevalência varia de 25 a 64 casos por 100 mil pessoas, com acentuada predominância em mulheres (cerca de 9:1)

Há vários fatores associados – genéticos, raciais, hormonais e ambientais – que determinam uma condição heterogênea com múltiplas características e manifestações, desde indivíduos com alterações exclusivamente cutâneas até doença multissistêmica.

Como a doença impacta, de forma significante, a qualidade de vida, torna-se necessário caracterizar o processo inflamatório ativo (eritema) das alterações definidas como sequelas (atrofia, discromia, alopecia cicatricial). Isso se faz por meio de índices específicos, como o CLASI (do inglês, *Cutaneous Lupus Erythematosus Disease Area and Severity Index*)

QUADRO CLÍNICO

As alterações cutâneas podem ser categorizadas na classificação de Gillian e Sontheimer em três grupos:[1]

1 | **lesões específicas:** agudas (erupção malar ou em asa de borboleta), subagudas e crônicas (discoide, paniculite) e LE túmido (crônica intermitente);

2 | **lesões inespecíficas:** fenômeno de Raynaud, vasculite, alopecia não cicatricial, urticária e livedo reticular;

Lesões agudas geralmente ocorrem em pacientes com LES ativo, evoluem de forma cíclica, com períodos de melhora e piora, são fotossensíveis e regridem sem deixar cicatrizes. Os pacientes podem ter eritema restrito à face (erupção malar), que incide em 30-70% dos casos, ou erupção exantemática generalizada, podendo até ocorrer lesões vesicobolhosas pela fotossensibilidade exagerada.

No LE subagudo (LESA), observam-se placas anulares ou psoriasiformes, principalmente nos braços e no tronco. Cerca de metade desses pacientes apresentam alterações sistêmicas, porém com quadro mais leve, com sintomas cutâneos e osteoarticulares. Cerca de 70% dos pacientes possuem anticorpos Ro/SSA positivos e normalmente apresentam fotossensibilidade intensa, que surge dias ou algumas semanas após exposição ultravioleta (UV).

No LE cutâneo crônico (LECC), a manifestação mais comum são as lesões discoides, placas eritematosas com escamas aderidas que evoluem de forma crônica, deixando atrofia e discromia ao involuírem. Frequentemente localizadas no segmento cefálico, podem ser disseminadas quando no contexto do LES. Outras formas de LECC incluem a paniculite/lúpus profundo e a perniose lúpica. O LE discoide (LED) ocorre em 15 a 25% dos pacientes com LES. Aproximadamente 5 a 10% dos pacientes com quadro exclusivamente cutâneo (LECC) desenvolverão LES. O LE túmido apresenta-se com placas eritematosas e é característico no LECC.

As manifestações inespecíficas são importantes porque indicam envolvimento sistêmico nos pacientes com LEC. São elas a vasculite, a alopecia não cicatricial, a urticária, o livedo reticular, o fenômeno de Raynaud, os nódulos reumatoides, as úlceras de perna, a esclerodactilia e o eritema multiforme. As lesões bolhosas, que simulam clínica e histologicamente epidermólise bolhosa e dermatite herpetiforme, embora sem as alterações histológicas na interface dermoepidérmica, específicas do LE, são consideradas bastante sugestivas de LES.

DIAGNÓSTICO

Alterações histológicas: incluem degeneração hidrópica ao longo da camada de células basais epidérmicas e infiltrado de células mononucleares na derme. Vários mosaicos desses aspectos são vistos nas principais categorias de lesões específicas, porém não é possível distinguir as três formas só pelos aspectos histológicos. O exame de imunofluorescência direta (IFD) é um teste útil na confirmação diagnóstica; entretanto, as imunoglobulinas não estão presentes em todas as lesões de LE e pode haver resultado falso-positivo na pele fotoexposta em várias outras doenças dermatológicas, bem como falso-negativo quando o exame é realizado em lesões muito recentes.

Alterações sorológicas: anticorpos anti-Ro/SSA e fator reumatoide (FR) são mais frequentes nos pacientes com LES e lesões cutâneas, principalmente naqueles com lesões agudas; o mesmo ocorre com o anti-dsDNA. O fator antinuclear (FAN) é quase positivo em todos os pacientes com LES, e naqueles com LECC (lesões cutâneas exclusivas), a positividade é de 5%.

Critérios do American College of Rheumatology (ACR):[2] o diagnóstico de LEC é clínico, histopatológico e imunopatológico, porém, para investigar o comprometimento sistêmico, a abordagem deve ser ampla e, dependendo dos critérios para LES da ACR, classifica-se ou não em LES. Alterações mucocutâneas (lesões agudas ou erupção malar e fotossensibilidade, lesões crônicas ou discoides, úlceras orais, alopecia) podem prevalecer em determinados pacientes, normalmente caracterizando doença menos grave em relação à presença de outros critérios. Isso demonstra a heterogeneidade clínica da doença. Pelos critérios revisados (SLICC- *systemic lúpus international collaborating clinics*), também se considera a alopecia não cicatricial, o complemento sérico, teste de Coombs direto e anticorpos antifosfolípides na classificação do LES.

Diagnóstico diferencial: lesões cutâneas podem ser confundidas com outras dermatoses (p. ex., dermatite seborreica, rosácea, telangiectasia essencial), portanto, recomenda-se a realização de biópsia em todos os casos duvidosos. A fotossensibilidade no lúpus ocorre em 60% dos pacientes e deve-se à exposição, principalmente, UVB e UVA. Importante diagnóstico diferencial é a erupção polimorfa à luz (EPL), caracterizada por pápulas eritematosas, geralmente pruriginosas e que surgem em 24 horas após a exposição UV, desaparecendo em até uma semana.

TRATAMENTO
Fotoproteção

Deve-se evitar exposição ao UVA e UVB, em especial em horários de maior incidência, além de uso de cabines de bronzeamento; e até trabalhos que requeiram permanência em áreas externas ao meio do dia. O uso de filtros solares deve ser rotineiro e realizado ao longo do dia (a cada duas horas se a exposição for mais prolongada). Recomenda-se suplementação diária com 400-2.000 UI de vitamina D3.

Tratamento medicamentoso

- **LED:** nas lesões localizadas, as opções incluem corticosteroides tópicos, e recomenda-se o uso de corticosteroides fluorados, como clobetasol 0,1% fluocinonida 0,05%, ou valerato de betametasona

0,5% mais eficazes do que acetato de hidrocortisona 1%. Nas lesões verrucosas, pode ser necessária infiltração intralesional com acetonido de triamcinolona 5 a 10 mg/mL a cada 20 a 30 dias. Nas lesões disseminadas, se houver aumento de VHS, artralgia, ou presença de autoanticorpos (FAN), o tratamento sistêmico com hidroxicloroquina 6-6,5 mg/kg/dia constitui primeira opção. Pode-se realizar ciclo curto de prednisona 0,3 a 0,5 mg/kg/dia, quando há sintomas gerais associados em quadro cutâneo extenso. Embora sem evidências científicas de sua eficácia, há vários medicamentos usados no LED refratário, como metotrexato, azatioprina, talidomida, clofazimina, dapsona, sais de ouro, interferon alfa, fenitoína, retinoides, sulfassalazina, e bloqueadores de calcineurina tópicos. Vale salientar sobre estes últimos que não são aprovados pela FDA para uso no LED. Novos medicamentos utilizados são o sulfato de R-salbutamol – preparação anti-inflamatória tópica – e agentes biológicos, como abatacepte (pulsos de 10 mg/kg a cada quatro meses). A lenalidomida é um análogo da talidomida, porém consiste em agente antifator de necrose tumoral (anti-TNF) bem mais potente e com bem menos efeitos colaterais. Trata-se de medicamento ainda não disponível no Brasil e de custo muito elevado nos Estados Unidos.

- **LESA:** filtros solares de amplo espectro (em geral à base de mexoril) são fundamentais; simultaneamente, convém suplementar com cálcio e vitamina D. Calcipotriol pode ter bons resultados nas lesões subagudas. Tacrolimo 0,1% pomada 1 a 2 vezes ao dia pode ser uma alternativa nas lesões refratárias. Pimecrolimo 1% creme duas vezes ao dia semioclusivo também gera bons resultados em cerca de metade dos pacientes com LESA. O tratamento sistêmico está indicado e inclui hidroxicloroquina 6-6,5 mg/dia e, quando necessário, ciclos curtos de prednisona (0,5 mg/kg/dia por 4 a 6 semanas). Como poupador de corticosteroide, mas sem comprovação de eficácia, pode-se associar o metotrexato 15 a 20 mg/ semana oral ou subcutâneo. Nos casos refratários mais graves, indica-se micofenolato mofetil (MMF) 2 g/dia, com resultado em poucas semanas. Imunoglobulina (Ig) endovenosa (EV) 0,4 g/kg/dia, por cinco dias, permite resposta e bom período de remissão. Rituximabe tem sido usado em casos isolados, muito resistentes, com resultados aparentemente animadores.
- **LES (lesões agudas):** topicamente há bons resultados com tacrolimo e pimecrolimo, que apresentam a vantagem de menos atrofia, indicado na erupção malar. É referida maior eficácia desses medicamentos nas lesões agudas, porém elas são mais fugazes do que as subagudas e as discoides. Além dos antimaláricos, que consistem em primeira opção para lesões cutâneas, a prednisona oral (0,25 a 0,5 mg/kg/dia) é por vezes necessária, inicialmente, em ciclo curto. Como opção de poupador de corticosteroide, usa-se o metotrexato (15 a 20 mg/ semana) oral (VO) ou subcutâneo (SC). Excepcionalmente, em casos muito graves, pode-se usar ciclofosfamida em pulsos mensais (0,05 a 1 g/m2) por seis meses e fazer a manutenção/indução de remissão com azatioprina (1 mg/kg/dia). No entanto, esse esquema vem sendo progressivamente substituído pelo micofenolato mofetil (MMF) 1 a 3 g/dia, associado à prednisona e/ou ciclofosfamida. Rituximabe, anti-CD20, indicado na nefrite refratária, tem apresentado boa resposta nas lesões cutâneas. Belimumabe tem sido usado em protocolos para controle das erupções agudas, na dose de 10 mg/kg mensal, com remissões prolongadas da atividade cutânea. Abatacepte (10 mg/kg/dia EV, uma vez ao mês), utilizado nas lesões crônicas, ainda está em protocolo nas lesões agudas. Epratuzumabe (360 mg/m^2 EV, a cada duas semanas por quatro dias) é usado em lesões mucocutâneas. Os pacientes com lesões agudas normalmente apresentam outras manifestações sistêmicas; nesses casos, a indicação de tratamento sistêmico depende das alterações extracutâneas prioritariamente. Vale lembrar que hidroxicloroquina deve ser mantido sempre que possível, pelas suas propriedades positivas nas complicações cardiovasculares tardias e por reduzir as recidivas da doença sistêmica.

> **ATENÇÃO!**
>
> Os antimaláricos, especialmente o difosfato de cloroquina, requerem acompanhamento oftalmológico periódico com fundo de olho; talidomida tem uso proibido para mulheres em idade fértil e pode causar, além da teratogenicidade, neuropatia periférica.

■ ESCLERODERMIA CUTÂNEA

Esclerodermia é uma doença esclerosante idiopática do tecido conectivo, que compreende tanto a forma localizada (morfeia) como a sistêmica. A esclerodermia sistêmica (formas limitada e difusa) será abordada no Capítulo de Reumatologia.

A morfeia ou esclerodermia localizada é uma doença inflamatória crônica e fibrosante, geralmente limitada à pele e aos tecidos subjacentes – subcutâneo, estruturas ósseas contíguas, sinóvia e músculos.

A etiologia da doença permanece obscura, estando envolvidos fatores genéticos, autoimunes e ambientais (trauma, radiação, hormônios, medicamentos e infecções).

Sua incidência é de 0,4 a 2,7:100.000 habitantes, afeta igualmente adultos e crianças, com idade média de início aos 40 anos nos adultos e entre 2 e 14 anos nas crianças. Apresenta predileção pelo sexo feminino (2,6:1); sua forma clínica mais comum em adultos é a variante em placas (43,9%), ao passo que, nas crianças, é a linear (41,8%). A morfeia pode se apresentar sob diversas formas (Quadro 158.1).

QUADRO 158.1 ■ Formas de morfeia

TIPO	CARACTERÍSTICAS
Em placas	Superficial, em geral restrita à derme; profunda, raramente
Generalizada	Lesões confluentes que acometem duas ou mais áreas corporais
Linear	Faixa de fibrose que pode envolver tecidos subjacentes (músculos, osso). Subtipos: morfeia em golpe de sabre e síndrome de Parry-Romberg

QUADRO CLÍNICO

As lesões de morfeia diferem de acordo com o subtipo e a duração da doença. A lesão inicial surge como placa ou mácula única ou múltipla, eritematosa ou violácea, com predileção pelo tronco, que se torna fibrótica com um centro branco-marfínico. Quando a doença entra em atividade, as bordas da lesão tornam-se eritêmato-violáceas e enduradas.

Com o passar do tempo, a lesão torna-se atrófica, com hipo ou hiperpigmentação e, em certos casos, formação de contraturas articulares incapacitantes com restrição dos movimentos dos membros. Em geral, as formas em placa involuem espontaneamente em 2 a 7 anos, ao passo que as lineares e profundas apresentam um curso imprevisível.

DIAGNÓSTICO

Clínico, e a biópsia cutânea realizada por meio de fuso profundo auxilia na confirmação e na diferenciação de outras afecções. Pacientes com formas lineares, generalizadas e profundas podem apresentar sintomas como artralgia, mialgia e podem ocorrer hipergamaglobulinemia, eosinofilia, presença de autoanticorpos celulares (FAN) e anticorpo anti-Scl-70. Estes pacientes não apresentam fenômeno de Raynaud, e a capilaroscopia periungueal é normal. Recomenda-se realização de ressonância magnética (RM) em pacientes com forma em golpe de sabre para detectar alterações neurológicas e oftalmológicas e no diagnóstico e seguimento da síndrome de Shulman/fasciíte eosinofílica

TRATAMENTO

Tópico

Empregado nas lesões em placas localizadas. Corticosteroides tópicos puros ou associados ao calcipotriol a 0,005% por curtos períodos de tempo, devendo ser substituídos por tacrolimo 0,1% em pomada ou calcipotriol puro a 0,005%. A aplicação dos produtos poderá ser feita sob oclusão, 1 a 2 vezes ao dia.

Sistêmico

Instituído nos casos graves (morfeia generalizada ou pan-esclerótica; esclerodermia localizada da face e subtipos com evidências de alta morbidade – envolvimento do SNC, encurtamento de membro, contratura articular), ou mesmo nos moderados (formas circunscritas profundas ou lineares do tronco/ extremidades sem evidências de alta morbidade).

Prednisona: usada nos casos em atividade, na dose de 1 mg/kg/dia, via oral ou pulsoterapia com metilprednisolona, preferencialmente associada a outro imunomodulador. O tratamento se estende por um a três meses, com redução gradual até suspensão.

Metotrexato (MTX): dose de 0,3 a 0,6 mg/kg/semana em crianças (até 20 mg/semana) e 15 a 25 mg/semana em adultos, isolada ou em associação ao corticosteroide sistêmico. Deve-se administrar ácido fólico na dose de 1-5 mg um dia após a ingestão do MTX.

Antimaláricos (difosfato de cloroquina 3,5 a 4 mg/kg/dia ou sulfato de hidroxicloroquina 5 a 6 mg/kg/dia): resultados inconstantes; podem ser utilizados em associação aos corticosteroides orais na fase ativa da doença.

Micofenolato de mofetil: exerce efeito benéfico na esclerodermia localizada juvenil, resistente a outras terapêuticas e na morfeia bolhosa. Mais estudos são necessários.

Outros: fototerapia com UVA-1 (não disponível no Brasil), UVB (*broadband* e *narrowband*) e psoraleno+UVA (PUVA).

A avaliação da resposta requer controle clínico por meio da observação do aparecimento de novas lesões, expansão das lesões pré-existentes, persistência de eritema ou enduração, sendo suspenso o tratamento somente após a inexistência dos parâmetros acima por mais de três meses. Ajudam no acompanhamento da resposta terapêutica a utilização de escores como Rodnan modificado, ultrassom de alta resolução, durômetro, termografia e o exame dermatoscópico das lesões cutâneas.

PROGNÓSTICO

A doença consegue ser controlada na maioria dos casos com tratamento por cerca de dois anos, mas recidivas ocorrem em 30% dos casos e sequelas permanentes podem ser observadas. A gravidade da doença varia de acordo com o seu subtipo: a morfeia em placa tem geralmente uma evolução mais benigna quando comparada com as variantes linear, bolhosa e generalizada.

■ DERMATOMIOSITE

A dermatomiosite (DM)* é uma doença inflamatória idiopática subaguda e por vezes aguda, caracterizada por inflamação progressiva, simétrica e proximal dos músculos esqueléticos associados a manifestações cutâneas clássicas.

Afeta crianças e adultos, mais mulheres do que homens, com pico na infância e na meia-idade, com prevalência de 11:100.000 habitantes. Sua associação com malignidades (carcinoma de ovário, colorretal, brônquico, pancreático, linfoma não Hodgkin, entre outros) torna obrigatória investigação por neoplasias subjacentes.

Preditores de neoplasia subjacente incluem FAN e anticorpos miosite-específicos negativos, início abrupto, creatinofosfocinase (CPK) normal na apresentação e evidências clínicas e histológicas de vasculite. Existe uma variante denominada DM amiopática, na qual a erupção cutânea pode ocorrer isoladamente, não acompanhada de fraqueza muscular.

A etiologia permanece obscura, mas sabe-se que, em indivíduos geneticamente suscetíveis, o contato com fatores ambientais como radiação ultravioleta (principalmente UVB), viroses (HIV, Coxsackie, vírus Epstein-Barr [EBV]) ou produtos químicos, pode desencadear o surgimento de autoanticorpos da doença.

QUADRO CLÍNICO

As principais características da doença estão representadas no Quadro 158.2.

QUADRO 158.2 ■ Manifestações da dermatomiosite nos diversos órgãos e sistemas

ÓRGÃO/SISTEMA	MANIFESTAÇÕES DA DERMATOMIOSITE
Musculares	■ Fraqueza muscular progressiva e simétrica ■ Eletroneuromiografia com miopatia inflamatória ■ Biópsia muscular anormal
Cutâneas	■ Heliotropo: *rash* patognomônico, violáceo periorbital ■ *Rash* poiquilodérmico: tórax anterior (sinal do V), dorso alto (sinal do xale) ■ Pápulas de Gottron: pápulas e placas eritêmato-violáceas nas articulações metacarpofalangianas e interfalangianas
Capilaroscopia periungueal	■ Telangiectasias periungueais, hipertrofia cuticular irregular e pequenos infartos hemorrágicos
Mãos de mecânico	■ Rachadura e aspereza nas faces laterais e palmares dos dedos
Outras	■ Disfagia, pneumopatias, cardiopatias, artralgia, artrite, sintomas constitucionais

DIAGNÓSTICO

Os achados laboratoriais que auxiliam o diagnóstico encontram-se no Quadro 158.3.

*Neste capítulo, onde consta DM, leia-se dermatomiosite.

QUADRO 158.3 ■ Instrumentos para o auxílio no diagnóstico de dermatomiosite	
EXAME	**ALTERAÇÕES ENCONTRADAS**
Bioquímica sérica	• CPK, DHL e aldolase elevados, FAN positivo • Anticorpos miosite-específicos (antissintetase, anti-mi2, anti-SRP) • Anticorpos miosite-associados (antipoliomiosite-Scl, anti-U1RNP)
Eletroneuromiografia	• Presença de alterações são sugestivas • Auxilia na identificação dos músculos afetados para direcionamento da biópsia muscular
Ressonância magnética	• Realiza diagnóstico precoce da miopatia (edema, isquemia, inflamação) • Avalia extensão da inflamação • Guia para biópsia muscular
Biópsia muscular	• Padrão-ouro • Imunocomplexos depositados em capilares endomisiais com subsequente redução da densidade capilar intramuscular, hiperplasia endotelial e trombo de fibrina. Degeneração das fibras musculares
Biópsia cutânea	• Dermatite de interface com infiltrado inflamatório linfocítico de difícil diferenciação com lúpus eritematoso • Imunofluorescência negativa

Pacientes com positividade para anticorpos antissintetase (anti-Jo1, anti-PL7, anti-PL12, entre outros) apresentam doença clinicamente mais agressiva, denominada síndrome antissintetase, caracterizada por miosite, doença intersticial pulmonar, artrite, fenômeno de Raynaud e mãos de mecânico. Positividade do anti-mi2 está associada à presença das lesões cutâneas características, melhor prognóstico, acometimento muscular mais brando e boa resposta aos corticosteroides.

TRATAMENTO

Tópico
Fotoproteção, emolientes para alívio do prurido, corticosteroides tópicos, tacrolimo e pimecrolimo.

Sistêmico
Corticosteroides: a prednisona tem sido usada como terapia de 1ª linha, na dose de 1 a 2 mg/kg/dia. Se houver melhora dos sintomas e queda da CPK (em média com 1 a 2 meses do início do tratamento), deve-se iniciar redução lenta e gradual nas próximas semanas (retirada de 10 mg por mês), até que seja atingida a menor dose capaz de controlar a miosite. Certos casos exigem uma manutenção de 5 a 10 mg/dia. Se não houver melhora da fraqueza muscular após 12 semanas do início da terapia com prednisona isolada, o paciente deve ser considerado irresponsivo, e um tratamento adicional deve ser acrescentado. Pacientes em mau estado geral, com doença grave/aguda ou com manifestações extramusculares que ameacem a vida podem necessitar de pulso intravenoso de metilprednisolona.

Antimaláricos (difosfato de cloroquina, 250 mg/dia e hidroxicloroquina, 400 mg/dia): fármacos de escolha para o controle das lesões cutâneas e terapia de escolha nos casos em que houve melhora dos sintomas musculares com permanência das alterações na pele.

Imunossupressores: devem ser usados nas doenças recalcitrantes ou como poupadores de corticosteroides. Os fármacos utilizados são metotrexato (10 a 15 mg/semana), azatioprina (2 a 3 mg/kg/dia), ciclosporina (útil na falta de resposta ao metotrexato ou à azatioprina, dose de 2 a 3,5 mg/kg/dia), ciclofosfamida (limitada aos pacientes com falha nas outras terapias ou com grave acometimento pulmonar), micofenolato de mofetil, imunoglobulina intravenosa (IGIV) e tacrolimo (reservados para falha com outros tratamentos).

Imunobiológicos: anti-TNF-α e rituximabe: ainda com poucos estudos.

Medidas de reabilitação: os pacientes com DM apresentam perda da massa muscular secundária ao dano à fibra muscular imunomediado, inatividade física e miopatia pelo corticosteroide; dessa forma, o acompanhamento com fisioterapia torna-se imprescindível.

PROGNÓSTICO

A doença segue com um curso subagudo ou crônico. Alguns pacientes sofrem surtos e exacerbações, ao passo que outros evoluem com uma atividade persistente da doença.

> **ATENÇÃO!**
>
> O metotrexato deve ser indicado apenas aos pacientes com boa compreensão de sua posologia e sempre associado a método anticoncepcional.

> **REVISÃO**
>
> - O LEC apresenta lesões específicas: agudas (erupção malar); subagudas e crônicas (discoides); lesões inespecíficas (vasculite, alopecia não cicatricial, fenômeno de Raynaud), que se associam ao comprometimento sistêmico; e complicações decorrentes do tratamento.
> - O diagnóstico do LE se baseia nas características clínicas e é recomendado proceder à biópsia em todos os casos.
> - O tratamento do LE inclui fotoproteção rigorosa, uso de corticosteroides tópicos e hidroxicloroquina oral como primeira indicação; casos mais graves necessitam de medicamentos imunossupressores.
> - Morfeia é quadro de esclerodermia restrito à pele e que, embora não relacionado à mortalidade, geralmente se associa a uma alta morbidade, principalmente nas formas lineares, que acometem com frequência crianças.
> - O tratamento das morfeias pode ser tópico nas formas localizadas em placa ou sistêmico nas lineares e profundas.
> - A dermatomiosite frequentemente tem início por alterações cutâneas, seguidas de fraqueza muscular que pode demorar meses a se manifestar. O diagnóstico envolve a biópsia cutânea e muscular e/ou RM.
> - O tratamento da dermatomiosite deve ser introduzido o mais precocemente possível e ser agressivo e prolongado, com prednisona e imunossupressores, disto dependendo do prognóstico do paciente.

■ REFERÊNCIAS

1. Gilliam JN, Sontheimer RD. Skin manifestations of SLE. Clin Rheum Dis. 1982;8(1):207-18.

2. American College of Rheumatology. 1997 update of the 1982 American College of Rheumatology revised criteria for classification of Systemic Lupus Erythematosus [Internet]. Atlanta: ACR; 1997 [capturado em 28 jul. 2016]. Disponível em: http://www.rheumatology.org/Portals/0/Files/1997%20Update%20of%201982%20Revised.pdf.

■ LEITURAS SUGERIDAS

Falcão LFR, Costa LHD, organizadores. Manual de reumatologia. São Paulo: Roca; 2012.
Lam C, Vleugels RA. Management of cutaneous dermatomyositis. Dermatol Ther. 2012;25(2):112-34.
Mahil S, Marks D, McCormack M, Rahman A. Dermatomyositis. Br J Hosp Med. 2012;73(2):C18-22.
Winkelmann BM, Kim, G, Rosso, J. Treatment of cutaneous lupus erythematosus: review and assessment of treatment benefits based on Oxford Centre for evidence-based medicine criteria. J Clin Aesthet Dermatol. 2013;6(1):27-38.
Zwichenberger BA, Jacobe HT. A systematic review of morphea treatments and therapeutic algorithm. J Am Acad Dermatol. 2011;65(5):925-41.

159
ACNE E ERUPÇÕES ACNEIFORMES

■ EDILEIA BAGATIN
■ MARCO ALEXANDRE DIAS DA ROCHA

■ ACNE

Doença multifatorial, inflamatória, crônica, da unidade pilossebácea, a acne nicia-se na adolescência, com prevalência elevada e impacto psicossocial negativo.

EPIDEMIOLOGIA

Acomete 80 a 90% dos indivíduos entre 11 e 24 anos. Existe resolução espontânea ou evolução para formas graves; é característica da adolescência, em ambos os sexos, mas pode ocorrer em qualquer idade.

FISIOPATOLOGIA

Doença dependente da imunidade inata que desencadeia inflamação e hiperqueratinização. Os fatores etiopatogênicos são hiperqueratinização folicular; aumento da secreção e alterações qualitativas do sebo, estimulado pelos androgênios; colonização do folículo pelo *Propioniobacterium acnes (P. acnes)*; e inflamação.

1 | **Hiperqueratinização folicular ou comedogênese:** formam-se microcomedões correlacionados com a gravidade, que evoluem para comedões. A hiperqueratinização é estimulada pelos androgênios, causando obstrução folicular.

2 | **Hipersecreção e alterações qualitativas do sebo:** as glândulas sebáceas são ativadas pelos androgênios ovarianos ou testiculares e suprarrenais. As enzimas 5-alfa redutase e 17-beta hidróxi-desidrogenase fazem a conversão local da testosterona livre (não ligada à globulina ligadora de hormônios sexuais [SHBG, do inglês *sex hormone binding globulin*], produzida pelo fígado) em di-hidrotestosterona (DHT). Existe produção local de DHT a partir da desidroepiandrosterona (DHEA), sulfato de desidroepiandrosterona (SDHEA) e androstenediona. Altas taxas de secreção sebácea são proporcionais à gravidade da acne, mas existe seborreia sem acne.

Homens não apresentam alterações na testosterona sérica e, na maioria das mulheres, não há hiperandrogenemia. Alterações na composição do sebo, tais como a peroxidação do esqualeno e a redução proporcional do ácido linoleico, modificam a queratinização folicular e favorecem a proliferação bacteriana.

3 | **Colonização bacteriana do folículo:** no microbioma da pele, o *P. acnes* e o *Staphylococcus epidermidis* aumentam na adolescência. A quantidade de *P. acnes* não tem relação com a gravidade, mas suas lipases hidrolisam triglicérides do sebo, originando ácidos graxos livres comedogênicos.

4 | **Imunidade inata e inflamação:** queratinócitos e sebócitos expressam receptores *toll-like* 2 e 4, que reconhecem padrões moleculares de patógenos como peptideoglicanos da membrana celular do *P. acnes*. Há ativação da via NF-κB com produção de citocinas pró-inflamatórias (TNF-α, IL1-β, IL1-α, IL-12, IL-6, IL-8), e da via AP-1 com liberação de metaloproteinases, levando à ampliação da resposta imune e inflamação. O *P. acnes* produz fatores quimiotáticos para neutrófilos e linfócitos e estimula macrófagos. Os neutrófilos produzem metaloproteinases que causam degradação da matriz dérmica, provocando cicatrizes. O *P. acnes* produz hidrolases, lipases, proteases, hialuronidases, causando lesão tecidual. A variabilidade clínica, a gravidade e a tendência para cicatrizes parecem ser dependentes das respostas imunológica e inflamatória.

5 | **Outros fatores:**
- **estresse:** existem nos sebócitos e queratinócitos receptores para neuropeptídeos (substância P, β-endorfina, alfahormônio estimulador dos melanócitos [α-MSH] e hormônio adrenocorticotrófico [ACTH]), liberados no estresse, influindo na proliferação e diferenciação celular, lipogênese, metabolismo androgênico e produção de citocinas;
- **radiação ultravioleta:** exposição exagerada ao sol aumenta o tamanho e atividade das glândulas sebáceas, acelera a queratinização e aumenta o número de comedões;
- **dieta:** aparentemente não tem influência; discute-se o papel da dieta hiperglicêmica e dos derivados lácteos como agravantes, via de ação do fator de crescimento insulina-símile I (IGF-1), o qual ativa a sinalização intracelular mTORC1 (do inglês *mammalian target of rapamycin complex 1*), estimulando crescimento e diferenciação de sebócitos; situação mais frequente quando há tendência à resistência insulínica.

QUADRO CLÍNICO

Existem lesões não inflamatórias, inflamatórias, cicatrizes atróficas e hipertróficas, em número, gravidade e tipos variáveis. Localizam-se na face, tórax anterior, dorso e pescoço. Fronte e centro da face são mais afetados pela maior concentração de glândulas sebáceas.

1 | **Lesões não inflamatórias:**
- microcomedões: quanto mais numerosos, maior gravidade;
- comedões fechados (pápulas brancas) e abertos (pontos pretos e dilatação do óstio folicular).

2 | **Lesões inflamatórias:**
- pápulas eritematosas;
- pústulas com secreção amarelada (microabscesso folicular);
- nódulos eritematosos (infiltrado inflamatório na derme profunda);
- lesões nódulo-císticas com queratina, pelos tipo *velus* e pus.

> **ATENÇÃO!**
>
> Acne é doença com impacto psicossocial; sempre deve ser tratada, independentemente da idade e gravidade. É preciso discutir controvérsias para não privar o paciente de tratamentos eficazes.

CLASSIFICAÇÃO

Quadro polimorfo e lesões evolutivas dificultam sua graduação; lesões predominantes direcionam a classificação. Recentemente, foi apresentada pelo Grupo Ibero-Latinoamericano de Estudos da Acne a classificação:[1]
- acne não inflamatória ou comedoniana;
- acne inflamatória: pápulo-pustulosa e nódulo-cística.
Gravidade: leve (< 20 lesões); moderada (20 a 50); grave (> 50);
- formas especiais: conglobata, fulminante.

DIAGNÓSTICO

O diagnóstico é clínico e diferencial com erupções acneiformes.

TRATAMENTO

Sempre tratar, independentemente da idade e de forma precoce, para evitar cicatrizes e sequelas psicossociais. Medicamentos tópicos e sistêmicos controlam a doença; a isotretinoína oral produz remissão prolongada ou cura. O tratamento é prolongado e requer boa adesão.

Deve-se explicar as características da doença, evolução, opções terapêuticas; orientar para não manipular, não realizar extração de comedões sem indicação e evitar automedicação.

1 | **Tratamentos tópicos:**
- **Agentes de limpeza:** solventes dos lipídeos e surfactantes em sabonetes, loções e géis; higiene não exagerada; desengordurantes leves, não alcoólicos.
- **Retinoides:** inibem formação e reduzem o número de microcomedões; têm atividade anti-inflamatória, por modular a expressão dos receptores *toll-like* na membrana celular e normalizam a descamação folicular. São úteis como monoterapia nas fases iniciais da acne, com apenas comedões e no tratamento de manutenção, após o controle da doença; são mais usados, na fase de atividade, associados ao peróxido de benzoíla ou antibióticos (tópicos ou sistêmicos). Podem causar irritação com eritema, descamação e prurido. São mais utilizados: tretinoína (cremes 0,025%, 0,05%, 0,1%; géis 0,01%, 0,025%; formulações micronizadas em gel a 0,1%, 0,4%); adapaleno (gel e creme 0,1%) e isotretinoína (gel 0,05%).
- **Peróxido de benzoíla:** ação bacteriostática, reduz comedões e tem atividade anti-inflamatória. Existem combinações fixas com clindamicina e adapaleno, mais eficazes do que o uso isolado. Disponível em géis, loções, cremes e sabões líquidos, em concentrações de 1 a 10%. Suas vantagens são baixo custo e utilidade na prevenção da resistência bacteriana, mas pode causar irritação com eritema, descamação, prurido e clarear roupas.
- **Antibióticos:** clindamicina 1 e 2%, solução e gel; eritromicina 2 e 4% (muito relacionada à resistência bacteriana), durante 6 a 8 semanas. São menos eficazes que antibióticos sistêmicos. Nunca usá-los em monoterapia, para manutenção ou concomitantemente ao antibiótico sistêmico pelo risco de resistência bacteriana. Preferir combinações fixas com peróxido de benzoíla ou retinoides.
- **Ácido azelaico:** reduz população bacteriana; tem atividade comedolítica, anti-inflamatória e clareadora; é útil para hiperpigmentações e tratamento de manutenção, após o controle da acne. Disponível em gel 15% e creme 20%.
- **Ácido salicílico:** ação comedolítica leve; presente em agentes de limpeza e hidratantes.

2 | **Tratamento sistêmico:**
- **Antibióticos orais:** tetraciclinas são preferíveis; eritromicina, macrolídeos e sulfametoxazol-trimetoprim são alternativas, pois diminuem a população de *P. acnes* e *S. epidermidis* e atuam como anti-inflamatórios. Tetraciclinas e derivados (minociclina, limeciclina, doxiciclina) constituem a primeira opção, exceto na gestação, lactação e infância, quando se indica estearato de eritromicina. O tempo de tratamento é de 8 a 12 semanas, sempre associado a retinoides tópicos e/ou peróxido de benzoíla. Efeitos adversos: sintomas gastrintestinais; minociclina pode causar fotossensibilidade. Limeciclina é comparável à minociclina e mais segura. Doses recomendadas: tetraciclina: 500 mg, 12/12 horas; doxiciclina 50 a 100 mg,12/12 horas; limeciclina 300 mg, 1 vez ao dia; minociclina 50 a 100 mg, 1 a 2 vezes ao dia; eritromicina 500 mg, 2 vezes ao dia.
- **Hormônios:** ver Acne da Mulher Adulta.
- **Isotretinoína:** ácido 13-cis retinoico, derivado do retinol; é uma pró-medicação que atua na glândula sebácea, por meio de metabólitos e isômeros que se ligam aos receptores nucleares dos retinoides, reduzindo sua atividade e produção de sebo. Interage com metabolismo dos retinoides endógenos e androgênios; induz apoptose dos sebócitos, reduzindo o tamanho das glândulas sebáceas; normaliza a expressão dos receptores *toll-like* 2 e 4 e diminui a produção de citocinas proinflamatórias. Representa avanço no tratamento, pois pode curar a acne (Figuras 159.1 e 159.2). Doses diárias entre 0,5 e 1 mg/kg, total de 100 a 150, média 120 mg/kg; tempo de tratamento de 6 a 8 meses. Casos refratários podem necessitar de mais de um ciclo. Efeitos colaterais comuns e controláveis: queilite; ressecamento da mucosa nasal e epistaxe; xeroftalmia; xerose e alopecia. Orienta-se uso precoce de emolientes labiais, hidratantes, filtros solares, colírios e soluções nasais. Eventos adversos raros: cefaleia; artralgias; dores musculares e leucopenia. É imprescindível controle laboratorial: hemograma, função hepática, colesterol e frações, triglicérides e, para mulheres, gonadotrofina corônica. Exames devem ser repetidos após dois meses ou conforme a evolução e a critério médico. Contraindicação absoluta é presença ou desejo de engravidar pela teratogenicidade. Gravidez deve ser excluída e é obrigatória contracepção com dois métodos, um mês antes, durante e um mês após o tratamento. Aguarda-se a menstruação para iniciar o tratamento. Não há risco para gestações futuras. Em caso de gravidez, podem ocorrer: evolução normal (65 a 85% dos casos); aborto espontâneo (18 a 20%) e embriopatias graves (18 a 28%). Questões controversas, não confirmadas em estudos populacionais, são associações com depressão, suicídio e doença inflamatória intestinal (DII). Estudos demonstraram as-

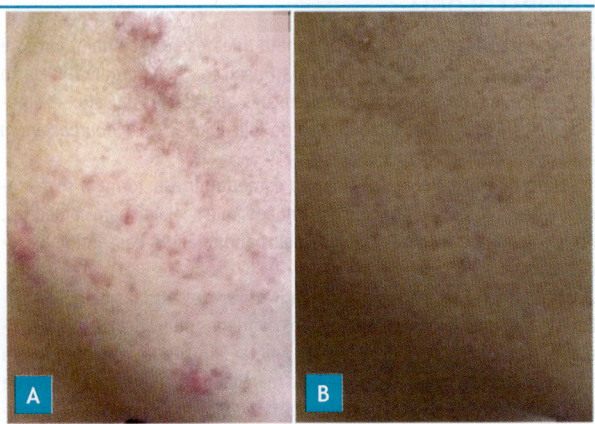

FIGURA 159.1 ■ Acne inflamatória moderada, com comedões, pápulas, pústulas e cicatrizes. Antes (A) e após (B) tratamento com isotretinoína oral, durante seis meses.

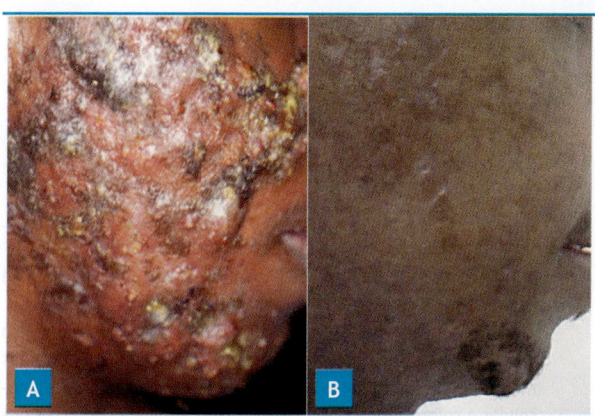

FIGURA 159.2 ■ Acne inflamatória grave, com pápulas, pústulas, nódulos, cistos e abscessos. Antes (A) e após (B) tratamento com isotretinoína oral, durante 12 meses.

sociação da acne com depressão e impacto positivo na qualidade de vida após tratamento com isotretinoína. Nos Estados Unidos, a incidência de depressão foi estimada em 11,4/100.000 habitantes e, com uso de isotretinoína, 1,8. No Brasil, é de 3 a 10% e, entre pacientes tratados com isotretinoína, é 0,06%. A DII foi associada aos antibióticos usados para acne. Casos graves podem apresentar exacerbação da acne no início do tratamento, controlada com a redução da dose, corticosteroides e antibióticos orais por período limitado.

3 | **Medidas complementares**: extração de comedões, drenagem de pústulas, nódulos e cistos; infiltração intralesional com corticosteroides em nódulos e cicatrizes hipertróficas.

4 | **Tratamentos coadjuvantes**: fototerapia com luzes ou LED (*light emitting diode*), luz pulsada, laser e terapia fotodinâmica; úteis na acne inflamatória na impossibilidade de tratamento medicamentoso ou para redução da inflamação.

5 | **Tratamento das cicatrizes**: é difícil; as atróficas exigem combinação de técnicas: *peelings* químicos, dermabrasão, laser, excisões cirúrgicas, subincisão e preenchimento.

■ ACNE DA MULHER ADULTA

Pode ser de aparecimento tardio (início após 26 anos de idade) ou persistente (desde a adolescência), sendo este último o subtipo mais comum. Estudos mostram que 13,3% das mulheres acima de 25 anos têm acne, com prevalência crescente, atingindo até 40%; o decréscimo ocorre após 45 anos. A fisiopatologia é semelhante à da acne do adolescente, com particularidades: os fatores genético e hormonal são relevantes e há inflamação crônica imunomediada relacionada ao *P. acnes*. O impacto psicossocial é importante e comparável ao causado pela psoríase e pelo vitiligo. Estudos mostram que não há relação direta entre a gravidade da acne e o impacto psicossocial negativo.

QUADRO CLÍNICO

As lesões são inflamatórias, em menor número, quando comparadas às do adolescente. Estão localizadas frequentemente nas regiões mandibulares, mentoniana e laterais do pescoço, embora possam estar presentes na fronte e regiões malares. A gravidade é leve ou moderada, com ou sem seborreia. Há piora no período pré-menstrual em 60 a 80% das mulheres e relação evidente com estresse. Pela menor oleosidade e maior sensibilidade da pele, produtos tópicos causam mais irritação, reduzindo a adesão. A melhora é mais lenta e é frequente a manipulação das lesões, com sequelas hipo ou hiperpigmentadas.

DIAGNÓSTICO

A maioria dessas mulheres é normoandrogênicas. Contudo, indica-se avaliação de hiperandrogenismo quando existe: hirsutismo; alopecia de padrão androgenético; seborreia intensa; irregularidade menstrual; obesidade ou, ainda, quando na história clínica há relato de piora intensa na idade adulta. Devem ser solicitados: dosagens de testosterona livre, total e SDHEA e ultrassonografia transvaginal (USTV). Quando detectado quadro de hiperandrogenismo a causa mais comum é a síndrome dos ovários policísticos (SOP) (cerca de 80% dos casos).

ATENÇÃO!

A maioria das mulheres com acne não necessita de avaliação hormonal. Quando possível, devem ser tratadas com anticoncepcionais orais. Acne inflamatória de difícil controle, hirsutismo, seborreia, alopecia, obesidade e irregularidade menstrual indicam investigação de hiperandrogenismo; o diagnóstico precoce é fundamental.

TRATAMENTO

Tópico

Para o tratamento tópico, são indicadas medicações menos irritantes, melhor toleradas, garantindo, assim, a adesão necessária para o tratamento que sempre é prolongado. As opções são: derivados sintéticos dos retinoides de última geração, como o adapaleno 0,1% em creme ou gel; peróxido de benzoíla em concentrações de até 5% e ácido azelaico 15% em gel.

Antibióticos orais

Devem ser utilizados por curto período, de preferência por 2 a 3 meses. As ciclinas são mais efetivas, pois atuam sobre o *P. acnes* e possuem atividade anti-inflamatória. São úteis na redução da inflamação, quando é intensa, no início do tratamento

Hormônios

Quando não há resposta ao tratamento-padrão, indicam-se anticoncepcionais orais (ACO), se a mulher deseja anticoncepção, associados ou não à isotretinoína oral, pois reduzem a oleosidade e número de lesões (Figura 159.3). Estas medicações melhoram a acne com ou sem hiperandrogenismo associado, ou seja, sempre são úteis para as mulheres, se não existem contraindicações. Avalia-se a relação risco/benefício; é imprescindível detecção precoce de efeitos colaterais. Para reduzir eventos tromboembólicos e garantir anticoncepção, existem produtos com dose menor de estrogênio (etinilestradiol 20, 30 ou 35 μg) associados a progesteronas sintéticas: acetato de ciproterona, drospirenona, desogestrel, gestodeno, levonorgestrel, acetato de noretisterona e norgestimato. A dose baixa diminui a ação sobre a secreção sebácea, mas mantém o bloqueio do eixo hipotálamo-hipofisário, impedindo produção de androgênios pelos ovários e aumentando a síntese da SHBG, reduzindo a testosterona livre.

Revisão sistemática comprovou que o uso do etinilestradiol associado a progesteronas sintéticas comparados ao placebo foi mais efetivo para o tratamento da acne. Estudos comparativos demonstraram que a combinação de etinilestradiol e drospirenona teve a mesma eficácia que os produtos que continham acetato de ciproterona, com resultados discretamente superiores às combinações com desogestrel e gestodeno.

Quando as lesões ativas ou seborreia se mantêm após três meses de uso do ACO, pode-se associar espironolactona, 25 a 100 mg/dia, bloqueadora dos receptores androgênicos. Pode ocorrer irregularidade menstrual se usada isoladamente; o risco de hiperpotassemia é raro, se não existe nefropatia ou cardiopatia. É contraindicada na gestação, pelo risco de efeito teratogênico se o feto for do gênero masculino.

Risco de tromboembolia pelos ACO é maior no 1° ano. Para segurança, é necessário excluir contraindicações: gravidez, idade > 35 anos, tabagismo, hipertensão arterial (HA), diabetes melito (DM), histórico de doenças tromboembólicas, câncer de mama, cefaleia e doenças hepáticas. Estudo comparativo sobre drospirenona concluiu que os riscos de eventos trombóticos eram semelhantes aos de outras progesteronas de mesma geração. Revisão sistemática[2] não evidenciou associação do uso de ACO com ganho de peso e mudanças no humor. Efeitos colaterais são: melasma, eritema nodoso, sangramento, náuseas, aumento de volume e sensibilidade nas mamas e cefaleia.

Coadjuvantes

Inclui: limpeza suave da pele, uso de fotoprotetor de amplo espectro, hidratantes, cosméticos e maquiagem corretiva, que contribui para melhora da autoestima e reduz manipulação das lesões. Para inflamação, pode ser indicado tratamento com LED.

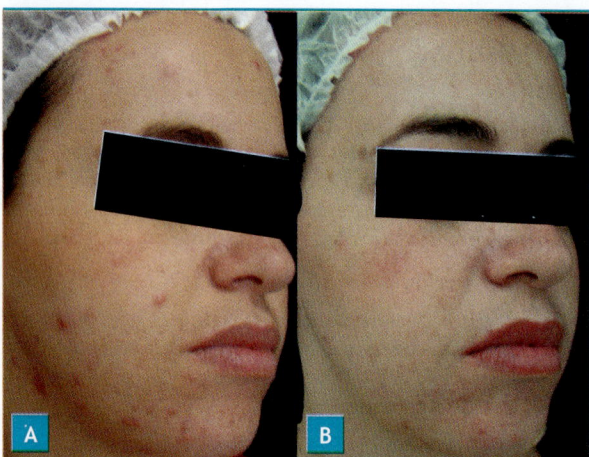

FIGURA 159.3 ■ Acne inflamatória moderada, com comedões, pápulas, pústulas e cicatrizes. Antes (A) e após (B) tratamento com isotretinoína oral, durante seis meses.

■ ERUPÇÕES ACNEIFORMES

Dermatoses foliculares semelhantes à acne, causadas por agentes sistêmicos ou de contato. Ocorre *rash* monomorfo, agudo, em qualquer idade, com lesões inflamatórias, sem comedões. Regridem com afastamento da causa. Toxicidade sistêmica pode coexistir.

FISOPATOLOGIA E ETIOLOGIA

Não existe hiperqueratinização folicular, e sim processo inflamatório no folículo pilossebáceo. Podem representar efeito colateral de medicamentos sistêmicos. Não há mecanismo alérgico; a fisiopatologia não é completamente conhecida. Medicamentos desencadeantes podem agravar a acne.

1 | Fármacos mais envolvidos:
- glicocorticosteroides;
- halogenados;
- hormônios: corticotrofina (ACTH), androgênios, anticoncepcionais;
- vitaminas do complexo B;
- anticonvulsivantes: fenobarbitúricos, hidantoína;
- lítio;
- ciclosporina, azatioprina;
- fenotiazinas, diazepam;
- antiarrítmicos;
- sirolimo (prevenção da rejeição após transplante renal);
- antidepressivos inibidores seletivos da recaptação da serotonina (ISRS);
- inibidores do receptor para o fator de crescimento epidérmico (EGFR) (cetuximabe, 92% dos casos, erlotinibe, gefitinibe) usados no tratamento de tumores sólidos avançados (carcinomas espinocelular e colorretal). A patogenia envolve a inibição do EGFR dos queratinócitos indiferenciados, em proliferação, na epiderme e nos folículos pilosos, com diferenciação prematura, defeitos na barreira epidérmica e resposta inflamatória. Tratamento: creme de metronidazol 1%, duas vezes ao dia, antibiótico oral (minociclina, doxiciclina – 100 mg, 1 a 2 vezes ao dia), anti-histamínicos e isotretinoína oral.

2 | Causas externas:
- cosméticos gordurosos;
- medicamentos tópicos: corticosteroides ou veiculados em lanolina ou vaselina;
- exposição excessiva ao sol;
- higiene exagerada;
- fatores ocupacionais: óleos (elaioconiose); compostos halogenados, como pesticidas e agrotóxicos (indústria química, contaminação do solo, ambiente e alimentos).

Agrotóxicos atuam pela absorção do tetraclorodibenzeno-dioxina; além do quadro cutâneo, ocorrem alterações metabólicas, hematológicas, neurológicas e hepáticas, com necessidade de hospitalização. As ações biológicas da dioxina são mediadas pela ativação do receptor nuclear *aryl-hydrocarbon* (AhR) dos queratinócitos associado à diferenciação. Observam-se hiperqueratinização e dilatação folicular e desaparecimento da glândula sebácea, sem inflamação.

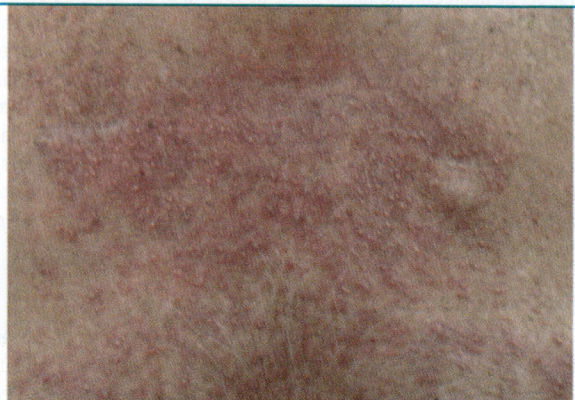

FIGURA 159.4 ■ Erupção acneiforme – *rash* com pápulas e pústulas inflamatórias pelo uso de cetuximabe.

QUADRO CLÍNICO

Aparecimento agudo de numerosas pápulas inflamatórias (Figura 159.4) e, eventualmente, pústulas e nódulos.

A erupção por dioxina ou cloracne apresenta hamartomas disseminados, com redução da secreção sebácea. Recebe a denominação *MADISH – Metabolizing Acquired Dioxin-Induced Skin Hamartoma*. Tratamento muito difícil, indica-se tretinoína tópica por tempo prolongado; e remoção ou eletrodissecação dos cistos.

DIAGNÓSTICO

Clínico e diferencial com: acne vulgar, rosácea, foliculites, dermatite perioral, demodecidose e cistos foliculares.

TRATAMENTO

Suspensão do medicamento ou afastamento das causas externas.
- **Tópico**: peróxido de benzoíla, retinoides, isolados ou combinados com antibióticos.
- **Sistêmico**: antibióticos (tetraciclina, limeciclina, eritromicina, azitromicina, roxitromicina) e isotretinoína.

REVISÃO

- Acne é doença inflamatória crônica da unidade pilossebácea, com base genética, influência hormonal e ativação da imunidade inata pelo *P. acnes*.
- Quadro clínico da acne é variado. Deve ser sempre tratada precocemente (terapia tópica e/ou sistêmica) para evitar cicatrizes e sequelas psicossociais.
- Acne da mulher adulta é diferente da do adolescente e apresenta duas formas: persistente (mais comum) e tardia. As lesões são inflamatórias e menos graves.
- Acne da mulher adulta tem resposta terapêutica mais lenta e maior impacto psicossocial. O tratamento é semelhante ao do adolescente, combinado às medidas coadjuvantes; os anticoncepcionais orais e a espironolactona são úteis, se não houver contraindicações.
- Erupções acneiformes são agudas, com pápulas inflamatórias, sem comedões. Causadas por agentes em contato com a pele ou representam efeito colateral de medicamentos.

■ REFERÊNCIAS

1. Kaminsky A, Flórez-White M, Arias MI, Bagatin E. Clasificación del acné: Consenso Ibero-Latinoamericano, 2014. Med Cutan Iber Lat Am. 2015;43(1):18-23.
2. Arowojolu AO, Gallo MF, Lopez LM, Grimes DA. Combined oral contraceptives pill for treatment acne. Cochrane Database Syst Rev. 2012;(7):CD004425.

■ LEITURAS SUGERIDAS

Costa CS, Bagatin E. Evidence on acne therapy. Sao Paulo Med J. 2013;131(3):193-7.
Dréno B, Harper JC, Bagatin E, Zouboulis CC, Zampeli VA, Zalewska-Janowska A, et al. Adult female acne: a new paradigm. J Eur Acad Dermatol Venereol. 2013;27(9):1063-70.
Kaminsky A, Flórez-White M. Acné. Un enfoque global. 2 ed. Buenos Aires, CILAD; 2012.
Sampaio SAP, Bagatin E. Experiência de 65 anos no tratamento da acne e de 26 anos com isotretinoína oral. An Bras Dermatol. 2008;83(4):247-59.

Simpson RC, Grindlay DJ, Williams HC. What´s new in acne. An analysis of systematic reviews and clinically significant trials published in 2010-11. Clin Exp Dermatol. 2011;36(8):840-3.
Strauss JS, Krowchuk DP, Leyden JJ, Lucky AW, Shalita AR, Siegfried EC, et al. Guidelines of care for acne vulgaris management. J Am Acad Dermatol. 2007;56(4):651-63.
Zaenglein AL, Pathy AL, Schlosser BJ, Alikhan A, Baldwin HE, Berson DS, et al. Guidelines of care for the management of acne vulgaris. J Am Acad Dermatol. 2016;74(5):945-73.

160
INFECÇÕES CUTÂNEAS DE ORIGEM VIRAL

■ FLÁVIA MARTELLI MARZAGÃO
■ RENATO SHINTANI HIKAWA
■ JANE TOMIMORI

As infecções virais ocorrem após a entrada do vírus no hospedeiro suscetível e a pele pode servir como porta de entrada. Os vírus dependem da célula hospedeira para replicar o seu material genético; portanto, são infecções intracelulares. Dependendo da resposta imune do hospedeiro, a infecção viral pode ser autolimitada ou curar-se espontaneamente. Podem-se observar formas latentes, na qual a célula infectada se mantém inalterada, e a infecção, imperceptível. Os vírus também podem estar envolvidos em processos de carcinogênese, como o papilomavírus humano (HPV, do inglês *human papillomavirus*) ligado à etiopatogenia do carcinoma espinocelular. A seguir, serão apresentadas as infecções virais mais comuns de interesse do médico generalista.

■ HERPES SIMPLES

O vírus causador do herpes simples (HSV) é o *Herpesvirus homini*, de dois tipos: o HSV-1 e o HSV-2. O primeiro está geralmente associado às infecções na face e no tronco, e o segundo, às lesões genitais, em praticamente 90% dos casos, mas o inverso pode ocorrer.

A primoinfecção herpética pelo HSV-1 geralmente ocorre na infância e o quadro clínico pode ser intenso, provocando grande desconforto pelas lesões intraorais da gengivoestomatite herpética, discreto ou até subclínico. A infecção primária pelo HSV-2 ocorre geralmente após a puberdade, por contágio sexual, e costuma ser sintomática. Uma característica do herpes-vírus é a sua capacidade de permanecer latente no hospedeiro, no gânglio do nervo sensorial relacionado ao local da infecção primária. A resposta imune do hospedeiro não protege contra a recorrência do quadro clínico; entretanto, baixa imunidade em decorrência da exposição solar, estresse e processos infecciosos podem desencadear o surto da doença. O herpes simples labial recorrente ocorre em até um quinto da população de adultos jovens.

QUADRO CLÍNICO

A primoinfecção costuma apresentar quadro clínico mais intenso que os episódios recorrentes. A gengivoestomatite herpética pelo HSV-1 ocorre, em geral, na infância, com febre e presença de vesículas na cavidade oral, que evoluem para úlceras dolorosas, acompanhadas de linfadenomegalia regional. A primoinfecção pelo HSV-2 ocorre mais comumente nos indivíduos com atividade sexual, e sua manifestação clínica é caracterizada pelo surgimento de úlceras dolorosas na genitália. As lesões de herpes costumam ser precedidas por sintomas, como ardor, prurido ou dor local.

A infecção recorrente ou recidivante pode ser desencadeada por microtraumas locais, quadros infecciosos, exposição solar e estresse. As manifestações clínicas são geralmente mais leves do que na primoinfecção e a frequência das recorrências varia bastante de um paciente para outro (Figura 160.1).

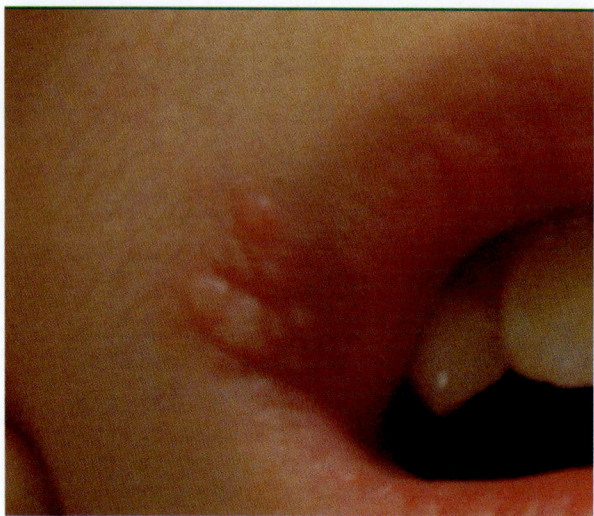

FIGURA 160.1 ■ Herpes simples labial.

DIAGNÓSTICO

1 | **Exame citológico:** pode ser obtido a partir do raspado da base da vesícula (citologia de Tzanck). Pelo método, pode-se evidenciar a presença de células multinucleadas, com pleomorfismo nuclear, caracterizando-se uma vesícula herpética.

2 | **Sorologia:** pode ser feita por várias técnicas, mas é útil somente no diagnóstico da primoinfecção, pois nos quadros recorrentes não existe um aumento significativo dos títulos de anticorpos.

3 | **Histopatologia:** evidencia a presença de vesícula intraepidérmica que permite o diagnóstico de vesícula herpética, mas não diferencia o herpes simples do zóster.

TRATAMENTO

1 | **Tópico:** muitas vezes, os quadros mais leves não necessitam de tratamento, e a resolução espontânea ocorre, na maioria dos casos, após uma semana. Podem ser utilizados antivirais tópicos, como aciclovir a 5% em creme ou penciclovir a 1% em creme, aplicados cinco vezes ao dia, porém com evidência científica limitada.

2 | **Sistêmico:**
- Primoinfecção:
  - aciclovir – 15 mg/kg via oral (VO), cinco vezes ao dia, por sete dias;
  - valaciclovir – 1 g VO, duas vezes ao dia, por sete dias;
  - famciclovir – 500 mg VO, de duas vezes ao dia, por sete dias.
- **Episódio recorrente:**
  - aciclovir – 200 mg, VO, cinco vezes ao dia, por cinco dias;
  - valaciclovir – 500 mg, VO, duas vezes ao dia, por cinco dias ou 2 g, VO, duas vezes ao dia, por 1 dia;
  - famciclovir – 250 mg, VO, de 8 em 8 horas, por cinco dias, ou 3 comp. de 50 mg VO, dose única.

3 | *Low laser light therapy* **(LLLT):** há relatos na literatura do uso de LEDs para reduzir o tempo de cicatrização das lesões dos episódios de herpes labial.

Quando o paciente apresenta mais de seis episódios por ano ou complicações, como eritema polimorfo acompanhando os surtos, pode-se utilizar tratamento profilático com aciclovir na dose de 400 mg, VO, duas vezes ao dia, por período de 6 a 12 meses.

As vacinas até hoje utilizadas para profilaxia foram abandonadas por ineficácia, mas há pesquisas em andamento com vírus geneticamente modificados.

> **ATENÇÃO!**
>
> O tratamento sistêmico deve ser precoce nos casos de primoinfecção herpética ou nas recorrências acompanhadas de complicações, pois os antivirais agem na fase de replicação do vírus, ou seja, nos estágios iniciais da enfermidade.

■ VARICELA E HERPES-ZÓSTER

O vírus varicela-zóster (VVZ) é o causador da varicela e do herpes-zóster. A varicela é a manifestação da primoinfecção. O contágio ocorre pela nasofaringe, seguida de uma viremia, que tem como consequência a instalação do vírus na pele. A varicela afeta principalmente crianças entre 2 e 10 anos, e o paciente já transmite o vírus 2 a 5 dias antes do aparecimento das lesões cutâneas, com grande transmissibilidade entre os suscetíveis. Após a primoinfecção, o vírus permanece latente nas células dos gânglios nervosos, geralmente sensoriais, podendo reativar posteriormente como herpes-zóster, quando o paciente apresentar imunodepressão. O indivíduo com herpes-zóster pode transmitir o vírus por meio das lesões cutâneas, porém o indivíduo suscetível apresentará quadro de varicela em um primeiro contato com o vírus (Figura 160.2). A imunidade celular parece ser a mais importante, visto os quadros graves em imunocomprometidos, nos receptores de transplante de órgãos sólidos, pacientes com linfoma, indivíduos em quimioterapia ou com infecção pelo HIV.

QUADRO CLÍNICO

O período de incubação da varicela é de cerca de duas semanas, quando surgem pápulas que rapidamente se transformam em vesículas, depois

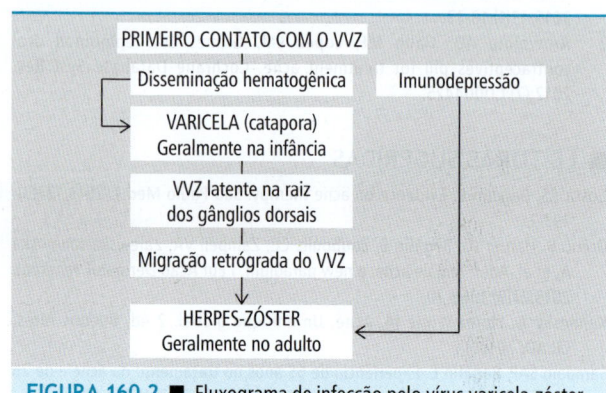

FIGURA 160.2 ■ Fluxograma de infecção pelo vírus varicela-zóster.

pústulas com halo eritematoso e, em seguida, crostas. A presença de lesões em vários estágios evolutivos é característica clínica da varicela, o que a diferencia da varíola, que apresenta lesões no mesmo estágio evolutivo.

O herpes-zóster caracteriza-se pela presença de dor, seguida do surgimento de vesicopústulas, que podem evoluir para bolhas hemorrágicas. A principal característica é sua distribuição no trajeto de dermátomos (Figura 160.3), sendo a região intercostal o local mais frequentemente acometido. Outras localizações importantes são o trajeto do nervo ciático e a face. Nessa última localização, deve-se submeter o paciente à avaliação oftalmológica para se diagnosticar precocemente a possibilidade de ceratite herpética. Em idosos e pacientes imunocomprometidos, pode haver complicações como: maior tempo de evolução, lesões necróticas, quadros extensos ou disseminados, comprometimento visceral (encefalite, quadro pulmonar) e nevralgia pós-herpética. Esta última é decorrente da lesão neural causada pelo vírus e caracteriza-se pela persistência da dor mesmo após a total resolução do quadro cutâneo, necessitando de tratamento sintomático da dor. Não está indicado prolongar o tratamento antiviral nos casos de nevralgia pós-herpética.

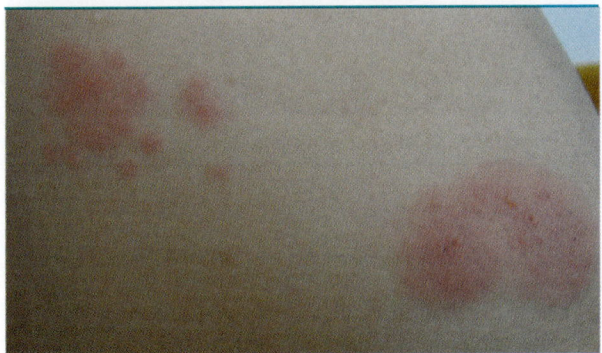

FIGURA 160.3 ■ Herpes-zóster.

DIAGNÓSTICO

1 | **Exame citológico:** semelhante ao descrito para herpes simples. Esse exame evidencia a presença de células multinucleadas e não diferencia as duas doenças.
2 | **Histopatológico:** semelhante ao descrito para herpes simples.
3 | **Sorologia:** embora o diagnóstico clínico seja geralmente inequívoco, a sorologia pode auxiliar nos casos de dúvida. A presença de anticorpos da classe IgM ou o aumento significante de títulos de anticorpos IgG, entre duas amostras coletadas, em intervalos de duas semanas, sugere infecção recente.

TRATAMENTO

1 | **Varicela em crianças:** requer apenas tratamento sintomático, mas deve ser evitado o uso de ácido acetilsalicílico (AAS) em crianças pelo risco da síndrome de Reye.
2 | **Varicela em adultos e herpes-zóster (principalmente em imunocomprometidos):** o uso de antivirais sistêmicos iniciado precocemente pode reduzir a extensão e a duração dos sintomas e o risco da nevralgia pós-herpética. O aciclovir é utilizado na dose de 800 mg, VO, cinco vezes ao dia, por 7 a 10 dias. A dose do valaciclovir é 1.000 mg, VO, três vezes ao dia, por sete dias, e do famciclovir é 500 mg, VO, três vezes ao dia, por sete dias.
3 | **Vacina:** composta por vírus vivo atenuado (Zostavax®) encontra-se disponível comercialmente no Brasil, e a vacina recombinante ainda não é comercializada no mundo. São indicadas para prevenção do herpes-zóster e, consequentemente, da nevralgia pós-herpética e há clara evidência de benefício nos idosos, tendo bom perfil de segurança. Está indicada para indivíduos com mais de 50 anos de idade e contraindicada nos indivíduos imunocomprometidos.

> **ATENÇÃO!**
>
> O herpes-zóster é um quadro recidivante da doença; portanto, o indivíduo com essa doença pode transmitir o vírus, porém o suscetível apresentará varicela como manifestação do primeiro contato com o vírus.

■ INFECÇÃO PELO PAPILOMAVÍRUS HUMANO

O HPV é um vírus DNA hélice-dupla que causa proliferação celular no epitélio escamoso e se manifesta clinicamente pelo surgimento de verrugas. A transmissão do HPV ocorre pelo contato com células infectadas que descamam das lesões e infectam o hospedeiro por meio de fissuras na pele ou mucosas. As verrugas virais podem acometer diversas localizações anatômicas. A infecção é confinada ao epitélio e não resulta em disseminação sistêmica do vírus. Evidência clínica e histopatológica de infecção pelo HPV, em geral, manifesta-se de 1 a 8 meses após a exposição inicial. Diversos tipos de HPV são descritos, alguns deles ligados à carcinogênese. Historicamente, o HPV tem sido classificado de acordo com a localização das lesões nas quais foi inicialmente isolado. Dessa forma, foram definidos três grandes grupos de HPV: cutâneos; mucosos ou genitais; e cutâneos associados à epidermodisplasia verruciforme.

QUADRO CLÍNICO

As verrugas ocorrem em qualquer parte do tegumento. Elas são mais frequentes na idade escolar e na adolescência e geralmente são assintomáticas, exceto quando ocorrem na região plantar, podendo causar dor. São pápulas de consistência endurecida e superfície queratósica ou verrucosa. As formas clínicas são verrugas vulgares, planas, filiformes (Figura 160.4), periungueais, plantares e anogenitais (condiloma acuminado).

DIAGNÓSTICO

1 | **Histopatológico:** é característico com presença de vacuolização da célula epitelial, coilocitose dos núcleos e grânulos grosseiros de querato-hialina (principalmente na verruga vulgar).

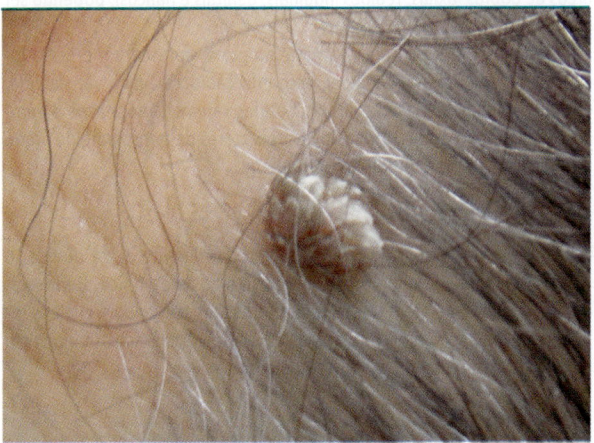

FIGURA 160.4 ■ Verruga viral filiforme.

2 | Detecção e tipagem do HPV por biologia molecular: não são utilizadas de rotina, entretanto são interessantes na identificação de tipos oncogênicos e em investigações epidemiológicas. A coleta deve ser realizada por biópsia cutânea, pois aumenta a positividade do exame. A coleta por *swab* está indicada na infecção de mucosas.

TRATAMENTO

Há diversas modalidades terapêuticas para as verrugas virais que envolvem a destruição física das células infectadas, no entanto, não são uniformemente efetivas e nenhuma tem ação direta antiviral.

1 | Cauterização química: pode ser feita em consultório com ácido nítrico fumegante ou concentrado, assim como com ácido tricloroacético de 70 a 80%. A aplicação é semanal seguida da oclusão com esparadrapo. Após uma semana, realizam-se a curetagem da lesão e a reaplicação do ácido, até a eliminação da verruga. A cauterização química pode ser domiciliar com produtos à base de ácido salicílico e ácido láctico em colódio elástico. Utiliza-se o produto diariamente com oclusão.

2 | Crioterapia com nitrogênio líquido: é realizada em consultório. Há destruição da lesão pelo congelamento. Dependendo do local a ser tratado, é preciso anestesia local. Podem ser necessárias várias sessões.

3 | Eletrocauterização: método eletivo quando houver lesão única ou poucas lesões. Pode ocorrer recorrência das lesões virais.

4 | Imunomoduladores tópicos: o imiquimode 5% creme tópico pode ser utilizado na dose de três aplicações por semana nas lesões, até o desaparecimento da verruga. Uma boa resposta é observada no tratamento do condiloma acuminado.

5 | Tratamento sistêmico: não há fármacos VO comprovadamente eficazes no tratamento das verrugas virais, mas há relatos na literatura do uso do sulfato de zinco oral como imunomodulador.

■ MOLUSCO CONTAGIOSO

Infecção viral da pele causada por um poxvírus, o molusco contagioso é extremamente contagioso entre crianças, geralmente de 4 a 10 anos. O tempo de incubação é variável, entre 2 semanas e 6 meses. O contágio ocorre pelo contato direto com a pele do indivíduo infectado, através de fômites, como toalha molhada e por autoinoculação.

QUADRO CLÍNICO

Pápulas da cor da pele, com depressão ou umbilicação central, muito características da lesão de molusco contagioso; em geral, são assintomáticas (Figura 160.5). As localizações preferenciais de acometimento são as áreas de dobras (axilas, regiões inguinais, genitais e flancos), podendo ser múltiplas.

Algumas crianças, principalmente atópicas, apresentam prurido local com eczematização. Em geral, essa infecção ocorre uma vez na vida, entretanto indivíduos imunocomprometidos são mais propensos a apresentar reinfecção, como HIV-positivos, receptores de transplante de órgão sólido e imunodeprimidos iatrogenicamente.

DIAGNÓSTICO

Histopatologia: embora o quadro clínico dificilmente deixa dúvida, o aspecto histológico do molusco contagioso é bastante típico. Há invaginação da epiderme até a derme e queratinócitos contendo inclusões intracitoplasmáticas grandes, redondas e homogêneas em distribuídas em lóbulos, correspondendo aos corpos de molusco.

TRATAMENTO

1 | Curetagem das lesões: procedimento que pode ser realizado em consultório, com cureta apropriada. Recomenda-se anestesia superficial com creme à base de lidocaína ou em associação com prilocaína. É comum ocorrerem recidivas.

2 | Cauterização química: o uso de ácido tricloroacético de 70 a 80%, em consultório, pode ser utilizado para a cauterização das lesões, principalmente as menores, que apresentam dificuldade para serem curetadas.

3 | Hidróxido de potássio de 5 a 10%: essa solução pode ser aplicada diariamente em domicílio, até a completa eliminação das lesões. Pode ocorrer irritação nos locais de aplicação e descontinuidade do tratamento.

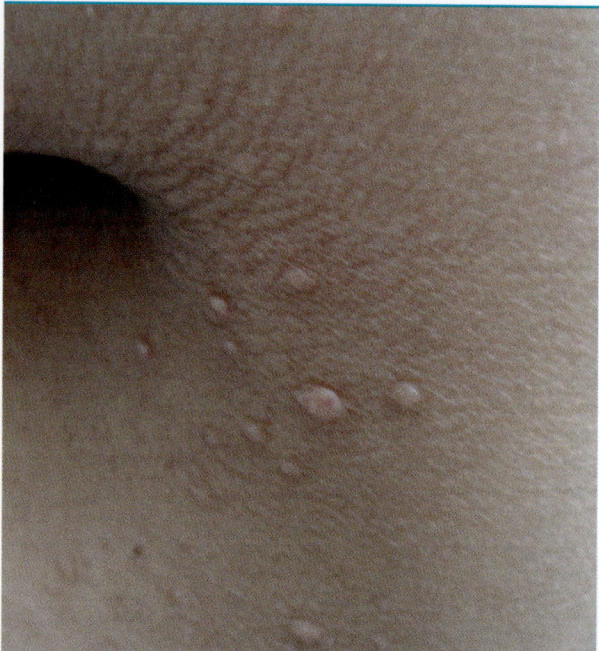

FIGURA 160.5 ■ Molusco contagioso.

REVISÃO

- A infecção recorrente ou recidivante do herpes simples pode ser desencadeada por microtraumas locais, quadros infecciosos, exposição solar e estresse.
- A citologia de Tzanck e a histopatologia caracterizam a vesícula herpética, porém não diferenciam o herpes simples do herpes-zóster/varicela.
- Idosos e pacientes imunocomprometidos apresentam complicações do herpes-zóster, como: maior tempo de evolução; lesões necróticas; quadros extensos ou disseminados; comprometimento visceral; e nevralgia pós-herpética.
- Diversos tipos de HPV são descritos como carcinogênicos, podendo evoluir com carcinoma espinocelular.
- Em crianças atópicas, o molusco contagioso pode complicar com eczematização.
- Em geral, o molusco contagioso ocorre uma vez na vida, exceto em indivíduos imunocomprometidos, mais propensos a apresentar reinfecção.

LEITURAS SUGERIDAS

Brentjens MH, Yeung-Yue KA, Lee PC, Tyring SK. Human papillomavirus: a review. Dermatol Clin. 2002;20(2):315-31.

Frisch S, Guo AM. Diagnostic methods and management strategies of herpes simplex and herpes zoster infections. Clin Geriatr Med. 2013;29(2):501-26.

Kanbayashi Y, Hosokawa T. Vaccination against and treatment of acute herpes zoster for prevention of post-herpetic neuralgia. Curr Pain Headache Rep. 2013;17(10):371.

Sawleshwarkar S, Dwyer DE. Antivirals for herpes simplex viruses. Br Med J. 2015;351:h3350.

Vadlapudi AD, Vadlapatla RK, Mitra AK. Update on emerging antivirals for the management of herpes simplex virus infections: a patenting perspective. Recent Pat Antiinfect Drug Discov. 2013;8(1):55-67.

161

INFECÇÕES BACTERIANAS

- SERGIO YAMADA
- MEIRE BRASIL PARADA
- MARIANA DIAS BATISTA

As infecções bacterianas na pele são mais frequentemente causadas pelo *Staphylococcus aureus* ou *Streptococcus pyogenes*. O *S. aureus* é uma das principais causas de infecção da pele, sendo às vezes muito grave, podendo ser fatal nas formas sistêmicas. Atualmente, em algumas situações, o equilíbrio entre o comensalismo e o parasitismo tem-se descompensado, favorecendo este último. Cidades populosas e hospitalizações aumentaram as oportunidades de disseminação das bactérias, além do uso indiscriminado dos antibióticos, que resultou na sobrevivência seletiva de cepas resistentes.

Relatos de *S. aureus* meticilino-resistentes adquiridos (essas cepas foram denominadas MRSA, *Methicillin-Resistant Staphylococcus aureus*), que, a princípio, estavam relacionados a infecções intra-hospitalares (HA-MRSA), nos últimos anos tem sido documentados de forma crescente nas comunidades (CA-MRSA), em todo o mundo. Além disso, relatos de *S. aureus* e *S. pyogenes* resistentes a macrolídeos têm sido progressivamente mais frequentes. Os enterecocos e os gram-negativos também são importantes agentes etiológicos. Em crianças, o gênero *Haemophilus* que anteriormente foi importante agente de celulites da região periorbitária, com o advento da vacinação tem-se tornado menos frequente.

A pele íntegra representa uma barreira mecânica aos agentes infecciosos, por prover um ambiente seco (a escassez de água é um fator limitante para o crescimento de micro-organismos) e por seu baixo pH. Além disso, os micro-organismos são constantemente removidos pela descamação natural da pele. Outro elemento de defesa é a colonização por micro-organismos constituintes da flora normal com os quais os patógenos necessitam competir para se estabelecer, colonizar a região e depois promover a infecção. A produção de ácidos graxos insaturados é importante por atuar contra o *S. pyogenes*. Além destes fatores, o estado imunológico do hospedeiro é fundamental. Portanto a solução de continuidade, o aumento na hidratação da pele, o desequilíbrio na flora e a queda na imunidade favorecem a infecção. Quanto ao agente infeccioso, a virulência da cepa e o tamanho do inóculo são os fatores determinantes.

Além das doenças que descreveremos a seguir, as infecções bacterianas também podem provocar distúrbios mediados pelas toxinas dos agentes, tais como síndrome do choque tóxico, síndrome da pele escaldada estafilocócica, doença de Kawasaki, psoríase *gutata*, agravamento da dermatite atópica, dentre outras, que não serão abordadas neste capítulo.

Para melhor entendimento, classificamos as infecções bacterianas:

1 | Infecções estreptocócicas:
- impetigo;
- ectima;
- erisipela;

2 | Infecções estafilocócicas:
- impetigo;
- celulite;
- foliculite;
- furúnculo;
- antraz.

3 | Infecções por outros agentes:
- hemófilos: celulite;
- gram-negativos: erisipela-*simile*;
- corinebactérias: tricomicose axilar; queratolise plantar; eritrasma.

IMPETIGO, ECTIMA, ERISIPELA, CELULITE, FOLICULITE, FURÚNCULO E ANTRAZ

IMPETIGO

Infecção piogênica superficial contagiosa causada por estafilococo (mais comumente) ou estreptococo. É doença comum e encontrada com mais frequência em crianças, sendo que, se não tratada rapidamente, pode atingir outras crianças e se tornar um problema de saúde por ser muito contagiosa. Manifesta-se como impetigo bolhoso ou impetigo não bolhoso. A forma bolhosa é causada pelo *Staphylococcus aureus*, e a não bolhosa pode ser estafilocócica ou estreptocócica. No impetigo estreptocócico, a pele íntegra é colonizada em média 10 dias antes do aparecimento da lesão, e a inoculação ocorre por abrasões, picadas de inseto ou outros traumas. No impetigo estafilocócico, os patógenos colonizam o nariz antes de causarem infecção cutânea.

Quadro clínico

- **impetigo bolhoso:** bolhas superficiais flácidas, de conteúdo purulento, que rompem com facilidade e deixam erosões recobertas por crostas melicéricas. O sinal de Nikolsky não está presente. Eritema perilesional e linfadenopatia regional podem estar presentes. As lesões podem apresentar involução no centro e se estender perifericamente, assumindo o aspecto anular (impetigo anular). Pode ocorrer em qualquer localização, mas a face em geral é afetada. Histologicamente, apresentam-se como bolhas subcórneas com neutrófilos no interior.
- **impetigo não bolhoso:** inicia-se com vesículas de paredes finas sobre base eritematosa que evoluem para pústulas. A ruptura permite a saída da secreção seropurulenta que, ao secar, forma crosta castanho-amarelada. Pode haver progressão periférica sem cura central e coalescência de lesões. A face e os membros são os mais acometidos, embora qualquer região da pele possa ser afetada. A histopatologia é semelhante, porém a bolha é frágil e transitória.

O impetigo deve ser diferenciado dos eczemas infectados (na forma anular, não confundir com as dermatofitoses). Glomerulonefrite pode ocorrer após impetigo causado por algumas cepas de *S. pyogenes*.

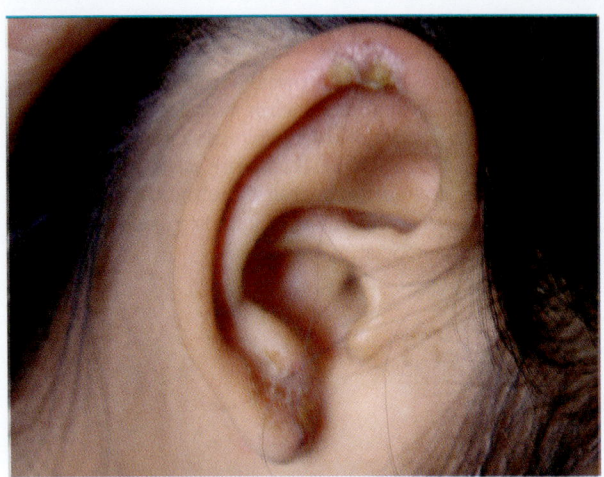

FIGURA 161.1 ■ Impetigo/ectima.

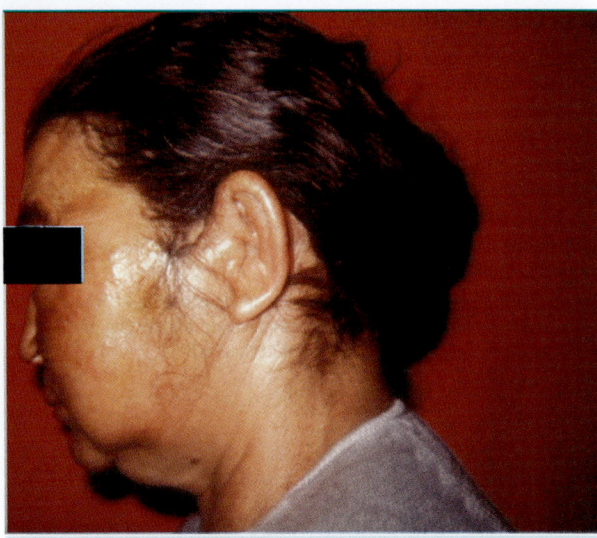

FIGURA 161.2 ■ Erisipela.

ECTIMA

É geralmente causado pelo *Streptococcus pyogenes*, mas, na evolução, tanto o estreptococo como o estafilococo podem ser isolados da lesão. Pode surgir decorrente de um impetigo não adequadamente tratado (Figura 161.1).

Quadro clínico

O ectima se caracteriza por úlcera rasa recoberta por crosta acastanhada aderente circundada por halo eritematoso. A crosta é removida com dificuldade, mostrando uma úlcera irregular e purulenta. As lesões em geral são poucas, mas novas lesões podem aparecer por autoinoculação, com a evolução do quadro. Ocorre com mais frequência em crianças, nos membros inferiores e nos glúteos.

ERISIPELA E CELULITE

A infecção estreptocócica acometendo a derme e o tecido celular subcutâneo superficial é denominada erisipela (Figura 161.2). É uma doença que apresenta alta morbidade. O termo celulite é utilizado quando o acometimento no subcutâneo é mais profundo. Entretanto, às vezes, a celulite pode se manifestar mais superficialmente, e a erisipela, mais profundamente, sendo que, em muitos casos, os dois processos podem coexistir, sendo impossível fazer a distinção entre eles. Além do estreptococo, o estafilococo também pode ser responsabilizado por quadros de celulite. Celulites da face em crianças podem ser causadas pelo *Haemophilus influenzae*. Em pacientes hospitalizados, o *Staphylococcus aureus* é o patógeno mais frequente, mas também devem ser considerados: *Pseudomonas aeruginosa, Escherichia coli* e *Enterococcus* sp.

Quadro clínico

Eritema, edema, dor e aumento de temperatura local, precedidos ou acompanhados de febre. Adinamia e queda do estado geral podem estar presentes. Na erisipela, o eritema é mais vivo, e a borda da lesão mais bem delimitada. Os locais mais comumente afetados são as extremidades (principalmente membros inferiores, em geral unilateral) e a face. Normalmente há uma solução de continuidade na pele que funciona como "porta de entrada" para a infecção. Quadros cutâneos corriqueiros, como tinha dos pés, podem exercer esse papel. Nas crianças recém-nascidas, a parede abdominal pode ser acometida, tendo o coto umbilical como porta de entrada.

Celulites da região orbitária e periorbitária podem ser complicadas por trombose do seio cavernoso, e, nos membros inferiores, infecções de repetição podem resultar no linfedema.

Quando há fatores predisponentes, como alcoolismo, diabetes melito (DM), imunodeficiências, estase venosa, linfedema, cirurgias ortopédicas, linfadenectomias, flebectomia das veias safenas, há maior risco de quadros de repetição.

A erisipela e a celulite devem ser diferenciados do eritema nodoso que, em geral, é bilateral e com múltiplas lesões, e de outras formas de paniculites.

FASCIÍTE NECROSANTE OU GANGRENA ESTREPTOCÓCICA

Parece estar relacionada à virulência da cepa de estreptococo. Estudo em crianças identificou fatores predisponentes, como varicela, injeções intramusculares, trauma glúteo penetrante, abscesso dentário e síndrome do choque tóxico, mas pequenas abrasões da pele ou picadas de inseto também podem ser desencadeantes.

O paciente apresenta-se febril, toxemiado e o quadro inicial é semelhante ao da celulite, podendo apresentar bolhas e equimoses. A lesão evolui com necrose rapidamente progressiva, é endurecida à palpação, podendo evoluir com edema e formação de gás no tecido, e anestesia no local da lesão.

FOLICULITE

Podem ser superficiais ou profundas. São causadas pelo *S. aureus*. A forma superficial também é conhecida como ostiofoliculite ou impetigo de Bockhart e apresenta-se como pústula localizada no óstio folicular que ao romper evolui para formação de crosta. Por ser superficial, não destrói o folículo piloso preservando o pêlo. É uma forma de impetigo de localização folicular.

A sicose da barba caracteriza-se por pústulas foliculares, que podem evoluir para cronicidade se não forem adequadamente tratadas. Deve ser diferenciada da sicose tricofítica, sendo necessários os exames micológico e bacterioscópico, pois o quadro clínico pode ser indistinguível.

O hordéolo é forma de foliculite profunda que acomete a região ciliar (glândulas de Meibomius) com formação de pústula e nódulo eritematoso

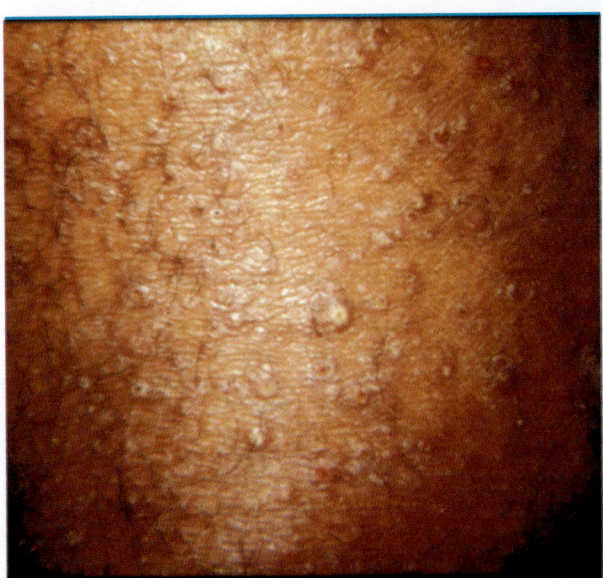

FIGURA 161.3 ■ Foliculite.

doloroso. Lesões pruriginosas na pálpebra e vícios de refração podem ser fatores predisponentes (Figura 161.3).

FURÚNCULO E ANTRAZ

O furúnculo inicia-se como pústula folicular ou como nódulo eritematoso com aumento de temperatura local e dor, evolui para liquefação e drenagem, dando saída à secreção purulenta e eliminação do carnicão. As pernas, coxas e nádegas são os locais mais comumente atingidos. São causados pelo S. aureus. Surtos de furunculose podem ocorrer em famílias e escolas.

O antraz é formado por furúnculos acometendo folículos pilosos contíguos que, ao confluírem, formam placa nodular eritematosa, dolorosa, quente e que posteriormente apresenta mútiplos pontos purulentos de drenagem.

A miíase furunculoide pode trazer confusão diagnóstica com o furúnculo, mas a presença do orifício, pelo qual a larva respira, e da secreção serosa persistente auxiliam na diferenciação.

DIAGNÓSTICO LABORATORIAL

A anamnese e o exame físico são suficientes para o diagnóstico da maioria dos casos.

O diagnóstico laboratorial está indicado quando é necessária a identificação da bactéria ou determinar sua sensibilidade aos antibióticos. O bacterioscópico, a cultura e o antibiograma são os exames rotineiramente utilizados.

Nos pacientes hospitalizados ou na população que, profissionalmente ou por outra razão, frequenta ambientes hospitalares, a cultura e o antibiograma são fundamentais para a identificação da bactéria e para determinar a sua sensibilidade aos antibióticos. As culturas também são recomendadas para pacientes imunossuprimidos por quimioterapia, malignidade, neutropenia ou imunodeficiências.

TRATAMENTO

O impetigo e as foliculites superficiais podem ser tratadas localmente, devendo a lesão ser lavada com água e sabonete. Compressas ou banhos locais 2 ou 3 vezes ao dia com soluções antissépticas, como água boricada 3% ou água d'Alibour 1/10 ou 1/20, seguidas da aplicação de antibióticos tópicos (mupirocina, retapamulina, gentamicina, sulfadiazina de prata ou fusidato de sódio), 3 vezes ao dia, geralmente são efetivas para a resolução destas infecções. Em lesões pouco extensas, o tratamento tópico com mupirocina é equivalente ao tratamento com antibióticos sistêmicos.

Nos quadros extensos ou acompanhados de adenomegalia e/ou febre, ou quando houve falha do tratamento tópico, está indicado o uso de antibiótico sistêmico eficaz contra S. aureus e S. pyogenes (cefalosporinas, tetraciclinas e seus derivados ou macrolídeos). A penicilina pode ser utilizada no tratamento do impetigo quando a etiologia estreptocócica for determinada por cultura,

Na erisipela e na celulite, a antibioticoterapia sistêmica é necessária. A medicação de escolha é a penicilina, que pode ser administrada por via parenteral (penicilina procaína via intramuscular ou penicilina cristalina via endovenosa). As cefalosporinas de primeira geração podem ser utilizadas como alternativa de tratamento por VO. Em casos de alergia à penicilina, pode se utilizar a claritromicina 500 mg 2 vezes ao dia. O tempo de duração do tratamento depende da evolução clínica da doença.

Quando a erisipela acomete os membros inferiores, o repouso e a elevação do membro podem minimizar o edema e a dor, colaborando com a melhor evolução do quadro. O uso de corticoides em dose anti-inflamatória também pode ser considerado para pacientes adultos não diabéticos. A febre normalmente diminui em 24 a 48 horas após o início do tratamento e a sintomatologia diminui em 4 a 6 dias. O tratamento deverá se estender até a melhora do quadro clínico, em média de 10 a 14 dias. Nas celulites e nas erisipelas de repetição, pode-se considerar administração de antibióticos profiláticos, como penicilina benzatina a cada 4 semanas.

Na fasciite necrosante, o paciente deve ser hospitalizado e deve ser feito o debridamento cirúrgico da área de necrose. Pela possibilidade de etiologia polimicrobiana, o tratamento empírico deve ser amplo, com vancomicina ou linezolida associada a carbapenem ou piperacilina-tazobactam. Quando a etiologia estreptocócica for confirmada, a penicilina cristalina deve ser administrada por via EV, associada à clindamicina.

As foliculites superficiais são tratadas como o impetigo, e a sicose da barba frequentemente requer tratamento sistêmico em virtude da cronicidade.

No furúnculo e no antraz, além da antibioticoterapia, deve ser realizada a drenagem da lesão. Na furunculose recorrente, pode-se considerar a descolonização nasal para S.aureus com uso da mupirocina tópica ou da clindamicina sistêmica.

Quando há suspeita de bactéria resistente na etiologia da infecção, deve ser solicitada a cultura e antibiograma para orientar a antibioticoterapia. Para MRSA, doxixilina, clindamincina ou sulfametoxazol-trimetoprima são recomendados.

■ TRICOMICOSE AXILAR

Infecção causada pelo *Corynebacterium tenuis* que acomete os pêlos mais frequentemente na região axilar e pubiana.

QUADRO CLÍNICO

Os pêlos apresentam-se opacos envoltos por concreções pulverulentas, podendo ser de três tipos: amarelada (flava), vermelha (rubra) e preta (nigra). São assintomáticas. A forma mais comum é a flava.

DIAGNÓSTICO

O diagnóstico é feito pelo exame direto utilizando-se o hidróxido de potássio para a clarificação.

TRATAMENTO

É feito pela raspagem dos pêlos e aplicação de álcool iodado a 1%.

ERITRASMA

Infecção causada pelo *Corynebacterium minutissumum* acometendo principalmente as regiões intertriginosas.

QUADRO CLÍNICO

Lesões acastanhadas com descamação fina, bem delimitadas, acometendo principalmente as regiões axilares ou inguinais. Pode acometer também as regiões inframamárias, os espaços interdigitais dos pés e os interglúteos. Devem ser diferenciadas das tinhas, da dermatite seborreica, da psoríase e dos intertrigos candidiásicos.

DIAGNÓSTICO

O diagnóstico é feito pelo exame à luz de Wood (com fluorescência vermelho-coral característica) e exame bacterioscópico examinando-se escamas coradas pela coloração de Gram, no qual se observam cocobacilos gram-positivos.

TRATAMENTO

Utilizam-se os imidazólicos aplicados topicamente, como clotrimazol e miconazol, ou a a eritromicina a 2%. A duração do tratamento varia, sendo suficiente, em geral, por 2 semanas. Nas formas extensas, está indicado o tratamento com antibióticos sistêmicos como a eritromicina 1,0g/dia por 5 a 7 dias. Bons resultados têm sido relatados com claritromicina 1 g em dose única, apesar de ser uma medicação de custo alto.

QUERATÓLISE PLANTAR

Infecção causada pelo *Corynebacterium* e outros agentes bacterianos, que acomete a região plantar, tendo como fator predisponente a umidade excessiva.

QUADRO CLÍNICO

Múltiplas erosões arredondadas superficiais da camada córnea na região plantar, assintomáticas, frequentemente bilaterais.

DIAGNÓSTICO

O diagnóstico é clínico e pode ser confirmado por meio do exame bacterioscópico utilizando-se a coloração pelo método de Gram.

TRATAMENTO

Antibióticos tópicos, como a eritromicina ou a clindamicina, são aplicados 2 vezes ao dia até a regressão do quadro. Podem ser associadas loções antiperspirantes.

REVISÃO

- As infecções bacterianas na pele são mais frequentemente causadas pelo *Staphylococcus aureus* ou *Streptococcus pyogenes*.
- Cidades populosas e hospitalizações aumentaram as oportunidades de disseminação das bactérias, além do uso indiscriminado dos antibióticos, que resultou na sobrevivência seletiva de cepas resistentes.
- Em crianças, o gênero *Haemophilus*, antes importante agente de celulites da região periorbitária, tem-se tornado menos frequente com o advento da vacinação.
- As infecções bacterianas também podem provocar distúrbios mediados pelas toxinas dos agentes, tais como síndrome do choque tóxico, síndrome da pele escaldada estafilocócica, doença de Kawasaki, psoríase gutata e agravamento da dermatite atópica.
- As infecções bacterianas são classificadas em *infecções estreptocócicas* (impetigo, ectima e erisipela), *infecções estafilocócicas* (impetigo, celulite, foliculite, furúnculo e antraz) e *infecções por outros agentes* (hemófilos, gram-negativos e corinebactérias).

LEITURAS SUGERIDAS

Oranje AP, Waard-van der Spek F. Recent developments in the management of common bacterial skin infections. J Infect. 2015;71 Suppl 1:S76-9.

Pereira LB. Impetigo: review. An Bras Dermatol. 2014;89(2):293-9.

Russo A, Concia E, Cristini F, De Rosa FG, Esposito S, Menichetti F, et al. Current and future trends in antibiotic therapy of acute bacterial skin and skin-structure infections. Clin Microbiol Infect. 2016;22 Suppl 2:S27-36.

Shamez L, Garbash M. Staphylococcal skin infections in children. Paediatr Drugs. 2005;7(2):77-102.

Stevens DL, Bisno AL, Chambers HF, Dellinger EP, Goldstein EJ, Gorbach SL, et al. Practice guidelines for the diagnosis and management of skin and soft tissue infections: 2014 update by the infectious diseases society of America. Clin Infect Dis. 2014;59(2):147-59.

162

MICOBACTERIOSES

- MARCOS CÉSAR FLORIANO
- SOLANGE MIKI MAEDA

HANSENÍASE

Hanseníase é doença infecciosa, contagiosa, de caráter crônico e evolução insidiosa, que acomete principalmente a pele e nervos periféricos. No Brasil, é doença endêmica, com detecção anual de cerca de 33.000 casos.[1] Seu agente etiológico, *Mycobacterium leprae*, é uma bactéria gram-positiva de crescimento muito lento. Até o momento, não se obteve o cultivo em meios artificiais. O modo de contágio, embora não totalmente comprovado, ocorre com exclusividade entre os seres humanos e provavelmente se dá por via aérea (secreções nasais, gotículas da fala, tosse, espirro), havendo relatos de inoculação acidental transcutânea. Ocorre contágio quando há contato íntimo e prolongado, sendo os familiares dos doentes bacilíferos os comunicantes de maior risco. Os comunicantes de todos os pacientes sempre deverão ser convocados para consultas médicas e investigação diagnóstica. O período de incubação da doença é bastante longo, variando de três a cinco anos.

QUADRO CLÍNICO E CLASSIFICAÇÃO

O diagnóstico é essencialmente clínico e epidemiológico, realizado por meio da anamnese e do exame dermato-neurológico.

A forma de apresentação inicial é denominada indeterminada. Caracteriza-se por manchas hipocrômicas ou eritêmato-hipocrômicas bem delimitadas, geralmente assintomáticas, podendo ser hipo ou anestésicas. É considerada forma paucibacilar da doença. Quanto à sua evolução, dependendo das características imunológicas do hospedeiro, a hanseníase indeterminada pode desaparecer espontaneamente ou evoluir para outras formas da doença que serão descritas a seguir.

A classificação de Madri, de 1953, divide a hanseníase em dois grupos – indeterminado e dimorfo; e dois tipos – tuberculoide e virchowiano. A classificação proposta por Ridley e Jopling[2] subdivide em cinco formas: TT (tuberculoide polar), BT ou DT (*borderline-tuberculoid* ou dimorfa-tuberculoide), BB ou DD (borderline-*borderline* ou dimorfa-dimorfa), BL ou DV (*borderline-lepromatous* ou dimorfa-virchowiana) e LL ou VV (*lepromatous* ou virchowiana polar).

A forma tuberculoide caracteriza-se pela presença de lesões em placa, eritematosas ou acastanhadas, com bordas bem delimitadas, sendo, em geral, pouco numerosas e restritas a uma área do corpo. Há perda de sensibilidade local. Ocorre espessamento assimétrico de nervos periféricos próximo às lesões cutâneas. É forma paucibacilar com alta resistência imunológica celular específica ao bacilo.

Na forma multibacilar (virchowiana), o acometimento é disseminado, com a presença de nódulos, placas extensas e infiltração difusa do tegumento (Figura 162.1). A infiltração na face e lóbulos de orelhas, com perda de sobrancelhas (madarose), confere o aspecto conhecido por *facies leonina*. Pode ocorrer acometimento sistêmico, principalmente de gânglios linfáticos, olhos, nariz, testículos, fígado, baço, entre outros, excetuando-se o sistema nervoso central (SNC).

Alguns indivíduos podem evoluir para formas intermediárias dentro do espectro da doença, chamadas de formas dimorfas (ou *borderline*), também consideradas multibacilares. As lesões características deste grupo apresentam-se com borda ferruginosa com centro plano hipocrômico e liso. Essas lesões também são conhecidas como lesões "foveolares" ou em "queijo suíço".

SURTOS REACIONAIS OU REAÇÕES HANSÊNICAS

São fenômenos inflamatórios agudos que podem ocorrer durante a evolução da hanseníase e podem causar danos precoces ao paciente se não diagnosticados e tratados rapidamente. Podem ser de dois tipos:

a | Reação tipo I ou reversão: exacerbação de lesões preexistentes e/ou surgimento abrupto de novas lesões. As lesões cutâneas tornam-se mais enduradas e eritematosas, podendo ser acompanhadas de febre, mal-estar geral, tenosinovites e neurites. Essa reação decorre de uma exacerbação da resposta imunecelular do indivíduo nas formas intermediárias da doença (formas dimorfas).

b | Reação tipo II ou eritema nodoso hansênico (ENH): aparecimento de novas lesões, de características diferentes das lesões específicas preexistentes. São pápulas e nódulos eritematosos, dolorosos à palpação, que surgem no tronco, membros e eventualmente na face. Essa reação não se restringe somente à pele, podendo ser acompanhadas de febre, mal-estar geral, neurite, artrite, uveíte, orquite e/ou proteinúria. Admite-se que o ENH seja causado pela destruição bacilar e liberação de antígenos que estimulariam a formação de anticorpos e consequente ativação da cascata do complemento. O ENH ocorre nas formas multibacilares (DV ou VV).

DIAGNÓSTICO

1 | Clínico: por meio do exame dermatoneurológico, que avalia as alterações tegumentares e neurológicas (avaliação da sensibilidade térmica, dolorosa e tátil). Essa avaliação pode ser complementada com o teste da histamina, na qual se aplica uma gota da solução milesimal de histamina sobre a pele seguida de uma leve escarificação no local. Se ocorrer a tríplice reação de Lewis, há integridade neural. Diminuição da sudorese em áreas do tegumento também é indicativo de dano neural e deve ser valorizada.

2 | Baciloscopia: coleta-se um raspado intradérmico da lesão, lóbulos da orelha, cotovelos e joelhos. Faz-se esfregaço com o material e fixa-se com o calor. O material é submetido à coloração de Ziehl-Neelsen ou Fite-Faraco para a pesquisa da presença ou não de bacilos. Quando negativa, não exclui o diagnóstico da doença, mas, quando positiva, permite classificar o caso como multibacilar, independente do numero de lesões cutâneas presentes.

3 | Exame histopatológico: fornece grandes subsídios para o diagnóstico, classificação da forma e escolha do esquema terapêutico. As formas paucibacilares caracterizam-se pela presença de granuloma tipo tuberculoide com escassez de bacilos, e nas formas multibacilares, o granuloma é do tipo macrofágico com células de citoplasma espumoso (células de Virchow) e grande quantidade de bacilos.

4 | Outros exames: sorologias com pesquisa de anticorpos contra componentes específicos do *M. leprae* (anticorpos anti-PGL 1 – "glicolipídeo fenólico 1", anticorpos anti-ND-O-LID-1 – *leprosy IDRI diagnostic 1*) ainda não são empregadas na rotina, mas mostram-se úteis em estudos epidemiológicos. Esses anticorpos estão presentes em maior quantidade nos pacientes multibacilares, mas podem estar negativos nos paucibacilares. A pesquisa de antígenos por reação em cadeia da polimerase (PCR) também é útil, principalmente na pesquisa das formas paucibacilares.

Intradermorreação de Mitsuda: injeta-se 0,1 mL de antígeno de Mitsuda e realiza-se a leitura após 28 dias. Ela mede a capacidade de formação de granuloma tipo tuberculoide e avalia a capacidade de resposta imunecelular do hospedeiro frente ao bacilo, fornecendo apenas o prognóstico, pois cerca de 90% da população é reatora. Não se trata de teste diagnóstico.

TRATAMENTO

Poliquimioterapia (PQT) utilizando-se a seguinte classificação operacional:

1 | Paucibacilar (forma indeterminada, forma tuberculoide ou pacientes com até 5 lesões cutâneas)

Duração – 6 doses mensais supervisionadas em até 9 meses:
- Rifampicina: 600 mg VO – dose mensal, supervisionada.
- Dapsona (diamino-difenil-sulfona): 100 mg VO – dose diária, autoadministrada.

2 | Multibacilar (forma dimorfa, forma virchowiana ou pacientes com mais de 5 lesões cutâneas)

Duração – 12 doses mensais supervisionadas em até 18 meses:
- Rifampicina: 600 mg VO – dose mensal, supervisionada.
- Dapsona (diamino-difenil-sulfona): 100 mg VO – dose diária, autoadministrada.
- Clofazimina: 300 mg VO – dose mensal supervisionada + 50 mg VO – dose diária, autoadministrada.

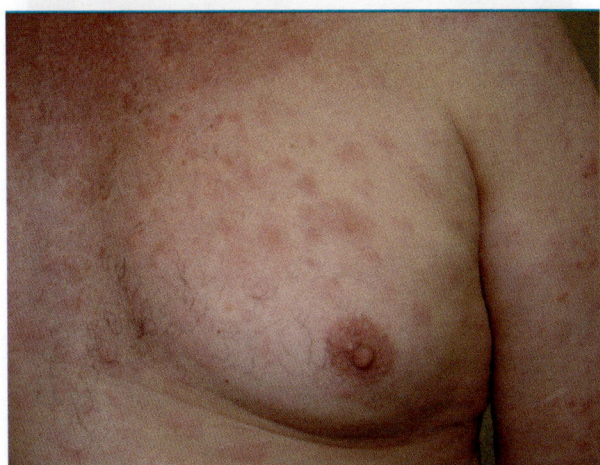

FIGURA 162.1 ■ Lesões difusas de hanseníase virchowiana.

A alta por cura é dada após a administração do número de doses pelo esquema terapêutico, dentro do prazo recomendado. Nos casos de intolerância aos fármacos da PQT, outras possibilidades são a minociclina 100 mg/dia e a ofloxacina 400 mg/dia.[3]

TRATAMENTO DOS SURTOS REACIONAIS

A ocorrência de reações hansênicas não retarda o início da PQT, não implica a sua interrupção e não é indicação de reinício da PQT se o paciente já tiver concluído o tratamento.

1 | **Reação tipo I**: prednisona 1 a 1,5 mg/kg/dia VO, com redução lenta e gradativa (em cerca de 2 a 3 meses).

2 | **Reação tipo II**: o eritema nodoso hansênico é tratado com talidomida na dose de 100 a 400 mg/dia. Quando a talidomida (teratogênica) não puder ser utilizada, indica-se prednisona na dose de 1 mg/kg/dia VO. Ocorrendo manifestações extracutâneas (neurite, iridociclite, orquiepididimite, glomerulonefrite, artrites e/ou vasculites), deve-se associar prednisona na dose de 0,5 a 1 mg/kg/dia. A pentoxifilina 1.200 mg/dia VO é opção à talidomida.

■ TUBERCULOSE CUTÂNEA

A tuberculose é causada pelo *Mycobacterium tuberculosis* e compromete principalmente os pulmões. A tuberculose cutânea ocorre quando o bacilo atinge a pele por via endógena (a partir de focos de infecção no próprio organismo) ou exógena. O *Mycobacterium tuberculosis* faz parte do "M. tuberculosis complex (MTBC)" que inclui outras espécies geneticamente relacionadas e que também podem causar tuberculose: *M. bovis, M. africanum, M. microti, M. pinnipedi, M. caprae* e *M. canettii*.

Em 2014, foram detectados cerca de 9.600.000 novos casos de tuberculose no mundo com estimativa de 1.500.000 mortes em decorrência da doença.[4] No Brasil, em 2014, a prevalência foi de 52.000 casos, a incidência foi de 44.000 casos e ocorreram 3.800 mortes, demonstrando tratar-se de um importante problema de saúde pública. Cerca de um terço da população mundial alberga a infecção latente, e 5 a 10% podem desenvolver a doença ativa durante a sua vida. As manifestações cutâneas não são muito frequentes; no entanto, a suspeita diagnóstica é bastante importante – principalmente nos indivíduos imunocomprometidos.

O *M. tuberculosis* é um bacilo álcool-ácido resistente (BAAR) cultivável em diferentes meios de cultura. O período de reprodução é longo, de 16 a 20 horas. A tuberculose primária, sendo a forma pulmonar a mais comum, é adquirida por meio da inalação das gotículas de Flügge. Nas diversas formas de tuberculose cutânea, o número de bactérias é muito pequeno (exceto no cancro primário e na tuberculose miliar aguda) e sua virulência é baixa.

A interação do parasita com o hospedeiro é importante para a determinação da forma clínica da doença. A primoinfecção tuberculosa também pode ocorrer na pele. Neste caso, encontramos o ponto de inoculação (cancro de inoculação), linfangite e adenites satélites – semelhante ao que ocorre no pulmão. Na maioria dos casos, a lesão regride espontaneamente deixando uma pequena cicatriz. Após a primoinfecção, ocorre um estímulo imunológico, variável de indivíduo para indivíduo, podendo ser avaliado pelo teste de derivado de proteína purificada (PPD), que mede a resposta imune celular.

No indivíduo que já teve tuberculose pulmonar ou em outros órgãos, a reinfecção da pele apresentará aspectos polimorfos, diferindo da infecção primária.

O modo pelo qual o bacilo atinge a pele também contribui para o aspecto clínico da doença. A pele pode ser acometida por via exógena, por contiguidade, por disseminação hematogênica ou por autoinoculação.

QUADRO CLÍNICO

A seguir, são enumeradas as principais formas clínicas da tuberculose cutânea.

1 | **Complexo primário tuberculoso (cancro tuberculoso)**
- Caracteriza-se por pequena pápula ou úlcera indolor de difícil cicatrização que pode crescer lentamente. Na maioria dos casos não há sintomatologia sistêmica.

2 | **Tuberculose verrucosa**
- Ocorre mais comumente nas mãos e antebraços. Inicia-se como uma pápula que se torna queratósica. A lesão, em geral, é solitária. O teste tuberculínico é geralmente positivo.

3 | **Lúpus vulgar**
- Os pacientes com lúpus vulgar apresentam tuberculose em outros órgãos ou foco de tuberculose subclínico, atingindo a pele por via hematogênica, linfática ou mais raramente por contiguidade.
- A lesão inicial é uma placa ou pápula, de crescimento lento, progressivo e centrífugo, tendo preferência pelas áreas expostas como face (nariz, regiões malares, orelhas), mãos e antebraços. A parte central da lesão tem um aspecto cicatricial.

4 | **Escrofuloderma**
- Resulta do envolvimento contíguo da pele a outro foco tuberculoso, mais comumente a tuberculose ganglionar, óssea ou articular. Inicia-se como um nódulo firme aderente à pele, de coloração avermelhada ou violácea, que evolui para flutuação, supuração e fistulização. A lesão pode ser única ou múltipla, com tendência a confluir formando grandes massas infiltradas que se intercomunicam por trajetos fistulosos (Figura 162.2).

5 | **Outras apresentações clínicas**
- Periorificial, miliar aguda, tuberculose cutânea devido à vacinação por BCG, gomosa. Quadros de tubercúlides: tubercúlide pápulo-necrótica, líquen escrofuloso, eritema endurado de Bazin (EEB), flebite granulomatosa nodular.

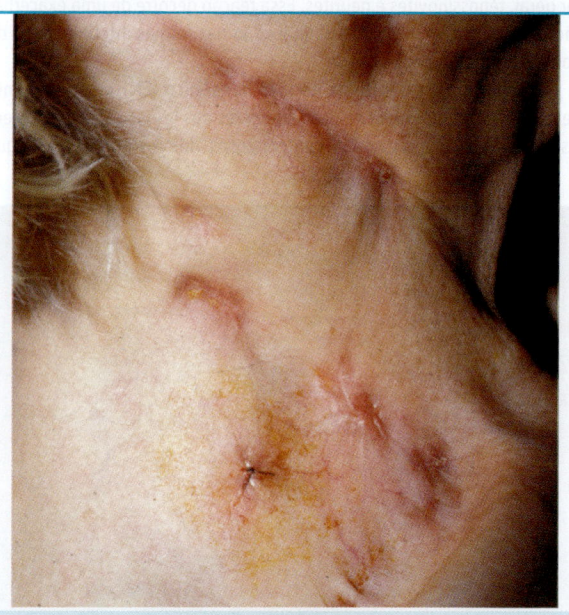

FIGURA 162.2 ■ Tuberculose cutânea (escrofuloderma) na região cervical.

Fonte: Imagem cedida pela Profa. Jane Tomimori.

DIAGNÓSTICO E TRATAMENTO

DIAGNÓSTICO

1 | Baciloscopia: o mais solicitado é o exame de escarro, que pode também ser obtido por meio da broncoscopia. A secreção cutânea também pode ser encaminhada para exame baciloscópico (coloração de Ziehl-Neelsen).

2 | Cultura para micobactérias: o crescimento nos meios de cultura é lento, aproximadamente 28 dias para o *M. tuberculosis*, e muitas vezes o tratamento é instituído mesmo sem a identificação do agente. A respirometria radiométrica (Bactec System®) mede a quantidade de liberação de gás carbônico pelas micobactérias durante a multiplicação dentro de um meio de cultura líquido. Este teste permite o diagnóstico em torno de 12 dias.

3 | Intradermorreação de PPD: injeta-se 0,1 mL de antígeno de PPD por via intradérmica no terço médio da face anterior do antebraço esquerdo e realiza-se a leitura após 48 e 72 horas. Ela mede a resposta imunecelular, indicando a sensibilização do indivíduo ao bacilo da tuberculose. Pode haver reação cruzada com outras micobacterioses atípicas. Não é teste diagnóstico, pois pode ser positivo quando o indivíduo recebeu vacinação com o BCG ou quando houve um contato prévio natural com o bacilo. Quando a enduração no local da intradermorreação é grande, pode-se fazer a suspeita de doença ativa:
- 0 a 4 mm – não reator;
- 5 a 9 mm – reator fraco: vacinado com BCG ou infectado pelo *M. tuberculosis* ou por outras micobactérias;
- 10 mm ou mais – reator forte: infectado pelo *M. tuberculosis*, que pode estar doente ou não, e vacinados com BCG nos últimos dois anos.

4 | Exame histopatológico: fornece grandes subsídios para o diagnóstico da doença e a sua forma clínica.

5 | Biologia molecular: técnicas como reação em cadeia da polimerase em tempo real (RT-PCR) têm sido desenvolvidas para a identificação das colônias de micobactérias. Ela é útil na diferenciação das cepas, desde que a cultura seja positiva. A detecção do agente infeccioso por meio de técnicas biomoleculares ainda não apresenta boa sensibilidade. Os métodos de hibridização permitem um diagnóstico rápido da espécie e se há resistência bacteriana aos medicamentos usados no tratamento da tuberculose.

6 | Outros exames: métodos que dosam citocinas e são denominados *interferon-gamma release assays* (IGRAs), como o QuantiFERON®-TB Gold In-Tube (QFT-GIT) e o T-SPOT®.TB. Estes novos testes parecem ser mais sensíveis que o teste intradérmico com o PPD no diagnóstico de tuberculose latente.

TRATAMENTO

O tratamento recomendado pelo Ministério da Saúde (MS)[5] é o esquema básico (2RHZE/4RH) para adultos e adolescentes (Tabela 162.1).

A vacinação com BCG promove uma redução em 50% do risco de desenvolver tuberculose pulmonar ou extrapulmonar, elevando a taxa de proteção para as formas mais graves, como a meningite tuberculosa.

■ MICOBACTERIOSES ATÍPICAS

A micobacteriose atípica também conhecida como MOTT (*Mycobacteria other than tuberculosis*) ou NTM (*Non tuberculous mycobacteria*) pode ocorrer em indivíduos imunocompetentes, assim como em indivíduos apresentando imunodepressão. A Aids e o advento de novos imunodepressores utilizados nos transplantes, no tratamento de doenças inflamatórias ou autoimunes aumentaram a incidência das micobacterioses.

EPIDEMIOLOGIA

O reservatório dessas micobactérias é enorme, podendo ser encontrados em peixes, aves, bovinos, macacos, solo, água e locais úmidos. São descritas cerca de 90 MOTT, e apenas um terço pode causar doença em humanos.

QUADRO CLÍNICO

O comportamento da infecção varia de acordo com o estado imunológico do hospedeiro. Nos indivíduos imunocomprometidos, pode aparecer como doença disseminada *d´emblée* ou lesões localizadas (Figura 162.3), acompanhada de sintomatologia geral, como febre e astenia, podendo ter como foco inicial o pulmão. Em geral, as lesões cutâneas localizadas são inflamatórias, papulosas ou nodulares, indolores e que evoluem no local da inoculação do agente.

DIAGNÓSTICO

Os exames subsidiários utilizados para o diagnóstico das micobacterioses atípicas são os mesmos utilizados para tuberculose, sendo fundamental a identificação do agente pela cultura para que se possa caracterizar a doença.

TRATAMENTO

Não há consenso no tratamento das diferentes formas de micobacterioses atípicas. Frente a essa infecção micobacteriana, recomenda-se, se o ta-

TABELA 162.1 ■ Esquema básico para formas pulmonares e extrapulmonares em adultos e adolescentes (> de 10 anos)				
REGIME	**FÁRMACOS**	**FAIXA DE PESO**	**UNIDADE/DOSE**	**MESES**
2 RHZE Fase intensiva	RHZE 150/75/400/275 comprimido em dose fixa combinada	20 kg-35 kg 36 kg-50 kg > 50 kg	2 comprimidos 3 comprimidos 4 comprimidos	2
4 RH Fase de manutenção	RH Comprimido ou cápsula 300/200 ou 150/100	20-35 kg 36 kg-50 kg > 50 kg	1 comprimido ou cápsula 300/200 mg 1 comprimido ou cápsula 300/200 mg + 1 comprimido ou cápsula 150/100 mg 2 comprimidos ou cápsulas 300/200 mg	4

R: Rifampicina; H: Isoniazida; Z: Pirazinamida; E: Etambutol.
Fonte: Brasil.[5]

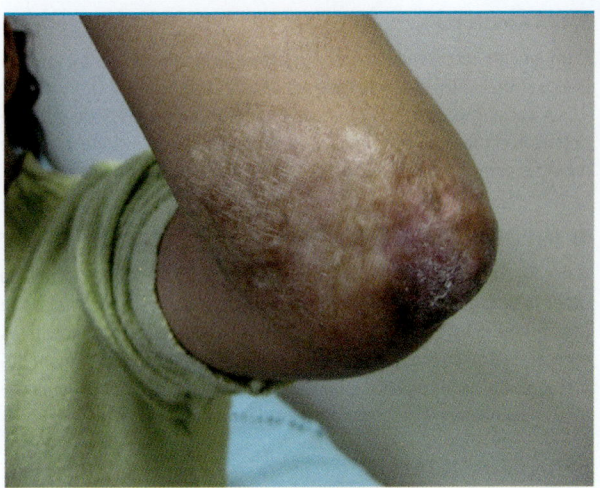

FIGURA 162.3 ■ Lesão de micobacteriose atípica no cotovelo.

manho da lesão permitir, a exérese cirúrgica associada à terapia sistêmica com antibióticos. A exérese cirúrgica ampla com segurança na sua margem tem sido preconizada por alguns autores.

Os macrolídeos, como a claritromicina e a azitromicina agem sobre o *M. avium-intracellulare* e o *M. chelonae*. Já as quinolonas ciprofloxacina, ofloxacina e levofloxacina são ativas contra *M. fortuitum* e *M. kansasii*. A ação da doxiciclina e minociclina contra o *M. marinum* também tem sido descrita. Imipenem pode ser utilizado nos casos mais graves. Os medicamentos contra a tuberculose e a hanseníase podem ser úteis no tratamento da micobacteriose atípica. O tratamento combinado (associação de 2 a 3 medicamentos) é o recomendado. Os esquemas de tratamento podem durar de 1 a 6 meses, exceto para o *M. kansasii* que requer maior tempo de tratamento. Quando não foi possível o isolamento ou identificação do agente causal, o tratamento pode ser iniciado com a associação de claritromicina com amicacina ou claritromicina com ciprofloxacina.

A vacinação com BCG parece dar certa proteção na infecção pelo *M. ulcerans*, prevenindo a osteomielite.

REVISÃO

- No Brasil, a hanseníase é doença endêmica, com detecção anual de cerca de 33.000 casos.
- O diagnóstico da hanseníase é essencialmente clínico e epidemiológico realizado por meio da anamnese e do exame dermato-neurológico.
- A forma de apresentação inicial da hanseníase é denominada indeterminada e, dependendo das características imunológicas do hospedeiro, pode evoluir para as formas tuberculoide, dimorfa ou virchowiana.
- Reações hansênicas são fenômenos inflamatórios agudos que podem ocorrer durante a evolução da hanseníase e que podem causar danos precoces ao paciente se não diagnosticados e tratados rapidamente.
- As manifestações cutâneas da tuberculose e de outras micobacterioses não são muito frequentes; no entanto, a suspeita diagnóstica é bastante importante, principalmente nos indivíduos imunocomprometidos.

■ REFERÊNCIAS

1. Global leprosy: update on the 2012 situation. Wkly Epidemiol Rec. 2013; 88(35):365-79.
2. Ridley DS, Jopling WH. Classification of leprosy according to immunity. A five-group system. Int J Lepr Other Mycobact Dis. 1966;34(3):255-73.
3. Brasil. Ministério da Saúde. Diretrizes para vigilância, atenção e eliminação da hanseníase como problema de saúde pública [Internet]. Brasília: MS; 2016 [capturado em 28 jul. 2016]. Disponível em: http://www.cve.saude.sp.gov.br/htm/hans/pdf/HANS16_Manual_Tecnico_Operacional.pdf.
4. Global tuberculosis report 2015. [Internet]. WHO; 2015 [capturado em 28 jul. 2016]. Disponível em: http://apps.who.int/iris/bitstream/10665/191102/1/9789241565059_eng.pdf?ua=1.
5. Brasil. Ministério da Saúde. Nota técnica nº 01/2010/CGPNCT/DEVEP/SVS/MS, de 02 de fevereiro de 2010. Nota técnica sobre posologia do esquema básico com comprimidos em doses fixas combinadas recomendada pela PNCT e as informações constantes na bula do fabricante [Internet]. Brasília: MS; 2010 [capturado em 28 jul. 2016]. Disponível em: ftp://ftp.cve.saude.sp.gov.br/doc_tec/tb/2010/tb10_nt01_posologia.pdf.

163

MICOSES SUPERFICIAIS

- CRISTHINE KAMAMOTO
- DALVA REGINA NETO PIMENTEL
- SÉRGIO TALARICO-FILHO

As micoses superficiais são infecções fúngicas frequentes que acometem a pele e seus anexos (pelos e/ou unhas), mucosas e semimucosas. Podem ser classificadas em:

- Micoses superficiais estritas ou propriamente ditas: infecções da camada córnea da pele ou da cutícula do pelo, oligo ou assintomáticas de evolução crônica, uma vez que raramente induzem resposta imunológica no hospedeiro. Como, por exemplo, piedra branca, piedra preta, tinha negra e pitiríase versicolor.
- Micoses superficiais cutâneas ou superficiais mucocutâneas: acometem a pele, pelos e/ou unhas, mucosas e semimucosas, como as dermatofitoses, candidíase ou candidose superficial e dermatomicoses causadas por fungos filamentosos não dermatófitos (FFND) hialinos e melanizados.

A prevalência dos fungos varia segundo condições geográficas e sociais e fatores do hospedeiro, tais como sexo, faixa etária, sudorese e imunossupressão.

As leveduras do gênero *Malassezia* são lipofílicas e fazem parte da microbiota normal da pele, acometendo comumente adolescentes e adultos jovens, pois há maior secreção sebácea devido ao estímulo androgênico nestas faixas etárias. Má nutrição, clima quente, hiperidrose, hábitos de higiene que levam à hiper-hidratação da pele, uso de óleos para banho, anticoncepcional oral e corticosteroide sistêmico, gravidez e imunossupressão são considerados fatores que predispõem à colonização da pele por essas leveduras.

As dermatofitoses são causadas por dermatófitos, fungos filamentosos septados hialinos capazes de invadir tecidos queratinizados nos homens e animais (queratinofílicos). As vias de contágio são contato direto inter-humano, animais infectados, solo e fômites contaminados. As espécies antropofílicas (p. ex., *Trichophyton tonsurans*) infectam preferencialmente o homem e se encontram em equilíbrio com o hospedeiro, podendo fazer parte da microbiota normal da pele. As espécies geofílicas vivem em diferentes condições do solo e podem ter o homem como hospedeiro esporadicamente, sendo pouco adaptadas ao ser humano. As espécies zoofílicas (p. ex., *Microsporum canis*) parasitam os animais e raramente o homem e são reservatórios para as tinhas humanas. Tais espécies infectam preferencialmente pele e anexos conforme sua afinidade às classes de queratina. As espécies do gênero *Microsporum* têm afinidade por pele e pelo, as do gênero *Epidermophyton* por pele e unha e as do gênero *Trichophyton* por pele, pelo e unha. Foram descritas espécies do gênero *Microsporum* parasitando a unha.

As espécies do gênero *Candida* fazem parte da biota normal da pele e mucosas. Podem ser encontradas na boca, áreas flexurais, vagina, intestino e orofaringe. Consoante o estado imunológico do hospedeiro e virulência, as células se multiplicam e transformam-se na forma infectante com esporos, pseudo-hifas e hifas. A *Candida albicans* é a espécie mais frequente.

■ QUADRO CLÍNICO E DIAGNÓSTICO

O Quadro 163.1 apresenta o agente etiológico e o quadro clínico, entre outras informações, referentes às micoses superficiais.[1]

TÉCNICAS LABORATORIAIS UTILIZADAS PARA O DIAGNÓSTICO DAS MICOSES SUPERFICIAIS

1 | Exame micológico direto: o material coletado pode ser proveniente de escamas, pelos e unhas que é processado de várias formas: a fresco ou mais comumente com hidróxido de potássio a 20% (KOH) e dimetil-sulfóxido (DMSO).
2 | Exame histopatológico: biópsia de unha, retirada tangencial da lâmina ungueal ou curetagem da unha. O material é corado pelo ácido periódico de *Schiff* (PAS) ou pela prata, e pode ser feito em situações especiais onde o exame micológico de rotina não é possível de ser realizado.
3 | Exame direto corado com calcoflúor *white*: dissolver KOH em 90 mL de água destilada com glicerol e adiciona-se o calcoflúor sobre o material coletado e observa-se em microscópio de fluorescência. Técnica cara bastante sensível e que demonstra o fungo viável.
4 | Cultura: imprescindível para o isolamento e identificação do fungo, e a macroscopia permite diferenciar um fungo filamentoso do fungo leveduriforme. O ágar *Sabouraud* é o meio de cultura mais comumente utilizado.
5 | Cultivo em lâmina: conhecido pela técnica de microcultivo (estuda aspectos microscópicos do fungo).
6 | Lâmpada de Wood: auxilia no diagnóstico e controle do tratamento da tinha do couro cabeludo e pitiríase versicolor: Tinha do couro cabeludo: *M. canis* ou *M. audouinii*: verde-azulada; *T. schoenleinii*: verde-palha. Pitiríase versicolor: fluorescência em tom prateado.

A tinha nigra em certas ocasiões pode ser confundida com lesões melanocíticas cujo exame dermatoscópico demonstra áreas pigmentadas que não seguem o padrão em sulcos. Existe forte associação com hiperidrose palmar.

A pitiríase versicolor apresenta comportamento crônico e recidivante. A face é o sítio menos frequente em adultos e mais comum em crianças. A denominação "versicolor" é justificada pelo polimorfismo de seu quadro clínico.

> **ATENÇÃO!**
>
> O termo sinal de Zileri corresponde à descamação furfurácea na superfície das lesões de pitiríase versicolor após estiramento da pele.

A tinha do couro cabeludo é bastante frequente na infância cuja transmissão ocorre por meio de escovas de cabelo e brinquedos contaminados, e adultos (subclínicos ou portadores assintomáticos) que convivem com as crianças. A tonsura ocorre pela invasão da córtex proximal por hifas levando ao rompimento do fio. O comprometimento do pelo pode ser endotrix – esporos e/ou hifas dentro do pelo; ou ectotrix – esporos fora do pelo com esporos e/ou hifas dentro do pelo. Apresenta-se de duas formas: microspórica – geralmente a lesão é única, grande e bem delimitada causada por dermatófitos zoofílico ou geofílico; e tricofítica – múltiplas lesões de pequenas dimensões causadas por dermatófitos antropofílicos. Na dermatoscopia, foi descrita alteração da haste do fio em vírgula "comma". Mais raramente, outros agentes foram descritos, como *Trichophyton soudanense*, *Trichophyton violaceum* e *Microsporum langeronii*.

Outra entidade grave de tinha do couro cabeludo é a tinha favosa ou *favus*, condição pouco frequente atualmente causada pelo *T. schoenleinii*. É caracterizada por crostas amareladas cupuliformes aderidas aos fios que contêm hifas infectantes levando à inflamação e alopecia cicatricial sem cura na puberdade.

Vale ressaltar que há outras formas menos frequentes, como a tinha da barba (tinha do corpo localizada na barba e sicose semelhante à foliculite bacteriana), tinha da mão (doença de uma mão e dois pés, *T. rubrum* é o agente mais comumente isolado e diferencial com dermatite de contato é mandatório) e tinha da orelha (o diagnóstico pode ser confundido com dermatite seborreica).

Há três formas de tinha do pé: tinha interdigital, que pode ser aguda ou crônica associada a bactérias e leveduras; tinha em "mocassim", pruriginosa e descamativa com eritema na planta e borda dos pés, tendendo à cronicidade, e tinha inflamatória ou vesiculosa com presença de vesículas sobre base eritematosa na região plantar. Ocorre quando o fungo determinante não é adaptado.

Onicomicose é uma infecção fúngica crônica da unha responsável cerca de 50% das alterações ungueais. Sua prevalência varia entre 2 a 23% na população geral e aumenta com a idade. As unhas dos pés são acometidas em 80% dos casos devido ao crescimento lento e à exposição a microtraumas e agentes bacterianos.

> **ATENÇÃO!**
>
> O termo "onicomicose" engloba as infecções ungueais causadas por fungos dermatófitos (responsáveis por 90% dos casos), FFND e leveduras exógenas e do gênero *Candida*. A tinha da unha se refere à infecção da unha por dermatófitos.

A candidíase superficial consiste nas infecções fúngicas por leveduras do gênero *Candida* restritas à pele, a mucosas e a semimucosas. As manifestações clínicas variam segundo o sítio de infecção. Candidíase oral é comum em recém-nascidos (RNs) (sapinho), indivíduos diabéticos e pacientes com Aids. Apresenta-se sob as seguintes formas: pseudomembranosa (placas brancas na mucosa oral e língua), atrófica eritematosa (eritema em geral na língua), eritematosa crônica (forma mais comum) e queilite angular (*perlèche* – descamação, eritema e fissuras na comissura labial). Candidíase cutânea ocorre nas áreas de dobras da pele (áreas intertriginosas) manifestando-se por eritema, descamação e por vezes fissuras com exsudação e lesões satélites. Também conhecida como intertrigo. Candidíase vaginal, balanite fúngica e candidíase da área das fraldas serão abordadas nos capítulos relacionados.

QUADRO 163.1 ■ Características principais das micoses superficiais

DOENÇA	AGENTE ETIOLÓGICO	QUADRO CLÍNICO	SÍTIO DE COLETA	MATERIAL	EXAME DIRETO	CULTURA	MICROCULTIVO	HISTOPATOLOGIA
Piedra branca	Leveduras do gênero *Trichosporon*: *T. ovoides, T. inkin, T. beigelii*	Nódulos amolecidos e irregulares, de cor branca ao castanho-claro	Haste do pelo do couro cabeludo, barba, axila e região genital (indivíduo imunocomprometido)	Pelo	Nódulo claro perpendicular e à haste do pelo	Branco-amarelada e superfície de aspecto cerebriforme		
Piedra preta	*Piedraia hortae* – fungo filamentoso septado demáceo	Nódulos pretos firmes e aderentes ao pelo, haste do pelo do cabelo (mais comumente)	Haste do pelo do cabelo (mais comumente)	Pelo	Nódulos pretos firmes e aderentes ao pelo com ascos (dois a oito ascósporos fusiformes e encurvados)	Preta		
Tinha negra	*Hortaea werneckii* – fungo filamentoso septado melanizado	Mácula na pele da palma da mão ou planta dos pés	Pele da palma da mão ou planta dos pés	Escamas	Hifas septadas melanizadas			Histopatologia: hifas melanizadas septadas e ramificadas na camada córnea
Pitiríase versicolor	*Malassezia* sp.: *M. sympodialis, M. globosa, M. slooffiae, M. furfur*	Lesões foliculares, coalescentes, ovais ou arredondadas e superfície com descamação furfurácea, hipocrômica (branca) ou hipercrômica (eritematosa, acastanhada e preta) região cervical, dorso, ombro e braços	Pele	Escamas	Estruturas leveduriformes agrupadas lembrando "cachos de uva" e pseudo-hifas curtas entremeadas	Leveduriforme branca ou branco-amarelada	Estruturas em "garrafa de boliche"	Estruturas em "garrafa de boliche" com pseudo-hifas curtas na camada córnea (coloração PAS – ácido periódico de Schiff)
Dermatofitoses (ou tinhas)	Dermatófitos – gêneros *Microsporum, Trichophyton* e *Epidermophyton*		Pele (borda da lesão) / pelo/unha (transição entre pele sã e doente)	Pelo e/ou escamas do couro cabeludo, escamas pele, massa subcórnea	Hifas hialinas septadas			Hifas septadas hialinas são coradas pela prata e PAS na camada córnea
Tinha do couro cabeludo		Áreas de alopecia parcial e pelos tonsurados com ou sem descamação no couro cabeludo	Pelo e couro cabeludo					
	M. canis (mais frequente Sul e Sudeste)				Hifas septadas hialinas	Filamentosa branca e reverso amarelo "gema de ovo"	Macroconídio fusiforme afilado nas pontas com seis divisões celulares	
	T. tonsurans (mais comum Norte e Nordeste)				Hifas septadas hialinas	Cerebriforme bege	Microconídios abundantes dispostos lateralmente, lembrando "centopeia"	

DIAGNÓSTICO E TRATAMENTO

Tinha do corpo	Trichophyton rubrum (mais comum)	Lesões descamativas e pruriginosas de aspecto anular ou circinado (semicírculos) de crescimento centrífugo, com bordas eritêmato-papulosas e centro tendendo à cura em qualquer área de pele glabra do corpo	Qualquer área de pele glabra do corpo	Filamentosa branca com reverso vermelho sangue venoso	Grande quantidade de microconídios e macroconídios em forma de lápis
Tinha inguinocrural	T. rubrum (mais comum nas formas endêmica e crônica)	Pele região inguinocrural uni ou bilateralmente			
	Epidermophyton floccosum (forma epidêmica)		Pele região inguinocrural uni ou bilateralmente	Filamentosa branca com reverso claro	Conidióforo com pelo menos dois conídios com duas a três células
	T. mentagrophytes			Pulverulenta branca	Microconídios abundantes e hifas em espiral
Tinha do pé	T. rubrum (mais frequente)				
Tinha da unha	T. rubrum (mais frequente)				
Candidose superficial	Leveduras do gênero Candida: C. albicans, C. parapsilosis, C. guilliermondii, C. kefir, C. glabrata	Pele, mucosa, unha	Pele, mucosa, unha	Branca ou branco-amarelada leitosa	Estruturas leveduriformes e brotamentos em uma base estreita, pseudo-hifas e/ou hifas verdadeiras
Dermatomicoses causadas por FFNDs hialinos e melanizados	Hendersonula toruloidea Scytalidium dimidiatum Alternaria sp. Cladosporium sphaerospermum Curvularia senegalensis				

Fonte: Zaitz e colaboradores.[1]

À lâmpada de Wood, as tinhas causadas pelo gênero Microsporum apresentam fluorescência esverdeada. A identificação da espécie é realizada por meio das características da cultura, da micromorfologia e dos métodos de biologia molecular (PCR-RFLP [do inglês restriction fragment lenght polimorfism], sequenciamento genético, etc.).
A identificação da espécie pode ser realizada por meio de testes de assimilação com carboidratos e técnicas de biologia molecular.

O Quadro 163.2 apresenta as variantes clínicas das onicomicoses.

QUADRO 163.2 ■ Apresentação das variantes clínicas das onicomicoses e sua etiologia

SUBUNGUEAL DISTAL E/OU LATERAL

- Forma mais frequente. Onicólise e/ou massa subungueal, alterações de cor (branca, marrom, preta, verde) e alterações longitudinais da textura da lâmina ungueal
- Dermatófitos (*T. rubrum, T. mentagrophytes var interdigitalis, E. floccosum*), *C. albicans, C. parapsilosis* (pés), *Fusarium* sp., *Scytalidium* sp., *Scopulariopsis brevicaulis*

SUPERFICIAL BRANCA

- Pontos esbranquiçados que coalescem, deixando toda a placa ungueal branca, enrugada e quebradiça. Aumento da incidência em virtude dos casos de Aids
- Dermatófitos (*T. rubrum, T. mentagrophytes var interdigitalis*), *C. albicans* (crianças), *Fusarium* sp., *Scytalidium* sp., *Acremonium* sp., *Aspergillus* sp.

SUBUNGUEAL PROXIMAL

- Forma rara. Porção abaixo da lâmina ungueal dificultando a coleta do material. Associada à imunossupressão
- *T. rubrum, Fusarium* sp.

DISTRÓFICA TOTAL

- Evolução tardia de todas as variantes
- Dermatófitos, *Candida albicans, Scytalidium* sp.

Fonte: Adaptado de Hay e Baran.[2]

■ TRATAMENTO

Piedra branca e piedra preta: remover os pelos acometidos e uso de antifúngicos tópicos para evitar recidivas.

Tinha negra: responde bem às medicações queratolíticas e antifúngicos tópicos, sem tendência a recidivas.

Pitiríase versicolor: fase inicial com tratamento tópico e/ou sistêmico e na fase de manutenção evitar fatores predisponentes devido à sua característica crônica e recidivante.

1 | **Tópico:** agentes queratolíticos, hipossulfito de sódio a 20%, sulfeto de selênio 2,5% em xampu, sulfacetamida sódica 10% em veículo hidroalcoólico e 2% em xampu, derivados imidazólicos em *spray* ou creme ou solução.

2 | **Sistêmico:**
- cetoconazol, 200 mg /dia, VO, 10-20 dias;
- itraconazol: 200 mg /dia, VO, 5-7 dias;
- fluconazol 450 mg/dose única, VO.

Casos recidivantes e crônicos:
- cetoconazol 200 mg /dia, VO, 3 dias, 1x /mês por 6 meses;
- itraconazol 400 mg/mês, VO, por 6 meses;
- fluconazol 450 mg/mês, VO, por 6 meses.

DERMATOFITOSES

O tratamento pode ser tópico ou combinado (tópico + sistêmico).

1 | **Tópico:**
- Antifúngicos: miconazol 2%, cetoconazol 2%, isoconazol 1%, clotrimazol 1%, fentizol 2%, oxiconazol 1%, bifonazol 1%, tioconazol 1%, econazol 1%, ciclopirox olamina 1%, amorolfina 0,25%, butenafina 1%, terbinafina 1%. Apresentação em creme, loção, solução, gel ou pó.

Posologia: 2x/dia, sobre as lesões durante 2 a 4 semanas.

2 | **Tinha do couro cabeludo:** terapêutica sistêmica (indicação absoluta), podendo ser associado antifúngico tópico.
- Griseofulvina: 15-20 mg/kg/dia, VO.
- Terbinafina: adultos: 250 mg/dia; crianças: < 20 kg: 62,5 mg /dia; 20-40 kg: 125 mg/dia; > 40 kg: 250 mg/dia, VO.
- Derivados azólicos: 10 mg/kg/dia, VO.
- Derivados triazólicos: 3-5mg/kg/dia, VO.

Tratamento de 6 a 8 semanas ou até cura clínica e micológica.

3 | **Tinha em imunossuprimidos:** tratamento combinado na maioria das vezes com doses maiores e por mais tempo.

4 | **Tinha do corpo e demais tinhas:** tópico (lesões isoladas) ou combinado (tinhas refratárias ao tratamento tópico, tinhas crônicas por *T. rubrum* que necessitam de terapia tópica de manutenção). As doses em crianças são as mesmas descritas antes para a tinha do couro cabeludo.
- Griseofulvina: 500 mg-1g/dia, VO, 15 a 30 dias.
- Terbinafina: 250 mg/dia, VO, 15 a 30 dias.
- Cetoconazol: 200 mg/dia, VO, 15 a 30 dias.
- Itraconazol: 100-200 mg/dia, VO, 15 a 30 dias.
- Fluconazol: 150-300 mg/semana, VO, 15 a 30 dias.

O tempo de tratamento pode ser estendido até a cura clínica da dermatofitose.

5 | **Onicomicose:** o escopo da terapia é a cura micológica e clínica. O tratamento tópico é recomendado para casos de onicomicose leve a moderada (menos de 50% da unha infectada sem acometimento da matriz ungueal). O sistêmico para quadros de moderado a grave. A abrasão química da unha como tratamento adjuvante está indicada para reduzir a espessura da placa ungueal e permitir maior penetração da medicação antifúngica e redução significante da massa crítica de fungo. Uma das formas de abrasão química é o uso local de ureia a 40%. Pode haver falha terapêutica, que ocorre em 20 a 40% dos casos. Para minimizar tal fato, faz-se imprescindível confirmar o diagnóstico de onicomicose com a identificação do fungo e excluir outras possíveis causas de distrofia ungueal, como psoríase e líquen plano.

1 | **Tópico:**
- Tioconazol 28% solução para unhas, amorolfina 5% esmalte, ciclopirox olamina a 8% esmalte.

2 | **Sistêmico:**
- Griseofulvina: 500 mg a 1g /dia VO, às refeições; durante 6 a 9 meses para tratamento da infecção das unhas das mãos e 12 a 18 meses para a dos dedos dos pés.
- Terbinafina: 250 mg/dia VO; durante 6 semanas para tratamento da onicomicose das unhas das mãos e 3 a 4 meses para infecção dos dedos dos pés.
- Terbinafina (pulsoterapia): 500 mg/dia, 7 dias, 1 semana/mês, durante 3 meses.
- Cetoconazol: 200 mg/dia VO, durante 4 meses.
- Itraconazol: 200 mg/dia VO, durante 3 meses.
- Itraconazol (pulsoterapia): 400 mg/dia, 7 dias, 1 semana/mês; 2 pulsos são recomendados para onicomicose dos dedos das mãos e 3 pulsos para onicomicose dos dedos dos pés.
- Fluconazol: 150-300 mg/semana, VO, 4 a 12 meses.

> **ATENÇÃO!**
>
> Quadros de onicomicose causados por FFND podem ser refratários ao tratamento com fluconazol.

CANDIDÍASE SUPERFICIAL

Na maior parte dos casos, o tratamento com antifúngicos tópicos (clotrimazol, miconazol, cetoconazol, oxiconazol e nistatina) é bem tolerado com bons resultados. Quando o quadro é bastante extenso, podem ser utilizados fluconazol ou itraconazol por via sistêmica e, em algumas situações, a terbinafina. O tempo de tratamento com itraconazol ou terbinafina pode se estender para 4 meses. É imprescindível afastar os fatores que favoreçam a presença da levedura.

Características dos fármacos

- **Griseofulvina:** atividade contra dermatófito. Efeitos colaterais: sintomas gastrintestinais, exantema, cefaleia, hepatoxicidade leve.
- **Terbinafina:** maior atividade contra dermatófito, menor para leveduras (necessitando de doses maiores). Efeitos colaterais: sintomas gastrintestinais, exantema, cefaleia, neutropenia, hepatoxicidade (menos frequente).
- **Itraconazol:** atividade contra dermatófito e *C.albicans*. Efeitos colaterais: sintomas gastrintestinais, cefaleia, hepatotoxicidade, interações medicamentosas, *rash*.
- **Fluconazol:** atividade contra dermatófito e *C.albicans*. Efeitos colaterais: sintomas gastrintestinais, cefaleia, interações medicamentosas.

■ REFERÊNCIAS

1. Zaitz C, Campbell I, Ruiz LRB, Souza VM, Framil VMS, organizadores. Compêndio de micologia médica. 2. ed. Rio de Janeiro: Guanabara Koogan; 2010.
2. Hay RJ, Baran R. Onychomycosis: a proposed revision of the clinical classification. J Am Acad Dermatol. 2011;65(6):1219-27.

■ LEITURAS SUGERIDAS

Ameen M, Lear JT, Madan V, Mohd-Mustapa MF, Richardson M. British Association of Dermatologists' guidelines for the management of onychomycosis 2014. Br J Dermatol. 2014;171(5):937-58.

Auvinen T, Tiihonen R, Soini M, Wangel M, Sipponen A, Jokinen JJ. Efficacy of topical resin lacquer, amorolfine and oral terbinafine for treating toenail onychomycosis: a prospective, randomized, controlled, investigator-blinded, parallel-group clinical trial. Br J Dermatol. 2015;173(4):940-8.

Lahfa M, Bulai-Livideanu C, Baran R, Ortonne JP, Richert B, Tosti A, et al. Efficacy, safety and tolerability of an optimized avulsion technique with onyster® (40% urea ointment with plastic dressing) ointment compared to bifonazole-urea ointment for removal of the clinically infected nail in toenail onychomycosis: a randomized evaluator-blinded controlled study. Dermatology. 2013;226(1):5-12.

164
MICOSES SUBCUTÂNEAS

■ MARCOS CÉSAR FLORIANO
■ MARÍLIA MARUFUJI OGAWA

Neste capítulo, serão descritas as infecções fúngicas que acometem principalmente o tecido celular subcutâneo, embora ocasionalmente elas possam sistematizar, acometendo outros tecidos (Quadro 164.1).

QUADRO 164.1 ■ Agentes etiológicos mais frequentes das micoses subcutâneas

DOENÇA	AGENTES ETIOLÓGICOS (MAIS FREQUENTES)
Cromoblastomicose	*Fonsecaea pedrosoi* *Cladophialophora carrionii*
Eumicetoma	*Madurella mycetomatis* *Madurella grisea* *Pseudoallescheria boydii* *Acremonium* sp.
Feo-hifomicose	*Exophiala* sp. *Alternaria* sp. *Phialophora* sp.
Esporotricose	Complexo *Sporothrix schenckii*
Mucormicose	*Rhizopus* sp. *Mucor* sp. *Lichtheimia* (*Absidia*) sp.
Doença de Jorge Lobo	*Lacazia loboi* (único agente)

ATENÇÃO!

A inoculação dos fungos descritos ocorre pela implantação traumática do agente, por isso, atualmente, as micoses subcutâneas também são conhecidas como de implantação.

■ CROMOBLASTOMICOSE

Infecção fúngica causada por fungos demáceos ou melanizados, cujo agente etiológico mais frequente é *Fonsecaea pedrosoi*, seguido do *Cladophialophora carrionii*. Nas regiões endêmicas, são observados dois ecossistemas distintos: em áreas tropicais úmidas, existe maior prevalência da *F. pedrosoi*; e em áreas semidesérticas ou em regiões de baixo índice pluviométrico, o *C. carrionii* é o agente mais predominante. A cromoblastomicose pode ser causada por outros fungos melanizados, embora em menor frequência, como *Phialophora verrucosa, Rhinocladiella aquaspersa, Exophiala dermatitidis, Exophiala jeanselmei, Exophiala spinifera* e, mais recentemente, *F. monophora*.

QUADRO CLÍNICO

A lesão primária inicia-se como pápula eritematosa que gradualmente aumenta de tamanho, tornando-se lesão nodular. A superfície da lesão pode ser descamativa ou verrucosa. As lesões podem coalescer, formando placas verrucosas (Figura 164.1A). Uma característica importante da cromoblastomicose é a presença de pontos pretos sobre a lesão que representam a eliminação transepitelial do agente infeccioso, portanto, nesses pontos, existe riqueza de parasitas. As localizações mais frequentes das lesões são os membros inferiores. No entanto, podem ser encontradas em outras regiões, como membros superiores, face, tronco e região glútea. A lesão estende-se por contiguidade, e por autoinoculação do fungo. Outras vias de disseminação são menos frequentes, como disseminação linfática e hematogênica. Nos casos avançados, pode haver extensa fibrose, levando à obstrução dos vasos linfáticos, com consequente estase linfática.

A principal complicação é a infecção secundária, piorando o quadro de linfedema. Ulceração e desenvolvimento de carcinoma espinocelular sobre as lesões também podem ocorrer.

DIAGNÓSTICO

O diagnóstico laboratorial se baseia no encontro dos corpos muriformes no exame micológico direto do raspado da lesão ou de pus aspirado, clarificados com hidróxido de potássio (KOH). A identificação da espécie requer cultura e estudo morfológico do fungo. Atualmente, o diagnóstico molecular tem auxiliado na identificação do fungo melanizado.

No exame histopatológico, encontra-se infiltrado granulomatoso, com microabscessos e presença de corpos muriformes.

Os diagnósticos diferenciais mais importantes são com doenças com lesões verrucosas, como paracoccidioidomicose, leishmaniose, esporotricose, tuberculose, verruga viral e carcinoma espinocelular.

TRATAMENTO

Extremamente difícil, em geral, os pacientes são refratários a várias modalidades terapêuticas – ainda mais quando o quadro ocorre já na sua forma extensa.

O antifúngico oral de escolha para fungos melanizados é o itraconazol, cuja eficácia é em torno de 42%. O tempo de uso e a dose dependem da extensão da lesão. Outro medicamento de escolha é a terbinafina na dose de 500 mg/dia, com descrição de cura micológica em torno de 74,2%. Posaconazol apresenta uma ação antifúngica de largo espectro, com boa ação nos fungos melanizados. Pode ser utilizada na dose diária de 800 mg/dia, mas é reservado a casos refratários e extensos, devido ao alto custo do fármaco.

Em lesões pequenas, pode-se fazer a exérese cirúrgica ampla com boa margem de segurança.

Métodos físicos, como a termoterapia, também são empregados no tratamento da cromoblastomicose, pois o fungo é sensível à temperatura de 46°C. Outro método físico muito empregado é a crioterapia com nitrogênio líquido, de baixo custo econômico, que provoca uma necrose tecidual, criando condições pouco favoráveis para o crescimento do fungo. Em lesões extensas, tem-se empregado a associação criocirurgia e antifúngico oral. Uma modalidade mais recente é a terapia fotodinâmica associada a um antifúngico.

■ MICETOMAS

São infecções crônicas da pele e do tecido celular subcutâneo, mas podem ser invasivas, acometendo fáscia, tendões, músculo e osso. Podem ser causadas por fungo (eumicetoma) e por bactérias (actnomicetoma). Devido às semelhanças clinicopatológicas entre actinomicetomas e eumicetomas, os micetomas de origem bacteriana serão mencionados neste capítulo.

Ambas as doenças têm maior prevalência em países tropicais e subtropicais. Actinomicetoma é mais comum na América Central e na América do Sul, com maior incidência no México e na Venezuela, e a eumicetoma, na África e na Índia, embora o agente etiológico e sua frequência dependam principalmente da área geográfica e das condições climáticas.

Os micetomas acometem mais o sexo masculino e trabalhadores rurais, sendo raros em crianças.

Os agentes etiológicos do actinomicetoma são agrupados em três gêneros: *Nocardia*, *Streptomyces* e *Actinomadura*, sendo as espécies mais frequentes: *N. brasiliensis*, *N. asteroides*, *A. madurae*, *A. pelletieri* e *S. somaliensis*.

Existem, pelo menos, 30 espécies de fungos descritos como agentes de eumicetoma, sendo os mais comuns: *Madurella mycetomatis*, *Madurella grisea*, *Pseudoallescheria boydii* e *Leptosphaeria senegalensis*. *M. mycetomatis* é responsável por 70% dos casos diagnosticados na África. Na América do Sul, *Acremonium* sp. e *M. grisea* são relatados como agentes de eumicetomas com grande frequência.

QUADRO CLÍNICO

Micetomas são caracterizados por aumento do volume da região acometida, presença de fístulas que drenam material seroso e/ou seropurulento, na qual podem ser encontrados os grãos parasitários (Figura 164.1B). As localizações mais comuns são os pés (70% dos casos), seguidos das pernas e mãos. Outras regiões, como dorso, abdome e região peitoral, podem ser acometidas, mas em menor frequência. Podem invadir o tecido ósseo causando osteomielite. Em geral, eumicetomas são menos inflamatórios, menos agressivos e com menor presença de fístulas quando comparados com actinomicetomas.

Diagnósticos diferenciais com osteomielite, tuberculose, botriomicose, sífilis, abscessos e neoplasias devem ser realizados.

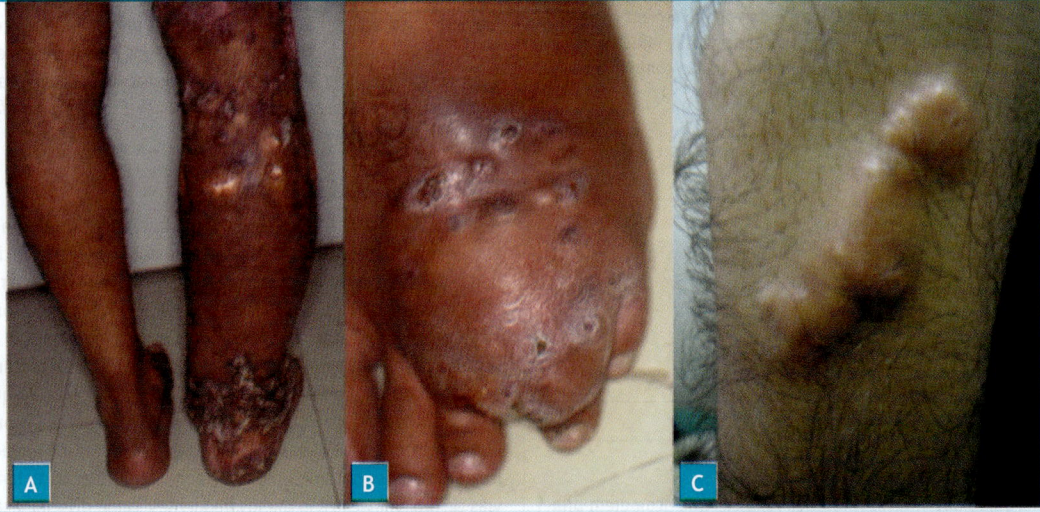

FIGURA 164.1 ■ Micoses subcutâneas causadas por fungos melanizados: (A) Cromoblastomicose; (B) Eumicetoma; (C) Feo-hifomicose.

DIAGNÓSTICO

Os métodos morfológicos, como exame direto* e cultura, auxiliam na identificação do agente. O exame direto de grãos parasitários pode sugerir:

- grãos branco-amarelados – *Nocardia, Scedosporium, Acremonium*;
- grãos vermelhos – *Actinomadura*;
- grãos pretos – *Streptomyces, Madurella, Exophiala, Pyrenochaeta*.

Quando os métodos morfológicos não permitirem a identificação do agente (em especial do fungo), as técnicas moleculares têm sido empregadas para determinação do gênero e da espécie do fungo, como reação em cadeia da polimerase (PCR), PCR em tempo real (RT-PCR) e sequenciamento de DNA.

O exame histopatológico mostra microabscessos, tecido de granulação, área de fibrose e presença de grãos.

Uma nova técnica para avaliação do grão foi descrita recentemente. Essa técnica baseia-se na avaliação citológica do material obtido através da aspiração por agulha fina. A sensibilidade desse método é de 87,5% para eumicetoma e 85,7% para actinomicetoma.

Para avaliar a extensão do quadro, os exames de imagem (radiografia, ultrassonografia [US] e tomografia computadorizada [TC]) são importantes, em especial na determinação do comprometimento ósseo.

TRATAMENTO

Planejado de acordo com o agente etiológico.

Eumicetoma

A terapia combinada com antifúngico e cirurgia geralmente é a regra, embora os resultados sejam insatisfatórios. Os antifúngicos empregados são:
- itraconazol 200 a 400 mg/dia, VO por vários meses (fármaco de escolha);
- terbinafina 500 mg/dia, VO por vários meses;
- posaconazol 200 mg, quatro vezes por dia, VO.

Actinomicetoma

Os medicamentos são empregados conforme a gravidade do caso:
- sulfametoxazol (800 mg) – trimetoprim (160 mg), VO, durante 6 a 24 meses é o medicamento de escolha;
- diamino-difenil-sulfona (DDS) 100 a 300 mg/dia, VO, durante 6 a 24 meses;
- associação de amicacina (500 mg, via IM a cada 12 horas por três semanas) e sulfametoxazol-trimetoprim por cinco semanas, em um total de três séries com intervalo de duas semanas entre si;
- linezolida é um fármaco promissor nos casos refratários, mas é de alto custo e, quando usado, pode provocar mielossupressão como efeito colateral grave.

■ FEO-HIFOMICOSE SUBCUTÂNEA

Geralmente, decorre da implantação do fungo por trauma, sendo mais comum em pacientes imunocomprometidos (sob corticoterapia prolongada, infecção por HIV), receptores de transplante de medula ou órgãos sólidos, assim como os diabéticos. Pode também acometer indivíduos imunocompetentes, em menor frequência.

Na literatura, os agentes da feo-hifomicose subcutânea mais mencionados são fungos melanizados dos gêneros *Exophiala, Alternaria* e *Phialophora*.

---

*Para o exame direto, o material é colocado em lâmina, clareado pelo hidróxido de potássio (KOH) a 20% com dimetil-sufóxido (DMSO) ou tinta e coberto com lamínula.

QUADRO CLÍNICO

A lesão cutânea caracteriza-se por nódulos subcutâneos sem sinais inflamatórios contendo secreção escura que podem ser únicos ou múltiplos, localizados, em geral, nos membros (Figura 164.1C). Raramente, pode apresentar-se como placa infiltrada ou lesão vegetante.

O diagnóstico diferencial inclui cistos epidérmicos, lipomas, granulomas de corpo estranho e esporotricose.

DIAGNÓSTICO

Exame direto da secreção pode revelar a presença de hifas e pseudo-hifas escuras.

O exame histopatológico revela abscesso neutrofílico e presença de processo granulomatoso com hifas e pseudo-hifas escuras.

Assim como na cromoblastomicose e no eumicetoma, a identificação do fungo pelos métodos morfológicos por vezes não é possível, sendo necessária a utilização de técnicas moleculares.

TRATAMENTO

O tratamento de escolha é a exérese cirúrgica do cisto, podendo se associar o uso de itraconazol, se não houver a extirpação completa da lesão.

■ ESPOROTRICOSE

A infecção ocorre geralmente por inoculação traumática do fungo. Acomete qualquer faixa etária; no entanto, é mais frequente em crianças e jovens. Também pode ser considerada uma doença ocupacional, pois é comum em indivíduos que lidam com plantas, flores e animais infectados, em especial gatos.

O agente da esporotricose pertence ao complexo *Sporothrix schenckii*. Atualmente, mais de seis espécies foram descritas por meio de técnicas moleculares e são classificadas em cinco grupos: grupo I, que inclui *S. brasiliensis*; grupo II, dividido em IIa e IIb (*S. schenckii sensu stricto*); grupo III, denominado *S. globosa*; grupo IV, *S. mexicana*; e grupo V, *S. albicans*.

QUADRO CLÍNICO

A forma clínica mais comum é a cutânea, que pode ser cutânea localizada e cutâneo-linfática. As formas extracutâneas (osteoarticular, pulmonar, meníngea e mucosa) são raras e mais frequentes em indivíduos com esporotricose disseminada e imunossuprimidos.

Apresentação mais frequente da esporotricose é a forma cutâneo-linfática, caracterizada por lesões pápulo-nodulares, às vezes ulceradas, dispostas ao longo do vaso linfático, assemelhando-se a um rosário (Figura 164.2). Geralmente, acomete a face em crianças e os membros em adultos.

A forma cutânea localizada pode-se apresentar como lesão pápulo-nodular, ulcerada ou verrucosa.

DIAGNÓSTICO

O padrão-ouro para diagnóstico da esporotricose é a cultura do fungo em meio de ágar Sabouraud. O crescimento fúngico ocorre em 3 a 5 dias, em temperatura ambiente.

O exame histopatológico revela processo granulomatoso com áreas de supuração central e o parasita pode ser identificado se corado pelo ácido periódico de Schiff (PAS, do inglês *periodic acid-Schiff*), Grocott e pela técnica de imuno-histoquímica.

Teste da esporotriquina é uma reação sensível, mas pouco específica, sendo útil para exclusão da esporotricose (Figura 164.2).

Provas sorológicas como fixação de complemento, imunodifusão e soroaglutinação apresentam uma baixa sensibilidade. O teste de melhor sensibilidade é Elisa (do inglês *enzyme-linked immunosorbent assay*), utilizando exoantígeno da fase micelial do fungo.

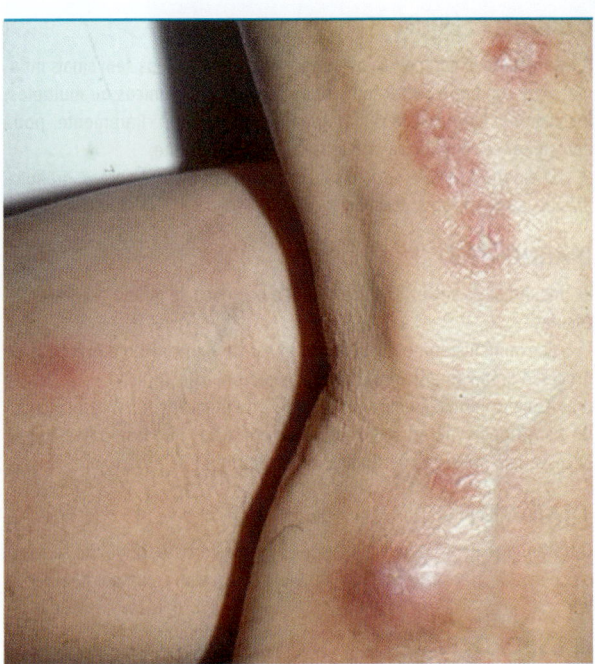

FIGURA 164.2 ■ Esporotricose: forma cutâneo-linfática no membro superior esquerdo. Reação de esporotriquina positiva no antebraço direito.

Os diagnósticos diferenciais devem ser feitos com leishmaniose, tuberculose, cromoblastomicose, paracoccidioidomicose e micobacterioses atípicas.

TRATAMENTO

A sensibilidade aos antifúngicos depende da espécie do fungo, embora o teste de suscetibilidade não seja realizado de rotina. Em geral, *S. brasiliensis* responde bem a antifúngicos.

Itraconazol é empregado como fármaco de escolha nas formas cutânea e osteoarticular, na dose de 200 a 300 mg/dia por via oral.

Terbinafina apresenta excelente ação antifungicida *in vitro*, no entanto é utilizada somente nas formas cutâneas na dose de 250 a 500 mg/dia por via oral durante 3 a 4 meses.

Nas formas extracutâneas e disseminada, deve ser utilizada anfotericina B endovenosa (EV), na dose total de 0,5 a 3 g. Posaconazol oral é um fármaco promissor, em especial nas formas sistêmicas.

Iodeto de potássio ainda é utilizado em países em desenvolvimento devido ao baixo custo, sendo preconizado para a forma cutânea localizada. A dose recomendada é de 3 a 6 g/dia por via oral durante 3 a 4 meses. Os efeitos colaterais importantes são intolerância gástrica, eritema nodoso e alterações da tireoide.

Métodos físicos como termoterapia e crioterapia podem ser utilizados como adjuvantes aos antifúngicos.

■ ZIGOMICOSE

Infecção crônica causada por fungos da divisão Zygomicota, subdividida em dois grupos: entomoftoromicose e mucormicose. A entomoftoromicose, pela raridade, não será mencionada neste capítulo.

Mucormicose acomete preferencialmente indivíduos imunossuprimidos e é causada por fungos oportunistas da ordem Mucorales. Os gêneros mais frequentemente isolados são: *Rhizopus, Mucor* e *Lichtheimia (Absidia)*. Os maiores fatores predisponentes são diabetes melito (DM) e acidose metabólica em 80% dos casos, seguidos das alterações hematológicas, como neutropenia, decorrente de leucemia e linfoma, e transplante de órgãos sólidos.

QUADRO CLÍNICO

Mucormicose é dividida em duas formas clínicas:

1 | Forma cutânea primária: é relativamente rara. O quadro se inicia no local de inoculação do fungo em pacientes imunossuprimidos. Caracteriza-se por lesões eritêmato-edematosas ou papulonodulares, que evoluem com necrose ou ulceração, drenando material exsudato escurecido e de odor fétido. Pode afetar fáscia, músculo e osso.

2 | Forma cutânea secundária: é a mais comum, decorrente da forma rinocerebral. O quadro é fulminante, agudo, acometendo os seios paranasais e cavidade nasal e progredindo para a órbita e cérebro.

DIAGNÓSTICO

No exame direto do exsudato nasal, observa-se a presença de hifas hialinas, cenocíticas (não septadas) e ramificadas. A identificação do agente etiológico é confirmada pela cultura. O exame histopatológico mostra infiltrado inflamatório com necrose, trombose e presença de hifas cenocíticas.

TRATAMENTO

O prognóstico da mucormicose é grave. Anfotericina B é o fármaco de escolha associada à limpeza cirúrgica. Posaconazol é o fármaco promissor no tratamento de fungos cenocíticos. Câmara hiperbárica tem sido empregada como método adjuvante.

■ DOENÇA DE JORGE LOBO

Infecção fúngica crônica, granulomatosa, que afeta a pele e o tecido celular subcutâneo, tendo sido descrita pela primeira vez em Recife (PE) por Jorge Oliveira Lobo, em 1931. Acometimentos de linfonodos periféricos são raros e não há relatos de que a doença atinja as mucosas ou órgãos internos, com um único relato de acometimento no testículo. O agente etiológico é o fungo *Lacazia loboi*, classificado entre os patógenos fúngicos dimórficos, pertencendo à ordem Onygenales.

É também denominada lobomicose, blastomicose queloidiana e lacaziose. É de distribuição quase exclusiva na zona intertropical, principalmente na área entre a Bolívia e o México (Yucatán). A Amazônia brasileira e colombiana concentra a maior parte dos casos. Nunca foi determinado o nicho ecológico do fungo, principalmente pela impossibilidade, até o presente momento, do cultivo do agente em meios de cultura. É possível que o fungo seja saprófita e esteja presente no solo e em vegetais. Pode estar na água, especialmente pelo fato de a doença ser descrita em humanos que habitam regiões ribeirinhas e em cetáceos das espécies *Tursiops truncatus* e *Sotalia guianensis* (golfinhos de vida marinha). Embora rara (cerca de 550 casos descritos), há uma prevalência inusitada entre os índios da etnia Caiabi que habitam a região central do Brasil (63 casos identificados). Não há descrição de transmissão inter-humana, mas a transmissão cetáceo-humana já foi relatada. É mais comum em homens, na faixa etária entre 20 e 40 anos, que trabalham e/ou vivem em contato com a floresta.

QUADRO CLÍNICO

A doença se caracteriza por apresentar lesões cutâneas polimórficas, que podem ser únicas ou múltiplas (Figura 164.3). A apresentação clínica mais comum é o nódulo de aspecto queloidiano (Figura 164.3), mas podem ocorrer úlceras, tumores, manchas, placas, gomas e lesões verrucosas, esclerodermiformes, infiltradas e atróficas cicatriciais. Diferentes tipos de lesões podem ser vistos em um mesmo paciente, podendo representar diversos estágios da evolução da doença. As áreas do tegumento mais acometidas são as orelhas (em geral, acometimento unilateral), os membros inferiores e os membros superiores. A evolução é lenta, podendo progredir por períodos de 40 a 50 anos, e o estado geral do paciente está preservado. Quatro casos de transformação da lesão cutânea em carcinoma espinocelular foram descritos, dos quais em um houve evolução para óbito.

DIAGNÓSTICO

A histopatologia é o padrão-ouro para o diagnóstico da doença. Também pode ser feito o exame direto das lesões cutâneas por meio de escarificação, raspagem, curetagem ou uso de fita gomada. Para confirmação diagnóstica, é fundamental a demonstração do agente infeccioso, abundante nas lesões, por meio de exame direto ou histopatológico, com as suas características peculiares: estruturas fúngicas leveduriformes abundantes e uniformes, globoides ou ovaladas (com "forma de limão"), com paredes de contorno duplo, refringentes, apresentando-se isoladas ou unidas por aspectos "em rosário" ou "em cadeia".

TRATAMENTO

Há relatos do uso de clofazimina, cetoconazol, itraconazol, anfotericina-B, sulfonamidas, fluorcitosina, entre outros. Alguns desses relatos mostram resposta parcial, mas, em geral, o uso de medicamentos não leva a resultados satisfatórios. Também há registro do uso do posaconazol por 27 meses em um paciente, com melhora e sem recidiva após cinco anos de seguimento.

O tratamento de escolha para lesões isoladas é a remoção cirúrgica com grandes margens, pois a recidiva é comum. A criocirurgia é uma opção terapêutica de baixo custo e com pequenos efeitos adversos, e alguns pacientes precisam realizar várias sessões. A associação com itraconazol pode ser sinérgica e diminuir o número de sessões de criocirurgia, como descrito na cromoblastomicose. A eletrocoagulação é opção terapêutica para lesões localizadas.

REVISÃO

- Micoses subcutâneas são decorrentes da implantação traumática de fungos no tecido subcutâneo.
- Fungos demáceos ou melanizados são agentes etiológicos de cromoblastomicose, feo-hifomicose e eumicetoma.
- Em pacientes imunossuprimidos, especialmente diabéticos, que apresentem lesão necrótica centro facial, deve-se suspeitar de mucormicose.
- *Lacazia loboi* não é cultivável em meios de cultura.
- Na suspeita de micose subcutânea, é preciso solicitar pesquisa direta e cultura para fungo. Técnicas moleculares auxiliam na identificação do fungo.

■ LEITURAS SUGERIDAS

Bonifaz A, Vázquez-González D, Tirado-Sánchez A, Ponce-Oliveira RM. Cutaneous zygomycosis. Clin Dermatol. 2012;30(4):413-9.
Brito AC. Lacaziose: doença de Jorge Lobo. In: Zaitz C, Campbell I, Marques AS, Ruiz LRB, Framil VMS. Compêndio de micologia médica. 2. ed. Rio de Janeiro: Guanabara Koogan; 2012. p. 219-31.
Ogawa MM, Galante NZ, Godoy P, Martelli F, Colombo AL, Tomimori J, et al. Treatment of subcutanoeus phaeohyphomycosis and prospective follow-up of 17 kidney transplant recipients. J Am Acad Dermatol. 2009;61(6):977-85.
Queiroz-Telles F. Chromoblastomycosis: a neglected tropical disease. Rev Inst Med Trop Sao Paulo. 2015;57(Suppl 19):46–50.
Ramos-e-Silva M, Vasconcelos C, Carneiro S, Cestari T. Sporothricosis. Clin Dermatol. 2007;25(2):181-7.
Van de Sande WW, Fahal AH, Goodfellow M, Mahgoub ES, Welsh O, Zijlstra EE. Merits and pitfalls of currently used diagnostic tools in mycetoma. Plos Negl Trop Dis. 2014;8(7):e2918.

165

ESCABIOSE E OUTRAS DOENÇAS PARASITÁRIAS

■ EDILEIA BAGATIN
■ MAURO Y. ENOKIHARA

■ ESCABIOSE

A escabiose foi adicionada recentemente à lista das doenças tropicais negligenciadas pela Organização Mundial da Saúde (OMS). Em 2010, estava entre as 50 doenças infecciosas mais comuns no mundo, com prevalência ao redor de 100 milhões de casos, com impacto importante relacionado ao prurido, perda do sono, ausência na escola e trabalho e transtornos psicológicos. Além disso, o atraso no tratamento aliado ao prurido intenso pode levar a complicações relacionadas à infecção bacteriana secundária, como glomerulonefrite, febre reumática e septicemia. É associada a pobreza e a aglomerações com promiscuidade, sendo um problema de saúde pública importante mesmo em países desenvolvidos. Revisão sistemática recente encontrou dados sobre escabiose de todas as regiões do mundo, exceto América do Norte, com prevalência variando de 0,2 a 71,4%.[1] Todas as regiões, exceto Europa e Oriente Médio, apresentam prevalência acima de

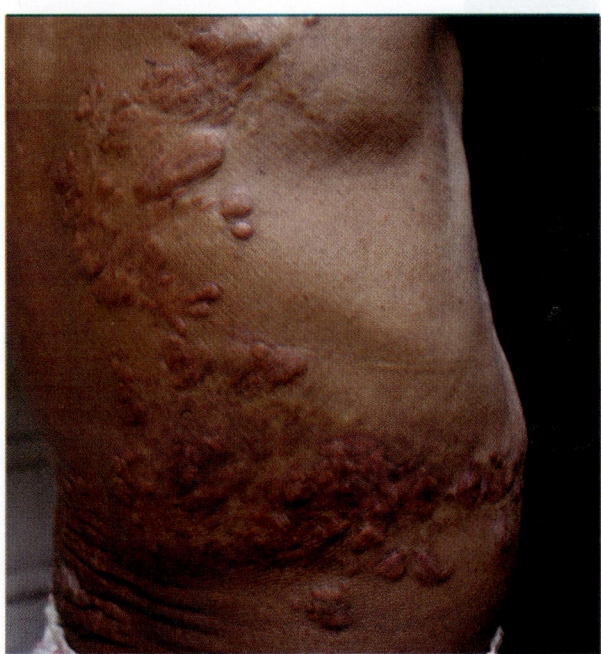

FIGURA 164.3 ■ Doença de Jorge Lobo (forma disseminada): nódulos queloidianos.

10%. As maiores prevalências estão nas regiões do Pacífico e América Latina, sendo mais elevadas em crianças em relação aos adolescentes e adultos.

É uma dermatose infectocontagiosa, provocada pela penetração na pele por um ácaro (*Sarcoptes scabiei* var *hominis*), e caracteriza-se pela presença de vesículas, pápulas e sulco acarino, local onde os ovos são depositados.

A transmissão se dá por contato direto inter-humano, roupa de cama e relações sexuais. Uma variante é a sarna crostosa ou norueguesa, altamente infectante, com o mesmo agente etiológico e que acomete principalmente indivíduos imunossuprimidos. O período de incubação pode variar de 1 dia a 6 semanas, e a transmissibilidade acontece durante todo o período da doença.

QUADRO CLÍNICO

O prurido é intenso, predominantemente noturno. Com o aquecimento do corpo, as fêmeas se deslocam e depositam os ovos, responsáveis pelo prurido. As lesões se localizam principalmente nas regiões interdigitais, punhos, axilas, mamas, região periumbilical, sulco interglúteo, pênis e escroto. A face e as regiões palmo-plantares são poupadas nos adultos. No entanto, essas áreas podem ser acometidas nos lactentes e crianças.

DIAGNÓSTICO

O diagnóstico é fundamentalmente clínico e se baseia em dados epidemiológicos, como a presença da doença em contactantes. Pode também ser confirmado pelo encontro do ácaro, ovos ou cíbalos, pós-escarificação e exame direto ao microscópio óptico. Recentemente tem sido recomendada a confirmação do diagnóstico pela dermatoscopia, técnica de imagem não invasiva e que permite a visualização do ácaro. Em geral, não há necessidade de biópsia de pele e exame histopatológico, exceto em casos muito atípicos em que outras hipóteses diagnósticas são aventadas.

TRATAMENTO

Pode ser tópico ou sistêmico. O medicamento escabicida de escolha para tratamento tópico é a permetrina, que é um piretroide sintético, em loção ou creme, na concentração de 2 a 5%, por ser mais efetivo e menos irritante. O medicamento é aplicado, uma vez ao dia, por 3 a 5 noites e uma segunda aplicação deve ser feita após uma semana de intervalo. Outras opções são a deltametrina que é um piretroide natural, na concentração de 0,02 a 0,05%, benzoato de benzila 25% e monosulfiram 25%. Estes últimos são os menos usados pelo risco de dermatite irritativa. Em gestantes e crianças, pode ser empregado o enxofre precipitado de 5 a 10% em pasta d'água por 10 a 14 dias.

O tratamento sistêmico de escolha é a ivermectina, na dose de 200 μg/kg em dose única e repetida após uma semana. A apresentação comercial dos comprimidos é de 6 mg, portanto, para pacientes com 30 kg, indica-se um comprimido por via oral; para 60 kg, dois comprimidos e assim sucessivamente, até no máximo de 3 comprimidos, sempre em dose única. Não deve ser usada em crianças abaixo de 15 kg, gestantes e durante a amamentação, embora nenhum risco tenha sido descrito em casos de exposição inadvertida. Falhas terapêuticas após múltiplas doses têm sido documentadas na sarna crostosa e em idosos, possivelmente pela xerose cutânea. A resistência do ácaro à medicação já foi demonstrada *in vitro*.

Existe perspectiva futura com o uso da moxidectina, em estudo para tratamento da oncocercose. Trata-se de uma lactona macrocíclica de segunda geração, relacionada à ivermectina, com diferenças farmacocinéticas favoráveis por ser mais lipofílica e com biodisponibilidade, distribuição e retenção nos tecidos superiores.

Recentemente, foi aprovada nos Estados Unidos uma apresentação tópica de ivermectina a 1%. Estudo comparativo com a permetrina mostrou resultados semelhantes.

Estudo recente[2] comparou quatro tratamentos em 200 pacientes, randomizados em quatro grupos. Um grupo recebeu ivermectina oral 200 μg/kg/kg, em duas doses únicas, com intervalo de uma semana; o segundo grupo usou benzoato de benzila a 20% em creme; o terceiro usou permetrina 2 a 5% em loção e o quarto, pomada de enxofre, a 5 a 10%. Os três tratamentos tópicos foram aplicados por cinco noites consecutivas. A permetrina apresentou eficácia de 88% e aceitabilidade de 100%, mas foi considerada de custo elevado. A ivermectina teve eficácia de 84%, aceitabilidade de 96% e baixo custo. O benzoato de benzila mostrou eficácia e aceitabilidade de 80% e foi a medicação de menor custo. O enxofre apresentou baixas taxas de eficácia e aceitabilidade (particularmente pelo odor desagradável) e foi o tratamento de maior custo. Assim, a escolha terapêutica depende da idade, aspecto clínico da doença, adesão ao tratamento tópico e condição econômica do paciente.

De modo geral, o tratamento oral é preferido, uma vez que os produtos tópicos devem ser aplicados em todo o corpo por 3 a 5 noites.

Complicações, como infecções secundárias pelo ato da coçadura, podem ser tratadas com antibióticos tópicos ou sistêmicos, dependendo da extensão do acometimento.

O prurido pode persistir por 2 a 3 semanas após a cura da doença (prurido de memória) e ser motivo de iatrogenia, ou seja, manutenção do tratamento em lesões não mais habitadas pelo ácaro, com risco de dermatite irritativa. O tratamento com escabicidas deve ser suspenso, mantendo-se o uso de anti-histamínicos por via oral. Em lesões nodulares e inflamatórias, pode ser necessária infiltração intralesional com corticosteroide (em geral, triamcinolona).

É de fundamental importância tratar, ao mesmo tempo, todos os contactantes, membros da família ou residentes no mesmo domicílio, comunicar os estabelecimentos de ensino em caso de criança em idade escolar, isolar os pacientes em orfanatos e hospitais, orientar cuidados de higiene pessoal e dos fômites, lavar bem as roupas de banho e de cama e passá-las com ferro elétrico quente, para evitar a disseminação e a reinfecção.

> **ATENÇÃO!**
>
> A escabiose deve ser tratada precocemente e é necessário tratar todas as pessoas que residem no mesmo domicílio.

PEDICULOSE

Dermatose pruriginosa provocada por picada de piolhos, cujos agentes etiológicos são: *Pediculus humanus capitis* (couro cabeludo), *Pediculus humanus corporis* (corpo) e *Pthirus pubis* (região pubiana).

O homem é o reservatório natural dessas espécies e a transmissão ocorre por contato direto com a pessoa infectada ou por fômites. O período de incubação pode ter duração de 7 dias a 3 semanas. Os piolhos, nos cabelos, afetam comumente crianças entre 3 e 11 anos. Estudos populacionais na Europa[3] apresentam prevalências divergentes, entre 1 e 20%; um estudo, na Índia,[4] mostrou prevalência de 17%.

QUADRO CLÍNICO

O principal sintoma é o prurido, principalmente nas regiões retroauriculares, occipitais e nuca na pediculose do couro cabeludo; as lêndeas (ovos) são pequenos grãos brancos firmemente aderidos aos cabelos e aos pelos. Na pediculose do corpo, há lesões pápulo-urticariformes e hemorrágicas, preferencialmente no tronco, no abdome e nas nádegas, podendo haver escoriações, liquenificação e hipercromia, que predomina nos indivíduos sem bons hábitos de higiene. Denomina-se fitiríase quando o acometimento é predominante na região pubiana – além das lêndeas visíveis presas aos pelos, é possível notar manchas azuladas (máculas cerúleas) nas regiões acometidas – esta forma é considerada doença sexualmente transmissível (DST).

DIAGNÓSTICO

Clínico e confirmado pela presença dos piolhos e das lêndeas. Não deve ser confundido com escabiose, dermatite seborreica, psoríase, outros quadros eczematosos e, nas complicações com infecção bacteriana secundária, com piodermites.

TRATAMENTO

Os medicamentos utilizados são os escabicidas (ver tratamento de Escabiose) sob a forma de loção ou creme. Entre os tópicos, prefere-se a permetrina a 1%, 2% ou 5%, em aplicação única, permanecendo por 6 a 8 horas, lavando-se em seguida e repetindo-se a aplicação após sete dias. As lêndeas devem ser removidas com pente fino após aplicação de vinagre em água morna na proporção 1:1. Há estudos recentes com o uso da ivermectina tópica a 0,5%, com bons resultados. Foi relatado, o uso do dimeticone a 100% em gel, por ser muito seguro, sem toxicidade e eficaz para crianças. Estudo incluindo 58 crianças, entre 3 e 12 anos, verificou que no primeiro dia após a aplicação única, 98,3% das crianças não apresentavam piolhos vivos e 55,2% estavam livres de lêndeas.[5] Após 14 dias, 96,5% e 80,7% permaneciam livres de piolhos e lêndeas, respectivamente. Apenas uma criança apresentou irritação leve no couro cabeludo, durante 10 minutos. Esse mesmo produto, na concentração de 4% em loção e mantido por 8 horas, foi relatado para ser usado em duas aplicações, com intervalo de uma semana. Foi considerado mais eficaz e seguro que a permetrina, sem risco de resistência dos agentes pelo mecanismo físico de ação (oclusivo). Outro agente oclusivo que pode ser usado é a vaselina pomada, deixada por uma noite no couro cabeludo, com touca, seguido por lavagens durante 7 a 10 dias e remoção manual das lêndeas. A ivermectina oral, na dose de 200 µg/kg, em dose única, repetida após uma semana, também é efetiva contra os piolhos.

Podem ocorrer surtos em escolas, creches e hospitais. Portanto, é de fundamental importância orientar e tratar os possíveis contactantes ao mesmo tempo, assim como trocar roupas de cama e banho.

■ DERMATITE SERPIGINOSA LINEAR (LARVA *MIGRANS* OU BICHO-GEOGRÁFICO)

ETIOLOGIA, QUADRO CLÍNICO E DIAGNÓSTICO

Dermatose que apresenta pápulas eritematosas de aspecto linear, com trajetos tortuosos (serpiginosos), de caráter migratório e extremamente pruriginosa, pelo deslocamento da larva sob a pele, das espécies *Ancylostoma caninum* e *Ancylostoma brasiliensis*. As áreas mais acometidas são as que têm contato direto da pele com terrenos arenosos, como pés, pernas e nádegas. Em certas circunstâncias, a presença de lesões vésico-bolhosas pode dificultar o diagnóstico.

São reservatórios naturais os intestinos de cães e gatos, sendo o homem um reservatório acidental; portanto, a infecção se dá pelo contato da pele com as fezes desses animais e a penetração das larvas.

TRATAMENTO

Quando as lesões são poucas e localizadas, o tratamento de escolha é a utilização de pomada de tiabendazol a 5%, 2 a 3 vezes ao dia, por 10 dias, de preferência sob oclusão com curativo plástico.

Quando o quadro é disseminado, prefere-se albendazol oral, na dose de 400 mg/dia, em dose única ou repetida durante três dias consecutivos, ou tiabendazol, na dose de 25 mg/kg, duas vezes ao dia, por 7 a 10 dias.

ATENÇÃO!

Como profilaxia, é preciso proibir a presença de cães e gatos nas praias, andar calçado, colocar toalhas ao sentar em terrenos arenosos e cobrir os tanques de areia de parques e escolas.

■ TUNGÍASE (BICHO-DO-PÉ)

Dermatose ectoparasitária provocada pela penetração de uma pulga, a *Tunga penetrans*, nos pés descalços em lugares sujos. A lesão típica é um nódulo amarelado (conhecido vulgarmente como batata) com ponto negro central que a parte posterior do parasita. É doença endêmica nas regiões equatorial e subtropical, rara na Europa. O turismo e a globalização têm sido responsabilizados pela ocorrência de casos em países desenvolvidos.

QUADRO CLÍNICO

O sintoma mais comum é o prurido, que pode ser seguido de dor quando houver múltiplas lesões e infecção secundária. Acomete mais os pés, ao redor das unhas dos pododáctilos, plantas e calcanhares.

DIAGNÓSTICO

Clínico e pelo encontro do parasita. Deve-se ter cuidado com as infecções bacterianas e fúngicas, pois são complicações que aumentam o risco de tétano.

TRATAMENTO

Consiste na remoção total do parasita com auxílio de agulha estéril, com aplicação prévia e posterior de antisséptico local. Havendo infecção secundária, tratar com antibioticoterapia tópica ou sistêmica.

Em casos de infestações maciças, utiliza-se o tiabendazol, na dose de 25 mg/kg por dia, por 10 dias.

ATENÇÃO!

A profilaxia se faz com o uso de calçados fechados em ambientes suspeitos, além da queima ou aplicação de inseticidas nos locais onde os parasitas podem estar presentes, como chiqueiros e currais.

■ MIÍASE

Dermatose ectoparasitária caracterizada pelo acometimento da pele ou de orifícios por larvas de dípteros ou moscas. Há pouca literatura a respeito, apesar dos riscos de complicações, particularmente infecciosas. As larvas podem invadir tecidos normais, necróticos ou tumores cutâneos. É importante uma abordagem ampla, incluindo, além da remoção das larvas, debridamento, o uso de antibióticos, medicações antiparasitárias, profilaxia para tétano e, algumas vezes, biópsia para excluir lesão maligna subjacente.

QUADRO CLÍNICO E DIAGNÓSTICO

As miíases podem ser classificadas em primárias e secundárias.

A miíase primária ou furunculoide (vulgarmente conhecida como berne) acomete a pele sã, após a deposição dos ovos por mosquito hematófago. Os ovos podem penetrar na pele em 24 horas, o que é facilitado pelo ato de coçar. É causada por larvas de moscas da espécie *Dermatobia hominis* e, raramente, *Callitroga americana*. A fêmea da mosca deposita os seus ovos no mosquito hematófago, que, por sua vez, no momento da picada, deposita os ovos da mosca na pele sã. No início, apresenta-se como uma pápula eritematosa e, na evolução, torna-se um nódulo com orifício central e saída de secreção serosa. A lesão pode ser dolorosa com a sensação de "ferroada".

Na miíase secundária ou cavitária (vulgarmente conhecida como bicheira), as larvas das moscas *Callitroga macellaria* ou *Lucilla sericata* depositam-se nas mucosas ou cavidades ulceradas, condutos auditivos, fossas e seios nasais e globos oculares com condições preexistentes, como úlceras de paracoccidioidomicose, leishmaniose ou câncer de pele, particularmente em indivíduos debilitados.

Pode ainda ser migratória, comprometendo áreas extensas.

TRATAMENTO

O tratamento da miíase primária ou furunculoide inclui: oclusão do orifício central do nódulo e consequente asfixia e imobilização dos parasitas, facilitando sua remoção com pinça ou expressão manual. É importante removê-los totalmente. Em cada lesão, em geral, está presente um único agente.

Nas miíases secundárias, nota-se a presença de inúmeras larvas; nesses casos, é recomendado o debridamento cirúrgico. A ivermectina oral pode ser utilizada, na dose de 200 µg/kg em dose única, facilitando a morte e retirada das larvas.

REVISÃO

- Dermatoses zooparasitárias são muito prevalentes no Brasil e os agentes etiológicos incluem: ácaros (*Sarcoptes scabiei* var. *hominis*), insetos (piolhos, moscas e pulgas) e helmintos.
- Escabiose tem como principal sintoma o prurido.
- O tratamento tópico de escolha para escabiose é a permetrina, e o sistêmico é a ivermectina. Os contactantes sempre devem ser tratados ao mesmo tempo que o indivíduo doente.
- O uso de calçados fechados está indicado para se evitar a tungíase.
- Como profilaxia da dermatite linear serpiginosa ou larva *migrans* é importante cobrir tanque de areia em escolas e praças e evitar contato direto da pele com a areia das praias.

■ REFERÊNCIAS

1. Romani L, Steer AC, Whitfeld MJ, Kaldor JM. Prevalence of scabies and impetigo worldwide: a systematic review. Lancet Infect Dis. 2015;15(8): 960-7.
2. Abdel-Raheem TA, Méabed EM, Nasef GA, Abdel-Wahed WY, Rohaim RM. Efficacy, acceptability and cost effectiveness of four therapeutic agents for treatment of scabies. J Dermatolog Treat. 2016;30:1-7.
3. Feldmeier H. Pediculosis capitis: new insights into epidemiology, diagnosis and treatment. Eur J Clin Microbiol Infect Dis. 2012;31(9):2105-10.
4. Bhatia V, Nayar S. Prevalence of pediculosis capitis among children in a rural community. Indian J Matern Child Health. 1997;8(2):39-41.
5. Ihde ES, Boscamp JR, Loh JM, Rosen L. Safety and efficacy of a 100% dimethicone pediculocide in school-age children. BMC Pediatr. 2015;15:70.

■ LEITURAS SUGERIDAS

Palicelli A, Renzo B, Campisi P, Disanto MG, Portigliotti L, Tosoni L, et al. Tungiasis in Italy: an imported case of Tunga penetrans and review of the literature. Pathol Res Pract. 2016;212(5):475-83.

Pariser DM, Meinking TL, Margie B, Ryan WG. Topical 0.5% ivermectin lotion for treatment of head lice. N Engl J Med. 2012;367(18):1687-93.

Robbins, Kerri R, Khachemoune A. Cutaneous myiasis: a review of the common types of myiasis. Int J Dermatol. 2010;49(10):1092-8.

166
LEISHMANIOSE TEGUMENTAR AMERICANA

■ ANDRÉA BOMURA ROSATO
■ MARÍLIA MARUFUJI OGAWA

A leishmaniose tegumentar americana (LTA) é uma doença infecciosa, não contagiosa, causada por protozoário do gênero *Leishmania*. O vetor do gênero *Lutzomyia* participa da transmissão dessa antropozoonose. A LTA ocorre no Velho e no Novo Mundo e diferentes espécies de leishmânia, vetores e hospedeiros intermediários fazem parte do ciclo de transmissão.

No Brasil, observa-se que ocorreu uma expansão geográfica da doença. Nos anos 1980, os relatos de casos estavam restritos a 19 Estados e, em 2003, foram relatados casos em todos os Estados brasileiros. Apesar de detectada em todos os Estados, determinadas regiões contribuíram com um maior número de casos, sendo que, no período compreendido entre 1991 e 2010, três regiões se destacaram pelo maior número de casos (Norte, Centro-Oeste e Nordeste com, respectivamente, 80, 36,5 e 19,9 casos por 100 mil habitantes).

Em relação ao perfil de transmissão, pode-se dizer que, inicialmente, ocorreu em matas e florestas, áreas de vegetação primária, onde era restrita aos vetores e animais silvestres (padrão silvestre). Esse padrão ainda persiste em regiões da Amazônia Legal e em alguns Estados (Bahia, Minas Gerais, São Paulo, Goiás e Paraná). Com a entrada do homem em florestas (construção de ferrovias, rodovias e hidrelétricas, extração de madeira, desenvolvimento agropecuário e ecoturismo), ele tornou-se hospedeiro eventual desta zoonose (padrão ocupacional/lazer), sendo possível verificar a existência do padrão rural/periurbano, em que a transmissão ocorria a partir de vetores e hospedeiros (animais domésticos) que se adaptaram ao peridomicílio e a presença do homem próximo a áreas residuais e matas secundárias.

A transmissão da doença ocorre por meio da picada de vetores flebotomíneos de diferentes espécies do gênero *Lutzomyia* (mosquito-palha). Durante o repasto sanguíneo (picadura), a fêmea hematófaga infectada regurgita com a saliva as formas promastigotas metacíclicas infectantes, presentes no seu intestino, na pele do hospedeiro. As formas promastigotas são fagocitadas por células do sistema imune (neutrófilos, macrófagos) na tentativa de destruí-las e/ou controlar sua proliferação. Dentro das células, as formas promastigotas perdem o flagelo e se transformam em amastigotas. Na dependência das características do clone infectante (infectividade, patogenicidade e virulência), dos fatores de suscetibilidade do hospedeiro (resposta imune inata e celular tipo Th1) e dos fatores locais (entre eles, a saliva do vetor), a leishmânia pode invadir o sistema imune, multiplicando-se dentro das células do sistema imune fagocitário do hospedeiro. Posteriormente, essas células se rompem e liberam novas formas amastigotas, que se disseminam de forma local (levando à progressão da lesão primária) e/ou via linfática e/ou hematogênica.

Entre as espécies dermotrópicas presentes no Brasil, as mais importantes do ponto de vista epidemiológico são a *Leishmania (Viannia) braziliensis* (*L. [V]. braziliensis*) e a *Leishmania (Leishmania) amazonensis* (*L. [L]. amazonensis*), embora outras espécies também participem da infecção, principalmente na região amazônica. A *L. (V.) braziliensis* é responsável pelos casos cutâneos localizados e pelos quadros mucosos. A infecção por essa espécie se caracteriza pela pobreza de parasitas. A infecção pela *L. (L). amazonensis* ocorre nas formas cutâneas localizadas e nas formas difusas da doença. De maneira geral, por suas características de crescimento, há riqueza parasitária na lesão primária.

Imunologicamente, pode-se dizer que se trata de doença espectral (Tabela 166.1), englobando, em um extremo, o polo anérgico da doença e, no outro, o polo hiperérgico, com as formas intermediárias entre elas, além da infecção subclínica (inaparente). O polo hiperégico corresponde à forma mucosa da doença, em que há predomínio de resposta imune celular tipo Th1 (interleucina 12 [IL-12] interferon gama [IFN-γ] e fator de necrose tumoral alfa [TNF-α]) e escassez de parasitas na lesão, ao passo que o polo anérgico corresponde à forma cutânea difusa da doença, com resposta imune humoral tipo Th2 (IL-4, IL-5 e IL-10), sabidamente ineficaz contra organismos intracelulares, como é o caso da leishmânia. Consequentemente, ocorre riqueza parasitária nas lesões dessa forma clínica.

■ QUADRO CLÍNICO

As manifestações clínicas ocorrem na pele, nas mucosas e na cadeia linfática adjacente (em alguns casos). O quadro clínico dependerá, de maneira simplificada, do tipo de resposta imunológica desenvolvida pelo hospedeiro e das características da espécie da leishmânia.

Existem várias classificações, mas pode-se resumir as formas clínicas da doença em três:

1 | leishmaniose cutânea (LC);
2 | leishmaniose mucosa (LM);
3 | leishmaniose cutânea difusa (LCD).

A LC localizada é a mais frequente (85% dos casos) e decorre do acometimento primário da pele (Figura 166.1). O período de incubação varia entre 4 e 8 semanas. Após a picada do inseto, ocorre a formação de uma pápula eritematosa, que evoluiu para a criação de uma úlcera ovalada ou arredondada com bordas infiltradas emolduras e fundo granuloso. Pode ser única ou múltipla e evoluir para cura espontânea ou progredir. Geralmente, ocorre nos membros inferiores, devido aos hábitos de vida do inseto vetor, porém pode acometer membros superiores e a face (áreas expostas). Pode ocorrer adenite satélite, que afeta mais homens do que mulheres e a faixa etária entre 20 e 40 anos.

Em 1986, foi descrita a rara forma cutânea disseminada, que ocorre em até 2% dos casos. Apresenta-se com multiplicidade (podendo chegar a centenas) de lesões papulosas e pequenas úlceras que acometem a face e o tronco de maneira semelhante à erupção acneiforme. Pode ocorrer lesão mucosa concomitante em até 30% dos casos dessa forma clínica; sintomas sistêmicos, como febre, mal-estar, anorexia, dor muscular, entre outros, também podem estar presentes.

A LM (Figura 166.1) ocorre raramente – sua frequência é estimada em 2 a 5% dos casos. Apesar de ser considerada rara, trata-se de quadro progressivo, insidioso e desfigurante, acometendo geralmente a região nasal (predileção pelo septo nasal), mucosa oral, laringe e/ou faringe após infecção pela *L. (V.) braziliensis*, sendo as lesões mucosas quase sempre estéreis. Podem ocorrer obstrução nasal, epistaxe, rinorreia, crostas, odinofagia, rouquidão e tosse, porém, na maioria das vezes, não estão pre-

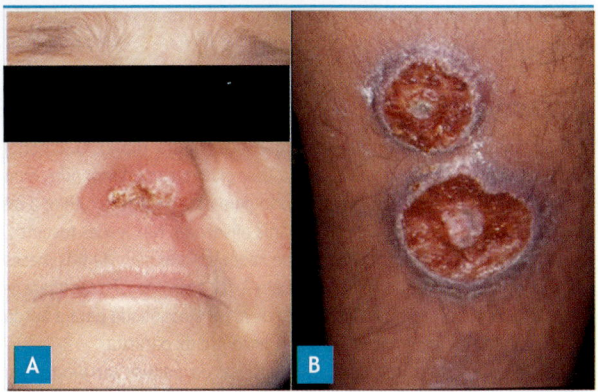

FIGURA 166.1 ■ (A) Leishmaniose mucosa; (B) leishmaniose cutânea localizada.

sentes – portanto, a necessidade de exame rotineiro da região. Pode ser subclassificada em diferentes formas, dependendo da ocasião do diagnóstico e da presença de lesão cutânea associada:

- **forma mucosa tardia:** é a mais comum, ocorre anos ou décadas após a lesão cutânea, provavelmente por disseminação hematogênica para região mucosa. São considerados fatores de risco para o seu aparecimento: tratamento irregular ou ausente e multiplicidade de lesões;
- **forma mucosa indeterminada:** ocorre lesão mucosa isolada sem sinal de cicatriz de lesão cutânea prévia;
- **forma mucosa primária:** ocorre pela picada do inseto nas mucosas (labial, genital);
- **forma mucosa contígua:** ocorre pela extensão da lesão cutânea que acomete os orifícios naturais (boca, nariz, ânus) devido à sua proximidade;
- **forma mucosa concomitante:** ocorre quando há lesão mucosa e cutânea ativa no mesmo momento (p.ex.: na forma cutânea disseminada).

A LCD (difusa) é rara e grave. No Brasil, é causada pela *L. (L.) amazonensis* e foi descrita no Pará, no Maranhão, na Bahia e no Paraná. O quadro inicia-se de maneira insidiosa, com lesão ulcerada única que responde mal ao tratamento inicial e progressivamente evolui para outras áreas. Apresenta polimorfismo lesional com a presença de placas infiltradas, exulceradas, nódulos e lesões vegetantes, muitas vezes deformantes.

Existem relatos descrevendo outras formas clínicas, como: forma recidivante cutis, leishmaniose dérmica pós-calazar, entre outras. O diagnóstico diferencial varia dependendo da apresentação clínica, podendo ser feito com: a) LC localizada: úlceras crônicas de membros inferiores (estase, hipertensiva, falciforme), úlcera tropical, impetigo, ectima, miíase, esporotricose, paracoccidioidomicose, cromoblastomicose, tuberculose, carcinomas espino e basocelulares, entre outros; b) LM: hanseníase, sífilis,

TABELA 166.1 ■ Imunologia da LTA – doença espectral

	POLO HIPERÉRGICO		POLO ANÉRGICO		
	LM	LC	INFECÇÃO SUBCLÍNICA	LC DISSEMINADA	LCD
Parasitas	+/–	+	?	+/++	++++
Imunidade celular	+++	++	+	+/–	–

Fonte: Adaptada de Guimarães e colaboradores.[1]

tuberculose, paracoccidioidomicose e tumores da linha média; c) LCD (difusa): hanseníase e doença de Jorge Lobo.

■ DIAGNÓSTICO

O encontro do parasita confirma o diagnóstico (Figura 166.2). O material para análise pode ser obtido da lesão cutânea e/ou mucosa, linfonodos e/ou exsudato da lesão, e o fator contribuitório para esse achado é o tempo de duração da lesão e a espécie de leishmânia envolvida. Nas lesões recentes, a probabilidade de encontro é maior que naquelas com mais de três meses (lesões crônicas), bem como na infecção por *L. (L.) amazonensis*, caracteristicamente mais rica em parasitas. A busca deve ser direcionada para a borda da úlcera, a fim de aumentar a chance de encontro do parasita.

Os métodos parasitológicos de identificação podem ser diretos ou indiretos:
- **métodos diretos:** exame do raspado da lesão, exame do exsudato, exame anatomopatológico, cultura em meio apropriado, como o *Neal, Novy, Nicolle* (NNN) ou o *liver infusion triptase* (LIT), entre outros meios de cultura utilizados;
- **métodos indiretos:** métodos moleculares; a reação em cadeia da polimerase (PCR) é o método molecular mais utilizado, podendo auxiliar não somente na identificação do gênero, como também da espécie de leishmânia.

> **ATENÇÃO!**
>
> A pesquisa do parasita deve ser direcionada para a borda da úlcera, a fim de aumentar a chance de encontrá-lo.

O exame anatomopatológico pode ser obtido da lesão cutânea e/ou mucosa. O diagnóstico de certeza é o encontro do parasita na forma amastigota dentro de macrófagos vacuolizados. Pode-se observar, na epiderme, um padrão de hiperplasia pseudoepiteliomatosa (hiperqueratose, papilomatose, acantose) e, na derme, infiltrado crônico com histiócitos e linfócitos. Nas lesões antigas, nas quais dificilmente se encontra o parasita, é possível utilizar a técnica da imuno-histoquímica para pesquisa de amastigotas no tecido.

Os testes sorológicos buscam identificar anticorpos antileishmânia no soro, e seus resultados são variáveis, ocorrendo tanto reações falso-positivas (leishmaniose visceral, doença de Chagas, pênfigo, paracoccidiodomicose, etc.) como falso-negativas, limitando a sua utilização no campo. Não devem ser utilizados como critério isolado para o diagnóstico.

A intradermorreação de Montenegro (IDRM) identifica reações de hipersensibilidade tardia específica contra o parasita, e sua realização não é indicada para diagnóstico. Utiliza como antígeno a *L. (L.) amazonensis* (MHOM/BR/73/PH8), cepa de referência da OMS. Aplica-se 0,1 mL desse antígeno, via intradérmica, na região anterior do antebraço e realiza-se a leitura 48 a 72 horas após a inoculação. O resultado pode ser observado pela formação de uma pápula (ou até vesiculação) de tamanho variável (reação positiva: pápula maior ou igual a 5 mm de diâmetro). É importante ressaltar que a IDRM pode ser positiva em indivíduos de áreas endêmicas sem doença ativa (20 a 30%) e, após a cura clínica, pode permanecer positiva. O teste também é passível de se tornar positivo após repetidas inoculações ("vacinação").

O teste pode ser negativo em decorrência de:
- indivíduo não teve contato com o parasita;
- alergia específica contra o parasita (no caso da forma cutânea difusa, leishmaniose visceral, pacientes imunodeprimidos);
- realização precoce do teste, antes de 4 a 6 semanas do aparecimento da lesão.

■ TRATAMENTO

O tratamento (Figura 166.3) de 1ª escolha é o antimonial pentavalente (Sb^{5+}), mas, para as formas cutâneas, a dose recomendada do antimoniato de N-metil-glucamina (Glucantime®) é de 15 mg/kg/dia por 20 dias consecutivos; para os quadros mucosos e leishmaniose cutânea difusa, 20 mg/kg/dia por 30 dias consecutivos. O critério de cura é a regressão das lesões clínicas em até três meses após o término do tratamento realizado de forma correta. Cada frasco/ampola de 5 mL possui 405 mg do sal Sb^{5+}. A dose máxima diária para crianças de até 12 anos é uma ampola e meia e, para adultos, três ampolas. A aplicação deve ser parenteral, via EV ou IM (esta apresenta o inconveniente da dor da aplicação, porém sua vantagem é a praticidade). Não existe diferença em relação à eficácia e à segurança entre as duas formas de aplicação. Não deve ser realizado em gestantes, pois atravessa a barreira placentária, podendo causar alterações neurológicas severas no feto, entretanto pode ser utilizado em mulheres no período da amamentação, já que a concentração do medicamento no leite é muito pequena e não implica absorção pelo recém-nascido (RN). Trata-se de medicamento sabidamente nefro, hepato, pancreato e cardiotóxico, havendo necessidade de acompanhamento com exames laboratoriais e eletrocardiográficos, principalmente em indivíduos maiores de 50 anos.

Em uma revisão recente, obtida a partir de casos tratados na América,[2] os efeitos colaterais observados e suas respectivas frequências foram: mialgia/artralgia (48,6%); distúrbios gastrintestinais (17,4%); cefaleia (23,6%); anorexia (19,4%); astenia/fadiga (18,9%); febre (16,7%); reações cutâneas (5,9%); alterações cardiovasculares (6,7%); alterações respiratórias (10,5%); prurido (8,7%); elevação das transaminases (43,3%); fraqueza; e até choque e lesão renal aguda (LRA) (os últimos em menor frequência). É importante ressaltar que, nos casos em que existem lesões na laringe e faringe (leishmaniose mucosa), pode ser preciso internar o paciente para realização do tratamento em razão do risco de edema e insuficiência respiratória, podendo haver necessidade de realização de traqueostomia.

> **ATENÇÃO!**
>
> O tratamento de 1ª escolha é o antimonial pentavalente. A dose recomendada do antimoniato de N-metil-glucamina para as formas cutâneas, é 15 mg/kg/dia por 20 dias consecutivos e, para os quadros mucosos e leishmaniose cutânea difusa, 20 mg/kg/dia por 30 dias consecutivos.

FIGURA 166.2 ■ Fluxograma de investigação de caso suspeito de LTA.

- **Suspeita clínica:** Úlcera cutânea emoldurada com fundo granuloso, indolor e/ou lesão mucosa infiltrada ou úlcera
- **Encontro de amastigotas confirma diagnóstico. Na ausência, prosseguir investigação abaixo:** Exame direto para pesquisar parasita e/ou exame anatomopatológico; Materiais para pesquisa: escarificação da lesão, biópsia pele/mucosa, aspirado linfonodo
- **Auxiliar nos casos de ausência de amastigotas:** Intradermorreação Montenegro; Testes sorológicos — IFI

IFI: imunofluorescência indireta.

DIAGNÓSTICO E TRATAMENTO

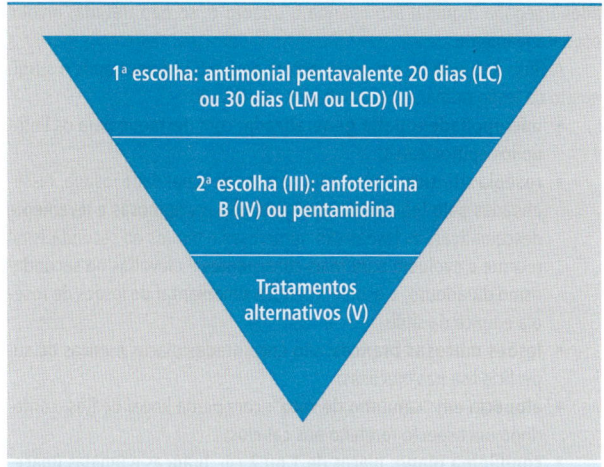

FIGURA 166.3 ■ Fluxograma de tratamento de LTA (I).

I. A maioria dos pacientes se beneficia do tratamento de 1ª escolha. A representação gráfica é apenas ilustrativa e não traduz o número absoluto de pacientes tratados.
II. 1ª escolha – solicitar: eletrocardiografia, amilase, ureia (Ur), creatinina (Cr), transaminase glutâmico-oxalacética (TGO), transaminase glutâmico-pirúvica (TGP), fosfatase alcalina.
III. Indicado para pacientes com contraindicação ou ausência de resposta ao tratamento de 1ª escolha. Há necessidade de acompanhamento clínico e laboratorial, dependendo do medicamento escolhido e das condições clínicas do paciente.
IV. Anfotericina B é considerada 1ª escolha para gestantes.
V. Os tratamentos alternativos podem ser indicados em casos especiais, como opção no arsenal terapêutico, porém não devem ser considerados para uso rotineiro.
- Tratamentos orais (citados medicamentos com estudos clínicos realizados):
    i. Fluconazol 200 mg/dia por 6 semanas.
    ii. Cetoconazol 600 mg/dia por 4 a 6 semanas.
    iii. Miltefosina 2,5 mg/kg/dia por 28 dias.
    iv. Pentoxifilina; alopurinol (associado a antimonial pentavalente parenteral).
- Tratamentos locais (citados medicamentos com estudos clínicos realizados):
    i. Antimonial pentavalente intralesional.
    ii. Métodos físicos: crioterapia; termoterapia com radiofrequência; terapia fotodinâmica; laser CO_2.
    iii. Paromomicina tópica (15 a 20% ou em associação com outros compostos) duas vezes ao dia por quatro semanas.
    iv. Imiquimode 5% tópico (ou associado a antimonial pentavalente parenteral).

Os fármacos de 2ª escolha são anfotericina B (desoxicolato ou lipossomal) e pentamidina (isotionato ou mesilato). A anfotericina B é considerada de 1ª escolha para gestantes. A dose total deve ser 1 a 1,5 g para a LC e 2,5 a 3 g para LM, iniciando-se a infusão com 1 mg/kg/dia ou dias alternados (não ultrapassar 50 mg em cada aplicação). Os efeitos colaterais são febre, calafrios, hipocalemia e nefrotoxicidade. A anfotericina B lipossomal é registrada somente para tratamento da leishmaniose visceral pela Agência Nacional de Vigilância Sanitária (Anvisa) e seu uso na leishmaniose tegumentar ainda é *off label*. Portanto, é indicada somente após a falha terapêutica com outras medicações ou em caso de contraindicação. A dose sugerida é de 2,5 mg/kg/dia por infusão venosa até atingir a dose total de 30-35 mg/kg na forma mucocutânea.

A dose preconizada de pentamidina é de 4 mg/kg via IM profunda a cada dois dias, não ultrapassando a dose total de 2 g. Na mesma revisão citada, foram avaliados 1.291 pacientes que receberam doses entre 2 e 4 mg/dia. Embora hipoglicemia e diabetes insulinodependente (pela destruição das ilhotas pancreáticas, de maneira cumulativa e dose-dependente) estivessem entre os efeitos esperados, a hipoglicemia foi observada em apenas 2,4% dos casos e nenhum caso de diabetes melito (DM) foi relatado. Os efeitos mais observados foram anorexia, mialgia/artralgia, distúrbios gastrintestinais, cefaleia, entre outros.

A **miltefosina** é considerada um medicamento promissor para o tratamento da leishmaniose visceral no Velho Mundo e seu uso vem sendo investigado em casos de LTA. Nos Estados Unidos a Food Drug and Administration (FDA), em 2014, já aprovou o uso da miltefosina para tratamento da leishmaniose tegumentar causada por *L. (V). braziliensis, L. (V). guyanenesis,* and *L.(V). panamensis*. Os principais eventos relacionados ao seu uso referem-se ao modo de administração oral: efeitos gastrintestinais, elevação de transaminases e creatinofosfocinase.

Os esquemas alternativos citados na literatura podem ser utilizados nos casos refratários ou com contraindicação aos esquemas tradicionais, porém não possuem nível de evidência I para sua recomendação. Deve-se considerar ainda que a LTA é doença com disseminação hematogênica, por isso o risco de ineficácia de tratamentos tópicos/locais. Além disso, a *L. (V). braziliensis* pode causar quadros graves e desfigurantes pela disseminação do parasita para a mucosa.

Nos casos de coinfecção LTA e vírus da imunodeficiência humana (HIV), o tratamento da forma cutânea ocorrerá da mesma maneira. Nos casos da forma mucosa, deverá ser utilizada a anfotericina B como 1ª escolha.

Não existe vacina disponível, embora avanços tenham sido feitos nesse campo.

REVISÃO

- A LTA possui um amplo espectro de manifestações clínicas, porém, devido a sua maior frequência, deve-se pensar nesse diagnóstico quando da presença de lesões ulceradas de pele em áreas expostas.
- Além da história clínica sugestiva (paciente proveniente de área endêmica, história de picada de inseto) e do exame dermatológico (presença de lesão ulcerada cutânea isolada ou múltipla), deve-se realizar o exame anatomopatológico da borda da lesão, na tentativa de encontro do parasita.
- Embora avanços tenham sido feitos no entendimento da sua imunopatologia, o tratamento clássico com antimoniato de meglumina (Glucantime®) permanece como o mais utilizado, devendo-se ter o cuidado de realizar exames laboratoriais previamente ao início e durante o tratamento.

■ REFERÊNCIAS

1. Guimarães LH, Machado PRL, Lessa HA, Lessa M, D'Oliveira Jr A, Carvalho EM. Aspectos clínicos da leishmaniose tegumentar. Gaz Med Bahia. 2005;75(1):66-74.
2. Oliveira LF, Schubach AO, Martins MM, Passos SL, Oliveira RV, Marzochi MC, et al. Systematic review of the adverse effects of cutaneous leishmaniasis treatment in the New World. Acta Trop. 2011;118(2):87-96.

■ LEITURAS SUGERIDAS

Brasil. Ministério da Saúde. Secretaria de Vigilância em Saúde. Atlas de leishmaniose tegumentar americana: diagnóstico clínico e diferencial [Internet]. Brasília: MS; 2006 [capturado em 10 nov. 2013]. Disponível em: http://portal.saude.gov.br/portal/arquivos/pdf/atlas_lta.pdf.
Brasil. Ministério da Saúde. Secretaria de Vigilância em Saúde. Manual de vigilância da leishmaniose tegumentar americana [Internet]. 2. ed. Brasília: MS; 2010 [capturado em 10 nov. 2013]. Disponível em: http://bvsms.saude.gov.br/bvs/publicacoes/manual_vigilancia_leishmaniose_tegumentar_americana.pdf.
Coperland K, Aronson NE. Leishmaniasis: treatment updates and clinical practice guidelines review. Curr Opin Dis Infect Dis. 2015;28:426-37.

167
DOENÇAS SEXUALMENTE TRANSMISSÍVEIS

- OSMAR ROTTA
- MAURICIO MENDONÇA DO NASCIMENTO

Descritas milenarmente, as doenças de transmissão sexual têm prevalência variável, conforme os códigos de comportamento da sociedade em determinada época ou eventos importantes, como as guerras. A modificação comportamental, advinda dos anos de 1960, com a liberação da sexualidade feminina e o surgimento da contracepção oral, trouxe alterações ao quadro epidemiológico das diversas doenças sexualmente transmissíveis (DSTs). As populações-alvo da atenção médico-sanitária passaram a não mais se restringir à prostituição e à homossexualidade masculina.

As DSTs clássicas são a sífilis, o cancro mole, a donovanose, o linfogranuloma venéreo, o herpes genital, o condiloma acuminado e as uretrites. A inflamação decorrente de uma DST aumenta a quantidade de neutrófilos na área dos genitais, torna o tegumento mais friável e facilita a infecção por HIV. Portanto, o tratamento precoce dos pacientes, por vezes em fase subclínica da doença, minimiza os danos, elimina a cadeia de transmissão e dificulta a transmissão do HIV.

O Ministério da Saúde (MS) tem-se esforçado em implantar a abordagem sindrômica das DSTs, dividindo-as em úlceras genitais, corrimentos vaginais, corrimentos uretrais e infecção pelo papilomavírus humano (HPV). Tratando-se todos os agentes possíveis em cada síndrome, atinge-se a terapêutica correta mais rapidamente e se quebra a cadeia de transmissão. Essa abordagem se presta a áreas sem recursos diagnósticos e foi bem-sucedida nos países africanos nos quais foi implantada. Também no Brasil, essa estratégia é adotada em áreas sem recursos de pessoal médico. Neste capítulo, serão tratados a diagnose e o tratamento etiológico das DSTs clássicas, a fim de dar as informações necessárias para a construção do raciocínio clínico e o tratamento específico de cada DST. Vale lembrar que, segundo o Manual de Controle da DST, do MS,[1] todo paciente portador ou suspeito de DST deve:

- ter o(a) parceiro(a) também examinado(a);
- ser avaliado e aconselhado quanto à adoção de práticas mais seguras para a redução do risco de contrair DST; e
- ter oferecida a realização de teste para infecção pelo HIV, com aconselhamento pré e pós-teste e se possível também para hepatites B e C.

SÍFILIS

QUADRO CLÍNICO

A infecção pela sífilis se divide em recente e tardia, com a finalidade de escolha da dose e duração do tratamento. Define-se como recente a sífilis de menos de um ano de duração e como tardia a sífilis de mais de um ano de duração. Em caso de dúvida, considera-se a sífilis como tardia. Quanto às manifestações clínicas, a sífilis se divide em primária, secundária recente, secundária tardia e terciária.

A sífilis primária se caracteriza pelo cancro duro, uma exulceração não dolorosa, geralmente única, com borda regular e bem delimitada, de fundo limpo, que ocorre de 10 a 90 dias após o contato infectante; adenomegalia inguinal acompanha o quadro e, se não tratada, involui espontaneamente.

A sífilis secundária, em geral, ocorre de 6 a 8 semanas após o surgimento da lesão primária. Seus achados clínicos são:

- **micropoliadenopatia generalizada:** com destaque para os linfonodos epitrocleares;
- **roséola sifilítica:** lesões eritematosas de tonalidade rosada, disseminadas pelo tegumento, em geral não pruriginosas e levemente descamativas; as lesões são numerosas e tênues no secundarismo recente e evoluem para mais consistentes e elevadas no secundarismo duradouro; o acometimento palmoplantar de lesões de roséola é típico da sífilis;
- **lesões mucosas brancas:** são encontradas placas brancas de superfície lisa nas mucosas;
- **alopecia em "caminho de rato":** com perda linear de fios, conferindo um aspecto rarefeito aos cabelos;
- **condiloma plano:** placas de 1 ou 2 cm, brancas e úmidas (maceradas), nas áreas de dobras, principalmente perianais e vulvares.

Na sífilis latente secundária, está-se na fase em que ocorre o desaparecimento das lesões já citadas. Apenas os exames laboratoriais comprovam a infecção. Os casos rastreados do banco de sangue, com sorologia positiva para sífilis, frequentemente se enquadram nessa fase.

A sífilis terciária, de 3 a 12 anos após a fase de latência, pode apresentar sintomas neurológicos (tabes dorsalis e demência), cardiovasculares (aneurisma de aorta) e cutâneos (gomas).

DIAGNÓSTICO

- **Pesquisa em campo escuro:** busca a visualização direta das espiroquetas no material coletado diretamente da secreção da lesão do cancro duro ou nas placas e lesões cutâneas da fase secundária. O material é visto ao microscópio com luz polarizada (campo escuro).
- **Exames não treponêmicos:** são as provas sorológicas mais fáceis e disponíveis. Úteis para o rastreamento de banco de sangue e no seguimento sorológico de pessoas tratadas para sífilis em qualquer fase, para acompanhamento pré-natal e para o rastreamento de todos os pacientes com DST.
- *Venereal diseases research laboratories* **(VDRL):** uma prova de aglutinação de látex de um anticorpo anticardiolipina produzido na fase ativa. Seu significado clínico na sífilis é especificar se a infecção treponêmica está ativa e o quanto está ativa. Positiva-se a partir da 2ª semana após o cancro e, via de regra, está mais elevado na 2ª fase da doença. Seus resultados são expressos em titulações (1/1, 1/2, 1/4, 1/8, 1/16, 1/32, 1/64, 1/128, 1/256, e assim por diante). Quanto maior o denominador, maior a concentração de anticorpos antitreponêmicos. Após o tratamento, seu título diminui duas diluições a cada três meses e pode permanecer baixo indefinidamente, ao que se denomina cicatriz sorológica.

Três títulos abaixo de 1/8 no seguimento são indício de cicatriz sorológica. Subidas repentinas e para títulos altos, como 1/256 ou 1/512, podem indicar reinfecção, em quem já tinha memória imunológica. Títulos baixos sem tratamento ou com história incerta podem indicar doença antiga não tratada ou tratamento inadequado.

- **Exames treponêmicos:** são as provas sorológicas mais específicas, pois são capazes de dizer se o paciente teve contato algum dia com o treponema. Tornam-se positivos 15 dias após a infecção. Não se prestam ao seguimento de tratamento e não se negativam com a cura, permanecendo sempre positivos. Os principais testes são o anticorpo treponêmico fluorescente absorvido (FTA-ABS, do inglês *fluorescent treponemal antigen-absorbed*) e, mais recentemente, o imunoensaio enzimático. Seu resultado é expresso em positivo ou negativo.

TRATAMENTO

- **Sífilis primária (cancro duro):** penicilina benzatina 2.400.000 UI, em dose única (1.200.000 UI em cada nádega). Total de 2.400.000 UI.
- **Sífilis recente secundária e latente (menos de um ano):** penicilina benzatina 2.400.000 UI por semana, por duas semanas. Total de 4.800.000 UI.
- **Sífilis tardia (mais de um ano):** penicilina benzatina 2.400.000 UI por semana, por três semanas. Total de 7.200.000 UI.
- **Sífilis de duração indeterminada:** considerar tardia.
- **Sífilis terciária:** os pacientes devem ser internados para receber penicilinoterapia endovenosa (EV), (penicilina cristalina): 4.000.000 UI EV, a cada quatro horas, por 10 a 14 dias. Dose total por dia: 24.000.000 UI.
- **Gestantes:** deve-se usar a penicilina benzatina nos mesmos esquemas, com seguimento sorológico (VDRL) mensal. Deve ser feito o retratamento caso o título não caia de duas diluições.
- **Alergia à penicilina:** é um evento raro (1:100.000 pessoas). O MS emitiu a Portaria n° 156, de 20 de janeiro de 2006,[2] estimulando as unidades básicas de saúde a aplicarem a penicilina benzatina na sífilis, e orientando em caso de reação. Deve-se tentar a dessensibilização à penicilina, e, só em último caso, substituir a penicilina por eritromicina ou tetraciclina, 500 mg, a cada seis horas, VO, por 15 dias para sífilis recente e por 30 dias para sífilis tardia. Gestantes alérgicas à penicilina devem ser dessensibilizadas.

O tratamento proposto pelo Centers for Disease Control and Prevention (CDC), de Atlanta, nos Estados Unidos, em relação ao do MS brasileiro, muda apenas a dose de penicilina G benzatina para a sífilis recente secundária e latente, sendo recomendados apenas 2.400.000 UI em dose única.

Seguimento

Deve ser feito por meio de métodos quantitativos (VDRL), a cada três meses no 1° ano e a cada seis meses no 2° ano. A ausência de queda dos títulos, a permanência de títulos baixos (1/8 ou menos) e os pacientes HIV-positivos devem ser submetidos à avaliação do líquido cerebrospinal (LCS), a fim de serem afastados depósitos de treponemas viáveis, além da barreira hematencefálica (BHE). O tratamento com a penicilina benzatina não ultrapassa a BHE, sendo necessário o uso de penicilina cristalina EV.

■ CANCRO MOLE

Doença causada pelo *Haemophilus ducreyi*, um bacilo gram-negativo intracelular. A infecção pode ser oligossintomática nas mulheres, e é também chamada de cancroide, mais frequentemente na literatura de língua inglesa.

QUADRO CLÍNICO

Após um período de incubação de 3 a 5 dias, ocorre uma ou mais úlceras dolorosas, de fundo sujo (purulento), com bordas irregulares, que variam de 0,5 a 2 cm, com borda edematosa e eritematosa e odor fétido. A localização mais frequente nos homens é no sulco balanoprepucial e no frênulo, já na mulher, na fúrcula e na face interna dos pequenos e grandes lábios. A infecção não se resolve sozinha e, em dois terços dos casos, ocorre linfadenomegalia regional associada. A chance de contágio por relação sexual é de 80%.

DIAGNÓSTICO

O diagnóstico diferencial mais importante é o cancro duro da sífilis primária. Deve-se também afastar o herpes simples, o linfogranuloma venéreo, a donovanose e as erosões genitais traumáticas infectadas.

Diagnóstico laboratorial

Realiza-se o exame direto do fundo da úlcera, após limpeza leve com soro, que revela bacilos gram-negativos intracelulares aos pares ou em cadeias, podendo também ser realizada a coloração de Gram pelo aspirado do bubão.

TRATAMENTO

- Azitromicina 1 g, VO, em dose única.
- Ciprofloxacina 500 mg, a cada 12 horas, VO, por três dias (contraindicada para gestantes).
- Eritromicina 500 mg, VO, a cada seis horas, por sete dias.
- Ceftriaxona 250 mg, IM, em dose única.
- Tianfenicol 5 g, VO, em dose única.
- Doxiciclina 100 mg, a cada 12 horas, VO, por 10 dias ou até a cura clínica.
- Tetraciclina 500 mg, a cada seis horas, VO, por 15 dias.
- Sulfametoxazol + trimetoprima (160 mg/800 mg), a cada 12 horas, VO, por 10 dias ou até a cura clínica.
- Gestantes: usar ceftriaxona, IM, ou eritromicina (estearato), VO.

Seguimento

Realizado com sete dias de tratamento para avaliar a necessidade de prolongamento. Recomenda-se a abstinência sexual até a resolução completa das lesões. O tratamento dos parceiros também é recomendado, mesmo na ausência de lesões. Deve ser pesquisada a sífilis em todos os pacientes, já que o cancro misto é comum e a sífilis teria falsa resolução espontânea, passando despercebida e sendo detectada apenas em estágios mais avançados.

■ DONOVANOSE

Infecção crônica da região genital, adquire progressivamente caráter granulomatoso e destrutivo. Causada pelo *Calymatobacterium granulomatis*, parasita intracitoplasmático obrigatório, gram-negativo e que se cora mais nas extremidades que no centro. Atualmente rara no Brasil, pode, em evoluções crônicas, levar ao gigantismo dos genitais, com ulceração e fibrose.

QUADRO CLÍNICO

O período de incubação é incerto, mas situa-se entre 40 dias e 3 meses. Inicia-se com um nódulo único, que lentamente cresce, erode-se e sangra com facilidade. Se não houver tratamento, a lesão evolui com úlceras, vegetações e até mesmo elefantíase dos genitais.

DIAGNÓSTICO

Feito por meio da demonstração dos corpúsculos de Donovan (parasitas mais corados na extremidade que no centro), no exame histopatológico ou a fresco de esfregaço obtido de amostra de biópsia sob coloração por Giemsa. Alguns autores consideram mais fácil demonstrar o parasita no esfregaço do que no exame anatomopatológico.

O exame histopatológico mostra denso infiltrado inflamatório, com plasmócitos, histiócitos e corpúsculos de Donovan.

TRATAMENTO

É medicamentoso e pode requerer intervenção cirúrgica nos casos muitos extensos.

- Doxiciclina 100 mg, a cada 12 horas, VO, por três semanas ou até a cura clínica.
- Eritromicina 500 mg, a cada seis horas, VO, por três semanas ou até a cura clínica.

- Tetraciclina 500 mg, a cada seis horas, VO, por três semanas ou até a cura clínica.
- Azitromicina 1 g, VO, em dose única, seguida de 500 mg, VO, por dia até a cura clínica.
- Tianfenicol granulado 2,5 g, VO, dose única, seguido de 500 mg, a cada 12 horas, VO, até a cura clínica.
- Sulfametoxazol + trimetoprima (800 mg/160 mg), a cada 12 horas, VO, até a cura clínica.

■ LINFOGRANULOMA VENÉREO

Infecção de transmissão genital causada pela *Chlamydia trachomatis*, sorotipos L1, L2 e L3, que acometem os linfonodos regionais com inflamação frequentemente mais intensa que o inóculo genital.

QUADRO CLÍNICO

Inicia-se com uma lesão de inoculação, que em geral passa despercebida, e é uma pápula inflamatória, que evolui para pústula e erosão, com regressão espontânea em menos de sete dias.

Após 1 a 6 semanas da lesão inicial, ocorrem entumescimento, dor, supuração e fistulização dos linfonodos regionais do local da lesão de inoculação. Nos homens, os linfonodos acometidos são os inguinais superficiais e, nas mulheres, dependem de onde foi a lesão de inoculação.

As lesões do genital externo são os inguinais superficiais, já as do terço inferior da vagina são os linfonodos pélvicos. As lesões do terço médio da vagina são os linfonodos retais e ilíacos internos e as do terço superior da vagina e do colo são os linfonodos ilíacos.

Sintomas gerais, como febre, mal-estar, anorexia e artralgia, acompanham a fase linfonodal da doença. Se não tratado, pode evoluir com fibrose dos linfonodos regionais acometidos e com edema crônico dos genitais, retite ou proctite e elefantíase.

DIAGNÓSTICO

Deve ser suspeitado em todos os casos de adenite inguinal, proctite, elefantíase dos genitais, estenose retal e uretral. A reação de fixação de complemento para clamídia pode ser feita, muito embora não haja rotina laboratorial para o diagnóstico.

TRATAMENTO

- Doxiciclina 100 mg, a cada 12 horas, VO, por 21 dias.
- Eritromicina 500 mg, a cada seis horas, VO, por 21 dias.
- Sulfametoxazol + trimetoprima (800 mg/160 mg), a cada 12 horas, VO, por 21 dias.
- Tianfenicol 500 mg, a cada 12 horas, VO, por 21 dias.

O bubão não deve ser drenado diretamente, sob risco de cicatrização mais demorada. Deve-se realizar punção lateral a partir de pele sã.

■ HERPES GENITAL

Denominam-se herpes genital as manifestações clínicas da infecção pelo vírus herpes simples (HSV) tipo 2, mais frequentemente, ou tipo 1. Os vírus da família Herpeviridae têm em comum o neurotropismo e a tendência a se alojar permanentemente em gânglios do sistema nervoso periférico, reativando-se a partir dos nervos relativos a esse gânglio.

QUADRO CLÍNICO

Pode ser o da primoinfecção ou o da recorrência. A primoinfecção ocorre em indivíduos não expostos previamente ao herpes-vírus. Entre 4 e 7 dias após a exposição, ocorrem vesículas em grande número, por vezes acometendo toda a área dos genitais, com febre, mialgia, prostração e linfonodos palpáveis e dolorosos. As lesões rompem-se, deixando áreas desnudas, ou podem se infectar secundariamente com bactérias (impetiginização). O quadro todo pode durar 20 ou 30 dias, até a resolução completa, quando não tratado. Nem todos os expostos desenvolverão uma manifestação clínica exuberante, podendo haver infecção subclínica e evolução para a fase de portador sem a primoinfecção exuberante.

O episódio de recorrência ocorre com a migração do vírus, em um indivíduo portador, pelo nervo sensitivo do dermátomo correspondente (fase prodrômica), com sensação de formigamento ou ardência, durando dois dias, seguidos de surgimento de vesículas de 1 a 2 mm, mais frequentemente agrupadas em um arranjo dito "em cacho". Em dois dias, as vesículas se rompem, dando origem a erosões de fundo limpo, de 1 a 2 mm, agrupadas "em cacho" ou dispersas pela área com pele sã de permeio. Nesse período, o quadro evolui com ressecamento e formação de crostas secas ou úmidas se em áreas cobertas, que cicatrizam em 7 a 10 dias. O tempo total, desde o pródromo à resolução, é, portanto, de aproximadamente 15 dias.

DIAGNÓSTICO

Os diagnósticos diferenciais são feitos com o cancro mole, a sífilis e a aftose genital da doença de Behçet. Quadro de herpes-zóster pode ter o mesmo aspecto, entretanto também acomete a área perianal, devido à distribuição do dermátomo sacral.

Diagnóstico laboratorial

- **Citodiagnóstico de Tzanck:** observação direta do material da vesícula ou do fundo da erosão, coletado por leve pressão de uma lâmina contra a lesão. O material pode ser corado por Giemsa ou hematoxilina-eosina. Ao microscópio, são observadas células chamadas de Tzanck, que são sincícios de epidermócitos agrupados pelo efeito citopático dos vírus da família Herpesviridae.
- **Provas sorológicas:** atualmente há testes disponíveis com anticorpos monoclonais de HSV-1 e HSV-2. O anticorpo IgG pode ser critério de fase ativa, como nas demais viroses.
- **Exame anatomopatológico:** raramente utilizado na rotina, se presta a casos de ulcerações extensas e crônicas em pacientes imunocomprometidos com dúvida diagnóstica.

TRATAMENTO

1 | **Na primoinfecção:**
   - Aciclovir 200 mg, VO, a cada quatro horas, excetuando-se a dose da madrugada (cinco vezes ao dia), por 10 dias.
   - Valaciclovir 1 g, VO, a cada 12 horas, por 10 dias.
   - Famciclovir 250 mg, VO, a cada oito horas, por 10 dias.

2 | **Nas recorrências:**
   - Aciclovir 200 mg, VO, a cada quatro horas, excetuando-se a dose da madrugada (cinco vezes ao dia), por cinco dias.
   - Valaciclovir 500 mg, VO, a cada 12 horas, por cinco dias.
   - Famciclovir 125 mg, VO, a cada oito horas, por cinco dias.

Na recorrência, deve-se tratar de preferência na fase prodrômica. Casos de primoinfecção em pacientes recém-nascidos (RNs) ou imunocomprometidos devem ser tratados endovenosamente (aciclovir 5 mg/kg, a cada oito horas, por cinco dias), pelo risco de evolução para encefalite em razão do neurotropismo do herpes-vírus.

Em pacientes com frequência de recorrências maior do que seis episódios por ano, a terapia de supressão de recorrência por tempo prolongado é indicada, tendo sido observada uma diminuição da frequência de recorrências com essa abordagem.

3 | Terapia de supressão:
- Aciclovir 200 mg, VO, 2 a 3 vezes por dia, por 6 a 12 meses; ou
- Aciclovir 400 mg, VO, duas vezes por dia, por 6 a 12 meses; ou
- Aciclovir 800 mg, VO, uma vez ao dia, por 6 a 12 meses.

Seguimento
O paciente é infectante a cada episódio de recorrência, desde o surgimento das vesículas até a reepitelização completa.

■ CONDILOMA ACUMINADO
Manifestação clínica da infecção pelo HPV. Existem mais de 100 genotipos de HPV descritos, sendo sua principal característica incorporar-se ao genoma da célula epitelial, regulando uma multiplicação acelerada da célula infectada. Estima-se que 40 a 60% da população dos Estados Unidos seja portadora do HPV.

O manejo da infecção pelo HPV tem como objetivo diminuir ou erradicar as verrugas visíveis e administrar o risco de malignização que alguns genotipos do HPV podem desencadear (tipos 16, 18, 31, 33, 35, 45, 51, 52, 56, 58).

QUADRO CLÍNICO
Pode ser de infecção ativa, com verrugas aparentes ou exame colposcópico positivo; ou de infecção latente, na qual o DNA viral está incorporado aos queratinócitos sem manifestação clínica, detectáveis apenas sob técnicas moleculares.

Clinicamente, são observadas pápulas verrucosas de poucos milímetros a muitos centímetros, de superfície áspera e cores variando do vermelho-vivo ao castanho e marrom. Podem também ser visualizadas, após o uso de solução de ácido acético a 10% no colo uterino e face interna do prepúcio e na glande.

DIAGNÓSTICO
- **Visualização sob ácido acético:** útil nas áreas de mucosa e semimucosa. É visto um branqueamento das lesões aparentes a olho nu, mesmo das inaparentes.
- **Exame anatomopatológico:** útil em casos duvidosos ou após exaustivos tratamentos ou, ainda, a fim de afastar malignidades associadas.
- **Colposcopia e peniscopia:** exame revelado com ácido acético, sob aumento de 20 ou 40 vezes, útil no seguimento de pacientes com tipos virais oncogênicos e, após a eliminação de verrugas macroscopicamente visíveis, para dar alta ao paciente. Alguns autores defendem que a alta deve ser dada após o desaparecimento das lesões visíveis a olho nu com a acetoscopia.
- **Hibridização *in situ* e reação em cadeia da polimerase (PCR):** técnicas realizadas em blocos parafinados de biópsias prévias e em tecido fresco, respectivamente. Têm por objetivo classificar o HPV do paciente nas categorias alto ou baixo risco de oncogenicidade, de acordo com o genotipo encontrado. Útil em seguimento de pacientes infectados, para qualificar o risco envolvido. Entretanto, o diagnóstico de um tipo de alto risco deve ser devidamente informado ao paciente, ressaltando que o exame colposcópico anual, a realização de biópsias em caso de evolução e a citologia oncótica previnem perfeitamente o risco de evolução maligna invasiva.

TRATAMENTO
O principal objetivo do tratamento da infecção pelo HPV é a remoção das verrugas sintomáticas. Não há evidência de que essa remoção afete o curso clínico natural da infecção nem tampouco erradique a infecção. O tratamento das verrugas também não altera o risco de malignização.

As opções terapêuticas são:
- **Podofilina de 10 a 25%, em solução alcoólica ou tintura de Benjoin:** tintura obtida a partir de plantas, com propriedades antimitóticas. É aplicada sobre as lesões, permanecendo por um período de quatro horas, após o qual deve-se lavar a lesão. Utilizada apenas para os genitais externos, e não na vagina ou no colo. Repetidas a cada 7 a 14 dias, sendo considerada falha terapêutica a ausência de resultados após seis aplicações. Contraindicada em gestantes.
- **Podofilotoxina:** creme comercial com o purificado ativo da podofilina. Tem a vantagem de ser aplicada pelo paciente, minimizando visitas ao médico. Deve ser empregada apenas nas verrugas visíveis, duas vezes ao dia, por três dias seguidos, com descanso posterior nos outros quatro dias da semana. O ciclo semanal pode ser repetido até quatro vezes. A ausência de resolução em quatro semanas obriga a nova visita ao médico. Não pode ser usada na vagina e no colo e em gestantes.
- **Crioterapia com nitrogênio líquido:** visa à destruição física das verrugas pelos ciclos de congelamento e descongelamento. São feitas aplicações em jato aberto de 20 a 30 segundos, semanalmente. O pós-operatório pode ter edema, ulceração e alguma dor.
- **Eletrocoagulação:** destruição física pela cauterização das células infectadas, sob anestesia infiltrativa. Feita quinzenalmente, seu pós-operatório é doloroso e cursa com ulceração e dor.
- **Ácido tricloroacético (ATA):** utilizado em solução aquosa a 70 ou 90%, visando à cauterização química. Também de aplicação semanal, deve-se evitar que a solução escorra, a fim de não lesar a pele sã. Também cursa com ulceração no pós-operatório.
- **Imiquimode:** fármaco com mecanismo de ação por meio da liberação de citocinas e ativação da imunidade contra vírus, antes mesmo da apresentação do antígeno do HPV ao sistema imune pelas células de Langerhans. Deve ser aplicado três vezes por semana, em dias alternados, por até 12 semanas.

Regimes recomendados
- **Para verrugas cervicais:** é necessária a exclusão de neoplasia cervical antes de iniciar o tratamento.
- **Para verrugas vaginais:** crioterapia em jato aberto ou ATA.
- **Para verrugas no meato uretral:** a literatura estrangeira prefere crioterapia ou podofilina. No Brasil, prefere-se a aplicação de creme de 5-fluouracil a 5% por retroaplicação pelo meato uretral, com seringa de 3 mL, sem agulha, após micção (com um intervalo de micção de pelo menos quatro horas).
- **Para verrugas vulvares e penianas:** todos os métodos são possíveis.

Seguimento
É importante esclarecer o paciente e seu(ua) parceiro(a) de que a infecção aparente foi debelada e que recidivas podem ser muito tardias (10 ou 20 anos), sem que isso represente nova infecção. Para os pacientes com tipos virais com potencial oncogênico, devem ser feitos o exame colposcópico e a citologia oncótica anuais, nas mulheres.

Não há obrigatoriedade de exames em parceiros do sexo masculino, quando as parceiras forem diagnosticadas apenas por lesões citológicas ou subclínicas. O CDC afirma que a busca de lesões nos(as) parceiros(as) diagnosticados(as) com HPV não é necessária, porque não há dados sustentando que a reinfecção tenha importância na recorrência. Além disso, o valor do tratamento apenas visando à prevenção da recorrência é também desconhecido. Entretanto, examinar o(a) parceiro(a) de um(a) paciente tem seu valor na orientação do risco de infectividade com outros(as) parceiros(as) e na prevenção e detecção de outras DSTs.

A eficácia das vacinas disponíveis parece ser incontestável apenas nas mulheres que ainda não tiveram contato com o vírus do HPV, e sua indicação atual visa a evitar a evolução grave de cepas oncogênicas. O MS ainda não recomenda como abordagem populacional a vacinação em massa das mulheres em idade sexual potencialmente ativa que ainda não tiveram coitos, indicação clássica nos países que adotaram a imunização em massa.

URETRITES

As infecções uretrais são a causa mais frequente de uretrites; já as uretrites infecciosas se dividem em gonocócicas (UG) e não gonocócicas (UNG). As UG são causadas pela *Neisseria gonorrhoeae*, ao passo que as UNG podem ser causadas por *Chlamydia trachomatis* (30 a 50%), *Ureaplasma urealyticum* (20 a 50%) e outros agentes menos comuns, como *Mycoplasma hominis*, *Trichomonas vaginalis*, *Candida albicans*, herpes simples (representando 5% das uretrites).

QUADRO CLÍNICO

A UG se inicia com um quadro de ardor e descarga uretral purulenta e dolorosa, que ocorre normalmente três dias após a infecção, resultando na procura de atendimento devido aos sintomas. Ocorre inflamação do meato uretral, podendo haver urgência miccional e polaciúria. Nas mulheres e, mais raramente, nos homens, a infecção pode ser assintomática, e em 0,5% pode haver disseminação hematogência, com artrite, peri-hepatite e lesões pustulosas.

O diagnóstico diferencial se faz com as UNG, como será visto a seguir.

A UNG se inicia com um quadro de descarga uretral discreta e pouco ou nada dolorosa, 7 a 14 dias após a infecção, podendo passar despercebida pelo paciente. Há pouca inflamação do meato, sem urgência miccional. Atualmente, a UNG tem sido tão ou mais frequente que a UG.

DIAGNÓSTICO

Feito com o material coletado da uretra diretamente com *swab* apropriado e com a análise do sedimento do jato inicial e final.

Uretrite gonocócica

- **Cultura:** no meio de Thayer-Martin; em desuso no Brasil, atualmente.
- **Exame citobacterioscópico corado pelo método de Gram:** são observados diplococos gram-negativos, intracelulares e extracelulares.
- **Sedimento urinário inicial e final:** utilizado para caracterizar o processo da uretrite, pois a contagem de neutrófilos diminui no sedimento final, devido à lavagem da uretra pela urina não contaminada. Serve para excluir processos infecciosos das vias urinárias altas (cistites e nefrites), pois nesses casos a contagem de neutrófilos não diminuiria no jato final de urina. Na UG, são encontrados mais de 15 neutrófilos por campo no jato inicial (400 vezes de aumento).

Uretrite não gonocócica

- **Exame citobacterioscópico corado pelo método de Gram:** ausência de diplococos gram-negativos, intracelulares e extracelulares, excluindo o gonococo.
- **Sedimento urinário inicial e final:** são encontrados 15 ou mais leucócitos por campo no jato inicial (400 vezes de aumento).

TRATAMENTO

1 | Para UG, indicam-se:
   - Ciprofloxacina, VO, 500 mg, dose única.
   - Azitromicina, VO, 1 g, dose única.
   - Rosoxacina, VO, 300 mg, dose única.
   - Ceftriaxona, IM, 250 mg, dose única.
   - Ofloxacina, VO, 400 mg, dose única.

2 | Para UNG, recomendam-se:
   - Doxiciclina, VO, 100 mg, a cada 12 horas, por 7 a 10 dias.
   - Azitromicina, VO, 1 g, dose única.
   - Tetraciclina, VO, 500 mg, a cada seis horas, por sete dias.
   - Ofloxacina, VO, 400 mg, a cada 12 horas, por sete dias.

3 | Para UNG recorrente, após o tratamento indicado anteriormente:
   - Metronidazol ou tinidazol, VO, 2 g, dose única +
   - Azitromicina, VO, 1 g, dose única se já não foi usada.

VAGINOSE BACTERIANA

Embora não mais considerada uma verdadeira infecção de transmissão sexual, cabe aqui sua citação, em razão de seu frequente encontro, quando da prospecção das outras doenças já citadas.

É uma infecção polimicrobiana anaeróbia, com presença de *Gardnerella vaginalis*. Caracteriza-se por corrimento cinza-esbraquiçado, fétido, com odor peculiar de peixe cru pela liberação de aminas voláteis.

O tratamento é feito com metronidazol 400 mg, VO, a cada oito horas, por 7 a 14 dias.

Outras opções são ampicilina 500 mg, VO, a cada seis horas, por 7 a 14 dias, ou tianfenicol 2,5 g, VO, por dois dias.

TRICOMONÍASE

Causada pelo protozoário *Trichomonas vaginalis*, associa-se frequentemente ao gonococo e a outras infecções por bactérias anaeróbias. O corrimento é abundante e fétido, de cor amarelo-esverdeada.

O tratamento é feito com metronidazol 250 mg, VO, a cada oito horas, por sete dias.

DOENÇAS SEXUALMENTE TRANSMISSÍVEIS NEONATAIS E NA INFÂNCIA

Recentemente, aumentaram de forma substancial os relatos de doenças de transmissão sexual adquiridas na infância por abuso, muitas vezes realizado por parentes próximos. Dessa maneira, frente a uma DST na infância, deve-se considerar tanto a possibilidade de infecção intrauterina como o contágio no canal de parto, como também a aquisição por contato sexual, conforme o exposto.

> **ATENÇÃO!**
> O início precoce da atividade sexual vem tornando a adolescência a faixa etária que requer maior cuidado.

A sífilis congênita tornou-se uma doença de identificação compulsória desde dezembro de 1986 (Portaria n° 542). Os critérios para definição de casos de sífilis congênita são:
- Toda criança abortada ou natimorta de mãe com evidência clínica ou sorológica de sífilis durante a gestação.
- Todo indivíduo com menos de 13 anos e títulos de VDRL ascendentes, não descendentes após os 6 meses, ou títulos de VDRL maiores que os da mãe.
- Todo indivíduo com menos de 13 anos, VDRL reagente e sinais clínicos, neurológicos ou radiológicos de sífilis congênita.

ABUSO SEXUAL NA INFÂNCIA

A magnitude desse problema ainda não foi bem-definida e, seguramente, é subestimada pelos profissionais e pela maioria dos pesquisadores, em razão da inerente dificuldade em caracterizar o abuso. Como parte significativa dos atos é praticada por membros da família, a criança reluta em descrever a ocorrência. Contribuem ainda o medo de retaliação pelo adulto, as dificuldades de verbalização, a sensação de embaraço e o sentimento de culpa. Esses casos merecem atenção, argúcia e bom senso do profissional, empenhado em promover a recuperação física e emocional da vítima.

A identificação de agentes sexualmente transmissíveis, após o período neonatal, como os da gonorreia, das UNG, da sífilis e do HIV não transfusional e não transmitido verticalmente, é em geral diagnóstico de abuso sexual. Abuso sexual deve ser suspeitado em caso de herpes genital também. A infecção pelo HPV, relacionada a abuso sexual, ocorre em 50% dos casos.

A regra de que infecções após o período neonatal são devidas a abuso tem exceções. Infecções por *Chlamydia trachomatis*, adquiridas perinatalmente, podem dar sintomas até 2 ou 3 anos após. Muitos casos de infecção por vírus da hepatite B (HBV) ocorrem por contato não sexual da criança com familiares portadores do HBV.

A coleta de material para pesquisas laboratoriais em crianças é habitualmente difícil e traumática, devendo ser feita por pessoas com preparo para essa tarefa. A decisão pela coleta deve ser considerada caso a caso, mas, como regra, as seguintes situações indicam a pesquisa de agentes infecciosos:

- sinais clínicos de infecção sexualmente transmissível, como corrimento vaginal, dor vaginal ou anal, prurido, ulcerações genitais;
- um suspeito abusador conhecido tem DST;
- outra criança no ambiente do paciente tem DTS;
- o pai ou a criança solicita o teste;
- há evidência de ejaculação ou penetração oral, anal ou vaginal.

Em razão das consequências legais e psicológicas desse diagnóstico, recomenda-se o uso dos testes mais sensíveis à disposição, sempre considerando causar o mínimo desconforto e trauma à criança. Recomendam-se:

- cultura de orofaringe, canal anal e vaginal para *Neisseria gonorrhoeae*;
- cultura para *Chlamydia trachomatis*;
- cultura para *Trichomonas vaginalis*;
- exame citológico do trato genital;
- reações sorológicas para sífilis (VDRL e um teste treponêmico – FTA-ABS ou imunoensaio enzimático);
- sorologia para HIV no momento, 6 semanas, 3 meses e 6 meses após o evento;
- sorologia para hepatite B.

Deve-se ponderar a indicação de sorologia para HIV conforme o caso. A indicação de profilaxia medicamentosa antirretroviral é controversa, embora se saiba que crianças toleram bem esses medicamentos. O limite de tempo para sua instituição é de 72 horas após o abuso.

■ TRATAMENTO DE DST NA GESTAÇÃO E NO CONCEPTO

SÍFILIS

- Tratamento da gestante: penicilina G benzatina 2.400.000 UI, IM, de 7 em 7 dias (três doses).
- Sífilis congênita recente:
  - a | Tratamento hospitalar: penicilina cristalina, 100.000 UI/kg/dia, IV, por 10 dias, dividida em duas doses (menos de 1 semana de vida) ou três doses (mais de 1 semana de vida), ou por 14 dias, se houver alteração de LCS.
  - b | Tratamento ambulatorial: penicilina procaína 50.000 UI/kg/dia, IM, por 14 dias.
- Sífilis congênita tardia e sífilis adquirida sexualmente na infância: penicilina benzatina 50.000 UI/kg por dose (três doses com intervalo de sete dias entre elas).

GONORREIA

- Tratamento da gestante: ceftriaxona 250 mg, IM; penicilina procaína 4.800.000 UI, IM, associada a 1 g, VO de probenecid.
- Prevenção da oftalmia neonatal: gotas ou pomada oftálmica de nitrato de prata a 1%, tetraciclina a 1% ou eritromicina a 1% (83 a 93% de eficácia).
- Doença neonatal (oftalmia, artrite, abscessos, sepse): penicilina cristalina 75.000 a 100.000 UI/kg/dia, IV, por sete dias.

URETRITE OU VULVOVAGINITE

Amoxicilina 25 mg/kg/dia, VO, associada a probenecid 25 mg/kg, ou tianfenicol 2,5 g, VO, em dose única, ou tetraciclina 500 mg, a cada seis horas, por sete dias (acima de 10 anos); ou rosoxacina 300 mg (duas cápsulas) em dose única. Quinolonas são eficientes, mas não indicadas na infância.

INFECÇÃO POR CLAMÍDIA

- Tratamento da gestante: estearato de eritromicina 500 mg, duas vezes ao dia, por duas semanas.
- Prevenção da conjuntivite: pomada oftálmica de nitrato de prata a 1%, tetraciclina a 1% ou eritromicina colírio a 0,5% (68 a 77% de eficácia).
- Conjuntivite de inclusão e/ou pneumonite: eritromicina 30 a 50 mg/kg/dia, fracionada em quatro doses, por duas semanas.
- Infecção por clamídia e micoplasma sexualmente adquiridas: tetraciclina 500 mg, VO, a cada seis horas, por 21 dias; ou doxicilcina 100 mg, VO, duas vezes ao dia, por 21 dias; ou eritromicina 500 mg, VO, a cada seis horas.

REVISÃO

- O quadro social da atualidade determina que as políticas médico-sanitárias não sejam mais restritas a uma população-alvo específica, e, sim, atinjam a população geral.
- Sífilis, cancro mole, donovanose, linfogranuloma venéreo, herpes genital, uretrites, vaginose bacteriana e tricomoníase são as DSTs de maior prevalência.
- Alguns fatores, como abuso sexual e início precoce da atividade sexual, têm contribuído para o aumento da ocorrência de DST em crianças e adolescentes. Na gestação, qualquer tipo de DST requer cuidados particulares.

■ REFERÊNCIAS

1. Brasil. Ministério da Saúde. Secretaria de Vigilância em Saúde. Manual de controle das doenças sexualmente transmissíveis [Internet]. 4. ed. Brasília: MS; 2006 [capturado em 10 nov. 2013]. Disponível em: http://www.fasa.edu.br/images/pdf/manual_de_controle_das_dsts-2006.pdf.

2. Brasil. Portaria nº 156, de 19 de janeiro de 2006. Brasília, DF; 2006 [capturado em 21 fev. 2017]. Disponível em: http://bvsms.saude.gov.br/bvs/saudelegis/gm/2006/prt0156_19_01_2006_comp.html

LEITURAS SUGERIDAS

Belda Jr W. Doenças sexualmente transmissíveis. São Paulo: Atheneu; 2000.
Centers for Disease Control and Prevention; Workowski KA, Berman SM. Sexually transmitted diseases treatment guidelines, 2006. MMWR Recomm Rep. 2006;55(RR-11):1-94.
Mandell GL, Rein ML, editors. Atlas of infectious diseases. Volume 5: sexual transmitted disease. Edinburgh: Churchill Livingstone; 1996.
Rotta O, Nascimento MM. Doenças sexualmente transmissíveis. In: Borges DR, coordenador editorial. Atualização terapêutica de Prado, Ramos, Valle: diagnóstico e tratamento. 24. ed. São Paulo: Artes Médicas; 2012. p. 230-36.

168

DERMATOSES EM PACIENTES IMUNOCOMPROMETIDOS

- ADRIANA MARIA PORRO
- JANE TOMIMORI
- SAMIRA YARAK

Neste capítulo, serão abordadas as principais dermatoses em duas populações de pacientes que, em decorrência da sua frequência, merecem atenção: aqueles com infecção pelo vírus HIV/Aids; e os receptores de transplante de órgãos sólidos (RTOS). Somente as particularidades de cada uma das duas condições serão apresentadas.

■ DERMATOSES INFECCIOSAS

VÍRUS

Vírus herpes simples 1 e 2

Na população dos pacientes com HIV/Aids, o intervalo entre os surtos diminui e estes se tornam mais prolongados. O herpes mucocutâneo crônico caracteriza-se pela úlcera com mais de um mês de evolução, mais frequente nas regiões perianal, perioral ou genital. Nos RTOS, os surtos são mais frequentes na fase de indução da imunossupressão e o herpes mucocutâneo também pode ser observado. Nas lesões extensas, pode-se tratar com aciclovir, via intravenosa (IV), 5 mg/kg, 8/8 horas.

Vírus varicela-zóster

Nos pacientes com HIV/Aids, o acometimento de múltiplos dermátomos, lesões recidivantes, ectima-símiles, úlceras profundas e lesões verrucosas crônicas podem ocorrer. Mais raramente, podem ser disseminadas na pele ou haver comprometimento visceral. Nevralgia pós-herpética é comum. Nos RTOS, a infecção pelo vírus varicela-zóster (VVZ) é mais comum na fase de indução, com quadro extenso, com bolhas hemorrágicas e ulceração, sendo a forma disseminada também incomum. Nos quadros cutâneos disseminados, se houver lesão ocular ou visceral: aciclovir IV (10 mg/kg, 8/8 horas).

Papilomavírus humano

Nos pacientes com HIV/Aids, a infecção pelo papilomavírus humano (HPV) é extremamente frequente, com presença das diferentes formas clínicas – lesões extensas, múltiplas, persistentes e até desfigurantes, podendo também haver transformação para carcinoma. Principalmente, sua relação com câncer anogenital. Nos RTOS, a ocorrência da infecção por HPVs do grupo betapapilomavírus adquire importância pelo poder carcinogênico. Nos RTOS, essa infecção também é mais exuberante e associa-se a lesões neoplásicas e pré-neoplásicas, principalmente quando presente em áreas expostas à luz onde essa infecção viral adquire importância pelo poder carcinogênico. As recidivas pós-tratamento são frequentes. Em particular nos RTOS, em decorrência da sua associação com carcinogênese, mesmo lesões pequenas e múltiplas devem ser tratadas com: 5-fluorouracil a 5%; tretinoína a 0,025%; ou imiquimode a 5%.

> **ATENÇÃO!**
>
> A evolução da infecção pelo HPV para carcinoma espinocelular é mais frequente nos pacientes com HIV/Aids e nos RTOS do que na população geral.

Leucoplasia pilosa oral

Causada pelo vírus Epstein-Barr (EBV), é muito sugestiva e patognomônica de infecção pelo HIV/Aids. É caracterizada pela presença de placas brancas aderentes e assintomáticas nas bordas laterais da língua (Figura 168.1). O diagnóstico diferencial se dá com candidíase oral e não necessita de tratamento, regredindo com a melhora da imunossupressão pela terapia antirretroviral (TARV).

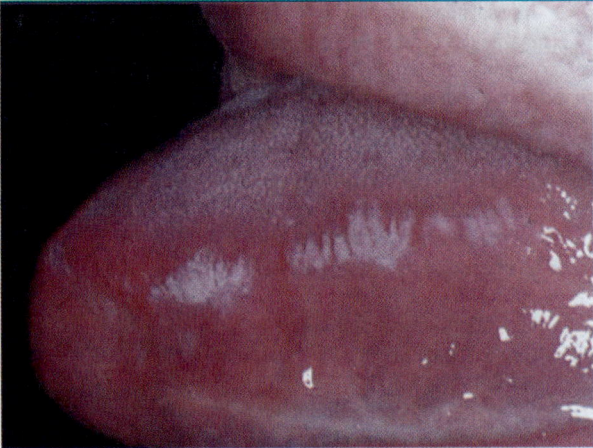

FIGURA 168.1 ■ Leucoplasia pilosa pelo vírus Epstein-Barr em paciente com HIV/Aids.

Molusco contagioso

Nos pacientes com HIV/Aids, podem ocorrer como lesões múltiplas, gigantes, verrucosas e eczematosas, muito frequentes na face, que habitualmente regridem rapidamente após início da TARV. Nos RTOS, o quadro é semelhante e de aparecimento tardio, podendo tornar-se crônico. Nos pacientes HIV/Aids, as lesões regridem rapidamente após início da TARV. Nos RTOS, as lesões são resistentes ao tratamento e demandando intervenções repetidas até a completa cura.

FUNGOS

Candidíase

Nas duas populações, podem ocorrer candidíase oral pseudomembranosa, eritematosa ou atrófica, queilite angular, paroníquia crônica e intertrigo com pústulas satélites. Doença disseminada e candidemia não são frequentes. Nos RTOS, ocorre na fase mais precoce de indução, entretanto formas mais crônicas, como as onicomicoses, também podem se desenvolver tardiamente. Nas formas leves, nistatina solução oral três vezes ao dia. Nos pacientes HIV/Aids, o uso de fluconazol 100 mg/dia VO até a cura clínica nos quadros mais extensos está indicado. Nos RTOS, o uso sistêmico de derivados azólicos (cetoconazol, fluconazol e itraconazol) é bastante restrito, em decorrência da sua interação com inibidores da calcineurina (ciclosporina A e tacrolimo) que tem o seu nível aumentado com essa associação.

Dermatofitoses

Nas duas populações, a tinha do corpo caracteriza-se por lesões cutâneas extensas ou disseminadas e eritema discreto (pela depressão da resposta inflamatória). O granuloma tricofítico (com invasão do folículo piloso) pode ocorrer nesses pacientes. A onicomicose distolateral ou distrófica total é comum, entretanto, formas raras, como a onicomicose branca superficial e a subungueal proximal, podem surgir (Figura 168.2). Os antifúngicos tópicos podem ser amplamente prescritos. Quanto aos medicamentos sistêmicos, a terbinafina nas doses habituais é o medicamento de preferência.

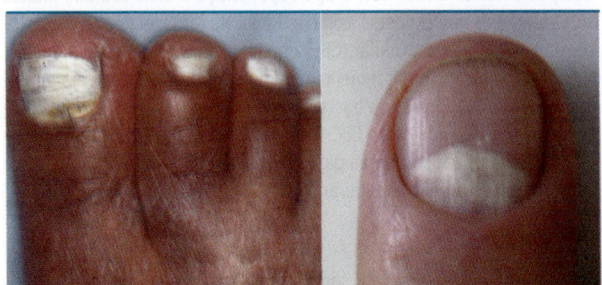

FIGURA 168.2 ■ Onicomicose branca superficial (A) e subungueal proximal (B) nos receptores de transplante de órgãos sólidos.

Infecção pelo gênero Malassezia

A infecção pelos fungos do gênero *Malassezia* é mais exuberante, podendo acometer faixas etárias avançadas. A foliculite pitirospórica também ocorre nessas populações, com lesões papulosas foliculares na porção alta do tronco. Os antifúngicos tópicos, principalmente os derivados azólicos e ciclopirox olamina costumam ser eficientes nas formas superficiais. Para o tratamento da foliculite pitirospórica, o medicamento sistêmico deve ser instituído com cuidado. O tratamento preventivo semanal com o uso de xampus à base de antifúngicos é recomendado.

Feo-hifomicose

Ocorre alta incidência de feo-hifomicose nos RTOS. Pode ser causada por uma variedade de espécies de fungos melanizados. Observa-se nódulo ou tumoração de consistência cística de localização unilateral nas extremidades, que, quando puncionado, dá saída à secreção amarelada. Os exames histopatológico e micológico direto/cultura para fungos, tanto no material de punção como no fragmento obtido de biópsia cutânea, são úteis. A exérese cirúrgica ampla com cicatrização por segunda intenção diminui a chance de recidiva local. Dependendo da extensão e multiplicidade de lesões, o tratamento sistêmico com derivados azólicos pode ser utilizado.

Micoses sistêmicas com repercussão cutânea

As lesões cutâneo-mucosas decorrem de disseminação hematogênica, geralmente acompanhadas de febre e outros sintomas gerais (particularmente pulmonares), nos pacientes com HIV/Aids. Histoplasmose (*Histoplasma capsulatum*): lesões de pele polimórficas (pápulas, nódulos, úlceras, lesões tumorais, ulceronecróticas), muito comuns na face. Criptococose (*Cryptococcus neoformans*): lesões de pele, geralmente semelhantes às lesões de molusco contagioso. Nos RTOS, pode simular celulite bacteriana. O tratamento sistêmico pode ser feito com anfotericina B e/ou itraconazol.

BACTÉRIAS

Piodermites

Infecções por *Staphylococcus aureus* são mais frequentes nos pacientes com infecção pelo HIV/Aids do que na população geral pelas maiores taxas de portadores nasais crônicos dessa bactéria. Ocorrem sob a forma de impetigo, foliculite, ectima, celulite, abscesso e furúnculo. Nos RTOS, as piodermites são mais comuns na fase de indução da imunossupressão. Podem ser prescritas antibioticoterapia tópica e sistêmica, preferencialmente fundamentada em resultado de antiobiograma, sendo as cefalosporinas muito utilizadas.

Angiomatose bacilar

Causada por bactérias do gênero *Bartonella* (*B. henselae* e *B. quintana*), ocorre nos pacientes com HIV/Aids habitualmente com contagem de células CD4+ menor do que 100, muitas vezes relacionada à arranhadura ou mordedura por gatos. Nos RTOS, esse quadro é incomum. Observam-se pápulas e nódulos eritematosos ou eritêmato-violáceos; nódulos subcutâneos (Figura 168.3). Manifesta-se com febre, linfonodomegalia, lesões hepatoesplênicas e ósseas. O exame histopatológico com coloração de Warthin-Starry (aglomerados de bactérias entre os capilares neoformados) é útil. Trata-se com eritromicina 2 g/dia; doxiciclina 100 mg, duas vezes ao dia; ou azitromicina 500 mg/dia via oral (VO), por 2 a 3 meses.

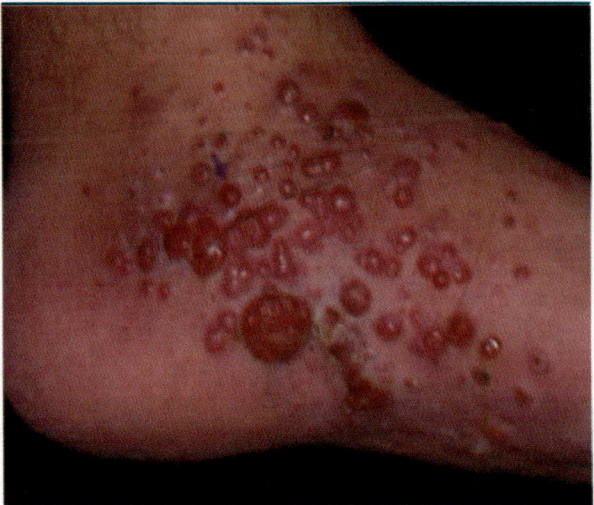

FIGURA 168.3 ■ Angiomatose bacilar em paciente com HIV/Aids.

MICOBACTÉRIAS

As infecções por micobactérias englobam a hanseníase, a tuberculose e as micobacterioses atípicas. Não se observa aumento da incidência da hanseníase nos pacientes com HIV/Aids ou nos RTOS, como era esperado, uma vez que para as demais micobacterioses a incidência se encontra aumentada. Nos pacientes com HIV/Aids, a tuberculose e a hanseníase podem se manifestar no contexto da síndrome da reconstituição imunológica, logo após introdução da TARV, em pacientes com contagem de células CD4+ muito baixa. Nos RTOS, a imunodepressão é a principal causa da instalação da micobacteriose, assim observam-se as formas multibacilares. O escrofuloderma é a forma de tuberculose cutânea mais vista nesses pacientes, sendo raras as reações de hipersensibilidade, como o eritema endurado de Bazin e a tubercúlide papulonecrótica. Nos pacientes com HIV/Aids, o *M. avium intracellullare* e o *M. kansasii* têm sido isolados em nódulos e abscessos cutâneos, particularmente na imunodepressão grave. Outras micobactérias são isoladas: *M. terrae, M. fortuitum, M. chelonae, M. marinum*. Essas últimas são consideradas micobacterioses de inoculação, mais comuns nos RTOS. O diagnóstico é feito por exame histopatológico e cultura para micobactérias (fragmento de tecido coletado em solução fisiológica [SF] estéril). O esquema terapêutico deve ser escolhido em razão do agente isolado.

PARASITAS

Doença de Chagas cutânea

O paciente com infecção pelo *T. cruzi*, ao ser submetido à imunossupressão, por transplante cardíaco ou de outros órgãos, pode apresentar multiplicação do parasita que se dissemina para o tecido subcutâneo, levando a reativação da infecção, com lesões cutâneas em cerca de 20% dos casos. As lesões são eritêmato-violáceas mal delimitadas, principalmente nos membros (paniculite). Pode ser bilateral, pois a disseminação é por via hematogênica. A biópsia cutânea profunda com pesquisa da forma amastigota, por técnicas imuno-histoquímicas com anticorpo contra o *T. cruzi*, fecha o diagnóstico. Medicamentos antitripassonoma são utilizados.

■ NEOPLASIAS

LESÕES PRÉ-NEOPLÁSICAS

Após cinco anos de transplante, os RTOS desenvolvem lesões pré-neoplásicas, as queratoses actínicas (QAs). Não ocorre aumento da incidência de QAs nos pacientes com HIV/Aids. São lesões queratósicas sobre base eritematosa, localizadas nas áreas fotoexpostas, que ocorrem com verrugas virais por HPV, cornos cutâneos e carcinomas. Essa área, potencialmente carcinogênica, é denominada campo de cancerização. As lesões são tratadas em ambulatório com ácido tricloroacético a 50% a 70%, crioterapia com nitrogênio líquido ou curetagem. Pode-se prescrever: 5-fluorouracil (antimetabólito) a 5% em creme diariamente (no máximo área de 25 × 25 cm), durante cinco semanas, monitorar a irritação local; imiquimode (imunomodulador) a 5% em creme, três vezes por semana, durante cinco semanas. O ácido retinoico tópico em creme a 0,025% previne o aparecimento de novas QAs. Orientar a fotoproteção é bastante importante na prevenção dos tumores.

CARCINOMA ESPINOCELULAR

Nos pacientes com HIV/Aids, há relatos de comportamento agressivo desse tumor, podendo haver crescimento rápido e, mais raramente, metástases. Os carcinomas anogenitais estão relacionados a infecções crônicas por tipos oncogênicos de HPV. Nos RTOS, as características são semelhantes às do imunocompetente, entretanto algumas particularidades devem ser citadas: (1) podem ocorrer em fototipos altos; (2) são mais agressivos (deve-se observar a diferenciação histológica); (3) são mais metastatizantes (pesquisar linfonodos); (4) pode ocorrer em jovens. Nessa população, é muito comum a doença de Bowen (carcinoma espinocelular [CEC] *in situ*), com lesão eritêmato-queratósica de crescimento centrífugo e pouco espessa (Figura 168.4).

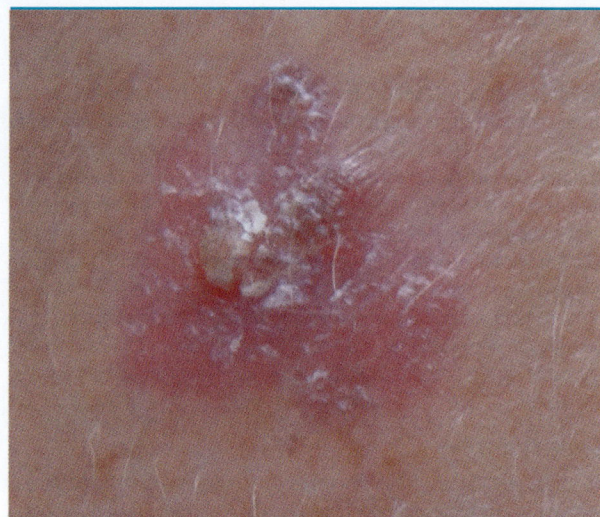

FIGURA 168.4 ■ Doença de Bowen (carcinoma espinocelular *in situ*) em receptores de transplante de órgãos sólidos.

CARCINOMA BASOCELULAR

Nos pacientes com HIV/Aids, o tipo superficial é o mais comum, muitas vezes em áreas não expostas, como o dorso. Há raros relatos de metástases do carcinoma basocelular (CBC) em linfonodos regionais e pulmões. Nos RTOS, clinicamente é semelhante ao da população imunocompetente. Apesar de sua incidência bastante aumentada, é menos comum entre os RTOS, comparando-se ao CEC. Pode ocorrer em indivíduos com fototipo de pele mais alto, na forma pigmentada da neoplasia. O tratamento é cirúrgico com margem de segurança.

MELANOMA

Nos pacientes com HIV/Aids, são descritos casos com múltiplas lesões primárias e rápida progressão. A incidência é oito vezes maior entre os RTOS. Atenção na seleção do doador é importante, pois é o câncer mais frequentemente implantado com o enxerto. A imunossupressão leva à rápida disseminação do melanoma enxertado. O tratamento é semelhante ao do paciente imunocompetente.

SARCOMA DE KAPOSI

Ligado à infecção pelo herpes-vírus humano 8 (HHV8), o sarcoma de Kaposi (SK) tem incidência bastante aumentada nos pacientes HIV/Aids, principalmente no grupo de homens que fazem sexo com homens e nos RTOS, na fase de manutenção. Pode ocorrer na forma de manchas eritêmato-violáceas, que evoluem para lesões nódulo-tumorais. As lesões podem ser localizadas ou disseminadas na pele e/ou mucosas, podendo cursar com linfedema. Nos pacientes com HIV/Aids, as lesões viscerais são comuns (trato gastrintestinal [TGI], pulmões e linfonodos), ao passo que nos RTOS o acometimento sistêmico é raro. Solicita-se exame histopatológico, com estadiamento: palpação e pesquisa de linfonodos, radiografia e tomografia dos pulmões e endoscopia digestiva alta (EDA). A sorologia para HHV8 é útil. Nos pacientes com HIV/Aids, o SK costuma regredir com a introdução da TARV, mas pode ser necessário associar rádio ou quimioterapia, quando há lesões viscerais. Nos RTOS, a introdução do sirolimo (inibidor da *mammalian target of rapamicin* – [mTOR]) tem efeito antiangiogênico, anticarcinogênico e diminui a replicação do HHV8, controlando o tumor.

DIAGNÓSTICO E TRATAMENTO

> **ATENÇÃO!**
> O SK está ligado ao HHV8 e caracteriza-se pela presença de lesões angiomatosas.

■ DERMATOSES INFLAMATÓRIAS

DERMATITE SEBORREICA

Ocorre em até 85% dos pacientes com HIV/Aids. O quadro clínico é semelhante ao da população geral, bem como o tratamento, sendo também descritos casos de evolução para psoríase e eritrodermia. Os RTOS não desenvolvem dermatoses inflamatórias, ou melhoram dermatoses prévias, em decorrência da imunossupressão iatrogênica.

PSORÍASE

Cerca de 2 a 5% dos pacientes com HIV/Aids desenvolvem psoríase, contra 1% da população geral. O comprometimento articular também é mais frequente. Trata-se com medicações tópicas habituais, com resultados menos satisfatórios. Se houver indicação para tratamento sistêmico, preferir a acitretina aos imunossupressores. Fototerapia com UVA e UVB também pode ser empregada. Mais recentemente, tem havido relatos do uso de medicamentos imunobiológicos, com eficácia satisfatória e poucos efeitos colaterais, em pacientes bem controlados da infecção pelo HIV, com contagem de células T CD4+ alta.

ERUPÇÕES PÁPULO-PRURIGINOSAS

Em geral, nos pacientes com HIV/Aids, principalmente com contagem de células CD4+ abaixo de 300, pode ocorrer o prurigo do paciente com HIV, caracterizado por pápulas pruriginosas que se iniciam nas porções distais dos membros e podem se disseminar. O prurido pode ser melhorado pelo uso de anti-histamínicos, particularmente os sedantes, como a hidroxizina, e de corticosteroides tópicos. Esta dermatose habitualmente regride com a melhora da imunossupressão pela TARV.

■ COMPLICAÇÕES LIGADAS À TERAPÊUTICA

FARMACODERMIAS

Nos pacientes com HIV/Aids, a farmacodermia é mais frequente do que na população geral, sendo os exantemas a manifestação mais comum. Podem também ocorrer: erupção medicamentosa fixa, reações de fotossensibilidade, eritema multiforme, síndrome de Stevens-Johnson (SSJ) e DRESS (*drug reaction with eosinophilia and systemic symptoms*). Antirretrovirais, como o abacavir e a nevirapina, podem desencadear farmacodermias graves e até fatais, ao passo que outros, como o efavirenz e os inibidores de protease, podem gerar quadros mais leves, muitas vezes não sendo necessária sua suspensão. Nos RTOS, as farmacodermias são mais raras.

EFEITOS ADVERSOS CUTÂNEOS

Nos RTOS, observa-se, com frequência, erupção acneiforme por conta das altas doses de corticosteroide sistêmico, principalmente na fase de indução. Outros sinais também podem ser observados, como telangiectasias, hipertricose, face cushingoide e distribuição centrípeta da gordura. O uso prolongado de ciclosporina A leva à hiperplasia gengival.

SÍNDROME LIPODISTRÓFICA

Quadro secundário ao uso dos inibidores da estavudina (inibidor da transcriptase reversa) e dos inibidores de protease, caracteriza-se por redistribuição da gordura corporal associada a distúrbio metabólico (hiperglicemia e dislipidemia). Há diminuição da gordura periférica (membros inferiores e face) associada ao aumento da gordura visceral e na região dorsocervical ("giba"). A lipoatrofia facial tem impacto psicossocial relevante e não é revertida com a substituição dos medicamentos antirretrovirais. Pode ser tratada por meio de preenchimento; atualmente, o MS do Brasil preconiza o uso do polimetilmetacrilato.

> **REVISÃO**
> - O herpes mucocutâneo crônico é manifestação de imunossupressão avançada no paciente com HIV/Aids.
> - Lesões de molusco contagioso na face em adultos são bastante sugestivas de infecção pelo HIV.
> - A hanseníase pode manifestar-se como síndrome da reconstituição imunológica após introdução da TARV nos pacientes com HIV/Aids.
> - Lesões cutâneas por HPV em áreas fotoexpostas dos RTOS indicam maior risco para desenvolvimento de CEC.
> - Onicomicose branca superficial e subungueal proximal são indicadores de imunossupressão.
> - Todo paciente com lesões cutâneas de sarcoma de Kaposi deve ser investigado quanto a comprometimento sistêmico.

■ LEITURAS SUGERIDAS

Altman K, Vanness E, Westergaard RP. Cutaneous manifestations of human immunodeficiency virus: a clinical update. Curr Infect Dis Rep. 2015;17(3):464.
Hogewoning AA, Goettsch W, van Loveren H, de Fijter JW, Vermeer BJ, Bouwes-Bavinck JN. Skin infections in renal transplant recipients. Clin Transplant. 2001;15(1):32-8.
Khambaty MM, Hsu SS. Dermatology of the patient with HIV. Emerg Med Clin North Am. 2010;28(2):355-68.
Martelli-Marzagão F, Santos Jr GF, Ogawa MM, Enokihara MMSS, Porro AM, Tomimori J. Human papillomavirus detected in viral warts of renal transplant recipients. Transpl Infect Dis. 2016;18(1):37-43.
Zwald FO, Brown M. Skin cancer in solid organ transplant recipients: advances in therapy and management: part II. Management of skin cancer in solid organ transplant recipients. J Am Acad Dermatol. 2011;65(2):263-79.

169
AFECÇÕES DA CAVIDADE ORAL

■ CLEONICE HITOMI WATASHI HIRATA
■ DALVA REGINA NETO PIMENTEL

Os lábios e a cavidade oral são sede de várias afecções, que podem ser classificadas como:
- restritas a essas regiões anatômicas;
- variantes normais;
- anomalias congênitas;
- parte de afecções dermatológicas ou sistêmicas.

ATUALIZAÇÃO TERAPÊUTICA

Neste capítulo, serão descritas principalmente as alterações restritas e as variantes normais da boca.

■ AFECÇÕES DOS LÁBIOS

QUEILITES

O termo queilite significa inflamação dos lábios e refere-se às alterações restritas aos lábios. As queilites podem ter várias etiologias e habitualmente apresentam sinais clínicos variáveis, como eritema, edema, descamação, infiltração, fissuras, bolhas, crostas, erosões ou úlceras e nódulos.

Etiologia

- **Queilite actínica:** exposição solar crônica.
- **Queilite de contato:** contato com agentes químicos ou físicos – alimentos, batom, dentifrícios, instrumentos musicais, medicamentos tópicos.
- **Queilite angular:** má oclusão dentária, queda do ângulo da boca, retenção de saliva, *Candida albicans*.
- **Queilite glandular:** glândulas heterotópicas nos lábios, exposição solar e infecção secundária.
- **Queilite granulomatosa:** desconhecida. Associação com fatores hereditários, infecções, alergias e com a doença de Crohn e sarcoidose.
- **Queilite esfoliativa:** queilofagia (mordedura dos lábios). Associada com atopia e alterações psicológicas

Quadro clínico

A actínica atinge homens com pele clara e menos de 50 anos, acometendo o lábio inferior, com atrofia, descamação, perda do limite do vermelhão e pele, ulceração e infiltração. A de contato acomete ambos os lábios, com edema, eritema, descamação e vesículas, mas pode ultrapassar o limite dos lábios. A clínica da angular é de eritema e maceração com fissuras nos cantos dos lábios. A glandular é caracterizada por aumento do volume, eversão, dilatação dos orifícios glandulares, com eliminação de saliva e/ou secreção purulenta quando com infecção secundária nos lábios. A granulomatosa, por edema agudo do lábio superior em surtos recorrentes, com evolução para macroqueilia permanente. A clínica da esfoliativa é de descamação em ambos os lábios com discreto eritema, fissuras ou crostas eventuais.

Diagnóstico

O diagnóstico é clínico nas queilites de contato (por teste de contato), na angular (por exame micológico direto de *Candida albicans*), na glandular (por cultura para bactérias quando houver infecção secundária) e na esfoliativa. Na queilite granulomatosa, é histopatológico quando processo inflamatório granulomatoso. Na actínica, é clínico-histopatológico – atipia epitelial, processo inflamatório dérmico.

Tratamento

- **Queilite actínica:** proteção solar labial, crioterapia, eletrocoagulação, *peeling* químico com ácido tricloroacético 50%, imiquimod, laser de CO_2, terapia fotodinâmica e vermelhectomia.
- **Queilite de contato:** afastar os contatantes, hidrocortisona 1% em creme pimecrolimo ou tacrolimo tópico duas vezes por dia.
- **Queilite angular:** nistatina em creme, miconazol em gel oral ou fluconazol VO 150 mg/semana.
- **Queilite glandular:** cirurgia e antibiótico oral, quando houver infecção secundária.
- **Queilite granulomatosa:** corticosteroide intralesional, dapsona, clofazimina, talidomida e adalimumabe.
- **Queilite esfoliativa:** hidrocortisona 1% em creme e hidratação labial.

Importância

A queilite actínica pode evoluir para carcinoma espinocelular (CEC) invasivo do lábio e metástases à distância. Na de contato, o paciente geralmente apresenta outros sinais de hipersensibilidade. A angular é frequente em diabéticos, desnutridos e portadores do vírus da Aids.

A glandular pode apresentar carcinoma espinocelular do lábio nos casos crônicos com eversão importante e dano actínico. Associada à língua fissurada e paralisia facial, a queilite granulomatosa define a síndrome de Melkersson-Rosenthal. Deve-se preconizar orientação psicológica aos pacientes com queilite esfoliativa.

■ AFECÇÕES DA LÍNGUA

GLOSSODÍNIA, LÍNGUA FISSURADA (PLICATA), GLOSSITES E LÍNGUA PILOSA (CABELUDA)

Etiologia e quadro clínico

A glossodínia é a sensação de queimação ou ardência espontânea na língua. Pode ser primária, quando a etiologia não é identificada, fazendo parte da chamada síndrome da boca ardente ou estomatodínia, quando acomete a cavidade oral. A glossodínia primária (essencial ou idiopática) é frequentemente associada com sintomas de depressão ou ansiedade. É mais frequente na mulher após a menopausa. A glossodínia secundária quando é aquela que faz parte dos sintomas de alguma doença sistêmica, como síndrome de Sjögren, distúrbios nutricionais, alterações da tiroide, uso de medicamentos (antibióticos, anti-hipertensivos ou antidepressivos) ou por danos mecânicos (próteses). Pode ser contínua ou em surtos durante o dia e associada ou não à alimentação. O exame clínico geralmente é normal no caso da primária, mas pode demonstrar alguma alteração relacionada com a etiologia (p. ex.: xerostomia, língua careca, enantema) no caso da glossodínia secundária.

A língua fissurada ou plicata é uma alteração do desenvolvimento da língua, considerada uma variante normal, que apresenta fissuras numerosas nas quais fragmentos alimentares podem ficar acumulados e predispor a infecções bacterianas ou fúngicas. Pode fazer parte da síndrome de Melkersson-Rosenthal.

De forma genérica, glossite é a inflamação da língua e pode ser consequente de várias causas. A glossite romboide mediana é processo de causa não estabelecida, associada geralmente à candidíase oral crônica. Apresenta placa na região central da língua com forma losângica que pode ser atrófica, papulosa ou indurada, com sensação de queimação ou assintomática.

A glossite atrófica pode ser manifestação oral de doenças locais (candidíase), sistêmicas (anemias, desnutrição) ou por uso de medicamentos. A língua apresenta atrofia por perda das papilas linguais, com aspecto brilhante e vermelho intenso, acompanhado geralmente de ardência.

A glossite migratória ou língua geográfica ocorre em jovens e sua causa não é determinada. Pode estar associada a psoríase, atopia, síndrome de Reiter, diabetes, doenças genéticas e medicamentos. Tem sido considerada uma forma de psoríase oral devido a sua semelhança histológica. A língua apresenta placas atróficas por perda das papilas filiformes, com forma arredondada e bordas anulares ou serpiginosas esbranquiçadas. Essas placas desaparecem e recidivam em locais diferentes em alguns dias, o que caracteriza o aspecto migratório. Na maioria das vezes, está associada à língua fissurada. A maioria é assintomática, mas pode ser sintomática com sensação de queimação, ardência ou desconforto na alimentação.

A língua pilosa ou cabeluda é a denominação decorrente da semelhança com pelos que ocorre no dorso da língua por hipertrofia das papilas filiformes. Pode ser resultado da falta de desgaste mecânico das papilas devido ao atrito com alimentos. Também está associada a fumo excessivo, respiração bucal, uso de medicamentos e antissépticos orais ou má higiene oral. O aspecto de pelos no dorso da língua pode apresentar colorações variadas, como preto, marrom, amarelo ou branco, devido ao depósito de pigmento exógeno ou de bactérias cromógenas. Geralmente, é sintomática quando ocorre associação com infecção por *Candida albicans*. Pode ocorrer halitose ou alteração do paladar.

Diagnóstico

- **Glossodínia:** deve ser dirigido segundo a apresentação clínica.
- **Glossite romboide mediana:** clínico, e deve ser realizada a pesquisa para *Candida albicans*.
- **Glossite migratória ou língua geográfica:** clínico.
- **Língua pilosa (cabeluda):** clínico.

Tratamento

- **Glossodínia:** o tratamento da glossodínia primária é pouco eficaz e, em geral, é feito com antidepressivos. O uso de laser de baixa frequência pode ser auxiliar. Há relatos do uso de capsaicina com bons resultados. O paciente deve evitar antissépticos bucais irritantes, bebidas alcoólicas e fumo. A glossodínia secundária deve ser tratada de acordo com a etiologia.
- **Língua fissurada ou plicata:** não há tratamento específico, apenas os cuidados preventivos com escovação da língua e higiene oral orientada.
- **Glossite romboide mediana:** o tratamento não é necessário se não houver candidíase associada.
- **Glossite atrófica:** o tratamento depende da etiologia, como suplementação de vitaminas, ferro ou suspensão de medicamentos.
- **Glossite migratória ou língua geográfica:** é feito com corticosteroide tópico em gel orabase ou bochechos, quando necessário.
- **Língua pilosa ou cabeluda:** escovação da língua com boa higiene oral. Pode ser usado ácido retinoico a 0,05% ou ureia a 20% em gel orabase aplicada antes da escovação. É importante o afastamento dos fatores associados.

■ AFECÇÕES DA MUCOSA ORAL

AFTAS RECORRENTES

Etiologia, quadro clínico e classificação

Doença de origem não definida. Várias possibilidades etiopatogênicas foram propostas, como doenças imunológicas, dificuldade de cicatrização da mucosa, microbiológica (viral ou bacteriana), deficiências nutricionais e neurogênicas. A aftose é doença recorrente que geralmente acontece em surtos, variando em frequência e número de lesões. A lesão característica é úlcera dolorosa com enantema ao redor e centro necrosado, rasa ou profunda, que varia de milímetros até maior do que 1 cm, em número variável, localizada em qualquer local da mucosa oral, mas de preferência nas bordas da língua e no sulco gengival e labial. Cicatriza em alguns dias espontaneamente. São classificadas, segundo seu tamanho, em: a) aftas menores, quando possuem até 0,5 cm de diâmetro; b) aftas maiores, quando maiores do que 0,5 cm; e c) aftas herpetiformes, quando possuem de 1 a 2 mm de tamanho, são numerosas, pequenas e agrupadas à semelhança do herpes oral.

Diagnóstico e tratamento

O diagnóstico é clínico, com base principalmente na história, na recorrência e na evolução.

O tratamento é feito de acordo com a intensidade do quadro clínico. Quando pouco numerosas, pode ser utilizado enxaguatório com bicarbonato de sódio dissolvido em água morna. Em lesões isoladas, é eficaz o uso de triancinolona a 0,1% em gel orabase para uso tópico 2 a 3 vezes ao dia. Quando ocorrem lesões numerosas, o tratamento deve ser sistêmico com prednisona 0,5 mg/kg/dia até estabelecer a cicatrização e, depois, diminuir a dose gradualmente. Em lesões grandes, maiores de 1 cm, e profundas, pode ser feita a infiltração intralesional com triancinolona 4 a 5 mg/mL. A clofazimina é opção terapêutica, administrada na dose de 100 mg/dia por 30 dias. A talidomida é excelente método terapêutico nos casos de difícil controle e, também, para a manutenção entre as crises quando não houver restrições ao seu uso devido aos efeitos colaterais e riscos. A talidomida é uma medicação restrita, não havendo sua comercialização. A laserterapia é citada como um dos tratamentos para aftas recorrentes, porém necessita ainda de maiores estudos.

LÍQUEN PLANO ORAL

Etiologia e quadro clínico

Dermatose inflamatória comum, de causa desconhecida, que afeta pele, cabelos, unhas e mucosas. As lesões mucosas ocorrem em até 70% dos pacientes, sendo que em 30% a manifestação oral pode ser exclusiva. É mais frequente nos adultos e pode estar relacionado a doenças hepáticas, em especial a hepatite C.

Na mucosa oral, apresenta as seguintes formas clínicas:

- **reticular:** linhas brancas queratósicas, rendilhadas bilateralmente, na mucosa jugal e menos frequente na língua, na gengiva e nos lábios; geralmente assintomática;
- **placa:** placas brancas papulosas, placas únicas ou múltiplas no dorso da língua e na mucosa jugal;
- **eritematosa ou atrófica:** áreas avermelhadas, lisas, entremeadas com linhas reticulares ou erosões (associação de formas clínicas) nas gengivas, ou em qualquer região da mucosa; pode se apresentar como gengivite descamativa e frequentemente se manifesta com queimação ou ardência;
- **erosiva:** áreas avermelhadas ulceradas com fibrina; ao redor, podem ser observadas estrias reticuladas ou outra variante; pode apresentar dor e queimação com dificuldade à alimentação;
- **bolhosa:** bolhas flácidas e frágeis, que se rompem facilmente, deixando erosões em áreas de outra variante de líquen; é mais frequente na mucosa jugal.

Diagnóstico

Clínico, histopatológico e por imunofluorescência. O exame histopatológico mostra hiperqueratose, vacuolização da camada basal, com corpos coloides de Civatte, e infiltrado linfocitário em faixa na derme. A imunofluorescência direta (IFD) mostra depósito de fibrinogênio, imunoglobulinas G e M (IgG e IgM) e C3 na membrana basal. O diagnóstico diferencial deve ser feito com leucoplasia, lesões traumáticas, pênfigos e doenças infecciosas, como candidíase e sífilis.

Tratamento

Feito para controle da doença com corticosteroides tópicos, como clobetasol 0,1% em gel orabase ou dexametasona em solução para bochechos. Nas placas queratósicas, pode ser usado ácido retinoico a 0,05% ou ureia a 20% em gel orabase. Nas formas erosivas, pode-se fazer infiltração de triancinolona 5 mg/mL a cada duas semanas. Com resultados variáveis, podem ser usados tacrolimo tópico em creme, duas vezes ao dia, e a ciclosporina solução de 100 mg/mL diluída em água para bochechos, três vezes ao dia. Nas formas extensas, pode ser feito tratamento sistêmico com prednisona 1 mg/kg/dia até o controle das lesões, em especial no líquen erosivo.

A evolução é crônica, e a associação com doenças hepáticas deve ser investigada.

> **ATENÇÃO!**
> O acompanhamento é importante devido ao risco de surgimento do CEC nas lesões de líquen, principalmente no tipo erosivo e atrófico.

LESÕES CANCERIZÁVEIS

Alterações da mucosa que potencialmente podem transformar-se em câncer, independentemente da ação carcinogênica. A carcinogênese oral é multifatorial, resultando, em geral, da interação entre estímulos externos (carcinógenos) e alterações genômicas (mutações).

Os fatores de risco associados com o câncer oral são: idade superior a 40 anos, sexo masculino, tabagismo, etilismo, má higiene bucal, desnutrição, imunodepressão, próteses mal ajustadas e exposição solar.

LESÕES BRANCAS

Podem ser leucoplasias, líquen plano e queilite actínica. Leucoplasia é o termo clínico que define uma lesão branca, cujo diagnóstico não se enquadra em nenhuma doença. São lesões esbranquiçadas, em placas únicas ou múltiplas, de limites bem definidos, superfície lisa ou irregular, não removíveis por raspagem e indolores. Estão localizadas nas bordas e face ventral da língua, no assoalho da boca e na mucosa jugal. A maior parte é benigna.

O diagnóstico diferencial deve ser feito com candidíases pseudomembranosa e crônica hiperplásica e com estomatite icotínica.

LESÕES VERMELHAS OU ERITROPLASIA

O termo refere-se à lesão vermelha cujo diagnóstico clínico não se enquadra em nenhuma outra doença. São placas de cor vermelho-escura, circunscritas, brilhantes, homogêneas e assintomáticas. Aparecem no assoalho, no dorso e nas bordas da língua. São mais raras que as leucoplasias, porém apresentam alto potencial de cancerização. O diagnóstico diferencial deve ser feito com candidíase eritematosa, líquen plano erosivo e lúpus eritematoso.

LESÕES MISTAS

São lesões de coloração variada intercalando lesões brancas com pontilhado ou áreas vermelhas. Deve-se lembrar dos nevos melanocíticos da cavidade oral, que podem evoluir para melanoma maligno. A primeira conduta é afastar os fatores de risco. Se as lesões persistirem inalteradas, a investigação é mandatória.

Os seguintes exames laboratoriais podem ser feitos:
- **citologia esfoliativa**: raspado da lesão da mucosa bucal analisado por exame microscópico, citomorfometria, citometria de DNA e imuno-histoquímica, com resultados variáveis;
- **teste do azul de toluidina a 1%**: a solução é aplicada sobre a lesão e removida após 1 a 2 minutos, com ácido acético a 2%; a coloração proporciona melhor demarcação das margens da lesão e orienta o local da biópsia; é útil como um adjuvante de exame clínico, porém sua especificidade é limitada;
- **exame anatomopatológico**: biópsia da lesão para a comprovação definitiva da presença ou ausência de alterações cancerizáveis e/ou malignas; não apresentando sinais de malignidade, a lesão cancerizável deve ser observada periodicamente e, se for preciso, repetir a biópsia, tantas vezes quanto necessário;
  - zona mais corada no teste do azul-de-toluidina;
  - as bordas da lesão, incluindo-se uma pequena parte do tecido normal;
  - qualquer ulceração superficial das eritroplasias ou leucoplasias;
  - a porção mais verrucosa de uma leucoplasia.
- **detecção óptica**: espectroscopia, espectroscopia de fluorescência e tomografia de coerência óptica: técnicas ainda limitadas na prática clínica.

Tratamento
- Para diminuir a incidência deve-se controlar os fatores de risco.
- Para diminuir a mortalidade, é necessário que haja o diagnóstico precoce.

Diante de alguma lesão que não cicatrize em um prazo máximo de 15 dias, deve-se procurar um profissional de saúde (médico ou dentista) para a realização do exame completo da boca.

Frente a uma lesão considerada cancerizável, o objetivo é interromper sua possível evolução. Dependendo do tipo de lesão cancerizável, podem-se utilizar: retinoides, betacaroteno e vitaminas C e E, citados como coadjuvantes nos casos de leucoplasia. Os métodos de tratamento podem ser a eletrocauterização, a crioterapia e a exerése parcial ou total das lesões.

As lesões cancerizáveis devem ser acompanhadas periodicamente, por tempo indeterminado, pois não há um diagnóstico definitivo de que não ocorrerá uma transformação.

MUCOCELE (CISTO MUCOSO)

Mucocele é termo clínico que inclui o fenômeno do extravasamento de muco e o cisto de retenção de muco. O fenômeno ocorre por rompimento traumático do ducto excretor de uma glândula salivar, levando ao escape de muco para o interior do tecido conectivo circunjacente; ocorre fibrose ao redor e no interior da glândula. O cisto de retenção é causado por obstrução do fluxo salivar por um sialolito. O termo rânula é similar à mucocele, porém é específico do assoalho bucal.

O lábio inferior é o local mais comumente afetado, apresentando lesão cística, de superfície levemente azulada, translúcida, lisa e indolor. É mais frequente na criança e nos jovens.

O diagnóstico é clínico e deve ser diferenciado de neoplasias de tecidos moles e dilatações venosas. O tratamento é a excisão cirúrgica. A recidiva é frequente em consequência dos traumas de repetição.

HIPERPLASIA FIBROSA FOCAL (REACIONAL)

Lesão do tecido conectivo mucoso resultante de trauma com reparo exuberante por tecido de granulação e fibrose. Apresenta-se como pápula ou nódulo de cor normal ou esbranquiçada, séssil ou pediculado e indolor. É mais frequente na mucosa jugal, na língua e no lábio inferior e, eventualmente, pode estar ulcerado por trauma.

O diagnóstico é clínico. Na histopatologia, observam-se aumento de colágeno com fibroblastos maduros e processo inflamatório discreto. O diagnóstico diferencial deve ser feito com neurofibromas, neurilemoma e tumor de células granulosas, quando ocorre na língua, e com lipomas e mucoceles, quando no lábio inferior. Na síndrome de Cowden (ou dos hamartomas múltiplos), ocorrem lesões clinicamente semelhantes à hiperplasia fibrosa, sendo numerosas nos lábios e nas gengivas. Corresponde à mutação no gene *PTEN*. Sua importância está na associação com neoplasias, principalmente de mamas, de tiroide e de colo.

O tratamento é cirúrgico, com excisão da lesão e correção do trauma de repetição.

REVISÃO

- A cavidade oral e os lábios são locais onde ocorre uma série de afecções.
- As principais afecções dos lábios são as queilites, inflamações de diversas etiologias e com sintomas variáveis.
- Glossites são afecções da língua consequentes de diversas causas, podendo ser romboide mediada, atrófica e migratória; língua fissurada e língua pilosa também são afecções da língua.
- A manifestação de doença na mucosa oral mais frequente é a afta.
- Algumas doenças dos lábios e cavidade oral podem evoluir para o carcinoma espinocelular.

LEITURAS SUGERIDAS

Abreu MA, Hirata CH, Pimentel DR, Weckx LL. Treatment of recurrent aphthous stomatitis with clofazimine. Oral Surg Oral Med Oral Pathol Oral Radiol Endod. 2009;108(5):714-21.

Allen CM, Camisa C. Oral disease. In: Bolognia JL, Jorizzo JL, Schaffer JV. Dermatology. 3rd ed. Philadelphia: Elsevier; 2015. p. 1149-70.

Coculescu EC, Tovaru S, Coculescu BI. Epidemiological and etiological aspects of burning mouth syndrome. J Med Life. 2014;7(3):305-9.

Neto Pimentel DR, Michalany N, Alchorne M, Abreu M, Borra RC, Weckx L. Actinic cheilitis: histopathology and p53. J Cutan Pathol. 2006;33(8):539-44.

Pavlic V, Vujic-Aleksic, Aoki A, Nezic L. Treatment of recurrent aphthous stomatitis by laser therapy: a systematic review of the literature. Vojnosanit Pregl. 2015 72(8):722-8.

Regezi JA, Ciubba JJ, Jordan RC. Patologia oral: correlações clínico-patológicas. 6. ed. Rio de Janeiro: Elsevier; 2013.

Troiano G, Dioguardi M, Giannatempo G, Laino L, Testa NF, Cocchi R, et al. Orofacial granulomatosis: clinical signs of different pathologies. Review Med Princ Pract. 2015;24(2):117-22.

170
DERMATOSES DO COURO CABELUDO

- FLAVIA STERNBERG
- ENILDE BORGES COSTA

Muitas doenças tegumentares afetam o couro cabeludo, como as dermatoses eritêmato-escamosas (dermatite seborreica, psoríase), infecções, tumores anexiais, lesões melanocíticas, entre outras. Contudo, como a maioria dessas condições será abordada em capítulos específicos, este explicará os quadros de alopecias.

As alopecias correspondem às condições em que há perda de cabelos no couro cabeludo e, em algumas doenças, dos pelos corporais – isoladamente ou em associação. Variam bastante, podendo ser sintomáticas ou assintomáticas, reversíveis ou irreversíveis, mas sempre provocam grande impacto emocional no paciente, devido à importância psicossocial dos cabelos ao longo de toda a nossa história.

De modo geral, as alopecias podem ser divididas em cicatriciais e não cicatriciais.

DIAGNÓSTICO E TRATAMENTO

■ ALOPECIAS CICATRICIAIS

Alopecias cicatriciais (ACs) são incomuns e representam uma "emergência tricológica", pois resultam no dano irreversível dos folículos pilosos com perda permanente do pelo. Nas ACs primárias, o folículo piloso é o principal alvo da doença. Nas ACs secundárias, o folículo piloso é acometido com o processo destrutivo da pele (o que pode ocorrer em uma queimadura, radiodermite ou herpes-zóster, para citar alguns exemplos).

ATENÇÃO!

Nas alopecias cicatriciais, ocorre destruição permanente do folículo, uma vez que o infiltrado inflamatório atinge sua porção superior, onde se encontram as células-tronco. O objetivo do tratamento é interromper a progressão e amenizar sintomas.

QUADRO CLÍNICO

As ACs primárias apresentam como marco clínico a perda de óstios foliculares e, em alguns casos, atrofia visível do couro cabeludo. Podem apresentar sintomas como sensibilidade aumentada no couro cabeludo, prurido, dor ou ardor, o que ajuda a diferenciá-las das alopecias não cicatriciais.

TRATAMENTO

O objetivo do tratamento é interromper o processo inflamatório o mais rápido possível, para limitar a progressão da doença.

CLASSIFICAÇÃO

Costumam ser classificadas, de acordo com o infiltrado inflamatório predominante, em linfocíticas, neutrofílicas ou mistas (Quadro 170.1).

QUADRO 170.1 ■ Classificação das alopecias cicatriciais	
Linfocíticas	- Líquen plano pilar - Alopecia frontal fibrosante - Pseudopelada de Brocq - Alopecia central centrífuga - Alopecia mucinosa/mucinose folicular - Lúpus eritematoso cutâneo crônico (afeta tanto a epiderme quanto o folículo, por isso não pode ser categorizado estritamente como uma alopecia cicatricial primária)
Neutrofílicas	- Foliculite decalvante - Foliculite dissecante/abscedante
Mistas	- Foliculite queloidiana - Foliculite necrótica - Dermatose pustular erosiva

Alopecias cicatriciais primárias linfocíticas

O líquen plano pilar (LPP) afeta adultos de todas as raças, com predominância no sexo feminino. Sua variante mais comum é a síndrome de Graham-Little.

Descrita apenas há 22 anos, a prevalência da alopecia frontal fibrosante tem aumentado vertiginosamente ao redor do mundo, afetando principalmente (mas não exclusivamente) mulheres na pós-menopausa.

O lúpus eritematoso discoide (LED) é uma forma de lúpus eritematoso cutâneo crônico que pode afetar o couro cabeludo, resultando em alopecia cicatricial. Por acometer tanto a epiderme como o folículo piloso, não pode ser categorizado estritamente como AC primária. Surge, em geral, em mulheres entre 20 e 40 anos, mas homens e crianças também podem ser afetados.

Embora sua existência ainda seja controversa – a maioria dos autores a considera entidade isolada, ao passo que outros a classificam como estágio final de LPP ou LED –, a pseudopelada de Broqc (PPB) será tratada aqui como doença isolada. É uma AC primária crônica, lenta e progressiva, alternando períodos de quiescência e de atividade.

Quadro clínico

- **LPP:** áreas de alopecia cicatricial mais frequentemente localizadas na região fronto-parietal. Pode haver prurido intenso, raramente ardor ou dor.
- **Alopecia frontal fibrosante:** sua apresentação mais comum consiste em uma banda simétrica de alopecia, afetando a linha de implantação dos cabelos principalmente na região frontotemporal. Com frequência acompanha perda de sobrancelhas e pode acompanhar também perda de pelos corporais e pápulas faciais.
- **LED:** clinicamente, apresenta placas eritematosas com escamas aderentes e tampões foliculares, seguidos de atrofia, discromia e telangiectasias.
- **PPB:** a morfologia das lesões inclui áreas de alopecia multifocais, de diâmetros variados e contornos irregulares, isoladas ou em combinação. O aspecto foi descrito como "pegadas na neve". As lesões são esbranquiçadas, exibem atrofia e, caracteristicamente, ausência de ceratose folicular ou sinais exuberantes de inflamação.

Diagnóstico

- **LPP:** ao exame, encontram-se áreas hipocrômicas de alopecia, com graus variados de eritema perifolicular (geralmente nas bordas) e hiperceratose perifolicular. Pode haver lesões de líquen plano em outras partes do corpo.
- **Alopecia frontal fibrosante:** clinicamente, pode lembrar alopecia areata ofiásica, mas a histologia fará a diferenciação, por mostrar tratar-se de alopecia inflamatória com alterações sugestivas de LPP.
- **LED:** é o sinal inicial de lúpus eritematoso sistêmico (LES) em 5 a 10% dos casos.
- **PPB:** com frequência, é assintomática e pouco ou não inflamatória ao exame clínico, o que dificulta a avaliação da sua progressão e leva às controvérsias na classificação.

Tratamento

- **LPP:** consiste na supressão do processo inflamatório por meio de antimaláricos como hidroxicloroquina, corticosteroides (CEs) (tópicos, intralesionais ou sistêmicos) ou imunomoduladores, como tacrolimo tópico. Menos frequentemente podem ser considerados outros imunossupressores de uso sistêmico.
- **Alopecia frontal fibrosante:** antimaláricos como hidroxicloroquina e inibidores de 5-alfaredutase, como finasterida, ou, em relatos mais recentes, dutasterida.
- **LED:** o tratamento precoce, realizado com corticosteroide tópico de alta potência, corticosteroide intralesional e/ou antimaláricos, pode reverter parte do quadro, levando ao crescimento de fios.
- **PPB:** semelhante ao do LPP.

Alopecias cicatriciais primárias neutrofílicas

Distúrbio inflamatório raro do couro cabeludo, representando em torno de 11% das ACs, a foliculite decalvante (FD) ocorre em adultos, com pequena preferência pelo sexo masculino. Sua etiologia não foi completamente esclarecida. Sugere-se uma complexa combinação entre infecção bacteriana (*S. aureus*), reação de hipersensibilidade aos superantígenos e defeito na regulação da imunidade celular do hospedeiro.

Em geral, a foliculite dissecante/abscedante (previamente conhecida por *perifolliculitis capitis abscedens et suffodiens*) afeta homens jovens pardos ou pretos. É associada à acne conglobata e à hidradenite supurativa em cerca de um terço dos casos, constituindo a chamada tríade de oclusão folicular. Essa apresentação é fator de risco para espondiloartropatia do antígeno leucocitário humano (HLA) B27 negativa, à qual homens pretos são particularmente suscetíveis.

Quadro clínico

- **FD:** apresenta-se como áreas de alopecia arredondadas, irregulares, de coloração branco-marfim, com atrofia importante – pele brilhante e perda evidente de óstios foliculares. Nas bordas, onde ainda há pelos, observam-se eritema perifolicular, escamas e crostas amareladas, pústulas perifoliculares e "tufos" de fios saindo do mesmo óstio folicular. Costuma ser quadro bastante típico e exuberante.
- **Foliculite dissecante/abscedante:** apresenta-se com placas e nódulos multifocais, dolorosos, elevados e, com frequência, amolecidos ao toque. Nas placas, pode-se observar saída de secreção purulenta, principalmente à pressão.

Tratamento

- **FD:** pretende a diminuição da inflamação e erradicação do *S. aureus* por antibioticoterapia orientada pelo antibiograma. Entre os fármacos frequentemente utilizados estão sulfametoxazol-trimetoprima, cefalosporina, tetraciclina, minociclina, doxiciclina, ciprofloxacina, clindamicina e dapsona. Na literatura, há bons relatos com rifampicina, mas seu uso é restrito no Brasil. Os CEs tópicos e intralesionais podem ajudar a reduzir inflamação e sintomas. Cursos curtos de CE orais devem ser considerados apenas nos casos de progressão rápida e intensa atividade.
- **Foliculite dissecante/*perifolliculitis capitis abscedens et suffodiens*:** o tratamento de primeira escolha é a isotretinoína, que costuma ser administrada por cerca de um ano e pode ser associada a injeções intralesionais de triancinolona. Também podem ser usados antibióticos, como cefalexina, tetraciclina, minociclina ou sulfametoxazol-trimetoprima, reduzidos após o controle do quadro até a mínima dose efetiva. Finalmente, pode ser realizada drenagem cirúrgica das lesões e, quando não há resposta com isotretinoína ou antibióticos, considerar administração de sulfato de zinco, dapsona ou colchicina.

ALOPECIAS NÃO CICATRICIAIS

Correspondem à maioria dos quadros de perda de cabelos. São as alopecias adquiridas, em que não há atrofia cicatricial do folículo.

ALOPECIA ANDROGENÉTICA

Popularmente chamada de calvície, é quadro bastante comum, androgênio-dependente. A predisposição é geneticamente determinada, com herança poligênica. O androgênio responsável pelo desencadeamento do processo é a di-hidrotestosterona (DHT), um metabólito da testosterona após ação da enzima 5-α-redutase.

Quadro clínico

Há um declínio progressivo no tamanho e na atividade dos folículos pilosos em um processo conhecido como miniaturização. Apresenta padrão de fácil reconhecimento, com rarefação frontotemporal e no vértice do couro cabeludo, poupando as regiões retroauriculares e occipital.

Tratamento

Os principais tratamentos para essa condição são a administração oral de finasterida, um inibidor da enzima 5-α-redutase tipo 2, e o uso tópico de minoxidil. De eficácia comprovada, ambos os medicamentos conseguem evitar ou, ao menos, retardar a progressão do quadro, sendo que alguns homens chegam a ter melhora na cobertura/densidade capilar. Podem ser usados isoladamente ou em associação, sendo que no caso da finasterida devem ser tomadas as devidas precauções e orientações quanto a possíveis efeitos colaterais. É um tratamento que deve ser prescrito e acompanhado por médico especialista. Uma vez estabilizado o quadro, pode-se recorrer a técnicas de restauração cirúrgica (transplante capilar) para melhor resultado estético.

Alopecia androgenética feminina

Nas mulheres, a alopecia androgenética é chamada ora de alopecia androgenética feminina, ora de alopecia de padrão feminino (FPHL, do inglês *female pattern hair loss*). Isso ocorre pelo fato de, nelas, o papel dos androgênios não ser tão bem definido. Nesse caso, costuma haver rarefação capilar mais difusa, com preservação da linha de implantação, embora o ápice do couro cabeludo seja mais atingido.

Quadro clínico e diagnóstico

Forma-se um padrão característico, no qual os pelos velos (miniaturizados) se entremeiam com fios de diâmetro normal, proporcionando uma cobertura insatisfatória, com visualização do couro cabeludo. Essa diversidade de diâmetro das hastes capilares pode ser identificada à dermatoscopia e é característica do quadro.

Tratamento

Realizado com aplicação tópica de minoxidil e, eventualmente, anticoncepcionais ou antiandrogênios, como o acetato de ciproterona. Se houver alteração no metabolismo de hormônios sexuais, como na síndrome de ovários policísticos (SOP), a correção se faz necessária.

> **ATENÇÃO!**
>
> A enzima 5-α-redutase converte a testosterona em DHT, metabólito que provoca a miniaturização dos folículos pilosos na alopecia androgenética.

ALOPECIA AREATA

De etiologia autoimune, a alopecia areata (AA) costuma se apresentar com perda súbita de cabelos/pelos em qualquer parte do corpo. A prevalência na população varia de 0,1 a 0,2%, com risco ao longo da vida estimado em 1,7%. Afeta ambos os sexos e todas as idades.

Quadro clínico

As lesões se apresentam como áreas de alopecia de coloração normal ou rosada, assintomáticas e sem alterações epidérmicas subjacentes. A perda de pelos pode se dar em poucas áreas bem demarcadas, geralmente arredondadas (apresentação mais comum), em múltiplas áreas, ou em um quadro extenso, em que há confluência delas, podendo haver perda de todos os pelos do corpo – AA universal.

Tratamento

Crônica e recidivante, não existe, até hoje, nenhum tratamento que comprovadamente altere o curso natural da doença. Os medicamentos mais utilizados são CEs (tópicos, intralesionais, sistêmicos via oral ou em pulsoterapia), imunoterapia com difenciprone, irritantes tópicos, como antralina, ou uso tópico de minoxidil. Encontram-se, na literatura, relatos de resposta com outros imunossupressores, como metotrexato, azatioprina, sulfassalazina ou ciclosporina, com fototerapia com psoraleno + UVA (PUVA), tratamento a laser (*excimer laser* ou laser fracionado), ou com outros tópicos, como análogos de prostaglandina (latanoprost, bimatoprost).

Como não há destruição dos folículos, é potencialmente reversível, podendo inclusive ocorrer repilação espontânea, sem tratamento algum. Entretanto, quadros com início na infância, muitos anos de evolução ou de grande extensão apresentam pior prognóstico.

EFLÚVIO TELÓGENO

Forma mais comum de queda capilar difusa e não cicatricial. Ocorre devido a uma alteração no ciclo normal dos cabelos. Este compreende a fase anágena, de crescimento dos fios, que dura de 2 a 7 anos; a fase catágena, de repouso, de 4 a 6 semanas; e a fase telógena, de desprendimento, de 2 a 3 meses. Ao final da fase telógena, o fio cai e inicia-se um novo ciclo. No eflúvio telógeno, uma proporção maior de fios transita prematuramente da fase anágena para a telógena, causando um aumento perceptível da queda, que costuma assustar o paciente.

Uma série de fatores pode desencadear essa alteração:

- **estresse físico:** trauma cirúrgico, infecções, febre alta, parto, hemorragia;
- **estresse emocional:** relação com pouca evidência científica, mas bastante observada;
- **doenças sistêmicas:** hipo ou hipertiroidismo, insuficiência renal (IR) ou hepática (IH), colagenoses como LE (lúpus eritematoso) ou dermatomiosite, infecções crônicas, como pelo vírus da imunodeficiência humana (HIV), ou sífilis, doenças linfoproliferativas, entre outras;
- **fatores nutricionais:** deficiência de ferro ou zinco são os principais. Dietas com grande restrição proteica ou calórica, deficiência de vitamina D e perda muito acentuada de peso também podem precipitá-lo;
- **medicamentos:** entre os principais, há anticoncepcionais orais, androgênios, retinoides, betabloqueadores, inibidores da enzima conversora da angiotensina (IECA), heparina, varfarina e terapia de reposição hormonal. Tanto a introdução como a suspensão, ou mesmo alteração de dose dos medicamentos, pode servir de gatilho e desencadear a doença.

O quadro costuma ser autolimitado; uma vez corrigido o fator desencadeante, os cabelos voltam a ciclar normalmente e a repilação é completa. É importante lembrar, na busca por causas, que em geral o gatilho ocorreu alguns meses antes da queda e que, após sua correção, o paciente poderá notar melhora somente depois de 4 a 6 meses. Ele deve ser bem orientado nesse sentido, para diminuir a ansiedade.

Quadros de duração maior de seis meses, bem menos comuns, são chamados de eflúvio telógeno crônico. É importante pesquisar repetição de fatores desencadeantes.

> **ATENÇÃO!**
>
> No eflúvio telógeno, não há miniaturização dos fios nem destruição do folículo. O quadro é reversível e costuma ser temporário.

REVISÃO

- As alopecias são doenças que afetam o couro cabeludo, em que há perda de cabelos.
- Nas alopecias cicatriciais, há perda permanente do pelo, em razão da destruição do folículo piloso. Seu tratamento visa a interromper o processo e limitar a progressão da doença.
- As alopecias não cicatriciais compreendem a popular calvície masculina, de origem genética. Esta pode ser tratada (controle da progressão do quadro) com finasterida e minoxidil.

■ LEITURAS SUGERIDAS

Alkhalifah A. Alopecia areata update. Dermatol Clin. 2013;31(1):93-108.
Blume-Peytavi U, Blumeyer A, Tosti A, Finner A, Marmol V, Traketelli M, et al. S1 guideline for diagnostic evaluation in androgenetic alopecia in men, women and adolescents. Br J Dermatol. 2011;164(1):5-15.
Filbrandt R, Rufaut N, Jones L, Sinclair R. Primary cicatricial alopecia: diagnosis and treatment. CMAJ. 2013;185(18):1579-85.
Harrison H, Bergfeld W. Diffuse hair loss: its triggers and management. Cleve Clin J Med. 2009;76(6):361-7.
Spano F, Donovan JC. Alopecia Areata. Part I: pathogenesis, diagnosis and prognosis. Can Fam Physician. 2015;61(9):751-5.
Spano F, Donovan JC. Alopecia Areata. Part 2: treatment. Can Fam Physician 2015;61(9):757-61.
Varothai S, Bergfeld WF. Androgenetic alopecia: an evidence-based treatment. Am J Clin Dermatol. 2014;15(3):217-30

171
MANIFESTAÇÕES CUTÂNEAS DE DOENÇAS SISTÊMICAS

■ SERGIO HENRIQUE HIRATA
■ PRISCILA ISHIOKA
■ FERNANDO AUGUSTO DE ALMEIDA

Manifestações cutâneas podem ser específicas para determinadas doenças, contribuindo para elucidação diagnóstica, ou inespecíficas, ocorrendo em diversas doenças. Entre as manifestações inespecíficas, destacam-se prurido generalizado e hiperpigmentação cutânea difusa. O primeiro pode ocorrer em doenças hematológicas (anemia ferropriva, leucemias, linfomas), uremia, colestase, cirrose hepática, hipertiroidismo ou hipotiroidismo. A segunda pode ser relatada em hipertiroidismo, doença de Addison, hemocromatose, porfiria cutânea tardia, insuficiência renal crônica (IRC), alcaptonúria e acromegalia.

ATENÇÃO!

Certas manifestações cutâneas são específicas ou ocorrem com maior frequência em determinadas doenças sistêmicas.

■ DIABETES MELITO

Cerca de 30% dos indivíduos com diabetes melito (DM) desenvolverão algum tipo de manifestação cutânea durante o curso da doença. As infecções são as mais prevalentes e caracterizam-se por serem recidivantes, graves, com maior tempo de duração e refratárias a tratamentos específicos. A glicemia elevada pode contribuir para a maior tendência em desenvolver infecção bacteriana e fúngica, e ocasionar prurido generalizado em estágios avançados de DM. Pacientes com DM podem apresentar prurido anogenital, relacionado ou não à candidíase, e xantomas eruptivos, principalmente naqueles com hiperlipemia associada.

A carotenemia é encontrada nos diabéticos com mixedema e hiperlipemia, os quais são incapazes de converter o betacaroteno em vitamina A. Necrobiose lipoídica ocorre em 0,3% dos diabéticos e apresenta-se como placa atrófica, de cor violácea na periferia e amarelada no centro, bem demarcada, com crescimento centrífugo lento e involução central na superfície anterior e lateral na porção inferior das pernas. Mais comum no sexo feminino, seu tratamento é insatisfatório. O granuloma anular disseminado pode associar-se ao DM, acomete mais frequentemente mulheres e se caracteriza por múltiplas lesões anulares ou papulosas no tronco, no pescoço e nos cotovelos. Possui etiologia desconhecida, mas pode estar associado à reação imune a vários antígenos, vírus, fibras colágenas e elásticas alteradas e antígenos da saliva de insetos. A *bullosis diabeticorum* manifesta-se pelo aparecimento de bolhas tensas, de conteúdo claro, nos membros inferiores. De causa desconhecida, sem história prévia de trauma ou infecções, cursa com resolução espontânea.

Outra manifestação cutânea específica de DM é o *escleredema adultorum de Buschke*, caracterizado por aumento da espessura cutânea no tronco posterior e cervical posterior e que ocorre nos diabéticos insulinorresistentes mal controlados. A acantose nigricante caracterizada por papilomatose e hiperpigmentação, principalmente da região cervical e axilas, também associa-se a DM insulinorresistente e obesidade.

■ DISLIPIDEMIAS

Nos distúrbios do metabolismo lipídico, pode haver formação de xantomas, que se manifestam como pápulas, placas ou nódulos amarelados, resultantes do acúmulo de lipídeos na derme e nos tendões. Os xantomas são classificados em planos, tendinosos, tuberosos e eruptivos. Os xantelasmas são xantomas planos localizados na região periocular e podem ou não cursar com dislipidemias. Os xantomas tendinosos acometem geralmente o tendão de Aquiles, e os xantomas tuberosos são nódulos de 5 cm de diâmetro localizados nos cotovelos, nas mãos e nos tornozelos. Os xantomas eruptivos são observados em pacientes dislipidêmicos, com hipertrigliceridemia e diabetes descontrolado. Xantomas eruptivos são pápulas amareladas de 1 a 4 mm de diâmetro localizadas nas faces extensoras das extremidades e podem estar associados a triglicérides acima de 3.000 a 4.000 mg/dL.

■ DOENÇAS CARDIOVASCULARES

Na endocardite bacteriana, podem ser visualizadas petéquias no palato, nas mucosas e nas palmas e plantas, assim como nódulos de Osler, nódulos dolorosos e eritematosos, nas polpas digitais das mãos e dos pés.

Em 10% dos casos de febre reumática, pode ocorrer o *eritema marginatum* (eritema anular reumático), que consiste em lesões eritematosas anulares que se disseminam rapidamente, dispostas no tronco e na porção proximal dos membros. Outra manifestação característica é a presença de nódulos subcutâneos localizados nas saliências ósseas e nos tendões.

Unhas hipocráticas ou em "vidro de relógio" podem ocorrer em doenças cardíacas e pulmonares com insuficiência respiratória (IRp). A lâmina ungueal apresenta-se com convexidade exagerada e os dedos em baqueta de tambor.

■ HEPATOPATIAS

Na colestase, ocorrem icterícia e prurido, que podem resultar em escoriação e prurigo.

Na vigência de infecção por vírus da hepatite C, as seguintes enfermidades podem ocorrer: vasculite cutânea; poliarterite nodosa; porfiria cutânea tardia; líquen plano; e eritema necrolítico acral.

Indivíduos com cirrose hepática podem apresentar múltiplos hemangiomas estelares, eritema palmar, ictiose adquirida e púrpuras em decorrência do distúrbio de coagulação. O eritema palmar e o aumento da temperatura das mãos ocorrem devido a um distúrbio do sistema nervoso autônomo nas anastomoses arteriovenosas. Cerca de 33% dos pacientes com cirrose hepática apresentam hemangioma estelar caracterizado por pápula puntiforme central vermelho-brilhante, da qual partem telangiectasias em várias direções, localizado na face e no tronco superior. A presença de numerosos hemangiomas estelares está relacionada ao acometimento hepático grave. Hiperpigmentação cutânea difusa e acentuação da pigmentação perioral, periocular e da aréola mamária também podem ser observadas nesses pacientes.

A unha de Terry, característica da cirrose hepática, apresenta-se como uma leuconíquia com porção distal rósea ou acastanhada. Em hepatopatias com hipoalbuminemia (< 2,2 g/100 mL), podem ocorrer estriações duplas brancas transversais (linhas de Muehrcke), que também podem ser encontradas em casos de glomerulonefrites, desnutrição, pós-quimioterapia e acrodermatite enteropática, e refletem vascularização insuficiente do leito ungueal. Unhas hipocráticas, esbranquiçadas e opacas são outras alterações ungueais inespecíficas encontradas em hepatopatias crônicas.

Pode ocorrer ainda perda de pelos pubianos e axilares associada à ginecomastia e atrofia testicular.

■ HIPOTIROIDISMO

Os pacientes com hipotiroidismo apresentam extremidades frias, pálidas e xeróticas. Isso ocorre em razão de vasoconstrição periférica, diminuição da secreção sebácea, hipo-hidrose e depósito de mucopolissacarídeos na derme. Na vigência de hipotiroidismo grave, pode ocorrer mixedema generalizado com deposição difusa de mucina na pele. Também pode haver uma pigmentação amarelada na região palmoplantar e nos sulcos nasolabiais, que resulta do metabolismo inadequado do caroteno. Edema periorbital, nariz alargado, macroglossia, lábios edemaciados e ptose palpebral (por decréscimo do estímulo nervoso simpático do músculo da pálpebra superior) são manifestações típicas que podem estar presentes. Em mais de 50% dos adultos com hipotiroidismo, ocorre alopecia difusa ou parcial com perda de pelos do terço lateral das sobrancelhas. Unhas e cabelos geralmente são frágeis, quebradiços e ressecados.

■ HIPERTIROIDISMO

No hipertiroidismo, as extremidades são quentes e úmidas e ocasionalmente pode ocorrer *flushing* da face. Manifestações cutâneas específicas acontecem em 5% dos indivíduos com doença de Graves e caracterizam-se por presença de bócio, exoftalmo, acropatia tiroidea (dedos em clava, edema de tecidos moles das mãos e dos pés e neoformação óssea periostal) e mixedema pré-tibial (depósitos de mucina na região pré-tibial). O mixedema pré-tibial apresenta-se como placas firmes, circunscritas, de cor amarela, com folículos pilosos evidentes. Hiperpigmentação cutânea difusa e alopecia podem estar presentes.

■ INSUFICIÊNCIA RENAL

O prurido urêmico pode levar a escoriações da pele, líquen simples crônico, prurigo nodular e dermatoses perfurantes adquiridas. O prurido afeta de 15 a 49% dos pacientes com insuficiência renal crônica (IRC) e 50 a 90% daqueles submetidos à diálise. Nesses pacientes, pode ocorrer a dermatose perfurante adquirida, que caracteriza-se por pápulas centradas por crostas, localizadas no tronco e na face, extensoras das extremidades. Nessa dermatose, há eliminação transepidérmica de material dérmico; mais comumente, associa-se à nefropatia diabética.

Na lesão renal aguda (LRA), podem ser observadas distrofias ungueais caracterizadas por faixas transversais esbranquiçadas (linhas de Mees), também descritas nas intoxicações por arsênio.

Na IRC, diversos tipos de distrofia ungueal (leuconiquia, estrias longitudinais, unhas quebradiças, ausência de lúnula) podem ser encontrados, porém, caracteristicamente, observam-se as unhas meio a meio. Nessa distrofia, a parte proximal é esbranquiçada e a parte distal é rósea, que não desaparece à digitopressão, e existe também uma linha bem demarcada que separa as duas zonas.

Dermatoses bolhosas (porfiria, pseudoporfiria, induzida por fármacos) ocorrem em 1,2 a 18% dos pacientes em hemodiálise. Sabe-se que em pacientes com IRC, em hemodiálise, os níveis de porfirina são 2 a 4 vezes maiores, provavelmente por depuração insuficiente de precursores das porfirinas. Clinicamente, a porfiria associada à hemodiálise é semelhante à porfiria cutânea tardia, com fragilidade cutânea, erosões, bolhas hemorrágicas em áreas fotoexpostas acompanhados de mílios e cicatrizes hipopigmentadas. Os achados laboratoriais da porfiria associada à hemodiálise são similares aos da porfiria cutânea tardia, exceto pelo encontro de porfirinas na urina, não detectáveis nos pacientes anúricos.

A pseudoporfiria assemelha-se à porfiria, exceto pelo encontro de mílios e hipertricose. Nessa enfermidade, também não são encontradas anormalidades laboratoriais no metabolismo das porfirinas, sendo seu processo etiopatológico ainda não esclarecido.

Os pacientes com IRC terminal podem apresentar calcifilaxia e dermopatia fibrosante nefrogênica. A calcifilaxia é uma paniculite associada à calcinose do subcutâneo, mais comum em pacientes em hemodiálise ou diálise peritoneal. Clinicamente, expressa-se por nódulos dolorosos, violáceos no abdome, nas coxas e na região glútea, que evoluem para necrose e úlcera. A dermopatia fibrosante nefrogênica ou fibrose nefrogênica sistêmica associa-se ao acúmulo de colágeno com espessamento e fibrose da pele. Enfermidade rara, ocorre em pacientes com IRC terminal em acidose metabólica submetidos a estudo de RM com o uso de contraste gadolínio.

■ MANIFESTAÇÕES CUTÂNEAS PARANEOPLÁSICAS

Alterações dermatológicas incomuns que se associam a neoplasias malignas. A identificação dessas alterações, que podem preceder ou acompanhar um câncer visceral, possibilita o diagnóstico precoce e, consequentemente, o melhor prognóstico.

O envolvimento cutâneo pode ocorrer de forma direta (presença de células tumorais na pele por extensão direta do tumor ou metástases) ou indireta (mediado por fatores inflamatórios, proliferativos, metabólicos da neoplasia). Quando o envolvimento cutâneo ocorre indireta, em decorrência da liberação de polipeptídeos, hormônios e citocinas produzidos pelas células tumorais, trata-se de manifestação paraneoplásica.

O Quadro 171.1 descreve as principais manifestações paraneoplásicas associadas a neoplasias.

QUADRO 171.1 ■ Manifestação cutânea, descrição clínica e doenças malignas associadas

MANIFESTAÇÃO CUTÂNEA	DESCRIÇÃO CLÍNICA	PRINCIPAIS DOENÇAS MALIGNAS ASSOCIADAS
Acantose nigricante maligna	Início súbito e progressivo de lesões papilomatosas, queratóticas, hiperpigmentadas, distribuição simétrica nas áreas flexurais, cervical, lábios e palmoplantar (paquidermatoglifia adquirida)	Adenocarcinoma intra-abdominal (principalmente gástrico), neoplasia pulmonar
Acroqueratose de Bazex	Dermatite psoriasiforme, distrofia ungueal	Carcinoma de células escamosas do trato aerodigestivo superior
Eritema gyratum repens	Eritema disseminado, policíclico, serpiginoso, descamação nas bordas, que se move rapidamente	Câncer de pulmão, esôfago e mama
Eritema necrolítico migratório	Erupção maculopapular rósea, policíclica, nas áreas de trauma (joelhos e regiões intertriginosas)	Glucagonoma
Hipertricose lanuginosa adquirida	Pelos finos, longos e macios na face e nas orelhas; crescimento de pelos tipo lanugo em regiões previamente isentas de pilificação	Câncer colorretal, de pulmão e de mama
Sinal de Leser-Trélat	Aumento súbito do número e tamanho das queratoses seborreicas no tronco	Adenocarcinoma gástrico
Pênfigo paraneoplásico	Estomatite dolorosa, vesículas e bolhas em todo o tegumento	Linfoma não Hodgkin, leucemia linfocítica crônica

Outras dermatoses paraneoplásicas incluem dermatomiosite, síndrome de Sweet e pioderma gangrenoso, pitiríase rotunda e ictiose adquirida. A pitiríase rotunda, forma localizada da ictiose adquirida, é caracterizada por placas descamativas circulares e associa-se a carcinoma hepático, gástrico e esofágico. As ictioses adquiridas associam-se a linfomas, principalmente, Hodgkin. A dermatomiosite em adultos associa-se mais comumente à neoplasia de ovário, de pulmão e à gástrica. O pioderma gangrenoso caracteriza-se por pústulas que evoluem a úlceras de bordas solapadas e pode associar-se à doença inflamatória intestinal (DII), à artrite reumatoide (AR) e a síndromes mielodisplásicas. Na síndrome de Sweet, há a formação de placas e pápulas eritematosas, brilhantes, edematosas, e cerca de 20% dos casos estão associados à neoplasia hematológica. Xantogranuloma necrobiótico (placas amareladas e purpúricas periorbitais), escleromixedema (espessamento cutâneo com pápulas infiltradas eritematosas), xantomas planos difusos e amiloidose sistêmica primária podem associar-se à gamopatia monoclonal e a mieloma múltiplo. Baqueteamento digital (aumento da convexidade da lâmina ungueal e do volume dos tecidos periungueais e espessamento das falanges distais) associa-se a carcinoma broncogênico e mesotelioma da pleura. A síndrome de Howel-Evans-Clark, doença de herança autossômica dominante, manifesta-se por queratodermia palmoplantar com início na infância, apresentando risco 36 vezes maior de desenvolver carcinoma oral ou esofágico.

REVISÃO

- As manifestações cutâneas desenvolvem-se em cerca de 30% das pessoas com DM, e as mais comumente encontradas nesses pacientes são carotenemia, necrobiose lipoídica, granuloma anular, *escleredema adultorum de Buschke* e acantose nigricante.
- Doenças como dislipidemias podem apresentar as seguintes manifestações: xantomas planos, tendinosos, tuberculosos e eruptivos; os pacientes com complicações cardiovasculares têm possibilidade de desenvolver endocardite bacteriana, *eritema marginatum,* unhas hipocráticas, lâmina ungueal; hepatopatias também podem apresentar manifestações cutâneas, como prurido, icterícia, eritema palmar e púrpura; e outras manifestações podem ser encontradas em hipo e hipertiroidismo.
- Algumas manifestações cutâneas podem, ainda, estar associadas à IR, tendo como principal manifestação o prurido, e a neoplasias, apresentando diversos tipos de manifestações relacionadas a várias malignidades.

■ LEITURAS SUGERIDAS

Doshi DN, Blyumin ML, Kimball AB. Cutaneous manifestations of thyroid disease. Clin Dermatol. 2008;26(3):283-7.
Lee A. Skin manifestations of systemic disease. Aust Fam Physician. 2009;38(7):498-505.
Lupi O, Rezende L, Zangrando M, Sessim M, Silveira CB, Sepulcri MA, et al. Cutaneous manifestations in end-stage renal disease. An Bras Dermatol. 2011;86(2):319-26.
Oumeish OY. Skin disorders in patients with diabetes. Clin Dermatol. 2008;26(3):235-42.
Silva JA, Mesquita KC, Igreja ACSM, Lucas ICRN, Freitas AF, Oliveira SM, et al. Manifestações cutâneas paraneoplásicas: conceitos e atualizações. An Bras Dermatol. 2013;88(1):9-22.

172
URTICÁRIA

■ PATRICIA KARLA DE SOUZA
■ OSMAR ROTTA

Urticária é uma doença dermatológica que afeta entre 25 e 30% da população mundial em algum momento da vida. Nos últimos anos, a descoberta da função da autoimunidade na etiologia das urticárias modificou consideravelmente o conhecimento científico em relação a essa doença. Até a década de 1990, além de existir uma tendência em avaliar a urticária como uma doença alérgica, uma grande parte era considerada idiopática.

A descoberta de que autoanticorpos anti-IgE e anti-FcεRI (antirreceptor de alta afinidade para IgE) ligam-se respectivamente a IgE e ao receptor de alta afinidade de IgE, degranulando mastócitos em 40 a 60% dos pacientes antes considerados portadores de urticária idiopática, levou a inúmeros estudos que modificaram tanto a avaliação diagnóstica como o tratamento dos pacientes com urticária. Atualmente, existe um empenho em formatar métodos diagnósticos de qualidade e tratamentos mais adequados para esses casos.

■ QUADRO CLÍNICO

É definida por uma erupção de urticas, isto é, pápulas eritêmato-edematosas, pruriginosas, de tamanho e formatos diversos, que duram até 24 horas e afetam qualquer parte do tegumento. Denomina-se angioedema a lesão na qual o edema se estende à derme profunda e/ou submucosa. O angioedema geralmente tem duração maior do que 24 horas e pode envolver lábios, pálpebras, regiões palmoplantares e genitais. Utiliza-se genericamente o termo urticária para denominar o quadro que envolve a presença isolada ou conjunta de urticas e angioedema.

ATENÇÃO!

A urtica, lesão elementar da urticária, tem como principal característica a durabilidade efêmera, isto é, dura no máximo 24 horas, desaparecendo sem deixar lesão residual.

■ CLASSIFICAÇÃO

O espectro clínico das urticárias é muito amplo e a classificação (Quadro 172.1) foi recentemente revisada e padronizada por um grupo europeu, tornando-a mais simplificada. Esta classificação tem sido utilizada mundialmente por todos os grupos que estudam urticária.

De acordo com o tempo de duração da doença, a urticária classifica-se em **aguda** – duração menor do que seis semanas – e **crônica** – duração maior do que seis semanas, com lesões na maior parte dos dias.

A **urticária crônica** subdivide-se em **espontânea** (UCE), em que nenhum fator externo é implicado como causador da urticária, e **induzida** (UCI), em que fatores externos contribuem para o aparecimento da doença. O conhecimento científico atual permite inferir que cerca de 50% das urticárias espontâneas tenham a autoimunidade como potencial causadora do quadro. Nas urticárias induzidas, encontram-se o subgrupo das urticárias físicas (Quadro 172.1).

Os diferentes tipos e subtipos clínicos das urticárias podem coexistir em um mesmo paciente com relativa frequência.

QUADRO 172.1 ■ Classificação das urticárias

- Urticária aguda (menos de 6 semanas de duração)
- Urticária crônica (mais de 6 semanas de duração)
  - Espontânea (UCE): ocorre espontaneamente, sem fator externo desencadeante
  - Induzida (UCI): desencadeada por estímulo externo conhecido
    - Física
      - Dermografismo – pelo estímulo de fricção
      - Ao frio – pelo frio
      - Pressão tardia – por uma pressão constante
      - Solar – pela luz visível e/ou ultravioleta
      - Ao calor localizado
      - Angioedema vibratório – pelo estímulo de vibração
  - Colinérgica – pelo aumento da temperatura corporal
  - Aquagênica – pelo contato com água em qualquer temperatura
  - De contato – pelo contato da pele com substâncias químicas ou biológicas

---

A classificação é fundamental para o tratamento e prognóstico adequados. O paciente com urticária aguda necessita de um atendimento rápido e eficaz. Aquele com urticária crônica tem um importante decréscimo na qualidade de vida; assim, uma abordagem clínica e terapêutica humanizada é importante na recuperação dessa questão.

A urticária vasculite e as síndromes urticariformes, por terem uma fisiopatologia clínica e tratamento distintos, não serão abordadas neste capítulo.

■ DIAGNÓSTICO

O diagnóstico é essencialmente clínico e a história precisa ser completa, considerando todos os aspectos da doença. Informações sobre manifestações clínicas, fatores desencadeantes, antecedentes familiares e pessoais, comorbidades e medicações são essenciais.

O exame físico também deve ser minucioso, no sentido de observar os formatos das lesões e suas localizações, aspectos que muitas vezes indicam o tipo clínico.

Testes de provocação devem ser feitos nos casos em que se suspeita de UCI.

Os exames laboratoriais não auxiliam no diagnóstico etiológico das urticárias crônicas e raramente ajudam nas urticárias agudas. Nos casos das urticárias crônicas espontâneas, indicam-se exames básicos, como hemograma, velocidade de hemossedimentação (VHS), provas tiroidianas, com o intuito de se detectar qualquer outra doença importante; nos demais, não se indicam exames laboratoriais. Solicitam-se exames complementares adicionais se houver indício de qualquer comorbidade pela história ou exame físico, alterações nos exames iniciais e/ou má resposta ao tratamento.

Nas urticárias agudas, a dosagem sérica de IgE específica e/ou *prick-test* (teste epicutâneo por puntura) podem ser solicitados frente à suspeita de um antígeno específico como causador do quadro. A biópsia de pele só é necessária para a confirmação do quadro, como na dúvida de um quadro de urticária vasculite ou má resposta ao tratamento.

Em centros de pesquisa, para o diagnóstico presuntivo da urticária autoimune, pode ser realizado o teste do soro autólogo (ASST, do inglês *autologous serum skin test*). A confirmação da positividade desse teste é dada por meio da realização de um exame *in vitro*, que avalia a liberação de histamina dos basófilos de doadores normais e que existe comercialmente em alguns países (HR Test®). Na prática, isso não é feito, pois não altera o tratamento.

> **ATENÇÃO!**
> Solicitar uma bateria de exames laboratoriais não auxilia no diagnóstico da urticária crônica, que é essencialmente clínico.

■ TRATAMENTO

O paciente deve ser orientado a afastar o agente causal, quando ele é conhecido, e evitar fatores agravantes (calor, estresse, álcool, fármacos liberadores de histamina, anti-inflamatórios não hormonais [AINH] e inibidores da enzima conversora da angiotensina [IECA]).

A educação do paciente, levando ao melhor entendimento da sua doença, é de fundamental importância, principalmente nos casos de urticária crônica e de urticárias agudas intermitentes, pelo estigma pessoal e social que essa doença traz a todos os seus portadores.

URTICÁRIA AGUDA

O tratamento baseia-se no uso diário de anti-histamínicos (AH) anti-H1 por duas a três semanas (Tabela 172.1). Nos casos com grande número de lesões, com ou sem angioedema e/ou quando se faz necessário um rápido restabelecimento, opta-se por associar prednisona na dose de 0,5 a 1 mg/kg/dia, VO, por cinco dias.

TABELA 172.1 ■ Anti-histamínicos disponíveis no mercado brasileiro com a respectiva dose-padrão

NÃO SEDANTES	DOSE-PADRÃO	SEDANTES	DOSE-PADRÃO
Bilastina	20 mg/d	Clemastina	4-6 mg/d
Cetirizina	10 mg/d	Dexclorfeniramina	4-12 mg/d
Desloratadina	5 mg/d	Hidroxizina	25-100 mg/d
Ebastina	10 mg/d	Prometazina	50-150 mg/d
Epinastina	10-20 mg/d		
Fexofenadina	180 mg/d		
Loratadina	10 mg/d		
Levocetirizina	5 mg/d		
Rupatadina	10 mg/d		

Nos casos graves, com risco de edema laríngeo, deve ser utilizada epinefrina 1:1.000 – 0,3 a 0,5 mL, via SC, que pode ser repetido, se necessário, após 5 a 15 minutos. O paciente deve receber aporte geral, como hidratação e oxigenação.

URTICÁRIA CRÔNICA

O tratamento medicamentoso é dividido no uso de fármacos de 1ª, 2ª e 3ª linhas (Figura 172.1), conforme a resposta do paciente à terapêutica instituída.

1ª linha (Sem melhora/melhora parcial):
- Anti H1 – não sedante – dose-padrão
- Anti H1 – não sedante – até 4 vezes a dose-padrão
- Associação de anti H1 – não sedante – manhã e sedante – noite (hidroxizine)
- Possibilidade de associar anti H2 nas urticárias físicas

2ª linha:
- Corticoide – 0,5-1,0 mg/kg/dia-5-7 dias
- Dapsona – 100-200 mg/dia
- Antileucotrieno – montelucaste

3ª linha:
- Ciclosporina 2-5 mg/d ou omalizumabe-300 mg/mês
- Outros imunomodulares: metotrexato, azatioprina, micofenolatomofetil, IGIV

FIGURA 172.1 ■ Tratamento medicamentoso da urticária crônica.
IGIV: imunoglobulina intravenosa.

Os anti-histamínicos (AH) anti-H1 são os fármacos de eleição no tratamento das urticárias crônicas, considerados o tratamento de 1ª linha. No mercado brasileiro, existem diversos anti-histamínicos de 1ª geração – chamados também de sedantes – e de 2ª geração – não sedantes (Tabela 172.1). Opta-se em iniciar com AH não sedantes pela menor possibilidade de efeitos colaterais. Atualmente, utiliza-se doses até quatro vezes a preconizada na bula no tratamento da urticária antes de passar a medicações de 2ª linha. Pela prática, já é possível saber que muitos pacientes respondem melhor a essas doses sem perder o perfil de segurança.

Caso não haja resposta, associa-se outro AH em horário oposto ao primeiro. Se a opção, for por um AH de 1ª geração, este deve ser dado em dose única noturna e representa uma opção para os pacientes que têm dificuldade de dormir pelo prurido noturno, muito comum na urticária, questão essa não apoiada por todos os estudiosos. Ainda, se necessário, e principalmente nos casos de urticárias físicas, existe a possibilidade de associar um AH anti-H2 (ranitidina 150 a 300 mg/dia, VO).

Nos casos não responsivos a doses plenas de AH, institui-se a terapêutica de 2ª linha. É importante ressaltar que todos os fármacos de 2ª linha têm poucos estudos controlados. A primeira opção é o uso de corticosteroide VO – fármaco-padrão prednisona 0,5-1,0 mg/kg/dia, VO, de 5 a 7 dias, na tentativa de minimizar as crises, de modo que, após a suspensão, o paciente consiga ser responsivo aos AH. Como a urticária é uma doença crônica, os malefícios do uso do corticosteroide, a longo prazo, devem ser ressaltados, o que o contraindica como terapêutica contínua. Como fármaco de 2ª linha, pode-se utilizar, ainda, a dapsona, VO, 100 a 200 mg/dia, nos casos em que o exame anatomopatológico demonstrar um infiltrado dérmico rico em neutrófilos ou misto. Alguns grupos utilizam-se ainda de antileucotrienos (montelucaste), mas, na nossa prática, os resultados não são bons.

Para os casos ainda não responsivos ou para aqueles que só respondem a corticosteroides orais utilizados continuamente, opta-se pelos imunossupressores/imunomoduladores como tratamento de 3ª linha. A escolha deve considerar os possíveis efeitos colaterais, sempre correlacionando com as comorbidades do paciente. A alternativa mais bem estudada é o uso de ciclosporina-A, 2 a 5 mg/kg/dia, podendo também ser usados azatioprina, metotrexato, ciclofosfamida, micofenolato mofetil, plasmaferese e IGIV sem resultados controlados. Um novo medicamento biológico, omalizumabe, um anti-IgE, foi recentemente aprovado no Brasil para uso na UCE não responsiva a anti-histamínicos. Essa medicação apresenta bons resultados em estudos controlados com poucos efeitos adversos; a dose preconizada é 300 mg, via SC, dose única mensal, porém o custo é alto.

ATENÇÃO!

Considerando que a urticária aguda não é alérgica, o papel da dieta pouco ou nada ajuda na melhora do quadro, além de piorar ainda mais a qualidade de vida do paciente, já tão deteriorada.

REVISÃO

- A urticária é uma doença comum, afetando 20 a 25% da população em algum momento da vida.
- É uma erupção de pápulas eritêmato-edematosas que desaparecem em até 24 horas sem deixar vestígios.
- Pode ser classificada em aguda e crônica de acordo com o tempo de evolução da doença.
- Autoanticorpos anti-IgE e antirreceptor de alta afinidade para IgE (anti-FcεRI) têm papel na etiologia da urticária crônica em 40 a 60% dos casos antes considerados idiopáticos.
- O diagnóstico é essencialmente clínico.
- Em todos os tipos de urticária, o tratamento de 1ª linha é o uso de anti-histamínicos anti-H1. É preciso lembrar que, na urticária aguda grave, deve ser utilizada epinefrina.

LEITURAS SUGERIDAS

Bernstein JA, Lang DM, Khan DA, Craig T, Dreyfus D, Hsieh F, et al. The diagnosis and management of acute and chronic urticaria: 2014 update. J Allergy Clin Immunol. 2014;133(5):1270-7.

Konstantinou GN, Asero R, Ferrer M, Knol EF, Maurer M, Raap U, et al. EAACI taskforce position paper: evidence for autoimmune urticaria and proposal for defining diagnostic criteria. Allergy. 2013;68(1):27-36.

Magerl M, Borzova E, Gimenez-Arnau A, Grattan CE, Lawlor F, Mathelier-Fusade P, et al. The definition and diagnostic testing of physical and cholinergic urticarias--EAACI/GA2LEN/EDF/UNEV consensus panel recommendations. Allergy. 2009;64(12):1715-21. Maurer M, Weller K, Bindslev-Jensen C, Giménez-Arnau A, Bousquet PJ, Bousquet J, et al. Unmet clinical needs in chronic spontaneous urticaria. A GA²LEN task force report. Allergy. 2011;66(3):317-30.

Zuberbier T, Aberer W, Asero R, Bindslev-Jensen C, Brzoza Z, Canonica GW, et al. The EAACI/GA²LEN/EDF/WAO Guideline for the definition, classification, diagnosis, and management of urticaria: the 2013 revision and update. Allergy. 2014; 69(7):868-87.

DOENÇAS ENDOCRINOLÓGICAS

173

DISTÚRBIOS DA SECREÇÃO DO HORMÔNIO ANTIDIURÉTICO: DIABETES INSÍPIDO CENTRAL E SÍNDROME DA ANTIDIURESE INAPROPRIADA

■ MONIKE LOURENÇO DIAS RODRIGUES
■ JULIO ABUCHAM

O hormônio antidiurético (HAD), um nonapeptídeo produzido no hipotálamo e secretado pela neuro-hipófise, é o principal regulador da água corporal. Atua em receptores V2 nos túbulos contorcidos distais e coletores do rim, abrindo canais de água, pelos quais esta é reabsorvida, livre de solutos, o que gera a concentração da urina. O HAD é responsável pela concentração diária de cerca de 18 L de ultrafiltrado em aproximadamente 1 L de urina em um indivíduo adulto. A secreção de HAD é regulada pela osmolaridade plasmática efetiva (Posm), predominantemente determinada pela concentração do sódio plasmático. O aumento da Posm acima do limiar osmótico (275 mOsm/kg H_2O) provoca aumento linear da secreção de HAD, aumentando a osmolaridade urinária (Uosm) e reduzindo o volume da urina. Quando a Posm cai abaixo desse limiar, a secreção de HAD é suprimida, o que provoca excreção máxima de água livre, com diluição máxima da urina (densidade urinária < 1,006 e Uosm < 100 mOsm/kg H_2O), bem como aumento proporcional do volume urinário. A secreção controlada de HAD é responsável pela manutenção da osmolaridade do líquido extracelular (LEC) relativamente constante, protegendo o organismo tanto da desidratação como da intoxicação hídrica. A secreção do HAD também é estimulada por mecanismos não osmóticos, como náusea, variações negativas de volume e pressão e por certos medicamentos.

■ DIABETES INSÍPIDO CENTRAL

O diabetes insípido central (DIC) é um distúrbio raro, caracterizado pela formação de grande quantidade de urina hipotônica em razão da deficiência parcial ou completa da secreção de HAD.

ETIOLOGIA

O DIC é frequentemente causado por lesões hipotalâmicas e/ou neuro-hipofisárias (trauma craniencefálico [TCE], neurocirurgia, infecções, granulomas, inflamações, hipofisites, isquemias e tumores primários e metastáticos da região suprasselar), mas é idiopático em até 50% dos casos (Quadro 173.1). A forma familiar, muito rara, tem herança autossômica dominante e é geralmente causada por mutações do gene *AVP-NPII*, que codifica a neurofisina II e o HAD. O DIC pode ainda ser parte da síndrome de Wolfram – em associação com diabetes melito (DM), atrofia óptica e surdez (DIDMOAD), causada por uma mutação no gene *WFS1* (4p16).

FISIOPATOLOGIA

A deficiência de HAD impede a concentração urinária frente ao estímulo osmótico, acarretando poliúria hipotônica e polidipsia. Em condições de livre acesso à água, a osmolaridade plasmática tende a ficar dentro ou levemente acima dos valores normais. No entanto, em condições de restrição hídrica involuntária por coma, iatrogenia ou por lesão do centro da sede (adipsia), a desidratação hipertônica se desenvolve rapidamente.

QUADRO 173.1 ■ Causas de diabetes insípido central

NEOPLÁSICAS	INFECCIOSAS
• Craniofaringioma • Linfoma • Meningioma • Glioma • Cistos benignos • Tumor pineal • Germinoma • Metástases	• Encefalite viral • Meningite bacteriana • Sífilis • Tuberculose • Blastomicose • Toxoplasmose • Citomegalovirose
ISQUÊMICAS	HIPOFISITES CONGÊNITAS
• Infarto cerebral • Síndrome de Sheehan	• Familiar • Displasia septo-óptica • Síndrome de Wolfram
INFILTRATIVAS	NEUROCIRURGIA
• Sarcoidose • Histiocitose • Granuloma de Wegener	TRAUMA CRANIANO
	IDIOPÁTICAS

QUADRO CLÍNICO

Poliúria e polidipsia, com ou sem desidratação hipertônica, são os principais sintomas e sinais do DIC. Os sintomas não melhoram no período noturno, perturbando o sono, e os pacientes frequentemente relatam preferência por água gelada. O exame físico é inespecífico, podendo apenas mostrar sinais de desidratação no paciente descompensado.

DIAGNÓSTICO

O volume urinário de 24 horas se encontra elevado (geralmente > 45 mL/kg peso ou 3.000 mL/24 horas em adultos) e a Uosm abaixo da Posm (ou densidade urinária <1,006).

> **ATENÇÃO!**
>
> O cálculo da osmolaridade plasmática e urinária é feito por:
>
> $$Posm = 2 \times [PNa^+] + [Pglicose]/18 + [Pureia]/6$$
>
> (VR: 275-290 mOsm/L)
>
> $$Uosm = 2 \times [UNa^+ + UK^+] + [Uglicose]/18 + [Uureia]/6$$
>
> (VR: 300-800 mOsm/L)

Os diagnósticos diferenciais são: a) DM com glicosúria; b) polidipsia primária (PP), principalmente em pacientes com transtornos psiquiátricos e xerostomia; c) diabetes insípido nefrogênico (DIN), ou seja, resistência renal à ação do HAD, que pode ser hereditária (ligada ao X ou autossômica recessiva), induzida por medicamentos (lítio, demeclociclina, anfotericina, antivirais, antineoplásicos) ou por distúrbios eletrolíticos, como hipopotassemia e hipercalcemia (Figura 173.1). Nesses casos, a suspensão do medicamento ou a correção eletrolítica reverte o distúrbio.

A osmolaridade e o sódio plasmático podem estar aumentados no DIC e no DIN e reduzidos na PP, mas frequentemente estão normais. O teste da restrição hídrica, seguido da administração intranasal (IN) ou intravenosa

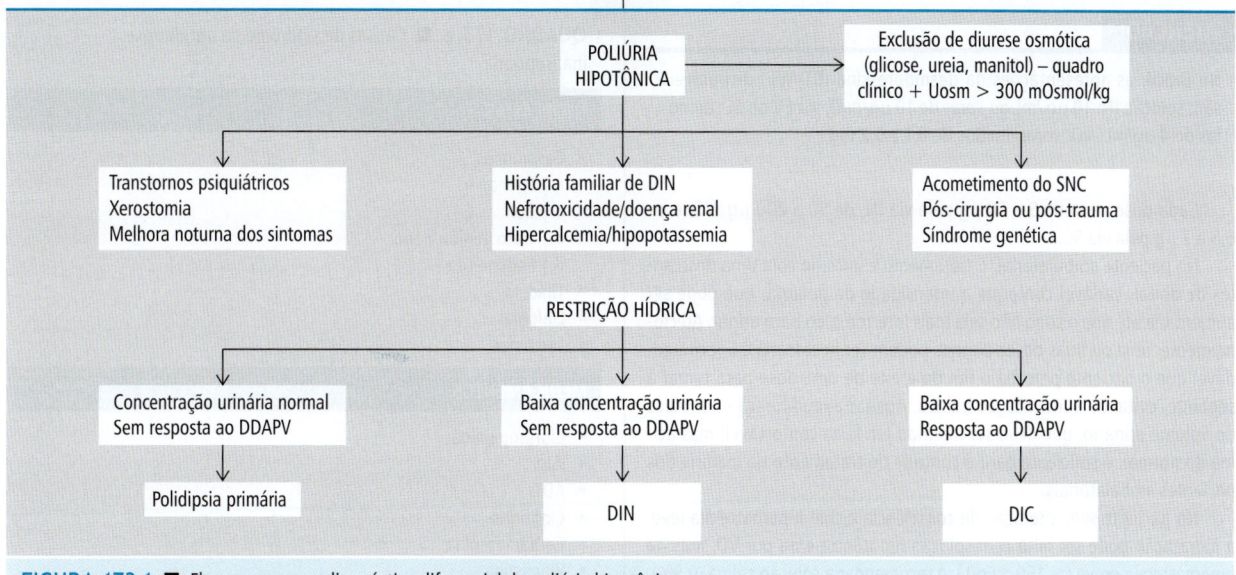

FIGURA 173.1 ■ Fluxograma para diagnóstico diferencial de poliúria hipotônica.

(IV) de 1-desamino-8-D-arginina-vasopressina (DDAVP), um análogo sintético do HAD, pode ser útil no diagnóstico diferencial. Após uma restrição hídrica efetiva, que gera um estímulo osmótico máximo para a secreção de HAD (Posm > 300 mOsm/kg H_2O ou Na^+ > 145 mEq/L), a Uosm permanece abaixo da plasmática e o volume urinário se mantém elevado no DIC e no DIN, mas não na PP. Após o DDAVP, observam-se aumento da Uosm e redução do fluxo urinário no DIC, mas não no DIN ou na PP. O teste da restrição hídrica é desnecessário e contraindicado em pacientes com Posm já elevada (> 300 mOsm/kg H_2O), Na^+ > 145 mEq/L e Uosm < Posm, por agravar a desidratação; nesses casos, a resposta ao DDAVP é suficiente para diferenciar DIC e DIN (Tabela 173.1).

O quadro de DIC pode ser mascarado pela presença de insuficiência suprarrenal e de hipotiroidismo e, contrariamente, exacerbado pelo tratamento com glicocorticosteroide e hormônio tiroidiano.

A copeptina é um polipeptídeo de 39 aminoácidos gerado a partir da clivagem da pré-provasopressina e é cossecretada pela hipófise posterior de forma equimolar HAD e à neurofisina II. É um peptídeo com maior estabilidade sérica do que a AVP, e sua dosagem apresenta maior acurácia e menor dificuldade técnica. Níveis basais >20 Pmol/L em pacientes com poliúria e polidipsia confirmam DIN, e menores do que <2,6 Pmol/L confirmam DIC, dispensando o teste de restrição hídrica.

A ressonância magnética (RM) contrastada da região hipotálamo-hipofisária é obrigatória em todos os casos de DIC para identificar a possível causa.

TRATAMENTO

O tratamento do DIC parcial, com sintomatologia tolerável, sem prejuízo do sono, pode ser simplesmente o aumento da ingestão hídrica. Nos casos mais intensos, com a sintomatologia interferindo no sono e nas atividades diurnas, utiliza-se o DDAVP, um análogo sintético do HAD sem ação pressórica significativa e com meia-vida plasmática e atividade antidiurética superiores ao HAD. O DDAVP está disponível em comprimidos para uso oral, em solução para uso intranasal (em *spray* ou por cânula graduada), e em solução parenteral para uso IV ou subcutâneo (SC). O início da ação é praticamente imediato pela via IN ou parenteral, demorando de 30 a 60 minutos pela via oral (VO). A duração do efeito de cada dose varia entre 8 e 24 horas, necessitando-se de 1 a 3 doses/dia, empiricamente individualizadas.

TABELA 173.1 ■ Protocolo e interpretação do teste de restrição hídrica seguido da administração de DDAVP

TESTE DE RESTRIÇÃO HÍDRICA
1 | Internação após restrição hídrica de 3 h
2 | Monitoração de 1/1 h: sinais vitais, volume urinário e Uosm; monitoração de 2/2 h: peso, Posm e Na^+ sérico
3 | Interrupção do teste: a | Concentração urinária normal (> 600 mOsm/kg) – DIC e DIN descartados b | Uosm inalterada, apesar de aumento de Posm, por 2 aferições seguidas c | Posm > 295 mOsm/kg, Na^+ > 145 mEq/L ou perda de 3-5% do peso
4 | Administração de 4 µg DDAVP (EV/SC) ou 10 µg IN, após (b) ou (c)
5 | Aferição de volume urinário e Uosm, a cada 30-60 min, por mais 2 h

INTERPRETAÇÃO			
	Após restrição hídrica	Após restrição Hídrica	Após DDAVP
	Uosm	Uosm / Posm	Acréscimo da Uosm (%)
Normal	> 750	> 1	< 9
PP	> 600	> 1	< 9
DIC	< 300	< 1	> 50
DIN	< 300	< 1	< 9
DI ou DN parcial	300-750	> 1	9-50

DI: diabetes insípido; DN: diabetes nefrogênico.

> **ATENÇÃO!**
>
> No Brasil, as apresentações da desmopressina (DDAVP) disponíveis são: solução IN: 10 µg/mL ou *spray* de 10 µg/*puff*; via EV ou SC: ampolas de 4 µg/mL; VO: comprimidos de 0,1 e 0,2 mg

Cada dose varia de 5 a 20 µg pela via IN, de 50 a 200 µg, VO, e de 0,5 a 2 µg pela via SC.

No paciente ambulatorial, o tratamento é iniciado com uma dose antes de deitar, variável conforme a intensidade da poliúria, que pode ser aumentada até que o sono não seja mais interrompido para urinar. Adicionalmente, uma ou duas doses diurnas podem ser necessárias. É recomendável que o paciente perceba o fim do efeito de uma dose para tomar a seguinte, evitando a intoxicação hídrica. Apenas a monitoração periódica do volume urinário, que deve ser mantido em faixa confortável, mas acima do normal, é suficiente para o controle do tratamento na maioria dos pacientes ambulatoriais.

No paciente sem alteração de consciência e com hipernatremia leve, a hidratação pode ser feita com solução hipotônica e/ou por VO, mas na hipernatremia grave (> 160 mEq/L), é recomendada solução salina (0,9%). Nesses casos, é necessária monitoração rigorosa da hidratação e do volume urinário, visando balanço hídrico efetivamente positivo, mas a correção da hipernatremia deve ser gradual e cuidadosa, com monitoração do sódio plasmático a cada 4 a 6 horas e velocidade de correção próxima, mas sem ultrapassar 0,5 mEq/L/h. Esse controle é particularmente importante ao TCE ou neurocirúrgico, no qual o DI é frequentemente transitório, e a retenção hídrica pode agravar o edema cerebral. São particularmente propensos à hiponatremia os idosos e pacientes com hipopituitarismo que inadvertidamente abandonam a reposição de glicocorticosteroide e/ou tiroidiana.

O uso do DDAVP via nasal é bem tolerado, mas pode ter sua absorção alterada devido à rinite e à congestão nasal causadas pelo próprio medicamento, por infecções e alergias respiratórias, e por menor absorção em caso de hipoperfusão sistêmica (choque). O tratamento do DIC com o DDAVP durante a gestação e puerpério tem-se mostrado efetivo e seguro. A passagem do DDAVP para o leite materno parece ser mínima e, dada sua baixa absorção pelo trato gastrintestinal (TGI), é pouco provável que afete o metabolismo hídrico do lactente.

O prognóstico do portador de DIC depende da causa. É excelente nos casos idiopáticos e muito reservado nos casos com adipsia, quando se deve fixar a ingesta hídrica diária e realizar frequentes determinações do sódio sérico e de volume urinário de 24 horas. As principais complicações do DIC são a desidratação hipertônica por restrição hídrica involuntária e a intoxicação hídrica iatrogênica.

■ SÍNDROME DA ANTIDIURESE INAPROPRIADA

A síndrome da antidiurese inapropriada (SAI) é um distúrbio relativamente frequente, caracterizado por hiponatremia hipotônica (Posm <280 mOsm/kg H_2O) e urina inapropriadamente concentrada (Uosm > 100 mOsm/kg H_2O e UNa^+ > 20 a 30 mEq/L) na ausência de hipovolemia, hipotensão, insuficiência suprarrenal, hipotiroidismo, uso de diuréticos, emese prolongada ou outros estímulos não osmóticos para a secreção de HAD.

A incapacidade de diluir a urina é causada pela persistência de níveis biologicamente relevantes de HAD na circulação quando a Posm se encontra abaixo do limiar osmótico. Nessa condição, o HAD é secretado inapropriadamente pela própria neuro-hipófise ou é produzido ectopicamente. As condições mais frequentemente associadas à SAI são: neoplasias, afecções neurológicas, doenças pulmonares não neoplásicas, medicamentos e outras (psicose aguda, estado pós-operatório, Aids, pós-operatórios de cirurgias abdominais e torácicas) (Quadro 173.2).

QUADRO 173.2 ■ Causas de síndrome da antidiurese inapropriada

NEOPLASIAS
- Carcinomas
  - a | Pulmonar
  - b | TGI
  - c | Trato geniturinário
  - d | Endométrio
- Timoma
- Linfomas
- Sarcomas

MEDICAMENTOS
- Clorpropamida
- ISRS
- ADTs
- Clofibrato
- Carbamazepina
- Vincristina
- Ciclofosfamida
- Narcóticos
- Antipsicóticos
- AINEs
- Nicotina
- *Ecstasy*
- Ocitocina
- Ifosfamida

DOENÇAS PULMONARES
- Infecciosas (pneumonia, abscesso, tuberculose)
- Asma
- Fibrose cística
- VM (pressão positiva)
- Aspergilose
- Pneumotórax

AFFEÇÕES DO SISTEMA NERVOSO CENTRAL
- Infecciosas (encefalite, meningite)
- Vasculares
- HSA
- Hematoma subdural
- AVC
- Neurocirurgia
- TCE
- Esclerose múltipla
- SGB
- *Delirium tremens*

OUTRAS
- Aids
- Hereditária
- Perda de líquidos isotônicos
- Cirurgias torácicas ou abdominais
- Idiopática

ISRS: inibidores seletivos da recaptção da serotonina; ADTs: antidepressivos tricíclicos; AINEs: anti-inflamatórios não esteroides; VM: ventilação mecânica; HSA: hemorragia subracnoide; AVC: acidente vascular cerebral; SGB: síndrome de Guillain-Barré.

DIAGNÓSTICO E TRATAMENTO

FISIOPATOLOGIA

A hiponatremia da SAI é dilucional, desenvolvendo-se pela ingestão ou infusão contínua de líquidos na presença de atividade antidiurética persistente. Apesar da hiponatremia hipotônica, os pacientes continuam a ingerir água, porque a falta da sede pela baixa osmolaridade plasmática não é um mecanismo suficiente para inibir a ingesta de líquidos. O excesso de água se distribui pelos compartimentos intra e extracelulares. Na sequência, a expansão do volume circulante acarretará aumento da natriurese por redução da secreção de aldosterona, aumento de peptídeos natriuréticos e queda na reabsorção proximal de sódio. Embora isso agrave a hiponatremia, corrige parcialmente a expansão do volume extracelular, impedindo o aparecimento de edema e de outros sinais de hipervolemia. O edema cerebral varia com o grau e com a velocidade de instalação da hiponatremia, permitindo ou não a ativação de mecanismos de adaptação cerebral, como a redução da concentração intracelular de substâncias osmoticamente ativas.

QUADRO CLÍNICO

As manifestações clínicas de hiponatremia são neurológicas, pelo edema cerebral, e estão relacionadas com o grau e com a velocidade de instalação da hiponatremia. Pacientes com sódio cronicamente baixo (> 3 dias), mas acima de 125 nmol/L, são frequentemente assintomáticos; quando a queda do sódio plasmático é mais rápida (24 a 48 horas) ou a hiponatremia mais grave (< 120 nmol/L), os sinais e sintomas aparecem: cefaleia; letargia; irritabilidade; anorexia; fraqueza muscular até náusea; vômitos; torpor; confusão; hiporreflexia; resposta extensora plantar; convulsões; coma; e morte. A despeito da expansão volumétrica, os pacientes com SAI não desenvolvem edema.

DIAGNÓSTICO

Os critérios diagnósticos essenciais da SAI são: (1) hiponatremia com hipo--osmolaridade plasmática efetiva (Posm <280 mOsm/kg H_2O) e exclusão da pseudo-hiponatremia (hiperglicemia, hipertrigliceridemia ou hiperproteinemia graves); (2) concentração urinária inapropriadamente alta para a baixa osmolaridade plasmática, acima da diluição máxima (Uosm > 100 mOsm/kg H_2O), com função renal normal; (3) euvolemia clínica (ausência de sinais de hipovolemia, como hipotensão postural, taquicardia, turgor da pele diminuído, mucosas secas, ou de hipervolemia, como edema e ascite); (4) excreção urinária elevada de sódio (UNa^+ > 20 a 30 mEql/L) em ingesta normal de sódio e água; e (5) ausência de outras causas potenciais de hipo-osmolaridade clinicamente euvolêmica, como hipotiroidismo, hipocortisolismo ou uso de diurético.

A SAI é um diagnóstico de exclusão e deve ser diferenciada da hiponatremia hipervolêmica, hipovolêmica e de outras formas de hiponatremia euvolêmica por meio de histórico, exame físico e testes laboratoriais. A euvolemia clínica da SAI cursa com níveis normais ou reduzidos de ureia e de ácido úrico. A hiponatremia hipervolêmica da insuficiência cardíaca congestiva (ICC) grave, cirrose ou nefrose está sempre associada a edema. Nesse caso, a supressão osmótica do HAD e a diluição urinária estão também prejudicadas, mas a causa é a redução efetiva do volume circulante, que estimula a liberação de HAD por meio dos barorreceptores. Assim, a ureia, o ácido úrico, a renina e a aldosterona estão geralmente elevados, e a excreção urinária de sal e água está diminuída. A hiponatremia hipovolêmica decorre de abuso de diuréticos e exercícios físicos, insuficiência mineralocorticoide, gastrenterite e síndrome cerebral perdedora de sal (SCPS), resultando em perda excessiva de sódio e água. A depleção de líquidos IV e intersticial determina sinais de hipovolemia (taquicardia e hipotensão), aumentando o HAD e a concentração urinária e reduzindo a perfusão renal, com aumento das concentrações de ureia, ácido úrico, renina e aldosterona no plasma e redução da excreção urinária de sódio e água (exceto na presença de diurético ou nefropatia perdedora de sódio). A dosagem de HAD tem pouco valor no diagnóstico diferencial da hiponatremia, pois pode estar normal ou elevada nas causas hipovolêmicas, nas hipervolêmicas e na SAI. Elevações acentuadas de lipídeos, glicemia, proteínas séricas e uso de manitol podem reduzir o sódio sérico por artefato de dosagem, configurando pseudo-hiponatremia, sem necessidade de tratamento.

TRATAMENTO

O tratamento definitivo da SAI requer a identificação e a eliminação da causa. A melhor terapêutica da hiponatremia deve refletir o balanço entre os riscos da hiponatremia e os da correção em cada caso individual. A restrição hídrica está indicada em todos os casos, mas outras medidas dependem da sintomatologia, do grau de hiponatremia e da velocidade de queda do sódio. Na hiponatremia assintomática, de grau leve ou moderado (120 a 125 mEq/L), e crônica (> 48 horas), a restrição da ingesta líquida total (dieta e líquidos) é suficiente para reduzir a água corporal e elevar o sódio plasmático lentamente (2 a 3 mEq/L/dia). Nesses casos, a velocidade máxima de correção da hiponatremia deve ser 0,5 mEq/L/hora, sem ultrapassar um total de 12 mEq/L nas primeiras 24 horas e 18 mEq/L nas primeiras 48 horas. Na hiponatremia sintomática grave ou de instalação recente (< 24 a 48 horas), é preferível tratamento mais agressivo, combinando restrição hídrica com infusão lenta (0,5 a 2,0 mL/kg/hora) de salina hipertônica a 3%, o que deve elevar o sódio plasmático em cerca de 2 mEq/L/hora. Em casos de convulsão ou coma, a infusão de 100 mL de salina a 3% em 10 minutos é suficiente para elevar os níveis de sódio em 4 a 6 mEq/L, reduzindo o risco de herniação cerebral.

O tratamento da hiponatremia grave sintomática ou recente (< 24 a 48 horas), segundo os sintomas, é:
- sintomas graves (convulsão ou coma): NaCl 3% – 100 mL em 10 minutos – repetir até 3 vezes conforme necessidade;
- sintomas moderados com baixo risco de herniação: NaCl 3% – 0,5 a 2 mL/kg/h – correção máxima de 12 mEq/L/dia nas primeiras 24 horas e 18 mEq/L em 48 horas.

> **ATENÇÃO!**
>
> Em pacientes de alto risco para mielinólise, corrigir no máximo para 6 a 8 mEq/L em 24 horas.

A monitoração frequente da concentração do sódio plasmático, a cada 1 a 4 horas conforme a gravidade do quadro, bem como do balanço hídrico, é necessária, uma vez que a correção rápida da hiponatremia crônica pode produzir mielinólise pontina e extrapontina, condição de altas morbidade neurológica e mortalidade. Os pacientes de maior risco para mielinólise são os portadores de insuficiência hepática (IH), desnutrição crônica, alcoolismo, hipopotassemia e sódio sérico < 105 mEq/L. Nesses pacientes, deve-se reduzir a velocidade de correção para cerca de 6 a 8 mEq/L em 24 horas. Além disso, a SAI pode remitir espontaneamente, com aumento súbito da diurese de água livre e elevação muito rápida do sódio plasmático se não houver aumento adequado da oferta hídrica.

A correção deve ser interrompida quando um desses critérios for satisfeito: a) abolição dos sintomas; b) nível seguro de sódio (120 mEq/L); c) magnitude total da correção de 20 mEq/L.

A aderência do paciente à restrição hídrica no tratamento crônico da SAI tende a ser baixa. Nesses casos, pode ser necessário o uso de medicamentos que causem resistência renal ao HAD, sendo a demeclociclina, em 2 a 4 doses de 150 a 300 mg por dia, preferível ao lítio, em razão de menor nefrotoxicidade. A fludrocortisona, um mineralocorticosteroide sintético, em duas doses diárias (0,1 a 0,3 mg/dia), pode ser efetiva por aumentar a reabsorção de sódio, mas pode causar hipopotassemia e hipertensão.

Os antagonistas seletivos do receptor V2 da vasopressina são uma nova classe de medicações aprovadas para tratamento da hiponatremia euvolêmica e hipervolêmica, e atualmente são comercializadas na Europa e Estados Unidos. São indicados nas hiponatremias leves e moderadas, como alternativa à solução salina ou em caso de contraindicação ou falha da restrição hídrica. São comercializadas as apresentações VO (tolvaptan, comprimidos de 15 e 30 mg) e endovenosa (EV) (conivaptan, solução de 20 mg/100 mL).

REVISÃO

Diabetes insípido central

- Causado pela deficiência de hormônio antidiurético, há acometimento hipotalâmico, congênito ou adquirido, mas pode ser idiopático em até 50% dos casos.
- O diagnóstico é feito pela presença de poliúria hipotônica, pela inabilidade de elevar a concentração urinária após restrição hídrica efetiva e pela capacidade de concentração urinária após administração de DDAVP.
- O diagnóstico diferencial inclui exclusão de poliúria osmótica, diabetes insípido nefrogênico e polidipsia primária. Se necessário, realizar teste de restrição hídrica.
- O tratamento resume-se à hidratação e aplicação do análogo da vasopressina, com correção cautelosa de níveis séricos de sódio.

Síndrome da antidiurese inapropriada

- Distúrbio caracterizado por hiponatremia hipotônica e diluição urinária inadequada para o estado de hiponatremia.
- Entre as condições associadas à hiponatremia que devem descartadas antes do diagnóstico de SAI constam hipovolemia, hipotensão, insuficiência suprarrenal, hipotiroidismo, uso de diuréticos, pseudo--hiponatremias, emese prolongada e outros estímulos não osmóticos para a secreção de HAD.
- Entre suas causas, são citados neoplasias, medicamentos, afecções pulmonares, distúrbios do sistema nervoso central, Aids, pós-operatórios e perda de líquidos isotônicos.
- A intensidade do quadro clínico é relacionada diretamente ao grau de hiponatremia e inversamente ao tempo de instalação, variando de cefaleia, letargia, irritabilidade, náusea, vômitos, até torpor, confusão, hiporreflexia, resposta extensora plantar, convulsões, coma e morte.
- O tratamento deve levar em conta a causa, mas a correção da hiponatremia deve ser logo instituída conforme a velocidade de instalação e a gravidade do quadro. A terapêutica varia da restrição hídrica apenas, em casos leves, até infusão de solução salina hipertônica a 3%.

■ LEITURAS SUGERIDAS

Adrogue HJ, Madias NE. Hypernatremia. N Engl J Med. 2000;342(20):1493-9.
Bellastella A, Bizzarro A, Colella C, Bellastella G, Sinisi AA, De Bellis A. Subclinical diabetes insipidus. Best Pract Res Clin Endocrinol Metab. 2012;26(4):471-83.
Cuesta MC, Thompson CJ. The syndrome of inappropriate antidiuresis. Best Pract Res Clin Endocrinol Metab. 2016;30(2):175-87.
Robertson GL. Diabetes insipidus: differential diagnosis and management. Best Pract Res Clin Endocrinol Metab. 2016;30(2):205-18.
Verbalis JG, Goldsmith SR, Greenberg A, Korzelius C, Schrier RW, Sterns RH, et al. Diagnosis, evaluation, and treatment of hyponatremia: expert panel recommendations. Am J Med. 2013;126(10 Suppl 1):S1-42.

174

HIPERPROLACTINEMIA

■ JULIO ABUCHAM

A prolactina (PRL) é um hormônio secretado pelas células lactotróficas da hipófise cuja principal função é estimular a produção de leite materno. Fisiologicamente, os níveis de PRL se elevam durante a gestação, puerpério e amamentação. Fora desse ciclo, a concentração de PRL circulante é mantida em níveis normais pela ação inibitória da dopamina hipotalâmica, que chega até a hipófise por meio dos vasos portais da haste hipofisária.

ATENÇÃO!

A hiperprolactinemia, sintomática ou não, é o distúrbio hipofisário mais comum na prática clínica, acometendo ambos os sexos, mas com maior prevalência em mulheres na idade fértil.

■ FISIOPATOLOGIA

A hiperprolactinemia fora do ciclo gravídico-puerperal geralmente decorre de um de dois grandes mecanismos: desinibição dopaminérgica das células lactotróficas da hipófise ou secreção de PRL por um tumor hipofisário.

A desinibição dopaminérgica pode ser provocada por medicamentos com ação antidopaminérgica (hiperprolactinemia farmacológica) ou por qualquer lesão da região hipotálamo-hipofisária que prejudique, por compressão mecânica e/ou destruição, a produção hipotalâmica de dopamina e/ou seu transporte portal por meio da haste hipofisária. Estas lesões incluem macroadenomas não produtores de PRL, cistos, craniofaringiomas, hipofisites, granulomas, germinomas, cordomas, meningeomas, gliomas, trauma craniencefálico (TCE), radioterapia, etc.

Outros mecanismos de hiperprolactinemia são decorrentes do hipotiroidismo primário grave, por estimulação aumentada do hormônio hipotalâmico liberador de tirotropina (TRH); da insuficiência renal crônica (IRC), por redução do *clearance* metabólico da PRL; de lesões torácicas que estimulam o arco aferente do reflexo da sucção mamária (nervos torácicos); e do uso de estrogênios, que direta e indiretamente estimulam as células lactotróficas. A hiperprolactinemia sem causa definida é denominada idiopática ou funcional e seria decorrente de distúrbios funcionais ou de microprolactinomas muito pequenos, radiologicamente indetectáveis.

A hiperprolactinemia estimula a produção de leite pelas glândulas mamárias, o que frequentemente, mas nem sempre, causa galactorreia. Além disso, a hiperprolactinemia inibe os neurônios hipotalâmicos produtores do hormônio liberador de gonadotrofinas (GnRH), responsáveis pela atividade do eixo gonadotrófico, o que reduz a secreção de hormônio luteinizante (LH) e de hormônio folículo-estimulante (FSH) e causa o hipogonadismo.

HIPERPROLACTINEMIA FARMACOLÓGICA

Distúrbio frequente, pode ser provocada por diversos medicamentos com atividade antidopaminérgica, destacando-se certos antipsicóticos (haloperidol, risperidona, clorpromazina, sulpirida), pró-cinéticos (metoclopramida, domperidone), antidepressivos (clomipramina), anti-hipertensivos (alfametildopa) e estrogênios.

PROLACTINOMAS

A hiperprolactinemia tumoral é, em geral, causada por adenomas hipofisários que secretam exclusivamente PRL (prolactinomas) ou, mais raramente, por adenomas hipofisários pluri-hormonais. A maioria é constituída pelos microprolactinomas (< 10 mm), mas tumores maiores (macroprolactinomas) não são infrequentes. Os prolactinomas são geralmente esporádicos, mas podem fazer parte da neoplasia endócrina múltipla (NEM 1: adenoma hipofisário, hiperparatiroidismo e tumores pancreáticos e/ou do trato gastrintestinal [TGI]), de herança autossômica dominante e causada pela perda da heterozigose de um gene repressor tumoral (menin).

■ QUADRO CLÍNICO

Elevações discretas da PRL podem ser assintomáticas. A galactorreia é um sintoma comum de hiperprolactinemia na mulher, mas não é prevalente no homem, no qual a ginecomastia pode ocorrer em cerca de 30% dos casos. O hipogonadismo hipogonadotrófico está presente na maioria dos pacientes com hiperprolactinemia: redução de libido, oligomenorreia, amenorreia e infertilidade na mulher; e redução de libido, disfunção erétil, e infertilidade no homem. A redução da massa óssea causada pelo hipogonadismo (osteopenia ou osteoporose) é frequente em pacientes com hiperprolactinemia de longa duração. Cefaleia e alterações de campo visual podem ocorrer em pacientes hiperprolactinêmicos com tumores da região selar que comprimem o quiasma óptico, sejam eles prolactinomas ou não (pseudoprolactinomas).

■ DIAGNÓSTICO

DIAGNÓSTICO LABORATORIAL

Os níveis séricos de PRL apresentam flutuações, sendo útil repetir a dosagem, sobretudo quando não se encontram muito elevados. Em alguns pacientes, o estresse da punção venosa e a ansiedade podem aumentar a PRL, mas a coleta após repouso pode evitar essa interferência. Em certos ensaios, a medida da PRL sérica pode apresentar valores falsamente normais ou pouco elevados quando a concentração real de PRL for extremamente elevada ("efeito gancho"), em geral na casa dos milhares. Essa possibilidade deve ser sempre considerada em pacientes com macroadenomas grandes e níveis normais ou pouco elevados de PRL, fazendo-se necessária a dosagem da PRL em amostra diluída (1:100) para contornar esse problema. Em contraste, alguns ensaios podem gerar valores espuriamente elevados na presença de formas de PRL com alto peso molecular, porém sem atividade biológica (denominada de macroprolactina), geralmente constituídas por agregados de PRL com anticorpos IgG circulantes. A macroprolactina tem sido observada em 3 a 5% de indivíduos normais e sua presença deve ser fortemente suspeitada em pacientes com hiperprolactinemia assintomática.

Na hiperprolactinemia por desinibição dopaminérgica, que compreende a hiperprolactinemia farmacológica e a decorrente de lesões compressivas, bem como na hiperprolactinemia idiopática, que é um diagnóstico de exclusão, os níveis de PRL estão, geralmente, abaixo de 100 ng/mL, mas algumas medicações podem provocar elevações acima destes níveis. A hiperprolactinemia farmacológica deve ser confirmada, sempre que possível, pela normalização da PRL após suspensão ou troca da medicação, o que dispensaria a investigação radiológica.

Embora os níveis de PRL sejam bastante variáveis nos prolactinomas, eles se correlacionam com o tamanho tumoral: geralmente abaixo de 250 ng/mL, nos microprolactinomas, e acima desse valor, nos macroprolactinomas.

O hipogonadismo causado pela hiperprolactinemia é do tipo hipogonadotrófico, que se caracteriza por níveis baixos ou normais de LH e de FSH, níveis estrogênicos baixos ou em valores de fase folicular na mulher, e testosterona geralmente baixa ou próxima do limite inferior da normalidade no homem.

DIAGNÓSTICO POR IMAGEM

A ressonância magnética (RM) da sela turca é o exame de escolha para demonstrar a presença de um adenoma hipofisário ou de quaisquer outras lesões orgânicas que causam hiperprolactinemia. Está indicada em praticamente todos os casos de hiperprolactinemia, excetuando-se aqueles comprovadamente causados por medicamentos, hipotiroidismo primário ou insuficiência renal (IR).

■ TRATAMENTO

Nos prolactinomas, independentemente do tamanho, o uso dos agonistas dopaminérgicos reduz substancialmente os níveis de PRL, em geral para a faixa normal, com desaparecimento da galactorreia, recuperação da função gonadal e estabilização ou significativa redução do volume tumoral na maioria dos casos. Mesmo em pacientes com perda de campo visual por compressão quiasmática, frequentemente se observa significativa recuperação visual logo nas primeiras semanas do tratamento.

A dose efetiva dos agonistas dopaminérgicos é determinada individualmente. O tratamento inicia-se com doses baixas, após o jantar, para minimizar efeitos colaterais (náusea e hipotensão postural), mais comuns no início do tratamento. A bromocriptina pode ser iniciada na dose de 1,25 mg, VO, por dia (Parlodel® 2,5 mg, 1/2 comprimido), e a cabergolina na dose de 0,25 mg, VO (Dostinex® 0,5 mg, 1/2 comprimido), de 1 a 3 vezes por semana. Essas doses podem ser aumentadas semanalmente, conforme o nível inicial de prolactina e de acordo com a tolerância, até cerca de 2,5 a 5 mg/dia de bromocriptina ou de 1 a 1,5 mg/semana de cabergolina; ajustes posteriores devem basear-se nas dosagens de PRL em intervalos de 1 a 2 meses. As doses máximas geralmente utilizadas são de 15 mg/dia de bromocriptina e 3,5 mg/semana de cabergolina. A cabergolina é mais potente e mais bem tolerada do que a bromocriptina, e muitos adenomas respondem melhor à cabergolina do que à bromocriptina. O uso da cabergolina para o tratamento da doença de Parkinson, em doses muito maiores do que as utilizadas nos prolactinomas, tem sido fortemente associado a disfunções valvares, mas nos pacientes em uso de cabergolina para o tratamento de prolactinomas, esse risco é bem menor e restrito à regurgitação tricúspide de grau leve/moderado sem repercussão clínica.

O tratamento com agonistas dopaminérgicos leva à normalização dos níveis de PRL e à redução do volume tumoral na maioria dos pacientes com prolactinomas. Alguns pacientes não atingem valores normais, mesmo com doses altas desses agonistas, mas apresentam redução significativa da prolactina e, frequentemente, uma considerável regressão tumoral. A resistência completa aos agonistas dopaminérgicos é pouco frequente. Após poucos meses de tratamento, havendo normalização ou queda da prolactina para valores próximos ao limite superior da normalidade, geralmente se observam o desaparecimento da galactorreia e a recuperação da função gonadal, com evidente melhora da libido, restabelecimento dos ciclos menstruais na mulher e melhora na disfunção erétil no homem. Alguns pacientes com grandes tumores podem não reverter o hipogonadismo em razão do comprometimento definitivo da reserva gonadotrófica, sendo, então, necessário se iniciar a reposição com esteroides sexuais. O tempo de tratamento com os agonistas dopaminérgicos é empiricamente definido: pacientes com normalização da PRL durante alguns anos de tratamento e desaparecimento radiológico da lesão apresentam maior chance de remissão após a suspensão do medicamento, mas a taxa geral de remissão após a suspensão do tratamento farmacológico é relativamente modesta (cerca de 20%). A indicação de ressecção cirúrgica para os prolactinomas deve ser restrita a pacientes intolerantes ou pouco responsivos aos agonistas dopaminérgicos.

Durante a gestação, o hiperestrogenismo pode estimular o crescimento dos prolactinomas, mas o risco de alteração visual é baixo nos microprolactinomas, possibilitando a suspensão do tratamento com agonistas dopaminérgicos logo no início da gestação. Nos pacientes com macroprolactinomas que ainda permanecem muito próximos ao quiasma óptico, esse risco é consideravelmente maior, justificando a manutenção da medicação durante toda a gestação. O uso dos agonistas dopaminérgicos na gestação, sobretudo a bromocriptina, tem-se mostrado seguro.

A hiperprolactinemia idiopática sintomática deve também ser tratada com agonistas dopaminérgicos, geralmente em doses bem mais baixas do que nos prolactinomas. A hiperprolactinemia medicamentosa sintomática pode ser corrigida pela suspensão do tratamento ou pela troca por outro medicamento com menor ou sem atividade antidopaminérgica, conforme as possibilidades do caso. A hiperprolactinemia do hipotiroidismo primário desaparece com o tratamento com levotiroxina.

REVISÃO

- Fisiologicamente, os níveis de prolactina (PRL) se elevam durante a gestação, o puerpério e a amamentação. A hiperprolactinemia fora desse ciclo deve ser sempre investigada.
- A concentração de PRL circulante é mantida em níveis normais pela ação inibitória da dopamina hipotalâmica que chega até a hipófise através dos vasos portais da haste hipofisária.
- A hiperprolactinemia geralmente decorre de um de dois grandes mecanismos: desinibição dopaminérgica das células lactotróficas da hipófise ou secreção de PRL por um tumor hipofisário.
- Medicamentos com ação antidopaminérgica ou qualquer lesão da região selar que prejudique a produção hipotalâmica de dopamina e/ou seu transporte através da haste hipofisária podem causar aumento de PRL (em geral <100 ng/mL).
- Níveis de PRL >150 ng/mL são geralmente causados por adenomas hipofisários (prolactinomas); os níveis de PRL guardam relação com o tamanho tumoral.
- A galactorreia é um sintoma de hiperprolactinemia comum na mulher e menos prevalente no homem. A hiperprolactinemia leva ao hipogonadismo (hipogonadotrófico), com redução de libido, oligomenorreia, amenorreia e infertilidade na mulher; redução de libido, disfunção erétil e infertilidade no homem.
- Nos prolactinomas, independentemente do tamanho, os agonistas dopaminérgicos reduzem substancialmente os níveis de PRL, geralmente para a faixa normal, com desaparecimento da galactorreia, recuperação da função gonadal e redução do volume tumoral na maioria dos casos. Pacientes com perda de campo visual por compressão quiasmática frequentemente recuperam nas primeiras semanas do tratamento.

LEITURAS SUGERIDAS

Auriemma RS, Pivonello R, Perone Y, Grasso LF, Ferreri L, Simeoli C, et al. Safety of long-term treatment with cabergoline on cardiac valve disease in patients with prolactinomas. Eur J Endocrinol. 2013;169(3):359-66.

Colao A, Savastano S. Medical treatment of prolactinomas. Nat Rev Endocrinol. 2011;7(5):267-78.

Melmed S, Casanueva FF, Hoffman AR, Kleinberg DL, Montori VM, Schlechte JA, et al. Diagnosis and treatment of hyperprolactinemia: an Endocrine Society clinical practice guideline. J Clin Endocrinol Metab. 2011;96(2):273-88.

Molitch ME. Management of medically refractory prolactinoma. J Neurooncol. 2014;117(3):421-8.

Molitch ME. Prolactinoma in pregnancy. Best Pract Res Clin Endocrinol Metab. 2011;25(6):885-96.

175
ACROMEGALIA E GIGANTISMO

- JULIO ABUCHAM
- MANOEL MARTINS

A acromegalia e o gigantismo são doenças caracterizadas por sinais e sintomas decorrentes dos efeitos somáticos e metabólicos do excesso crônico do hormônio de crescimento (GH). A prevalência da acromegalia é de 40 a 70 casos/milhão de habitantes, e a incidência está entre 3 e 4 novos casos/milhão de habitantes, e a do gigantismo é muito mais baixa. A acromegalia afeta igualmente ambos os sexos, com pico de diagnóstico entre 40 e 50 anos de idade. O gigantismo é a manifestação da mesma doença incidindo antes de completado o desenvolvimento puberal.

O diagnóstico da acromegalia, geralmente óbvio à inspeção, tem sido relativamente tardio. Isso se deve à falha em reconhecer as alterações estéticas características da doença quando os pacientes procuram atendimento pelas comorbidades, pouco específicas, como diabetes melito (DM), hipertensão arterial (HA), lombociatalgia, apneia noturna, etc. Além disso, como tais alterações se instalam de modo lento e insidioso, tampouco são percebidas como patológicas pelos próprios pacientes. Esses e outros fatores contribuem para que a taxa de cura cirúrgica permaneça relativamente baixa e que a acromegalia se torne, em geral, uma condição crônica a ser controlada por medicamentos de alto custo. Pacientes acromegálicos não controlados apresentam baixa qualidade de vida e taxa de mortalidade cerca de duas vezes maior do que a população geral, sobretudo pelas comorbidades cardiovasculares.

ETIOLOGIA

Os adenomas hipofisários secretores de GH são responsáveis pela quase totalidade dos casos de acromegalia. Alguns adenomas cossecretam outros hormônios, com mais frequência a prolactina (PRL) e, mais raramente, a tirotrofina (TSH), causando também hiperprolactinemia e hipertiroidismo, respectivamente. Causas mais raras (< 2%) incluem o adenocarcinoma hipofisário, a hiperplasia de células somatotróficas causada por tumores extra-hipofisários produtores do hormônio liberador do hormônio do crescimento (GHRH, do inglês *growth hormone-releasing hormone*) e a secreção ectópica de GH. A maioria dos adenomas produtores de GH é de ocorrência esporádica, mas alguns podem fazer parte de síndromes genéticas familiares, como a neoplasia endócrina múltipla tipo 1 (NEM-1), o complexo de Carney e a o adenoma hipofisário familiar isolado (FIPA, do inglês *familial isolated pituitary adenomas*), ou não familiares, como a síndrome de McCune-Albright.

FISIOPATOLOGIA

O excesso de GH estimula a produção de fator de crescimento insulina-símile I (IGF-I, do inglês *insulin-like growth factor I*), promovendo o crescimento linear acelerado quando a doença se desenvolve antes do fechamento epifisário (gigantismo). Em adultos, provoca o crescimento das extremidades, dos órgãos e dos tecidos moles (pele e músculo). O excesso de GH/IGF-I aumenta a resistência insulínica e a reabsorção renal de sódio. Esses e outros efeitos determinam uma prevalência elevada de intolerância à glicose, DM, HA, polipose e neoplasia de colo, hipertrofia miocárdica e insuficiência cardíaca (IC) em pacientes acromegálicos.

DIAGNÓSTICO E TRATAMENTO

■ QUADRO CLÍNICO

As alterações anatômicas estão quase invariavelmente presentes na época do diagnóstico: fácies grosseira e característica, com acentuação da proeminência frontal, aumento da mandíbula e do arco zigomático, alargamento do nariz, acentuação dos sulcos faciais, macroglossia, aumento volumétrico das mãos e pés e espessamento da pele (Figura 175.1).

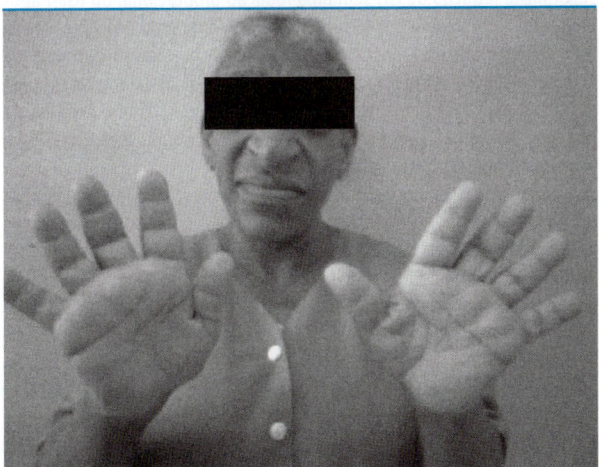

FIGURA 175.1 ■ Paciente portadora de acromegalia apresentando fácies típico e aumento do volume das mãos.

Os sintomas mais comuns são: hiperidrose, cefaleia, artralgias, parestesias e dores por compressão de nervos periféricos, roncos e apneia do sono de padrão geralmente obstrutivo. O DM e a HA ocorrem em até 50% dos pacientes, frequentemente precedendo o reconhecimento da doença (Quadro 175.1).

Se o tumor se expande superiormente, pode comprimir o quiasma óptico e causar alterações visuais (caracteristicamente a hemianopsia bitemporal) que levam o paciente a procurar atendimento oftalmológico.

■ DIAGNÓSTICO

O diagnóstico da acromegalia se confirma pelo nível aumentado de IGF-I circulante em relação ao valor de referência para sexo e faixa etária. Os níveis de GH séricos estão geralmente elevados, mas podem estar na faixa considerada normal. Na presença de quadro clínico evidente e de tumor hipofisário, o encontro de níveis muito elevados de IGF-I/GH complementa o diagnóstico. Em pacientes com quadro clínico leve, IGF-I pouco aumentada e/ou GH basal normal ou pouco elevado, o teste de supressão do GH com glicose deve ser indicado. Ele é considerado positivo quando nível de GH não cai abaixo de 0,4 mg/L após uma sobrecarga oral de glicose, mas falso-positivos podem ocorrer em certas condições: hepatopatia, insuficiência renal (IR), DM descontrolado, desnutrição, anorexia, gravidez e uso de estrogênios. Além disso, durante o estirão puberal de indivíduos saudáveis com estatura alta para a idade cronológica, o GH pode não suprimir após a glicose oral, e os níveis de IGF-I podem atingir valores muito elevados.

A RM da sela turca é o exame preferido para detecção dos tumores produtores de GH, porque permite o detalhamento de suas relações ana-

---

QUADRO 175.1 ■ Quadro clínico da acromegalia

1 | Efeitos compressivos do tumor
  - Compressão e deslocamento da hipófise
  - Defeitos de campo visual
  - Paralisia de nervos cranianos
  - Cefaleia

2 | Sistema musculoesquelético
  - Aumento de extremidades
  - Gigantismo
  - Prognatismo
  - Má oclusão de mandíbula
  - Artralgias e artrite
  - Síndrome do túnel do carpo
  - Acroparestesia
  - Miopatia proximal
  - Hipertrofia dos ossos frontais

3 | Pele e TGI
  - Hiperidrose
  - Oleosidade da pele
  - Acrocórdons (skin tags)
  - Pólipos colônicos

4 | Sistema cardiovascular
  - HVE
  - Hipertrofia septal assimétrica
  - Miocardiopatia
  - HA
  - ICC

5 | Pulmonar
  - Distúrbios do sono
  - Apneia do sono (obstrutiva, mista e central)
  - Narcolepsia

6 | Visceromegalia
  - Língua
  - Tiroide
  - Glândulas salivares
  - Fígado
  - Baço
  - Rins
  - Próstata

7 | Endocrinometabólico
  - Irregularidade menstrual/amenorreia
  - Galactorreia
  - Diminuição da libido, impotência
  - NEM-I*
  - Intolerância à glicose, DM
  - Resistência insulínica, hiperinsulinemia
  - Hipertrigliceridemia
  - Hipercalciúria
  - Diminuição da atividade da renina
  - Aumento dos níveis de aldosterona

8 | Psíquico
  - Depressão

*Hiperparatiroidismo, tumores de hipófise e de células pancreáticas.
TGI: trato gastrintestinal; HVE: hipertrofia de ventrículo esquerdo; HA: hipertensão arterial; ICC: insuficiência cardíaca congestiva; NEM-I: neoplasia endócrina múltipla tipo I; DM: diabetes melito.
Fonte: Adaptado de Melmed e colaboradores.[1]

tômicas com o quiasma óptico, seios cavernosos e seio esfenoidal. Cerca de 80% ou mais desses tumores são macroadenomas (> 10 mm), e os restantes são microadenomas.

■ TRATAMENTO

Tem como objetivos: (1) normalização dos níveis de GH/IGF-I, o que resulta na melhora ou reversão das alterações somáticas e metabólicas causadas pelo excesso hormonal, com consequente aumento da qualidade e expectativa de vida; (2) melhora ou reversão de eventuais efeitos compressivos do tumor afetando a visão e a função hipofisária; (3) eliminação ou controle do crescimento do tumor.

Frequentemente, é necessário o emprego de mais de uma entre as três modalidades terapêuticas hoje disponíveis para tratar a acromegalia: cirurgia hipofisária, tratamento farmacológico e radioterapia. Cada modalidade apresenta vantagens e desvantagens em relação ao efeito curativo, como efeito descompressivo, controle hormonal, efeito inibitório sobre o crescimento tumoral, tempo para se atingir o controle hormonal, riscos, efeitos colaterais, complicações agudas e crônicas, disponibilidade e custo financeiro (Tabela 175.1).

O sucesso do tratamento da acromegalia requer amplo conhecimento e experiência com todas essas modalidades para se formular a estratégia terapêutica mais adequada para cada caso. Em vista disso, o tratamento deve ser feito, preferencialmente, em centros especializados.

CIRURGIA

O tratamento cirúrgico da acromegalia se faz, geralmente, pela via transesfenoidal e envolve as mesmas considerações técnicas discutidas para os adenomas clinicamente não secretores. A macroglossia e a cifose podem dificultar a intubação endotraqueal (IET) do paciente acromegálico. A ressecção cirúrgica permite rápida descompressão do quiasma óptico e da hipófise adjacente, o que pode levar à recuperação visual e do hipopituitarismo. Uma 1ª avaliação do efeito da cirurgia sobre a hipersecreção hormonal pode ser feita pelo nível de GH, mas não de IGF-I, no pós-operatório imediato. Em contraste com a rápida queda do GH horas após a retirada do tumor, os níveis de IGF-I apresentam queda mais lenta durante dias, semanas ou até meses após a cirurgia. Dada a relação não linear entre os níveis de GH e de IGF-I, frequentemente se observa uma substancial redução de GH sem uma redução proporcional do IGF-I após uma ressecção incompleta do tumor, sobretudo quando o GH pré-operatório estiver muito elevado. O sucesso da cirurgia no controle hormonal da acromegalia inclui normalização do IGF-I e redução dos valores de GH para < 2,5 ou, mais recentemente, GH <1,0 µg/L, mas um critério mais estrito de "cura" hormonal requer normalização do IGF-I e supressão do GH para < 0,4 µg/L após a sobrecarga oral de glicose.

Os melhores resultados cirúrgicos são observados em microadenomas ou macroadenomas não invasivos. Em centros especializados, a ressecção destes reduz os níveis de GH para < 2,5 µg/L em 50 a 90% dos pacientes. No entanto, a maioria dos pacientes acromegálicos apresenta macroadenomas que são frequentemente invasivos, o que dificulta a ressecção completa. Nesses casos, menos de 50% dos pacientes atingem GH <2,5 µg/L após a cirurgia. Progressos cirúrgicos mais recentes, como a utilização de endoscopia, imagem intraoperatória e o tratamento pré-operatório com análogos da somatostatina, podem melhorar os resultados cirúrgicos dos macroadenomas, mas o principal determinante do resultado é a habilidade e a experiência do cirurgião com esse tipo de cirurgia.

MEDICAMENTOS

Atualmente, dispõem-se de três classes de medicamentos para o tratamento da acromegalia: os análogos da somatostatina (octreotida, lanreotida pasireotida), os agonistas dopaminérgicos (bromocriptina e cabergolina) e o antagonista do receptor do GH (pegvisomanto).

TABELA 175.1 ■ Resultados dos diferentes tratamentos para a acromegalia

	CIRURGIA	RADIOTERAPIA	ANÁLOGOS DA SOMATOSTATINA	ANTAGONISTA DO RECEPTOR DE GH	AGONISTAS DOPAMINÉRGICOS
Resposta	Imediata	Lenta (anos)	Rápida (semanas/meses)	Rápido (dias/semanas)	Rápido (semanas/meses)
GH < 2,5 mg/L	Macroadenoma: < 50% Microadenoma: 50-80%	50% (em 10 anos)	50-70%	Não se aplica	10-20%
IGF-I normal	Macroadenoma: < 50% Microadenoma: 50-80%	< 30%	50-70%	95%	10-20%
Redução tumoral	Quase sempre	Quase sempre	Em > 50% dos casos	Nenhuma	Nenhuma
Hipopituitarismo	Pouco frequente	Muito frequente	Não ocorre	Não ocorre	Não ocorre
Complicações e efeitos colaterais comuns (> 5%)	DI (em geral transitório) Fístula do LCS		Colelitíase (cumulativo) Desconforto abdominal, diarreia (mais no início)	Aumento de transaminases hepáticas	Náuseas (mais no início)
Complicações raras		Meningite Óbito	AVC Tumores secundários Lesão de nervo craniano Alteração visual Distúrbio de cognição (?)		Sinusite

DI: diabetes insípido; LCS: líquido cerebrospinal; AVC: acidente vascular cerebral.

Análogos da somatostatina

Os análogos sintéticos da somatostatina disponíveis no nosso meio são o octreotida e a lanreotida. Ambos se ligam com maior afinidade ao receptor de somatostatina tipo 2, o mais abundante nas células somatotróficas. O tratamento com esses agonistas reduz os níveis de GH/ IGF-I na maioria dos pacientes, mas normalização de IGF-I é observada em menos de 50% dos casos. Uma redução significativa do tumor tem sido observada em aproximadamente 50% dos pacientes. Os análogos da somatostatina têm sido amplamente utilizados em pacientes não controlados pela cirurgia. Contudo, estão também indicados em pacientes com risco cirúrgico elevado, pacientes que recusam ou aguardam cirurgia e até mesmo como terapia inicial em pacientes com macroadenomas invasivos, sem comprometimento visual, cuja probabilidade de cura cirúrgica é baixa. A pasireotida, um novo análogo com maior afinidade por outros receptores de somatostatina, demonstra eficácia superior à octreotida. No entanto, a pasireotida é considerada como medicação de segunda escolha, sendo apenas indicada em pacientes com resistência à octreotida, devido ao risco aumentado de hiperglicemia.

A maioria dos efeitos colaterais dos análogos da somatostatina ocorre no início do tratamento e tende a diminuir ou desaparecer com o uso continuado. Os mais comuns decorrem da ação inibitória sobre hormônios gastrintestinais, secreção pancreática e motilidade da vesícula biliar: desconforto abdominal, fezes amolecidas, náuseas e má absorção leve. Alguns pacientes podem apresentar aumento da glicemia. Muitos desenvolvem cálculo ou barro biliar, mas são geralmente assintomáticos e podem ser apenas monitorados e tratados da mesma forma que indivíduos não acromegálicos com cálculos assintomáticos.

Agonistas dopaminérgicos

A cabergolina é o agonista dopaminérgico mais efetivo na redução da secreção de GH na acromegalia. Tem meia-vida longa e as doses podem ser aumentadas a cada 4 a 6 semanas, geralmente até 3,5 mg/semana, conforme os níveis IGF-I. As melhores respostas à cabergolina estão geralmente associadas com níveis não muito aumentados de GH/IGF-I antes do tratamento. A associação da cabergolina à octreotida tem sido efetiva em até 40% dos pacientes que não atingem a normalização hormonal apenas com o análogo.

A cabergolina é geralmente bem tolerada, apresentando poucos efeitos colaterais que tendem a desaparecer ou atenuar com o tempo de uso, tais como hipotensão postural, tontura, náusea, irritação gástrica, constipação intestinal, congestão nasal. O uso de altas doses de cabergolina na doença de Parkinson tem sido associado ao aumento da incidência de fibrose e disfunção de valvas cardíacas, de forma dose-dependente, mas essas doses estão muito além da dose máxima geralmente utilizada na acromegalia.

Antagonista do receptor de GH

O desenvolvimento de um antagonista do receptor de GH (pegvisomanto) representa a mais nova modalidade de tratamento para a acromegalia. O tratamento com pegvisomanto em doses individualizadas permite a normalização dos níveis de IGF-I, bem como a melhora sintomática e metabólica na grande maioria dos pacientes, com poucos efeitos colaterais. Contudo, dado seu mecanismo de ação, o pegvisomanto não inibe a secreção de GH nem o crescimento tumoral. Entretanto, não parece estimular o crescimento tumoral. Durante seu uso, os níveis séricos de GH aumentam significativamente devido à queda do IGF-I que libera o *feedback* negativo sobre a secreção de GH. O pegvisomanto tem sido reservado aos pacientes resistentes a doses máximas das outras classes terapêuticas.

> **ATENÇÃO!**
>
> Monitora-se o tratamento apenas pelo nível de IGF-I (que deve ser mantido dentro da faixa normal de um pouco acima da média para se evitar o risco de hipossomatotrofismo funcional); a função hepática, sobretudo quando associada à octreotida; e o volume tumoral, periodicamente, por RM.

Radioterapia

O tratamento radioterápico da acromegalia segue o mesmo protocolo descrito para os adenomas clinicamente não secretores. A radioterapia obtém melhores resultados em controlar o crescimento tumoral do que em normalizar o excesso hormonal. Em geral, são necessários anos para a normalização dos níveis de GH/IGF-I, e cerca de 50% dos pacientes ainda permanecem com níveis de GH/IGF-I elevados após cinco anos e uma proporção significativa nunca atinge controle hormonal. O hipopituitarismo após a radioterapia pode se desenvolver com o passar tempo, chegando a 50% em 10 anos e continua aumentando nos anos subsequentes, o que demanda vigilância permanente da função hipofisária durante o acompanhamento. Mais raramente, lesões locais e distúrbios cerebrovasculares, em especial em pacientes com diabetes, têm sido relatados após a radioterapia. Recentemente, tem-se utilizado a assim chamada radiocirurgia estereotáxica, cujas vantagens sobre a radioterapia convencional decorreriam de doses mais elevadas de irradiação liberadas com alta precisão sobre a área do tumor, em uma única sessão, com mínima irradiação em outras áreas do SNC. No tratamento da acromegalia, seus resultados parecem superiores aos da radioterapia convencional, em razão do tempo menor para atingir o controle hormonal e supostamente pela menor prevalência de hipopituitarismo.

> **REVISÃO**
>
> - A acromegalia é doença rara, com sinais/sintomas de instalação lenta e insidiosa (fácies característica, mãos e pés aumentados) que raramente levam o paciente ao médico. A suspeita diagnóstica, em geral, decorre da identificação visual por médicos não especialistas consultados devido a comorbidades (diabetes melito, hipertensão, lombalgia, artrose, apneia noturna, etc.).
> - A confirmação diagnóstica da acromegalia é relativamente simples: IGF-I elevada para sexo e idade, nível de GH "normal" ou elevado.
> - Na RM de sela turca, os tumores são quase sempre detectados, geralmente macroadenomas.
> - O tratamento cirúrgico pela via transesfenoidal permanece como a 1ª escolha em pacientes com sintomas visuais e naqueles com microadenomas. No entanto, como a cura cirúrgica depende da habilidade e da experiência do cirurgião, a cirurgia deve ser realizada em centro especializado.
> - O tratamento medicamentoso, primário ou complementar à cirurgia, com um ou vários agentes associados, permite o controle hormonal e tumoral na grande maioria dos casos.
> - A radioterapia é excelente para controlar o crescimento tumoral, mas muito lenta para atingir o controle hormonal e frequentemente provoca hipopituitarismo ao longo do tempo.

■ REFERÊNCIA

1. Melmed S, Colao A, Barkan A, Molitch M, Grossman AB, Kleinberg D, et al. Guidelines for acromegaly management: an update. J Clin Endocrinol Metab. 2009;94(5):1509-17.

LEITURAS SUGERIDAS

Giustina A, Chanson P, Bronstein MD, Klibanski A, Lamberts S, Casanueva FF, et al. A consensus on criteria for cure of acromegaly. J Clin Endocrinol Metab. 2010; 95(7):3141-8.

Giustina A, Chanson P, Kleinberg D, Bronstein M, Clemmons DR, Klibanski A, et al. Expert consensus document: a consensus on the medical treatment of acromegaly. Nat Rev Endocrinol. 2014;10(4):243-8.

Katznelson L, Atkinson JL, Cook DM, Ezzat SZ, Hamrahian AH, Miller KK. American Association of Clinical Endocrinologists medical guidelines for clinical practice for the diagnosis and treatment of acromegaly-2011 update. Endocr Pract. 2011;17 Suppl 4:1-44.

Katznelson L, Laws ER, Melmed S, Molitch ME, Murad MH, Utz A, et al. Acromegaly: an Endocrine Society Clinical Practice Guideline. J Clin Endocrinol Metab. 2014;99(11):3933-51.Melmed S, Casanueva FF, Klibanski A, Bronstein MD, Chanson P, Lamberts SW, et al. A consensus on the diagnosis and treatment of acromegaly complications. Pituitary. 2013;16(3):294-302.

Vieira Neto L, Abucham J, Araujo LA, Boguszewski CL, Bronstein MD, Czepielewski M, et al. Recomendações do Departamento de Neuroendocrinologia da Sociedade Brasileira de Endocrinologia e Metabologia para o diagnóstico e tratamento da acromegalia no Brasil. Arq Bras Endocrinol Metabol. 2011;55(2):91-105.

176

DOENÇA DE CUSHING

■ MONIKE LOURENÇO DIAS RODRIGUES
■ JULIO ABUCHAM

A produção do cortisol (hidrocortisona), o principal glicocorticosteroide em humanos, ocorre nas glândulas suprarrenais sob estimulação do hormônio adrenocorticotrófico hipofisário (ACTH). A secreção do ACTH é estimulada pelo hipotálamo por meio do hormônio liberador de ACTH (CRH) e da vasopressina (hormônio antidiurético [ADH]). Esse eixo é fisiologicamente controlado pelos níveis circulantes do cortisol por um sistema de *feedback* negativo. A secreção de ACTH/cortisol é pulsátil e apresenta ritmo circadiano bem característico, sendo máxima pela manhã, após o despertar, e mínima no final da noite, antes de dormir. Ao longo do dia, a secreção de ACTH/cortisol aumenta em resposta a diversos tipos de estresse.

■ SÍNDROME DE CUSHING E DOENÇA DE CUSHING

A síndrome de Cushing (SCG) é o conjunto de sinais e sintomas decorrentes da exposição crônica ao excesso de glicocorticosteroide endógeno ou exógeno. Na SCG endógena, independentemente da etiologia, ocorre aumento da secreção de cortisol (hipercortisolismo) com perda do ritmo circadiano normal. O hipercortisolismo endógeno pode ser dependente ou independente do ACTH. É independente nos tumores suprarrenais produtores de cortisol e na displasia nodular pigmentada primária da suprarrenal, em que os níveis circulantes de ACTH estão baixos (ou "normal baixo") ou indetectáveis. É dependente de ACTH quando esses níveis estão normais ou elevados, seja o ACTH de origem hipofisária, devido a um tumor secretor de ACTH, ou de origem ectópica, produzido por neoplasias em outros órgãos (SCG por ACTH ectópico). Denomina-se doença de Cushing (DCG) apenas o hipercortisolismo causado por um tumor hipofisário produtor de ACTH.

EPIDEMIOLOGIA

A DCG é um distúrbio relativamente raro, com incidência entre 1 e 5 casos/milhão/ano. É a causa mais comum da SCG endógena e corresponde a cerca de 85% dos casos de hipercortisolismo ACTH-dependente. Atinge todas as faixas etárias, mas tem prevalência em mulheres (8:1) durante a idade fértil. Apresenta elevada morbimortalidade, e tanto seu diagnóstico como seu tratamento frequentemente apresentam desafios que são, em geral, mais bem resolvidos em centros com ampla experiência.

QUADRO CLÍNICO

É dominado pelos sinais e sintomas comuns a outras formas da SCG, determinadas quase que exclusivamente pelo hipercortisolismo (Tabela 176.1). A história clínica pode ser mais ou menos insidiosa, e o uso de glicocorticosteroides, por qualquer via, deve ser exaustivamente interrogado e afastado antes do início da investigação diagnóstica. Os dados de exame físico mais específicos de hipercortisolismo são a fácies em lua cheia com pletora facial, as estrias violáceas (> 1 cm), os hematomas na pele causados por traumas mínimos, a fraqueza muscular proximal e o ganho de peso com diminuição da velocidade de crescimento em crianças e adolescentes. Na DCG, o hirsutismo é comum, mas sem virilização. O excesso de ACTH circulante pode determinar aumento da pigmentação da pele por sua atividade melanotrófica, visível sobretudo nos sulcos palmares e em cicatrizes antigas, mas esses sinais podem passar despercebidos. A grande maioria dos adenomas hipofisários produtores de ACTH são microadenomas (< 1 cm) e não causam sinais ou sintomas compressivos.

TABELA 176.1 ■ Frequência de sinais e sintomas de hipercortisolismo (SCG)

SINTOMAS MAIS ESPECÍFICOS	FREQUÊNCIA (%)
Pletora facial	90
Aumento de peso e diminuição da velocidade de crescimento em crianças	80
Fragilidade cutâneo-capilar	65
Fraqueza muscular proximal	60
Estrias violáceas > 1 cm largura	60
SINTOMAS MENOS ESPECÍFICOS	**FREQUÊNCIA (%)**
Obesidade centrípeta	95
Diminuição da libido	90
Irregularidade menstrual	80
Hipertensão arterial	75
Hirsutismo	75
Acne	70
Alterações psicológicas/psiquiátricas	70
Osteoporose ou fratura	50
Tínea versicolor	30
Diabetes melito	20-50

Obesidade ou ganho ponderal

É o sintoma mais comum, com distribuição em tronco e abdome (central), mas muitos pacientes apresentam índice de massa corporal (IMC) normal ou na faixa de sobrepeso. Os membros são em geral poupados e se tornam mais finos pela hipotrofia muscular. São características as estrias violáceas no abdome, na raiz da coxa e no tronco, sobretudo as de largura ≥ 1 cm. O acúmulo de tecido adiposo é marcante nas fossas supraclaviculares e nas regiões temporal, mentoniana (fácies de "lua cheia") e dorsal (giba). A deposição de gordura retro-orbitária pode levar à exoftalmia em alguns pacientes.

> **ATENÇÃO!**
>
> Toda criança com obesidade/ganho ponderal e diminuição da velocidade de crescimento deve ser investigada para SCG.

A SCG é um estado de catabolismo proteico, e os sinais e sintomas decorrentes incluem pele fina, fraqueza muscular, hipotrofia muscular em membros e fragilidade capilar. Ao contrário das outras características, que podem estar presentes na obesidade comum, essas alterações são mais específicas da SCG. A cicatrização é comprometida e ocorrem hematomas por traumas mínimos, incluindo punções venosas, devido à fragilidade vascular. A fraqueza muscular é mais perceptível nos maiores grupos musculares (fraqueza proximal), sendo referida após realização de movimentos, como pentear os cabelos, subir escadas e levantar-se após agachamento.

Androgenização

Na mulher, os sinais de excesso androgênico mais frequentes são o hirsutismo (principalmente em face), acne, pele oleosa e alopecia frontal. Na formas ACTH-dependentes, como na DCG, não se observa virilização.

Intolerância à glicose

O DM é observado em 20 a 50% dos pacientes com SCG, sobretudo naqueles com história familiar. Ocorre, principalmente, pela resistência periférica à ação da insulina e pelo aumento da gliconeogênese, podendo ser completamente revertido após a cura.

Hipertensão e risco cardiovascular

A doença cardiovascular é a maior causa de morbidade e mortalidade na SCG. Cerca de 80% dos pacientes têm risco alto para doença cardiovascular, decorrente de hipertensão, obesidade, dislipidemia, hiper-homocisteinemia e hiperglicemia, entre outros. A patogênese da HA é multifatorial: aumento da sensibilidade periférica às catecolaminas, aumento da produção hepática de angiotensinogênio e ativação dos receptores mineralocorticosteroides renais pelo excesso de cortisol. Pode haver, também, aumento da secreção de mineralocorticosteroides nos carcinomas suprarrenais que podem levar à hipocalemia severa. O tratamento não difere da hipertensão em geral, mas a adição da espironolactona melhora a hipocalemia e facilita o controle pressórico. Mesmo curados, os pacientes persistem com um risco cardiovascular acima da população geral.

Alterações psiquiátricas

Estão presentes em mais de 70% dos pacientes, incluindo ansiedade, depressão e psicose. Prejuízo de memória e de cognição podem também ocorrer, aparentemente associado à redução do volume cerebral, revertidas parcialmente e lentamente após a cura hormonal.

Irregularidades menstruais

Estão presentes em até 80% das mulheres em idade fértil, sendo a amenorreia e a oligomenorreia as mais comuns. São relacionadas ao grau de supressão do hormônio liberador das gonadotrofinas (GnRH) pelo excesso de glicocorticosteroide na DCG, mas também pode haver participação do hiperandrogenismo adrenal.

Outras características frequentes são osteopenia ou osteoporose (incomuns na obesidade exógena), infecções fúngicas (tinea versicolor e ungueal), calculose renal e hiperpigmentação de áreas expostas ao sol, regiões de dobras e cicatrizes nas formas ACTH-dependentes.

DIAGNÓSTICO

A investigação do hipercortisolismo deve seguir uma sequência lógica, em geral por etapas, levando-se em conta que é um distúrbio raro cujos exames diagnósticos não têm acurácia suficiente para definir ou afastar essa hipótese diagnóstica quando o quadro clínico não é muito característico e a probabilidade diagnóstica se torna relativamente baixa. Exames desnecessários em geral resultam em interpretações equivocadas e erros diagnósticos. Além disso, a investigação laboratorial não deve ser realizada durante o uso de anticoncepção hormonal, que deverá ser suspensa pelo menos por 30 dias, para evitar resultados falso-positivos.

A investigação da SCG se inicia pela confirmação do hipercortisolismo endógeno, é seguida pela classificação em dependente ou independente de ACTH, conforme os níveis séricos do ACTH matinal, e só então pelo diagnóstico anatômico por meio da imagem.

Etapa 1: confirmação do hipercortisolismo

Cortisol sérico após dexametasona oral

Os testes com doses baixas de dexametasona (1 mg ou 2 mg) são frequentemente utilizados como teste de rastreamento em pacientes com quadro clínico sugestivo, precedendo os outros testes. Em indivíduos normais, mas não em portadores de SCG, a administração de 1 mg de dexametasona às 23 horas provoca supressão dos níveis séricos de cortisol para < 1,8 µg/dL na manhã seguinte. Falso-positivos podem ocorrer em pacientes com depressão endógena, em mulheres em uso de anticoncepcional hormonal, em situações de má absorção da dexametasona ou pela interação com medicações que diminuem sua meia-vida, como carbamazepina, fenitoína, fenobarbital e rifampicina. Uma minoria de pacientes com DCG pode apresentar supressão do cortisol após dose baixa de dexametasona (falso-negativo), o que muito raramente ocorre na SCG por ACTH ectópico e nunca na SCG ACTH-independente.

Dosagem de cortisol livre urinário (urina de 24 horas)

Exame com boa sensibilidade em condições adequadas de coleta e na presença de função renal normal. Pode estar subestimado em pacientes com insuficiência renal (IR) (*clearance* de creatinina [Cr] < 60 mL/min). Recomenda-se a realização de mais de um exame, em 2 ou 3 dias distintos, pois a hipercortisolúria pode ser intermitente. A perda urinária durante a coleta pode resultar em falso-negativo, portanto o volume urinário deve ser checado (o resultado é expresso como cortisolúria de 24 horas). Pode também haver falso-positivos se houver poliúria >5 L/dia.

Cortisol sérico e salivar

A dosagem do cortisol sérico matinal tem pouca utilidade no diagnóstico da SCG, podendo estar normal ou elevada na presença da doença, bem como elevada em indivíduos normais sob estresse e em mulheres usando anticoncepção hormonal. No entanto, como o ritmo circadiano do cortisol é perdido na SCG, a dosagem do cortisol sérico ao deitar, normalmente no nível mais baixo do ciclo circadiano, apresenta excelente especificidade e sensibilidade para exclusão de SCG, mas é pouco prática. Nesse sentido, a dosagem de cortisol salivar noturno, que reflete a fração livre do hormônio circulante no nadir do ritmo circadiano, tem especificidade e sensibilidade próximas a 100%. Substitui com vantagem a coleta venosa às 23:00 horas, podendo a amostra de saliva ser coletada em casa, sem o estresse da internação ou da venopuntura. Falso-positivos podem ocorrer se houver sangramento gengival, mesmo que imperceptível.

Etapa 2: classificação do hipercortisolismo em ACTH-dependente ou ACTH-independente

A dosagem do ACTH sérico por ensaio imunométrico, em mais de uma ocasião, é fundamental para a definição do diagnóstico. A coleta deve ser realizada em tubo com EDTA previamente gelado, e a amostra centrifugada e congelada no mesmo dia para evitar a degradação do hormônio. Valores de ACTH < 5 pg/mL ou indetectáveis indicam hipercortisolismo ACTH-independente (suprarrenal ou exógeno); > 15 pg/mL indicam causas ACTH-dependentes (hipofisário ou ectópico). Valores entre 5 e 15 podem ser encontrados em ambas as situações. Valores muito elevados (> 200 pg/mL) são sugestivos de secreção ectópica de ACTH.

Etapa 3: diagnóstico anatômico

RM da sela turca

Os adenomas hipofisários produtores de ACTH, geralmente microadenomas (< 10 mm), são visualizados pela RM em apenas cerca de 50% dos casos de DCG. Nos demais, a hipófise é descrita como normal. Na SCG por ACTH ectópico, a RM da hipófise é geralmente normal. Cabe lembrar, contudo, que pequenas lesões (em geral < 5 mm) podem ser encontradas em cerca de 10% da população normal (incidentalomas de hipófise), o que pode levar ao erro diagnóstico, sobretudo em casos sem diagnóstico bioquímico bem confirmado.

TC ou RM das glândulas suprarrenais

Na SCG já definida como ACTH-dependente (DCG ou ACTH ectópico), a imagem das suprarrenais é desnecessária, podendo estar normal, com aumento bilateral simétrico ou mesmo assimétrico. Incidentalomas suprarrenais não são raros e podem confundir a investigação.

> **ATENÇÃO!**
>
> As etapas do diagnóstico da DCG consistem, na suspeita clínica de SCG endógeno (uso de glicocorticosteroide descartado), em:
> 1 | Confirmação do hipercortisolismo (cortisol livre urinário e/ou cortisol após dexametasona e/ou cortisol salivar noturno elevados).
> 2 | Demonstração de ACTH-dependente (ACTH normal ou alto).
> 3 | Demonstração de adenoma na RM de sela turca (positivo só em dos 50% dos casos).
> 4 | Adenoma não identificado na RM: cateterismo de seios petrosos.

Outros procedimentos

Em pacientes com SCG ACTH-dependente e RM de sela turca normal ou com alterações duvidosas, é importante afastar a possibilidade de ACTH ectópico. O cateterismo bilateral simultâneo dos seios petrosos, com determinação dos níveis centrais e periféricos de ACTH, antes e após estimulação com CRH ou DDAVP, é o melhor exame para esse fim, apresentando alta sensibilidade e alta especificidade (94%) na diferenciação entre origem hipofisária e ectópica do ACTH. Contudo, requer habilidade e experiência do neurorradiologista e só deve ser feito em centros especializados. Na DCG, a relação ACTH central : periférico é, em geral, > 2 antes e, em geral, > 3 após estímulo (maior discriminação diagnóstica é da relação pós-estímulo).

Na suspeita de ACTH ectópico, devem-se obter imagens de tórax (RM, TC helicoidal ou ambos) e abdome para a pesquisa dos tumores mais frequentemente produtores de ACTH: carcinoides pulmonares, pancreáticos, e de timo, só depois imagens de corpo inteiro e com radioisótopos acoplados a ligantes do receptor de somatostatina.

TRATAMENTO DA DCG

Cirurgia hipofisária

O tratamento preferencial é a remoção cirúrgica do adenoma hipofisário pela via transesfenoidal, mesmo quando a RM de sela for normal. Para um cirurgião experiente, a taxa de remissão para os microadenomas é > 50%, mas ultrapassa 80 a 90% nas melhores casuísticas. Para macroadenomas, menos frequentes, a taxa de remissão é menor. A frequência de hipopituitarismo, acometendo pelo menos uma função hipofisária, pode chegar a 50% após a cirurgia, mas é aceitável diante do risco da doença não resolvida. A taxa acumulada de recidiva da DCG após cirurgia e remissão comprovada varia entre 10 e 25%, de forma que o paciente deverá ser acompanhado por tempo indefinido.

Radioterapia

A radioterapia tem sido usada na DCG, geralmente após uma ou duas cirurgias hipofisárias sem sucesso. Tanto a radioterapia convencional fracionada como a "radiocirurgia" estereotáxica atuam lentamente sobre os adenomas corticotróficos, controlando o hipercortisolismo em cerca de 50% dos casos nos dois primeiros anos, mas a resposta é ainda crescente nos anos subsequentes. Enquanto se aguardam os efeitos da radioterapia, os pacientes devem ser mantidos com alguma forma de tratamento medicamentoso. O hipopituitarismo é frequente após radioterapia e pode atingir 50% dos pacientes ao longo do tempo.

Medicamentos

O tratamento medicamentoso não é curativo, mas bastante utilizado para o controle do hipercortisolismo em pacientes não curados pela cirurgia, com contraindicação cirúrgica, no aguardo dos efeitos da radioterapia, ou mesmo no preparo pré-operatório de pacientes com comorbidades de difícil controle.

Inibidores da esteroidogênese suprarrenal

O medicamento mais utilizado é o cetoconazol, um antifúngico que inibe várias enzimas da esteroidogênese. A eficácia do cetoconazol em normalizar a produção de cortisol (cortisolúria de 24 horas), na DCG, é de 50 a 60%, sendo também efetivo nas outras formas da SCG. As doses efetivas variam de 200 a 1.200 mg/dia, em 2 ou 3 tomadas, fora do período alimentar. Como sua absorção depende da acidez gástrica, o uso de inibidores dos receptores H2 ou da bomba de prótons deve ser evitado. A medicação é geralmente bem tolerada, mas pode causar ginecomastia, sintomas gástricos e, mais raramente, lesão hepática grave. As enzimas hepáticas devem ser monitoradas e, havendo elevação significativa de transaminases, o tratamento deve ser suspenso. Deve ser administrada com cuidado em pacientes que utilizam outras medicações metabolizadas pelas enzimas do citocromo P450. O uso concomitante das estatinas deve ser evitado devido ao grande risco de rabdomiólise. Outros medicamentos com ação inibitória sobre a esteroidogênese suprarrenal são a metirapona, o etomidato e a aminoglutetimida.

Inibidores da secreção de ACTH

Os medicamentos disponíveis que podem reduzir a secreção do ACTH na DCG são geralmente menos efetivos no controle do hipercortisolismo do que os inibidores da esteroidogênese. A cabergolina é eficaz em normalizar a produção de cortisol em cerca de 30 a 40% dos pacientes. Um novo agonista dos receptores de somatostatina (pasireotide), ainda não disponível comercialmente no país, controla o hipercortisolismo em cerca de 25% dos casos. A combinação de cetoconazol com cabergolina e/ou pasireotide pode controlar o hipercortisolismo em uma proporção de casos consideravelmente maior do que cada uma delas isoladamente.

Antagonista do receptor glicocorticosteroide

O mifepristone (RU486) é um antagonista do receptor glicocorticosteroide recentemente aprovado nos Estados Unidos apenas para o tratamento do hipercortisolismo endógeno acompanhado de diabetes. Os parâmetros de resposta ao tratamento com esse agente são unicamente clínicos e a titulação da dose deve ser cuidadosa para evitar insuficiência suprarrenal.

Suprarrenalectomia bilateral

Embora a eficácia da suprarrenalectomia bilateral em controlar a DCG seja de praticamente 100%, ela não é utilizada de rotina, porque torna o paciente dependente de reposição de glicocorticosteroide e mineralocorticosteroide por toda a vida, uma condição com elevada morbidade e mortalidade. Além disso, após a suprarrenalectomia bilateral na DCG, uma proporção significativa de pacientes apresenta crescimento do adenoma hipofisário, podendo desenvolver sinais e sintomas compressivos, um grande aumento da secreção tumoral de ACTH e apresentar hiperpigmentação de pele. Essas complicações são decorrentes da desinibição do *feed-back* negativo do cortisol sobre as células tumorais (síndrome de Nelson). Não obstante, a suprarrenalectomia ainda tem um papel importante nos casos graves e/ou não responsivos a outras modalidades terapêuticas.

REVISÃO

- A DCG é a causa mais comum de SCG endógena e corresponde a cerca de 85% dos casos de hipercortisolismo ACTH-dependente.
- O quadro clínico é determinado predominantemente pelos efeitos do excesso de cortisol e é muito semelhante a outras formas da SCG.
- O uso de glicocorticosteroides, por qualquer via, deve ser exaustivamente interrogado e afastado antes de se iniciar a investigação diagnóstica.
- A investigação diagnóstica deve seguir uma sequência lógica, iniciando-se pela confirmação do hipercortisolismo em mais de um exame: cortisol sérico sem supressão após dexametasona em dose baixa, cortisol livre urinário de 24 horas elevado e cortisol salivar noturno elevado.
- A RM de hipófise deve ser realizada somente após a caracterização inequívoca do hipercortisolismo e de sua dependência ao ACTH.
- Na ausência de adenoma na RM, deve-se realizar o cateterismo dos seios petrosos inferiores com dosagem de ACTH para se determinar sua origem, hipofisária ou ectópica.
- O tratamento de escolha é a cirurgia transesfenoidal com cirurgião especializado e experiente.
- A radioterapia hipofisária ou a suprarrenalectomia bilateral são geralmente utilizadas em casos de insucesso da cirurgia hipofisária.
- O tratamento medicamentoso com agentes inibidores da esteroidogênese e/ou inibidores da secreção de ACTH, ou com antagonistas do receptor glicocorticosteroide não é curativo, mas é geralmente eficaz em controlar o hipercortisolismo.
- O tratamento medicamentoso pode ser usado no preparo operatório, após cirurgia não curativa, após recidiva, e enquanto se aguardam os efeitos da radioterapia hipofisária.

LEITURAS SUGERIDAS

Bertagna X, Guignat L. Approach to the Cushing's disease patient with persistent/recurrent hypercortisolism after pituitary surgery. J Clin Endocrinol Metab. 2013;98(4):1307-18.

Biller BM, Grossman AB, Stewart PM, Melmed S, Bertagna X, Bertherat J, et al. The diagnosis of Cushing's syndrome: an Endocrine Society Clinical Practice Guideline". J Clin Endocrinol Metab. 2008;93(5):1526-40.

Morrison DG, Grossman AB, Nieman LK. Cushing syndrome. In: DeGroot LJ, Jameson JL, editors. Endocrinology: adult and pediatric. 5th ed. Philadelphia: Elsevier Health Sciences; 2006. p. 429-64.

Stewart PM. The suprarrenal cortex. In: Melmed S, Polonski KS, Larsen PR, Kronenberg HM, editors. Williams Textbook of endocrinology. 10th ed. Philadelphia: Elsevier Health Sciences; 2003. p. 492-551.

Tritos NA, Biller BM. Advances in medical therapies for Cushing's syndrome. Discov Med. 2012;13(69):171-9.

177

ADENOMAS HIPOFISÁRIOS NÃO SECRETORES

■ JULIO ABUCHAM

Os adenomas não secretores (ANS), ou adenomas clinicamente não secretores, ou adenomas não funcionantes, são assim denominados porque não apresentam quadro clínico de hipersecreção. Acometem igualmente ambos os sexos, sobretudo na vida adulta, com maior prevalência após a 5ª década de vida. Na maioria, ocorrem isoladamente, mas podem ser parte de síndromes, como a neoplasia endócrina múltipla tipo I (NEM-1), o complexo de Carney e os adenomas hipofisários familiares isolados (FIPA). Os ANS são os adenomas hipofisários mais prevalentes e correspondem a mais de 30% dos tumores em casuísticas cirúrgicas.

■ PATOLOGIA

A maioria dos adenomas não funcionantes (cerca de 70%) origina-se de células gonadotróficas que produzem gonadotrofinas e/ou suas subunidades, conforme pode ser detectado pela imuno-histoquímica. Contudo, a secreção é geralmente insuficiente para elevar os níveis circulantes. Esses adenomas são, portanto, gonadotrofinomas silenciosos. Eventualmente, podem causar elevação dos níveis séricos de hormônio folículo-estimulante (FSH), sem repercussão clínica e/ou das subunidades dos hormônios gonadotróficos, sobretudo da subunidade alfa dos hormônios glicoproteicos e da subunidade beta do hormônio luteinizante (LH), mas a secreção de LH é raramente aumentada. Os 30% restantes se distribuem em vários outros tipos, incluindo os adenomas sem produção hormonal ou de subunidades, denominados adenomas de células nulas. Os adenomas clinicamente não secretores que, pela imuno-histoquímica, produzem hormônio de crescimento (GH), hormônio adrenocorticotrófico (ACTH), hormônio tirotrófico (TSH), prolactina (PRL), ou vários hormônios, por serem clinicamente silenciosos, são denominados somatotrofinomas, corticotrofinomas, tirotrofinomas, prolactinomas e adenomas pluri-hormonais silenciosos, respectivamente.

■ QUADRO CLÍNICO

Ao contrário dos secretores, os ANS apresentam evolução clínica silenciosa do ponto de vista hormonal. A cefaleia é um sintoma frequente, mas pouco específico. Assim, o diagnóstico é geralmente tardio, quando a lesão já atingiu um tamanho significativo, provocando perda de campo visual por compressão do quiasma óptico e/ou hipopituitarismo por compressão da hipófise. Alguns casos podem apresentar hiperprolactinemia, cujo mecanismo é a desinibição dos lactotrofos pelo menor aporte de dopamina hipotalâmica para a hipófise devido à compressão da haste e/ou do hipotálamo pelo adenoma, mas o nível geralmente não ultrapassa os 100 ng/mL.

Mais recentemente, o uso crescente da tomografia computadorizada (TC) e da ressonância magnética (RM) de crânio em diversas indicações clínicas tem possibilitado a detecção incidental de ANS, em geral microadenomas (< 1 cm) ou, menos frequentemente, macroadenomas, em pacientes assintomáticos ("incidentalomas" de hipófise).

■ DIAGNÓSTICO

Inicialmente, é estabelecido pela RM ou até mesmo pela TC de sela turca, mas a primeira é superior porque fornece maior detalhamento das relações anatômicas da lesão com as estruturas adjacentes (Figura 177.1).

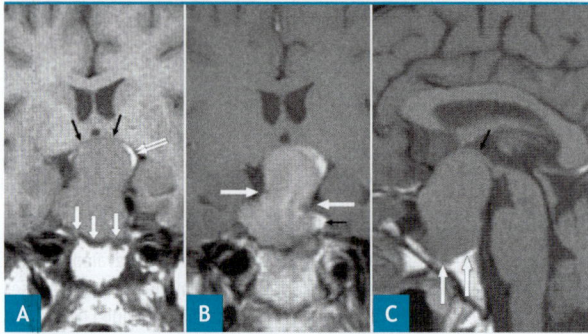

FIGURA 177.1 ■ Ressonância magnética de macroadenoma hipofisário.
(A) T1 corte coronal: massa selar com extensão supra e parasselar direita. Sela turca alargada (setas claras), indicando origem hipofisária da lesão. Compressão do quiasma óptico (setas escuras) e hipersinal da neuro-hipófise, deslocado superiormente (dupla seta clara).
(B) T1 corte coronal com contraste: realce moderado e homogêneo da massa, acinturamento no diafragma selar (setas claras) e invasão do seio cavernoso direito. Seio cavernoso esquerdo com realce típico (seta escura).
(C) T1 corte sagital: alargamento selar e extensão infrasselar da massa para o seio esfenoidal e para oclivus (setas claras). Quiasma óptico deslocado superiormente (seta escura).

O diagnóstico diferencial com outras massas da região selar deve ser sempre considerado a partir das características da imagem e dos dados epidemiológicos e clínico-laboratoriais do paciente (Quadro 177.1).

Nos microadenomas (< 1 cm), em geral descobertos incidentalmente, deve-se, de forma sistemática, dosar a prolactina e o fator de crescimento insulina-símile I (IGF-I), para descartar a possibilidade de prolactinomas ou de acromegalia em fase subclínica ou oligossintomática. A possibilidade de um microadenoma produtor de ACTH entre os incidentalomas é, estatisticamente, bem mais remota e deve ser investigada apenas se o paciente apresentar sinais e sintomas compatíveis com hipercortisolismo. Uma avaliação hormonal mais extensa da função hipofisária e a campimetria visual são geralmente dispensáveis nos microadenomas, mas podem ser indicadas nos microadenomas de maior tamanho e proximidade com o quiasma óptico.

QUADRO 177.1 ■ Diagnóstico diferencial das massas selares

- Adenoma hipofisário
- Hiperplasia/hipertrofia hipofisária
- Meningeoma
- Glioma
- Craniofaringioma
- Cisto da bolsa de Rathke
- Hamartoma
- Disgerminoma
- Metástase
- Aneurisma

ATENÇÃO!

Nos macroadenomas (≥ 1 cm), a despeito de o quadro clínico não sugerir hipersecreção hormonal, deve-se sempre solicitar dosagens basais dos hormônios adeno-hipofisários e dos respectivos hormônios periféricos para diagnosticar hipopituitarismo concomitante ou hipersecreção assintomática: PRL; GH; IGF-I; TSH; tiroxina livre (T_4L); ACTH; cortisol; sulfato de desidroepiandrosterona (SDHEA); LH; FSH; e testosterona (homens).

Em casos selecionados, conforme critério clínico, o teste de supressão do cortisol, após dexametasona em dose baixa ou a dosagem de cortisol salivar à noite, pode ser solicitado para se afastar doença de Cushing. A subunidade alfa está elevada em apenas 30% dos adenomas não secretores e sua dosagem sérica pode, eventualmente, ser útil no diagnóstico diferencial com outras massas selares.

É importante que se solicite a dosagem de PRL em amostra de soro diluída a 1:100 em se tratando de grandes adenomas. Esse simples procedimento evita que níveis extremamente elevados desse hormônio, presentes no soro de pacientes com grandes prolactinomas (geralmente da ordem de milhares de ng/L) impeçam a formação de complexos anticorpo-prolactina-anticorpo no ensaio da prolactina, resultando em valores falsamente normais ou pouco elevados em muitos ensaios imunométricos ("efeito gancho"). A ocorrência desse efeito resultaria em dosagem normal ou pouco elevada de PRL, o que erroneamente descartaria o diagnóstico de um prolactinoma.

A dosagem dos vários hormônios hipofisários em pacientes com macroadenomas supostamente não secretores é importante porque permite: (1) diferenciar os macroadenomas clinicamente não secretores dos macroprolactinomas, que geralmente apresentam hiperprolactinemia acentuada, acima de 200 ng/mL (podendo atingir a casa dos milhares), e cujo valor é, geralmente, proporcional ao volume tumoral; (2) diagnosticar acromegalia, doença de Cushing e hipertiroidismo por secreção tumoral de TSH em pacientes assintomáticos ou oligossintomáticos; (3) identificar e tratar deficiências hormonais frequentemente presentes em pacientes com macroadenomas não secretores.

ATENÇÃO!

A avaliação visual por meio da campimetria sempre é indicada nos macroadenomas com extensão suprasselar que já comprimem ou próximos do quiasma óptico, mesmo no paciente sem queixa visual.

TRATAMENTO

Os ANS descobertos incidentalmente, em geral microadenomas ou macroadenomas que ainda não atingiram o quiasma óptico, podem ser seguidos por meio de avaliação periódica de imagem, a primeira após 6 meses e, depois, a cada 12 ou 24 meses se não houver crescimento inicial da lesão. Dada a baixa taxa de crescimento da maioria desses adenomas, o período de acompanhamento pode ser bastante longo até que se observe algum aumento das dimensões tumorais, o qual poderá nunca ocorrer. Com efeito, apenas 10% dos microadenomas e 25% dos macroadenomas descobertos incidentalmente apresentarão crescimento significativo ao longo do tempo. Nessa ocasião, a decisão terapêutica deverá ser individualizada, após riscos e benefícios terem sido devidamente pesados, mas a ressecção cirúrgica dos macroadenomas ainda é a conduta preferencial.

Nos casos sintomáticos, em geral com compressão quiasmática e invasão de estruturas vizinhas por ocasião do diagnóstico, o tratamento dos adenomas não secretores requer, frequentemente, não apenas cirurgia, mas também radioterapia e, em determinados casos, o uso de fármacos de eficácia relativamente baixa e/ou ainda não bem comprovada.

CIRURGIA

Em pacientes com macroadenomas com comprometimento visual, a ressecção cirúrgica do adenoma é a conduta de escolha, salvo contraindicação. Os objetivos dessa cirurgia são variáveis de caso a caso e incluem: (1) rápida descompressão das vias ópticas, possibilitando a recuperação visual; (2) ressecção total e cura nos casos de macroadenomas sem invasão de seios cavernosos e sem grande extensão suprasselar ("circunscritos"); (3) redução de massa em casos de macroadenomas invasivos, com consequente redução da área a ser futuramente irradiada; e (4) reversão do hipopituitarismo em significativa proporção de pacientes.

A via de acesso para a ressecção dos adenomas hipofisários é, em geral, a transesfenoidal. Mesmo na presença de grande extensão suprasselar, pode-se utilizar a via transesfenoidal, mas em alguns casos é preferível a abordagem transcraniana ou mesmo ambas, em duas etapas. No entanto, dada a baixa morbidade associada à via transesfenoidal e a possibilidade de a massa suprasselar descer ao interior da sela, na medida em que a porção inferior for ressecada, frequentemente se utiliza essa via na 1ª abordagem de tumores muito grandes.

A taxa de sucesso cirúrgico, definida radiologicamente como ausência de lesão visível na RM de sela turca obtida após 3 a 4 meses da cirurgia, depende não só da habilidade e da experiência do cirurgião, mas também do tamanho, da consistência e da invasividade da lesão. Lesões com envolvimento significativo de seio cavernoso geralmente não são ressecáveis em sua totalidade. Por outro lado, lesões não invasivas, mesmo com alguma extensão suprasselar, são, em geral, completamente ressecáveis em uma única abordagem.

Na prática, grande parte dos pacientes com indicação de tratamento cirúrgico apresenta lesões bastante extensas e/ou invasivas, com mínimas chances de ressecção completa, ou lesões que, embora inicialmente delimitadas e passíveis de ressecção total, já foram antes abordadas por cirurgiões não especializados, permanecendo com resíduos tumorais relativamente grandes após a cirurgia. A decisão de uma reintervenção cirúrgica pelo mesmo ou por outro cirurgião deve ser individualizada e discutida com o paciente, levando-se em consideração se o remanescente tumoral resultou das próprias características tumorais (tumores muito fibrosos ou com muito sangramento) ou das limitações do cirurgião.

A cirurgia hipofisária pela via transesfenoidal apresenta, em geral, taxas baixas de morbidade e de mortalidade, mesmo em pacientes mais idosos, mas as complicações se tornam mais frequentes nos adenomas muito grandes. As complicações mais frequentes são o diabetes insípido (DI) (geralmente transitório), a secreção inapropriada de hormônio antidiurético (SIADH) (sempre transitória) e o hipopituitarismo (quase sempre permanente). Nos adenomas gigantes, a possibilidade de sangramento do resíduo tumoral supra-selar no pós-operatório é significativa e pode trazer consequências graves para o paciente. Complicações pós-operatórias, como fístula do líquido cerebrospinal (LCS), meningite e piora visual, têm-se tornado menos frequentes com os avanços da técnica operatória.

No seguimento de longo prazo, pacientes sem resíduo tumoral radiologicamente demonstrável após a ressecção apresentam taxa de recidiva tumoral relativamente baixa, cerca de 12%, ao passo que aqueles que permanecem com resíduo tumoral após a cirurgia apresentam uma taxa de recidiva (crescimento do resíduo) de cerca de 50% ao longo de 10 anos.

RADIOTERAPIA

Sobretudo, é utilizada como tratamento complementar à cirurgia, para inibir o crescimento do tumor remanescente. Contudo, excetuando-se os casos de tumores claramente muito agressivos, esse tratamento pode ser seguramente postergado para quando o resíduo tumoral apresentar algum crescimento. Se o remanescente tumoral for pequeno e relativamente distante do quiasma óptico, é possível acompanhar sua evolução com exames periódicos de imagem, inicialmente a cada 6 a 12 meses, em seguida, a intervalos mais longos, e apenas indicar a radioterapia quando houver crescimento tumoral. Como o crescimento do resíduo tumoral é muito variável e frequentemente lento ou imperceptível ao longo de muitos anos, essa conduta significa um ganho de tempo significativo sem as frequentes complicações da radioterapia para a maioria desses pacientes. A radioterapia é utilizada como tratamento primário desses adenomas quando existe contraindicação cirúrgica ou quando o paciente recusa o tratamento cirúrgico.

A radioterapia é muito eficaz em inibir o crescimento dos ANS, resultando em estabilização ou, frequentemente, redução do volume tumoral ao longo de meses ou anos. O crescimento tumoral após a radioterapia é raro e ocorre, sobretudo, nos primeiros cinco anos seguintes ao tratamento. O hipopituitarismo é a complicação mais frequente, chegando a ocorrer em 50% dos pacientes, e sua prevalência se acumula ao longo de anos, e mesmo décadas, após a radioterapia. Em consequência, a função hipofisária deverá ser periodicamente avaliada, pelo menos a cada 12 meses, para logo se instituir a reposição hormonal específica. Da mesma forma, o seguimento periódico com imagem é necessário para surpreender um eventual crescimento do tumor. As complicações mais sérias da radioterapia são relativamente raras e, em geral, tardias; incluem neurite óptica, atrofia cerebral, necrose cerebral e desenvolvimento de outros tumores, em especial meningeomas e, mais raramente, sarcomas. A superioridade da radiocirurgia estereotáxica sobre a radioterapia convencional para o tratamento de resíduos tumorais ainda não está claramente definida, mas seu uso pode ser vantajoso em lesões não muito grandes (< 4 mL), com limites definidos, e não muito próximas ao quiasma óptico (> 3 mm).

MEDICAMENTOS

A cabergolina, um agonista do receptor dopaminérgico tipo 2 (D2), tem sido utilizada no tratamento de ANS, mas nem sua eficácia nem as doses efetivas estão bem estabelecidas na literatura. A maioria dos ANS expressa receptores D2, e a secreção *in vitro* de subunidade alfa por esses adenomas é inibida pela cabergolina; essa resposta se correlaciona com a expressão desses receptores. Esses adenomas frequentemente também expressam receptores de somatostatina. Na prática, alguns poucos tumores poderão exibir redução significativa com a cabergolina. Dada sua boa tolerabilidade e segurança, a cabergolina poderia ser usada como tentativa de se diminuir o tumor em pacientes sem compressão quiasmática. O pasireotida, um novo análogo da somatostatina com afinidade por diversos tipos de receptores, está em fase de testes para o tratamento desses adenomas.

ATUALIZAÇÃO TERAPÊUTICA

REVISÃO

- Adenomas hipofisários não secretores da hipófise originam-se, na sua maioria, de células gonadotróficas.
- São, em geral, diagnosticados quando atingem tamanho relativamente grande, ocasionando perda visual e/ou hipopituitarismo, ou incidentalmente (incidentalomas de hipófise), por meio de exames de imagem em pacientes assintomáticos.
- Quando comprimem a haste e/ou o hipotálamo, eles podem cursar com hiperprolactinemia leve (< 100 ng/mL) causada pela redução do aporte de dopamina para a hipófise.
- Nos incidentalomas, as dosagens de PRC, GH e IGF-I são sempre indicadas para descartar prolactinoma e acromegalia subclínica.
- Nos macroadenomas (tumores > 1 cm), a função hipofisária deve ser sempre avaliada por meio de dosagens dos hormônios hipofisários e periféricos para se detectar o hipopituitarismo.
- A alteração visual por compressão tumoral é indicação para ressecção cirúrgica.
- Entre os incidentalomas, a probabilidade de crescimento é bem maior nos macroadenomas do que nos microadenomas (tumores < 1 cm). Sem alteração visual, a cirurgia deve ser indicada quando apresentam crescimento durante o seguimento radiológico.
- A radioterapia é geralmente utilizada como tratamento complementar à cirurgia quando a ressecção for incompleta ou se ocorrer recidiva tumoral.

■ LEITURAS SUGERIDAS

Abucham J, Oliveira JHA, Nogueira RG. Avaliação e tratamento das massas selares. In: Antunes-Rodrigues J, Moreira AC, Elias LKK, Castro M, editores. Neuroendocrinologia básica e aplicada. Rio de Janeiro: Guanabara-Koogan; 2005. p. 515-48.

Abucham J, Vieira TC. Glycoprotein-secreting pituitary adenomas: pathogenesis, diagnosis and treatment. Arq Bras Endocrinol Metabol. 2005;49(5):657-73.

Chen Y, Li ZF, Zhang FX, Li JX, Cai L, Zhuge QC, et al. Gamma knife surgery for patients with volumetric classification of nonfunctioning pituitary adenomas: a systematic review and meta-analysis. Eur J Endocrinol. 2013;169(4):487-95.

Chen Y, Wang CD, Su ZP, Chen YX, Cai L, Zhuge QC, et al. Natural history of postoperative nonfunctioning pituitary adenomas: a systematic review and meta-analysis. Neuroendocrinology. 2012;96(4):333-42.

Molitch ME. Management of incidentally found nonfunctional pituitary tumors. Neurosurg Clin N Am. 2012;23(4):543-53.

178
HIPOPITUITARISMO

■ JULIO ABUCHAM

O hipopituitarismo pode ser definido como a deficiência, isolada ou combinada, congênita ou adquirida, de um ou vários hormônios adeno-hipofisários: hormônio do crescimento (GH) (hipossomatotrofismo), gonadotrofinas (hipogonadismo hipogonadotrófico), tirotrofina (hipotiroidismo central), hormônio adrenocorticotrófico (hipoadrenalismo central ou deficiência adrenocorticotrófica ou insuficiência suprarrenal central) e prolactina. As denominações deficiência parcial ou insuficiência são utilizadas para designar os quadros parciais, ao passo que deficiência pode ser reservada para os quadros mais graves. O pan-hipopituitarismo designa, a rigor, deficiências de todos os hormônios adeno-hipofisários, mas tem sido empregado para a deficiência de dois ou mais hormônios adeno-hipofisários. Utiliza-se também a denominação deficiência combinada ou múltipla de hormônios hipofisários em oposição à deficiência isolada de um determinado hormônio hipofisário. A deficiência de hormônio antidiurético (ADH), um hormônio da neuro-hipófise, é tratada no capítulo Distúrbios da Secreção do Hormônio Antidiurético.

O hipopituitarismo é frequentemente causado por um tumor da região selar ou pelo seu tratamento cirúrgico ou radioterápico. No entanto, muitas outras condições, congênitas e adquiridas, podem causar hipopituitarismo, conforme apresentado no Quadro 178.1.

QUADRO 178.1 ■ Causas de hipopituitarismo

1 | Tumores da região selar
- Adenomas hipofisários
- Craniofaringiomas
- Tumores ou cistos da bolsa de Rathke
- Meningiomas
- Glioma óptico
- Cordoma
- Cisto do III ventrículo
- Metástases

2 | Cirurgia da região selar
3 | Radioterapia (sela ou crânio)
4 | Necrose pós-parto (síndrome de Sheehan)
5 | Apoplexia tumoral
6 | Hipofisites
7 | Granulomatoses
- Sarcoidose
- Wegener
- Doença de Langerhans (histiocitose X)

8 | Infecções
- Tuberculose
- Micoses
- Abscessos

9 | TCE
10 | HSA
11 | Defeitos moleculares congênitos
12 | Outras
- Hemocromatose
- Aneurisma da carótida interna
- Sela vazia
- Idiopática

HSA: hemorragia subaracnoide; TCE: trauma craniencefálico.

■ QUADRO CLÍNICO E DIAGNÓSTICO

O diagnóstico das deficiências de hormônios hipofisários pode ser suspeitado clinicamente, a partir de sinais e sintomas, ou ativamente procurado, mesmo sem quadro clínico evidente, em decorrência dos dados epidemiológicos e/ou de imagem da região selar. A avaliação hormonal é sempre ampla, no sentido de se avaliar toda a função hipofisária, solicitando-se, primeiro, dosagens basais dos hormônios hipofisários e periféricos e, depois, se necessário, testes de estímulo. A avaliação anatômica da região selar por ressonância magnética (RM) é indispensável na avaliação etiológica do paciente hipopituitário. Em casos selecionados, sobretudo quando houver história de consanguinidade e/ou de casos semelhantes na família, pode-se considerar o diagnóstico molecular por meio do sequenciamento de genes específicos conforme as características do caso.

DEFICIÊNCIA DE GH

A deficiência de GH (DGH) é mais prevalente em pacientes portadores de lesões na região selar, tanto crianças como adultos, ainda que seu reconhecimento clínico seja difícil quando se instala na idade adulta em razão da baixa especificidade dos sinais e sintomas. A DGH está quase sempre presente em pacientes com deficiências de outros hormônios hipofisários, independentemente da causa. Estudos epidemiológicos têm mostrado associação entre DGH e redução na qualidade e na expectativa de vida, e a DGH do adulto tem sido associada a um aumento do risco cardiovascular.

Na fase neonatal, a criança com DGH congênito pode apresentar hipoglicemia, convulsão e icterícia, sobretudo se associada ao hipoadrenalismo central. Após o 1º ano de vida, a DGH se manifesta com baixa velocidade de crescimento e, com o passar do tempo, baixa estatura. Na idade escolar, a criança com DGH está abaixo da altura esperada para a idade cronológica (IC)* e/ou para a altura dos pais e apresenta velocidade de crescimento (VC) baixa (< 4 cm/ano) e maturação esquelética (idade óssea [IO]) aquém da IC. Adultos com DGH frequentemente apresentam fadiga, intolerância ao exercício, distúrbios do sono, alterações emocionais, como humor depressivo, ansiedade, labilidade emocional e isolamento social. A composição corporal mostra aumento da massa gorda, sobretudo visceral, e diminuição da massa magra, o que elevaria o risco de doença cardiovascular.

O diagnóstico laboratorial da DGH é estabelecido pela baixa resposta do GH aos testes de estímulo, utilizando-se pontos de corte estabelecidos para a idade e para o método de dosagem do GH (geralmente, pico entre 3 e 5 ng/mL). O fator de crescimento insulina-símile I (IGF-I), um hormônio hepático GH-dependente e mediador dos efeitos do GH no crescimento, encontra-se baixa nos casos de DGH mais graves, assim como na presença de desnutrição ou hepatopatia, mas pode estar normal em casos de DGH parcial. Uma dosagem baixa de IGF-I pode dispensar os testes de estímulo em pacientes com lesões na região hipotálamo-hipofisária e/ou outras deficiências hipofisárias.

Na criança, os estímulos mais utilizados para avaliar a reserva de GH são a clonidina oral e a hipoglicemia induzida por insulina. Dada a alta taxa de falso-positivos, o diagnóstico de DGH em pacientes sem alterações na RM da região selar torna-se mais acurado se dois testes distintos forem positivos. No adulto, o teste da clonidina não serve para o diagnóstico de DGH. O teste da hipoglicemia insulínica é contraindicado em pacientes com antecedentes de convulsão e em adultos acima de 50 anos ou com risco cardiovascular.

HIPOGONADISMO HIPOGONADOTRÓFICO

Na infância, o hipogonadismo hipogonadotrófico (HH) é geralmente assintomático, mas pode se apresentar com micropênis e criptorquidia nos casos congênitos.

Na idade puberal, o HH impede o início e/ou a plenitude do desenvolvimento genital e dos caracteres sexuais secundários. Em jovens sem sinais de puberdade após os 13 (meninas) ou 14 anos (meninos), sem anosmia ou características sindrômicas, e com RM de sela turca normal, o diagnóstico mais provável é de retardo puberal, uma condição frequentemente familiar e bem mais prevalente do que o HH isolado. Pela ausência da esperada elevação dos esteroides sexuais nessa idade, os pacientes com retardo puberal ou HH isolado apresentam desaceleração do crescimento e atraso da maturação óssea, desviando-se do canal de crescimento habitual.

*Neste capítulo, onde consta IC, leia-se idade cronológica.

Na mulher adulta, o HH se manifesta por amenorreia ou espaniomenorreia, infertilidade e pelos sinais e sintomas de hipoestrogenismo: adinamia, redução da libido, dispareunia e hipotrofia mamária. No homem adulto, as manifestações decorrem dos baixos níveis de testosterona: adinamia, redução de libido, perda de massa muscular, disfunção erétil e redução de pelos corporais nos casos de maior intensidade e duração.

Na idade reprodutiva, o encontro de níveis baixos de estrogênio no sexo feminino ou de testosterona no masculino, com hormônio luteinizante (LH) e hormônio folículo-estimulante (FSH) normais ou baixos, estabelece, com os dados clínicos, o diagnóstico de HH. Contudo, em pacientes dentro da faixa etária puberal, sem outras deficiências hipofisárias ou alterações na imagem da região selar, esses mesmos resultados não permitem diferenciar o HH verdadeiro do retardo puberal. Acima dos 16 anos, em meninas, ou dos 18, em meninos, a probabilidade de HH torna-se muito alta.

HIPOTIROIDISMO CENTRAL

O hipotiroidismo central (HC) tem quadro clínico semelhante ao do hipotiroidismo primário, com adinamia, bradipsiquismo, intolerância ao frio, pele seca, descamativa, e constipação intestinal, mas pode ser pouco sintomático nas formas leves.

O diagnóstico do HC é estabelecido pela tiroxina livre (T_4L) sérico baixo, com TSH baixo, normal ou mesmo discretamente elevado. Pacientes em uso atual ou recente de tri-iodotironina ou em recuperação de tirotoxicose podem apresentar T_4L e TSH baixos transitoriamente. A atividade biológica do TSH está reduzida no HC, mas sua determinação pelo bioensaio não é utilizada na rotina diagnóstica.

HIPOADRENALISMO CENTRAL

Manifesta-se pela secreção reduzida de glicocorticoide e de esteroides sexuais pelas suprarrenais, mas não afeta significativamente a secreção de aldosterona, a qual é regulada, predominantemente, pelo sistema renina-angiotensina e pelo nível sérico de potássio. Portadores de hipoadrenalismo central parcial podem ser pouco sintomáticos no dia a dia, e o diagnóstico pode passar despercebido. Contudo, ao exame físico cuidadoso, pode-se observar redução de pelos axilares e pubianos, palidez cutânea, despigmentação da aréola mamária e hipotensão postural. No paciente com história prolongada de fadiga, adinamia, anorexia, náuseas, vômitos e perda ponderal, é comum a investigação de neoplasias malignas, sobretudo do trato gastrintestinal (TGI), antes da consideração de hipoadrenalismo.

> **ATENÇÃO!**
>
> Em situações de estresse (infecção, cirurgia ou trauma), pacientes com hipoadrenalismo central, mesmo que anteriormente assintomáticos ou pouco sintomáticos, com frequência descompensam com hipotensão, choque e até óbito.

DEFICIÊNCIA DE PROLACTINA

A deficiência de PRL só é sintomática em mulheres na fase de lactação. A agalactia e a amenorreia após um parto com hemorragia importante são características altamente indicativas da síndrome de Sheehan (hipopituitarismo por necrose hipofisária pós-parto).

■ TRATAMENTO

DEFICIÊNCIA DE GH

Faz-se com GH humano recombinante via subcutânea (SC). Na infância, a dose é de 35 µg/kg/dia (equivalente a 0,1 UI/kg/dia), e o monitoramento da resposta se faz principalmente pela VC. A dosagem de IGF-I pode ser útil para indicar se a dose é excessiva ou insuficiente. Os efeitos colaterais, relativamente raros, incluem hiperglicemia e hipertensão intracraniana (HIC). A criança com DGH devidamente tratada com GH geralmente atinge a estatura-alvo. Cessado o crescimento, a dose deverá ser reduzida de forma a manter a dosagem de IGF-I no centro da normalidade. Em crianças com diagnóstico de DGH isolada idiopática (RM de sela turca normal), o tratamento deve ser descontinuado para reavaliar a reserva de GH por meio do IGF-I e de um teste de estímulo. Nesses pacientes, o IGF-I e a resposta do GH ao teste de estímulo frequentemente estarão normais, e o diagnóstico anterior pode ser reinterpretado como falso-positivo ou DGH transitória.

Em adultos, a reposição de GH deve ser iniciada com doses baixas e mantida com a menor dose efetiva, já que efeitos colaterais, como artralgia, edema, síndrome do canal carpeano, mialgia e hiperglicemia, são relativamente frequentes e dose-dependentes. Muito raramente, fibrilação atrial (FA) e ginecomastia têm sido observadas durante o tratamento com GH em adultos. A resposta ao GH é altamente individual, sendo os obesos e idosos mais sensíveis e as mulheres mais resistentes, sobretudo se estiverem recebendo estrogênios via oral (VO). Inicia-se o tratamento com 150 μg/dia (homens) ou 300 μg/dia (mulheres), correspondentes a cerca de 0,5 UI/dia e 1 UI/dia de GH, respectivamente. Em seguida, as doses podem ser modificadas a cada 30 dias conforme parâmetros clínicos e bioquímicos (IGF-I e glicemia).

A dose de manutenção de GH em adultos é a que mantém os níveis de IGF-I no meio da faixa normal e sem efeitos colaterais. Na prática, raramente ultrapassa 1 mg/dia (3 UI). Nessa fase, o acompanhamento pode ser feito a cada 6 a 12 meses com dosagem de IGF-I. A eficácia do tratamento com GH no adulto deve ser avaliada inicialmente por questionário de qualidade de vida, medidas antropométricas (circunferência abdominal, peso), perfil lipídico, composição corporal e, mais tardiamente (12 a 18 meses), pela densidade mineral óssea (DMO). A reposição de GH reduz significativamente a massa gorda, sobretudo pelo componente visceral. A massa magra cresce (5 a 10%) em virtude do aumento dos músculos esqueléticos e da água corporal. Essas alterações são mais acentuadas nos homens e nos mais jovens. No osso, o GH ativa as unidades de remodelação, primeiro com crescimento da reabsorção e, depois, com aumento da formação óssea. Ainda não existem dados definitivos quanto à redução da incidência de fraturas, da morbidade e da mortalidade com a reposição de GH em adultos deficientes ou do risco do desenvolvimento de neoplasias. Dessa forma, têm sido recomendadas avaliações periódicas com exames de próstata e dosagem de antígeno prostático específico (PSA) nos homens; e mamografia nas mulheres que recebem GH. As contraindicações atuais para o uso de GH são doença maligna ativa, HIC benigna e retinopatia diabética.

HIPOGONADISMO HIPOGONADOTRÓFICO (HH)

Na idade puberal, o tratamento do HH confirmado se inicia com doses baixas de testosterona nos meninos e de estrogênio nas meninas (cerca de um quarto ou um quinto da dose para adultos). Essas doses serão aumentadas gradualmente, a cada 4 a 6 meses, de forma a mimetizar o aumento fisiológico da secreção gonadal durante a puberdade e seus efeitos no desenvolvimento genital e de caracteres sexuais secundários. O acompanhamento do tratamento é clínico, sobretudo por meio do aumento mamário, nas meninas, e do pênis e da pilificação pubiana, nos meninos. Esse tratamento deve provocar uma aceleração adequada da maturação óssea, sem comprometimento da altura final, mas a IO deverá ser acompanhada a cada 6 a 12 meses. A reposição cíclica de progesterona deve ser iniciada após 1 a 2 anos de estimulação estrogênica, geralmente nas etapas finais do desenvolvimento mamário e com dose adulta de estrogênio, para permitir a completa maturação uterina antes do início dos ciclos menstruais.

Nos casos com diagnóstico diferencial inconclusivo entre retardo puberal e HH, deve-se instituir o mesmo tratamento, mas por períodos intermitentes, de 3 a 4 meses, intercalados com intervalos semelhantes sem medicação, ao fim dos quais se reavalia a atividade do eixo gonadotrófico (dosagens de LH, de FSH, de estrogênio ou testosterona). Não havendo ativação do eixo, repete-se o ciclo com a mesma dose ou maior, conforme a idade e a resposta clínica, e assim por diante. Nos meninos, o aumento do volume testicular durante o acompanhamento clínico indica ativação do eixo gonadotrófico. No retardo puberal, um ou dois ciclos de tratamento frequentemente bastam para que o eixo gonadotrófico entre em atividade e mantenha o desenvolvimento puberal subsequente.

O tratamento do HH no homem adulto se faz, em geral, com reposição de testosterona via intramuscular (IM), utilizando-se preparações contendo um ou mais ésteres de testosterona, de liberação mais ou menos lenta, com aplicações a cada 2 a 4 semanas (Deposteron® 200 mg e Durateston® 250 mg), ou a cada três meses ou mais (Nebido® 250 mg). O tratamento deve ser iniciado com preparações com menor duração de efeito, em doses menores (1/2 ampola a cada duas semanas), por 2 ou 3 meses, sobretudo nos casos de HH de longa duração. A testosterona em adesivos ou gel para aplicação transdérmica propicia níveis circulantes estáveis de testosterona e evita a dor no local da aplicação, mas seu custo é geralmente maior que o da injetável. A reposição de testosterona, sobretudo em doses suprafisiológicas, pode causar retenção hídrica, ginecomastia, icterícia colestática, lesões hepáticas, acne, priapismo, apneia noturna, comportamento agressivo e aumento indesejável do hematócrito (Ht) (>55%). O uso da testosterona pode estar contraindicado nos pacientes hipogonádicos com carcinoma de próstata ou de mama.

O tratamento do HH na mulher adulta abaixo dos 50 anos se faz geralmente VO, de forma cíclica, com o estrogênio nos primeiros 15 a 21 dias e com o progestogênio do 16º ao 25º dia, seguindo-se um intervalo de 5 dias, dentro do qual deverá ocorrer o fluxo menstrual. A dose de estrogênio oral deve ser individualizada para evitar efeitos colaterais e atingir os objetivos da reposição, seja a feminização na puberdade ou o controle sintomático do hipoestrogenismo. As doses diárias variam de 0,3 a 1,25 mg para os estrogênios conjugados; de 1 a 2 mg para o estradiol micronizado; de 0,01 a 0,02 mg para o etinil estradiol; e cerca de 2 mg para o valerato de estradiol. Essas doses geralmente determinam níveis séricos de estradiol entre 30 e 50 pg/mL, correspondentes aos observados no início da fase folicular. A associação cíclica ou não cíclica de um progestagênio (5 a 10 mg de acetato de medroxiprogesterona [MPA] ou o equivalente em outros progestagênios) é desnecessária em pacientes histerectomizadas. Outros progestagênios são a progesterona micronizada (100 a 200 mg/dia) e os progestagênios tipo 19-nor: noretindrona (0,35 mg), gestodeno (0,75 mg) ou levonorgestrel (0,075 mg), cuja escolha é individualizada pela tolerância e pelo custo.

Alternativamente ao esquema cíclico, pode-se utilizar estrogênios e progestogênios de forma simultânea e contínua, o que induz maior frequência de amenorreia sem elevar o risco de hiperplasia endometrial. O controle da proliferação endometrial pode ser feito com ultrassonografia (US) e eventual biópsia endometrial.

A administração de estrogênios via transdérmica, com adesivos ou gel, propicia concentrações plasmáticas de estradiol mais estáveis e reduz a conversão à estrona quando comparada às formulações de uso oral. Por não apresentar uma 1ª passagem pelo fígado, o uso de estrogênio transdérmico reduz seus efeitos indesejáveis na coagulação e na pressão arterial (PA), embora não favoreça o perfil lipídico. Além disso, interfere menos nos níveis de globulina liberadora de hormônio sexual (SHBG), permitindo que uma maior fração do estrogênio circulante esteja livre e biologicamente ativa. A aplicação de uma dose de 50 a 100 μg de etinilestradiol via transdérmica, duas vezes por semana, ou de 1,5 g de gel, contendo 1,5 mg de estradiol hemi-hidratado, equivale à ingestão oral de 0,625 a 1,25 mg de estrogênio conjugado, sendo que a adição de progestagênios ao adesivo não altera a absorção do estrogênio. Alguns sistemas de aplicação utilizam adesivos contendo quantidades variáveis de estradiol que permitem mimetizar as variações fisiológicas de seus níveis ao longo do ciclo menstrual. Alguns pacientes podem apresentar alergia no local de aplicação do adesivo, ou mesmo queda dos níveis estrogênicos antes do previsto.

HIPOTIROIDISMO CENTRAL (HC)

Assim como o primário, é tratado apenas com a levotiroxina VO. A dose de manutenção no adulto jovem varia de 1 a 2 µg/kg/dia, sendo geralmente mais baixa nos idosos. Nas crianças, as doses variam de acordo com a idade: 8 a 10 µg/kg/dia até 6 meses, 6 a 8 µg/kg/dia dos 6 aos 12 meses, 5 a 6 µg/kg/dia de 1 a 5 anos e 4 a 5 µg/kg/dia dos 6 aos 12 anos. Em adultos com risco cardiovascular e em idosos, as doses iniciais devem ser mais baixas, cerca de um quarto a meia dose de manutenção. Essas doses devem ser ajustadas a cada seis semanas por meio da monitoração clínica e laboratorial até se estabelecer a dose adequada de manutenção; após isso, a monitoração poderá ser feita a cada 6 a 12 meses.

Doses excessivas de hormônio tiroidiano podem causar sintomas de tirotoxicose, FA, insuficiência suprarrenal, bem como favorecer a perda de massa óssea. A monitoração laboratorial da terapêutica de reposição com levotiroxina no HC é feita principalmente por meio dos níveis séricos de T_4L dosados em sangue coletado antes da dose matinal. Os níveis de T_4L deverão ser mantidos no meio ou dentro da metade superior da faixa de normalidade do método. O nível sérico de TSH pode auxiliar na monitoração terapêutica no HC, mas não pode jamais ser utilizado como parâmetro laboratorial único de adequação terapêutica nem tampouco ser interpretado da mesma maneira que no hipotiroidismo primário. No paciente com HC em reposição adequada de levotiroxina (com T_4L normal), os níveis de TSH estarão necessariamente baixos ou mesmo indetectáveis, sendo que níveis normais indicam dose insuficiente ou baixa aderência ao tratamento.

HIPOADRENALISMO CENTRAL

O tratamento do hipoadrenalismo central T_4L, ou deficiência adrenocorticotrófica, pode ser feito com a hidrocortisona oral (10 a 20 mg/dia), dividida em duas ou três doses diárias, ou com uma dose única diária de prednisona oral, geralmente entre 2,5 e 5 mg pela manhã, logo ao despertar ou após o café. Na prática, essas doses são acertadas empiricamente, tendo-se em conta que o metabolismo do glicocorticoide apresenta variação individual e pode ser acelerado pelo uso de outras substâncias ou hormônios (barbitúricos, hidantoinatos, levotiroxina). Além disso, os efeitos de doses excessivas podem levar meses ou anos para se manifestarem (síndrome metabólica e síndrome de Cushing).

O tratamento pode ser iniciado com 2,5 ou 5 mg/dia de prednisona e depois rapidamente ajustado para a mínima dose eficaz, sendo que poucos necessitam de 5 mg como dose de manutenção. Na presença de insuficiência adrenocorticotrófica associada ao hipotiroidismo, o tratamento com glicocorticoide deve preceder ou ser iniciado simultaneamente à reposição de levotiroxina em razão do risco de desencadear crise de insuficiência suprarrenal. Os pacientes com hipoadrenalismo devem ser reiteradamente orientados para dobrar ou triplicar temporariamente a dose do glicocorticoide durante intercorrências infecciosas, sobretudo se apresentarem anorexia, náuseas e diarreia, ou para procurar atendimento de emergência em casos mais graves e/ou com vômitos que prejudicam o tratamento via oral.

Na crise de insuficiência suprarrenal, não se deve aguardar os resultados das dosagens hormonais para iniciar o tratamento com glicocorticoide. Nas primeiras 24 horas, utilizam-se doses altas e hidratação parenteral com solução fisiológica (SF) enquanto se procede à identificação e ao tratamento de uma possível infecção, que é a causa mais comum da descompensação. Tradicionalmente, utiliza-se a hidrocortisona IV (100 mg em bólus, seguida por 50 a 100 mg a cada 6-8 horas), mas qualquer outro glicocorticoide disponível, em doses equivalentes, será igualmente efetivo. Após as primeiras 24 a 48 horas, a dose pode ser gradualmente reduzida conforme a evolução clínica da condição desencadeante.

Pacientes com insuficiência suprarrenal também devem ser orientados para alertarem outros médicos que os assistem acerca de sua condição, sobretudo para a necessidade de cobertura com glicocorticoide durante intervenções cirúrgicas. A orientação de familiares próximos também é fundamental, uma vez que muitas intercorrências podem cursar com confusão mental ou rebaixamento de consciência, incapacitando o paciente para tomar e/ou aumentar o glicocorticoide. Todos os pacientes com insuficiência suprarrenal deveriam portar, em lugar visível ou acessível, uma identificação sobre sua condição e a orientação terapêutica para situações de urgência.

REVISÃO

- A avaliação anatômica da região selar é indispensável na avaliação etiológica do paciente com hipopituitarismo.
- A DGH está quase sempre presente em pacientes com deficiências de vários outros hormônios hipofisários, independentemente da causa.
- Na idade escolar, a criança com DGH está abaixo da altura esperada para a IC e/ou para a altura dos pais e apresenta VC baixa (< 4 cm/ano) e maturação esquelética (ou IO) aquém da IC.
- IGF-I, um hormônio hepático GH-dependente e mediador dos efeitos do GH no crescimento, encontra-se baixo nos casos de DGH mais graves, assim como na presença de desnutrição ou hepatopatia, mas pode estar normal em casos de DGH parcial.
- Na infância, o hipogonadismo hipogonadotrófico (HH) é geralmente assintomático, mas pode cursar com micropênis e criptorquidia nos casos congênitos. Na idade puberal, o HH impede o início e/ou a plenitude do desenvolvimento genital e dos caracteres sexuais secundários.
- Na idade reprodutiva, o encontro de níveis baixos de estrogênio, no sexo feminino, ou de testosterona, no masculino, com LH e FSH normais ou baixos, estabelece, com os dados clínicos, o diagnóstico de HH.
- O diagnóstico do HC é estabelecido pelo T_4L sérico baixo, com TSH baixo, normal ou mesmo discretamente elevado. A atividade biológica do TSH está reduzida no HC, mas sua determinação pelo bioensaio não é utilizada na rotina diagnóstica.
- O hipoadrenalismo central se manifesta pela secreção reduzida de glicocorticoide e de esteroides sexuais pelas suprarrenais, mas não afeta significativamente a secreção de aldosterona.
- Em situações de estresse (infecção, cirurgia, trauma), pacientes com hipoadrenalismo central, antes assintomáticos ou pouco sintomáticos, frequentemente descompensam com hipotensão, choque e até óbito se o tratamento com glicocorticoide não for prontamente instituído.

■ LEITURA SUGERIDA

Abucham J, Vieira TC, Ribeiro E, Ribeiro R, Martins M. Terapia de reposição hormonal no hipopituitarismo. Arq Bras Endocrinol Metab. 2003;(4):492-508.

179

DOENÇAS DE HIPOFUNÇÃO SUPRARRENAL

- REGINA DO CARMO SILVA
- CLAUDIO E. KATER

Insuficiência suprarrenal (IS) resulta de afecções que causam redução da massa de tecido cortical suprarrenal e/ou da síntese esteroide, com consequente redução da produção de cortisol, aldosterona e hormônios sexuais, isoladamente ou em combinação. Subdivide-se em primária e secundária e suas manifestações clínicas podem ocorrer de forma aguda ou, mais comumente, crônica.

IS secundária é causada pela deficiência do hormônio adrenocorticotrófico (ACTH) e/ou do hormônio liberador de corticotrofina (CRH) e resulta em atrofia das camadas fasciculada e reticulada do córtex suprarrenal, preservando a camada glomerulosa, produtora de aldosterona que é controlada, primariamente, pelo sistema renina-angiotensina. Lesões hipofisárias costumam levar à deficiência de outros hormônios hipofisários, além do ACTH, mas o uso prolongado de glicocorticosteroides (GC) é a causa mais comum de IS secundária isolada. A supressão do eixo hipotálamo-hipófise-suprarrenal (HHS) é tanto maior quanto maior a dose de GC utilizada (principalmente os de ação prolongada, como a dexametasona) e a duração do tratamento (mais de três meses).

A doença de Addison (DA) (IS primária crônica) é rara e potencialmente fatal, com prevalência de 39 a 144 casos por milhão de habitantes. A destruição do córtex suprarrenal pode ser causada por processos autoimunes, infecciosos (bacterianos, fúngicos ou virais), granulomatosos, metastáticos (carcinoma de mama, pulmão, linfoma e melanoma) e de síndromes hemorrágicas. Outras etiologias incluem a suprarrenoleucodistrofia, a hipoplasia suprarrenal, as alterações da esteroidogênese consequentes às deficiências enzimáticas, às deleções do DNA mitocondrial e aos defeitos da biossíntese do colesterol. Alguns medicamentos também podem interferir com a síntese dos corticosteroides (cetoconazol e mitotano) ou causar hemorragia suprarrenal aguda (heparina e sunitinibe). No Brasil, as principais causas da DA são a suprarrenalite autoimune, a paracoccidioidomicose e a tuberculose.

A suprarrenalite autoimune é responsável por 65 a 90% dos casos de DA e resulta da destruição das células suprarrenocorticais por linfócitos T autorreativos. Caracteriza-se pela presença de autoanticorpos contra o tecido suprarrenocortical, dirigidos mais especificamente contra a enzima 21-hidroxilase, que podem ser detectados na circulação vários anos antes das manifestações clínicas de IS. Dessa forma, a evolução para doença clínica passa por estágios funcionais diferentes: I) estágio 0 (ou suprarrenalite autoimune em potencial): suscetibilidade genética e/ou presença de autoanticorpos anti-21-hidroxilase; II) estágio 1: aumento da atividade plasmática da renina (APR); III) estágio 2: diminuição da resposta do cortisol após estímulo via IV com 250 µg de $ACTH_{1-24}$; IV) estágio 3: elevação dos níveis plasmáticos de ACTH; e V) estágio 4: diminuição evidente da concentração basal de cortisol associada a aumento dos níveis de ACTH e início dos sintomas de IS. A suprarrenalite autoimune está frequentemente associada a outras doenças autoimunes envolvendo tireoide, paratireoides, gônadas, ilhotas pancreáticas e mucosa gastrintestinal, caracterizando as síndromes poliglandulares autoimunes (SPA) dos tipos 1, 2 e 4 (Quadro 179.1).

QUADRO 179.1 ■ Classificação das síndromes poliglandulares autoimunes

SPA	COMPONENTES
Tipo 1	Candidíase mucocutânea crônica, hipoparatiroidismo, DA autoimune (pelo menos dois componentes ou um componente na presença de anticorpo anti-interferon ω positivo)
Tipo 2	DA autoimune + doenças autoimunes da tiroide e/ou diabetes melito tipo 1 (DA deve sempre estar presente)
Tipo 3	Doenças autoimunes tiroidianas + outras doenças autoimunes (exceto DA autoimune, hipoparatiroidismo e candidíase)
Tipo 4	Duas ou mais doenças autoimunes órgão-específicas (em combinações diferentes das SPA 1, 2 ou 3)

DM1: diabetes melito tipo 1.
Fonte: Betterle e colaboradores[1] e Falorni e colaboradores.[2]

A SPA tipo 1 é muito rara, exceto entre judeus iranianos, na Finlândia e na Sardenha. Acomete crianças de ambos os sexos, com herança autossômica recessiva. Resulta de mutações no gene *AIRE* (*autoimmune regulator*), localizado no cromossomo 21. Esse gene codifica um fator de transcrição nuclear, que está relacionado à expressão de antígenos periféricos no timo e à seleção negativa dos linfócitos T autorreativos, sendo, portanto, supressor da autoimunidade. Nessa síndrome, a DA costuma ocorrer antes dos 15 anos de idade. Contudo, a SPA tipo 2 afeta predominantemente mulheres entre 20 e 40 anos de idade e é herdada de forma autossômica dominante. Embora seja poligênica, o principal fator genético responsável pelo seu desenvolvimento está localizado no cromossomo 6, na região do sistema antígeno leucocitário humano (HLA, do inglês *human leucocyte antigen*) de classe II (HLA-DRB1*0404/DQ8, HLA-DR3/DQ2), que desempenha papel-chave na determinação das respostas das células T aos antígenos.

A paracoccidioidomicose geralmente afeta homens com mais de 30 anos, habitantes de áreas rurais. Hipofunção do córtex suprarrenal é frequente na doença disseminada (15 a 45% dos casos) e sintomas de DA são observados em 5 a 15% dos casos. A tuberculose compromete as suprarrenais com menor frequência que a paracoccidioidomicose, e o trofismo pela glândula se deve à supressão da imunidade celular intrassuprarrenal, determinada pela elevada concentração intraglandular de GC.

A extensão do comprometimento suprarrenocortical depende do agente etiológico e do tempo de duração da moléstia: nas formas parciais, os níveis de corticosteroides podem estar ainda normais, embora respondam parcialmente à estimulação. Nesses pacientes, o quadro clínico somente se manifesta em situações de estresse, quando a necessidade maior de esteroides não pode ser atendida, dado o comprometimento da reserva funcional da glândula.

ATENÇÃO!

A suprarrenalite autoimune é a principal causa de DA, seguida pela paracoccidioidomicose e tuberculose.

■ QUADRO CLÍNICO

O quadro clínico da DA decorre principalmente da deficiência GC e, adicionalmente, da deficiência mineralocorticosteroide (MC), quando mais de 90% do tecido suprarrenocortical funcionante foi destruído. O paciente addisoniano típico apresenta fadiga, apatia, fraqueza muscular, anorexia, perda de peso, náusea, vômito, dor abdominal, hipotensão arterial, episódios de hipoglicemia em jejum (devido à redução da gliconeogênese hepática) e hiperpigmentação cutaneomucosa, a qual é mais evidente nas articulações metacarpofalângicas e interfalângicas do dorso das mãos, cotovelos, joelhos, dobras cutâneas, mucosa oral, genitália e cicatrizes recentes. A hiperpigmentação é causada pelas altas concentrações plasmáticas de ACTH, o qual se liga ao receptor 1 da melanocortina, estimulando os melanócitos.

A deficiência de MC resulta em conservação inadequada de sódio (hiponatremia) e redução da excreção de potássio e hidrogênio, o que leva à avidez por sal, redução do volume sanguíneo efetivo, hipotensão arterial, hipercalemia (com aparecimento de arritmias cardíacas) e acidose metabólica. A deficiência concomitante de cortisol agrava as manifestações e, a menos que haja ingestão adequada de sal, pode ocorrer "crise suprarrenal" (IS aguda).

A diminuição da secreção de androgênios do córtex suprarrenal é mais evidente em pacientes do sexo feminino, as quais apresentam rarefação de pelos axilares e pubianos e diminuição da libido.

Também estão presentes, na IS secundária, sintomas decorrentes da deficiência de GC, assim como hipotensão e hiponatremia dilucional, decorrentes, respectivamente, da diminuição da expressão dos receptores catecolaminérgicos em nível vascular, aumento da secreção de hormônio antidiurético (ADH) e redução do *clearance* de água livre nos rins.

> **ATENÇÃO!**
>
> Hipercalemia e hiperpigmentação cutaneomucosa ocorrem exclusivamente na IS primária.

■ DIAGNÓSTICO

As seguintes anormalidades bioquímicas podem ser observadas na IS: hiponatremia, hipoglicemia, hipercalcemia (rara), anemia normocítica leve (devido à deficiência de cortisol e androgênios), linfocitose, eosinofilia, hipercalemia, acidose metabólica e aumento da concentração plasmática de creatinina (Cr) (as últimas três na IS primária).

A dosagem de cortisol sérico, como rastreamento, fornece informação conclusiva apenas na minoria dos casos. Níveis inferiores a 5 μg/dL são considerados anormais, e níveis maiores ou iguais a 18 μg/dL excluem a presença de IS; níveis entre 5 e 18 μg/dL necessitam de avaliação com testes dinâmicos.

O teste rápido de estímulo com altas doses (250 μg) de $ACTH_{1-24}$ (tetracosactídeo) avalia a integridade funcional das suprarrenais. ACTH é injetado via IV ou IM, e o cortisol sérico é dosado antes e 60 minutos após a injeção. A função suprarrenal é considerada normal se a concentração do cortisol sérico basal ou após estímulo for maior ou igual a 18 μg/dL. Na DA, o ACTH exógeno não eleva a secreção de cortisol porque o córtex suprarrenal já está maximamente estimulado pelo ACTH endógeno. Resultados anormais, entretanto, também podem ser observados na IS secundária grave, em virtude da atrofia suprarrenocortical. Uma vez que o ACTH estimula agudamente a secreção de aldosterona, seus níveis séricos 60 minutos após o estímulo diferenciam a DA (pouca ou nenhuma elevação) da IS secundária (a aldosterona responde normalmente). Estímulo prolongado com ACTH (infusão IV por oito horas ou administração via IM por três dias) consegue elevar substancialmente os níveis de cortisol apenas na IA secundária.

A integridade do eixo HHS é mais bem avaliada pelo teste da hipoglicemia (glicose plasmática < 40 mg/dL) induzida pela injeção via IV de insulina regular (0,05 a 0,1 UI por kg de peso). O teste é contraindicado em idosos, coronariopatas ou convulsivos. IS é demonstrado por pico de cortisol sérico inferior a 18 μg/dL na vigência de hipoglicemia sintomática.

O nível plasmático basal de ACTH é o melhor exame para distinguir IS primária da secundária. Na presença de níveis reduzidos de cortisol sérico (< 5 μg/dL), um valor de ACTH plasmático acima de duas vezes o limite superior da normalidade é indicativo de DA. Nesta, as concentrações plasmáticas de ACTH invariavelmente excedem 100 pg/mL (podendo atingir níveis de 3.000 a 5.000 pg/mL), mesmo na presença de níveis normais de cortisol. Diferentemente, na IS secundária, os níveis plasmáticos de ACTH estão baixos ou no limite inferior da normalidade. A dosagem da APR reflete o grau de deficiência MC e está elevada em praticamente todos os pacientes não tratados com DA, na presença de níveis séricos baixos ou até mesmo normais de aldosterona.

A TC é útil para visualizar as suprarrenais. Doenças infiltrativas e infecciosas resultam em aumento do tamanho glandular, e redução de tamanho pode ser vista na suprarrenalite autoimune e na IS secundária. O achado de calcificação em topografia suprarrenal é fortemente sugestivo de etiologia granulomatosa e exclui a autoimunidade como causa da DA. Alterações estruturais da hipófise e hipotálamo, visualizadas por meio de tomografia computadorizada (TC) ou ressonância magnética (RM), fortalecem o diagnóstico da IS secundária.

Punção-biópsia de massas suprarrenais (guiada por TC ou ultrassonografia [US]), radiografia simples torácica, testes com tuberculina (PPD), sorologia para micoses profundas e para o HIV, dosagem plasmática de ácidos graxos saturados de cadeia muito longa (suprarrenoleucodistrofia) e pesquisa de autoanticorpos anticórtex suprarrenal (ACA) e anti-21-hidroxilase auxiliam na elucidação da etiologia da DA. Dos pacientes com DA de etiologia autoimune, 94% são positivos para ACA e/ou autoanticorpos anti-21-hidroxilase.

■ TRATAMENTO

O tratamento da IS consiste na reposição continuada de GC, isoladamente ou em associação com MC. A dose substitutiva recomendada para adultos é de 15 a 25 mg por dia (10 a 15 mg/m^2, via oral [VO]) de hidrocortisona (cortisol), fracionada em duas ou, preferencialmente, três tomadas, sendo dois terços a três quartos da dose total administrados pela manhã. A dose ótima, entretanto, deve ser ajustada individualmente, procurando-se minimizar os possíveis efeitos adversos do excesso da medicação. Embora a substância natural deva ser preferida para a terapia de reposição, GC sintéticos (especialmente a prednisolona, mas também prednisona e dexametasona – ver Tabela 179.1) podem ser utilizados em bioequivalência apropriada. Suplementação dietética com cloreto de sódio (sal de cozinha, 4 a 6 g/dia), em adição ao tratamento GC, em geral é o bastante para se obter balanço adequado de sódio. Se necessária, a reposição MC poderá ser feita com fludrocortisona, na dose de 0,1 a 0,2 mg VO, diariamente ou em dias alternados, principalmente nos pacientes tratados com prednisona, prednisolona ou dexametasona. Recentemente, hidrocortisona de liberação tardia (Chronocort®), administrada duas vezes ao dia e hidrocortisona de liberação modificada (Plenadren®), administrada uma única vez ao dia, pela manhã, vêm sendo testadas, a fim de propiciar melhor reprodução do ritmo circadiano fisiológico do cortisol. Bombas de infusão para liberação subcutânea (SC) de hidrocortisona permitem reconstituir o ritmo circadiano do cortisol, com redução significativa da dose total diária de hidrocortisona, mas o alto custo e a complexidade do tratamento dificultam seu uso rotineiro. Novas perspectivas terapêuticas estão sendo estudadas, tais como o uso de rituximabe em pacientes com DA autoimune recém-diagnosticada e a utilização de tetracosactídeo de depósito em pacientes com IS primária estabelecida, as quais têm demonstrado que a regeneração da produção de cortisol é possível.

A resposta clínica é o melhor parâmetro para a avaliação da eficácia da corticoterapia. Durante o tratamento com GC, a hiperpigmentação cutaneomucosa torna-se mais tênue, mas dificilmente desaparece. Não

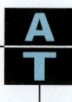

TABELA 179.1 ■ Meia-vida biológica, potência relativa e doses diárias de reposição de glicocorticosteroides empregados na prática clínica					
ESTEROIDE	AÇÃO/MEIA-VIDA BIOLÓGICA (HORAS)	EQUIVALÊNCIA DE DOSE GC (MG)	ATIVIDADE GC (DEPOSIÇÃO DE GLICOGÊNIO HEPÁTICO, EM RELAÇÃO AO CORTISOL)	ATIVIDADE MC (RETENÇÃO DE SÓDIO, EM RELAÇÃO À ALDOSTERONA)	DOSE MÉDIA DIÁRIA DE REPOSIÇÃO VO
Cortisol ou hidrocortisona	Rápida 8-12	20	100	0,25	10-15 mg/m^2
Cortisona	Rápida 8-12	25	80	0,2	20 mg/m^2
Prednisona	Intermediária 12-36	5	400	0,1	2,5-4,0 mg/m^2
Prednisolona	Intermediária 12-36	4	500	< 0,1	2-4 mg/m^2
Dexametasona	Prolongada 36-72	0,75	3.000	0	0,4 mg/m^2
Betametasona	Prolongada 36-72	0,6	2.500	0	0,4 mg/m^2

Fonte: Silva e colaboradores.[3]

se recomenda a medida do ACTH plasmático para guiar a dose de reposição GC. Recentemente, foi proposto que a dosagem dos níveis salivares de cortisona (por meio da cromatografia líquida e espectrometria de massa) pode ser útil na avaliação da adequação da reposição de hidrocortisona, pois eles se correlacionam com os níveis séricos do cortisol livre. Os níveis de eletrólitos, da APR e da pressão arterial (PA) devem ser monitorados em intervalos regulares, possibilitando ajustes na dosagem de MC e evitando efeitos indesejáveis de superdosagem (hipocalemia, HA, edema). Nos pacientes que desenvolverem HA durante o uso da fludrocortisona, a dose deverá ser reduzida (além do ajuste da dose do GC) e, se necessário, tratamento anti-hipertensivo com inibidores da enzima conversora da angiotensina (IECA) ou bloqueadores do receptor da angiotensina (BRA) II deverá ser iniciado, juntamente com a manutenção do tratamento com fludrocortisona. Diuréticos deverão ser evitados, e antagonistas do receptor MC (espironolactona, eplerenona) estão contraindicados.

A administração de preparados androgênicos à base de sais de testosterona ou derivados está indicada, particularmente em mulheres jovens, para a restauração da libido e da função sexual, manutenção adequada da pilificação axilar e pubiana e para a promoção de efeitos anabólicos (prevenindo ou reduzindo o risco de osteoporose). Embora promissores, são incipientes os estudos que avaliam a reposição hormonal com desidroepiandrosterona (DHEA), na dose de 50 mg ao dia, tanto em homens como em mulheres com IS.

Durante situações de estresse (processos febris intercorrentes, infecções graves, trauma ou cirurgia), o esquema terapêutico deverá ser adaptado convenientemente, elevando-se em duas ou até três vezes a dose de GC e, se necessário – na presença de vômitos, diarreia, etc. –, administrá-los por via parenteral. Pacientes que serão submetidos a grandes cirurgias deverão receber, no pré-operatório, 100 mg de hemissuccinato de hidrocortisona, IV em bólus, seguidos de 10 mg/hora. No pós-operatório, deverão ser administrados 100 mg IV ou IM a cada oito horas, até que o paciente esteja clinicamente estável; essa dose deverá ser reduzida gradualmente nos 3 a 5 dias seguintes, até atingir a dose de manutenção, com reintrodução da fludrocortisona sempre que o paciente addisoniano estiver recebendo medicação VO.

O prognóstico da DA é bom, na dependência da doença de base que, claro, deverá ser tratada convenientemente. Porém, estudos recentes mostraram aumento de duas vezes na taxa de mortalidade dos pacientes, devido a infecções, neoplasias e, principalmente, doenças cardiovasculares, em virtude tanto do inadequado perfil diurno de exposição ao GC como da sua utilização em doses suprafisiológicas. Pacientes com DA devem portar sempre cartões especiais de identificação e um recipiente contendo hidrocortisona solúvel para administração parenteral em casos de emergência. Pacientes com DA autoimune deverão ser reavaliados anualmente para a presença de outras doenças autoimunes (DM1, doenças autoimunes da tireoide, falência ovariana prematura, doença celíaca, gastrite autoimune com deficiência de vitamina B12).

> **ATENÇÃO!**
>
> Na vigência de infecções, trauma ou cirurgia, a dose de glicocorticosteroide deverá ser duplicada ou até triplicada.

■ INSUFICIÊNCIA SUPRARRENAL AGUDA (CRISE SUPRARRENAL)

Cerca de 25% dos pacientes com DA apresentam-se no diagnóstico com IS aguda estabelecida ou iminente. Em portadores de IS crônica, a "crise suprarrenal" pode ser precipitada por processo febril toxicoinfeccioso, trauma, cirurgia ou interrupção abrupta da reposição GC. Pode também ser precipitada pela reposição isolada de levotiroxina em indivíduos com hipotiroidismo e hipocortisolismo, bem como pelo uso de inibidores da esteroidogênese suprarrenal (cetoconazol), quando usados em doses elevadas ou administrados a pacientes com reserva funcional das suprarrenais reduzida. Da mesma forma, tratamento de pacientes com IS com medicamentos que aumentam a metabolização hepática do cortisol pelo citocromo CYP3A4 (fenitoína, rifampicina, fenobarbital) pode evoluir para IS aguda, caso a dose de reposição do GC não seja aumentada. Causas menos frequentes incluem a destruição extensa de ambas as glândulas como resultado de coagulação intravascular disseminada (CIVD) associada a quadro de septicemia grave (meningococcemia: síndrome de Waterhouse-Friederichsen e pseudomonas), outras doenças hemorrágicas e após suprarrenalectomia total bilateral por indicações diversas.

A "crise suprarrenal" é uma emergência endócrina com risco de morte para o paciente. Caracteriza-se pelo início rápido de hipotensão e taquicardia (que pode evoluir para choque refratário à expansão de volume ou uso de substâncias vasoativas), além de sintomas inespecíficos, como fraqueza intensa, prostração, apatia, dor abdominal ou no flanco, náusea e vômito. Hipertermia pode ser secundária à presença de processo infeccioso ou ao hipocortisolismo per se.

O tratamento deverá ser iniciado imediatamente após coleta de sangue para exames diagnósticos, sem aguardar pela confirmação laboratorial. A administração via IV de solução salina isotônica (NaCl a 0,9%) e de solução de glicose a 5% deve ser feita tão rapidamente quanto o quadro clínico demandar, com a possível adição de solução hipertônica de NaCl (1,5%) e/ou glicose (25 a 50%), à medida que haja, respectivamente, hiponatremia grave e hipoglicemia. Injeção via IV em bolo de hemissuccinato ou fosfato de hidrocortisona – 100 a 200 mg – deve ser feita imediatamente, seguida de outros 50 a 100 mg adicionados aos líquidos de reposição, a cada seis horas. As doses farmacológicas de hidrocortisona, na presença da abundante quantidade de sódio oferecida, proporcionam atividade MC adequada no período inicial do tratamento. Antibióticos e tratamento de suporte devem ser empregados conforme a necessidade. A transição do período agudo para a fase de reposição crônica deve ser feita com redução gradual da dose de hidrocortisona (50%, a intervalos de 1 a 2 dias), até que se atinja a dose habitual de reposição (15 a 25 mg/dia). Em contraste com o tratamento de emergência, a fase crônica de reposição esteroide deverá, necessariamente, incluir a administração de MC para obter balanço eletrolítico normal e, paralelamente, facilitar a redução da dose de GC para a faixa ideal de manutenção.

■ **INSUFICIÊNCIA SUPRARRENAL RELACIONADA À DOENÇA GRAVE**

Nos casos de sepse ou doenças graves, tanto o aumento insuficiente dos níveis de cortisol em resposta ao estresse como a resistência tecidual periférica à ação do cortisol (causada por mediadores inflamatórios) levam à IS relativa. Esta é identificada pela detecção de cortisol sérico inferior a 10 µg/dL ou pela demonstração de incremento do cortisol sérico inferior a 9 µg/dL, após a administração IV de 250 µg $ACTH_{1-24}$. Níveis de cortisol superiores a 34 µg/dL ou incremento do cortisol superior a 16,8 µg/dL após estímulo com 250 µg $ACTH_{1-24}$ excluem a presença de IS relacionada à doença grave (CIRCI, do inglês *critical ilness-related corticosteroid insufficiency*).

■ **INSUFICIÊNCIAS SUPRARRENOCORTICAIS SELETIVAS**

APÓS SUPRARRENALECTOMIA UNILATERAL PARA REMOÇÃO DE NEOPLASIA SUPRARRENAL FUNCIONANTE

Este procedimento em portadores de síndrome de Cushing ou hiperaldosteronismo primário, em geral, origina um período transitório de relativa insuficiência GC ou MC, respectivamente. A recuperação da supressão do eixo hipotálamo-hipofisário no hipercortisolismo, ou do sistema renina-angiotensina, no hiperaldosteronismo, habitualmente, precede a normalização completa da função suprarrenocortical. O uso pré-operatório de bloqueadores da síntese suprarrenal, no caso da síndrome de Cushing (especialmente cetoconazol), ou de antagonistas competitivos da aldosterona, no caso do hiperaldosteronismo primário (espironolactona e eplerenona), promove a recuperação da glândula contralateral e previne ou atenua esta situação temporária de IS seletiva. Não é necessário tratamento específico, a não ser em situações de estresse ou ingestão reduzida de sódio, quando reposição temporária com GC ou MC, conforme o caso, pode ser necessária por curto período.

HIPOALDOSTERONISMO HIPORRENINÊMICO

Alguns pacientes com insuficiência renal (IR) (depuração de Cr de 30 a 40 mL/min) apresentam hipercalemia e acidose, sem que o grau de hipercalemia possa ser atribuído isoladamente à lesão renal crônica (LRC). A concentração sérica de sódio é normal, mas sua conservação renal está prejudicada. A concentração de aldosterona e a APR estão reduzidas e ambas não respondem aos testes de estímulo. Esse estado de hiporreninismo associa-se à disfunção crônica do aparelho justaglomerular, no curso de distúrbios, como DM (mais de 50% dos casos), pielonefrite, gota, lúpus eritematoso sistêmico (LES), mieloma múltiplo e amiloidose. Elevação crítica dos níveis séricos de potássio pode ocorrer se forem empregados agentes supressores da liberação de renina (bloqueadores β-adrenérgicos), inibidores da síntese de prostaglandinas (indometacina, ibuprofeno, ácido acetilsalicílico [AAS]), IECA (captopril, enalapril) e diuréticos poupadores de potássio (espironolactona). Heparina também pode acentuar a redução da produção de aldosterona, pelo efeito tóxico direto dessa substância sobre a camada glomerulosa. Nesses casos, os seguintes procedimentos, isolados ou em combinação, são necessários para a correção adequada da acidose e da hipercalemia: a) dieta com conteúdo restrito em potássio; b) administração de diuréticos, especialmente os de alça (furosemida); c) sais alcalinizantes (bicarbonato de sódio); e d) associação de pequenas doses de fludrocortisona (0,05 a 0,1 mg por dia). O uso de resinas de troca iônica (poliestirenossulfonatos) por VO ou enema de retenção está indicado em situações de hipercalemia grave. Controle mais rápido e efetivo da glicemia nos pacientes diabéticos deverá ser tentado, uma vez que tanto a deficiência de insulina quanto a hiperglicemia são fatores agravantes da hipercalemia.

DEFICIÊNCIAS ISOLADAS DA SÍNTESE OU AÇÃO DA ALDOSTERONA

A deficiência de aldosterona sintetase e o pseudo-hipoaldosteronismo tipo 1 (PHA1) são anomalias congênitas raras, mas devem ser lembradas na avaliação de recém-nascidos (RNs) com déficit de desenvolvimento ponderal importante, desidratação grave e vômitos nas primeiras semanas de vida. Bioquimicamente, observa-se hiponatremia, hipercalemia, acidose metabólica e aumento importante da APR. Os níveis plasmáticos de aldosterona encontram-se reduzidos ou indetectáveis na deficiência de aldosterona sintetase e elevados nos pacientes com PHA1 (resistência tubular distal primária à ação da aldosterona). A forma sistêmica do PHA1 (herança autossômica recessiva), associada à doença na via aérea inferior, resulta de mutação inativadora do canal epitelial de sódio, e a forma renal (herança autossômica dominante) decorre de mutação no receptor MC. RNs com deficiência de aldosterona sintetase devem ser tratados prontamente com reposição MC (fludrocortisona, 0,1 a 0,2 mg/dia) e complementação de NaCl na alimentação. Pacientes com PHA1 necessitam, obrigatoriamente, de doses suplementares elevadas de NaCl na alimentação, e doses também elevadas de fludrocortisona (0,2 a 0,5 mg/dia), em decorrência da resistência periférica a esse hormônio. Nas duas condições, existe, inexplicavelmente, tendência à melhora com o avançar da idade.

REVISÃO

- A doença de Addison é rara e potencialmente fatal.
- A suprarrenalite autoimune é a principal etiologia da doença de Addison.
- Na doença de Addison, há aumento dos níveis de ACTH e da atividade plasmática da renina, na presença de níveis de cortisol e aldosterona reduzidos ou no limite inferior do normal.
- Autoanticorpos anticórtex suprarrenal e/ou autoanticorpos anti-21-hidroxilase estão presentes em 94% dos pacientes com doença de Addison autoimune.
- O tratamento da doença de Addison consiste na administração, por toda a vida, de glicocorticosteroide e mineralocorticosteroide. Infecções graves, traumas ou cirurgias podem precipitar crise suprarrenal caso a dose de glicocorticosteroide não seja duplicada ou até triplicada.

■ REFERÊNCIAS

1. Betterle C, Dal Pra C, Mantero F, Zanchetta R. Autoimmune suprarrenal insufficiency and autoimmune polyendocrine syndromes: autoantibodies, autoantigens and their applicability in diagnosis and disease prediction. Endocr Rev. 2002;23(3):327-64.
2. Falorni A, Minarelli V, Morelli S. Therapy of adrenal insufficiency: an update. Endocrine. 2013;43(3):514-28.
3. Silva RC, Huayllas MKP, Caetano MSS, Barbosa FAC, Almeida ALA. Córtex suprarrenal. In: Lopes AC. Tratado de clínica médica. São Paulo: Roca; 2006. p. 3414-45.

■ LEITURAS SUGERIDAS

Allolio B. Adrenal crisis. Eur J Endocrinol. 2015;172(3):R115-24.
Bornstein S, Allolio B, Arlt W, Barthel A, Don-Wauchope A, Hammer GD, et al. Diagnosis and treatment of primary adrenal insufficiency: an Endocrine Society clinical practice guideline. J Clin Endocrinol Metab. 2016;101(2):364-89.
do Carmo Silva R, Kater CE, Atala Dib S, Laureti S, Forini F, Cosentino A, et al. Autoantibodies against recombinant human steroidogenic enzymes 21-hydroxylase, side chain cleavage and 17-hydroxylase in Addison's disease and autoimmune polyendocrine syndrome type III. Eur J Endocrinol. 2000;142(2):187-94.
Moraes RB, Czepielewski MA, Friedman G, Borba EL. Diagnosis of suprarrenal failure in critically ill patients. Arq Bras Endocrinol Metabol. 2011;55(5):295-302.
Raff H. Measurement o salivary cortisone to assess the adequacy of hydrocortisone replacement. J Clin Endocrinol Metab. 2016;101(4):1350-2.

180
INCIDENTALOMAS SUPRARRENAIS

■ CASSIO ANDREONI RIBEIRO
■ CLAUDIO E. KATER

A ampla disseminação, na prática clínica, de modernos e sofisticados métodos diagnósticos de imagem – particularmente a ultrassonografia (US), a tomografia computadorizada (TC) e a ressonância magnética (RM) – trouxe consigo o dilema da descoberta casual de lesões anatômicas, previamente insuspeitadas, conhecidas como incidentalomas. As glândulas suprarrenais, em particular, são sede frequente dos mais variados tipos de lesões, benignas ou malignas, hormonalmente ativas ou inativas (Quadro 180.1). O manejo clínico dos incidentalomas suprarrenais (IS)* tem sido objeto de grande controvérsia, mercê de sua crescente incidência e múltiplas facetas.

QUADRO 180.1 ■ Classificação etiológica dos incidentalomas suprarrenais

ETIOLOGIA	INCIDENTALOMAS
Córtex suprarrenal	Adenoma; hiperplasia nodular; carcinoma
Medula suprarrenal	Feocromocitoma; ganglioneuroma; ganglioneuroblastoma; neuroblastoma
Outros	
Metástases suprarrenais	Mama; rim; pulmão; linfoma; melanoma; ovário
Lesões pseudossuprarrenais	Originadas nos rins; baço; pâncreas; vesícula biliar; estômago; fígado; linfonodos e vasos sanguíneos

Fonte: Adaptado de Kloos e colaboradoes.[1]

ATENÇÃO!

Diante de um paciente portador de IS, as duas preocupações que devem nortear a investigação são: 1) excluir malignidade; e 2) avaliar a possibilidade de uma lesão funcionante.

■ EPIDEMIOLOGIA

A maioria dos IS é constituída de adenomas corticais, cuja presença em grandes séries de casos varia de 35 a 94%. Embora o adenoma não funcionante seja considerado a lesão suprarrenal mais comum, outras lesões suprarrenais podem ser funcionalmente ativas, necessitando de investigação hormonal e posterior tratamento clínico e cirúrgico.

Estudos de necropsia que incluem adenomas de, no mínimo, 0,5 a 1 cm mostram prevalência dessas lesões entre 2 e 9% da população, ao passo que casuísticas baseadas em exames de TC de abdome revelam prevalência de até 4% de IS, dado que não deve, portanto, causar surpresa.

A prevalência aumenta com a idade, sobretudo entre a 5ª e a 7ª décadas de vida, sendo incomuns casos em indivíduos com menos de 30 anos. Pacientes hipertensos, obesos e diabéticos sobressaem em muitas séries, o que pode se dever a um estado de hipercortisolismo subclínico, como será visto adiante.

Os IS podem ser considerados verdadeiros (incidentalomas *sensu stricto*) ou falsos (*sensu lato*). Os critérios utilizados para a definição de IS verdadeiros incluem: a ausência de malignidade conhecida prévia ou concomitantemente, bem como a ausência de qualquer evidência clínica de hipersecreção suprarrenocortical ou suprarrenomedular. Séries oncológicas têm mostrado que 43 a 73% dos pacientes com história prévia de câncer apresentam, de fato, metástase suprarrenal durante avaliação por imagem; os demais são portadores de outras lesões. Por sua vez, o critério

---
*Neste capítulo, onde consta IS, leia-se incidentaloma suprarrenal.

clínico é, não raro, bastante incerto. Muitas vezes, manifestações clínicas sugerindo feocromocitoma ou hiperaldosteronismo primário, por exemplo, são identificadas apenas quando os dados do paciente são analisados retrospectivamente. Portanto, para efeito prático, a definição de IS deve ser ampla, visto que a gama de pacientes que deverá passar por avaliação apropriada é considerável.

■ DIFERENCIAÇÃO ENTRE LESÕES BENIGNAS E MALIGNAS

PROCEDIMENTOS DE IMAGEM (TC E RM)

De modo geral, a TC é a modalidade primária preferida para a avaliação das glândulas suprarrenais, por ser um método rápido, prontamente disponível e oferecer a mais alta resolução espacial. A varredura helicoidal, usando cortes de 3 mm de espessura para reduzir o volume parcial, valoriza a precisão da mensuração da densidade das pequenas lesões suprarrenais. Os cortes com contraste nas fases portal e tardia (15 minutos) ajudam a caracterizar a velocidade de realce e clareamento da suprarrenal. Entretanto, a TC não contrastada, com frequência, já é suficiente no diagnóstico dos IS ou de adenomas potenciais.

A RM representa um meio adicional na avaliação das lesões suprarrenais, em especial no diagnóstico do adenoma, além de ser superior à TC na relação contraste/lesão. Sua resolução espacial, inferior à TC, é adequada para a detecção de lesões ditas minúsculas, entre 0,5 e 1,0 cm. Estudos por RM incluem as imagens ponderadas em T1, para os detalhes anatômicos, e T2. As técnicas com supressão da gordura são usadas para que as imagens ponderadas em T2 não sejam degradadas pelo artefato de *chemical shift*. Esse artefato também contribui para a caracterização das pequenas massas suprarrenais, como os adenomas com conteúdo lipídico, demonstrando redução de sinal nas imagens da sequência fora-de-fase em relação às imagens da sequência em-fase. Imagens multiplanares ajudam na detecção da origem, quando incerta, e extensão das massas suprarrenais em relação às estruturas adjacentes.

A US tem como principais indicações distinguir lesões sólidas de císticas e guiar punções/biópsias, quando identificadas pelo método. A US mostra baixa sensibilidade na detecção de pequenos nódulos quando comparada à TC ou RM.

DADOS DE IMAGEM NA CARACTERIZAÇÃO DOS IS

Entre as características de imagem avaliadas para a identificação de lesões potencialmente malignas, a mais valorizada tem sido o tamanho (diâmetro ou volume) da massa. Quanto maior o tamanho, maior a possibilidade. Diferentes autores têm estabelecido limites de corte que variam entre 3 e 6 cm – mais frequentemente, 4 cm –, com base no fato de que carcinomas primários de suprarrenal com medidas inferiores a essas são bastante raros. No entanto, carcinomas suprarrenais de até 2,5 cm têm sido documentados, e críticos argumentam que a utilização desses *cut-offs* deixaria de fora os pacientes que albergam carcinomas ainda pequenos e, portanto, com maior possibilidade de cura, se operados precocemente.

Outro critério que tem sido utilizado é a densidade da lesão, quando avaliada pela TC. A base desse critério é que os adenomas suprarrenais, pelo seu alto teor intracelular de lipídeos, têm densidade baixa, embora existam exceções. Dessa forma, utilizando-se o nível de corte de 10 unidades Hounsfield (HU), sem contraste, obtém-se sensibilidade de 75%, com especificidade próxima de 100% para o diagnóstico de adenomas *versus* não adenomas. Vários autores relataram alta sensibilidade e especificidade para as medidas da densidade na TC após contraste tardio, com valores variados do ponto de corte (25 a 37 HU) e das fases tardias (15 a 60 minutos). Em um estudo de 78 lesões, com retardo de 30 minutos após contraste, todos os adenomas mostraram densidade < 37 HU, e todos os não adenomas, densidade > 41 HU, apresentando especificidade e sensibilidade de 100% para o diagnóstico de adenoma. Outro estudo, com retardo de 15 minutos, mostrou que nenhuma lesão maligna apresentou densidade < 25 HU; esse valor de corte permite uma especificidade diagnóstica de 100%, com apenas um prolongamento mínimo do tempo de exame e sem interrupção do fluxo da TC. O mesmo trabalho mostrou 96% de sensibilidade e 100% de especificidade para a caracterização do adenoma, por meio do cálculo do clareamento relativo do nódulo ao meio de contraste, com valor de corte de 40%, medindo-se a densidade do nódulo na fase após retardo de 15 minutos e imediatamente após contraste.

Outras características de benignidade que podem ser avaliadas pela TC, como margens regulares e atenuação homogênea, apresentam baixa acurácia e são menos úteis no diagnóstico. Calcificações, necrose e hemorragia são eventos atípicos, embora ocorram especialmente nas lesões de maior dimensão.

No exame de RM, lesões malignas aparecem geralmente com baixa intensidade de sinal em T1 e alta intensidade em T2. Após a injeção de contraste com gadolínio, mostram forte realce e *washout* lento. Adenomas, ao contrário, são hipo ou isointensos em T1 e isointensos a levemente hiperintensos em T2. Feocromocitomas são tumores caracteristicamente hiperintensos em T2, embora haja exceções. A imagem fornecida pela utilização do artefato *chemical shift* é favorecida pelas diferentes velocidades da precessão da gordura e prótons na água, conseguindo avaliar o teor de gordura presente nas lesões. Essa é a melhor técnica da RM para diferenciar entre a presença ou não de um adenoma. Nota-se queda de sinal da lesão em relação ao baço ou fígado quando se comparam as imagens em-fase e fora-de-fase. Entretanto, esse achado não é totalmente específico, pois raramente as lesões malignas demonstram uma queda similar no sinal nas imagens de fase oposta. Mesmo as lesões que não satisfazem os critérios para adenoma podem mostrar-se benignas na biópsia, sendo, na maioria dos casos, adenomas pobres em gordura. Algumas lesões malignas, particularmente o carcinoma suprarrenal bem diferenciado, podem demonstrar aspectos benignos na imagem, como queda de sinal, embora este não seja um fato comum.

A utilidade da RM na investigação de IS esbarra no seu alto custo e no fato de que estudos não têm mostrado sua superioridade em relação à TC, a não ser nas situações especiais mencionadas.

Em algumas lesões da suprarrenal, TC e RM apresentam alto grau de especificidade. O principal exemplo são as hemorragias agudas de suprarrenal (HAA), uma condição clínica associada à estimulação suprarrenocortical aguda (p. ex., septicemia), distúrbios de coagulação, tumores de suprarrenal (como o feocromocitoma) e trauma abdominal. Do ponto de vista clínico, essas lesões podem ser totalmente assintomáticas, porém, em geral, produzem dor abdominal ou lombar, às vezes com febre; casos de HAA bilateral maciça se expressam por meio de insuficiência suprarrenal aguda e choque.

O exame de TC mostra inicialmente imagem de alta densidade (50 a 90 HU) que, aos poucos, decai em razão da reabsorção do hematoma, até se tornar um pseudocisto. A RM, por sua vez, mostra, no início, lesão com centro hiperintenso em T1, em virtude do acúmulo de metaemoglobina, e halo hipointenso pela presença de hemossiderina. Cronicamente, o desenvolvimento do hematoma leva ao acúmulo de hemossiderina, tornando-o hipointenso (*signal void*) em T1 e T2. Casos de hemorragia suprarrenal típicos podem ser tratados clinicamente.

Outras lesões com características de imagem quase patognomônicas são os cistos e os mielolipomas. Os cistos de suprarrenal são classificados, do ponto de vista histopatológico, em quatro tipos: cistos endoteliais, epiteliais, parasitários e pseudocistos. Os cistos endoteliais e os pseudocistos são os mais comuns, respondendo por cerca de 85% dos casos. A TC é útil para evidenciar a presença de líquido (hipodenso) e cápsula geralmente espessa, ao passo que a RM demonstra hipointensidade em T1 e hiperintensidade em T2. Pacientes portadores de cistos de suprarrenal podem, em alguns casos, beneficiar-se de punção aspirativa com agulha fina (PAAF) guiada por US ou TC para descompressão e/ou avaliação citológica do líquido.

> **ATENÇÃO!**
>
> Uma vez que os pseudocistos podem se originar de feocromocitomas, recomenda-se sempre a dosagem de catecolaminas ou de metanefrinas urinárias.

Os mielolipomas, por sua vez, são tumores benignos compostos por tecido adiposo maduro e tecido hematopoiético normal e correspondem a cerca de 7% a 15% dos IS. São, quase sempre, lesões assintomáticas. Vistos pela TC, apresentam-se como lesões hipodensas (-100 a -200 HU), em razão da presença de gordura, podendo haver calcificações e áreas de hemorragia. A RM mostra sinal hiperintenso em T1 e intermediário em T2. Alguns casos com imagem duvidosa são candidatos a PAAF. A conduta frente a um caso de mielolipoma é geralmente conservadora, porém lesões grandes podem ser sintomáticas e demandar cirurgia.

Lesões bilaterais ocorrem em 10% a 15% dos IS, podendo sugerir algumas vezes o diagnóstico de metástases, doenças granulomatosas ou hemorragia suprarrenal maciça; nesses casos, a possibilidade de insuficiência suprarrenal deve ser lembrada. Outras vezes, pode vir associada à hiperplasia suprarrenal congênita. O achado de adenoma bilateral ou concomitante a outro tipo de lesão também não é incomum.

DADOS DE IMAGEM – CINTILOGRAFIA COM IODOCOLESTEROL E TOMOGRAFIA POR EMISSÃO DE PÓSITRONS

A cintilografia com iodocolesterol (^{131}I-6b-iodometilnorcolesterol ou NP-59) permite a localização anatômica e a caracterização funcional das suprarrenais, em razão do acúmulo do radiofármaco no tecido suprarrenocortical funcionante. O NP-59 é ligado às lipoproteínas de baixa densidade e daí transportado para receptores localizados na membrana da célula suprarrenocortical, sendo armazenado intracelularmente. Também são utilizados o ^{131}I-19-iodocolesterol e o ^{75}Se-selenometilnorcolesterol. Lesões não funcionantes primárias (como os carcinomas), malignidades secundárias (metastáticas) e outras lesões destrutivas ou que ocupam espaço (cistos, hemorragias e mielolipomas) demonstram um padrão de imagem com captação distorcida, diminuída ou ausente, denominado discordante. Adenomas hipersecretores (síndrome de Cushing, tumores produtores de aldosterona e de andrógenios, raramente carcinomas) produzem acúmulo de iodocolesterol, padrão denominado de concordante. Estudos têm mostrado que lesões concordantes são adenomas suprarrenocorticais em praticamente 100% dos casos. Quando existe supressão completa da suprarrenal contralateral, a possibilidade de nódulo autônomo, geralmente associado a níveis de ACTH baixos e cortisol não supressível após dexametasona, tem sido sugerida. Esse estado de autonomia é denominado síndrome de Cushing subclínica ou pré-Cushing, conforme será visto adiante. Lesões discordantes são lesões não adenomatosas (cujo diagnóstico preciso dependerá de dados de imagem, avaliação funcional e, em alguns casos, biópsia) na virtual totalidade das vezes. As limitações do método relacionam-se aos casos em que a captação é simétrica (não lateralizante), os quais podem representar nódulos tanto benignos quanto malignos; via de regra, menores do que 2 cm. Além disso, trata-se de exame caro e pouco acessível à maioria dos serviços.

Finalmente, a TC por emissão de pósitrons (PET), utilizando a 2-^{18}F-fluoro-2-deoxi-D-glicose, tem sido feita em pacientes oncológicos tanto para avaliar a possibilidade de metástase em suprarrenais, as quais mostram captação aumentada, como para diferenciá-las dos adenomas, que não a captam. Entretanto, a especificidade para malignidade pelo método é insatisfatória.

PUNÇÃO ASPIRATIVA COM AGULHA FINA DA SUPRARRENAL GUIADA POR IMAGEM

A PAAF guiada por imagem (TC ou US) permite o diagnóstico citopatológico da lesão suprarrenal com acurácia em torno de 80 a 95%. Sua grande indicação reside naqueles casos em que há malignidade conhecida (concomitante ou prévia) e se suspeita de que o nódulo em suprarrenal é metastático. O diagnóstico de metástase, nessa situação, tem correspondido, em média, a cerca de metade dos casos. O achado incidental de lesão metastática em suprarrenal em paciente sem história prévia ou qualquer indício clínico de malignidade extrassuprarrenal é sabidamente raro.

Pacientes portadores de cistos de suprarrenal também podem se beneficiar da PAAF guiada por imagem (PAAFGI), visando à descompressão de estruturas vizinhas pela lesão e ao exame citopatológico do material, que ocasionalmente pode ser útil. Da mesma forma, doenças fúngicas com acometimento da glândula também podem ser diagnosticadas.

> **ATENÇÃO!**
>
> O exame de PAAFGI deve ser sempre precedido da avaliação hormonal, sobretudo para descartar a possibilidade de feocromocitoma.

A punção de um possível tumor pode provocar a liberação aguda de catecolaminas e crise hipertensiva. Outras complicações descritas com o procedimento são: pneumotórax (utilizando a via posterior); sangramento; e bacteremia. A PAAFGI não apresenta acurácia adequada para discriminar adenocarcinomas primários de adenomas de suprarrenal. Dessa forma, por se tratar de exame caro e invasivo, sua realização não deve ser de forma indiscriminada, mas restrita aos casos em que possa mostrar-se realmente útil (sobretudo pacientes oncológicos).

■ AVALIAÇÃO FUNCIONAL

SECREÇÃO DE CORTISOL E SÍNDROME DE CUSHING SUBCLÍNICA

A prevalência de adenomas autônomos produtores de cortisol entre os casos de incidentalomas é de 5 a 20% (10% em média). Essa entidade tem sido denominada síndrome de Cushing subclínica (SCSC) ou pré-Cushing.

O diagnóstico pode ser caracterizado pela demonstração laboratorial de distúrbio da secreção de cortisol, seja pela ausência de ritmo circadiano, pelo aumento dos níveis de cortisol urinário nas 24 horas, ou ainda pela sua não supressibilidade após o teste que utiliza a dexametasona, geralmente na dose de 1 mg *overnight*. Nesse último caso, tem sido proposta a utilização de um *cut-off* menor do que o habitual (por exemplo, cortisol superior a 3 mg/dL após a dexametasona, em vez de 5 mg/dL) no sentido de melhorar a sensibilidade do teste. O teste de estímulo com hormônio liberador de corticotrofina (CRH) e a dosagem basal de hormônio adrenocorticotrófico (ACTH) também têm sido utilizados. Alguns autores têm proposto como critério para definição de SCSC a presença de pelo menos dois desses exames alterados.

Pacientes com SCSC apresentam secreção de cortisol autônoma e supressão do eixo hipotálamo-hipofisário, sem manifestar, porém, estigmas característicos da síndrome de Cushing. Entretanto, uma elevada prevalência de obesidade, hipertensão arterial (HA) e diabetes melito (DM) vem sendo demonstrada, o que tem motivado a indicação de exérese do adenoma, em muitos casos com melhora clínica evidente. A diminuição da resistência insulínica também já foi documentada, como consequência do tratamento cirúrgico. De fato, alguns dos pacientes operados evoluíram com insuficiência suprarrenal no período pós-operatório, necessitando de suplementação com glicocorticosteroides. Marcadores de formação óssea, como a osteocalcina, apresentam níveis reduzidos, e os marcadores de reabsorção óssea, como o telopeptídeo carboxiterminal do colágeno tipo 1, estão aumentados. Alguns autores verificam uma propensão desses pacientes para a perda óssea, mas esse achado é variável. A secreção de GH também se encontra diminuída nos estados de hipercortisolismo subclínico.

A história natural da SCSC não é completamente conhecida. Em muitos pacientes, o quadro é estável. Alguns casos, no entanto, evoluem em poucos anos para a síndrome de Cushing manifesta, sobretudo em se tratando de nódulos com mais de 3 cm. Parece claro que, uma vez caracterizada a presença de nódulo autônomo produtor de cortisol em ausência de fenótipo cushingoide, o paciente deve ser cuidadosamente avaliado quanto à presença de HA, obesidade e alterações de tolerância à glicose. Pacientes que demonstrarem repercussão clínica atribuível ao excesso de cortisol provavelmente se beneficiarão da ressecção do adenoma, com cobertura de glicocorticosteroides. Em pacientes totalmente assintomáticos, a conduta conservadora é apropriada, desde que com acompanhamento clínico e laboratorial.

SECREÇÃO DE ALDOSTERONA

A prevalência do hiperaldosteronismo primário como causa de HA na população geral tem aumentado em razão de seu crescente diagnóstico, sobretudo nos pacientes normocalêmicos, por meio das dosagens rotineiras de aldosterona e atividade plasmática de renina (APR) e, em especial, da análise de sua relação. Entre os casos de IS, cerca de 1 a 3% tiveram diagnóstico de hiperaldosteronismo primário; em trabalho recente, que envolveu 1.004 pacientes com IS, o total de 1,6% teve esse diagnóstico; destes, 40% tinham potássio normal. Pacientes hipertensos, hipocalêmicos ou não, portando IS devem ser avaliados quanto a tal possibilidade, pela avaliação da relação aldosterona: APR, devendo-se antes ter o cuidado de instituir dieta normossódica e, se possível, suspender medicamentos que interfiram com as dosagens, como espironolactona, diuréticos e betabloqueadores.

SECREÇÃO DE ANDROGÊNIOS E ADENOCARCINOMA PRIMÁRIO DE SUPRARRENAL

Os adenocarcinomas primários de suprarrenal correspondem a cerca de 5 a 12% dos IS; nessa situação, são geralmente não funcionantes. Adenocarcinomas de suprarrenal que secretam androgênios raramente se apresentam como incidentalomas. A dosagem rotineira de sulfato de desidroepiandrosterona (SDHEA) chegou a ser preconizada para o diagnóstico dos adenomas, os quais mostram frequentemente valores baixos desse esteroide, em contraste com os adenocarcinomas primários de suprarrenal, que, em teoria, teriam níveis mais elevados. Nossa experiência e a da literatura têm mostrado, no entanto, que a dosagem de SDHEA apresenta baixa sensibilidade, tanto para o diagnóstico de adenomas quanto de adenocarcinomas. Da mesma forma, a dosagem rotineira de testosterona e de estradiol não parece útil para o rastreamento de carcinomas.

DEFEITOS DE ESTEROIDOGÊNESE

Nódulos suprarrenais são evidenciados em percentual significativo de portadores de hiperplasia suprarrenal congênita (HSC), chegando a acometer 82% dos pacientes homozigotos. O achado de níveis elevados de 17OHP após estímulo com ACTH em pacientes portando IS é bastante frequente, o que poderia corroborar esse fato, visto que a deficiência de 21-hidroxilase, que gera o acúmulo de 17OHP, é responsável por cerca de 90% dos casos de HSC.

Entretanto, o real significado da hiper-resposta de 17OHP nos portadores de IS é incerto, por algumas razões. Primeiro, muitos pacientes que apresentavam 17OHP elevada tiveram normalização desses níveis quando se submeteram à ressecção da massa. Esse fato sugere que o defeito enzimático pode estar restrito às células neoplásicas como resultado de desdiferenciação. Segundo, a pesquisa de mutações germinativas do gene CYP21 nesses pacientes portadores de IS não tem demonstrado as mutações esperadas. Finalmente, o achado concomitante de secreção autônoma de cortisol e níveis elevados de 17OHP, verificado em muitos pacientes, vem confirmar que, na maioria dos casos, a redução da atividade de 21-hidroxilase representa, de fato, apenas um defeito intratumoral da esteroidogênese. Na verdade, esse defeito pode não se limitar exclusivamente a essa enzima, e alguns estudos demonstraram defeitos em outras, como a 11b-hidroxilase e a 17,20-liase, conforme já verificado anteriormente na maioria dos adenocarcinomas suprarrenais.

FEOCROMOCITOMA

Compreende cerca de 10% dos casos de IS. Muitos desses pacientes são totalmente assintomáticos; apenas metade tem HA sustentada, um terço, paroxística, e um quinto deles é normotenso. Sabe-se que até 76% dos feocromocitomas só são diagnosticados na necropsia. Sendo tumores de alta morbimortalidade, o rastreamento universal dos IS é mandatório, preferencialmente por meio da dosagem de metanefrinas urinárias em amostra isolada ou de urina de 24 horas, ou pela dosagem de catecolaminas em urina de 24 horas, ou ainda pela dosagem plasmática tanto de catecolaminas quanto de metanefrinas. O teste de estímulo com glucagon não tem se mostrado útil para melhorar a sensibilidade diagnóstica, ao passo que a cintilografia com metaiodobenzilguanidina (MIBG) apresenta especificidade próxima de 100% (embora com sensibilidade bem menor do que a da RM e da TC), podendo ser usada para confirmação dos casos com rastreamento hormonal positivo.

O rastreamento hormonal para feocromocitoma deve sempre preceder o exame de biópsia aspirativa da suprarrenal, nos casos em que ela se fizer necessária, dada a possibilidade de crise adrenérgica quando um feocromocitoma é inadvertidamente puncionado.

■ SEGUIMENTO

A evolução clínica de pacientes que apresentam IS com características radiológicas sugestivas de benignidade e perfil hormonal demonstrando inatividade é favorável. A identificação de malignidade durante o seu seguimento não tem sido observada; dessa forma, muitos autores concluem que a repetição de exames de imagem, por período prolongado, é desnecessária.

Entretanto, alguns pacientes evoluem para hiperfunção hormonal, notadamente hipercortisolismo clinicamente evidente ou SCSC e, mais raramente, feocromocitoma. Portanto, o acompanhamento clínico e hormonal é recomendado, sobretudo nos nódulos com mais de 3 cm, que são mais suscetíveis a essas transformações.

■ TRATAMENTO

CIRURGIA LAPAROSCÓPICA

As técnicas minimamente invasivas têm mudado o acesso cirúrgico à glândula suprarrenal, com aplicação especial aos IS. A cirurgia laparoscópica já domina o reino da cirurgia suprarrenal e tem evitado grandes incisões abdominais e proporcionado excelentes benefícios ao paciente em termos de estética, dor pós-operatória, tempo de internação hospitalar e convalescença e, ainda assim, mantendo a eficiência e o sucesso cirúrgicos.

A 1ª suprarrenalectomia laparoscópica foi realizada por Gagner e colaboradores,[2] em 1992, rapidamente ganhando aceitação mundial, pois, além das vantagens inerentes ao procedimento, facilitou a tarefa do cirurgião proporcionando melhor visão intraoperatória e um acesso mais conveniente. Com tantas vantagens, alguns autores propuseram que as indicações de suprarrenalectomia fossem até ampliadas, embora estudos posteriores comprovassem que muitos dos tumores extirpados eram clinicamente insignificantes, não suportando a indicação de suprarrenalectomia. Acredita-se, por isso, que os benefícios associados com a laparoscopia não devam ditar as indicações de cirurgia nos incidentalomas suprarrenais.

Indicações e contraindicações

A maioria das lesões cirúrgicas da glândula suprarrenal pode ser resolvida por via laparoscópica, incluindo feocromocitomas, adenomas produtores de cortisol (síndrome de Cushing), aldosteronomas, adenomas não funcionantes e, raramente, cistos ou mielolipomas. De modo geral – e dependendo da experiência pessoal do cirurgião –, admite-se que tumores com mais de 10 cm de diâmetro devam ser operados por via convencional aberta em razão da maior possibilidade de malignidade e maior dificuldade técnica para dissecá-los pela via laparoscópica. A via aberta convencional também é recomendada quando há invasão de estruturas adjacentes ou presença de trombo venoso.

Contraindicações incluem doença cardiopulmonar severa, obstrução intestinal, sepse abdominal e coagulopatia, situações clínicas mais raras. A obesidade e a cirurgia abdominal pregressa não são contraindicações, desde que se planeje uma mudança da técnica endoscópica a ser empregada, de transperitoneal para retroperitoneal.

Emboras as duas técnicas sejam igualmente efetivas, a via transperitoneal tem sido preferida pela maioria dos grupos, principalmente pela maior facilidade técnica e maior segurança para o paciente.

CIRURGIA PRESERVADORA DE PARÊNQUIMA SUPRARRENAL

Geralmente, pacientes submetidos à suprarrenalectomia total unilateral mantêm reserva hormonal suficiente, não sendo necessária nenhuma reposição hormonal. No entanto, alguns pacientes submetidos ao procedimento apresentaram resposta subótima ao estresse. A comparação de um grupo de pacientes com hiperaldosteronismo primário submetido à enucleação com outro submetido à suprarrenalectomia total unilateral mostrou resultados pós-operatórios mais favoráveis no 1° grupo. Dessa maneira, parece que há vantagens na preservação do parênquima suprarrenal normal, especialmente em casos de tumores bilaterais.

> **ATENÇÃO!**
>
> No feocromocitoma, há chance de recidiva local, comprometendo a indicação de cirurgia preservadora, diferentemente do hiperaldosteronismo primário, no qual não há recidiva local, podendo-se indicá-la mesmo em tumores unilaterais.

Em sete casos operados com cirurgia laparoscópica preservadora, Al-Sobhi e colaboradores mostraram resultados semelhantes àqueles obtidos pela técnica aberta.

RESULTADOS E EXPERIÊNCIA PESSOAL

Os resultados de três estudos comparativos entre cirurgia laparoscópica e cirurgia aberta convencional para tratamento das lesões suprarrenais mostraram, com tempos cirúrgicos semelhantes, resultados francamente favoráveis à primeira em relação à perda estimada de sangue, ao uso de analgésicos, a dias de internação e de convalescença.

No serviço da Unifesp, a suprarrenalectomia laparoscópica – para aldosteronoma, síndrome de Cushing ou feocromocitoma – é completada entre 1 e 3 horas, e rotineiramente o paciente recebe alta no 2°, algumas vezes 3°, dia pós-operatório. Os resultados finais são extremamente favoráveis, e os principais dados relacionados aos procedimentos laparoscópicos específicos para cada doença são mostrados na Tabela 180.1.

Em geral, complicações são vistas em cerca de 15% dos casos, a maioria sendo lesões vasculares, sangramento intra e pós-operatório (especialmente no feocromocitoma) e lesões viscerais (fígado, baço e pâncreas). Conversão de cirurgia laparoscópica para aberta é necessária em 4%, e transfusão, em 5% dos casos.

Outra vantagem da técnica laparoscópica é seu custo final. Embora haja aumento médio de 18% nos custos intraoperatórios, há decréscimo de 63% nos custos pós-operatórios; no geral, ela é 20% menos onerosa para o paciente que a cirurgia aberta.

TABELA 180.1 ■ Resumo dos resultados de suprarrenalectomia laparoscópica para hiperaldosteronismo primário, feocromocitoma e síndrome de Cushing

DIAGNÓSTICO	PACIENTES	ACESSO		HORAS DE CIRURGIA		DIAS DE INTERNAÇÃO		DIAS DE CONVALESCENÇA		COMPLICAÇÕES	MORTALIDADE
	(n)	TP	RP	Unilateral	Bilateral	Unilateral	Bilateral	Unilateral	Bilateral	(n)	(n)
Aldosteronoma	92	60	20	3,3		3,2		12		Sangramento: 2 Pneumotórax: 1	-
Feocromocitoma	61	61	0	3	4,1	6,3		14	22	Sangramento: 7	1
Síndrome de Cushing	63	55	8	2,5	5,2	2,9	6	12	19	ITU: 2 Hipoglicemia: 1	1

RP: retroperitoneal; TP: transperitoneal; ITU: infecção do trato urinário.

REVISÃO

- No grupo de suprarrenal da Unifesp, a TC é considerada instrumento fundamental na avaliação por imagem das suprarrenais, em virtude de sua excelente habilidade em definir estas glândulas, em adição à sua pronta disponibilidade, rápido desempenho e boa sensibilidade na detecção de lesões.
- Quando as lesões são indeterminadas na TC, pode-se associar, então, o estudo por meio da RM. US e angiografia não são métodos comumente usados no estudo de uma lesão conhecida, mas podem ocasionalmente detectar uma lesão suprarrenal inesperada e sugerir uma avaliação apropriada.
- A cirurgia laparoscópica é o método padrão-ouro para a maioria dos procedimentos cirúrgicos da glândula suprarrenal, sendo a cirurgia aberta reservada para casos de câncer primário da suprarrenal, em que a ressecção radical em bloco da suprarrenal é necessária, mas difícil de realizar pela técnica laparoscópica. Contudo, no restante dos casos, as vantagens da técnica laparoscópica sobre a cirurgia aberta são evidentes em termos de estética; menor sangramento; menor dor pós-operatória; menor tempo operatório, de internação hospitalar e de convalescença; e menor custo.

■ INFORMAÇÕES COMPLEMENTARES

O leitor poderá obter informações atualizadas e adicionais sobre o tema, derivadas de um Consenso promovido pelo National Institutes of Health (NIH State-of-the-Science Conference), realizado entre 4 e 6 de Fevereiro de 2002, intitulado: Management of the Clinically Inapparent suprarrenal Mass (Incidentaloma). Basta acessar o site: http://consensus.nih.gov.

Adicionalmente, recomendamos a consulta a uma lista de 1.142 referências bibliográficas sobre o assunto compiladas de janeiro de 1990 a outubro de 2001, disponível no site: http://www.nlm.nih.gov/pubs/resources.html.

Essas publicações podem ser reproduzidas livremente desde que citados a fonte e os créditos apropriados. O formato correto para citação é:

Conway M, Padmanabhan H, compilers. Management of the clinically inapparent adenal mass (Incidentaloma). Bethesda (MD): National Library of Medicine; 2002. Current bibliographies in medicine; no. 2002-1.

■ REFERÊNCIAS

1. Kloos RT, Gross MD, Francis IR, Korobkin M, Shapiro B. Incidentally discovered suprarrenal masses. Endocr Rev. 1995;16(4):460-84.
2. Gagner M, Lacroix A, Bolte E. Laparoscopic adrenalectomy in Cushing's syndrome and pheochromocytoma. N Engl J Med. 1992;327(14):1033.

■ LEITURAS SUGERIDAS

Chiodini I, Tortolano M, Carnevale V, Guglielmi G, Cammisa M, Trischitta V, et al. Bone loss rate in suprarrenal incidentalomas: a longitudinal study. J Clin Endocrinol Metab. 2001;86(11):5337-41.

Midorikawa S, Sanada H, Hashimoto S, Suzuki T, Watanabe T. The improvement of insulin resistance in patients with suprarrenal incidentaloma by surgical ressection. Clin Endocrinol (Oxf). 2001;54(6):797-804.

Osella G, Reimondo G, Peretti P, Alì A, Paccotti P, Angeli A, et al. The patients with incidentally discovered suprarrenal adenoma (incidentaloma) are not at increased risk of osteoporosis. J Clin Endocrinol Metab. 2001;86(2):604-7.

DIAGNÓSTICO E TRATAMENTO

181
DOENÇAS DA HIPOFUNÇÃO DA TIROIDE

■ SUSAN CHOW LINDSEY
■ MAGNUS R. DIAS DA SILVA
■ RUI M. B. MACIEL

A hipofunção tiroidiana, ou hipotiroidismo, é a condição clínica caracterizada pela quantidade insuficiente de hormônios tiroidianos circulantes. Apresenta expressão clínica variável e pode resultar de qualquer condição que acometa o eixo tiroide-hipotálamo-hipófise.

A incidência de hipotiroidismo varia conforme a predisposição genética populacional, a faixa etária acometida, a região geográfica e a presença de fatores ambientais precipitantes, tais como a oferta natural de iodo na dieta, somando-se àquele do programa nacional de iodação do sal de cozinha. A forma primária mais frequente de insuficiência tiroidiana é devida à tiroidite linfocítica autoimune crônica (tiroidite de Hashimoto), que atinge cerca de 3 a 5% da população geral, mas que varia de acordo com o grupo etário; assim, entre pacientes do sexo feminino acima de 65 anos, pode chegar a 15%. Além daqueles com história pessoal ou familiar de doenças autoimunes, outros grupos de pacientes apresentam risco aumentado para hipotiroidismo, tais como aqueles submetidos à cirurgia ou radioterapia na região cervical, à radioiodoterapia, àqueles em uso de medicamentos que podem causar hipotiroidismo ou ainda pacientes com síndrome de Turner ou síndrome de Down.

Acredita-se que a autoimunidade tiroidiana dependa da cooperação de fatores genéticos e ambientais aos quais estamos expostos. Na tiroidite de Hashimoto, existe autoativação crônica de linfócitos T e produção subsequente de anticorpos órgão-específicos, cuja progressão para tiroidite depende não somente da destruição da célula folicular tiroidiana mediada pela ação citotóxica do linfócito T, mas também dos processos pró e antiapoptóticos envolvidos, destinos diferentes quando a célula lesada evolui para a forma latente (eutiroidismo) ou para as formas extremas de Hashimoto (hipotiroidismo) ou da doença de Graves (hipertiroidismo).

■ CLASSIFICAÇÃO E ETIOLOGIA

O hipotiroidismo pode ser classificado em: 1) primário, quando a disfunção é da própria glândula tiroide, decorrente de defeito de síntese ou de agressão adquirida; 2) secundário, quando a disfunção é decorrente de secreção diminuída de tirotrofina (TSH), por infiltração tumoral hipofisária ou por alterações genéticas decorrentes de mutações em genes que codificam fatores transcricionais importantes para o desenvolvimento da célula tirotrófica, como Pit-1 e PROP1; 3) terciário, quando resultante da disfunção de secreção de hormônio liberador de tirotrofina (TRH) e/ou da alteração de retroalimentação do TRH/TSH, geralmente decorrente da invasão por tumores suprasselares ou, ainda, por sequela de cirurgia ou radioterapia na região hipotálamo-hipofisária. Na prática, nem sempre é possível distinguir entre hipotiroidismo secundário e terciário e, assim, frequentemente, usa-se o termo hipotiroidismo central.

Raramente, sinais e sintomas de hipotiroidismo estão presentes devido à incapacidade dos tecidos-alvo de responderem ao hormônio tiroidiano, condição conhecida como resistência ao hormônio tiroidiano.

Além de ser classificado segundo o nível de acometimento do eixo hipotálamo-hipófise-tireoide, o hipotiroidismo pode também ser subclassificado como transitório e com ou sem bócio. Quando transitório, geralmente é causado por lesão inflamatória autolimitada da tireoide, cujas principais causas são a tireoidite subaguda (tireoidite de De Quervain), a tireoidite silenciosa e a tireoidite pós-parto, podendo ocorrer também em recém-nascidos (RNs) por transferência placentária de anticorpo bloqueador do receptor de TSH (TRAb) da mãe para o feto.

Quando o hipotiroidismo está acompanhado pelo aumento da glândula tireoide ao exame físico, pode ser subclassificado como hipotiroidismo com bócio. Em pacientes mais jovens ou com história mais recente de hipotiroidismo primário, é mais comum a apresentação com bócio. Em pacientes com longa história de tireoidite, ou mesmo entre idosos, o hipotiroidismo apresenta-se com frequência sem bócio. O bócio no hipotiroidismo de causa autoimune é frequentemente difuso, transitório e de superfície irregular à palpação. Naqueles pacientes com diagnóstico de disormonogênese, o bócio apresenta-se com superfície mais regular.

As principais causas de hipotiroidismo estão representadas no Quadro 181.1. Deve-se lembrar que existem outras formas de hipotiroidismo (cretinismo, coma mixedematoso, hipotiroidismo congênito e síndromes de sensibilidade reduzida aos hormônios tiroidianos) que não serão abordadas neste capítulo de atualização.

QUADRO 181.1 ■ Causas de hipotiroidismo

1 | Hipotiroidismo primário
- Tireoidite linfocítica crônica autoimune (tireoidite de Hashimoto)
- Bócio endêmico por deficiência de iodo
- Medicamentos como propiltiouracil, metimazol, amiodarona, ácido para-aminosalicílico, ácido iopanoico, fenilbutazona, carbamazepina, carbonato de lítio, sertralina, interferon-α e interleucina-2
- Infiltração da tireoide (tireoidite de Riedel, hemocromatose, amiloidose, sarcoidose)
- Tiroidecotmia
- Radioiodoterapia
- Irradiação cervical externa
- Hipotiroidismo congênito por disgenesia tiroidiana
- Hipotiroidismo congênito por disormonogênese tiroidiana (defeito na biossíntese dos hormônios tiroidianos)

Transitório
- Tireoidite subaguda (de De Quervain)
- Tireoidite pós-parto
- Tireoidite silenciosa
- Hipotiroidismo neonatal por transferência placentária de anticorpo TRAb bloqueador

2 | Hipotiroidismo central (secundário/terciário)
- Tumores na região hipotálamo-hipofisária
- Trauma (cirurgia, radioterapia, trauma craniano)
- Vascular (hemorragia, isquemia, síndrome de Sheehan, secção de haste hipofisária, aneurisma de carótida interna)
- Hipopituitarismo decorrente de mutações em fatores de transcrição do desenvolvimento hipofisário (Pit1, PROP1)
- Doenças infiltrativas (sarcoidose, histiocitose, hemocromatose)
- Infecções (abscesso, tuberculose, toxoplasmose, sífilis)
- Hipofisite linfocítica crônica

3 | Resistência periférica à ação do hormônio tiroidiano
- Resistência generalizada ao T3 (mutação nos receptores TRβ e TRα)

ATENÇÃO!
Não se pode esquecer da possibilidade de disfunção tiroidiana transitória em associação com doenças sistêmicas em pacientes hospitalizados e doentes graves (síndrome do eutiroidiano doente) ou que recebam medicamentos que interfiram com testes de função tiroidiana.

■ QUADRO CLÍNICO

As manifestações clínicas do hipotiroidismo decorrem de redução da atividade metabólica basal em todos os sistemas e ainda da deposição de glicosaminoglicanos e ácido hialurônico no interstício. A apresentação clínica tem implicações prognósticas diferentes, quando diagnosticada entre lactentes, crianças, adultos jovens e idosos.

Em crianças, o hipotiroidismo pode resultar em retardo do crescimento, dificuldade de concentração e aprendizado escolar e, em casos mais graves, retardo mental, também conhecido por cretinismo, quando em áreas carentes de iodo. Pode haver atraso puberal, baixa estatura ou redução temporária da velocidade de crescimento.

Em adultos, observa-se queixas de fadiga, astenia, lentidão dos movimentos, intolerância ao frio, pele fria e seca, constipação intestinal, diminuição da memória, dificuldade de concentração, desânimo e sonolência; além disso, mialgia, artralgia, cãibras, síndrome do túnel do carpo, aumento leve de peso, diminuição da libido e disfunção erétil podem estar presentes. Pode-se observar mixedema de face e extremidades e macroglossia, devido à deposição de glicosaminoglicanos nos tecidos, pele seca, palidez cutânea, unhas quebradiças, cabelos mais finos, bradicardia, hipertensão diastólica. Edema de membros inferiores não relacionado com o período do dia sugere hipotiroidismo de longa data, que pode se agravar acometendo as cavidades pleural e pericárdica, mais frequentemente observado entre idosos com outras doenças sistêmicas. Mulheres podem ainda queixar-se de irregularidade menstrual, menorragia, galactorreia ou mesmo estarem em investigação para infertilidade. Anemia pode ocorrer por mecanismos complexos, incluindo-se a deficiência na biossíntese do heme, alterações do metabolismo do ferro, ácido fólico e vitamina B12.

Quando o diagnóstico é muito tardio, o paciente poderá evoluir com hipotermia, alteração do nível de consciência e coma mixedematoso, uma rara e grave complicação do hipotiroidismo não tratado.

Felizmente, pelo diagnóstico mais precoce que se faz atualmente, os estados extremos de insuficiência de produção de hormônios tiroidianos tiroxina (T_4) e tri-iodotironina (T_3) estão se tornando mais raros. Entretanto, a condição laboratorial conhecida como hipotiroidismo subclínico (TSH alterado com T_4 livre [T_4L] normal) surge cada vez mais frequentemente na prática clínica.

■ DIAGNÓSTICO

CLÍNICO

Os sinais e sintomas do hipotiroidismo, geralmente, são de instalação lenta, progressiva e de intensidade muito variável. Na maioria das vezes, não são específicos e, com frequência, estão presentes em outras condições clínicas comuns que envolvem quadro predominante de astenia e caquexia. Portanto, é preciso afastar outras doenças primárias, como anemia, insuficiência cardíaca (IC), miastenia e depressão. Outras síndromes endócrinas, como hipogonadismo, hipossomatotropismo e hipocortisolismo, precisam ser lembradas, pois muitas vezes apresentam em comum com a sintomatologia de hipotiroidismo queixas de fraqueza muscular, adinamia, depressão e pele seca com diminuição da sudorese e da oleosidade. Sintomas que sugiram hipopituitarismo ou a presença de massa selar (cefaleia, hemianopsia bitemporal, diplopia) ou ainda história de risco para hipopituitarismo (cirurgia ou radioterapia hipofisária, trauma craniano, tumor metastático) também devem ser considerados e apontam para possível hipotiroidismo central.

A larga difusão dos exames laboratoriais de rastreamento na rotina ambulatorial de diversas especialidades médicas, com a realização da dosagem de TSH, tem contribuído para o diagnóstico mais precoce de disfunção tiroidiana, com o paciente muitas vezes assintomático.

LABORATORIAL

A medida de TSH sérico é o teste de primeira escolha para o diagnóstico de hipotiroidismo primário. Se normal, afasta-se hipotiroidismo primário, que é a causa mais frequente de hipotiroidismo. Entretanto, se houver suspeita de hipotiroidismo central, esta medida isolada não afasta o diagnóstico e deve-se combiná-la à dosagem de T_4L. Se o TSH estiver alterado, deve ser dosado o T_4L. Nível elevado de TSH com T_4L diminuído indica hipotiroidismo primário. Aqueles pacientes com TSH elevado, mas com T_4L dentro do intervalo de normalidade, são diagnosticados com hipotiroidismo subclínico. Esse último grupo pode evoluir ou não para hipotiroidismo definitivo. É interessante notar que 2,5% da população geral tem TSH fora dos limites normais. O estudo do Colorado[1] identificou TSH elevado (acima de 4 mU/L) em 9,5% da população, dos quais 75% apresentavam TSH entre 5 e 10 mU/L. A medida baixa de T_4L associada a valores variáveis de TSH (inapropriadamente normais ou baixas) sugere hipotiroidismo central. Testes de estímulo com TRH para TSH e T_4L perderam importância com o avanço na sensibilidade dos ensaios hormonais. A dosagem de T_3 sérico é pouco sensível e pouco específica para o diagnóstico de hipotiroidismo, e a dosagem de T_3 reverso não é indicada na prática clínica.

Na gestação, a faixa de referência para o TSH é mais baixa comparando-se com não gestantes e, assim, os seguintes valores de referência deverão ser adotados: 0,1-2,5 mU/L no 1º trimestre, 0,2-3,0 mU/L no 2º trimestre e 0,2-3,0 mU/L no 3º trimestre, salvo se disponível referência específica para a população local.

O diagnóstico etiológico pode ser realizado pela pesquisa de autoanticorpos antitiroidianos, especialmente a medida qualitativa do anticorpo anti-TPO (tiroperoxidase tiroidiana) e anti-Tg (tiroglobulina). Esses títulos estão elevados em mais de 90% dos pacientes com tiroidite de Hashimoto e indicam a origem autoimune da disfunção tiroidiana.

> **ATENÇÃO!**
>
> A detecção de anti-TPO e/ou de anti-Tg é essencialmente qualitativa, e qualquer correlação de seus níveis séricos com a evolução e ou gravidade clínica é especulativa.

■ TRATAMENTO E SEGUIMENTO

Tratar o paciente com hipotiroidismo é muito simples, desde que assegurada a compreensão da necessidade do uso regular e diário da reposição hormonal. Assim, orientar de forma eficaz o paciente com hipotiroidismo quanto ao tratamento regular e a necessidade do seguimento é a chave do sucesso terapêutico.

O tratamento de escolha é a forma sintética do hormônio T_4, a levotiroxina. A necessidade diária de levotiroxina em um adulto hipotiróideo, baseada no peso corporal, é de 1,6 a 1,8 μg/kg. No entanto, a dose efetivamente necessária pode ser influenciada por outros fatores como a causa do hipotiroidismo, o grau de elevação do TSH e de função tiroidiana residual, a idade do paciente, a presença de comorbidades, a presença de gestação e o alvo terapêutico desejado do TSH, inclusive em casos de câncer diferenciado da tiroide. A levotiroxina deve ser ingerida em jejum, aguardando-se pelo menos 30-60 minutos para ingerir alimentos ou outros medicamentos, de forma a garantir melhor absorção. Para alguns medicamentos, como carbonato de cálcio e sulfato ferroso, recomenda-se um intervalo de 4 horas ou mais. Atualmente, dispõe-se de levotiroxina em comprimidos com diversas apresentações, facilitando a administração de doses específicas. Em pacientes com doença cardiovascular, recomenda-se iniciar o tratamento com 12,5-25 μg/dia, com aumento de 25 μg a cada duas semanas até a normalização do TSH. Geralmente, aguarda-se pelo menos 6 a 8 semanas para nova dosagem de TSH e reajuste de dose. Os idosos frequentemente necessitam de doses menores que os adultos jovens, e a monitoração clínico-laboratorial deve ser cuidadosa, considerando-se um alvo mais alto de TSH, principalmente naqueles com mais de 80 anos, pois sabe-se que o TSH aumenta com a idade em indivíduos sem doença tiroidiana. Assim, embora não haja estudos controlados randomizados comparando diferentes alvos de TSH nesta faixa etária, considera-se adequado objetivar um TSH 4-6 mUI/L em pessoas com mais de 70-80 anos.

Pacientes no início de reposição hormonal inicialmente devem ser seguidos pelo menos bimestralmente, levando-se em consideração sua idade e o grau de entendimento da doença e da responsabilidade pelo tratamento e, ainda, segundo o risco para doença cardiovascular e as necessidades de adequação da dose de levotiroxina individualizada caso a caso. O TSH deve ser reavaliado também após início ou suspensão de terapia com estrogênio ou androgênio, ou início de medicamentos como inibidores de tirosinocinase, fenobarbital, fenitoína, carbamazepina, rifampicina e sertralina.

Quanto ao hipotiroidismo subclínico, o tratamento ainda é bastante controverso e deve ser individualizado, considerando-se idade, comorbidades, sintomas e risco de progressão para hipotiroidismo manifesto. Este risco de progressão é maior em pacientes com outras doenças autoimunes, com bócio e autoanticorpos antitiroidianos. Em 2013, o Departamento de Tiroide da Sociedade Brasileira de Endocrinologia e Metabologia[2] publicou o consenso que faz recomendações para a abordagem clínica e o tratamento do hipotiroidismo subclínico em adultos. Entre as recomendações, optou-se pela abordagem caso a caso, orientando a coleta de novo TSH de seguimento, a avaliação do perfil autoimune pela dosagem de anti-TPO e anti-Tg e a presença de comorbidades. Foi observado que o valor de normalidade do TSH em adultos está entre 0,4 e 4,5 mUI/L, devendo-se atentar para as variações do TSH nas faixas etárias pediátrica e geriátrica. No hipotiroidismo subclínico, deve-se repetir o TSH inicialmente em 3 meses, para excluir erro laboratorial ou causas transitórias de elevação de TSH. Este consenso reforçou a pouca evidência acerca do impacto do hipotiroidismo subclínico sobre a qualidade de vida e a função cognitiva, incluindo a ocorrência de depressão e ansiedade em idosos. O risco potencial de associação com dislipidemia, bem como o de coronariopatia e morte relacionada, somente foi observado quando o nível de TSH superou 10 mU/L, mas isso não ocorreu em pacientes acima de 65 anos. As recomendações do consenso mencionado sobre tratamento estão resumidas na Tabela 181.2.

De forma geral, o prognóstico dos pacientes com hipotiroidismo de qualquer natureza é excelente. O prognóstico no coma mixedematoso é pior e depende da gravidade do quadro, das complicações e das doenças associadas e do tratamento instituído.

ATUALIZAÇÃO TERAPÊUTICA

TABELA 181.2 ■ Recomendações para a abordagem clínica e o tratamento do hipotiroidismo subclínico em adultos

INDIVIDUALIZAÇÃO DOS CRITÉRIOS CLÍNICO--EPIDEMIOLÓGICOS		VALOR DE TSH SÉRICO			
		> 2,5 mU/L	> 3,0 mU/L	> 4,5 e < 10 mU/L	≥ 10 mU/L
Gestantes	1º trimestre	Sim			
	2º e 3º trimestres	Não	Sim		
Mulheres tentando engravidar	Se disfunção ovulatória ou infertilidade	Sim			
Idade ≤ 65 anos	Sem comorbidades			Não	Sim
	Risco de progressão ao hipotiroidismo manifesto*			Considerar tratar	Sim
	Doença cardiovascular preexistente ou risco cardiovascular elevado			Considerar tratar, se TSH ≥ 7mU/L	Sim
	Sintomas de hipotiroidismo			Considerar teste terapêutico	Sim
					Sim
Idade > 65 anos	Avaliar comorbidades			Não	Sim

*Mulher com anti-TPO positivo e/ou US com sinais de tiroidite de Hashimoto e com elevação progressiva dos níveis de TSH.
Fonte: Sgarbi e colaboradores.²

REVISÃO

- A hipofunção da tiroide, ou hipotiroidismo, possui diversas formas de apresentação, desde a desaceleração do crescimento, em crianças, até mixedema de face e extremidades, sonolência, astenia e fadiga, em adultos.
- O hipotiroidismo pode ser classificado em: primário (com e sem bócio), transitório, central (secundário e terciário) e por resistência periférica.
- A dosagem do TSH é o teste mais confiável para diagnosticar o hipotiroidismo primário. A medida do T_4L deve ser incluída se o TSH estiver alterado ou quando se suspeita de disfunção hipotálamo-hipofisária. A dosagem de T_3 não deve ser utilizada de forma rotineira.
- O tratamento do hipotiroidismo consiste na reposição hormonal com levotiroxina, e o paciente deve ser sempre orientado sobre a regularidade necessária para o tratamento adequado.

REFERÊNCIAS

1. Canaris GJ, Manowitz NR, Mayor G, Ridgway EC. The Colorado thyroid disease prevalence study. Arch Intern Med. 2000;160(4):526-34.
2. Sgarbi JA, Teixeira PF, Maciel LM, Mazeto GM, Vaisman M, Montenegro Jr RM, et al. The Brazilian consensus for the clinical approach and treatment of subclinical hypothyroidism in adults: recommendations of the thyroid Department of the Brazilian Society of Endocrinology and Metabolism. Arq Bras Endocrinol Metabol. 2013;57(3):166-83.

LEITURAS SUGERIDAS

Brenta G, Vaisman M, Sgarbi JA, Bergoglio LM, de Andrada NC, Bravo PP, et al. Clinical practice guidelines for the management of hypothyroidism. Arq Bras Endocrinol Metabol. 2013;57(4):265-91.
Jonklaas J, Bianco AC, Bauer AJ, Burman KD, Cappola AR, Celi FS, et al. Guidelines for the treatment of hypothyroidism: prepared by the american thyroid association task force on thyroid hormone replacement. Thyroid. 2014;24(12):1670-751.
Lele AV, Clutter S, Price E, De Ruyter ML. Severe hypothyroidism presenting as myxedema coma in the postoperative period in a patient taking sunitinib: case report and review of literature. J Clin Anesth. 2013;25(1):47-51.
Persani L. Clinical review: central hypothyroidism: pathogenic, diagnostic, and therapeutic challenges. J Clin Endocrinol Metab. 2012;97(9):3068-78.
Sgarbi JA, Matsumura LK, Kasamatsu TS, Ferreira SR, Maciel RM. Subclinical thyroid dysfunctions are independent risk factors for mortality in a 7.5-year follow-up: the Japanese-Brazilian thyroid study. Eur J Endocrinol. 2010;162(3):569-77.
Stagnaro-Green A, Abalovich M, Alexander E, Azizi F, Mestman J, Negro R, et al. Guidelines of the American Thyroid Association for the diagnosis and management of thyroid disease during pregnancy and postpartum. Thyroid. 2011;21(10):1081-125.

182

DOENÇAS DA HIPERFUNÇÃO DA TIROIDE

■ RUI M. B. MACIEL
■ JOÃO ROBERTO M. MARTINS

A hiperfunção, da tiroide, ou hipertiroidismo, mais amplamente denominada tirotoxicose, é a alteração resultante dos efeitos do excesso dos hormônios tiroidianos na circulação; preferimos o termo tirotoxicose, pois engloba tanto as causas dependentes de hiperfunção da glândula tiroide (hipertiroidismo) quanto as decorrentes de doenças sem aumento de função da tiroide, entre as quais estão algumas formas de tiroidite, a tirotoxicose iatrogênica e o excesso do hormônio tirotrófico (TSH). É doença comum, com prevalência na população de 0,5 a 1,3%. Pode decorrer de várias causas, sendo que as mais frequentes são a doença de Basedow--Graves, ou bócio difuso tóxico, e o bócio nodular ou multinodular tóxico (doença de Plummer).

ETIOLOGIA

Nas regiões com suficiência de iodo na dieta, a doença de Basedow-Graves é a causa mais comum de hipertiroidismo (80% dos casos) e caracteriza-se por tirotoxicose, oftalmopatia e bócio difuso; é doença autoimune, na qual o excesso de produção dos hormônios tiroidianos é decorrente da estimulação da tiroide por uma imunoglobulina (anticorpo bloqueador do receptor de TSH [TRAb, do inglês *thyrotropin receptor antibody*) que se liga ao receptor do TSH.

A doença de Plummer, por sua vez, é responsável por cerca de 15 a 20 % dos casos de hipertiroidismo em nosso meio e por até 50% dos casos em regiões onde há carência de iodo. Caracteriza-se por tirotoxicose e bócio uni ou multinodular; o excesso de produção dos hormônios tiroidianos é devido à hiperfunção primária dessas áreas nodulares, na maioria das vezes por mutações somáticas no gene do receptor do TSH ou no gene da proteína G.

Há outras causas menos frequentes de tirotoxicose e, entre elas, incluem-se a tiroidite subaguda (granulomatosa ou De Quervain), a tiroidite aguda bacteriana, a tirotoxicose medicamentosa (factícia), a tiroidite linfocítica com resolução espontânea (tiroidite silenciosa), tiroidite induzida após irradiação da cabeça e pescoço, os tumores trofoblásticos, as metástases de carcinoma diferenciado da tiroide, a tirotoxicose induzida por iodo (efeito Jod-Basedow), a hiperêmese gravídica (por aumento de secreção da gonadotrofina coriônica humana [HCG]), o *struma ovarii* (produção ectópica de T_4 e T_3 em teratoma ovariano), a resistência aos hormônios tiroidianos e o hipertiroidismo hipofisário (por tumor hipofisário produtor de TSH).

■ QUADRO CLÍNICO

Independentemente do fator causal, os sintomas e sinais decorrentes da tirotoxicose são nervosismo, instabilidade emocional, fadiga, sudorese excessiva, emagrecimento, tremores, taquicardia, queixas oculares e bócio difuso (na doença de Graves). À inspeção, o paciente é agitado, com a pele quente e as mãos trêmulas; o bócio apresenta-se difuso ou nodular, na dependência da etiologia da tirotoxicose. Os olhos são brilhantes e, na maior parte dos pacientes com doença de Basedow-Graves, associados à exoftalmia, edema periorbitário, quemose e distúrbios motores da visão.

■ DIAGNÓSTICO

O diagnóstico do hipertiroidismo pode ser confirmado em mais de 90% dos casos apenas com as dosagens do TSH (valores indetectáveis) e do T_4 livre (T_4L) (valores elevados). Nos casos em que a dosagem do T_4L não confirmar a suspeita clínica de hipertiroidismo, deve ser solicitada a dosagem do T_3 total (T_3T) ou T_4 total (T_4T). Tanto o T_3T como o T_4T estão elevados em quase todos os casos de hipertiroidismo franco.

Após o diagnóstico de hipertiroidismo, pode haver ainda dúvida relacionada à etiologia da doença. Nessas circunstâncias, a ultrassonografia (US) da tiroide pode auxiliar, pois evidenciará bócio difuso na doença de Basedow-Graves e nódulo na doença de Plummer. A cintilografia com iodo radioativo também pode ajudar, sendo difusamente captante na doença de Basedow-Graves, ao passo que, nos nódulos tóxicos, apresenta uma ou mais áreas focais hipercaptantes.

■ TRATAMENTO

Os tratamentos da tiroidite subaguda e da tiroidite linfocítica com resolução espontânea são abordados no capítulo Doenças Autoimunes da Tiroide.

DOENÇA DE BASEDOW-GRAVES

O tratamento ideal da doença de Basedow-Graves deveria interferir diretamente no processo autoimune causador da doença. Como esse tipo de terapêutica ainda não é disponível, os objetivos do tratamento concentram-se na tentativa de normalização dos níveis dos hormônios tiroidianos e consequente desaparecimento dos sintomas e sinais e na redução de possíveis efeitos iatrogênicos da terapêutica.

Os três tipos de tratamento disponíveis impedem a produção excessiva dos hormônios tiroidianos, quer pela remoção do tecido glandular (cirurgia ou iodo radioativo), quer pelo bloqueio de produção dos hormônios (medicações antitiroidianas).

A escolha do tipo de tratamento depende de uma série de fatores. Assim, aderência do paciente à terapia medicamentosa, idiossincrasias individuais a certos tipos de terapêutica, determinantes econômicos, distância do local de tratamento, experiência do clínico com o tratamento escolhido e recursos terapêuticos disponíveis (tais como a existência de cirurgião bem treinado ou a disponibilidade de iodo radioativo) são algumas das circunstâncias que devem ser analisadas por ocasião da decisão do tipo de tratamento a ser empregado.

TRATAMENTO MEDICAMENTOSO

Antitiroidianos

Os dois medicamentos habitualmente empregados como antitiroidianos são o metimazol e o propiltiouracil (PTU). São conhecidos como tionamidas (contêm um grupo sulfidril e uma tioureia em uma estrutura heterofílica) e atuam pela inibição da organificação do iodo captado pela tiroide, impedindo também o acoplamento das mono e di-iodotirosinas (MIT e DIT), com consequente redução da síntese dos hormônios tiroidianos. São absorvidos rapidamente pelo trato gastrintestinal (TGI) e atingem pico sérico após 1 a 2 horas da sua ingestão. O metimazol tem meia-vida mais prolongada e apresenta maior tempo de permanência dentro da tiroide, podendo ser administrado em dose única diária, facilitando a aderência do paciente à medicação. O PTU deve ser administrado em 2 a 3 tomadas diárias. O metimazol fica praticamente livre na circulação, ao passo que o PTU está ligado fortemente a proteínas séricas (> 80%); tal característica torna o PTU o medicamento de escolha na gestação e no período de amamentação, uma vez que a passagem pela barreira placentária e a concentração na glândula mamária são menores. Não há necessidade de ajuste de dose quando se usam esses medicamentos em crianças, idosos ou pacientes com insuficiência renal (IR). Também não há necessidade de ajuste de dose em pacientes com doença hepática, embora o metimazol possa ter a sua depuração diminuída nessa situação.

> **ATENÇÃO!**
>
> Ambos os medicamentos têm resposta clínica semelhante desde que a adesão ao medicamento seja mantida. Aderência maior é esperada com o metimazol devido à posologia mais simples (dose única diária). PTU deve ser preferido durante a gestação (especialmente no primeiro trimestre) e também no período de amamentação.

As doses recomendadas no início do tratamento variam de 20 a 60 mg de metimazol (habitualmente em dose única diária) ou de 200 a 600 mg de PTU (100 a 200 mg, a cada oito horas). A experiência clínica mostra, entretanto, que é possível a compensação da doença com apenas 20 mg de metimazol uma vez ao dia se o paciente for aderente ao tratamento. Doses maiores podem ser empregadas em pacientes com bócios muito volumosos e naqueles casos com manifestações clínicas mais intensas.

A maior parte dos pacientes demonstra sinais de melhora clínica em duas semanas e retorna ao eutiroidismo dentro de 6 a 8 semanas. Quando isso é alcançado, as doses de antitiroidianos são reduzidas gradualmente, na dependência da resposta clínica do paciente, até a dose de manutenção; nessa fase inicial do tratamento, as medidas de T$_4$L sérico são extremamente úteis – uma queda rápida dos valores de T$_4$L em geral indica que a melhora clínica ocorrerá rapidamente; entretanto, a dosagem de TSH é menos importante nesse momento, pois seus valores podem permanecer suprimidos por semanas ou meses mesmo com valores do T$_4$L dentro da normalidade. A dose diária de manutenção varia de 5 a 20 mg de metimazol e de 50 a 200 mg de PTU. O aumento do bócio durante a terapêutica pode indicar tanto a piora da doença como hipotiroidismo iatrogênico induzido pelos medicamentos antitiroidianos; assim, a diminuição do T$_4$L para níveis abaixo da normalidade, acompanhada da elevação do TSH, sinaliza que o paciente foi tratado em excesso com as tionamidas e há necessidade de redução nas dosagens do fármaco. Alguns autores propõem, como método alternativo, a conservação da dose inicial do antitiroidiano por todo o período do tratamento, associada a doses substitutivas de hormônio tiroidiano exógeno (L-T$_4$, 1,6 a 1,8 µg/kg/dia) para a manutenção do eutiroidismo (tratamento combinado).

Efeitos colaterais ocorrem em cerca de 5% de todos os pacientes em uso de antitiroidianos, mas, em geral, são brandos e transitórios. Costumam ocorrer nos primeiros dias ou semanas do tratamento e quando se utilizam doses maiores da medicação (p. ex.: > 30 mg/dia de metimazol). Entre esses efeitos, os mais frequentes são prurido, dermatite alérgica, artralgia e desconforto abdominal, que melhoram de forma espontânea em poucos dias ou semanas, raramente necessitando de tratamento específico; quadros alérgicos um pouco mais intensos se beneficiam do uso de anti-histamínicos por poucos dias. Raramente é necessário o uso de corticosteroides para esses casos. O efeito colateral mais temido das tionamidas é a agranulocitose (< 500 granulócitos/mL), cuja incidência anual é estimada em 0,1-0,3%. Seu aparecimento é repentino, não depende da dose, do tempo de tratamento ou de exposição prévia aos antitiroidianos. Embora essa reação seja idiossincrásica, com o metimazol, ela costuma ocorrer dentro dos primeiros 2 a 3 meses do início do tratamento e quando se usam doses mais elevadas (> 30 mg/dia); essa predominância de aparecimento mais precoce não ocorre com o PTU, que pode induzir agranulocitose em qualquer momento do tratamento e com qualquer dose. Tendo em vista que o desenvolvimento do quadro é súbito, não se justifica a realização de leucogramas seriados preventivos. Tal prática pode, ainda, trazer confusão diagnóstica, uma vez que a própria tirotoxicose pode cursar com leucopenia, que é também prevalente em indivíduos da raça preta. Entretanto, o paciente deve ser orientado a realizar um hemograma sempre que apresentar manifestações infecciosas, tais como dor de garganta, febre, tosse e mialgia e, se a contagem de granulócitos for < 1.000 células/mL, o antitiroidiano deve ser interrompido imediatamente. A agranulocitose é, em geral, reversível. Porém, pacientes com febre alta e comprometimento do estado geral devem ser internados para antibioticoterapia intravenosa (IV) de amplo espectro. O uso do fator estimulador de colônia é controverso, embora haja estudos mostrando que os tempos de recuperação e de internação possam ser encurtados com o seu uso. Outra complicação rara dos antitiroidianos é a vasculite com anticorpo anticitoplasma de neutrófilo (ANCA) positivo e a síndrome lúpus-*like*, as quais parecem estar mais frequentemente associadas ao PTU. Ambos os medicamentos são potencialmente hepatotóxicos, sendo o comprometimento hepático ocasionado pelo metimazol mais colestático e o do PTU mais hepatocelular. O PTU tem sido associado com maior incidência de hepatite fulminante (1:10.000 usuários nos Estados Unidos; 1:4.000 entre crianças), situação potencialmente fatal e que requer transplante imediato do fígado. Recentemente, tal associação forçou a FDA, nos Estados Unidos, a recomendar que esse medicamento não fosse mais utilizado como primeira escolha no tratamento da tirotoxicose em adultos, nem em crianças.

> **ATENÇÃO!**
>
> Efeitos colaterais aos antitiroidianos são relativamente comuns, mas de pequena intensidade e autolimitados. Embora raras, as manifestações mais graves são idiossincrásicas e não há marcador capaz de prevê-las. Se um indivíduo apresentar um efeito colateral grave a um dos antitiroidianos, há grande chance de também desenvolvê-lo com o outro.

Alguns médicos interrompem a terapêutica logo depois que o paciente atinge o eutiroidismo, ao passo que outros continuam o tratamento por vários anos. Habitualmente ele é mantido por tempo variável, de 6 meses a um ano, com o objetivo de garantir e elevar o número de remissões da doença, as quais ocorrem em 20 a 40% dos pacientes. Doença bioquímica mais acentuada no início, sexo masculino, idade < 40 anos, concentrações elevadas de TRAb, bócios muito volumosos e tabagismo são fatores que parecem diminuir as chances de ocorrer remissão da doença. Aqueles pacientes que tiverem recidiva da tirotoxicose após um período de remissão devem ser tratados definitivamente com iodo radioativo ou cirurgia.

Acredita-se que todos os pacientes com doença de Basedow-Graves portadores de bócios pequenos ou médios (aumento de até duas vezes o tamanho normal) e que sejam aderentes à medicação devam ser tratados com medicamentos antitiroidianos por pelo menos seis meses. A ocorrência de remissão da doença é muito rara em pacientes portadores de bócios grandes e, nessas circunstâncias, um tratamento definitivo deve ser proposto logo após a compensação da tirotoxicose com as tionamidas. Outras indicações para a terapêutica prolongada com os medicamentos antitiroidianos incluem o tratamento da tirotoxicose na infância, adolescência e gestação. É essencial também a administração de antitiroidianos no preparo de pacientes candidatos à cirurgia, pois todos devem ser operados, preferencialmente, em eutiroidismo. Os medicamentos antitiroidianos também devem ser administrados antes da terapêutica com iodo radioativo nos indivíduos idosos ou naqueles com doença associada (como insuficiência cardíaca ou coronariana), nos quais a tiroidite pós-iodo radioativo pode ocorrer e levar à elevação dos níveis dos hormônios tiroidianos, com exacerbação do quadro de tirotoxicose e consequente descompensação da doença de base. Obviamente, o medicamento deve ser suspenso alguns dias antes da dose do iodo radioativo (3 a 5 dias para o metimazol e 10 a 15 dias para o PTU), para que o radiofármaco possa ser captado e organificado pela tiroide.

Naqueles pacientes que entrarem em remissão do hipertiroidismo, recomendam-se reavaliações a cada 2 ou 3 meses no primeiro ano após o término do tratamento e, a seguir, pelo menos anualmente. As avaliações devem incluir as dosagens de TSH e T$_4$L para monitorar, quer a recidiva da tirotoxicose, quer a evolução para o hipotiroidismo, que pode ser consequência tardia da doença de Basedow-Graves, mesmo naqueles que não receberam iodo radioativo.

> **ATENÇÃO!**
>
> Remissão do hipertiroidismo pode ocorrer na vigência dos antitiroidianos. Falha terapêutica é comum nos bócios muito volumosos e em pacientes muito descompensados e tabagistas. Em idosos e com comorbidades graves, os antitiroidianos visam apenas a levar o paciente ao eutiroidismo rapidamente para que um tratamento definitivo seja prontamente realizado.

Outros medicamentos

Feito o diagnóstico de tirotoxicose (forte suspeita clínica ou comprovação bioquímica), os betabloqueadores estão indicados, tendo em vista que ajudarão no controle da frequência cardíaca (FC) e na diminuição do nervosismo, da sudorese e dos tremores até que ocorra normalização da síntese hormonal pelos antitiroidianos. Qualquer betabloqueador é eficiente (propranolol, metoprolol, nadolol, atenolol), mas há preferência pelo propranolol, que é administrado de forma fracionada (2 a 4 vezes/dia) e com doses variadas (40 a 240 mg/dia), conforme intensidade dos sintomas e tolerância de cada paciente. Não deve ser usado em pacientes com história de asma (particularmente nos casos em atividade), na insuficiência cardíaca congestiva (ICC) descompensada (exceto nos casos de ICC de alto débito decorrente da própria tirotoxicose) e em pacientes com fenômeno de Raynaud ou com obstrução arterial conhecida. Nesses casos, o controle da FC pode ser feito com bloqueadores de canais de cálcio como o verapamil (80 a 240 mg/dia, em 2 a 3 tomadas) e o diltiazem (60 a 120 mg/dia, em duas tomadas).

Ocasionalmente, o iodo frio também pode ser usado no auxílio do controle da tirotoxicose, mas seu efeito é incompleto e temporário. Seu mecanismo de ação principal é o bloqueio da organificação (fenômeno de Wolff-Chaikoff) e a inibição da secreção do hormônio previamente armazenado na tiroide. Tem ainda efeito nos tecidos periféricos diminuindo a conversão de T_4 em T_3. Hoje, suas aplicações terapêuticas estão restritas ao preparo de pacientes candidatos à cirurgia (em associação com as tionamidas) ou em pacientes com "crise tirotóxica" (também em associação com os antitiroidianos). O iodo pode ser administrado na forma de solução saturada de iodeto de potássio (5 a 10%) ou de solução de lugol, na dose de 4 a 6 gotas, 3 a 4 vezes ao dia.

> **ATENÇÃO!**
>
> Quando o iodo ou qualquer medicação contendo iodo for utilizada para auxílio no controle da tirotoxicose, deve-se ter certeza de que o paciente tenha recebido algum dos medicamentos antitiroidianos pelo menos 1 ou 2 horas antes do seu uso.

Iodo radioativo

O tratamento do hipertiroidismo da doença de Basedow-Graves com o iodo radioativo (^{131}I) tem muitas vantagens e é considerado, em grande parte dos centros, como a terapêutica de escolha do hipertiroidismo do adulto e para aqueles indivíduos que não têm chance de entrar em remissão espontânea da doença. O tratamento é definitivo na maioria das vezes, administrado sem necessidade de internação e não apresenta a morbidade ou os riscos próprios da cirurgia. O iodo radioativo é empregado na terapêutica da tirotoxicose porque a tiroide é o único órgão do organismo que retém o iodo por tempo prolongado. Desde 1946, o ^{131}I, com meia-vida de oito dias, tem sido o isótopo empregado; é basicamente um emissor de radiação beta. Como esta tem penetração muito baixa (1 a 2 mm), o ^{131}I dentro da tiroide, não lesiona as estruturas vizinhas e, portanto, radiação elevada é restrita quase que exclusivamente à glândula. A radiação destrói algumas células, deixa outras intactas e causa alterações nas restantes, de tal maneira que a síntese hormonal é reduzida.

No passado, procurava-se, como objetivo do tratamento, dar uma dose de ^{131}I para que os pacientes permanecessem em eutiroidismo após o tratamento. Porém, esse objetivo é difícil de ser alcançado na prática, considerando-se que os pacientes diferem muito em termos de atividade da doença, tamanho do bócio e captação do iodo. Assim, perseguir a dose ideal para a obtenção do eutiroidismo revelou-se meta raramente alcançável na maioria dos pacientes, pois doses menores mantinham-nos em hipertiroidismo e necessitados de novas doses de radioiodo; ao passo que doses maiores eram mais efetivas no tratamento do hipertiroidismo, à custa de uma elevação da incidência de hipotiroidismo pós-tratamento. Dessa forma, o que era um efeito colateral, o hipotiroidismo pós ^{131}I, tornou-se, de vários anos para cá, o objetivo do tratamento, que evoluiu, então, para a erradicação do hipertiroidismo, mesmo com o efeito colateral do hipotiroidismo, situação mais fácil de ser conduzida. Atualmente, recomenda-se a administração de doses fixas de 10 a 15 mCi em função do tamanho do bócio e da intensidade da tiroxicose. Doses maiores (20 a 30 mCi) podem ser utilizadas na dependência da necessidade clínica de se levar o paciente para hipotiroidismo definitivamente (bócio volumoso, má aderência, comorbidades).

A melhora clínica já é detectável dentro de um mês, mas o efeito máximo ocorre cerca de quatro meses após o tratamento. Durante o intervalo entre a administração do isótopo e a melhora clínica, os pacientes com sintomas importantes devem ser tratados com betabloqueadores, como o propranolol. Todos os pacientes tratados com ^{131}I devem ser avaliados mensalmente nos primeiros 4 a 6 meses e, se após esse período, continuarem em hipertiroidismo, uma segunda dose de radioiodo deve ser considerada, o que ocorre em cerca de 10% dos casos. Porcentagem menor de pacientes evolui rapidamente para o hipotiroidismo e, se este não for transitório, a terapêutica substitutiva com T_4 deve ser iniciada, na dose de 1,6 a 1,8 μg/kg de peso. Mais de 90% dos casos evoluirão para eutiroidismo (com ou sem reposição com levotiroxina) após um ano do ^{131}I.

Outros possíveis efeitos colaterais não foram comprovados após quase 70 anos de uso dessa terapêutica, tais como incidência elevada de neoplasias, maior incidência de mutações secundárias à radiação gonadal e indução de câncer na tiroide. Todos esses pontos devem ser explicados aos pacientes, pois existe sempre ansiedade ou temor diante de danos eventuais da radiação [IH].

> **ATENÇÃO!**
>
> Dose calculada deve ser evitada, e o uso de doses fixas, individualizadas na dependência da necessidade de cura rápida da tirotoxicose, além de custo-efetivo, é a proposta terapêutica predominante.

■ CIRURGIA

A tiroidectomia total é tratamento efetivo na cura do hipertiroidismo e é, na maioria dos centros, tratamento de escolha em crianças e adolescentes que não entram em remissão da tirotoxicose após a terapêutica com medicamentos antitiroidianos. A cirurgia também deve ser considerada quando o tratamento com o iodo radiativo for contraindicado ou impossível, como nas grávidas, naqueles pacientes que se recusam a receber medicamentos radioativos ou nos pacientes "contaminados" com iodo frio de difícil eliminação, em decorrência de tratamentos com medicamentos que contenham iodo (amiodarona) ou após o uso de contrastes iodados para avaliação radiológica. Consideram-se também como passíveis de indicação cirúrgica os pacientes portadores de hipertiroidismo com bócio muito volumosos (mais do que quatro vezes o tamanho original), com suspeita de neoplasia maligna associada, com oftalmopatia autoimune muito grave e/ou refratária à pulsoterapia e radioterapia, e aqueles pacientes que apresentem efeitos colaterais graves com o uso dos antitiroidianos (vasculites, insuficiência hepática).

> **ATENÇÃO!**
>
> É muito importante que o paciente seja tratado primeiramente com antitiroidiano e que esteja em eutiroidismo por ocasião da cirurgia.

O uso de iodo frio, previamente à cirurgia, tem sido proposto há muito tempo na expectativa de que a redução da vascularização, induzida pelo excesso de iodo, favorecesse as condições cirúrgicas; porém, tal prática é ainda hoje controversa. Talvez a indicação mais racional para o uso do iodo frio sejam aqueles casos sem tempo hábil para se atingir o eutiroidismo, nos quais o iodo frio pode ser administrado por alguns dias antes da cirurgia, sempre em associação com as tionamidas e os betabloqueadores, como forma de preparo rápido visando a minimizar a geração do hormônio ativo (T_3) na periferia.

A cirurgia indicada para o tratamento do hipertiroidismo na doença de Basedow-Graves é a tiroidectomia total. Além dos riscos inerentes a qualquer cirurgia, apresenta como complicações pós-operatórias a incidência de hipoparatiroidismo (até 3,6%), paralisia das pregas vocais (até 5,6%), sangramento e lesões de vasos cervicais (até 10%), persistência ou recorrência do hipertiroidismo (até 15%) e uma série de outras complicações, como infecções, cicatrizes patológicas, queloides e lesões de traqueia.

> **ATENÇÃO!**
> É fundamental que a tiroidectomia seja realizada por cirurgião bem treinado em cirurgia de cabeça e pescoço para que possíveis complicações sejam prevenidas ou minimizadas.

Apesar de todas essas possíveis complicações, é importante ressaltar que a tiroidectomia total é terapêutica extremamente eficaz na resolução do hipertiroidismo e que o controle da doença pode ser obtido, em mais de 80% dos casos, de maneira bastante rápida e com porcentagem mínima de recorrência ou persistência da tirotoxicose. Se houver recidiva, porém, recomenda-se o tratamento definitivo com iodo radioativo, pois uma segunda operação aumenta a possibilidade de ocorrência das complicações cirúrgicas citadas. Depois da cirurgia, o paciente deve receber tratamento substitutivo com T_4 na dose de 1,6 a 1,8 μg/kg de peso.

DOENÇA DE PLUMMER

O hipertiroidismo na doença de Plummer (bócio nodular tóxico ou adenoma tóxico) é ocasionado pela produção excessiva de hormônios tiroidianos a partir das áreas autônomas presentes nas lesões uni ou multinodulares do tecido tiroidiano. Esse tipo de doença, ao contrário da doença de Basedow-Graves, não está associado a remissões espontâneas; em consequência, não é aconselhável o tratamento a longo prazo com medicamentos antitiroidianos.

A evolução natural da doença é caracterizada primeiramente pelo aparecimento do tecido autônomo, por mutação no receptor de TSH (e menos frequentemente da proteína G), que fica ativado constitutivamente e inicia, então, a produção de hormônios, independente do estímulo normal do TSH. À medida que esse tecido cresce, a quantidade de hormônio secretada se eleva e inicia processo de supressão do TSH endógeno; em consequência, os tecidos normais da glândula deixam de ser estimulados e a produção hormonal passa a ser feita quase que exclusivamente pelos nódulos autônomos. A evolução para o estado de hipertiroidismo é, habitualmente, bastante demorada e pode não ocorrer em inúmeros pacientes. De maneira geral, entretanto, recomenda-se a terapêutica definitiva nos casos de nódulos autônomos com eutiroidismo quando o nódulo tem pelo menos 3 cm de diâmetro, pois estudos têm demonstrado que, quanto maior o nódulo, maior a chance de evolução para tirotoxicose franca, além de que o hipertiroidismo subclínico aumenta o risco de arritmias e da perda de massa óssea, especialmente em indivíduos após os 65 anos. Quando o paciente já se apresenta em hipertiroidismo clínico, deve-se também proceder com tratamento definitivo.

Tratamento

A base do tratamento visa à destruição da área autônoma por cirurgia, iodo radioativo, alcoolização e laser ou radiofrequência. Tiroidectomia total é o tratamento de escolha nos pacientes com bócios multinodulares e volumosos. Lobectomia pode ser realizada naqueles casos de adenomas únicos. Nestes últimos, reposição com levotiroxina no pós-operatório raramente é necessária. Tratamento cirúrgico também deve ser recomendado para os casos nos quais haja qualquer suspeita de malignidade, bem como nos pacientes jovens. Nos pacientes com contraindicação cirúrgica (idade avançada, comorbidades e preferência do próprio paciente), deve-se empregar o ^{131}I. Nessa condição, é preferível usar doses elevadas (20-30 mCi) na tentativa de aumentar a chance de cura do hipertiroidismo. Com essa abordagem, cerca de 80% dos pacientes estarão em eutiroidismo (com ou sem levotiroxina) após um ano do tratamento. Se houver recidiva do hipertiroidismo, a mesma dose pode ser administrada novamente. Novas abordagens, como a alcoolização, laser e radiofrequência, têm ganho terreno mais recentemente, em especial para pacientes com elevado risco cirúrgico e para aqueles que não desejam submeter-se ao ^{131}I. Qualquer que seja a abordagem terapêutica definitiva escolhida, o paciente deve ser compensado previamente com antitiroidianos e betabloqueadores.

■ CONSIDERAÇÕES ESPECIAIS

CRISE TIROTÓXICA

Também denominada tempestade tiroidiana, é condição clínica bastante grave e potencialmente fatal se não for reconhecida e tratada de forma rápida e agressiva. Caracteriza-se por sintomas e sinais de tirotoxicose extremamente exacerbados com comprometimento multissistêmico, tais como febre elevada (> 40°C), taquiarritmias severas, agitação ou delírio, vômitos, diarreia e choque. Se a doença progride sem tratamento, evolui para coma e morte; é, no entanto, bem mais rara atualmente e pode ser precipitada por infecções, traumas, cirurgia ou abandono repentino do uso de medicamentos antitiroidianos.

O tratamento consiste na administração de PTU (400 a 800 mg) ou metimazol (40 a 80 mg) por VO ou por gavagem. Se necessário, PTU ou metimazol também podem ser administrados como enemas diluídos em solução fisiológica (SF) estéril. Metimazol (500 mg diluído em 50 mL de NaCl 0,9%, seguido de esterilização em filtro de 0,22 micrômetros) pode ser administrado intravenosamente (IV) quando a via oral (VO) ou retal não for possível. Controle da FC pode ser obtido com propranolol 60 a 80 mg, VO, a cada 4 a 6 horas. Se necessário, o betabloqueio pode ser feito também com propranolol IV (1 a 3 mg, a cada 4 a 6 horas). Quando não for possível o seu uso, podem-se utilizar bloqueadores de canais de cálcio (verapamil ou diltiazen), conforme descrito. Hidrocortisona (300 mg em bólus, seguido de 100 mg, a cada oito horas) reduz a conversão de T_4 em T_3 nos tecidos-alvo, além de tratar, profilaticamente, possível insuficiência suprarrenal parcial não diagnosticada. O uso do iodo frio (não radioativo) nesses casos é muito importante, pois promove rápida queda nos níveis circulantes de T_3 já nas primeiras 24 horas do tratamento. Pode-se usar o iodeto de potássio 5 a 10% ou solução de lugol, 4 a 6 gotas, quatro vezes ao dia. Alternativamente, contrastes radiológicos iodados não iônicos também podem ser usados por via IV; em geral, eles contêm 200 a 300 mg de iodo/mL e 10 mL são suficientes para o bloqueio da conversão periférica de T_4 em T_3. Como mencionado, é importante prescrever o antitiroidiano antes da administração do iodo ou do contraste iodado, haja vista que, dessa maneira, a síntese tiroidiana também começa a ser inibida e impedirá a transformação do iodo em hormônio; se o iodo for prescrito inicialmente, haverá retardo na resposta dos agentes antitiroidianos.

Não se deve descuidar também de outras medidas de suporte, como ventilação e administração de líquidos e eletrólitos, além de tratamento de doenças associadas, como as infecções. Tendo em vista que estas representam um importante fator precipitante, na suspeita clínica, mas sem foco definido, antibioticoterapia de amplo espectro deve ser iniciada profilaticamente.

HIPERTIROIDISMO NA GRAVIDEZ

O hipertiroidismo por doença de Basedow-Graves ocorre em 1 a cada 500 mulheres grávidas; na gestação, entretanto, mais frequentemente que o hipertiroidismo, há a tirotoxicose gestacional transitória, em 2 a 4 de cada 100 gestações. Essa entidade aparece no 1º trimestre e é causada pelo excesso de gonadotrofina coriônica (valores acima de 170.000 UI/L). A gonadotrofina coriônica liga-se aos receptores de TSH e estimula a função da glândula, que secreta T_4 em excesso, podendo causar hiperêmese gravídica (com náuseas, vômitos e desidratação), palpitações, taquicardia e perda de peso, sem sinais oculares.

O diagnóstico diferencial entre a tirotoxicose gestacional transitória e o hipertiroidismo durante a gravidez não é fácil, pois o quadro clínico é semelhante; os dados que ajudam a diferenciar são os valores de TSH (diminuídos na tirotoxicose gestacional transitória e suprimidos no hipertiroidismo) e os de gonadotrofina coriônica (muito elevados na tirotoxicose gestacional transitória). Outro complicador no diagnóstico de tirotoxicose na gestação é o próprio estado fisiológico desse período, que simula o quadro clínico do hipertiroidismo. Os estrogênios produzidos normalmente durante a gravidez aumentam os níveis de TBG, a proteína carregadora de T_4 e T_3, e, em consequência, elevam os valores de T_4T e T_3T séricos. Felizmente, porém, o diagnóstico laboratorial tem sido facilitado pela ampla disponibilidade das dosagens de T_4L e do TSH. Essa forma de tirotoxicose é transitória e raramente será necessário uso de antitiroidianos. Nos quadros mais sintomáticos, o uso de betabloqueadores é suficiente para controle dos sinais e sintomas.

O hipertiroidismo por doença de Basedow-Graves ou por nódulos tóxicos durante a gravidez, especialmente no primeiro trimestre, deve ser tratado preferencialmente com propiltiouracil, pois ele possui menor passagem placentária, além de ser menos teratogênico do que o metimazol. A partir do segundo semestre, no entanto, o metimazol também pode ser usado de forma segura. A medicação deve ser usada na menor dose possível capaz de controlar o hipertiroidismo, uma vez que atravessam a placenta e podem, em dosagens excessivas, causar bócio ou hipotiroidismo no feto. Assim, particularmente na fase final do 2º trimestre e durante todo o 3º, a dose deve ser reduzida ao mínimo possível; dosagens diárias abaixo de 200 mg de PTU ou 20 mg de metimazol não têm sido associadas ao aparecimento de bócio ou de hipotiroidismo fetais. É importante realçar também que a dose de antitiroidianos não deverá provocar, em nenhuma circunstância, hipotiroidismo materno, pois essa condição está associada à incidência aumentada de abortamento espontâneo. Durante todo o tratamento, deve-se procurar manter o T_4L no limite superior do normal ou mesmo discretamente acima da faixa de referência. Depois do parto, a amamentação pode ser mantida mesmo com o uso dos antitiroidianos. Ambos os medicamentos são concentrados no leite materno, porém o PTU apresenta menor passagem para a glândula mamária (concentração do fármaco em relação ao nível sérico é de 1:9, para o PTU, e 1:1 para o metimazol) e deve ser a medicação de escolha nesse período.

Nos raros casos nos quais haja necessidade de rápido controle da tirotoxicose ou quando não é possível o uso dos antitiroidianos, devido à presença de efeitos colaterais graves (agranulocitose, vasculite, hepatotoxidade), a tiroidectomia pode ser realizada no 2º trimestre da gestação (no 1º, há o risco de abortamento, além de possível teratogenicidade dos anestésicos; e no 3º trimestre, são elevadas as chances de parto prematuro). Obviamente, o ^{131}I é contraindicado na gestação, uma vez que a tiroide fetal já é capaz de concentrar o iodo a partir da 12ª semana de gestação.

O tratamento da tirotoxicose gestacional transitória inclui hidratação e betabloqueadores.

OFTALMOPATIA DE GRAVES

Cerca de 50% dos pacientes com hipertiroidismo por doença de Basedow-Graves apresentam envolvimento ocular clinicamente aparente. Na maioria das vezes, porém, não há necessidade de nenhum tratamento específico, pois as alterações são discretas e costumam melhorar com o tratamento do hipertiroidismo. Aqueles com oftalmopatia moderada e com sintomas como fotofobia, vermelhidão nos olhos, exoftalmo moderado, quemose e edema periorbitário discreto devem receber medidas terapêuticas, como óculos com lentes escuras, elevação da cabeceira da cama durante o sono e colírio lubrificante à base de metilcelulose.

Quadro clínico e tratamento

Os pacientes com quadro clínico grave, que inclui proptose exagerada, edema periorbitário, diplopia, disfunções dos músculos oculares e ulcerações de córnea, têm indicação terapêutica de corticosteroides (40 a 120 mg de prednisona/dia); as doses de corticosteroides são reduzidas gradualmente em 5 mg a cada uma ou duas semanas. Nos casos de recidiva ou naqueles com risco de perda de visão, usa-se pulsoterapia, com metilprednisolona endovenosa (EV) (250 a 500 mg em 250 mL de SF, infundidos em 2 a 4 horas, uma vez por semana, por 9 a 12 semanas) associada à radioterapia orbitária (2.000 cGy por meio de acelerador linear), seguida de cirurgia para descompressão orbitária. Recentemente, tratamentos alvo-específicos (medicamentos antifator de necrose tumoral [TNF], anti--CD20) têm sido propostos, particularmente para os casos refratários aos tratamentos convencionais.

OUTRAS CAUSAS DE TIROTOXICOSE

Tirotoxicose factícia

A ingestão excessiva dos hormônios da tiroide (tirotoxicose factícia ou tirotoxicose medicamentosa) é, às vezes, verificada em indivíduos que a realizam com o objetivo de perder peso rapidamente; em alguns casos, os pacientes negam veementemente a ingestão de qualquer substância. Do ponto de vista clínico, apresentam-se em tirotoxicose, com a glândula tiroide diminuída de tamanho e com baixa captação do ^{131}I na cintilografia. O tratamento consiste na retirada do medicamento e no aconselhamento psicológico desses pacientes, além da prescrição de terapêuticas alternativas para o controle do peso.

Tumores trofoblásticos

Os tumores trofoblásticos, quer a benigna mola hidatiforme, quer o maligno coriocarcinoma, podem ocasionar hipertiroidismo devido à secreção exagerada da gonadotrofina coriônica humana (hCG), que tem ação semelhante à do TSH. O hipertiroidismo só aparece quando as concentrações de hCG atingem valores superiores a 300.000 UI/mL (nível bastante superior ao encontrado em uma gravidez normal). Essa forma de hipertiroidismo é tratada com a retirada cirúrgica da mola ou com a quimioterapia para o coriocarcinoma, que eliminam a produção de hCG.

Struma ovarii

Definido como tecido tiroidiano existente em teratoma ovariano equivalente a > 50% da massa tumoral. Representa < 1% de todos os tumores ovarianos, e apenas 5 a 10% deles desenvolverão tirotoxicose. O tratamento de escolha é a remoção cirúrgica precedida do controle da tirotoxicose com antitiroidianos e betabloqueadores. Se o tumor for metastático, deve-se fazer também a tiroidectomia total para permitir tratamento posterior com ^{131}I.

Tirotoxicose induzida por iodo

Pode ocorrer quando um paciente com bócio multinodular autônomo é tratado com iodo ou com medicações contendo grande quantidade desse elemento. Muitos dos folículos desses nódulos são autônomos e incorporam o iodo, com consequente aumento da síntese hormonal. A terapêutica adequada é a suspensão da administração do medicamento iodado e tratamento da tirotoxicose com antitiroidianos e betabloqueadores. Tratamento cirúrgico deve ser indicado conforme já descrito para a doença de Plummer, neste capítulo.

Tumores hipofisários secretores de TSH

Os TSHoma são eventos bastante raros e representam < 1% de todos os tumores selares. Em geral, os pacientes apresentam-se com hipertiroidismo franco e bócio difuso. Laboratorialmente, o TSH está elevado ou inapropriadamente normal para o nível de T_4L, que está elevado. Nessa última condição, deve-se fazer diagnóstico diferencial com a síndrome de resistência aos hormônios tiroidianos, uma vez que os tratamentos são bastante distintos. No TSHoma, há aumento sérico da subunidade alfa e resposta achatada do TSH após estímulo com TRH. O tratamento de escolha para os tumores secretores de TSH é a cirurgia por via transesfenoidal. Para os casos que não forem candidatos à cirurgia ou nas recidivas, podem-se usar os análogos de somatostatina. Em cerca de 25% dos casos, há cossecreção de prolactina (PRL) e, nessa situação, os agonistas dopaminérgicos podem ser empregados no controle da tirotoxicose.

REVISÃO

- A hiperfunção da tiroide, ou tirotoxicose, é caracterizada pelo excesso de hormônios tiroidianos circulantes.
- Pode ser decorrentes de diversas doenças com origem na tiroide (hipertiroidismo primário), tais como a doença de Basedow-Graves e a doença de Plummer e, menos frequentemente, nas diversas formas de tiroidites, coriocarcinoma/mola hidatiforme e excesso de hCG durante gestação normal; secundária à hiperfunção hipofisária com produção excessiva de TSH por adenoma da hipófise (hipertiroidismo secundário); ou de fontes não dependentes da tiroide normal, como no caso do uso exógeno de T_3/T_4 e síntese hormonal ectópica proveniente de metástases de carcinoma diferenciado da tiroide e *struma ovarii*.
- Caracteriza-se por instabilidade emocional, fadiga, sudorese, emagrecimento, bócio, palpitações entre outros sinais e sintomas. Seu diagnóstico é confirmado por exames laboratoriais pelas dosagens de TSH e T_4L. US e cintilografia/mapeamento da tiroide também podem ser úteis na caracterização etiológica.
- O tratamento é realizado inicialmente com a utilização de antitiroidianos; iodo radiativo, na doença de Basedow-Graves ou cirurgia, quase sempre escolha para crianças e adolescentes e em boa parte das doenças de Plummer.

LEITURAS SUGERIDAS

Bartalena L, Baldeschi L, Boboridis K, Eckstein A, Kahaly GJ, Marcocci C, et al. The 2016 European Thyroid Association/European Groups on Graves' orbitopathy. Eur Thyroid J. 2016;5(1):9-26.
Biondi B, Bartalena L, Cooper DS, Hegedüs L, Laurberg P, Kahaly GJ. The 2015 European Thyroid Association guidelines on diagnosis and treatment of endogenous subclinical hyperthyroidism. Eur Thyroid J. 2015;4(3):149-63.
De Leo S, Lee SY, Braverman LE. Hyperthyroidism. Lancet. 2016;388(10047):906-18.
El Fassi D, Nielsen CH, Bonnema SJ, Hasselbalch HC, Hegedüs L. B lymphocyte depletion with the monoclonal antibody rituximab in Graves' disease: a controlled pilot study. J Clin Endocrinol Metab. 2007;92(5):1769-72.
Franklyn JA, Boelaert K. Thyrotoxicosis. Lancet. 2012;379(9821):1155-66.
Glinoer D, Cooper DS. The propylthiouracil dilemma. Curr Opin Endocrinol Diabetes Obes. 2012;19(5):402-7.
Ladsous M. Therapeutic innovations in endocrine diseases – Part 5: rituximab and graves' orbitopathy. Presse Med. 2016;45(2):e221-4.
Maia AL, Scheffel RS, Meyer ELS, Mazeto GMFS, Carvalho GA, et al. Brazilian consensus for the diagnosis and treatment of hyperthyroidism: recommendations by the Thyroid Department of the Brazilian Society of Endocrinology and Metabolism. Arq Bras Endocrinol Metab. 2013;57(3):205-32.
Ross DS, Burch HB, Cooper DS, Greenlee MC, Laurberg P, Maia AL, et al. 2016 American Thyroid Association Guidelines for diagnosis and management of hyperthyroidism and other causes of thyrotoxicosis. Thyroid. 2016;26(10):1343-1421.
Satoh T, Isozaki O, Suzuki A, Wakino S, Iburi T, Tsuboi K, et al. 2016 Guidelines for the management of thyroid storm from The Japan Thyroid Association and Japan Endocrine Society (First edition). Endocr J. 2016 Dec 30;63(12):1025-64.
Smith TJ, Hegedus L. Graves' disease. N Engl J Med. 2016;375(16):1552-65.

183
DOENÇAS AUTOIMUNES DA TIROIDE

■ RUI M. B. MACIEL
■ JOÃO ROBERTO M. MARTINS

As tiroidites constituem um grupo de doenças caracterizadas por inflamação da tiroide. As formas de apresentação e etiologias são bastante heterogêneas, mas, na prática, podem ser classificadas como: a) aguda ou infecciosa; b) subaguda ou granulomatosa; c) autoimune (crônica linfocítica, tiroidite pós-parto e silenciosa); d) induzida por medicamentos (amiodarona, lítio, interferon alfa [INF-α] e interleucina-2 [IL-2]); e) tiroidite fibrosa ou de Riedel.

■ TIROIDITE AGUDA

Extremamente rara (0,1 a 0,7% de todas as doenças tiroidianas), pode ser fatal se não for prontamente diagnosticada e tratada. É geralmente causada por infecção bacteriana, sendo *Staphylococcus aureus*, *Streptococcus pyogenes*, *Staphylococcus epidermidis* e *Streptococcus pneumoniae* os agentes microbianos mais comuns. Caracteriza-se por infecção da própria tiroide, que pode ser devida à contiguidade de processo infeccioso da cabeça e pescoço ou secundária à septicemia. Fístula do seio piriforme, trauma direto da glândula, ruptura do esôfago e abscesso retrofaríngeo também podem ser fatores predisponentes.

ATENÇÃO!

Embora a origem bacteriana seja a prevalente, outros agentes, como micobactérias, parasitas e fungos, também podem estar envolvidos na causa da tiroidite aguda.

QUADRO CLÍNICO

O paciente queixa-se de forte dor na região cervical, sensível à palpação local, acompanhada de febre e disfagia. Ocasionalmente, as manifestações clínicas podem desenvolver-se de forma gradual, podendo ser confundidas com quadros de faringite, tonsilite e tiroidite subaguda.

DIAGNÓSTICO

Laboratorialmente, a tiroidite aguda caracteriza-se por velocidade de hemossedimentação (VHS) elevada e leucocitose, às vezes em grau acentuado, com desvio à esquerda. Eventualmente, pode ocorrer aumento da taxa dos hormônios tiroidianos circulantes devido à sua liberação durante o processo infeccioso; na maioria dos casos, porém, o paciente é eutiroidiano. A captação de iodo radioativo é suprimida na área da inflamação, com aspecto cintilográfico de nódulo hipocaptante (frio). Se o TSH for suprimido, toda a glândula é hipocaptante.

TRATAMENTO

Realizado administrando-se antibióticos de largo espectro – antes mesmo da obtenção do resultado da cultura e antibiograma –, com cura do processo na maioria dos casos; raramente, quando ocorrem supurações, também se faz necessária a drenagem local.

■ TIROIDITE SUBAGUDA

Também chamada de tiroidite granulomatosa ou de Quervain, é condição também rara, com incidência anual de 3 casos novos/100 mil habitantes. Mulheres parecem ser mais acometidas do que homens (4:1), e o pico de sua ocorrência é entre 40 e 50 anos de idade. Sua etiologia é desconhecida, mas presume-se que tenha origem viral. Os vírus possivelmente implicados na sua gênese incluem coxsackie, vírus Epstein-Barr (EBV), adenovírus, influenza vírus, do sarampo, HIV e H1N1.

QUADRO CLÍNICO

A manifestação clínica característica é a dor na região da tiroide, geralmente precedida por pródromos (1 a 2 semanas), com febre baixa, fadiga e sintomas de faringite. A dor pode ser uni ou bilateral, de forte intensidade, dificultando a deglutição e a palpação e costuma irradiar para ângulo da mandíbula e pavilhão auricular. A glândula está aumentada e apresenta-se endurecida. As manifestações clínicas tiroidianas se desenvolvem de forma caracteristicamente trifásica: na fase inicial, os pacientes podem apresentar sintomas leves de tirotoxicose decorrente da ruptura dos folículos tiroidianos e de consequente liberação aguda de hormônios para a corrente sanguínea. À medida que o estoque de hormônios é depletado, é frequente a evolução por um período de eutiroidismo, após o qual se segue um período variável de hipotiroidismo.

DIAGNÓSTICO

Laboratorialmente, observam-se elevação da VHS (geralmente > 50 mm/hora) e discreta leucocitose. Na fase destrutiva, a tirotrofina [TSH] pode estar suprimida, e a tiroxina livre [T_4L], discretamente elevada. Nesse momento, a cintilografia com iodo radioativo mostra captação reduzida ou ausente. Embora a US não seja essencial, quando realizada, mostra comprometimento segmentar do parênquima tiroidiano com áreas hipoecogênicas mal definidas, às vezes de aspecto nodular. Biópsia da tiroide não está indicada, mas, quando realizada, mostra infiltrado granulomatoso com células gigantes.

TRATAMENTO

O tratamento de escolha para o quadro doloroso são os anti-inflamatórios não hormonais (AINH). Em nossa experiência, a maioria absoluta dos casos evolui muito bem já nos primeiros dias de tratamento (piroxicam, 20 mg/dia em dose única ou 10 mg, a cada 12 horas; ou diclofenaco sódico, 75 mg, a cada 12 horas). Em geral, o quadro doloroso é completamente resolvido em 4 a 5 semanas, mas, excepcionalmente, pode ser necessário manter o tratamento por período longo, 20 semanas. Nas glândulas muito dolorosas, que não respondam a essa forma terapêutica inicial, está indicado o tratamento com corticosteroides. Doses iniciais de 20 a 40 mg de prednisona ou equivalente levam ao desaparecimento dos fenômenos locais e à melhora do estado geral em um ou dois dias; tais doses devem ser diminuídas progressivamente, até que se atinja dose mínima que mantenha o paciente livre de sintomas. Após algumas semanas, tenta-se a retirada do medicamento, caso não haja recidiva do processo. A tirotoxicose da tiroidite subaguda não deve ser tratada com antitiroidianos, e sim controlada sintomaticamente pelos betabloqueadores adrenérgicos, como o propranolol, em doses fracionadas de 80 a 120 mg/dia. Na maioria dos casos de tiroidite subaguda, ocorrem a restituição completa da função tiroidiana e o desaparecimento dos sintomas após o tratamento. Porém, na dependência da extensão do quadro destrutivo, 5 a 15% dos pacientes evoluem com hipotiroidismo definitivo e necessitarão de reposição hormonal. Em raros casos (1 a 4%), há recidivas, o que prolonga a duração da doença, mas que devem ser conduzidas como os casos iniciais.

> **ATENÇÃO!**
>
> O uso de corticosteroides como monoterapia para a tiroidite subaguda aumenta o risco de recidiva da doença.

■ TIROIDITE CRÔNICA LINFOCÍTICA

Também chamada de tiroidite autoimune ou doença de Hashimoto, é a forma mais comum de tiroidite e, em nosso meio, a causa mais frequente de hipotiroidismo no adulto e no adolescente. Acomete predominantemente mulheres (10:1), em geral, entre 30 e 50 anos. Abrange extensa gama de apresentações clínicas, variando desde bócios pequenos em indivíduos eutiroidianos até pacientes em franco hipotiroidismo e com a tiroide não palpável. É doença de origem autoimune, caracterizada pela presença de autoanticorpos dirigidos contra vários componentes da tiroide, dos quais se destacam os anticorpos antitiroglobulina (anti-Tg) e antitiroperoxidase (anti-TPO). Na sua patogênese, há clara predisposição genética envolvendo genes tanto do sistema imune como aqueles específicos da tiroide aliada a possíveis gatilhos ambientais, tais como dieta (ingestão de iodo, por exemplo), estresse, clima e infecções. Mais recentemente, foram identificados fragmentos de DNA e micro-RNA como potenciais fatores adicionais envolvidos na etiopatogenia dessa doença.

QUADRO CLÍNICO

A tiroidite autoimune pode permanecer assintomática ou evoluir para hipotiroidismo ou bócio.

Na fase inicial da doença, o paciente apresenta habitualmente apenas bócio pequeno, firme, de consistência aumentada e indolor à palpação. À medida que a doença progride, ocorrem diminuição da função tiroidiana e os primeiros sinais de hipotiroidismo. Todavia, a evolução é imprevisível, pois alguns pacientes permanecem assintomáticos durante décadas, ao passo que outros evoluem rapidamente para o hipotiroidismo; esses últimos representam uma variante da tiroidite autoimune, cuja patogênese está associada a níveis séricos aumentados de células plasmacitárias produtoras de IgG4 e evolução precoce para fibrose do parênquima tiroidiano.

DIAGNÓSTICO

O quadro laboratorial da tiroidite de Hashimoto caracteriza-se pela presença de anticorpos antitiroidianos circulantes, geralmente presentes em títulos elevados nos pacientes adultos e mais baixos nos adolescentes. Os testes de função da tiroide podem evidenciar desde absoluta normalidade até hipotiroidismo grave.

O exame ultrassonográfico mostra áreas nodulariformes hipoecogênicas de margens irregulares; nos estágios intermediários, a glândula pode se apresentar com dimensões aumentadas, difusamente hipoecogênica e com bordas rombas. O estágio final é a forma atrófica, em que a glândula tem pequenas dimensões, margens mal definidas e textura heterogênea.

TRATAMENTO

O tratamento da tiroidite de Hashimoto depende da sintomatologia. Naqueles casos nos quais não há hipotiroidismo e o diagnóstico foi acidental, não há necessidade de tratamento; todavia, o paciente deve ser acompanhado de forma continuada, uma vez que a evolução para hipotiroidismo franco ocorre a uma taxa de 5 a 8% por ano. Nos casos com hipotiroidismo estabelecido, o tratamento deve ser realizado pela terapêutica hormonal substitutiva com hormônios tiroidianos (levotiroxina), em doses diárias que dependem do peso do indivíduo – em geral, 1,6 a 1,8 μg/kg de peso. Nos casos de hipotiroidismo subclínico (TSH entre 5 e 10 mUI/L e T_4L normal) e quando há indicação de tratamento (crianças/adolescentes, gestantes, pacientes com distúrbios psiquiátricos e dislipidemia associada), pode-se começar com doses menores (1 a 1,5 μg/kg peso por dia), ajustadas a cada quatro semanas até se alcançar a dosagem ótima. Depois de atingida a dose ideal, os pacientes devem ser seguidos por toda a vida com avaliações semestrais ou anuais; nessas ocasiões, além do exame clínico, as determinações séricas de TSH orientam quanto à necessidade de ajuste da dose do medicamento.

■ TIROIDITE PÓS-PARTO

Essa forma de tiroidite acomete mulheres, previamente eutiroidianas, nos primeiros 12 meses após a gestação. Ocorre em cerca de 10% de todos os pós-partos, sendo mais frequente em mulheres com níveis séricos aumentados de anticorpos antitiroide no 1º trimestre da gestação ou imediatamente, após o parto, e naquelas gestantes com outras doenças autoimunes, como diabetes tipo 1, ou com história familiar de doenças autoimunes da tiroide. Nesses casos, pode atingir até 50% das pacientes.

QUADRO CLÍNICO

A manifestação clínica trifásica típica (semelhante à observada na tiroidite subaguda) é documentada em cerca de 30 a 40% dos casos. A fase de tirotoxicose inicia-se 2 a 3 meses após o parto (variando de 1 a 6 meses) e tem duração de 1 a 2 meses. Embora essa fase seja habitualmente assintomática, queixas, como irritabilidade, intolerância ao calor, fadiga e palpitações, devem levantar suspeita. O estágio inicial pode ser seguido por hipotiroidismo que, em geral, inicia-se 4 a 8 meses após o parto e prolonga-se por 4 a 6 meses. Em geral, o hipotiroidismo é mais facilmente identificado, uma vez que as manifestações clínicas são mais exuberantes: bócio (não muito volumoso e de consistência firme); intolerância ao frio; pele seca; fadiga; déficit de concentração e depressão, muitas vezes confundida com depressão pós-parto.

DIAGNÓSTICO

Os achados laboratoriais da função tiroidiana são semelhantes aos da tiroidite subaguda: TSH suprimido com T_3/T_4 elevados ou normais, na fase destrutiva inicial; TSH elevado com T_3/T_4 baixos ou normais, na fase de hipotiroidismo. A maioria das pacientes (80%) apresenta elevação nos níveis séricos de anti-TPO e de anti-Tg. US da tiroide mostra textura heterogênea e parênquima hipoecogênico. A cintilografia da tiroide com radioiodo pode ser necessária para o diagnóstico diferencial com hipertiroidismo por doença de Basedow-Graves; na tiroidite pós-parto, a captação do radioiodo está reduzida ou ausente e na doença de Graves, aumentada. Tendo em vista que a tiroidite pode ocorrer ainda no período de amamentação, quando indicado, deve-se realizar o mapeamento com ^{123}I (meia-vida mais curta), e a mãe deve ser orientada a remover e descartar o leite por dois dias após o teste.

TRATAMENTO

Em geral, a fase de tirotoxicose é branda e não requer nenhum tipo de tratamento. Porém, se as manifestações forem intensas, podem ser controladas com betabloqueadores (p. ex.: com propranolol 80 a 120 mg/dia em doses fracionadas). O uso de antitiroidianos não está indicado. O tratamento da fase de hipotiroidismo pode não ser necessário, e, se for esse o caso, a dosagem de TSH deve ser repetida a cada 1 a 2 meses até se completar 12 meses do pós-parto. Nas situações em que o hipotiroidismo for muito sintomático ou se essa fase estiver muito prolongada, a levotiroxina deve ser administrada por 6 a 9 meses e, então, interrompida para verificar se houve restabelecimento da função tiroidiana. Dentro de um ano, 80% das mulheres recuperam a função tiroidiana; porém, 50% desses casos desenvolverão hipotiroidismo permanente até sete anos após o episódio inicial.

> **ATENÇÃO!**
>
> Há 70% de chance de recorrência da tiroidite em gestações subsequentes.

■ TIROIDITE SILENCIOSA

Também chamada de tiroidite linfocítica com resolução espontânea ou tiroidite subaguda linfocítica, apresenta quadro histológico semelhante ao da tiroidite de Hashimoto. Sua incidência não é muito bem estabelecida, mas pode representar até 20% dos casos recém-diagnosticados de tirotoxicose. Acomete mais mulheres que homens (4:1), com pico de incidência entre 30 e 40 anos de idade.

QUADRO CLÍNICO E TRATAMENTO

É trifásico, semelhante ao da tiroidite subaguda: inicialmente com manifestações de tirotoxicose decorrente da lesão dos folículos tiroidianos e liberação aguda de hormônios para a circulação, seguidas de uma fase de hipotiroidismo e, na sequência, pela recuperação completa da função tiroidiana.

Os pacientes apresentam-se com a tiroide discretamente aumentada e anticorpos antitiroidianos presentes. Na fase tirotóxica, o TSH está suprimido com T_3/T_4 aumentados/limite superior ao normal, e o mapeamento com radioiodo mostra redução/ausência de captação na região cervical; o quadro clínico do hipertiroidismo desaparece espontaneamente após período de tempo variável (em geral, de 3 a 4 meses) e deve ser tratado apenas com sintomáticos (betabloqueadores). Após essa fase inicial, os pacientes passam por um período de hipotiroidismo, com queda dos níveis séricos dos hormônios tiroidianos e elevação do TSH. Esse estágio é o mais frequentemente reconhecido e pode durar vários meses (em geral, de 6 a 12) até a normalização completa da função tiroidiana. Na dependência da intensidade dos sintomas de hipotiroidismo, pode ser necessário o uso de levotiroxina. Se o diagnóstico do hipotiroidismo for estabelecido em gestantes, a reposição hormonal deve ser instituída, independentemente da presença de sintomas.

■ TIROIDITE INDUZIDA POR MEDICAMENTOS

HIPOTIROIDISMO POR AMIODARONA

A amiodarona é medicamento antiarrítmico, com alto teor de iodo (37% da sua massa molecular), e induz diversas alterações nos testes de função tiroidiana em indivíduos saudáveis: leve aumento de tiroxina (T_4); redução de tri-iodotironina (T_3); e aumento transitório do TSH. Tais modificações são decorrentes da inibição de desiodases, que fazem a conversão periférica de T_4 a T_3 e não representam disfunção tiroidiana que requeira tratamento específico.

De outra forma, em regiões com suficiência de iodo, cerca de 10 a 20% dos usuários desse medicamento desenvolvem hipotiroidismo, em especial aqueles que apresentam autoimunidade prévia (presença de anticorpos antitiroidianos circulantes). Essa evolução é decorrente do excesso de iodo intratiroidiano que provoca o bloqueio da organificação (fenômeno de Wolff-Chaikoff), processamento e liberação dos hormônios tiroidianos para a circulação.

Quadro clínico e tratamento

As manifestações clínicas e os achados laboratoriais são os mesmos da tiroidite crônica linfocítica. Não há necessidade de interrupção do antiarrítmico, e o hipotiroidismo deve ser tratado por reposição com levotiroxina.

TIROIDITE SECUNDÁRIA À AMIODARONA

Pode ocorrer por dois mecanismos diferentes e, às vezes, concomitantes. O primeiro, chamado de tirotoxicose induzida pela amiodarona tipo 1, é resultante do rápido aumento da oferta de iodo e ocorre geralmente em indivíduos com doença nodular autônoma (fenômeno de Jod-Basedow), especialmente naqueles provenientes de áreas com deficiência de iodo, mas também pode atingir pacientes com doença de Graves ainda não diagnosticada. O outro mecanismo, chamado de tirotoxicose induzida pela amiodarona tipo 2, ocorre por processo destrutivo direto sobre os tirócitos e consequente liberação de hormônios tiroidianos para a corrente sanguínea.

Quadro clínico

Em ambos os tipos, as manifestações clínicas são variáveis, contemplando desde os quadros de hipertiroidismo subclínico até os graves, como a tempestade tiroidiana ou crise tirotóxica.

Diagnóstico

A captação do radioiodo pode estar presente e em baixa intensidade na tirotoxicose tipo 1, mas é ausente naquela tipo 2. US com Doppler pode mostrar hiperfluxo na tirotoxicose tipo 1, o que não ocorre naquela tipo 2. No passado, a dosagem sérica de interleucina-6 (IL-6) era sugerida para a diferenciação entre os dois tipos (aumentada no tipo 2), mas atualmente seu uso foi abandonado.

Tratamento

A descontinuação da amiodarona deve ser avaliada caso a caso, mas, em geral, não é possível. Independentemente disso, as manifestações clínicas iniciais devem ser controladas com betabloqueadores (propranolol 80 a 120 mg/dia) e com antitiroidianos (metimazol 20 a 40 mg/dia). Com essas medidas, o eutiroidismo é alcançado em 3 a 6 meses. O radioiodo não pode ser usado até que haja clareamento do estoque corporal do iodo, o que pode levar meses. Esse clareamento pode ser monitorado com medidas seriadas da iodúria a cada 3 a 4 meses. Nos casos muito graves ou naqueles nos quais não se podem usar os antitiroidianos devido à presença de efeitos colaterais maiores a esses medicamentos (agranulocitose, hepatite medicamentosa, vasculites), a tiroidectomia total deve ser considerada como opção terapêutica. Na tirotoxicose tipo 2, além do uso dos betabloqueadores, também se devem usar corticosteroides; pode-se iniciar com prednisona 40 mg uma vez ao dia, por 2 a 4 semanas, seguida de redução progressiva durante mais 2 a 3 meses, de acordo com a resposta clínica. Para aqueles casos nos quais não é possível distinguir entre os tipos de tirotoxicose (se tipo 1 ou 2), deve-se fazer tratamento combinado com antitiroidianos e corticosteroides. Se a tirotoxicose for muito grave e não responder adequadamente aos dois tratamentos, a tiroidectomia está indicada.

DISFUNÇÕES TIROIDIANAS POR OUTROS MEDICAMENTOS

Outros medicamentos, como o lítio, o interferon alfa (INF-α) e a IL-2, também podem causar uma série de disfunções tiroidianas. Todos eles podem precipitar e/ou exacerbar uma autoimunidade subjacente e provocar desde formas subclínicas até quadros francos de hipotiroidismo. Tendo em vista que esses medicamentos dificilmente podem ser interrompidos, devido às doenças de base, o hipotiroidismo deve ser tratado por reposição com levotiroxina, quando o quadro clínico for significativo, e deve-se tentar sua suspensão, quando os medicamentos forem interrompidos. Menos frequentemente, esses três fármacos também podem precipitar tanto um quadro de doença de Graves como também provocar tiroidite destrutiva, com manifestações clínicas parecidas às já descritas na tiroidite silenciosa.

Tratamento

O tratamento dependerá da etiologia da tirotoxicose induzida por essas medicações: se a manifestação for decorrente de hipertiroidismo por doença de Graves, deve-se tratar com betabloqueadores e antitiroidianos; se o que ocorrer for um fenômeno destrutivo, deve-se tratar apenas sintomaticamente com betabloqueadores.

■ TIROIDITE DE RIEDEL

Extremamente rara, resulta na fibrose progressiva da tiroide e também de tecidos vizinhos. É considerada uma manifestação local de um processo fibrótico sistêmico e sua etiologia não é conhecida. Recentemente, alta porcentagem de células plasmacitárias com imunorreatividade para IgG-4 tem sido descrita em análises histológicas do tecido tiroidiano acometido por essa forma de tiroidite.

QUADRO CLÍNICO

Caracteristicamente, a tiroide se apresenta aumentada, dolorosa, pouco móvel e de consistência extremamente endurecida (semelhante à pedra). Dispneia, disfagia, rouquidão e afonia podem ocorrer na dependência do acometimento de outras estruturas vizinhas. Sintomas de hipoparatiroidismo também podem estar presentes. Mais da metade dos pacientes apresenta altos níveis séricos de anticorpos antitiroidianos, mas não se sabe se isso é causa ou efeito da maior exposição antigênica decorrente do processo destrutivo fibrótico. Os pacientes podem se apresentar em eutiroidismo no início, porém a maioria evolui para hipotiroidismo, à medida que o tecido tiroidiano é substituído pela fibrose.

TRATAMENTO

Nas formas muito sintomáticas, a descompressão cirúrgica é necessária e permite a comprovação histopatológica. Devido ao grande envolvimento fibrótico local, dificilmente é possível realizar tiroidectomia total, ficando o procedimento cirúrgico restrito à istmectomia. Tratamento medicamentoso empírico com corticosteroides (40 a 100 mg/dia), tamoxifeno (10 a 20 mg/dia) e micofenolato (1 g, duas vezes ao dia) pode ser instituído na tentativa de diminuir a progressão do processo inflamatório.

REVISÃO

- As tiroidites podem ser classificadas em: aguda ou infecciosa; subaguda ou granulomatosa; autoimunes; induzida por medicamentos; e tiroidite fibrosa ou de Riedel.
- Tiroidite aguda é rara e se apresenta com dor na região cervical, febre e disfagia. É tratada com o uso de antibióticos e, por vezes, drenagem local.
- A tiroidite subaguda tem etiologia provavelmente viral, apresenta febre baixa, fadiga e sintomas de faringite. Em geral, seu diagnóstico é clínico, mas alguns exames laboratoriais (VHS e tiroglobulina sérica) e de imagem, como cintilografia e US, podem auxiliar no diagnóstico. Em geral, é tratada com AINH.
- As tiroidites autoimunes incluem: tiroidite crônica linfocítica, causa mais comum de hipotiroidismo em adultos e adolescentes, em geral, tratada com reposição hormonal (levotiroxina); a tiroidite pós-parto, que ocorre em 10-20% de todas as gestações, quase sempre assintomática, mas podendo apresentar bócio, fadiga, pele seca, entre outros sintomas, e não requer tratamento; e a tiroidite silenciosa, semelhante à tiroidite de Hashimoto.
- Várias substâncias, como amiodarona, lítio, INF-α, ILs, podem provocar disfunções tiroidianas, cujas manifestações são variáveis, podendo ocorrer de forma assintomática, como hipertiroidismo ou mesmo hipotiroidismo. Autoimunidade prévia contra a tiroide aumenta as chances do aparecimento dessas disfunções.
- A tiroidite de Riedel é extremamente rara, apresenta tiroide aumentada e extremamente endurecida, sendo tratada com corticosteroides e/ou tamoxifeno; o tratamento cirúrgico dificilmente é possível.

■ LEITURAS SUGERIDAS

Ajjan RA, Weetman AP. The Pathogenesis of Hashimoto's Thyroiditis: Further Developments in our Understanding. Horm Metab Res. 2015;47(10):702-10.
Bogazzi F, Tomisti L, Bartalena L, Aghini-Lombardi F, Martino E. Amiodarone and the thyroid: a 2012 update. J Endocrinol Invest. 2012;35(3):340-8.
Hennessey JV. Clinical review: Riedel's thyroiditis: a clinical review. J Clin Endocrinol Metab. 2011;96(10):3031-41.
Kakudo K, Li Y, Hirokawa M, Ozaki T. Diagnosis of Hashimoto's thyroiditis and IgG4-related sclerosing disease. Pathol Int. 2011;61(4):175-83.
Kamisawa T, Zen Y, Pillai S, Stone JH. IgG4-related disease. Lancet. 2015;385(9976):1460-71.
Ross DS, Burch HB, Cooper DS, Greenlee MC, Laurberg P, Maia AL, Rivkees S, Samuels M, Sosa JA, Stan MN, Walter M. 2016 American Thyroid Association Guidelines for diagnosis and management of hyperthyroidism and other causes of thyrotoxicosis. Thyroid. 2016;26(10):1343-1421.
Samuels MH. Subacute, silent, and post partum thyroiditis. Med Clin North Am. 2012;96(2):223-33.

184
NÓDULOS DA TIROIDE

■ ROSA PAULA MELLO BISCOLLA
■ REINALDO P. FURLANETTO
■ RUI M. B. MACIEL

O nódulo tiroidiano é frequente na prática clínica e um sinal comum a várias doenças tiroidianas, como bócios coloides, adenomas, carcinomas, cistos e tiroidites (Quadro 184.1).

QUADRO 184.1 ■ Lesões que podem apresentar-se como nódulo tiroidiano

- Adenoma
- Bócio uni ou multinodular
- Cistos simples ou hemorrágicos
- Tiroidite de Hashimoto
- Tiroidite subaguda
- Carcinomas (papilífero, folicular, medular, anaplásico)
- Linfoma de tiroide
- Metástases de outros tumores para a tiroide

É a doença tiroidiana mais frequente, com prevalência de 4 a 7% na população geral, quando a palpação é utilizada como método diagnóstico, 19 a 67%, quando utilizada a ultrassonografia (US) de tiroide, e 50% em estudos de necropsia.

Nos últimos anos, a utilização da US de tiroide de forma indiscriminada e a realização de exames subsidiários da região cervical aumentaram ainda mais o número de nódulos diagnosticados. Esses nódulos geralmente não são acompanhados de disfunção tiroidiana, apresentam diâmetro menor do que 1 cm e não são palpáveis. O grande desafio na investigação dos nódulos tiroidianos é que, apesar de sua alta prevalência, a incidência de carcinoma de tiroide é baixa (5%). Cabe ao endocrinologista utilizar ferramentas diagnósticas apropriadas para o correto manejo e tratamento dos nódulos de tiroide.

Os nódulos de tiroide podem ser percebidos pelo paciente, palpados durante a consulta médica ou encontrados incidentalmente após realização de exame de imagem e em geral apresentam crescimento lento ao longo dos anos.

ATENÇÃO!

Nódulos tiroidianos são muito frequentes, principalmente após o uso indiscriminado da US de tiroide, porém apenas 5% dos nódulos são malignos.

■ QUADRO CLÍNICO

Na avaliação do nódulo tiroidiano, devem ser considerados dois aspectos: o aspecto funcional e a possibilidade de ser um carcinoma.

Em relação ao aspecto funcional, queixas compatíveis com tirotoxicose, definida como a manifestação clínica do excesso de hormônios tiroidianos, como perda de peso, taquicardia, tremor de extremidades, presença de arritmia, podem levar à hipótese diagnóstica de nódulo tóxico, ao passo que, em pacientes que apresentam nódulo e sintomas de hipotiroidismo, deve ser investigada a hipótese de tiroidite de Hashimoto. A dosagem de tirotrofina (TSH) é o exame utilizado de rotina para a avaliação laboratorial da função tiroidiana em um paciente com nódulo de tiroide, porém a maioria dos pacientes apresenta-se assintomática, com dosagens de TSH normais.

Alguns dados da história clínica sugerem maior risco para malignidade, como: idade < 20 anos ou > 70 anos, sexo masculino, história de exposição à radiação ionizante ou radioterapia na região da cabeça e/ou pescoço durante a infância ou adolescência, irradiação total para transplante de medula óssea, história familiar de câncer de tiroide ou neoplasia endócrina múltipla (NEM) e crescimento rápido e recente do nódulo. Em relação ao exame físico, alguns achados podem ser suspeitos de malignidade: presença de nódulo muito endurecido, não móvel à deglutição, que apresente fixação às estruturas adjacentes, presença de paralisia de prega vocal ipsilateral ao nódulo e adenomegalia regional. Sintomas obstrutivos em vias aéreas superiores (VAS), tosse crônica e compressão esofágica, embora muito sugestivos de malignidade, raramente são observados nos pacientes com carcinoma diferenciado de tiroide. Nódulos incidentalmente detectados, como captação focal no exame de tomografia com emissão de pósitrons (PET) com 18-flúor-deoxiglicose (FDG) também são considerados de alto risco para malignidade tiroidiana (Quadro 184.2).

QUADRO 184.2 ■ Dados da história e do exame físico que sugerem maior risco de malignidade

HISTÓRIA

- Idade < 20 anos e > 70 anos
- Sexo masculino
- História de exposição à radiação ionizante ou radioterapia cervical na infância ou adolescência
- Diagnóstico prévio de câncer de tiroide tratado com tiroidectomia parcial
- Exposição à irradiação total para transplante de medula óssea
- História familiar (familiar de 1° grau) de câncer de tiroide; especialmente se ≥ 2 membros afetados, no caso de carcinoma diferenciado
- Síndromes hereditárias, como neoplasia endócrina múltipla tipo 2 (NEM-2), síndrome de Cowden, síndrome de Pendren, síndrome de Werner, complexo de Carney, polipose adenomatosa familiar
- Nódulo de crescimento rápido e recente
- Rouquidão, compressão nas VAS
- Nódulo incidentalmente detectado no FDG-PET (como captação focal)

EXAME FÍSICO

- Nódulo de consistência endurecida
- Nódulo fixo às estruturas adjacentes
- Paralisia de prega vocal
- Adenopatia cervical ipsilateral

Fonte: Modificado de Rosário e colaboradores.[1]

DIAGNÓSTICO

EXAMES LABORATORIAIS
Dosagem de TSH

A dosagem de TSH é o exame de escolha para a avaliação funcional dos nódulos tiroidianos. As possibilidades diagnósticas após a dosagem de TSH são:

a | Nódulos tóxicos (10% dos nódulos): são encontrados mais frequentemente em indivíduos idosos e podem estar acompanhados de sinais de tirotoxicose, principalmente perda de peso e arritmia, já que no paciente idoso, as manifestações do hipertiroidismo podem ser menos intensas do que no jovem (hipertiroidismo apático do idoso). Nesses casos, a concentração de TSH encontra-se subnormal ou suprimida e dosagens de tiroxina livre (T_4L) deverão ser solicitadas para a caracterização do grau de hipertiroidismo. Na presença de nódulo de tiroide e hipertiroidismo clínico ou subclínico, a cintilografia da tiroide está indicada, e o encontro de área hipercaptante (nódulo quente) indica a presença de nódulo hiperfuncionante. Estes nódulos são autônomos (não dependem do estímulo de TSH) e são quase sempre benignos, não sendo indicada a punção aspirativa com agulha fina (PAAF). Atenção especial merece o nódulo tiroidiano no paciente com doença de Basedow-Graves. Nesses casos, o mapeamento da tiroide deve ser realizado, e, se o nódulo for hipocaptante, deve ser submetido à PAAF.

b | Na presença de TSH elevado, o diagnóstico mais provável será de tiroidite crônica autoimune (tiroidite de Hashimoto). Nesses casos, a dosagem de anticorpos antiperoxidase (TPO) e antitiroglobulina (Tg) poderá ser realizada e deve-se iniciar terapêutica com levotiroxina quando indicada. Após a normalização do nível de TSH e presença de um nódulo bem definido à US, deve-se realizar a PAAF para afastar a coexistência de câncer diferenciado de tiroide ou mesmo de um linfoma, que representa menos de 5% das neoplasias malignas da tiroide, porém está associado à tiroidite autoimune.

c | Na presença de dosagens normais de TSH, apesar do diagnóstico mais provável ainda ser de nódulo benigno (somente 5% dos nódulos são carcinomas), deve-se continuar a investigação com US, e dependendo do tamanho do nódulo e das características US, a PAAF deve ser indicada.

ATENÇÃO!

Nódulos com tamanho maior ou igual a 1 cm, com características suspeitas à US ou com história clínica suspeita para malignidade, devem ser puncionados.

Dosagem de tiroglobulina

A dosagem de Tg sérica é o teste principal no seguimento dos pacientes com carcinoma diferenciado da tiroide, mas não tem indicação na avaliação dos nódulos tiroidianos com o objetivo de diagnóstico inicial desses tumores, sendo pouco específica, pois está elevada em várias condições benignas.

Dosagem de calcitonina

A dosagem de calcitonina basal, ou após estímulo com cálcio ou pentagastrina, permite o diagnóstico e o tratamento precoces do carcinoma medular de tiroide, com maior chance de cura e menor taxa de mortalidade. Porém, a dosagem da calcitonina basal em todos os pacientes com nódulo de tiroide ainda não é um exame de rotina utilizado em nosso meio em razão de dosagens falsamente altas pela presença de interferentes (anticorpos heterófilos e presença de macrocalcitonina) e das diferenças de sensibilidade entre os ensaios utilizados e do alto custo desse exame. Entretanto, a dosagem de calcitonina deve ser realizada em familiares de 1° grau do paciente com carcinoma medular e neoplasia endócrina múltipla 2 (NEM 2A e 2B) quando não for possível realizar o rastreamento genético de mutações do gene *RET*.

EXAMES DE IMAGEM
Ultrassonografia de tiroide

Em virtude da alta prevalência de nódulos na população e da baixa agressividade do carcinoma de tiroide, a US de tiroide não deve ser realizada como exame de rastreamento na população geral. A realização de US de tiroide deve ser realizada nos pacientes com um ou mais nódulos tiroidianos palpáveis, em pacientes com história familiar de carcinoma de tiroide, nos pacientes com NEM-2 e em crianças submetidas à irradiação cervical, mesmo que a palpação da tiroide seja normal.

A US de tiroide é o método mais sensível (sensibilidade de aproximadamente 95%) na detecção dos nódulos de tiroide. A realização da US permite identificar o número e as características dos nódulos como: ecogenicidade; nódulo cístico (baixa probabilidade de malignidade), misto ou sólido; tamanho; relação com estruturas adjacentes; e presença de adenomegalia cervical. A US pode também servir como guia para procedimentos diagnósticos (PAAF dirigida) e terapêuticos (aspiração de cistos e escleroterapia com etanol ou laser), além de monitorar o crescimento do nódulo.

Após a realização da US de tiroide em pacientes com dosagem de TSH normal, os nódulos maiores do que 1 cm devem ser submetidos à PAAF se apresentarem uma das seguintes características: hipoecogenicidade, margens irregulares ou mal definidas, presença de microcalcificações, aumento do diâmetro anteroposterior em relação ao transverso (mais altos do que largos), sinais de extensão extratiroidiana, fluxo sanguíneo intranodular aumentado ao Doppler e detecção de adenomegalia cervical suspeita.

Nódulos iso ou hiperecogenicos que não apresentem nenhuma das características citadas podem ser submetidos à PAAF apenas quando o tamanho for maior do que 1,5 cm. Nódulos menores do que 1,0 cm devem ter acompanhamento clínico e ultrassonográfico e devem ser submetidos à PAAF se houver alto risco de malignidade ou características suspeitas à US. O seguimento clínico dos nódulos menores do que 1 cm sem características suspeitas à US se justifica pela própria história natural do carcinoma de tiroide, com crescimento lento e alta sobrevida.

Em relação ao número de nódulos, o risco de carcinoma não é significativamente maior em nódulos solitários, quando comparado com lesões multinodulares. Na presença de bócio multinodular, a realização da PAAF deve ser baseada nas características da US dos nódulos, sendo puncionados os mais suspeitos. A US pode mostrar as lesões mais suspeitas, porém não permite distinguir com exatidão lesões benignas de malignas.

Cintilografia de tiroide

Atualmente, a realização da cintilografia está restrita aos pacientes com suspeita de nódulo hiperfuncionante, ou seja, quando são encontrados níveis suprimidos ou subnormais de TSH. De acordo com o padrão de captação do radioisótopo, os nódulos podem ser classificados em hiperfuncionantes (quentes), normofuncionantes (mornos), ou hipofuncionantes (frios). O emprego da cintilografia no diagnóstico diferencial dos nódulos foi decorrente da observação de que a maioria dos cânceres da tiroide, quando comparados ao tecido normal, não tem a mesma capacidade de captar e organificar iodo; assim, sua aparência é a de um nódulo não funcionante ou frio à cintilografia. Todavia, a afirmação de que qualquer nódulo frio poderia ser um câncer da tiroide não é verdadeira, pois a frequência de câncer nos nódulos frios é de apenas 10 a 20%. A grande maioria dos nódulos frios são lesões benignas (cistos, nódulos coloides, adenomas, tiroidite de Hashimoto). Portanto, nenhum paciente portador de nódulo tiroidiano deve ser selecionado para cirurgia com base apenas no critério da presença de um nódulo frio. Os nódulos que captam mais iodo do que o tecido tiroidiano adjacente, denominados nódulos tóxicos ou quentes, representam 10% de todos os nódulos, são hiperfuncionantes e podem levar ao hipertiroidismo (doença de Plummer), com risco extremamente baixo de malignidade. Aqueles que captam iodo em concentrações semelhantes as do tecido circundante normal (mornos) também são habitualmente benignos. Dessa maneira, na prática clínica, a solicitação da cintilografia na investigação de nódulo de tiroide fica restrita aos casos em que há suspeita de nódulo hiperfuncionante.

> **ATENÇÃO!**
>
> A solicitação de cintilografia de tiroide está restrita aos casos de suspeita de nódulos autônomos.

TC e RM

A realização de TC ou de RM deve ser indicada na suspeita de bócios mergulhantes e na presença de bócios grandes com compressão traqueal. Ambas podem ser úteis na avaliação de linfonodos e de outras estruturas cervicais em pacientes com carcinoma de tiroide infiltrativo ou metastático. Não é possível a diferenciação entre nódulos tiroidianos benignos e malignos por meio da TC e da RM.

Punção aspirativa com agulha fina e citologia

Embora a US apresente alta sensibilidade e as características da US e o tamanho do nódulo sejam os parâmetros utilizados para a indicação da PAAF, é o estudo citológico que possibilita a diferenciação entre uma lesão benigna, como bócio coloide e tiroidite de Hashimoto, de um carcinoma papilífero, medular e anaplásico. Como já referido, todos os nódulos palpáveis, os nódulos maiores do que 1 cm de diâmetro à US, os nódulos menores, mas próximos de 1 cm, com características suspeitas à US ou história clínica de risco devem ser puncionados. Nódulos suspeitos de serem hiperfuncionantes não necessitam ser puncionados.

> **ATENÇÃO!**
>
> A PAAF é o método diagnóstico mais sensível na investigação dos nódulos tiroidianos.

Quanto ao resultado citológico, a PAAF pode ser classificada em diagnóstica ou não diagnóstica. São consideradas amostras não diagnósticas aquelas que apresentam número inadequado de células para avaliação e são frequentes em nódulos muito vascularizados, em nódulos com grande componente cístico, ou quando realizadas por operador com pouca experiência. Após uma PAAF não diagnóstica, sua repetição com o auxílio da US poderá resultar em amostras adequadas; porém, se não houver sucesso no novo procedimento, a retirada cirúrgica deverá ser considerada.

A fim de se facilitar a nomenclatura dos resultados citológicos obtidos com a PAAF, estabeleceu-se um consenso, em 2009, chamado classificação de Bethesda,[2] que tem como objetivo a padronização da nomenclatura dos resultados, além de sugerir uma conduta para cada caso. A nomenclatura não diagnóstica ou insatisfatória foi mantida para amostras inadequadas para avaliação. As punções com material satisfatório foram classificadas em categorias: benigna, atipia ou lesão folicular de significado indeterminado, neoplasia folicular ou suspeito para neoplasia folicular, suspeito para malignidade e maligna. A categoria benigna inclui aproximadamente 70% dos casos, é constituída dos nódulos coloides (maioria dos casos), cistos benignos, tiroidite linfocitária, tiroidite aguda e subaguda (granulomatosa). As categorias suspeitas para malignidade e maligna incluem, principalmente, o carcinoma papilífero, que apresenta alterações celulares específicas e representa o principal carcinoma da tiroide, assim como outros tumores que também podem fazer parte dessa classificação, como os carcinomas medular, anaplásico e o linfoma de tiroide.

A antiga classificação de punção suspeita foi dividida em duas categorias atipia/lesão folicular de significado indeterminado e suspeito para neoplasia folicular ou neoplasia folicular e representam 15 a 30% dos resultados das PAAF. Estudos recentes têm demonstrado a utilidade de marcadores moleculares, perfil de expressão gênica e pesquisa de mutações e rearranjos, na diferenciação de lesões benignas e suspeitas nestas categorias. Os resultados são bastante promissores, porém seu uso ainda é limitado em nosso meio principalmente por conta do custo elevado. Na Tabela 184.1, estão descritos a classificação de Bethesda,[2] o risco de malignidade e a conduta sugerida para cada categoria.

TABELA 184.1 ■ Classificação de Bethesda, risco de malignidade e conduta clínica

DESCRIÇÃO	RISCO DE MALIGNIDADE (%)	CONDUTA CLÍNICA
Insatisfatória ou não diagnóstica	1-4	Repetir punção
Benigna	0-3	Seguimento clínico
Atipia de significado indeterminado ou Lesão folicular de significado indeterminado	5-15	Repetir punção
Neoplasia folicular ou suspeito para neoplasia folicular	15-30	Lobectomia
Suspeito para malignidade	60-75	Lobectomia ou Tiroidectomia total
Maligna	97-99	Tiroidectomia total

Fonte: Modificado de Cibas e Ali.[2]

■ TRATAMENTO

NÓDULOS COM PAAF BENIGNA

Nos pacientes que apresentam nódulos tiroidianos com PAAF benigna, está indicado seguimento clínico, com a palpação de tiroide e realização de US seriada (a cada 12 a 18 meses após US inicial). Nova PAAF deve ser indicada se houver aumento de 20% no diâmetro do nódulo ou 50% do volume.

A cirurgia, nos nódulos com PAAF benigna, fica restrita aos casos de nódulos volumosos, pacientes com sintomas compressivos, como desvio de traqueia, com componente mergulhante, ou nos nódulos que apresentaram crescimento importante durante o seguimento clínico.

A injeção percutânea com etanol e o tratamento com laser também são opções para o tratamento dos nódulos benignos.

O uso de levotiroxina com o objetivo de suprimir o TSH e reduzir o tamanho dos nódulos ainda é tema de discussão na literatura. Entretanto, os efeitos adversos sobre o sistema cardiovascular, que causam, a longo prazo, aumento da incidência de fibrilação atrial (FA), e, no sistema ósseo, promoção de osteoporose, principalmente em mulheres menopausadas, colocam sérias restrições ao seu uso, não sendo recomendada atualmente.

NÓDULOS COM PAAF MALIGNA

Nos pacientes com PAAF maligna, está indicada a cirurgia. Recomenda-se tiroidectomia total, devendo ser realizada US cervical pré-operatória, a fim de avaliar a presença de metástases em linfonodos cervicais. Na presença de linfonodos cervicais suspeitos, deve ser realizada PAAF do linfonodo, e, se houver confirmação de metástases, está indicado esvaziamento cervical.

Nos pacientes com PAAF suspeita de carcinoma medular, pode-se realizar dosagem de calcitonina sérica e no lavado da agulha utilizada na PAAF para confirmação diagnóstica.

NÓDULOS COM PAAF INDETERMINADA

A chance de malignidade nas punções atipia/lesão folicular de significado indeterminado e suspeito de neoplasia folicular ou neoplasia folicular varia de 5 a 30%, e a diferenciação entre adenoma e carcinoma só é possível, atualmente, por meio do exame histopatológico. Nos casos de atipia/lesão folicular de significado indeterminado, nova punção deve ser repetida em período superior há 3 meses. Nos casos suspeitos de neoplasia folicular ou neoplasia folicular, a lobectomia pode ser a opção nos nódulos solitários menores do que 4 cm de diâmetro, com realização de exame de congelação intraoperatório. No entanto, a tiroidectomia total deve ser considerada quando os nódulos forem maiores do que 4 cm, bilaterais, ou com alto risco de malignidade. Se o resultado do exame anatomopatológico de um nódulo com PAAF indeterminada for compatível com carcinoma folicular e o paciente foi submetido apenas à lobectomia, deve-se complementar a cirurgia, realizando-se a tiroidectomia total.

NÓDULOS AUTÔNOMOS

A cirurgia é recomendada nos nódulos maiores e em pacientes com baixo risco cirúrgico. É importante que os pacientes estejam compensados pelo uso de antitiroidianos antes da cirurgia. O tratamento com iodo radioativo (^{131}I) é outra opção de tratamento e está indicado especialmente nos bócios menores, nos pacientes mais idosos e naqueles com maior risco cirúrgico. A atividade de ^{131}I a ser administrada depende da captação e do tamanho do nódulo, utilizando-se geralmente a maior atividade de uso ambulatorial (30 mCi).

REVISÃO

- O nódulo pode ser sinal de diversas doenças tiroidianas, mas a maioria é benigna. Os nódulos de tiroide podem ser percebidos pelo paciente, palpados durante a consulta médica ou encontrados incidentalmente após realização de exame de imagem e, em geral, apresentam crescimento lento ao longo dos anos.
- Embora a incidência do nódulo tiroidiano seja alta, apenas 5% dos nódulos representam um câncer de tiroide.
- Dosagem de TSH e realização de US são os exames inicialmente realizados na investigação do nódulo tiroidiano. A dosagem de calcitonina deve ser realizada nos casos de suspeita de carcinoma medular.
- A PAAF deve ser considerada nos nódulos acima de 1 cm com suspeita ultrassonográfica de malignidade.

■ REFERÊNCIAS

1. Rosário PW, Ward LS, Carvalho GA, Graf H, Maciel RM, Maciel LM, et al. Nódulo tiroidiano e cancer diferenciado de tireoide: atualização do consenso brasileiro. Arq Bras Endocrinol Metab. 2013;57(4):240-64.
2. Cibas ES, Ali SZ. The Bethesda System for Reporting Thyroid Cytopathology. Thyroid. 2009;19(11):1159-65.

■ LEITURAS SUGERIDAS

Haugen BR, Alexander EK, Bible KC, Doherty GM, Mandel SJ, Nikiforov Y, et al. 2015 American Thyroid Association management guidelines for adult patients with thyroid nodules and differentiated thyroid cancer: The

American Thyroid Association guidelines task force on thyroid nodules and differentiated thyroid cancer. Thyroid. 2016;26(1):1-133.

Maciel RMB, Biscolla RPM. Nódulos e carcinoma de tiroide. In: Saad MJA, Maciel RMB, Mendonça BB, editores. Endocrinologia. São Paulo: Atheneu; 2007. p. 229-330.

Rio AL, Biscolla RP, Andreoni DM, Camacho CP, Nakabashi CC, Mamone Mda C, et al. Avaliação de fatores clínicos, laboratoriais e ultrassonográficos preditores de malignidade em nódulos tiroidianos. Arq Bras Endocrinol Metabol. 2011;55(1):29-37.

185

HIPOGLICEMIAS

- MÁRCIA COSTA DOS SANTOS
- GIOVANNA C. P. ABRAHÃO
- REGINA S. MOISÉS

Em indivíduos saudáveis, as concentrações de glicemia são mantidas dentro de limites estreitos por meio de um equilíbrio entre a produção de glicose e a sua utilização. A manutenção dessa homeostase da glicose depende de um suprimento endógeno adequado de glicogênio e substratos para gliconeogênese (lactato derivado do metabolismo da glicose; aminoácidos liberados pelo músculo e glicerol derivado do metabolismo dos triglicérides no tecido adiposo); da integridade das vias enzimáticas envolvidas na glicólise, glicogenólise, gliconeogênese e glicogênese; e um sistema endócrino normal para integrar e modular a mobilização, interconversão e utilização dos substratos. Na fase absortiva, a glicose em excesso para as demandas imediatas é estocada como glicogênio no fígado para ser utilizado no período pós-absortivo. Entre as refeições, a glicemia normal é mantida por glicogenólise hepática e gliconeogênese pelo fígado e rins. A hipoglicemia ou hiperglicemia decorrem de anormalidades nos mecanismos envolvidos na homeostase da glicose

No presente capítulo, reveremos as causas, as manifestações clínicas e tratamento de hipoglicemia na infância e em adultos e não relacionadas ao diabetes melito (DM), focando, assim, nas alterações metabólicas que resultam diretamente na perda da habilidade em manter as concentrações normais de glicose.

■ HIPOGLICEMIA NA INFÂNCIA

O metabolismo energético fetal é primariamente dependente da oxidação da glicose proveniente da glicemia materna, sendo o suprimento de glicose para o feto decorrente de sua difusão passiva por gradiente de concentração via circulação materno-placentária. Como a insulina materna não atravessa a placenta, o feto secreta a sua própria insulina de acordo com as concentrações de glicose fetal. Com o nascimento e clampeamento do cordão umbilical, o suprimento de glicose é interrompido, ocorrendo, então, declínio da glicemia nas primeiras horas de vida. Neonatos saudáveis apresentam nas primeiras horas de vida um decréscimo rápido da glicemia, chegando a valores de cerca de 55-60 mg/dL. Nesse contexto, ocorre a liberação de hormônios contrarreguladores, como glucagon e cortisol, e a produção de glicose via gliconeogênese e glicogenólise, estabilizando, assim, os níveis glicêmicos nos primeiros dias de vida para valores normais para lactentes e crianças (70-100 mg/dL). O início do aleitamento também contribui para o aumento da glicemia. Se esses processos não ocorrem de forma adequada, há o desenvolvimento de hipoglicemia. Como a glicose é o principal substrato energético para o cérebro, baixas concentrações de glicose podem resultar em dano cerebral. Portanto, a identificação precoce e o tratamento adequado são fundamentais.

ETIOLOGIA

São apresentadas no Quadro 185.1 as principais causas de hipoglicemia na infância.

QUADRO 185.1 ■ Causas de hipoglicemia na infância

HIPOGLICEMIA TRANSITÓRIA

- Prematuridade
- Baixo peso ao nascimento
- Pequeno para idade gestacional
- Estresse perinatal
- Anoxia perinatal
- Filhos de mães diabéticas mal controladas
- Eritroblastose fetal
- Síndrome Beckwith-Wiedemann
- Síndrome de Turner Mosaico
- Síndrome de Costello

HIPOGLICEMIA HIPERINSULINÊMICA CONGÊNITA (HHC)

- Mutações inativadoras nos genes *ABCC8* e *KCNJ11*
- Mutações ativadoras no gene *GLUD1*
- Mutações no gene *HADH*
- Mutações ativadoras no gene *SCL16A1*
- Mutações ativadoras no gene *GCK*
- Mutações nos genes *HNF1A* e *HNF4A*
- Mutações no gene *UCP2*

DEFICIÊNCIAS HORMONAIS

- Hipopituitarismo
- Deficiência isolada de hormônio do crescimento
- Deficiência de hormônio adrenocorticotrófico
- Insuficiência suprarrenal primária (doença de Addison)
- Defeito receptor de hormônio adrenocorticotrófico
- Hiperplasia suprarrenal congênita

ERROS INATOS DO METABOLISMO DO CARBOIDRATO, ÁCIDO GRAXO E AMINOÁCIDOS

- Outras etiologias
- Hipoglicemia cetótica
- Doenças sistêmicas: sepse, desnutrição, cardiopatia congênita

Hipoglicemia hiperinsulinêmica

Corresponde a um grupo heterogêneo de distúrbios, podendo ser transitória, congênita ou associada com várias síndromes.

Hipoglicemia transitória

Na maioria dos casos, é o resultado de um retardo no processo de adaptação metabólica na transição fetal-neonatal. É caracterizada por uma redução da glicose plasmática no primeiro dia de vida para níveis em torno de 55-65 mg/dL, seguido de aumento progressivo nos 2-3 dias seguintes até atingir valores > 70 mg/dL.

São fatores de risco prematuridade, baixo peso ao nascimento, filhos de mães diabéticas, anoxia perinatal e eritroblastose fetal. Ainda, condições como síndrome de Beckwith-Wiedemann, síndrome de Turner Mosaico e síndrome de Costello foram associadas à hiperinsulinemia e consequente hipoglicemia. Nessas situações, a hipoglicemia é mais prolongada, podendo estender-se por vários dias a semanas.

Hipoglicemia hiperinsulinêmica congênita

É a causa mais comum de hipoglicemia persistente na infância. Caracteriza-se por uma desregulação na secreção de insulina resultando em hipoglicemia. A hipoglicemia é diagnosticada no período neonatal, porém casos mais brandos podem ser diagnosticados mais tardiamente. HHC necessita de diagnóstico e tratamento rápidos para prevenir a recorrência de hipoglicemia e sequela neurológica. É uma condição heterogênea em termos de apresentação clínica, classificação histológica e defeito genético. Histologicamente, pode apresentar-se como lesão focal ou difusa, indistinguíveis clinicamente. Na maioria dos casos, a forma difusa é de herança autossômica recessiva e, quando não responde à terapia medicamentosa, requer pancreatectomia. A forma focal é caracterizada por hiperplasia adenomatosa confinada a uma região do pâncreas e o tratamento consiste na remoção cirúrgica da lesão. Algumas formas não podem ser classificadas em focal ou difusa e são referidas como atípicas. Em relação à alteração genética, nove genes envolvidos na regulação da secreção pancreática de insulina foram implicados. São eles: *ABCC8, KCNJ11, GLUD1, GCK, HNF4A, HNF1A, UCP2, HADH e SCL16A1,* sendo que quatro deles (*ABCC8, KCNJ11, HNF1A e HNF4A*) estão envolvidos na patogênese de formas monogênicas de diabetes.

- Mutações inativadoras nos genes *ABCC8 e KCNJ11*: mutações nesses genes, codificadores das subunidades que compõem o canal de potássio ATP-sensível (K^+_{ATP}), são as causas mais comuns de HHC. Os canais K^+_{ATP} são um complexo octamérico composto por quatro subunidades Kir6.2 (*inwardly rectifying potassium channels*) que formam o poro do canal e quatro subunidades regulatórias SUR1 (*sulphonylurea receptor*). A subunidade Kir6.2 é codificada pelo gene KCNJ11, e a subunidade SUR1, pelo ABCC8, ambos localizados no cromossomo 11 (lócus 11p 15.1). Esses canais têm papel importante na secreção de insulina, fazendo a ligação entre o metabolismo celular e a atividade elétrica da membrana plasmática, e tanto o Kir6.2 quanto o SUR1 são vitais para a regulação adequada da secreção de insulina. A glicose entra na célula β através da proteína transportadora GLUT-2, sendo, então, metabolizada por enzimas da via glicolítica, incluindo a glicocinase, para produzir trifosfato de adenosina (ATP). O aumento da relação ATP/difosfato de adenosina (ADP) intracelular leva ao fechamento do canal K^+_{ATP} e à despolarização da membrana plasmática. O canal de cálcio voltagem-sensível, então, se abre e o influxo de cálcio resulta em exocitose dos grânulos de insulina. Mutações inativadoras nesses genes provocam uma despolarização contínua da membrana plasmática da célula β e subsequente influxo de cálcio, resultando em secreção de inapropriada insulina. Mutações inativadoras recessivas nos genes *ABCC8* e *KCNJ11* são geralmente associadas com a doença difusa, porém formas focais podem ocorrer. As crianças afetadas por mutações recessivas apresentam-se com hipoglicemia severa no período neonatal e frequentemente não responsiva ao diazóxido ou octreotide. As mutações dominantes apresentam uma hipoglicemia mais branda e muitos casos são responsivos ao diazóxido.
- Mutações ativadoras no gene *GLUD1*: segunda causa mais comum de HHC, levando à síndrome de hiperinsulinismo-hiperamonemia. O gene *GLUD1* codifica a enzima intramitocondrial glutamato desidrogenase (GDH), que catalisa a desaminação oxidativa do glutamato para alfacetoglutarato e na liberação do grupo amino como amônia livre. O GDH é altamente expresso no fígado, células betapancreáticas, rins e cérebro. Nas células betapancreáticas, o cetoglutarato entra no ciclo de Krebs, promove o aumento da razão ATP/ADP, fechamento do canal K^+_{ATP}, despolarização da membrana plasmática e secreção de insulina. Os pacientes afetados apresentam hipoglicemia em jejum e após alimentação rica em proteína (hipoglicemia sensível à leucina). Há ainda elevação dos níveis plasmáticos de amônia (cerca de 2 a 5 vezes o limite superior de normalidade), porém, em alguns casos, há manutenção dos níveis normais de amonemia. A hipoglicemia geralmente não se manifesta no período neonatal, aparecendo com alguns meses de idade; geralmente não há macrossomia. As crianças afetadas apresentam em geral, epilepsia e dificuldades de aprendizado, alterações essas que parecem não ser relacionadas à hipoglicemia ou hiperamonemia. Esses pacientes, em geral, respondem ao tratamento com diazóxido.
- Mutações no gene *HADH* (ou *SHAD*): são causas raras de HHC. O gene *HADH* codifica a enzima mitocondrial L3-hidroxiacil-Co A desidrogenase de cadeia curta (SCHAD) que catalisa o penúltimo passo na β-hidroxilação dos ácidos graxos. É de herança autossômica recessiva e a apresentação clínica é variável, ocorrendo desde formas com hipoglicemia neonatal grave a formas brandas de início mais tardio. Os pacientes geralmente respondem ao tratamento com diazóxido.
- Mutações ativadoras no gene *SCL16A1*: as mutações nesse gene, que codifica o transportador monocarboxilato 1 (MCT1), cursam com hipoglicemia após a realização de exercícios físicos em virtude do acúmulo de lactato e piruvato. Normalmente a expressão de MCT1 é baixa ou indetectável nas células betapancreáticas, e as mutações de ganho de função promovem aumento de expressão desse transportador. O transportador permite, então, que o piruvato circulante, elevado durante exercício anaeróbio, entre na célula B e sirva de substrato para aumento da razão ATP/ADT, promovendo secreção inapropriada de insulina.
- Mutações ativadoras no gene *GCK*: as mutações inativadoras causam MODY, forma monogênica de diabetes de início na infância ou juventude, ao passo que mutações ativadoras são causa de HHC. O GCK codifica a enzima glicocinase, que funciona como sensor de glicose nas células betapancreáticas, desencadeando a secreção de insulina em resposta ao aumento das concentrações de glicemia. Na presença de mutações ativadoras, o limiar para a secreção de insulina é diminuído, ocorrendo, então, a hipoglicemia. O fenótipo é variável, os indivíduos afetados apresentam-se com hipoglicemia no período neonatal ou mais tardiamente, inclusive na idade adulta.
- Mutações nos genes *HNF1A* e *HNF4A*: mutações nos genes que codificam os fatores de transcrição hepatocítico nuclear 4 a (HNF4A) e hepatocítico nuclear 1 a (HNF1A), conhecidos como causa de MODY 1 e MODY3, respectivamente, foram associadas em alguns casos com macrossomia e hipoglicemia hiperinsulinêmica no período neonatal. A hipoglicemia de pacientes com mutações HNF4A, em geral, resolve-se no primeiro ano de vida, porém casos persistentes já foram identificados e respondem ao tratamento com diazóxido. O mecanismo pelos quais mutações nos genes *HNF1A* e *HNF4A* podem levar à hipoglicemia ainda não está bem elucidado.
- Mutações no gene *UCP2*: mutações inativadoras no gene que codifica a proteína mitocondrial UCP2, um regulador negativo da secreção de insulina nas células β, foram identificadas em poucos pacientes com hipoglicemia responsiva ao diazóxido.

Hipoglicemia associada à deficiência hormonal

Hipoglicemia em crianças pode ocorrer nas deficiências hormonais, sendo mais frequente na deficiência isolada ou combinada de GH e cortisol. Neonatos com hipopituitarismo com deficiência de GH e ACTH, em geral, apresentam hipoglicemia severa e convulsões nas primeiras 24 horas de vida. Também podem estar presentes alterações eletrolíticas, hiperbilirrubinemia, hipotermia, micropênis e criptorquidia em meninos. Crianças com defeitos de linha média, como displasia septo-óptico, fenda palatina e agenesia de corpo caloso, possuem maior risco para deficiência de hormônios hipofisários e, por isso, devem ser investigadas. Além de hipopituitarismo, deficiência do cortisol também é encontrada na insuficiência suprarrenal primária (doença de Addison), HSC ou insensibilidade do receptor de ACTH. Além da hipoglicemia, náuseas, vômitos, hipotensão postural, choque, taquicardia, fadiga e perda de peso são sintomas sugestivos de hipocortisolismo. Hiperpigmentação cutânea pode ser encontrada na doença de Addison. Hipercalemia é frequente na HSC e pode estar associada à ambiguidade genital.

Erros inatos do metabolismo

Diversas alterações no metabolismo dos hidratos de carbono, lipídeos e aminoácidos estão associadas à hipoglicemia. São doenças individualmente raras; porém, em conjunto têm incidência de 1 em cada 1.500 indivíduos, tendo a maioria padrão de herança autossômica recessiva. O avanço nos testes diagnósticos e o maior conhecimento da fisiopatologia levaram a mudanças importantes no diagnóstico e tratamento precoce dessas condições. Teste de triagem neonatal (teste do pezinho ampliado) tem sido aplicado em recém-nascidos (RNs) assintomáticos, permitindo, assim, a identificação precoce de erros inatos no metabolismo (EIMs). Hipoglicemia é mais frequentemente observada nos distúrbios do metabolismo dos carboidratos e oxidação dos ácidos graxos, mas pode ocorrer também nos erros do metabolismo dos aminoácidos. As doenças do armazenamento do glicogênio são causas bem conhecidas de hipoglicemia entre os EIMs. A hipoglicemia ocorre por incapacidade do fígado em liberar glicogênio a partir da glicose. Os indivíduos afetados apresentam, além da hipoglicemia, hepatomegalia e acidose láctica. Também a galactosemia e intolerância hereditária à frutose cursam com hipoglicemia. Contudo, na intolerância à frutose, a hipoglicemia ocorre apenas após a introdução de frutose na dieta. Vários distúrbios da oxidação dos ácidos graxos apresentam-se com hipoglicemia, sendo, nessas condições, hipoglicemia não cetótica.

Hipoglicemia cetótica

Causa comum de hipoglicemia na infância, manifestando-se entre os 18 meses e 5 anos de idade. Ocorre durante enfermidades ou em crianças saudáveis após períodos de jejum prolongado. A hipoglicemia surge por diminuição na produção endógena de glicose, como resultado da diminuição da glicogenólise, sem um aumento compensatório da gliconeogênese diante de elevados níveis séricos de ácidos graxos livres, glucagon e epinefrina. Uma hipótese patofisiológica para a não resposta compensatória da gliconeogênese parece estar relacionada à deficiência do aminoácido alanina, um importante substrato dessa via. O diagnóstico da hipoglicemia cetótica depende da exclusão de doenças metabólicas e endocrinológicas que cursam com uma apresentação similar. Um jejum monitorado de 16 a 24 horas pode ser útil ao diagnóstico, com coleta das amostras de sangue e urina durante episódio de hipoglicemia. Os achados bioquímicos compatíveis com o quadro de hipoglicemia cetótica são: concentração plasmática da insulina reduzida (≤ 2 uU/mL); piruvato e lactato normais; aumento dos níveis plasmáticos de GH, cortisol, ácidos graxos livres e cetonas; tirosina normal; carnitina livre e total normal. Ainda se observa não resposta à administração de glucagon no momento da hipoglicemia, mas resposta normal após uma noite de jejum e substâncias redutoras negativas na urina. Uma vez confirmado o diagnóstico de hipoglicemia cetótica, os episódios de hipoglicemia podem ser evitados com a orientação de uma dieta fracionada, com refeições ricas em proteína e carboidrato. Uma vez que o aparecimento da cetonúria precede a hipoglicemia, sugere-se como prevenção a ingestão de dieta com carboidrato na presença de cetonúria ou cetonemia.

QUADRO CLÍNICO

Em crianças maiores e adultos, as manifestações clínicas iniciais da hipoglicemia são relacionadas à ativação do sistema nervoso autônomo: ansiedade; taquicardia; sudorese; tremores; náuseas; vômitos; e palidez cutânea. Com a progressiva queda dos níveis glicêmicos, surgem os sintomas relacionados à redução da utilização cerebral de glicose: cefaleia; confusão; distúrbios visuais; transtornos de comportamento; dificuldade de concentração; amnésia; sonolência; letargia; convulsão; e coma. Em neonatos e lactentes, as manifestações clínicas de hipoglicemia são inespecíficas e incluem choro alterado, dificuldade de alimentação, episódios de apneia ou cianose, hipotermia, hipotonia e coma. Porém, como esses sinais não são específicos, outras condições, tais como septicemia, cardiopatia congênita, hipóxia perinatal, também devem ser consideradas. A maioria das hipoglicemias no período neonatal ocorre nas primeiras horas de vida e são assintomáticas, refletindo um retardo no processo de adaptação metabólica na transição fetal-neonatal.

DIAGNÓSTICO

A definição de hipoglicemia é controversa e idade-dependente. Em neonatos, diferentes autores propõem diferentes valores. RNs com sintomas sugestivos de hipoglicemias e os assintomáticos, porém com fatores de risco para hipoglicemia, devem ter sua glicemia monitorada. Atualmente, não há evidências do benefício da monitoração glicêmica frequente em RNs saudáveis, de termo e sem complicações na gestação e parto. A American Academy of Pediatrics (AAP) propõe que a monitoração da glicemia em neonatos assintomáticos e de risco para hipoglicemia deve ser iniciada nas primeiras quatro horas após o nascimento, e mantida durante as primeiras 24 horas de vida a cada 2 a 3 horas antes da alimentação. Depois desse período, manter o controle glicêmico apenas se a glicemia plasmática estiver menor do que 45 mg/dL.[1]

A determinação precisa e rápida da glicemia é fundamental para o diagnóstico e tratamento da hipoglicemia. O método de melhor acurácia é a avaliação da concentração de glicose plasmática por métodos enzimáticos. Todavia, os resultados podem não estar disponíveis rapidamente. Na prática clínica, em geral, é utilizado o método de medida da glicemia capilar por fitas reagentes. Porém, para baixos níveis glicêmicos, esse teste pode apresentar variações de 10 a 20 mg/dL com relação à glicose plasmática. Por isso, valores baixos de glicose capilar devem sempre ser confirmados pela avaliação laboratorial da glicemia plasmática sem, contudo, atrasar o tratamento da hipoglicemia.

> **ATENÇÃO!**
>
> Para o diagnóstico etiológico da hipoglicemia em crianças, é importante a avaliação em conjunto da anamnese, dos exames físico e laboratorial.

Devem ser investigadas intercorrências na gestação (diabetes melito gestacional [DMG] e retardo de crescimento intrauterino [RCIU]), alterações perinatais (alto ou baixo peso ao nascimento, presença de estresse fetal ou asfixia ao nascimento), prematuridade, uso materno de medica-

DIAGNÓSTICO E TRATAMENTO

ções e consanguinidade entre os pais. O intervalo entre o episódio de hipoglicemia e a última refeição, assim como a idade do início dos sintomas, também contribui para a identificação da causa da hipoglicemia.

A presença de baixa estatura pode indicar hipopituitarismo ou deficiência de GH. Atraso no desenvolvimento sugere distúrbios no metabolismo de aminoácidos e carboidratos, e crianças com distúrbios de acido graxo apresentam crescimento normal. O baixo peso em crianças oferece maior risco para hipoglicemia cetótica e pode ser decorrente de hipopituitarismo e insensibilidade ao ACTH. Hepatomegalia e hipotonia podem indicar alterações na glicogenólise, gliconeogênese, galactosemia e intolerância à frutose. Macrossomia com hepatoesplenomegalia e hérnia umbilical são sugestivos da síndrome de Beckwith-Wiedmann.

A obtenção de amostra de sangue na presença de hipoglicemia e antes do início do tratamento agudo (amostra crítica) é fundamental para a investigação diagnóstica. Devem ser avaliados no plasma os níveis de glicose, ácidos graxos livres, lactato e carnitina, insulina, peptídeo C, cortisol, GH, eletrólitos, amônia, ureia e enzimas hepáticas. Após a correção da glicemia, deve-se coletar amostra de urina para avaliação de cetonúria, aminoácidos e exames toxicológicos.

Após análise da amostra crítica, é importante diferenciar se a hipoglicemia é ou não cetótica. A presença de hipoglicemia sem cetose está relacionada com hiperinsulinismo, defeitos no metabolismo da frutose e da galactose e distúrbios na oxidação de ácidos graxos. O hiperinsulinismo deve ser a primeira hipótese diagnóstica, além da hipoglicemia não cetótica, e é caracterizado por altos níveis de insulina plasmática (≥ 3 μU/mL) e resposta glicêmica positiva ≥ 20 a 30 mg/dL ao teste do glucagon. Os valores plasmáticos de peptídeo C estão elevados em casos de hiperinsulinismo endógeno e reduzidos no hiperinsulinismo exógeno. A hipoglicemia com cetose está associada à hipoglicemia cetótica, déficit de GH e cortisol, distúrbios da glicogenólise e gliconeogênese e doença da urina em xarope de bordo.

Em crianças sem causa definida para hipoglicemia, a realização do teste de estímulo com glucagon no momento da hipoglicemia pode fornecer informações sobre a reserva de glicogênio. Administra-se 0,03 mg/kg de glucagon, via IM, com avaliação da glicemia nos tempos 10, 20 e 30 minutos. Uma resposta positiva (> 20 a 30 mg/dL) nos tempos 10 e 20 minutos sugere reserva de glicogênio hepática alterada em decorrência do hiperinsulinismo.

A avaliação genética complementa a investigação de defeitos no metabolismo do carboidrato e dos ácidos graxos e é importante na definição da etiologia do hiperinsulinismo endógeno.

> **ATENÇÃO!**
>
> Biópsia hepática pode ser necessária para avaliação de defeitos enzimáticos em casos selecionados e de difícil diagnóstico.

■ TRATAMENTO

Deve ser iniciado o mais breve possível para se prevenir as lesões neurológicas decorrentes da hipoglicemia.

TRATAMENTO AGUDO

- **Infusão de glicose**: deve ser iniciado em neonatos sintomáticos e glicemia ≤40 mg/dL, enquanto os recém-nascidos de risco e assintomáticos devem receber glicose via EV se glicemia ≤ 25 mg/dL (do nascimento ate a 4ª hora de vida) ou glicemia ≤ 35 mg/dL (4 a 24 horas de vida). Em geral, inicia-se com bolo de 2 a 3 mL/kg (200 a 300 mg/kg) de glicose 10%, seguido de infusão contínua. Em neonatos a termo, inicia-se com taxa de 4 a 6 mg/kg/minuto e, em prematuros, de 6 a 8 mg/kg/minuto. A taxa de infusão é ajustada de acordo com a monitorização da glicemia a cada 30 a 60 minutos até a estabilização da glicemia entre 60 e 120 mg/dL. A necessidade de infusão de glicose ≥ 8 mg/kg/min é sugestiva de hiperinsulinismo.
- Se o paciente mantiver episódios de hipoglicemia com taxa de infusão de glicose em torno de 20 mg/kg/minuto, avaliar associação de outras opções terapêuticas, como glucagon e glicocorticosteroide. A definição do momento no qual associar uma segunda linha de tratamento não está estabelecida, sendo conveniente aguardar pelo menos 7 a 10 dias para permitir a resolução das formas transitórias de hipoglicemia neonatal.
- **Glucagon**: se o acesso EV não estiver rapidamente disponível ou não houver resposta ao tratamento com solução de glicose, pode ser utilizado o glucagon via IM ou SC na dose de 0,03 mg/kg (sendo 1 mg a dose máxima) para correção da hipoglicemia. Em geral, é mais efetivo como tratamento inicial da hipoglicemia hiperinsulinêmica, mas gera boa resposta em RN prematuro ou a termo sem alteração de insulina plasmática. Apresenta resposta transitória e, por isso, após a dose de ataque, deve ser administrado por infusão contínua na taxa de 20 a 40 μg/kg/hora. Plaquetopenia e hiponatremia grave têm sido associadas ao uso do glucagon; por isso, deve-se monitorar o sódio plasmático e plaquetas durante seu uso.
- **Glicocorticosteroide**: fisiologicamente, os glicocorticosteroides reduzem a secreção de insulina, aumentam a glucogenólise, a gliconeogênese e a resistência insulínica. Tais efeitos teoricamente aumentam a concentração plasmática de glicose e, por isso, os corticosteroides têm sido utilizados no tratamento da hipoglicemia, com maior frequência da dexametasona EV (0,25 mg/kg, a cada 12 horas; ou 1 a 2,5 mg/kg/dose, a cada seis horas) e da hidrocortisona (50 mg/m^2/dia). Os efeitos colaterais associados são inibição crescimento, hipertensão e intolerância alimentar.

TRATAMENTO DE LONGO PRAZO

- **Diazóxido**: tratamento de primeira escolha na hipoglicemia hiperinsulinêmica. É um derivado benzotiadiazínico que atua na abertura dos canais de potássio ATP-sensível, inibindo a liberação de insulina. A dose inicial é de 10 a 15 mg/kg/dia divididos em 2 a 3 doses VO. Se necessário, pode ser aumentado gradativamente até a dose máxima de 20 mg/kg/dia. A dose máxima deve ser utilizada por pelo menos 5 dias, antes que o paciente seja classificado como não responsivo. Os efeitos colaterais mais frequentes são hipertricose e retenção líquida.
- **Octreotide**: análogo da somatostatina que inibe a secreção de insulina pela hiperpolarização das células betapancreáticas. Indica-se nos casos de hipoglicemia que não responderam ao tratamento com diazóxido. Pode ser utilizado na dose de 7 a 12 μg/kg/dia (máximo 40 μg/kg/dia) via SC a cada 4 a 6 horas inicialmente, ou via EV contínua em pacientes sem controle da hipoglicemia com doses intermitentes.
- **Análogos de somatostatina de longa ação**: mais recentemente, octreotide-LAR (administrado a cada 4 semanas por via IM ou SC profunda) e lanreotida têm sido utilizados em crianças com hipoglicemia hiperinsulinêmica.

No hiperinsulinismo congênito, o tratamento cirúrgico é indicado para as formas difusas que não respondem ao tratamento clínico e para as formas focais, nas quais é possível a cura com a ressecção da lesão. A tomografia com emissão de pósitron (PET) *scan* com ^{18}F-DOPA tem sido utilizada para diferenciar as formas focais das difusas e para localizar a lesão focal.

androgênica sobre as lipoproteínas podem explicar, em parte, a maior prevalência de aterosclerose em homens do que nas mulheres. Esses efeitos são complexos e variam com o modo de administração, sendo mais prejudicial se optado por via oral (VO). Ao ser introduzida em homens hipogonádicos, a testosterona se associa à queda dos níveis de HDL. Além dos efeitos virilizantes, podemos observar dor em mamas ou mesmo ginecomastia, edema nas pernas e aumento em 2-3% do peso corporal à custa de aumento da massa magra. Pode ocorrer também aumento do hematócrito (Ht), o que representa risco em pacientes com doença pulmonar obstrutiva crônica (DPOC) ou em hipertensos. Apesar de poder provocar aumento da próstata em homens mais idosos, a reposição com testosterona não tem correlação consistente com risco de câncer de próstata. Além disso, o uso de testosterona se associa à rápida recuperação de massa óssea. Fisiologicamente, os androgênios modificam a diferenciação sexual (genitália externa), durante a embriogênese, e são responsáveis pela manutenção da função sexual na vida adulta, como libido e fertilidade.

São contraindicações ao uso de testosterona: câncer (próstata ou mama), Ht ≥ 50%, nódulo prostático, níveis de antígeno prostático específico (PSA) ≥ 4 ng/dL (> 3 ng/dL se parente de 1° grau com câncer de próstata), sintomas graves do trato urinário inferior (IPSS > 19), insuficiência cardíaca descompensada, insuficiência coronariana aguda, revascularização miocárdica recente (seis meses), e apneia obstrutiva do sono (AOS) grave não tratada. Monitoram-se Ht, PSA e testosterona nos primeiros 3 a 6 meses e depois anualmente; quando Ht alcançar o valor ≥ 54% indica-se suspensão, e a diferença (Δ) das medidas de PSA acima de 1,5 ng/dL preconiza uma avaliação urológica concomitante.

A reposição prolongada de testosterona pode causar diminuição da concentração intratesticular de testosterona, regulação gonadal parácrina, que é fundamental para a espermatogênese, entretanto, este efeito é reversível. Para estimular a espermatogênese, pode-se usar em médio prazo o citrato de clomifeno (Clomid®, Indux®, Serofene®), com risco de ginecomastia, hipertensão, ganho de peso e acne; ou βhCG 500 a 2500 UI subcutâneo 2x/semana.

Alternativamente, podem-se indicar os inibidores da aromatase, como o anastrazol (Arimidex®) e letrozol (Femara®), que inibem a conversão de testosterona a estrogênio, aumentando o tônus de LH e, consequentemente, testosterona (intratesticular e sérica). Podem ser eficazes quando há diminuição da razão testosterona/estradiol, como em hipogonádicos obesos, mas em longo prazo não é recomendável, pois pode incorrer na perda de massa óssea e alterações hepáticas.

TERAPIA DE REPOSIÇÃO ESTROGÊNIO-PROGESTAGÊNICA

O melhor esquema de reposição permanece indefinido, e as apresentações de estrogênios são mostrados na Tabela 187.2. O objetivo é mimetizar o ciclo menstrual da mulher eugonádica, considerando-se o grau de desenvolvimento puberal. Sem sinais puberais, inicia-se reposição hormonal com 1/4 a 1/6 da dose de estrogênio adulta, aumentando gradualmente a cada 3 a 6 meses. A idade de início é variável, conforme a idade óssea, a altura absoluta, a altura-alvo e os fatores psicológicos. Nas pacientes com útero, após 1 a 2 anos de estrogenoterapia ou quando 1° sangramento uterino, associa-se progestagênio (medroxiprogesterona ou progesterona micronizada; 5 a 10 mg ou 100 a 200 mg, respectivamente, VO, 10 a 14 dias na 2ª metade do ciclo). Graças à produção intracerebral e independente de neuroesteroides (alopregnenolona) é desnecessário o progestagênio nas mulheres sem útero. Ressalta-se que o contexto do hipogonadismo é diferente daquele da menopausa, particularmente quanto ao balanço entre riscos e benefícios da reposição hormonal. Os objetivos da reposição hormonal são diferentes de contracepção hormonal, a qual envolve uso contínuo de progestagênios e eventuais pausas. Na reposição hormonal não devem haver pausas e se associam progestagênios por apenas 10 a 15 dias ao mês para contrapor os efeitos estrogênicos no útero.

ATENÇÃO!

Ressalta-se que o contexto do hipogonadismo é diferente do da menopausa, assim como o balanço entre riscos e benefícios da reposição hormonal. A reposição hormonal na mulher na menacme não é a mesma que contracepção hormonal.

O risco cardiovascular e o grau de comprometimento e entendimento de cada paciente devem ser considerados para o tipo de reposição estrogênica. Assim, etinilestradiol (estrogênio sintético comum em anticoncepcionais) aumenta o risco para trombogênese, ao passo que a reposição

TABELA 187.2 ■ Reposição hormonal estrogênio-progestagênica no hipogonadismo feminino: tipos de estrogênios por nome comercial, via de administração, apresentação e dose durante a menacme com enfoque no hipogonadismo da síndrome de Turner

TIPO DE ESTROGÊNIO	NOMES COMERCIAIS	VIA DE ADMINISTRAÇÃO	APRESENTAÇÕES (MG)	DOSE ADULTA*	DOSE ADULTA NA ST
Valerato de estradiol, 17-ß-estradiol	Primogyna®, Natifa®, Estrofem®, Merimono®	VO	1; 2	2 mg	1 a 2 mg
EEC	Premarin®, Repogen®, Estrogen®	VO	0,3; 0,625; 1,25	>1,25 mg	1,25 mg
17-ß-estradiol	Estradot®, Estraderm®, Estalis®, Estragest®, Systen®	TD (patch)	0,025; 0,050; 0,100	100 μg	75 μg
17-ß-estradiol	Sandrena®, Estreva®, Homodose®	TD (gel)	0,5 ou 1 mg / 5 g de gel	–	–
Etinilestradiol**	Vários	VO, endovagina, implante SC	0,015; 0,020; 0,030; 0,035	8-10 μg	–

Equivalências aproximadas: 25 μg ETD ↔ 0,3 mg EEC; 0,037 mg ETD ↔ 0,625 mg EEC; 0,05 mg ou 50 μg de EDC ↔ 0,5 mg EPC.
*Etinilestradiol existe sempre em apresentações de contraceptivos, sendo opções apenas por questões de aderência ou necessidade de contracepção.
ST: síndrome de Turner; EEC: estrogênio equino conjugado.

com estradiol oral se associa a maiores concentrações de estrona. Por sua vez, a reposição com estradiol pelas vias transdérmica (adesivo) e percutânea (gel) são mais seguras, porém caras e podem apresentar alergias e irritações na pele. No caso do estradiol gel, é necessário aguardar uma hora até secar, para sobrepor a roupa ou manter contato com outra pessoa.

Pela reposição transdérmica ou percutânea, não ocorre a 1ª passagem hepática, com menor interferência na função hepática e trombogênese, além de menor disfunção biliar e hipertensão arterial. Todavia, pode haver acentuação da dislipidemia com o transdérmico. Não obstante, estudos comparativos entre etinilestradiol, estrogênios conjugados, estradiol oral ou transdérmico em pacientes com ST mostraram que o transdérmico é o mais próximo da fisiologia endócrina feminina, especialmente quanto à maturidade dos órgãos femininos internos e caracteres sexuais secundários, aumento da massa óssea e níveis séricos atingidos de estradiol e LH. Ainda assim, a opção pela via transdérmica não deve ser entendida como conclusiva, pois os estudos foram desenvolvidos com número pequeno de participantes.

Ainda não está claro se as doses fisiológicas de estrogênio e progesterona são mais adequadas à formação óssea que as doses fixas e suprafisiológicas contidas nos anticoncepcionais, além de estes serem mais baratos e práticos; no entanto, etinilestradiol está contraindicado nas pacientes com ST ou com maior risco cardiovascular ou de trombogênese. Uma alternativa para as pacientes com ST com dificuldade para estrogênio transdérmico ou percutâneo mais o progestogênio oral é a associação de valerato de estradiol, 2 mg, por 10 dias (1ª fase) + valerato de estradiol, 2 mg, com levonorgestel, 0,5 mg, mais 10 dias (2ª fase) (Cicloprimogyna®), nos primeiros 20 dias de cada mês; algumas pacientes poderão necessitar de mais 10 dias de valerato de estradiol, 1 mg.

Os androgênios ovarianos (androstenediona e testosterona) também podem estar baixos em hipogonádicas. Quanto à reposição de androgênios, não há estudos conclusivos sobre as consequências dessa deficiência e existe risco de hirsutismo e acne; além disso, a VO pode provocar dislipidemia. Tampouco há estudos sobre a reposição androgênica de longo prazo, não sendo recomendado seu uso nessas pacientes.

Ainda, uma parcela da população (homens e mulheres transexuais e travestis), apesar de não sofrer com nenhum grau de hipofunção gonadal, pode-se beneficiar da terapia hormonal segundo a necessidade de adequação de seu corpo à sua identidade de gênero, ou seja, através da harmonização cruzada, tanto do masculino para feminino quanto do feminino para masculino. Assim, especificidades quanto à composição hormonal, dose e tempo de terapia devem ser individualizadas nesses casos.

REVISÃO

- O hipogonadismo hipergonadotrófico decorre de alterações das gônadas – testículos ou ovários – responsáveis pela produção dos hormônios sexuais testosterona e estrogênio durante a puberdade, garantindo-se a transição da infância para a vida adulta, bem como a manutenção de andracme e menacme.
- A ausência ou insuficiência gonadal incorre em um conjunto de sinais e sintomas que resultam em complexa alteração do metabolismo e graus diferentes de infertilidade;
- Nos homens, o hipogonadismo hipergonadotrófico apresenta-se mais comumente como decorrente da síndrome de Klinefelter, anorquia, insuficiência testicular adquirida secundária à torsão, trauma, infecção e radiação; entre as mulheres, como insuficiência ovariana primária ou secundária, não sindrômica ou sindrômica, como decorrente da síndrome do X-frágil, Turner, Noonan, entre outras. Em geral, elas apresentam demora no desenvolvimento das mamas, ausência de aparecimento dos pelos pubianos e ausência de menarca até os 16 anos.

- Reposição hormonal controlada e monitorada é o tratamento, para homens e mulheres.
- A reposição com testosterona restaura a vitalidade masculina sem aumentar risco cardiovascular ou de câncer de próstata.
- A reposição com estrogênio e progesterona na mulher em idade fértil é diferente da reposição na pós-menopausa e é diferente de contracepção hormonal.
- A reposição hormonal na mulher em idade fértil não aumenta risco de câncer.
- O uso de etinilestradiol e, em menor proporção, o EEC podem elevar o risco de trombose venosa; entretanto, não se comprovou esse efeito com 17ß estradiol oral, transdérmico ou percutâneo.
- A reposição hormonal cruzada para homens e mulheres transexuais deve ser individualizada quanto à composição dos hormônios, dose, intervalo e via da administração.

■ LEITURAS SUGERIDAS

Basaria S. Male Hypogonadism. Lancet. 2014;383(9924):1250-63.
Bhasin S, Cunningham GR, Hayes FJ, Matsumoto AM, Snyder PJ, Swerdloff RS, Montori VM; Task Force, Endocrine Society. Testosterone therapy in men with androgen deficiency syndromes: an Endocrine Society clinical practice guideline. J Clin Endocrinol Metab. 2010; 95(6):2536-59.
Bianco B, Lipay MVN, Melaragno MI, Guedes AD, Verreschi ITN. Detection of hidden Y mosaicism in Turner's syndrome patients: importance in the prevention of gonadoblastoma. J Pediatr Endocrinol Metab. 2006; 19(9):1113-7.
Kim ED, Crosnoe L, Bar-Chama N, Khera M, Lipshultz LI. The treatment of hypogonadism in men of reproductive age. Fertil Steril. 2013;99(3):718-24.
Speroff L, Fritz MA. Abnormal puberty and growth problems. In: Weinberg RW, Murphy J, Pancotti R, editors. Clinical gynecologic endocrinology and Infertlity. 7th ed. Philadelphia: Lippincott Williams & Wilkins; 2005. p. 361-99.
Viswanathan V, Eugster EA. Pediatric endocrinology etiology and treatment of hypogonadism in adolescents. Pediatr Clin North Am. 2011;58(5):1181-200.

188

DOENÇA DE PAGET, DISPLASIA FIBROSA ÓSSEA E OSTEOESCLEROSES

- ELIZABETE RIBEIRO BARROS
- TERESA CRISTINA PISCITELLI BONANSÉA
- JOSÉ GILBERTO HENRIQUES VIEIRA
- MARISE LAZARETTI-CASTRO

■ DOENÇA DE PAGET

A doença de Paget (DP)* é caracterizada por aumento focal e desorganizado na remodelação óssea, decorrendo da formação de osteoclastos gran-

---
*Neste capítulo, onde consta DP, leia-se doença de Paget.

des e ativos, que iniciam aumento descontrolado na reabsorção óssea, levando a um aumento também na atividade osteoblástica. É mais comum após a 5ª década de vida e ligeiramente mais frequente em homens.

Atinge preferencialmente o esqueleto axial, sendo a pelve, o fêmur, a coluna vertebral, o crânio e a tíbia os locais mais acometidos. É denominada monostótica, quando acomete apenas um osso, ou poliostótica, quando acomete dois ou mais ossos.

QUADRO CLÍNICO

Na maioria dos casos, a DP é assintomática, e o diagnóstico é realizado durante a investigação de outras enfermidades, em exames radiológicos ou no esclarecimento do achado de uma atividade de fosfatase alcalina elevada no sangue; porém em 30 a 40% dos casos, os pacientes apresentam-se sintomáticos no momento do diagnóstico.

ATENÇÃO!
A manifestação mais comum da DP é a dor óssea.

A dor óssea, por vezes intensa, caracteriza-se por persistir durante o repouso. Ocorre pelo alto turnover ósseo, porém pode ser consequência de outras complicações da doença, como osteoartrite, pseudofraturas ou estenose vertebral.

A deformidade e o aumento do volume dos ossos podem causar compressão de estruturas nervosas adjacentes, por exemplo, os pares cranianos e coluna vertebral, levando à diminuição da acuidade auditiva e a lombalgias respectivamente. A DP também pode causar insuficiência cardíaca (IC) de alto débito, em razão do alto fluxo sanguíneo ósseo que ocorre quando o acometimento esquelético é extenso. Em menos de 1% dos casos, ocorre transformação maligna para o osteossarcoma, geralmente acometendo indivíduos com doença poliostótica de longa duração não tratada.

DIAGNÓSTICO

A elevação dos marcadores sanguíneos de reabsorção e formação óssea está presente na maioria dos casos da DP em razão do aumento do turnover ósseo.

O marcador mais utilizado para diagnóstico e seguimento é a atividade da fosfatase alcalina sérica (FAS), pela facilidade de dosagem e baixo custo.

Contudo, apresenta-se normal em 10% dos casos e pode sofrer interferência na vigência de doença hepática coexistente. Nesses casos, torna-se útil a dosagem de outros marcadores de turnover ósseo, principalmente a fosfatase alcalina óssea-específica. Marcadores de reabsorção óssea, como o C-telopeptídeo (CTX) e o N-telopeptídeo (NTX), apresentam alta acurácia diagnóstica, principalmente nos casos com FAS normal.

A radiografia é o principal exame de imagem utilizado para o diagnóstico da DP. As lesões líticas surgem na fase inicial e decorrem da atividade osteoclástica; são vistas comumente no crânio (osteoporose circunscrita) e ossos longos (lesão em chama de vela). Posteriormente, ocorre espessamento do trabeculado ósseo e da cortical, esclerose extensa, encurvamento e deformidade óssea.

A cintilografia óssea é um exame mais sensível, porém menos específico que a radiografia. É utilizada para a avaliação da extensão da doença e identificação dos ossos acometidos. Existe uma forte associação entre a extensão da doença vista na cintilografia e a elevação da FAS em pacientes não tratados. A tomografia computadorizada (TC), e a ressonância magnética (RM) podem ser utilizadas para diferenciar lesões malignas das pagéticas. Biópsia óssea raramente é necessária.

TRATAMENTO

O tratamento farmacológico da DP tem como objetivo a normalização da remodelação óssea, alívio da dor óssea e prevenção de complicações. Todos os pacientes sintomáticos devem ser tratados. Pacientes assintomáticos devem receber tratamento caso haja acometimento de sítios suscetíveis a complicações, como coluna vertebral e crânio, na presença de hipercalcemia e no pré-operatório de cirurgia ortopédica.

Pela sua grande capacidade de inibição dos osteoclastos, os bisfosfonatos são a melhor opção terapêutica para DP. O ácido zoledrônico, um bisfosfonato de 3ª geração, é a medicação de escolha; sua administração deve ser em dose única endovenosa, na posologia de 5 mg diluídos em 100 mL de solução fisiológica (SF), durante 15 a 20 minutos. A redução persistente da FAS ocorre em mais de 90% dos pacientes. O pamidronato, outro bisfosfonato, tem potência menor e reduz a remodelação óssea em apenas 60 a 70% dos pacientes. Também é administrado por via parenteral na dose de 60 mg diluídos em 250 a 500 mL de SF durante 4 horas, nos casos mais brandos (FAS 2 a 3 vezes acima do limite superior da normalidade), e 90 a 180 mg na forma mais grave. Doses mais altas devem ser fracionadas em dias consecutivos, respeitando o limite máximo de 90 mg/dia, a fim de se evitar o comprometimento da função renal. O alendronato de sódio, na dose de 40 mg/dia, por seis meses, e risedronato 30 mg/dia, por dois meses, são bisfosfonatos orais também utilizados no tratamento da DP, mas necessitam de altas doses diárias e têm como principal efeito colateral sintomas gastrintestinais. A calcitonina sintética foi o 1º inibidor da atividade osteoclástica utilizado na DP. Por ser uma medicação menos efetiva e com maior custo, tornou-se uma alternativa para os casos de intolerância aos bisfosfonatos. É utilizada na dose de 50 a 100 UI, SC/dia, durante 3 a 6 meses

A FAS é o principal marcador ósseo utilizado no seguimento pós-tratamento. É recomendável a dosagem a cada três meses no 1º semestre e, depois, a cada seis meses. A remissão é considerada completa quando os níveis dos marcadores ósseos se tornam normais. Um novo curso de tratamento deve ser reavaliado após seis meses, se houver persistência dos sintomas ou ocorrer aumento acima de 25% dos níveis de FAS em relação ao menor valor atingido com o tratamento.

A DP é caracterizada por um aumento focal e desorganizado na remodelação óssea, atingindo preferencialmente o esqueleto axial. A FAS é o marcador mais utilizado para o diagnóstico e o seguimento. Os bisfosfonatos são a medicação de escolha.

■ DISPLASIA FIBROSA

A displasia fibrosa (DF) do osso é uma doença congênita, não hereditária, benigna, causada pela mutação pós-zigótica do gene *GNAS1* resultando na substituição do tecido ósseo normal e da medula óssea por tecido fibroso. Mais frequente em crianças e adolescentes, apresenta prevalência ligeiramente maior no sexo masculino. Clinicamente, é classificada como monostótica e poliostótica. A primeira, mais comum, limita-se a um único osso, e a forma poliostótica envolve mais de um osso simultaneamente e tem como variante a síndrome de McCune-Albright, caracterizada pela tríade displasia fibrosa, puberdade precoce e manchas "café com leite", que geralmente não ultrapassam a linha média (Figura 188.1). Outras endocrinopatias podem estar presentes em até 70% das formas poliostóticas, sendo a puberdade precoce a prevalente.

QUADRO CLÍNICO

As lesões da DF são geralmente unilaterais, acometendo diáfise, metáfise e mais raramente em epífise dos ossos longos. A região craniofacial é a mais acometida, porém também são frequentes lesões em fêmur, arcos costais, tíbia e vértebras.

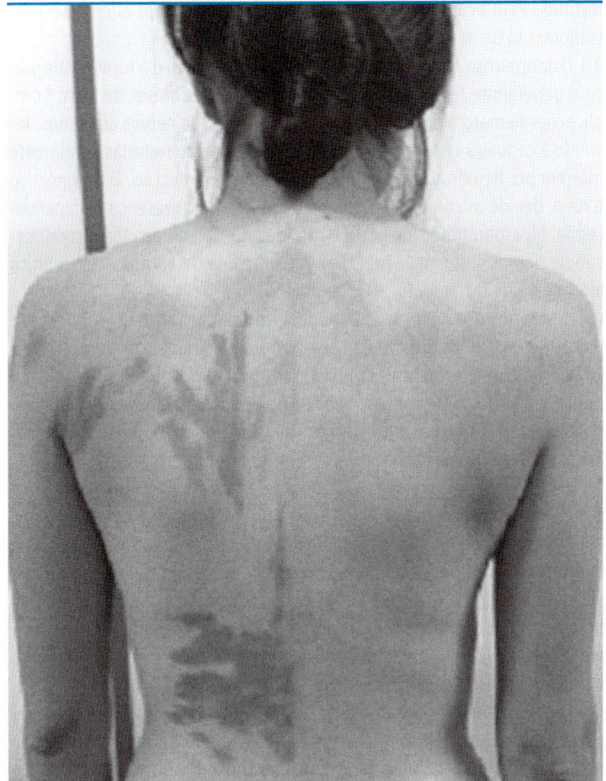

FIGURA 188.1 ■ Nota-se a presença de manchas cutâneas "café com leite", que não ultrapassam a linha média, em paciente com síndrome de McCune-Albright.

A maioria dos pacientes é assintomática, porém podem ocorrer dor óssea, deformidades, fraturas patológicas e compressão neurológica, causando cefaleia, convulsões, perda de audição e anormalidades de nervos cranianos. Transformação maligna ocorre em 1% dos casos.

DIAGNÓSTICO

O aspecto radiológico é caracterizado por lesões líticas e expansivas tipo "vidro fosco" em ossos longos, afinamento da cortical e bordas irregulares devido à erosão endosteal. Para avaliar a extensão das lesões, a cintilografia óssea pode ser útil.

A TC sem contraste é o exame de eleição para avaliar o acometimento e a extensão das lesões. O diagnóstico definitivo é realizado por meio da biópsia óssea, demonstrando áreas extensas de fibrose medular e excesso de matriz fibrosa. Contudo, a biópsia nem sempre é necessária ou possível, como nos casos assintomáticos ou quando a base do crânio é acometida.

Os marcadores de remodelação óssea, como a FAS, podem estar elevados em razão do aumento da remodelação óssea.

O diagnóstico diferencial da DF se faz com hiperostose, osteoma, osteocondroma, fibroma ossificante, tumor marrom do hiperparatiroidismo e DP.

TRATAMENTO

O tratamento cirúrgico é destinado a pacientes sintomáticos que apresentam deformidades, sintomas compressivos, dor e fraturas. A estabilização cirúrgica é usada para evitar fraturas patológicas e destruição dos espaços articulares. O uso de bisfosfonatos, como pamidronato, alendronato e ácido zoledrônico, tem-se mostrado promissor na melhora das lesões e da dor óssea. O ácido zolêdronico pode ser usado na dose de 0,05 mg/kg até 4 mg EV, diluído em 100 mL de solução infundida em 30 minutos, a cada 6 meses, e o pamidronato na dose de 2 mg/kg em crianças até 60 mg/dia, diluído em SF ou glicosado, infundido durante 4 horas. Não há critérios na literatura em relação à periodicidade das infusões, mas o intervalo entre as doses pode basear-se na resposta clínica (dor, por exemplo) e nos valores de fosfatase alcalina e controle radiológico. O possível mecanismo de ação dos bisfosfonatos na DF é por meio da supressão dos osteoclastos, que são estimulados em resposta à ativação da subunidade α da proteína G.

DF é caracterizada pela substituição do tecido ósseo normal por tecido fibroso, acomete mais pacientes jovens e a região craniofacial é a mais atingida. A forma poliostótica pode fazer parte da síndrome de McCune-Albright. Considerar tratamento cirúrgico nos casos de deformidades compressivas, dor e fratura.

■ OSTEOESCLEROSES

Algumas doenças genéticas produzem elevada massa óssea, que pode culminar com fraturas e compressões neurológicas. Embora muito pouco se possa fazer nos dias de hoje para reduzir a densidade óssea e suas consequentes complicações, o descobrimento das causas genéticas e dos mecanismos por traz dessas alterações permitiu importantes contribuições para o conhecimento da fisiologia óssea de potenciais medicamentos para controle das osteoporoses. Dentre essas doenças estão a picnodisostose, as osteopetroses e a Van Buchen/esclerosteose.

Osteoescleroses são doenças geralmente monogênicas, que se caracterizam por grande aumento da massa óssea. Algumas apresentam fenótipos característicos e todas elas são sujeitas às consequências do excesso de osso, como compressões neurológicas, fraturas e osteomielites.

PICNODISOSTOSE

Doença óssea rara com padrão de herança autossômica recessiva caracterizada por osteoesclerose, descrita pela primeira vez por Montanari em 1923 e, posteriormente, seus achados clínicos foram definidos por Marouteaux and Lamy, em 1962. É conhecida também como doença de Toulouse-Lautrec. Sua incidência é estimada em 1,7/1milhão de nascidos, com igual distribuição entre homens e mulheres. Existem cerca de 200 casos descritos na literatura. Em 1995, Gelb e outros pesquisadores identificaram o lócus da Catepsina K no braço longo do cromossomo 1 (1q21) e, posteriormente, a associação da deficiência da Catepsina K como causa da picnodisostose. A Catepsina K é uma protease lisossomal presente no osteoclasto, cuja deficiência leva à diminuição e defeito na reabsorção óssea. O quadro clínico se caracteriza por baixa estatura, displasia craniofacial (fonte protusa, nariz em sela), displasia de clavícula, displasia parcial ou total de falanges distais (acrosteólise), persistência de dentes de leite ou retardo na erupção de dentes permanentes, retardo de fechamento das fontanelas e suturas cranianas, bem como osteoesclerose e fraturas ósseas. Um dos achados radigiológicos mais típico da picnodisostose é o desaparecimento do ângulo da mandíbula visto nas radiografias de perfil do crânio, que ajuda no diagnóstico diferencial.

Seu diagnóstico se baseia em achados clínicos e radiológicos, já que não há alterações laboratoriais específicas ou sugestivas desta patologia. A pesquisa de mutação no gene da catepsina K pode confirmar o diagnóstico. Apesar da baixa estatura fazer parte do quadro clínico da picnodisostose, a pesquisa para deficiência de hormônio do crescimento (GH) tem sido sugerida, já que existem casos na literatura de hipoplasia de hipófise, bem como desmielinização do cérebro. Frente à suspeita de picnodisostose, torna-se necessário diagnóstico diferencial com osteopetrose, acrosteólise e disostose cleidocranial. A osteopetrose caracteriza-se por aumento generalizado da densidade óssea, além de incluir espleno e hepatomegalia em suas formas mais graves, sem o fenótipo característico da picnodisostose. A acrosteólise caracteriza-se por proeminência ocular, algum grau de hipertelorismo, ausência de seio frontal e deformidades tronculares. Na disostose cleidocranial, o padrão de herança é autossômico dominante, estatura normal ou um grau leve de dismorfismo, com ausência completa ou parcial da clavícula, aumento da densidade óssea localizado em base de crânio.

Não há tratamento específico para a picnodisostose. Embora o osso seja esclerótico, ele é frágil, o que aumenta a chance de fraturas. Logo, o tratamento visa a evitar ou minimizar traumas e, com isso, reduzir a possibilidade de fraturas. O tratamento de reposição com GH tem sido indicado quando confirmada sua deficiência. O defeito na reabsorção óssea e o risco de fraturas aumentados levou alguns autores a experimentar o uso teriparatida subcutânea, na tentativa de estimular a atividade osteoclástica. Devido à má oclusão dentária e a um maior risco de infecções, esses pacientes devem ser orientados com relação a cuidados de higiene oral e, pelo risco de osteomielite, deve-se fazer a profilaxia e evitar traumas desnecessários durante procedimentos odontológicos. A osteomielite é a mais grave complicação que pode ocorrer em decorrência de comprometimento vascular, levando à necrose e à infecção.

OSTEOPETROSES

Osteopetrose foi descrita pela primeira vez por Albers-Schoenberg, em 1904. Trata-se de um grupo de doenças ósseas hereditárias raras e heterogêneas, que se caracterizam por aumento de massa óssea. Esse aumento de massa óssea pode ser decorrente de um aumento na formação óssea ou de um comprometimento na reabsorção óssea. Descobertas importantes com relação ao mecanismo molecular das osteopetroses têm ocorrido nas últimas décadas. Varias formas têm sido descritas, com diferentes modelos de herança genética e gravidade clínica. Estes tipos incluem:

1 | Osteopetrose autossômica do adulto (ADO), também conhecida como forma benigna, pode ser dividida em tipo I e tipo II. A ADO tipo I é menos comum que a tipo II e se caracteriza por osteoesclerose de crânio, além de aumento difuso da densidade óssea de ossos longos e vértebras. O fenótipo de alta massa óssea é causada por uma mutação *missense* ativadora do Lrp5. A ADO II é a forma mais comum e benigna, também camada de doença de Albert-Schoenberg, tem apresentação heterogênea, que varia desde assintomática, sendo às vezes um achado radiológico, até múltiplas fraturas, mas raramente é fatal. Caracteriza-se pelo aumento do número de osteoclastos e um defeito no sistema de transporte de cloreto (CLCN-7) de importância para a acidificação da lacuna de reabsorção. No entanto, 30% dos pacientes com ADOII não apresentam mutação no CLCN-7. Fraturas óssea podem ocorrer em 80% dos casos, com média de 3 fraturas por pacientes. O fêmur é o sítio mais afetado e artrite de fêmur pode estar presente em 50% dos casos. Compressão de nervos cranianos é rara, mas pode ocorrer. Nas radiografias, pode ser observada a presença de esclerose, principalmente de base de crânio, pelve e vértebras. O sinal de Rugger-Jersey (camisa de rúgbi) é característico, pela presença de bandas densas nos platôs vertebrais, lembrando as camisas listradas dos jogadores de rugbi. A incidência da ADO II é estimada em 5:100.000. Tratamento ortopédico é geralmente necessário, em decorrência das fraturas e das artrites, entretanto, complicações cirúrgicas, como infecção, pseudoartrites e retardo de consolidação, podem ocorrer.

2 | Osteopetrose intermediária: presente desde o nascimento, tem progressão lenta e os pacientes geralmente têm baixa estatura, aumento da relação seguimento superior/inferior, prognatismo, alterações dentárias, fraturas. Pela ocupação da medula, podem evoluir com anemia, e pela compressão de nervo ótipo, com amaurose.

3 | Osteopetrose recessiva infantil (forma progressiva) é a forma mais grave e geralmente letal, diagnosticada nos primeiros meses de vida. Complicações hematológicas, infecções e compressão de nervos cranianos, levando à cegueira e surdez, são comuns. Crianças não tratadas geralmente morrem por hemorragias, pneumonia, anemia ou infecção. O prognóstico é ruim, devido às complicações hematológicas, pela presença de hipercalcemia, hiperparatirodismo secundário, hepatoesplenomegalia e compressão de nervos cranianos. Transplante de medula óssea precoce é a única alternativa de tratamento, até o momento.

4 | Osteopetrose associada à acidose tubular renal (ATR) foi descrita em 1983. A clínica dos pacientes pode ser variável, podendo apresentar deficiência mental, compressão de nervo óptico e má oclusão dentária. A ATR pode ser responsável pela hipotonia, apatia e fraqueza muscular. Todos os pacientes com essa forma de osteopetrose tem defeito seletivo na anidrase carbônica II, que é expressa nos eritrócitos e osteoclastos.

5 | Osteopetrose ligada ao X foi descrita por Doffinger e colaboradores, em 2001, trata-se de uma variante da osteopetrose associada à displasia endocondral anidrônica e imunodeficiência. Sua fisiopatologia envolve a via de sinalização NF-kappa B. A imunodeficiência é variável, podendo apresentar quadro infeccioso. Na apresentação clínica, podem-se observar alterações de glândulas sudoríparas, cabelos finos e esparsos, alterações dentárias, linfedema e osteopetrose.

Infelizmente ainda não existe tratamento específico para osteopetrose. O uso de predinisolona tem sido sugerido no tratamento da forma recessiva maligna da infância, bem como o uso de bicarbonato oral na osteopetrose associada à ATR. O transplante de medula tem mostrado bons resultados, com cura da doença em alguns casos. Entretanto, ainda é reservado para os casos mais graves, por seu custo restritivo e ainda alta morbimortalidade do procedimento.

DOENÇA DE VAN BUCHEM E ESCLEROSTEOSE

Doença de Van Buchem é uma doença óssea esclerótica autossômica recessiva descrita pela primeira vez por Van Buchem, em 1955, também conhecida como hiperostose cortical generalizada familiar. Sua prevalência é baixa, em média com 30 casos descritos. A esclerosteose também é uma displasia óssea esclerosante. O fenótipo dos pacientes com Van Buchem é muito semelhante ao de pacientes com esclerosteose, porém costuma ser um pouco mais leve. As duas doenças são decorrentes de mutações no mesmo gene *SOST* (cromossoma 17q12-q21), responsável pela produção da esclerosteína, um inibidor da formação óssea. A descoberta da esclerosteína recebeu grande interesses devido ao seu papel fundamental na regulação da formação óssea e seu potencial uso como alvo terapêutico no tratamento da osteoporose.

As principais características radiológicas da doença de Van Buchem e esclerosteose incluem hiperostose de mandíbula, crânio (calvaria e base), costelas, clavículas e diáfises de ossos longos. Os principais achados clínicos incluem macrocefalia, com alargamento de mandíbula, e na esclerosteose sindactilia pode estar presente. Na maioria dos casos, as anomalias ósseas são simétricas e progressivas. Apesar desta massa óssea esclerótica, os pacientes geralmente não apresentem fraturas, mas devido ao crescimento craniano e esclerose óssea, o comprometimento de pares cranianos é frequente, em geral, envolvimento dos 5º, 7º, 8º e 10º cranial, com aparecimento de dor, perda auditiva e problemas visuais (atrofia óptica e cegueira). Complicações mais graves, como hipertensão intracraniana (HIC), ocorrem com maior frequência na esclerosteose, que pode levar a óbito se não identificada e tratada a tempo. Tratamento cirúrgicos para descompressão de nervos cranianos e reconstituição de mandíbula fazem parte do tratamento.

DIAGNÓSTICO E TRATAMENTO

1013

> **REVISÃO**
>
> - A doença de Paget caracteriza-se pelo aumento focal e desorganizado na remodelação óssea, decorrendo da formação de osteoclastos grandes e ativos, com aumento descontrolado na reabsorção óssea e, consequentemente, na atividade osteoblástica.
> - A displasia fibrosa do osso é uma doença congênita, não hereditária, benigna, causada pela mutação pós-zigótica do gene *GMAS1*, resultando na substituição do tecido ósseo normal e da medula óssea por tecido fibroso.
> - Osteoescleroses são doenças geralmente monogênicas, que se caracterizam por grande aumento da massa óssea. Dentre elas estão a picnodisostose, as osteopetroses e a Van Buchen/esclerosteose.

■ LEITURAS SUGERIDAS

de Vernejoul MC, Kornak U. Heritable sclerosing bone disorders: presentation and new molecular mechanisms. Ann N Y Acad Sci. 2010;1192:269-77.

Griz L, Fontana D, Mesquita L, Lazaretti-Castro M, Borba VZC, Borges JLC, et al. Diagnosis and management of Paget's disease of bone. Arq Bras Endocrinol Metab. 2014;58(6):587-99.

Hamersma H, Gardner J, Beighton P. The natural history of sclerosteosis. Clin Genet. 2003;63(3):192-7.

Lee JS, FitzGibbon EJ, Chen YR, Kim HJ, Lustig LR, Akintoye SO, et al. Clinical guidelines for management of craniofacial fibrous dysplasia. Orphanet J Rare Dis. 2012;7 Suppl 1:S2.

Sobacchi C, Schulz A, Coxon FP, Villa A, Helfrich MH. Osteopetrosis: genetics, treatment and new insights into osteoclast function. Nat Rev Endocrinol. 2013;9(9):522-36.

189

DEFICIÊNCIA DE VITAMINA D, RAQUITISMO E OSTEOMALÁCIA

■ CYNTHIA M. A. BRANDÃO

■ ÂNGELA CRISTINA GOMES BORGES LEAL

■ VITAMINA D

Todas as formas de vitamina D, os precursores e a forma ativa do hormônio, pertencem a uma família de lipídeos chamada secoesteroides; são moléculas similares aos esteroides, exceto pela ruptura de um dos quatro anéis típicos da molécula do esteroide. Os dois principais precursores da forma ativa, D2 (ergocalciferol) e D3 (colecalciferol), são derivados respectivamente do ergosterol das plantas e do 7-deidrocolesterol (7DHC) presente nas membranas celulares dos animais. Essas moléculas participam de reações fotolíticas e enzimáticas em diversos tecidos, produzindo a forma ativa da vitamina D, o hormônio $1\alpha,25$-di-hidroxi-vitamina D $(1,25(OH)_2D$ ou calcitriol). As fontes de obtenção pela alimentação são escassas, sendo a principal a síntese endógena a partir da exposição ao sol, durante a qual o 7DHC presente nas camadas profundas da epiderme é convertido em pré-vitamina D3, que, então, sofre isomerização induzida pelo calor para formar vitamina D3. Lumisterol e taquisterol são fotoprodutos inativos, produzidos quando há exposição prolongada ao sol, prevenindo intoxicação por vitamina D. A faixa de comprimento de onda de radiação ultravioleta B (UVB) absorvida pela pele que é capaz de realizar a fotoprodução de vitamina D está entre 290 e 315 nm (Figura 189.1).

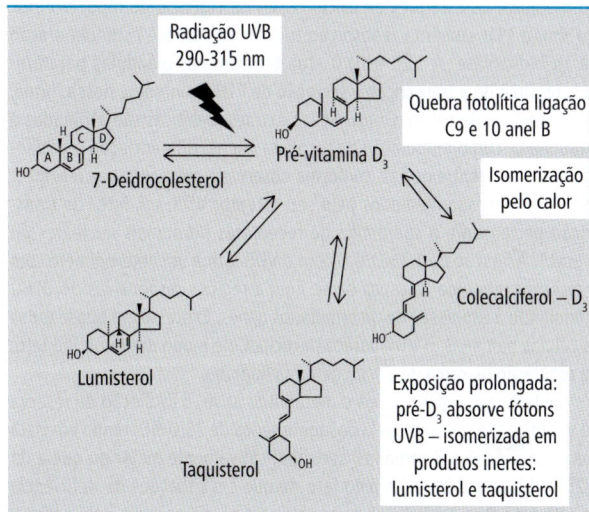

FIGURA 189.1 ■ Representação esquemática da formação de vitamina D na pele exposta à luz solar. Em condições de exposição solar prolongada, a pré-vitamina D é isomerizada a dois metabólitos inertes (lumisterol e taquisterol).

A vitamina D está presente em poucas fontes alimentares, como óleo de fígado de bacalhau, salmão, atum, arenque e alguns outros peixes oleaginosos; as fontes vegetais são ainda mais escassas, como alguns fungos e cogumelos. Ao ser ingerida, seja como D2 ou D3, é incorporada aos quilomícrons, que são absorvidos pelo sistema linfático e transportados por meio da circulação portal até o fígado.

■ METABOLISMO

A vitamina D oriunda tanto da síntese cutânea quanto da dieta são formas biologicamente inertes e circulam sempre com a proteína ligadora de vitamina D (DBP, do inglês *vitamin D binding protein*). Ambas requerem duas reações de hidroxilação antes da síntese da forma ativa: a 1ª, que, em geral, ocorre no fígado, pela ação da 25-hidroxilase (CYP2R1), formando calcidiol ou 25-hidroxivitamina D [25(OH)D] e a 2ª, que ocorre principalmente nos rins, pela ação da 1α-hidroxilase (CYP27B1), para transformar-se em 1,25 di-hidroxivitamina D [1,25 $(OH)_2D$], que interage com seu receptor nuclear, presente no intestino delgado, rins e em outros tecidos. A 1α-hidroxilase, enzima mitocondrial da família do CYP450, também é encontrada em diversos sítios extrarrenais, como células do sistema imune, paratireoides, placenta, cérebro, células endoteliais e queratinócitos.

A 25(OH)D é o principal metabólito circulante e o melhor marcador da deficiência de vitamina D.

A 1α-hidroxilação é rigorosamente regulada, tendo seus níveis aumentados por ação do paratormônio (PTH), pela hipocalcemia, hipofosfatemia e inibição pela hipercalcemia, hiperfosfatemia, pelo fator de crescimento de fibroblasto 23 (FGF 23) e pela própria 1,25$(OH)_2D$. A hipercalcemia inibe a 1α-hidroxilação e favorece a hidroxilação dos carbonos 23 ou 24, levando à formação de metabólitos inativos da vitamina D que posteriormente serão eliminados pela bile.

A forma ativa da vitamina D, a 1,25(OH)$_2$D, e o PTH são os principais hormônios relacionados ao metabolismo ósseo. A ligação da 1,25 (OH)$_2$D ao receptor de vitamina D (VDR, do inglês *vitamin D receptor*) no intestino promove maior absorção de cálcio e fósforo. No osso, o PTH e o 1,25 (OH)$_2$D participam da regulação da reabsorção e formação óssea, podendo mobilizar os estoques de cálcio ósseo na vigência de hipocalcemia. No rim, o PTH aumenta reabsorção tubular de cálcio e estimula a ação da 1α-hidroxilase. A 1,25 (OH)$_2$D atua também nas glândulas paratireoides, reprimindo a transcrição e secreção de PTH, mantendo, dessa forma, a homeostase do cálcio. Outras ações extraesqueléticas são atribuídas à vitamina D, como modulação da resposta imune, diferenciação e proliferação celular, dentre outras, conforme observado em evidências recentes.

Os efeitos são mediados pelo seu receptor VDR, um fator de transcrição pertencente à subfamília de receptores hormonais nucleares do grupo 1. A ligação da 1,25(OH)$_2$D com o VDR forma um heterodímero com o receptor retinoide X, capaz de se ligar a regiões responsivas do DNA, modulando a expressão de determinados genes. Expresso em quase todas as células humanas, o VDR parece participar, de modo direto ou indireto, da regulação de cerca de 3% do genoma humano.

Embora a 1,25(OH)$_2$D seja o metabólito ativo, a avaliação da reserva de vitamina D é realizada pela dosagem sérica de 25(OH)D, tendo em vista sua meia-vida (2 a 3 semanas) ser significativamente maior do que a da 1,25(OH)$_2$D (4 a 6 horas) e pelo fato de que em situações de deficiência de vitamina D, a 1,25(OH)$_2$D pode estar em níveis normais pelo estímulo que o PTH exerce sobre a 1α-hidroxilação. Reserva-se a dosagem de 1,25(OH)$_2$D para investigação de hipercalcemias resultantes de intoxicação por vitamina D ou associadas a doenças granulomatosas, na doença renal crônica (DRC) e em doenças genéticas causadoras de quadro de resistência à vitamina D (raquitismos dependentes de vitamina D, tipo 1 e tipo 2).

Existem controvérsias quanto à faixa de normalidade da 25(OH)D, mas a maioria dos especialistas considera que o nível de 30 ng/mL seja o necessário para manter níveis de PTH na faixa de normalidade, em vigência de função renal normal. Os critérios recomendados após consenso da Endocrine Society,[1] em 2011, para classificação dos níveis de vitamina D, são: deficiência, se níveis até 20 ng/mL; insuficiência, se entre 20 e 30 ng/mL; e suficiência, se maior ou igual a 30 ng/mL.

A dosagem da 25(OH)D pode ser realizada por imunoensaios competitivos comerciais, que, embora apresentem menor reprodutibilidade e não identifiquem a forma D2 isoladamente, são métodos práticos e de baixo custo. O método considerado padrão é a cromatografia líquida seguida por dosagem por espectrometria de massas (LC MS/MS), com excelente coeficiente de variação e possibilidade de identificação da D2 e epímeros, além da D3.

A deficiência de vitamina D não leva somente à osteoporose e/ou osteomalácia, mas também à fraqueza muscular, mialgia, sarcopenia e maior incidência de quedas. Embora não existam evidências de causalidade entre hipovitaminose D e condições clínicas extraesqueléticas, estudos recentes têm associado a hipovitaminose D a maior risco de ocorrência de tuberculose, diabetes melito (DM), doenças autoimunes e certos tipos de câncer, como colorretal, linfoma de Hodgkin, prostático, mamário, pancreático e ovariano.

Dados de literatura revelam prevalência elevada de hipovitaminose D em todos os continentes, mesmo em países de baixa latitude. Estudos mostram que a latitude, a estação do ano ou a hora do dia influenciam drasticamente a produção cutânea de vitamina D3. Acima da latitude de +33° ou abaixo de -33°, a síntese de vitamina D3 na pele é muito baixa ou mesmo ausente durante a maior parte do ano.

Entretanto, mesmo no Brasil, com áreas tropicais e subtropicais, também há grande prevalência de deficiência de vitamina D. Mudanças culturais das últimas décadas, como a adoção de hábitos de vida essencialmente urbanos, com pouca ou nenhuma exposição solar, preocupação com câncer de pele e fotoenvelhecimento, uso cada vez mais comum de filtros solares, obesidade, dieta pobre em vitamina D, contribuem para menor disponibilidade do hormônio. Pacientes idosos ainda apresentam diminuição na capacidade de síntese cutânea e de absorção intestinal de vitamina D.

A maior parte dos autores concorda que não há evidências da necessidade de implantação de rastreamento populacional; no entanto, é recomendada a dosagem de vitamina D em indivíduos considerados de risco para a deficiência (Quadro 189.1).

QUADRO 189.1 ■ Indicações para medida de 25(OH)D

- Raquitismo/Osteomalácia
- Osteoporose
- Doença renal crônica
- Insuficiência hepática
- Síndromes de má absorção, doença inflamatória intestinal
- Fibrose cística
- Cirurgia bariátrica
- Hiperparatiroidismo
- Uso de anticonvulsivantes, glicocorticosteroides, antirretrovirais, antifúngicos (p. ex.: cetoconazol), colestiramina
- Gestantes e lactantes
- Idosos com antecedentes de quedas frequentes e/ou de fraturas não traumáticas
- Crianças e adultos obesos

RECOMENDAÇÕES DE INGESTÃO DE VITAMINA D[1]

Para correção de deficiência de vitamina D em crianças e adolescentes, recomenda-se tratamento com 50.000 UI de vitamina D2 ou D3, semanais, por seis semanas e, em seguida, dose de manutenção conforme faixa etária: de 0 a 1 ano: 400 a 1.000 UI/dia (máximo de 2.000 UI/dia) e de 1 a 18 anos: 600 a 1.000 UI/dia (máximo de 4.000 UI/dia). Em adultos, deve-se tratar a deficiência com 50.000 UI, semanais, por oito semanas, seguidas pela dose de manutenção: 1.500 a 2.000 UI/dia (máximo de 4.000 UI/dia).

Mulheres grávidas e lactantes necessitam de 1.500 a 2.000 UI/dia de vitamina D para manter níveis sanguíneos de 25(OH)D acima de 30 ng/mL. Nas gestantes, prefere-se utilizar doses diárias, evitando-se doses semanais ou mensais, pois a placenta possui a enzima 1α-hidroxilase e sua atividade é substrato-dependente. Crianças e adultos obesos ou em uso de medicamentos anticonvulsivantes, glicocorticosteroides, antifúngicos como cetoconazol e medicamentos para Aids podem necessitar de doses duas ou três vezes maiores do que a recomendada para a faixa etária específica para satisfazer o requerimento de vitamina D.

■ RAQUITISMO E OSTEOMALÁCIA

Doenças caracterizadas por defeito na mineralização do osso. O termo raquitismo define especificamente o defeito de mineralização das cartilagens de crescimento, observado, portanto, na infância e adolescência, e acompanhado de retardo de desenvolvimento e deformidades esqueléticas. O termo osteomalácia define o defeito de mineralização óssea no adulto e as deformidades esqueléticas são menos pronunciadas.

ETIOPATOLOGIA

As causas de raquitismo/osteomalácia dependem de alterações nos mecanismos essenciais à mineralização óssea. As causas mais frequentes relacionam-se à falta dos substratos cálcio e fósforo por hipovitaminose D, seja por falta de exposição solar, carência nutricional, deficiência de absorção, uso crônico de anticonvulsivantes que alteram a metabolização hepática da vitamina D ou por prejuízo na ação da 1,25(OH)$_2$D provocados por duas formas genéticas de raquitismo dependente de vitamina D (tipo 1, causado por deficiência da expressão da enzima 1α-hidroxilase, e tipo 2, por distúrbio no receptor de vitamina D). Várias outras condições clínicas podem ser causas incomuns de raquitismo/osteomalácia, como: presença de acidose metabólica, hipofosfatasia (doença caracterizada por atividade subnormal da enzima fosfatase alcalina), intoxicação por substâncias inibidoras da mineralização (bifosfonatos, alumínio, flúor) e síndromes hipofosfatêmicas. A hipofosfatemia de causa não nutricional pode ser secundária a tubulopatias perdedoras de fósforo, a causas genéticas, como o raquitismo hipofosfatêmico familiar ligado ao cromossomo X, ou ao autossômico dominante, ou, ainda, induzida por tumores. A entidade clínica, a osteomalácia oncogênica, é provocada por tumores mesenquimais de crescimento lento, majoritariamente benignos, que produzem FGF23, fator com ação fosfatúrica e que também inibe a 1α-hidroxilase.

Estudos histológicos realizados por biópsia óssea sem descalcificação prévia revelam geralmente um aumento da matriz osteoide. A dupla marcação com tetraciclina está ausente, mas a marcação pode aparecer difusa ou de baixa intensidade. Esse tipo de biópsia fornece o diagnóstico correto da osteomalácia.

QUADRO CLÍNICO

Caracteriza-se por diminuição do crescimento linear, alargamento das zonas epifisárias cujo redor apresenta edema doloroso, encurvamento dos ossos longos e atraso do desenvolvimento motor (Figura 189.2). As epífises de crescimento se tornam alargadas e irregulares. O rosário raquítico, um sinal clínico característico, ocorre por edema das cartilagens das costelas. No crânio do lactente acometido, pode haver deformidade por amolecimento e diminuição da espessura cortical da região posterior (craniotabes). Ocorrem atraso de dentição e hipoplasia do esmalte.

A osteomalácia se caracteriza por dor óssea, fraqueza muscular proximal (cintura pélvica e escapular), dificuldade de marcha, maior risco de quedas e ocorrência de fraturas.

Se o hiperparatiroidismo secundário não conseguir manter as concentrações plasmáticas de cálcio, sintomas de hipocalcemia, como tetania, convulsões, estridor laríngeo e arritmia cardíaca, podem ocorrer.

DIAGNÓSTICO

Quadro laboratorial

Raquitismo e osteomalácia de causa nutricional, aqui incluída a falta de exposição solar, estão associados a níveis plasmáticos de 25(OH) D < 10 ng/mL (10 nM) e, mais frequentemente, < 5 ng/mL (12,5 nM). Observam-se níveis plasmáticos baixos ou no limite inferior de cálcio e particularmente de fósforo. A calciúria de 24 horas é baixa, sinalizando a deficiência de absorção intestinal de cálcio. Os níveis da fosfatase alcalina total ou de sua isoenzima óssea são elevados, representando um marcador da doença. Observa-se comumente hiperparatiroidismo secundário.

A dosagem da 1,25(OH)$_2$D é útil no diagnóstico diferencial entre os tipos 1 e 2 do raquitismo dependente de vitamina D; no tipo 1, por deficiência enzimática, os níveis são baixos; e no tipo 2, por alteração no receptor VDR, que causa resistência hormonal, os níveis são extremamente elevados.

Na suspeita de raquitismo hipofosfatêmico, a excreção urinária de fósforo deve ser avaliada pelo cálculo da fração de excreção em amostra isolada ou de 24 horas. Na presença de fósforo plasmático baixo, a excreção superior a 100 mg/dia ou > 5% em amostra isolada é indicativa

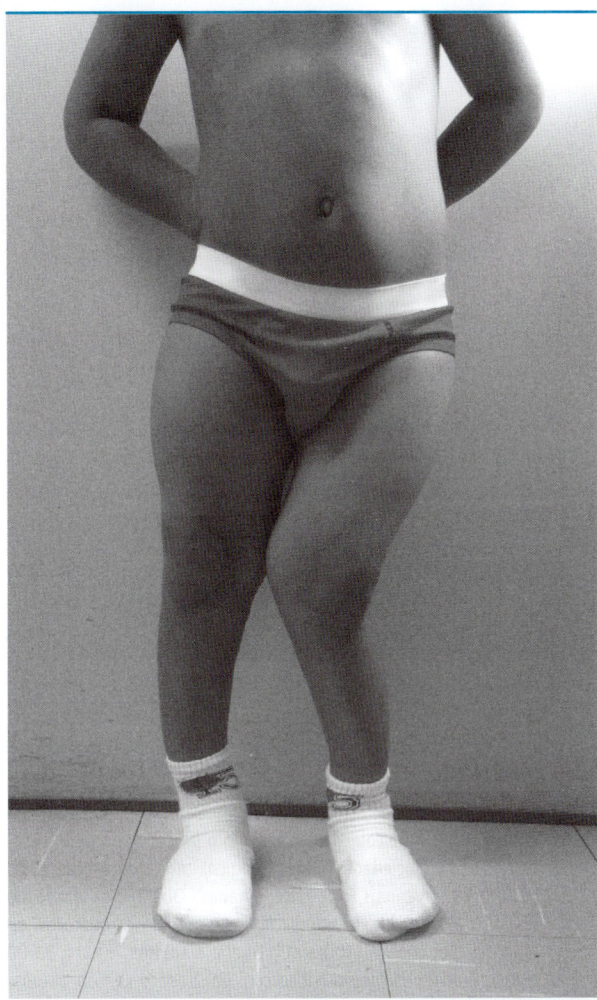

FIGURA 189.2 ■ Criança com arqueamento de ossos longos de membros inferiores, particularmente genuvalgo à esquerda.

de perda renal. Nesses casos, os níveis de cálcio e PTH são normais, diferentes dos valores observados nas etiologias relacionadas à vitamina D.

Na hipofosfatasia, embora o quadro clínico seja evidente, não há aumento da fosfatase alcalina e o cálcio e fósforo plasmáticos não estão reduzidos.

Radiologia

As radiografias das regiões epifisárias revelam osteopenia, bordas ósseas mal definidas e franjadas, atraso no aparecimento dos centros de ossificação (Figura 189.3).

O sinal clássico de osteomalácia é a pseudofratura ou zonas de Looser, representada por uma linha radioluscente com esclerose nas margens, perpendicular à cortical. Essa lesão é hipercaptante na cintilografia óssea.

A densitometria óssea indicará o diagnóstico de osteopenia ou osteoporose; o método não é capaz de diferenciar a osteomalácia da osteoporose. Depois que a terapia é instituída, observam-se grandes aumentos de densidade mineral óssea (DMO), até 50%, pois todo o abundante tecido osteoide característico da osteomalácia será mineralizado simultaneamente.

ATUALIZAÇÃO TERAPÊUTICA

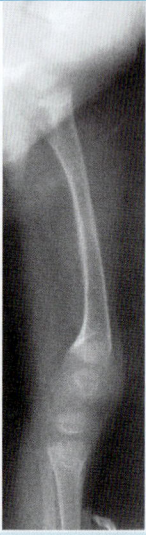

FIGURA 189.3 ■ Radiografia de membro inferior de criança de 18 meses revelando deformidade femoral, alargamento metaepifisário, zona de mineralização irregular e franjada, osteopenia difusa, trabeculado ósseo grosseiro, atraso de maturação dos centros de ossificação.

TRATAMENTO

- **Hipovitaminose D:** é indicado esquema inicial de ataque com doses elevadas de colecalciferol, como o preconizado pela Endocrine Society (Sociedade Endocrinológica),[1] no Consenso de 2011: 50.000 UI, semanais, por oito semanas. Quando os níveis de 25(OH)D alcançarem 30 ng/mL, pode-se usar doses menores, de manutenção: crianças 400 a 600 UI/dia; e adultos 1.000 a 2.000 UI/dia. Indivíduos com má absorção, por doença celíaca ou pós-bariátrica, por exemplo, podem requerer doses maiores. Os níveis de fosfatase alcalina devem se normalizar em semanas ou poucos meses. As alterações radiológicas também demandam poucos meses para se reverterem, exceto as pseudofraturas, que podem demorar até um ano para desaparecerem.

ATENÇÃO!

É importante o esclarecimento etiológico do raquitismo/osteomalácia para garantir o sucesso terapêutico.

- **Raquitismo por deficiência de 1α-hidroxilase:** administração de 1-OH vitamina D ou 1,25(OH)$_2$D em doses fisiológicas (0,5-3 μg/d).
- **Raquitismo por distúrbio do receptor de vitamina D:** doses farmacológicas de 1,25(OH)$_2$D (6 a 30 μg/d) e suplementação de cálcio.
- **Formas hipofosfatêmicas:** fosfato via oral, 30 a 60 mg/kg ou 1 a 3 g/dia, fraccionado em quatro doses, associado ao calcitriol 1,25(OH)$_2$D na dose de 30 ng/kg peso. A calciúria de 24 horas e a medida do PTH auxiliam o controle da dose adequada de vitamina D, de modo a não provocar hipercalciúria, litíase e nefrocalcinose.
- **Osteomalácia oncogênica:** a remoção cirúrgica do tumor é essencial, embora sua localização seja comumente difícil por ser pequeno e de crescimento lento.

REVISÃO

- Deficiência de vitamina D é uma condição comum, muitas vezes subdiagnosticada.
- Dados recentes sugerem que ela está associada à elevação no risco de diabetes tipo 1, complicações obstétricas, doenças cardiovasculares, neurológicas, certos tipos de câncer (colo, mama e próstata), declínio cognitivo, autoimunidade e alergias.
- Dosagem sérica de 25OHD é o melhor método para determinar o *status* de vitamina D.
- Estratégias efetivas para prevenção da hipovitaminose D consistem em exposição solar cuidadosa, ingestão de alimentos que contenham vitamina D e, se necessário, suplementação com vitamina D.
- Raquitismo é o defeito de mineralização óssea das cartilagens de crescimento na infância e na adolescência; a osteomalácia trata-se do defeito de mineralização óssea no adulto.
- O raquitismo é caracterizado por crescimento linear, alargamento das zonas epifisárias, encurtamento dos ossos longos e atraso do desenvolvimento motor, ao passo que a osteomalácia se apresenta como dor óssea, fraqueza muscular proximal, dificuldade de marcha e risco maior de fraturas.
- Exames de imagem, como densitometria óssea, indicam o diagnóstico, e a reposição de vitamina D é o principal tratamento.

■ REFERÊNCIA

1. Holick MF, Binkley NC, Bischoff-Ferrari HA, Gordon CM, Hanley DA, Heaney RP, et al. Evaluation, treatment, and prevention of vitamin D deficiency: an Endocrine Society clinical practice guideline. J Clin Endocrinol Metab. 2011;96(7):1911-30.

■ LEITURAS SUGERIDAS

Bikle D, Adams J, Christakos S. Vitamin D: production, metabolism, mechanism of action, and clinical requirements. In: Rosen CJ, editor. Primer on the metabolic bone diseases and disorders of mineral metabolism. 7th ed. Washington: American Society for Bone and Mineral Research; 2008. p.141-9.

Hossein-nezhad A, Holick MF. Vitamin D for health: a global perspective. Mayo Clin Proc. 2013;88(7):720-55.

Lipps P, van Schoor NM, Bravenboer N. Vitamin D: related disorders. In: Rosen CJ, editor. Primer on the metabolic bone diseases and disorders of mineral metabolism. 7th ed. Washington: American Society for Bone and Mineral Research; 2008. p. 329-35.

Paula FJA. Raquitismo e osteomalácia. In: Saad MJA, Maciel RMB, Mendonça BB, editores. Endocrinologia. São Paulo: Atheneu; 2007. p. 493-508.

190

FEOCROMOCITOMAS E PARAGANGLIOMAS

■ REGINA DO CARMO SILVA
■ CLAUDIO E. KATER

Feocromocitomas são tumores raros, originários das células cromafins do eixo simpatoadrenomedular. Em 80 a 90% dos casos, localizam-se na medula suprarrenal, mas podem ter origem em células paraganglionares, presentes, desde a base do crânio até a bifurcação das artérias ilíacas (órgãos de Zuckerkandl). Esporadicamente, são encontrados no tórax, na bexiga e no cérebro. Os tumores de células cromafins localizados fora da medula suprarrenal são chamados de paragangliomas (PGL), apresentam elevada taxa de malignidade (52%) e são mais comuns em pacientes com menos de 20 anos de idade.

Até 35% dos feocromocitomas/PGL aparentemente esporádicos são de ocorrência familiar, causados por mutações germinativas em genes associados a síndromes de herança autossômica dominante: neoplasia endócrina múltipla (NEM) tipos 2A e 2B, síndrome de von Hippel-Lindau, neurofibromatose tipo 1 e feocromocitoma/PGL familial associado a mutações nas subunidades A, B, C e D do complexo succinato desidrogenase (SDH) (Tabela 190.1). Feocromocitomas e PGL funcionantes também podem fazer parte da tríade de Carney, que inclui condromas pulmonares, tumores estromais gastrintestinais, adenomas suprarrenocorticais e tumores esofágicos, duodenais e das ilhotas pancreáticas. Recentemente, foram descritos outros genes supressores tumorais associados ao feocromocitoma familial (*TMEM127*, *MAX* e *KIF1β*), uma mutação somática ativadora da subunidade 2α do fator induzível por hipóxia (*HIF2α*) em pacientes com PGL e policitemia e uma mutação somática do gene *HRAS*, que codifica proteínas ligadoras de GTP relacionadas ao crescimento celular. Os genes *VHL*, *SDHx*, *EGLN1* ou *PHD2* estão relacionados com pseudo-hipóxia, angiogênese e excesso de expressão dos fatores induzíveis por hipóxia (HIF1α e 2α) e os genes *RET*, *NF1*, *TMEM127* e *KIF1β* estão envolvidos com a sinalização pelos receptores tirosinocinase e a identidade glial ou neuroendócrina.

Os feocromocitomas manifestam-se em qualquer faixa etária, embora sejam mais frequentes entre a 3ª e a 5ª décadas de vida. Em geral, são únicos, mas podem, em cerca de 15% dos casos, ser múltiplos e bilaterais. Os feocromocitomas múltiplos são mais comuns em crianças e nos casos de ocorrência familiar, assim como os tumores bilaterais.

A prevalência do feocromocitoma é da ordem de 0,5% dos pacientes com hipertensão arterial diastólica e de 5% dos pacientes com incidentalomas; sua incidência é de 2 a 8 casos por milhão anualmente. Embora raro, o feocromocitoma deve sempre ser lembrado como causa de hipertensão arterial (HA), principalmente em pacientes jovens, naqueles refratários à terapia anti-hipertensiva habitual, nos hipertensos com marcante labilidade da pressão arterial (PA) ou convulsões, em portadores de incidentaloma suprarrenal ou de lesões neurocutâneas, nos pacientes que apresentem hipertensão, arritmia ou choque inexplicável durante indução anestésica, após cirurgia ou trabalho de parto, naqueles com história familiar de feocromocitoma ou síndromes genéticas e naqueles que apresentem resposta paradoxal da PA a β-bloqueadores. O diagnóstico precoce, seguido da exérese do tumor, leva, na maioria dos casos, à cura, além de evitar complicações potencialmente fatais decorrentes dos picos hipertensivos provocados por aumentos repentinos da atividade adrenérgica.

Os tumores geralmente secretam norepinefrina (NE) e epinefrina (E), embora alguns sejam produtores isoladamente de NE ou, mais raramente, somente de E. Os PGL podem produzir predominantemente dopamina (DA) e, em geral, não são capazes de produzir E, pela ausência da enzima feniletanolamina-N-metiltransferase (PNMT). Além das catecolaminas, podem secretar vários peptídeos ativos, responsáveis por manifestações atípicas, tais como hormônio adrenocorticotrófico (ACTH – síndrome de Cushing), peptídeo intestinal vasoativo (VIP – diarreia aquosa), interleucina-6 (IL-6) e leucotrienos (febre) e proteína relacionada ao paratormônio (PTH-rp – hipercalcemia).

As manifestações clínicas dos feocromocitomas e PGL decorrem da ação das catecolaminas liberadas em excesso pelo tumor. As catecolaminas atuam nos receptores α1-adrenérgicos dos vasos e nos receptores β1-adrenérgicos do miocárdio, causando aumento da resistência vascular periférica, da frequência cardíaca (FC) e da contratilidade miocárdica, associados à diminuição da complacência venosa. Como resultado, a hipertensão do feocromocitoma é hipercinética, vasoconstritora e hipovolêmica.

■ QUADRO CLÍNICO

Cerca de 30% dos pacientes se apresentam com HA mantida (secreção predominante de NE), 50% apresentam episódios paroxísticos de HA (secreção de E e NE), com duração e frequência variáveis, 13 a 21% podem

TABELA 190.1 ■ Síndromes hereditárias associadas ao feocromocitoma/paraganglioma

SÍNDROME	FENÓTIPO	RISCO DE FEOCROMOCITOMA/ PARAGANGLIOMA (%)	GENE
NEM 2A	CMT + hiperparatiroidismo primário + feocromocitoma uni ou bilateral + líquen cutâneo amiloidótico	50	*RET*
NEM 2B	CMT + neuromas mucosos + hábito marfanoide + feocromocitoma uni ou bilateral	50	*RET*
VHL tipos 2A, 2B e 2C	Angioma de retina + hemangioblastoma do SNC+ carcinoma renal de células claras + cistos renais e pancreáticos + cistadenomas de epidídimo + tumor do saco endolinfático + feocromocitoma (geralmente bilateral)/PGL	20	*VHL*
Neurofibromatose tipo 1	Neurofibromas + manchas café com leite, nódulos de Lisch + feocromocitoma unilateral	1-5	*NF1*
Feocromocitoma/ PGL familial	Feocromocitomas, PGL simpáticos de abdome, pelve e tórax e PGL parassimpáticos de cabeça e pescoço	20	*SDHA*, *AF2* (PGL2), *SDH*B (PGL4), *SDH*C (PGL3) e *SDH*D (PGL1)

CMT: carcinoma medular da tiroide; NEM: neoplasia endócrina múltipla; SDH: succinato desidrogenase; SNC: sistema nervoso central; VHL: síndrome de von Hippel-Lindau; PGL: paraganglioma.
Fonte: Lenders e colaboradores[1] e Xekouki e Stratakis.[2]

ser normotensos ou apresentar episódios de hipotensão (secreção de DA) e 8 a 10% podem ser totalmente assintomáticos, sobretudo aqueles com tumores císticos grandes (> 50 g).

A gravidade da HA depende do nível de catecolaminas circulantes, da *down regulation* dos receptores α1 *adrenérgicos*, do grau de hipovolemia e também da presença de outras substâncias vasoativas e vasodilatadoras (DA, prostaglandinas, histamina) secretadas pelos tumores.

Cefaleia intensa, palpitações e sudorese profusa são os sintomas que constituem a tríade clássica (paroxismo), característica da elevação abrupta dos níveis da PA consequente à liberação adrenérgica. Os paroxismos podem ser precipitados por atividades que comprimam o tumor, tais como manipulação abdominal, micção, evacuação, exercício, mas também por intubação, indução anestésica, cirurgia ou outros procedimentos invasivos e pela utilização de vários fármacos (metoclopramida, clorpromazina, bloqueadores β- adrenérgicos, analgésicos opioides, antidepressivos tricíclicos, inibidores da recaptação da serotonina, glucagon, bloqueadores neuromusculares e glicocorticoides).

Também podem ocorrer alterações vasomotoras, como palidez ou rubor, dores (cólicas) abdominais ou precordiais, parestesias, irritabilidade e dispneia. Nos intervalos das crises, cansaço, fraqueza, prostração e perda de peso, às vezes acentuada, são consequências do hipermetabolismo, que simula a tirotoxicose. Infarto agudo do miocárdio (IAM) é frequentemente diagnosticado nesses pacientes em razão do espasmo coronariano ou à presença de miocardite, com liberação de enzimas cardíacas e padrão eletrocardiográfico que se assemelha ao infarto. Arritmias cardíacas e edema agudo de pulmão (secundário tanto à falência do ventrículo esquerdo [VE] quanto à insuficiência cardíaca congestiva [ICC], por causas não cardiogênicas) e distúrbios neurológicos (como alteração do nível de consciência, convulsão, sinais neurológicos focais e acidente vascular cerebral [AVC] hemorrágico) também podem ser observados. PGL de bexiga pode cursar com hematúria.

Os principais sinais clínicos sugestivos da presença de feocromocitoma incluem HA, hipotensão e taquicardia postural (com incremento da FC superior a 20 bpm), elevação discreta da temperatura corporal e retinopatia hipertensiva. Intolerância à glicose (50% dos casos), diabetes melito (DM) (10 a 20% dos casos), e, mais raramente, policitemia, leucocitose e hiper-reninemia podem estar presentes. O volume plasmático se mostra caracteristicamente contraído, com elevação do hematócrito (Ht).

Os principais diagnósticos diferenciais do feocromocitoma incluem síndrome do pânico, tirotoxicose, hipoglicemia, taquicardia paroxística, hemorragia subaracnoide (HSA), tumores carcinoides, síndrome de insuficiência do barorreceptor, hipertensão essencial hiperadrenérgica, síndrome de abstinência do álcool, menopausa e uso de drogas ilícitas (cocaína, *crack*) ou simpaticomiméticas (anfetaminas, efedrina e pseudoefedrina).

> **ATENÇÃO!**
>
> No feocromocitoma, geralmente, existe HA associada a crises de paroxismo (tríade de cefaleia, palpitações e sudorese), desencadeadas por palpação abdominal, micção, evacuação e exercício.

■ DIAGNÓSTICO

A determinação plasmática e urinária das catecolaminas totais e fracionadas e de seus metabólitos permite o diagnóstico do feocromocitoma com boa acurácia. Em nosso meio, estão disponíveis as dosagens urinárias do ácido vanilmandélico (VMA), das metanefrinas totais ou fracionadas (metanefrina e normetanefrina) e das catecolaminas livres (NE + E + DA), além da determinação da concentração plasmática das catecolaminas, fra-

cionadas pela cromatografia líquida de alta performance (HPLC). A determinação das metanefrinas fracionadas em urina de 24 horas ou em amostras isoladas de urina corrigidas para a excreção de creatinina constitui o teste de rastreamento mais recomendado, por se tratar de método confiável, simples e rápido. Valores de metanefrinas urinárias acima de 3 µg/mg de creatinina são forte evidência da presença de feocromocitoma, ao passo que níveis abaixo de 1 µg/mg de creatinina tornam o diagnóstico menos provável. Da mesma forma, quando os níveis plasmáticos de NE se encontram acima de 2.000 pg/mL, o diagnóstico de feocromocitoma é quase certo, uma vez que os valores normais de NE e E não ultrapassam 550 pg/mL. Ressalte-se que a ocorrência de níveis muito elevados de E, com valores de NE pouco alterados, sugere a origem suprarrenomedular do feocromocitoma, uma vez que apenas na medula suprarrenal está presente a enzima PNMT, que converte NE em E.

Tumores com menos de 50 g têm taxa de *turnover* rápida e liberam principalmente catecolaminas não metabolizadas na circulação, diferentemente de tumores com mais de 50 g, os quais liberam, sobretudo, metabólitos das catecolaminas.

A sensibilidade da dosagem das metanefrinas fracionadas urinárias para o diagnóstico de feocromocitoma é de 100%, superando a das catecolaminas urinárias (84%) e plasmáticas (76%). A associação da dosagem das catecolaminas livres urinárias e das metanefrinas urinárias tem sensibilidade de 90% e especificidade de 98% para o diagnóstico de feocromocitoma. A dosagem do VMA é pouco confiável, devido à alta frequência de resultados falso-negativos.

Mais recentemente, alguns centros têm recomendado a dosagem das metanefrinas livres plasmáticas (através de cromatografia líquida com espectrometria de massa), por apresentarem melhor sensibilidade e especificidade diagnósticas (100 e 96,7%, respectivamente), principalmente no que se refere ao diagnóstico do feocromocitoma em pacientes de alto risco, como aqueles com síndromes genéticas. No entanto, além de mais onerosa, a metodologia empregada para sua dosagem não está disponível na rotina da maioria dos laboratórios. Valor normal de metanefrina livre plasmática quase sempre exclui o diagnóstico de feocromocitoma/PGL e elevação de mais de quatro vezes o limite superior da normalidade confirma o diagnóstico. Testes adicionais, tais como metanefrinas urinárias fracionadas e cromogranina A, são necessários quando o aumento do nível plasmático das metanefrinas livres for inferior a quatro vezes o limite superior da normalidade.

A dosagem da cromogranina A (proteína ácida solúvel coestocada e cossecretada com as catecolaminas) também é útil por não sofrer interferência de medicamentos. No entanto, apresenta baixa especificidade em pacientes com *clearance* de creatinina inferior a 80 mL/min e pode se elevar em pacientes com outros tipos de tumores neuroendócrinos.

Em função da heterogeneidade do padrão secretório dos feocromocitomas/PGL, é mandatória a combinação de no mínimo dois testes para se obter a maior acurácia diagnóstica. Também, devido à possibilidade de secreção episódica das catecolaminas pelos tumores, as dosagens devem ser feitas em pelo menos duas ocasiões.

> **ATENÇÃO!**
>
> Níveis normais de catecolaminas ou metanefrinas em paciente normotenso e assintomático não excluem a presença de feocromocitoma. Diferentemente, valores normais em paciente hipertenso e sintomático tornam o diagnóstico improvável.

Os testes funcionais para o diagnóstico de feocromocitoma ficam restritos a situações especiais. O teste provocativo com glucagon (1 mg, IV em bólus), um estimulador da liberação tumoral de catecolaminas, pode ser útil para o diagnóstico em pacientes que se apresentam normotensos entre os episódios de paroxismo adrenérgico e/ou com dosagens de catecolaminas normais ou pouco elevadas. Sua principal contraindicação é a de provocar picos hipertensivos em portadores de feocromocitoma (com risco de ocorrência de AVCs ou eventos coronarianos. Assim, este teste só deve ser empregado no paciente já sob tratamento específico com bloqueadores α-adrenérgicos.

Nos casos em que as dosagens de metanefrinas urinárias ou de catecolaminas plasmáticas estejam apenas discretamente elevadas (catecolaminas plasmáticas entre 1.000 e 2.000 pg/mL) ou houver suspeitas de outra etiologia, deixando dúvidas quanto ao diagnóstico de feocromocitoma, deve-se dar preferência ao teste de supressão com clonidina, um bloqueador α2-adrenérgico de ação central. Esse teste baseia-se no fato de que a administração VO de 0,3 mg de clonidina provoca, em hipertensos essenciais com aumento da atividade simpática, queda nos níveis plasmáticos de catecolaminas, três horas após a administração do medicamento. Tal efeito supressor não é observado em portadores de feocromocitoma, caracterizando a autonomia da produção de catecolaminas pelo tumor. O teste pode também ser realizado utilizando-se as dosagens de metanefrinas urinárias em amostras isoladas de urina ou metanefrinas livres plasmáticas obtidas antes e durante a 3ª hora que se segue à administração da clonidina. Queda inferior a 40% dos níveis das metanefrinas livres plasmáticas após 3 horas da administração da clonidina é indicativa de feocromocitoma/PGL. Proposta recente de modificação desse teste sugere a utilização de doses menores de clonidina, com coletas noturnas de amostras, para a determinação da NE plasmática

LOCALIZAÇÃO DO TUMOR

A tomografia computadorizada (TC) é considerada o procedimento de imagem de primeira escolha na avaliação inicial do feocromocitoma/PGL, devido à sua excelente resolução espacial para abdome, pelve e tórax. Em geral, os feocromocitomas aparecem como massas arredondadas, com mais de 3 cm, textura heterogênea ou áreas císticas e valor de atenuação (densidade) superior a 10 UH. O uso do contraste iodado na TC pode desencadear crises adrenérgicas, sendo recomendado que o paciente esteja α- e β-bloqueado para a realização do exame.

A ressonância magnética (RM), com hipersinal característico em T2 em relação ao fígado (sinal da "lâmpada acesa"), é recomendada para pacientes com tumores metastáticos, PGL intracárdicos, da base do crânio e do pescoço, em pacientes com clipes cirúrgicos que causam artefatos na TC, naqueles com alergia ao contraste da TC ou quando se quer evitar a exposição à radiação (crianças, gestantes, exposição recente e excessiva à radiação

Embora a maioria dos casos de feocromocitoma/PGL seja de localização intra-abdominal, ocasionalmente é necessária a identificação de tumores extra-abdominais e multifocais. Nessa situação, e na avaliação de recidivas ou pesquisa de metástases tumorais, a cintilografia com [131]I (ou ^{123}I)-metaiodo-benzilguanidina (MIBG), [111In]-pentetreotídeo (octreoscan) e TC com emissão de pósitrons (PET) são particularmente úteis. A PET (utilizando [18F]-FDG, [18F]-fluorodopamina e [18F]- fluoroDOPA) é altamente sensível para detectar feocromocitoma/PGL metastático e, apesar de ser mais onerosa do que a MIBG, tem a vantagem da ausência de efeito adverso tiroidiano.

■ PESQUISA DE SÍNDROMES GENÉTICAS

Deve-se fazer o rastreamento de síndromes genéticas em pacientes jovens, naqueles com apresentação sindrômica ou com antecedente de morte súbita na família ou história familiar positiva para feocromocitoma/ PGL, tumores multifocais ou bilaterais e em casos de tumores malignos, recorrentes ou metastáticos. Nestes últimos, a pesquisa de mutação do gene *SDHB* é fundamental, assim como nos casos de PGL com secreção predominantemente dopaminérgica. No caso de PGL da base do crânio e pescoço, deve-se investigar mutação dos genes *SDHD, SDHB* e *SDHC*. Nos casos de PGL abdominais e torácicos com secreção de NE, há necessidade da pesquisa de mutação dos genes *SDHB, SDHD, SDHC, VHL* e *MAX*. No caso de feocromocitomas, a investigação deve basear-se no perfil de secreção tumoral: secreção de E (gene *RET* > TMEM127 > *MAX* ou *NF1*), NE (gene *VHL*> *SDHx*> *MAX*) e dopamina (*SDHD, SDHB e SDHC*).

■ TRATAMENTO

O tratamento ideal para o feocromocitoma/PGL é sua remoção cirúrgica. No pré-operatório, deve-se prescrever dieta rica em sódio e, na véspera da cirurgia, expansão de volume com solução salina isotônica (NaCl a 0,9 %), exceto em cardiopatas ou pacientes com lesão renal crônica (LRC). O emprego de bloqueadores dos receptores α1-adrenérgicos tem sido útil no controle da PA, além de também permitir a expansão do volume sanguíneo desses pacientes, os quais caracteristicamente apresentam vasoconstrição mantida, contração do volume intravascular, hipotensão postural e aumento do Ht. O α-bloqueio está indicado para o controle dos paroxismos, e seu uso é recomendado por período mínimo de 30 dias antes da cirurgia, e ainda mais prolongado em pacientes com miocardiopatia. A prazosina apresenta algumas vantagens em relação à fenoxibenzamina (bloqueador α inespecífico): disponibilidade em nosso mercado, baixo custo e tempo de ação mais curto, o que evita a ocorrência de longos períodos de hipotensão arterial no pós-operatório. A prazosina deve ser administrada VO em doses que variam de 1 a 20 mg/dia (em média 8 a 12 mg), preferencialmente em quatro tomadas diárias. Alternativamente, outros bloqueadores α, como a doxazosina e a terazosina, podem ser usados em doses equivalentes.

O uso de β-bloqueadores (propranolol, em doses de 40 a 80 mg/dia, ou atenolol, 50 a 100 mg/dia) está indicado em presença de taquiarritmias supraventriculares, ventriculares ou ainda angina de peito, mas somente após a obtenção efetiva do bloqueio α-adrenérgico (pelo menos 3 a 4 dias após o α-bloqueio). A inobservância desse aspecto pode provocar resposta vasoconstritora mais acentuada à liberação de catecolaminas, em virtude do estímulo α-adrenérgico mais potente, já que a resposta vasodilatadora mediada pelos receptores β2-adrenérgicos está bloqueada. Mais recentemente, tem sido recomendado o preparo cirúrgico de pacientes com feocromocitoma com o uso de antagonistas dos canais de cálcio (nifedipina, em doses de 30 a 90 mg/dia ou, preferencialmente, anlodipina, 10 a 20 mg/dia), em associação com α1-bloqueadores. A anlodipina previne vasoespamo coronariano, não interfere com os testes bioquímicos e sua utilização é mais segura em pacientes normotensos com episódios ocasionais de hipertensão paroxística.

Considera-se um paciente adequadamente preparado para cirurgia quando sua PA e sua FC não ultrapassam 130 × 80 mmHg e 60 a 70 batimentos por minuto, respectivamente. Além disso, hipotensão ortostática não poderá exceder o limite de 80 x 45 mmHg. Idealmente, o eletrocardiograma não deverá apresentar alterações do segmento ST ou da onda T e poderá conter, no máximo, uma extrassístole ventricular a cada cinco minutos nas últimas duas semanas que antecedem a cirurgia.

A presença de um anestesista experiente com a farmacologia dos medicamentos necessários para o controle intraoperatório do paciente com feocromocitoma é recomendada. Durante o procedimento cirúrgico, é importante a escolha do agente anestésico. Medicamentos que induzem a liberação de histamina, medicamentos vagolíticos, anestésicos sensibilizantes do miocárdio ou indutores de crises hipertensivas devem ser evitados. O nitroprussiato de sódio deve ser utilizado no controle de eventuais picos hipertensivos durante a cirurgia, ao passo que β-bloqueadores (de ação rápida), lidocaína ou amiodarona por via IV (em pacientes com contraindicação para o bloqueio β-adrenérgico) são reservados para o tratamento de arritmias.

Atualmente, a remoção de feocromocitomas suprarrenais tem sido feita por cirurgia videolaparoscópica (abordagem retroperitoenal ou transperitoneal), desde que os tumores não ultrapassem 6 cm de diâmetro e que não haja risco potencial de ruptura ou lesão da cava ou outras estruturas nobres. No caso de tumores pequenos e bilaterais, para evitar a necessidade de reposição permanente de glicocorticoide e mineralocorticoide imposta pela adrenalectomia total bilateral, pode-se realizar a ressecção laparoscópica seletiva do tumor e poupar o córtex suprarrenal. A cirurgia aberta clássica, entretanto, ainda é praticada (geralmente pela incisão de Chevron – transperitoneal transversa) para tumores maiores do que 6 cm, invasivos ou quando os métodos diagnósticos não permitem descartar a ocorrência de tumores múltiplos bilaterais, requerendo investigação minuciosa no ato operatório.

No pós-operatório, devem-se evitar os episódios de hipotensão postural, que podem ocorrer quando não se procede à expansão adequada do volume sanguíneo no pré ou no intraoperatório, ou devido à hemorragia. A monitoração da glicemia por um período de 48 horas evita que ocorram episódios de hipoglicemia consequentes à hiperinsulinemia, que se desenvolve quando o efeito supressor das catecolaminas sobre o pâncreas é eliminado com a ressecção do tumor.

Persistência de HA por mais de 2 semanas após a cirurgia deve levantar a suspeita da existência de tecido tumoral residual ou metástases.

Aproximadamente 10% dos feocromocitomas e quase 50% dos PGL (geralmente abdominais) causados por mutações do gene *SDHB* são malignos. Cabe ressaltar que não há critério absoluto, clínico, laboratorial ou de imagem capaz de predizer malignidade. O único critério de malignidade realmente estabelecido é a presença de metástases a distância, cujos locais mais comuns são: ossos, pulmão, fígado e linfonodos. A sobrevida média do paciente com feocromocitoma maligno é bastante variável, mas gira em torno de 50% em cinco anos. Nesses casos, o tratamento sistêmico de 1ª escolha são múltiplas doses de 200 mCi de ^{131}I-MIBG, mas α-metilparatirosina (inibidor da tirosina-hidroxilase e, consequentemente, da síntese de catecolaminas), quimioterapia (ciclofosfamida, vincristina e dacarbazina), análogos da somatostatina (octreotide e lanreotide radioativos), inibidores da tirosinocinase (sunitinibe, sorafenibe), quimioembolização, crioablação e ablação com radiofrequência também podem ser utilizados. Radioterapia serve apenas como paliativo da dor crônica ou de sintomas compressivos causados pelas metástases.

Mesmo após a cirurgia, pacientes com feocromocitoma/PGL devem ser seguidos indefinidamente, a cada dois anos (tumores esporádicos) e anualmente (PGL ou tumores associados a síndromes genéticas), com metanefrinas livres no plasma ou catecolaminas e/ou metanefrinas urinárias.

> **REVISÃO**
>
> - Feocromocitomas e PGL são tumores de origem neuroendócrina, localizados, respectivamente, na medula suprarrenal e nas células paraganglionares, presentes desde a base do crânio até a bifurcação das artérias ilíacas.
> - Feocromocitomas e PGLs (exceto aqueles parassimpáticos, de cabeça e pescoço) secretam catecolaminas e causam hipertensão arterial sistêmica associada a crises de paroxismos (tríade de cefaleia, sudorese e taquicardia).
> - Até 35% dos feocromocitomas/PGL são hereditários e associados a síndromes genéticas (NEM 2A e 2B, síndrome de von Hippel-Lindau, neurofibromatose 1 e mutações do complexo succinato desidrogenase).
> - Metanefrinas livres plasmáticas acima de 4 vezes o limite superior da normalidade praticamente confirmam o diagnóstico. Quando não disponíveis, devem-se dosar metanefrinas fracionadas e catecolaminas em urina de 24 horas para o diagnóstico.
> - TC é o exame de imagem de primeira escolha. Caso haja contra-indicação, RM, com o característico hipersinal em T2, pode ser utilizada para a localização.
> - O pré-operatório deve ser feito por meio do bloqueio α1-adrenérgico por pelo menos 30 dias antes da cirurgia, e β-bloqueadores só deverão ser introduzidos após α-bloqueio eficaz para o tratamento de taquiarritmias.
> - No pós-operatório, deve-se ter atenção a episódios de hipotensão e hipoglicemia.

■ REFERÊNCIAS

1. Lenders JWM, Duh QY, Eisenhofer G, Gimenez-Roqueplo AP, Grebe SKG, Murad MH, et al. Pheochromocytoma and paraganglioma: an Endocrine Society Clinical Practice GuidelineJ Clin Endocrinol Metab. 2014; 99(6):1915-42.
2. Xekouki P, Stratakis CA. Pheochromocytoma. Translat Endocrinol Metab. 2011;2(4):77-127.

■ LEITURAS SUGERIDAS

Costa MHS, Ortiga-Carvalho TM, Violante AD, Vaisman M. Pheochromocytomas and paragangliomas: clinical and genetic approaches. Front Endocrinol (Lausanne). 2015;6:126.

Dahia PLM. The genetic landscape of pheochromocytomas and paragangliomas: somatic mutations take center stage. J Clin Endocrinol Metab. 2013;98(7): 2679-81.

Lima Jr JV, Vilar L, Machado RJC, Kater CE. Feocromocitoma: diagnóstico e tratamento. In: Vilar L, Kater CE, Naves LA, Freitas MC, Bruno CD, editores. Endocrinologia clínica. Rio de Janeiro: Guanabara Koogan; 2013. p. 415-35.

DOENÇAS GASTRENTEROLÓGICAS

191

DOENÇA DO REFLUXO GASTRESOFÁGICO

191.1 ABORDAGEM CLÍNICA

- RICARDO CORREA BARBUTI
- JOAQUIM PRADO P. MORAES-FILHO

A doença do refluxo gastresofágico (DRGE) é uma das enfermidades mais frequentes na prática médica. O aumento da prevalência e do número de internações causadas pela afecção, a melhor compreensão de suas complicações, além da disponibilidade de novos métodos de investigação e modalidades de tratamento têm suscitado a realização de diversas reuniões internacionais de consenso quanto à conduta.

No Brasil, foram realizados até o presente três consensos abordando a DRGE em suas diversas variáveis. O último, III Consenso Brasileiro da DRGE (CBDRGE),[1] publicado em 2010, é suportado exclusivamente por medicina baseada em evidências e constitui o referencial da presente publicação.

A DRGE é a condição que se desenvolve quando o refluxo do conteúdo do estômago provoca sintomas e/ou complicações.

São raras as pessoas que não experimentam pelo menos um episódio de pirose no decorrer de suas vidas. No Brasil, caso considerem-se queixas típicas e atípicas, cerca de 12 a 20% da população apresentam DRGE. Em razão da disseminação do hábito da automedicação e da falta de estabelecimento diagnóstico correto, é difícil estimar qual é a real prevalência da afecção, mas sabe-se que a DRGE é o distúrbio esofágico orgânico mais frequente e, provavelmente, um dos mais prevalentes do sistema digestório. A incidência dessa afecção e, consequentemente, de suas complicações vêm aumentando bastante nos últimos anos em todo o Ocidente e na parte ocidental da Ásia.

■ QUADRO CLÍNICO

Além da pirose, o sintoma mais prevalente, também são relatadas e consideradas queixas típicas, como regurgitação e eructações. As diversas manifestações extraesofágicas são didaticamente divididas em sintomas e sinais respiratórios, otorrinolaringológicos e odontológicos, e são apresentadas no Quadro 191.1. (No item "Anamnese", há mais sintomas característicos da DRGE.)

■ ETIOPATOGENIA E FISIOPATOLOGIA

A DRGE tem como base o retorno patológico para o esôfago de agentes agressores representados pelo ácido clorídrico, pepsina, sais biliares e enzimas pancreáticas. Para haver lesão das estruturas expostas, especificamente o esôfago e órgãos adjacentes, é necessário que os fatores de defesa sejam superados. As denominadas barreiras antirrefluxo estão expostas no Quadro 191.2, com os seus prováveis defeitos que propiciam o desenvolvimento da DRGE.

QUADRO 191.2 ■ Mecanismos de defesa ao refluxo e seus prováveis defeitos

BARREIRA	MECANISMOS ENVOLVIDOS	DEFEITOS ENCONTRADOS
Área de alta pressão encontrada junto à transição esofago-gástrica	Pressão intrínseca do EIE Localização intra-abdominal do EIE Compressão extrínseca pela crura diafragmática Ligamento frenoesofágico, criando um ângulo agudo na entrada do esôfago no estômago (ângulo de His)	EIE hipotenso Relaxamento transitório do EIE Gradiente de pressão esofágico alterado (aumento da pressão intra-abdominal, esvaziamento gástrico retardado) Defeitos na compressão extrínseca esofágica pela crura (hérnia de hiato)
Clareamento esofágico via peristalse e salivação	Clareamento do volume Neutralização ácida	Dismotilidade esofágica (diabetes, hipotiroidismo, LES, doença mista e associada ao rerrefluxo encontrado na hérnia de hiato) Salivação diminuída (medicamentos geralmente anticolinérgicos, síndrome de Sjögren)
Resistência da mucosa esofágica	*Tight junctions* Matriz intracelular Secreção submucosa de bicarbonato	

LES: lúpus eritematoso sistêmico; EIE: esfíncter inferior do esôfago.

A causa fisiopatológica da doença permaneceu obscura até a década de 1960, quando pesquisadores norte-americanos, valendo-se do então incipiente método manométrico, voltaram-se para o esfíncter inferior do esôfago (EIE), cuja atonia era tida como o principal defeito apresentado pe-

QUADRO 191.1 ■ Manifestações extraesofágicas da DRGE

OTORRINOLARINGOLÓGICAS	PULMONARES	MISCELÂNEA
- Faringites - Otites - Sinusites - Granulomas de pregas vocais - Estenose subglótica - Rouquidão/mudanças de voz - *Globus* - Câncer de laringe - Tosse crônica	- Asma - Tosse crônica - Pigarro - Bronquiectasias - Hemoptise - Fibrose pulmonar idiopática - Bronquite crônica - Pneumonias de repetição	- Apneia do sono - Desgastes do esmalte dentário - Halitose - Aftas - Hipersalivação

los portadores de refluxo gastresofágico (RGE). Mais recentemente, novos conhecimentos foram introduzidos, de forma que hoje se sabe que o fator mais relevante são os relaxamentos transitórios do EIE. Os relaxamentos transitórios podem ser encontrados em controles e em pacientes com DRGE, sendo que se caracterizam por maior frequência e duração quando comparados aos de pacientes saudáveis. Os relaxamentos transitórios têm a fisiopatologia bastante discutida, aparentemente ocorrendo quando da distensão do fundo gástrico por alimentos ou gás, mais comum no período pós-prandial e no decúbito lateral direito. Núcleos centrais parecem ser importantes no controle desse fenômeno, especialmente o núcleo do trato solitário, o qual teria a função de integrar todas as informações sensoriais provenientes do estômago e da faringe e desencadear o relaxamento do EIE. Esse tipo de controle é exercido por meio da participação de vários neurotransmissores, especialmente o ácido gama-aminobutírico (GABA), mais especificamente pelos receptores GABAb.

A pressão basal do EIE parece ter importância apenas nos casos de DRGE mais graves, como as esofagites intensas, o esôfago de Barrett e a presença de hérnia hiatal, sobretudo as de maiores dimensões. A hérnia hiatal, outrora tida como sinônimo de DRGE, pode contribuir para a gravidade da afecção, sendo, contudo, possível a presença de hérnia sem DRGE e, o que é mais comum, DRGE sem hérnia.

■ DIAGNÓSTICO

ANAMNESE

Ferramenta importante no diagnóstico da DRGE é a história clínica. Os sintomas típicos mais característicos dessa enfermidade são a pirose (sensação de queimação retroesternal, em geral relatada de 30 minutos a 2 horas após as refeições, com duração variável, podendo ser precipitada por aumento da pressão intra-abdominal e aliviada pelo uso de antiácidos) e a regurgitação. Quando a pirose se apresenta por tempo muito prolongado, pode estar relacionada a outras afecções, como doença ulcerosa gastroduodenal, isquemia coronariana, colecistite, pancreatite etc. Cabe lembrar também que nos casos de acalasia do esôfago, a queixa de queimação retroesternal como apresentação inicial pode ocorrer em um terço dos pacientes. É importante mencionar que a simples presença de pirose e regurgitação associada a determinada periodicidade e ritmicidade, tida anteriormente como quase sinônimo de DRGE, tem acurácia ao redor de 50%. Isso significa que, se o diagnóstico basear-se exclusivamente na presença de sintomas, poderá ocorrer erro em 50% dos casos.

Outro sintoma encontrado com frequência é dor torácica, comumente chamada de dor torácica não cardíaca (DTNC). O RGE é a causa mais frequente de DTNC, muitas vezes indistinguível de quadros isquêmicos coronarianos, devendo estes últimos serem sempre descartados antes que o paciente seja rotulado de portador de DRGE.

Outras queixas podem incluir gosto amargo ou ácido na boca, disfagia (geralmente secundária a distúrbios de motilidade associados ou não a complicações da doença, como estenose e adenocarcinoma de esôfago distal). Eructações são bastante comuns e podem ser consequência, ou mesmo causa, da DRGE nos casos em que, comumente por ansiedade, aerofagia está presente. Nessa situação, a indicação cirúrgica para o tratamento de DRGE deve ser bastante criteriosa, já que frequentemente a aerofagia continua piorando o empachamento e a flatulência.

A ausência de sintomas típicos, portanto, não exclui a DRGE, já que podem ocorrer manifestações atípicas que podem ser extraesofágicas (Quadro 191.1). Esse grupo de pacientes é bastante heterogêneo e muitas vezes não apresenta sintomas típicos de refluxo, como pirose e regurgitação. Por exemplo, 40 a 60% dos asmáticos, 57 a 94% dos pacientes com queixas otorrinolaringológicas e 43 a 75% dos com tosse crônica, nos quais a DRGE é suspeitada, não apresentam pirose ou regurgitação.

O refluxo mal caracterizado nesses casos dificulta o diagnóstico, devendo o médico estar atento para essa possibilidade.

> **ATENÇÃO!**
>
> É importante salientar a falta de relação entre a intensidade dos sintomas e a gravidade da doença, havendo pacientes bastante sintomáticos com doença leve aos exames subsidiários e vice-versa.

Outro fator de relevância é a observação atenta, pelo médico, de sintomas e sinais que possam apontar para DRGE complicada. Os sintomas que mais sugerem complicações são os ditos de "alarme" e englobam disfagia, odinofagia, hematêmese, melena, anemia e emagrecimento.

Ainda na anamnese, outros fatores a se considerar são a utilização de fármacos que possam facilitar o aparecimento da DRGE, seja por atuarem diretamente sobre o EIE (bloqueadores do canal de cálcio, nitratos, anticolinérgicos, estrogênios) ou interferirem na salivação (anticolinérgicos), na motilidade gastresofágica ou na secreção cloridropéptica (gastrinoma, hiperparatiroidismo, mastocitose, tabagismo).

Antecedentes pessoais de doenças que possam estar associadas à DRGE (esclerodermia, doença mista do tecido conectivo, distúrbios tireoidianos, diabetes) também devem ser investigados.

A DRGE já tem caráter hereditário bem estabelecido, assim é importante que se interpele sobre os antecedentes familiares.

EXAME ENDOSCÓPICO E BIÓPSIA DE ESÔFAGO

O exame endoscópico é o método inicial preferido para avaliação das lesões teciduais causadas pelo RGE. Tem a vantagem de oferecer a possibilidade da realização de biópsias, imprescindíveis para o diagnóstico de esôfago de Barrett e do adenocarcinoma esofágico. A endoscopia digestiva alta (EDA) tem também importância como fator prognóstico para pacientes com DRGE. Isolauri e colaboradores[2] puderam estudar pacientes com DRGE por 20 anos e observaram que, nos casos de avaliação endoscópica inicial mostrando esofagite leve, ela se mantinha assim ao final do período do estudo. Estudo mais recente observou resultado semelhante, ressaltando, contudo, a possibilidade de progressão para formas mais graves, inclusive o esôfago de Barrett.

As biópsias esofágicas têm ganho importância recentemente, observando-se tendência entre os indivíduos com refluxo de apresentar várias alterações ao exame histológico que são sugestivas de DRGE, em especial o espaço intercelular dilatado (observado à microscopia óptica e, principalmente, à eletrônica), permitindo o diagnóstico histológico dessa afecção, além de fazer diagnóstico diferencial com outras doenças esofágicas, especialmente a esofagite eosinofílica. A biópsia não faz, entretanto, parte da rotina de investigação, devendo ser reservada aos casos em que o diagnóstico endoscópico é inconclusivo ou quando o diagnóstico diferencial com a esofagite eosinofílica se impõe.

O exame endoscópico permite caracterizar duas formas de DRGE, erosiva e não erosiva. São analisadas as seguintes alterações da mucosa: erosões (definidas como solução de continuidade limitada à mucosa, com pelo menos 3 mm de diâmetro, com depósito de fibrina e permeação neutrofílica do epitélio, caracterizando a presença de esofagite); e úlceras esofágicas (definidas como solução de continuidade da mucosa, que atinge ao menos a muscular da mucosa, com presença de tampão e tecido de granulação e estenose).

Existem numerosas classificações endoscópicas, o que espelha a dificuldade existente na uniformização dos diagnósticos e, consequentemente, de comparação de resultados em diferentes estudos. O CBDR-GE recomenda preferencialmente a utilização da classificação de Los Angeles (Quadro 191.3).

QUADRO 191.3 ■ Classificação endoscópica de Los Angeles

GRAU	ACHADO
A	Uma ou mais erosões menores do que 5 mm
B	Uma ou mais erosões maiores do que 5 mm em sua maior extensão, não contínuas, entre os ápices de duas pregas esofágicas
C	Erosões contínuas (ou convergentes) entre os ápices de, pelo menos, duas pregas, envolvendo menos do que 75% do órgão
D	Erosões ocupando pelo menos 75% da circunferência do órgão

O problema da avaliação endoscópica da DRGE é a limitada sensibilidade do método: até 50% dos pacientes com DRGE avaliados podem não apresentar alterações endoscópicas, devendo-se, inclusive, salientar que apenas se considera a endoscopia alterada na presença de erosões (esofagite erosiva). Presença de edema, mucosa nacarada ou eritema em esôfago distal não deve ser considerada diagnóstico de DRGE não erosiva, já que essas alterações são extremamente inespecíficas, podendo surgir em tabagistas, após ingestão de alimentos muito quentes, irritativos etc. O diagnóstico de esofagite não erosiva, frente ao exame endoscópico normal ou com alterações não específicas, baseia-se, em geral, nos sintomas, realizando-se outros exames (ver a seguir), quando necessário.

A esofagite de refluxo é um processo inflamatório que se inicia no interstício do tecido e gradativamente migra para a superfície da mucosa. Por essa razão, em determinados casos, o aspecto endoscópico pode apresentar-se normal, embora o processo inflamatório, diagnosticado histologicamente, esteja presente. Esse fato foi confirmado recentemente com a constatação da presença dos espaços intercelulares dilatados.

A especificidade e a sensibilidade do exame histológico para o diagnóstico da DRGE não complicada variam bastante, de acordo com o achado endoscópico e o local onde os fragmentos são obtidos. A importância do método cresce, contudo, quando há suspeita da existência de esôfago de Barrett ou neoplasia, devendo-se, também, realizar em todos os casos de úlcera e/ou estenose. Como referido, não está indicado nas esofagites erosivas não complicadas.

EXAME RADIOLÓGICO

A radiografia contrastada do esôfago e estômago foi, por muito tempo, o exame de escolha para o diagnóstico da DRGE. Hoje, o exame tem indicações limitadas, porque não serve para a demonstração do RGE, é pouco sensível e pouco específico.

O exame baritado com duplo contraste pode ser bastante específico para achados como esofagite de alto grau, estenose esofágica e úlcera esofágica, sendo, porém, pouco sensível para casos de esofagite mais leve. O exame radiológico baritado tem sido importante nos casos de esofagite complicada, na avaliação da presença e mensuração da hérnia hiatal e na avaliação de prováveis alterações mais grosseiras de motilidade esofágica, especialmente quando da suspeita de acalasia ou mega-associados. O exame é também útil na averiguação do paciente no pré e pós-operatório de fundoplicatura.

CINTILOGRAFIA

O método cintilográfico foi proposto como teste para avaliação de presença ou não de RGE. Embora possa ser útil em alguns casos, é pouco sensível, pouco específico, tem disponibilidade limitada em nosso meio e sua indicação é mais frequente em pacientes pediátricos.

AVALIAÇÃO DO pH INTRAESOFÁGICO AMBULATORIAL (pHMETRIA DE 24 HORAS)

Método eficiente para a caracterização de RGE ácido, que constitui a maioria dos casos, não serve, contudo, para o diagnóstico de esofagite. A pHmetria de 24 horas é amplamente utilizada para o diagnóstico de refluxo, porém deixa a desejar em alguns casos. Em pacientes que não se encontram em uso de inibidores da bomba de prótons (IBPs), sua sensibilidade varia de 60 a 96%, com especificidade de 90 a 98%, demonstrando uma confiabilidade relativa. Pode ser realizada pelo método tradicional ou sem fio (sistema "BRAVO), não existindo, todavia, diferença de sensibilidade e especificidade entre os métodos (Figura 191.1)

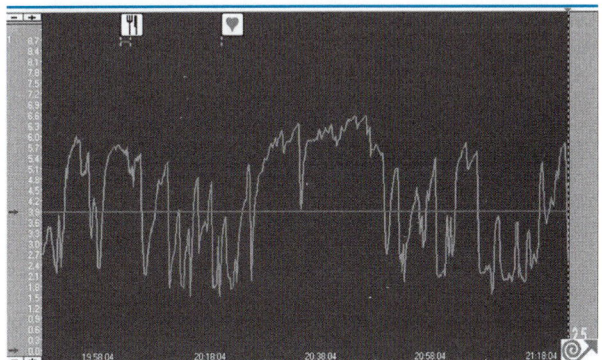

FIGURA 191.1 ■ Gráfico de pHmetria de 24 horas. O traçado abaixo da linha vermelha indica os episódios de refluxo com pH intraesofágico abaixo de 4.

A pHmetria prolongada está indicada nas seguintes situações:
- pacientes com sintomas típicos de DRGE que não apresentam resposta satisfatória ao tratamento com IBP e nos quais o exame endoscópico não revelou dano à mucosa esofágica. Nesses casos, o exame deve ser realizado fora da vigência de medicação supressora de ácido por pelo menos uma semana;
- pacientes com manifestações atípicas sem presença de esofagite. Nesses casos, é recomendada a realização de exame pHmétrico. O exame deve, nesses casos, também ser realizado na ausência de medicação ácido-supressora;
- no controle de pacientes com sintomatologia discreta, porém com refluxo intenso e que necessitam de controle ácido eficiente, por exemplo, portadores de estenose esofágica péptica e/ou esôfago de Barrett. Aqui, o exame deve ser feito na vigência de IBP.

MANOMETRIA

O método é relativamente antigo e tem pouca utilidade na DRGE. As modificações tecnológicas recentes (manometria de alta resolução), contudo, facilitam a realização e interpretação dos resultados por computador, mostrando maior sensibilidade. Traz algumas vantagens ao método tradicional, principalmente no que diz respeito à comodidade para o paciente. Existem poucos centros no Brasil em que o método está disponível. Tem contra si principalmente o seu custo elevado e a disponibilidade escassa em nosso meio. As indicações precisas da manometria esofágica na DRGE hoje são bastante limitadas (Quadro 191.4).

IMPEDÂNCIA

A medida da impedância intraluminal foi recentemente introduzida como mais um método de investigação do RGE. O método permite a investi-

QUADRO 191.4 ■ Indicações da manometria de esôfago	
INDICAÇÃO	OBJETIVO
Investigar a peristalse ineficiente do esôfago em pacientes com indicação de tratamento cirúrgico	Permitir ao cirurgião considerar a possibilidade da realização de fundoplicatura parcial
Determinar a localização precisa do EIE	Estabelecer o ponto preciso de instalação de eletrodo de pHmetria, critério considerado essencial para a validação do método
Investigar apropriadamente alterações motoras de esôfago	Fazer o diagnóstico de doenças associadas, como doenças do colágeno, espasmo esofágico difuso, "esôfago em sacarrolhas", acalasia
Avaliar o peristaltismo esofágico e alterações do tônus do EEI	Analisar a falta de resposta adequada ao tratamento clínico ou cirúrgico

gação do movimento do conteúdo gástrico, bem como a caracterização do refluxo não ácido (fracamente ácido, alcalino e fracamente alcalino), além dos refluxos gasosos, líquidos e mistos. Costuma ser acoplado à pHmetria (impedância-pHmetria) permitindo, assim, tanto o diagnóstico de refluxo não ácido como ácido, bem como a altura alcançada pelo material refluído.

A mensuração é realizada pela medida de impedância elétrica entre pares de eletrodos circulares, montados em uma pequena estrutura de polivinil. Com o equipamento posicionado no lúmen esofágico, a impedância entre os pares de eletrodos diminui rapidamente na presença de líquido ou aumenta rapidamente na presença de ar, isolado ou em conjunto. Esse novo método investigativo, hoje considerado o exame mais sensível e específico para o diagnóstico da DRGE, apresenta disponibilidade relativamente escassa, estando indicada principalmente na análise de manifestações atípicas da DRGE, nas quais a participação de refluxo não ácido e gasoso é maior e em casos de não resposta aos inibidores ácidos com suspeita de DRGE não erosiva, devendo ser realizado na vigência desses fármacos.

TESTE TERAPÊUTICO

Em virtude da potência elevada de bloqueio da secreção ácida e da consequente eficácia dos IBP, tem sido sugerida a resposta aos IBP como teste diagnóstico. Pode ser empregado como conduta inicial em pacientes jovens com sintomas e sinais esofágicos e extraesofágicos sugestivos de DRGE e nos quais outros métodos diagnósticos como a pHmetria intraesofágica prolongada não se acham disponíveis, ou, ainda, quando há recusa do paciente em realizá-los. Nesse caso, os IBP são utilizados em dose-padrão por quatro semanas: o teste é considerado positivo quando existe melhora substancial do paciente. No caso de manifestações extraesofágicas, a dose deve ser dobrada, por período que varia de 3 a 6 meses. Embora o teste terapêutico seja considerado um recurso válido, tem limitações que passam pela variabilidade de resposta aos IBP, principalmente no caso do omeprazol, que pode ter a velocidade de seu metabolismo pelo citocromo-450 variável, além do efeito placebo com os IBP, que pode chegar aos 50%. Em nosso meio, esse teste tem indicação maior nos casos de sintomas atípicos de DRGE, devendo-se lembrar que o CBDRGE recomenda que em todos os pacientes com suspeita de DRGE, a EDA seja realizada inicialmente.

■ TRATAMENTO

Visa ao controle dos sintomas, à cicatrização das lesões e ao controle das recidivas e complicações. Os caminhos utilizados pelo gastrenterologista para atingir esses objetivos se dividem em: tratamento clínico (medicamentoso e dietético-comportamental); tratamento cirúrgico; e, mais recentemente, tratamento endoscópico.

É fundamental que o paciente seja esclarecido da natureza crônica de sua enfermidade, para que possa compreender a necessidade do tratamento, do acompanhamento a longo prazo e de seu próprio papel no sucesso do tratamento.

TRATAMENTO CLÍNICO

Medidas comportamentais e dietéticas

Baseiam-se na eliminação de alimentos, medicamentos e atitudes que favorecem o aparecimento do refluxo (Quadro 191.5), englobando modificações do estilo de vida, muitas vezes de difícil seguimento. É importante, ainda, que tais recomendações sejam individualizadas, já que existe uma gama enorme de alimentos e bebidas que podem ou não causar sintomas, dependendo das características individuais de cada caso.

> **ATENÇÃO!**
>
> É importante enfatizar a necessidade de evitar refeições volumosas, ricas em gorduras, aguardar 1 ou 2 horas para se deitar após as refeições e parar de fumar.

A elevação da cabeceira da cama é provavelmente eficaz, especialmente em indivíduos com sintomas noturnos. A importância dessas medidas tem sido cada vez mais interrogada devido à escassez de evidências científicas bem abalizadas.

A obesidade pode estar diretamente relacionada à DRGE, sendo considerada um fator de risco bem definido.

QUADRO 191.5 ■ Medidas comportamentais e dietéticas no tratamento da DRGE
▪ Elevar a cabeceira da cama (15-20 cm)
▪ Moderar a ingestão dos seguintes alimentos na dependência da correlação dos sintomas: gorduras, cítricos, café, bebidas alcoólicas, bebidas gasosas, menta, hortelã, molho de tomate, chocolate, condimentos em excesso (alho, cebola, pimenta, etc.)
▪ Evitar deitar-se após as refeições, devendo-se esperar de 2 a 3 horas; quanto mais comer gorduras, mais esperar
▪ Evitar refeições copiosas, fracionar a dieta
▪ Suspender o fumo
▪ Evitar tomar líquidos às refeições
▪ Evitar atitudes que aumentem a pressão intra-abdominal (agachar, fazer abdominais, usar roupas ou cintos apertados, etc.)
▪ Reduzir o peso (no caso de obesos)

Tratamento medicamentoso

Diversos fármacos são utilizados no tratamento da DRGE, visando à neutralização ou eliminação do ácido refluído ou, ainda, à melhoria dos distúrbios motores, já que acompanham essa enfermidade.

▪ **Antiácidos:** não são empregados para o tratamento da DRGE, mas têm importância nos casos de pirose ocasional. Em pacientes com doença do refluxo mais grave, como nas esofagites erosivas e nas manifestações extraesofágicas, a sua importância é menor, podendo, contudo, ser opção para o tratamento de refluxo biliar quando suspeitado. Apresentam pequeno índice de efeitos adversos e baixo custo.

- **Sucralfato:** consiste em uma molécula complexa composta por octassulfato de sacarose e hidróxido de alumínio. A substância se combina com as proteínas do tecido exulcerado ou ulcerado, formando um complexo aderente que protege a mucosa da ação nóxia das secreções digestivas. Em termos clínicos, esse fármaco parece ser comparável a resultados obtidos com a cimetidina. A posologia indicada é 2 a 4 g/d, em 2 a 4 tomadas ingeridas com o estômago vazio. Tem uso mais restrito às grávidas e como medicação complementar aos IBP nos casos em que o escape ácido tardio ou noturno é maior.
- **Bloqueadores dos receptores H_2 da histamina:** atuam bloqueando os receptores H_2 da histamina existentes nas células parietais, sendo eficazes como bloqueadores da secreção ácida basal e estimulada. A eficácia no tratamento da DRGE é similar entre os vários fármacos disponíveis, quando utilizados em doses equivalentes, com exceção da cimetidina, que parece ser menos eficaz. Diferentemente do tratamento da doença ulcerosa gastroduodenal, resultados melhores são obtidos com doses divididas (pela manhã e antes de dormir), quando comparados com dose única noturna. Em nosso meio, dispõem-se dos seguintes medicamentos: cimetidina (400 mg 2 x/d), ranitidina (150 mg 2 x/d), famotidina (20 mg 2 x/d) e nizatidina (150 mg 2 x/d).

Os bloqueadores H_2 são medicamentos seguros com baixa incidência de eventos adversos e preço acessível. A limitação da classe, contudo, constituiu-se na baixa eficácia em casos mais graves e no fenômeno de tolerância (taquifilaxia), que pode se desenvolver quando do uso crônico, isto é, necessidade de doses cada vez maiores para um mesmo efeito terapêutico, o que restringe sua utilização como terapia de manutenção; seu uso em associação com IBP pode ser considerado em casos de refluxo noturno não controlado com monoterapia.

- **Procinéticos:** não têm influência sobre o relaxamento transitório do EIE e, portanto, não têm indicação na DRGE, excetuando-se os casos em que existe retardo de esvaziamento gástrico associado, o que pode representar até 10% dos pacientes. Correspondem à propriedade de, em graus variados, elevar a amplitude das contrações peristálticas do corpo esofágico, acelerar o esvaziamento gástrico, elevar a pressão do EIE e, possivelmente, melhorar a coordenação antroduodenal. Melhoram a sensação de empachamento que algumas vezes acompanha a DRGE.

A metoclopramida é o mais antigo agente procinético conhecido, apresentando ação sobre a musculatura lisa e EIE. Apresenta, no entanto, eventos adversos indesejáveis devido à ação central, que incluem, principalmente, sonolência e efeitos extrapiramidais. O uso prolongado pode também induzir galactorreia, fato também observado com a cimetidina. A dose recomendada é 10 mg administrada meia hora antes das refeições, lembrando-se das restrições descritas.

A bromoprida também é bastante difundida em nosso meio com eficácia comparável à metoclopramida. Induz também a sonolência. A dose recomendada é 10 mg, meia hora antes das refeições.

A domperidona é um derivado metronidazólico da metoclopramida, com limitada ação central, o que diminui bastante os efeitos indesejáveis daquela substância. A dose indicada é de 10 mg meia hora antes das refeições.

- **IBP:** devido a sua intensa capacidade inibitória da produção ácida da célula parietal, os IBP (omeprazol, lansoprazol, pantoprazol, pantoprazol magnésico, rabeprazol e esomeprazol) têm-se tornado peça fundamental no tratamento clínico da DRGE. Em praticamente todos os trabalhos em que se compara esse grupo de medicamentos aos bloqueadores H_2, os IBP se mostram superiores e, o que é mais importante, com baixa incidência de eventos adversos, sendo considerados medicamentos seguros para uso a longo prazo.

Saliente-se que, em alguns pacientes, há necessidade de que a dose ministrada seja superior à dose-padrão originalmente indicada. Contudo, embora situação rara, alguns pacientes podem não responder aos IBP. Fato relevante é que esses medicamentos só bloqueiam as bombas de prótons ativas, portanto devem ser ministrados sempre antes de uma refeição (café ou almoço), já que o principal fator de ativação dessas bombas é a gastrina induzida pelo alimento. As doses preconizadas são: omeprazol 40 mg/dia, lansoprazol 30 mg/dia, pantoprazol e pantoprazol magnésico 40 mg/dia, rabeprazol 20 mg/dia, esomeprazol 40 mg/dia. Omeprazol, lansoprazol e pantoprazol já se encontram disponíveis sob apresentação genérica.

Novos IBP têm sido desenvolvidos, alguns já disponíveis em outros países e com possibilidades de também serem disponibilizados em nosso meio em breve (ilaprazol, dexlansoprazol, tenatoprazol, omeprazol-bicarbonato).

Os IBP são os medicamentos mais eficazes no tratamento da DRGE, estando sempre indicados para todas as formas de esofagite, não erosiva e erosiva leve a intensa.

O tempo mínimo de tratamento estipulado pelo CBDRGE é de quatro semanas podendo ser estendido para oito semanas. Em princípio, apenas os pacientes com esofagites moderadas e graves (Los Angeles C-D) devem ser considerados para a realização de exame endoscópico de controle. Pacientes com manifestações extraesofágicas geralmente necessitam de doses maiores por períodos mais prolongados. Nos casos de falta de resposta ao tratamento, deve ser considerada a duplicação da dose do IBP por 12 semanas, e o paciente ser reavaliado.

A DRGE é uma enfermidade crônica, sendo esperada recidiva frequente. Quando o tratamento é interrompido, cerca de 80% dos pacientes com a forma mais grave recidivam em cerca de seis meses. Nos casos de recidiva frequente, ou na impossibilidade de se manter o paciente assintomático sem medicação, recomenda-se terapia de manutenção com a mínima dose de IBP necessária para manter o paciente sem sintomas, sempre em associação com as medidas comportamentais e dietéticas. Outros esquemas de manutenção foram estudados, porém os resultados com IBP foram superiores.

Doses habituais de IBP são suficientes para cicatrizar cerca de 80 a 99% dos pacientes. No restante, há necessidade de duplicar a dose do fármaco. Mesmo assim, até cerca de 70% desses pacientes podem apresentar certa recuperação da produção de ácido durante a noite. Esse fenômeno, denominado escape ácido noturno, é definido como permanência de pH intragástrico menor do que 4 por mais de uma hora durante a noite. O RGE ocorre em 50% dos pacientes com DRGE durante esse período e, com o intuito de evitar que o escape ácido ocorra, alguns autores têm proposto a associação de bloqueadores H_2 antes de dormir aos IBP. Entretanto, críticas existem no que concerne primeiro ao uso crônico de bloqueadores H_2 que, sabidamente, perdem efeito devido à tolerância que se desenvolve (taquifilaxia).

Tratamento cirúrgico

Desde o desenvolvimento da fundoplicatura de Nissen, o tratamento cirúrgico da hérnia hiatal ganhou *status* de um procedimento mais fisiológico. Numerosos estudos conduzidos têm mostrado ser a cirurgia efetiva em cerca de 90% dos pacientes quando realizada em centros de excelência.

A fundoplicatura é um procedimento no qual uma parte do fundo gástrico é colocada ao redor do esôfago distal, envolvendo-o e criando, assim, uma zona de alta pressão ao nível do EIE, evitando o refluxo. A aproximação dos pilares diafragmáticos (hiatoplastia) deve ser também realizado. Estudos mais recentes têm atribuído o sucesso desse procedimento não só ao aumento de pressão nesse local, mas também a uma redução dos relaxamentos transitórios. A abordagem cirúrgica pode ser realizada por meio de laparotomia ou laparoscopia, dependendo da situação, mas ambas se equivalem.

O sucesso do procedimento é o mesmo se realizado por cirurgião experiente e também tem sido bem indicado. O CBDRGE indica o procedimento cirúrgico nos casos de esofagite complicada e em pacientes aos quais é exigida terapia de manutenção com IBP, especialmente os com menos de 40 anos ou, ainda, em casos em que está indicada a manutenção, mas esta não pode ser seguida, geralmente por dificuldade de arcar com as despesas a longo prazo. Em geral, os pacientes com refluxo ácido que não respondem satisfatoriamente ao tratamento clínico não serão bons respondedores ao tratamento cirúrgico. Recomenda-se ao clínico comprovar sempre o diagnóstico de DRGE e avaliar a motilidade esofágica e esvaziamento gástrico antes de submeter o paciente a um procedimento cirúrgico. Essa avaliação pode ser feita por manometria esofágica ou, de maneira mais simples, pela radiografia contrastada de esôfago, estômago e duodeno. Tal precaução é importante com intuito de selecionar os pacientes e evitar complicações cirúrgicas. A cirurgia, porém, pode não prevenir as recidivas eternamente. Essas falhas a longo prazo podem ocorrer em cerca de 10% dos pacientes.

TERAPIA ENDOSCÓPICA

A busca de terapias endoscópicas para a DRGE não é nova; recentemente, começaram a surgir os primeiros trabalhos em humanos e também a ser comercializados kits para vários procedimentos propostos.

ATENÇÃO!

O fato de que faltam ainda trabalhos mais bem elaborados, com seleção de pacientes semelhantes e, mais do que isso, falta tempo de observação para que se saiba qual a sua real eficácia e quais as reais complicações, indica que os métodos de terapias endoscópicas só devem ser utilizados em protocolos de pesquisa.

REVISÃO

- A DRGE é afecção bastante prevalente, de elevada incidência e tem caráter crônico.
- O diagnóstico se baseia em queixas clínicas, EDA, histologia, pHmetria ou impedância-pHmetria.
- O tratamento clínico (farmacológico e dietético comportamental) e cirúrgico são equivalentes.
- Os fármacos de excelência para seu tratamento são os IBP.

■ REFERÊNCIAS

1. Moraes-Filho J, Navarro-Rodriguez T, Barbuti R, Eisig J, Chinzon D, Group BC. Guidelines for the diagnosis and management of gastroesophageal reflux disease an evidence-based consensus. Arq Gastroenterol. 2010;47(1):99-115.
2. Isolauri J, Luostarinen M, Isolauri E, Reinikainen P, Viljakka M, Keyrilainen O. Natural course of gastroesophageal reflux disease: 17-22 year follow-up of 60 patients. Am J Gastroenterol. 1997;92(1):37-41.

■ LEITURAS SUGERIDAS

El-Serag HB, Sweet S, Winchester CC, Dent J. Update on the epidemiology of gastro-oesophageal reflux disease: a systematic review. Gut. 2014;63(6):871-80.

Katz PO, Gerson LB, Vela MF. Guidelines for the diagnosis and management of gastroesophageal reflux disease. Am J Gastroenterol. 2013;108(3):308-28.

Moore JM, Vaezi MF. Extraesophageal manifestations of gastroesophageal reflux disease: real or imagined? Curr Opin Gastroenterol. 2010;26(4):389-94.

Vakil N, van Zanten S, Kahrilas P, Dent J, Jones R, Group GC. The Montreal definition and classification of gastroesophageal reflux disease: a global evidence-based consensus. Am J Gastroenterol. 2006;101(8):1900-20.

191.2 ABORDAGEM CIRÚRGICA

■ LAERCIO GOMES LOURENÇO

■ FERNANDO HERBELLA

A cirurgia antirrefluxo visa a reforçar a barreira esofagogástrica, atuando, assim, na fisopatologia da doença, não apenas no controle dos sintomas por inibição ácida.

■ INDICAÇÃO

A cirurgia não traz resultados superiores ou inferiores ao tratamento clínico, constituindo uma alternativa de terapêutica em determinados pacientes. Suas indicações atuais englobam:

1 | Não adequação do tratamento clínico: este grupo de pacientes incluem aqueles sem resposta ao tratamento farmacológico, mas também pacientes não desejosos de manter medicação perene, intolerantes ao remédio, incapazes de alterar hábitos dietético-posturais, etc. A indicação de cirurgia não é obrigatória e depende do desejo do paciente.

2 | Manifestações e complicações da doença independentes do pH do refluído: como dito, o tratamento clínico do refluxo tem base no bloqueio ácido por meio dos inibidores de bombas de próton (IBPs). Destarte, as manifestações da doença oriundas tão somente do retorno do conteúdo gastroduodenal ao esôfago ou órgãos adjacentes não será passível de melhora com o tratamento medicamentoso. Como exemplo há o sintoma de regurgitação, manifestações pulmonares pela aspiração e o esôfago de Barrett, cuja gênese é ligada ao refluxo biliar.

ATENÇÃO!

A obesidade é fator causal da doença do refluxo, motivo pelo qual pacientes obesos mórbidos podem ter a cirurgia bariátrica indicada como forma de tratamento para ambas – algumas técnicas operatórias de cirurgia bariátrica têm como consequência também a cura da doença do refluxo.

■ AVALIAÇÃO PRÉ-OPERATÓRIA

Além da avaliação clínica necessária a qualquer candidato à cirurgia, os pacientes a serem submetidos à cirurgia antirrefluxo devem ser sempre avaliados por endoscopia digestiva alta (EDA) (para avaliação da mucosa esofágica) e manometria esofágica (para avaliação da peristalse).

Quanto mais certo for o diagnóstico da doença do refluxo e de que os sintomas presentes são atribuíveis à doença, melhores seus resultados. Portanto, outros exames diagnósticos podem ser necessários, como a pHmetria ambulatorial prolongada, a laringoscopia, etc.

DIAGNÓSTICO E TRATAMENTO

■ CIRURGIA

Independente de variadas opções para o tratamento cirúrgico da doença do refluxo, a fundoplicatura é a técnica mais amplamente utilizada na rotina e realizada por via laparoscópica. Consiste em: (1) reduzir a hérnia de hiato (quando houver), (2) reaproximar os braços do pilar diafragmático ao redor do esôfago e (3) envolvimento do esôfago distal com o fundo gástrico. Reconstroem-se, assim, os mecanismos naturais antirrefluxo. As fundoplicaturas podem ser totais, quando o fundo gástrico enlaça o esôfago circunferencialmente (fundoplicatura de Nissen), ou parciais, quando este enlace é menor do que 360°, sendo a fundoplicatura total a regra, e a parcial, a exceção em caso de distúrbios da peristalse.

■ RESULTADOS

A cirurgia antirrefluxo traz duradouros excelentes e bons resultados acima de 90% dos pacientes. A cirurgia, entretanto, é um balanço entre o fluxo alimentar e o refluxo gastroesofágico (RGE), podendo haver falhas em ambos os braços com recidiva de sintomas de refluxo ou disfagia.

> **REVISÃO**
>
> - A cirurgia anti-refluxo visa a reforçar a barreira esofagogástrica, atuando na fisopatologia da doença.
> - Entre as indicações estão a não adequação do paciente ao tratamento clínico e as manifestações e complicações da doença independentes do pH do refluído.
> - As fundoplicaturas são a técnica mais amplamente utilizada na rotina e realizadas por via laparoscópica.
> - Em torno de 90% dos pacientes têm bons resultados.

■ LEITURAS SUGERIDAS

Allaix ME, Herbella FA, Patti MG. Laparoscopic total fundoplication for gastroesophageal reflux disease. How I do it. J Gastrointest Surg. 2013;17(4): 822-8.

Andolfi C, Vigneswaran Y, Kavitt RT, Herbella FA, Patti MG. Laparoscopic Antireflux Surgery: Importance of Patient's Selection and Preoperative Workup J Laparoendosc Adv Surg Tech A. No prelo 2016.

Herbella FA, Patti MG. Gastroesophageal reflux disease: From pathophysiology to treatment. World J Gastroenterol. 2010;16(30):3745-9.

192

LITÍASE BILIAR

192.1 ABORDAGEM CLÍNICA

- FERNANDA PRATA MARTINS
- SÍLVIA MANSUR REIMÃO
- ERIKA PEREIRA MACEDO
- ANGELO PAULO FERRARI

Cálculos biliares são frequentes na população ocidental. Aproximadamente 10% das pessoas com idade entre 20 e 40 anos e 20% daquelas entre 40 e 60 anos são portadoras de cálculos.

A maioria dos pacientes é assintomática, e o diagnóstico é um achado de exame. Aproximadamente 20% desenvolverá sintomas ao longo de 15 anos de acompanhamento, quando a condição passa a ser chamada de colecistopatia calculosa.

A história natural da doença calculosa entre os pacientes sintomáticos é bastante variável, indo desde a resolução espontânea dos sintomas até o desenvolvimento de complicações como colecistite aguda, coledocolitíase, colangite ou pancreatite aguda biliar. Complicações mais raras incluem a neoplasia de vesícula, a síndrome de Mirizzi e o íleo biliar.

Os fatores associados com maior incidência de cálculos biliares estão listados no Quadro 192.1.

■ QUADRO CLÍNICO

Pacientes com colecistopatia calculosa não complicada podem apresentar dor em cólica no epigástrio e/ou hipocôndrio direito, de forte intensidade e duração média de meia a uma hora, sem icterícia ou colúria, em geral desencadeada por alimentação rica em gorduras. A associação com a alimentação não é universal e muitos pacientes apresentam quadro doloroso predominantemente noturno. A dor pode ser acompanhada por diaforese, náuseas e vômitos e tem poucos fatores de melhora. O exame físico habitualmente é normal, exceto por dor variável à palpação do hipocôndrio direito.

QUADRO 192.1 ■ Principais fatores de risco associados à formação de cálculos biliares

Idade > 40 anos
Sexo feminino
Étnico   - Índios americanos   - Chilenos
Gravidez
Obesidade
Rápida perda de peso   - Dieta hipocalórica   - Cirurgia da obesidade
Cirrose
Anemia hemolítica (falciformes, inclusive)
Hipertrigliceridemia
Medicações   - Estrogênios e anticoncepcionais hormonais orais   - Clofibrato   - Ceftriaxone   - Octreotide
Doenças e ressecções do íleo terminal
Estase da vesícula biliar   - Diabetes melito   - Nutrição parenteral total   - Pós-vagotomia   - Lesão medular
Atividade física reduzida (homens)

Determinar se os sintomas digestivos do paciente são resultantes da colecistopatia calculosa pode ser um desafio. Alguns podem apresentar sintomas atípicos inespecíficos, tais como dor torácica, empachamento, eructação, distensão ou desconforto abdominal, além de náuseas e vômitos sem dor, despertando a necessidade da investigação de diagnósticos diferenciais. Por outro lado, a cólica biliar acompanhada por febre, icterícia, sinais de irritação peritoneal à palpação abdominal e alteração de exames laboratoriais sugere fortemente o desenvolvimento de formas complicadas da doença.

■ DIAGNÓSTICO

Os exames laboratoriais podem ser normais nos casos de colecistolitíase não complicada, seja nos períodos assintomáticos ou durante a crise de cólica biliar. Alterações na contagem de leucócitos, enzimas hepáticas ou aumento na dosagem de enzimas pancreáticas sugerem fortemente o desenvolvimento de complicações da doença calculosa biliar, como colecistite, colangite ou pancreatite aguda.

O melhor exame para rastreamento e diagnóstico da colecistolitíase é a ultrassonografia (US) de abdome. A sensibilidade e a especificidade do exame estão em torno de 84 e 99%, respectivamente. A presença de cálculos pode ser facilmente caracterizada por imagens hiperecogênicas, móveis, com sombra acústica posterior no interior da vesícula. Exames falso-negativos podem acontecer quando a vesícula está contraída ao redor de vários cálculos ou repleta deles. Resultados falso-positivos podem ser resultantes da presença de pólipos de vesícula.

Outros exames de imagem, como a radiografia simples e a tomografia computadorizada (TC) de abdome são menos sensíveis do que a US para a identificação dos cálculos. A radiografia simples raramente identifica os cálculos biliares, pois apenas 10% deles contêm cálcio em quantidade suficiente para torná-los radiopacos. A TC tem sensibilidade de 50 a 80%, e muitos cálculos não são identificados, pois têm a mesma densidade que a bile. Esses exames devem ser utilizados apenas para o diagnóstico diferencial quando indicado.

Nos casos de forte suspeita clínica de colelitíase e US negativa, o exame deve ser repetido em algumas semanas, o que eleva a sensibilidade do método, principalmente para cálculos menores de 3 mm. Se o resultado persistir negativo, o paciente pode ser portador de microlitíase, e sua abordagem dependerá da avaliação do risco/benefício de prosseguir com a investigação utilizando testes mais invasivos, como a ultrassonografia endoscópica (USE) e a pesquisa de cristais na bile. A sensibilidade e a especificidade da USE para detecção de cálculos são de 96 e 86%, respectivamente. A pesquisa de cristais na bile é um procedimento invasivo e demorado, que revela indícios indiretos de microlitíase, com sensibilidade variando de 65 a 90%, pouco utilizado na prática clínica atualmente.

Muitos dos sintomas encontrados nos pacientes portadores de colecistopatia crônica calculosa não complicada podem ser vistos em pacientes com outras doenças do trato digestório (dispepsia, doença do refluxo, síndrome do intestino irritável, hepatites, pancreatite crônica) ou até mesmo de outros sistemas (angina coronária, cálculos renais, pielonefrite) e devem fazer parte do diagnóstico diferencial. Eles são muito importantes em pacientes com queixas frustras, nos quais a colecistolitíase pode ser apenas o achado de exame, e não a causa dos sintomas.

■ TRATAMENTO

Os pacientes assintomáticos não devem receber nenhum tratamento. O risco do desenvolvimento de sintomas é de apenas 1% ao ano, e a manifestação inicial é leve na maior parte das vezes, permitindo tempo suficiente para a instituição da terapia adequada.

O tratamento do quadro doloroso agudo deve priorizar a analgesia, com uso de anti-inflamatórios não hormonais (AINH) ou opioides. Os portadores de cálculos sintomáticos habitualmente são encaminhados para tratamento cirúrgico, que será discutido no capítulo Litíase Biliar – Abordagem Cirúrgica.

Os pacientes assintomáticos, com cálculos entre 5 e 20 mm, que recusam ou têm alguma contraindicação ao tratamento cirúrgico podem ser considerados para tratamento clínico com ácidos biliares litolíticos. O ácido quenodesoxicólico (15 mg/kg/dia) mostrou taxa de 40 a 60% de dissolução dos cálculos, porém com prevalência de diarreia em 50% dos casos, além de hipercolesterolemia e alteração de transaminases, limitando seu uso como monoterapia. O ácido ursodesoxicólico (600 mg/dia) apresenta significativamente menos efeitos colaterais, causa menos diarreia, não eleva o colesterol e não é hepatotóxico, entretanto, tem custo mais elevado. As taxas de sucesso variam de 50 a 60%, exceto em cálculos pequenos, não calcificados e móveis, quando a dissolução pode alcançar 90% dos casos. Entretanto, apenas 10% dos pacientes apresentam cálculos com tais características. A redução do tamanho do cálculo é de cerca de 1 mm por mês, portanto, em geral, o tratamento deve ser realizado por no mínimo dois anos.

Alguns estudos sugerem que o tratamento a longo prazo com ácidos biliares previne os sintomas mesmo nos pacientes nos quais a dissolução é incompleta. O benefício não pareceu estar relacionado ao desaparecimento do cálculo. Por outro lado, um curso curto da terapia não mostrou vantagens.

A recorrência dos cálculos após a interrupção da terapia é de aproximadamente 15% dos casos em 1 ano e 45% em 5 anos. O risco parece ser maior naqueles com cálculos múltiplos e que levaram maior tempo para dissolução completa.

O uso de estatinas e algumas medidas dietéticas (ácido ascórbico, consumo moderado de café e proteínas vegetais) podem ser considerados protetoras da doença calculosa, porém não há dados suficientes que sustentem essa teoria.

O ezetimibe, um agente hipocolesterolêmico, medicação que age inibindo a absorção intestinal de colesterol, demonstrou eficácia no tratamento e na prevenção dos cálculos biliares em modelos animais, mas ainda precisa ser testado em humanos.

Alguns pacientes, mesmo assintomáticos, devem ser considerados para tratamento cirúrgico, são eles: diabéticos, portadores de doença hemolítica e candidatos a transplante de órgãos.

As complicações provocadas pelos cálculos biliares têm tratamentos diferentes e serão discutidas a seguir.

■ COMPLICAÇÕES

COLECISTITE AGUDA

A colecistite aguda é a complicação mais frequente da doença calculosa biliar, com incidência variando entre 6 e 11% dos pacientes sintomáticos durante seguimento médio de 7 a 11 anos.

Consiste na inflamação aguda da vesícula biliar, associada ou não à infecção. Cerca de 10% dos casos pode ser secundária apenas à isquemia da parede vesicular, chamada de colecistite alitiásica (por exemplo, pacientes críticos e diabéticos). Os organismos mais comumente envolvidos são *Escherichia coli*, *Klebsiella* e *Enterococcus*.

O paciente apresenta dor intensa e prolongada, localizada no epigástrio e/ou hipocôndrio direito, frequentemente associada à febre. O exame físico revela dor de forte intensidade à palpação abdominal, com sinais de descompressão brusca no ponto de Murphy (sinal de Murphy). A dor pode irradiar-se para as costas, ombro ou região escapular direita, estar acompanhada por náuseas ou vômitos e nos casos de maior gravidade pode haver ainda icterícia, peritonite e repercussão sistêmica com taquicardia e toxemia.

Os exames laboratoriais podem revelar leucocitose com ou sem desvio à esquerda, além de alterações nas enzimas hepáticas, bilirrubinas e amilase. Novamente, a US de abdome é o exame de escolha para o diagnóstico e pode mostrar, além da presença dos cálculos, espessamento da parede vesicular, coleções ou líquido livre perivesicular.

Nos casos frustros, muitas vezes confundidos com cólica biliar, o tratamento é basicamente o suporte clínico, com analgésicos e antiespasmódicos. Nos casos confirmados de colecistite associada à infecção, existem duas correntes de tratamento. A primeira, cada vez menos comum, preconiza o tratamento clínico, com antibioticoterapia, reposição hidreletrolítica e sintomáticos. Recomenda-se a cirurgia após remissão do processo agudo, ou se o paciente não responder às medidas de suporte nas primeiras 24 horas. A segunda opção é a cirurgia na vigência do quadro agudo e será abordada em capítulo à parte.

COLEDOCOLITÍASE

Coledocolitíase remete à presença de cálculos no ducto biliar comum. A prevalência exata é desconhecida, porém estima-se que 5 a 20% dos pacientes apresentem cálculos no colédoco no momento da colecistectomia.

Nos países ocidentais, a maioria dos casos decorre da migração de cálculos da vesícula para a via biliar. A coledocolitíase primária está associada à estase biliar e infecção recorrente ou persistente, sendo mais incidente na população asiática.

Cálculos do ducto biliar podem ser assintomáticos, porém geralmente se manifestam como crises mais prolongadas de dor, tipo cólica biliar, acompanhadas por náuseas, vômitos, icterícia e colúria transitórias, com alterações nos testes de colestase.

Existem duas formas graves de apresentação da doença: a colangite e a pancreatite aguda (discutida em outro capítulo desta Secção). A gravidade das complicações pode variar desde leve a potencialmente fatal.

Os pacientes com colangite aguda com frequência apresentam a tríade de Charcot (dor no hipocôndrio direito, febre e icterícia) e leucocitose. Nos casos graves, bacteremia e sepse podem levar à hipotensão e à alteração do nível de consciência (pêntade de Reynold).

Os exames laboratoriais nos pacientes com coledocolitíase não complicada em geral revelam elevações nas transaminases (aspartato aminotransferase [AST] e alanina aminotransferase [ALT]), bilirrubinas e enzimas colestáticas. Vários estudos focaram na importância desses testes bioquímicos como valor preditivo para o diagnóstico da presença do cálculo na via biliar comum. Concluiu-se que, apesar de baixo valor preditivo positivo (VPP), níveis normais de enzimas hepáticas e colestáticas têm valor preditivo negativo (VPN) alto para a presença de cálculos no colédoco. Na vigência de colangite, podemos observar também leucocitose com ou sem desvio à esquerda. Na pancreatite, entre outras alterações, elevação da amilase 3 vezes acima do limite superior da normalidade.

> **ATENÇÃO!**
>
> A colangite aguda é complicação grave que deve ser tratada com drenagem precoce da via biliar, preferencialmente endoscópica.

A US de abdome é o exame inicial de rastreamento na suspeita da coledocolitíase, porém sua acurácia é baixa, principalmente para cálculos localizados no terço distal do ducto. A dilatação da árvore biliar sugere fortemente a existência de obstrução distal, não sendo específica para presença de cálculos.

Outros métodos de imagem úteis para o diagnóstico da coledocolitíase são a colangiopancreatografia por ressonância magnética (CPRM) e a USE. A CPRM é pouco invasiva, tem sensibilidade de 93%, com especificidade de 94%, e fornece imagens muito semelhantes às da colangiografia endoscópica com a vantagem de não utilizar contraste. O USE tem sensibilidade e especificidade de 94 e 95%, respectivamente, sendo o método mais acurado para o diagnóstico de cálculos menores do que 6 mm, de difícil identificação por qualquer outro método.

Estratégia proposta em 2010 pela Sociedade Americana de Endoscopia Gastrointestinal (ASGE)[1] estratificou os pacientes portadores de colelitíase sintomática quanto ao risco de coledocolitíase com base em critérios clínicos (Quadros 192.2 e 192.3). Pacientes com pelo menos um critério preditor muito forte ou dois fortes devem ser considerados de alto risco. Pacientes com pelo menos um fator preditor forte ou moderado devem ser considerados de risco intermediário. Pacientes sem nenhum fator preditor devem ser considerados de baixo risco para coledocolitíase.

QUADRO 192.2 ■ Estratégia proposta para acessar o risco de coledocolitíase em pacientes com colelitíase sintomática com base em critérios clínicos

CRITÉRIOS PREDITORES DE COLEDOCOLITÍASE

Muito Forte
- Cálculo na via biliar comum visto por US transabdominal
- Colangite ascendente
- Bilirrubinas > 4 mg/dL

Forte
- Colédoco dilatado na US (> 6 mm com vesícula biliar *in situ*)
- Bilirrubinas 1,8-4,0 mg/dL

Moderado
- Alteração de qualquer outro teste hepático
- Idade > 55 anos
- Pancreatite aguda biliar

Fonte: Maple e colaboradores.[1]

QUADRO 192.3 ■ Probabilidade de coledocolitíase em pacientes portadores de colelitíase conforme estratificação dos fatores clínicos apresentados no Quadro 192.2

RISCO	PROBABILIDADE DE COLEDOCOLITÍASE
Alto	> 50%
Moderado	10-50%
Baixo	< 10%

Fonte: Maple e colaboradores.[1]

Com base nessa estratificação de risco, a ASGE propôs algoritmo para manejo do paciente com suspeita de coledocolitíase (Algoritmo 1).[1] Pacientes de alto risco devem ser encaminhados diretamente para o tratamento por colangiografia retrógrada endoscópica (CRE). Nestes, a colecistectomia eletiva deve ser realizada após o procedimento endoscópico.

Para os pacientes de risco intermediário, colecistectomizados ou sem indicação cirúrgica, recomenda-se a complementação diagnóstica com CPRM ou USE. A CPRM é o método preferencial, por ser menos invasivo. Por outro lado, em serviços de referência, se a USE confirmar o diagnóstico de cálculo, o tratamento endoscópico pode ser realizado por meio da CRE no mesmo ato anestésico. Nos candidatos ao tratamento cirúrgico, preconiza-se a laparoscopia com exploração intraoperatória da via biliar (Algoritmo 192.1).

Por fim, para pacientes de baixo risco, não há recomendação de nenhuma forma de exploração da via biliar, mesmo nos candidatos à colecistectomia por cálculos ou barro na vesícula biliar.

O tratamento endoscópico da coledocolitíase consiste basicamente na realização da esfincterotomia biliar e remoção dos cálculos com auxílio de balões extratores, ou *baskets*. Após esfincterotomia, a maioria dos cálculos de até 1 cm passará espontaneamente. Ainda assim, a varredura do ducto biliar com balões extratores e/ou cestas conhecidas como *baskets* (nome consagrado pelo uso) está sempre indicada. No caso de cálculos maiores, particularmente aqueles com mais do que 2 cm de diâmetro, técnicas complementares para fragmentação podem se fazer necessárias. O método mais popular de fragmentação é a litotripisia mecânica. Outras opções incluem a litotripsia eletro-hidráulica ou com *laser*.

A litotripsia mecânica apresenta 80 a 90% de sucesso. Contudo, cerca de 20 a 30% dos pacientes necessitam de mais de uma sessão para remoção de todos os cálculos. As complicações são pouco comuns (3,5%) e, em sua maioria, decorrentes da quebra ou impactação do *basket*.

A litotripsia eletro-hidráulica ou com *laser* é realizada durante colangioscopia. A taxa de sucesso varia de 85 a 97%, com 18 a 22% de recidiva após seguimento médio de 2 a 5 anos. Na hepatolitíase, o sucesso é alcançado em 64% dos pacientes, quando utilizada junto com litotripsia extracorpórea.

Nos casos nos quais não for possível a remoção completa dos cálculos, é imprescindível assegurar a drenagem adequada da via biliar até a próxima intervenção através da colocação de próteses plásticas.

Nos casos de cálculos difíceis (cálculos quadrados, em pistão, intra-hepáticos ou desproporcionais ao calibre da via biliar), mais de uma sessão endoscópica e procedimentos complementares, tais como, litotripsia mecânica, eletro-hidráulica ou a *laser*, podem ser necessários.

Na eventualidade da identificação intraoperatória de cálculos no colédoco, deve-se proceder à exploração laparoscópica da via biliar, porém se ela não for possível, o tratamento endoscópico deve ser realizado 24 a 48 horas após a cirurgia.

REVISÃO

- A maioria dos pacientes com cálculos na vesícula biliar identificados incidentalmente permanecerão assintomáticos ao longo da vida. A cólica biliar é o sintoma mais frequente e caracteriza-se por dor no hipocôndrio direito de moderada a forte intensidade, acompanhada por náuseas, que pode ser desencadeada pela alimentação copiosa.
- O diagnóstico diferencial é particularmente importante em pacientes com queixas inespecíficas, nos quais a colecistolitíase pode ser apenas achado de exame, e não a causa dos sintomas.
- As complicações ocorrem em 1 a 2% dos pacientes ao ano, sendo mais comuns naqueles sintomáticos. As mais comuns são a colecistite aguda, a coledocolitíase com ou sem colangite e a pancreatite aguda biliar.
- A avaliação inicial deve ser feita pela US transabdominal. Se negativa em duas ocasiões, estudos adicionais com USE e CPRM podem ser utilizados.
- A coledocolitíase deve ser suspeitada nos pacientes com ou sem dor tipo cólica biliar, dilatação do colédoco e alteração de testes hepáticos e colestáticos (gamaglutamiltransferase [GGT] e bilirrubinas principalmente).
- O tratamento medicamentoso dos cálculos biliares com ácido ursodesoxicólico deve ficar reservado a pacientes que não são candidatos ao tratamento cirúrgico, podendo proporcionar a dissolução dos cálculos e, talvez, melhorar os sintomas, quando leves.
- A colecistectomia laparoscópica é o tratamento de escolha para a colelitíase sintomática. A colangiografia endoscópica deve ser indicada apenas para tratamento dos casos confirmados ou de alto risco para coledocolitíase.

■ REFERÊNCIA

1. Maple JT, Ben-Menachem T, Anderson MA, Appalaneni V, Banerjee S, Cash BD, et al. The role of endoscopy in the evaluation of suspected choledocholithiasis. Gastrointest Endosc. 2010;71(1):1-9.

■ LEITURAS SUGERIDAS

Costi R, Gnocchi A, Di Mario F, Sarli L. Diagnosis and management of choledocholithiasis in the golden age of imaging, endoscopy and laparoscopy. World J Gastroenterol. 2014;20(37):13382-401.

Festi D, Reggiani ML, Attili AF, Loria P, Pazzi P, Scaioli E, et al. Natural history of gallstone disease: Expectant management or active treatment? Results from a population-based cohort study. J Gastroenterol Hepatol. 2010;25(4):719-24.

Magalhães J, Rosa B, Cotter J. Endoscopic retrograde cholangiopancreatography for suspected choledocholithiasis: From guidelines to clinical practice. World J Gastrointest Endosc. 2015 Feb 16;7(2):128-34.

Palermo M, Duza G, Caviglia ML, De Innocentis N, Egan P, Fiscella G, et al. Treatment of bile duct stones by laparoscopy, endoscopy or combined approaches. Acta Gastroenterol Latinoam. 2015;45(1):90-6.

ALGORITMO 192.1 ■ Fluxograma de avaliação e manejo da coledocolitíase.

Fonte: Maple e colaboradores.[1]

192.2 ABORDAGEM CIRÚRGICA

- EDSON J. LOBO
- FRANZ R. APODACA-TORREZ
- ALBERTO GOLDENBERG
- BENEDITO HERANI FILHO

A litíase biliar, também chamada de colecistopatia crônica calculosa, incide em 7% da população ocidental, número que aumenta nas faixas etárias mais avançadas, chegando a 20% nos idosos. É mais frequente em mulheres multíparas do que em nulíparas ou homens, mas há uma tendência à igualdade a partir dos 60 anos.

Os cálculos geralmente são formados na vesícula biliar e, em 90% das vezes, seu principal componente é o colesterol, presente na bile em solução micelar. Alterações podem ocorrer nos componentes dessa solução, tornando o colesterol menos solúvel, de maneira a precipitar-se sob a forma de cristais que se agrupam e formam os cálculos, os chamados cálculos de colesterol ou amarelos. Outro tipo de cálculo formado na vesícula é o de pigmentos biliares (negros), geralmente presente nas situações de aumento de hemólise, como ocorre nas anemias hemolíticas congênitas (anemia falciforme) ou adquiridas, em que há maior oferta de bilirrubina indireta ao fígado, com consequente aumento do pigmento biliar na bile, tornando-o menos solúvel.

Um dado impressionante relacionado a essa condição clínica é o número de cirurgias realizadas no mundo por problemas ocasionados pelos cálculos biliares: estima-se que, nos Estados Unidos, elas atinjam um cifrão de 800.000/ano, consideradas as mais frequentes cirurgias do sistema digestório.

Em países asiáticos, como a China, observa-se com frequência a presença de litíase primária das vias biliares intra e extra-hepáticas, os chamados cálculos "marrons", secundários à presença de um parasita, o *Chlonorquis sinensis*. Nos países ocidentais, os cálculos encontrados nas vias biliares geralmente migraram da vesícula, onde foram formados.

■ QUADRO CLÍNICO

Acredita-se que cerca de dois terços dos portadores de cálculos na vesícula biliar sejam assintomáticos e que assim permaneçam. Uma pequena parcela deles apresentará sintomas com o passar dos anos e, eventualmente, complicações sérias como primeira manifestação da doença litiásica.

O sintoma que inegavelmente está ligado à presença do cálculo na vesícula é a cólica biliar, dor de localização típica entre o epigástrio e o hipocôndrio direito, com irradiação dorsal ou subescapular, associada à ingesta de alimentos gordurosos ou em grande quantidade. A duração é de alguns minutos ou horas, melhora com o uso de antiespasmódicos ou espontaneamente e ocorre em apenas 10 a 15% dos pacientes. Outros sintomas dispépticos, como náuseas, sensação de má digestão, entre outros, podem, ou não, ser responsabilizados pela colecistopatia. Muitos pacientes são tratados de "gastrite", que é resolvida com o tratamento da litíase biliar. Algumas vezes, a cólica biliar pode ser confundida com crises de angina ou espasmos esofágicos.

O quadro clínico se torna mais evidente e definido nas complicações da litíase biliar. A mais comum é a colecistite aguda litiásica, caracterizada por dor contínua e persistente, associada à febre e anorexia. O exame físico mostra sinais de abdome agudo inflamatório, localizado no hipocôndrio direito e no epigástrio: dor à compressão superficial e profunda, descompressão brusca dolorosa e sinal de Murphy positivo. O quadro se acentua nos pacientes com mais de 48 horas de evolução sem tratamento adequado e pode evoluir para empiema de vesícula biliar. Se houver a perfuração da vesícula, poderá ocorrer um quadro de coleperitônio infectado, com peritonite difusa e sepse grave, ou formação de abscessos pericolecísticos bloqueados. Observam-se, às vezes, abscessos hepáticos em continuidade com a vesícula.

COLEDOCOLITÍASE

Como referido, em nosso meio, cálculos presentes no colédoco geralmente são originários da vesícula e, embora uma pequena parcela deles (4%) seja assintomática, "insuspeitados"; os demais causam quadro de icterícia de início súbito, recente (dias), de baixa magnitude e em geral precedido por dor forte na região hepática. O quadro persiste até que o cálculo ou os cálculos sejam eliminados espontaneamente ou retirados por intervenção médica. Alguns pacientes apresentam, além da icterícia, febre associada a calafrios, caracterizando o quadro de colangite aguda (tríade de Charcot). É causada pelo crescimento bacteriano na bile estagnada, por microrganismos da flora intestinal.

A colangite aguda não tratada ou que não responde ao tratamento instituído tende a tornar-se extremamente grave, com evolução para o choque séptico associado a alterações do nível de consciência (pêntade de Reynolds). Observa-se, com certa frequência, o aparecimento de microabscessos hepáticos ou difusos no parênquima nos exames de imagem de pacientes com colangite grave persistente, o que agrava ainda mais as suas condições clínicas.

Sabe-se que, entre as causas diagnosticadas de abscessos hepáticos, a mais frequente é a litíase biliar complicada.

> **ATENÇÃO!**
>
> Em boa parte dos abcessos hepáticos, não é possível determinar a origem do processo infeccioso.

A presença de cálculos nas vias biliares por um período longo, meses ou anos, pode causar estenoses do ducto, decorrentes do processo inflamatório crônico de contato, e levar a grandes dilatações a montante e até ao comprometimento do parênquima hepático, às vezes, com cirrose biliar secundária. Isso raramente acontece devido ao exuberante quadro clínico da coledocolitíase, como descrito.

A pancreatite aguda biliar (PAB) é uma complicação bastante temida, que ocorre em uma parte dos pacientes com coledocolitíase, que, segundo a teoria de Opie, de 1991, se deve à passagem ou permanência de cálculo na região da ampola de Vater ou na papila duodenal. O quadro clínico inicial é de forte dor em faixa na região superior do abdome associada a náuseas e vômitos. Esse quadro permanece estável e regride em 3 a 5 dias ou se agrava, com piora da função renal e pulmonar e, posteriormente, com quadro infeccioso intra-abdominal, no qual são observados processos de necrose, coleções infectadas ou não, nas regiões pancreática e peripancreática. Desde a classificação de Atlanta, em 1992, de PAB, eram conhecidas as formas leve (85%) e grave (15%), mas, atualmente, revisões dessa classificação tendem a incluir uma forma intermediária à moderada, que pode responder melhor ao tratamento, sem maiores complicações.

A litíase biliar pode ocasionar outras complicações menos frequentes, como o íleo biliar (um quadro de obstrução intestinal que ocorre pela impactação de um cálculo de grandes dimensões, que migrou da vesícula para o duodeno através de uma fístula colecistoduodenal, alojando-se no íleo terminal). Também ocorrem a obstrução duodenal, menos frequente, e a hemobilia, causada pela erosão de um cálculo na artéria cística, com formação de um pseudoaneurisma e sua posterior ruptura para o interior da vesícula. Clinicamente, esses casos raros se manifestam por sangramento digestivo alto, com frequência por melena, icterícia e pela presença de coágulos na via biliar principal.

Como se pode observar, o tamanho e o número (bastante variável) contribuem para o aparecimento de diferentes manifestações clínicas.

■ DIAGNÓSTICO

Além do quadro clínico apresentado, uma série de recursos subsidiários está disponível para a avaliação adequada da litíase biliar em cada caso e para a real caracterização do problema causado pela litíase biliar em determinado paciente.

Entre os exames laboratoriais, destaca-se o hemograma, com o qual se observam: leucocitose, nos casos de infecção e pancreatite aguda; anemia, nos casos de quadros infecciosos prolongados como abscesso hepático; e aumento do nível de hematócrito (Ht), nos casos de pancreatite aguda grave, e plaquetopenia, que sugere um quadro infeccioso grave.

A caracterização da colestase é obtida pela dosagem sérica das bilirrubinas, em que há aumento tanto da bilirrubina direta como da indireta, com predomínio da primeira, da fosfatase alcalina e gamaglutamiltransferase (GGT) e enzimas de excreção biliar aumentadas no sangue pela dificuldade de passagem da bile para o duodeno.

A elevação das transaminases (fosfatase alcalina, ou ALP/ALT) ainda causa erro diagnóstico em pacientes ictéricos, pois podem estar elevadas tanto nas colestases intra ou extra-hepáticas como na hepatite viral e na coledocolitíase e levar a um retardo do tratamento adequado. A colestase prolongada pode alterar os níveis de tempo de protrombina (TP) pela menor absorção de vitamina K no intestino.

No diagnóstico da PAB, são fundamentais as dosagens séricas de amilase e lipase, que se encontram em níveis muito elevados quando comparados às de outras etiologias. Por definição, é necessário um aumento de pelo menos três vezes dos valores normais, de ambas ou de cada uma delas.

A dosagem de proteína C-reativa, antes e depois do tratamento dos casos com infecção ou pancreatite aguda, é um valioso dado na definição da gravidade de cada caso.

> **ATENÇÃO!**
>
> O marcador tumoral CA19-9 pode estar elevado em colestases de causa benigna, como a litíase biliar, causando, às vezes, erros diagnósticos.

Os exames de imagem de última geração têm sido fundamentais no diagnóstico da litíase biliar e suas complicações:

- A ultrasonografia (US) de abdome tem grande sensibilidade no diagnóstico de cálculos da vesícula biliar e de suas variantes, como microlitíase, lama biliar e "pólipos" de colesterol. É prejudicada nos casos de indivíduos obesos com cálculos pequenos (menores do que 0,5 cm). Na colecistite aguda, também se observam outros sinais, como espessamento da parede da vesícula, presença de um cálculo fixo no infundíbulo, presença de debris no interior da vesícula, edema pericolecístico e o chamado "sinal de Murphy" ultrassonográfico (dor à compressão do ponto vesicular). Outras alterações observadas na US, na colecistite aguda, são: abscessos pericolecísticos ou intra-hepáticos, presença de ar na vesícula e/ou vias biliares (pneumocolangiograma nas fístulas colecistoentéricas) etc. As árvores biliares intra e extra-hepáticas também podem ser estudadas, principalmente ao que se refere ao seu calibre, estando dilatadas nas obstruções por cálculos. É pequena a sensibilidade da US para demonstrar cálculos nas vias biliares, especialmente os pequenos e de localização distal, devido à presença de gases no duodeno.

- A tomografia computadorizada (TC) de abdome habitualmente não é empregada no diagnóstico da colelitíase não complicada, uma vez que os cálculos são radiotransparentes na maioria das vezes. É, no entanto, exame de grande importância nas complicações da colecistite aguda, pois mostra alterações inflamatórias da vesícula e pericolecísticas, nas obstruções biliares em que podem ser observadas a dilatação e a presença do cálculo obstrutivo, no diagnóstico de abscessos e microabscessos hepáticos, nas fístulas colecistoentéricas (pneumocolangiograma) e no íleo biliar, no qual o cálculo e o processo obstrutivo podem ser observados no íleo terminal. Na pancreatite aguda, é fundamental para o diagnóstico e a classificação da gravidade da doença (critérios tomográficos de Balthazar). O diagnóstico de pancreatite aguda é feito pela presença de dois dos três sinais: dor abdominal sugestiva, amilasemia e/ou lipasemia aumentadas três vezes o valor normal e sinais de imagem (US, TC ou RM) com edema ou coleções pancreáticas ou peripancreáticas, presença de necrose do órgão ou de estruturas vizinhas.

- A ressonância magnética (RM) de abdome é considerada hoje um dos principais exames de imagem nos diagnósticos das doenças biliopancreáticas, com alta sensibilidade na litíase, mesmo em pequenos cálculos, da vesícula ou das vias biliares, da colecistite aguda e das pancreatites e suas complicações. Deve ser o exame de escolha nas colestases, fornecendo informações importantes no planejamento terapêutico dessas obstruções biliares, como será visto adiante. Infelizmente, a RM ainda é um exame menos disponível, mais caro e de interpretação mais difícil do que os exames de imagem citados.

- Um exame diagnóstico de exceção é a US endoscópica (USE), reservada para situações clínicas em que há a possibilidade de microlitíase de vesícula, devido ao quadro clínico de dor epigástrica e a surtos de pancreatite aguda, em que os outros exames de imagem não demonstraram a presença de cálculos. Devido à maior proximidade do transdutor (intraduodenal) à parede da vesícula, pequenos cálculos ou "lama biliar" podem ser observados.

- Outra exceção é a utilização da colangiopancreatografia endoscópica retrógrada (CPRE) puramente diagnóstica. Seu valor na conduta terapêutica é fundamental.

■ TRATAMENTO

A cirurgia minimamente invasiva laparoscópica e os procedimentos cirúrgicos não convencionais, proporcionados pela endoscopia e radiologia intervencionista, encontraram nas manifestações clínicas da litíase biliar o terreno propício para a sua aplicação. Obtiveram-se com eles incisões menores, menos dolorosas, recuperação mais rápida, com menor tempo de internação, retorno mais precoce às atividades laboratoriais e efeito estético melhor.

A colecistectomia videolaparoscópica (CVL) eletiva é, desde o início da década de 1990, o padrão-ouro no tratamento da colelitíase, especialmente nos pacientes sintomáticos sem complicações ou após resolução delas. Os pacientes assintomáticos podem assim permanecer por toda a vida e com chance pequena de apresentarem complicações (em torno de 2% ao ano). Por essa razão, a maioria dos autores dos países ocidentais preconiza a conduta expectante. Mesmo assim, cerca de 700 mil colecistectomias são realizadas por ano nos Estados Unidos. Algumas exceções a essa conduta são: pacientes com anemia falciforme, muito jovens ou que serão submetidos a transplantes de órgãos, portadores de vesícula em porcelana e os portadores de cálculos volumosos (maiores do que 3 cm de diâmetro), sendo as duas últimas discutíveis, pois nem todos acreditam que haja maior incidência de câncer nesses pacientes.

> **ATENÇÃO!**
>
> Deve-se lembrar que a CVL realiza a mesma cirurgia que a colecistectomia convencional (aberta), realizada há mais de um século, porém com via de acesso diferente.

A colecistite aguda litiásica é uma das mais frequentes causas de abdome agudo no pronto-socorro. Há duas opções de tratamento: o conservador e o cirúrgico. No tratamento conservador, o paciente é deixado em jejum, em repouso e recebendo hidratação parenteral, antibióticos empiricamente (visando a aeróbios gram-negativos) e analgésicos. Quando ele melhora, recebe alta e é internado para cirurgia eletiva após seis semanas. No tratamento cirúrgico a indicação é de urgência, CVL, logo após o paciente receber os primeiros cuidados (hidratação, antibióticos etc.). Cerca de 20% dos pacientes tratados de forma conservadora não respondem ao tratamento e evoluem para colecistites mais complicadas. Sabe-se que os pacientes com colecistite aguda operados nas primeiras 72 horas apresentam na cirurgia menor dificuldade técnica, menor índice de conversão e de complicações intraoperatórias, como a temida lesão iatrogênica das vias biliares. Observa-se na literatura uma tendência quase unânime ao tratamento cirúrgico.

Colecistites agudas de evolução mais prolongada, com intenso bloqueio perivesicular, empiema de vesícula com ou sem perfuração, ainda permitem uma primeira avaliação do campo cirúrgico por videolaparoscopia, mas, com frequência, a cirurgia será completada após conversão à laparotomia. É preciso lembrar que, em casos extremamente difíceis, há a opção da colecistectomia parcial, para se evitar abordar a região do infundíbulo e colédoco, e da colecistostomia, com colocação de uma sonda no fundo da vesícula, após esvaziamento de seu conteúdo, exteriorizada por contra-abertura na pele da parede abdominal.

Infelizmente, em nosso meio, a maior parte das colecistectomias (80%) ainda é realizada pelo método convencional, devido à indisponibilidade de aparelhagem e instrumental de VL, devido ao alto custo e à ausência de cirurgiões treinados.

Os pacientes com colecistopatia crônica calculosa (CCC) e coledocolitíase (CL) devem ser tratados em regime hospitalar, pois essas condições representam um risco de instalação de infecção biliar (colangite). As opções de tratamento são dependentes dos recursos existentes nas instituições nas quais os pacientes se encontram. O método mais empregado atualmente é o "sequencial", no qual os cálculos da via biliar principal são retirados por via endoscópica: CPRE, papilotomia endoscópica e clareamento do colédoco com o uso de cestas (*baskets*), balões, litotriptores etc. Após o procedimento, deve-se observar o paciente por 24 a 48 horas, realizar exames laboratoriais de amilase e lipase, para afastar pancreatite aguda secundária ao manuseio da papila, hemograma, para observar se há queda de hemoglobina (Hb)/hematócito (Ht) por sangramento da papila duodenal, e radiografia simples de abdome, para afastar perfuração de duodeno. Se nada for constatado, o paciente será submetido à CVL.

Em locais sem todos esses recursos, o método utilizado é o "convencional", em que todo o tratamento é realizado por laparotomia: colecistectomia, coledocotomia com retirada de cálculos e, em alguns casos, papilotomia transduodenal. Trata-se de um procedimento de grande porte, especialmente em pacientes idosos e debilitados.

DIAGNÓSTICO E TRATAMENTO

Em centros com maiores recursos, há ainda a opção da realização de todo o tratamento por VL: colecistectomia, exploração das vias biliares com cateteres apropriados para a retirada de cálculos pelo ducto cístico ou por coledocotomia, sob a orientação de radioscopia e, às vezes, por coledocoscopia. Esse tipo de procedimento é de alto custo e exige cirurgiões com maior experiência em videolaparoscopia e tem como grande vantagem a preservação do esfíncter de Oddi.

Nos pacientes com coledocolitíase e colangite, além do tratamento clínico (hidratação, antibióticos), a drenagem biliar de urgência é imperiosa, especialmente em pacientes que mantêm o quadro séptico, obtido, de preferência, por CPRE e papilotomia endoscópica. A cirurgia convencional tem maior morbidade e mortalidade. Nos pacientes com coledocolitíase residual ou recidivante, já colecistectomizados, o tratamento endoscópico é o indicado.

Hoje, os abscessos hepáticos bacterianos raramente são tratados por laparotomia, como no passado. Além da resolução da causa da colangite, indica-se a punção esvaziadora guiada por US ou TM para tratamento dos abscessos hepáticos, associada à colocação de dreno na loja do abscesso, exteriorizado na parede abdominal, que será mantido por algumas semanas, até a sua regressão. Abscessos pequenos e múltiplos, de difícil acesso à punção, são tratados por antibioticoterapia.

A PAB tem tratamento diferenciado, de acordo com seu grau de gravidade. Nas formas leves ou intersticiais, a resolução do quadro agudo é praticamente espontânea, com regressão dos sintomas clínicos e das alterações laboratoriais em 3 a 5 dias. Feito o diagnóstico, o paciente é colocado em jejum oral, recebe hidratação parenteral adequada e sintomáticos. Acredita-se que, em 5 a 7 dias, o cálculo que migrou da vesícula e impactou na papila terá sido expelido para o duodeno, em mais de 90% dos casos. É unânime que esse paciente deva ser submetido à CVL ao fim desse período, ou seja, na mesma internação, pois o risco de um novo surto de pancreatite é grande nos meses subsequentes. Julga-se importante a realização de colangiografia intraoperatória, para se certificar da ausência de coledocolitíase e papilite. Se houver cálculo no colédoco, pode ser retirado com material adequado por VL ou pode-se reforçar a clipagem do ducto cístico e realizar uma CPRE no dia seguinte ou, ainda, pode-se converter para laparotomia, com exploração do colédoco. É possível, mas de difícil disponibilidade, a convocação do endoscopista para realizar a CPRE durante a colecistectomia.

Na pancreatite aguda grave, caracterizada por insuficiências orgânicas, principalmente renal e respiratória, e alterações locais, necrose pancreática e peripancreática, as condutas intervencionistas não devem ocorrer nas primeiras três ou quatro semanas iniciais. O paciente deverá permanecer um unidade de terapia intensiva (UTI) até que as alterações sistêmicas estejam estabilizadas, e o quadro abdominal, definido. Monitoração, alimentação precoce (enteral), reposição volêmica e antibioticoterapia são os pilares do tratamento. A indicação da remoção dos tecidos necróticos ocorre quando se constata a presença de infecção, piora clínica com sinais de sepse, presença de bolhas de gás na área necrótica aos exames de imagem ou bacteroscopia ou cultura positiva de material coletado por punção com agulha fina guiada por US ou TC. Quanto mais tarde a intervenção, melhor a evolução do paciente.

Uma grande mudança ocorreu nos últimos anos quanto à maneira de realizar essa drenagem e debridamento. As clássicas laparotomias de repetição, com ou sem irrigação pós-operatória, com ou sem peritoneostomia (colocação de telas removíveis a cada reoperação, em vez de fechamento da parede abdominal por planos), perderam lugar para técnicas alternativas menos invasivas, como a intervenção por endoscopia (transgástrica e/ou transduodenal) realizando uma abertura entre a víscera e a área necrótica, aspirando o conteúdo, debridando e colocando *stents* para manter a drenagem. O mesmo pode ser realizado por punção percutânea. Restaria o método convencional para os pacientes que não responderam ou tiveram resposta parcial a esses métodos. A VL também tem sido empregada no tratamento desses pacientes. Elevados índices de mortalidade têm sido observados nas pancreatites agudas graves, em torno de 15% nas necroses não infectadas e até 40% nas infectadas.

A obstrução intestinal causada pela presença de um cálculo biliar grande impactado no íleo terminal geralmente ocorre em pacientes idosos e com estado geral comprometido pelas alterações hidreletrolíticas e infecciosas. O tratamento deve ser dirigido inicialmente apenas para o quadro obstrutivo intestinal. Realiza-se uma laparotomia exploradora e, na maioria das vezes, uma enterotomia, retirada do cálculo e enterorrafia. Algumas vezes, é necessária a realização de ressecção intestinal e anastomose enteroentérica (alça em sofrimento, suspeita de câncer). O tratamento da doença biliar deve ser realizado em um segundo tempo, após a recuperação do paciente, 1 a 2 meses depois. Habitualmente, resta uma pequena fístula colecistoduodenal, que será resolvida por colecistectomiaconvencional e rafia do duodeno.

■ EVOLUÇÃO

Com exceção da pancreatite grave e da colangite supurativa, nas quais a morbimortalidade é considerável, pacientes com outras manifestações da litíase biliar, quando adequadamente diagnosticadas e tratadas, têm recuperação rápida e completa. O retorno do paciente às suas atividades habituais é bastante precoce e confortável após a CVL, às vezes, em intervalos de tempo inferiores a uma semana. O maior temor associado à CVL é a ocorrência de lesões iatrogênicas das vias biliares, mais frequentes e complexas, portanto de reparo mais difícil do que na colecistectomia convencional.

REVISÃO

- A incidência da litíase biliar é alta e, mesmo com o predomínio de pacientes assintomáticos, grande número de internações e cirurgias (convencionais ou minimamente invasivas), é realizado na prática diária.
- Grandes avanços ocorreram nas últimas décadas com relação ao diagnóstico da litíase, tornando a indicação do tratamento mais precoce, com diminuição da ocorrência de casos mais graves, e ao tratamento com o emprego de métodos cirúrgicos minimamente invasivos, tanto nos casos simples como nos mais complexos.
- A recuperação pós-operatória precoce é rápida e pouco sintomática e a longo prazo também é melhor, especialmente no que se refere a hérnias incisionais e aderências intra-abdominais.
- O lado negativo da CVL é uma maior incidência de lesões iatrogênicas de vias biliares, as quais costumam ser mais complexas do que as observadas na cirurgia convencional.

■ LEITURAS SUGERIDAS

Majeed AW, Cameron IC. Cholecystolithisasis and stones in the common bile duct. In: Blumgart LH, editor. Surgery of the liver, biliary tract and pancreas. Philadelphia: Saunders Elsevier; 2007. p. 565-72.
Takada T, Strasberg SM, Solomkin JS, Pitt HA, Gomi H, Yoshida M, et al. TG13: Updated Tokyo Guidelines for the management of acute cholangitis and cholecystitis. J Hepatobiliary Pancreat Sci. 2013;20(1):1-7.
Wu BU, Banks PA. Clinical management of patients with acute pancreatitis. Gastroenterology. 2013;144(6):1272-81.

193

SÍNDROME DA HIPERTENSÃO PORTA

■ GASPAR DE JESUS LOPES FILHO
■ RAMIRO COLLEONI

O fluxo sanguíneo hepático, estimado em 1.500 mL/minuto, corresponde a 20% do débito cardíaco (DC), em que dois terços são provenientes da veia porta e o restante da artéria hepática. Os sistemas venosos hepático e porta são complacentes, permitindo que variações de fluxo não determinem mudanças significativas de pressão, porém a elevação persistente e progressiva da pressão venosa pode superar os mecanismos de compensação, levando à síndrome da hipertensão porta (SHP). A SHP pode ser caracterizada por elementos clínicos, laboratoriais e diagnóstico por imagem. Está associada, na maioria dos casos, à cirrose hepática, que representa o estágio final de uma doença hepática crônica. As varizes esofagogástricas estão presentes em cerca de 50% dos pacientes cirróticos, nos quais a hemorragia varicosa representa o evento adverso mais grave.

■ DEFINIÇÃO

A hipertensão porta (HP) caracteriza-se pelo aumento patológico do gradiente de pressão entre a veia porta e a veia cava inferior (VCI), determinado pela medida do gradiente de pressão venoso hepático (GPVH) > 5 mmHg (normal de 3 a 5 mmHg), ou pelo valor absoluto da pressão portal superior a 12 mmHg (normal de 5 a 10 mmHg).

■ FISIOPATOLOGIA

O desenvolvimento da HP inicia-se pelo aumento da resistência da drenagem eferente portal, nos níveis: pré-sinusoidal (intra ou extra-hepático), sinusoidal ou pós-sinusoidal. O aumento da resistência pode ser causado por alterações estruturais e funcionais. Associa-se o hiperfluxo portal que persiste e agrava a HP. O estabelecimento de redes venosas, de circulação colateral entre os territórios portal e sistêmico, seria uma tentativa de compensação da diferença de pressão. Geralmente, as manifestações clínicas são observadas nos estágios mais avançados, quando o GPVH é > 8 mmHg.

A cirrose hepática sinusoidal é a causa mais frequente de HP nos países ocidentais. Entre os exemplos de HP pré-sinusoidal, a fibrose periportal da esquistossomose apresenta-se como a principal causa de origem intra-hepática, e a trombose da veia porta é uma causa frequente de HP extra-hepática. A síndrome de Buddi-Chiari ilustra os raros casos de HP pós-sinusoidal.

■ QUADRO CLÍNICO E DIAGNÓSTICO

Na abordagem dos pacientes com suspeita de HP, deve-se pesquisar antecedentes relevantes, como alcoolismo, transfusões de sangue, uso de drogas e procedência de área endêmica de esquistossomose. Clinicamente, sinais de emagrecimento, icterícia, ascite e febre devem ser pesquisados. Os pacientes podem referir episódios de hematêmese e melena, assim como alterações do estado de consciência. Ao exame físico, destaca-se a dilatação da rede venosa subcutânea, na região paraumbilical; esplenomegalia; hepatomegalia; e ascite. Sinais de insuficiência hepática (IH) devem ser pequisados: icterícia, eritema palmar, ginecomastia, *flapping* e queda de pelos. Em razão do estado hiperdinâmico, hipotensão arterial e pulsos cheios podem estar presentes. Os exames laboratoriais devem contemplar a avaliação da reserva funcional hepática, da coagulação, do estado nutricional e os testes para investigação etiológica, como sorologias para hepatites, pesquisa de autoanticorpos etc.

A ultrassonografia (US) com Doppler é o método de escolha para avaliação dos calibres venosos e fluxo portal. Diâmetro de veia porta acima de 12 mm e de veia esplênica acima de 9 mm, associado a fluxo hepatofugal, colaterais portossistêmicas e esplenomegalia fecham o diagnóstico de HP. A TC e a RM são de 2ª escolha, com maior acurácia na avaliação de trombose do sistema portal, e podem colaborar na caracterização das redes de circulação colateral. A endoscopia é o método mais eficaz para demonstrar e caracterizar as varizes esofagogástricas.

A determinação do GPVH, ainda que não seja realizada rotineiramente, na maioria dos serviços, tem sido reconhecida como um instrumento útil na avaliação prognóstica dos cirróticos, pois identifica os pacientes com maior risco de descompensação clínica ou os que não respondem à terapia convencional após hemorragia varicosa.

■ COMPLICAÇÕES E TRATAMENTO

As principais complicações da HP são a hemorragia digestiva varicosa, a ascite, a encefalopatia hepática e a síndrome hepatorrenal. A encefalopatia e a síndrome hepatorrenal serão discutidas no Capítulo Cirrose.

HEMORRAGIA DIGESTIVA VARICOSA

A hemorragia digestiva varicosa é a causa mais comum de hemorragia digestiva alta (HDA) em HP. Em média, 40% dos cirróticos portadores de varizes esofagogástricas apresentam sangramento, e a mortalidade é de 30% em cada episódio, estando diretamente relacionada ao grau de IH. Nos cirróticos, cerca de 50% apresentam varizes esofágicas no momento do diagnóstico, 30% sangrarão e a HDA será a causa do óbito em 15% dos casos.

O risco de desenvolver hemorragia varicosa está relacionado com o GPVH (12 mmHg), o diâmetro dos cordões varicosos, os sinais endoscópicos da cor vermelha e a IH. Portadores de varizes médias ou grossas, assim como cirróticos nas classes B e C da classificação de Child-Pugh com varizes de quaisquer diâmetros, são considerados de alto risco para sangramento. Embora os dados laboratoriais da função hepática, a contagem de plaquetas e a esplenomegalia sejam relevantes para a detecção de varizes, não são empregados na indicação da regularidade dos exames endoscópicos. Sabe-se que a possibilidade de desenvolvimento de varizes com as características associadas ao alto risco de hemorragia é de 1% em um ano e 9% em três anos. Todos os cirróticos devem realizar um exame endoscópico de rastreamento para identificar possíveis varizes esofagogástricas e determinar o risco hemorrágico. Na ausência de varizes, recomenda-se seguimento endoscópico a cada dois anos ou quando houver descompensação clínica. Aqueles com varizes finas e função hepática preservada devem realizar controle endoscópico anual. Os portadores de varizes com fatores de risco devem receber medidas de profilaxia primária.

A profilaxia primária baseia-se no emprego de betabloqueadores não seletivos, que produzem vasoconstrição arteriolar e redução da pressão porta, como demonstrado em estudos acerca da redução significativa e sustentada do GPVH. A ação desses medicamentos promoveu diminuição expressiva do risco de hemorragia e maior sobrevida. Esse benefício, contudo, estaria limitado, pela falta de resposta hemodinâmica (observada em apenas 30% dos pacientes), pela intolerância medicamentosa (até 20% dos pacientes) e pela ocorrência de aumento rebote na pressão porta quando seu uso é interrompido. A combinação de betabloqueadores com nitratos não é recomendada, pois os resultados da literatura são discrepantes.

A ligadura elástica endoscópica das varizes esofágicas (LEV) tem efeito comparável ao uso dos betabloqueadores na diminuição do risco hemorrágico e melhora a sobrevida.

> **ATENÇÃO!**
>
> A LEV representa o principal método de profilaxia primária nos pacientes que apresentam contraindicações ou intolerância ao uso de betabloqueadores.

As tentativas de estabelecer medidas preventivas ao desenvolvimento das varizes esofagogástricas nos portadores de HP (profilaxia pré-primária) são ainda muito incipientes, controversas, não mostraram benefício clínico e não devem ser recomendadas.

A mortalidade registrada pelos centros de referência entre os cirróticos com hemorragia varicosa atendidos tem diminuído nas últimas décadas para 15 a 20%. Estima-se que o sangramento cessaria espontaneamente em 40 a 50% dos casos. A primeira conduta na abordagem do paciente com HDA é a estabilização hemodinâmica e o controle respiratório, de preferência em UTI, e sempre com monitoração. A proteção das vias aéreas é fundamental nos pacientes com rebaixamento do nível de consciência e/ou hematêmese maciça. A ressuscitação com líquidos deve ser cautelosa, para manter a pressão arterial sistólica (PAS) entre 90 e 100 mmHg e a frequência cardíaca (FC) em 100 bpm. As medicações vasoconstritoras que diminuem o aporte sanguíneo esplâncnico, como a terlipressina e o octreotide, devem ser administradas assim que possível, sempre que houver suspeita de varizes esofagogástricas, antes do exame endoscópico. Recomenda-se a injeção IV de terlipressina em bólus de 2 mg, seguido de bólus intermitentes de 1 a 2 mg, por 2 a 5 dias. A dose inicial de octreotide é administrada em bólus IV de 50 a 100 mg, seguida de infusão contínua de 25 a 50 μg/hora, por 2 a 5 dias. O uso de terlipressina em doses de até 2 mg a cada quatro horas, IV, e de octreotide 500 μg/hora, IV, é opção nos casos de falha do tratamento, porém sem basear-se em evidências.

Como a reposição volêmica de hemocomponentes aumenta o risco de recidiva hemorrágica, a meta estabelecida para regular a transfusão de concentrado de hemácias é de hemoglobina (Hb) de 7 a 9 mg/dL (hematócrito [Ht]: 21 a 27%). A reposição de plasma fresco congelado (PFC) e de plaquetas, além de não corrigir adequadamente a coagulopatia, contribui para a sobrecarga volêmica. O emprego do fator VII recombinante não mostrou benefícios quanto à sobrevida. Recomenda-se, já no atendimento inicial, o uso de antimicrobiano para tratamento ou profilaxia das infecções bacterianas muito frequentes no cirrótico com HDA. A profilaxia pode ser realizada com a norfloxacina 400 mg administrada por VO, a cada 12 horas, por sete dias; ou ceftriaxona, IV, 1 g/dia, também por sete dias. No momento, não existem evidências que justifiquem alguma medida preventiva da encefalopatia hepática na hemorragia varicosa.

O exame endoscópico para identificar e, possivelmente, tratar a lesão hemorrágica deve ser realizado até 12 horas após a internação hospitalar, considerando as prioridades do atendimento inicial e as características clínicas do paciente. A combinação de tratamento endoscópico (LEV ou escleroterapia) com medicação vasoativa representa a opção mais eficaz no controle inicial da hemorragia varicosa (80 a 90%). A persistência de hematêmese significativa com ou sem hipotensão e a necessidade de transfusão contínua para manter os níveis hematimétricos são os principais marcadores da falha no controle do sangramento. A gravidade da hipertensão porta (dada pelo GPVH), a sepse e a sobrecarga volêmica estão relacionadas à falha no controle e à recidiva do sangramento.

> **ATENÇÃO!**
>
> O tratamento endoscópico pode ser repetido uma 2ª vez, na recidiva hemorrágica precoce, mas seu emprego deve ser analisado frente aos riscos de complicações e à perspectiva de uma medida terapêutica definitiva.

O tamponamento mecânico com balão de Sengstaken-Blakemore é eficaz no controle do sangramento em cerca de 80% dos casos, podendo ser empregado em qualquer fase do atendimento da hemorragia varicosa como medida salvadora e temporária. As etapas de introdução, o posicionamento e a fixação do dispositivo devem ser realizadas com muito cuidado e respeitando os princípios técnicos, pelo risco de complicações graves, como ruptura esofágica, aspiração pulmonar e obstrução de via aérea. Para evitar complicações, com frequência, o paciente é submetido previamente à intubação orotraqueal (IOT). A permanência desse dispositivo com os balonetes insuflados por longo tempo (mais de 12 horas) também está associada com complicações relacionadas à isquemia da mucosa no segmento submetido à compressão mecânica e que, muitas vezes, já está fragilizada por outras intervenções locais.

A literatura destaca a eficácia do *shunt* portossistêmico intra-hepático transjugular (TIPS) como medida terapêutica salvadora para os cirróticos com hemorragia varicosa. Trata-se de um procedimento radiológico que cria uma comunicação entre uma veia hepática e um ramo da veia porta, onde é implantada uma prótese autoexpansível revestida. O procedimento controla o sangramento em 90% dos casos, e o seu emprego tem sido recomendado na fase precoce do atendimento, para reduzir as complicações e a mortalidade. As complicações do TIPS são: lesões causadas pelas manobras realizadas para os acessos vasculares, posição inadequada ou obstrução da prótese, agravamento da IH e encefalopatia hepática. Uma alternativa que poderá ser empregada em cirróticos com hemorragia varicosa recorrente, sem indicação para transplante e com função hepática razoavelmente preservada, seria a realização de anastomose portocava calibrada. No Brasil, esse procedimento tem sido executado em poucos serviços cirúrgicos.

A profilaxia secundária envolve as medidas terapêuticas empregadas para evitar a ocorrência de novo sangramento varicoso. Recomenda-se a associação de betabloqueador com tratamento endoscópico (LEV) para erradicação das varizes. A escleroterapia endoscópica de varizes esofágicas, embora eficaz e ainda citada em diretrizes de conduta, quando comparada à LEV, mostrou complicações mais frequentes e mais graves. No Brasil, a esclerose endoscópica ainda é realizada com frequência pelo seu custo menor.

VARIZES GÁSTRICAS

Os cordões varicosos esofágicos que se prolongam pela curvatura menor e pela curvatura maior podem ser tratados adequadamente do mesmo modo que as varizes esofágicas. Observa-se que as varizes localizadas no fundo e na grande curvatura muitas vezes são volumosas, costumam sangrar com mais frequência e com maior mortalidade. Não há consenso quanto às medidas de profilaxia primária dessas lesões. No controle da hemorragia ou na fase de profilaxia secundária, pode-se empregar a injeção endoscópica de adesivo tecidual (cianoacrilato) ou o TIPS, ambos os métodos reconhecidamente eficazes.

ASCITE

A principal causa de ascite é a HP decorrente da cirrose hepática, que representa um marcador de mau prognóstico. As principais complicações da ascite são a peritonite bacteriana espontânea e a síndrome hepatorrenal (SRH).

O desenvolvimento da ascite depende de três eventos sinérgicos: o aumento da pressão hidrostática nas redes vasculares hepáticas e portal, a retenção salina de origem renal (ativação do sistema renina-angiotensina-aldosterona [SRAA]) e a hipoalbuminemia (deficiência da síntese hepática), que causam descontrole nos mecanismos de balanço hídrico da membrana peritoneal. Consequentemente, ocorrem transudação e ascite. Entre outros fatores relacionados, estão a obstrução do sistema linfático do fígado e as alterações hormonais (fator natriurético tipo A, hormônio antidiurético [ADH]).

O tratamento clínico da ascite com dieta hipossódica, uso de diuréticos e paracentese de alívio é eficaz em 90% dos casos. Até 10% dos cirróticos apresentam ascite refratária, que evolui com diversas complicações (peritonite bacteriana espontânea, SHR) e tem mortalidade de 50% em seis meses. A avaliação inicial baseia-se na análise do líquido ascítico, no qual o gradiente de albumina soro-ascite > 1,1 a relaciona com a HP. A contagem de neutrófilos superior a 250/mm^3 é diagnóstica de peritonite bacteriana espontânea. A gravidade da ascite varia daquela detectada apenas nos exames de imagem (grau 1), para a clinicamente evidente, porém sem tensão (grau 2), até a ascite tensa (grau 3). Os objetivos terapêuticos da forma não complicada da ascite do cirrótico são: aliviar sintomas, criar um balanço negativo de sódio e prevenir complicações.

> **ATENÇÃO!**
>
> A restrição de sódio é um componente importante na estratégia terapêutica da ascite. A orientação dietética deve limitar a ingestão diária de sal entre 1,5 e 2 g, além de fornecer adequadamente calorias e proteínas.

O diurético recomendado é a espironolactona, que tem como principais efeitos adversos a hiponatremia, a hipercalemia e a ginecomastia dolorosa. A espironolactona tem efeito sinérgico com a furosemida, que isoladamente é menos efetiva no controle da ascite do cirrótico. As medicações podem ser usadas em associação. O tratamento costuma iniciar com a dose de 100 mg/dia de espironolactona e 40 mg de furosemida. As doses são modificadas considerando os efeitos adversos e a falta de resposta terapêutica (> 1,5 kg/semana). A paracentese de grandes volumes (> 5 L removidos em uma única sessão) é empregada para alívio de sintomas e rápida mobilização da ascite de grau 3. Esse procedimento pode estar associado com a disfunção circulatória pós-paracentese, que se caracteriza pela piora da vasodilatação, hiponatremia, aumento da renina e da atividade da epinefrina. A administração IV de albumina (6 a 8 g/L de líquido removido) reduz o risco dessa disfunção, que tem sido associada ao aumento do risco de mortalidade. A paracentese total pode ser realizada com segurança, desde que seja administrada albumina preventivamente.

A ascite refratária está associada com o aumento da vasodilatação sistêmica e a diminuição do volume circulatório efetivo e da perfusão renal. As paracenteses de grande volume ou total são os procedimentos mais utilizados para alívio imediato dos sintomas, porém com recidiva da ascite e sem melhorar a sobrevida. A descompressão portal, por meio do TIPS, promove um aumento do volume central que determina a diminuição na reabsorção tubular de sódio, causando natriurese por várias semanas. Apesar de superior à paracentese no controle prolongado da ascite refratária, o TIPS não alcançou aumento na sobrevida desses pacientes, além de causar encefalopatia e ter custo mais elevado. Os melhores resultados do TIPS nessa situação foram observados nos cirróticos que não responderam a paracenteses volumosas e com funções hepática e renal relativamente preservadas, representadas por creatinina < 1,5 mg/dL, índice de normalização internacional (INR) < 1,5 e bilirrubina < 2 mg/dL.

A hiponatremia na cirrose está associada ao pior prognóstico e à presença de ascite, síndrome hepatorrenal, peritonite bacteriana espontânea e encefalopatia hepática, principalmente quando a concentração do sódio sérico é inferior a 130 mEq/L. Este dado, aparentemente, complementa o escore MELD na previsão de mortalidade. A potencial abordagem farmacológica da hiponatremia dilucional na cirrose hepática baseia-se na administração de antagonistas dos receptores da arginina-vasopressina, como os vaptanos. Os vaptanos têm ação rápida, promovendo perda de água, sem perda de eletrólitos e cujos possíveis efeitos colaterais são: boca seca; sede; aumento da frequência urinária; tontura; náusea; e hipotensão postural. A correção dos níveis séricos do sódio deve ser realizada gradualmente e sob rigoroso controle (aumento de até 8 a 12 mEq/L/24 horas ou 18 mmol/L/48 horas ou 20 mmol/L/72 horas), pelo risco de ocorrer mielinólise pontina.

O transplante hepático ortotópico seria o tratamento definitivo para muitos dos pacientes que desenvolvem HP, considerando-se os atuais critérios clinicolaboratoriais e de exames de imagem estabelecidos para seleção dos candidatos. A sobrevida em cinco anos é superior a 70%.

HIPERTENSÃO PORTA NA ESQUISTOSSOMOSE

O atendimento aos portadores da forma pura da esquistossomose hepatosplênica ainda é comum nos centros médicos localizados em áreas endêmicas ou nas regiões metropolitanas, que recebem pacientes procedentes das áreas afetadas. Esses pacientes caracterizam-se pelo bom estado clínico e pelo ótimo prognóstico, desde que os episódios hemorrágicos sejam controlados. Quando existe associação com hepatopatia alcoólica ou viral, são tratados segundo as condutas adotadas para os cirróticos. Apesar da absoluta falta de estudos adequados, é aceitável o emprego de betabloqueadores ou LEV na profilaxia primária, devendo-se evitar a escleroterapia endoscópica. Da mesma forma, esses métodos terapêuticos podem ser utilizados no controle da hemorragia varicosa. A LEV, associada ou não ao uso de betabloqueador, é aceitável na profilaxia secundária. Nessa proposta, também não existem dados que mostrem superioridade do tratamento cirúrgico comparativamente ao tratamento endoscópico isolado ou combinado ao uso de betabloqueadores. O tratamento operatório seria recomendado como medida de resgate, nos casos de falha do tratamento endoscópico. A desconexão ázigo-portal com esplenectomia é muito empregada no Brasil e apresenta tanto vantagens como complicações, apontadas em alguns estudos. Alguns serviços, entre os quais aquele no qual os autores atuam, relatam ótimos resultados com o emprego da anastomose esplenorrenal distal (operação de Warren) em casos adequadamente selecionados e acompanhados por décadas, com ausência de recidiva hemorrágica e baixa incidência de forma leve de encefalopatia.

REVISÃO

- A hipertensão porta, caracterizada pelo aumento patológico do gradiente de pressão entre a veia porta e a veia cava inferior, deve ser investigada pela história clínica (p. ex.: alcoolismo, transfusões de sangue, uso de drogas e procedência de área endêmica de esquistossomose), pelo exame clínico (p. ex.: sinais de emagrecimento, icterícia, ascite, febre) e por exames laboratoriais (p. ex.: US Doppler, RM e TC).
- Suas complicações mais comuns, hemorragia digestiva varicosa, ascite, encefalopatia hepática e síndrome hepatorrenal, devem ser tratadas de acordo com o diagnóstico com medicamentos, mudanças na dieta ou tratamento cirúrgico.

LEITURAS SUGERIDAS

Bittencourt PL, Farias AQ, Strauss E, Mattos AA. Variceal bleeding: consensus meeting report from the Brazilian Society of Hepatology. Arq Gastroenterol. 2010;47(2):202-16.
de Franchis R, Baveno V. Faculty. Revising consensus in portal hypertension: report of the Baveno V consensus workshop on methodology of diagnosis and therapy in portal hypertension. J Hepatol. 2010;53(4):762-8.
Loo NM, Souza FF, Garcia-Tsao G. Non-hemorrhagic acute complications associated with cirrhosis and portal hypertension. Best Pract Res Clin Gastroenterol. 2013;27(5):665-78.
Qureshi W, Adler DG, Davila R, Egan J, Hirota W, Leighton J, et al. ASGE Guideline: the role of endoscopy in the management of variceal hemorrhage, updated July 2005. Gastrointest Endosc. 2005;62(5):651-5.
Sanyal AJ, Bosch J, Blei A, Arroyo V. Portal hypertension and its complications. Gastroenterology. 2008;134(6):1715-28.

194
DOENÇAS DO CANAL ANORRETAL

194.1 AFECÇÕES PROCTOLÓGICAS NÃO NEOPLÁSICAS

- DELCIO MATOS
- SUZANA A. S. LUSTOSA

DOENÇA HEMORROIDAL

DIAGNÓSTICO

O diagnóstico é feito pela presença da dilatação vascular, visível no exame proctológico, associada ao sangramento, à dor anal, ao prolapso, à descarga anal e ao prurido. O sangramento vermelho-vivo, durante a evacuação ou, mais frequentemente, verificado no momento da higiene local, pode tornar-se intenso, exteriorizando-se sob forma de gotejamento ou em jato no final da evacuação. Quando de evolução crônica, pode ser causa de anemia em pacientes idosos ou de algum tipo de limitação física. A exteriorização dos mamilos, redutíveis ou não, indica progressão da doença, associada à descarga anal de secreção mucosa e ao impedimento de higiene local apropriada. Nessa fase, o prurido costuma estar presente, com mancha fecal nas roupas íntimas.

A trombose hemorroidária, que, eventualmente, constitui o primeiro sinal da doença hemorroidal, costuma instalar-se quando algum grau de prolapso já está presente, manifestando dor intensa, "tumor local", edema e impossibilidade de redução. Ocorrendo a hipertonia do músculo do esfíncter interno do ânus e a evolução do processo, podem instalar-se necrose e infecção secundária, agravando o quadro clínico.

ATENÇÃO!

O tipo de sangramento, sua relação com a evacuação, as referências de exteriorização e a redução são elementos da história importantes no diagnóstico clínico.

A inspeção da região anal, em repouso e no esforço, seguida da anorretoscopia permitem o diagnóstico. O exame digital do canal anorretal não conclui pela existência de hemorroidas, exceto quando trombosadas, em razão da característica colapsável do mamilo. O diagnóstico diferencial com outras afecções do canal anal deve ser feito, principalmente com as doenças neoplásicas (melanomas). Não se encontrando justificativa convincente entre os sinais e os sintomas com os achados do exame proctológico, a colonoscopia se impõe, pela possibilidade de colopatia associada.

TRATAMENTO

A grande maioria dos casos se beneficia com medidas conservadoras, relacionadas a hábitos higiênicos e dietéticos. Procedimentos ambulatoriais alternativos minimizam a necessidade de tratamento operatório, conduta que, atualmente, é adotada apenas em 10% dos casos.

> **ATENÇÃO!**
>
> É muito importante analisar com o paciente os possíveis benefícios dos procedimentos clínicos, visto que o tratamento por cirurgia implica maior complexidade.

As medidas higiênico-dietéticas são representadas pela correção do hábito intestinal, dieta com alto teor de fibras vegetais e higiene local adequada.

Quando as medidas conservadoras falham, procedimentos alternativos ambulatoriais podem ser adotados. Ligaduras elásticas em hemorroidas de 1º e 2º graus reduzem o fluxo sanguíneo, diminuindo o volume do mamilo e, secundariamente, determinam fibrose no local da ligadura. Essa sequência de eventos determina a fixação da mucosa, impedindo o prolapso hemorroidal. Várias sessões de aplicação chegam a ser necessárias. Dor e sangramento tardio eventualmente ocorrem, e algum grau de desconforto pode aparecer em 25% dos casos. Na sua aplicação, deve-se evitar a inclusão do epitélio anal sensitivo, pois ocasiona dor intensa. Esse método, contudo, é eficaz em pacientes com hemorroidas de 1º grau com sangramentos ocasionais.

Fotocoagulação endoscópica, feita também em nível ambulatorial, com raios infravermelhos, requer o emprego de aplicador especial; determina coagulação e destruição tecidual de pequena profundidade, originando fibrose local. O mamilo hemorroidário é então substituído por tecido fibrótico. As indicações e os resultados são semelhantes aos da ligadura elástica, não requerendo qualquer cuidado especial pós-operatório.

Escleroterapia e crio-hemorroidectomia são métodos terapêuticos ainda realizados, mas em número reduzido de centros especializados. A aplicação de raio laser no tratamento da doença hemorroidal carece ainda de evidência científica de qualidade para ser implementada na rotina.

De modo geral, as técnicas de cirurgia convencional têm melhores resultados a longo prazo; apesar de bons resultados no período pós-operatório imediato, PPH e THD não apresentam resultados consistentes a longo prazo

O tratamento operatório pela hemorroidectomia clássica pode ser de grande benefício para o paciente, desde que indicado corretamente. A diatermia tornou o procedimento mais simples, mais exangue e mais fácil de ser executado. Permite o fechamento primário da ferida operatória, de forma completa ou incompleta, não havendo evidências científicas sobre qual técnica é mais adequada.

O tratamento da trombose hemorroidária, quando a fase aguda já se estabeleceu, é conservador, desde que não haja necrose e/ou infecção tecidual. A conduta conservadora, pela adoção de analgésicos e anti-inflamatórios sistêmicos e locais, resolve a grande maioria dos casos. Nos casos com hipertonia e necrose secundária, o tratamento operatório torna-se necessário, devendo estar associado à antibioticoterapia.

■ FISSURA ANAL

QUADRO CLÍNICO E DIAGNÓSTICO

Localizada em 80% dos pacientes na parede posterior do canal anal, é caracterizada por solução linear de continuidade do seu epitélio, com orientação longitudinal, associada frequentemente com hipertonia do músculo esfíncter interno do ânus. Essas alterações determinam o aparecimento de dor, sangramento às evacuações e repetidas alterações inflamatórias locais. Surgem então o plicoma sentinela e a papilite hipertrófica que, com a dor, a fissura e o espasmo esfincteriano A fissura anal costuma ser causa de muito sofrimento para os pacientes, que acabam procurando precocemente o atendimento.

O diagnóstico clínico é feito pela presença da dor anal persistente por algumas horas após as evacuações, dificuldade de evacuação referida pelo paciente e também pelo relato de sensação de ferida no canal anal, que sangra esporadicamente com o esforço evacuatório. Na fase crônica, ela é acompanhada do plicoma sentinela e da papilite hipertrófica. A inspeção cuidadosa do canal anal demonstra laceração linear, longitudinal, com bordos sobrelevados e cuja base é formada pelo músculo esfíncter interno do ânus, nos casos crônicos. Deve-se evitar o exame digital e a instrumentação do canal anorretal quando houver espasmo esfincteriano.

É necessário realizar diagnóstico diferencial entre fissura anal crônica e aguda. São sinais de fissuras específicas: o caráter superficial da lesão; a localização não habitual; a multiplicidade e a presença de secreção inflamatória local.

As fissuras agudas são quase sempre de natureza traumática, com comportamento clínico diferente da fissura crônica, respondendo bem às medidas conservadoras. A hipertonia esfincteriana pode ser observada pela inspeção da fenda anal, com acentuado grau de fechamento, e pela contratura da musculatura circular subcutânea.

Quando não for possível a realização do diagnóstico da afecção do canal anal pela presença de dor intensa e espasmo esfincteriano associado, a conduta mais adequada é o exame local sob anestesia com procedimento operatório definitivo. Na ocasião, deve-se complementar o exame propedêutico do canal anorretal.

TRATAMENTO

Admite-se que até 70% dos pacientes com fissura anal tenham a lesão cicatrizada com o emprego de medidas conservadoras. Diversas substâncias têm sido testadas com objetivo de obter relaxamento do esfíncter anal medicamentoso. Destaca-se a nitroglicerina (NTG, GNT ou trinitrato de glicerol), que pode ser administrada de forma oral ou tópica, sem diferença estatisticamente significativa; a toxina botulínica; os bloqueadores dos canais de cálcio (diltiazem, nifedipina); a hidrocortisona; os anestésicos (lidocaína); e a utilização de dilatores anais. Ressalta-se que a aplicação dos bloqueadores dos canais de cálcio é tão efetiva quanto a do GNT, sem o efeito adverso da cefaleia. Não estão disponíveis estudos realizando análise de custos, entretanto a toxina botulínica é conhecida como de alto custo. Recente revisão sistemática concluiu pela adoção dessas substâncias nos casos em que o tratamento cirúrgico não possa ser aplicado. Ensaios clínicos atualizados demonstraram a superioridade da esfincterotomia lateral interna comparada à nitroglicerina 0,2%, para o tratamento de fissura crônica, apresentando resultado satisfatório em relação ao alívio da dor, alta taxa de cicatrização, baixa taxa de alteração da continência fecal e ausência de efeitos colaterais.

Agentes laxativos formadores de bolo fecal, cuidados higiênico-dietéticos, aplicação de anti-inflamatórios não hormonais (AINH) locais e o uso de agentes anestésicos são medidas que devem ser utilizadas. A conduta, no entanto, só é eficaz nos casos de curta duração e de intensidade moderada. Vários produtos de aplicação local têm sido investigados para induzir a cicatrização da fissura. Os baixos índices de cicatrização obtidos, a falta de acompanhamento a prazo longo e o aparecimento de efeitos colaterais têm limitado seu emprego. A indicação mais aceita para a maioria dos casos é representada pela cirurgia.

A esfincterotomia lateral subcutânea é a melhor opção cirúrgica, podendo ser realizada ambulatorialmente. O procedimento leva à interrupção do ciclo vicioso da dor, hipertonia esfincteriana e não cicatrização. A secção do músculo esfíncter interno do ânus deve ser feita ao longo de toda a extensão da fissura, preservando seu componente acima da linha pectínea. A fissurectomia posterior clássica também oferece bons resultados em relação à cura do processo, no entanto determina alta incidência de incontinência anal mínima, podendo originar o *soiling*, ou mancha fecal, nas roupas íntimas. A incidência dessa complicação tende a diminuir um ano após o tratamento cirúrgico, podendo atingir níveis de até 5% dos casos.

Em recente revisão sistemática sobre evodencias com a utilização da toxina botulínica, os autores concluíram que, para fissura crônica em adultos, todas as opções de conduta clínica foram menos eficazes do que o tratamento cirúrgico (vide referências).

■ SEPSE PERIANAL

QUADRO CLÍNICO E DIAGNÓSTICO

São processos supurativos dos vários compartimentos anatômicos que fazem relação com o canal anorretal. A criptite, os abscessos e as fístulas perianais compõem o conjunto de manifestações, que têm como base sua origem na mucosa do canal anorretal, particularmente na transição anorretal. Na maioria das vezes, o processo supurativo é inespecífico, sendo, em 10% dos casos, associado a alguma afecção intestinal, como doenças inflamatórias, hidroadenite supurativa, câncer anorretal etc. O processo infeccioso inicia-se, geralmente, a partir de infecção criptoglandular, com progressão por meio do espaço interesfincteriano. Forma-se, assim, um trajeto, que se abre na pele perianal e dá origem à fístula perianal; quando ocorre seu fechamento espontâneo, permanecendo a comunicação com a mucosa intestinal, resulta no abscesso perianal ou da fossa isquiorretal. Nos abscessos submucosos, a infecção confina-se ao espaço entre a submucosa do canal anorretal e o músculo esfíncter interno do ânus.

O principal sinal clínico de fístula perianal é a drenagem de material fecaloide ou de pus pelo orifício perianal, com períodos de exacerbação da dor e do desconforto. O orifício interno chega a ser sentido como induração inflamatória no nível da linha pectínea, a partir do qual é possível identificar-se o trajeto fibroso na direção do orifício externo. Pela compressão dos tecidos nessa fase do exame, se presente, ocorre extravasamento de pus por qualquer um dos orifícios fistulares.

O diagnóstico é realizado pela identificação dos componentes da fístula perianal. Na forma aguda, abscedada, há o aparecimento de tumor inflamatório no espaço perianal, bastante doloroso, sem febre e que piora com a movimentação e a defecação. Eventualmente, observam-se drenagem espontânea e alívio de sinais e sintomas. Nos abscessos submucosos, não ocorre tumefação perianal, sendo o processo acompanhado de muita dor e da impossibilidade de exame digital do reto. Aconselha-se, então, realizá-lo sob anestesia.

O abscesso crônico interesfincteriano manifesta-se também por dor anal, de curta duração, melhorando com a drenagem do pus. Essas crises duram alguns dias e têm remissão por alguns meses. O diagnóstico é feito pelo exame digital e pela anuscopia.

TRATAMENTO

O tratamento do abscesso perianal é a drenagem cirúrgica. Para os abscessos superficiais, a terapêutica definitiva, que inclui a ressecção completa do complexo fistular, pode ser adotada, sem risco de distúrbio funcional anorretal. Orienta-se que a drenagem do abscesso anal com fistulotomia pode ser realizada de forma segura nos casos de fístula de localização subcutânea, interesfincteriana ou transesfincteriana baixa, indicando-se a drenagem isolada, com tratamento posterior do trajeto fistuloso, nas fístulas transesfincteriana alta e supraesfincteriana. A cultura e o antibiograma do conteúdo supurativo devem ser providenciados para adoção de esquema de antibioticoterapia adequado, caso necessário. A administração de amicacina e metronidazol permite cobertura adequada contra os micro-organismos mais frequentes na sepse perianal. Em algumas circunstâncias, no entanto, em virtude da virulência do agente patogênico e/ou condições imunológicas deficitárias do hospedeiro, ocorre a disseminação planimétrica do processo infeccioso (a fasceíte necrosante), agravando o quadro tóxico. Essa condição requer intervenção de emergência, para o necessário debridamento e a administração de antianaeróbios. Pode ser necessária a realização de colostomia derivativa para controle da sepse.

A fístula perianal tem como princípios básicos de tratamento a abertura do trajeto (fistulotomia), incluindo-se os orifícios interno e externo, e a curetagem do leito fistular para eliminação do tecido de granulação. A ferida operatória deve permitir a cicatrização adequada, sem prejuízo funcional do canal anorretal.

> **ATENÇÃO!**
>
> A identificação de trajetos secundários e de coleções sépticas extrafistulares é importante, pois representam as causas mais frequentes de recidiva da fístula perianal.

A secção cirúrgica não deve comprometer o feixe profundo do músculo esfíncter externo do ânus, o que implicaria alteração importante da continência esfincteriana. Técnicas alternativas têm sido desenvolvidas para o tratamento de fístulas complexas; a utilização de fios que atuariam como agentes estimulantes da fibrose local e indutores da superficialização do trajeto fistular tem sido defendida. A técnica requer revisões cirúrgicas frequentes, origina desconforto prolongado para o paciente e induz importante deformidade do canal anal. O deslizamento do retalho cutâneo, após a curetagem do leito fistular, o fechamento do orifício interno e a miorrafia dos músculos esfíncteres interno e externo permitem cicatrização mais rápida das fístulas complexas, não deformam o canal anorretal e não estão associados a distúrbios da função anorretal. As técnicas relatadas têm resultados limitados quando a fístula perianal está associada à doença inflamatória intestinal (DII). A utilização de um plug no tratamento da fístula anal de origem criptoglandular permanece com resultados controversos, não sendo recomendada de maneira rotineira. Conforme enfatizado por Brandão Neto,[1] em situações clínicas em que se impõe o diagnóstico de fasceíte necrosante, ou seja, a infecção muscular com necrose, que envolve e se estende além da fáscia periférica profunda, a tomografia computadorizada (TC) mostra edema das fáscias e gás entre os tecidos musculares; este autor, em recente relato sobre o tratamento da fasceíte necrosante, relata que o debridamento cirúrgico deve ser precoce. Em pacientes sépticos, a intervenção cirúrgica não leva à melhora imediata, mas a estabilização do quadro é esperada após algumas horas. O uso de antibioticoterapia de amplo espectro é indicado e deve ser adaptado aos resultados de cultura; a combinação de carbapenêmico ou outro beta-lactâmico com betalactamase e clindamicina são uma boa opção. A clindamicina tem um papel adicional por seu papel bacteriostático e seu uso associado à inibição de antígenos pelos estreptocos com menor evolução para choque. Como a infecção é principalmente por estreptococos, muitas vezes estes são suscetíveis à penicilina cristalina ou oxacilina, que poderão substituir os antibióticos de maior espectro comumente utilizados. A utilidade da terapia hiperbárica nestes pacientes é discutível.

■ HIDROADENITE SUPURATIVA

QUADRO CLÍNICO E DIAGNÓSTICO

Processo infeccioso crônico das glândulas apócrinas da região perianal, na vigência de obstrução dos ductos por rolhas de queratina. Dilatação glandular, retenção crônica do seu conteúdo, reação inflamatória periductal e infecção crônica por *Staphylococcus epidermidis* e *Escherichia coli* são os componentes principais da doença. Distúrbios hormonais, obesidade e excesso de produção de queratina são fatores envolvidos na sua gênese.

O diagnóstico é feito pela presença de lesões pustulares perianais, com descarga fluida em grande quantidade e acompanhadas de fistulização interna e fibrose reacional intensa. O odor fétido, as crises de reagudização do processo infeccioso e a fibrose superficial são características clínicas que permitem o diagnóstico. Doença de Crohn, cisto pilonidal, abscesso e fístula perianal são os diagnósticos diferenciais mais importantes.

TRATAMENTO

O tratamento da hidroadenite supurativa com antibióticos, hormônios e vitamina E não costuma apresentar bons resultados. A ressecção simples é acompanhada de alta taxa de recidiva. Preconiza-se, atualmente, a ressecção com margem ampla de segurança (2 cm), precedida pelo mapeamento de localização das glândulas apócrinas.

Pode ser necessária a aplicação de enxertos de pele. Enfatiza-se aos pacientes a necessidade de cuidados higiênicos locais intensivos, o controle da obesidade e evitar antibioticoterapia prolongada.

Em recente comunicação, Pinheiro P. refere que não há cura definitiva para a hidradenite supurativa, mas que o tratamento precoce com o dermatologista pode ajudar a controlar os sintomas, evitar novas lesões e impedir a formação de cicatrizes.

■ PROLAPSO RETAL

QUADRO CLÍNICO E DIAGNÓSTICO

Exteriorização de parte ou de toda a parede retal pelo orifício anal, que ocorre em qualquer idade, sendo mais frequente nos indivíduos idosos e em mulheres. A invaginação do reto, acompanhada pela fraqueza do assoalho muscular pélvico, constitui o mecanismo mais aceito para a formação do prolapso retal. Esforços constantes para a evacuação, senilidade, doenças neurológicas e condições anatômicas prévias (como o fundo de saco retal anormalmente profundo) são condições predisponentes.

O diagnóstico é feito pela presença de prolapso, quase sempre acompanhado de incontinência esfincteriana, mucorreia, constipação intestinal e sangramentos ocasionais. Os exames complementares podem ser realizados para afastar doenças associadas. Manometria anorretal, videodefecografia, eletromiografia e medição do tempo de latência do nervo pudendo são métodos diagnósticos utilizados para melhor entendimento da causa do prolapso, permitindo selecionar a melhor estratégia cirúrgica e, principalmente, configurar o prognóstico do tratamento, no que diz respeito à continência esfincteriana.

TRATAMENTO

Essencialmente cirúrgico, tendo várias técnicas disponíveis, desde simples ressecção da mucosa prolapsada até procedimentos abdominoperineais complexos. A escolha depende da extensão do prolapso e da experiência do cirurgião. Recente revisão sistemática demonstrou que não há evidente superioridade dos métodos de sua correção, com acesso aberto ou por videolaparoscopia. Deve constituir objetivo fundamental do procedimento selecionado não somente a correção do prolapso, mas também da incontinência e da constipação intestinal; estas, no entanto, podem não ser obtidas, se houver elevado grau de comprometimento da função muscular.

Em pacientes com baixo risco anestésico-cirúrgico, a indicação é a retopexia, associada ou não à ressecção do sigmoide para correção da constipação intestinal. No entanto, quando ela ocorre em razão do trânsito lento, a chamada inércia cólica, há indicação de ressecção subtotal do colo. A associação de procedimentos que visem à correção da incontinência esfincteriana, como miorrafia posterior e/ou anterior, é discutível e depende fundamentalmente do grau de reserva funcional da musculatura do soalho pélvico. A retopexia pode ser realizada com auxílio de telas sintéticas, posicionadas no leito retal no sacro e fixadas na parede retal e no periósteo sacral. Essas manobras operatórias apresentam bons resultados quanto à correção do prolapso retal, restando, no entanto, alguma limitação quanto à continência e à constipação intestinais.

Em alguns pacientes, com grande risco cirúrgico-anestésico, sugere-se a ressecção do tubo mucoso do segmento retossigmoidiano prolapsado, associada à plicatura longitudinal da musculatura intestinal, por via perineal. Esse procedimento (operação de Delorme), que pode ser repetido nos casos de recidivas, apresenta bons resultados quando indicado para pacientes selecionados.

■ PRURIDO ANAL

Sintoma que tende a acompanhar doenças perianais existentes ou como resultado de processo alérgico local, de infecção da pele, de doenças ginecológicas, de doenças dermatológicas ou ainda de transtornos psicológicos. Sua etiologia, no entanto, nem sempre é identificável.

Evolui de forma crônica em crises, associadas a estresse, a dietas, a mudanças ambientais e à exacerbação de causas predisponentes. O reconhecimento de fator local alergênico ou a identificação de fatores precipitantes, como diarreia, diabetes, incontinência anal mínima, Aids e causas psicológicas, são relativamente frequentes.

TRATAMENTO

O tratamento será causal, quando se identificar a doença perianal adjacente. Nos casos idiopáticos, a principal medida é representada pelos cuidados higiênicos locais rigorosos, pela abolição do papel higiênico ou de quaisquer outros produtos de limpeza. O trauma local, repetido pelo ato de coçar, cronifica e agrava o processo inflamatório. Em geral, a regra dos 10 mandamentos para os sofredores crônicos de prurido anal pode ser aplicada para a maioria dos pacientes: manter a região perianal limpa; evitar o atrito local; utilizar papel sanitário úmido; manter a região perianal seca; não usar pensos volumosos; utilizar pequeno penso de algodão seco; evitar talco perfumado; evitar pomadas e cremes; manter a função intestinal adequada; e restringir gradualmente os mandamentos com a melhora do quadro.

Técnicas invasivas, como infiltração local de anestésicos, incisões múltiplas na pele perianal e plicatura do músculo esfíncter interno, preconizadas no passado, carecem de fundamentos racionais e, principalmente, de bons resultados. Propostas mais novas, como a crioterapia transitória, estão em fase de estudo.

■ PROCTALGIA FUGAZ

Condição clínica de etiologia ainda não identificada, manifestada por dor retal intensa, de instalação paroxística, frequentemente noturna e de natureza recorrente. A duração do desconforto é de 5 a 20 minutos, localizando-se na região anorretal. Pode haver período de remissão de meses, estando relacionada, em muitos pacientes, com crises de instabilidade emocional. A correlação é corroborada pelo fato de que, na maioria dos indivíduos, não se consegue identificar nenhum fator causal orgânico. Admite-se que espasmos originados na musculatura puborretal podem induzir a proctalgia fugaz.

O fenômeno doloroso pode ocorrer devido a espasmos agudos e intensos da musculatura do soalho pélvico, particularmente do feixe puborretal. Quando esses espasmos não são encontrados no exame digital do reto, causas orgânicas devem ser pesquisadas. Em alguns pacientes, identifica-se associação com a síndrome do colo irritável, assim como com dificuldades de evacuar e a síndrome do períneo descendente. Nesses casos, a abordagem terapêutica é dirigida a afecção orgânica ou funcional adjacente, sendo o diagnóstico de proctalgia fugaz feito por exclusão. Diagnóstico diferencial importante é a coccigodínea, frequentemente confundida com as dores anorretais. Diferentemente da proctalgia, é de natureza orgânica, incluindo-se na sua gênese a participação de múltiplos sistemas.

O tratamento é sintomático, constando de medidas locais e gerais para abolir possíveis espasmos musculares. O emprego de semicúpios, nas crises dolorosas, a utilização de miorrelaxantes e de supositórios de corticosteroides acompanham-se de resultados satisfatórios. O exame digital do reto, com finalidade dilatadora, e a instrumentação com retoscópio podem, pela dilatação esfincteriana imediata que causam, diminuir a intensidade dos sintomas e até abolir a dor retal na fase aguda.

De maneira geral, diz-se que a proctalgia fugaz representa condição idiopática, cujo tratamento produz resultados pouco satisfatórios. A presença de componente psicogênico deve ser sempre investigada.

REVISÃO

- Doença hemorroidal, fissura anal, sepse perianal, hidroadenite supurativa, prolapso retal, prurido anal e proctalgia fugaz representam algumas das afecções proctológicas não neoplásicas. Além disso, um terço dos pacientes com Aids apresenta afecções anorretais crônicas.
- Geralmente, são doenças sintomáticas, de quadro clínico variável de acordo com o tipo de afecção, a etiologia ou as condições clínicas associadas, mas a maioria têm em comum a manifestação de dor.
- O diagnóstico é feito, sobretudo, pela inspeção da região anal, tendo sempre em vista outras doenças com manifestações semelhantes.
- O tratamento vai desde medidas conservadoras, relacionadas a hábitos higiênicos e dietéticos, até procedimentos cirúrgicos.

■ REFERÊNCIA

1. Brandão Neto RA. Fasceíte necrotizante [Internet]. Porto Alegre: Medicinanet; 2014 [capturado em 05 nov. 2016]. Disponível em: www.medicinanet.com.br/conteudos/revisoes/5901/fasceite_necrotizante.htm.

■ LEITURAS SUGERIDAS

Cerato MM, Cerato NL, Passos P, Treigue A, Damin DC. Surgical treatment of hemorrhoids: a critical appraisal of the current options. ABCD Arq Bras Cir Dig. 2014;27(1):66-70.

Paroni, RA, Freitas RAS, Riera, R. Evidências de revisões sistemáticas Cochrane sobre o uso da toxina botulínica. Diagn Tratamento. 2016;21(1):36-44.

Pinheiro P. Hidroadenite supurativa: sintomas e tratamento [Internet] Rio de Janeiro: MD. Saúde; 2016 [capturado em 05 nov. 2016]. Disponível em: http://www.mdsaude.com/2014/05/hidradenite.html.

194.2 TRATAMENTO CIRÚRGICO DAS DOENÇAS DO ORIFÍCIO ANAL

■ SARHAN SYDNEY SAAD
■ LUÍS CÉSAR FERNANDES

■ HEMORROIDAS

As hemorroidas fazem parte da anatomia humana normal. Ocorrem em ambos os sexos, em todas as idades e raças e somente quando produzem sintomas podem ser consideradas doenças.

As hemorroidas podem ser:
- externas: também chamadas de plicomas, são representadas por pregas anais distendidas e flácidas;
- internas: formadas pelo desenvolvimento exagerado do plexo hemorroidário superior em meio a tecido celular frouxo. Têm relação com aumento da pressão venosa da veia porta (p. ex.: na gravidez), com a posição ereta do homem (tais veias não possuem válvulas) e com o esforço para evacuar, o que facilita o deslizamento e a distensão dos mamilos hemorroidários e a perda do ancoramento pelo tecido de suporte.

QUADRO CLÍNICO

O sangramento é o principal sintoma, representado pela perda de sangue vermelho-rutilante acompanhando as fezes, no papel higiênico ou gotejando após a evacuação. Pode haver sangramento profuso após a evacuação, tipo jato ou borrifo. Inicialmente, o prolapso que ocorre ao esforço se reduz de forma espontânea, para depois necessitar de redução manual, ou mesmo ficar exposto permanentemente. É comum a queixa de dor e desconforto anal com secreção mucosa que mancha a roupa íntima. A falta de higiene associada à secreção causa prurido. Há casos de anemia por perda sanguínea crônica.

DIAGNÓSTICO

Realizado pela história clínica e pelo exame proctológico. Na inspeção estática e dinâmica, é possível observação dos mamilos como protuberâncias venosas que se ingurgitam ao esforço. A anuscopia demonstra os mamilos hemorroidários internos e faz a diferenciação com outras causas de sangramento. Finalmente, a sigmoidoscopia permite excluir doenças inflamatórias, pólipos e neoplasias. No caso de dúvida quanto à sede do sangramento, é indicada a colonoscopia.

CLASSIFICAÇÃO

- Grau I – não descem abaixo da linha pectínea ao esforço.
- Grau II – descem abaixo da linha pectínea à solicitação de evacuação, exteriorizando-se, com redução espontânea.
- Grau III – exteriorizam-se ao esforço e somente são reduzidas digitalmente.
- Grau IV – mamilos permanentemente exteriorizados (Figura 194.1).

COMPLICAÇÕES

A trombose hemorroidária interna é a complicação mais comum, podendo acometer um ou mais mamilos. Há dor súbita, contínua, que piora com a evacuação, movimentação ou posição sentada. Ao exame físico, pode ser observado mamilo exteriorizado, com grande volume, de cor azulada e algumas vezes enegrecida, muito doloroso à palpação e com trombo no seu interior, geralmente acompanhado de edema da pele adjacente. A trom-

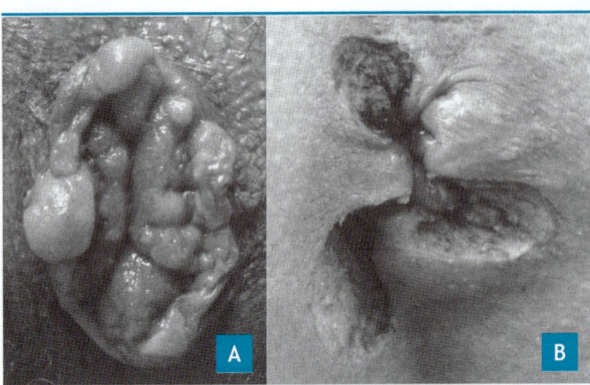

FIGURA 194.1 ■ (A) Hemorroida de grau IV. (B) Aspecto final após cirurgia de hemorroidectomia pela técnica aberta.

Fonte: Milligan e colaboradores.[1]

bose de hemorroida externa, também chamada de hematoma perianal, ocorre habitualmente após esforço físico ou defecatório e se apresenta como nódulo doloroso e azulado associado ao edema da pele perianal, externo à borda anal.

TRATAMENTO

Tratamento clínico

Medida de extrema importância é a correção do hábito intestinal dos indivíduos com constipação intestinal, por meio de dieta rica em fibras, totalizando 25 g a 30 g de fibra/dia, ingestão de pelo menos dois litros de líquido e realização de exercício físico. Pode ser prescrito agente hidrófilo formador de volume fecal (laxante de volume) para facilitar a evacuação. O paciente deve ser orientado a não permanecer por longo período sentado no vaso sanitário, assim como a realizar a higiene anal após evacuação com água e a não utilizar papel higiênico. Banho de assento com água morna durante curto espaço de tempo, de 2 a 3 vezes ao dia, associado ao uso de pomadas que agregam anestésicos, corticosteroides e substâncias cicatrizantes também são utilizados.

Tratamento conservador

Em virtude de a hemorroidectomia ser considerada um dos procedimentos cirúrgicos que mais são acompanhados de dor, amedrontando os pacientes, muitos procedimentos foram idealizados no sentido de se evitar a cirurgia. Alguns métodos, como injeção esclerosante, dilatação anal e crioterapia, foram abandonados.

A ligadura elástica foi difundida por Barron,[2] em 1963, que desenvolveu a pistola de aplicação de tira de elástico ao redor da base da hemorroida. Constitui-se em procedimento ambulatorial, indolor e com grande efetividade. Após 5 a 7 dias, o mamilo isquemiado necrosa e cai espontaneamente, deixando pequena área ulcerada que cicatriza de forma rápida. É importante notar que o elástico deve ser colocado acima da linha pectínea, pois, do contrário, provocará intensa dor ao paciente. Sua grande indicação é para hemorroida de graus I e II e, eventualmente, de grau III. A ligadura elástica pode ser usada no intraoperatório de cirurgia de hemorroida para erradicação de mamilos secundários.

A fotocoagulação, com radiação infravermelha, foi desenvolvida na Alemanha e difundida por Nath[3] em 1981. Consiste em um aparelho cuja extremidade permite à luz infravermelha penetrar nos tecidos até a submucosa, na qual é convertida em calor, levando a um processo inflamatório, à destruição e à fibrose da área tratada, com a vantagem de limitar a coagulação dos tecidos em uma extensão determinada, ou seja, 3 mm de diâmetro com 3 mm de profundidade. Devem ser feitos de 3 a 6 pontos de coagulação na base do mamilo, ficando a região ulcerada com tecido de granulação por cerca de duas semanas. A cicatrização com reepitelização se completa em quatro semanas. Também é indicada para hemorroidas menores, de graus I e II. Tanto a ligadura elástica como a fotocoagulação podem apresentar complicações representadas por dor, sangramento e úlceras persistentes de difícil cicatrização no canal anal.

Tratamento cirúrgico

A cirurgia está indicada nas hemorroidas de graus III e IV quando há presença de sangramento excessivo, que pode levar a quadros de anemia, ou, ainda, quando não há resposta adequada ao tratamento conservador.

> **ATENÇÃO!**
>
> É importante frisar que a parcela significativa da decisão sobre a indicação cirúrgica deve partir do próprio paciente em relação à sua sintomatologia.

A cirurgia está contraindicada nas doenças inflamatórias intestinais (DIIs), particularmente na doença de Crohn, nos pacientes com hipertensão porta (HP) severa, linfomas e leucemias, nos portadores de discrasias sanguíneas, nos pacientes com imunossupressão por quimioterapia ou na Aids.

Enema evacuatório deve ser feito 1 a 2 horas antes do procedimento cirúrgico. Recomenda-se o uso profilático de antibiótico.

1 | Técnica de hemorroidectomia aberta: descrita por Milligan e colaboradores[1] em 1937. O paciente é colocado em posição de litotomia com o auxílio de perneiras. Habitualmente, identificam-se três grandes mamilos na posição de 3, 7 e 11 horas. Após a apreensão do mamilo por pinça hemostática, há dissecação entre a pele e o tecido celular subcutâneo, com identificação do plano muscular, particularmente o músculo esfíncter interno do ânus. Essa dissecação deve progredir até 1,5 a 2 cm acima da linha pectínea, procurando deixar o pedículo fino o suficiente para permitir a ligadura com sutura transfixante de fio absorvível. A área cruenta cicatriza por segunda intenção em 4 a 6 semanas. Ponto de fundamental importância é a preservação de pontes cutaneomucosas entre as áreas de ressecção dos mamilos, para evitar a ocorrência de estenose anal. A preferência dos autores é o de realizar a hemorroidectomia com diatermia pela praticidade do método, ao permitir a utilização da função corte ou coagulação, com boa hemostasia intraoperatória e diminuição do tempo de cirurgia.

2 | Técnica de hemorroidectomia fechada: também conhecida como técnica de Ferguson e Heaton,[4] foi descrita em 1959. O paciente, após ser anestesiado, é colocado em posição de canivete. Após a ressecção do mamilo hemorroidário é realizada sutura contínua com fio absorvível, fixando as bordas da mucosa da área de ressecção na submucosa e no esfíncter interno do ânus.

3 | Técnicas não excisionais:

- **Hemorroidopexia por grampeamento circular:** técnica desenvolvida por Longo[5] em 1998, consiste na aplicação de grampeador circular no reto distal, com remoção de fita mucosa e submucosa com anastomose muco mucosa por meio de grampos. Como não ocorre ressecção de tecido no nível do canal anal, a dor pós-operatória é mínima. Os estudos de revisão de literatura e metanálise têm demonstrado maior índice de recidiva de hemorroida quando tratada com esse método em relação à cirurgia convencional.
- **Técnica THD** (*transanal hemorrhoidal dearterialization*): utiliza anuscópio que possui em sua extremidade transdutor Doppler, permitindo a identificação das artérias hemorroidárias, ligando-as por pontos transfixantes; com o mesmo fio, realiza-se a hemorroidopexia dos coxins hemorroidários.

4 | Complicações do tratamento cirúrgico: raras, são representadas principalmente por dor, retenção urinária, hemorragia precoce ou tardia, fissura anal, sepse anorretal, fecaloma, plicomas, estenose anal e incontinência fecal.

■ FISSURA ANAL

Constitui afecção frequente do canal anal com manifestação sintomática dolorosa durante as evacuações. A fissura se caracteriza por úlcera linear no canal anal e pode ocorrer em qualquer faixa etária, com maior incidência na 3ª e 4ª décadas, igualmente em ambos os sexos.

A etiologia da fissura é incerta e ainda fonte de especulação. É razoável se pensar na conjunção de vários fatores para explicar o aparecimento dessa doença, sendo o trauma do canal anal por fezes endurecidas o mais importante.

A fissura se apresenta como úlcera benigna, única, longitudinal ao anoderma, raramente ultrapassando a linha pectínea e a borda anal. Sua apresentação é mais frequente na linha média posterior (90%). Fissuras laterais podem sugerir um diagnóstico secundário. Quando a fissura se torna crônica, seus bordos são bem definidos, com fibrose associada. No leito da fissura, podem ser vistas as fibras do esfíncter interno do ânus. Plicoma sentinela e papilite hipertrófica caracterizam a tríade característica dessa doença.

QUADRO CLÍNICO

O sintoma predominante nessa doença é a dor de forte intensidade durante a evacuação, podendo permanecer durante algum tempo (3 a 4 horas), acompanhada de sangramento. Ocorrem grande ansiedade e medo da próxima evacuação.

DIAGNÓSTICO
Exame físico

No exame proctológico, pode ser vista lesão ulcerada do canal anal, linear ao anoderma, associada ou não ao plicoma (Figura 194.2). O toque frequentemente é muito doloroso pela presença da hipertonia do esfíncter interno do ânus. A anuscopia caracteriza melhor se é aguda ou crônica. Esse procedimento permite também o diagnóstico de lesões associadas, como hemorroidas, papilite hipertrófica, fístula ou abscesso perianal e estenose anal. A retossigmoidoscopia é necessária para o exame da mucosa retal, permitindo o diagnóstico de doenças que podem determinar fissuras secundárias, como doença de Crohn.

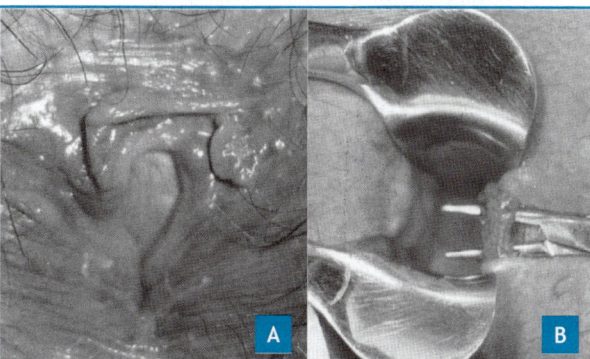

FIGURA 194.2 ■ (A) Fissura anal crônica com plicoma secundário. (B) Esfincterotomia lateral interna.

Diagnóstico diferencial

Deve-se ter em mente o diagnóstico de fissura secundária sempre que sua localização não for a preferencial e quando as fissuras forem múltiplas. Os pacientes de alto risco para doenças sexualmente transmissíveis (DSTs), como os portadores do vírus HIV, apresentam uma chance maior de possuírem fissura secundária. Outros diagnósticos secundários são representados por doença inflamatória intestinal (DII), fissura por tuberculose, sífilis, úlceras herpéticas e carcinoma do canal anal.

TRATAMENTO
Tratamento medicamentoso

Cerca de 70% das fissuras agudas cicatrizam sem tratamento algum. Nos casos em que a fissura não se acompanha de hipertonia importante do esfíncter interno do ânus, pode-se propor um tratamento clínico com banhos de assento com água morna, pomadas anestésicas e dieta rica em fibras, associada à utilização de laxante tipo mucilagem, por período de 3 a 4 semanas, após o qual o paciente é reavaliado quanto aos sintomas e à presença da lesão.

Recentemente, a esfincterotomia química do músculo esfíncter interno do ânus com dinitrato de isossorbida a 2%, o trinitrato de glicerina a 0,2% e a toxina botulínica têm sido utilizados.

Tratamento cirúrgico

Baseia-se na diminuição do poder contrátil do esfíncter interno do ânus. Para a obtenção desse objetivo, várias técnicas foram propostas, como a dilatação manual dos esfíncteres anais e a esfincterotomia interna posterior, abandonada por provocar alterações da função de continência e a perda de secreção (*soiling*).

O método de eleição é a esfincterotomia interna lateral sem ressecção da fissura, passível de ser realizada em regime de cirurgia ambulatorial, pela técnica aberta ou subcutânea. Parte do músculo esfíncter interno é seccionada com bisturi, tesoura ou diatermia.

A cirurgia para a fissura determina índices de cicatrização que variam de 95 a 100%. Incontinência temporária tem sido descrita em índices que variam de 30 a 45% dos pacientes. Habitualmente, essa incontinência é relacionada à flatulência e a fezes líquidas, podendo persistir por até um ano.

■ ABSCESSO PERIANAL

Conceitualmente, representa a presença de infecção no canal anorretal, ou sepse perianal, constituída por binômio abscesso (fase aguda da doença) e fístula (fase crônica da doença).

Ao nível das criptas anais, ocorre a desembocadura das glândulas perianais, que podem ter uma situação submucosa, interesfinctérica ou mesmo no interior da musculatura esfincteriana. Os espaços nos quais os abscessos se podem formar são: o isquioanal ou perianal; o isquiorretal; o interesfinctérico; o pós-anal superficial e profundo; e o pelvirretal.

A teoria mais aceita para a origem dos abscessos é a criptoglandular, ou seja, a infecção e a inflamação da cripta levam à obstrução e à estase das glândulas perianais, que evoluiriam para coleções purulentas, ocasionando os abscessos.

CLASSIFICAÇÃO

Em razão de sua localização, os abscessos são classificados em:
- interesfinctérico;
- perianal;
- isquioanal;
- pelvirretal;
- submucoso.

Os espaços pós-anais, superficial e profundo, podem determinar a ocorrência de abscessos em ferradura, pela propagação de abscessos laterais ao reto para a outra região lateral.

QUADRO CLÍNICO

O principal sintoma referido pelos pacientes é a dor perianal, de início insidioso e que se torna mais importante a cada dia, contínua, piorando com a movimentação, a ponto de impedir as atividades habituais, como se sentar. Associada à dor, pode haver o aparecimento de tumor doloroso ao redor do ânus, astenia, mal-estar, febre, bem como alterações da evacuação representadas por tenesmo, sangramento ou alterações urinárias tipo disúria ou retenção urinária. Ao exame proctológico, observam-se tumor com hiperemia, edema, aumento de temperatura e muita dor na região perianal. Pode ocorrer a drenagem espontânea da coleção com a presença de secreção purulenta fétida. Nos abscessos submucosos, é evidente a elevação da mucosa no local do abscesso sem outros sinais na pele perianal.

TRATAMENTO

Costuma-se utilizar, de maneira prática, a frase "abscesso diagnosticado é abscesso drenado". Não se recomenda o tratamento medicamentoso em razão do risco de propagação da infecção, determinando sepse perianal grave ou mesmo complicações que podem colocar a vida em risco.

Recomenda-se a coleta de material purulento para cultura e o antibiograma para avaliação dos germes envolvidos na infecção e do tratamento antibiótico instituído, normalmente para germes gram-negativos e anaeróbios, mais frequentemente envolvidos nesse tipo de infecção, em razão da flora bacteriana do reto distal.

Cerca de 50% dos pacientes com abscesso não desenvolverão fístula perianal. Se o trajeto fistuloso é de fácil identificação, não comprometendo de maneira significativa o feixe muscular esfincteriano, deve ser realizada a fistulotomia associada à drenagem do abscesso. Os abscessos submucosos devem ser drenados por meio do canal anal.

> **ATENÇÃO!**
>
> É necessário cuidado especial com os pacientes diabéticos e imunocomprometidos pelo risco de síndrome de fasceíte necrosante, que pode ter origem em abscesso perianal.

■ CISTO PILONIDAL

Descrito por Hodges[6] em 1880, é uma infecção crônica; contendo pelos entre as nádegas (Figura 194.3), era considerado congênito. Após a Segunda Guerra Mundial, assumiu-se como processo adquirido. É predominante em homens, por volta dos 20 anos.

QUADRO CLÍNICO

Os pacientes apresentam dor, aumento de volume e secreção purulenta se exteriorizando pela pele entre as nádegas, acima do canal anal. Ao exame físico, a afecção ocupa projeção sacral, na linha mediana, com orifícios cutâneos, acima do canal anal, com presença ou não de pelos ou secreção.

TRATAMENTO

Tratamento de urgência

Nos pacientes portadores de cistos com infecção, convém realização de tratamento clínico (se não houver abscesso) ou incisão e drenagem sim-

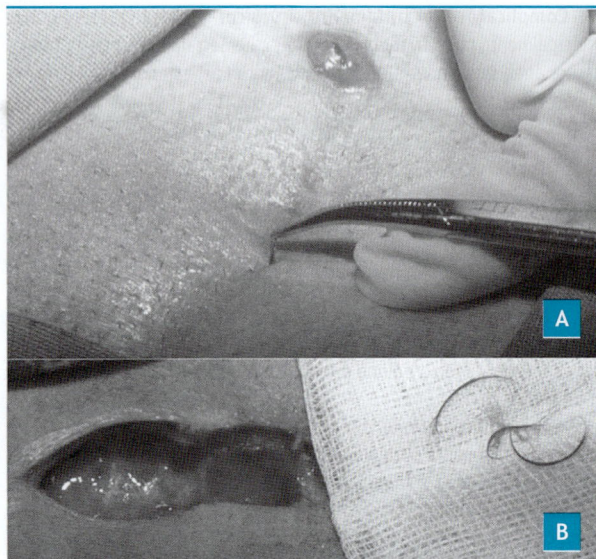

FIGURA 194.3 ■ (A) Cisto pilonidal com presença de pelos. (B) Aspecto final após a ressecção.

ples da coleção existente. Apenas a drenagem promove a cicatrização da lesão, sem recidivas, em 58% dos pacientes.

Tratamento eletivo

Efetuada nos enfermos com recorrência. O indivíduo será colocado em decúbito ventral com coxim sob os quadris, com fitas adesivas nas nádegas para tração lateral. Faz-se incisão cutânea elíptica abrangendo todos os orifícios, realizando-se curetagem do tecido celular subcutâneo. As bordas são deixadas sem suturas e a cicatrização será por segunda intenção.

Gazes com pomadas enzimáticas são dispostas no interior da ferida operatória até a cicatrização. Alta hospitalar poderá ser concedida no mesmo dia, com medicamentos para analgesia. Não são utilizados antibióticos, nem azul de metileno, por tingir tecido não afetado, gerando ressecções maiores que o necessário.

Excisão com sutura e rotação de retalhos

Diversas técnicas têm sido desenvolvidas. No entanto, são muito complexas, reservadas para casos com extenso comprometimento tecidual local.

No pós-operatório da técnica de incisão cutânea com curetagem, os curativos devem ser diários e as bordas cutâneas da incisão ser tricotomizadas 3 cm lateralmente. A cicatrização ocorre de 4 a 6 semanas, com recidivas em 1 a 3% dos casos.

■ FÍSTULA PERIANAL

A criptite é sempre o ponto de partida para a formação de um abscesso; em metade dos casos, constitui-se trajeto fistuloso, comunicando a cripta na linha pectínea com a pele perianal. São vários os trajetos possíveis (Figura 194.4).

As fístulas complexas, com mais de um trajeto fistuloso, normalmente compreendem outras afecções associadas, como doença de Crohn perianal, colite ulcerativa, tuberculose ou neoplasias. As fístulas se apresentam com um orifício interno, localizado na linha pectínea, em uma cripta anal. Esse orifício permite acesso a um trajeto que comunica o orifício interno com o orifício externo na pele perianal – essa formação básica, no en-

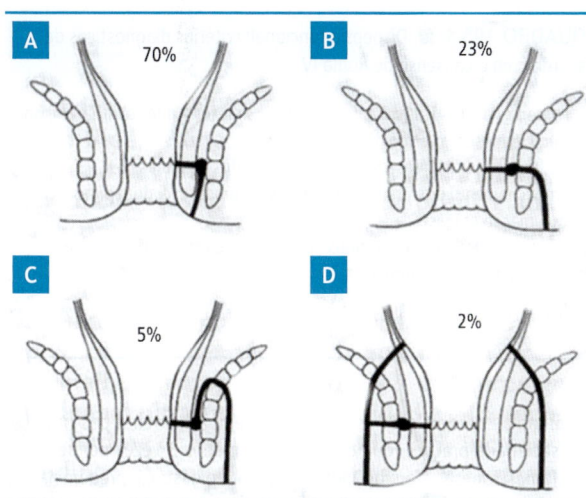

FIGURA 194.4 ■ Fístula perianal: (A) interesfinctérica, (B) transesfinctérica, (C) supraesfinctérica e (D) extraesfinctérica.

tanto, pode se tornar complexa em alguns casos, com multiplicidade de orifícios e trajetos, o que ocorre em 10% dos casos.

Os orifícios fistulosos externos na metade posterior do canal anal comunicam-se com o orifício interno situado na cripta da linha média posterior, ao passo que os orifícios externos, situados na metade anterior do canal anal, possuem trajetos radiais para suas criptas (regra de Goodsall-Salmon).

As fístulas podem ser classificadas em interesfinctérica, transesfinctérica, supraesfinctérica e extraesfinctérica, as quais ocorrem em 70, 23, 5 e 2% dos casos, respectivamente.

DIAGNÓSTICO

Normalmente, a queixa do paciente é característica, com história crônica de episódios de intumescimento e dor perianal, evoluindo com descargas de coleção purulenta, que, por vezes, permanecem ausentes por longos períodos. O exame físico com identificação de orifício perianal é característico. Por vezes, é possível a introdução de cânula pelo trajeto fistuloso, com saída no canal anal. Muitas vezes, é impossível a cateterização do trajeto completo; frente a dificuldades, não se deve insistir, sob risco de obter falso trajeto.

RM é útil na determinação de trajetos complexos. Nesses casos, sempre deve ser pensado em outras afecções associadas ao processo; colonoscopia e outros exames podem ser adequados a cada potencial diagnóstico diferencial. O tratamento local deve ser feito abordando-se também a doença de base, sob o risco de recidiva.

TRATAMENTO

Consiste na abertura do leito fistular, incluindo-se os orifícios fistulares internos e externos, com curetagem do tecido de granulação do leito fistular.

Quando, na avaliação de um trajeto fistular, houver comprometimento de mais da metade da extensão da massa esfincteriana anorretal, não se aconselha a secção dos tecidos. Deve-se optar por passagem de fio (seton) no trajeto, o qual deve ser trocado periodicamente. A tendência à superficialização do trajeto e a indução de fibrose perifistular permitirão futura secção dos tecidos, sem retração dos esfíncteres. É um processo lento, mas com baixo risco de incontinência fecal.

Outra técnica descrita é o deslizamento de retalho mucoso sobre o orifício fistular interno, após ressecção dos trajetos fistulosos, permitindo redução do tempo de cicatrização, sem lesão esfincteriana e sem deformação anorretal. Há sempre risco de necrose do retalho e de deiscência da sutura local.

REVISÃO

- As principais doenças anorretais são: hemorroidas (dor, desconforto anal e sangramentos); fissura anal (manifestação dolorosa durante as evacuações); abscesso perianal (infecção do canal anorretal, constituída por binômio abscesso e fístula); cisto pilonidal (infecção crônica, contendo pelos entre as nádegas); fístula perianal (trajeto fistuloso, que comunica a cripta, na linha pectínea, com a pele perianal).
- O diagnóstico das doenças anorretais é realizado pela história clínica e pelo exame proctológico; pode ser necessária colonoscopia para exclusão de afecções secundárias e neoplasias.
- O tratamento da hemorroida é inicialmente clínico, devendo-se optar por métodos mais invasivos (ligadura elástica, hemorroidectomia e técnicas não excisionais) em razão dos sintomas relatados pelo paciente.
- O método cirúrgico de eleição para a fissura anal crônica é a esfincterotomia lateral interna.
- Cisto pilonidal tem, com incisão e curetagem, seu tratamento definitivo.
- O abscesso e a fístula perianal se constituem na fase aguda e crônica da mesma doença; a fístula deverá ser tratada com drenagem, abertura do leito fistular, passagem de fio ou deslizamento de retalho mucoso, conforme o caso.

■ REFERÊNCIAS

1. Milligan ETC, Morgan CN, Jones LE, et al. Surgical anatomy of the anal canal and operative treatment of haemorrhoids. Lancet. 1937;1:1119-24.
2. Barron J. Office ligation treatment of internal hemorrhoids. Dis Colon Rectum. 1963;6:109-13.
3. Nath G. The new principle of infra-red coagulation in medicine and its physical fundamentals. Coloproctol Int.1981;3:379-81.
4. Ferguson JA, Heaton JR. Closed hemorrhoidectomy. Dis Colon Rectum. 1959;2(2):176-9.
5. Longo A. Treatment of hemorrhoidal disease by reduction of mucosa and hemorrhoidal prolapse with a circular-suturing device: a new procedure. In: Proceedings of the 6th World Congress of Endoscopic. Rome, Italy: Surgery; 1998.
6. Hodges RM. Pilonidal sinus. Boston Med Surg J. 1880;103:485-586.

■ LEITURAS SUGERIDAS

Abramowitz L, Soudan D, Souffran M, Bouchard D, Castinel A, Suduca JM, et al. The outcome of fistulotomy for anal fistula at 1 year: a prospective multicentre French study. Colorectal Dis. 2016;18(3):279-85.
de Parades V, Bouchard D, Janier M, Berger A. Pilonidal sinus disease. J Visc Surg. 2013 Sep;150(4):237-47.
Jacobs D. Hemorrhoids. N Engl J Med. 2014;371(10):944-51.
Pearce L, Newton K, Smith SR, Barrow P, Smith J, Hancock L, et al. Multicentre observational study of outcomes after drainage of acute perianal abscess. Br J Surg. 2016;103(8):1063-8.

195
DISTÚRBIOS FUNCIONAIS DO TRATO SUPERIOR

195.1 DISPEPSIA FUNCIONAL

■ MARIA DO CARMO FRICHE PASSOS

QUADRO 195.1 ■ Dispepsia funcional: critérios diagnósticos de acordo com o consenso de Roma IV

1 | Queixas dispépticas durante os últimos 3 meses e que se iniciaram, no mínimo, 6 meses antes do diagnóstico
2 | É fundamental a presença de um ou mais dos sintomas:
a) empachamento pós-prandial, b) saciedade precoce; c) dor epigástrica; d) queimação epigástrica
3 | Ausência de lesões estruturais (incluindo a realização de EDA) que possam justificar os sintomas

EDA: endoscopia digestiva alta.
Fonte: Drosmann.[1]

Dispepsia consiste em um grupo heterogêneo de sintomas persistentes ou recorrentes, localizados na região superior do abdome (epigástrio). Os sintomas dispépticos podem estar associados a uma doença digestiva específica, como por exemplo, úlcera péptica, neoplasia gástrica, parasitoses intestinais, dentre outras e, nesses casos, é classificada como secundária ou orgânica. Contudo, a maioria dos pacientes com queixas dispépticas crônicas que se submetem a investigações laboratoriais, endoscópicas e ultrassonográficas não apresenta qualquer alteração que justifique os seus sintomas, sendo então considerados portadores de dispepsia funcional, um dos distúrbios gastrintestinais funcionais mais frequentes da prática clínica

Tem sido relatado que cerca de 20 a 40% da população geral apresenta alguma queixa dispéptica (as cifras mais altas correspondem a estudos que incluíram também o sintoma de pirose). Entretanto, apenas cerca de 30% desses indivíduos procuram assistência médica; a queixa dispéptica constitui a causa de 3 a 5% das consultas ambulatoriais de clínica geral, em um centro de atenção primária e de mais de 20% das consultas em gastrenterologia. Os sintomas dispépticos podem surgir em qualquer idade e são mais prevalentes no sexo feminino.

■ DISPEPSIA FUNCIONAL

CONCEITO

Nos últimos anos, um grupo internacional de especialistas tem sugerido critérios mais objetivos para o diagnóstico e classificação dos distúrbios funcionais gastrintestinais (critérios de Roma), trazendo grandes avanços no entendimento das síndromes funcionais, como a dispepsia funcional (DF), porém vários aspectos ainda precisam ser esclarecidos, especialmente àqueles que se relacionam à sua etiopatogenia.

O comitê de especialistas do último Consenso de Roma[1] define a DF como uma síndrome clínica que impacta as atividades habituais do paciente e é caracterizada pela presença de sintomas dispépticos recorrentes e crônicos, na ausência de lesões estruturais ou metabólicas subjacentes, observadas em investigação clínica habitual (incluindo endoscopia), capazes de justificar o quadro clínico. O Consenso de Roma IV[1] sugere que consideremos como dispepsia associada ao *H. pylori* (e não funcional) os casos em que ocorre melhora ou desaparecimento total dos sintomas após o tratamento de erradicação.

■ CRITÉRIOS DIAGNÓSTICOS E CLASSIFICAÇÃO

De acordo com o consenso de Roma IV[1], os seguintes critérios são necessários para o diagnóstico de DF e são listados no Quadro 195.1.

Para uma melhor orientação propedêutica e terapêutica, esse consenso sugere que os pacientes com DF sejam classificados em duas síndromes, de acordo com o sintoma principal: a) síndrome do desconforto pós-prandial: predominam os sintomas de empachamento pós-prandial e/ou saciedade precoce, que ocorrem pelo menos 3 vezes por semana, nos últimos 3 meses e/ou; b) síndrome da dor epigástrica: predomina dor ou queimação epigástrica, moderada a intensa, intermitente, ocorrendo, no mínimo, uma vez por semana, nos últimos 3 meses. Critérios específicos para a classificação desses pacientes foram estabelecidos pelo consenso de Roma IV.[1,2]

■ DIAGNÓSTICO

O diagnóstico é fundamentalmente clínico, baseando-se nos critérios de Roma IV descritos.[1,2] Não é necessário realizar uma propedêutica extensa, especialmente em pacientes com sintomas típicos e que não apresentam sinais de alarme (emagrecimento, vômitos recorrentes, disfagia progressiva, presença de sangramento, icterícia).[2,3] É essencial realizar história clínica e exame físico detalhados, uma vez que a anamnese é o grande subsídio do médico para o diagnóstico, a seleção dos pacientes a serem investigados e a escolha da terapêutica adequada. A presença de sinais e sintomas de alarme implica a continuidade da propedêutica.[4,5] Dessa forma, os exames complementares devem ser realizados de forma individualizada e, em alguns casos, pode ser realizado um teste terapêutico antes de se iniciar a propedêutica.

O conhecimento dos critérios de Roma IV[1,2], associado a uma atitude positiva de considerar o diagnóstico precocemente (diagnóstico de inclusão), pode levar o médico a conduzir o atendimento do paciente de uma maneira mais custo-eficiente do ponto de vista de procedimentos diagnósticos. A endoscopia digestiva deve ser realizada durante um período sintomático e, preferencialmente, sem terapia antissecretora.[4-6] As biópsias devem ser feitas rotineiramente durante o procedimento endoscópico visando a detectar também o *H. pylori*.

Em pacientes jovens e sem sinais de alarme, sugere-se realizar testes não invasivos para pesquisa do *H. pylori* (teste respiratório, antígeno fecal ou sorologia) e, nos casos positivos, recomenda-se o tratamento de erradicação do micro-organismo (estratégia testar e tratar). Nesses casos, estaremos diante de uma dispepsia associada ao *H. pylori*, e o exame endoscópico está indicado apenas para aqueles pacientes que persistirem sintomáticos após o tratamento da bactéria.[2-4] Contudo, essa conduta é ainda pouco utilizada no Brasil, pois os testes não invasivos não estão disponíveis na maioria das regiões. Dessa maneira, no nosso meio, a endoscopia digestiva constitui o primeiro exame, independente da idade e presença ou não sinais de alarme.

Os exames parasitológicos de fezes devem ser solicitados de forma seriada (no mínimo três amostras), especialmente para a pesquisa de giardíase e estrongiloidíase.

A ultrassonografia (US) deve ser feita quando houver suspeita de doença pancreática, hepática ou de via biliar.[2] Testes para avaliação do

DIAGNÓSTICO E TRATAMENTO

tempo de esvaziamento gástrico podem ser realizados por meio da cintilografia, teste respiratório com ácido octanoico ou ultrassom e estão indicados na hipótese de existir um importante distúrbio do esvaziamento gástrico ou mesmo gastroparesia.

Recomenda-se ainda realizar testes para excluir doença celíaca e intolerâncias alimentares (principalmente lactose e frutose) nos casos em que houver suspeita clínica.[5,6] É essencial também avaliar a presença de co-fatores psicológicos, ambientais e dietéticos e o uso de medicamentos que possam ocasionar ou agravar a sintomatologia dispéptica.

O consenso de Roma IV[1] sugere um algoritmo para o diagnóstico e o tratamento dos pacientes com dor/queimação epigástrica, plenitude pós-prandial, saciedade precoce, náuseas e vômitos, como demonstrado na Figura 195.1.

■ TRATAMENTO

O tratamento da DF ainda representa um dos grandes desafios para o gastrenterologista e, até o momento, não existe uma terapêutica que seja realmente eficaz e curativa. O principal objetivo do tratamento é o alívio dos sintomas (dor epigástrica e/ou do desconforto pós-prandial) e a melhora da qualidade de vida. Novos e recentes conhecimentos fisiopatológicos nessa área trazem expectativas muito favoráveis nas pesquisas de novos fármacos capazes de atuar sobre a motilidade gastroduodenal (exercendo um efeito procinético), hipersensibilidade visceral (reduzindo o limiar de sensibilidade), microbiota e inflamação da mucosa. Entretanto, ainda é bastante escasso o arsenal terapêutico para esse enorme grupo de pacientes.

Um dos pontos mais importantes para o sucesso do tratamento é o estabelecimento de uma boa relação médico-paciente.[4-6] O médico deve adotar uma postura confiante e otimista, inspirando segurança e demonstrando interesse para compreender as queixas do paciente. É importante esclarecer ao paciente que os sintomas decorrem de um distúrbio funcional do aparelho digestório, que não caracterizam nenhuma doença grave ou risco de vida.

MEDIDAS GERAIS

Parcela considerável dos pacientes portadores de DF obtêm alívio dos seus sintomas com simples mudanças em seu estilo de vida e com a adoção de hábitos salutares em seu cotidiano, como alimentação adequada e atividade física regular.[4] Embora um número significativo de pacientes relacionem piora dos seus sintomas com a ingestão de determinados alimentos, nenhuma dieta específica está indicada. Os alimentos que agravam os sintomas obviamente devem ser evitados. Intolerâncias específicas, como, por exemplo, ao glúten, à lactose e à frutose devem ser consideradas e, se confirmadas, orientações dietéticas específicas estão indicadas.[2] A queixa de empachamento pós-prandial habitualmente melhora com a redução de alimentos gordurosos, ao passo que a saciedade precoce pode ser aliviada com o fracionamento das refeições.[2,3] Os fatores psicológicos sempre devem ser abordados, sendo essencial esclarecer aos pacientes a possível correlação dos seus sintomas com ansiedade, depressão e estresse.[6] O tratamento psicoterápico tem-se mostrado eficaz em um subgrupo de pacientes.[4]

TRATAMENTO MEDICAMENTOSO

O tratamento medicamentoso tem como principal objetivo aliviar o sintoma predominante, e a estratégia terapêutica vai depender basicamente da natureza e da intensidade dos sintomas, do grau do comprometimento funcional e dos fatores psicossociais envolvidos.

É necessário também enfatizar que a resposta ao placebo é muito alta na maioria dos ensaios clínicos envolvendo pacientes com DF (25 a 60%).[2] Para o tratamento da DF, podem ser utilizados diversos medicamentos, destacando-se, entre os antiácidos, os antissecretores, procinéticos, antibióticos para erradicação do *H. pylori*, ansiolíticos e antidepressivos, como mostra o Quadro 195.2.

A maioria dos autores recomenda que os inibidores da secreção ácida (bloqueadores H2 ou inibidores da bomba de prótons [IBP]) sejam a primeira opção para os pacientes com DF e predomínio de síndrome da dor epigás-

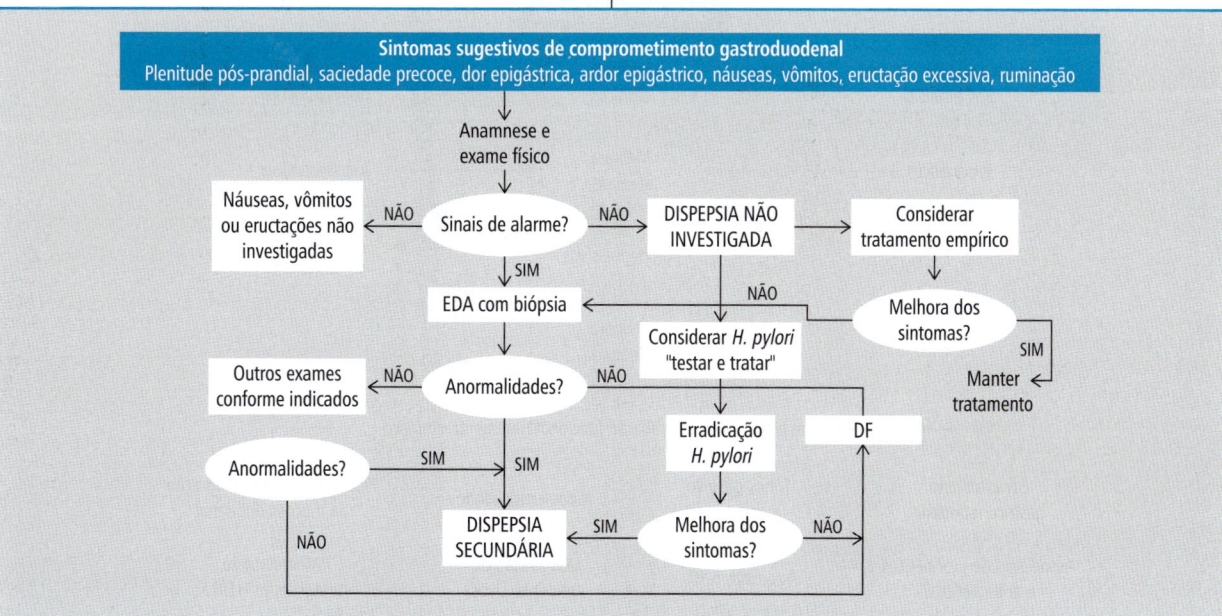

FIGURA 195.1 ■ Abordagem diagnóstica para os pacientes com sintomas gastroduodenais de acordo com o Consenso de Roma IV.

Fonte: Drosmann.[1]

QUADRO 195.2 ■ Tratamento farmacológico na dispepsia funcional

TRATAMENTO DE 1ª LINHA

- Procinéticos
- Bloqueadores H2
- IBP
- Tratamento anti-*H. pylori*
- Antidepressivos/Buspirona

TRATAMENTO DE 2ª LINHA (EFICÁCIA AINDA INCERTA)

- Acupuntura
- Agonistas dos receptores 5-HT4
- Psicoterapia
- Hipnoterapia
- Chás e ervas naturais (chinesas)

NOVOS FÁRMACOS PROMISSORES

- Antagonistas dos receptores da colecistocina
- Derivados da motilina e da grelina
- Acotiamide
- Capsaicina
- Novos agonistas e antagonistas da serotonina
- Análogos da somatostatina

trica (SDE); e os procinéticos (metoclopramida, domperidona, bromoprida) para aqueles com DF da síndrome do desconforto pós-prandial (SDPP).

O consenso de Roma IV sugere um algoritmo para tratamento dos pacientes com diagnóstico de DF, como demonstrado na Figura 195.2.[1]

Os antissecretores são fármacos seguros e se constituem a medicação clássica para a DF tipo síndrome da dor epigástrica. Tanto os bloqueadores H2 como os IBP podem ser prescritos e recomendados como terapêutica de primeira linha para esse subgrupo de pacientes. Devem ser utilizados na dose-padrão, uma vez ao dia.[2,4] Tem sido demonstrado que a prescrição de doses mais elevadas não aumenta a resposta terapêutica em pacientes dispépticos funcionais.

Um total de 24 estudos clínicos controlados e randomizados, envolvendo 7.624 pacientes, avaliou o efeito dos medicamentos antissecretores na DF, demonstrando que o número necessário para tratamento (NNT) é de 8 e 9 (5 a 24), ou seja, será necessário tratar 8 a 9 pacientes para que um seja realmente beneficiado com melhora dos sintomas, especialmente da dor epigástrica, como mostra o Quadro 195.3.[9]

Análises de subgrupos de dispépticos mostram que os IBPs são bastante eficazes nos pacientes com queixa de dor epigástrica, especialmente naqueles que apresentam também o sintoma de pirose na doença do refluxo gastresofásico (DRGE), mas não no grupo de pacientes com sintomas apenas de desconforto pós-prandial.[2-5]

Os procinéticos (metoclopramida, domperidona, bromoprida, motilíneos derivados da eritromicina, entre outros) se mostram superiores ao placebo em vários ensaios clínicos, estando indicados especialmente para os pacientes portadores da síndrome do desconforto pós-prandial (empachamento/peso pós-prandial e saciedade precoce). São medicamentos capazes de melhorar vários parâmetros da motilidade gastroduodenal ao aumentar o tônus gástrico, a motilidade antral e, sobretudo, a coordenação antroduodenal, além de alguns deles conseguirem também relaxar o fundo gástrico. Os procinéticos se mostraram mais eficazes do que o placebo em vários estudos, segundo revisões da literatura realizadas por diferentes pesquisadores. A melhora dos sintomas com o emprego desses medicamentos tem sido de 20 até 45 pontos percentuais mais efetiva do que o placebo (NNT de 5), e os procinéticos devem ser indicados, de maneira especial, para pacientes com sintomas de empachamento pós-prandial (Quadro 195.3).

Estudos recentes demonstram que os medicamentos que relaxam o fundo gástrico, como os agonistas da 5-hidroxitriptamina (sumatriptan e

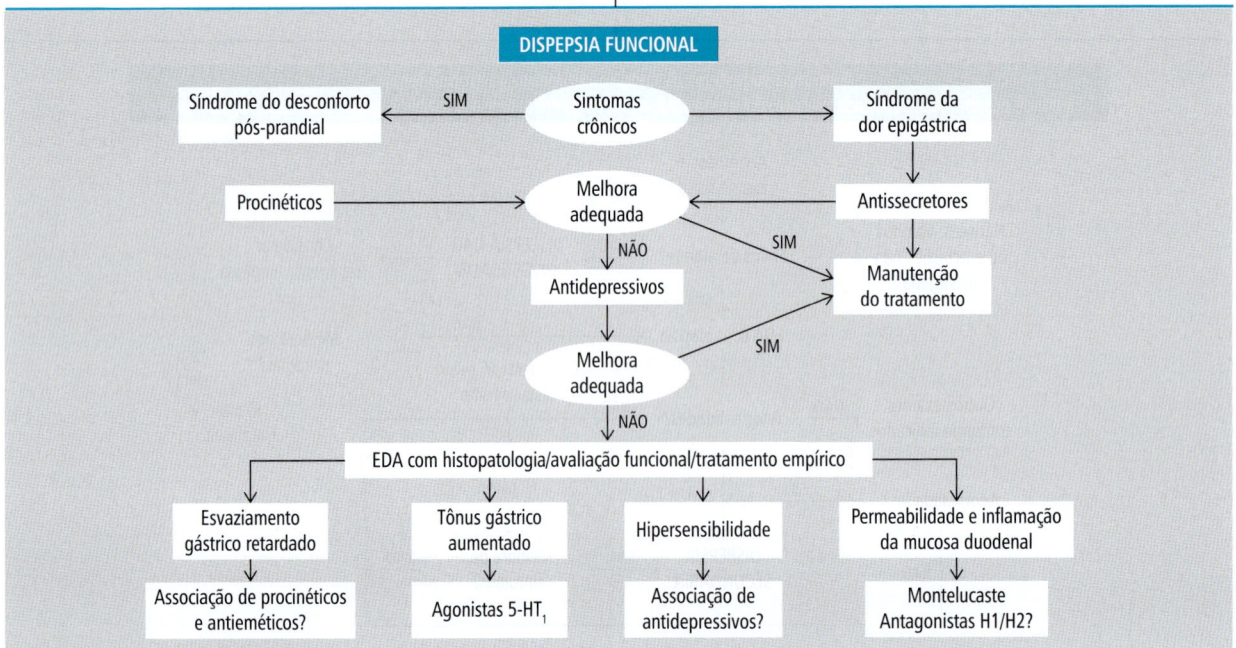

FIGURA 195.2 ■ Algoritmo para o tratamento da dispepsia funcional de acordo com o Consenso de Roma IV.

Fonte: Adaptada de Stanghelini e colaboradores.[8]

QUADRO 195.3 ■ Eficácia dos diversos tratamentos na dispepsia funcional

INTERVENÇÃO	NÚMERO DE ESTUDOS	NÚMERO DE PACIENTES	NNT (IC: 95%)	QUALIDADE METODOLÓGICA
Procinéticos	17	4.495	5 (3-11)	Baixa
Antagonistas H_2	11	2.164	7 (5-24)	Baixa
IBP	13	5.460	10 (6-19)	Razoável
Tratamento anti-*H. pylori*	21	4.331	14 (10-20)	Alta
Antidepressivos tricíclicos	4	167	2 (1,5-5)	Muito baixa

NNT: número necessário para o tratamento; IC: intervalo de confiança.
Fonte: Adaptado de Moayyedi e colaboradores.[9]

buspirona), conseguem melhorar o sintoma de saciedade precoce. Tack e colaboradores observaram um efeito favorável da buspirona, sobretudo no grupo de dispépticos em DF e desconforto pós-prandial.

Os antidepressivos tricíclicos (amitriptilina, nortriptilina, desipramina e imipramina) e os inibidores da recaptação de serotonina (fluoxetina, paroxetina, sertralina, citalopram, venlafaxina) têm sido recomendados pela ação analgésica central, sendo capazes de bloquear a transmissão da dor do trato digestivo para o cérebro. Poucos estudos controlados com metodologia adequada foram realizados. Dessa maneira, os bons resultados observados nas metanálises (NNT = 2) têm sido questionados por alguns autores. Recomenda-se iniciar com doses mais baixas do que as convencionalmente utilizadas para o tratamento da depressão, e, se observada uma boa resposta clínica, a conduta deverá ser mantida por um período mínimo de seis meses.

Talley e colaboradores[2] conduziram um ensaio clínico multicêntrico, randomizado, duplo-cego, placebo-controlado, em que empregaram placebo, amitriptilina 50 mg ou escitalopram 10 mg em pacientes com DF (critérios de Roma II). Duzentos e noventa e dois indivíduos foram incluídos, 75% eram mulheres, 70% portadores de DF tipo SDPP e 30% DF tipo SDE. Os autores observaram alívio dos sintomas dispépticos em 53%, 40% e 38% dos pacientes que receberam amitriptilina, placebo e escitalopram, respectivamente. Os melhores resultados foram observados nos pacientes com DF e SDE. De fato, estudos de metanálise recentes demonstram que os tricíclicos são superiores aos inibidores da recaptação de serotonina no alívio dos sintomas da DF.

As chamadas terapias complementares ou alternativas (ervas chinesas, japonesas e indianas, acupuntura) e/ou o tratamento psicológico (hipnose, psicoterapia e terapia cognitivo-comportamental [TCC]) têm sido muito utilizadas por um grupo de pesquisadores e devem ser consideradas para pacientes que não respondem ao tratamento farmacológico. Vários estudos têm demonstrado resultados animadores com esse tipo de abordagem no tratamento da DF. É necessário ressaltar, no entanto, que a maioria dos trabalhos que utilizaram esse tipo de intervenção terapêutica não apresenta desenho metodológico adequado, o que dificulta conclusões definitivas sobre a sua real eficácia. Embora vários estudos demonstrem a superioridade da acupuntura sobre a terapia tradicional para os pacientes com DF, a última revisão de Cochrane não encontrou resultados tão consistentes.

De qualquer forma, devemos sempre incentivar o paciente para a prática de atividades ou técnicas que envolvam relaxamento físico e mental, respeitando, obviamente, as preferências individuais e a experiência do médico.

Recentes estudos demonstram também melhora dos sintomas com a utilização de prebióticos e probióticos, mas resultados mais consistentes e a longo prazo ainda são aguardados.

TERAPIAS FUTURAS

Os novos conhecimentos da fisiopatologia da DF têm conduzido ao desenvolvimento de novas medicações, mas a maioria ainda em fase de pesquisa pré-clínica. As principais medicações em investigação são os novos procinéticos, agentes serotoninérgicos, receptores opioides e analgésicos viscerais.[2] A asimadolina, um agonista kappa opioide, demonstrou ser eficaz em reduzir a plenitude pós-prandial e a saciedade precoce em voluntários saudáveis, mas estes achados não foram reproduzidos em pacientes com DF após 8 semanas de acompanhamento.

Novos procinéticos, capazes de atuar tanto na motilidade digestiva como no relaxamento do fundo gástrico, são aguardados para a nossa prática diária. Entre essas medicações estão mosaprida, acotiamida, camicinal (GS962040), derivados da motilina e da grelina, que se têm mostrado eficazes em laboratórios de pesquisas e ensaios clínicos iniciais. Alguns estudos demonstram que a grelina é capaz de interferir com a motilidade gástrica em modelos animais e, em humanos, acelera o esvaziamento gástrico, atuando também no relaxamento do estômago proximal (acomodação). Alguns derivados da grelina como RM-131 (relamorelina) apresentam potência procinética até 100 vezes superior à formulação original e são substâncias bastante promissoras. Receptores capazes de modular a mucosa gastroduodenal e a função do músculo liso, como a capsaicina, que é um potente agonista, apresentam grande potencial terapêutico. Além desses, receptores do canal de sódio, antagonistas da colecistocinina (loxiglumide, dexloxiglumide), antagonistas NK1 e NK3 e receptores da somatostatina estão sendo avaliados em diversos centros de pesquisa.

Estudo duplo-cego, randomizado e controlado demonstrou significativa superioridade do citrato de tandospirona (agonista 5 HT1A) em relação ao placebo no alívio dos sintomas em pacientes dispépticos funcionais.

■ CONCLUSÃO

O tratamento medicamentoso clássico para os pacientes com DF tem o objetivo de aliviar o sintoma predominante e, infelizmente, ainda não temos um tratamento ideal e curativo. Para os dispépticos não infectados, tem sido recomendado iniciar com antissecretores (IBP ou bloqueadores H2) ou procinéticos. Se o *Helicobacter pylori* estiver presente, está indicada a terapia de erradicação. Caso a resposta clínica seja insatisfatória e os sintomas persistam, os antidepressivos podem ser prescritos. Nos casos refratários, terapias psicológicas, hipnose, acupuntura, ervas chinesas, probióticos podem ser tentados, embora os resultados de estudos controlados nessa área sejam bastante controversos. A Figura 195.2 sintetiza a abordagem mais atual no tratamento da DF.

As pesquisas em busca de novas opções medicamentosas para a DF está em constante crescimento e é possível que, em breve, inúmeras novidades terapêuticas estejam disponíveis para o controle mais adequado dos sintomas dispépticos, especialmente para o grupo dos pacientes com quadro crônico e refratário ao tratamento convencional.

REVISÃO

- A DF, definida pela presença de dor e/ou desconforto no epigástrio sem anormalidades estruturais e/ou irregularidades metabólicas e bioquímicas que justifiquem a sintomatologia, é altamente prevalente e adquire caráter crônico se tratada insatisfatoriamente.
- O quadro clínico se caracteriza por dor e queimação epigástrica, plenitude pós-prandial e saciedade precoce. Para a confirmação da DF, é necessária a realização de endoscopia digestiva alta e de biópsias. Se o *H. pylori* estiver presente, recomenda-se o tratamento clássico de erradicação. Neste caso, o paciente tem o diagnóstico de dispepsia associada ao *H. pylori* (consenso de Roma IV). Caso não ocorra melhora clínica após o tratamento da bactéria, o paciente é considerado portador de DF.
- Para melhor orientação da propedêutica e terapêutica, uma vez determinado o diagnóstico, os pacientes são classificados segundo o sintoma principal em duas síndromes, a saber: 1) síndrome do desconforto pós-prandial e; 2) síndrome da dor epigástrica. Ainda não temos um tratamento realmente eficaz e curativo para a DF. O médico deve indicar medicamentos para aliviar os sintomas e restaurar a qualidade de vida do paciente. Orientações quanto aos hábitos alimentares (redução do consumo de frituras e alimentos muito ácidos, entre outros) e comportamentais (praticar exercícios físicos com regularidade e reduzir ou eliminar o tabagismo, entre outros) são importantes e podem auxiliar no tratamento medicamento clássico (antissecretores, procinéticos, antidepressivos, dentre outros).

■ REFERÊNCIAS

1. Drosmann DA, editor. Rome IV functional gastrointestinal disorders: disorders of gut-brain interaction. 4th ed. Raleigh: Rome Foundation; 2016.
2. Talley NJ, Locke GR, Saito YA, Almazar AE, Bouras EP, Howden CW, et al. Effect of amitriptyline and escitalopram on functional dyspepsia: a multicenter, randomized controlled study. Gastroenterology. 2015;149(2):340-9.e2.
3. Vanheel H, Tack J. Therapeutic options for functional dyspepsia. Dig Dis. 2014;32(3):230-4.
4. Malfertheiner P, Megraud F, O'Morain CA, Gisbert JP, Kuipers EJ, et al. Management of Helicobacter pylori infection-the Maastricht V/Florence Consensus Report. Gut. 2017;66(1):6-30.
5. Moayyedi P, Soo S, Deeks JJ, Delaney B, Harris A, Innes M, et al. Eradication of Helicobacter pylori for non-ulcer dyspepsia. Cochrane Database Syst Rev. 2011;(2):CD002096.
6. Futagami S, Itoh T, Sakamoto C. Systematic review with meta-analysis: post-infectious functional dyspepsia. Aliment Pharmacol Ther. 2015;41(2):177-88.
7. Quigley EM. Prokinetics in the management of functional gastrointestinal disorders. J Neurogastroenterol Motil. 2015;21(3):330-6.
8. Stanghellini V, Chan FK, Hasler WL, Malagelada JR, Suzuki H, Suzuki H, Tack J, et al. Gastroduodenal Disorders. Gastroenterology. 2016;150(6):1380-92.
9. Moayyedi P, Shelly S, Deeks JJ, Delaney B, Innes M, Forman D. Pharmacological interventions for non-ulcer dyspepsia. Cochrane Database Syst Rev 2011(2);CD001960.

■ LEITURAS SUGERIDAS

Coelho LG, Maguinilk I, Zaterka S, Parente JM, Passos, MCF, Moraes-Filho JP. 3rd Brazilian Consensus on Helicobacter pylori. Arq Gastroenterol. 2013; 50(2):81-96.

Zala AV, Walker MM, Talley NJ. Emerging drugs for functional dyspepsia. Expert Opin Emerg Drugs. 2015;20(2):221-33.

Zhao B, Zhao J, Cheng WF, Shi WJ, Liu W, Pan XL, et al. Efficacy of Helicobacter pylori eradication therapy on functional dyspepsia: a meta-analysis of randomized controlled studies with 12-month follow-up. J Clin Gastroenterol. 2014;48(3):241-7.

195.2 CRITÉRIOS DIAGNÓSTICOS

■ LUCIANA CAMACHO-LOBATO

Os distúrbios funcionais do trato gastrintestinal (TGI) foram revisados nos últimos 10 anos. Foi proposto, pelos critérios de Roma IV publicados recentemente, a sua renomeação para distúrbios da interação cérebro-intestino, dentro dos conceitos de neurogastrenterologia. De acordo com o entendimento do grupo de especialistas que compõem o Roma IV, os sintomas resultam da complexa interação de fatores, como disbiose intestinal, alteração das funções inflamatória e imune da mucosa do TGI, alterações da sinalização intestinal (hipersensibilidade visceral) e desregulação da modulação do sistema nervoso central (SNC) sobre esta sinalização, assim como sobre a função motora.

De acordo com os critérios de Roma III,[1] os distúrbios funcionais do TGI do adulto eram 28, organizados em seis domínios principais, a maioria relacionada ao órgão envolvido: A) esôfago; B) gastroduodenal; C) intestinal; D) dor abdominal funcional; E) biliar; F) anorretal. Nos critérios de Roma IV,[2] o número de distúrbios foi elevado para 33, mentendo-se os seis domínios, apenas com a renomeação dos grupos D e E, respectivamente, para distúrbios de dor gastrintestinal centralmente mediadas e distúrbios da vesícula biliar e do esfíncter de Oddi.

Não obstante os trabalhos do "Grupo de Roma", em curso há mais de três décadas, com frequência os distúrbios funcionais do TGI são erroneamente atribuídos ao "nervoso", ou confundidos com os distúrbios motores do TGI. Em estudo realizado pelos membros da American Gastroenterological Association, 20 anos após a introdução dos critérios de Roma, 57% dos médicos da comunidade, ou seja, não ligados a instituições terciárias ou de pesquisa, e 34% dos ligados a instituições terciárias/de pesquisa ou em treinamento assinalaram serem esses distúrbios causados por estresse. Adicionalmente, 43 e 26%, respectivamente, os confundiram com distúrbios motores. Médicos de outros 18 países pesquisados, com exceção dos japoneses e húngaros, que os definiram corretamente como distúrbio do funcionamento gastrintestinal, consideraram os sintomas transtornos psicológicos ou simplesmente ausência de doença orgânica, com frequência, atribuindo caracteres pejorativos aos pacientes.

ATENÇÃO!

A diferenciação entre distúrbios motores e funcionais é difícil e, por vezes, até arbitrária. A tendência atual é encará-los de forma contínua e tentar distingui-los com base no grau de participação creditado ao componente motor na patogênese do distúrbio. Dessa forma, têm-se, em uma extremidade, os distúrbios motores clássicos (100% de anormalidade da motilidade gastrintestinal) e, na outra, os distúrbios funcionais clássicos (0% de anormalidade da motilidade gastrintestinal).

DIAGNÓSTICO E TRATAMENTO

O Quadro 195.3, na página seguinte, apresenta de forma comparativa os distúrbios funcionais e motores do TGI superior, para facilitar o seu entendimento e sua diferenciação. Foi optado pela utilização de critérios de manometria convencional, haja vista a restrição de acesso à manometria de alta resolução.

■ DISTÚRBIOS FUNCIONAIS DE ACORDO COM OS CRITÉRIOS DIAGNÓSTICOS DE ROMA IV[4]

É fundamental a compreensão de que o diagnóstico se baseia em critérios clínicos bem estabelecidos e na exclusão de doenças orgânicas de base, quando necessário. Os distúrbios da interação cérebro-intestino encontram-

QUADRO 195.3 ■ Comparação entre distúrbios funcionais e motores do TGI superior

DISTÚRBIOS FUNCIONAIS CONFORME CRITÉRIOS DE ROMA III X ROMA IV	DISTÚRBIOS MOTORES MANOMETRIA CONVENCIONAL, CLASSIFICAÇÃO PROPOSTA POR SPECHLER E CASTEL[3]
Esofágicos	

ROMA III
A | Esôfago
  A1. Pirose funcional
  A2. Dor torácica de provável origem esofagiana
  A3. Disfagia funcional
  A4. *Globus*
ROMA IV
A | Esôfago
  A1. Dor torácica funcional
  A2. Pirose funcional
  A3. Hipersensibilidade ao refluxo
  A4. *Globus*
  A5. Disfagia funcional
	1 | **Primários**
	A | Relaxamento inadequado do EIE
	  Acalásia clássica
	  Distúrbios atípicos do relaxamento do EIE
	B | Esôfago hipercontrátil
	  • Esôfago em quebranozes
	  • EIE hipertensivo
	C | Esôfago hipocontrátil
	  • Motilidade esofagiana ineficaz*
	D | Motilidade incoordenada
	  • Espasmo difuso do esôfago
	2 | **Secundários**
	  • Decorrentes do acometimento secundário do esôfago por doenças sistêmicas (p. ex.: doenças reumatológicas, endocrinológicas, etc.)

Gastroduodenais	

ROMA III
B | Gastroduodenal
  B1. DF
  B1a. SDPP
  B1b. SDE
  B2. Eructação
  B2a. Aerofagia
  B2b. Eructação excessiva não especificada
  B3. Náuseas e vômitos
  B3a. Náusea crônica idiopática
  B3b. Vômitos funcionais
  B3c. Síndrome de vômitos recorrentes ou cíclicos
  B4. Síndrome de ruminação
ROMA IV
B | Gastroduodenal
  B1. DF
  B1a. SDP
  B1b. SDE
  B2. Distúrbios de eructação
  B2a. Eructação supragástrica excessiva
  B2b. Eructação gástrica excessiva
  B3. Distúrbios de náusea e vômito
  B3a. SNVC
  B3b. SVC
  B3c. SHC
  B4. Síndrome de ruminação
	1 | Distúrbio da acomodação do fundo gástrico
	2 | Gastroparesia
	3 | Síndrome de Dumping

*Distúrbios inespecíficos em geral se encaixam nesta categoria. Outros achados, como, por exemplo: contrações retrógradas, contrações multiapiculadas e relaxamento incompleto isolado do EIE que não se encaixam nesta categoria devem ser relatados de forma descritiva.
EIE: esfíncter inferior do esôfago; DF: dispepsia funcional; SDPP: síndrome de desconforto pós-prandial; SDE: síndome de dor epigástrica; SNVC: síndrome de náusea e vômitos crônicos; SVC: síndrome de vômitos cíclicos; SHC: síndrome de hiperêmese canabinoide.

-se listados no Quadro 195.3. Os critérios devem ser preenchidos nos últimos três meses, e o início dos sintomas deve ocorrer pelo menos seis meses antes do diagnóstico para estabelecer o caráter crônico. A frequência mínima de cada distúrbio será especificada nos critérios diagnósticos de cada um.

ESOFÁGICOS[5] (A)

Caraterizados por sintomas esofagianos típicos, como pirose, dor torácica, disfagia e globus, não associados a alterações estruturais obstrutivas (tumores, estenose, esofagite eosinofílica), inflamatórias, anormalidades motoras maiores (acalásia, obstrução da junção esôfago gástrica, ausência de contratilidade, espasmo difuso do esôfago e esôfago em britadeira) ou exposição patológica do esôfago ao ácido (pHmetria ou impedâncio-pH normais)

Os mecanismos fisiopatológicos principais incluem a hipersensibilidade visceral e a hipervigilância.

Pirose funcional (A1)

Caracteriza-se por sensação de desconforto/dor retroesternal em queimação; ausência de evidências que o RGE seja a causa do sintoma; e ausência de distúrbios da motilidade esofagiana com reconhecida alteração anatomopatológica.

Acredita-se que a pirose funcional represente menos de 10% dos casos de pirose que chegam aos consultórios do gastrenterologista. Corresponde também a 50% dos casos de pirose não responsivos ao inibidor de bomba de prótons (IBP).

Diagnóstico

Os critérios diagnósticos a seguir devem ser preenchidos em sua totalidade nos últimos três meses com início dos sintomas nos seis meses que antecedem o diagnóstico. A frequência mínima é de 2x/semana:
1 | Pirose ou desconforto retroesternal em queimação.
2 | Ausência de alívio dos sintomas apesar de terapia antissecretora adequada.
3 | Ausência de evidências de RGE (exposição ácida alterada e/ou índice de sintoma positivo para refluxo) ou esofagite esosinofílica como causa dos sintomas.
4 | Ausência de alterações motoras maiores (acalásia, obstrução da junção esofagogástrica, ausência de contratilidade, espasmo difuso do esôfago e esôfago em britadeira).

A ausência de esofagite erosiva à endoscopia digestiva alta (EDA) é considerada insuficiente para o diagnóstico, sendo necessária a realização de pHmetria de 24 horas, com demonstração de ausência de RGE (% tempo pH < 4 em nível fisiológico e índice de associação de sintomas negativo) e resposta insatisfatória ao IBP, além da inexistência de anormalidades da motilidade esofagiana na manometria do esôfago.

Dor torácica funcional (A2)

Apresenta-se com dor retroesternal ou desconforto de provável origem esofagiana, diferente de pirose na ausência de evidências de refluxo gastresofágico (RGE) ou distúrbios da motilidade esofagiana com reconhecida alteração anatomopatológica. O paciente deve ser submetido à avaliação cardiológica, tendo em vista que a dor torácica funcional integra o espectro da dor torácica não cardíaca (DTNC), não sendo possível a sua exclusão por critérios clínicos apenas. Corresponde a cerca de 32-35% dos casos de dor DTNC, sendo mais comum em indivíduos entre 45 e 55 anos.

Diagnóstico

Os critérios diagnósticos a seguir devem ser preenchidos em sua totalidade nos últimos três meses com início dos sintomas nos seis meses que antecedem o diagnóstico. A frequência mínima é de 1x/semana:
1 | Dor retroesternal ou desconforto; causas cardíacas devem ser excluídas.
2 | Ausência de sintomas esofagianos associados, como pirose e/ou disfagia.
3 | Ausência de evidências de RGE ou esofagite esosinofílica como causa dos sintomas.
4 | Ausência de alterações motoras maiores (acalásia, obstrução da junção esofagogástrica, ausência de contratilidade, espasmo difuso do esôfago e esôfago em britadeira).

A realização de exames cardiológicos capazes de excluir doença coronariana é obrigatória (eletrocardiografia, preferencialmente durante a dor, dosagem de enzimas cardíacas, teste de esforço, coronariografia, angio-TC de coronárias etc.).

Hipersensibilidade ao refluxo (A3)

Caracteriza-se por pacientes com sintoma de pirose ou dor torácica na ausência de sinais endoscópicos de DRGE ou refluxo patológico ácido durante pHmetria ou impedâncio-pH, mas que apresentam sintomas desencadeados pela exposição fisiológica do esôfago ao refluxo. Estudo recente descreve que 36% dos pacientes com doença do refluxo não erosiva apresentam correlação de sintomas na ausência de refluxo patológico.

Diagnóstico

Os critérios diagnósticos a seguir devem ser preenchidos em sua totalidade nos últimos três meses com início dos sintomas nos seis meses que antecedem o diagnóstico. A frequência mínima é de 2x/semana:
1 | Sintomas retroesternais incluindo pirose e dor torácica.
2 | EDA normal e ausência de esofagite eosinofílica como causa dos sintomas.
3 | Ausência de alterações motoras maiores (acalásia, obstrução da junção esofagogástrica, ausência de contratilidade, espasmo difuso do esôfago e esôfago em britadeira).
4 | Evidências de sintomas desencadeados por episódios de refluxo, apesar de exposição ácida normal a pHmetria ou impedâncio-pH. Resposta à terapia antissecretora não exclui o diagnóstico.

Globus (A4)

Caracteriza-se pela sensação persistente ou intermitente não dolorosa de bola ou corpo estranho na garganta, entre as refeições; disfagia ou odinofagia ausentes que frequentemente melhora com a deglutição; ausência de evidências que RGE seja a causa do sintoma; e ausência de distúrbios da motilidade esofagiana com reconhecida alteração histopatológica.

Esse sintoma é descrito por até 46% de indivíduos de meia-idade, aparentemente normais. Acomete ambos os sexos, mas as mulheres procuram atendimento com mais frequência.

Diagnóstico

Os critérios diagnósticos a seguir devem ser preenchidos em sua totalidade nos últimos três meses com início dos sintomas nos seis meses que antecedem o diagnóstico. A frequência mínima é de 1x/semana:
1 | Sensação persistente ou intermitente não dolorosa de bola ou corpo estranho na garganta, na ausência de lesões estruturais verificadas ao exame físico, laringoscopia ou endoscopia:
   a | Ocorrência do sintoma entre as refeições.
   b | Ausência de disfagia e odinofagia.
   c | Ausência de *inlet patch* gástrico no esôfago proximal.
2 | Ausência de evidências de RGE ou esofagite esosinofílica como causa dos sintomas.
3 | Ausência de alterações motoras maiores (acalásia, obstrução da junção esofagogástrica, ausência de contratilidade, espasmo difuso do esôfago e esôfago em britadeira).

Ultrassonografia (US) da região cervical, nasofibrolaringoscopia, Tomografia computadorizada (TC) de seios da face e sialometria permitem a exclusão de doenças compressivas do esôfago, processos inflamatórios ou tumorais da laringe e pregas vocais, presença de rinorreia posterior, aumento da viscosidade salivar, entre outras.

Disfagia funcional (A5)

É a sensação de trânsito anormal do bolus alimentar (sólido ou líquido) ao longo do esôfago na ausência de evidências de lesões estruturais, ou da mucosa ou de distúrbios da motilidade esofagiana. Trata-se de diagnóstico de exclusão, sendo necessária a exclusão de agentes etiológicos de disfagia orofaríngea e esofagiana.

Calcula-se que tenha prevalência em torno de 7 a 8%, e apenas 1% apresenta sintoma de forma frequente.

Diagnóstico

Os critérios diagnósticos a seguir devem ser preenchidos em sua totalidade nos últimos três meses com início dos sintomas nos seis meses que antecedem o diagnóstico. A frequência mínima é de 1x/semana:

1 | Sensação de bólus sólido ou líquido preso ou alojado ou descendo anormalmente pelo esôfago.
2 | Ausência de anormalidades estruturais ou da mucosa esofagiana como causa dos sintomas.
3 | Ausência de evidências de RGE ou esofagite esosinofílica como causa dos sintomas.
4 | Ausência de alterações motoras maiores (acalásia, obstrução da junção esôfago gástrica, ausência de contratilidade, espasmo difuso do esôfago e esôfago em britadeira).

Devem-se excluir doenças orgânicas por meio da realização de endoscopia digestiva alta, com pesquisa de esofagite eosinofílica, radiografia contrastada do esôfago, videofluoroscopia, inclusive com a inclusão de bolo sólido radiopaco, quando apropriado, cintilografia para avaliação do trânsito esofagiano, manometria esofagiana e, nos casos com sintomas sugestivos de RGE, pHmetria de 24 horas.

GASTRODUODENAL⁶ (B)

Dispepsia funcional (B1)

Os critérios a seguir devem ser preenchidos nos últimos três meses com início dos sintomas nos seis meses que antecedem o diagnóstico
1 | Deve incluir um ou mais dos seguintes itens:
- Empachamento pós-prandial significativo.
- Saciedade precoce significativa.
- Dor epigástrica significativa.
- Epigastralgia em queimação significativa.

2 | Ausência de doenças estruturais capazes de justificar os sintomas, inclusive a endoscopia digestiva alta (EDA).

Síndrome do desconforto pós-prandial (B1a)

Os critérios a seguir devem ser preenchidos nos últimos três meses com início dos sintomas nos seis meses que antecedem o diagnóstico.

Deve incluir um ou ambos os itens listados a seguir com frequência mínima de três dias/semana:
- Empachamento pós-prandial significativo (severo o suficiente para interferir nas atividades diárias).
- Saciedade precoce significativa (severa o suficiente para impedir o término de refeição de tamanho normal).

Ausência de doenças orgânicas, sistêmicas ou metabólicas capazes de justificar os sintomas em investigação de rotina, incluindo EDA.

Critérios de apoio

- Dor epigástrica ou queimação, distensão epigástrica, eructação excessiva e náusea de aparecimento pós-prandial.
- Vômitos devem sugerir a presença de outro distúrbio.
- Pirose não é um sintoma dispéptico, mas pode com frequência coexistir.
- Sintomas aliviados pela evacuação ou pela eliminação de *flatus* não devem ser considerados como parte da dispepsia.

Outros sintomas digestivos ou grupos de sintomas (p. ex., DRGE, Síndrome do intestino irritável [SII]) podem coexistir com SDP.

Síndrome de dor epigástrica (B1a)

Os critérios a seguir devem ser preenchidos nos últimos três meses com início dos sintomas nos seis meses que antecedem o diagnóstico.

Deve incluir ao menos um dos itens listados a seguir com frequência mínima de um dia/semana:
- Dor epigástrica significativa (severa o suficiente para interferir nas atividades diárias); e/ou
- Queimação epigástrica significativa (severa o suficiente para interferir nas atividades diárias).

Ausência de doenças orgânicas, sistêmicas ou metabólicas capazes de justificar os sintomas em investigação de rotina, incluindo EDA.

Critérios de apoio

- A dor pode ser induzida ou aliviada pela refeição ou ocorrer durante o jejum.
- Distensão abdominal, eructação e náuseas pós-prandiais também podem estar presentes.
- Vômitos persistentes devem sugerir a presença de outro distúrbio.
- Pirose não é um sintoma dispéptico, mas pode com frequência coexistir.
- A dor não preenche critérios para dor biliar.
- Sintomas aliviados pela evacuação ou pela eliminação de *flatus* não devem ser considerados como parte da dispepsia.

Outros sintomas digestivos ou grupos de sintomas (p. ex., DRGE, SII) podem coexistir com SDE.

Prevalência

Aproximadamente 20 a 30% da população apresenta sintomas dispépticos, que, em sua maioria, são de origem funcional. Calcula-se incidência em torno de 1% ao ano. Os sintomas costumam persistir por períodos prolongados, mas com períodos de remissão, e 50% dos pacientes procuram o serviço de saúde, principalmente motivados pela intensidade da dor e pelo seu grau de ansiedade.

Diagnóstico

EDA em pacientes acima de 45 anos ou com sintomas de alarme, pHmetria de 24 horas, nos casos com suspeita de RGE e pesquisa de *H. pylori* por métodos não invasivos.

Distúrbios de eructação (B2)

Os critérios a seguir devem ser preenchidos nos últimos três meses com início dos sintomas nos seis meses que antecedem o diagnóstico.

Deve incluir todos os itens a seguir:
- Eructação significativa (severa o suficiente para interferir nas atividades diárias) proveniente do esôfago ou do estômago mais de três dias/semana.

Eructação supragástrica excessiva (B2a)
Eructação gástrica excessiva (B2b)

Critérios de apoio

- Eructação supragástrica é sugerida quando da observação de eructações frequentes e repetitivas várias vezes por semana.

- Eructação gástrica não tem correlato clínico bem estabelecido.
- Medidas objetivas com impedância intraluminal podem ser usadas para distinguir os dois subtipos.

Não existem relatos precisos, mas acredita-se que os distúrbios da eructação sejam bastante frequentes, com até 80% dos pacientes com sintomas dispépticos apresentando eructação.

Diagnóstico

Raramente se preconiza a utilização de exames complementares, priorizando-se a anamnese (comportamento da eructação durante a fala, distração, sono), a pesquisa de comorbidades psiquiátricas, como ansiedade, transtorno obsessivo-compulsivo [TOC], bulimia nervosa e encefalite) e a observação clínica, principalmente quanto à deglutição de ar. Pacientes com eructação supragástrica podem apresentar eructação até 20 episódios/min. Impedanciomanometria pode ser útil para diferenciar os tipos e guiar a terapêutica.

Distúrbios de náuseas e vômitos (B3)

Os critérios a seguir devem ser preenchidos nos últimos três meses com início dos sintomas nos seis meses que antecedem o diagnóstico.

Síndrome de náusea e vômitos crônicos (B3a)

Caracterizada por:
- Náusea significativa (severa o suficiente para interferir nas atividades diárias) ocorrendo pelo menos um dia por semana e/ou um ou mais episódios de vômito/semana.
- Vômitos autoinduzidos, transtornos alimentares, regurgitação e ruminação devem ser excluídos.
- Ausência de doenças orgânicas, sistêmicas ou metabólicas capazes de justificar os sintomas em investigação de rotina, incluindo EDA.

Síndrome de vômitos cíclicos (B3b)

Deve incluir todos os itens a seguir:
- Episódios estereotipados de vômitos quanto ao início (agudo), duração e frequência (< 1 vez/sem).
  - Pelo menos episódios discretos no ano anterior e 2 episódios nos seis meses anteriores, com intervalo de pelo menos 1x/sem.
  - Ausência de vômitos entre os episódios, mas outros sintomas mais leves podem estar presentes entre os ciclos.

Critério de apoio
- Antecedente pessoal ou familiar de enxaqueca.

Síndrome de hiperêmese canabinoide (B3c)

Deve incluir todos os itens listados a seguir:
- Episódios estereotipados de vômitos quanto ao início, à duração e à frequência.
- Início após uso excessivo de maconha.
- Desaparecimento com a parada sustentada do uso.

Outros critérios
- Pode estar associado a comportamento patológico em relação ao banho (banhos quentes e prolongados de banheira ou chuveiro).

Diagnóstico

Pode ocorrer em 3-14% dos pacientes adultos com náuseas e vômitos inexplicáveis. Em vista da pluralidade de diagnósticos diferenciais (gastroparesia, síndrome de pseudo-oclusão intestinal, obstrução mecânica, doenças metabólicas, síndrome de ruminação e doenças do SNC), preconiza-se a realização de vários exames complementares, como cintilografia de esvaziamento gástrico, EDA, trânsito intestinal, manometria do esôfago e antrogastroduodenal, ressonância magnética (RM) do cérebro, dosagens de eletrólitos, cálcio, hormônios tiroidianos, cortisol e avaliação clínica, no que tange à exclusão de transtornos alimentares.

Síndrome de ruminação (B4)

Os critérios a seguir devem ser preenchidos nos últimos três meses com início dos sintomas nos seis meses que antecedem o diagnóstico.

Deve incluir todos os itens a listados a seguir:
- Regurgitação persistente ou recorrente de comida recém-ingerida, até a boca, que pode ser subsequentemente cuspida, remastigada e engolida.
- A regurgitação não é precedida por esforço.

Critérios de apoio
- Episódios de regurgitação sem esforço. Os episódios de regurgitação não são precedidos por náusea.
- O material regurgitado contém comida reconhecida com sabor agradável.
- Interrupção do processo quando o material regurgitado se torna ácido.

> **ATENÇÃO!**
>
> Atualmente, a prevalência da síndrome de ruminação é considerada rara, porém se acredita que essa manifestação seja subdiagnosticada.

Diagnóstico

Exclusão de RGE por pHmetria de 24 horas, que, por vezes, pode ser até positiva, com episódios de refluxo repetidos na 1ª hora do período pós-prandial, com período noturno normal.

> **REVISÃO**
>
> - Os distúrbios funcionais do trato gastrintestinal são sintomas resultantes de diversas alterações fisiológicas. Frequentemente, são confundidos com os distúrbios motores, já que a diferenciação entre ambos, objetivo deste capítulo, é difícil. Os critérios de Roma IV não diagnosticam os distúrbios motores.
> - De acordo com os critérios de Roma IV, os distúrbios funcionais do TGI no adulto são 33, organizados em seis domínios principais e 22 subgrupos. Os distúrbios funcionais do trato digestório superior, em específico, incluem dois domínios (A e B) e nove subdomínios.

■ REFERÊNCIAS

1. Drossman DA. The functional gastrointestinal disorders and the Rome III process. Gastroenterology. 2006;130(5):1377-90.
2. Drossman DA, Hassler WL. Rome IV-functional GI disorders: disorders of gut-brain interaction. Gastroenterology. 2016;150(6):1257-61.
3. Spechler SJ, Castell DO. Classification of oesophageal motility abnormalities. Gut. 2001;49(1):145-51.
4. Drosmann DA, editor. Rome IV functional gastrointestinal disorders: disorders of gut-brain interaction. 4th ed. Raleigh: Rome Foundation; 2016.
5. Aziz Q, Fass R, Gyawali CP, Miwa H, Pandolfino JE, Zerbib F Esophageal Disorders. Gastroenterology. 2016;150(6):1368-79.
6. Stanghellini V, Chan FK, Hasler WL, Malagelada JR, Suzuki H, Tack J, et al. Gastroduodenal disorders. Gastroenterology. 2016;150(6):1380-92.

196
GASTRITES

- LUIZ CHEHTER
- JOSE PEDRO AREOSA FERREIRA

Gastrite é inflamação da mucosa gástrica. Apesar da definição ser histológica, clínico e endoscopista prescindem da microscopia. Muita da polêmica que envolve o tema decorre da fraca correlação entre gastrite "do histologista", "do endoscopista" e "do clínico".

Gastrite é ubíqua, tem alta prevalência e aumenta com a idade. Está basicamente associada à bactéria *H. pylori* (Hp) e a anti-inflamatório não esteroide (AINE). Tem relação com intoxicação ou infecção bacteriana, úlcera péptica, gastrectomia, autoimunidade, anemia e câncer.

A maioria dos pacientes com gastrite é assintomática. Muitas queixas são inadequadamente atribuídas à gastrite, fazendo valer "gastrite provoca mais dor de cabeça que de estômago". Queixas como "má digestão", "digestão difícil", "indigestão", "problema do fígado" ou "gastrite" correspondem à dispepsia. Gastrite é impropriamente citada por leigos e por médicos no lugar de dispepsia. Gastrite é uma das várias condições que determinam dispepsia, é doença e não sintoma. Ingestão de certos alimentos ou condimentos, erro alimentar e/ou parasitose intestinal desencadeiam dispepsia, excepcionalmente gastrite.

■ CLASSIFICAÇÃO BASEADA NA HISTOLOGIA

Gastrite é aguda ou crônica, de acordo com as células inflamatórias que infiltram a mucosa gástrica. Importantes centros médicos dão conotação temporal. Deve-se discriminar entre os dois conceitos.

Na gastrite aguda, a infiltração é por polimorfonucleares (PMN); na gastrite crônica, por linfócitos e plasmócitos. Na gastrite crônica ativa, predomina infiltrado linfoplasmocítico, também há PMN e a Hp está presente.

Gastrites especiais são menos frequentes. Adquiriram importância com a Aids e a terapia imunossupressora. O diagnóstico geralmente resulta da histologia com diversas colorações, histoquímica e cultura. No Quadro 196.1, fundamentado na classificação de Sydney, proposta em 1991 e revista em 1996,[1] são apresentados os principais tipos das gastrites.

■ ETIOLOGIA

Autoimunidade ocorre em 2% das gastrites crônicas. Pode evoluir para atrofia glandular e metaplasia intestinal, que é condição de risco para adenocarcinoma gástrico.

Hp causa a gastrite mais prevalente. Hp infecta 50 a 60% da população mundial e determina gastrite aguda fugaz, que evolui para gastrite crônica ativa. Gastrite em que há hipertrofia das pregas gástricas caracteriza a doença de Menetrier, também associada ao Hp.

Gastrite aguda, preferencialmente denominada gastropatia aguda, é caracterizada pela necrose e hemorragia da mucosa e ausência ou reduzido infiltrado inflamatório. As causas mais frequentes são álcool, AINE, intoxicações ou infecções, condições críticas de saúde e refluxo enterogástrico.

AINEs são os medicamentos mais utilizados e que mais desencadeiam efeitos indesejáveis no sistema digestório, destacando-se gastropatia aguda, dispepsia e úlcera péptica. Tanto os efeitos benéficos como os deletérios decorrem da inibição da síntese de prostaglandinas, que modulam os fatores defensivos ou da barreira mucosa.

QUADRO 196.1 ■ Gastrites: tipos e etiologia

GASTRITE	ETIOLOGIA
Crônica	- *Helicobacter pylori* - Autoimune
Aguda	- Agentes químicos: álcool, drogas (AINE, quimioterápico, corticosteroide, KCl, ferro), corrosivos - Agentes biológicos: toxinas, bactérias, vírus, fungos - Agentes físicos: sonda, procedimento endoscópico, corpo estranho, radiação, calor - Outros: uremia, septicemia, choque, assistência ventilatória, trauma psíquico ou físico (queimadura extensa, politrauma, TCE), isquemia (ateromatose, embolização, cocaína, exercício extenuante)
Especial Infecciosa Granulomatosa Eosinofílica, linfocítica, hipertrófica	- Bacteriana, viral, fúngica, parasitária - Tuberculose, doença de Crohn, sarcoidose - Alergia, *H. pylori*

TCE: trauma craniencefálico.
Fonte: Dixon e colaboradores.[1]

A redução do fluxo sanguíneo submucoso, levando à isquemia da mucosa, ocorre por ocasião de traumas e/ou choque de qualquer origem e motiva as lesões agudas da mucosa gastroduodenal (LAMGD), também referidas como gastrite (aguda) por estresse, próprias de pacientes de unidades de terapia intensiva (UTIs), com insuficiência de órgão(s). Não deve ser confundida com dispepsia relacionada à alteração emocional, popularmente tida como "gastrite nervosa". Ingestão alcoólica pode desencadear gastrite aguda, ao agredir diretamente a mucosa. A gastrite alcalina é própria dos cotos remanescentes das ressecções gástricas e da ocorrência de refluxo enterogástrico.

Gastrite decorre de agressão viral (influenza, HIV, herpes simples, citomegalovírus [CMVJ]), agressão bacteriana direta (*Salmonella, Shigella*), por ação de toxinas bacterianas (*Staphylococcus, E. coli*) ou por ambos (*C. perfringens*). O estômago pode ser comprometido por outras bactérias (bacilo de Koch, *Treponema pallidum*), fungos (cândida, histoplasma) ou parasitas (criptosporídio, estrongiloide, giárdia). Gastrite aguda também decorre de condições como alergia, infecção (gastrite flegmonosa), congestão, entre outras.

■ DIAGNÓSTICO CLÍNICO E LABORATORIAL

Gastrite crônica determina alteração da clínica e de exames laboratoriais de rotina em anemia por doença autoimune, eventualmente associada à outra doença do grupo, como tiroidite de Hashimoto ou diabetes melito (DM). A gastrite autoimune acompanha-se de megaloblastose e decorre da má absorção de vitamina B12 por deficiência de secreção ou bloqueio de fator intrínseco. O hemograma mostra megaloblastos e PMNs hipersegmentados, os níveis séricos de vitamina B12 são baixos, há alteração no teste de Schilling, hipergastrinemia, redução da secreção de ácido clorídrico, pepsina e do pepsinogênio sérico. Anticorpos antifator intrínseco, antisuperfície e anticitosol da célula parietal podem ser detectados no sangue, muco ou biópsia gástrica. Com o comprometimento das células parietais pode haver hipocloridria, deficiente absorção de ferro e anemia ferropriva. Hipoalbuminemia e anasarca ocorrem na gastrite hipertrófica gigante.

Somente 20% dos portadores de gastrite aguda têm sintomas. Os sintomas são dor epigástrica, em peso ou queimação; acompanhada de náuseas e vômitos, agravados pela alimentação. Eventualmente se associam diarreia, compondo as gastrenterocolites agudas (GECA). Ao exame físico, pode haver dor à palpação do epigástrio.

Quadros mais graves ocorrem quando há desidratação e/ou hemorragia digestiva alta (HDA). HDA é exteriorizada por anemia, hematêmese e/ou melena. Anemia ferropriva ocorre quando há hemorragia persistente e de pequena monta; anemia normocrômica e normocítica, quando há hemorragia aguda. Pode haver deficiência de ferro, de potássio, alterações acidobásicas e disfunção renal, decorrentes da desidratação.

O diagnóstico depende fundamentalmente da anamnese, sendo frequente, na prática, a falha de detecção do uso de anti-inflamatório. O inquérito a respeito de medicamentos e do "dia gástrico" é extremamente importante, bem como a avaliação epidemiológica (viagens, acompanhantes, epidemia).

■ ENDOSCOPIA DIGESTIVA ALTA

A EDA localiza a região gástrica comprometida (antro, corpo gástrico ou ambos) e possibilita a coleta de material para microscopia e para pesquisa de agentes infecciosos.

A gastrite enantematosa, corriqueira nos laudos endoscópicos, estigmatiza o paciente, não se relaciona ao sintoma e seu emprego deveria ser reavaliado.

As gastrites crônicas são diagnosticadas pela histologia, mas o aspecto endoscópico remete ao diagnóstico quando há, na visualização de vasos sanguíneos submucosos, aspecto granular da mucosa e pobreza de pregas (exceto na gastrite hipertrófica). Aspecto micronodular, relacionado à hiperplasia linfoide, é sugestivo da presença de Hp.

Pacientes com sintomas sugestivos de gastrite aguda podem exibir EDA e histologia normais. Mesmo naqueles com aspecto endoscópico sugestivo, a microscopia em geral não detecta alteração e raramente é feita biópsia. As alterações endoscópicas que caracterizam a gastropatia aguda são erosão, úlcera e/ou hemorragia, independentemente de enantema, edema, friabilidade ou granulosidade. Várias são as possibilidades: erosiva, erosiva hemorrágica, úlcera aguda, úlcera aguda hemorrágica. Erosão plana na mucosa gástrica leva à suspeita de lesão por AINEs; ao passo que a elevada, às formas especiais. Nessas condições, material das lesões deve ser obtido para a pesquisa do agente etiológico. As gastrites especiais devem ser suspeitadas quando lesões forem detectadas em paciente imunocomprometido ou o aspecto endoscópico for sugestivo (como exsudato da moniliíase, úlceras da citomegalovirose).

■ TRATAMENTO

Na gastropatia aguda, o diagnóstico e o tratamento baseiam-se exclusivamente no quadro clínico, todavia, EDA é imprescindível na ocorrência de hemorragia ou de ausência de resposta à terapêutica. O agente etiológico deve ser afastado, destacando-se álcool e/ou anti-inflamatório.

Cuidados gerais, analgesia e reposição hidreletrolítica e/ou de sangue, quando necessário, constituem a base do tratamento. O controle do choque e outras medidas de ressuscitação poderão ser necessários. Jejum oral, emprego de procinético (metoclopramida, domperidona ou bromoprida) e sondagem gástrica são necessários na presença de vômitos. Procinético por via retal pode evitar ida a pronto-socorro, mas potentes antieméticos (como granisetrona, ondasetrona) podem ser necessários por via intravenosa (IV). Quando alimentação for possível, a dieta deve ser leve, com pouca gordura, hidrato de carbono e condimentos. A ingestão deve ser lenta e o volume fracionado, evitando a distensão gástrica.

Inibidor da secreção ácida (bloqueador de receptores H2 da célula parietal–BH2 ou inibidor da bomba de prótons (IBP) deve ser empregado, por via oral (VO) ou pela IV, de acordo com a gravidade do quadro clínico (dor, vômitos, hemorragia, comorbidade, comprometimento neurológico ou do estado geral). Misoprostol ou sucralfato pode ser associado (ação cito ou sitioprotetora), mas raramente é necessário. A evolução costuma ser satisfatória; somatostatina, embolização via arteriografia ou cirurgia excepcionalmente são necessárias. Os fármacos são utilizados da mesma forma que para tratamento da atividade da doença ulcerosa péptica ou da HDA, por pelo menos 4 semanas (consultar esses capítulos). Apesar da eficiência dos BH2 (cimetidina, ranitidina), para tratamento da gastrite aguda, a preferência é crescente em relação aos IBP (lansoprazol, omeprazol – ver Quadro 197.1, do capítulo Doença ulcerosa gastroduodenal). Antiácidos (magaldrato, hidróxidos de alumínio e/ou de magnésio) e analgésicos (paracetamol ou dipirona) podem ser empregados como sintomáticos.

Portador de gastrite crônica e anemia megaloblástica deve receber cianocobalamina (vitamina B12), por via intramuscular (IM), periodicamente, por toda a vida. Pacientes com atrofia gástrica têm maior possibilidade de sangramento quando usam AINE e/ou álcool, devendo-se proscrevê-los.

O tratamento de condição específica (tuberculose, sífilis, micose) é dirigido para o agente etiológico. Para gastrite eosinofílica, indica-se corticosteroide.

Em relação ao Hp, há necessidade de erradicação em pacientes com gastrite crônica ativa com atrofia, nos portadores de gastrite hipertrófica gigante, naqueles com antecedentes pessoais ou familiares de neoplasia gástrica, nos com necessidade de iniciar uso persistente de AINE e nos que exprimem o desejo de fazê-lo. O tratamento anti-Hp mais empregado é constituído pela associação de IBP a dois antimicrobianos (amoxicilina e claritromicina). Detalhes da erradicação do Hp estão no capítulo "Úlcera péptica gastroduodenal". Deve ser feito acompanhamento endoscópico de portadores de gastrite alcalina e da atrófica com metaplasia intestinal, pelo risco de câncer; o intervalo dos exames não está definido, variando do anual ao a cada cinco anos.

Em relação à profilaxia das gastrites, destaca-se:
- Proscrição da ingestão de álcool em associação com AINE.
- Atenção para a qualidade de alimentos e água a serem ingeridos.
- Substituição de AINE por: paracetamol, dipirona, corticosteroides ou por inibidores seletivos da ciclo-oxigenase 2.
- Uso concomitante de hipossecretor quando há necessidade de AINE e houve complicações de seu uso.
- Erradicação de Hp previamente ao início do uso contínuo de AINE.
- Expectativa de vacina para tratamento e prevenção de infecção por Hp.

REVISÃO

- Gastrite é inflamação da mucosa gástrica. Gastrite é doença.
- Gastrite é uma das condições que determinam dispepsia, não é sintoma.
- Gastrite é aguda ou crônica, de acordo com as células inflamatórias que infiltram a mucosa gástrica.
- Gastrite mais prevalente é a causada pelo *H. pylori* (gastrite crônica ativa).
- Gastrite ou gastropatia aguda é caracterizada pela necrose e hemorragia da mucosa e ausência ou reduzido infiltrado inflamatório. É causada basicamente por AINE ou álcool.
- Diagnóstico e tratamento da gastropatia aguda baseiam-se no quadro clínico. Endoscopia é imprescindível quando há hemorragia digestiva ou falha na resposta à terapêutica.

REFERÊNCIA

1. Dixon MF, Genta RM, Yardley JH, Correa P. Histological classification of gastritis and Helicobacter pylori infection: an agreement at last? The International Workshop on the Histopathology of Gastritis. Helicobacter. 1997;2 Suppl 1:S17-24.

LEITURAS SUGERIDAS

Marcus AJ. Chronic gastritis [Internet]. New York: WebMD; 2014 [capturado em 04 out. 2016]. Disponível em: http://emedicine.medscape.com/article/176156-overview#a3.

Szabo IL, Cseko K, Czimmer J, Mozsik G. Diagnosis of gastritis: review from early pathological evaluation to present day management. In: Mozsik G, editor. Current topics in gastrites [Internet]. Rijeka: InTech; 2013 [capturado em 04 out. 2016]. Disponível em: http://dx.doi.org/10.5772/52884.

197

DOENÇA ULCEROSA GASTRODUODENAL

- LUIZ CHEHTER
- JOSE PEDRO AREOSA FERREIRA
- STEPHAN GEOCZE

Úlcera péptica (UP) é solução de continuidade da mucosa digestiva exposta à secreção cloridropéptica, compromete a *muscularis mucosae* e encerra fibrose subjacente. Em geral, é única e ocorre principalmente no estômago ou no duodeno. Doença ulcerosa péptica (DUP) é caracterizada pela alternância de fases de lesão e de cicatrização.

A causa é *Helicobacter pylori* (Hp) e/ou anti-inflamatório não esteroide (AINE). AINE, fumo e predisposição genética constituem risco. Temperamento, hábito alimentar, álcool, condimentos ou cafeinados não se relacionam com UP, mas com dispepsia. UP apresenta prevalência e incidência anual decrescentes, menos de 4% e de 0,2%, respectivamente, no Ocidente.

UP decorre da autodigestão, do desequilíbrio entre fatores agressivos e defensivos, do excesso de ácido e de pepsina para a resistência da barreira mucosa (BM), integrada por fatores pré-epiteliais (muco e bicarbonato), epiteliais (de defesa e de reparo) e subepiteliais (microcirculação), cuja síntese é dependente das prostaglandinas (PG).

ÚLCERA DUODENAL

Na maioria dos países, a úlcera duodenal (UD) predomina em relação à úlcera gástrica – proporção de 5:1. Acomete adultos com menos de 45 anos, de ambos os gêneros e tem caráter familiar – pais ou irmãos de ulcerosos tem três vezes mais UD.

Localiza-se preferencialmente no bulbo, a 2 cm do piloro, com diâmetro inferior a 2 cm. Na síndrome de Zollinger-Ellisson (gastrinoma), que ocorre em 0,1% dos pacientes com UD e em 0,001% da população, ocorrem várias úlceras.

Em 90% dos pacientes, é caracterizada por: diminuição de secreção de bicarbonato, Hp, antrite crônica ativa, duodenite crônica e metaplasia gástrica no bulbo. Os pacientes podem ter maior: massa de células parietais e principais, gastrinemia de jejum e pós-prandial, sensibilidade ao estímulo alimentar e à gastrina; menor inibição da secreção gástrica pela redução de pH e esvaziamento gástrico acelerado.

ÚLCERA GÁSTRICA

A úlcera gástrica (UG) predomina em países orientais, escandinavos e andinos e após os 55 anos. Acomete população com baixo índice de desenvolvimento humano (IDH), com discreta preferência para homens. A maior mortalidade em relação à UD deve-se à maior idade, comorbidade e risco de sangramento.

Ocorre em pacientes com Hp que desenvolvem pangastrite e/ou em usuários de AINE. A deficiência dos fatores defensivos da BM é relacionada à hipo ou à normossecreção cloridropéptica e ao refluxo duodenogástrico. A bile refluída rompe a BM e possibilita a retrodifusão dos íons H^+ para os espaços intra e intercelulares, causando citólise. Geralmente acomete a região pré-pilórica ou a pequena curvatura, próxima à incisura angular.

DIAGNÓSTICO CLÍNICO

UP pode ser assintomática, causar dispepsia ou se manifestar *de prima* com complicação (hemorragia, perfuração). A epigastralgia da UP não complicada é pouco intensa, em queimação e descrita como "azia, queimadura, dor manhosa ou de fome"; persiste por 4 a 8 semanas e é rítmica em 50% dos pacientes.

Ritmicidade é relação da dor com a alimentação: ritmo a 3 tempos (dói – come – passa), para a UD; a 4 tempos (bem – come – dói – passa), para a UG. C*locking* é a dor noturna que desperta o paciente e melhora com ingestão alimentar; é sugestiva, mas não exclusiva de UD. Outra característica é a periodicidade: períodos de acalmia (desaparecimento da dor por meses ou anos), intercalados por outros de atividade (em que há dor e lesão ulcerada). Períodos de atividade são mais frequentes para a UD, mais comuns nos fumantes, usuários de AINE ou portadores de hepatopatia crônica, insuficiência renal (IR) ou doença pulmonar obstrutiva crônica (DPOC).

A história clínica deve focar as características da dor, o "dia gástrico" (relação dos sintomas com a alimentação e com os períodos interprandiais), medicamentos usados (especialmente AINE), tabagismo, doenças concomitantes e antecedentes familiares. Associação com doença do refluxo gastresofágico (DRGE) é comum nos pacientes com UD.

O exame físico nada acrescenta, afora quando de complicação.

EXAMES COMPLEMENTARES

Endoscopia digestiva alta (EDA) é o exame diagnóstico. Possibilita obtenção de biópsias e atuação terapêutica, reduzindo o número de cirurgias e a gravidade das complicações. Toda lesão ulcerada gástrica deve ser submetida à histologia e à EDA após 6 semanas do tratamento. A histologia da UD não é necessária – malignidade é rara nessa localização.

Vários métodos detectam Hp. Exames não invasivos são sorologia, teste respiratório com carbono marcado e pesquisa de antígeno nas fezes. A sorologia é indicada para diagnóstico e avaliação epidemiológica, não para controle de erradicação ou detecção de infecção recente. Para pacientes que se submeterão à EDA, o teste mais barato é o da urease. Cultura e reação em cadeia da polimerase (PCR) da biópsia são procedidos em protocolos. A pesquisa de Hp deve envolver dois métodos para eliminar resultados falso-negativos.

Excepcionalmente são indicados: gastrinemia (gastrinoma), calcemia (hiperparatiroidismo), pepsinogênio sérico (50% dos portadores de UD tem pepsinogênio I alterado) e perfil secretório. O estudo da secreção gástrica é de valor limitado, em decorrência da superposição de resultados com os da população normal, sendo utilizado na investigação científica e na recorrência após o tratamento cirúrgico. Gastrinemia normal é inferior a 250 pg/mL; níveis acima de 1000 pg/mL diagnosticam gastrinoma; valores intermediários exigem a realização de testes provocativos. O teste mais apropriado é o da secretina, que, em condições normais, reduz a secreção de gastrina e de ácido, mas, no gastrinoma, determina resposta paradoxal (após a infusão de 2 U/kg de secretina, ocorre incremento superior a 200 pg/mL na gastrinemia).

■ TRATAMENTO CLÍNICO

Visa a aliviar a dor, acelerar a cicatrização e prevenir recorrência e complicação. Reverte o desequilíbrio entre agressão e defesa. Baseia-se na elevação do pH gástrico, reforço da BM e afastamento de precipitantes. A cura da DUP envolve a erradicação do Hp e a proscrição de AINE.

ORIENTAÇÃO GERAL

Deve-se expor ao paciente a história natural da doença e removidas as crendices. Não há dieta específica, restringe-se o que motiva sintoma. Não se afasta das atividades habituais. Hospitalização é reservada para complicações. O fumo retarda a cicatrização e aumenta a recidiva, todavia, não desencadeia recidiva da UP após a erradicação do Hp. Anti-inflamatórios devem ser abandonados. Quando há recidiva, na ausência da Hp ou do uso de AINE, devem ser pesquisados gastrinoma, hiperparatiroidismo, mastocitose e agentes infecciosos.

TERAPÊUTICA DA UP ATIVA

UP cicatrizam espontaneamente em até 60%, sob tratamento, em mais de 90%.

Os fármacos que reduzem a acidez gástrica, como bloqueadores dos receptores H2 (BH2) e inibidores da bomba de prótons (IBPs) da célula parietal são potentes inibidores da secreção clorídrica e não afetam a secreção de fator intrínseco ou a motilidade. Devem ser mantidos por 4 a 8 semanas, exceto quando persiste Hp ou a necessidade de AINE.

Os PGs atuam basicamente estimulando a citoproteção. O misoprostol é empregado, para adultos, na dose diária de 800 µg, em 4 tomadas; entretanto, sua comercialização é dificultada pelo potencial abortivo. Os efeitos colaterais mais frequentes devem-se à contração da musculatura lisa, que pode determinar dor abdominal, diarreia, broncoespasmo, cólica e hemorragia genital.

Sucralfato é sitioprotetor: forma uma barreira protetora ao se complexar de forma insolúvel com as proteínas da base da úlcera, impedindo que ácido, pepsina e sais biliares agridam o local. Empregado por via oral (VO), na dose de 1 g, meia hora antes das refeições e ao deitar, não deve ser associado com antiácido (AA). Seu efeito colateral mais importante é obstipação intestinal.

Os AA, hidróxido de magnésio e/ou de alumínio, trissilicato de magnésio, carbonato de cálcio e o magaldrato foram os principais agentes terapêuticos até a introdução do BH2, quando passaram a ser utilizados como sintomáticos. Prescreve-se 120 mEq (10 mL, em média), uma hora após as refeições e ao deitar. Os critérios de escolha do AA são conteúdo de sódio, hábito intestinal e concomitância de IR. O mais frequente efeito colateral é obstipação, pelo hidróxido de alumínio, e diarreia, pelo de magnésio.

Os BH2 atuam por antagonismo competitivo, seletivo e reversível. Apesar da maior experiência com cimetidina e ranitidina, todos são igualmente eficazes e tolerados. Raramente causam efeitos colaterais. Tempo de uso e alimento reduzem a eficácia. Não determinam cicatrização mais rápida que os AA, mas eliminam os sintomas mais prontamente e proporcionam maior adesão. A dose oral diária de BH2 para adultos, bipartida ou única noturna, é citada no Quadro 197.1.

Os IBP são os mais potentes hipossecretores e os medicamentos de escolha. Determinam mais rápida resolução sintomática e cicatrização e não sofrem taquifilaxia. IBP, ao serem protonados no canalículo secretor da célula parietal, são convertidos à forma ativa, que inibe a bomba de prótons, a enzima H+K+ ATPase. Essa enzima, presente na membrana dos canalículos da célula, troca hidrogênio intracelular pelo potássio extracelular (o hidrogênio liga-se ao cloro, formando HCl). A via efetora final da produção de HCl é inibida de forma potente e irreversível, quando as formas ativas dos IBP reagem com os grupos sulfidrila daquela enzima. São administrados a pacientes com UP ativa, em dose única, de 30 a 60 minutos antes da primeira refeição do dia, por 4 semanas para portadores de UD e por 8 semanas, para os de UG (Quadro 197.1).

ERRADICAÇÃO DO *H. PYLORI*

A terapêutica antiulcerosa é eficaz na cicatrização, todavia, a recidiva da UP, na presença de Hp, é de 100% em dois anos. A erradicação do Hp restaura a secreção de gastrina ao normal e resolve a gastrite crônica. Deve-se erradicar o Hp de todos os portadores de UP, ativa ou cicatrizada. Inicialmente foram empregados antimicrobianos, sendo necessária a associação de três deles. Os melhores resultados foram obtidos com associação de sal de bismuto, metronidazol e tetraciclina (ou amoxicilina).

Outras associações foram propostas. As mais eficientes envolvem IBP e dois antimicrobianos, determinando menos efeitos colaterais e eficácia de 90 a 95%. Esquema triplo tradicional (bismuto associado a dois antimicrobianos) e esquema quádruplo (associação daquele com IBP) são alternativas muito empregadas. Mais recente é a associação de citrato de bismuto ranitidina (CBR) na dose diária de 800 mg em 2 tomadas, com 2 antimicrobianos, por 7, 10 ou 14 dias.

Há necessidade da associação de pelo menos três medicações por, no mínimo, sete dias para erradicação com sucesso. Resistência bacteriana e

QUADRO 197.1 ■ Fármacos, dose e duração do tratamento da úlcera péptica

CLASSE		FÁRMACO	DOSE DIÁRIA	DURAÇÃO
Hipossecretor	BH2	Cimetidina	800 mg	8 semanas
		Ranitidina	300 mg	
		Nizatidina	300 mg	
		Famotidina	40 mg	
	IBP	Omeprazol	20 mg	- para UD:
		Lansoprazol	30 mg	4 semanas
		Pantoprazol	40 mg	- para UG:
		Pantoprazol magnésico	40 mg 20 mg	8 semanas
		Rabeprazol	40 mg	
		Esomeprazol		
Citoprotetor	AA	Hidróxido de Al e/ou de Mg	480 mEq	8 semanas
	PG	Misoprostol	800 µg	
Sitioprotetor		Sucralfato	4 g	

BH2: bloqueador H2; IBP: inibidor de bomba de prótons; AA: antiácido; PG: prostaglandina; Al: alumínio; Mg: magnésio; UD: úlcera duodenal; UG: úlcera gástrica.

aderência determinam falha. A escolha do esquema de erradicação depende de fatores como: eficácia, disponibilidade, resistência antimicrobiana e custo. O mais utilizado associa IBP (inibidor a dois antimicrobianos, claritromicina e amoxicilina, duas vezes ao dia, por sete dias. Alternativas de esquemas e de medicações estão no Quadro 197.2.

Algumas recomendações devem ser explicitadas aos pacientes:
- O esquema proposto deve ser observado, caso contrário, cai a eficácia.
- A associação de fármacos implica a ingestão concomitante de todos eles.
- A ingestão do IBP deve ocorrer de 30 a 60 minutos antes do desjejum e do jantar e na dose plena (Quadro 197.2).
- Se usado imidazólico, bebida alcoólica não pode ser ingerida.

Quando há necessidade de retratar, a duração mínima é de 10 dias, claritromicina não deve ser repetida e destaca-se a levofloxacina. No Brasil, imidazólico, dada a resistência primária, deve ser evitado, salvo na terapia sequencial, quando há vantagens no uso de tinidazol em comparação com metronidazol (Quadro 197.3).

A associação mais utilizada compreende 1 g de amoxicilina, 500 mg de claritromicina e qualquer IBP em dose-padrão, em 2 tomadas diárias, por 7 ou 10 dias.

A necessidade de ingestão de vários fármacos, por duas ocasiões e por tantos dias, pode comprometer a aderência e, portanto, o resultado. Esquemas triplos tem 80 a 90% de sucesso e, no intuito de proporcionar maior aderência e melhores resultados, foi disponibilizada apresentação em cartelas, que indicam o período matutino e noturno em que devem ser ingeridos os medicamentos.

Há tendência mundial de aumento da resistência do Hp. Nos países em desenvolvimento, como o Brasil, os imidazólicos, dado os baixos índices de sucesso, foram abandonados. Nos casos de insucesso com esquema triplo, há tendência para o emprego do quádruplo, de CBR associado a dois antimicrobianos, do emprego de levofloxacina ou furazolidona (Quadro 197.2).

Controle de erradicação do Hp deve ser realizado pelo menos 4 semanas após o tratamento. Frente ao insucesso da erradicação, insiste-se por mais duas ocasiões. Persistindo a falha na erradicação, mantém-se IBP em dose plena.

Quando se dispuser de fármaco ideal, que em dose única, sem efeitos colaterais e com baixo custo erradique o Hp, ainda teremos por resolver o problema da reinfecção, seja por meio de educação sanitária e/ou de vacina, ainda em desenvolvimento.

QUADRO 197.2 ■ Esquema triplo e alternativas para a erradicação do H. pylori

ESQUEMA TRÍPLO BÁSICO:
- IBP: dose plena, 2 x / dia (ver Quadro 197.1) e
- Amoxicilina: 1 g, 2 x / dia e
- Claritromicina: 500 mg, 2 x / dia

ALTERNATIVAS PARA IBP:
- Dicitrato de bismuto: 120 mg, 4 x / dia

ALTERNATIVAS PARA AMOXICILINA:
- Tetraciclina 500 mg, 4 x / dia ou
- Furazolidona 200 mg, 2 x / dia

ALTERNATIVAS PARA CLARITROMICINA:
- Furazolidona 200 mg, 2 x / dia ou
- Levofloxacina 500 mg, 2 x / dia

QUADRO 197.3 ■ Esquemas para retratamento na erradicação do H. pylori

ESQUEMA QUÁDRUPLO:
- Elementos do esquema triplo triplo e
- Dicitrato de bismuto: 120 mg, 4 x / dia

ESQUEMA SEQUENCIAL:

Até o 5° dia:
- IBP: dose plena, 2 x / dia (ver Quadro 197.1) e
- Amoxicilina: 1 g, 2 x / dia

Do 6° ao 10° dia:
- IBP: dose plena, 2 x / dia (ver Quadro 197.1) e
- Claritromicina: 500 mg, 2 x / dia e
- Tinidazol: 500 mg, 2 x / dia

REVISÃO

- DUP é caracterizada pela alternância de fases de lesão e cicatrização. Eliminada a causa, H. pylori (Hp) e/ou anti-inflamatório, muda a história natural, ocorre a cura.
- Hp e AINE têm associação causal com UP. Temperamento, biotipo, ocupação e hábitos alimentares não têm relação com UP.
- EDA é o exame-padrão para o diagnóstico. Possibilita histologia, pesquisa de Hp e medidas terapêuticas. Deve ser repetida após 6 semanas de tratamento da UG. Borda de lesão ulcerada gástrica deve ser submetida à análise histológica. A histologia da UD não é necessária – processo maligno é extremamente raro nessa localização.
- IBP são os hiposecretores mais potentes. São administrados a pacientes com UP ativa, em dose única, de 30 a 60 minutos antes do desjejum, por 4 semanas para portadores de UD e por 8 semanas, para aqueles de UG.
- O esquema de erradicação do Hp mais utilizado associa IBP, claritromicina e amoxicilina, duas vezes ao dia, por sete dias.

■ LEITURAS SUGERIDAS

Amandeep K, Robin S, Ramika S, Sunil K. Peptic ulcer: a review on etiology and pathogenesis. IRJP. 2012;3(6):34-8.

Chan FKL, Lau YW. Treatment of peptic ulcer disease. In: Feldman M, Friedman LS, Brandt LJ, editors. Sleisenger & Fordtran's gastrointestinal and liver disease. 9th ed. Philadelphia: Saunders; 2010. p. 869-886.

Coelho LG, Maguinilk I, Zaterka S, Parente JM, Passos MCF, Moraes-Filho JPP. 3rd Brazilian Consensus on Helicobacter pylori. Arq Gastroenterol. 2013;50(2):81-96.

Cornett PA, Dea TO. Cancer. In: McPhee SJ, Papadakis MA, Rabow MW, editors. Peptic ulcer disease: current medical diagnosis and treatment. New York: McGraw-Hill; 2015. p. 607-13.

Vakil NB. Peptic ulcer disease: clinical manifestations and diagnosis [Internet]. Waltham: UptoDate; 2015 [capturado em 23 set. 2016]. Disponível em: http://www.uptodate.com/contents/peptic-ulcer-disease-clinical-manifestations-and-diagnosis.

198
PANCREATITE AGUDA

- JULIO MARIA FONSECA CHEBLI
- LILIANA ANDRADE CHEBLI

Pancreatite aguda (PA)* é definida como uma condição inflamatória aguda do pâncreas, com acometimento variável das estruturas peripancreáticas e/ou órgãos à distância. Em 80% dos casos, a doença apresenta-se com curso leve (PA edematosa ou intersticial), habitualmente sem acometimento de órgãos à distância ou complicações locais e sistêmicas. Em 20% dos casos, a afecção assume curso grave ou necrosante, caracterizada pela presença de insuficiência orgânica persistente por mais de 48 h (Quadro 198.1). A PA apresenta considerável morbi-mortalidade, com vários estudos relatando um aumento crescente de sua incidência. Os fatores causais associados parecem ser a epidemia de obesidade que alguns países enfrentam e a maior propensão à colecistopatia nesse grupo de pacientes. Além disso, o uso abusivo de álcool, outra causa frequente de PA, também tem sido considerado mais incidente.

■ QUADRO CLÍNICO

Dor abdominal é o sintoma cardinal da PA. Quase todos os pacientes se apresentam com dor aguda no andar superior do abdome, de intensidade moderada a intensa. Em geral, a dor atinge intensidade máxima dentro da primeira hora e, caracteristicamente, persiste sem alívio por mais de 24 h. Ela se irradia para o dorso em cerca de metade dos casos e pode também irradiar-se para os flancos, tórax, ombros e abdome inferior. O caráter da dor é contínuo e recalcitrante, mas nunca do tipo cólica. Pode ser tão intensa ao ponto de não ceder, mesmo com o uso de analgésicos narcóticos. Em casos de PA grave, a dor pode permanecer por vários dias e se tornar generalizada quando a peritonite se desenvolve. A PA indolor, embora rara, é uma entidade observada em pacientes com alterações do nível de consciência, naqueles em diálise peritoneal, no período pós-operatório, especialmente após transplante renal e, em alguns casos, pode se apresentar como necrose gordurosa subcutânea (paniculite). Náuseas e vômitos são outros sintomas comuns na PA, principalmente como reflexo da dor intensa. Alguns pacientes desenvolvem íleo paralítico, segmentar ou generalizado, que pode levar à distensão abdominal e vômitos. A febre é comum e quando ocorre na 1ª semana da doença se deve à inflamação retroperitoneal e tende a ceder com a regressão da inflamação pancreática. Quando surge na 2ª ou 3ª semana em pacientes com PA necrosante, geralmente se deve à infecção extrapancreática ou do próprio tecido necrótico, esta última muito mais significativa, pois a necrose infectada ocasiona alta mortalidade. Quando a febre se associa à icterícia, pode ser decorrente de colangite aguda em pacientes com PA biliar e é indicação de imediata descompressão da via biliar principal.

O exame físico varia de acordo com a gravidade da doença. O paciente com PA apresenta grau variável de sofrimento. Manifestações cardiovasculares, como taquicardia e hipotensão, podem ocorrer e são secundárias à hipovolemia, vasodilatação e síndrome de resposta inflamatória sistêmica (SIRS). Os achados pleuropulmonares incluem atelectasias com crepitação nas bases pulmonares e a presença de derrame pleural, especialmente à esquerda. Os pacientes podem tornar-se dispneicos e evoluir com insuficiência respiratória aguda (IRpA). Pode ocorrer delírio, confusão mental e, raramente, um estado comatoso. Manifestações neurológicas se devem a hipóxia, distúrbios hidreletrolíticos, hipotensão, síndrome de abstinência alcoólica ou toxemia. Alguns pacientes com PA podem desenvolver oligúria e insuficiência renal aguda (IRA). Sinais abdominais são geralmente desproporcionais à intensidade da dor. Em pacientes com formas graves, sinais de peritonite podem surgir com sensibilidade dolorosa abdominal difusa e rigidez da parede abdominal. Os ruídos hidroaéreos estão, em geral, ausentes ou reduzidos, como consequência da irritação do peritônio visceral que recobre a musculatura lisa intestinal pelo exudato inflamatório. O aparecimento de ascite se dá por peritonite química e exsudação de líquido do pâncreas inflamado, sendo sinal de gravidade. O sinal de Grey-Turner é uma coloração azul-acinzentada dos flancos abdominais devida à exsudação de líquido sero-hemorrágico para o tecido celular subcutâneo e que surge após 48 horas do início da doença. A coloração azulada na área periumbelical pode ocorrer em pacientes com PA grave e é conhecida como sinal de Cullen. A formação de pseudocisto do pâncreas, geralmente após seis semanas do início da dor abdominal, pode, às vezes, ser evidenciada como massa epigástrica à palpação durante o curso da doença.

■ DIAGNÓSTICO

Deve ser estabelecido por pelo menos dois dos três seguintes achados: (a) dor abdominal característica de PA; (b) níveis séricos de amilase ou lipase ≥ 3 vezes o limite superior da normalidade; e (c) alterações características de PA nos métodos de imagem, especialmente na tomografia computadorizada (TC) abdominal ou na RM.

A amilase e a lipase são enzimas liberadas pelo parênquima pancreático durante o curso da PA. Os níveis plasmáticos dessas enzimas atingem o pico mais elevado durante as primeiras 24 h após o início dos sintomas, mas a meia-vida plasmática da amilase é menor do que a da lipase. Existe discreta superioridade de sensibilidade e especificidade em favor da lipase, principalmente quando há atraso na coleta de amostra sanguínea, uma vez que os níveis séricos da amilase geralmente se normalizam dentro de 3 a 5 dias, ao passo que os níveis da lipase podem persistir elevados por até sete dias. Elevações da amilasemia não são específicas para pancreatite, e várias outras afecções intra e extra-abdominais devem ser consideradas (colecistite aguda, colangite aguda, perfuração no trato gastrintestinal (TGI), gravidez ectópica rota, salpingite aguda, obstrução ou isquemia intestinal, entre outras).

> **ATENÇÃO!**
>
> Deve-se lembrar que a dosagem isolada de amilase tem baixa especificidade (menos de 70%) quando o limite superior da normalidade é usado como valor de corte.

QUADRO 198.1 ■ Graus de severidade da pancreatite aguda – Classificação de Atlanta revisada (2012)	
PA leve	Ausência de insuficiência orgânica Ausência de complicações locais ou sistêmicas
PA moderada	Insuficiência orgânica transitória (resolve dentro de 48 h) e/ou complicações locais ou sistêmicas sem insuficiência orgânica persistente
PA grave	Insuficiência orgânica persistente (>48 h) • Insuficiência orgânica única • Insuficiência orgânica múltipla

Fonte: Adaptado de Banks e colaboradores.[1]

*Neste capítulo, onde consta PA, leia-se pancreatite aguda.

Níveis séricos de amilase e/ou lipase acima de três vezes o limite superior da normalidade corroboram o diagnóstico de PA em pacientes com dor abdominal. Os níveis séricos de amilase podem estar normais em pacientes com PA causada por hipertrigliceridemia (níveis séricos > 1.000 mg/dL) e naqueles com pancreatite crônica mais avançada. Além disso, o grau de elevação enzimática não se correlaciona com a gravidade da PA e a normalização dos níveis enzimáticos não é necessariamente sinal de resolução da doença. Assim, avaliações diárias da amilase ou lipase séricas, após se ter estabelecido o diagnóstico de PA, têm valor limitado para seguimento da doença ou para determinar seu prognóstico final. Contudo, a persistência de níveis séricos enzimáticos elevados por várias semanas indica a possibilidade de inflamação pancreática ou peripancreática contínua, de obstrução do ducto pancreático, ou de desenvolvimento de pseudocisto.

A proteína C-reativa em níveis superiores a 150 mg/dL após 48 horas do início da PA associa-se fortemente com a presença de necrose pancreática.

A radiografia simples de abdome auxilia no diagnóstico diferencial de outras causas de abdome agudo, como a obstrução ou perfuração intestinal. Na PA, pode mostrar-se normal em casos leves ou demonstrar a presença de íleo localizado de segmento de intestino delgado (alça sentinela) ou íleo generalizado, nos casos de maior gravidade. A amputação de ar no colo distal, até a flexura esplênica "sinal do cut-off", pode ocorrer nos casos de PA. Esse sinal pode ser explicado por um espasmo funcional do colo descendente secundário à extensão da inflamação para essa área. A presença de calcificações pancreáticas pode sugerir a possibilidade de exacerbação de pancreatite crônica. Um terço dos pacientes mostra alterações na radiografia torácica: elevação da hemicúpula diafragmática, derrame pleural, atelectasias de base pulmonar, infiltrados alveolares ou sinais de congestão pulmonar. A frequente interposição de alças intestinais repletas de gás torna a ultrassonografia (US) abdominal um exame de baixa sensibilidade para o diagnóstico de PA. Por isso, a US abdominal é geralmente realizada na época da internação hospitalar, visando a avaliar a possível etiologia biliar da PA, em vez de propriamente tentar diagnosticar a doença. A sensibilidade da US abdominal para detectar cálculos biliares em pacientes com PA biliar é de aproximadamente 70%.

Por sua vez, a TC abdominal com contraste endovenoso (EV) é o melhor método de imagem para excluir afecções que podem simular PA, avaliar a gravidade da doença, identificar complicações dessa afecção e, eventualmente, estabelecer a etiologia da doença. Embora possa ser normal em 15 a 30% dos casos de PA leve, a TC poderá mostrar um aumento focal ou difuso do pâncreas, borramento da gordura peripancreática e pararrenal, coleções líquidas peripancreáticas e áreas não captantes de contraste EV, as quais são indicativas de necrose glandular. Diversas complicações locais também podem ser diagnosticadas por meio da TC de abdome, tais como coleções líquidas extrapancreáticas e pseudocisto de pâncreas.

> **ATENÇÃO!**
>
> É importante frisar que nem todos os pacientes com PA necessitam de TC. As indicações para sua realização são: diagnóstico clínico incerto de PA; PA grave, deterioração clínica após 72 h a despeito do tratamento conservador; suspeita de complicações locais da doença; e quando na avaliação inicial não se definiu a etiologia do surto de PA.

DIAGNÓSTICO ETIOLÓGICO

Tendo sido estabelecido o diagnóstico de PA, torna-se importante a determinação da sua etiologia. As etiologias alcoólica e biliar respondem por 60 a 75% dos casos vindo a seguir a PA hiperlipêmica (níveis séricos de triglicérides > 1.000 mg/dL) e as formas idiopáticas (10-20% dos casos). Outras causas menos comuns incluem: a PA após realização de colangiopancreatografia endoscópica, trauma abdominal ou cirúrgico, infecções, má formações da árvore biliar ou pancreática, tumores da ampola ou do ducto pancreático, hipercalcemia e fármacos, destacando-se entre eles a α-metidopa, azatioprina, sulfasalazina, salicilatos; asparaginase, cimetidina, estrogênio, furosemida, pentamidina, metronidazol, tetraciclina, ácido valproico, pentamidina, 2,3-dideoxicitidina, 2,3-dideoxinosina, dentre outros.

Todo paciente que apresentar PA deve ter uma US realizada com intuito de se descartar a etiologia biliar. Durante o episódio agudo de PA, a visualização da vesícula, devido à interposição gasosa, pode ser prejudicada e, nesses casos, o exame deve ser repetido após a resolução do quadro agudo. A US endoscópica é o método mais preciso para detecção de coledocolitíase e tem sido recomendada antes da realização da colecistectomia, quando os demais métodos de imagem deixam dúvidas da presença ou não de coledocolitíase. A colangiopancreatografia por ressonância magnética (RM) pode ser uma alternativa não invasiva para a avaliação de coledocolitíase suspeita. Um indicador indireto de suspeição da etiologia biliar é a elevação da alanina aminotransferease (ALT) acima de 150 UI/L.

DIAGNÓSTICO DIFERENCIAL

PA deve ser diferenciada de diversas outras afecções intra e extra-abdominais. Nesse contexto, as principais condições a serem consideradas são: úlcera péptica (UP) perfurada (principal diagnóstico diferencial), colecistite aguda, coledocolitíase, colangite aguda, obstrução intestinal aguda, isquemia/infarto mesentérico, aneurisma dissecante/roto da aorta, apendicite aguda, infarto agudo do miocárdio (IAM), cólica renal e cetoacidose diabética (CAD). Na maioria das vezes, a anamnese detalhada associada ao exame físico minucioso e a exames laboratoriais e métodos de imagem permitirão uma distinção diagnóstica com segurança em mais de 95% dos casos.

AVALIAÇÃO DA GRAVIDADE

Após se firmar o diagnóstico sindrômico e etiológico da PA, o passo seguinte é a avaliação dinâmica da gravidade do episódio.

> **ATENÇÃO!**
>
> É de suma importância a tentativa em predizer e detectar precocemente o episódio grave de PA visando ao rápido direcionamento do paciente em risco para UTI, com a possível adoção de intervenções agressivas.

Quaisquer dos seguintes sinais, quando presentes na admissão ao hospital, devem alertar o clínico para a potencial gravidade do episódio de PA: taquicardia persistente, taquipneia, cianose ou hipoxemia, dor abdominal intensa, hemoconcentração, oligúria, hipotensão ou choque, ou encefalopatia (*delirium*, confusão mental ou torpor). Por outro lado, os sinais a seguir sugerem que o paciente apresenta PA leve: aparência não tóxica, frequência cardíaca (FC) normal, saturação de oxigênio normal, dor abdominal leve, diurese adequada e abdome plano, flácido e sem descompressão brusca.

No Quadro 198.2, encontra-se exposto os principais critérios utilizados para predição da gravidade da PA. É importante ressaltar que não existe nenhum método infalível que seja disponível na prática clínica atual e que permita sempre detectar precocemente e com excelente acurácia um episódio de PA grave. O clínico deve reavaliar periodicamente o paciente com PA, visando a detectar sinais precoces de deterioração

QUADRO 198.2 ■ Fatores para predição de pancreatite aguda grave dentro de 48 horas da admissão hospitalar	
Características do paciente	Idade > 55 anos Obesidade (IMC > 30 kg/m²) Estado mental alterado Comorbidade grave subjacente
Presença de ISRS (> 2 dos seguintes critérios)	FC > 90 bpm FR > 20 ou PaCO₂ >32 mmHg Temperatura > 38° C ou < 36° C Leucometria total > 12.000 ou < 4.000 mm³ ou desvio à esquerda > 10%
Achados laboratoriais	Nitrogênio ureico sanguíneo > 20 mg/dL ou em ascensão Ht > 44% ou em ascensão Cr aumentada
Achados radiológicos	DP Infiltrados pulmonares Coleções extrapancreáticas múltiplas ou extensas

FC: frequência cardíaca; IMC: índice de massa corporal; FR: frequência respiratória; Ht: hematócrito; Cr: creatinina; DP: derrame pleural; PaCO₂: pressão parcial arterial de gás carbônico.
Fonte: Adaptado de Tenner e colaboradores.[2]

orgânica, mesmo que o paciente pareça clinicamente estável na admissão hospitalar.

■ TRATAMENTO

A abordagem terapêutica dos pacientes com PA varia de acordo com a gravidade da doença (Quadro 198.3).

PANCREATITE AGUDA LEVE

A abordagem terapêutica da PA leve consiste em medidas de suporte apresentadas no Quadro 198.4.

ATENÇÃO!

A reposição volêmica é a medida de maior importância na terapêutica da PA, podendo diminuir o índice de complicações, como necrose tubular aguda (NTA), e limitar a extensão da necrose pancreática, por melhorar a perfusão na microcirculação do pâncreas.

QUADRO 198.3 ■ Esquematização de tratamento da pancreatite aguda de acordo com a gravidade
Pancreatite aguda leve ■ Abordagem conservadora ■ Internação em enfermaria ■ Monitorização não invasiva
Pancreatite aguda moderada a grave ■ Abordagem agressiva ■ Internação em UTI ou em unidade intermediária ■ Monitorização invasiva

UTI: unidade de terapia intensiva.

QUADRO 198.4 ■ Recomendações para o tratamento da pancreatite aguda leve
■ Jejum oral (breve período de 3 a 5 dias); SNG apenas se vômitos incoercíveis ■ Reposição volêmica EV: 　■ Otimizar nas primeiras 48 h 　■ Iniciar com 250 a 350 mL/h de Ringer lactato; reavaliação dentro de 6 h visando a readequar a reposição EV, se necessário ■ Observação e monitorização não invasivas pelo menos durante as 8 h iniciais ■ Analgesia EV – geralmente com opioides (preferir tramadol) ■ Realimentação VO com dieta pastosa: iniciar na ausência de dor abdominal e de vômitos, com a resolução do íleo paralítico e retorno do apetite

EV: endovenosa; VO: via oral; SNG: sonda nasogástrica.
Fonte: Adaptado de Tenner e colaboradores.[2]

PANCREATITE AGUDA GRAVE

Para os pacientes que cursam com a forma grave da doença, a internação em UTI é indispensável. A avaliação clínica e a monitoração frequentes por meio dos sinais vitais, débito urinário e oximetria de pulso e gasometria arterial (GA), bem como parâmetros laboratoriais e radiológicos, auxiliam na identificação dos pacientes sob risco de disfunção orgânica. Outros pacientes que têm maior chance de complicações clínicas e que também podem se beneficiar do acompanhamento em UTI ou em unidades intermediárias são: idosos, obesos (IMC > 30 kg/m²), aqueles com comorbidades graves preexistentes, aqueles apresentando oligúria, taquicardia persistente, encefalopatia, dor de difícil controle com narcóticos ou com necrose pancreática substancial (> 50%).

A PA grave pode cursar com sequestro de grandes quantidades de líquido para o terceiro espaço. A contração do volume intravascular é sugerida pelo aumento do hematócrito (Ht) (> 44%), pela presença de oligúria, taquicardia e hipotensão ou pelo aumento da ureia sérica. Embora o tipo de expansor volêmico a ser utilizado na PA permaneça controverso, as normas atuais recomendam que a reposição volêmica inicial seja realizada com Ringer lactato, porque o uso deste expansor se associou com menor ocorrência de inibidor seletivo de recaptação da serotonina (ISRS) comparado à reposição com solução fisiológica (SF). Resultados de vários estudos controlados em pacientes críticos não indicaram qualquer benefício da reposição utilizando-se soluções com coloides. Enfatiza-se que as 12 horas iniciais da PA sejam cruciais para se alcançar as metas de reposição volêmica e que a mesma seja realizada de forma cautelosa em idosos e naqueles pacientes que apresentem falência orgânica preexistente. Sugere-se o seguinte algoritmo de reposição durante a janela terapêutica das 12 horas iniciais da PA: infusão inicial de 5-10 mL/kg/h de Ringer lactato até que o paciente esteja hemodinamicamente estável (FC < 120 bpm, pressão arterial média (PAM) não invasiva entre 65-85 mmHg e/ou diurese >50 mL/h); após, inicia-se a manutenção em 3 mL/kg/h; por fim, ajusta-se a reposição a cada 6 horas por verificar o nível sérico de ureia: se a ureia estiver abaixo de 20 mg/dL ou em nítida redução, altera-se a reposição volêmica para 1,5 mL/kg/h; do contrário, reinfunde-se 5-10 mL/kg/h e a seguir mantém-se em 3 mL/kg/h.

A utilização de vasopressores pode ser necessária caso ocorra persistência do choque, independente da reposição volêmica adequada. A suplementação precoce de oxigênio contribui para a resolução da disfunção orgânica, devendo-se manter a saturação arterial de oxigênio > 95%.

O uso de inibidores da bomba de prótons (IBP) por via EV não traz nenhum benefício na evolução da PA e seu benefício para profilaxia de sangramento digestivo causado por úlcera de estresse é questionável, principalmente considerando o aumento do risco de infecções nosocomiais e eventos cardiovasculares ocasionado por esta classe de medicamentos.

Para adequada analgesia, o uso de anti-inflamatórios não esteroides (AINEs) combinados com narcóticos deve ser considerado. Opioides derivados da morfina não parecem afetar negativamente a evolução da PA. Deve-se preferir opioides com menor possibilidade de induzirem adição ou depressão respiratória (por exemplo, o tramadol). Atualmente, a analgesia epidural tem sido utilizada com bons resultados para o alívio da dor, reduzindo a necessidade do uso parenteral de narcóticos.

Na PA grave, a alimentação VO poderá ser reiniciada após a 1° semana da doença se o paciente estiver assintomático e com retorno do apetite. Na maioria das vezes, entretanto, a alimentação oral não será possível inicialmente e o suporte nutricional de escolha será a nutrição enteral (NE). Neste cenário, a NE por via nasogástrica ou nasojejunal, são comparáveis em efetividade e segurança, assim como são as formulações poliméricas ou (semi) elementares.

Os adjuntos nutricionais, como probióticos, a imunonutrição com glutamina e as formulações enriquecidas com fibras não alteram a evolução da doença e não são, portanto, recomendados. A nutrição parenteral (NP) deve ser evitada, a menos que a NE não seja possível ou bem sucedida. A NE apresenta custo muito menor e reduz o risco de infecções, possivelmente por manter a integridade da barreira epitelial intestinal e por favorecer o controle glicêmico. Dados de meta-análises confirmam a superioridade da NE comparada a NP para pacientes com PA grave prevista, incluindo: menores riscos para desenvolver complicações infecciosas, falência multiorgânica e mortalidade. Em revisões sistemáticas, o início da NE dentro de 24-48 horas do início da PA apresentou o maior benefício. Na PA grave, as decisões sobre suporte nutricional devem ser tomadas nas primeiras 72 horas, oferecendo alimentação oral se os sintomas gastrintestinais melhorarem ou, mais comumente, a NE se os pacientes permanecem sintomáticos e/ou não tolerarem a alimentação oral.

A complicação mais grave e fator de risco mais importante para morbidade e mortalidade tardias em pacientes com PA é a infecção secundária da necrose pancreática ou peripancreática. O risco de infecção está diretamente relacionado à duração e à extensão da necrose, e áreas de tecido necrótico maiores do que 50% apresentam um risco de 40 a 60% de infecção. A provável origem das bactérias que ocasionam a infecção pancreática é o colo. Os principais patógenos envolvidos são os bacilos gram-negativos de origem entérica, seguidos pelos cocos gram-positivos. Atualmente, recomenda-se que a antibioticoterapia seja restrita aos pacientes com necrose pancreática comprovada e que evoluam com sinais sistêmicos sugestivos de infecção. Escolhas adequadas de antibióticos incluem imipenem, meropenem ou fluoroquinolonas associada ao metronidazol, já que todos eles atingem concentrações adequadas no pâncreas. As evidências atuais indicam que o uso profilático de antibióticos não está indicado rotineiramente na PA necrosante. Entretanto, quando, após a 1ª semana de evolução da necrose pancreática, os pacientes apresentarem febre, leucocitose e/ou insuficiência orgânica, deve-se iniciar antibioticoterapia ao mesmo tempo em que se efetue avaliação para foco infeccioso, incluindo a realização de culturas (sanguínea, urinária e do material necrótico pancreático aspirado com agulha fina). Na ausência de detecção de foco infeccioso após essa avaliação, deve-se suspender a antibioticoterapia. A mesma abordagem pode ser adotada em outras ocasiões, no caso de internação mais prolongada na qual o paciente apresente sintomas ou sinais sugestivos de infecção.

A aspiração com agulha fina da necrose pancreática/peripancreática, guiada por TC, visando a obter material para a realização de bacterioscopia e cultura, é a abordagem-padrão para distinguir necrose estéril de infectada. Esse procedimento, em mãos experientes, é seguro e bastante acurado, apresentando sensibilidade e especificidade para o diagnóstico da necrose infectada de 90 e 96%, respectivamente. Indica-se este método em pacientes com pancreatite necrosante que, após a 1ª semana de evolução da doença, apresentem sintomas persistentes ou piora clínica revelada por quaisquer dos seguintes dados: sinais progressivos de inflamação (febre, leucocitose, proteína C-reativa >180 mg/L) sem fonte óbvia de infecção; dor abdominal progressiva; surgimento ou persistência de disfunção orgânica.

Recomenda-se a realização da colangiopancreatografia endoscópica dentro de 72 h do início da PA biliar (definida ou suspeita) apenas em pacientes que apresentem icterícia progressiva ou sinais de colangite aguda. Neste cenário clínico, se cálculos são encontrados no colédoco ou na papila, a esfincterotomia endoscópica é mandatória. Contudo, nos pacientes com PA biliar sem evidências de colangite ou obstrução biliar progressiva, e naqueles evoluindo com rápida normalização dos níveis séricos das enzimas hepáticas, este procedimento não está indicado.

TRATAMENTO INTERVENCIONISTA E CIRÚRGICO

Existe necessidade de drenagem pancreática nos pacientes instáveis com necrose pancreática infectada confirmada por meio de exames bacteriológicos. A abordagem preferencial é a drenagem percutânea, endoscópica ou cirúrgica por meio de procedimentos minimamente invasivos. Preferencialmente, deve-se evitar a abordagem cirúrgica de necroses não infectadas, mesmo quando o paciente apresenta disfunção orgânica, e postergar a intervenção nas necroses infectadas por 3 a 4 semanas, se a condição clínica do paciente assim o permitir. Durante esse período, deve-se manter a antibioticoterapia, ao mesmo tempo que se permite que o tecido necrótico se torne melhor demarcado, facilitando intervenções endoscópicas ou cirúrgicas menos extensas. Mesmo a necrose infectada pode ser curada com antibioticoterapia isolada, desde que o paciente permaneça clinicamente estável. Em pacientes com PA biliar, é fundamental que se realize a colecistectomia antes da alta hospitalar visando à prevenção de recorrências da doença. O Quadro 198.5 sumariza as principais medidas terapêuticas a serem adotadas na PA grave.

QUADRO 198.5 ■ Sumário das medidas terapêuticas fundamentais a serem adotadas na pancreatite aguda grave

RACIONAL	CONDUTA
Prevenção de necrose esteril	Hidratação EV agressiva precoce
Prevenção de necrose infectada	Nutrição enteral precoce (não antibióticos!!)
Tratamento de necrose infectada	Antibióticos ± necrosectomia endoscópica, percutânea ou cirúrgica

Fonte: Adaptado de Tenner e colaboradores[2] e Greenberg e colaboradores.[3]

Na Figura 198.1, na página seguinte, propõe-se um algoritmo para a abordagem do paciente com PA.

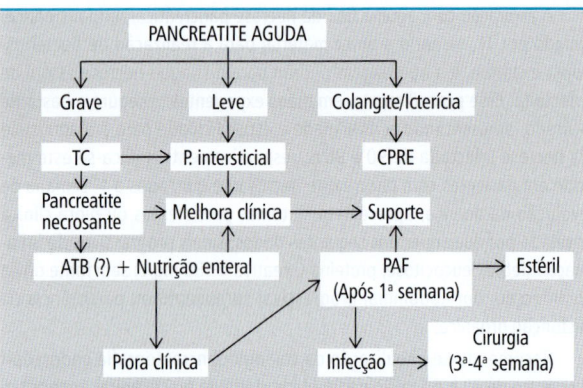

FIGURA 198.1 ■ Algoritmo para abordagem do paciente com pancreatite aguda.

TC: tomografia computadorizada; CPRE: colangiopancreatografia retrógrada endoscópica; EE: esfincterotomia endoscópica; PAF: punção com agulha fina; ATB: antibióticos.
Fonte: Adaptada de Tenner e colaboradores.[2]

REVISÃO

- Pancreatite aguda é uma importante causa de dor abdominal aguda.
- O diagnóstico se baseia na presença de dor abdominal característica, associada à elevação dos níveis séricos de amilase ou lipase e/ou alterações inflamatórias pancreáticas nos métodos de imagem.
- Após se estabelecer o diagnóstico, é fundamental a estratificação da gravidade e a definição da etiologia da doença.
- Medidas de suporte clínico, especialmente reposição volêmica e analgesia EV, associadas à supervisão e ao tratamento das complicações são fundamentais para atenuar a morbi-mortalidade da doença.
- Pancreatite aguda grave exige abordagem multidisciplinar conduzida em uma UTI.

■ REFERÊNCIAS

1. Banks PA, Bollen TL, Dervenes C, Gooszen HG, Johnson CD, Sarr MG, et al. Classification of acute pancreatitis – 2012: revision of the Atlanta classification and definitions by international consensus. Gut. 2013; 62(1):102-11.
2. Tenner S, Baillie J, DeWitt J, Vege SS; American College of Gastroenterology. American College of Gastroenterology guideline: management of acute pancreatitis. Am J Gastroenterol. 2013;108(9):1400-15.
3. Greenberg JA, Hsu J, Bawazeer M, Marshall J, Friedrich JO, Nathens A, et al. Clinical practice guideline: management of acute pancreatitis. Can J Surg. 2016; 59(2):128-40.

■ LEITURAS SUGERIDAS

Maheshwari R, Subramanian RM. Severe acute pancreatitis and necrotizing pancreatitis. Crit Care Clin. 2016;32(2):279-90.

Moraes JM, Felga GE, Chebli LA, Franco MB, Gomes CA, Gaburri PD, et al. A full solid diet as the initial meal in mild acute pancreatitis is safe and result in a shorter length of hospitalization: results from a prospective, randomized, controlled, double-blind clinical trial. J Clin Gastroenterol. 2010;44(7):517-22.

199
PANCREATITE CRÔNICA

■ RENATO DUFFLES MARTINS

Pancreatite crônica (PC) é uma doença caracterizada por inflamação, fibrose e perda progressiva das células acinares e das ilhotas. Na fase precoce, predominam a dor abdominal, os surtos de pancreatite aguda (PA) recorrente e suas complicações. Quando atingem suficiente destruição tecidual, iniciam-se manifestações clínicas decorrentes de insuficiência exócrina e endócrina. Álcool e tabagismo são os principais fatores de risco identificados, mas, em uma proporção razoável de pacientes, a doença é idiopática. Avanços no conhecimento da PC estão modificando a abordagem terapêutica e melhorando a qualidade de vida dos pacientes, entretanto, mesmo usando todos os recursos disponíveis, a evolução da doença ainda é inexorável. Não há mecanismos efetivos para conter a progressão da doença ou reverter alterações existentes.

Nos Estados Unidos, a incidência é de 5 a 12/100.000 habitantes e a prevalência, de 50/100.000 habitantes. Não é comum em indivíduos jovens, abaixo de 20 anos, mas o número de casos em crianças está aumentando. Acomete mais pacientes do sexo masculino e da raça preta, entre 40 e 60 anos. Pouco se sabe sobre as razões para essa disparidade racial, já que o consumo excessivo de álcool e o tabagismo são semelhantes entre as populações. A fase inicial da doença pode ser assintomática e não é possível detectar as alterações com exames de rotina. Com o tempo, em geral muitos anos, o quadro avança e a dor pode ficar mais intensa e persistente. As internações se tornam frequentes e o diagnóstico fica evidente.

■ FATORES DE RISCO

ÁLCOOL

Como fator isolado, é a causa mais comum de PC, com risco atribuível de 40%. A ingestão média de cinco doses de destilado, por muitos anos, é o patamar inicial para desenvolver PC alcoólica. O hábito de fumar parece ser igualmente tóxico. O uso crônico e abusivo desses dois fatores tóxicos acelera a progressão da PC e das calcificações pancreáticas e aumenta o risco de neoplasias pancreáticas. O risco de PC é dose-dependente, aumentando significativamente (OR 3,1) com consumo de 4 a 5 doses de destilado por dia. O risco de progressão para PC após o primeiro episódio é de 14% com abstinência completa, 23% com redução da dose e 41% com consumo no mesmo patamar anterior. Portanto, não é seguro aconselhar apenas a redução do consumo de álcool nos indivíduos que já tiveram um surto de PA ou já têm diagnóstico de PC. Episódios de libação alcoólica parecem não induzir PA no nível populacional, mas é frequente o relato de aumento de consumo semanas ou dias antes do episódio de PA em alcoolistas contumazes. O tipo de bebida destilada consumida ainda não tem papel definido na doença.

TABAGISMO

Em 1982, foi publicado o primeiro relato do tabagismo como fator de risco para PC, hoje com risco atribuível de 25%. O mecanismo de ação está sendo estudado, mas está claro que existe efeito sinérgico com o álcool, já que são hábitos praticamente inseparáveis em alcoolistas. Cerca de 80% dos pacientes com PC afirmam que fumam na primeira consulta. É comum relatarem que a quantidade de cigarros consumidos aumenta em paralelo com o consumo da bebida. Fumantes de menos de um maço por dia apresentam risco duas vezes maior de PC (RR: 2,4); acima de três maços, o risco aumenta para três vezes (RR 3,3). Ex-fumantes têm risco menor do que fumantes ativos.

OBSTRUÇÃO DUCTAL

A obstrução ao fluxo pancreático pode acarretar hipertensão ductal e atrofia pancreática progressiva. As alterações histológicas, estruturais e funcionais são consistentes com diagnóstico de PC. Essa forma de PC, denominada PC obstrutiva, ocorre principalmente após trauma abdominal fechado, como sequelas de procedimentos cirúrgicos, e pela presença de tumores. Pâncreas divisum e outras variantes ductais estão associados a surtos de PA e PA recorrente, mas não é comum sua evolução para PC. O pâncreas divisum parece atuar como cofator, e não como causador da PC.

HIPERCALCEMIA

Pouco frequente, quando associada ao hiperparatiroidismo, pode acarretar calcificações ductais e intraparenquimatosas.

DOENÇAS AUTOIMUNES

A doença celíaca aumenta três vezes o risco de PC, de lúpus eritematoso sistêmico (LES) e da doença inflamatória intestinal (DII). Nesses casos, o diagnóstico mais provável da PC é o de autoimune. Esse diagnóstico é raro; no Japão, a incidência e a prevalência em 2007 foram, respectivamente, de 0,9/100.000/ano e 2,2/100.000 habitantes. Icterícia é a apresentação clínica mais frequente. São dois subtipos – tipo I, doença fibroinflamatória associada à IgG4, e tipo II, associada à DII. A resposta ao corticosteroide é excelente, e o padrão morfológico pode mimetizar o câncer de pâncreas.

■ GENÉTICA E PC

Não há dúvida de que o álcool atua de forma intensa na patogênese da doença, mas não é a principal causa dela. Em 10 a 30% dos portadores de PC, não se identifica a etiologia. Nesses pacientes, com PC idiopática, a base da doença é provavelmente genética. O perfil genético é importante tanto na suscetibilidade como na progressão e na gravidade da PC. Cinco genes estão identificados como participantes na patogênese da PC: *CFT*, *PRSS1*, *SPINK1*, *CTRC* e *CASR*. Esses genes também interagem entre si e aumentam a possibilidade do desenvolvimento de PC. O *CFTR* controla a secreção de água e bicarbonato, e sua disfunção causa fibrose cística do pâncreas. As outras mutações desequilibram o sistema tripsina-antitripsina. De um lado, está a ativação intrapancreática precoce e contínua do tripsinogênio em tripsina (*gain-of-function*) e, do outro, estão os defeitos no bloqueio da tripsina ativada precocemente (*loss-of-function*). Outra área de interesse é a interação de fatores genéticos com os fatores de risco. Apenas a minoria (2 a 5%) dos alcoolistas contumazes desenvolve PC, e já estão identificadas falhas nos genes *CLDN*, *SPINK1* e *PRRS2*.

PANCREATITE HEREDITÁRIA

Essa forma rara e hereditária de pancreatite tem o mesmo comportamento de outras formas de PC. Difere, no entanto, por aparecer em pacientes jovens, com história familiar de PC. A maioria dos pacientes apresenta manifestações clínicas antes dos 20 anos. É uma doença autossômica dominante com aproximadamente 80% de penetrância. O risco de câncer é elevado, de 40 a 55%, ao longo da vida.

■ QUADRO CLÍNICO

DOR ABDOMINAL

Presente na maioria dos pacientes com PC, a dor abdominal apresenta comportamento bimodal, podendo ser contínua ou intermitente com episódios de exacerbação; seu padrão contínuo, apesar de ter menor intensidade, é mais limitante, acarretando piora acentuada da qualidade de vida e da capacidade laboriosa dos indivíduos afetados. Pode ocorrer dor abdominal em estádios iniciais da doença, mas é muito difícil atribuir esse sintoma ao pâncreas. Com a progressão da doença, a dor se torna o principal motivador de procura por atendimento hospitalar e gera elevado custo médico no seu controle. A localização mais comum é epigástrica (pode ocorre dor em faixa ou mais difusa no andar superior do abdome), podendo ter irradiação dorsal. Ausência de dor ou seu desaparecimento no curso da doença são incomuns.

Fisiopatologia da dor

A fibrose progressiva compartimenta o tecido pancreático, aumenta a pressão intrapancreática e diminui o fluxo sanguíneo local, podendo, ainda, haver isquemia, que é uma causa de dor importante. Além disso, o pâncreas tem rica inervação nociceptiva e as terminações intrapancreáticas, cercadas pelo infiltrado inflamatório e por mediadores químicos, torna-se mais longas e espessadas. A dor crônica visceral altera a conexão medular produzindo hiperalgesia e alodinia. Esses estímulos atingem o sistema límbico e o córtex cerebral, causando sensação de dor e resposta emocional de sofrimento. É possível detectar mudanças no eletrencefalograma e no potencial cerebral evocado. Admite-se que a dor de origem pancreática tem mais componente neuropático do que obstrutivo ou isquêmico.

INSUFICIÊNCIA EXÓCRINA

Surge entre 5 e 10 anos após o diagnóstico de PC. A má digestão de carboidratos e proteínas não tem a mesma expressão clínica da esteatorreia. As manifestações mais comuns são diarreia, esteatorreia, flatulência, peso epigástrico pós-prandial, perda de peso, deficiência de vitaminas e minerais e osteopenia.

INSUFICIÊNCIA ENDÓCRINA

A prevalência de diabetes na PC não está determinada, mas manifestações endócrinas ocorrem com maior frequência após muitos anos de PC. Na fase inicial da PC, o diabetes pode estar relacionado à obesidade e à síndrome metabólica. O mais frequente é o aparecimento do diabetes nas fases avançadas da PC ou após ressecção pancreática. Esse tipo de diabetes, denominado tipo 3, caracteriza-se por baixa produção de insulina e glucagon. Cetoacidose é rara, mas o risco de hipoglicemia é alto. Micro e macroangiopatia, retinopatia, neuropatia e insuficiência renal (IR) são tão frequentes como no diabetes tipo 1.

■ DIAGNÓSTICO

A PC é diagnosticada (Quadro 199.1) anos após o início da doença, pois atrofia, dilatação ductal e calcificações pancreáticas levam 5 a 10 anos para serem detectados. O diagnóstico histológico não é usado pelo risco de complicações e pela distribuição focal da doença. Em conjunto com exames de imagem e de função, é possível fazer um diagnóstico mais precoce, preservando a massa pancreática.

> **ATENÇÃO!**
>
> É importante suspeitar da PC mesmo com sintomas inespecíficos.

TOMOGRAFIA

Modalidade de escolha para avaliar alterações estruturais e complicações da PC avançada. Máquinas melhores, com multidetectores, colimação de 1 a 2,5 mm, reconstrução multiplanar e curvilinear trazem

QUADRO 199.1 ■ Testes diagnósticos da PC

MÉTODO	VANTAGENS	DESVANTAGENS
Teste da secretina	Mais sensível de todos Informação funcional	Trabalhoso e demorado Sem informação estrutural
Secretina intraductal	Realizado durante a pancreatografia	Baixa acurácia no pico de bicarbonato
Pancreatografia endoscópica	Melhor para anatomia ductal Potencial terapêutico	Risco de complicações Sem informação funcional Sem informação do parênquima
TC	Informação boa parênquima Razoável para ductos	Custo moderado Sem informação funcional
Colangiorressonância	Boa definição da anatomia ductal (secretina) Não invasiva	Limitado na doença precoce Sem informação funcional Sem potencial terapêutico
US (USE)	Informação do parênquima e dos ductos Pouco invasiva	Dependência do examinador Sem informação funcional
Dosagem quantitativa de gordura fecal	Mais sensível para má digestão de gorduras	Trabalhoso e demorado
Elastase fecal	Simples, baixo custo	Acurácia razoável Doença moderada
Tripsina sérica	Simples, baixo custo	Doença moderada

imagens precisas do parênquima e dos ductos pancreáticos. A fase sem contraste é útil para detectar e definir a presença e a localização das calcificações pancreáticas.

COLANGIORRESSONÂNCIA

Substituiu a pancreatografia endoscópica na investigação diagnóstica. É usada para analisar a árvore ductal intrapancreática, sua integridade, sinais de ruptura, fístulas e coleções peripancreáticas. O estímulo com secretina melhora a sensibilidade do método para lesões ductais mínimas.

ULTRASSONOGRAFIA ENDOSCÓPICA

Excelente para avaliar a textura pancreática devido à proximidade do transdutor com o pâncreas. Entretanto, a USE é observador-dependente. A análise das imagens deve basear-se em critérios padronizados, como a presença de fibrose. Na doença precoce, essas limitações aumentam, principalmente quando não há calcificações. Essas restrições à USE não se aplicam quando é necessário obter material de lesões suspeitas. A biópsia aspirativa, guiada pela USE, é o método mais indicado nas lesões sólidas e císticas.

ATENÇÃO!

É importante que o médico reconheça que alterações leves são inespecíficas e insuficientes para diagnosticar PC.

TESTES DE FUNÇÃO

O estímulo com secretina-colecistocinina é o teste capaz de detectar mais precocemente a PC, porém é complexo e invasivo. A elastase fecal e a tripsina sérica são testes simples e não invasivos com alto valor preditivo negativo (VPN). Ambos apresentam baixa acurácia na fase inicial da doença. Valores abaixo de 200 mg/g fezes e abaixo de 20 ng/mL, respectivamente, confirmam o diagnóstico de má digestão de origem pancreática.

■ TRATAMENTO

DOR ABDOMINAL

Na avaliação inicial desses pacientes, é fundamental afastar outras condições sintomáticas passíveis de tratamento – pseudocisto, obstrução biliar ou duodenal, úlcera gástrica ou duodenal e câncer são alguns exemplos. O tratamento deve ser sequencial (*step up*), com máxima atuação contra os hábitos de fumar e beber. Essa medida apresenta melhores resultados quando exercida repetidamente nos atendimentos posteriores.

Medicamentos

Analgésicos comuns aliviam por curto prazo de tempo a dor abdominal. A opção a seguir é o uso dos opioides. A dependência a essa classe de medicamentos atinge 20% e acomete mais usuários de drogas ilícitas, álcool e fumo. Inicia-se o tratamento narcótico com doses moderadas de tramadol, de 200 a 400 mg por dia. É preferível associar antidepressivos tricíclicos ou inibidor seletivo da recaptação de serotonina e norepinefrina (ISRSN) do que aumentar a dose ou usar narcóticos mais potentes. Moduladores da dor neuronal nociceptiva, como a pregabalina, 300 mg duas vezes por dia, é a uma boa opção em pacientes selecionados. Entre outras modalidades terapêuticas, apenas a tentativa com enzimas pancreáticas é razoável. O mecanismo envolvido seria a redução da secreção pancreática mediada pela colecistocinina, que parece funcionar melhor quando o preparado enzimático não é acidorresistente e contém mais tripsina.

Tratamento endoscópico

A pancreatografia está restrita aos casos de indicação terapêutica, e seu principal objetivo é desobstruir o ducto principal e restaurar o fluxo da secreção até o duodeno. O êxito do procedimento depende da análise prévia do sistema ductal com a colangiorressonância. Dilatação ductal (maior do que 5 a 6 mm) com cálculo ou estenose na cabeça do pâncreas são condições anatômicas que favorecem a endoterapia. A litotripsia extracorpórea facilita a remoção endoscópica ou espontânea dos cálculos. Esfincterotomia biliar e pancreática, dilatação de estenoses, colocação de próteses e drenagem de pseudocistos são procedimentos frequentes e muitas vezes realizados em combinação. Embora lógico, ainda não está indicado tratar pacientes assintomáticos com obstrução e dilatação ductal. Pacientes com ductos estreitos são candidatos ao bloqueio do plexo celíaco com anestésicos. O alívio da dor é temporário e ocorre em cerca de 40% dos casos. Procedimentos endoscópicos também são indicados para pacientes de alto risco cirúrgico.

INSUFICIÊNCIA EXÓCRINA

Na PC avançada, a reposição enzimática deve ser introduzida mesmo na ausência de esteatorreia. O pâncreas produz 900.000 USP de lipase globulina, que resultaria na falsa negatividade dos anticorpos. A biópsia jejunal per oral, com cápsula apropriada ou da segunda porção do duodeno, por endoscopia, identifica variados graus de atrofia da mucosa, por diminuição de altura das vilosidades. Embora esse aspecto histológico não seja patognomônico da doença celíaca, representa, praticamente, o fim da investigação. Se não for possível sua execução, sugere-se iniciar o teste terapêutico, que envolve a suspensão de farináceos da dieta e reanálise da sua eficácia, clínica e dos anticorpos. Os antígenos leucocitários humanos (HLA) DQ2 e DQ8 séricos são o selo genético dessa doença, e sua pesquisa é solicitada se houver dúvidas quanto às concentrações dos anticorpos específicos.

A dieta, aparentemente fácil de ser implantada, com remoção dos alimentos considerados problema (trigo, centeio, cevada e aveia), na prática, encontra obstáculos. Nem sempre é clara a presença dessas farinhas nos preparados alimentares, bem como a recomendação da sua substituição por outros farináceos (milho, mandioca, fubá, polvilho) esbarra na sua impureza, em geral contaminados por trigo ou aveia. Entretanto, a insistência em dieta isenta de glúten é conduta fundamental na recuperação morfológica e funcional da mucosa celíaca. Bem conduzido, esse procedimento é o fator terapêutico mais importante na recomposição nutricional dos pacientes.

Do ponto de vista medicamentoso, é clássico introduzir-se corticosteroide, em doses pequenas, iniciando-se com 20 a 30 mg/dia de prednisona e retirada em tempo não superior a 30 dias, após decréscimos progressivos. Excepcionalmente, doses maiores e tempo mais prolongado são necessários. No início do tratamento, dependendo do grau de desnutrição do paciente, é possível indicar suporte nutricional por meio das infusões parenterais e complementação vitamínica e eletrolítica. Dietas orais constipantes também devem ser consideradas nessa fase.

A abolição do glúten da dieta dos pacientes celíacos deve ser, para a grande maioria deles, permanente, mas pequeno número pode voltar a tolerar quantidades reduzidas dos cereais proibidos. Essa liberação, entretanto, não deve ser incentivada, em razão de o estímulo antigênico repetido aumentar os riscos para neoplasias, naturalmente presentes na evolução dessa doença.

- **Insuficiência dissacaridásica:** a diarreia relaciona-se com a ingestão do açúcar, cuja enzima intestinal, responsável por sua degradação, está quantitativamente reduzida ou ausente. A principal enzimopatia ligada aos dissacarídeos é a hipo ou alactasia, intolerância à lactose, ao açúcar natural do leite e seus derivados. Se congênita, manifesta-se nos primeiros dias de vida, com o início da amamentação. Se adquirida, em qualquer época.

Essa disfunção tem seu diagnóstico facilitado com os dados da história clínica, e o teste laboratorial preconizado para confirmação é o da tolerância à sobrecarga oral do açúcar suspeito. Qualquer dos carboidratos na sua degradação intestinal forma glicose; assim, a dosagem plasmática da glicose, durante a prova de sobrecarga com lactose, tem grande possibilidade de identificar os indivíduos insuficientes. Elevação glicêmica menor do que 20 mg/dL, em relação ao nível de jejum, caracteriza os maus absorventes para o açúcar testado. Alguns centros dispõem de metodologia para avaliação da insuficiência dissacaridásica, por meio da medição do H_2 no ar expirado após ingestão oral do açúcar com suspeita de má absorção.

O mercado farmacêutico brasileiro já oferece aos hipolactásicos a enzima responsável pela degradação da lactose, na forma de pó (sachês), que deve ser ingerido com o produto lácteo, 10 mil unidades (1 sachê)/50 g de lactose. Existem produtos semelhantes, importados, na forma de comprimidos. Como alternativa, sugere-se a utilização de leite ou derivados isentos de lactose.

- **Enteropatias perdedoras de proteína:** são doenças nas quais o processo absortivo se faz correta e integralmente. Como referido para a doença de Ménétrier, proteínas são devolvidas para o lúmen intestinal e perdidas com a evacuação. No intestino delgado, isso ocorre nas ectasias linfáticas.

A linfa é rica em quilomícrons, que representam triglicérides absorvidos, ligados a proteínas durante seu deslocamento dentro do enterócito. Bloqueio linfático por tumores (linfomas) ou processos infecciosos específicos, como tuberculose, blastomicose ou parasitas invasivos, podem responder pela obstrução e pela dilatação secundária da árvore linfática intestinal, estase do seu conteúdo e, eventualmente, exsudação da proteína para o lúmen entérico.

A linfangiectasia idiopática ou primária, assim denominada por não se apresentar com bloqueio algum ao retorno linfático, também concorre para que haja perda proteica intestinal considerável.

De forma clínica, nos dois modelos apresentados, existe significativa hipoproteinemia, em especial hipoalbuminemia, que se exterioriza por anasarca, assim como síndrome nefrótica. Laboratorialmente, o quadro discrásico é confirmado pela eletroforese de proteínas plasmáticas. Nos casos suspeitos, excluída perda proteica renal, a orientação é avaliar sua excreção intestinal à custa do teste da albumina marcada (cromalbin), ou dosagem fecal da α-1-antitripsina.

Identificada a síndrome, sugere-se o estudo radiológico do trato gastrintestinal (TGI), com expectativa de lesões localizadas que possam ser alcançadas por biópsia per oral ou cirúrgica. A ausência de lesões no procedimento de imagem obriga a indicação de linfografia para avaliação dos linfonodos das cadeias intra-abdominais. Alterações ganglionares devem ser exploradas por laparotomia, para diagnóstico etiológico e consequente tratamento específico (linfomas, tuberculose, doença de, Crohn, blastomicose). A enteropatia com perda proteica, de etiologia não identificada por radiologia gastrintestinal e linfografia, provavelmente corresponde ao tipo idiopático. Essa doença, felizmente rara e de caráter congênito, não tem terapêutica definida. A única manipulação possível se faz por ajuste dietético. Sabendo-se que a proteína perdida é aquela que se liga aos triglicérides absorvidos e estagnados nos ductos linfáticos das vilosidades, propõe-se que a ingestão gordurosa desses pacientes seja, preferencialmente, composta com triglicérides de cadeia média ou curta, absorvidos por via sanguínea, não percorrendo o trajeto linfático e consequentemente não permanecendo estocados nos vasos vilositários, o que reduz sua dilatação e, por extensão, a perda de seu componente proteico.

- **Sobrecrescimento bacteriano:** em condições fisiológicas, o intestino delgado proximal é povoado por pequeno número de colônias bacterianas. O número é crescente no sentido do jejuno para o íleo terminal. Em algumas doenças intestinais, que favoreçam a estase do seu conteúdo, é possível desenvolver-se flora anômala, do ponto de vista quantitativo e qualitativo, em áreas consideradas estéreis. Neuropatia diabética, diverticulose do intestino delgado, esclerodermia, além de lesões que provocam semioclusão do lúmen, como aderências, estenoses de processos inflamatórios ou tumorais, são exemplos que permitem o sobrecrescimento bacteriano. Esses micro-organismos, por desconjugarem sais biliares e suas enzimas competirem com as produzidas nas vilosidades, provocam má absorção de vários nutrientes.

A confirmação laboratorial, que deveria ser feita pela coleta adequada e cultura de aspirado intestinal, é, na rotina, impraticável. É válido o teste terapêutico que inclui antimicrobianos, de preferência os que agem sobre anaeróbios (imidazólicos). Tetraciclina, sulfametoxazol-trimetropinm, ciprofloxacina e ampicilina podem ser testados.

- **Doenças inflamatórias:** afetam o processo absortivo na dependência da sua extensão e localização. Doença de Crohn, tuberculose e blastomicose são as de maior incidência. Os diagnósticos baseiam-se em dados clínicos, radiológicos e histopatológicos.

Em algumas ocasiões, são feitos testes terapêuticos sem prévia confirmação histológica: tuberculose, por meio de esquema tríplice (rifampicina, hidrazida e pirazinamida), e blastomicose, pela anfotericina ou cetoconazol ou similares, nas doses e tempo recomendados para outras localizações.

Apesar de resposta terapêutica, por vezes curativa, não é incomum que essas doenças tenham de ser resolvidas cirurgicamente, em decorrência de complicações, como fístulas, estenoses e, mais raramente, perfurações.

- **Doença de Whipple:** infecção causada pelo *Tropheryma whipplei*, bactéria de localização intracelular, reconhecida por sua inclusão nos macrófagos da submucosa, promove manifestações sistêmicas, febre, artralgias, linfoadenomegalias e intestinais, diarreia, má-absorção e perda proteica entérica, levando a importantes perdas de peso e desnutrição. Diarreia e desnutrição podem ser os destaques das queixas clínicas. O diagnóstico é realizado por biópsia intestinal, per oral ou endoscópica, com coloração para macrófagos pelo ácido periódico de Schiff (PAS) ou por reação em cadeia da polimerase (PCR). Como infecção, o processo é tratado por antimicrobianos – sulfametoxazol + trimetropim (160/800 mg 2 x/dia), tetraciclina (2 g/dia) ou ciprofloxacino (1 g/dia), por um período inicial de 6 meses, alguns recomendam 1 ano. Na recidiva dos sintomas após a suspensão do tratamento, deve-se repeti-lo por tempo mais longo.
- **Alterações da motilidade:** doenças digestivas, extradigestivas ou sistêmicas, que interferem na motilidade intestinal, são responsáveis por alterações no mecanismo digestivo-absortivo. Hipermotilidade, como ocorre em hipertiroidismo, tumores endócrinos, vipoma, carcinoide e câncer medular da tiroide impede, pela rapidez do trânsito, o tempo de contato adequado dos nutrientes com a mucosa absorvedora, havendo consequente perda de parte deles pelas fezes. No sentido contrário, situações de estase intestinal, como lentidão de movimentos provocada por mio e neuropatias sistêmicas, diabetes, esclerose sistêmica ou estase decorrente de diverticulose do delgado, favorecem o sobrecrescimento bacteriano, cujas enzimas desconjugam sais biliares, tirando sua capacidade de micelação das gorduras complexas, fator decisivo para sua digestão, além de competirem com as enzimas da borda em escova, alterando a degradação final das proteínas e dos carboidratos.

REVISÃO

- A síndrome de má absorção envolve várias etapas sequenciais na investigação para confirmação da síndrome e, posteriormente de sua etiologia. Dados da história clínica são fundamentais para hipótese (diarreia, perda de peso, relação com alimentos) antecedentes e cirurgias.
- Algumas etiologias da má absorção de origem do intestino delgado permitem sua correção, como dietas orais específicas, elementares ou parenterais (doença celíaca, intolerância à lactose, linfangectasias, enterectomias), antimicrobianos (sobrecrescimento bacteriano e doença de Whipple, tuberculose), antiparasitários, imunossupressores (doenças inflamatórias crônicas) e cirurgia.
- O tratamento, medicamentoso ou cirúrgico, deve estar embasado no conhecimento da fisiologia da absorção intestinal.

■ LEITURAS SUGERIDAS

Alencar ML, Ortiz-Agostinho CL, Nishitokukado L, Damião AO, Abrantes-Lemos CP, Leite AZ, et al. Prevalence of celiac disease among blood donors in São Paulo: the most populated city in Brazil. Clinics (Sao Paulo). 2012;67(9):1013-8.

Chaer Borges V, Teixeira da Silva Mde L, Gonçalves Dias MC, González MC, Linetzky Waitzberg D. Long-term nutritional assessment of patients with severe short bowel syndrome managed with home enteral nutrition and oral intake. Nutr Hosp. 2011 26(4):834-42.

Freeman HJ, Chopra A, Clandinin MT, Thomson AB. Recent advances in celiac disease. World J Gastroenterol. 2011;17(18):2259-72.

Norström F, Sandström O, Lindholm L, Ivarsson A. A gluten-free diet effectively reduces symptoms and health care consumption in a Swedish celiac disease population. BMC Gastroenterol. 2012;12:125.

Renon VP, Appel-da-Silva MC, D'Incao RB, Lul RM, Kirschnick LS, Galperim B. Whipple's disease: rare disorder and late diagnosis. Rev Inst Med Trop Sao Paulo. 2012;54(5):293-7.

202

CONSTIPAÇÃO INTESTINAL CRÔNICA

■ ORLANDO AMBROGINI JUNIOR
■ SENDER J. MISZPUTEN

Constipação intestinal é considerada quando um paciente evacua duas ou menos vezes por semana, mas, de forma subjetiva, o esforço gerado pelo ato de evacuar, a eliminação de fezes muito pequenas e/ou muito duras, a sensação de evacuação incompleta ou manobras digitais para sua exoneração caracterizam também esse diagnóstico.

■ CLASSIFICAÇÃO

De forma didática, costuma-se classificar a constipação intestinal crônica em dois grandes grupos: funcional e orgânica.

FUNCIONAL

Tipo mais frequente, decorrente da combinação de vários fatores, principalmente erros alimentares, hábitos sedentários, desvios de postura e negação repetida do atendimento ao reflexo da evacuação, nos indivíduos que não possuem regularidade de horário para seu esvaziamento intestinal.

Grande número desses pacientes inicia ou acentua sua queixa intestinal a partir de modificações do seu hábito alimentar ou dos seus horários de trabalho. Reconhece-se que parte significativa dos constipados tem sintomas relacionados à dieta com baixo teor de fibras dietéticas e diminuição da ingestão de líquidos, que compõem sua alimentação habitual.

A história clínica deverá caracterizar com detalhes o início dos sintomas (geralmente em adultos jovens e do sexo feminino), sua evolução, queixas associadas, gerais, abdominais e anorretais; formato e volume do bolo fecal e presença de elementos anormais no material evacuado, como pus, sangue e muco; doenças sistêmicas, cirurgias prévias e a utilização de fármacos que possam, potencialmente, afetar alguma das etapas do mecanismo da evacuação. Se esses fatores forem reconhecidos, passa-se a considerar o segundo modelo de constipação, o de natureza orgânica.

ORGÂNICA

Várias doenças, de diferentes sistemas, podem ser acompanhar de constipação intestinal, pelo comprometimento neurológico e/ou muscular que as caracterizam. Doença de Chagas, Hirschprung (na formação de megacolos), Parkinson, esclerose múltipla, esclerodermia, diabetes, hipotiroidismo, hipocalemia e enfisema pulmonar são alguns desses exemplos. Medicamentos, como opiáceos, anticolinérgicos, antiácidos à base de alumínio, bloqueadores dos canais de cálcio, antidepressivos (utilizados cada vez mais nesse tipo de paciente), anti-inflamatórios não hormonais (AINH) e mesmo abuso de laxativos, entre outros, também devem ser investigados no interrogatório clínico, e retirados ou permutados sempre que possível. Afecções colorretais, como estenoses, inflamatórias ou neoplásicas, grandes herniações, dólicos, retocele, prolapsos retais e bridas, agem como obstáculos mecânicos, interferindo no esvaziamento intestinal. Complementando a anamnese, impõe-se um exame clínico cuidadoso para avaliação de possíveis anormalidades neuromusculares das estruturas envolvidas, direta ou indiretamente; nas etapas da evacuação, palpação detalhada dos segmentos cólicos, reconhecendo posição anatômica, calibre e, eventualmente, conteúdo; análise dos ruídos intestinais; e, finalizando a propedêutica, exame anorretal, pela inspeção anal estática e sob esforço e toque retal, incluindo a avaliação subjetiva do tônus do esfíncter anal externo. Esta última manobra permite, ainda que grosseiramente, estimar o comportamento funcional do soalho pélvico quando o paciente promove o esforço de evacuar.

No Quadro 202.1, encontram-se anotadas as causas mais comuns da constipação de origem extraintestinal.

> **ATENÇÃO!**
>
> A classificação adequada da constipação é a melhor maneira de iniciar a avaliação do paciente, principalmente com o descarte de doenças orgânicas, para que causas de potencial grave sejam tratadas apenas com medidas comportamentais.

■ DIAGNÓSTICO

Na suspeita de constipação tipo orgânica, avaliação metabólica é recomendada, mediante dosagens sanguíneas de glicose, creatinina (Cr), cálcio, magnésio, potássio, tiroxina (T_4) e tirotrofina (TSH). O estudo radiológico colorretal, pelo enema baritado, contribui para a identificação de obstáculos mecânicos e fornece alguns dados referentes à extensão e ao calibre dos segmentos e ao estado da sua segmentação. Na eventualidade do encontro de lesões suspeitas, indicam-se exames endoscópicos (colonoscopia ou retossigmoidoscopia), para visualização direta da lesão, e biópsia. Esses exames se impõem, principalmente, para pacientes que iniciam suas queixas em faixa etária superior a 50 anos.

Nos casos de constipação de difícil tratamento, em que as orientações iniciais e o tratamento laxativo não apresentem resposta, deve-se prosseguir investigação para determinar outras duas possíveis classificações da doença: a inércia colônica; e a disfunção de soalho pélvico.

A ingestão de marcadores radiopacos não absorvíveis, que permitirá analisar seu tempo de deslocamento pelo colo e reto até a evacuação é realizada para avaliar o tempo de trânsito colônico. Radiografias simples de abdome, seriadas ou de tomada única, cinco dias após a ingestão de uma só cápsula contendo os marcadores, permitem, por sua localização e contagem, discriminar constipados com o tempo de trânsito colônico normal dos que apresentam hipomotilidade dessa víscera e daqueles retentores retais, cuja dificuldade de evacuação é topograficamente do segmento distal (obstrução de saída, ou disfunção de soalho pélvico). Indivíduos normais eliminam em cinco dias cerca de 80% dos marcadores. Radiografias em tempo posterior, com intervalos de 2 ou 3 dias, poderão ser necessárias para melhor definição da progressão dos marcadores naqueles pacientes com maior retenção.

A análise do esvaziamento retal, por meio do método da videodefecograma, exige técnica especializada, aliando a feitura de radioscopia e radiografia em posições adequadas. Sua aplicabilidade rotineira, por essas razões é difícil, assim como a da eletromiografia e do estudo pressórico (manometria) do canal anorretal e de seus esfíncteres. As doenças assim diagnosticadas se enquadrarão em uma situação denominada disfunção de soalho pélvico (retocele, prolapsos, espasmo pélvico, hipertonia esfincteriana, megarreto e contração paradoxal do puborretal), na qual outros procedimentos terapêuticos deverão ser administrados.

■ TRATAMENTO

CONSTIPAÇÃO FUNCIONAL

Orientação dietética

Preconiza-se a correção alimentar, se necessária, com alimentos ricos em fibras e uma primeira refeição reforçada e demais alimentos, conforme preferência pessoal. Aconselha maior ingestão de líquidos (1,5 L ou mais/dia). Refeições em horários regulares estimulam o funcionamento intestinal. Toda ênfase deve ser dada para a reeducação alimentar progressiva e persistente, tanto qualitativa como quantitativa. A quantidade diária de fibra alimentar ingerida deve ser de 25 a 30 g/dia, não se esquecendo de

---

QUADRO 202.1 ■ Causas mais comuns de constipação de origem extraintestinal

METABÓLICAS OU ENDÓCRINAS	MEDICAMENTOSAS	NEUROLÓGICAS	MIOPATIAS
- Diabetes	- Anticolinérgicos	- Neuropatia autonômica	- Amiloidose
- Hipotiroidismo	- Anestésicos	- TCE	- Dermatomiosite
- Hipercalcemia	- Anticonvulsivantes	- Isquemia	- Esclerodermia
- Hiperparatiroidismo	- Antiácidos (alumínio e cálcio)	- Esclerose múltipla	- Distrofia muscular
- Glucagonoma	- Bloqueadores de canal de cálcio	- Neurofibromatose	
- Hipocalemia	- Diuréticos	- Parkinson	
- Feocromocitoma	- Relaxantes musculares	- Tumores	
- Porfiria	- Opiáceos		
- Gravidez	- Contrastes (bário)		
- Uremia			

TCE: trauma craniencefálico.

orientar o paciente que as fibras estão contidas nos vegetais de preferência crus e principalmente nos grãos (trigo, aveia, milho e produtos integrais). Óleos vegetais, inclusive azeite de oliva, são bons lubrificantes intestinais e podem ser acrescidos à dieta, respeitando-se contraindicações individuais.

Atendimento ao reflexo da evacuação

Com a obediência às normas dietéticas citadas, aos poucos o paciente sentirá vontade de evacuar após a primeira refeição da manhã ou outra ingestão alimentar. Essa vontade, sempre que possível, deve ser respeitada. Será também orientado o estabelecimento, em sua programação diária, de um horário determinado para ir ao banheiro, o que auxiliará na reeducação do reflexo.

A escolha do horário deverá permitir o seu cumprimento todos os dias para que se obtenha, em tempo relativamente curto, o despertar do reflexo da evacuação, a sensação da vontade de evacuar, repetitiva, no mesmo horário, diariamente.

CONSTIPAÇÃO ORGÂNICA

O tratamento da constipação orgânica causada por etiologias específicas deve seguir orientação individualizada para cada doença e será abordado em capítulos específicos.

TRATAMENTO MEDICAMENTOSO

Há tendência entre os especialistas à prescrição inicial de laxantes que atuam pelo aumento do volume do bolo fecal, confiando na grande incidência de erros dietéticos da nossa população. O acréscimo de fibras, por meio de mucilagens, in natura (sementes de Psyllium, Ispaghula) ou contidos em medicamentos industrializados (Policarbifila), busca reproduzir o que aconteceria fisiologicamente com ingestão correta de fibras por meio da alimentação. São produtos cuja utilização prolongada não oferece riscos colaterais importantes, mas podem, em uma fase inicial, tornar mais exuberantes alguns sintomas desconfortáveis, como distensão, meteorismo e flatulência.

Um segundo grupo compreende os laxantes osmóticos, substâncias pouco ou inabsorvíveis pelo intestino delgado que, graças à sua osmolaridade, são retentores de água no lúmen intestinal. Sais de sódio e magnésio são bastante utilizados e apresentam relativa segurança. O uso de açúcares inabsorvíveis é alternativa recomendada, com produtos contendo lactulose ou sorbitol, acrescentando como inconveniências a produção de gases e a distensão abdominal e, também, a necessidade de altas doses para obtenção do efeito laxativo. Substância muito utilizada para esse fim é o polietilenoglicol (PEG) ou macrogol, que pode ser indicado para grávidas e idosos, em razão dos poucos efeitos colaterais, e tratar-se de solução balanceada em termos de eletrólitos, causando menos transtornos relacionados à desidratação.

Óleos minerais e produtos à base de docusatos têm ação lubrificante tanto da parede intestinal quanto do bolo fecal, facilitando sua passagem pelo lúmen cólico; são conhecidos como laxantes emolientes ou amaciantes. Têm contraindicação para idosos pelo risco de aspiração, que pode causar pneumonia extremamente grave.

Os laxativos catárticos ou irritantes ou estimulantes compõem o grupo de substâncias, derivadas da antraquinona e da fenolftaleína, com ação sobre o plexo mientérico, aumentando a motilidade colônica e a secreção de água pelo íleo e pelo colo. Senosídeos, cáscara sagrada, fenolftaleína, dioctil-sulfossuccinatos e bisacodil, utilizados em preparados, isoladamente ou em associação, são alguns exemplos. Embora eficientes por seu efeito laxativo rápido, sua prescrição generalizada não é aconselhável, assim como sua manutenção por períodos prolongados. A maior indicação de catárticos deverá ocorrer nas constipações por inércia colônica. A experiência dos especialistas reconhece que, com esse modelo de laxativo, suas doses, inicialmente eficazes, tendem a ser aumentadas com o tempo de uso (pela destruição das terminações nervosas do colo), além de produzirem sintomas dolorosos abdominais. Em caso de tratamentos de longa duração, recomenda-se a substituição dos laxantes irritantes pelos de ação osmótica, óleos minerais puros ou, de preferência, por compostos à base de fibra.

Existem disponíveis no mercado medicações que combinam ações laxativas, sendo a mais comum representada pela combinação de fibras vegetais e substâncias levemente irritantes ou secretoras, com indicação principal nos quadros em que existe hipotonia colônica evidente, como em idosos.

Os medicamentos procinéticos poderão ser alternativa interessante na disfunção colorretal. Por ação central ou sobre o sistema nervoso entérico, como estimulantes dos receptores colinérgicos ou efeitos antidopaminérgicos, promovem aumento das contrações fásicas do colo. Como opção a esse tipo de fármaco, há os que atuam sobre receptores da serotonina, levando a importante incremento da motilidade colônica. Opção nessa área é a prucaloprida. Por ter ação mais específica sobre o receptor da serotonina, possui menos efeitos colaterais e ação motora efetiva. Doses de 2 mg ao dia para adultos ou 1 mg para idosos são indicadas com boa resposta para quadros de constipação não responsiva a laxativos.

Para quadros graves, existem medicações alternativas, ainda que de uso restrito, pois levam a grandes efeitos colaterais, mas poderiam auxiliar quando da ausência de resposta com os tratamentos convencionais. Misoprostol e colchicina são alguns desses exemplos. Já existe no mercado internacional, mas ainda não no Brasil, o lubiprostone, um ativador dos canais de cloro colônicos, que, por aumentar significativamente a quantidade de água neste segmento, tende a corrigir quadros mais graves de constipação, além da linaclotida que, por estimular a guanilciclase, possui o mesmo efeito.

A utilização rotineira de supositórios ou preparados para aplicação tópica tem seu lugar na constipação com origem na disfunção retal. Ainda que sejam procedimentos desconfortáveis, quando utilizados de forma contínua, chegam a ser, em alguns casos, a melhor proposta terapêutica, principalmente no idoso.

Para jovens, cuja evacuação anorretal encontra-se alterada por espasmo esfincteriano ou por contrações musculares inadequadas, como a contração paradoxal do puborretal (anismo), técnicas de relaxamento e procedimentos localizados de estimulação, por métodos tipo *biofeedback*, devem ser considerados.

Deve-se ainda reconhecer que situações de constipação grave, como nas disfunções do soalho pélvico, na inércia colônica e, raramente, nas constipações funcionais, necessitarão de tratamento cirúrgico, com ressecção colônica muitas vezes radical, por total falha das mais variadas terapêuticas clínicas.

■ COMPLICAÇÕES

A formação de fecalomas com impactação fecal é complicação das formas graves de constipação intestinal crônica. Podem ocorrer em segmentos anorretais e sigmoideano, independentemente do seu comprimento ou diâmetro. Sua ocorrência é mais frequente naqueles que desenvolvem megarreto ou megacolo. A volvulação é risco sempre presente no reto e/ou sigmoide alongados e dilatados. Fezes impactadas são responsáveis pelo aparecimento de úlceras estercorais. Essa complicação provavelmente se origina na compressão e na isquemia causadas pela compressão da parede pelo bolo fecal. Encoprese e incontinência devem ser entendidas, em algumas situações, como possíveis sintomas de constipação crônica ou impactação fecal. Em geral, decorrem do atrito das fezes endurecidas com a mucosa retal, que reage com o aumento de secreção, capaz de carregar fragmentos da superfície das fezes endurecidas, exteriorizando-se como pseudodiarreia. Em idosos, decorrem da disfunção anorretal, própria da idade avançada, inicialmente como constipação e, na evolução, como incontinência.

DIAGNÓSTICO E TRATAMENTO 1079

REVISÃO

- A constipação crônica deve ser classificada adequadamente em funcional ou orgânica.
- O tratamento inicial prevê medidas comportamentais e laxativos.
- Quando não há resposta, investigar inércia colônica e disfunção de soalho pélvico.
- Medicametos procinéticos podem auxiliar nos quadros não responsivos.
- *Biofeedback* ou cirurgia são opções na disfunção de soalho pélvico.

■ LEITURAS SUGERIDAS

Belsey J, Greenfield S, Candy D, Geraint M. Systematic review: impact of constipation on quality of life in adults and children. Aliment Pharmacol Ther. 2010;31(9):938-49.

Camilleri M, Bharucha AE. Behavioral and new pharmacological treatments for constipation: getting the balance right. Gut. 2010;59(9):1288-96.

Collins B, Burch J. Constipation, treatment and biofeedback therapy. Br J Community Nurs. 2009;14(1):6-11.

Lacy BE, Mearin F, Chang L, Chey WD, Lembo AJ, Simren M, Spiller R. Bowel Disorders. Gastroenterology 2016;150(6):1393-407.

Whitehead WE, Bharucha AE. Diagnosis and treatment of pelvic floor disorders: what's new and what to do. Gastroenterology. 2010;138(4):1231-5.

203
SÍNDROME DO INTESTINO IRRITÁVEL

■ SENDER J. MISZPUTEN
■ ORLANDO AMBROGINI JUNIOR

A síndrome do intestino irritável (SII) é ainda considerada uma alteração funcional para cujos sintomas e sinais não se reconhece nenhuma alteração anatômica ou metabólica que os justifique, porém estudos atuais têm demonstrado alterações estruturais, que quando definitivamente comprovadas, irão mudar esse conceito. Sua prevalência é difícil precisar porque a maioria dos pacientes não procura atendimento médico, por apresentarem queixas toleráveis ou intervalos de remissão prolongados. Ainda assim, é considerada a disfunção mais frequentemente observada nos consultórios de especialistas e generalistas, de 10 a 20% de toda a população, com algumas diferenças geográficas. Incide em qualquer faixa etária, especialmente em adultos jovens, dos 15 aos 40 anos, com preferência pelo gênero feminino.

■ FISIOPATOLOGIA

Provavelmente, envolve múltiplos fatores: alterações da motricidade; hipersensibilidade visceral; disfunção autonômica; ativação do sistema imunológico da mucosa intestinal pós-infecção gastrintestinal; alterações na microbiota; sobrecrescimento bacteriano; e fatores psicossociais.

Os pacientes apresentam resposta exacerbada da musculatura lisa visceral, quando submetida a estímulos habituais. Entre eles, são considerados: a alimentação, por meio do reflexo gastroileocólico; o estresse físico ou psíquico; ou, ainda, a ação de neuromoduladores gastrentéricos, especialmente a serotonina, gerando alterações em algumas vísceras, envolvendo sua sensibilidade e motricidade. Mesmo fenômenos de natureza fisiológica, como movimentos intestinais, ruídos hidroaéreos e presença de gases, chegam a ser registrados pelo SNC, via sistema nervoso entérico, produzindo respostas efetoras hiper-reativas nesses indivíduos. Aceita-se que essa disfunção esteja relacionada à ação e à recepção de neurotransmissores. Como consequência, os pacientes mostram mudanças da motilidade e sensibilidade de vários segmentos digestivos, eventualmente de componentes do sistema geniturinário e fenômenos vasomotores.

A natureza benigna dessa afecção é a sua não interferência com o estado geral dos sujeitos, mesmo aqueles com queixas múltiplas ou persistentes. Visto tratar-se de diagnóstico exclusivamente clínico, com história e exame físico, foram estabelecidos alguns critérios para sua caracterização, conhecidos como critérios de Roma.

■ QUADRO CLÍNICO

Segundo os critérios de Roma,[1] na sua 4ª edição, recém-publicada, o diagnóstico clínico tem por base as seguintes queixas: dor abdominal, relacionada à evacuação, associados a alterações da frequência das evacuações e/ou das características do bolo fecal, desde que presentes no mínimo uma vez por semana, por três meses e iniciada há no mínimo nos últimos seis meses. Exige-se que pelo menos duas dessas alterações façam parte do quadro. A dor, em aperto ou cólica, localizada no quadrante inferior esquerdo do abdome ou difusa, tende a se aliviar com a evacuação, ainda que temporariamente, por menor que seja o volume eliminado, e estaria relacionada com a hipersensibilidade visceral nesses pacientes, já comprovada em experimentos de distensão retal ou cólica.

Quatro são as formas de alteração motora intestinal: diarreia predominante, constipação predominante, alternada entre diarreia e constipação em proporção semelhante e um 4º tipo que não se encaixaria em nenhum desses modelos por falta de predominância, podendo, entre qualquer uma delas, interpor períodos de ritmo totalmente normal.

No modelo diarreico, os pacientes apresentam várias evacuações diárias, em geral matinais, após o desjejum, a primeira de consistência normal, e as seguintes, amolecidas ou aquosas, precedidas, em geral, de cólicas no abdome inferior, que se relacionam com a saída das fezes ou gases. Trata-se de uma fragmentação da evacuação, pois, nos sucessivos e múltiplos estímulos, há a sensação de eliminação fecal incompleta nas primeiras dejeções, até que ocorra sua total exoneração. A característica matinal é entendida em razão do maior reflexo gastroileocólico que ocorre, fisiologicamente, neste horário. Pelo mesmo reflexo, é possível haver novos estímulos após cada ingestão alimentar, provocando outras evacuações, de menores consistência e volume. A presença de mucorreia não é incomum, mas a enterorragia deve ser entendida como um dos sinais de alarme e levar à suspeita de doença orgânica.

A sensação da vontade de evacuar obriga o paciente a fazê-lo com certa urgência, pois a hipertonicidade retal torna mais difícil o controle esfincteriano, podendo, em certas circunstâncias, finalizar sua eliminação de forma incontrolada. Contudo, não surgem reflexos noturnos que acordem o paciente para defecar, o que sugere a possibilidade de haver participação psicológica na liberação de neurotransmissores intestinais.

O tipo constipado é caracterizado por evacuações difíceis, mesmo que diárias, sempre com pequenos volumes de fezes muito endurecidas e a sensação repetida da necessidade de defecar. É desejável distinguir esta apresentação do intestino irritável da constipação intestinal crônica funcional, semelhante no ritmo de funcionamento colônico, porém diferente na associação com outros sintomas. Na síndrome, estão presentes dores mais incomodativas. No modelo misto, há, geralmente, predominância de uma das formas em relação à frequência e à consistência das evacuações.

É possível se surpreender com algumas intolerâncias alimentares, insuspeitas, e passíveis de provocar tanto a diarreia quanto o meteorismo exagerado, geradas por má digestão ou má absorção de alguns nutrientes, por exemplo, leite, como ocorre na insuficiência lactásica, ou mesmo no sobrecrescimento bacteriano de delgado, situação que vem sendo cada vez mais encontrada em associação com essa síndrome. Doença celíaca é diagnóstico diferencial a ser lembrado nos casos diarreicos.

Anamnese cuidadosa tem, na maioria das vezes, condições para afastar doenças orgânicas, particularmente na ausência de sinais de alarme: emagrecimento, sangramentos, febre, anemia. Os dados da história clínica também permitem associar as queixas intestinais com eventos emocionais e, para muitos pacientes, essa ligação é bem clara. Recomenda-se ao médico apenas questionar, e não sugerir essa relação. Certamente, haverá aqueles que não terão qualquer indício que permita correlacionar a participação de transtornos comportamentais, até os que são visivelmente alterados, seja para o lado da ansiedade ou para a depressão.

Ao exame físico, é comum encontrar dor à palpação abdominal (principalmente em região de sigmoide e colo esquerdo, eventualmente em todo o trajeto cólico), timpanismo aumentado, maior quantidade de ruídos hidroaéreos e, ao toque retal, a sensação de hipertonia do esfíncter, o que pode causar dor ao procedimento, além de maior frequência de doenças orificiais, como hemorroidas e fissuras.

ATENÇÃO!
A SII não é um diagnóstico a ser feito por exclusão de outras doenças, desde que os critérios clínicos sejam aplicados corretamente.

■ DIAGNÓSTICO

Exames complementares devem ser solicitados quando houver dúvidas sobre o diagnóstico, com o intuito de descartar doenças orgânicas. Nas fezes: parasitológico com pesquisa de *Cryptosporidium*, coprocultura, para identificação de yersínia, *Campylobacter*, *Clostridium difficile*, de rotavírus e fungos, sangue oculto, contagem de leucócitos e, se disponível, a dosagem de calprotectina para diferenciação com doença inflamatória e pesquisa para a presença de gordura fecal; hematológico, hemossedimentação, contagem de plaquetas e proteína C-reativa, como marcadores inflamatórios. Ao se pensar em doença sistêmica, acrescentar glicemia e dosagens hormonais (principalmente os hormônios tiroidianos e TSH), ampliando-se a investigação com testes específicos de acordo com a suspeita clínica (dosagem dos anticorpos antitransglutaminase para doença celíaca e teste de tolerância à lactose, na suspeita de má absorção desse açúcar).

Retossigmoidoscopia e/ou colonoscopia deverão ser reservadas caso persistam dúvidas sobre a possibilidade de existência de doença orgânica dos colos. Investigação colônica deve fazer parte dos métodos de estudo complementar nos pacientes com idade superior aos 50 anos.

■ TRATAMENTO

DIETA

Pacientes com SII frequentemente se queixam que determinados alimentos contribuem para a sua situação de desconforto abdominal, meteorismo e urgências evacuatórias. Do ponto de vista médico, seria desejável não programar dietas muito restritivas. Na suspeita de intolerância à lactose, a melhora ou resolução dos sintomas da distensão e da diarreia, com a suspensão de laticínios por período curto, poderá ser útil para dar maior consistência à hipótese etiológica.

Dieta rica em fibras insolúveis (cereais e farelo de trigo) é útil para o tipo constipado da síndrome, pois elas absorvem água, aumentando o bolo fecal; as solúveis são encontradas, como fibras naturais, no farelo de aveia e em vagens. Os pacientes que cursam com diarreia são igualmente beneficiados pela dieta rica em fibras porque, como estas tornam as fezes mais volumosas, os pacientes tentam concentrar as várias evacuações em poucas, de maior volume. Elas diminuem a espasticidade do sigmoide, além de favorecerem a atividade peristáltica cólica. Fazem parte dos alimentos citados e de preparados farmacêuticos naturais (Psyllium, Plantago) e sintéticos (policarbofila).

Uma parte dos pacientes poderá ser incapaz de absorver oligo, di e monissacarídeos fermentáveis e poliois (FODMAPs), representados pelos açúcares lactose, frutose, sorbitol, xilitol e manitol, alguns deles utilizados em produtos dietéticos, que produzirão o desconforto do meteorismo, quando ingeridos em quantidade. Questionar essa relação e orientar para sua restrição poderá ser de grande ajuda no controle daquela queixa. Da mesma forma, testar uma dieta sem glúten, mesmo nos pacientes não celíacos, costuma trazer importante alívio na distensão abdominal por gases, o que acabou criando uma nova categoria de pacientes, classificados como hipersensíveis, e não intolerantes, ao glúten.

TERAPÊUTICA MEDICAMENTOSA

É preciso comentar que, devido à heterogeneidade das formas de apresentação dessa síndrome e à variação de predominâncias e intensidade dos sintomas de um paciente para outro, não é possível estabelecer uma estratégia terapêutica única, mas adaptá-la para cada paciente. Além desse fato, os especialistas que trabalharam com os diferentes esquemas de tratamento da SII reconheceram altas taxas de resposta ao placebo.

Antiespasmódicos/anticolinérgicos

Diminuem o tônus e a atividade segmentadora do sigmoide, a espasticidade do colo e, em consequência, a dor. Utilizados na forma diarreica, diminuem a frequência das evacuações e, na constipada, a hipersegmentação da víscera. São representados pela atropina, homatropina, hioscina, dicicloverina, metilbrometo de homatropina, mebeverina, pinavério e brometo de otilônio.

Opiáceos e derivados

São os mais antigos fármacos usados no tratamento de pacientes com diarreia: elixir paregórico, loperamida, difenoxilato e codeína. Também atuam como relaxadoras do tônus das fibras musculares lisas e coordenam sua atividade segmentadora. São úteis para o controle da diarreia e podem ser usados por longo período, sem efeitos colaterais importantes. Codeína e difenoxilato são descritos como criadores de dependência, ainda que raramente ocorra.

Laxantes aumentadores de volume fecal

Quando a ingestão de fibras não é adequada, suplementa-se essa oferta com produtos farmacêuticos. Ainda que rotulados como laxantes, funcionam como regularizadores intestinais, utilizados tanto no modelo constipado quanto no diarreico. Representados pelas fibras naturais, Psyllium e Plantago, ou sintéticas, como a policarbofila, podem ser prescritos em combinação com anticolinérgicos ou antidiarreicos. Nos casos de constipação mais rebelde, é possível utilizar outros tipos de laxantes, como os osmóticos (lactulose, polietilenoglicol, sais de sódio ou magnésio) ou os emolientes (óleos minerais), evitando-se os que agem por irritação da mucosa.

Procinéticos

Agonistas ou antagonistas de receptores da serotonina (5-hidroxitriptamina, 5HT) permitiriam diferente abordagem medicamentosa, tanto para os pacientes constipados como para os diarreicos, segundo experiência já apresentada por vários grupos internacionais. Importante efeito colateral em grupos de pacientes inviabilizou o uso desse grupo de medicamentos, com exceção da prucaloprida, que, pode ser usada em constipados de difícil tratamento e do ondasentron, que, apesar de ser um excelente antiemético, pode diminuir a velocidade do trânsito intestinal e aliviar os surtos diarreicos. A trimebutina pode, também, ser considerada um medicamento procinético, relativamente eficiente, em geral em pacientes que associam sintomas dispépticos em associação.

Antidepressivos

Podem ser usados para controle não só do eventual componente psíquico do paciente, como também por seu efeito anticolinérgico, para tratamento da dor e da diarreia, propriedade dos produtos tricíclicos, como a imipramina e a amitriptilina, em dose menor que a usada para o tratamento da depressão. Os antidepressivos que atuam inibindo a recaptação da serotonina, como a fluoxetina, paroxetina, citalopram, também agem na síndrome e podem ser usados inclusive nas formas constipantes.

Ansiolíticos

A ansiedade que, não raro, está presente nesses indivíduos deverá ser tratada quando detectada e estiver colaborando para a piora dos sintomas. Eventualmente, casos mais graves devem ser encaminhados para especialistas na área de saúde mental.

Colestiramina

Quelante de sais biliares é, ocasionalmente, indicada no controle da diarreia desses pacientes, ainda que não haja uma justificativa fisiopatológica clara para essa finalidade. Surpreendentemente, alguns casos apresentam resposta favorável.

Psicoterapia

Está indicada e costuma trazer bom resultado nos pacientes em que o componente psicológico é muito atuante. Existem evidências de boa resposta à hipnose. Entretanto, o comportamento do médico clínico, conversando com o paciente, explicando sua doença e sintomas e a perspectiva benigna de sua evolução, apesar das repetições das "crises", pode vir a ser a conduta terapêutica de apoio mais eficaz para a obtenção da sua confiança, certamente um grande passo para a minimização dos desconfortos que a síndrome lhe provoca.

EVOLUÇÃO

A SII é um distúrbio crônico, recorrente e benigno. Os períodos de melhora, mesmo que longos, não prometem cura da disfunção, ficando o paciente sujeito a crises de repetição, principalmente relacionadas a transtornos emocionais ou ingestão de algum alimento a que seu aparelho digestório tenha maior sensibilidade. Com o passar do tempo, o paciente tende a se "acostumar" a pequenas alterações do seu ritmo intestinal e acaba assimilando-os como parte normal de sua vida. Consequência frequente das alterações de motilidade e, por extensão, das pressões intracolônicas é o aparecimento de divertículos hipertônicos em colo descendente e sigmoide, afecção que está presente em boa parte da população, mesmo sem sintomas dessa síndrome.

É preciso insistir com os pacientes da SII que sua disfunção nunca os predispõe a doenças graves, por mais sintomática que seja sua apresentação e evolução.

REVISÃO

- A SII é um distúrbio funcional do canal alimentar, de caráter benigno.
- Os sintomas são recorrentes, mesmo decorrido longo tempo sem queixas.
- Exames complementares só em situações de dúvida ou sinais de alarme.
- O tratamento deve ser individualizado e aplicado apenas no período sintomático.
- A SII não predispõe a doenças graves.

■ REFERÊNCIA

1. Drosmann DA, editor. Rome IV functional gastrointestinal disorders: disorders of gut-brain interaction. 4th ed. Raleigh: Rome Foundation; 2016.

■ LEITURAS SUGERIDAS

Chang JY, Talley NJ. An update on irritable bowel syndrome: from diagnosis to emerging therapies. Curr Opin Gastroenterol. 2011;27 (11):72-8.
Lacy BE, Mearin F, Chang L, Chey WD, Lembo AJ, Simren M, Spiller R. Bowel disorders. Gastroenterology. 2016;150(5):1393-407.
Lovell RM, Ford AC. Global prevalence and risk factors for irritable syndrome: a meta-analysis. Clin Gastroenterol Hepatol. 2012;10(7):712-21.
Morcos A, Dinan T, Quigley EM. Irritable bowel syndrome: role of food in pathogenesis and management. J Dig Dis. 2009;10(4):237-46.
Spiller R, Garsed K. Postinfectious irritable bowel syndrome. Gastroenterology. 2009;136(6):1979-88.

204
DOENÇA DIVERTICULAR DOS COLOS

■ FLAVIO A. QUILICI
■ LISANDRA QUILICI

Os divertículos que acometem os colos são classificados, de acordo com sua origem, em congênitos e adquiridos. Os primeiros são formados por todas as camadas da parede cólica, por isso chamados de verdadeiros, com baixa incidência e de localização preferencial no colo direito. Os adquiridos ocorrem pela herniação da mucosa, por pulsão, por meio da camada muscular da parede cólica. São considerados falsos divertículos e responsáveis pela enfermidade denominada doença diverticular dos colos (DDC).

Essa doença é uma das mais frequentes nos países industrializados do Ocidente e pouco comum nos países subdesenvolvidos da África e da Ásia. Sua real incidência é desconhecida no Brasil, raramente encontrada antes da 3ª década de vida, com aumento significativo a partir da 5ª, atingindo até 50% dos indivíduos após a 7ª e 66% após a 8ª, segundo estudos radiológicos e de necropsia. Não há predominância em relação ao sexo.

Apesar de a etiologia do divertículo adquirido estar relacionada a fatores desencadeantes que incidem sobre o colo, pode coexistir predisposição constitucional, pela ocorrência, em alguns pacientes, da tríade de Santi, caracterizada pela associação de divertículos cólicos com hérnia do hiato e colelitíase.

O termo diverticulite define a presença de inflamação no divertículo e/ou diverticulose, a existência de divertículos sem processo inflamatório.

Como são expressões que podem causar questionamentos, a preferência atual é a denominação genérica de doença diverticular dos colos.

■ ETIOPATOGENIA

Seus fatores etiopatogênicos mais aceitos são: idade do doente (envelhecimento); alterações do colágeno e de elastina na submucosa cólica; aumento da pressão intracolônica; modificação da motilidade dos colos; e pouca ingestão de fibras.

O divertículo adquirido é formado por uma parte sacular, externa à parede cólica, denominada corpo, e por um colo, que é o seu trajeto de comunicação com o lúmen intestinal (Figura 204.1). Apresenta tamanho variável e localiza-se em fileira junto aos apêndices epiploicos, entre a tênia mesentérica e as duas antimesentéricas. O reto, com frequência, está poupado. Os divertículos podem ficar cobertos pelos apêndices epiploicos e pela gordura pericólica e não ser visíveis externamente.

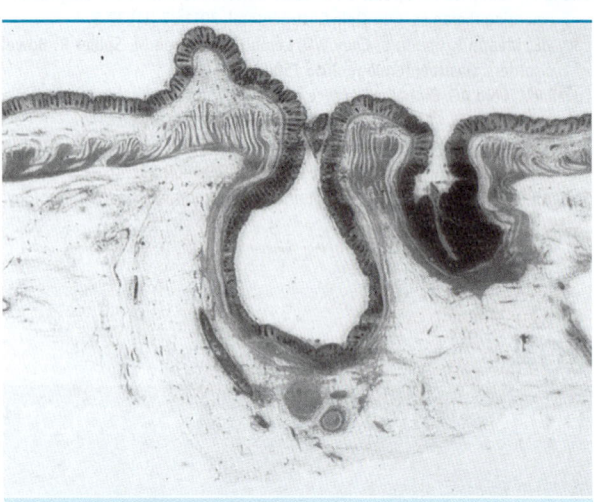

FIGURA 204.1 ■ Anatomia do divertículo adquirido.

A alteração muscular da parede cólica é a afecção mais importante da DDC e sempre precede o desenvolvimento dos divertículos, constituindo-se no fator desencadeante da herniação da mucosa cólica, por pulsão, por meio da camada muscular, com duas formas de apresentação: uma evidenciada pelo espessamento dessa camada muscular, denominada hipertônica, e outra na qual a musculatura se apresenta adelgaçada, caracterizando o formato hipotônico da enfermidade. Com frequência, os pacientes são acometidos pelas duas alterações, configurando a forma mista, e podendo manifestar o quadro clínico de ambas.

O fato de apenas um terço dos indivíduos com a DDC apresentar sintomas é motivado por vários fatores, sendo os principais: microbiota intestinal; mocroinflamação; hipersensibilidade visceral; e motilidade intestinal.

■ FORMAS CLÍNICAS

DIVERTICULOSE HIPERTÔNICA

De manifestação menos frequente, como referido, caracteriza-se pelo espessamento da musculatura da parede cólica que se encontra aumentada em até 2 a 3 vezes do normal. Estudos evidenciaram que esse espessamento decorre da contração permanente das túnicas musculares, longitudinal e circular, acarretando, inclusive, seu encurtamento. Se permanente, ocasiona a segmentação cólica e a formação de câmaras de hipertensão, separadas entre si por diafragmas musculomucosos. A medida da pressão intracolônica revela, nessas áreas, ondas de contração muito elevadas. O aparecimento das câmaras de hipertensão pode produzir maior pressão intraluminar, que provoca a ruptura das fibras musculares da parede cólica e, através desta, pela força de pulsão existente, acontece a herniação da mucosa, originando os divertículos hipertônicos. Estes têm o corpo externo em formato de pera ou raquete e se comunicam com o lúmen cólico por um óstio pequeno, através de um colo estreito e alongado por entre as fibras musculares espessadas (Figura 204.2).

Doença diverticular hipertônica

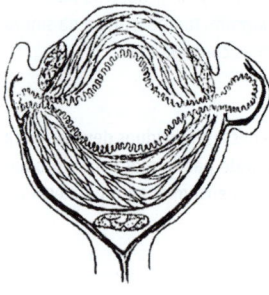 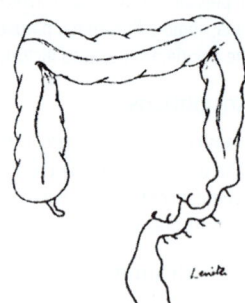

FIGURA 204.2 ■ Representação esquemática da diverticulose hipertônica, em sua localização preferencial no sigmoide, com espessamento da camada muscular e a presença, por pulsão, de divertículo constituído das camadas mucosa e serosa, com o corpo em forma de pera ou raquete, e o colo, estreito e alongado.

A forma hipertônica da diverticulose está restrita ao colo esquerdo, em especial, ao sigmoide, apresentando diminuição importante do lúmen intestinal e redução do seu comprimento, em que o segmento fica com formato sanfonado.

Apesar de sua etiologia ser controversa, há uma forte relação entre a dieta pobre em fibras e a influência dos fatores emocionais com o aparecimento dessa forma diverticular e suas crises de agudização. A falta de fibras na dieta aumenta o tempo do trânsito intestinal, com maior absorção de água e endurecimento das fezes, que requerem contração intestinal mais intensa para serem movimentadas e eliminadas, podendo estimular a excessiva segmentação do colo e, como consequência, o aparecimento dos divertículos por pulsão.

Esses divertículos têm maior tendência à complicação por apresentarem colo estreito, o que possibilita a impactação fecal no interior do corpo diverticular, dificultando seu esvaziamento e ocasionando sua obstrução (Quadro 204.1).

Na hipótese de obstrução persistente desses divertículos, pode ocorrer a microperfuração do seu corpo, dando origem a um processo inflamatório peridiverticular, confinado à gordura pericólica e, com frequência, evoluindo para perissigmoidite, que é o seu primeiro estádio. Raramente acontece perfuração diverticular para peritônio livre.

O processo inflamatório perissigmóideo tende a progredir e originar um abscesso intramural ou pericólico. Quando este se propaga aos tecidos circunvizinhos, produz perivisceríte, possibilitando o aparecimento de fístulas internas do colo com órgãos adjacentes, como bexiga, intestino delgado e vagina, ou externas, com a parede abdominal ou perineal.

QUADRO 204.1 ■ DDC: complicações
FORMA HIPERTÔNICA

• Perissigmoidite
• Abscesso intramural ou pericólico
• Fístulas internas
  a | Colovesical
  b | Coloentérica
  c | Colovaginal
• Fístulas externas
  a | Colocutânea
  b | Coloperineal
• Obstrução intestinal
• Perfuração em peritônio livre

FORMA HIPOTÔNICA
• Hemorragia diverticular • Perfuração em peritônio livre

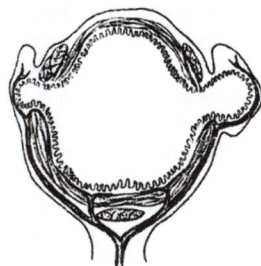
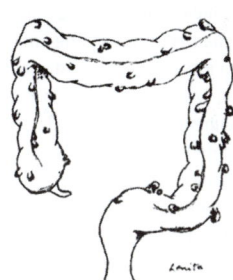

FIGURA 204.3 ■ Representação esquemática da diverticulose hipotônica, localizada em todos os segmentos cólicos, com adelgaçamento da camada muscular e a presença de divertículo constituído pelas camadas mucosa e serosa, com corpo globoso, e colo, curto e largo.

Outra complicação da forma hipertônica é a obstrução intestinal, causada pela estenose fibrótica com diminuição do lúmen cólico por episódios repetidos de perissigmoidite, edema e inflamação de abscesso pericólico, com compressão extrínseca ou por angulação do intestino delgado por bloqueio e aderência no sigmoide inflamado. Habitualmente, essa obstrução é incompleta, caracterizando um quadro de suboclusão intestinal.

DIVERTICULOSE HIPOTÔNICA

Tipo mais frequente. As camadas musculares, longitudinal e circular, da parede cólica encontram-se adelgaçadas e as pregas mucosas frouxas e pouco salientes, provavelmente como resultado do enfraquecimento da musculatura do intestino devido às alterações no tecido conectivo e ao depósito de elastina na camada muscular, observados nos idosos. Essa deficiência muscular dificulta a progressão das fezes que, na maioria das vezes, se encontram endurecidas e desidratadas pela dieta e pelos hábitos de vida inadequados. Alguns autores sugerem que a forma hipotônica da doença é meramente um processo degenerativo, concomitante ao envelhecimento do indivíduo.

Um fato importante é que o orifício anatômico de penetração da artéria na camada muscular da parede cólica pode encontrar-se alargado, devido à própria fraqueza muscular ou associado à aterosclerose, especialmente nos idosos. Qualquer aumento de pressão intracolônica, como a constipação crônica característica do paciente com idade avançada ou o provocado pelo uso prolongado de laxativos, pode ocasionar uma força de pulsão, que provoca a herniação da mucosa pelo orifício de penetração da artéria, originando os divertículos, chamados hipotônicos. São encontrados difusamente em todos os segmentos cólicos e têm o corpo com formato arredondado, globoso, que se comunica com o lúmen intestinal por meio de um óstio amplo, através de um colo curto e largo (Figura 204.3).

Essa forma de manifestação da diverticulose pode estar relacionada ao envelhecimento fisiológico do indivíduo, que ocasiona o adelgaçamento da musculatura cólica, deixando-a tênue e hipotônica e, por essa razão, com maior incidência nas faixas etárias mais altas.

Suas complicações são hemorragia e perfuração (Quadro 204.1). O sangramento é atribuído à lesão das arteríolas que acompanham a herniação da mucosa que forma o divertículo hipotônico. Em virtude de seu óstio amplo, é comum a impactação fecal no interior do corpo diverticular, fecalito que pode lesionar essa mucosa e, pela proximidade anatômica, também a arteríola que acompanha o divertículo, ocasionando seu sangramento. A perfuração é rara e relacionada à compressão de um fecalito, impactado no interior do corpo diverticular, levando à ulceração isquêmica da mucosa e consequente perfuração para peritônio livre.

■ QUADRO CLÍNICO

A simples presença dos divertículos no colo é assintomática. Quando presentes, as queixas são consequência das mesmas causas que as originam, assim como das suas complicações.

DIVERTICULOSE HIPERTÔNICA

Inicialmente, quando há contração permanente da musculatura cólica, há referência de dor em cólica na fossa ilíaca esquerda ou na região suprapúbica, de intensidade variável, que normalmente aumenta após as refeições e alivia com a eliminação de gases ou fezes. Pode estar ou não associada à dificuldade de evacuar, e o bolo fecal pode apresentar as formas de fita ou em cíbalos.

Ao exame físico, à palpação profunda abdominal da fossa ilíaca esquerda, pode-se reconhecer o colo sigmoide doloroso, porém de paredes normais. Alguns pacientes chegam a apresentar sintomas crônicos e intermitentes, com dor, desconforto abdominal e alteração do hábito intestinal, sendo comum a constipação, que se tornará mais frequente e prolongada, de acordo com o grau de diminuição do lúmen do colo, acompanhada de distensão abdominal.

Em fase posterior, após o aparecimento das câmaras de hipertensão na parede intestinal (sigmoide), acentuando a segmentação cólica, a dor é mais intensa e constante, localizando-se no quadrante inferior esquerdo do abdome, podendo irradiar-se à parte inferior das costas, aos órgãos pélvicos e ao períneo. Nessa fase, há grande número de divertículos que, devido ao seu formato, têm chance de acumular secreções e/ou fecalitos em seu interior, obstruir seu colo estreito, originando um processo inflamatório pericólico, que acentua a dor e favorece a fixação da víscera à pelve, à parede abdominal, à bexiga ou até mesmo ao útero e à vagina, na mulher. Anorexia, náusea, vômito ou distensão abdominal são sintomas que se associam à obstrução colônica parcial, resultantes da pericolite.

O aparecimento de sintomas geniturinários ou ginecológicos pode levar à confusão diagnóstica com doenças dessas áreas. A fixação do sigmoide ao fundo de saco de Douglas causa tenesmo retal constante e dor irradiada ao períneo anterior. O toque do reto é frequentemente doloroso.

A perissigmoidite aguda é a complicação mais comum, até mesmo o primeiro sintoma da doença em até dois terços dos pacientes. É suspeitada pela presença de um ou mais dos seguintes sintomas: dor intensa na fossa ilíaca esquerda; febre; calafrio; taquicardia; e reação peritoneal. No exame hematológico, o número de leucócitos polimorfonucleares está aumentado e o índice de sedimentação se eleva. A dor tende a ser constante e pode irradiar-se para as costas, o flanco esquerdo, a virilha e as pernas. Alteração do ritmo da evacuação, diarreia ou parada de eliminação de gases e fezes costuma estar presente. A intensidade e a duração dos sintomas são variáveis, dependendo de o processo inflamatório ser localizado ou difuso.

Com a evolução da doença diverticular hipertônica, o colo esquerdo encurta, o lúmen intestinal quase desaparece e as câmaras de hipertensão podem levar à suboclusão cólica. A intensificação do processo inflamatório pericólico pode transformar o sigmoide em uma grande massa inflamatória. Como esse colo já se encontra fixo à pelve ou à fossa ilíaca esquerda, essa tumoração é facilmente palpável e extremamente dolorosa.

Na sequência, esse processo inflamatório pode evoluir para um abscesso intramural ou pericólico, sendo este último mais frequente. A drenagem espontânea desses abscessos para a cavidade abdominal é rara e produz peritonite bacteriana de alta morbimortalidade. Entretanto, como geralmente essa inflamação é lenta e o colo esquerdo, em especial o sigmoide, já se encontra aderido às estruturas circunvizinhas, pode haver a drenagem do abscesso para elas, originando as fístulas do sigmoide para a bexiga, o intestino delgado, a vagina, as paredes abdominais (cutâneas) ou o períneo. O quadro clínico é geralmente grave, com dor intensa e contínua, sinais de irritação peritoneal, disúria, tenesmo, dismenorreia e constipação. Os pacientes podem estar em condições gerais razoáveis ou se encontrar em choque séptico, de acordo com a sua idade e o tipo e tempo de perfuração.

As fístulas colovesicais são as mais frequentes, sendo as mulheres menos afetadas devido à posição anatômica do útero e ao fato de seus anexos protegerem a bexiga. O início dos sintomas é geralmente insidioso, com queixas leves de disúria e pneumatúria, podendo evoluir para um quadro agudo com febre alta, dor abdominal, infecção urinária e fecalúria. As fístulas coloentérica e colovaginal são raras. A colovaginal ocorre quase exclusivamente em mulheres que se submeteram à histerectomia e se manifesta com secreção fecaloide vaginal, além dos gases intestinais expelidos pela vagina.

O quadro clínico do abscesso perissigmóideo pode acontecer subitamente ou ser precedido por alguns dias de crise de perissigmoidite aguda menos intensa, em que os sintomas não cederam ou aumentaram, apesar do tratamento clínico. A demora no diagnóstico e no tratamento é acompanhada de alta taxa de morbimortalidade.

> **ATENÇÃO!**
>
> É comum haver suboclusão intestinal em pacientes portadores da forma hipertônica de longa evolução, sendo raro seu agravamento para a obstrução aguda. Quando ocorre, deve-se sempre diferenciá-la do carcinoma do colo.

A perfuração do divertículo hipertônico para peritônio livre é infrequente e produz peritonite fecal grave. Comumente, os pacientes desenvolvem choque séptico.

A diverticulose hipertônica raramente acarreta lesões na mucosa cólica e, portanto, são incomuns episódios de sangramento intestinal.

DIVERTICULOSE HIPOTÔNICA

A doença hipotônica é frequentemente assintomática e os eventuais sintomas são decorrentes de enfermidades concomitantes. Os mais referidos são distensão ou incômodo abdominal e dificuldade evacuatória ocasionados pela constipação intestinal, particularmente no idoso.

Apesar de não existir um quadro clínico característico para a forma hipotônica, pode haver, conforme já exposto, dois tipos de complicações: hemorragia e perfuração. A real incidência dessas complicações é desconhecida e não existe nenhum sinal que possibilite prever qual paciente é suscetível a elas.

A hemorragia parece depender da concomitância de outras enfermidades, como aterosclerose, hipertensão arterial e diabetes. É um sangramento tipo arterial e atribuído à lesão da arteríola que acompanha a herniação da mucosa que forma o divertículo hipotônico. Essa enterorragia é frequentemente copiosa, indolor e sem pródromos. O quadro clínico do sangramento é de um episódio agudo; em alguns casos, com sangue vermelho rutilante, podendo haver coágulos ou não, e, em outros, com melena. Em geral, o paciente permanece relativamente estável, o que possibilita sua avaliação criteriosa. A hemorragia cessa de forma espontânea em aproximadamente 95% dos pacientes. No entanto, as recidivas são comuns. São poucos os que necessitam de transfusão sanguínea. Os casos de sangramento maciço são raros e, quando ocorrem, podem levar o paciente ao choque hipovolêmico, momento em que se deve considerar indicação para cirurgia de urgência.

Vários estudos angiográficos e de peças cirúrgicas verificaram que o sangramento mais comum era proveniente de divertículo localizado no colo direito.

A perfuração do divertículo na forma hipotônica da moléstia é rara e pode acontecer em qualquer localização cólica. Ela ocorre em peritônio livre e causa peritonite fecal, extremamente grave, com choque septicêmico precoce e mortalidade elevada.

■ DIAGNÓSTICO

No diagnóstico da DDC, deve-se valorizar a anamnese, o exame físico geral e especializado, os exames laboratoriais e por imagem, que facilmente diferenciam suas formas hipotônica, hipertônica ou mista, suas complicações e as possíveis doenças concomitantes (Quadro 204.2).

> **QUADRO 204.2** ■ DDC: diagnóstico
>
> - Anamnese
> - Exame físico geral e especializado
> - Exames laboratoriais
> - Exames endoscópicos
> - Exames por imagem

DIVERTICULOSE HIPERTÔNICA

Por ser uma enfermidade que produz alterações morfológicas ao colo, o método propedêutico de escolha é o radiológico, por exame contrastado (enema opaco). Ele demonstra na fase inicial as mudanças típicas da diverticulose hipertônica, com deformidade segmentar e espasmo acentuado do colo esquerdo e, em especial, a irregularidade do colo sigmoide (Figura 204.4). Normalmente, evidencia os divertículos hipertônicos em forma de pera ou raquete e, nas fases avançadas, a presença de trajetos fistulosos entre o colo e os órgãos circunvizinhos. A presença de abscesso perissigmóideo e da perfuração diverticular bloqueada é, raramente, diagnosticada por esse método.

DIAGNÓSTICO E TRATAMENTO 1085

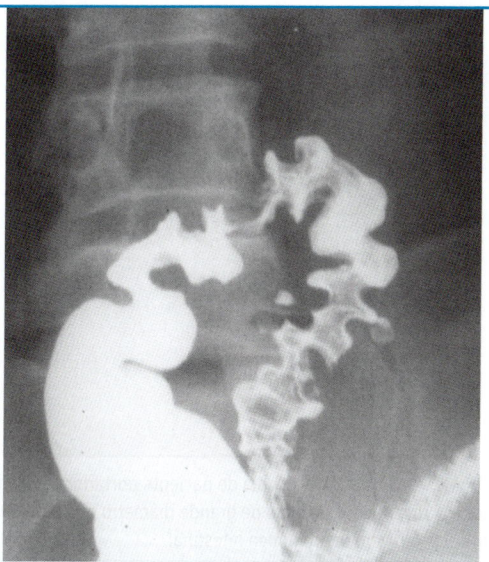

FIGURA 204.4 ■ Imagem de radiologia contrastada (enema opaco) do colo sigmoide com doença diverticular, forma hipertônica.

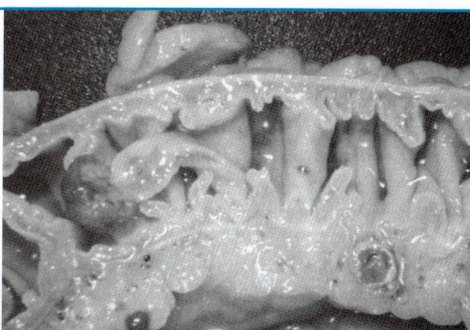

FIGURA 204.5 ■ Peça cirúrgica mostrando a presença de lesão polipoide concomitante à moléstia diverticular dos colos, forma hipertônica.

Nessa forma hipertônica, a radiografia dos colos nem sempre permite avaliação adequada do lúmen intestinal, devido ao espasmo existente, ocasionando resultados falso-negativos, principalmente em pacientes com doenças concomitantes, como pólipos e/ou câncer.

Alguns autores sugerem a possibilidade de diagnosticar a moléstia em um estágio pré-diverticular, caracterizado pela presença, no enema opaco, de serrilhamento fino ou mesmo irregularidade grosseira da parede cólica.

A radiografia simples do abdome é indicada nos pacientes com abdome agudo e suspeita de perfuração diverticular não bloqueada (presença de pneumoperitônio) ou com sinais de obstrução intestinal.

Ao toque retal, pode-se sentir a presença de tumoração pélvica. A retossigmoidoscopia é geralmente difícil, devido às alterações do colo sigmoide que dificultam a progressão do aparelho além da junção retossigmoidiana. Entretanto, sua realização é importante para a exclusão de enfermidade anorretal associada.

A colonoscopia, no paciente com a forma hipertônica, frequentemente mostra mucosa de coloração e aspecto normais. A progressão do aparelho é lenta, e as manobras de introdução em geral são mais dolorosas. É no colo sigmoide que se observam as alterações mais significativas, com a presença de estreitamento do lúmen intestinal e a mucosa formando dobras para o interior do lúmen, septando-a. Os óstios diverticulares apresentam-se pequenos, sendo observados com dificuldade. Sua importância está em possibilitar o diagnóstico diferencial com doenças inflamatórias localizadas, especialmente a doença de Crohn, e a concomitância com lesões vegetantes, como pólipos e câncer (Figura 204.5). Nos pacientes com a forma hipertônica que apresentam sangramento intestinal, diminuto ou copioso, a colonoscopia é o primeiro procedimento a ser realizado, pois permite a adequada avaliação da mucosa cólica para identificação do sangramento.

Com a progressão da enfermidade e a intensificação da segmentação cólica, o exame radiológico demonstra um colo de aspecto endurecido, com paredes rígidas, e os divertículos facilmente identificáveis.

A colonoscopia, nessa fase, mostra um colo de lúmen estreitado, com membranas mucosas espessas e endurecidas, sendo a progressão do colonoscópio dolorosa, mesmo com o uso de antiespasmódicos. Estando o sigmoide aderido ao fundo de saco de Douglas ou à fossa ilíaca esquerda,

o aparelho progride com muita dificuldade e as manobras mais abruptas ocasionam dor intensa e podem esgarçar o ângulo retossigmóideo, com alto risco de perfuração. Os óstios diverticulares permanecem pequenos e a mucosa pode apresentar áreas de enantema ao seu redor.

Na suspeita de abscesso intramural ou pericólico, a ecografia pode ser útil, mas o exame de escolha é a RM. A colonoscopia e o enema opaco, nesse momento, estão contraindicados devido à morbidade que podem acarretar. A ecografia e, em especial, a RM abdominal são métodos que permitem detectar a presença do processo inflamatório diverticular, a hipertrofia da parede cólica e do abscesso, sua extensão e volume (Figura 204.6). Porém, a RM é, também, eficaz para detectar abscessos entre as alças intestinais ou abscessos com a presença de gases e sua infiltração retroperitoneal e sua relação com o músculo psoas. A TC proporciona informações menos precisas nesses casos.

Esses métodos por imagem dão informação não apenas sobre o diagnóstico da doença, mas também permitem distinguir os pacientes com inflamação moderada, limitada ao colo, daqueles com extensão perivisceral ou abscessos que necessitam de drenagem percutânea ou cirúrgica.

O enema opaco, sem duplo contraste, permite diagnosticar os casos de suboclusão da moléstia e os trajetos fistulosos do colo para o delgado, a bexiga, a vagina, a parede abdominal ou perineal.

A colonoscopia raramente possibilita a visão do orifício da fístula no colo. Nas fístulas colovesicais, o diagnóstico poderá ser feito pela obser-

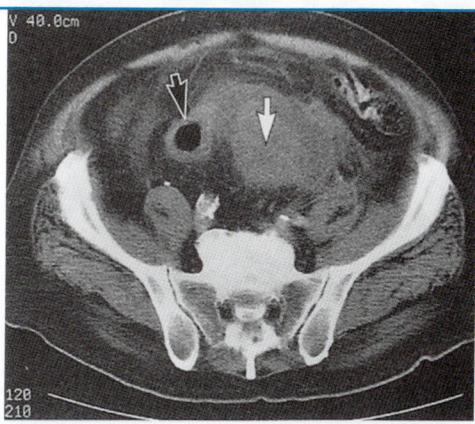

FIGURA 204.6 ■ Imagem de RM mostrando área com abscesso perissigmóideo.

vação, ao lúmen do colo, de corante introduzido na bexiga (azul de metileno), ou pela presença de bile ou suco entérico nas fístulas colojejunais e coloileais. Mesmo nessa fase crônica da moléstia, em que não existe abscesso, é necessário realizar a endoscopia de maneira cuidadosa, evitando as complicações, como a perfuração ou a laceração cólica, que podem ocorrer em razão do processo inflamatório perivisceral que fixa o colo às estruturas circunvizinhas.

O enema opaco e a colonoscopia, apesar de importantes no diagnóstico, mostram apenas alterações da doença intramural ou do relevo mucoso; as informações relacionadas ao grau da doença pericólica e sua extensão inflamatória extracolônica são mais bem obtidas pela RM.

A classificação mais usada para identificar o paciente com diverticulite aguda complicada é a de Hinchey que divide em estágios de I a IV, em que:

- Estágio I: abscesso pericólico.
- Estágio II: presença de abscesso pélvico ou retroperitoneal, subdividido em:
  - IIa com drenagem percutânea; e
  - IIb associado à fístula.
- Estágio III: presença de peritonite purulenta.
- Estágio IV: presença de peritonite fecal.

DIVERTICULOSE HIPOTÔNICA

A radiologia contrastada (enema opaco) revela a presença de divertículos globosos, esparsos por todos os segmentos cólicos (Figura 204.7).

A colonoscopia permite ver os óstios diverticulares amplos, suas localizações e a presença de fecalitos no seu interior. Como os óstios são amplos, deve-se tomar cuidado para não introduzir o colonoscópio no interior de um divertículo, confundindo-o com o lúmen cólico e, assim, perfurá-lo (Figura 204.8).

Nos casos de hemorragia da forma hipotônica, o enema opaco é de pouca valia no sentido de revelar o local do sangramento, diagnosticando somente a presença dos divertículos.

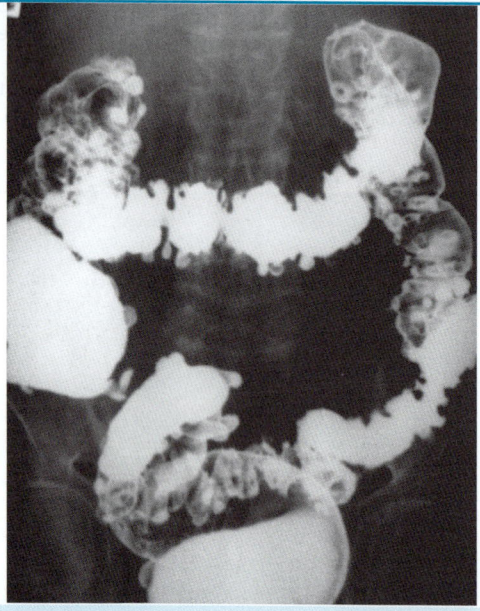

FIGURA 204.7 ■ Imagem de radiologia contrastada (enema opaco) dos colos com doença diverticular, forma hipotônica.

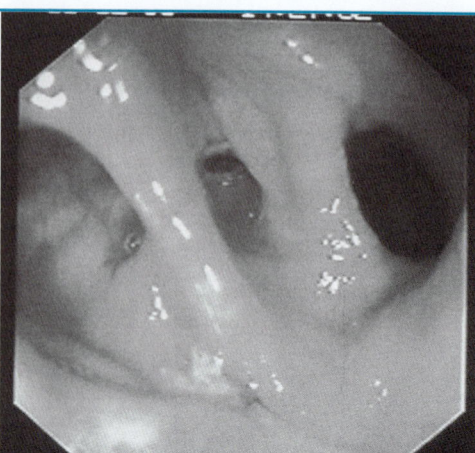

FIGURA 204.8 ■ Colonoscopia de paciente portador de doença hipotônica: divertículos de óstio de grande diâmetro dificultando a identificação do verdadeiro lúmen intestinal.

ATENÇÃO!

A realização de enema opaco dificulta e até mesmo impede a feitura de outros exames, pela presença do contraste baritado no lúmen cólico.

A colonoscopia na vigência do sangramento, mesmo profuso, tem sido cada vez mais indicada na urgência. Ela permite, na maioria das vezes, localizar o sítio da hemorragia e sua etiologia. As ectasias vasculares (angiodisplasias) são também importante causa de enterorragia no paciente idoso, e a endoscopia possibilita o diagnóstico diferencial com a doença diverticular. O sangramento ativo fluindo de um divertículo é raramente identificado à colonoscopia. Dos pacientes com doença diverticular hipotônica com hemorragia persistente, 45% são portadores de lesão concomitante e causadora do sangramento.

A arteriografia seletiva mesentérica pode ser de grande valia na hemorragia maciça, para reconhecer o local do sangramento. Ela só é efetiva quando o sangramento estiver ativo no momento de sua realização, com débito médio acima de 0,5 mL/minuto. Deve-se iniciar a injeção do contraste na artéria mesentérica superior devido à alta incidência de sangramento do colo direito. Os achados radiográficos incluem extravasamento do contraste, malformação arteriovenosa e enchimento precoce da veia.

ATENÇÃO!

Deve-se evitar a embolização por essa arteriografia seletiva mesentérica, devido ao grande risco de provocar isquemia e necrose da parede cólica, acompanhada, frequentemente, de perfuração.

A cintilografia com coloide sulfurado de tecnécio ou com glóbulos vermelhos marcados com ^{99Tc} também é utilizada, com algum sucesso, para localização do sangramento.

DIVERTICULITE AGUDA

A maioria dos pacientes com diverticulite aguda apresenta sinais e sintomas suficientes para justificar o diagnóstico clínico e a instituição de terapia. O diagnóstico clínico pode, no entanto, ocasionalmente ser impreciso; a cirurgia de emergência para a diverticulite presumida, sem o benefício

DIAGNÓSTICO E TRATAMENTO

de confirmação radiológica, leva a uma taxa de erro diagnóstico alta (34 a 67%). Portanto, os estudos radiológicos para confirmar o diagnóstico de diverticulite aguda devem ser empregados, em especial, se a intervenção invasiva for indicada.

Os exames laboratorias que devem ser realizados, pois podem confirmar a presença de processo inflamatório, são: leucograma, velocidade de hemossedimentação (VHS) e proteína C-reativa. Outros podem ser solicitados para avaliação do estado geral do paciente.

Radiografias simples

A radiografia torácica, com a radiografia abdominal horizontal e em decúbito dorsal, deve ser realizada em pacientes com dor abdominal. A radiografia torácica tem o duplo objetivo de detectar o pneumoperitônio, presente em até 11% dos pacientes com diverticulite aguda, e avaliar o estado cardiopulmonar pela presença frequente de comorbidades, na população de idosos. As radiografias abdominais simples são alteradas em 30 a 50% dos pacientes com diverticulite aguda, com achados que incluem a distensão intestinal por obstrução ou íleo adinâmico, ou a presença de densidade em partes moles sugerindo um abscesso.

Enema com contraste

O enema com contraste luminal foi o padrão de diagnóstico para diverticulite e suas complicações durante muitos anos. Ele pode ser impreciso, pois a diverticulite é, principalmente, uma doença extraluminal. Como o uso de bário na definição de uma perfuração intestinal enseja risco de extravasamento e peritonite, somente enemas de contraste solúvel em água, como o gastrofin, podem ser usados no local suspeito de diverticulite; os estudos com ar como contraste (enema opaco) são contraindicados. As descobertas consideradas da diverticulite incluem a demonstração de material de contraste extravasado com ou sem o delineamento de uma cavidade de abscesso ou uma fístula. Doença diverticular extensa, espasmo, espessamento da mucosa ou saculações deformadas, embora sugestivos de diverticulite, não são conclusivos. Uma tumoração extraluminal comprimindo o colo é o achado mais comum na diverticulite grave, embora não seja específico para o diagnóstico. O enema com contraste demonstra uma sensibilidade de 62 a 94% para detecção de diverticulite aguda, com resultados falso-negativos de 2 a 15%.

Tomografia computadorizada

A TC substituiu o enema contrastado como o procedimento diagnóstico de escolha para a diverticulite aguda e é capaz de produzir imagem da doença mural e extraluminal, além de permitir o tratamento de abscessos por meio de drenagem via percutânea.

A varredura abdominal e pélvica ideal é realizada com contraste solúvel em água, ministrado tanto via oral quanto retal, e com o contraste intravenoso, quando possível. Os critérios da TC da diverticulite incluem a presença de divertículos com infiltração pericólica do tecido adiposo, espessamento da parede do colo e formação de abscessos.

Os primeiros estudos de achados tomográficos na diverticulite aguda relataram a descoberta de inflamação na gordura pericólica em 98%, divertículos em 84%, uma espessura da parede do colo maior do que 4 mm em 70% e um abscesso em 35%. Os enemas com contraste nos mesmos pacientes subestimaram a extensão da doença em 15 (41%) dos 37 pacientes. Numerosos estudos posteriores comparando essas duas modalidades em pacientes com suspeita de diverticulite relataram consistente sensibilidade da TC de 93 a 98% e especificidade de 75 a 100%, significativamente muito mais precisas do que o enema com contraste. A TC também foi altamente sensível e específica no diagnóstico da diverticulite do lado direito e para diferenciar a diverticulite do câncer do colo ascendente e do ceco.

Está cada vez mais evidente que, quando o diagnóstico é duvidoso ou ocorre a deterioração clínica, a TC é o melhor exame de imagem para o diagnóstico primário. Contudo, em pacientes com doença leve e nos quais o diagnóstico é simples, o exame pode não ser necessário.

Ultrassonografia

Com base no custo relativamente baixo, na conveniência e na sua natureza não invasiva, a US abdominal tem sido defendida como uma modalidade de diagnóstico potencialmente útil na diverticulite aguda.

Ela permite identificar características da inflamação ativa que incluem o espessamento da parede intestinal, a presença de divertículos ou abscessos e a hiperecogenicidade da parede intestinal. A US tem sensibilidade relatada de 84 a 98% e especificidade de 80 a 93%. Um estudo de 71 pacientes com suspeita de diverticulite submetidos à US revelou um valor preditivo negativo (VPN) de 100% e outro comparando a US com a TC mostrou acurácia igualmente boa. A US também é útil em pacientes do sexo feminino para excluir enfermidade ginecológica.

Apesar desses dados, a US permanece altamente operadora-dependente, em especial, para a detecção de abscessos entre alças intestinais, abscessos com ar ou complicações retroperitoneais da doença difíceis de visualizar. A US, portanto, deve ser utilizada em circunstâncias selecionadas.

Ressonância magnética

Com sua resolução limitada pelos artefatos produzidos pelos movimentos peristálticos e a respiração, seu potencial ainda precisa ser demonstrado. Não se sabe se a diminuição do tempo de varredura e os agentes de contraste intraluminal superarão essas limitações.

Colonoscopia

Devido ao risco de perfuração pelo próprio aparelho ou pela insuflação de ar, a endoscopia é geralmente evitada na avaliação inicial dos pacientes com suspeita de diverticulite aguda. A retossigmoidoscopia limitada com a insuflação mínima de ar pode ser útil para excluir diagnósticos alternativos, como as doenças inflamatórias intestinais (DII), o carcinoma de reto ou a colite isquêmica. No entanto, após o término da fase aguda, a colonoscopia pode ser realizada eletivamente, de 1 a 3 meses, para excluir diagnósticos concomitantes, especialmente de neoplasia.

DIAGNÓSTICO DIFERENCIAL

Várias doenças podem simular o quadro clínico da DDC, e seu diagnóstico diferencial pode apresentar considerável dificuldade (Quadro 204.3).

■ TRATAMENTO

CLÍNICO

Rotineiramente, o tratamento dos pacientes sintomáticos da DDC, mesmo quando há processo inflamatório perissigmóideo ou sangramento intestinal, é clínico. A melhora dos sintomas ocorre em cerca de 90% dos casos.

QUADRO 204.3 ■ DDC: diagnóstico diferencial

- Síndrome do intestino irritável
- Carcinoma colorretal
- Apendicite aguda
- Doenças inflamatórias intestinais
- Doença inflamatória pélvica
- Colite isquêmica
- Ectasia vascular

Observações radiológicas, estudos da pressão intraluminal colônica e pesquisas epidemiológicas dão apoio à inclusão de alimentos com alto teor de fibras na dieta desses pacientes. Um conteúdo colônico volumoso, que se movimenta rapidamente, com menor grau de segmentação da parede cólica, reduz a pressão intracolônica e, sobretudo, diminui a possibilidade de se formarem divertículos, de aparecerem sintomas relacionados ao espasmo ou, até mesmo, o risco de suas complicações.

Diverticulose hipertônica

O tratamento clínico é realizado por dieta rica em fibras, que inclui cereais (farelo não refinado, pão integral etc.), frutas e vegetais (passas ou uva sem sementes, pêssegos frescos, laranjas, bananas, maçãs, peras, ameixas, cenouras, nabos, alface etc.). Quando necessário, associam-se auxiliares da evacuação formadores de massa, como metilcelulose, ágar e mucilagem. Essa dieta leva à formação de fezes compactas e macias, que requerem pequena pressão para serem expelidas, além de aumentar o diâmetro do colo. Há melhora do ritmo intestinal e diminuição da dor. Deve-se iniciar com as fibras em pequena quantidade, sendo aumentadas gradualmente, para se evitar a formação excessiva de gases.

Embora controverso na literatura, devem ser evitados alimentos que possam bloquear o colo diverticular, obstruindo seu óstio, como sementes de frutas (uva, laranja, melancia, jabuticaba etc.).

Pacientes com obstrução do colo diverticular apresentam uma inflamação aguda denominada diverticulite.

Diverticulite

Nos casos de diverticulite, a dor é tratada com antiespasmódicos, como escopolamina, hioscina ou brometo de otilônio, anticolinérgicos, como, e brometo de propantelina, fosfato de codeína ou cloridrato de papaverina, que reduzem a contração intestinal pela diminuição da pressão intraluminal, aliviando o espasmo.

> **ATENÇÃO!**
>
> Os derivados da morfina são contraindicados devido ao risco de perfuração, e medicamentos como os anti-inflamatórios não esteroides (AINEs) são evitados por aumentarem o risco de sangramento.

Os pacientes com processo inflamatório perissigmóideo têm sido tratados com sucesso, utilizando-se antibióticos de amplo espectro. Poucos são os que necessitam de hospitalização nessa fase.

Na crise diverticular aguda, com dor abdominal intensa, em geral, na fossa ilíaca esquerda, febre e leucocitose, o paciente deve ser hospitalizado e confinado ao leito. É necessário repouso intestinal completo, frequentemente incluindo sucção nasogástrica. A nutrição é mantida pela administração intravenosa (IV) de líquidos contendo glicose e eletrólitos. A dor é aliviada pelo uso de meperidina. É fundamental a administração parenteral de antibióticos e/ou quimioterápicos com amplo espectro de ação, visando especialmente aos micro-organismos de presença comum no lúmen cólico, como os gram-negativos e os bacilos anaeróbios.

Mesmo os pacientes com diagnóstico clínico de peritonite secundária à perissigmoidite podem ser tratados de forma conservadora, evitando-se a cirurgia de emergência e, na sua maioria, respondem positivamente entre 3 e 7 dias. Após a crise inicial, tratada clinicamente, a recidiva pode ocorrer em cerca de 25% dos casos, nos primeiros cinco anos. Com episódios múltiplos, as possibilidades de se desenvolverem complicações triplicam. Além disso, a recorrência aumenta a probabilidade da necessidade de intervenção cirúrgica. Segundo várias publicações, há uma tendência maior de complicações nos pacientes jovens ou imunocomprometidos e, nestes, a opção é pelo tratamento cirúrgico.

Na presença de abscesso perissigmóideo bem delimitado, de tamanho menor do que 3 cm à TC, o tratamento inicial poderá ser com antibióticos de amplo espectro. Nos maiores do que 3 cm, deve-se efetuar, sempre que possível, sua drenagem por cateteres guiados pela ecografia ou pela TC, evitando-se a cirurgia na urgência. Essa drenagem pode ser realizada pelas vias transabdominal, transretal, transvaginal ou transciática. Sendo o procedimento bem-sucedido, o estado geral do paciente melhora, permitindo a realização eletiva da cirurgia, em melhores condições clínicas, em geral, 4 a 8 semanas após a drenagem.

Prevenção da diverticulite

Em razão de sua alta incidência e morbimortalidade, há vários estudos mostrando a possibilidade de prevenção da inflamação diverticular, por meio de antibióticos, agentes anti-inflamatórios e/ou probióticos.

O antibiótico mais efetivo tem sido a rifaximina, que ainda não está disponível no Brasil, a ser utilizado via oral (VO), durante 7 a 15 dias, em ciclos bimestrais.

O agente anti-inflamatório usado na sua prevenção é a mesalazina, VO, na dose de 1,2 g/dia, por 6 a 12 meses. Sua eficácia ainda é controversa, o mesmo em relação aos probióticos.

Diverticulose hipertônica

Como é normalmente assintomática, não se emprega tratamento algum. Nos pacientes que apresentam constipação intestinal, frequente nos idosos, deve-se utilizar a dieta rica em fibras associada aos auxiliares da evacuação, como exposto.

Quando complicada com sangramento diverticular, mesmo que profuso, seu tratamento inicial será clínico, com ou sem hospitalização, de acordo com a intensidade da hemorragia. Fazem-se o restabelecimento hemodinâmico e, se necessária, a transfusão de sangue. O sangramento diverticular cessa espontaneamente na maioria dos pacientes.

CIRÚRGICO

A indicação do tratamento cirúrgico na DDC é pouco frequente, tanto eletivo quanto na urgência. A cirurgia eletiva deve ser cuidadosamente programada e seus resultados, em geral, são bons, com baixa morbimortalidade. Entretanto, o emprego da cirurgia de emergência pode atingir mortalidade de 20 a 30%, segundo várias publicações.

> **REVISÃO**
>
> - Diverticulite significa presença de inflamação no divertículo e/ou diverticulose. Os divertículos são classificados em congênitos e adquiridos, e seus fatores etiopatogênicos são: idade; alterações de colágeno e elastina na submucosa cólica; aumento da pressão intracolônica; modificação da motilidade dos colos; e pouca ingestão de fibras.
> - Suas formas de apresentação clínica são: diverticulose hipertônica (apresenta quadros de dor e pode ser identificada por meio de exame físico) e diverticulose hipotônica (em geral assintomática, mas com possibilidade de hemorragia).
> - O tratamento pode ser clínico (com medidas dietéticas, antiespasmódicos, antibióticos ou quimioterápicos) ou cirúrgico.

■ LEITURAS SUGERIDAS

Ambrosetti P. Value of CT for acute left-colonic diverticulitis: the surgeon's view. Dig Dis. 2012;30(1):51-5.

Bafutto M. Doença diverticular dos cólons. São Paulo:Segmento: Farma; 2010.

DIAGNÓSTICO E TRATAMENTO

Bar-Meir S, Lahat A, Melzer E. Role of endoscopy in patients with diverticular disease. Dig Dis. 2012;30(1):60-3.

Fox JM, Stollman NH. Diverticular disease. In: Feldman M, Friedman LS, Brandt LJ, editors. Sleisenger and Fordtran's gastrointestinal and liver disease: pathophysiology, diagnosis, management. 9th ed. London: Elsevier; 2010.

Puylaert JBCM. Ultrasound of colon diverticulitis. Dig Dis. 2012;30(1):56-9.

205

DOENÇAS INFLAMATÓRIAS INTESTINAIS

■ SENDER J. MISZPUTEN
■ RAUL CUTAIT

Ainda que várias doenças intestinais se caracterizem como processos inflamatórios, a denominação doença inflamatória intestinal (DII) ficou restrita à doença de Crohn (DC), à retocolite ulcerativa idiopática (RCU), à colite indeterminada ou não classificada e à colite microscópica. As duas primeiras, de maior incidência, serão analisadas neste capítulo. Apresentam-se com períodos de atividade e/ou complicações, intercaladas por fases de remissão clínica, são de evolução crônica e recorrentes. Apesar de semelhanças na sua distribuição geográfica, preferência racial, étnica e de incidência em indivíduos de maior nível socioeconômico, de ambiente urbano e de profissão intelectualizada, têm marcadas diferenças quanto à localização anatômica, ao aspecto das lesões, às sequelas e à resposta aos esquemas terapêuticos clínicos e cirúrgicos.

Embora com baixos índices de mortalidade, a elevada morbidade interfere de forma significativa na qualidade de vida dos pacientes. É provável que a incidência dessas doenças seja relativamente pequena.

■ DOENÇA DE CROHN

A DC, inicialmente descrita como ileíte regional, pode afetar qualquer segmento do canal alimentar, da boca até o ânus; evolui por surtos de exacerbação imprevisíveis e comportamento desigual quanto a resposta aos tratamentos disponíveis.

É referida em todo o mundo, com incidência crescente nas últimas décadas, inclusive no Brasil, predominando entre indivíduos da raça branca e judeus. De distribuição semelhante em ambos os gêneros, a faixa etária preferencial para o início dos sintomas é entre 15 e 35 anos, ou tardiamente, a partir dos 55 anos.

As lesões produzidas decorrem do caráter invasivo da inflamação, que não respeita a superfície mucosa, estendendo-se na profundidade da víscera comprometida, até exteriorizar-se para estruturas vizinhas. Três são as formas de sua apresentação: ulcerativa, estenótica e fistulizante ou penetrante; identificam-se, com frequência, associações entre os tipos, não raramente, todos ao mesmo tempo.

Várias hipóteses procuram estabelecer sua etiologia e fisiopatologia, ainda mal compreendidas, em particular as mutações genéticas, que comprometeriam a barreira epitelial intestinal e a imunidade inata, permitindo maior permeabilidade aos antígenos luminais (de origem microbiana e/ou alimentares) e provocando uma resposta exacerbada do sistema imune adquirido da mucosa, por meio dos linfócitos T e secreção de proteínas pró-inflamatórias do grupo das citocinas. Possivelmente, o progresso industrial tem peso significativo no aparecimento de novos casos, conclusão baseada no crescimento de sua incidência nos países em desenvolvimento. A microbiota entérica tem recebido atenção especial dos pesquisadores, por ser a mais provável fonte antigênica para a resposta imunoinflamatória intestinal que ocorre de forma contínua nesses pacientes, pela perda do reconhecimento desses elementos como próprios e, consequentemente, de sua tolerância.

Embora qualquer segmento do tubo digestivo seja suscetível a essa inflamação, a preferência é pela região ileocecal, área de grande densidade bacteriana. Formas exclusivas cólicas, ileais ou jejunoileais também são observadas, reservando-se as localizações, gástrica, duodenal, esofágica e oral a casos limitados.

QUADRO CLÍNICO

Depende da localização anatômica da doença, da extensão e do tipo da lesão. Não é possível estabelecer quadro clínico característico, até porque, em alguns pacientes, as manifestações iniciam-se por sintomas extra digestivos; mas, por ser o segmento ileocecal a área mais frequentemente comprometida, o histórico revela episódios repetidos de diarreia, acompanhada de dor abdominal no quadrante inferior direito, febre baixa e perda de peso, que, às vezes, não são de intensidade ou duração suficientes para merecer investigação, resultando em retardo do diagnóstico. Se o processo inflamatório incluir o colo, o sintoma predominante é representado por evacuações com muco e sangue, o que indicaria seu estudo complementar mais precoce. Essas queixas podem estar associadas ou antecedidas por eventos de outros sistemas, artralgias, especialmente das grandes articulações ou lesões cutâneas, eritema nodoso e pioderma gangrenoso e oftálmicas, tipo uveíte e episclerite. A presença de sinais e sintomas extra digestivos favorece a hipótese diagnóstica de DII com maior consistência.

> **ATENÇÃO!**
> Dor abdominal associada à diarreia de repetição acompanhada de febrícula é suspeita de DII.

A segunda principal manifestação da DC é representada pelas fístulas, comunicando o segmento doente com alguma das vísceras ou estruturas da vizinhança, alça do delgado, colo, bexiga, vagina, mesentério ou com o exterior, por meio de orifícios de saída pela parede abdominal. Fístulas perianais intratáveis ou fissuras, anais e perianais, podem ser o ponto de partida para o diagnóstico.

> **ATENÇÃO!**
> Fístulas perianais ou perineais de difícil tratamento podem ser decorrentes de DC.

Quadros agudos podem simular outros processos inflamatórios do abdome inferior, como apendicite e, não raramente, a DC vem a ser identificada na cirurgia. Queixa de febrícula de origem indeterminada ou retardo de crescimento, mesmo sem manifestações digestivas, devem incluir essa doença no diagnóstico diferencial, assim como algumas infecções crônicas que podem cursar com sintomas semelhantes, como as contaminações causadas por *Yersinia enterocolitica, Campylobacter jejuni* e *Entamoeba hystolitica*. As lesões ileais, causadas pelo bacilo da tuberculose, também são muito parecidas com as da DC, o que dificulta, em muitas ocasiões, a diferenciação etiológica.

> **ATENÇÃO!**
>
> Adolescentes com retardo de crescimento ou febre de origem indeterminada devem ter diagnóstico diferencial com DC.

Na evolução da doença, a fibrose desenvolvida nas áreas ulceradas atribui às alças maior ou menor grau de estenose, que, clinicamente, tende a apresentar-se com episódios de suboclusão intestinal.

DIAGNÓSTICO

Exame físico

Os achados físicos estão relacionados à localização anatômica das lesões, sua repercussão sobre o estado geral do paciente e à presença de complicações. Como habitualmente a suspeita clínica acontece após algum tempo de evolução do processo, é possível, ao exame físico, reconhecer sinais de desnutrição. Nas formas graves, extensas e acompanhadas de atividade prolongada, devido à importante perda proteica, originada do material exsudado pelas lesões, pode ser evidenciado edema em decorrência da hipoproteinemia. Deficiência ponderoestatural, descoramento cutaneomucoso, redução de tecido celular subcutâneo e edemas permitem identificar o comprometimento geral do paciente. No exame físico especial, lesões cutâneas, como eritema nodoso ou, mais raramente, pioderma gangrenoso, são ocasionais, assim como sinais inflamatórios articulares. Na palpação abdominal, localizam-se maior sensibilidade dolorosa no quadrante inferior direito e, por vezes, presença de massa de contornos imprecisos, em geral fixa, que reflete bloco de estruturas aderidas e espessadas, representando alças e mesentério inflamados. Os exames vaginal e anorretal deverão ser cuidadosos, para reconhecimento de trajetos fistulosos, simples ou abscedados, ou mesmo fissuras anais e plicomas gigantes.

Diagnóstico complementar

Alguns exames gerais, inespecíficos, podem avaliar possível existência de anemia hiproteinemia e atividade inflamatória:

- hemograma, com diminuição das taxas de hemoglobina, leucócitos em número normal ou aumentado e plaquetose acompanham-se de aumento da velocidade de hemossedimentação VHS);
- dosagem da proteína total e as frações confirmarão hipoalbuminemia;
- ferro sérico diminuído e elevação nas dosagens de proteína C-reativa refletirão a atividade inflamatória da doença, assim como a dosagem da calprotectina fecal, se disponível;
- parasitológico e coprocultura são procedimentos recomendáveis, por identificarem vários agentes responsáveis por síndromes diarreicas crônicas, cabíveis no diagnóstico diferencial, incluindo a pesquisa da toxina do *Clostridium difficile,* infecção relativamente comum nesses pacientes;
- anticorpo sérico anti-*Saccharomyces cerevisiae* (ASCA), para diagnóstico diferencial com outras colites ou nos casos de dúvida de lesões do intestino delgado, tem sua positividade na DC em torno de 60 a 70% dos casos.

A radiologia, por meio do trânsito intestinal convencional ou, preferencialmente, enterografia por tomografia computadorizada (CT) ou ressonância magnética (RM), é de grande valia para o diagnóstico e permite análise criteriosa da localização e extensão das lesões, forma de apresentação e possíveis complicações. Ulcerações, espessamento e realce das alças, estenoses e fístulas apresentam-se entremeadas de áreas normais, característica morfológica dessa inflamação. Pelo fato de as úlceras serem profundas, verdadeiras fissuras, confluindo lesões longitudinais e transversais, imagens tipo calcetado, lembrando a disposição de paralelepípedos, podem ser reconhecidas. É preciso cuidado na indicação do trânsito intestinal nas suspeitas de complicação suboclusiva. A enterografia não está contraindicada nessa situação.

Para a DC do colo, a investigação por meio do enema baritado revelará alterações semelhantes às descritas para o delgado com segmentos sadios, intercalados com áreas doentes, que contribuem para o aspecto salteado das lesões.

Desde que acessíveis ao exame endoscópico, os segmentos inflamados deverão ser examinados pela colonoscopia, com avaliação retrógrada do íleo distal, completando-se o diagnóstico com biópsias e estudo anatomopatológico. Este pode identificar processo inflamatório transmural, isto é, invadindo as camadas abaixo da mucosa, com ulcerações ou fissuras e, em cerca de metade dos casos, acompanhado de granuloma não caseoso. Embora não selem completamente o diagnóstico, constituem bons argumentos para sua definição. Na maioria dos casos, entretanto, as biópsias emdoscópicas obtêm apenas tecido superficial, e a descrição de processo inflamatório linfoplasmocitário ou crônico inespecífico é a regra.

A cápsula endoscópica é indicada na investigação de doenças do intestino delgado, mesmo sem o recurso da obtenção de material para análise histológica, se persistirem dúvidas nas imagens radiográficas, para esclarecimento de lesões entéricas impossibilitadas de serem alcançadas pela endoscopia convencional. A enteroscopia de duplo-balão é outro procedimento de imagem que permite reconhecer a natureza, a extensão e a gravidade de doenças localizadas no jejuno e íleo proximal, médio e distal, com a vantagem da coleta de amostras para análise microscópica.

TRATAMENTO

Clínico

Por se tratar de doença de causa multifatorial, a abordagem terapêutica dos casos de DC é sempre complexa e de resultados imprevisíveis. Na fase aguda, a utilização de anti-inflamatórios envolve a prescrição do ácido 5-aminossalicílico (5-ASA/mesalazina) para inflamação de localização colônica e corticosteroides. O 5-ASA encontra-se disponível em cápsulas e na forma de supositórios e enema. Três supositórios ao dia podem ser empregados nos casos de proctite, com redução progressiva ou manutenção prolongada, decidida em cada caso. Os enemas têm indicação para a DC do colo esquerdo, por sua ação tópica, e o esquema de utilização é semelhante ao proposto para os supositórios. Os produtos contendo mesalazina na apresentação em cápsulas (indicada para formas leves e moderadas da doença) diferem apenas na forma de decomposição do seu invólucro: degradação no íleo terminal e colo ou na dependência do pH intraluminar.. Na fase aguda, a dose recomendada é de 3 a 4 g/dia. O emprego da mesalazina na fase de manutenção tem sido muito questionado pelos especialistas, que não reconhecem sua eficácia em impedir recorrências da DC, e alguns grupos de referência também têm sido reticentes quanto à sua utilização, mesmo nos períodos de atividade inflamatória, preferindo os corticosteroides, temporariamente, e imussupressores como medicação contínua. Atualmente, o 5-ASA é desconsiderado para o tratamento dessa doença, mesmo de apresentação exclusiva do colo, restando apenas sua função preventiva antineoplásica, também discutível (1,5 a 2 g/dia).

A corticoterapia com prednisona, em doses iniciais entre 40 e 60 mg por dia, tem-se mostrado de grande utilidade na fase aguda da atividade inflamatória de intensidade moderada a grave da DC, recomendando-se sua redução gradativa, à medida do possível, até sua retirada total. Essa conduta permite minimizar os efeitos secundários do medicamento, além de sua conhecida incapacidade em prevenir recorrências. Outros produtos dessa classe de medicamento são o deflazacort (comprimidos de 6 e 30 mg) e a budesonida (comprimidos de 3 mg). Parte dos pacientes não tem boa evolução com a diminuição progressiva do corticosteroide, exigindo sua continuidade até por meses, dependentes de alguma das doses, o que implica analisar sua troca por outro esquema medicamentoso. Um desses grupos, portadores da forma estenótica, agudamente, apresentam sinais clínicos de suboclusão intestinal e deverão ser acompanhados e, de preferência, hospitalizados. Nessa situação, doses mais elevadas de corticosteroides por via parenteral poderão trazer benefícios na diminuição do edema do componente agudo do processo inflamatório, melhorando a evolução do quadro oclusivo.

A má resposta ao esquema convencional sugere tentativas com outros tipos de fármacos como o metronidazol por VO, 0,8 g e 1,2 g diários, com resultados, por vezes, positivos. Entre os antimicrobianos, a utilização da ciprofloxacina, na dose de 500 mg, duas vezes ao dia, por tempo prolongado (semanas) tem-se mostrado uma alternativa terapêutica de grande valia na DC, não só no tratamento de lesões infectadas, como também no controle da inflamação, possivelmente por mudar a composição da flora bacteriana enterocólica, responsável pelo estímulo antigênico persistente ao sistema imunológico intestinal.

Os imunomoduladores são reconhecidos como importante recurso terapêutico nessa doença, seja no controle da inflamação, seja no tratamento clínico das fístulas. A experiência na utilização de azatioprina (AZA) ou 6-mercaptopurina (6-MP) não deixa dúvidas sobre sua eficácia. Consideradas inicialmente como fármacos de 2ª escolha, podem ser indicados desde o início do tratamento na expectativa de remitir a atividade inflamatória e o fechamento de fístulas, independentemente de sua localização. De ação lenta, preconiza-se avaliar resultados somente após 3 a 6 meses de uso contínuo, embora a melhora sintomática já possa ser observada em torno da 3ª semana. Para a 6-MP, a dose plena diária é de 1,5 a 2 mg/kg de peso e, para a azatioprina, de 2 a 2,5 mg/kg de peso, ambas iniciadas por 50 mg/dia, com controle hematológico após as duas primeiras semanas de medicação, aumentando-se até a posologia máxima recomendada, dependendo da resposta e dos efeitos colaterais, na maioria mielotóxicos. Hemogramas quinzenais, durante os três meses iniciais, são desejáveis, e leucopenias abaixo de 3.000 células/mm^3 sugerem sua redução ou suspensão. Pancreatite aguda também é descrita como complicação rara dessa terapia. Apesar da imunossupressão, os pacientes não ficam sujeitos a processos infecciosos ou tumorais mais frequentemente que a população geral, motivo que recomenda sua administração, em princípio, sem limitação de tempo. Iniciar com dose diária plena também é uma proposta dos espcialistas.

Entre os imunomoduladores de ação rápida, a ciclosporina A (CsA), potente inibidor da interleucina-2, é indicada nas formas graves de apresentação da DC. Infusão intravenosa (IV) contínua de doses diárias do fármaco entre 4 e 7 mg/kg de peso, em solução glicosada contínua, monitorando-se a ciclosporinemia para o correto ajuste da dose, tem mostrado bons resultados no controle clínico de casos complexos; hipertensão arterial e redução da filtração renal fazem parte da toxicidade da ciclosporina, exigindo controle clínico e laboratorial. Pacientes com hipocolesterolemia podem, durante esse tratamento, desenvolver convulsões. Relatos de eficácia da ciclosporina com dose de 2 m/kg/dia estimulam essa prescrição, com menores efeitos secundários.

Outra indicação dos imunossupressores é no tratamento de pacientes dependentes ou necessitados de corticosteroides para manter a remissão da atividade inflamatória. AZA ou 6-MP tem mostrado resposta clínica bastante animadora, possibilitando reduzir as doses dos corticosteroides e suprimi-los. A inconveniência da corticoterapia prolongada foi reduzida com o análogo sintético de rápido metabolismo hepático e, portanto, pequena biodisponibilidade sistêmica, o que evita sua interferência sobre o eixo hipotálamo-hipófise-suprarrenal. A budesonida é encontrada em comprimidos de 3 mg. Dose inicial de 9 mg/dia, em tomada única, tem leves efeitos sistêmicos, mesmo em tratamentos longos. Sua indicação é recomendada para as formas leves a moderadas de localização ileocecal.

O metotrexato (MTX) é indicado nos casos que não respondem ao tratamento com azatioprina ou 6-mercaptopurina. Injeções intramusculares (IM) semanais de 25 mg durante 12 semanas, seguidas de 15 mg/semana por via oral (VO) ou, preferencialmente, intramuscular, devem ser monitoradas em termos de leucopenia e alterações de aminotranferases.

O destaque atual é representado pela terapia biológica, por conta dos fármacos antifator de necrose tumoral alfa (anti-TNFα) – caso do infliximabe (IFX), o primeiro anticorpo monoclonal disponível. A dose recomendada é de 5 mg/kg em 250 mL de solução fisiológica (SF), infundida via venosa em uma ou duas horas, com indicação nos casos que não respondem às demais terapêuticas e nas fístulas de difícil tratamento. O esquema de indução prevê três sessões: inicial, após duas semanas e quatro semanas após a segunda. Em caso de resposta, mesmo sem remissão, a medicação deverá ser repetida a cada oito semanas. São contraindicações para esse tratamento situações de infecção vigente, de qualquer natureza, antecedente de tuberculose, Aids e hepatite B. Sorologia para o vírus B e HIV, radiografia torácica e teste com derivado de proteína purificada (PPD, do inglês *purified protein derivative*) devem anteceder sua prescrição. A associação do infliximabe com algum imunossupressor – azatioprina, 6-MP ou MTX –, nas doses habituais, minimiza a produção de anticorpos contra o produto, cuja molécula contém uma fração de origem murina. Outro preparado anti-TNF, adalimumabe, totalmente humano e de aplicação subcutânea (SC) (160 mg na 1ª dose, 80 mg na 2ª e 40 mg a partir da 3ª, em intervalos de duas semanas) é também uma opção entre os biológicos, especialmente quando da falha ou perda de eficácia ao infliximabe. O certolizumabe, também um anti-TNFα disponível no Brasil é de aplicação SC – 400 mg, nas semanas 0, 2, e 4 e manutenção com injeções a cada 4 semanas.

A falta de resposta, já na fase de indução, do imunobiológico IFX (falta de resposta 1ª) recomenda sua troca por outro anti-TNFα. Sua eficácia também poderá se reduzir durante o transcurso do tratamento (perda de resposta 2ª), em razão da formação de anticorpos contra a medicação. Como não dispomos no Brasil de métodos para a dosagem sérica dos níveis do medicamento e possíveis anticorpos sugere-se otimizar as doses do IFX para 10 mg/kg de peso ou encurtar os intervalos entre as infusões para 6 ou 4 semanas. Persistindo a ausência de resposta, a troca por outro biológico da mesma classe se impõe.

Haverá um grupo de pacientes que não será beneficiado com o tratamento por nenhum dos anti-TNFs, provavelmente, porque o processo inflamatório utiliza outra via de sua ativação. Estudos nos últimos anos têm reconhecido o papel das moléculas de adesão que se formam nos capilares da área inflamada – ligação da integrina α4β7 do linfócito com o receptor endotelial MAdCAM-1 – facilitando a migração de células sanguíneas para o tecido, ampliando a inflamação. Recentemente aprovado entre nós, o vedolizumabe, um anticorpo monoclonal da classe IgG4 anti-integrina, se propõe ao bloqueio daquela ligação, em nível exclusivamente intestinal, impedindo, assim, a formação de moléculas de adesão e o tráfico de células com potencial inflamatório do sangue para o tecido doente. Essa medicação é para uso endovenoso (EV), em um esquema semelhante ao do IFX, 300 mng nas semanas 0, 2 e 6 e na manutenção, a cada 8 semanas. Trata-se de uma excelente alternativa para os pacientes refratários aos anti-TNFs, tanto na DC quanto na RCU.

Alguns estudos têm analisado que, em vez de obedecer à sequência medicamentosa clássica empregada na DC (Tabela 205.1), para terminar na terapia biológica *(step-up)*, começar pelos anti-TNFs *(top-down)*, indicados em situações especiais, como idade, doença perianal na primeira apresentação e necessidade inicial de corticosteroides, pode modificar positivamente a evolução da inflamação.

No caso de doença perianal ou perineal, a tentativa com sessões de oxigênio hiperbárico têm apresentado bons resultados. Recomendam-se de 20 a 25 sessões (Tabela 205.1).

TABELA 205.1 ■ Tratamento medicamentoso da DC	
Leve	SASP: 3-4 g/d* 5-ASA: 2,5-4 g/d* 5-ASA supositório: 2-3/d* (1-1,5 g/d)* 5-ASA enema: 2-3/d*
Moderada	SASP: 3-4 g/d* 5-ASA: 2,5-4 g/d* 5-ASA supositório: 2-3/d* 5-ASA enema: 2-3/d* Prednisona: 40-60 mg/d Deflazacort: 45-60 mg/d Budesonida: 9 mg/d AZA: 2-2,5 mg/kg/d 6-MP: 1,5-2 mg/kg/d MTX IM: 15 mg/sem
Grave	Hidrocortisona: EV 300 mg/d Metilprednisolona: EV 80 mg/d CsA EV: 4-7 mg/kg/d IFX EV: 5 mg/kg sem 0, 2, 6 Adalimumabe SC: 160/80/40 mg a cada 14 d Certolizumabe SC: 400 mg sem 0,2, 4 Vedoluzimabe EV: 300 mg sem 0,2, 6
Manutenção	SASP: 2 g/d* 5-ASA: 1,6-2,4 g/d (?)* AZA: 2-2,5 mg/kg/d MTX VO: 15 mg/semana CsA VO: 2 x dose ataque IFX EV: 5 mg/kg a cada 8 sem Adalimumabe SC: 40 mg a cada 14 d Certolizumabe SC: 400 mg a cada 4 sem Vedolizumabe EV: 300 mg a cada 8 sem

*Somente doença em colo.

Suporte nutricional, como manobra terapêutica ou preparação para cirurgia, deve ser sempre lembrado. Proporcional à localização e à extensão da doença, bem como de algumas complicações, a desnutrição, muitas vezes grave por si só, representa limitação na qualidade de vida dos pacientes. Dietas enterais elementares ou parenterais totais contribuem, de forma significativa, para a manutenção ou recuperação nutricional, particularmente nos períodos prolongados de pausa alimentar, como ocorre nas fases de atividade intensa, assim como na tentativa de fechamento de fístulas. A melhora apresentada com a interrupção da dieta habitual por VO, cessando-se a oferta de antígenos alimentares, parece confirmar uma das hipóteses aceitas como indutora da resposta imunoinflamatória intestinal.

Cirúrgico

1 | O suporte nutricional, enteral ou parenteral, preparatório para cirurgia, deve ser sempre enfatizado, uma vez que o estado de desnutrição aumenta o risco de complicações pós-operatórias.

2 | O uso de anti-TNF previamente à cirurgia aparentemente aumenta o risco de complicações cirúrgicas, como a deiscência de anastomose e a infecção, na ordem de 50%.

3 | A via de acesso preferencial é a laparoscópica. Contudo, na vigência complicações, em especial de fístula interna e/ou abscesso, a possibilidade de conversão varia de 30 a 60%;

■ INDICAÇÕES

O tratamento cirúrgico em portadores de DC está indicado nas seguintes situações:

1 | Tratamento clínico é ineficaz para controlar os sintomas.
2 | Impossibilidade de se manter o tratamento clínico por reações adversas aos medicamentos.
3 | Possibilidade ou instalação de megacolo tóxico.
4 | Estenose de intestino delgado ou de anastomose (alternativa: *stent*).
5 | Estenose de colo, pela importante possibilidade de se tratar de neoplasia (alternativa: insistir no tratamento médico ou *stent* caso se afaste com segurança a presença de tumor).
6 | Perfuração.
7 | Fístulas e abscessos intracavitários, quando o tratamento com antibióticos e possível drenagem percutânea não são resolutivos.
8 | Hemorragia maciça não controlável clinicamente ou com o uso de anti-TNF.
9 | Retardo de crescimento na pré-puberdade.
10 | Presença de câncer, displasia associada a lesão ou massas, displasia de alto grau ou displasia de qualquer grau multifocal.
11 | Afecções anorretais e fístulas anorretovaginais não controladas com medicação (corticoides, imunossupressores ou anti-TNF).

■ BASES DA CIRURGIA POR LOCALIZAÇÃO

- **Intestino delgado:** pelo fato de que a ressecção do segmento intestinal comprometido não assegura ao paciente a cura da doença, uma vez que ela pode manifestar-se em outras localizações ao longo da sua evolução, recomenda-se que as ressecções intestinais sejam realizadas apenas na vigência de complicações não tratáveis clinicamente (obstrução, suboclusão, perfuração, hemorragia) e que sejam bastante econômicas, ressecando-se apenas os segmentos que causam sintomas, uma vez que a retirada das áreas comprometidas não muda o prognóstico da doença. Uma alternativa à ressecção em segmento com estenose não muito extensa é a anuloplastia.
- **Colo e reto:** Quando a cirurgia é de urgência, a conduta preconizada é a colectomia total com preservação do reto e ileostomia terminal. Nos casos eletivos, quando o comprometimento do colo é segmentar, pode-se realizar apenas a ressecção limitada. Contudo, devido ao fato de que dois terços desses pacientes são candidatos a novas ressecções cólicas ao longo dos anos, alguns preconizam a colectomia total com ileorretoanastomose como opção inicial, podendo a colectomia segmentar ser uma alternativa na atual era dos biológicos. Caso todo o colo ou grande parte dele esteja substancialmente envolvido, é consensual a colectomia total. Naqueles casos em que o reto está inaproveitável devido a fístulas refratárias ao tratamento com imunobiológicos ou, então, onde ocorre intensa fibrose de sua parede, a cirurgia preconizada é a proctocolectomia total com ileostomia definitiva. A realização de bolsa ileal de Kock não é de rotina, devido às complicações a curto e médio prazo. A proctocolectomia total com bolsa ileal tem sido aceita por alguns em casos excepcionais, sendo pré-requisito o não comprometimento do delgado e da região anorretal.

■ DILATAÇÃO COM BALÃO E COLOCAÇÃO DE *STENT* COMO ALTERNATIVA À CIRURGIA EM ESTENOSES DE INTESTINO DELGADO E COLO

Alguns centros têm preconizado a dilatação com balão por via endoscópica em estenoses curtas de intestino delgado por DC, com resultados satisfatórios em cerca de 50 a 90% dos casos, com seguimento limitado e requerendo mais de uma dilatação ao longo do tempo, sendo estenose da anastomose a principal indicação desse procedimento. A experiência com *stent* autoexpansível é ainda mais limitada, com sucesso de colocação em 40 a 60% dos casos. Contudo, faltam experiências mais expressivas e seguimento no longo prazo.

- **Lesões anorretais:** a conduta depende da extensão e intensidade das manifestações. No entanto, qualquer procedimento cirúrgico deve ser realizado preferencialmente com a doença sob controle clínico. Assim: (a) fissura anal: a conduta é a fissurectomia, sem esfincterotomia; (b) fístula anal: procede-se à fistulotomia, com colocação de *stent* nos casos complexos; (c) abscesso anal: faz-se a drenagem e, eventualmente, a fistulotomia associada; (d) plicomas: observa-se.

A questão que se segue à cirurgia diz respeito ao retratamento da doença para prevenção de recidiva. O assunto, polêmico, gera opiniões variadas entre os especialistas. A proposta mais aceita sugere seu reinício após três semanas de pós-operatório, com 5-ASA ou azatioprina ou 6-MP. Apesar dessa recomendação, são raros os pacientes que deixam de repetir a inflamação em algum momento da evolução.

■ RETOCOLITE ULCERATIVA

Decorre de inflamação crônica do colo e do reto, comprometendo o intestino grosso de forma ascendente, ou seja, manifesta-se somente no reto ou progride para o colo esquerdo ou toda víscera. A lesão do íleo terminal, conhecida por *backwash*, é infrequente. De etiologia desconhecida, lesa exclusivamente a mucosa cólica, que se apresenta doente nas zonas inflamadas como inflamação contínua, não intercalando trechos sadios.

Sua incidência parece ter atingido certa estabilidade. Há evidente predomínio do seu aparecimento em jovens, em torno da 2ª até a 4ª década da vida, com um segundo pico a partir dos 55 anos. Como referido para a DC, o surgimento também depende de predisposição genética, desencadeada por fatores ambientais, talvez da própria microbiota normal do colo, a partir de resposta imunológica inadequada do hospedeiro.

QUADRO CLÍNICO

No seu início, e dependendo da extensão da área doente, várias hipóteses poderão retardar o diagnóstico correto, e é frequente que se passem meses ou anos até sua confirmação definitiva. Tem característica recidivante, com manifestações intestinais ou sistêmicas de maior ou menor intensidade, que surgem de forma imprevisível, sem fatores desencadeantes, claramente reconhecidos e remissões por períodos variáveis. Muitas vezes, pela pequena repercussão clínica dos surtos de atividade e fases assintomáticas longas, o próprio paciente adota postura de observação, apenas procurando o médico quando, efetivamente, não consegue mais controlá-los ou quando surgem complicações sistêmicas significativas.

DIAGNÓSTICO

Diagnóstico clínico

É um dos diagnósticos diferenciais das diarreias crônicas, na maioria dos casos acompanhada da evacuação concomitante de muco e sangue. Está associada à dor abdominal em cólica, aliviada após o ato de evacuar, muitas vezes só de muco e sangue. Pelo fato de ocorrer inflamação retal, sintomas do tipo puxo, tenesmo e urgência fecal estão presentes. Febrículas podem ser referidas e, frequentemente, existem antecedentes de episódios semelhantes.

Se o histórico dessas crises for longo, pode haver perda de peso. Selecionar os alimentos, na expectativa de poder controlar dieteticamente os sintomas intestinais, também colabora para algum grau de emagrecimento.

Raramente o quadro clínico se inicia por apresentação abrupta e grave, com muita dor abdominal, distensão, evacuações numerosas, anemia e toxemia. Essa é a forma denominada fulminante ou grave, quando se recomendam hospitalização do paciente e esquemas de tratamento agressivos. Mesmo na evolução da doença, alguma das crises poderá apresentar essa complicação. Compara-se, em gravidade, à dilatação aguda do colo, conhecida como megacolo tóxico, evento com elevado índice de mortalidade por sepse ou perfuração intestinal, que, raramente, ocorre na evolução natural da doença com mais chance de surgir após manobra de insuflação do colo durante exame radiológico ou endoscópico, ou pelo simples uso de medicamentos antiespasmódicos de efeito anticolinérgico.

A RCU também tem manifestações extraintestinais, representadas por queixas osteoarticulares, monoartrites de grandes articulações, sacroileíte e espondilite anquilosante; oftálmicas: uveítes, esclerites, irites, iridociclites; dermatológicas: eritema nodoso e pioderma gangrenoso e, menos frequentes, icterícia tipo colestática e hepatomegalia, secundárias à colangite esclerosante. Pelo fato de poderem anteceder os sintomas intestinais, é necessário que os especialistas atentem para os pacientes com aquelas manifestações.

Os achados de exame físico são variáveis. Com certa frequência, os pacientes encontram-se emagrecidos, com palidez cutaneomucosa, febrícula e maior sensibilidade à palpação dos segmentos do colo. Não são reconhecidas massas intra-abdominais, mas, eventualmente, aumento do volume do fígado. Edemas ou derrames cavitários somente farão parte dos sinais clínicos se o estado nutricional estiver muito comprometido. Por ser a inflamação limitada à mucosa do colo, sem comprometer a profundidade da parede, não é de se esperar sinais de obstrução, embora, nos casos de evolução prolongada, possam surgir estenoses inflamatórias, com variados graus de suboclusão, a serem diferenciadas do câncer, um risco para pacientes com longa duração da doença. Todavia, durante a grave complicação do megacolo tóxico, a víscera se apresenta funcionalmente obstruída, com distensão volumosa e ruídos hidroaéreos de timbre metálico. Outra manifestação aguda é a hemorragia, em graus variáveis. Lesões anorretais devem alertar para o diagnóstico diferencial com DC.

Diagnóstico complementar

Hemograma, hemossedimentação, dosagem da proteína C-reativa, ferro sérico e proteína total e frações auxiliam na avaliação das condições nutricionais do paciente, assim como da atividade da inflamação, embora nem sempre exista correlação entre as queixas clínicas e os dados laboratoriais. A pesquisa, no soro, do anticorpo anticitoplasma de neutrófilo (p-ANCA) é investigação reservada a casos de dúvida, lembrando-se que sua positividade na RCU é de cerca de 70%.

A melhor investigação para o diagnóstico e acompanhamento evolutivo é representada por procedimentos que identificam o tipo de lesão e a extensão da doença. Pode ser feito por enema opaco ou, preferencialmente, por colonoscopia, que oferece todas as informações necessárias, incluindo material de biópsia para estudo histopatológico. Edema e hiperemia da mucosa, ulcerações e pseudopólipos são lesões compatíveis com colite ulcerativa, confirmadas pelo encontro de infiltrado inflamatório crônico inespecífico e abscessos de criptas, ao exame anatomopatológico, nas fases de agudização.

Mesmo os pacientes com boa evolução devem ser revistos, periodicamente (dois anos), por meio da colonoscopia, em razão da maior incidência de tumores colorretais, em especial naqueles com duração do processo superior a 10 anos, inflamação extensa e crises de atividade frequentes.

Recomenda-se que áreas duvidosas à inspeção colonoscópica sejam objeto de métodos auxiliares, magnificação de imagem e cromoscopia, com múltiplas biópsias e, uma vez identificadas displasias na histologia, seguir o paciente por endoscopias com menor intervalo, na dependência do seu grau de gravidade.

Diagnóstico diferencial

Infecções intestinais por bactérias, vírus e parasitas podem ter curso clínico arrastado, merecendo diferenciação na investigação inicial: *Yersínia, Clostridium,* salmonelas, shiguelas, *E. coli* invasoras, Citomegalovírus (CMV) e *Entoamoeba histolytica,* entre outras. Coproculturas, parasitológicos e análise histológica de biópsias durante a colonoscopia permitem esclarecer essas etiologias. Lesões da DC de localização cólica podem ser reconhecidas endoscopicamente, pelas características diferentes de sua apresentação, quando comparada à colite ulcerativa, embora algumas vezes o diagnóstico diferencial seja extremamente difícil ou indeterminado.

EVOLUÇÃO

A doença evolui com períodos de atividade e remissão variáveis. São raros os casos, corretamente diagnosticados, que permanecem assintomáticos por tempo superior a cinco anos. O aumento na frequência das crises vem, em geral, acompanhado de maior dificuldade de controle medicamentoso, podendo-se atingir situações de verdadeira intratabilidade clínica, a sugerir a indicação cirúrgica.

A possibilidade de aparecimento de tumores é outro dado evolutivo que merece atenção médica para acompanhamento rigoroso dos pacientes com tempo mais prolongado da doença.

ATENÇÃO!

Dor abdominal e diarreia mucossanguinolenta devem ser investigadas por colonoscopia, e pacientes com RCU requerem colonoscopias periódicas, anuais, após 10 anos de evolução. Achados de displasias podem abreviar a indicação de cirurgia.

TRATAMENTO

Clínico

As terapêuticas medicamentosas (Tabela 205.2) da RCU têm resultado imprevisível; por vezes, doença de pequena extensão apresenta pior resposta que colites de maior amplitude.

Classicamente, os surtos de atividade devem ser tratados com sulfassalazina, em doses de 3 a 4 g/dia distribuídos em 2 a 3 tomadas. Alguns pacientes não toleram essa quantidade do fármaco (náuseas, vômitos e epigastralgia), necessitando que a dose seja ajustada. Cerca de 20% deles mostram hipersensibilidade ou alterações de aminotransferases ou do hemograma, relacionadas ao componente sulfamídico, tornando inviável sua continuidade. A maioria dos pacientes, porém, adapta-se perfeitamente à sulfassalazina, que controla as descompensações, sem necessidade de mudança do medicamento.

A associação da sulfassalazina com corticosteroides é o esquema de escolha para processos inflamatórios de maior gravidade. Prednisona, em dose inicial de 40 a 60 mg/dia, ou deflazacort, 45 a 60 mg/dia são altamente benéficos para maior rapidez na remissão das queixas principais e melhora no estado geral do paciente. Assim que ocorrer a compensação clínica, o corticosteroide deverá ter sua dose diminuída, até retirada completa, evitando-se as inconveniências da corticoterapia prolongada. Na prática, entretanto, nem sempre essa suspensão é fácil,

TABELA 205.2 ■ Tratamento medicamentoso da RCU

Leve	SASP: 3-4 g/d
	5-ASA: 2,5-4 g/d
	5-ASA supositório: 2-3/d (1-2 g/d)
	5-ASA enema: 2-3/d
Moderada	SASP: 3-4 g/d
	5-ASA: 2,5-3,5 g/d
	5-ASA supositório: 2-3/d
	5-ASA enema: 2-3/d
	Prednisona: 40-60 mg/d
	Deflazacort: 45-60 mg/d
	Budesonida: 9 mg/d
	AZA: 2-2,5 mg/kg/d
	6-MP: 1,5-2 mg/kg/d
Grave	Hidrocortisona: EV 300 mg/d
	Metilprednisolona: EV 80 mg/d
	CsA EV: 4-7 mg/kg/d
	IFX EV: 5 mg/kg sem 0, 2, 6
	Adalimumabe SC: 160/80/40 mg a cada 14 d
	Vedolizumabe EV: 300 mg sem 0,2,6
Manutenção	SASP: 2 g/dia
	5-ASA: 2-3 g/d
	AZA: 2-2,5 mg/kg/d
	CsA VO: 2 x dose ataque
	IFX EV: 5 mg/kg a cada 8 sem
	Adalimumabe SC: 40 mg a cada 14 d
	Vedolizumabe EV: 300 mg a cada 8 sem

pelo reaparecimento de sintomas, obrigando alguns pacientes a utilizarem o medicamento por maiores períodos. Nas formas graves que exigem hospitalização, corticosteroides por via venosa devem ser considerados: hidrocortisona 300 mg/dia ou metilprednisolona, em doses de 40 a 80 mg/dia. Embora reduzam significativamente as complicações, não previnem a recorrência do processo inflamatório, sendo mais um motivo para a sua retirada, atingida a fase de remissão clínica. A alternativa da budesonida tornou viável a possibilidade da corticoterapia prolongada com mínimo efeito colateral. A aplicação tópica com soluções de corticosteroides é recomendada, principalmente, para o controle das lesões distais, reduzindo o desconforto dos seguidos estímulos da evacuação e da urgência fecal. Sua formulação é simples: solução fisiológica (SF) – 100 mL, acrescido de metilprednisolona 40 mg, para instilação através de sonda retal, em até três aplicações diárias. É preciso lembrar que os corticosteroides naturais são, em parte, absorvidos pela mucosa do colo, constituindo, assim, dose extra desse fármaco. Terminada a fase de atividade da inflamação, a manutenção de 2 g de sulfassalazina tende a prevenir a recidiva do processo por tempos longos ou mesmo diminuir sua intensidade quando da recorrência.

O 5-ASA tem sido o anti-inflamatório preferido pelos especialistas. Sua eficácia não é superior à da sulfassalazina, porém não oferece risco de hipersensibilidade ou efeitos colaterais na mesma intensidade. Alguns produtos disponíveis têm suas doses, durante o tratamento de ataque, variando de 3 a 4 g/dia, e manutenção nas fases de acalmia em torno de 2 a 2,5 g/dia. As apresentações em supositórios e enemas deverão ser utilizadas de 1 a 3 vezes ao dia, de acordo com a gravidade dos sintomas, sendo recomendados na fase ativa da inflamação. Prescrever o 5-ASA oral combinado ao tópico tem melhor resultado que seu emprego por ambas as vias isoladamente.

Antibióticos são reservados para eventuais infecções associadas. Mesmo o metronidazol, recomendado na DC, não tem indicação clara na colite ulcerativa. Apesar de a doença, teoricamente, apresentar possibilidades para disseminação bacteriana, por intermédio das ulcerações dos colos, essa complicação é incomum.

Os imunossupressores também se apresentam como ótima alternativa terapêutica para os pacientes que não respondem ao tratamento clássico com sulfassalazina ou 5-ASA e corticosteroides, ou em decorrência de reações secundárias importantes com esse esquema ou, ainda, quando dependentes da corticoterapia contínua para controle dos seus sintomas. AZA e 6-MP requerem acompanhamento hematológico frequente, como consequência da depressão medular que podem causar. Pancreatite aguda e hepatite aguda, embora pouco frequentes, são efeitos adversos possíveis. Todas essas intercorrências normalizam-se com a suspensão do tratamento. Em relação à depressão medular, é válido o ajuste das doses iniciais (6-MP 1,5 a 2 mg/kg; AZA 2 a 2,5 mg/kg) que permita sua manutenção. De ação lenta, com pico entre 3 e 6 meses, promovem, entretanto, melhora clínica em tempo mais curto, especialmente quando associados aos corticosteroides, cujo efeito sobre a inflamação é rápido. A dose de manutenção sugerida é a mesma com que se alcançou a remissão dos sintomas, utilizada por tempo indeterminado. Ciclosporina é indicada nas formas graves de apresentação da colite ulcerativa, incluindo o megacolo tóxico, e que não tenham respondido a corticosteroides pela via parenteral. Seu efeito é mais rápido (entre 7 e 14 dias), nas doses de 4 mg/kg/dia, em solução glicosada contínua, no mínimo por sete dias, para avaliação inicial da sua eficácia. Doses menores, 2 mg/kg, podem ser tentadas. Alguns efeitos colaterais requerem monitoração clínica e laboratorial: hipertensão arterial, redução da filtração renal, convulsões, parestesias, hipertrofia gengival e hipertricose, por vezes irreversíveis. A ciclosporina por VO, como manutenção por longo prazo, ainda que utilizada, tem indicação temporária, em razão de sua absorção intestinal irregular, o que a impede de manter concentração sanguínea uniforme e, consequentemente, aproveitamento duvidoso. A sugestão é associá-la, desde o início, com algum imunossupressor (AZA ou 6-MP), retirando-a progressivamente à medida que eles atinjam sua efetiva ação.

Os biológicos, infliximabe e adalimumabe, têm mostrado boa eficácia também na RCU com má resposta aos tratamentos referidos. Sua aplicação segue as doses e os intervalos descritos para a DC.

Suplementação dietética pode ser necessária na evolução dos pacientes com colite ulcerativa em atividade ou com planejamento cirúrgico e no pós-operatório. Deve-se dar preferência aos preparados para nutrição enteral, evitando-se, tanto quanto possível, dietas parenterais. Quando da alimentação habitual, por VO, não há recomendação para qualquer tipo de restrição alimentar, a não ser lácteos, ainda assim se houver nítida intolerância, o que ocorre somente em alguns pacientes.

Cirúrgico

1 | O suporte nutricional, enteral ou parenteral, preparatório para cirurgia, deve ser sempre enfatizado, uma vez que o estado de desnutrição aumenta o risco de complicações pós-operatórias.

2 | A via de acesso preferencial é a laparoscópica, que está contraindicada *a priori* apenas nos casos de megacolo tóxico.

O tratamento cirúrgico da colite ulcerativa, diferentemente da DC, tende a ser curativo. As principais indicações para cirurgia são:
- intratabilidade clínica;
- complicações – hemorragia maciça, perfuração, megacolo tóxico, obstrução;
- câncer;
- displasia de alto grau (recomendada).

A cirurgia de eleição é a protocolectomia total com construção de bolsa ileal em J e anastomose ileoanal, com ileostomia de proteção. Esse procedimento controla definitivamente a doença, mas tem como inconveniente o número de evacuações diárias, em média de 4 a 8, e a possibilidade de perda insensível de matéria fecal, principalmente à noite, em 10 a 15% dos pacientes operados. No entanto, está contraindicado quando há lesão do mecanismo esfincteriano. Quando o reto está razoavelmente preservado, alguns defendem a colectomia total com anastomose ileorretal, que acaba sendo convertida em cirurgia com retirada do reto em mais da metade das vezes. Nesses casos, é preciso manter intensa vigilância endoscópica sobre o reto remanescente, devido ao risco de câncer. A proctocolectomia total com ileostomia definitiva é efetuada em condições especiais, em geral quando a bolsa ileal não chega ao períneo, em casos nos quais houve complicação irreversível da anastomose ileoanal ou, então, quando um tumor se instala no reto distal. Cerca de metade dos pacientes com bolsa ileal desenvolvem processo inflamatório conhecido por bolsite (*pouchitis*) que, via de regra, é controlável por meio de antimicrobianos, em especial o metronidazol, associado ao 5-ASA de aplicação tópica (supositório ou enema).

REVISÃO

- Imunossupressores são os fármacos de preferência no tratamento da DC.
- Corticosteroides devem ser usados nas formas moderada e grave, temporariamente.
- Pacientes abaixo dos 40 anos, com doença perianal já no início dos sintomas e necessidade de corticosteroide na 1ª abordagem, devem ser tratados pelo esquema top-down.
- Calprotectina fecal é um ótimo parâmetro de acompanhamento da evolução.
- Derivados salicílicos controlam a maioria dos casos de RCU.
- Corticosteroides devem ser associados nas formas moderada e grave, temporariamente.
- Intratabilidade clínica, colite fulminante, megacolo tóxico e câncer colorretal são as principais causas de indicação da protocolectomia.

■ LEITURAS SUGERIDAS

Bär F, Sina C, Fellermann K. Thiopurines in inflammatory bowel disease revisited. World J Gastroenterol. 2013;19(11):1699-706.

Bohl JL, Sobba K. Indications and options for surgery in ulcerative colitis. Surg Clin North Am. 2015;95(6):1211-32

Fengming Y, Jianbing W. Biomarkers of inflammatory bowel disease. Dis Markers. 2014;2014:710915.

Khanna R, Chande N, Vermeire S, Sandborn WJ, Parker CE, Feagan BG. The next wave of biological agents for the treatment of IBD: evidence from Cochrane Reviews. Inflamm Bowel Dis 2016;22(7):1737-43.

Sandborn WJ, Hanauer S, Van Assche G, Panés J, Wilson S, Petersson J, et al. Treating beyond symptoms with a view to improving patient outcomes in inflammatory bowel diseases. J Crohns Colitis. 2014;8(9):927-35.

Strong S, Steele SR, Boutrous M, Bordineau L, Chun J, Stewart DB, et al. Clinical practice guidelines for the surgical management of Crohn's disease. Dis Colon Rectum. 2015;58(11):1021-36.

Torres J, Boyapati RK, Kennedy NA Louis E, Colombel JF, Satsangi J Systematic review of effects of withdrawal of immunomodulators or biologic agents from patients with inflammatory bowel disease. Gastroenterology 2015;149(7):1716-30.

206
CIRROSE

- ERMELINDO DELLA LIBERA JR.
- MARIO KONDO
- EDISON ROBERTO PARISE

A cirrose hepática representa o resultado de uma agressão contínua e prolongada sobre o fígado desencadeada por diversos agentes etiológicos, que se caracteriza pelo desenvolvimento de nódulos regenerativos circundados por fibrose, levando a duas principais síndromes: hipertensão porta (HP) e insuficiência hepática (IH).

> **ATENÇÃO!**
>
> O processo da cirrose hepática é difuso, envolvendo todo o fígado.

A exata prevalência da cirrose nas diversas regiões do globo é desconhecida, contudo, nos Estados Unidos, estima-se prevalência de 0,15% ou cerca de 400 mil casos. A cirrose é causa importante de morbidade e mortalidade, sendo, no Brasil, a 4ª causa de morte entre homens e mulheres acima de 30 anos, alcançando 20 mortes por 100 mil habitantes no ano de 2010.

■ ETIOLOGIA

A cirrose pode ser o evento final de qualquer doença hepática crônica (Quadro 206.1), sendo as causas mais frequentes a hepatite C, a doença hepática alcoólica e a doença hepática gordurosa não alcoólica. O conhecimento da etiologia é importante não só para predizer a ocorrência de complicações, como também para a tomada de decisões terapêuticas. Com o melhor conhecimento da esteato-hepatite não alcoólica, o diagnóstico de cirrose criptogênica (de causa desconhecida) é cada vez mais raro.

■ QUADRO CLÍNICO E CLASSIFICAÇÃO

Clinicamente, a cirrose pode ser classificada como compensada ou descompensada. A forma descompensada é caracterizada pela presença de complicações relacionadas à HP e/ou à IH, como ascite, hemorragia digestiva alta (HDA) ou encefalopatia hepática (EH). A cirrose compensada em geral é assintomática e seu diagnóstico é feito fortuitamente por meio de exame físico ou alterações bioquímicas, endoscópicas e/ou de imagem ou através de biópsia hepática. Atualmente a cirrose compensada é dividida em duas fases, com e sem HP. O achado de varizes esofagogástricas à endoscopia ou imagens de dilatação da veia porta, presença de esplenomegalia e circulação colateral aos exames de imagem caracterizam a HP e estão associados a pior prognóstico e maior índice de complicações quando comparados aos compensados sem HP.

A transição da fase compensada para a descompensada ocorre em taxa de aproximadamente 5 a 7% ao ano, e o tempo médio para o aparecimento de descompensação é de cerca de seis anos.

Com a progressão da doença, mesmo antes do aparecimento de complicações, tornam-se evidentes a fadiga, a diminuição da libido e o consu-

QUADRO 206.1 ■ Principais causas de cirrose e características disgnósticas

Doenças Metabólicas	Hemocromatose, Doença de Wilson Deficiência de alfa-1-antitripsina Esteatoepatite não alcoólica	Ferritina e saturação transferrina elevadas + mutação gen *HFE*, hiperpigmentação da pele, DM Ceruloplasmina baixa cobre urinário elevado anel Kaiser-Flechter, história familiar Associação com doença pulmonar, níveis reduzidos de alfa-1-antitripsina + Bx característica Associação com síndrome metabólica/resistência insulínica, obesidade, exclusão de outras hepatopatias
Virais	Hepatite B Hepatite B+Delta Hepatite C	HBsAg +, HBV DNA detectável +Anti-Delta ou HDV-DNA detectado Anti-HCV positivo e HCV-RNA detectável
Toxicas	Cirrose alcoólica	História de ingestão crônica de álcool, macrocitose, AST/ALT > 2, GGT geralmente elevada
Induzidas por fármacos	Metotrexato, isoniazida, oxifenisatina e alfametildopa	História de exposição prolongada aos medicamentos. Biópsia sugestiva
Autoimunes	Hepatite autoimune Colangiopatia autoimune	Lesão predominantemente hepatocelular, sexo feminino, hipergamaglobulinemia, autoanticorpos (FAN, antimúsculo liso, antiactina, anti-LKM) Lesão predominantemente colestática
Biliares	Cirrose ou colestase biliar primária Cirrose biliar secundária à colangite esclerosante Obstrução crônica das vias biliares	Colestase, prurido, mulheres 50-70 anos, AMA em 90% casos Colestase mais frequentemente em homens, associação com RCUI em 70% dos casos, p-ANCA em 30-80%. Colangiografia endoscópica ou colangiorressonância fazem diagnóstico
Obstruções do fluxo venoso hepático	Síndrome de Budd-Chiari Doença veno-oclusiva	Ascite, circulação colateral, hipertrofia do lobo caudado, estados de hipercoagulabilidade, achados compatíveis à US Doppler Obstrução sinusoidal + comum em TC de medula, tumores, infusões de alcaloides, medicamentos

AST: aspartato aminotransferase; ALT: alanina aminotransferase; RCUI: retocolite ulcerativa idiopática; LKM: *liver kidney microsomal*; DM: diabetes melito; HBstg: antígeno de superfície para hepatite B; HBV: vírus da hepatite B; HCV: vírus da hepatite C; HDV: vírus da hepatite D; GGT: gamaglutamiltransferase; FAN: fator antinuclear; AMA: anticorpo antimitocôndria; p-ANCA: anticorpo anticitoplasma de neutrófilo com padrão perinuclear; US: ultrassonografia; TC: tomografia computadorizada.

mo de massa muscular. A apresentação clínica inicial em razão de alguma complicação, infelizmente, é ainda a mais comum.

Os Quadros 206.2 e 206.3 listam as principais alterações clínicas e bioquímicas encontradas em pacientes cirróticos.

As classificações prognósticas mais utilizadas são a de Child-Turcotte, modificada por Pugh (Tabela 206.1) e o escore MELD (Model for End Stage Liver Disease). A classificação de Child-Turcotte-Pugh é de baixa complexidade e tem bom desempenho para predizer mortalidade e desenvolvimento de complicações, como o surgimento de varizes de esôfago e resposta a intervenções clínicas e cirúrgicas. A sobrevida em um ano para pacientes classes A, B e C é de 100%, 81% e 45%, respectivamente.

Recentemente, com a crescente desproporção entre a necessidade e a disponibilidade de doadores de órgãos para transplante e a premência para a melhor alocação do enxerto, o MELD tem sido utilizado para predizer a mortalidade a curto prazo. O MELD prediz a mortalidade em três meses de pacientes com cirrose, independentemente da etiologia. Ele baseia-se nos valores de creatinina, bilirrubina e índice de normalização internacional (INR) e não necessita de características de HP, como ascite ou presença de varizes de esôfago.

O escore MELD é obtido com a seguinte equação:

$$[0,957 \times LN (Cr\ em\ mg/dL) + 0,378 \times LN (bilirrubina\ em\ mg/dL) + 1,12 \times LN (INR) + 0,643] \times 10$$

em que LN = logaritimo natural

■ DIAGNÓSTICO

A cirrose deve ser considerada em qualquer paciente com doença hepática crônica. Naqueles com sinais e sintomas de doença hepática crônica, o diagnóstico pode ser estabelecido pelo conjunto de alterações clínicas, laboratoriais, endoscópicas e de imagem, sobretudo se já houver alguma complicação, como ascite, hemorragia digestiva ou EH.

Em pacientes assintomáticos com cirrose compensada, os sinais típicos de cirrose podem estar ausentes, com necessidade de confirmação histológica por meio da biópsia hepática, que é o padrão-ouro para o diagnóstico. Em geral, não se indica biópsia hepática em pacientes com ascite, INR > 1,5 ou plaquetas < 50.000/mm³.

A plaquetopenia < 150.000/mm³ é bastante sensível para predizer o diagnóstico de cirrose em pacientes com doença hepática crônica.

QUADRO 206.2 ■ Alterações clínicas em pacientes com cirrose		
ACHADO	**DESCRIÇÃO**	**FISIOPATOLOGIA**
Icterícia	Coloração amarelada da pele, esclera e mucosas; ocorre com bilirrubinas > 2 mg/dL	Comprometimento da função excretora do hepatócito
Telangiectasias, *spider nevi* ou aranhas vasculares	Arteríola central com vasos radiais, principalmente no tronco e na face	Aumento do estradiol circulante, diminuição da degradação hepática de estradiol
Esplenomegalia	Perceptível à palpação ou à US	HP, congestão esplênica
Caput medusae	Veias proeminentes irradiando a partir da cicatriz umbilical	HP, recanalização da veia umbilical (*shunt* portossistêmico)
Síndrome de Cruveilhier-Baumgarten	Murmúrio vascular epigástrico	*Shunts* da veia porta para ramos da veia umbilical
Eritema palmar	Eritema que poupa a porção central da palma	Aumento do estradiol circulante, diminuição da degradação hepática de estradiol
Unhas esbranquiçadas	Linhas horizontais ou placas esbranquiçadas proximais	Hipoalbuminemia
Osteoartropatia hipertrófica/ baqueteamento digital	Osteoartropatia proliferativa dolorosa dos ossos longos	Hipoxemia por síndrome hepato-pulmonar ou hipertensão portopulmonar
Contratura de Dupuytren	Fibrose e contração da fáscia palmar	Aumento do estresse oxidativo (álcool)
Ginecomastia, alteração da distribuição de pelos	Proliferação benigna do tecido glandular mamário	Conversão aumentada de androstenediona em estrona e estradiol, diminuição da degradação hepática de estradiol
Hipogonadismo	Principalmente na cirrose alcoólica ou hemocromatose	Efeito tóxico direto do álcool ou do ferro
Flapping ou *asterixis*	Movimentos assincrônicos das mãos em dorsiflexão	EH, desinibição dos neurônios motores
Foetor hepaticus	Hálito com odor forte e adocicado	Dimetilsulfetos voláteis, *shunts* portossistêmicos e IH
Fadiga, perda de peso, consumo muscular	Ocorrência em 50% dos pacientes	Anorexia, hipercatabolismo
Diabetes melito tipo 2	Ocorrência em 15-30% dos pacientes	Alteração da utilização hepática da glicose, resistência à insulina, aumento dos hormônios contrainsulínicos

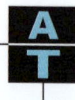

QUADRO 206.3 ■ Alterações laboratoriais em pacientes com cirrose

ACHADO	FISIOPATOLOGIA
Aumento de AST, ALT	Variável conforme a etiologia
Aumento de FA	Doenças colestáticas
Aumento de gama-GT	Doenças colestáticas, álcool, DHGNA
Hiperbilirrubinemia	Comprometimento da função excretora do hepatócito
Hipoalbuminemia	Produção hepática diminuída, sequestro no interstício
Hipergamaglobulinemia	Shunt do sangue venoso portal com antígenos provenientes do intestino para tecidos linfáticos, resultando em aumento da produção de anticorpos
Aumento do TP/INR	Diminuição da produção hepática dos fatores V e VII
Hiponatremia dilucional	Alterações neuro-humorais e hemodinâmicas que levam à liberação aumentada de ADH
Anemia (macro, normo ou microcítica)	Deficiência de folato, hiperesplenismo, toxicidade direta do álcool, perda gastrintestinal (varizes de esôfago, gastropatia hipertensiva)
Plaquetopenia	Hiperesplenismo, diminuição da produção hepática de trombopoietina

TP: tempo de protrombina; FA: fosfatase alcalina; ADH: hormônio antidiurético; DHGNA: doença hepática gordurosa não alcoólica.

TABELA 206.1 ■ Classificação de Child-Turcotte-Pugh

FATOR	1 PONTO	2 PONTOS	3 PONTOS
Ascite	Ausente	Leve/moderada ou controlada com uso de diuréticos	Tensa
Encefalopatia	Ausente	Grau I ou II ou necessidade de tratamento	Grau III ou IV
Albumina sérica	> 3,5 g/dL	2,8-3,5 g/dL	< 2,8
Bilirrubina sérica	< 2 g/dL	2-3 g/dL	> 3 g/dL
TP (segundos > controle)	< 4 s	4 a 6 s	> 6 s

Child A: 5 a 6 pontos; Child B: 7 a 9 pontos; Child C: 10 a 15 pontos.

Achados de exames de imagem consistentes com cirrose incluem fígado de contornos lobulados; redução do lobo hepático direito, com ou sem hipertrofia do lobo esquerdo; esplenomegalia; aumento do calibre da veia porta e/ou esplênica; e, sobretudo, a identificação de circulação colateral no abdome. Entretanto, esses achados são compatíveis com HP, sendo, no Brasil, o principal diagnóstico diferencial a HP de etiologia esquistossomótica.

■ TRATAMENTO

Idealmente, o tratamento da cirrose deveria ser direcionado para eliminar o gatilho que desencadeou o processo (tratamento da causa) e interromper ou reverter a fibrose. Inúmeras terapias antifibróticas já foram propostas, mas, até o momento, nenhum fármaco se mostrou consistentemente eficaz em reverter a fibrose ou alterar o prognóstico de pacientes com cirrose.

O tratamento da cirrose compensada é direcionado para prevenir a ocorrência de complicações por meio do tratamento etiológico (quando possível), do rastreamento de varizes de esôfago e do carcinoma hepato-celular e, também, para evitar fatores que possam piorar a função hepática, como o álcool e os fármacos hepatotóxicos.

O tratamento da cirrose descompensada é direcionado para o evento específico e o fator desencadeante.

NUTRIÇÃO DO PACIENTE CIRRÓTICO

Considerando que os pacientes cirróticos tendem a ser hipercatabólicos e desnutridos, eles devem receber suprimento calórico-proteico adequado.

No ambulatório de hepatopatias da Universidade Federal de São Paulo (Unifesp), mais de 70% dos pacientes atendidos pela primeira vez apresentam algum grau de desnutrição proteicocalórica. O grau de desnutrição associa-se à disfunção hepática, sendo mais acentuado nos pacientes Child C, e ocorre igualmente entre os cirróticos de etiologia alcoólica ou não alcoólica. A adequação da ingestão calórica e proteica decresce progressivamente conforme aumenta o grau de desnutrição, indicando que, pelo menos em parte, esteja associada a menor ingestão alimentar. À parte das dificuldades propiciadas pela própria doença, como a redução do apetite nos pacientes com ascite, a anemai pelas hemorragias digestivas, a má absorçao de nutrientes e outros fatores próprios da doença, ainda existem as restrições impostas pelos médicos, nutricionistas e, muitas vezes, pelo próprio paciente. Muitos tabus alimentares cercam a doença hepática. Ainda é comum encontrar pacientes que seguem dietas restritas em gordura e proteína, inclusive em fases incipientes da doença hepática crônica.

Não existem motivos para a restrição de proteínas até que surjam sinais de encefalopatia. Mesmo nessas ocasiões, pacientes com encefalopatia graus II e III respondem bem à administração de dieta com pouca proteína animal, mas com pelo menos 1 a 1,5 g de proteína vegetal/kg de peso ideal (rica em aminoácidos de cadeia ramificada). Quando isso não é possível, a suplementação com aminoácidos de cadeia ramificada (Hepa-to-Diet®, Hepato-Aid®, Lioproten-Hepa®) pode ser levada a efeito por VO ou por meio de sonda gástrica ou enteral. Essa ação tem sido utilizada em pacientes que apresentam encefalopatia persistente, ou nos quais o déficit nutricional a ser corrigido é grande e existe risco de desencadeamento de encefalopatia pelo uso de proteína animal (rica em aminoácidos aromáticos). Em média, utilizam-se cerca de 2 a 3 envelopes ao dia, que contêm 40 g de aminoácidos ramificados e 360 calorias por unidade.

Também é injustificável a restrição de gorduras na dieta. Até os pacientes colestáticos estão aptos a ingerir gordura em sua dieta, para que não se agrave ainda mais seu déficit nutricional. Nesses pacientes, uma maior proporção de triglicérides de cadeia média pode ser alcançada com o emprego da banha de coco no preparo dos alimentos.

Outro fator agravante do estado nutricional é a manutenção de dieta hipossódica rigorosa em pacientes com ascite e que não se adaptam a essa restrição. A recuperação nutricional torna mais fácil o manejo clínico, sendo possível, inclusive, reduzir as doses diárias de diuréticos, além de diminuir a incidência de infecções bacterianas. A desnutrição tem influência na ocorrência de infecções, visto que quase metade dos cirróticos desnutridos já apresentam algum tipo de infecção bacteriana ao serem admitidos no hospital.

O emprego de complexos vitamínicos pode ser importante, em especial nos pacientes alcoólatras ou colestáticos. Atenção deve ser dada à reposição de oligoelementos, principalmente nos que fazem uso de diuréticos. Nesses casos, as câimbras musculares, em geral, decorrem de hipomagnesemia.

Nas cirroses com componente colestático, os cuidados principais são com o prurido, que pode incapacitar o paciente para a vida normal, e com os distúrbios da absorção das vitaminas lipossolúveis. O prurido pode ser aliviado com a administração de anti-histamínicos ou, ainda, com resinas quelantes de sais biliares, como a colestiramina. Deve-se lembrar, no entanto, que essas resinas podem agravar a má absorção das vitaminas lipossolúveis. As deficiências dessas vitaminas podem provocar alterações da pele, da coagulação sanguínea e, principalmente, favorecer a instalação de doenças ósseas, levando a fraturas patológicas. Por isso, nos casos prolongados de colestase, preconiza-se o esquema de reposição de cálcio e vitaminas A, D, E e K, conforme a necessidade.

TRATAMENTO ETIOLÓGICO

A eliminação do fator causal da cirrose pode retardar a progressão da doença e melhorar a classificação funcional, além de reduzir a incidência do carcinoma hepatocelular.

Pacientes com cirrose alcoólica devem parar definitivamente de ingerir álcool, pois seu uso favorece mais fibrogênese e descompensação.

Os pacientes com cirrose por HCV se beneficiam do tratamento com os antivirais de ação direta, com taxas de erradicação viral que podem alcançar 90%. O tratamento prolongado com inibidores nucleosídeos e/ou nucleotídeos da HBV polimerase pode não só retardar a progressão da cirrose por hepatite B, como também prevenir a ocorrência de complicações. Melhores alternativas são os medicamentos com alta barreira para resistência, como o entecavir ou o tenofovir. O interferon pode ser utilizado em pacientes com cirrose compensada.

Entre as causas metabólicas que podem ser encontradas no adulto jovem, especial atenção deve ser dada à doença de Wilson, uma vez que seu diagnóstico pode prevenir ou amenizar as lesões neurológicas que se instalam após a lesão hepática. Seu tratamento é feito com D-penicilamina, em dose média de 1,2 g ao dia, em quatro tomadas. O trientine também é um fármaco quelante, praticamente tão potente quanto a penicilamina e com menos efeitos colaterais, porém pouco disponível no Brasil.

O tratamento da hemocromatose é feito por meio da remoção do excesso de ferro tecidual, que pode ser alcançada por flebotomias, realizadas uma vez por semana em até 380 mL por sessão ou por quelantes de ferro de uso oral, embora a remoção do estoque de ferro seja bem mais lenta. A resposta terapêutica deve ser acompanhada por meio do nível sérico de ferritina, primeiro parâmetro a se modificar com o início do tratamento. O objetivo é manter o nível de ferritina sérica ≤ 50 ng/mL e a saturação de transferrina < 50%.

Não há terapêutica específica disponível para a deficiência de alfa-1--antitripsina. Na esteato-hepatite não alcoólica, a atividade física e as dietas hipocalórica e hipoglicídica têm sido associadas à metformina e glitazonas, para reduzir a resistência periférica, ao passo que a vitamina E deve ser usada com cautela nesses pacientes.

O tratamento da hepatite autoimune se faz com imunossupressores, geralmente azatioprina associada a corticosteroides, ou com azatioprina em monoterapia. Corticosteroides em monoterapia podem ser utilizados nos pacientes com intolerância à azatioprina. Nos pacientes que já desenvolveram cirrose, em que existem baixa atividade inflamatória histológica e níveis normais de aminotransferases, a introdução dessa terapêutica tem menor benefício.

O tratamento de escolha para a colestase (cirrose) biliar primária é o ácido ursodesoxicólico, na dose de 13 a 15 mg/kg/dia, já que melhora os parâmetros bioquímicos histológicos, bem como a sobrevida dos pacientes com a doença.

Para a colangite esclerosante, foi também preconizado o emprego de sais biliares, embora com resultados menos evidentes e maiores riscos de complicações. No caso de obstrução segmentar da árvore biliar (estenoses dominantes) e colangite de repetição, o uso profilático de antibióticos e dilatações da árvore biliar são fundamentais.

O tratamento da síndrome de Budd-Chiari compreende a terapia da condição de base que predispõe à trombose, à anticoagulação e ao tratamento da HP e à inserção de um uma anastomose portossistêmica intra--hepática transjugular (TIPS, do inglês *transjugular intrahepatic portosystemic shunt*). O transplante hepático deve ser considerado para os que não responderam ao TIPS e à anticoagulação.

■ COMPLICAÇÕES

HIPERTENSÃO PORTA E VARIZES ESOFAGOGÁSTRICAS

A HP é definida como um aumento do gradiente de pressão porta (diferença de pressão entre a veia porta e a veia cava inferior [VCI]) acima de 5 mmHg. A partir de 10 mmHg, podem ocorrer o desenvolvimento de ascite e a formação de varizes esofagogástricas. Com gradiente de pressão acima de 12 mmHg, há o risco de sangramento por rotura de varizes.

A HP na cirrose é a consequência do aumento da resistência vascular e do fluxo sanguíneo ao longo do sistema portal.

Como a medida da pressão da veia porta não é factível na prática, o diagnóstico de HP pode ser feito pela cateterização das veias hepáticas, com determinação do gradiente de pressão venosa hepática (pressão de veia hepática ocluída, que é a medida da pressão sinusoidal menos a pressão de veia hepática livre ou a pressão da VCI, padronizada como zero).

Em razão da complexidade desses procedimentos, o aumento da pressão portal costuma ser diagnosticado indiretamente, pela presença de varizes esofagogástricas à endoscopia digestiva alta (EDA) e pelo aumento de calibre da veia porta (superior a 1,2 cm) e/ou esplênica (superior a 0,9 cm), vistos em exames de imagem (US). No momento do diagnóstico da HP, 30 a 40% dos pacientes com doença compensada e 60% daqueles com doença descompensada apresentam varizes à endoscopia. Em pacientes cirróticos sem varizes, a incidência será de 5 a 10% ao ano. A taxa de progressão das varizes de pequeno para grosso calibre é heterogênea (5 a 30% ao ano) e está relacionada à função hepática e à presença de sinais da cor vermelha.

Entre os fatores preditivos de sangramento por varizes, os mais importantes são o tamanho das varizes, a gravidade da doença hepática, a presença de sinais vermelhos nas varizes e o gradiente de pressão venosa hepática (GPVH) ≥ 12 mmHg.

O rastreamento de varizes de esôfago por meio de EDA deve ser realizado em todo paciente cirrótico, no momento do diagnóstico, independentemente do grau de comprometimento da função hepática. Pacientes Child-Pugh A, que não tenham varizes na primeira endoscopia, deverão realizar rastreamento a cada dois anos. Pacientes Child-Pugh B ou C, que não tenham varizes na primeira endoscopia, devem ter seguimento endoscópico anual. Pacientes com varizes de fino calibre, não submetidos a nenhum tratamento profilático, deverão realizar o rastreamento da progressão do calibre de forma anual, independentemente da gravidade de sua hepatopatia.

PROFILAXIA PRIMÁRIA (PROFILAXIA DO PRIMEIRO SANGRAMENTO VARICOSO)

Está indicada a profilaxia primária do sangramento varicoso para os pacientes com varizes de fino calibre com doença hepática avançada Child-Pugh B ou C, ou nos pacientes com varizes finas e sinais da cor vermelha, já que têm maior risco de sangramento. Os pacientes com varizes de médio e grosso calibre devem ser submetidos à profilaxia primária independentemente da gravidade da doença (Child-Pugh B ou C) ou da presença de sinais vermelhos identificados à endoscopia.

A profilaxia primária pode ser feita por via endoscópica (ligadura elástica das varizes esofágicas) ou com o uso de betabloqueadores não seletivos (propranolol, nadolol, carvedilol). O mecanismo de ação desses fármacos se dá pela diminuição do débito cardíaco (DC), com consequente diminuição do fluxo sanguíneo esplâncnico e vasodilatação intra-hepática. A dose empregada é de 40 a 160 mg/dia para o propranolol, com intuito de redução de 25% da frequência cardíaca (FC) de repouso ou 10% da pressão arterial diastólica (PAD). Entretanto, a resposta ao tratamento não é homogênea, 20% dos pacientes têm alguma contraindicação ao seu uso e até 40% apresentam efeitos colaterais, como astenia e disfunção sexual; alguns desenvolvem taquifilaxia e uma parcela considerável não diminui a pressão portal de forma significante, ou seja, não se beneficia a longo prazo. A terapêutica endoscópica tem as vantagens de um tempo de tratamento finito e curto e de não haver necessidade de parâmetros hemodinâmicos para avaliar a resposta.

HEMORRAGIA POR VARIZES ESOFAGOGÁSTRICAS

A incidência global de sangramento por varizes de esôfago em pacientes com cirrose é de cerca de 4% ao ano, aumentando para 15% nos pacientes com varizes de médio e grosso calibres. O tamanho ou calibre da variz, a gravidade da doença hepática (classificação de Child-Pugh) e a presença de sinais da cor vermelha são preditores independentes de sangramento.

A hemorragia digestiva alta (HDA) varicosa se apresenta clinicamente com hematêmese, melena ou enterorragia e, em geral, se manifesta por sangramento clinicamente relevante, que é definido de forma arbitrária como sangramento associado à instabilidade hemodinâmica e/ou à necessidade de transfusão de mais de dois concentrados de hemácias e/ou à queda de Hb superior a 2 g/dL. A HDA por varizes esofagogástricas é uma emergência médica que demanda imediata restauração volêmica para estabilidade hemodinâmica, a fim de melhorar o prognóstico e reduzir a mortalidade, devendo ser idealmente manejada em ambiente de terapia intensiva.

> **ATENÇÃO!**
>
> A EDA deve ser realizada assim que possível, após a internação e dentro das primeiras 12 horas, sobretudo no paciente que se apresenta com instabilidade hemodinâmica.

TRATAMENTO DO SANGRAMENTO VARICOSO

A abordagem terapêutica do sangramento agudo compreende as medidas de suporte, como acesso venoso adequado, estabilização hemodinâmica com soluções cristaloides e manutenção/proteção das vias aéreas, além do tratamento específico. A proteção das vias aéreas com intubação orotraqueal (IOT) é especialmente importante em pacientes com redução do nível de consciência, e nos casos selecionados, antes da EDA, para prevenir aspiração. A reposição volêmica excessiva pode induzir aumento rebote na pressão venosa portal e maior risco de ressangramento. De modo geral, os valores-alvo do hematócrito (Ht) e da Hb no paciente com HDA devem oscilar, respectivamente, entre 21 e 27% e 7 g/dL e 9 g/dL. A profilaxia antibiótica para prevenção de infecções bacterianas, sobretudo a peritonite bacteriana espontânea, é parte essencial do tratamento e deve ser iniciada precocemente na admissão hospitalar. Os medicamentos de escolha são as cefalosporinas de 3ª geração (ceftriaxone, 1 g/d, por 7 dias) ou, alternativamente, as quinolonas (ciprofloxacino). Medidas clínicas como o uso lactulose pode ser utilizadas para prevenção/tratamento da EH devido ao sangramento digestivo.

O tratamento farmacológico com medicações vasoativas deve ser iniciado para os pacientes cirróticos com HDA, desde a admissão hospitalar, antes mesmo do diagnóstico endoscópico etiológico de varizes de esôfago. Utilizam-se medicações vasoativas, que reduzem a pressão portal direta ou indiretamente e são eficazes tanto para o controle do sangramento como para a redução na frequência de recidiva hemorrágica. Três medicamentos estão disponíveis no mercado farmacêutico do Brasil: terlipressina (Glypressin®); somatostatina (Stilamin®); e octreotide (Sandostatin®). O tratamento farmacológico deve ser mantido após o tratamento endoscópico efetivo das varizes de esôfago por 3 a 5 dias.

Medidas clínicas iniciais (controle hemodinâmico, suporte de via aérea, antibioticoterapia e medicações vasoativas) diminuem a mortalidade e devem ser iniciados mais breve possível, na admissão hospitalar, antes da endoscopia.

O tratamento endoscópico das varizes esofágicas na urgência deve ser feito, preferencialmente, por ligadura elástica (LE) ou, na sua impossibilidade, por escleroterapia (EE). No caso de sangramento por varizes gástricas, a injeção endoscópica de cianoacrilato, um adesivo tecidual, é recomendada. A LE consiste na colocação de anéis de borracha sobre o cordão varicoso, após ele ser sugado para o interior de um cilindro plástico adaptado à extremidade distal do endoscópio. Este procedimento leva à oclusão imediata da variz e posterior formação de úlcera local, fibrose tecidual da mucosa adjacente e, finalmente, a obliteração do cordão varicoso. O princípio da EE consiste na injeção de uma substância esclerosante (indutora de trombose vascular e inflamação do tecido adjacente) no interior da variz e/ou adjacente a ela. A longo prazo, ocorre fibrose do vaso e da parede esofágica, resultando em obliteração da variz. As duas técnicas apresentam controle imediato do sangramento varicoso em mais de 90% dos casos.

Os casos de HDA com sangramento persistente ou recorrente após o primeiro tratamento endoscópco, em geral evoluem com os seguintes achados: novo episódio de melena, hematêmese ou aspirado da sonda nasogástrica (SNG) com sangue, instabilidade hemodinâmica, queda maior ou igual a 2 g na Hb ou ainda necessidade de transfusão de duas ou mais unidades de hemácias em 24 horas.

Uma segunda tentativa de tratamento e hemostasia endoscópica pode ser feita.

Após a falha do segundo tratamento endoscópico, deve-se proceder à medidas de resgate para tratamento do sangramento varicoso:

- **Balão de tamponamento (balão de Sengstaken-Blakmore):** tem alta efetividade no controle imediato do sangramento varicoso; entretanto, deve ser usado apenas de forma temporária nos casos não controlados por endoscopia, devido à elevada taxa de sangramento recorrente após sua retirada e complicações potencialmente letais. A intubação é recomendada antes da utilização do balão.

> **ATENÇÃO!**
>
> O balão de Sengstaken-Blakemore deve ser usado somente na ausência de outras opções terapêuticas e por, no máximo, 24 horas.

- **TIPS:** é atualmente recomendada como tratamento de resgate de eleição no sangramento varicoso refratário a terapia endoscópica, com taxa de sucesso próxima de 90%. Além disso, recentemente, foi descrita a sua utilização de forma mais precoce, nas primeiras 72 horas após o sangramento varicoso, naqueles pacientes cirróticos mais graves Child B ou C, com redução da mortalidade. Entretanto, seu uso ainda é pouco disponível em nosso meio.
- **Cirurgia:** raramente, as derivações cirúrgicas portossistêmicas são utilizadas como forma de resgate para tratamento dos pacientes cirróticos com HDA, devido à elevada taxa de morbidade e mortalidade pós-operatória.

Nos pacientes com ressangramento por varizes gástricas, a decisão pela indicação do TIPS deve ser mais precoce. As varizes gástricas ocorrem em até 20% dos pacientes com cirrose e são a causa do sangramento em 5 a 10% dos casos. O risco do sangramento por varizes gástricas é menor do que nos casos de varizes esofagianas, mas o sangramento quando ocorre geralmente é mais grave.

PROFILAXIA SECUNDÁRIA (PROFILAXIA DO RESSANGRAMENTO)

Após o primeiro episódio de hemorragia varicosa, o risco de ressangramento em pacientes cirróticos é de até 60%. Assim, após a estabilização clínica e o efetivo controle do sangramento varicoso agudo, todo paciente deve receber tratamento para prevenir o ressangramento. A combinação de betabloqueadores para redução da HP e o tratamento endoscópico com LE para erradicação das varizes esofágicas parece ser a melhor opção terapêutica.

Uma vez alcançada a erradicação das varizes após repetidas sessões de LE, faz-se seguimento semestral e após anual para detectar possível recidiva. Para pacientes com ressangramento, mesmo com profilaxia secundária adequada, que pode ocorrer em até 20% dos casos, deve ser indicada a TIPS. De novo, raramente, as derivações cirúrgicas portossistêmicas têm lugar no tratamento do portador de cirrose hepática.

CARCINOMA HEPATOCELULAR

O carcinoma hepatocelular (CHC) é o tumor primário do fígado para o qual o principal fator de risco é a cirrose. A patogênese está relacionada ao desenvolvimento de displasia em nódulos regenerativos, evoluindo para o surgimento do tumor. É mais comum em homens e, com frequência, é assintomático. A mortalidade relacionada ao CHC vem aumentando progressivamente.

O rastreamento para o CHC deve ser feito em todo paciente com cirrose, de qualquer etiologia, por meio de US e dosagem de alfafetoproteína a cada seis meses.

Tratamento

Uma vez diagnosticado o tumor, várias modalidades terapêuticas são possíveis, dependendo do tamanho e do número de nódulos e da disponibilidade e experiência local.

Para pacientes com CHC precoce, definido como nódulo único < 5 cm ou até 3 nódulos < 3 cm, a melhor opção terapêutica é o transplante hepático. Pacientes com nódulo único < 5 cm, sem HP e bilirrubinas normais, são candidatos à ressecção, dependendo das características técnicas relativas à quantidade de parênquima não tumoral que tenha de ser retirado.

A alcoolização ou a ablação por radiofrequência são tratamentos alternativos para pacientes não candidatos a transplante ou à ressecção cirúrgica, ou como tratamento neoadjuvante enquanto se aguarda o transplante.

A quimioembolização ou a radioembolização podem ser alternativas para tumores em estágio intermediário e como tratamento neoadjuvante.

Para os pacientes em estádio avançado, o sorafenib na dose de 400 mg/dia parece aumentar a sobrevida em algumas semanas.

ENCEFALOPATIA HEPÁTICA

Síndrome neuropsiquiátrica complexa, caracterizada por progressiva lentificação da atividade neuronal, manifesta-se por alterações na cognição, na personalidade, na função motora ou no nível de consciência. As alterações neuropsíquicas são de origem metabólica e traduzem agravamento funcional do fígado ou o volume de sangue portal que é desviado pelas colaterais, a maioria dos episódios é reversível com tratamento clínico.

A EH manifesta afeta mais de 45% dos pacientes com cirrose e está associada a maior risco de hospitalização, morbidade e mortalidade. A encefalopatia mínima (ou subclínica) é reconhecida só por meio de testes específicos e está presente em 50 a 80% dos cirróticos adequadamente testados. Tem impacto significativo na qualidade de vida, estando associada a déficits visuais, motores e de coordenação.

A EH costuma ser classificada em quatro estágios principais, esquematizados no Quadro 206.4.

QUADRO 206.4 ■ Classificação da encefalopatia hepática

GRAU	CONSCIÊNCIA	COGNIÇÃO	COMPORTAMENTO	FUNÇÃO MOTORA	TESTES PSICOMÉTRICOS
Mínima	Normal	Normal	Normal	Normal	Lento
I	Alterações do sono	Déficit de atenção	Alterações de humor	Incoordenação	Muito lento
II	Letargia, ataxia, disartria	Alterações de memória	Desinibição	*Asterix, flapping*	Sofrível
III	Confusão, *delirium*, semiestupor	Desorientação, incoerência, amnésia	Bizarro, raiva, paranoia, convulsões	Reflexos anormais, nistagmo, Babinski	–
IV	Coma	Ausente	Nenhuma	Descerebração, decorticação, midríase	–

O diagnóstico é eminentemente clínico, exceto no caso da encefalopatia mínima ou subclínica, em que os testes psicométricos e neurofisiológicos são necessários.

Apesar de a hiperamoniemia estar associada à encefalopatia, não existe correlação entre os níveis séricos de amônia e o grau de encefalopatia.

O diagnóstico diferencial deve ser feito com outras condições, sobretudo metabólicas, que também podem alterar o estado mental.

A maioria dos episódios de EH é secundária a um fator precipitante ou desencadeante.

Os mais comuns são:
- hemorragia digestiva;
- infecções;
- uso de diuréticos, sobretudo os de alça;
- desidratação/hipovolemia;
- constipação;
- distúrbios metabólicos e hidreletrolíticos;
- ingestão excessiva de proteínas de origem animal;
- uso inadvertido de benzodiazepínicos ou outros depressores do SNC.

O tratamento abrange, inicialmente, as medidas de suporte, como prevenção de quedas, aspiração, acidentes com perfurocortantes, identificação e correção dos fatores precipitantes e tratamento específico.

O objetivo principal do tratamento específico é reduzir a produção e a absorção de produtos nitrogenados do intestino, sendo a lactulose a medicação utilizada. Esse fármaco aumenta a excreção fecal de nitrogênio, pois facilita a incorporação da amônia pelas bactérias e pelo seu efeito catártico. A dose deve ser necessária para 2 a 3 evacuações pastosas ao dia (em geral de 20 a 60 mL/dia).

Antibióticos, como neomicina, metronidazol e rifaximina, também são utilizados para reduzir a amônia, pela diminuição da flora que a produz. A neomicina é manipulada em cápsulas de 500 mg ou 1 g, sendo efetivas doses que variam de 2 a 6 g/dia. O metronidazol pode ser utilizado em dose de 1.200 mg/dia. A rifaximina ainda não está disponível no Brasil.

A L-ornitina L-aspartato é uma substância que estimula a fixação da amônia, por meio da síntese de glutamina ou de ureia pelos hepatócitos. Reduz a amônia, mas não tem desfechos clínicos adequadamente testados. A dose utilizada é de 5 g em infusões até quatro vezes ao dia, ou 3 g diluídos em água 2 a 3 vezes ao dia.

A restrição de proteínas da dieta em pacientes com EH aguda, apesar de tradicionalmente preconizada, não encontra suporte na literatura e traz o risco de agravamento do estado nutricional. O ideal é manter o aporte de proteínas privilegiando aquelas de origem vegetal. A suplementação com aminoácidos de cadeia ramificada fica reservada para os casos de encefalopatia mais avançada, que não responde às medidas iniciais, ou para os casos de encefalopatia persistente.

O flumazenil, antagonista benzodiazepínico (ampolas de 0,5 mg em 5 mL), pode ser utilizado nos casos em que a encefalopatia tenha sido agravada por benzodiazepínicos.

ASCITE

A ascite é a mais comum das complicações da cirrose, que, por sua vez, é responsável pela maioria dos casos de ascite. Em um portador de cirrose compensada, o risco de descompensação em ascite é de 7 a 10% ao ano. O acúmulo de líquido na cavidade peritoneal dos portadores de cirrose decorre da ávida retenção renal de sódio, desencadeada pelo aumento de pressão portal e, principalmente, por alterações neuro-humorais, envolvendo a circulação esplâncnica e sistêmica e da fisiologia renal, que simulam uma situação de hipovolemia. A hipoalbuminemia é fator contribuinte, mas não causal da ascite.

O surgimento de ascite denota uma mudança na história natural da cirrose, com eventos que culminarão com o aparecimento de hiponatremia dilucional, peritonite bacteriana espontânea (PBE) e síndrome hepatorrenal (SHR). Aproximadamente 50% dos pacientes cirróticos com ascite morrerão em dois anos.

Todo portador de cirrose com ascite de instalação recente ou recidivada deve ser submetido à paracentese diagnóstica. O líquido ascítico deve ser analisado de rotina para celularidade com diferencial, proteínas totais, albumina e cultura para aeróbios. Dependendo da suspeita clínica, outros exames, como citologia oncótica, amilase, glicose, desidrogenase láctica (DHL) e adenosina deaminase (ADA) podem ser solicitados. O gradiente soro-ascite de albumina (albumina sérica – albumina no líquido ascítico) se correlaciona com a pressão sinusoidal, estando elevado em pacientes com HP (> 1,1 g/dL).

Tratamento

O objetivo do tratamento é melhorar o hiperaldosteronismo secundário, o balanço de sódio e a disfunção circulatória que acompanham a ascite no cirrótico.

A restrição de sódio dietético é o primeiro passo para conseguir um balanço negativo do sódio. É a restrição do sódio, e não a restrição de líquido, que resulta em perda de peso. Aproximadamente 15 a 20% dos pacientes com ascite conseguem eliminar quantidades razoáveis de sódio na urina, respondendo apenas à modificação da dieta. Pacientes que apresentem excreção urinária de sódio acima de 90 mEq/dia devem ser tratados exclusivamente com restrição salina. A recomendação tradicional é de restringir a ingesta diária de sódio para 2 g de sal/dia, o que corresponde a 88 mmol/dia. Dietas mais restritas podem aumentar a mobilização da ascite, mas tornam-se pouco palatáveis, o que pode ocasionar uma baixa aderência ao tratamento ou mesmo diminuição da ingestão calórica e agravamento do estado nutricional.

Quando necessários (excreção urinária de sódio < 88 mEq/dia), os diuréticos de escolha são os antagonistas da aldosterona (espironolactona e amilorida) por atuarem na causa principal (eixo renina-angiotensina-aldosterona). A dose inicial da espironolactona é de 100 mg/dia, podendo ser aumentada progressivamente até 400 mg/dia. Esse diurético necessita de, pelo menos, 48 horas para ter ação ótima, sendo acompanhado de baixa toxicidade, especialmente no que se refere ao desencadeamento de EH. Seu efeito colateral mais importante é o aparecimento de ginecomastia, que pode ser dolorosa e plasticamente incômoda. A alternativa seria o emprego de outros diuréticos poupadores de potássio, como a amilorida, mas, no Brasil, esse medicamento está sempre associado a outros diuréticos (hidroclortiazida ou furosemida), o que pode complicar a terapêutica.

A avaliação da resposta ao diurético poupador de potássio deverá ser feita ao final de 3 a 5 dias, por meio da perda de peso e de circunferência abdominal e pela excreção urinária de sódio. Pacientes que respondem ao diurético deverão perder de 200 a 500 g de peso diário e aumentar a excreção de sódio urinário, ultrapassando a estimativa de ingestão diária. Pacientes que apresentam edema periférico toleram maior perda de peso, sem prejuízo da função renal. Ao contrário, perda de peso superior à indicada em pacientes sem edema implica redução imediata da dose de diuréticos. Quando não houver resposta, a dose dos medicamentos deverá ser aumentada. A partir dessa fase, passa a ser muito importante o controle do potássio sérico, desde que essa classe de diuréticos possa induzir hiperpotassemia.

Os diuréticos de alça, como a furosemida, podem ser associados aos poupadores de potássio desde o início do tratamento, aumentando-se gradativamente a dose de ambos, ou com introdução de furosemida após alcançar dose de 200 mg de espironolactona (Figura 206.1).

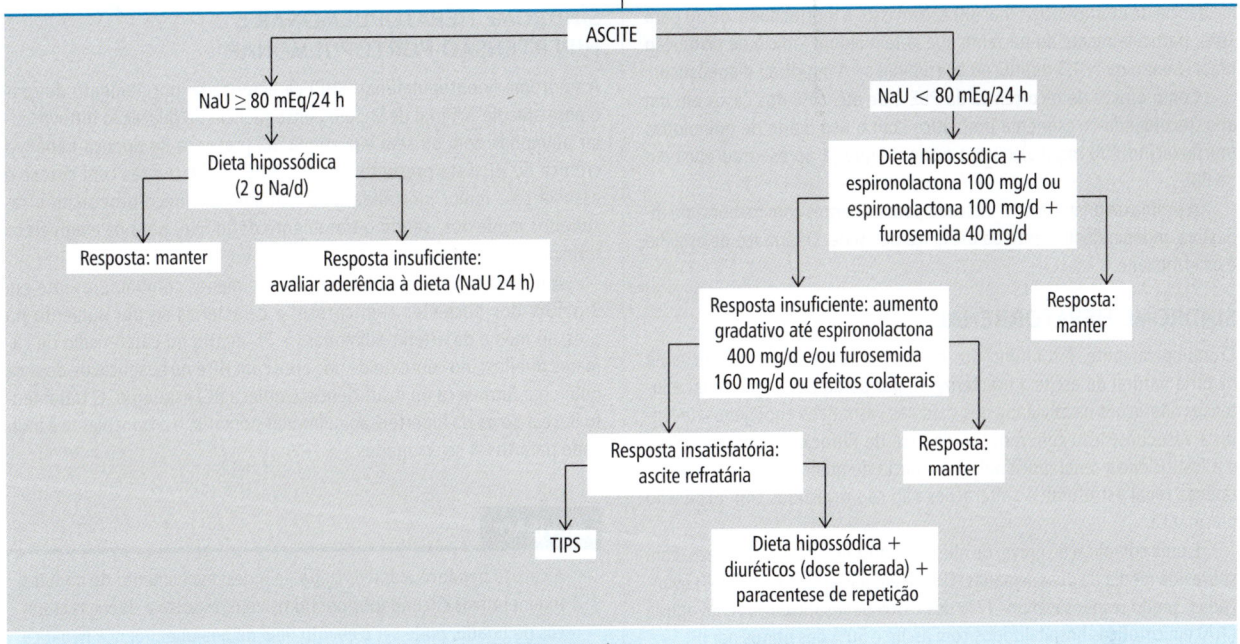

FIGURA 206.1 ■ Algoritmo de tratamento da ascite no paciente com cirrose.

Com o uso de diuréticos associados à dieta hipossódica, consegue-se mobilizar adequadamente a ascite em mais de 90% dos casos. Os menos de 10% restantes se enquadram na definição de ascite refratária à terapia diurética ou intratável com diuréticos.

ATENÇÃO!

É extremamente importante, antes do estabelecimento do diagnóstico de ascite refratária à terapia diurética, verificar a aderência do paciente à dieta hipossódica, por meio da quantificação do sódio na urina de 24 horas. Em casos de alta excreção de sódio, não se deve aumentar a dose de diuréticos, e sim reorientar a dieta.

A restrição hídrica é desnecessária na maioria dos pacientes, justificando-se apenas para o tratamento da hiponatremia dilucional, com sódio sérico menor do que 130 mEq/L.

Dos pacientes cirróticos em uso de diuréticos, 25 a 30% desenvolvem complicações como EH, hipercalemia, hiponatremia, alterações da função renal, alcalose metabólica e câimbras. Entre estas, a mais comum é a encefalopatia, que ocorre principalmente com os diuréticos de alça.

Para os casos de ascite refratária ao tratamento diurético ou intratável com diuréticos, as opções terapêuticas enquanto se aguarda o transplante hepático são as paracenteses aliviadoras de repetição e a TIPS. A paracentese terapêutica associada à expansão plasmática adequada promove rápida mobilização da ascite e apresenta menos efeitos colaterais que os diuréticos. O expansor plasmático mais utilizado é a albumina, em doses de 6 a 8 g para cada litro de ascite retirado. A maior complicação da paracentese de alívio é a alteração circulatória, que pode ocorrer se não houver expansão plasmática adequada, culminando no reaparecimento da ascite, hiponatremia e piora da função renal. Em pacientes sem edema periférico, não se deve remover, sem expansão plasmática, mais do que 5 L de líquido ascítico. Indivíduos com edema periférico são menos propensos à disfunção circulatória e toleram punções de maior volume sem reposição volêmica, embora esta não seja uma prática recomendável.

A inserção de TIPS controla a ascite com resultados melhores que os da paracentese evacuadora, mas o procedimento tem alto custo, estando disponível apenas em grandes centros, e não é isento de complicações, como precipitação de encefalopatia, estenose e trombose do dispositivo. A TIPS deve ser considerada para pacientes com necessidade de mais de duas paracenteses de alívio por mês, desde que comprovada a aderência à dieta hipossódica.

PERITONITE BACTERIANA ESPONTÂNEA

Infecção do líquido de ascite geralmente provocada por bacilos gram-negativos, originários do tubo digestório e que, pela circulação colateral ou por translocação, escapam do filtro hepático e se fixam na cavidade peritoneal em pacientes com baixa concentração de complemento e proteína no líquido de ascite. Cerca de 10% dos pacientes cirróticos com ascite, internados em enfermaria, podem apresentar infecção primária do líquido de ascite. Habitualmente, a PBE é isenta dos sinais clássicos de irritação peritoneal, sendo diagnosticada em pacientes que apresentam descompensação hepática ou estado febril de origem indeterminada. O diagnóstico é estabelecido por meio da contagem de polimorfonucleares na ascite, > 250 células/mm^3. A positividade da cultura do líquido de ascite, em geral baixa, pode ser melhorada se o líquido for semeado em frascos de hemocultura ainda à beira do leito.

Tratamento

O tratamento deve ser instituído de forma precoce, e o antibiótico deverá cobrir os germes mais comumente isolados (*E. coli*, *K. pneumoniae* e enterococos). Os fármacos de escolha são as cefalosporinas de 3ª geração (cefotaxima 4 g/dia ou ceftriaxona 2 g/dia) por período médio de cinco dias, na dependência da evolução clinicolaboratorial e da celularidade do líquido de ascite. Como alternativa, pode-se usar ciprofloxacino (1 g/dia VO ou 400 mg/dia IV). A reposição de albumina (1,5 g/kg de peso no 1º dia e 1 g/kg no 3º) associada à antibioticoterapia no tratamento da PBE reduz a incidência de insuficiência renal (IR) e, com isso, a mortalidade, de 30 para 10%, particularmente no paciente que já tem algum indício de disfunção renal (creatinina > 1,5 mg/dL) ou bilirrubinas > 4 mg/dL ao diagnóstico.

Como o risco de recorrência da PBE é de até 70% dos casos em um ano, recomenda-se esquema profilático com o uso diário de quinolonas (norfloxacino 400 mg/dia) para o paciente que já apresentou episódio de PBE.

A profilaxia primária está indicada para pacientes com hemorragia digestiva, independentemente da presença de ascite. O fármaco de escolha é o ceftriaxone.

SÍNDROME HEPATORRENAL

Cronologicamente, é o último dos eventos renais e hemodinâmicos na história natural da ascite. Caracteriza-se por perda da função renal e intensas alterações na atividade dos sistemas vasoativos endógenos, levando à vasoconstrição com redução da taxa de filtração glomerular (TFG) e à insuficiência renal funcional na ausência de qualquer outra causa de doença renal estrutural. As alterações não são revertidas com expansão plasmática.

É uma complicação grave, de altíssima mortalidade a curto prazo, com sobrevida média de duas semanas. Ocorre em pacientes com HP e IH avançadas, sendo responsável por 17% dos casos de insuficiência renal aguda (IRA) em cirróticos hospitalizados com ascite e 50% dos óbitos por IH.

Clinicamente, pode ser subdividida em SHR tipos 1 e, instalação rápida com sobrevida média de um mês, e, 2, de instalação mais lenta, com sobrevida de seis meses em média.

Os critérios para o diagnóstico da SHR revisados pelo International Club of Ascites, em 2007, são:
- cirrose com ascite;
- creatinina sérica > 1,5 mg/dL (ou aumento para o dobro do nível basal, acima de 2,5 mg/dL em intervalo < duas semanas);
- ausência de melhora sustentada da creatinina (< 1,5 mg/dL), após, pelo menos, 48 horas de suspensão de diuréticos e expansão plasmática com albumina (1 g/kg de peso/dia; máximo 100 mg/dia);
- ausência de choque;
- ausência de uso recente de substâncias nefrotóxicas ou vasodilatadores;
- ausência de nefropatia preexistente (proteinúria > 0,5 g/dia e/ou micro-hematúria, > 50 hemácias/campo de grande aumento) e/ou alteração compatível à US das vias urinárias.

Tratamento

O tratamento compreende as medidas gerais, como suspensão de diuréticos e vasodilatadores, identificação e tratamento precoces dos possíveis fatores precipitantes e expansão volêmica (albumina 1 g/kg/dia nos dois primeiros dias, seguida de 20 a 40 g/dia nos dias subsequentes). O tratamento específico consiste no uso de vasoconstritores, como a terlipressina (0,5 a 2 mg em bólus a cada seis horas) ou norepinefrina (0,5 ug/hora em infusão contínua, podendo ser aumentada até 3 μg/hora). O MARS, um sistema de filtração extracorpórea com albumina, proporcionou melhora na hemodinâmica sistêmica e na redução da atividade da renina plasmática. De altíssimo custo, é pouco disponível na maioria dos centros brasileiros. O tratamento deve durar até a reversão da SHR (Cr < 1,5 mg/dL) ou até 14 dias.

A colocação de TIPS pode ser considerada uma alternativa, mas acrescenta os riscos inerentes ao procedimento, e o impacto na sobrevida, assim como o MARS, é controverso. A SHR é indicação formal de transplante de fígado, e sua reversão com fármacos vasoconstritores apenas alivia o quadro momentâneo, em que a recorrência do quadro é a regra geral.

SÍNDROME HEPATOPULMONAR E HIPERTENSÃO PORTOPULMONAR

A síndrome hepatopulmonar (SHP) caracteriza-se por aumento do gradiente alveolo-arterial de O_2, em consequência de dilatação intravascular pulmonar, com ou sem hipoxemia, na presença de doença hepática crônica ou HP. Está presente em 15 a 30% dos pacientes com cirrose e associa-se a maior mortalidade. O tratamento clínico proporciona resultados modestos, sendo o tratamento definitivo, para os elegíveis, o transplante hepático.

A hipertensão portopulmonar (HPP) é menos comum, presente em 3 a 10% dos pacientes com cirrose, e caracteriza-se por aumento na pressão média da artéria pulmonar (> 25 mmHg no cateterismo de câmaras direitas), no contexto de paciente com HP e na ausência de doença pulmonar intrínseca ou insuficiência cardíaca (IC) esquerda. O tratamento baseia-se no da hipertensão pulmonar primária, e o transplante é indicado para casos selecionados.

REVISÃO

- A cirrose hepática, caracterizada pelo desenvolvimento de nódulos regenerativos circundados por fibrose em resposta a doenças crônicas do fígado, pode ser o evento final de qualquer doença hepática crônica, etiologia que precisa ser conhecida tanto para predizer a ocorrência de complicações como para a tomada de decisões terapêuticas.
- Clinicamente, é classificada como compensada, em geral assintomática, ou descompensada, caracterizada pela presença de complicações relacionadas à HP e/ou à IH, como ascite, HDA ou EH.
- Diagnosticada por biópsia hepática ou plaquetopenia, a cirrose hepática é tratada de acordo com sua classificação: o da cirrose compensada é direcionado para prevenir complicações por meio do tratamento etiológico (quando possível), do rastreamento de varizes de esôfago e do carcinoma hepatocelular, bem como para evitar fatores que possam piorar a função hepática; o da cirrose descompensada é voltado para o evento específico e o fator desencadeante.
- Suas complicações incluem HP e varizes esofagogástricas, hemorragia por varizes esofagogástricas, carcinoma hepatocelular, ascite, peritonite bacteriana espontânea, síndrome hepatorrenal, síndrome hepatopulmonar e hipertensão portopulmonar, cujo tratamento varia de acordo com o quadro clínico e a gravidade de cada condição.

■ LEITURAS SUGERIDAS

Angeli P, Ginès P, Wong F, Bernardi M, Boyer TD, Gerbes A, et al. Diagnosis and management of acute kidney injury in patients with cirrhosis: revised consensus recommendations of the International Club of Ascites. J Hepatol. 2015;62(4):968-74.

D'Amico G, Garcia-Tsao G, Pagliaro L. Natural history and prognostic indicators of survival in cirrhosis: a systematic review of 118 studies. J Hepatol. 2006;44(1):217-31.

de Franchis R; Baveno VI Faculty. Expanding consensus in portal hypertension: Report of the Baveno VI Consensus Workshop: Stratifying risk and individualizing care for portal hypertension. J Hepatol. 2015;63(3):743-52.

European Association for the Study of the Liver. EASL clinical practice guidelines on the management of ascites, spontaneous bacterial peritonitis, and hepatorenal syndrome in cirrhosis. J Hepatol. 2010;53(3):397-417.

Nadim MK, Durand F, Kellum JA, Levitsky J, O'Leary JG, Karvellas CJ, et al. Management of the critically ill patient with cirrhosis: A multidisciplinary perspective. J Hepatol. 2016;64(3):717-35.

Runyon BA, AASLD. Introduction to the revised American Association for the Study of Liver Diseases Practice Guideline management of adult patients with ascites due to cirrhosis 2012. Hepatology. 2013;57(4):1651-3.

Vilstrup H, Amodio P, Bajaj J, Cordoba J, Ferenci P, Mullen KD, et al. Hepatic encephalopathy in chronic liver disease: 2014 Practice Guideline by the American Association for the Study of Liver Diseases and the European Association for the Study of the Liver. Hepatology. 2014;60(2):715-35.

207

DOENÇA HEPÁTICA ALCOÓLICA

■ EDISON ROBERTO PARISE
■ IBRAHIM AHMAD HUSSEIN EL BACHA

Classicamente, a doença hepática alcoólica (DHA) é dividida em três fases:
1 | esteatose hepática;
2 | hepatite alcoólica (HA)*; e
3 | cirrose.

Entretanto, essa divisão não apresenta quadros clínicos estanques e necessariamente sequenciais. A esteatose hepática pode ser a única manifestação da DHA, mas também estar presente na HA, ao passo que esta pode acometer paciente com fígado sadio ou já cirrótico.

Estudos epidemiológicos mostraram que, apesar de 90% dos alcoolistas apresentarem esteatose hepática, apenas 30 a 35% deles evoluem para cirrose hepática, e que as mulheres são mais suscetíveis à lesão hepática por álcool, desenvolvendo cirrose mais rapidamente, mesmo ingerindo menores doses de álcool que os homens.

As lesões hepáticas da DHA decorrem da metabolização do etanol. A dose mínima de álcool para determinar lesão no fígado ainda não está definida, mas acredita-se que, em indivíduo com órgão isento de doença, seja de 20 g de etanol para mulheres e 30 a 40 g para o homem (diárias) para produzir esteatose. A cirrose só se produz nos homens após, no mínimo, 8 a 10 anos de ingestão de, pelo menos, 80 g de etanol/dia; nas mulheres, esse período seria de 6 anos, com doses diárias de 60 g de etanol. Há uma tendência atual de se calcular a ingestão alcoólica pela quantidade ingerida durante a semana devido ao *binge drinking* (uso abusivo de bebidas alcoólicas em curto espaço de tempo resultando em severa intoxicação) exatamente para se afastar a ideia de que os bebedores de fim de semana teriam menor chance de apresentar doença hepática.

A evolução da DHA poderia ser alterada na presença de outros fatores, como a infecção por vírus das hepatites B e C, a hemossiderose, a esquistossomose, entre outros. Pacientes com DHA associada à infecção viral são mais suscetíveis ao desenvolvimento de carcinoma hepatocelular CHC) do que aqueles com DHA exclusiva, e a associação entre álcool e vírus B ou C determina evolução mais rápida, tanto da doença viral como da DHA.

■ QUADRO CLÍNICO

A esteatose hepática é a lesão mais frequente da DHA, geralmente detectada por acaso, em avaliações médicas de rotina em virtude de níveis aumentados de enzimas séricas e/ou hepatomegalia, ou em US de abdome (ver capítulo Esteatose e Esteatoepatite não alcoólica). Os portadores de esteatose pura não tendem a evoluir na doença, ou o fazem lentamente,

---
*Neste capítulo, onde consta HA, leia-se hepatite alcoólica.

ao passo que aqueles com esteatose associada à fibrose perivenular na biópsia hepática mostram maior frequência na evolução para fibrose septal e cirrose. A HA caracteriza-se por lesão necroinflamatória do fígado, que ocorre geralmente após ingestão elevada de álcool em paciente etilista crônico, e representa lesão grave do fígado, com elevada mortalidade. Existem poucos dados disponíveis sobre a prevalência da HA, principalmente porque um número significante de casos assintomáticos ou oligossintomáticos não é identificado. No Brasil, foi relatada frequência de HA de 27% em 1.000 alcoolistas submetidos à biópsia hepática, com nítido predomínio do sexo masculino (7:1) e idade média de 40 anos; em 38% dos casos, já se podia demonstrar a presença de cirrose.

A cirrose hepática pode se apresentar, nas formas sintomáticas, com alguma das principais complicações, por exemplo, hemorragia digestiva, ascite, encefalopatia ou icterícia. Porém, um significativo contingente de pacientes é assintomático, e o diagnóstico acaba sendo detectado por meio de algum exame complementar solicitado em decorrência de outro sintoma não relacionado à hepatopatia, como plaquetopenia em hemograma, elevação das enzimas hepáticas em exame de rotina, varizes de esôfago em endoscopia para avaliar dispepsia ou ainda em consequência do antecedente ou do acompanhamento médico do alcoolismo.

■ DIAGNÓSTICO

Nos casos de dúvida sobre a dependência alcoólica do paciente, o teste de AUDIT é considerado o padrão-ouro para sua detecção.

Enquanto o diagnóstico de esteatose pode ser sugerido pela palpação hepática e confirmado pelo ultra-som de abdome, a HA deve ser suspeitada em alcoolista com aumento recente de ingestão alcoólica, que desenvolva quadro de descompensação hepática e febre (não excedendo 37,8°C), com hepatomegalia dolorosa. Laboratorialmente, é comum o aparecimento de anemia e, principalmente, leucocitose com desvio à esquerda. As bilirrubinas estão elevadas em um terço dos casos, e o aumento das aminotranferases, com predomínio da aspartato aminotransferase (AST) sobre a alanina aminotransferase (ALT) (em geral, AST/ALT > 1, com mais frequência > 2), é muito sugestivo do diagnóstico. Os níveis de gamaglutamiltransferase (GGT) estão sempre elevados na HA, o que não é tão comum com a fosfatase alcalina (FA). O alongamento do tempo de protrombina (TP) e o grau de colestase são indicativos da gravidade da lesão.

O diagnóstico de certeza de HA é feito pela biópsia hepática, que mostra graus variados de necrose e degeneração hepatocelular, associados ao infiltrado inflamatório, predominantemente de neutrófilos e fibrose pericelular e perivenular, com ou sem a presença de corpúsculo hialino de Mallory.

> **ATENÇÃO!**
>
> Nos pacientes mais graves, a biópsia hepática pode representar um risco desnecessário.

O diagnóstico da cirrose hepática (grau 4 da classificação histológica) ou fibrose hepática avançada (graus 3 e 4 de fibrose hepática) pode ser [é] estabelecido com a biópsia de fígado ou, mais recentemente, pela elastometria com FibroScan® ou em aparelhos em que a elastometria está acoplada ao ultrassom. Nos casos com hipertensão porta (HP) estabelecida e evidentes alterações hepáticas, esplênicas e do sistema portal, a ultrassonografia (US) é suficiente para o diagnóstico.

■ TRATAMENTO

No tratamento do alcoolismo, pode ser necessário o tratamento da síndrome de abstinência e da prevenção da recidiva. Na síndrome de abstinência, os benzodiazepínicos (clordiazepóxido, diazepam ou lorazepam) são os preferidos, exceto nos casos com lesão mais grave (principalmente nos casos com encefalopatia). Disufiran e naltrexone têm sido utilizados na prevenção da recidiva do alcoolismo, assim como topiramato e baclofeno. O baclofeno representa a única terapêutica farmacológica testada em alcoólicos com doença hepática significativa e deve ser priorizado nos casos de síndrome de abstinência ou na prevenção de recidivas em pacientes com DHA importante.

O tratamento básico da DHA consiste na abstenção alcoólica e na correção dietética das deficiências nutricionais do alcoolista, principalmente com reposição de ácido fólico, tiamina e piridoxina. Essa conduta seria o suficiente para a regressão da esteatose alcoólica e para melhora do quadro clínico da HA e cirrose hepática.

A gravidade da HA pode ser detectada pelo desenvolvimento de insuficiência hepática (IH), principalmente pelo aparecimento de encefalopatia espontânea (sem hemorragia digestiva, infecção ou insuficiência renal [IR]) ou por meio da função discriminante de Maddrey (FD = 4,6 [tempo de protrombina [TP]-paciente – tempo de protrombina-controle, em segundos] + bilirrubina sérica em μmol/L/17,1) ou, ainda, pelo cálculo do MELD (ambos podem ser calculados *on line* pela internet).

A suplementação ou alimentação com dietas enterais hipercalóricas mostra bons resultados nesses pacientes. Estudo multicêntrico espanhol[1] mostrou que a administração de dieta enteral com 2.100 kcal/dia, por 28 dias, teve efeito semelhante ao do corticosteroide, em relação à mortalidade precoce e à menor mortalidade tardia.

O uso de corticosteroides em pacientes com HA e com FD ≥ 32, na dose de 40 mg de prednisolona, por quatro semanas, com redução e suspensão progressiva em duas semanas, parece diminuir de forma significativa a mortalidade. A administração de pentoxifilina, inibidor do TNF-α, 400 mg, três vezes ao dia, que em estudos iniciais mostrou ser superior ao placebo, quanto a melhora da mortalidade e dos parâmetros clínicos e bioquímicos desses pacientes, constituindo-se em uma alternativa para aqueles que não podem receber corticosteroide (Figura 207.1). A eficácia da pentoxifilina foi recentemente questionada em estudo multicêntrico[2] prospectivo e sua associação com corticosteroides desde o início do tratamento ou como alternativa para aqueles que não respondem nas primeiras 4 semanas de corticoterapia não parece trazer nenhum benefício adicional para os pacientes.

Os pacientes que iniciam o tratamento com corticosteroide devem ser avaliados ao final da 1ª semana, por meio do teste de Lille (que envolve idade, IR, protrombina, albumina, bilirrubinas e evolução bilirrubinas, cálculo disponível em Lillemodel.com). Se o teste mostrar um valor > 0,45, revela paciente não respondedor à terapêutica, que, nesse caso, é aconselhado a interromper o tratamento, pois a persistência está associada a maior risco de desenvolvimento de infecções. A troca do corticoide por pentoxifilina não mostra resultado palpável e, nesses casos, estaria indicado o transplante hepático em casos selecionados ou cuidados gerais intensivos. Mais recentemente tem sido proposta a associação de corticoesterrides com N-acetilcisteína (NAC) endovenosa (EV) que poderia reduzir a possibilidade de desenvolvimento de síndrome hepatorrenal (SHR) e a mortalidade a curto prazo (1 mês), mas sua real eficácia e tempo de uso ainda precisam ser testadas.

O esquema terapêutico da HA está sumarizado na Figura 207.1.

É importante frisar que nos pacientes com HA, a abstenção alcoólica é fundamental também após a fase aguda. A mortalidade em 1 ano foi significativamente maior em pacientes que continuaram bebendo, mesmo em doses baixas, quando comparados aos pacientes em abstinência alcoólica.

O diagnóstico e o tratamento das complicações da cirrose serão detalhados no capítulo Cirrose, mas, para todos os pacientes com DHA que procuram tratamento médico, a principal terapêutica ainda é a abstenção alcoólica; mesmo para aqueles já em fase avançada da doença, com melhora clínica e maior chance de sobrevida a longo prazo.

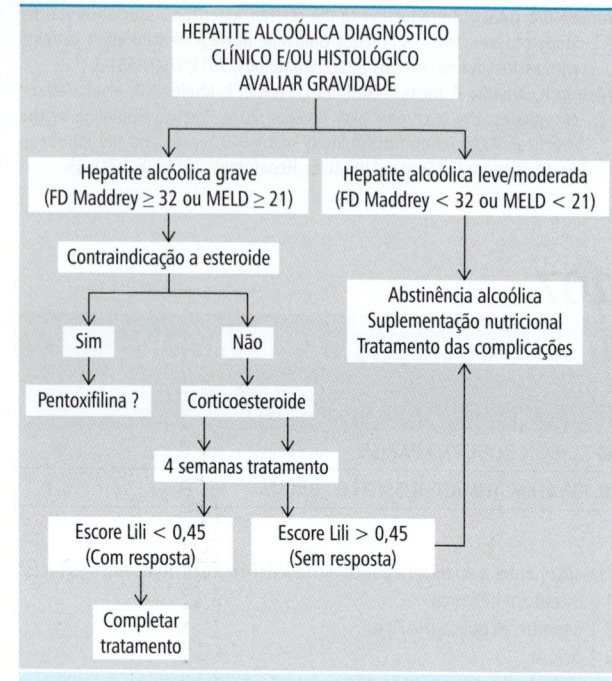

FIGURA 207.1 ■ Algoritmo para tratamento da hepatite alcoólica.

Poucos estudos e com resultados pouco consistentes foram realizados com fármacos antioxidantes, como NAC, vitamina E e S-adenosil metionina. Um único estudo, com S-adenosil metionina (que aumentaria os níveis de glutationa hepática), mostrou alguma utilidade no tratamento de portadores de cirrose hepática alcoólica Child A ou B.

Na DHA, os resultados do transplante hepático mostram sobrevida semelhante à observada nos pacientes transplantados por outras etiologias. Avaliação psicológica individual abordando as tendências de recidiva ao alcoolismo e a abstinência mínima de seis meses são condições mínimas para inclusão de paciente alcoolista na fila do transplante. Para os pacientes com HA, em uso ativo de álcool e com grave disfunção hepatocelular, não há tempo de testar a abstinência, e a realização de transplante nesses pacientes é motivo de grandes polêmicas em todo o mundo.

REVISÃO

- A esteatose hepática é a lesão mais frequente de DHA, geralmente detectada por avaliações de rotina. Deve ser tratada com abstenção alcoólica e correção dietética das deficiências nutricionais.
- A HA caracteriza-se por lesão necroinflamatória do fígado, e seu diagnóstico pode ser confirmado pela biópsia hepática. Além do controle da dieta da suspensão de álcool e dos cuidados gerais, corticosteroides podem ser utilizados em casos mais graves (Maddrey ≥ 32).
- A cirrose hepática pode ser assintomática. Seu diagnóstico é estabelecido pela biópsia de fígado, elastometria hepática ou pelas manifestações clínicas, endoscópicas ou de imagem.

■ REFERÊNCIAS

1. Cabré E, Iglesias PR, Caballería J, Quer JC, Lombraña JLS, Parés A, et al. Short- and long-term outcome of severe alcohol-induced hepatitis treated with steroids or enteral nutrition: a multicenter randomized trial. Hepatology. 2000;32(1):36-42.

2. Louvet A, Diaz E, Dharancy S, Coevoet H, Texier F, Thévenot T, et al. Early switch to pentoxifylline in patients with severe alcoholic hepatitis is inefficient in non-responders to corticosteroids. J Hepatol. 2008;48(3):465-70.

■ LEITURAS SUGERIDAS

Girish K, Reddy KV, Pandit LV, Pundarikaksha HP, Vijendra R, Vasundara K, et al. A randomized, open-label, standard controlled, parallel group study of efficacy and safety of baclofen, and chlordiazepoxide in uncomplicated alcohol withdrawal syndrome. Biomed J. 2016;39(1):72-80.

Karsan HA, Parekh S. Management of alcoholic hepatitis: current concepts. World J Hepatol. 2012;4(12):335-41.

Nguyen-Khac E, Thevenot T, Piquet MA, Benferhat S, Goria O, Chatelain D, et al. Glucocorticoids plus N-acetylcysteine in severe alcoholic hepatitis. N Engl J Med. 2011;365(19):1781-9.

Parker R, Armstrong MJ, Corbett C, Rowe IA, Houlihan DD. Systematic review: pentoxifylline for the treatment of severe alcoholic hepatitis. Aliment Pharmacol Ther. 2013;37(9):845-54.

Thursz MR, Richardson P, Allison M, Austin A, Bowers M, Day CP, et al. Prednisolone or pentoxifylline for alcoholic hepatitis. N Engl J Med. 2015; 372(17):1619-28.

208
HEPATITE AUTOIMUNE

■ IVONETE S.S. SILVA
■ ELZE MARIA GOMES DE OLIVEIRA

A hepatite autoimune (HAI) é uma doença de etiologia pouco definida, que se caracteriza por acometer predominantemente indivíduos do sexo feminino, com presença de autoanticorpos, hipergamaglobulinemia e hepatite de interface à avaliação histológica. Pode ocasionar graus variados de doença hepática, inclusive cirrose hepática descompensada, especialmente quando não é instituída terapia adequada.

■ DIAGNÓSTICO E CLASSIFICAÇÃO

O diagnóstico da HAI baseia-se em características clínicas, bioquímicas, histológicas e sorológicas e requer a exclusão de outras causas de doença hepática, como hepatites virais, hemocromatose, deficiência de alfa-1-antitripsina, lesões induzidas por drogas, doença de Wilson, doença hepática gordurosa não alcoólica (DHGNA) e hepatopatia alcoólica, entre outras.

Os testes laboratoriais utilizados no diagnóstico de HAI podem se dividir em testes inespecíficos e específicos.

TESTES INESPECÍFICOS

1 | Elevação das aminotransferases: é a alteração predominante. Em fases de atividade, seus níveis podem ser bastante elevados, superiores a 20 vezes o limite superior da normalidade do método (LSN). Com a cronificação da doença, os níveis de aspartato aminotransferase (AST) tendem a ser mais elevados que os de alamina aminotransferase (ALT).

2 | Elevações discretas da gamaglutamiltransferase (GGT) e da fosfatase alcalina (FA): costumam ocorrer. Elevações desta última, especialmente quando acima de 4 vezes o LSN, são bastante infrequentes (10%) e, nesses casos, deve-se investigar a presença de formas híbridas da doença, em associação com cirrose biliar primária ou colangite esclerosante.

4 | Hipergamaglobulinemia: > 1,5 g/dL é uma das características da HAI. É policlonal, com predomínio da fração IgG. São comuns níveis acima de 3 g/dL.

TESTES ESPECÍFICOS

A pesquisa de autoanticorpos é importante tanto na investigação diagnóstica da HAI como em sua classificação. A informação que essa pesquisa fornece vai muito além da simples positividade. Padrões, títulos e comportamento durante o tratamento devem ser observados. Títulos acima de 1/40 são considerados positivos, sendo que tais títulos não refletem a gravidade da doença. Os autoanticorpos podem negativar com o tratamento e estar ausentes em até 10% dos casos.

1 | Fator antinuclear (FAN): presente em cerca de 67% dos pacientes (20% isolado; 80% associado ao AML. Diversos padrões podem ser encontrados à imunofluorescência indireta (IFI), refletindo a reatividade a diferentes antígenos-alvo. Os padrões mais frequentemente encontrados são o homogêneo e o pontilhado. Às vezes, este autoanticorpo está presente em indivíduos normais, portanto a correlação com o quadro clínico, laboratorial e histológico é fundamental para sua interpretação.

2 | Anticorpo antimúsculo liso (AML): está presente em 87% dos pacientes em associação com o FAN, ou de forma isolada em 30%. Caracteriza, sozinho ou em associação ao FAN, a HAI tipo 1. Classificado em padrões de acordo com as estruturas fluorescentes: vascular (SMA-V), glomerular (SMA-G) e tubular (SMA-T). Padrões VG e VGT são os mais relacionados com HAI, podendo desaparecer quando ela é tratada com sucesso.

3 | Anticorpos contra o antígeno solúvel do fígado (anti-SLA) e anticorpos antifígado-pâncreas (anti-SLP): são autoanticorpos com reatividades idênticas. É um marcador altamente específico da HAI (especificidade de aproximadamente 99,7%), porém com sensibilidade limitada. A presença deste anticorpo está associada à recaída após suspensão do tratamento e com o antígeno de histocompatibilidade HLADR3, sendo descrito por alguns autores como marcador de formas severas de HAI. Pode ser o único marcador presente em alguns pacientes.

4 | Anticorpos antifígado/rim de rato (anti-LKM) tipo 1: classicamente, é encontrado na ausência do FAN e do AML e caracteriza a HAI tipo 2, mais comum em crianças e de evolução mais agressiva. O anti-LKM tipo 1 reage com grande especificidade contra o citocromo monoxigenase CYP2D6 (P450 IID6), reconhecido como autoantígeno da HAI. Como existe certa homologia entre o genoma do vírus da hepatite C (HCV) e o CYP2D6, o anti-LKM tipo 1 pode ocasionalmente ser encontrado em pacientes com hepatite crônica C.

5 | Outros autoanticorpos: ver Tabela 208.1, bem como a Tabela 208.2 para sua classificação.

TABELA 208.1 ■ Autoanticorpos descritos na hepatite autoimune

AUTOANTICORPOS	AUTOANTÍGENOS	IMPLICAÇÃO CLÍNICA
FAN	■ Histonas, centrômero e ribonucleoproteínas	■ HAI tipo 1
AML	■ Tubulina, vimentina, desmina e actina	■ HAI tipo 1
Anti-LKM 1	■ P450 IID6	■ HAI tipo 2

Anti-SLA/anti-SLP	• tRNP (complexo ribonucleoproteico de transferência)	• HAI tipo 1 • Maior tendência à recaída • Pior prognóstico (?)
p-ANCA	• Pouco definidos; neutrófilos e monócitos	• Presente em 65 a 95% em HAI-1; também encontrado na CEP e nas hepatites virais
Antiactina	• F actina	• HAI tipo 1 • Pacientes mais jovens • Menor frequência de remissão
Anti-ASGPR	• Glicoproteína transmembrana hepatocítica	• Todos os tipos de HAI • Relação com atividade da doença • Maior tendência à recaída
Anti-LC1	• Formiminotransferase • Ciclodeaminase	• HAI tipo 2 • Pacientes mais jovens • Doença mais grave

p-ANCA: anticorpo anticitoplasma de netrófilo com padrão perinuclear; anti-ASGPR: antirreceptor de asialoglicoproteína; anti-LC1: anticorpo antifígado citosol tipo 1; tRNP: complexo ribonucleoproteico de transferência.
Fonte: Adaptada de Czaja e Carpenter.[1]

CRITÉRIOS DIAGNÓSTICOS

O diagnóstico de HAI nem sempre é simples. Assim, desenvolveram-se diversos parâmetros para sua detecção. Diante da ausência de marcador específico da doença, o Grupo Internacional de HAI (GIHAI) propôs um escore de pontos para auxílio em seu diagnóstico (Tabela 208.3).

Interpretação do escore de pontos

Antes do tratamento:
- diagnóstico definitivo de HAI: > 15;
- diagnóstico provável de HAI: 10 a 15.

TABELA 208.2 ■ Classificação da hepatite autoimune

CARACTERÍSTICAS	HAI TIPO 1	HAI TIPO 2
Autoanticorpos	AML, FAN, p-ANCA, antiactina, anti-ASGPR, Anti-SLA/LP	Anti-LKM 1, anti-LC1
Idade	Bimodal: 10 a 20 anos 45 a 70 anos	Crianças
Mulheres (%)	78	89
Elevação de gamaglobulina	Acentuada	Leve
Resposta ao tratamento	+	+/-

TABELA 208.3 ■ Escore de pontos da hepatite autoimune

Sexo	Feminino	+2
	Masculino	0
Relação FA/ALT (x LSN)	< 1,5	+2
	1,5 a 3,0	0
	> 3,0	-2
Níveis de globulinas (x LSN)	> 2,0	+3
	1,5 a 2,0	+2
	1,0 a 1,5	+1
	< 1,0	0
FAN, SMA ou LKM-1	> 1/80	+3
	1/80	+2
	1/40	+1
	< 1/40	0
AMA	Positivo	-4
	Negativo	0
Marcadores virais de hepatites	Positivos	-3
	Negativos	+3
História recente de medicações hepatotóxicas	Positiva	-4
	Negativa	+1
Consumo de álcool	< 25 g/dia	+2
	> 60 g/dia	-2
Outra doença autoimune		
Outra doença autoimune no paciente ou em parentes de 1º grau		+2
Parâmetros adicionais opcionais (apenas em pacientes negativos para FAN, SMA, LKM-1): qualquer autoanticorpo definido como específico para o fígado (anti-SLA, anti-LP, anti-LC1, anti-ASGPR, p-ANCA)		
Positivo	+2	
Negativo	0	
Marcadores genéticos	HLA B8-DR3 ou DR4	+1
Histologia	Hepatite de interface	+3
	Infiltrado predominantemente linfoplasmocitário	+1
	Roseta de hepatócitos	+1
	Nenhum dos anteriores	-5
	Alterações biliares	-3

DIAGNÓSTICO E TRATAMENTO

	Outras alterações (sugestivas de outras etiologias)	-3
Resposta ao tratamento	Completa	+2
	Recaída	+3

FAN: fator antinuclear; HLA: antígeno leucocitário humano.
Fonte: Adaptada de Alvarez e colaboradores.[2]

Depois do tratamento:
- diagnóstico definitivo de HAI: > 17;
- diagnóstico provável de HAI: 12 a 17.

Em virtude da complexidade destes critérios, o GIHAI[3] publicou em 2008 critérios diagnósticos simplificados de fácil aplicabilidade na prática clínica. Possuem alta sensibilidade e especificidade e baseiam-se em quatro parâmetros: histologia hepática, títulos de autoanticorpos, níveis de gamaglobulina/imunoglobulina G e ausência de hepatite viral (Tabela 208.4).

TABELA 208.4 ■ Critérios simplificados de HAI

VARIÁVEIS	CUT-OFF	PONTOS
Autoanticorpos		
FAN ou AML	≥ 1:40	+1
FAN ou AML ou LKM ou SLA/LP	≥ 1:80 ou ≥ 1:40 ou POSITIVO	+2
Soma de pontos para todos os autoanticorpos no máximo 2 pontos		
Imunoglobulinas		
IgG	> LSN	+1
IgG	ou >1,1 x LSN (> 10% LSN)	+2
Histologia hepática (é necessária a evidência de hepatite)		
Histologia atípica	Quando evidenciar sinais de outro diagnóstico	0
Histologia compatível com HAI	Hepatite crônica com infiltrado linfocitário sem apresentar todas as características consideradas típicas	+1
Histologia típica de HAI (obrigatória a presença dos 3 componentes)	Hepatite de interface Infiltrado linfocitário ou linfoplasmocitário no trato portal com extensão ao lóbulo Formação de rosetas	+2
Ausência de hepatite viral confirmada		+2
INTERPRETAÇÃO DO ESCORE		
≥ 6 PONTOS	DIAGNÓSTICO PROVÁVEL DE HAI	
≥ 7 PONTOS	DIAGNÓSTICO DEFINITIVO DE HAI	

Fonte: Hennes e colaboradores.[3]

Entretanto, fazem-se necessárias algumas considerações sobre a utilização desses critérios simplificados:
- Este escore foi padronizado para FAN em tecido animal (*imprint*). Se usado o método em células Hep-2, mais sensível, deve-se dividir o valor do título encontrado pela metade.
- Em pacientes com hepatite C, os anticorpos anti-LKM não devem ser considerados.
- Pacientes com apresentação aguda necessitam da exclusão de outros vírus não hepatotrópicos: citomegalovírus (CMV), vírus Epstein-Barr (EBV), vírus do herpes simples (HSV), parvovírus B-19 ou adenovírus.
- Nos pacientes com apresentação aguda com comprometimento da coagulação, a biópsia hepática pode ser obtida por minilaparoscopia ou via transjugular.

■ TRATAMENTO

Os objetivos do tratamento são:
- Minimizar a inflamação.
- Retardar a progressão para fibrose.
- Prolongar a sobrevida.
- Melhorar a qualidade de vida.
- Retardar ou evitar o transplante hepático.

Indicação de tratamento

Relatos de progressão da doença, mesmo em pacientes com doença leve ou assintomáticos, além do risco de *flares* em pacientes não tratados, são argumentos fortes para o tratamento de quase todos os pacientes com HAI.

Sem indicação de tratamento

Pacientes assintomáticos, com aminotransferases e gamaglobulina normais ou próximo do normal, com cirrose inativa à biópsia hepática.

Cuidados antes da imunossupressão

Antes de iniciarmos o tratamento de indução, devemos fazer o teste de derivado purificado de proteínas (PPD) e a radiografia torácica. Se PPD reator (≥ 5 mm), com radiografia torácica normal, ou PPD não reator (< 5 mm) com radiografia torácica compatível com sequela de tuberculose (TB), devemos instituir o tratamento de TB latente (com isoniazida [INH] 300 mg por 6 meses). A introdução da imunossupressão deverá ocorrer 1 mês após o início da INH. Em caso de radiografia torácica com suspeita de TB, devemos encaminhar o paciente ao pneumologista antes de iniciarmos a indução.

Realizar também rotineiramente o tratamento profilático para estrongiloidíase, face à gravidade dos quadros observados diante desta infestação na vigência de imunossupressão.

Esquemas de tratamento

O tratamento do HAI baseia-se na imunossupressão, como na maioria das doenças de natureza autoimune. Há alguns esquemas de tratamento propostos por diferentes centros especializados. Os esquemas a seguir são aqueles adotados na EPM/Unifesp. A opção de escolha é o tratamento combinado, na tentativa de reduzir a dose do corticoide, diminuindo, assim, seus efeitos colaterais. A monoterapia com corticoide fica reservada para os casos em que o tratamento com azatioprina é contraindicado. (Ver Tabela 208.5).

Efeitos colaterais

Corticoide: diabetes, hipertensão arterial, osteoporose, catarata, aspecto cushingoide, psicose, obesidade, acne.

TABELA 208.5 ■ Esquema de indução de tratamento de hepatite autoimune

INTERVALO	MONOTERAPIA PREDNISONA (MG/DIA)	TERAPIA COMBINADA	
		PREDNISONA (MG/DIA)	AZATIOPRINA (MG/DIA)
Semana 1	50	50	50-150
Semana 2	50	40	50-150
Semana 3	40	30	50-150
Semana 4	30	20	50-150
Semana 5	25	15	50-150
Semana 6	20	12,5	50-150
Semana 7	15	10	50-150
Semana 8	Manutenção	Manutenção	Manutenção

Fonte: Adaptada de Manns.[4]

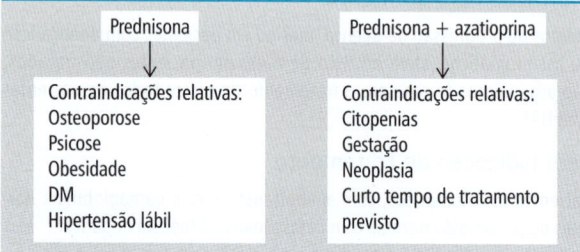

FIGURA 208.1 ■ Contraindicações relativas da monoterapia e da terapia combinada para hepatite autoimune.

DM: diabetes melito.

Azatioprina (< 10% dos casos): mielossupressão, colestase, pancreatite, náuseas/ vômitos, *rash*, doença veno-oclusiva, potencial de teratogenicidade e oncogenicidade.

Resposta ao tratamento

O tratamento da HAI pode culminar nos seguintes desfechos:
- remissão da doença: ≈65%;
- resposta incompleta: ≈13%;
- toxicidade às medicações utilizadas: ≈13%;
- falência terapêutica: ≈7%.

As características que definem cada uma dessas condições nem sempre são bem caracterizadas na prática clínica. Os critérios para identificar cada um destes desfechos são apresentados a seguir.

Remissão da doença

Aproximadamente 65 e 80% dos pacientes alcançam a remissão em 18 meses e 3 anos, respectivamente. A remissão é caracterizada por:
- AST e ALT normais.
- Bilirrubina e gamaglobulina normais – 90% dos pacientes têm melhora das aminotransferases, bilirrubinas e gamaglobulinas em 2 semanas.
- Fígado normal ou próximo ao normal ou cirrose inativa à biópsia hepática de controle – a melhora histológica se inicia em aproximadamente em 3 a 6 meses. Entretanto, deve-se aguardar cerca de 3 a 4 anos para uma reavaliação histológica em pacientes com resposta bioquímica, uma vez que aquela tende a ser muito mais lenta.
- Ausência de sintomas.

Resposta incompleta

- Melhora dos níveis de aminotransferases e gamaglobulina, porém sem preencher critérios de remissão.
- Doença estável e assintomática.
- Ausência de ascite ou encefalopatia.

Toxicidade medicamentosa

- Osteopenia progressiva.
- Psicose.
- Citopenia progressiva.
- Ganho de peso ou alterações estéticas intoleráveis.
- hipertensão arterial sistêmica (HAS) ou DM.

Toxicidade a azatioprina ocorre em 3 a 5%, e é de natureza idiossincrática. Manifesta-se em algumas semanas, principalmente durante os primeiros dias de tratamento. Nestes casos, o micofenolato mofetil é uma boa alternativa, com uma taxa de resposta a longo prazo de 70%, devendo ser a medicação de escolha em pacientes intolerantes à azatioprina. Outra alternativa seria monoterapia com prednisona, em pacientes com baixos fatores de risco à corticoterapia; ou ainda quaisquer dos imunossupressores utilizados em não respondedores.

Falência terapêutica

- AST com queda até 67% (2/3) do valor pré-tratamento.
- Piora histológica.
- Desenvolvimento de ascite ou encefalopatia.

A falência terapêutica ocorre com maior frequência em algumas situações:
- Cirrose estabelecida.
- Doença em idade precoce ou duração mais prolongada antes da terapia.
- Pacientes com fenótipos HLA-B8 e/ou HLADR3.
- MELD score ≥ 12 na apresentação (com 97% de sensibilidade e 68% de especificidade para falha terapêutica).

Em pacientes que alcançaram remissão, deve-se tentar a retirada das medicações. (Ver Tabela 208.6.)

Os pacientes devem ser acompanhados a cada 3 semanas, até que se completem 3 meses, e, depois, a cada 3 meses. O acompanhamento dos pacientes tratados é representado de forma esquemática na Figura 208.2.

Opções de tratamento

Nos casos de HAI refratária ao tratamento habitual, ou com contraindicação às medicações de primeira escolha, pode-se considerar o uso de:
- **Micofenolato mofetil (Cell Cept®):** dose de 2 g/dia. Manter prednisona inicialmente e observar evolução.Tentar esquema de redução do corticoide se normalização das aminotransferases, ou manter dose mínima possível. Efeitos colaterais semelhantes à azatioprina.
- **Ciclosporina:** 2 a 3 mg/kg/dia, inicialmente, sendo que alguns autores recomendam dose inicial de 5 a 6 mg/kg/dia, com nível terapêutico-alvo de 200 a 250 ng/mL.
- **Tacrolimus (FK 506):** 1 mg/dia (na ausência de cirrose) e 0,5 mg/dia em vigência de cirrose, dividido em 2 administrações, podendo

DIAGNÓSTICO E TRATAMENTO

TABELA 208.6 ■ Esquema de retirada do tratamento de hepatite autoimune

INTERVALO	MONOTERAPIA PREDNISONA (MG/DIA)	TERAPIA COMBINADA	
		PREDNISONA (MG/DIA)	AZATIOPRINA (MG/DIA)
Semana 1	15	7,5	50
Semana 2	10	7,5	50
Semana 3	5	5	50
Semana 4	5	5	25
Semana 5	2,5	2,5	25
Semana 6	2,5	2,5	25
Semana 7	Suspensão	Suspensão	Suspensão

chegar, em média, a 2 mg/dia. A dose deve ser ajustada pela resposta clínica, sem nível sérico-alvo a ser atingido, porém procurando-se uma média de 3 ng/mL (1,7 a 10 ng/mL). O tratamento prévio deve ser mantido inicialmente, reduzindo-se depois primeiro a prednisona e então a azatioprina. Em alguns casos, é necessária manutenção de terapia combinada (azatioprina + tacrolimus).

- **Rituximab:** anticorpo monoclonal quimérico anti-CD-20. Na dose de 375 mg/m^2 1 x/semana durante 4 semanas revelou-se uma terapêutica eficaz para pacientes sem resposta ao tratamento convencional.
- **Budesonida:** na dose de 6 a 9 mg/dia, revelou-se capaz de induzir remissão bioquímica e histológica, especialmente nas formas leves a moderadas de HAI. Pode ser uma opção terapêutica naqueles pacientes que apresentam contraindicação ao esquema tradicional. Seus efeitos secundários e ausência de resposta estão associados à presença de cirrose e doença grave, sendo contraindicada em pacientes cirróticos.

ACOMPANHAMENTO

Os pacientes são acompanhados, inicialmente, a cada 15 dias. Uma vez instituído o tratamento de manutenção, as consultas serão agendadas em média a cada 3 meses. Os seguintes exames são realizados no acompanhamento do paciente:

- Controle das provas de função hepática e do nível de gamaglobulina, um importante parâmetro de resposta ao tratamento.
- Exame anual de catarata e glaucoma.
- Densitometria óssea bienal.
- Se cirrose estabelecida, rastreamento para hepatocarcinoma.

A biópsia hepática é fundamental para a caracterização de remissão completa da doença. Mesmo em pacientes assintomáticos e com transaminases normais, a medicação não deve ser retirada sem comprovação de remissão histológica, pois, quanto maior o número de recaídas, maior o risco

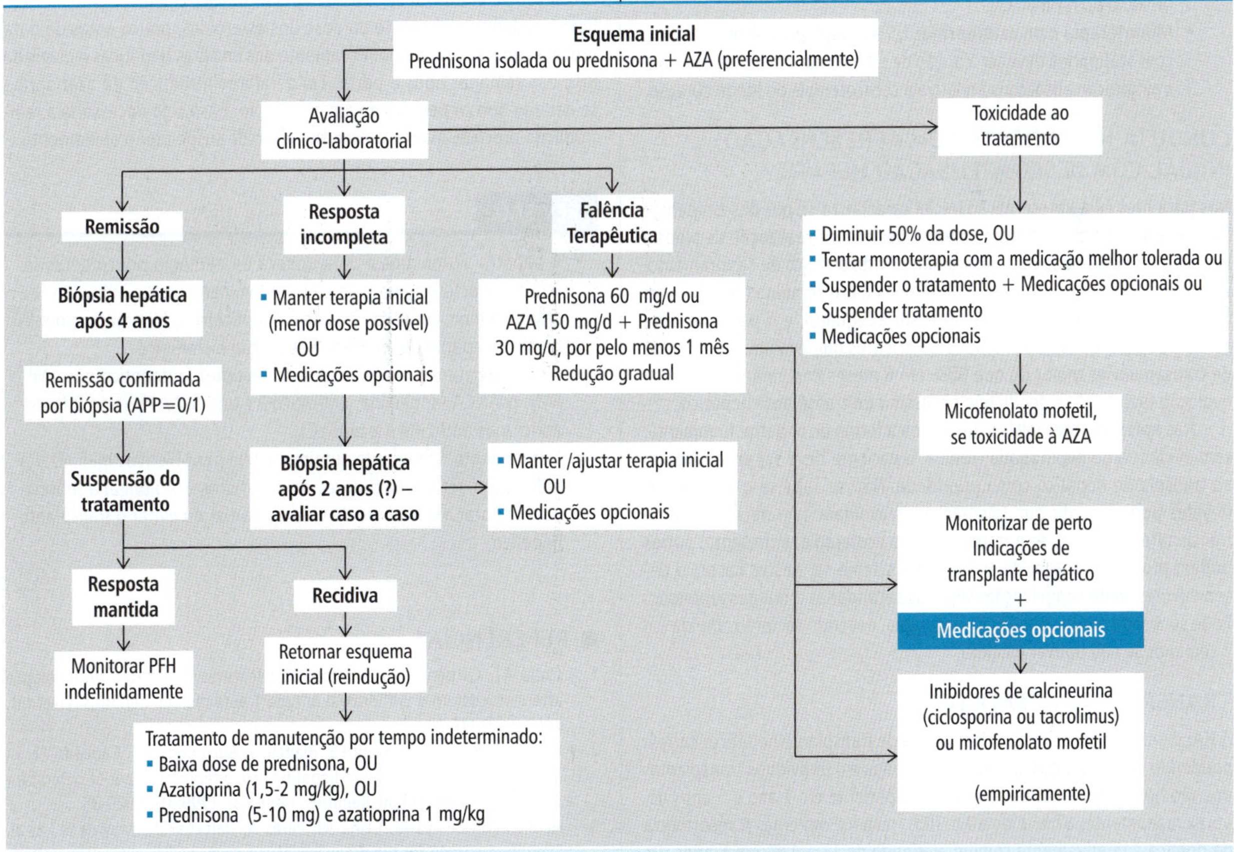

FIGURA 208.2 ■ Esquema do acompanhamento dos pacientes tratados de hepatite autoimune.

de progressão para fibrose. Na EPM/Unifesp, costuma-se optar por biópsia hepática após 4 anos, visto que, segundo nossa casuística, apenas 12% dos pacientes que realizaram biópsia em 2 anos apresentavam evidências de remissão; desses, 60% recidivaram após suspensão do tratamento.[5] Há dados na literatura que suportam tal conduta de mais tempo de tratamento antes da realização da biópsia para avaliar a remissão e possível retirada do medicamento.

Recaída

- Pensar nesta possibilidade na presença de fadiga, artralgia e anorexia, aumento de aminotransferases (> 2x LSN) e/ou elevação de gamaglobulina.
- Cinquenta a 99% dos pacientes que entram em remissão têm recaída posterior, ao passo que aproximadamente 21% permanecem em remissão.
- Ocorre em geral nos primeiros 6 meses após a retirada da medicação.
- Reiniciar o tratamento com o esquema inicial (reindução).

O infiltrado plasmocitário portal, que, quando presente isoladamente na biópsia de controle, não é considerado um critério de contraindicação para suspensão do tratamento, é apontado por alguns autores como preditor de recaída.

Nos pacientes em que a manutenção do tratamento está indicada, sugere-se a seguinte conduta:

- **Tratamento combinado:** Prednisona 5 a 10 mg/dia e azatioprina 1 mg/kg/dia. OU
- **Monoterapia com prednisona:** diminuir gradualmente até a menor dose que mantenha o nível de aminotransferases normal ou próximo do normal. OU
- **Monoterapia com azatioprina:** 1,5 a 2 mg/kg/dia. A monoterapia com azatioprina deve ser a opção de escolha nos pacientes com contraindicação absoluta ou relativa à corticoterapia de longa duração.

CONDUTA NO PACIENTE COM APRESENTAÇÃO INICIAL COM DESCOMPENSAÇÃO HEPÁTICA

Nos pacientes cuja apresentação inicial caracteriza-se por descompensação hepática e perda de função, deve-se postergar a realização de biópsia hepática ou fazê-la por via transjugular, devido ao risco de sangramento, principalmente pelo alargamento do tempo de protrombina (TP). Deve ser instituído o tratamento imunossupressor adequado, e o paciente deve ser listado para transplante hepático. Pacientes que evoluam com queda de transaminases maior do que 50% em 6 meses costumam apresentar evolução favorável, podendo não necessitar do transplante hepático.

Nas apresentações iniciais (raras) sob a forma de hepatite fulminante, sem evidência de hepatopatia crônica, o paciente deve ser encaminhado ao transplante hepático como prioridade. Não se sabe se o uso de corticoides pode impedir que tais pacientes evoluam com necessidade de transplante. Alguns podem responder à corticoterapia; entretanto, outros podem progredir, apesar do tratamento, e teme-se, nestes casos, o desenvolvimento de complicações sépticas secundárias à imunossupressão. Pode ser usada prednisona em monoterapia, devendo ser interrompida em 2 semanas se não houver melhora.

TRANSPLANTE HEPÁTICO

A HAI é uma indicação relativamente rara de transplante hepático, correspondendo hoje a 5% dos casos. Os resultados em indivíduos transplantados são bons, com taxas de sobrevida do paciente em 1 ano e 5 anos de, aproximadamente, 87%, e de 80 a 90%, respectivamente. A recorrência da doença é relativamente comum, variando de 17 a 42% em 5 anos. Os critérios para diagnóstico da recidiva incluem transplante hepático por HAI, autoanticorpos em títulos acima de 1/40, aminotransferases elevadas (> 2x LSN), elevação de imunoglobulinas, histologia compatível, dependência aos corticosteroides, além da exclusão de outras causas de disfunção do enxerto, como rejeição ou infecção pelo HCV.

A HAI " DE NOVO" é uma condição que ocorre em pacientes transplantados por outras indicações, mas que passam a apresentar, no enxerto, características de HAI, incluindo presença de autoanticorpos circulantes, elevação de imunoglobulinas e histologia com hepatite de interface. As crianças apresentam um risco maior que os adultos, mas a situação é relativamente rara, com uma incidência ao redor de 3%. Há, em geral, uma boa resposta à adição de corticosteroides à terapia imunossupressora.

■ HAI E GRAVIDEZ

As consequências da gravidez nas pacientes com HAI não estão bem esclarecidas. A gravidez pode afetar o curso das doenças autoimunes de forma geral; foram relatados presença de *flares* da doença durante a gestação, assim como exacerbação após o parto. Autoanticorpos maternos anti-SLA e anti-Ro/SSA têm sido associados com um curso mais complicado da gestação. Entretanto, uma taxa elevada de remissão durante a gravidez também foi descrita. A azatioprina foi associada com malformações congênitas em animais e seu uso em mulheres grávidas permanece controverso. Na experiência do Setor de Hepatites da EPM/Unifesp, a remissão bioquímica não foi um evento comum durante a gravidez, e a exacerbação no pós-parto demonstrou a necessidade de uma monitorização cuidadosa e reintrodução precoce da medicação imunossupressora.[6] No Serviço da EPM/Unifesp, a opção é por suspender a azatioprina durante o período gestacional, porém com manutenção da imunossupressão com o uso de prednisona, 10 a 20 mg/dia, com acompanhamento mensal. Recomendamos o aumento da dose dos esteroides, pouco antes da data provável do parto, com monitoramento das enzimas hepáticas e níveis de IgG, nas semanas após o parto. Em geral a reintrodução da azatioprina se dá logo após o período de amamentação. Caso seja necessária a reintrodução precoce, avaliar o risco/benefício de suspender o aleitamento.

REVISÃO

- A hepatite autoimune é uma doença de etiologia pouco definida, que se caracteriza por acometer predominantemente indivíduos do sexo feminino, com presença de autoanticorpos, hipergamaglobulinemia e hepatite de interface à avaliação histológica.
- A hepatite autoimune é classificada em tipo 1 (autoanticorpos AML, FAN, p-ANCA, antiactina, anti-ASGPR e anti-SLA/LP) e tipo 2 (autoanticorpos anti-LKM 1 e anti-LC1).
- O tratamento da hepatite autoimune tem por objetivos minimizar a inflamação, retardar a progressão para fibrose, prolongar a sobrevida, melhorar a qualidade de vida e retardar ou evitar o transplante hepático.

■ REFERÊNCIAS

1. Czaja AJ, Carpenter HA. Histological features associated with relapse after corticosteroid withdrawal in type 1 autoimmune hepatitis. Liver Int. 2003;23(2):116-23.
2. Alvarez F, Berg PA, Bianchi FB, Bianchi L, Burroughs AK, Cancado EL, et al. International autoimunne hepatitis group report: review of criteria for diagnosis of autoimmune hepatitis. J Hepatol. 1999;31(5):929-38
3. Hennes EM, Zeniya M, Czaja AJ, Parés A, Dalekos GN, Krawitt EL, et al. Simplified criteria for the diagnosis of autoimmune hepatitis. Hepatology. 2008;48(1):169-76.

4. Manns MP. Autoimmune hepatitis. In: Schiff ER, Sorrell MF, Maddrey WC, editors. Schiff's diseases of the liver. 8th.ed. Philadephia: Lippincott-Raven; 1999. p. 919-35.
5. Narciso JL, Schiavon LL, Carvalho Filho RJ, Costa RD, Lanzoni V, Silva AEB, et al. Hepatite autoimune: avaliação clínica e resposta ao tratamento GED. 2005;(Supl 2): S39.
6. Narciso JL, Moreira CM, Schiavon LL, Carvalho Filho RJ, Ferraz LMG, Silva AEB. Hepatite autoimune e gravidez:curso clínico durante a gestação e evolução após o parto. GED. 2005;24:S17.

209
ESTEATOSE E ESTEATOEPATITE NÃO ALCOÓLICA

- EDISON ROBERTO PARISE
- ANA LUCIA FARIAS DE AZEVEDO SALGADO
- VIRGINIA N. SANTOS

■ INTRODUÇÃO

A esteatose hepática (EH)* é definida como um acúmulo de lipídeos no citoplasma de hepatócitos, sobretudo de triglicérides, excedendo 5% do peso do fígado. Vem sendo diagnosticada mais frequentemente em razão da maior utilização dos métodos de imagem (ultrassonografia [US], tomografia computadorizada [TC], ressonância nuclear magnética [RNM]) no diagnóstico de doenças abdominais. No Brasil, o diagnóstico de esteatose foi feito em quase 20% de 10.000 US abdominais consecutivas efetuadas em hospital geral, independentemente da idade do paciente e da causa da realização do exame.

A EH pode ser encontrada isoladamente ou associada a achados necroinflamatórios e degenerativos, o que caracteriza a esteatoepatite, condição que pode progredir para fibrose e cirrose. Tal condição é indistinguível da EH pura por meio dos métodos de imagem habituais até atingir o estágio da cirrose.

■ ETIOLOGIA

Diante de um quadro de EH, é necessária a exclusão de doenças hepáticas nas quais a esteatose faz parte de um conjunto de alterações da doença, como ocorre nas hepatites virais e autoimunes, doenças hepatobiliares e do metabolismo (deficiência de alfa-1-antitripsina, hemocromatose, doença de Wilson, entre outras). A doença pode ser secundária, como a relacionada à exposição a agentes químicos e medicamentos; ou primária, quando relacionada à doença hepática gordurosa não alcoólica (DHGNA), em pacientes com resistência à insulina e com características de síndrome metabólica.

As doenças hepáticas respondem por cerca de 15 a 20% das esteatoses (Figura 209.1), sendo a doença hepática alcoólica (DHA) e as hepatites virais as causas mais comuns. A esteatose é encontrada em até 90% daqueles que fazem ingestão abusiva de álcool, e essa deposição de gordura no fígado tende a regredir com a interrupção da bebida alcoólica, o que pode ocorrer de 3 a 6 meses após início da abstenção alcoólica. Nas hepatites virais crônicas, especialmente a hepatite crônica pelo vírus C

*Neste capítulo, onde consta EH, leia-se esteatose hepática.

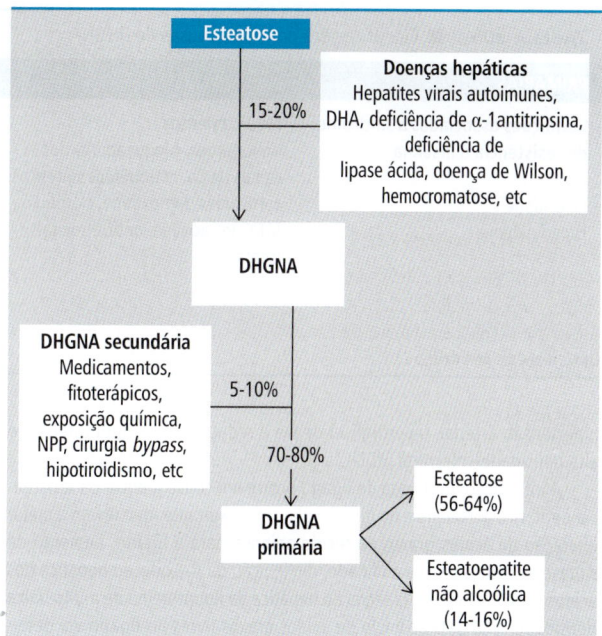

FIGURA 209.1 ■ Prevalência aproximada das principais causas de esteatose hepática.

(HCV), a esteatose pode ser observada em 40 a 60% dos casos, que pode ser a única manifestação da doença. Esse achado é mais frequente nos portadores de genótipo 3, em que ela parece estar relacionada à citotoxicidade viral e regride com a erradicação do vírus. Nos pacientes portadores do genótipo não 3 (genótipos 1, 2 e 4), a esteatose está geralmente associada à resistência à insulina induzida ou agravada pelo próprio vírus e pode permanecer após o tratamento antiviral. Outras doenças hepáticas, como hepatite autoimune, doença de Wilson, hemocromatose, etc, devem ser investigadas. Importante lembrar que a esteatose pode estar associada a diferentes graus de fibrose, que podem passar despercebidos aos exames de imagem rotineiros, que somente detectarão essa fibrose nos estádios avançados da doença.

Entre os pacientes sem hepatopatia associada, o grande contingente dos portadores de EH é representado por aqueles com DHGNA. Esta é dividida em causas primárias e secundárias, como mostrado na Tabela 209.1.

Os pacientes com DHNA podem se apresentar com EH pura ou associada a focos inflamatórios no parênquima ou achados necroinflamatórios e degenerativos (balonização, fibrose e/ou corpúsculos de Mallory) no fígado, caracterizando a esteatoepatite não alcoólica (EHNA, ou NASH, na literatura inglesa). Apresentam como achados comuns a presença de esteatose macrovesicular ou mista e relação com características da síndrome de resistência periférica à insulina e síndrome metabólica, como diabetes, dislipidemia e obesidade. Os pacientes sem EHNA apresentam doença hepática autolimitada, com bom prognóstico, ao passo que os portadores de EHNA podem evoluir para cirrose e carcinoma hepatocelular (CHC).

A prevalência da DHGNA tem sido descrita em 20 a 30% da população mundial. Quanto à EHNA, a prevalência é de 1,2 a 4,8%, representando 10 a 15% dos casos de DHGNA.

■ PATOGÊNESE

Entre os pacientes com DHGNA é comum intolerância à glicose ou DM, além das outras características da síndrome metabólica (obesidade central,

TABELA 209.1 ■ Classificação e principais causas de DHGNA				
PRIMÁRIAS				**SECUNDÁRIAS**
Condições associadas à síndrome de resistência à insulina DM2 Obesidade Hiperlipidemia	Medicamentos Amiodarona, bloqueadores dos canais de Ca, estrogênios sintéticos, corticoides, tamoxifeno, cloroquina, MTX, tetraciclina, antirretrovirais, isoniazida		Procedimentos cirúrgicos e proliferação bacteriana Gastroplastias, *bypass* jejunoileal, ressecção intestinal extensa, cirurgia biliopancreática, supercrescimento bacteriano	Doenças familiares: Abeta ou hipobeta-lipoproteinemia, doença de Weber-Christian, lipodistrofia parcial Miscelânia: Hipotiroidismo, nutrição parenteral prolongada, desnutrição aguda, toxinas industriais

DM2: diabetes melito tipo 2.

hipertensão arterial, hipertrigliceridemia e redução do da lipoproteína de alta densidade-colesterol (HDL-C).

A infiltração gordurosa do fígado ocorre em consequência da resistência periférica à insulina e do hiperinsulinismo resultante, que levam a maior liberação de ácidos graxos do tecido adiposo para o fígado, aumento da síntese de ácidos graxos no fígado, diminuição da β-oxidação hepática dos ácidos graxos e defeito na secreção hepática da lipoproteína de muito baixa densidade (VLDL). O acúmulo de ácidos graxos livres no fígado vai determinar lipoperoxidação e ativação do sistema enzimático microssomal, que resultarão em estresse oxidativo e liberação de citocinas com importantes alterações da membrana celular, inflamação e ativação da fibrogênese.

■ MANIFESTAÇÕES CLÍNICAS

Em geral, o diagnóstico é feito de maneira acidental pelo encontro de elevação nas enzimas hepáticas e/ou pela presença de esteatose às US abdominal (realizada pelos mais variados motivos) ou pelo encontro de hepatomegalia no exame físico.

A maioria dos pacientes com DHGNA não apresenta sinais ou sintomas de doença hepática no tempo do diagnóstico, embora alguns pacientes relatem fadiga, mal-estar, dor ou desconforto no quadrante superior direito do abdome. Hepatomegalia é o único achado ao exame físico, ao passo que achados de estigmas de doença hepática crônica e plaquetopenia sugerem doença avançada.

■ ACHADOS LABORATORIAIS

Níveis ligeiramente elevados de alanina aminotransferase (ALT) são encontrados com mais frequência do que níveis de aspartato aminotransferases (AST), que, quando persistentemente elevada, pode sugerir a presença de EHNA, a razão AST/ALT está <1 na maioria dos casos, exceto nas formas mais avançadas de fibrose. A gamaglutamiltransferase (GGT) e a fosfatase alcalina (FA) também podem estar elevadas em 2 a 3 vezes seus valores normais em menos da metade dos casos. A hiperferritina é frequentemente observada, mas só em 6 a 11% dos pacientes, há aumento na saturação de transferrina, demonstrando que, na maioria dos casos, esse aumento não está relacionado à siderose hepática. Os triglicérides estão mais frequentemente elevados que os níveis de colesterol, e a concentração sanguínea do HDL-C está frequentemente reduzida, como parte da síndrome metabólica. As bilirrubinas e a albumina sérica estão geralmente dentro dos limites da normalidade.

■ DIAGNÓSTICO

HISTOLÓGICO

A biópsia hepática, para estadiamento da lesão hepática, assume especial importância no diagnóstico de esteatoepatite não alcoólica quando o diagnóstico não está claro e permite o correto estadiamento da doença. Nesse sentido, são critérios para indicar biópsia, idade maior do que 45 anos, presença de DM e síndrome metabólica, elevação significativa e mantida de AST e/ou ALT e fígado com esteatose que se mostra firme à palpação, ao contrário do habitual fígado amolecido pela infiltração gordurosa.

Na avaliação da biópsia, a esteatose é macrovesicular ou misto, assim como o infiltrado inflamatório. Casos suspeitos de DHGNA com esteatose microvesicular devem levantar a hipótese de deficiência de lipase ácida. Apenas a presença de esteatose e inflamação é insuficiente para o diagnóstico de EHNA. Esse diagnóstico é firmado quando há balonização significativa de hepatócitos na zona 3 e reforçado pela presença de corpúsculos de Mallory e fibrose. A fibrose (desde apenas fibrose pericelular/perivenular e portal, até cirrose) permite o estadiamento da doença. A esteatoepatite não alcoólica é histologicamente indistinguível da EH alcoólica, e apenas os dados clínicos permitem essa distinção.

■ DIAGNÓSTICO NÃO INVASIVO

DIAGNÓSTICO DA ESTEATOSE

Nas esteatoses moderada e acentuada (acometendo mais de 30% dos hepatócitos), a US é exame suficiente e com alta sensibilidade para diagnóstico, embora seja operador-dependente. Para esteatoses leves, a TC (que também possibilita a medida da gordura visceral) e, principalmente, a RM, são métodos mais sensíveis, além de permitirem quantificação da EH.

DIAGNÓSTICO DE EHNA E FIBROSE

Não existe um método prático que permita a separação clara entre portadores de esteatose simples dos pacientes com esteatoepatite. Como a fibrose é uma consequência da EHNA, vários métodos têm sido aventados para detectar a fibrose desses pacientes; alguns comerciais, como o Fibrotest® e o Fibrometer®, e outros não comerciais, como APRI, FIB4 e *NAFLD fibrosis score*. São biomarcadores que combinam AST e plaquetas (APRI), AST, ALT, plaquetas e idade (FIB4) e albumina, AST, ALT, plaquetas, idade e índice de massa corporal (IMC) e podem ser calculados *on line*. Outro método não invasivo é a elastografia hepática, técnica que avalia a elasticidade do órgão através de um transdutor que mede a velocidade de propagação de onda através do fígado e que pode ser obtida por diferentes aparelhos, como o FibroScan®, e por métodos acoplados ao ultrassom (ARFI, Aixplorer®, Supersonic®). A acurácia dos métodos parece ser comparável, mas o FibroScan® tem a vantagem de ter maior padronização específica para a DHGNA. A maior força dos biomarcadores e da elastografia está na identificação de fibrose avançada, especialmente graus 3 (fibrose septal) e 4 (cirrose), mas não diferenciam esteatoepatite sem fibrose de esteatose simples.

DIAGNÓSTICO DIFERENCIAL

Deve-se ter em mente que esteatose com ou sem resistência à insulina pode ser encontrada em várias doenças hepáticas, como hepatites virais, autoimunes, doença de Wilson, hemocromatose, deficiência de alfa-1--antitripsina, doença hepática alcoólica (DHA), entre outras. Assim, todos esses fatores etiológicos devem ser excluídos antes de ser dado um diagnóstico definitivo. A falha de resposta às medidas de mudança de estilo de vida pode ser uma forma de se desconfiar do diagnóstico e, muitas vezes, a biópsia passa a ser mandatória.

■ TRATAMENTO

Nos casos de esteatose por doenças hepáticas como a induzida pelo álcool, as hepatites C, D, a doença de Wilson, as hepatites autoimunes, etc., o tratamento deve ser da doença de base. Nas causas de DHGNA, deve-se corrigir o fator causal, como correção do hipotiroidismo, evitar exposição ambiental aos produtos tóxicos, suspender medicamentos, etc.

Na DHGNA e EHNA, a mudança de estilo de vida (dieta e atividade física) representam o tratamento mais universalmente aceito e a base do tratamento desses pacientes. Deve-se lembrar que a DHGNA é doença metabólica, não curável e que necessita de controle pelo resto da vida. Esses pacientes são, em geral, inativos fisicamente e com vícios alimentares importantes que precisam ser corrigidos.

A dieta hipocalórica, com redução da ingestão de carboidratos simples e da gordura saturada (gordura animal) é o denominador das várias dietas empregadas, sendo a dieta do Mediterrâneo aquela que parece preencher melhor as necessidades desses pacientes. Quando associada a 150 minutos de atividade física semanal e perda maior ou igual a 10% do peso corporal, é acompanhada de redução da esteatose, balonização e até da fibrose hepática, além da melhora e até normalização dos parâmetros de síndrome metabólica e da ferritinemia. É importante que se entenda que a perda de peso, nesses casos, está refletindo a melhora da síndrome de resistência à insulina, e não apenas o emagrecimento.

Nos pacientes com esteatose simples, a utilização de metformina pode ser indicada, especialmente na presença de resistência à insulina, síndrome metabólica e/ou e intolerância à glicose. As incretinas podem também auxiliar no controle dessas alterações metabólicas, mas não têm indicação específica para a esteatose. Agentes hipolipemiantes podem ser usados em casos de hipertrigliceridemia e hipercolesterolemia.

Para pacientes com EHNA, a utilização da pioglitazona (30-45 mg/dia) tem seu benefício comprovado por várias metanálises, inclusive nos portadores de DM. Além da redução dos parâmetros metabólicos, vários estudos demostram regressão da EHNA de parte dos pacientes após 48 semanas de uso desses medicamentos. Alguns trabalhos sugerem que o liraglutide possa ter efeito benéfico nos portadores de EHNA e DHGNA. O ganho de peso é o principal efeito colateral que pode ser evitado pela associação com metformina. O possível aumento no risco de câncer de bexiga não foi confirmado em estudos mais recentes e melhor controlados.

Tem sido sugerido que o tratamento com antioxidantes possa ter algum papel em reduzir a lesão hepática em portadores de EHNA. Estudos prospectivos demonstraram que 800 UI de Vitamina E ao dia, durante dois anos, foi capaz de melhorar significativamente a evolução histológica de parte de pacientes com EHNA. A vitamina E não tem indicação para esteatose simples e seu uso prolongado pode levar a aumento no risco de câncer de próstata e acidente vascular cerebral hemorrágico (AVCh). Também não tem sido recomendada para pacientes diabéticos e cirróticos avançados.

O uso de probióticos tem sido advogado desde a demonstração da importância da microflora no desenvolvimento da síndrome metabólica e na DHGNA, mas resultados confiáveis ainda não foram obtidos. A utilização de ômega 3 e 6 e o ácido ursodesoxicólico não comprovaram eficácia no tratamento desses pacientes. Não há indicação para uso de silimarina e hepatoprotetores comerciais.

Vários novos medicamentos têm sido testados nesses pacientes e deverão em breve compor o arsenal terapêutico desses pacientes, entre esses o ácido obeticólico, um agonista dos receptores farsenoides, inibidores de fosfato de dinucleotídeo de adenina e nicotinamida (NADPH) oxidase, e o elafibranor, um agonista de receptor alfa e delta do peroxissomo proliferados ativado (PPAR α e δ), já estão em estudos de fase 3 e poderão ser utilizados nesses pacientes com boas perspectivas terapêuticas para o futuro.

A cirurgia bariátrica nos portadores de obesidade mórbida (só 5% a 10% deles apresentam fígado normal e cerca de 40% têm esteatoepatite à biópsia no momento da cirurgia) tem sido acompanhada de melhora dos parâmetros clínicos e laboratoriais da EHNA, mas não deve ser indicada nos pacientes com cirrose avançada.

Nas formas mais avançadas, como cirrose e insuficiência hepática (IH), o transplante hepático está indicado. Deve-se ter em mente, no entanto, que tem sido demonstrada recidiva da DHGNA no enxerto, especialmente naqueles casos em que existe aumento do IMC no pós-operatório.

REVISÃO

- A EH é resultado do acúmulo de lipídeos no citoplasma de hepatócitos. Pode ser secundária a doenças do próprio fígado ou à DHGNA, que pode ser secundária a doenças de outros órgãos ou à exposição a agentes externos, ou primária, quando associada à síndrome da resistência à insulina e à síndrome metabólica.
- A DHGNA na maioria das vezes é estável, mas em 20-30% dos casos, pode progredir para cirrose e CHC. Essa forma progressiva é denominada esteatoepatite não alcoólica, e a biópsia hepática ou os métodos não invasivos podem auxiliar no diagnóstico.
- Mudanças dietéticas e atividade física são a primeira indicação de tratamento. Sensibilizadores de insulina e antioxidantes podem ser empregados. Em formas avançadas da doença, o transplante hepático pode ser necessário.

■ LEITURAS SUGERIDAS

Chalasani N, Younossi Z, Lavine JE, Diehl AM, Brunt EM, Cusi K, et al. The diagnosis and management of non-alcoholic fatty liver disease: practice Guideline by the American Association for the Study of Liver Diseases, American College of Gastroenterology, and the American Gastroenterological Association. Hepatology. 2012;55(6):2005-23.

Grandison GA, Angulo P. Can NASH be diagnosed, graded, and staged noninvasively? Clin Liver Dis. 2012;16(3):567-85.

Krawczyk M, Portincasa P, Bonfrate L. Nonalcoholic fatty liver disease. Best Pract Res Clin Gastroenterol. 2010;24(5):695-708.

LaBrecque DR, Abbas Z, Anania F, Ferenci P, Khan AG, Goh KL, et al. World Gastroenterology Organisation global guidelines: nonalcoholic fatty liver disease and nonalcoholic steatohepatitis. J Clin Gastroenterol. 2014;48(6):467-73.

Musso G, Gambino R, Cassader M. Recent insights into hepatic metabolism in non-alcoholic fatty liver disease (NAFLD). Prog Lipid Res. 2009;48(1):1-26.

Nascimbeni F, Pais R, Bellentani S. From NAFLD in clinical practice to answers from guidelines. J Hepatol. 2013;59(4):859-71.

Noureddin M, Anstee QM, Loomba R. Review article: emerging anti-fibrotic therapies in the treatment os non-alcoholic steatohepatitis. Aliment Pharmacol Ther. 2016;43(11):1109-23.

Siddiqui MS, Patidar KR, Boyett S, Luketic VA, Puri P, Sanyal AJ. Performance of non-invasive models of fibrosis in predicting mild to moderate fibrosis in patients with non-alcoholic fatty liver disease. Liver Int. 2016;36(4):572-9.

Xiao J, Guo R, Fung ML, Liong EC, Tipoe GL. Therapeutic approaches to non-alcoolic fatty liver diaease: past achievements and future challenges. Hepatobiliary Pancreat Dis Int. 2013;12(2):125-35.

210

DOENÇAS HEPÁTICAS METABÓLICAS

- ANTONIO EDUARDO BENEDITO SILVA
- PATRICIA DA SILVA FUCUTA
- FÁBIO H. L. PACE

Das doenças metabólicas do fígado, a hemocromatose hereditária (HH) e a doença de Wilson (DW) são as mais importantes. Podem, na história natural, evoluir com perda progessiva de função, predispor ao hepatocarcinoma e requerer transplante hepático.

■ DOENÇA DE WILSON

Inicialmente descrita como "doença neurológica familiar associada à cirrose hepática", a doença de Wilson (DW) é um distúrbio do metabolismo do cobre que resulta na sobrecarga do metal em diversos tecidos, sobretudo no fígado e no cérebro.

É transmitida de forma autossômica recessiva, e o gene defeituoso está situado no cromossomo 13. Ocorre em todo o mundo, com prevalência de 1 para cada 30 mil nascimentos, sendo mais frequente em áreas com taxas elevadas de consanguinidade. O portador heterozigoto ocorre com frequência de 1 para cada 90 nascimentos.

É doença de distribuição mundial e acomete preferencialmente semitas. A idade do diagnóstico é variável, sendo incomum após a 4ª década de vida. É doença rara que tem apresentação clínica variável. As manifestações hepáticas e neuropsiquiátricas são as mais comumente encontradas.

METABOLISMO DO COBRE

O cobre é um metal essencial que desempenha papel importante na bioquímica humana. Participa de várias reações enzimáticas envolvidas no processo de respiração celular, homeostase do ferro, formação de pigmentos, produção de neurotransmissores e defesa antioxidante.

A ingestão média de cobre é cerca de 1 mg/dia, e a necessidade diária é de 0,75 mg. Sua homeostase é obtida pelo equilíbrio entre a absorção gastrintestinal e a excreção biliar.

O cobre originário da dieta é absorvido no estômago e no duodeno. Em seguida, liga-se à albumina circulante que o transporta a diversos tecidos, sobretudo o hepático. No hepatócito, o cobre pode ser transformado em sua forma não tóxica (cobremetalotioneína), ligar-se à apoceruloplasmina, formando a ceruloplasmina, ou ser excretado na bile. Na DW, os últimos dois processos estão comprometidos, constituindo os defeitos básicos responsáveis pela sobrecarga tecidual de cobre. A absorção gastrintestinal do cobre e o seu transporte até os hepatócitos encontram-se normais.

A maior parte do cobre ingerido apresenta excreção biliar. Os hepatócitos, sítio primário de captação e reserva de cobre no fígado, regulam a excreção biliar desse metal, com base na concentração intracelular do cobre. Embora haja diferentes mecanismos de excreção biliar, o principal depende da bomba transportadora de cobre – tipo ATPase, codificada pelo gene *ATP7B*, situado no cromossomo 13, e expressa nos hepatócitos. O acúmulo de cobre no interior dos hepatócitos ocasiona a migração dessa bomba para as proximidades da membrana dos canalículos biliares, prejudicando a excreção biliar.

Em portadores de DW, mais de 100 mutações foram identificadas na estrutura molecular do gene *ATP7B*, o da DW. A substituição da histidina pela glutamina no nucleotídeo 1069 – H1069Q – é a prevalente, sobretudo em populações do norte da Europa. Essas mutações – inserções e deleções – interferem no funcionamento da bomba transportadora de cobre, o que resulta na redução de sua excreção biliar. Há, ainda, comprometimento da biossíntese de apoceruloplasmina.

O excesso de cobre é extremamente tóxico. O metal atua como agente pró-oxidante, promovendo a formação de radicais livres. Inicialmente, a sobrecarga de cobre danifica os hepatócitos e, depois, outros tecidos, como o cerebral. Em situações de sobrecarga tecidual de cobre, proteínas de baixo peso molecular, denominadas metalotioneínas, são ativadas e auxiliam na remoção do cobre em excesso.

QUADRO CLÍNICO

As manifestações clínicas dependem do local de deposição do cobre. A sobrecarga de cobre intra-hepático leva à lesão hepatocelular, assim como a impregnação nos núcleos da base do cérebro (putame e caudado) está presente nos pacientes com manifestações neurológicas.

As manifestações hepáticas na DW variam desde alterações bioquímicas assintomáticas, episódios autolimitados de hepatite, até insuficiência hepática aguda. Eventualmente, os achados clínicos podem sugerir hepatite autoimune ou cirrose com hipertensão porta (HP).

Entre as manifestações oculares, a mais comum é a presença do anel de Kayser-Fleischer (KF), que corresponde à deposição de cobre na membrana de Descemet, na área límbica da córnea. Está presente na maioria dos pacientes com manifestações neurológicas e em 55 a 70% daqueles que apresentam apenas doença hepática. Além da DW, o anel de KF pode ser encontrado em quadros de colestase prolongada.

As manifestações neurológicas iniciam-se habitualmente a partir da 2ª ou 3ª décadas de vida e são representadas principalmente por distúrbios do movimento. A apresentação psiquiátrica pura pode ser encontrada em 20% dos pacientes e é manifestada principalmente por sintomas depressivos.

Insuficiência hepática aguda, hemólise, distúrbios endócrinos e cálculos renais são eventos descritos como complicações menos frequentes.

DIAGNÓSTICO

Tradicionalmente, o diagnóstico da DW é realizado pela presença de pelo menos dois dos seguintes achados: anéis de KF; sintomas neurológicos típicos; baixos níveis de ceruloplasmina; e aumento do conteúdo de cobre hepático. Outros testes diagnósticos devem ser utilizados de forma racional nos casos suspeitos (Tabela 210.1).

TRATAMENTO

Terapia dietética

Tem pouca importância no manejo da DW. É aconselhável a eliminação de alimentos da dieta com elevado teor de cobre, como ostras, legumes, nozes, cogumelos e chocolate.

Terapia medicamentosa

A D-penicilamina constitui o agente farmacológico de 1ª escolha no tratamento da DW. Liga-se ao cobre e aumenta sua excreção urinária, promovendo, dessa forma, diminuição da sobrecarga cúprica. Outros mecanismos de ação do medicamento, como o sequestro do cobre intracelular, são descritos pela ação de metalotioneínas e o aumento dos níveis de glutation intracelular. A dose varia de 1 a 1,5 g/dia para adultos e 20 mg/kg/dia para crianças, divididos em duas doses. Deve ser administrada longe das refeições, pois os alimentos reduzem sua absorção. A administração simultânea de 25 mg de piridoxina é obrigatória devido ao efeito antipiridoxina do medicamento. A maior parte do excesso de cobre será mobilizado no 1º ano de terapia, quando a excreção urinária de cobre deve ser mantida em torno

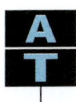

DIAGNÓSTICO E TRATAMENTO

TABELA 210.1 ■ Testes diagnósticos na doença de Wilson

TESTE	NORMAL	POSITIVO	FALSO-POSITIVO	FALSO-NEGATIVO
Anel de KF	Ausente	Presente	Colestases	DW não neurológica
Ceruloplasmina	20-40 mg/dL	< 20 mg/dL	Insuficiência hepática aguda	5% DW têm níveis normais
Cobre urina (24 h)	< 50 µg/24 h	> 100 µg/24 h	Terapia de quelação	
Histologia		↑↑ glicogênio e Cu/esteatose		
Incorporação de ^{64}Cu em ceruloplasmina		Baixo	Portador heterozigoto	
Concentração de Cu (tecido hepático)	< 50 µg/peso seco	> 50 µg/peso seco	Colestases	

de 2 a 4 mg/dia. Alguns pacientes apresentam melhora clínica significativa nas primeiras semanas de terapia, ao passo que, em outros, esta só é evidente após meses de tratamento. Certos pacientes apresentam piora do quadro neurológico após o início da terapia. Nesses casos, a dose deve ser reduzida para 250 mg/dia e, depois, ser progressivamente aumentada, 250 mg a cada sete dias, até que a excreção de cobre urinário alcance 2 mg/dia.

O tratamento de manutenção é instituído após o desaparecimento ou redução significativa dos sintomas e obtenção de remissão clínica. A dose a ser utilizada nessa fase é de 0,5 g/dia, duas vezes ao dia. A excreção urinária de cobre cairá para níveis em torno de 0,3 a 1 mg/dia. Mesmo com a completa resolução clínica e bioquímica, o uso do medicamento é obrigatório por toda a vida.

Mais de 20% dos pacientes desenvolvem reações de sensibilidade ao medicamento no 1º mês de tratamento, cujas mais comuns incluem febre, prurido e *rash* cutâneo e, com menor frequência, linfoadenopatia, leucopenia e trombocitopenia. A suspensão do medicamento, seguida por reintrodução gradual, eventualmente em associação com corticosteroides, é indicada.

A trientina é aprovada nos Estados Unidos para a utilização em pacientes que desenvolvem efeitos colaterais graves com a D-penicilamina, o que ocorre em cerca de 5 a 7% dos casos. O seu mecanismo de ação é incerto, embora pareça ser capaz de induzir cuprurese e reduzir a absorção intestinal de cobre. A dose a ser administrada varia de 1 a 2 g/dia, dividida em três vezes. Efeitos colaterais são mínimos, sendo o principal deles a anemia ferropriva. A dose de manutenção é semelhante à da D-penicilamina. A trientina não é a medicação de 1ª escolha, devendo ser utilizada em pacientes intolerantes à D-penicilamina.

Em 1997, o acetato de zinco foi aprovado nos Estados Unidos para o tratamento da DW. Age reduzindo a absorção intestinal de cobre e induzindo a síntese de metalotioneínas. A dose a ser utilizada é de 50 mg de zinco elementar sob a forma de sulfato ou preferencialmente acetato, três vezes ao dia, próximo às refeições. Efeitos colaterais são raros, sendo o principal a irritação gástrica. Alguns autores recomendam o uso do zinco somente em pacientes com intolerância à D-penicilamina e à trientina, visto que ainda não existem evidências suficientes demonstrando seus benefícios na redução da sobrecarga de cobre a longo prazo. Entretanto, outros autores indicam o zinco como medicamento de 1ª escolha em pacientes com DW assintomática ou naqueles com sintomas neurológicos isolados.

O tetratiomolibdato pode ser indicado naqueles pacientes com apresentação neurológica da DW pelo fato de não induzir piora dos sintomas após o início da terapia. O medicamento ainda não está disponível comercialmente nem há evidências suficientes para seu uso como 1ª escolha nessa situação. A dose a ser utilizada é de 60 a 100 mg/dia, dividida em duas tomadas. Parece ser o medicamento promissor no tratamento da DW, além de bem tolerado.

Transplante hepático

Indicado em pacientes com insuficiência hepática aguda, fulminante na maioria das vezes, e em portadores de cirrose e descompensação progressiva, apesar do tratamento clínico. O defeito metabólico primário é corrigido com o transplante hepático. Em pacientes submetidos a transplante hepático devido à DW, a sobrevida em um ano gira em torno de 80%. A indicação em pacientes com sintomas neurológicos graves na ausência de descompensação hepática é controversa.

■ HEMOCROMATOSE

A hemocromatose hereditária (HH) é um distúrbio autossômico recessivo, com mutações em genes relacionados à homeostase do ferro, que leva ao aumento dos estoques deste metal no corpo e se manifesta mais comumente em homens de países do norte europeu.

A HH relacionada ao gene *HFE* (HH tipo 1) representa mais de 90% da síndromes de sobrecarga de ferro de origem genética. Duas principais mutações independentes, que resultam na troca de cisteína por tirosina na posição 282 (C282Y) e de histidina por ácido aspártico na posição 63 (H63D), da proteína HFE, são responsáveis pela HH tipo 1.

> **ATENÇÃO!**
>
> A grande maioria dos pacientes com HH tipo 1 são homozigotos para a mutação C282Y, mas vale ressaltar que, de maneira global, a penetração dessa mutação em homozigose é baixa, e a expressão fenotípica, por sua vez, é bastante variável.

Raramente, os heterozigotos compostos (C282Y/H63D) são predispostos à expressão da doença. O significado clínico da presença de outras mutações em heterozigose (p. ex.: C282Y ou H63D com S65C – substituição de serina por cisteína na posição 65) ainda necessita de maiores evidências.

Além do *HFE*, sabe-se hoje que mutações em outros genes envolvidos na homeostase do ferro podem dar origem a síndromes de sobrecarga de ferro (especialmente da hepcidina, receptor 2 da transferrina e hemojuvelina); a Tabela 210.2 mostra as principais características desses distúrbios genéticos de sobrecarga de ferro.

FISIOPATOGÊNESE

O fígado é o regulador central na homeostase do ferro no organismo.

A hepcidina, um hormônio secretado pelo fígado, tem o papel maior nessa regulação. Interagindo com a ferroportina, uma proteína expor-

TABELA 210.2 ■ Principais características dos distúrbios genéticos de sobrecarga de ferro								
NOME	CROMOSSOMO AFETADO	PROTEÍNA MUTADA	HERANÇA	DOENÇA < 30A	EXPRESSÃO CLÍNICA	ACÚMULO DE FE PREDOMINANTE	RAÇA PREDOMINANTE OU GRUPO ÉTNICO	RESPOSTA À FLEBOTOMIA TERAPÊUTICA
Hemocromatose-HFE (tipo 1)	6	HFE	Recessiva	Incomum	Hepática, articular, cardíaca e endócrina	Parênquima	Brancos descendentes do norte europeu	Excelente
Hemocromatose juvenil (tipo 2A)	1	Hemojuvelina	Recessiva	Comum	Cardíaca e endócrina	Parênquima	Brancos e japoneses	Excelente
Hemocromatose juvenil (tipo 2B)	19	Hepcidina	Recessiva	Comum	Cardíaca e endócrina	Parênquima	Brancos	Excelente
Hemocromatose tipo 3	7	Receptor 2 Trf	Recessiva	Comum	Hepática (~ HH tipo 1)	Parênquima	Brancos	Excelente
Doença da ferroportina (tipo 4A)	2	Ferroportina	Dominante	Incomum	Rara	Macrófagos	Brancos, africanos subsaarianos, afroamericanos	Risco de anemia
Doença da ferroportina (tipo 4B)	2	Ferroportina	Dominante	Incomum	Hepática e articular	Parênquima	Brancos; africanos subsaarianos; afroamericanos	Excelente
Aceruloplasminemia	3	Ceruloplasmina	Recessiva	Incomum	Neurológica	Macrófagos; núcleos da base e outras regiões do cérebro	Brancos e japoneses	Contraindicada
Atransferrinemia	3	Transferrina	Recessiva	Comum	Hematológica	Parênquima	?	Contraindicada

tadora de ferro associada à membrana dos macrófagos e enterócitos, a hepcidina causa sua internalização e degradação e, portanto, em condições normais, regula o efluxo de ferro dessas células, mantendo o ferro circulante em limites fisiológicos.

Os estímulos e mecanismos que modulam a síntese de hepcidina ainda não são totalmente conhecidos, mas é provável que o *HFE* tenha participação. Além disso, o receptor 2 da transferrina (Trf2) é um potencial sensor de ferro no hepatócito, envolvido na expressão da hepcidina. A deficiência desse hormônio acarretará em liberação descontrolada de ferro a partir dos macrófagos e enterócitos duodenais e, gradualmente, em sobrecarga de ferro sérica e tecidual, na maioria das formas de HH. Contudo, dois tipos de mutações no gene da ferroportina levam ao acúmulo de ferro primariamente nas células do sistema reticuloendotelial, e não nos hepatócitos (HH tipo 4). Essas mutações resultam em inativação da ferroportina ou em piora da interação hepcidina-ferroportina; portanto, a expressão da hepcidina encontra-se elevada nesse tipo de HH, diferentemente das outras formas clássicas da doença.

QUADRO CLÍNICO

A expressão clínica da HH é mais comum em homens, presumivelmente pelo efeito protetor da menstruação. Manifesta-se em geral após os 40 anos, quando os estoques de ferro alcançam 15 g a 40 g ou mais.

São reconhecidas quatro fases da HH:
- **Fase 1:** sobrecarga de ferro sérica apenas com saturação de transferrina (ST) elevada, sem outras anormalidades, em pacientes com predisposição genética;
- **Fase 2:** sobrecarga de ferro tecidual, com ST e ferritinas elevadas, em pacientes assintomáticos;
- **Fase 3:** sobrecarga de ferro tecidual já com sinais/sintomas sistêmicos, como astenia, artralgia, artropatia;
- **Fase 4:** sobrecarga de ferro tecidual com sinais/sintomas de acometimento importante de órgãos-alvo, como cirrose, diabetes e cardiopatia.

Felizmente, os achados clássicos de doença avançada diminuíram, já que o diagnóstico tem sido mais precoce. Cada vez mais, pacientes assintomáticos são encaminhados para investigação por apresentarem perfil de ferro alterado ou anormalidades de testes hepáticos sem etiologia definida ou, ainda, porque foram identificados por rastreamento familiar.

As manifestações clínicas da HH compreendem sintomas sistêmicos, como astenia, letargia, artralgia e fadiga, além de hiperpigmentação da pele (coloração acinzentada ou metálica) e aqueles relacionados ao comprometimento dos órgãos-alvo.

O fígado é comumente acometido, e a hepatomegalia está presente em até 95% dos pacientes sintomáticos. Fibrose hepática avançada e cirrose foram observadas em 19 e 6% dos homens, e 5 e 2% das mulheres homozigotos para C282Y, respectivamente. O risco relativo de desenvolvimento de hepatocarcinoma nos pacientes cirróticos chega a aproximadamente 200 vezes.

A doença cardíaca ocorre como consequência do depósito do ferro no miocárdio e/ou no sistema condutor e é menos frequente que a doença hepática; pode se manifestar por arritmias ou insuficiência cardíaca congestiva (ICC). Entre as disfunções endócrinas, estão o diabetes melito (DM) (especialmente em pacientes já com predisposição genética à doença), o

DIAGNÓSTICO E TRATAMENTO

hipogonadismo (impotência e amenorreia) e o hipotiroidismo. Artropatia destrutiva pode também ser encontrada.

A seguir, serão apresentados os principais aspectos da investigação laboratorial a partir do momento em que o diagnóstico de HH passa a ser considerado. A Figura 210.1 mostra um algoritmo de abordagem diagnóstica das síndromes genéticas de sobrecarga de ferro.

■ DIAGNÓSTICO

O diagnóstico de sobrecarga de ferro pode ser laboratorial pela determinação do nível de ferro sérico e da ferritina, pela capacidade de ligação não saturada de ferro (UIBC), transferrina e pelo cálculo de saturação de transferrina (ST) ou, ainda, histológico, com coloração especial e graduação da siderose hepática ou quantificação direta no tecido hepático por espectrofotometria de absorção atômica. O excesso de ferro pode também ser detectado por exames de imagem, especialmente pela RM.

A biópsia hepática, embora possa confirmar sobrecarga de ferro compatível com hemocromatose genética, tem sua indicação atualmente restrita a casos de pacientes com evidência de lesão hepática avançada (ferritina > 1.000 e/ou aminotransferases elevadas). Os achados, considerados os marcadores diretos de sobrecarga de ferro, incluem a distribuição

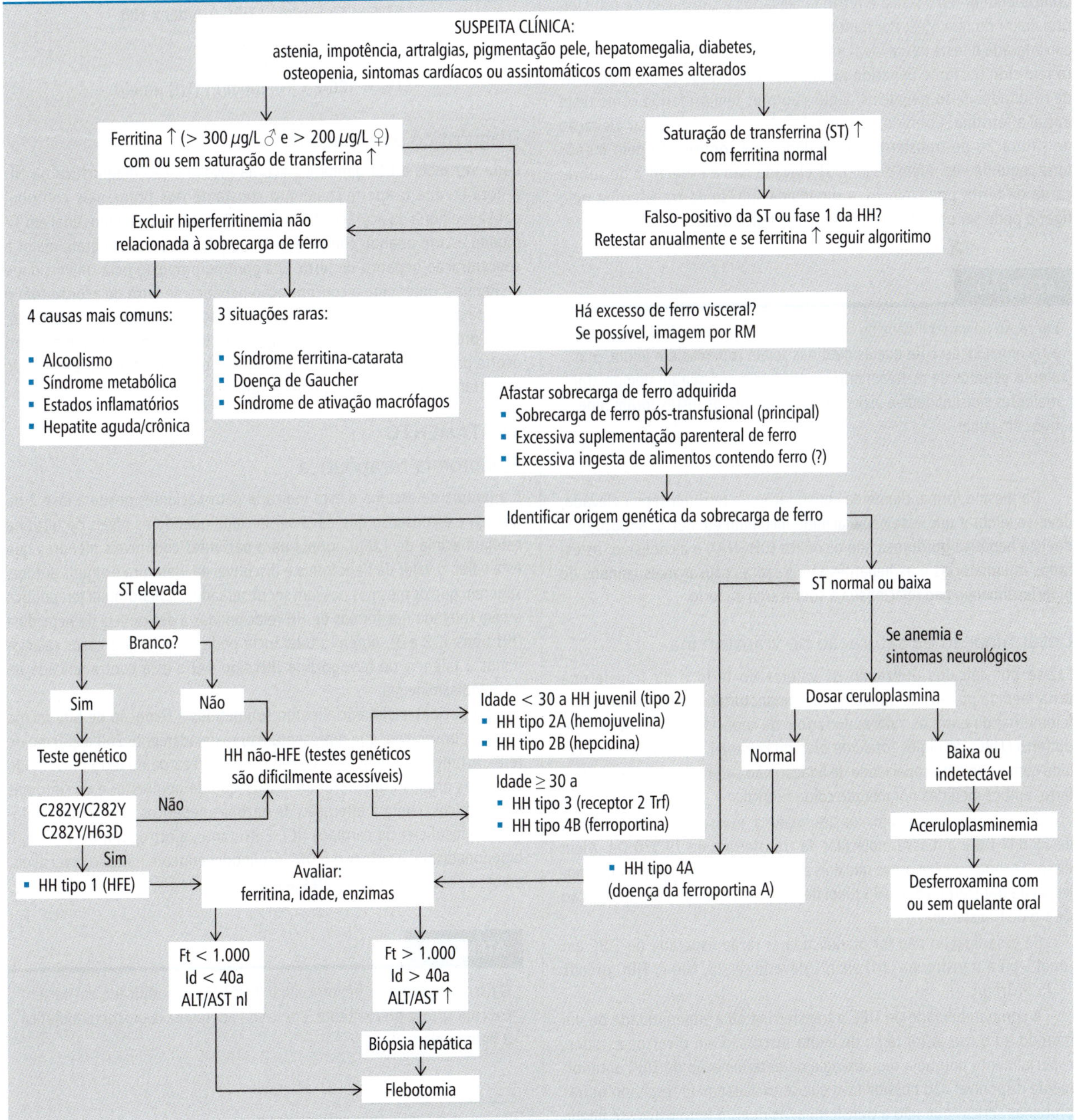

FIGURA 210.1 ■ Algoritmo sugerido de abordagem da sobrecarga de ferro de origem genética.

hepatocitária de ferro com graus três ou quatro de siderose, a concentração de ferro hepático (CFH) maior do que 30 mmol/g de tecido seco e índice de ferro hepático maior do que 1,9 (calculado pela razão entre a CFH em mmol/g e a idade em anos do paciente).

Os testes moleculares para pesquisa das mutações no gene *HFE* são cada vez mais disponíveis nos centros, e os estados de homozigoto C282Y/C282Y ou heterozigoto C282Y/H63D são compatíveis com HH tipo 1. Contudo, mutações nos genes da hemojuvelina, hepcidina, receptor 2 da transferrina e ferroportina não são ainda disponíveis na prática clínica.

Marcadores indiretos de sobrecarga de ferro

Compreendem ferro sérico e ferritina elevados e saturação de transferrina maior do que 45%. Por muitos anos, a saturação da transferrina foi considerada o teste inicial ideal na abordagem da HH, mas hoje o assunto tem sido bastante debatido justamente em virtude da possibilidade de resultados falso-negativos; alguns autores têm preferido como teste inicial a ferritina. Contudo, recomenda-se que, ao se detectar elevação de saturação de transferrina, esse dado seja confirmado pelo menos uma segunda vez. Além disso, a ST elevada não é específica de sobrecarga de ferro; por exemplo, a diminuída síntese de transferrina pelo fígado pode ser um fator de aumento do índice de ST.

> **ATENÇÃO!**
>
> Em razão da variabilidade do ritmo circadiano do ferro, habitualmente a recomendação é de que as medidas sejam tomadas em jejum, mas alguns estudos de rastreamento em HH não conseguiram demonstrar melhores sensibilidade e especificidade quando os testes foram repetidos em jejum.

Da mesma forma, diante da constatação de ferritina sérica elevada, deve-se lembrar que esse não é achado incomum em outras situações. A doença hepática gordurosa não alcoólica (DHGNA), o alcoolismo, os estados inflamatórios e as hepatites virais são as causas mais comuns de hiperferritinemia não relacionada à sobrecarga de ferro.

Determinação da saturação de transferrina

Faz-se por cálculos utilizando os valores do ferro e da transferrina (esta medida por ensaio imunológico – imunoturbidimetria ou imunonefelometria) ou entre os valores do ferro e da capacidade total de ligação do ferro (TIBC, do inglês *total iron binding capacity*). Esta última é calculada com a soma da capacidade de ligação não saturada de ferro (UIBC) e ferro, ambos medidos por método colorimétrico.

Os cálculos levam em consideração a massa atômica do ferro de 55,847 Da e a massa molecular da transferrina de 79.570 Da. Além disso, a teoria química prevê que dois átomos de ferro se ligam a uma molécula de transferrina e que 25 μmol de ferro saturarão os sítios de ligação de 1 g de transferrina.

Se essa ligação não for prejudicada, a razão esperada de TIBC em μmol/L para transferrina (Trf) em g/L deveria ser 25, isto é, TIBC μmol/L = 25 × Trf g/L.

A comparabilidade de TIBC e transferrina ou a superioridade de um método ao outro já foi tema de muita discussão em diversos estudos, especialmente porque a metodologia de determinação de TIBC anteriormente disponível não possibilitava que se excluíssem do resultado outras proteínas séricas que não a transferrina, às quais o ferro estivesse ligado e, então, a relação TIBC/Trf muitas vezes era diferente do valor teoricamente esperado.

Entretanto, em 1997, o importante estudo de Gambino e colaboradores[1] parece ter esclarecido várias dessas dúvidas e encontrou comparabilidade entre as duas medidas.

A seguir, destacam-se três equações para o cálculo da ST, de acordo com as unidades de concentração de ferro, de Trf e de TIBC.

Para concentração de ferro [Fe] em μg/dL e de transferrina [Trf] em mg/dL:

ST% = ([Fe] × 0,1791 / [Trf] × 0,1257 × 100/2 = 71,24 × [Fe] / [Trf]

Para ferro em μg/dL e TIBC em μg/dL:

$$ST\% = Fe\ (\mu g/dL) / TIBC\ (\mu g/dL) \times 100$$

Para ferro em μmol/L e Trf em μmol/L:

$$ST\% = 100/2 \times [Fe]\ \mu mol/L\ /\ [Trf]\ \mu mol/L$$

Diagnóstico por imagem

Cada vez mais a RM ganha espaço na investigação diagnóstica da HH e nota-se que o aperfeiçoamento constante dos programas contribui para a melhoria da acurácia diagnóstica. Quanto maior o hipossinal em T2 (fígado escuro quando comparado à musculatura paravertebral), maior a concentração hepática de ferro. O algoritmo proposto pela Universidade de Rennes* determina a concentração hepática de ferro de acordo com o hipossinal. É essencial também a avaliação do depósito de ferro esplênico; se há predominância de ferro no baço, conclui-se que deposição de ferro ocorre preferencialmente em macrófagos, o que pode traduzir excesso de ferro transfusional ou doença da ferroportina.

TRATAMENTO

Flebotomia terapêutica

É a terapia de escolha e está indicada para pacientes desde a fase 2 da doença e é consenso que deva ser iniciada quando os níveis de ferritina estejam acima de 1.000 ng/mL; para pacientes com níveis menores que este valor, o valor da flebotomia é discutível na literatura e alguns autores sugerem que os mesmos possam ser observados. A flebotomia terapêutica é bem tolerada nas formas de HH relacionadas à deficiência de hepcidina (HH tipos 1, 2 e 3), porém a tolerância pode ser ruim nos casos relacionados à falência da ferroportina (HH tipo 4A) e está contraindicada na aceruloplasminemia.

Os pacientes são inicialmente submetidos à remoção de 500 mL de sangue por semana, que representam aproximadamente 200 a 250 mg de ferro. A função da flebotomia é reduzir a sobrecarga de ferro prevenindo dano aos órgãos e melhorando a sensação de bem-estar e os sintomas inespecíficos, como a alteração de enzimas hepáticas, a hiperpigmentação e a insuficiência cardíaca (IC). Entretanto, a artropatia destrutiva, o hipogonadismo, a cirrose e o DM insulinodependente não são reversíveis, embora possam ter sua progressão diminuída.

> **ATENÇÃO!**
>
> O risco de carcinoma hepatocelular (CHC) não é modificado em pacientes com cirrose preexistente, apesar da adequada resposta terapêutica à flebotomia.

*Disponível em: www.radio.univ-rennes1.fr.

DIAGNÓSTICO E TRATAMENTO 1121

Fase de indução

Sugere-se realizar uma flebotomia por semana (alternativa: 7 mL/kg, máximo de 550 mL) e monitorar a tolerância por meio do hematócrito (Ht) ou hemoglobina (Hb) (o Ht não deve cair mais do que 20% do basal; manter Hb > 11 g/dL). Pacientes jovens e com ferritina > 1.000 ng/mL podem tolerar duas flebotomias por semana, mas idosos e aqueles com comorbidades podem necessitar de redução para 250 mL a cada 1 ou 2 semanas. Ht e Hb devem ser coletados a cada procedimento. O controle da eficácia deve ser feito por meio da avaliação de níveis de ferritina sérica a cada três meses ou a cada 1 a 2 g (4 a 8 UI) de ferro removido. A maioria das diretrizes recomendam a manutenção das flebotomias até se atingir nível-alvo da ferritina 50 ou 100 ng/mL (o que pode acontecer após dois a três anos), mas é possível que níveis de 200 a 300 ng/mL sejam aceitáveis. Especialmente nos casos de hemocromatose tipo 4A (doença da ferroportina A), pois, devido ao maior risco de anemia, deve-se monitorar o esquema de flebotomias em intervalos mais curtos e aceitar ferritina maior do que 50 μg/L como objetivo; o esquema deve ser individualizado caso a caso.

Fase de manutenção

Após atingir os níveis desejados de ferritina e saturação de transferrina, pode-se realizar flebotomia a cada três meses, já que na maioria dos pacientes 2 a 3 mg de excesso de ferro são absorvidos por dia. Checar ferritina a cada duas flebotomias e a saturação de transferrina deve ser mantida abaixo de 50%. Deve-se assegurar que a saturação de transferrina fique < 75%, já que acima desse valor pode estar circulando forma potencialmente tóxica de ferro, ou *labile plasma iron* (LPI).

Outras opções de tratamento

Eritrocitaférese terapêutica

A eritrocitaférese terapêutica é um procedimento que remove predominantemente as hemácias, devolvendo outros componentes (plaquetas, plasma, fatores de coagulação) para o paciente. É usada primariamente para doenças como policitemia ou anemia falciforme e, mais recentemente, algumas publicações demonstraram o uso em pacientes com HH intolerantes à flebotomia. As vantagens deste procedimento são maior volume de células vermelhas retiradas em uma sessão (800 mL), menor número de sessões requeridas para normalizar a ferritina sérica e maior espaçamento entre as sessões (as sessões de eritrocitaférese são realizadas a cada duas semanas), quando comparado à flebotomia terapêutica. Como desvantagens podem ser citadas a necessidade de um equipamento de aférese e de experiência do profissional. Quanto ao custo, embora um procedimento de eritrocitaférese seja mais caro que um procedimento de flebotomia, ao se considerar o número total de sessões necessárias e as ausências no trabalho, o custo total do tratamento com flebotomia pode ser, inclusive, maior.

Desferroxamina subcutânea

A deferroxamina SC (Desferal®), na dose de 20 a 40 mg/kg/dia (ou 1 a 2 g) em 100 a 200 mL de solução fisiológica (SF) em infusão em 10 a 12 horas durante a noite, dificilmente atinge balanço negativo de ferro, pois remove apenas 10 a 20 mg de ferro/dia. Entretanto, é a opção para os casos que não toleram a flebotomia, por anemia acentuada ou IC, ou nos casos de sobrecarga de ferro secundária com eritropoiese ineficaz, nas anemias hemolíticas crônicas e na aceruloplasminemia.

Quelante orais de ferro

Agentes quelantes de ferro orais, como deferiprone (CP 20 ou Ferriprox®) e deferasirox (ICL670 ou Exjade®), são eficazes removedores de ferro depositado, mas apresentam efeitos adversos e ainda não têm papel definido para hemocromatose hereditária.

Rastreamento familiar

Ainda que o rastreamento populacional para HH não esteja recomendado consensualmente, o rastreamento familiar se faz necessário uma vez identificado um paciente com HH. Recomenda-se que familiares de 1º grau realizem a pesquisa das mutações no gene *HFE*.

O rastreamento em crianças ainda gera discussões e pode ser útil a realização do teste genético no cônjuge para predizer o genótipo da criança.

Familiares homozigotos C282Y ou heterozigotos compostos devem ter a ferritina dosada anualmente, e a flebotomia deve ser instituída quando seus níveis se tornarem elevados.

REVISÃO

- A DW é um distúrbio do metabolismo do cobre que resulta na sobrecarga do metal em diversos tecidos, sobretudo no fígado e no cérebro. As manifestações clínicas dependem do local de deposição do cobre.
- Seu diagnóstico é confirmado pela presença de dois ou mais dos seguintes achados: anéis de KF; sintomas neurológicos típicos; baixos níveis de ceruloplasmina; e aumento do conteúdo de cobre hepático. As formas de tratamento utilizadas são terapia dietética, terapia medicamentosa ou até transplante hepático.
- A HH trata-se de um distúrbio autossômico recessivo, com mutações em genes relacionados à homeostase do ferro, que leva ao aumento desse metal no corpo. Pode apresentar sintomas sistêmicos, como astenia, letargia, artralgia e fadiga, além de hiperpigmentação da pele (coloração acinzentada ou metálica) e aqueles relacionados ao comprometimento dos órgãos-alvo. A flebotomia é a principal opção terapêutica.

■ REFERÊNCIA

1. Gambino R, Desvarieux E, Orth M, Matan H, Ackattupathil T, Lijoi E, et al. The relation between chemically measured total iron-binding capacity concentrations and immunologically measured transferrin concentrations in human serum. Clin Chem. 1997;43(12):2408-12.

■ LEITURAS SUGERIDAS

Adams PC, Barton JC. Haemochromatosis. Lancet. 2007;370(9602):1855-60.
Bacon BR, Adams PC, Kowdley KV, Powell LW, Tavill AS. Diagnosis and management of hemochromatosis: 2011 Practice Guideline by the American Association for the Study of Liver Diseases. Hepatology. 2011;54(1):328-43.
Brissot P, Troadec MB, Bardou-Jacquet E, Le Lan C, Jouanolle AM, Deugnier Y, et al. Current approach to hemochromatosis. Blood Rev. 2008;22(4):195-210.
Deugnier Y, Brissot P, Lóreal O. Iron and the liver: Update 2008. J Hepatol. 2008;48 Suppl 1:S113-23.
Ong SY, Nicoll AJ, Delatycki MB. How should hyperferritinaemia be investigated and managed? Eur J Intern Med. 2016;33:21-7.
Pietrangelo A. Inherited metabolic disease of the liver. Curr Opin Gastroenterol. 2009;25(3):209-14.
Roberts EA, Schilsky ML. Diagnosis and treatment of Wilson disease: an update. Hepatology. 2008;47(6):2089-111.

211

HEPATITES VIRAIS AGUDAS E CRÔNICAS

211.1 HEPATITES AGUDAS POR VÍRUS

- CELSO F. H. GRANATO
- MARIA LUCIA G. FERRAZ
- ANTONIO EDUARDO BENEDITO SILVA

Denomina-se hepatite qualquer processo inflamatório difuso do fígado, que pode ser causado pela ação do álcool, por drogas e fármacos, por acometimento por vírus com tropismo pelo fígado, pela ação de vírus com replicação em outras células, pela presença de toxinas bacterianas ou por doenças autoimunes e metabólicas.

Além das múltiplas etiologias, o processo inflamatório pode ser agudo ou crônico. Nas hepatites causadas por vírus, convencionou-se determinar o limite de seis meses para caracterizar uma infecção aguda. Nos casos em que a evolução se estende por período superior a seis meses passa a se tratar de hepatite crônica. Entretanto, esta não é a melhor forma de diferenciar quadros agudos e crônicos, que seriam corretamente classificados com base no estudo histopatológico a partir da análise de fragmentos de biópsia hepática.

Este capítulo apresentará a descrição das hepatites agudas causadas pela infecção por vírus com tropismo particular pelo hepatócito, denominados vírus hepatotrópicos. Outros agentes virais que podem, no curso da infecção, causar uma hepatite aguda, como o citomegalovírus (CMV) e o vírus Epstein-Barr (EBV), por exemplo, mas que têm seu sítio principal de replicação em outras células, serão abordados em outros capítulos.

> **ATENÇÃO!**
>
> Embora os vírus hepatotrópicos sejam incluídos em famílias e gêneros completamente distintos entre si, seu comportamento clínico é bastante semelhante, sendo, na prática, muito difícil distinguir essas infecções com base apenas em dados clínicos e bioquímicos.

■ INFECÇÃO AGUDA PELO VÍRUS DA HEPATITE A

O HAV é um picornavírus do gênero hepatovírus e possui material genético constituído por RNA. Embora existam variações em seu genoma, permitindo sua classificação em pelo menos sete genótipos diferentes, sorologicamente só se considera a existência de um sorotipo e, portanto, a imunidade contra um dos genótipos confere proteção contra todos os demais.

No Brasil, a infecção pelo HAV tem comportamento epidemiológico distinto, dependendo da região geográfica considerada. No Norte e no Nordeste, a infecção ainda predomina nas faixas etárias pediátricas; por isso, a maior parte dos adolescentes e dos adultos jovens já terá anticorpos contra o vírus, quer relatem história de doença ou não. Nas regiões Sul e Sudeste, a infecção ocorre mais tardiamente, sendo comum a doença entre adolescentes e adultos jovens. A região Centro-Oeste se situa em nível intermediário entre as duas anteriores.

QUADRO CLÍNICO

A infecção é comumente adquirida por contágio oral, seja por fezes, alimentos ou água contaminados pelo vírus. No período inicial, o vírus se replica no intestino e, após disseminação hematogênica, estabelece-se no hepatócito, onde provavelmente exerce efeito citopático. O período de incubação é, em média, de 2 a 6 semanas, o qual ultrapassado, dependendo das características particulares de cada paciente, como idade, provocará manifestações clínicas variáveis.

No período prodrômico, pode haver febre baixa, dor abdominal, mal-estar geral e indisposição, seguidos de náuseas, vômitos, icterícia, colúria e hipo/acolia fecal. Esse quadro típico é mais frequentemente visto quando a doença incide a partir da adolescência e no adulto jovem. Nas crianças menores, esse quadro pode ser pouco sintomático e, com grande frequência, anictérico, o que gera a necessidade de forte suspeita para a conclusão do diagnóstico.

Em raríssimas situações, essa infecção pode evoluir com necrose maciça do fígado, com insuficiência hepática (IH) e, eventualmente, evolução fatal. Isso deve ocorrer em menos de 1/1.000 casos. Entretanto, estudos ingleses sugeriram que em indivíduos com mais de 40 anos de idade a forma fulminante possa ocorrer em cerca de 2% dos caos.

Na maioria dos casos, a doença evolui com mal-estar geral, inapetência por 1 a 3 semanas, com melhora progressiva desses sintomas e resolução clínica completa. Entretanto, são relatados casos de hepatite prolongada em adultos com hepatite A, na qual a fase aguda se arrasta por mais de 4 meses, com sinais de melhora progressiva, porém lenta. Estas formas podem se apresentar com características de quadro recorrente, com reativação clínica e bioquímica após recuperação aparentemente completa do quadro. A evolução para cura é a regra nestes casos. Ou seja, não existe hepatite crônica pelo HAV.

DIAGNÓSTICO

O diagnóstico laboratorial assume papel relevante, pois essa forma de infecção possui cura *ad integrum*, ao passo que outras formas de hepatite viral podem não ter. Assim, embora o hemograma não costume revelar alterações muito expressivas, pode-se observar neutropenia, linfopenia e algum grau de atipia linfocitária (10 a 20%). Na avalição da bioquímica sanguínea, costuma-se dosar as aminotransferases (ALT e AST), para monitorar a evolução do processo inflamatório, e as bilirrubinas, cujos níveis séricos guardam relação direta com o grau de colestase. Em geral, nas hepatites agudas, os níveis de alanina aminotransferase (ALT) costumam estar acima de 1.000 UI/L e os de aspartato aminotransferase (AST) pouco inferiores. As bilirrubinas costumam estar acima de 2,5 mg/dL, e índices acima de 20 mg/dL costumam ocorrer em casos graves. O tempo de protrombina (TP) alargado costuma refletir a gravidade do prognóstico.

Com relação ao diagnóstico etiológico, é realizado pela pesquisa de anticorpos da classe de imunoglobulina (IgM) dirigidos contra o HAV, que costumam estar presentes no início das manifestações clínicas e podem perdurar por vários meses. Os anticorpos da classe IgG (ou totais) surgem também logo no início das manifestações clínicas e perduram por toda a vida do indivíduo.

TRATAMENTO

Em geral, não se prescrevem medicamentos para a hepatite A, exceto, eventualmente, sintomáticos para febre ou vômitos. Recomenda-se repouso no leito durante a fase mais aguda da doença, embora a experiência na 2ª Guerra Mundial não tenha mostrado vantagens significativas do repouso.

É mais evidente a orientação dietética, uma vez que o paciente tem grande intolerância a odores fortes de alimentos e, consequentemente, a alimentos gordurosos ou muito condimentados. Entretanto, não há restrições específicas a serem feitas, exceto ao consumo de bebidas alcoólicas até a resolução completa do quadro infeccioso e normalização das aminotransferases.

A profilaxia dessa infecção é feita, atualmente, pela vacinação, que faz parte do calendário de vacinação após o 1º ano de vida, em duas doses intervaladas de 6 a 12 meses. Essa vacina também pode ser associada à vacina contra a hepatite B (HBV). Indivíduos soronegativos para HAV que viajem para áreas endêmicas, com elevado risco de infecção, podem-se beneficiar do uso de gamaglobulina, em dose de 0,06 mg/kg, e cada dose confere proteção por cerca de 3 a 5 meses.

■ INFECÇÃO AGUDA PELO VÍRUS DA HEPATITE B

Em relação à infecção aguda pelo HAV, a infecção aguda pelo HBV apresenta poucas diferenças clínicas. Atualmente, em razão da ampla disseminação da vacinação contra o HBV, encontrar casos de hepatite aguda causada por esse vírus é cada vez mais incomum. A doença é transmitida pelo contato com sangue e hemoderivados, bem como pela exposição a secreções orgânicas (saliva, urina, esperma, secreções vaginais). A forma mais comum de transmissão em países com endemicidade intermediária da doença, como o Brasil, é por via sexual, razão pela qual a hepatite B é considerada uma doença sexualmente transmissível (DST).

QUADRO CLÍNICO

O HBV se instala principalmente nos hepatócitos, embora tenha sido detectado também em leucócitos. A lesão hepática se expressa, de forma clínica, após 2 a 6 meses (período de incubação) e segue aproximadamente o mesmo curso clínico da infecção pelo HAV. Todas as evidências sugerem que o vírus, que tem material genético do tipo DNA (hepadnavírus), não seja diretamente citopático e que a lesão seja mediada de forma imunológica. Do ponto de vista clínico, uma característica que pode ajudar na diferenciação dos quadros agudos virais seriam os fenômenos desencadeados pela presença de imunocomplexos (artralgia, hematúria por glomerulite), mais comuns na infeção aguda pelo HBV em relação à infecção pelo HAV, embora sejam, de qualquer forma, raros.

Cerca de 90 a 95% dos adultos que se infectam evoluem para a cura, ao passo que aqueles que mantêm a antigenemia do HBV por mais de seis meses têm o diagnóstico de infecção crônica caracterizado. A proporção de cronificação pode ser bem maior se ocorrer no período neonatal (70 a 90%) ou em determinados grupos de pacientes imunossuprimidos. Além disso, cerca de 1% dos pacientes podem evoluir com quadro de falência hepática aguda, caracterizado por uma hepatite fulminante.

DIAGNÓSTICO

Com relação aos exames laboratoriais hematológicos e bioquímicos, não há diferenças relevantes em relação à hepatite aguda A. O diagnóstico específico baseia-se na detecção no soro do antígeno HBs (antígeno de superfície para hepatite B [HBsAg]) e do anticorpo anti-HBc da classe IgM. Habitualmente, estes marcadores já são positivos por ocasião das primeiras manifestações clínicas. A persistência da expressão do antígeno HBe (antígeno e para hepatite B [HBeAg]), por tempo superior a 8 a 10 semanas, sugere evolução para cronicidade, embora a definição de hepatite crônica só seja estabelecida após a persistência do HBsAg por pelo menos seis meses.

TRATAMENTO

Não se preconiza tratamento para a forma aguda da infecção, porque a chance de cura espontânea é muito elevada. Entretanto, nas formas consideradas graves, com perda de função hepática (INR acima de 1,6), o emprego da terapia antiviral na fase aguda é possível, com entecavir ou tenofovir, que podem ser suspensos após a resolução do quadro. Nas formas fulminantes, com instalação de encefalopatia, o paciente deverá ser encaminhado para centros que realizem transplante hepático emergência, se houver indicação.

A profilaxia da infecção pelo HBV é feita com vacinação, que é constituída por três doses, administradas a partir do nascimento na maioria dos países, mas que pode ser aplicada a qualquer tempo. Habitualmente, essas doses são nos dias 0 (zero), 30 e 180. Em caso de ausência de soroconversão para anti-HBs, recomenda-se nova série de três doses, nos mesmos intervalos. A falha e a resposta nessa 2ª série indicam um indivíduo mau respondedor; não há dados que suportem nova série de doses. Nos casos em que o momento da infecção é conhecido (transmissão vertical de mãe HBsAg-positivo ou contato sexual com parceiro sabidamente portador do HBV, ou ainda acidente com material perfurocortante com material sabidamente contaminado em profissional da saúde sem imunidade contra o HBV), recomenda-se, além da vacinação, o emprego da gama globulina hiperimune para hepatite B, de preferência nas primeiras 48 horas após o contato.

■ INFECÇÃO AGUDA PELO VÍRUS DA HEPATITE C

Trata-se de evento raro atualmente, uma vez que a principal forma de transmissão é por meio da transfusão de sangue, o que não mais ocorre hoje, restando como fontes de contaminação o uso de drogas ilícitas intravenosas (IV) e a transmissão nosocomial.

O período de incubação é em torno de 7 a 8 semanas, porém, pode se estender por até 26 semanas. É uma infecção oligossintomática e os pacientes que manifestam sinais e sintomas costumam ter evolução melhor do que os totalmente assintomáticos na fase aguda.

Estima-se que entre 70 e 80% dos pacientes que se contaminam com o HCV evoluam para a forma crônica, sendo a cura espontânea pouco frequente.

DIAGNÓSTICO

Do ponto de vista laboratorial, as alterações não costumam ser marcantes, seja no hemograma ou nas dosagens bioquímicas (ALT atinge habitualmente 10 vezes o limite superior de normalidade). Com relação aos marcadores específicos, não se deve esperar pela detecção dos anticorpos, seja porque o período de incubação pode ser inferior ao de soroconversão ou porque cerca de 10% dos pacientes não soroconvertem até um mês após início do quadro, mesmo com ensaios imunoenzimáticos de 3ª geração. Assim, a melhor forma de se estabelecer o diagnóstico laboratorial é a pesquisa do RNA viral por técnicas moleculares.

TRATAMENTO

Entre as hepatites agudas virais, a única em que o tratamento específico deve ser considerado na fase aguda é a hepatite C. Recomenda-se acompanhamento com HCV-RNA até o 3º mês de evolução. Caso não negative, a terapia deve ser considerada com medicações antivirais de ação direta (DAAs) com o intuito de evitar a cronificação da doença. Atualmente, com esses fármacos, os tempos de tratamento variam entre 8 e 12 semanas com taxas de sucesso superiores a 90%.

■ INFECÇÃO AGUDA PELO VÍRUS DA HEPATITE E

O HEV é o mais recente dos vírus hepatotrópicos descritos. Trata-se de um vírus RNA pertencente a família dos hepatovírus. Estima-se que ocorram cerca de 3 milhões de casos por ano no mundo, com 57 mil mortes. As prevalências no Brasil também parecem ser bastante regionalizadas, com níveis mais elevados no Nordeste e bem menores no Sul e Sudeste.

QUADRO CLÍNICO

Embora a evolução clínica da infecção pelo HEV seja bastante superponível àquela do HAV, existem algumas diferenças importantes. Adquire-se a infecção por via oral, pelo contato com fezes, água ou alimentos contaminados pelo vírus. Nos casos de infecção pelo genótipo 3 do HEV, o comportamento é de uma zoonose, com contaminação a partir do contato ou ingestão de carne de animais, especialmente porcos. Após um período de incubação médio de 40 dias (3 a 8 semanas), a fase aguda pode se expressar de forma semelhante a da hepatite A, ou ser predominantemente oligossintomática e anictérica.

Essa fase clínica tem duração de 1 a 2 semanas e mortalidade em torno de 0,5 a 4%. Entretanto, quando a infecção incide em gestantes, a letalidade é bem maior, podendo atingir 20%.

Além desse aspecto, tem sido documentado que, contrariamente à infecção pelo HAV, pacientes imunocomprometidos, sobretudo os transplantados de órgão sólidos, podem expressar uma forma crônica de infecção por esse agente viral. Isso já foi documentado no Brasil, especialmente nos pacientes transplantados de fígado ou rim, com alterações pouco significativas das aminotransferases.

DIAGNÓSTICO

O diagnóstico laboratorial, no que se refere à hematologia e à bioquímica, é semelhante ao descrito para as outras hepatites virais agudas. O diagnóstico laboratorial específico é feito pela pesquisa de anticorpos da classe IgM e IgG (ou totais) dirigidos contra o HEV. Nos pacientes imunocomprometidos, o diagnóstico da infecção crônica é realizado pela detecção do RNA viral por técnicas moleculares.

TRATAMENTO

Na fase aguda da infecção, não há tratamento específico. Nos pacientes imunocomprometidos com infecção crônica, tem sido proposto o tratamento com ribavirina.

Embora haja dados animadores, ainda não está disponível vacina preventiva para a infecção pelo HEV.

REVISÃO

- O processo inflamatório do fígado (agudo ou crônico), causado pela ação de drogas ou fármacos ou pelo acometimento por vírus, é denominado hepatite.
- A HAV é causada por vírus, geralmente contraída por contágio, e pode causar febre, dor abdominal, indisposição, náuseas, vômitos, entre outros. A vacinação é a profilaxia mais indicada.
- O HBV instala-se principalmente nos hepatócitos, e a lesão hepática se expressa após 2 a 6 meses de incubação. Seu diagnóstico específico baseia-se na detecção de HBsAg e do anti-HBc da classe IgM. Possui elevado potencial de cura espontânea, contudo a terapia antiviral pode ser necessária na fase aguda.
- A HCV é mais rara atualmente, porque sua principal forma de transmissão é a transfusão sanguínea. A maioria dos pacientes contaminados evolui para forma crônica da doença. O uso de medicações antivirais de ação direta é indicado nesses casos.
- O HEV é o mais recente dos vírus hepatotrópicos já descritos, é contraído por contágio, e, assim como na maioria dos casos de hepatites, não possui tratamento específico.

■ LEITURAS SUGERIDAS

Blackard JT, Shata MT, Shire NJ, Sherman KE. Acute hepatitis C virus infection. Hepatology. 2008;47(1):321-31.
Coppola N, Sagnelli C, Pisaturo M, Minichini C, Messina V, Alessio L, et al. Clinical and virological characteristics associated with severe acute hepatitis B. Clin Microbiol Infect. 2014;20(12):991-7.
Dalton HR, Hunter JG, Bendall RP. Hepatitis E. Curr Opin Infect Dis. 2013;26(5):471-8.
Liu JP, Nicolova D, Fei Y. Immunoglobulin for preventing hepatitis A. Cochrane Database Syst Rev. 2009;(2):CD004181.
Maheshwari A, Ray S, Thuluvath PJ. Acute hepatitis C. Lancet. 2008;372(9635):321-32.

211.2 HEPATITE CRÔNICA PELO VÍRUS B

■ ANTONIO EDUARDO BENEDITO SILVA
■ IVONETE S. S. SILVA
■ MARIA LUCIA G. FERRAZ

A infecção pelo vírus da hepatite B (HBV) é um grave problema de saúde pública em todo o mundo. A distribuição da infecção é universal, com a maior parte dos portadores residindo na região do sudeste asiático. A despeito da implementação da vacinação contra hepatite B em muitos países, estima-se que, atualmente, ainda haja cerca de 350 milhões de portadores da doença em todo o mundo. No Brasil, a pesquisa nacional de base populacional, realizada nas capitais do país, mostrou que os dados de prevalência caracterizam o conjunto das capitais como de baixa prevalência para hepatite B (< 1% da população portadora de HBsAg), mas ainda assim o número de infectados é expressivo, superando um milhão de pessoas, sobretudo se considerarmos que existem bolsões de maior prevalência em diversas regiões do país, como na Amazônia e no oeste do Paraná e de Santa Catarina.

A transmissão do HBV se dá por via parenteral, sexual ou vertical. Atualmente, a transmissão mais comum é por via sexual, em indivíduos que escaparam ao programa de vacinação universal, introduzido no país em 1995.

As consequências da infecção crônica pelo HBV são graves e incluem a evolução para cirrose, carcinoma hepatocelular (CHC), descompensação hepática e óbito por insuficiência hepática (IH). Essas complicações ocorrem, entretanto, com frequência variável de indivíduo para indivíduo e estão relacionadas à fase da infecção e a variáveis ligadas ao vírus (genótipo e carga viral) e ao hospedeiro.

■ DIAGNÓSTICO

A hepatite crônica B, assim como a causada pelo vírus C, é uma doença oligo ou assintomática, que evolui por longos períodos de tempo sem ocasionar sintomas importantes. Somente nas fases mais avançadas da doença, quando o paciente já apresenta cirrose hepática, podem surgir os sinais e sintomas de disfunção celular e de descompensação, com ascite, icterícia, encefalopatia e sangramentos digestivos.

O diagnóstico da hepatite crônica baseia-se na positividade do antígeno de superfície do HBV (HBsAg) por período superior a seis meses, acompanhado de anti-HBc total positivo. Durante a infecção crônica pelo HBV, são identificadas diversas fases da história natural, pois a doença causada por esse agente viral é um processo dinâmico, resultado da interação entre o vírus e a resposta imune do hospedeiro. As quatro fases da doença crônica são:

1 | **Fase de imunotolerância:** caracterizada por intensa replicação (HBeAg positivo e altos títulos de HBV-DNA) e baixa resposta do hospedeiro (ALT normal e ausência de inflamação à biópsia hepática).

2 | **Fase de clareamento imune:** caracterizada por resposta do hospedeiro, com redução dos níveis de HBV-DNA, soroconversão de HBeAg para

anti-HBe, elevação da ALT e presença de atividade necroinflamatória no fígado.

3 | Fase de portador inativo: caracterizada por ausência de replicação viral (HBeAg-negativo e HBV-DNA em níveis muito baixos ou indetectáveis), ALT normal e ausência de lesão inflamatória histológica.

4 | Fase de reativação: mediada por surgimento da mutação pré-core, caracterizada por retorno da replicação viral (altos níveis de HBV-DNA com HBeAg negativo) e retorno da lesão necroinflamatória na biópsia hepática. O tratamento está mais claramente indicado nas fases de clareamento imune e de reativação (Quadro 211.1).

■ TRATAMENTO DA INFECÇÃO CRÔNICA

Apesar do número considerável de fármacos aprovados para o tratamento da hepatite B crônica, as diferentes taxas de resposta, efeitos colaterais e resistência virológica exigem que o tratamento seja criterioso e individulizado. Para melhor guiar o tratamento, vários *guidelines* foram desenvolvidos e publicados e, embora detalhados e completos, mostram diferenças significativas entre si e não contemplam todas as situações enfrentadas na prática clínica.

OBJETIVOS DO TRATAMENTO

São objetivos gerais do tratamento: supressão duradoura da replicação viral (idealmente abaixo do limite inferior de detecção pelas técnicas habituais de reação em cadeia da polimerase (PCR) – 10 a 15 UI/mL), prevenção da progressão da doença (desenvolvimento de cirrose e descompensação hepática e hepatocarcinoma) e melhora da qualidade de vida e da sobrevida.

Objetivos para pacientes HBeAg-positivos

- Normalização das aminotransferases.
- Supressão da carga viral do HBV.
- Perda do HBeAg e/ou soroconversão para anti-HBe.
- Perda do HBsAg e/ou soroconversão para anti-HBs.

Objetivos para pacientes HBeAg-negativos

- Normalização das aminotransferases.
- Supressão da carga viral do HBV.
- Perda do HBsAg e/ou soroconversão para anti-HBs.

INDICAÇÕES DE TRATAMENTO

O tratamento é indicado para pacientes com hepatite B HBeAg-positivo ou HBeAg-negativo, com elevação nos níveis de aminotransferases (ALT > 2 x LSN), lesão histológica hepática significativa (Atividade periportal ≥ 2 ou Fibrose ≥ 2) e evidência de replicação viral, caracterizada por HBeAg-positivo ou CV>2.000-20.000 UI/mL. Independentemente do *status* do HBeAg, pacientes cirróticos devem ser tratados com níveis mais baixos de carga viral e com qualquer valor de aminotransferases, em especial aqueles com cirrose descompensada.

> **ATENÇÃO!**
>
> O tratamento deve levar em consideração a idade do paciente, os níveis de ALT e a carga viral, assim como os achados histológicos à biópsia hepática.

As recomendações terapêuticas estão esquematizadas na Tabela 211.1.

Recomenda-se observar pacientes com hepatite B HBeAg-positivo e aminotransferases elevadas por seis meses, para avaliar eventual soroconversão para anti-HBe antes de qualquer medida terapêutica.

O tratamento também deve ser postergado em pacientes sem lesão histológica importante e com baixa chance de resposta, como os imunotolerantes e os com níveis pouco elevados de aminotransferases (< 2 x LSN), lesão hepática mínima (F < 2 e APP < 2) e baixos níveis de carga viral (entre 2.000 e 20.000 UI/mL).

TABELA 211.1 ■ Recomendações para tratamento da hepatite B crônica sem e com cirrose

TRATAMENTO DA HEPATITE B CRÔNICA SEM CIRROSE		
	HBeAg (+)	HBeAg (–)
HBV-DNA	> 20.000 UI/mL	> 2.000 UI/mL
ALT (x LSN)	1,5-2 x	1,5-2 x
Biópsia hepática	E ≥ 2 e/ou APP ≥ 2	E ≥ 2 e/ou APP ≥ 2
TRATAMENTO DA HEPATITE B CRÔNICA COM CIRROSE		
	HBeAg (+)	HBeAg (–)
HBV-DNA	> 200 UI/mL	> 200 UI/mL
ALT (x LSN)	Qualquer nível	Qualquer nível

HBeAg: antígeno e do vírus da hepatite B; HBV-DNA: ácido desoxirribonucleico do vírus da hepatite B; UI/mL: unidades internacionais por mililitro; x LSN: vezes o limite superior da normalidade; E: estadiamento/fibrose; APP: atividade periportal/hepatite de interface.

QUADRO 211.1 ■ Fases da infecção crônica pelo HBV

	IMUNOTOLERÂNCIA	CLAREAMENTO IMUNE	PORTADOR INATIVO	REATIVAÇÃO
ALT	Normal	Elevada	Normal	Elevada
HBeAg/anti-HBe	(+) / (–)	(+) → (–)	(–) / (+)	(–) /(+)
HBV-DNA Carga viral	Elevado	De elevado a baixo	Indetectável ou muito baixo*	Elevado
Biópsia hepática	Sem inflamação ou fibrose	Com inflamação e grau variável de fibrose	Sem inflamação e grau variável de fibrose (sequela)	Com inflamação e grau variável de fibrose

*Em geral, inferior a 2.000 UI/mL.

No caso dos imunotolerantes (HBeAg positivo, carga viral elevada e ALT normal), em geral trata-se de infecção de transmissão vertical; recomenda-se, nesses casos, que pacientes com 40 anos ou mais ou com história de CHC na família sejam submetidos à biópsia hepática e tratados, caso haja lesão hepática significativa.

> **ATENÇÃO!**
>
> É importante salientar que muitos pacientes podem não ter indicação de tratamento no momento do diagnóstico, mas provavelmente terão no futuro; portanto, a monitoração clínica e laboratorial, a cada três meses no primeiro ano do diagnóstico e, depois, a cada seis meses, é fundamental.

OPÇÕES TERAPÊUTICAS

Existem vários medicamentos aprovados para o tratamento da hepatite B crônica. Esses fármacos são divididos entre os interferons (IFNs) e análogos nucleosídeos/nucleotídeos (ANN) (Quadro 211.2), os quais possuem vantagens e desvantagens. A decisão pelo tipo do fármaco depende de aspectos relacionados à medicação, ao hospedeiro e a fatores virológicos. O tempo de uso, as taxas de resposta, os efeitos colaterais e o padrão de resistência devem ser levados em consideração. Avaliação de preditores de melhor resposta e genótipos do HBV também são importantes na escolha do medicamento.

ESQUEMAS TERAPÊUTICOS

Os esquemas terapêuticos mais utilizados na hepatite B crônica estão demonstrados na Tabela 211.2.

QUADRO 211.2 ■ Medicamentos aprovados para tratamento da hepatite B crônica HBeAg (+) ou (–)

INTERFERONS	ANÁLOGOS NUCLEOSÍDEOS/NUCLEOTÍDEOS
IFN convencional Peg-IFN alfa 2a e 2b	Lamivudina (LAM) Entecavir (ETV) Adefovir (ADV) Telbivudina (LdT) Tenofovir (TDF)

TABELA 211.2 ■ Esquemas terapêuticos para a hepatite B crônica

MEDICAMENTO	DOSE	VIA	POSOLOGIA	TEMPO
Peg-IFN alfa-2a	180 mg	SC	Semanal	1 ano
Peg-IFN alfa-2b	1,5 µg/kg	SC	Semanal	1 ano
Entecavir	0,5 mg	VO	Diária	Indeterminado
Lamivudina	100-150 mg	VO	Diária	Indeterminado
Tenofovir	300 mg	VO	Diária	Indeterminado

Peg-IFN: interferon-alfa peguilado; SC: subcutânea; VO: via oral.

Interferons

Os IFNs são potentes fármacos com propriedades antivirais e imunomoduladoras e são recomendados principalmente para os pacientes com hepatite B HBeAg-positivo que apresentam grande chance de soroconversão (baixa carga viral e ALT elevada), além de ser mais efetivo em pacientes com genótipo A. Exceção é feita para cirróticos descompensados ou com história prévia de descompensação, para os quais o uso de IFN é formalmente contraindicado.

Sua eficácia é comprovada na supressão da replicação viral, soroconversão duradoura do HBeAg e perda do HBsAg em 5 a 8% dos casos, o que não é visto com outros antivirais. O tratamento tem duração definida (6-12 meses), sua resposta costuma ser durável e não induz resistência, porém a desvantagem é a via de administração parenteral (subcutânea) e os inúmeros efeitos colaterais (dor de cabeça, febre, calafrios, mialgias, mal-estar, irritabilidade, depressão, citopenias etc.).

Análogos nucleosídeos/nucleotídeos

Os ANN são medicamentos com ação antiviral importante e vêm sendo amplamente utilizados no tratamento da hepatite B crônica com grande poder de supressão da replicação do HBV. Os antivirais disponíveis no Brasil são os análogos nucleosídeos lamivudina e entecavir e o análogo nucleotídeo tenofovir.

Lamivudina

Embora seja uma medicação segura e de baixo custo, vem sendo cada vez menos indicada, pois apresenta baixa barreira genética, com consequente alta taxa de resistência, em torno de 24% em um ano e 70% em cinco anos de uso.

Entecavir

Análogo nucleosídeo com grande potência antiviral, pode ser utilizado como 1ª opção no tratamento da hepatite B HBeAg-positivo ou HBeAg-negativo. Além da potente supressão viral, outra vantagem desse medicamento é a menor taxa de resistência virológica (1,2% em cinco anos), porém, em pacientes com resistência à lamivudina, o ETV tem uso limitado.

Nos pacientes HBeAg-negativos, as taxas de supressão do HBV-DNA e de normalização de ALT são de 90 e 78%, respectivamente.

Tenofovir

Pertencente à família dos análogos nucleotídeos, possui uma potente ação inibitória contra o HBV e mutantes resistentes a fármacos como LAM e ETV.

A maior experiência clínica com esse medicamento é referente ao uso em coinfectados HIV/HBV. Taxas de resposta em pacientes HBeAg-positivos, em um ano, mostraram soroconversão do HBeAg semelhante à de outros ANN, supressão do HBV em 74% e normalização de ALT em 69%; e em pacientes HBeAg-negativos, supressão do HBV em 91% e normalização de ALT em 77%.

> **ATENÇÃO!**
>
> No Brasil, o TDF tem sido o fármaco de escolha para tratamento da hepatite B, ficando o ETV reservado para pacientes nos quais o risco de disfunção renal é maior, como cirróticos, hipertensos, diabéticos, entre outros.

Resistência aos ANN

Como o uso de LAM e ADV foi comum no passado, muitos pacientes apresentam resistência aos antivirais, que pode ser manuseada com a utilização de medicamentos mais recentes, conforme exposto no Quadro 211.3.

DIAGNÓSTICO E TRATAMENTO

QUADRO 211.3 ■ Manuseio de resistência viral ao tratamento da hepatite B com análogos nucleosídeos/nucleotídeos

RESISTÊNCIA	RECOMENDAÇÕES
LAM	Substituir por TDF
ADV	Substituir por TDF Substituir ou adicionar ETV
ETV	Substituir ou adicionar TDF

LAM: lamivudina; ETV: entecavir; ADV: adefovir; TDF: tenofovir.
Fonte: Adaptado de Lok e McMahon.[1]

Em resumo, na escolha do melhor esquema terapêutico para tratamento de pacientes com hepatite B crônica HBeAg-positivo, os IFNs são uma boa opção terapêutica. Para os pacientes com HBeAg-negativos ou HBeAg-positivos, com contraindicação ou não respondedores ao uso do IFN, a opção pelos ANN pode ser feita, desde que sejam fármacos potentes e com alta barreira genética (menor resistência). ETV e TDF são os principais medicamentos com essas características.

■ IMUNOSSUPRESSÃO E REATIVAÇÃO DA HEPATITE B

Entende-se como reativação da hepatite B (HBVr) o reaparecimento do processo necroinflamatório do fígado em um paciente com hepatite B resolvida ou em um portador inativo do HBsAg. Tal fenômeno acontece principalmente em pacientes submetidos à quimioterapia ou imunossupressão. O risco de reativação em portadores do HBsAg ou mesmo em pacientes com anti-HBc, com ou sem anti-HBs, depende do tipo de imunossupressão, sendo muito elevado com o uso de determinados imunobiológicos e quimioterápicos para neoplasias hematológicas. As consequências da HBVr são graves, pois além da descontinuação do tratamento anticâncer, os pacientes podem desenvolver formas graves de hepatite com insuficiência hepática aguda e morte.

RECONHECIMENTO DA REATIVAÇÃO

Com o início da quimioterapia/imunossupressão, os níveis de HBV-DNA circulantes aumentam, HBeAg e HBsAg reaparecem, nos casos em que eram negativos, as aminotransferases podem estar normais ou discretamente elevadas e o paciente é assintomático. Com a retirada da quimioterapia, o sistema imune se reconstitui com consequente destruição dos hepatócitos infectados pelo HBV por células T citototóxicas. Nesta fase, há aumento significativo nos níveis de aminotransferases, queda da carga viral do HBV, aparecimento do anti-HBc-IgM e os pacientes podem se tornar sintomáticos, com quadro clinico que varia de hepatite autolimitada à insuficiência hepática (IH) grave e morte. É fundamental afastar outras condições clinicas, que cursam com elevação das aminotransferases, como hepatotoxicidade por medicamentos, superinfecção por outros vírus, infiltração tumoral e infecções sistêmicas.

FATORES DE RISCO DA REATIVAÇÃO

Fatores relacionados ao vírus e ao hospedeiro são considerados no risco de desenvolvimento de reativação do HBV. Quanto ao HBV, os principais fatores são a presença de HBsAg e HBeAg, genótipo B do HBV e carga viral elevada. Quanto aos fatores ligados ao hospedeiro se destacam sexo masculino, pacientes jovens, níveis elevados de ALT e ausência ou diminuição dos níveis de anti-HBs durante a quimioterapia.

As principais medicações relacionadas à HBVr estão relacionadas na Tabela 211.3.

TABELA 211.3 ■ Principais agentes e risco estimado de reativação da hepatite B (HBVr)

CLASSE	MEDICAMENTO	RISCO ESTIMADO DE HBVr PARA HBsAG+	RISCO ESTIMADO DE HBVr PARA HBsAG/ANTI-HBc+
Redução de células B	Rituximabe (anti-CD20)	Alto (30-60%)	Alto (>10%)
Derivados de antraciclinas	Doxorrubicina	Alto (15-30%)	Alto (>10%)
Inibidores TNF-α	Infliximabe Etanercept Adalimumabe	Moderado (1-10%)	Moderado (1%)
Inibidores citocinas Inibidores integrinas	Abatacept (anti-CD80,-86) Ustekinumab (anti-IL-12, -23) Natalizumabe (liga α4-integrina) Vedolizumabe [liga integrina α4β7 (LPAM-1)]	Moderado (1-10%)	Moderado (1-10%)
Inibidores tirosinocinase	Imatinibe	Moderado (1-10%)	Moderado (1-10%)
Corticoesteroides	Alta dose (prednisona ≥ 20 mg por ≥ 4 semanas	Alto (> 10%)	NA
	Moderada dose, (prednisona < 20 mg for ≥ 4 semanas)	Moderado (1-10%)	Moderado (1-10%)
	Baixa dose (prednisona por < 1 semana	Baixo (<1%)	Baixo (< 1%)
Imunossupressão	Azatioprina 6-mercaptopurina Metotrexate	Baixo (<1%)	Baixo (< 1%)

TNF-α: fator de necrose tumoral alfa.

MANEJO DOS CANDIDATOS À QUIMIOTERAPIA/IMUNOSSUPRESSÃO

Em candidatos à quimioterapia/imunossupressão, é fundamental, antes de qualquer medida, pesquisar os marcadores séricos do HBV (HBsAg, HBeAg, anti-HBc-IgG e HBV-DNA).

A estratégia para controle da HBVr inclui tratamento profilático ou tratamento antiviral, quando a reativação for identificada.

TRATAMENTO PROFILÁTICO PARA HBVr

Estudos apontam para o tratamento profilático como a melhor opção para evitar HBVr. Usando lamivudina, com esta finalidade, os estudos demonstram redução de 80-100% no risco de HBVr e de incidência e gravidade da hepatite relacionada ao HBV, além de suspensão da quimioterapia em um número menor de pacientes. O uso da lamivudina em pacientes com HBVr é menos efetivo quando comparado ao seu uso profilático.

Atualmente novas medicações estão sendo utilizadas, como Entecavir e Tenofovir. Essas medicações apresentam menores taxas de resistência comparadas com as taxas encontradas com uso de lamivudina.

Há grande discussão na literatura em relação para quem deve ser oferecido o tratamento profilático. De um modo geral, recomenda-se que todo portador de HBsAg+/anti-HBc+, candidato à quimioterapia ou imunossupressão, receba tratamento profilático. Portadores de HBsAg-/anti-HBc+ que serão submetidos a transplante de medula óssea ou a rituximabe também devem receber tratamento profilático. A lamivudina pode ser usada naqueles pacientes com previsão de curto tempo de tratamento na dose de 100 mg/dia. Embora o tempo ideal de retirada do tratamento profilático permaneça indefinido, sugere-se manter o antiviral até 6 a 12 meses após o término da quimioterapia/imunossupressão. Naqueles pacientes em que a previsão do tratamento profilático terá duração maior do que 12 meses, deve-se optar pelo entecavir ou tenofovir.

Em relação ao tratamento antiviral, este deve ser instituído assim que a HBVr for detectada. Quando a HBVr ocorre durante a quimioterapia ou imunossupressão, esses tratamentos devem ser suspensos. Na maioria das vezes, HBVr ocorre após a suspensão da quimioterapia ou da imunossupressão, no momento da reconstituição imune. As mesmas medicações empregadas no tratamento profilático podem ser usadas para HBVr.

REVISÃO

- A infecção pelo vírus da hepatite B tem distribuição universal; sua transmissão ocorre por via parenteral, sexual ou vertical; a evolução pode levar a doenças graves, como cirrose, carcinoma hepatocelular, descompensação hepática e insuficiência hepática.
- O diagnóstico se baseia na positividade do antígeno de superfície do HBV (HBsAg), e a abordagem terapêutica se baseia na fase da infecção: imunotolerância; clareamento imune; portador inativo; e reativação. A caracterização das fases é feita com base nos níveis de ALT, de HBV-DNA, no sistema e (HBeAg/anti-HBe) e eventualmente na biópsia.
- Os objetivos do tratamento da hepatite B são a supressão da carga viral, a prevenção da progressão da doença e a melhora da qualidade de vida.
- O tratamento com interferon ou fármacos antivirais (entecavir ou tenofovir) é efetivo em alcançar esses objetivos, na maior parte dos pacientes.

REFERÊNCIA

1. Lok AS, McMahon BJ. Chronic hepatitis B. Hepatology. 2007;45(2):507-39.

LEITURAS SUGERIDAS

Ayoub WS, Keeffe EB. Review article: current antiviral therapy of chronic hepatitis B. Aliment Pharmacol Ther. 2011;34(10):1145-58.

European Association for the Study of the Liver. EASL clinical practice guidelines: management of chronic hepatitis B virus infection. J Hepatol. 2012;57(1):167-85.

Liaw YF. Natural history of chronic hepatitis B virus infection and long-term outcome under treatment. Liver Int. 2009;29 Suppl 1:100-7.

Reddy R, Beavers KL, Hammond SP, Lim JK, Falck-Ytter YT. American Gastroenterological Association Institute guideline on the prevention and treatment of hepatitis b virus reactivation during immunosuppressive Drug Therapy. Gastroenterology. 2015;148(1):215-19.

Tong MJ, Hsien C, Hsu L, Sun HE, Blatt LM. Treatment recommendations for chronic hepatitis B: an evaluation of current guidelines based on a natural history study in the United States. Hepatology. 2008;48(4):1070-8.

Zoulim F, Perrillo R. Review hepatitis B: reflections on the current approach to antiviral therapy. J Hepatol. 2008;48 Suppl 1:S2-19.

211.3 HEPATITE CRÔNICA PELO VÍRUS C

- MARIA LUCIA G. FERRAZ
- ANTONIO EDUARDO BENEDITO SILVA
- PAULO ROBERTO ABRÃO FERREIRA

Após a infecção aguda pelo vírus da hepatite C (HCV), cerca de 20% dos pacientes se curam nos primeiros seis meses. Os demais evoluirão com persistência da infecção, e 30 a 40% desses progredirão para cirrose hepática e suas complicações em períodos variáveis de tempo, entre 10 e 50 anos. Além disso, daqueles que progridem para cirrose, 4% ao ano desenvolvem o hepatocarcinoma.

A velocidade de progressão da doença hepática na hepatite C depende de variáveis relacionadas ao hospedeiro, como gênero, consumo alcoólico e idade no momento de aquisição da infecção.

Não há remissão espontânea da infecção crônica pelo HCV.

DIAGNÓSTICO

A maioria dos pacientes com infecção crônica pelo HCV é assintomática. É descoberta por acaso, habitualmente em doação de sangue ou em exames de *check-up*.

O diagnóstico laboratorial é feito pela positividade do anti-HCV por ensaio imunoenzimático de 3ª geração, associada à presença do HCV-RNA, detectável no soro por técnica de PCR. A presença do HCV-RNA é parâmetro preditor de doença hepática histológica, mesmo na presença de níveis normais das aminotransferases.

A determinação do genótipo do HCV (1 a 7) deve ser realizada previamente ao tratamento, já que é um dos determinantes do tipo e do tempo de tratamento da infecção. O genótipo 1 é o mais prevalente no Brasil, e o 7 foi identificado recentemente no Congo.

Na infecção crônica pelo HCV, sempre que houver a presença do HCV-RNA por PCR no soro, independentemente dos níveis das aminotransferases, recomenda-se a realização de biópsia hepática, que poderá revelar graus variáveis de lesão histológica, tanto em termos de inflamação como de fibrose. Além disso, outras doenças hepáticas poderão ser diagnosticadas, como a doença gordurosa (alcoólica ou não alcoólica) e a sobrecarga de ferro.

DIAGNÓSTICO E TRATAMENTO

A determinação do grau de fibrose hepática é a informação mais importante que a biópsia fornece na hepatite C crônica, pois reflete se a doença tem caráter progressivo ou não e, nos casos que têm esse comportamento e data da provável contaminação identificada, pode-se determinar a velocidade de progressão da fibrose. É avaliada conforme o escore francês de METAVIR, sendo considerada leve nos graus 0 a 2 e avançada nos 3 e 4 (Quadro 211.4).[1]

A análise histológica do fragmento obtido por biópsia hepática é o padrão-ouro para a caracterização do grau de fibrose hepática, no entanto o procedimento é invasivo e há considerável variabilidade intra e interobservador, influenciado tanto pelo tamanho do fragmento (diâmetro e comprimento; número de espaços porta) como pela experiência do patologista.

Em virtude dessas limitações, marcadores não invasivos têm sido propostos com o intuito de graduar a fibrose hepática em portadores de doenças crônicas. Três tipos de exames não invasivos podem determinar o estágio da fibrose hepática: marcadores séricos diretos (avaliam modificações na síntese e/ou degradação da matriz extracelular); marcadores séricos indiretos (avaliam alterações funcionais e/ou estruturais do fígado); e exames de imagem.

Métodos de imagem convencionais, como US, TC e RM, possuem alta especificidade para o diagnóstico de cirrose hepática, mas baixa sensibilidade para identificar os estágios iniciais de fibrose.

A elastografia hepática é método mais recente, capaz de avaliar a elasticidade tissular em pacientes com doenças hepáticas crônicas e estima o grau de fibrose. É não invasivo e utiliza ondas elásticas e ultrassons de baixa frequência (elastografia transitória) ou acústicas (elastografia por ARFI). Seu resultado deve ser interpretado em conjunto com aspectos clínicos e laboratoriais de cada paciente.

Recentemente, tanto a elastografia quanto a biópsia hepática têm sido utilizados para avaliação inicial dos pacientes com hepatite C crônica.

■ TRATAMENTO

Não existem restrições alimentares ou de atividade física. Por outro lado, o uso de medicamentos potencialmente hepatotóxicos e o consumo de álcool podem agravar o curso clínico da hepatite crônica, motivo pelo qual devem ser evitados.

Pacientes com infecção crônica pelo HCV devem ser orientados quanto às possíveis vias de transmissão do vírus. Recomenda-se que não sejam compartilhados escovas de dente, aparelhos de barbear e cortadores de unhas.

O principal objetivo do tratamento da hepatite C crônica é a cura da infecção, a fim de evitar a progressão para cirrose hepática, descompensação, aparecimento de hepatocarcinoma e/ou manifestações extra-hepáticas graves, e morte.

Manuais de conduta escritos até 2010 recomendavam a utilização do interferon alfa peguilado (peg-IFN) associado à ribavirina como tratamento de escolha para todos os pacientes com hepatite C crônica. Segundo essas recomendações, o genótipo do HCV orientaria a duração do tratamento, que deveria ser de 48 semanas para os casos com genótipo 1 e de 24 semanas para os portadores de genótipo 2 ou 3. Até aquele momento, os fatores preditivos de resposta favorável ao tratamento duplo seriam: genótipo 2 ou 3; carga viral baixa (< 800.000 UI/mL); baixo grau de fibrose no estudo histológico (fibrose ausente ou restrita ao espaço porta); idade ≤ 40 anos; sexo feminino e peso mais baixo.

A partir de então, estudos começaram a destacar a importância das alterações genéticas de ocorrência natural na população (SNPs, do inglês *single nucleotide polymorphisms*) em pontos localizados no DNA do hospedeiro para se determinar a resposta terapêutica na hepatite C. Próximo ao gene *IL28B*, que codifica a interleucina 28, foram encontrados alguns SNPs que se relacionaram com diferenças na resposta terapêutica. O SNP rs12979860 mostrou associação com maior chance de clareamento viral espontâneo após infecção aguda e de resposta ao tratamento antiviral duplo na infecção crônica quando o indivíduo apresentava naquela posição o genótipo C/C.

A falta de resposta e a ocorrência de recaída virológica após o término do tratamento em parcela significativa dos pacientes com os esquemas de terapia dupla com Peg-IFN e RBV motivaram a pesquisa de novos esquemas terapêuticos, o que foi possível graças ao conhecimento do ciclo de replicação do HCV e das diversas enzimas que atuam nesse processo.

Os primeiros antivirais de ação direta (DAAs) empregados foram medicações inibidoras da protease viral NS3/4A (IPs) – boceprevir e telaprevir – ainda em associação com Peg-IFN e RBV. Porém, apesar dessas medicações terem aumentado as taxas de resposta virológica em pacientes com genótipo 1, acarretavam inúmeros efeitos colaterais e foram abandonadas. Novos DAAs mais potentes e mais seguros foram desenvolvidos (DAAs de 2ª. geração). No início foram utilizados junto com Peg-IFN e RBV, mas gradativamente foram substituídos por esquemas sem IFN (terapias *interferon-free*) com taxas de resposta virológica sustentada (RVS) superiores a 90%.

A melhora na resposta ao tratamento da hepatite C crônica ao longo do tempo fica bem evidenciada na Figura 211.1. Observa-se que desde a identificação do HCV, em 1989, e os primeiros tratamentos com base na

QUADRO 211.4 ■ Escore METAVIR para graduar a fibrose hepática nas hepatites crônicas	
GRAU	**FIBROSE HEPÁTICA**
F0	Sem fibrose
F1	Fibrose portal
F2	Fibrose portal com septos porta-porta
F3	Esboço de nódulos
F4	Cirrose
Fonte: Bedossa e Poynard.[1]	

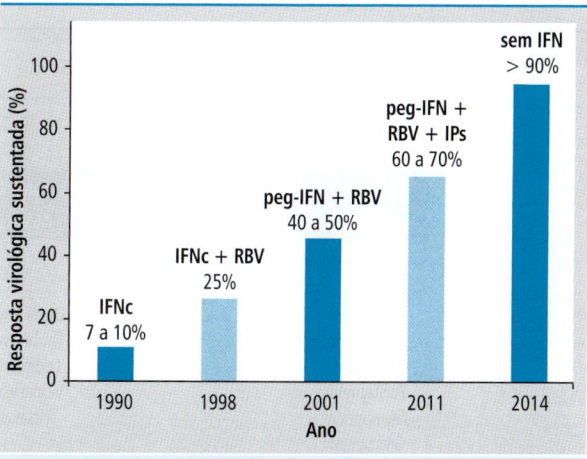

FIGURA 211.1 ■ Evolução do sucesso no tratamento da hepatite C crônica.

IFNc: interferon convencional; peg-IFN: interferon peguilado; RBV: ribavirina; IPs: inibidores de protease.

utilização do interferon convencional, até o momento atual, houve melhora significativa nas taxas de sucesso. Atualmente cerca de 90% ou mais dos pacientes atingem a RVS, que reflete a cura da infecção.

Os esquemas de tratamento sem IFN incluem a combinação de dois ou mais DAAs, que atuam em diferentes regiões do HCV: IPs, inibidores da região NS5A e inibidores da polimerase NS5B (nucleot[s]ídeos e não nucleot[s]ídeos). Na Figura 211.2, são apresentados os DAAs já aprovados nos EUA e na Europa e seus locais de ação na poliproteína do HCV.

Os tratamentos da hepatite C crônica com os DAAs de uso oral tornaram a terapia muito mais fácil e bem tolerada, em geral com duração de apenas 12 semanas.

No Brasil, algumas dessas medicações já foram aprovadas pela Anvisa e parte delas foi incorporada aos protocolos de tratamento no Sistema Único de Saúde (SUS). As suas características em termos de potência e de barreira de resistência são apresentadas no Quadro 211.5.

Nos Quadros 211.6, 211.7, 211.8 e 211.9, são apresentados os esquemas de tratamento recomendados atualmente pelo Ministério da Saúde (MS).[2] Eles se diferem quanto ao genótipo do HCV, história de tratamento prévio com IPs e presença de coinfecção com o HIV.

INDICAÇÕES DE TRATAMENTO

Todos os pacientes com hepatite C crônica devem ser considerados candidatos ao tratamento antiviral. Entretanto, o custo elevado das medicações é fator limitante a essa conduta, sobretudo em países menos desenvolvidos. Assim, em uma fase inicial, a fim de otimizar os recursos econômicos, alguns pacientes foram priorizados para tratamento no Brasil. São eles:
- Coinfecção com o HIV, independentemente do grau de fibrose hepática.
- Manifestações extra-hepáticas com acometimento neurológico motor incapacitante, porfiria cutânea, líquen plano com envolvimento de mucosa.
- Crioglobulinemia com manifestação em órgão-alvo (olhos, pulmão, sistema nervoso periférico e central), glomerulonefrite, vasculites e poliarterite nodosa.
- Sinais clínicos ou evidências ecográficas sugestivas de cirrose hepática (varizes esofágicas, ascite, alterações da morfologia hepática compatíveis com cirrose).

QUADRO 211.5 ■ Características dos antivirais de ação direta aprovados no Brasil em 2015

	INIBIDORES DE POLIMERASE NS5B	
	NUCLEOSÍDEO	NÃO NUCLEOSÍDEO
	Sofosbuvir	Dasabuvir
Genótipo	Pan-genotípico	1
Potência	Alta	Baixa
Barreira para resistência	Alta	Baixa

	INIBIDORES NS5A	
	Daclatasvir	Ombitasvir
Genótipo	Pan-genotípico	1, 4
Potência	Muito Alta	Muito Alta
Barreira para resistência	Baixa	Média

	IPs NS3/4A			
	Telaprevir	Boceprevir	Simeprevir	Paritaprevir/r
Genótipo	1	1	1, 4	1, 4
Potência	Alta	Alta	Alta	Alta
Barreira para resistência	Baixa	Média	Baixa	Baixa

- IH e ausência de carcinoma hepatocelular (CHC), independentemente da necessidade de transplante hepático.
- Lesão renal crônica (LRC).

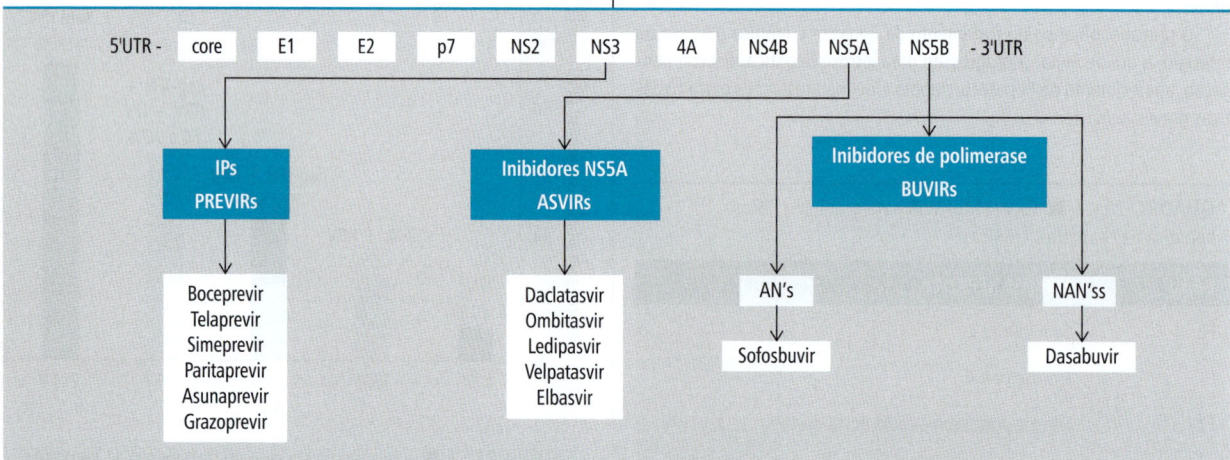

FIGURA 211.2 ■ Antivirais de ação direta (DAAs) aprovados pelas agências de saúde nos EUA e na Europa em 2016, conforme o local de ação na poliproteína do HCV.

AN: análogo nucleotídico; NAN: não análogo nucleosídico.

DIAGNÓSTICO E TRATAMENTO

QUADRO 211.6 ■ Esquemas terapêuticos na hepatite C – genótipo 1

GENÓTIPO 1	REGIME TERAPÊUTICO	TEMPO
Monoinfecção HCV	Sofosbuvir Simeprevir*	12 semanas
Monoinfecção HCV	Sofosbuvir Daclatasvir*	12 semanas
Cirrose Child-Pugh B e C, já tratados com BOC/TEL**, ou coinfectados HCV/HIV	Sofosbuvir Daclatasvir*	24 semanas

*A RBV pode ser adicionada aos esquemas em pacientes cirróticos; respondedores nulos à terapia prévia e portadores de coinfecção HCV-HIV, independentemente do grau de fibrose. Administra-se 1,0 g para pacientes com peso < 75 kg e 1,25 g para aqueles com peso > 75 kg.
**BOC: boceprevir; TEL: telaprevir.
Fonte: Brasil.[2]

QUADRO 211.7 ■ Esquemas terapêuticos na hepatite C – genótipo 2

GENÓTIPO 2	REGIME TERAPÊUTICO	TEMPO
Único	Sofosbuvir Ribavirina*	12 semanas

*Administra-se 1,0 g para pacientes com peso < 75 kg e 1,25 g para aqueles com peso > 75 kg.
Fonte: Brasil.[2]

- Púrpura trombocitopênica idiopática (PTI).
- Pós-transplante de fígado e de outros órgãos sólidos.
- Linfoma, gamopatia monoclonal, mieloma múltiplo e outras doenças hematológicas malignas.
- Fibrose hepática avançada (METAVIR F3 ou F4).
- Biópsia hepática com METAVIR F2 presente há mais de três anos.

Pacientes que não se enquadram nessas categorias deverão ser monitorados periodicamente até que se configure uma indicação de terapia.

Contraindicações ao tratamento com as DAAs

A presença de arritmia cardíaca pode ser uma contraindicação ao tratamento com os novos DAAs, particularmente em pacientes em tratamento com amiodarona ou digoxina

QUADRO 211.8 ■ Esquemas terapêuticos na hepatite C – genótipo 3

GENÓTIPO 3	REGIME TERAPÊUTICO	TEMPO
Tolerantes a PR***	Sofosbuvir peg-IFN + RBV*	12 semanas
Contraindicado PR***	Sofosbuvir Daclatasvir*	12 semanas

*A RBV pode ser adicionada ao esquema em pacientes cirróticos ou naqueles já tratados, a fim de aumentar a RVS.
**peg-IFN: interferon peguilado.
***PR: interferon peguilado e ribavirina.
Fonte: Brasil.[2]

QUADRO 211.9 ■ Esquemas terapêuticos na hepatite C – genótipo 4

GENÓTIPO 4	REGIME TERAPÊUTICO	TEMPO
Tolerantes a PR***	Daclatasvir peg-IFN + RBV*	24 semanas (TGR)**
Contraindicado PR***	Sofosbuvir Daclatasvir*	12 semanas

*PEG-IFN: interferon peguilado, RBV: ribavirina.
**TGR: terapia guida pela resposta.
***PR: interferon peguilado e ribavirina.
Fonte: Brasil.[2]

Contraindicações ao tratamento peg-IFN-α 2a ou 2b e RBV

Atualmente, são poucas as indicações do peg-IFN e RBV no protocolo brasileiro de tratamento (Quadros 211.5 e 211.6). São contraindicações ao uso do IFN: leucócitos polimorfonucleares (PMN) < 1.500/mm^3, plaquetas < 50.000/mm^3 ou hemoglobina (Hb) < 12 mg/dL; doença autoimune não controlada ou sistêmica grave; transplante de órgãos (exceto fígado); história de doença psiquiátrica ou depressão grave; cirrose descompensada (Child C); e gravidez. São contraindicações ao uso da RBV: insuficiência renal (IR), doença cardíaca grave, anemia, hemoglobinopatias e gravidez. Pelo risco potencial de teratogênese, recomenda-se a utilização de método anticoncepcional seguro durante todo o tratamento e por mais seis meses após seu término.

AVALIAÇÃO DE RESPOSTA AO TRATAMENTO

O melhor parâmetro para se avaliar a resposta virológica durante o tratamento é o comportamento da viremia. É avaliada em dois momentos: final do tratamento e três meses após seu término (Tabela 211.4).

TABELA 211.4 ■ Definição do tipo de resposta ao tratamento da hepatite C

	FINAL DO TRATAMENTO	3 MESES APÓS O TÉRMINO	TIPO DE RESPOSTA
HCV-RNA qualitativo	+	+	Não respondedor
	–	+	Resposta com recaída
	–	–	Resposta sustentada

A RVS é o desfecho desejado no tratamento da hepatite C crônica. É definida pela persistência de HCV-RNA indetectável em um ensaio sensível (<15 UI/mL) três meses após o seu término. Corresponde à erradicação da infecção pelo vírus C e tem excelente prognóstico.

Estudos demonstraram a longo prazo que aqueles que apresentaram RVS mantêm ALT normal e HCV-RNA indetectável no soro e no parênquima hepático. A maioria apresenta melhora histológica com desaparecimento da atividade necroinflamatória. Além disso, aqueles com fibrose avançada não tratada têm maior chance de desenvolver descompensação hepática, hepatocarcinoma e de morrer. O tratamento da hepatite C nessa situação de maior gravidade, quando atinge a RVS, mostra impacto positivo na sobrevida dos pacientes, reduzindo a mortalidade, de causa hepática ou não (Figura 211.3).[3]

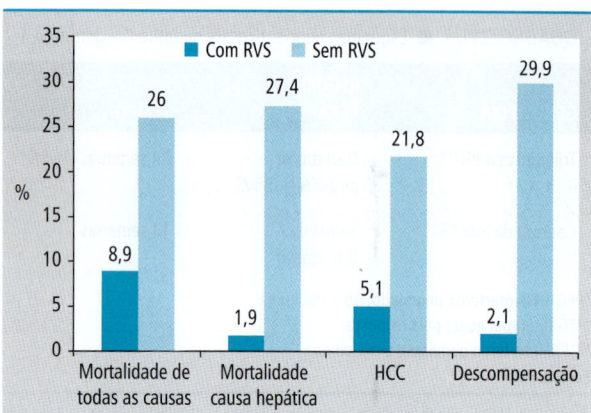

FIGURA 211.3 ■ Taxa cumulativa de diferentes desfechos em 10 anos nos pacientes com fibrose avançada pelo HCV, conforme a presença de RVS.

Fonte: van der Meer e colaboradores.[3]

Menos de 5% dos pacientes que respondem ao tratamento apresentam recaída após o seu término. Esta é precoce e ocorre nos primeiros meses após o fim do tratamento.

NOVOS MEDICAMENTOS

Novas DAAs já foram aprovadas para uso nos EUA e na Europa, com eficácia e perfil de segurança bastante satisfatórios (Figura 211.2). Na maioria dos tratamentos, as taxas de RVS são superiores a 95%. (Em um futuro próximo, deverão ser avaliadas pela Anvisa e aprovadas para utilização no Brasil.)

Apesar da eficácia excelente com as DAAs, alguns problemas ainda existem no tratamento da hepatite C crônica. Seriam eles: o aparecimento de mutações de resistência às DAAs, o tratamento de cirróticos descompensados e de portadores de doença renal crônica (DRC), e a possível interação com medicamentos que os pacientes utilizam para tratamento de outras comorbidades.

REVISÃO

- A maioria dos pacientes com infecção crônica pelo HCV é assintomática, ou seja, ela é descoberta por acaso, habitualmente em doação de sangue ou em exames de *check-up*.
- O diagnóstico laboratorial é feito pela positividade do anti-HCV por ensaio imunoenzimático de 3ª geração, associada à presença do HCV-RNA, detectável no soro por técnica de PCR.
- O principal objetivo do tratamento da hepatite C crônica é a cura da infecção, a fim de evitar a progressão para cirrose hepática, descompensação, aparecimento de hepatocarcinoma e/ou manifestações extra-hepáticas graves e morte.
- Menos de 5% dos pacientes que respondem ao tratamento apresentam recaída após o seu término. Esta é precoce e ocorre nos primeiros meses após o fim do tratamento.

■ REFERÊNCIAS

1. Bedossa P, Poynard T. An algorithm for the grading of activity in chronic hepatitis C. The METAVIR Cooperative Study Group. Hepatology. 1996;24(2):289-93.
2. Brasil. Ministério da Saúde. Protocolo clínico e diretrizes terapêuticas para hepatite C e coinfecções [Internet]. Brasília: MS; 2015 [capturado em 16 jan. 2017]. Disponível em: http://www.aids.gov.br/publicacao/2015/protocolo-clinico-e-diretrizes-terapeuticas-para-hepatite-c-e-coinfeccoes.
3. van der Meer AJ, Veldt BJ, Feld JJ, Wedemeyer H, Dufour JF, Lammert F, et al. Association between sustained virological response and all-cause mortality among patients with chronic hepatitis C and advanced hepatic fibrosis. JAMA. 2012;308(24):2584-93.

■ LEITURAS SUGERIDAS

American Association for the Study of Liver Diseases;Infectious Diseases Society of America. Recommendations for testing, managing, and treating hepatitis C [Internet]. Alexandria: AASLD; c2017 [capturado em 16 jan. 2017]. Disponível em: http://www.hcvguidelines.org.
Dusheiko G. Hepatitis C. In: Dooley JS, Lok ASF, Burroughs AK, Heathcote EJ, editors. Sherlock's diseases of the liver and biliary system. West Sussex: Wiley-Blackwell; 2011. P. 406-26.
European Association for Study of Liver. EASL recommendations on treatment of hepatitis C 2015. J Hepatol. 2015;63(1):199-236.

211.4 COINFECÇÃO HBV-HIV

■ PAULO ROBERTO ABRÃO FERREIRA
■ ADAUTO CASTELO FILHO
■ CELSO F. H. GRANATO
■ PAULA TUMA
■ HENRIQUE POTT JUNIOR

Estima-se que 7 a 15% dos pacientes infectados pelo vírus da imunodeficiência humana (HIV) são coinfectados pelo vírus da hepatite tipo B (HBV). Essa elevada taxa é influenciada pelo fato de esses vírus compartilharem as principais vias de transmissão: parenteral, sexual e materno-fetal.

A infecção pelo HIV modifica a história natural da infecção pelo HBV, podendo resultar em taxas mais elevadas de persistência e recidiva da expressão do HBsAg, HBeAg e HBV-DNA. Entre os pacientes com infecção persistente pelo HBV, a gravidade da doença e o risco de mortalidade relacionados às hepatopatias estão substancialmente elevados nos pacientes coinfectados pelo HIV (Figura 211.4). Ao longo do

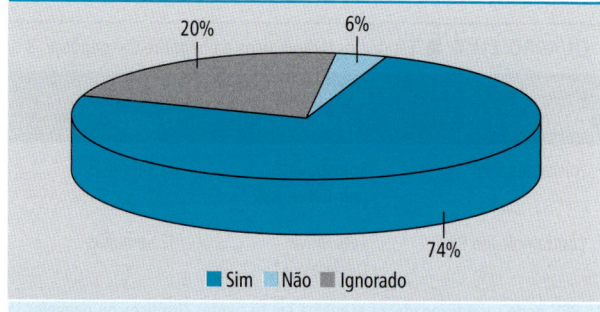

FIGURA 211.4 ■ Casos confirmados de hepatite B segundo agravo associado a HIV/Aids.

Fonte: Brasil.[2]

tempo, conforme dados do Multicenter AIDS Cohort Study[1] (N = 5,293), a mortalidade relacionada às hepatopatias foi significativamente maior em homens com infecção pelo HIV-1 e HBsAg reagente (14,2/1.000) em relação àqueles apenas infectados pelo HIV-1 (1,7/1.000; p < 0,001) ou apenas infectados pelo HBV (0,8/1.000, p < 0,001) (Figura 211.5). Entre os indivíduos coinfectados, a mortalidade relacionada à hepatopatia foi mais elevada naqueles com nadir mais baixo do número de células $CD4^+$; além disso, foi duas vezes mais elevada após 1996, quando o tratamento antirretroviral de alta potência (TARV) foi introduzido. A reconstituição imune relacionada ao TARV tem sido associada com recuperação espontânea da infecção pelo HBV, mas alguns estudos relatam subsequente exacerbação da infecção pelo HBV. Os efeitos da infecção pelo HBV na história natural da infecção pelo HIV-1 são menos aparentes, mas podem incluir maior incidência de elevação de enzimas hepáticas com uso de TARV.

■ HISTÓRIA NATURAL E DIAGNÓSTICO

A infecção pelo HBV, no contexto da coinfecção, pode ser diagnosticada pela detecção dos antígenos virais e do DNA do HBV no sangue periférico, tal como na infecção isolada pelo HBV, e será objeto de detalhamento mais adiante. Em suma, a presença do HBsAg no plasma de pacientes com sorologia positiva para HIV-1 caracteriza a coinfecção; se perdurar por período igual ou superior a seis meses, estará caracterizada infecção crônica pelo HBV.

Em pacientes com resolução espontânea da infecção aguda pelo HBV, o HBsAg e o HBeAg se tornam indetectáveis no soro, mas o HBV-DNA ainda pode ser detectado em baixos níveis, empregando-se ensaios sensíveis. Com a resolução da infecção, anti-HBs, anti-HBe e anti-HBc tornam-se detectáveis. Como a vacina contra hepatite B é elaborada com HBsAg recombinante, a boa resposta imune resulta na produção isolada de anti-HBs, sendo esse o marcador isolado no soro.

■ TRATAMENTO

A completa erradicação do HBV é, atualmente, um objetivo inatingível, visto que o ciclo biológico viral gera um reservatório no núcleo do hepatócito de DNA (cccDNA), que pode provocar o reaparecimento da replicação viral após a suspensão do tratamento. A infecção pelo HIV traz peculiaridades com relação aos critérios de início do tratamento da hepatite B crônica (HBC), uma vez que alguns antirretrovirais também são ativos contra o HBV. Além disso, em parte pela imunossupressão gerada pelo HIV, nos coinfectados, a hepatite crônica geralmente cursa com menor atividade inflamatória e transaminases mais baixas. Assim, o critério virológico, tanto quando em relação ao HIV (necessidade de tratamento antirretroviral universal) como ao HBV (nível de replicação no soro), tem especial importância no paciente coinfectado. Estudos recentes confirmaram o benefício clínico a longo prazo da redução da replicação do HBV, independentemente da evolução de transaminases e/ou HBeAg.

MEDICAMENTOS PARA O TRATAMENTO DA HEPATITE B

Existem sete fármacos aprovados para o tratamento da hepatite B (Tabela 211.5). No entanto, em função da melhor potência e barreira genética, em saúde pública brasileira, são indicados apenas interferon peguilado (peg-IFN), tenofovir e entecavir. No caso de pacientes coinfectados HBV-HIV, também é indicado o uso de lamivudina, sempre associada ao tenofovir. Emtricitabina ainda aguarda aprovação para uso no Brasil, mas também não deve ser usado em monoterapia. IFN convencional, adefovir e telbivudina não são indicados para tratamento de coinfectados, no Brasil.

Interferon

Primeiro fármaco utilizado para o tratamento da HBC, atualmente, está disponível na forma peguilada (peg-IFN), o que facilita sua administração subcutânea (SC) semanal e aumenta a taxa final de resposta em monoinfectados. Não há estudos comparando as duas formas de IFN (convencional e peguilado) em coinfectados HBV-HIV.

O IFN é particularmente eficaz em pacientes com níveis baixos de HBV-DNA, HBeAg reagente e transaminases elevadas. Nessas condições, aproximadamente um terço dos pacientes tratados com peg-IFN, durante

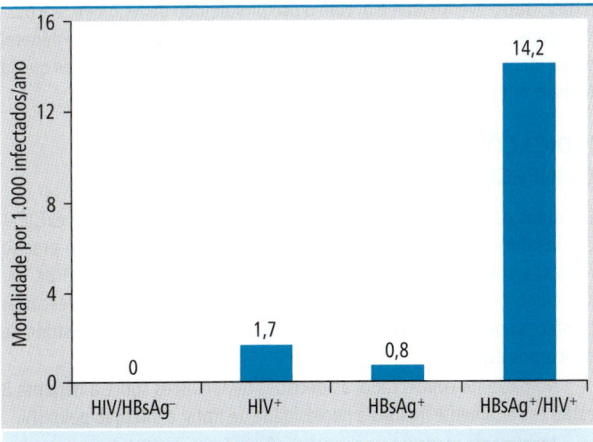

FIGURA 211.5 ■ Mortalidade por 1.000 infectados relacionada a HIV/HBsAg.

TABELA 211.5 ■ Medicamentos aprovados para o tratamento da hepatite B crônica

MEDICAMENTO	DOSE E DURAÇÃO*	ATIVIDADE CONTRA O HIV
IFN convencional	5 M UI/d ou 10 M UI/3 x/sem, SC, por 16-48 sem	Não
peg-IFN alfa-2a	180 µg, SC/sem, por 48 sem	Sim
Adefovir	10 mg/d, VO	Não**
Entecavir***	0,5 mg/d, VO em virgens de lamivudina 1 mg/d, VO em experimentados em lamivudina e cirróticos descompensados	Sim
Lamivudina	300 mg/d em portadores do HIV	Sim
Emtricitabina	200 mg/d	Sim
Telbivudina	600 mg/d em virgens de lamivudina	Não
Tenofovir***	300 mg/d em virgens de tratamento e em experimentados em lamivudina	Sim

*Duração ideal dos nucleos(t)ídeos não determinada.
**Não considerado ativo contra o HIV na dose de 10 mg/dia.
***Recomendados como 1ª linha de tratamento.

12 meses, obtém soroconversão do HBeAg e normalização dos níveis de alanina aminotransferase (ALT).

Em pacientes coinfectados com HIV, as taxas de resposta com INF parecem mais pobres (10 a 15% de soroconversão do HBeAg). Contribuem para isso tanto a disfunção imunológica e fatores prognósticos desfavoráveis, como os níveis baixos de transaminases, ou altos títulos de HBV-DNA no soro desses pacientes.

Além disso, o uso de INF se relaciona com uma série de efeitos adversos (síndrome pseudogripal, alterações psiquiátricas, mielossupressão, etc.), que complicam ainda mais sua indicação em pacientes infectados pelo HIV. As diretrizes americanas e europeias recomendam a utilização de peg-IFN para tratamento da hepatite B, dentro de critérios específicos.

Lamivudina

Análogo de nucleosídeo que, em sua forma ativa trifosfatado, inibe a polimerase do HBV e a transcriptase reversa do HIV, a lamivudina (LAM) é um fármaco apropriado para tratar o HBV e a coinfecção HIV-HBV, se administrado em combinação com outros agentes ativos contra o HBV, no esquema de TARV. LAM não deve ser utilizada isoladamente para tratar HBV monoinfecção ou a coinfecção HIV-HBV, por sua baixa barreira genética e risco de emergência de resistência do HBV.

Apesar de os níveis de DNA reduzirem, em média, 2,7 $\log_{10}$ cópias/mL em coinfectados utilizando LAM por um ano, a incidência de HBV resistente ao fármaco é de, aproximadamente, 20% ao ano, em pacientes infectados com HIV, e atinge 90% em quatro anos. Quando as variantes resistentes à LAM emergem, elevam-se os níveis de DNA e de enzimas hepáticas, podendo haver exacerbação da hepatite B, em alguns casos fatais. Além disso, vários dados sugerem que o benefício do tratamento com LAM em prevenir a progressão da hepatite B está substancialmente reduzido na presença de cepas do HBV resistentes. Além disto, quasi espécies resistentes à LAM podem ser menos responsivas ao uso futuro de entecavir. Por esses motivos, a LAM não é considerada para 1ª linha de tratamento da hepatite B, devendo sempre ser usada em associação a outro antiviral ativo. O uso disseminado de LAM como parte da terapia combinada contra o HIV acarretou número elevado de pacientes coinfectados pelo HBV com resistência a essa substância que requerem manejo terapêutico específico.

Emtricitabina

A emtricitabina (FTC) é um análogo de nucleosídeos com atividade contra HIV e HBV semelhante à LAM. Os dados sobre a utilização isolada de FTC em pacientes coinfectados são escassos, ainda que exista maior experiência com a combinação de FTC e tenofovir. Essa associação, tal como LAM e tenofovir, constitui efetivamente o tratamento de eleição no paciente que necessita ser tratado simultaneamente contra HBV e HIV. Pode selecionar resistência para ambos os vírus e, particularmente para o HBV, com resistência cruzada para lamivudina e entecavir. Assim como a LAM, o FTC não deve ser utilizado em monoterapia. A associação FTC e tenofovir (pílula única com coformulação dos dois fármacos), está em processo de análise, pela Anvisa, para a aprovação de uso no Brasil, no Sistema Único de Saúde (SUS).

Entecavir

Análogo de guanosina, o entecavir inibe três funções da DNA polimerase do HBV: *priming* de bases; transcrição reversa da fita negativa; e síntese da fita positiva de DNA. A presença de mutações de resistência à LAM reduz a suscetibilidade ao entecavir; em consequência, há a recomendação de uso da dose de 1 mg ao dia para pacientes experimentados em LAM e 0,5 mg para os virgens para LAM. Também, em pacientes com cirrose descompensada, a dose recomendada é de 1,0 mg ao dia.

Em um estudo randomizado, controlado com placebo, foram incluídos 68 pacientes coinfectados HBV-HIV e com resistência prévia do HBV à LAM. Após 24 semanas de tratamento com entecavir, reduziram-se os níveis de HBV-DNA de 3,65 $\log_{10}$ cópias/mL, o que é similar à redução em monoinfectados pelo HBV. No entanto, após 48 semanas de entecavir, apenas 8% dos pacientes atingiram supressão do HBV-DNA (< 300 cópias/mL). Até o momento, a taxa de resistência, entre pacientes monoinfectados pelo HBV, virgens de tratamento, foi de apenas 1,2% após seis anos de seguimento. Entretanto, em pacientes monoinfectados pelo HBV, com resistência prévia à LAM, resistência ao entecavir ocorreu em 7% após 48 semanas de tratamento e em 39% após quatro anos. Consequentemente, apesar de parcialmente ativo contra cepas resistentes à LAM, o entecavir em monoterapia não é o fármaco de escolha nesses casos.

Apesar de os relatos iniciais indicarem que o entecavir não era ativo contra HIV-1, houve redução substancial dos níveis de HIV-RNA em três pacientes coinfectados que receberam entecavir para o tratamento do HBV, na ausência de tratamento para a infecção pelo HIV-1. A seguir, experimentos adicionais *in vitro* confirmaram a atividade anti-HIV do entecavir e o seu potencial para suscitar resistência no HIV, contra a LAM. Assim, o medicamento só pode ser usado em coinfectados HBV-HIV que estejam recebendo TARV completamente efetivo.

Tenofovir

Estruturalmente relacionado ao adefovir, diferindo apenas por um grupo metil, o tenofovir é um análogo de nucleotídeos com ação efetiva contra HBV e HIV-1. Em pacientes coinfectados HBV-HIV, nos quais havia resistência do HBV à LAM, a atividade do tenofovir contra o HBV não foi inferior à do adefovir. O ACTG5127 foi um estudo randomizado, controlado com placebo e envolveu 52 pacientes coinfectados HBV-HIV, a maioria (74 a 80%) dos quais tinha previamente utilizado LAM e recebido tanto tenofovir quanto adefovir. Em relação à queda de DNA, na semana 48, não houve inferioridade entre os dois braços do estudo. Em metanálise recente, o tenofovir foi considerado mais efetivo que o entecavir, o adefovir ou a LAM, após um ano de tratamento, em HBsAg reagentes, sem tratamento prévio. Outra revisão sistemática mostrou o mesmo resultado. Até o momento, não há evidência de desenvolvimento de resistência do HBV ao tenofovir; nenhum dos 34 pacientes do estudo de fase III com HBV-DNA detectável, após acompanhamento por 144 semanas de monoterapia com tenofovir, apresentou mutações de resistência na polimerase.

A utilização, em longo prazo, de tenofovir pode levar à nefrotoxicidade, com disfunção de túbulos proximais e perda de eletrólitos (fósforo e cálcio) e proteínas. Faz se necessária a monitoração regular da função renal, nestes pacientes. Em pacientes com outros riscos de nefrotoxicidade (diabéticos, hipertensos, uso de outros fármacos nefrotóxicos, etc.), deve-se intensificar esta monitoração ou optar por outro medicamento contra o HBV. Outro evento adverso, com o uso prolongado de tenofovir, é a possibilidade de osteoporose. Cabe monitoração do valor da massa mineral óssea (densitometria óssea regular), particularmente, em pacientes que já tenham outros fatores de risco para esta morbidade.

INDICAÇÕES PARA TRATAMENTO DA COINFECÇÃO HBV-HIV

Em todos os pacientes infectados pelo HIV, deve-se descartar a existência de infecção pelo HBV. Nos casos de positividade do HBsAg, é preciso realizar sorologia completa que inclua o estudo do HBeAg e anti-HBe, assim como quantificação do HBV-DNA. Também é mandatório descartar coinfecção pelo vírus da hepatite Delta, para o qual se solicitará estudo de anticorpos específicos.

No paciente coinfectado, as decisões terapêuticas sobre a hepatite B estão estreitamente ligadas à necessidade de tratar a infecção pelo HIV.

Atualmente, todos os pacientes infectados pelo HIV devem receber TARV. A combinação de tenofovir e LAM deve ser usada como base para o TARV, o qual será ativo contra ambos os vírus. Para evitar o aparecimento de mutantes de resistência do HBV, nenhum desses agentes devem ser usados isoladamente. Importante considerar que esse TARV não deve ser descontinuado sem a cuidadosa consideração da possibilidade de exacerbação da hepatite B. No estudo SMART, alguns pacientes coinfectados HBV-HIV foram alocados no braço do estudo, em que foi realizada a descontinuação do tratamento de acordo com o número de $CD4^+$. Elevação maior que um log no HBV-DNA foi observada em um terço dos pacientes nesse grupo, e 12 apresentaram recidiva com carga viral maior do que 3 log.

> **ATENÇÃO!**
>
> Tenofovir e LAM devem ser combinados entre si e com uma 3ª classe de antirretrovirais (p. ex.: inibidores de protease [IPs] ou inibidores de transcriptase reversa não análogos de nucleosídeos) para que haja adequada ação contra HIV-1 e não ocorra aparecimento de resistência nesse vírus.

O racional para essa recomendação é de que o controle da infecção pelo HIV-1 representa importante passo na prevenção da hepatopatia relacionada ao HBV. A diretriz do $DHHS^3$ recomenda tratamento antirretroviral totalmente supressivo que inclua dois medicamentos ativos contra ambos os vírus (tenofovir e LAM), associados a um inibidor de integrase, ou inibidor de protease ou efavirenz. Se o tenofovir não puder ser usado, outro agente com ação contra o HBV deve ser associado à LAM (Figura 211.6). O uso de LAM e tenofovir, como únicos agentes ativos contra o HBV, deve ser evitado pelo risco de resistência do HBV. O tratamento do HIV deve ser continuado com uma combinação que possibilite máxima supressão viral.

Pacientes que necessitam de tratamento da hepatite B, mas tem o HBV resistente

Para pacientes com infecção por mutantes do HBV resistentes à LAM, a recomendação é tenofovir ou tenofovir associado a entecavir. Sempre assegurar TARV completamente efetivo.

Hepatite delta

O agente delta é um vírus RNA-satélite da infecção crônica pelo HBV, visto que depende da expressão do HBsAg na membrana hepatocítica para formar partículas virais com capacidade infectante. Na Europa, coinfecção por HIV, HBV e delta é diagnosticada fundamentalmente entre usuários de drogas, nos quais não é infrequente que também coexista a hepatite C.

A infecção por múltiplos vírus hepatotrópos provoca intenso dano hepático, o que faz a maioria desses pacientes apresentar grau importante de fibrose hepática, ou mesmo cirrose descompensada.

A positividade na sorologia frente ao delta quase sempre supõe a presença de viremia e, portanto, alta probabilidade de desenvolver doença hepática grave. A infecção pelo HIV agrava ainda mais o prognóstico da coinfecção do vírus B e delta, razão pela qual se deve sempre considerar a possibilidade de tratamento. O tratamento prolongado com peg-IFN por 48 a 96 semanas, associado ao tenofovir por tempo indefinido, é boa opção em pacientes com doença compensada e condição imune satisfatória, conforme determinação do Ministério da Saúde no Brasil.

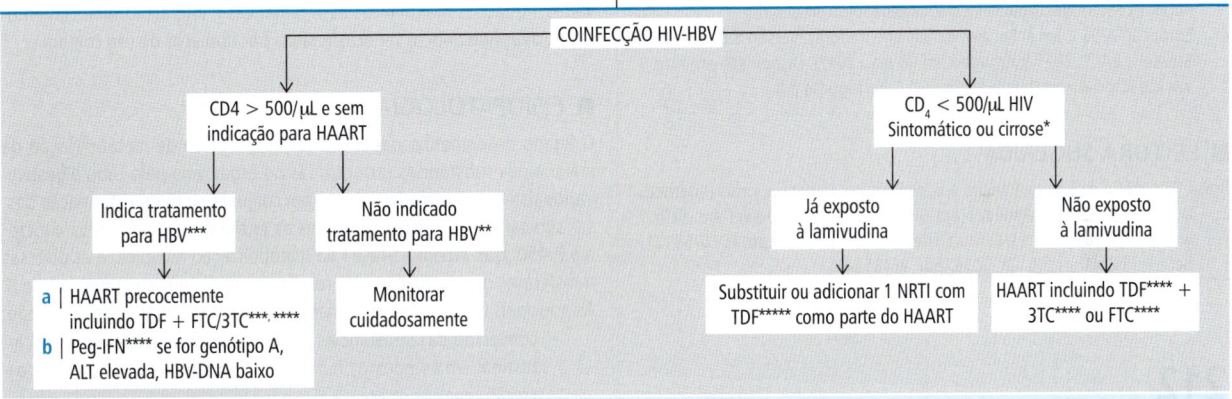

FIGURA 211.6 ■ Tratamento da coinfecção HIV/HBV.

*Pacientes cirróticos devem ser encaminhados para avaliação de varizes gastresofágicas, com endoscopia digestiva alta (EDA) anual, monitorados para carcinoma hepatocelular (CHC), ultrassonografia (US) abdominal semestral e encaminhados precocemente para possível transplante, se houver esta indicação. Pacientes com cirrose e CD_4 baixo demandam supervisão cuidadosa nos primeiros meses após início do HAART com atenção para síndrome da reconstrução imune e subsequente descompensação hepática em virtude de lesão hepatocelular e elevações das enzimas hepáticas.

**Veja Figura 211.2 para avaliação da indicação de tratamento para HBV. Todos os pacientes que vivem com HIV devem receber TARV e deveriam receber TDF + 3TC ou FTC, a menos que haja história de intolerância ou eventos adversos com TDF, especialmente na coinfecção HIV-HBV com fibrose hepática avançada F3 e F4.

***Pacientes asiáticos virgens de tratamento antirretroviral e reagentes para o antígeno HBe (HBeAg), coinfectados pelo HIV, que iniciaram TARV com TDF ou TDF + FTC, atingiram taxas de soroconversão para anti-HBe inesperadamente elevadas, por vezes mesmo com soroconversão para anti-HBs, reforçando o racional para introdução precoce de TARV.

****Duração do tratamento: 48 semanas para peg-IFN; dados recentes sugerem que a quantificação ao HBsAg durante o tratamento em pacientes com hepatite crônica B, HBeAg-negativos tratados com peg-IFN, pode ajudar a identificar aqueles pacientes curáveis por esse fármaco e otimizar estratégias de tratamento. A duração ótima do tratamento com análogos nucleos(t)ídeos e com atividade anti-HBV ainda não foi determinada, e os especialistas recomendam tratamento por toda a vida para o HBV com nucleos(t)ídeos como parte do TARV. Em pacientes com cirrose, não se recomenda suspender o tratamento efetivo anti-HBV, já que isso pode desencadear descompensação hepática em virtude de lesão hepatocelular e elevação de enzimas hepáticas.

*****Em alguns casos de intolerância ou eventos adversos ao tenofovir (p. ex.: na doença renal), entecavir em doses ajustadas para a depuração renal com TARV efetivo. A substituição do NRTI só deveria ser realizada se possível e se apropriada na perspectiva de manutenção da supressão do HIV. Recomenda-se cautela para mudar regimes com base em TDF para fármacos com barreira genética menor (p. ex.: FTC/LAM), em particular em pacientes cirróticos pré-tratados com lamivudina, na medida em que escape viral devido ao aparecimento de mutações YMDD foi observado. Isso foi descrito em indivíduos com resistência prévia do HBV a LAM, em quem precisou mudar o tratamento, de TDF para entecavir.

Fonte: European Aids Clinical Society.[4]

Dados recentes indicam que a supressão prolongada do HBV-DNA com inibidores da polimerase pode conduzir à lenta redução da viremia delta e melhora na histologia hepática.

> **REVISÃO**
>
> - Em torno de 7 a 15% dos infectados por HIV apresentam coinfecção por HBV, o que aumenta a gravidade da doença e a sua mortalidade.
> - Em razão da infecção por HIV, deve-se considerar algumas especificidades em relação ao tratamento, como o fato de alguns antirretrovirais também serem ativos contra HBV.
> - Apesar da indicação de diversos medicamentos para tratamento de HBV, indica-se, para os casos de coinfecção TARV, uma combinação de tenofovir e LAM.

■ REFERÊNCIAS

1. Multicenter AIDS Cohort Study [Internet]. Baltimore: MACS; 2017 [capturado em 08 mar. 2017]. Disponível em: http://aidscohortstudy.org/.
2. Brasil. Ministério da Saúde. Protocolo clínico e diretrizes terapêuticas para hepatite B e coinfecções [Internet]. Brasília: MS; 2016 [capturado em 08 mar. 2017]. Disponível em: http://www.aids.gov.br/sites/default/files/anexos/publicacao/2016/59318/pcdt_hepatite_b_web_pdf_67905.pdf.
3. Department of Health and Human Services. Pannel on antiretroviral guidelines for adults and adolescents. Guidelines for the use of antiretroviral agents in HIV-1 infected adults and adolescents [Internet]. Washington: DHHS; 2016 [capturado em 08 mar. 2017]. Disponível em: https://aidsinfo.nih.gov/contentfiles/lvguidelines/adultandadolescentgl.pdf
4. European AIDS Clinical Society. Linhas orientadores: versão 8.0 [Internet]. Brussels: EACS; 2015 [capturado em 08 mar. 2017]. Disponível em: http://www.eacsociety.org/files/guidelines-8.0-portuguese.pdf.

■ LEITURA SUGERIDA

Brasil. Ministério da Saúde. Boletim epidemiológico: hepatites virais [Internet]. Brasília: MS; 2016 [capturado em 08 mar. 2017]. Disponível em: http://www.aids.gov.br/sites/default/files/anexos/publicacao/2016/59121/boletim_hepatites_05_08_2016_pdf_96185.pdf.

212
LESÕES HEPÁTICAS INDUZIDAS POR FÁRMACOS

■ ROBERTO JOSÉ DE CARVALHO FILHO

Mais de mil substâncias exógenas (xenobióticos) com reconhecido potencial hepatotóxico já foram identificadas. As lesões hepáticas induzidas por fármacos (LHIF) representam 4 a 10% de todas as reações adversas a medicamentos e têm sido identificadas em 10 a 30% das hepatites agudas e em 5 a 10% das casuísticas de serviços especializados em Hepatologia. Além disso, as LHIF constituem a principal etiologia de insuficiência hepática aguda, com indicação de transplante hepático de urgência nos Estados Unidos e no Reino Unido (cerca de 50% dos casos). A real incidência dessas lesões é desconhecida, devido à farmacovigilância deficiente e à raridade de estudos populacionais metodologicamente adequados. Um estudo prospectivo francês[1] estimou incidência anual de 13,9 ± 2,4 casos de LHIF por 100 mil pessoas-ano. Nos Estados Unidos,[2] estima-se incidência anual de 44 mil casos, resultando em cerca de 2.700 óbitos/ano, com aproximadamente 500 deles relacionados à overdose por paracetamol (acetaminofeno). Além dos analgésicos, os antimicrobianos, os anti-inflamatórios não esteroides (AINEs) e os psicotrópicos constituem as principais classes de fármacos envolvidas nas LHIF.

O nexo causal entre fármaco e lesão hepática, frequentemente, não é óbvio, e a ausência de manifestações clínicas específicas e de alterações típicas em exames complementares exige do médico uma postura investigativa minuciosa para que seja feito o diagnóstico. Alguns aspectos que ilustram as dificuldades de abordagem nas LHIF podem ser citados:

- variedade crescente de substâncias químicas disponíveis;
- cultura da automedicação;
- aumento da expectativa de vida da população, já que a polifarmácia (uso concomitante de vários medicamentos), frequente em idosos, favorece o surgimento de lesões hepáticas tóxicas;
- polimorfismo clínico e laboratorial; e
- suscetibilidade individual, condicionada por predisposição genética, idade, gênero, estado nutricional, exposição a outros medicamentos, comorbidades e outros fatores desconhecidos.

Os efeitos dos xenobióticos sobre o metabolismo hepático são bastante diversos, variando desde a simples indução assintomática de sistemas enzimáticos (p. ex., citocromo P-450) até o desenvolvimento de cirrose ou tumores hepáticos. Neste capítulo, serão abordadas as lesões hepáticas que cursam com repercussões clínicas significativas, em detrimento das várias alterações bioquímicas assintomáticas e interações medicamentosas nocivas que podem ser ocasionadas por fármacos de uso comum.

■ FISIOPATOLOGIA

O fígado desempenha papel central no processo de metabolização da maioria das substâncias introduzidas no organismo pelo tubo digestivo. Vários sistemas enzimáticos atuam em conjunto na biotransformação dessas substâncias, sendo as principais as enzimas da superfamília citocromo P-450, que atuam na fase I da metabolização hepática, e as diversas transferases que participam das reações químicas que compõem a fase II. As principais funções desempenhadas por esses sistemas enzimáticos são:

- conversão das substâncias lipofílicas absorvidas pela mucosa intestinal em compostos hidrofílicos, tornando-os passíveis de excreção renal;
- transformação dos metabólitos tóxicos em substâncias inertes; e
- conversão de pró-fármacos em produtos ativos com ação terapêutica.

Por ser o principal sítio de metabolização das substâncias exógenas, o fígado torna-se exposto à ação tóxica desses compostos químicos ou de seus subprodutos. A maioria das LHIF está associada à participação de metabólitos ativos, compostos intermediários resultantes das reações da fase I da biotransformação hepática dos fármacos. Entretanto, mais raramente, o fármaco em seu estado primário ou em sua forma conjugada torna-se responsável pela instalação da injúria hepática.

As LHIF mais frequentes decorrem de efeitos citotóxicos, os quais podem ser divididos em dois padrões básicos: a hepatotoxicidade intrínseca (previsível, dose-dependente) e a hepatotoxicidade idiossincrásica (dose-independente), que constitui o padrão mais comum. A hepatotoxicidade intrínseca é habitualmente previsível e dose-dependente na medida em que a utilização de determinado fármaco em uma dose superior a um limite tóxico conhecido em geral resulta em dano hepático. Um dos poucos exemplos típicos desse tipo de hepatotoxicidade é o paracetamol, cuja administração em doses superiores a 10 a 15 g/dia (ou apenas 2,5 a 6 g/dia em etilistas) tem

DIAGNÓSTICO E TRATAMENTO

sido associada à lesão hepática grave e IHA. Outros exemplos de hepatotoxicidade dose-dependente são a ciclosporina e o ácido acetilsalicílico (AAS).

A hepatotoxicidade idiossincrásica não pode ser prevista ou reproduzida experimentalmente. Ela surge de forma independente da dose utilizada e pode resultar de três mecanismos básicos:

1 | Idiossincrasia imunológica (reações de hipersensibilidade): complexos proteicos formados por metabólitos e macromoléculas celulares podem ser apresentados às células efetoras do sistema imune como neoantígenos, estimulando a deflagração de uma resposta autoimune humoral (produção de autoanticorpos) e celular (infiltração de células inflamatórias no parênquima hepático). Nas lesões hepatotóxicas imunomediadas, são comuns manifestações sistêmicas, como exantema, artralgias, febre, linfonodomegalias e eosinofilia; e a reexposição resulta em rápido retorno da lesão hepática. O período de latência (intervalo entre exposição e lesão) é de 1 a 8 semanas, sendo ainda mais curto na reexposição.

2 | Idiossincrasia metabólica: nesse caso, o paciente apresenta uma suscetibilidade genética que faz determinado fármaco ser metabolizado no fígado, de maneira a produzir ou acumular metabólitos tóxicos. Polimorfismos dos complexos de histocompatibilidade (antígeno leucocitário humano [HLA]) estão associados a uma maior predisposição à hepatotoxicidade por alguns fármacos, como a clorpromazina e a nitrofurantoína com o HLA DR6 e os antidepressivos tricíclicos e o halotano com o HLA A11. Sua latência é geralmente variável e mais longa: 0,5 a 12 meses. Nesse tipo de hepatotoxicidade, não há febre, exantema ou eosinofilia e a reexposição pode ou não causar novo dano hepático. Quando a recaída ocorre, geralmente é tardia, dias ou semanas após a reexposição.

3 | Idiossincrasia mista: os dois mecanismos anteriores participam na lesão hepática. Os exemplos clássicos são o halotano e a clorpromazina. É controversa a idiossincrasia que ocorre nas reações tóxicas causadas pela isoniazida, embora a maioria dos casos pareça resultar do acúmulo de metabólitos tóxicos em indivíduos portadores de uma suposta predisposição genética; admite-se que alguns casos tenham a participação de mecanismos de hipersensibilidade.

Esses efeitos citotóxicos geram lesão celular por meio de mecanismos de lesão distintos, que podem ser diretos (lesão de certas estruturas celulares por ação de radicais livres, radicais eletrofílicos ou espécies reativas de oxigênio) ou indiretos (lesões celulares causadas por alterações em determinadas funções metabólicas, ocasionadas por fármacos ou seus metabólitos).

É importante destacar que essa é uma divisão didática, já que sobreposições de mecanismos fisiopatogênicos são frequentes. Um exemplo típico é a hepatotoxicidade pelo paracetamol, a qual, embora seja um protótipo de LHIF dose-dependente, possui mecanismos fisiopatogênicos que envolvem lesões indiretas causadas por distúrbios metabólicos hepatocelulares e alterações imunológicas.

Qualquer que seja o padrão de efeito citotóxico (intrínseco ou idiossincrásico) ou o mecanismo de lesão celular (direto ou indireto), a consequência final da hepatotoxicidade fármaco-induzida é o dano estrutural do parênquima hepático, cujas repercussões clínicas e laboratoriais dependerão do tipo de agressão histológica resultante:

- **Lesões hepatocelulares:** as alterações necroinflamatórias que se instalam no parênquima ocasionam um quadro típico de hepatite aguda, com elevação de aminotransferases e, eventualmente, hiperbilirrubinemia. A evolução desses quadros hepatíticos é variável. Na maioria dos casos em que o fármaco é retirado, há resolução completa. Todavia, de acordo com a substância envolvida, a despeito da sua descontinuação, poderá haver evolução para IHA, hepatite crônica, ou cirrose hepática.
- **Lesões colestáticas:** embora possa haver algum grau de atividade inflamatória parenquimatosa, nas lesões hepatotóxicas colestáticas predomina a redução do fluxo de bile, manifestada por icterícia e elevação de fosfatase alcalina (FA) e gamaglutamiltransferase (GGT). A colestase induzida por fármacos é resultante da interferência nos processos celulares de produção e secreção de bile e/ou da dificuldade de transporte canalicular consequente à agressão inflamatória de ductos biliares pequenos ou ductos interlobulares. À semelhança do que ocorre com as lesões hepatocelulares, a colestase fármaco-induzida com frequência involui após a interrupção do fármaco, embora geralmente de modo mais lento (até meses).
- **Lesões mistas:** um grande número de fármacos é capaz de causar, concomitantemente, dano hepatocelular e colestase, com graus variáveis de cada componente. A evolução habitual desse tipo de LHIF, após a cessação do uso da substância, é a redução gradual das aminotransferases, com normalização posterior das enzimas colestáticas (FA e GGT).

O Quadro 212.1 resume os tipos de LHIF e suas características principais.

QUADRO 212.1 ■ Tipos de hepatotoxicidade

CARACTERÍSTICA	HEPATOTOXICIDADE INTRÍNSECA (PREVISÍVEL, DOSE-DEPENDENTE)	HEPATOTOXICIDADE IDIOSSINCRÁSICA
Relação com a dose	Risco e gravidade aumentam com doses maiores	Dose-independente
Limite tóxico	Conhecido	Desconhecido
Reprodutibilidade	Sim	Não
Período de latência	Curto (horas ou dias)	Longo* (dias ou semanas)
Modelos animais	Sim	Não
Mecanismo de lesão	Citotoxicidade direta ou indireta	Citotoxicidade indireta
Exemplos	Paracetamol, ciclosporina, ácido acetilsalicílico, ferro, cobre, paraquat, CCl4	Idiossincrasia metabólica: • Ácido valproico, cetoconazol, etc. Idiossincrasia imunológica: • Fenitoína, amoxacilina-clavulanato, etc. Idiossincrasia mista: • Halotano, clorpromazina, isoniazida, etc.

*Nas lesões idiossincrásicas imunológicas, o período de latência após reexposição é geralmente curto (horas ou dias).

QUADRO CLÍNICO

Na França, cerca de 10% das hepatites agudas na população geral e 40% das hepatites agudas em indivíduos com mais de 50 anos estão associadas à hepatotoxicidade induzida por fármacos. Em um estudo feito no Reino Unido,[3] 9% dos pacientes com níveis de AST > 400 UI/L apresentavam necrose hepatocelular aguda induzida por fármacos. Esses pacientes com LHIF aguda se apresentam com astenia, hiporexia, hepatomegalia e elevação de aminotransferases. Na presença de componente colestático, podem surgir icterícia, colúria, hipocolia fecal e prurido.

> **ATENÇÃO!**
>
> Icterícia e colúria, em um paciente com hepatite aguda medicamentosa, constituem sinal de alarme e, em geral, indicam necessidade de hospitalização para monitoração da função hepática, em virtude do maior risco de evolução para insuficiência hepática aguda e óbito (10 a 50%; observação conhecida como Lei de Hy).

Encefalopatia hepática e sinais de coagulopatia são indícios de mau prognóstico, e sua presença deve motivar consideração imediata de transplante hepático. O pronto reconhecimento da evolução para insuficiência hepática aguda é fundamental para eventual indicação do transplante hepático em tempo hábil.

A presença de exantema (discreto ou mesmo síndrome de Stevens-Johnson), prurido, artralgias, linfonodomegalias, febre e/ou eosinofilia periférica sugere a participação de reações de hipersensibilidade. Outras manifestações extra-hepáticas podem sugerir toxicidade múltipla relacionada a algumas substâncias, como síndrome muscular (clofibrato), hipoplasia/aplasia de medula óssea (anticonvulsivantes, sais de ouro, propiltiouracil, fenilbutazona, cloranfenicol), lesões pulmonares (amiodarona, nitrofurantoína) e insuficiência renal (IR) (paracetamol, metoxifluorano, sais de ouro, d-penicilamina).

Nos casos de hepatite crônica, com progressão para fibrose hepática avançada/cirrose, pode haver sinais de insuficiência hepática (IH) crônica (telangiectasias, eritema palmar, equimoses, etc.), associados ou não a indícios de hipertensão porta (Hp) (varizes esofagogástricas, esplenomegalia, circulação colateral, ascite, etc.).

DIAGNÓSTICO

Com a exceção de alguns fármacos, que causam lesão hepática por reações de hipersensibilidade e que propiciam a detecção de anticorpos circulantes (halotano, certos anticonvulsivantes, hidralazina, ácido tienílico, papaverina e outros), o diagnóstico de LHIF se baseia no achado de evidências clínicas, laboratoriais e histológicas, que possam estabelecer um nexo causal entre fármaco e lesão (Quadro 212.2). A reprodução da lesão após a reexposição intencional do paciente ao fármaco suspeito envolve riscos potencialmente fatais e não deve ser feita. O diagnóstico das LHIF é, portanto, subjetivo e depende fundamentalmente da identificação de três pré-requisitos:

1 | **Contato prévio com qualquer xenobiótico:** fármacos, medicamentos alternativos, drogas ilícitas, solventes e outras substâncias de exposição ocupacional etc..

2 | **Relação temporal sugestiva de associação:**
- intervalo de tempo entre início do uso e início da lesão (período de latência) entre 5 e 90 dias, na maioria dos casos;
- redução progressiva ou normalização dos testes hepáticos com a suspensão do medicamento, sendo essa redução comumente mais lenta nos casos de lesão colestática.

3 | **Exclusão de outras causas de hepatopatia:** hepatites virais, doença hepática alcoólica (DHA), doenças metabólicas, autoimunes e outras.

É importante ressaltar a possibilidade de desenvolvimento de hepatite autoimune induzida por fármacos, descrita com o uso de diclofenaco, alfametildopa, nitrofurantoína, hidralazina, agentes antifator de necrose tumoral alfa (anti-TNFα) e outros. Nestes casos, a apresentação clínica, as características laboratoriais e os achados histológicos são indistinguíveis da hepatite autoimune clássica. Suspensão imediata da medicação suspeita e acompanhamento frequente são geralmente suficientes para manejar os casos assintomáticos, mas imunossupressão (em geral, baseada em monoterapia com corticosteroide) é indicada nas apresentações mais graves e nos casos de evolução prolongada (superior a 3 meses), até a normalização dos

QUADRO 212.2 ■ Tipos de lesão hepática associada às lesões hepáticas induzidas por fármacos

TIPOS DE LESÕES	SUBSTRATO HISTOLÓGICO	APRESENTAÇÃO CLÍNICA	ACHADOS LABORATORIAIS	EVOLUÇÃO APÓS SUSPENSÃO
Lesões hepatocelulares	Alterações necroinflamatórias e degenerativas dos hepatócitos	Assintomáticas Hepatite aguda: astenia, hiporexia, hepatomegalia insuficiência hepática aguda: icterícia, coagulopatia, encefalopatia	■ ALT ≥ 2 x LSN* ■ (ALT/ALT-LSN)÷ (FA/FA-LSN) ≥ 5	Resolução em dias ou semanas Ocasionalmente: insuficiência hepática aguda, hepatite crônica, cirrose
Lesões colestáticas	Alterações do transporte de componentes biliares ("colestase pura") Lesões de colangiócitos ("colestase inflamatória")	Assintomáticas Icterícia, colúria, hipocolia e prurido	■ FA ≥ 2 x LSN ■ (ALT/ALT-LSN)÷ (FA/FA-LSN) ≤ 2	Resolução em semanas ou meses Ocasionalmente: colestase prolongada (≥ 1 ano), ductopenia, cirrose biliar
Lesões mistas	Lesões combinadas	Hepatite colestática	■ ALT ≥ 2 x LSN ■ FA ≥ 2 x LSN ■ (ALT/ALT-LSN)÷ (FA/FA-LSN) > 2 e < 5	Resolução em semanas ou meses Ocasionalmente: insuficiência hepática aguda, colestase prolongada, hepatite crônica, ductopenia, cirrose

x LSN: vezes o limite superior do normal; FA: fosfatase alcalina; ALT: alanina aminotransferase.
*Nas lesões mais graves, o pico de ALT é de 25 a 30 vezes o LSN; raramente, a ALT é superior a 3.000 UI/L, exceto nas lesões por paracetamol.

testes hepáticos. A recidiva da hepatopatia após suspensão da imunossupressão é rara.

O reconhecimento de certos fatores de risco para o desenvolvimento de LHIF pode também facilitar a identificação da correlação lesão-fármaco:

- Idosos: tuberculostáticos, benoxaprofen.
- Crianças e adolescentes: ácido valproico.
- Gênero feminino: tuberculostáticos, diclofenaco, halotano.
- Ingestão crônica abusiva de etanol (≥ 140 g/semana): paracetamol, metotrexato (MTX), clorofórmio, cocaína.
- Obesidade e diabetes melito (DM); MTX.
- Uso concomitante de indutores do citocromo P-450 (eritromicina, terfenadina, fenitoína, cetoconazol etc.) ou fármacos hepatotóxicos: tuberculostáticos.
- Infecção pelos vírus da hepatite B e/ou C: tuberculostáticos, antirretrovirais.
- Infecção pelo HIV: tuberculostáticos, sulfametoxazol-trimetropim.
- IR: MTX, anti-inflamatórios não hormonais (AINH).
- História familiar de reações adversas a determinados fármacos: fenitoína, carbamazepina, fenobarbital, sulfonamidas.
- História familiar ou pessoal de colestase intra-hepática: cerca de 50% das mulheres com colestase induzida por contraceptivos orais têm história prévia de colestase gestacional.
- Doenças reumatológicas e AINH: AAS e artrite reumatoide (AR), artrite reumatoide juvenil (ARJ) e lúpus eritematoso sistêmico (LES); diclofenaco e osteoartrose.
- Hepatotoxicidade cruzada: antiepilépticos (70 a 80%); estolato e etinilsuccinato de eritromicina; enalapril e captopril; naproxeno e fenoprofeno; clorpromazina e promazina; aminepitna e clomipramina.

■ HISTOLOGIA

Embora os efeitos tóxicos mais comuns resultem em degeneração hepatocelular, outros tipos celulares que compõem o parênquima hepático podem também sofrer danos, como os colangiócitos, células endoteliais e células estelares (células de Ito). A biópsia hepática pode eventualmente sugerir qual o mecanismo de lesão envolvido e fornecer informações prognósticas relevantes. Na prática, padrões inesperados de evolução e necessidade de diagnóstico diferencial com outras hepatopatias constituem as principais indicações de biópsia hepática na suspeita de LHIF.

ATENÇÃO!

Em algumas situações, é possível associar as lesões encontradas e o fármaco utilizado pelo paciente, facilitando o estabelecimento de um nexo causal. Todavia, é importante ressaltar que não há um padrão histológico suficientemente específico que permita o diagnóstico inequívoco de LHIF causada por determinado fármaco.

As lesões histológicas mais comuns são as alterações necroinflamatórias, que caracterizam padrão de hepatite aguda. Colestase aguda (colatoestase, bilirrubinostase), lesões mistas (alterações necroinflamatórias associadas à colestase) e esteatose (com ou sem componente de esteato-hepatite) são também frequentes. Lesões menos comuns incluem hepatite crônica, fibrose/cirrose, colestase crônica (com ou sem ductopenia), hepatite granulomatosa, síndrome de obstrução sinusoidal, peliose hepática e neoplasias benignas e malignas.

O Quadro 212.3 mostra alguns exemplos de padrões típicos de LHIF e os fármacos que mais frequentemente se associam a cada um deles.

QUADRO 212.3 ■ Padrões histológicos de hepatotoxicidade

PADRÃO	EXEMPLOS
Necrose hepatocelular aguda	Albendazol, alopurinol, amiodarona, ampicilina, cefalexina, ciclofosfamida, cimetidina, ranitidina, omeprazol, sulfadiazina, sulfassalazina, nitrofurantoína, verapamil, zidovudina, enflurano, halotano, isoflurano, isoniazida, cetoconazol, propiltiouracil, fenitoína, carbamazepina, fluoxetina, ácido valproico, clordiazepóxido, diclofenaco, ácido acetilsalicílico, oxacilina, alfametildopa, dantrolene, troglitazona, papaverina, confrei, chaparral, Jin Bu Huan, Ma-Huang, *Valeriana officinalis*, zafirlukast, flutamida, ciproterona, alendronato, tobramicina, terbinafina, nimesulide, *Camellia sinensis* (chá-verde), Herbalife®, *Teucrium polium*, aloe vera, sevofluorano
Necrose zonal - Centrolobular (zona 3) - Periportal (zona 1)	Tetracloreto de carbono, paracetamol, Amanita, germander, metilprednisolona Álcool alínico, fósforo amarelo, sulfato ferroso
Hepatite pseudoalcoólica	Amiodarona, perrexilina, nifedipina, dietilestilbestrol, glicocorticosteroides, griseofulvina, ácido valproico, tamoxifem
Hepatite granulomatosa	Fenilbutazona, alopurinol, quinino, quinidina, sulfonamidas, amiodarona, carbamazepina, diazepan, diltiazen, isoniazida, alfametildopa, fenitoína, procainamida, sulfonilureias
Hepatite isquêmica	Cocaína, metilenodioxiamfetamina, ácido nicotínico, derivados do ergot
Hepatite crônica/fibrose/cirrose	Metotrexato, vitamina A, alfametildopa, nitrofurantoína, diclofenaco, amiodarona, floxuridina, azatioprina, arsênico, sulfato de cobre, cloreto de vinila (PVC), contraceptivos hormonais, chaparral, confrei, germander, minociclina, fenofibrato, papaverina, fenitoína, propiltiouracil, *ecstasy*, di-hidralazina, lisinopril, sulfonamidas, trazodona, *Valeriana officinalis*
Colestase	Estrogênios, hormônios androgênicos, esteroides anabolizantes, amoxacilina-clavulanato, piroxicam, indometacina, floxuridina, alopurinol, amitriptilina, azatioprina, ciclosporina, captopril, hidroclorotiazida, carbamazepina, clordiazepóxido, haloperidol, diazepan, estolato de eritromicina, fenitoína, penicilina, tolbutamida, ampicilina, nitrofurantoína, tiabendazol, tolbutamida, tetraciclina, clorpromazina, sulfametoxazol-trimetoprim, rifampicina, dicloxacilina, naproxeno, varfarina, ticlopidina, terfenadina, d-penicilamina
Lesões mistas (hepatocelular + colestase)	Pravastatina, atorvastatina, lovastatina, diclofenaco, mesalamina, quinino, quinidina, amitriptilina, amoxacilina-clavulanato, ampicilina, captopril, carbamazepina, fenilbutazona, flutamida, cimetidina, ranitidina, sulfonamidas, ibuprofeno, naproxeno, sulindac, sulfametoxazol-trimetoprim, nitrofurantoína, clindamicina, sulfametoxazol-trimetoprim

ATUALIZAÇÃO TERAPÊUTICA

Esteatose	
▪ Macrovesicular	Etanol, glicocorticosteroides, metotrexato, L-asparaginase, nifedipina, minociclina, nutrição parenteral total prolongada, mercúrio, amiodarona
▪ Microvesicular (hepatite aguda)	Tetraciclina, ácido valproico, zidovudina, stavudina, didanosina, tamoxifem, cânfora, cocaína, piroxicam
▪ Fosfolipidose	Amiodarona, perrexilina, amitriptilina, clorfeniramina, clorpromazina, tioridazina, cloroquina
Lesões vasculares	
▪ Síndrome de obstrução sinusoidal (doença veno-oclusiva)	Estrogênios, quimioterápicos, azatioprina, confrei, vitamina A, ciclofosfamida, tetraciclina
▪ Peliose hepática	Hormônios androgênicos, esteroides anabolizantes, estrogênios, arsênico, azatioprina, danazol, dietilestilbestrol, tamoxifem, vitamina A, hidroxiureia
Arterite	Alopurinol
Tumores	
▪ Carcinoma hepatocelular	Estrogênios, hormônios androgênicos, esteroides anabolizantes
▪ Adenoma	Estrogênios, esteroides anabolizantes
▪ Angiossarcoma	Dióxido de tório, cloreto de vinila, arsênico, rádio, cobre inorgânico, esteroides anabolizantes, torotrast

■ TRATAMENTO

O diagnóstico precoce das LHIF propicia a instalação de tratamento adequado e melhora o prognóstico. Serão descritos a seguir os princípios terapêuticos que devem nortear a abordagem dos pacientes portadores de lesões hepáticas induzidas por fármacos:

- Interrupção imediata da substância suspeita: em geral, a suspensão do uso da substância causadora da lesão hepática produz melhora rápida e substancial dos testes hepáticos, poucos dias após a suspensão. Entretanto, conforme dito, as lesões colestáticas tendem a apresentar melhora mais lenta, dentro de várias semanas ou meses. Além disso, alguns fármacos, como a clorpromazina, o diclofenaco e outros, podem causar lesão hepática progressiva, a despeito da interrupção do medicamento.
- É fundamental evitar o uso de outras substâncias hepatotóxicas e orientar o paciente e seus familiares a identificarem sinais e sintomas de alarme, que podem sugerir evolução fulminante (icterícia, equimoses e hemorragias, sonolência diurna/insônia, alteração de comportamento, desorientação).
- Nas hepatites agudas, repouso relativo e abstinência de bebidas alcoólicas são recomendados até a normalização das aminotransferases.
- A colestiramina (até 16 g/dia, divididos em até três doses) e o ácido ursodesoxicólico (10 a 15 mg/kg/dia, divididos em até três doses) podem ser utilizados nas lesões colestáticas, embora sua eficácia terapêutica seja variável. A colestiramina é também recomendada nos casos de LHIF grave por leflunomide, pois reduz sua circulação êntero-hepática.
- Pacientes com colestase crônica podem evoluir com deficiência de vitaminas lipossolúveis (A, D, E e K), as quais deverão ser repostas adequadamente.
- Costicosteroides: o uso de costicosteroides nas LHIF é controverso. Prednisona na dose de 0,5 a 1 mg/kg/dia pode ser usada como adjuvante em casos de maior gravidade (com IH), quando mecanismos imunológicos estão potencialmente envolvidos. Também poderão ser utilizados, em casos selecionados de hepatite crônica ativa, na presença de indícios da participação de mecanismos de autoimunidade. Exemplos de fármacos com casos de LHIF nos quais a corticosteroideterapia já foi usada com eficácia variável são: alopurinol, cumarina, diclofenaco, etretinato, sais de ouro, halotano, alfametildopa, minociclina, fenitoína, piroxicam, propiltiouracil, sulfassalazina, sulfametoxazol-trimetoprima.
- N-acetilcisteína (NAC): melhora o prognóstico da IH causada por *overdose* de paracetamol, se usada em até 24 horas após a ingestão (idealmente em até 8 a 10 horas após a ingestão). O uso de NAC pode ser também benéfico em casos de IHA não relacionados ao paracetamol, principalmente em indivíduos com encefalopatia hepática graus I e II. Os dois principais esquemas de administração são descritos a seguir:

a | regime oral de 72 horas (em solução a 5%): dose de ataque de 140 mg/kg, seguida de 17 doses adicionais de 70 mg/kg a cada quatro horas. No caso de vômitos em até 60 minutos da administração, usar ondansetron e repetir a dose. Este esquema é mais adequado nos casos de ingestão abusiva de paracetamol de diagnóstico precoce, ainda sem indícios de lesão hepática.

b | regime IV de 20 horas (em soro glicosado a 5%): dose de ataque de 150 mg/kg/200 mL infundida durante 15 minutos (dose máxima de 15 g); a seguir, administrar 50 mg/kg/500 mL infundidos em quatro horas (dose máxima de 5 g); por fim, administrar 100 mg/kg/1.000 mL em 16 horas (dose máxima de 10 g). No caso de insuficiência hepática aguda, continuar a infusão de 6,25 mg/kg/hora até atingir redução do INR para níveis < 1,5, ALT inferior a 1.000 UI/L e resolução da encefalopatia hepática ou até que o paciente seja submetido ao transplante hepático. O regime IV é preferível nas seguintes situações: insuficiência hepática aguda, vômitos, íleo paralítico, pancreatite ou em pacientes que recusam terapia por VO. Redução da velocidade de infusão, dimenidrinato IV e epinefrina podem ser usados nos casos de reações alérgicas.

- Indução de vômito, lavagem gástrica e carvão ativado (1 g/kg) são também indicados na insuficiência hepática aguda por paracetamol, mas possuem eficácia apenas quando usados logo após a ingestão (em até duas horas para o carvão ativado e até quatro horas para a lavagem gástrica).
- Transplante hepático: constitui último recurso nos casos de IHA refratária ao tratamento clínico. Os critérios do King's College Hospital de Londres para a indicação de transplante hepático no contexto das LHIF são listados a seguir:

a | **Paracetamol:**
  - pH < 7,3; ou
  - tempo de protrombina > 100 segundos (INR = 6,5) + creatinina sérica > 3,4 mg/dL + encefalopatia grau III ou IV.

b | **Outros fármacos:**
  - tempo de protrombina > 100 segundos (INR = 6,5); ou
  - dois critérios entre os seguintes:
    - idade < 10 anos ou > 40 anos;

DIAGNÓSTICO E TRATAMENTO 1141

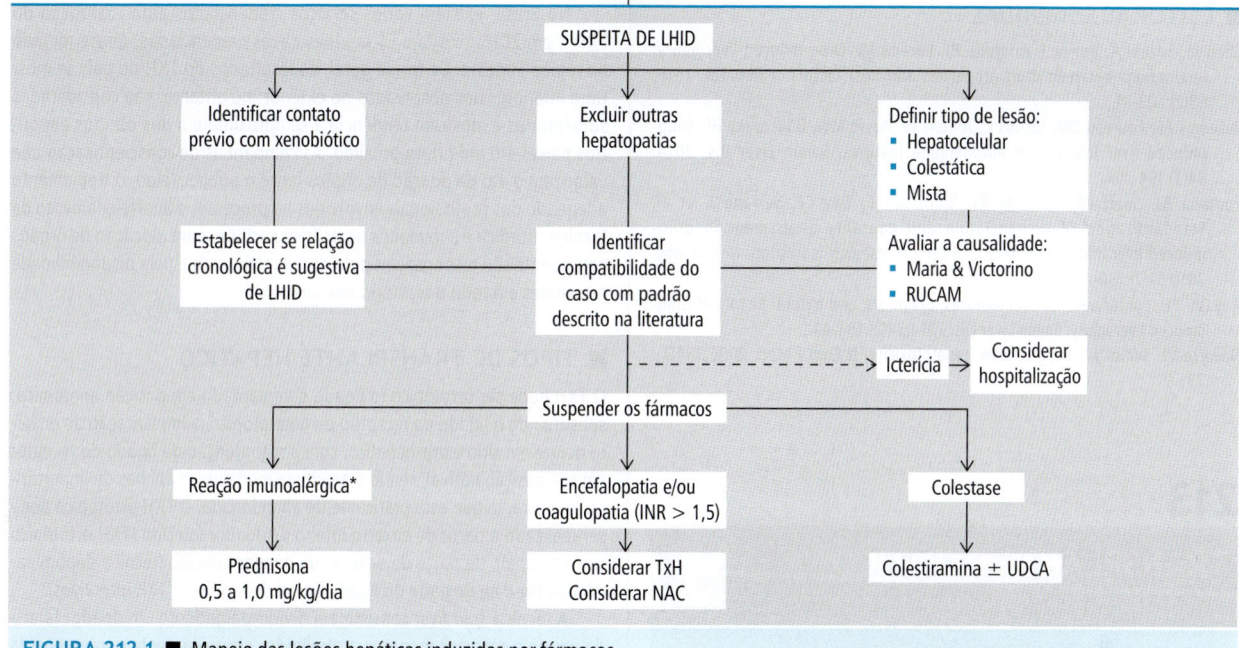

FIGURA 212.1 ■ Manejo das lesões hepáticas induzidas por fármacos.

*Exantema, febre, artralgias, linfonodomegalia, eosinofilia.
NAC: N-acetilcisteína; INR: índice de normalização internacional; TXH: transplante hepático; UDCA: ácido ursodesoxicólico.

- intervalo icterícia-encefalopatia > 7 dias;
- tempo de protrombina > 50 segundos;
- bilirrubina total > 17,5 mg/dL.

O manejo das LHIF é resumido na Figura 212.1.

■ PREVENÇÃO

Estratégias eficientes de farmacovigilância, com testes experimentais e clínicos adequadamente controlados, são fundamentais para que eventuais efeitos tóxicos sejam detectados previamente à liberação de novos medicamentos para uso regular em humanos. É, também, importante que os profissionais de saúde saibam reconhecer precocemente a possibilidade de dano hepático tóxico associado ao uso de fármacos, para que o tratamento adequado seja iniciado e para que os efeitos tóxicos sejam relatados às autoridades sanitárias.

Pacientes em uso de medicamentos reconhecidamente hepatotóxicos devem ser submetidos à avaliação pré-tratamento (incluindo exame clínico, AST, ALT, FA, GGT, bilirrubinas, albumina, atividade de protrombina/INR, plaquetas, HBsAg, anti-HBc total e anti-HCV). Avaliações periódicas durante o tratamento podem ser indicadas em casos especiais. Um exemplo dessa abordagem preventiva é a monitoração indicada para pacientes com tuberculose ativa, na presença de fatores de risco para LHIF, como etilismo, infecção crônica pelos vírus das hepatites B (HBV) e/ou C (HCV), infecção pelo HIV, evidências clínicas e/ou laboratoriais de outras hepatopatias crônicas, gravidez, puerpério (até três meses) e uso de outras substâncias potencialmente hepatotóxicas. Nesses casos, avaliações (exame clínico, ALT e bilirrubinas) devem ser feitas a cada duas semanas nos primeiros dois meses e, a seguir, mensalmente, até o fim do tratamento.

REVISÃO

- As lesões hepáticas induzidas por fármacos (LHIF) representam causa importante de lesão hepática aguda ou crônica, apresentando-se com gravidade variável, desde alterações assintomáticas de testes hepáticos até insuficiência hepática aguda.
- A maioria das LHIF está associada à participação de metabólitos ativos que exercem efeitos citotóxicos que podem ser divididos em dois padrões: a hepatotoxicidade intrínseca (previsível, dose-dependente) e a hepatotoxicidade idiossincrásica (dose-independente), que constitui o padrão mais comum.
- O diagnóstico das LHIF é presuntivo e se baseia em três pré-requisitos: contato prévio com qualquer xenobiótico; relação temporal sugestiva de associação; e exclusão de outras causas de hepatopatia.
- A interrupção imediata da(s) substância(s) suspeita(s) constitui a base da terapêutica. Além disso, deve-se evitar o uso de outras substâncias hepatotóxicas e orientar o paciente e seus familiares a identificarem sinais e sintomas sugestivos de mau prognóstico (icterícia, encefalopatia hepática e sinais de coagulopatia). Outras medidas de suporte poderão ser indicadas (colestiramina, ácido ursodesoxicólico, vitaminas lipossolúveis, corticosteroides e N-acetilcisteína). Transplante hepático deve ser considerado nos casos de insuficiência hepática aguda.

■ REFERÊNCIAS

1. Bell LN, Chalasani N. Epidemiology of idiosyncratic drug-induced liver injury. Semin Liver Dis. 2009;29(4):337-47.
2. Chalasani N, Fontana RJ, Bonkovsky HL, Watkins PB, Davern T, Serrano J, et al. Causes, clinical features, and outcomes from a prospective study of drug induced liver injury in the United States. Gastroenterology. 2008;135(6): 1924-34.
3. Whitehead MW, Hawkes ND, Hainsworth I, Kingham JG. A prospective study of the causes of notably raised aspartate aminotransferase of liver origin. Gut. 1999;45(1):129-33.

LEITURAS SUGERIDAS

Chen M, Suzuki A, Borlak J, Andrade RJ, Lucena MI. Drug-induced liver injury: interactions between drug properties and host factors. J Hepatol. 2015; 63(2):503-14.

deLemos AS, Foureau DM, Jacobs C, Ahrens W, Russo MW, Bonkovsky HL. Drug-induced liver injury with autoimmune features. Semin Liver Dis. 2014; 34(2):194-204.

Fontana RJ, Seeff LB, Andrade RJ, Björnsson E, Day CP, Serrano J, et al. Standardization of nomenclature and causality assessment in drug-induced liver injury: summary of a clinical research workshop. Hepatology. 2010;52(2):730-42.

Hayashi PH, Fontana RJ. Clinical features, diagnosis, and natural history of drug-induced liver injury. Semin Liver Dis. 2014;34(2):134-44.

Navarro VJ, Senior JR. Drug-related hepatotoxicity. N Engl J Med. 2006;354(7): 731-9.

213
TRANSPLANTE HEPÁTICO

■ ANA CRISTINA DE CASTRO AMARAL
■ MARIO KONDO

O primeiro transplante hepático (TXH) em seres humanos foi realizado por Starzl, em 1963. Nas duas décadas seguintes, apenas algumas poucas centenas de procedimentos foram realizadas em todo o mundo, na qualidade de tratamento experimental e com resultados insatisfatórios. O aperfeiçoamento do preparo pré-operatório dos pacientes, o refinamento da técnica cirúrgica, o manejo adequado das complicações pós-operatórias e, principalmente, o surgimento de medicamentos imunossupressores capazes de controlar o fenômeno da rejeição fizeram o TXH ganhar maior impulso, tornando-se a modalidade terapêutica de escolha para aqueles acometidos por afecções hepáticas e biliares, que, até bem pouco tempo, não dispunham de perspectivas.

SITUAÇÃO ATUAL DO TRANSPLANTE HEPÁTICO NO BRASIL E NO MUNDO

Atualmente, a sobrevida no TXH em 1 e 5 anos, em vários centros transplantadores do mundo, está em torno de 93 e 85%, respectivamente. Os melhores índices são observados naqueles com doenças colestáticas, como a colangite esclerosante primária e a cirrose biliar primária.

Esses resultados são considerados relevantes, já que superam as taxas de sobrevida estimadas para a doença hepática mais avançada (p. ex.: cirróticos Child B têm sobrevida em 1 e 2 anos estimada em 80 e 60%, respectivamente; e cirróticos Child C 45 e 35%, respectivamente; inferiores às observadas no TXH), que outrora não tinham a chance de serem consideradas para essa modalidade de tratamento.

ATENÇÃO!

O TXH não está apenas associado ao aumento da sobrevida de grupos selecionados, mas também à significativa melhora da qualidade de vida e de diversos aspectos associados à sensação de bem-estar dos pacientes, inclusive restabelecendo sua capacidade para trabalhar (em até 85% dos casos), o que certamente tem impacto social significativo.

No Brasil, existem vários serviços credenciados para realização do TXH – em 2015, existiam 61 equipes ativas credenciadas, quase metade na região Sudeste. De forma geral, os resultados do TXH no país se mostram inferiores aos observados no exterior; no entanto, são considerados satisfatórios e mostram tendência a se aproximarem dos obtidos em outros países em um futuro próximo. As campanhas de conscientização que valorizam o ato da doação de órgãos entre o público leigo, o treinamento adequado dos profissionais envolvidos no processo, o aperfeiçoamento da técnica cirúrgica e a mudança na política nacional para alocação de órgãos certamente são responsáveis pelo desenvolvimento e pela disponibilidade crescentes em todo o território nacional.

TIPOS DE TRANSPLANTE HEPÁTICO

O TXH pode ser ortotópico (o fígado é implantado em posição anatômica, substituindo o fígado do receptor) ou heterotópico (a implantação do enxerto ocorre em sítio extra-hepático, com a manutenção do fígado do receptor em sua posição nativa), sendo esta última modalidade apenas de importância histórica, já que está praticamente abandonada. O TXH ortotópico pode ser realizado a partir de enxerto inteiro de doador falecido (TXH ortotópico convencional), de parte de enxerto de doador falecido (técnica denominada *split liver*) ou de parte do fígado de um doador vivo (TXH intervivos).

A técnica *split liver* consiste em dividir o fígado de um doador falecido em dois enxertos menores, trabalhados cirurgicamente para que cada uma das partes tenha sua própria irrigação e drenagem venosa e biliar e, portanto, estejam disponíveis para implante em 2 receptores. Embora o emprego dessa técnica esteja associado a menor sobrevida e a uma maior incidência de complicações pós-operatórias, em comparação às observadas no TXH ortotópico convencional para receptores adultos, é uma modalidade terapêutica válida porque beneficia dois receptores a partir de uma única doação, aumentando a disponibilidade de órgãos e reduzindo o tempo de espera na fila do TXH.

O TXH intervivos, realizado pela primeira vez por Raia e colaboradores,[1] em 1989, é uma outra alternativa para a redução no tempo de espera na fila do TXH, sobretudo para as crianças. Atualmente, o Brasil conta com poucos centros preparados para realizar o procedimento, sendo o Estado de São Paulo responsável por aproximadamente 65% das cirurgias dessa modalidade já realizadas no país (até o momento, mais de 1.800). Consiste em implantar uma parte do fígado de um doador vivo (lobo direito, esquerdo ou segmento lateral esquerdo, conforme o caso) no receptor doente, com necessidade de uma minuciosa avaliação do doador (compatibilidade ABO, avaliação psicológica, avaliação do estado geral de saúde, estudo da volumetria hepática, etc.) antes do procedimento, para que se tenha a melhor chance que a parte do fígado remanescente e a parte doada sejam suficientes para atender às necessidades do doador e do receptor. A cirurgia, também, deve ser realizada sob a máxima segurança para quem doa, já que arriscar a vida de alguém previamente saudável é considerado algo inadmissível à concepção da medicina. Obedecendo a todos os cuidados inerentes ao processo de avaliação pré-operatória dos envolvidos, o risco do procedimento é considerado "aceitável" para doadores adultos (complicações em 10% dos casos, com a maioria dos casos contornáveis e risco de óbito estimado em 1:1.000). Da mesma forma que o *split liver*, o TXH intervivos também não deve ser considerado o "tratamento ideal" (sobrevida inferior e maior frequência de complicações pós-operatórias em comparação ao TXH ortotópico convencional), mas pode ter boa indicação para aqueles que não sejam bem contemplados pelo insuficiente número de enxertos.

A técnica denominada TXH "em dominó" também pode ser utilizada em casos muito específicos, como em pacientes com polineuropatia amiloidótica familiar (PAF), que, ao receberem um enxerto, podem doar partes de seu fígado para receptores sem PAF, geralmente receptores com idade avançada. O fundamento para o emprego dessa técnica se justifica pelo fato de que, embora o "fígado doente" que é repicado e doado tenha a capacidade de gerar a mesma doença (PAF) no receptor, somente o faz após muitos anos.

TÉCNICA CIRÚRGICA DO TXH ORTOTÓPICO CONVENCIONAL

Para a realização do TXH ortotópico convencional, são necessárias duas cirurgias: a do doador e a do receptor. Em primeiro lugar, o doador deve ter diagnóstico de morte encefálica, conforme critérios diagnósticos rígidos adotados. Após a sua constatação diagnóstica, a devida autorização para doação de órgãos por parte dos familiares e a análise da viabilidade de órgãos a serem doados, a cirurgia do doador segue uma ordem de atuação de equipes: 1) retirada do coração e dos pulmões; 2) retirada do fígado; 3) retirada do pâncreas; 4) retirada do intestino delgado; 5) retirada dos rins; 6) retirada de enxertos vasculares; e 7) retirada de córnea, pele e outros tecidos (às vezes, realizadas simultaneamente). Um fígado ressecado e adequadamente acondicionado tem um tempo de preservação extracorpórea de aproximadamente 12 a 24 horas, o que permite o seu transporte para a unidade transplantadora em tempo hábil.

A cirurgia do receptor consiste na ressecção de todo o fígado (hepatectomia), com ou sem a veia cava retro-hepática, seguida pela implantação do enxerto (seja ele parcial ou inteiro) preservando a veia cava (*piggy-back*) ou substituindo-a (tradicional), anastomoses da veia porta e artéria hepática e, finalmente, a reconstrução do fluxo biliar por anastomose ducto-ducto ou hepaticojejuno anastomose. Em geral, a hepatectomia é a parte tecnicamente mais difícil do procedimento, sobretudo naqueles pacientes com cirurgia prévia no andar superior do abdome. A complicação mais comum dessa fase é o sangramento, que pode resultar da inexperiência dos médicos, de hipertensão porta (HP), da presença de vasos colaterais ou de aderências. É essencial a preservação de todas as estruturas do hilo, que serão usadas para revascularizar o enxerto. Na fase anepática, devido à oclusão da veia cava inferior (VCI) do receptor, pode haver instabilidade hemodinâmica, mas, recentemente, com a melhora do manejo intraoperatório por cirurgiões e anestesiologistas, esse obstáculo tem sido contornado com mais facilidade.

A reperfusão é uma parte bastante delicada do procedimento e está associada à ocorrência de arritmias, hipotensão e edema agudo de pulmão, secundários à liberação de potássio e citocinas na circulação, a partir do enxerto. Soluções de preservação com altas concentrações de potássio, uso de fígado com critérios de doação expandidos ou tempo prolongado de isquemia fria contribuem para essas complicações.

■ INDICAÇÕES E CONTRAINDICAÇÕES DO TRANSPLANTE HEPÁTICO

A inclusão de um paciente na fila de espera do TXH não quer dizer necessariamente que ele será transplantado, mas que apresenta características peculiares, associadas à maior gravidade da doença, maior potencial de desenvolver complicações e, portanto, a necessidade de um acompanhamento mais rigoroso por equipe especializada em TXH, diferindo-o dos outros. Da mesma forma em que são monitorados com mais frequência, no sentido de detectar e tratar precocemente complicações, simultaneamente sofrem intervenções profiláticas, avaliação abrangente do estado geral de saúde e preparação pré-operatória específica para o caso da eventual necessidade do procedimento.

Embora o seguimento e o manejo desse grupo especial de pacientes sejam responsabilidade de uma equipe especializada em TXH, o correto encaminhamento a um centro transplantador quase sempre parte de um médico generalista. Portanto, o conhecimento das indicações e contraindicações para o TXH deve fazer parte da formação de um bom médico, devendo sempre estar atento para reconhecer os indivíduos que devem ser encaminhados e conduzidos para as referidas equipes. As indicações e as contraindicações para se listar um paciente adulto como potencial receptor para TXH, bem como as condições especiais nas quais é admissível o TXH de urgência (prioridades da fila de espera) são expostas nos Quadros 213.1, 213.2 e 213.3).

QUADRO 213.1 ■ Indicações para listar potencial receptor adulto na fila de espera para TXH ortotópico

I | Pacientes com cirrose hepática Child A, com pelo menos uma das seguintes complicações:
  a | HDA varicosa, em ≥ 2 episódios, com necessidade de transfusão
  b | Síndrome hepatopulmonar com manifestações clínicas
  c | Encefalopatia portossistêmica G III e IV

II | Pacientes com cirrose hepática Child B ou C (independentemente de complicações)

III | Pacientes com cirrose biliar primária e sobrevida em 1 ano, estimada em ≤ 90% (modelo "King`s College Hospital" ou "Mayo Clinic")

IV | Pacientes com colangite esclerosante primária e pelo menos uma das seguintes condições:
  a | Colangite recorrente (> 1 episódio)
  b | Sobrevida em 1 ano estimada em ≤ 90% (modelo "King`s College Hospital" ou "Mayo Clinic")

V | Paciente com insuficiência hepática aguda grave definida pelos seguintes critérios:
A | Critérios de O'Grady (King`s College Hospital):
- Etiologia paracetamol
  a | pH < 7,3 ou
  b | INR > 6,5 e
  c | Cr > 3,4 mg/dL
- Outra etiologia que não paracetamol
  a | INR > 6,5 ou três dos seguintes critérios:
  b | Idade: < 10 ou > 40 anos
  c | Etiologia: hepatite não A e não B ou reação hepatotóxica idiossincrásica
  d | 7 ou mais dias de icterícia antes da encefalopatia
  e | INR > 3,5
  f | Bilirrubina sérica > 17,6 mg/dL
B| Critérios de Clichy (Hôspital Beaujon, França)
- Encefalopatia hepática e:
  a | Nível de fator V < 20% em pacientes < 30 anos
  b | Nível de fator V < 30% em pacientes ≥ 30 anos

VI | CHC restrito ao fígado em hepatopata crônico e nódulo único ≤ 5 cm ou até 3 nódulos ≤ 3 cm na ausência de metástases em estadiamento obrigatório por mapeamento ósseo e TC

VII | Pacientes com hepatoblastoma ou carcinoma fibrolamelar restritos ao fígado

IX | Paciente portador de PAF graus I, II e III

X | Paciente não cirrótico, portador de outros defeitos congênitos do metabolismo passiveis de correção pelo transplante *

HDA: hemorragia digestiva alta; Cr: creatinina; CHC: carcinomahepatocelular; TC: tomografia computadorizada.
*Mediante avaliação e autorização da câmara técnica (observação: a inscrição de pacientes com idade ≥ 70 anos deverá, além de atender os critérios estabelecidos, ser avaliada e autorizada pela Câmara Técnica da Central de Notificação).
Fonte: Brasil.[2]

> **QUADRO 213.2** ■ Condições especiais para indicar TXH de urgência
>
> I | Insuficiência hepática aguda grave (definida pelos critérios do King`s College ou de Clichy)
> II | Não funcionamento primário do enxerto notificado até 7 dias após a data do TXH
> III | Trombose da artéria hepática notificada até 7 dias após a data do transplante
> IV | Pacientes anepáticos por trauma

> **QUADRO 213.3** ■ Contraindicações para listar potencial receptor adulto na fila de espera do TXH ortotópico convencional (Portaria nº 541, de 15 de março de 2002)
>
> I | Colangiocarcinoma de grandes ductos
> II | Doença alcoólica com menos de 6 meses de abstinência
> III | Tumores metastáticos de qualquer origem, exceto os neuroendócrinos
> IV | Infecção extra-hepática não controlada
> V | Polineuropatia amiloidótica familiar avançada de grau IV
> VI | Doença cardíaca ou pulmonar ou neurológica avançada não relacionada à hepatopatia

Embora os critérios expostos possam abranger a maioria das situações vivenciadas no dia a dia, deve-se ressaltar que todos os pacientes com cirrose hepática, que já tiveram descompensações prévias da doença ou que mostram declínio progressivo da função hepática, devem ser encaminhados a centros transplantadores o mais cedo possível, para serem avaliados de forma pormenorizada e com acompanhamento clínico, bem como em relação ao momento adequado para serem inseridos em lista de TXH.

■ LISTA DE ESPERA DO TXH E POLÍTICA DE ALOCAÇÃO DE ÓRGÃOS NO BRASIL

A lista de espera de TXH no Brasil, para pacientes com doença hepática crônica, até pouco tempo atrás, obedecia puramente a uma ordem cronológica.

Diante das notáveis "injustiças" observadas no sistema, e em conformidade com o sucesso que vinha sendo observado com a adoção de uma diferente e inovadora política para a alocação de órgãos em outros países no mundo (redução progressiva no tempo de espera e na mortalidade na fila do TXH), o Brasil, em 31 de maio de 2006, publicou a Portaria nº 1.160 do Ministério da Saúde,[3] modificando os critérios para distribuição de fígado com doador cadáver, da mesma forma que já havia sido feito em outros países, baseando a preferência da doação para aqueles que tenham maior risco de morte, em detrimento do tempo de espera em lista.

Nesse novo sistema, os potenciais receptores listados para TXH têm a gravidade de sua doença traduzida pela pontuação que obtêm no MELD (Model for End-Stage Liver Disease), para adultos, e no PELD (Pediatric End-Stage Liver Disease), para crianças. A pontuação do MELD é calculada por três dados laboratoriais em uma fórmula logarítmica: 1) creatinina (mg/dL); 2) bilirrubinas totais (mg/dL) e 3) INR. A fórmula para o cálculo do MELD é:

MELD (pontos) = $0{,}957 \times$ LOGe (creatinina em mg/dL) + $0{,}378 \times$ LOGe (bilirrubina total em mg/dL) + $1{,}120 \times$ LOGe (INR) + $0{,}643$.

Quanto maior a pontuação no MELD, maior a probabilidade de óbito em 3 meses. A superioridade do MELD em predizer óbito, quando comparado à classificação de Child-Pugh, não é tão grande, mas o critério objetivo das variáveis do MELD é uma grande vantagem. Não por acaso, o menor valor de MELD aceito para inclusão dos pacientes na lista de espera é 15 pontos, pois é acima dessa pontuação que um real benefício pode ser alcançado com o TXH.

■ COMPLICAÇÕES DO TRANSPLANTE HEPÁTICO

Complicações intraoperatórias, no período pós-operatório precoce ou no período pós-operatório tardio, podem ocorrer por ocasião do TXH e, sabidamente, ter impacto negativo e significativo nos custos do procedimento e na sobrevida do enxerto e do receptor. Fatores como a gravidade do receptor, as condições do órgão doado, os aspectos técnicos do procedimento e a doença de base podem influenciar na frequência e na gravidade das complicações. O período de tempo decorrido entre o desenvolvimento de algum problema e o seu diagnóstico e a intervenção específica é um dos principais fatores responsáveis por minimizar a morbidade e a mortalidade, garantindo melhores resultados.

A seguir, são citadas as principais complicações do TXH, conforme o tempo em que geralmente ocorrem:

1 | Complicações no período perioperatório e pós-operatório precoce:
- sangramento;
- disfunção primária do enxerto;
- trombose/estenose da artéria hepática;
- trombose/estenose da veia porta;
- estenose/fístula biliares;
- dificuldade de efluxo pelas veias supra-hepáticas;
- rejeição celular aguda;
- infecções (bactérias, vírus, fungos, parasitas);
- toxicidade por fármacos (imunossupressores, entre outros).

2 | Complicações no período pós-operatório tardio:
- recidiva da doença de base;
- complicações metabólicas (hipertensão arterial, obesidade, diabetes, dislipidemia etc.);
- doenças cardiovasculares;
- neoplasias;
- lesão renal crônica (LRC);
- rejeição crônica.

CONSIDERAÇÕES BÁSICAS SOBRE O MANEJO DAS COMPLICAÇÕES

A rejeição celular aguda é uma condição considerada comum e que ocorre geralmente entre o 5º e 7º dia do período pós-operatório, embora possa ser observada em qualquer momento. Sua ocorrência não se relaciona com maior risco de perda do enxerto ou mau prognóstico, se tratada rapidamente. A elevação das enzimas hepáticas é quase sempre o único achado que alerta para a sua detecção, e seu diagnóstico deve ser confirmado por biópsia hepática. O tratamento é feito com pulsoterapia com metilprednisolona (1 g, IV, ao dia, por três dias); eventualmente, é necessária a troca/ajuste do esquema imunossupressor.

As infecções são bastante comuns no período pós-operatório e devem sempre ser suspeitadas na presença de febre ou alterações das provas hepáticas. Sua identificação e seu tratamento precoces estão associados ao melhor prognóstico, portanto devem ser rastreadas sistematicamente. A profilaxia de infecção por *Pneumocistis jirovecii* é feita pela administração de sulfametoxazol-trimetoprim 400/80 mg, VO, ao dia, durante o primeiro ano após o transplante.

As complicações do pós-operatório tardio, sobretudo as metabólicas, têm sido motivo de grandes investimentos, pois com o aumento da sobrevida do enxerto e do receptor, elas são, atualmente, as principais causas de morbidade e mortalidade nesse período, sobretudo por doenças cardiovasculares. A incidência de hipertensão arterial nesses pacientes pode chegar a 85%, e o fármaco de escolha para o tratamento inicial dessa condição são os bloqueadores dos canais de cálcio, que têm menor interferência sobre a farmacocinética dos imunossupressores. Diabetes melito (DM) é observado em 7 a 33%; obesidade, sedentarismo e dislipidemia (principalmente as mistas, tipo 2a, 2b e 4) também mostram alta incidência, devendo ser diagnosticados e tratados rigorosamente.

Em teoria, todas as doenças podem recidivar no enxerto. A hepatite B foi motivo de grande preocupação por vários anos, praticamente contraindicando o transplante, devido à alta taxa de perda do enxerto. Com o uso da imunoglobulina hiperimune (HBIG), associada à lamivudina, a sobrevida se assemelha à dos transplantados por outras causas. A recidiva da hepatite C (principal indicação de transplante na maioria dos centros) é praticamente universal (>90% dos casos) e tem uma história natural diferente da conhecida no indivíduo imunocompetente, com um tempo médio de cinco anos para evolução para cirrose. O tratamento antiviral dos indivíduos transplantados é semelhante ao empregado em não transplantados (DAA) e, tal como no imunocompetente, alcança taxa de cura acima de 85% com pouco ou nenhum efeito colateral.

> **ATENÇÃO!**
>
> Em pacientes transplantados por hepatites virais, é importante salientar que a retirada precoce do corticosteroide e a manutenção da imunossupressão na menor carga possível têm sido almejadas, diferentemente do que se preconiza para os transplantados por doenças autoimunes.

A incidência relatada de neoplasias no pós-transplante hepático varia de 4 a 16%. Os tumores de pele são os mais comuns e devem ser tratados de maneira habitual. A seguir temos as doenças linfoproliferativas (chamadas de PTLD). A maioria das PTLD ocorre 1 a 2 anos após o transplante, é originária de células B e tem associação com o vírus Epstein-Barr (EBV). O papilomavírus humano (HPV), principalmente os tipos 5 e 8, tem sido considerado um cofator para o surgimento de tumores de pele em imunossuprimidos. Outro tipo de tumor peculiar dos transplantados é o sarcoma de Kaposi, associado ao herpes-vírus tipo 8 e, embora raro, habitualmente se relaciona a mau prognóstico.

Nefrotoxicidade por fármacos imunossupressores e LRC (de etiologia multifatorial) são relativamente comuns a longo prazo, podendo acometer até 10% dos casos após período de 48 meses.

A rejeição crônica, ao contrário da rejeição aguda, está diretamente relacionada à perda do enxerto, mas é rara, com incidência menor do que 2% na maioria dos centros. Seu diagnóstico também deve ser confirmado por exame anatomopatológico e é caracterizada por colestase e ductopenia.

■ IMUNOSSUPRESSÃO NO TRANSPLANTE HEPÁTICO

A base da imunossupressão nos receptores de fígado são os inibidores da calcineurina, introduzido no início dos anos de 1970, e os corticosteroides. Atualmente, os dois fármacos dessa classe disponíveis são a ciclosporina (CyA) e o tacrolimo (FK506).

A ciclosporina causa supressão seletiva da imunidade celular, por meio da inibição da ativação de células T, via inibição da calcineurina e, consequentemente, do processo de transcrição da interleucina 2 (IL-2) e outras citocinas. A dose inicial varia de 10 a 15 mg/kg/dia, em duas tomadas. A sua biodisponibilidade, mesmo com as novas formulações em microemulsão, é bastante variável, sendo necessários ajustes frequentes da dose, com auxílio da avaliação periódica dos níveis séricos do fármaco. Um dos seus principais efeitos colaterais é a nefrotoxicidade, que pode ocorrer tanto precoce quanto tardiamente, com índice de 20% de insuficiência renal (IR) no pós-transplante. Outros efeitos colaterais incluem hipercalemia, hipomagnesemia, dislipidemias e, menos frequentemente, hiperglicemia. Hipertensão, hiperplasia gengival e hirsutismo também são comuns. Entre 10 e 30% dos pacientes têm manifestações neurológicas (tremores, neuropatia periférica, psicoses, alucinações e convulsões).

O tacrolimo também age via inibição da calcineurina. De modo geral, seus efeitos colaterais são bastante semelhantes aos da CyA, embora esteja associado a maior incidência de diabetes. Contudo, a CyA predispõe mais a hipertensão, dislipidemia, hiperplasia gengival e hirsutismo (principalmente em crianças) do que o FK506. A dose inicial de FK506 varia de 0,1 a 0,15 mg/kg/dia e também deve ser ajustada pela dosagem do nível sérico da substância.

Os corticosteroides são utilizados no intraoperatório e durante o pós transplante precoce e ainda podem ser usados no tratamento da rejeição celular aguda. Exercem sua atividade imunossupressora bloqueando as interleucinas derivadas das células T e das células apresentadoras de antígenos (IL-1, IL-2, IL-3, IL-6). Os efeitos colaterais são numerosos e bem conhecidos, incluindo hipertensão, hiperglicemia, osteoporose, dislipidemia, risco aumentado de úlcera péptica, infecções fúngicas e bacterianas. A grande maioria dos serviços tenta retirar os corticosteroides no 1º trimestre após o transplante, exceto nos casos de doenças autoimunes.

Os antimetabólicos mais utilizados são a azatioprina e o micofenolato. A azatioprina foi o 1º imunossupressor a ser usado em TXH, mas atualmente tem sido utilizada em menos de 5% dos centros. O micofenolato mofetil (MMF) e o micofenolato sódico são formulações que inibem a síntese "de novo" das purinas, levando ao bloqueio da replicação do DNA nos linfócitos B e T. Quando usados, em geral, são adjuvantes de um esquema com base nos inibidores de calcineurina. Os efeitos colaterais mais frequentes são náuseas, dor abdominal, diarreia e neutropenia.

A terapia com anticorpos pode ser adotada como meio de retardar a introdução ou facilitar a retirada da imunossupressão. Os anticorpos anti-IL-2 são o basiliximab e o daclizumab.

O sirolimo é um antibiótico com propriedades imunossupressoras, antitumorais e antifúngicas, que bloqueia a ativação das células T e B por citocinas, quebrando o ciclo celular de progressão e proliferação. As expectativas iniciais com o seu uso foram superadas pelos diversos efeitos colaterais, que limitaram seu uso. Podem ocorrer leucopenia, trombocitopenia, dislipidemias, deiscência de ferida operatória, edema periférico e úlceras orais. Os mais graves são a potencial ocorrência de trombose da artéria hepática e a deiscência da ferida operatória, que compromete seu uso no transplante hepático imediato. A experiência dos autores tem sido utilizar imunossupressão com um inibidor de calcineurina e corticosteroides, com retirada precoce (três meses), exceto em pacientes com doença de base autoimune.

De modo geral, acredita-se que, se o paciente com doença hepática terminal for encaminhado a tempo para avaliação em um centro transplantador, os resultados do transplante hepático serão bastante animadores, com sobrevida média acima de 10 anos, e, mais importante, com uma qualidade de vida que seria impossível para um paciente com doença hepática terminal.

> **REVISÃO**
>
> - O THX hoje é a modalidade terapêutica de escolha para os pacientes acometidos por afecções hepáticas e biliares graves, com bons índices de sobrevida no mundo.
> - Esse tipo de transplante pode ser ortópico, feito pelas cirurgias tanto do doador como do receptor, ou heterotópico, praticamente abandonado hoje.
> - Podem haver complicações intraoperatórias, no período pós-operatório precoce ou no período pós-operatório tardio por ocasião do TXH, combatidas, geralmente, pela adoção de mudanças no comportamento e pelo uso de medicamentos.

REFERÊNCIAS

1. Raia S, Nery JR, Mies S. Liver transplantation from live donors. Lancet. 1989; 2(8661):497.
2. Brasil. Ministério da Saúde. Portaria n.º 541/GM, de14 de março de 2002 [Internet]. Brasília: MS; 2002 [capturado em 23 set. 2016]. Disponível em: http://dtr2001.saude.gov.br/sas/PORTARIAS/Port2002/Gm/GM-541.htm.
3. Brasil. Ministério da Saúde. Portaria n.º 1.160, de 29 de maio de 2006 [Internet]. Brasília: MS; 2006 [capturado em 23 set. 2016]. Disponível em: http://dtr2001.saude.gov.br/sas/PORTARIAS/Port2006/GM/GM-1160.htm.

214

PARASITOSES INTESTINAIS

■ CLAUDIA TERESA CARVENTE
■ CARLOS FISCHER DE TOLEDO

As parasitoses intestinais ou enteroparasitoses continuam sendo um dos grandes problemas de saúde pública em todo o mundo, especialmente nos países em desenvolvimento, sendo a regiões tropicais as mais atingidas com significativas taxas de morbidade e mortalidade. Há variações de sua prevalência, conforme a região analisada, na dependência de aspectos climáticos, características do solo, hábitos alimentares e de higiene e condições sanitárias.

Estima-se que as parasitoses afetem, de forma heterogênea, em torno de 25% da população mundial. Cerca de 1 bilhão de indivíduos em todo o mundo albergam *Ascaris lumbricoides*, sendo apenas pouco menor o contingente infestado por *Trichuris trichiura* e pelos ancilostomídeos. Estima-se também que 200 e 400 milhões de indivíduos hospedem *Giardia duodenalis* e *Entamoeba histolytica*, respectivamente.

Ainda que recursos terapêuticos mais eficazes estejam periodicamente disponíveis e possam justificar uma expectativa otimista quanto à possível diminuição do número de indivíduos infectados, o crescimento populacional, em geral nas áreas de menores recursos, promove o surgimento de novos casos, principalmente entre crianças. Os adultos também são suscetíveis a essas contaminações, tendo nos alimentos e na água os principais focos de sua transmissão, não poupando, inclusive, os de nível socioeconômico mais elevado.

A própria evolução das espécies torna inimaginável admitir o desaparecimento completo dos parasitas que infectam o homem. Vários deles têm ciclos de vida muito complexos ou utilizam hospedeiros intermediários, como reservatórios e algumas espécies de animais, incluindo os de criação doméstica.

> **ATENÇÃO!**
>
> Os parasitas intestinais incluem um amplo grupo de micro-organismos, dos quais os protozoários e os helmintos são os mais representativos. A via fecal-oral é a principal forma de transmissão, por meio da água ou de alimentos contaminados.

As parasitoses podem favorecer o aparecimento ou o agravamento da desnutrição. A ação patogênica dos parasitas intestinais sobre o organismo humano pode ser caracterizada por lesão de mucosa (giárdia, necator, ancilostomídeos, estrongiloides e coccídeos), alteração do metabolismo dos sais biliares (giárdia), competição alimentar (áscaris), exsudação intestinal (giárdia, estrongiloides, necator e tricocéfalos), favorecimento de proliferação bacteriana (ameba) e sangramento (ancilostomídeos, necator e tricocéfalos).

Ocasionalmente, as parasitoses se acompanham de sintomas gastrentéricos agudos, e seus elementos chegam a conviver no intestino humano durante longos períodos, de forma silenciosa, identificados, por vezes, ao acaso. Esse comportamento subclínico deve favorecer a via de transmissão representada pelas fezes humanas, quando eliminadas sem cuidados adequados de higiene. Quando esses parasitas utilizam para sobrevivência tecido, secreções intestinais ou sangue provocam manifestações digestivas e sistêmicas que permitem a suspeita de seu diagnóstico mais precocemente.

Em decorrência dos efeitos nocivos à saúde dos indivíduos e, sobretudo, das repercussões econômicas, diversos programas têm sido dirigidos para o controle das parasitoses intestinais em diferentes países, mas, infelizmente, constata-se um descompasso entre o êxito alcançado nos países mais desenvolvidos e aquele verificado nas economias mais pobres. Baseado em custo-efetivo, segundo a Organização Mundial de Saúde (OMS),[1] propõem tratamento em massa de helmintos intestinais em áreas endêmicas. Além do custo financeiro das medidas técnicas, a falta de projetos educativos com a participação da comunidade dificulta a implantação das ações de controle.

■ QUADRO CLÍNICO

A maioria das parasitoses intestinais é bem tolerada pelo hospedeiro imunocompetente, cursando de forma assintomática ou com sintomas gastrintestinais inespecíficos (dor abdominal, vômitos e diarreia), com frequência associados à perda de peso. Os quadros graves ocorrem em pacientes com maior carga parasitária, imunodeprimidos e desnutridos. Contudo, há aspectos particulares de alguns parasitas que podem orientar o diagnóstico etiológico e que devem ser considerados.

- *Giardia intestinalis*: o espectro da giardíase de localização no intestino delgado é extenso, incluindo infecções assintomáticas, diarreia aguda e diarreia crônica. Na diarreia crônica, associa-se a sintomas de má absorção intestinal, anorexia, perda ponderal e anemia. Na infância, a giardíase faz parte juntamente com o vírus e bactérias do diagnóstico diferencial das diarreias agudas. Pode surgir principalmente em crianças a intolerância à lactose devido à perda da atividade enzimática na mucosa do intestino delgado.
- *Entamoeba histolytica* (amebíase): a apresentação clínica é das mais variadas desde estado de portador assintomático (até 90% dos casos) à doença invasiva grave. Amebíase sintomática divide-se intestinal complicada ou não do intestino grosso e extraintestinal (abscesso hepático e raramente afecção pleuropulmonar, peritonites e pericardite). A forma aguda pode cursar com evacuações mucossanguinolentas, tenesmo e dor abdominal. Nessa fase, podem surgir graves complicações, inclusive megacolo tóxico, colite necrosante e perfuração intestinal, simulando doença inflamatória intestinal (DII). Desse ponto de localização preferencial no colo, por via sanguínea (migração dos trofozoítos) ou por contiguidade, pode atingir diferentes órgãos. As formas crônicas manifestam-se por dor abdominal, diarreia com muco e não sanguinolenta, intercaladas com períodos de constipação e perda de peso. Existem três espécies geneticamente distintas, mas morfologicamente idênticas: *Entamoeba histolytica*, *E. díspar* e *E. moshkovskii*. Estas duas últimas são comensais não patogênicas no intestino grosso.
- *Cryptosporidium* sp.: manifesta-se por diarreia osmótica, por vezes com muco, sem sangue, com vômitos, náuseas, dor abdominal tipo cólica e por vezes febre. A infecção pode ser assintomática, autolimitada ou arrastada.

- *Isospora belli:* é raro encontrar esse protozoário em indivíduos imunocompetentes. Desenvolve-se no interior das células epiteliais da mucosa intestinal, à semelhança do *Cryptosporidium* sp., ocasionando má absorção, acompanhada de diarreia osmótica. É no ambiente intracelular que se formam os oocistos que, eliminados nas fezes, podem contaminar alimentos e água (vias de sua transmissão). Essa infecção, principalmente nos países tropicais, é considerada comum nos indivíduos imunodeprimidos, associada à desnutrição, cursando, às vezes, com síndrome diarreica crônica grave, contínua ou recorrente.
- *Microsporidium* sp. (*Enterocytozoon bieneusi* e *Encephalitozoon intestinalis*), *Cyclospora cayetanensis* e o comensal *Blastocystis hominis*, que, em conjunto com Cryptosporidium (*Cryptosporidium parvum* e *Cryptosporidium hominis*) e Isospora e, atualmente, *Balantidium coli* e *Dientamoeba fragilis* são protozoários com o mesmo caráter invasivo no colo e podem ser considerados micro-organismos oportunistas, merecendo investigação rotineira de imunodeficiência adquirida pelo HIV ou induzida por outras doenças ou medicamentos.
- *Ascaris lumbricoides* ("lombriga"): na fase de migração larvária, pode haver envolvimento pulmonar, sob a forma de pneumonite transitória aguda e eosinofilia (síndrome de Löeffler), que pode ocorrer semanas antes da sintomatologia gastrintestinal. A sintomatologia depende da quantidade de parasitas existente no intestino delgado, geralmente as queixas são inespecíficas de dor ou desconforto abdominal e quando a infecção é prologada podem surgir sintomas de má absorção intestinal. A complicação mais frequente em crianças com infestação maciça (> 100 vermes) é a sub ou oclusão intestinal pela formação de um emaranhado compacto de vermes. A migração dos vermes adultos através da parede intestinal pode ocorrer colecistite, colangite, pancreatite de causa obstrutiva e peritonite.
- *Enterobius vermicularis* (ou Oxiúrus): predomina o prurido anal noturno, por vezes com agitação noturna importante. É causa frequente de vulvo-vaginite e, menos frequente, localizações ectópicas (salpingite, ooforites e apendicite).
- *Trichuris trichiura* (ou Tricocéfalos): os indivíduos afetados podem manter-se assintomáticos, desenvolver um quadro disentérico (dor abdominal, tenesmo, diarreia mucossanguinolenta) ou colite crônica, frequentemente com tenesmo e prolapso retal. Anemia pode estar presente.
- Teníase (*Taenia solium*, *Taenia saginata*) e *Hymenolepis nana*: a infecção é frequentemente assintomática, mas pode cursar com sintomas gastrintestinais ligeiros, incluindo náuseas, dor abdominal e diarreia. A passagem dos proglotes pelo ânus pode originar desconforto e sensação de tenesmo. A ingestão de ovos da *T. solium* pode levar à disseminação de cisticercos (cistos inflamados e calcificados) a diversos órgãos e tecidos.
- Ancilostomíase (*Ancylostoma duodenale* e *Necator americanus*): a infecção ocorre habitualmente pela penetração da larva através da pele (dermatite pruriginosa), podendo atingir os pulmões, originando pneumonite (síndrome de Löeffler), quase sempre ligeira. A infecção também pode ocorrer por ingestão, sendo que a presença de vermes adultos no tubo digestório (intestino delgado proximal) se manifesta de forma inespecífica por dor abdominal, náuseas, vômitos e diarreia. A infecção intestinal pode levar à formação de úlceras, com consequente perda crônica de sangue e anemia microcítica hipocrômica moderada à grave. Pode, ainda, associar-se à hipoproteinemia e edema. As parasitas nutrem-se de sangue, plasma e restos celulares provenientes da lesão que promovem na mucosa. O *Necator americanus* pode exercer intenso hematofagismo, sugando de 2 a 3 mL de sangue por dia, para 100 ovos/g de fezes.
- Estrongiloidíase: a infecção por *Strongyloides stercoralis* ocorre por penetração da larva através da pele, chegando a atingir os pulmões (síndrome de Löeffler). As queixas intestinais assemelham-se à síndrome do colo irritável, alternando períodos de diarreia com os de constipação, associados à dor abdominal intermitente. A infecção intestinal crônica cursa com diarreia crônica, associada a sintomas de má absorção. Nos casos de hiperinfecção, podem-se observar quadros graves e, em pacientes com imunossupressão, a doença pode atingir altos índices de mortalidade em virtude da disseminação do parasito para múltiplos órgãos e sepse secundária às bactérias intestinais.
- Esquistossomose: a infecção ocorre por penetração das larvas através da pele em contato com águas contaminadas. As manifestações clínicas decorrem das lesões provocadas no fígado e no sistema portal (reação granulomatosa periovular), levando à síndrome da hipertensão porta (HP). Não se demonstrou, até o momento, que a presença de elementos do *Schistosoma mansoni* nas paredes do intestino delgado e do colo realmente ocasione maiores danos estruturais ou funcionais a essas vísceras.

■ DIAGNÓSTICO

As parasitoses intestinais em geral não determinam manifestações clínicas, uma vez que o quadro geralmente é atípico. A sintomatologia é bastante variável, muitas vezes incaracterística e discreta nos quadros leves, como referidos. Algumas parasitoses intestinais se apresentam com manifestações agudas, representadas por dores abdominais e/ou vômitos e/ou diarreia, indistinguíveis das infecções por vírus ou bactérias, porém com ausência de febre e queixas sistêmicas significativas. Determinados sintomas podem alertar até mesmo para a espécie infectante, como o prurido anal no período noturno, indicativo de oxiuríase ou a eliminação espontânea pela boca, nariz e ânus ou mesmo com as fezes de áscaris ou proglotes da tênia. Nos casos de ancilostomas, schistosomas e *Strongyloides stercoralis*, é possível visualizar o trajeto de migração subcutânea das larvas. Os quadros graves são mais comuns em pacientes desnutridos, portadores de neoplasias, de doenças do colágeno, de anemia falciforme, de tuberculose, esplenectomizados previamente, imunodeprimidos ou naqueles em uso prolongado de corticosteroides ou imunossupressores.

> **ATENÇÃO!**
>
> No paciente imunocomprometido, a apresentação clínica costuma ser mais exuberante, com diarreia crônica, por vezes com grande repercussão sistêmica e complicações extraintestinais, podendo ser eventualmente fatal. Os parasitas mais encontrados nesses pacientes são *Cryptosporidium*, *Isospora belli*, *Cyclospora cayetanensis*, *Entamoeba histolytica*, *Giardia intestinalis* e *Strogyloides stercoralis*.

Antecedentes epidemiológicos devem ser detalhados, como viagens recentes, permanência em área rural ou contato com alimentos ou água de origens desconhecidas. Possível comprometimento dos mecanismos de defesa, interrogado na história pessoal, será dado de fundamental importância para a suspeita do diagnóstico etiológico e orientação dos procedimentos complementares.

Na maioria dos casos, entretanto, sua evolução costuma ser insidiosa, com períodos sintomáticos, intercalados com fases de total normalidade, ocasionando um retardo do diagnóstico. Contudo, determinados agentes exteriorizam manifestações clínicas mais exuberantes. Independentemente de alterações gastrentéricas, queixas do tipo adinamia podem ser decorrentes da anemia (ancilostomíase), ou perda de peso decorrente da disabsorção de nutrientes, por vezes, acompanhadas de sinais de carência de proteínas (edemas, queilites), de vitaminas (equimoses) e de minerais (tetanias).

O exame físico varia de normal à presença de sinais de anemia e desnutrição. A passagem das larvas de áscaris, ancilóstomos ou estrongilóides pelos pulmões pode determinar síndrome de Löeffler, que corresponde a quadro transitório de tosse seca, broncoespasmo e febre; associado à eosinofilia e à alteração radiográfica dos pulmões (infiltrado), ao passo que a larva do esquistossoma causa a síndrome de Katayama. Complicações clínicas eventualmente ocorrem: abscesso hepático (amebíase), icterícia (ascaridíase e estrongiloidíase), obstrução intestinal (*Ascaris lumbricoides* e estrongiloidíase), prolapso retal (*Trichuris trichiura*), peritonite (*Ascaris lumbricoides*), neurocisticercose (*Taenia solium*), hepatoesplenomegalia (*Schistosoma mansoni*), enterorragia (*Schistosoma mansoni* e amebíase).

Com finalidade diagnóstica ou de controle terapêutico, preconiza-se a realização de exame parasitológico das fezes, preferencialmente em três amostras de fezes, para identificar ovos, cistos, larvas e parasitas eliminados em dias não consecutivos, sendo o último precedido pelo uso de purgativo salino. Essas amostras devem ser conservadas na geladeira até 48 horas. O emprego de purgativo salino (como o sulfato de sódio, na dose de 30 g para adultos e de 15 g para crianças), antecedendo à coleta das fezes, aumenta a sensibilidade do exame para cistos de protozoários, reduzindo a ocorrência de exames falso-negativos. O método a ser utilizado para a pesquisa de parasitas nas fezes pode ser agrupado em direto ou de enriquecimento, devendo ser escolhido conforme a suspeita clínica. Determinada técnica de parasitológico de fezes pode ser excelente para detectar um parasita e inadequada para outro. Quanto maior o número de técnicas empregadas, maior a positividade na rotina laboratorial. Pelo menos três métodos devem ser realizados para cada amostra de fezes, preferencialmente os de Kato-Katz, Hoffman e de Baermann-Moraes; entretanto, na disponibilidade da realização de apenas um, deve-se eleger o método de Hoffman.

O exame parasitológico de fezes não detecta com eficiência todos os parasitas, sendo necessária, em certas situações, a realização de outros métodos diagnósticos, como: tamisação das fezes (teníase); *swab* anal (oxiuríase); biópsia de válvula retal (*Schistosoma mansoni*); aspirado e biópsia duodenal (*Giardia, Cryptosporidium, Isospora, Strongyloides stercoralis*) ou raspado retal (amebíase) por meio da endoscopia digestiva; pesquisa nas fezes de oocistos de *Cryptosporidium* e de *Isospora*, por coloração específica (safranina e azul de metileno). Alguns parasitas podem ser identificados macroscopicamente (áscaris, oxiúros e tricocéfalos).

Métodos diagnósticos imunológicos ou moleculares para parasitoses invasivas que apresentaram resultados negativos no estudo microscópico de fezes e que detectam antígenos nas fezes são: imunoenzimático (Elisa), imunofluorescência direta (IFD), e reação em cadeia da polimerase (PCR) que, entre outros, apresentam elevada sensibilidade e especificidade (melhor que o exame protoparasitológico), mas ainda são pouco utilizados em nosso meio, devido ao custo e à maior dificuldade do emprego rotineiro. A sorologia com detecção de anticorpos específicos pode, em alguns casos, auxiliar o diagnóstico da parasitose (Figura 214.1).[2]

No hemograma, pode-se encontrar anemia e ser evidenciada a eosinofilia, como nos casos de ascaridíase, ancilostomíase, estrongiloidíase e esquistossomose. Na forma hepatoesplenica da esquistossomose, pode-se encontrar a pancitopenia.

■ TRATAMENTO

Consiste além do emprego de antiparasitários, medidas de educação preventiva e de saneamento básico. Em vista da dificuldade de diagnóstico específico das parasitoses, muitas vezes, são realizados tratamentos empíricos com mais de um medicamento.

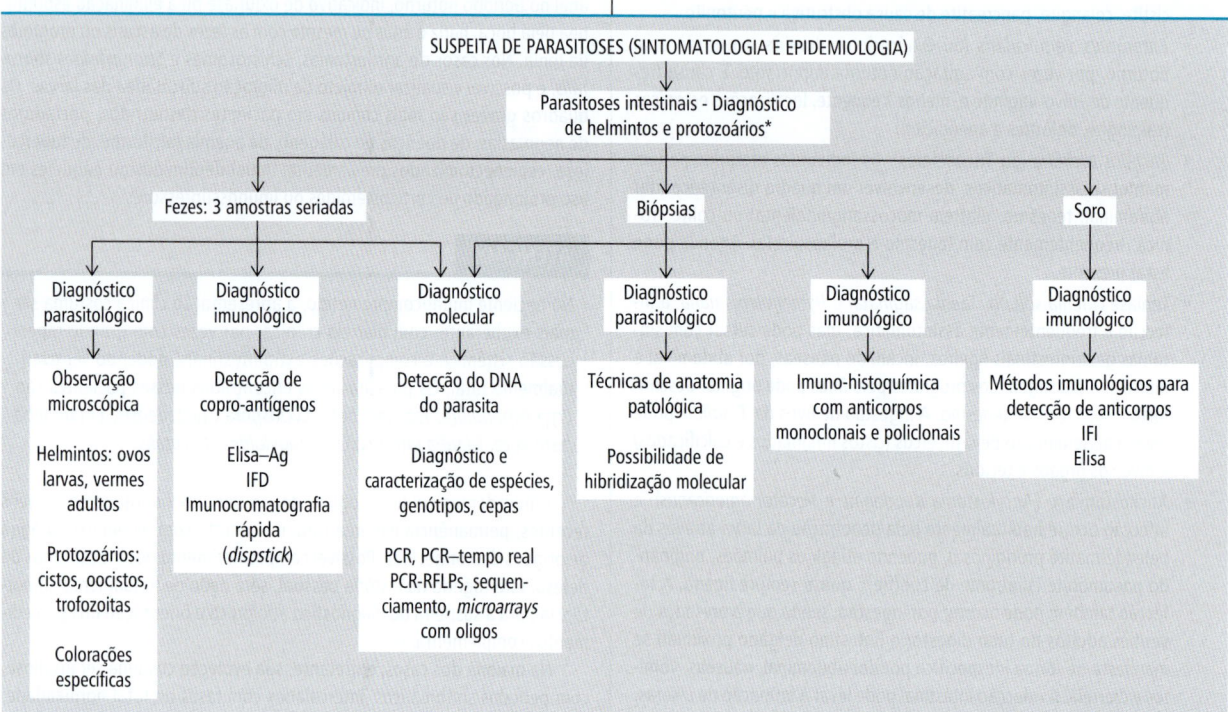

FIGURA 214.1 ■ Esquema geral de diagnóstico das parasitoses intestinais.

*Fezes frescas ou congeladas para diagnóstico de algumas espécies.
DNA: ácido desoxirribonucleico; Elisa-Ag: enzima-imunoensaio de captura de antígeno; IFD: imunofluorescência direta; IFI: imunofluorescência indireta; PCR: reação em cadeia da polimerase; RFLP: polimorfismo de comprimentos de fragmentos de restrição.
Fonte: Adaptada de Gárate e Fuentes.[2]

DIAGNÓSTICO E TRATAMENTO

Tem-se observado pouco avanço no desenvolvimento de novos antiparasitários nos últimos 25 anos. Até então, não se dispunha de fármaco para o tratamento concomitante de helmintos e protozoários, além de ter sido verificado o surgimento de cepas resistentes a algumas substâncias dificultando o tratamento.

Os esquemas terapêuticos para erradicação dos parasitas mais comuns para protozoários e helmintos encontram-se, respectivamente, nas Tabelas 214.1 e 214.2, com doses recomendadas para adultos e crianças. Mecanismos de ação e efeitos adversos das medicações poderão ser encontrados nas referências bibliográficas e leituras sugeridas.

TABELA 214.1 ■ Agentes parasitários e esquemas terapêuticos (protozoários)

PARASITOSE	FÁRMACO	ADULTO (DOSE)	INFANTIL (DOSE)
Giardíase			
• Eleição	Metronidazol	15-20 mg/kg/d (máx. 750 mg), em 3 tomadas, 7-10 d	15 mg/kg/d (máx. 750 mg), em 3 tomadas, 7-10 d
	Tinidazol	2 g, DU, após refeição	50 mg/kg (máx. 2 g), DU, após refeição
• Alternativa	Nitazoxanida	500 mg, 2x/d, 3 d	1-3 anos: 100 mg 2x/d, 3 d; 4-11anos: 200 mg, 2x/d, 3 d; >12 anos=adultos
	Furazolidona	100 mg, 4x/d, 7-10 d	6 mg/kg/d, em 3 tomadas, 7-10 d
	Nimorazol	2 g, DU	50 mg/kg, DU
	Ornidazol	2 g, DU	50 mg/kg, DU
	Secnidazol	30 mg/kg/d (máx. 2 g), DU	30-50 mg/kg, (máx. 2 g) DU
	Albendazol	400 mg/d, 5 d	15 mg/kg/d (máx. 400 mg), 5 d
Amebíase			
• Portador assintomático (amebicida intraluminal)	Etofamida	500 mg, 2x/d, 3 d ou 200 mg, 3x/d, 5 d	20 mg/kg/d em 3 tomadas, 3 d
	Teclosan	100 mg, 3x/d, 5 d ou 500 mg, 3x/d, 1 d	50 mg/kg/d, 3 d
• Alternativa	Paromomicina	25-35 mg/kg/d, em 3 tomadas, 7-10 d	25-35 mg/kg/d, em 3 tomadas, 7-10 d
	Iodoquinol	30-40 mg/kg/d (máx. 2 g), em 3 tomadas ou 650 mg, 3x/d, 20 d	30-40 mg/kg/d (máx. 2 g), em 3 tomadas, 20 d
	Furoato de diloxanida	500 mg, 3x/d, 10 d	Somente > 2 anos: 20 mg/kg/d, em 3 tomadas, 10 d
• Enfermidade intestinal leve a moderada (seguida de amebicida luminal ao final)	Metronidazol	500-750 mg, 3x/d, 7-10 d	40-50 mg/kg/d, em 3 tomadas, 7-10d
	Tinidazol	2 g/d, 3-5 d	25-40 mg/kg/d (máx. 2 g/d), 3 d
	Teclosan	100 mg, 3x/d, 5 d	50 mg/kg/d, 3 d
• Enfermidade intestinal grave e extraintestinal (seguida de amebicida luminal ao final)	Metronidazol	35-50 mg/kg/d, VO ou IV (máx. 2 g), em 3 tomadas, 10d	35-50 mg/kg/d (máx. 2 g), em 3 tomadas, 10 d
	Tinidazol	50 mg/kg/d (máx. 2 g), em 3 tomadas, 5 d	50 mg/kg/d (máx. 2 g), em 3 tomadas, 5 d
	Nimorazol	2 g, DU	50 mg/kg/d, DU
	Ornidazol	2 g, DU	50 mg/kg/d, DU
	Secnidazol	2 g, DU	30-50 mg/kg/d, DU
	Alternativa: tinidazol, Di-idroemetina, cloroquina		

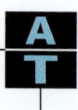

Balantidíase				
▪ Eleição	Tetraciclina	30-50 mg/kg/d ou 500 mg, 4x/d, 10 d		Somente > 8 anos: 40 mg/kg/d (máx. 2 g) em 4 tomadas, 10 d
▪ Alternativa	Metronidazol	750 mg, 3 x/d, 5-7d		35-50 mg/kg/dia em 3 tomadas, 5-7 d
	Iodoquinol	650 mg, 3x/d, 20d		30-40 mg/kg/d (max. 2g), em 3 tomadas, 20 d
Ciclosporíase				
▪ Imunocompetente (Eleição)	Sulfametoxazol (S) + Trimetropina (T)	800 mg (S) + 160 mg (T), 2x/d, 7-10 d		25 mg/kg (S) + 5 mg/kg (T)/d em 2 tomadas, 7-10 d
▪ Alternativa	Ciprofloxacino	500 mg 2x/d, 7 d		-
	Nitazoxanida	500 mg 2x/d, 3 d		-
▪ Imunodeprimido	Sulfametoxazol (S) + Trimetropina (T)	Ataque: 800 mg (S) + 160 mg (T), 4x/d, 10d Manutenção: 800 mg (S) + 160 mg (T), 3x/semana		-
Criptosporidíase (*Cryptoporidium* sp.)				
▪ Eleição (efeito limitado)	Espiramicina	Ataque: 1 g, 3x/dia, 2 semanas Manutenção: 1 g/d		30 mg/kg/dia, em 3 tomadas (até resposta terapêutica)
▪ Alternativa (efeito limitado)	Paramomicina	Ataque: 500 mg, 4x/d, 2 semanas Manutenção: 1 g/d; ou 30 mg/kg/d, em 3 tomadas (até resposta terapêutica)		15-30 mg/kg/d, em 2-3 tomadas (até resposta terapêutica)
	Nitazoxanida	500 mg 2x/d, 3 d		1-3 anos: 100 mg 2x/d, 3 d; 4-11anos: 200 mg, 2x/d, 3 d; >12 anos = adultos
	Azitromicina	25 mg/kg/d, em 2 tomadas, 14 d		25 mg/kg/d, em 2 tomadas, 14 d
Criptosporidíase (*Balantidium coli*)				
▪ Eleição	Tetraciclina	30-50mg/kg/d, 10 d		30-50 mg/kg/d, 10 d
▪ Alternativa	Metronidazol	20 mg/kg,d, 7 d		20 mg/kg,d, 7 d
Isosporíase				
▪ Eleição	Sulfametoxazol (S) + Trimetropina (T)	Inicial: 50 mg/kg (S) + 10 mg/kg (T)/d (máx. 800 S + 160 T), em 2 tomadas, 4 semanas; manutenção: 25 mg/kg (S) + 5 mg/kg (T)/d, em 2 tomadas, 4 semanas		25 mg/kg (S) + 5mg/kg (T)/d em 2 tomadas, 10 d
▪ Alternativa	Sulfadiazina (S) + Pirmetamina (P)	100 mg/kg(S) + 25 mg/kg (P), 1x/d, 6-8 semanas		25 mg/kg(S) + 5 mg/kg (P)/d, em 2 tomadas, 10 d
Blastocistose (não autolimitada)				
▪ Eleição	Metronidazol	500-750 mg, 3x/d, 10 d		15 mg/kg/d (máx. 300 mg), em 3 tomadas, 5 d
▪ Alternativa	Nitazoxanida	500 mg, 2x/d, 3 d		7,5 mg/kg, 2x/d, 3 d
Dientamebíase				
▪ Não autolimitada	Metronidazol	250 mg, 3x/dia, 7-10 d		15 mg/kg/d, em 3 tomadas, 7-10 d
Microsporíase				
▪ Não autolimitada	Albendazol	400 mg, 3x/d, 2-4 semanas		15 mg/kg, em 2 tomadas, 21 d

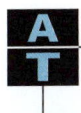

DIAGNÓSTICO E TRATAMENTO

Microsporidiose intestinal (não autolimitada)			
• *Encephaliitozoon intestinalis*	Albendazol	400 mg, 3x/d, 21 d	15 mg/kg/d, em 2 tomadas, 21 d
• *Enterocytozoon bieneusii*	Fumagilina	20 mg, 3x/d, 14 d	
Trichomoníase			
• Eleição	Metronidazol	2-4 g, DU (♀ acrescenta 500 mg, via vaginal, 7-14 d)	15 mg/kg/d em 3 tomadas, 7 d
	Tinidazol	2 g, DU	50 mg/kg (máx. 2), DU

DU: dose única; máx: dose máxima; d: dia(s); kg: quilograma(s).

TABELA 214.2 ■ Agentes parasitários e esquemas terapêuticos (helmintos)

PARASITOSE	FÁRMACO	ADULTO (DOSE)	INFANTIL (DOSE)
Nematoides intestinais (filiformes - cilindros):			
Ascaridíase			
• Eleição	Levamizol (repetir em 7 d)	150 mg, DU	< 7 anos: 80 mg; ≥ 7 anos:150mg, DU
	Albendazol	400 mg, DU	10 mg/kg ou 400 mg, DU
	Mebendazol	100 mg, 2x/d, 3 d ou 500mg, DU	100 mg, 2x/d, 3 d
• Alternativa	Ivermectina	200 µg/kg, DU	200 µg/kg, DU
	Pamoato de pirantel (repetir após 14 d)	11 mg/kg/d (máx. 1 g/d), 3 d	11 mg/kg/d (máx. 1 g/d), 3 d
	Pamoato de pirvinio (repetir após 14 d)	50-60 kg: 300 mg; > 60 kg: 400 mg, DU	10 mg/kg, DU
• Risco de obstrução intestinal ou biliar (repetir após 7 d)	Citrato de piperazina + 50 mL óleo mineral por SNG	75 mg/kg/d (máx. 3,5 g), 2 d	75 mg/kg/d (máx. 3,5 g), 2 d
Ancilostomíase ou Uncinaríase			
• Eleição (repetir após 7 d)	Albendazol	400 mg/d, 3 d	400 mg/d, 3 d
• Alternativa	Mebendazol	100 mg, 2x/d, 3 d ou 500 mg, DU	100 mg, 2x/d, 3 d ou 500 mg, DU
	Pamoato de pirantel	11 mg/kg/d (máx. 1 g), 3 d	11 mg/kg/d (máx. 1 g), 3 d
Oxiuríase ou Enterobiose			
• Eleição (repetir após 14 d)	Albendazol	400 mg, DU	< 2 anos: 100 mg; ≥ 2 anos – 400 mg, DU
	Mebendazol	100 mg, 2x/d, 3 d ou 500 mg, DU	100 mg, 2x/d, 3 d ou 500 mg, DU
• Alternativa (repetir após 14 d)	Pamoato de pirantel	11 mg/kg (máx. 1 g), DU	11 mg/kg (máx. 1 g), DU
Estrongiloidíase: formas habituais			
• Eleição (3 ciclos a cada 7-10 d)	Tiabendazol	25-50 mg/kg/d, em 2 tomadas (máx. 3 g/d), 3-5 d	25-50 mg/kg/d, em 2 tomadas (máx. 3 g/d), 3-5 d
• Alternativa	Ivermectina	200 µg/kg/d, 2-3 d	200 µg/kg/d, 2-3 d
	Cambendazol	5 mg/kg, DU	5 mg/kg, DU
	Albendazol	400 mg/d, 3 d	400 mg/d, 3 d

ATUALIZAÇÃO TERAPÊUTICA

▪ Hiper-infecção	Tiabendazol	50 mg/kg/d, em 2 tomadas (máx. 3 g/d), 7 d ou 500 mg/d, 30 d	50 mg/kg/d, em 2 tomadas (máx. 3 g/d), 7 d ou 500 mg/d, 30d
	Cambendazol	5 mg/kg, DU semanal, 3-5 semanas (depende da evolução clínica)	5 mg/kg, DU semanal, 3-5 semanas
	Albendazol	400 mg, 2x/d, 7-10 d; repetir o ciclo cada mês – 3 meses	400 mg, 2x/d, 7-10 d; repetir o ciclo cada mês – 3 meses
	Ivermectina	200 μg/kg/d, 3 d	200 μg/kg/d, 3 d
▪ Forma disseminada	Ivermectina	200 μg/kg, 5-7 d e repetir em 2 semanas	200 μg/kg, 5-7 d e repetir em 2 semanas
	Ivermectina (I) associada ao Albendazol (A)	I = Ivermectina 5-7 d + A = 400 mg, 2x/d, 3 d	I = Ivermectina 5-7 d + A = 400 mg, 2x/d, 3 d
Tricocefalíase ou Tricuríase			
▪ Eleição	Mebendazol	100 mg, 2x/d, 3 d ou 500 mg, DU	100 mg, 2x/d, 3 d
	Albendazol	400 mg/d, 3 d	400 mg/d, 3 d
▪ Alternativa	Ivermectina	200 μg/kg/d, 3 d	200 μg/kg/d, 3 d
Trematoides hemáticos (forma folear):			
Esquistossomose			
▪ Eleição	Oxamniquine	12,5-15 mg/kg, DU	20 mg/kg, DU
▪ Alternativa	Praziquantel	40-60 mg/kg, em 2-3 tomadas, DU	40 mg/kg, em 2-3 tomadas, DU
Cestoides (achatados-segmentados):			
Teníase			
▪ Eleição	Praziquantel	5-10 mg/kg, DU	5-10 mg/kg, DU
▪ Alternativa	Clorossalicilamida	2 g, DU	< 2 anos: 500 mg; 2-6 anos: 1 g; > 6 anos: 2 g
	Niclosamida	50 mg/kg (máx. 2 g), DU	50 mg/kg (máx. 2 g), DU
Cisticercose (*Taenia solium*)			
▪ Eleição (adição: corticoides e S/N anticonvulsivante)	Albendazol	15 mg/kg/d em 2 tomadas, 14-28 d	15 mg/kg/d em 2 tomadas, 14-28 d
▪ Alternativa	Praziquantel	50-100 mg/kg/d, em 3 tomadas, 15 d	50-100 mg/kg/d, em 3 tomadas, 15 d
Himenolepíase			
▪ Eleição (repetir em 10 d)	Praziquantel	25 mg/kg/d, DU	25 mg/kg/d, DU
▪ Alternativa	Niclosamida	2 g/d, 6 d	11-34 kg: 1 g – 1º dia, seguido 0,5 g/d por 6 d; > 34 kg: 1,5 g – 1º dia, seguido 0,5 g por 6 d

DU: dose única; máx: dose máxima; d: dia(s); kg: quilograma(s).

ATENÇÃO!

Os derivados de benzimidazóis (mebendazol e albendazol) são grupos de fármacos mais amplamente utilizados, devido a sua elevada eficácia e comodidade de administração, principalmente considerando a infecção por nematoides; as taxas de cura atingem os 95%. Para os protozoários, o tratamento de eleição é o metronidazol e albendazol. Nos casos de teníase, o praziquantel é o fármaco escolhido.

■ MEDIDAS PREVENTIVAS

- Lavar as mãos com sabão sempre que usar o banheiro e antes das refeições.
- Lavar bem as roupas e as roupas de cama. Em caso de prurido anal, ferver as peças íntimas.
- Conservar as mãos limpas, unhas aparadas e evitar colocar a mão na boca.

- Lavar bem todos os alimentos em água corrente antes do preparo, principalmente se forem consumidos crus.
- Usar papel-filme para proteger alimentos e talheres do pó e dos insetos.
- Beber somente água filtrada ou fervida (por 10 minutos).
- Andar sempre calçado.
- Não ingerir carne malpassada.
- Manter limpa a casa e o terreno ao redor, evitando a presença de moscas e outros insetos.
- Não deixar as crianças brincarem em terrenos baldios com lixo ou água poluída.

REVISÃO

- Os parasitas intestinais se classificam em dois grupos: protozoários e helmintos.
- A maioria dos parasitas intestinais manifesta-se de forma assintomática e, quando existem sintomas, podem ser digestivos ou extra-digestivos, na dependência do ciclo do parasita no homem.
- O diagnóstico é feito pelo exame parasitológico de fezes de três amostras de diferentes dias.
- Em vista da dificuldade de diagnóstico específico das parasitoses, muitas vezes, são realizados tratamento empíricos com mais de uma medicação.
- O metronidazol e o albendazol são os fármacos de eleição nas infecções por protozoários mais frequentes (giardíase, criptosporidiose e amebíase). Albendazol, mebendazol e ivermectina são os anti-helmintos mais importantes e eficazes para a maioria dos helmintos. Em caso de teníase, o praziquantel é o fármaco de eleição.

■ REFERÊNCIAS

1. Hicks JH, Kremer M, Miguel E. The case for mass treatment of intestinal helminths in endemic areas. PLoS Negl Trop Dis. 2015;9(10):e0004214.
2. Gárate T, Fuentes I. Diagnóstico de las parasitosis intestinales. Aplicación de nuevas herramientas. GH Continuada. 2008;7(2):66-70

■ LEITURAS SUGERIDAS

Andrade EC, Leite ICG, Rodrigues VO, Cesca MG. Parasitoses intestinais: uma revisão sobre aspectos sociais, epidemiológicos, clínicos e terapêuticos. Rev APS. 2010;13(2):231-40.
Azam A, Peerzada MN, Ahmad K. Parasitic diarrheal disease: drug development and targets. Front Microbiol. 2015;6:1183.
Brasil. Ministério da Saúde. Doenças infecciosas e parasitárias: guia de bolso [Internet]. 8. ed. rev. Brasília: MS 2010 [capturado em 26 ago. 2016]. Disponível em: http://bvsms.saude.gov.br/bvs/publicacoes/doencas_infecciosas_parasitaria_guia_bolso.pdf.
Centers for Disease Control and Prevention DPDx: laboratory identification of parasitic diseases of public health concern [Internet]. Atlanta: CDC; 2016 [capturado em 26 ago. 2016]. Disponível em: http://www.dpd.cdc.gov/dpdx/.
Fernandes S, Beorlegui M, Brito MJ, Rocha G. Protocolo de parasitoses intestinais. Acta Pediatr Port. 2012:43(1):35-41.
Neves DP. Parasitologia humana. 12. ed. São Paulo: Atheneu; 2011.
Pérez-Molina JA, Díaz-Menéndez M, Pérez-Ayala A, Ferrere F, Monje B, Norman F, et al. Tratamiento de las enfermedades causadas por parásitos. Enferm Infecc Microbiol Clin. 2010;28(1):44-59.

215

TUMORES BENIGNOS DO FÍGADO, DO PÂNCREAS E DO TRATO GASTRINTESTINAL

■ ERMELINDO DELLA LIBERA JR.
■ IVONETE S. S. SILVA
■ LUCIANO LENZ
■ RENATO DUFFLES MARTINS

■ TUMORES BENIGNOS DO FÍGADO

LESÕES CÍSTICAS HEPÁTICAS

Cisto hepático simples

São lesões benignas que parecem resultar de defeitos congênitos dos ductos biliares, em sua maioria solitários, pequenos, assintomáticos e têm menos de 5 cm de diâmetro, sendo descobertos fortuitamente em exames de imagem. A US, a TC e a RM geralmente são excelentes exames para o diagnóstico do cisto hepático simples (CHS). Imagens anecoicas e sem septações são os principais achados ultrassonográficos. A maioria dos CHSs não requer tratamento específico nem acompanhamento.

Doença hepática policística

Doença rara, caracterizada pela presença de quatro ou mais cistos hepáticos localizados no parênquima hepático, cujos tamanhos variam de 1 até mais de 10 cm de diâmetro. Apresenta-se isoladamente ou associada à doença policística renal autossômica dominante (DPRAD), em que os cistos também podem ser vistos no baço e no pâncreas. Estes são assintomáticos na maioria dos casos. Manifestação clínica relevante, geralmente associada à presença de grandes cistos que exercem efeito mecânico significativo no fígado. O diagnóstico é feito por exames de imagem (US, TC ou RM). O tratamento da doença hepática policística (DHP) depende do tamanho, do número e das manifestações clínicas dos cistos, mas, de modo geral, nenhum tratamento específico é necessário.

Cistoadenoma

Lesão rara, benigna, que consiste em um grande cisto preenchido por um líquido mucinoso, circundado por uma camada epitelial, localizado no parênquima hepático (85%) ou, mais raramente, na árvore biliar extra-hepática (15%). Representa menos de 5% das lesões císticas do fígado, e a maioria dos casos se manifesta em mulheres de meia-idade, de forma assintomatica. É considerada lesão pré-maligna. A transformação em cistoadenocarcinoma tem sido descrita em mais de 15% dos casos, podendo resultar em invasão local ou, raramente, em metástase a distância. Os achados ultrassonográficos incluem uma imagem cística, multilocular, anecoica, de paredes espessas e com projeções papilares ou múltiplas septações. Os níveis séricos de alfafetoproteina e de CA 125 são normais, podendo haver níveis séricos discretamente elevados de CA 19-9. O diagnóstico é definido pela histopatologia, e o tratamento consiste em ressecção cirúrgica completa.

LESÕES NODULARES HEPÁTICAS

Adenoma hepático

Trata-se de tumores benignos, de origem epitelial, que ocorrem principalmente em mulheres em uso de contraceptivo oral prolongado. Podem ser solitários (70 a 80%) ou múltiplos, pequenos ou grandes. Existe forte associação com o uso de contraceptivo oral, gravidez, uso de anabolizantes e doença do armazenamento de glicogênio. Em geral, são assintomáticos, mas podem manifestar dor abdominal, sangramento e massa abdominal. Testes hepáticos e alfafetoproteína, na maioria dos casos, são normais. Transformação maligna parecer ser rara, mas pode ocorrer a despeito da suspensão dos contraceptivos. Nesses casos, os níveis séricos de alfafetoproteína se elevam. Os exames de imagem contrastados (TC ou RM) são os mais empregados para o diagnóstico. A ressecção cirúrgica é recomendada na maioria dos casos, em razão do risco de sangramento, ruptura e transformação maligna da lesão, apesar da controvérsia existente para as lesões com menos de 5 cm, em pacientes assintomáticos, em que o risco dessas complicações parece ser mais baixo.

Hemangiomas

Lesão sólida benigna mais comum do fígado, predominante em mulheres e localizada, preferencialmente, no lobo direito. Quanto ao termo hemangioma cavernoso, alguns usam para descrever o estágio da lesão e outros, como hemangiomas em geral. São, na sua maioria, solitários, variam de tamanho (geralmente pequenos < 5 cm) e apresentam um excelente prognóstico. Quase sempre são assintomáticos e descobertos durante exames de imagem do fígado por outras razões, em necropsia ou em laparotomias. Os sintomáticos tendem a ser maiores e são chamados de hemangiomas gigantes (> 5 cm de diâmetro). Dor abdominal é a queixa mais comum e resulta de infarto parcial do tumor ou compressão de tecidos adjacentes. A RM tem alta sensibilidade e especificidade no reconhecimento dos hemangiomas, mostrando uma lesão com baixo sinal em T1 e intenso sinal em T2; após a administração do contraste, há um enchimento nodular centrípeto na fase arterial, característico dos hemangiomas com mais de 2 cm. Tratamento conservador na maioria dos casos.

Hiperplasia nodular focal

Em frequência, a hiperplasia nodular focal (HNF) é a 2ª lesão solida benigna do fígado, depois do hemangioma hepático, porém é de ocorrência rara. Predomina em mulheres adultas, sendo geralmente solitária, de tamanho pequeno (< 5 cm) e assintomática. Transformação maligna é questionável. O prognóstico é excelente e quase sempre seu tamanho permanece invariável ao longo do tempo. Os achados utrassonográficos são inespecíficos para o diagnóstico de HNF. A TC contrastada mostra uma lesão, na fase arterial, com realce do contraste, hiperdensa, exceto pela porção central, que permanece não contrastada ou hipodensa (escara central). O tratamento é conservador nos pacientes assintomáticos, uma vez que a incidência de complicações na HNF é baixa. Nas lesões maiores e sintomáticas, a ressecção cirúrgica pode ser considerada.

Hiperplasia nodular regenerativa

Caracteriza-se pela presença de nódulos disseminados pelo parênquima hepático na ausência de septos fibrosos entre eles, ou seja, na ausência de cirrose. Tem sido documentada em associação com síndrome de Budd-Chiari, uso de azatiopirina, doenças do colágeno, síndrome antifosfolipídica, cirrose biliar primária, doenças mieloproliferativas, entre outras. Assintomática na maioria dos casos, pode apresentar esplenomegalia, varizes de esôfago e, raramente, ascite. Os testes hepáticos são normais, exceto pela fosfatase alcalina (FA), que se encontra elevada. O tratamento da doença de base é o recomendado.

■ TUMORES BENIGNOS DO PÂNCREAS

Tumores sólidos e císticos do pâncreas são lesões detectadas com frequência crescente, acompanhando a presença constante dos exames de imagem na rotina da investigação abdominal. Muitas lesões são detectadas acidentalmente e, no pâncreas, a minoria é benigna. O adenocarcinoma do pâncreas representa 90% dos tumores malignos sólidos. É fundamental avaliar a presença de sinais de alerta para malignidade, como idade acima de 50 anos, dor epigástrica, náuseas ou vômitos, icterícia, perda de peso e anorexia. A TC helicoidal multislace com contraste é o método inicial de abordagem mais recomendado. Padrão isoatenuante e realce nodular hipervascular aumentam a possibilidade de a lesão ser benigna. A TC apresenta informações locais e de estruturas adjacentes, que agregam outras características benignas ou malignas. A colangioressonância (CR) complementa o diagnóstico tomográfico e acrescenta imagens dos ductos pancreáticos e biliares. A US endoscópica, embora examinador-dependente, pode detectar lesões menores do que 1 cm e possibilita a coleta de material por biópsia aspirativa. Em casos selecionados, principalmente suspeita de tumor neuroendócrino, a tomografia com emissão de pósitrons (PET) pode ajudar na investigação. A maioria das lesões citadas a seguir possui algum potencial de malignidade. O diagnóstico final resulta da combinação de dados de imagem e histopatológicos.

LESÕES SÓLIDAS PANCREÁTICAS

1.1 | Lesões não neoplásicas: são condições que simulam a presença de tumor pancreático. As mais comuns são:
- massa inflamatória da cabeça do pâncreas (associada à pancreatite crônica);
- pancreatite autoimune;
- baço acessório, pâncreas bífido, pâncreas lobulado;
- sarcoidose, esquistossomose e doença de Castleman.

1.2 | Tumores mesenquimais: embora a maioria dos tumores pancreáticos tenha origem na linhagem epitelial, alguns derivam dos tecidos conectivo, linfático, vascular e nervoso. São raros, representando 1 a 2% dos tumores pancreáticos. Os tumores benignos são:
- linfangioma: raro e multicístico, conteúdo seroso, sero-hemático ou quiloso;
- lipoma e fibrolipoma: raro, sólido, tecido gorduroso encapsulado;
- teratoma: raro, elementos císticos, sólidos e calcificações;
- schwannoma e neurofibroma: raro, envolvimento de tecido nervoso pancreático;
- mais raros: fibroma, leiomioma, histiocitoma e hemangioma.

1.3 | Tumor sólido-cístico pseudopapilar: tumor raro, do tecido exócrino, predominante em mulheres jovens e tem potencial de malignidade moderado. A chance de cura após ressecção é de mais de 90%.

1.4 | Tumores neuroendócrinos (TNE): são raros, com incidência de 5 casos/1 milhão de pessoas e podem ter comportamento benigno. Derivados das células endócrinas pancreáticas e peripancreáticas, ocorrem de forma esporádica ou associados à neoplasia endócrina múltipla tipo 1 (NEM1). A topografia mais comum desses tumores é o triângulo do gastrinoma, formado pela junção dos ductos cístico e hepático comum, 2ª e 3ª porções duodenais e colo pancreático. A PET com infusão de octeotride marcada com radioisótopo é útil para o diagnóstico e a localização desses tumores:
- insulinoma – o mais frequente (40 a 60%), benigno em 90% dos casos;
- gastrinoma – 2º mais frequente (20 a 50%), comportamento benigno em apenas 10%;
- carcinoide, glucagonoma, somatostinoma e vipoma – mais raros, predomina comportamento maligno.

LEÕES CÍSTICAS PANCREÁTICAS

Mais de 90% das lesões císticas do pâncreas são pseudocistos que aparecem em pacientes com história de pancreatite aguda ou crônica. As neoplasias císticas são tumores de crescimento lento e potencial de malignidade variável. É um achado incidental, na maioria das vezes, e representa menos de 1% do câncer pancreático. O primeiro passo é diferenciar lesões benignas das malignas; o aspecto radiológico define qual o melhor caminho a ser adotado. As principais lesões císticas com características benignas são os cistos simples e o cistoadenoma seroso, que se apresenta classicamente como uma lesão multicística, em favo de mel e com calcificação central. Cistos simples, de paredes finas, podem ser serosos ou de retenção; a maioria é assintomática e verificada com exames de imagem. Lesões com mais de 2 cm, sintomáticas e sem história de pancreatite, devem ser ressecadas. Em pacientes assintomáticos, com lesões maiores, a US endoscópica é um recurso importante, pois permite detalhar as características do cisto, como espessamento da parede, presença de septos e de projeções intracísticas, achados que sugerem malignidade. A coleta do líquido intracístico por US endoscópica, com análise citológica de marcadores tumorais (antígeno carcinoembrionário [CEA]) e dosagem da amilase é fundamental para estabelecer a estratégia de tratamento. A detecção de mucina no aspirado é diagnóstica para o cistoadenoma mucinoso, com alto potencial de malignidade. Tumores císticos com comunicação ductal (neoplasia intraductal mucinosa [NIDM]) acima de 1 cm devem ser analisados pela colangiorressonância para avaliar a presença dos sinais de alerta para malignidade. A seguir, deve-se obter material por biópsia aspirativa com a US endoscópica. A análise do grau de displasia é decisiva para indicar ressecção cirúrgica. Tais lesões têm maior potencial de malignidade quando ligadas ao ducto pancreático principal. O próprio ducto, quando maior do que 5 mm e sem fator obstrutivo, deve ser encarado com NIDM. Acima desse tamanho e, principalmente, na cabeça do pâncreas, apresentam potencial de malignidade elevado e devem ser ressecados.

■ TUMORES BENIGNOS DO TRATO GASTRINTESTINAL

Os tumores benignos do TGI são neoformações de crescimento lento, limitadas ao local de origem, não infiltrando ou destruindo os tecidos vizinhos e sem ocasionar metástases. Via de regra, são assintomáticos, as exceções são as lesões grandes ou estrategicamente localizadas. Os sintomas, quando presentes, dependem do tipo de tumor e do órgão acometido. No esôfago, a disfagia é a apresentação mais comum; outras queixas incluem odinofagia, dor retroesternal, regurgitação, tosse e até dispneia. Em pacientes com lesões gastroduodenais, podem-se observar desconforto epigástrico, náuseas e sinais de obstrução como consequência do crescimento da lesão ou pela invaginação do tumor através do piloro. O sangramento digestivo provocado por estes tumores é incomum (quando ocorre, é devido a erosões e ulcerações na sua superfície).

DIAGNÓSTICO

Em geral, são achados incidentais de exames endoscópicos e radiológicos, sem relação causal com a queixa que motivou o exame. O diagnóstico das lesões epiteliais pode ser confirmado por biópsias obtidas por endoscopia. Em lesões subepiteliais, por serem mais profundas, o exame anatomopatológico pode ser inconclusivo. Uma estratégia que pode ser utilizada é a biópsia sobre biópsia, mas mesmo com esse método, a sensibilidade ainda é baixa. A ecoendoscopia (EE) pode identificar lesões mais profundas (subepiteliais) com alta precisão e também identificar aspectos que predizem malignidade. Pela EE também é possível obter material para análise citológica e micro-histológica pela punção de agulha fina. O diagnóstico diferencial entre lesões subepiteliais e compressões extrínsecas também é feito pela EE.

> **ATENÇÃO!**
>
> O diagnóstico correto e o conhecimento da evolução das lesões benignas evita a repetição de exames com relativo alto custo e por serem, em geral, invasivos também acarretam risco aos pacientes.

TRATAMENTO

A grande maioria das lesões benignas tem morfologia típica, tamanho inferior a 1 cm e é assintomática. Segundo alguns autores, tais lesões dispensam acompanhamento ou tratamento. Tumores maiores do que 1-2 cm têm uma probabilidade maior de causar queixas e causam desconfiança se são realmente benignos. O tratamento, quando indicado, consiste na ressecção endoscópica (mais utilizada); e em seletos casos, opta-se pela cirurgia.

A seguir, apresentam-se as peculiaridades das lesões de acordo com o órgão acometido e o tipo histológico.

■ TUMORES BENIGNOS DO ESÔFAGO

A classificação dos tumores benignos esofágicos está no Quadro 215.1.

QUADRO 215.1 ■ Classificação dos tumores benignos esofágicos

TUMORES EPITELIAIS	TUMORES SUBMUCOSOS
■ Acantose glicogênica ■ Papiloma de células escamosas ■ Pólipos fibrovasculares ■ Cistos	■ Leiomiomas ■ Tumores de células granulares ■ Lipomas ■ Tumores vasculares (hemangiomas)

LESÕES BENIGNAS ESOFÁGICAS EPITELIAIS

Acantose glicogênica

São lesões pequenas (menores do que 1 cm), múltiplas e de coloração esbranquiçada. Seu aspecto é ressaltado ainda mais quando corada com lugol, apresentando-se de coloração mais escurecida do que o esôfago normal, revelando a alta concentração de glicogênio no citoplasma das células destas lesões. A acantose glicogênica é a lesão benigna mais encontrada no esôfago e provavelmente a menos relatada, por se tratar de lesão muito frequente, de fácil diagnóstico e sem significado clínico ou potencial de malignidade, portanto nenhum tipo de intervenção está indicada.

Papiloma de células escamosas

O papiloma de células escamosas é um tumor benigno de rara ocorrência, entre 0,01 e 0,04% dos indivíduos; e em menos de 1% dos exames de endoscopia. É uma lesão com aspecto verrucoso; que mede entre 0,3 e 0,5 cm. É geralmente única, embora possa ocorrer em grupos. Mudanças citológicas, sugestivas de infecção pelo papilomavírus humano (HPV), são encontradas em quase 80% dos casos.

Pólipo fibrovascular

Pólipo fibrovascular do esôfago (PFVE) é um tumor composto por tecido fibroadiposo e vasos sanguíneos, delineados por epitélio escamoso normal. A maioria ocorre no segmento cervical próximo ao músculo cricofaríngeo.

São muito raros e pouco mais de 100 casos foram relatados na literatura. Aproximadamente 75% dos pólipos tem mais de 7 cm no diagnóstico, e tamanhos de até 20 cm foram relatados. Um aspecto distinto do PFVE é sua propensão para regurgitação para a boca, e casos de asfixia e morte súbita por obstrução laríngea já foram descritos. Devido à intubação às "cegas" e pela aparência semelhante à mucosa ao redor, estas lesões podem passar despercebidas na endoscopia. Recentemente, nosso grupo publicou uma série com cinco casos assintomáticos (com tamanhos entre 0,2 e 0,8 cm), sendo solitários em todos, exceto em um paciente que tinha dois pólipos; e que este também tinha esclerose múltipla e pâncreas ectópico no estômago (primeira descrição da associação com esses distúrbios). O diagnóstico dos PFVE requer o conhecimento da aparência destas lesões e de um cuidadoso exame da região esofágica superior.

Cisto

Na literatura existem várias classificações para os cistos de esôfago (CE), que são por vezes complexas. Neste capítulo, os CE serão apenas divididos em congênitos (de duplicação, broncogênicos e gástricos) e adquiridos (de retenção).

O CE de duplicação é a segunda duplicação mais comum do trato digestivo. Os critérios para classificar este cisto são: duas camadas musculares e a presença de epitélio escamoso ou de algum epitélio encontrado no esôfago embrionário.

O CE broncogênico é definido pela presença de epitélio ciliado ou cartilagem com apenas uma camada muscular. Os níveis de CA 19-9 e CA 125 estão sempre aumentados e diminuem após a sua ressecção.

O CE gástrico é caracterizado por conter uma ou mais camadas musculares e ser recoberto por mucosa gástrica. Em geral, é diagnosticado pela pressão que produz sobre os brônquios e pela secreção ácida de sua mucosa.

O esôfago normal possui glândulas nas camadas mucosa e submucosa que comunicam com o lúmen por ductos, os CE adquiridos ou de retenção são formados pela obstrução destes ductos, que leva à dilatação das glândulas. Na maioria das vezes, são únicos e, quando múltiplos, alguns autores preferem o termo esofagite cística, pois a inflamação devido ao refluxo é o fator causal mais implicado. Sua aparência endoscópica é de uma lesão elevada, translúcida, em qualquer porção do esôfago. A EE que identifica uma lesão anecoica. Nos casos maiores e sintomáticos pode se optar pela aspiração do conteúdo por mediastinoscopia, toracoscopia ou guiada pela EE.

LESÕES BENIGNAS ESOFÁGICAS SUBEPITELIAIS

Leiomiomas

Leiomiomas esofágicos (LE) são os tumores subepiteliais mais comum do esôfago. Ainda assim, esses tumores são relativamente raros com dados de necropsias mostrando uma incidência de 0,006 a 0,1%. Na histologia, os LE são feixes de músculo liso bem delimitados pelo tecido adjacente ou por uma cápsula de tecido conectivo. A EE demonstra uma imagem hipoecogênica homogênea justaposta à mucosa adjacente. Excisão cirúrgica é recomendada para lesões sintomáticas ou maiores do que 5 cm. Abordagem minimamente invasiva (enucleação por toracoscopia) pode ser utilizada com bons resultados.

Tumores de células granulares

Os tumores de células granulares (TCG) foram descritos pelo primeira vez em achados de necrópsias por Abrikossoff; portanto, também são conhecidos por este epônimo. Os TCG são mais comuns na língua (40%), pele (30%), mama (15%) e menos comum no TGI (5%), sendo os esofágicos apenas 1-2% de todos os casos. Os TCG esofágicos surgem da submucosa e são lesões polipóides sésseis, pequenas (menores do que 5 mm), de coloração amarelada e de localização distal. A EE mostra uma lesão hipoecogênica, originada da submucosa. A EE pode determinar também a profundidade da lesão. Ao exame histológico, apresentam citoplasma granular eosinofílico e núcleo picnótico. A positividade difusa para o marcador S-100 é típica. É considerado benigno, apesar de existirem casos de malignidade (cerca de 2%), inclusive com metástases à distância. São sinais de indicam malignidade: tamanho superior a 4 cm, crescimento rápido e recorrência. Casos de pequenas lesões assintomáticas podem ter acompanhamento endoscópico com biópsias a cada dois anos ou se aparecimento de disfagia. Se a lesão não acomete a muscular própria, o tratamento endoscópico está indicado, estando a excisão cirúrgica local reservada para os tumores de grandes dimensões e mais profundos.

■ TUMORES BENIGNOS DO ESTÔMAGO

Frente a uma lesão elevada gástrica, propõe-se o seguinte algoritmo (Figura 215.1).

LESÕES EPITELIAIS GÁSTRICAS NÃO ASSOCIADAS A SÍNDROMES POLIPOSAS

Pólipos gástricos são definidos como elevações circunscritas da mucosa gástrica, com origem na sua porção glandular. Os pólipos gástricos não neoplásicos constituem cerca de 80 a 90% dos tumores benignos epiteliais. O Quadro 215.2 realça as diferenças entre os principais tipos de pólipos gástricos.

Pólipos hiperplásicos gástricos

Também conhecidos como pólipos regenerativos ou inflamatórios, são lesões sésseis ou pediculadas; pequenas (90% < 1,5 cm) com superfície

QUADRO 215.2 ■ Diferenças entre os principais tipos de pólipos gástricos

TIPO/ASPECTO	HIPERPLÁSICOS	DE GLÂNDULAS FÚNDICAS ESPORÁDICOS	DE GLÂNDULAS FÚNDICAS NA PAF
Endoscópico	Erodidos ou ulcerados, em qualquer parte do órgão	Únicos ou em número reduzido (< 20), lisos e em fundo e corpo	Vários (> 50 ou 100), podem cobrir toda a superfície do corpo gástrico
Histológico	Processo inflamatório	Dilatação cística de glândulas fúndicas	Idêntico ao esporádico
Fator	H. pylori e gastrite atrófica	Uso de IBP	Mutação do gene APC
Conduta	Nos maiores, ressecção e erradicação do H. pylori?	Na maioria das vezes, nada a fazer. Redução ou suspensão do IBP em casos mais exuberantes	Testes genéticos, colonoscopia e duodenoscopia (risco de adenomas peripapilares)

IBP: inibidor de bomba de prótons; PAF: polipose adenomatosa familial.

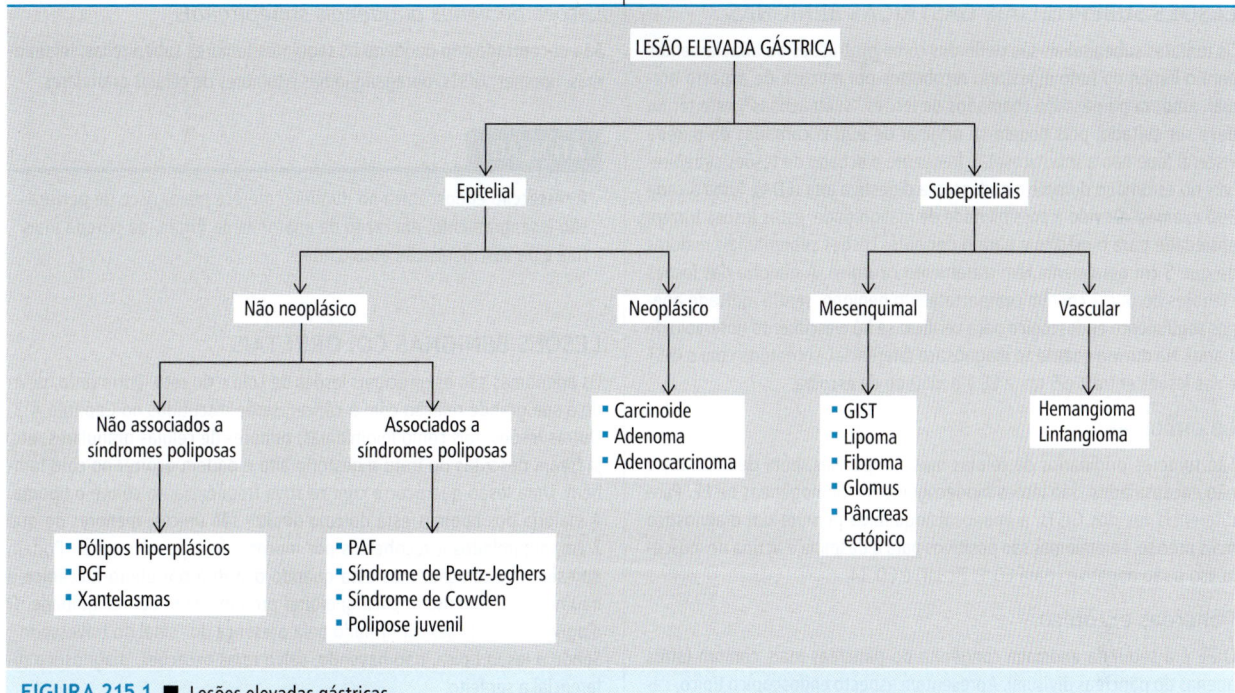

FIGURA 215.1 ■ Lesões elevadas gástricas.

lisa ou lobulada, frequentemente erodido ou ulcerado, e ocorrendo em qualquer parte do estômago. Ao exame anatomopatológico, caracterizam-se por hiperplasia, alongamento e ramificação do epitélio foveolar associado a infiltrado inflamatório na lâmina própria. Está relacionado a duas etiologias principais: gastrite atrófica e a infecção pelo *H. pylori*. Outros fatores associados são gastrectomia parcial e o transplante de órgãos sólidos. Antigamente descritos com mais prevalentes, entretanto devido à diminuição da prevalência de *H. pylori* e ao aumento da prescrição de IBP, os pólipos hiperplásicos (PH) foram superados pelos pólipos de glândulas fúndicas (PGF).

Os PH não são considerados lesões pré-malignas. Entretanto pólipos maiores podem conter displasia e carcinoma, sendo a prevalência de carcinoma menor do que 2%. Cerca de 80% dos PH com carcinoma são maiores do que 2 cm. O aparecimento de adenocarcinoma em outras partes do mesmo estômago é também um pouco mais comum que na população geral (provavelmente devido a fatores de risco em comum).

Pólipos grandes (>1-2cm) devem ser removidos por via endoscópica pelo risco de displasia/câncer. Nestes casos, alguns autores recomendam também a erradicação do *H. pylori*. O acompanhamento pós-ressecção é aconselhado, mas o intervalo ainda permanece controverso, assim como o tratamento e seguimento de pacientes com lesões menores e assintomáticas.

Pólipos de glândulas fúndicas

São caracterizados por dilatação e alterações císticas das glândulas fúndicas, distribuindo-se no fundo e no corpo, poupando o antro. A prevalência destes pólipos aumentou muito nos últimos 10 anos; e de fato; hoje são os pólipos gástricos mais comuns, representando cerca de 50% dos casos.

Os PGF são categorizados em dois contextos clínicos diferentes: esporádicos ou casos sindrômicos (no contexto da PAF – debatidos a seguir). Os PGF esporádicos, que representam a maioria absoluta, são sésseis, pequenos (entre 0,2-0,5 cm) e com superfície lisa. Classicamente relatados em usuários de IBPs. O papel dos IBP no desenvolvimento dos PGF foi bastante debatido, mas evidências atuais suportam a teoria que o uso de IBP é implicado na gênese destes pólipos de maneiras dose e tempo-dependentes. Alguns autores relataram até mesmo a regressão dos PGF esporádicos após a cessação da terapia com IBP. Outro fato curioso é que existe uma associação negativa entre o PGF e a infecção pelo *Helicobacter pylori*. Raros casos de displasia foram descritos em PGF esporádicos, sendo a associação com câncer gástrico anedótico (apenas relatos).

Adenomas

Os adenomas representam o terceiro tipo mais frequente de pólipo gástrico. Devido ao seu elevado potencial de malignidade (chegando a 50% nas lesões maiores do que 2 cm), não serão abordados neste capítulo, assim como os carcinoides que foram agrupados como neoplasias endócrinas pela Organização Mundial de Saúde (OMS).

LESÕES GÁSTRICAS EPITELIAIS ASSOCIADAS A SÍNDROMES POLIPOSAS

Pólipos gástricos de glândulas fúndicas no contexto da polipose adenomatosa familial

Na histologia, são idênticos à forma esporádica. Entretanto, possuem características clínico-epidemiológicas diferentes. O primeiro aspecto distinto é o número, ao passo que na forma esporádica, são únicos ou em número inferior a 10, na PAF são múltiplos (mais de 20), podendo ultrapassar uma centena, chegando a cobrir toda a superfície do corpo. Acontece em pacientes mais jovens (até mesmo com 8 anos de idade) e com história familiar de câncer de colo. Na suspeita de PAF, a colonoscopia é mandatória.

Hamartomas e pólipos associados a síndromes poliposas

Os pólipos hamartomatosos são vistos geralmente associados a poliposes do TGI, incluindo as síndromes de Peutz-Jeghrs, de Cronkhite-Canada, de Cowden e a polipose juvenil.

LESÕES SUBEPITELIAIS GÁSTRICAS BENIGNAS

Os tumores subepiteliais são definidos como protrusões ou abaulamentos para o lúmen do tudo digestório recobertos por mucosa de aspecto normal. Embora no passado chamados de lesões "submucosas", este termo deve ser evitado, pois podem-se originar de outras camadas da parede visceral (que não a submucosa). É frequente o achado de lesões subepiteliais no estômago durante a endoscopia digestiva alta (EDA), (uma a cada 300 exames). Devido à possibilidade de malignidade, estas lesões trazem ansiedade para o médico e para o paciente. Lesões subepiteliais maiores do que 5 cm geralmente têm tratamento cirúrgico. A maioria das lesões menores do que 2 cm têm comportamento benigno, sendo indicado apenas seguimento endoscópico para verificar se há crescimento (intervalo de 1 ano). Na dúvida quanto ao diagnóstico diferencial, sobretudo com o GIST e nas lesões entre 2 e 5 cm, a EE é o método de escolha.

Leiomiomas

São tumores originários de células musculares lisas, bem delimitados e não encapsulados. São lesões hipoecogênicas e homogêneas na EE. Para diferenciá-los dos GISTs, a imuno-histoquímica permite um diagnóstico mais preciso. Leiomiomas são positivos para a desmina e actina de músculo liso e são negativos para CD 117(c-kit) e CD 34.

Pâncreas ectópico

O PE é a segunda anomalia congênita do pâncreas mais comum (atrás apenas do pâncreas divisum). Apresentam aspecto endoscópico típico, caracterizando como uma lesão elevada, recoberta por mucosa de aspecto normal, com umbilicação central, com cerca de 10 mm. A localização mais comum é a grande curvatura de antro, mas pode ocorrer em qualquer localização do TGI. Lesões típicas não necessitam de complementação diagnóstica. A EE, quando indicada, revela uma lesão hipoecogênica oriunda da submucosa.

Tumor estromal gastrintestinal

Em razão dos recentes avanços e de seu risco considerável de malignidade (cerca de 30% apresenta metástases ou invasão de órgãos adjacentes), o tumor estromal gastrintestinal (GIST) merece um capítulo separado.

Outros

Cistos, tumores de células granulares, hemangiomas, lipomas, etc também já foram descritos no estômago; contudo, em uma frequência extremamente baixa.

LESÕES BENIGNAS DUODENAIS

Hamartoma/hiperplasia/adenoma de glândulas de Brunner

Provavelmente, ocorre em resposta adaptativa à agressão causada pela hipersecreção ácida, causando um aumento na população dos ácinos e no número das glândulas de Brunner (hipertrofia e hiperplasia). A nodularidade difusa é referida como hiperplasia, ao passo que um pólipo isolado é referido como hamartoma. Atualmente, o termo adenoma de glândulas de Brunner é considerado inadequado. Não estão associados a alterações genéticas, e a relação causal com o *H.pylori* é discutível.

Adenomas duodenais

Ocorrem principalmente na região periampular e embora lesões esporádicas sejam raras, na PAF são encontrados em todos os pacientes adultos. Em virtude da conhecida sequência adenoma-carcinoma (semelhante ao que ocorre no colo), sua ressecção está indicada.

Lesões benignas duodenais subepiteliais

São encontrados no duodeno os seguintes tumores subepitelias: leiomiomas, lipomas, GISTs, paragangliomas e tumores de células granulares.

> **ATENÇÃO!**
>
> A ressecção endoscópica no duodeno oferece maior risco de perfuração e sangramento, em razão da anatomia do órgão, da parede mais fina e da vascularização abundante.

LESÕES BENIGNAS COLORRETAIS

Os adenomas são as principais lesões de colo e do reto. Entretanto, devido à sua grande relação com o câncer, serão discutidos no Capítulo 413. Outras lesões, tais como leiomiomas, tumores de células granulares, etc, já foram descritas no trato digestório alto e podem ocorrer no colo também. Uma lesão que ocorre com relativa frequência no colo é o lipoma. A maioria dos lipomas está no colo direito, são únicos, menores do que 2 cm, amarelados e recobertos por mucosa de aspecto normal. Podem apresentar ulceração, mas esta quando ocorre é por efeito mecânico e não necessariamente implica qualquer probabilidade de malignidade. O diagnóstico pode ser confirmado pela presença do "sinal do travesseiro". Sendo a lesão típica, não havendo, salvo raras exceções, diagnóstico diferencial a ser feito.

> **REVISÃO**
>
> - Tumores benignos englobam uma variedade de lesões do TGI. Fique atento com o diagnóstico diferencial.
> - Para diagnóstico das lesões epiteliais: endoscopia e biópsias; para as subepiteliais: EE e punção.
> - Para lesões grandes e que causam queixas: ressecção endoscópica, quando possível, é preferível por ser menos invasiva que o tratamento cirúrgico.

■ LEITURAS SUGERIDAS

Franco M, Schulz R, Maluf F. Opinion: How to manage subepithelial lesions of the upper gastrointestinal tract. World J Gastrointest Endos. 2015;7(18):1262-7.

Lenz L, Felipe-Silva A, Nakao F, Miyajima N, Libera ED, Chaves DM, et al. Pyloric Brunner's gland hamartoma with atypical hyperplasia. Autopsy Case Rep. 2013;3(4): 49-51.

Lenz L, Luz G, Felipe-Silva A, Nakao F, Libera E, Chaves D, et al. Tiny fibrovascular polyps of the esophagus as incidental findings-look carefully or you might miss them. Endoscopy. 2011;43 Suppl 2 UCTN:E392.

Moon JS. Role of endoscopic ultrasonography in guiding treatment plans for upper gastrointestinal subepithelial tumors. Clin Endosc. 2016;49(3):220-5.

Shaib YH, Rugge M, Graham DY, Genta RM. Management of gastric polyps: an endoscopy-based approach. Clin Gastroenterol Hepatol. 2013;11(11): 1374-84.

Shepherd N, Warren B, Wiliiams G. Morson and Dawson's gastrointestinal pathology. 5th ed. West Sussex: Wiley-Blackwell; 2013.

DOENÇAS HEMATOLÓGICAS

216
ANEMIAS

216.1 ANEMIAS CARENCIAIS NA CRIANÇA E NO ADULTO

- PERLA VICARI
- MARIA STELLA FIGUEIREDO

Devido a uma série de fatores, a massa de hemácias em geral muda durante o ciclo de vida do indivíduo. O nível relativamente elevado de hemoglobina (Hb) presente ao nascimento declina durante os primeiros meses de vida a níveis mais baixos do que os observados na idade adulta. Na infância, os valores de Hb se mantêm relativamente constantes, aumentando de forma discreta ao longo do tempo (Tabela 216.1). Em torno da puberdade, as meninas alcançam níveis de Hb semelhantes ao de adultos, ao passo que os esteroides androgênicos levam ao aumento contínuo dos níveis de Hb nos meninos até cerca de 18 anos de idade. Na vida adulta, existe diferença de cerca de 1,5 g/dL de Hb entre os gêneros, e aos 70 anos, o valor de Hb em homens tende a declinar. Compreender essas mudanças é fundamental para a adequada identificação daquilo que constitui a anemia.

TABELA 216.1 ■ Valores de referência (limite inferior) de hemoglobina e hematócrito em crianças, de acordo com a faixa etária

IDADE	HEMOGLOBINA (G/DL)	HEMATÓCRITO (%)
6 meses a 4 anos	11,0	33
5 a 11 anos	11,5	34
12 a 14 anos	12,0	36

Anemia é definida como diminuição do volume de hemácias, ou de Hb, por unidade de volume de sangue. Do ponto de vista fisiológico, a anemia é caracterizada pela diminuição na capacidade transportadora de oxigênio por unidade de volume de sangue, já que a principal função da Hb é o transporte de oxigênio do pulmão para os tecidos. É uma das doenças mais comumente encontradas na clínica médica. Existem diferentes causas de anemia, tanto em adultos quanto em crianças; por isso, a abordagem diagnóstica sistemática para sua avaliação é importante.

> **ATENÇÃO!**
>
> Anemia não é um diagnóstico definitivo, e sim um achado laboratorial que necessita elucidação etiopatogênica – daí a necessidade de avaliação sistemática de cada caso em particular.

A história do paciente, o interrogatório complementar e o exame físico devem ser cuidadosos. O indivíduo que apresenta história familiar sugere investigação de anemias hereditárias; naquele que apresenta adicionalmente outras manifestações, como sangramento e/ou infecção, deve-se lembrar das doenças que comprometem os demais setores do sangue, como leucemias, aplasias medulares, mieloma múltiplo, etc. Por vezes, além da queixa de anemia, observam-se manifestações de doenças sistêmicas, como lesão renal crônica (LRC), hipotiroidismo, processos inflamatórios crônicos, doenças estas que, frequentemente, se acompanham de anemia secundária. É importante ressaltar que o uso de medicamentos ou o contato com substâncias tóxicas (como o benzeno) são fatores etiológicos de quadros anêmicos, tanto por diminuição da produção (anemia aplástica) como por aumento da destruição (anemia hemolítica), devendo ser sempre indagados durante a investigação.

Os achados de exame físico são complementares aos dados encontrados na história e no interrogatório; a presença de icterícia, por exemplo, se relaciona à anemia hemolítica, assim como a esplenomegalia, embora esta última quando associada à adenomegalia indique processos neoplásicos.

Assim, a partir dos dados de história e exame físico, já é possível classificar as anemias, com relação à etiologia, em: anemia por perda de sangue (pós-hemorragia), anemia por comprometimento de produção (anemia aplástica, anemias carenciais) ou anemia por destruição excessiva (anemias hemolíticas, hereditárias ou não).

Quanto à avaliação laboratorial, o hemograma revela-se de grande valor, não só pela análise morfológica das hemácias, que pode sugerir doenças específicas, como também por permitir a classificação das anemias de acordo com os índices hematimétricos (Tabela 216.2).

Somente a partir do diagnóstico preciso da anemia é que a terapêutica adequada poderá ser instituída, já que existem situações em que o tratamento da doença primária é a única maneira de sua correção. Além disso,

TABELA 216.2 ■ Classificação morfológica das anemias

ANEMIA HIPOCRÔMICA MICROCÍTICA	ANEMIA NORMOCRÔMICA NORMOCÍTICA	ANEMIA NORMOCRÔMICA MACROCÍTICA
VCM < 80 fL HCM < 26 pg CHCM < 32 g/dL	VCM: 80-100 fL HCM: 26-34 pg CHCM: 26-34 pg	VCM > 100 fL HCM: 26-34 pg CHCM: 26-34 pg
Anemia ferropriva	Anemias por diminuição na produção: anemia aplástica	Anemias megaloblásticas (deficiência de vitamina B12 ou de ácido fólico)
Anemias sideroblásticas	Anemia de doença crônica (maioria)	Anemia secundária à doença hepática
Alterações na síntese de Hb: talassemias	Anemia secundária à LRC	Anemia secundária a hipotiroidismo
	Anemias hemolíticas hereditárias ou adquiridas	Anemia hemolítica com reticulocitose acentuada
	Anemia após sangramento agudo	Anemia induzida por medicamentos (hidroxiureia, zidovudina, metotrexato, entre outras)
		Anemia secundária à doença clonal (síndrome mielodisplásica)

VCM: volume corpuscular médio; HCM: hemoglobina corpuscular média; CHCM: concentração de hemoglobina corpuscular média.

na maioria dos casos, está indicado o tratamento apenas com o agente antianêmico específico, devendo ser evitado o uso indiscriminado de agentes terapêuticos com múltiplas substâncias antianêmicas, pois tal procedimento constitui uma das principais causas de insucesso terapêutico. Esses medicamentos, em geral, além de conterem doses insuficientes dos diversos elementos, podem provocar discreta melhora da anemia, mascarando e, consequentemente, dificultando o diagnóstico etiológico correto.

ANEMIA POR DEFICIÊNCIA DE FERRO

O ferro, embora presente em quantidades mínimas nos organismos vivos, é componente importante da molécula de Hb e de enzimas responsáveis pelas vias oxidativas. A anemia por deficiência de ferro, ferropriva, é considerada problema de saúde mundial, afetando mais de 2 bilhões de pessoas, principalmente lactentes, pré-escolares e gestantes. Ocorre quando a quantidade desse elemento necessária às funções metabólicas é insuficiente; seja por inadequação do ferro ingerido, por aumento da necessidade de ferro, por perda crônica de sangue, ou, ainda, pela associação destes fatores, provavelmente, a situação mais comum.

Existem três estágios de deficiência de ferro:
- **Depleção de ferro:** pacientes sem anemia e com eritropoese normal, mas com depósito de ferro diminuído,
- **Eritropoese deficiente em ferro:** indivíduo apresenta eritropoese já deficiente, porém sem anemia,
- **Anemia por deficiência de ferro:** quando a queda dos níveis de Hb e hematócrito (Ht) se torna manifesta.

A deficiência de ferro no indivíduo adulto é causada basicamente pelo desequilíbrio entre as quantidades ingeridas pela dieta e as perdas de ferro pelo organismo, e a principal causa são os sangramentos. Perda de 15 a 75 mL de sangue por dia pelo trato gastrintestinal (TGI) pode ocorrer sem mudança da cor das fezes. É necessária investigação minuciosa das possíveis causas de sangramento, relatadas no Quadro 216.1.

Deficiência dietética e verminose raramente podem ser consideradas como causas primárias, podendo, no entanto, agravar o problema ou interferir na terapêutica. Em gestantes e crianças, entretanto, a deficiência dietética e a verminose assumem papel preponderante.

Recentemente, está aumentando a evidência da existência de anemia ferropriva por má absorção do metal, em especial a forma hereditária conhecida como *iron-refractory iron deficiency anemia* (IRIDA); e as formas adquiridas secundárias a: doença celíaca, gastrite atrófica autoimune e infecção por *Helicobacter pylori*.

A deficiência de ferro é frequente em indivíduos gastrectomizados ou submetidos a cirurgias bariátricas, possivelmente por diminuição da absorção do ferro alimentar, muito embora o ferro medicinal, sobretudo a forma líquida, seja bem absorvido na maioria dos casos.

Mulheres em idade fértil apresentam precário equilíbrio do metabolismo do ferro e, assim, pequenos aumentos nas perdas menstruais podem determinar o aparecimento de anemia ferropriva. Nas mulheres grávidas, mesmo sem a perda de sangue menstrual, há necessidade de maior quantidade de ferro, sendo obrigatória a sua suplementação durante a gravidez.

Os recém-nascidos (RNs) podem desenvolver anemia ferropriva a partir do quarto mês de vida, principalmente se o aleitamento materno não for estimulado. Esse fato é melhor evidenciado nos prematuros e nos gemelares, por apresentarem reserva de ferro menor que a dos outros RNs.

As crianças, devido ao rápido crescimento, necessitam de quantidade de ferro superior à obtida por meio da alimentação, sendo a suplementação de ferro preconizada.

QUADRO CLÍNICO

Devido à instalação insidiosa, os pacientes geralmente se adaptam à anemia, o que acarreta em atraso na procura de assistência médica, podendo chegar a 3,3 anos no homem e 1,7 anos na mulher. Manifestações da doença primária podem ou não ser encontradas no exame clínico inicial. Isso não diminui, entretanto, a importância de boa investigação etiológica necessária em cada caso.

Muitos dos efeitos adversos da deficiência de ferro são devidos à depleção de ferro, podendo já ocorrer na ausência de anemia: diminuição dos mecanismos de defesa imunológico e celular, alterações epiteliais (disqueratose, fissura, glossite, etc.) e alterações nas funções cerebral e motora (estudos animais).

O indivíduo apresenta como sintomas mais importantes: palidez, cansaço aos esforços, tontura, sensação de fraqueza, indisposição, anorexia e

QUADRO 216.1 ■ Fatores etiológicos implicados na deficiência de ferro

Redução da oferta	Dieta inadequada (19%)
	Absorção diminuída (41%): Acloridria, cirurgia gástrica, doença celíaca
Aumento na demanda	Infância: perda de ferro ao nascimento, aumento de demanda com crescimento, dieta inadequada e perda de sangue
	Gravidez (6%): perda de 680 mg de ferro por gestação
	Lactação: perda de 0,5-1 mg de ferro/dia
Aumento na perda de ferro	Sangramento em TGI (56%)*: neoplasia, salicilatos (2-6 g = 1-4,5 mL sangue/ dia), úlcera péptica; hérnia hiatal (até 15 mL sangue/ dia), diverticulose, divertículo de Merckel, retocolite ulcerativa, hemorroidas, verminose (0,05-0,2 mL de sangue por verme/ dia), tricuríase, intolerância ao leite em crianças
	Fluxo menstrual aumentado (29%): 35-80 mL de sangue/mês
	Doação de sangue
	Hemoglobinúria
	Sangramento factício
	Hemorragia alveolar (Hb reduz 1,5-3 g/dL em 24 h)
	Telangectasia hemorrágica hereditária
	Distúrbios da hemostasia
	LRC em hemodiálise (1,5-2 g/ano): perda oculta de sangue, hemodiálise, tendência a sangramento (6,27 mL/dia em TGI), coleta frequente de sangue, aumento do consumo de ferro devido ao uso de eritropoietina, redução de ferro na dieta e má absorção (alumínio)
	Anemia do atleta
Causas desconhecidas (17%)	

*1 mL de sangue = 0,5 mg de ferro.

picacismo. Não há correlação entre a presença dos sintomas e a gravidade da anemia.

DIAGNÓSTICO LABORATORIAL

O diagnóstico pode ser identificado por meio da história e do exame físico. Entretanto, a investigação laboratorial é necessária para a sua confirmação (Tabela 216.3). A anemia ferropriva é normalmente hipocrômica e microcítica e a contagem de reticulócitos está diminuída.

TRATAMENTO

De modo geral, qualquer sal ferroso pode ser utilizado no tratamento. No entanto, os estudos sobre custo/benefício mostram que o sulfato ferroso é a medicação de escolha.

A dose preconizada para adultos é de 150-200 mg de ferro elementar/dia e para crianças 50-100 mg de ferro elementar/dia, divididos em 2 a 3 doses, via oral (VO), uma hora antes das refeições. Cada preparado de ferro apresenta relação específica de ferro elementar: 300 mg de sulfato ferroso contem 60 mg de ferro elementar, 330 mg de hidróxido de ferro polimaltosado: 100 mg de ferro elementar, 500 mg de ferro quelado: 100 mg de ferro elementar.

Existem três grandes indicações para a terapia com ferro parenteral: efeitos colaterais gastrintestinais não tratáveis; má absorção e deficiência grave de ferro por perda incontrolável de sangue. Para esta terapia, devem ser utilizados, preferencialmente, os preparados de uso intravenoso (IV), já que com o preparado intramuscular (IM), a resposta ao tratamento é incerta. O ferro parenteral, em especial o ferro dextran, foi associado a reações anafiláticas sérias e ocasionalmente fatais. Os preparados atuais, entretanto, têm-se mostrado seguros, apesar de deverem ser utilizados em ambiente hospitalar. O ferro parenteral não deve ser dado também sem cuidadosa monitorização dos níveis de ferritina sérica.

> **ATENÇÃO!**
>
> No tratamento da anemia ferropriva, devem-se evitar as preparações com vários hematínicos e as associações com ácido ascórbico, succinato e frutose, pois, apesar de aumentarem a absorção, aumentam os efeitos colaterais, como azia, náuseas, cólicas abdominais e diarreia.

Transfusão de hemácias raramente está indicada. Entretanto, em gestantes com anemia ferropriva intensa (valores de Hb abaixo de 7 g/dL), se a paciente estiver em trabalho de parto ou será submetida a procedimento cirúrgico de emergência, a transfusão de hemácias poderá ser administrada para prevenir complicações materno-fetais

O tratamento da anemia ferropriva deve ser feito até a elevação dos níveis de Hb ao normal (cerca de dois meses). A manutenção do medicamento por mais três meses é recomendada para a reposição dos estoques depletados. O período de tratamento proposto só é válido se o fator etiológico da anemia ferropriva for afastado.

Nos casos de insucesso terapêutico, devemos sempre considerar as seguintes hipóteses: diagnóstico incorreto, não adesão do paciente ao tratamento; preparação de ferro inefetiva; absorção deficiente de ferro; perda sanguínea maior do que a reposição; intercorrência de infecção, inflamação ou neoplasia; resposta mascarada, frequente na gestante, na qual, devido à hemodiluição, a resposta ao tratamento pode ser considerada aquém da esperada.

DIAGNÓSTICO DIFERENCIAL

No diagnóstico diferencial da anemia ferropriva, deve ser ressaltada a importância das síndromes talassêmicas – grupo heterogêneo de anemias hereditárias caracterizadas por defeito na síntese de uma ou mais cadeias globínicas. Após a deficiência de ferro, a talassemia menor é, no nosso meio, a anormalidade hematológica que mais se associa com microcitose importante, em geral com a amplitude de distribuição dos glóbulos vermelhos (RDW, em inglês *red cell distribution width*) normal. Neste caso, o metabolismo do ferro é normal, embora possa ocorrer deficiência concomitante. O diagnóstico de talassemia menor (ou traço talassêmico) é feito pela observação de aumento de Hb A_2 na eletroforese de Hb.

Deve-se também considerar no diagnóstico diferencial a anemia da inflamação. Neste caso, a ferritina é normal ou aumentada e a transferrina baixa. A Hb, em geral, encontra-se pouco alterada e consegue-se definir alguma doença concomitante. No entanto, a presença de deficiência de ferro concomitante pode, com frequência, complicar esta entidade.

Outras anemias hipocrômicas e microcíticas que devem ser consideradas no diagnóstico diferencial são as anemias sideroblásticas, adquirida e hereditária, em que a presença de sideroblastos em anel no mielograma é achado patognomônico.

■ ANEMIA MEGALOBLÁSTICA

Anemia megaloblástica é grupo de distúrbios caracterizados por padrão morfológico distinto das células hematopoéticas. O aspecto bioquímico comum é o defeito na síntese do DNA, com pouca alteração na síntese

TABELA 216.3 ■ Exames confirmatórios da deficiência de ferro

EXAMES	RESULTADOS NA DEFICIÊNCIA DE FERRO	DIFERENCIAL
Ferritina sérica	Diminuída	Aumentada em processos inflamatórios, doença hepática e neoplasias
Saturação de transferrina*	Diminuída	Diminuída em idosos e doenças inflamatórias
Ferro sérico	Diminuída	Nível flutuante. Diminuída em doenças inflamatórias
Concentração de transferrina #	Elevada	Diminuída em anemias inflamatórias
Zinco protoporfirina	Elevada	Estágios tardios
Ferro medular e porcentagem de sideroblastos	Diminuído	Teste invasivo. Especificidade dependente da experiência do examinador
Receptor da transferrina sérico	Elevado	Elevado em hemólises. Disponibilidade limitada
Porcentagem de hemácias hipocrômicas	Elevada	Disponibilidade limitada
Conteúdo de Hb reticulocitária	Diminuída	Disponibilidade limitada

*Calculada a partir das dosagens do ferro sérico e da capacidade total de ligação do ferro (TIBC), pela fórmula:
% saturação da transferrina = [ferro sérico ÷ TIBC] x 100
#Pode ser utilizada para o cálculo da saturação, com a seguinte fórmula:
% saturação da transferrina = [ferro sérico ÷ transferrina] x 71,24

de RNA e proteínas, levando a desequilíbrio no crescimento celular e bloqueio da divisão celular.

> **ATENÇÃO!**
>
> Diagnóstico diferencial entre deficiência de cobalamina e de folato é fundamental, pois, como o metabolismo dessas vitaminas é relacionado, doses farmacológicas de vitamina B_{12} corrigem a deficiência de ácido fólico e vice-versa.

As causas mais comuns são:
- **Deficiência de cobalamina** (ou vitamina B_{12}): dieta deficiente (rara), ausência de fator intrínseco (anemia perniciosa), gastrectomia total, fator intrínseco funcionalmente anormal, competição biológica (síndrome da alça cega), má absorção seletiva de B_{12} (síndrome de Imerslund), doenças que afetam o íleo (enterite regional), entre outras.
- **Deficiência de folato** (ou vitamina B_9): dieta deficiente, aumento da necessidade (alcoolismo, gravidez, infância, doenças associadas a crescimento celular aumentado), má absorção congênita, deficiência de absorção induzida por medicamentos (anticonvulsivantes e anticoncepcionais), ressecção intestinal extensa, etc.
- **Deficiência de cobalamina e folato associados**: *sprue tropical* e enteropatia glúten-induzida.
- **Deficiência da síntese de DNA induzida por medicamentos**: antagonistas do folato (metotrexato, trimetroprima, pirimetamina), antagonistas da purina (6-mercaptopurina), antagonistas da pirimidina (arabinosídeo C), agentes alquilantes (ciclofosfamida), sulfassalazina, óxido nitroso, arsênico.
- **Distúrbios hereditários da síntese de DNA**: síndrome de Lesch-Nylan, acidúria orótica, entre outras.

QUADRO CLÍNICO

A anemia megaloblástica se instala de maneira lenta e progressiva, o que faz com que o indivíduo só apresente sintomas quando houver diminuição importante de Hb e de Ht. As manifestações clínicas dependem da gravidade da anemia e são idênticas nas duas deficiências, com exceção da manifestação neurológica, que não ocorre na deficiência de folato. Os principais sintomas são: palpitações, dor precordial, astenia, fraqueza, dispneia, palidez cutaneomucosa, língua careca e icterícia, devido à hemólise intramedular pela eritropoese ineficaz. Caracteristicamente, na deficiência de cobalamina, ocorrem anormalidades neurológicas e psiquiátricas. Os sintomas observados são devidos à neuropatia periférica, à degeneração subaguda combinada das colunas dorsais e laterais ou à desmielinização da substância branca do cérebro. Estes sintomas incluem: parestesias nos pés, comprometimento da percepção vibratória e propriocepção, depressão, irritabilidade e comprometimento da memória.

DIAGNÓSTICO

Hemograma com anemia normocrômica macrocítica, às vezes acompanhada de leucopenia e plaquetopenia. Reticulócitos séricos diminuídos para o grau de anemia. Mielograma (frequentemente desnecessário) com maturação megaloblástica do setor eritroide e com alterações de Tempka-Braun na série branca (dissociação núcleo-citoplasmática).

A dosagem de homocisteína está elevada na anemia megaloblástica por deficiência de vitamina B_{12} ou de folato, já que ambas são necessárias para a conversão de homocisteína em metionina.
- **Exame útil para diagnóstico da deficiência de folato:**
  - Dosagem de ácido fólico sérico diminuída.
- **Exames úteis para diagnóstico da deficiência de vitamina B_{12}:**
  - Dosagem de cobalamina sérica diminuída.
  - Dosagem de metilmalonato urinário aumentada. A vitamina B_{12} e a enzima metilmalonil-CoA mutase são necessárias para a conversão da metilmalonil-CoA em succinil-CoA. Na ausência de B_{12}, ocorre aumento dos níveis de ácido metilmalônico no soro e na urina.
- **Exames úteis para diagnóstico da anemia perniciosa:**
  - **Teste de Schilling** – útil para o diagnóstico de absorção inadequada da vitamina B_{12}, como observado na anemia perniciosa, porém em desuso por utilizar isótopos radioativos.
  - **Dosagem sérica de anticorpo (Ac) anticélula parietal e de Ac bloqueador do fator intrínseco (FI)** – úteis para o diagnóstico de anemia perniciosa. O Ac anticélula parietal é encontrado em 90% dos pacientes, entretanto, até 30% de indivíduos normais podem ser positivos para esse Ac. O Ac bloqueador do FI é encontrado em 50% dos portadores de anemia, mas é exame bastante específico, isto é, praticamente não existem indivíduos sem anemia perniciosa com exame positivo.

TRATAMENTO

O diagnóstico diferencial entre deficiência de cobalamina e de folato é importante, não só para que o tratamento seja planejado com reposição da vitamina específica, mas também para a correção do fator etiológico. Como o metabolismo destas vitaminas é bastante relacionado, doses farmacológicas de vitamina B_{12} corrigem a deficiência de ácido fólico e vice-versa. Entretanto, na presença de deficiência de vitamina B_{12}, o tratamento com ácido fólico melhora a anemia, ao passo que as manifestações neurológicas continuam evoluindo.

A deficiência de vitamina B_{12} deve ser tratada com ciano ou hidroxicobalamina, por via IM, na dose de 1.000 µg por dia por 1 semana, seguido de 1.000 µg em dias alternados até a normalização da Hb e do Ht. Nos casos acompanhados de manifestação neurológica, mantém-se 5.000 µg a cada 2 semanas nos seis primeiros meses. A fase de manutenção, nos casos de anemia perniciosa, é por toda a vida, na dose de 1.000 µg IM por mês no primeiro ano, seguida de 5.000 µg por ano.

A deficiência de ácido fólico é tratada com ácido fólico, 1 comprimido de 5 mg ao dia, até melhora do quadro anêmico, desde que o fator causal tenha sido eliminado. O outro preparado comercial, o ácido folínico, deve ser utilizado apenas nos casos de anemia megaloblástica induzida por medicamentos antagonistas do ácido fólico.

> **REVISÃO**
>
> - Ferro é um constituinte da Hb e é essencial para a eritropoese.
> - Ferropenia é frequentemente causada pela perda de sangue crônica.
> - Deficiência de ferro causa anemia microcítica e hipocrômica.
> - A anemia, em geral, é facilmente corrigida com terapia com ferro oral.
> - Anemia megaloblástica é uma causa comum de anemia macrocítica.
> - Na prática clínica é, na maioria das vezes, causada por deficiência de vitamina B_{12} ou folato.

■ LEITURAS SUGERIDAS

Bryan LJ, Zakai NA. Why is My Patient Anemic? Hematol Oncol Clin North Am. 2012;26(2):205-30.

Coyer SM. Anemia: Diagnosis and Management. J Pediatr Health Care. 2005;19(6):380-5.
Hershko C, Skikne B. Pathogenesis and management of iron deficiency anemia: emerging role of celiac disease, helicobacter pylori, and autoimmune gastritis. Semin Hematol. 2009;46(4):339-50.
Lopez A, Cacoub P, Macdougall IC, Peyrin-Biroulet L. Iron deficiency anaemia. Lancet. 2016;387(10021):907-16.
Stabler SP. Clinical practice. Vitamin B12 deficiency. Engl J Med. 2013;368(2):149-60.

216.2 ANEMIA DA INFLAMAÇÃO

■ MARIA STELLA FIGUEIREDO

A anemia da inflamação, também chamada de anemia da doença crônica, é a mais frequente forma de anemia encontrada nos pacientes hospitalizados e a segunda mais prevalente no mundo, atrás apenas da anemia ferropriva. Ela ocorre em indivíduos com doenças inflamatórias agudas ou crônicas, incluindo infecções, câncer, artrite reumatoide (AR) e lesão renal crônica (LRC). (Tabela 216.4).[1] Paralelamente, alguns indivíduos idosos com anemia apresentam aspectos característicos de anemia inflamação mesmo sem identificação de processo inflamatório causal.

TABELA 216.4 ■ Doenças associadas à anemia da inflamação

DOENÇAS	PREVALÊNCIA ESTIMADA
Infecções agudas ou crônicas ■ Virais (incluindo HIV) ■ Bacterianas (tuberculose, endocardite, etc.) ■ Parasitárias ■ Fúngicas	18-95%
Câncer ■ Hematológicos (mieloma múltiplo, linfomas, etc.) ■ Tumores sólidos	30-77%
Doenças autoimunes ■ Colagenoses (LES, AR) ■ DII crônica ■ Vasculite ■ Sarcoidose	8-71%
Rejeição crônica após transplante de órgão sólido	8-70%
Lesão renal crônica	23-50%

HIV: vírus da imunodeficiência humana; LES: lúpus eritematoso sistêmico; AR: artrite reumatoide; DII: doença inflamatória intestinal.
Fonte: Modificada de Weiss e Goodnough.[1]

■ FISIOPATOLOGIA

A anemia da inflamação resulta da ação combinada de citocinas inflamatórias, que são capazes de atuar sobre diferentes vias da eritropoese, tais como: proliferação e diferenciação do progenitor eritroide, resposta medular à eritropoetina (Epo), homeostasia do ferro e sobrevida dos eritrócitos (Tabela 216.5).[1,2]

TABELA 216.5 ■ Aspectos fisiopatológicos da anemia da inflamação

MECANISMOS	AÇÃO	CITOCINAS
Proliferação e diferenciação do progenitor eritroide	Inibição da proliferação e diferenciação das unidades formadoras de colônias eritroides	IFN-γ, TNF-α e IL-1
Resposta medular à Epo	Secreção inapropriada de Epo pelos rins	IL-1 e TNF-α
	Inibição da resposta medular à Epo	IFN-γ, TNF-α e IL-1
	Hipoferritinemia levando ao bloqueio da biossíntese do heme	IFN-γ, TNF-α, IL-1, -6 e -10
Homeostasia do Fe	Diminuição da absorção intestinal de Fe	IL-6 (hepcidina)
	Diminuição da exportação de Fe pelos macrófagos: degradação da ferroportina	
	Aumento do estoque de Fe no sistema monocítico-macrofágico	TNF-α ou IL-1
	Aumento da expressão do receptor da Trf	IL-10
	Diminuição da expressão da ferroportina	IFN-γ e lipopolissacarídeos
	Aumento da síntese de DMT-1: aumento na captura de Fe pela célula	
	Aumento da expressão e/ou tradução da ferritina	IL-6 e IL-10
Sobrevida eritrocitária	Diminuição da meia-vida eritrocitária	TNF-α
	Eritrofagocitose	

Epo: eritropoetina; Fe: ferro; DMT-1: transportador de metal divalente; IFN-γ: interferon gama; TNF-α: fator de necrose tumoral alfa; IL-1: interleucina 1; IL-6: interleucina 6; IL-10: interleucina 10; Trf: transfemina
Fonte: Modificada de Weiss e Goodnough[1] e Katodritou e Christakis.[2]

ATENÇÃO!

A anemia da inflamação resulta da ação combinada de citocinas inflamatórias capazes de atuar sobre diferentes vias da eritropoese, embora sua principal característica seja o bloqueio na reutilização do ferro.

A característica principal da anemia da inflamação é a diminuição do ferro sérico na presença de ferritina aumentada, achados compatíveis com bloqueio da reutilização do ferro. O ferro é elemento essencial para o crescimento bacteriano e de células neoplásicas, e o sequestro de ferro presente na inflamação é considerado um mecanismo de defesa do organismo visando a impedir o crescimento celular pela carência deste metal.

O principal mediador das alterações da homeostasia do ferro é a hepcidina, peptídeo de 25 aminoácidos com atividade antimicrobiana, produzido pelo fígado, cuja expressão é induzida pela IL-6. Quando em excesso, a hepcidina leva à eritropoese restrita em ferro, característica da anemia da inflamação. Esta ação é obtida por meio da internalização e degradação da ferroportina, proteína responsável pela exportação do ferro intracelular.

QUADRO CLÍNICO

A anemia da inflamação em geral apresenta instalação lenta, porém nos casos de processos inflamatórios importantes, sua instalação pode ocorrer rapidamente. Anemia oligossintomática não é a única manifestação da doença. Febre, calafrios, dores articulares e emagrecimento são sintomas comumente associados, tornando o diagnóstico da doença de base o maior desafio. Em muitos indivíduos, a causa subjacente da anemia parece ser óbvia, ao passo que em outros, a investigação pode ser intrigante e exaustiva.

A anemia da inflamação foi ignorada por muito tempo por não ser considerada fator importante na sintomatologia do paciente. Entretanto, existem fortes evidências de que essa anemia é um complicador da doença subjacente, sendo considerada como fator preditivo de: pior prognóstico, maior frequência de internação, piora da função cardíaca, piora da função cognitiva e aumento da morbi-mortalidade.

DIAGNÓSTICO

Apesar de a definição da anemia da inflamação ser baseada em características clínicas e laboratoriais, não existem critérios precisos para o seu diagnóstico.

O grau de anemia é geralmente leve, com níveis de hematócrito (Ht) em torno de 30 a 40%, podendo ser mais grave nos pacientes hospitalizados. Apresenta-se, mais frequentemente, como anemia normocrômica normocítica, podendo, em alguns casos, exibir padrão hipocrômico microcítico. Não há alterações na forma das hemácias, e a contagem reticulocitária encontra-se diminuída para o grau de anemia.

A análise do metabolismo do ferro é característica da anemia da inflamação e permite sua diferenciação da anemia ferropriva. O indivíduo, em geral, apresenta hipoferremia com depósito de ferro normal ou aumentado: ferro sérico diminuído, capacidade de ligação do ferro diminuída (devido à redução da síntese hepática da transferrina), saturação da transferrina diminuída, ferritina sérica normal ou aumentada, ferro de armazenamento da medula óssea (intersticial) aumentado, sideroblastos diminuídos e níveis normais do receptor solúvel da transferrina. A dosagem da hepcidina ainda não está disponível para uso na prática clínica. (Tabela 216.6).[1-3]

Em alguns casos, entretanto, a anemia da inflamação pode estar associada à deficiência real de ferro por perda sanguínea crônica. A diferenciação entre anemia da inflamação apenas e da associação anemia da inflamação/deficiência de ferro é difícil de ser determinada. Todavia, essa diferenciação deve ser pesquisadas, já que a suplementação com ferro é benéfica apenas nos casos em que ocorre a associação (Quadro 216.2).[1]

Outras alterações associadas à resposta de fase aguda podem ser observadas, tais como: aumento da proteína C-reativa e da dosagem sérica de citocinas.

TRATAMENTO

Não existe terapia específica para a anemia da inflamação, sendo proposto, sempre que possível, o tratamento doença de base. Embora ainda não existam estudos que comprovem benefícios na sobrevida, a melhora da anemia tem impacto positivo na qualidade de vida destes indivíduos. Assim, o manejo atual consiste na elevação dos níveis de Hb por meio de transfusão de concentrado de glóbulos vermelhos, uso de agentes estimulantes da eritropoese (eritropoetina recombinante humana, [rhEpo]) e/ou suplementação de ferro.

TABELA 216.6 ■ Parâmetros laboratoriais da anemia da inflamação e sua diferenciação da anemia por deficiência de ferro e da associação anemia da inflamação com deficiência real de ferro

PARÂMETROS	ANEMIA DA INFLAMAÇÃO	ANEMIA FERROPRIVA	AI COM DEFICIÊNCIA REAL DE FE
Eritrócitos hipocrômicos *	Normal / Aumentado	Aumentado	Aumentado
Conteúdo de Hb dos reticulócitos **	Normal / Diminuído	Diminuído	Diminuído
Fe sérico	Diminuído	Diminuído	Diminuído
Capacidade total de ligação do Fe ou Trf	Normal / Diminuída	Aumentada	Diminuída
Saturação da Trf	Diminuída	Diminuída	Diminuída
Ferritina sérica	Normal / Aumentada	Diminuída	Diminuída / Normal
sTrfR	Normal	Aumentado	Normal / Aumentado
Relação: sTrfR ÷ log da ferritina	Baixo (< 1)	Alto (> 2)	Alto (> 2)
Hepcidina	Aumentada	Diminuída	Normal / Diminuída
Proteína C-reativa, IL-6, outras citocinas	Aumentada	Normal	Aumentada

AI: anemia da inflamação; Fe: ferro; Hb: hemoglobina; sTrfR = receptor solúvel da transferrina; IL-6: interleucina 6;* e **: determinados por vários analisadores hematológicos automáticos.
Fonte: Modificada de Weiss e Goodnough,[1] Katodritou e Christakis[2] e Davis e Littlewood.[3]

REVISÃO

Não existe terapia específica para a anemia da inflamação, entretanto, a melhora dos níveis hematimétricos tem impacto positivo na qualidade de vida destes indivíduos.

A transfusão sanguínea está indicada, em especial, nos casos de anemia grave descompensada ou em situações de risco de vida. O uso de terapia transfusional por longo tempo não deve ser incentivado pelos riscos associados, como sobrecarga de ferro e sensibilização a antígenos eritrocitários. Embora associada à melhora da sobrevida em algumas situações, em pacientes muito graves, sob cuidados de terapia intensiva, a transfusão tem-se mostrado deletéria. Nesta situação, o uso de concentrado de glóbulos vermelhos deve ser reservado para pacientes com níveis de Hb inferiores a 7 g/dL, objetivando-se manter estes níveis entre 7 e 9 g/dL.

A rhEpo tem-se mostrado benéfica, principalmente por reduzir a necessidade transfusional e melhorar a qualidade de vida, devendo ser considerada nas doenças prolongadas e onde a intensidade da anemia

DIAGNÓSTICO E TRATAMENTO

QUADRO 216.2 ■ Algorítimo para diagnóstico diferencial entre anemia da inflamação, anemia ferropriva e anemia da inflamação associada à deficiência de ferro

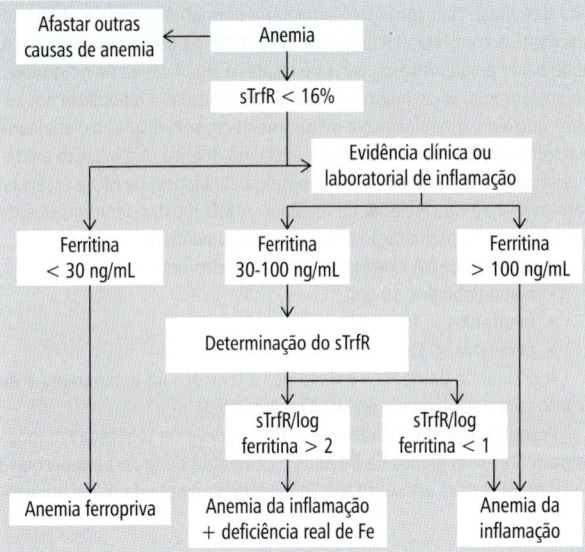

Fonte: Modificado de Weiss e Goodnough.[1]

compromete a qualidade de vida do paciente. Seu uso, porém, não é recomendado em pacientes muito graves até que dados sobre sua segurança e eficácia estejam disponíveis.

Nos pacientes oncológicos em tratamento quimioterápico, o uso de rhEpo foi associado a aumento no risco de eventos tromboembólicos e de mortalidade. A partir destes achados, sua indicação nestes pacientes tem sido restrita aos indivíduos com níveis de Hb inferiores a 10 g/dL, evitando-se sua elevação acima de 12 g/dL.

Os pacientes com LRC, em especial aqueles com anemia sintomática e Ht menor de 30%, são candidatos à terapêutica com rhEpo. Sua utilização é segura e eficaz, porém níveis de Hb iguais ou superiores a 13,5 g/dL foram associados a aumento da taxa de eventos cardiovasculares, o que levou à recomendação de manter a Hb-alvo entre 11 e 12 g/dL. Este tratamento, entretanto, não deve ser iniciado antes de completados três meses de tratamento dialítico, já que a instituição da diálise pode, por si só, melhorar o grau de anemia.

A utilização de terapia com ferro na anemia da inflamação ainda é controversa, já que foi demonstrado que essa terapia altera a ação dos neutrófilos, reduzindo sua capacidade de fagocitose em pacientes em hemodiálise. Assim, sua administração potencialmente aumenta o risco de complicações infecciosas ou septicemia nos indivíduos com anemia da Inflamação. Com base nestes dados e até que estudos prospectivos tragam informações claras, a terapia com ferro não deve ser utilizada isoladamente em indivíduos com anemia da inflamação por neoplasia ou doença infecciosa, exceto nos casos em que a deficiência de ferro está bem documentada. É importante ressaltar que o efeito da terapia com ferro na anemia da inflamação depende da doença de base. Em anemias associadas a doenças autoimunes, como artrite reumatoide (AR) ou doença de Crohn (DC), observa-se elevação dos níveis de Hb com o uso de ferro parenteral.

O tratamento de indivíduos com anemia da inflamação associada à deficiência real de ferro é outro ponto de conflito, desde que não existem recomendações ou resultados de estudos prospectivos que determinem como este tratamento deve ser feito, especialmente nos casos de neoplasias e infecções. De modo geral, é preconizada a suplementação com ferro; todavia, como o ferro é pouco absorvido nas condições inflamatórias, seu uso preferencial é por via endovenosa (EV).

Em certas circunstâncias, como nos indivíduos com LRC, a combinação de ferro parenteral e rhEpo é benéfica, já que a rhEpo promove o aumento da captação de ferro e da síntese de heme *in vitro*. Contudo, estudos prospectivos ainda são necessários para melhor esclarecer este ponto nas outras doenças associadas à anemia da inflamação.

REVISÃO

- A anemia da inflamação é a principal anemia observada em indivíduos hospitalizados.
- O aumento da hepcidina, mediado por citocinas, é importante fator na anemia da inflamação e leva à alteração característica na homeostase do ferro.
- A presença de deficiência real de ferro associada à anemia da inflamação dificulta seu diagnóstico, bem como seu tratamento.
- O tratamento ideal da anemia da inflamação baseia-se no tratamento da doença de base.
- Transfusão, eritropoetina recombinante humana e suplementação de ferro são opções terapêuticas que devem ser usadas com cuidado, levando-se em consideração seus potenciais efeitos deletérios e a doença subjacente à anemia da inflamação.

■ REFERÊNCIAS

1. Weiss G, Goodnough LT. Anemia of chronic disease. N Engl J Med. 2005;352(10):1011-23.
2. Katodritou E, Christakis J. Recent advances in the pathogenesis and management of anaemia of chronic disease. Haema. 2006;9(1):45-55.
3. Davis SL, Littlewood TJ. The investigation and treatment of secondary anaemia. Blood Rev. 2012;26(2):65-71.

■ LEITURAS SUGERIDAS

Retter A, Wyncoll D, Pearse R, Carson D, McKechnie S, Stanworth S, et al. Guidelines on the management of anaemia and red cell transfusion in adult critically ill patients. Br J Haematol. 2013;160(4):445-64.

Weiss G. Anemia of chronic disorders: New diagnostic tools and new treatment strategies. Semin Hematol. 2015;52(4):313-20.

216.3 HIPOPLASIAS MEDULARES

■ CELSO ARRAIS RODRIGUES
■ IARA BALDIM RABELO
■ PATRICIA EIKO YAMAKAWA

Diversas situações clínicas podem cursar com queda da contagem global de células sanguíneas – choque séptico, inflamações graves, reação a medicações específicas, hiperesplenismo, lúpus, cirrose hepática –, mas a persistência de pancitopenia intensa deve sempre ser investigada por ter etiologias complexas e indicar, na maioria dos casos, patologias primárias da medula óssea (MO).

Os diagnósticos diferenciais de hipocelularidade da MO (hipoplasias medulares) englobam a anemia aplásica idiopática, as aplasias congênitas (como a anemia de Fanconi, disceratose congênita, Blackfan-Diamond, entre outras), a anemia aplásica (AA) por mielotoxicidade a medicamentos ou produtos químicos externos ou terapêuticos (os fármacos relacionados estão disponíveis no banco de dados YellowCard.* Deve-se questionar contato com medicamentos ou produtos químicos de 6 meses a 1 semana antes da data do diagnóstico), síndrome mielodisplásica (SMD) hipocelular (com alterações celulares displásicas e citogenéticas presentes), leucemias (leucemia linfoide aguda [LLA] pode manifestar-se como hipocelular em até 2% dos casos especialmente em crianças; leucemia de células pilosas pode manifestar-se com pancitopenia e monocitopenia), hemoglobinúria paroxística noturna (HPN) (lise celular mediada pelo complemento), infiltrações medulares por tumores sólidos ou hematológicos (especialmente linfomas), neoplasias mieloproliferativas crônicas (principalmente mielofibrose), deficiência de cobalamina ou ácido fólico, e pancitopenia pós-hepatite (AA pode ocorrer de 2 a 3 meses após hepatite aguda pelos vírus das hepatites A, B e C, citomegalovírus [CMV], vírus Epstein-Barr [EBV]). Existem, também, associações descritas entre anemia aplásica e doenças de telômeros e telomerase.

ANEMIA APLÁSICA IDIOPÁTICA

É uma doença rara e heterogênea da medula óssea definida como pancitopenia com hipocelularidade da medula óssea (ataque autoimune contra progenitores celulares e substituição destes por adipócitos), sem evidência de infiltrações anormais ou fibrose medular. A forma idiopática corresponde a 70 a 80% das anemias aplásicas diagnosticadas.

A incidência nos Estados Unidos e na Europa é estimada em 2 casos/milhão/ano, com distribuição bimodal dos 10 aos 25 anos e após os 60 anos de idade. AA congênita é ainda mais incomum, sendo a anemia de Fanconi a representante mais prevalente, de herança autossômica recessiva.

A fisiopatologia da doença envolve a destruição dos progenitores hematopoéticos na medula óssea imunologicamente mediada. Linfócitos T regulatórios estão reduzidos em número e função na AA, assim como linfócitos T efetores e citocinas como IL-1 encontram-se aumentados. Mutações adquiridas, alterações da proliferação ou suscetibilidade à apoptose em linfócitos T regulatórios ou efetores levariam à persistência do clone mutado, destruição de progenitores e exposição a novos antígenos com perpetuação da resposta imune exacerbada. Toda essa fisiopatologia é apoiada pela resposta da doença à terapia imunossupressora vista a seguir.

QUADRO CLÍNICO

Está intimamente relacionado ao grau das citopenias, especialmente da anemia e trombocitopenia. Infecções graves não são sintomas frequentes nos estágios iniciais da AA. Presença de icterícia favorece o diagnóstico de AA pós-hepatite. Embora a maioria seja idiopática, deve-se questionar história familiar, exposição ocupacional e uso de medicamentos. Infecções bacterianas ou fúngicas costumam ocorrer com a evolução do quadro, a depender da contagem de neutrófilos. Não costumam ocorrer linfadenomegalia e/ou hepatoesplenomegalia, exceto na concomitância de infecções. Adultos jovens com AA e baixa estatura, áreas hipo ou hiperpigmentadas na pele e anormalidades esqueléticas (especialmente de polegar) sugerem anemia de Fanconi. A tríade distrofia ungueal, pigmentação reticular da pele e leucoplasia oral é característica de disceratose congênita.

DIAGNÓSTICO

Envolve critérios laboratoriais e patológicos bem descritos, independentes dos detalhes da morfologia. Para o diagnóstico de AA, é preciso excluir outras causas de hipocelularidade medular, etiologias congênitas ou relacionadas à exposição de medicamentos ou produtos químicos, bem como a presença de clones de HPN. O hemograma demonstra pancitopenia na maioria dos casos (embora bicitopenia ou trombocitopenia isolada tenham sido descritas), com contagem linfocitária normal. A anemia é normo ou macrocítica com reticulocitopenia. No esfregaço de sangue periférico, pode haver poiquilocitose, mas sem displasia significativa de neutrófilos. Ao mielograma, vê-se hipocelularidade nas espículas e hipoplasia dos setores eritroide, granulocítico e megacariocítico, sem displasias; atividade macrofágica pode ser vista na fase inicial da doença. A avaliação anatomopatológica do fragmento ósseo obtido pela biópsia de MO é essencial para avaliação da celularidade medular. A MO mostra-se intensamente hipocelular, sem proliferação reticulínica ou aumento de células CD34+.

A definição de AA exige pelo menos dois dos seguintes achados:
- hemoglobina < 10 g/dL;
- neutrófilos < 1,5 x 10^9/L;
- plaquetas < 50 x 10^9/L.

A gravidade da doença é dada por alterações no hemograma e de acordo com a celularidade da MO (Quadro 216.3).[1]

Pesquisa de instabilidade cromossômica deve ser realizada em todos os pacientes com menos de 50 anos e citometria de fluxo para pesquisa de clone HPN deve ser solicitada, independentemente da idade ao diagnóstico.

TRATAMENTO

Em pacientes classificados como AA não grave, sem citopenias significativas e necessidade transfusional, é razoável manter observação clínica com seguimento ambulatorial e coleta de hemogramas periódicos, a fim de monitorar o quadro clínico do paciente. Os pacientes com dependência transfusional e aqueles classificados como AA grave ou muito grave submetidos apenas à terapia de suporte transfusional têm índices de mortalidade elevados em 1 ano, tanto pelo risco de infecções graves quanto pelo risco de eventos hemorrágicos, devendo ser submetidos a tratamento específico envolvendo transplante de células progenitoras hematopoéticas ou uso de imunossupressores.

A decisão quanto ao tratamento de 1ª linha depende de vários fatores, como a idade do paciente, as comorbidades e a disponibilidade de doador aparentado com sistema do antígeno leucocitário humano (HLA, do inglês *human leukocyte antigen*) compatível. Os testes de histocompatibilidade (tipagem HLA) devem ser realizados no paciente e nos irmãos (quando disponíveis) para pesquisa de provável doador de MO. É importante a coleta precoce e a análise em um laboratório de referência, a fim de obter os resultados rapidamente e assim reduzir os riscos relacionados às citopenias graves e repetidas transfusões (hemocromatose secundária e aloimunização).

O transplante alogênico de células progenitoras hematopoéticas (TCPH) evoluiu drasticamente nas últimas décadas, tendo atualmente chance de ser curativo a longo prazo em mais de 80% dos pacientes. Portanto, é considerado tratamento de escolha para pacientes com AA grave ou muito grave, com idade menor do que 40 anos e condição clínica adequada, a partir de MO de doador irmão HLA-idêntico.

As principais limitações dessa opção de tratamento são o risco de falha de enxertia, que varia entre 4 e 14%, e o risco da doença do enxerto contra o hospedeiro (DECH) aguda e crônica. Esta última pode ocorrer em até 40% dos pacientes e tem o potencial de gerar grande impacto na qualidade de vida. Fatores como idade do paciente, história transfusional, tempo de diagnóstico, gravidade da aplasia e tipo de doador influenciam nos resultados.

Atualmente, está bem estabelecido que a MO deve ser usada como fonte celular de escolha, uma vez que o uso de células progenitoras mobilizadas com fator de crescimento (fator estimulador de granulócitos [G-CSF, do inglês *granulocyte colony-stimulating factor*]) está associado a maior

---

*Disponível em http://www.yellowcard.mhra.gov.uk.

QUADRO 216.3 ■ Gravidade da anemia aplásica idiopática de acordo com a celularidade da MO – Critérios modificados de Camitta	
AA grave	Celularidade da MO à biópsia < 25% (ou 25-50% com < 30% células hematopoiéticas residuais) com pelo menos 2 dos seguintes achados: • Contagem de neutrófilos < 0,5 × 10^9/L • Contagem de plaquetas < 20 × 10^9/L • Contagem de reticulócitos < 20 × 10^9/L
AA muito grave	As mesmas características da AA grave, porém com contagem de neutrófilos < 0,2 × 10^9/L
AA não grave	Sem critérios estabelecidos para AA grave ou muito grave

Fonte: Adaptado de Marsh e colaboradores.[1]

risco de DECH e menor sobrevida, sem vantagem quanto ao risco de falha de enxertia. O sangue de cordão umbilical de irmão HLA-idêntico, quando disponível, pode ser alternativa segura ao uso da MO, especialmente para crianças com aplasia. Incompatibilidade de sexo entre o doador e o receptor deve ser evitada, uma vez que receptores masculinos que recebem de doadoras femininas têm maior risco de DECH aguda e, por sua vez, receptoras femininas com doadores masculinos têm maior risco de falha de enxertia.

Em pacientes jovens, o condicionamento-padrão é a associação de ciclofosfamida 50 mg/kg por 4 dias e ATG ou alemtuzumab. Esse esquema é altamente imunossupressor e tem o intuito de reduzir o risco de falha de enxertia e de DECH. A imunossupressão pós-transplante deve ser feita com ciclosporina por, pelo menos, um ano e com metotrexato (MTX) tenha (quatro doses nos dias +1, +3, +6 e +11), ou só ciclosporina, caso tenha usado alemtuzumab no condicionamento.

Nos pacientes acima de 40 anos, algumas tentativas de reduzir a toxicidade do transplante incluem reduzir a dose de ciclofosfamida e associar fludarabina ao esquema com ATG ou alemtuzumab, com resultados promissores.

Como uma das maiores limitações do TCPH para AA é a falha de enxertia precoce ou tardia, a manutenção da imunossupressão deve ocorrer por, pelo menos, 12 meses pós-transplante, com o objetivo de evitar a falha de enxertia tardia ou secundária que muitas vezes sucede quimerismo misto com perda progressiva. Alguns pacientes permanecem com quimerismo misto indefinidamente com excelente resultado de longo prazo.

A imunossupressão como 1ª linha de tratamento é indicada para pacientes com anemia aplásica não grave com necessidade transfusional e anemia aplásica grave ou muito grave, não elegíveis a transplante alogênico aparentado de primeira linha, por ter idade acima de 40 anos, alguma contraindicação ou por indisponibilidade de doador compatível, já que apenas cerca de 30% dos pacientes têm um doador aparentado HLA-idêntico disponível.

O tratamento imunossupressor clássico para AA utiliza a combinação de dois agentes: a globulina antitimocítica ou antilinfocítica (ATG ou ALG) e a ciclosporina (CSA).

A ATG é um anticorpo policlonal preparado a partir de inoculação em equinos ou coelhos e que age como potente imunossupressor. Seu uso em pacientes gravemente neutropênicos requer monitoração cuidadosa, profilaxia e tratamento de infecções e adequado suporte transfusional.

A ATG de coelho foi desenvolvida mais recentemente e é mais imunossupressora, por ter maior meia-vida e maior afinidade com linfócitos humanos, resultando em um período maior de neutropenia. Entretanto, apresenta taxa de resposta inferior à ATG de cavalos (37% contra 68%).

Dessa forma, a ATG de cavalo permanece como o tratamento de 1ª linha de escolha para AA grave.

Na Europa e nos Estados Unidos, a formulação de ATG mais utilizada é a produzida em cavalos (Europa – Lymphoglobuline® – dose recomendada: 15 mg/kg/dia, por cinco dias; EUA – ATGAM® – dose recomendada: 40 mg/kg/dia, por quatro dias). A formulação produzida em coelhos (Thymoglobuline® – dose recomendada: 3,75 mg/kg/dia, por cinco dias) é geralmente utilizada na Europa no segundo ou em cursos subsequentes de imunossupressão. No Brasil, esta é utilizada como 1ª linha de tratamento imunossupressor, pois a formulação de cavalo não está comercialmente disponível no país.

A ATG é administrada por 5 dias como infusão intravenosa (IV) diária através de cateter venoso central (CVC), em infusão lenta. É recomendado tentar deixar um nível de plaquetas pelo menos em torno de 20 × 10^9/L durante o curso de ATG, já que piora de plaquetopenia pode ocorrer durante o tratamento. Há alto risco de efeitos adversos precoces, como febre, calafrios, *rash*, hipo ou hipertensão e retenção hídrica, podendo haver síndrome respiratória aguda e anafilaxia. Efeitos adversos leves costumam responder bem ao uso de corticosteroides e redução da velocidade de infusão. Corticosteroides (prednisona – 1 mg/kg), anti-histamínicos e analgésicos (paracetamol – 750 mg) devem ser administrados antes de cada dose diária de ATG, a fim de reduzirem os efeitos colaterais relacionados à sua administração. O uso de corticosteroides também é útil para evitar a denominada doença do soro e podem ser suspensos ao final do tratamento ou retirados lentamente em quatro semanas. A doença do soro é um efeito adverso tardio que ocorre geralmente em 7 a 14 dias após o início do tratamento com ATG. Os sintomas incluem mialgia, artralgia, exantema, febre, proteinúria e consumo plaquetário. O tratamento inclui uso de hidrocortisona 100 mg 4 vezes ao dia e analgesia adequada, além de suporte transfusional.

A CSA é um inibidor de calcineurina polipeptídeo cíclico com intensa ação imunossupressora, a partir do bloqueio dos linfócitos no início do ciclo celular. Deve ser administrada VO na dose de 5 mg/kg/dia e iniciada após o término do tratamento do ATG, geralmente após término do corticoide. O controle da dose deve ser feito a partir da dosagem de CSA sérica. O objetivo é manter o nível de CSA entre 100 e 200 μg/L, embora não haja dados sobre os níveis ideais de controle para esta doença. Deve-se manter a ciclosporina em níveis séricos adequados enquanto houver incremento no hemograma, sendo após retirado lentamente, a fim de evitar recaídas tardias, com duração de tratamento aproximado de 12 meses.

O tratamento imunossupressor, usando a combinação ATG + CSA, está associado a uma taxa de resposta de 60 a 80%, com uma sobrevida em 5 anos de cerca de 75%. A resposta ao tratamento com ATG + CSA ocorre tardiamente, normalmente entre 3 a 6 meses após o tratamento. Define-se resposta em AA grave como a normalização de duas ou mais séries no hemograma por, pelo menos, quatro semanas, na ausência de terapia com fatores de crescimento. Resposta parcial é definida pela independência transfusional, e resposta completa, pela normalização do hemograma.

Após o tratamento com ATG + CSA, os pacientes devem ser acompanhados quanto à resposta, à recaída e ao risco de desenvolvimento de outras doenças clonais, tais como HPN, SMD e leucemia mieloide aguda (LMA). A sobrevida livre de eventos (ausência de resposta, recaída ou doenças clonais secundárias) após ATG + CSA é de 35 a 50% em 5 anos. O risco de evoluções clonais é de cerca de 8% para SMD/LMA, 10% para HPN e 11% para tumores sólidos em 11 anos, segundo o German SAA Study Group.[2]

Um estudo recente do NIH[3] aponta idade, contagem de reticulócitos e de linfócitos como possíveis preditores de resposta à imunossupressão. A decisão do uso de ATG em idosos pode ser difícil e requerer análise cuidadosa sobre os riscos ao paciente, já que há um aumento de morbimortalidade do tratamento devido a maior risco de infecções e sangramentos. As taxas de resposta em pacientes idosos são menores do que em jovens (> 60 anos – 37%, < 50 anos – 57%), bem como a sobrevida em cinco anos (> 60 anos – 50%, < 50 anos – 72%). O tratamento com CSA isolada, nesses casos, pode ser considerado.

A terapia de suporte nos pacientes com AA inclui o suporte transfusional, com componentes filtrados e irradiados, sendo o gatilho transfusional de hemácias individualizado de acordo com comorbidades e definido pelos sintomas do paciente. Transfusão de plaquetas devem ser definidas de acordo com sintomas hemorrágicos, sendo recomendada transfusão profilática em pacientes em tratamento com contagem plaquetária abaixo de 10×10^9/L. Pacientes em sepse devem manter contagem plaquetária acima de 20×10^9/L. Transfusões frequentes aumentam o risco de aloimunização, o que pode levar a menor rendimento plaquetário e aumento de risco de rejeição do enxerto após o TCPH. Componentes fenotipados devem ser considerados, a fim de reduzir aloimunização.

O tratamento de neutropenia febril deve ser instituído prontamente, de acordo com os guidelines recomendados, usando um antibiótico com cobertura de amplo espectro. Pacientes em terapia imunosupressora devem receber profilaxia antiviral (aciclovir ou valaciclovir) e contra *Pneumocystis jirovecii* (sulfametoxazol trimetoprim). Pacientes com neutropenia severa podem receber antibiótico e antifúngico profiláticos de acordo com a política de cada serviço.

Deve-se considerar quelação de ferro em pacientes com hemocromatose secundária às múltiplas transfusões de hemácias, principalmente naqueles com ferritina acima de 1.000 ng/mL. As complicações pela sobrecarga de ferro incluem manifestações cardíacas, hepáticas e endocrinológicas.

ATENÇÃO!

Alguns estudos sugerem menor risco de recaída com tratamento mais prolongado com CSA, porém com aumento substancial dos riscos relacionados aos efeitos colaterais (infecções, oncogenicidade, nefrotoxicidade, hepatotoxicidade, distúrbios hidreletrolíticos).

Recaída

Define-se como recaída o retorno de citopenias e necessidade de hemocomponentes após 6 meses de independência transfusional.

O alentuzumabe (Campath®), anticorpo monoclonal humanizado anti-CD52, receptor presente na superfície dos linfócitos, tem sido investigado no tratamento de AA refratária em estudos prospectivos (NIH) e retrospectivos (EBMT), com taxas de resposta de cerca de 60%.[4]

No serviço em que os autores atendem, o alentuzumabe tem sido utilizado como alternativa de 1ª linha de imunossupressão em pacientes não candidatos a TCPH aparentado, quando a ATG de coelhos não está disponível. Tem sido utilizado o alentuzumabe via SC (associada a menos efeitos colaterais e reações infusionais) na dose escalonada e progressiva em cinco dias (3 mg-10 mg-30 mg-30 mg-30 mg), seguida de curso de CSA por 4 a 6 meses.

Altas doses de ciclofosfamida (50 mg/kg/dia, por cinco dias) sem suporte de células têm sido utilizadas por alguns grupos como tratamento inicial de AA. Estudo prospectivo comparando esse protocolo com ATG + CSA foi interrompido precocemente pelo excesso de mortes e infecções fúngicas no braço de tratamento com ciclofosfamida. Assim, não deve ser recomendado como 1ª linha e, como alternativa, deve ser antes comparado com as outras estratégias de tratamento disponíveis.

Outros agentes imunossupressores, como o micofenolato mofetil e o sirolimus, também têm sido objeto de estudos em pacientes com AA, porém até o presente momento não mostraram benefício significativo no tratamento desses pacientes.

Pacientes sem resposta ao 1º curso de imunossupressão ou com recaída após resposta inicial podem responder a um 2º curso de imunossupressão, que não deve ser iniciado antes de 4 a 6 meses do 1º, pois habitualmente se leva mais de três meses para alcançar a resposta. O 2º curso de imunossupressão tem taxas de resposta que variam de 30 a 60%.

Os pacientes refratários a dois cursos de imunossupressão possivelmente não responderão a um 3º e são considerados casos refratários ao tratamento imunossupressor. Nesses indivíduos, a fisiopatologia da doença deve ser diferente, embora não haja conhecimento suficiente para distingui-los dos respondedores até o presente momento. A identificação precoce dos casos refratários é necessária, pois estes podem ainda se beneficiar com outras modalidades de tratamento, como o transplante alogênico de células progenitoras, a partir de doador alternativo.

REVISÃO

- Hipoplasias medulares são um conjunto de doenças da medula óssea que englobam desde anemias aplásicas congênitas a aplasias adquiridas, idiopáticas ou secundárias a medicamentos, a vírus ou a produtos químicos.
- Anemia aplásica idiopática é doença rara, caracterizada por destruição mediada imunologicamente de precursores celulares na medula óssea. Existe hipocelularidade na medula óssea acometida (menor do que 25% nos casos graves), que culmina com bicitopenia, pancitopenia, ou reticulocitopenia, dependendo da gravidade e das manifestações clínicas, tão intensas quanto mais importantes as citopenias.
- Para os pacientes acometidos com idade inferior a 40 anos, o tratamento de escolha é o transplante de células-tronco hematopoéticas aparentado. Para os que não têm doadores ou passaram da idade referida, lança-se mão do tratamento imunossupressor. A linfoglobulina de cavalo é o tratamento imunossupressor de 1ª linha no mundo, seguido pela timoglobulina de coelho, alentuzumabe ou ciclosporina isolada em poucos casos.
- O diagnóstico e a terapêutica precoces, bem como o tratamento de suporte reduzem a mortalidade e melhoram consideravelmente a qualidade de vida dos acometidos.

■ REFERÊNCIAS

1. Marsh JC, Bacigalupo A, Schrezenmeier H, Tichelli A, Risitano AM, Passweg JR, et al. Prospective study of rabbit antithymocyte globulin and cyclosporine for aplastic anemia from the EBMT Severe Aplastic Anaemia Working Party. Blood. 2012;119(23):5391-6.
2. Frickhofen N, Heimpel H, Kaltwasser JP, Schrezenmeier H; German Aplastic Anemia Study Group. Antithymocyte globulin with or without cyclosporin A: 11-year follow-up of a randomized trial comparing treatments of aplastic anemia. Blood. 2003;101(4):1236-42.
3. Passweg JR, Marsh JC. Aplastic anemia: first-line treatment by immunosuppression and sibling marrow transplantation. Hematology Am Soc Hematol Educ Program. 2010;2010:36-42.
4. Risitano AM, Selleri C, Serio B, Torelli GF, Kulagin A, Maury S, et al. Alemtuzumab is safe and effective as immunosuppressive treatment for aplastic anaemia and single-lineage marrow failure: a pilot study and a survey from the EBMT WPSAA. Br J Haematol. 2010;148(5):791-6.

LEITURAS SUGERIDAS

Killick SB, Bown N, Cavenagh J, Dokal I, Foukaneli T, Hill A, et al. Guidelines for the diagnosis and management of adult aplastic anaemia. Br J Haematol. 2016;172(2):187-207.

Marsh JC, Kulasekararaj AG. Management of the refractory aplastic anemia patient: what are the options? Blood. 2013;122(22):3561-7.

Scheinberg P, Nunez O, Weinstein B, Scheinberg P, Biancotto A, Wu CO, et al. Horse versus rabbit antithymocyte globulin in acquired aplastic anemia. N Engl J Med. 2011;365(5):430-8.

216.4 ANEMIAS HEREDITÁRIAS

■ MARIA STELLA FIGUEIREDO
■ JOSEFINA APARECIDA PELLEGRINI BRAGA

QUADRO 216.4 ■ Principais causas de anemias congênitas, segundo a classificação fisiológica

Déficit de produção	Aplasia de medula óssea congênita (anemia de Fanconi)
	Aplasia pura de série vermelha (anemia de Blackfan-Diamond)
Produção ineficaz	Betatalassemia
	Alfatalassemia
	Anemia diseritropoética congênita
Destruição aumentada	Defeitos de membrana eritrocitária: esferocitose, eliptocitose, estomatocitose, etc
	Hemoglobinopatias: doenças falciformes, hemoglobinopatia C, etc
	Deficiências enzimáticas: G6PD, piruvatocinase, etc

G6PD: glicose-6-fosfato desidrogenase.

A anemia é frequente na prática clínica e sua etiologia varia com a faixa etária, sendo necessária investigação clínico-laboratorial sistemática para que o tratamento adequado seja estabelecido. A quase totalidade das anemias hereditárias costuma se manifestar na infância, muitas vezes no primeiro ano de vida. Dentre as anemias hereditárias (apresentadas no Quadro 216.4), a anemia falciforme é a mais frequente no Brasil e, por essa razão, iremos nos ater apenas a esta patologia.

■ ANEMIA FALCIFORME

A anemia falciforme é uma alteração da hemoglobina (Hb) determinada pela substituição do ácido glutâmico pela valina na sexta posição da cadeia beta da Hb, resultando na modificação da estrutura molecular com a produção de uma Hb anormal, denominada HbS.

É herança genética autossômica recessiva. Utiliza-se o termo doença falciforme (DF) para o grupo de hemoglobinopatias que apresenta herança da HbS, incluindo o homozigoto para HbS (anemia falciforme, SS) e as duplas heterozigoses (S-betatalassemia e SC), e excluindo o portador do traço falciforme (AS).

No Brasil, devido à elevada prevalência e gravidade de suas manifestações, a DF é considerada problema de Saúde Pública. Segundo dados do Programa Nacional de Triagem Neonatal (PNTN),[1] nascem 3,5 mil crianças por ano com DF e 200 mil com AS.

FISIOPATOLOGIA

A HbS possui a propriedade de formar polímeros quando desoxigenada, e esta polimerização depende da: 1) intensidade e velocidade da desoxigenação; 2) concentração de Hb corpuscular; 3) concentração intraeritrocitária da HbS. As alterações eritrocitárias da DF são complexas: aumento na geração de micropartículas e na adesão dos eritrócitos ao endotélio, alteração de componentes proteicos e lipídicos da membrana e de mecanismos de regulação de volume celular eritrocitário. O aumento da adesão deflagra a formação de espécies reativas de oxigênio e aumento da atividade inflamatória, observada no estado basal e durante o episódio vaso-oclusivo.

Apesar da polimerização da HbS ser o evento central e indispensável para desencadear as manifestações clínicas, outros fatores são importantes: número e atividade de neutrófilos, monócitos e plaquetas; diminuição da biodisponibilidade de óxido nítrico (NO), presença de mediadores inflamatórios e ativação endotelial e da coagulação.

QUADRO CLÍNICO

As manifestações clínicas se apresentam principalmente por meio da anemia hemolítica crônica e das lesões vasooclusivas, responsáveis pelos eventos agudos e pelas lesões crônicas, causas da elevada morbi-mortalidade do paciente. Os sintomas são diversos e abrangem todos os aparelhos e sistemas do organismo, com incidência variável com a idade.

Manifestações agudas

Crise vaso-oclusiva ou álgica

A dor é a manifestação que mais frequentemente leva o paciente a procurar o serviço de emergência. A crise vaso-oclusiva (CVO) pode ocorrer em qualquer órgão, sendo mais frequente em ossos, articulações e abdome.

A síndrome mão-pé, em geral, é a primeira manifestação da doença, ocorrendo nos primeiros 6 a 12 meses de vida, caracterizando-se por edema doloroso de mãos e/ou dos pés, devido à necrose isquêmica de pequenos ossos. Sua ocorrência é considerada sinal de mau prognóstico.

O tratamento consiste na hidratação, analgesia e na identificação de agente desencadeador (exposição ao frio, desidratação, infecção, hipóxia). Na emergência, o uso de escalas de dor é útil na decisão da analgesia e de sua continuidade:

- Dor leve: analgésicos menos potentes, por exemplo, ácido acetilsalicílico (AAS), dipirona e paracetamol, em associação com anti-inflamatórios como o ibuprofeno.
- Dor moderada: analgésicos de potência intermediária, também designados como opioides fracos –, por exemplo, codeína, tramadol.
- Dor grave: analgésicos mais potentes, opioides fortes, sendo a morfina o medicamento de referência.

Acidente vascular cerebral

A forma isquêmica do acidente vascular cerebral (AVC) acomete em geral crianças entre cinco e 10 anos de idade e adultos após a terceira década de vida. A forma hemorrágica é mais frequente na segunda e terceira décadas. A principal lesão é estenose ou obstrução de artéria intracraniana, sendo a carótida interna, a cerebral média e a cerebral anterior as mais acometidas. Pode apresentar desde manifestações focais até convulsão e coma, podendo levar a déficit motor, visual, disartria e paralisia de nervo craniano.

O diagnóstico é confirmado por meio da tomografia computadorizada (TC) e/ou ressonância nuclear magnética (RNM) de crânio. O tratamento com transfusão crônica de hemácias tem o objetivo de manter o nível de HbS <

30%. O paciente não tratado de forma adequada apresenta 70% de risco de novos infartos no período de um a dois anos após o primeiro episódio.

Com o objetivo de identificar os pacientes com risco de desenvolver AVC, o doppler transcraniano (DTC) deve ser instituído a partir de dois até os 16 anos de idade. Considera-se paciente com risco elevado de desenvolver AVC aquele que apresenta velocidade do fluxo sanguíneo (VMMáx) maior ou igual a 200 cm/s.

Síndrome torácica aguda

A síndrome torácica aguda (STA) é a segunda causa de internação e de morte, daí a importância de seu reconhecimento e pronto tratamento. O quadro clínico compreende dor torácica, febre, dispneia, tosse, taquipneia e presença de novo infiltrado pulmonar na radiografia torácica, hipoxemia (saturação de $O_2 < 96\%$) ou diminuição em 25% da pO_2 basal. Em 1/3 dos pacientes, a CVO pode preceder a STA. A imagem radiológica pode estar ausente no início do quadro (Quadro 216.5).

Priapismo

É definido pela ereção peniana prolongada e dolorosa não acompanhada de desejo ou estímulo sexual. Na DF, o priapismo é de baixo fluxo ou isquêmico, podendo ocorrer de modo agudo (> 4 horas) ou recorrente. Este último é caracterizado por episódios noturnos, com duração menor de três horas e que cessam espontaneamente. Hidratação, estímulo à micção, analgesia e redução da ansiedade são recomendados na terapêutica inicial do episódio agudo. Dez a 30% evoluem com disfunção erétil, independente da terapêutica. Os pacientes devem ser orientados a procurar o serviço de emergência quando o episódio apresentar duração superior a três horas, sendo a avaliação e conduta urológica imprescindíveis.

Sequestro esplênico

O sequestro esplênico (SE) agudo é condição clínica na qual ocorre esplenomegalia súbita, com sequestro das hemácias, levando à queda acentuada da Hb (Hb $\geq$ 2g/dL), choque hipovolêmico e elevado risco de óbito. É mais frequente nas crianças entre seis e 36 meses de idade. O reconhecimento rápido é fundamental para pronta instituição do tratamento. Assim, desde a primeira consulta ambulatorial, os pais devem ser alertados sobre a possibilidade de SE, estimulados a reconhecer palidez cutaneomucosa e aprender a palpar o baço da criança.

O tratamento consiste na transfusão cuidadosa de concentrado de hemácias (5-10 mL/kg), pois a transfusão promove liberação das hemácias pelo baço e aumento da Hb. Caso ocorram níveis de Hb maiores de 12 g/dL, pode haver hiperviscosidade sanguínea e consequente vaso-oclusão.

A chance de evolução fatal aumenta em caso de recorrência, que é descrita em cerca de 50% dos sobreviventes. Após alta, o paciente deve ser reavaliado pelo hematologista de referência para acompanhamento e avaliação da necessidade de esplenectomia.

Crise aplásica

A crise aplásica corresponde a uma aplasia transitória do setor eritrocitário, com consequente anemia. A infecção pelo Parvovírus B19 (eritema infeccioso) é a etiologia mais frequente, sendo que, em geral, precede o quadro de aplasia em uma a três semanas. O paciente apresenta piora da palidez, queda da Hb e reticulocitopenia. O tratamento é transfusão de hemácias e controle de Hb e reticulócitos.

Febre

A febre é um fator preocupante, pois estes pacientes são mais susceptíveis a infecções por bactérias encapsuladas (*Streptococcus pneumoniae* e *Haemophylus influenzae* tipo B, *Salmonella* sp.). A falcização das hemácias leva à isquemia e a infartos sucessivos no baço, tendo como consequência a hipofunção esplênica e autoesplenectomia. As crianças, principalmente menores de cinco anos, devem ser hospitalizadas e avaliadas com exame físico cuidadoso, exames laboratoriais e instituição de terapia antibiótica Quadro 216.6).

QUADRO 216.5 ■ Condutas recomendadas nos pacientes com síndrome torácica aguda

- Hospitalização
- Radiografia de tórax
- Monitorização da FR, saturação de O_2 e sinais clínicos
- Fisioterapia respiratória
- Hidratação cuidadosa, já que pacientes com STA têm maior risco de edema pulmonar
- Antibioticoterapia IV: cefalosporina. Avaliar a necessidade de associação com macrolídeo
- Oxigenoterapia se taquipneia e/ou hipoxemia
- Transfusão de hemácias na presença de piora da taquipneia, hipoxemia e/ou dessaturação
- Em caso de suspeita de asma, prescrever prednisona
- No caso de necessidade de VM, avaliar a possibilidade de exsanguineotransfusão ou transfusão de troca de hemácias ou uso de óxido nítrico.

FR: frequência respiratória; VM: ventilação mecânica.

> **ATENÇÃO!**
>
> Nas doenças falciformes, os episódios de febre devem ser vistos como situações de risco, uma vez que a infecção é a principal causa de óbito. A orientação sobre a necessidade de procura de atendimento médico, nestas ocasiões, é mandatória.

Manifestações crônicas

Osteonecrose

Ocorre em cerca de aproximadamente 10% dos pacientes, afetando principalmente a cabeça do fêmur. Pode ser assintomática ou apresentar dor no quadril que piora com a movimentação. Repouso do membro, redução da carga e analgesia são medidas utilizadas nas lesões iniciais. Nos casos avançados e com sintomatologia persistente, é necessária a abordagem cirúrgica e colocação de prótese.

Úlcera de pernas

Complicação cutânea comum, acomete o terço inferior das pernas na região maleolar. Podem ser múltiplas ou isoladas e costumam ser dolorosas e indolentes. O tratamento se baseia em higiene local, repouso do membro e antibioticoterapia.

Retinopatia

Pode ser observada em todas as DF, com maior prevalência na doença SC. Obstruções de vasos retinianos evoluem com neovascularização, hemorragia e descolamento de retina.

Litíase biliar

Icterícia e hepatomegalia são achados comuns. A hemólise crônica leva ao aumento das bilirrubinas e consequente litíase biliar, atingindo cerca de 50 a 70% dos adultos.

Colestase intra-hepática

Um terço dos indivíduos manifesta disfunção hepática multifatorial: falcização intra-hepática, sobrecarga de ferro hepático e infecções adquiridas

QUADRO 216.6 ■ Medidas recomendadas no paciente falciforme com febre

- História e exame físico
- Pronta administração de antibiótico
- Exames laboratoriais: hemograma, contagem de reticulócitos, hemocultura, urina tipo I e outras culturas se necessário. Considerar coleta de LCS, dependendo das condições clínicas e da faixa etária;
- Radiografia torácica, se o paciente apresentar febre elevada, toxemia, sintomas respiratórios
- Avaliar a possibilidade de outras complicações: SE, STA, crise aplástica
- Todo paciente com idade inferior a 5 anos deve ser hospitalizado
- Manter o paciente hospitalizado e observar pelo menos por 48-72 horas, até os resultados das culturas
- Reavaliar dentro de uma semana após a alta

LCS: líquido cerebrospinal.
Fonte: Braga.[2]

por transfusões. Colestase intra-hepática (sequestro hepático) é complicação rara, catastrófica, caracterizada por aumento abrupto do fígado, dor, febre e hiperbilirrubinemia.

Manifestações renais

Os níveis pressóricos, tanto sistólico quanto diastólico, destes pacientes são geralmente inferiores aos de indivíduos do mesmo sexo, idade e raça.

As alterações renais são variadas: hipostenúria, microalbuminúria, hematúria, glomerulopatia, lesão renal crônica (LRC) e carcinoma medular, por isso, merecem monitorização frequente.

Elevação da pressão da artéria pulmonar

A elevação da velocidade de regurgitamento da tricúspide ($\geq 2,5$ m/s) ou da pressão da artéria pulmonar (≥ 30 mmHg), medidas através do ecocardiograma transtorácico, é achado indicativo de pior sobrevida. A evolução para hipertensão pulmonar pode levar a *cor pulmonale* e óbito. Sua etiologia é multifatorial: vasculopatia, hipoxemia crônica, hipoventilação durante o sono, episódios de STA, tromboembolia e alto fluxo pulmonar compensatório devido à anemia.

Gestação

Existe risco aumentado de pré-eclâmpsia, parto prematuro e de recém-nascido de baixo peso (RNBP), daí a necessidade de acompanhamento adequado.

Complicações perioperatórias

Ocorrem como consequência da DF (CVO, STA) ou não (febre, infecção, sangramento, trombose, etc). Cirurgias de baixo risco não necessitam de transfusão, ao passo que, naquelas de maior risco, está indicada transfusão conservadora (elevação da Hb até 10 g/dL).

DIAGNÓSTICO LABORATORIAL

Baseia-se na presença de:

1 | Anemia normocrômica normocítica com capacidade de resposta medular (reticulocitose).

2 | Hemólise: aumento da desidrogenase lática e da bilirrubina indireta e diminuição da haptoglobina.

3 | HbS, detectada por técnicas de eletroforese de Hb: acetato de celulose pH 8.6, focalização isoelétrica ou cromatografia líquida em alta resolução (HPLC), sendo as últimas de alta especificidade e sensibilidade.

Triagem neonatal

No Brasil, a Portaria nº822, de junho de 2001, do Ministério da Saúde,[3] incluiu as hemoglobinopatias no PNTN, permitindo o diagnóstico já ao nascimento por meio do teste do pezinho. A interpretação dos resultados mais frequentes no teste do pezinho segue na Tabela 216.7.

Após o sexto mês de vida, todas as crianças diagnosticadas como possíveis portadores de hemoglobinopatias devem ser reavaliadas laboratorialmente e o estudo familial também deve ser oferecido. Nos casos de dificuldade diagnóstica, o diagnóstico gênico pode ser indicado.

Todas as crianças que apresentem o diagnóstico de hemoglobinopatia devem ser encaminhadas para serviços especializados de hematologia pediátrica para acompanhamento. É necessária que seja iniciada a profilaxia das infecções por meio das vacinas contra bactérias encapsuladas e antibioticoterapia profilática com penicilina.

TRATAMENTO

Além do tratamento específico de cada manifestação, a hidroxiureia vem sendo usada com sucesso, pois aumenta os níveis de HbF e o fornecimento de NO, além de reduzir o número de neutrófilos, monócitos e reticulócitos e o processo inflamatório. Seu uso está indicado a partir de três anos de idade nos indivíduos com episódios frequentes de dor (> 3 internações nos últimos 12 meses), história de STA, anemia sintomática ou outra complicação vaso-oclusiva grave. A dose inicial é de 15 mg/kg/dia e, a cada 6 semanas, deve ser elevada progressivamente até 30 mg/kg/dia ou até a dose máxima tolerada. O ajuste da medicação é realizado de acordo com a melhora da dor, aumento da HbF, aumento da concentração de Hb, na ausência de mielotoxicidade (granulócitos $\geq 2 \times 10^9$/L e plaquetas $\geq 80 \times 10^9$/L).

ATENÇÃO!

Dose máxima tolerada de hidroxiureia é obtida pelo equilíbrio entre toxicidade hematológica (plaquetopenia e granulocitopenia) e aumento dos valores de HbF.

Crianças e adolescentes menores de 16 anos com complicações graves (AVC, STA recorrente ou dor refratária) e que possuam doador HLA-idêntico são os melhores candidatos ao transplante de células-tronco hematopoéticas, única terapia curativa até o momento.

TABELA 216.7 ■ Interpretação dos resultados do teste de triagem neonatal (teste do pezinho) para hemoglobinopatias

TESTE DO PEZINHO	INTERPRETAÇÃO
FA	AA (normal)
FS	Anemia falciforme (SS) S/β^0-Talassemia S/Persistência hereditária de hemoglobina fetal (S/PHHF)
FSA*	Provável S/β^+-Talassemia
FSC	Hemoglobinopatia SC
FAS	Traço falciforme
FAC	Traço hemoglobinopatia C
FF	β^0-talassemia (Talassemia maior) ou, mais raramente, homozigose para PHHF

REVISÃO

- O diagnóstico precoce da DF permite a inserção do paciente, desde os primeiros meses de vida, em programas de saúde multidisciplinares.
- Profilaxia com penicilina, realização do esquema vacinal, reconhecimento do sequestro esplênico e DTC são ações que contribuem na redução da mortalidade da DF.
- O acompanhamento frequente e a realização de exames periódicos permitem a detecção precoce das comorbidades.
- A hidroxiureia, embora não seja tratamento curativo, tem aumentado a expectativa de vida destes indivíduos.

■ REFERÊNCIAS

1. Brasil. Ministério da Saúde. Programa Nacional de Triagem Neonatal (PNTN) [Internet]. Brasília: MS; 2013 [capturado em 01 ago. 2016]. Disponível em: http://www2.camara.leg.br/atividade-legislativa/comissoes/comissoes-permanentes/cssf/audiencias-publicas/audiencias-publicas-anteriores/audiencia-2013/audiencia-24.10/apresentacao-1.
2. Braga JAP. Medidas gerais no tratamento das doenças falciformes. Rev Bras Hematol Hemoter. 2007;29(3):233-8.
3. Brasil. Ministério da Saúde. Portaria nº 822, de 06 de junho de 2001 [Internet]. Brasília: MS; 2001 [capturado em 01 ago. 2016]. Disponível em: http://bvsms.saude.gov.br/bvs/saudelegis/gm/2001/prt0822_06_06_2001.html.

■ LEITURAS SUGERIDAS

Ballas SK, Lieff S, Benjamin LJ, Dampier CD, Heeney MM, Hoppe C, et al. Definitions of the phenotypic manifestations of sickle cell disease. Am J Hematol. 2010;85(1):6-13.

Campanaro CM, Lyra IM, Viana MB, Araújo PC, Figueira CMG, Anjos AC, et al. Doença falciforme. In: Braga JAP, Tone LG, Loggetto SR. Hematologia para o pediatra. São Paulo: Atheneu; 2007. p. 73-90.

Simões BP, Pieroni F, Barros GMN, Machado CL, Cançado RD, Salvino MA, et al. Consenso Brasileiro em transplante de células-tronco hematopoéticas: comitê de hemoglobinopatias. Rev Bras Hematol Hemoter 2010;32(Supl.1):46-53.

Yawn BP, Buchanan GR, Afenyi-Annan AN, Ballas SK, Hassell KL, James AH, et al. Management of sickle cell disease: summary of the 2014 evidence-based report by expert panel members. JAMA. 2014;312(10):1033-48.

216.5 ANEMIA HEMOLÍTICA AUTOIMUNE

■ MELCA M. O. BARROS
■ JOSÉ ORLANDO BORDIN

Anemia hemolítica autoimune (AHAI) é caracterizada pela destruição precoce das hemácias, devido à fixação de imunoglobulinas (Ig) e/ou complemento na membrana dessas células. A incidência é de 3:100.000, na proporção de três mulheres para cada homem; em geral, acomete mulheres com mais de 40 anos. Os sintomas iniciais são relacionados à anemia causada pela hemólise ou aqueles da doença primária que está causando a AHAI, porém alguns pacientes estão assintomáticos ao diagnóstico, e a doença foi identificada em testes laboratoriais rotineiros.

A AHAI pode ser classificada com base nos resultados dos testes laboratoriais imuno-hematológicos (Quadro 216.7 e Tabela 216.8). É considerada AHAI por anticorpos a quente, quando a temperatura ótima de reatividade do anticorpo é de 37°C, ou seja, reage melhor à temperatura corpórea, sendo responsável pela maioria dos casos de AHAI. Esses anticorpos não atrapalham a tipagem ABO, porém reagem com todas as células do painel de hemácias, durante a fase de antiglobulina humana do teste de Coombs indireto, e pacientes RhD-negativo podem ter suas hemácias tipadas como RhD-positivo. É considerada AHAI por anticorpos a frio ou crioaglutininas quando apresenta maior afinidade pela hemácia em uma temperatura próxima a 4°C, e diminuição da afinidade em temperaturas fisiológicas. Como esses autoanticorpos reagem à temperatura ambiente, com hemácias de qualquer grupo sanguíneo, a doença é suspeitada quando, devido à fixação de IgM, a fenotipagem ABO das hemácias do paciente é duvidosa, e o soro reage com hemácias A, B, AB e O. Essa classificação é a de maior utilidade clínica, pois esta distinção permite diferenciar não só a fisiopatologia da doença, como também a terapia mais apropriada. Ocasionalmente, o paciente pode ter uma combinação de autoanticorpos a quente e a frio.

QUADRO 216.7 ■ Classificação das anemias hemolíticas autoimunes

1 | Causada por anticorpos a quente
a | Primária ou Idiopática
b | Secundária
- Doença linfoproliferativa
- Carcinomas
- Mielodisplasia
- Colagenoses
- Retocolite ulcerativa
- Hepatites

2 | Causada por anticorpos a frio
a | Doença das aglutininas a frio
- Idiopática ou primária
- Secundária (linfomas, micoplasma, mononucleose)
b | Hemoglobinúria paroxística a frio
- Idiopática ou primária
- Secundária (sífilis, infecções virais)

3 | Mista
- Idiopática ou primária
- Secundária

4 | Induzida por substâncias
a | Indução de autoimunidade
b | Adsorção de substâncias
c | Adsorção de imunocomplexos
d | Adsorção não imunológica de proteínas

■ AHAI CAUSADA POR ANTICORPOS QUENTES

A AHAI por anticorpos a quente compreende aproximadamente 80 a 90% de todos os casos de AHAI. É a segunda citopenia imunológica mais frequente, sendo superada apenas pela púrpura trombocitopênica imunológica. É considerada primária ou idiopática, quando não está associada com outra patologia, e secundária, quando surge como uma manifestação ou complicação de outra doença. Cerca de 60% dos pacientes apresentam AHAI primária, 20% dos indivíduos têm AHAI secundária à doença linfoproliferativa (leucemia linfocítica crônica ou linfoma não Hodgkin), e em 20% dos pacientes a AHAI é associada a doenças autoimunes (principalmente lúpus eritematoso sistêmico [LES] ou artrite reumatoide [AR]), uso de medicamentos, doenças infecciosas (hepatites C e B e HIV) ou carcinomas.

A AHAI a quente é causada por autoanticorpos eritrocitários da classe IgG, que em geral são da subclasse IgG1 ou IgG3, de natureza policlonal, e não apresentam especificidade a antígeno eritrocitário conhecido. Nos casos em que o autoanticorpo apresenta especificidade, é mais comum reagir contra antígenos do sistema Rh, embora haja descrição de autoanticorpos, ocorrendo em quase todos os sistemas. Um alvo que vem se destacando atualmente é a proteína de banda 3, apontada como principal alvo dos autoanticorpos eritrocitários. A hemólise é mediada por macrófagos do sistema reticuloendotelial (SRE), que têm receptores para o receptor Fc das imunoglobulinas. As hemácias sensibilizadas que sofrem fagocitose parcial e voltam à circulação se tornam esferócitos.

QUADRO CLÍNICO

Predomina a hemólise extravascular, com anemia de instalação rápida, nos casos graves, e progressiva nos casos mais brandos. No exame físico, encontram-se palidez, icterícia, esplenomegalia e hepatomegalia. A presença de hepatoesplenomegalia acentuada, hepatomegalia isolada e/ou linfoadenomegalia sugere a possibilidade de doença linfoproliferativa associada.

DIAGNÓSTICO

O hemograma revela diminuição da Hb, policromasia, pontilhado basófilo nas hemácias e esferocitose. A hiperplasia do setor eritroblástico da medula óssea é evidenciada pelo aumento do número de reticulócitos. O número de plaquetas e leucócitos é normal, podendo existir uma leucocitose moderada à custa de neutrófilos. Além da anemia, alguns pacientes apresentam plaquetopenia, devido à associação de autoanticorpos plaquetários, caracterizando a síndrome de Evans. A presença de linfocitose pode sugerir doença linfoproliferativa, e a imunofenotipagem de linfócitos pode ser necessária para afastar uma doença linfoproliferativa clonal. Ocorre elevação da bilirrubina indireta (não conjugada), da desidrogenase láctica, e diminuição da haptoglobina, que participa da depuração da Hb livre no plasma.

> **ATENÇÃO!**
>
> Toda anemia de instalação rápida merece investigação de hemólise, com hemograma, reticulócitos, dosagem de desidrogenase láctica, haptoglobina, bilirrubina indireta e TAD.

O TAD, ou teste de Coombs, é útil para demonstrar a sensibilização de hemácias *in vivo* e auxiliar o diagnóstico de AHAI. Na AHAI a quente, o TAD é positivo, revelando a sensibilização das hemácias *in vivo* por IgG e às vezes associada a complemento. Os autoanticorpos devem então ser eluídos da hemácia e testados contra as hemácias do próprio paciente e um painel de hemácias. Na maioria das vezes, reage com todas as hemácias, não apresentando especificidade, sendo por isso poliespecífico (Tabela 216.8). Em geral, o teste de antiglobulina indireto também é positivo, indicando a presença do autoanticorpo no soro. Até 5% dos pacientes com diagnóstico clínico de AHAI apresentam TAD-negativo. Nesses casos, a detecção de autoanticorpos eritrocitários pode ser realizada com técnicas mais sensíveis que o TAD, tais como o teste do polibrene, o teste imunoenzimático (ELAT) ou a citometria de fluxo.

TRATAMENTO

A transfusão de concentrado de hemácias não é contraindicada para AHAI, embora deva ser limitada a situações em que há risco de vida ou risco de eventos cardíacos ou cerebrais devido à anemia. Nas outras situações, a transfusão de concentrado de hemácias deve ser evitada, porque os autoanticorpos também causam sensibilização e hemólise das hemácias transfundidas, devido ao seu caráter inespecífico, e, além disso, podem mascarar a presença de um aloanticorpo, provocando um quadro de reação hemolítica transfusional. Quando indicadas, as transfusões de concentrados de hemácias devem ser realizadas com pequenos volumes (100 mL), de forma lenta (25 mL/hora), e o paciente deve ser monitorado durante o processo, devido ao risco de hemólise e coagulação intravascular disseminada (CIVD).

O tratamento com prednisona (1 a 2 mg/kg/dia) diminui a hemólise em cerca de 70% dos pacientes. O nível de Hb aumenta em 10 a 15 dias, e a dose de corticosteroide pode ser reduzida durante os três meses seguintes, mas sua retirada completa não deve ultrapassar um ano. Pacientes com hemólise fulminante podem se beneficiar com pulsoterapia com metilpredinisola via endovenosa (EV). É recomendada a reposição de acido fólico e profilaxia para osteoporose com suplementação de cálcio e vitamina D. Nos pacientes classificados de alto risco para osteoporose, considerar o tratamento com bifosfonatos.

Os pacientes que não apresentarem resposta satisfatória com os corticosteroides, fiquem dependentes ou precisem utilizá-los por mais de um ano, devem ser submetidos à esplenectomia, considerada ainda a terapêutica de 2ª linha de escolha. Estudos indicam que 60 a 82% dos pacientes apresentam remissão completa ou melhora clínica significativa. O maior efeito adverso é o risco aumentado de infecções, sendo recomendada a vacinação para *Haemophilus influezae* tipo B, pneumococo e meningococo. Os pacientes refratários à esplenectomia podem ser tratados com danazol (200 a 800 mg/dia) ou gamaglobulina intravenosa (ou imunoglobulina intravenosa [IGIV]) (400 mg/kg/dia por cinco dias) para bloquear a atividade

TABELA 216.8 ■ Achados sorológicos

	IG*	TAD* POLI	TAD* MONOANTI-IgG	TAD* MONOANTI-C3D	TAI*	ELUATO	ESPECIFICIDADE
AHAI* a quente	IgG	+	+	+ ou –	+	IgG	Panaglutinina Rh/outros (raro)
DAF*	IgM	+	–	+	+**	–	I/i***
HPF*	IgG	+	–	+	+**	–	P***
AH* induzida por substâncias	IgG	+	+	+ ou –	–	+ ou –***	

*Ig: imunoglobulina; TAD poli: teste de antiglobulina poliespecífico; TAD monoanti-IgG: teste de antiglobulina direto monoespecífico anti-IgG; TAD monoanti-C3d: teste de antiglobulina direto monoespecífico anti-C3d; TAI: teste de antiglobulina indireto; AHAI: anemia hemolítica autoimune; DAF: doença de aglutininas a frio; HPF: hemoglobinúria paroxística a frio; AH: anemia hemolítica.
**Temperatura ambiente.
***Ver texto para explicação.

macrofágica do SRE. Também podem ser utilizados no início do tratamento, como adjuvantes ao corticosteroide. O anticorpo monoclonal anti-CD20 (rituximabe: 375 mg/m^2/semana, durante quatro semanas) tem sido utilizado em pacientes com AHAI refratária (primária ou secundária) com resultados promissores, devendo ser considerado em pacientes que são refratários ou que não podem ser submetidos à esplenectomia. Imunossupressores como azatioprina (100 a 150 mg/dia), ciclofosfamida (100 mg/dia) ou ciclosporina são utilizados em pacientes refratários a prednisona, esplenectomia e rituximabe. Um algoritmo para o tratamento de AHAI por anticorpos a quente é sugerido na Figura 216.1.

AHAI CAUSADA POR ANTICORPOS FRIOS

Bem mais rara que AHAI por anticorpos a quente, é responsável por cerca de 10 a 20% dos casos de AHAI. Os locais antigênicos das hemácias sofrem mudanças estruturais que os tornam reativos com anticorpos IgM em temperaturas mais baixas. A aglutinação eritrocitária nas extremidades causa redução do fluxo sanguíneo e diminuição da oxigenação tecidual, ocasionando os sintomas e a aparência cianótica dos dedos, nariz e orelhas dos pacientes. A hemólise é intravascular e causa palidez, fadiga e insuficiência cardíaca (IC). Esplenomegalia é pouco frequente; ao contrário, as hemácias são removidas predominantemente por células fagocitárias no fígado, sendo mais comum hepatoesplenomegalia. Autoanticorpos a frio causam duas distintas entidades clínicas: doença da aglutinina a frio e hemoglobinúria paroxística a frio ou doença de Donath-Landsteiner (Quadro 216.7).

DOENÇA DA AGLUTININA A FRIO

Afeta ambos os sexos e ocorre na forma primária ou idiopática e secundária. A forma primária é muito rara, ocorrendo em pacientes com idade superior a 60 anos, devendo apenas ser considerada após exaustiva investigação. A forma secundária é mais comum, podendo surgir de maneira aguda transitória, após um quadro infeccioso, vista em adultos jovens ou, de maneira crônica, associada a doenças linfoproliferativas ou outras doenças oncológicas, em pacientes mais idosos (Quadro 216.7). AHAI a frio secundária à infecção ocorre geralmente de 2 a 3 semanas após infecção por mononucleose infecciosa ou infecção por *Mycoplasma pneumoniae*. O quadro clínico habitualmente é benigno e transitório.

A doença de aglutininas a frio primária ou secundária a doenças linfoproliferativas apresenta-se com um quadro de hemólise crônico e moderado, destacando-se a acrocianose. Geralmente o frio exacerba os sintomas, surgindo hemoglobinúria. Nos casos graves, pode apresentar uma hemoglobinúria significativa e insuficiência renal (IR). Pacientes com hepatoesplenomegalia e/ou adenomegalia podem ter doença linfoproliferativa associada com gamopatia monoclonal IgM e aglutininas frias formadas por cadeias leves do tipo kappa que reagem contra o antígeno I eritrocitário (monoclonal).

O hemograma revela anemia com autoaglutinação espontânea, esferocitose discreta, policromasia, e ocorre aumento de reticulócitos. Aumento de desidrogenase láctica (DHL) e diminuição de haptoglobinas completam o quadro. Os achados sorológicos nos pacientes com doença de aglutininas a frio são representados por um TAD-positivo com reagente poliespecífico e com o monoespecífico contendo C3d, sendo negativo com o monoespecífico contendo IgG (Tabela 216.8).

Os autoanticorpos são geralmente IgM, sendo monoclonal na doença primária ou secundária à doença linfoproliferativa, e policlonal na secundária a agentes infecciosos. Os autoanticorpos, em geral, são específicos para o antígeno I das hemácias, embora nos casos associados à monucleose pode-se encontrar especificidade anti-i.

As transfusões devem ser limitadas a pacientes com risco de complicações cardiorrespiratórias ou cerebrais, e como os autoanticorpos são dirigidos geralmente a antígenos eritrocitários I/i, encontrados na maioria da população, o uso de hemácias negativas para esses antígenos não é prático. O risco da transfusão pode ser reduzido pelo aquecimento da bolsa e das extremidades do paciente.

Os casos secundários à infecção geralmente são autolimitados e quase nunca precisam de terapia imunossupressora. No entanto, se o quadro hemolítico for grave, pode-se fazer uso de corticosteroide ou plasmaferese. Nos casos primários, os pacientes podem-se beneficiar com uso de fármacos alquilantes (ciclofosfamida e clorambucil) e rituximabe. Nos casos secundários à doença linfoproliferativa, o tratamento deve enfocar a doença de base. Como os anticorpos IgM são predominantemen-

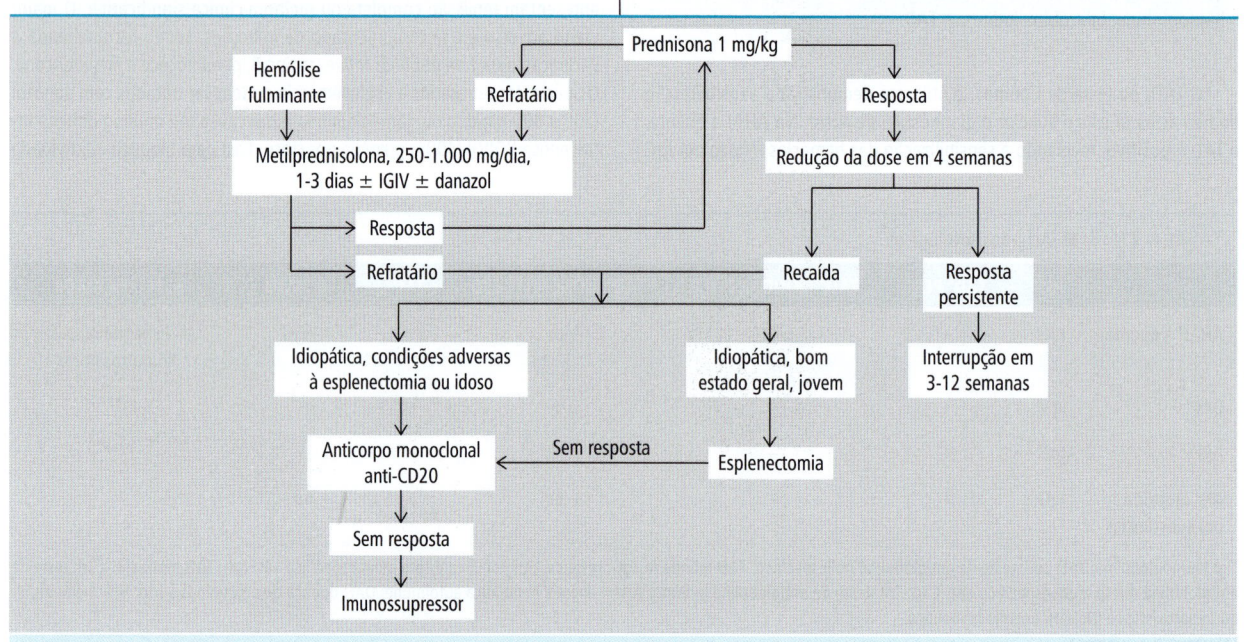

FIGURA 216.1 ■ Algoritmo para tratamento da AHAI por anticorpos a quente.

te intravasculares, os pacientes com AHAI a frio podem ser tratados com plasmaferese, embora com benefício transitório e risco de aglutinação dos autoanticorpos dentro das bolsas plásticas durante o procedimento.

HEMOGLOBINÚRIA PAROXÍSTICA AGUDA A FRIO

Em geral, afeta crianças com idade inferior a 5 anos que apresentam palidez, icterícia e hemoglobinúria, além de dor abdominal, febre e sintomas gerais de infecção das vias aéreas superiores (IVAS). A hemólise é intravascular, e o hemograma revela policromasia, esferocitose e eritrofagocitose. O autoanticorpo policlonal é IgG de especificidade anti-P e pode ser detectado pelo teste de Donath-Landsteiner, no qual o sangue é resfriado para facilitar a ligação do autoanticorpo e aquecido para evidenciar a hemólise. Em geral, a doença é autolimitada e raramente há necessidade do uso de corticosteroide ou de transfusão de hemácias, que, se indicada, deve ser realizada com concentrado de hemácias aquecidas.

■ ANEMIA HEMOLÍTICA INDUZIDA POR FÁRMACOS

Eles podem causar a formação de anticorpos dirigidos contra o próprio fármaco ou contra antígenos intrínsecos às hemácias. A maioria dos medicamentos possui peso molecular abaixo de 5.000 dáltons e podem causar TAD-positivo, com ou sem hemólise imune. A maioria dos casos de TAD-positivo relacionados ao fármaco apresenta-se com eluato negativo (Tabela 216.8), pois, nesses casos, o autoanticorpo não é dirigido contra o eritrócito.

ADSORÇÃO DA SUBSTÂNCIA (HAPTENO)

Cerca de 3% dos indivíduos que recebem altas doses de penicilina IV apresentam TAD-positivo, porém menos que 5% deles apresentam anemia hemolítica extravascular. A penicilina funciona como hapteno, ligando-se a proteínas da membrana eritrocitária, fazendo com que o paciente forme anticorpos dirigidos contra a penicilina ligada às hemácias, porém sem ativação do complemento.

ADSORÇÃO DE IMUNOCOMPLEXOS

Nesse mecanismo, os anticorpos reagem com o fármaco (quinidina, fenacetina, cefalosporinas de 3ª geração) para formar imunocomplexos. Estes são adsorvidos por receptores específicos da membrana eritrocitária e podem ativar complemento, desencadeando hemólise IV. As hemácias sensibilizadas apenas com frações do complemento são destruídas por macrófagos no fígado.

INDUÇÃO DE AUTOIMUNIDADE

O uso de metildopa ou procainamida leva à formação de autoanticorpos eritrocitários que reagem com antígenos do sistema Rh. Nesses casos, os pacientes apresentam TAD e eluato positivo. A positividade do TAD é dose-dependente, estimando-se que cerca de 35% dos pacientes que tomam 3 g de α-metildopa ao dia apresentam TAD-positivo, ao passo que 11% dos indivíduos que usam 1 g ao dia têm positividade TAD. Apenas 0,5 a 1% dos pacientes que utilizam o fármaco desenvolvem anemia hemolítica; com sua retirada, a anemia hemolítica desaparece, porém, em alguns pacientes, o TAD permanece positivo durante alguns dias, mesmo após a interrupção do medicamento.

ADSORÇÃO NÃO IMUNOLÓGICA DE PROTEÍNAS

Cerca de 5% dos pacientes que recebem cefalosporinas de 1ª ou 2ª geração desenvolvem TAD-positivo, embora seja rara a ocorrência de hemólise. A cefalotina pode ligar-se à membrana das hemácias por meio de mecanismo independente do grupo β-lactamato, que então permanece livre para atrair várias proteínas plasmáticas, tais como albumina, IgA, IgG, IgM e frações do complemento, que então são adsorvidas à superfície das hemácias.

ATENÇÃO!

Anemia hemolítica autoimune deve ser sempre considerada uma urgência, até o momento que se conheça a velocidade de hemólise do paciente. Devido a isso, no início do diagnóstico, deve haver monitoração clínico-laboratorial do paciente a cada seis horas.

REVISÃO

- A AHAI consiste na presença de hemólise associada a autoanticorpo ou complemento nas suas hemácias.
- É classificada em AHAI causada por anticorpos a quente, a frio e causada por fármacos.
- É considerada primária quando não está associada a outra doença, e secundária, quando está, destacando-se LES e doenças linfoproliferativas.
- No quadro clínico, destacam-se sintomas de anemia de instalação rápida ou levemente progressiva.
- O diagnóstico baseia-se na comprovação de uma anemia hemolítica (reticulocitose, diminuição de haptoglobina, aumentos de DHL e bilirrubina indireta), associada a TAD-positivo (IgG e complemento na AHAI a quente e na AHAI a frio).
- Transfusão deve ser realizada quando houver risco de lesão cardíaca ou cerebral.
- Na AHAI a quente, o tratamento de escolha é corticosteroide.

■ LEITURAS SUGERIDAS

Barros MM, Blajchman MA, Bordin JO. Warm autoimmune hemolytic anemia: recent progress in understanding the immunobiology and the treatment. Transfus Med Rev. 2010;24(3):195-210.
Barros MMO, Bordin JO. Anemia hemolítica Autoimune. In: Lopes AC, organizador. Tratado de clínica médica. 2. ed. São Paulo: Roca; 2009. p. 1963-70.
Garratty G. Immune hemolytic anemia associated with drug therapy. Blood Rev. 2010;24(4-5):143-50.
Garvey B. Rituximab in the treatment of autoimmune haematological disorders. Br J Haematol. 2008;141(2):149-69.
Petz LD. Cold Antibody autoimmune hemolytic anemias. Blood Rev. 2008; 22(1):1-15.

217

COAGULAÇÃO

217.1 COAGULOPATIAS HEREDITÁRIAS

■ SANDRA VALLIN ANTUNES
■ CHRISTIANE MARIA DA SILVA PINTO

As coagulopatias hereditárias são caracterizadas pelos sangramentos prolongados que podem ser desencadeados por situações triviais, como pequenos traumas ou procedimentos invasivos. São causadas por alterações genéticas do cromossomo X ou autossômicas e resultam na produção inadequada, seja pela quantidade, seja pela qualidade, das proteínas plasmáticas, que são denominadas fatores da coagulação.

Com base no gene que determina a transmissão, na frequência e nas características clínicas, são chamadas de hemofilias, doença de von Willebrand e coagulopatias hereditárias raras. Neste capítulo, serão apresentadas características individuais dessas situações clínicas, separadamente, ao passo que o diagnóstico e o tratamento serão abordados juntos.

> **ATENÇÃO!**
>
> O tratamento dos portadores de coagulopatias hereditárias deve ser realizado de preferência em centros especializados que dispõem dos hemoderivados fornecidos pelo Ministério da Saúde (MS), bem como de equipe multiprofissional adequadamente treinada e experiente.

■ HEMOFILIAS

Ocorrem universalmente e são as coagulopatias hereditárias com maior prevalência em nosso meio. Não há preferência por raça e, quase exclusivamente, ocorre em indivíduos do sexo masculino, nascidos de mães portadoras. De acordo com o fator deficiente, podem ser classificadas em:
- **Hemofilia A:** doença causada pela deficiência do fator VIII (FVIII), que se transmite quase exclusivamente a indivíduos do sexo masculino, por gene localizado na porção 2.8 do braço longo do cromossomo X. Raramente descendentes femininos apresentam a doença. Tem incidência aproximada de 1 para 5 mil nascimentos do sexo masculino. Destaca-se que 25 a 30% dos casos não têm história familiar e representam mutações *de novo*, isto é, alterações não herdadas dos genitores.
- **Hemofilia B:** apresenta hereditariedade, quadro clínico e classificação idênticos aos da hemofilia A, da qual difere quanto ao fator plasmático deficiente, que, neste caso, é o fator IX (FIX). Tem incidência aproximada de 1:30.000 nascimentos do sexo masculino.

As alterações genéticas que determinam as hemofilias A e B são variáveis e podem corresponder a deleções, a inversões, a mutações de ponto, entre outras. A identificação de portadores de hemofilia é possível por meio de técnicas de biologia molecular.

As manifestações hemorrágicas podem aparecer já no 1º ano de vida, e sua gravidade depende dos níveis plasmáticos do fator deficiente. Os sangramentos mais característicos das formas graves da doença são os intra-articulares, denominados hemartroses, que afetam mais frequentemente as articulações do joelho, tornozelo, cotovelo e coxofemoral. Como o sangue permanece fluido, há possibilidade da formação de cistos hemorrágicos, e as hemartroses de repetição podem evoluir para as artropatias hemofílicas, que chegam a causar incapacidade física. Outros sintomas podem ser exteriorizados, como epistaxe, melena, hematomas subcutâneo ou intramuscular, sangramento retroperitoneal, hematúria e outros. Tão importantes quanto as hemorragias espontâneas são aquelas que ocorrem após trauma local, seja este acidental ou secundário a procedimentos invasivos. Um episódio de sangramento pode se iniciar entre 1 e 3 horas após o trauma, e, se não tratado, pode perdurar por vários dias, não cedendo à pressão local, diversamente das hemorragias por defeito vascular, que são imediatas e cedem em poucas horas com tratamento local.

A classificação clínica das hemofilias está baseada na quantidade de FVIII ou FIX circulando no plasma e, segundo a Sociedade Internacional de Trombose e Hemostasia (ISTH), podem ser: 1. grave, quando o FVIII ou FIX é inferior a 1% do normal (< 0,01 UI/mL); 2. moderada, quando o FVIII ou FIX está entre 1 e 5% do normal (0,01 a 0,05 UI/mL); 3. leve, quando o FVIII ou FIX está entre 5 e 40% do normal (> 0,05 a 0,40 UI/mL). Estes últimos apresentam sangramentos pouco frequentes, desencadeados por trauma (acidentes, procedimentos cirúrgicos, extrações dentárias etc.).

HEMOFILIAS COM INIBIDORES

É uma complicação do tratamento, e cerca de 20% dos pacientes com hemofilia A desenvolvem inibidores, isto é, anticorpos da classe IgG dirigidos contra o FVIII. Entre os hemofílicos B, a incidência de inibidores de FIX é de 1 a 3%. Os pacientes mais afetados são, geralmente, portadores de hemofilia grave e têm sido descritos vários fatores associados ao desenvolvimento de anticorpos, como idade à primeira exposição, fatores genéticos, entre outros.

Clinicamente, a presença de inibidores manifesta-se pela má resposta ao tratamento habitual ou pelo aumento da frequência e gravidade dos episódios hemorrágicos em pacientes com hemofilia grave ou moderada. A presença do inibidor é titulada pelo método Bethesda, e, por definição, uma unidade Bethesda (UB) corresponde à quantidade de anticorpos circulantes capaz de inativar 50% do FVIII ou IX existente em 1 mL de plasma normal.

Podem ser classificados segundo resposta antigênica e título de anticorpo circulante. Quanto à resposta antigênica, os pacientes são classificados como:
- **pacientes com alta resposta:** apresentam elevados títulos de anticorpos, com grande ascensão após estimulação antigênica;
- **pacientes com baixa resposta:** apresentam baixos títulos de anticorpos (menores do que 5 UB/mL) e pequena ascensão após estimulação antigênica.

Essa classificação é importante por alterar as condutas no tratamento de hemorragias, com as seguintes ressalvas, como demonstrado a seguir.

A determinação isolada do título pode ser enganosa: títulos baixos podem ser encontrados em pacientes com alta resposta não expostos recentemente ao antígeno. A história do paciente é importante para classificá-lo como de alta ou baixa resposta.

Pacientes com baixa resposta, após estímulo prolongado, podem tornar-se pacientes com alta resposta. Havendo necessidade do uso de FVIII nestes pacientes, o título de inibidor deve ser monitorado.

Pacientes com inibidor de baixo título podem apresentar resposta anamnéstica entre o 7º e o 14º dia após o início da reposição, sobretudo quando tratados com FVIII.

Quanto ao título, podem ser classificados como:
- **baixo título:** níveis inferiores a 5 UB;
- **alto título:** níveis maiores do que 5 UB.

Dependendo dos diversos tipos de sangramento e classificação dos inibidores, são utilizados quantidades e produtos diferenciados para o tratamento.

■ DOENÇA DE VON WILLEBRAND (DvW)

Diátese hemorrágica complexa e heterogênea na transmissão genética, nas manifestações clínicas e nos achados laboratoriais. Apesar das diferenças clínicas e laboratoriais, todos representam alteração gênica (localizada no cromossomo 12 −12p12) transmitida de maneira autossômica, que altera estrutura, função e concentração do fator de von Willebrand (FvW). A causa básica do sangramento está relacionada a anormalidades qualitativas e/ou quantitativas do FvW, e já foram descritos subtipos distintos, com base nas características fenotípicas da proteína. A análise da estrutura do FvW permite diferenciação entre os diversos tipos: tipo 1 (todos os multímeros estão presentes, apresentando forma leve de sangramento); tipo 2 (há ausência dos grandes multímeros) e tipo 3 (chamada forma "grave" da DvW e tem quadro clínico semelhante ao da hemofilia) (Tabela 217.1).

Tem prevalência estimada de 1% da população geral. Quase todos estes casos são representados pela deficiência qualitativa parcial, o tipo 1, sendo que a prevalência dos casos que apresentam sangramento significativo, que requer algum tipo de tratamento, é de aproximadamente 100 casos por milhão. Os sangramentos clínicos característicos são os cutaneo-mucosos, como as epistaxes e as menorragias.

■ COAGULOPATIAS HEREDITÁRIAS RARAS

Representam cerca de 3 a 5% de todas as coagulopatias hereditárias e incluem as deficiências qualitativas e quantitativas do fibrinogênio (afibrinogenemia, hipofibrinogenemia e disfibrinogenemia), da protrombina (Fator II), dos fatores V, VII, X, XII e XIII. São mais relevantes em grupos étnicos em que os casamentos consanguíneos são frequentes. Em geral, o risco de sangramento é menos previsível do que nas hemofilias quanto à quantidade de fator circulante e ao quadro clínico, embora os sangramentos sejam comuns nas formas graves.

DIAGNÓSTICO

O diagnóstico se baseia na história clínica pessoal, familiar e nos testes laboratoriais de rastreamento e confirmatórios (Quadro 217.1).

A dissociação clinicolaboratorial tem gerado discussões quanto à classificação, com o intuito de guiar a necessidade de terapia de reposição.

TRATAMENTO

O tratamento se baseia na reposição do fator deficiente, o que torna imperioso o diagnóstico preciso da coagulopatia. Existe disponibilidade de uso de concentrados de fatores da coagulação específicos, exceto nas deficiências de protrombina, fatores V e X.

A terapia de reposição pode ter a finalidade de tratar episódios de sangramento ou prevenir as hemorragias. As definições das diversas modalidades de tratamento estão descritas na Tabela 217.2

As quantidades e a frequência da administração dos concentrados específicos de fatores da coagulação dependem da deficiência e do quadro clínico (Tabelas 217.3 e 217.4).

Paralelamente, a desmopressina (1-desamino-8-D-arginina vasopressina [DDAVP]) vem sendo utilizada no tratamento de coagulopatias hereditárias desde a década de 1970. O DDAVP é análogo sintético da vasopressina com a vantagem de apresentar efeitos vasopressores de intensidade bastante inferior quando comparado ao hormônio natural. Apesar de ter sido inicialmente utilizado no tratamento do diabetes insípido (DI), pelo efeito antidiurético, foi observado que doses 10 a 20 vezes superiores poderiam ter efeito hemostático.

É o tratamento de escolha para sangramentos como epistaxe, hematúria, menorragia, pequenos traumas e pequenas cirurgias (extração dentária) em hemofílicos A leves, portadoras sintomáticas de hemofilia A e portadores da DvW tipos 1 e 2A.

Há três vias de administração: intranasal, subcutânea (SC) e intravenosa (IV). A dose IV utilizada é de 0,3 µg/kg de peso, diluída em 50 mL de solução fisiológica (SF) e infundida durante 20 a 30 minutos. A SC é de 0,3 µg/kg de peso, a intranasal é de 300 µg para adultos e 150 µg para crianças. A concentração plasmática de FVIII/FvW pode ser elevada em 2 a 4 vezes com a administração de DDAVP, atingindo pico em 30 a 60 minutos, após a infusão endovenosa (EV), e 60 a 90 minutos, após a aplicação intranasal ou SC. Poderá ser repetida em 12 a 24 horas. Doses subsequentes apresentam resposta menos efetiva, devido ao fenômeno da taquifilaxia, pois seriam esgotados os estoques preexistentes. Estudos mostram que a resposta à 2ª dose é aproximadamente 30% menor do que a obtida na 1ª e que não há reduções subsequentes nas próximas doses. Raramente a taquifilaxia é problema clínico, visto que a maior parte dos sangramentos ou procedimentos cirúrgicos requer poucas doses de DDAVP.

Os efeitos colaterais, em geral, são de pouca relevância e estão relacionados aos efeitos vasomotores da medicação: rubor facial, cefaleia de leve ou moderada intensidade, hipotensão/hipertensão e taquicardia. Re-

TABELA 217.1 ■ Classificação e achados laboratoriais comuns nos diferentes tipos da doença de von Willebrand

TIPO	DESCRIÇÃO	TTPA	FvW:AG	FvW: RCO	FVIII:C	RELAÇÃO FvW: RCO/FvW:AG	MULTÍMEROS
1	Deficiência quantitativa parcial do FvW	Normal ou ↓	↓ ou ↓↓	↓ ou ↓↓	Normal ou ↓	> 0,6	Normal
2A	Redução da adesão ao FvW dependente da plaqueta com a deficiência seletiva dos MAPM	Normal ou ↓	↓	↓↓ ou↓↓↓	Normal ou ↓	< 0,6	Perda dos MAPM (e, possivelmente, intermediários)
2B	Aumento da afinidade à GP Ib da plaqueta	Normal ou ↓	↓	↓↓	Normal ou ↓	< 0,6	Perda dos MAPM
2M	Redução da adesão ao FvW dependente da plaqueta sem a deficiência seletiva dos MAPM	Normal ou ↓	↓	↓↓	Normal ou ↓	< 0,6	Normal
2N	Redução da afinidade na ligação do FvW pelo FVIII:C	↓↓ ou ↓↓↓	Normal ou ↓	Normal ou ↓	↓↓ ou ↓↓↓	> 0,6	Normal
3	Virtualmente deficiência completa de FvW	↓↓ ou ↓↓↓	Ausente (< 0,005 UI/mL)	Ausente (< 0,005 UI/mL)	0,01-0,10 UI/mL	Sem utilidade	Ausentes

FVIII:C: atividade coagulante do fator VIII; FvW:Ag: antígeno do fator de von Willebrand; FvW:RCo: co-fator da ristocetina; GP: glicoproteína; MAPM: multímeros de alto peso molecular; TTPA: tempo de tromboplastina parcial ativada.

tenção hídrica e hiponatremia também podem ocorrer devido aos efeitos antidiuréticos do DDAVP.

Especial atenção deve ser dada aos pacientes idosos, pois são relatados casos de insuficiência cardíaca congestiva (ICC); às crianças com idade inferior a 3 anos, principalmente se estiverem recebendo soluções hipotônicas IV, pela possibilidade de desenvolverem hiponatremia e convulsões; aos pacientes que apresentem angina instável, pois há relatos de fenômenos tromboembólicos; aos portadores de DvW subtipo 2B, pois poderão apresentar plaquetopenia; às gestantes, pela possibilidade de hipervolemia.

Está contraindicado em pacientes com história de quadro convulsivo; portadores de hipertensão e cardiopatia; que desenvolveram plaquetopenia após "dose-teste"; com polidipsia.

> **ATENÇÃO!**
>
> Todos os pacientes que podem ser beneficiados com a utilização de DDAVP devem receber "dose-teste" para caracterizar a resposta ao fármaco, antes de serem efetivamente tratados.

Pacientes classificados como tipo 3 ou os que não respondem ao DDAVP devem ser tratados com concentrados de Fator VIII rico em FvW com doses que variam entre 20 a 50 UI/ kg de peso e intervalos a cada 12 ou 24 horas, dependendo do quadro clínico.

A administração de antifibrinolíticos pode controlar episódios de sangramentos cutaneomucosos, como as epistaxes e as menorragias, sem que haja a necessidade de terapia de reposição. O ácido tranexânico, Transamin®, deve ser utilizado na dose de 25 a 30 mg/kg de peso, dividido a cada 8 horas, durante 3 a 7 dias, VO, e o ácido épsilon aminocaproico (EACA) – Ipsilon®, é usado na dose de 200 mg/kg de peso dividido a cada 6 horas, via oral (VO), pelo mesmo período. Os antifibrinolíticos devem ser

TABELA 217.2 ■ Definições da terapia de reposição com concentrados de fator

TERAPIA DE REPOSIÇÃO	DEFINIÇÃO
Em demanda ou episódica	Terapia de reposição em eventos hemorrágicos
Terapia de reposição Regular	Terapia de reposição para prevenir eventos hemorrágicos: profilaxia
Profilaxia primária	Terapia de reposição contínua*, regular, iniciada na ausência de alteração articular, determinada por exame físico e/ou imagem, antes da segunda hemartrose evidente e idade de 3 anos
Profilaxia secundária	Terapia de reposição contínua*, regular, iniciada depois de 2 ou mais hemartroses evidentes, mas sem alteração articular, determinada por exame físico e/ou imagem
Profilaxia terciária	Terapia de reposição contínua*, regular, iniciada após a instalação de alteração articular, determinada por exame físico e radiografia da articulação afetada
Profilaxia "periódica", intermitente	

*Terapia de reposição continua é definida como a intenção de tratar por 52 semanas no ano, recebendo um mínimo de 45 semanas (85%) do ano em tratamento.
Fonte: Modificada de Blanchette e colaboradores.[2]

QUADRO 217.1 ■ Diagnóstico diferencial das coagulopatias hereditárias

DEFICIÊNCIA PLASMA	TTPA	TP	MISTURA COM PLASMA NORMAL	ESPECÍFICO
Afibrinogenemia	Anormal	Anormal	Correção	Dosagem fibrinogênio
Protrombina (Fator II)	Anormal	Anormal	Correção	Dosagem fator II
Fator V	Anormal	Anormal	Correção	Dosagem fator V
Fator VII	Normal	Anormal	Correção	Dosagem fator VII
Fator VIII	Anormal	Normal	Correção	Dosagem fator VIII
Fator IX	Anormal	Normal	Correção	Dosagem fator IX
Fator X	Anormal	Anormal	Correção	Dosagem fator X
Fator XI	Anormal	Normal	Correção	Dosagem fator XI
Fator XII	Anormal	Normal	Correção	Dosagem fator XII
Fator XIII	Normal	Normal	Correção	Dosagem fator XIII
FvW	Variável	Normal	Correção	Dosagem FvW, fator VIII, determinação do cofator da ristocetina
Inibidores de fator VIII e IX	Anormal	Normal	Sem correção	Titulação do inibidor

TP: tempo de protombina
Fonte: Adaptado de Kitchen e colaboradores.[1]

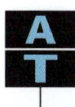

DIAGNÓSTICO E TRATAMENTO

TABELA 217.3 ■ Tratamento das intercorrências hemorrágicas nas hemofilias

Tipo de sangramento		HEMOFILIA A FVIII		HEMOFILIA B FIX	
		Nível desejado (UI/dL)	Duração (dias)	Nível desejado (UI/dL)	Duração (dias)
Articulação (hemartroses)		15-25	1-3, pode ser prolongada, se resposta inadequada	30-50	1-3 e pode ser prolongada, se resposta inadequada
Hematoma muscular sem comprometimento NV		15-25	2-3, pode ser prolongada se resposta inadequada	30-50	2-3, pode ser prolongada, se resposta inadequada
Hematoma M. iliopsoas ou muscular profundo e comprometimento NV	Inicial	25-40	1	50-80	1
	Manutenção	15-30	3-5, às vezes, pode ser prolongada, durante fisioterapia	30-60	3-5, pode ser prolongada, durante fisioterapia
Gastrintestinal	Inicial	40-50	1	60-80	1
	Manutenção	25	2-10	30-40	2-10
Ferimento/Laceração profunda		15-25	1-7	30-50	5-7
Renal		50	3-5	40	3-5
HIC	Inicial	60-80	1-7	50-70	1-7
	Manutenção	50	8-21	40	8-21
Hemorragia por grandes traumas	Inicial	60-80	1	60-80	1
	Manutenção	30-60	2-5	30	2-5
Hemorragia em pescoço, assoalho da língua ou face	Inicial	40-50	1-7	60-80	1-7
	Manutenção	15-25	8-21	30-40	8-21
Cirurgia maior	Pré-operatório	60-80		50-70	
	Pós-operatório	50	1-3	40	1-3
		30-40	4-7	20-30	4-7
		15-20	8-14	10-20	8-14
Cirurgia menor	Pré-operatório	40-70		40-60	
	Pós-operatório	30-50	1-5, dependente procedimento	20-30	1-5, dependente procedimento

HIC: hemorragia intracraniana; M: músculo; NV: neurovascular; UI: unidades internacionais.
Fonte: Brasil[3] e Srivastava e colaboradores.[4]

evitados quando há hematúria ou com a administração concomitante de agentes de *bypass*.

Pacientes que desenvolveram anticorpos de alto título devem ser tratados com agentes de *bypass*, como:

- **Concentrado de complexo protrombínico parcialmente ativado (CPPA):** obtido por fracionamento de *pool* de plasmas deliberadamente ativados, na dose de 70 a 100 UI/kg de peso, com intervalos de 8, 12 ou 24 horas, de acordo com a gravidade do quadro clínico. Doses superiores a 200 UI/kg de peso em 24 horas não devem ser ultrapassadas pelo risco de fenômenos tromboembólicos.

- **Fator VII ativado recombinante (rFVIIa):** produzido por meio de técnicas de DNA recombinante, não depende da classificação do inibidor, visto que atua aumentando a geração de trombina por meio da ativação do FX na superfície das plaquetas ativadas. Tem melhor ação quando utilizado nas primeiras 4 horas após início dos sintomas de sangramento. Pode ser utilizado nas doses de 90 a 270 μg/kg de peso, de acordo com o histórico de resposta do paciente. As doses menores devem ser administradas com intervalos de duas a três horas e intervalos de quatro a seis horas após as doses de 270 μg/kg de peso.

TABELA 217.4 ■ Coagulopatias hereditárias raras: prevalência, gene envolvido, características clínicas e tratamento

FATOR DEFICIENTE	PREVALÊNCIA ESTIMADA	GENE ENVOLVIDO	CARACTERÍSTICAS CLÍNICAS	NÍVEL HEMOSTÁTICO (UI/DL, EXCETO PARA FIBRINOGÊNIO)	MEIA-VIDA, FATOR
Afibrinogenemia	1:1.000.000	4	Sangramento cotoumbilical; SNC; hemartroses; perda fetal recorrente no 1º trimestre; raramente trombose	0,5 g/L	2-4 d
Protrombina	1:2.000.000	11	Deficiência completa não compatível com a vida; sangramentos mucosos; hemartroses; hematomas musculares	20-30	3-4 d
Fator V	1:1.000.000	1	Sangramentos mucosos; hemartroses; hematomas musculares	15-20	36 h
Combinado V e VIII	1:1.000.000	18	Sangramentos mucosos	Para cada fator deficiente, individualmente	Desconhecido
Fator VII	1:500.000	13	Sangramentos mucosos; hemartroses; hematomas musculares	15-20	4-6 h
Fator X	1:1.000.000	13	Sangramento cotoumbilical; SNC; hemartroses; e hematomas musculares	15-20	40-60 h
Fator XI	1:1.000.000	4	Sangramento pós-cirúrgico	15-30	40-70 h
Fator XII		5	Sem complicações hemorrágicas	Desconhecido	Desconhecido
Fator XIII	1:2.000.000	1 e 6	Sangramento cotoumbilical; SNC; hemartroses; hematomas musculares	Desconhecido	11-14 d

SNC: sistema nervoso central.
Fonte: Adaptada de Bolton-Maggs[5] e Kumar e Carcao.[6]

O tratamento das coagulopatias hereditárias se baseia não só no cessar dos sangramentos, mas também em evitar riscos desnecessários. Dessa forma, além da terapia de reposição com produtos seguros, deve ser realizado por profissionais experientes e equipe multidisciplinar, dadas as características dessas doenças, que acometem os pacientes durante toda a vida, além de os manterem potencialmente em risco perene. Assim, tanto os profissionais como os pacientes devem estar atentos para:

- evitar o uso de ácido acetilsalicílico (AAS), butazona, diclofenaco e derivados;
- abolir as aplicações IMs;
- evitar as punções de veias profundas (jugulares ou femorais) ou artérias; não realizar punções das hemartroses (exceções: deverão ser executadas apenas por profissional experiente, quando houver grande volume e grande distensão de tecidos ou quando houver necessidade de diagnóstico diferencial com pioartrite);
- devem-se preceder os procedimentos invasivos com terapia de reposição, em níveis adequados;
- ter cuidado especial quando for necessária a imobilização nas fraturas e lesões ligamentares, para que sejam evitadas a atrofia muscular e/ou a permanência da flexão articular.

Alguns fármacos podem alterar a função plaquetária e, de modo geral, não devem ser administrados a esta população, exceto em situações bem estabelecidas. Podem ser usados:

- **antitérmicos:** derivados da dipirona, paracetamol;
- **analgésicos:** derivados do ácido mefenâmico, de morfina, de codeína;
- **anti-inflamatórios:** ibuprofeno, propoxifeno, cloridrato de benzidamida, inibidores da ciclo-oxigenase 2;
- **anti-histamínicos:** dicloridrato de cetirizina, clorofeniramina.

Além da terapia de reposição, as colas ou selantes de fibrina têm sido utilizadas no controle dos sangramentos pericirúrgicos desses pacientes, sobretudo em cavidade oral.

REVISÃO

- As coagulopatias hereditárias têm como características comuns o sangramento prolongado, porém são distintas entre si. Assim, o diagnóstico preciso é imprescindível para o tratamento adequado.
- Os portadores das hemofilias A e B são em maior número, apresentam sangramentos espontâneos com maior frequência e estão mais suscetíveis a morbidades.
- A DvW é a coagulopatia hereditária mais frequente, porém a minoria destes pacientes está em risco de sangramentos espontâneos, e muitos não precisarão de tratamento específico, exceto quando associados a trauma.

■ REFERÊNCIAS

1. Kitchen S, McCraw A, Echenagucia M. Diagnosis of hemophilia and other bleeding disorders: a laboratory manual. 2nd ed. Quebec: World Federation of Hemophilia, 2010.

2. Blanchette VS, Key NS, Ljung LR, Manco-Johnson MJ, Van Den Berg HM et al. Definitions in hemophilia: communication from the SSC of the ISTH. J Thromb Haemost. 2014;12(11):1935-9.
3. Brasil. Ministério da Saúde. Manual de hemofilia [Internet]. 2. ed. Brasília: MS; 2015 [capturado em 10 abr. 2017]. Disponível em: http://bvsms.saude.gov.br/bvs/publicacoes/manual_hemofilia_2ed.pdf
4. Srivastava A, Brewer AK, Mauser-Bunschoten EP, Key NS, Kitchen S, Llinas A et al. Guidelines to the management of hemophilia. Haemophilia. 2013;19(1):e1-47.
5. Bolton-Maggs PHB. The rare inherited coagulation disorders. Pediatr Blood Cancer. 2013;60 Suppl 1:S37-40.
6. Kumar R, Carcao M. Inherited abnormalities of coagulation: hemophilia, von Willebrand disease, and beyond. Pediatr Clin North Am. 2013;60(6):1419-41.

■ LEITURAS SUGERIDAS

Brasil. Ministério da Saúde. Manual das coagulopatias hereditárias raras [Internet]. Brasília: MS; 2015 [capturado em 10 abr. 2017]. Disponível em: http://bvsms.saude.gov.br/bvs/publicacoes/manual_coagulopatias_hereditarias_raras.pdf.
Leissinger C, Carcao M, Gill JC, Journey Cake J, Singleton T, Valentino L. Desmopressin (DDAVP) in the management of patients with congenital bleeding disorders. Haemophilia. 2014;20(2):158-67.

217.2 COAGULOPATIAS ADQUIRIDAS

■ DAYSE MARIA LOURENÇO

As coagulopatias adquiridas são situações em que o funcionamento do sistema da hemostasia é comprometido por diversas doenças ou condições clínicas. As mais comuns são a deficiência de vitamina K, as alterações da hemostasia na doença hepática, a coagulação intravascular disseminada (CIVD) e a coagulopatia associada à transfusão maciça.

■ DEFICIÊNCIA DE VITAMINA K

A vitamina K é obtida da dieta e sua absorção depende da presença de sais biliares, pois é vitamina lipossolúvel. Há pouca capacidade de armazenamento, de modo que a dieta pobre em vitamina K pode levar à deficiência desta vitamina e a alterações da coagulação. Além disso, a colestase e o uso de fármacos antivitamina K, como a varfarina, causam deficiência dos fatores II, VII, IX e X, que dependem da vitamina K para a sua atividade normal na coagulação. A reposição pode ser feita por via oral (VO), quando não há colestase, ou por via parenteral. A dose de 10 mg é suficiente para correção da deficiência na maioria dos pacientes, com correção do tempo de protrombina (TP).

Pacientes com superdosagem de fármacos antivitamina K, como a varfarina, podem receber vitamina K VO (2 a 5 mg) ou via parenteral, dependendo do grau de prolongamento do TP expresso no índice de normalização internacional (INR) e da presença ou não de sangramento. Essa reposição deve ser feita de forma cuidadosa, pois o objetivo é manter o INR em nível terapêutico (em geral, entre 2 e 3) para que se mantenha a proteção contra trombose.

■ ALTERAÇÕES DA HEMOSTASIA NA DOENÇA HEPÁTICA

O fígado é importante local de síntese de fatores da coagulação, bem como de proteínas que regulam a coagulação e que participam da fibri-

nólise. Assim, são complexas as alterações da hemostasia decorrentes dos defeitos da função hepática.

Os principais mecanismos envolvidos são:
- colestase: interfere com a absorção da vitamina K pelo trato gastrintestinal (TGI), levando ao prejuízo na síntese de fatores dependentes desta vitamina (fatores II, VII, IX e X e proteínas C e S);
- deficiência de síntese: decorrente de insuficiência hepatocelular grave;
- hipertensão porta (HP): pode levar à coagulação IV e ao consumo crônico de fatores no território das veias porta e esplênica (CIVD crônica);
- diminuição da depuração de fatores da coagulação ativados e de toxinas provenientes do TGI, contribuindo para a CIVD crônica, nos pacientes com insuficiência hepática (IH);
- trombocitopenia: associada ao hiperesplenismo secundário à HP e ao consumo na CIVD crônica, pela queda na produção de plaquetas e pela redução da trombopoietina.

A alteração laboratorial mais frequente é o prolongamento do TP, que é o teste mais sensível à diminuição dos fatores dependentes de vitamina K. O tempo de tromboplastina parcial ativada (TTPA) está prolongado nos casos mais graves de IH. O fator V é ótimo marcador de síntese hepática, pois não depende da vitamina K para ser sintetizado. O fibrinogênio irá diminuir mais tardiamente, podendo estar reduzido nos casos de CIVD crônica. O tempo de trombina (TT) é prolongado nos casos com CIVD crônica, pois depende do nível de fibrinogênio e da presença de produtos de degradação do fibrinogênio, que interferem com a polimerização da fibrina. O nível elevado de D-dímero, que é um produto de degradação da fibrina, reflete a fibrinólise secundária à CIVD crônica.

As alterações laboratoriais são frequentes nos hepatopatas, mas não há correlação entre o grau de prolongamento do TP ou TTPA e a ocorrência de sangramento, inclusive quando da realização de procedimentos invasivos. Estudos com testes que avaliam a capacidade de geração de trombina, ainda não disponíveis na rotina laboratorial, mostram que os hepatopatas são capazes de gerar trombina, ainda que apresentem prolongamento dos tempos de coagulação. Essa capacidade depende da quantidade de plaquetas disponíveis, o que sugere que seja importante a recuperação da contagem de plaquetas. É o que indicam estudos em andamento com o uso de agonistas do receptor da trombopoetina, como o eltrombopag, em pacientes portadores de hepatopatia crônica, especialmente por hepatite C.

A administração de vitamina K via parenteral (10 mg) corrige sua deficiência graças à colestase e deve ser mantida a cada 5 a 7 dias. A correção dos níveis de fatores dependentes de vitamina K ocorre em torno de oito horas na ausência de insuficiência hepatocelular. Nos defeitos de síntese com quadro de sangramento, ou na necessidade de procedimentos invasivos, preconiza-se a reposição com plasma fresco congelado (PFC) na dose de 10 a 20 mL/kg de peso, com o cuidado de repor um volume que o paciente seja capaz de tolerar. O controle da reposição baseia-se nos exames laboratoriais já citados, que devem ser realizados logo após o término da administração do PFC.

> **ATENÇÃO!**
>
> A resposta ao PFC não é previsível em pacientes hepatopatas, e a normalização completa da coagulopatia nem sempre é observada ou se correlaciona com o risco de sangramento.

O uso do concentrado de complexo protrombínico (CCP), que contém os fatores vitamina K-dependentes, associa-se a uma elevação de marcadores da ativação da coagulação, podendo aumentar o risco de complicações tromboembólicas nos pacientes com doença hepática. Dessa forma, o CCP deve ser reservado para o manejo de hemorragias graves de difícil controle. O fator VII ativado recombinante (rFVIIa) poderá ser usado antes de procedimentos invasivos, como biópsia hepática, transplante hepático ou hemorragia. Apesar da utilização crescente do rFVIIa em pacientes com doença hepática, há o risco potencial de complicações tromboembólicas, havendo necessidade de estudos controlados para se determinar de forma definitiva a eficácia e a segurança do fármaco neste grupo de pacientes.

■ COAGULAÇÃO INTRAVASCULAR DISSEMINADA

A CIVD é uma síndrome clínica caracterizada pela ativação patológica da coagulação, que determina formação IV de fibrina, com obstrução da microcirculação e lesão isquêmica de diversos tecidos, e degradação anormal de fatores da coagulação. A consequência clínica desses eventos é a ocorrência de trombose, geralmente confinada à microcirculação e caracterizada pela falência de múltiplos órgãos (FMO), e a hemorragia, decorrente da redução de fatores da coagulação e de plaquetas.

A CIVD surge associada a determinadas afecções que ativam a coagulação, seja por ativação direta das plaquetas ou fatores da coagulação, lesão da célula endotelial ou liberação de fator tecidual. São elas: choque, anoxia, infecção, endotoxinas, complexos antígeno-anticorpo, aneurismas, angiomas, descolamento prematuro de placenta (DPP), feto morto retido, embolia amniótica, neoplasias, malária, reações transfusionais, traumas e queimaduras.

O primeiro passo no diagnóstico da CIVD é a identificação do mecanismo desencadeante, que deve ser imediatamente combatido. O quadro clínico depende do grau de ativação da coagulação, do consumo de fatores e da fibrinólise, variando de trombose, exteriorizada sob a forma de insuficiência de múltiplos órgãos, ao sangramento. A condição preexistente ou a doença de base é a chave do diagnóstico.

Os testes laboratoriais demonstram sinais de coagulopatia de consumo e de fibrinólise. Os testes que mais comumente se alteram em pacientes com CIVD são: contagem de plaquetas, TP, TTPA, TT, fibrinogênio e D-dímero, que é o produto de degradação de fibrina. O TTPA nem sempre se mostra prolongado, porque ele é sensível ao aumento do fator VIII, que acompanha processos agudos de um modo geral. Pela mesma razão, o fibrinogênio pode não estar abaixo dos limites da normalidade, pois, sendo proteína de fase aguda, ele se eleva rápida e intensamente em quase todas as doenças capazes de desencadear CIVD. A queda progressiva do fibrinogênio tem mais valor para o diagnóstico do que seu valor absoluto. O nível da antitrombina (AT) reduz-se muito na CIVD devido ao consumo induzido pela formação de trombina, assim como o nível da proteína C. Ambas são parâmetros marcadores de mortalidade em pacientes críticos.

> **ATENÇÃO!**
>
> É importante a observação cuidadosa do esfregaço do sangue periférico, que mostra habitualmente sinais de hemólise microangiopática, com hemácias fragmentadas (esquizócitos), policromasia e pontilhado basofílico.

O diagnóstico diferencial entre CIVD e fibrinólise primária é guiado principalmente pelas circunstâncias clínicas. A fibrinólise primária acontece em situações especiais, como nas cirurgias de próstata, em que há liberação do ativador de plasminogênio. Observa-se redução do fibrinogênio e do plasminogênio; entretanto, há menor elevação do D-dímero, que deriva de fibrinólise e é secundária à ativação da coagulação e formação de fibrina.

O primeiro passo no manejo da CIVD é eliminar a doença de base, que, se realizado com sucesso, termina a ativação da coagulação e reverte o processo. Na presença de sangramento, é essencial a terapêutica de reposição, guiada pelos testes laboratoriais. Transfundir concentrado de plaquetas (uma unidade para cada 10 kg de peso) para correção de trombocitopenia, geralmente abaixo de 30.000 plaquetas/µL. A transfusão de PFC, que contém todos os fatores de coagulação viáveis, deve ser usada em pacientes com prolongamento do TP ou TTPA, na quantidade de 10 a 20 mL/kg/dia, o que depende da capacidade do paciente de tolerar a infusão de líquidos. A administração de crioprecipitado (1 a 2 unidades para cada 10 kg de peso) é raramente necessária, pois a ocorrência de hipofibrinogenemia importante (abaixo de 1 g/L) é infrequente fora das causas obstétricas de CIVD. A transfusão de glóbulos depende do grau de anemia decorrente do sangramento.

O uso de heparina é controverso e provavelmente só será útil em casos específicos, nos quais os fenômenos trombóticos sejam mais evidentes. O risco de administrar heparina é piorar o sangramento em paciente já profundamente trombocitopênico.

O uso de agentes antifibrinolíticos deve ser evitado, já que a fibrinólise é responsável pela remoção da fibrina que se deposita na microcirculação. Geralmente são usados apenas quando todas as medidas foram ineficazes, e nos pacientes em que se documenta a hiperfibrinólise, com depleção de plasminogênio e de $\alpha 2$-antiplasmina. Pode ser usado o ácido tranexâmico em infusão intravenosa (IV), o que habitualmente é eficaz para conter a hemorragia.

Na sepse, atualmente, estão disponíveis concentrados de AT e de proteína C que, se administrados em doses adequadas, são capazes de elevar estes inibidores que estão habitualmente reduzidos na CIVD. Em especial, o uso do concentrado de proteína C-ativada (PCA) em pacientes com sepse grave, avaliado em dois estudos multicêntricos, associa-se à redução significante da mortalidade, além de ser capaz de diminuir a resposta inflamatória. Ressalta-se que, nesses estudos, foram excluídos pacientes com menos de 30.000 plaquetas/µL, que é uma condição associada à sepse em que o concentrado de PCA pode ser indicado. O concentrado de PCA deve ser administrado para o tratamento de sepse grave, mesmo antes da instalação do quadro de CIVD. A administração da PCA pode aumentar o risco de hemorragia grave durante o período de sua infusão, principalmente nos pacientes com alguma condição predisponente para sangramento, tornando fundamental a monitoração clínica.

■ COAGULOPATIA ASSOCIADA À TRANSFUSÃO MACIÇA

A transfusão maciça consiste na infusão de um volume de sangue estocado maior ou igual à volemia do paciente (mais ou menos 10 UI) em um período de 24 horas ou infusão de sangue estocado em velocidade superior a 100 mL/minuto. A consequência é uma coagulopatia diluicional, com depleção de fatores de coagulação e principalmente perda da função hemostática das plaquetas devido à estocagem do sangue.

A função plaquetária é insuficiente mesmo com contagem em torno de 100.000/mL. Recomenda-se a reposição de plaquetas (1 UI/10 kg) nos casos de sangramento e nos pacientes sem sangramento, com possibilidade de cirurgia de urgência. A redução dos fatores de coagulação é diagnosticada pelo prolongamento do TP e do TTPA. Se houver persistência do sangramento após a reposição de plaquetas, recomenda-se a transfusão de PFC (10 a 20 mL/kg de peso), sendo o controle clínico mais importante do que o laboratorial.

A hipocalcemia surge em decorrência da intoxicação pelo citrato de sódio (usado como anticoagulante nas bolsas de sangue estocado), sendo importante apenas nos pacientes hepatopatas, que não conseguem metabolizá-lo. Ela não causa coagulopatia, mas sim arritmia cardíaca.

REVISÃO

- A vitamina K é obtida da dieta e sua absorção depende da presença de sais biliares, pois é vitamina lipossolúvel. Há pouca capacidade de armazenamento, de modo que a deficiência dietética pode levar à deficiência desta vitamina e a alterações da coagulação.
- O fígado é importante local de síntese de fatores da coagulação, bem como de proteínas que regulam a coagulação e que participam da fibrinólise. Assim, são complexas as alterações da hemostasia decorrentes dos defeitos da função hepática.
- A CIVD é síndrome clínica caracterizada pela ativação patológica da coagulação, que determina formação IV de fibrina, com obstrução da microcirculação e lesão isquêmica de diversos tecidos, e degradação anormal de fatores da coagulação. A consequência clínica desses eventos é a ocorrência de trombose, geralmente confinada à microcirculação e caracterizada pela falência de múltiplos órgãos, e a hemorragia, decorrente da redução de fatores da coagulação e de plaquetas.
- A transfusão maciça consiste na infusão de um volume de sangue estocado maior ou igual à volemia do paciente (mais ou menos 10 UI) em um período de 24 horas ou infusão de sangue estocado em velocidade superior a 100 mL/min. A consequência é uma coagulopatia dilucional, com depleção de fatores de coagulação e principalmente perda da função hemostática das plaquetas devido à estocagem do sangue.

■ LEITURAS SUGERIDAS

Erez O, Mastrolia SA, Thachil J. Disseminated intravascular coagulation in pregnancy: insights in pathophysiology, diagnosis and management. Am J Obstet Gynecol. 2015;213(4):452-63.

Han SK, Lee J. Bleeding complications in critically ill patients with liver cirrhosis. Korean J Intern Med. 2016;31(2):288-95.

MacLeod JB, Winkler AM, McCoy CC, Hillyer CD, Shaz BH. Early trauma induced coagulopathy (ETIC): prevalence across the injury spectrum. Injury. 2014;45(5):910-5.

Shah A, McKechnie S, Stanworth S. Use of plasma for acquired coagulation factor deficiencies in critical care. Semin Thromb Hemost. 2016;42(2):95-101.

Thachil J, Falanga A, Levi M, Liebman H, Di Nisio M; Scientific and Standardization Committee of the International Society on Thrombosis and Hemostasis. Management of cancer-associated disseminated intravascular coagulation: guidance from the SSC of the ISTH. J Thromb Haemost. 2015;13(4):671-5.

Umemura Y, Yamakawa K, Ogura H Yuhara H, Fujimi S. Efficacy and safety of anticoagulant therapy in three specific populations with sepsis: a meta-analysis of randomized controlled trials. J Thromb Haemost. 2016;14(3):518-30.

218
DOENÇAS HEMORRÁGICAS

■ DAYSE MARIA LOURENÇO

O diagnóstico de doença hemorrágica é, por vezes, um grande desafio para o médico clínico ou para o cirurgião. O acesso a meios diagnósticos especializados tornou mais racional a abordagem dos pacientes com tendência a sangramento. Entretanto, a história clínica é de capital importância, pois os testes rotineiros de laboratório podem não ser suficientes para detectar pacientes com tendência moderada a sangramento. O diagnóstico preciso depende da análise conjunta dos dados obtidos por meio da anamnese detalhada, do exame físico completo e das provas laboratoriais adequadas.

A história clínica deve incluir questões sobre as circunstâncias em que ocorreram as manifestações hemorrágicas, como: idade de aparecimento; frequência com que elas se repetem; se espontâneas ou se ocorreram após traumas ou intervenções cirúrgicas. A equimose é manifestação comum a diversos distúrbios da hemostasia, mas aparece também em doenças não relacionadas à coagulação, como a púrpura psicogênica. Ela pode ocorrer de forma espontânea ou apenas por traumas. A ocorrência de epistaxe, principalmente na infância, pode não estar relacionada a defeito da hemostasia, e sim a um fator local. O sangramento menstrual é um bom parâmetro para avaliar a competência do sistema hemostático. Mulheres portadoras de doenças congênitas têm sangramento abundante desde a menarca e nem sempre valorizam este fato. Perguntas sobre a duração e a quantidade do fluxo, a presença de coágulos e a necessidade de usar absorventes maiores do que os convencionais, ajudam a estimar o grau de sangramento. Além disso, a presença de anemia ferropriva deve ser sempre pesquisada, pois é achado frequente nas pacientes que realmente apresentam sangramento abundante. A exposição a fármacos pode causar distúrbios hemorrágicos, especialmente ácido acetilsalicílico (AAS) e anti-inflamatórios não hormonais (AINH). A presença de doenças, como hepatopatias, insuficiência renal (IR), leucemias, síndromes mieloproliferativas, neoplasias, colagenoses, deve ser pesquisada, e seus efeitos sobre a hemostasia devem ser cuidadosamente avaliados.

O diagnóstico laboratorial das doenças hemorrágicas deve ser orientado pelo quadro clínico, e os exames solicitados têm como objetivo definir a natureza da deficiência. A contagem de plaquetas, a prova do laço e o tempo de sangramento (TS) detectam anormalidades dependentes da interação vaso-plaqueta. O tempo de tromboplastina parcial ativada (TTPA) explora a via intrínseca (fatores VIII, IX, XI e XII), além da via comum (fatores X, V, II e fibrinogênio). O tempo de protrombina (TP) explora a via extrínseca (fator VII) e a comum. Nos casos de deficiência congênita, a dosagem de cada fator individualmente identificará com precisão o fator deficiente, e é o parâmetro no qual se baseia a reposição em caso de sangramento ou programação cirúrgica.

■ PÚRPURAS

Doenças caracterizadas por alterações da hemostasia primária (interação vaso-plaqueta), importante na hemostasia de pequenos vasos da superfície da pele e mucosas. Assim, a manifestação típica é o aparecimento de petéquias, equimoses e sangramentos de mucosa, como epistaxe, gengivorragia, menorragia e sangramento digestivo.

As púrpuras podem decorrer de alteração das plaquetas, quantitativa ou qualitativa, ou de alterações vasculares.

PÚRPURAS VASCULARES

Podem ser causadas por fragilidade da parede vascular, como a púrpura senil e o escorbuto, uso de corticosteroide, amiloidose, síndrome de Marfan e púrpura psicogênica. Podem ser causadas por agentes infecciosos, como viroses, a meningococcemia e ricketsioses. Podem ser mecânicas, por compressão, esforço ou leucoestase. Finalmente, podem ser decorrentes de vasculites, observadas em colagenoses, na púrpura de Henoch-Schönlein (PHS) e na crioglobulinemia. Em todos os casos, a contagem e a função plaquetária são normais, assim como o TS, mas a prova do laço costuma ser positiva. O tratamento é voltado para a doença de base.

A PHS é uma doença caracterizada pelo aparecimento de lesões purpúricas sobrelevadas, por vezes com áreas de necrose isquêmica. Sua distribuição é também característica, ocorrendo principalmente em membros inferiores, ascendendo progressivamente. O quadro pode se acompanhar de artralgia ou artrite, dores abdominais, cefaleia e hematúria. Ela atinge principalmente crianças, mas pode ocorrer em adultos, com frequência associada a medicamentos ou após infecções virais. É uma vasculite de hipersensibilidade, mediada por imunocomplexos, e a biópsia da lesão mostra infiltrado inflamatório característico da vasculite leucocitoclástica. A ocorrência de glomerulonefrite é a complicação mais temida, embora não seja frequente e não evolua habitualmente para IR.

PÚRPURAS TROMBOPÁTICAS

As púrpuras plaquetárias podem ser trombopáticas (defeitos da função plaquetária) ou trombocitopênicas (redução no número de plaquetas). As púrpuras trombopáticas podem ser hereditárias, causadas por deficiência genética de glicoproteínas da membrana plaquetária, como a púrpura de Glanzmann e Bernard-Soulier.

A púrpura de Glanzmann é o defeito da glicoproteína IIb-IIIa, que é o receptor do fibrinogênio. O quadro clínico é variável de acordo com o número de moléculas da GP IIb-IIIa na superfície plaquetária. Nos casos mais graves, o sangramento pode ser intenso, iniciando-se na infância e se tornando grave na menarca, o que leva à necessidade de supressão farmacológica da menstruação nestas pacientes. O estudo da agregação plaquetária mostra ausência de agregação com todos os agentes agonistas (epinefrina, difosfato de adenosina [ADP], colágeno), mas a aglutinação com ristocetina é normal.

A púrpura de Bernard-Soulier é causada por ausência ou alteração na expressão do complexo das glicoproteínas Ib-IX-V, importante para a adesão da plaqueta às estruturas subendoteliais, mediada pelo fator de von Willebrand (FvW). A agregação plaquetária é normal com os agentes agonistas, mas a aglutinação com ristocetina é deficiente. Os pacientes apresentam manifestação hemorrágica desde a infância, principalmente equimoses, epistaxe e sangramento a pequenos traumas.

Os defeitos funcionais das plaquetas podem ser adquiridos, como na uremia, ou induzidos por medicamentos, notadamente o uso de AAS. O estudo da agregação plaquetária é útil na avaliação das trombopatias. O tratamento consiste na reposição de plaquetas, quando houver sangramento importante.

PÚRPURAS TROMBOCITOPÊNICAS

A trombocitopenia pode ser causada por falta de produção de plaquetas decorrente de insuficiência medular secundária à anemia aplástica, à leucemia, à mielodisplasia, à infiltração por doenças linfoproliferativas ou a neoplasias de linhagem não hematológica, ao acúmulo na medula de células de depósito, como na doença de Gaucher ou efeito de quimioterapia ou radioterapia. Pode decorrer de destruição plaquetária mediada imunologicamente, como na trombocitopenia imunológica ou autoimune, ou de destruição não imunológica, como na CIVD e na púrpura trombocitopênica trombótica (PTT).

A trombocitopenia pode ainda ser secundária à retenção das plaquetas no baço, nos casos de hiperesplenismo, ou à coagulopatia diluicional por transfusão maciça. Pacientes com esplenomegalia de qualquer natureza apresentam redução da contagem de plaquetas associada à leucopenia distributiva, isto é, com maior proporção de neutrófilos e menor de linfócitos, como observado normalmente. Em geral, a trombocitopenia é moderada e não se associa a sangramento.

O tratamento da trombocitopenia depende da causa: a transfusão de plaquetas está indicada quando existe comprometimento da produção ou em caso de destruição não imunológica, e a imunossupressão é o tratamento de escolha para a trombocitopenia de causa imunológica. Em qualquer dos casos, a indicação de tratamento não se baseia apenas na contagem de plaquetas, mas também no quadro hemorrágico (Figura 218.1).

Trombocitopenia autoimune

A trombocitopenia autoimune é também chamada de púrpura trombocitopênica imunológica ou idiopática, ou simplesmente PTI.

É causada pela presença de autoanticorpos dirigidos contra glicoproteínas da membrana plaquetária, principalmente contra os complexos GPIIb-IIIa, GPIb-IX e GPIa-IIa. As plaquetas recobertas por autoanticorpos são fagocitadas pelos macrófagos, especialmente no baço, resultando em plaquetopenia periférica. A fisiopatologia da PTI não envolve apenas os linfócitos B produtores de anticorpos, mas também alterações de células T reguladoras, que modulam a resposta imune. Existe uma forma aguda e outra crônica.

A chamada PTI aguda tem curso autolimitado, com alto índice de remissão espontânea, mesmo sem tratamento, e não há recorrência. Ela é mais frequente na infância, muitas vezes ocorrendo cerca de duas semanas após infecção viral ou vacinação, e atinge ambos os sexos igualmente.

A PTI crônica caracteriza-se pela produção sustentada do autoanticorpo, ocorre com mais frequência em adultos e no sexo feminino, como as doenças autoimunes em geral. Ela pode ocorrer isoladamente ou ser associada a outras doenças do sistema imunológico, como lúpus eritematoso sistêmico (LES), doenças autoimunes da tiroide, doenças linfoproliferativas, como leucemia linfocítica crônica e linfomas, infecções virais (vírus da imunodeficiência [HIV] e vírus da hepatite [HCV]) e após transplante de medula óssea.

O quadro clínico típico da PTI caracteriza-se pelo aparecimento abrupto de sangramento cutâneo, com petéquias e equimoses, com sangramento mucoso associado nos casos mais graves. O principal achado do hemograma é a intensa trombocitopenia, geralmente menor do que 5.000/L e sem alteração nas outras séries. Mais raramente, a trombocitopenia pode ser descoberta em exame de rotina em paciente assintomático.

O diagnóstico de PTI se baseia no achado de trombocitopenia isolada, isto é, sem alteração da série vermelha ou dos leucócitos. Anemia só ocorre se houver sangramento abundante na forma de menorragia, epistaxe ou sangramento digestivo. Não há um teste confirmatório, de modo que o diagnóstico é sempre de exclusão de outras causas de trombocitopenia, seja por redução na produção de plaquetas, como nas leucemias, nas síndromes mielodisplásicas e na aplasia de medula, seja por aumento do consumo periférico, por exemplo, na sepse, na CIVD e na púrpura trombocitopênica trombótica, além do sequestro que se observa no hiperesplenismo. De toda forma, tais condições são de fácil reconhecimento pelo clínico na maioria dos casos.

Os achados do mielograma não são específicos e não firmam o diagnóstico de PTI. Observa-se número normal ou aumentado de megacariócitos, sem alterações nas outras linhagens hematopoiéticas, confirmando ser a plaquetopenia de causa periférica, e a sua realização é importante em situações em que há suspeita de outra causa de plaquetopenia, como leucemia, principalmente a leucemia linfoide em crianças, ou as síndromes mielodisplásicas, principalmente em idosos.

> **ATENÇÃO!**
>
> Cabe lembrar que a trombocitopenia familiar é outro diagnóstico diferencial, principalmente entre pacientes assintomáticos que apresentam trombocitopenia sem alterações das demais séries. Nesse caso, é fundamental detectar antecedente pessoal e familiar de manifestações hemorrágicas e/ou trombocitopenia.

O tratamento considerado de 1ª linha para a PTI inclui o uso de corticosteroides, esplenectomia e de imunoglobulina humana intravenosa (IGIV) em alta dose. O tratamento inicial da PTI é sempre a imunossu-

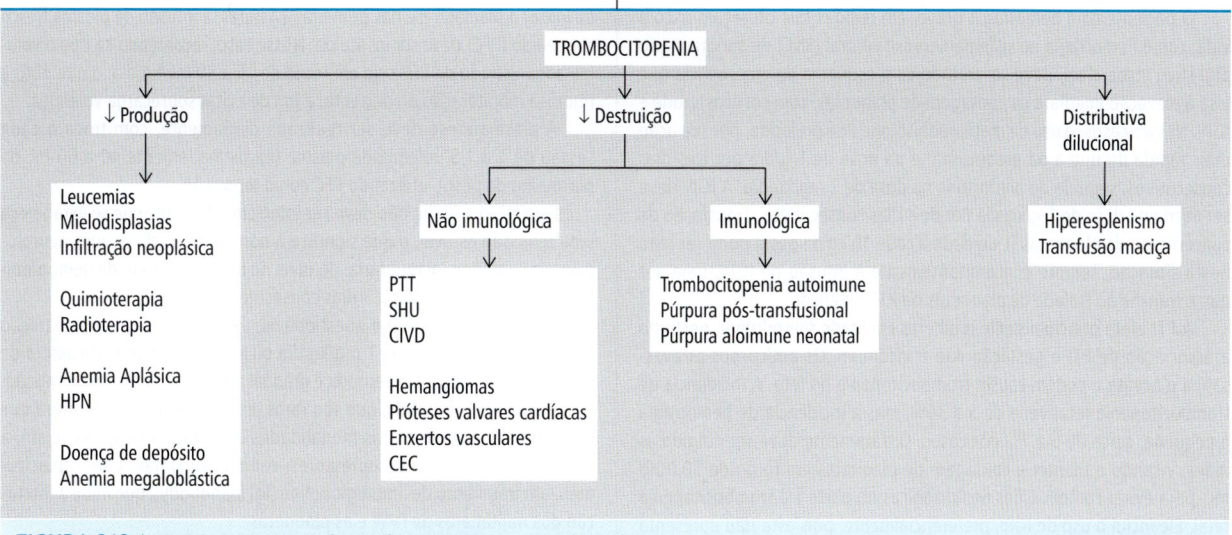

FIGURA 218.1 ■ Principais causas de trombocitopenia.

HPN: hemoglobinúria paroxística noturna; PTT: púrpura trombocitopênica trombótica; SHU: síndrome hemolítico-urêmica; CIVD: coagulação intravascular disseminada; CEC: circulação extracorpórea.

pressão com corticosteroides, visando a induzir remissão da doença, que pode ser feita com prednisona, na dose de 1 a 2 mg/kg ao dia. Observa-se boa resposta inicial na maioria dos casos, com melhora do quadro hemorrágico e elevação mais lenta da contagem de plaquetas. Ao diagnóstico, esta dose deve ser mantida por cerca de 2 a 4 semanas, depois reduzida lentamente até a suspensão. A resposta ao corticosteroide costuma ocorrer dentro desse período, ou seja, se não houver resposta, é inútil insistir nesta modalidade de tratamento por mais tempo. O objetivo da terapêutica é a resolução do quadro hemorrágico e a elevação da contagem de plaquetas, não necessariamente para níveis normais. Contagem de plaquetas acima de $300 \times 10^9/L$ em geral não se associa a sangramento nestes pacientes. Assim, são considerados refratários os pacientes que mantêm trombocitopenia com contagem abaixo de 30.000/L, particularmente inferior a $200 \times 10^9/L$, e hemorragia (petéquias, equimoses ou sangramento de mucosas).

A imunoglobulina (Ig) humana policlonal, de uso intravenoso (IV) e em alta dose, promove o bloqueio dos receptores para fração constante da imunoglobulina (Fcg) dos macrófagos, pelos quais a plaqueta coberta por autoanticorpos é fagocitada e destruída. A dose total recomendada de IGIV é de 2 g/kg, habitualmente dividida em 2 ou 5 dias consecutivos. A resposta à IGIV imediata é boa em 70 a 90% dos casos, mas é transitória, já que sua vida média se situa em torno de 21 dias, o que torna este tratamento útil no manejo do sangramento agudo grave e na preparação do paciente para procedimentos cirúrgicos. A IGIV deve ser administrada em ambiente hospitalar, devido ao risco, embora pouco frequente, de reação anafilática. Outras reações adversas incluem cefaleia, febre, tremores, náuseas, vômitos, fadiga, mialgia, artralgia, dor lombar, aumento da pressão arterial (PA) e meningite asséptica. Pacientes idosos, diabéticos ou com alteração renal prévia podem apresentar insuficiência renal aguda (IRA) após a infusão de IGIV, decorrente de lesão tubular associada à sacarose presente em algumas preparações de IGIV.

O segundo passo no tratamento de pacientes refratários ao corticosteroide é a esplenectomia. Essa modalidade de tratamento é a que apresenta o melhor índice de resposta, em torno de 70% de remissão completa a longo prazo. O uso de IGIV é útil no período perioperatório, para minorar o risco de sangramento operatório, com baixa incidência de efeitos colaterais. A transfusão de plaquetas no período perioperatório é ineficaz, além de geralmente desnecessária, pois a reposta imediata à cirurgia, observada na maioria dos casos, permite a hemostasia adequada. A ocorrência de septicemia pós-esplenectomia é temida nos pacientes com PTI, embora seja mais rara do que em outras doenças, especialmente neoplasias. A vacinação contra pneumococo, *Haemophilus influenzae* tipo B e meningococo deve ser realizada pelo menos duas semanas antes da cirurgia, sendo a revacinação contra pneumococos recomendada a cada cinco anos. A profilaxia com antibióticos é preconizada em crianças.

O rituximabe é anticorpo monoclonal dirigido contra o antígeno CD20, proteína transmembrana presente em linfócitos B, causando importante redução na população destas células. Ele pode ser utilizado em pacientes com PTI refratários ao corticosteroide, mesmo antes da esplenectomia, com o objetivo de postergá-la ou mesmo evitá-la. A resposta é duradoura em cerca de 30% dos casos tratados inicialmente com esse medicamento, e os pacientes que recaem podem apresentar de novo resposta a outro ciclo de tratamento em 75% das vezes. Entretanto, os resultados em longo prazo não são melhores do que aqueles obtidos com corticosteroides. A administração IV associa-se frequentemente a reações adversas, obrigando o uso de fármacos, como paracetamol e difedrina, logo antes da infusão do rituximabe.

As medicações agonistas do receptor de trombopoetina, romiplostin e eltrombopag, aumentam a produção de plaquetas, garantindo sua contagem em níveis mais seguros, embora não atuem no mecanismo autoimune da doença. Eles reduzem o uso de corticosteroides e de outros imunossupressores em pacientes refratários. O romiplostin é de uso parenteral, por via subcutânea (SC), em aplicação semanal, e o eltrombopag é de uso oral (VO) e diário.

Pacientes refratários ao corticosteroide e à esplenectomia e que continuam apresentando fenômenos hemorrágicos são difíceis de manejar, pois o uso de agentes imunossupressores não é eficaz na maioria dos casos, além de apresentar efeitos colaterais importantes. Os casos refratários recebem tratamentos alternativos, cuja eficácia é quase sempre precária, e que incluem: agentes imunossupressores, como azatioprina, ciclofosfamida e alcaloides da vinca; ou outros medicamentos, como danazol, colchicina e dapsona.

O paciente com hemorragia grave, em regiões que ofereçam risco à vida, como hemorragia no sistema nervoso central (SNC) ou sangramento digestivo incoercível, deve ser tratado com esquema de emergência que visa à elevação imediata da contagem de plaquetas, com corticosterode e IGIV. Nesses casos, o uso de metilprednisolona IV é preferido, por sua ação mais rápida do que a da prednisona, e na dose de 1 g/dia por três dias consecutivos, seguida de prednisona na dose de 2 mg/kg/dia. A IGIV deve ser usada na dose de 1 g/kg/dia por dois dias consecutivos. Transfusão de concentrado de plaquetas (1 unidade a cada 10 kg de peso) pode ser feita nesta situação, sempre concomitantemente à infusão de IGIV, uma vez que a transfusão isolada de plaquetas na PTI é ineficaz.

A PTI afeta principalmente mulheres em idade reprodutiva, portanto a associação de PTI e gestação não é incomum. Os anticorpos atravessam a placenta e podem causar trombocitopenia no feto. A incidência de trombocitopenia fetal varia de 5 a 30%, mas a incidência de hemorragia é pequena, cerca de 6 a 7% dos casos. O tratamento deve ser dirigido às mães, visando a manter a contagem de plaquetas em torno de 50.000/mL, para evitar complicações hemorrágicas no parto e a trombocitopenia fetal. Ele inclui o uso de IGIV, preferencialmente, pois esta não apresenta os efeitos colaterais do corticosteroide na gravidez, como elevação da PA, edema e indução de diabetes, além de prevenir a transferência de anticorpos maternos pela placenta, o que se faz por meio dos receptores Fcg bloqueados pela IGIV. Não se justificam medidas invasivas para contagem de plaquetas do feto, com o objetivo de indicar a via de parto, que deve ser obstétrica. O recém-nascido (RN) trombocitopênico pode necessitar de tratamento com prednisona ou IGIV para controlar a hemorragia.

Púrpura trombocitopênica trombótica

A púrpura trombocitopênica trombótica (PTT) é uma microangiopatia trombótica caracterizada pela oclusão difusa de arteríolas terminais e capilares por trombos ricos em plaquetas e fator de von Willebrand (FvW). Este fenômeno leva ao quadro de anemia hemolítica microangiopática com formação de esquizócitos, trombocitopenia e isquemia de órgãos com acometimento preferencial da circulação cerebral e renal.

A PTT resulta da redução dos níveis de ADAMTS13, uma enzima presente na superfície da célula endotelial, que tem a função de clivar os multímeros de FvW, limitando seu tamanho.

Em decorrência desta redução, grande multímeros de FvW se formam, causando agregação plaquetária espontânea e formação de agregados plaquetários que ocluem os vasos da microcirculação.

A deficiência de atividade da ADAMTS 13 pode ser congênita, o que é mais raro, ou adquirida, podendo ser idiopática ou estar associada à gestação, a puerpério, a infecções (particularmente pelo HIV), a neoplasias malignas, a doenças autoimunes, a medicamentos (p. ex., quinina, ticlopidina, clopidogrel, ciclosporina, tacrolimo, mitomicina C) ou a transplante de células progenitoras hematopoiéticas ou de órgãos sólidos.

As manifestações clínicas, em geral, têm instalação abrupta, cabendo ressaltar que muitos pacientes não apresentam todos os cinco sintomas e sinais clássicos da PTT: trombocitopenia, anemia hemolítica microangiopática, alterações neurológicas, comprometimento renal e febre.

A anemia hemolítica microangiopática caracteriza-se pela anemia, aumento da contagem de reticulócitos, presença de esquizócitos em esfregaço de sangue periférico e trombocitopenia.

Em decorrência da hemólise, existe ainda elevação de desidrogenase láctica (DHL) e redução da haptoglobina.

A plasmaferese retira os grandes multímeros de FvW circulantes, e a reposição da ADMTS13 e é a base do tratamento da PTT, permitindo sobrevida em cerca de 80 a 90% dos casos. É importante que a plasmaferese seja realizada precocemente, tão logo se faça o diagnóstico, pois isto aumenta a chance de reposta ao tratamento. Entretanto, caso haja impossibilidade de iniciar a plamaférese nas primeiras 24 horas, a infusão de plasma fresco congelado (PFC) deve ser instituída. Nesse caso, recomenda-se que o volume administrado de PFC seja em torno de 25 a 30 mL/kg/dia, o que obriga rigorosa monitoração do paciente, a fim de evitar sobrecarga volêmica.

A plasmaferese deve ser realizada diariamente, com troca a cada sessão de 1 a 1,5 volemia de plasma (aproximadamente 40 a 60 mL de plasma/kg de peso), utilizando PFC como reposição.

Este regime diário não deve ser interrompido antes que se estabeleça uma remissão estável, o que significa a normalização do quadro neurológico, da contagem plaquetária, do nível de DHL e ascensão da hemoglobina (Hb) por pelo menos 2 a 3 dias consecutivos.

Embora seu efeito seja questionável, recomenda-se a administração de prednisona na dose de 1 mg/kg/dia ou equivalente de corticosteroide IV com a plasmaferese. A retirada é gradual assim que se atinja a remissão.

Nos casos refratários, que são raros, existem dados na literatura que relatam a eficácia de outras modalidades de tratamento, quais sejam, a administração de imunossupressores, como o rituximab, e de caplacizumab, um fragmento de imunoglobulina (Ig) (nanobody), que inibe a interação dos multímeros de FvW e as plaquetas.

Para o tratamento da PTT congênita ou familiar, a infusão de plasma é eficaz e a plasmaferese terapêutica habitualmente não é necessária no manejo destes pacientes. Nos casos graves e recorrentes de PTT familiar, preconiza-se infusão profilática de PFC, sobrenadante do crioprecipitado ou plasma tratado com solvente-detergente a cada 3 a 4 semanas. Nos casos brandos da doença, cujos episódios ocorrem mais tardiamente, em geral associados a fatores precipitantes, como gestação, cirurgia ou infecções, recomenda-se infusão de plasma durante os episódios, além de cuidadosa monitoração quando houver exposição aos fatores precipitantes.

Trombocitopenia induzida por medicamentos

A trombocitopenia induzida por medicamentos é mais frequente em pacientes hospitalizados, mas nem sempre é fácil atribuir-se a determinado fármaco. Deve-se considerar este diagnóstico quando houver relação entre a ocorrência de trombocitopenia e a introdução de fármaco que potencialmente pode causar essa condição. O mecanismo pode envolver a formação de anticorpos ou como ação direta na trombopoese, e o tratamento é a suspensão do medicamento, o que é habitualmente suficiente para a recuperação da contagem de plaquetas (Quadro 218.1).

QUADRO 218.1 ■ Medicamentos que podem causar trombocitopenia

Alfametildopa	Penicilinas
Clortalidona	Antibióticos β-lactâmicos
Clortiazina	Sulfas
Furosemida	
Digoxina	Ácido valproico
Quinidina/quinino	Carbamazepina
	Hidantoína
	Clozapina
Heparina	Interferons
Paracetamol	Cimetidina
Ibuprofeno	Ranitidina
Indometacina	
Cloroquina	Cocaína
Sais de ouro	Heroína
Penicilamina	Etanol

PÚRPURA PÓS-TRANSFUSIONAL

Na púrpura pós-transfusional, a trombocitopenia é causada por aloanticorpo contra um antígeno plaquetário comum, o PLA-1, em indivíduos PLA-1-negativos como resposta à exposição prévia ao antígeno, seja por gravidez ou por transfusão anterior.

Nesses indivíduos, a transfusão de hemocomponente contendo plaquetas desencadeia trombocitopenia intensa e sangramento.

O tratamento consiste na suspensão da transfusão e na administração de Ig em alta dose.

ATENÇÃO!

O tratamento da trombocitopenia deve basear-se sempre no mecanismo fisiopatológico e na presença de sangramento, e não apenas na contagem de plaquetas.

REVISÃO

- O diagnóstico das doenças hemorrágicas exige além de anamnese detalhada e de exame físico completo, exames laboratoriais e especializados.
- As púrpuras são um grupo prevalente de doenças hemorrágicas, incluindo púrpura por defeito da função plaquetária ou trombopática, e as púrpuras trombocitopênicas: (PTI, PTT), trombocitopenia induzida por medicamentos e púrpura pós-transfusional.
- Cada caso de doença hemorrágica possui um tipo específico de tratamento, que pode ser desde o uso de medicamentos até a transfusão.

■ LEITURAS SUGERIDAS

Appel GB. Thrombotic microangiopathies: similar presentations, different therapies. Cleve Clin J Med. 2017;84(2):114-30.
Estcourt LJ, Birchall J, Allard S, Bassey SJ, Hersey P, Kerr JP, et al. Guidelines for the use of platelet transfusions. Br J Haematol. 2017;176(3):365-94.
Levi M. Platelets in critical illness. Semin Thromb Hemost. 2016;42(3):252-7.
Poon MC, Di Minno G, d'Oiron R, Zotz R. New insights into the treatment of glanzmann thrombasthenia. Transfus Med Rev. 2016;30(2):92-9.
Provan D, Newland AC. Current Management of Primary Immune Thrombocytopenia. Adv Ther. 2015;32(10):875-87.
Rodeghiero F, Ruggeri M. Treatment of immune thrombocytopenia in adults: the role of thrombopoietin-receptor agonists. Semin Hematol. 2015;52(1):16-24.

219

TROMBOSE

■ PATRÍCIA NUNES BEZERRA PINHEIRO
■ DAYSE MARIA LOURENÇO

O foco deste capítulo é a trombose venosa, pois a trombose arterial, incluindo doença coronariana, oclusão arterial aguda e acidente vascular cerebral isquêmico (AVCi), é abordada em outros capítulos.

A trombose venosa pode ocorrer tanto no sistema venoso superficial como no profundo, sendo denominada, nesse último caso, trombose venosa profunda (TVP). As veias profundas dos membros inferiores são os locais mais frequentemente acometidos. A TVP, mais raramente, pode acometer veias dos membros superiores e esplâncnicas e seios venosos cerebrais.

A embolia pulmonar (EP) ocorre quando o trombo ou um fragmento deste se desprende e migra até ramos da artéria pulmonar. Na maioria das vezes, os êmbolos pulmonares originam-se de trombos de veias profundas de membros inferiores, sobretudo, proximais. Cabe ressaltar que trombos em veias de membros inferiores podem não causar sintomas, e a EP grave ou fatal pode ser a primeira manifestação da doença trombótica. Tromboembolia venosa (TEV) é o termo comumente empregado para designar TVP e/ou EP. Tendo em vista a frequência, o foco deste capítulo será a abordagem de TVP de membros inferiores e de EP.

■ TROMBOEMBOLIA VENOSA

EPIDEMIOLOGIA

A TEV, englobando TVP de membros inferiores e EP, é uma condição frequente na população geral, com incidência anual de 1 a 2 casos para cada mil indivíduos. A TEV é considerada um problema de saúde pública em função de sua morbidade e mortalidade. O impacto da TEV na saúde pública decorre também de suas complicações tardias, como síndrome pós-trombótica e hipertensão pulmonar crônica tromboembólica. A recorrência é outra complicação, cuja incidência pode chegar a 25% dos casos nos primeiros 5 anos após 1º evento de TEV.

Trombofilia é o estado que predispõe à trombose e é determinada por fatores de origem genética e adquirida. Ressalta-se que a TEV possui natureza multifatorial quanto a sua etiologia, resultando habitualmente da interação de dois ou mais fatores de risco genéticos ou adquiridos, os quais estão resumidos na Figura 219.1.

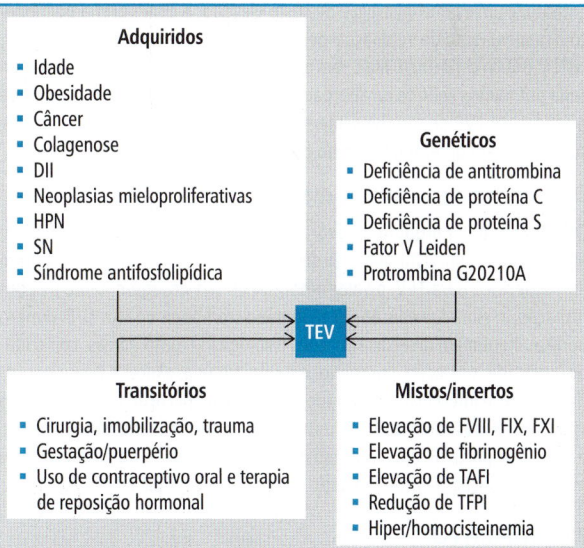

FIGURA 219.1 ■ Esquema com o resumo dos principais fatores de risco associados à TEV.

TAFI: inibidor da fibrinólise ativado pela trombina; TEV: tromboembolia venosa; TFPI: inibidor da via do fator tecidual; DII: doença inflamatória intestinal; HPN: hemoglobina paroxística noturna; SN: síndrome nefrótica.

QUADRO CLÍNICO

Na anamnese, é fundamental determinar em que circunstâncias as manifestações clínicas surgiram: se associadas a fatores de risco transitórios (p. ex.: cirurgia, trauma ou imobilização) ou espontaneamente durante as atividades de rotina do paciente. É importante investigar sintomas e sinais sugestivos de doenças que predispõem à trombose venosa (p. ex.: câncer, doenças autoimunes de caráter inflamatório sistêmico ou SN). Entre as mulheres, avaliar antecedente obstétrico e uso de contraceptivo oral (CO) e de terapia de reposição hormonal (TRH). Ainda na anamnese, investigar história familiar de trombose venosa e/ou de morte súbita, pela possibilidade de trombofilia hereditária.

O quadro clínico da TVP de membros inferiores não é específico e pode incluir dor, edema, aumento da consistência muscular e da temperatura da pele e presença de trajetos venosos superficiais visíveis. Na EP, o espectro da apresentação clínica é amplo e pode incluir dispneia, dor torácica, tosse, hemoptise, taquipneia e taquicardia. Casos graves de EP podem resultar em síncope, hipotensão arterial, hipoxemia grave ou mesmo morte súbita.

DIAGNÓSTICO

A ultrassonografia (US) venosa com Doppler é atualmente o método de escolha para o diagnóstico de TVP de membros inferiores e, quando comparada à flebografia (padrão-ouro), possui alta sensibilidade e especificidade para a detecção de trombos em veias proximais.

> **ATENÇÃO!**
>
> O diagnóstico de TEV deve ser realizado por meio de métodos objetivos que demonstrem a presença do trombo, uma vez que esse diagnóstico possui implicações não apenas na abordagem terapêutica do evento agudo, mas também na aplicação de medidas de profilaxia ao longo da vida do paciente.

A angiografia pulmonar é o padrão-ouro para o diagnóstico de EP. No entanto, é um exame invasivo e de custo elevado. A cintilografia pulmonar com mapeamento de ventilação-perfusão é um método bastante sensível, porém pouco específico. Mais recentemente, a TC helicoidal tem sido utilizada por muitos centros na abordagem diagnóstica da EP. Ressalta-se que o achado de TVP de membros inferiores em paciente com suspeita de EP é suficiente para determinar o início do tratamento.

D-dímero na estratégia diagnóstica de TEV

O D-dímero é um produto de degradação de fibrina que se eleva na TEV agudo. Tendo em vista que o D-dímero é um marcador sensível, porém não específico para TEV, o valor potencial de sua dosagem não é na confirmação, e sim na exclusão do fenômeno tromboembólico. O D-dímero pode aumentar em diversas situações fisiológicas e patológicas, como idade avançada, gestação, puerpério, cirurgia, trauma, câncer e processos inflamatórios e infecciosos, limitando, portanto, a aplicação do teste nessas situações. A dosagem do D-dímero não deve ser utilizada isoladamente, e sim como parte de um algoritmo diagnóstico validado na literatura, que inclui a avaliação da probabilidade clínica de apresentar TVP ou EP.

TRATAMENTO

O tratamento central da trombose venosa consiste na administração de anticoagulantes, que evitam a extensão do trombo, dando tempo para que a fibrinólise fisiológica possa degradar a rede de fibrina e garantir a desobstrução vascular e a normalização do fluxo.

O uso de agentes trombolíticos, como estreptocinase, plasminogênio tecidual (t-PA) ou urocinase, que atuam dissolvendo a fibrina, tem aplicação em casos selecionados de trombose venosa, em que a imediata desobstrução vascular é importante para a evolução do paciente, como nos casos de EP maciça com instabilidade hemodinâmica.

O filtro de veia cava inferior (VCI) deve ser reservado para casos selecionados com contraindicação à anticoagulação, como aqueles com episódio agudo de TVP proximal ou de EP, nos quais a terapia anticoagulante não é possível devido a um alto risco hemorrágico. Nos pacientes com TEV aguda, em que o filtro de VCI foi inserido como alternativa à anticoagulação, o uso de anticoagulantes deve ser instituído, uma vez resolvido o risco hemorrágico. Filtros de VCI permanentes, embora reduzam o risco de EP, podem aumentar o de TVP de membros inferiores no longo prazo.

Tratamento anticoagulante

Heparina

A ação anticoagulante da heparina não fracionada (HNF) ocorre por meio da interação com a antitrombina (AT), inibidor natural dos fatores de coagulação, especialmente da trombina (IIa) e do fator Xa.

A HNF deve ser administrada por via parenteral: IV ou SC. A melhor maneira de administração IV da HNF é a infusão contínua, pois garante concentração plasmática estável e nível constante de anticoagulação durante o tratamento.

O ajuste da dose da HNF é realizado por meio da medida do tempo de tromboplastina parcial ativada (TTPA). Uma relação entre o TTPA do paciente e de um *pool* de plasmas normais em torno de 2 é comumente considerada terapêutica. Entretanto, visto que diferentes reagentes e condições de trabalho podem influenciar o valor do TTPA, recomenda-se que cada laboratório determine a relação do TTPA correspondente a níveis considerados terapêuticos de heparina.

Antes de se iniciar a infusão de HNF, deve-se obter amostra de sangue para o TTPA basal. No tratamento de TEV, recomenda-se iniciar com bolus de 80 UI/kg de HNF IV (no adulto, aproximadamente 5.000 UI), instalando-se em seguida infusão contínua IV de 18 UI/kg/hora com o auxílio de uma bomba de infusão. O ajuste da dose será feito em função do resultado do TTPA avaliado seis horas após o início da HNF. O TTPA pode ser realizado apenas uma vez ao dia no paciente estável, com o cuidado de que a infusão seja contínua.

A administração da HNF via SC pode também resultar em níveis terapêuticos da substância, dependendo da dose administrada, embora mais tardiamente quando comparada à via IV. A administração SC é a via de escolha para a profilaxia da trombose venosa: doses de 5.000 UI a cada 12 horas, 5.000 UI a cada oito horas ou 10.000 UI a cada 12 horas habitualmente não prolongam o TTPA em pacientes adultos com função renal normal e são consideradas profiláticas.

A resistência à heparina manifesta-se pela inadequada resposta anticoagulante, avaliada pelo TTPA, e antitrombótica, medida pela atividade anti-Xa, na presença de doses de HNF corretamente ajustadas para o peso. A redução da atividade da heparina ocorre devido ao aumento da ligação desta com células mononucleares, endoteliais e proteínas plasmáticas de fase aguda. A elevação do fator VIII, que é uma proteína de fase aguda, é uma causa comum de aparente resistência à heparina. O aumento do fator VIII pode encurtar o TTPA sem interferir com o nível terapêutico da heparina. Elevação progressiva da dose de HNF na tentativa de atingir TTPA terapêutico sem avaliar o efeito antitrombótico pela atividade anti-Xa pode expor os pacientes a um maior risco de sangramento.

A heparina de baixo peso molecular (HBPM) possui reduzida ação inibitória sobre a trombina, agindo predominantemente sobre o fator Xa. A HBPM administrada via SC vem substituindo a HNF no tratamento da TEV e está associada a uma menor ocorrência de osteopenia e de trombocitopenia induzida pela heparina quando comparada à HNF. Devido ao menor tamanho molecular, a HBPM possui reduzida capacidade de ligação com proteínas plasmáticas, o que aumenta sua biodisponibilidade. Esse fato possui implicação prática, pois a quantidade administrada de HBPM guarda relação com seu efeito antitrombótico, o que dispensa controle laboratorial para ajuste de dose na maioria dos casos.

Há algumas situações específicas nas quais a monitoração laboratorial da HBPM pode ser indicada, como insuficiência renal (IR) (particularmente pacientes com depuração de creatinina (Cr) ≤ 30 mL/minuto), gestação e grandes obesos. A monitoração da HBPM é realizada por meio da medida da atividade anti-Xa em amostra coletada após quatro horas da última injeção SC.

> **ATENÇÃO!**
>
> As HBPMs diferem entre si quanto ao tamanho molecular, à relação de inibição dos fatores Xa e IIa e à farmacocinética. Portanto, elas não são intercambiáveis em seu uso clínico, e as doses devem seguir as recomendações dos fabricantes.

Como regra geral, o tratamento da fase aguda da TEV com HBPM obedece ao seguinte esquema: 100 UI anti-Xa por kg de peso corporal, a cada 12 horas, via SC ou 150 a 200 UI anti-Xa por kg de peso corporal, a cada 24 horas, via SC. Na profilaxia da TEV, a escolha da dose da HBPM deve levar em conta as características individuais do paciente que possam aumentar o risco de trombose e as situações consideradas de risco as quais ele se submeterá. A Tabela 219.1 descreve a apresentação das HBPMS disponíveis em nosso meio (enoxaparina sódica e dalteparina sódica).

Superdosagem da heparina

Na maioria das vezes, a interrupção temporária da HNF é suficiente para que se atinja novamente valor seguro de TTPA para a reintrodução de dose menor. Na presença de sangramento potencialmente grave, a superdosagem pode ser revertida pela administração IV de sulfato de protamina, proteína com alta afinidade de ligação com a HNF (razão aproximada de 100 UI de HNF para 1 mg de protamina). Como a meia-vida da HNF IV é relativamente curta, deve-se considerar, para o cálculo da dose da protamina, a heparina infundida nas últimas horas. Por exemplo, um paciente que recebe infusão contínua IV de heparina na dose de 1.250 UI/hora necessita aproximadamente de 30 mg de sulfato de protamina para neutralizar a heparina que foi administrada nas últimas 2 a 2,5 horas.

TABELA 219.1 ■ Heparina de baixo peso molecular: apresentação e atividade anti-Xa

HBPM	CONCENTRAÇÃO	SERINGAS	UNIDADES ANTI-XA
Enoxaparina	1 mg = 100 UI anti-Xa	20 mg	2.000
		40 mg	4.000
		60 mg	6.000
		80 mg	8.000
		100 mg	10.000
Dalteparina		0,2 mL	2.500
		0,2 mL	5.000

A queda no TTPA é usada para avaliar a neutralização da HNF. A HBPM possui reduzida capacidade de ligação com a protamina, resultando em neutralização incompleta da atividade fator anti-Xa. Até o momento, não há um método bem estabelecido para neutralizar o efeito anticoagulante da HBPM.

Trombocitopenia induzida pela heparina

A trombocitopenia induzida (TIH) deve ser suspeitada no paciente que desenvolve plaquetopenia ou queda da contagem plaquetária > 50% em relação ao valor basal, em torno do 5º ao 10º dia de uso da heparina. Entre pacientes com exposição recente à heparina (nos últimos 100 dias), a queda da contagem plaquetária pode ocorrer nas primeiras 24 horas após seu início. O risco de trombose é importante e pode acometer artérias e veias.

Os ensaios para avaliar a TIH nem sempre estão disponíveis na prática clínica. Assim, critérios clínicos devem ser valorizados, devido à necessidade de pronto tratamento pela gravidade do quadro. Alguns elementos da evolução do paciente são particularmente úteis para estimar a probabilidade da TIH, como o momento do início da plaquetopenia em relação à infusão de heparina, a exclusão de outras causas de plaquetopenia e a ocorrência ou a extensão de novos fenômenos trombóticos.

O tratamento da TIH consiste em suspender a heparina e administrar anticoagulantes alternativos, como danaparoide, lepirudina e argatroban, os dois últimos inibidores de trombina. O início dos antagonistas da vitamina K (AVK) deve ser postergado até que haja resolução da plaquetopenia e que o paciente esteja adequadamente anticoagulado com os fármacos citados e a trombose sob controle. A HBPM não deve ser usada nos pacientes que desenvolvem TIH com HNF pelo risco de reação cruzada com anticorpos circulantes induzidos pela HNF.

Fondaparinux

Pentassacarídeo cuja ação anticoagulante se deve à inibição indireta do fator Xa; é atualmente também uma opção para o tratamento da TEV. O fondaparinux é administrado via SC uma vez ao dia em doses ajustadas para o peso e sem a necessidade de monitoração na maioria dos casos. Se necessária, a monitoração pode ser realizada por meio da medida da atividade anti-Xa em ensaio específico para o fondaparinux. Visto que sua depuração é quase toda renal, deve-se ter cautela em pacientes com IR, sendo contraindicado naqueles com depuração de creatinina ≤ 30 mL/min. O fondaparinux não se liga ao sulfato de protamina.

Em adultos com função renal normal, a dose de fondaparinux para o tratamento de TVP e de EP obedece ao seguinte esquema: 7,5 mg/dia, SC, para pacientes com peso corporal entre 50 e 100 kg; 5 mg/dia, SC, para pacientes com peso < 50 kg; 10 mg/dia, SC, para aqueles com peso > 100 kg.

Medicamentos antagonistas da vitamina K

A terapia parenteral usada no tratamento agudo da TEV deve ser substituída pelos anticoagulantes orais, representados pelos medicamentos AVK. O defeito hemostático que se instala após a administração de medicamentos AVK é a deficiência de fatores cuja síntese depende da vitamina K, ou seja, os fatores II, VII, IX e X e os anticoagulantes naturais, as proteínas C e S.

Os medicamentos AVK disponíveis no Brasil são a varfarina sódica, que é a mais amplamente utilizada, e a femprocumona; o acenocumarol é usado principalmente na Europa. Os medicamentos AVK são monitorados pelo índice de normalização internacional (INR), e na TEV, a faixa terapêutica de INR deve situar-se entre 2 e 3.

Os anticoagulantes orais devem ser iniciados precocemente, no 1º ou 2º dia de tratamento com heparina ou fondaparinux. Não há razão para que a introdução do anticoagulante oral seja postergada, salvo situações especiais, como a perspectiva imediata de procedimentos cirúrgicos. O início precoce da anticoagulação oral tem a vantagem de reduzir o tempo de exposição à heparina, minimizando o risco de desenvolver TIH. A administração de dose de ataque não é necessária, pois costuma dificultar ainda mais o controle inicial da anticoagulação, recomendando-se a dose inicial de 5 mg de varfarina.

> **ATENÇÃO!**
>
> A terapia parenteral (heparina ou fondaparinux) deve ser mantida em concomitância com os anticoagulantes orais por um período mínimo de cinco dias, podendo, então, ser suspensa, desde que os medicamentos AVK estejam com INR em faixa terapêutica por pelo menos 24 horas.

No início da anticoagulação oral, o controle laboratorial deve ser frequente, até diário se necessário for para assegurar o INR em faixa terapêutica. No paciente mantido sob anticoagulação por longo prazo e que se mantém estável com a mesma dose, o controle de INR pode ser realizado a cada 4 a 6 semanas.

Na maioria dos casos, os anticoagulantes orais formam a base da terapia antitrombótica administrada no longo prazo. Há exceções, como os pacientes com câncer, em que a HBPM é preferível aos medicamentos AVK.

> **ATENÇÃO!**
>
> Com relação à gestação, os medicamentos AVK atravessam a placenta, são teratogênicos e podem causar sangramento e perda fetal. A heparina (HNF ou HBPM) não atravessa a placenta e é indicada na gestação. Durante a amamentação, a varfarina é uma substância segura, pois não é detectada no leite materno e não induz efeito anticoagulante no lactente.

Superdosagem dos medicamentos AVK

Valores de INR acima da faixa terapêutica aumentam o risco de sangramento, e a reversão da superdosagem pode ser obtida com várias medidas, por exemplo, a simples redução ou suspensão do medicamento, a administração de vitamina K1, a infusão de plasma fresco congelado (PFC) ou de concentrado de complexo protrombínico (CCP) não ativado, de acordo com a urgência de cada situação. Na intervenção da superdosagem, deve-se preferencialmente levar o valor do INR novamente à faixa terapêutica, minimizando o risco de sangramento, sem, contudo, expor o paciente ao risco de trombose. Entretanto, dependendo da gravidade do quadro, a correção do INR deve ser total.

A vitamina K1 leva de 6 a 12 horas para reverter o efeito dos anticoagulantes orais, de modo que não é medicação de escolha em situações de emergência. Ela deve ser administrada de preferência VO e em doses menores do que 5 mg, pois altas doses de vitamina K1 costumam tornar o paciente resistente à ação dos anticoagulantes orais. A presença de sangramento grave ou a necessidade de procedimentos cirúrgicos de urgência são situações que exigem, além da suspensão do medicamento AVK, a rápida reversão da anticoagulação por meio da reposição de fatores vitamina K-dependentes com a infusão de CCP ou de PFC, e a vitamina K1 também pode ser administrada nessas situações. O CCP reverte, de forma mais eficaz e precoce, o efeito anticoagulante; comparado ao PFC, o volume de infusão é menor e é mais seguro por receber tratamento para inativação viral.

Outros anticoagulantes orais

Os anticoagulantes orais que não são AVK disponíveis atuam por meio da inibição específica e direta de determinado fator de coagulação. Os inibidores orais de trombina e de fator Xa são os que se encontram em fase mais avançada da pesquisa clínica, tanto na avaliação da eficácia como da segurança, no que se refere à profilaxia e ao tratamento da TEV.

Esses medicamentos reúnem características interessantes e promissoras, como a facilidade da administração oral, o início de ação relativamente rápido e a resposta anticoagulante previsível, dispensando a necessidade de monitoração na maioria dos casos. Em particular, a rivaroxabana (inibidor de fator Xa) mostrou-se eficaz e segura, quando usada como agente único VO no tratamento de TEV (esquema: 15 mg, duas vezes ao dia nas primeiras três semanas, segue-se com 20 mg, uma vez ao dia) em comparação ao tratamento convencional com heparina e AVK.

> **ATENÇÃO!**
>
> A introdução dos anticoagulantes orais com inibição direta de fator de coagulação na prática clínica apresenta alguns desafios: não há atualmente um antídoto apropriado para reversão do efeito anticoagulante disponível ou um método padronizado e disponível na prática clínica para monitorar o fármaco em situações específicas, como na IR. Os anticoagulantes orais com inibição direta de fator de coagulação não devem ser administrados na gestação, durante a amamentação e nas mulheres em idade fértil sem o uso de contracepção apropriada.

Duração da anticoagulação

A duração da anticoagulação após 1º episódio de TEV depende da avaliação conjunta do risco de recorrência e de sangramento do paciente e de sua adesão ao tratamento. O risco de recorrência é maior na TEV espontânea, em pacientes com história de TEV e na presença de certas trombofilias, como o câncer em atividade.

De modo geral, nos pacientes que desenvolvem 1º episódio de TEV, nos quais não haja a persistência de um fator de risco, a anticoagulação é realizada por 3 a 6 meses. A ocorrência de 2º episódio de TEV espontânea reforça a decisão de manter a anticoagulação no longo prazo.

Cabe lembrar que, após a suspensão dos anticoagulantes, deve-se indicar profilaxia com heparina em situações consideradas de risco para a TEV, como imobilização, cirurgias, viagens prolongadas, gravidez e puerpério.

A investigação de trombofilia na TEV tem como meta buscar alterações que possam modificar o manejo terapêutico dos pacientes. Por exemplo, o encontro de síndrome antifosfolipídica, câncer e doenças autoimunes resulta não só no tratamento da doença de base, mas também no prolongamento da terapia anticoagulante.

Na trombofilia hereditária, como a maior parte da literatura não aponta aumento significativo no risco de recorrência de TEV em indivíduos heterozigotos para o fator V Leiden e mutação G20210A do gene da protrombina, a presença desses defeitos, como regra geral, não deve influenciar a duração da anticoagulação. A investigação de trombofilia hereditária no TEV pode ser particularmente útil em pacientes com história familiar convincente para TEV. Nesse caso, a pesquisa poderá identificar indivíduos com defeitos mais graves, que potencialmente se beneficiariam com a manutenção da anticoagulação no longo prazo, como na deficiência de AT e defeitos hereditários combinados.

> **REVISÃO**
>
> - A TEV, englobando TVP de membros inferiores e EP, é uma condição frequente na população geral e é considerado um problema de saúde pública em função de sua morbidade e mortalidade.
> - O diagnóstico de TEV deve ser realizado por meio de métodos objetivos.

DIAGNÓSTICO E TRATAMENTO

- Tratamento da TEV: os AVK devem ser iniciados precocemente, no 1º ou 2º dia da terapia parenteral com heparina ou fondaparinux.
- Na gestação, os AVK atravessam a placenta, são teratogênicos e podem causar sangramento e perda fetal. A heparina não atravessa a placenta e é indicada na gestação. Durante a amamentação, a varfarina é considerada segura para o lactente.
- Os anticoagulantes orais com inibição direta de fator de coagulação reúnem características interessantes: facilidade da administração oral, início de ação relativamente rápido e resposta anticoagulante previsível, dispensando a necessidade de monitoração na grande maioria dos casos.
- A duração da anticoagulação após 1º episódio de TEV depende da avaliação conjunta do risco de recorrência e de sangramento do paciente e de sua adesão ao tratamento.

■ LEITURAS SUGERIDAS

Ageno W, Gallus AS, Wittkowsky A, Crowther M, Hylek EM, Palareti G. Oral anticoagulant therapy: antithrombotic therapy and prevention of thrombosis, 9th ed: American College of Chest physicians evidence-based clinical practice guidelines. Chest. 2012;141(2 Suppl):e44S-88S.

Bates SM, Greer IA, Middeldorp S, Veenstra DL, Prabulos AM, Vandvik PO. VTE, thrombophilia, antithrombotic therapy, and pregnancy: antithrombotic therapy and prevention of thrombosis, 9th ed: American College of Chest physicians evidence-based clinical practice guidelines. Chest. 2012;141(2 Suppl):e691S-736S.

Bauer KA. Duration of anticoagulation: applying the guidelines and beyond. Hematology Am Soc Hematol Educ Program. 2010;2010: 210-5.

Garcia DA, Baglin TP, Weitz JI, Samama MM. Parenteral anticoagulants: antithrombotic therapy and prevention of thrombosis, 9th ed: American College of Chest Physicians evidence-based clinical practice guidelines. Chest. 2012;141(2 Suppl):e24S-43S.

Hillis CM, Crowther MA. Acute phase treatment of VTE: anticoagulation, including non-vitamin K antagonist oral anticoagulants. Thromb Haemost. 2015;113(6):1193-202.

Kearon C, Akl EA, Comerota AJ, Prandoni P, Bounameaux H, Goldhaber SZ, et al. Antithrombotic therapy for VTE disease: antithrombotic therapy and prevention of thrombosis, 9th ed: American College of Chest physicians evidence-based clinical practice guidelines. Chest. 2012;141(2 Suppl):e419S-94S.

220

HEMOTERAPIA

220.1 INDICAÇÃO CLÍNICA DE HEMOCOMPONENTES

■ JOSÉ ORLANDO BORDIN
■ TSUTOMU OGURO

A terapia transfusional se diferencia de outras intervenções da prática clínica por utilizar o sangue, constituído de células vivas (hemácias, leucócitos e plaquetas) e macromoléculas (plasma e crio) com objetivo de suporte em substituição da função do hemocomponente transfundido no período crítico de alto risco de morbidade e mortalidade do paciente. O objetivo principal de uma transfusão sanguínea é manter a capacidade de oxigênio, o volume sanguíneo, a hemostasia e a função leucocitária.

REVISÃO

Para prevenir a atuação do sistema de coagulação, o sangue deve ser coletado de forma rápida, com o menor trauma tecidual possível, e deve ser suavemente misturado ao anticoagulante.

A coleta em bolsas duplas ou triplas permite a preparação de hemocomponentes em sistema fechado, diminuindo o risco da contaminação bacteriana. As soluções preservantes e anticoagulantes previnem a coagulação do sangue coletado e contêm nutrientes para o contínuo metabolismo das células sanguíneas durante o armazenamento. O CPDA-1 (citrato, fosfato, dextrose, adenina) permite a manutenção das hemácias em temperatura de 1 a 6°C durante 35 dias.

Hemocomponentes e hemoderivados são produtos distintos. Os primeiros são produtos gerados um a um nos serviços de hemoterapia, a partir do sangue total, por procedimentos físicos de centrifugação e congelamento. Os hemoderivados são obtidos em escala industrial, a partir do fracionamento do plasma por processos físico-químicos.

As duas formas para obtenção de hemocomponentes são: a mais comum, a partir da coleta de sangue total, e a coleta por aférese, de maior complexidade.

Os programas de captação de doadores de sangue no Brasil se baseiam nos conceitos de responsabilidade social para provimento de sangue para os pacientes, e a comunidade deve ser conscientizada e educada para realizar a doação de sangue de forma altruísta. Os cuidados na avaliação clínica dos doadores de sangue permitem a proteção ao doador e garantem melhor qualidade do sangue coletado, diminuindo o risco de transmissão de infecções pelas transfusões. Técnicas laboratoriais modernas para detecção de infecções no sangue coletado devem ser realizadas como recurso complementar para aumentar a segurança transfusional.

As etapas seguintes à coleta do sangue, que também devem ser realizadas com controle de qualidade, incluem a separação, o armazenamento, a distribuição e a administração dos hemocomponentes. A temperatura e o tempo de estoque ideais para os hemocomponentes estão descritos na Tabela 220.1.

O regulamento técnico dos serviços de hemoterapia foi atualizada pela Portaria nº 158, de 4 de fevereiro de 2016, do Ministério da Saúde.[1]

O uso clínico dos hemocomponentes permite que o paciente receba apenas a transfusão do componente específico do sangue de que neces-

TABELA 220.1 ■ Temperatura e tempo de estocagem dos hemocomponentes

HEMOCOMPONENTE	TEMPERATURA IDEAL	TEMPO DE ESTOQUE
Hemácias	2 a 6 °C	35 dias
Leucócitos	20 a 24 °C	1 dia
Plaquetas	20 a 24 °C	5 dias
PFC	-30 a -20 °C	1 ano

PFC: plasma fresco congelado.

site, evitando a utilização rotineira do sangue total e, caso necessitem de maior quantidade, podem recebê-lo com menor risco de hipervolemia.

A decisão de indicar uma transfusão de sangue pode ser facilitada se, previamente, forem avaliadas as seguintes questões:
a | Qual é a alteração hematológica que ocasionou a necessidade transfusional?
b | Qual é o hemocomponente mais indicado?
c | A indicação de transfusão é situação de urgência ou eletiva?
d | Os possíveis efeitos adversos da transfusão podem ser evitados ou minimizados?
e | É possível aplicar outro recurso terapêutico alternativo à transfusão?

Após considerar todas as alternativas disponíveis e, se inevitável, o médico pode indicar a transfusão.

■ SANGUE TOTAL

Uma unidade de sangue total (ST) contém cerca de 500 mL de sangue em CPDA e tem hematócrito (Ht) de 35 a 40%. A indicação de sangue total se restringe a pacientes com deficiência na capacidade de transporte de oxigênio associadas à hipovolemia.

A indicação principal é o tratamento de pacientes na pediatria neonatal em transfusão intrauterina e exsanguíneotransfusão. Nestas situações, deve ser utilizado componente com Ht próximo de 55%, estocados até 72 horas (h), por motivo de lesões de estoque. A utilização em pacientes com hemorragia aguda que tenham tido perda de pelo menos 40% do volume sanguíneo total e acione o protocolo de transfusão maciça, são considerações que podem indicar a transfusão de ST – no entanto, este não pode ser considerado fonte de plaquetas, granulócitos ou fatores lábeis da coagulação (fatores V e VIII). Para tais necessidades, devem ser empregados os derivados apropriados.

■ CONCENTRADO DE HEMÁCIAS

O concentrado de hemácias é preparado removendo-se de 200 a 250 mL de plasma do sangue total, resultando em Ht aproximado de 70 a 80%. Esse componente é indicado para o tratamento da anemia em pacientes que necessitem de aumento na capacidade de transportar oxigênio, como nas anemias hereditárias crônicas (talassemia, anemia falciforme).

A presença de leucócitos, plaquetas e proteínas plasmáticas no concentrado de hemácias (CH) pode causar reações a antígenos leucocitários e/ou proteínas plasmáticas em pacientes que receberam múltiplas transfusões e mulheres multíparas. Os leucócitos podem ser removidos por métodos como a centrifugação invertida e a lavagem das hemácias com solução fisiológica (SF), que conseguem retirar cerca de 80% dos leucócitos iniciais, ou mais efetivamente com filtros desleucotizantes específicos, com capacidade de retirar acima de 99% dos leucócitos inicialmente presentes na unidade.

As principais indicações dos concentrados leucorreduzidos são para prevenir:
1 | Reação transfusional febril não hemolítica em pacientes politransfundidos.
2 | Transmissão do citomegalovírus (CMV) por transfusão em pacientes imunossuprimidos e/ou submetidos a transplante de medula óssea.
3 | Refratariedade à transfusão de plaquetas associada à aloimunização de antígeno leucocitário humano (HLA).

O sistema de bolsas não é aberto com o uso de filtros leucocitários, evitando o risco de contaminação bacteriana. Os CHss lavados beneficiam indivíduos com reação transfusional alérgica, uma vez que durante a lavagem, as proteínas plasmáticas responsáveis pelo mecanismo alérgico são removidas. Para o seu preparo, o sistema de bolsas é aberto e, portanto, a unidade deve ser transfundida no máximo em 24 horas.

■ PLASMA FRESCO CONGELADO

O plasma é composto por água, com cerca de 7% de proteínas e 2% de carboidratos e lipídeos. O PFC é removido do sangue total após centrifugação e congelado a −40°C até no máximo 6 h após a coleta. Nessas condições, pode ser utilizado em até um ano após o congelamento, com perda mínima dos fatores lábeis da coagulação (fatores V e VIII).

O PFC é indicado para pacientes com hemorragia por deficiência dos fatores de coagulação secundária à doença hepática, à coagulação intravascular disseminada (CIVD) e à coagulopatia diluicional após transfusão maciça. É também indicado em deficiências congênitas de fatores cujos concentrados não são disponíveis, tais como os fatores V e XI.

■ CRIOPRECIPITADO

Cada bolsa de crioprecipitado contém aproximadamente 80 a 120 unidades de fator VIII, 250 mg de fibrinogênio, 20 a 30% do fator XIII e 40 a 70% do fator de von Willebrand (FvW) presentes na unidade inicial e fibronectina. Esse componente pode ser indicado para o tratamento de hemofilia A, doença de von Willebrand (DvW), deficiência congênita de fibrinogênio e deficiência de fator XIII. Entretanto, com o uso crescente e mais apropriado dos concentrados de fatores liofilizados, o crioprecipitado tem sido usado cada vez menos.

■ CONCENTRADO DE PLAQUETAS

As transfusões de concentrados de plaquetas são indicadas para o tratamento de hemorragias devido à plaquetopenia ou à disfunção plaquetária. A sua indicação profilática é aceitável em pacientes com contagem de plaquetas inferior a $10 \times 10^9/L$ associada à hipoplasia medular megacariocítica transitória.

O concentrado de plaquetas (CP) é preparado, no período de até 8 h da coleta de uma unidade de sangue total. Cada unidade de CP contém cerca de $5,5 \times 10^{10}$ plaquetas em cerca de 70 mL de plasma. Durante o seu estoque, o CP deve estar em agitação suave e contínua para evitar a agregação. O CP obtido por um único doador a partir de processo de aférese geralmente contém mais de 3×10^{11} plaquetas em cerca de 200 mL de plasma e corresponde a cerca de 6 a 8 unidades de plaquetas obtidos a partir da unidade de sangue total. Os equipamentos mais modernos podem coletar até 6×10^{11} plaquetas por procedimento (coleta dupla), que possibilitam o dobro de número de plaquetas/unidade.

REVISÃO

O alto potencial de aloimunização das plaquetas, especialmente contra antígenos plaquetários e no sistema de histocompatibilidade humana (sistema HLA), obriga a indicá-los de forma mais criteriosa.

Sangramentos que ocorrem no sistema nervoso central (SNC), gastrintestinal e pulmonar são considerados de alto risco de morbidade e mortalidade, ao passo que na mucosa oral, narinas e reto, são considerados de baixo risco. Os sangramentos ativos em locais de alto risco são indicação precisa de transfusão de plaquetas, e nos de baixo risco, se não forem significativos, devem ser postergadas. Situações como a presença de febre, infecção, coagulação intravascular sistêmica, sangramento microscópico, ou esplenomegalia ou terapia prévia por plaquetas causam diminuição da sua efetividade.

CONCENTRADO DE GRANULÓCITOS

Os concentrados de granulócitos são preparados por leucoaférese de um único doador, ressuspensos em 200 a 600 mL de plasma, e contêm, no mínimo, 1×10^{10} granulócitos, com quantidades variáveis de linfócitos e hemácias. Esse produto deve ser estocado a temperaturas de 20 a 24 °C e utilizado em 24 h.

A transfusão de granulócitos é indicada em pacientes que apresentem simultaneamente hipoplasia medular, neutropenia (< 500 granulócitos/mL), febre e infecção, não respondam à antibioticoterapia por 24 a 48 h e possuam bom prognóstico de sobrevivência prolongada. Uma vez iniciada, a transfusão deve ser mantida pelo menos durante sete dias ou até que os quadro clínico e laboratorial melhorem. O uso profilático ou terapêutico de concentrado de granulócitos é de valor questionável.

HEMOCOMPONENTES IRRADIADOS

Os hemocomponentes que contêm linfócitos viáveis devem ser irradiados para inativar os linfócitos T e, assim, prevenir a reação enxerto contra hospedeiro transfusional em pacientes imunossuprimidos. A dose recomendada é de 25 Gy de irradiação gama na parte central da bolsa e de pelo menos 15 Gy nas outras. Hemocomponentes irradiados estão formalmente indicados para transfusão intrauterina, pacientes candidatos ou submetidos a transplante de células progenitoras hematopoética autóloga ou alogênica e com imunodeficiência congênita ou adquirida. Recomenda se também em transfusões intrauterina e exsanguineotransfusão em pacientes que necessitem receber hemocomponentes de parentes próximos (primeiro e segundo grau) ou HLA compatíveis e em todo produto contendo granulócitos.

TRANSFUSÃO MACIÇA

A suplementação adequada de oxigênio tecidual no organismo humano mantém-se estável em estado de anemia de até 5 g/dL, contanto que mantenha as condições de estabilidade hemodinâmica. Caso essa estabilidade não seja possível, o metabolismo anaeróbio e a acidose evoluem rapidamente com grande risco de mortalidade e morbidade, maior do que pelo nível de anemia.

Em situações de anemia aguda, pacientes com perda sanguínea graus I e II de Baskett (Tabela 220.2) normalmente não apresentam situações de necessidade transfusionais, ao contrário dos pacientes em situações III e IV, que necessitarão reposição transfusional de hemácias, na maioria das vezes.

TABELA 220.2 ■ Classificação de choque hipovolêmico por perda sanguínea

	CLASSE I	CLASSE II	CLASSE III	CLASSE IV
Perda sanguínea (%)	< 15	15-30	30-40	> 40
Volume	750 mL	800-1.500 mL	1.500-2.000 mL	> 2.000 mL

Fonte: Adaptada de Baskett.[2]

A transfusão maciça (TM) é definida como a transfusão que se aproxima ou excede a volemia sanguínea do paciente no período de 24 h. A conduta rápida na evolução da hipovolemia e da hipotensão é determinante para o prognóstico do paciente e a transfusão de sangue. Nessa situação, o serviço transfusional deve atender prontamente a solicitação, sem sacrificar a segurança da transfusão.

A incidência da TM aumentou de forma preocupante nas instituições de emergência e, apesar de corresponder a cerca de 3 a 5% de pacientes vítimas de traumas internados nestas unidades, são responsáveis por consumo de até 75% do estoque de hemocomponentes do serviço transfusional. Nestas situações, as equipes envolvidas devem concentrar esforços em espírito de colaboração e comunicação em tempo real para determinar atendimento imediato e eficaz.

Após a transfusão de grandes volumes, ocorrem pelo menos dois fatores fisiológicos: a composição do sangue circulante do paciente modifica-se, apresentando diminuição proporcional de sangue e plasma próprios e aproximando mais a composição do sangue transfundido. Nessas condições, e somente nestas, é permitida a liberação de sangue de grupos específicos (hemocomponentes do mesmo tipo sanguíneo do paciente) sem aguardar a finalização da prova-cruzada. Outra observação se refere à coagulopatia de consumo progressiva que deve, se não evitável, ser diminuída por programas de padronização em situações de transfusão maciça.

Com base em modelo de hemodiluição descrito por Hirshberg e colaboradores,[3] em 2003, a recomendação para utilização de hemocomponentes em TM pode ser definida como CH/ plasma = 3:2 e CH/CP = 5:6, ou seja, ativado o protocolo TM, o serviço transfusional encaminha 2 unidades de plasma, junto com a terceira unidade de hemácias e 6 unidades de plaquetas (ou uma unidade por aférese), junto com a sexta unidade de hemácias, sucessivamente.

EXPOSIÇÃO MÍNIMA A SANGUE ALOGÊNICO

Hospitais com comitê transfusional atuante, além de estabelecer condutas de reciclagem, padronizações de prática transfusional e condutas em reações adversas bem estabelecidas, possuem, também, programas para minimizar a exposição a hemocomponentes alogênicos durante o período peri-cirúrgico. São programas de aplicação de baixo custo, que dependem de ações multidisciplinares entre as partes envolvidas:

1 | **Programa de necessidade transfusional máxima:** consiste em racionalizar o preparo de hemocomponentes previamente estabelecido de acordo com o tipo de cirurgia, com base em banco de informações retrospectivas para cada cirurgia referida na instituição.

2 | **Programa de autodoação:** refere-se a uma condição específica em que o paciente se submete à doação de sangue para o seu próprio uso, no ato cirúrgico. É aplicada em cirurgias eletivas com alto potencial de sangramento intraoperatório. Representa exemplo de melhor aplicação em situações de pacientes com tipagem rara ou sensibilizados por anticorpos irregulares. Pode ser:

a | **Doação autóloga pré-cirúrgica:** o programa de autodoação da Unifesp aplica coletas de sangue a intervalos de 7 dias, sendo possível, em cirurgias programadas com cerca de 30 dias de antecedência, coletar até 4 unidades de hemácias, que estarão disponíveis para serem transfundidas no ato ou no pós-cirúrgico imediato. O paciente deve receber reposição de ferro oral para acelerar a recuperação da espoliação sofrida durante a coleta. Não é contraindicado devido à idade, ao peso ou à gestação, mas infecções, cardiopatias, como a estenose e a angina instáveis, impossibilitam o protocolo.

b | **Hemodiluição intraoperatória (hemodiluição normovolêmica aguda):** consiste na coleta de sangue no ambiente de sala cirúrgica, ao mesmo tempo em que se infunde líquido acelular (solução fisiológica [SF], Ringer lactato, dextran ou albumina) com o objetivo de manter a volemia. O sangue permanece no centro cirúrgico e é infundido no próprio paciente, conforme a necessidade. São candidatos a esse programa pacientes com: previsão de necessidade acima de 10% de sua volemia sanguínea no ato cirúrgico, hemoglobina (Hb) inicial mínima de 12 g/dL e sem infecções ou complicações coronariana, pulmonar, renal ou hepática.

c | **Recuperação intraoperatória:** nesse programa, o sangue aspirado do campo cirúrgico é coletado em anticoagulação, filtrado e lavado com SF e reinfundido no paciente. Necessita de equipamento específico para executar o procedimento e é indicada em cirurgias com grande risco de sangramento, como cardiovasculares, aneurismas de grandes vasos, além de ortopédicas e neurovasculares, com menor eficácia. Estudos demonstram não existir alteração de sobrevida, septicemia ou coagulopatia pós-operatória, mesmo em casos de cirurgia com perfuração abdominal, que utilizaram estes equipamentos e que houve redução do uso de hemocomponentes alogênicos em até 45%.

d | **Recuperação pós-cirúrgica:** consiste na recuperação de drenagem cirúrgica pós-cirurgia em cavidades fechadas, que são filtradas, lavadas e reinfundidas. Não deve ser utilizada após cerca de 6 horas da coleta. Necessita de equipamento específico.

ORIENTAÇÕES PRÁTICAS

- Não há contraindicação absoluta à transfusão em pacientes com febre. É importante diminuir a febre antes da transfusão, para não interpretá-la como efeito reacional dela.
- A necessidade de aquecimento de hemocomponentes é muito rara. Quando indicada, deve ser feita de modo controlado, com aquecedores dotados de termômetros e alarmes.
- Não se deve adicionar nenhuma substância ou líquido ao produto hemoterápico a ser transfundido.

■ QUANTIDADE DE UNIDADE TRANSFUSIONAL

CONCENTRADO DE HEMÁCIAS

- Adulto (peso de 60 kg): uma unidade de CH (ou 4 mL/kg) eleva a Hb em cerca de 1 g/μL ou o hematócrito (Ht) em cerca de 3%.
- Criança: transfundir cerca de 10 a 15 mL/kg de peso.

Transfusão em cirurgia

Pré-operatório

Devem-se evitar transfusões eletivas 24 h antes da cirurgia, pois pode ocorrer hiperviscosidade sanguínea durante o ato cirúrgico. Recomenda-se a transfusão, pelo menos, 48 h antes, nas condições a seguir:

- **Hb < 5 g/dL; Ht < 15 %:** a relação entre anemia e cicatrização pós-cirúrgica pode estar associada apenas nas anemias intensas.
- **Hb < 6 g/dL; Ht < 18%:** o risco de isquemia coronariana ou cerebral perioperatória só está presente nas anemias intensas.
- **Hb < 10 g/dL; Ht < 30%:** em pacientes com doença cardíaca ou arteriosclerose cerebral prévia. A mesma recomendação deve ser feita para pacientes acima de 70 anos, pelo risco de doença coronariana ou cerebrovascular silenciosa.

Centro cirúrgico

A indicação transfusional é baseada na estimativa da perda sanguínea:

- Perda de 15% do volume sanguíneo (cerca de 750 mL em adultos): é provável que não haja indicação transfusional, exceto em situação de anemia preexistente ou doença cardíaca ou respiratória severa.
- Perda de 40% do volume sanguíneo (cerca de 2.000 mL em adultos): é necessária a reposição de volume, o mais rápido possível, incluindo a transfusão de hemácias.

Transfusão na clínica médica

- **Hb < 6 g/dL; Ht < 18%:** raramente a indicação ocorre acima desses níveis, exceto em pacientes com doenças pulmonares obstrutivas crônicas (DPOC).

Transfusão em terapia intensiva

- **Hb < 7 g/dL; Ht < 21%:** raramente a indicação ocorre acima desses níveis, exceto em pacientes com DPOC (recomenda-se manter níveis de Hb acima de 10 g/dL).

Transfusão em neonatologia

Em recém-nascido (RN), o volume a ser transfundido não deve exceder 10-15 mL/kg/h. A transfusão está indicada em:

- RN com Hb < 13 g/dL no primeiro dia de vida ou indivíduos com doença pulmonar, cardíaca cianótica ou insuficiência cardíaca congestiva (ICC).
- RN com perda sanguínea superior a 5% da volemia por flebotomias repetidas ou perda aguda superior a 10% da volemia.

CONCENTRADO DE PLASMA

Transfundir cerca de 10 a 15 mL/kg de peso.

Indicações

- Deficiência congênita ou adquirida de fatores da coagulação, como FXIII, fibrinogênio, doença de von Willebrand (DvW) não responsivo a desamino, D-8 arginina vasopressiva (DDAVP).
- Coagulopatia de consumo.

CONCENTRADO DE PLAQUETAS

- Adulto: transfundir cerca de 1 unidade/10 kg de peso.
- Criança: transfundir obedecendo à proporção de 10 mL/kg de peso.

> **ATENÇÃO!**
> Transfusões devem ser, de preferência, ABO compatíveis.

Sugestões na indicação de CP:

1 | Pacientes com sangramento ativo sério: manter contagem de plaquetas acima de 50×10^9/L.
2 | Pacientes submetidos a procedimentos invasivos em locais de alto risco (SNC, tórax): manter plaquetas acima de 50×10^9/L.
3 | Pacientes submetidos a procedimentos de risco médio (broncoscopia, laparotomia): manter plaquetas acima de 40×10^9/L.
4 | Pacientes submetidos a procedimentos de risco leve, por exemplo, punção lombar: manter plaquetas acima de 20×10^9/L.
5 | Quaisquer sinais de recuperação medular: NÃO TRANSFUNDIR.

Profilática

Aplasia medular pós-quimioterapia: contagem de plaquetas inferior a 10.000/mL em pacientes que apresentam riscos de sangramento, tais como esplenomegalia, febre e uso de antibióticos ou antifúngicos.

Terapêutica

O objetivo da transfusão terapêutica de plaquetas não é elevar a contagem acima de limite determinado, mas ajudar a corrigir o distúrbio hemorrágico.

Procedimentos cirúrgicos

- Até 20 x 10^9/L: procedimentos de biópsia óssea, punção lombar ou broncoscopia (sem biópsia).
- Até 50 x 10^9/L: anestesia peridural, biópsias transbrônquica, hepática e gástrica (endoscópica), laparotomia, paracentese e toracocentese, punção de veias profundas (cateter de Schilley) ou extração dentária.
- De 50 a 100 x 10^9/L: cirurgia cardíaca com circulação extracorpórea (CEC).
- Cerca de 100 x 10^9/L: cirurgias neurológicas e oftalmológicas.

VELOCIDADE DE INFUSÃO DOS HEMOCOMPONENTES

A taxa de infusão desejada varia de acordo com a condição pulmonar e a capacidade cardíaca do paciente. Para infusão mais rápida, a compressão externa da bolsa nunca deve ultrapassar 300 torr de pressão e só é recomendada se o calibre da agulha utilizada é adequado. Não há uma definição precisa do tempo máximo, mas recomenda-se que o hemocomponente não permaneça mais do que 4 h em condições de temperatura ambiente, depois de aberto o sistema, devido ao risco de contaminação bacteriana. O tempo de infusão de 2 h é suficiente para a maioria das transfusões.

REVISÃO

- A terapia transfusional se diferencia de outras intervenções da prática clínica por utilizar o sangue com objetivo de suporte, em substituição da função do hemocomponente transfundido, no período crítico de alto risco de morbidade e mortalidade do paciente.
- Os cuidados na avaliação clínica dos doadores de sangue permitem a proteção ao doador e garantem melhor qualidade do sangue coletado, diminuindo o risco de transmissão de infecções pelas transfusões.
- Hemocomponentes são produtos gerados um a um nos serviços de hemoterapia, a partir do sangue total, por procedimentos físicos de centrifugação e congelamento. As duas formas para obtenção de hemocomponentes são a partir da coleta de sangue total e a coleta por aférese (mais complexa).
- Os hemoderivados são obtidos em escala industrial, a partir do fracionamento do plasma por processos físico-químicos.

REFERÊNCIAS

1. Brasil. Ministério da Saúde. Portaria nº 158, 4 de fevereiro de 2016. Regulamento técnico de procedimentos hemoterápicos [Internet]. Brasília: MS; 2016 [capturado em 15 abr. 207]. Disponível em: http://portalarquivos.saude.gov.br/images/pdf/2016/abril/12/PORTARIA-GM-MS-N158-2016.pdf.
2. Baskett PJ. ABC of major trauma. Management of hypovolaemic shock. BMJ. 1990;300(6737):1453-7.
3. Hirshberg A, Dugas M, Banez EI, Scott BG, Wall MJ Jr, Mattox KL. Minimizing dilutional coagulopathy in exsanguinating hemorrhage: a computer simulation. J Trauma. 2003;54(3):454-63.

LEITURAS SUGERIDAS

BCSH Blood Transfusion Task Force. Guidelines on gamma irradiation of blood components for the prevention of transfusion-associated graft-v-host disease. Transfus Med. 1996;6(3):261-71.

Bordin JO, Langhi Júnior DM, Covas DT, editores. Hemoterapia: fundamentos e prática. São Paulo: Atheneu; 2007.

Brasil. Ministério da Saúde. Guia para uso de hemocomponentes. 2. ed. Brasília: MS; 2014.

Girelli G, Antoncecchi S, Casadei AM, Del Vecchio A, Isernia P, Motta M, et al. Recommendations for transfusion therapy in neonatology. Br J Haematol. 2004;126(1):11-28.

Murphy MF, Wallington TB, Kelsey P, Boulton F, Bruce M, Cohen H, et al. Guidelines for clinical use of red cell transfusion. Br J Haematol. 2001;113(1):24-31.

O'Shaughnessy DF, Atterbury C, Bolton Maggs P, Murphy M, Thomas D, Yates S, et al. Guidelines for use of fresh-frozen plasma, cryoprecipitate and cryosupernatant. Br J Haematol.2004;126(1):11-28.

Vengelen-Tyler V. Blood transfusion practice. In: Brecher M, editor. American Association of Blood Banks. Technical manual. 16th_ed. ed. Bethesda: AABB; 2008. p. 569-611.

Young PP, Cotton BA, Goodnough LT. Massive transfusion protocols for patients with substantial hemorrhage. Transfus Med Rev. 2011;25(4):293-303.

220.2 REAÇÕES TRANSFUSIONAIS

- MELCA M. O. BARROS
- JOSÉ ORLANDO BORDIN

Reação transfusional é definida como qualquer sinal ou sintoma que ocorra no início, durante ou após a transfusão de hemocomponentes, e a ela relacionado. No Brasil, é definida como imediata, quando ocorre até 24 horas após a transfusão, e, tardia, quando ocorre após esse período, podendo ser diagnosticada vários anos após a transfusão. Havendo suspeita de reação transfusional, a transfusão deve ser interrompida. Amostra de sangue do paciente e do hemocomponente que estava sendo transfundido devem ser enviadas para a unidade hemoterápica para realização de hemocultura e repetição dos exames imuno-hematológicos, tais como tipagem ABO, Rh e prova de compatibilidade, devendo ser comparados com amostras obtidas antes da transfusão. As reações transfusionais podem ser classificadas conforme o Quadro 220.1.

ATENÇÃO!

Febre pode ser o primeiro sinal de algumas reações transfusionais. Portanto, a esse sinal, o ato de interromper a transfusão pode evitar uma série de consequências que podem levar a óbito.

REAÇÕES TRANSFUSIONAIS IMEDIATAS

REAÇÃO HEMOLÍTICA AGUDA

A reação hemolífica (RHA) ocorre geralmente devido à interação de um anticorpo presente no receptor que se relaciona com os antígenos eritrocitários do doador. A interação de anticorpos com os antígenos eritrocitários leva à sequência de respostas neuroendócrinas, ativação de complemento, ativação do sistema de cininas, distúrbios da coagulação e elevação dos níveis de citocinas (fator de necrose tumoral alfa [TNF-α] interleucinas 1-8 [IL-1], IL-6, IL-8]), que provocam as manifestações clínicas.

As reações graves mais frequentes são devido à incompatibilidade do sistema ABO, pois seus anticorpos têm a capacidade de ativar o sistema complemento pela via clássica, levando à lise da hemácia dentro do vaso

QUADRO 220.1 ■ Classificação das reações transfusionais		
REAÇÃO TRANSFUSIONAL	IMEDIATA	TARDIA
Imunológica	• Hemolítica aguda • Reação febril não hemolítica • Reação alérgica leve, moderada e grave • TRALI	• Hemolítica tardia • Aloimunização • Doença do enxerto contra o hospedeiro (DECH) • Púrpura pós-transfusional • Imunomodulação
Não imunológica	• Contaminação bacteriana • Sobrecarga volêmica • Hemólise mecânica • Reação hipotensiva • Embolia gasosa • Hipotermia • Distúrbio hidreletrolítico	• Transmissão de doenças infecciosas • Sobrecarga de ferro

DECM: doença do enxerto contra o hospedeiro.

(hemólise intravascular) e a uma resposta neuroendrócrina mais intensa. Os sintomas podem começar imediatamente após a infusão de pequeno volume (10 a 15 mL) de hemácias incompatíveis e se caracterizam por febre, tremores, dor torácica, hipotensão, náuseas, dispneia, lombalgia, hemoglobinúria e choque. O tratamento consiste em interromper imediatamente a transfusão, tratar a hipotensão com hidratação, promovendo bom fluxo renal com hidratação, diurético e dopamina em baixas doses, avaliar os distúrbios de coagulação e, se necessário, transfundir hemácias compatíveis, plaquetas, plasma fresco congelado (PFC) e/ou crioprecipitado. O volume de infusão é um dado importante no prognóstico do receptor: volumes superiores a 100 mL estão relacionados à morbimortalidade mais elevada.

A reação hemolítica aguda graças à incompatibilidade ABO é causada, principalmente, por erros na identificação da amostra, nos testes laboratoriais ou na administração do produto. Na maioria dos países estudados, em torno de 80% dos casos ocorrem na hora de administrar o hemocomponente no receptor. Isso provocou uma mudança na rotina transfusional nos últimos anos, de modo que hoje, nos EUA, a maioria das RHAs ocorre devido à presença de anticorpos irregulares.

INSUFICIÊNCIA RESPIRATÓRIA AGUDA RELACIONADA À TRANSFUSÃO

A insuficiência respiratória aguda relacionada à transfusão (TRALI, do inglês *transfusion related lung injury*) é uma complicação grave e potencialmente fatal da transfusão de hemocomponentes; nos Estados Unidos e no Reino Unido, é a principal causa de morte relacionada à transfusão. Tem frequência estimada de um receptor a cada 1.500 a 5.000 transfusões. Caracteriza-se por insuficiência respiratória aguda (IRpA) e/ou achados radiológicos compatíveis com edema agudo de pulmão, até seis horas após transfusão de hemocomponente, porém sem evidência de insuficiência cardíaca (IC). A gravidade da IRpA é, geralmente, desproporcional ao volume de sangue infundido, habitualmente pequeno para ocasionar quadro de hipervolemia. O paciente também pode apresentar febre, cianose e hipotensão.

A síndrome pode ser causada por diversos mecanismos, como transfusão de anticorpos contra o sistema antígeno leucocitário humano (HLA) ou contra antígenos granulocitários específicos. Os anticorpos podem reagir com os leucócitos do receptor, causando sequência de eventos que aumentam a permeabilidade da microcirculação pulmonar. Outro mecanismo é a transferência passiva de mediadores biologicamente ativos (lipídeos, anticorpos) acumulados durante o estoque, que ativariam neutrófilos e aumentariam a permeabilidade da microcirculação pulmonar.

O tratamento consiste em medidas de suporte, com administração de oxigênio, frequentemente (em até 70% dos casos) com necessidade de ventilação mecânica (VM). Suporte hemodinâmico também pode ser requerido. O uso de diuréticos e corticosteroide são controversos. Com suporte ventilatório adequado, a recuperação ocorre geralmente em 48 horas. A mortalidade intra-hospitalar é estimada em torno de 10%.

CONTAMINAÇÃO BACTERIANA

A transfusão de sangue contaminado por bactérias é uma das causas mais importantes de mortalidade relacionada à transfusão. Os sinais e sintomas iniciais são semelhantes a uma reação febril, iniciam-se até duas horas após a transfusão e, posteriormente, pode-se observar sepse, choque, IRpA e até coagulação intravascular disseminada (CIVD). A presença de bactéria na cultura do hemocomponente confirma o diagnóstico. A gravidade da reação depende do tipo de bactéria, da quantidade de bactéria infundida e das características do receptor (doença de base, número de leucócitos, comprometimento do sistema imune). A contaminação ocorre principalmente no momento da punção venosa, durante a coleta, devido à antissepsia inadequada da pele. Outros mecanismos envolvidos na contaminação de hemocomponentes são: bacteremia do doador, contaminação da bolsa de coleta e contaminação durante o processamento de sangue. A contaminação ocorre principalmente nos componentes plaquetários devido à temperatura de estoque (20 a 24°C).

REAÇÃO FEBRIL NÃO HEMOLÍTICA

A reação transfusional febril não hemolítica (RTFNH) é a elevação de temperatura em 1°C associada à transfusão e que pode ocorrer até 24 horas após o procedimento sem qualquer outra causa provável. Febre pode ser o primeiro sinal da reação febril, contaminação bacteriana, reação hemolítica ou, ainda, ser decorrente de doença de base do paciente. O diagnóstico de RTFNH é de exclusão. A fisiopatologia está associada à interação entre anticorpos presentes no plasma do receptor com antígenos de leucócitos (HLA ou antígenos leucocitários específicos) ou plaquetas do doador, assim como à infusão de substâncias bioativas, por exemplo, as citocinas (IL-1, IL-6, IL-8, TNF-α) do doador que se acumulam na bolsa durante a estocagem do hemocomponente. O primeiro mecanismo é considerado o principal responsável pela RTFNH e resulta da presença de anticorpos no receptor previamente sensibilizado contra antígenos leucocitários do doador, principalmente relacionados ao sistema HLA. Os indivíduos mais suscetíveis a esse tipo de reação são os politransfundidos e as multíparas. O tratamento consiste na utilização de antipiréticos, mas a meperidina pode ser usada em casos em que os calafrios são muito intensos. A prevenção consiste em reduzir o número de leucócitos, utilizando hemocomponentes leucorreduzidos por meio de filtros leucocitários. O uso de pré-medicação é desaconselhado.

REAÇÃO ALÉRGICA

As reações alérgicas ocorrem pela interação de anticorpos no receptor a substâncias solúveis presentes no plasma do doador. São classificadas em leves, moderadas e graves.

A reação transfusional alérgica leve ou urticariforme é caracterizada por *rash* e/ou placas eritematosas disseminadas, com prurido, geralmente com febre, mas sem outros sinais adversos. Nas reações moderadas, o receptor também apresenta manifestações sistêmicas, como tosse, dispneia, brocoespasmo, arritmias, hipotensão, náuseas e vômitos. O tratamento consiste em prescrição de anti-histamínico e antipirético. O uso de hemocompenetes lavados ou depletados de plasma devem ser utilizados para prevenir a reincidência dessa reação, principalmente quando acompanhado de manifestações sistêmicas.

A reação transfusional alérgica grave ou anafilática ocorre após a infusão de pequeno volume de hemocomponente, com sintomas sistêmicos inicialmente leves, que progridem para perda de consciência, choque e, eventualmente, morte. Os sintomas podem envolver um ou mais sistemas, notadamente os sistemas respiratório (tosse, dispneia, broncoespasmo), circulatório (arritmias, hipotensão, síncope) e gastrintestinal (vômitos, diarreia, náuseas). Tais manifestações refletem a atividade de anticorpos da classe IgE. Indivíduos com deficiência de IgA e com anticorpos específicos anti-IgA podem desenvolver essa reação. Deve-se interromper imediatamente a transfusão, manter o acesso venoso com solução fisiológica (SF) para tratar a hipotensão e administrar epinefrina (0,3 a 0,5 mg/dose em adultos ou 0,01 mg/kg em crianças, EV). Os indivíduos com deficiência de IgA devem receber hemocomponentes de indivíduos deficientes em IgA ou utilizar hemocomponentes lavados.

O uso de pré-medicação é desaconselhado em qualquer tipo de reação alérgica, mesmo as reincidentes, pois estudos clínicos recentes não demonstraram benefícios ou diminuição da incidência com o seu uso.

SOBRECARGA VOLÊMICA

Principal diagnóstico diferencial da TRALI, a sobrecarga volêmica se caracteriza por IRpA ou apenas um desconforto respiratório após ou durante a transfusão de hemocomponentes. Chama a atenção, nesse caso, a ausência de febre. Além disso, o receptor apresenta condições predisponentes, como insuficiência cardíaca (IC), insuficiência renal (IR) ou hepatopatia que levam a uma maior retenção hídrica. Também em pacientes com anemia crônica, com nível de hemoglobina (Hb) muito baixo, deve-se evitar uma correção rápida. Crianças são mais suscetíveis a esse tipo de reação, mesmo não apresentando condições predisponentes, e, quanto menor o peso, maior será a probabilidade do seu aparecimento. A melhor prevenção em pacientes suscetíveis é fazer uma transfusão lenta, em quatro horas. O tratamento consiste em uso de diuréticos.

COMPLICAÇÕES DA TRANSFUSÃO MACIÇA

Transfusão maciça (TM) corresponde à administração de volume de sangue estocado maior ou igual à volemia do paciente em período máximo de 24 horas. Essa transfusão pode causar alterações metabólicas e hemostáticas, que se relacionam com a velocidade de infusão do sangue estocado. A hipocalcemia induzida pelo citrato pode ocorrer nas infusões rápidas com 1.000 mL de sangue estocado em 10 minutos, mas a administração de gluconato de cálcio, na dose de 4,5 mEq (10 mL de gluconato de cálcio 10%), para cada 1.000 mL de sangue estocado infundido, pode ser feita nessas infusões rápidas. As infusões rápidas de sangue estocado podem levar à hiperpotassemia, principalmente em nefropatas, e ocasionar alterações da hemostasia por coagulopatia dilucional, caracterizadas por plaquetopenia e diminuição de fatores da coagulação. Os protocolos de transfusão maciça baseiam-se em estudos retrospectivos, que analisam a intervenção já definida, e geralmente recomendam: 1) a transfusão de concentrado de hemácias (CH) deverá ser com CH isogrupo; 2) reposição com concentrado de plaquetas (1 unidade/10 kg de peso); 3) reposição com plasma fresco congelado (PFC) para a reposição de fatores na dose de 1:1.

■ REAÇÕES TRANSFUSIONAIS TARDIAS

REAÇÃO HEMOLÍTICA TARDIA

A reação hemolítica tardia (RHT) é caracterizada por hemólise que ocorre de 4 a 15 dias após a transfusão de CH, podendo ocorrer em 2 dias até 3 semanas após a transfusão. Geralmente apresenta uma clínica mais branda que RHA, mas também é uma reação potencialmente fatal, devendo-se estar muito atento em pacientes com doença falciforme, quando pode desencadear uma síndrome de hiper-hemólise. Na maioria dos casos, é decorrente da produção de anticorpo derivada de uma resposta imune anamnéstica, ou seja, a produção do anticorpo pelo linfócito só ocorre após o reconhecimento do antígeno pelo linfócito T, motivo pelo qual este não é detectado nos testes pré-transfusionais. A melhor maneira de prevenir essa reação é a existência de uma ficha única para o receptor e um bom histórico transfusional.

DOENÇA DE ENXERTO CONTRA HOSPEDEIRO ASSOCIADA À TRANSFUSÃO

Reação rara e muito grave, descrita como relatos de casos (em torno de 200), havendo escassez de relato nos últimos 30 anos, devido à irradiação dos hemocomponentes. Mediada por linfócitos T viáveis, transferidos do doador para o receptor, que proliferam nos tecidos do receptor, causando lesões na pele, no trato gastrintestinal (TGI), no fígado, na medula óssea e nos tecidos linfoides. A reação enxerto contra hospedeiro associada à transfusão ocorre, principalmente, em pacientes imunossuprimidos, como os portadores de transplantes de medula óssea, linfomas, leucemias, aplasia de timo, anemia aplástica, recém-nascidos (RNs), ou na transfusão intrauterina. A reação possui alta taxa de mortalidade e deve ser tratada com imunossupressores. A prevenção consiste em irradiar todos os hemocomponentes administrados aos pacientes com risco, pois a irradiação inativa os linfócitos T competentes do doador.

HEMOSSIDEROSE

Complicação observada no tratamento de pacientes que necessitam de transfusões repetidas de CH, tais como os portadores de anemias crônicas (talassemia, anemia falciforme, síndrome mielodisplásica, aplasia de medula óssea). O ferro em excesso se acumula em órgãos, como fígado, miocárdio, pele e pâncreas, levando à sua falência. O diagnóstico deve ser realizado em pacientes que transfundem regularmente, por meio da dosagem de ferritina sérica, antes que o ferro acumulado provoque dano nos órgãos-alvo. A administração de quelantes do ferro impede o acúmulo ou retira o ferro acumulado de modo eficiente, prevenindo a hemossiderose. No Brasil, o Ministério da Saúde disponibiliza quelantes de ferro VO para pacientes mantidos em transfusão crônica.

COMPLICAÇÕES INFECCIOSAS

A prevenção da transmissão de agentes infecciosos por transfusão de hemocomponentes é realizada pela seleção clínica de doadores e de testes feitos no sangue coletado. Hoje, no Brasil, os serviços de hemoterapia devem obrigatoriamente realizar os seguintes testes nas unidades de sangue coletadas: anti-HIV-1/2 (é obrigatória a realização de dois testes de enzimaimunoensaio), anti-HTLV-I/II, HBsAg, anti-HBc, anti-HCV, um teste de enzimaimunoensaio (Elisa) para pesquisa de anticorpos contra o *Trypanosoma cruzi*, parasita causador da doença de Chagas, e teste sorológico para sífilis. Além disso, em regiões endêmicas, deve ser feito teste para investigação de malária.

O citomegalovírus (CMV) afeta principalmente pacientes imunocomprometidos e RNs, principalmente com peso inferior a 1.200 g, podendo levar à alta taxa de mortalidade. A infecção primária do CMV é seguida pela persistência do vírus em sítios latentes, que incluem células da linhagem mieloide e monócitos no sangue periférico, apesar da produção de anticorpos anti-CMV. A maioria das infecções do CMV resulta da reativação desses sítios, e, em indivíduos não infectados, pode ser adquirida por várias vias, incluindo transfusão de sangue. Pelo fato de ser transportado pelos leucócitos do doador, a leucorredução é uma estratégia lógica para reduzir sua transmissão em pacientes de risco. No Brasil, é obrigatório utilizar hemocomponentes CMV-negativos ou leucorreduzidos em pacientes de risco.

O risco de transmissão de HIV, HBV e HCV por transfusão de sangue vem apresentando uma queda acelerada devido à introdução de novos testes. Nos Estados Unidos e na Europa, a detecção de HCV e HIV vem sendo realizada com técnicas de biologia molecular, como os testes de amplificação para ácidos nucleicos (NAATs, do inglês *nucleic acid amplification testing*). No Brasil, no serviço público, essa introdução vem ocorrendo de maneira lenta; no Estado de São Paulo, aconteceu apenas em 2013. O risco estimado de transmissão desses patógenos por transfusão de sangue, comparando-se as técnicas de biologia molecular e sorológica, está sumarizado na Tabela 220.3.

TABELA 220.3 ■ Risco estimado de transmissão de HIV, HCV, HBV por transfusão de sangue

AGENTE	TÉCNICAS SOROLÓGICAS	TÉCNICA DE BIOLOGIA MOLECULAR (NAT)
HIV	1/500.000 transfusões	1/2.000.000 transfusões
HCV	1/100.000 transfusões	1/1.900.000 transfusões
HBV	1/140.000 transfusões	1/140.000 transfusões

■ REFRATARIEDADE À TRANSFUSÃO DE PLAQUETAS

Definida como uma resposta ineficaz à transfusão profilática de plaquetas, ou seja, um incremento no número de plaquetas pós-transfusional inferior ao esperado. Ocorre em cerca de 20 a 70% dos pacientes submetidos a múltiplas transfusões de plaquetas.

Muitas causas de refratariedade plaquetária têm sido descritas, podendo ser divididas em não imunes e imunes. As causas não imunes são as mais frequentes, geralmente provocam refratariedade tardia, e incluem: septicemia, febre, CIVD, medicamentos, hiperesplenismo, destruição plaquetária mediada por ação do complemento, ou combinação de vários fatores.

Entre as causas imunológicas, destaca-se a aloimunização para o sistema HLA, que ocorre em até 50% dos receptores. Em geral, o risco de aloimunização está relacionado ao número de leucócitos presentes nos CPs. As estratégias mais comumente utilizadas para prevenir a aloimunização plaquetária são: leucorredução dos hemocomponentes, uso de irradiação ultravioleta nos CPs, e exposição a menor número de doadores com a utilização de CPs obtidos por aférese.

REVISÃO

- Reação transfusional é definida como qualquer sinal ou sintoma que ocorra durante ou após a transfusão de hemocomponentes e seja a ela relacionado.
- É considerada imediata quando ocorre até 24 horas depois da instalação do hemocomponente e tardia após esse período.
- As reações de maior mortalidade são TRALI, contaminação bacteriana e reação hemolítica tardia. Entretanto, as de maior frequência são reação febril e alérgica.
- O tratamento inicial é o mesmo para todas as reações: interromper imediatamente a transfusão.
- No Brasil, os serviços de hemoterapia devem, obrigatoriamente, realizar os testes para os seguintes patógenos: HIV, HTLV, HBV, HCV, *Trypanosoma cruzi*, *Treponema pallidum*. Em regiões endêmicas, deve ser feita investigação de malária.

■ LEITURAS SUGERIDAS

American Association of Blood Banks. Technical manual. 14th ed. Bethesda: AABB; 2001.
Barrett NA, Kam PCA. Transfusion-related acute lung injury: a literature review. Anaesthesia. 2006;61(8):777-85.
Brasil. Ministério da Saúde. Agência Nacional de Vigilância Sanitária. Manual técnico de hemovigilância. Brasília: MS; 2003.
Sayah DM, Looney MR, Toy P. Transfusion reactions: newer concepts on the pathophysiology, incidence, treatment, and prevention of transfusion-related acute lung injury. Crit Care Clin. 2012;28(3):363-72.

DOENÇAS INFECCIOSAS E PARASITÁRIAS

221
SEPSE

- OTELO RIGATO JR.
- REINALDO SALOMÃO

Sepse pode ser definida como a repercussão de uma infecção, ainda que restrita a um órgão apenas, em outro ou mais órgãos e sistemas. De acordo com reunião de consenso publicada em 1992[1] e referendada em 2003,[2] sepse seria a síndrome da resposta inflamatória sistêmica (SIRS, do inglês *systemic inflammatory response syndrome*) desencadeada por infecção e seria caracterizada como infecção, sepse (infecção com sinais de SIRS), sepse grave (infecção acompanhada de disfunção orgânica) e choque séptico, na presença de hipotensão refratária a volume. Manifestando-se como diferentes estádios clínicos de um mesmo processo fisiopatológico, é, para o médico, um de seus maiores desafios, uma emergência associada a elevadas taxas de morbidade e mortalidade.

Os avanços no conhecimento da modulação da resposta inflamatória na sepse, o reconhecimento de que a resposta inflamatória e a resposta anti-inflamatória são desencadeadas a partir do início da sepse e as manifestações clínicas podem advir do predomínio de uma ou outra resposta, a percepção de que o conceito era muito sensível e pouco específico levaram à revisão do conceito de sepse em 2016, o chamado sepse-3, em alusão à terceira revisão de consenso. Assim, sepse passa a ser definida como disfunção orgânica grave, potencialmente fatal, causada por uma resposta inadequada ou desregulada do hospedeiro à infecção. Dessa forma, deixa de existir sepse grave e temos infecção, sepse (agora definida pela presença de disfunção orgânica) e choque séptico, que passa a ser considerado um subgrupo de pacientes com sepse, nos quais as anormalidades circulatórias e celulares/metabólicas são importantes o suficiente para elevar de forma substancial a mortalidade. Operacionalmente, para caracterização de sepse, deve haver mudança maior ou igual a 2 pontos no escore SOFA, (*sequential organ failure assessment score*) e o choque séptico seria o quadro de sepse com necessidade do uso de medicações vasopressoras para manter a pressão arterial média (PAM) maior ou igual a 65 mmHg e o lactato acima de > 2 mmol/L (18 mg/dL), apesar de adequada reposição volêmica. Como critério para identificação do paciente com suspeita de sepse e choque séptico, é proposto o Quick SOFA (qSOFA), composto de elevação de frequência respiratória (FR), alteração do estado mental e queda da pressão arterial sistólica (PAS).

■ EPIDEMIOLOGIA E PATOGÊNESE

Sepse é a principal causa de morte em unidades de terapia intensiva (UTIs) não cardiológicas. Cerca de 18 milhões de óbitos são registrados anualmente em todo o mundo. Do ponto de vista epidemiológico, registram-se cerca de 750 mil novos casos, a cada ano, nos Estados Unidos, e no Brasil, esse número pode chegar a 400 mil casos.

Avaliando incidência e mortalidade associadas às infecções da corrente sanguínea (ICS) no Hospital São Paulo, hospital de ensino da Escola Paulista de Medicina da Universidade Federal de São Paulo (EPM/Unifesp), entre 1985 e 1986, encontraram-se 21,7 episódios por 1.000 admissões, com mortalidade de 33,4%. Sabe-se, todavia, que hemoculturas positivas estão presentes apenas em cerca de um terço dos pacientes com sepse e, portanto, a projeção do número de casos a partir de hemoculturas positivas é subestimada. Estudos, utilizando diagnósticos clínicos e laboratoriais de sepse, foram conduzidos. Em estudo brasileiro multicêntrico observacional, conduzido em cinco UTIs, empregando as definições de sepse do consenso de 1992, Silva e colaboradores[3] mostraram incidência de 57,9 episódios por 1.000 pacientes/dia, ou 30,5 episódios para cada 100 internações. As taxas de mortalidade para os pacientes em sepse, sepse grave e choque séptico foram de 34,7%; 47,3% e 52,2%, respectivamente.

A dimensão da sepse extrapola, pois, a população de pacientes hospitalizados passa, então, a ser aferida com base populacional. Em um importante estudo conduzido nos Estados Unidos,[4] avaliando internações entre os anos de 1979 e 2000, com amostragem representativa do conjunto dos hospitais americanos, mostrou-se que a incidência aumentou de 82,7 episódios/100.000 habitantes, em 1979, para 240,4 episódios/100 mil habitantes em 2000. Outro estudo projetou a ocorrência de 750 mil casos de sepse grave para o ano de 2001 (com cerca de 210 mil óbitos), com incremento anual de 1,5%. A taxa de mortalidade da sepse pode, dessa forma, ser equiparada às mortes causadas por infarto agudo do miocárdio (IAM).[5]

Além das elevadas taxas de morbimortalidade atribuídas à sepse, há vários estudos revelando os elevados custos diretos relacionados ao tratamento desses pacientes e aqueles indiretos secundários ao capital humano (absenteísmo, morte prematura). Em média, o tratamento hospitalar para cada um desses doentes alcança valores próximos de 20 mil dólares, tendo íntima relação com gravidade e tempo de internação. No Brasil, o estudo COSTS[6] mostrou dados semelhantes. Ao se indexarem os custos hospitalares pelo Brasindice e Classificação Hierarquizada da AMB, chegou-se ao custo diário, em UTI, de 1.000 dólares. De forma interessante, o custo diário de pacientes não sobreviventes é persistentemente mais elevado, corroborando a ideia da associação entre gravidade e custos.

A etiologia da sepse tem-se mostrado dinâmica ao longo do tempo. Na era pré-antibiótica, as bactérias gram-positivas, como *Streptococcus pyogenes* e *Staphylococcus aureus*, eram as grandes causadoras de sepse. Com o advento da penicilina e seus derivados, as bactérias gram-negativas tornaram-se os principais agentes etiológicos de sepse durante muitos anos. Atualmente, bactérias gram-negativas e gram-positivas são comuns, e a prevalência de um grupo ou outro depende das características dos pacientes, como foco primário da infecção e doenças de base; e das intervenções médicas, como procedimentos invasivos e internações anteriores. A etiologia fúngica, principalmente pelo gênero *Candida*, é de importância crescente, chegando a ser a 4ª causa de infecção da corrente sanguínea nos Estados Unidos.

ATENÇÃO!

Aproximadamente dois terços dos episódios de sepse são decorrentes de infecções hospitalares, dado de suma importância para prevenção e tratamento.

Pacientes portadores de doenças de base com prognóstico sombrio, como leucemia, linfoma, neoplasias sólidas avançadas, doenças crônicas em estádio avançado, ou mesmo aqueles que fazem tratamento imunossupressor crônico, são as grandes vítimas da sepse, podendo ter letalidade até quatro vezes superior quando comparados aos pacientes previamente sadios ou com doença de base de bom prognóstico. Outros fatores de mau prognóstico são: extremos de idade (recém-nascidos [RNs] e idosos), antibioticoterapia inadequada ou retardada, presença de choque, granulocitopenia (neutrófilos < $1.000/mm^3$) e distúrbios da coagulação.

A patogênese da sepse está intimamente ligada à resposta inflamatória desencadeada pela infecção. Essa resposta, imperativa para o controle da infecção e que paradoxalmente constitui o substrato das alterações fisiopatológicas da sepse, dá-se pela interação das células do hospedeiro com componentes bacterianos, como a endotoxina das bactérias gram-negativas. Trata-se de um lipopolissacarídeo (LPS), cuja porção tóxica é denominada lipídeo "A" e é comum a todas as bactérias gram-negativas. Entre as células do hospedeiro, destacam-se os macrófagos, que são ativados e liberam mediadores da inflamação, e as células endoteliais, importante alvo e amplificador do processo inflamatório. A ativação dos macrófagos ocorre pela ligação do LPS com o receptor CD14; as células endoteliais necessitam, para sua ativação pelo LPS, da formação prévia do complexo formado entre este e a forma solúvel de CD14. O CD14 é encontrado na membrana de monócitos (mCD14) e, em menor abundância, em neutrófilos. No soro, há substâncias que podem interferir nessa ligação, como a proteína ligadora de LPS (LBP), o CD14 solúvel (sCD14) e as lipoproteínas de alta densidade (HDL). A LBP atua como catalisadora da ligação, principalmente na presença de pequenas quantidades de LPS.

Após a ligação do LPS ao CD14, forma-se um complexo com um receptor transmembrana presente nas células-alvo, o receptor tipo Toll 4 (TLR-4, do inglês *toll-like receptor*), que desencadeia a ativação celular. Outros produtos bacterianos, parasitários, virais e fúngicos também podem desencadear ativação celular e produção de mediadores inflamatórios, para tanto, utilizam outros TLRs na superfície celular ou em seu interior. Há certa especificidade entre determinados antígenos e a ativação de TLRs, como lipoproteínas e ácido lipoteicoico, que interagem com o TLR2, atuando como heterodímero com TLR1 ou TLR6, e flagelina, que sinaliza via TLR5. Os macrófagos ativados produzem, entre outros, o fator de necrose tumoral alfa (TNF-α) e a interleucina 1 (IL-1), considerados importantes mediadores da sepse.

As alterações das células endoteliais induzidas pelos mediadores inflamatórios, como TNF-α e IL-1, são responsáveis por muitas das alterações fisiopatológicas encontradas na sepse, a saber: 1) exposição de antígenos de histocompatibilidade da classe MHC-2 em monócitos e de moléculas de adesão de neutrófilos, provocando acúmulo das células polimorfonucleares; 2) liberação de mediadores provocando aumento da permeabilidade capilar; 3) produção de fator tecidual da coagulação e de inibidor de ativador do plasminogênio, contribuindo para a instalação da coagulação intravascular disseminada (CIVD) observada na sepse; 4) alterações da microcirculação que acarretam fluxo sanguíneo lento nos leitos capilares.

Essas alterações endoteliais são o substrato da maioria dos fenômenos observados na sepse, como a síndrome do desconforto respiratório agudo (SDRA), CIVD, a lesão renal aguda (LRA), o estado hiperdinâmico, seguido de falência miocárdica.

> **ATENÇÃO!**
>
> Apesar de seu papel patológico, os mediadores da sepse são substâncias de reconhecido efeito protetor, fundamentais no controle da infecção. Dessa forma, esses mediadores têm caráter dual na relação hospedeiro-agente infeccioso.

■ DIAGNÓSTICO

O diagnóstico clínico deve ser enfatizado, uma vez que a introdução precoce de antibióticos apropriados e a adequada reposição volêmica são fundamentais para boa evolução. Embora os critérios de SIRS não façam mais parte da nova definição de sepse (sepse-3), eles devem continuar sendo utilizados para o reconhecimento do paciente com possível infecção. São eles:
- presença de febre (> 38,3°C) ou hipotermia (< 36°C);
- frequência cardíaca (FC) > 90 bpm;
- FR > 20 irpm, ou pressão parcial arterial de gás carbônico ($PaCO_2$) < 32 mmHg, ou necessidade de ventilação mecânica (VM);
- alterações laboratoriais, como leucocitose (> 12.000 células por mm³) ou leucopenia (< 4.000 células por mm³).

Destaca-se para identificação do paciente com suspeita de sepse e choque séptico a presença de dois dos critérios do qSOFA: FR ≥22 irpm, alteração do estado mental e PAS igual ou abaixo de 100 mmHg. Os pacientes com suspeita de sepse devem ser investigados do ponto de vista clínico e laboratorial para diagnóstico da infecção e das disfunções orgânicas, lembrando o critério do incremento de 2 pontos na escala do SOFA para diagnóstico de sepse. Na prática, todos os cuidados devem ser enviados nos pacientes com suspeita de infecção e evidência de disfunção orgânica ou má perfusão:
- hipotensão induzida por sepse;
- hipoxemia ($PaO_2/FiO_2 < 300$);
- lesão pulmonar aguda com pressão parcial arterial de oxigênio (PaO_2)/fração inspirada de oxigênio (FiO_2) < 250 na ausência de pneumonia como foco de infecção;
- lesão pulmonar aguda com $PaO_2/FiO_2 < 200$ na presença de pneumonia como foco de infecção;
- oligúria (débito urinário < 0,5 mL/kg/h, por, no mínimo, duas horas, independente de adequada ressuscitação de líquido);
- acidose metabólica ou aumento do lactato plasmático;
- creatinina > 2 mg/dL (176,8 μmol/L);
- bilirrubina > 2 mg/dL (34,2 μmol/L);
- trombocitopenia < 100.000/μL;
- coagulopatia (INR > 1,5) ou tempo de tromboplastina parcial ativada (TTPA) > 60s.

A dosagem sérica de lactato deve ser realizada em todos os pacientes no ato do diagnóstico. O aumento do lactato sérico deve-se, em parte, ao metabolismo anaeróbio no contexto de hipoperfusão tecidual. Na definição atual de choque séptico, deve haver presença de hipotensão e elevação de lactato sérico. Pacientes com depuração de lactato menor do que 10% após 24 horas têm comprovadamente maior letalidade na sepse grave ou choque séptico.

Microbiológico: embora a recuperação do agente etiológico não seja condição *sine qua non* para o diagnóstico de sepse, é de suma importância para a adequação da antibioticoterapia, bem como para melhor conhecimento da epidemiologia hospitalar. Hemoculturas devem sempre ser coletadas, não necessariamente durante os picos febris, perfazendo total de duas ou três amostras de 15 ou 10 mL cada, respectivamente, de preferência antes do início da administração de antibióticos (no máximo até 45 minutos após o diagnóstico da 1ª disfunção orgânica), desde que seja obedecida a urgência médica. Deve-se coletar uma amostra de veia periférica e uma amostra de cada cateter central, se houver, a menos que tenham sido implantados há menos de 24 horas. Métodos automatizados de hemoculturas recentemente disponíveis podem oferecer resultados positivos em poucas horas. Culturas de urina, secreções ou abscessos são de grande importância para o diagnóstico etiológico em caso de hemoculturas negativas. Deve-se sempre lembrar ao laboratório microbiológico a hipótese de etiologia fúngica.

■ TRATAMENTO

O tratamento do quadro séptico tem como fim debelar o foco infeccioso e proporcionar condições satisfatórias para a manutenção do metabolismo celular. Recentemente, maior ênfase tem sido dada ao tratamento precoce e agressivo concernente à restauração volêmica e às medidas terapêuticas específicas baseadas na patogênese da sepse. As intervenções terapêuticas na sepse são tempo-dependentes.

DIRETRIZES PARA O TRATAMENTO DA SEPSE

A campanha de sobrevivência à sepse (CSS, do inglês *surviving sepsis campaign*), cujo principal objetivo é reduzir a mortalidade da sepse em 25%, foi planejada em três etapas:[7,8] (i) a declaração de intenções (ou declaração de Barcelona) em 2002; (ii) a elaboração de diretrizes para o tratamento da sepse grave e choque séptico; realizada em 2003 e publicada em 2004, com atualizações em 2008, 2012 e 2016; e (iii) a implementação das diretrizes na prática clínica (a partir de 2005).

As diretrizes da CSS, elaboradas por representantes de diversas sociedades médicas, compreendem uma extensa revisão de estudos de intervenção na sepse e foram agrupadas nos chamados pacotes de ressuscitação, que devem ser alcançados nas primeiras 3 e 6 horas (Quadro 221.1).

QUADRO 221.1 ■ Pacotes de intervenção da CSS

A ser concluído em 3 / 6 horas
- Dosar o lactato
- Coletar hemoculturas antes da administração de antibióticos
- Iniciar antibióticos de amplo espectro
- Administrar 30 mL/kg de cristaloides para hipotensão ou lactato maior ou igual a 4 mmol/L
- Usar vasopressores nos casos de hipotensão não responsiva a líquidos para manter PAM = 65 mmHg
- Guiar a ressuscitação com o objetivo da normalização em pacientes com níveis elevados de lactato

Reavaliação do *status* volêmico e da perfusão
- Avaliar responsividade a volume: resposta clínica ou métodos dinâmicos (preferência sempre que disponíveis) ou pressão venosa central
- Avaliar variáveis perfusionais: livedo reticular, enchimento capilar, diurese, lactato e outros

Consulte as páginas Surviving Sepsis Campaign* e Instituto Latino-Americano da Sepse** para mais informações. A mensagem fundamental dessa abordagem é que as intervenções na sepse são tempo-dependentes e devem ser feitas o mais precocemente possível. Como toda tentativa de organizar terapia baseada em evidência, as recomendações ou a força das recomendações devem ser continuamente atualizadas, à medida que novos estudos sejam conduzidos.

TERAPIA ANTIMICROBIANA

A terapia antimicrobiana precoce e adequada é fundamental na abordagem do paciente séptico. A terapêutica antimicrobiana adequada reduz a mortalidade do paciente séptico. Em estudo sobre bacteremias/sepses[9] realizado no Hospital São Paulo – Universidade Federal de São Paulo – Escola Paulista de Medicina, observou-se que os pacientes que receberam antibióticos aos quais as bactérias eram sensíveis *in vitro* (apropriada) tiveram mortalidade de 21% (45/214), ao passo que aqueles que receberam antibióticos aos quais as bactérias eram resistentes *in vitro* (inapropriada) tiveram letalidade de 57,1% (44/77). Fato da maior importância é que pacientes, inicialmente tratados com antimicrobianos aos quais o agente etiológico era resistente *in vitro*, mediante resultados de hemoculturas ou piora do quadro clínico, passaram a receber antibióticos aos quais o agente etiológico era sensível (terapia corrigida) e tiveram mortalidade intermediária de 34,1% (14/41). Uma vez desenvolvido o choque, a quase totalidade dos pacientes que receberam terapia antimicrobiana inapropriada evoluiu ao óbito (30/31) comparada à proporção significativamente menor dos que recebem terapia adequada (56%, 29/52). Resultados semelhantes são frequentemente descritos na literatura. O uso adequado de antimi-

*Disponível em: www.survivingsepsis.org
**Disponível em: www.ilas.org.br

crobianos no tratamento da sepse é importante fator relacionado com a sobrevida. O tempo decorrido entre o diagnóstico e o tratamento antimicrobiano tem grande impacto na evolução de pacientes com sepse grave e choque séptico; cada hora de atraso na administração piorou a sobrevida em um estudo. Por isso, o início precoce de antibióticos, de preferência na primeira hora de diagnóstico da disfunção orgânica ou choque séptico, é fortemente recomendado nas diretrizes da CSS.

Atualmente, recomenda-se que a escolha da antibioticoterapia inicial na sepse, prévia aos resultados de culturas contemple uma associação de antimicrobianos.

A permanência dessa associação não é recomendada ao longo do tratamento quando o resultado das culturas permitir a monoterapia.

A escolha da antibioticoterapia baseia-se nos prováveis microrganismos do sítio infeccioso em questão. Como exemplo, em sepses secundárias a infecções do trato urinário (ITUs), inicia-se antibioticoterapia dirigida para bactérias gram-negativas, e naquelas secundárias à infecção associada a cateteres venosos, a cobertura deve ser para *Staphylococcus aureus* e estafilococos coagulase-negativos. Nos casos em que o sítio infeccioso é desconhecido, inicia-se esquema dirigido para bactérias gram-negativas, *Staphylococcus aureus* e bactérias anaeróbias. A presença de coleções ou abscessos merece abordagem cirúrgica.

Importante fator a ser considerado é se a infecção foi adquirida na comunidade ou no hospital. Na segunda hipótese, deve-se considerar a alta prevalência de cepas de bactérias multirresistentes em hospitais de maior porte e hospitais universitários. Nesse caso, dependendo do foco primário de infecção, devem-se considerar, entre as bactérias gram-negativas, as infecções por *Pseudomonas* sp., *Klebsiella* sp. e, recentemente, *Acinetobacter* sp. e *Enterobacter* sp. e, entre as bactérias gram-positivas, o *Staphylococcus aureus* resistente à oxacilina. Opta-se, então, por esquema antimicrobiano que inclui um glicopeptídeo e um antimicrobiano com espectro para bactérias gram-negativas. Uma vez identificado o *S. aureus* como agente etiológico, deve-se considerar o foco primário da sepse e a concentração inibitória mínima (CIM) da vancomicina para o uso seguro desse antimicrobiano. Concentrações séricas de 15 a 20 mg/mL de vancomicina são recomendadas. Doses de 15 a 20 mg/kg a cada 8 a 12 horas são indicadas para a maioria dos pacientes com função renal normal para alcançar as recomendações de concentrações séricas quando o CIM é ≤ 1 mg/L. Atualmente, considera-se CIM $\geq 1,5$ μg/mL à vancomicina como fator de mau prognóstico quando esse medicamento é utilizado. A linezolida, da classe das oxazolidinonas, e a daptomicina (lipopeptídeo) são indicadas em casos de CIM elevadas, embora esta última não deva ser utilizada se o foco for pulmonar. Antimicrobianos da classe dos carbapenens (imepenem e meropenem) e inibidores de betalactamases (piperacilina/tazobactam) devem ser considerados para o tratamento de infecções por gram-negativos multirresistentes.

ATENÇÃO!

A resistência antimicrobiana apresenta particularidades importantes em diferentes hospitais e elas devem ser consideradas no planejamento da antibioticoterapia empírica.

Mais recentemente, a alta prevalência verificada em alguns hospitais de cepas multirresistentes de *Acinetobacter* sp. e *Pseudomonas aeruginosa*, bem como de enterobactérias, como *Klebsiella* sp. e *Escherichia coli*, produtoras de carbapenemases, tornou mandatório o uso de polimixinas, sempre associadas a carbapenêmicos ou aminoglicosídeos ou tigeciclina, como principal opção terapêutica nos pacientes graves.

Os pacientes devem ser avaliados quanto ao risco de candidemia. Esta é hoje a 4ª causa de infecção da corrente sanguínea nos Estados Unidos e, antes dos resultados das culturas, devem-se avaliar se os fatores de risco estão presentes, como uso prévio de antibióticos, cirurgia abdominal, fístulas entéricas, hemodiálise, colonização prévia por espécies de cândida, presença de cateteres venosos e nutrição parenteral total (NPT), para o uso empírico de antifúngicos. A elevada sensibilidade de *Candida* sp. ao fluconazol nos isolados de hemoculturas em estudo multicêntrico nacional, associada ao baixo custo e toxicidade do medicamento, pode embasar a escolha desse antifúngico como opção terapêutica em pacientes estáveis. Todavia, na terapêutica de infecção estabelecida ou suspeita por *Candida* sp. em pacientes graves, recentes revisões indicam o uso de equinocandinas como 1ª opção e as formulações de anfotericina B como alternativas.

Após 48 a 72 horas, ou após resultado das culturas, os antibióticos devem ser adequados ou descalonados, visando a uma maior eficácia com menor toxicidade. O tempo de terapia antimicrobiana deve ser o menor possível, de 7 a 10 dias. Terapia mais prolongada deve ser empregada em situações especiais, como resposta clínica lenta, focos não drenados, bacteremia por *S. aureus*, candidemia, imunodeficiências, incluindo neutropenia.

Para mais informações, consultar o Capítulo Antimicrobianos. A terapia antimicrobiana deve ser ajustada mediante os resultados da hemocultura e do antibiograma.

Devem-se utilizar sempre doses máximas dos antimicrobianos nas primeiras 24 horas do diagnóstico de sepse/grave/choque séptico, independentemente da função renal. É importante considerar as alterações farmacocinéticas que ocorrem no indivíduo séptico para ajustar a dose dos antibióticos.

Deve-se também observar o uso de doses apropriadas na presença de diálise.

A monitoração plasmática de antimicrobianos deve ser realizada sempre que possível, garantindo-se níveis adequados de acordo com o micro-organismo causador e com a CIM.

RESSUSCITAÇÃO INICIAL

A manutenção do metabolismo celular necessita de adequada oferta de oxigênio e substratos energéticos. Para manter oferta tecidual de oxigênio adequada, é necessário corrigir as alterações hemodinâmicas. De forma geral, a reposição vigorosa da volemia é necessária nas primeiras seis horas após o diagnóstico da 1ª disfunção orgânica (Quadro 221.1).

FLUIDOTERAPIA

Cristaloides são a primeira escolha. Coloides sintéticos não devem ser utilizados. Albumina pode ser utilizada quando há necessidade de substanciais quantidades de cristaloides.

A dose de líquido, em pacientes hipovolêmicos, pode atingir 30 mL/kg de peso. A administração contínua de líquidos pode ser empregada quando são verificadas correspondentes melhorias hemodinâmicas, sejam baseadas em critérios dinâmicos (alteração da pressão de pulso ou variação do volume sistólico) ou estáticos (pressão arterial [PA], FC).

VASOPRESSORES

Se a fluidoterapia não restaurar os parâmetros hemodinâmicos e normalizar os marcadores de hipoperfusão tecidual, deve-se recorrer ao uso de vasopressores, com o objetivo inicial de manter a PAM em 65 mmHg.

Norepinefrina é a 1ª escolha. Epinefrina ou vasopressina (0,03 unidades/minuto) devem ser adicionadas quando a norepinefrina é utilizada em altas doses ou quando não normalizou a PAM. A vasopressina, no lugar da epinefrina, pode associar-se à menor taxa de disfunção renal.

Dopamina, em doses baixas para proteção renal, não deve ser utilizada. Mesmo em doses maiores, como vasopressora, a dopamina tem-se mostrado mais danosa, associada a uma maior taxa de taquiarritmias.

Todos os pacientes que recebem vasopressores devem ter um cateter arterial tão logo possível.

TERAPIA INOTRÓPICA

Dobutamina não deve ser utilizada como estratégia para aumentar o índice cardíaco buscando-se níveis oximétricos ou hemodinâmicos supranormais. Em doses de até 20 μg/kg/min, a dobutamina pode ser utilizada quando da presença de disfunção miocárdica.

CORTICOSTEROIDES

Devem ser utilizados apenas quando a restauração hemodinâmica não é atingida com líquidos e vasopressores. Hidrocortisona na dose de 200 mg/dia, endovenosa (EV), pode ser utilizada e, se possível, em infusão contínua. Deve ser descontinuada, de forma regressiva, quando os vasopressores não mais são necessários. Teste de hormônio adrenocorticotrófico (ACTH) para identificar insuficiência suprarrenal não deve ser realizado em pacientes sépticos.

TERAPIA DE SUPORTE: OUTRAS RECOMENDAÇÕES

Ventilação mecânica

Deve ser utilizada com volume corrente baixo, limitação da pressão de platô inspiratório (< 30 cm H_2O) e aplicação de pelo menos uma mínima quantidade (6 mL/kg) de pressão positiva ao final da expiração (PEEP, do inglês *positive end-expiratory pressure*) para a SDRA. Pacientes com SDRA moderada ou grave, induzida por sepse, podem receber maiores quantidades de PEEP. Outros procedimentos ventilatórios incluem: manobras de recrutamento em hipoxemia grave refratária; posição prona em SDRA grave ($PaO_2/FiO_2 < 100$) em UTI experiente em tal prática; elevação da cabeceira em 30° quando não houver contraindicação; terapia de líquidos restritiva em pacientes com SDRA que não apresentem sinais de hipoperfusão tecidual.

Controle da glicemia

O valor máximo de glicemia deve ser estipulado em 180 mg/dL (e não em 110 mg/dL). A insulina EV contínua deve ser iniciada, e a glicemia, avaliada a cada 1 a 2 horas até sua estabilização, então verificada a cada quatro horas. Deve-se ter cautela na avaliação da glicemia capilar em pacientes com hipoperfusão grave.

Hemoderivados

Transfusão de hemácias deve ser empregada apenas quando a hemoglobina (Hb) estiver abaixo de 7 g/dL (para mantê-la entre 7 e 10 g/dL), salvo em situações especiais, como falha na restauração da hipoperfusão com líquidos, isquemia miocárdica, hipoxemia grave, hemorragia aguda e doença cardíaca isquêmica.

A eritropoietina não deve ser utilizada. O plasma fresco congelado (PFC) não deve ser utilizado para correção da coagulopatia, salvo em sangramentos ativos ou necessidade de procedimentos invasivos.

Transfusão de plaquetas deve ser indicada profilaticamente, se abaixo de 10.000/mm³, ou de 20.000/mm³, quando houver alto risco de sangramento.

Nutrição

Iniciar dieta via oral (VO) ou enteral tão logo possível, mantendo a necessidade mínima calórica diária (500 kcal/dia) na primeira semana, aumentando conforme a viabilidade.

DIAGNÓSTICO E TRATAMENTO

Preferir sempre a nutrição oral ou enteral, em lugar da parenteral. Uso de suplementos imunomoduladores não é indicado.

REVISÃO

- O diagnóstico de sepse e o rápido reconhecimento das disfunções orgânicas são fundamentais para a adequada abordagem terapêutica. Esta compreende o controle do foco infeccioso e a abordagem das disfunções.
- A alta incidência da sepse e sua elevada mortalidade, associadas à complexidade das ações terapêuticas, têm estimulado ações conjuntas multidisciplinares e multiprofissionais na sua abordagem.
- O avanço dos conhecimentos de patogênese deve apontar para novos alvos terapêuticos.

REFERÊNCIAS

1. Bone RC, Balk RA, Cerra FB, Dellinger RP, Fein AM, Knaus WA, et al. Definitions for sepsis and organ failure and guidelines for the use of innovative therapies in sepsis. The ACCP/SCCM Consensus Conference Committee. American College of Chest Physicians/Society of Critical Care Medicine. Chest. 1992;101(6):1644-55.
2. Levy MM, Fink MP, Marshall JC, Abraham E, Angus D, Cook D, et al. 2001 SCCM/ESICM/ACCP/ATS/SIS International Sepsis Definitions Conference. Intensive Care Med. 2003;29(4):530-8.
3. Silva E, Pedro MA, Sogayar AC, Mohovic T, Silva CL, Janiszewski M, et al. Brazilian Sepsis Epidemiological Study (BASES study). Crit Care. 2004;8(4):R251-60.
4. Martin GS, Mannino DM, Eaton S, Moss M. The epidemiology of sepsis in the United States from 1979 through 2000. N Engl J Med. 2003;348(16):1546-54.
5. Angus DC, Linde-Zwirble WT, Lidicker J, Clermont G, Carcillo J, Pinsky MR. Epidemiology of severe sepsis in the United States: analysis of incidence, outcome, and associated costs of care. Crit Care Med. 2001;29(7):1303-10.
6. Sogayar AM, Machado FR, Rea-Neto A, Dornas A, Grion CM, Lobo SM, et al. A multicentre, prospective study to evaluate costs of septic patients in Brazilian intensive care units. Pharmacoeconomics. 2008;26(5):425-34.
7. Dellinger RP, Levy MM, Rhodes A, Annane D, Gerlach H, Opal SM, et al. Surviving sepsis campaign: international guidelines for management of severe sepsis and septic shock: 2012. Crit Care Med. 2013;41(2):580-637.
8. Rhodes A, Evans LE, Alhazzani W, Levy MM, Antonelli M, Ferrer R, et al. Surviving Sepsis Campaign: International Guidelines for Management of Sepsis and Septic Shock: 2016.Intensive Care Med. 2017;43(3):304-377
9. Salomão R, Castelo Filho A, Pignatari AC, Wey SB. Nosocomial and community acquired bacteremia: variables associated with outcomes. Rev Paul Med. 1993;111(6):456-61.

LEITURAS SUGERIDAS

Rhodes A, Evans LE, Alhazzani W, Levy MM, Antonelli M, Ferrer R, et al. Surviving Sepsis Campaign: International Guidelines for Management of Sepsis and Septic Shock: 2016. Intensive Care Med. 2017;43(3):304-377.

Salomao R, Brunialti MK, Rapozo MM, Baggio-Zappia GL, Galanos C, Freudenberg M. Bacterial sensing, cell signaling, and modulation of the immune response during sepsis. Shock. 2012;38(3):227-42.

Singer M, Deutschman CS, Seymour CW, Shankar-Hari M, Annane D, Bauer M, Bellomo R, Bernard GR, Chiche JD, Coopersmith CM, Hotchkiss RS, Levy MM, Marshall JC, Martin GS, Opal SM, Rubenfeld GD, van der Poll T, Vincent JL, Angus DC. The Third International Consensus Definitions for Sepsis and Septic Shock (Sepsis-3). JAMA. 2016;315(8):801-10.

222

INFECÇÕES POR ESTREPTOCOCOS E ESTAFILOCOCOS

■ LUCI CORRÊA
■ ANTONIO PIGNATARI

■ ESTREPTOCOCOS

São bactérias ovais ou esféricas, que se apresentam aos pares ou em cadeias de tamanhos variados. A divisão tradicional dos estreptococos em a-estreptococo, β-estreptococo e g-estreptococo é baseada na capacidade da colônia bacteriana em hemolisar hemácias. É considerada ainda a primeira etapa para a classificação dos estreptococos. A produção de halo claro em torno das colônias bacterianas caracteriza os estreptococos a-hemolíticos. Colônias de estreptococos β-hemolíticos são circundadas por halo verde; com os g-estreptococos, não há evidência de hemólise. A etapa seguinte para a classificação dos estreptococos envolve a análise bioquímica, incluindo a fermentação de carboidratos e a detecção de atividades enzimáticas.

Em resumo, os estreptococos podem ser identificados com base em:
- características em produzir hemólise;
- testes de detecção rápida de antígenos;
- testes sorológicos para a detecção de antígenos capsulares ou da parede bacteriana;
- testes bioquímicos e fisiológicos;
- testes de biologia molecular.

Os estreptococos β-hemolíticos têm sido considerados os principais estreptococos patogênicos. A identificação precisa desse grupo pode ser realizada por meio da análise baseada nos antígenos específicos da parede bacteriana e permite a separação desses estreptococos em 20 diferentes sorogrupos (sistema de Lancefield). Os grupos A, B, C, D e G são os mais frequentemente encontrados em humanos. Com a utilização de método molecular de sequenciamento de DNA, muitos estreptococos têm sido reclassificados, incluindo novas espécies. Entretanto, a classificação fenotípica ainda é útil sob o ponto de vista da microbiologia clínica, na descrição das formas clínicas e na adequação do tratamento antimicrobiano.

Certos membros do grupo D têm sido considerados um gênero distinto; os enterococos, por exemplo, causam várias doenças em humanos.

Os estreptococos são encontrados amplamente na natureza, em animais e humanos, como parte da microbiota normal nos tratos respiratório, gastrintestinal e urogenital. São agentes de vários tipos de infecções, associadas ou não a sequelas tardias. A Figura 222.1 representa, de forma esquemática, os estreptococos e algumas das doenças causadas por eles.

ESTREPTOCOCOS β-HEMOLÍTICOS DOS GRUPOS A, C E G

Epidemiologia

São encontrados na via aérea superior (VAS), especialmente em crianças entre 5 e 15 anos, mas pessoas de todas as faixas etárias podem ser infectadas. Há maior frequência de infecções da VAS, como amigdalites e faringites, durante os meses de outono e verão. A transmissão de uma pessoa a outra é comum, especialmente em uma mesma família e entre escolares, sendo através de gotículas e também diretamente pelo contato. A incidência de portadores na orofaringe é de 50% em escolas, mas a colo-

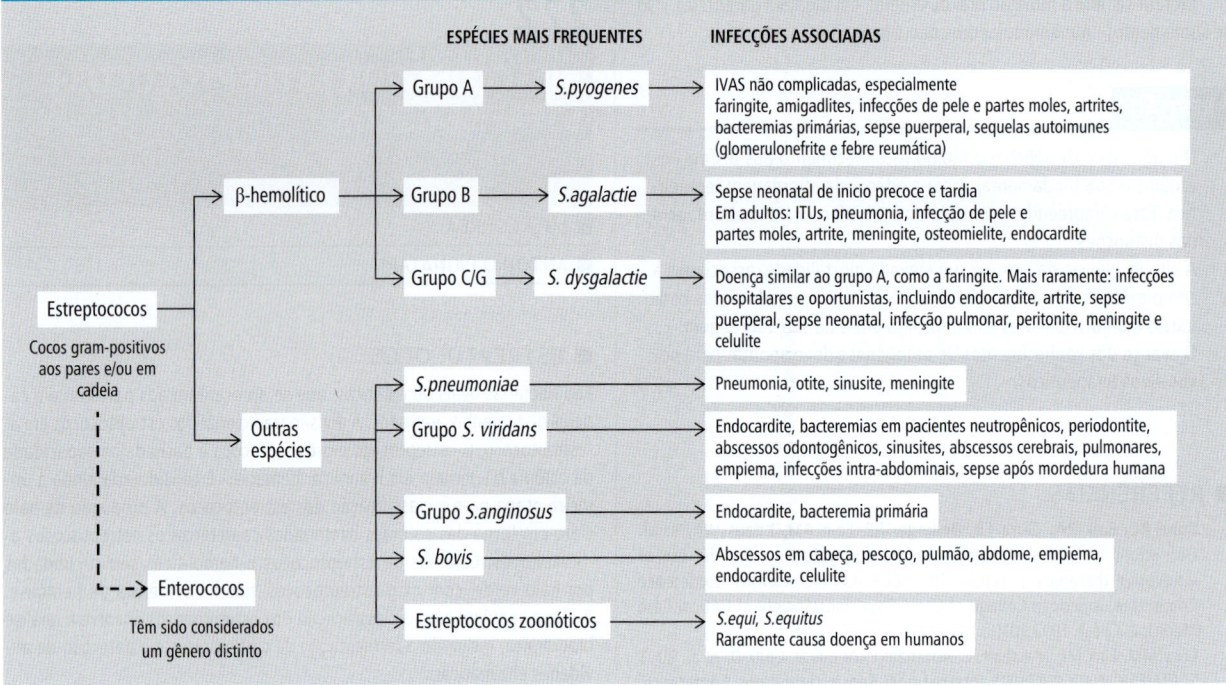

FIGURA 222.1 ■ Estreptococos e infecções associadas.

ITUs: infecções do trato urinário; IVAS: infecções da via aérea superior.
Fonte: Adaptada de Parks e colaboradores.[1]

nização cutânea é rara, exceto em períodos epidêmicos. Em certas regiões, onde o pioderma estreptocócico é um problema, a taxa de colonização pode atingir 40%.

A colonização cutânea ser mais elevada em indivíduos com algumas condições dermatológicas predisponentes, tais como eczema, psoríase e feridas. Crianças com faringite estreptocócica podem eliminar esta bactéria nas fezes ou serem portadoras na região perianal, o que possivelmente propicia maior disseminação do agente em ambientes fechados.

> **ATENÇÃO!**
>
> Desde a década de 1980, as doenças graves por estreptococos do grupo A têm aumentado, incluindo febre reumática, celulite, fasceíte necrosante e outras doenças invasivas, que parecem estar relacionadas ao reaparecimento das cepas M1 e M3 e à produção de exotoxinas A e B.

Patogênese

Os fatores de virulência dos estreptococos do grupo A compreendem estruturas de sua superfície e proteínas liberadas pelas células durante o seu crescimento.

- **Antígenos da parede celular:** para alguns cientistas, a proteína M é pré-requisito para a aderência dos estreptococos do grupo A às células epiteliais da pele, e a proteína F é responsável pela ligação às células epiteliais da via aérea. A proteína M é semelhante às proteínas musculares, tais como a miosina e a tropomiosina, e tem sido demonstrada reação cruzada com essas proteínas, correlacionando-se o fato à patogênese da febre reumática.
- **Produtos extracelulares, toxinas e enzimas:** os estreptococos do grupo A produzem grande número de produtos extracelulares.

A estreptolisina O é hemolisina que inibe a quimiotaxia, a mobilidade de neutrófilos e a fagocitose de macrófagos. A injeção dessa toxina em animais também produz efeito cardiotóxico.

- **Estreptocinase:** produzida pelos estreptococos dos grupos A, C e G. Essa enzima liga-se ao plasminogênio no sangue, formando complexo que transforma plasminogênio em plasmina, a qual possui atividade fibrinolítica.
- **Toxinas:** responsáveis pelo eritema da escarlatina. Há pelo menos cinco diferentes tipos de toxinas. A maioria das cepas de estreptococos do grupo A produz mais de um tipo dessas toxinas. Vários efeitos são atribuídos a elas, incluindo os pirogênicos, diminuição da permeabilidade da barreira hematencefálica (BHE), ativação dos linfócitos T e potencialização dos efeitos das endotoxinas. Essas toxinas provavelmente funcionam como superantígenos que estimulam a proliferação de linfócitos T e a liberação de citocinas, podendo estar associadas à ocorrência de síndrome do choque tóxico estreptocócico.

Quadro clínico
Estreptococos do grupo A

- **Infecções superficiais não complicadas:** os estreptococos do grupo A ou *Streptococcus pyogenes* são considerados as espécies mais patogênicas dos estreptococos β-hemolíticos.
- **Infecções respiratórias não complicadas:** os estreptococos do grupo A são a mais frequente causa de faringite e amigdalite, especialmente em escolares entre 5 e 15 anos, mas podem atingir todas as faixas etárias. A faringite estreptocócica apresenta-se, após 1 a 5 dias de incubação, com mal-estar, fadiga, cefaleia e febre. As tonsilas podem estar edemaciadas, avermelhadas, com exsudatos e petéquias. Aumento dos linfonodos da cadeia cervical anterior é

comum. Com base apenas nos sinais e sintomas, é difícil diferenciar a faringite estreptocócica das infecções virais.

Quando a cepa infectante produz a toxina eritrogênica, a escarlatina pode aparecer como complicação da faringite estreptocócica. Surge exantema maculopapular, conferindo à pele sensação áspera, como lixa.

O exantema se inicia nos ombros e no tórax, dissemina-se em direção craniocaudal e não costuma acometer as palmas das mãos e pés. A face pode estar vermelha, com nítida palidez perioral (sinal de Filatow). Nas dobras cutâneas, observam-se linhas de vermelho profundo, onde o exantema se acentua (sinal de Pastia). Nos cotovelos e joelhos, podem surgir petéquias e equimoses, em virtude da fragilidade capilar. Sobretudo em crianças, são observados pequenos pontos vermelhos ou petéquias em palato mole, alterações na língua, que pode estar vermelho brilhante ("língua em framboesa") ou com as papilas hipertróficas e vermelhas ("língua em morango"), recoberta ou não por exsudato amarelo. O exantema desaparece em 10 dias, surge descamação furfurácea em tronco e lamelar na palma das mãos e planta dos pés, que se prolonga por 5 a 8 semanas. Em alguns casos, a doença pode apresentar complicações supurativas locais, tais como sinusite, otite média, abscesso peritonsilar, abscesso retrofaringeano e linfadenite supurativa.

A apresentação das infecções respiratórias em crianças menores de 3 anos tem diferenças clínicas importantes. Estas geralmente apresentam nasofaringite mucopurulenta, que é mais prolongada e pode complicar-se com sinusite e otite média.

- **Infecções cutâneas não complicadas:** os estreptococos podem causar várias formas de doença cutânea e as manifestações clínicas são determinadas pelas camadas acometidas. Assim, infecções imediatamente abaixo do estrato córneo resultam no impetigo; infecções na epiderme determinam o ectima; infecções que atingem a derme ocasionam erisipela e celulite.

O pioderma (impetigo) é mais comum em crianças, está associado a calor, umidade e más condições de higiene. Esses germes podem instalar-se em afecções anteriores, como escabiose e eczemas. A lesão inicial é mácula eritematosa, que logo se transforma em vesicopústula ou mesmo bolha purulenta, superficial. O conteúdo seroso ou seropurulento desseca-se, resultando em crosta melicérica, característica do impetigo.

As lesões contêm muitas bactérias, sendo comum sua disseminação local e o aparecimento de lesões satélites. É doença de fácil contágio, por isso cuidados com a higiene são necessários para evitar sua disseminação na comunidade.

A ectima tem algumas semelhanças com o impetigo. A lesão inicial é vesícula ou vesicopústula fugaz que, rompendo-se, deixa ulceração superficial. As crostas formam-se precocemente e são duras e aderentes. As crianças são mais propensas à infecção, que se localiza, com mais frequência, nas pernas.

A erisipela é forma de celulite superficial, que acomete face ou membros. Não possui maior prevalência em nenhum grupo etário. A penetração do estreptococo na pele ocorre geralmente pela presença de soluções de continuidade. A área comprometida é eritematosa, edemaciada, quente e dolorosa. Podem existir bolhas (erisipela bolhosa). A zona afetada apresenta borda nítida, a qual avança com a progressão da doença. Pode haver adenite satélite na região comprometida.

Nas celulites, o processo é semelhante, porém mais profundo; é comum observar a presença de linfangites. Como complicações, podem ocorrer supurações profundas e sepse.

- **Infecções invasivas:** A sepse puerperal ocorre como infecção genital ascendente após manipulação obstétrica, associada a más condições de higiene.

    Os estreptococos do grupo A são a segunda causa de artrite séptica não gonocócica, após os *S. aureus*.

    A fasceíte necrosante, associada ou não à síndrome do choque tóxico (semelhante à síndrome do choque tóxico por *S. aureus*), tem ocorrido com mais frequência desde década de 1980. A pele, seguida pela mucosa oral, é a principal porta de entrada, a qual, em muitos casos, é desconhecida. Os sinais clínicos mais precoces incluem febre, dor de garganta, vômitos e diarreia. Algumas vezes, há história de trauma fechado. A fasceíte necrosante é geralmente de diagnóstico difícil. Edema e vermelhidão podem ser visíveis; em muitos quadros, o edema é o único sinal superficial. Muitas vezes, a discrepância entre os poucos sinais clínicos e a gravidade da dor é a única pista para o diagnóstico. A cirurgia demonstra necrose maciça tecidual. Após dias ou horas, pode desenvolver-se choque tóxico. Bacteremia pode ocorrer em 6% dos casos de síndrome do choque tóxico estreptocócico. Apesar de terapia antimicrobiana adequada e suporte de cuidados intensivos, essas infecções são associadas à alta letalidade, entre 30 e 80%.

- **Sequelas autoimunes:** em alguns casos, a doença estreptocócica é seguida por complicações não supurativas, febre reumática e glomerulonefrite aguda.

Estreptococos dos grupos C e G

Produzem doença similar aos estreptococos do grupo A, como a faringite. Têm sido reconhecidos como parte da microbiota normal de faringe, pele, trato gastrintestinal (TGI) e vagina. O estreptococo do grupo C é causa comum de infecção em animais, como a mastite em vacas, por exemplo. A infecção em humanos pode ocorrer após o contato com produtos de origem animal. Ocasionalmente, os estreptococos dos grupos C e G têm sido implicados em infecções nosocomiais e oportunistas, incluindo endocardite, artrite, sepse puerperal, sepse neonatal, infecção pulmonar, peritonite, meningite e celulite. Doença maligna, diabetes melito (DM), doença cardiovascular e alcoolismo são fatores predisponentes para as infecções estreptocócicas invasivas.

Diagnóstico

Os diagnósticos da faringite estreptocócica e da escarlatina são eminentemente clínicos.

A cultura de material da garganta, quando fornece número abundante de colônias, auxilia o diagnóstico da faringite estreptocócica, porém o crescimento de poucas colônias pode indicar apenas o estado de portador, que ocorre em 5 a 10% da população. Há vários kits comerciais disponíveis para a detecção rápida de antígenos de estreptococos do grupo A; quando comparados às culturas, a sensibilidade varia de 60 a 90%, e a especificidade excede 95%.

A detecção de anticorpos (antiestreptolisina O, anti-DNAse e anti-hialuronidase) geralmente é útil para o diagnóstico retrospectivo da faringite estreptocócica (no caso de possível febre reumática ou glomerulonefrite), já que os níveis séricos aumentam na fase de convalescença.

Nas infecções cutâneas, o diagnóstico é clínico. A realização de culturas, quando há secreção ou pele lesada, e hemoculturas pode auxiliar o diagnóstico.

Tratamento

A penicilina é o antibiótico de escolha para as infecções causadas pelos estreptococos dos grupos A, B, C e G. Os macrolídeos e a clindamicina podem ser alternativas nos casos de alergia à penicilina. Em algumas áreas, a prevalência de cepas resistentes à eritromicina tem aumentado, relacionada ao aumento no consumo de macrolídeos.

Na faringite estreptocócica, a penicilina, quando administrada pelo menos durante 10 dias (penicilina procaína, penicilina V ou amoxicilina), na maior parte dos casos, é capaz de eliminar o estreptococo. A falha na erradicação do agente predispõe o paciente a complicações tardias, como a glomerulonefrite e a febre reumática. Quanto mais precocemente for instituída a terapêutica, mais eficaz será a prevenção das complicações não supurativas e supurativas.

Antibióticos que não devem ser utilizados para o tratamento da faringite estreptocócica incluem sulfametoxazol/trimetroprima, quinolonas (ciprofloxacina, norfloxacina) e tetraciclinas, pois sua atividade não é satisfatória.

> **ATENÇÃO!**
>
> Na fasceíte necrosante e no choque tóxico estreptocócico, o diagnóstico precoce e a instituição da terapia adequada são essenciais. O debridamento cirúrgico dos tecidos necróticos é fundamental no tratamento.

Prevenção

A importância primordial do tratamento da faringite estreptocócica é prevenir a febre reumática. O tratamento adequado, por 10 dias, é efetivo para prevenir a ocorrência dessa complicação não supurativa. A profilaxia, para evitar recorrências da febre reumática, deve ser realizada com penicilina benzatina a cada quatro semanas.

Estudos de vacina contra os estreptococos do grupo A estão sendo realizados, mas não há uma vacina ainda disponível para uso clínico.

ESTREPTOCOCOS DO GRUPO B (*STREPTOCOCCUS AGALACTIAE*)

Epidemiologia

O principal reservatório é o TGI baixo. A presença das bactérias é comum na vagina de mulheres entre 15 e 45 anos de idade. A taxa de colonização sofre variações; é mais elevada durante a menstruação e a gravidez. A presença de DM está associada com maiores taxas de colonização durante a gravidez. Durante o parto, a colonização vaginal pode causar a transmissão para o recém-nascido (RN), em 50 a 75% dos casos. Pequena proporção desses neonatos desenvolverá a doença, a incidência da doença estreptocócica do grupo B de início precoce é de 1 a 3 por mil nascidos-vivos. Em algumas áreas geográficas, o uso da quimioprofilaxia materna intraparto diminuiu a incidência para menos de 1 caso a cada mil nascidos-vivos. A presença de altos níveis do inóculo durante o parto aumenta o risco de transmissão. Neonatos de mães com colonização maciça tendem a apresentar a doença mais precocemente, antes dos 7 dias de vida. Ao lado da exposição intraparto, a colonização intra-hospitalar do RN também pode ocorrer, principalmente em berçários com condições de sobrecarga de trabalho, baixa adesão à higiene das mãos e presença de RNs com hospitalização prolongada.

A infecção estreptocócica precoce (a partir do 5º dia de vida) é associada à alta mortalidade e ocorre principalmente em RNs nos quais o parto apresenta complicações, tais como ruptura de membranas por mais de 18 horas, trabalho de parto prematuro, febre materna ou amnionite, colonização anogenital ou bacteriúria materna por estreptococo do grupo B.

Patogênese

A associação entre colonização do trato genital materno e infecção neonatal precoce é bem estabelecida. O risco é maior com a ruptura de membranas por período superior a 18 horas, presença de corioamnionite, altos níveis de inóculo, parto prematuro e baixo peso ao nascer. Entretanto, tais fatores não explicam completamente a baixa incidência de doença invasiva em RNs de mães colonizadas.

RNs com maior risco de desenvolver doença invasiva são os portadores de baixos níveis de anticorpos maternos contra antígenos capsulares do tipo III.

Associados aos fatores relacionados ao hospedeiro, fatores de virulência bacterianos têm sido demonstrados. A produção de grande quantidade de ácido siálico está relacionada com a virulência de algumas cepas. Há também polissacarídeos capsulares tipos Ia, Ib, II e III que inibem a ativação da cascata alternativa do complemento.

Quadro clínico

O estreptococo do grupo B (*Streptococcus agalactiae*) é o principal agente de bacteremia e meningite em RNs. Duas síndromes clínicas distintas são reconhecidas e descritas a seguir.

A sepse neonatal de início precoce é caracterizada pelo desenvolvimento de infecção sistêmica durante os primeiros 6 dias de vida. Os sinais clínicos são letargia, diminuição da ingestão, icterícia, alteração da temperatura e hipotensão. Parte dessas crianças desenvolve meningite; por isso, a punção de líquido cerebrospinal (LCS) deve ser realizada diante de suspeita de sepse. O comprometimento pulmonar ocorre em 40% dos RNs e deve ser diferenciado do quadro de membrana hialina. Com o diagnóstico precoce, associado ao melhor suporte de cuidados intensivos, a mortalidade decresceu para 5%. A taxa de mortalidade varia em proporção inversa ao peso ao nascer.

A sepse neonatal de início tardio ocorre dos 7 dias de vida aos 3 meses de idade, com média aos 24 dias de vida; não é associada a complicações obstétricas, mas a fontes exógenas. A letalidade é baixa. Bacteremia e meningite são as principais manifestações. As infecções ósseas e articulares são outras formas clínicas da doença estreptocócica de início tardio. Menos comuns são as celulites e adenites, otite média, conjuntivite, empiema, peritonite, endocardite ou abscessos.

Doença em adultos

Nos últimos anos, os estreptococos do grupo B têm sido descritos como causa crescente de mortalidade e morbidade em adultos. Alguns fatores predisponentes para infecção por estreptococos do grupo B incluem, gestação, doenças graves, tais como DM, neoplasias e cirrose. O espectro de doença desse grupo de estreptococos em adultos inclui:

- bacteremias primárias;
- celulites e infecções de partes moles;
- pneumonia;
- artrite;
- meningite – osteomielite;
- piometrite;
- endocardite;
- ITU.

A mortalidade situa-se entre 30 e 35% e associa-se à idade avançada.

Diagnóstico

O isolamento do estreptococo do grupo B no sangue, LCS ou outros líquidos estéreis é o principal meio diagnóstico. Contraimunoeletroforese e aglutinação em látex podem detectar a maior parte dos casos com comprovação microbiológica. Técnicas de biologia molecular podem ser utilizadas para caracterização dos polissacarídeos capsulares e estabelecimento da relação epidemiológica entre cepas.

Tratamento
Os regimes recomendados podem ser observados na Tabela 222.1.

Prevenção
Apesar da baixa incidência de doença neonatal por estreptococo do grupo B, a profilaxia antimicrobiana é recomendada para pacientes com complicações obstétricas ou gestações prévias com complicações por esse micro-organismo. A administração intraparto de penicilina ou ampicilina reduz a transmissão vertical do estreptococo do grupo B, e cerca de 80% das infecções estreptocócicas de início precoce são prevenidas.

A observação de que anticorpos contra polissacarídeos capsulares do estreptococo do grupo B possuem efeito protetor em modelos animais gerou a tentativa de prevenir tais infecções por meio da imunização passiva ou ativa. Vacinas dirigidas contra os principais tipos capsulares vêm sendo desenvolvidas; entretanto, ainda não estão disponíveis para uso clínico.

STREPTOCOCCUS PNEUMONIAE

Epidemiologia
Habitante da nasofaringe humana, especialmente em crianças. Em certas populações, a frequência de colonização chega a 70%. Em geral, a incidência de doença na população depende da frequência da colonização por sorotipos invasivos. As taxas de colonização são inversamente proporcionais à idade e aos níveis de anticorpos capsulares. A transmissão do pneumococo se dá por meio de tosses e espirros. Há 84 sorotipos de pneumococo, sendo alguns mais invasivos.

Nos últimos anos, algumas cepas de pneumococos têm desenvolvido resistência à penicilina e a outros antibióticos. O desenvolvimento de resistência à penicilina foi primeiramente reconhecido na Austrália e na Nova Guiné, há 20 anos. A partir da década de 1980, os pneumococos resistentes à penicilina e à eritromicina tornaram-se problema de mais relevância na Espanha.

Patogênese
A virulência do pneumococo é associada com a atividade antifagocitária do polissacarídeo capsular.

Infecção viral pode predispor à infecção pneumocócica, especialmente em crianças com otite média por pneumococo associada a quadro viral, precedendo em 1 a 2 semanas a infecção bacteriana. A teoria tem suporte no fato de certas cepas de adenovírus aumentarem a aderência do pneumococo à via aérea.

Resistência aos antimicrobianos
A resistência à penicilina é resultado da reduzida afinidade desse antibiótico com proteínas fixadoras de penicilinas presentes na parede bacteriana, resultando em menor atividade deste agente antimicrobiano. As cepas com concentração inibitória mínima (CIM) ≤ 2 μg/mL são consideradas sensíveis. A resistência intermediária à penicilina é definida quando a CIM é de 4,0 μg/mL, e o alto nível de resistência expressa-se com CIM ≥ 8 μg/mL mg/mL, quando de infecções não meníngeas. Para infecções meníngeas, consideram-se resistentes os isolados com CIM ≥ 2 μg/mL.

Com o desenvolvimento de resistência à penicilina, houve aumento paralelo na resistência a outros antibióticos, especialmente macrolídeos.

As fluoroquinolonas moxifloxacina e levofloxacina têm boa atividade contra pneumococos sensíveis e resistentes à penicilina.

Quadro clínico
É um patógeno importante nos extremos de idade e em indivíduos com doenças subjacentes. A doença pneumocócica é geralmente associada a doença prévia viral ou doenças crônicas, como doença pulmonar obstrutiva crônica (DPOC), DM, insuficiência cardíaca congestiva (ICC), insuficiência cardíaca (IC), tabagismo e alcoolismo. Disfunção esplênica também constitui fator de risco para o desenvolvimento de doença pneumocócica grave, em virtude da dificuldade de eliminar a bactéria e produzir anticorpos.

O *Streptococcus pneumoniae* é o agente etiológico da maioria dos casos de pneumonia adquirida na comunidade e de otite média; é um dos três mais frequentes patógenos de meningite bacteriana e importante causa de sinusite e sepse. A bacteremia ocorre em 25 a 30% dos pacientes com pneumonia pneumocócica e em mais de 80% dos pacientes com meningite. Estima-se que 500 mil casos de pneumonia pneumocócica ocorram anualmente nos Estados Unidos. A doença é responsável por mais da metade dos óbitos por pneumonia adquirida na comunidade.

Pneumonia pneumocócica
Caracterizada por início abrupto com febre alta e calafrios. A maioria dos pacientes apresenta tosse produtiva e dor torácica. O exame físico pode revelar macicez à percussão e diminuição das incursões respiratórias decorrentes da dor. Na radiografia torácica, podem haver infiltrados, ocupando desde um segmento até a consolidação lobar. Empiema, endocardite, pericardite, peritonite e abscesso cerebral são complicações mais raras. A cura, em geral, ocorre em 2 a 3 semanas, com terapia apropriada. Apesar da terapia adequada, a mortalidade situa-se em 5 a 7%, maior em idosos e nos casos com bacteremia.

TABELA 222.1 ■ Regimes de tratamento de infecções por estreptococos do grupo B

DIAGNÓSTICO	ANTIBIÓTICO (RECÉM-NASCIDOS) E CRIANÇAS	ADULTOS	ALTERNATIVAS À PENICILINA	DURAÇÃO
Bacteremia, infecção de partes moles	Ampicilina e aminoglicosídeo (inicialmente, seguido por penicilina G)	Penicilina G	Vancomicina	10 dias
Meningite	Ampicilina e aminoglicosídeo (inicialmente, seguido por penicilina G)	Penicilina G	Vancomicina	14-21 dias
Osteomielite	Penicilina G	Penicilina G	Vancomicina	3-4 semanas
Endocardite	Penicilina G	Penicilina G e gentamicina	Vancomicina e aminoglicosídeo	4-6 semanas

Meningite pneumocócica

Pode ser subsequente à otite, à sinusite ou à bacteremia. É infrequente no período neonatal, mas responsável por 15% das meningites na infância e por 30 a 50% em adultos. A mortalidade e a ocorrência de sequelas neurológicas são mais comuns na meningite pneumocócica, quando esta é comparada às meningites causadas por outros agentes.

Diagnóstico

A etiologia pneumocócica da pneumonia pode ser sugerida pelo achado, na microscopia, de numerosos polimorfonucleares e poucas células epiteliais no escarro, associados à presença de cocos gram-positivos em cadeia. O isolamento do pneumococo no escarro e a hemocultura confirmam o diagnóstico.

Não há evidências clínicas ou laboratoriais capazes de fornecer a distinção entre meningite pneumocócica e meningites por outros agentes; a coloração de Gram pode fornecer o diagnóstico correto. A detecção de antígeno capsular pode ser útil, especialmente em pacientes com terapia antimicrobiana prévia.

Tratamento

A penicilina é o fármaco de escolha para o tratamento de cepas suscetíveis. Para as cepas com resistência intermediária, pode ser administrada penicilina parenteral em altas doses, ceftriaxona, cefotaxima, amoxicilina ou novas fluoroquinolonas. No tratamento de infecções por cepas altamente resistentes, as novas fluoroquinolonas e vancomicina são recomendadas.

Prevenção

As vacinas atualmente disponíveis incluem aquela com 23 polissacarídeos e as conjugadas com 10 e 13 valentes que abrangem os sorotipos invasivos e com maior nível de resistência à penicilina.

ESTREPTOCOCOS DO GRUPO *VIRIDANS*

Epidemiologia

Dominam a microbiota aeróbia normal da VAS e do TGI e raramente estão presentes na pele. Manipulações dentárias e da boca estão associadas à bacteremia transitória por este microrganismo.

É causa de endocardite bacteriana subaguda, responsável por 30 a 40% dos casos em alguns estudos.

Patogênese

Este grupo pode ser dividido em dois subgrupos, um que pode causar endocardite e outro que não é capaz de produzi-la. Os agentes de endocardite produzem dextranos, que parecem estar relacionados à capacidade de aderir ao endocárdio. Provavelmente esse não é o único fator de virulência do grupo, já que esses micro-organismos produzem outros tipos de infecção.

Quadro clínico

Quando atingem a corrente sanguínea e encontram válvula cardíaca danificada, podem provocar endocardite. A infecção tem origem endógena e associa-se a extração dentária ou trauma em mucosa. É frequentemente associada à imunossupressão.

Os estreptococos do grupo viridans são causa frequente de endocardite que apresenta melhor evolução quando comparada à endocardite por estafilococos, enterococos ou fungos. Os pacientes com doença hematológica, submetidos à quimioterapia, com citotoxicidade para mucosas, são mais propensos a desenvolver infecções por estreptococos do grupo viridans. O curso dessas infecções, nessa população, pode variar de moderado a grave, com choque e óbito.

O *Streptococcus milleri* é causa de abscessos em pacientes com cirurgia prévia, trauma, diabetes e imunodeficiência. O TGI é a principal porta de entrada. O micro-organismo tem sido isolado nas seguintes situações:
- periodontite;
- abscessos odontogênicos;
- sinusites;
- abscessos cerebrais;
- abscessos pulmonares e empiema;
- infecções intra-abdominais, incluindo abscessos hepáticos;
- sepse decorrente da mordedura humana.

Tratamento

Os estreptococos do grupo viridans têm sido considerados sensíveis, na maioria, a β-lactâmicos, macrolídeos, rifampicina e vancomicina. Têm sido relatadas infecções graves causadas por cepas resistentes à penicilina.

Na endocardite, penicilina em altas doses, associada a aminoglicosídeo, é a terapia de escolha. Se CIM inferior a 0,12 mg/mL for encontrada, o tratamento com terapia combinada pode ser limitado a 14 dias; se utilizada monoterapia, a duração deve ser de 4 semanas.

> **ATENÇÃO!**
>
> As infecções por *Streptococcus bovis* manifestam-se geralmente como bacteremia ou endocardite. Há estreita associação entre neoplasia de colo e essas infecções, e todos os pacientes com bacteremia por *Streptococcus bovis* devem ser submetidos à colonoscopia.

ENTEROCOCOS

Epidemiologia

Podem ser encontrados no solo; alimentos; água; aves; insetos; e TGI e trato geniturinário de humanos, nos quais podem atuar como patógenos oportunistas, causando bacteremia; endocardite; infecções intra-abdominal, urinária e do sítio cirúrgico.

Cerca de 60% das infecções por enterococos são adquiridas no hospital, e metade ocorre em UTI. *Enterococcus faecalis* é responsável por 80 a 90% dessas infecções; e *Enterococcus faecium*, por 5 a 10%.

Nos últimos anos, têm emergido como importante patógeno associado à assistência à saúde; são considerados um dos três agentes mais frequentes de infecção adquirida no ambiente hospitalar. O fato relaciona-se à seleção desses micro-organismos pelo uso de antibióticos de largo espectro e à aquisição de resistência.

E.faecalis e E.faecium são as espécies mais relevantes

A resistência aos glicopeptídeos tem emergido nos últimos anos. No final da década de 1980, o primeiro enterococo resistente à vancomicina (ERV) foi isolado na Europa e, depois, nos Estados Unidos, onde, de 1989 a 1993, a porcentagem de ERV aumentou de 0,3 para 7,9%; nas UTIs, o aumento foi mais dramático. Embora a origem da resistência dos enterococos aos glicopeptídeos seja obscura; na Europa, o aumento na resistência tem sido associado à administração de altas doses de avoparcina às aves, sendo elas reservatório para a disseminação do germe na comunidade.

Patogênese

Os enterococos, em geral, são comensais do TGI. O enterococo não é particularmente virulento, como outros cocos gram-positivos. Alguns fatores podem contribuir para o enterococo colonizar outros sítios além do TGI e causar infecção, tais como a produção de feromônios (substâncias capazes de estimular a agregação de outros enterococos) e hemolisinas.

O paciente pode desenvolver a infecção a partir da sua própria microbiota (fonte endógena) ou pelas mãos dos profissionais de saúde (fonte exógena). Estes micro-organismos são facilmente isolados no ambiente hospitalar, em camas, termômetros, estetoscópios, maçanetas. A sua sobrevivência no ambiente facilita a transmissão deste micro-organismo por meio da contaminação ambiental e, posteriormente, as mãos dos profissionais de saúde.

Quadro clínico

Podem causar bacteremias, adquiridas tanto no ambiente hospitalar quanto na comunidade. No ambiente hospitalar, a presença de cateteres venosos centrais (CVCs) e uso de antibióticos predispõem à ocorrência de infecções da corrente sanguínea primárias.

A endocardite por enterococos é classicamente uma doença da população idosa, sobretudo em homens, e está associada à elevada morbimortalidade.

Constituem-se em um dos principais agentes de ITUs, especialmente em pacientes com sonda vesical.

O enterococos também podem causar:
- Infecções dede pele e partes moles.
- Infecções intra-abdominais.
- Infecções osteoarticulares, especialmente em próteses.
- Meningites, em geral relacionada a neurocirurgia, a derivações ventriculares, a trauma.
- Infecções do sítio cirúrgico.
- Endometrite.

Resistência aos antimicrobianos

Os enterococos são intrinsecamente mais resistentes a grande número de antimicrobianos que outras bactérias gram-positivas. Além disso, o enterococo apresenta habilidade em adquirir novos mecanismos de resistência, por exemplo, resistência às tetraciclinas (via genes *tetM* e *tetN*), macrolídeos (via ermB), cloranfenicol (via cloranfenicol acetiltransferase) e aminoglicosídeos (via enzimas modificadoras de aminoglicosídeos, resultando em alto grau de resistência). É importante a capacidade do enterococo de transferir esses determinantes de resistência por conjugação com micro-organismos previamente sensíveis, como estafilococos, estreptococos, *Listeria monocytogenes*, *E. coli* e *Campylobacter* sp.

Quatro fenótipos de resistência à vancomicina (VRE) são descritos: VanA (alto grau de resistência à vancomicina e teicoplanina), VanB (moderado grau de resistência à vancomicina e sensibilidade à teicoplanina), VanC (moderado grau de resistência à vancomicina e sensibilidade ou baixo grau de resistência à teicoplanina) e VanD (moderada ou intermediária resistência à vancomicina e sensibilidade à teicoplanina). A maioria dos ERV são *E. faecium*, apresentando o fenótipo VanA, mas a resistência também é encontrada em *E. faecalis* e outras espécies.

Tratamento

A maioria dos isolados de *E. faecalis* são sensíveis à ampicilina, ao passo que os *E. faecium* exibem um perfil diferente, com resistência para este agente.

A terapia bactericida contra os enterococos requer geralmente a combinação de um antibiótico que atue na parede celular com um aminoglicosídeo. Quando o isolado é sensível à ampicilina, a terapia de escolha é a associação desta penicilina a um aminoglicosídeo (gentamicina ou estreptomicina). Nos isolados resistentes às penicilinas, os aminoglicosídeos podem ser associados a um glicopeptídeo (vancomicina ou teicoplanina).

Para o tratamento dos enterococos resistentes à vancomicina, outras opções terapêuticas incluem linezolida e daptomicina. Entretanto, também há resistência à linezolida devido a mutações no sítio-alvo ribossomal, e a daptomicina tem sido descrita recentemente.

Prevenção

O uso racional de antimicrobianos em humanos no ambiente hospitalar e na comunidade e a limitação da adição de antibióticos em ração animal são estratégias fundamentais para a prevenção da disseminação do ERV.

No ambiente hospitalar, a prevenção da disseminação deste agente deve incluir a orientação dos profissionais de saúde sobre o problema da resistência à vancomicina; detecção precoce dos pacientes colonizados ou infectados, rápida notificação do ERV pelo laboratório e implementação das precauções de contato para impedir a transmissão cruzada do micro-organismo (Quadro 222.1).

QUADRO 222.1 ■ Recomendações para prevenção de transmissão de ERV

1	Quarto privativo ou coorte de pacientes com ERV no mesmo quarto
2	Coorte de enfermeiros envolvidos nos cuidados de pacientes com ERV
3	Uso de luvas e avental
4	Higiene das mãos
5	Estetoscópios, esfigmos, termômetros de uso exclusivo
7	Cultura de fezes ou perirretal para os vizinhos
8	Sistema efetivo de identificação de pacientes colonizados readmitidos no hospital (a colonização por ERV pode ser prolongada)

■ ESTAFILOCOCOS

Os estafilococos foram primeiramente observados por Pasteur e Koch, mas os primeiros estudos foram de Ogston, em 1881, e Rosenbach, em 1884. Rosenbach observou que os *Staphylococcus aureus* eram agentes de infecção de feridas e furunculose, ao passo que os *Staphylococcus epidermidis* eram colonizantes da pele.

Na era pré-antibiótica, os *S. aureus* eram considerados patógenos ameaçadores. No período entre 1946 e 1950, o tratamento contra esses micro-organismos era muito eficaz, porém o desenvolvimento de resistência ocorreu rapidamente e a disseminação de cepas resistentes ocasionou o retorno do problema.

Os estafilococos pertencem à família Micrococcaceae. São divididos tradicionalmente em coagulase-positivos (*S. aureus*) e coagulase-negativos.

EPIDEMIOLOGIA

Os principais habitats dos *S. aureus* são as narinas e o períneo. A taxa de colonização nas narinas de indivíduos fora do hospital é em torno de 10 a 40%. Pacientes e profissionais da saúde apresentam taxas mais altas, e pode haver substituição por cepas mais resistentes. A colonização por *S. aureus* é mais frequente em pacientes sob hemodiálise, usuários de drogas IV e pacientes com doenças dermatológicas. Esses indivíduos são mais propensos a infecções pós-operatórias e, no ambiente hospitalar, constituem-se em um reservatório para transmissão de cepas mais resistentes para outros pacientes, razão pela qual o estado de portador é importante.

Os estafilococos coagulase-negativos (ECN) são os principais componentes da microbiota cutânea e de mucosas. Durante muito tempo, esses comensais da pele normal não foram considerados virulentos e frequentemente eram associados à contaminação de culturas. Na última década, os ECNs têm-se destacado como importantes agentes de infecções nosocomiais. Seu papel patogênico, portanto, só foi reconhecido recentemente; é evidente sua particular afinidade em relação a próteses e cateteres.

O *Staphylococcus epidermidis* é a espécie de ECN mais frequentemente isolada, porém mais de 40 espécies são conhecidas e nem todas causam doença em humanos.

> **ATENÇÃO!**
>
> O amplo uso de próteses, de cateteres intravasculares e de outros procedimentos invasivos em pacientes graves, imunossuprimidos ou que se encontram nos extremos da idade explicam o crescente aumento das infecções hospitalares por ECN.

RESISTÊNCIA AOS ANTIMICROBIANOS

Desde 1944, observa-se proporção crescente de *S. aureus* com resistência à penicilina, em virtude da sua capacidade de produzir β-lactamases, enzimas potencialmente destruidoras desse antibiótico. Em 1960, foi descoberta penicilina estável à ação das enzimas, a meticilina.

Provavelmente, a mais importante mudança dos estafilococos foi a resistência à meticilina. Os *S. aureus* resistentes à meticilina (MRSA, do inglês *methicillin-resistant S. aureus*); *S. aureus* e ECN produzem proteína ligadora de penicilina chamada PBP2', ou 2^a, com baixa afinidade em relação aos β-lactâmicos. O gene que codifica essa proteína modificada é o gene *mecA*. Recentemente, tem sido estudado um elemento genético cromossômico denominado SCCmec (do inglês *Staphylococcal Cassete Chromossome mec*), que carreia o gene *mecA* com 11 tipos descritos (SCCmec I a XI) que, ao lado de técnicas de tipagem molecular, como *Pulsed-field-gel electrophoresis* (PFGE) e *multilocus sequence typing* (MLST), permitem uma melhor caracterização de clones de MRSA. Os MRSA carreadores de SCCmec I, II, III estão mais relacionados a infecções adquiridas em ambiente hospitalar, sendo, geralmente, resistentes a várias classes de antimicrobianos, e os carreadores de SCCmec IV, V e VI estão mais relacionados a infecções adquiridas na comunidade. Particularmente, os MRSA carreadores de SCCmec IV têm sido associados a graves infecções comunitárias (CA-MRSA, ou *community-acquired methicillin-resistant Staphylococcus aureus*) e podem manter sensibilidade a diversas classes de antimicrobianos, como para sulfametoxazol-trimetoprim, clindamicina e gentamicina.

A maioria dos ECN envolvidos em infecções no ambiente hospitalar são resistentes à oxacilina.

A emergência dos MRSA tornou o uso da vancomicina inevitável e predispôs esses germes à aquisição de resistência aos glicopeptídeos. Os primeiros relatos de cepas de *Staphylococcus epidermidis* resistentes à vancomicina são de 1981 e 1983, porém o significado clínico dos achados não foi estabelecido na ocasião. Posteriormente, a aquisição de resistência aos glicopeptídeos entre os ECN foi descrita em 1986: uma cepa de *Staphylococcus haemolyticus* resistente à teicoplanina foi isolada na extremidade de marca-passo removido oito dias após cirurgia cardíaca em que se utilizara cobertura antimicrobiana com esse antibiótico. A resistência aos glicopeptídeos entre os ECN tem sido identificada predominantemente em pacientes com uso prolongado dessa classe de antibióticos, como em casos de peritonites recorrentes secundárias à diálise peritoneal ambulatorial e tratadas com glicopeptídeos, infecção crônica de prótese de joelho e neutropenia com tratamento empírico prolongado para provável infecção. Tais relatos sugerem que a exposição prolongada aos glicopeptídeos e a presença de corpo estranho constituem o cenário ideal para o desenvolvimento da resistência.

QUADRO CLÍNICO

Staphylococcus aureus

As infecções estafilocócicas são caracterizadas por supuração e tendência a tornar a área infectada encapsulada, ocasionando a formação de abscessos.

Furúnculo e antraz

São as infecções estafilocócicas mais comuns. O antraz é um conjunto de furúnculos e compromete mais que um folículo pilossebáceo. Ambos resultam da infecção estafilocócica do folículo piloso e da glândula sebácea anexa. A infecção destrói os anexos e deixa cicatriz. Assim, furúnculo e antraz só surgem nas áreas onde há folículos pilossebáceos. O nódulo do furúnculo é quente, doloroso e eritematoso.

Após 2 a 4 dias, torna-se flutuante. A via normal de drenagem é o folículo piloso. Na maioria dos pacientes, não há fatores predisponentes e o curso da doença é benigno.

Cerca de 2 a 3% da população têm furunculose crônica, com episódios infecciosos recorrentes, causados geralmente pela mesma cepa de *S. aureus*. O tratamento nesses casos inclui antibioticoterapia oral, uso de sabão antisséptico e descolonização nasal.

Impetigo bolhoso

Caracterizado por bolha superficial de 3 a 5 cm de diâmetro, repleta de estafilococos, contagiosa e com eritema nas margens. O conteúdo da bolha pode ser claro ou até purulento. As bolhas são causadas pela toxina exfoliativa produzida por essas cepas; podem ser consideradas formas localizadas da síndrome da pele escaldada. Há relatos de epidemias da infecção em berçários, onde os recém-nascidos (RNs) foram submetidos a uma grande colonização por S. aureus. O diagnóstico é clínico, com presença de polimorfonucleares e *S. aureus* na cultura do material. O tratamento com medicamento via oral (VO) (cefalosporinas de 1ª geração e clindamicina) por 10 dias é recomendado.

Infecção cutânea secundária

A mais frequente causa de infecção em pacientes com eczema. A colonização dessas lesões em adultos alcança 100%. As úlceras de membros inferiores geralmente são colonizadas por *S. aureus*. De forma semelhante, o agente está presente em hidradenite e na doença crônica supurativa das glândulas apócrinas, especialmente no períneo e na axila.

Síndrome da pele escaldada estafilocócica

Causada por toxinas exfoliativas estafilocócicas, sendo a sua manifestação mais grave. A doença é mais comum em RNs e crianças menores de 8 anos de idade; epidemias em berçários podem ocorrer. Geralmente, trata-se de criança com foco de infecção por *S. aureus*, que começa a apresentar erupção periorificial na face, que progride para exantema escarlatiforme, atingindo pescoço, axilas e região inguinal. Segue-se a formação de bolhas flácidas, que logo se rompem, surgindo retalhos epidérmicos por toda a superfície corpórea.

Síndrome do choque tóxico

Síndrome clínica primeiramente descrita em 1978, em mulheres durante ou após o período menstrual e com uso de absorventes internos. É decorrente de exotoxina, a TSST-1, produzida por *S. aureus* que colonizam vagina ou cérvice, assim como outros locais (furúnculos, feridas). Bacteremia não é necessária e raramente ocorre. A doença é caracterizada por febre alta, vômitos, diarreia, mialgia e dor de garganta. Em 48 horas, evolui para choque grave, com comprometimentos hepático e renal. O diagnóstico é clínico, mas culturas de vagina, cérvice, narinas, urina e LCS podem ser indicadas. O tratamento inclui medidas de suporte e antibioticoterapia parenteral (oxacilina, cefalosporinas de 1ª geração ou vancomicina para pacientes alérgicos) por uma semana, seguidas por terapia oral por mais uma semana.

O *S. aureus* pode causar outras infecções de tecidos e órgãos profundos, algumas vezes metastáticas, tais como osteomielite, artrite, endocardite, abscessos cerebrais, renais e pulmonares e abscessos mamários em puérperas. Pode causar pneumonia bacteriana, em geral secundária a infecções virais. Em muitas dessas situações, DM, alcoolismo, neoplasias, idade avançada e uso de corticosteroide e citotóxicos são fatores predisponentes. Infecções graves por *S. aureus*, inclusive endocardite, são mais frequentes em usuários de drogas IV.

Estafilococos coagulase-negativos

Os ECN, especialmente o *Staphylococcus epidermidis,* constituem-se no principal agente de bacteremias hospitalares e infecções do sítio cirúrgico. São também responsáveis por infecções de materiais protéticos, tais como valvas cardíacas, próteses articulares e derivações ventrículo-peritoneais. Em relação à extensão das infecções associadas a cateteres, os ECN podem produzir infecções no local da inserção do acesso venoso, infecções do túnel de inserção e tromboflebites infecciosas.

Embora a mortalidade diretamente relacionada a infecções por esses micro-organismos seja baixa, a morbidade é geralmente elevada, acarretando o prolongamento da hospitalização, retirada ou troca de cateteres, próteses ou enxertos e elevação dos custos hospitalares. A morbidade também pode ocorrer em virtude da toxicidade do tratamento, como a nefrotoxicidade decorrente do tratamento com vancomicina.

Na prática clínica, o principal desafio com os ECN é reconhecer se o crescimento desta bactéria no sangue ou em outros líquidos orgânicos estéreis representa verdadeira infecção ou contaminação pela microbiota cutânea.

O crescimento do ECN em hemoculturas este pode ser decorrente da contaminação por este micro-organismo comensal da pele durante a coleta ou ser realmente uma infecção. Não há um padrão-ouro para definir a bacteremia verdadeira por ECN, porém há estudos com propostas para auxiliar o clínico nesta decisão. Quando múltiplas hemoculturas provenientes de um paciente apresentam o crescimento de uma mesma espécie de ECN e com o mesmo antibiograma, a bacteremia é considerada verdadeira. Por outro lado, se apenas um par de hemoculturas tem o crescimento de ECN detectado após 72 horas, esse isolado é considerado contaminante. Todavia, a definição deve ser considerada com cautela, pois há estudos mostrando que somente um par de hemoculturas positivo para ECN foi associado a episódios de bacteremias verdadeiras. Portanto os médicos não podem apenas basear-se no número de hemoculturas positivas para decidir quais pacientes serão submetidos a tratamento, vale considerar também o tempo de crescimento do micro-organismo, a presença de dispositivos invasivos, especialmente cateteres vasculares, lesões cutâneas e cirurgias, que possam ser portas de entrada ou locais para adesão deste agente.

Infecções de valvas cardíacas nativas por ECN são raras e apresentam apenas 5% de todos os casos de endocardite infecciosa. Entretanto, *S. epidermidis* e *S. aureus* são os principais agentes de endocardite em valvas protéticas.

Entre os ECN, o *Staphylococcus saprophyticus* pode causar ITU, especialmente em mulheres jovens, entre 16 e 25 anos, muitas vezes relacionada com o início da atividade sexual.

TRATAMENTO

A oxacilina é o medicamento de escolha para infecções graves por estafilococos sensíveis à oxacilina. Cerca de 90% desses estafilococos são resistentes à penicilina. As cefalosporinas, podem ser utilizadas por via EV ou VO, dependendo do sítio de infecção e do quadro clínico. Outras classes de antimicrobianos podem ser utilizadas dependendo da sensibilidade presente no antibiograma, tais como clindamicina, sulfametoxazol-trimetoprim e quinolonas.

Para os estafilococos resistentes à oxacilina, MRSA ou ECN, os glicopeptídeos vancomicina e teicoplanina podem ser utilizados, destacando-se a possibilidade de sensibilidade a sulfametoxazol-trimetoprim e clindamicina nos *S. aureus* com perfil CA-MRSA. Novas opções para tratamento de infecções por MRSA incluem linezolida e daptomicina, particularmente nos pacientes com maior risco de toxicidade renal por glicopeptídeos. A linezolida tem sido preconizada em infecções graves de pele e partes moles, além de infecções pulmonares associadas à ventilação mecânica (VM) por MRSA. A daptomicina também tem sido utilizada em infecções graves de partes moles e endocardite bacteriana em válvulas cardíacas à direita. Esta medicação é inativada pelo surfactante pulmonar, não podendo ser utilizada para o tratamento de pneumonia por MRSA.

Prevenção

A profilaxia antimicrobiana é obrigatória em procedimentos cirúrgicos, como implante de valvas cardíacas, próteses vasculares e ortopédicas, em que infecções pós-operatórias por ECN ou *S. aureus* podem ter consequências desastrosas.

A eliminação do estado de portador de *S. aureus* pelo uso tópico de mupirocina associada a banhos com clorexidina degermante é o método recomendado. Esta medida é sugerida para os casos de furunculose recorrente, no pré-operatório de pacientes colonizados que serão submetidos a cirurgias, especialmente ortopédicas, ou em surtos, para profissionais de saúde colonizados considerados possíveis fontes de infecção para pacientes.

Na tentativa de controlar a incidência das infecções relacionadas a cateter, a prevenção pode exercer papel importante. Programas de vigilância e padronização de condutas devem ser estimulados. Isso inclui indicação e escolha precisas do tipo de acesso vascular a ser utilizado, observância das precauções no momento da inserção, obediência aos protocolos de cuidados ao cateter e minimização da manipulação do sistema.

REVISÃO

- As infecções por cocos gram-positivos aeróbios estão entre as mais comuns infecções bacterianas, com quadros clínicos que incluem desde infecções de pele e partes moles, osteomielites, endocardites bacterianas até quadros graves de sepse, com bacteremias persistentes e infecções pulmonares. A liberação de toxinas pode ter papel relevante na patogênese dessas infecções, particularmente para estreptococos do Grupo A e *Staphylococcus aureus*.
- Os estreptococos dos grupos A e B mantêm sensibilidade à penicilina, e os estafilococos são geralmente resistentes. Resistência do *Stretococcus pneumoniae* à penicilina, de níveis intermediário e alto, tem sido detectada.
- Entre os estafilococos, os ECN se destacam como agentes de bacteremias hospitalares e responsáveis por infecções de materiais protéticos. Tanto os *Staphylococcus aureus* quanto os ECN podem apresentar elevadas taxas de resistência à oxacilina, classificada como penicilina antiestafilocócica, particularmente em infecções adquiridas no ambiente hospitalar. Os antibióticos glicopeptídeos vancomicina e teicoplanina têm sido utilizados no tratamento dessas infecções.
- Novas opções terapêuticas para tratamento de infecções por estafilococos e enterococos incluem linezolida e daptomicina.

REFERÊNCIA

1. Parks T, Barrett L, Jones N. Invasive streptococcal disease: a review for clinicians. Br Med Bull. 2015;115(1):77-89.

LEITURAS SUGERIDAS

Bennett JE, Dolin R, Blaser MJ. Mandell, Douglas, and Bennett's principles and practice of infectious diseases. 8th ed. Philadelphia: Elsevier-Saunders; 2015. Part III. Infectious diseases and their etiologic agents, Section G. Gram positive cocci, chapters 195-204.

Clinical and Laboratory Standards Institute. Performance standards for antimicrobial susceptibility testing (MS100-S22). Wayne: CLSI; 2012.

Versalovic J, Carroll KC, Funke G, Jorgensen JH, Landry ML, Warnock DW, editors. Manual of clinical microbiology. 10th ed. Washington: ASM; 2011.

223

MENINGITE BACTERIANA AGUDA

- SANDRO LUIZ A. MATAS
- REINALDO TEIXEIRA RIBEIRO

Por definição, o termo "meningite" corresponde à presença de um processo inflamatório nas meninges, membranas que envolvem o sistema nervoso central (SNC). Esse processo inflamatório agudo se desenvolve na pia-máter e aracnoide, conhecidas como leptomeninges, e se estende por todo o espaço subaracnoide, sendo também denominado leptomeningite. O processo inflamatório geralmente ocorre em resposta à invasão de agente infeccioso viral, bacteriano, fúngico, protozoário etc. Contudo, as meningites bacterianas agudas são aquelas que apresentam maior morbidade e mortalidade, devendo ser prontamente reconhecidas e tratadas pelo médico que assiste o paciente. O objetivo deste capítulo é conhecer as principais bactérias causadoras de meningites e seus mecanismos fisiopatológicos, identificar o quadro clínico sugestivo, solicitando exames complementares adequados para o diagnóstico precoce, e iniciar tratamento adequado orientado pelos resultados dos exames iniciais e o quadro clínico do paciente.

EPIDEMIOLOGIA

Em adultos, as meningites bacterianas agudas comunitárias ou endêmicas são frequentemente causadas pelo *Streptococcus pneumoniae*, seguida pela *Neisseria meningitidis* e pela *Listeria monocytogenes* e, ultimamente, pelo *Haemophilus influenzae*. Antes do início do programa público de vacinação, em 1999, para *Haemophilus influenzae* sorotipo b (Hib) e tetravalente (difteria, pertússis, tétano e hib), em 2002, essa bactéria era o agente etiológico mais frequente de meningites bacterianas em nosso meio. Atualmente, não ultrapassa 0,5% de todas as meningites bacterianas comunitárias. O último coeficiente do Centro de Vigilância Epidemiológica (CVE) em São Paulo foi de 0,05%, segundo SINAN/DDTR/CVE/CCD/SES-SP.[1]

As meningites bacterianas nosocomiais ocorrem na dependência de diversos fatores, como permanência hospitalar prolongada, idade do paciente, flora bacteriana hospitalar, procedimentos neurocirúrgicos etc. Em geral, são bactérias multirresistentes compostas por germens gram-positivos (*Staphylococcus* sp., *Enterococcus* sp., etc.) e gram-negativos (*Klebsiela* sp., *Acinetobacter* sp., *Escherichia coli*, etc.).

Dados preliminares do Ministério da Saúde[2] (MS) confirmaram 20.756 casos de meningites em todo o Brasil no ano de 2011. Do total de casos, 36,8% (n = 7.610) foram registrados como etiologia bacteriana; 40,7% (n = 8.425), como meningite viral; 18,2% (n = 3.759), meningite não especificada; e 3,4% (n = 712), de meningite por outra etiologia. Entre os casos de meningite bacteriana, 37,3% (n = 2.839) foram confirmados como doença meningocócica (DM); 15,8% (n = 1.204), meningite pneumocócica; e 14% (n = 1066), meningites por outras bactérias.

FISIOPATOLOGIA

O pneumococo, o meningococo e o hemófilo são bactérias encapsuladas que fazem parte da flora nasofaríngea de uma grande parte da população (Figura 223.1). Esses três patógenos conseguem escapar das defesas locais e colonizar a via aérea superior (VAS) ao produzir proteases que inativam a imunoglobulina A (IgA) da mucosa pela clivagem do anticorpo. Além disso, o meningococo possui fímbrias que permitem sua adesão às células epiteliais da mucosa nasofaríngea.

Após a colonização da VAS, o meningococo atinge a corrente sanguínea por meio do processo de endocitose, ao passo que o hemófilo consegue separar as junções intercelulares das células epiteliais para alcançar o espaço intravascular. O pneumococo pode causar uma infecção na via aérea, por exemplo, uma pneumonia, antes de atingir a corrente sanguínea. Durante a bacteremia, as bactérias encapsuladas conseguem escapar dos mecanismos de defesa do hospedeiro por inibição da fagocitose e da atividade bactericida do complemento, propriedades conferidas por sua cápsula polissacarídea.

Após uma bacteremia, os principais patógenos causadores de meningite possuem uma predileção única pelas meninges. As razões desse tropismo, assim como o exato mecanismo utilizado para vencer a barreira hematoliquórica e hematencefálica, ainda são desconhecidas.

O efeito imediato dessa invasão é uma reação inflamatória leptomeníngea, no líquido cerebrospinal (LCS) e nos ventrículos, com intensa congestão vascular, quebra da barreira hematencefálica (BHE) e hematoliquórica, causando aumento da pressão intracraniana (PIC). A intensidade dessas alterações é responsável pelo quadro clínico apresentado pelo paciente.

QUADRO CLÍNICO

Os efeitos clínicos iniciais do processo inflamatório causado por uma meningite aguda são febre, cefaleia intensa, rigidez de nuca e alteração no nível de consciência, às vezes acompanhados de convulsões generalizadas.

O encontro de pelo menos dois desses sinais e sintomas associados a uma história clínica sugestiva deve suscitar a hipótese de meningite aguda. A tríade cefaleia, rigidez de nuca e alteração no nível de consciência foi encontrada em apenas 44% de 696 adultos com meningite bacteriana acompanhados em um estudo prospectivo, sendo mais comumente encontrada na meningite pneumocócica. Os sinais de Kernig e Brudzinski são característicos de meningite, mas estão presentes em menos de 50% dos pacientes adultos. A meningite pode ainda manifestar-se apenas com confusão mental em pacientes geriátricos ou mesmo hipoatividade em lactentes.

Algumas peculiaridades podem auxiliar no diagnóstico etiológico. A meningite meningocócica deve ser suspeitada se a evolução é muito rápida, se ocorrem lesões petequiais ou purpúricas, ou se ocorre choque circulatório. A doença é geralmente precedida por infecção nos pulmões, pavilhão auricular, seios da face, ou valvas cardíacas, sendo suspeitada nos alcóolatras, nos esplenectomizados e em idosos. A meningite por hemófilo é comumente precedida por infecção respiratória alta e otites em pacientes não vacinados. Meningite após um procedimento neurocirúrgico deve levantar a possibilidade de infecção por enterobactérias e *Staphylococcus aureus*. As derivações ventriculoperitoneais são propensas a infecções por estafilococos coagulase-negativos. A imunodepressão predispõe infecções por enterobactérias e listéria.

■ DIAGNÓSTICO

Deve ser clínico, sendo confirmado por exames complementares que se baseiam na análise do LCS obtido mediante punção lombar (PL) (Quadro 223.1). Apesar de haver sinais e sintomas de hipertensão intracraniana (HIC), a PL para coleta de LCS é essencial tanto para o diagnóstico como para o planejamento terapêutico, pois o aspecto do líquido é característico e possibilita imediata conduta terapêutica antimicrobiana. Nem sempre são necessários exames de imagem prévios à PL, e eles não devem atrasar esse procedimento. O bom senso norteia essa decisão, porém, quando há rebaixamento do nível de consciência (escala de coma de Glasgow [ECG] < 10), sinais neurológicos localizatórios (paresia oculomotor, hemiparesia etc.), existência de imunossupressão prévia ou história de trauma craniencefálico (TCE), exames de imagens devem ser realizados antes da punção.

A Sociedade Americana de Doenças Infecciosas (IDSA, do inglês *infectious diseases society of America*) sugere que a análise mínima inicial do LCS inclua a realização da citologia com contagem leucocitária diferencial, glicorraquia, coloração pelo Gram e cultura para bactérias. A análise concomitante do hemograma e da glicemia é imprescindível para uma correta interpretação, sendo ainda prioritária a coleta de três amostras de hemocultura como umas das condutas iniciais do paciente gravemente enfermo.

Se o exame bacterioscópico for negativo, recomenda-se a realização de testes de aglutinação no látex para os patógenos mais frequentes, além da realização de PCR para bactérias e vírus, dependendo da disponibilidade. A dosagem sérica normal da proteína C-reativa é um forte preditor negativo de meningite bacteriana aguda, assim como a dosagem de lactato no LCS superior ou igual a 4 mmol/L (36 mg/dL) é fator preditivo positivo para etiologia bacteriana. Tais parâmetros ajudam o médico na decisão de manter ou suspender o tratamento com antibioticoterapia em caso de testes bacteriológicos constantemente negativos.

Independentemente dos exames prévios, se o paciente foi submetido a uma neurocirurgia recente, a dosagem de lactato no LCS superior ou igual a 4 mmol/L (36 mg/dL) fortalece a decisão de iniciar antibioticoterapia empírica por três dias, enquanto se aguardam os resultados da hemocultura e cultura do LCS. A suspensão da antibioticoterapia após cultura negativa é um procedimento seguro.

CONDUTA INICIAL

Independentemente da realização da PL, se existe suspeita clínica de meningite bacteriana aguda, duas ou três amostras de hemocultura devem ser coletadas com urgência. Depois disso e da eventual PL, devemos iniciar dexametasona 0,15 mg/kg/dose de preferência, 15 a 20 minutos antes da administração da 1ª dose de antibióticos, ou no máximo concomitantemente. A dose habitual de dexametasona para adultos é de 10 mg por via intravenosa (IV), a cada 6 horas, e deve ser mantida por 4 dias.

Se a análise do LCS for compatível com meningite bacteriana aguda e o exame bacterioscópico for positivo, a terapia com antibióticos deverá ser direcionada para o patógeno compatível com o Gram (Figura 223.1). O pneumococo é um diplococo gram-positivo, o meningococo é um diplococo gram-negativo, a listéria é um bacilo gram-positivo, e o hemófilo é um cocobacilo gram-negativo.

Se a análise do LCS for compatível com meningite viral aguda, o tratamento geralmente se restringe ao suporte clínico. A conduta frente a um paciente com suspeita de meningite bacteriana aguda está representada de forma resumida na Figura 223.2.

QUADRO 223.1 ■ Características médias das principais síndromes inflamatórias infecciosas do LCS	
Meningite bacteriana	Aspecto opalescente ou turvo, amarelo; 500-2.000 células/mm³; predomínio de neutrófilos (> 50%); proteína e lactato muito elevados; glicose muito baixa; exame bacterioscópico; cultura e/ou látex bacterianos positivos
Meningite viral e/ou Encefalite viral	Opalescente e incolor; 100-500 células/mm³; predomínio de LMC (> 50%); proteína normal ou pouco elevada; glicose normal; anticorpos e/ou PCR virais +
Neurotuberculose	Opalescente e amarelo; 400-500 células/mm³; LMC > 50% com plasmócitos; proteína alta; glicose e cloretos muito baixos; ADA alta; BAAR +; cultura e/ou PCR para *Micobacterium tuberculosis*+
Neurossífilis	Límpido, incolor; 10-50 células/mm³; LMC > 50% com plasmócitos; proteína normal ou pouco elevada; glicose normal; teste VDRL +
Neurocisticercose	Límpido e incolor até turvo e verde claro; celularidade normal ou até > 1.000 células/mm³; LMC > 50% com eosinófilos; proteína normal ou elevada; glicose normal ou baixa; teste de fixação de complemento (Weinberg); Elisa e/ou IFI +
Meningite leucêmica	Límpido, incolor; celularidade normal ou levemente elevada; LMC > 50%; proteína e glicose normais; blastos em porcentagem variável; imunofenotipagem monoclonal
Neurocriptococose	Límpido, incolor, podendo ser xantocrômico; 50-100 células/mm³; LMC > 50% com plasmócitos e macrófagos; proteína elevada; glicose normal; tinta da China e cultura em Sabouraud +

LMC: linfomonocitários; ADA: adenosina deaminase; BAAR: bacilo álcool-ácido-resistente; PCR: reação em cadeia da polimerase; VDRL: *veneral disease research laboratory*; Elisa: ensaio imunoenzimático; IFI: imunofluorescência indireta.

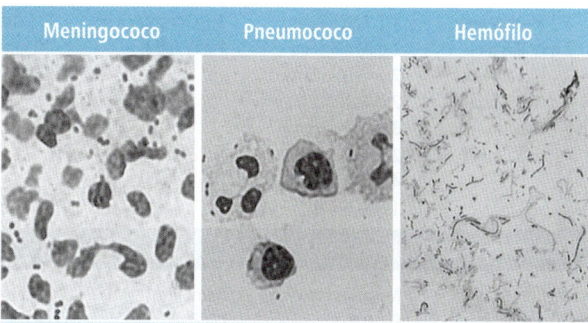

FIGURA 223.1 ■ Exame bacterioscópico direto pelo método de Gram.

ATUALIZAÇÃO TERAPÊUTICA

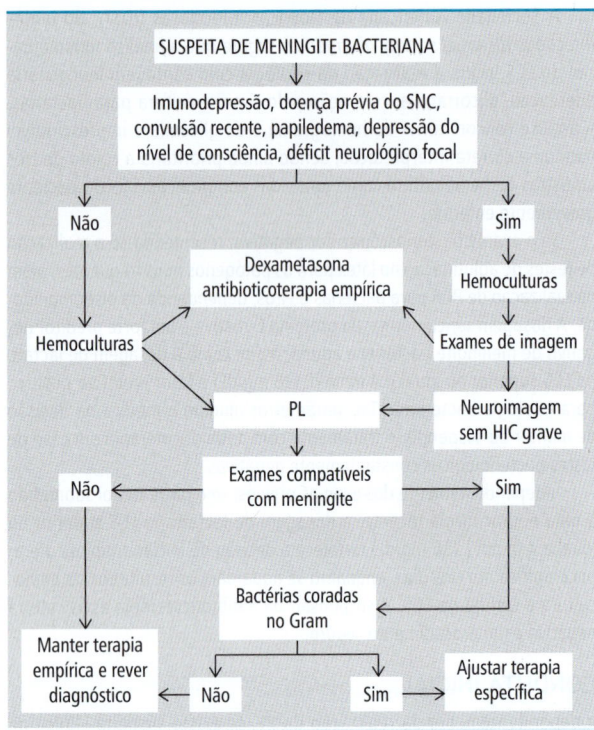

FIGURA 223.2 ■ Conduta inicial na suspeita de meningite bacteriana aguda.

■ TRATAMENTO

O tratamento empírico inicial da meningite bacteriana aguda deve ser baseado na idade e na existência de fatores predisponentes à infecção por patógenos específicos. Para adultos sem fatores de risco, é recomendado o uso de uma cefalosporina de 3ª geração; e em pacientes idosos, a associação com ampicilina é necessária para a cobertura da Listeria.

Para pacientes com fratura de base de crânio, o uso de uma cefalosporina de 3ª geração é suficiente. Para pacientes que sofreram traumas penetrantes, ou foram submetidos à neurocirurgia recentemente, ou são portadores de derivação ventriculoperitoneal, é necessário cobrir patógenos gram-positivos e bacilos gram-negativos com vancomicina associada a uma cefalosporina com cobertura para *Pseudomonas aeruginosa* ou a um carbapenêmico (preferencialmente meropeném pelo seu menor potencial epileptogênico e maior espectro *in vitro*).

Quando os exames realizados permitem o diagnóstico etiológico, o esquema terapêutico deve ser ajustado, conforme mostrado na Tabela 223.1. O tempo de duração da terapia antimicrobiana deve basear-se na resposta clínica do paciente. Apesar da falta de dados científicos, a administração via IV da medicação deve ser mantida durante toda a duração do tratamento para garantir que concentrações adequadas dos antimicrobianos sejam atingidas no LCS.

Em pacientes com meningite bacteriana que responderam de modo adequado à terapia antimicrobiana, a análise repetida do LCS para documentar sua esterilização e a melhora dos seus parâmetros não é indicada de modo rotineiro.

TABELA 223.1 ■ Principais esquemas antimicrobianos específicos para meningites bacterianas

ESQUEMAS PRINCIPAIS						
1 | Penicilina G 4.000.000 UI IV 4/4h (se CIM < 0,1) ou 2 | Ceftriaxona 2 g IV 12/12 h ou 3 | Cefotaxima 2 g IV 6/6 h ou 4 | Vancomicina 1 g IV 12/12 h (+ 2 ou 3 se CIM ≥ 0,5)	1 | Penicilina G 4.000.000 UI IV 4/4 h	1 | Ceftriaxona 2 g IV 12/12 h ou 2 | Cefotaxima 2 g IV 6/6 h	1 | Ampicilina 2 g IV 4/4 h com 2 | Gentamicina 3-5 mg/kg/d divididos em 3 doses	1 | Ceftriaxona 2 g IV 12/12 h ou 2 | Cefotaxima 2 g IV 6/6 h associados ou não a 3 | Gentamicina 3-5 mg/kg/d em 3 doses ou 4 | Ciprofloxacino 400 mg IV 8/8 h	1 | Oxacilina 2 g IV 4/4 h se sensível ou 2 | Vancomicina 1 g IV 12/12 h associado ou não a 3 | Rifampicina 600 mg VO/d se resistente à oxacilina	1 | Cefepima 2 g IV 8/8 h ou 2 | Ceftazidima 2 g IV 8/8 h associado ou não a 3 | Gentamicina 3-5 mg/kg/d dividido em 3 doses ou 4 | Ciprofloxacino 400 mg IV 8/8 h
ESQUEMAS ALTERNATIVOS						
1 | Meropeném 2 g IV 8/8 h ou 2 | Cloranfenicol 1 g IV 6/6 h ou 3 | Moxifloxacino 400 mg IV/d	1 | Ampicilina 2 g IV 4/4 h ou 2 | Ceftriaxona 2 g IV 12/12 h ou 3 | Cefotaxima 2 g IV 6/6 h ou 4 | Cloranfenicol 1 g IV 6/6 h	1 | Cloranfenicol 1 g IV 6/6 h	1 | Cotrimoxazol 10 mg/kg IV 12/12 h	1 | Meropeném 2 g IV 8/8 h com ou sem 2 | Gentamicina 3-5 mg/kg/d em 3 doses ou 3 | Ciprofloxacino 400 mg IV 8/8 h	1 | Linezolida 600 mg IV ou VO 12/12 h	1 | Meropeném 2 g IV 8/8 h com ou sem 2 | Gentamicina 3-5 mg/kg/d em 3 doses ou 3 | Ciprofloxacino 400 mg IV 8/8 h
AGENTE (DIAS DE USO)						
Pneumococo (10-14 d)	Meningococo (7-10 d)	Hemófilo (7-10 d)	Listéria (≥ 21 d)	Enterobactéria (21 d)	Estafilococo (14-21 d)	Pseudomonas e Acinetobacter (14-21 d)

CIM: concentração inibitória mínima.

!!! ATENÇÃO!
    Novas punções devem ser realizadas se o paciente não apresentar melhora clínica após 48 horas de tratamento antimicrobiano adequado, principalmente pelo risco de cepas resistentes às penicilinas e aos betalactâmicos.

■ PREVENÇÃO

A aplicação da vacina conjugada contra o hemófilo tipo B conseguiu reduzir o número de casos de meningite por esse patógeno entre 50 e 95%. É recomendada para crianças a partir de 2 meses, em uma série de 3 doses com reforço entre 12 e 15 meses.

A aplicação da vacina polissacarídea contra o pneumococo 23-valente é indicada apenas para alguns grupos de risco específicos, mas não demonstrou benefício em menores de dois anos. Por isso, a vacina conjugada contra o pneumococo heptavalente foi desenvolvida, sendo sua aplicação na infância, recomendada pela OMS.

Apesar de existir uma vacina conjugada contra o meningococo tetravalente, usada rotineiramente nos Estados Unidos, apenas a vacina conjugada contra o sorotipo C do meningococo foi introduzida no calendário vacinal no Brasil pela alta prevalência da doença causada por esse sorotipo em nosso país.

A quimioprofilaxia está indicada para os contatos íntimos de casos de doença meningocócica e coabitantes menores de 5 anos de idade não imunizados, nos casos de meningite por hemófilo. O medicamento de escolha é a rifampicina na dose total de 2.400 mg, dividida em 2 ou 4 dias.

REVISÃO
- A meningite bacteriana ainda é uma importante causa de morbidade e mortalidade em todos os países do mundo, apesar do maior uso da vacinação conjugada e melhora da terapia antibacteriana e adjuvante. Sua forma aguda pode se desenvolver em questão de horas ou dias; assim, o diagnóstico precoce com a introdução de tratamento correto tem importância fundamental para a sobrevivência do paciente e redução das sequelas neurológicas.
- O diagnóstico deve basear-se na anamnese, no exame clínico, na análise do LCS, com identificação do patógeno por método de Gram, na cultura e na hemocultura. O tratamento deve ser realizado em regime de hospitalização e com fácil acesso à UTI. Alguns tipos de meningite bacteriana podem ser prevenidos com o uso de vacinas conjugadas ou bloqueio de contatos com antimicrobianos.
- Os médicos devem reconhecer rapidamente um caso suspeito de meningite bacteriana, solicitar os exames complementares necessários ao diagnóstico precoce e iniciar tratamento empírico urgente para reduzir a morbidade e a mortalidade associada com essa emergência médica.

■ REFERÊNCIAS

1. Secretaria de Estado da Saúde de São Paulo. Centro de Vigilância de Epidemiologia. Doenças de transmissão respiratória: meningites [Internet]. São Paulo: SES-SP; 2017 [capturado em 27 mar. 2017]. Disponível em: http://www.saude.sp.gov.br/resources/cve-centro-de-vigilancia-epidemiologica/areas-de-vigilancia/doencas-de-transmissao-respiratoria/meningites/dados/meningites.pdf.
2. Brasil. Ministério da Saúde/ SVS. Meningites: casos confirmados notificados no sistema de informação de agravos de notificação – Sinan Net [Internet]. Brasília: MS; c2017 [capturado em 27 mar. 2017]. Disponível em: http://tabnet.datasus.gov.br/cgi/tabcgi.exe?sinannet/meningite/bases/meninbrnet.def.

■ LEITURAS SUGERIDAS

Bhimraj A. Acute community-acquired bacterial meningitis in adults: an evidence-based review. Cleve Clin J Med. 2012;79(6):393-400.
Brouwer MC, Tunkel AR, van de Beek D. Epidemiology, diagnosis, and antimicrobial treatment of acute bacterial meningitis. Clin Microbiol Rev. 2010;23(3):467-92.
Irani ND. Cerebrospinal fluid in clinical practice. Philadelphia: Sauders Elsevier; 2009. p. 209-23.
Scheld WM, Whitley RJ, Marra CM. Infections of the central nervous system. 3rd ed. Philadelphia: Lippincott Williams & Wilkins; 2014.
Zarrouk V, Vassor I, Bert F, Bouccara D, Kalamarides M, Bendersky N, et al. Evaluation of the management of postoperative aseptic meningitis. Clin Infect Dis. 2007;44(12):1555-9.

224
MENINGITE CRÔNICA

■ SANDRO LUIZ A. MATAS
■ DANIEL WAGNER SANTOS
■ REINALDO TEIXEIRA RIBEIRO

Define-se meningite crônica como o conjunto de sinais e sintomas de meningite que perduram por mais de quatro semanas. Tal definição é difícil de aplicar, já que a doença tem características indolentes, com curso lento e progressivo, sem um marco definitivo de seu início. A própria evolução pode ser marcada por manifestações agudas ou subagudas, sendo erroneamente sinalizadas como marco inicial. Nesse contexto, deve-se ainda observar que doenças adjacentes às meninges podem induzir reações inflamatórias, tais como abscessos cerebrais, sinusites, otites, encefalites etc. As manifestações iniciais são leves ou mesmo inexistentes, principalmente nos casos de doenças sistêmicas não infecciosas. Tal situação também ocorre em imunossuprimidos, idosos, alcóolatras etc. A febre, muitas vezes ausente, não é superior a 39°C e não existem sintomas ou sinais neurológicos patognomônicos. O diagnóstico da condição surge na avaliação conjunta dos dados de anamnese detalhada, exame clínico e neurológico completos e análise de exames complementares direcionados. O exame do líquido cerebrospinal (LCS), a ser realizado após o de imagem do sistema nervoso central (SNC), é essencial na elucidação diagnóstica, além de definir o quadro meningítico. O exame do LCS permite análise pormenorizada citobioquímica e microbiológica, possibilitando identificação direta do agente infeccioso por meio de culturas aeróbicas, anaeróbicas, cultura para fungos e para tuberculose, permitindo também identificação de antígenos específicos, análise biomolecular, síntese intratecal específica e pesquisa de células neoplásicas.

!!! ATENÇÃO!
    A análise de outros sítios de infecção é fundamental para a investigação diagnóstica complementar, como secreção pulmonar, urina, líquidos cavitários, gastrintestinais e biópsia cerebromeníngea.

Existem diversos fatores que podem determinar o processo inflamatório crônico das meninges e estão didaticamente distribuídos a seguir. Como é possível observar, existem agentes infecciosos e não infecciosos que podem determinar o processo inflamatório crônico das meninges (Quadro 224.1).

QUADRO 224.1 ■ Causas mais frequentes de meningites crônicas

CAUSAS INFECCIOSAS

Bactérias

- Mycobacterium tuberculosis
- Treponema pallidum
- Brucella
- Franciscella tularensis
- Leptospira sp.
- Listeria monocytogenes
- Neisseria meningitidis
- Nocardia asteroides
- Staphylococcus epidermitis
- Staphylococcus aureus
- Streptococcus sp.
- Borrelia burgdorferi
- Tropheryma whippelii

Fungos

- Aspergillus sp.
- Blastomyces dermatidis
- Candida sp.
- Coccidioides immitis
- Cryptococcus neoformans
- Pseudoallescheria boydii
- Sporothrix schenkii
- Paracoccidioides brasiliensis
- Zygomycetes sp.

Vírus

- Enterovírus
- HSV
- Vírus da coriomeningite linfocítica
- HIV
- CMV
- VVZ
- EBV

Parasitas

- Acanthamoeba sp.
- Angiostrongylus cantonensis
- Coenurus cerebralis
- Entamoeba histolytica
- Gnathostoma spinigerum
- Schistosoma mansoni
- Taenia solium (Cytsticercus cellulosae)
- Trichinella spiralis
- Toxoplasma gondii
- Trypanosoma sp.

CAUSAS NÃO INFECCIOSAS

Autoimunes e autoinflamatórias

- Sarcoidose
- Doença de Behçet
- Vogt-Koyanagi-Harada
- Síndrome de Sjögren
- LES
- Granulomatose de Wegener
- Meningite linfocítica benigna crônica
- Angeite isolada do SNC
- Doença de Fabry
- Paquimeningite hipertrófica

Não autoimunes

- Meningite química
- Neoplasia
- Infecção parameníngea
- Meningite associada a medicamentos
- Meningite de Mollaret

HSV: vírus herpes simples; CMV: citomegalovírus; HIV: vírus da imunodeficiência adquirida; VVZ: vírus varicela-zóster; EBV: vírus Epstein-Barr; LES: lúpus eritematoso sistêmico.

■ CAUSAS INFECCIOSAS DE MENINGITES CRÔNICAS

PRINCIPAIS AGENTES BACTERIANOS

Tuberculose do SNC — meningite tuberculosa

O comprometimento do sistema nervoso central (SNC) pelo complexo *Mycobacterium tuberculosis* constitui-se em uma manifestação devastadora e relativamente incomum no contexto mundial. Entretanto, em países em desenvolvimento e na população imunossuprimida (pacientes com Aids e transplantados), a neurotuberculose apresenta maior incidência e morbidade. A neurotuberculose é responsável por aproximadamente 1% de todos os casos de tuberculose extrapulmonar, carrega alta mortalidade e continua sendo um *grande* desafio diagnóstico.

Grandes estudos epidemiológicos nos Estados Unidos mostram que o envolvimento do SNC foi observado em 5 a 10% dos casos de tuberculose extrapulmonar. Dados do Centro de Controle e Prevenção de Doenças (CDC, do inglês Centers for Disease Control and Prevention)[1], em 2005, indicam que 6,3% dos casos extrapulmonares de tuberculose envolvem o SNC.

Vários fatores de risco para a neurotuberculose têm sido identificados. Crianças e pacientes coinfectados pelo HIV representam os dois principais grupos, porém indivíduos com histórico de alcoolismo, portadores de doenças malignas, usuários de imunossupressores, como transplantados de órgãos sólidos, e usuários de imunobiológicos (inibidores de fator de necrose tumoral-alfa [TNF-α]) representam outros grupos com aumento exponencial da doença nos últimos anos. No entanto, a doença pode ocorrer fora desses grupos de risco, apresentando-se também como meningite crônica.

Patologia

Após disseminação hematogênica, o bacilo de Koch alcança pequenas arteríolas cerebrais terminais no córtex cerebral, ficando aí quiescentes por muito tempo. Em período propício, muitas vezes determinada pela diminuição da imunidade do hospedeiro, a bactéria começa a replicar, formando microabscessos caseosos no córtex, próximas à piamater. Tais abscesso, chamados de microabscessos de Rich, aumentam progressivamente até serem evacuados para o espaço subaracnoide, causando o início do processo inflamatório tuberculoso meníngeo. Após a formação de granulomas no espaço subaracnoide, há a formação de um grande exsudato gelatinoso, mais intenso na fossa interpeduncular e região suprasselar anterior, podendo estender-se por toda a cisterna pontina e medula espinal. Esse exsudato envolve artérias e nervos cranianos, provocando obstruções no fluxo do LCS e levando à hidrocefalia, a vasculites e ao comprometimento de nervos cranianos. O exsudato contém eritrócitos, neutrófilos, macrófagos e linfócitos. Sendo assim, as bases patológicas da neurotuberculose estão relacionadas à meningite basal, com envolvimento parenquimatoso cerebral, nervos cranianos, medula espinal e raízes nervosas.

> **ATENÇÃO!**
>
> A consequência mais grave da neurotuberculose é o desenvolvimento de vasculite nos vasos do polígono de Willis, sistema vertebrobasilar e nos ramos perfurantes da artéria cerebral média, resultando em infartos na distribuição desses vasos.

O contato direto do exsudato com a superfície do cérebro provoca um processo inflamatório que prejudica o tecido cerebral subjacente.

Algumas vezes, são observados tuberculomas cerebrais, que muitas vezes ocorrem na ausência de meningite tuberculosa, podendo ocorrer junto com as formas meníngeas. Eles surgem como lesões solitárias e mostram reação granulomatosa típica com células epitelioides e células gigantes associadas a linfócitos em torno de uma zona central de necrose caseosa.

A formação de abscessos cerebrais é uma manifestação menos comum de tuberculose do SNC. O abscesso cerebral tuberculoso se desenvolve a partir da coalescência de granulomas tuberculosos, sendo caracterizado por uma coleção purulenta encapsulada contendo bacilos viáveis sem evidência do granuloma tuberculoso clássico, devendo ser distinguido do granuloma com caseificação central e liquefação de outra etiologia.

Quadro clínico

Os pacientes apresentam sintomas inespecíficos, como cefaleia (50% dos casos), febre, mal-estar, letargia, déficit neurológico focal, confusão mental e, algumas vezes, alteração do comportamento.

A doença geralmente se desenvolve ao longo de duas a quatro semanas em média, contrastando com as meningites piogênicas, que possuem curso agudo de 1 a 3 dias. Sinais de meningismo são encontrados em quase 75% dos casos. Ao redor de 25% dos pacientes evoluem com paralisia de nervos cranianos, sendo o nervo oculomotor o mais afetado. Na ausência de tratamento, o quadro evolui para hidrocefalia, hipertensão intracraniana (HIC), acidentes vasculares isquêmicos e hemorrágicos, convulsões, coma, ocorrendo óbito em 4 a 8 semanas do início do quadro.

A gravidade dos sinais clínicos de pacientes com tuberculose meníngea pode ser avaliada por critérios bem definidos. Atualmente, são utilizados dois sistemas de estadiamento, clássico e contemporâneo, conforme descrito no Quadro 224.2.

QUADRO 224.2 ■ Critérios de gravidade de meningite tuberculosa

ESTÁGIO/GRAU	CRITÉRIOS CLÁSSICOS	CRITÉRIOS CONTEMPORÂNEOS
I	Consciente e sem sinais focais	Alerta, orientado, sem sinais focais
II	Consciente, porém com déficit de atenção, confusão, letargia e sinais neurológicos focais	ECG entre 11 e 14 com déficit neurológico focal
III	Estupor ou comatoso, múltiplas paralisias de nervos cranianos ou hemiparesia completa/paralisia	ECG menor ou igual a 10, com ou sem déficits neurológicos focais

ECG: escala de coma de Glasgow.

As manifestações clínicas do tuberculoma ou dos abscessos cerebrais dependem, em grande parte, da sua localização. Muitas vezes, os pacientes apresentam cefaleia, convulsões, papiledema ou outros sinais de HIC. Os sintomas evoluem em semanas ou meses com tuberculomas. A apresentação do abscesso cerebral aparenta ser mais aguda quando comparada aos tuberculomas, que costumam ser mais lentos.

Diagnóstico

- Análise quimiocitológica do LCS. A análise típica do LCS demonstra aumento na pressão de abertura, pleocitose linfocítica moderada (em geral, até 500 células/mm^3), níveis de proteína moderadamente elevados, aumento do lactato e hipoglicorraquia. Dessa forma, os achados quimiocitológicos mimetizam muitas outras doenças infecciosas e não infecciosas. A predominância de neutrófilos em alguns casos provavelmente representa um estágio inicial da infecção, a qual, ao longo de dias ou semanas, será convertida em reação predominantemente linfomonocitária. Achados normais do LCS são raramente observados e estão mais associados à forma granulomatosa (tuberculoma).
- Pesquisa direta e cultura. A identificação de BAAR no LCS, por meio da pesquisa direta, ou o seu isolamento em cultura, continuam sendo o método diagnóstico mais importante e mais amplamente disponível nos diversos centros. O isolamento em meios de cultivo permite a realização do teste de sensibilidade a medicamentos, apresentando um grande impacto sobre a seleção destes. Apesar da importância dos dois métodos descritos no diagnóstico da neurotuberculose, tanto a pesquisa direta do agente quanto a cultura tradicional permanecem como testes de baixa sensibilidade, provavelmente devido à escassez do agente etiológico no material biológico. A pesquisa direta pode ser realizada pelas técnicas de Ziehl-Neelsen, Kinyoun ou auramina-rodamina, que são capazes de detectar apenas cargas bacilares superiores a 100 BAAR/mL de LCS. Diversos estudos mostram sensibilidade menor do que 20% dessa técnica. Essa sensibilidade pode ser otimizada com a coleta de maior número de amostras em dias repetidos e maiores volumes de LCS em cada punção. Além disso, a realização de centrifugação da amostra pode também promover aumento da detecção do agente.

    O isolamento em cultura apresenta sensibilidade que varia entre 25 a 70%. As amostras de cisternas cerebrais e ventriculares possuem sensibilidade mais elevada do que a amostra tradicional de LCS coletada por punção lombar (PL). O meio sólido tradicional de Löwenstein Jensen apresenta menor sensibilidade quando comparado aos meios líquidos enriquecidos com fosfatos férricos e outros nutrientes. Esses meios líquidos apresentam capacidade de isolamento do agente em menor tempo (2 a 4 semanas) na comparação com o meio sólido tradicional (4 a 6 semanas).
- Técnicas moleculares. A detecção do ácido nucleico de micobactérias por meio da reação em cadeia da polimerase (PCR) não parece mais sensível que a análise de amostras volumosas e repetidas do LCS, podendo ser útil nos pacientes que receberam terapia antituberculosa, pois o DNA do agente ainda pode ser detectado quando o exame direto e cultura são negativos. No entanto, a reação por PCR negativa não exclui o diagnóstico. Estudos mais recentes utilizam PCR com alvos para a sequência IS6110, um elemento repetitivo encontrado exclusivamente no genoma do complexo *M. tuberculosis*. A sensibilidade global pode atingir valores de 70 a 80% e especificidade de 90 a 100%.
- Adenosina desaminase (ADA). Vários estudos têm sido realizados para avaliar a utilidade da mensuração da ADA no LCS para melhorar o diagnóstico de neurotuberculose. A sensibilidade e especificidade variam de 44 a 100% e de 71 a 100%, respectivamente. Alguns estudos não mostram distinção entre neurotuberculose e meningite bacteriana. Além disso, os valores ou pontos de corte não estão validados para o diagnóstico da doença no SNC, embora as diretrizes nacionais utilizem valores maiores do que 9 mg/dL como favoráveis ao diagnóstico da doença.
- Exames de imagem. Embora a utilização de técnicas neurorradiológicas, como tomografia computadorizada (TC) e ressonância magnética (RM), tenha melhorado a acurácia diagnóstica da neurotuberculose, nenhuma série de achados radiológicos é patognomônica. Os achados radiológicos comumente identificados são o realce basal meníngeo, a hidrocefalia e os infartos no parênquima cerebral supratentorial e no tronco encefálico. A RM contrastada é

geralmente considerada superior à TC na detecção e na avaliação de tuberculose do SNC, pois sua capacidade de identificação das anormalidades das meninges e parênquima é maior.

Tratamento

As diretrizes nacionais preconizam o uso da associação de rifampicina, isoniazida, pirazinamida e etambutol por dois meses, seguidos por mais sete meses de rifampicina e isoniazida. Na meningoencefalite tuberculosa, deve ser associado corticosteroide ao esquema como prednisona via oral (VO) (1 a 2 mg/kg/dia) por quatro semanas ou dexametasona intravenosa (IV) nos casos graves (0,3 a 0,4 mg/kg/dia), por 4 a 8 semanas, com redução gradual da dose nas quatro semanas subsequentes.

Sífilis do SNC — neurossífilis

A sífilis pode atingir o sistema nervoso em qualquer de suas fases. É doença de evolução eminentemente crônica que transcorre entre períodos de atividade e latência, desde o cancro duro e a linfadenopatia satélite da sífilis primária até o acometimento tardio do SNC e do sistema cardiovascular na sífilis terciária. A positividade das reações sorológicas manifesta-se já na sífilis primária no teste de VDRL (em inglês *veneral disease research laboratory*) em cerca de 70% dos casos, e no teste de absorção do anticorpo antitreponêmico fluorescente (FTA-Abs), em 85%, atingindo a máxima positividade na sífilis secundária (VDRL, 99%, e FTA-Abs, ou TPHA, 100%).

Na sífilis tardia, terciária, observa-se queda da positividade dos testes inespecíficos (VDRL), e os testes específicos (treponêmicos) continuam positivos em 95 a 98% dos casos. Classicamente, a neurossífilis pode apresentar-se nas formas assintomática (cerca de um terço dos casos), manifestando apenas alterações do LCS; meningítica linfomonocitária; meningovascular (10%), com endarterite obliterante, levando a infarto cerebral ou mielite transversa; forma parenquimatosa: paresia geral ou demência paralítica em 12%, *tabes dorsalis* em 30%, atrofia óptica em 3% e combinações dessas formas e gomosa, rara.

A sífilis meningovascular manifesta-se, em média, sete anos após a infecção inicial, variando de alguns meses a 10 anos, sendo a paresia geral e a *tabes dorsalis* de manifestação mais tardia, após 20 a 30 anos, respectivamente.

A característica da paresia geral são alterações da personalidade: paranoia, deterioração do comportamento moral e social, labilidade afetiva, agressividade, alteração dos reflexos profundos: hiperativos e com sinais de liberação piramidal; presença de pupilas de Argyll Robertson e atrofia óptica; alterações psiquiátricas: ilusões, alucinações, delírio, especialmente megalomaníaco; quadro demencial e de linguagem: fala arrastada, lenta e disártrica.

Com o uso generalizado da antibioticoterapia para outras infecções, e com o advento da Aids, a proporção das formas clássicas da neurossífilis tem diminuído progressivamente, dando lugar a formas clínico-evolutivas atípicas, raras no passado.

A neurossífilis, classicamente conhecida como "a grande imitadora", pode apresentar quadros clínicos muito similares aos de outras enfermidades do sistema nervoso, podendo ser confundida, mesmo após anos de acompanhamento, com doenças neurológicas e psiquiátricas das mais variadas (p. ex.: doença de Alzheimer, doença de Parkinson, esclerose múltipla, acidente vascular cerebral [AVC] por arteriosclerose, tumores, outras infecções crônicas do SNC) ou com a esquizofrenia, depressão, transtorno de personalidade etc. A neurossífilis deve ser investigada nos casos de demência, infecção crônica do SNC; casos com Aids ou positividade anti-HIV; manifestação neurológica e/ou psiquiátrica com VDRL positivo no soro; casos de doenças venéreas com tratamento inadequado ou duvidoso; e síndromes psiquiátricas com sinais neurológicos. Todos os casos de sífilis diagnosticados por sorologia, sem história de infecção primária, são passíveis de investigação do LCS.

Nesses casos, quando há positividade das reações associadas à alteração do binômio citobioquímico, faz-se diagnóstico de comprometimento neurológico pela sífilis, indicando a necessidade de tratamento específico. As alterações do LCS consistem em hipercitose linfomonocitária, em geral com número de células abaixo de 50/mm^3; hiperproteinorraquia (entre 40 e 200 mg/dL em geral), com níveis normais de glicose. Há aumento acentuado das gamaglobulinas, muitas vezes com distribuição oligoclonal, com padrão hipergamaglobulina na eletroforese de proteínas e presença de bandas oligoclonais tipo III.

As reações imunobiológicas podem ser de dois tipos, reações inespecíficas ou não treponêmicas: a reação de fixação do complemento (reação de Wassermann) e a reação de VDRL, que usa a técnica de floculação com antígenos de cardiolipina. São testes simples e com boa especificidade, mas com baixa sensibilidade (cerca de 70%); reações específicas ou treponêmicas: testes mais elaborados com alta sensibilidade e especificidade. Os mais usados são reação de imunofluorescência indireta (IFI) ou FTA-Abs, hemaglutinação indireta (HAI). O FTA-Abs e a hemaglutinação passiva são mais usados pelo baixo custo, apresentando sensibilidade acima de 95% e especificidade próxima a 100%, com raros resultados falso-positivos. Não há sinal patognomônico radiológico para o diagnóstico de neurolues. Os achados de TC e RM incluem detecção de realce meníngeo e áreas de infarto cerebral, especialmente na área da artéria cerebral média.

O tratamento de todas as formas de sífilis se faz com penicilina. Nos casos de neurossífilis, o tratamento de escolha é penicilina cristalina, 18 a 24 milhões de unidades/dia, divididas em 3 a 4 milhões de unidades IV a cada 4 horas, por 15 dias. Em crianças, a dose é de 50.000 UI/kg a cada 4 horas por 10 a 15 dias. Em casos de alergia à penicilina, ceftriaxone pode ser utilizado na dose de 2 g/dia por 14 dias, tendo ainda como boa opção o tratamento com 200 mg/dia de doxaciclina por 4 semanas.

Outras causas bacterianas

A neurobrucelose apresenta alta endemicidade na bacia mediterrânea, Oriente Médio, Ásia Ocidental, África e América Latina. Os dados no Brasil são escassos pela baixa suspeição diagnóstica. A doença decorre do contato direto com *Brucella* sp., especialmente pastores, veterinários e técnicos de laboratórios. Também está relacionada à contaminação de muitos produtos alimentares, como carnes, vegetais e leite cru não pasteurizado. Meningite ou meningoencefalite ocorre várias semanas a vários meses, ou mesmo anos, após o episódio de infecção primária, podendo ser pouco sintomática. Apresenta sintomas e achados do LCS semelhantes aos da neurotuberculose. Seu diagnóstico é difícil, podendo ser feito com cultura ou detecção de anticorpos específicos contra o agente no LCS. Técnicas de PCR podem ser utilizadas, porém carecem de padronização.

A doença de Lyme, ou, melhor dizendo, borreliose, pode ser complicada por meningite, meningorradiculite e meningoencefalite nas semanas e meses após a infecção primária com *Borrelia burgdorferi*, resultante da picada por carrapato estrela, *Amblyomma cajennense*, família *Ixodidae*. No Brasil, não há evidência inequívoca de infecção pela *Borrelia burgdorferi*, mas por outro gênero semelhante ao encontrado nos EUA. Tal doença tem sido denominada em nosso país como síndrome Baggio-Yoshinari, ou borreliose humana brasileira. O quadro clínico neurológico consiste em meningite linfomonocitária, neurite de nervos cranianos (paralisia facial, diplopia, surdez, disfagia, dislalia, nevralgia do trigêmeo), radiculopatias periféricas sensitivo-motoras, síndrome de Guillain-Barré (SGB), mononeurite multiplex, convulsões, encefalomielite, encefalopatia e disfunção esfincteriana. Os achados do LCS podem revelar pleocitose linfocítica, com normoglicorraquia e hiperproteinorraquia moderada. O diagnóstico pode ser feito com reações imunológicas específicas.

Meningite *Nocardia* sp. pode ocorrer em pacientes imunocomprometidos. Comumente as alterações do LCS estão associadas a abscessos cerebrais em quase metade dos casos. A cultura é lenta e requer um meio enriquecido com CO_2. O prognóstico é pobre e depende do tratamento precoce.

Existem casos excepcionais de meningites crônicas causadas por agentes classicamente conhecidos como os de meningites agudas, por exemplo, *Neisseria meningitidis*, *Listeria monocytogenes*, *Propionibacterium acnes*, *Rickettsia conorii* e *Mycoplasma pneumoniae*.

AGENTES VIRAIS

Meningite viral crônica ocorre especialmente em indivíduos imunocomprometidos. No contexto da infecção pelo HIV/Aids, o próprio HIV é a principal causa de meningite crônica. Os sintomas podem ser insidiosos, indo desde a encefalopatia progressiva até a demência frontal subcortical. Os sintomas podem ser totalmente ausentes ou resumidos à cefaleia crônica. A terapia antirretroviral é eficaz quando há manifestações encefalíticas, inclusive quando em pacientes que já recebem antirretrovirais.

Meningite, encefalite e mielorradiculite por CMV são observadas em casos de imunossupressão muito grave. Existem formas neurológicas da infecção pelo HTLV-1, com meningite linfomonocitária moderada, mielite crônica com paraparesia espástica progressiva.

AGENTES FÚNGICOS

As infecções fúngicas do SNC ocorrem na maioria dos indivíduos imunocomprometidos (portadores do HIV, transplantados de órgãos sólidos) ou em diabéticos e usuários de medicamentos citotóxicos ou imunobiológicos. Algumas infecções podem acometer indivíduos imunocompetentes, porém são limitadas a áreas geográficas específicas. *Cryptococcus neoformans*, *Cryptococcus gattii* e *Histoplasma capsulatum* são os principais agentes envolvidos nas meningites fúngicas crônicas com padrão linfomonocitário. Após a neurotuberculose, em algumas populações, a neurossífilis e as meningites fúngicas representam um dos principais diagnósticos diferenciais nesse cenário, nem sempre lembradas pela classe médica.

Criptococose

Infecção fúngica oportunista, mundialmente conhecida, causada pelo *C. neoformans*, ou *C. gattii*, que atinge principalmente os pacientes com deficiência da imunidade celular. Esse fungo apresenta três fatores de virulência bem estabelecidos: a cápsula polissacarídea, a enzima fenoloxidase (lacase) e a habilidade do fungo de crescer a 37°C, propiciando a infecção humana. *C. neoformans* é um fungo ubíquo e tem como habitat o solo, as fezes de pássaros, principalmente pombos, madeiras em decomposição e ocos de árvores. Apesar da ampla distribuição desse agente no ambiente em que vivemos, a criptococose por *C. neoformans* é doença de ocorrência esporádica, particularmente em pacientes imunocomprometidos (Aids, usuários de corticosteroides e outros imunodepressores de resposta mediada por células T). *C. gattii* é agente de distribuição geográfica mais restrita, sendo sua presença na natureza associada aos ocos de árvores representantes de mais de 50 espécies. A infecção criptocócica por *C. gattii* é caracteristicamente documentada em pacientes não portadores de doenças associadas à imunodepressão. Ambos os agentes são adquiridos possivelmente pela inalação de leveduras desidratadas ou basidiósporos, que vão depositar-se nos alvéolos pulmonares.

Os pacientes com Aids que desenvolvem a doença apresentam, em geral, contagem de células TCD4 inferior a 100 células/mm^3. Nos transplantados de órgãos sólidos, o principal fator relacionado ao surgimento da doença está relacionado ao uso de imunossupressores, além de outros fatores, como infecção viral crônica, disfunção do enxerto, uso de imunomoduladores na terapia antirrejeição ou indução e cirrose hepática.

O *Cryptococcus* sp. é o principal agente fúngico causador de meningite crônica. O principal órgão acometido é o SNC, manifestando-se geralmente como uma meningite ou meningoencefalite subaguda ou crônica, caracterizada por cefaleia, febre, alteração do nível de consciência, confusão mental, perda da memória, convulsão e coma. Alguns pacientes não apresentam cefaleia ou meningismo, porém costumam evoluir com encefalopatia, hidrocefalia, ataxia cerebelar, paraparesia espástica ou outro sinal neurológico focal. Estes últimos podem ser causados por eventos meningovasculares (endarterite), de forma semelhante à sífilis. A meningite pode coexistir com envolvimento extraneural, especialmente pulmões, pele, trato urinário, próstata, olhos e ossos.

O exame físico em geral é normal, podendo haver rigidez de nuca e, raramente, no quadro inicial, o paciente pode apresentar sinais localizatórios.

Não há anormalidade radiológica muito sugestiva de criptococose. A TC ou, mais precisamente, a RM podem mostrar expansão dos espaços de Virchow-Robin, pseudocistos parenquimatodos, criptococomas e hidrocefalia. Em indivíduos portadores do HIV, as anormalidades do LCS são discretas ou moderadas, com hipoglicorraquia em 50% dos casos, hiperproteinorraquia em menos de 50% e apenas 20 a 40% dos pacientes com pleocitose linfocítica. Indivíduos imunocompetentes podem apresentar maior resposta inflamatória com pleocitose expressiva, hipoglicorraquia e hiperproteinorraquia. Uma observação deve ser feita nos casos de infecção por *C. gattii*, especialmente em imunocompetentes, em que as lesões com efeito de massa e aspecto tumoral, tanto no cérebro quanto em outras localizações, são mais frequentes quando comparada à infecção por *C. neoformans* em pacientes imunodeprimidos.

O diagnóstico laboratorial da neurocriptococose é realizado por pesquisa direta do agente no LCS, pesquisa de antígeno capsular criptocócico, cultura e exame anatomopatológico. O exame microscópico direto é útil e rápido para o diagnóstico da meningite criptocócica, podendo ser realizado por meio da coloração do LCS com tinta da China (nanquim). No LCS, a positividade desse exame ocorre em 73 a 93% dos casos de comprometimento do SNC em pacientes com Aids e 40 a 80% nos pacientes não infectados por HIV. Todavia, é um exame dependente da experiência do microbiologista, com ocorrência de exames falso-negativos em grande número de pacientes que apresentam menor carga fúngica no momento da realização do teste (até 20 a 50% de resultados falso-negativos). Para aumentar a sensibilidade da tinta da China, recomenda-se avaliar volume mínimo de 5 mL de LCS, submetido à centrifugação com pesquisa do agente no material de sedimento. Vale ressaltar que esse exame pode gerar resultados positivos, mesmo depois de longo período de início do tratamento, e não deve ser considerado na avaliação de resposta ao tratamento.

A pesquisa de antígeno específico capsular é um método de grande utilidade no diagnóstico da neurocriptococose, apresentando alta sensibilidade (93 a 100%) e especificidade (93 a 98%). A presença desse antígeno pode ser detectada em vários líquidos orgânicos, como LCS, lavado broncoalveolar (LBA), líquido sinovial e sangue. É importante ressaltar que existem relatos de falso-positivo principalmente com fator reumatoide, infecção sistêmica por *Trichosporon* sp. e na ocorrência de erro de técnica, porém, raramente, com titulação $\geq 1:8$.

A cultura de líquido orgânico é o exame considerado padrão-ouro para o diagnóstico dessa micose, podendo assegurar a identificação, a genotipagem e a realização de teste de sensibilidade do fungo. O LCS é positivo em 66 a 98% dos casos; em compensação, a recuperação do agente em sangue apresenta baixa sensibilidade. A cultura é o principal exame laboratorial do LCS útil para o acompanhamento do tratamento. A principal meta na fase inicial do tratamento da meningite por *Cryptococcus* sp. é o controle clínico da HIC secundária à meningite, bem como a negativação da cultura do LCS.

O tratamento da criptococose é realizado inicialmente com anfotericina B ou anfotericina B lipossomal. Na maioria dos casos, a terapia com estes agentes é eficaz, sendo recomendada o tratamento com 2 semanas em regime de internação, completando com fluconazol 400 mg por via oral (VO), por 8 a 12 semanas, para pacientes sem imunossupressão aparente ou permanentemente para pacientes com Aids. A associação de 5-fluorocitosina à anfotericina B deve ser utilizada em casos refratários ao tratamento inicial, sendo fundamental a sorotipagem do criptococo e, se possível, a testagem de sensibilidade aos agentes terapêuticos.

Histoplasmose

Uma das principais micoses endêmicas na América e África, sendo o comprometimento do SNC uma forma clínica de elevada morbidade e mortalidade. Embora a incidência da doença do SNC em áreas não endêmicas esteja aumentando, o diagnóstico da histoplasmose isolada do SNC continua sendo um desafio. Uma vez que o diagnóstico não seja realizado, o desfecho da doença costuma ser o óbito ou o tratamento tardio com surgimento de sequelas.

O *Histoplasma capsulatum* representa o segundo principal agente fúngico causador de meningite crônica em nosso meio. Infecção do SNC se apresenta como uma manifestação da doença disseminada ou como uma infecção focal isolada. Aproximadamente 5 a 10 % dos casos de doença disseminada apresentam comprometimento do SNC. A manifestação mais comum é a meningite subaguda ou crônica, lesões focais cerebrais ou de medula espinal, infartos cerebrais causados por envolvimento vascular ou embolia e encefalite. O envolvimento meníngeo basilar é típico e pode provocar hidrocefalia de forma semelhante à neurotuberculose.

Os sintomas da meningite incluem cefaleia, confusão mental e ataxia. O exame do LCS é semelhante à meningite tuberculosa, evidenciando pleocitose linfomonocitária, hiperproteinorraquia e glicose moderadamente baixa. Como se pode observar, seu principal diagnóstico diferencial reside na neurotuberculose.

O diagnóstico da histoplasmose disseminada pode ser relativamente fácil pela elevada carga fúngica e, portanto, maior capacidade de isolamento do agente. Porém, o diagnóstico das formas isoladas do SNC é difícil. Para esses casos, a análise do LCS, das meninges e do tecido cerebral pode ser útil. Quanto maior a quantidade de LCS coletada para realização do exame direto e cultura, maior será possibilidade de isolamento do agente. Em geral, no mínimo 10 mL de LCS devem ser destinados para pesquisas exclusivas desse agente. A coloração pelo Giemsa pode revelar leveduras intracelulares no LCS em menos de 5% dos casos. A cultura deve ser realizada imediatamente após a coleta do material, sendo utilizados meios tradicionais de Saubouraud e específicos contendo ciclo-heximida (Mycosel®). Sua sensibilidade também é baixa, não atingindo valores superiores a 40%. O tempo necessário para seu isolamento é longo, podendo levar até seis semanas.

Podem ser feitas reações imunológicas (imunodifusão dupla ou fixação pelo complemento) para *Histoplasma capsulatum* no LCS, com sensibilidade de até 80%. A detecção de antígeno específico apresenta elevada sensibilidade, podendo ser feita no sangue periférico, no LCS e na urina. Esse teste não está disponível no Brasil, sendo patente do laboratório MiraVista nos Estados Unidos. Atualmente, novos testes de detecção do antígeno estão sendo desenvolvidos pelo CDC, visando ao amplo uso nos países em desenvolvimento. Técnicas moleculares de PCR são descritas na literatura, porém sem padronização.

A melhor opção terapêutica da neuro-histoplasmose está representada pelos derivados poliênicos (anfotericina B), especialmente suas formulações lipídicas, que possuem efeito fungicida e maior capacidade de esterilização do LCS. O itraconazol é utilizado após o uso de anfotericina B por 2 a 4 semanas, devendo ser utilizado por pelo menos 1 ano. Alguns centros preferem o uso de fluconazol em doses elevadas pela sua maior penetração do SNC.

> **ATENÇÃO!**
>
> O *Histoplasma capsulatum* apresenta menor resposta ao uso de fluconazol.

Coccidioides immitis

Fungo dimórfico altamente infeccioso que habita solos secos e ácidos e muito prevalente na América do Sul, na América Central, no México e no sudoeste dos Estados Unidos. A infecção se inicia pela inalação do artroconídio que pode iniciar a infecção pulmonar primária. A infecção primária se dissemina para fora da árvore respiratória em menos de 0,2% dos casos. Porém, quando isso ocorre, um terço evolui para meningite, frequentemente associada à hidrocefalia e a granulomas intraparenquimatosos múltiplos. Entre os fungos que infectam o SNC, é o único que se manifesta na forma de meningite crônica com presença de eosinófilos (70% dos casos), algumas vezes perfazendo até 11% do total de células. Apesar de a imunidade celular ser importante para o controle da doença, apenas 2% dos casos apresentam doença de base conhecida. O diagnóstico se faz por meio de reação de fixação de complemento. Em pacientes com Aids, os títulos podem ser tão elevados quanto 1:1.024 nas amostras de LCS.

AGENTES PARASITÁRIOS

As meningites parasitárias/helmínticas são caracterizadas pelo aspecto crônico e perfil eosinofílico no LCS. Seu principal agente é o *Angiostrongylus*, podendo também ser causadas por *Gnathostoma hispidum*, *Gnathostoma spinigerum* (gnatostomíase), *Toxocara canis* (toxocaríase), *Strongyloides stercoralis* (estrongiloidíase), *Baylisascaris procyonis* (bailisascaridiose – larva migrans cerebral) e *Sparganum* sp. (esparganose).

Essas causas podem ser levantadas caso haja histórico de viagens para áreas endêmicas, contato com os animais, ingesta de alimentos contaminados, distúrbios digestivos associados ou comprometimento de pele e/ou pulmão simultaneamente ao processo meníngeo. O diagnóstico baseia-se em provas sorológicas ou pela demonstração do parasita em um sítio de biópsia. A maioria das causas parasitárias de meningites crônicas é responsável por processo encefalítico associado e ocasionalmente evolui com sinais focais.

No Brasil, outros agentes podem estar relacionados a meningites crônicas, como a toxoplasmose, equinococose, paragonimíase, amebíase, doença de Chagas em imunodeprimidos, cisticercose e esquistossomose.

Neurocisticercose

Infecção do SNC causado pelo *Cysticercus cellulosae*, forma larvária da *Taenia solium*, verme que pertence ao filo Platelmintos, classe Cestoidea, ordem Cyclophyllidea, família Taeniidae, gênero Taenia e espécie solium. O homem é o único hospedeiro definitivo, sendo responsável pela manutenção do ciclo biológico. Suas fezes são eliminadas com proglotes maduros que, quando ingeridos pelos suínos, propiciarão o desenvolvimento do embrião hexacanto até sua fase larvária, o *Cysticercus cellulosae*. Para completar o ciclo, o homem, ao ingerir a carne suína infectada, desenvolve o verme adulto em seu intestino delgado. Acidentalmente, ele pode infectar-se com a forma embrionária, desenvolvendo a cisticercose humana. A forma larvária sobrevive por meses ou anos. Após um período variável, entra em degeneração seguindo quatro fases evolutivas: vesícula ou cisto – visualização do escólex à RM e raramente à TC; coloidal – cápsula envolvendo vesícula com conteúdo gelatinoso. À RM de crânio, observa-se apenas cisto sem a presença de escólex e, geralmente, sem reação inflamatória; nodular ou granulomatoso, com ausência de escólex, apresentando grande reação inflamatória ao redor, evidenciada por captação de contraste de forma anelar aos exames de imagem do crânio; nodular calcificada – nódulo calcificado reduzido mais bem evidenciado pela TC de crânio que pela RM. As manifestações clínicas da neurocisticercose são determinadas pelas localizações dos cistos. Estes podem se alojar no encéfalo, medula, ventrículos, espaço subaracnoide e meninges. A apresentação pode ser cística, racemosa, mista, calcificada, única, múltipla, evolução aguda, subaguda ou crônica, assintomática ou sintomática. As formas sintomáticas são muitas, e as mais descritas são convulsiva, hipertensiva, psiquiátrica, meningoencefálica, cefalálgica, hemiplégica, edematosa, cerebelar, troncular, hidrocefálica, endócrina, medular, extrapiramidal, apoplética, meningítica recidivante e mista. A forma meningítica ocorre em 13 a 15% das vezes e frequentemente é a primeira manifestação clínica da neurocisticercose. As alterações clínicas são, muitas vezes, indistinguíveis das meningites virais ou bacterianas, com a tríade clássica composta por cefaleia, rigidez de nuca e vômitos. Em alguns casos, o LCS pode apresentar citologia composta por neutrófilos, monócitos e linfócitos, com presença não obrigatória de eosinófilos. A concomitância de formas encefálicas e hidrocefálicas é comum. O diagnóstico da neurocisticercose se faz por meio de exame de imagem SNC e exame do LCS. Este pode apresentar aumento do número de células, associado à presença de eosinófilos, hipoglicorraquia e hiperproteinorraquia, o que, muitas vezes, pode causar confusão com outras doenças infecciosas crônicas, tais como tuberculose, criptococose, nocardiose e outras. As reações imunobiológicas no LCS geralmente confirmam o diagnóstico. A associação das reações de fixação de complemento, imunofluorescência e imunoenzimática apresenta sensibilidade e especificidade superior a 95%.

Neuroesquistossomose

Existem três espécies principais que acometem o SNC: *Shistosoma japonicum*, *Shistosoma haematoium* e *Shistosoma mansoni*. O acometimento do SNC pode se manifestar principalmente como quadro encefálico, meníngeo, mielítico (cone e epicone medular na maioria das vezes), pseudotumoral granulomatoso e mielomeningorradiculítico. A espécie *Schistosoma mansoni*, única presente em nosso meio, foi provavelmente trazida da África com o tráfico de escravos pretos. As áreas de maior endemicidade situam-se nos Estados do nordeste e Minas Gerais, havendo focos em quase todos os Estados do Brasil ocasionados pelo grande fluxo migratório aqui existente. A via de infestação do homem se faz pela penetração das cercárias através da pele quando o indivíduo tem contato com águas infestadas. O comprometimento do SNC está na dependência da presença dos ovos ou dos vermes adultos no parênquima cerebral, medular ou no espaço subaracnoide. O comprometimento encefálico, mais raro na esquistossomose mansônica, é mais frequente na esquistossomose japônica. O comprometimento mielomeningorradicular ocorre quando os ovos ou vermes adultos alcançam os plexos venosos vertebrais via plexo de hemorroidário superior. No espaço subaracnoide, começa um processo inflamatório tipo imunoalérgico, em que há hipercitose à custa de células linfomonocitárias, com presença variável de eosinófilos, e aumento das proteínas do LCS. O quadro clínico da neuroesquistossomose mansônica está relacionado mais frequentemente com o comprometimento mielomeningorradicular, em que predominam as seguintes queixas: parapa-

resia de evolução progressiva e, às vezes, paraplegia; paraparestesia e hipoestesia, principalmente em região selar (S1 a S5); alteração esfincteriana vesical e retal, tanto com incontinência como retenções; impotência sexual.

No LCS, além das alterações quimiocitológicas, tipo imunoalérgicas, podem-se realizar reações imunobiológicas para esquistossomose. Estes exames são: ensaio imunoenzimático [Elisa, hemaglutinação indireta, reação de imunofluorescência indireta (IFI), reação periovular etc. Todas as reações descritas objetivam a identificação de anticorpos anti-*Schistosoma mansoni* no LCS.

A Tabela 224.1 resume os principais agentes infecciosos causadores de meningites crônicas.

TABELA 224.1 ■ Correlação entre agentes etiológicos infecciosos e síndromes neurológicas

AGENTE ETIOLÓGICO	MENINGITE	MENINGO-ENCEFALITE	LESÃO FOCAL (VASCULITE, CISTOS, GRANULOMAS, ABSCESSOS)
Micobacterium tuberculosis	+++	+	++
Sífilis	+++	–	++
Brucelose sp.	++	–	++
Borreliose/ Baggio-Yoshinari	+++	+	+
Criptococose	++/+++	+	+
Histoplasmose	++	–	+
CMV	+	++	–
VVZ	++	++	++
Angiostrongylus sp.	++	–	+
Toxoplasmose	–/+	+	+++
Trypanosoma cruzi	+	+	+

■ CAUSAS NÃO INFECCIOSAS DE MENINGITES CRÔNICAS

DOENÇAS AUTOIMUNES

As doenças do tecido conectivo frequentemente comprometem o SNC, muitas vezes, na forma de meningite crônica. O diagnóstico do envolvimento neurológico é relativamente tranquilo quando a doença de base já está identificada e há sinais e sintomas característicos desse envolvimento. O problema ocorre quando o envolvimento neurológico é o primeiro sinal da doença sistêmica. Portanto, essas doenças reumatológicas devem sempre fazer parte dos diagnósticos diferenciais das meningites crônicas.

Lúpus

Doença sistêmica e progressiva, caracterizada por múltiplos anticorpos circulantes, comprometendo diversos órgãos. Aproximadamente 75% dos pacientes apresentam envolvimento neurológico, e as alterações comportamentais e psiquiátricas são as mais comuns. No entanto, podem ocorrer crises convulsivas, AVC, demência, mielite transversa, polineuropatias e meningite crônica. Esta se manifesta por hipercitose linfomonocitária, raramente neutrofílica, com elevação de proteínas (inferior a 100 mg/dL) e glicorraquia normal. A análise microbiológica é normal, isto é, sem agentes infecciosos. Alguns marcadores de inflamação podem estar presentes no envolvimento neurológico do lúpus, tais como interleucinas (IL-1, IL-6, IL-10); fator de necrose tumoral alfa (TNF-α); interferon alfa (IFN-α); complementos (C3 e C4); molécula de adesão celular-vascular-1 (VCAM-1); molécula de adesão intercelular-1 (ICAM-1) e L-selectina. Esses marcadores, apesar de sinalizadores do comprometimento encefálico do lúpus, não fazem parte da rotina diagnóstica.

Doença de Behçet

Caracteriza-se por uveíte, úlceras orais e genitais. O termo neuro-Behçet compreende meningite asséptica, meningoencefalite e vasculite encefálica. A meningite pode ter comprometimento agudo, subagudo ou crônico. Na fase aguda, é típica a hipercitose à custa de polimorfonucleares, acompanhada por elevação proteica. Quase sempre, a taxa de glicose é normal e a análise microbiológica não revela agente infeccioso. Alguns marcadores de atividade inflamatória podem ser encotrados no LCS, tal como ocorre no lúpus, mas não são úteis na definição diagnóstica. É comum o concomitante comprometimento vasculítico encefálico, ocasionando fenômenos trombóticos, tanto arterial como venoso. Este último leva, muitas vezes, ao aumento da pressão intracraniana (PIC), constituindo-se, em alguns casos, na primeira manifestação clínica da doença.

Vogt-Koyanagi-Harada

Síndrome rara, determinada por formação de autoanticorpos contra células produtoras de melanina, composta por alterações oftalmológicas (uveítes, lesão pigmentar retiniana) e dermatológicas (vitiligo, poliose e madarose) e por meningite asséptica, que pode ser crônica ou recidivante. O exame do LCS mostra hipercitose linfomonocitária, com discreto aumento da taxa de proteínas (raramente acima de 200 mg/dL) e com glicose normal. Algumas raras vezes, é possível visualizar macrófagos com vacúolos contendo melanina, característicos dessa doença.

Síndrome de Sjögren

Conhecida como doença seca, dá-se por processo inflamatório crônico das glândulas lacrimais e salivares; frequentemente, apresenta manifestação neurológica na forma de meningite recidivante ou crônica. Nesses casos, o LCS mostra hipercitose linfomonocitária com elevação da taxa de proteínas. Recentemente, foram identificados anticorpos anti-SSA no LCS, podendo ser um marcador do envolvimento neurológico dessa doença.

Neurossarcoidose

Sarcoidose é uma doença granulomatosa multissistêmica que envolve o SNC em 25% dos casos, apesar de haver predileção por pulmões, úvea e sistema linfático. O envolvimento neurológico pode manifestar-se por crises convulsivas, neuropatias de nervos cranianos, polineuropatia periférica, alterações psiquiátricas e meningite. A alteração neurológica mais frequente é a lesão do VII nervo, originando paralisia facial periférica de repetição. A meningite pode ser aguda ou crônica e ocorre em 26% dos pacientes com sarcoidose. O LCS geralmente apresenta de 10 a 200 células/mm^3, linfomonocitárias, com aumento da taxa de proteínas e queda no teor de glicose. A pressão de abertura está geralmente elevada, podendo haver presença de bandas oligoclonais, assim como outros sinais de imunoprodução intratecal. Apesar de inespecífico e ainda sem padronização dos valores no LCS, a enzima conversora da angiotensina (ECA) está bastante elevada. Em geral, o diagnóstico baseia-se na análise anatomopatológica das lesões pulmonares ou dos linfonodos que frequentemente estão comprometidos.

Doença neoplásica

Muitas doenças neoplásicas, primárias ou metastáticas, podem-se manifestar por envolvimento leptomeníngeo, diversas vezes, por processo inflamatório crônico asséptico, composto por linfócitos, monócitos e, em algumas situações, por neutrófilos. Essa infiltração é mais frequente nas neoplasias de origem hematológicas, mas ocorre ao redor de 5% das neoplasias sólidas (mamas, pulmão, melanomas) e neoplasias primárias do SNC. A proteína está elevada, e a glicose, baixa, com lactato alto. Nos casos de doença neoplásica sistêmica já diagnosticada, a presença de hipercitose inespecífica associada à acentuada hipoglicorraquia é importante marcador de infiltração neoplásica do espaço subaracnoide, principalmente nos casos de carcinomatose. O achado de células de características neoplásicas aumenta muito na análise seriada de amostras de LCS, chegando a mais de 80% de sensibilidade, apesar de ser operador-dependente. O diagnóstico do envolvimento meníngeo da neoplasia é caracterizado por sinais e sintomas neurológicos, como cefaleia, náuseas, vômitos, sinais de irritação meníngea e comprometimento de nervos cranianos. Os exames de imagens podem revelar tanto processos expansivos característicos quanto apenas mostrar impregnação leptomenígea por contraste. O desafio principal resulta na presença de infiltração meníngea como 1ª manifestação de doença neoplásica.

REVISÃO

- A meningite crônica é assim considerada quando o conjunto de sintomas da meningite se estende por mais de quatro semanas. Seu diagnóstico necessita de anamnese detalhada, exames clínico e neurológico completos e avaliação de LCS.
- As causas mais frequentes da meningite crônica são as infecciosas, causadas por bactérias, fungos, vírus e parasitas; ou não infecciosas, decorrentes de doenças autoimunes e autoinflamatórias ou não autoimunes.
- A meningite crônica por causa infecciosa apresenta-se como meningite tuberculosa, neurossífilis, criptococose, histoplasmose, *Coccidioides immitis*, neurocisticercose e neuroesquistossomose, em geral tratadas com antivirais e antifúngicos.
- As causas não infecciosas de meningite crônica abrangem as doenças autoimunes, como lúpus, doença de Behçet, Vogt-Koyanagi-Harada, síndrome de Sjögren, neurossarcoidose e doença neoplásica.

■ REFERÊNCIA

1. Centers for Disease Control and Prevention. Reported tuberculosis in United States 2005: mycobacterium tuberculosis [Internet]. Atlanta: CDC; 2006 [capturado em 21 mar. 2017]. Disponível em: https://sntc.medicine.ufl.edu/Files/Resources/TBSurveillance2005.pdf.

■ LEITURAS SUGERIDAS

Ginsberg L, Kidd D. Chronic and recurrent meningitis. Pract Neurol. 2008;8(6):348-61.
Helbok R, Broessner G, Pfausler B, Schmutzhard E. Chronic meningitis. J Neurol. 2009;256(2):168-75.
Irani DN. Cerebrospinal fluid in clinical practice. Philadelphia: Saunders Elsevier; 2009.
Scheld WM, Whitley RJ, Marra CM. Infections of the central nervous system. 3rd ed. Philadelphia: Lippincott Williams & Wilkins; 2004.
Zunt JR, Baldwin KJ. Chronic and subacute meningitis. Continuum (Minneap Minn). 2012;18(6 Infectious Disease):1290-318.

225

INFECÇÕES POR ANAERÓBIOS

225.1 DIARREIA CAUSADA POR *CLOSTRIDIUM DIFFICILE* (COLITE PSEUDOMEMBRANOSA)

■ JULIANA OLIVEIRA DA SILVA

Clostridium difficile é uma bactéria gram-positiva anaeróbia, descrita pela primeira vez em 1935, formadora de esporos que são amplamente resistentes a mudanças ambientais, antibióticos e agentes químicos. Essa característica confere facilidade de disseminação da bactéria, sendo a via de transmissão fecal-oral, principalmente por meio de fômites. Uma vez no intestino, o esporo dá origem à bactéria em seu estado vegetativo, a qual produz toxinas enterotóxicas (A e B) responsáveis pelo quadro clínico da doença.

A contaminação e consequente infecção são inibidas pela flora intestinal normal, cujas bactérias competem com o *C. difficile* por nutrientes e espaço na mucosa intestinal, motivo pelo qual o uso prévio de antibióticos é o principal fator desencadeador da doença. A importância desse tema consiste na associação do *C. difficile* com diarreias nosocomiais, aliada à dificuldade de tratamento, o que leva a altas taxas de recorrência e perigo de surtos intra-hospitalares. Apesar de bem caracterizado como agente de infecções relacionadas ao serviço de saúde, o *C. difficile* também já foi identificado como agente causador de diarreias comunitárias, embora mais raramente.

ATENÇÃO!

O *C. difficile* está entre as principais causas de diarreia no ambiente hospitalar: o número de casos aumentou nos últimos anos pelo uso indiscriminado da antibioticoterapia, maior número de imunossuprimidos, de idosos e alto índice de ocupação dos hospitais, favorecendo a disseminação dos esporos no ambiente hospitalar.

■ FATORES DE RISCO

O principal fator de risco associado a *C. difficile* é o uso de antibioticoterapia prévia. Inicialmente, atribui-se ao uso de clindamicina. Hoje, todos os antibióticos estão relacionados ao desenvolvimento do *C. difficile* (fluorquinolonas, cefalosporinas e penicilinas).

Outros fatores de risco associados ao *C. difficile* são idade maior do que 65 anos, uso de laxativo, inibidores de bomba de prótons (IBPs), ou histamina H2 como protetor gástrico, quimioterápicos, insuficiência renal (IR), cirurgia gastrintestinal, intubação nasogástrica, ventilação mecânica (VM), permanência hospitalar prolongada e antibioticoterapia prévia. Grande parte desses fatores são encontrados nos pacientes de unidades de terapia intensiva (UTI), com terreno propício para maior incidência e disseminação hospitalar. Especificamente o uso de IBPs e de histamina H2 aumentam o pH gástrico, favorecendo a colonização e a proliferação bacteriana no lúmen intestinal. Assim, o uso desses agentes associado à antibioticoterapia potencializa o risco para o desenvolvimento do *C. difficile*.

■ MANIFESTAÇÕES CLÍNICAS

A definição de caso de infecção por *C. difficile* engloba critérios clínicos e de exames complementares (Tabela 225.1). Apesar do uso de antibióticos/antineoplásicos nas 8 semanas anteriores à doença estar presente na maioria dos pacientes, isso não faz parte da definição de caso devido aos relatos de infecção adquirida na comunidade na ausência de fator exposicional. As manifestações clínicas variam desde portador assintomático até pacientes com espectro de doença leve a grave, incluindo casos de colite pseudomembranosa e complicações (p. ex., megacolo tóxico, íleo paralítico e perfuração intestinal). Diarreia está presente em praticamente todos os doentes. Entretanto, em casos graves com evolução para íleo paralítico, pode ocorrer parada de eliminação de fezes. Febre, dor/distensão abdominal e leucocitose podem ocorrer. Manifestações extraintestinais e hematoquezia são raras.

Alguns sinais e sintomas são critérios de gravidade, como presença de febre, sudorese, calafrios, tremores, instabilidade hemodinâmica, sinais de peritonite, colite pseudomembranosa, distensão de alça, ascite não explicada por outras causas, borramento da gordura pericólica; critérios laboratoriais, como leucocitose e desvio à esquerda, elevação da creatinina sérica (CrS), aumento de lactato e hipoalbuminemia não relacionados a outra doença para serem considerados marcadores de gravidade.

TABELA 225.1 ■ Definição de caso

INFECÇÃO POR *C. DIFFICILE*
1 | Quadro clínico compatível + evidência microbiológica de *C. difficile* produtor de toxinas sem outras causas de diarreia
OU
2 | Colite pseudomembranosa comprovada por características colonoscópicas, histológicas ou em autópsia
Quadro clínico compatível:
1 | Diarreia: fezes amolecidas ou aumento da frequência evacuatória (mais de 3 vezes ao dia, tempo prolongado consecutivo ou frequência maior do que a habitual). Maior parte dos casos
2 | Íleo paralítico: parada de eliminação de fezes, vômitos e sinais radiológicos de distensão de alças. Menos de 1% dos casos
3 | Megacolo tóxico: sinais radiológico de distensão de alças (> 6 cm no colo transverso) e sinais de SIRS

SIRS: síndrome de resposta inflamatória sistêmica.

■ DIAGNÓSTICO

O diagnóstico de infecção por *C. difficile* depende de um quadro clínico compatível associado a achados microbiológicos da existência de cepas produtoras de toxinas. Dentre os métodos disponíveis, destacamos aqueles capazes de detectar produtos da bactéria (glutamato desidrogenase [GDH], toxinas A e B), a cultura com posterior identificação das cepas toxigênicas e a pesquisa genética pelo método de reação em cadeia da polimerase (PCR) (Tabela 225.2).

Merecem investigação pacientes com possível diarreia infecciosa e testes negativos para enteropatógenos comuns, independente da presença de fatores de risco; pacientes com diarreia após 72 horas de hospitalização e pacientes com diarreia e hospitalização há menos de 3 meses. Não há benefício em testar fezes de pacientes assintomáticos, inclusive para controle pós-cura. Devem ser enviadas para análise fezes

TABELA 225.2 ■ Testes laboratoriais utilizados para diagnóstico de infecção por C. difficile		
ENSAIO IMUNOENZIMÁTICO	**TESTES MOLECULARES**	**CULTURAS**
■ Detecção de GDH, toxinas A e/ou B ■ Testes rápidos e fáceis de serem realizados menor custo, requerem menor conhecimento técnico ■ Sensibilidade e especificidade limitadas → pesquisa de toxinas é menos sensível e mais específica, já que o GDH pode ser produzido tanto por cepas toxigênicas quanto não toxigênicas	■ PCR para detecção de 16S RNA e dos genes produtores de GDH e toxinas A/B ■ Novas técnicas mais rápidas de PCR em tempo real ■ Alta sensibilidade, menor especificidade: não diferencia colonização de infecção	■ Cultura para anaeróbios em meio específico (CCFA) ■ Cultura com posterior identificação de toxinas (p. ex., EIA, ou Elisa) → identificar cepas toxigênicas ■ Detecção de toxinas em cultura de células: amostra é processada e misturada a uma cultura de células humanas/de mamíferos. Depois de 24-48 h de incubação, observa-se a lise ou não das células (presença da toxina) ■ As duas últimas são considerados os exames padrão-ouro ■ Difíceis de serem realizadas: requerem tempo e conhecimento técnico

CCFA: cicloserina-cefoxitina-frutose-ágar.

líquidas ou malformadas, bastando uma única amostra, sem benefícios em se testarem sucessivas amostras.

ATENÇÃO!

Alguns estudos defendem a realização da investigação diagnóstica em duas etapas para aumentar a sensibilidade. Na 1ª etapa, seriam realizados ensaios imunoenzimáticos para detecção de GDH/toxinas ou PCR do gene produtor de GDH/toxinas. Se positiva, a amostra passaria por uma 2ª etapa confirmatória, utilizando o teste padrão-ouro (cultura ou detecção de toxinas em cultura de células).

■ TRATAMENTO

O tratamento de infecção por *Clostridium difficile* é guiado pelo grau de gravidade da doença e com uso de antimicrobianos (Tabela 225.3). Como medidas gerais, descontinuação, sempre que possível, do antibiótico causador; reposição hidreletrolítica; não utilização de inibidores de motilidade, IBPs e opioides.

TABELA 225.3 ■ Tratamento de acordo com a gravidade e a recidiva da doença	
Doença leve a moderada e primeiro episódio	Metronidazol 500 mg VO 8/8 h por 10 dias Alternativas: ■ Vancomicina 125 mg VO 6/6 h por 10 dias ■ Fidaxomicina 200 mg VO 12/12 h por 10 dias
Doença grave, primeiro episódio	Vancomicina 125 mg VO 6/6 h por 10 dias. Doses maiores de 500 mg VO 6/6 h foram sugeridas por alguns estudos, porém ainda sem comprovação que justifique seu uso Alternativas: ■ Fidaxomicina 200 mg VO 12/12 h por 10 dias
Primeiro episódio de recorrência	Vancomicina 125 mg VO 6/6 h por 10 dias
Múltiplas recorrências	Vancomicina: preferência por esquema de pulsos ou com redução gradual da dose: ■ 125 mg VO 6/6 h por 10 dias, seguido por pulsos de 125-500 mg/dia a cada 2-3 dias por pelo menos 03 semanas ■ 125 mg VO 6/6h por 10 dias com posterior redução gradual da dose até 125 mg/dia Fidaxomicina 200 mg VO 12/12 h Transplante fecal: vancomicina 500 mg 6/6 h por 04 dias + enteroclisma + infusão por SNE de fezes de doador
Impossibilidade de terapia oral	Leve a moderada: metronidazol 500 mg IV 8/8 h por 10 dias Grave: metronidazol 500 mg IV 8/8 h por 10 dias + vancomicina enema (500 mg em SF 0,9% 100 mL) 6/6 h por 10 dias OU vancomicina 500 mg em SF 0,9% 100 mL por SNE/SOE 6/6 h por 10 dias
Tratamento cirúrgico	Perfuração do colo Sinais de inflamação sistêmica e deterioração clínica (megacolo tóxico, abdome agudo, íleo paralítico) na vigência de tratamento específico adequado: cirurgia deve ser realizada preferencialmente antes de se tornar uma emergência. Um marcador de gravidade que pode ser utilizado é o lactato, com intervenção recomendada antes de um valor > 5 mmol/L
Outras alternativas	Probióticos: é preciso cuidado com pacientes muito debilitados ou imunodeprimidos pelo risco de doença invasiva Gamaglobulina humana intravenosa: pode ter benefício no tratamento de pacientes com hipogamaglobulinemia, como, por exemplo, após transplante de órgãos sólidos Resinas de ligação às toxinas: tovelamer Não há evidências suficientes que sustentem a indicação desses agentes no tratamento da infecção por *C. difficile*

SF: solução fisiológica; SNE: sonda nasoenteral; SOE: sonda oroenteral.

Critério de cura. Melhora dos parâmetros clínicos, laboratoriais e radiológicos após 03 dias de tratamento, sem aparecimento de novos sinais de gravidade. Não se deve avaliar antes desse período, a não ser que haja piora evidente do quadro, uma vez que o metronidazol leva de 3-5 dias para agir plenamente.

Recorrência. Diarreia por 02 dias consecutivos após tratamento de infecção por *C. difficile*, novamente com evidência microbiológica da presença da bactéria na ausência de outros enteropatógenos. É impossível diferenciar recidiva de reinfecção.

■ PREVENÇÃO DE DISSEMINAÇÃO

Dentre as medidas de prevenção de surtos intra-hospitalares, destacamos diagnóstico precoce, vigilância, treinamento dos funcionários, uso apropriado de medidas de precaução, tratamento adequado dos casos diagnosticados e medidas específicas de controle do surto. Recomendações:

1 | Uso racional de antibióticos.
2 | Isolamento de contato do paciente com suspeita ou diagnóstico comprovado:
- Uso de luvas e avental descartável ao entrar em contato com o paciente ou com os objetos do quarto.
- Limpeza adequada de equipamentos médicos usados no paciente.
- Higiene das mãos com água e sabão.
- Acomodação de pacientes em quartos separados.

3 | Limpeza do quarto e móveis com hipoclorito: álcool não é capaz de matar os esporos.
4 | Manter precauções até melhora da diarreia.

REVISÃO

- A diarreia por *Clostridium difficile* (transmitido via fecal-oral ou nosocomial) tem como principais fatores de risco uso de antimicrobianos, internação hospitalar, idade avançada e doenças de base consideradas graves.
- O paciente apresenta diarreia aquosa em vários episódios ao dia, além de febre, dores abdominais e, em casos graves, choque séptico com disfunções orgânicas.
- O diagnóstico é obtido por testes laboratoriais, especialmente PCR.
- O tratamento é feito com antimicrobianos e guiado pela gravidade da doença.

■ LEITURAS SUGERIDAS

Bauer MP, Kuijper EJ, van Dissel T. European Society of Clinical Microbiology and Infectious Diseases (ESCMID): treatment guidance for Clostridium Difficile Infection (CDI). Clin Microbiol Infect. 2009;15(12):1067–79.

Cohen SH, Gerding DN, Johnson S, Kelly CP, Loo VG, McDonald LC, et al. Clinical practice guidelines for Clostridium difficile infection in adults: 2010 update by the Society for Healthcare Epidemiology of America (SHEA) and the Infectious Diseases Society of America (IDSA). Infect Control Hosp Epidemiol. 2010;31(5):431-5.

Hookman P, Barkin JS. Clostridium difficile associated infection, diarrhea and colitis. Word J Gastroenterol. 2009;15(13):1554-80.

Surawicz CM, Brandt LJ, Binion DG, Ananthakrishnan AN, Curry SR, Gilligan PH, et al. Guidelines for diagnosis, treatment, and prevention of clostridium difficile infections. Am J Gastroenterol. 2013;108(4):478–98.

Venuto C, Butler M, Ashley ED, Brown J. Alternative therapies for clostridium difficile infections. Pharmacotherap. 2011;30(12):1266-78.

225.2 TÉTANO

■ EDUARDO ALEXANDRINO SERVOLO DE MEDEIROS

■ ASPECTOS GERAIS E FISIOPATOGENIA DA DOENÇA

A palavra tétano (em latim, *tetanus*) é de origem grega e significa rigidez. A rigidez e os espasmos musculares são, em conjunto, seus principais sinais.

É doença infecciosa, não contagiosa, causada por ação de exotoxina plasmidial produzida pelo *Clostridium tetani*. A toxina chamada tetanospasmina é uma endopeptidase zinco-dependente, produzida pela forma vegetativa de bactérias inoculadas em ferimentos e tecidos desvitalizados. O *Clostridium tetani* é bacilo gram-positivo, esporulado, móvel por ação de cílios e que se multiplica melhor em condições de baixo potencial de oxirredução; existe, primariamente, no solo contaminado com fezes de animais, materiais putrefatos e vegetais. Este bacilo pode ser isolado em outros locais, inclusive recobrindo a pele de humanos sadios, como lixeiros e operários de pedreira. Dessa forma, pode-se explicar sua inoculação em diferentes soluções de continuidade, como ferimentos, mordeduras, queimaduras, uso de drogas injetáveis, aspiração de líquidos em indivíduo quase-afogado. A pesquisa de *C. tetani* em material de ferida tem baixa positividade e não permite distinção entre colonização e infecção e não é recomendada para diagnóstico de tétano.

Após contaminação pelo esporo e em condições de anaerobiose, ocorre, em até seis horas, a transformação da bactéria em forma vegetativa e subsequente produção da toxina. A toxina age localmente na junção neuromuscular, no funcionamento do neurônio motor alfa e na função autonômica.

A tetanospasmina difunde-se pelo neurônio, por via linfática e sanguínea. Entra na junção neuromuscular do neurônio motor alfa e migra retrogradamente pelos microtúbulos até a medula espinal. Por via linfática e sanguínea, atinge vários tecidos do organismo, inibindo a liberação de neurotransmissores cerebrais, especialmente ácido gama-aminobutírico (GABA) e glicina. Muitos autores atribuem a redução de GABA na fenda pré-sináptica à incapacidade da célula de mobilizar o neurotransmissor da fenda. O resultado final é a desinibição do neurônio motor alfa que responde ao estímulo aferente com contração intensa e mantida sem contraposição reflexa dos interneurônios inibitórios. Isso resulta em aumento no tônus muscular, rigidez e espasmos.

Gutiérrez-Rojas e colaboradores,[1] estudando diferentes cepas de *C. tetani*, observaram diferentes capacidades de produção de toxina, o que pode interferir na gravidade do quadro.

Entre os principais fatores identificados para ocorrência de tétano, estão a introdução de esporos do *C. tetani* por aplicação de substâncias contaminadas com bacilos no cordão umbilical de neonatos ou em ferimentos diversos, como teia de aranha, lama, fezes de animais, ervas em pó, picumã, fumo queimado, óleo vegetal etc. Outros fatores relacionados à ocorrência de tétano neonatal foram: parto domiciliar; e mãe iletrada. Mesmo quando uma possível porta de entrada for identificada, o paciente deve ser examinado integralmente, incluindo orelhas e dentes. Apesar disso, em quase 10% dos pacientes com tétano acidental não é identificado o foco ou a porta de entrada.

■ EPIDEMIOLOGIA

A notificação dos casos suspeitos ou confirmados de tétano acidental,[2] deverá ser feita de forma imediata pelo profissional de saúde ou responsável pelo serviço assistencial que prestar o primeiro atendimento ao paciente às Secretarias Municipais de Saúde. A vigilância do tétano acidental tem como objetivos: reduzir a incidência de casos, conhecer o perfil epidemiológico da doença, adotar medidas de controle de forma oportuna, identificar e caracterizar a população de risco para recomendação de vacinação, avaliar o impacto das medidas de controle, promover educação continuada em saúde, incentivando o uso de equipamentos e objetos de proteção, a fim de evitar a ocorrência de ferimentos ou lesões.[3]

O tétano vem apresentando importante redução no número de casos com a vacinação. Segundo a OMS, em 2011, foram notificados 14.272 casos de tétano acidental e 4.214 de neonatal, dos quais cerca de 30% ocorreram no continente africano. Nos Estados Unidos, foram notificados 233 casos de tétano acidental entre 2001 e 2008, com mortalidade de 13,2%. A média anual de incidência no país foi de 0,1 por milhão de habitantes, sendo maior em pessoas acima de 65 anos (0,23), diabéticos e usuários de drogas intravenosas (IV). A explicação para ocorrência de maior número de casos nesses grupos (idosos, diabéticos e usuários de drogas) tem sido atribuída à menor adesão aos reforços vacinais.

Dados publicados pelo Ministério da Saúde (MS) mostram que o número de casos de tétano no Brasil vem diminuindo nos últimos anos. Em 2001, o país registrou um total de 578 casos, ao passo que em 2015, foram 286 casos de tétano acidental. A redução foi ainda maior nos casos de tétano neonatal, chegando a 85% nesse período. Têm sido relatados menos de 40 casos/ano de tétano acidental no Estado de São Paulo nos últimos oito anos, e há mais de 10 anos, que não são notificados casos de tétano neonatal. Em 2015, os óbitos concentraram-se principalmente nas Regiões Nordeste e Sudeste somando 54% (50/93). A letalidade variou entre 12 a 67% nos Estados e foi de aproximadamente 33% em todo o país, sendo considerada alta quando comparada aos países desenvolvidos, em que se apresenta entre 10 a 17%.[3]

A principal forma de prevenção do tétano é vacinar a população desde a infância com a vacina antitetânica, composta por toxoide tetânico, que no Brasil está sempre associado a outros antígenos em vacinas combinadas contra difteria (DT ou dT), difteria e coqueluche (DTP, dTpa), e difteria, coqueluche, hepatite B e *Haemophilus influenzae* tipo b (Pentavalente). O esquema completo recomendado é de 3 doses administradas no 1º ano de vida, com reforços aos 15 meses e 4 anos de idade. A partir dessa idade, um reforço a cada 10 anos após a última dose administrada, ou 5 anos, se for gestante.

A principal causa de óbito entre pacientes com tétano tem sido insuficiência respiratória atribuída aos espasmos musculares próprios da doença e às complicações decorrentes do tratamento.

> **ATENÇÃO!**
>
> A internação sistemática em unidades especializadas tem papel fundamental na identificação precoce de complicações relacionadas aos espasmos, com redução da mortalidade de casos moderados e graves.

■ QUADRO CLÍNICO

O tétano é doença sistêmica que se apresenta com espasmos musculares progressivamente mais frequentes e intensos, cujas consequências são graus variáveis de acometimento neuromuscular, respiratório, cardiovascular, endócrino e autonômico, renal, hematológico, ósseo e psicológico.

O intervalo entre a exposição e o início dos sintomas e sinais de tétano tem sido denominado tempo de incubação (TI); e aquele entre o início dos sintomas e a 1ª crise espástica, tempo de progressão (TP). Ambos são importantes fatores prognósticos de tétano utilizados classicamente em diferentes índices específicos, como o de Focaccia e colaboradores[4] (Tabela 225.2).

A apresentação clínica inicial mais frequente é hipertonia e contraturas localizadas dos masseteres (trismo), que, quando sustentada, produz uma face de riso sardônico característico do tétano (*risus sardonicus*). Os espasmos podem progressivamente acometer a musculatura paravertebral (opistótono), abdominal e de membros, caracterizando o tétano generalizado descendente. O espasmo tetânico generalizado é extremamente doloroso e caracteriza-se por opistótono, flexão dos membros superiores e extensão dos membros inferiores. Outros pacientes cursam com contraturas no membro onde se encontra o foco da doença, caracterizando o tétano localizado. Este pode progredir para tétano generalizado e, nesse caso, a progressão dos espasmos é classificada como ascendente. Há ainda o tétano cefálico, em que ocorre acometimento exclusivo do segmento cefálico, manifesto por trismo e sintomas decorrentes do acometimento de pares cranianos, principalmente o VII par craniano. O tétano cefálico é considerado grave em virtude do risco de insuficiência respiratória de instalação abrupta por acometimento da musculatura da laringe, com risco iminente de morte por obstrução de vias aéreas. À semelhança do tétano localizado, o cefálico também pode generalizar-se.

Além dessas formas de apresentação, há o tétano neonatal. Pode cursar com febre e, em razão da contratura muscular, a criança pode apresentar dificuldades de sucção, choro excessivo, rigidez de nuca e/ou outros grupos musculares (abdominal, membros, trismo, opistótono), sialorreia (não deglute saliva), cianose e até convulsões. A letalidade é elevada.

No diagnóstico diferencial, as principais doenças a serem descartadas são: meningites; processos inflamatórios bucoamigdalofaringianos; histeria, raiva; intoxicação por estricnina; distúrbios eletrolíticos (hipocalcemia, por exemplo); crises convulsivas; e alguns episódios de distonia.

■ COMPLICAÇÕES E TRATAMENTO DO TÉTANO

Os pulmões são precoces e intensamente comprometidos em pacientes com tétano. Kryzhanovsky observou alterações ultraestruturais e microcirculatórias no tecido pulmonar de coelhos antes do aparecimento de espasmos, ainda no período de incubação. As complicações acometem tanto adultos como crianças recém-nascidas.

As complicações pulmonares têm sido descritas ao longo dos anos como as principais complicações que levam à morte do paciente com tétano e houve, paralelamente ao progresso nos cuidados dessas complicações, redução da letalidade. Entre as complicações evolutivas que afetam o sistema respiratório, podem-se citar as alterações de parênquima

TABELA 225.2 ■ Classificação das formas clínicas do tétano

PARÂMETROS/ CLASSIFICAÇÃO	LEVE	GRAVE	GRAVÍSSIMO
Tempo de incubação (dias) – TI	> 10	< 10	< 10
Tempo de progressão (horas) – TP	> 48	< 48	< 48
Frequência dos espasmos (0 a ++++)	0 a +	++	++++
Hipertonia muscular (0 a ++++)	+	+++	++++
Disfagia (idem)	0	++	++++
Crises de apneia (idem)	0	+	++++
Insuficiência respiratória (idem)	0	+	++++
Resposta aos sedativos e musculorrelaxantes (idem)	Ótima	Regular	Má
Presença de febre (0 a ++)	0	+	++

Fonte: Adaptada de Focaccia e colaboradores.[4]

pulmonar, atribuídas à ação da toxina tetânica, paresias e paralisias diafragmáticas; atelectasias; pneumotórax; tromboembolia pulmonar (TEP); pneumonia; e síndrome de desconforto respiratório agudo (SDRA).

Apesar da alta incidência de complicações respiratórias em pacientes com tétano, há poucos estudos de fisiopatologia do comprometimento pulmonar. Estudos funcionais, com espirometria em pacientes convalescentes, evidenciaram distúrbio restritivo pela adição de modificações no arcabouço torácico. Kloetzel e Monteiro observaram que essas disfunções respiratórias tendem a normalizar após 2 a 3 meses. Notaram ainda, redução na movimentação diafragmática que melhorou com 30 a 60 dias de evolução. Kryzhanovsky, em estudo experimental com coelhos, relatou que as alterações musculares foram mais intensas no 10º dia, desaparecendo quase completamente até o 20º dia após exposição à toxina tetânica.

As paresias e paralisias são decorrentes de disfunção importante do diafragma, caracterizado por diminuição ou ausência de mobilidade. A expressão radiológica é a elevação da hemicúpula afetada na radiografia torácica e a redução de mobilidade à radioscopia ou à ultrassonografia (US). As paralisias ocorreram, em média, 6,4 dias após o início da doença, variando entre o 1º e o 30º dias e após o 5º dia.

A atelectasia caracteriza-se por redução volumétrica do segmento afetado e subsequente retração de estruturas vasculares e/ou mediastino, redução dos espaços intercostais e elevação de hemicúpula diafragmática do lado afetado. As microatelectasias não são visíveis ao exame radiológico simples, mas sugeridas por alargamento na diferença alveoloarterial de oxigênio. Nos pacientes com tétano, as atelectasias podem ser atribuídas à associação de um ou mais dos seguintes fatores: hipoventilação decorrente de restrição ventilatória em razão da hipertonia muscular; sedação excessiva em pacientes que recebem doses elevadas de benzodiazepínicos; administração de bloqueadores neuromusculares (BNMs); obstrução devido a acúmulo de secreções em vias aéreas. Obstrução esta que, muito frequentemente, está associada à gênese da pneumonia precoce.

A ocorrência de pneumotórax é multifatorial. O diagnóstico desta complicação pode ser feito pela visualização de ar no espaço pleural e redução volumétrica do pulmão no lado acometido. Pode cursar com alterações hemodinâmicas e bradicardia, quando se apresenta hipertensivo. Ocorre especialmente nos pacientes que necessitaram de suporte ventilatório.

A TEP deve ser considerada no diagnóstico diferencial em pacientes com episódios súbitos de hipoxemia ou dispneia, devendo-se excluir pneumotórax, atelectasia, edema cardiogênico, pneumonia e SDRA. Exame cintilográfico de ventilação-perfusão dos pulmões permite um diagnóstico de probabilidade. O diagnóstico de certeza é obtido pela visualização de trombo ou parada de fluxo na rede intravascular pulmonar, em estudos contrastados, como a arteriografia pulmonar ou a angiotomografia. No que se refere aos pacientes com tétano, a incidência de TEP varia de 0,9 a 14%. Contudo, não foram observados, até o momento, fatores exclusivos do tétano envolvidos em sua gênese.

A SDRA foi inicialmente descrita, em 1967, por Ashbaugh. Caracteriza-se por padrão de dano alveolar difuso, frequentemente com edema por quebra da barreira alveolocapilar, além de acúmulo de neutrófilos polimorfonucleares. Chennebault descreveu um caso de tétano cefálico que evoluiu com laringospasmo, disautonomia e SDRA no 2º dia de internação, quando apresentava 10 dias de início dos sintomas. O paciente melhorou, com regressão concomitante do quadro de disautonomia e de SDRA, sendo que a função pulmonar retornou ao normal após seis meses. Udwadia e outros afirmaram que, entre os 37 pacientes com tétano estudados, ocorreu um óbito por SDRA atribuída de *per se* ao tétano, pois não havia outras causas possíveis. Entretanto, tal afirmação há que ser vista com cautela, uma vez que os pacientes com tétano estão sujeitos às frequentes complicações que ocorrem em unidade de terapia intensiva (UTI) e diversas delas são conhecidas como fatores predisponentes para SDRA.

A pneumonia hospitalar acomete de 25,6 a 100% dos pacientes com tétano, especialmente aqueles em ventilação mecânica (VM). Trujillo e cols. observaram que 6,5% dos pacientes com tétano faleceram em razão da pneumonia. Outras complicações associadas às pneumonias são a recorrência ou persistência de abscesso pulmonar, SDRA, derrame pleural (DM), empiema, falência de múltiplos órgãos (FMO), entre outros.

Alguns fatores clínicos que interferem diretamente no prognóstico do paciente com tétano se destacam: a disautonomia, caracterizada por súbitas flutuações na resistência vascular sistêmica expressas por hipertensão arterial com taquicardia oscilante para hipotensão arterial e bradicardia, acompanhadas ou não de hipertermia, hipersecreção brônquica e sudorese profusa. Esse quadro decorre de hiperatividade simpática e/ou parassimpática e assoma, frequentemente, na 2ª semana da doença. Vários autores correlacionam a ocorrência de disautonomia com maior incidência de complicações renais, coronarianas, respiratórias e maior letalidade. Trujillo e cols. ressaltam que os casos de pior prognóstico cursam com hipertermia de difícil controle, fator este considerado e utilizado em diferentes classificações de gravidade no tétano. Durante o período de disautonomia, há intensa elevação de catecolaminas séricas e pode haver elevação de angiotensina II, podendo haver também aumento na secreção inapropriada de hormônio antidiurético.

Entre outras complicações, são descritas crises convulsivas em razão de hipoxemia, distúrbios como desidratação e alterações hidreletrolíticas; lesões ostiomusculares (incluindo fraturas) decorrentes da hipertonia mantida; e insuficiência renal (IR), especialmente naqueles pacientes graves com disautonomia. No início da avaliação de paciente com espasmos, em especial naqueles conscientes, deve-se considerar a possibilidade de diagnóstico diferencial com tétano. No pronto-socorro (PS), pode-se seguir a coleta de exames que permitam afastar distúrbios eletrolíticos, intoxicação exógena, meningites, entre outros (Quadro 225.1).

> **ATENÇÃO!**
>
> O cuidado em pesquisar o foco, identificando a possível porta de entrada, realizando seu debridamento e reexplorando-o sempre que necessário, é etapa fundamental no tratamento do paciente com tétano.

Ao suspeitar de tétano, deve-se buscar internação em UTI. Logo que possível, recomenda-se seguir as orientações para manejo do paciente em terapia intensiva (Quadro 225.2). O atendimento de paciente com tétano deve priorizar a manutenção das funções vitais, bloqueio da toxina livre e de sua produção, eliminação da bactéria, controle das crises espásticas, identificação e tratamento de complicações do tétano e dos procedimentos realizados.

Para neutralizar a toxina não ligada aos receptores e que não está no interior do neurônio, administra-se imunoglobulina antitetânica (humana [IGHAT] ou heteróloga) em todos os pacientes. Habitualmente, sua aplicação é dividida em 500 a 1.000 unidades em parte perilesional, e os 4.000 a 4.500 restantes, aplicados nos demais membros ou via IV. Alguns autores propõem o uso de IGHAT via intratecal nos pacientes com tétano para bloquear a toxina no SNC. Eles observaram melhor evolução em suas casuísticas com o uso de imunoglobulina (Ig) intratecal.

> **ATENÇÃO!**
>
> Deve-se evitar aplicação concomitante de Ig e vacina no mesmo grupo muscular devido ao risco de interações.

O esquema básico vacinal consiste em três doses, sendo a 1ª administrada à admissão, prosseguindo como orientado no calendário recomendado pela Comissão Nacional de Imunizações. Em recém-nascidos (RNs), a dose perilesional é de 250 a 500 UI e 1.000 a 2.500 UI nos demais locais.

O tratamento específico do tétano é realizado com penicilina ou metronidazol, por sete dias. Bleck prefere usar metronidazol e justifica sua escolha tomando como base três aspectos, a saber: a penicilina tem ação antagonista ao GABA em neurônios corticais de coelho, o que poderia potencializar a ação da toxina tetânica e reduzir a eficácia do diazepam; pacientes que receberam 500 mg de metronidazol administrado a cada seis horas via oral (VO) apresentaram maior sobrevida e menor tempo de hospitalização que pacientes que receberam 1.500.000 unidades de penicilina procaína a cada oito horas via intramuscular (IM); em razão do maior espectro da penicilina, esta teria maior pressão seletiva sobre a microbiota do paciente, permitindo a colonização por agentes mais resistentes e maior morbidade de infecção hospitalar. Entretanto, a penicilina ainda é amplamente utilizada em pacientes com tétano, e não há mudança na letalidade para quem usou penicilina e para quem usou metronidazol. Outros antimicrobianos podem ser adicionados quando houver necessidade de ampliação de espectro para tratamento de outros agentes microbiológicos envolvidos, baseando-se em critérios clínicos e laboratoriais.

A intubação orotraqueal (IOT) se faz necessária quando os espasmos laríngeos e/ou da musculatura respiratória comprometem as trocas gasosas. Imediatamente após intubação, indica-se a traqueostomia com o intuito de minimizar o estímulo do tubo orotraqueal nas vias aéreas, o que poderia desencadear contraturas e permitir melhor higienização e cuidados da orofaringe.

O controle das crises espásticas, com base no relaxamento muscular, foi alcançado em grande número de pacientes graves com a infusão contínua de benzodiazepínicos que potencializam a ação de GABA no sistema nervoso. Em decorrência dos riscos de acidose metabólica por propilenoglicol presente na ampola de diazepam, hoje opta-se por midazolam ou lorazepam. No entanto, mesmo a administração de doses altas de benzodiazepínico pode falhar e ser necessária a utilização de BNM.

Mais recentemente, Attygalle e Rodrigo[3] utilizaram sulfato de magnésio em infusão contínua em 40 pacientes com tétano, obtendo controle dos espasmos em 38, o que reduziu o número de intubações e de ocorrência de disautonomias. A letalidade foi de 12%, e a maioria dos óbitos foi de pessoas acima de 60 anos.

Quando necessário, os BNMs são infundidos por períodos prolongados, em geral de 7 a 10 dias. O brometo de pancurônio é o BNM não despolarizante mais utilizado. Em humanos, ele causa moderado aumento na pressão arterial (PA), na frequência cardíaca (FC) e no débito cardíaco (DC).

Sua administração requer sedação profunda e analgesia, e sua utilização tem sido associada a complicações: desconexão acidental do ventilador, acarretando hipoxemia e hipercapnia; maior ocorrência de atelectasias; infecções respiratórias e TEP. Outras complicações descritas com o uso de BNM são as cardiovasculares, como bradicardia (para o vecurônio, por exemplo), as neuromusculares, como a miopatia aos esteroides, a síndrome pós-paralítica, a miopatia caquética e a polineuropatia de reanimação.

Outras opções que vêm sendo usadas para obter relaxamento muscular com relativo sucesso são dantrolene e baclofen.

Para profilaxia da trombose venosa profunda (TVP) e da TEP, administra-se heparina de baixo peso molecular (HBPM) (0,5 a 1 mg/kg, duas vezes dia) ou heparina não fracionada (HNF) (5 mil unidades, a cada 12 horas em adultos).

Para tratamento de disautonomia, a morfina tem sido uma alternativa menos arriscada se comparada ao uso combinado de outros medicamentos bloqueadores alfa ou beta-adrenérgicos.

É apresentada, nos Quadros 225.1 e 225.2, a sequência de pontos básicos no tratamento de pacientes com tétano por ordem de importância cronológica.

QUADRO 225.1 ■ Manejo de paciente com tétano no pronto-socorro

OBJETIVOS IMEDIATOS (1ª HORA)	O QUE FAZER	QUANDO
Manter vias aéreas pérvias	Oxigênio e, se necessário, intubação	Imediato
Diagnóstico diferencial	• Coletar eletrólitos • Dosar estricnina (se necessário) • Coletar LCS • Ao suspeitar de distonia – avaliar teste terapêutico com atropina ou difenidramina	Até 60 min
Dados epidemiológicos e exame físico	• Procurar porta de entrada • Verificar período de incubação, período de progressão, vacinas recebidas e datas • Estabelecer escore de gravidade	Logo

LCS: líquido cerebrospinal.

QUADRO 225.2 ■ Pontos básicos – tratamento de tétano

OBJETIVOS	O QUE, COMO E QUANDO FAZER
Neutralização de toxina	5.000 UI de IGHAT, sendo 1.000 UI perilesional. Restante via IV ou dividida em outros membros Para RN, a dose é a metade, até 2.500 UI, com 250 a 500 UI, perilesional Avaliar uso de até 1.000 UI em dose única intratecal (via suboccipital)
Combate ao bacilo e outras bactérias associadas ao foco	Penicilina G cristalina (100.000 UI/kg/d) por 7 a 10 dias Ou metronidazol (30 mg/kg/d) por 7 a 10 dias Associar outros antimicrobianos quando necessário
Debridamento cirúrgico do foco	1.000 UI de IGHAT perilesional e antimicrobiano com 30 min de antecedência Retirada mecânica de esporos e de corpos estranhos e condições de anaerobiose
Pesquisa sistemática de foco dentário e otológico	Chamar os respectivos especialistas Examinar umbigo do RN

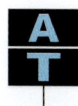

DIAGNÓSTICO E TRATAMENTO 1229

Controle do espasmo – relaxamento muscular	$MgSO_4$ – dose de ataque de 70 mg/kg (4-5 g) em 30 min e manutenção de 2 g/h ($MgSO_4$ a 50% – 5 ampolas em 500 mL de SF 5% – infundir 42 mL/h) – metade da dose para pessoas com 60 ou mais anos de idade. Aumentar 0,5 g/h após 6 h se não reduzir espasmo (obs.: 0,25 g/h, metade nos idosos) Atenção ao paciente com IR pelo risco de toxicidade, monitorar ritmo cardíaco e PA, nível sérico de magnésio e demais eletrólitos, reflexo patelar e padrão respiratório (pode ocorrer depressão). Interromper se reflexo patelar ausente Benzodiazepínico (preferir midazolam ou lorazepam) – até 10 mg/kg/dia em infusão contínua e/ou BNMs (p. ex.: pancurônio 0,04-0,1 mg/kg/dia)
Manter via aérea pérvia e minimizar estímulos a espasmos	Se o paciente apresenta disfagia, engasgos com saliva, insuficiência respiratória, proceder à intubação Se o paciente estiver intubado, proceder à traqueostomia VM
Profilaxia de trombose	Heparina (p. ex.: Clexane®, 40 mg, SC, 1 x/d ou a cada 12 h)
Suporte	Nutricional via enteral ou parenteral, se apresentar íleo adinâmico Infusão de líquidos (se o paciente apresentar perdas hidreletrolíticas)
Identificar e tratar complicações do tétano e dos procedimentos realizados	Pesquisar fraturas patológicas se houve espasmos violentos (p. ex.: vértebras) Proteção para língua – risco de mordedura – confecção de prótese Complicações não infecciosas e infecções hospitalares relacionadas ou não aos procedimentos – cateteres venosos, arteriais, vesicais, cirurgias, VM, nutrição
Vacinação	Iniciar 1ª dose de toxoide antitetânico na internação 2ª dose em 30 dias e 3ª em mais 30
Fisioterapia	Respiratória para evitar atelectasias e minimizar danos ao paciente Motora para prevenção de pé equino e na reabilitação
Disautonomia ou hiperatividade de sistema nervoso autônomo	Evitar depleção de volume que piora o quadro Morfina (0,5-1 mg/kg/h)
Reabilitação	Fisioterapia por toda a internação Psicoterapia quando o paciente estiver acordado

SF: solução fisiológica.

REVISÃO

- O tétano, doença infecciosa e sistêmica, não contagiosa, é causado pela exotoxina plasmidial produzida pelo *Clostridium tetani*. A toxina age localmente na junção neuromuscular, no funcionamento do neurônio motor alfa e na função autonômica.
- O quadro clínico apresenta espasmos musculares cujas consequências são graus variáveis de acometimento neuromuscular, respiratório, cardiovascular, endócrino e autonômico, renal, hematológico, ósseo e psicológico. As complicações pulmonares são a principal causa de óbito. O tétano neonatal, de elevada mortalidade, manifesta febre e contratura muscular, ocasionando dificuldades de sucção, rigidez de nuca e convulsões.
- O diagnóstico diferencial deve descartar: meningites; processos inflamatórios bucoamigdalofaringianos; histeria, raiva; intoxicação por estricnina; distúrbios eletrolíticos (hipocalcemia, por exemplo); crises convulsivas; e alguns episódios de distonia.
- O tratamento é hospitalar e prioriza a manutenção das funções vitais, bloqueio da toxina livre e de sua produção, eliminação da bactéria, controle das crises espásticas, debridamento cirúrgico do foco tetânico e identificação e abordagem das complicações.

■ REFERÊNCIAS

1. Gutierrez-Rojas ID, Godoy-Sarmiento RD, Granados JM, Poutoupiñales RA. Comparaccion cinética y bioquímica de três cepas de Clostridium tetani para la produccion de toxina tetânica. Universitas Scientiarum. 2008;13(2):109.
2. Brasil. Ministério da Saúde. Portaria n° 204, de 17 de fevereiro de 2016. Define a Lista Nacional de Notificação Compulsória de doenças, agravos e eventos de saúde pública nos serviços de saúde públicos e privados em todo o território nacional, nos termos do anexo, e dá outras providências. Brasília; 2016 [capturado em 19 maio 2017]. Disponível em: http://bvsms.saude.gov.br/bvs/saudelegis/gm/2016/prt0204_17_02_2016.html
3. Brasil. Ministério da Saúde. Informe Epidemiológico: tétano acidental. Brasília; 2015 [capturado em 19 maio 2017]. Disponível em: http://www.cevs.rs.gov.br/upload/arquivos/201701/24084603-informe-epidemiologico-ms-tetano-acidental-2015.pdf
4. Focaccia R, Tavares W, Mazza CC, Veronesi R. Tétano. In: Veronesi R, Focaccia R, organizadores. Tratado de infectologia. São Paulo: Atheneu; 2010. p. 1237-62.

■ LEITURAS SUGERIDAS

Chalya PL, Mabula JB, Dass RM, Mbelenge N, Mshana SE, Gilyoma JM. Ten-year experiences with Tetanus at a Tertiary hospital in Northwestern Tanzania: a retrospective review of 102 cases. World J Emerg Surg. 2011;6:20.

World Health Organization. World Health statistics 2013 [Internet]. Geneva: WHO; 2013 [capturado em 10 nov. 2013]. Disponível em: http://www.who.int/gho/publications/world_health_statistics/EN_WHS2013_Full.pdf.

225.3 BOTULISMO

■ SUELY MIYUKI YASHIRO
■ THIAGO FERNADO OYAMA

Botulismo é uma doença rara, porém grave, causada pela toxina botulínica, neurotoxina produzida pelo bacilo *Clostridium botulinum* ou raramente por cepas de *Clostridium butyricum* e *Clostridium baratii*. São encontrados no solo e crescem principalmente em condições de anaerobiose; podem formar esporos, permitindo a permanência em estado latente, até que sejam expostos a condições que permitam seu crescimento. São descritas 8 toxinas (A, B, C1, C2, D, E, F e G), sendo as principais relacionadas à doença humana os tipos A, B, E e F.

A primeira descrição da doença se deu no século XVIII, na Alemanha, após surto associado a ingestão de salsicha de produção doméstica. Tem distribuição mundial, com casos esporádicos ou surtos associados à conservação inadequada de alimentos. No Brasil, a notificação compulsória de casos é feita desde 1999.

Há 5 formas de aquisição da doença: pelo consumo de alimentos que contenham a toxina botulínica; por toxina proveniente de ferida infectada por *C. botulinum*; pelo consumo de esporos de *C. botulinum*, que proliferam no intestino e liberam toxina (geralmente em lactentes); colonização intestinal de *C. botulinum* no adulto, em geral, com alterações gastrintestinais; e iatrogênica, pela *overdose* acidental de toxina botulínica. Uma vez na corrente sanguínea, a toxina atinge as terminações nervosas, na membrana pré-sináptica da junção neuromuscular, bloqueando a liberação de acetilcolina. Isso resulta em falha na transmissão de estímulos nervosos, levando à paralisia flácida do local acometido. Este dano é permanente, e a recuperação clínica depende da formação de novas terminações nervosas, o que pode levar de 1 a 12 meses.

O período de incubação varia conforme forma clínica e carga de toxina. No botulismo alimentar, o período de incubação varia de 2 horas a 10 dias (média de 12 a 36 horas); no botulismo por ferimento, 4 a 21 dias (média de 7 dias); e no botulismo infantil, o período não é conhecido, pela dificuldade em estabelecer o momento da ingestão de esporos.

■ QUADRO CLÍNICO

O quadro clínico varia conforme a forma de aquisição da doença. O botulismo alimentar apresenta instalação súbita e progressiva, com sintomas gastrintestinais (náuseas, vômitos, dor abdominal e diarreia) antecedendo ou associados a sintomas neurológicos inespecíficos (cefaleia, vertigem). O comprometimento neurológico inicia-se em nervos cranianos, com diplopia, ptose palpebral, xerostomia, disartria, disfagia. Evolui com paralisia flácida motora simétrica e descendente associada a acometimento autonômico, podendo ocasionar tetraplegia flácida e insuficiência respiratória. O quadro neurológico também se destaca pela preservação da consciência, pela ausência de sinais de envolvimento do sistema nervoso central (SNC), e geralmente pela preservação da sensibilidade. A progressão pode levar 1 a 2 semanas e estabilizar-se por 2 a 3 semanas, antes de iniciar a fase de recuperação que, nos casos mais graves, pode levar de 6 meses a 1 ano.

O botulismo por ferimento apresenta o mesmo quadro neurológico, além de poder haver febre pela infecção na ferida; sintomas gastrintestinais estão ausentes. Em alguns casos, não são encontradas feridas, devendo ser investigados focos ocultos, como mucosa nasal, seios da face ou abscessos em sítios de injeção (usuários de drogas).

O botulismo infantil pode se manifestar com constipação leve, irritabilidade, sucção fraca, choro fraco, hipoatividade, paralisia simétrica descendente, até insuficiência respiratória; estima-se que cerca de 5% dos casos de morte súbita sejam decorrentes de botulismo.

■ DIAGNÓSTICO

Para o diagnóstico, é fundamental minuciosa anamnese, buscando fatores de risco, tempo de início e progressão dos sintomas. Na suspeita de botulismo alimentar, devem ser avaliados alimentos ingeridos nos últimos 3 dias e, se possível, até 10 dias; deve ser abordada a existência de outros casos, buscando uma fonte comum. Outros fatores de risco, como ferimentos, picadas de insetos, viagens, exposição a agentes tóxicos, uso de drogas injetáveis, também devem ser interrogados. Ao exame físico, sinais de desidratação, distensão abdominal e dispneia podem estar presentes; em casos graves, pode haver bradicardia e hipotensão. Exame neurológico completo, incluindo avaliação de nervos cranianos, força muscular, sensibilidade e reflexos profundos, é essencial. Quanto aos exames complementares, a eletroneuromiografia demonstra o comprometimento da junção neuromuscular (utilizada para afastar diagnósticos diferenciais). O diagnóstico laboratorial baseia-se na detecção de toxina botulínica e no isolamento de *C. botulinum* em cultura das amostras. Devem ser coletadas amostras de todo caso suspeito, antes da administração do soro antibotulínico. Na suspeita de botulismo alimentar, deve-se coletar todos os alimentos suspeitos (amostras bromatológicas), que serão avaliados pela investigação epidemiológica. A análise quanto à presença de toxina se classifica em: resultado presuntivo (presença de toxina termolábil que causa sintomas compatíveis com botulismo), confirmatório (presença de toxina botulínica), específico (presença e identificação do tipo de toxina botulínica) e negativo (ausência de toxina botulínica).

Diagnósticos diferenciais de paralisia flácida aguda incluem síndrome de Guillain-Barré (SGB), *miastenia gravis*, síndrome de Lambert-Eaton, acidente vascular cerebral (AVC), trauma craniencefálico (TCE), encefalite, neuropatia diftérica, lesões intracranianas, uso de aminoglicosídeos, intoxicação (atropina, escopolamina, organofosfatos, monóxido de carbono).

■ COLETA DE AMOSTRA

A coleta de amostra clínica deve ser feita precocemente e, se possível, antes da administração do soro antibotulínico, para evitar a neutralização da toxina. Dependendo da apresentação clínica, deve ser coletado um diferente tipo de amostra (Quadro 225.3),[1] cada qual com um prazo para coleta (Quadro 225.4).[1] O tempo de transporte não deve ultrapassar 48 horas.

Soro: A coleta deve ser feita em até 7 dias após o início dos sintomas, em quantidade para obter 11 mL de soro. Alternativamente, podem ser coletadas 2 amostras em momentos diferentes (mantidas separadas), ou o mínimo de 2 mL de soro para diagnóstico presuntivo. A amostra deve ser acondicionada em recipiente sem anticoagulante, com fracionamento do soro em até 2 horas e conservada sob refrigeração (4 a 8°C).

Conteúdo gástrico/Fezes: Deve ser coletada mínimo de 15 g de amostra, em até 72 horas após a suspeição clínica (ou até 6 dias, em lavado intestinal, se houver constipação intestinal). Nestas amostras, pode ser feita detecção de toxinas e pesquisa de *C. botulinum*. Não são necessárias condições de anaerobiose, tendo em vista a presença de formas esporuladas, mas devem ser conservadas sob refrigeração (4 a 8°C).

Material de ferimentos: A coleta deve ser feita com *swab* na região mais profunda do ferimento. Utilizar preferencialmente meios de cultura que contenham substância redutora (como o meio de tioglicolato semi-só-

DIAGNÓSTICO E TRATAMENTO

QUADRO 225.3 ■ Amostra clínica recomendada conforme forma clínica de botulismo

AMOSTRA CLÍNICA		BOTULISMO ALIMENTAR	BOTULISMO INTESTINAL	BOTULISMO POR FERIMENTO
Detecção de toxina botulínica	Soro	Sim	Sim	Sim
	Fezes	Sim	Sim	Não
	Lavado gástrico	Sim	Não	Não
	Exsudato de ferimento	Não	Não	Não
Cultura do *C. botulinum*	Soro	Não	Não	Não
	Fezes	Sim	Sim	Não[1]
	Lavado gástrico	Sim	Não	Não[1]
	Exsudato de ferimento	Não	Não	Sim

[1]Observação: Com exceção das amostras de soro, as demais também podem ser usadas para cultura do *C. botulinum*.
Fonte: Modificado de Brasil.[1]

QUADRO 225.4 ■ Período máximo para coleta de amostra clínica (após início dos sintomas) e quantidade necessária de amostra

AMOSTRA		PERÍODO MÁXIMO PARA COLETA	TOTAL
Soro		8 dias	11 mL
Fezes	Diarreia inicial	3 dias	15 g
	Constipação intestinal	6 dias	15 g
	Sem alteração de trânsito intestinal	4 dias	15 g
Lavado gástrico/vômito		3 dias	15 g

Fonte: Brasil.[1]

lido, adicionado de rezazurina); alternativamente, acondicionar em tubo de ensaio e vedá-lo, encaminhando ao laboratório em até 30 minutos, em temperatura ambiente.

Amostras bromatológicas: Coletar todas as sobras e restos dos produtos efetivamente consumidos, evitando transferência para outro recipiente. Na ausência, coletar outras amostras que pertençam ao mesmo lote, ou que tenham sido produzidas no mesmo local e data, pela mesma pessoa (produtos artesanais). A positividade indica fortemente que outras unidades podem estar contaminadas, ao passo que a negatividade não descarta essa possibilidade.

Todas as amostras clínicas devem ser identificadas, contendo: nome do paciente, idade, município de residência, tipo de amostra, data e hora da coleta, finalidade do exame (pesquisa de toxina botulínica e/ou cultura) e devem estar acompanhadas por um formulário de encaminhamento para cada amostra (disponível no Manual Integrado de Vigilância Epidemiológica do Botulismo).[2] As amostras bromatológicas devem conter: tipo de alimento, data e hora da coleta, local da coleta, município, data da produção, data de validade, marca e lote. Todas as amostras deverão ser encaminhadas para o Laboratório de Saúde Pública de Referência, sendo o Instituto Adolfo Lutz, em São Paulo.

ATENÇÃO!

A coleta de amostra clínica deve ser feita precocemente e, se possível, antes da administração do soro antibotulínico (SAB), para evitar a neutralização da toxina.

■ TRATAMENTO

A eficácia do tratamento do botulismo está diretamente associada ao rápido reconhecimento da doença e instituição de tratamento específico, que se baseia em medidas de suporte em unidade de terapia intensiva (UTI); na neutralização da toxina botulínica circulante, pelo uso de SAB; e na eliminação da sua fonte de produção (*C. botulinum*), pelo uso de antibióticos e debridamento cirúrgico.

Dentre as medidas de suporte, a ventilação mecânica (VM) pode ser necessária em 30 a 50% dos casos, algumas vezes por longos períodos (4 a 8 semanas ou mais, se houver complicações), mas a indicação de traqueostomia deve ser avaliada caso a caso. Nos casos de botulismo alimentar, lavagens gástricas, enemas e laxativos podem ser úteis na tentativa de reduzir a presença de toxina no trato gastrintestinal (TGI) (exceto na presença de íleo paralítico). Nutrição enteral deve ser mantida até que a capacidade de deglutição esteja recuperada.

Tratamento específico. O SAB atua sobre a toxina circulante (ainda não fixada no sistema nervoso), daí a importância de ser administrado o mais precocemente possível (até 7 dias). É um soro heterólogo equino, em apresentação trivalente (contra os tipos A, B e E de toxina botulínica) de 10 mL, administrado diluído em solução fisiológica (SF) 0,9% (proporção 1:10), por via intravenosa (IV), em 1 hora. A solicitação do SAB deve ser feita pelo médico assistente ou pela Vigilância Epidemiológica e será liberado conforme preenchimento da ficha de notificação de caso suspeito, junto de prescrição e relatório sucinto do caso. Reações adversas ou de hipersensibilidade são descritos em 9 a 20% dos pacientes que recebem o SAB, porém, a realização do teste de sensibilidade cutânea foi excluída da rotina da administração de soros, conforme normas e recomendações do Ministério da Saúde (MS). Não é recomendado uso profilático em pacientes assintomáticos expostos à toxina botulínica.

Recomenda-se uso de penicilina cristalina (10 a 20 milhões de UI/dia em adultos, e 300.000 UI/kg/dia em crianças, divididas em doses a cada 4 horas, por 7 a 10 dias), no botulismo por ferimento. O metronidazol também pode ser utilizado (2 g/dia em adultos, 15 mg/kg/dia em crianças, IV, em doses a cada 6 horas). No botulismo intestinal, o uso de antibiótico não é recomendado em menores de 1 ano, já que a lise bacteriana provocada pelo antimicrobiano poderia agravar o quadro, por aumento da toxina circulante. No botulismo alimentar, a indicação de antibióticos não está bem estabelecida. Uso de aminoglicosídeos deve ser evitado, pelo risco de potencializar o bloqueio neuromuscular (BNM).

Debridamento cirúrgico está indicado nos casos de botulismo por ferimento, preferencialmente após o uso de SAB, mesmo quando a ferida tem bom aspecto.

ATENÇÃO!

A solicitação do SAB deve ser feita pelo médico assistente ou pela Vigilância Epidemiológica e será liberado conforme preenchimento da ficha de notificação de caso suspeito, junto de prescrição e relatório sucinto do caso.

■ NOTIFICAÇÃO

O botulismo é doença de notificação compulsória. Pela gravidade da doença e possibilidade de ocorrência de outros casos relacionados à mesma fonte, é considerado emergência de saúde pública. Deve ser feita notificação imediata de caso suspeito à CCIH e/ou Núcleo Hospitalar de Epidemiologia (NHE) do hospital, para que seja providenciado o tratamento específico com SAB junto à Secretaria Municipal de Saúde (SMS), por contato telefônico. Caso não seja possível, deve ser feita notificação ao Centro de Vigilância Epidemiológica (CVE) "Prof. Alexandre Vranjac" pelo disk CVE – 0800 555466 – 24 horas/dia no Estado de São Paulo.

Caso necessário, entrar em contato com a Secretaria de Vigilância em Saúde (SVS/MS) pelo Disque-Notifica (0800-644-6645), por correio eletrônico (notifica@saude.gov.br) ou diretamente pelo site da SVS (www.saude.gov.br/svs). Deve também ser preenchida a ficha de notificação/investigação do Sistema de Informação de Agravos de Notificação (SINAN) e encaminhada à SMS.

Toda investigação de caso ou surto deve ser realizada em conjunto com a vigilância sanitária, cabendo à SMS a investigação epidemiológica, que deve ser realizada em até 48 horas e encerrada em até 60 dias após a notificação.

Dentre as medidas de controle, cabe orientar à população sobre preparo, conservação e consumo adequado de alimentos associados a maior risco; orientar as medidas de prevenção e controle, conforme o modo de transmissão e os resultados da investigação do caso; eliminar a permanência da fonte, pela interrupção do consumo, distribuição e comercialização dos alimentos suspeitos; e imunização com toxoide botulínico pentavalente, reservada a pessoas com atividade na manipulação do microorganismo.

■ PROGNÓSTICO

O rápido reconhecimento da doença e tratamento é decisivo para a boa evolução e sobrevida. A recuperação completa pode levar semanas a meses, e aqueles que sobrevivem podem manter fadiga e dificuldade respiratória por anos. Óbitos precoces geralmente estão relacionadas ao reconhecimento tardio da doença e retardo no início do tratamento; óbitos após a segunda semana em geral resultam de complicações, como as relacionadas à ventilação prolongada.

REVISÃO

- Botulismo é uma doença rara, porém grave, causada pela toxina botulínica, neurotoxina produzida pelo bacilo *Clostridium botulinum* ou raramente por cepas de *Clostridium butyricum* e *Clostridium baratii*.
- Há 5 formas de aquisição da doença: pelo consumo de alimentos que contenham a toxina botulínica; por toxina proveniente de ferida infectada por *C. botulinum*; pelo consumo de esporos de *C. botulinum*, que proliferam no intestino e liberam toxina (geralmente em lactentes); colonização intestinal de *C. botulinum* no adulto, em geral com alterações gastrintestinais; e iatrogênica, pela *overdose* acidental de toxina botulínica. Uma vez na corrente sanguínea, a toxina atinge as terminações nervosas, na membrana pré-sináptica da junção neuromuscular, bloqueando a liberação de acetilcolina.

■ REFERÊNCIAS

1. Brasil. Ministério da Saúde. Guia de vigilância epidemiológica [Internet]. 7. ed. Brasília: MS; 2009. [capturado em 12 fev. 2017]. Disponível em: http://bvsms.saude.gov.br/bvs/publicacoes/guia_vigilancia_epidemiologica_7ed.pdf.
2. Brasil. Ministério da Saúde. Manual integrado de vigilância epidemiológica do botulismo [Internet]. Brasília: MS; 2006. [capturado em 12 fev. 2017]. Disponível em: http://bvsms.saude.gov.br/bvs/publicacoes/manual_integrado_vigilancia_epidemiologica_botulismo.pdf.

■ LEITURAS SUGERIDAS

Brasil. Ministério da Saúde. Manual de normas e procedimentos para vacinação [Internet]. Brasília: MS; 2014. [capturado em 12 fev. 2017]. Disponível em: http://bvsms.saude.gov.br/bvs/publicacoes/manual_procedimentos_vacinacao.pdf.

Centers for Disease Control and Prevention. Botulism in the United States, 1899-1996. Handbook for epidemiologists, clinicians, and laboratory workers. [Internet]. Atlanta: CDC; 1998 [capturado em 12 fev. 2017]. Disponível em: http://www.cdc.gov/botulism/pdf/bot-manual.pdf.

Eduardo MBP, organizador. Botulismo: orientações para pacientes e familiares [Internet]. São Paulo: CVE; 2002 [capturado em 12 fev. 2017]. Disponível em: ftp://ftp.cve.saude.sp.gov.br/doc_tec/hidrica/livreto_botpac02.pdf.

Santos CE. Botulismo: revisão dos aspectos toxicológicos e perspectivas terapêuticas. (Parte II). Rev Intertox. 2010;3(3):28-35.

226

ENDOCARDITE INFECCIOSA

■ MARIA DANIELA BERGAMASCO
■ DAVID SALOMÃO LEWI

Endocardite infecciosa EI é o processo infeccioso que acomete o endocárdio valvar, o endocárdio dos grandes vasos próximos ao coração e dispositivos artificiais fixados ao coração (próteses valvares, fios e cabo de marca-passo [MPD] e cardiodesfibrilador implantável [CDI]).

■ EPIDEMIOLOGIA

A incidência de EI é variável de acordo com o país avaliado, mas gira em torno de 3 a 10 casos/100 mil habitantes/ano. A partir de dados gerados por estudos conduzidos em países desenvolvidos, nota-se uma mudança importante na epidemiologia da EI nos últimos anos. Tem havido redução de casos em pacientes jovens, com comprometimento valvar decorrente de febre reumática, e aumento da ocorrência de EI relacionada à assistência à saúde, em pacientes idosos (> 65 anos), submetidos a procedimentos médicos invasivos e nos pacientes portadores de próteses valvares.

DIAGNÓSTICO E TRATAMENTO

Nesse contexto, alguns estudos apontam para uma redução relativa da frequência de *Streptococcus* sp. como agentes de endocardites, sendo estes ultrapassados por *Staphylococcus* sp. em algumas séries, particularmente nos Estados Unidos, onde os principais fatores predisponentes para endocardite são hemodiálise crônica, diabetes melito (DM) e uso de dispositivos intravasculares. Infelizmente, dados epidemiológicos populacionais de EI no Brasil são escassos, mas é possível que em grandes centros médicos terciários esteja havendo uma mudança semelhante à observada nos países do hemisfério norte.

■ CLASSIFICAÇÃO

Anteriormente, as endocardites eram classificadas de acordo com a forma de apresentação em agudas, subagudas e crônicas. Hoje, classificam-se segundo a localização da infecção, a presença ou não de material protético intracardíaco e o modo de aquisição, conforme o Quadro 226.1.

QUADRO 226.1 ■ Classificação da endocardite infecciosa

CLASSIFICAÇÃO EI	DESCRIÇÃO
EI de acordo com a localização e a presença ou não de material protético	■ EI esquerda valva nativa ■ EI esquerda prótese valvar 　a | Precoce < 1 ano após prótese 　b | Tardia > 1 ano após prótese ■ EI direita ■ EI relacionada a outros dispositivos: MPD/CDI
EI de acordo com a forma de aquisição	■ EI relacionada à assistência à saúde 　a | Hospitalar > 48 h de admissão antes dos sinais e sintomas de EI 　b | Não hospitalar < 48 h de admissão para paciente em contato com serviços de saúde, como home care ou terapia EV domiciliar, hemodiálise, quimioterapia EV nos últimos 30 dias **ou** hospitalização nos últimos 90 dias **ou** moradia em instituição de longa permanência ■ EI adquirida na comunidade 　a | Sinais e sintomas de EI < 48 h antes da admissão hospitalar e o paciente não preenche critérios para EI relacionada à assistência à saúde ■ EI associada ao uso de drogas IV (no usuário de drogas injetáveis, quando não há outra fonte mais provável de infecção)

■ PATOGÊNESE

O endotélio valvar normal é naturalmente resistente à colonização por bactérias. No modelo convencional de EI em valva nativa, a infecção resulta da colonização bacteriana do endotélio valvar danificado. A lesão endotelial pode resultar do fluxo sanguíneo turbulento, secundário a defeitos valvares ou pode ser provocada por dano direto; pela presença de material protético, como fios de marca-passo e cateteres; ou por injeções intravenosas (IVs) repetidas de partículas sólidas em usuários de drogas IV. A inflamação crônica, como na doença valvar reumática ou degenerativa, também pode promover a EI.

A colonização bacteriana ocorre por adesão de bactérias circulantes com propriedades de aderência e virulência específicas. Contudo, o modelo convencional de EI não consegue explicar com precisão a patogênese da EI envolvendo micro-organismos intracelulares, nos quais a resposta imune do hospedeiro pode desempenhar um papel de destaque.

> **ATENÇÃO!**
>
> Nem toda bacteremia acarreta risco de EI. A magnitude da bacteremia, as propriedades de adesão das bactérias circulantes e a apresentação de lesões no endotélio valvar são importantes para determinar a ocorrência de EI.

■ ETIOLOGIA

Em 85% dos casos de endocardite, é possível identificar o agente causador dos episódios quando solicitada a hemocultura; em 80%, são identificados os *Streptococcus* sp. e *Staphylococcus* sp., sendo o primeiro grupo de agentes prevalente nas EI comunitárias, e o segundo, nas EI de próteses valvares e relacionadas à assistência à saúde.

Entre os *Streptococcus* sp., os principais grupos incluem micro-organismos provenientes da microbiota da cavidade oral, representados por *S. mitis*, *S. sanguis*, *S. salivarius*, *Gemella morbillorum* (antigo grupo dos estreptococos viridans) e estreptococos do grupo D, incluindo muitas espécies comensais do trato gastrintestinal (TGI) humano, que eram antigamente classificadas como *S. bovis*. Esses agentes costumam exibir bom padrão de suscetibilidade à penicilina. Espécies mais raras do grupo Streptococcus incluem *S. milleri* e *S. anginosus*, que costumam causar complicações, como abscessos, e os antigos estreptococos nutricionalmente variantes, hoje em dia classificados em outras espécies (Abiotrophia e Granulicatella), que costumam ser menos suscetíveis à penicilina.

Os *Staphylococcus aureus* sensíveis à oxacilina são agentes frequentes na EI comunitária relacionada ao uso de drogas IV. Contudo, na EI de próteses ou de aquisição hospitalar, os *Staphylococcus aureus* e coagulase-negativos resistentes à oxacilina são os agentes mais frequentes, principalmente no caso de próteses implantadas há menos de um ano.

Entre os enterococos, destacam-se *E. faecalis*, suscetível à ampicilina, e *E. faecium*, com perfil de maior resistência.

As endocardites com hemocultura negativa podem ocorrer em pacientes expostos à antibioticoterapia antes da coleta de culturas ou nos casos de infecções por micro-organismos fastidiosos. São eles os já citados estreptococos nutricionalmente variantes (Abiotrophia e Granulicatella), os bacilos gram-negativos do grupo HACEK (*Haemophilus parainfluenza*, *H. aphrophilus*, *H. paraphrophilus*, *H. influenzae*, *Actinobacillus actinomycetemcomitans*, *Cardiobacterium hominis*, *Eikenella corrodens*, *Kingela kingae*, *K. denitrificans*), *Brucella* sp. fungos.

As bactérias intracelulares também podem causar EI com hemoculturas persistentemente negativas: *Coxiella burnetii*, o agente da febre Q; *Bartonella*, *Chlamydia* e *Tropheryma whipplei*, o agente da doença de Whipple. Nesses casos, o diagnóstico pode ser obtido por métodos sorológicos, moleculares e culturas de células. Em países desenvolvidos, esses agentes representam 5% das causas de EI.

Deve-se ressaltar também que, na EI relacionada à assistência à saúde, outros agentes, como enterobactérias, gram-negativos resistentes e leveduras do gênero Candida, podem estar envolvidos.

> **ATENÇÃO!**
>
> Estreptococos e estafilococos são os agentes causadores de 80% dos casos de EI.

EI com hemoculturas negativas ocorre em 10 a 30% dos casos, geralmente por exposição prévia a antibióticos ou na EI por micro-organismos fastidiosos ou intracelulares.

Análise histopatológica e técnicas sorológicas e de reação em cadeia da polimerase (PCR) podem contribuir para a identificação do agente nesses casos.

■ QUADRO CLÍNICO

A apresentação clínica das endocardites é extremamente variável e depende do agente causador, da presença ou ausência de doença cardíaca preexistente e de próteses ou outros dispositivos intracardíacos. Dessa forma, pode ocorrer, desde um quadro febril de evolução aguda, até quadros insidiosos, com manifestações inespecíficas, que podem levar à confusão diagnóstica, particularmente no início da apresentação.

As manifestações da endocardite resultam geralmente da interação de três fatores: efeitos destrutivos locais; embolização de fragmentos de vegetação, causando áreas de infarto e infecção; e produção de anticorpos com lesão tecidual por depósitos de imunocomplexos.

De forma geral, a maior parte dos pacientes apresenta algum padrão de febre (contínua, frequente ou eventual, intermitente), em até 90% dos casos, associada a sintomas sistêmicos, como emagrecimento, inapetência e calafrios. A febre pode estar ausente em pacientes idosos, portadores de insuficiência renal crônica (IRC) e imunodeprimidos.

A presença de sopro cardíaco novo ou a modificação do padrão/intensidade de sopro preexistente também é um achado frequente, descrito em até 85% dos pacientes em casuísticas antigas e em até 50% dos casos em estudos mais recentes.

Hoje, com a tendência de diagnóstico mais precoce da doença, os achados periféricos clássicos decorrentes de fenômenos imunológicos ou embolização séptica são vistos menos frequentemente (< 5% dos casos), mas, se presentes, são muito sugestivos de EI. São eles:
- **manchas de Roth:** hemorragias retinianas de centro pálido e com halo de fibrina, observadas no fundo de olho; decorrem de vasculite mediada por imunocomplexos;
- **manchas de Janeway:** lesões pequenas, indolores, eritematosas, nas palmas e plantas, com tendência à ulceração; decorrem de embolização séptica;
- **nódulos de Osler:** pequenos, dolorosos, localizados preferencialmente nas "polpas" dos dedos (iminência tênar e hipotênar); decorrem de vasculite mediada por imunocomplexos.

Outros fenômenos imunológicos, como glomerulonefrite, podem ocorrer, e fenômenos embólicos podem estar presentes em até 30% dos pacientes, consistindo na 1ª manifestação clínica de EI em parte dos casos.

A embolização séptica é frequente na EI aórtica e mitral, particularmente com vegetações grandes (> 10 mm). O sítio mais frequente e também mais grave de embolização séptica é o sistema nervoso central (SNC), podendo ocorrer áreas de isquemia ou hemorragia, mimetizando um acidente vascular cerebral (AVC). Embolização hepatoesplênica ou pulmonar (esta, na EI direita de usuários de drogas IV) também podem ocorrer.

Outras manifestações comuns são petéquias conjuntivais, na mucosa oral e extremidades; além de sintomas musculoesqueléticos sem causa aparente, como artralgias, artrites e dor lombar.

Portanto, o médico deve sempre considerar a hipótese de endocardite quando estiver diante das situações clínicas a seguir:
- sopro cardíaco novo ou modificação de sopro preexistente;
- sepse sem causa aparente, particularmente quando detectada bacteremia por agentes típicos de EI;
- fenômenos embólicos sem outra causa provável aparente;
- febre em pacientes com fatores predisponentes para EI, como usuários de drogas IV, portadores de doença valvar prévia ou material protético intracardíaco (prótese valvar, MPD, CDI); pacientes com histórico de EI prévia; pacientes que evoluem com sinais cardiológicos novos, como distúrbios da condução cardíaca ou insuficiência cardíaca (IC) aguda; ou ainda aqueles que apresentem os fenômenos imunológicos considerados clássicos de EI.

■ DIAGNÓSTICO

A diversidade de apresentações clínicas e a história natural da EI em diferentes cenários tornam o diagnóstico ainda desafiador nos dias de hoje.

A coleta de hemoculturas, sendo ao menos três sets, de 20 mL cada, para inoculação de 10 mL em frasco aeróbio e 10 mL em frasco anaeróbio, é passo fundamental para o diagnóstico de EI, definição do agente etiológico e seu perfil de suscetibilidade. Recomenda-se a coleta a partir de punção de veia periférica e respeitando-se técnica asséptica para evitar contaminação.

Pacientes com EI, com frequência, apresentam bacteremia sustentada, portanto não há necessidade de aguardar os picos febris para a coleta de hemoculturas. Além disso, em geral, ocorre positivação de todos ou quase todos os frascos de hemocultura coletados antes do início da antibioticoterapia, o que deve levar ao questionamento do diagnóstico no caso de positivação de apenas um frasco, principalmente por agentes considerados "contaminantes" frequentes, como estafilococos coagulase-negativos.

Além das hemoculturas, exames laboratoriais gerais, incluindo hemograma, provas inflamatórias, função renal, enzimas hepáticas e análise do sedimento urinário, devem ser solicitados em todos os casos. As provas inflamatórias (velocidade de hemossedimentação [VHS] e PCR) costumam estar elevadas nos portadores de EI, mas esse achado é inespecífico. A função renal e o sedimento urinário podem estar alterados nos casos que cursam com glomerulonefrite. Anemia discreta é achado frequente.

A ecocardiografia tem papel fundamental no diagnóstico e deve ser realizada precocemente na suspeita clínica de EI. Ambas as modalidades, o exame ecocardiográfico transtorácico (ECO-TT) e o transesofágico (ECO-TE), têm papel na investigação diagnóstica.

A sensibilidade do ECO-TT na detecção de EI gira em torno de 40 a 63%, sendo a do ECO-TE de 90 a 100%. Entretanto, mesmo com o ECO-TE, a identificação de vegetações pode ser difícil se houver lesões valvares graves, com turbilhonamento acentuado de sangue, nas vegetações pequenas (< 2 mm) ou ausentes (vegetação que sofreu embolização ou EI sem vegetação) e no pós-operatório recente de cirurgia cardíaca. Lesões não infecciosas podem mimetizar vegetações, como na doença valvar degenerativa ou mixomatosa, no lúpus eritematoso sistêmico (LES) (lesões inflamatórias de Libman-Sacks), na trombose valvar e nos tumores intracardíacos (fibroelastomata).

Na prática clínica, recomenda-se o ECO-TE como exame inicial na suspeita de EI em portadores de próteses e outros dispositivos intracardíacos. Nos outros casos, pode-se iniciar a investigação de EI com ECO-TT. Se a qualidade do ECO-TT for inadequada, ou exame positivo para EI, ou negativo em situação de elevada suspeita clínica de EI, a complementação com ECO-TE está recomendada. Em caso de ECO-TT de boa qualidade técnica negativo, em cenário clínico de baixa probabilidade de EI, não há necessidade de realizar ECO-TE.

Se mesmo o ECO-TE inicial for negativo e houver forte suspeita clínica de EI, o exame deve ser repetido em 7 a 10 dias, na tentativa de surpreender novas lesões que possam ter surgido ou se tornado mais evidentes.

Devido à variabilidade da apresentação clínica e às limitações descritas dos exames subsidiários, o diagnóstico de EI requer uma estratégia com boa acurácia e que leve em consideração os achados clínicos, ecocardiográficos e microbiológicos. Com essa finalidade,

Durack e colaboradores,[1] da Universidade de Duke, propuseram, em 1994, critérios para o diagnóstico de EI que permitem estratificar os pacientes em três categorias: EI definitiva, possível e rejeitada. Os critérios de Duke apresentam sensibilidade e especificidade em torno de 80%. Recentemente, com o uso mais amplo do ECO-TE como ferramenta diagnóstica, a importância crescente de *S. aureus* como agente de EI e o reconhecimento do exame sorológico para *Coxiella burnetii* como critério maior, atualizações dos critérios de Duke foram realizadas, sendo que nos dias atuais se recomenda a adoção dos critérios de Duke modificados (Quadro 226.2) para o diagnóstico de EI.

■ TRATAMENTO

Deve preferencialmente ser conduzido por equipe multidisciplinar, incluindo cardiologista, infectologista e cirurgião cardíaco. Baseia-se na erradicação, pela antibioticoterapia de ação bactericida de longa duração e por cirurgia adjuvante quando indicada, do micro-organismo causador. Para obter maiores taxas de sucesso, a identificação do agente e seu perfil de suscetibilidade são fundamentais, permitindo a máxima adequação da terapia antibiótica.

As Tabelas 226.1 a 226.4 resumem as recomendações de diretrizes internacionais para o tratamento empírico e dirigido aos principais agentes de EI de valva nativa e próteses valvares.

De forma geral, a associação de aminoglicosídeos a inibidores da síntese da parede celular, como betalactâmicos e glicopeptídeos, pode resultar em efeito sinérgico bactericida e encurtar o tratamento (para estreptococos) ou erradicar micro-organismos de mais difícil eliminação (enterococos).

A monitoração nos níveis terapêuticos, com o objetivo de mantê-los no vale entre 15 e 20 mg/dL, está recomendada nos pacientes que recebem terapia com vancomicina. Da mesma forma, a monitoração frequente da função renal nos pacientes em uso de gentamicina e vancomicina está recomendada.

O tempo de duração da terapia deve ser mais prolongado no caso de próteses valvares com relação à EI de valva nativa (6 *versus* 2 a 4 semanas), com o intuito de erradicar micro-organismos que possam persistir e formar biofilme em vegetações e no material protético.

Quando há necessidade de troca valvar durante o tratamento, considera-se para contagem do tempo de tratamento o 1º dia de antibioticoterapia efetiva, e não a data da cirurgia, salvo os casos em que a cultura da valva retirada for positiva. Nesses casos, um novo curso completo de antibioticoterapia deve ser iniciado a partir da troca valvar.

Até metade dos pacientes com EI podem necessitar de intervenção cirúrgica. São três os principais grupos de complicações da EI que levam à indicação cirúrgica:

1 | IC aguda: EI mitral ou aórtica evoluindo com insuficiência valvar importante e choque cardiogênico.

2 | Infecção não controlada: complicações locais da infecção, como abscesso, aneurisma, fístula, aumento da vegetação ou infecções por agentes multirresistentes e fungos pela dificuldade de erradicação.

3 | Prevenção de embolização: vegetação aórtica ou mitral grande (> 10 mm) após ≥ 1 evento embólico, independentemente de antibiotico-

---

QUADRO 226.2 ■ Critérios de Duke modificados e definições de termos

CRITÉRIOS DE DUKE MODIFICADOS	DEFINIÇÕES DE TERMOS – CRITÉRIOS DE DUKE MODIFICADOS
EI definitiva • Critério patológico: evidência histopatológica de vegetação / abscessos OU demonstração de micro-organismos por histopatologia ou cultura de vegetação ou abscessos intracardíacos • Critério clínico: (2 critérios maiores) OU (critério maior + 3 menores) OU (5 critérios menores)	**Critérios maiores** **Hemoculturas positivas:** • 2 HCM separadas para agentes típicos de EI: estreptococos grupo viridans, *S. bovis*, grupo HACEK, *S. aureus*, enterococos adquiridos na comunidade sem outro foco primário • HCM persistentemente para micro-organismos consistentes com EI: pelo menos 2 HCM com 12 h de diferença na coleta OU todas as 3 ou ≥ 4 HCM+ com pelo menos 1 h de intervalo entre a primeira e a última • HCM para *Coxiella burnetti* OU título de AC IgG ≥ 1:800 **Evidência de comprometimento endocárdico:** • ECO-TE OU TT positivo para EI: vegetação valvar ou em estruturas adjacentes, em trajeto de jatos de regurgitação ou material implantado na ausência de outra explicação anatômica OU abscessos OU nova deiscência parcial de prótese OU regurgitação valvar nova
EI possível • (1 critério maior + 1 menor) OU (3 critérios menores)	
EI rejeitada • Diagnóstico alternativo consistente OU • Resolução dos sinais e sintomas atribuídos à EI com ≤ 4 dias de antibioticoterapia OU • Sem evidência patológica de EI à cirurgia ou necropsia com ≤ 4 dias de antibioticoterapia OU • Não preenche critérios para EI possível	**Critérios menores** • Fatores predisponentes: condição cardíaca predisponente ou uso de drogas IV • Febre: T axilar > 38 ºC • Fenômenos vasculares: embolia arterial maior, infarto pulmonar séptico, aneurisma micótico, HIC, hemorragia conjutival, lesões de Janeway • Fenômenos imunológicos: glomerulonefrite, nódulos de Osler, manchas de Roth, fator reumatoide • Evidência microbiológica: HCM+ ou sorologia+ para micro-organismos consistentes com EI, mas insuficientes para critério maior

HCM: hemoglobina corpuscular média.
Fonte: Durak e colaboradores.[1]

terapia adequada ou outros fatores preditivos de má evolução, como IC ou abscesso. Vegetação isolada > 15 mm.

De acordo com a repercussão de tais complicações, a cirurgia pode representar uma emergência médica (devendo ser realizada dentro de 24 horas), uma urgência (dentro de poucos dias) ou pode ser eletiva (após 1 a 2 semanas de antibioticoterapia).

■ MEDIDAS PREVENTIVAS

Os princípios da antibioticoprofilaxia para EI foram estabelecidos a partir de estudos do início do século XX e baseiam-se no potencial de determinados procedimentos médicos e odontológicos gerarem bacteremia, que, por sua vez, poderia levar à ocorrência de EI em grupos de risco. Nos dias atuais, a profilaxia para EI com antibióticos é recomendada apenas nas situações descritas no quadro a seguir (Quadro 226.3).

TABELA 226.1 ■ Terapia empírica recomendada para EI (micro-organismo ainda não identificado ou hemoculturas negativas)

ANTIBIÓTICO	ESQUEMA DE DOSES PARA FUNÇÃO RENAL NORMAL E ADMINISTRAÇÃO EV	DURAÇÃO (SEMANAS)	COMENTÁRIOS
EI valva nativa e EI prótese valvar tardia (≥ 12 meses)			
Ampicilina +	200 mg/kg/d ÷ 4-6 doses	4-6	Se HCM persistentemente negativa, solicitar avaliação do infectologista para adequação do esquema conforme epidemiologia
Oxacilina +	12 g/d ÷ 6 doses	4-6	
Gentamicina	3 mg/kg/d ÷ 2-3 doses	4-6	
ou			
Ampicilina-sulbacctam +	12 g/d ÷ 4 doses	4-6	
Gentamicina	3 mg/kg/d ÷ 2-3 doses	4-6	
Vancomicina +	30 mg/kg/d ÷ 2 doses	4-6	Para pacientes alérgicos/intolerantes a β-lactâmicos
Gentamicina +	3 mg/kg/d ÷ 2-3 doses	4-6	
Ciprofloxacino	800 mg/d ÷ 2 doses	4-6	
EI prótese valvar recente (< 12 meses)			
Vancomicina +	30 mg/kg/d ÷ 2 doses	6	Se não houver resposta clínica satisfatória, considerar cirurgia e acréscimo de cobertura contra gram-negativos hospitalares
Gentamicina +	3 mg/ kg/d ÷ 2-3 doses	2	
Rifampicina	1.200 mg VO ÷ 2 doses	6	

TABELA 226.2 ■ Terapia recomendada para EI por estreptococos orais e do grupo D

ANTIBIÓTICOS	ESQUEMA DE DOSES PARA FUNÇÃO RENAL NORMAL E ADMINISTRAÇÃO EV	DURAÇÃO (SEMANAS)	COMENTÁRIOS
Cepas totalmente suscetíveis à penicilina (CIM < 0,125 mg/L)			
Penicilina cristalina OU	12-18 milhões UI/d ÷ 6 doses	4	■ Tratamento-padrão
Ampicilina OU	100-200 mg/kg/d ÷ 4-6 doses	4	Preferível em > 65 anos para evitar o aminoglicosídeo
Ceftriaxona	2 g/d ÷ 1-2 doses	4	
Penicilina G cristalina OU	12-18 milhões UI/d ÷ 6 doses	2-3	■ Possibilidade de terapia por período mais curto
Ampicilina OU	100-200 mg/kg/d ÷ 4-6 doses	2-3	
Ceftriaxona +	2 g/d ÷ 1-2 doses	2-3	
Gentamicina	3 mg/kg/d ÷ 2-3 doses	2	
Vancomicina	30 mg/kg/d ÷ 2 doses	4	Em pacientes alérgicos/intolerantes a β-lactâmicos
Cepas com suscetibilidade reduzida à penicilina (CIM 0,125-2 mgL)			
Penicilina G cristalina OU	12-18 milhões UI/d ÷ 6 doses	4	
Ampicilina +	100-200 mg/kg/d ÷ 4-6 doses	4	
Gentamicina	3 mg/kg/d ÷ 2-3 doses	2	
Vancomicina+	30 mg/kg/d ÷ 2 doses	4	Em pacientes alérgicos/intolerantes a β- lactâmicos
Gentamicina	3 mg/kg/d ÷ 2-3 doses	2	

CIM: concentração inibitória mínima.

DIAGNÓSTICO E TRATAMENTO

TABELA 226.3 ■ Terapia recomendada para EI por estafilococos

ANTIBIÓTICOS	ESQUEMA DE DOSES PARA FUNÇÃO RENAL NORMAL E ADMINISTRAÇÃO EV	DURAÇÃO (SEMANAS)	COMENTÁRIOS
Valva nativa			
Oxalina + Gentamicina	12 g/d ÷ 6 doses 3 mg/kg/d ÷ 2-3 doses	4-6 3-5 dias	▪ Cepas suscetíveis à oxacilina
Vancomicina + Gentamicina	30 mg/kg/d ÷ 2 doses 3 mg/kg/d ÷ 2-3 doses	4-6 3-5 dias	▪ Cepas resistentes à oxacilina ou pacientes alérgicos/intolerantes a β-lactâmicos
Prótese valvar			
Oxacilina + Gentamicina + Rifampicina	12 g/d ÷ 6 doses 3 mg/kg/d ÷ 2-3 doses 1200 mg/d/ VO ÷ 2 doses	≥ 6 2 ≥ 6	▪ Cepas suscetíveis à oxacilina
Vancomicina + Gentamicina + Rifampicina	30 mg/kg/d ÷ 2 doses 3 mg/kg/d ÷ 2-3 doses 1200 mg/d/ VO ÷ 2 doses	≥ 6 2 ≥ 6	▪ Cepas resistentes à oxacilina ou pacientes alérgicos/intolerantes a β-lactâmicos

TABELA 226.4 ■ Terapia recomendada para EI por enterococos

ANTIBIÓTICOS	ESQUEMA DE DOSES PARA FUNÇÃO RENAL E ADMINISTRAÇÃO EV	DURAÇÃO (SEMANAS)	COMENTÁRIOS
Ampicilina + Gentamicina	200 mg/kg/d ÷ 4-6 doses 3 mg/kg/d ÷ 2-3 doses	4-6 4-6	▪ Cepas suscetíveis à ampicilina e gentamicina
Vancomicina + Gentamicina	30 mg/kg/d ÷ 2 doses 3 mg/kg/d ÷ 2-3 doses	6 6	▪ Cepas resistentes à ampicilina, mas suscetíveis à gentamicina ou pacientes alérgicos/intolerantes a β-lactâmicos

QUADRO 226.3 ■ Recomendações de antibioticoprofilaxia para endocardite infecciosa

CONDIÇÕES PREDISPONENTES DE MAIOR RISCO PARA EI	PROCEDIMENTOS RELACIONADOS A RISCO DE EI	REGIMES PROFILÁTICOS RECOMENDADOS
1 | Pacientes com prótese valvar ou outro material protético intracardíaco 2 | Pacientes com doença cardíaca congênita: ▪ Doença congênita cianótica não corrigida cirurgicamente ou com defeito residual após correção/*shunts* paliativos ▪ Doença congênita completamente corrigida por procedimento cirúrgico ou percutâneo, mas com material implantado (há < 6 meses)	1 | Procedimento odontológico envolvendo manipulação gengival ou periapical ou perfuração da mucosa oral 2 | Sem recomendação de profilaxia para procedimentos eletivos de via aérea, gastrintestinal, urogenital, pele e partes moles SEM infecção (no caso de manipulação desses tratos em vigência de infecção, antibioticoterapia adequada para o sítio deve ser instituída e servirá de "profilaxia" para os pacientes de risco)	▪ Amoxilina 2 g VO ou EV OU ▪ Clindamicina 600 mg VO ou EV (alérgicos/intolerantes à penicilina) ▪ 30 a 60 minutos antes do procedimento, dose única

REVISÃO

- A endocardite infecciosa é o processo infeccioso que acomete o endocárdio valvar, o endocárdio dos grandes vasos e os dispositivos artificiais fixados no coração, sendo a maioria dos casos devidos à infecção por *Streptococcus* sp. e *Staphylococcus* sp. É classificada de acordo com a localização e a presença ou não de material protético e de acordo com a forma de aquisição.
- A apresentação clínica mais comum é a febre, mas sintomas sistêmicos também podem ocorrer, bem como fenômenos imunológicos e achados periféricos. Essa diversidade e falta de especificidade nas apresentações de EI dificultam o diagnóstico, que prevê vários exames laboratoriais, desde hemocultura até VHS e PCR, e ecocardiografias.
- Esquemas de antibioticoterapia são as recomendações de tratamento, contudo cerca da metade dos pacientes com EI necessitam de intervenção cirúrgica.

REFERÊNCIA

1. Durack DT, Lukes AS, Bright DK. New criteria for diagnosis of infective endocarditis: utilization of specific echocardiographic findings. Duke Endocarditis Service. Am J Med. 1994;96(3):200-9.

LEITURAS SUGERIDAS

Baddour LM, Wilson WR, Bayer AS, Fowler VG Jr, Bolger AF, Levison ME, et al. Infective endocarditis: diagnosis, antimicrobial therapy, and management of complications: a statement for healthcare professionals from the Committee on Rheumatic Fever, Endocarditis, and Kawasaki Disease, Council on Cardiovascular Disease in the Young, and the Councils on Clinical Cardiology, Stroke, and Cardiovascular Surgery and Anesthesia, American Heart Association: endorsed by the Infectious Diseases Society of America. Circulation. 2005;111(23):e394-434.

Habib G, Hoen B, Tornos P, Thuny F, Prendergast B, Vilacosta I, et al. Guidelines on the prevention, diagnosis, and treatment of infective endocarditis (new version 2009): the Task Force on the Prevention, Diagnosis, and Treatment of Infective Endocarditis of the European Society of Cardiology (ESC). Endorsed by the European Society of Clinical Microbiology and Infectious Diseases (ESCMID) and the International Society of Chemotherapy (ISC) for Infection and Cancer. Eur Heart J. 2009;30(19):2369-413.

Hoen B, Duval X. Infective endocarditis. N Engl J Med. 2013;369(8):785.

Murdoch DR, Corey GR, Hoen B, Miró JM, Fowler VG Jr, Bayer AS, et al. Clinical presentation, etiology, and outcome of infective endocarditis in the 21st century: the International Collaboration on Endocarditis-Prospective Cohort Study. Arch Intern Med. 2009;169(5):463-73.

227
LEPTOSPIROSE

■ REINALDO SALOMÃO*

Doença infecciosa aguda, generalizada, de gravidade variável (de quadros subclínicos a graves que resultam em óbito). É causada por espiroqueta do gênero Leptospira, micro-organismos aeróbios obrigatórios, flexíveis e móveis, compreendem espécies saprofíticas e patogênicas, como a *Leptospira biflexa* e a *Leptospira interrogans*, respectivamente.

A leptospirose é uma zoonose. A infecção em humanos é acidental e normalmente representa o final da cadeia de transmissão. Animais infectados sintomáticos ou assintomáticos são as principais fontes de infecção. O estado de portador resulta após a infecção porque a leptospira pode sobreviver nos túbulos distais dos rins de alguns animais (principalmente dos ratos) durante longos períodos.

A porta de entrada da infecção é normalmente a mucosa oral, nasal ou conjuntival e a pele lesada. Existem dúvidas se a leptospira penetra através da pele íntegra e é improvável que o trato gastrintestinal (TGI) represente via de entrada importante, já que o pH gástrico destrói o micro-organismo rapidamente.

As condições ideais para sobrevivência e disseminação das leptospiras são solo úmido, água estagnada neutra ou levemente alcalina com temperatura de 22°C ou mais. Nessas condições, as leptospiras podem sobreviver durante várias semanas.

*Agradecemos aos Drs. Alexandre Rodrigues Marra e Marisa Helena Tajiki Salles a colaboração no desenvolvimento do tema aqui apresentado na 24ª edição deste livro.

A leptospirose, no Brasil, é doença que acomete principalmente adultos jovens, do sexo masculino, e que ocorre nas estações quentes e chuvosas (verão e outono).

ATENÇÃO!

Há também distribuição endêmica, com ocorrência de casos em todos os meses do ano. Surtos em áreas rurais, embora raros, foram observados.

■ QUADRO CLÍNICO

As alterações fisiopatológicas e as manifestações clínicas das formas mais graves de leptospirose assemelham-se, em diversos aspectos, às da sepse causada por bactérias gram-positivas ou gram-negativas. Diversos constituintes da leptospira, como glicolipoproteína (GLP), lipopolissacarídeo (LPS) e as lipoproteínas (como LipL32), estimulam as células da imunidade inata a produzirem mediadores inflamatórios, como o fator de necrose tumoral alfa (TNF-α) e as interleucinas (ILs), que desencadeiam uma cascata de eventos fisiopatológicos. Níveis mais elevados de TNF-α foram detectados no plasma de pacientes com as formas mais graves da doença e sua presença foi relacionada à maior letalidade. As alterações endoteliais que ocorrem de forma difusa no leito vascular, bem caracterizadas em estudos experimentais e clínicos, são responsáveis por grande parte das manifestações da doença. Todavia, outros mecanismos de ação vêm sendo descritos e podem contribuir para o comprometimento de diferentes órgãos e sistemas, como a inibição da Na/K ATPase no rim ou alteração de transportadores de Na^+ no pulmão e no rim, que podem estar associados à diminuição da reabsorção de sódio.

A infecção é assintomática ou subclínica na maioria dos pacientes. O período de incubação varia entre 1 e 30 dias, sendo, em média, de 5 a 14 dias.

A doença pode manifestar-se nas formas ictérica ou anictérica. A leptospirose, particularmente na forma anictérica, pode-se desenvolver em duas fases. A 1ª é chamada de septicêmica e caracteriza-se pela presença de leptospiras no sangue, no líquido cerebrospinal (LCS) e em outros tecidos, perdurando por 7 a 10 dias. Após período de defervescência de 1 ou 2 dias, inicia-se a 2ª fase, chamada de fase imune, com duração de 4 a 30 dias, caracterizada pela presença de anticorpos circulantes e desaparecimento das leptospiras do sangue (ainda encontradas na urina, rins e humor aquoso).

A leptospirose anictérica normalmente é a forma branda da doença. A 1ª fase é caracterizada pelo início abrupto de febre, cefaleia, mialgia – principalmente nas panturrilhas (um dos sintomas característicos da doença), prostração, sufusão conjuntival e, nos casos mais graves, hepatoesplenomegalia, sangramentos (gastrintestinal, pulmonar), pancreatite, comprometimento renal e manifestações respiratórias (tosse seca ou produtiva, hemoptise, insuficiência respiratória). A 2ª fase da doença pode não ocorrer, sendo sua principal manifestação clínica a meningite asséptica, que se caracteriza pela ausência de leptospiras e presença de anticorpos no LCS. O quadro clínico e o exame do LCS são semelhantes aos da meningite viral; raramente é letal. Outras manifestações neurológicas, como presença de sinais focais, encefalite e convulsões, são raras. Uveíte ocorre em aproximadamente 2% dos pacientes, vários meses após a doença aguda, podendo tornar-se crônica ou recorrente.

A leptospirose ictérica representa normalmente a forma mais grave da doença e, além dos sinais e sintomas observados na leptospirose anictérica – febre, cefaleia e mialgia –, ocorrem alterações endoteliais difusas, acarretando disfunções hepática, renal, pulmonar, cardíaca; fenômenos hemorrágicos; alteração hemodinâmica; e alteração do nível de consciência, apresentando alta letalidade (5 a 15%). A presença de icterícia, disfunção renal e sangramento caracteriza a síndrome de Weil. O curso da doença pode diferir da sepse por outras etiologias, sendo comum observar as manifestações descritas em pacientes ainda com estabilidade hemodinâmica. Uma forma mais grave de manifestação da doença, a síndrome hemorrágica pulmonar associada à leptospirose, foi caracterizada e chamou a atenção a partir de epidemia na Nicarágua em 1995. Nesse caso, a evolução pode ser fulminante com sangramento pulmonar massivo, insuficiência respiratória e alta mortalidade, podendo ser superior a 50%.

As alterações decorrentes da leptospirose (renal, pulmonar, hepática) são reversíveis, e o quadro de hemorragia pulmonar pode se manifestar de forma abrupta.

> **ATENÇÃO!**
>
> Sinais de gravidade e disfunção de órgãos indicam situação em que o paciente deve ser internado em UTI.

■ DIAGNÓSTICO

ACHADOS LABORATORIAIS

Variam de acordo com a gravidade da doença.

O hemograma pode mostrar anemia, leucocitose com desvio à esquerda, e trombocitopenia em 50% dos casos.

As alterações hepáticas são caracterizadas por aumento discreto das aminotransferases (normalmente não ultrapassam 200 U/L) e bilirrubinas elevadas às custas da fração direta.

Os exames de função renal mostram aumento da ureia e da creatinina (Cr), com potássio sérico normal ou diminuído, independentemente do grau de comprometimento renal. O exame de urina I pode mostrar leucocitúria, hematúria, cilindrúria e proteinúria.

O aumento na creatinofosfocinase (CPk) é evidência indireta muitas vezes importante de leptospirose, mas valores normais ou próximos do normal não excluem o diagnóstico.

DIAGNÓSTICO ESPECÍFICO

O diagnóstico de certeza da leptospirose depende de exames específicos, sendo os métodos sorológicos os mais utilizados na prática clínica.

Métodos diretos e culturas

A microscopia é realizada em campo escuro, e o micro-organismo pode ser pesquisado ou cultivado a partir de amostras de sangue, urina, LCS ou tecidos, dependendo da fase da doença. Os meios de cultura empregados são o de Stuart, Fletcher ou meio EMJH.

Sorologias

- **Gênero específico:**
  a | reação de aglutinação macroscópica;
  b | teste de fixação de complemento;
  c | Ensaio imunoenzimático (Elisa): pode detectar anticorpos para leptospira, 4 a 5 dias após o início dos sintomas, podendo o diagnóstico ser firmado com uma amostra de soro.
- **Grupo específico:**
  a | reação de aglutinação microscópica (MAT): é utilizado *pool* de leptospiras e, por esse motivo, o teste é sorogrupo específico. São considerados reagentes os soros que apresentarem títulos iguais ou superiores a 1/100. O diagnóstico sorológico é feito por meio do exame de duas amostras de soro coletadas com intervalo de 10 a 15 dias, com aumento de quatro vezes o título da 1ª para a 2ª amostra.

NOVOS DIAGNÓSTICOS

Utilizar técnicas de biologia molecular, como reação em cadeia da polimerase (PCR), tem sido um método promissor, em virtude do tempo rápido de detecção, bem como pela acurácia, embora ainda não empregados amplamente na rotina.

De forma geral, o diagnóstico laboratorial específico se baseará em métodos sorológicos, sendo o Elisa-IgM e a microaglutinação (MAT) os mais utilizados. Devem-se coletar amostras pareadas, principalmente se a 1ª ocorrer antes de sete dias de sintomas.

Os critérios de positividade incluem uma das seguintes possibilidades:
- teste Elisa-IgM reagente;
- soroconversão ou elevação de quatro títulos ou mais na MAT;
- título maior ou igual a 800 na MAT quando não houver disponibilidade de duas ou mais amostras.

■ TRATAMENTO

O tratamento da leptospirose é principalmente o das complicações.

Passo inicial importante é a manutenção de volemia adequada, já que muitos pacientes se encontram desidratados na internação. Essa hidratação deve ser rigorosa, com solução fisiológica (SF) ou Ringer-lactato, porém observando-se a presença de comprometimento respiratório, situação na qual a hidratação deve ser cautelosa, para evitar a piora do quadro. A correção da hipocalemia deve ser feita quando ocorrer.

Com essas medidas iniciais, existe regressão do comprometimento renal em muitos pacientes. Caso não ocorra melhora, deve ser iniciado de forma precoce o método dialítico, visando a diminuir o agravamento dos comprometimentos pulmonar e hemorrágico. O método dialítico de escolha é a hemodiálise. Maior precocidade para indicação da diálise e uso de diálise diária foram associados à maior sobrevida dos pacientes.

O tratamento das alterações pulmonares consiste em evitar hipervolemia e uremia, como já citado, além da manutenção dos níveis adequados da pressão parcial arterial de oxigênio (PaO_2) (> 80 mmHg), pela utilização de cateter ou máscara de O_2 e ventilação mecânica (VM), quando necessário. Pacientes com comprometimento pulmonar devem receber suporte ventilatório precoce, preferencialmente VM com estratégia protetora.

Utilização de hemoderivados, dieta enteral ou parenteral, antiácido, bloqueadores H2 estão frequentemente indicados.

O tratamento específico da leptospirose por meio da utilização de antimicrobianos está indicado em todos os períodos da doença, embora a eficácia pareça ser maior na 1ª semana de sintomas. Estudos iniciais sugerem que a utilização de penicilina G (2,4 a 3,6 milhões de unidades por dia) ou tetraciclina (2 g/dia) pode diminuir a duração da febre e reduzir a incidência das complicações renal, hepática, meníngea e hemorrágica, somente se iniciada até o 4º dia da doença. Há, no entanto, evidência de que o tratamento possa ser benéfico, mesmo após esse período. Embora seja doença frequente e com elevada morbiletalidade em suas formas mais graves, uma revisão sistemática da literatura publicada recentemente mostrou que os estudos quanto à terapêutica da leptospirose não são conclusivos. Todavia, considerando a gravidade do quadro e a pouca toxicidade da terapêutica, sugerimos o tratamento antimicrobiano até que informações conclusivas estejam disponíveis.

> **ATENÇÃO!**
>
> Nas formas mais graves da doença, é fundamental o diagnóstico diferencial de sepse por bactérias gram-positivas ou gram-negativas, que pode ter apresentação clínica semelhante e na qual a terapia antimicrobiana é decisiva para evolução do paciente e difere da utilizada na leptospirose.

- **Casos leves.** Em pacientes com quadro leve que toleram terapêutica oral, recomenda-se o uso de doxiciclina 100 mg, VO, a cada 12 horas; ou amoxicilina 500 mg, VO, a cada 8 horas por 5 a 7 dias. A doxiciclina deve ser evitada em crianças menores de 9 anos.
- **Casos moderados e graves.** Recomenda-se a utilização em pacientes com leptospirose moderada a grave de penicilina G (6 a 9 milhões de unidades por dia, divididas a cada 4 ou 6 horas); ou ampicilina (4 g/dia); ou ainda ceftriaxone, 1 a 2 g, via endovenosa (EV), a cada 24 horas. O tratamento deve ser continuado por pelo menos 7 dias.

A profilaxia pré-exposição deve ser feita em situações especiais, como em militares e trabalhadores que irão se expor em áreas de alta endemicidade por tempo relativamente curto; é, em geral feita com doxiciclina na dose de 200 mg/semana. O mesmo medicamento pode ser utilizado na profilaxia pós-exposição, sendo esse uso mais controverso.

REVISÃO

- A leptospirose é uma doença infecciosa, causada por espiroquetas do gênero Leptospira, podendo apresentar-se de duas formas: ictérica e anictérica.
- Alguns achados laboratoriais auxiliam no diagnóstico, mas é necessário exame específico para confirmação.
- O foco principal do tratamento são as complicações, como hidratação, correção de hipocalemia etc. O tratamento específico da leptospirose é feito com a utilização de antimicrobiano.

LEITURAS SUGERIDAS

Bharti AR, Nally JE, Ricaldi JN, Matthias MA, Diaz MM, Lovett MA, et al. Leptospirosis: a zoonotic disease of global importance. Lancet Infect Dis. 2003;3(12):757-71.

Brasil. Ministério da Saúde. Secretaria de Vigilância em Saúde. Guia leptospirose: diagnóstico e manejo clínico. Brasília: MS; 2009.

Ko AI, Goarant C, Picardeau M. Leptospira: the dawn of the molecular genetics era for an emerging zoonotic pathogen. Nat Rev Microbiol. 2009;7(10):736-47.

Lomar AV, Diament D, Torres JR. Leptospirosis in Latin America. Infect Dis Clin North Am. 2000;14(1):23-39

Seguro AC, Andrade L. Pathophysiology of leptospirosis. Shock. 2013;39 Suppl 1:17-23.

228. RICKETTSIOSES

CARLOS R. V. KIFFER

As rickettsioses são doenças causadas por diferentes espécies do gênero Rickettsia sp. (família Rickettsiacea, ordem Rickettsiales), bactérias espiroquetas gram-negativas, transmitidas por vetores artrópodes (piolhos, pulgas, carrapatos e outros) e com distribuição mundial. As doenças causadas por rickettsias têm merecido maior interesse nas últimas décadas, em função principalmente de serem consideradas doenças emergentes ou reemergentes em diversas regiões do mundo. Este maior interesse se fundamenta tanto na identificação de diversas novas espécies causadoras de doenças quanto em suas respectivas distribuições geográficas. Portanto, as rickettsioses são sempre ligadas ao ciclo reservatório-vetor-homem, tendo grande relevância nesta interação as condições ambientais, sociais e econômicas mediadas pelo ambiente.

Atualmente, existem 26 espécies de Rickettsia sp. validadas e publicadas em bancos de dados genômicos internacionais, muitas das quais descritas nos últimos 10 anos, muito embora os critérios taxonômicos usados para descrever estas novas Rickettsia sp. não tenham mudado neste período. Em revisão recente, Parola e colaboradores[1] propõem formas de classificação das rickettsias por meio de sequenciamento genético e, ainda, ressaltam a ocorrência de transmissão lateral de material genético por meio de plasmídeos, antes considerados ausentes neste gênero.

ATENÇÃO!

Vale ressaltar que diversas espécies de Rickettsia sp., embora isoladas de vetores, ainda carecem de correlação clínica quanto a seu potencial causador de doenças ou febres maculosas.

Essas bactérias podem ser encontradas nas glândulas salivares e ovários dos artrópodes transmissores, sendo os principais reservatórios em nosso país os carrapatos do gênero Amblyomma das espécies cajennense, cooperi (dubitatun) e aureolatum. Diversos outros gêneros de carrapatos são descritos como portadores e transmissores de Rickettsias sp. ao redor do mundo. O Amblyomma cajennense possui ampla distribuição nas Américas e seu hospedeiro preferencial é o cavalo, podendo parasitar também muitos outros mamíferos (bois, carneiros, cães, porcos, capivaras e diversos animais silvestres). É conhecido como "carrapato estrela", "carrapato de cavalo" ou "rodoleiro". São hematófagos obrigatórios e infectam-se ao sugarem animais silvestres. São considerados reservatórios devido à capacidade de transmissão transovariana da bactéria, perpetuando o ciclo de transmissão da doença. Os carrapatos permanecem infectados por toda sua vida (18 a 36 meses), e a transmissão se dá a partir da picada de um carrapato infectado.

Entre as rickettsioses de importância clínica, pode-se dizer que as febres maculosas, com várias manifestações e espécies causadoras em diferentes regiões do mundo, são as mais frequentes. No Brasil, a febre maculosa brasileira (FMB) é a doença causada por Rickettsia sp. mais comum, tendo sido inicialmente descrita em 1929 em bairros paulistanos (então com muitas denominações, sendo uma das mais comuns o "typho exantemático de São Paulo"). Houve descrição de casos, devido à suposta disseminação, para outras regiões de São Paulo e de Minas Gerais nas décadas de 1930 e 1940, com aparente declínio em notificações nas décadas posteriores. É possível que o declínio não tenha sido devido à efetiva diminuição de número de casos, mas por falta de detecção pelos serviços de saúde. De toda forma, a partir das décadas de 1980 e 1990, tem-se detectado recrudescência dos casos em diversas regiões do país, com notificações em São Paulo, Minas Gerais, Espírito Santo, Rio de Janeiro, Bahia e Santa Catarina e outros Estados. Embora a doença no Brasil tenha sido descrita inicialmente como de transmissão em áreas rurais e silvestres, nos últimos anos, a FMB vem ocorrendo também em áreas periurbanas e urbanas. Estudos mostram que a capivara, embora não seja um reservatório, amplifica e dissemina a bactéria entre os carrapatos. Portanto, áreas de pastagens, matas ciliares e proximidade de coleções hídricas são apontadas como ambientes de maior risco de transmissão, principalmente se houver a presença de equinos e capivaras.

De acordo com os boletins epidemiológicos, no período de 2007 a 2012, foram notificados 9.644 casos de FMB em 10 Estados brasileiros. Destes, 734 foram confirmados (7,6%), sendo a maioria (> 90%) por critério laboratorial. A taxa média de letalidade para o período foi de 28,9%.

DIAGNÓSTICO E TRATAMENTO

Dos casos notificados e confirmados ao Sistema Nacional de Agravos de Notificação (SINAN), neste período, quase a metade foi no Estado de São Paulo, seguido por Santa Catarina, Minas Gerais, Rio de Janeiro, Espírito Santo, Paraná, Rio Grande do Sul, Bahia, Goiás e Ceará. No Estado de São Paulo, os municípios com maior número de casos são Campinas, Jaguariúna, Piracicaba e Valinhos, muito embora haja notificação de casos em mais de 50 municípios paulistas.

Nas Tabelas 228.1 e 228.2, encontram-se resumidas as *Rickettsia* sp. presentes no Brasil e na América do Sul, subdivididas naquelas definitivamente relacionadas à doença humana ou febre maculosa (Tabela 228.1) e naquelas ainda com patogenicidade indeterminada (Tabela 228.2), com seus principais vetores e regiões de ocorrência ou detecção.

■ QUADRO CLÍNICO

As rickettsioses apresentam um espectro de manifestação amplo, indo de casos oligossintomáticos até manifestações graves, não estando estabelecida ainda a relação entre intensidade dos sintomas e infecção por espécies de *Rickettsias* sp. mais ou menos patogênicas. Em nossa região, as manifestações são em geral sob forma de uma febre maculosa (FMB), com a doença de início abrupto, febril, aguda e com sintomas iniciais inespecíficos. Dentre os mais comuns estão: febre elevada, cefaleia, mialgia, mal-estar, náuseas e vômitos, podendo haver história de picada de carrapatos e/ou contato com áreas sabidamente de transmissão nos 15 dias anteriores ao início do quadro. O período de incubação médio é de 4 a 10 dias, porém pode se estender a até 15 dias.

A tríade clássica da febre maculosa é: febre, cefaleia e exantema. No Brasil, a definição de caso suspeito de FMB é a presença da tríade associada à mialgia. A doença pode cursar com o aparecimento de exantema máculo-papular, predominantemente nas regiões palmar e plantar (2º ao 6º dia após início sintomas); petéquias, equimoses, hemorragias; edema de membros inferiores; hepatoesplenomegalia; manifestações gastrintestinais (náusea, vômitos, dor abdominal, diarreia); manifestações renais (oligúria, lesão renal aguda [LRA]); manifestações pulmonares (tosse, edema pulmonar, pneumonia intersticial, derrame pleural [DP]); manifestações neurológicas; manifestações hemorrágicas (petéquias, sangramento mucocutâneo, digestivo, pulmonar).

Recentemente, Faccini-Martınez e colaboradores[2] propuseram uma classificação sindrômica para categorização das rickettsioses, dividindo-as entre aquelas com baixa probabilidade de presença de lesão de inoculação (pela picada) escariforme e aquelas com alta probabilidade de apresentação de lesão de inoculação escariforme. Para as primeiras, no caso do Brasil e da América do Sul, estariam os casos de infecção por *R. rickettsii* causadora da FMB, que apresentaria, segundo os autores, uma característica predominante de apresentação centrípeta do exantema. No grupo daquelas com lesão escariforme por inoculação, em nossa região, estariam as doenças causadas por *R. parkeri* e *R. massiliae*. Esta classificação, embora pareça ser útil do ponto de vista clínico para auxiliar na diferenciação diagnóstica, ainda carece de validação. Em particular, em vigência do elevado número de novas *Rickettsia* sp. identificadas em vetores na nossa região e na carência efetiva de dados clínicos para estas novas identificações.

> **ATENÇÃO!**
>
> Nos casos de FMB, as lesões de inoculação escarificadas raramente são encontradas. Encontrar uma lesão escarificada sugestiva de inoculação poderia sugerir infecção por outras *Rickettsia* sp., em especial em nossa região, *R. parkeri* e *R. massiliae*.

■ DIAGNÓSTICO

O diagnóstico das rickettsioses é desafiador, tanto devido à falta de experiência clínica quanto devido a dificuldades laboratoriais inerentes às técnicas disponíveis. De forma geral, o diagnóstico das rickettsioses se baseia em exames comuns e não específicos, que incluem sorologia, cultura, métodos imuno-histoquímicos e moleculares.

Os testes sorológicos são os mais comumente usados e também os mais fáceis, por se basearem em plataformas flexíveis e abertas. O método de referência sorológico é a imunofluorescência (IF). Porém, deve-se ressaltar que mesmo sendo o método de referência e um dos mais utilizados ainda hoje, a soroconversão geralmente só ocorre de 7 a 15 após o início da doença, podendo ser mais longo em alguns casos. Além disso, a maior parte dos ensaios de IF disponíveis apresentam pouca especificidade em função da de reação cruzada entre as diferentes *Rickettsia* sp. Logo, as IF são adequadas para o diagnóstico de rickettsioses ou febres maculosas, mas pouco específicas para identificação definitiva do agente etiológico. Mais recentemente, algumas técnicas sorológicas (em especial, ensaios de

TABELA 228.1 ■ *Rickettsia* sp. transmitida por vetor e relacionada à doença humana (febres maculosas), seus vetores, suas principais manifestações e regiões na América do Sul

RICKETTSIA SP. (OU CEPA)	VETOR(ES)	DOENÇAS E REGIÕES
Rickettsia rickettsii	*Amblyomma cajennense* *Amblyomma aureolatum* *Rhipicephalus sanguineus*	Principal causa de febre maculosa (reconhecida como FMB ou FMMR) com mortalidade elevada (20-40%); Argentina, Brasil e Colômbia
Rickettsia parkeri	*Amblyomma triste* *Amblyomma tigrinum*	Causa menos frequente de febre maculosa com exantema, feridas escariaformes e linfadenopatia (sem relato de mortalidade associada); Uruguai e Argentina (reportados carrapatos infectados no Brasil e na Bolívia)
Rickettsia sp. Cepa Mata Atlântica ou Bahia	*Amblyomma ovale* *Amblyomma aureolatum* *Rhipicephalus sanguineus*	Causa mais rara de febre maculosa com exantemas, feridas escariaformes e linfadenopatia (sem relato de mortalidade associada) relatados no Brasil
Rickettsia massiliae	*Rhipicephalus sanguineus*	Caso isolado reportado em paciente na Espanha advindo da Argentina; Relatos de vetores *R. sanguineus* infectados na Argentina

FMMR: febre maculosa das montanhas rochosas; FMB: febre maculosa brasileira.

regido pela proteção hormonal conferida por estrogênios que impedem a transformação do fungo de sua fase filamentosa, saprofítica na natureza, para a forma leveduriforme, que tem maior potencial patogênico e de evasivas imunológicas no hospedeiro humano.

QUADRO CLÍNICO

A doença, em sua forma aguda ou subaguda, também conhecida como forma juvenil, predomina em crianças e adolescentes e eventualmente acomete adultos com até 30 anos. Sua principal característica é a rápida evolução e comprometimento preferencial do sistema reticuloendotelial (fígado, baço, gânglios). Os pacientes apresentam emagrecimento, febre e, em 4 a 8 semanas, há intenso comprometimento do estado geral com adenomegalia generalizada, algumas vezes fistulizante, hepatoesplenomegalia, lesões cutâneas e, ocasionalmente, osteoarticulares. Com menor frequência, pode haver comprometimento de mucosa, e o envolvimento pulmonar é raro (menos de 5 % dos casos).

A forma crônica afeta mais de 90% dos pacientes, principalmente adultos com idade superior a 30 anos, predominando em homens (80% dos casos). Trata-se de doença de instalação insidiosa, em que a maioria dos pacientes tem o diagnóstico estabelecido após seis meses de início dos sintomas. As formas crônicas podem ser classificadas como unifocal, quando a micose está restrita a somente um órgão (geralmente os pulmões), ou multifocal, quando a doença envolve mais de um órgão simultaneamente, sendo pulmões, mucosas e pele os sítios mais acometidos. O comprometimento pulmonar é a regra, costuma ser observado em mais de 80% dos casos, frequentemente com envolvimento bilateral e lesões de caráter fibrosante que causam perda funcional progressiva. O comprometimento de mucosa oroesofágica é frequente (> 25 a 30% dos casos) e simultâneo em vários sítios anatômicos. Em geral, são lesões ulceradas, com aspecto granuloso, eritematoso e com um fino pontilhado hemorrágico, denominadas estomatite moriforme. Inapetência, odinofagia e rouquidão podem decorrer das lesões em hipofaringe e laringe. O envolvimento pulmonar associa-se à dispneia, tosse seca e progressiva falta de ar aos esforços. Linfadenopatia cervical satélite a lesões orofaríngeas podem estar presentes, sendo a febre geralmente baixa e esporádica. O SNC pode estar acometido em 7 a 15% dos casos, geralmente como lesões parenquimatosas com efeito de massa. São frequentes os casos de sequela, tendo em vista o diagnóstico tardio da maioria dos casos, em que são observadas insuficiência respiratória obstrutiva ou mista, IS, rouquidão, microstomia, estenose de traqueia etc.

MANIFESTAÇÕES CLÍNICAS EM CENÁRIOS ESPECÍFICOS

PCM e HIV

Apesar de, no Brasil, ser alta a prevalência de PCM e de Aids, estima-se que a ocorrência de PCM em pacientes com HIV-Aids seja baixa (0,02%). A causa deste fenômeno ainda é motivo de debates, mas seguramente o uso de derivados sulfamídicos e de derivados azólicos para controle e profilaxia de infecções oportunísticas nesses pacientes contribui para este achado epidemiológico.

A idade média dos pacientes coinfectados é de aproximadamente 33 anos, semelhante à faixa etária em que o HIV é mais prevalente. Com relação à distribuição entre gêneros, observa-se uma relação homem/mulher de 3,3:1, menor do que nos pacientes sem o HIV, cuja relação pode chegar a 13:1. Quanto à evolução da doença, a infecção pelo HIV alterou a história natural da PCM, principalmente pela ocorrência de características clínicas de forma aguda e crônica da PCM em um mesmo paciente, o que raramente acontece com paciente imunocompetente. Assim, os pacientes apresentam evolução rápida da doença, com envolvimento dos pulmões, pele, mucosas e sistema reticuloendotelial com hepatoesplenomegalia e adenomegalias difusas. Lesões osteoarticulares e sintomas constitucionais, como febre, emagrecimento e mal-estar geral, apresentam-se com frequência alta.

DIAGNÓSTICO

Baseia-se na identificação de elemento fúngico em tecidos ou líquidos biológicos de órgãos acometidos pela infeção. Sendo assim, a pesquisa direta de elementos fúngicos e cultura devem ser realizadas em secreções respiratórias, raspados de lesões de pele e mucosa, aspirados de linfonodos e fragmentos de biópsia. Da mesma forma, papel importante tem o exame anatomopatológico, em que são pesquisados elementos fúngicos característicos representados por célula-mãe circundada por dois ou múltiplos brotamentos (imagem de "Mickey Mouse" ou de roda de leme).

Outra estratégia diagnóstica é representada pela pesquisa de anticorpos específicos anti- *P. brasiliensis*, por reações de imunodifusão, contra imuneletroforese ou mesmo Elisa, que deve ser feita no momento do diagnóstico e sequencialmente após início do tratamento. No caso de sucesso da estratégia terapêutica, é esperada uma redução nos títulos de anticorpos anti-*P. brasiliensis*. A pesquisa de antígenos específicos de *P. brasiliensis* (Gp43 e Gp70) em líquidos biológicos, como sangue, líquido cerebrospinal (LCS) e lavado broncoalveloar (LBA) pode ser útil no diagnóstico da micose, mas são exames indisponíveis para uso na rotina. O mesmo pode ser dito com relação a métodos diagnósticos com base em testes de reação em cadeia da polimerase (PCR), disponíveis basicamente em centros de pesquisa.

Exames complementares devem ser solicitados para avaliação de potencial comprometimento de diferentes órgãos ao longo da infecção. Nesse sentido, exames radiológicos torácicos são solicitados na rotina para avaliação de envolvimento pulmonar, sendo a ultrassonografia (US) de abdome o exame recomendado em todos os pacientes com forma aguda desta micose, tendo em vista a pesquisa de adenomegalias e suas potenciais complicações em vísceras abdominais. Exames de imagem do sistema nervoso central (SNC) e do trato gastrintestinal (TGI) devem ser solicitados na avaliação de pacientes sintomáticos, assim como radiografias para documentação de envolvimento ósseo.

Hemograma, provas inflamatórias inespecíficas e avaliação funcional renal e hepática têm importância na avaliação geral do paciente, bem como de resposta clínica e potenciais efeitos adversos dos antimicrobianos que serão utilizados por mais de seis meses.

> **ATENÇÃO!**
>
> O diagnóstico diferencial com as micobacterioses deve ser feito nos pacientes com manifestações pulmonares, em especial quando cursam com febre alta e sudorese noturna. Dessa forma, a pesquisa de bacilo álcool-ácido-resistente (BAAR) em secreções respiratórias é mandatória. Na verdade, a coinfecção PCM-tuberculose tem sido observada em até 10 a 15% dos pacientes com PCM.

■ HISTOPLASMOSE

Causada pelo *Histoplasma capsulatum*, fungo termodimórfico e filamentoso que se apresenta, a 35°C, no tecido do hospedeiro, como estrutura leveduriforme. Duas variedades de *H. capsulatum* são reconhecidas como patogênicas para o ser humano: *Histoplasma capsulatum* variedade *capsulatum*, cuja distribuição é restrita ao continente Africano, e *Histoplasma capsulatum* variedade *duboisii*, com maior frequência de isolamento nas Américas, mas podendo ser isolada em outras partes do mundo (agente da histoplasmose clássica). Uma terceira variedade, denominada *H. capsulatum* variedade f*arciminosum*, é patogênica apenas para equinos. Há evidências de que *Histoplasma capsulatum* possa infectar diversos gêneros de animais, a exemplo de cães, bovinos, equinos e roedores. Os pássaros podem carrear o fungo em suas patas e disseminá-lo por extensas regiões. É amplamente encontrado no ar atmosférico de cavernas, solo de galinheiro e terreno enriquecido com guano ou fezes ressecadas de outros animais.

A histoplasmose clássica comporta-se como infecção endêmica em muitas regiões das Américas, Ásia e África. No Brasil, inquéritos cutâneos têm documentado a ocorrência de taxas de infecção da ordem de 2,6 a 93,2%, dependendo da região geográfica. Embora o fungo esteja distribuído em todo o território, áreas do sudeste, sul e norte se comportam como endêmicas ou hiperendêmicas para esta micose.

A aquisição do patógeno ocorre predominantemente pela inalação, tanto de microconídios como de pequenos fragmentos de hifas do fungo, que logo se convertem em estruturas leveduriformes no pulmão. Antes do estabelecimento da resposta imune celular, o fungo se desenvolve no parênquima pulmonar, podendo disseminar-se por via linfática e hematogênica. Outros órgãos também são, com frequência, acometidos, como fígado, baço e medula óssea, todos ricos em células do sistema reticuloendotelial. Além desses sítios, é conhecido o envolvimento intestinal, mucoso, suprarrenal e do SNC. A maioria dos casos de infecção primária ou reinfecção por *Histoplasma capsulatum* é assintomática ou oligossintomática, podendo manifestar-se como quadro gripal ou como pneumonia bacteriana aguda.

A ocorrência de histoplasmose pulmonar aguda é maior em populações de risco de zonas endêmicas constituída por indivíduos com atividades profissionais e de lazer que envolvam manipulação do solo contaminado por fezes de aves de cativeiro e morcegos. As infecções primárias geralmente são assintomáticas, exceto nas situações de exposição a grandes inóculos, ocasião em que o paciente pode desenvolver sintomas gripais ou mesmo de pneumonia. Em hospedeiros imunocompetentes, é comum a resolução espontânea do processo. Pacientes em extremos de vida ou portadores de doenças associadas à depressão da imunidade celular desenvolvem formas disseminadas da micose, com envolvimento de diferentes órgãos e sistemas.

QUADRO CLÍNICO

Depende das características da interação entre o binômio hospedeiro (imunocompetente *versus* imunodeprimido) e inóculo fúngico (dimensão e virulência). Nesse contexto, na dependência do balanço entre essas variáveis, podem assomar as formas clínicas descritas a seguir.

■ HISTOPLASMOSE PULMONAR AGUDA

Apresenta curso geralmente autolimitado e benigno, que se manifesta em hospedeiros imunocompetentes expostos a grande inóculo fúngico presente em cavernas e galinheiros com má-higiene. É sabido que menos de 5% dos pacientes expostos ao fungo desenvolvem sintomatologia que os leva a buscar atenção médica. Os sintomas incluem febre, mialgias, cefaleia, tosse seca, dor retroesternal e, eventualmente, falta de ar aos esforços. Em 5 a 10% dos casos, a doença pulmonar é acompanhada de resposta autoimune exacerbada com manifestações articulares e dermatológicas representadas por eritema nodoso, eritema multiforme, artralgia ou, eventualmente, artrite.

A extensão do envolvimento pulmonar depende da carga fúngica infectante e virulência do agente. Os achados radiológicos mostram comprometimento geralmente bilateral dos campos pulmonares, representado por infiltrado intersticial ou interstício-alveolar, sendo frequente a presença de adenomegalias hilares. Em pacientes com doença moderada, a melhora ocorre, via de regra, após 2 a 4 semanas de sintomas, porém, em alguns pacientes, a fadiga permanece por muitas semanas. Nos casos com exposição maciça aos propágulos fúngicos, a doença pode evoluir com insuficiência respiratória importante com grande morbidade e, às vezes, óbito.

Diferente da PCM, há vários relatos da ocorrência de surtos desta micose, quando grupos de indivíduos susceptíveis são expostos a grande quantidade de inóculo fúngico a partir de uma mesma fonte. *H capsulatum* prolifera-se no solo contendo excretas de aves e morcegos, situação esta que pode ocorrer em galinheiros, cavernas, túneis, construções antigas e outros ambientes onde o solo contaminado pode constituir fonte de infecção por este agente.

Apesar de infrequente, alguns pacientes podem evoluir com processos de fibrose progressiva em resposta à histoplasmose pulmonar, cujas manifestações clínicas envolvem duas entidades:

- **Granuloma mediastinal:** complicação representada por aumento substancial de linfonodos mediastinais comprometidos na infecção pulmonar aguda. Leveduras de *H. capsulatum* podem ser vistas no material obtido do aspirado dos respectivos linfonodos. Muitos pacientes são assintomáticos, e os linfonodos são descobertos em uma simples radiografia torácica. No entanto, podem produzir sintomas relacionados à compressão da veia cava superior, brônquios, esôfago e pericárdio. Fístulas podem ocorrer entre linfonodos necróticos e estruturas mediastinais. O granuloma mediastinal não progride para mediastinite fibrosante.
- **Mediastinite fibrosante:** pouco comum, mas frequentemente letal. Compromete paciente com idade entre 20 e 40 anos, em especial do sexo feminino. Esta apresentação clínica representa uma resposta fibrótica progressiva e descontrolada do organismo à infecção pelo *Histoplasma capsulatum*. Acredita-se que estas formas fibrosantes não estejam associadas à infecção em curso, visto que raramente se encontra o fungo nas lesões e não há resposta terapêutica ao antifúngico. A obstrução pode envolver veia cava superior, vias aéreas, artérias ou veias pulmonares, esôfago e, mais raramente, ducto torácico, nervo laríngeo recorrente ou átrio direito.

■ HISTOPLASMOSE PULMONAR CRÔNICA

Forma de evolução crônica da histoplasmose que acomete predominantemente pessoas com idade mais avançada, em especial as tabagistas e com enfisema pulmonar. Facilmente confundida com a tuberculose, em especial no Brasil, onde a micobacteriose tem comportamento endêmico. Febre, fadiga, sudorese noturna, perda de peso, tosse crônica e hemoptise são achados clínicos comuns desta forma de histoplasmose pulmonar, em que imagens radiológicas revelam extenso comprometimento de campos médios e pulmonares, com cavitações e áreas de fibrose. Progride com perda funcional importante do órgão, surgimento de múltiplas cavitações e eventual ocorrência de fístulas broncopleurais e pneumotórax. Infecções bacterianas e neoplasias malignas podem surgir em alguns pacientes.

■ HISTOPLASMOSE DISSEMINADA PROGRESSIVA

Pode ser subdividida em quadros agudos, subagudos e crônicos. As formas agudas e subagudas são observadas nos indivíduos com comprometimento imunológico mais grave de resposta celular, havendo disseminação do fungo para os diversos órgãos do sistema reticuloendotelial. As formas mais disseminadas desta micose são documentadas em pacientes com Aids, submetidos a transplante de órgãos sólidos, ou naqueles sob uso de agentes imunossupressores (corticosteroidoterapia crônica e antagonistas do fator de necrose tumoral [TNF]). O comprometimento pulmonar é frequente, mas pode estar ausente, sendo o quadro clínico dominado por síndrome consuptiva e febre, geralmente acompanhada de hepatomegalia, esplenomegalia, adenomegalias periféricas e/ou profundas, lesões cutâneas polimórficas e infiltração de medula óssea que se manifesta como bicitopenia ou pancitopenia. As lesões cutâneas são muito frequentes em pacientes com Aids, podendo apresentar-se como pápulas, pústulas, foliculites, úlceras, nódulos subcutâneos e erupções rosáceas, frequentemente múltiplas.

As formas disseminadas crônicas são típicas de pacientes com depressão de imunidade celular de menor intensidade, em especial pacientes acima de 60 anos, diabéticos ou usuários de corticosteroidoterapia em doses menores. Caracteriza-se por febre noturna, sudorese, anorexia, perda de peso e fadiga. Nesta forma clínica, com frequência, a lesão pela infecção fúngica ocorre em único órgão ou sistema. Os pacientes podem apresentar lesão restrita à úlcera cutânea ou em cavidade oral, envolvimento do SNC, do trato gastrintestinal (TGI) ou apenas envolvimento da suprarrenal, ou endocardite.

MANIFESTAÇÕES CLÍNICAS EM CENÁRIOS ESPECÍFICOS

Histoplasmose e HIV

Mais de 90% dos indivíduos com histoplasmose disseminada e Aids possuem contagens de células TCD_4 menores do que $100/mm^3$, aspecto que justifica a reativação e multiplicação do fungo em seu foco primário pulmonar, seguidas por disseminação rápida do agente para diferentes órgãos. Os pacientes evoluem com astenia, febre, perda de peso e manifestações de intenso comprometimento de órgãos do sistema reticuloendotelial e pele. Nesse cenário, apresentam hepatoesplenomegalia, adenomegalias difusas, diarreia, sintomatologia respiratória representada por tosse e dispneia e múltiplas lesões de pele (> 50% dos casos). Em alguns casos, pode-se observar comprometimento do SNC e/ou suprarrenais. Uma proporção não desprezível de casos evolui com choque séptico e coagulopatia, com elevada mortalidade, devido ao retardo no diagnóstico e tratamento. Situações em que muitos médicos consideram a hipótese de sepse bacteriana, doença disseminada por micobactérias, mas não cogitam a hipótese de histoplasmose disseminada.

■ HISTOPLASMOSE E TRANSPLANTE DE ÓRGÃOS SÓLIDOS

As micoses endêmicas representam quase 5% de todas as infecções fúngicas invasivas em transplante de órgãos sólidos (TOS), sendo a histoplasmose responsável por 75% dessa casuística. A maior parte dos casos tem sido documentada em pacientes submetidos a transplante renal. A doença se manifesta em período que varia de dois meses a mais de uma década após o transplante de órgão, com média de 17 meses, sendo que aproximadamente 43% das ocorrências se dão nos primeiros seis meses após o transplante. Embora os estudos mostrem elevadas taxas de ataque entre os transplantados de pâncreas e coração, a maior parte das séries de casos demonstra o transplante de rim como a principal modalidade relacionada à doença. Isso se deve ao maior número de transplantes de rim realizados em todo o mundo, quando comparados aos transplantes de coração, pulmão, pâncreas e intestino. Embora o uso de medicações imunossupressoras esteja associado ao desenvolvimento de infecções fúngicas invasivas, não há, no cenário da histoplasmose, nenhuma medicação considerada um fator de risco independente para a micose, sendo documentados casos entre pacientes que utilizam baixas doses de corticosteroides ou que nunca foram submetidos à terapia antirrejeição com anticorpos antilinfócitos. No entanto, parece aceitável que, quanto maior a imunossupressão celular do paciente, maior o risco de reativação de foco primário desta micose.

A maioria dos pacientes (mais de 90%) evolui com febre, mialgias, anorexia e perda de peso. Ainda muito frequente é a presença de hepatoesplenomegalia, linfonodomegalia periférica, lesões cutâneas (incluindo celulites) e de mucosas (oral, orofaríngea), assim como o comprometimento pulmonar provocando dispneia, tosse seca e, eventualmente, insuficiência respiratória. Diferentemente de pacientes com Aids, em que lesões de pele são múltiplas e diminutas, nos pacientes com TOS, em geral, elas são únicas, representadas por celulite, algumas vezes evoluindo com necrose e ulceração.

■ HISTOPLASMOSE E USO DE IMUNOBIOLÓGICOS

Pacientes com doenças autoimunes que fazem uso de metotrexato (MTX) ou de imunobiológicos (bloqueadores de TNF-α: infliximab, etanercep ou adalimumab) são potenciais candidatos para o desenvolvimento de histoplasmose. Estudos recentes mostram que febre, tosse e dispneia são os principais sintomas, sendo considerada disseminada em quase 50% dos casos havendo comprometimento do fígado, baço e medula óssea. Em pacientes com lúpus eritematoso (LES), o diagnóstico de histoplasmose pode ser confundido com um simples *flare* de atividade lúpica.

■ DIAGNÓSTICO

Diferentemente da PCM, que apresenta elementos fúngicos característicos em sua forma parasitária, o *H. capsulatum* apresenta-se em tecido e líquidos biológicos como morfologia que pode ser confundida com leveduras pequenas de outras espécies de fungos leveduriformes (p. ex., *Candida* ou formas pequenas isoladas de *Paracoccidioides* sp.), ou mesmo formas amastigotas de Leishmania. A presença de leveduras intracelulares, sugestivas de *H. caspulatum*, em material biológico de pacientes com quadro clínico suspeito é forte indício de histoplasmose, mas, tendo em vista que essa imagem não é patognomônica, o achado deve ser complementado por resultado de sorologia específica e/ou cultura do patógeno. Importante mencionar que a caracterização morfológica de leveduras de *Histoplasma capsulatum* no exame anatomopatológico deve ser complementada por coloração específica para fungos, para evitar confundi-lo com formas amastigotas de *Leishmania* sp.

A cultura de material biológico deve ser solicitada, mas o isolamento de *H. capsulatum* em cultura tem, muitas vezes, baixa sensibilidade e pode demorar entre 20 e 40 dias. Assim, métodos não dependentes de cultivo têm utilidade no diagnóstico de histoplasmose. A pesquisa de anticorpos específicos é muito útil nas formas de histoplasmose crônica e pulmonar aguda, sendo de pior performance nas disseminadas agudas. A pesquisa de antígeno específico de *H. capsulatum* está padronizada e disponível apenas em poucos laboratórios nos Estados Unidos. Há dados mostrando que pacientes com histoplasmose possam apresentar antígeno galactomanana em líquidos biológicos, em particular soro e lavado broncoalveolar (LBA). Este antígeno, na verdade, esta presente em maior quantidade em cepas de *Aspergillus* sp, sendo utilizado para o diagnóstico de aspergilose invasiva em pacientes hematológicos.

Na prática clínica, grande parte dos casos de doença disseminada é diagnosticada a partir de material de biópsia por colorações específicas: prata metenamnina (coloração de Gomori-Grocott) e o PAS (Periodicacid--Schiff). Da mesma forma, os testes sorológicos, com base na detecção de anticorpos anti-*Histoplasma*, são úteis nos pacientes imunocompetentes, sendo a pesquisa de anticorpos contra antígenos H e/ou M realizada pela fixação do complemento, imunodifusão dupla, contraimunoeletroforese e, mais recentemente, pelo ImunoBlot. Sua utilidade nos indivíduos imunossuprimidos pelo HIV e transplantados parece ser limitada.

■ COCCIDIOIDOMICOSE

O agente desta micose sistêmica endêmica foi descoberto na Argentina em 1892. A doença é causada pelas espécies *Coccidioides immitis* e *C. po-*

sadasii, fungos dimórficos que se apresentam na forma filamentosa quando em vida sapróbia, em seu habitat na natureza, transformando-se em levedura, na fase parasitária, ao infectar o hospedeiro humano. As duas espécies apresentam distribuição geográfica distinta: *C. immitis* é amplamente encontrado na Califórnia, e *C. posadasii* distribui-se no Arizona, Texas, México, América Central e América do Sul, incluindo o nordeste brasileiro. A doença é também denominada "febre do vale São Joaquim" ou simplesmente de "febre do vale".

Coccidioides sp. é endêmico, principalmente em zonas com altitude abaixo de 4.500 pés (~ 1.372 m), com clima árido e verões extremamente quentes, inverno ameno e solo alcalino. A incidência da doença é muito influenciada pela precipitação sazonal, intensidade dos ventos e tempestades de areia e terremotos e é diretamente relacionada ao influxo de hospedeiros suscetíveis (novos residentes ou turistas) nas respectivas regiões endêmicas. No Brasil, os Estados do Piauí, Ceará, Maranhão e uma pequena área da Bahia representam área endêmica, uma vez que as condições climáticas e de baixa umidade favorecem a sobrevivência e permanência do fungo no ambiente árido e desértico. No Brasil, *Coccidioides* sp. foi isolado de fragmentos teciduais de tatus, do solo das tocas dos tatus e de cães.

As populações em risco para o desenvolvimento da coccidioidomicose incluem aquelas que participam de atividades ao ar livre, com manuseio/exposição a solo infectado por este agente. Diversos surtos da doença são descritos e parecem estar relacionados a expedições militares, trabalhos em construções, terremotos, deslizamentos de terra e expedições de caça de tatu. Esta última atividade parece ser a mais relacionada aos casos e surtos observados no Brasil, especialmente no Estado do Piauí. Os homens são mais propensos que mulheres a desenvolverem a infecção e doença disseminada. Embora a micose possa afetar todas as faixas etárias, a incidência aumenta com a idade, sendo os extremos de idade associados ao maior risco de doença pulmonar crônica e/ou disseminação.

A infecção ocorre, geralmente, durante a estação seca, quando os artroconídios abundantes na fase filamentosa ambiental são liberados no ar pela atividade de perturbação do solo pelo vento, inalados e transportados até os alvéolos pulmonares. A partir dos pulmões, o agente pode disseminar-se para outros órgãos, como pele, ossos, SNC, gânglios etc.

A maioria dos pacientes expostos a este patógeno permanece assintomática, sendo que a forma sintomática decorrente da exposição primária ao fungo pode ser representada basicamente por quadro febril de caráter benigno, conhecido como "febre do vale", até formas de doença pulmonar ou extrapulmonar progressiva, com posterior envolvimento de pele, ossos, articulações, SNC e outros sistemas. A maioria dos pacientes com a doença primária pulmonar recupera-se espontaneamente e mantém proteção imunológica por toda a vida.

Em áreas endêmicas dos Estados Unidos, os principais fatores de risco para disseminação da doença incluem raça preta ou asiática (especialmente os filipinos), gestação, comorbidades e tratamentos médicos que afetam a função das células T, a exemplo do administrado para Aids, neoplasias malignas e pacientes expostos a tratamento com quimioterapia e imunossupressão após transplante de órgãos. A presença de antígeno leucocitário humano (HLA) classe II e o grupo sanguíneo ABO podem contribuir para a disseminação e gravidade da infecção.

QUADRO CLÍNICO

A infecção primária pulmonar geralmente é leve, com sintomas semelhantes aos da gripe, podendo evoluir com tosse, febre com suores noturnos, dor torácica do tipo pleurítica. Artralgias e mialgias podem estar presentes, sendo isso a razão para o sinônimo da doença de "reumatismo do deserto". *Rash* cutâneo ou eritema nodoso, sintomas sistêmicos de fadiga, fraqueza e anorexia também são frequentes neste cenário. Os achados radiológicos são vistos em até metade dos pacientes sintomáticos com infiltrados intersticiais discretos, bilaterais, associados à adenopatia hilar. Derrames pleurais (DPs) também podem ocorrer e, às vezes, são volumosos. Em parcela menor de casos, a pneumonia pode evoluir para envolvimento extenso de ambos os pulmões, com insuficiência respiratória. Outra complicação pode ser a formação de cavitação e suas complicações, incluindo hemoptise. A maioria dos sintomas se resolve dentro de 2 a 3 semanas após exposição ao agente, mas formas mais graves podem levar várias semanas a meses até a resolução completa dos sintomas, em especial a fadiga.

Diferentemente da PCM, as formas extrapulmonares ou disseminadas são vistas apenas em pacientes portadores de condições de risco, em particular, imunocomprometidos. Os locais mais comuns de disseminação são pele, articulações, ossos e meninges. Porém, outros sítios podem ser acometidos, como laringe, abdome e pericárdio. Quando o SNC é comprometido, este se manifesta principalmente como uma meningite granulomatosa crônica, envolvendo, em especial, as meninges basilares. Abscessos cerebrais e cerebelares também podem ser encontrados, porém em menor quantidade. Os sintomas mais comuns são cefaleia, náuseas, vômitos e alterações do estado mental. Outros sintomas e sinais incluem rigidez de nuca, diplopia e outras neuropatias cranianas. A fungemia é rara, estando altamente associada à imunossupressão, em especial Aids.

DIAGNÓSTICO

A maioria dos casos é diagnosticada a partir da identificação de elementos fúngicos característicos em material biológico suspeito. As amostras teciduais representam o maior potencial para o diagnóstico rápido, pois as esférulas maduras com endósporos típicos são patognomônicos e facilmente reconhecidas em exame anatomopatológico. Essas esférulas também podem ser observadas em secreções na via aérea e no LBA.

Outra estratégia diagnóstica é a cultura com isolamento do agente a partir de um espécime clínico obtido de paciente suspeito. O fungo cresce na maioria dos meios de cultura, de forma relativamente rápida, podendo ser observadas colônias já na primeira semana após a inoculação em meios de cultura.

> **ATENÇÃO!**
>
> É importante notificar o laboratório clínico sobre a suspeita de coccidioidomicose para minimizar o risco de exposição acidental dos respectivos profissionais.

Diversos materiais biológicos podem ser úteis para a cultura, como escarro, LBA, raspado de pele, LCS, tecido pulmonar, aspirado de gânglios, entre outros.

As reações sorológicas são úteis, podendo ser utilizadas a detecção de precipitinas (imunodifusão) e a reação de fixação do complemento. Este último teste está disponível no Brasil apenas na Fundação Oswaldo Cruz (Fiocruz-RJ), sendo apenas realizado quando existem evidências epidemiológicas (passagem pelo Piauí, Maranhão ou Ceará) associadas a manifestações clínicas compatíveis.

■ TRATAMENTO DAS MICOSES ENDÊMICAS

Em geral, longo, ultrapassando 12 meses de terapia antifúngica específica. Adesão e acompanhamento de aspectos clínicos, laboratoriais e radiológicos são necessários para que a cura seja atingida.

Pelo menos três classes de medicamentos antifúngicos estão disponíveis: derivados sulfamídicos (exclusivo na PCM), derivados azólicos e poliênicos. De forma geral, os derivados poliênicos (anfotericina B desoxicolato e suas formulações lipídicas) são indicados para formas graves, disseminadas ou que acometam intensamente órgãos nobres e representem risco de vida ao paciente. Nas formas leves ou moderadas, os derivados azólicos são bem empregados, com bons índices de tolerabilidade e cura (ver Quadro 229.1).

QUADRO 229.1 ■ Resumo das principais opções terapêuticas das micoses endêmicas

MICOSE ENDÊMICA	PRIMEIRA ESCOLHA	SEGUNDA ESCOLHA
PCM		
Formas aguda e crônica	Itraconazol, 200 mg/d, por ao menos 9 meses nas formas leves, e 12 a 18 meses nas formas moderadas ou graves. Em crianças com menos de 30 kg e maiores de 5 anos, usar a dose de 5 a 10 mg/kg/d. Tentar ajustar a dose para não abrir a cápsula. A maior experiência em crianças com < 13 anos é com SMX-TMP (VO). Não se deve esquecer de checar interações medicamentosas múltiplas do itraconazol, incluindo com rifampicina, inibidores de calcineurina, antiácidos, bloqueadores de receptor H2, digoxina e fenitoína. A anfotericina B (convencional ou lipídica) está indicada somente nos casos graves, em que há perda de peso > 10%, associada a intenso comprometimento do estado geral, insuficiência respiratória, sinais ou sintomas neurológicos ou evidências de sepse fúngica	SMX-TMP, na dose de 800 a 1.200 mg de SMX, VO, de 12/12 h, por ao menos 12 meses, nas formas leves, e 18 a 24 meses, nas formas moderadas. Em crianças, pode-se administrar formulação em suspensão oral na dose de 8 a 10 mg/kg de TMP nas formas moderadas, ou 40 a 50 mg/kg de SMX, VO, de 12/12 h. Essa medicação é facilmente encontrada nas unidades de saúde de todo o Brasil, sendo ainda o fármaco mais utilizado no tratamento de PCM no país. O voriconazol é um derivado triazólico de 2ª geração que se encontra disponível nas apresentações VO e IV e apresenta uso potencial em PCM. Sua boa penetração no SNC pode oferecer vantagens na terapêutica de neuro-PCM refratária à terapêutica convencional
HISTOPLASMOSE		
Forma pulmonar aguda	Em geral, nas formas leve a moderada em que não há doenças de base com comprometimento do sistema imunológico, uma vez que a doença é autolimitada, nem sempre o tratamento com antifúngicos é necessário – em especial nas formas leves. Porém, em casos de pacientes clinicamente instáveis, muito sintomáticos e/ou com sintomas de duração superior a 30 dias, está indicado o itraconazol na dose de 400 mg/d, por 6 a 12 semanas. Nos quadros graves, em que há exposição a grande inóculo do fungo e muita resposta inflamatória, com sintomas exuberantes e/ou insuficiência respiratória, deve-se usar formulações lipídicas de anfotericina na dose de 3 a 5 mg/kg/d, devendo ser utilizada em associação com metilprednisolona	A anfotericina B convencional pode ser uma opção nas formas graves, mas é alternativa terapêutica mais tóxica, podendo levar à perda de filtração glomerular, à doença tubular, à hipopotassemia e à anemia
Forma pulmonar crônica	Itraconazol, 400 mg/d, por 18 a 24 meses	
Forma disseminada	Nas formas graves, com intenso comprometimento geral, insuficiência respiratória e/ou sepse fúngica, impõe-se terapia de ataque com formulações lipídicas de anfotericina B (doses de 3 a 5 mg/kg/d) por, ao menos, 2 semanas ou até estabilização clínica. Na sequência, consolida-se o tratamento com itraconazol, por, no mínimo, 12 meses	A anfotericina B convencional é opção terapêutica de 2ª linha, tendo em vista sua maior toxicidade
COCCIDIOIDOMICOSE		
Forma pulmonar aguda	Discutível o uso de terapia antifúngica em imunocompetentes. Alguns especialistas indicam seu uso para minimizar a duração e a intensidade dos sintomas. Não há dúvidas de que pacientes muito sintomáticos e/ou portadores de doenças com alteração de imunidade (p. ex: Aids, transplantados de órgãos, receptores de inibidores do TNF-α ou corticosteroides) devam ser tratados. Quando recomendado, utilizam-se derivados azólicos, como itraconazol ou fluconazol, 400 mg/dia, por 3 a 6 meses. Pacientes com formas clínicas graves devem ser inicialmente tratados com formulações lipídicas de anfotericina B	Exposição a grandes inóculos com pneumonite difusa e hipoxemia importante requer inicialmente anfotericina B convencional, por várias semanas, até melhora clínica; há, então, troca para fluconazol ou itraconazol. O tempo total do tratamento deve ser de pelo menos 1 ano, devendo-se fazer profilaxia secundária em pacientes imunossuprimidos

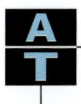

DIAGNÓSTICO E TRATAMENTO

Forma pulmonar crônica	As formas cavitárias assintomáticas não costumam ser tratadas. Caso sejam observados sintomas como hemoptise, dor torácica, coinfecção com outros fungos, pode ser necessário o uso de fluconazol ou itraconazol, nas doses de 400 mg/dia, por tempo a ser definido caso a caso. A ressecção cirúrgica pode representar a melhor opção de tratamento. As formas pneumônicas progressivas fibrocavitárias requerem sempre o uso de azólicos, VO, por pelo menos 1 ano	O uso de uma formulação de anfotericina B deve ser realizado inicialmente nos casos em que há ruptura de cavidades com formação de piopneumotórax, com posterior troca para derivados azólicos. Nas formas pneumônicas progressivas fibrocavitárias que não respondem aos derivados azólicos, opta-se pela troca para anfotericina B
Forma Disseminada	Formas disseminadas não meníngeas podem ser manejadas inicialmente com fluconazol (400 a 1.200 mg/d) ou itraconazol (400 a 800 mg/d). O comprometimento meníngeo requer tratamento com fluconazol 800 mg/d, tendo em vista sua melhor penetração no SNC	Formulações de anfotericina B podem ser necessárias quando há agravamento progressivo das lesões pulmonares, do SNC ou cutâneas. A duração é prolongada, com posterior troca para derivados azólicos após estabilização do quadro clínico

REVISÃO

- As três micoses endêmicas sistêmicas presentes no Brasil são paracoccidioidomicose (PCM), histoplasmose e coccidioidomicose, cuja aquisição ocorre por inalação de conídios presentes na natureza e pela inoculação traumática transdérmica.
- A PCM, nas suas formas aguda e subaguda, tem rápida evolução e afeta preferencialmente o sistema reticuloendotelial. Os sintomas podem ser emagrecimento, febre, adenomegalia generalizada e fistulizante, hepatoesplenomegalia, lesões cutâneas e osteoarticulares.
- A PCM forma crônica é a apresentação clínica mais frequente desta micose, com instalação insidiosa de lesões pulmonares e tegumentares, cujo diagnóstico geralmente ocorre após seis meses do início da sintomatologia. Pode haver apresentação unifocal, acometendo um só órgão ou sistema (em geral, os pulmões) ou multifocal, envolvendo mais de um órgão ou sistemas simultaneamente.
- O diagnóstico das PCM se fundamenta na pesquisa de elementos fúngicos característicos em exame direto, exame anatomopatológico ou cultura. A pesquisa de anticorpos específicos anti-P brasiliensis também é estratégia de interesse na definição de casos. Exames complementares de imagem são fundamentais para avaliar o comprometimento de diferentes órgãos.
- A histoplasmose acomete pulmões, sistema reticuloendotelial, intestino, mucosas, suprarrenais e SNC. O quadro clínico depende da interação entre o hospedeiro e a quantidade e virulência do inóculo fúngico. Apresenta grande variedade de manifestações clínicas: histoplasmose pulmonar aguda, histoplasmose pulmonar crônica (idosos, tabagistas e portadores de enfisema pulmonar) e forma disseminada progressiva (pacientes imunodeprimidos). No nosso meio, formas disseminadas da histoplasmose são frequentemente diagnosticadas em pacientes com aids e receptores de transplante de órgãos sólidos. O diagnóstico é obtido por meio da pesquisa de elementos fúngicos/cultura em líquidos biológicos e tecidos, bem como por estes sorológicos específicos.
- A coccidioidomicose costuma causar doença exclusivamente pulmonar em pacientes imunocompetentes. Entretanto, a doença pode disseminar-se para pele, ossos, sistema nervoso central, entre outros sistemas ou órgãos. O diagnóstico baseia-se na identificação de elementos fúngicos característicos no órgão comprometido.
- Itraconazol, fluconazol e formulações de anfotericina B constituem os antifúngicos com maior aplicação no tratamento das micoses endêmicas. Pacientes com paracoccidioidomicose e formas disseminadas de histoplasmose devem ser tratados por ao menos 1 ano.

■ LEITURAS SUGERIDAS

Bocca AL, Amaral AC, Teixeira MM, Sato P, Shikanai-Yasuda MA, Soares Felipe MS. Paracoccidioidomycosis: eco-epidemiology, taxonomy and clinical and therapeutic issues. Future Microbiol. 2013;8(9):1177-91.

Colombo AL, Tobón A, Restrepo A, Queiroz-Telles F, Nucci M. Epidemiology of endemic systemic fungal infections in Latin America. Med Mycol. 2011;49(8):785-98.

Ferreira MS, Borges AS. Histoplasmosis. Rev Soc Bras Med Trop. 2009;42(2):192-8.

Kauffman CA. Histoplasmosis. Clin Chest Med. 2009;30(2):217-25.

Shikanai-Yasuda MA, Telles Filho FQ, Mendes RP, Colombo AL, Moretti ML. Guidelines in paracoccidioidomycosis. Rev Soc Bras Med Trop. 2006;39(3):297-310.

229.2 OPORTUNÍSTICAS

■ MARIA DANIELA BERGAMASCO
■ ARNALDO LOPES COLOMBO

As micoses sistêmicas oportunísticas são aquelas causadas por fungos considerados oportunistas, ou seja, micro-organismos geralmente de baixa patogenicidade e virulência, muitos deles considerados parte da microbiota colonizante humana, que, ao encontrar condições favoráveis para sua multiplicação e invasão tecidual, como distúrbios do sistema imunológico ou a presença de dispositivos médicos invasivos, têm o potencial de causar doença invasiva.

Nos últimos anos, tem-se observado um aumento na incidência de infecções fúngicas sistêmicas oportunísticas em centros médicos de todo o mundo. Isso se deve ao aumento da população de risco a estas infecções, principalmente em função da maior sobrevida de pacientes críticos no ambiente de terapia intensiva, indivíduos submetidos a transplantes de órgãos sólidos (TOS), portadores de doenças malignas, diabetes, pessoas vivendo com Aids e o grande número de gestações de alto risco gerando recém-nascidos de baixo peso (RNBPs). Em paralelo a esta realidade, assistimos a um grande aumento de pacientes em uso de fármacos imunossupressores, incluindo terapias mieloablativas, corticoterapia, bloqueadores dos fatores de necrose tumoral alfa (TNF-α), e anticorpos monoclonais com atividade imunomoduladora. No contexto da assistência médica terciária, há um número crescente de pacientes expostos a diferentes dispositivos médicos invasivos, a exemplo de cateteres vasculares, sondas, bioprótesis, diálise e cirurgias de grande porte. Não menos importante para a ocorrência de candidíase invasiva é a utilização de antibióticos de amplo espectro, prática esta muito frequente na assistência a pacientes críticos em centros médicos terciários.

> **ATENÇÃO!**
>
> Diante do exposto, é possível afirmar que a medicina contemporânea trouxe ganhos inequívocos em relação à melhoria da qualidade de vida e longevidade para um grande número de pacientes portadores de doenças degenerativas e neoplásicas. Por outro lado, parte substancial destes avanços decorreu de exposição dos pacientes a procedimentos médicos invasivos e modulação de seu sistema imunológico, condições estas que aumentaram a população de risco para o desenvolvimento de infecções fúngicas oportunísticas Entre as micoses oportunísticas de importância atual, destacam-se a candidíase invasiva, a criptococose, a aspergilose e a mucormicose.

■ EPIDEMIOLOGIA E QUADRO CLÍNICO

CANDIDÍASE INVASIVA

As leveduras do gênero *Candida* respondem por 80% das infecções fúngicas no ambiente hospitalar, sendo as principais formas de candidíase invasiva, nesse contexto, as infecções de corrente sanguínea (ICS) e peritonites fúngicas após manipulação cirúrgica de cavidade abdominal.

A forma mais grave de candidíase invasiva é a hematogênica ou candidemia, em que ocorre o isolamento de *Candida* sp. a partir da corrente sanguínea. *Candida* sp. faz parte da microbiota normal do trato gastrintestinal (TGI) da população adulta saudável, sendo que a translocação deste agente através do TGI de pacientes críticos constitui a principal porta de entrada para o desenvolvimento de candidiemia (aquisição endógena). Importante realçar que o processo de translocação de leveduras através do TGI é extremamente facilitado pela utilização de antibióticos (depletam a microbiota bacteriana e ampliam o inóculo de fungos), episódios de hipotensão que levem a sofrimento de alças, insuficiência cardíaca/respiratória com hipóxia de vísceras, exposição à quimioterapia (mucosites graves) e uso prolongado de nutrição parenteral (atrofia de endotélio do TGI). Por outro lado, pacientes podem também adquirir candidemia por via exógena, originária da colonização de cateteres vasculares em posição central e/ou da administração de soluções contaminadas por leveduras. Os principais fatores associados ao desenvolvimento de candidíase hematogênica estão resumidos no Quadro 229.2.

A maior parte dos episódios de candidíase hematogênica ocorre em pacientes hospitalizados em UTI, após longo período de exposição a pelo menos 3 fatores de risco. A sepse por *Candida* costuma ocorrer após 10 dias de exposição a essas condições de risco, sendo, eventualmente, mais precoce em pacientes neutropênicos ou submetidos a procedimentos médicos invasivos.

Com relação às diferentes espécies causadoras de candidíase hematogênica, de forma geral *C. albicans* é a espécie isoladamente mais prevalente em diferentes cenários e países. Entretanto, nos últimos anos, têm emergido espécies não *C. albicans* causando fungemias, sendo *C. parapsilosis* e *C. tropicalis* as mais comumente encontradas nos pacientes admitidos em centros médicos no Brasil. No passado recente, a exemplo do ocorrido em países desenvolvidos, houve um incremento na participação de *C. glabrata* como agente causador de candidemias em hospitais brasileiros, em função da maior utilização de fluconazol em regimes de profilaxia e terapêutica empírica. O Quadro 229.3 resume as principais condições de risco e características epidemiológicas das espécies de *Candida* com maior relevância clínica.

QUADRO 229.2 ■ Formas de aquisição e fatores associados à candidíase hematogênica

VIA DE AQUISIÇÃO	CONDIÇÕES DE RISCO
Endógena – fatores facilitadores de translocação do TGI e/ou redução na atividade de fagócitos	▪ Colonização intestinal por *Candida*: uso de antibióticos, íleo paralítico, oclusão intestinal ▪ Fatores que determinam atrofia ou lesão da mucosa intestinal: jejum prolongado, NPT, manipulação cirúrgica abdominal, mucosite secundária à quimioterapia ou à radioterapia ▪ Alterações de fagócitos, quimioterapia, corticoterapia, neutropenia por doença hematológica e/ou pós-quimioterapia, diabetes, insuficiência renal
Exógena	▪ Colonização de cateteres, sondas e drenos, implante de próteses ou infusão de soluções contaminadas ▪ Diálise

NPT: nutrição parenteral total.

QUADRO 229.3 ■ Peculiaridades das diferentes espécies de *Candida*

ESPÉCIE	PECULIARIDADES EPIDEMIOLÓGICAS E DE SUSCETIBILIDADE A FÁRMACOS
C. albicans	▪ Espécie mais frequentemente isolada de infecções superficiais e invasivas em diferentes sítios anatômicos e em casuísticas de todo o mundo ▪ Boa suscetibilidade a diferentes antifúngicos
C. parapsilosis	▪ Espécie mais relacionada à aquisição exógena, a partir de cateteres ou soluções contaminadas ▪ Envolvida em diversas descrições de surtos hospitalares; pode ser encontrada como agente de "escape" à terapêutica com equinocandinas ▪ Trata-se do "Complexo *parapsilosis*", com 3 espécies crípticas distintas: *C. parapsilosis*, *C. orthopsilosis* e *C. metapsilosis*
C. tropicalis	▪ Nos países do Hemisfério Norte, esta espécie tem maior ocorrência em pacientes neutropênicos e sob quimioterapia, especialmente portadores de leucemia ▪ No Brasil, estes agentes causam fungemia em parcela maior de grupos de risco, incluindo crianças e adultos ▪ Tem boa resposta a diferentes antifúngicos
C. glabrata	▪ Maior ocorrência em pacientes expostos previamente a azólicos, idosos (> 65 anos) e submetidos à cirurgia abdominal ▪ Pouca suscetibilidade a triazólicos (incluindo voriconazol)
C. krusei	▪ Patógeno hospitalar ocasional ▪ Maior ocorrência em pacientes expostos previamente ao fluconazol, como pacientes neutropênicos e aqueles submetidos a transplante de células-tronco hematopoiéticas ▪ Resistência a fluconazol, mas muitas destas cepas preservam susceptibilidade a voriconazol

A apresentação clínica mais frequente de candidíase hematogênica em adultos, independente da doença de base, consiste apenas na ocorrência de febre não responsiva ao uso de antibióticos, em pacientes hospitalizados por um longo período de tempo e expostos a múltiplos fatores de risco, como o uso de dispositivos invasivos e antibióticos de amplo espectro. A febre pode ter início insidioso, sem comprometimento importante do estado geral, ou apresentar-se de forma súbita, com evolução rápida para sepse. A disseminação aguda com envolvimento de outros órgãos pode ocorrer e deve sempre ser lembrada.

Nesse contexto, destaca-se o comprometimento de pele (lesões maculopapulares eritematosas), em até 10% dos casos, e ocular, que pode ocorrer em até 15% dos casos (maioria dos estudos < 5%), com coriorretinite ou endoftalmite. Lesões de pele são mais frequentes em pacientes neutropênicos com fungemia por *C. tropicalis*. Mais raramente, outros órgãos podem ser acometidos, com a ocorrência de endocardite (entre usuários de drogas ilícitas, pacientes em hemodiálise e após cirurgia cardíaca), pielonefrite, lesões osteoarticulares e do sistema nervoso central (SNC), entre outras.

Em pacientes neutropênicos com candidemia, após a recuperação medular, podem surgir microabscessos hepatoesplênicos visualizados em exames de imagem abdominal, condição esta denominada candidíase disseminada crônica (CDC).* A suspeita clínica desta condição ocorre em cenários de atendimento a pacientes com leucemias agudas e aqueles submetidos a transplante de célula-tronco hematopoiética em que febre e hepatoesplenomegalia ocorrem após a recuperação da neutropenia.

CRIPTOCOCOSE

Doença causada por duas espécies distintas de leveduras encapsuladas: *Cryptococcus neoformans* e *Cryptococcus gattii*. Ambas provocam enfermidade de curso subagudo ou crônico. A porta de entrada para a infecção é a inalação de propágulos infectantes do fungo, sendo que a partir dos pulmões ocorre disseminação linfática e hematogênica com consequente comprometimento do SNC e, eventualmente, pele, ossos e outros órgãos profundos.

As duas espécies apresentam nichos ecológicos distintos: *C. neoformans* é predominantemente encontrado nas fezes de pombos, pássaros de cativeiros e em madeira/restos vegetais na área peridomiciliar, apresenatndo distribuição cosmopolita ao redor de todo o mundo. Esse agente já foi isolado em sujidades do intradomicílio de pacientes infectados. *C. gattii*, por sua vez, está presente em ocos de árvores de mais de 30 gêneros (principalmente eucaliptos, mas também cássia, ficus, jambolão, sibipiruna, pinheiros etc.), com distribuição predominante em áreas tropicais e subtropicais nas Américas e Austrália. Recentemente, houve expansão de um clone de *C. gattii* em áreas temperadas na costa do Canadá (British Columbia) e na costa noroeste do Pacífico nos Estados Unidos, a partir de um surto sem precedentes iniciado em 1999.

A doença por *C. neoformans* ocorre em pacientes portadores de imunodepressão celular, predominantemente naqueles com Aids cuja contagem de linfócitos T CD4 é < 200 células/mm³. Após a introdução de terapêutica antirretroviral, houve declínio de casos entre portadores de Aids nos países desenvolvidos, sendo que outras populações de risco têm emergido, a exemplo dos receptores de TOS, particularmente renal; e de pacientes com doenças reumatológicas, como lúpus eritematoso sistêmico (LES) e artrite reumatoide (AR).

C. gattii é considerado um fungo verdadeiramente patogênico e pode causar doença no hospedeiro imunocompetente, sendo menos comum sua presença em pacientes com Aids e receptores de transplantes de órgãos.

*Neste capítulo, onde consta CDC, leia-se candidíase disseminada crônica.

Com relação ao quadro clínico, existem algumas diferenças na apresentação da doença que decorrem da espécie de *Cryptococcus* envolvida, assim como da presença de doenças de base concomitantes. Doença fúngica disseminada de curso mais agudo, com envolvimento de ambos os pulmões, fungemia e lesões de pele disseminadas, são mais frequentes em pacientes com Aids infectados por *C. neoformans*. Pacientes sem imunodepressão e infectados por *C. gatti* costumam apresentar doença de evolução mais arrastada, sendo comum a formação de massa tumorais nos pulmões e SNC.

Independentemente da condição de base e espécie envolvida, a principal manifestação clínica da criptococose é a meningite ou meningoencefalite de evolução subaguda ou crônica. Ocorre em até 95% dos pacientes com Aids e em mais de 50% de pacientes com outras condições de base. A presença de hipertensão intracraniana (HIC) é frequente em todos os grupos e deve ser precocemente reconhecida e tratada. Nos pacientes imunocompetentes com infecção por *C. gattii*, lesões focais no parênquima cerebral ("criptococomas") são um achado adicional, e a evolução com sequela neurológica permanente é mais comum, provavelmente devido à maior resposta inflamatória.

Outros sítios frequentes de infecção são a pele e os pulmões. O comprometimento pulmonar isolado é mais prevalente em imunocompetentes, podendo ocorrer em até 40% dos casos. Nos pacientes com Aids e receptores de TOS, as lesões pulmonares geralmente vêm acompanhadas do comprometimento de outros sítios e tendem a ser difusas ou multifocais.

O envolvimento cutâneo, associado ou não a outros sítios, ocorre em até 10 a 20% dos pacientes, havendo predomínio de lesões na face, pescoço e extremidades. Em pacientes com Aids, as lesões costumam ser múltiplas, papulares ou pustulosas e podem lembrar as de molusco contagioso. Nos receptores de TOS, o envolvimento cutâneo é frequente e polimórfico, geralmente representado por lesões únicas, ulceradas e celulites (Figura 229.1).

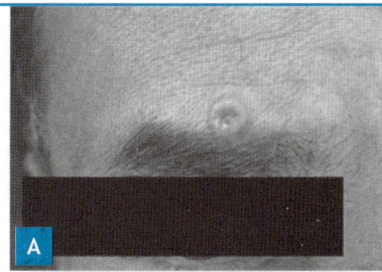
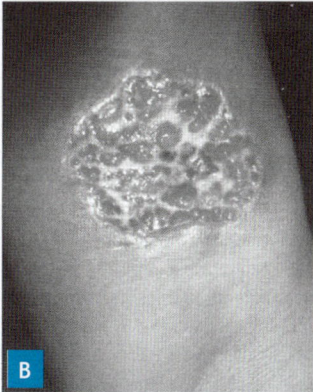

FIGURA 229.1 ■ Aspectos clínicos de lesões cutâneas na criptococose em diferentes cenários. (A) Detalhe de uma de múltiplas lesões em face por *C. neoformans* em paciente com Aids. (B) Celulite com lesão ulcerada em membro inferior de receptora de transplante renal com infecção por *C. neoformans*.

ASPERGILOSE

Os fungos do gênero *Aspergillus* apresentam micromorfologia de micélio filamentoso hialino, sendo sua distribuição universal na natureza. Apesar de poder constituir causa de micose de implantação, a exemplo de ceratites fúngicas que se seguem a trauma de córnea com material orgânico, a principal via de aquisição deste agente em micoses invasivas é representada pela inalação de conídios. O gênero *Aspergillus* é atualmente dividido em diversos subgêneros e seções, cada uma destas composta por diferentes espécies. As seções mais implicadas nas doenças humanas são *Fumigati* e *Flavi*.

No que se refere à ocorrência de doença por *Aspergillus* em seres humanos, observou-se nas últimas décadas aumento na incidência de aspergilose invasiva (AI) em hospedeiros imunodeprimidos no mundo todo. A principal população de risco é representada por pacientes portadores de doenças hematológicas malignas, particularmente aqueles com leucemias agudas e submetidos a transplante alogênico de células-tronco hematopoiéticas (TCTH). Nesses grupos de maior risco, AI corresponde à principal doença fúngica, ultrapassando a candidíase invasiva. Ao lado desses pacientes, outros grupos de risco para AI têm emergido na última década, incluindo pacientes submetidos a TOS, particularmente o transplante de pulmão, indivíduos portadores de doenças doença pulmonar obstrutiva crônica (DPOC) em uso de corticoterapia, entre outros pacientes críticos e/ou expostos a tratamento com imunodepressores.

Aspergillus sp. pode causar um amplo espectro de manifestações clínicas no hospedeiro humano, desde formas saprofíticas (colonização) até formas invasivas. Em pacientes hematológicos e outros grupos de imunodeprimidos, as formas clínicas mais frequentes de AI são a doença pulmonar, seguida da rinossinusite fúngica. A exceção se faz nos receptores de transplante pulmonar, nos quais a forma traqueobrônquica da doença é a mais prevalente, seguida do comprometimento pulmonar. Mais raramente, outros sítios como o SNC também podem ser afetados.

Na aspergilose invasiva pulmonar, que geralmente ocorre nos pacientes neutropênicos, febre pode ser a única manifestação clínica presente (neutropenia febril) ou vir acompanhada de sintomas pulmonares, como tosse, dor torácica ventilatório-dependente e escarro hemoptoico. Os achados radiológicos são típicos e serão discutidos na seção Diagnóstico.

Deve-se salientar também que existem formas "semi-invasivas" de aspergilose pulmonar que afetam pacientes com doença pulmonar preexistente, a exemplo daqueles indivíduos com sequela de tuberculose e/ou portadores de imunodepressão moderada, como diabetes melito (DM), alcoolismo ou hepatopatia. As formas pulmonares crônicas de aspergilose são classificadas em três grupos:

- **Aspergilose pulmonar crônica cavitária (APCC):** pacientes que evoluem com aumento do tamanho e/ou número de cavidades pulmonares, espessamento de parede da cavidade, novos infiltrados pulmonares, perda de peso e perda funcional respiratória progressiva.
- **Aspergilose pulmonar crônica fibrosante (APCF):** pacientes com APCC que evoluem com lesões fibróticas exuberantes de parênquima pulmonar, em resposta a infecção por *Aspergillus*.
- **Aspergilose pulmonar crônica necrosante (APCN):** forma invasiva de evolução subaguda (1 a 3 meses), em hospedeiro moderadamente imunodeprimido, a exemplo de diabetes, hepatopatas crônicos.

Quanto às manifestações clínicas das formas crônicas de aspergilose, as principais são emagrecimento (90%), tosse (80%) e hemoptise (60%), com longo tempo de evolução (meses). A febre é rara (10%). As formas crônicas de aspergilose cursam com algum grau de invasão tecidual, sendo comuns a progressiva disfunção pulmonar e a sintomatologia sistêmica. Diferem do aspergiloma simples ou bola fúngica, que se refere à simples colonização pelo *Aspergillus* de cavitação preexistente e que pode ocasionar hemoptise, mas sem comprometimento sistêmico importante.

MUCORMICOSE

Os fungos da ordem *Mucorales* são ubíquos no ambiente e podem causar doença após penetrar no organismo por inalação. As espécies mais comuns na doença humana são: *Rhizopus* sp., *Mucor* sp., *Rhizomucor* sp. e *Lichtheimia* sp. (previamente Absidia).

A população de risco para mucormicose é representada por pacientes diabéticos, portadores de doenças hematológicas malignas, e pacientes submetidos a transplantes de órgãos (TCTH e TOS). Eventualmente, além da via inalatória, pacientes podem adquirir essa micose por meio de inoculação direta de conídios em partes moles após trauma cirúrgico, catástrofes naturais com lesões penetrantes envolvendo madeira ou outras causas de trauma com exposição ao agente.

Os sítios de infecção mais frequentes na mucormicose variam de acordo com a doença de base do hospedeiro e porta de entrada do fungo. Sendo assim, em pacientes diabéticos são mais frequentes as formas sinusal e rino-órbito-cerebral, que se manifestam por quadros de celulite facial, com dor e edema da região malar e periorbitária, com rápida progressão para lesões necróticas no septo nasal e, às vezes, faciais. Na população portadora de doenças hematológicas malignas e nos receptores de TOS, o sítio mais prevalente de infecção é o pulmão. Outros sítios comuns incluem os seios paranasais com, ou sem, o comprometimento do SNC; pele e partes moles; trato digestivo e doença disseminada (≥1 sítio comprometido). Pacientes expostos a traumas cirúrgicos ou acidentes com inoculação direta de fungo no tecido subcutâneo evoluem com mucormicose de partes moles, podendo haver extensas áreas de necrose, na dependência da dimensão da área exposta e do inóculo infectante.

■ DIAGNÓSTICO

As principais ferramentas diagnósticas das micoses oportunísticas estão resumidas no Quadro 229.4. Os critérios para o diagnóstico das diferentes micoses invasivas apresentadas serão também detalhados a seguir.

CANDIDÍASE HEMATOGÊNICA

A investigação diagnóstica de candidíase hematogênica passa pela identificação de pacientes expostos a condições de risco que evoluem com sepse sem etiologia definida. Nesse contexto, é fundamental a realização de exame clínico minucioso para a identificação de lesões de pele e alterações de fundo de olho compatíveis com candidemia, além da coleta de hemoculturas.

A coleta de hemoculturas é procedimento básico e obrigatório em qualquer paciente com suspeita clínica de infecção sistêmica por *Candida*, devendo ser tomados alguns cuidados para otimizar a recuperação do agente:
- é desejável que a coleta de hemoculturas seja realizada antes da introdução de antifúngicos, se possível;
- é fundamental que as hemoculturas sejam processadas por sistemas automatizados que apresentam melhor sensibilidade e isolamento mais rápido do agente;
- o volume de sangue e o número de amostras são outros determinantes para o bom rendimento da hemocultura. Recomenda-se a coleta de pelo menos duas amostras de hemocultura de 20 mL na suspeita de candidemia, distribuídas em dois frascos aeróbios de 10 mL (adultos);
- podem ser utilizados frascos de hemocultura aeróbia convencionais, que permitem o crescimento de *Candida*, embora a taxa de recuperação em frascos específicos para fungos melhore a performance do teste. Entretanto, a coleta de hemoculturas em meios se-

DIAGNÓSTICO E TRATAMENTO

QUADRO 229.4 ■ Principais ferramentas disponíveis para o diagnóstico de micoses sistêmicas oportunísticas

AGENTE	FERRAMENTAS DIAGNÓSTICAS
Candida sp.	• Hemoculturas (ao menos 2 sets de culturas/episódio de sepse) • Pesquisa de antígeno β-1-3-D-glucana no soro de pacientes suspeitos (2 amostras sequenciais positivas aumentam o VPP do teste
Cryptococcus sp.	• LCS: pesquisa de leveduras encapsuladas com tinta da China e cultura para fungos • Pesquisa de antígeno por prova de aglutinação do látex (sangue e LCS) • Biópsia e cultura do sítio acometido
Aspergillus sp.	• Lesões consideradas sugestivas em exame radiológico de pacientes de risco (nódulos, sinal do halo, sinal do crescente de ar, cavitações) • Pesquisa direta de elementos fúngicos e/ou cultura em LBA, escarro, amostra de seios da face • Pesquisa de antígeno galactomanana: sangue (2 amostras sequenciais positivas aumentam VPP), LBA ou LCS (ambas em amostra única) • Biópsia e cultura do sítio acometido
Mucormicose	• Pesquisa direta em exame a fresco e cultura para fungos em amostras respiratórias (LBA, escarro, amostra de seios da face, biópsia) • Biópsia e cultura do sítio acometido

VPP: valor preditivo positivo; LBA: lavado broncoalveolar; LCS: líquido cerebrospinal.

letivos para fungos incrementa custo e está disponível em poucos hospitais terciários públicos.

Apesar da coleta de hemoculturas constituir passo fundamental para o diagnóstico da candidíase hematogênica, a sensibilidade do método gira em torno de 50 a 60%. Além disso, o tempo para resultado positivo pode variar de 16 até 72 horas, sendo que a mortalidade associada à infecção é extremamente elevada, e o atraso na instituição de terapia antifúngica adequada contribui para isso.

Nesse contexto, têm surgido novos testes para o diagnóstico de candidemia, mais sensíveis e com positividade mais precoce. O teste disponível comercialmente no Brasil é a dosagem da β-1,3-D-glucana (BDG) no sangue. A BDG é um componente da parede celular da célula fúngica, mas não é específico para *Candida* sp, podendo ser positivo em outras micoses, exceto criptococose e mucormicose. Há diversos sistemas comerciais disponíveis no mercado, mas o kit aprovado pela Anvisa e disponível no Brasil é o Fungitell®. Consideram-se positivos valores acima de 80 pg/mL, com sensibilidade > 65% e especificidade > 80% na maioria dos estudos. Diferentes causas de resultados falso-positivos já foram identificadas, como o uso de albumina, bacteremias e exposição a gazes, imunoglobulina e hemodiálise.

Aparentemente, dois testes sequencialmente realizados com resultados positivos aumentam o poder preditivo na identificação de candidemia quando obtidos de pacientes de risco. Uma estratégia que vem sendo explorada é utilizar o teste para excluir a presença de candidemia em pacientes críticos de unidade de terapia intensiva (UTI). Neste cenário, a coleta de sangue seriada (2 coletas ao menos) em cada episódio de suspeita de sepse pode ajudar a excluir a possibilidade de candidemia em pacientes cuja dosagem de biomarcador persiste negativa em ao menos 2 dosagens sérias deste antígeno. As técnicas de reação em cadeia da polimerase (PCR) de amostras de sangue coletadas de pacientes de risco ainda carecem de validação, não são disponíveis na maioria dos serviços médicos e não são recomendadas de forma rotineira na prática clínica.

ATENÇÃO!

A coleta de hemoculturas constitui passo fundamental e obrigatório para diagnóstico da candidíase hematogênica, mas a sensibilidade do método gira em torno de 50-60%.

CRIPTOCOCOSE

Nas formas de meningoencefalite, observam-se pleocitose com predomínio linfocitário e discreto aumento da proteinorraquia no exame de LCS. O diagnóstico da micose deve ser confirmado por visualização das leveduras com auxílio de tinta nanquim (tinta da China) e cultura. A pesquisa de antígeno específico pela prova de aglutinação do látex tem importância fundamental, visto que a ocorrência de resultados falso-negativos com tinta da China pode variar de 30 a 50% em pacientes não portadores de Aids. A biópsia (coloração de mucicarmim de Meyer) e cultura devem ser realizadas para a confirmação de envolvimento cutâneo, pulmonar ou de outras vísceras.

ASPERGILOSE INVASIVA

A tomografia computadorizada (TC) de tórax de alta resolução precoce é ferramenta fundamental para o diagnóstico de aspergitose invasiva (AI) em pacientes neutropênicos e outros grupos de imunodeprimidos. O *Aspergillus* tem tropismo vascular e pode causar áreas de infarto hemorrágico pulmonar. Assim, os achados tomográficos típicos na fase de neutropenia são infiltrados pulmonares focais, particularmente nódulos ≥ 1 cm de diâmetro em mais de 80% dos pacientes. No cenário de pacientes neutropênicos, a lesão clássica é representada por nódulo com o sinal do halo, que consiste em uma lesão nodular com halo em vidro fosco ao redor, correspondente à área de infarto pulmonar com halo hemorrágico (Figura 229.2).

Em pacientes submetidos a TCTH que se encontram fora do período de neutropenia, em outros grupos de imunodeprimidos e em pacientes de terapia intensiva que desenvolvem AI, os achados tomográficos considerados típicos da doença podem não estar presentes. Sendo assim, nestes

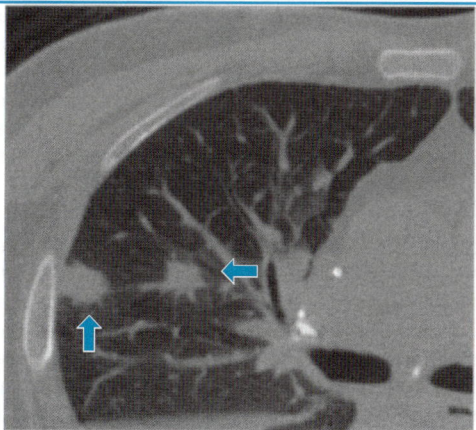

FIGURA 229.2 ■ TC de tórax sem contraste de alta resolução, de paciente portador de leucemia linfoide aguda com aspergilose pulmonar invasiva. No detalhe das setas, o sinal do halo: duas lesões circunscritas, nodulares, com halo de vidro fosco ao redor.

grupos de risco, a presença de infiltrados inespecíficos em pacientes com má resposta a antibióticos deve alertar o clínico para a necessidade de prosseguir a investigação de AI.

Além do exame de imagem inicial, devem ser obtidas amostras clínicas respiratórias para pesquisa direta e cultura para fungos. Idealmente, deve ser realizada a coleta de LBA; quando não for possível, o escarro é uma amostra aceitável. A pesquisa direta associada à cultura para fungos no LBA tem rendimento variável e sensibilidade de no máximo 50 a 60%. Portanto, a realização de pesquisa do antígeno galactomanana em amostras do LBA e/ou a busca de elementos fúngicos em biópsia pulmonar (transbrônquica, guiada por TC, por vídeo ou a céu aberto) são procedimentos de grande utilidade para a confirmação do diagnóstico.

A dosagem de galactomanana (GM), um antígeno polissacarídeo constituinte da parede celular de isolados de *Aspergillus*, é estratégia de grande utilidade diagnóstica, podendo ser realizada em amostras de soro e/ou LBA de pacientes com suspeita de AI pulmonar. A maior parte dos dados a respeito do desempenho desse teste vem de estudos realizados em pacientes neutropênicos e submetidos a TCTH, nos quais se consideram como ponto de corte para positividade no sangue duas amostras consecutivas com índice de galactomanana ≥ 0,5. Nessa população, a sensibilidade da galactomanana sérica gira em torno de 70 a 80%, com especificidade > 90%. A dosagem de GM no LBA pode trazer vantagens, como a positividade mais precoce e maior sensibilidade com relação à dosagem sérica. Além disso, constitui uma ferramenta importante no diagnóstico de AI para pacientes não neutropênicos, particularmente nos receptores de TOS e pacientes portadores de DPOC que evoluem com insuficiência respiratória não responsiva a antibióticos. O ponto de corte para resultados positivos no LBA ainda é discutível. A maioria dos autores considera positivo um valor de índice de galactomanana maior ou igual a 1.

Apesar dos bons resultados, o teste apresenta algumas limitações. Resultados falso-positivos são descritos em pacientes com outras infecções fúngicas sistêmicas (histoplasmose e fusariose), em uso de antibióticos betalactâmicos (piperacilina-tazobactam, amoxicilina-clavulanato) e colonizados por *Aspergillus* (no caso de dosagem de GM no LBA). Nesse contexto, o desempenho do teste é substancialmente melhor quando analisadas várias amostras sequenciais, sendo que uma curva com valores ascendentes de GM é altamente sugestiva de AI quando obtida em cenário de risco para essa micose. Contudo, resultados falso-negativos podem ocorrer em pacientes com AI não neutropênicos e em uso prévio de antifúngicos com atividade anti-*Aspergillus*.

Em relação às formas crônicas cavitárias, o diagnóstico baseia-se na presença de quadro clínico e radiológico compatível acompanhado da recuperação de *Aspergillus* sp. em amostras respiratórias, presença de galactomanana em LBA e pesquisa de anticorpos anti-*Aspergillus* no soro. Esses pacientes geralmente apresentam valores elevados de provas inflamatórias (velocidade de hemossedimentação [VHS] e proteína C-reativa).

MUCORMICOSE

Na atualidade, não há nenhum biomarcador disponível para detectar fungos *Mucorales* em diferentes materiais biológicos. Consequentemente, diferente da AI, cujo diagnóstico é facilitado pela detecção de antígenos específicos, o diagnóstico da mucormicose ainda se baseia em testes laboratoriais convencionais. As amostras biológicas do sítio suspeito de infecção devem ser submetidas à pesquisa direta de elementos fúngicos característicos dessa ordem de fungos (hifas hialinas largas, não septadas, com angulação em 90°), cultura e exame anatomopatológico de peça cirúrgica. Em pacientes hematológicos, independentemente do sítio inicial envolvido, TC de tórax, seios da face e crânio devem ser realizadas para mapear órgãos acometidos pelo fungo, lembrando que a presença de lesões de SNC pode mudar a abordagem terapêutica.

■ TRATAMENTO

Atualmente, estão disponíveis para o tratamento de micoses invasivas no Brasil, os seguintes antifúngicos: equinocandinas (anidulafungina, caspofungina, micafungina), formulações de anfotericina B (AmB) e os triazólicos de 1ª (fluconazol e itraconazol) e 2ª gerações (voriconazol e posaconazol). Equinocandinas são antifúngicos fungicidas com espectro de ação basicamente contra *Candida* sp., com excelente perfil de segurança e nenhuma necessidade de redução de dose em caso de IR. Esta classe terapêutica apresenta atividade fungistática contra *Aspergillus* sp., mas seu uso como terapêutica única de aspergilose é restrito a situações muito específicas, pois há alternativas mais eficientes. Anfotericina B convencional (d-AmB) apresenta amplo espectro de ação, com atividade fungicida contra todas as micoses discutidas neste capítulo, sendo seu uso clínico limitado por efeitos adversos durante sua infusão (febre, calafrios, eventualmente broncospasmo e hipotensão), e particularmente a nefrotoxicidade (redução de filtração glomerular e tubulopatia). Formulações lipídicas de anfotericina (B em complexo lipídico e B lipossomal) reduzem a toxicidade de anfotericina B, mas apresentam maior custo e alguma toxicidade renal residual. Fluconazol é um medicamento predominantemente fungistático contra *Candida* sp. e *Cryptococcus* sp., cenários de infecções onde este fármaco tem sido muito utilizado, após terapêutica inicial com medicações fungicidas contra estes agentes, com maior eficiência para reduzir rapidamente a carga fúngica infectante. Fluconazol não tem qualquer atividade contra *Aspergillus* sp. e agentes de mucormicose. Voriconazol é triazólico de amplo espectro, cuja indicação principal é na terapêutica de infecções por *Aspergillus* e alguns agentes de micoses emergentes (*Fusarium*, *Trichosporon*). Posaconazol é triazólico de amplo espectro, com atuação sobre *Candida* e fungos filamentosos, sendo disponível no Brasil apenas em solução oral. A indicação desta formulação de posaconazol é em uso de regimes de profilaxia de infecções por *Candida* e *Aspergillus* em pacientes hematológicos.

CANDIDÍASE HEMATOGÊNICA

Equinocandinas (anidulafungina, caspofungina ou micafungina) são os medicamentos de escolha para a terapia antifúngica de candidemia em pacientes adultos não neutropênicos ou neutropênicos, tendo em vista: 1) as elevadas taxas de mortalidade relacionadas à candidemia; 2) a emergência de espécies de *Candida* não *C. albicans* resistentes ao fluconazol em diversos centros médicos; 3) a maior taxa de sucesso clínico e laboratorial de fármacos fungicidas de amplo espectro de ação em relação ao fluconazol; 4) a menor toxicidade com relação às formulações de AmB; 5) as indicações de diretrizes de sociedades médicas em diferentes continentes (Tabela 229.1).

Devido à toxicidade renal de AmB desoxicolato, esse medicamento deve ser evitado, principalmente em pacientes de UTI e expostos a outras condições ou a nefrotóxicos. As formulações lipídicas de AmB constituem alternativa terapêutica para candidemia, mas apresentam maior toxicidade renal que as equinocandinas.

Na atualidade, o fluconazol é alternativa na terapia de candidíase hematogênica em pacientes clinicamente estáveis, sem exposição prévia a triazólicos e em centros médicos que apresentem baixa incidência (< 10%) de infecções por espécies resistentes ao fluconazol, particularmente *C. glabrata* e *C. krusei*. Além disso, tem papel importante na terapia sequencial de candidemia, quando espécies suscetíveis a esse medicamento são isoladas.

O voriconazol tem papel na terapia sequencial oral de pacientes infectados por cepas resistentes a fluconazol e suscetíveis a voriconazol, assim como na abordagem terapêutica de pacientes com envolvimento de SNC/endoftalmites.

Independentemente do fármaco utilizado para tratamento, todos os pacientes com diagnóstico de candidemia devem ser submetidos à coleta sequencial de hemoculturas (pelo menos no D3 e D5 após o início do

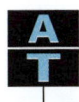

DIAGNÓSTICO E TRATAMENTO

TABELA 229.1 ■ Terapia antifúngica recomendada para o tratamento das principais micoses oportunísticas sistêmicas

CENÁRIO	TERAPIA DE 1ª LINHA	TERAPIA ALTERNATIVA	OBSERVAÇÕES
Candidíase	• Anidula fungina 200 mg D1, depois 100 mg/d • ou Caspofungina, 70 mg EV D1, depois 50 mg ou micafungina 100 mg/d	• Fluconazol 400 mg EV, 12/12 h no D1 (12 mg/kg/d), depois 400 mg/d (6 mg/kg/d) • L-AmB 3 mg/kg/d ou ABLC 3-5 mg/kg/d	• Terapia por 14 dias a partir do clareamento das hemoculturas • Comprometimento de órgãos-alvo (endoftalmite/endocardite/tromboflebite): adequar escolha de fármaco e tempo de tratamento
Criptococose	• d-AmB (0,7-1 mg/kg) + 5-FC 100 mg VO 4 x/d	• L-AmB 3-4 mg/kg/d ± 5-FC (especialmente para pacientes submetidos a Tx e/ou toxicidade a d-AmB) • AmB (1 mg/kg/d) + fluconazol em doses elevadas (800 mg/d)	• Mandatório o controle de HIC com punções seriadas de LCS • A negativação da cultura do LCS é o objetivo inicial e fundamental para retirada do poliênico e início de monoterapia com fluconazol
Aspergilose invasiva	• Voriconazol 6 mg/kg 12/12 h, depois 4 mg/kg 12/12 h, VO, 400 mg 12/12 h D1, depois 200 mg 12/12 h (100 mg 12/12 h, se adulto < 40 kg)	• L-AmB 3mg/Kg/dia • Isavuconazol (não disponível no Brasil) • Equinocandinas isoladas têm menor eficácia que Voriconazol e L-AmB	• Terapia por no mínimo 6-12 semanas e até melhora clínica e radiológica
Mucormicose	• L-AmB 5-10 mg/kg/d • ABLC 5-7,5 mg/kg/d	• Posaconazol (particularmente na terapia sequencial ou em casos intolerantes/refratários) • d-AmB em 1-1,5 mg/kg/d • Terapia combinada com deferasirox não recomendada para pacientes hematológicos	• Recomendada limpeza cirúrgica dos sítios afetados e reversão da imunossupressão • Terapia por mínimo 6-12 semanas e até melhora clínica e radiológica

tratamento). O tempo total de terapia antifúngica deve ser de 14 dias a partir do clareamento das hemoculturas. Terapia mais prolongada (4 a 6 semanas) pode ser necessária nos casos de envolvimento de órgãos (endoftalmite, endocardite), assim como ajuste da terapia antifúngica (triazólicos para endoftalmite, formulações lipídicas de AmB para endocardite/envolvimento de SNC).

Se possível, os cateteres venosos centrais (CVC) devem ser removidos ou substituídos, particularmente diante de pacientes com choque séptico, naqueles com fungemia de escape a algum antiúngico e fungemias causadas por *C. parapsilosis/C. guilliermondii*. A remoção precoce (em 24 a 48 horas do início do tratamento) do CVC pode não ser necessária em pacientes onde não haja suspeita de que este dispositivo seja a fonte de infecção, particularmente em pacientes que estejam recebendo terapia com equinocandina ou AmB lipídica. A remoção do CVC deve ser recomendada em todo paciente com isolamento persistente de *Candida* em hemocultivos, a despeito do tratamento.

Quanto à investigação do envolvimento de órgãos profundos, a realização de exame de fundo de olho na 1ª semana do diagnóstico de candidemia está recomendada para todos os pacientes adultos. A investigação de endocardite infecciosa (EI) com ECO-TE e de tromboflebite com ultrassonografia (US) Doppler está indicada se houver fatores de risco adicionais (p. ex.: prótese valvar), evidências clínicas de tais infecções ou persistência da candidemia.

ATENÇÃO!

As equinocandinas representam a melhor escolha para tratamento inicial de pacientes com candidíase hematogênica em adultos. O fluconazol é alternativa para pacientes clinicamente estáveis, não expostos previamente aos triazólicos, sendo sua maior indicação a terapia sequencial oral de casos previamente tratados com equinocandinas. As formulações lipídicas de AmB também são alternativas muito

eficazes, mas por apresentarem maior toxicidade renal que equinocandinas, são selecionadas para tratamento de doença refratária a estes fármacos, bem como infecções de SNC e casos de endocardite.

CRIPTOCOCOSE (NEUROCRIPTOCOCOSE)

Existem quatro pilares importantes na terapia da neurocriptococose: 1) a terapia antifúngica deve ser sempre iniciada com anfotericina B; 2) associação de dois medicamentos é fundamental para esterilização mais rápida do LCS, particularmente AmB + 5-FC, sendo AmB + altas doses de fluconazol alternativa na ausência de 5-FC; 3) a terapia sequencial com fluconazol deve ser iniciada apenas quando duas culturas de LCS forem negativas após uso de AmB; 4) o controle da HIC com punções de LCS repetidas ou derivação ventricular em casos não responsivos às punções seriadas.

Nesse contexto, podemos dividir a terapia antifúngica da neurocriptococose em terapia primária ou de indução, consolidação e manutenção, com medicamentos e tempos de duração variáveis de acordo com a doença de base:

- **Terapia de indução:** formulação de AmB IV ± 5 fluorocitosina (5-FC), por pelo menos duas semanas e até melhora clínica, estabilização da pressão do LCS e duas culturas de LCS negati**vas**. Para pacientes com Aids e imunocompetentes: AmB 0,7 a 1,0 mg/kg/dia + 5-FC 100 mg VO, quatro vezes ao dia ou substituir d-AmB por formulações lipídicas, nas mesmas doses a seguir em caso de disfunção renal. Para receptores de TOS: L-AmB 3 a 4 mg/kg/dia ou ABLC 5 mg/kg/dia ± 5 fluorocitosina (5-FC) 100 mg, VO, quatro vezes ao dia. Na ausência de 5-FC, pode-se considerar o uso combinado de fluconazol na dose de 800 mg/dia. Pode ser necessária terapia de duração mais prolongada nos casos de infecção por *C. gattii* em pacientes imunocompetentes com formas graves (4 a 6 semanas).

- **Terapia de consolidação:** com fluconazol 6 mg/kg/dia, em média 400 mg/dia (pacientes com Aids), a 12 mg/kg/dia, em média 800 mg/dia (imunocompetentes e receptores de TOS), por pelo menos oito semanas.
- **Terapia de manutenção:** fluconazol 3-6 mg/kg/dia, em média 200 a 400 mg/dia, por pelo menos 6 a 12 meses, e manter profilaxia secundária, nos casos de pacientes com Aids, até CD4 > 100 e carga viral indetectável por pelo menos três meses. Nas formas pulmonares isoladas, em pacientes clinicamente estáveis, pode-se considerar a terapia com fluconazol desde o início, se adequadamente excluído o comprometimento de SNC e de mais curta duração (6 meses).

ASPERGILOSE INVASIVA

Em diferentes diretrizes internacionais, o voriconazol é o medicamento de escolha para o tratamento da AI. Recomenda-se iniciar a terapia com a formulação endovenosa (EV), sendo possível a modificação para formulação VO após estabilização clínica do paciente.

O esquema de doses recomendado pela bula é:
- EV: 6 mg/kg/dose, a cada 12 horas, no 1º dia, seguidos de 4 mg/kg/dose, a cada 12 horas a partir do 2º dia;
- VO: 400 mg, a cada 12 horas, no 1º dia, seguidos de 200 mg, a cada 12 horas a partir do 2º dia (> 40 kg), e 100 mg, a cada 12 horas (< 40 kg).

Entretanto, evidências recentes têm demonstrado que doses de manutenção de 600 a 800 mg/dia podem ser necessárias para atingir níveis séricos adequados do medicamento em parte da população. A monitoração dos níveis séricos do voriconazol também tem sido recomendada, mas só está disponível em poucos centros terciários do Brasil no momento.

As formulações lipídicas de AmB, particularmente a L-AmB 3 mg/kg/dia, constituem alternativas na terapia da aspergilose, particularmente em pacientes que apresentem toxicidade hepática, contraindicações ao uso de voriconazol ou uso concomitante de medicamentos que evidenciem interação medicamentosa com voriconazol. Recentemente, o isavuconazol também foi introduzido como alternativa ao voriconazol, mas até este momento, esse fármaco não está disponível no Brasil.

Anidulafungina, caspofungina e micafungina também são alternativas para casos intolerantes ou refratários ao esquema de 1ª linha, mas associam-se a menores taxas de resposta terapêutica com relação ao voriconazol e L-AmB.

O tempo recomendado de tratamento para AI é de 6 a 12 semanas, sendo que também deve haver melhora clínica, resolução das lesões radiológicas e reversão da imunossupressão para suspensão da terapia antifúngica. Para pacientes que serão submetidos a novos episódios de imunosupressão (p. ex.: novos ciclos de quimioterapia), a profilaxia antifúngica secundária está recomendada.

Na abordagem das formas crônicas de aspergilose, além do voriconazol, o itraconazol 600 mg/dia no D1, seguido de 400 mg/dia a partir do D2, pode ser utilizado. Nesses casos, não há definição para a duração do tratamento, devendo ser mantido por meses (em geral, pelo menos, 6 meses), até anos, de acordo com dados da literatura.

Existem algumas indicações de cirurgia adjuvante no tratamento da aspergilose pulmonar que incluem lesões contíguas ao pericárdio ou grandes vasos e lesões que causam hemoptise de difícil controle por outros métodos; uma indicação relativa seria a ressecção de lesão pulmonar única remanescente antes de submeter o paciente a novas quimioterapias agressivas.

MUCORMICOSE

A abordagem terapêutica da mucormicose é multimodal e inclui terapia antifúngica com AmB, limpeza cirúrgica e correção da condição predisponente de base, que é fundamental para o controle da doença fúngica. Isso abrange a correção de distúrbios metabólicos, suspensão de corticosteroides e redução de imunodepressores, sempre que possível.

A limpeza cirúrgica precoce dos tecidos desvitalizados é uma estratégia razoável para reduzir a carga fúngica e prevenir a extensão da infecção para estruturas adjacentes e está recomendada nas formas rino-órbito-cerebral, sinusal, de pele e partes moles e pode ser considerada na mucormicose pulmonar localizada.

As formulações de AmB são os medicamentos com melhor atividade contra os fungos *Mucorales*. A anfotericina B desoxicolato (d-AmB) vem sendo substituída pelas formulações lipídicas nos últimos anos, devido à menor toxicidade. De forma geral, recomenda-se o tratamento com AmB lipossomal ou AmB complexo lipídico em doses mais elevadas do que as utilizadas para o tratamento de outras micoses: 5 a 10 mg/kg/dia ou 5 a 7,5 mg/kg/dia, respectivamente. Doses máximas e L-AmB são recomendadas para infecções envolvendo SNC.

A duração da terapia deve ser avaliada individualmente, de acordo com a melhora clínica e radiológica, mas recomenda-se que seja mantida por pelo menos 6 a 12 semanas.

O posaconazol é o único triazólico com atividade contra *Mucorales*, mas só está disponível nas formulação de uso intravenoso (IV) nos EUA e na Europa. Sendo assim, no Brasil, a solução via oral (VO) de posaconazol é utilizada apenas na terapêutica sequencial de casos de mucormicose tratados com anfotericina lipídica, em que houve melhora clínica e radiológica. As equinocandinas não possuem eficácia como monoterapia contra os *Mucorales*. O uso de L-AmB + equinocandina já foi estudado, como podendo apresentar efeito aditivo, mas evidências mais recentes concluíram que não há recomendação para esta associação.

A terapia combinada com deferasirox não é recomendada em pacientes hematológicos, pois, embora estudos prévios tenham demonstrado benefício, evidências recentes mostram maior mortalidade com a terapia combinada com quelantes de ferro nesta população em especial.

REVISÃO

- As micoses sistêmicas oportunísticas têm apresentado aumento considerável de incidência nos últimos anos. Destacam-se: candidíase, criptococose, aspergilose e mucormicose.
- A candidíase hematogênica é uma complicação frequente em pacientes internados em unidades de terapia intensiva em hospitais terciários e que foram expostos a múltiplos fatores de risco.
- A criptococose ocorre mais frequentemente em pacientes com Aids e receptores de TOS (*C.neoformans*), podendo ocorrer em imunocompetentes (*C. gattii*). A meningoencefalite é a principal manifestação clínica.
- A aspergilose invasiva é a principal micose que acomete pacientes com doenças hematológicas malignas e submetidos a TCTH.
- A mucormicose, embora mais rara, pode afetar pacientes diabéticos, portadores de doenças hematológicas malignas, além de receptores de TCTH e TOS.

■ LEITURAS SUGERIDAS

Colombo AL, Guimarães T, Camargo LF, Richtmann R, Queiroz-Telles FD, Salles MJ, et al. Brazilian guidelines for the management of candidiasis – a joint meeting report of three medical societies: Sociedade Brasileira de Infectologia, Sociedade Paulista de Infectologia and Sociedade Brasileira de Medicina Tropical. Braz J Infect Dis. 2013;17(3):283-312.

Day JN, Chau TT, Wolbers M, Mai PP, Dung NT, Mai NH, et al. Combination antifungal therapy for cryptococcal meningitis. N Engl J Med. 2013;368(14):1291-302.

Georgiadou SP, Sipsas NV, Marom EM, Kontoyiannis DP. The diagnostic value of halo and reversed halo signs for invasive mold infections in compromised hosts. Clin Infect Dis. 2011;52(9):1144-55.

Pappas PG, Kauffman CA, Andes DR, , Clancy CJ, Marr KA, Ostrosky-Zeichner L, et al. Clinical practice guideline for the management of candidiasis: 2016 update by the infectious diseases Society of America. Clin Infect Dis. 2016;62(4):e1-50.

Patterson TF, Thompson GR 3rd, Denning DW, Fishman JA, Hadley S, Herbrecht R, et al. Practice guidelines for the diagnosis and management of aspergillosis: 2016 update by the infectious diseases Society of America. Clin Infect Dis. 2016;63(4):e1-e60.

Skiada A, Lanternier F, Groll AH, Pagano L, Zimmerli S, Herbrecht R, et al. Diagnosis and treatment of mucormycosis in patients with hematological malignancies: guidelines from the 3rd European Conference on Infections in Leukemia (ECIL 3). Haematologica. 2013;98(4):492-504.

230
TOXOPLASMOSE

- ADAUTO CASTELO FILHO
- HENRIQUE POTT JUNIOR
- GUILHERME BRICKS
- JORGE SENISE

A toxoplasmose é uma infecção causada pelo protozoário *Toxoplasma gondii* (phylum apicomplexa, subclasse dos coccídeos), um parasita intracelular obrigatório que infecta quase todas as espécies de mamíferos e pássaros de todos os continentes, comprometendo 1/3 da população mundial.

Apresenta ciclo sexuado somente nos felinos com liberação de oocistos nas fezes durante a infecção aguda. Os oocistos são resistentes ao tempo, contaminando água, solo e o que nele se encontra, como verduras e frutas rasteiras.

Outros animais que não os felinos apresentam apenas o ciclo assexuado, ou seja, não eliminam nas fezes o parasita quando se infectam. Após o período de parasitemia, a imunidade do hospedeiro dificulta a replicação dos taquizoítos e eles se transformam em bradizoítos, permanecendo dentro de cistos teciduais. Estes cistos ocorrem preferencialmente nos músculos esqueléticos, no músculo cardíaco e no sistema nervoso central (SNC).

■ TRANSMISSÃO

A transmissão pode ocorrer através da ingestão de oocistos, que contaminam o solo e água, ingestão de cistos, através da ingestão de carnes cruas ou malcozidas, taquizoítos, através da ingestão de ovos crus ou malcozidos de galinhas com infecção aguda e através da transmissão materno-fetal.

■ TOXOPLASMOSE EM HOSPEDEIROS IMUNOCOMPETENTES

Das pessoas que adquirem toxoplasmose, 80-90% são assintomáticas. No restante, o quadro cínico predominante consiste em febre alta, mialgia e linfadenomegalia generalizada. Pode assemelhar-se à síndrome da mononucleose, com linfocitose e presença de linfócitos atípicos. Este quadro geralmente é autolimitado, porém alguns casos podem apresentar complicações graves, como pneumonite intersticial e miocardite.

Os pacientes com infecção aguda pelo *Toxoplasma gondii* apresentam elevação de transaminases em 90% dos casos, devido ao comprometimento hepático, sem manifestação clínica de hepatite.

O diagnóstico é feito por meio da pesquisa específica de anticorpos da classe IgG e IgM para *Toxoplasma gondii*.

TRATAMENTO

O tratamento com sulfadiazina + pirimetamina + ácido folínico só é indicado em pacientes muito sintomáticos, para tentar reduzir o período de estado da infecção, ou em casos graves, como nas pneumonites e miocardites.

A coriorretinite, embora seja uma complicação muito mais frequente nos casos de transmissão vertical, também pode ocorrer em menor proporção quando a infecção é adquirida após o nascimento. Assim, é sempre importante a avaliação oftalmológica para detectar lesão ocular.

■ TOXOPLASMOSE EM PACIENTES COM HIV

Nos pacientes com infecção pelo HIV, a complicação mais frequente da toxoplasmose é a reativação de cistos cerebrais quando ocorre redução significativa da imunidade celular, com número de linfócitos CD4 abaixo de 100 células/mm^3, causando meningoencefalite por este agente.

O paciente pode apresentar febre, cefaleia, convulsões, hemiparesias, alteração de comportamento e lentificação da consciência, conforme a localização das lesões.

O diagnóstico presuntivo é feito por meio do quadro clínico e de tomografia computadorizada (TC) de crânio ou ressonância magnética (RM) demonstrando, com maior frequência, múltiplas lesões que realçam com administração de contraste. Em casos de lesão única, o diagnóstico diferencial é com linfoma primário do SNC. Mesmo nesses casos, a recomendação é de iniciar o tratamento para encefalite por toxoplasmose, e se não tiver resposta clínica e tomográfica após duas semanas, está indicado realizar biópsia estereotáxica da lesão, dependendo da sua localização.

TRATAMENTO

Pirimetamina 200 mg VO uma vez, seguida por terapia baseada no peso:
- < 60 kg, pirimetamina 50 mg VO uma vez por dia + sulfadiazina 1.000 mg VO a cada 6 h + ácido folínico (leucovorin 10-25 mg) VO uma vez ao dia.
- ≥ 60 kg, pirimetamina 75 mg VO uma vez ao dia + sulfadiazina 1.500 mg VO a cada 6 h + leucovorin 10-25 mg VO uma vez ao dia.

A duração do tratamento é de pelo menos seis semanas, dependendo da evolução clínica e resposta ao tratamento.

Em pacientes com alergia à sulfa, pode-se utilizar as seguintes opções:
- Clindamicina 1.800 a 2.400 mg ao dia, dividido em 3 a 4 vezes + pirimetamina 75 mg uma vez ao dia + leucovorin 10-25 mg VO uma vez ao dia.
- Atovaquone 1.500 mg VO duas vezes ao dia, com alimento, + pirimetamina 75 mg VO uma vez por dia + leucovorin 10-25 mg VO uma vez ao dia.

Após o tratamento, todos os pacientes devem iniciar profilaxia medicamentosa até que o número de CD4 atinja 200 células/mm^3.

Esquemas profiláticos propostos:
- Pirimetamina 25-50 mg VO por dia + sulfadiazina 2.000-4.000 mg VO por dia dividida em 2 a 4 vezes + leucovorin 10-25 mg VO por dia.
- Sulfametoxazol 800 mg + trimetoprim 160 mg VO uma vez por dia.

Nos pacientes alérgicos à sulfa, a profilaxia pode ser baseada em clindamicina + pirimetamina ou atovaquone + pirimetamina.

Normalmente a resposta ao tratamento é muito boa, apresentando melhora clínica e regressão das lesões em duas a três semanas de tratamento.

■ TOXOPLASMOSE NA GESTAÇÃO

A transmissão vertical da toxoplasmose pode ocorrer quando a mãe adquire a infecção aguda durante a gestação. A infecção materna é assintomática em aproximadamente 90%, e o fato de ser assintomática não altera o risco de transmissão vertical.

Durante a parasitemia, os taquizoítos atingem a placenta causando quadro infeccioso/inflamatório (placentite), o que facilita a passagem do toxoplasma para o feto.

O risco de transmissão materno-fetal e suas complicações, depende do momento da infecção aguda materna na gestação. Quando esta infecção ocorre no primeiro trimestre, o risco de transmissão vertical é de 8 e 10%, porém as complicações fetais são muito mais graves: abortamento e malformações (macro e microcefalia), coriorretinite, calcificações cerebrais e alteração cognitivas. No segundo e terceiro trimestres o risco de transmissão aumenta (30-40% e 60-80%, respectivamente), porém a gravidade do comprometimento fetal diminui. Nesta situação, a criança pode nascer com quadro agudo de toxoplasmose, apresentar hepato-esplenomegalia, ascite, icterícia ou assintomática e desenvolver coriorretinite, geralmente no final da infância.

O diagnóstico é feito quase sempre por meio de sorologia, com a presença do anticorpo específico da classe IgM. Como o anticorpo IgM pode permanecer detectável por vários meses, usa-se o teste de avidez para toxoplasmose. Se a avidez for baixa (menor do que 30%), significa infecção nas últimas 12 semanas, e se for alta (maior do que 70%), significa infecção mais antiga. Resultados intermediários são de difícil interpretação. Dessa maneira, mesmo dispondo-se do teste de avidez, fica difícil determinar se a infecção ocorreu antes ou durante a gestação atual, se a sorologia foi realizada após 12 semanas de gestação.

Portanto, é muito importante realizar o teste de avidez o mais precocemente possível na gestação. Ao solicitar a sorologia durante a gravidez, deve ser incluído no pedido da sorologia para toxoplasmose a orientação para o laboratório realizar teste de avidez se IgM positivo.

TRATAMENTO

A mulher grávida, geralmente assintomática, não precisa de tratamento, ou seja, os objetivos do tratamento na gestação devem ser:

- **Reduzir a transmissão materno-fetal da toxoplasmose?**
A maioria dos estudos sugerem que a parasitemia pelo *Toxoplasma gondii* dura em média 14 a 21 dias e que após inicio dos sintomas ou aparecimento dos anticorpos específicos, ela praticamente não é mais encontrada. Se a transmissão ocorre pela parasitemia e quando a gestante faz o diagnóstico, essa parasitemia provavelmente já não existe, é pouco provável que o tratamento consiga reduzir a transmissão vertical.
- **Reduzir a morbidade fetal?**
O tratamento da toxoplasmose na gestante assintomática tem por finalidade principal tratar o feto e reduzir complicações da infecção fetal. Para tanto, é necessário utilizar medicamentos que cruzem a barreira placentária e apresentem concentrações fetais terapêuticas.

FÁRMACOS PROPOSTOS PARA TRATAMENTO DE GESTANTES

A espiramicina (500 mg, 02 cps, VO, de 8/8 h) é utilizada de rotina para tratamento de gestantes com toxoplasmose para redução da parasitemia do *Toxoplasma gondii*.

Estudos mostram que a espiramicina tem pequena passagem placentária e não atinge nenhuma concentração no SNC fetal, alvo de predileção do *Toxoplasma gondii*.

Dessa forma, esta medicação não reduz o dano fetal e seu uso é, portanto, discutível uma vez que não há mais parasitemia. Sendo assim, é pouco provável que a espiramicina interfira na transmissão materno-fetal, quase sempre anterior ao início do tratamento com esse fármaco

Sulfadiazina + pirimetamina + ácido folínico é o esquema disponível mais adequado para tratamento da toxoplasmose, pois esses fármacos cruzam a barreira placentária e atingem concentrações fetais terapêuticas potencialmente capazes de tratar a infecção fetal e reduzir suas complicações.

As reações adversas mais comuns com o uso deste esquema são neutropenia ou anemia reversíveis, que são minimizadas com a associação do ácido folínico.

A sulfadiazina é classificada como categoria C pela FDA. O Collaborative Perinatal Project monitorou 50.282 pares mãe-filho, 1.455 dos quais tinham exposição no primeiro trimestre da gestação à sulfadiazina. Não houve evidência para sugerir associação do uso de sulfadiazina com malformações fetais. Entretanto, apesar de não possuir risco teratogênico significativo, deve ser evitada próximo ao parto devido à sua toxicidade potencial de aumentar a bilirrubina indireta.

A pirimetamina também é classificada como categoria C pela FDA. Existem poucos relatos de gestantes expostas à pirimetamina no primeiro trimestre, todos sem alterações fetais, porém não há estudos controlados em humanos. Assim, as recomendações sugerem o uso da pirimetamina apenas se os benefícios forem maiores do que os riscos para o feto.

Apesar das considerações feitas, quando a infecção ocorre no primeiro trimestre, a maioria das recomendações sugerem o uso da espiramicina até a realização de punção de líquido amniótico com 20 semanas de gestação para pesquisa do *Toxoplasma gondii* por meio de reação em cadeia da polimerase (PCR). Se o resultado for positivo, recomenda-se o uso de sulfadiazina + pirimetamina + ácido folínico, em rodizio a cada três semanas com espiramicina até o final da gestação. Porém, se for negativo, deve-se manter apenas a espiramicina até o final da gestação. A conduta nas infecções que ocorrem no segundo trimestre é semelhante; quando o diagnóstico é feito no terceiro trimestre, recomenda-se a associação de sulfadiazina + pirimetamina + ácido folínico em rodízio com espiramicina a cada três semanas, sendo apenas a espiramicina utilizada após 34 semanas até o final da gestação, devido à preocupação com o risco de hiperbilirubinemia fetal.

Dois casos de gestantes com fetos apresentando malformação grave que optaram por interromper a gestação entre 28 e 30 semanas foram recentemente publicados. As amostras de sangue com 12 e 14 semanas de gestação apresentavam sorologia para toxoplasmose com IgM positivo, confirmando o diagnóstico no primeiro trimestre. Na avaliação destes fetos, foram encontrados cistos de *Toxoplasma gondii* nas placentas, pâncreas e coração, porém no cérebro foram vistos poucos cistos e muitos taquizoítos. Esses casos mostram fetos que durante 16 semanas tiveram lesão cerebral contínua devido a presença de taquizoítos, sem que o sistema imune fetal conseguisse bloquear a infecção.

A avaliação desses casos permite discutir se conduta de iniciar espiramicina e aguardar até 20 semanas para punção amniótica é a mais adequada, pois a lesão neurológica das crianças afetadas estará em evolução e não será alterada pela espiramicina. Provavelmente seria de maior benefício iniciar bem rápido o tratamento com medicamentos que possam atingir concentrações terapêuticas fetais, a fim de minimizar principalmente as lesões no SNC fetal.

REVISÃO

- A toxoplasmose é uma infecção causada pelo protozoário *Toxoplasma gondii*, um parasita que infecta quase todas as espécies de mamíferos e pássaros de todos os continentes, comprometendo 1/3 da população mundial.
- A transmissão pode ocorrer através da ingestão de oocistos (contaminam solo e água), de cistos, de carnes cruas ou malcozidas, de taquizoítos e de ovos crus ou malcozidos de galinhas com infecção aguda, bem como através da transmissão materno-fetal.
- O tratamento apresentará especificidades nos casos em que a toxoplasmose ocorrer em hospedeiros imunocompetentes, em pacientes com HIV e em gestantes.

■ LEITURAS SUGERIDAS

AIDS Info. Clinical guidelines portal [Internet]. 2017 [capturado em 10 abr. 2017]. Disponível em: https://aidsinfo.nih.gov/guidelines

Bennett JE, Dolin R, Blaser MJ. Mandell, Douglas, and Bennett's principles and practice of infectious diseases. 8th ed. Philadelphia: Elsevier-Saunders; 2015. 2. v.

Brasil. Ministério da Saúde. Gestação de alto risco: manual técnico [Internet]. 5. ed. Brasília: Ministério da Saúde; 2012 [capturado em 10 abr. 2017]. Disponível em: http://bvsms.saude.gov.br/bvs/publicacoes/manual_tecnico_gestacao_alto_risco.pdf

Ferguson DJP, Bowker C, Jeffery KJM, Chamberlain P, Squier W. Congenital toxoplasmosis: continued parasite proliferation in the fetal brain despite maternal immunological control in other tissue. Clin Infect Dis. 2013;56(2):204-8.

SYROCOT (Systematic Review on Congenital Toxoplasmosis) study group1; Thiébaut R, Leproust S, Chêne G, Gilbert R. Effectiveness of prenatal treatment for congenital toxoplasmosis: a meta-analysis of individual patients' data. Lancet. 2007;369(9556):115-22.

Wilson CB, Nizet V, Maldonado YA, Remington JS, Klein JO. Remington and Klein's infectious of the fetus and newborn infant. 8th ed. Philadelphia: Elsevier-Saunders; 2016.

231
DOENÇA DE CHAGAS

■ MARIA APARECIDA SHIKANAI YASUDA

Descrita por Carlos Justiniano Chagas em 1909, esta doença afeta cerca de 8 000 000 de infectados principalmente na América Latina, do México ao Norte até Chile e Argentina, ao Sul. A prevalência varia de 1-10% no Brasil, Argentina, Venezuela, Chile, Bolívia, Paraguai e Uruguai, com estimativa de 12,500 mortes anuais e 41.200 novos casos ao ano.[1]

No Brasil, em regiões rurais sem o Estado de São Paulo, a prevalência foi estimada em 4,2% entre 1975 e 1980, e em 1,3% em 1995. Em candidatos a doadores de sangue, a taxa de infecção estimada foi de 0,2% em 2005, e no inquérito nacional em crianças menores de 5 anos (2001), 0,03%, atribuída principalmente à transmissão congênita.[2]

Desde junho de 2006, o Brasil recebeu da Organização Panamericana de Saúde o certificado de controle da transmissão pelo principal vetor no Brasil, *Triatoma infestans*.[1]

Globalizada para todos os continentes,[3] constitui-se em problema de saúde pública não só em países endêmicos, mas também em regiões não endêmicas da Europa (Espanha, França, Itália, Inglaterra), Ásia (Japão), Austrália, América do Norte (Canadá e Estados Unidos). Estima-se que mais 300 000 bolivianos vivam na grande São Paulo, sendo a prevalência da infecção chagásica na população da Bolívia de 6,8% e prevalência de doadores de sangue de 8,0%.[1]

Apesar do controle vetorial, a transmissão oral tem sido registrada como a principal via de contaminação da forma aguda. Foram registrados 1570 casos de doença de Chagas aguda de 2000 a 2013, 91,1% na região Norte.[4] De 1198 com a via de contaminação conhecida, em 91,5% houve transmissão oral e em 8,5%, transmissão vetorial. Foram observados 112 surtos no país entre 2005 e 2013, 2/3 no Pará e 12,5% no Amapá, observando-se também no Amazonas, Tocantins e Bahia. Como fontes prováveis foram sugeridos: açaí, bacaba, jaci (coquinho), suco de caldo de cana e palmito de babaçu.

■ ETIOLOGIA

A doença de Chagas é causada por um protozoário flagelado, *Trypanosoma cruzi*, que infecta humanos e mamíferos sob a forma de tripomastigotas no sangue e em líquidos e sob forma de amastigota em tecidos.[4]

■ VETORES E RESERVATÓRIOS

Existem dois ciclos: o doméstico no peridomicílio (galinheiros, chiqueiros em restos de madeira, tijolos, etc.) e o silvestre em animais selvagens. Os vetores biológicos são insetos domésticos e silvestres conhecidos como barbeiros e na língua espanhola por "vinchuca", que contaminam animais e o homem pela eliminação de formas infectantes nas excretas logo após a picada. Pertencem à subfamília Triatominae (Hemiptera, Family Reduviidae), sendo o principal vetor no país *Triatoma infestans*, além de outras espécies do gênero *Triatoma, Panstrongilus* e *Rhodnius* em diferentes regiões do país.[4] Vetores triatomíneos são também encontrados nas Américas (Estados Unidos e México ao Norte até Argentina e Chile ao Sul).

Constituem reservatórios animais silvestres como quatis, gambás, tatus e marsupiais, sendo responsáveis pela manutenção do parasito na natureza.

■ VIAS DE TRANSMISSÃO[4,5]

VETORIAL

Ocorre no local da picada, através da escarificação ocasionada pelo prurido com inoculação das formas infectantes presentes nas excreções do vetor.

ORAL

Transmissão por bebidas ou alimentos contaminados quer por triatomíneos infectados ou secreção de marsupiais contaminados, com elevada concentração de parasitos. Embora raramente, o aleitamento materno foi registrado como forma de transmissão pelo contato oral com sangue de mãe infectada, através de fissura mamilar.

TRANSFUSÃO DE SANGUE E HEMODERIVADOS

Tem-se demonstrado que o rastreamento sorológico com provas de alta sensibilidade é eficiente para este controle. No Brasil, utiliza-se apenas uma prova sorológica para rastreamento de candidatos a doadores de sangue ou hemoderivados.

MATERNO-FETAL

Ocorre em cerca de 1% dos nascimentos (0,5-4%), durante toda a gestação, mas principalmente após o terceiro mês. Na Bolívia, ocorre em cerca de 5-6% e na coinfecção HIV-*T. cruzi*, cerca de 50% de transmissão com elevada morbimortalidade tem sido registradas.

TRANSPLANTE DE ÓRGÃOS

Em geral, ocorre em receptor não imune de doador infectado na ausência de rastreamento adequado de doadores procedentes de regiões endêmicas para doença de Chagas (representada por duas provas sorológicas de elevada sensibilidade e especificidade no rastreamento).

ACIDENTES PÉRFURO-CORTANTES

Ocorre tanto por manipulação de material biológico infectado de animais em laboratório e com menor frequência de pacientes na ausência de práticas seguras para prevenção.

■ IMUNOPATOGENIA

As formas infectantes inoculadas por ocasião da picada ou invasão das mucosas na transmissão oral multiplicam-se no meio intracelular como amastigotas e disseminam-se por via linfo-hematogênica sob forma de tripomastigotas.

Na fase aguda demonstrou-se o papel protetor de imunoglobulina 2 (IgG2), bem como de interleucina-12 (IL-12), interferon-gama (IFN-γ) e fator de necrose tumoral alfa (TNF-α), sendo a ativação do macrófago essencial para o controle da multiplicação do parasito.

As lesões observadas nesta fase são atribuídas inicialmente ao parasito, podendo-se observar depois lesões inflamatórias teciduais decorrentes de amplificação da resposta de hipersensibilidade tardia aos antígenos parasitários.

Após cerca de 1-3 meses da inoculação, segue-se parasitemia baixa e intermitente, com localização de formas amastigotas em infiltrados linfo-mononucleares focais no miocárdio e nos plexos mioentéricos.

Na fase crônica, tem-se considerado o papel do parasito e da resposta imune do hospedeiro como fundamentais na evolução das formas clínicas. Em pacientes com a forma cardíaca, o estímulo persistente de antígenos parasitários leva a um padrão de resposta TH1 no sangue e no miocárdio, com secreção de citocinas inflamatórias, e pacientes com forma indeterminada tendem a apresentar uma resposta TH2 com secreção de citocinas anti-inflamatórias frente ao parasito.

■ QUADRO CLÍNICO[5,6]

FASE AGUDA: DOENÇA DE CHAGAS AGUDA

O período de incubação varia segundo a via de transmissão: 4-15 dias na transmissão vetorial, 2-22 dias na transmissão oral e de 30-112 dias na transmissão por sangue e hemoderivados. Suspeita de transmissão oral ocorre quando mais de um caso agudo é comprovado com a mesma fonte alimentar ou ≥ um caso é suspeito clínica e epidemiologicamente e relacionado a um caso agudo comprovado com a mesma fonte alimentar.

As manifestações clínicas podem ser inaparentes ou aparentes em 1 de cada 30 infectados, cursando com:
- Febre (38-39°C): cefaleia/mialgia, artralgia, prostração.
- Quadros similares à mononucleose infecciosa: adenomegalia regional ou generalizada, hepatoesplenomegalia e exantema maculopapular/petequial.
- Chagoma de inoculação (úlcera em membro superior ou sinal de Romaña: edema unilateral nas pálpebras superior e inferior).
- Edema não inflamatório localizado ou generalizado sem sinais inflamatórios e não associado à insuficiência cardíaca (IC) ou renal (IR) ou hipotiroidismo.
- Miocardite e meningoencefalite: 5-10% dos casos, principalmente em lactentes e idosos.
- Transmissão oral: quadro clínico similar sem o chagoma de inoculação, sendo a hemorragia digestiva uma possível porta de entrada.
- Exantema mais comum, por vezes eritema nodoso.
- Pericardite e/ou miocardite levando a óbito por diagnóstico tardio.
- O diagnóstico diferencial inclui: síndrome da mononucleose infecciosa, forma tifoídica da toxoplasmose, leptospirose, dengue, hantavirose, sepse, miocardite, hepatites virais, glomerulonefrite, meningoencefalites.

Exames complementares

O leucograma na forma aguda pode apresentar linfocitose com atipia linfocitária.

Exames complementares: eletrocardiograma (ECG), radiografia da área cardíaca, e na suspeita de miocardite, ecocardiograma.

Na miocardite, podem ocorrer arritmias (atriais e supraventriculares ou extrassístoles ventriculares), distúrbios de condução (bloqueio atrioventricular, bloqueio de ramos direito ou da divisão ântero-superior) e outras alterações de baixa voltagem de QRS, alterações de T e aumento de intervalo PR).

Diante de quadro neurológico, tomografia computadorizada ou ressonância magnética podem confirmar quadros de encefalite em geral com pleocitose linfomononuclear e aumento de proteínas no líquido cerebrospinal (LCS).

FASE CRÔNICA

A doença apresenta-se nas seguintes formas:

Forma indeterminada

Ocorre em cerca de 60% dos pacientes em áreas endêmicas, representando o início da fase crônica da doença, mas pode permanecer pelo resto da vida.

Características:
- Sem queixas, exame físico normal.

Exames complementares normais:
- ECG de repouso e radiografias de área cardíaca e de esôfago contrastado e enema opaco.

Função cardíaca preservada, mas alterações presentes em 30-60% dos exames seguintes: ecocardiograma, eletrocardiografia dinâmica e estudos com radioisótopos e histopatológicos.

Evolução para a forma cardíaca, digestiva ou associada (cardiodigestiva) em cerca de 1-2% dos pacientes ao ano.

Forma cardíaca[5,6]

Ocorre em homens com mais de 25 anos, na forma de síndromes: A) Insuficiência cardíaca congestiva (ICC) (dispneia e tosse), B) Arritmias simples ou complexas com palpitações, C) Distúrbios de condução com bloqueios atrioventriculares (síndrome de Stokes-Adams, com síncope por baixo débito), bradiarritmias e taquiarritimias associadas a tonturas e D) Acidentes tromboembólicos.

As alterações do eletrocardiograma de repouso compatíveis com doença de Chagas estão registradas no Quadro 231.1.

A disfunção ventricular encontrada na miocardiopatia chagásica é expressa ao ecocardiograma como fração de ejeção < 50%, sendo associada à manifestação clínica de IC com ou sem sinais de congestão.

Os seguintes fatores têm sido associados à evolução em 5-10 anos:[7] ter sintomas e sinais desencadeados com pequenos esforços ou em repouso (5 pontos), cardiomegalia à radiografia torácica (5 pontos), anormalidade segmentar ou global da parede dos ventrículos (3 pontos), TVNS ao holter 24 horas (3 pontos), baixa voltagem do QRS ao ECG (2 pontos); gênero: sexo masculino (2 pontos). Assim, um escore de 0 a 6 é considerado baixo

DIAGNÓSTICO E TRATAMENTO

QUADRO 231.1 ■ Alterações eletrocardiográficas compatíveis com doença de Chagas

Alterações de condução
- Bloqueio completo do ramo direito
- Bloqueio da divisão ântero-superior do ramo esquerdo (BDAS)
- Bloqueios atrioventriculares 2º grau Mobitz 2
- Bloqueio atrioventricular total
- Ritmo juncional, dissociação atrioventricular + BDAS

Alterações de ritmo
- Arritmias ventriculares complexas: extrassístoles ventriculares, polimórficas (pares, taquicardia ventricular não sustentada) ou taquicardia ventricular sustentada
- Fibrilação atrial

Alterações de T e QRS
- Áreas eletricamente inativas
- Baixa voltagem do QRS

om taxas de mortalidade de 2 e 10% aos 5 e 10 anos, respectivamente; de 7-11 e intermediário (mortalidade 18 e 44%), 12-20, alto (mortalidade de 67 e 84%).

Tratamento sintomático e cirúrgico

O tratamento de pacientes com IC é realizado com diuréticos, inibidores da enzima conversora da angiotensina (IECA), espironolactona, betabloqueadores, digitálicos. Amiodarona 200- 400 mg/dia é recomendada para arritmia ventricular complexa sintomática, arritmia ventricular frequente ou TVNS. Anticoagulantes são recomendados em caso de embolias prévias ou FA associada à cardiomegalia e IC.

Pacientes com IC refratária podem ter indicação de ablação de foco de arritmia, implantação de cardiodesfibrilador, estimulação ventricular multissítio e, finalmente, transplante cardíaco.

FORMA DIGESTIVA

Megaesôfago

O megaesôfago, o megacolo, ou ambos, se desenvolvem em cerca de 10 a 15% dos pacientes na fase crônica. Megaestômago, megaduodeno e comprometimento de intestino delgado ocorrem mais raramente.

Queixas: dificuldade à deglutição ou disfagia progressiva a sólidos e depois a líquidos, dor retroesternal (esofagite de refluxo), regurgitação, hipersalivação e hipertrofia da glândula parótida.

Como complicações registram-se esofagite de estase, úlceras de esôfago, perfuração, neoplasias coexistentes. Em formas graves, desnutrição e caquexia associados à broncoaspiração e broncopneumonia.

Diagnóstico

Com base no quadro clínico e no estudo radiológico contrastado do esôfago e exame endoscópico.

Presença de megaesôfago ao Estudo Contrastado de Esôfago, classificado em grupo I (mais leve, alterações funcionais, retardo de trânsito) a grupo IV (dolicomegaesôfago), conforme presença de distúrbios ou grau de dilatação e alongamento.

Diagnóstico diferencial

Estenose por neoplasias malignas, divertículo de esôfago, esofagite de refluxo, estenose por ingestão de cáusticos.

Tratamento do megaesôfago, megaduodeno, megajejuno, megaíleo

Tratamento clínico: para pacientes com formas menos avançadas.

Recomendações dietéticas: menores intervalos e menor volume, mastigação adequada, evitar alimentos antes de repousar. Nifedipina, dinitrato de isosobitol indicados para esofagite de refluxo. Nutrição enteral se necessária e uso de toxina botulínica para relaxamento do esfíncter inferior do esôfago.

Tratamento cirúrgico em formas avançadas ou sem resposta ao tratamento clínico: dilatação por sonda ou por balão, enterectomia parcial ou anastomose duodenojejunal.

Megacolo

Ocorre obstipação de 6 dias a 6 meses com presença de fecaloma, podendo haver diarreia. O volvo é representado por torsão do colo sobre sua própria raiz, com bloqueio da circulação arterial.

Diagnóstico por enema opaco com duplo contraste. Presença de megacolo (dilatação), dolicocolo (alongamento) ou dolicomegacolo. Na radiografia de abdome, presença de fecaloma ou obstrução intestinal.

Tratamento do megacolo

Clínico: indicado apenas para pacientes sem complicações ou naqueles com risco elevado para intervenção cirúrgica. Ingestão de líquidos e de alimentos que aumentem o trânsito intestinal, laxantes osmóticos ou óleo mineral; evitar alimentos ou medicamentos constipantes (opioides, diuréticos, antidepressivos, anticonvulsivantes, antiácidos à base de hidróxido de alumínio). Empregar, se necessário, lavagem intestinal.

Fecaloma: lavagens intestinais repetidas e se necessário, remoção manual.

Volvo de sigmoide: redução do volvo por via endoscópica ou cirúrgica, quando indicada.

Cirúrgico: cirurgia eletiva na falha do tratamento clínico ou emergencial em complicações.

DOENÇA DE CHAGAS EM IMUNODEPRIMIDOS

A reativação da doença de Chagas crônica ocorre por aumento da parasitemia em situações de imunossupressão, manifestando-se como paniculite ou miocardite, pericardite, encefalites em transplante de coração e de outros órgãos sólidos ou meningoencefalite, miocardite ou ambos (meningoencefalite + miocardite, em pacientes com Aids), com elevada morbimortalidade. A reativação da doença de Chagas passou a ser reconhecida como condição definidora de Aids para o Sistema Único de Saúde (SUS) desde 2004, e na Aids, está associada a níveis de CD4 abaixo de 200/mm^3 em mais de 80% dos casos.[5]

> **ATENÇÃO!**
>
> A doença aguda ocorre principalmente na Amazônia, por transmissão oral, o diagnóstico sendo suspeito mediante ocorrência de mais de um caso agudo com a mesma fonte alimentar. A doença crônica não é de notificação compulsória, sendo a grande maioria dos pacientes infectados assintomática. Por esse motivo, devem ser ativamente pesquisados crianças com suspeita de doença congênita, mulheres em idade fértil e pacientes sob regime de imunossupressão com antecedentes epidemiológicos.

■ DIAGNÓSTICO ETIOLÓGICO[5,6]

Parasitológico/sorológico/histopatológico/molecular (Quadros 231.2 e 231.3).

FASE AGUDA

QUADRO 231.2 ■ Diagnóstico etiológico: fase aguda da doença de Chagas

1 | FASE AGUDA:

Padrão-ouro:

a | Microscopia direta no sangue periférico ou líquidos biológicos
- Mais sensível nas primeiras semanas (1-4) de infecção
- Exame a fresco (Figura 1A) e esfregaço (Figura 1B): < sensibilidade a métodos de concentração [creme leucocitário/Strout/QBC (*quantitative buffy coat*)]
- Resultado negativo de exame a fresco → realizar métodos de concentração

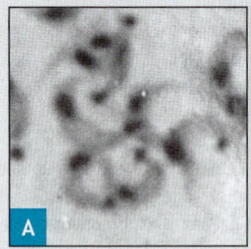
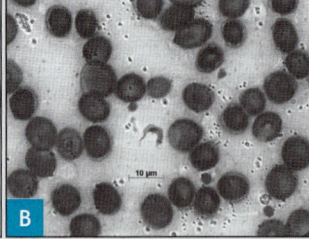

b | Histopatologia
- Pesquisar amastigotas em infiltrado inflamatório agudo nos tecidos

c | Critério imunológico em combinação com dados clínico-epidemiológicos compatíveis
- Utilizado a partir da terceira semana da infecção

- Presença de anticorpos IgM anti-*T. cruzi* (excluir falso-positivos por absorção com fator reumatoide)
- Aumento ≥ 2x do título de IgG anti-*T. cruzi* em 2 amostras coletadas com intervalo de 2 semanas
- Limitação: reatividade cruzada leishmaniose, com leishmaniose, malária, hanseníase, doenças autoimunes

d | Diagnóstico da doença congênita
- Pesquisa do parasito nos primeiros 30 dias por métodos diretos e por métodos indiretos nos primeiros meses
- PCR mais sensível do que provas parasitológicas
- Diante de exames anteriores negativos
- Ausência de sinais e sintomas: provas sorológicas aos 8-9 meses, para pesquisa de anticorpos *anti-T. cruzi* da classe IgG, excluindo anticorpos maternos
- Obs. Pacientes com doença de Chagas crônica simultânea a uma doença febril podem apresentar PCR positiva sem relação direta com o episódio atual

■ TRATAMENTO E PREVENÇÃO[5,6]

O tratamento visa a eliminar o parasito na fase aguda e de reativação ou controlar a sua multiplicação na fase crônica.

Obrigatório na fase aguda seguido por soroconversão negativa, que representa sucesso terapêutico em torno de 65%. Nas formas de reativação da coinfecção, observa-se sobrevida de cerca de 80% que iniciam o tratamento precocemente e que completam o tratamento de 60 dias.

QUADRO 231.3 ■ Diagnóstico etiológico: fase crônica da doença de Chagas

Provas sorológicas Elisa, reação de IFI e outras

- Padrão-ouro: provas sorológicas de elevadas sensibilidade e especificidade (≥ 95%) com presença de anticorpos IgG anti-*T. cruzi* por Elisa, IFI ou outras provas
- Indicação para rastreamento: uma prova de elevada sensibilidade (≥ 95%)
- Indicação como teste confirmatório: uma prova de elevada especificidade (≥ 95%), usar provas com princípios distintos ou com diferentes antígenos
- Resultados inconclusivos: uma prova positiva e uma negativa ou duvidosa, ou duas duvidosas, ou resultados contraditórios em diferentes amostras – recomenda-se prova com menor reatividade cruzada: imunoblot ou imunoensaio com antígenos de tripomastigota. Tanto a reação em cadeia da polimerase (PCR) como as provas parasitológicas indiretas têm baixa sensibilidade nesses casos (< 5-10%), mas, uma vez positivas, confirmam o diagnóstico

Provas parasitológicas indiretas de enriquecimento/provas moleculares

- Hemocultura e/ou xenodiagnóstico: sensibilidade de 30 a 50%, especificidade de 100%. Em coinfecção com HIV ou em imunossupressão, observa-se > sensibilidade

Diagnóstico molecular

Reação da PCR
- PCR qualitativa*: tendo como alvo o cinetoplasto ou genoma: > sensibilidade que métodos parasitológicos indiretos (45% -> 50%), como em pacientes imunodeprimidos com infecção por HIV (70%), variável conforme a região geográfica e o tempo fora de regiões endêmicas.
- PCR quantitativa*: recomendada para monitoramento da parasitemia em pacientes com doença crônica em situação de imunossupressão (coinfecção HIV/*Trypanosoma cruzi*), transplantes ou uso de medicamentos imunossupressores, prestando-se à indicação de terapêutica preemptiva.

*Ausência de kit industrializado, execução apenas em unidades de referência.

TRATAMENTO DA FASE CRÔNICA

1 | Forma crônica indeterminada
Estudos controlados realizados na forma indeterminada com nifurtimox e benznidazol sugeriram melhor resposta terapêutica no Brasil com benznidazol.

2 | Fase crônica precoce
A resposta terapêutica em pacientes recém-infectados ou infectados precocemente (cerca de 5-10 anos) tem sido registrada como similar à de pacientes na fase aguda

Considerando diferentes regiões geográficas, observam-se respostas muito variadas em relação à soroconversão negativa em diferentes regiões da América Latina, mesmo em crianças.[5]

Conforme estudos retrospectivos e prospectivos realizados na Argentina, preconiza-se o tratamento de pacientes também com a forma crônica sintomática, visando ao controle da evolução da doença para formas mais graves. Esses resultados não foram confirmados por um grande estudo prospectivo em formas cardíacas graves e não graves (BENEFIT).[8]

Os medicamentos utilizados são:
- 1ª escolha: benznidazol, 5-10 mg/kg/d, por 60 dias em 3 doses diárias, a cada 8 horas. Para crianças, utilizar a dose de 7-10 mg/kg/d, e para adultos, 2-7 mg/kg/d (máximo de 400 mg), disponível em comprimidos de 100 mg e 12,5 mg.

- 2ª escolha: na vigência de falha terapêutica ou contraindicação ou eventos adversos ao benzidazol, recomenda-se o uso de nifurtimox, 10-15 mg/kg/d, por 60 dias, divididos em 3 tomadas (adultos: 10 mg/kg/d; crianças: 15 mg/kg/d, por 60 dias, comprimidos de 120 mg.

■ EVENTOS ADVERSOS

Benznidazol: hipersensibilidade, toxicidade medular (neutropenia, plaquetopenia, agranulocitose) e polineuropatia periférica. Para o nifurtimox anorexia, perda de peso, excitabilidade, tremores musculares, sonolência, alucinações, náuseas, vômitos, dor abdominal e, mais raramente, diarreia.[5]

Profilaxia secundária em imunodeprimidos: não há consenso sobre profilaxia secundária sendo aconselhada por alguns autores o uso de benznidazol 3 x/semana 5 mg/kg/dia) até que o CD4 se eleve além de 200 cél/mm³.

■ CONTROLE E PREVENÇÃO DA DOENÇA

- Controle químico dos vetores.
- Preparo dos alimentos e bebidas com boas práticas de higiene (fervura e pasteurização se possível).
- Rastreamento sorológico em doadores de sangue e tecidos.
- Rastreamento sorológico no pré-natal e em mulheres em idade fértil.
- Notificação de casos agudos e de reativação da doença de Chagas.
- Monitoramento da parasitemia em pacientes sob regime de imunossupressão.

REVISÃO

- A doença de Chagas é uma endemia urbana, globalizada em todos os continentes, com importante morbimortalidade nas formas aguda e de reativação e nas formas crônicas cardíaca e digestiva.
- Os padrões-ouro para diagnóstico são a microscopia direta na fase aguda e de reativação e as provas sorológicas nas formas crônicas.
- O tratamento é obrigatório para as formas agudas e de reativação, sendo recomendado em crianças e na doença crônica precoce, bem como na forma indeterminada. Tem sido sugerido nas formas crônicas, com o objetivo de impedir a evolução para formas graves.

■ REFERÊNCIAS

1. Jannin J, Salvatella R, editores. Estimación cuantitativa de la enfermedad de Chagas en las Américas. Montevideo: OPS; 2006.
2. Ostermayer AL, Passos AD, Silveira AC, Ferreira AW, Macedo V, Prata AR. The national survey of seroprevalence for evaluation of the control of Chagas disease in Brazil (2001-2008). Rev Soc Bras Med Trop. 2011;44 Suppl 2:108-21.
3. Schmunis GA, Yadon ZE. Chagas disease: a Latin American health problem becoming a world health problem. Acta Trop. 2010;115(1-2):14-21.
4. Doença de Chagas aguda no Brasil: série histórica de 2000 a 2013. Bol Epidemiol. 2015;46(21):1-9.
5. Dias JCP, Ramos Jr AN, Gontijo E, Luquetti AO, Shikanai Yasuda MA, Coura JR, et al. II Consenso Brasileiro em Doença de Chagas,2015. Epidemiol Serv Saude. 2016;25(spe):7-86.
6. Carvalho NO, Atala MM, Leite RM, Shikanai Yasuda MA. Manual de atendimento a pacientes com doença de Chagas. Atenção básica 2014-2016: dados eletrônicos. São Paulo: FMUSP; 2015.
7. Rassi A Jr, Rassi A, Little WC, Xavier SS, Rassi SG, Rassi AG, et al. Development and validation of a risk score for predicting death in Chagas' heart disease. N Engl J Med. 2006;355(8):799-808.
8. Morillo CA, Marin-Neto JA, Avezum A, Sosa-Estani S, Rassi A Jr, Rosas F, et al. Randomized trial of benznidazole for chronic Chagas' cardiomyopathy. N Engl J Med. 2015;373(14):1295-306.

232
LEISHMANIOSE VISCERAL

■ MARCELO SIMÃO FERREIRA

As leishmanioses são infecções parasitárias causadas por protozoários do gênero Leishmania e transmitidas ao homem por dípteros da subfamília Phlebotominae. Clinicamente, apresentam-se sob duas formas: a tegumentar; e a visceral; a qual será o objeto deste capítulo. São frequentes no Brasil e em várias partes do mundo, com ocorrência nos cinco continentes. Casos dessas parasitoses têm sido observados nas Américas desde o seu descobrimento, com a descrição de lesões cutâneas e mucosas em índios e em indivíduos que penetravam na região da Cordilheira dos Andes. No início do século XX, epidemias da doença cutaneomucosa ocorreram em vários Estados, coincidindo com a derrubada de matas e a colonização do interior dos Estados. Gaspar Viana, em 1912, mudou a evolução desses pacientes ao descobrir que o tártaro emético curava a leishmaniose.

A primeira descrição da doença visceral na América do Sul se deu no Paraguai, quando um caso dessa forma clínica foi necropsiado nesse país, sendo o paciente proveniente do Mato Grosso. Casos também foram confirmados em nosso país, pela análise histopatológica de fígados obtidos por viscerotomia que era realizada de rotina para diagnóstico *post mortem* da febre amarela. Em 1936, Evandro Chagas descreveu os primeiros pacientes vivos com a doença, e no início dos anos 1950, mais de 300 casos de calazar, como a leishmaniose visceral também é conhecida, já haviam sido diagnosticados no país.

Focos classicamente descritos dessa protozoose no país, como Sobral, no Ceará, e Jacobina, na Bahia, permanecem ainda em importantes áreas endêmicas, ao lado de outras mais recentes, em particular grandes capitais de vários Estados, onde a infecção rapidamente se urbanizou (Terezina, no Piauí; Campo Grande, no Mato Grosso do Sul; e Belo Horizonte, em Minas Gerais).

■ TAXONOMIA E CICLO EVOLUTIVO

Os protozoários do gênero Leishmania pertencem à ordem kinetoplastida, família Trypanosomatidade, e apresentam dois subgêneros, Viannia e Leishmania; cerca de 15 espécies são hoje conhecidas. As causadoras de leishmaniose visceral no Brasil são:

1 | *Leishmania* (Leishmania) *infantum*;

2 | *Leishmania* (Viannia) *amazonensis* (casos esporádicos da doença).

Os agentes da leishmaniose visceral nas Américas em mais de 90% dos casos são a *L. infantum* e a espécie chagasi (anteriormente imputada como agente etiológico no subcontinente, é considerada, hoje, idêntica à primeira e não deve ser mais levada em conta). Na Índia, a leishmaniose visceral, tão frequente no norte do país, é causada por outra espécie, a *L. donovani*, que parece causar doença também em algumas regiões da África, Nepal e Bangladesh.

O parasita apresenta-se na natureza sob duas formas: a) promastigota, forma flagelada que se multiplica por divisão binária no intestino médio do vetor (mosquito); e b) amastigota, aflagelada; que é encontrada no interior dos macrófagos humanos e dos mamíferos, reservatórios na natureza. Ambas possuem uma organela considerada característica da espécie, o cinetoplasto, que é uma grande mitocôndria que alberga um filamento de DNA, denominado K-DNA.

Na natureza, o ciclo vital do parasita apresenta dois momentos: a fêmea do mosquito infectada com as promastigotas inocula na pele dos hospedeiros vertebrados (incluindo o homem) os micro-organismos, que rapidamente penetram em macrófagos locais e, posteriormente, em viscerais, onde, dentro do fagossomo, transformam-se em amastigotas. Estas se dividem de forma binária, ocupam quase todo o citoplasma da célula, que acaba por se romper, liberando os parasitos que infectarão novos macrófagos. O vetor, ao picar o hospedeiro vertebrado com a doença, ingere sangue com macrófagos infectados; no tubo digestivo do vetor, os amastigotas transformam-se em promastigotas, que aderem ao epitélio intestinal do inseto, multiplicam-se e diferenciam-se em promastigotas metacíclicos, completando o ciclo. As amastigotas conseguem sobreviver íntegras dentro dos macrófagos por vários mecanismos de evasão, tais como modificação dos componentes da sua membrana citoplasmática, alteração do pH do fagossomo e da inibição da fusão do fagossomo ao lisossomo.

As leishmanioses são zoonoses, e a manutenção do seu ciclo depende da presença de reservatórios na natureza, embora haja exceções, tais como a *L. tropica* e a *L. donovani*, que causam doença exclusivamente no homem, podendo, portanto, ser consideradas antroponóticas. No Brasil, os reservatórios dos parasitas responsáveis pela forma visceral são bem conhecidos e incluem cães domésticos, raposas silvestres e, eventualmente, alguns roedores.

Os insetos vetores das leishmanioses no novo mundo incluem espécies dos gêneros Lutzomyia e Psychodopygus (Diptera, Phebotominae), sendo conhecidos popularmente como flebotomíneos ou ainda mosquito-palha ou birigui. São pequenos (2 a 3 mm), de coloração amarelada, hábitos vespertinos, pousam com asas abertas e têm voos muito curtos. Somente as fêmeas são hematófagas e, portanto, apenas elas transmitem a doença. Na leishmaniose visceral, o principal vetor é a *L. longipalpis*; inseto amplamente distribuído por todo o nosso país, fato que contribuiu para a rápida disseminação dessa entidade mórbida no Brasil. Recentemente, outro vetor, a *L. cruzi* foi encontrada infectada e transmitindo a doença no Mato Grosso do Sul. Ambas as espécies são encontradas no peridomicílio e alimentam-se também de outros animais domésticos que não o cão (p. ex.: aves domésticas).

■ EPIDEMIOLOGIA

A leishmaniose visceral humana está amplamente distribuída por toda a América Latina, e o Brasil lidera as estatísticas com o maior número de casos reportados. Calcula-se que cerca de 5 mil casos da forma visceral ocorrem anualmente nos países latino-americanos desde o sul dos Estados Unidos (México) até o norte da Argentina. Não ocorrem casos no Chile e em muitas ilhas do Caribe.

Com relação à leishmaniose visceral, houve um aumento considerável do número de casos anuais e de sua distribuição pelos Estados brasileiros. A doença sempre predominou no nordeste, mas, nos últimos anos, centenas de casos têm sido diagnosticados em outros Estados, como, São Paulo, Mato Grosso do Sul, Tocantins e Pará. Focos recentes foram diagnosticados no Pará e Rio Grande do Sul (São Borja, na fronteira com a Argentina). Nos últimos anos, o Brasil registrou um número mais ou menos constante de casos, variando de 3.500 a 4.000 casos anuais (3.526 casos em 2010); o número de óbitos anuais devido à doença tem variado de 170 a 280 (5a 8%) nos últimos 5 anos (219 casos em 2010), com predomínio nas faixas etárias extremas (primeiros 4 anos de idade e após os 50 anos de idade). Outro aspecto peculiar da doença em nosso país é a rápida penetração da infecção nas cidades brasileiras. Como já referido, várias capitais brasileiras e outras cidades do interior dos Estados (Bauru e Araçatuba, em São Paulo; e Uberlândia, em Minas Gerais) apresentam altos índices de transmissão da moléstia com ampla distribuição dos vetores e de cães infectados em vários bairros das referidas cidades. Ainda assim, a leishmaniose visceral no Brasil continua ligada a muitos fatores ambientais considerados clássicos para a doença, tais como a pobreza, as secas (no nordeste), a desnutrição infantil, o êxodo rural-urbano (responsável pela urbanização da doença) e a deterioração das condições de vida e de moradia em muitas áreas endêmicas do Brasil.

■ PATOGENIA E PATOLOGIA

As leishmânias são parasitas intracelulares e o curso da infecção depende da resposta mediada por células. Após a sua penetração, pela pele, por meio da picada do inseto vetor, as células dendríticas e os macrófagos infectados locais migram aos gânglios linfáticos satélites, processam os antígenos parasitários e apresentam-nos aos linfócitos T; a produção de interferon-gama (IFN-γ) por essas células ativadas estimulam os macrófagos a produzir radicais livres de oxigênio e óxido nítrico (NO), que destroem os parasitas. Na leishmaniose visceral, há uma baixa produção de IFN-γ, e a infecção dissemina, com abundantes amastigotas nos macrófagos. Na leishmaniose visceral assintomática, a resposta celular é vigorosa, com produção significativa dessa citocina e do fator de necrose tumoral alfa (TNF-α), ambas fundamentais na destruição dos parasitas (resposta imunecelular tipo Th1). A resposta imune tipo Th2 também é ativada com produção de interleucina-10 (IL-10), que modula a resposta imunoinflamatória.

No calazar, a polarização da resposta imune celular é mais nítida do que na forma tegumentar da doença. Os indivíduos que desenvolvem a forma sintomática da doença mostram uma resposta imunitária nitidamente tipo Th2, com produção exacerbada de IL-4, IL-5, IL-10 e taxa filtração glomerular beta (TFG-β) e baixa produção de IFN-δ e IL-2; essa resposta também está associada à estimulação de linfócitos B e produção de anticorpos específicos contra os parasitas. O grande número de pessoas que vive em zonas endêmicas, e que apesar de se infectar, não desenvolve a doença clínica, decorre do desenvolvimento, nesses indivíduos, de uma vigorosa resposta tipo Th1, com grande produção de IL-2 e IFN-δ.

> **ATENÇÃO!**
>
> A imunidade humoral não é protetora, e os anticorpos não são neutralizantes. Persistência de parasitas após a "cura" do calazar parece ser a regra, com possíveis recidivas da doença após a instalação de condições imunodepressoras da imunidade celular.

Na leishmaniose visceral, o quadro anatomopatológico parece ser semelhante nas várias áreas endêmicas estudadas. O quadro geral mostra, nos diversos órgãos acometidos, hipertrofia e hiperplasia do sistema fagociticomononuclear, com presença de amastigotas no interior das células. Os órgãos mais acometidos pela enfermidade são fígado, baço, medula óssea, linfonodos, rins, pulmões e tecido linfoide intestinal. Em todos eles, observam-se infiltração de plasmócitos e importante reatividade do interstício, com alterações fibrilares, celulares e da matriz extracelular. Nos casos crônicos, no fígado, pode-se observar o desenvolvimento de fibrose intralobular difusa, mas sem a formação de nódulos (fibrose de Rogers), reversível com o tratamento.

■ QUADRO CLÍNICO

Na leishmaniose visceral, é importante destacar que apenas 5% das pessoas infectadas pela *L. infantum* desenvolverão doença clinicamente manifesta. Formas assintomáticas, portanto, são bastante comuns, em áreas endêmicas, reflexo de uma resposta imunecelular tipo Th1 adequada no controle da doença.

O período de incubação, em geral, varia de 2 a 5 meses, mas pode ser de poucas semanas a vários anos. O início do quadro clínico é insidioso, com o surgimento de febre (por vezes, elevada), perda de peso, anorexia e aumento progressivo do volume abdominal. Algumas crianças desenvolvem quadros mais agudos, com anemia, icterícia e evolução rápida para o óbito. A maioria, entretanto, tem uma evolução mais arrastada, às vezes, por vários meses. A hepatoesplenomegalia é volumosa e o crescimento esplênico, em geral, é desproporcional ao do fígado, podendo o baço ser palpado na fossa ilíaca esquerda ou direita. O calazar produz a maior esplenomegalia da infância e uma das maiores, entre os adultos. O fígado também pode ser palpado a vários centímetros do rebordo costal direito, ultrapassando, muitas vezes, a cicatriz umbilical. Linfadenopatia não é uma feição clínica proeminente no Brasil e apenas aumentos discretos dos linfonodos podem ser observados. Outros sintomas, como dor abdominal (por infarto esplênico), diarreia, palidez cutaneomucosa, tosse e icterícia (em 10% dos casos), também ocorrem com frequência variável nas várias casuísticas estudadas. Escurecimento da pele (kala-azar, que significa febre negra), muito descrito nos casos indianos, não é comum no Brasil. Infecções bacterianas secundárias são muito frequentes nos casos avançados da doença e contribuem para a elevada letalidade da infecção não tratada; pneumonias, broncopneumonias, septicemias e infecções cutâneas graves podem ocorrer em crianças e adultos. Fenômenos hemorrágicos (epistaxes, gengivorragias, hemorragia digestiva) são frequentes e refletem a plaquetopenia, tão comum nessa parasitose, ou coagulação intravascular disseminada (CIVD), que eventualmente é vista nos casos avançados. Os exames laboratoriais mostram, ao hemograma, pancitopenia com anemia intensa, leucopenia (com neutropenia) e plaquetopenia; a eletroforese de proteínas demonstra inversão da relação albumina/globulinas, com hipoalbuminemia e acentuada hipergamaglobulinemia. Aumentos leves a moderados das aminotransferases ocorrem na maioria dos pacientes e, em 10% dos casos, observa-se hiperbilirrubinemia com predomínio da fração conjugada das bilirrubinas.

Alguns fatores determinantes de mau prognóstico têm sido identificados em áreas endêmicas de leishmaniose visceral, como:
- extremos de idade (crianças pequenas e idosos);
- estado nutricional;
- presença de comorbidades (HIV, transplantes, neoplasias);
- precocidade do tratamento;
- presença de icterícia ou edema generalizado;
- anemia grave, diarreia crônica e febre > 60 dias;
- presença de infecção bacteriana concomitante.

ATENÇÃO!

A identificação, em um paciente, de um ou mais fatores determinantes de mau prognóstico deve alertar o médico para um aumento da letalidade da doença.

Complicações decorrentes do envolvimento hepático na doença avançada têm sido descritas em vários trabalhos da literatura; casos com insuficiência hepática aguda, hipertensão porta com varizes esofágicas, ascite e hepatite granulomatosa já foram descritos em áreas hiperendêmicas da protozoose. A concomitância com outras hepatopatias crônicas, tais como hepatite autoimune, cirrose hepática, doença de Wilson e hepatite C, também foi raramente observada.

A ocorrência dessa infecção na vigência de imunodepressão tem sido cada vez mais observada nas áreas endêmicas. Imunodeprimidos com disfunção de linfócitos T podem reativar infecções latentes, tal como tem sido observado em pacientes HIV-positivos. Reativações têm sido observadas em pacientes com neoplasias, transplantados renais ou hepáticos e, como já referido, em pacientes com Aids. A coinfecção por leishmânia e HIV é encontrada na maioria dos países onde as duas doenças são endêmicas. A infecção pelo HIV, sem dúvida, modifica a história natural das leishmanioses (tegumentar e visceral), e o risco de desenvolver a forma visceral em pacientes HIV-positivos é 100 a 2.320 vezes maior em áreas de transmissão ativa dessa protozoose. Ambas as doenças parecem ter efeito sinérgico sobre o sistema imune.

Na Europa, nos anos 1980 e 1990, ocorreram centenas de casos de coinfecção *Leishmania infantum* e HIV, principalmente na Espanha (1.100 casos da doença), Itália (335 casos), França (318 casos) e Portugal (159 casos), tendo ocorrido também casos em outros países, tais como Grécia, Suíça, Alemanha e Reino Unido. A maioria dos pacientes eram usuários de drogas injetáveis (76%) e mais de 90% dos pacientes tinha contagens de linfócitos TCD4 < 200 células/mm^3. Além do ciclo zoonótico habitual que ocorre na Europa, envolvendo o homem, os cães, como reservatórios da infecção, e os flebotomíneos vetores, demonstrou-se, principalmente na Espanha, a existência de um ciclo antroponótico, em viciados em drogas injetáveis, sem envolvimento do inseto vetor, em que o parasita seria transmitido interpessoalmente por meio de seringas e agulhas contaminadas com resíduos de sangue de indivíduos sabidamente infectadas pelo protozoário. A parasitemia pela *L. infantum* é extremamente frequente em coinfectados, fato que corrobora a existência do ciclo antroponótico naquela população.

A existência de infecções assintomáticas em pacientes HIV-positivos tem sido demonstrada, por técnicas de reação em cadeia da polimerase (PCR), em áreas endêmicas da Europa e do Brasil, podendo-se, nos pacientes positivos, por essa técnica, comprovar a existência de parasitemia com quantificações de até 1.500 parasitas/mL de sangue. Em coinfectados, ambos os micro-organismos infectam macrófagos e células dendríticas, induzindo ativação crônica dessas células, que produzirão citocinas (TNF-α, IL-1a) que afetam a replicação viral em células TCD4. Nesses pacientes, a resposta imune é predominantemente Th2, com elevações de IL4 e 10, e baixos níveis de INF-γ e IL-15. Até 80% dos pacientes coinfectados já tem critérios de Aids quando se iniciam as manifestações clínicas. Febre, hepatoesplenomegalia e pancitopenia ocorrem na maioria dos casos, mas infecções sintomáticas sem esplenomegalia e com presença de amastigotas em sítios não habitualmente observados em monoinfectados são comuns nessa população; parasitos podem ser visualizados em pulmões, tubo digestivo (esôfago, intestinos), pele, sangue periférico e, até mesmo, no sistema nervoso central (SNC) (nesse caso, com presença de amastigotas no líquido cerebrospinal [LCS]). A maioria dos indivíduos mostra, obviamente, a presença de parasitos na medula óssea e no baço. Técnicas de PCR têm sido muito úteis em detectar leishmânia no sangue ou medula óssea nesses doentes.

Coinfecções também têm sido descritas no Brasil; entre 6.532 casos de calazar diagnosticados no país, no período de 2007 a 2008, 228 (4%) eram coinfectados com HIV, a maioria tendo ocorrido nas regiões Nordeste (40%) e Sudeste (35%). Os maiores registros de casos ocorreram nas cidades de Campo Grande, Belo Horizonte, Fortaleza e Araçatuba; 84% dos pacientes residiam em área urbana. Quanto ao quadro clínico, observou-se a presença de febre (90%), fraqueza (85%), perda de peso (84%) e hepatoesplenomegalia (75%); a maioria foi diagnosticada pelo mielograma (65%) e a letalidade dessa casuística foi de 11% (26 casos).

■ DIAGNÓSTICO

Clinicamente, a leishmaniose visceral deve ser diferenciada de outras patologias que ocorrem no Brasil, tais como malária, esquistossomose, histoplasmose disseminada, febre tifoide e tuberculose miliar, além de outras patologias não infecciosas, que incluem leucemias agudas e crônicas, linfomas, hepatopatias crônicas com hipertensão porta (HP) e doenças de depósito.

A demonstração de amastigotas em esfregaços de medula óssea, aspirado esplênico ou de linfonodos constitui a forma mais comum de se diagnosticar a leishmaniose visceral. A sensibilidade do aspirado esplênico é elevada (> 95%), sendo o encontro do parasita nos aspirados de medula óssea (60 a 85%) e linfonodos (50%) menos sensíveis. A cultura em meios apropriados (NNN ou Schneider) aumenta a sensibilidade. A aspiração do conteúdo esplênico deve ser realizada com cuidado pelo risco de hemorragias, em especial nos pacientes com profunda plaquetopenia.

Várias técnicas sorológicas têm sido utilizadas para detectar anticorpos antileishmânia. Um ensaio imunoenzimático (Elisa) e métodos de imunofluorescência (IF) têm sido os mais utilizados e ambos apresentam boa sensibilidade e especificidade. Um teste imunocromatográfico, com base na detecção de anticorpos contra o antígeno recombinante rK39, está hoje disponível para diagnóstico rápido, podendo o resultado estar disponível em cerca de 15 minutos com sensibilidade e especificidade acima de 90%. A detecção qualitativa do ácido nucleico da *Leishmania infantum* pela PCR e a detecção quantitativa dos parasitas no sangue, em tempo real, estão também disponíveis em vários laboratórios do Brasil e do mundo e têm sido, em algumas áreas endêmicas, utilizadas no diagnóstico rotineiro da leishmaniose visceral. As técnicas de PCR podem distinguir as espécies de leishmânia que parasitam o homem.

▪ TRATAMENTO

Apesar do tratamento adequado, a doença pode recidivar (em geral, dentro de seis meses pós-terapêutica), recomendando-se, portanto, um seguimento prolongado após o término da terapia.

> **ATENÇÃO!**
>
> A leishmaniose visceral, quando não tratada, alcança letalidade acima de 90%. O tratamento é complexo, e o melhor medicamento, as doses adequadas e a duração apropriada do tratamento podem sofrer variações dependendo da região endêmica considerada.

Vários medicamentos, descritos a seguir, estão disponíveis para o tratamento da leishmaniose visceral.

ANTIMONIAIS PENTAVALENTES

Medicamentos mais utilizados no Brasil, sendo o antimoniato de N-metil-glucamina disponibilizado pelo Ministério da Saúde (MS). É apresentado em ampolas de 5 mL, contendo 85 mg de Sbv/mL para uso via IM ou IV. A dose utilizada no tratamento do calazar é de 20 mg/kg/dia do antimônio base por 28 dias. Os índices de cura nas Américas são > 90%, sendo as recidivas pouco frequentes. Os efeitos adversos são comuns e incluem artralgias, mialgias e elevações das enzimas hepáticas. Arritmias cardíacas, com prolongamento do QTc > 0,5 s, não são incomuns e podem eventualmente gerar arritmias graves com morte súbita. A adição de 10 mg de enalapril, VO, durante o tratamento parece prevenir a ocorrência dessas arritmias. Pancreatite clínica é bastante comum com elevação das enzimas pancreáticas (amilase, lipase), mas, na maior parte das vezes, não requer a descontinuação do tratamento. Pancreatite grave pode ocorrer em pacientes imunodeprimidos.

ANFOTERICINA B DESOXICOLATO E LIPOSSOMAL

Muito ativas sobre espécies de leishmânia, inclusive na *L. infantum*. A formulação convencional desoxicolato é administrada na dose de 0,75 a 1 mg/kg diária, ou em dias alternados, no total de 800 a 1.000 mg para adultos com índices de cura próximos de 100% (dose total de 20 mg/kg); a dose diária infundida não deve ultrapassar 50 mg/dia. Efeitos adversos são comuns, como febre, flebite no local de infusão, náuseas, vômitos, hipopotassemia, disfunção renal (pode ocorrer em 30% dos casos) e arritmias cardíacas potencialmente fatais. A anfotericina B lipossomal é menos tóxica e tem sido o medicamento de escolha no tratamento dessa parasitose em muitas partes do mundo, em particular na Europa e na Índia. Apresenta meia-vida de 1.500 horas e pode ser detectada no fígado e no baço de animais de laboratório tratados com o medicamento por várias semanas após uma única dose administrada. A dose recomendada é de 3 mg/kg/dia por sete dias (total de 21 mg/kg), podendo, em imunodeprimidos (p. ex.: HIV-positivos), ser utilizada por um período maior, no total de 10 dias. Estudos na Índia e na Grécia, utilizando doses únicas ou duplas de 10 mg/kg do fármaco, demonstraram índices de cura em adultos (Índia) e crianças (Grécia) de 96%. Os efeitos adversos são, em geral, leves, com poucas reações à infusão e ocasional nefrotoxicidade. Também pode ser utilizado como profilaxia para recidivas da doença em pacientes HIV-positivos.

PAROMOMICINA

Conhecida também como aminosidina, antibiótico aminoglicosídeo com atividade antileishmânia. Não está disponível no Brasil. A dose utilizada para tratamento do calazar é de 11 mg/kg por dia, por via IM, por 21 dias. As taxas de cura são de cerca de 95%. É medicamento seguro, mas pode apresentar ototoxicidade e nefrotoxicidade em raras instâncias, de maneira similar a qualquer aminoglicosídeo.

MILTEFOSINA

Medicamento antineoplásico, disponível VO. É uma acilfosfocolina com longa meia-vida (150 a 200 horas), cujo mecanismo de ação ainda é mal conhecido. A dose recomendada para adultos é de 100 mg/dia por 28 dias, e para crianças de 2 a 11 anos, a dose é de 2,5 mg/kg/dia pelo mesmo período (28 dias) VO. Na Índia, o índice de cura com esse fármaco é de 94%, mas os estudos preliminares no Brasil, em casos de calazar, não demonstraram a mesma eficácia. Os efeitos adversos mais comuns são vômitos e diarreia (em 20 a 40% dos pacientes), além de raros casos de dermatite alérgica, hepatoxicidade e nefrotoxicidade observados durante o tratamento. É contraindicado seu uso na gestação.

PROGNÓSTICO

A recuperação dos pacientes tratados é rápida. Após uma semana de tratamento, obtém-se defervescência da febre, regressão parcial das visceromegalias e melhora nos parâmetros hematológicos. Em geral, no fim do tratamento, não há mais parasitas visíveis na medula óssea. Entretanto, no Brasil, a letalidade da doença ainda pode chegar a 10% ou mais, particularmente nos extremos de idade. A maioria das recidivas, como já mencionado, ocorre dentro em seis meses. As recidivas são maiores em pacientes imunodeprimidos, em particular, nos HIV-positivos.

PROFILAXIA

A OMS preconiza algumas medidas para controlar a leishmaniose visceral:
- Detecção ativa e passiva de casos suspeitos da doença, com tratamento adequado daqueles confirmados laboratorialmente.
- Estabelecimento de programas de vigilância epidemiológica em áreas endêmicas.
- Detecção e controle de reservatórios infectados, como o cão doméstico, principal reservatório da leishmaniose visceral no Brasil; inquéritos sorológicos caninos devem ser realizados periodicamente em áreas endêmicas. A eliminação de cães sorologicamente positivos ou doentes tem sido questionada nos últimos anos por vários trabalhos da literatura.
- Controle de vetores com inseticidas de ação residual, aplicados nas paredes externas e internas das casas e anexos em áreas hiperendêmicas da doença.

DIAGNÓSTICO E TRATAMENTO

> **REVISÃO**
>
> - No Brasil, o principal reservatório dos protozoários causadores da leishmaniose visceral, infecção parasitária, é o cão doméstico que infecta a fêmea do mosquito vetor ao ser picado por ela; esta transmite, então, a doença ao ser humano também por meio de picadas.
> - O quadro clínico é assintomático em aproximadamente 95% dos casos. As manifestações verificadas são de início insidioso, com febre, perda de peso, anorexia, diarreia, palidez, tosse, icterícia e aumento do volume abdominal. Os quadros agudos ocorrem em crianças e podem evoluir para o óbito, mas predomina a evolução arrastada. Os órgãos mais acometidos são fígado, baço, medula óssea, linfonodos, rins, pulmões e tecido linfoide intestinal.
> - O diagnóstico se vale de testes sorológicos. Diagnósticos diferenciais devem ser feitos com: malária; esquistossomose; histoplasmose disseminada; febre tifoide; tuberculose miliar; e patologias não infeciosas. Alguns fatores determinam o mau prognóstico (extremos de idade, estado nutricional, comorbidades, HIV-positivos, entre outros). Infecções bacterianas secundárias são muito frequentes nos casos da doença avançada e elevam a letalidade que, em pacientes não tratados, chega a 90%.
> - O tratamento, medicamentoso e hospitalar, requer seguimento prolongado para prevenir recidivas.

■ LEITURAS SUGERIDAS

De Alvarenga DG, Escalda PMF, da Costa ASV, Monreal MTFD. Visceral leishmaniasis: retrospective study on factors associated with lethality. Rev Soc Bras Med Trop. 2010;43(2):194-7.

Guerin PJ, Olliaro P, Sundar S, Boelaert M, Croft SL, Desjeux P, et al. Visceral leishmaniasis: Current status of control, diagnosis, and treatment, and a proposed research and development agenda. Lancet Infect Dis. 2002;2(8):494-501.

Sundar S, Jha TK, Thakur CP, Mishra M, Singh VP, Buffels R. Single-dose liposomal amphotericin B in the treatment of visceral leishmaniasis in India: a multicenter study. Clin Infect Dis. 2003;37(6):800-4.

Syriopoulou V, Jha TK, Thakur CP, Mishra M, Singh VP, Buffels R. Two doses of a lipid formulation of amplhotericin B for the tratment of Mediterranean visceral leishmaniasis. Clin Infect Dis. 2003;36(5):560-6.

Werneck GL, Batista MAS, Gomes JRB, Costa DL, Costa CHN. Prognostic factors for death from visceral leishmaniasis in Teresina, Brazil. Infection. 2003;31(3):174-7.

233

MALÁRIA

■ MARCELO SIMÃO FERREIRA
■ MARCOS BOULOS

■ ETIOLOGIA

Na sistemática zoológica, os parasitas da malária humana estão classificados no filo Protozoa, classe Sporozoea, família Plasmodiidae, gênero Plasmodium, ao qual pertencem quatro espécies:
- *Plasmodium vivax.*
- *Plasmodium falciparum.*
- *Plasmodium malariae.*
- *Plasmodium ovale.*

Dessas quatro espécies de Plasmodium humanos, o *P. vivax* é o mais amplamente distribuído pelas zonas tropicais e subtropicais do globo. O *P. falciparum*, comparado às outras espécies, causa maior morbidade e mortalidade, e apresenta-se hoje como um grave problema terapêutico em razão da crescente resistência à cloroquina e a outros medicamentos, já detectada na maioria das zonas endêmicas conhecidas.

As infecções do homem e dos mamíferos são transmitidas por mosquitos do gênero Anopheles, e as das aves, por culicíneos.

CICLO EVOLUTIVO

Os parasitas da malária possuem uma evolução complicada. A forma infectante inicial chama-se esporozoíta e penetra no organismo pela saliva que o mosquito introduz no sangue dos capilares subcutâneos. Após cerca de 45 minutos, essas formas desaparecem do sangue circulante. Nesse estágio, os parasitas encontram-se recobertos por um polipeptídeo que se chama proteína circunsporozoíta, que tem sido utilizada como um dos alvos das vacinas antimaláricas. Alguns esporozoítas são destruídos pelos macrófagos, mas os que atravessam o fígado penetram nas células parenquimatosas do órgão (hepatócitos), onde se multiplicam assexuadamente por um processo de divisão múltipla (esquizogonia), que resulta na formação dos esquizontes teciduais primários, semelhantes a enormes sacos (40 a 60 μ) carregados de núcleos.

O esquizonte tecidual primário, após 6 a 15 dias da época da infecção, uma vez maduro, rompe-se e liberta o seu caudal de merozoítos (até 10 mil para o *P. vivax*, 40 mil para o *P. falciparum* e 7.500 a 18.600 para o *P. malariae*) nos capilares intra-hepáticos. Nas infecções devidas ao *P. falciparum* e ao *P. malariae*, os esquizontes teciduais se rompem todos ao mesmo tempo e nenhum persiste no interior dos hepatócitos. No *P. ovale* e no *P. vivax*, algumas formas exoeritrocíticas, denominadas hipnozoítas, permanecem latentes no fígado por meses ou anos, e estas formas parecem ser responsáveis pelas recidivas tardias observadas nas infecções causadas pelas duas espécies. Esse estágio do parasita não ocorre no *P. falciparum* e no *P. malariae*, e, portanto, as recrudescências clínicas observadas nessas espécies (até 40 anos depois no *P. malariae*!) são em razão de persistência de formas eritrocíticas na circulação microcapilar tecidual. Essa etapa do ciclo vital dos plasmódios é denominada esquizogônica primária ou tecidual apigmentada, e nessa fase não se encontram parasitas na circulação, por isso esse período é denominado pré-patente. Os merozoítos liberados no sangue dos sinusoides hepáticos invadem os eritrócitos. A penetração é rápida (cerca de 30 segundos) e a invasão depende da interação entre a membrana do parasita e um receptor específico na superfície dos eritrócitos; a glicoforina A, uma proteína que tem sido isolada e caracterizada, é provavelmente o receptor para o *P. falciparum*. Um antígeno das hemácias, o fator Duffy, constitui o receptor específico necessário para a invasão dessas células pelos merozoítos do *P. vivax*; a baixa incidência de malária por esse parasita, em muitas regiões da África tropical, é explicada pelo fato de que a maioria dos residentes dessas áreas não possui esse antígeno. No interior dos eritrócitos, os merozoítos transformam-se em trofozoítas jovens, conhecidos como formas em anel, que crescem, se tornam irregulares (trofozoítas ameboides) e, em determinado momento, aparecem sinais de divisão no núcleo, e ele se converte, então, em um esquizonte hemático, o qual, por divisão do núcleo e posterior segmentação, origina um número variável de merozoítos hemáticos (24 a 32). Esse processo de multiplicação assexuada se chama esquizogonia eritrocítica e, nela, os parasitas metabolizam a hemoglobina da hemácia, originando um produto denominado hemozoína, um pigmento escuro composto de 65% de proteínas, 16% de hematina (ferriprotoporfirina IX), 6% de carboidratos e pequenas quantidades de lipídeos e ácidos nucleicos; esse pigmento se depositará em vários órgãos durante a evolução clínica da doença. Os eritrócitos infectados acabam se rompendo, liberando os merozoítas, que voltarão a parasitar outras hemácias e repetir o ciclo.

A periodicidade da esquizogonia sanguínea é variável, de acordo com a espécie de Plasmodium, sendo de 48 horas para o *P. vivax* e *P. ovale*, 72 horas para o *P. malariae* e de 36 a 48 horas para o *P. falciparum*. Vários antígenos extraídos dos estágios sanguíneos já foram identificados, a partir dos anos 1970, quando se tornou possível cultivar os plasmódios *in vitro*; alguns desses antígenos (MSA-1, MSA-2, HRP11 etc.) recombinados estão sendo utilizados experimentalmente como vacinas em macacos e em seres humanos.

Após um período de 3 a 10 dias após o início da sintomatologia clínica, alguns parasitas diferenciam-se em gametócitos femininos (macrogametócitos) e masculinos (microgametócitos); os gametócitos do *P. falciparum* amadurecem em cerca de 2 a 3 semanas, e os do *P. vivax* tornam-se maduros em 36 horas, sobrevivendo, no sangue periférico, por apenas um dia. Quando a fêmea do Anopheles se alimenta em um humano infectado, ela retira, durante o repasto sanguíneo, os gametócitos que realizarão o ciclo sexuado ou gametogônico no estômago do inseto. O microgametócito sofre um processo denominado exflagelação, originando os microgametas, que são móveis (flagelados) e que fecundarão os macrogametas já desenvolvidos, produzindo os zigotos que, em 18 a 24 horas, se tornam alongados e móveis, passando a ser denominados oocinetos. Estes atravessam a parede do estômago, transformam-se em corpúsculos esféricos dentro de uma membrana elástica e são, agora, chamados de oocistos; essas formas aumentam de tamanho progressivamente, produzindo no seu interior um grande número de esporozoítas fusiformes (esporogonia). Um estudo experimental recente demonstrou que os oocistos do *P. vivax* são capazes de produzir, em média, 3.688 esporozoítas por unidade, e os do *P. falciparum* produzem cada um, em média, 3.385 esporozoítas. Quando ocorre a ruptura dos oocistos, esses milhares de parasitas são liberados na cavidade celomática do inseto, migrando posteriormente para as glândulas salivares. A partir daí, as fêmeas se tornam infectantes. A duração dessa fase exógena do ciclo varia com as espécies de Plasmodium, com os vetores e com as condições de temperatura e umidade. Habitualmente, *P. vivax* e *P. falciparum* completam o seu desenvolvimento no vetor em 7 a 14 dias, e o *P. malariae*, em 21 ou mais. A longevidade do mosquito é um fator crítico na determinação da capacidade vetorial.

■ EPIDEMIOLOGIA

Segundo dados mais recentes da OMS, referentes a 2013, cerca de 3,4 bilhões de pessoas, equivalendo a 48% da população mundial, vivem em áreas de risco de transmissão da malária, abrangendo cerca de 100 países. Estima-se que anualmente ocorram 250 milhões de casos clínicos e pelo menos 700 mil óbitos em crianças menores de 5 anos, sendo que mais de 90% ocorrem na África tropical, região situada ao sul do deserto do Saara. A subnotificação de ocorrências é muito grande. A incidência da malária nos países tropicais da Ásia, América Latina e Caribe predomina em áreas de fronteira de desenvolvimento econômico, de conflito armado, de comércio ilegal de mercadorias e de movimentos migratórios de trabalhadores ou de refugiados. São áreas de população instável, sob condições precárias de habitação e de trabalho. Predomina, ainda, em países endêmicos que nunca chegaram a desenvolver programas nacionais de controle da doença, como é o caso da maioria dos países africanos situados ao sul do Saara. Os casos de malária grave estão associados à infecção pelo *P. falciparum*. Crianças menores de 5 anos, particularmente na África, gestantes, pessoas não imunes recém-chegadas a áreas endêmicas, como trabalhadores rurais, garimpeiros e colonizadores, compõem os grupos de maior risco de falecerem pela doença, principalmente em locais remotos onde o diagnóstico e o tratamento apropriados não estão suficientemente disponíveis.

> **ATENÇÃO!**
> Residentes de áreas não endêmicas, viajando para áreas endêmicas a trabalho ou por lazer, quando se infectam, correm o risco de adquirir formas graves de malária se o diagnóstico e o tratamento corretos não forem realizados precocemente, podendo, inclusive, vir a óbito.

A malária no Brasil incide fundamentalmente na região da bacia amazônica, incluindo os Estados do Acre, do Amazonas, de Roraima, do Amapá, de Rondônia, do Pará, do Mato Grosso, do Tocantins e do Maranhão. Neste último, a área endêmica compreende a sua região ocidental. Em 2012, segundo dados da Secretaria de Vigilância em Saúde, do MS, foram registrados 290 mil casos da doença, no país, sendo que 99,7% naquela região. Nela, a doença não está homogeneamente distribuída. Nos Estados amazônicos, alguns municípios concentram a grande maioria dos casos. Essa distribuição altera-se em função da mobilidade da população. Em geral, as áreas de maior transmissão são aquelas onde as pessoas são recém-chegadas, as habitações, as condições de trabalho são muito precárias e próximas à floresta e a coleções de água. Na região extra-amazônica, foram registrados 1.146 casos de malária, quase todos importados da região amazônica e apenas 193 foram autóctones (16,8%). A transmissão fora da Amazônia está praticamente interrompida, restringindo-se a alguns pequenos focos residuais e a focos novos de pequena magnitude resultantes da reintrodução da transmissão, por meio de portadores do parasito provenientes da região amazônica.

■ TRANSMISSÃO

A malária resulta da interação de fatores de natureza biológica, ambiental, socioeconômica e cultural. O parasito, o mosquito transmissor e o homem constituem-se nos elementos primários da transmissão. A transmissão natural da malária ocorre pelas picadas de mosquitos infectados; estes infectam-se quase sempre com pessoas doentes ou com portador dos parasitos.

A transmissão pode ser ainda acidental, como resultado de transfusão de sangue cujo doador esteja infectado ou de contatos involuntários com sangue contaminado. São conhecidos episódios de malária induzida, aquela transmitida entre dependentes de droga injetável, que partilham o uso de agulhas e seringas contaminadas. A transmissão congênita ou perinatal, apesar de pouco frequente, existe quando ocorre mistura do sangue materno com o fetal, ainda na fase intrauterina, por má implantação da placenta ou durante o trabalho de parto.

Os vetores da malária humana são insetos da ordem Diptera, da família Culicidae, do gênero Anopheles. Só as fêmeas são transmissoras naturais, pois só elas são hematófagas. Precisam de sangue para o amadurecimento dos ovos. Os machos alimentam-se de néctar e sucos vegetais. Existem numerosas espécies transmissoras. No Brasil, já foram encontradas treze espécies de anofelinos naturalmente infectados, porém apenas algumas estão relacionadas com a transmissão da doença. As principais espécies transmissoras pertencem a dois subgêneros: Nyssorhincus e Kerteszia. O A. (N.) darlingi Root, 1926, é a espécie de maior importância epidemiológica pela abundância, ampla distribuição no território nacional, atingindo todo o interior do país, pelo alto grau de antropofilia e endofagia e pela capacidade de transmitir diferentes espécies de Plasmodium. Tem como criadouros preferenciais coleções de água limpa, quente, sombreada e de baixo fluxo, situação muito frequente na Região Amazônica.

■ QUADRO CLÍNICO E DIAGNÓSTICO

LABORATORIAL

O quadro clínico da malária é variável de um indivíduo a outro, na dependência básica de dois fatores: a espécie do plasmódio e o grau de imunidade, natural ou adquirida do hospedeiro. Geralmente, as infecções causadas pelo *P. vivax*, *P. malariae* ou *P. ovale* são benignas e com mortalidade ausente. Entretanto, o mesmo não ocorre com as causadas pelo *P. falciparum*, que, como se verá, apresentam um quadro clínico por vezes grave, com inúmeras complicações e excessiva mortalidade, particularmente em hospedeiros não imunes.

A seguir, são descritas as características clinicolaboratoriais de cada espécie de plasmódio humano e, na sequência, discutidas determinadas condições associadas ou relacionadas à malária.

Infecções por *P. vivax* (febre terçã benigna)

O período de incubação da malária vivax varia de 12 a 16 dias e é doença benigna. Esse hematozoário ataca quase exclusivamente os reticulócitos e, ao que parece, não infecta hemácias amadurecidas, limitando, com isso, a magnitude da parasitemia. O grau desta, portanto, geralmente é baixo e varia de 10 mil a 20 mil parasitas por mm^3 de sangue, podendo, em raras ocasiões, exceder 50 mil/mm^3. Nos estágios iniciais, duas gerações de parasitas evoluem concomitantemente, amadurecendo em dias alternados e, portanto, provocando acessos febris todos os dias. Com o evoluir da infecção, uma das gerações do protozoário declina e a outra segue sua evolução normalmente, passando, portanto, os acessos febris a ocorrer a cada 48 horas, advindo daí a denominação terçã para esse tipo de malária. Entretanto, não havendo tratamento adequado ao paciente, essa geração que desapareceu pode, depois, reaparecer na circulação, e a febre volta a se tornar cotidiana. Logo, a curva febril na malária vivax consiste, em última instância, em uma série de períodos alternados de febre cotidiana e terçã.

Caracteristicamente, o acesso malárico inicia-se com calafrios violentos e de curta duração, e a febre, subsequentemente, eleva-se rapidamente e dura de 4 a 8 horas; o período posterior de sudorese prolonga-se por várias horas. Inúmeros outros sintomas, como cefaleia, náuseas, vômitos, mialgias e hipotensão, acompanham o quadro e, ao exame físico, observam-se palidez cutaneomucosa, icterícia discreta e hepatoesplenomegalia. Complicações durante a malária por *P. vivax* são raras, e apenas a ruptura esplênica tinha sido descrita às vezes; nos últimos anos, diversas publicações têm mostrado que as infecções por esse parasita podem ser graves em alguns pacientes, nos quais se tem observado a ocorrência de envolvimento cerebral (coma malárico), pulmonar (edema agudo de pulmão) e de trombocitopenia grave, cuja patogênese ainda é obscura. O hemograma, na malaria vivax, mostra, a par da trombocitopenia, anemia e leucopenia com monocitose.

A duração desse ataque primário sob tal forma de impaludismo é variável, mas pode prolongar-se por três meses, se a parasitemia não for erradicada por medicamentos antimaláricos. O desaparecimento dos parasitas assexuados por várias semanas, quer naturalmente ou pela terapêutica, marca o fim do ataque primário; mas, como já foi referido, nessa forma de malária, recidivas costumam ocorrer meses após a supressão parassitêmica inicial, e elas resultam da presença, no fígado, de hipnozoítas, que reativam e lançam merozoítas de novo na circulação. Estes, por sua vez, invadem as hemácias. Se o tratamento radical não foi instituído, novas recidivas ocorrerão periodicamente, durante um período máximo de quatro anos, quando, então, se extingue, de forma natural, a atividade do parasita. O quadro clínico dos pacientes nos períodos de recidiva é idêntico ao do ataque primário, mas a anemia e a esplenomegalia são mais acentuadas quanto mais tempo persistir a infecção ativa.

Infecções por *P. falciparum* (febre terçã maligna)

O período de incubação é de 8 a 12 dias. Ao contrário das infecções por *P. vivax*, as infecções por *P. falciparum* são graves e, geralmente, acompanhadas de elevada parasitemia. Trata-se de protozoário com capacidade de invadir qualquer hemácia, independente da idade, não havendo, portanto, nenhum fator limitante ao seu crescimento progressivo na circulação sanguínea. Níveis de parasitemia podem atingir até 1 milhão de parasitas por mm^3, e, como se sabe, *P. falciparum* induz a alterações físicas nas hemácias, favorecendo sua aglutinação nas paredes capilares, provocando trombose e isquemia tecidual. Em pacientes semi-imunes, ou seja, que já adquiriram outras infecções no passado, o quadro clínico é similar aos pacientes com malária por *P. vivax*, e, excepcionalmente, desenvolvem as complicações graves da infecção, sobretudo as relacionadas ao SNC.

Em geral, é aceito que a atividade deste parasita no hospedeiro humano não é maior do que 12 meses; entretanto, existem ocasionais relatos de períodos de latência maiores do que um ano, particularmente em indivíduos com doenças imunossupressoras ou que estavam recebendo quimioprofilaxia para malária ou, ainda, que tiveram prolongada exposição em áreas endêmicas, tornando-se semi-imunes à doença.

As formas, denominadas perniciosas, podem ser classificadas em oito modalidades, que adiante são descritas com detalhes.

Malária cerebral

O início pode ser gradual ou súbito, e a sintomatologia consiste em cefaleia, delírio, desorientação, manifestações psíquicas, convulsões e coma. Uma vez que esses sinais e sintomas não são específicos para malária, outras doenças, como meningites, encefalites a vírus e acidentes vasculares cerebrais (AVCs), devem ser excluídas mediante propedêutica adequada. O exame neurológico nesses pacientes revela hiper-reflexia e sinal de Babinsky bilateral. Sinais focais são raramente vistos. O líquido cerebrospinal (LCS) pode revelar níveis pressóricos elevados, hiperproteinorraquia e discreta pleocitose. A elevação da pressão intracraniana (PIC) é um achado comum, em particular em crianças que falecem com a doença, e provavelmente resulta da perfusão encefálica inadequada, em consequência das alterações, já referidas, na microcirculação do sistema nervoso central (SNC). Estudos utilizando tomografia computadorizada (TC) e ressonância magnética (RM) têm mostrado a ocorrência de apenas leve edema cerebral, decorrente do aumento intracerebral do volume sanguíneo, sem maiores alterações da permeabilidade da barreira sangue/cérebro.

Recentemente, demonstrou-se que os níveis de lactato no LCS de pacientes maláricos em coma eram elevados, e significativamente mais elevados nos pacientes que faleceram em decorrência dessa complicação. Além disso, verificou-se, em outro estudo realizado em crianças com malária cerebral, que os níveis de lactato sanguíneo também têm valor prognóstico, sendo sua concentração sérica duas vezes maior nos casos fatais do que nos sobreviventes, inclusive havendo correlação direta com os níveis de fator de necrose tumoral (TNF) e interleucina (IL-6 e 8), cujas altas concentrações sanguíneas observadas têm sido associadas sempre com evolução fatal em várias séries.

A mortalidade na malária cerebral ainda permanece elevada, podendo atingir de 20 a 50% dos casos; alguns fatores, tais como nível do coma, presença de rigidez de descerebração, hipoglicemia, elevados níveis de ureia, idade maior do que 2 anos e predominância de formas maduras do parasita (esquizontes e trofozoítos ameboides) no sangue periférico, são indicadores de mau prognóstico. Nos pacientes que sobrevivem a um episódio de malária cerebral, particularmente crianças, sequelas neurológicas podem ocorrer com uma frequência de 9 a 18%; as mais proeminentes são: déficits da fala; distúrbios de tono muscular; ataxia, mono ou hemiparesia; e perda visual. Pacientes com hipoglicemia persistente, convulsões graves e coma prolongado foram particularmente propensos a desenvolver déficits neurológicos.

Lesão renal aguda

A atuação de diversos fatores sobre o rim, como hipovolemia, vasoconstrição, hemoglobinúria, deposição de imunocomplexos em nível glomerular e coagulação intravascular intraparenquimatosa, resulta em insuficiência renal (IR) grave com oligúria progressiva (< 0,4 mL/kg/h de urina). Os níveis de ureia, creatinina e potássio elevam-se progressivamente, e os métodos dialíticos devem ser utilizados precocemente, por tempo indeterminado, até que haja recuperação da função renal. Leve proteinúria pode ser observada. Essa manifestação parece ser mais rara em crianças.

Muitos indivíduos apresentam volume urinário normal, apesar de os níveis bioquímicos de ureia e creatinina elevarem-se rapidamente. Histologicamente, os rins demonstram vacuolização focal nos túbulos proximais, necrose tubular aguda e cilindros de hemoglobina intratubulares. O prognóstico global e o índice de recuperação são melhores nos casos oligúricos do que nos anúricos.

Malária álgida

Acompanha-se, na maioria das vezes, de extenso comprometimento do trato gastrintestinal (TGI). Diarreia profusa, às vezes sanguinolenta, pode, com frequência, estar presente. O paciente, apresenta-se intensamente prostrado, e o colapso circulatório constitui o sinal mais característico desta forma de malária que costuma acompanhar-se de um curso clínico primário afebril. Icterícia e vários graus de anemia podem, concomitantemente, estar presentes. No momento atual, entretanto, a maioria dos estudiosos desta doença considera o choque da malária álgida um distúrbio hemodinâmico provavelmente resultante de septicemias por bacilos gram-negativos, que, com frequência, complicam a afecção. O choque, em geral, responde temporariamente à infusão de líquidos e ao uso de medicação vasoativa, mas o edema pulmonar agudo pode ser precipitado se a infusão de líquidos for vigorosa. A letalidade nessa forma clínica é bastante elevada.

Malária pulmonar

Em um pequeno número de pacientes com malária falciparum, pode surgir uma complicação extremamente grave: o edema pulmonar, cujo desenvolvimento está, em geral, associado à hiperparasitemia, à insuficiência renal, à gravidez e à reposição hídrica parenteral excessiva. Nos pacientes acometidos, as trocas gasosas apresentam um comprometimento importante, e a hipóxia e a cianose podem ser evidentes; essa complicação pode surgir em qualquer fase da infecção pelo *P. falciparum* e, raramente, na evolução da malária vivax.

Hiperpneia, dispneia, tosse seca e crepitações difusas à ausculta dos pulmões estão presentes com frequência. As radiografias torácicas geralmente demonstram infiltrados pulmonares difusos bilaterais, à semelhança do edema agudo pulmonar de origem cardiogênica.

A resposta terapêutica, como se verá, é pobre nesta condição, e a letalidade, por conseguinte, extremamente elevada (> 80%).

Forma biliosa remitente

A icterícia é sempre um sinal clínico proeminente de mau prognóstico nas formas graves de malária por *P. falciparum*. Nelas, o acometimento hepático é evidente, e uma verdadeira "hepatite malárica", com necrose centrolobular, pode ser evidenciada histologicamente, constituindo, por si só, a causa maior da icterícia.

Os níveis de bilirrubina podem demonstrar aumentos consideráveis (até maior do que 50 mg%), com predomínio absoluto da fração conjugada, contrastando com as aminotransferases, cujos valores excepcionalmente alcançam aqueles vistos nas hepatites virais agudas. Contudo, é importante salientar que, mesmo nos pacientes profundamente ictéricos, a insuficiência hepática não é relevante e só raramente é responsável pela morte do paciente. As aminotransferases encontram-se moderadamente aumentadas nos casos graves.

Outros sintomas, como náuseas, vômitos, diarreia e desconforto epigástrico, em geral acompanham o quadro ictérico.

Coagulação intravascular disseminada

A ativação da cascata do complemento na malária grave pode iniciar a coagulação intravascular disseminada (CIVD). A importância da complicação tem sido exagerada na literatura, e vários autores consideram que ela não representa um problema comum em áreas endêmicas, exceto como um evento terminal. Hemorragias em variados pontos do organismo podem também ser causadas pela redução de síntese dos fatores da coagulação pelo fígado, gravemente acometido pela anoxia.

Forma colérica

Vômitos persistentes, às vezes hemorrágicos, acompanhados de profusa diarreia ou disenteria e dor abdominal, podem, ocasionalmente, ser vistos nas formas perniciosas de malária. Extensa trombose nos capilares da mucosa, com hemorragia para o lúmen intestinal, pode ser evidenciada em necropsias desses pacientes. O sangue obtido das fezes frequentemente contém um número muito acentuado de parasitas.

À semelhança da cólera, choque circulatório e IR podem, às vezes, se desenvolver e conduzir o paciente rapidamente ao óbito.

Hiperpirexia

Elevadas temperaturas, com picos de 41 a 41,5°C, podem aparecer durante o curso de um acesso malárico aparentemente benigno. Nesses pacientes, a pele é quente e seca, e algum grau de cianose pode ser visto nas extremidades. Sintomas neurológicos, tais como desorientação, delírio e coma, podem ser proeminentes nos casos graves. O sangue periférico em geral demonstra elevada parasitemia e, além dos trofozoítas, inúmeros esquizontes podem ser visualizados facilmente no esfregaço sanguíneo. A hiperpirexia não é mais considerada um sinal de gravidade nessa infecção.

Outras complicações

Hipoglicemia na malária falciparum tem sido observada, principalmente em dois grupos de pacientes: nas mulheres grávidas e naqueles com doença grave. Esta hipoglicemia resulta, em geral, da hiperinsulinemia consequente da enorme quantidade de glicose necessária para o desenvolvimento dos plasmódios. Recentemente, demonstrou-se também que o quinino, administrado via endovenosa (EV) em pacientes com malária grave, pode estimular a secreção da insulina. Além disso, a aumentada demanda de glicose que ocorre nas doenças febris e uma falência na gliconeogênese hepática e na glicogenólise também contribuem para o surgimento dessa complicação.

Na maioria dos casos de malária falciparum grave, entretanto, a hipoglicemia já está presente antes do início do tratamento, e, como já referido, a disfunção no mecanismo da gliconeogênese hepática tem sido sugerida na sua patogênese. A hipoglicemia está, com frequência, associada com a malária cerebral e é comumente vista também em crianças com formas graves da moléstia. Há evidências de que o fator de necrose tumoral também seja um dos indutores de hipoglicemia.

Finalmente, em um paciente com malária cerebral, o desenvolvimento da hipoglicemia pode precipitar ou agravar o coma, e uma resposta terapêutica drástica pode ser obtida se infusões de glicose hipertônica forem administradas continuadamente.

Infecções bacterianas são bastante comuns na malária perniciosa. Septicemia por bactérias gram-negativas, provenientes dos pulmões ou do trato urinário, pode manifestar-se por febre alta, deterioração clínica ou hipotensão súbita, com cianose de extremidades e oligúria. Nas formas cerebrais, e particularmente durante os episódios convulsivos, os pacientes podem vomitar e, a seguir, pode haver aspiração com desenvolvimento posterior de pneumonia anaeróbia.

> **ATENÇÃO!**
>
> A letalidade na malária complicada por processos bacterianos pulmonares ou sistêmicos, a despeito de adequada antibioticoterapia, é extremamente elevada.

Malária por *P. malariae* (febre quartã)

No Brasil, as infecções causadas por este hematozoário são relativamente raras. Além da Amazônia, poucos outros focos endêmicos fora dessa região têm sido descritos. O período de incubação da malária por *P. malariae* é nitidamente superior ao das anteriores, variando de 30 a 40 dias, e o quadro clínico é superponível àquele encontrado nas infecções por *P. vivax*, exceto pela periodicidade dos acessos febris, que ocorrem na malária por *P. Malariae*, geralmente, a cada 72 horas. A esplenomegalia é muito frequente.

A parasitemia é moderada, acomete mais as hemácias maduras e, em geral, não ultrapassa 20 mil parasitas/mm^3. Após o ataque primário agudo, a infecção tende a tornar-se crônica, persistindo por anos em uma condição patente ou subpatente.

A complicação mais temível das infecções por *P. malariae* é a síndrome nefrótica, frequentemente observada em crianças entre 4 e 5 anos, que habitam áreas endêmicas na África e nas Guianas. Essa condição costuma cursar com proteinúria maciça (> 3 g/24 horas), hipoproteinemia severa e edema generalizado, ocorrendo em geral nas formas crônicas da doença. Ao contrário da síndrome nefrótica, dita "por lesões mínimas", que, com frequência, é observada na infância e se acompanha de um bom prognóstico, na malária quartã, a nefrose cursa geralmente com má evolução clínica e pouca resposta aos corticosteroides. Existem recidivas relatadas muitos anos após o ataque primário e, ao que parece, são consequentes a uma parasitemia baixa e persistente ao longo do tempo.

Infecções por *P. ovale*

Com distribuição geográfica muito restrita, quase exclusivamente limitada à África. Descreveram-se alguns casos nas Américas; trata-se, provavelmente, de falsos diagnósticos, devido a artifícios de preparação e coloração, pois os numerosos exames realizados por ocasião dos programas de erradicação não evidenciaram novos casos. Do ponto de vista clínico, são infecções muito benignas, com febre moderada, de forma terçã, com acessos que ocorrem na última parte da tarde e começo da noite. A cura espontânea é quase regra. Considera-se ser esta a espécie de parasita que produz a imunidade mais sólida e, provavelmente, a isto se deve a grande limitação em sua distribuição.

Malária por *P. knowlesi*

P. knowlesi foi reconhecido há pouco tempo como o 5º parasita da malária e parece ser uma causa importante de doença no sudeste asiático. Seu ciclo de vida nas hemácias é curto e dura apenas 24 horas. Os pacientes se apresentam clinicamente com uma doença febril aguda com calafrios, e todos eles são plaquetopênicos. A parasitemia média é baixa (média: 1.387 parasitas por μL), e a maioria tem um curso clínico benigno, não complicado, na evolução. Complicações podem ocorrer, em particular, edema pulmonar, que pode evoluir para a insuficiência respiratória. Elevação dos níveis de creatinina, bilirrubinas e amonotransferases ocorrem em casos graves. A letalidade é baixa (< 2% em uma série de 107 casos na Malásia) e a doença pode ser confundida com malária pelo *P. malariae*, pois ambos os parasitas se assemelham morfologicamente. A maioria dos casos responde bem ao tratamento com cloroquina e primaquina.

Malária na gravidez

Em áreas endêmicas, as gestantes são, com relativa frequência, acometidas pela malária, o que acarreta uma série de efeitos deletérios não só para a mãe, como também para o feto.

> **ATENÇÃO!**
>
> A malária é causa habitual de aborto, morte neonatal e parto prematuro, especialmente se a infecção ocorre nos últimos meses da gestação. Nas formas causadas pelo *P. falciparum*, não é incomum a evolução fatal, não apenas da mãe, mas também de seu concepto, ambos vítimas das complicações graves que ocorrem no decurso da parasitose (edema pulmonar, hipoglicemia, etc.).

Malária crônica

O termo tem sido aplicado a um grupo de sintomas e sinais físicos de natureza crônica que resultam de vários ataques anteriores a esta forma, geralmente tratados de maneira inadequada e, na maior parte das vezes, causados pelo *P. vivax* ou *P. malariae*. Esses sinais e sintomas consistem em fadiga, surtos intermitentes de febre, anemia intensa, leve icterícia e volumosa hepatoesplenomegalia. Como já referido, não há desenvolvimento de cirrose ou fibrose hepática apreciável, mesmo nas formas de longa evolução. Felizmente, o uso corrente dos antimaláricos sintéticos e a extensão dos programas de controle e erradicação tornaram cada vez mais raro o encontro de um quadro típico de malária crônica.

Infecções mistas

Infecções mistas com *P. vivax* e *P. falciparum* não são incomuns em áreas endêmicas, onde as duas espécies são prevalentes. Quando os dois parasitas estão presentes no sangue periférico, o *P. falciparum* predomina inicialmente e, depois, o *P. vivax* passa a prevalecer no curso da infecção. Quando *P. vivax* e o *P. malariae* estão juntos, o primeiro é sempre a espécie predominante e, algumas vezes, ocorre mesmo completa expulsão do P. malariae do sangue periférico.

Malária e Aids

Em algumas regiões do mundo, a malária e a infecção pelo HIV constituem os dois maiores problemas de saúde pública; isso é particularmente verdadeiro na África equatorial. Desde o surgimento da Aids, numerosos autores postularam uma possível interação da síndrome com a malária, uma vez que ambas produzem respostas imunocelulares semelhantes, inclusive com queda na relação de linfócitos CD4. Vários estudos, nos anos 1980, entretanto, realizados em crianças e adultos na África, infectados com o HIV, mostraram que nenhuma associação existe entre a malária e a retrovirose. Tanto a frequência de acometimento quanto o grau de parasitemia e o curso clínico da protozoose não mostravam alterações na vigência da imunossupressão induzida por esses retrovírus. Entretanto, trabalhos recentes na África contradizem essas afirmações; na epidemia de malária falciparum em Natal, África do Sul, adultos infectados pelo HIV foram internados em hospitais com malária, desenvolveram complicações graves da doença e tiveram maior letalidade. Portanto, a infecção pelo HIV tende a produzir doença mais grave, maior parasitemia, menor resposta terapêutica e maior mortalidade.

Síndrome da esplenomegalia tropical (síndrome da malária hiper-reativa)

Frequente em alguns países da África e da América, embora conhecida há bastante tempo, não se havia definido uma etiologia para tal patologia. Por um bom tempo, constituiu, portanto, em um diagnóstico de exclusão, desde que fossem afastadas todas as causas mais habituais de esplenomegalia nos trópicos (esquistossomose mansônica, calazar, linfoma, etc.).

Atualmente, após a síndrome da malária hiper-reativa (SMH) ter sido exaustivamente estudada, aceitam-se como parâmetros para o diagnóstico: esplenomegalia volumosa de evolução crônica; hipergamaglobulinemia acentuada (níveis de IgM elevados); altos títulos de anticorpos circulantes contra os plasmódios da malária; infiltração linfocitária sinusoidal hepática; hiperesplenismo acentuado; e regressão do quadro clinicolaboratorial após a terapêutica antimalárica prolongada.

Clinicamente, os indivíduos com SMH apresentam-se com volumosa hepatoesplenomegalia, mucosas hipocoradas e sintomas gerais. Alguns deles podem apresentar sinais de hemólise e, às vezes, síndrome nefrótica. Laboratorialmente, além do hiperesplenismo, evidente em alguns casos, com anemia, leucopenia e trombocitopenia, são marcantes a hipoalbuminemia e o aumento acentuado das gamaglobulinas à eletroforese proteica. Os estudos imunológicos realizados na doença vieram mostrar alterações importantes, tanto na imunidade humoral quanto na mediada por células. A análise das imunoglobulinas pela imunoeletroforese revela níveis séricos bastante aumentados da IgM. Os anticorpos específicos para a malária, como já se afirmou, estão bastante elevados, constituindo critério diagnóstico. Além disso, elevada positividade para o fator reumatoide, altos títulos de crioaglutininas anti-hemácias e a presença de outros anticorpos (anticoração, antitiroide e anticélulas parietais) vieram conferir à SMH as feições de uma doença com importante componente autoimune.

EXAMES ESPECÍFICOS

A confirmação etiológica da malária é realizada pelo encontro dos plasmódios no sangue periférico, seja em esfregaços comuns ou em gota espessa. Evidentemente, não cabe ao propósito deste capítulo descrever técnicas de coloração ou preparo de lâminas; apenas descreverá as principais características das três espécies de Plasmodium vistas em nosso meio.

Plasmodium falciparum

- Parasitemia elevada; 10% ou mais das hemácias encontram-se parasitadas.
- Infecção múltipla dos eritrócitos é comum.
- Na maior parte das vezes, apenas trofozoítos são vistos no sangue periférico.
- Granulações ditas de "Maurer" podem ser visualizadas no interior das hemácias com parasitas.
- O eritrócito parasitado não aumenta de volume.
- Gametócitos em crescente (meia-lua) podem ser vistos alguns dias após a infecção aguda ter sido iniciada (10 a 12 dias).

Plasmodium vivax

- Parasitemia moderada; 2% ou menos das hemácias estão parasitados.
- Todos os estágios (trofozoítos, esquizontes, merozoítos e gametócitos) são vistos no sangue periférico.
- Os eritrócitos parasitados são aumentados de tamanho e contêm, no seu interior, granulações de "Schuffner".
- Os trofozoítos são mais largos e maiores que os do *P. falciparum*.
- Os gametócitos aparecem precocemente e permanecem por curto período no sangue periférico.

Plasmodium malariae

- Parasitemia leve. Poucos parasitas no esfregaço sanguíneo.
- Todas as formas evolutivas são encontradas no sangue periférico.
- Os trofozoítos jovens e ameboides tendem a formar faixas largas atravessando a hemácia, sendo esta sua característica mais marcante.
- Gametócitos semelhantes aos do *P. vivax* e, em geral, pouco numerosos.

> **ATENÇÃO!**
>
> Para detecção dos parasitas da malária por um exame microcópio comum, um mínimo de 10 plasmódios por mm^3 de sangue é normalmente requerido.

Inúmeros testes sorológicos para detecção de anticorpos maláricos têm sido ensaiados nesta patologia, mas nenhum deles, até o momento, pôde substituir a demonstração dos parasitas no sangue, como método diagnóstico ideal nas formas agudas da doença. Imunofluorescência indireta, hemaglutinação, ensaio imunoenzimático (Elisa) e radioimunoensaio estão entre os mais usados rotineiramente, e tais métodos podem ser particularmente úteis em estudos soroepidemiológicos, como a determinação da endemicidade de uma área específica ou a identificação de um provável foco da doença. De todas as técnicas sorológicas mencionadas, a IFI parece ser a mais sensível, e, atualmente, tem sido a mais utilizada nos estudos de campo.

Testes Elisa, radioimunoensaio e *dot-blot* têm sido usados com sucesso para detectar antígenos parasitários em mosquitos, no sangue e na urina humanos. Sondas de DNA também têm sido introduzidas para detectar infecções pelo *P. vivax* e *P. falciparum* no sangue periférico e estão sendo usadas, atualmente, apenas em alguns projetos de pesquisa. Elas podem detectar até 10 picogramas de DNA de *P. falciparum* no sangue periférico, o que equivale a cerca de 100 parasitas. Quando usadas para hibridizar diretamente com amostras de sangue de pacientes com malária, a detecção torna-se mais sensível, alcançando 20 a 25 parasitas por microlitro de sangue. A sensibilidade aumentará mais ainda com a amplificação do DNA-alvo, usando-se o teste de reação em cadeia da polimerase (PCR), que pode detectar um único parasita em uma amostra de 20 mL de sangue. O teste é capaz também de diferenciar cepas dentro de cada espécie de Plasmodium e oferece a possibilidade de confirmar o desaparecimento dos parasitas do sangue após o tratamento específico. Um estudo recente, utilizando PCR para detectar plasmódios da malária (*P. vivax* e *P. falciparum*), em amostras de sangue de ameríndios da Amazônia venezuelana, demonstrou que esta reação apresenta boa sensibilidade (80%), excelente especificidade (97%) e elevado valor preditivo positivo (VPP) (88%).

> **ATENÇÃO!**
>
> Em futuro próximo, a técnica de PCR poderá ser adicionada à microscopia comum e será de grande valor nos casos em que o número de parasitas no sangue periférico estiver abaixo do mínimo requerido por mm^3 para sua detecção.

Um teste manual rápido para detectar infecções por *P. falciparum*, denominado Parasight-F, foi desenvolvido recentemente, constituindo-se em um teste de captura de antígeno que detecta a proteína rica em histidina tipo II, derivada do trofozoíto deste parasita, em um tempo não superior a 10 minutos. A técnica não exige equipamento especial, e sua sensibilidade e especificidade são próximas de 90%. Ela pode ser especialmente útil em confirmar a cura radical da parasitose após a quimioterapia específica.

Os parasitas da malária podem ser detectados no sangue periférico por um exame microscópico fluorescente em tubos capilares centrifugados contendo acridina orange e um anticoagulante, técnica denominada QBC, que oferece uma alternativa rápida e superior à microscopia convencional em lâminas coradas pelo Giemsa. A sensibilidade desse método gira em torno de 75 a 80%, e a especificidade, cerca de 95%. Entretanto, é importante ressaltar que é de difícil viabilização em lugares remotos, pois necessita de uma série de equipamentos essenciais ao seu funcionamento e manutenção (eletricidade, microscópio de fluorescência, centrífuga e ar-condicionado), o que a torna pouco prática e de elevado custo.

DIAGNÓSTICO DIFERENCIAL

A malária aguda pode simular várias doenças infecciosas e parasitárias que cursam com febre e esplenomegalia; os sintomas iniciais podem ser confundidos com a influenza ou outra virose autolimitada, bastante comuns em zonas endêmicas de malária. No período de estado, a malária deve ser diferenciada da leishmaniose visceral, da toxoplasmose aguda, da febre tifoide, da endocardite infecciosa, da doença de Chagas aguda, da tuberculose miliar, da brucelose e de várias arboviroses. Quando a icterícia está presente, principalmente nas formas complicadas do *P. falciparum*, o diagnóstico diferencial deve ser feito com as hepatites graves, com a leptospirose íctero-hemorrágica, com a febre amarela e com as septicemias e colangites.

Nas formas crônicas, nas quais predominam grandes esplenomegalias com pancitopenia periférica, várias patologias devem ser lembradas no diagnóstico clínico, tais como: hepatopatias crônicas virais (cirrose hepática pelos vírus B e C das hepatites), trombose da veia porta, hipertensão porta idiopática, calazar, doenças linfoproliferativas (linfomas) e anemias hemolíticas crônicas.

Em áreas endêmicas, o diagnóstico deve basear-se em dados de exames físico, laboratorial, sorológicos, radiológicos e histopatológicos.

> **ATENÇÃO!**
>
> A presença de poucos parasitas no sangue periférico não significa, necessariamente, que adoença atual do indivíduo seja malária, uma vez que esta poderá coexistir com várias outras patologias no decorrer da vida do indivíduo.

■ TRATAMENTO

O objetivo imediato do tratamento da malária é extinguir o ciclo de reprodução eritrocítica do parasita responsável pelas manifestações clínicas agudas da doença e pelas eventuais complicações. Além desse objetivo, o tratamento visa a impedir as recidivas da infecção e a eliminar os gametócitos, afetando, desse modo, a cadeia de transmissão da parasitose.

Idealmente, devem-se utilizar medicamentos que atuem nas diferentes fases do ciclo ou associações de medicamentos.

Entre os medicamentos com atuação na malária, estão disponíveis os esquizonticidas teciduais, que atuam na forma pré-eritrocítica (exoeritrocíticas) impedindo a invasão das hemácias, sendo fundamentais para a obtenção da cura radical. São empregados principalmente para infecções por *P. vivax* e *P. ovale*.

Os esquizonticidas sanguíneos agem nas formas eritrocíticas do parasita, objetivando a cura clínica.

Os gametocitocidas se propõem a eliminar os gametócitos, forma sexuada do parasita, com o objetivo de evitar a transmissão.

Os esporonticidas objetivam eliminar os esporozoítos, ou seja, evitar a infecção. Não há nenhum medicamento eficaz neste grupo.

Dito isso, será analisado, agora, o tratamento individualizado por tipo de infecção, intensidade de acometimento e situações especiais.

■ MALÁRIA POR *PLASMODIUM VIVAX* E *PLASMODIUM OVALE*

Requerem medicamentos que atuem tanto na fase eritrocítica como na pré-eritrocítica.

> **ATENÇÃO!**
>
> Recentemente têm sido mostradas diferentes "cepas" de *P. vivax*, levando ao denominado "complexo vivax", o que poderá justificar as respostas diferenciadas encontradas no tratamento.

Independente do exposto, as 4-aminoquinoleínas (cloroquina e amodiaquina) continuam sendo os medicamentos de escolha para tratar a fase eritrocítica do *P. vivax* e *P. ovale*, sendo que só recentemente se descreveram infecções pelo *P. vivax* que não foram curadas por elas. A cloroquina, quando usada VO, é de baixa toxicidade.

A dose de 4-aminoquinoleínicos empregada é de 25 mg/kg de peso dividida em quatro tomadas: 10 mg/kg, no início; 5 mg/kg, 6, 24 e 48 horas após. Operacionalmente, têm sido empregados 10 mg/kg de início e 7,5 mg/kg, 24 e 48 horas após, sem grande prejuízo. A drágea das apresentações comerciais de cloroquina ou amodiaquina contém 150 mg de substância-base. No adulto, utiliza-se um total de 10 comprimidos, sendo quatro no 1º dia e três nos 2º e 3º dias.

Os 4-aminoquinoleínicos também atuam nos gametócitos do *P. vivax*.

Em alguns lugares do mundo, entre os quais o Brasil, tem sido documentado o surgimento de pacientes com infecção pelo *P. vivax* que não são tratados pela cloroquina. Situações em que a OMS tem sugerido o emprego de medicamentos com atuação para a infecção pelo *P. falciparum*, como a mefloquina ou o cotrimoxazol.

Os medicamentos que atuam na fase exoeritrocítica pertencem ao grupo dos 8-aminoquinoleínicos, cujo representante único disponível é a primaquina, que, por ser tóxica para a medula óssea, não deve ser administrada em crianças pequenas (menores do que 6 meses) e gestantes.

A dose recomendada de primaquina é de 0,25 mg/kg/dia (15 mg/dia para adultos), durante 14 dias seguidos. É necessário destacar a possibilidade de falha terapêutica, a despeito do esquema completo de primaquina (8 a 24% em nosso meio), ocasionando recaídas.

Na Amazônia brasileira, tem-se preconizado o uso de primaquina na dose de 0,5 mg/kg/dia (30 mg/dia para adultos), durante sete dias seguidos. Tal conduta procura sanar uma das dificuldades do emprego prolongado da primaquina em pessoas assintomáticas, ocasionando seu frequente abandono. No caso do emprego deste último esquema, deve-se atentar para a maior possibilidade de toxicidade medular.

Se ocorrerem recaídas após o uso completo de primaquina e cloroquina para malária por *P. vivax*, repete-se o esquema, aumentando-se a dose de primaquina em 50%. Se ainda assim ocorrer nova recaída, aumenta-se a dose de primaquina para 0,5 mg/kg/dia durante os mesmos 14 dias.

No caso de malária por *P. vivax* induzida, não é necessário utilizar primaquina pela inexistência do ciclo exoeritrocítico.

> **ATENÇÃO!**
>
> O paciente que estiver recebendo doses maiores de primaquina deve ser lembrado da possibilidade de efeitos colaterais mais frequentes do que os dos esquemas anteriores.

MALÁRIA POR *PLASMODIUM FALCIPARUM*

Quando se constata um caso de malária por *P. falciparum*, deve-se atentar para a possibilidade maior de complicações, principalmente entre primoinfectados.

Pelo fato de o *P. falciparum* não apresentar ciclo exoeritrocítico secundário, torna-se desnecessário o emprego de medicamentos que atuem nessa fase.

Os 4-aminoquinoleínicos foram também empregados para tratar malária por *P. falciparum* com excelentes resultados até o início dos anos 1960, quando foram descritas cepas resistentes a esses medicamentos. A partir daí, utilizou-se a associação de sulfadoxina e pirimetamina, que rapidamente perdeu sua eficácia.

O quinino, o mais antigo fármaco antimalárico conhecido e que não mais foi utilizado após o advento da cloroquina, voltou, então, a ser empregado.

MALÁRIA NÃO GRAVE

Duas são as alternativas atualmente utilizadas no Brasil para tratar malária por *P. falciparum* ambulatorialmente: com sulfato de quinino ou mefloquina.

Sulfato de quinino

Na dose de 30 mg/kg/dia, em três tomadas diárias, durante três dias; e doxiciclina, na dose de 200 mg/dia, em duas tomadas diárias, durante sete dias. O esquema associa um esquizonticida sanguíneo rápido (quinino) com um lento (doxiciclina), o que permite usar menos quinino que o habitual, reduzindo os possíveis efeitos colaterais em razão da alta taxa de recrudescência observada quando o quinino é empregado isoladamente. Essa associação é bastante eficaz (mais de 90% de cura), porém tem como maior inconveniente a baixa operacionalidade (tratamento por uma semana), dificultando sua utilização, principalmente em regiões endêmicas. A tetraciclina e a clindamicina podem substituir a doxiciclina sem prejuízos. Recentemente, tem sido observada diminuição da eficácia de tal associação.

Mefloquina

Na dose de 15 a 20mg/kg, em uma ou duas tomadas, é, indiscutivelmente, o medicamento de melhor atuação, tanto pelo emprego em dose única como por eliminar de forma rápida a parasitemia assexuada. Um dos inconvenientes do emprego da mefloquina é o fato de ter vida média bastante prolongada (superior a 20 dias), dificultando seu emprego em região de transmissão pela possibilidade de induzir a resistência. Um efeito colateral por vezes limitante do emprego da mefloquina é a frequência com que provoca vômitos logo após sua ingestão, podendo ser necessário repetir o tratamento.

Em Consultoria Técnica do Grupo de Terapêutica da Malária da OMS, realizada em Genebra, Suíça, em 2004, algumas recomendações foram listadas para o tratamento de malária por *P. falciparum*:

1 | a necessidade de uso de terapêutica combinada;
2 | evitar o uso de monoterapia;
3 | preferencialmente, usar associação com derivados da artemisinina;
4 | a escolha do derivado da artemisinina a ser empregada deve ser individual na dependência do padrão de sensibilidade encontrado;
5 | novo medicamento deve ser introduzido quando a eficácia for superior a 95%. Quando menor do que 90%, pensar em abandonar ou trocar o esquema;
6 | em casos graves, usar derivado da artemisinina ou mesmo o quinino.

Os esquemas sugeridos nessa Consultoria Técnica a serem empregados na dependência do padrão de sensibilidade do *P. falciparum* no país foram:
- artemeter/lumefantrina;
- artesunato e amodiaquina;
- artesunato e sulfadoxina/pirimetamina;
- artesunato e mefloquina;
- amodiaquina e sulfadoxina/pirimetamina.

No caso do Brasil, onde a resistência a amodiaquina e sulfadoxina/pirimetamina já é conhecida, as possibilidades estão restritas aos 1º e 4º esquemas (artemeter/lumefantrina ou artesunato e mefloquina).

Recomenda-se, no país, a associação de artemeter/lumefantrina (Coartem®) como esquema de primeira escolha para tratamento do *P. falciparum* não complicada por ser altamente eficaz contra o parasito, com vantagens não só quanto à eficácia clínica, como também na redução da transmissão. Considerando que o artemeter apresenta ação rápida, estudos mostraram que a associação previne o desenvolvimento de gametócitos, reduzindo a transmissão na área endêmica.

A combinação fixa em comprimidos com artemeter (20 mg) e lumefantrina (120 mg) está disponível em quatro tipos de embalagem individuais de acordo com peso ou idade do paciente, administrados de 12 em 12 horas, durante três dias. A 2ª dose pode ser administrada em intervalo de 8 a 12 horas. Recomenda-se a ingestão com alimentos e há contraindicação em crianças menores de 6 meses de idade e gestantes durante o 1º trimestre de gravidez. Pode ser utilizada em gestantes nos 2º e 3º trimestres de gravidez. Em adultos (> 15 anos de idade), a cartela apresenta 24 comprimidos que devem ser administrados tomando-se quatro a cada 12 horas por três dias.

Habitualmente, esse esquema é bem tolerado, podendo ocasionar náusea, desconforto abdominal, cefaleia, tontura e, menos frequente, o prolongamento do intervalo QT no eletrocardiograma. É contraindicado em casos de hipersensibilidade ao medicamento, pacientes com arritmias cardíacas ou doença cardíaca grave, distúrbio hidreletrolítico/acidobásico e uso concomitante de medicamentos que aumentem o intervalo QT (p. ex: antimoniato de meglumina). Não deve ser indicado para tratamento da malária grave nem para pacientes com uso de mefloquina nos últimos sete dias. Sugere-se atenção aos pacientes com insuficiência renal (IR), insuficiência hepática (IH) ou inanição; entretanto, não é necessário ajuste de dose.

Pelo fato de o *P. falciparum* não apresentar formas latentes hepáticas, dispensa-se o emprego de medicamento esquizonticida tecidual.

O esquema de artesunato e mefloquina, também utilizado em vários países, é bastante eficaz, porém tem como inconveniente o emprego de dois medicamentos com meia-vida bastante distinta, ensejando resistência à mefloquina. Cada comprimido adulto tem 100 mg de artesunato e 200 mg de mefloquina, e a dose para adultos é de 1 comprimido a cada 12 horas, por 3 dias. Os comprimidos infantis apresentam-se com 25 mg de artesunato e 50 mg de mefloquina. As doses para crianças são calculadas segundo o peso e podem ser obtidas no site do MS, no manual para tratamento da malária.

Como já foi visto, é desnecessária a utilização de esquizonticida tecidual neste tipo de malária, porém a primaquina é empregada em dose única de 45 mg para adultos como gametocitocida.

MALÁRIA GRAVE

Ao lado da necessidade de rápida negativação da parasitemia, na malária por *P. falciparum*, é fundamental controlar as complicações, pois não raramente o paciente pode evoluir de modo desfavorável, independente da ausência de parasitas circulantes.

MALÁRIA POR *PLASMODIUM MALARIAE*

O tratamento da malária por *P. malariae*, a exemplo da malária por *P. falciparum*, reduz-se ao emprego de medicamentos que atuem nas formas eritrocíticas, já que não existe forma exoeritrocítica secundária na malária por esta espécie. O medicamento, por excelência, para tratar malária por *P. malariae* é a cloroquina, nas mesmas doses preconizadas para malária por *P. vivax*. Não há referência de resistência do *P. malariae* à cloroquina. Nas formas crônicas de malária por *P. malariae*, onde há predominância de processo autoimune, o tratamento é o mesmo que para outras doenças autoimunes, com emprego de imunossupressores.

TRATAMENTO ETIOLÓGICO

Os esquemas que produzem negativação mais rápida da parasitemia são aqueles com os derivados da artemisinina. O artesunato, via venosa, na dose de 1 mg/kg nos momentos 0, 4, 12 e 24 horas, ou o artemeter, via IM, na dose de 1,6 mg/kg a cada 12 horas no primeiro dia e a cada 24 horas, a partir daí até o 5º dia, podem levar à rápida diminuição da parasitemia. Um fato observado e que merece destaque é a alta taxa de recrudescência observada com os esquemas citados, sendo prática fazer tratamento sequencial com outro fármaco VO (p. ex.: mefloquina). Esquema alternativo, na indisponibilidade dos derivados da artemisinina, é a associação de cloridrato de quinino, via venosa, na dose de 30 mg/kg/dia, e clindamicina, via venosa, na dose de 20 mg/kg/dia, até o paciente poder receber medicamento VO. Quando estão disponíveis esquizonticidas sanguíneos rápidos, na ausência de bons medicamentos para tratar malária grave, pode-se utilizar, como método de exceção, a exsanguineotransfusão (hemoforese).

CONDUTA DE MANUTENÇÃO

Simultaneamente à condução do tratamento etiológico, é necessário monitorar e cuidar das complicações existentes, se possível, em unidade de terapia intensiva (UTI), até que se extinga o processo de hipercatabolismo da malária, com o paciente retornando a seu estado de normalidade.

Inicialmente, o paciente deve ser monitorado quanto a seu equilíbrio hidreletrolítico, se possível, por meio de cateteres centrais (Swan-Ganz ou pressão venosa central [PVC]), procurando-se evitar a sobrecarga hídrica, tão comum no paciente hemodinamicamente instável e, com frequência, responsável por evoluções desfavoráveis. É preciso atentar para não administrar excesso de líquido.

A abordagem para as mais correntes complicações é a seguinte:
- **Hipoglicemia:** sempre pensar em hipoglicemia quando o paciente apresentar alteração cerebral e coma, pela grande frequência de sua ocorrência; na presença de hipoglicemia detectável ou quando não for possível medir a glicemia, porém o paciente se encontra em coma, administra-se glicose a 50% em bólus, seguida de solução fisiológica (SF) a 5 ou 10% continuamente. A hipoglicemia é mais acentuada e grave em pacientes medicados com quinino e em gestantes.
- **Anemia grave:** lembrar que só se deve indicar sangue quando houver risco para a oxigenação cerebral, devido à possibilidade de haver aumento da parasitemia após a transfusão; indica-se concentrado de hemácias (CH) ou sangue quando o hematócrito (Ht) for menor do que 20% e/ou a hemoglobina (Hb) menor do que 5 g%.
- **IR:** o primeiro passo é determinar se a oligúria (anúria) resulta da desidratação (insuficiência pré-renal), cuja correção se faz apenas com hidratação, ou se da lesão renal; deve-se fazer rigoroso balanço hidreletrolítico e monitorar a ureia e a creatinina séricas (CrS). Quando o paciente está em fase de instalação da IR com diminuição progressiva da diurese, a despeito de estar convenientemente hidratado, administra-se furosemida, em quantidades crescentes de 40 a 200 mg a cada 30 minutos. Se não se instalar a diurese, deve-se pensar em diálise precoce que, além de objetivar a diminuição da uremia, pode evitar sobrecarga hídrica com consequente dano para o pulmão.
- **Insuficiência respiratória (edema agudo de pulmão):** esta é, sem dúvida, a complicação mais grave, pela rapidez de instalação e dificuldades de abordagem; nunca manter o paciente hiperidratado para evitar extravasamento de líquido para os alvéolos; na vigência de IR concomitante (observação comum), iniciar o procedimento dialítico precocemente; sem retardo, submeter o paciente à intubação orotraqueal (IOT) e, se necessário, à ventilação mecânica (VM), para melhor assistência ventilatória, quando a pressão parcial arterial de oxigênio (PaO_2) cair para 50 mmHg e/ou quando a frequência respiratória (FR) se elevar consideravelmente (35 a 40/minuto). Se houver edema agudo, manter o paciente em decúbito elevado, administrar furosemida e, se necessário, realizar "sangria".

DIAGNÓSTICO E TRATAMENTO 1275

- **Malária cerebral:** o tratamento do coma malárico é semelhante ao de outras etiologias, ou seja, o paciente deve ser mantido em decúbito lateral, para evitar a aspiração de vômitos, sua posição deve ser mudada periodicamente para evitar escaras, o nível de consciência deve ser avaliado com frequência; quando houver convulsões, administra-se fenobarbital ou benzodiazepínicos; não se devem administrar corticosteroides no coma palúdico.
- **Choque:** pode decorrer de hipovolemia, edema pulmonar ou septicemia; a hipovolemia deve ser corrigida com expansor plasmático (hemacel, plasma etc.), com atenção para evitar a hiperidratação; se houver suspeita de septicemia, investigar e iniciar a terapêutica com amplo esquema de antimicrobianos (uma boa associação é betalactâmicos e aminoglicosídeos). No caso de não haver reversão do choque com expansores de volume, empregar medicamentos vasoativos.

■ PROFILAXIA E CONTROLE DA MALÁRIA

A implementação de medidas de controle e prevenção da malária está na dependência direta da epidemiologia da doença em cada lugar. A prevenção em residentes em áreas endêmicas compreende o controle vetorial por meio da redução do número de mosquitos, seja pela eliminação ou diminuição dos criadouros ou pela redução do contato do homem com o vetor. O uso de inseticidas de ação residual borrifados no intradomicílio e a termonebulização, na qual uma quantidade de inseticida é nebulizada no peridomicílio, têm sido armas importantes no combate à malária no Brasil e no mundo. A utilização de mosquiteiros impregnados com inseticida passou também a ser uma ferramenta poderosa no combate à doença, especialmente em áreas em que as habitações não oferecem superfícies favoráveis à borrifação intradomiciliar.

Para a prevenção em viajantes a áreas endêmicas, utiliza-se a quimioprofilaxia e, hoje, existem os seguintes fármacos recomendados: a doxiciclina, amefloquina, a combinação afovaquona/moguanil e a cloroquina. A profilaxia deve iniciar-se uma semana antes da viagem à zona endêmica, manter-se durante todo o período da viagem e estender-se por quatro semanas após o retorno do viajante à localidade de onde partira. Nenhuma profilaxia garante 100% de proteção ao viajante.

REVISÃO

- A malária no Brasil incide fundamentalmente na região da bacia amazônica, incluindo os Estados do Acre, do Amazonas, de Roraima, do Amapá, de Rondônia, do Pará, do Mato Grosso, de Tocantins e do Maranhão.
- A transmissão se dá de forma natural do mosquito Anoplehes infectado para o homem; acidental, por meio de transfusão sanguínea de doador contaminado e pelo uso compartilhado de seringas entre usuários de drogas; e congênita ou perinatal.
- A espécie do plasmódio e o grau de imunidade do hospedeiro motivam a variedade do quadro clínico. Nas infecções causadas pelo *P. vivax*, *P. malariae* ou *P. ovale*, o exame físico revela palidez, icterícia e hepatoesplenomegalia. Testes laboratoriais apoiam o diagnóstico. O tratamento medicamentoso extingue o ciclo de reprodução do parasita, impedindo recidivas, e previne complicações.
- No caso do *P. falciparum*, que provoca manifestações graves, o quadro clínico depende da forma em curso e contempla cefaleia, desorientação, convulsões, coma, febre, choque, vômitos hemorrágicos, dor abdominal, entre outros. O diagnóstico se vale de achados laboratoriais e exames de imagem. O tratamento requer hospitalização.

- Algumas situações especiais são: malária na gravidez (quase sempre letal para a mãe e o feto); malária crônica (geralmente resultante de tratamento inadequado de formas *P. vivax* ou *P. malariae*); infecções mistas; concomitante à Aids; e SMH.
- Diagnósticos diferenciais se fazem com algumas viroses automilitadas, leishmaniose visceral, toxoplasmose aguda, febre tifoide, endocardite infecciosa, doença de Chagas aguda, tuberculose miliar, brucelose, hepatites graves, leptospirose íctero-hemorrágica, febre amarela, septicemias, colangites, hepatopatias crônicas, trombose de veia porta, hipertensão idiopática, calazar, doenças linfoproliferativas, anemias hemolíticas crônicas, entre outras.

■ LEITURAS SUGERIDAS

Beg MA, Khan R, Baig SM, Gulzar Z, Hussain R, Smego RA Jr. Cerebral involvement in benign tertian malaria. Am J Trop Med Hyg. 2002;67(3):230-2.

Bruneel F, Hocqueloux L, Alberti C, Wolff M, Chevret S, Bédos JP, et al. The clinical spectrum of severe imported falciparum malaria in the intensive care unit: report of 188 cases in adults. Am J Respir Crit Care Med. 2003;167(5):684-9.

Dondorp A, Nosten F, Stepniewska K, Day N, White N. Artesunate versus quinine for treatment of severe falciparum malaria: a randomized trial. Lancet. 2005;366(9487):717-25.

Daneshvar C, Davis TM, Cox-Singh J, Rafa'ee MZ, Zakaria SK, Divis PC, et al. Clinical and laboratory features of human Plasmodium knowlesi infection. Clin Infect Dis. 2009;49(6):852-60.

Miller LH, Baruch DI, Marsh K, Doumbo OK. The pathogenic basis of malaria. Nature. 2002;415(6872):673-9.

234
INFECÇÕES POR HIV E SUAS COMPLICAÇÕES

234.1 ABORDAGEM INICIAL DO PACIENTE

■ DAVID SALOMÃO LEWI

A OMS, após mais de 30 anos das descrições dos primeiros casos, calcula que seja acima de 34 milhões o número de pessoas vivendo com a infecção pelo HIV. Cerca de 30 milhões de pacientes faleceram de Aids e por causas relacionadas à infecção pelo HIV e, ainda hoje, anualmente 1,7 milhão de pessoas falece da infecção, segundo dados da OMS. Estima-se em 2,5 milhões o número de novos casos a cada ano.

Todos os avanços científicos quanto aos mecanismos fisiopatogênicos, o amplo desenvolvimento e a disponibilização de medicamentos antirretrovirais e uma fantástica melhora da sobrevida de pacientes com Aids, que nos primórdios da epidemia era estimada em meses, levaram à discussão atual sobre aspectos do envelhecimento de pacientes com Aids. Entretanto, ainda são impactantes e dramáticos os primeiros encontros e a abordagem inicial de um paciente com diagnóstico confirmado de infecção HIV.

Neste capítulo, abordaremos a atenção inicial e especial ao portador de HIV, enfatizando os aspectos clínicos e epidemiológicos, a orientação quanto a imunizações e reprodução, além do seguimento clínico e laboratorial.

ATENÇÃO!

É necessário lembrar que a consulta inicial é complexa e prolongada, e não se deve esperar que todos os aspectos sejam abordados e esgotados em uma primeira conversa, devendo tal objetivo ser cumprido em atendimentos subsequentes ao longo dos meses.

■ ANAMNESE INICIAL

Inclui-se aqui a confirmação do resultado positivo para o HIV, que geralmente é dado por, pelo menos, dois testes Elisa distintos e/ou teste de *western blot*; ainda, em alguns casos, com a possível disponibilidade de carga viral por PCR.

Valorizam-se ainda na história a forma e o tempo de contágio, muitas vezes relacionando-se com possíveis histórias de infecção aguda que possam ter ocorrido no espaço de meses ou anos antes do diagnóstico de HIV. Pesquisam-se, nesse momento, possíveis situações de febre de origem indeterminada, odinofagia e exantema; quadros estes, na maior parte das vezes, de resolução espontânea ao longo de algumas semanas. Deve-se sempre abordar antecedentes sexuais do paciente envolvendo as respectivas práticas e aspectos de sexo seguro, além do uso de drogas injetáveis. Infecções prévias de natureza sexual, candidíase vaginal e/ou oral, herpes-zóster, tuberculose, sífilis e hepatites B e C constituem-se importantes marcadores relacionados ao HIV.

Antecedentes familiares, como coronariopatias, hipertensão, diabetes, neoplasias (mama, colo, próstata, tiroide), são eventos importantes a serem destacados nessa avaliação, pois contribuem para o futuro seguimento do paciente em questão. Ele terá seguimento contínuo e longo e esses antecedentes contribuirão para uma melhor prevenção, visto o desencadeamento de alguns desses eventos em decorrência da própria viremia do HIV ou ainda pelo uso das medicações antirretrovirais. Nos Quadros 234.1 e 234.2 (modificados do manual do Ministério da Saúde),[1] encontram-se os dados que devem ser abordados nesse primeiro encontro.

■ AVALIAÇÃO LABORATORIAL INICIAL

Após abordagem clínica inicial, é fundamental que se solicite uma ampla abordagem laboratorial que confirme informações obtidas na consulta, complemente dados sobre o paciente e possibilite orientações quanto à prevenção de doenças, sejam elas infecciosas ou metabólicas, e permita abordagens terapêuticas. A repetição dos exames dependerá dos resultados iniciais e, eventualmente, das condutas adotadas quanto à prevenção de infecções ou profilaxias que possam ser adotadas.

No Quadro 234.3, encontra-se um roteiro dos principais exames solicitados nessa avaliação.

■ AVALIAÇÃO ESPECÍFICA PARA A INFECÇÃO PELO HIV

Com a mudança e a cada vez mais precoce instituição da terapia antirretroviral, independentemente do grau de comprometimento imunológico do paciente infectado pelo HIV, impõem-se, já na orientação inicial, a quantificação da carga viral e a dosagem de linfócitos auxiliadores (CD4) e supressores (CD8). Paralelamente e se considerando possível transmissão da infecção por vírus já com perfil de resistência, que em algumas regiões do país pode chegar a 20%, deve sempre ser considerada a avaliação de resistência genotípica do HIV aos antirretrovirais (resistência genotípica antirretroviral) (Quadro 234.4). Embora não disponíveis na rede pública no Brasil, devem ser ainda lembrados a realização de teste para antígeno B*5701 previamente à prescrição de abacavir (pessoas com esse perfil

QUADRO 234.1 ■ Aspectos a serem abordados nos atendimentos iniciais	
Reação emocional ao diagnóstico	• Avaliação do apoio familiar e social
Informações específicas sobre a infecção pelo HIV	• Revisão da data do 1º exame anti-HIV • Tempo provável de soropositividade • Situações de risco para infecção • Presença ou história de infecções oportunistas • Compreensão sobre a doença: formas de transmissão, história natural, significado de contagem de CD4, carga viral e terapia antirretroviral
História médica atual e passada	• Antecedentes psicológicos e emocionais (depressão), tuberculose, sífilis, hepatites B e C, doenças sexuais • Uso de drogas psicoativas: álcool, fumo, maconha, cocaína
História reprodutiva	• Desejo de paternidade, métodos contraceptivos
História social	• Profissão, emprego, aspectos legais
História familiar	• Doenças cardiovasculares, diabetes, neoplasias: linfomas, próstata, mama, colo

Fonte: Modificado de Brasil.[1]

QUADRO 234.2 ■ Sistemas comumente associados a manifestações da infecção pelo HIV no exame inicial, em pacientes assintomáticos	
ÓRGÃOS E SISTEMAS	**ORIENTAÇÕES E MANIFESTAÇÕES ASSOCIADAS**
Pele	• Dermatite seborreica, foliculite, micose cutânea, molusco contagioso, sarcoma de Kaposi
Cabeça e pescoço	• Candidíase oral, leucoplasia pilosa, linoadenomegalia cervical • Fundo de olho, se CD4 menor do que 200 células/mm³
Abdome	• Hepatomegalia, esplenomegalia
Neurológico	• Cognição e sinais focais
Genital, anal e perianal	• Úlceras, verrugas

Fonte: Modificado de Brasil.[1]

genotípico apresentam grave reação alérgica ao antirretroviral) e o ensaio para tropismo do correceptor CCR5/CCR4, em caso de uso de Maraviroc antirretroviral, antagonista do correceptor CCR5 (Quadro 234.4).

IMUNIZAÇÕES

Sempre que possível, deve-se adiar a administração de vacinas (Quadro 234.5) em pacientes sintomáticos ou com grave imunodeficiência (CD4 menor do que 200 células/mm³). Após instituição de terapia antirretroviral, aqueles com CD4 maior do que 350 células apresentam melhor resposta vacinal e menor número de complicações decorrentes destas.

QUADRO 234.3 ■ Avaliação laboratorial inicial de paciente HIV
• Hemograma completo • Colesterol e triglicérides • Bioquímica: glicemia, ureia, creatinina, sódio, potássio • Função hepática: transaminases, bilirrubinas, fosfatase alcalina e GGT • Exame de urina • Protoparasitológico • Citopatológico de colo uterino • Citopatológico anal • PPD ou imunoensaio de liberação de interferon-γ • Reação sorológica para anticorpos frente à hepatite A: IgG e IgM • Reação sorológica para hepatite B: HbsAg, anti-Hbs, anti-Hbc • Reação sorológica para hepatite C • Reações sorológicas para: toxoplasmose, CMV, mononucleose, sífilis • Sorologia para: HTLV I/II, Chagas

PPD: derivado de proteína purificada; Ig: imunoglobulina; HbsAg: antígeno de superfície para hepatite B; CMV: citomelagovírus; HTLV: vírus da leucemia de células T humanas.

QUADRO 234.4 ■ Avaliação e seguimento específico para o paciente HIV	
EXAME	**SEGUIMENTO**
Dosagem CD4 – CD8	Inicial, e a cada 3 meses (solicitar complementarmente 1 mês após início da terapia antirretroviral)
Carga viral	Inicial, e a cada 3 meses (solicitar complementarmente 1 mês após início da terapia antirretroviral)
Genotipagem a antirretrovirais	Previamente ao início da terapia antirretroviral

ORIENTAÇÃO PSICOLÓGICA E SEXUAL

É importante sempre enfatizar a boa relação entre o médico e o paciente, considerando que este demandará contato duradouro na solicitação de apoio não apenas terapêutico, mas também emocional e, muitas vezes, pedirá orientações ocupacionais e sobre condutas sociais. O médico

QUADRO 234.5 ■ Esquema vacinal para adultos HIV-positivos	
VACINA	**COMENTÁRIO**
Hepatite A e B	Para pacientes suscetíveis
Influenza	Anualmente
Difteria tétano	Esquema habitual (0, 2, 4 meses) para não vacinados e reforço a cada 10 anos
Pneumococo	Reforço a cada 5 anos
Febre amarela	Intervalo de 10 anos para pacientes em áreas endêmicas ou em viagem a essas regiões, considerando sempre CD4 menor do que 350 células/mm³

deve ficar atento quanto à avaliação de depressão no paciente, fator de grande impacto na aderência ao tratamento.

> **ATENÇÃO!**
>
> É papel fundamental do médico sempre ressaltar a prática de sexo seguro, alertando quanto à possível transmissão e à proteção do paciente contra outras doenças sexualmente transmissíveis (DSTs).

HIV E REPRODUÇÃO

Estima-se que entre parceiros heterossexuais discordantes (um soropositivo e outro não infectado pelo HIV), mais de 50% teriam desejo de concepção de um ou mais filhos. Classicamente, após a introdução de terapia antirretroviral altamente potente, levando à supressão da carga viral do soropositivo a valores indetectáveis, a transmissão para o concepto de gestante soropositiva reduziu-se a menos de 1%.

Para não infectar o parceiro soronegativo, utilizam-se técnicas de reprodução assistida (TRA) com esses casais.

As TRA mais utilizadas são inseminação intrauterina (IU), fertilização *in vitro* clássica (FIV) e injeção intracitoplasmática de espermatozoide (ICSI) com ou sem lavado de esperma. Com essas técnicas, o risco de transmissão para o parceiro soronegativo é nulo. Infelizmente, são onerosas e estão disponíveis em poucos serviços públicos, e mesmo privados. Dadas essas considerações, a Divisão de Aids e Hepatites do Ministério da Saúde aventou a possibilidade de relação sexual sem preservativo entre parceiros discordantes, para fins de reprodução e em período fértil da mulher, desde que o parceiro soropositivo estivesse em uso de antirretroviral (TAR) e com carga viral indetectável.

Recentemente, vários estudos têm sugerido a segurança da profilaxia pré-exposição, durante intercurso sexual com objetivo de concepção, para o parceiro soronegativo. Com o uso do antirretroviral, habitualmente tenofovir associado ou não à emtricitabina ou lamivudina, os estudos apontam para o sucesso na concepção por via natural, bem como na segurança do parceiro não infectado.

> **REVISÃO**
>
> - Em razão dos avanços científicos e da consequente sobrevida de pacientes com Aids, a discussão sobre os aspectos do envelhecimento desses pacientes tornou-se necessária.
> - No atendimento inicial dos pacientes com Aids, deve-se considerar: reação emocional ao diagnóstico, informações específicas sobre a infecção pelo HIV, história reprodutiva, história social e história familiar.
> - A avaliação laboratorial é sempre fundamental logo após a abordagem inicial, bem como avaliações específicas e periódicas devido à frequente atualização da terapia antirretroviral.

■ REFERÊNCIA

1. Brasil. Ministério da Saúde. Secretaria de Vigilância em Saúde. Recomendações para terapia anti-retroviral em adultos infectados pelo HIV: manual de bolso [Internet]. Brasília: MS; 2008 [capturado em 21 mar. 2017]. Disponível em: http://www.aids.gov.br/sites/default/files/consenso007b_2008montado.pdf.

■ LEITURAS SUGERIDAS

Aberg JA, Kaplan JE, Libman H, Emmanuel P, Anderson JR, Stone VE, et al. Primary care guidelines for the management of persons infected with human immunodeficiency virus: 2009 uptade by the HIV medicine association of the infectious diseases society of America. Clin Infect Dis. 2009;49(5):651-81.

Lampe M, Smith DK, Anderson GJE, Edwards AE, Nesheim SR. Achieving safe conception in HIV-discordant couples: the potential role of oral preexposure prophylaxis (PrEP) in the United States. Am J Obstet Gynecol. 2011;204(6):488.e1-8.

Vernazza PL, Graf I, Sonnenberg-Schwan U, Geit M, Meurer A. Preexposure prophylaxis and timed intercourse for HIV-discordant couples willing to conceive a child. AIDS. 2011;25(16):2005-8.

234.2 ESCOLHA DA TERAPIA ANTIRRETROVIRAL INICIAL

■ ADAUTO CASTELO FILHO

■ HENRIQUE POTT JUNIOR

■ GUILHERME BRICKS

■ JORGE SENISE

■ QUANDO INICIAR

A partir de 1996, com a introdução dos inibidores da protease (IP), os objetivos da terapia antirretroviral (TARV) passaram a ser a supressão da carga viral do HIV e a recuperação do sistema imune, traduzida pelo número de linfócitos TCD4$^+$. A preocupação naquele momento era a redução das infecções oportunistas, responsáveis pela grande maioria das mortes. Hoje, com esquemas terapêuticos altamente eficazes com menos eventos adversos e mais toleráveis, essas etapas estão vencidas, mas os pacientes infectados pelo HIV se deparam com uma nova gama de problemas. Estudos demonstraram o papel do HIV na ativação celular e na manutenção de processos inflamatórios sistêmicos, que aumentam o risco de doenças cardiovasculares, de neoplasias não relacionadas à Aids, de envelhecimento precoce e de senescência imune. Esses achados sugerem que inibir precocemente a replicação viral com TARV pode reduzir o processo inflamatório associado com a presença de HIV e suas complicações.

Outro fator que pesa a favor do início precoce de TARV é o conhecimento de que indivíduos infectados pelo HIV com carga viral abaixo de 50 cópias/mL, há mais de seis meses, apresentam significativa redução do risco de transmissão da infecção mediante relação sexual. Na realidade, não há relato de nenhuma transmissão sexual de HIV entre casais sorodiscordantes em que o parceiro infectado tinha carga viral indetectável há mais de seis meses. O impacto dessa estratégia na redução do número de novos casos tem sido seguidamente demonstrado.

Com base no exposto, parece óbvio que a TARV deva ser iniciada tão logo seja feito o diagnóstico da infecção pelo HIV. Resultados de estudos randomizados respaldam o benefício do tratamento precoce em pacientes assintomáticos com mais de 500 células TCD4$^+$. A decisão de tratar todos os pacientes diagnosticados com a infecção pelo HIV, independentemente do nível de TCD4+, é a recomendação para todos os países que podem arcar com os custos dessa decisão. Portanto, a discussão sobre o momento de iniciar a TARV não tem mais procedência, dado que há consenso. Entretanto, não parece recomendável iniciar tratamento em pacientes com dificuldade momentânea de adesão.

Na tentativa de propor políticas de dispensação de TARV, sociedades médicas e órgãos governamentais lançam mão de grupos de *experts* para elaboração de recomendações de quando e com o que iniciar TARV. As recomendações que mais influenciam a prática clínica (International Aids Society-USA, do Department of Health and Human Services – DHHS, European Aids Clinical Society – EACS)[1,2] serão aqui consideradas com o protocolo de tratamento do Ministério da Saúde (MS) brasileiro, recentemente proposto para consulta pública.

Todas as recomendações indicam tratamento independentemente do nível de TCD4+. O início de TARV com TCD4$^+$ acima de 500/mm^3 é recomendado tanto para reduzir o risco de progressão da doença no indivíduo infectado quanto para prevenir a transmissão perinatal e sexual de HIV. Adicionalmente, a TARV supressiva tem forte impacto no número de novos casos de infecção pelo HIV.

Os efeitos deletérios da replicação viral afetam tanto pacientes não tratados quanto aqueles que, apesar da TARV, continuam virêmicos. Infecção precoce não tratada se associa com inflamação e ativação imune persistente e elevada. De forma isolada, o grau de ativação celular se associa com progressão da doença, independentemente de outros fatores, como carga viral plasmática e número de células TCD4$^+$. Replicação persistente de HIV tem efeito deletério em todos os estágios da infecção. O início precoce de TARV acarreta rápida redução dos marcadores de ativação imune, e TARV iniciado após queda do número de células TCD4$^+$ para menos de 350/mm^3 se associa com ativação imune persistente e disfunção de células T.

ATENÇÃO!

É necessário enfatizar que a TARV deve ser iniciada o mais precocemente possível após o diagnóstico da infecção pelo HIV, em pacientes que, tendo compreendido as vantagens de iniciar tratamento, se comprometam e tenham condições de segui-lo com a devida regularidade.

Em 1º de dezembro de 2013, o MS do Brasil anunciou que a TARV estaria disponível, a partir de então, para todos os pacientes infectados, independentemente do número de células TCD4$^+$.

■ ESCOLHENDO O ESQUEMA ANTIRRETROVIRAL INICIAL

A escolha do esquema antirretroviral deve ser individualizada com base em eficácia virológica, toxicidade, conveniência posológica, potencial interação de fármacos, resultados de testes de resistência prévios e comorbidades dos pacientes.

A TARV atual se baseia em esquemas altamente efetivos, em geral com três medicamentos associados, combinando dois inibidores da transcriptase reversa nucleosídeos/nucleotídeos (ITRN) com medicamento de uma das seguintes classes: inibidor da transcriptase reversa não nucleosídeo (ITRNN); inibidor da protease (IP); inibidores da integrase ou um antagonista do CCR5. Os IPs devem sempre ser prescritos em associação com ritonavir, que inibe algumas enzimas do citocromo P-450, responsáveis pelo metabolismo dos IPs. Por isso, o uso concomitante do ritonavir, em doses baixas, acarreta aumento considerável da concentração dos IPs, sem exercer ação antirretroviral.

O Quadro 234.6 traz os medicamentos antirretrovirais atualmente disponíveis.

Medicamentos como estavudina, indinavir, saquinavir e nelfinavir não são mais utilizados em razão de toxicidade, falta de potência, inconveniência posológica ou todas essas deficiências. De modo análogo, a zidovudina é raramente utilizada hoje.

O Protocolo Clínico e Diretrizes Terapêuticas para manejo da infecção pelo HIV em adultos do Ministério da Saúde do Brasil encontra-se até o momento em revisão. Contudo, em fevereiro de 2017, o Departamento de

QUADRO 234.6 ■ Medicamentos antirretrovirais atualmente disponíveis

ITRN	Tenofovir/lamivudina/abacavir/didanosina zidovudina/zidovudina+ lamivudina
ITRNN	Efavirenz/nevirapina/etravirina/rilpivirina*
IP	Lopinavir/atazanavir/fosamprenavir/darunavir/tipranavir/ritonavir*
Inibidor de integrase	Raltegravir/dolutegravir
Inibidor de fusão	Enfuvirtide
Antagonista de CCR5	Maraviroc

*Ritonavir é utilizado somente como inibidor de P-450.

infecções sexualmente transmissíveis (ISTs), Aids e Hepatites virais do MS publicou a Norma Informativa nº 007/2017,[3] que atualizou as indicações de TARV em adultos a partir de 2017.

O esquema composto pelo inibidor de integrase dolutegravir (DTG) 50 mg associado à combinação e dose fixa de tenofovir disoproxil (TDF)/lamivudina (LVD), ambos na posologia de uma vez ao dia, passou a ser o tratamento inicial preferencial no Brasil. O DTG tem alta potência, barreira genética elevada, administração em dose única diária e baixa toxicidade. Esse esquema não deve ser usado durante a gravidez ou na coinfecção tuberculose-HIV.

Raltegravir (RAL) 400 mg, duas vezes ao dia, também em associação com TDF/LVD, é o esquema preferencial na coinfecção tuberculose-HIV, em pacientes com um ou mais dos critérios de gravidade: TCD4$^+$ < 100 céls/mm^3, presença de outra infecção oportunista, necessidade de internação hospitalar ou tuberculose disseminada.

Efavirenz (EFZ) 600 mg, uma vez ao dia, coformulado com TDF/LVD é o esquema recomendado para início de tratamento em gestantes e na coinfecção tuberculose/HIV em pacientes sem os critérios de gravidade supracitados.

Adicionalmente, a nota informativa indica que, a partir de abril/2017, o uso de darunavir/ritonavir (DRV/r) 600/100 mg duas vezes ao dia poderá substituir atazanavir/ritonavir (ATV/r) nos casos de intolerância ou toxicidade.

Alternativamente, o protocolo do MS indica em caso de intolerância ou contraindicação ao DTG sua substituição por EFZ, coformulado com TDF/LVD. Similarmente, em caso de intolerância ao EFZ em gestantes ou coinfecção tuberculose/HIV, indica-se sua substituição por RAL. Nos pacientes com contraindicação ao TDF e com teste negativo para antígeno leucocitário humano (HLA)-B5701, é indicada sua substituição por abacavir. A Recomendação Europeia (EACS), atualizada em outubro de 2016,[1] preconiza três possibilidades de esquemas igualmente preferenciais, sempre associados com tenofovir alafenamide (TAF)/emtricitabina (FTC), TDF/FTC ou abacavir/LVD:

1 | **ITRNN:** rilpivirina 25 mg, coformulada com TAF/FTC ou TDF/FTC, uma vez ao dia junto com uma refeição, com a ressalva que rilpivirina não deve ser usada em pacientes com mais de 100 mil cópias de HIV RNA.

2 | **IP:** DRV/r 800/100 mg ou DRV/cobicistat (DRV/c) 800/150 mg, ambos uma vez ao dia.

3 | **Inibidor de integrase:** RAL 400 mg, duas vezes ao dia; DTG 50 mg, uma vez ao dia; ou elvitegravir/cobicistat (EVG/c) 150/150 mg, uma vez ao dia.

A recomendação americana (DHHS), de julho de 2016,[2] é semelhante à da EACS, deixando EFZ e ATV como esquemas alternativos, em vista de desvantagens potenciais quando comparados com os esquemas recomendados, apesar de serem eficazes e bem tolerados.

Em resumo, a nota informativa 007/2017,[3] e consequentemente o novo protocolo brasileiro,[4] avançou significativamente, aproximando-se das recomendações do DHHS e EACS.

REVISÃO

- O objetivo da TARV é a supressão da carga viral do HIV e a recuperação do sistema imune. Recomenda-se início precoce.
- A escolha do esquema antirretroviral deve ser individualizada e considerar a eficácia virológica, a toxicidade, a conveniência posológica, a potencial interação de fármacos, os resultados de testes de resistência prévios e as comorbidades dos pacientes

■ REFERÊNCIAS

1. European AIDS Clinical Society. ACS Guidelines 2016. EACS; 2016 [capturado em 17 fev. 2017]. Disponível em: http://www.eacsociety.org/files/guidelines_8.1-english.pdf.
2. Panel on Antiretroviral Guidelines for Adults and Adolescent. Guidelines for the use of antiretroviral agents in HIV-1-infected adults and adolescents. Department of Health and Human Services. AIDSInfo; 2016 [capturado em 17 fev. 2017]. Disponível em: http://aidsinfo.nih.gov/contentfiles/lvguidelines/AdultandAdolescentGL.pdf.
3. Brasil. Ministério da Saúde. Secretaria de Vigilância em Saúde. Departamento de IST, Aids e Hepatites virais. Norma Informativa nº 007/2017-DDAHV/SVS/MS [Internet]. Brasília: MS; 2017 [capturado em 05 mar. 2017]. Disponível em: http://www.aids.gov.br/sites/default/files/anexos/legislacao/2017/59412/nota_informativa_007
4. Brasil. Ministério da Saúde. Secretaria de Vigilância em Saúde. Departamento de IST, Aids e Hepatites virais. Protocolo clínico e diretrizes terapêuticas para manejo da infecção pelo HIV em adultos [Internet]. Brasília: MS; 2013 [capturado em 10 nov. 2013]. Disponível em: http://www.aids.gov.br/sites/default/files/anexos/publicacao/2013/55308/protocolo_13_3_2014_pdf_28003.pdf.

■ LEITURAS SUGERIDAS

Deeks SG, Tracy R, Douek DC. Systemic effects of inflammation on health during chronic HIV infection. Immunity. 2013;39(4):633-45.

Maniar A, Ellis C, Asmuth D, Pollard R, Rutledge J. HIV infection and atherosclerosis: evaluating the drivers of inflammation. Eur J Prev Cardiol. 2013; 20(5):720-8.

234.3 TERAPIA ANTIRRETROVIRAL NA GESTAÇÃO

■ ADAUTO CASTELO FILHO
■ GUILHERME BRICKS
■ HENRIQUE POTT JUNIOR
■ JORGE SENISE

■ TRANSMISSÃO MATERNO-FETAL DO HIV

Sem tratamento, gestantes infectadas pelo HIV transmitirão a infecção para seus filhos em 25 a 50% dos casos. Em 75% dos casos, as transmissões ocorrem após início do trabalho de parto (periparto) e, em 25%, durante a gestação (intraútero); a amamentação pode acrescer esse risco em 14 a 29%.

Resultados da primeira tentativa de interferir na transmissão materno-fetal (TMF) do HIV com a terapia antirretroviral (TARV) foram publicados em 1994 pelo Pediatric AIDS Clinical Trial Group, protocolo 076 (PACTG 076). Gestantes usaram zidovudina 100 mg, VO, cinco vezes ao dia, a partir da 14ª semana de gestação; no trabalho de parto, 2 mg/kg EV na 1ª hora e 1 mg/kg por hora até o clampeamento do cordão umbilical. Para o recém-nascido (RN), zidovudina xarope 2 mg/kg a cada seis horas, durante seis semanas. Observou-se 67,5% de redução na TMF no grupo que usou AZT. A partir desse estudo, o uso da zidovudina foi introduzido como protocolo de prevenção da TMF do HIV.

Estudos realizados posteriormente identificaram fatores de risco para a transmissão vertical do HIV, como parto prolongado, ruptura da bolsa amniótica por mais de quatro horas, carga viral no parto acima de 1.000 cópias/mL, corioamnionite histológica e prematuridade. Após análise multivariada desses fatores ficou evidenciado que o mais importante preditor de transmissão vertical é a carga viral no momento do parto. Estudo de Garcia e colaboradores[1] publicado em 1999 já evidenciava de modo claro a relação entre risco de TMF de HIV com a magnitude da carga viral periparto. Quanto mais alta a carga viral no momento do parto, maior o risco de TMF do HIV.

Estudo do grupo Women Infant Transmission Study (WITS), analisando mais de 3.000 pares mãe-filho, demonstrou que gestantes sem tratamento antirretroviral transmitiam a infecção a seus filhos em 20%; as que usaram somente AZT, em 8%; e com a terapia antirretroviral altamente ativa (HAART), 1,6%.[2] Isso demonstra que, quanto mais potente o esquema antirretroviral, menor a taxa de transmissão materno-fetal do HIV. Mesmo em mulheres com cargas virais semelhantes no momento do parto, aquelas que usaram HAART tiveram menor taxa de transmissão em relação àquelas que usaram esquemas menos potentes.

ATENÇÃO!

O principal objetivo da TARV em mulheres infectadas pelo HIV é detectar a carga viral no terceiro trimestre de gestação, a fim de reduzir a TMF do HIV para menos de 1%.

■ TERAPIA ANTIRRETROVIRAL DA GESTANTE INFECTADA PELO HIV

Toda gestante infectada pelo HIV deve receber TARV independentemente da sua situação imunológica ou virológica.

A recomendação atual indica iniciar de imediato o tratamento em todos os pacientes infectados pelo HIV, independentemente do número de células CD4+. Apesar dessa recomendação se aplicar também às gestantes com diagnóstico de infecção feito no pré-natal, a decisão de iniciar TARV precocemente pode ser influenciada por condições maternas (náuseas e vômitos), além do número de células CD4+ e nível de carga viral de HIV. Os benefícios do início de TARV já no primeiro trimestre devem ser pesados em relação aos potenciais efeitos da exposição do feto às medicações antirretrovirais. A decisão de iniciar TARV deve ser precedida de cuidadosa discussão com a gestante, deixando claro que se desconhecem as consequências de médio e longo prazo da exposição fetal às medicações ainda no primeiro trimestre.

O início do tratamento deve ocorrer geralmente no segundo trimestre de gestação. A concomitância de infecção por sífilis, toxoplasmose aguda, citomegalovirose aguda ou uso de drogas ditas pesadas aumenta o risco de transmissão intraútero.

ESQUEMAS SUGERIDOS PARA TERAPIA ANTIRRETROVIRAL NA GESTAÇÃO

Monoterapia com zidovudina não tem mais suporte científico para ser indicada em gestantes infectadas pelo HIV.

O tratamento recomendado para gestantes infectadas pelo HIV baseia-se em esquemas antirretrovirais altamente potentes. Sendo assim, o esquema preferencial é composto por dois análogos de nucleosídeos mais um inibidor de protease (IP) associado ao ritonavir (efeito *booster*). Atualmente, o uso de dois inibidores nucleosídeos da transcriptase reversa associados ao raltegravir (inibidor de integrase) também têm sido indicados.

O tenofovir é classificado como categoria B pela FDA. No registro americano de uso de antirretrovirais na gestação (*Antiretroviral Pregnancy Registry*), já há número suficiente de exposições ao tenofovir no 1º trimestre de gestação em humanos, suficiente para detectar aumento de até duas vezes do risco global de defeitos congênitos. A prevalência de defeitos congênitos relacionados à exposição ao tenofovir no 1º trimestre foi de 2,3% (IC 95%: 1,3 a 3,9%), comparada a 2,7% na população geral americana, de acordo com o CDC. Estudos demonstram passagem placentária do tenofovir, com relação sangue de cordão/sangue materno, de 0,60 a 0,99%. O tenofovir associado à lamivudina é amplamente utilizado como esquema preferencial em relação à zidovudina na gestação.

Nevirapina foi avaliada em mulheres com CD4 maior ou igual a 250 células/mL, e foi observado risco de hepatotoxicidade 10 a 12 vezes maior, podendo levar à hepatite fulminante, mesmo após a suspensão do medicamento. Essa hepatotoxicidade está relacionada, de forma significativa, com o aparecimento prévio de reação exantemática. A nevirapina não é mais indicada para início de TARV na gestação e apenas deve ser mantida nas pacientes que já engravidaram em uso de esquemas contendo este medicamento.

Efavirenz é classificado pela FDA como categoria D, em virtude do relato de malformação em crianças exposta a ele no 1º trimestre de gravidez. Metanálise avaliando 16 estudos comparando nascidos-vivos expostos (1.132) e não expostos (7.163) ao efavirenz no 1º trimestre da gestação não mostrou aumento no número de malformações entre um grupo e outro.[3] Além disso, somente um caso de defeito no tubo neural nos RNs de mães que utilizaram efavirenz na gestação foi relatado, com prevalência de 0,08%, similar à prevalência na população geral de grávidas americanas.

O consenso britânico libera o uso de efavirenz mesmo no início da gravidez, embasado na revisão de vários estudos com evidências científicas insuficientes para recomendar a proibição desse medicamento durante a gestação. A recomendação americana de 2016 sugere contraindicar o efavirenz no início da gestação, porém gestantes que iniciem o pré-natal com mais de oito semanas de gestação em uso do efavirenz poderiam ter seu esquema mantido, uma vez que o risco de alteração do fechamento do tubo neural já teria passado.[4]

Embora muitos estudos apontem a falta de fortes evidências para contraindicar o uso do efavirenz no 1º trimestre da gestação, existem relatos de alteração do fechamento do tubo neural em crianças expostas nesse período gestacional, e a FDA ainda mantém sua classificação como categoria D.

Estudo americano mostra que 19% dos pacientes que iniciaram tenofovir+emtricitabina+efavirenz precisaram trocar o esquema, principalmente devido a alterações no sistema nervoso central (SNC), como, sonhos vividos, alucinações, alteração cognitiva, principalmente para atenção, depressão e sonolência. Pacientes em uso de efavirenz apresentam mais irritabilidade, depressão, ideação suicida em relação a outros esquemas.

As principais resistências primárias estão relacionadas aos inibidores da transcriptase reversa não nucleosídeos (ITRNN), ou seja, é fundamental ter a condição de realizar genotipagem em toda gestante que for iniciar este esquema para evitar falha terapêutica.

Há evidências que sugerem toxicidade direta do efavirenz e seu metabólito (8 metóxi-efavirenz) em células do SNC: não ocorrem consequências observadas logo no nascimento, porém há riscos não estudados durante a evolução dessas crianças. Dessa forma, é controverso indicar o tratamento no início da gestação com esse medicamento, a menos que não haja outra possibilidade terapêutica, quando os riscos e os benefícios devem ser cuidadosamente discutidos com a paciente.

> **ATENÇÃO!**
>
> As recomendações sugerem que, se a mulher descobre a gestação e inicia o pré-natal com mais de seis a oito semanas em uso de efavirenz, este não deve ser trocado.

INIBIDORES DA PROTEASE

Opção importante nos esquemas antirretrovirais em gestantes, esses medicamentos passam pouco a barreira placentária e, portanto, devem ser mais seguros para os fetos.

Estão relacionados a algumas complicações, como prematuridade, baixo peso ao nascer, hipertrigliceridemia e resistência insulínica.

Evidências sugerem que o uso de IP aumenta o risco de prematuridade. Porém, isso ocorre principalmente em gestantes que engravidaram em uso desses medicamentos ou os iniciaram precocemente durante a gestação. Estudo realizado no Núcleo de Patologias Infecciosas da Gestação da Escola Paulista de Medicina, da Universidade Federal de São Paulo (Unifesp), que avaliou gestantes expostas ao lopinavir/r, observou 25% de prematuridade e 20,3% de baixo peso ao nascer (< 2.500 g).[5]

Inibidores da protease mais utilizados em gestantes
Lopinavir/r

O lopinavir/r foi o IP mais utilizado em gestantes infectadas pelo HIV, sendo considerado seguro, pois não se relacionou até o momento com o aparecimento de malformações congênitas. Estudos demonstram redução significativa em sua concentração sérica nos 2º e 3º trimestres da gestação. Porém, não está claro se essa redução é importante o suficiente para pôr em risco a efetividade da TARV. Estudo apresentado em 2008 sugere que o aumento da dose do lopinavir/r talvez seja mais justificado em pacientes com história de falha prévia a algum IP, e não de forma generalizada.

Pesquisa realizada em 21 mulheres determinou o nível sérico de lopinavir/r quando usado: 1) na dose habitual (400/100 mg duas vezes ao dia) no 2º trimestre; 2) em dose aumentada (600 mg/150 mg duas vezes ao dia) no 3º trimestre; e 3) em dose habitual duas semanas após o parto.[6] Com a dose habitual, a concentração no 2º trimestre estava 50% menor do que a obtida no período pós-parto, e, mesmo com a dose aumentada no 3º trimestre da gestação, a concentração do lopinavir/r ficou menor do que no pós-parto.

Estudo prospectivo randomizado realizado no Núcleo de Patologias Infecciosas da Gestação da Escola Paulista de Medicina (Unifesp) e recentemente publicado comparou gestantes em uso de lopinavir/r dose habitual e dose aumentada. Observou que as alterações metabólicas foram semelhantes nos dois grupos e que a ocorrência de náuseas foi mais frequente no grupo com dose aumentada. A ocorrência de diarreia, em aproximadamente 30%, foi observada tanto naquelas que iniciaram com dose habitual ou aumentada, assim como em gestantes que já usavam dose habitual e aumentaram para três comprimidos de lopinavir/r a cada 12 horas. As gestantes que apresentavam carga viral detectável no início da randomização e tomaram dose aumentada de lopinavir/r apresentaram carga viral indetectável no parto significativamente mais frequente que aquelas tratadas com a dose habitual. Esse estudo estabelece o conceito de que gestantes com carga viral detectável antes do início da TARV devem receber dose aumentada de lopinavir/r.

Atazanavir/r

Indicado junto com o lopinavir/r como opção preferencial na recomendação de 2016 da Sociedade Europeia de Aids (EACS) com darunavir/r como opção para o tratamento de gestantes infectadas pelo HIV.[7] Sua passagem placentária é de aproximadamente 10% e seu risco fetal decorre do aumento da bilirrubina indireta causada pela inibição da enzima uridina-difosfato-glicuronil-transferase, que pode acarretar hiperbilirrubinemia no RN e, consequentemente, *kernicterus*. Entretanto, nenhum estudo demonstrou aumento significativo de bilirrubina nos RNs expostos ao atazanavir/r.

No Brasil, tem sido usado como opção para gestantes intolerantes ao lopinavir/r.

Darunavir

O darunavir/r tem sido o inibidor de integrase sugerido pela recomendação americana, versão de outubro de 2016, junto com o atazanavir/r como os principais IPs utilizados em gestantes.

O darunavir é classificado como categoria C pela FDA, ou seja, deve ser usado em gestantes se os benefícios forem maiores que os riscos. Não há estudos bem-controlados conduzidos em gestantes. Estudos em animais não mostrou embriotoxicidade ou teratogenicidade em camundongos, ratos e coelhos. A exposição do darunavir/r é reduzida na gravidez, principalmente no terceiro trimestre; assim, não se deve usar a 600 mg/r 2x/dia em gestantes.

INIBIDORES DE FUSÃO – ENFUVIRTIDA

Enfuvirtida (T20) é classificada pela FDA como categoria B. Não existem evidências de danos fetais nos estudos realizados em animais expostos a doses altas desse medicamento. Relatos de casos de uso de T20 no final da gestação, em mulheres com múltiplas resistências, com a finalidade de reduzir HIV-RNA a níveis não detectáveis no parto, não demonstraram alterações no binômio mãe-filho. Alguns estudos sugerem que a enfuvirtida não passa a placenta e, provavelmente, apresenta baixa concentração em secreção vaginal, o que indica a realização de cesariana eletiva, mesmo quando a carga viral sérica seja inferior a 50 cópias/mL, a fim de reduzir o risco de transmissão materno-fetal (TMF) do HIV.

INIBIDORES DE CCR5

Estudo realizado em macacas Rhesus grávidas que utilizaram dose única dessa medicação antes do parto mostrou reduzida passagem placentária de maraviroc e rápida eliminação do sangue dos RNs.[8] É classificado pela FDA como categoria B, pois não apresentou alterações fetais em animais.

Não existem estudos em gestantes que permitam seu uso em humanos.

INIBIDORES DA INTEGRASE

Raltegravir

Foi o primeiro inibidor de integrase liberado para uso. Ele foi incorporado no Brasil para pacientes com resistência a outros antirretrovirais em 2009. Seu uso em gestantes ocorreu inicialmente em mulheres com esquemas de resgate que engravidaram ou em gestantes que chegavam no final da gestação com carga viral detectável.

Séries de casos de gestantes que usaram raltegravir no final da gestação, devido à sua característica de redução mais rápida da carga, não observaram nenhum comprometimento fetal nestas gestantes e seus filhos. Estudo retrospectivo realizado em 101 gestantes de 11 centros americanos comparou o tempo de redução da carga viral em grávidas que iniciaram seguimento com mais de 20 semanas e RNA-HIV maior do que 40 cópias/mL. Destas, 75% não estavam em uso de TARV, e 39% iniciaram ou potencializaram seus esquemas com inibidor de integrase. Entre 90 mulheres analisadas, a mediana da redução de 1 log de RNA-HIV foi 8 dias para aquelas com esquemas contendo Inibidor da integrase e 35 dias para esquemas sem inibidor de integrase. Como a carga viral não suprimida é o principal fator de risco da TMF do HIV, o raltegravir mostrou-se uma opção terapêutica muito importante em mulheres no final da gestação sem supressão viral, devido à rapidez da queda do RNA-HIV.

O raltegravir passa a placenta de forma eficiente e apresenta prolongada eliminação fetal nos primeiros dias de vida, provavelmente devido à baixa atividade enzimática do sistema UGT1A1 (*uridine diphosphate gluronosyl transferase*). Raltegravir e bilirrubina são metabolizados pelo UGT1A1 e eles competem pelo sítio de ligação da albumina. Isso aumenta a possibilidade de prolongada eliminação em neonatos e, portanto, altas concentrações séricas que poderiam aumentar a concentração de bilirrubina livre não conjugada, com potencial toxicidade.

Estudos em animais não mostraram evidência de teratogenicidade. Em ratos expostos a doses três vezes maiores do que a dose em humanos, foi observado aumento da incidência de costela supranumerária nos fetos, não ocorrendo em doses menores.

Não há estudos controlados em humanos.

O raltegravir é classificado pela FDA como categoria C, ou seja, a segurança em humanos não foi ainda determinada. Deve ser usado somente se os benefícios forem maiores do que os riscos. Em uma série de três mulheres que usaram raltegravir no final da gestação, foram medidas a passagem placentária e a concentração no RN até três horas após o parto. O estudo observou excelente passagem placentária e concentrações 7 a 9,5 vezes maior nos neonatos que nas amostras pareadas das mães. O autor discute a possibilidade de elevadas concentrações nos RNs estarem relacionadas à imaturidade fetal da via metabólica do raltegravir por meio do sistema enzimático UGT1A1.

Existem relatos de mulheres grávidas infectadas por HIV multirresistentes que utilizaram raltegravir durante a gestação. Em todos os casos, houve excelente passagem placentária e nenhuma alteração no binômio mãe-feto. É classificado como categoria C pela FDA. Todavia, apesar de não existirem estudos adequados que permitam definir sua segurança na gestação, o raltegravir tem sido sugerido como opção terapêutica em toda gestante que chega no terceiro trimestre com carga viral detectada.

Dolutegravir

Dolutegravir está licenciado nos Estados Unidos para uso em adultos e crianças acima de 12 anos de idade. Estudos sobre uso em gestantes são limitados a relatos de casos. Não há informação suficiente para indicar o uso do dolutegravir em gestantes, que poderá ser utilizado apenas se os benefícios forem maiores do que os riscos

É classificado pela FDA como categoria B em gestantes, isto é, não há teratogenicidade em animais e não há estudos controlados em humanos.

Estudos sugerem significante transferência placentária. Quando for utilizado no final da gestação, a dose deve ser de 50 mg por dia.

AZT NO PARTO

O uso da zidovudina IV por até quatro horas antes do parto tem como finalidade intensificar a profilaxia pré e pós-exposição do feto no período de maior risco de contato do sangue materno com o fetal. Essa conduta foi proposta pelo PACTG 076, publicado em 1994, que usava apenas zidovudina para tratamento das gestantes infectadas pelo HIV. Entretanto, desde 2008, a recomendação britânica e atualmente a americana e brasileira sugerem que as gestantes em TARV potente (HAART), com carga viral de HIV abaixo de 50 cópias/mL na 36ª semana de gestação, não necessitam de profilaxia periparto com zidovudina. Estudo francês que analisou aproximadamente 12.000 gestantes infectadas pelo HIV que usaram ou não zidovudina IV periparto observou que aquelas que tinham carga viral de HIV acima de 1.000 cópias/mL tiveram redução significativa da TMF com o uso da zidovudina. Entretanto, em gestantes com carga viral de HIV abaixo de 400 cópias/mL, a zidovudina IV não se associou com redução de TMF.

Embora não existam estudos randomizados prospectivos para referendar essa conduta, o racional é que, com a redução da carga viral de HIV a níveis abaixo de 50 cópias/mL e com o uso de dois inibidores da transcriptase reversa nucleosídeos (ITRN) no esquema terapêutico, a profilaxia pré e pós-exposição do feto não necessita de reforço, pois essas medicações apresentam excelente passagem placentária e já exercem tal função.

■ A IMPORTÂNCIA DA VIA DE PARTO

Importante ferramenta na redução da transmissão vertical do HIV. Cesariana eletiva, por si só, reduz a TMF do HIV em 50% e, portanto, é indicada em todas as gestantes que chegam ao período periparto com cargas virais detectáveis. As Recomendações Brasileira e Americana indicam cesariana eletiva em mulheres com carga viral acima de 1.000 cópias/mL; e a Britânica, acima de 400 cópias/mL.

Na era HAART, não existem estudos que mostrem redução do risco de transmissão vertical do HIV entre cesariana eletiva e parto vaginal eutócico em gestantes que chegam ao período periparto com carga viral abaixo de 50 cópias/mL. Portanto, em gestantes com carga viral de HIV abaixo de 50 cópias/mL, a via de parto é conduta obstétrica; e naquelas com carga viral detectável, sempre que possível, deve-se realizar a cesariana eletiva.

REVISÃO

- Toda gestante infectada pelo HIV deve receber tratamento antirretroviral independentemente da sua situação imunológica ou virológica.
- Sem tratamento, gestantes infectadas pelo HIV transmitirão a infecção para seus filhos em 25 a 50% dos casos. Em 75% dos casos, as transmissões ocorrem após início do trabalho de parto (periparto), e em 25%, durante a gestação (intraútero); a amamentação pode acrescer esse risco em 14 a 29%.
- Importante ferramenta na redução da transmissão vertical do HIV, a cesariana eletiva, por si só, reduz a transmissão materno-fetal do HIV em 50%, sendo indicada em todas as gestantes que chegam ao período periparto com cargas virais detectáveis.

■ REFERÊNCIAS

1. Garcia PM, Kalish LA, Pitt J, Minkoff H, Quinn TC, Burchett SK, et al. Maternal levels of plasma human immunodeficiency virus type 1 RNA and the risk of perinatal transmission. Women and Infants Transmission Study Group. N Engl J Med. 1999;341(6):394–402.
2. Read PJ, Mandalia S, Khan P, Harrisson U, Naftalin C, Gilleece Y, et al. When should HAART be initiated in pregnancy to achieve an undetectable HIV viral load by delivery? AIDS. 2012;26(9):1095–103.
3. Ford N, Mofenson L, Shubber Z, Calmy A, Andrieux-Meyer I, Vitoria M, et al. Safety of efavirenz in the first trimester of pregnancy: an updated systematic review and meta-analysis. AIDS. 201;28 Suppl 2:S123-31.
4. Panel on Treatment of HIV-Infected Pregnant Women and Prevention of Perinatal Transmission. Recommendations for Use of Antiretroviral Drugs in Pregnant HIV-1-Infected Women for Maternal Health and Interventions to Reduce Perinatal HIV Transmission [Internet]. 2016 [capturado em 15 maio 2017]. Disponível em: http://aidsinfo.nih.gov/contentfiles/lvguidelines/PerinatalGL.pdf.
5. Senise J, Cruz R, Palacios R, Bonafé S, Vaz MJR, Lacerda AP, et al. Low-Birth Weight and Pre-Term Delivery in Relation to Lopinavir/Ritonavir Use in Pregnancy. Am J Infect Dis. 2008;4(4):209–14.
6. Bonafe SM, Costa DAG, Vaz MJR, Senise JF, Pott-Junior H, Machado RHV, et al. A randomized controlled trial to assess safety, tolerability, and antepartum viral load with increased lopinavir/ritonavir dosage in pregnancy. AIDS Patient Care STDS. 2013;27(11):589–95.
7. European AIDS Clinical Society. Guidelines: version 8.1 [Internet]. 2016 [capturado em 15 maio 2017]. Disponível em: http://www.eacsociety.org/files/guidelines_8.1-english.pdf
8. Winters MA, Van Rompay KKA, Kashuba ADM, Shulman NS, Holodniy M. Maternal-fetal pharmacokinetics and dynamics of a single intrapartum dose of maraviroc in rhesus macaques. Antimicrob Agents Chemother. 2010;54(10):4059–63.

■ LEITURAS SUGERIDAS

Best BM, Stek AM, Mirochnick M, Hu C, Li H, Burchett SK, et al. Lopinavir tablet pharmacokinetics with an increased dose during pregnancy. J Acquir Immune Defic Syndr. 2010;54(4):381–8.

Scourfield A, Zheng J, Chinthapalli S, Waters L, Martin T, Mandalia S, et al. Discontinuation of Atripla as first-line therapy in HIV-1 infected individuals. AIDS. 2012;26(11):1399–401.

234.4 FALHA DO TRATAMENTO, RESISTÊNCIA E TERAPÊUTICA DE RESGATE

■ SIMONE DE BARROS TENORE
■ RICARDO SOBHIE DIAZ

A terapia antirretroviral combinada (TARc) potente vem garantindo progressivamente melhores resultados na última década. Vários ensaios clínicos com diversas combinações antirretrovirais chegaram a resultados excelentes, com cerca de 80% dos pacientes mantendo carga viral plasmática inferior a 50 cópias/mL após um ano de tratamento. Entretanto, devido a diversos fatores, como intolerância e/ou má adesão ao tratamento, uso prévio de esquemas inadequados de terapia antirretroviral (TARV) e, mais raramente, resistência transmitida, há uma parcela de pacientes que apresenta falha virológica. Isso levou a necessárias alterações em seus esquemas antirretrovirais, sendo o novo esquema denominado "esquema de resgate".

■ CARACTERIZAÇÃO DE FALHA TERAPÊUTICA

Os parâmetros utilizados para acompanhamento e avaliação da eficácia e definição de falha de TARV são a evolução da carga viral, da contagem de linfócitos TCD4$^+$ e a ocorrência de eventos clínicos.

O parâmetro que mais motiva a troca do esquema terapêutico que não está alcançando sucesso é a falha virológica. Esta é definida por não obtenção ou não manutenção de carga viral plasmática em níveis indetectáveis de acordo com os resultados obtidos a partir dos kits comerciais para detecção da carga viral plasmática. O limite de detecção dos testes utilizados mais comumente no Brasil varia de 20 a 80 cópias/mL. Na vigência de TARV, o diagnóstico de falha virológica se configura quando a carga viral permanece detectável, após 24 semanas de tratamento ou quando há rebote de carga viral nos indivíduos que mantinham a carga viral em níveis indetectáveis. Em ambas as situações, o teste deve ser, na medida do possível, confirmado.

A presença de viremia confirmada deve motivar o ajuste do tratamento. Nesses casos, um resgate imediato pode limitar o acúmulo de mutações de resistência e permitir um resgate mais eficaz. Além disso, sabe-se atualmente que a ativação celular proporcionada pelo HIV, e que leva à deterioração de tecidos e órgãos e ao envelhecimento prematuro, aumenta na viremia detectável e é proporcional aos níveis de replicação viral.

Além dos prejuízos imunológico e clínico conferidos pela viremia persistente, a falha virológica repercute fortemente na resistência do vírus aos antirretrovirais e, consequentemente, nas futuras opções terapêuticas por resistência cruzada. A manutenção dos antirretrovirais na presença de carga viral detectável provoca o acúmulo de mutações de resistência. Cerca de 60% dos pacientes mantidos nessa condição desenvolvem novas mutações de resistência após 18 meses. Após um ano de viremia persistente, há perda de uma opção de medicamento em cerca de 30% dos pacientes. A resistência acumulada pode ser extensa, mesmo quando ainda não haja indícios de falha imunológica.

Levando-se em consideração que, hoje, o tratamento inicial preferencial tem sido feito com inibidores da transcriptase reversa não análogos aos nucleosídeos (ITRNN), o resgate na falha desses indivíduos deverá, na maioria dos casos, conter um inibidor da protease com ritonavir (IP-r). À luz do conhecimento atual, percebe-se que pacientes nunca expostos a inibidores de protease (IP) apresentam um efeito máximo da inibição da protease quando tratados com IP-r. Uma evidência disso consiste no fato de que, na falha a esquemas contendo IP-r entre indivíduos não expostos previamente a IPs, não existe ou é extremamente rara resistência na protease.

■ TESTES DE RESISTÊNCIA

TESTE DE GENOTIPAGEM

Avalia a presença de mutações em genes do HIV-1, com as quais poderíamos predizer as mudanças no "comportamento" (fenótipo) do vírus frente ao antirretroviral. As mutações de resistência são normalmente descritas de seguinte forma (Figura 234.1):

O princípio é de que toda alteração fenotípica decorre de uma alteração genotípica. A interpretação dos testes de genotipagem é baseada na correlação entre dados genotípicos, fenotípicos e resposta clínica, derivados de estudos *in vitro*. Para a análise dos testes de genotipagem, são construídos algoritmos com base em regras de interpretação das mutações e correlação da associação de mutações com alteração de suscetibilidade aos fármacos. Não existe consenso. Com base no conhecimento científico disponível, grupos, instituições ou especialistas constroem seus próprios algoritmos com a elaboração das regras.

Vários estudos têm demonstrado a importância da utilização dessa tecnologia nos casos de falha virológica para escolha de um esquema terapêutico subsequente com maior chance de supressão da carga viral. O teste de genotipagem passou a ser considerado um procedimento-padrão na condução, na interpretação e na estratificação dos resultados dos estudos envolvendo novos medicamentos para resgate.

Desde 2001, o Brasil disponibiliza o exame pela RENAGENO (Rede Nacional de Genotipagem para o HIV), composta por grupo de laboratórios de biologia molecular, técnicos experientes e médicos de referência treinados para analisar resultados do exame, distribuídos por todas as grandes regiões do país.

Na prática clínica, a utilidade do teste de genotipagem para detecção de resistência aos medicamentos pode ser resumida como segue:

1 | Possibilita trocas de esquemas antirretrovirais com resistência identificada, em vez de resistência presumida.
2 | Propicia o uso de medicamentos ativos por períodos mais prolongados.
3 | Evita trocas desnecessárias de antirretrovirais.
4 | Evita toxicidade desnecessária de medicamentos inativos.
5 | Economiza custos relacionados a trocas de medicamentos.
6 | Promove uma noção mais realista do desempenho futuro do tratamento.

> **ATENÇÃO!**
>
> O teste de genotipagem deve ser coletado na vigência do esquema antirretroviral, para a detecção das mutações de resistência.

TESTE DE FENOTIPAGEM

Avalia a quantificação direta de sensibilidade ao medicamento. A replicação viral é medida em cultura de vírus sob pressão seletiva de doses crescentes do antirretroviral (ARV) e comparada com a replicação viral do vírus selvagem. Os testes determinam a quantidade necessária de medicamento para inibir a replicação dos vírus isolados do paciente em teste em relação à cepa selvagem do HIV.

SUGESTÕES PARA O RESGATE

Para um resgate de sucesso, algumas recomendações são sugeridas:
1 | Solicitar o teste de genotipagem precocemente, quando for identificada falha virológica.
2 | Buscar carga viral indetectável.
3 | Evitar "monoterapia funcional".
4 | Não usar efavirenz ou nevirapina se já houver falha prévia ou resistência documentada a estes medicamentos.
5 | Considerar o efeito residual característico dos inibidores da transcriptase reversa nucleosídeos (ITRNs).
6 | Usar 3TC, mesmo se houver resistência (exceção: resgate com esquemas contendo ABC e, possivelmente, ddI).
7 | Incluir IP potencializado com ritonavir.
8 | Basear as escolhas nos dados de resistência (analisar também as mutações dos testes anteriores), na história terapêutica do paciente (esquemas prévios e atuais) e nos dados de estudos clínicos.
9 | Ao considerar a necessidade de adição de novas classes de antirretrovirais, considerar o nível de carga viral, de células TCD4$^+$ e o perfil de resistência na protease.

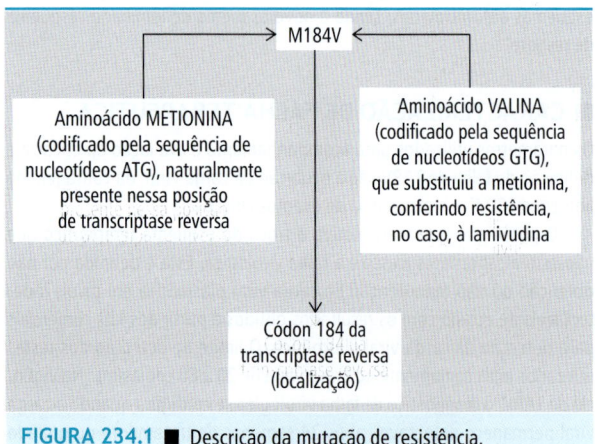

FIGURA 234.1 ■ Descrição da mutação de resistência.

DIAGNÓSTICO E TRATAMENTO

10 | Discutir ou encaminhar casos mais complexos aos serviços e colegas mais experientes:
- resistência ampla ou múltiplas falhas virológicas; e
- desvios das regras anteriores.

ATENÇÃO!
Para pacientes em uso de ARV, que não apresentem carga viral indetectável em 24 semanas, deve-se solicitar o teste de genotipagem.

REVISÃO
- Evolução da carga viral, contagem de linfócitos TCD4$^+$ e ocorrência de eventos clínicos são parâmetros utilizados para definição de falha do tratamento. A falha virológica é o motivo mais recorrente de falha terapêutica e troca de medicamento.
- Algumas formas de avaliação estão disponíveis para identificação de resistência a medicamentos, como teste de genotipagem e fenotipagem.

■ LEITURAS SUGERIDAS

Brasil. Ministério da Saúde. Secretaria de Vigilância em Saúde. Recomendações para terapia antirretroviral em adultos infectados pelo HIV-2008. Suplemento IV: manejo da falha terapêutica [Internet]. Brasília: MS; 2010 [capturado em 10 fev. 2017]. Disponível em: http://www.aids.gov.br/sites/default/files/suplemento_iv_etravirina.pdf.

European AIDS Clinical Society. Guidelines 6.1 [Internet]. Brussels: EACS; 2012 [capturado em 10 fev. 2017]. Disponível em: http://www.sm.ee/fileadmin/meedia/Dokumendid/Tervisevaldkond/Tervishoid/EACSGuidelines_v6.1_Nov2012.pdf.

HHS Panel on Antiretroviral Guidelines for Adults and Adolescents. Guidelines for the use of antiretroviral agents in HIV-1 infected adults and adolescents [Internet]. Rockville: AIDSinfo; 2013 [capturado em 10 fev. 2017]. Disponível em: http://aidsinfo.nih.gov/contentfiles/lvguidelines/AdultandAdolescentGL.pdf.

234.5 COMPLICAÇÕES DA TERAPÊUTICA ANTIRRETROVIRAL
■ GISELE CRISTINA GOSUEN

A terapia antirretroviral (TARV) é responsável pelo aumento na sobrevida de pessoas vivendo com HIV e tem por objetivo a redução da carga viral e a prevenção da rápida destruição dos linfócitos TCD4$^+$, protegendo o sistema imune.

As causas de morte diretamente relacionadas à Aids e suas doenças oportunistas vêm caindo, com aumento das causas não associadas diretamente ao HIV, como os eventos cardiovasculares, diabetes melito (DM), neuropatia periférica, miopatia e pancreatite, configurando um novo perfil da doença em populações que têm acesso ao tratamento.

Nos últimos anos, o início da TARV no momento do diagnóstico tem sido recomendado, e isso está associado com um aumento da taxa de eventos adversos relacionados às medicações. Dependendo dos eventos adversos e da sua gravidade, há impacto negativo na adesão, visto que o tratamento será interrompido.

ATENÇÃO!
A emergência de eventos adversos tardios influi negativamente na qualidade de vida, atribuindo à condição de viver com HIV características semelhantes a outras doenças crônico-degenerativas, com efeitos adversos relacionados ao longo do convívio com o vírus, a suas comorbidades e ao tratamento.

O arsenal antirretroviral (ARV) tem-se expandido nos últimos anos, incluindo mais de 25 agentes e coformulações.

Embora os medicamentos mais recentemente aprovados apresentem melhor perfil de segurança que os ARV de 1ª geração, os efeitos adversos continuam a ocorrer.

Portanto, a resposta à terapia antirretroviral altamente ativa (HAART) é um fenômeno complexo e, com frequência, limitado pela ocorrência de toxicidades aguda ou crônica, visto que o metabolismo das medicações e a toxicidade podem variar de maneira ampla entre as pessoas que vivem com HIV.

As tabelas ao final deste capítulo resumem as principais complicações da TARV.

■ SISTEMA NERVOSO CENTRAL

Os sintomas relacionados ao sistema nervoso central (SNC) são queixas frequentes entre os indivíduos que vivem com HIV, determinadas, principalmente, por três fatores: condições preexistentes, progressão da doença e exposição aos ARV com efeitos neurocognitivos.

Embora os eventos neuropsiquiátricos inespecíficos, como tonturas e insônia, sejam relatados com quase todos os ARV, o efavirenz (EFV) é o mais frequentemente associado com eventos adversos relacionados ao SNC. Em algumas séries, até 50% dos pacientes que receberam EFV desenvolveram condições neuropsiquiátricas. Os sintomas são geralmente leves a moderados e tendem a melhorar e desaparecer em poucas semanas, após o início do seu uso. Os relatos mais comuns são de tontura, sonhos anormais ou vívidos, labilidade de humor, insônia, irritabilidade ou até mesmo ideação suicida. A incidência desses efeitos adversos parece ser maior em pacientes com antecedentes neuropsiquiátricos.

Há considerável diferença interindividual nos níveis de EFV e sua meia-vida, após administração oral. Isso tem sugerido que a ocorrência de efeitos colaterais no SNC poderia refletir aumento de seus níveis plasmáticos. Esses sintomas cognitivos são menos frequentes com os novos inibidores da transcriptase reversa análogos de nucleosídeo (ITRN), como etravirina ou rilprivirina.

■ SISTEMA NERVOSO PERIFÉRICO

O uso da 1ª geração dos ITRNs, como zalcitabina (ddC), didanosina (ddI) e estavudina (d4T), foram associados com potencial desenvolvimento de neuropatia periférica, porém esses ARVs já não são utilizados na prática clínica diária.

Neuropatia periférica é a manifestação neurológica mais comum em pacientes que vivem com HIV, sendo a neuropatia sensorial simétrica distal a mais encontrada e específica de pacientes infectados e em TARV.

As neuropatias são melhor classificadas de acordo com a apresentação clínica: polineuropatia simétrica distal, polirradiculoneuropatia desmielinizante inflamatória aguda e crônica, mononeuropatias, mononeuropatias múltiplas e neuropatias cranianas, neuropatia autonômica, poliradiculomielopatia lombossacral e esclerose lateral amiotrófica como neuropatia motora. Não há dados epidemiológicos sobre a incidência e prevalência de neuropatia periférica.

Com uma considerável morbidade, muitas vezes, faz-se necessária a troca do ARV.

Com menor frequência, pode estar associada à zidovudina (AZT) e lamivudina (3TC). A associação de medicamentos neurotóxicos, como o d4T e o ddI, aumenta a incidência.

A presença de associação temporal dos sintomas com o início dos nucleosídeos, a melhora clínica ou eletrofisiológica depois da interrupção do medicamento, a presença de hiperlactatemia e uma piora transitória em 2 a 4 semanas, após a interrupção, sugerem a etiologia medicamentosa.

A suscetibilidade à neuropatia periférica poderia estar associada com polimorfismos no genoma mitocondrial.

Em conclusão, mais estudos são necessários para melhor identificar a relação entre as variantes genéticas do hospedeiro e a neuropatia periférica.

■ TOXICIDADE MITOCONDRIAL

As manifestações de toxicidade mitocondrial compreendem umas das principais complicações do ITRN, embora só se desenvolva em alguns pacientes. Fatores genéticos podem ser importantes determinantes da predisposição individual. A toxicidade mitocondrial é resultado da inibição da DNA polimerase mitocondrial (DNAmt).

Os ITRNs são eficazes na inibição da replicação viral devido à sua elevada afinidade pela polimerase viral, a transcriptase reversa (TR). No entanto, os ITRNs podem também inibir as DNA polimerases humanas, como a DNAmt polimerase ɤ. Essa polimerase é responsável pela replicação do DNAmt. A inibição da polimerase do DNA mitocondrial ɤ leva ao esgotamento da DNAmt, resultando em disfunção mitocondrial. Com a disfunção mitocondrial, as mitocôndrias tornam-se incapazes de executar as funções metabólicas importantes, como a oxidação de ácido graxo e a fosforilação oxidativa, resultando em aumento da produção das espécies reativas de oxigênio em virtude do vazamento de elétrons da cadeia transportadora. Essas espécies reativas de oxigênio provocam dano adicional de proteínas, lipídeos e DNA. Ao longo do tempo, o acúmulo de mitocôndrias alteradas resulta em sinais e sintomas clínicos.

A toxicidade mitocondrial pode causar miopatia, neuropatia periférica, lipoatrofia, esteatose hepática e acidose láctica. Os fatores de risco para toxicidade mitocondrial incluem gênero feminino, gravidez, uso de d4T e associação de ribavirina com d4T.

> **ATENÇÃO!**
>
> Acidose láctica é uma grave manifestação da toxicidade mitocondrial que surge ocasionalmente em pacientes em tratamento com d4T e DDI.

Todos os ITRNs possuem graus diferentes de toxicidade. Assim:

DDI > D4T
AZT > TDF = 3TC = FTC = ABC

■ MIOPATIA

Manifestação clínica da toxicidade mitocondrial, comumente vista com o uso de AZT. É resultado da depleção muscular da DNAmt com redução celular dos níveis da L-carnitina, independentemente do dano da DNAmt.

Os pacientes apresentam fraqueza muscular proximal e mialgia, com elevação da creatinofosfocinase (CPK). Histologicamente, a miopatia é caracterizada como inflamatória. A consequência das alterações estruturais e de funcionalidade da mitocôndria pode ser observada no acúmulo de gordura entre os músculos. O AZT é o principal ARV associado à presença de miopatia, com incidência de 8 a 18%.

■ ESTEATOSE HEPÁTICA

A esteatose hepática associada à insuficiência hepática (IH) com acidose láctica é rara e tem graves efeitos dos ITRNs.

Os casos relatados, em sua maioria, estavam relacionados ao uso associado de d4T com DDI, combinação não mais utilizada na prática clínica.

A esteatose hepática microvesicular está quase sempre presente e relacionada à disfunção mitocondrial. Sem intervenção, a acidose láctica tem desfecho fatal devido às insuficiências hepática e renal (IH e IR), além de arritmia cardíaca. A suspensão imediata dos ARVs é obrigatória.

■ HIPERLACTATEMIA E ACIDOSE LÁTICA

Hiperlactatemia é a manifestação mais comum de toxicidade mitocondrial, embora a incidência tenda a diminuir com o uso menos frequente dos ITRNs mais antigos. A gravidade varia desde hiperlactatemia leve sem acidose até acidose láctica grave. O acúmulo de lactato ocorre quando a toxicidade mitocondrial resulta em fosforilação oxidativa insuficiente. Níveis elevados e mantidos de lactato indicam absorção diminuída pelos tecidos, especialmente pelo fígado. Disfunção hepática pode ser um pré-requisito essencial para o desenvolvimento do acúmulo de lactato.

As manifestações clínicas caracterizam-se por mal-estar, dispneia, taquipneia, dor abdominal, náuseas, vômitos, perda de peso, convulsões, alteração de humor, arritmias e falência cardíaca. Entre as alterações laboratoriais, podemos encontrar anemia, leucopenia, elevação da CPK, lipase e transaminases. Exames de imagem podem revelar esteatose hepática.

■ DISLIPIDEMIA, RISCO CARDIOVASCULAR, HIPERTENSÃO ARTERIAL E SÍNDROME METABÓLICA

Relevante proporção de pacientes recebendo IP pode desenvolver anormalidades metabólicas e morfológicas. Anormalidades metabólicas incluem metabolismo lipídico e da glicose e consistem em hiperlipidemia e resistência insulínica ou diabetes melito (DM). Embora seja difícil estabelecer a frequência exata, hiperlipidemia é muito comum em pacientes tratados com TARV.

Mais de 5% dos pacientes tratados com IP podem desenvolver diabetes.

As anormalidades morfológicas associadas aos IP consistem em acúmulo de gordura visceral e acúmulo de tecido adiposo subcutâneo no tronco e região dorsocervical. A prevalência do acúmulo de gordura visceral varia entre 20 e 70%, dependendo do estudo. Essas anormalidades morfológicas têm demonstrado que afetam a qualidade de vida dos pacientes com impacto negativo na adesão à TARV. Além disso, o acúmulo de gordura visceral e a hiperlipidemia aumentam o risco de doença cardiovascular. Embora parcialmente compreendida, acredita-se que a patogênese seja multifatorial.

Hiperlipidemia também tem sido associada ao uso de EFV.

■ DIABETES MELITO

A presença de síndrome metabólica aumenta em três vezes o risco de doença cardiovascular e o desenvolvimento de diabetes franco.

Desde o início da década de 1990, vem ocorrendo aumento na incidência de DM tipo 2 (DM2) na população em geral, havendo relação principalmente com obesidade.

Em pacientes portadores do HIV, também tem sido observada maior incidência de diabetes, intolerância à glicose e resistência insulínica, após a instituição da TARV. Essas alterações do metabolismo da glicose são, muitas vezes, acompanhadas de alterações do metabolismo lipídico e podem aumentar o risco de eventos cardiovasculares. Outros fatores que elevam o risco cardiovascular são a lipodistrofia com lipo-hipertrofia central e o processo inflamatório persistente associado à infecção pelo HIV, que pode estar relacionado à gênese primária da placa aterosclerótica no endotélio.

De acordo com os critérios para classificação do diabetes da Sociedade Americana, o DM2 resulta de alteração progressiva na secreção da insulina, com resistência insulínica prévia.

O risco aumenta com idade, obesidade e sedentarismo também na população que vive com HIV. Outros fatores de risco são parentesco de 1º grau diabético e alto risco étnico, hipertensão, lipoproteína de alta densidade-colesterol (HDL-C) < 35 mg/dL e/ou triglicérides > 250 mg/dL, tolerância à glicose diminuída ou glicemia de jejum alterada em exames anteriores, história de doença cardiovascular e/ou outras condições associadas com resistência insulínica; para as mulheres, história prévia de DM gestacional (DMG) e presença de ovário policístico.

■ LIPODISTROFIA

A partir do final dos anos 1990, foram descritas alterações corpóreas significativas nos pacientes em uso de TARV. Essas alterações caracterizam-se principalmente por uma redistribuição dos depósitos de gorduras – descritos como lipodistrofia ou síndrome lipodistrófica – associadas à infecção pelo HIV.

Elas foram inicialmente associadas ao uso dos inibidores da protease (IP). Posteriormente, a lipodistrofia foi descrita em pacientes sem uso de IP, ficando mais claro que sua gênese é multifatorial, incluindo fatores genéticos, idade, sexo, tempo de exposição aos ARV, alterações metabólicas, *nadir* do CD4 no momento do início dos ARV, entre outros. A etiologia da lipodistrofia parece estar associada com a toxicidade mitocondrial e alteração da diferenciação dos adipócitos induzidos pelos IP, ITRN e inibidor da transcriptase reversa não nucleosídeo (ITRNN), podendo ou não estar associada às alterações metabólicas, como alteração da homeostase da glicose e dislipidemias. Uma relevante proporção de pacientes expostos aos ITRN, particularmente aos análogos timidínicos (d4T e AZT), podem desenvolver lipoatrofia periférica.

A lipoatrofia é caracterizada pela perda gradual de gordura na face, nas extremidades e nos glúteos. A patogênese é multifatorial e fatores genéticos podem estar envolvidos com o aumento do risco devido à ampla variabilidade individual.

ATENÇÃO!

A lipoatrofia é preocupante a partir do momento que passa a ser estigmatizante, com impacto negativo na qualidade de vida.

■ HEPATOTOXICIDADE

Elevação das transaminases ocorre frequentemente em pacientes infectados pelo HIV que iniciam TARV, em especial na presença de alguma doença hepática de base. Mais de 10% desses pacientes desenvolvem algum grau de hepatotoxicidade, em geral leve, mas ocasionalmente levando à descontinuação do tratamento. Dano hepático relacionado à TARV pode ser mediado por diferentes mecanismos (toxicidade direta, reconstituição imune, fenômeno imunoalérgico, toxicidade mitocondrial ou infiltração gordurosa) e ocorrem com diferentes classes de ARVs.

A toxicidade hepática que surge nas primeiras semanas de tratamento é, geralmente, atribuída a mecanismos imunomediados. A gravidade da toxicidade hepática pode variar desde ausência de sintomas até descompensação. Da mesma forma, a resolução pode ser espontânea ou evoluir para falência hepática e óbito.

A nevirapina está associada com toxicidade hepática direta e reações de hipersensibilidade, como o abacavir (ABC), ao passo que os ITRNs estão geralmente relacionados à toxicidade mitocondrial.

Pacientes coinfectados com os vírus das hepatites B e C podem apresentar, mais frequentemente, aumento das enzimas hepáticas com efavirenz, após a descontinuação da nevirapina por hepatotoxicidade.

Hepatotoxicidade relacionada aos IPs é baixa e relacionada a efeitos metabólicos mediados pelo ritonavir, com dano hepático direto raro.

■ HIPERBILIRRUBINEMIA

Atazanavir (ATV) está entre os IPs mais prescritos, devido à sua potência, comodidade posológica e tolerabilidade.

A incidência de evento adverso é em torno de 12%, levando à descontinuação da terapia em 2,2% dos pacientes. O evento adverso mais frequente é icterícia, ocorrendo em 7 a 10% dos pacientes. A hiperbilirrubinemia é diretamente relacionada à exposição plasmática ao medicamento.

Pessoas com síndrome de Gilbert são mais propensas a desenvolver icterícia com ATV e isso pode não refletir dano hepático.

■ PANCREATITE

O uso de ddI sozinho ou em combinação com d4T, foi associado com o desenvolvimento de pancreatite.

A doença pode ocorrer em 1 a 7% dos pacientes em uso de ddI e raramente ocorre naqueles em uso de enfuvirtida.

■ NEFROTOXICIDADE

A incidência de toxicidade renal relacionada aos ARVs é alta.

Além do aumento no número de indivíduos recebendo ARV, o processo de envelhecimento dessa população pode também contribuir para explicar a desproporcional incidência de doença renal, devido a distúrbios metabólicos, hipertensão e diabetes.

Embora complicações renais tenham sido relatadas com vários ARVs, a sua incidência é particularmente elevada com medicações que têm metabolismo renal, como indinavir, IP já não mais utilizado, e tenofovir (TDF). TDF está associado com nefrotoxicidade tubular proximal e, secundariamente, com diminuição na taxa de filtração glomerular (TFG).

Síndrome de Fanconi e falência renal aguda são ocasionalmente vistas em pacientes tratados com esse ARV.

Essas complicações costumam surgir após meses ou anos de uso do TDF e são mais frequentes em pacientes com doença renal prévia.

Cristalúria e nefrolitíase têm também sido reportadas com ATV e menos frequentemente com darunavir (DRV). Embora, em geral, assintomática, pode resultar em doença renal obstrutiva.

■ HIPERSENSIBILIDADE

ABC é um potente e bem tolerado ITRN. Infelizmente, 1 a 9% dos pacientes expostos a ele podem ter, em poucas semanas, reação de hipersensibilidade, com evento fatal. Clinicamente, é caracterizada por envolvimento multissistêmico com sintomas que variam de *rash* e febre até manifestações gastrintestinais e respiratórias.

Além do ABC, a nevirapina (NVP) é outro ARV relacionado a reações de hipersensibilidade. O uso de NVP tem sido associado à febre, à hepatite e a *rash*, que podem evoluir para eventos fatais. Geralmente, ocorre em 5% dos pacientes nas primeiras seis semanas de tratamento, com maior frequência em mulheres com $CD4^+ > 250$ células/mm^3 e em homens com $CD4^+ > 400$ células/mm^3. Aparentemente, contagem de linfócitos T $CD4^+$ baixo é protetora.

TABELA 234.1 ■ Toxicidade dos inibidores da transcriptase reversa análogos de nucleosídeo

ARV	POTENCIAL PARA TOXICIDADE MITOCONDRIAL	OUTRAS TOXICIDADES
Abacavir (ABC)	+	Reação de hipersensibilidade
Didanosina (ddI)	++++	Pancreatite, neuropatia periférica
Emtricitabina (FTC)	+	Cefaleia leve, rash, alteração gastrintestinal
Lamivudina (3TC)	+	Sintomas constitucionais
Estavudina (d4T)	++++	Lipoatrofia, pancreatite, neuropatia periférica
Tenofovir (TDF)	+	Síndrome de Fanconi, IR, alteração gastrintestinal
Zalcitabina (DDC)	++++	Trombocitopenia, anemia, pancreatite, cardiomiopatia, neuropatia periférica, acidose láctica
Zidovudina (AZT)	++	Mielosupressão, lipodistrofia

TABELA 234.2 ■ Toxicidade dos inibidores da transcriptase reversa não análogos de nucleosídeo

ARV	RASH	TOXICIDADE
Nevirapina (NVP)	Sim	Hepatites
Efavirenz (EFV)	Sim	Alterações do SNC
Etravirina (ETR)	Sim	Dislipidemia, Hepatites
Delavirdina (DLV)	Sim	Neutropenia

Hepatite ou elevação das transaminases assintomática têm também sido associadas ao uso de NVP. A hepatite associada à NVP pode ocorrer nas 12 primeiras de tratamento e, com frequência, está associada à ocorrência de *rash*.

Embora com mais baixa frequência, elevações das transaminases podem ocorrer durante o tratamento com EFV.

REVISÃO

- Com a introdução de novas medicações e de novas classes, a eficácia da TARV tem crescido, com a melhora da adesão ao tratamento. Entretanto, a toxicidade, ainda hoje, é o maior obstáculo para o sucesso terapêutico em relevante parcela de pacientes.
- Fatores genéticos são os grandes responsáveis pela predisposição à toxicidade medicamentosa.

TABELA 234.3 ■ Toxicidade dos inibidores da protease

ARV	TOXICIDADE GASTRIN-TESTINAL	DISLIPIDEMIA	OUTRAS TOXICIDADES
Saquinavir (SQV)	Sim	Sim	___
Lopinavir (LPV)	Sim	Sim	Risco de IAM
Darunavir (DRV)	Sim	___	Rash
Indinavir (IDV)	Sim	Sim	Hiperbilirrubinemia não conjugada, nefrolitíase
Tipranavir (TPV)	Sim	Sim	HIC, rash
Atazanavir (ATV)	Sim	___	Hiperbilirrubinemia não conjugada
Nelfinavir (NFV)	Sim	___	___
Fosamprenavir (FPV)	Sim	___	Rash, risco de IAM
Ritonavir (RTV)	Sim	Sim	Risco de IAM

IAM: infarto agudo do miocárdio; HIC: hemorragia intracraniana

■ LEITURAS SUGERIDAS

Bertoldi A, De Crignis E, Miserocchi A, Bon I, Musumeci G, Longo S, et al. HIV and kidney: a dangerous liaison. New Microbiol. 2017;40(1):1-10.

Cohen CJ, Molina JM, Cassetti I, Chetchotisakd P, Lazzarin A, Orkin C, et al. Week 96 efficacy and safety of rilpivirine in treatment-naive, HIV-1 patients in two Phase III randomizsed trials. AIDS. 2013;27(6):939-50.

Compston J. HIV infection and bone disease. J Intern Med. 2016;280(4):350-8.

de Lastours V, Ferrari Rafael De Silva E, Daudon M, Porcher R, Loze B, Sauvageon H, et al. High levels of atazanavir and darunavir in urine and crystalluria in asymptomatic patients. J Antimicrob Chemother. 2013;68(8):1850-6.

Gabbai AA, Castelo A, Oliveira AS. HIV peripheral neuropathy. Handb Clin Neurol. 2013;115:515-29.

Lamarca K, García Sarasola A, Vidal F, Domingo P. Drug therapies for HIV-related metabolic disorders. Expert Opin Pharmacother. 2016;17(10):1327-38.

Margolis AM, Heverling H, Pham PA, Stolbach A. a review of the toxicity of HIV medications. J Med Toxicol. 2014;10(1):26-39.

Ryom L, Mocroft A, Kirk O, Worm SW, Kamara DA, Reiss P, et al. Association between antiretroviral exposure and renal impairment among HIV-positive persons with normal baseline renal function: the D:A:D study. J Infect Dis. 2013;207(9):1359-69.

Soudry O, Treisman GJ, Soudry O. Neuropsychiatric effects of HIV antiviral medications. Drug Saf. 2016;39(10):945-57.

van Lunzen J, Maggiolo F, Arribas JR, Rakhmanova A, Yeni P, Young B, et al. Once daily dolutegravir (S/GSK1349572) in combination therapy in antiretroviral-naive adults with HIV: planned interim 48 week results from SPRING-1, a dose-ranging, randomised, phase 2b trial. Lancet Infect Dis. 2012;12(2):111-8.

234.6 INFECÇÕES OPORTUNISTAS

- FERNANDA DESCIO
- SIMONE DE BARROS TENORE

Infecções oportunistas (IO)* acometem o indivíduo principalmente a partir do momento em que este apresenta deficiência imunológica grave. Pacientes que apresentam contagem de linfócitos T CD4 inferior a 200 células/mm^3 têm maior probabilidade de desenvolver IO.

ATENÇÃO!

A avaliação de deficiência imunológica deve ser realizada clínica e laboratorialmente com mensuração periódica de linfócitos T CD4 e analisada em conjunto com a carga viral.

■ PNEUMOCISTOSE

A pneumocistose (PCP) é causada pelo *Pneumocystis jirovecii*, micro-organismo classificado como fungo, mas que compartilha características biológicas com protozoários. Estudos sugerem que se dissemina por via aérea. A doença ocorre provavelmente por infecção primária ou pela reativação da infecção latente.

QUADRO CLÍNICO

As manifestações clínicas mais comuns são: início subagudo de dispneia progressiva; febre; tosse não produtiva; e desconforto respiratório que piora dentro de dias ou semanas.

Hipoxemia é a alteração laboratorial mais comum (pressão parcial arterial de oxigênio [PaO$_2$] baixa) – desidrogenase láctica elevada (DHL > 500 mg/dL). A radiografia torácica mostra infiltrado intersticial difuso, bilateral e simétrico, porém o exame pode se apresentar normal no início do quadro clínico.

DIAGNÓSTICO

A apresentação clínica, exames laboratoriais e radiografia torácica não são patognomônicos para a PCP. Portanto, o exame histopatológico ou citopatológico do lavado broncoalveolar (LBA) ou de amostra de escarro é necessário para um diagnóstico definitivo, e os organismos não podem ser cultivados de forma rotineira em cultura. O diagnóstico citológico/ histopatológico da expectoração produzida tem uma sensibilidade de até 80%, e o LBA e a biópsia por broncofibroscopia possuem uma sensibilidade >95%.

Reação em cadeia da polimerase (PCR) é um método emergente para diagnosticar PCP. A sensibilidade da PCR para LBA parece ser maior, no entanto a capacidade da PCR para distinguir colonização de infecção por PCP é menos clara. ß-D-glucana (componente da parede celular de fungos) pode ser elevada em pacientes com PCP, mas a sensibilidade do ensaio e a especificidade para o estabelecimento de um diagnóstico de PCP são problemáticas, já que outras doenças causadas por fungos podem produzir elevação da ß-D-glucana.

Portanto, o diagnóstico pode ser definitivo ou presuntivo. O diagnóstico presuntivo pode ser realizado quando o paciente apresenta contagem CD4 < 200 células/μL associado a quadro clínico compatível (dispneia, dessaturação ao esforço e tosse) mais imagem radiológica pulmonar compatível com PCP e apresentar resposta ao tratamento para PCP.

*Neste capítulo, onde consta IO, leia-se infecção oportunista.

TRATAMENTO

Realiza-se com sulfametoxazol-trimetoprima (TMP-SMX). A seguir, na Tabela 234.4, a terapêutica sugerida.

TABELA 234.4 ■ Terapêutica contra PCP

MANIFESTAÇÃO CLÍNICA	TRATAMENTO PRIMÁRIO	TRATAMENTO ALTERNATIVO
Paciente estável clinicamente, com PaO$_2$ > 70 mmHg em ar ambiente, capaz de receber medicação VO	TMP-SMX 800-160 mg, 2 comp., 8/8 h/21 d, ou dapsona 100 mg/d + TMP 5 mg/kg, VO, 8/8 h/21 d	Clindamicina 600 mg, IV, ou 300-450 mg, VO, 6/6 h + primaquina 15 mg/d/21 d
Paciente grave, PaO$_2$ < 70mmHg	Corticosteroide – prednisona 15-30 min antes TMP-SMX – iniciar com 40 mg, VO, 12/12 h/5 d, então, 40 mg, VO, 24/24 h/5 d, e 20 mg, VO, 24/24 h/11 d +TMP-SMX 15-20 mg de TMP componente/kg/d, IV, dividida a cada 6-8 h/21 d	Corticosteroide (posologia como no tratamento primário) + clindamicina 600 mg, IV, ou 300-450 mg, VO, 6/6 h + primaquina 15-30 mg/d/21 d

*Corticoide tem maior benefício se iniciado nas primeiras 72 horas
Fonte: Adaptada de Chambers e colaboradores.[1]

Profilaxia

Pacientes HIV-positivos adultos com contagens de linfócitos TCD4 < 200 células/mm^3 ou candidíase orofaríngea devem receber quimioprofilaxia primária com sulfametoxazol + trimetoprima (TMP-SMX) 800/160 mg, três vezes por semana ou TMP-SMX 400/80 mg, uma vez por dia. Como segunda opção, pode ser utilizada dapsona 2 mg/kg/dia (não exceder 100 mg). A terapia supressiva deve ser mantida com TMP-SMX 800/160 mg três vezes por semana ou ou TMP-SMX 400/80 mg uma vez por dia, após o tratamento de ataque até a contagem de linfócitos TCD4 > 200 células/mm^3 por mais de três meses.

■ TOXOPLASMOSE

Causada pelo protozoário *Toxoplasma gondii*, a doença parece ocorrer quase exclusivamente devido à reativação de cistos latentes no tecido. A infecção primária é, às vezes, associada com a doença cerebral aguda ou toxoplasmose disseminada. Em pacientes com infecção pelo HIV, a principal manifestação é no SNC (neurotoxoplasmose).

A infecção primária ocorre com a ingestão de carne mal cozida contendo os cistos no tecido ou ingestão de oocistos eliminados nas fezes de gatos e esporuladas no ambiente, um processo que leva pelo menos 24 horas.

QUADRO CLÍNICO

A neurotoxoplasmose cursa com cefaleia, confusão mental, fraqueza motora e febre. Pacientes também podem apresentar manifestações não focais, incluindo apenas cefaleia não específica e sintomas psiquiátricos. Anormalidades neurológicas focais podem estar presentes no exame físico, e, sem tratamento, a progressão da doença resulta em convulsões, estupor e coma. Retinocoroidite, pneumonia e evidências de acometimento de outros órgãos são raros em pacientes com Aids.

DIAGNÓSTICO

Pacientes infectados pelo HIV com neurotoxoplasmose são quase uniformemente soropositivos para anticorpos imunoglobulina G antitoxoplasma (IgG), e a IgM geralmente se encontra ausente.

A ausência de anticorpos IgG faz um diagnóstico da toxoplasmose improvável, mas não impossível. Os títulos de anticorpos não são úteis para diagnóstico

O diagnóstico definitivo de neurotoxoplasmose requer uma síndrome clínica compatível, a identificação de uma ou mais lesões de massa na tomografia computadorizada (TC) de crânio ou na ressonância magnética (RM) de crânio e detecção do micro-organismo em uma amostra clínica.

A TC ou RM do crânio, normalmente, apresentam múltiplas lesões que captam contraste na massa cinzenta do córtex e núcleos da base, muitas vezes com edema associado. A toxoplasmose também pode manifestar-se como uma única lesão cerebral ou encefalite difusa, sem evidências de lesões cerebrais focais em estudos de imagem. Esta última apresentação clínica tende a ser rapidamente progressiva e fatal.

A punção lombar (PL) deve ser realizada, se segura e viável. Realizar PCR para o *T. gondii* no líquido cerebrospinal (LCS), assim como avaliar citologia, cultura, pesquisa direta com tinta da China e antígeno para Cryptococcus; e PCR de *Mycobacterium tuberculosis*, vírus Epstein-Barr (EBV) e vírus JC (JCV), tanto na apresentação inicial ou posteriormente, em especial para pacientes nos quais a terapêutica empírica falhou. A detecção de *Toxoplasma gondii* por PCR no LCS tem elevada especificidade (96 a 100%), mas com baixa sensibilidade (50%), principalmente quando a terapia antitoxoplasma foi iniciada.

O diagnóstico diferencial da doença neurológica focal em pacientes com Aids inclui, na maioria das vezes, linfoma primário do SNC e leucoencefalopatia multifocal progressiva (LEMP).

A maioria dos médicos, inicialmente, depende de um diagnóstico empírico de neurotoxoplasmose, que pode ser confirmado com uma resposta objetiva ao tratamento e documentado pela melhora clínica e radiológica, na ausência de um diagnóstico alternativo provável.

A biópsia do cérebro é reservada para pacientes que não respondem ao tratamento específico, embora uma biópsia precoce deva ser fortemente considerada se os resultados de imagem, sorologia ou PCR sugerem uma etiologia diversa da toxoplasmose.

TRATAMENTO

Tem como base a associação de sulfadiazina, pirimetamina e ácido folínico. A Tabela 234.5, a seguir, contempla a terapêutica sugerida.

Profilaxia

Pacientes portadores de Aids devem receber profilaxia primária contra toxoplasmose quando a contagem de CD4 for menor do que 100 células/mm³. A profilaxia primária deve ser interrompida em pacientes adultos e adolescentes que recebem terapia antirretroviral (TARV) cuja contagem de CD4 aumentar a > 200 células/mm³ por mais de três meses.

A terapia supressiva deve ser iniciada após terapia de ataque para neurotoxoplasmose e mantida até CD4 > 200 células/mm³ por seis meses e com ausência de sinais e sintomas.

A seguir, a Tabela 234.6 informa a terapia sugerida para profilaxia primária e terapia supressiva para neurotoxoplasmose.

■ CRIPTOCOCOSE

Micose sistêmica causada por espécies de *Cryptococcus*, a criptococose associada à infecção pelo HIV é originada, principalmente, por *Cryptococcus neoformans*, mas *Cryptococcus gattii* é identificado às vezes. As estimativas atuais indicam que a cada ano quase 1 milhão de casos de meningite criptocócica são diagnosticados em todo o mundo e acarretam mais de 600 mil mortes.

Na última década, a incidência de criptococose diminuiu substancialmente em áreas com acesso à TARV eficaz, e a maioria das novas infecções está sendo reconhecida em pacientes recentemente diagnosticados com a infecção por HIV. A maior parte dos casos é observada em pacientes que têm contagem de células CD4 < 100 células/mm³.

QUADRO CLÍNICO

A criptococose comumente se apresenta como uma meningite subaguda ou meningoencefalite, com febre, mal-estar e cefaleia. Sinais clássicos de meningite, tais como rigidez de nuca e fotofobia, ocorrem em apenas 1/4 a 1/3 dos pacientes. Alguns pacientes apresentam sintomas de encefalopatia, tais como letargia, confusão, mudanças de personalidade e perda de memória, que são, geralmente, resultado do aumento da pressão intracraniana (PIC).

A criptococose, na maior parte das vezes, é disseminada no paciente infectado pelo HIV. Qualquer órgão do corpo pode estar envolvido, e as

TABELA 234.5 ■ Terapêutica contra neurotoxoplasmose

	TRATAMENTO PRIMÁRIO	TRATAMENTO ALTERNATIVO
Toxoplasmose cerebral	Pirimetamina 200 mg, VO, 1 dose e, então, 75 mg/d + sulfadiazina, dose baseada no peso do paciente (1 g se peso < 60 kg, e 1,5 g se peso > 60 kg, VO, 6/6 h) + ácido folínico 10-25 mg/dia, VO/6 semanas OU TMP-SMX 10/50 mg/Kg/dia, VO ou IV, divididos em 12/12 h/6 semanas e, então, terapia supressiva	Pirimetamina 200 mg, VO, 1 dose e, então, 75 mg/d + ácido folínico 10-25 mg/d, VO + 1 | Clindamicina 600 mg, VO ou IV, 6/6 h ou 2 | Azitromicina 900-1200 mg/d Por 4-6 semanas após o desaparecimento dos sinais e sintomas A terapia supressiva vem em seguida

Fonte: Adaptada de Chambers e colaboradores.[1]

TABELA 234.6 ■ Tratamento primário e alternativo contra neurotoxoplasmose

TOXOPLASMOSE CEREBRAL	TRATAMENTO PRIMÁRIO	TRATAMENTO ALTERNATIVO
Profilaxia primária (CD4 < 100 células/mm³)	TMP-SMX 400/80 mg, 2 comprimidos, VO, 1 x/d ou em dias alternados ou TMP-SMX 400/80 mg, 1 comprimido, VO, 1 x/d	Dapsona 50 mg, VO, 1 x/d + pirimetamina 50 mg, VO, 1 x/semana + ácido folínico 25 mg, VO, 1 x/semana
Terapia supressiva (após tratamento de ataque)	Sulfadiazina 500-1.000 mg, VO, 4 x/d + pirimetamina 25-50 mg, VO, 1 x/d + ácido folínico 10-15 mg, VO, 1 x/d	Clindamicina 300-450 mg, VO, a cada 6-8 horas + pirimetamina 25-50 mg, VO, 1 x/d + ácido folínico 10-15 mg, VO, 1 x/d

Fonte: Adaptada de Chambers e colaboradores.[1]

lesões de pele podem ser inúmeras, incluindo as umbilicadas semelhantes a molusco contagioso. A infecção pulmonar isolada também é possível, os sinais e sintomas incluem tosse e dispneia em associação com uma radiografia torácica anormal, que geralmente demonstra a consolidação lobar, embora tenham sido relatados infiltrados lobares e nodulares.

DIAGNÓSTICO

A análise do LCS demonstra níveis elevados de proteína do soro, concentrações de baixas a normais de glicose e pleocitose, que consiste principalmente em linfócitos. O exame direto com tinta da China demonstra leveduras capsuladas, arredondadas ou ovais, com tamanho e espessura de cápsulas variáveis em 60 a 80% dos casos. A pressão de abertura medida durante a coleta do LCS pode ser elevada, com pressões ≥ 25 cm H_2O, que ocorrem em 60 a 80% dos pacientes.

Doença criptocócica pode ser diagnosticada por meio da cultura de sangue ou LCS, exame direto do LCS com pesquisa por tinta da China ou de detecção de antígeno criptocócico sérico e do LCS. Em pacientes com meningite criptocócica relacionada com o HIV, 55% de culturas de sangue e 95% das culturas do LCS são positivas com colônias de fungos visíveis e podem ser detectados no prazo de sete dias. Paciente com detecção sérica de antígeno criptocócico deve ser submetido à punção do LCS, se não houver contraindicação, para afastar doença meníngea.

TRATAMENTO

O tratamento de criptococcemia e/ou meningite é dividido em três fases: terapia de indução; consolidação; e supressão. A Tabela 234.7 demonstra a terapêutica sugerida.

Profilaxia

A terapia supressiva ou profilaxia secundária ou terapia de manutenção é essencial após a terapia inicial, pois a recaída é inevitável caso a contagem de linfócitos $TCD4^+$ se mantenha baixa.

Os medicamentos indicados para a terapia supressiva incluem o fluconazol, VO, 200-400 mg ao dia ou a anfotericina B. O itraconazol é uma alternativa na dose de 200 mg, VO, a cada 12 horas, porém é importante mencionar que ele é menos efetivo que o fluconazol, com maior taxa de recaídas. A terapia supressiva pode ser interrompida se houver aumento sustentado da contagem de linfócitos $TCD4^+$ (acima de 200 células/mm^3) por, pelo menos, seis meses após o início de TARV.

Não é indicado realizar profilaxia primária. Estádios iniciais de infeções criptocócicas disseminadas podem ser oligossintomáticos. Dados recentes de contextos com recursos limitados apoiam a determinação do antígeno criptocócico no soro para todas as pessoas. Se antígenos forem detectados, o LCS deve ser analisado para excluir meningite criptocócica. Se meningite for excluída, indica-se tratamento preventivo com fluconazol 800 mg/dia, durante 2 semanas, antes do início da TARV, com o objetivo de reduzir o risco de mascarar a síndrome inflamatória de reconstituição imunitária.

■ COMPLEXO *MYCOBACTERIUM AVIUM*

Organismos do complexo *Mycobacterium avium* (MAC) são onipresentes no meio ambiente. *M. avium* e *M. intracellulare* são duas espécies de micobactérias não tuberculosas do grupo de organismos agrupados no complexo MAC.

M. avium é o agente etiológico presente em aproximadamente 95% dos pacientes com Aids que adquirem doença disseminada por MAC; entre esta e a contagem de linfócitos $TCD4^+$, há relação direta, sendo que a maioria desses casos ocorre quando a contagem é menor do que 50 células/mm^3.

O modo de transmissão é por inalação, ingestão ou inoculação na via aérea ou no trato gastrintestinal (TGI). A transmissão pessoa-pessoa é improvável.

QUADRO CLÍNICO

A infecção por MAC em pacientes com Aids e sem uso de TARV manifesta-se geralmente com uma doença disseminada.

Os sintomas incluem febre, suores noturnos, perda de peso, fadiga, diarreia e dor abdominal. No exame físico ou em exame de imagem, podem ser identificadas: hepatomegalia; esplenomegalia ou linfadenopatia (paratraqueal, retroperitoneal, para-aórtico; ou, menos comumente, linfonodomegalia periférica).

Síndromes localizadas incluem linfadenite cervical ou mesentérica, pneumonia, pericardite, osteomielite, pele ou tecidos moles abscessos, úlceras genitais, ou infecção do SNC.

DIAGNÓSTICO

Alterações laboratoriais incluem anemia (muitas vezes, fora de proporção ao esperado para o estágio da doença HIV) e elevados níveis de fosfatase alcalina (FA).

O diagnóstico de certeza de doença disseminada por MAC é se baseia em sinais e sintomas clínicos compatíveis com o isolamento do MAC a partir de culturas (hemocultura, linfonodos, medula óssea).

TRATAMENTO

É indicado após diagnóstico presumível ou de certeza com o resultado de cultura positiva para MAC.

TABELA 234.7 ■ Tratamento da criptococcemia

	TRATAMENTO PRIMÁRIO (TERAPIA DE INDUÇÃO)	TRATAMENTO ALTERNATIVO (INDUÇÃO)	TERAPIA DE CONSOLIDAÇÃO (APÓS TERAPIA DE INDUÇÃO)
Criptococcemia e/ou Meningite	Anfotericina B 0,7-1 mg/kg, IV, 24/24 h + 5-flucitosina 25 mg, VO, 6/6 h, por, pelo menos, 2 semanas Ou Anfotericina B lipossomal 4 mg/kg, IV, a cada 24 horas + 5-flucitosina 25 mg, VO, a cada 6 horas, por, pelo menos, 2 semanas Ou Anfotericina B complexo lipídico 5 mg/kg, IV, a cada 24 horas + 5-flucitosina 25 mg, VO, a cada 6 horas, por, pelo menos, 2 semanas	Anfo B 0,7 mg/kg, IV, 24/24 h ou anfotericina B lipossomal 4 mg/kg, IV, 24/24 h ou anfotericina B complexo lipídico 5 mg/kg, IV, 24/24 h, por pelo menos, 2 semanas + fluconazol 800 mg/d, VO ou IV Ou Fluconazol 400-800 mg/d, VO, ou IV + 5-flucitosina 25 mg, VO, 6/6 h, por, pelo menos, 2 semanas (apenas se terapia baseada em anfotericina não for tolerada)	Fluconazol 400/d, VO/10 semanas e, então, terapia supressiva ATENÇÃO: a cultura do LCS deve estar estéril antes do início da terapia de consolidação

Realiza-se por VO com claritromicina 500 mg, a cada 12 horas; ou azitromicina 600 mg, a cada 24 horas, associada a etambutol 15 a 25 mg/kg/dia e associada ou não à rifampicina 300 mg/dia. A claritromicina é o agente de escolha, por ter sido estudada mais extensivamente que a azitromicina em pacientes com Aids e parece estar associada com uma negativação mais rápida do MAC no sangue.

O tratamento alternativo pode ser realizado com ciprofloxacino, ofloxacino ou amicacina. Caso o paciente não responda ao tratamento inicial, associar um ou mais medicamentos ao esquema terapêutico.

> **ATENÇÃO!**
>
> Importante ressaltar que a TARV tem papel fundamental no controle da doença, pela promoção da recuperação imunológica. Casos diagnosticados com MAC têm indicação de início precoce, preferencialmente imediato de ARV.

Profilaxia

A terapia supressiva ou profilaxia secundária deve ser mantida até que ocorra a reconstituição imunológica, ou seja, quando a contagem de $TCD4^+$ persistir acima de 100 células/mm³ por pelo menos três meses e com adequada supressão viral. A terapia supressiva é realizada por VO, com claritromicina 500 mg, a cada 12 horas ou azitromicina 600 mg, a cada 24 horas; associada a etambutol 15 mg/kg/dia.

A profilaxia primária está indicada para pacientes com contagem de linfócitos $TCD4^+$ < 50 células/mm³. A azitromicina na dose semanal de 1.200 mg, VO, pode ser utilizada, já que é mais bem tolerada e tem menos interações medicamentosas que a claritromicina 500 mg VO, duas vezes ao dia. A profilaxia primária pode ser descontinuada em pacientes com aumento sustentado em células CD4 maior ou igual a 100/mm³.

■ CITOMEGALOVIROSE

O citomegalovírus (CMV) é um vírus DNA de cadeia dupla da família do herpes-vírus que pode causar a doença de órgãos-alvo disseminada ou localizada em pacientes com imunossupressão avançada.

A doença por CMV ocorre em pacientes com imunossupressão avançada, geralmente aqueles com CD4 < 50 células/mm³. Outros fatores de risco incluem: infecções oportunistas prévias, um elevado nível de viremia por CMV (na maioria das vezes, medido pela PCR) e altos níveis plasmáticos de RNA do HIV (> 100.000 cópias/mL).

QUADRO CLÍNICO

Retinite é a manifestação clínica mais comum da doença órgão-alvo por CMV, ocorrendo como doença unilateral em dois terços dos pacientes. Pode ser assintomática ou apresentar escotomas ou defeitos no campo visual periférico. Lesões centrais da retina ou lesões que incidem sobre a mácula ou nervo óptico estão associadas com amaurose, acuidade visual diminuída ou defeitos de campo centrais.

Colite ocorre em 5 a 10% dos pacientes com Aids. As manifestações clínicas mais frequentes são perda de peso, anorexia, dor abdominal, diarreia debilitante e mal-estar. No colo e, especialmente, no ceco, o CMV pode originar perfuração e apresentar-se como abdome agudo. A TC pode mostrar espessamento do colo. Hemorragia e perfuração podem ocorrer e são complicações com risco de vida. Esofagite por CMV cursa com odinofagia, náuseas e desconforto ocasionalmente epigástrico ou retrosternal. Colite e esofagite podem causar febre.

Pneumonite por CMV é rara. O CMV é detectado com frequência no LBA, mas não é geralmente o agente causador da doença e, portanto, deve-se continuar a investigação em busca de um agente causal mais provável de pneumonite.

Doença neurológica por CMV inclui a encefalite (demência), ventriculoencefalite e polirradiculomielopatias. Os pacientes com demência causada por CMV têm geralmente letargia, confusão e febre. A ventriculoencefalite tem curso mais agudo, com sinais neurológicos focais, muitas vezes incluindo paralisias de nervos cranianos ou nistagmo e rápida progressão para a morte. Polirradiculomielopatia por CMV causa a síndrome de Guillain-Barré-*like*, caracterizada por retenção urinária e progressiva fraqueza nas pernas bilateralmente. Os sintomas clínicos, em geral, progridem ao longo de várias semanas e podem levar à perda de controle do intestino e da bexiga e paraplegia flácida. A mielopatia espástica já foi descrita e parestesia sacral pode ocorrer.

DIAGNÓSTICO

Viremia por CMV pode ser detectada por PCR, ensaios antigênicos ou a cultura é, mas não invariavelmente, encontrada na doença do órgão-alvo.

Retinite por CMV geralmente é diagnosticada com base no reconhecimento de alterações na retina, características observadas pelo exame de fundo de olho realizado por um oftalmologista experiente (diagnóstico tem um valor preditivo positivo [VPP] de 95%). Em raros casos, o diagnóstico pode ser difícil, e a PCR de amostras aquosas ou vítreas para alguns vírus patogênicos, especialmente vírus herpes simples (HSV)-CMV e outros, vírus da varicela-zóster (VVZ) e toxoplasmose, pode ser útil para o estabelecimento do diagnóstico.

Colite por CMV é diagnosticada com base na demonstração combinada de ulcerações da mucosa no exame endoscópico e na demonstração histopatológica de inclusões intranucleares e intracitoplasmáticas características.

Esofagite por CMV é diagnosticada pela presença de úlceras do esôfago distais e por biópsia, com evidência de corpúsculos de inclusão nas células endoteliais, com uma reação inflamatória na borda da úlcera. O significado de tais corpos de inclusão é determinado pelo julgamento clínico, mais a presença ou ausência de outras etiologias plausíveis. A cultura de CMV a partir de uma biópsia ou de escovado de células do colo ou do esôfago não é suficiente para estabelecer o diagnóstico de colite ou esofagite de CMV, na ausência de alterações histopatológicas, porque um número substancial de pacientes com baixas contagens de células CD4 podem ter culturas positivas na ausência de doenças.

O diagnóstico clínico de pneumonite por CMV é difícil e requer resultados consistentes clínicos e radiológicos (ou seja, infiltrados pulmonares intersticiais difusos, febre e tosse ou dispneia), identificação de vários corpos de inclusão CMV no tecido pulmonar ou citologia, e a ausência de qualquer outro patógeno, mais comumente associado com pneumonia.

O LCS na doença neurológica por CMV, geralmente, demonstra pleocitose linfocítica (embora uma mistura de neutrófilos e linfócitos possa ser evidente), níveis baixos ou normais de glicose e níveis de proteína normais a elevados. O LCS na polirradiculopatia por CMV, com frequência, demonstra pleocitose neutrofílica (geralmente, 100 a 200 neutrófilos/mL e alguns eritrócitos), acompanhada por hipoglicorraquia e níveis de proteína elevados.

TRATAMENTO

Realiza-se com ganciclovir 5 mg/kg, a cada 12 horas, IV; ou valganciclovir 900 mg, VO, a cada 24 horas. A alternativa é o foscarnet endovenoso (EV). O tratamento varia entre 14 e 21 dias; e, no caso de retinite por CMV, devem ser feitas reavaliações oftalmológicas ao longo do tratamento de ataque para acompanhamento da cicatrização da lesão.

Profilaxia

A terapia supressiva pode ser realizada com ganciclovir ou valganciclovir, ou foscarnet, e deve ser escolhida em conjunto com o oftalmologista, levando em consideração a localização anatômica da lesão retiniana, a presença ou não de acometimento contralateral da visão, a recuperação imunológica e a condição virológica. A terapia de manutenção crônica não é rotineiramente recomendada para doença gastrintestinal, mas pode ser considerada se as recidivas forem frequentes. A interrupção da terapia supressiva deve ser considerada para pacientes com elevação sustentada da contagem de linfócitos TCD4$^+$ superior a 100 a 150 celulas/mm^3 durante pelo menos seis meses de TARV.

A profilaxia primária não é recomendada.

■ CANDIDÍASE

Candidíase orofaríngea e esofágica são comuns em pacientes infectados pelo HIV. A maioria dessas infecções é causada por *Candida albicans*. A ocorrência de candidíase orofaríngea e esofágica é reconhecida como um indicador da supressão imunológica e frequentemente observada em pacientes com CD4 < 200 células/mm^3.

QUADRO CLÍNICO

Candidíase orofaríngea é caracterizada por lesões indolores, tipo placas, de coloração esbranquiçada, que podem ocorrer na superfície bucal, no palato duro ou mole, na mucosa da orofaringe, ou na superfície da língua. As lesões podem ser facilmente removidas com um depressor ou outro instrumento. Menos comumente, placas eritematosas sem placas brancas podem ser vistas ao exame. Queilite angular também pode ser causada por *Candida* sp.

Candidíase esofágica geralmente se apresenta com dor ou queimação ou desconforto retrosternal associada à odinofagia. Às vezes, pode ser assintomática.

DIAGNÓSTICO

Em geral, é clínico e baseia-se no aspecto das lesões. Se confirmação laboratorial for necessária, pode ser examinado microscopicamente um raspado da lesão para identificação de levedura característica ou formas de hifas, utilizando-se uma preparação de hidróxido de potássio.

O diagnóstico definitivo de candidíase esofágica requer visualização endoscópica direta das lesões com demonstração histopatológica em tecido e confirmação por cultura de fungos. O exame endoscópico revela placas esbranquiçadas semelhantes às observadas com a doença orofaríngea. As placas podem evoluir para ulcerações superficiais da mucosa esofágica com exsudato esbranquiçado central ou periférico. O diagnóstico de candidíase esofágica também pode ser realizado de maneira presuntiva, quando há candidíase oral associada à disfagia de instalação recente.

TRATAMENTO

O fluconazol é o medicamento de escolha na dose de 100 a 200 mg a cada 24 horas por 7 a 14 dias no tratamento da candidíase orofaríngea; e, na dose de 200 a 400 mg a cada 24 horas por 14 a 21 dias, para esofagite por cândida.

Profilaxia

A profilaxia primária não é recomendada, bem como a secundária ou a terapia supressiva.

■ CRIPTOSPORIDIOSE E CISTOISOSPORÍASE

São micro-organismos que infectam a mucosa do intestino delgado e, se sintomáticos, normalmente causam diarreia intensa.

QUADRO CLÍNICO

A manifestação clínica mais comum é diarreia aquosa não sanguinolenta, que pode estar associada a dor abdominal, cólicas, anorexia, náuseas, vômitos e febre baixa. A diarreia pode ser abundante e prolongada, resultando em desidratação grave, distúrbios eletrolíticos, como hipocalemia, perda de peso e má absorção.

DIAGNÓSTICO

As infecções podem ser diagnosticadas por meio da detecção de oocistos de *Cystoisospora belli* e *Cryptosporidium* sp. em amostras fecais.

TRATAMENTO

O início precoce da TARV é o tratamento mais efetivo. Não há terapêutica específica para criptosporidiose no paciente portador de Aids. Para cistoisosporíase, o tratamento de escolha de paciente com Aids é realizado com TMP-SMX 800-160 mg, 1 comprimido a cada 6 horas, por 10 dias, e, então, a cada 12 horas por três semanas. O tratamento alternativo é realizado com ciprofloxacino.

ATENÇÃO!

Caso o paciente apresente queda de CD4, a profilaxia deve ser reintroduzida, se indicada.

REVISÃO

- A pneumocistose apresenta dispneia progressiva, febre, tosse e desconforto respiratório. Exames laboratoriais, radiografia torácica e PCR confirmam o diagnóstico. O tratamento pode ser realizado com antibiótico (p. ex., sulfametoxazol-trimetropina) e corticosteroide (prednisona).
- A toxoplasmose é adquirida por meio do protozoário *Toxoplasma gondii*, presente na carne mal-cozida, e causa cefaleia, confusão mental, fraqueza motora e febre. Seu diagnóstico é realizado por exames laboratoriais e de imagem e também por PCR. Antibióticos servem para o tratamento.
- A criptococose apresenta-se como meningite subaguda ou meningoencefalite, com febre, mal-estar e cefaleia. Na maioria das vezes, está relacionada a pacientes infectados por HIV, e seu diagnóstico é determinado por avaliação de LCS. O tratamento é dividido em terapia de indução, consolidação e supressão.
- O *Mycobacterium avium* está presente em cerca de 95% dos pacientes com Aids, seus sintomas incluem febre, suores noturnos, perda de peso, fadiga, diarreia e dor abdominal. O diagnóstico é feito com exames laboratoriais e com base nos sinais e sintomas. Trata-se com antibióticos.
- A citomegalovirose ocorre em pacientes com imunossupressão avançada, sendo a retinite sua manifestação mais comum. É confirmada por exame clínico, antigenemia ou PCR e, nos casos de retinite, deve ser aplicada terapia supressiva.
- A candidíase orofaríngea e a esofágica, comuns em pacientes com HIV, caracterizam-se por lesões indolores que ocorrem na superfície bucal, no palato duro ou mole, na mucosa orofaríngea e na superfície da língua. Fluconazol é o medicamento de escolha.
- A criptosporidiose e a isosporíase são micro-organismos que afetam a mucosa do intestino delgado, causando diarreia, dor abdominal, cólicas, vômitos e febre. Não há terapia específica para pacientes com Aids, mas TMP-SMX e ciprofloxacino são opções.

REFERÊNCIA

1. Chambers HF, Saag MS, Moellering RC, Gilbert DN, Eliopoulos GM. Guia Sanford para terapia de HIV/AIDS 2012. São Paulo: AC Farmacêutica; 2012.

LEITURAS SUGERIDAS

AIDSinfo. Guidelines for the prevention and treatment of opportunistic infections in HIV-infected adults and adolescents [Internet]. Rockville: NIH; 2013 [capturado em 10 fev. 2017]. Disponível em: http://aidsinfo.nih.gov/contentfiles/lvguidelines/adult_oi.pdf.

Brasil. Ministério da Saúde. Secretaria de Vigilância em Saúde. Protocolo clínico e diretrizes terapêuticas para manejo da infecção pelo HIV em adultos [Internet]. Brasília: MS; 2015 [capturado em 10 fev. 2017]. Disponível em: Brasil. Ministério da Saúde. Secretaria de Vigilância em Saúde. Protocolo cliinico e diretrizes terapêuticas para manejo da infecção pelo HIV em adultos.

Ryom L, Boesecke C, Gisler V, Manzardo C, Rockstroh JK, Puoti M, et al. Essentials from the 2015 European AIDS Clinical Society (EACS) guidelines for the treatment of adult HIV-positive persons. HIV Med. 2016;17(2):83-8.

234.7 PROFILAXIA

GISELE CRISTINA GOSUEN

A prevenção de infecções oportunistas (IO) em indivíduos infectados pelo HIV é uma intervenção de grande efetividade e que proporciona redução significativa da morbidade e da mortalidade.[1]

A profilaxia primária visa a evitar o desenvolvimento de doenças em pessoas com exposição prévia estabelecida ou provável a um agente considerado oportunista.

A profilaxia secundária tem como objetivo evitar a recidiva de uma infecção oportunista que já tenha ocorrido.

O Quadro 234.7 apresenta as recomendações para prevenção da exposição a patógenos oportunistas.

PNEUMOCISTOSE

Pneumonia é a manifestação clínica mais comum da infecção pelo *Pneumocystis jirovecii* em pacientes com Aids e a principal causa de insuficiência respiratória aguda.[3]

Pessoas vivendo com HIV devem receber profilaxia primária se a contagem de linfócitos $CD4^+$ < 200 células/μL ou história de candidíase orofaringeana, assim como pessoas com contagem de linfócitos $CD4^+$ < 14% ou história de doença definidora de Aids.

Sulfametoxazol-trimetoprim (TMP-SMX) é o medicamento recomendado. A dose preferencial é de sulfametoxazol 400 mg + trimetoprim 80 mg (2 comprimidos em dose única diária ou três vezes por semana). Quando utilizada diariamente, também é eficaz para prevenir toxoplasmose. Caso haja reação de hipersensibilidade, é sugerido reintrodução do medicamento de forma gradual (dessensibilização). Se o TMP-SMX não puder ser tolerado, o regime profilático alternativo recomendado inclui dapsona ou dapsona em associação com pirimetamina e ácido folínico.

A profilaxia secundária poderá ser interrompida quando a contagem de linfócitos T-CD4+ aumentar para valores superiores a 200 células/mm[3] como resultado da terapia antirretroviral (TARV), mantendo-se estável durante um período maior do que três meses e deve ser reintroduzida caso haja redução da contagem de linfócitos T-CD4+ para valores inferiores a 200 células/mm[3].[2]

QUADRO 234.7 ■ Recomendações para prevenção da exposição a patógenos oportunistas

AGENTE INFECCIOSO	RECOMENDAÇÃO
Pneumocystis jirovecii	■ Evitar contato direto com pessoas com pneumonia por *P. jirovecii* (evitar intenação em quarto conjunto) ■ Utilização de filtro especial na nebulização pofilática de pentamidina
Toxoplasma gondii	■ Evitar carne vermelha mal passada e contato com gatos que se alimentam na rua ■ Evitar limpar caixas de areia de gatos ■ Lavar as mãos após jardinagem
Cryptosporidium	■ Evitar ingesta de água de lagos ou rios; ■ Evitar contato domiciliar com animais domésticos com menos de 6 meses de idade, em especial se adquiridos de criadores comerciais e que tenham sido anteriormente de rua
Criptococcus	■ Evitar situações de risco, tais como entrar em cavernas. limpar galinheiros ■ Evitar exposição a fezes de pássaros
Cytomegalovirus	■ Evitar transfusão de sangue de doador IgG para CMV, caso o receptor seja soronegativo
Nistoplasma capsulatum	■ Em áreas endêmicas, evitar situações de risco, tais como: entrar em cavernas, limpar galinheiros ■ Evitar exposição a fezes de pássaros silvestres
HPV e Herpes	■ Evitar sexo não protegido

CMV: citomegalovírus; HPV: papilomavírus.
Fonte: Brasil.[2]

MYCOBACTERIUM TUBERCULOSIS – TUBERCULOSE

A tuberculose (TB) é de elevada prevalência no Brasil.

ATENÇÃO!

A coinfecção de Aids e TB altera significativamente o comportamento clínico que cada uma das doenças teria de modo isolado.

A TB acarreta elevação e descontrole da carga viral (fenômeno da transativação heteróloga) e queda da contagem dos linfócitos T CD4+, elevando o risco de morbidade e letalidade do paciente com Aids. Por sua vez, a Aids acelera a evolução da TB, facilitando o aparecimento de formas extrapulmonares e disseminadas.[4]

No ambiente hospitalar, as normas de precauções respiratórias e isolamentos para micobactérias são fundamentais para a proteção dos profissionais de saúde e de outros pacientes. O isolamento para doenças transmitidas por aerossóis com máscara N95 ou PFF2 deve ser instalado para qualquer paciente que apresente tosse por mais de 3 semanas, ainda sem diagnóstico definido.

A abordagem inicial de um paciente infectado pelo HIV deve incluir a intradermorreação com tuberculina (derivado de proteína purificada [PPD]). Quando não reator, deve ser repetido anualmente.

As pessoas com contagem de linfócitos T-CD4+ < 200 na avaliação anterior deverão repeti-lo tão logo seja evidenciada reconstituição imune.

Enduração ≥ 5 mm, reflete infecção latente, para a qual deve ser iniciada quimioprofilaxia com isoniazida. Entretanto, a quimioprofilaxia só deve ser iniciada após a exclusão de TB ativa, utilizando avaliação clínica e radiografia torácica.

Vários estudos demonstraram que, em pacientes infectados pelo HIV e com PPD ≥ 5mm, a quimioprofilaxia com isoniazida é efetiva para prevenir a TB. A sua não utilização está associada a risco de 7 a 80 vezes maior de desenvolver TB. A isoniazida é bem tolerada em pacientes infectados pelo HIV e não está associada a aumento significativo de efeitos adversos hepáticos.

ATENÇÃO!

A isoniazida deve ser utilizada para profilaxia na dose de 300 mg/dia, durante seis meses, nas seguintes situações:
- Pacientes com PPD ≥ 5 mm ou
- História de contato com paciente bacilífero ou
- Imagem radiológica com cicatriz pulmonar em pacientes sem história prévia de tratamento para TB.

■ COMPLEXO *MYCOBACTERIUM AVIUM*

Na ausência de TARV efetiva ou profilaxia nos pacientes com imunossupressão relacionada à Aids, a incidência de complexo *Mycobacterium avium* (MAC) disseminada varia entre 20 e 40%.[5]

Infecção por MAC ocorre entre pessoas com contagem de linfócitos $CD4^+$ < 50 células/μL, quando a profilaxia deve ser iniciada.

Azitromicina e claritromicina são os medicamentos preferenciais.

Se os macrolídeos não são tolerados, a rifabutina é uma alternativa, embora as interações medicamentosas possam complicar seu uso.

A profilaxia primária poderá ser descontinuada naqueles pacientes que responderam bem à TARV com contagem de linfócitos $CD4^+$ > 100 células/μL por tempo ≥ 3 meses.

A profilaxia secundária para MAC deve ser mantida até que ocorra a reconstituição imunológica, ou seja, quando a contagem de T-CD4+ persistir acima de 100 células/mm³ por, pelo menos, seis meses e com adequada supressão viral.

■ TOXOPLASMOSE

É a causa mais frequente de encefalite, cursando com febre, cefaleia, confusão e/ou déficits neurológicos focais, convulsões, torpor e até coma e alterações de pares cranianos.

A profilaxia primária objetiva evitar o desenvolvimento de neurotoxoplasmose. Pacientes com sorologia positiva para toxoplasma que tenham contagem de linfócitos $CD4^+$ < 100 células/μL deveriam receber profilaxia, que só deverá ser suspensa quando $CD4^+$ > 200 por período superior a 3 meses.

A medicação de escolha é TMP-SMX, como recomendado para profilaxia de pneumocistose. Para pacientes que não toleram TMP-SMX, recomenda-se como alternativa o uso de dapsona em associação com pirimetamina e ácido folínico.[6]

A profilaxia secundária ou terapia de manutenção deve ser indicada após completadas as quatro ou seis semanas de tratamento da toxoplasmose, a depender da evolução clínica. A combinação de sulfadiazina com pirimetamina é mais efetiva para prevenção de recidivas do que a combinação de clindamicina com pirimetamina. As doses preconizadas são: sulfadiazina 500 mg 6/6h + pirimetamina 25 mg/dia e clindamicina 1,2 g/dia + pirimetamina 25 mg/dia. A profilaxia pode ser interrompida quando ocorrer reconstituição imune sustentada por mais de 6 meses, traduzida pela contagem de linfócitos T-CD4+ > 200 células/mm³ e a mesma deverá ser reintroduzida se houver diminuição da contagem de linfócitos a valores < 200 células/μL.

■ CRIPTOCOCOSE

A doença causada pelo fungo *Cryptococcus neoforman* é frequente em pacientes com Aids. A profilaxia secundária ou terapia de manutenção é essencial depois da terapia inicial, pois a recaída é inevitável caso a contagem de linfócitos T-CD4+ se mantenha baixa.

Não é indicado realizar profilaxia primária.

Pacientes que tenham completado o tratamento devem manter a profilaxia secundária com fluconazol, 200 mg/dia, até conseguirem a reconstituição imune com o início da TARV.[7]

A profilaxia secundária pode ser interrompida se houver aumento sustentado da contagem de linfócitos T-CD4+ > 100 células/mm³ por, pelo menos, 3 meses após o início de TARV.

■ HISTOPLASMOSE

Histoplasmose é causada por um fungo dimórfico chamado *Histoplasma capsulatum*.

A profilaxia com itraconazol na dose de 200 mg/dia pode ser considerada para pacientes com contagem de linfócitos $CD4^+$ < 150 células/μL, com alto risco de exposição e que sejam de zona endêmica (> 10 casos/100 pacientes-ano). Ela pode ser descontinuada quando a contagem de linfócitos $CD4^+$ estiver > 150 células/μL por 6 meses em pacientes com TARV altamente potente (HAART) e deverá ser reintroduzida se $CD4^+$ < 150 células/μL.

■ CITOMEGALOVIROSE

Citomegalovírus (CMV) é um vírus da família Herpes que pode causar doença disseminada ou de órgãos-alvo em pacientes com imunossupressão avançada.[8]

A mais efetiva estratégia de prevenção da doença é a restauração da função imunológica. A escolha de regime profilático (ganciclovir ou foscarnet) para pacientes tratados para retinite deve ser feita em conjunto com o oftalmologista, levando em consideração a localização anatômica da lesão retiniana, a presença ou não de acometimento contralateral da visão, a recuperação imunológica e a condição virológica.

A interrupção da profilaxia secundária deve ser considerada para pacientes com elevação sustentada da contagem de linfócitos T-CD4+ > 100 células/mm³, durante pelo menos 6 meses de TARV.

O Quadro 234.8 resume as indicações para início da profilaxia primária.

O Quadro 234.9 resume quando a profilaxia deve ser interrompida e reiniciada.

REVISÃO

- A prevenção de infecções oportunistas em indivíduos infectados pelo HIV é de grande efetividade, proporcionando redução significativa da morbidade e da mortalidade.
- A pneumonia é a manifestação clínica mais comum da infecção pelo *Pneumocystis jirovecii* em pacientes com Aids e a principal causa de insuficiência respiratória aguda (IRpA).
- A tuberculose é de elevada prevalência no Brasil, e sua coinfecção com Aids altera significativamente o comportamento clínico que cada uma das doenças teria de forma isolada.

- Citam-se, ainda, como infecções oportunistas aquelas ligadas ao *Mycobacterium avium complex*, bem como a toxoplasmose, a criptococose, a histoplasmose e a citomegalovirose.

QUADRO 234.8 ■ Indicações de profilaxia primária de infecções oportunistas para pacientes imunossuprimidos

AGENTE INFECCIOSO	1ª ESCOLHA	ALTERNATIVAS
Pneumocystis jirovecii (CD4 < 200)	SMZ-TMP 800/160 – um comprimido por dia	SMZ-TMP 800/160 em dias alternados ou 3 x/ semana Dapsona 100 mg, VO, por dia Pentamidina por aerossol 300 mg mensalmente (Nebulizador Respigard II)
Toxoplasma gondii (CD4 < 100)	SMZ-TMP 800/160 – um comprimido por dia	Dapsona 100 mg VO, por dia, + pirimetamina 50 mg + ácido folínico
Mycobacterium tuberculosis (pacientes com PPD ≥ 5 mm ou história de contato com bacilífero ou radiografia com cicatriz pulmonar)	Isoniazida (5-10 mg/kg/dia) máximo de 300 mg VO por dia + piridoxina 50 mg VO/dia, por seis meses	
MAC (CD4 < 50)	Azitromicina – 1.200 mg VO por semana OU Claritomicina – 500 mg duas vezes por dia	Evitar associação de claritromicina com efavirenz e com atazanavir
CMV (CD4 < 50)	Não é recomendado	
Herpes simples	Não é rotineiramente recomendada. No caso de infecção recorrente (seis ou mais por ano) pelo Herpes simplex, pode ser considerada a profilaxia secundária com doses menores de aciclovir 400 duas vezes/dia, fanciclovir 250 duas vezes/dia ou valaciclovir 500 mg/dia	
HPV	Não indicada	
Histoplasma capsulatum	Não indicada	
Criptococcus	Não indicado	

Fonte: Brasil.[2]

TABELA 234.9 ■ Critérios para interrupção e reinício da profilaxia de infecções oportunistas

PROFILAXIA PARA:	CONTAGEM DE CD4 MAIOR QUE:	TEMPO DE ELEVAÇÃO DA CONTAGEM T-CD4	CRITÉRIO DE REINÍCIO
Pneumocistose primária e secundária	200 células/mm³ (menor do que 15%)	Três meses	CD4 < 200 células/mm³
Toxoplasmose primária	200 células/mm³ (menor do que 15%)	Três meses	CD4 < 100-200 células/mm³
Toxoplasmose secundária	200 células/mm³ (menor do que 15%)	Seis meses após o fim do tratamento na ausência de sintomas	CD4 < 200 células/mm³
MAC primária	100 células/mm³	Três meses	CD4 < 50-100
MAC secundária	100 células/mm³	Seis meses (no mínimo um ano de tratamento na ausência de sintomas)	CD4 < 100
Criptococose secundária	100-250 células/mm³	Seis meses após o fim do tratamento na ausência de sintomas	CD4 < 100-150
CMV secundária	100-150 células/mm³	seis meses na ausência de atividade. Avaliações oftalmológicas regulares	CD4 < 100-150
Histoplasmose	Não é recomendada a interrupção		

Fonte: Brasil.[2]

■ REFERÊNCIAS

1. Günthard HF, Saag MS, Benson CA, del Rio C, Eron JJ, Gallant JE, Antiretroviral drugs for treatment and prevention of HIV infection in adults: 2016 recommendations of the International Antiviral Society-USA Panel. JAMA. 2016;316(2):191-210.
2. Brasil. Ministério da Saúde. Recomendações para terapia antirretroviral em adultos infectados pelo HIV: 2008. 7. ed. Brasília: Ministério da Saúde; 2008.
3. Kaplan JE, Hanson DL, Navin TR, Jones JL. Risk factors for primary Pneumocystis carinii pneumonia in human immunodeficiency virus-infected adolescents and adults in the United States: reassessment of indications for chemoprophylaxis. J Infect Dis. 1998;178(4):1126-32.
4. Centers for Disease Control and Prevention. Prevention and treatment of tuberculosis among patients infected with human immunodeficiency virus: principles of therapy and revised recommendations. MMWR Recomm Rep. 1998;47(RR-20):1-58.
5. Havlir DV, Dubé MP, Sattler FR, Forthal DN, Kemper CA, Dunne MW, et al. Prophylaxis against disseminated Mycobacterium avium complex with weekly azithromycin, daily rifabutin, or both. N Engl J Med. 1996; 335(6):392-8.
6. Podzamczer D, Salazar A, Jiménez J, Consiglio E, Santín M, Casanova A, et al. Intermittent trimethoprim-sulfamethoxazole compared with dapsone-pyrimethamine for the simultaneous primary prophylaxis of

Pneumocystispneumonia and toxoplasmosis in patients infected with HIV. Ann Intern Med. 1995;122(10):755-61.
7. Saag MS, Powderly WG, Cloud GA, Robinson P, Grieco MH, Sharkey PK, et al. A controlled trial of fluconazole or amphotericin B to prevent relapse of cryptococcal meningitis in patients with the acquired immunodeficiency syndrome. N Engl J Med. 1992;326(2):83-9.
8. Jabs DA, Van Natta ML, Kempen JH, Reed Pavan P, Lim JI, Murphy RL, et al. Characteristics of patients with cytomegalovirus retinitis in the era of highly active antiretroviral therapy. Am J Ophthalmol. 2002;133(1):48-61.

235

DOENÇAS CAUSADAS POR VÍRUS DO GRUPO HERPES

- CELSO F. H. GRANATO
- NANCY BELLEI

A família Herpesviridae é constituída por vírus DNA e tem na espécie humana oito espécies patogênicas conhecidas: vírus herpes simples (HSV) tipos 1 e 2 (HHV1 e 2), vírus varicela-zóster (VVZ) (HHV3), vírus Epstein-Barr (EBV) (HHV4), citomegalovírus (CMV) (HHV5), herpes-vírus humano tipos 6 (HHV6), 7 (HHV7) e 8 (HHV8).

Esses agentes são associados a apresentações clínicas muito diversas, as quais podem também ter inúmeros outros agentes etiológicos. Dessa forma, eles entram no diagnóstico diferencial de várias situações clínicas comuns no dia a dia do clínico de diversas especialidades médicas.

ATENÇÃO!

Uma característica muito importante dos herpes-vírus é sua evolução para uma forma latente, isto é, ficam permanentemente alojados em células no organismo humano. Periodicamente, na dependência de inúmeros fatores não totalmente compreendidos, eles podem voltar a se multiplicar e causar nova expressão clínica da doença, mais ou menos distinta da apresentação da infecção primária.

Considerando que essas diferentes apresentações clínicas e etiologias correspondentes requerem tratamentos diferenciados, mesmo dentro do próprio grupo dos herpes-vírus, os diagnósticos clínico e laboratorial bem estabelecidos são básicos para a boa prática clínica. Para melhor compreensão de cada situação, os vírus serão apresentados, neste capítulo, divididos por tipos de manifestações clínicas semelhantes.

■ HERPES SIMPLES TIPOS 1 E 2 (HHV1 E HHV2)

Infecções extremamente prevalentes na população geral brasileira, atingindo cifras superiores a 80% (HHV1) e 30% (HHV2). A infecção primária costuma ocorrer na primeira infância (HHV1) ou na adolescência (HHV2) e, por vezes, pode passar despercebida. Quando ela ocorre, as apresentações mais comuns são gengivoestomatite aguda, herpes labial, herpes ocular e herpes genital.

Classicamente, consideram-se as lesões situadas acima do diafragma associadas a infecções pelo HHV1; e as situadas abaixo do diafragma associadas ao HHV2, mas podem ocorrer situações em que o inverso é verdadeiro. Nessa forma de apresentação, deve-se lembrar de outras etiologias pertinentes, tais como reações a medicamentos, infecções pelo HHV3, e mesmo até por HHV5, em casos de pacientes com comprometimento do sistema imunológico.

O diagnóstico laboratorial mais adequado concentra-se nas técnicas diretas, isto é, aquelas em que se detecta o próprio agente etiológico. A citologia da lesão (exame citológico direto) permite o encontro de células com núcleo hipertrofiado, por vezes lobulado, características de infecções por herpes-vírus. Essa técnica, portanto, tem a vantagem de ser bastante rápida, permitindo um diagnóstico presuntivo em poucas horas e sem que se necessite de equipamentos sofisticados; entretanto, não permite diferenciação entre os diferentes herpes-vírus que podem causar esse tipo de lesão. Eventualmente, pode-se aumentar a especificidade pelo emprego da imunofluorescência direta (IFD), usando anticorpos monoclonais dirigidos contra o HHV1, o HHV2 e até o CMV, conforme a situação clínica. Essa abordagem já requer a disponibilidade de um microscópio de fluorescência e a participação de um técnico treinado. Além disso, a presença de vírus passível de detecção sem culturas em linhagens celulares costuma ocorrer até o 3º ou 4º dia após o início das manifestações clínicas, na ausência de tratamento. Após a instituição deste, a presença de vírus reduz-se drasticamente, por vezes mesmo com o uso de apenas 1 a 2 doses do medicamento, limitando o uso da IFD.

O recurso adicional que existe, mas que deve ser usado apenas em casos bem selecionados, já que se trata de uma técnica bastante custosa, de manuseio elaborado e pouco disponível, é a amplificação do DNA viral, em geral pelo emprego da reação em cadeia da polimerase (PCR). Por ser extremamente sensível, essa técnica permite a identificação viral transcorridos 5 a 7 dias, em geral, e, mesmo com a introdução da terapêutica, ainda pode-se identificar os vírus após 2 a 3 dias.

Um último recurso disponível na prática é a sorologia. Atualmente, existem conjuntos diagnósticos que permitem a discriminação entre as moléculas da classe IgG dirigidas contra o HHV1 ou 2, com superior sensibilidade e especificidade. Infelizmente, em razão da elevada homologia existente entre os dois agentes, as moléculas da classe IgM apresentam reatividade cruzada, não sendo habitualmente possível, com base apenas na sorologia, determinar se se trata de infecção pelo HHV1 ou 2 apenas pela presença da IgM.

Da mesma forma, como citado, muitas vezes, diagnostica-se uma reinfecção ou uma reativação de uma infecção latente por um desses agentes, e, nessas circunstâncias, a presença de IgM nem sempre é constante ou indica infecção primária.

Outras formas de apresentação clínica da infecção pelos HHV1 e 2 são meningite, encefalite, herpes neonatal.

Nesses casos, muitas vezes dramáticos pela gravidade do quadro e pelo elevado risco do estabelecimento de sequelas no sistema nervoso central (SNC), pode haver uma suspeita de infecção viral (não obrigatoriamente herpética), tendo em vista o quadro quimiocitológico do líquido cerebrospinal (LCS) (linfocitose mononuclear, com aumento da concentração proteica). De qualquer forma, a detecção do DNA viral no LCS constitui atualmente a técnica padrão-ouro para esse diagnóstico, permitindo a identificação etiológica rápida, com elevada sensibilidade.

■ INFECÇÃO PELO VÍRUS VARICELA-ZÓSTER, OU HHV3

A infecção pelo VVZ, ou HHV3, ainda é bastante frequente entre nós, porém, com o advento e a disseminação da vacinação ativa, espera-se que se torne muito mais infrequente. É uma doença que raramente requer o uso de laboratório para ser diagnosticada em pessoas imunocompetentes. Trata-se de um exantema maculovesiculopapular, de distribuição craniocaudal e de intensidade bastante variável. Há pessoas que apresentam poucas lesões, ao passo que outras têm a superfície corpórea recoberta de lesões. É uma doença facilmente transmissível e, portanto, é bastante comum ocorrer entre pessoas de convívio próximo, quase que simultaneamente.

Entretanto, nos pacientes imunocomprometidos, o quadro assume outra dimensão, não tanto pela questão da disseminação das lesões, que também costuma ser mais ampla, mas por seu caráter sistêmico poder comprometer SNC, pulmões, fígado, com os consequentes desdobramentos de gravidade, incluindo um evento letal.

Nessas circunstâncias e em decorrência do fato de essas lesões permitirem diagnóstico diferencial com o herpes simples (herpes simplex) disseminado, reação a medicamentos, entre outros, o diagnóstico etiológico rápido assume proporções bem mais relevantes.

Da mesma forma que foi descrito para a infecção pelos HHV1 e 2, o exame citológico direto permite a confirmação da infecção por vírus do grupo herpes de forma rápida e a um baixo custo. Porém, essa técnica não permite a discriminação entre HHV1/2 e HHV3, que pode ter desdobramentos importantes. Assim, nessas circunstâncias e, considerando que nesses pacientes imunocomprometidos a sorologia também pode ser limitada, deve-se recorrer a técnicas moleculares (p. ex.: PCR) para esclarecimento diagnóstico. Na sua ausência, e com sensibilidade inferior, pode-se lançar mão do isolamento viral em culturas de células HEp 2, por meio do qual se obtêm resultados em 48 a 72 horas, habitualmente.

■ INFECÇÃO PELO VÍRUS EPSTEIN-BARR, OU HHV4

O EBV acomete com maior frequência indivíduos da faixa etária pediátrica; os mais jovens, em regiões mais carentes; e os mais próximos da idade adulta, nas regiões mais desenvolvidas do Brasil. A tendência é de que a incidência nas faixas etárias mais jovens se associe a formas clínicas menos expressivas. Assim, a apresentação clínica varia desde formas muito discretas, apenas com febre, até as mais "clássicas" da síndrome da mononucleose infecciosa, com febre elevada, dor de garganta, linfadenopatia, hepato-esplenomegalia, edema periorbital, icterícia e exantema. Os três primeiros sinais/sintomas são prevalentes, atingindo mais de 70% dos pacientes que expressam essa forma mais perceptível da síndrome. Os demais sinais/sintomas citados são menos incidentes, acometendo de 5 a 25 % dos pacientes.

O diagnóstico laboratorial costuma ser feito a partir de dados obtidos no hemograma, pois nesses casos é bastante frequente o encontro de leucocitose com predomínio de linfocitose, acompanhada de elevado grau de atipia (em geral, acima de 50%).

A seguir, tendo por base sempre os dados clínicos e os achados laboratoriais mais inespecíficos, costuma-se diagnosticar essa infecção pela pesquisa de anticorpos. Nas faixas etárias mais próximas à adolescência (em geral acima dos 10 anos de idade), já podem ser detectados anticorpos heterófilos, que são anticorpos dirigidos contra componentes da superfície de hemácias de animais (cavalos, carneiros, bois) que reagem cruzadamente com os antígenos específicos do EBV. Esse é o princípio da reação de Paul-Bunnell-Davidsohn, já em desuso pela complexidade e que foi substituída pelas reações com hemácias de cavalo. Antes dos 10 anos de idade, a produção desses anticorpos inespecíficos é menos comum, e esse tipo de reação não tem a mesma sensibilidade observada em crianças maiores.

Para esses casos, recomenda-se a aplicação da pesquisa de anticorpos específicos contra os componentes do EBV. A mais comumente realizada é a pesquisa de anticorpos contra os antígenos do capsídeo viral (conhecidos como VCA), seja por imunofluorescência indireta (IFI), seja pela técnica imunoenzimática (Elisa). Esses anticorpos costumam ser detectáveis de 7 a 10 dias após o início do quadro clínico, sendo, portanto, a melhor época para se solicitar a pesquisa. Predominam, inicialmente, os anticorpos da classe IgM e, a seguir, os da classe IgG.

Alternativamente, pode ser feita a pesquisa de anticorpos dirigidos contra o antígeno precoce (denominados *early antigen*) que, entretanto, aparece um pouco mais raramente do que os anticorpos anti-VCA.

■ INFECÇÃO PELO CITOMEGALOVÍRUS, OU HHV5

A infecção pelo CMV, entre nós, costuma acontecer na 1ª infância ou, no máximo, no início da adolescência. Assim, é muito frequente não se conseguir demonstrar uma doença associada a essa infecção, e sim o encontro de pessoas soropositivas que não referem um episódio mais específico associado a ela.

De qualquer modo, quando a infecção se expressa clinicamente em pessoas imunocompetentes, ela pode se dar sob a forma apenas de febre ou de uma síndrome semelhante à mononucleose infecciosa (febre, discreta linfadenopatia, hepatoesplenomegalia) ou hepatite.

Entre os pacientes imunodeprimidos, todo esse espectro clínico também pode acontecer, porém quadros mais graves são possíveis, tais como pneumonite, encefalite, hepatite, dependendo do tipo de imunodepressão (transplante de células tronco-hematopoiéticas, coração-pulmão, fígado, rins ou pacientes HIV soropositivos). Por vezes, há necessidade, sobretudo nos casos mais leves, de raciocínio clínico para o estabelecimento do diagnóstico.

Entre pacientes imunocompetentes, o diagnóstico é feito pela sorologia. Aqui, configura-se uma situação "clássica", com anticorpos da classe IgM surgindo 7 a 10 dias após o início das manifestações clínicas e perdurando por cerca de 4 a 6 semanas. Os anticorpos da classe IgG surgem logo a seguir à IgM e perduram por toda a vida do indivíduo. Às vezes, a presença de anticorpos da classe IgM não indica obrigatoriamente infecção recente ou primária, pois existe grande variedade de cepas de CMV cuja infecção não confere proteção total, sendo possíveis reinfecções periódicas e o reaparecimento de IgM. Nessas situações, a avaliação do grau de avidez das IgG dirigidas contra o CMV pode ajudar a esclarecer se se trata de infecção primária ou de uma reativação (IgG de baixa avidez associada a uma infecção primária recente; IgG de alta avidez associada à reinfecção ou à infecção pregressa antiga).

No caso de pacientes imunocompetentes, não costuma haver necessidade de técnicas diretas, seja a antigenemia, sejam as técnicas moleculares.

Nos pacientes com deficiência imunológica de qualquer natureza, a sorologia nem sempre é definitiva, dependendo do grau de comprometimento imunológico. Nos casos em que ele é mais acentuado, é mais seguro lançar-se mão das técnicas diretas. A antigenemia se baseia na detecção do antígeno pp65 no núcleo dos neutrófilos. Essas células fagocitam o CMV no sangue periférico e esse antígeno da matriz viral pode ser identificado por IFD ou imunomarcação com peroxidase no núcleo dos neutrófilos. Essa técnica é quantitativa, permitindo, além do diagnóstico, o controle da resposta terapêutica. Os índices são expressos pelo número de núcleos positivos sobre 200 mil ou 300 mil células contadas no esfregaço. Pacientes que, por qualquer motivo, tenham neutropenia ou estejam sob uso de medicamentos que possam afetar a densidade do plasma e, consequentemente, interfiram com a separação dos neutrófilos para a realização do teste, podem não apresentar resultados claros nessa técnica, obrigando o emprego das técnicas moleculares.

> **ATENÇÃO!**
>
> Entre as técnicas de diagnóstico, a mais utilizada é a PCR, que amplifica e quantifica o DNA viral no plasma ou no sangue total, permitindo, portanto, o diagnóstico e o controle da resposta terapêutica.

INFECÇÃO PELOS VÍRUS HHV6 E HH7

Os recursos diagnóstico e terapêutico desses dois agentes serão aqui descritos de forma conjunta, uma vez que costumam apresentar expressão clínica semelhante e os mesmos recursos diagnóstico e terapêuticos.

Esses agentes virais fazem parte do grupo do betaherpes-vírus, com o CMV (ou HHV5), com o qual compartilham várias características biológicas e constitucionais. Dessa forma, considera-se que há resposta terapêutica semelhante aos antivirais atualmente em uso, o que se mostra importante no contexto clínico.

Ambas as infecções por HHV6 e HHV7 são bastante comuns entre nós e incidem principalmente na faixa etária pediátrica precoce.

O HHV6 é considerado o principal agente causador do exantema súbito, doença que acomete crianças a partir do 6º mês de vida e até o 2º ano de idade. A doença inicia com quadro febril bastante elevado (39 a 40°C), sem outras manifestações perceptíveis, exceto a irritabilidade associada à elevada temperatura. Esse estado dura de 24 a 48 horas quando, de súbito, a temperatura cai e surge um exantema maculopapular, que toma principalmente cabeça, pescoço, a parte mais proximal dos membros superiores e do tronco. Esse quadro também dura de 24 até 48 horas e desaparece de forma espontânea.

O diagnóstico da infecção pelo HHV6 costuma ser feito clinicamente, considerando essa evolução clínica bastante característica. Quando a infecção acomete pacientes imunocomprometidos, como costuma acontecer entre transplantados de células tronco-hematopoiéticas, o diagnóstico laboratorial passa a ser mais relevante, uma vez que o acometimento clínico costuma ser relacionado ao SNC, exigindo a exclusão de outras etiologias, como as encefalites virais, a toxoplasmose do SNC, a criptococose, entre outras. Nessas circunstâncias, o diagnóstico etiológico costuma ser feito por técnicas moleculares, como a PCR, usando como material clínico o LCS ou o soro/plasma.

A infecção pelo HHV7, entre pacientes imunocompetentes, tende a ter apresentação clínica superponível àquela associada ao HHV6 e costuma-se considerar que o HHV7 é o segundo agente causador do exantema súbito. Dessa forma, não se costuma recorrer ao laboratório para a confirmação desse diagnóstico, mesmo por que a sorologia para HHV7 é ainda menos disponível do que a do HHV6. Para pacientes transplantados de células-tronco hematopoiéticas, o recurso diagnóstico, ainda que raramente disponível, é a PCR.

INFECÇÃO PELO HHV8

Esse vírus foi identificado em 1984 por Chang e Patrick e, desde então, inúmeros trabalhos demonstraram a associação dessa infecção com a ocorrência do sarcoma de Kaposi associado ao HIV. Estudos populacionais têm demonstrado que a frequência de infecção por esse vírus na comunidade geral é baixa, ao redor de 0,5 a 1%; entretanto, em determinados grupos com comportamento de risco, os níveis de prevalência de anticorpos podem atingir 25%. Quando associado à infecção pelo HIV1 e com a imunodepressão correspondente, ele pode manifestar-se clinicamente como o sarcoma de Kaposi.

Uma vez que essa situação permite alguns diagnósticos diferenciais (bartonelose, reação a medicamentos, entre outros), o diagnóstico etiológico pode assumir maior relevância e as técnicas moleculares (PCR) têm contribuído bastante nesse sentido. Tendo em vista se tratar de pacientes já com importante acometimento da resposta imune, a sorologia, também pouco disponível, não contribui significativamente para o diagnóstico. Novamente aqui, as técnicas moleculares têm contribuído de forma importante para se caracterizar a infecção pelo HHV8.

TRATAMENTO

INFECÇÕES CAUSADAS PELOS HERPES-VÍRUS

O uso dos antivirais é a base do tratamento da infecção pelo herpes-vírus com benefício clínico relativo, dependendo do quadro clínico, do tempo de introdução em relação ao início dos sintomas e da existência de lesão definitivas nos diferentes órgãos e tecidos. Além disso, o tratamento não erradica a infecção latente.

A Tabela 235.1 apresenta os tratamentos disponíveis para as infecções por HSV1 e HSV2. Em seguida, são discutidos o tratamento e a profilaxia das infecções por VZV e, por fim, o tratamento para as infecções causadas por CMV. Para os demais membros da família do grupo herpes, não há tratamento disponível.

TABELA 235.1 ■ Tratamento das infecções por HSV1 e HSV2

HERPES LABIAL/GENGIVOESTOMATITE	
1º episódio	Aciclovir VO 200 mg, 5 x/d por 7 dias ou famciclovir 500 mg, 2 x/d por 7 dias ou valaciclovir 1.000 mg, 2 x/d por 7 dias
Episódios recorrentes	Aciclovir VO 400 mg, 5 x/d por 5 dias ou famciclovir 750 mg, 2 x/d por 1 dia ou 1.500 mg dose única ou valaciclovir 2.000 mg, 2 x/d por 1 dia
Terapia supressiva	Aciclovir VO 400 mg, 2 x/d ou valaciclovir 500 mg, 1 x/d ou valaciclovir 1.000 mg, 1 x/d ou famciclovir 500 mg, 2 x/d
HERPES GENITAL	
1º episódio	Aciclovir VO 400 mg, 3 x/d por 7 a 10 dias ou aciclovir VO 200 mg, 5 x/d por 7 a 10 dias ou famciclovir 250 mg, 3 x/d por 7 a 10 dias ou valaciclovir 1.000 mg, 2 x/d por 7 a 10 dias
Episódios recorrentes	Aciclovir VO 400 mg, 3 x/d por 5 dias ou aciclovir VO 800 mg, 2 x/d por 5 dias ou aciclovir 800 mg, 3 x/d por 2 dias ou famciclovir 125 mg, 2 x/d por 5 dias ou famciclovir 1.000 mg, 2 x/d por 1 dia ou famciclovir 500 mg dose única, seguido de 250 mg 2 x/d, por 2 dias ou valaciclovir 500 mg, 2 x/d por 3 dias ou valaciclovir 1.000 mg, 1 x/d por 5 dias
Terapia supressiva	Aciclovir VO 400 mg, 2 x/d ou famciclovir 250 mg, 2 x/d ou valaciclovir 500 mg, 1 x/d ou valaciclovir 1.000 mg, 1 x/d
Herpes disseminado, com acometimento visceral e meningoencefalite	Aciclovir 10-15 mg/kg, a cada 8 h, via EV, por 14-21 dias
Herpes neonatal	Aciclovir 20 mg/kg, a cada 8 h, via EV, por 21 dias. Alguns autores recomendam continuar supressão com solução oral por 3-4 meses
Infecção ocular pelo HSV	Antivirais de uso tópico: trifluoridina ou aciclovir ou idoxuridina ou vidarabina
Infecção por HSV resistente ao aciclovir	Foscarnet 40 mg/kg, a cada 8 h, via EV

Nos casos de herpes labial recorrente, o tratamento com antiviral VO é efetivo quando iniciado em até 48 horas do aparecimento da lesão.

INFECÇÕES PELO VÍRUS VARICELA-ZÓSTER

A varicela apresenta curso benigno nos pacientes mais jovens e, portanto, não há indicação de tratamento viral específico. O uso de aciclovir deve ser considerado em casos determinados que apresentam risco de desenvolver doença grave: adultos, idosos e pacientes imunodeprimidos. A eficácia é maior se o aciclovir for iniciado em até 24 horas do início do *rash*. Nos pacientes adultos, a dose é de 800 mg, cinco vezes ao dia, por sete dias. Em pacientes imunossuprimidos, gestantes no 3º trimestre e em pacientes com complicações da varicela, o tratamento deve ser EV, 10 mg/kg, a cada oito horas de aciclovir por 7 a 14 dias.

O tratamento do herpes-zóster com antivirais diminui significativamente o aparecimento de novas lesões e a resolução da dor aguda, entretanto não são completamente efetivos para prevenção da neuralgia pós-herpética. O aciclovir (800 mg, VO, cinco vezes ao dia, por 7 a 10 dias), o valaciclovir (1.000 mg, três vezes ao dia, por sete dias) e o famciclovir (500 mg, três vezes ao dia, por sete dias) podem ser utilizados em pacientes imunocompetentes e imunodeprimidos. O uso de corticosteroide sistêmico iniciado até 72 horas do aparecimento do *rash* pode reduzir significativamente a dor aguda, entretanto esse efeito é controverso na redução da neuralgia pós-herpética.

Após o estabelecimento da neuralgia pós-herpética, o tratamento é paliativo e inclui o uso de opioides, amitriptilina e gabapentina ou pregabalina.

A vacina da varicela composta de vírus atenuado apresenta efetividade maior do que 85% na prevenção da doença e maior do que 95% na prevenção de doença grave. As gestantes e pacientes com comprometimento da imunidade (exceto em situações especiais) não devem ser vacinados.

A imunoglobulina para varicela-zóster (VZIG) é utilizada em pacientes imunossuprimidos, suscetíveis e expostos ao vírus, e deve ser iniciada em até 96 horas após o contato.

INFECÇÃO POR CITOMEGALOVÍRUS

O uso de antivirais é utilizado em pacientes imunocomprometidos. Sendo assim, a terapia profilática e a preemptiva (tratamento em situações em que existem evidências laboratoriais de infecção ativa, por meio da antigenemia ou da PCR quantitativa, embora sem manifestações clínicas) vêm sendo utilizadas em pacientes submetidos a transplante de órgãos sólidos (TOS) e de células hematopoiéticas.

Nos pacientes com Aids, as síndromes clínicas mais comuns são a retinite, a colite e a esofagite e menos comumente a pneumonia, a encefalite, a pancreatite e a hepatite. No entanto, nesses pacientes, também pode ser considerado tratamento na vigência de síndrome febril e/ou sinais de infiltração medular com anemia, leucopenia e plaquetopenia. Nesses casos, a dose a ser utilizada de ganciclovir é de 5 mg/kg, a cada 12 horas, por 21 dias, ou até a resolução do quadro. Em geral, a manutenção pós-tratamento de ataque em pacientes soropositivos para o HIV se faz por tempo indeterminado com a dose de 5 mg/kg, uma vez ao dia. O foscarnet pode ser utilizado nos casos de resistência documentada. Os medicamentos cidofovir e valganciclovir são pouco utilizados pela menor disponibilidade em nosso meio.

REVISÃO

- Herpes simples tipos 1 e 2 são muito prevalentes e suas manifestações mais conhecidas são a gengivoestomatite aguda, o herpes labial, o herpes ocular e o herpes genital. O diagnóstico, para identificação do agente etiológico, é feito por meio de exames laboratoriais.
- A varicela-zóster também é uma doença frequente, que não necessita de laboratório para ser diagnosticada, em razão da formação de lesões na superfície corpórea.
- EBV, CMV, HHV6, HH7 e HHV8 também são agentes infecciosos da família Herpesviridae, que afetam diversas faixas etárias, muitas vezes, pacientes imunocompetentes; todos têm seu diagnóstico definido por exames laboratoriais.
- O tratamento para os vírus dessa família tem como base os antivirais; contra varicela existe vacina.

■ LEITURAS SUGERIDAS

Cernik C, Gallina K, Brodell RT. The treatment of herpes simplex infections: an evidence-based review. Arch Intern Med. 2008;168(11):1137-44.
Crumpacker CS, Wadhwa S. Cytomegalovirus. In: Mandell GL, Bennett JE, Dolin R. Principles and practice of infectious diseases. 6th ed. Philadelphia: Elsevier; 2005. p. 1786-801.
Luzuriaga K, Sullivan JL. Infectious mononucleosis. N Engl J Med. 2010;362(21):1993-2000.
Whitley RJ, Volpi A, McKendrick M, Wijck Av, Oaklander AL. Management of herpes zoster and post-herpetic neuralgia now and in the future. J Clin Virol. 2010;48 Suppl 1:S20-8.
Workowski KA, Berman S; Centers for Disease Control and Prevention (CDC). Sexually transmitted diseases treatment guidelines, 2010. MMWR Recomm Rep. 2010;59(RR-12):1-110.

236
GRIPES E RESFRIADOS

■ NANCY BELLEI

As viroses respiratórias de etiologia viral são a causa de maior demanda de atendimento médico em todos os serviços de saúde para todas as idades. Essas infecções caracterizam-se por padrões de ocorrência variável, de acordo com aspectos sazonais, demográficos e de fatores de risco do hospedeiro, como o estado imune e a presença de comorbidades. Com o advento de técnicas moleculares de diagnóstico nas últimas décadas, foi possível o conhecimento de novos agentes e particularidades da evolução mais patogênica, principalmente entre os pacientes imunocomprometidos. Além disso, a evolução tecnológica permitiu estabelecer redes de vigilância mais efetivas, e surtos de doenças virais respiratórias puderam ser identificados, como a síndrome respiratória aguda grave (SARS, do inglês *severe acute respiratory syndrome*) e a pandemia pelo H1N1 2009. Assim, é importante para o clínico, a constante atualização, em razão da dinâmica dessas viroses, além da emergência de novos agentes. Em paralelo, há a disposição de maior arsenal terapêutico e o aprimoramento dos serviços de vigilância, diagnóstico laboratorial e profilaxia. Serão discutidos, a seguir, aspectos da gripe sazonal (gripe comum), da pandemia de gripe iniciada em 2009 e do resfriado, de modo que o clínico possa atuar adequadamente.

■ GRIPE

O termo gripe está classicamente relacionado ao vírus influenza desde sua descoberta em laboratório em 1933. No entanto, vários outros agentes virais podem causar a síndrome gripal, que será definida mais adiante, o que, na prática, acaba determinando que, na maioria das vezes, o diagnóstico clínico de gripe associado à influenza seja pouco sensível em detectar os casos realmente causados pelo influenzavírus. A influenza é doença respiratória viral que acomete as populações anualmente, na forma de epidemias de gripe, com maior morbidade em idosos e outros grupos de risco. De tempos em tempos, um novo vírus surge na natureza e a população é atingida por nova pandemia, como aconteceu em 1918, 1957, 1968 e 2009.

Os influenzavírus podem ser tipos A, B e C; sendo os dois primeiros com frequência responsáveis por doença na espécie humana. Esses vírus sofrem intensa variação genética particularmente em duas de suas glicoproteínas de superfície (H e N). O tipo A é a caracterização das formas de hemaglutinina (H1-H18) e neuraminidase (N1-N10), que estabelece quais subtipos estão circulando. As pequenas mutações (*drift* antigênico) nessas cepas são responsáveis por epidemias anuais, que ocorrem durante os períodos interpandêmicos, em função das quais a vacina é reformulada anualmente.

O vírus tipo A é patogênico para o homem e outros animais (cavalos, suínos, animais marinhos). As aves aquáticas selvagens são consideradas o reservatório natural e, nelas, a infecção gastrintestinal é assintomática. Podem infectar-se com qualquer tipo de influenza A, mas os influenzavírus A tipos H5 e H7 podem sofrer mutações nas aves, e as cepas de baixa patogenicidade mudam para formas altamente patogênicas. O H5N1, altamente patogênico, é letal para aves domésticas, sendo denominado gripe aviária. A espécie humana, até o momento, é raramente acometida por meio de contato com aves doentes ou suas secreções e não há transmissão inter-humana eficiente, pois não é um vírus adaptado à nossa espécie. O vírus A H7N9, aviário, mas de baixa patogenicidade, foi identificado na China em pacientes com doença respiratória grave e antecedente de visita a mercados de aves. Embora não haja transmissão inter-humana importante em razão de algumas características genéticas de fácil adaptação a mamíferos, a OMS está monitorando de perto esse novo agente de potencial pandêmico.

As grandes variações genéticas (*shift* antigênico) são exclusivas de influenza A e ocorrem apenas às vezes, quando um influenzavírus animal (p. ex.: suínos) ou aviário é transmitido diretamente ao homem ou, ainda, por meio de combinações de genes de influenzas animal e humano (em hospedeiro animal intermediário), com emergência de novas cepas tipo A. Esse "vírus emergente", quando encontra contingente populacional não imune, espalha-se com rapidez, aumentando drasticamente a mortalidade por influenza, independente da faixa etária, inclusive em indivíduos mais jovens, constituindo nova pandemia. No século passado, ocorreram a gripe espanhola (1918 – H1N1 influenza aviário), com 20 milhões de mortos, a gripe asiática (1957 – H2N2, origem em aves e suínos) e a gripe de Hong Kong (1968 – H3N2, origem em aves e suínos).

Desde 1948, a OMS estabeleceu o monitoramento da gripe por meio de uma rede mundial de vigilância. Assim, é possível detectar a emergência de nova cepa de potencial epidêmico/pandêmico e reformular a recomendação semestral (hemisférios norte e sul) da composição da vacina.

PANDEMIA H1N1 2009

Os primeiros casos do novo vírus H1N1 de origem suína (gripe suína) foram detectados no México, em fevereiro de 2009. O novo vírus foi identificado como resultado de combinações genéticas entre cepas humana, aviária e suína, que ocorreram em hospedeiros suínos, e depois de rearranjos genéticos em hospedeiros desconhecidos, houve transmissão para humanos. A OMS declarou a pandemia de influenza, ocorrendo a "primeira onda", com aumento progressivo de casos e óbitos, durante o inverno no hemisfério sul. O vírus é diferente do influenza A H3N2 e do H1N1 sazonais humanos que até então circulavam. A síndrome gripal é semelhante entre os vírus pandêmicos e sazonais. Desde então, o vírus A H1N1 2009 vem circulando de forma epidêmica, alternando-se com o a H3N2 e o influenza B, em maior ou menor proporção, sendo que, em alguns momentos, se observou recrudescência importante de hospitalizações pelo vírus H1N1 2009, principalmente entre adultos com ou sem comorbidade.

As epidemias (excesso de casos de gripe) ocorrem de forma sazonal, de abril a setembro, no hemisfério sul. O Brasil apresenta grande diversidade regional e surtos de influenza, nas regiões norte e nordeste podem ocorrer em meses anteriores. O início é abrupto, acometendo, inicialmente, crianças. Cerca de 10 a 20% da população apresentam expressão clínica e, em idosos e outros grupos de risco, principalmente quando institucionalizados, a incidência é de 40 a 50%.

A transmissão pessoa-pessoa ocorre por meio de gotículas (tosse e espirros) que atingem a nasofaringe e a árvore traqueobrônquica (sítio primário). Pode ocorrer transmissão, também, por contato manual de superfícies contaminadas e mucosas. Ocorrem destruição da superfície mucosa e edema (rinorreia, tosse e dor de garganta). A viremia é rara e, portanto, não explica os sintomas gerais mais proeminentes e mais dependentes de mecanismos imunológicos. Nos casos não complicados, o vírus só pode ser recuperado das secreções do 3º ao 8º dias. O período de maior transmissibilidade é o febril e até 24 horas após a defervescência, porém, recomenda-se o isolamento por sete dias. Os anticorpos locais e a imunidade celular participam da depuração viral. Em crianças e imunodeprimidos, a excreção viral poderá ser mais prolongada. A recorrência anual de infecção deve-se a cepas antigenicamente diferentes.

O vírus H1N1 pandêmico é transmitido da mesma forma que o sazonal, no entanto, a suscetibilidade é geral, pois a população não imunizada, que nunca teve contato com o vírus, tem maior chance de desenvolver a doença. Até o momento, não se sabe a proporção de casos sintomáticos e assintomáticos nas populações. Os mesmos grupos de risco para complicações são observados tanto para a influenza sazonal quanto para o vírus H1N1 pandêmico. Contudo, em virtude da maior capacidade de replicação do vírus pandêmico na via aérea inferior, casos mais graves ocorrem, também, em indivíduos mais jovens sem comorbidades. Adolescentes e adultos jovens representam o grupo mais afetado, com taxas de hospitalização mais elevada entre a 3ª e a 4ª décadas de vida. De 1 a 10% dos pacientes com síndrome gripal clínica necessitarão de hospitalização. Entre os hospitalizados, 10 a 25% requerem internação em UTI, e 2 a 9% evoluirão para óbito. Em geral, 7 a 10% dos hospitalizados são gestantes no 2º ou 3º trimestre. Gestantes têm risco 10 vezes maior de necessitar de terapia intensiva quando comparadas à população geral. Também é relevante a morbidade em indivíduos obesos. Aparentemente, entre os idosos, há uma menor suscetibilidade à ocorrência da infecção pelo novo vírus H1N1.

QUADRO CLÍNICO

Após curto período de incubação (1 a 4 dias), podem-se observar início súbito, febre elevada (> 38 °C), tosse seca e sintomas gerais, incluindo mialgia, calafrios, dor de garganta e cefaleia, que persistem por 3 a 4 dias. A tosse e a fadiga podem persistir até duas semanas após o término da febre. No entanto, nos períodos de outono e inverno, os quadros podem confundir-se com a rinite e a faringite dos resfriados comuns ou serem assintomáticos. As crianças podem apresentar dor abdominal, vômitos, diarreia e complicações, como crupe, bronquiolite e otite média aguda. Em idosos, é comum a evolução mais insidiosa, com febre baixa ou ausente, confusão mental e fraqueza.

PNEUMONIA VIRAL E PNEUMONIA BACTERIANA SECUNDÁRIA

Alguns pacientes constituem grupos de maior risco para pneumonia e, consequentemente, apresentam maior mortalidade (Quadro 236.1). Nos pacientes imunodeprimidos, a aquisição é frequentemente hospitalar e a excreção viral é prolongada. Nos pacientes soropositivos para o HIV, a infecção parece ser mais grave, prolongada e com maiores taxas de complicações e mortalidade. Os pacientes com tuberculose aparentemente são mais suscetíveis à pneumonia viral pelo H1N1 2009 e há maior morbimortalidade nesse grupo.

As complicações mais observadas são as respiratórias: bronquite aguda; exacerbação de asma; e de doença pulmonar obstrutiva crônica (DPOC).

A pneumonia viral primária inicia-se do 3º ao 5º dia, com persistência da febre e da tosse, surgindo a dispneia, acompanhada de cianose e hipoxemia. É importante que os clínicos estejam atentos à tríade adulto jovem, síndrome gripal e queixa de dispneia, com ou sem alteração na oximetria de repouso. Nesses casos, na sazonalidade de influenza, é imprescindível a suspeita de infecção por H1N1. Na radiografia torácica, o infiltrado é intersticial bilateral ou, às vezes, localizado, e o leucograma apresenta leucocitose com desvio à esquerda ou leucopenia, portanto incaracterístico. A mortalidade, nesses casos, é extremamente elevada e está associada com fibrose pulmonar extensa. Durante a pandemia de 1918, dados de autópsias de indivíduos jovens, mortos nas 24 horas iniciais da sintomatologia, apontaram achado patológico único – a hemorragia pulmonar –, em vez de processo inflamatório e edema, mais comuns em pneumonias virais. A pneumonia bacteriana secundária (tardia) é causada por *Streptococcus pneumoniae*, *Haemophilus influenzae* e *Staphylococcus aureus*, lembrando que o influenzavírus facilita a aderência dessas bactérias ao epitélio respiratório. Após período de melhora relativa (5 a 10 dias), reaparecem febre, tosse com expectoração e imagem radiológica de consolidação. Essa forma é mais frequente em idosos, indivíduos com doença crônica e gestantes.

Entre as complicações neurológicas, destacam-se a encefalite pós-infecciosa (encefalite letárgica) e as convulsões, além da encefalite aguda e da síndrome de Guillain-Barré. As convulsões são mais observadas em crianças pequenas, na fase aguda, e a encefalite é mais reportada em crianças e mais frequentemente relacionada ao influenzavírus B. Convém lembrar a síndrome de Reye, descrita primariamente em crianças (2 a 16 anos), mas que também acomete adultos, podendo estar associada a outros vírus e ao influenzavírus B. Caracteriza-se por encefalopatia e insuficiência hepática (IH) em crianças com história de uso de ácido acetilsalicílico (AAS).

Outras condições clínicas também associadas, embora menos frequentemente relatadas, são miocardite (Influenza B), pericardite, síndrome do choque tóxico, alterações hematológicas (sangramentos), miosite, rabdomiólise, mioglobinúria, insuficiência renal (IR) e parotidite.

Com relação à gripe pandêmica, é importante que os clínicos estejam atentos aos guias de orientação de diagnóstico e tratamento publicados pelos órgãos governamentais de saúde e procurem constante atualização.

EVOLUÇÃO CLÍNICA DA H1N1

A maior parte dos casos, como vimos, é leve e, apesar de sintomas gerais intensos, não apresenta dificuldade respiratória. Muitos desses pacientes evoluem sem febre após 2 a 3 dias e melhoram com ou sem tratamento antiviral.

> **ATENÇÃO!**
>
> É importante ressaltar que o quadro clínico de um vírus pandêmico pode vir a ser eventualmente sistêmico, com disfunção inicial grave e coinfecção bacteriana precoce.

Alguns casos incluíam alterações gastrintestinais, elevação de enzimas hepáticas, linfopenia e IR, alterações que sugerem mau prognóstico. Os pacientes que não melhoram após 2 a 3 dias e/ou apresentam sinais e sintomas sugestivos de complicações respiratórias, hemodinâmicas ou descompensação da doença de base devem ser tratados com antiviral, mesmo após 48 horas do início dos sintomas. Devem ser internados, e exames laboratoriais e de imagem (radiografias ou TC do tórax), solicitados. A oximetria deve ser imediatamente avaliada. Devem ser considerados doentes graves aqueles com insuficiência respiratória, oximetria ou gasometria alteradas, sinais de choque ou insuficiência de múltiplos órgãos, incluindo a IR. Nesses casos, são fundamentais a oxigenoterapia, a hidratação e a internação em UTI, com ventilação mecânica (VM) precoce. A antibioticoterapia deve ser administrada concomitantemente ao uso do antiviral nos pacientes internados com suspeita de infecção na via aérea inferior. Via de regra, as radiografias torácicas e os exames laboratoriais não permitem distinguir pacientes com pneumonia viral exclusiva ou pneumonia viral e bacteriana.

O Quadro 236.1 apresenta resumidamente os principais sinais de agravamento para suspeita de SARS relacionada à influenza.

Deve-se dar especial atenção e orientação sobre os sinais de agravamento para indivíduos de grupo de risco, mesmo sob terapia antiviral, para que retornem imediatamente ao serviço de saúde.

O Quadro 236.2 apresenta os grupos de risco para complicação por influenza.

QUADRO 236.1 ■ Sinais de agravamento para suspeita de SARS relacionada à influenza

- Aparecimento de dispneia ou taquipneia ou hipoxemia $SpO_2 < 95\%$
- Persistência ou aumento da febre por mais de 3 dias (pode indicar pneumonite primária pelo influenzavírus ou secundária a uma infecção bacteriana)
- Exacerbação de doença preexistente (DPOC, cardiopatia ou outras doenças com repercussão sistêmica)
- Disfunções orgânicas graves (p. ex.: LRA)
- Miosite comprovada por CPK ($\geq$ 2-3 vezes)
- Alteração do sensório
- Exacerbação dos sintomas gastrintestinais em crianças
- Desidratação

SpO_2: saturação periférica da hemoglobina pelo oxigênio; LRA: lesão renal aguda; CPK: creatinofosfocinase.

QUADRO 236.2 ■ Grupos de risco para complicação por influenza

1| Grávidas em qualquer idade gestacional, puérperas até 2 semanas após o parto (incluindo as que tiveram aborto ou perda fetal)
2| Adultos $\geq$ 60 anos
3| Crianças < 5 anos
4| Indivíduos que apresentem:
- Pneumopatias (incluindo asma)
- Cardiovasculopatias (excluindo HAS)
- Nefropatias
- Hepatopatias
- Doenças hematológicas (incluindo anemia falciforme)
- Distúrbios metabólicos (incluindo DM)
- Distúrbios neurológicos e do desenvolvimento que podem comprometer a função respiratória ou aumentar o risco de aspiração (disfunção cognitiva, lesão medular, epilepsia, paralisia cerebral, síndrome de Down, AVC ou doenças neuromusculares)
- Imunossupressão associada a: medicamentos, neoplasias, HIV/Aids ou outros
- Obesidade (IMC $\geq$ 40 em adultos)

5| Indivíduos menores de 19 anos de idade em uso prolongado de AAS (risco de síndrome de Reye)
6| População indígena aldeada

HAS: hipertensão arterial sistêmica; DM: diabetes melito; AVC: acidente vascular cerebral; AAS: ácido acetilsalicílico.

DIAGNÓSTICO
Laboratorial

É importante comentar que, mesmo na vigência de períodos epidêmicos, principalmente no Brasil, com menores prevalências em relação ao hemisfério norte e com diversidade climática importante, apenas 20 a 50% dos casos de síndrome gripal encaminhados ao nosso serviço foram laboratorialmente confirmados. Portanto, outras etiologias virais, principalmente o rinovírus, o parainfluenzavírus, o vírus sincicial respiratório (VSR) e, em menor proporção, o adenovírus, podem ser responsáveis pela sintomatologia. Nesses casos, o uso dos antivirais específicos (ver a seguir) não apresentará eficácia alguma, ainda que introduzido precocemente.

Caso o diagnóstico laboratorial seja indicado (veja recomendações oficiais) ou nos casos graves hospitalizados com suspeita do vírus H1N1, podem ser realizados: a imunofluorescência, que permite o diagnóstico de outros vírus respiratórios, embora sua sensibilidade para o vírus pandêmico seja baixa (menor de 50%); a técnica da reação em cadeia da polimerase em tempo real (PCR-RT), que é aquela de referência realizada em laboratórios especiais ou de referência nacional, permitindo identificar o vírus influenza A sazonal e o pandêmico; os testes rápidos comerciais (testes *point of care*), que foram desenvolvidos em paralelo ao advento de novas opções terapêuticas e requerem instituição rápida para garantir eficácia, apesar de ainda apresentarem baixa sensibilidade para o vírus pandêmico.

Diante de caso suspeito, devem-se coletar *swabs* da nasofaringe ou da garganta, e o material deve ser enviado em até duas horas, em solução salina, para o laboratório ou mantido em geladeira até o dia seguinte. Também pode ser coletado o lavado ou o aspirado traqueal/brônquico de pacientes em VM. O momento ideal de coleta é até o 5º dia da sintomatologia, mas, diante de caso grave suspeito, a amostra deve sempre ser obtida mesmo após esse período.

TRATAMENTO

Todos os estudos de eficácia com o oseltamivir foram realizados antes do surgimento do vírus H1N1 2009. A maioria dos estudos com os inibidores de neuraminidase foi realizada em voluntários normais. É importante comentar que estudos recentes, metanálise de inúmeros estudos retrospectivos ou observacionais, apontam para a eficácia após as 48 horas de início do quadro (ver terapêutica), dada a persistência de replicação viral prolongada nesses pacientes, que se mantém por 1 semana a 10 dias com cargas virais elevadas. Aparentemente, a introdução até o 5º dia do tratamento correlacionou-se à maior sobrevida, quando comparado a pacientes não tratados. No entanto, persiste a consideração de que quanto mais precoce o tratamento, antes das primeiras 48 horas do início dos sintomas, haverá maior sobrevida, menor taxa de hospitalização e menor taxa de internação em UTI. Embora haja estudos mostrando eficácia *in vitro* contra cepas tipo pandêmico, a gravidade e a mortalidade precoce (< 72 horas) provavelmente dependem mais de fenômenos imunomediados do que da ação viral direta do vírus. Também há relatos esporádicos de resistência e ausência de eficácia clínica em alguns pacientes.

Os objetivos do tratamento são aliviar os sintomas, abreviar a recuperação, evitar complicações e diminuir a circulação e a disseminação de vírus, principalmente em grupos de risco. Com frequência, o tratamento será iniciado após diagnóstico presuntivo. A acurácia do diagnóstico clínico será mais elevada quanto maior a prevalência da infecção na comunidade e, particularmente, na presença de febre, tosse e referência de início súbito.

Na suspeita de influenza H1N1, tratar sempre: os grupos de risco, principalmente as grávidas; os indivíduos que retornam ao serviço de saúde sem melhora após 72 horas; e os pacientes com suspeita da SARS (febre, tosse e dispneia). Nesses casos, tratar mesmo após as 48 horas iniciais.

É importante que os clínicos estejam atentos aos protocolos de manejo dos pacientes em estado grave por H1N1 2009, por exemplo, a ventilação precoce, a oxigenoterapia mais agressiva e a não utilização de corticosteroides, a menos que estejam formalmente indicados por outras questões clínicas.

SUBSTÂNCIAS ANTIVIRAIS
Oseltamivir e zanamivir

Licenciados em 1999 para tratamento, são efetivos contra influenzas A e B, quando introduzidos até 30 a 36 horas (máximo 48 horas) do início do quadro de síndrome gripal, reduzem a sintomatologia, aparentemente com menor indução de resistência, e a taxa de complicações respiratórias. Há indicações de que quanto mais precoce o uso de oseltamivir (< 12 horas), maior a redução dos sintomas (2 a 3 dias). Todos esses dados foram obtidos em estudos experimentais de síndrome gripal com voluntários. Para o tratamento da pneumonia viral, conforme comentado, a experiência foi obtida após a pandemia de 2009.

A dose de oseltamivir é de 75 mg/cápsula, duas vezes ao dia, por cinco dias, mas apenas 75 mg/dia para pacientes com depuração de creatinina < 30 mL/min, evitando o uso naqueles com depuração < 10 mL/min.

Zanamivir é distribuído na forma de pó inalatório e, se ocorrer dificuldade respiratória importante em pacientes com asma ou DPOC, deve ser suspenso. Essa substância está reservada para os casos de resistência ao oseltamivir. Sua dose é de duas inalações ao dia (10 mg a cada 12 horas), por cinco dias. Considerar tratamento prolongado (7 a 10 dias), aumentando a dose para 150 mg/dia, para pacientes de alto risco (p. ex., IMC > 35), hospitalizados com pneumonia, gestantes e pacientes em uso de sonda nasogástrica. O oseltamivir já está liberado para uso no tratamento de crianças menores de 1 ano. Ele foi aprovado pela FDA para profilaxia ou pós-exposição para pacientes com idade superior a 1 ano, sendo sua dose para adultos de 75 mg por dia (dose única diária), por tempo-dependente ao tipo de exposição (de 5 dias até 6 semanas).

Outros medicamentos estão sendo liberados em outros países para o uso em pacientes graves: zanamivir endovenoso, peramivir endovenoso, laninavir. No momento, como dito, estão disponíveis apenas o oseltamivir e do zanamivir inalatório, este reservado para os casos de resistência, muito baixa mundialmente (< 1%).

> **ATENÇÃO!**
>
> É importante comentar que o mecanismo de resistência aos antivirais utilizados para o tratamento de influenza difere dos mecanismos de resistência clássicos conhecidos para a antibioticoterapia. Assim, a não utilização do medicamento em casos suspeitos sem confirmação laboratorial não se justifica.

IMUNIZAÇÃO

A vacinação é a única medida eficaz no controle da infecção por influenza. A vacina utilizada no Brasil é a de vírus inativado, trivalente composta de cepas tipos A (H3N2), A (H1N1 2009) (gripe suína) e uma de influenza B.

O objetivo primário é reduzir os números de casos de gripe complicada e da mortalidade associada à influenza, que ocorre mais em idosos e indivíduos de risco.

A OMS recomenda, classicamente, a imunização com a vacina inativada a partir dos 50 anos, limite variável, dependendo da epidemiologia da gripe em cada país. As demais recomendações permanecem inalteradas: adultos e crianças (6 a 24 meses); indivíduos com doenças crônicas (cardiovascular, pulmonar, metabólica, renal) ou em uso crônico de AAS; imunocomprometidos (Aids, inclusive); profissionais de saúde e/ou contactantes domiciliares envolvidos com pacientes de risco; gestantes a partir do 2º trimestre, durante o período epidêmico; e qualquer indivíduo que deseje reduzir o risco de infecção.

A vacina é administrada via intramuscular, em dose única, a partir dos 2 anos de idade e, para os menores, duas doses (primeira vacina), com intervalo de 30 dias, considerando que a proteção deverá ocorrer em duas semanas. Os pacientes devem ser revacinados anualmente, pois o período de proteção conferido pela vacina não excede um ano. Os efeitos colaterais locais ocorrem até 48 horas após a injeção em 10 a 64% dos indivíduos e incluem dor e eritema. As reações sistêmicas são bem menos frequentes, começam em 6 a 12 horas, duram no máximo dois dias e são mais observadas em crianças. A associação de vacina e gripe subsequente não é possível, visto que a vacina licenciada até o momento é composta de vírus morto. A síndrome de Guillain-Barré é de incidência extremamente rara (1 a 2/milhão), com início da paralisia progressiva até seis semanas após a vacina. A vacina está contraindicada em alérgicos à proteína do ovo. A OMS recomenda a imunização dos pacientes soropositivos para o HIV, ainda que poucos relatos tenham descrito elevação transitória da carga viral.

Entre as novas possibilidades, tem-se a vacina quadrivalente, que contém duas linhagens de cepas de influenza B – portanto, é de maior espectro de proteção contra o vírus influenza B. Contudo, ela só está disponível no setor de imunização privado. Para as outras cepas H1N1, H3N2, a eficácia é semelhante à da vacina trivalente distribuída pelo Ministério da Saúde (MS).

■ RESFRIADOS

Estima-se que, nos Estados Unidos, os adultos sejam acometidos de resfriados 2 a 4 vezes por ano, ao passo que as crianças apresentam pelo menos 10 episódios/ano, representando, respectivamente, 40% da falta ao trabalho e 30% do absenteísmo escolar.

ETIOLOGIA

Vários agentes virais podem causar o resfriado. Nos meses de outono e no fim da primavera, na América do Norte, o rinovírus é o principal agente (70%), embora possa ocorrer durante o ano todo. A infecção por esse agente é o principal fator desencadeador de asma em crianças maiores de 2 anos, e até 20% das infectadas desenvolvem otite média em 2 a 5 dias do início do resfriado. Outros enterovírus, como echovírus e coxsackievírus, além de agentes de outras famílias de vírus, como adenovírus, VSR, parainfluenzavírus e coronavírus, este mais prevalente no inverno, no hemisfério norte, também são isolados de pacientes com secreção nasofaríngea.

EPIDEMIOLOGIA E QUADRO CLÍNICO

No Brasil, não se dispõem de dados epidemiológicos regulares para que se possam estabelecer padrões sazonais desses vírus. Autores relataram a estimativa alarmante de persistência de infecção por rinovírus durante 45 a 70% da vida de crianças menores de 5 anos, em favelas de Fortaleza. Em estudo realizado pela autora, na cidade de São Paulo, observou-se que o rinovírus era o agente mais frequente, mesmo durante o período epidêmico para influenza, sendo que, em cerca de metade dos casos, a apresentação clínica era de síndrome influenza símile (febre, sintomas gerais e respiratórios). Esse mesmo estudo observou ocorrência de rinovírus durante todo o ano, diferentemente do padrão sazonal relatado pelos países do hemisfério norte.

A doença transmite-se, com mais frequência, por contato manual de indivíduos infectados, direta ou indiretamente, e, assim, o vírus atinge o sítio de entrada (nariz, olhos). A infecção inicia-se na nasofaringe posterior (adenoides), persistindo a eliminação de vírus por até três semanas. Os sintomas de obstrução nasal, rinorreia e dor de garganta ocorrem em 8 a 10 horas da infecção, com intensidade máxima em 1 a 3 dias. Por meio de TC dos seios da face, pode-se demonstrar que a maioria das infecções por rinovírus causa aumento de secreção nos seios da face de pacientes infectados, provavelmente por aumento da pressão ao assoar o nariz, o que leva à secreção da cavidade nasal para os seios paranasais. A sintomatologia inicial está relacionada à produção de mediadores de resposta inflamatória: prostaglandinas; cininas; histamina; e interleucinas. Os anti-histamínicos têm maior efeito em diminuir espirros e rinorreia, e os inibidores de prostaglandinas atuam sobre os sintomas gerais de cefaleia, dor de garganta, febre e mialgia.

DIAGNÓSTICO

Em vista do crescente desenvolvimento de arsenal terapêutico, é necessária a educação continuada dos clínicos em diagnosticar a gripe ou o resfriado comum. Apesar de disponíveis, os testes laboratoriais de detecção dos vírus causadores de resfriados não são utilizados na prática clínica. A Tabela 236.1, adaptada do National Institute of Allergy and Infectious Diseases (Estados Unidos), reúne os sintomas que diferenciam a gripe do resfriado comum.

TABELA 236.1 ■ Sintomas que diferenciam a gripe do resfriado comum

SINTOMAS	GRIPE	RESFRIADO
Início súbito	Sim	
Febre elevada persistente	Sim	
Tosse produtiva		Sim
Tosse seca	Sim	
Cefaleia	Sim	
Mialgia	Sim	
Fadiga, mal-estar	Sim	
Obstrução nasal		Sim
Espirros		Sim
Dor de garganta	Sim	Sim
Dor torácica	Sim	Sim

Fonte: Adaptada de National Institute of Allergy and Infectious Diseases.[1]

TRATAMENTO

Ainda se restringe ao alívio dos sintomas. Os sintomas locais (nasais) podem ser atenuados com os anti-histamínicos de 1ª geração (clorfeniramina) e a administração tópica ou oral dos agonistas alfa-adrenérgicos. Os principais efeitos colaterais são sonolência, ressecamento de mucosas e rinite medicamentosa (efeito rebote).

Os anti-inflamatórios não hormonais (AINH) ibuprofeno e naproxifeno são indicados para o combate dos sintomas gerais. Em estudos clínicos, o primeiro mostrou alteração significante na redução da tosse, quando iniciado precocemente (doses de 800 mg/dia). Os "coquetéis" de substâncias, conhecidos como antigripais e amplamente comercializados, contêm codeína, outros antitussígenos e expectorantes e não apresentam eficácia comprovada quando comparados aos sintomáticos já citados, utilizados isoladamente.

O uso de corticosteroide sistêmico é controverso, exceto no tratamento da laringotraqueíte, em geral causada pelo vírus parainfluenza. Na bronquiolite por VSR, há a recomendação de que não seja utilizado. O uso de corticosteroide tópico (fluticasona intranasal) não mostrou nenhum benefício em pacientes resfriados e, em alguns casos, a evolução foi pior e a excreção viral, mais prolongada. A corticosteroidoterapia, na ausência de tratamento antiviral específico, não é eficaz no tratamento da infecção por rinovírus.

Em revisão incluindo 30 estudos clínicos, o ácido ascórbico (vitamina C) em doses elevadas (1 g/dia), durante diversos meses de inverno, não mostrou efeito consistente na prevenção ou no tratamento, apenas discretas reduções de sintomas e do tempo de duração do quadro clínico. Da mesma forma, não há nenhuma evidência de benefício nos pacientes que fizeram uso de zinco.

Existem algumas substâncias específicas sendo testadas em grande número de pacientes, com resultados promissores, embora outros dados sejam controversos.

No momento, como não há substâncias específicas disponíveis no mercado para o tratamento do resfriado, deve-se enfatizar os meios de controle de infecção, que basicamente residem na recomendação de lavagem das mãos. O tratamento sintomático deve ser precoce (AINH + anti-histamínico), visando a reduzir a possibilidade de complicações. A persistência de sintomas após uma semana deve ser considerada como sinal de complicação, sendo a principal a sinusite bacteriana.

REVISÃO

- A gripe esta relacionada ao vírus influenza, contudo outros agentes virais também podem causar a síndrome gripal. Essa doença manifesta-se por tosse, mialgia, fadiga, calafrios, dor de garganta, cefaleia e febre.
- Para os casos de infecção por vírus influenza, os medicamentos antivirais geralmente indicados são oseltamivir e zanamivir. A OMS recomenda imunização para determinados grupos.
- Vários agentes virais são responsáveis pelos resfriados, sendo o mais frequente o rinovírus. A doença é transmitida por contato direto ou indireto com o indivíduo infectado, e a infecção inicia-se na nasofaringe posterior.
- Os sintomas dos resfriados são cefaleia, rinorreia, dor de garganta, febre e mialgia. Seu tratamento visa ao alívio dos sintomas e em geral é realizado com o uso de AINH.

■ REFERÊNCIA

1. National Institute of Allergy and Infectious Diseases. Is it a cold or the flu? Bethesda: NHI; 2014.

237

ARBOVIROSES

237.1 DENGUE

■ CAROLINA DOS SANTOS LÁZARI
■ CELSO F. H. GRANATO

■ ETIOLOGIA

A dengue, também conhecida como "febre quebra ossos", é uma doença infecciosa aguda causada por um arbovírus da família Flaviviridae. É conhecida há séculos e – embora continuasse ocorrendo no sudeste asiático – encontrava-se relativamente esquecida nas Américas até há cerca de 30 anos, quando voltou a aparecer em surtos no Caribe. No Brasil, foi reintroduzida a partir do Norte do país e a seguir se expandiu por todo o território nacional, sendo que hoje quase todos os municípios brasileiros registram casos de dengue anualmente. A re-emergência ocorreu porque os mosquitos transmissores do vírus (Aedes aegypti, A.albopictus) deixaram de ser adequadamente combatidos, de modo que o número de criadouros aumentou consideravelmente nos últimos anos.

Existem quatro sorotipos virais: DENV-1, DENV-2, DENV-3 e DENV-4, cada um deles apresentando diversas cepas com propriedades antigênicas distintas. A infecção promove imunidade permanente sorotipo-específica e imunidade cruzada temporária para os demais sorotipos. Isso significa que uma pessoa pode infectar-se com os 4 tipos separadamente e apresentar a doença até 4 vezes. Isso não seria um problema maior se não houvesse a possibilidade da ocorrência de um fenômeno imunológico – conhecido como *antibody enhancement* –, no qual a imunidade parcial derivada de uma infecção pregressa pode, potencialmente, gerar um descontrole na homeostase das citocinas e modificar a expressão clínica da doença, que passa a ter um curso mais grave, podendo evoluir para as formas anteriormente denominadas dengue hemorrágica ou síndrome do choque da dengue. Tais formas podem ocorrer já na infecção primária, mas, regra geral, são muito mais frequentes nas infecções subsequentes. Dados bem recentes da literatura demonstram que a produção de anticorpos contra determinadas sequências proteicas virais está associada à evolução para formas mais graves da doença. Parece que essa reatividade é determinada geneticamente pelo hospedeiro, fazendo com que pessoas com essa característica possam ter formas mais graves já na 1ª infecção pelo vírus dengue, e outras terão apenas após uma segunda ou terceira infecção.

■ TRANSMISSÃO

A transmissão da dengue concentra-se nas áreas tropicais e subtropicais, que correspondem à distribuição ambiental do Aedes aegypiti, o principal mosquito vetor.

O ciclo de transmissão do vírus da dengue é antroponótico, isto é, ocorre transmissão de um ser humano a outro pelo vetor, sem que haja necessidade de um reservatório não humano silvestre envolvido. Existe descrição de transmissão enzoótica entre espécies de primatas não humanos na África e na Ásia, entretanto, esses hospedeiros não têm importância epidemiológica em relação à infecção humana e ao surgimento de epidemias, visto que o ciclo antroponótico é suficiente para manter a circulação viral sustentada.

Ao contrário, as epidemias de dengue têm-se tornado mais frequentes e amplas no meio urbano, de maneira intimamente relacionada ao crescimento desordenado e à aglomeração de pessoas nas cidades, que favorecem os hábitos peridomiciliares do Aedes aegypti. Este gênero de mosquitos tem grande capacidade de reprodução em criadouros artificiais, o que favorece sua adaptação proliferação no ambiente urbano. Dessa forma, áreas que combinam padrões prediais propícios (lajes e calhas que represam água, caixas d'água expostas), acúmulo de lixo (por exemplo, garrafas, latas e pneus) junto com a falta de vigilância governamental efetiva oferecem condições adequadas para a reprodução do mosquito.

O Aedes tem uma vida média de 1 a 4 semanas, durante a qual permanece abrigado em ambientes domiciliares próximos ao criadouro de origem, com hábito diurno e vôos curtos (até 800 m). Assim, habitualmente, um mesmo mosquito pica vários indivíduos no mesmo domicílio e em suas imediações, onde, em geral, está presente o foco de procriação. Quando a fêmea do mosquito se alimenta de sangue de um indivíduo em fase virêmica se torna infectada e, então, inicia-se um período de multiplicação viral no vetor, chamado período de incubação extrínseca. Após esse período, com duração média de 1 a 2 semanas, todos os repastos subsequentes têm potencial infectante, e ocorrem várias vezes ao dia até o fim da vida do mosquito. Isso implica que as aglomerações e movimentações humanas estão relacionadas com a disseminação da infecção, pois tendem a ocorrer casos agrupados em uma mesma residência ou vizinhança, e a migração de um indivíduo infectado pode resultar em introdução do vírus em outra área em que haja condições ambientais adequadas, presença do vetor e hospedeiros humanos susceptíveis.

ATENÇÃO!

Em áreas tropicais, a transmissão ocorre durante todo o ano, com aumento do número de casos nos meses chuvosos, em que há maior número de criadouros propícios, as altas taxas de umidade prolongam a vida média do mosquito e as altas temperaturas encurtam o período de incubação extrínseca.

■ EPIDEMIOLOGIA

Conforme dados da OMS,[1] a dengue é a doença vetorial que mais rapidamente se espalhou pelo mundo, visto que sua expansão geográfica resultou em um aumento em mais de 30 vezes na incidência mundial nos últimos 50 anos. Cerca de 2,5 bilhões de pessoas vivem em áreas expostas ao risco de transmissão de dengue e estima-se que ocorram entre 50 milhões e 100 milhões de casos todos os anos no mundo. Destes, aproximadamente 500.000 desenvolvem doença grave que requer hospitalização, dos quais uma grande proporção é composta por crianças; por volta de 2,5% vão a óbito.

Atualmente, a doença é endêmica em mais de 100 países da África, nas Américas, do Leste do Mediterrâneo, do Sudeste da Ásia e do Pacífico Ocidental. A transmissão ocorre não apenas de maneira sustentada nas áreas endêmicas, como também na forma de grandes surtos, podendo ainda haver a introdução em outras regiões livres da circulação do vírus até o momento, o que tem sido favorecido pelas mudanças climáticas mundiais.

As áreas endêmicas para dengue caracteristicamente apresentam circulação de mais de um sorotipo viral, entre os quatro existentes. Esta característica favorece a ocorrência de casos graves, uma vez que permite que os habitantes tenham a doença mais de uma vez, em especial em momentos epidêmicos, quando há intensa circulação viral, geralmente de um sorotipo de introdução mais recente, a que a maioria da população é susceptível.

A exposição precoce de crianças à infecção pelo vírus da dengue nas áreas endêmicas também se relaciona com a ocorrência de casos graves, visto que o mecanismo de amplificação da resposta inflamatória pode ocorrer em função da presença de anticorpos maternos transmitidos passivamente. Essa característica é mais frequentemente observada em populações que enfrentam um segundo momento epidêmico, pois o aumento de circulação viral depara-se com um grande número de mulheres em idade reprodutiva que apresentam anticorpos circulantes produzidos em uma infecção pregressa e, portanto, de crianças que os adquiriram por via transplacentária ou por aleitamento. Ou, ainda, crianças que, independente da pouca idade, já foram expostas à infecção em epidemia anterior. Assim, a ocorrência de grande número de casos graves em crianças é um indicador de endemicidade da região para a dengue, e de circulação viral epidêmica em dado momento, em geral com cepa viral diferente da observada na epidemia anterior.

Nas Américas, embora haja evidências da circulação do vírus da dengue e de surtos sugestivos desde o século XVII, a doença foi quase que erradicada do continente entre as décadas de 1940 e 1960, devido aos esforços empreendidos para eliminação do *Aedes aegypti* com intuito de interromper a transmissão urbana da febre amarela. Apenas o sorotipo DENV-2 permaneceu circulando, com baixa incidência de casos. Contudo, tais esforços deterioraram nos anos 1960 e 1970, o que permitiu a reinfestação pelo mosquito na maioria dos países que o haviam erradicado. Na década de 1970, foram registrados surtos pelo sorotipo DENV-2, e casos isolados de DENV-3, os únicos circulantes até 1977, quando foi introduzido o DENV-1, tendo sido registrados surtos em Cuba, Porto Rico, Jamaica e várias outras ilhas do Caribe. Ao longo da década de 1980, esse sorotipo

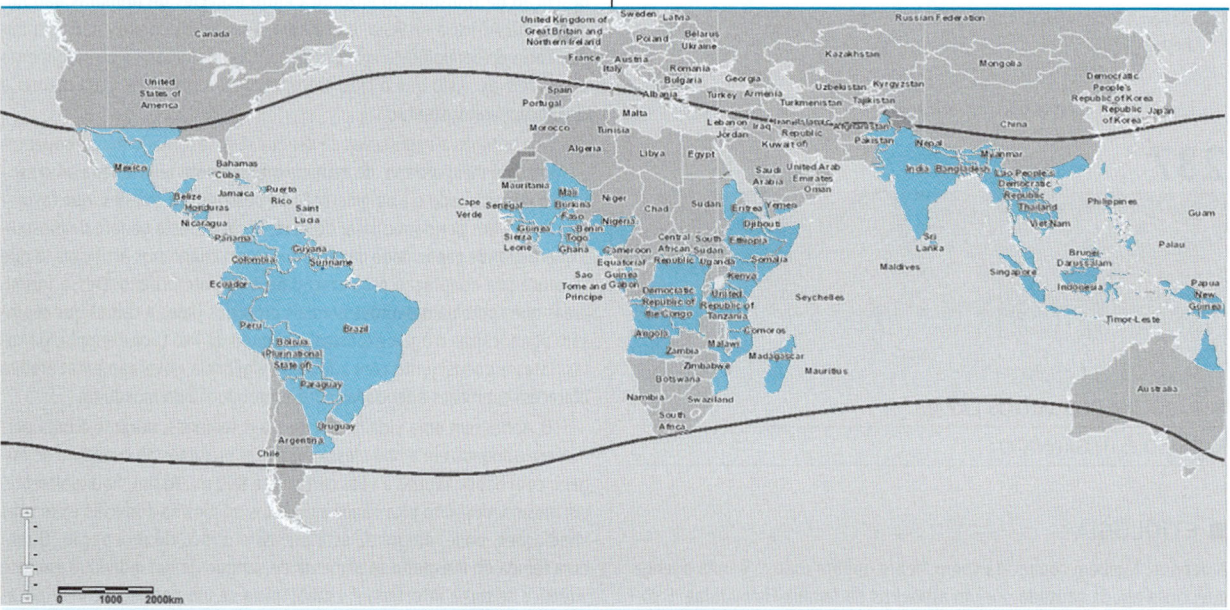

FIGURA 237.1 ■ Em destaque, áreas de risco de transmissão de dengue, OMS, 2012.

Fonte: World Health Organization.[1]

DIAGNÓSTICO E TRATAMENTO

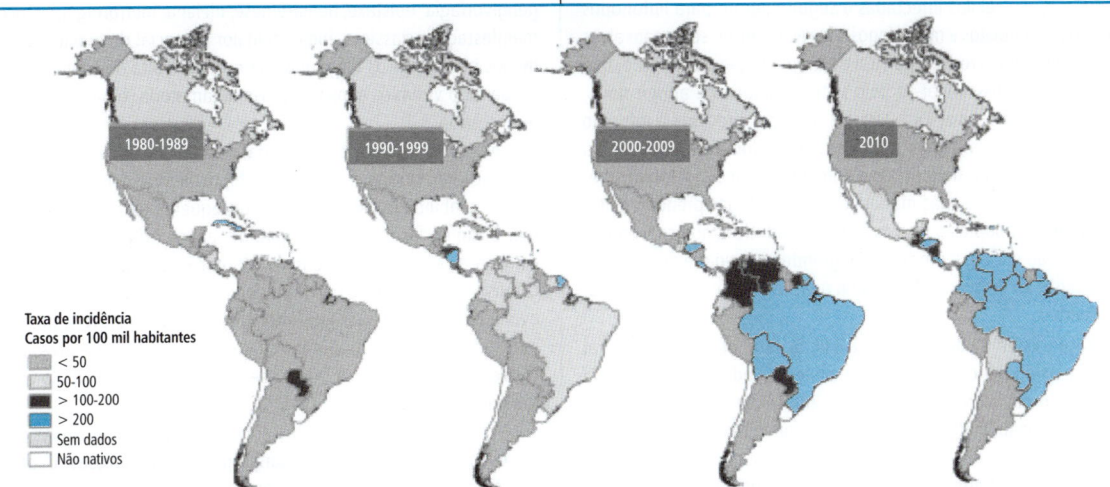

FIGURA 237.2 ■ Incidência de dengue nas Américas, 1980-2010.

Fonte: Brathwaite Dick e colaboradores.[2]

se disseminou por todo o Cone Sul. O DENV-4 foi introduzido nas Américas também a partir do Caribe em 1981. Em 1994, o DENV-3 foi reintroduzido de maneira sustentada. A circulação simultânea dos diversos sorotipos virais resultou no aumento progressivo do número de casos e, consequentemente, na proporção de casos graves.

De acordo com dados recentes da Organização Panamericana de Saúde (Opas),[3] ocorreram 2.338.848 casos de dengue nas Américas no ano de 2016, dos quais 4.274 foram classificados como dengue grave, com 1.032 óbitos. A maior concentração de casos encontra-se no Cone Sul, que contribuiu com 1.750.826 casos de dengue, sendo 892 casos de dengue grave e 655 óbitos. Vale ressaltar a possível subnotificação.

O Brasil, maior país em território e população do Cone Sul, foi também o maior responsável por esta estatística. Desde 1990, vem apresentando um número crescente de casos de dengue. Os primeiros registros de aumento do número de casos ocorreram em 1991 e 1998, e a epidemia de maiores proporções aconteceu em 2002, cujo número de casos notificados ultrapassou a marca de 800.000, com destaque para o Estado do Rio de Janeiro. Nesta ocasião, foi registrado pela primeira vez o aumento do número de casos de dengue hemorrágica, que ultrapassou 2.500, provavelmente pela ocorrência de episódios secundários em indivíduos que já haviam sido expostos aos surtos anteriores em 1991 e 1998. Em 2013, ultrapassamos a marca de 1 milhão de casos: foram 1.431.452 casos notificados até a semana epidemiológica 44, o que significa uma incidência de 755 por 100 mil habitantes. Entre eles, 6.969 foram classificados como graves, e 545 foram a óbito. Todos os quatro sorotipos virais circularam nesse ano. No ano de 2016 também foram notificados mais de 1,5 milhão de casos em todo o país.

■ FISIOPATOGENIA

Durante o repasto do mosquito, o vírus da dengue é provavelmente injetado na corrente sanguínea, por meio da qual se dissemina na epiderme e na derme, resultando na infecção de células dendríticas epidérmicas

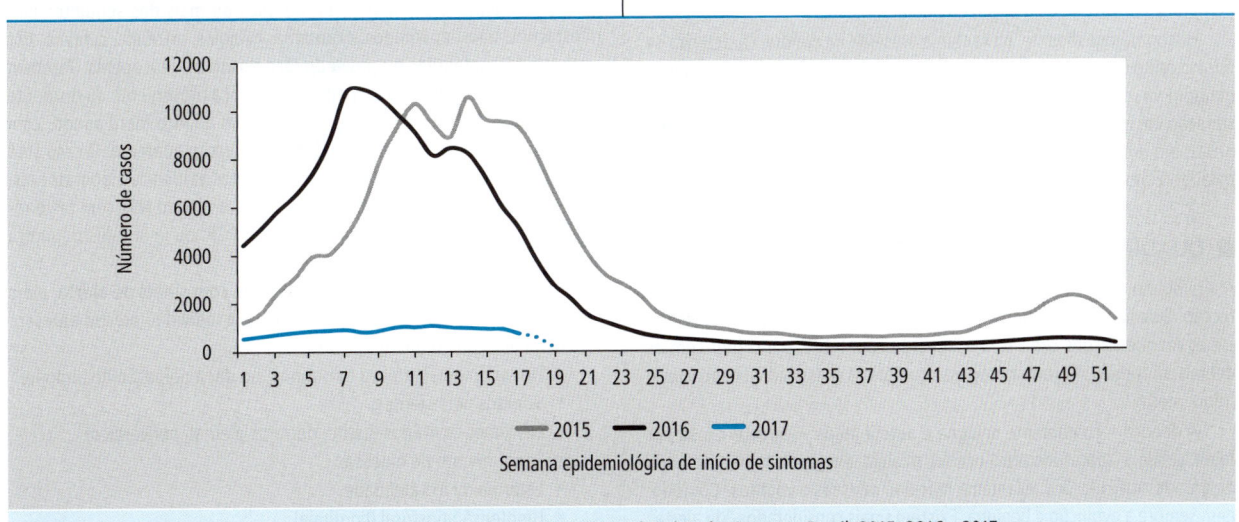

FIGURA 237.3 ■ Casos prováveis de dengue, por semana epidemiológica de início de sintomas, Brasil, 2015, 2016 e 2017.

Fonte: Brasil.[4]

e queratinócitos. As células infectadas a seguir migram para linfonodos regionais, onde monócitos e macrófagos são recrutados e se tornam alvos adicionais, permitindo a replicação viral e a amplificação da infecção, que pode, desse modo, disseminar-se pelo sistema linfático e atingir novamente a corrente sanguínea. Essa viremia primária direciona a infecção para várias células de linhagem mononuclear, incluindo monócitos do sangue periférico, células dendríticas da medula óssea e macrófagos hepáticos e esplênicos. As células mononucleaes infectadas predominantemente morrem por apoptose, mas as células dendríticas que conseguem abortar a infecção iniciam a produção de grande quantidade de citocinas envolvidas tanto na resposta inflamatória quanto na atividade hemostática do indivíduo.

A liberação sistêmica de interleucina 8 (IL-8), fator de necrose tumoral alfa (TNF-α) e óxido nítrico (NO) resultam em lesão endotelial difusa, com desestabilização das estruturas juncionais intercelulares e consequente aumento da permeabilidade vascular, que permite o extravasamento de plasma, com formação de derrames cavitários e hipoalbuminemia. Além disso, a liberação de fatores de agregação plaquetária, junto com a exposição de moléculas de adesão no endotélio lesado, estimula a agregação plaquetária e seu sequestro periférico, o que culmina em plaquetopenia. Estas alterações, em última análise, resultam nos fenômenos hemorrágicos e nas alterações circulatórias que podem levar ao choque, presente nas formas mais graves da dengue.

Quando ocorre infecção sequencial por sorotipo distinto, a presença de imunidade de memória produzida no episódio anterior, baseada em linfócitos T CD4 e CD8, permite a transição imediata para resposta adaptativa específica, e amplificação dos mecanismos inflamatórios. Além disso, a presença de anticorpos heterólogos parece aumentar a captação viral e sua replicação em células que expressam receptores específicos. Desse modo, as lesões imunomediadas são exacerbadas, o que justifica a ocorrência de manifestações clínicas mais graves no segundo episódio. No entanto, a primoinfecção também pode ocasionar formas graves, provavelmente relacionadas a fatores genéticos do hospedeiro e à virulência da cepa envolvida.

A resposta inflamatória sistêmica com liberação maciça de citocinas resulta no mal-estar e fadiga típicos da dengue. A presença de infiltrado inflamatório muscular e a infecção de células da medula óssea explicam a mialgia e dores musculoesqueléticas frequentemente relatadas. A invasão da medula óssea relaciona-se, ainda, às citopenias evidentes em sangue periférico, em virtude da inibição da hematopoiese.

Histopatologicamente, o exantema presente na dengue caracteriza-se por vasculite desencadeada pela presença do vírus, além da vasodilatação imunomediada. Existe, ainda, certo grau de tropismo viral pelo fígado, situação em que ocorre necrose hepatocelular com elevação de transaminases, em um quadro de hepatite médio-zonal semelhante ao provocado pela febre amarela, em menores proporções.

■ QUADRO CLÍNICO E CLASSIFICAÇÃO

A viremia na dengue ocorre em média 2 a 3 dias após a aquisição da infecção. Depois de um período de incubação de 4 a 7 dias, estabelecem-se as manifestações clínicas, inicialmente com febre, e a seguir com os demais sintomas. As formas oligossintomáticas inespecíficas são muito frequentes.

A doença – comumente benigna e autolimitada – caracteriza-se por febre, cefaleia (sobretudo retro-ocular), mialgia, em geral lombar, artralgia de grandes articulações, exantema macular, náuseas e vômitos. Contudo, nem sempre a evolução é benigna. Existem sinais considerados "de alerta" que devem ser observados como indicadores de possível evolução desfavorável. A presença de manifestações hemorrágicas, entre elas: petéquias, gengivorragia, epistaxe, hematêmese, melena, metrorragia, associadas às manifestações clássicas, indicam maior potencial de gravidade. Os fenômenos hemorrágicos tendem a aparecer por volta do sétimo dia, no final do período virêmico e início da fase inflamatória, geralmente após a defervescência.

As principais características das formas graves da dengue são os fenômenos hemorrágicos e o choque hipovolêmico causado pelo aumento da permeabilidade vascular, com consequente extravasamento de plasma. O fim da fase virêmica – quando, na maioria dos casos, o paciente começa a se recuperar – é marcado por sinais de hipoperfusão, como cianose, sudorese, pele e extremidades frias e irritabilidade. Em casos de evolução favorável, os sinais vitais permanecem estáveis, porém alguns apresentam pulso rápido e fino, hipotensão postural e pressão arterial convergente, que podem tornar-se indetectáveis, indicando choque estabelecido.

À medida que as plaquetas diminuem, surgem petéquias e equimoses espontâneas, assim como sangramentos de mucosas. Ocorre hemoconcentração consequente da perda de plasma para o terceiro espaço, refletida por aumento do hematócrito (Ht) e hipoalbuminemia. Derrames pleurais podem ser detectados em até 80% dos casos, seja na radiografia torácica em decúbito lateral com raios horizontais, seja por meio de ultrassonografia (US), que apresenta maior sensibilidade. Podem ocorrer derrames intra-abdominais, desde ascite até efusões subcapsulares em fígado e baço. O extravasamento de líquido na membrana alvéolo-capilar pode resultar em síndrome do desconforto respiratório.

Além da hipovolemia, pode ocorrer disfunção miocárdica relacionada à ativação inflamatória sistêmica, o que contribui para o estabelecimento de choque. A hipoperfusão periférica – com produção de ácido láctico – e renal resultam em acidose metabólica e disfunção de múltiplos órgãos, em pacientes não tratados ou tratados tardiamente. Caso o paciente receba suporte volêmico adequado precocemente, a vasculopatia tende a resolver-se de forma espontânea em 2 a 3 dias, e o quadro é revertido sem sequelas.

Desde janeiro de 2014, o Brasil adota o sistema recomendado pela OMS para classificação clínica da dengue, que considera apenas 3 possibilidades: dengue, dengue com sinais de alarme e dengue grave. Define-se como caso suspeito de dengue qualquer pessoa que viva ou tenha viajado nos últimos 14 dias para área onde esteja ocorrendo transmissão de dengue ou tenha a presença de *A. aegypti*, que apresenta febre, geralmente entre 2 e 7 dias, além de duas ou mais das seguintes manifestações: náusea, vômitos, exantema, mialgias, artralgia, cefaleia, dor retro-orbital, petéquias ou prova do laço positiva e leucopenia. Também pode ser considerado caso suspeito toda criança proveniente ou residente em área onde há transmissão de dengue, com quadro febril agudo, com frequência entre 2 a 7 dias, e sem foco de infecção aparente. O caso será considerado confirmado mediante as seguintes evidências laboratoriais: sorologia com detecção de IgM, detecção de antígeno NS1 com teste rápido, ou imunoenzimático, isolamento viral, PCR, ou imuno-histoquímica em amostra de tecido.

Para ser considerado um caso de **dengue com sinais de alerta**, além de preencher os critérios de caso de dengue, o indivíduo precisa apresentar um ou mais dos seguintes sinais:

- Dor abdominal intensa e contínua, ou dor à palpação do abdome.
- Vômitos persistentes.
- Derrames cavitários (ascite, derrame pleural, pericárdico).
- Sangramento de mucosas.
- Letargia ou irritabilidade.
- Hipotensão postural (lipotimia).
- Hepatomegalia maior do que 2 cm.
- Aumento progressivo do Ht.

Por fim, o caso será classificado como dengue grave quando apresentar uma das seguintes evoluções:
- Choque devido ao extravasamento grave de plasma evidenciado por taquicardia, extremidades frias e tempo de enchimento capilar igual ou maior a três segundos, pulso débil ou indetectável, pressão diferencial convergente ≤ 20 mmHg; hipotensão arterial em fase tardia, acúmulo de líquidos com insuficiência respiratória.
- Sangramento grave a exemplo de hematêmese, melena, metrorragia volumosa, hemorragia do sistema nervoso central (SNC).
- Comprometimento grave de órgãos, tais como: dano hepático importante (aspartato aminotransferase [AST], alanina aminotransferase [ALT] > 1.000), SNC (alteração do nível de consciência), coração (miocardite) ou outros órgãos.

ATENÇÃO!

Todos os casos com sinais de alerta e, principalmente, os considerados graves devem ser confirmados laboratorialmente.

Os demais podem receber diagnóstico clínico-epidemiológico nos momentos de grande incidência, exceto pelos primeiros casos de determinada área. Durante surtos, também se considera caso confirmado de dengue aqueles casos notificados que não puderam ser investigados, pois se considera que todos possuem vínculo clínico-epidemiológico.

■ AVALIAÇÃO LABORATORIAL E DIAGNÓSTICO

O hemograma deve ser solicitado para todos os pacientes com suspeita de dengue, especialmente crianças, idosos, gestantes e pacientes com comorbidades. Apesar de inespecífica, a presença de leucopenia e plaquetopenia corrobora a hipótese diagnóstica. Ademais, o acompanhamento do Ht permite detectar hemoconcentração que, além de contribuir para o diagnóstico, é importante preditor de evolução para formas graves e parâmetro para indicação de modalidade de hidratação – oral ou parenteral – e volume a ser administrado. A contagem de plaquetas também tem importância prognóstica, no sentido de determinar o risco de hemorragias graves. Ambos são parâmetros importantes na escolha do ambiente em que o paciente deve ser tratado: ambulatorial, observação, internação ou UTI.

Para casos mais graves, que apresentem sinais clínicos sugestivos de hipovolemia e hipoperfusão periférica, a função renal – ureia e Cr – e a gasometria arterial (GA) devem ser solicitadas, para identificação de insuficiência renal pré-renal, acidose metabólica e hiperlactatemia. A dosagem de albumina pode ser útil para determinar a presença de extravasamento de plasma, situação em que ocorre hipoalbuminemia. As transaminases elevam-se discreta a moderadamente, o que, junto com a ausência de hiperbilirrubinemia, é importante para o diagnóstico diferencial com febre amarela em pacientes que tenham histórico epidemiológico compatível com ambas as entidades.

O diagnóstico laboratorial específico habitualmente é feito por meio de pesquisa de anticorpos. A técnica mais difundida é a imunoenzimática (Elisa) que detecta anticorpos das classes IgM e IgG. Em geral, empregando testes comerciais, não se descrimina qual é o sorotipo envolvido. Na infecção primária, os anticorpos aparecem após 4 a 8 dias após a aquisição da infecção, inicialmente os da classe IgM e, logo a seguir, os da classe IgG. Quando ocorre reinfecção, o aparecimento dos anticorpos pode ser mais precoce, embora os níveis de IgM sejam mais baixos na infecção secundária, o que pode resultar em um teste negativo para esse marcador. Os anticorpos (IgM) são detectáveis por aproximadamente 2 meses após o início dos sintomas. Os anticorpos da classe IgG podem ficar reagentes por toda a vida do indivíduo.

Outra técnica bastante útil para estabelecer o diagnóstico sorológico mais precocemente baseia-se na pesquisa do antígeno NS1 – principal antígeno da partícula viral – que pode ser detectado por teste rápido imunocromatográfico ou por ensaio imunoenzimático a partir do primeiro até o terceiro ou quarto dia da doença, quando o aparecimento dos anticorpos leva ao desaparecimento do antígeno circulante.

Existem técnicas moleculares para o diagnóstico da dengue, porém são empregadas apenas em laboratórios de pesquisa ou de Saúde Pública, com a finalidade de se estabelecer o sorotipo do vírus circulando numa dada população.

■ TRATAMENTO

Como não há terapia antiviral específica, o tratamento da dengue consiste basicamente em medicações para alívio dos sintomas, e hidratação vigorosa e precoce para repor a volemia perdida por extravasamento capilar e

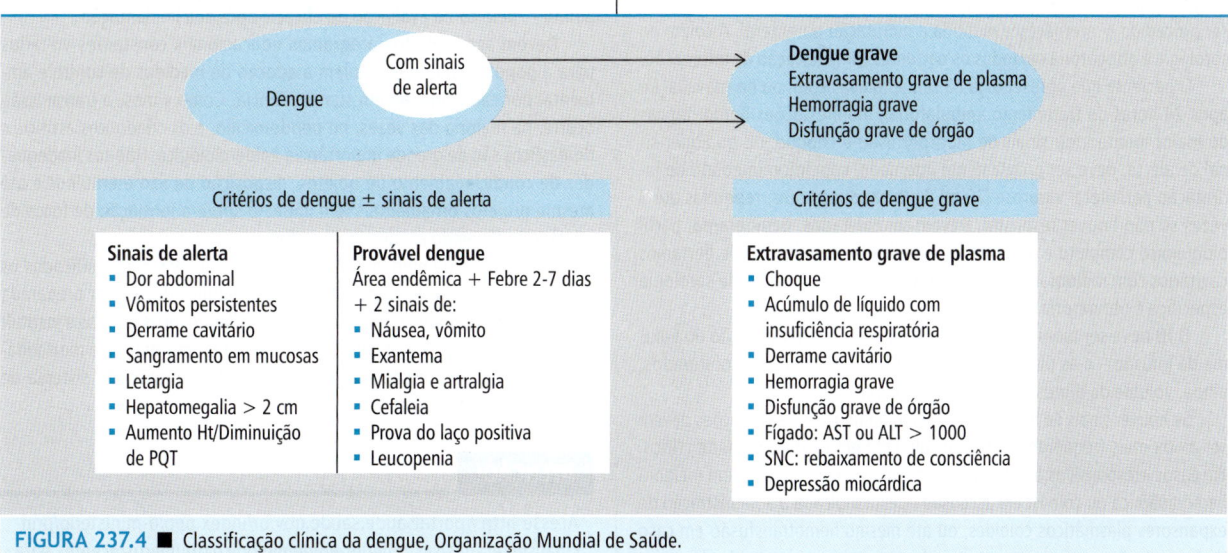

FIGURA 237.4 ■ Classificação clínica da dengue, Organização Mundial de Saúde.

Fonte: Adaptada de World Health Organization.[5]

sangramentos, de forma a impedir a evolução para choque. A modalidade e o volume de hidratação devem seguir critérios de estratificação de risco, com base em parâmetros como Ht, plaquetas, presença de manifestações hemorrágicas e/ou sinais de alerta.

Pacientes com suspeita de dengue que apresentem hemograma sem alterações significativas, prova do laço negativa e ausência de manifestações hemorrágicas espontâneas ou qualquer dos sinais de alerta podem ser tratados ambulatorialmente e hidratados por via oral (VO). Para adultos, o volume recomendado é 80 mL/kg/dia, sendo 1/3 de solução salina e o restante com outros líquidos caseiros adequados à idade e dieta habitual do indivíduo. Para crianças, o volume e a composição devem ser calculados de acordo com a faixa etária e o peso. A hidratação deve ser mantida até o desaparecimento da febre, quando o paciente deverá retornar para reavaliação, por se tratar do momento em que geralmente surgem os sinais de alerta. O paciente deverá ser orientado a retornar imediatamente ao serviço de saúde caso surja algum desses sinais.

Devem ser prescritos analgésicos e antitérmicos, e antieméticos para os que apresentem náuseas e vômitos, desde que estes não comprometam a hidratação oral. Estão contraindicados os salicilatos e demais anti-inflamatórios não esteroides (AINEs), por sua interferência com a agregação plaquetária, o que pode predispor a sangramentos. Pode ser necessária a prescrição de anti-histamínicos para pacientes que apresentem exantema pruriginoso.

Pacientes que apresentem prova do laço positiva e/ou manifestações hemorrágicas sem repercussão hemodinâmica devem ser submetidos à coleta imediata de hemograma e receber hidratação oral supervisionada ou venosa até o resultado, que deve ser obtido o mais breve possível. Caso apresentem alterações pouco significativas do hemograma, podem ser tratados ambulatorialmente com todas as recomendações do grupo anterior, porém com orientação de retorno em 24 horas para reavaliação.

No entanto, se há alterações importantes de hemograma, a saber: Ht maior do que 42% em crianças, 44% em mulheres e 50% em homens, e/ou plaquetopenia menor do que 50.000, o paciente deve ser mantido em leito de observação e receber hidratação parenteral com solução salina isotônica ou Ringer-lactato, em um volume de 40 mL/kg em 4 horas. Após a hidratação, o hemograma deve ser reavaliado, e o paciente poderá ser liberado para o domicílio caso haja reversão da hemoconcentração (queda de pelo menos 10% do Ht), com orientação de hidratação oral vigorosa e retorno para reavaliação em 24 horas. Se não houver melhora dos parâmetros, se surgirem sinais de alarme ou plaquetopenia menor do que 20.000, deve ser procedida a internação e mantida a hidratação parenteral. A coleta de sorologia é obrigatória em todos os pacientes com indicação de internação.

O paciente que apresente já na primeira avaliação, ou na reavaliação após 24 horas de tratamento ambulatorial, manifestações hemorrágicas de maior monta e/ou sinais de hipoperfusão e choque, ou qualquer sinal de alerta, deve ser prontamente internado, com início imediato de hidratação parenteral vigorosa (20 mL/kg/h em duas horas, repetidas até 3 vezes se não houver resposta). Devem ser coletados: hemograma, perfil bioquímico completo e gasometria, e realizada investigação de derrames cavitários com radiografia torácica e US de abdome. A coleta de sorologia específica é obrigatória.

O Ht deve ser monitorado a cada 4 horas – para reavaliação do volume de infusão – e as plaquetas a cada 12 horas. Devem ser monitorados, ainda, volume de diurese e densidade urinária.

Se houver sinais de instabilidade hemodinâmica, as reavaliações devem ser ainda mais frequentes, preferencialmente em leito de unidade crítica. Em casos irresponsivos à hidratação com solução cristaloide – sem melhora hemodinâmica ou com Ht em ascensão –, está indicada a administração de expansores plasmáticos coloides, ou até mesmo hemotransfusão em caso de hemorragia que esteja contribuindo para a hipovolemia. Avaliar a indicação de transfusão de concentrado de plaquetas e plasma fresco como tratamento de coagulopatia. Atentar para a possibilidade de componente cardiogênico no choque, especialmente em situação de hiperidratação. Pode ser necessária a correção de acidose metabólica e distúrbios eletrolíticos. Se indicado o uso de coloides, dar preferência à albumina, uma vez que compostos sintéticos podem precipitar ou agravar distúrbios de coagulação.

Passado o período crítico, com a resolução da vasculopatia e restabelecimento da permeabilidade vascular normal, inicia-se a reabsorção do plasma anteriormente extravasado. Neste momento, a velocidade de hidratação deve ser reduzida, e a monitorização hemodinâmica mantida, pois o processo pode resultar em hipervolemia, com possível insuficiência cardíaca congestiva (ICC) e edema pulmonar, especialmente em pacientes com comorbidades.

Uma vez indicada a internação, alguns critérios devem ser observados para a alta com segurança: ausência de febre por 24 horas sem terapia antitérmica, melhora visível do quadro clínico, Ht normal e estável por 24 horas, plaquetas em elevação, derrames cavitários em reabsorção e estabilização hemodinâmica por pelo menos 48 horas.

■ PREVENÇÃO

Recentemente, foi licenciada a primeira vacina contra dengue no Brasil. Ela é constituída por um vírus quimérico formado por uma base do vírus da febre amarela vacinal e mais trechos proteicos dos 4 vírus dengue, separadamente. Esses vírus quiméricos são cultivados em células de rim de macaco verde africano. Não contém adjuvantes e a proteção conferida está na faixa de 40% para o vírus 1 e 80% para o vírus 4. Em média, a proteção é de 66%. Há alguns dados na literatura, ainda em fase de confirmação, de que ela reduziria as formas mais graves da doença. Ela está indicada no Brasil para pessoas entre 9 e 45 anos de idade, de ambos os sexos.

As demais medidas de prevenção estão intimamente relacionadas ao controle do vetor, com medidas ambientais e individuais.

O controle do vetor baseia-se principalmente em medidas ambientais que impeçam a oviposição e a proliferação do mosquito. São de grande importância os programas governamentais de levantamento de infestação por *Aedes aegypti* que, por meio de vistoria por amostragem dos imóveis de uma determinada área, para identificação de criadouros potenciais e pesquisa larvária, calcula a densidade vetorial da área estudada, o que fornece um parâmetro razoável para o risco de transmissão de dengue. Estes dados são utilizados para planejamento de medidas de controle do vetor – tanto de extinção de criadouros e larvas quanto contra o mosquito adulto –, bem como avaliação de eficácia após sua implantação.

Devem ser mantidos programas educacionais constantes voltados para a população, que estimulem a adoção de medidas de controle ambiental por cada cidadão em sua residência. Como vimos, a transmissão ocorre, na maioria das vezes, no peridomicílio, e os criadouros artificiais domésticos são de grande importância epidemiológica. Hábitos inadequados de condicionamento de objetos, disposição de lixo e entulhos e até mesmo projetos ornamentais têm impacto sobre a formação de focos de infestação, devendo ser desencorajados.

Em situação de epidemia, devem ser reavaliados e intensificados os programas de controle e educação. A rede pública deve estar preparada para atender a demanda, oferecer métodos diagnósticos rápidos e instituir terapia precoce, para a prevenção secundária de morbidade e mortalidade. A notificação é essencial para a agilidade e eficácia do sistema de vigilância epidemiológica.

> **ATENÇÃO!**
>
> Acesse http://portalsaude.saude.gov.br/index.php/o-ministerio/principal/secretarias/svs/boletim-epidemiologico#numerosrecentes para acompanhar os dados oficiais atualizados.

DIAGNÓSTICO E TRATAMENTO

> **REVISÃO**
>
> - A dengue, também conhecida como "febre quebra ossos", é uma doença infecciosa aguda causada por um arbovírus da família Flaviviridae.
> - Existem quatro sorotipos virais: DENV-1, DENV-2, DENV-3 e DENV-4, cada um deles apresentando diversas cepas com propriedades antigênicas distintas.
> - A transmissão da dengue concentra-se nas áreas tropicais e subtropicais, que correspondem à distribuição ambiental do *Aedes aegypiti*, o principal mosquito vetor.
> - Desde 2014, o Brasil adota o sistema recomendado pela OMS para classificação clínica da dengue: dengue, dengue com sinais de alarme e dengue grave.
> - O tratamento da dengue consiste basicamente em medicações, para alívio dos sintomas, e hidratação vigorosa e precoce, para repor a volemia perdida por extravasamento capilar e sangramentos, impedindo a evolução para choque.
> - Recentemente, foi licenciada a primeira vacina contra dengue no Brasil. As demais medidas de prevenção estão intimamente relacionadas ao controle do vetor, com medidas ambientais e individuais.

■ REFERÊNCIAS

1. World Health Organization. International travel and health interactive map: Countries or areas where dengue has been reported or at risk of dengue [Internet]. Geneva: WHO; 2012 [capturado em 21 mar. 2017]. Disponível em: http://apps.who.int/ithmap/.
2. Brathwaite Dick O, San Martín JL, Montoya RH, del Diego J, Zambrano B, Dayan GH. The history of dengue outbreaks in the Americas. Am J Trop Med Hyg. 2012;87(4):584-93.
3. Pan American Health Organization, World Health Organization. Dengue: PAHO/WHO data, maps and statistics [Internet]. Washington: PAHO [capturado em 06 jun. 2017]. Disponível em: http://www2.paho.org/hq/index.php?option=com_topics&view=rdmore&cid=6290&Itemid=40734&lang=en.
4. Brasil. Ministério da Saúde. Monitoramento dos casos de dengue, febre de chikungunya e febre pelo vírus Zika até a Semana Epidemiológica 19, 2017. Bol Epidemiol [Internet]. 2017 [capturado em 06 jun. 2017];48(16):1-10. Disponível em: http://portalarquivos.saude.gov.br/images/pdf/2017/maio/25/Monitoramento-dos-casos-de-dengue-febre-de-chikungunya-e-febre-pelo-virus-Zika-ate-a-Semana-Epidemiologica.pdf.
5. World Health Organization. Dengue: guidelines for diagnosis, treatment, prevention and control [Internet]. Geneva: WHO; 2009 [capturado em 21 mar. 2017]. Disponível em: http://www.who.int/tdr/publications/documents/dengue-diagnosis.pdf.

237.2 FEBRE DE CHIKUNGUNYA

■ CELSO F. H. GRANATO
■ CAROLINA DOS SANTOS LÁZARI

Desde a descrição dos primeiros casos de febre de chikungunya, na Tanzânia, nos anos 1950 até há cerca de 10 anos, essa doença não representava para nós, infectologistas brasileiros, nada mais do que um nome estranho para uma doença que acontecia do outro lado do mundo. Mas, como a história recente das doenças infecciosas não nos cansa de ensinar, nada é imutável; basta esperar um pouco para ver que o mundo dos microrganismos está em constante movimento.

Inicialmente limitada à África Oriental, a doença causada por um vírus da mesma família que o vírus da rubéola e transmitida pelo mesmo mosquito que transmite a dengue mostrou a sua face ao resto do mundo ao provocar um surto na Índia, com mais de 1,3 milhão de pessoas acometidas. Não se sabe ao certo as razões para que essa disseminação ocorresse, muito embora fosse descrita uma mutação no material genético do vírus que o tornava mais acessível a uma variedade maior de mosquitos. A partir daí, esse vírus "ganhou o mundo". Mas seria essa mutação a origem dessa explosão?

No final de 2013, foram descritos os primeiros casos em várias ilhas do Caribe, novamente acometendo grandes grupos populacionais, por vezes até 1/3 da população de algumas das ilhas; e, pior, a doença mostrou ser bastante debilitante por muitos meses, limitando a capacidade de trabalho dos doentes e, ainda que raramente, levando à morte.

No segundo semestre de 2014, a doença chegou ao Brasil, inicialmente em Feira de Santana (BA), a seguir em Pernambuco, Mato Grosso do Sul e Paraíba – e isso para citar apenas os casos adquiridos no Brasil, excluindo os "importados". O número ainda não é alarmante, mas alguns dos nossos vizinhos sul-americanos já contam seus doentes na casa das dezenas de milhares. Se lembrarmos que estamos infestados de *Aedes aegypti* por todo o país e, com a chegada das chuvas, o número de mosquitos aumenta muito, as perspectivas para os próximos meses não são as melhores (Figura 237.5).

■ DIAGNÓSTICO

Após a picada do mosquito, existe um período de incubação de 2 a 12 dias, ao final dos quais a maioria dos infectados vai manifestar a doença sob a forma de febre elevada, de início súbito, acompanhada de mal-estar geral, cansaço, dores nas costas e, particularmente, dores nas articulações. Essas dores tendem a ser particularmente severas, acometendo mãos, pulsos, tornozelos, em ambos os membros, muitas vezes com inchaço. Esses sintomas podem perdurar por meses em uma parcela significativa dos pacientes. Ainda que mais raramente, podem ocorrer outros sintomas, tais como náuseas e vômitos, além de uma vermelhidão pelo corpo, semelhante àquela vista na rubéola.

> **ATENÇÃO!**
>
> Em pacientes mais idosos, ou naqueles com outras doenças pré-existentes, como insuficiência cardíaca (IC), a morte pode sobrevir, ainda que não seja frequente.

■ DIAGNÓSTICO LABORATORIAL

Uma vez que a expressão clínica da febre de chikungunya pode ser semelhante à da dengue, o diagnóstico laboratorial passa a ser muito importante. Ele é feito de forma análoga àquela que empregamos para o diagnóstico da dengue, isto é, a sorologia, se positiva apenas no 6º ou 7º dia após o início dos sintomas, ao passo que a presença de marcadores diretos do vírus, seja o antígeno (que não é comercializado nesse momento, no caso do vírus chikungunya), seja o RNA viral, é positiva já no primeiro dia dos sintomas e permanece detectável por cerca de 10 dias. Uma vez que já são bastante conhecidos os problemas relacionados à dengue (sangramentos, forma de choque), fenômenos que não se descrevem para a febre de chikungunya, o diagnóstico correto torna-se bastante relevante. Para tal, temos empregado a reação em cadeia da polimerase em tempo real (PCR-RT) nos primeiros 10 dias após o início dos sintomas.

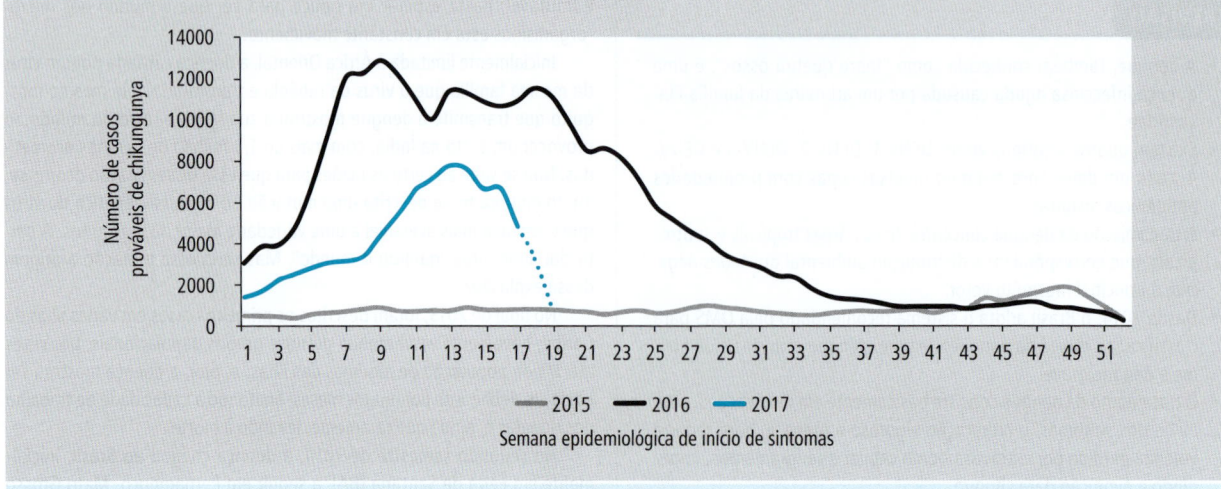

FIGURA 237.5 ■ Casos prováveis de febre de chikungunya, por semana epidemiológica de início de sintomas, Brasil, 2015, 2016 e 2017.

Fonte: Brasil.[1]

■ TRATAMENTO

Ainda não há vacinas nem medicações disponíveis, exceto as sintomáticas, como os anti-inflamatórios e analgésicos, que podem ser usados desde que se saiba com certeza não se tratar de dengue. É fundamental evitar a exposição às picadas de mosquitos, utilizando-se, para isso, todas as medidas de prevenção disponíveis.

ATENÇÃO!

Acesse http://portalsaude.saude.gov.br/index.php/o-ministerio/principal/secretarias/svs/boletim-epidemiologico#numerosrecentes para acompanhar os dados oficiais atualizados.

REVISÃO

- A febre chikungunya é uma doença causada por um vírus da mesma família que o vírus da rubéola e transmitida pelo mesmo mosquito que transmite a dengue.

- Após a picada do mosquito, ocorre a incubação (de 2 a 12 dias), ao final dos quais a maioria dos infectados manifesta febre elevada, de início súbito, acompanhada de mal-estar geral, cansaço, dores nas costas e, particularmente, dores nas articulações.
- Não há vacinas ou medicações específicas disponíveis, e os anti-inflamatórios e analgésicos somente devem ser usados quando é certo que não se trata de dengue.

■ REFERÊNCIA

1. Brasil. Ministério da Saúde. Monitoramento dos casos de dengue, febre de chikungunya e febre pelo vírus Zika até a Semana Epidemiológica 19, 2017. Bol Epidemiol [Internet]. 2017 [capturado em 06 jun. 2017];48(16):1-10. Disponível em: http://portalarquivos.saude.gov.br/images/pdf/2017/maio/25/Monitoramento-dos-casos-de-dengue-febre-de-chikungunya-e-febre-pelo-virus-Zika-ate-a-Semana-Epidemiologica.pdf.

237.3 FEBRE PELO VÍRUS ZIKA

■ CELSO F. H. GRANATO

■ CAROLINA DOS SANTOS LAZARI

Dentro do capítulo das Arboviroses, que inclui, de forma relevante entre nós, a febre amarela, a dengue, a febre de chikungunya, introduzimos uma nova afecção entre nós, a febre pelo vírus Zika.

Embora o vírus causador dessa doença fosse conhecido desde o final da década de 1940, quando foi identificado a partir de um macaco-sentinela na floresta de Zika, em Uganda, esse agente viral não recebeu muita atenção da comunidade médica, permanecendo nada mais do que uma curiosidade, mais uma daquelas doenças exóticas do interior africano.

Pequenos surtos, envolvendo poucos pacientes, ocorreram em várias partes do mundo, mas não foram suficientes para despertar maior atenção. Do ponto de vista clínico, pelo que se conhecia até então, tratava-se de uma doença febril bem curta, causando um exantema pruriginoso, nada muito além disso e, portanto, não justificando maiores preocupações naquele momento.

Em 2007, um surto aconteceu numa ilha denominada Yap, localizada na Micronésia: chamou muito a atenção, naquele momento, por se tratar de uma epidemia (cerca de 80% dos habitantes se infectaram), não sendo muito diferente, do ponto de vista clínico, do que era descrito anteriormente.

O grande evento associado à infecção pelo vírus Zika foi trazido quando um grande surto foi identificado no nordeste brasileiro: inicialmente (março de 2015), foram descritos casos em Camaçari, no Recôncavo Baiano, a seguir em Natal (RN) e em todo o Estado de Pernambuco. Esse surto foi provavelmente muito mais expressivo numericamente do que os anteriores – o Ministério da Saúde estima em mais de 500.000 casos no Brasil todo –, mas, tão grave quanto isso, é o fato de que foi detectado um número aumentado de casos de microcefalia, acometimento grave e incomum, descrito aos milhares em associação temporal com o surto nordestino (Figura 237.6). Em um primeiro momento, e em apenas alguns casos, foi feito o diagnóstico laboratorial específico na gestante e no feto abortado,

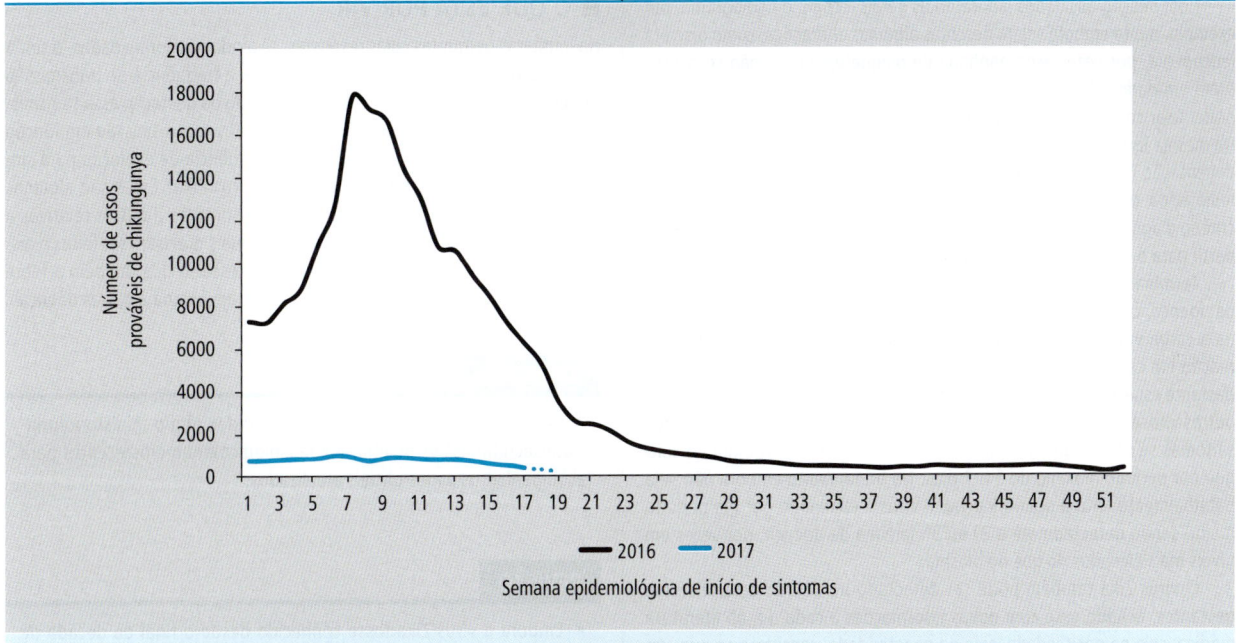

FIGURA 237.6 ■ Casos prováveis de febre pelo vírus Zika, por semana epidemiológica de início de sintomas, Brasil, 2016 e 2017.

Fonte: Brasil.[1]

sendo identificado o vírus Zika no líquido amniótico e no sistema nervoso central (SNC). (Devido à variedade de formas clínicas associadas à infecção pelo vírus Zika na gestação, muitos pesquisadores já têm preferido falar de síndrome da infecção congênita pelo vírus Zika.)

Ainda não se dispõem de todos os detalhes, mas muito provavelmente essa associação é realmente etiológica, e o andamento de uma série de pesquisas realizadas tanto no Brasil como no exterior tem reforçado cada vez mais a associação causal entre esses dois processos nosológicos.

A transmissão desse vírus, além da picada de mosquitos, pode ocorrer pela via sexual. Dados também cada vez mais preocupantes relacionam a infecção pelo vírus Zika e a síndrome de Guillain-Barré, cuja incidência igualmente aumentou desde os primeiros relatos de febre pelo vírus Zika.

■ ETIOLOGIA

Com relação à etiologia, o vírus Zika é constituído por RNA e faz parte do mesmo grupo ao qual pertencem o vírus da dengue, o vírus da febre amarela, o vírus do Nilo Ocidental, entre outros. Ele é transmitido principalmente pela picada do mosquito *Aedes aegypti* e pelo *Aedes albopictus*, ou seja, os mesmos vetores da dengue, da febre amarela e do vírus chikungunya.

Após a picada de um mosquito contaminado, ocorre um período de incubação de 3 a 7 dias: provavelmente a maioria das pessoas terá um curso clínico pouco marcante – isto é, estima-se que 80% das pessoas fiquem assintomáticas ou pelo menos oligossintomáticas –, mas algumas delas terão febre não muito elevada (37,8-38 °C) e um exantema maculopapular pruriginoso (semelhante àquele do sarampo). Os olhos podem ficar vermelhos, parecidos com os de uma conjuntivite viral, sem secreção purulenta. O curso mais habitual da doença é curto, cerca de 3 a 4 dias, findos os quais o paciente se recupera sem sequelas.

Como já citado, foram descritos casos da síndrome de Guillain-Barré, doença neuromuscular de provável origem autoimune, caracterizada por paralisia ascendente a partir dos membros inferiores, que mais frequentemente evolui para a normalidade após 2 a 4 semanas. Essa síndrome pode ocorrer também em função de outras infecções viróticas ou bacterianas, ou seja, ainda não se tem ideia muito precisa da frequência com que a infecção pelo vírus Zika evolua com ela, embora os primeiros levantamentos sugiram algo em torno de 24 casos por 100.000 pessoas infectadas pelo vírus Zika.

A intensidade da febre, da mialgia e da cefaleia parece ser menor nos quadros causados pelo vírus Zika, em comparação à associada ao vírus dengue. O fato dele causar conjuntivite também oferece elemento de diferenciação, mas essas diferenças, em casos isolados, podem ser discretas, limitando o diagnóstico com base apenas clínica.

A maior preocupação, portanto, que se associa à infecção por esse agente é a possibilidade de evolução do feto para a microcefalia, caso a infecção incida durante a gestação (particularmente nos primeiros três meses), segundo os dados iniciais parecem demonstrar. Isso pode ocorrer também nas infecções pelos vírus dengue e chikungunya, mas ainda há necessidade de estudos mais amplos para se definir melhor a frequência dessa manifestação em cada uma dessas viroses.

Uma vez que esse quadro clínico é bastante superponível àquele causado pelo vírus dengue, pelo vírus chikungunya, além de outros, o diagnóstico clínico pode não ser suficiente para a definição e o estabelecimento de um prognóstico.

■ DIAGNÓSTICO LABORATORIAL

Considerando que a apresentação clínica dessa infecção pode variar bastante – e lembrando que essas apresentações podem ser semelhantes em grande medida àquelas descritas para infecções causadas pelos vírus dengue, chikungunya, entre outros –, é importante, pelo menos em alguns casos, que se estabeleça o diagnóstico de certeza, pelo emprego de recursos laboratoriais. Isso se aplica, por exemplo, a mulheres grávidas, devido ao risco de transmissão ao feto e às consequências dessa transmissão. Da mesma forma, pode estar justificado esse processo diagnóstico laboratorial para as pessoas com um quadro clínico compatível e que sejam contatos de uma mulher grávida, tais como seu marido/companheiro ou seus filhos.

Com relação aos dados laboratoriais gerais – como o hemograma, por exemplo, muito embora sejam descritas algumas alterações, como discreta leucopenia, por vezes acompanhada de plaquetopenia –, não se constituem em dado relevante, pela frequência ou intensidade, a ponto de se poder usar como dado significativo na exclusão de outras doenças virais. Da mesma forma, as provas de fase aguda, como a velocidade de hemossedimentação (VHS), a dosagem de proteína C-reativa ou da alfa-1-glicoproteína ácida, para citar apenas algumas delas, não podem ser usadas como critério diagnóstico isolado. De qualquer forma, parece-nos mais adequado partir para o diagnóstico específico, nos casos em que este se justifica.

Terminado o período de incubação e tendo início a fase de estado da doença, quer seja ele clinicamente notado ou não, na primeira semana a carga viral pode ser detectada no plasma pelo emprego da técnica reação em cadeia da polimerase em tempo real (PCR-RT). Essa técnica é bastante específica, não apresentando, portanto, reatividade cruzada com outras viroses. Os níveis virais medidos entre 3 e 5 dias após o início dos sintomas se situam ao redor de 10^3 a 10^5 vírus/mm^3 e perduram no sangue por período máximo de 5 a 7 dias. Na urina, muito embora não seja habitualmente feita a quantificação, o vírus é eliminado por um período maior, sendo detectado até a 2ª ou 3ª semana de doença, por vezes em níveis mais elevados do que no plasma.

O vírus Zika também pode ser detectado no líquido amniótico em gestantes, achado esse com novas informações a cada dia na literatura médica: seja na positividade, seja na negatividade, considera-se que, em casos de suspeita de lesões fetais associadas à infecção materna, se possa justificar a pesquisa de vírus nesse material, com a finalidade de excluir outros processos infecciosos ou de tornar a associação causal com o vírus Zika mais provável.

Passado esse período de viremia, o diagnóstico laboratorial pode ser feito de forma indireta, pela pesquisa de anticorpos (sorologia). Após o 5º dia de doença, podem-se detectar anticorpos da classe IgM dirigidos contra o vírus Zika. Tendo em vista a semelhança estrutural entre esse agente e o vírus dengue, além da natureza intrínseca dos anticorpos da classe IgM, existe a possibilidade de reatividade cruzada entre esses 2 tipos de anticorpos. Também é possível que haja reatividade cruzada com outros vírus (vírus Epstein-Barr [EBV], citomegalovírus [CMV]) e, dessa forma, deve-se ter cuidado na interpretação isolada desse recurso.

Após 2 a 4 dias da detecção da IgM, deve ser possível se detectar a presença de anticorpos específicos, agora da classe IgG: sua presença, portanto, confirma a ocorrência de infecção pelo vírus Zika, e a ausência de soroconversão torna mais provável que se trate de infecção por outro agente. A produção de IgM perdura por 2 a 12 semanas, e a positividade da IgG dever ser muito mais prolongada (anos).

A técnica mais comumente empregada nesse momento ainda é a imunofluorescência indireta (IFI), mas estão entrando no mercado conjuntos diagnósticos (*kits*) que detectam anticorpos tanto da classe IgM como da classe IgG, por Elisa. Os custos tendem a ser menores, e o prazo de entrega dos resultados também costumam ser mais curtos nos ensaios imunoenzimáticos.

No caso de pessoas previamente infectadas pelo vírus dengue, a curva sorológica costuma ser mais complexa. Devido ao fenômeno do "pecado original" (uma vez que o indivíduo é infectado por um flavivírus, devido à existência de antígenos comuns a todos os vírus da família, o primeiro anticorpo a surgir pode ser a IgG dirigida contra antígenos comuns, portanto, não específicos). Assim, pode ocorrer de, na fase aguda, o primeiro anticorpo a ser detectado seja a IgG no teste que busca anticorpos contra o vírus Zika. Parte desses anticorpos pode ser fruto de reatividade cruzada com o vírus dengue. Isso acontece mesmo com títulos muito elevados na imunofluorescência. A orientação que temos nesses casos seria esperar mais 2 a 3 dias e repetir a sorologia para observar se surgem os anticorpos da classe IgM contra o vírus Zika e, assim, tornar o diagnóstico sorológico mais específico.

O QUE ESTÁ POR VIR

Há inúmeras perguntas cujas respostas, se ainda não foram dadas, o serão ao longo dos próximos meses/anos. "Qual é a frequência de transmissão materno-fetal do vírus Zika?", "Em que período da gestação essa transmissão é mais comum?", "Quais são os efeitos dessa transmissão em função da semana gestacional?", "Qual é a real frequência de evolução para síndrome de Guillain-Barré na infecção pelo vírus Zika? Essas são algumas das indagações realizadas até aqui, que se somarão a outras relativas a tratamentos específicos e/ou vacinação, as quais precisam ser feitas e respondidas o mais rápido possível, pois é necessário que também a febre pelo vírus Zika tenha a mesma atenção que hoje é dada a outras doenças.

> **ATENÇÃO!**
>
> Acesse http://portalsaude.saude.gov.br/index.php/o-ministerio/principal/secretarias/svs/boletim-epidemiologico#numerosrecentes para acompanhar os dados oficiais atualizados.

> **REVISÃO**
>
> - Embora o vírus Zika fosse conhecido desde o final da década de 1940, quando foi identificado a partir de um macaco-sentinela na floresta de Zika, em Uganda, esse agente viral recebeu atenção da comunidade médica só no ano de 2015, com o grande surto no nordeste brasileiro: inicialmente, foram descritos casos em Camaçari, no Recôncavo Baiano, a seguir em Natal (RN) e em todo o Estado de Pernambuco.
> - Foi detectado um número aumentado de casos de microcefalia, acometimento grave e incomum, descrito aos milhares em associação temporal com o surto nordestino de Zika.
> - Devido à variedade de formas clínicas associadas à infecção pelo vírus Zika na gestação, muitos pesquisadores já têm preferido falar de síndrome da infecção congênita pelo vírus Zika.
> - No caso de pessoas previamente infectadas pelo vírus dengue, a curva sorológica costuma ser mais complexa.

REFERÊNCIA

1. Brasil. Ministério da Saúde. Monitoramento dos casos de dengue, febre de chikungunya e febre pelo vírus Zika até a Semana Epidemiológica 19, 2017. Bol Epidemiol [Internet]. 2017 [capturado em 06 jun. 2017];48(16):1-10. Disponível em: http://portalarquivos.saude.gov.br/images/pdf/2017/maio/25/Monitoramento-dos-casos-de-dengue-febre-de-chikungunya-e-febre-pelo-virus-Zika-ate-a-Semana-Epidemiologica.pdf.

237.4 FEBRE AMARELA

- CAROLINA DOS SANTOS LÁZARI
- CELSO F. H. GRANATO

AGENTE ETIOLÓGICO

O vírus da febre amarela, um arbovírus da família Flaviviridae, provavelmente tem origem africana, e foi introduzido nas Américas por volta do século XVII, trazido por navios de comércio de escravos africanos infestados por mosquitos infectados. Ao chegar às costas tropicais americanas, estes vetores encontraram condições ambientais propícias para sua proliferação e seres humanos e primatas não humanos suscetíveis à propagação do vírus.

Como os demais flavivírus, trata-se de um vírus esférico com 25 a 40 nm de diâmetro, constituído por um envelope lipídico densamente recoberto por projeções de glicoproteínas do envelope e de membrana. No interior do envelope, abriga-se um nucleocapsídeo constituído por um envoltório proteico, em torno de uma molécula simples de RNA de fita única, formado por um *open reading frame* (ORF) central, com extremidades não codificantes. A ORF codifica uma poliproteína precursora das proteínas do capsídeo viral, da membrana e do envelope, além de proteínas não estruturais (NS) envolvidas na replicação do vírus. As partículas virais são instáveis no meio ambiente, sensíveis ao calor, à radiação ultravioleta, a desinfetantes – incluindo álcool e iodeto – e ao pH ácido.

■ **EPIDEMIOLOGIA E TRANSMISSÃO**

O vírus da febre amarela circula de maneira endêmica na África Sub-Saariana e nas Américas Central e do Sul. No total, 900 milhões de pessoas vivem em áreas de risco de transmissão da doença, em 44 países endêmicos. No entanto, existe ainda risco potencial de introdução do vírus em áreas em que haja ecossistemas de características semelhantes, vetores e indivíduos suscetíveis. Os mosquitos se infectam durante o repasto em indivíduos na fase virêmica da doença – sejam humanos, sejam reservatórios naturais do ciclo silvestre – e transmitem o vírus quando picam outros indivíduos suscetíveis. A transmissão epidêmica ocorre quando uma pessoa infectada viaja para uma área infestada por vetores durante a fase de viremia.

Mais de 90% dos 200.000 casos anuais de febre amarela ocorrem na África. A partir de 2012, a OMS (Figura 237.7) estabeleceu um grupo de trabalho com o objetivo de revisar os dados estatísticos disponíveis sobre a doença e estimar o seu impacto sobre o continente africano. Segundo os primeiros resultados publicados, estima-se que o vírus infecte entre 840.000 a 1.700.000 pessoas anualmente, das quais cerca de 170.000 desenvolvem doença ictérica que corresponde à definição de caso de febre amarela, o que resulta em 29.000 a 60.000 óbitos pela doença.

Nos países africanos, a doença ocorre de maneira endêmica, com risco de transmissão variável de país para país (Figura 237.8). O número global de casos do continente varia em função das frequentes epidemias e surtos menores. Em vários países, existe transmissão sustentada no meio urbano, onde há uma alta densidade de mosquitos vetores em proximidade com grandes populações de indivíduos não imunizados, dada a cobertura vacinal insuficiente. Nesse contexto, o principal vetor é o *Aedes aegypti* no ciclo antroponótico urbano, e outras espécies de mosquitos no ciclo silvestre. A frequência e a magnitude variáveis das epidemias, nos últimos anos, refletem as variações cíclicas da circulação viral e da imunidade dos hospedeiros humanos, adquirida na epidemia mais recente ou em programas globais de imunização.

Nas Américas, a transmissão é fundamentalmente silvestre, com evolução em surtos. Desta forma, os vetores de maior importância são os de habitat silvícola, em especial os mosquitos dos gêneros *Haemagogus* e *Sabethes*, e o ciclo viral depende de populações suscetíveis de hospedeiros primatas não humanos, entre os quais o vírus se propaga de maneira enzoótica, seguindo a movimentação dos animais e os bolsões de suscetibilidade. Neste ciclo, o homem é hospedeiro incidental, e os casos são registrados entre indivíduos não imunes que adentram regiões de transmissão e se expõem ao ambiente silvestre, em atividades profissionais rurais e florestais, viagens recreativas ou incursões militares. Quando há aumento da transmissão viral enzoótica, frequentemente se segue mortalidade entre grupos de primatas não humanos – as epizootias –, o que aumenta o risco de exposição incidental e o número de casos entre humanos. Os casos concentram-se entre janeiro e março, meses chuvosos que favorecem a proliferação do vetor.

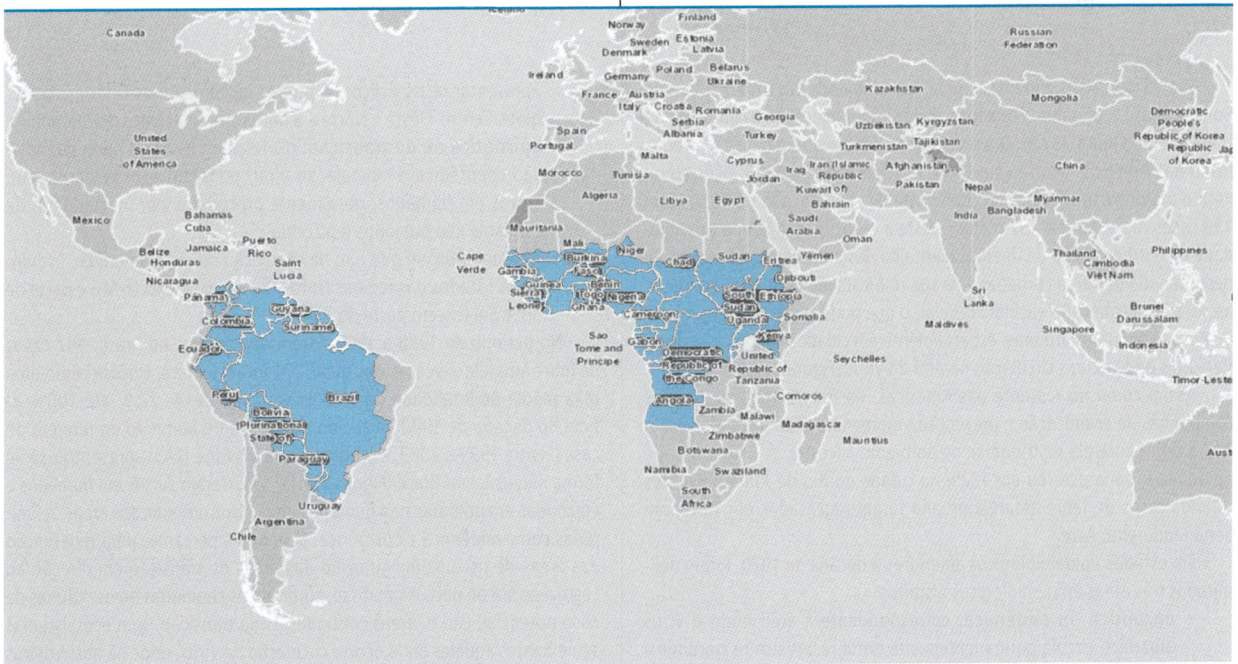

FIGURA 237.7 ■ Em destaque, áreas de risco de transmissão de febre amarela, OMS, 2012.

Fonte: World Health Organization.[1]

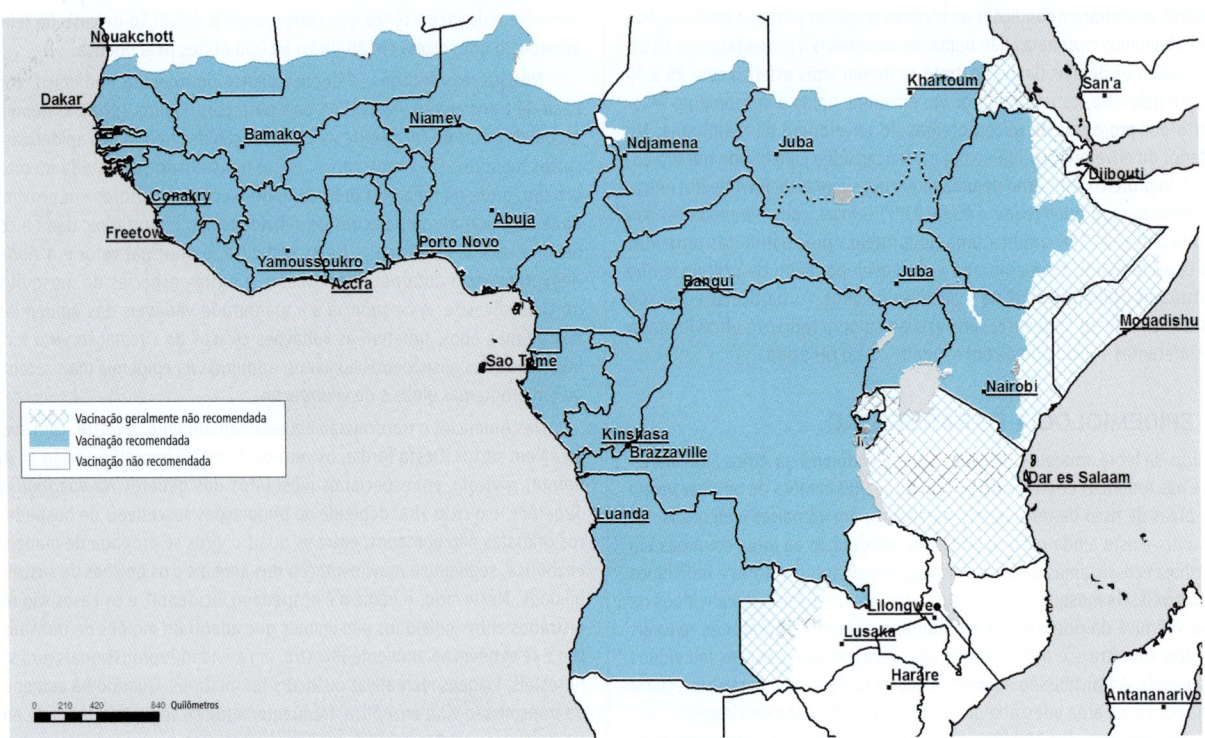

FIGURA 237.8 ■ Recomendação de vacinação de febre amarela na África, OMS, 2015.

Fonte: World health Organization.[2]

São 13 os países endêmicos para febre amarela Na América Latina, Bolívia, Brasil, Colômbia, Equador e Peru são aqueles com maior risco de transmissão (Figura 237.9). O último surto de febre amarela urbana registrado nas Américas ocorreu em 1954, em Trinidad. Em 1995, ocorreu no Peru o maior surto silvestre do continente desde a década de 1950, com 499 casos registrados e 192 óbitos. Existe a preocupação com a possibilidade de reurbanização da doença, diante do desmatamento, da expansão desordenada das áreas urbanas e de sua reinfestação pelo *Aedes aegypti*, associadas à cobertura vacinal irregular, o que pode suscitar o surgimento de novas epidemias urbanas, especialmente em cidades contíguas a áreas florestais onde ocorra circulação natural do vírus (Figura 237.10).

Assim como no restante das Américas, no Brasil, após as grandes campanhas de erradicação e prevenção empreendidas no início do século XX, a febre amarela restringe-se ao ambiente silvestre. A última grande epidemia urbana ocorreu em 1929, na cidade do Rio de Janeiro. Os três últimos casos de febre amarela urbana foram registrados em 1942, em Sena Madureira, Acre.

Em estudos epidemiológicos anteriores à década de 1970, foram delimitadas três áreas epidemiológicas distintas:

- **enzoótica ou endêmica:** correspondente à área onde o vírus amarílico circula permanentemente entre reservatórios naturais e a população de vetores silvestres, e o homem é infectado de forma acidental, resultando em casos esporádicos entre indivíduos não imunes que entram em contato com o ciclo silvícola, que podem apresentar picos cíclicos. Abrangia incialmente os Estados das regiões Centro-Oeste e Norte e a parte pré-amazônica do Maranhão;
- **epizoótica ou de transição:** diz respeito às áreas onde há incursão esporádica da circulação viral, podendo ocorrer casos e/ou surtos em humanos, geralmente precedidos por mortandade de primatas não humanos (epizootia);
- **indene:** área em que não há circulação do vírus amarílico, incluindo os Estados das regiões Nordeste, Sudeste (exceto MG e parte de SP) e Sul (exceto parte do RS).

No período de 1980 a 1997, foram registrados, no Brasil, 342 casos de febre amarela silvestre, dos quais 201 foram a óbito, evidenciando uma taxa média de letalidade de 58,8%, variando desde 22,9 até 100%. O final da década de 1990 vivenciou um marcante aumento do número de casos: entre 1999 a 2003, a febre amarela silvestre (FAS) apresentou-se de forma não usual no Brasil (Figura 237.11). Ocorreram surtos em humanos e epizootias em primatas não humanos além das fronteiras das áreas delimitadas como endêmica e epizoótica. Seguiu-se, portanto, uma redefinição das áreas de risco, com expansão das áreas de transição em direção ao Leste e ao Sul do país. Além disso, surgiram as chamadas áreas indenes de risco potencial, isto é, áreas contíguas às de transição, com ecossistemas semelhantes àqueles onde ocorre circulação do vírus, onde há hospedeiros suscetíveis e mosquito vetor, porém em que não haviam sido registrados epizootias ou casos humanos até o momento – compreendendo municípios do sul de Minas Gerais e da Bahia, e a região centro-oeste do Espírito

DIAGNÓSTICO E TRATAMENTO 1317

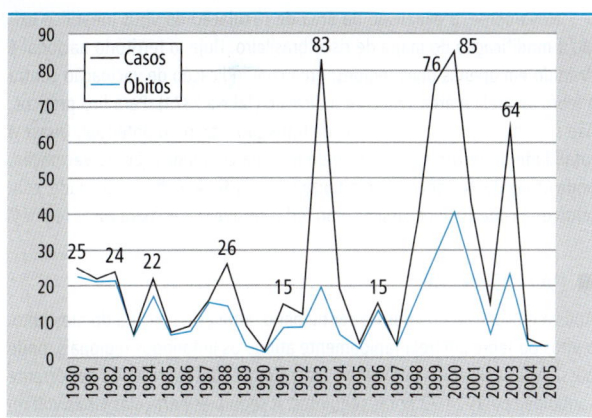

FIGURA 237.11 ■ Série histórica de casos de febre amarela no Brasil, 1980-2005.

Fonte: Secretaria de Vigilância em Saúde, Ministério da Saúde, Brasil.

Santo. Ocorreram surtos de FAS em 1993, 1999/2000, 2003, 2008 e final de 2016.

Do mesmo modo, os anos de 2008 e 2009 foram marcados por Emergências de Saúde Pública de Impotância Nacional (ESPIN) ligadas à febre amarela. Esses eventos relacionanram-se à ocorrência de epizootias e casos confirmados em humanos em regiões dos Estados de São Paulo (SP) e do Rio Grande do Sul (RS) previamente considerados indenes e sem indicação de vacinação, conforme a demarcação estabelecida em 2003. Tais ocorrências resultaram na intensificação das medidas de vigilância da doença durante um ano, entre setembro de 2008 e setembro de 2009. Nesse intervalo, foram registrados no país 274 casos suspeitos, tendo sido confirmados 51 deles, dos quais 21 evoluíram para óbito, com uma taxa de letalidade de 41,2%. Dos 51 casos, 20 ocorrerram no RS e 28 em SP, todos sem histórico de vacinação prévia e com local provável de infecção em áreas rurais ou silvestres.

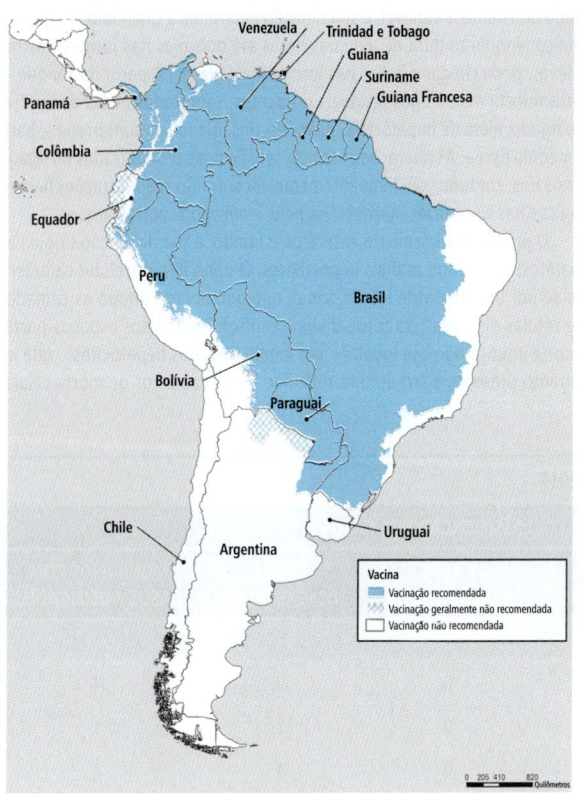

FIGURA 237.9 ■ Recomendação de vacinação de febre amarela nas Américas, OMS, 2013.

Fonte: World Health Organization.[3]

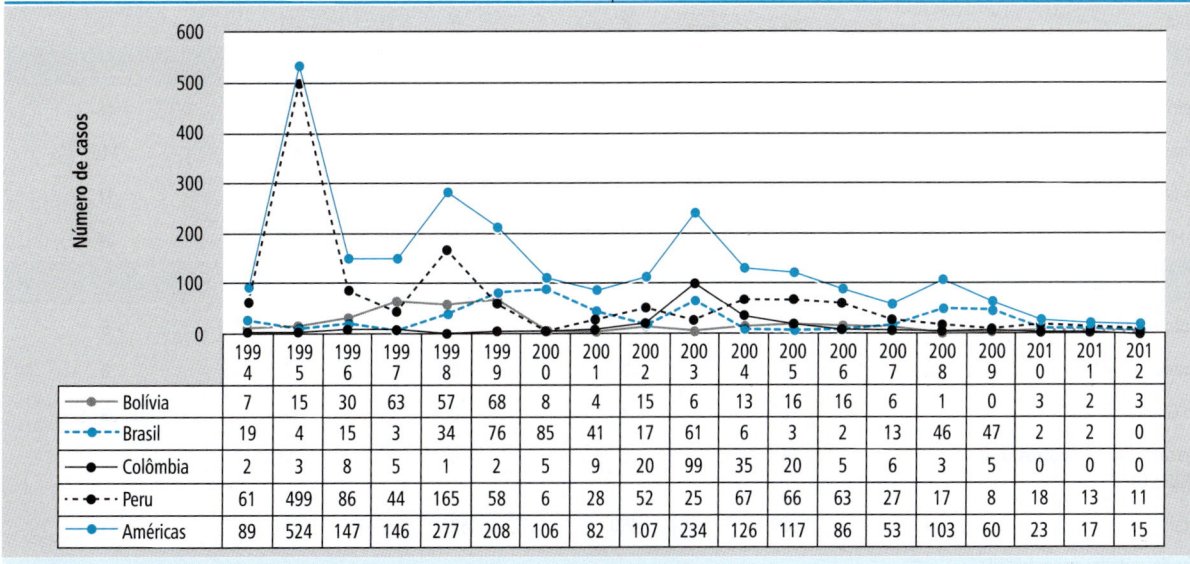

	1994	1995	1996	1997	1998	1999	2000	2001	2002	2003	2004	2005	2006	2007	2008	2009	2010	2011	2012
Bolívia	7	15	30	63	57	68	8	4	15	6	13	16	16	6	1	0	3	2	3
Brasil	19	4	15	3	34	76	85	41	17	61	6	3	2	13	46	47	2	2	0
Colômbia	2	3	8	5	1	2	5	9	20	99	35	20	5	6	3	5	0	0	0
Peru	61	499	86	44	165	58	6	28	52	25	67	66	63	27	17	8	18	13	11
Américas	89	524	147	146	277	208	106	82	107	234	126	117	86	53	103	60	23	17	15

FIGURA 237.10 ■ Série histórica de casos de febre amarela nas Américas, 1994-2012.

Fonte: Organização Panamericana de Saúde

Novamente, a expansão da área de circulação do vírus amarílico exigiu a modificação do mapa de risco brasileiro. Hoje, o território nacional é dividido em apenas duas regiões: área com indicação de vacinação contra a febre amarela e área sem esta indicação (Tabela 237.1). Para fins práticos, não se consideram mais as zonas de transição e de risco potencial. Quase a totalidade do território está incluído na área com indicação de vacinação, onde os residentes devem ser imunizados a partir de 9 meses de idade, com reforços a cada 10 anos, assim como todos os que viajam para essas regiões.

■ **PATOGÊNESE**

Após a inoculação do vírus no ser humano, através da picada do mosquito, o vírus da febre amarela rapidamente atinge os linfonodos regionais, onde passa a se replicar em linfócitos e macrófragos, desaparecendo da corrente sanguínea pelas 24-72 horas seguintes. A seguir, as partículas virais voltam a ser liberadas na circulação e se disseminam por via hematogênica. O período de viremia é variável, e sua duração determina a gravidade do quadro clínico: enquanto dura de algumas horas até dois dias nas formas frustras e leves, pode chegar a 7 dias nas formas mais graves. A partir do sangue, o vírus infecta macrófagos teciduais residentes, sobretudo células de Kupffer no fígado, além de hepatócitos, pulmões, rins, glândulas suprarrenais, baço e medula óssea. As alterações patológicas são mais pronunciadas no fígado e nos rins, contudo, são frequentemente encontradas manifestações hemorrágicas nas superfícies mucosas, na pele, e em vários outros órgãos.

O principal tropismo do vírus é pelo fígado, e sua disfunção origina as manifestações clínicas mais importantes. O dano hepatocelular caracteriza-se por uma hepatite médio-zonal, que geralmente poupa as camadas de células dispostas em torno da veia centrolobular e dos espaços-porta. Ocorre intensa necrose lobular – em média 60% dos hepatócitos – que no entanto preserva a arquitetura reticular. Os mecanismos de morte celular

TABELA 237.1 ■ Distribuição dos casos de febre amarela até 5 de abril de 2017

UNIDADES FEDERATIVAS	CLASSIFICAÇÃO DOS CASOS				
	TOTAL DE CASOS NOTIFICADOS	CASOS EM INVESTIGAÇÃO	CASOS CONFIRMADOS	CASOS DESCARTADOS	MUNICÍPIOS COM CASOS NOTIFICADOS
Região Centro-Oeste					
Goiás	29	1	0	28	16
Distrito Federal	8	1	0	7	1
Mato Grosso	2	1	0	1	2
Mato Grosso do Sul	1	1	0	0	1
Região Norte					
Tocantins	6	1	0	5	4
Amapá	1	1	0	0	1
Pará	13	5	4	4	9
Região Nordeste					
Bahia	20	8	0	12	12
Região Sudeste					
Espírito Santo	349	98	142	109	48
Minas Gerais	1.385	287	426	672	146
Rio de Janeiro	31	19	9	3	11
São Paulo	93	8	5	80	54
Região Sul					
Santa Catarina	9	6	0	3	8
Paraná	11	9	0	2	8
Rio Grande do Sul	11	4	0	7	9
Descartados por outras UFs[1]	18	0	0	18	-
Total	1.987	450	586	951	330

[1]Casos descartados por outras UFs.
Fonte: Portal da Saúde.[4]

predominantes são necrose por indução de apoptose, com infiltrado inflamatório limitado, e reparo sem formação de fibrose. Nos demais órgãos, destacam-se:

- lesão renal aguda (LRA) de componentes pré-renal – relacionados à hipovolemia, a vasodilatação sistêmica e à miocardite – e renal, com necrose tubular aguda (NTA) por invasão viral do epitélio;
- hemorragias digestivas relacionadas a lesões erosivas na mucosa do trato gastrintestinal (TGI) sobretudo gástrica – mais comumente exteriorizadas por hematêmese;
- fenômenos hemorrágicos difusos consequentes da produção diminuída de fatores da coagulação relacionada à insuficiência hepática (IH) somada a outros fatores, como plaquetopenia, coagulação intravascular, além de disfunção endotelial e de adesão plaquetária.

Todos estes fenômenos parecem estar relacionados tanto ao efeito citopático direto do vírus, quanto a mecanismos imunemediados. A produção de anticorpos neutralizantes se inicia na primeira semana de doença e é responsável pelo clareamento viral, além de conferir imunidade protetora duradoura nos indivíduos que conseguem se recuperar.

■ MANIFESTAÇÕES CLÍNICAS E LABORATORIAIS

A apresentação clínica da febre amarela é espectral e pode variar desde infecções subclínicas até quadros sistêmicos graves caracterizados por febre, icterícia, hemorragias e insuficiência renal (IR). Estima-se que mais de 90% dos casos sejam oligossintomáticos.

São descritas três fases clínicas da doença, independente da forma epidemiológica de transmissão (silvestre ou urbana): inicia-se após um curto período de incubação de 3 a 6 dias. A primeira delas – que coincide com a viremia – caracteriza-se por febre, mal-estar, cefaleia, mialgia difusa, náusea, vômitos, irritabilidade, vertigem e prostração. Pode haver dissociação pulso-temperatura (sinal de Faget). As alterações laboratoriais incluem leucopenia e elevação de transaminases, que se inicia no segundo ou terceiro dia de doença e é rapidamente progressiva até o surgimento da icterícia. O nível sérico das transaminases é proporcional à gravidade da doença.

Na segunda fase – que tem duração de cerca de 48-72 horas –, há melhora dos sintomas, e até mesmo redução da febre. Vale ressaltar que essa fase de remissão transitória não está presente em todos os casos. Embora a maioria dos indivíduos se recupere nesse momento e não chegue a apresentar icterícia, aproximadamente 15% volta a apresentar febre e todos os demais sintomas presentes na primeira fase, além de icterícia, diátese hemorrágica, sonolência e letargia. Ente os fenômenos hemorrágicos, destacam-se a hematêmese, a epistaxe, a gengivorragia e as petéquias ou sufusões cutâneas. Os níveis de bilirrubinas se elevam acentuadamente com predomínio de direta. Enzimas canaliculares, como fosfatase alcalina, estão leve a moderadamente aumentadas. No decorrer dessa terceira fase, a viremia desaparece e surgem os anticorpos séricos.

Por fim, o quadro pode culminar em hipotensão, choque e acidose metabólica, corroborados pela depressão cardíaca por miocardite viral, associada à NTA e à LRA oligúrica. Frequentemente, ocorre maior elevação de transaminase glutâmico-oxalética (TGO) (AST) em relação à transaminase glutâmico-pirúvica (TGP) (ALT) em consequência do dano miocárdico. Enzimas específicas da fibra muscular cardíaca, como isoenzima MB da creatinofosfacinase (CPK-MB) e troponina, podem estar alteradas. A LRA é refletida por elevação de creatinina (Cr), uremia e albuminúria. Esta última, sempre presente nos casos graves, constitui importante característica para diagnóstico diferencial com hepatites virais por vírus hepatotrópicos clássicos. A IH aguda com instalação de encefalopatia é sinal de mau prognóstico.

A gravidade da doença é maior em crianças e idosos, assim como sua letalidade, a qual é variável, mas pode chegar a 50% entre os pacientes que apresentam a forma ictérica. Por outro lado, crianças menores podem ter formas leves em virtude de anticorpos transmitidos passivamente por suas mães por via transplacentária ou pelo aleitamento. É provável que haja fatores genéticos determinantes da suscetibilidade e da resposta imune a flavivírus, o que já foi demonstrado em camundongos, mas ainda não é totalmente conhecido em seres humanos.

O óbito geralmente ocorre de 7 a 10 dias após o surgimento da icterícia. Pacientes que sobrevivem ao período crítico da infecção estão sujeitos a complicações bacterianas, como pneumonia e sepse, para as quais o clínico deve estar atento. Nos que se recuperam, o restabelecimento das funções orgânicas é completo, e não há relato de hepatite crônica pelo vírus da febre amarela.

■ DIAGNÓSTICO ESPECÍFICO

Nos primeiros dias após aquisição da infecção, que correspondem à fase de viremia, o diagnóstico etiológico só é possível por meio de técnicas de detecção molecular e isolamento virais, a partir de amostras de sangue e/ou tecidos. No entanto, essas técnicas têm seu uso limitado na prática clínica, devido à sua complexidade e ao seu custo, especialmente nos países em desenvolvimento que abrangem as áreas de ocorrência da febre amarela.

Na maioria dos casos, o diagnóstico baseia-se em métodos sorológicos, dentre os quais se destacam as técnicas de captura de IgM em ensaios imunoenzimáticos (Elisa), embora a imunofluorescência indireta (IFI) possa ser utilizada. Dado o momento de surgimento dos anticorpos séricos, as amostras para sorologia devem ser coletadas entre 5 e 10 dias após o início dos sintomas, quando os ensaios imunoenzimáticos apresentam aproximadamente 95% de sensibilidade, sendo o pico sérico de IgM por volta do 7º dia. A IgM pode permanecer detectável por até 3 meses após a infecção aguda. Nos testes de IFI, em que não se diferencia IgM de IgG, o aumento dos títulos de anticorpos em 4 vezes entre amostras coletadas na fase aguda e na fase de convalescência comprovam o diagnóstico.

■ TRATAMENTO

Pacientes com suspeita ou diagnóstico confirmado de febre amarela devem ser hospitalizados em unidades de terapia intensiva (UTI), em virtude da gravidade potencial da doença. No período de viremia, o paciente deve estar protegido de picadas de mosquito, para evitar a transmissão antroponótica (de pessoa a pessoa através do vetor), sobretudo em áreas onde a transmissão urbana está erradicada.

Não há terapia antiviral específica disponível, e nenhuma medida individualizada de suporte foi avaliada. Recomendam-se medidas gerais de suporte clínico para pacientes críticos, como suplementação de oxigênio, reposição hidreletrolítica, vasopressores e inotrópicos, de acordo com indicação individualizada para cada paciente. Podem ser utilizados inibidores de bomba de prótons (IBPs) e bloqueadores histamínicos H2 na prevenção de hemorragia digestiva. Deve ser evitada a administração de sedativos e medicamentos com metabolização hepática, assim como de medicamentos que prejudiquem a agregação plaquetária e possam agravar as hemorragias – como o ácido acetilsalicílico (AAS) –, e as doses de todos os medicamentos devem ser ajustadas de acordo com a função renal. Pode haver indicação de terapia renal substitutiva (TRS). Alterações de consciência sugestivas de encefalopatia devem ser investigadas para causas metabólicas tratáveis, como hipoglicemia e acidose. Hemotransfusões de plasma fresco podem ser realizadas como reposição de fatores da coagulação no tratamento dos fenômenos hemorrágicos.

■ PREVENÇÃO

A febre amarela é uma doença imunoprevinível, e a imunização é a medida isolada mais eficaz para sua prevenção. Para que sejam evitados surtos e epidemias em áreas de risco, é necessária uma cobertura vacinal de pelo menos 60 a 80% da população. A vacinação deve ser oferecida no calendário de rotina da infância – a partir dos 9 meses de idade – nas áreas de risco de transmissão, somando-se campanhas de vacinação para aumentar a cobertura quando há evidências de aumento do risco de surto, e à vacinação dos viajantes que residem em áreas indenes e que pretendem adentrar áreas onde o vírus circula.

A vacina contra a febre amarela é segura, eficaz e de baixo custo. Produzida a partir do vírus amarílico vivo atenuado em culturas de células de embrião de galinha, resulta em imunidade contra a doença entre 7 e 10 dias após a aplicação de uma única dose em 95% dos indivíduos, e em 99% em 30 dias. Todas as formulações disponíveis atualmente derivam da cepa 17D, desenvolvida a partir de 1937. Desde então, o Brasil produz essa vacina no Laboratório Bio-Manguinhos/ Instituto Oswaldo Cruz com a sub-cepa 17DD, e estudos recentes reiteraram eficácia e segurança semelhantes à vacina produzida com lote semente da OMS (sub-cepa 17-203/77).

Ocorre viremia leve de 3 a 7 dias depois da imunização em indivíduos que recebem a primeira dose da vacina, que desaparece quando surgem os anticorpos neutralizantes, e não volta a ocorrer em doses subsequentes. A elevação dos níveis séricos de interferon-gama (INF-γ) e fator de necrose tumoral alfa (TNF-α) durante a fase de indução da imunidade é responsável pelos efeitos adversos comuns com essa vacina, como febre baixa, cefaleia e mialgia.

Em se tratando de uma vacina de vírus vivo, é possível a ocorrência de doença pelo vírus vacinal, embora seja um evento raro. Com incidência de 1 caso por 200.000 a 300.000 doses, a doença viscerotrópica simula o quadro clínico da febre amarela, com intensa replicação viral e resposta inflamatória sistêmica, podendo evoluir para falência de múltiplos órgãos (FMO) e óbito. O principal fator de risco é a idade avançada ao receber a vacina pela primeira vez: acima dos 60 anos, a incidência pode chegar a 1 caso por 40.000 a 50.000 para indivíduos vacinados. A doença vacinal pode manifestar-se, ainda, na forma neurotrópica, com incidência em torno de 1 caso por 150.000 a 250.000. Trata-se de um quadro de encefalite, manifesta por febre, cefaleia e sinais neurológicos focais, além de alterações liquóricas. Pode haver sinais de mielite e polirradiculoneurite. É mais frequente em crianças, e a maioria dos indivíduos se recupera sem sequelas.

Ainda assim, o risco de óbito por febre amarela é muito maior do que pela doença vacinal, o que favorece a relação risco/benefício da vacina. As contraindicações restringem-se a:
- crianças com menos de 6 meses;
- mulheres grávidas – exceto em situações de epidemia, quando o risco de adquirir a doença é considerado muito alto;
- gestantes;
- pessoas com alergia grave à proteína do ovo;
- indivíduos imunossuprimidos, como infectados pelo HIV sintomáticos ou com contagem de LT CD4 inferior a 200, transplantados e usuários de doses supressoras de corticoesteroides

Para pessoas com mais de 60 anos que nunca receberam a vacina, não há contraindicação absoluta. Deve ser avaliado individualmente o risco de adquirir a doença, diante da baixa incidência global da doença viscerotrópica nessa faixa etária.

Os estudos demonstram que a proteção conferida pela vacina é duradoura e provavelmente persiste por toda a vida. Contudo, um reforço a cada 10 anos tem sido internacionalmente recomendado. Um relatório publicado em abril de 2013 pelo *Strategic Advisory Group of Experts* (Sage) sobre imunizações, da OMS, ponderou que uma dose da vacina é suficiente e que não há necessidade de um reforço, de modo que as normas estabelecidas pelo Regulamento Sanitário Internacional a respeito devem ser revistas. Por outro lado, ainda são necessários estudos que identifiquem grupos específicos que possam se beneficiar de uma dose de reforço, como crianças e indivíduos vivendo com HIV. A despeito desse relatório, as recomendações da OMS e as regras para emissão do Certificado Internacional de Vacinação ainda não foram modificadas.

A resposta sorológica à vacina contra a febre amarela não é diminuída quando administrada simultaneamente DTP (difteria, tétano e coqueluche), SCR (sarampo, caxumba e rubéola), pólio, BCG, hepatites A e B e meningocócica C conjugada. Vacinas de vírus vivos atenuados – como SCR e varicela – devem ser administrada simultaneamente ou respeitando um intervalo de 30 dias.

ATENÇÃO!

Acesse http://portalsaude.saude.gov.br/index.php?option=com_content&view=article&id=9612&Itemid=504 para acompanhar os dados oficiais atualizados.

REVISÃO

- O vírus da febre amarela é um arbovírus da família Flaviviridae.
- Ele circula de maneira endêmica na África Sub-Saariana e nas Américas Central e do Sul. No entanto, há risco potencial de introdução do vírus em áreas com ecossistemas de características semelhantes, vetores e indivíduos suscetíveis.
- A transmissão epidêmica ocorre quando uma pessoa infectada viaja para uma área infestada por vetores durante a fase de viremia.
- Após a inoculação do vírus no ser humano, através da picada do mosquito, o vírus da febre amarela rapidamente atinge os linfonodos regionais e passa a se replicar em linfócitos e macrófragos, desaparecendo da corrente sanguínea pelas 24-72 horas seguintes. A seguir, as partículas virais voltam a ser liberadas na circulação e se disseminam por via hematogênica.
- São descritas três fases clínicas da doença, independente da forma epidemiológica de transmissão (silvestre ou urbana).
- Na maioria dos casos, o diagnóstico baseia-se em métodos sorológicos, dentre os quais se destacam as técnicas de captura de IgM em ensaios imunoenzimáticos.
- Não há terapia antiviral específica disponível, e nenhuma medida individualizada de suporte foi avaliada. Recomendam-se medidas gerais de suporte clínico para pacientes críticos.
- A febre amarela é uma doença imunoprevinível, e a imunização é a medida isolada mais eficaz para sua prevenção.

■ REFERÊNCIAS

1. World Health Organization. International travel and health interactive map: countries and areas where yellow fever vaccination is recommended [Internet]. Geneva: WHO; 2012 [capturado em 06 jun. 2017]. Disponível em: http://apps.who.int/ithmap/.
2. World Health Organization. International travel and health interactive map: yellow fever vaccination recommendations in Africa, 2015 [Internet]. Geneva: WHO; 2015 [capturado em 06 jun. 2017]. Disponível em: http://gamapserver.who.int/mapLibrary/Files/Maps/ITH_YF_vaccination_africa.png?ua=1.
3. World Health Organization. yellow fever vaccination recommendations in Americas, 2013 [Internet]. Geneva: WHO; 2013 [capturado em 06 jun. 2017]. Disponível em: http://gamapserver.who.int/mapLibrary/Files/Maps/ITH_YF_vaccination_americas.png?ua=1.
4. Portal da Saúde. Febre amarela: Brasil adota dose única da vacina por recomendação da OMS[Internet]. Brasília: MS; 2017 [capturado em 06 jun. 2017]. Disponível em: http://portalsaude.saude.gov.br/index.php/cidadao/principal/agencia-saude/28003-febre-amarela-brasil-adota-dose-unica-da-vacina-por-recomendacao-da-oms.

238
INFECÇÕES POR CITOMEGALOVÍRUS EM RECEPTORES DE TRANSPLANTE DE ÓRGÃO

■ LUIS FERNANDO ARANHA CAMARGO

A infecção por citomegalovírus (CMV) é evento muito frequente após o transplante de órgãos sólidos (TOS). Infecções por CMV levam à doença decorrente de efeito citopático direto (pneumonia, encefalite, retinite, doença do trato gastrintestinal [TGI]), mas podem estar associados a eventos indiretos. Entre estes, há uma possível associação com disfunção crônica de enxertos (mais evidente para transplante renal e transplante cardíaco). Há relato também de associação entre infecções por CMV e outros eventos infecciosos em função de um efeito imunomodulador do vírus.[1]

■ EPIDEMIOLOGIA E FATORES DE RISCO

A infecção por CMV pode ocorrer em pacientes transplantados por reativação de infecção prévia ou por infecção primária (em geral, derivada do próprio enxerto ou menos frequentemente de hemoderivados e até por contato interpessoal). Os fatores de risco relacionados ao desenvolvimento de infecção e doença neste grupo de pacientes pode ter relação com o hospedeiro, com o vírus, ou com as práticas inerentes ao transplante (imunossupressão utilizada e rejeição).

O *status* sorológico é considerado o mais importante preditor de doença por CMV após o transplante. Receptores de órgãos CMV-soronegativos antes do transplante e que recebem um órgão ou derivado do sangue a partir de um doador CMV-soropositivo (D+/R-) apresentam maior risco de desenvolver doença, ao passo que os receptores CMV-soropositivos, independente do *status* sorológico do doador, têm risco intermediário, e os que são D-/R- têm baixo risco. Mais recentemente, sabe-se que o papel da imunidade adquirida (expressa pela produção de INF-γ por linfócitos Cd4 e CD8 ao estímulo com antígenos de CMV) e também polimorfismos genéticos relacionados à imunidade inata têm relação direta com a ocorrência de infecção e doença, sendo preditores mais importantes que a própria soropositividade pré-transplante.

> **ATENÇÃO!**
> A incidência de doença por CMV também varia de acordo com o tipo de órgão transplantado, sendo maiores em receptores de transplante renal e cardíaco que em transplantados hepáticos.[2,3]

O uso de imunossupressores também aumenta o risco, principalmente quando são utilizados fármacos antilinfócitos.[4] A hipogamaglobulinemia é comum após o transplante e pode estar associada a maior incidência de eventos infecciosos,[5] mas a sua associação direta com maior risco de CMV é controversa.[6] Pacientes com elevada carga viral têm maior chance de apresentar sintomas, estão em maior risco para complicações, maior carga viral inicial de CMV está associada a tempo prolongado para o *clearance* do vírus.[7]

DIAGNÓSTICO E TRATAMENTO

MANIFESTAÇÕES CLÍNICAS

Infecção e doença por CMV têm estreita associação temporal com a imunossupressão e, portanto, são frequentes durante os primeiros meses após o transplante, geralmente ocorrendo nos primeiros 03 meses após o transplante (90% dos casos). É mais precoce nos pacientes experimentando doença primária (ocorrendo reativação entre 30 a 45 dias) em relação aqueles com sorologia positiva previamente ao transplante. Infecção tardia (após o sexto mês) é infrequente, mas ocorre nos pacientes que se utilizam de profilaxia para CMV nos primeiros 3 a 6 meses do transplante, com as infecções ocorrendo após a suspensão das medidas profiláticas.[8]

Principais definições de infecção e doença por CMV:

1 | Infecção por CMV. isolamento do vírus ou por detecção de proteínas virais ou ácido nucleico em qualquer e líquido corporal ou tecido. Infecção primária por CMV é a detecção do CMV infecção em um indivíduo previamente soronegativo. O aparecimento de anticorpos específicos em um soronegativo pode ser aceitável para o diagnóstico de CMV, desde que a transferência passiva de anticorpos via imunoglobulina ou produtos derivados de sangue sejam excluídas.

2 | Reinfecção. detecção de uma cepa distinta de CMV em relação àquela que foi a causa da infecção original, sendo esta "nova" cepa em geral transmitida pelo enxerto.

3 | Reativação. ocorre pela proliferação "de novo" de cepa latente no receptor de transplante, proveniente de infecção pregressa ao transplante.

4 | Doença invasiva por CMV. infecção associada à invasão do tecido acometendo um órgão específico do hospedeiro e de acordo com esta localização, levando a sinais e sintomas característicos. Geralmente é possível definir o diagnóstico por análise histopatológica, independente da presença de viremia. A doença gastrintestinal (que atinge todo o TGI, sendo mais comum o acometimento dos intestinos) é a forma de doença invasiva mais comum. Pneumonia, encefalite e retinite são formas menos comuns de doença invasiva.

5 | "Síndrome por CMV". presença de febre durante pelo menos 2 dias dentro de um período de 4 dias, associada à neutropenia ou trombocitopenia, e a detecção de replicação de CMV no sangue.[8,9]

Há também efeitos indiretos da infecção por CMV que podem estar associados à rejeição do órgão transplantado, aterosclerose acelerada e superinfecção bacteriana ou fúngica, além de ação na imunomodulação, o que levaria à doença linfoproliferativa pós-transplante associada com o vírus Epstein-Barr (EBV).[3]

■ DIAGNÓSTICO

O diagnóstico de doença ativa é realizado pela detecção do antígeno circulante pp-g5 (antigenemia) ou pela detecção direta de viremia por por meio da reação em cadeia da polimerase em tempo real (PCR-RT). A pesquisa de pp65 é relativamente fácil de executar, mas apresenta problemas quanto à falta de padronização do ensaio e interpretação subjetiva dos resultados, e as amostras têm uma estabilidade limitada e devem ser processadas dentro de 6-8 horas após a coleta, este teste deve ser evitado em pacientes com neutropenia (contagem absoluta <1.000 neutrófilos/mL) devido ao prejuízo na interpretação do resultado nesta população.

Além da vantagem de avaliar diretamente a carga viral, a PCR é mais facilmente padronizável – já existe uma padronização internacional, desenvolvida inclusive para expressão de resultados em Unidades Internacionais.[1] Na comparação entre os métodos, observa-se que a PCR é mais sensível, em particular em doença invasiva do TGI e como controle de tratamento de uma infecção definida.

A escolha do teste a ser realizado deve levar em consideração os conhecimentos técnicos disponíveis, os recursos, o intervalo entre coleta e resultado (Idealmente o resultado deve estar disponível em 24 a 48 horas da coleta) e os custos. Quando há suspeita de invasão de tecidos a biópsia deve ser realizada para a identificação de inclusão citomegálica, o material de biópsia é muito específico para doença por CMV, especialmente no contexto de uma cultura positiva. Pode-se confirmar o achado por imuno-histoquímica ou técnica de hibridização *in situ*.[6]

■ TRATAMENTO

O tratamento da infecção e doença por CMV é realizado com ganciclovir endovenoso (EV) ou via oral (VO) (valganciclovir, um pró-fármaco, convertido em ganciclovir após passagem intestinal). Por sua biodisponibilidade inferior, as formas orais de ganciclovir não são mais utilizadas.

As indicações para o tratamento variam de centro para centro. Há consenso, entretanto, de que todas as formas sintomáticas relacionadas à replicação pelo CMV devam ser tratadas, sendo a forma venosa do ganciclovir reservada para doenças invasivas ou graves, e a forma oral (valganciclovir), para casos menos graves ou infecção assintomática. A divergência se dá em relação ao tratamento de infecção assintomática, quando a detecção ocorre por vigilância no período pós-transplante.

Não há valores definidos de *cut-off* de antigenemia ou PCR para definição do início do tratamento em assintomáticos, com cada centro definindo seus valores de acordo com sua própria epidemiologia. Existe, entretanto, uma tendência a utilizar valores baixos (menores do que 1.000 UI/mL para carga viral) para pacientes com alto risco de adoecimento ou para aqueles que têm manifestações clínicas graves. Nestes casos, estão os transplantes que utilizam doses elevadas de anticorpos antilinfócitos ou submetidos a tratamento de rejeição ao enxerto (independentemente do tipo de transplante) e os transplantes de pulmão e intestino/multivisceral. Para os demais, é possível, em vez de tratar valores baixos de replicação viral, acompanhar prospectivamente exames seriados de carga viral/antigenemia e tratar aqueles pacientes com valores em elevação.

O tratamento, quando indicado, é recomendado por pelo menos 2-3 semanas, mas a duração ótima não está bem definida, podendo ser maior em função da gravidade da doença, do tempo de resposta e do órgão acometido. Algum método de detecção do vírus deve ser utilizado para monitorar a resposta do hospedeiro e o tratamento deve ser continuado até pelo menos uma semana após a negativação da antigenemia até a carva viral se tornar negativa. Para detecção da carga viral, alguns centros utilizam duas amostras negativas. Imunoglobulina (CMV-IG) em combinação com ganciclovir EV é recomendada por alguns especialistas para o tratamento de doença grave ou em casos de difícil negativação da antigenemia.[10] Em casos selecionados, em que os pacientes demonstraram resposta lenta, doses maiores de ganciclovir foram utilizadas com sucesso, e para casos refratários, com falha do tratamento documentado por resistência ao ganciclovir, a utilização de foscarnet é recomendada. Estima-se que a recorrência da doença por CMV possa ocorrer em 15 a 35% dos pacientes após o tratamento.[11]

O ganciclovir ou valganciclovir são os fármacos preferenciais, pois, além de eficazes, têm toxicidade mais tolerável em relação ao foscarnet. A toxicidade medular, com plaquetopenia e leucopenia (um pouco mais frequente em nossa experiência com valganciclovir) é a mais comum. Raramente se observam efeitos neuropsiquiátricos ou febre. A longo prazo, alopecia é observada.

O foscarnet é reservado para os casos de resistência ao ganciclovir. A confirmação se faz com o sequenciamento da região UL-97 da cepa de CMV, mas em sua indisponibilidade, o tratamento pode ser iniciado para pacientes com cargas virais crescentes na vigência de doses adequadas de ganciclovir. Embora seja extremamente eficaz, seu uso é restrito por sua toxicidade: insuficiência renal (IR) é o efeito mais indesejável, embora distúrbios eletrolíticos, depressão medular e úlceras genitais sejam reportados. A resistência ao foscarnet é rara e, nessas situações, fármacos experimentais vêm sendo utilizados, como maribavir, leflunomide e inibidores de m-tor.

Novas alternativas terapêuticas deverão estar disponíveis em breve no mercado. O letermovir e o brincidofovir foram testados em transplante de células hematopoéticas.

TABELA 238.1 ■ Medicações utilizadas

GANCICLOVIR IV DE ACORDO COM O *CLEARANCE* DE CREATININA		
>50-90 mL/min	10-50 mL/min	<10 mL/min
5 mg/kg A cada 12 h	1,25 -2,5 mg/kg A cada 24 h	1,25 mg/kg 3 vezes por semana

FOSCARNET IV CONFORME O *CLEARANCE* DE Cr ESTIMADO (ML/MIN) DIVIDIDO PELO PESO (KG) DO PACIENTE						
>1,4	>1-1,4	>0,8-1	>0,6-0,8	>0,5-0,6	>0,4-0,5	<0,4
60 mg/kg a cada 8 h	45 mg/kg a cada 8 h	50 mg/kg a cada 12 h	40 mg/kg a cada 12 h	60 mg/kg a cada 24 h	50 mg/kg a cada 24 h	Não utilizar

VALGANCICLOVIR VO DE ACORDO COM O *CLEARANCE* DE CREATININA		
>50-90 mL/min	10-50 mL/min	<10 mL/min
900 mg a cada 12 h	De 450 mg a cada 24 h a 450 mg a cada 48 h	Não administrar

■ PREVENÇÃO

Quanto à prevenção, utiliza-se a terapia preemptiva ou a profilaxia. A profilaxia pode ser realizada com administração de medicação antiviral para todos os pacientes ou para aqueles considerados "em risco". Inicia-se a medicação no período pós-transplante precoce e é mantida por um período de tempo, de 3 a 6 meses. Vários antivirais têm sido avaliados para a profilaxia universal, incluindo aciclovir, valaciclovir, ganciclovir intravenoso (IV), ganciclovir, VO, e valganciclovir. Desses, o valganciclovir é o mais utilizado.

A terapia preemptiva consiste no acompanhamento laboratorial em intervalos regulares para detecção precoce de replicação viral. O antiviral é iniciado para impedir a progressão para doença clínica e mantido até negativação da carga viral.[8] A realização de profilaxia apresenta como principais vantagens menos infecções oportunistas, melhora da sobrevida do enxerto e do paciente, menores taxas de rejeição, logística fácil e menores custos de monitoramento; há, contudo, aspectos negativos, os quais incluem taxas mais altas de CMV tardio, vírus resistentes e custos mais elevados de fármaco e toxicidade. Em relação à terapia preemptiva, esta apresenta custo mais baixo de fármaco, exposição reduzida a ele, taxas mais baixas de CMV tardio e menor risco para o tipo resistente. As desvantagens são o risco de adoecimento, a logística de coleta regular de exames diagnósticos e, em um estudo isolado, a redução da sobrevida do enxerto renal quando comparado à profilaxia.[1]

A maioria dos centros realiza a profilaxia universal em função da dificuldade logística de coletar regularmente exames de monitoramento. Em nosso serviço, entretanto, optamos por fazer a profilaxia com valganciclovir por apenas 3 meses e exclusivamente em pacientes com risco, como aqueles sujeitos à doença primária (doador positvo/receptor negativo) e em transplantes de pulmão e intestino/multivisceral.

REVISÃO

- A infecção por citomegalovírus (CMV) é evento muito frequente após o transplante de órgãos sólidos.
- Os fatores de risco relacionados ao desenvolvimento de infecção e doença, nesses pacientes, pode ter relação com o hospedeiro, com o vírus ou com as práticas inerentes ao transplante.
- Infecção e doença por CMV têm estreita associação temporal com a imunossupressão e, portanto, são frequentes durante os primeiros meses após o transplante.
- O diagnóstico de doença ativa é realizado pela detecção do antígeno circulante pp-g5 (antigenemia) ou pela detecção direta de viremia por PCR-RT.
- O tratamento, quando indicado, é recomendado por pelo menos 2-3 semanas, podendo ser mais longo em função da gravidade da doença, do tempo de resposta e do órgão acometido.
- Para prevenir a infecção por CMV, utiliza-se ou a terapia preemptiva ou a profilaxia.

REFERÊNCIAS

1. Kotton NC. CMV: prevention, diagnosis and therapy. Am J Transplant. 2013;13 Suppl 3:24-40; quiz 40.
2. McDevitt LM. Etiology and impact of cytomegalovirus disease on solid organ transplant recipients. Am J Health Syst Pharm. 2006;63(19 Suppl 5):S3-9.
3. Snydman DR, Limaye AP, Potena L, Zamora MR. Update and review: state-of-the-art management of cytomegalovirus infection and disease following thoracic organ transplantation. Transplant Proc. 2011;43(3 Suppl):S1-S17.
4. Razonable RR. Epidemiology of cytomegalovirus disease in solid organ and hematopoietic stem cell transplant recipients. Am J Health Syst Pharm. 2005;62(8 Suppl 1):S7-13.
5. Manhorter S, Yamani M. Hypogammaglobulinemia and infection risk in solid organ transplant recipients. Curr Opin Organ Transplant. 2008;13(6):581-5.
6. Kotton CN. Management of cytomegalovirus infection in solid organ transplantation. Nat Rev Nephrol. 2010;6(12):711-21.
7. Levitsky J, Freifeld AG, Puumala S, Bargenquast K, Hardiman P, Gebhart C, et al. Cytomegalovirus viremia in solid organ transplantation: does the initial viral load correlate with risk factors and outcomes? Clin Transplant. 2008;22(2):222-8.
8. Kotton CN, Kumar D, Caliendo AM, Asberg A, Chou S, Snydman DR, et al. International consensus guidelines on the management of cytomegalovirus in solid organ transplantation. Transplantation. 2010;89(7):779-95.
9. Ljungman P, Griffiths P, Paya C. Definitions of cytomegalovirus infection and disease in transplant recipients. Clin Infect Dis. 2002;34(8):1094-7.
10. Jordan SC, Toyoda M, Kahwaji J, Vo AA. Clinical aspects of intravenous immunoglobulin use in solid organ transplant recipients. Am J Transplant. 2011;11(2):196-202.
11. Torrez-Madriz G, Boucher HW. Immunocompromised hosts: perspectives in treatment and prophylaxis of cytomegalovirus disease in solid-organ transplant recipients. Clin Infect Dis. 2008;47(5):702-11.

239
FEBRE NO PACIENTE VIAJANTE

GUSTAVO HENRIQUE JOHANSON

Viajar sempre foi uma importante atividade exercida pelo ser humano, seja por razões de lazer, seja por motivos econômicos. Com o recente processo de globalização, as viagens ganharam uma projeção mais intensa e tornaram-se um hábito cada vez mais comum entre as pessoas no mundo inteiro. Em 1995, aproximadamente 500 milhões de chegadas turísticas internacionais foram registradas, ao passo que, atualmente, os números já ultrapassam 1 bilhão.

Apesar de regiões tradicionais, como a Europa, ainda receberem a maior parcela dos viajantes, regiões inóspitas, consideradas "exóticas", também recebem cada vez mais turistas ao longo dos anos. Com esse processo em expansão, as doenças, principalmente as infectocontagiosas, também apresentam crescimento gradativo e um padrão de disseminação preocupante, sobretudo no âmbito da saúde pública. Por isso, conhecer a epidemiologia das doenças infecciosas das mais variadas partes do mundo, assim como reconhecer as doenças que acometem os viajantes são quesitos indispensáveis para o médico dos dias atuais.

A avaliação do indivíduo que apresenta sinais e sintomas relacionados às doenças infecciosas é realizada tanto por médicos generalistas quanto por especialistas em doenças infecciosas e tropicais. Os viajantes podem apresentar queixas comuns e típicas, de fácil diagnóstico, como afecções respiratórias, infecção urinária e diarreia aguda. No entanto, doenças exóticas, pouco prevalentes e raramente vistas no país de origem do viajante podem representar um grande desafio diagnóstico. Dessa forma, é fundamental o conhecimento do risco por região visitada, o que permite um raciocínio diagnóstico, guia na solicitação de exames confirmatórios e dinamiza o processo de tratamento. Igualmente importantes, as intervenções no âmbito da saúde pública são favorecidas quando doenças contagiosas são detectadas de forma precoce e, nesse sentido, os viajantes servem, em diversas ocasiões, como sentinelas, principalmente ao retornarem para seus países de origem.

O ato de viajar, se comparado ao fato de permanecer em casa, aumenta a morbidade e a mortalidade de um indivíduo (Figura 239.1).[1] Cerca de 22 a 64% dos viajantes relatam algum problema de saúde durante a viagem, tomam medicamentos ou se sentem doentes, sendo que aproximadamente 8% deles (entre os mais de 50 milhões de viajantes por ano) procuram atendimento médico no próprio destino, ou após o retorno ao local onde residem. Os riscos de adoecer variam de acordo com múltiplos fatores, sendo que as viagens de expatriados que retornam aos seus países de origem para visitarem amigos e parentes, os missionários e "mochileiros", em viagens a países em desenvolvimento, em regiões tropicais, na época da estação chuvosa e que possuem estadia com maior duração, trazem maior risco. Da mesma forma, viagens de aventura, como escaladas, montanhismo, mergulho e caçadas, também colocam o viajante sob risco de lesões e adoecimento. No entanto, a mortalidade em viajantes é baixa, sendo que cerca de 0,001% dos viajantes morrem no decorrer ou devido à viagem (Figura 239.1).[1]

As doenças infecciosas representam uma parcela da totalidade de afecções aos quais os viajantes estão sob risco. As infecções ficam atrás dos acidentes com veículos automotores e os afogamentos como principais causas de morte em viajantes. As doenças cardiovasculares, geral-

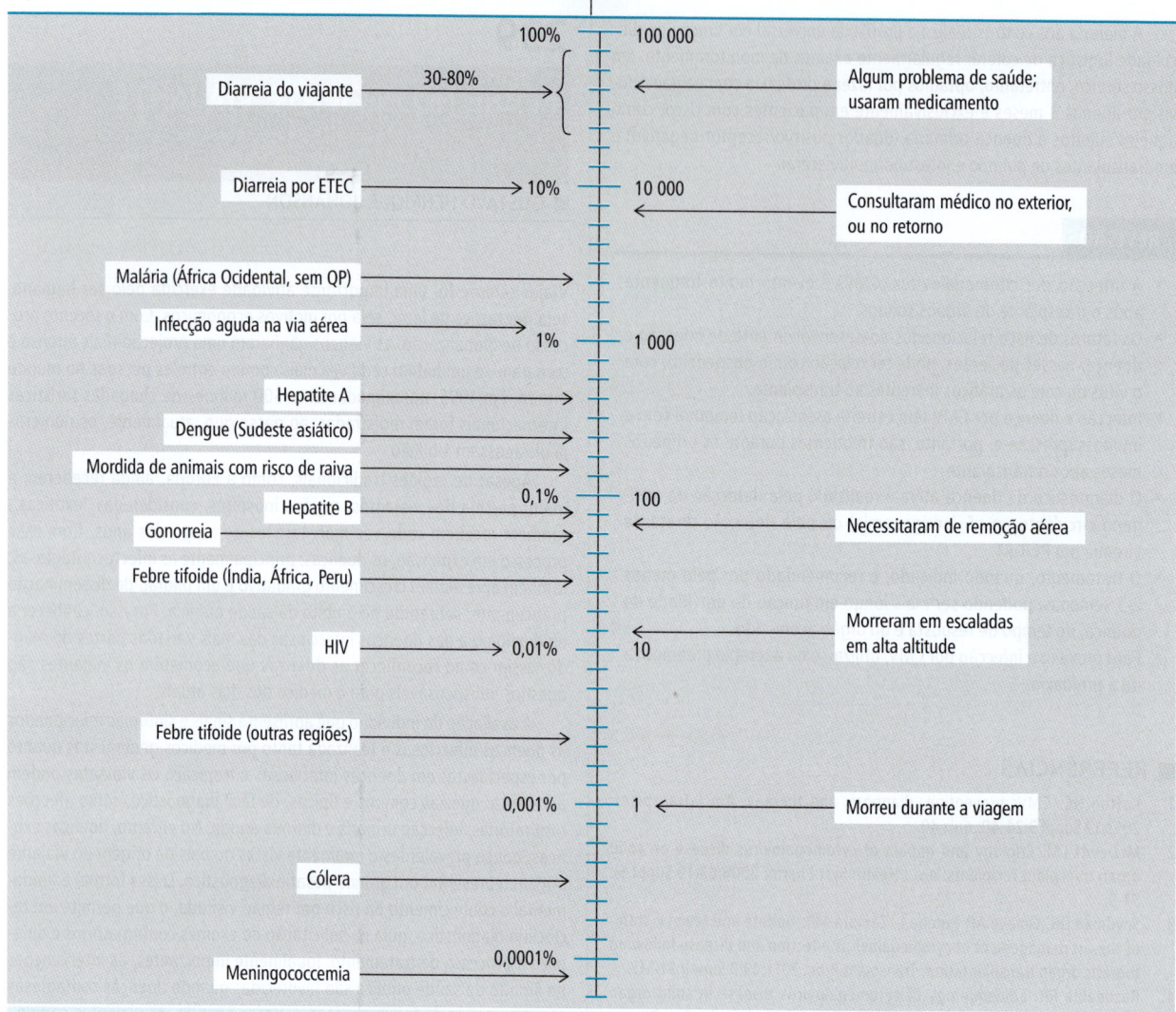

FIGURA 239.1 ■ Taxas mensais de incidência de problemas de saúde durante estadia em países em desenvolvimento.
Fonte: Liese e colaboradores.[1]

mente preexistentes, da mesma forma que na população geral ocidental, também são as principais causas de mortalidade em viajantes, particularmente quando analisadas em viagens para países desenvolvidos (Tabela 239.1).[2] Quanto às doenças infecciosas, a malária por *Plasmodium falciparum* cursa como a maior causa de mortalidade em viajantes, principalmente naqueles que visitam a África Sub-Saariana, como veremos adiante.

> **ATENÇÃO!**
>
> Entre as orientações ao viajante no período pré-viagem, além de recomendações quanto à prevenção de doenças infecciosas, não negligenciar o fato de que outras condições orgânicas devem ser avaliadas, como doenças cardiovasculares preexistentes. Esforços devem ser realizados para a compensação clínica antes do embarque, na tentativa de se minimizar os riscos ao paciente-viajante.

A literatura médica reúne diversos estudos sobre as doenças infecciosas e viajantes desde a década de 1980. Os primeiros trabalhos descrevem as doenças prevalentes apenas em determinados grupos de viajantes, ou naqueles provenientes de uma única instituição, ou região, o que compromete a generalização dos resultados para a totalidade dos viajantes internacionais. Os estudos atuais, contudo, apresentam uma ampla visão da prevalência de doenças infecciosas em viajantes às mais diversas regiões do globo. A constante atualização destes tipos de estudos é de fundamental importância, pois o padrão das viagens, os destinos e a epidemiologia das doenças infecciosas são processos dinâmicos, com ampla variabilidade. Ainda, o surgimento de novas vacinas, da mesma forma, contribui para as diferenças de prevalência de doenças infecciosas nos viajantes no passado e no presente.

Atualmente, os grandes estudos sobre doenças infecciosas nos viajantes utilizam dados da grande rede mundial chamada "GeoSentinel", que é um grupo composto por mais de 30 locais, ditos "sentinelas", geralmente clínicas de atendimento a doenças infecciosas, distribuídas pelos 5

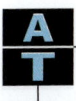

DIAGNÓSTICO E TRATAMENTO

TABELA 239.1 ■ Causas de morte em diferentes populações de viajantes

ORIGEM DO VIAJANTE	EUA (VOLUNTÁRIOS AJUDA HUMANITÁRIA)	EUA	SUIÇA	ESTRANGEIROS
Destino do viajante	Países em desenvolvimento	Qualquer destino	Europa	EUA
Ano da viagem	1962-1983	1975-1974	1987	1991
Total de mortes	185	2.463	247	17.988
Cardiovascular (%)	8	49	14	45
Infecção (%)	5	1	–	–
Outras doenças (%)	8	?	2	–
Acidentes (%)				
■ Automobilístico	36	7	13	37
■ Aéreo	5	2	4	7
■ Afogamento	14	4	4	15
■ Outros	23	12	2	23
Desconhecido (%)	–	25	58	–

Fonte: Hagarten e colaboradores.[2]

continentes, cujos especialistas possuem conhecimento em medicina do viajante e estão capacitados a atender indivíduos que apresentem não apenas doenças infecciosas e tropicais, mas também qualquer afecção decorrente de atividades relacionadas às viagens. Os viajantes doentes incluídos na base de dados devem ter atravessado pelo menos uma fronteira internacional nos últimos 10 anos e apresentar quadro clínico que, presumivelmente, esteja relacionado à viagem. A área geográfica de aquisição da(s) doença(s) é definida com base no período de incubação das infecções, epidemiologia do(s) local(ais) visitado(s), caso não seja apenas uma região, ou país visitado pelo viajante. Apesar desta rede de clínicas resumir dados de todas as afecções relacionadas à viagem, apenas as causas infecciosas serão consideradas neste capítulo.

■ CARACTERÍSTICAS DOS VIAJANTES QUE RETORNAM COM DOENÇAS INFECCIOSAS

Os estudos realizados com viajantes doentes, particularmente os que apresentam febre como um dos sintomas principais, e que procuram um dos centros do "GeoSentinel", apontam para uma discreta prevalência de indivíduos do sexo masculino, sendo a faixa etária mais acometida entre os 20 e 60 anos de idade. Estes números representam apenas a parcela de indivíduos que mais realizam viagens internacionais e não podem ser interpretados como variáveis que colocam o viajante sob maior risco de aquisição de doenças infecciosas. O propósito principal da viagem é, geralmente, a visita a amigos e parentes, muito comum entre os viajantes expatriados e com grande significado em relação à aquisição de doenças infecciosas. Igualmente importantes são as viagens turísticas, seguidas pelas viagens a negócios e as de cunho humanitário, como missões religiosas e de assistência à saúde da população local.

O tempo entre a viagem e o início dos sintomas é bastante variável, no entanto, a grande maioria dos viajantes doentes se apresenta às clínicas sentinelas em até 6 semanas da partida. Quanto maior o tempo entre o retorno e o início dos sintomas, menores são as chances do viajante apresentar febre como um dos sintomas. As viagens com duração de menos de 30 dias são as mais comuns. Em geral, entre os viajantes com doenças infecciosas, apenas 27% realizaram consulta de orientação sobre os riscos com especialista antes da viagem. Entre os que mais apresentam doenças infecciosas e febre como um dos sintomas principais se destacam os expatriados que viajam para seus países natais para visitarem amigos e parentes. Tal fato é particularmente importante para os que viajam para a América Latina, África Sub-Saariana e Sudeste da Ásia, não coincidentemente, áreas tropicais e onde se concentra boa parte dos países em desenvolvimento.

■ DOENÇAS INFECCIOSAS DOS VIAJANTES

Os estudos recentes apontam para uma distribuição bastante ampla de doenças infecciosas nos viajantes. Entre os viajantes doentes, cerca de 35% apresentam doença febril com comprometimento sistêmico, 15% com síndromes diarreicas, 14% com afecções respiratórias, 4% com infecções geniturinárias, 4% com afecções dermatológicas, 4% com doenças gastrintestinais não diarreicas e 3% com doenças infecciosas em que há vacina para a prevenção (Tabela 239.2).[3] Cumpre lembrar que em até 22% das vezes, nenhum diagnóstico etiológico é obtido entre as doenças febris.

Entre as afecções sistêmicas, a malária é, sem dúvida, a doença infecciosa mais comum, com taxas de mais de 20% entre todas as infecções e responsável por mais de 50% das internações em viajantes. A malária causada pelo *Plasmodium falciparum*, que tem maior potencial de morbidade e mortalidade, é a mais prevalente, diagnosticada em até 66% entre todas as causas de malárias. O tempo entre o regresso e a apresentação dos sintomas da malária por *P. falciparum* recai, em até 90% das vezes, dentro dos primeiros 30 dias. A causada por *P. vivax* pode apresentar um tempo de apresentação dos sintomas, em aproximadamente 50% das vezes, superior a um mês, em especial se o viajante estava em uso de quimioprofilaxia, uma vez que os medicamentos comumente prescritos para tal, por não possuírem ação contra os hipnozoítas hepáticos, não impedem uma posterior recaída. As áreas de maior risco são a África Sub-Saariana e as Ilhas do Pacífico, na Oceania. Quanto à mortalidade, a malária por *P. falciparum* contribui, em média, com 30 a 35% do total de óbitos por infecção nos viajantes, sendo a maior causa de mortalidade em viajantes por doença infecciosa. A Tabela 239.3 resume as principais infecções em viajantes e os locais de maior ocorrência.[3]

Outras afecções sistêmicas, como a dengue, as riquetsioses e a febre tifoide, também acometem os viajantes. A dengue segue como uma das principais infecções em destinos do Sudeste da Ásia e da América Latina. Os índices totais em torno de 6% são subestimados, já que há um gran-

TABELA 239.2 ■ Síndromes infecciosas e proporção de doenças encontradas entre viajantes com febre que retornam de destinos nos cinco continentes

SÍNDROME INFECCIOSA	DIAGNÓSTICO	PERCENTAGEM DE VIAJANTES DOENTES	PERCENTAGEM DE VIAJANTES HOSPITALIZADOS
Doença febril com comprometimento sistêmico	Todas	35	46
	Malária	21	52
	Malária por *Plasmodium falciparum*	14	56
	Malária por *Plasmodium vivax*	6	51
	Malária por outras espécies	2	27
	Dengue	6	29
	Salmonella enterica sorotipo Typhi ou Paratyphi	2	57
	Rickettsia	2	20
Diarreia aguda	Todas	15	15
	Diarreia do viajante	4	5
	Diarreia bacteriana presumida	3	12
	Campylobacter sp.	2	12
	Gastroenterite	2	36
	Salmonella sp. não tifoide	1	32
	Shiguella sp.		17
Doenças respiratórias	Todas	14	24
	Infecção respiratória aguda não especificada	5	8
	Bronquite	1	11
	Pneumonia bacteriana	1	60
	Tonsilite	1	10
	Síndrome gripal		47
	Sinusite aguda	1	5
Infecções geniturinárias	Todas	4	29
	ITU	2	24
Infecções dermatológicas		4	21
Síndromes gastrintestinais não diarreicas	Todas	4	45
	Hepatite aguda	1	59
Doença febril inespecífica		22	10
Doenças com prevenção por vacina		3	60
Outros diagnósticos		10	20
		100	26

Fonte: Wilson e colaboradores.[3]
ITU: infecção do trato urinário.

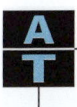

TABELA 239.3 ■ Doenças infecciosas febris e a distribuição por área provável de aquisição entre viajantes que retornam doentes							
	PROPORÇÃO (%) DE VIAJANTES DOENTES, POR DOENÇA FEBRIL						
Área visitada	Doença febril sistêmica	Malária	Dengue	Doença respiratória	Diarreia	Doenças com prevenção por vacina	Doença febril não identificada
Ilhas do Pacífico	69	59	6	10	4	1,9	12
África Sub-Saariana	49	42	1	10	10	1,0	19
Sudeste da Ásia	34	7	18	17	17	2,1	22
Ásia Centro-sul	32	7	9	14	22	9,9	20
Norte da Ásia	8	1	0	39	11	7,5	26
Europa Oriental	14	1	0	29	25	10,8	14
Norte da África	12	5	1	13	38	4,4	13
América Latina	25	8	9	13	15	2,2	26
Ásia Ocidental	12	1	0	16	16	2,3	31
EUA, Canadá, Europa Ocidental, Austrália e Nova Zelândia	14	0	0	25	9	5,7	29
Exposições em múltiplas áreas	12	4	1	17	15	3,9	28
Total	35	21	6	14	15	3,4	22

Fonte: Wilson e colaboradores.[3]

de número de casos assintomáticos e oligossintomáticos entre todos os acometidos. Da mesma forma, devido ao curto período de incubação, a maioria dos viajantes apresenta os sintomas da dengue ainda na área visitada e, por isso, os números reais em viajantes podem ser maiores do que os que são realmente computados nas estatísticas internacionais. A febre tifoide, doença cuja vacina confere proteção parcial (aproximadamente 70 a 80%) é pouco frequente (até 2% de acometimento) entre os viajantes e tem sua maior incidência entre aqueles que visitam regiões da Ásia, como a Índia, país com maior risco para esta infecção. As internações decorrentes desta doença são em grande número, conforme descreve a Tabela 239.1.[2] Em geral, o agente mais isolado nos viajantes é a *Salmonella paratyphi*. As riquetsioses são infecções cuja incidência é maior em destinos da África, particularmente em países situados abaixo do deserto do Saara e, especialmente, mais ao sul do continente (p. ex., África do Sul). O vetor deste tipo de infecção é o carrapato, amplamente distribuído pelas áreas rurais do continente, em particular nos parques nacionais para safári, muito visitados por turistas do mundo inteiro.

A doença diarreica aguda, como a diarreia do viajante, tem uma incidência geral de 4%. Entretanto, por se tratar de doença com curto período de incubação e caráter benigno e autolimitado, a real incidência em viajantes pode ser muito subestimada. As áreas de maior ocorrência são o Sudeste da Ásia, o continente africano, especialmente a África Sub-Saariana e a América Latina.

As doenças com acometimento da pele são frequentes, sendo os locais de maior aquisição a América do Sul e Caribe, regiões visitadas principalmente pela presença de clima tropical e de litoral bastante extenso e atrativo.

ATENÇÃO!

A malária por *P. falciparum* é uma condição muito comum em grande parte das regiões tropicais do planeta, particularmente na África Sub-Saariana. Na avaliação do viajante febril proveniente de área malarígena, mesmo que quimioprofilaxia tenha sido utilizada, descartar tal infecção, ainda que repetidas vezes no mesmo paciente, torna-se prioridade.

As doenças infecciosas que podem ser prevenidas por vacina também contribuem para a morbidade dos viajantes, e o seu surgimento no paciente viajante reflete a falta de busca ao aconselhamento especializado antes da viagem. Apesar de representarem apenas 3% do total das infecções em viajantes, as doenças em que há prevenção por vacina possuem alto índice de necessidade de hospitalização (média de 4 a 5 dias), que gira em torno de 60% dos acometidos.

Entre as doenças infecciosas encontradas nos trópicos, as infecções comuns e bastante frequentes em países desenvolvidos, como as que atingem a via aérea (pneumonia, rinossinusite e traqueobronquite) e o trato urinário (cistite, pielonefrite), também acometem viajantes. Por isso, o especialista, ao avaliar um viajante que retorna doente, não deve excluir tais infecções do diagnóstico diferencial simplesmente pelo fato de que a viagem ocorreu em país, ou área endêmica para doenças tropicais.

Um grupo especial de viajantes, os expatriados, que voltam aos seus países de origem para visitarem amigos e parentes, em comparação aos outros grupos de viajantes (turistas comuns, missionários, executivos) apresenta maiores taxas de adoecimento por infecção, especialmente os que se dirigem para a América Latina, Sudeste de Ásia e África Sub-Saariana. Este grupo de viajantes apresenta o dobro da chance de adquirir doenças em que há prevenção por vacina, em particular a febre tifoide, além de risco aumentado de aquisição de malária. Tais fatos podem ser explicados pelo sentimento menos intenso destes viajantes sobre a necessidade de serem aconselhados por especialista antes da viagem, pela falta de atualização da carteira vacinal e pela sensação de já estarem protegidos contra as doenças locais, uma vez que estão voltando para uma área conhecida. No entanto, estes fatos nem sempre são justificados, especialmente para doenças transmitidas por água e alimentos (p. ex., febre tifoide) e por insetos (p. ex., malária).

■ RISCOS À SAÚDE ENTRE OS VIAJANTES PARA O BRASIL

O território brasileiro é vastíssimo, com mais de 8,5 milhões de km^2, abrangendo três fusos horários. É o único país do mundo a ser cruzado pela linha do Equador e ainda possuir território contíguo fora da faixa intertropical. Possui topografia variada, com montanhas, serras, planícies alagadas e planaltos. O litoral é amplo e estende-se do norte ao sul do país, banhado pelo oceano Atlântico. O clima varia do equatorial, tropical, subtropical, até o semiárido. Essa variedade traz uma ampla gama de possibilidades de aquisição de doenças infecciosas, com múltiplos agentes infecciosos encontrados no território. Por esta razão, é importante que o médico esteja atento a todas as possibilidades de afecções, tanto infecciosa como não infecciosa, que podem acometer os turistas durante viagens ao Brasil.

■ AGRAVOS À SAÚDE RELACIONADOS A INFECÇÕES

Podemos dividir os principais riscos infecciosos do Brasil da seguinte forma:
1 | Doenças transmitidas por vetores:
  a | Malária.
  b | Dengue.
  c | Febre amarela.
  d | Leishmaniose cutânea, mucocutânea e visceral.
  e | Doença de Chagas.
  f | Febre maculosa.
2 | Doenças dermatológicas:
  a | *Larva migrans* cutânea.
  b | Miíase.
  c | Tungíase.
3 | Doenças veiculadas direta, ou indiretamente pela água e alimentos:
  a | Gastrenterites.
  b | Febre tifoide.
  c | Hepatite A.
  d | Esquistossomose.
  e | Leptospirose.
  f | Brucelose.
  g | Listeriose.
4 | Doenças transmitidas por aerossóis:
  a | Influenza.
  b | Tuberculose.
  c | Meningococcemia.
5 | Doenças sexualmente transmissíveis (DSTs) e por contato com sangue contaminado:
  a | HIV.
  b | Hepatites B e C.
  c | Sífilis.
  d | Uretrites (gonocócica e não gonocócica).
6 | Outras condições:
  a | Mordedura de cães, gatos, humanos.
  b | Picada de cobra, aranha e escorpião.

Apesar da ampla lista de doenças infecciosas encontradas no Brasil, sabe-se que os turistas não estão igualmente sob risco em relação à população local. Os estudos apontam algumas afecções mais prevalentes nos turistas internacionais durante viagem ao Brasil e que buscaram auxílio médico no regresso por estarem doentes. Entre elas, podemos citar, em ordem decrescente de incidência e percentual de turistas doentes (Tabela 239.4):[4]
1 | Síndromes dermatológicas (40%).
2 | Síndromes diarreicas (25%).
3 | Síndromes febris (19%).

Entre as condições infecciosas, dengue e malária são as que mais levam os turistas à internação hospitalar.

Turistas que apresentem febre como queixa principal devem ser investigados para as principais síndromes listadas, levando-se em consideração a ocorrência das doenças na(s) cidade(s) visitada(s). Lembrar que o turista pode ter visitado mais de uma cidade e, portanto, apresentar múltiplos fatores de risco para aquisição de doenças infecciosas.

TABELA 239.4 ■ Principais diagnósticos em turistas internacionais após regresso do Brasil

Síndromes dermatológicas (40%)	*Larva migrans* cutânea
	Picada de insetos
	Infecção de pele e partes moles
	Exantema não febril (etiologia desconhecida)
	Miíase
	Tungíase
	Micoses superficiais
	Mordida de animais com vacina antirrábica pós-exposição
	Leishmaniose cutânea
Síndromes diarreicas (25%)	Diarreia aguda, etiologia desconhecida
	Diarreia crônica, etiologia desconhecida
	Giardíase
	Infecção por *Campylobacter*
Síndromes febris (19%)	Doença febril inespecífica (viral, menos de três semanas de duração)
	Dengue
	Malária (85% por *P. vivax*)
	Síndrome mononucleose-símile
	Síndromes gripais

Fonte: Gallego e colaboradores.[4]

■ MALÁRIA

Apesar do Ministério da Saúde do Brasil não recomendar a quimioprofilaxia para malária em território nacional, é comum esta prática entre os estrangeiros que visitam o Brasil. Entre os medicamentos possivelmente prescritos, destacamos a doxiciclina, a mefloquina e o atovaquone-proguanil (este último não disponível no Brasil). O uso correto da quimioprofilaxia previne o surgimento de quadro clínico grave e morte por malária, possibilidade esta comum no primoinfectado pelo *Plasmodium falciparum*. No entanto, no Brasil, particularmente na região amazônica, a malária pelo *P. vivax* abrange cerca de 85% dos casos, o que torna menor a possibilidade de quadros clínicos mais sérios nos pacientes infectados. No indivíduo em uso de quimioprofilaxia, o quadro clínico pode apresentar-se de forma mais branda, e o diagnóstico, por meio da microscopia, pode ser mais difícil de ser realizado. Portanto, em viajantes febris provenientes de área endêmica para malária e em uso de quimioprofilaxia, deve-se insistir na exclusão de malária pelas múltiplas realizações de gota espessa, caso venham sucessivamente negativas.

■ DENGUE

Doença de importância em saúde pública mundial que está disseminada por todo o território, inclusive na região Sul do Brasil. Nas síndromes febris, a dengue ganha um destaque importante, sendo mais prevalente que a malária, mesmo nos que se dirigem para o norte do país, onde há ocorrência de malária. Há maior risco de desenvolvimento de quadros mais graves em crianças e em indivíduos que já tiveram dengue e se infectam novamente por um subtipo diferente do vírus da dengue.

■ INFLUENZA

Doença com maior incidência no outono e inverno para os Estados do Sul e Sudeste do país, que possuem clima tropical e subtropical. Entretanto, nos Estados do Centro-Oeste, Nordeste e Norte, que possuem clima mais quente e equatorial, esta sazonalidade não é tão marcante e a gripe tem incidência estável ao longo do ano. A vacinação de influenza está indicada para os turistas.

■ SÍNDROMES DIARREICAS

Há uma grande diversidade entre as regiões do Brasil no que diz respeito ao risco de aquisição de infecções veiculadas por água e alimentos, no entanto, de uma maneira geral, as gastrenterocolites agudas representam 25% dos diagnósticos entre os turistas estrangeiros que regressam doentes (Tabela 239.4).[4] Entre os agentes infecciosos, destacam-se as bactérias *E. coli* enterotoxigência, *Campylobacter*, *Shigella*, *Salmonella*, norovírus, rotavírus e astrovírus, e os protozoários *Giardia intestinalis*, *Cryptosporidium* sp. e *Entamoeba histolytica*. Os turistas estrangeiros, em geral, recebem a orientação para o autotratamento com quinolona (ciprofloxacina), ou azitromicina caso desenvolvam quadros diarreicos, devido à prevalência de *E. coli* enterotoxigência como agente etiológico principal da diarreia do viajante.

■ DOENÇAS SEXUALMENTE TRANSMISSÍVEIS

Viagem é um fator de risco para aquisição de DSTs. Entre 20 a 50% dos viajantes mantêm relações sexuais casuais durante a viagem, sendo metade destas relações desprotegidas. No Brasil, estima-se que aproximadamente 600 mil pessoas estejam infectadas com o HIV, sendo a soroprevalência nacional menor do que 0,6%.

O risco para hepatite B é moderado, principalmente devido à alta prevalência nos Estados do Norte do Brasil. A vacinação para hepatite B está indicada, além do uso do preservativo em qualquer tipo de relação sexual, o que é recomendado e imprescindível.

Os estudos sobre doenças infecciosas no regresso do viajante não são totalmente abrangentes, pois grande parte delas tem período de incubação curto e se desenvolvem ainda no local de destino, o que faz com que o indivíduo acometido procure assistência local em clínicas não comprometidas com o armazenamento de informações para a pesquisa. Outras infecções têm caráter benigno e evolução autolimitada, podendo não levar o viajante à consulta médica especializada. Entretanto, a análise correta das informações, bem como o conhecimento epidemiológico e das características das regiões e das viagens fornecem ferramentas indispensáveis para o correto diagnóstico e o bom manejo das doenças dos viajantes.

REVISÃO

- O número de viagens internacionais é um processo em constante expansão e, com isso, também é facilitada a transmissão de doenças infecciosas de interesse em saúde pública.
- Os acidentes automobilísticos e os afogamentos, além das doenças cardiovasculares, são as principais causas de óbito em viajantes.
- A malária por *Plasmodium falciparum* é a principal causa de febre no viajante a destinos na África Sub-Saariana.
- A dengue deve ser fortemente considerada em viajantes febris para o Sudeste da Ásia e América Latina.
- As doenças em que há vacina para a prevenção representam uma pequena parcela entre as possibilidades de febre no viajante, mas requerem hospitalização na maioria das vezes e refletem a falta de aconselhamento com profissional especializado no período pré-viagem.

■ REFERÊNCIAS

1. Liese B, Mundt KA, Dell LD, Nagy L, Demure B. Medical insurance claims associated with international business travel. Occup Environ Med. 1997;54(7):499-503.
2. Hagarten SW, Baker TD, Guptill K. Overseas fatalities of United States citizen travelers: analyses of deaths related to international travel. Ann Emerg Med. 1991;20(6):622-6.
3. Wilson ME, Weld LH, Boggild A, Keystone JS, Kain KC, von Sonnenburg F, et al. Fever in returned traveler: results from the GeoSentinel Surveillance Network. Clin Infect Dis. 2007;44(12):1560-8.
4. Gallego V, Berberian G, Lloveras S, Verbanaz S, Chaves TS, Orduna T, et al. The 2014 FIFA World Cup: communicable disease risks and advice for visitors to Brazil--a review from the Latin American Society for Travel Medicine (SLAMVI). Travel Med Infect Dis. 2014;12(3):208-18.

■ LEITURAS SUGERIDAS

Freedman DO, Weld LH, Kozarsky PE, Fisk T, Robins R, von Sonnenburg F, et al. Spectrum of disease and relation to place of exposure among ill returned travelers. N Engl J Med. 2006;354(2):119-30.

Wilson ME, Freedman DO. Etiology of travel-related fever. Curr Opin Infect Dis. 2007;20(5):449-53.

Wilson ME, Wilson ME, Chen LH, Han PV, Keystone JS, Cramer JP, Segurado A, et al. Illness in travelers returned from Brazil: the GeoSentinel experience and implications for the 2014 FIFA World Cup and the 2016 Summer Olympics. Clin Infect Dis. 2014 May;58(10):1347-56.

240
FEBRE DE ORIGEM INDETERMINADA

- SÉRGIO BARSANTI WEY
- THIAGO ZINSLY SAMPAIO CAMARGO

Na maioria dos pacientes que têm processo febril com duração de 1 a 2 semanas, o diagnóstico da causa da febre é logo estabelecido ou o processo desaparece espontaneamente. Em contrapartida, febres de duração maior que esse período são de diagnóstico mais difícil, apesar do emprego de exames complementares habituais. A definição clássica de febre de origem indeterminada (FOI) é a de Petersdorf e Beeson, de 1961, que a descreve como todo processo febril com duração por mais de três semanas, com temperaturas acima de 38,3°C, por várias vezes, cujo diagnóstico não é estabelecido após uma semana de hospitalização. Existem várias outras definições, muitas delas gerais, considerando FOI como todo e qualquer processo febril que dure mais de duas semanas, cujo diagnóstico não seja estabelecido com o auxílio de exames como hemograma, urina tipo I e radiografia torácica. Atualmente, a definição mais adotada de FOI requer três dias de investigação hospitalar ou três consultas ambulatoriais sem que o diagnóstico tenha sido estabelecido. Várias outras definições são adotadas, principalmente com pacientes imunocomprometidos. Alguns autores definem quatro subclasses de FOI: clássica (escopo deste capítulo); nosocomial; relacionada à imunodeficiência; e associada ao HIV.

FOI nosocomial refere-se a pacientes hospitalizados, sem apresentar processo febril na ocasião da admissão, cujo diagnóstico não tenha sido feito após três dias, incluindo o tempo necessário para incubação e resultados de culturas. FOI associada à Aids é definida como febre de 38,3°C ou mais, por várias ocasiões, em período maior do que três dias de hospitalização ou quatro semanas de duração, se ambulatorial. Nas duas últimas eventualidades, a origem infecciosa é mais comumente diagnosticada.

A maioria dos pacientes com FOI clássica tem sintomas subagudos ou crônicos e pode ser acompanhada, com segurança, ambulatorialmente. Em relação à etiologia do processo febril prolongado, tenha-se em mente que a maioria das febres inexplicadas tem causas comuns, mas com evolução atípica.

As frequências relativas das doenças que levam à FOI variam de acordo com região geográfica, idade do paciente e tipo de hospital, além de vários outros fatores. Os grupos de doenças que mais comumente levam à FOI clássica são: infecções (30 a 50%); neoplasias e doenças hematológicas (10 a 30%); doenças autoimunes (10 a 30%); e miscelânea (20 a 40%). O diagnóstico não é estabelecido em 5 a 20% dos pacientes, mesmo nos melhores centros. A mortalidade nesse grupo de pacientes está em torno de 3%.

ATENÇÃO!
A tuberculose, principalmente a de localização extrapulmonar, é a causa mais frequente de FOI em nosso meio e, portanto, deve ser sempre lembrada na investigação.

Se fossem listadas todas as doenças que podem levar à FOI, isso provavelmente geraria o índice de compêndio de clínica médica. O Quadro 240.1 traz as doenças mais frequentemente catalogadas como FOI clássica. A utilidade dele é servir de lista de hipóteses diagnósticas a serem consideradas na investigação.

A investigação diagnóstica de FOI envolve as grandes etapas descritas a seguir, não necessariamente sucessivas. É claro que as menos invasivas devem ser prioritárias. Não existe forma simplificada, fórmula ou algoritmo para investigar a FOI. Somente raciocínio bem organizado e metódico pode otimizar as possibilidades de se chegar ao diagnóstico etiológico.

ATENÇÃO!
O médico deve ter visão geral e aberta durante a investigação dessa doença; lembrar que não é possível traçar plano de investigação laboratorial comum a todos os pacientes com FOI, e sim solicitá-la de acordo com as hipóteses diagnósticas para cada caso, baseando-se na observação clínica e também na lista de doenças consideradas causas frequentes.

A seguir, foram relacionadas algumas sugestões para investigação diagnóstica.

■ QUADRO CLÍNICO E DIAGNÓSTICO

A anamnese detalhada e o exame físico completo e cuidadoso suportam a obtenção do diagnóstico. O padrão da febre é diverso. Os tipos intermitente e remitente são os mais comuns. Os pacientes, geralmente, apresentam sintomas não característicos, como mialgia, adinamia, sudorese, artralgia, cefaleia, anorexia e perda de peso. Antecedentes sobre viagens e exposições a animais podem auxiliar muito a investigação (p. ex.: malária, brucelose etc.). O uso de medicamentos também deve ser investigado, pois alguns podem provocar febre (p. ex.: sulfas, antibióticos, barbitúricos, hidantoinatos, quinidina, metildopa, procainamida, tiouracil etc.).

QUADRO 240.1 ■ Causas mais comuns de FOI

DOENÇAS INFECCIOSAS	DOENÇAS NEOPLÁSICAS	DOENÇAS AUTOIMUNES	MISCELÂNEA
- Tuberculose - Infecção do trato urinário - Endocardite infecciosa - Osteomielite - Brucelose - Síndrome da mononucleose - Aids	- Leucemias - Linfomas - Tumores sólidos (gastrintestinal, hepatoma, mixoma atrial, hipernefroma)	- Lúpus eritematoso sistêmico - Artrite reumatoide - Vasculite sistêmica - Doença de Still - Poliarterite nodosa - Eritema multiforme - Doença mista de tecido conectivo - Arterite temporal	- Hepatite granulomatosa - Embolia pulmonar - Sarcoidose - Doença inflamatória instestinal - Febre familiar do Mediterrâneo - Febre fictícia - Doença granulomatosa - Medicamentos

O exame físico detalhado e frequente é o ponto básico da investigação em FOI. Os pacientes podem desenvolver importantes sinais clínicos durante a evolução do processo, que auxiliam muito na formulação de hipóteses diagnósticas. Os achados mais comuns em pacientes com FOI são adenomegalia, *rash* cutâneo, sopro cardíaco, visceromegalias ou massas abdominais palpáveis e artrite. Os olhos também devem ser examinados rotineiramente, pois a presença de secura, vasculites, queratose, petéquias, conjuntivite e uveíte, entre outros, auxilia o diagnóstico.

EXAMES LABORATORIAIS

A literatura é repleta de algoritmos para investigar a FOI. Embora úteis, tendem a encarecer a avaliação, a menos que se utilize julgamento clínico meticuloso. Os exames específicos para cada uma das hipóteses formuladas com base na história, no exame clínico e nos antecedentes epidemiológicos são os mais importantes e devem ser os iniciais na investigação da causa da doença. Infelizmente, nesses pacientes, a negatividade dessa primeira investigação laboratorial é grande. A seguir, são relacionados os exames complementares mais solicitados.

Exames inespecíficos, como hemograma, urina tipo I, velocidade de hemossedimentação (VHS) e radiografia torácica, em geral, compõem a 1ª linha de investigação, embora, na maioria das vezes, não sejam conclusivos. É fácil perceber que, se os exames iniciais estabelecem o diagnóstico do processo febril, o paciente provavelmente não preencheria os critérios necessários para ser classificado como portador de FOI.

Os exames microbiológicos são os primeiros a ser solicitados. A tentativa de isolamento de agente etiológico por meio de hemocultura, cultura de urina, coprocultura e outros líquidos ou secreções é fundamental. O laboratório de microbiologia deve ser apto para identificar micobactéria, fungos e bactérias fastidiosas. Para justificar tais exames, deve-se levar em conta que a endocardite bacteriana e as ITUs são causas frequentes de FOI. Os exames sorológicos também fazem parte da investigação inicial, quando apropriados. Doenças como toxoplasmose, citomegalovirose, mononucleose infecciosa, brucelose e outras têm sido descritas como causas da febre e devem ser consideradas. Atualmente, a Aids tem de ser levada em conta. Não raramente, sua primeira manifestação é febre prolongada, apesar de o paciente negar história de vício em drogas ou hábitos sexuais de maior risco. A investigação para doença autoimune também é frequente.

EXAMES NÃO INVASIVOS

Quase todos os exames de diagnóstico por imagem podem ser aplicados na investigação da causa de processo febril prolongado. Os mais comuns são radiografia simples torácica e de abdome, ultrassonografia (US) de abdome, tomografia computadorizada (TC) de crânio e de abdome e, mais recentemente, ressonância magnética (RM). Infelizmente, a taxa de diagnóstico para cada método de imagem descrito é de pouco mais de 10%. Resultados falso-positivos podem acontecer, o que ressalta a necessidade de cuidado na interpretação dos achados.

Mapeamentos com marcadores radioativos podem ser utilizados para detectar infecções ou tumores, principalmente em osso. Mapeamento com gálio pode ser usado para localização de abscessos. O ecocardiograma (transesofágico) tem papel fundamental na pesquisa de endocardite infecciosa e de tumores atriais.

Atualmente, a tomografia por emissão de pósitrons (PET-TC) com fluorodeoxiglicose marcado com flúor 18 (^{18}FDG), no acesso do corpo todo, foi incorporado ao arsenal diagnóstico, podendo ser utilizado nesses casos. Entre as vantagens do PET-TC com ^{18}FDG em relação às cintilografias com gálio ou leucócitos marcados com índio ou tecnécio, estão: melhor resolução de imagem pelo uso da tomografia; alta acurácia em esqueleto; alta sensibilidade em infecção crônica; presença de valores preditivos positivos (VPPs) entre 70 e 92%; e valores preditivos negativos (VPNs) entre 75 e 100%, nos diferentes estudos comparativos, porém o custo é elevado e não é indicado nos casos com provas inflamatórias normais.

EXAMES INVASIVOS

Caso a investigação seja infrutífera utilizando-se as etapas anteriores, os métodos invasivos devem ser considerados. A endoscopia digestiva (alta [EDA] e baixa [EDB]) e a broncoscopia são consideradas invasivas, mas, por sua inocuidade e importância na investigação, são solicitadas precocemente. O mielograma também se enquadra na mesma consideração. Biópsia hepática e a de medula óssea são também indicadas. Outros sítios frequentes de biópsias são pele, pleura, linfonodos, rins, músculos, artéria temporal ou qualquer outro com anomalia detectada pelo exame clínico ou pelos exames não invasivos. A laparoscopia é, muitas vezes, utilizada para dar maior segurança e precisão às biópsias hepáticas. A necessidade de mais de uma biópsia não é incomum durante a investigação diagnóstica.

Particularmente relevante é o cuidado com o material obtido pelas biópsias. Além dos estudos anatomopatológicos, a pesquisa de bactérias, micobactérias, fungos e vírus deve ser solicitada.

A laparotomia (ou laparoscopia) exploradora é exame diagnóstico final e deve seguir o seguinte protocolo: biópsia hepática (em cunha e por punção de ambos os lobos); biópsia de omento; de gânglios mesentéricos; de gordura retroperitoneal; e de osso (ilíaco); cultura de líquidos livres; marcação de zonas suspeitas para posterior radioterapia; e ooforopexia para proteção antirradiação. A esplenectomia não vem sendo realizada como rotina. Hoje em dia, a laparotomia exploradora protocolada para investigação de FOI não vem sendo muito utilizada, uma vez que os métodos de imagem descritos auxiliam a identificação de alterações anatômicas.

PROVA TERAPÊUTICA

Tratamentos de prova para pacientes que não tiveram sucesso no esclarecimento do diagnóstico de FOI são pouco indicados na atualidade. As limitações e os riscos da prescrição de tratamentos empíricos são óbvios e devem ser considerados criticamente. Algumas doenças podem remitir de forma espontânea durante o curso de terapia empírica inapropriada, o que leva à falsa impressão diagnóstica. Além disso, as terapêuticas empíricas são raramente específicas; são toleradas se o estado geral do paciente se deteriora ou quando não se conseguiu chegar a diagnóstico etiológico após exaustiva investigação. As mais comumente indicadas são em relação à TB, à endocardite bacteriana e às colagenoses.

■ PROGNÓSTICO

Dependerá do agente etiológico e do estadiamento da doença. O atraso no diagnóstico de certas doenças pode alterar o prognóstico, como é o caso das neoplasias, infecções disseminadas de etiologia bacteriana, fúngica, parasitária e tromboembolia pulmonar (TEP).

Geralmente, pacientes com FOI sem diagnóstico etiológico, após extensiva investigação, apresentam favorável resultado, caracterizado pela resolução do sintoma de febre após quatro ou mais semanas. Nessa situação, a mortalidade em cinco anos atinge 3%.

REVISÃO

- A FOI é classicamente definida como febre de duração maior do que três semanas cujo diagnóstico não foi estabelecido após uma semana de internação.
- As causas mais comuns de FOI estão relacionadas a doenças infecciosas, doenças neoplásicas, doença autoimune ou miscelânea. Uma série de exames laboratoriais e não invasivos são indicados para investigação.

- A terapia empírica deve ser considerada, mas os medicamentos de prova não são muito recomendados hoje.

LEITURAS SUGERIDAS

Bleeker-Rovers CP, van der Meer JW, Oyen WJ. Fever of unknown origin. Semin Nucl Med. 2009;39(2):81-7.

Cunha BA. Fever of unknown origin: clinical overview of classic and current concepts. Infect Dis Clin North Am. 2007;21(4):867-915.

241

TRATAMENTO DOS EPISÓDIOS DE NEUTROPENIA FEBRIL EM PACIENTES COM CÂNCER

- CARLOS ALBERTO PIRES PEREIRA
- PAOLA CAPPELLANO
- FABIANNE CARLESSE

O sistema de defesa imunológico intacto oferece proteção contra a maioria dos agentes patogênicos que agridem o homem. O protótipo do paciente imunossuprimido é o paciente oncológico, no qual o risco de infecção está relacionado tanto com a doença neoplásica de base quanto é exacerbado pela quimioterapia e radioterapia.

A queda da contagem do número de neutrófilos no sangue periférico secundário ao tratamento é definida como neutropenia e, se acompanhada de febre, é denominada neutropenia febril (NF)*. A neutropenia é a contagem de neutrófilos abaixo de 500 células/mm^3 ou entre 500 e 1.000 células/mm^3, mas com tendência de queda em 48 horas. A febre é estabelecida com temperatura axilar superior a 37,5°C, medida três vezes em 24 horas, com intervalo superior a quatro horas entre cada uma delas, ou uma medida isolada superior a 38°C. Devem ser excluídas outras causas de febre, como transfusão de hemoderivados ou uso de anfotericina B, por exemplo. A NF é uma emergência médica, devendo ser tratada rápida e precocemente.

A neutropenia é o principal fator de risco isolado para infecção. A maioria dos pacientes com contagem de neutrófilos abaixo de 100 células/mm^3 desenvolve alguma infecção em 7 a 10 dias, ou seja, o risco de complicações infecciosas está diretamente relacionado ao grau e à duração da neutropenia.

ATENÇÃO!

A maior parte das infecções presentes no paciente neutropênico febril decorre de agentes da própria flora do trato gastrintestinal (TGI); entretanto, após alguns dias de internação (geralmente mais que dois ou três dias), ocorre colonização por organismos hospitalares, em geral resistentes a antimicrobianos, sendo alguns considerados multirresistentes.

Classicamente, a etiologia dos episódios de NF era atribuída a bacilos gram-negativos, sobretudo *Pseudomonas aeruginosa*, entretanto, após a década de 1980, ocorreu um predomínio dos cocos gram-positivos; entre eles, estafilococos coagulase-negativo, *S. aureus*, *Enterococcus* sp. e *Streptococcus* sp. Mudança esta atribuída ao maior uso de cateteres centrais de longa permanência, mucosites mais graves em consequência de esquema quimioterápicos mais agressivos, uso de quinolonas para profilaxia do episódio de NF.

As infecções fúngicas também devem ser consideradas nesses pacientes, sobretudo naqueles que recebem antibióticos de amplo espectro sem melhora clínica, e principalmente nos casos de febre persistente por mais de 5 a 7 dias e com neutropenia grave (granulócitos < 100 células/mm^3). Hoje, com o uso de antifúngicos profiláticos (fluconazol), principalmente nas leucocitoses agudas, a incidência de *Candida* sp. vem-se reduzindo, entretanto outros agentes, como *Aspergillus* sp., *Fusarium* sp. e outros fungos filamentosos, têm-se tornado cada vez mais frequentes.

Entre as infecções virais, as mais comuns são causadas por herpes simples, herpes-zóster e por citomegalovírus (CMV). Embora qualquer agente viral possa ser responsável por infecções nessa população, como o vírus sincicial respiratório (VSR), os adenovírus, os influenzavírus e até o H1N1, mais recentemente.

Diante de um paciente com diagnostico de febre e neutropenia, uma anamnese e um exame clínico cuidadoso devem ser realizados. A anamnese deve incluir a doença de base, a quimioterapia recebida, os antecedentes epidemiológicos familiares de infecção, incluindo o número de episódios anteriores de NF, os tratamentos antimicrobianos realizados e os agentes isolados nesses episódios, sobretudo os multirresistentes, além das profilaxias antimicrobianas recebidas. Também é importante saber se o paciente está colonizado por alguma bactéria multirresistente, como Enterococos resistentes à vancomicicina (VRE) ou *Klebsiella pnenumoniae* resistentes aos carbapenens (KPC). É fundamental, a partir do conhecimento da doença de base do paciente e da quimioterapia recebida, estimar o tempo de neutropenia que ele pode apresentar, a fim de avaliar seu risco de complicações infecciosas (risco infeccioso) e otimizar o tratamento.

O exame físico deve ser cuidadoso na tentativa de identificar algum foco de infecção. Deve ser salientado que esses pacientes não conseguem localizar a infecção devido à neutropenia, sendo a febre o único sinal. Não se deve deixar de examinar os sítios de inserção dos cateteres, pele, região axilar e perineal, além da orofaringe.

Quanto aos exames laboratoriais, devem ser coletados inicialmente:
1 | hemograma completo;
2 | provas de função renal e hepática;
3 | provas inflamatórias (proteína C-reativa, velocidade de hemossedimentação [VHS]).

Em relação às culturas:
1 | coletar dois frascos de hemocultura periférica, se o paciente não tiver cateter central;
2 | coletar uma hemocultura periférica e uma de cateter central se o paciente possuir o dispositivo. Em casos de cateter de duplo lúmen, coletar uma hemocultura de cada via;
3 | urina tipo I e urocultura;
4 | cultura de qualquer lesão suspeita de estar infectada;
5 | culturas de vigilância só devem ser realizadas nos casos recomendados pela Comissão de Controle de Infecção Hospitalar (CCIH);
6 | coprocultura em pacientes com diarreia (uma amostra) e pesquisa de toxinas para *Clostridium difficile*: pacientes com diarreia importante associada à dor abdominal e uso recente de antibioticoterapia de amplo espectro;
7 | líquido cerebrospinal: em todo paciente com suspeita forte de infecção do SNC;
8 | no caso de suspeita de infecção viral, exames específicos para pesquisa viral devem ser coletados logo na admissão.

---

*Neste capítulo, onde consta NF, leia-se netropenia febril.

Alguns exames de imagem também devem ser solicitados na admissão:

1 | radiografia torácica, lembrando sua baixa sensibilidade em pacientes neutropênicos;
2 | tomografia computadorizada (TC) de tórax: escolha para diagnóstico de infecções da via aérea inferior. Deve ser solicitada para pacientes neutropênicos que mantêm febre após 4 a 7 dias de uso de antibioticoterapia de amplo espectro, sem sinais aparentes de infecção;
3 | tomografia de abdome: nos casos com suspeita de enterocolite neutropênica ou candidíase hepatoesplênica.

Deve ser destacado que as características individuais de cada paciente, os antecedentes relacionados a processos infecciosos anteriores apresentados e a possível localização de alguns sítios infecciosos podem influir nessas decisões. É importante recordar que, nos pacientes com tumores sólidos, o próprio efeito de massa leva à obstrução ou a quebras das barreiras de defesa do organismo, podendo facilitar a infecção em um determinado sítio.

■ AVALIAÇÃO DE RISCO INFECCIOSO E CONDUTA TERAPÊUTICA INICIAL

Após a avaliação clínica inicial, deve ser estratificado o risco infeccioso do paciente neutropênico febril com base em fatores que alteram o prognóstico e orientam a antibioticoterapia inicial.

O Quadro 241.1 traz as principais características relacionadas aos pacientes com baixo risco de complicações infecciosas durante episódio de NF.

QUADRO 241.1 ■ Principais características dos pacientes de baixo risco de complicações infecciosas sob tratamento de NF

- Neutrófilos > 100 células/mm^3
- Monócitos >100 células/mm^3
- Radiografia torácica sem alterações
- Função hepática e renal preservadas
- Duração da neutropenia < 7 dias
- Ausência de infecção relacionada ao CVC
- Evidência precoce de recuperação medular
- Remissão da doença neoplásica
- Temperatura < 39°C
- Ausência de alterações neurológicas, dor abdominal ou comorbidades

CVC: cateter venoso central.

Com a finalidade de tornar essa avaliação menos subjetiva, foi desenvolvido o escore MASCC (Multinational Association for Supportive Care in Cancer), que resume os principais fatores relacionados a risco infeccioso: idade do paciente, doença de base, paciente em cuidados ambulatoriais ou internado, sinais clínicos presentes na admissão e presença de comorbidades. Os pacientes que apresentarem pontuação > 21 pontos podem ser considerados com baixo risco infeccioso. No entanto, como esse escore não contempla a duração da neutropenia como critério de risco, não deve ser aplicado em pacientes com expectativa de neutropenia superior de 7 a 10 dias (como leucemia mieloide aguda e transplante de células-tronco hematopoiéticas).

Assim, pacientes portadores de tumores sólidos, sem comorbidades, ou linfomas em remissão sem comorbidades, considerados de baixo risco, podem receber terapia empírica inicial endovenosa (EV) com cefepima, ou esquemas alternativos, como ceftriaxona e amicacina, ou terapia via oral (VO) com ciprofloxacina e amoxacilina – ácido clavulânico ou moxifloxacina, a depender da estabilidade do paciente, da infraestrutura da instituição que o recebe e do treinamento do médico em diagnosticar baixo risco de complicações.

Pacientes portadores de leucemias agudas em atividade ou remissão, linfomas ou tumores sólidos com comorbidades, aqueles que tenham recebido altas doses de quimioterapia e os submetidos a transplante de células tronco-hematopoiéticas são considerados de alto risco para complicações infecciosas. Além das características clínicas já descritas, são importantes na definição do alto risco infeccioso:

1 | doença de base em atividade com invasão medular;
2 | vômitos, diarreia importante ou mucosite grau 3 e 4;
3 | hipotensão ou hipotensão ortostática com necessidade de reposição de líquidos intravenosos (IV);
4 | história de quimioterapia intensiva recente com potencial toxicidade para a mucosa do trato digestório;
5 | evidência de sepse, incluindo choque, hipotensão, hipotermia, confusão mental, calafrios, êmbolos sépticos, desconforto respiratório, hipoxemia ou má perfusão periférica, alteração metabólica;
6 | infecção relacionada a cateter ou a partes moles ou calafrios relacionados à manipulação de cateter;
7 | suspeita de meningite;
8 | evidência de pneumonia;
9 | dor abdominal grave ou distensão abdominal importante ou achados radiológicos sugestivos de tiflite.

Não são considerados fatores de risco, mas podem alterar a conduta antimicrobiana e devem ser procurados no prontuário dos pacientes:
1 | colonização ou infecção prévia documentada por agente de difícil tratamento (por exemplo: *Pseudomonas aeruginosa* ou *Acinetobacter baumannii* multirresistente, *Candida albicans* ou *Candica* não albicans, *S. aureus* resistente à oxacilina e enterobactérias produtoras de betalactamase, ESBL ou KPC);
2 | bacteremia prévia durante episódio de neutropenia anterior;
3 | número de episódios anteriores de NF tratados com antimicrobianos.

Recomenda-se que o intervalo máximo entre a admissão do paciente neutropênico febril ao hospital e o início do tratamento antimicrobiano deva ser de 30 minutos.

A terapia empírica inicial pode incluir um ou dois medicamentos, dependendo da experiência de cada instituição, entretanto a cefepima como medicamento utilizado isoladamente é o tratamento mais empregado hoje em dia. É também aprovada para uso empírico inicial a monoterapia com piperacilina-pazobactan. A monoterapia com carbapenem (imipenem ou meropenen), apesar de aprovada para tratamento empírico inicial, deve ser resguardada para a terapêutica das infecções que podem ocorrer na vigência do tratamento empírico (*breakthrough infections*) ou episódios de NF subsequentes.

Os seguintes fatores de risco para infecção por bacilos gram-negativos multirresistentes devem ser considerados na escolha da antibioticoterapia: uso prévio de cefalosporinas de 3ª ou 4ª geração nos últimos 30 dias, tempo prolongado de internação (14 dias) e procedimentos invasivos. Nesses casos, recomenda-se o uso de carbapenens e/ou associações com polimixina e/ou aminoglicosídeos para obter a terapia adequada o mais precocemente possível.

A administração de glicopeptídeos (vancomicina e teicoplanina), no início do episódio febril, deve ser limitada a indicações específicas, devido à emergência de micro-organismos resistentes como *Enterococcus* sp. Deve ser feita quando houver:
1 | quadro séptico evidente;
2 | infecção anterior documentada por *Staphylococcus* sp. resistente à oxacilina ou pneumococo resistente à penicilina;
3 | infecção documentada de pele ou de cateter;

4 | presença ou suspeita de infecção no sistema nervoso central (incluindo *shunt*).

■ MODIFICAÇÕES E SUSPENSÃO DA TERAPIA

Após o início do tratamento e observação hospitalar, alguns pacientes podem receber alta precoce, tendo seu esquema antimicrobiano modificado para tratamento VO ou IV, uma vez ao dia, caso exista na instituição infraestrutura para isso. Esses pacientes são os que apresentam bom estado geral e afebril há pelo menos 48 horas, sem evidências de infecção pulmonar ou em outro sítio, hemoculturas negativas, hipotensão ou necessidade de reposição de líquidos ou medicamentos vasoativos, vômitos, mucosite grave ou diarreia e com boa aceitação oral de medicamentos.

Os antimicrobianos usados para o tratamento empírico do episódio de NF podem ser suspensos após cinco dias de uso, se afebril > 48 horas, com contagem absoluta de neutrófilos > 500 células/mm^3 e as culturas forem negativas (hemocultura e urocultura), sem foco infeccioso definido, ou seja, diagnóstico de febre de origem indeterminada (FOI).

Os casos de infecção microbiológica e clinicamente documentada devem ser tratados pelo tempo correspondente ao agente e ao sítio do processo infeccioso. Nos casos de FOI, quando não ocorrer recuperação da neutropenia, o antimicrobiano empírico poderá ser suspenso depois de 7 a 10 dias de tratamento, desde que o paciente esteja em bom estado geral e afebril há mais de cinco dias; avaliar nesses casos a manutenção da profilaxia antibacteriana.

No tratamento do episódio de NF, existe a possibilidade de serem modificados ou adicionados os seguintes medicamentos, dependendo das características clínicas também descritas:

1 | **Glicopeptídeo:**
- isolamento em hemocultura ou outro sítio de coco gram-positivo;
- piora clínica importante (hipotensão, choque, insuficiência respiratória);
- suspeita ou diagnóstico de pneumonia;
- colite por *Clostridium dificille* sem resposta ao tratamento com metronidazol (nesses casos, a vancomicina deve ser administrada por via oral).

Caso o glicopeptídeo seja utilizado de maneira empírica, no início ou durante o episódio de NF pela persistência da febre, e, posteriormente, não se confirme a real necessidade do medicamento, ele deve ser suspenso, para minimizar os efeitos colaterais e evitar o surgimento de bactérias resistentes. Nos pacientes de baixo risco infeccioso, a vancomicina normalmente não é necessária.

2 | **Aminoglicosídeo:** piora clínica evidente ou evidência de sepse e isolamento em hemocultura de bacilo gram-negativo.

3 | **Carbapenens:**
- infecções documentadas por agente sensível apenas a estes antimicrobianos;
- ausência de resposta ao tratamento inicial do episódio de NF após quatro dias;
- piora clínica importante, dor abdominal, evidência de sepse, incluindo choque, hipotensão, insuficiência respiratória.

4 | **Metronidazol:**
- suspeita ou confirmação de colite pseudomembranosa;
- abscesso perineal ou infecções intra-abdominais, como enterocolite neutropênica, apendicite.

5 | **Antifúngicos:** a incidência de doença fúngica invasiva, tanto por *Candida* sp. quanto por fungos filamentosos, como *Aspergillus* sp., aumenta à medida que o paciente persiste com neutropenia por mais de 5 a 7 dias, principalmente naqueles com leucemias agudas e transplante de células-tronco hematopoiéticas.

Atualmente, a terapia antifúngica no episódio de NF pode ser: empírica ou preemptiva. A terapia empírica foi utilizada amplamente nas últimas décadas, porém, com o advento de novas ferramentas diagnósticas, existe a possibilidade de introduzir o antifúngico apenas para os pacientes com evidência clínica, radiológica ou laboratorial de doença fúngica invasiva (DFI).

Para realizar a terapia preemptiva, é necessário ter à disposição do paciente biomarcadores de DFI, como galactomanana para aspergilose e 1-3 beta-D-glucana para *Candida* sp. ou *Fusarium* sp., e exames de imagem de alta resolução. Assim, os pacientes de alto risco devem: realizar curva de galactomana sérica 2 a 3 vezes por semana e TC seriada de seios da face e tórax, além de coletar espécimes dos possíveis sítios comprometidos para pesquisa e cultura de fungos. A terapia antifúngica deve ser iniciada se qualquer um desses exames evidenciar infecção fúngica.

> **ATENÇÃO!**
>
> A terapia antifúngica empírica pode ser utilizada nos pacientes neutropênicos, de alto risco, quando houver piora clínica evidente e suspeita de doença fúngica invasiva; nesses casos, apesar do início empírico do antifúngico, é necessário continuar a investigação diagnóstica para confirmar ou descartar a DFI, realizando culturas, biomarcadores, tomografias e, de acordo com cada caso, complementar a investigação com nasofibroscopia, broncoscopia com coleta de material para pesquisa e cultura de fungos.

A escolha do antifúngico depende do fungo a ser tratado: *Aspergillus* sp, *Fusarium* sp, zigomicoses e outros (ver Capítulo Infecção pós-transplante de células-tronco hematopoiéticas).

Na terapia empírica, o voriconazol, as echinocandinas e a anfotericina lipossomal são os antifúngicos mais utilizados nos pacientes neutropênicos febris com evidências de infecções fúngicas.

6 | **Aciclovir ou outro antiviral:** o uso de medicamentos antivirais está indicado somente se houver evidência clínica ou laboratorial dessas infecções. No caso de lesão de pele ou mucosa decorrente de herpes simples ou varicela-zóster, o aciclovir deve ser adicionado ao esquema de tratamento. Infecções sistêmicas por CMV são pouco frequentes nos pacientes neutropênicos, exceto naqueles submetidos previamente a transplante de células tronco-hematopoiéticas, e seu tratamento deve ser feito com ganciclovir ou foscarnet (em casos de mielotoxicidade ocasionada pelo ganciclovir).

■ POSOLOGIA

O Quadro 241.2 traz a posologia recomendada dos principais antimicrobianos utilizados no tratamento dos episódios de NF. Essas são doses preconizadas e aplicáveis à maior parte dos pacientes. No entanto, em algumas situações, pode haver necessidade da correção da dose, conforme peso e, especialmente, alterações de função renal desses pacientes.

> **REVISÃO**
>
> - Neutropenia é caracterizada pela queda da contagem de neutrófilos, acompanhada de febre, devendo ser considerada como emergência médica e é o principal fator de risco para infecção nestes pacientes.
> - Exame físico minucioso, exames laboratoriais e culturas são importantes na tentativa de identificar a infecção. A estratificação de risco infeccioso deve ser feita com base em fatores que alteram o prognóstico, e a terapia empírica deve ser iniciada imediatamente.

QUADRO 241.2 ■ Posologia dos principais antimicrobianos no tratamento de NF betalactâmicos

- Cefepima: 2 g IV 8/8 h
- Piperacilina-tazobactan: 4,5 g IV 6/6 h
- Imipenem: 1 g IV 6/6 h
- Meropenem: 2 g IV 8/8 h

GLICOPEPTÍDEOS

- Teicoplanina: 400 mg IV, 12/12 h (não reduzir após 48 h)
- Vancomicina: 1 g IV, 12/12 h (em casos selecionados: realizar monitoração dos níveis séricos de vancomicina conforme protocolo institucional vigente)

AMINOGLICOSÍDEOS

- Amicacina: 15 mg/kg/d IV (dose única diária; dose máxima de 1 g/d)
- Gentamicina: 5 mg/kg/d IV (dose única diária)

ANTIFÚNGICOS

- Anfotericina B desoxicolato: 0.7 a 1 mg/kg/d IV (dose única diária)
- Micafungina: 100 mg/d IV (dose única diária)
- Caspofungina: dose inicial de 70 mg IV, seguido de 50 mg/d IV
- Anidulafungina: dose inicial de 200 mg, seguido de 100 mg/d
- Fluconazol (tratamento): 10-12 mg/kg/d IV ou VO
- Voriconazol: 400-600 mg/d IV ou VO (divididos em 2-3 doses diárias)
- Anfotericina B Lipossomal: 3-5 mg/kg/d IV (dose única diária)

ANTIVIRAIS

- Aciclovir (tratamento de infecção herpética): 10 mg/kg IV, 8/8 h
- Ganciclovir: 5 mg/kg IV, 12/12 h

OUTROS ANTIMICROBIANOS

- Metronidazol: 500 mg IV ou VO, 8/8 h
- Sulfametoxazol-Trimetropina: 15-20 mg/kg/d de trimetropina IV (divididos em 3-4 doses diárias)
- Linezolida: 600 mg IV ou VO, 12/12 h
- Tigeciclina: dose de ataque de 200 mg, seguida de 100 mg IV, 12/12 h
- Daptomicina: 6-8 mg/kg/d IV (dose única diária)
- Polimixina B: 25.000 UI/kg/d IV (divididas em 2 ou 3 doses diárias)

- Vários antimicrobianos podem ser utilizados no tratamento da neutropenia (dependendo do quadro), entre eles estão os grupos de cefalosporinas de 3ª e 4ª gerações, carbapenens, glicopeptídeos, aminoglicosídeos, antifúngicos, antivirais, entre outros.

■ LEITURAS SUGERIDAS

Freifeld AG, Bow EJ, Sepkowitz KA, Boeckh MJ, Ito JI, Mullen CA, et al. Clinical practice guideline for the use of antimicrobial agents in neutropenic patients with cancer: 2010 update by the Infectious Diseases Society of America. Clin Infect Dis. 2011;52(4):e56-93.

Hughes WT1, Armstrong D, Bodey GP, Bow EJ, Brown AE, Calandra T, et al. 2002 guidelines for the use of antimicrobial agents in neutropenic patients with cancer. Clin Infect Dis. 2002;34(6):730-51.

Klastersky J, Paesmans M, Rubenstein EB, Boyer M, Elting L, Feld R, et al. The Multinational Association for Supportive Care in Cancer risk index: a multinational scoring system for identifying low-risk febrile neutropenic cancer patients. J Clin Oncol. 2000;8(16):3038-51.

Maertens J, Theunissen K, Verhoef G, Verschakelen J, Lagrou K, Verbeken E, et al. Galactomannan and computed tomography-based preemptive antifungal therapy in neutropenic patients at high risk for invasive fungal infection: a prospective feasibility study Clin Infect Dis. 2005;41(9):1242-50.

242

PNEUMONIAS ASSOCIADAS À ASSISTÊNCIA À SAÚDE (PNEUMONIAS HOSPITALARES)

242.1 PNEUMONIA ASSOCIADA À VENTILAÇÃO MECÂNICA

■ EDUARDO ALEXANDRINO SERVOLO DE MEDEIROS

As pneumonias associadas à assistência à saúde – pneumonias hospitalares (PAAS) – são consideradas a segunda infecção mais comum adquirida em hospitais nos Estados Unidos da América, sendo responsáveis por aproximadamente 15% de todas as infecções hospitalares (IH) e cerca de 30% das IH adquiridas em unidades de terapia intensiva (UTIs).

As pneumonias adquiridas no ambiente hospitalar têm elevada prevalência nos hospitais brasileiros, semelhantes às taxas descritas em outros países em desenvolvimento. No Brasil, a pneumonia associada à ventilação mecânica (PAVM) é a principal infecção em UTI, sendo sua incidência em pacientes adultos entre sete e 46 casos por cada mil internações.

Este problema é grave e certamente de complexidade múltipla, demandando ações que promovam reduções em seus índices. A necessidade de avaliar fatores de risco para as pneumonias hospitalares de forma mais precisa é fundamental para delinear as medidas de prevenção. Em 1993, Medeiros e outros pesquisadores, em um estudo controlado, realizado na UTI do Hospital São Paulo, da Escola Paulista de Medicina, analisaram 60 episódios consecutivos de pneumonia hospitalar. A taxa de letalidade dos casos foi de 53,3%, e a dos controles foi de 28,3%. A letalidade atribuída foi de 25% (IC 95%: de 7,3-42%) e risco relativo de 1,88 (IC 95% = 1,07-4,08). Outro fator analisado foi o tempo de permanência nesta UTI. O tempo mediano de permanência foi de 22 dias para os casos, e de seis dias para os controles (p < 0,001). Por meio de um estudo de caso-controle, aplicando análise multivariada, Medeiros encontrou os seguintes fatores independentes associadas à letalidade: idade maior que 60 anos, envolvimento bilateral do pulmão e uso de medicações depressoras do sistema nervoso central (SNC).

A magnitude da PAAS não deve ser avaliada apenas pela morbidade e letalidade dos pacientes, mas também pelo aumento dos custos hospitalares. Alguns pesquisadores estimaram que o excedente de gastos para um paciente com pneumonia hospitalar seria entre US$ 1.250/dia e US$ 2.860/dia.

Segundo revisão do Centers for Disease Control and Prevention (CDC-EUA) e dados do International Nosocomial Infection Control Consortium (INICC), de 2014, análises da morbidade da PAVM mostraram que a pneumonia associada à admissão no serviço de saúde pode prolongar a permanência em UTI em uma média de 4,3-6,1 dias, e no hospital, de 4-9 dias.

A colonização por bacilos gram-negativos, passo importante na patogênese da pneumonia, ocorre fundamentalmente em pacientes com doenças graves, residentes em instituições assistenciais e hospitalizados. Essas bactérias, com maior potencial de virulência, aumentam o risco de desenvolvimento de PAAS.

Às características dos pacientes que podem ser favorecedoras de pneumonia se somam procedimentos invasivos ou terapias medicamentosas que também podem aumentar colonização microbiana e/ou alterar capacidade de resposta local ou sistêmica aos agentes infecciosos como:

- Uso de antimicrobianos é um dos fatores que favorece a colonização de vias aéreas superiores (VAS) e do trato gastrintestinal (TGI) com bacilos gram-negativos e outros micro-organismos com potencial de maior resistência aos antimicrobianos. Os antimicrobianos destroem a microbiota natural do hospedeiro. Não existe vazio ecológico na orofaringe ou no lúmen intestinal, após um ciclo de antimicrobianos, rapidamente a orofaringe e o lúmen intestinal são recolonizados por patógenos resistentes.
- Medicamentos imunodepressores e quimioterápicos antineoplásicos podem afetar resposta do hospedeiro aos agentes infecciosos por diversos mecanismos. Medicamentos que atuam na prevenção de úlceras de estresse, muito utilizados em UTIs, que têm potencial de aumentar o pH gástrico, podem favorecer a multiplicação bacteriana no estômago que, por diversos mecanismos, podem atingir o tecido pulmonar.
- Dispositivos invasivos utilizados nos pacientes podem favorecer a adesão, a proliferação e a migração de micro-organismos para as vias aéreas inferiores. A formação de biofilme, rico em bactérias resistentes a diversos antimicrobianos, protege as bactérias da ação da imunidade e dos antimicrobianos.
- Sondas nasogástricas de alimentação levam a refluxo gastresofágico e permitem a migração bacteriana pela luz (abertura) da sonda ou por capilaridade. Além disso, essas sondas podem levar à distensão do estômago, propiciando retorno do conteúdo gástrico à orofaringe.
- Os equipamentos respiratórios utilizados nos pacientes têm grande importância na gênese da PAVM.
- A intubação das vias aéreas representa o principal fator de risco para pneumonia associada à ventilação. A presença do tubo endotraqueal elimina o sistema de filtração do nariz e vias aéreas de condução, assim como diminui a retirada dos patógenos pelo sistema mucociliar. A irritação mecânica e a lesão vascular causada pelo tubo endotraqueal propiciam maior colonização microbiana e menor capacidade de defesa mucosa local contra os agentes microbianos. Há também relatos de presença de bactérias que permanecem presentes em biofilme formado na parte interna da cânula endotraqueal. Este biofilme pode ser fragmentado pelo fluxo de gás e ser introduzido na parte mais íntima das vias aéreas, podendo resultar em infecção pulmonar.

A proliferação microbiana sobre o balonete (*cuff*) do tubo orotraqueal também é importante na gênese da pneumonia associada à ventilação em pacientes intubados. Os circuitos de VM se tornam frequentemente colonizados por bactérias oriundas da cavidade oral dos pacientes que proliferam nos condensados que se formam nestes materiais. Equipamentos que aumentam formação desses condensados podem ter impacto na proliferação microbiana nos circuitos e serem favorecedoras de pneumonias. Procedimentos que levem a derramamento ou aspiração deste líquido para dentro da via aérea do paciente podem promover a ocorrência da pneumonia.

Além dos mecanismos intrínsecos de risco favorecidos por esses procedimentos invasivos, procedimentos inadequados de desinfecção ou esterilização dos materiais de assistência ventilatória também podem propiciar infecções, bem como utilização de líquidos não estéreis para procedimentos de nebulização ou de aspiração de vias aéreas pode ser fonte adicional de contaminação.

Uso de sedativos ou narcóticos podem também favorecer ocorrência de pneumonias, já que a sedação altera a capacidade respiratória e aumenta a possibilidade de aspiração de conteúdo de VAS e de conteúdo gástrico.

ATENÇÃO!

Contribuindo para os fenômenos aspirativos, alguns trabalhos mostram como fator de risco para pneumonias as trocas frequentes de circuitos, a posição supina da cabeça e o transporte de pacientes em VM para fora da UTI.

A importância da aspiração de bactérias encontradas em placas dentais tem sido relacionada à aquisição de pneumonia, uma vez que culturas de placas dentárias revelaram micro-organismos patogênicos, que são causa comum de pneumonia. Além da via aspirativa, as bactérias podem atingir as vias aéreas inferiores por via inalatória, oriunda de aerossóis gerados por equipamentos de terapia respiratória ou por outros mecanismos. Nebulizadores ultrassônicos ou por efeito Venturi ou com disco espiculado podem ocasionar surtos em razão de produzirem aerossóis < 4 μm, que podem ser introduzidos profundamente na via aérea.

Cirurgias também podem ser fatores de risco para pneumonias, principalmente as torácicas ou abdominais. Os mecanismos geradores de risco incluem desde a intubação e sedação a qual os pacientes são submetidos, assim como a disfunção diafragmática pela dor, a capacidade pulmonar residual reduzida e as atelectasias.

A virulência do micro-organismo pode ser um adicional fator de risco para pneumonia nosocomial, assim como fator prognóstico. Existe bastante confusão entre maior resistência e virulência, que são propriedades essencialmente distintas e não correlacionadas. Independente, porém dos aspectos relacionados à virulência, pneumonias ocasionadas por patógenos mais resistentes, como *Acinetobacter baumannii*, *Pseudomonas aeruginosa* e *Klebsiella pneumoniae*, têm sido associadas a piores prognósticos em alguns estudos.

O manuseio inadequado dos pacientes pelos diferentes profissionais de saúde envolvidos nos cuidados (médicos, equipe de enfermagem, fisioterapeutas) pode também ser fonte adicional de risco para pneumonia, tendo destaque a falta de adesão à adequada lavagem de mãos que podem propiciar colonização com micro-organismos multirresistentes.

Cabe lembrar que, na disseminação de patógenos multirresistentes entre os pacientes, também tem importância o número de profissionais em atividade na UTI, que muitas vezes estão em número inferior ao necessário para adequada prestação de atendimentos aos pacientes, gerando, junto com falhas técnicas, agravamento nas quebras de assepsia e menor aderência à lavagem de mãos.

■ DIAGNÓSTICO

O diagnóstico das pneumonias adquiridas no ambiente hospitalar permanece um tema controverso e difícil. Os sinais e sintomas clássicos de pneumonia, tais como febre, tosse, produção de escarro purulento, alteração na relação pressão parcial arterial de oxigênio/fração inspirada de oxigênio (PaO_2/FiO_2) em combinação com evidência radiológica de novo infiltrado pulmonar ou progressivo, elevação do número de leucócitos periféricos, coloração de Gram sugestiva, e o crescimento de bactérias em culturas de escarro ou materiais traqueais ou sangue podem não estar presentes em todos os pacientes, principalmente nos pacientes idosos e imunodeprimidos. Por outro lado, alguns desses sinais podem estar presentes, mas não serem específicos, em geral nos pacientes em VM.

Os pacientes internados em UTIs frequentemente apresentam alterações radiológicas pulmonares, como acontece nas atelectasias, edema e infarto pulmonares, hemorragia alveolar, entre outros. Isto torna este método diagnóstico pouco específico. De modo semelhante, febre e leucocitose são inespecíficos, sendo necessária a investigação de processo infeccioso nos diversos outros sítios.

Os métodos de diagnóstico microbiológico principalmente das PAVMs podem ser divididos em invasivos e não invasivos: entre os não invasivos destacamos o aspirado endotraqueal com cultura quantitativa ($\geq 10^6$ UFC/mL), com vantagens quanto ao custo do procedimento, menos efeitos adversos para o paciente, boa sensibilidade e especificidade; entre os invasivos, podemos destacar:

- Lavado broncoalveolar (LBA) com cultura quantitativa (cultura $\geq 10^4$ UFC/mL).
- Escovado broncoalveolar (EBA) protegido (cultura $\geq 10^3$ UFC/mL) – raramente realizado em hospitais brasileiros pelo alto custo do cateter.
- Biópsia através de broncoscopia e biópsia por toracoscopia – indicado em situações especiais.

A identificação de um micro-organismo através da hemocultura em paciente com PAVMs é pouco frequente, entre 10 e 20%. Celis e colaboradores estudaram 120 episódios consecutivos de PAAS, entre os quais 15 (12,5%) desenvolveram bacteremia. Embora infrequente, a identificação de um microrganismo através de hemocultura, durante o sinais e sintomas da PAVM, é um dado altamente específico para o diagnóstico etiológico da infecção pulmonar.

Desde 2010, o CDC criou um grupo de trabalho para redefinir indicadores de avaliação de qualidade no paciente submetido ao suporte ventilatório invasivo. O foco passou a ser eventos associados ao suporte ventilatório invasivo, com o intuito de melhorar a acurácia do diagnóstico de PAVM, enfatizar a importância de medidas de prevenção de todas as possíveis complicações e não somente pneumonia e facilitar a coleta de dados com definições mais objetivas que resultem em menor tempo gasto na coleta de dados, bem como aprimorar o valor das taxas como controle de qualidade interna e externa. O grupo de trabalho concluiu que um bom indicador de eventos adversos associados à VM é o aumento dos parâmetros ventilatórios após um período de queda ou com parâmetros estáveis – condições associadas ao de suporte ventilatório invasivo.

A vigilância do aumento dos parâmetros ventilatórios permite a vigilância de várias complicações do suporte ventilatório invasivo, e não apenas pneumonia, além de ser mais fácil de ser coletado, mais rápido, mais objetivo e mais facilmente coletado através da interface entre sistemas informatizados, quando comparado aos antigos critérios de vigilância de PAVM.

As pneumonias hospitalares podem ser classificadas:

1 | HAP/PH – pneumonia adquirida no hospital: mais de 48 horas de internação ou mais e não estava em incubação no período da admissão.
2 | VAP/PAV – pneumonia associada à ventilação mecânica mais de 48 horas após intubação orotraqueal (IOT).
3 | HCAP/PAAS – pneumonia relacionada à assistência à saúde: institucionalizados ou internação prévia há 3 meses; curativos em ferida nos últimos 30 dias, aqueles em programas de hemodiálise.

Apresentamos a seguir uma versão modificada descrita em diversos documentos, como nos Critérios Nacionais de Infecções relacionadas à Assistência à Saúde pela Agência Nacional de Vigilância Sanitária, Brasil, de 2009.

- Definida como a pneumonia diagnosticada após 48 horas de internação na unidade e que não se encontrava presente ou em incubação antes desta ocasião.
- PAVM é considerada como a ocorrida em período ≥ 48 horas após início da VM.
- Duas ou mais radiografias seriadas torácicas com um dos seguintes (em pacientes que não apresentem doença pulmonar prévia, insuficiência cardíaca congestiva [ICC], entre outras, apenas 1 exame radiológico é suficiente):
  - Novo ou progressivo e persistente infiltrado.
  - Consolidação.
  - Cavitação.

Importante: Deve ser associada a um dos seguintes critérios:	
Critério 1	Categoria 1: Para qualquer paciente pelo menos **um** dos seguintes: • Febre (>37,8°C) sem outras causas • Leucopenia (< 4.000 leuc/mm³ ou leucocitose > 12.000 leuc/mm³) • > 70 anos – alteração do estado mental sem outra causa conhecida E Categoria 2. Mais **dois** dos seguintes: • Novo ou piora do escarro purulento, piora da característica, ou aumento da quantidade ou aumento da necessidade de aspiração • Nova ou piora da tosse ou dispneia ou taquipneia • Piora da troca gasosa (dessaturação de O_2; aumento da necessidade de O_2 ou aumento da demanda ventilatória)
Critério 2	Critério 1 (apenas **um** da categoria 2) e **um** dos seguintes achados laboratoriais: • Hemocultura positiva não relacionada a outro foco conhecido e cultura de escarro com o mesmo agente isolado no sangue • Cultura positiva de líquido pleural • Cultura positiva de LBA ou EBA • >5 % de células com bactérias fagocitadas (LBA) pelo exame de Gram • Histopatológico com um dos seguintes: 1 | abscesso 2 | cultura quantitativa positiva do parênquima pulmonar 3 | evidência de invasão no pulmão por hifas ou pseudo-hifas

Ainda existe muita discussão sobre os critérios de PAVM, pela dificuldade de métodos com boa sensibilidade e especificidade. Atualmente, tem sido discutido o significado das complicações associadas à VM (CAVM) e as traqueobronquites. A deterioração da função respiratória com aumento sustentado por 48 horas da FiO_2 ou pressão expiratória positiva associados ao aparecimento de sinais de infecção respiratória, parecem ser os melhores parâmetros para auxiliar o diagnóstico de PAVM, dando menor valor ao aspecto radiológico.

■ ETIOLOGIA

Grande parte dos estudos sobre etiologia das PAAS é realizado em UTIs e frequentemente em populações submetidas à VM. População de pacientes adultos em UTIs e predominantemente sem imunodeficiências mais graves (como Aids ou transplantados em uso de imunossupressores) representa o principal grupo identificado nos estudos.

A American Thoracic Society (ATS) elaborou um algoritmo para avaliar potenciais agentes de acordo com a época de instalação da pneumonia, definindo como mais frequentes, nos primeiros 4 dias de internação, os agentes em geral isolados em infecções comunitárias (*Streptococcus pneumoniae, Haemophyllus influenzae, Moraxella catarrhalis, Staphylococcus aureus* sensível à oxacilina, *Escherichia coli* e outras enterobactérias sensíveis a múltiplos antimicrobianos). Em pneumonia de ocorrência tardia (após 4 dias de internação), há maior participação de bacilos gram-negativos, incluindo não fermentadores (*Pseudomonas aeruginosa* e *Acinetobacter baumannii*), *Klebsiella pneumoniae*, com potencial resistência a diversos antimicrobianos, e *Staphylococcus aureus* resistente à oxacilina.

Os anaeróbios têm participação variável nos estudos, podendo ocorrer entre 0-35% dos casos – muitas vezes não são identificados devido às falhas em seu cultivo. Publicações mostram alta prevalência de etiologia polimicrobiana, com relatos de prevalência de 10-40%.

Outros agentes, como *Pneumocystis jirovecii* e espécies de *Legionella*, raramente ocorrem em pneumonias nosocomiais em UTI. Os fungos, tendo a *Candida* sp. como principal representante, são eventualmente isolados de espécimes da via aérea inferior. Em muitas ocasiões, este esse achado representa apenas colonização da via aérea, porém excepcionalmente eles podem ser causa de pneumonias, inclusive em população não neutropênica. Maiores avaliações sobre o papel dos fungos nas pneumonias de UTIs precisam ser realizadas. Infecções pulmonares de fato somente ocorrem na vigência de sepse por *Candida*. *Aspergillus* sp. têm sido identificados em pacientes expostos a longos períodos de uso de corticoide e doença pulmonar obstrutiva crônica (DPOC).

Surtos de influenza em hospitais têm sido relatados, porém as dificuldades no diagnóstico de patologias virais podem ser responsáveis por seu pouco diagnóstico (no contexto de pneumonia hospitalar em pacientes em VM é pouco provável sua participação). O vírus sincicial respiratório (VSR), também é envolvido em surtos de pneumonia, principalmente associado à VM, sendo identificado através de biópsia pulmonar em indivíduos sem patologias de base que levassem a grave imunodepressão, como Aids, leucemias ou terapia imunossupressiva.

■ TRATAMENTO

A terapêutica é frequentemente empírica das pneumonias hospitalares ou das PAVMs, principalmente nas pneumonias de início precoce (< 5 dias de internação), é baseada no diagnóstico clínico e radiológico dirigida para os micro-organismos mais comuns, embora, como já discutido, os dados clínicos e radiológicos apresentam baixa especificidade. Um regime terapêutico empírico para as pneumonias de início precoce deve considerar o importante papel do *Streptococcus pneumoniae, Haemophilus influenzae* e *Staphylococcus aureus*.

As culturas devem ser obtidas antes do início do tratamento com antimicrobianos. Coletar duas amostras de hemoculturas de sítios diferentes por punção com volume maior ou igual a 10 mL. O LBA ou aspirado traqueal quantitativo deve ser obtido sempre que possível.

O antimicrobiano deve ser administrado por via intravenosa, de largo espectro, o mais rápido possível após o diagnóstico. Utilizar dose máxima do antimicrobiano por kg/peso e respeitar as características farmacocinéticas e farmacodinâmicas da medicação em relação à diluição e ao tempo de administração. Durante todo o tratamento, principalmente nas primeiras 24 horas, reavaliar seu uso conforme o resultado da coloração de Gram, das culturas e da evolução clínica.

As principais opções no tratamento de pneumonias de início precoce estão apresentadas no Quadro 242.1.

Para as pneumonias de início tardio e as associadas à VM (> 4 dias de internação ou em VM) a terapêutica deve incluir a ação contra os micro-organismos mais frequentes da unidade de internação. Como já discutido, os principais agentes incluem: *Pseudomonas aeruginosa*, *Klebsiella pneumoniae* e *Acinetobacter baumannii*. *S. aureus*, agente frequente de pneumonias hospitalares em UTIs dos EUA, tem sido pouco identificado em UTIs brasileiras como agente etiológico de PAVMs.

Muitos autores introduziram os termos "escalonamento" e "descalonamento" na terapêutica de pneumonias hospitalares. Esses termos referem-se tanto à associação de antimicrobianos de amplo espectro no início da terapêutica quanto ao tempo de tratamento. O princípio é a utilização de amplos esquemas com a posterior interrupção de antimicrobianos com base na melhora clínica e nos resultados das culturas. Consideramos que esses termos geram muita confusão e induzem o clínico a utilizar associações de antimicrobianos frequentemente desnecessárias.

O tratamento das pneumonias deve ser construído de acordo com os fatores de risco e a gravidade do paciente, assim como o tempo de hospitalização, de VM e de uso prévio de antimicrobianos. O conhecimento da microbiota envolvida nas infecções hospitalares adquiridas na unidade é fundamental para avaliar a cobertura antimicrobiana empírica. Com base nestes dados, é possível introduzir um tratamento racional, com menos eventos adversos e menor indução de resistência. Considerar para efeito de tratamento com antimicrobianos de amplo espectro: pacientes internados há mais de 96 horas, submetidos a procedimentos invasivos, procedente de cuidados domiciliares, internações nos últimos três meses ou tratamento com antimicrobianos nos últimos 15 dias.

O Quadro 242.2 apresenta as principais opções no tratamento das pneumonias hospitalares de início tardio (> 4 dias de internação hospitalar).

O tempo de tratamento das pneumonias hospitalares tem sido reduzido em diversos estudos e não deve ultrapassar 10 dias. Nos pacientes com pneumonias causadas por gram-negativos, como *P. aeruginosa* ou *Acinetobacter* sp., o tempo de tratamento deve ser maior, entre 7 e 10 dias, dependendo da resposta clínica.

Os fatores de risco para PAAS podem ser agrupados em quatro categorias:

1 | fatores que aumentam a colonização da orofaringe e/ou estômago por micro-organismos (administração de agentes antimicrobianos, internação em UTI ou presença de doença pulmonar crônica de base);

QUADRO 242.1 ■ Principais micro-organismos isolados nas pneumonias de início precoce (< 5 dias de internação) e opções para o tratamento empírico em pacientes graves internados

MICRORGANISMOS	TRATAMENTO EMPÍRICO

■ *Streptococcus pneumoniae*
■ *Haemophilus influenzae*
■ *Staphylococcus aureus* sensível à oxacilina
■ Bacilos gram-negativos entéricos (raros nas pneumonias de início precoce)
  ■ *Escherichia coli*
  ■ *Klebsiella pneumoniae*
  ■ *Enterobacter* sp.
  ■ *Proteus* sp.
  ■ *Serratia marcescens*
	■ Ceftriaxona associado a macrolídeo (claritromicina ou azitromicina)
	ou
	■ Quinolonas[2]: levofloxacino ou moxifloxacina
	ou
	■ Amoxicilina-clavulanato associado a macrolídeo (claritromicina ou azitromicina)
	ou
	■ Ampicilina-sulbactam associado a macrolídeo (claritromicina ou azitromicina)

(1) Não utilizar ciprofloxacina pela baixa atividade contra pneumococos.
(2) Em pacientes com bronquiectasia, DPOC ou doença de base grave, avaliar a introdução de terapêutica com atividade para *P. aeruginosa* como cefepima.
(3) A associação de betalactâmico com macrolídeo tem melhor atividade que o betalactâmico isolado no tratamento de pneumonias graves por patógenos sensíveis a estes antimicrobianos.

DIAGNÓSTICO E TRATAMENTO

QUADRO 242.2 ■ Principais micro-organismos isolados nas pneumonias de início tardio (> 4 dias de internação hospitalar), pneumonias associadas à ventilação mecânica e opções para o tratamento empírico

MICRO-ORGANISMOS	TRATAMENTO EMPÍRICO
• Pseudomonas aeruginosa[3] • Klebsiella pneumoniae • Acinetobacter baumannii • Staphylococcus resistente à oxacilina[1]	• Cefalosporina com ação antipseudomonas (cefepima, preferível, ou ceftazidima)[2] ou carbapenêmico (imipenem ou meropenem) +/- • Quinolona com ação antipseudomonas (ciprofloxacino ou levofloxacino) e/ou aminoglicosídeo (amicacina, gentamicina ou tobramicina) e/ou • Polimixina B/colistina +/- • Vancomicina ou teicoplanina ou linezolida

[1]A cobertura para *S. aureus* resistente à oxacilina deve ser feita na presença de fatores de risco específicos (infecção relacionada a cateter, uso prévio de quinolonas, sepse) ou quando este agente tem alta prevalência na unidade.
[2]Dar preferência ao uso da cefepima no tratamento empírico, exceto se o serviço apresentar altas taxas de resistência a este antimicrobiano, além do cuidado em pacientes com IR devido ao potencial convulsivo da cefepima. Em muitas instituições brasileiras, carbapenens associado a polimixina B/colistina é a melhor opção terapêutica para as PAVMs devido à alta resistência dos patógenos a outros antimicrobianos. A piperacilina-tazobactam pode ser alternativa aos carbapenens, porém estudos mostram menor atividade da piperacilina-tazobactam contra *K. pneumoniae* produtoras de carbapenemases e betalactamases de espectro estendido, principalmente em pneumonias.
[3]A polimixina B ou polimixina E (colistina) representam alternativa no tratamento de infecções por micro-organismos multirresistentes, principalmente quando causadas por *Pseudomonas aeruginosa*, *Acinetobacter baumannii* e *Klebsiella pneumoniae* produtoras de carbapenemases. Muitas vezes, estes antibióticos são as únicas opções no tratamento de pneumonias hospitalares, devido à elevada resistência aos carbapenêmicos e quinolonas. Porém, sugerimos sempre o tratamento combinado em infecções graves principalmente por *K. pneumoniae* resistente a carbapenemases (carbapenem dose plena associado a polimixina B ou E com ou sem aminoglicosídeo ou tigeciclina).
[4]A cobertura para legionela deve ser feita quando esse agente tem prevalência significativa na unidade. Opções terapêuticas: azitromicina ou claritromicina ou quinolona (levofloxacina ou moxifloxacina).

2 | condições que favorecem aspiração na via aérea ou refluxo do TGI (intubação endotraqueal ou intubação subsequente; utilização de sonda nasogástrica; posição supina; coma; procedimentos cirúrgicos envolvendo cabeça, pescoço, tórax e abdome superior; imobilização devido a trauma ou outra doença);
3 | condições que requerem uso prolongado de VM com exposição potencial a dispositivos respiratórios e/ou contato com mãos contaminadas ou colonizadas, principalmente de profissionais da área da saúde;
4 | fatores do hospedeiro, como extremos de idade, desnutrição, condições de base graves, incluindo imunossupressão.

As principais medidas de prevenção das PAVMs são:
A | Manter os pacientes com a cabeceira elevada entre 30 e 45°.
B | Avaliar diariamente a sedação e diminuir sempre que possível.
C | Aspirar a secreção acima do balonete (aspiração subglótica).
D | Fazer higiene oral com antissépticos (preferencialmente a clorexidina, veículo oral).
E | Realizar a profilaxia da úlcera de estresse, prevenção de hemorragia digestiva alta (HDA).
F | Instituir profilaxia de trombose venosa profunda (TVP).

Essas medidas têm sido intensamente estudadas e compõem os chamados pacotes de prevenção das PAVMs (*Bundle*).

ATENÇÃO!

Além dessas medidas para a prevenção das PAVMs, devem ser considerados: educação da equipe de saúde; vigilância de PAVM e vigilância microbiológica; prevenção de fatores de risco associados ao tratamento e prevenção da transmissão de micro-organismos.

■ EDUCAÇÃO DA EQUIPE DE SAÚDE

Educar a equipe de saúde e envolvê-la na prevenção de infecção hospitalar de acordo como nível de responsabilidade do profissional. Alguns estudos observaram importante impacto de programas educacionais na redução de PAVM.

VIGILÂNCIA DE PAVM E VIGILÂNCIA MICROBIOLÓGICA

De acordo com o CDC[1], é fortemente recomendado realizar vigilância de PAVM em UTI, assim como calcular taxas de PAVM, dar um retorno destes índices para a equipe de saúde e, sobretudo, associar essas taxas com as medidas de prevenção pertinentes. Recomenda-se também utilizar as novas definições de PAAS do CDC.

Não se devem realizar culturas de vigilância rotineiras de pacientes, equipamentos e artigos.

PREVENÇÃO DE FATORES DE RISCO ASSOCIADOS AO TRATAMENTO

Intubação e ventilação mecânica

- O risco de desenvolvimento de PAVM associada ao uso de intubação endotraqueal e VM é de 6 a 21 vezes e deve ser evitado quando possível, dando-se preferência à ventilação não invasiva (VNI) com o objetivo de reduzir PAVM.
- Se a intubação endotraqueal for inevitável, evitar a reintubação em pacientes que tenham recebido VM.
- Uma outra estratégia preventiva é a redução do tempo de exposição à VM, implantando protocolos de sedação que facilitem o desmame (despertar diário).
- Dar preferência à intubação orotraqueal, em vez de intubação nasotraqueal, devido ao risco de desenvolvimento de sinusite nosocomial e a possibilidade de levar à PAVM; embora esta causalidade não esteja tão bem estabelecida.
- A manutenção da pressão do balonete do tubo traqueal maior ou igual a 20 cm H_2O deve ser considerada uma estratégia de prevenção para evitar que a secreção subglótica que se acumula acima deste desça para a árvore respiratória inferior.
- A adoção de tubo endotraqueal com lúmen dorsal acima do balonete para permitir drenagem por sucção contínua ou intermitente das secreções traqueais acumuladas na região subglótica pode ser implantado. Porém consideramos que são necessários mais estudos para que a indicação desta medida seja mais precisa, principalmente pelo alto custo do artigo.
- Em relação aos circuitos respiratórios, não estão recomendadas trocas periódicas durante o uso no mesmo paciente, pois não há evidência que esta estratégia reduza o risco de PAVM.

Trocadores de umidade e calor

- Até o momento não há evidência que comprove ou contraindique o uso de trocadores de unidade e calor (HME, do inglês *heat and moisture-exchanger*) com a intenção de prevenir PAVM.
- O CDC recomenda que uma vez instituído, não se proceda à troca do HME em um período inferior em 48 horas.
- A utilização de filtros bactericidas nos circuitos respiratórios não reduz a incidência de infecção pulmonar.

Aspiração de secreções respiratórias

- O uso de sistema e aspiração fechado multiuso ou aberto de uso único como estratégia e prevenção de PAVM não está bem esclarecido.
- O sistema de aspiração fechado apresenta vantagens práticas (menor dispersão de aerossóis, não abertura do sistema de ventilação invasiva em pacientes que necessitem de PEEP alto; menores alterações fisiológicas), embora não haja evidência definitiva que suporte tal conduta.
- Em relação à periodicidade de troca do sistema fechado de aspiração, não há uma recomendação formal baseada em evidência. Entretanto, se o sistema de aspiração for aberto, o cateter deve ser estéril e de uso único.
- Não há recomendação em termos de prevenção de PAVM em relação à escolha do uso de luvas estéreis ou não para realizar a aspiração endotraqueal.

Traqueostomia

- Quando houver indicação, a traqueostomia deve ser realizada em condições estéreis, preferencialmente em Centro Cirúrgico. O procedimento de troca do tubo traqueal deve ser realizado também com todo o cuidado para evitar a contaminação.
- A traqueostomia não deve ser indicada para redução da incidência de PAVM.

Cabeceira elevada

- É recomendado manter a cabeceira elevada (30-45º) com o objetivo de reduzir o risco de PAVM em pacientes com maior probabilidade de aspiração (VM e nutrição enteral), pois a posição supina em pacientes recebendo nutrição enteral é um fator de risco independente para pneumonia hospitalar.

Nutrição enteral

Na sua publicação, o CDC[1] refere-se ao posicionamento da sonda de alimentação enteral (gástrica ou pós-pilórica) como uma questão não resolvida em relação à prevenção de PAVM. A publicação do ATS/IDSA refere que não há nenhum estudo individual que mostre benefício do posicionamento pós-pilórico, embora haja uma metanálise que demonstrou redução significante na regurgitação gastresofágica e uma menor tendência à microaspiração.[2]

De acordo com o CDC, nenhuma recomendação pode ser feita em relação ao calibre da sonda (pequeno ou grosso calibre) e o modo de infusão da alimentação enteral, se contínua ou intermitente, e a associação destes fatores com prevenção de PAVM.

Profilaxia de úlcera de estresse

A profilaxia de úlcera de estresse deve ser indicada apenas para pacientes com alto risco de sangramento: úlcera gastroduodenal ativa sangrante, sangramento digestivo prévio, trauma craniencefálico (TCE), uso de VM, politrauma, coagulopatia, uso de corticosteroides.

Não há consenso na literatura sobre a indicação de bloqueadores de receptores H_2 ou sucralfato na redução da incidência de pneumonia.

O sucralfato por sua vez, tem sido associado com maior taxa de sangramento digestivo.

ESTRATÉGIAS QUE PODEM TER IMPACTO NA DIMINUIÇÃO DAS PAVMs

Terapia cinética (Trademarked)

O uso de leitos aptos para realizar movimentos rotatórios e vibratórios em torno de seu eixo longitudinal era considerado uma questão não resolvida no guia do CDC de 2003; no entanto, em 2007, Gooldhill anuncia em sua metanálise uma redução de 60% de incidência de PAVM (OR: 0,4; IC 95%: 0,27-0,58) em pacientes submetidos a esta intervenção.

a | Descontaminação seletiva do trato digestório (DSTD)

A "Cochrane" publicou em 2007 uma metanálise avaliando a eficácia da prevenção de PAVM com o uso de DSTD. Foram utilizadas várias estratégias em 36 estudos clínicos randomizados. Alguns estudos avaliaram o uso exclusivo de DSTD, com a administração de antibióticos, como polimixina e aminoglicosídeos por via enteral, e outros avaliaram esta estratégia aliada ao uso endovenoso de antibióticos profiláticos (como cefotaxima), encontrando redução estatisticamente significativa nas taxas de VAP.

b | Descontaminação oral com antissépticos

A compreensão de que a PAVM é propiciada pela aspiração do conteúdo da orofaringe amparou a lógica de se tentar erradicar a colonização bacteriana desta topografia com o objetivo de reduzir a sua ocorrência.

Uma metanálise do "Critical Care Medicine" avaliou a eficácia do uso de clorexidine oral na redução de aquisição de PAVM. Com sucesso, foi encontrada uma redução de 26% na ocorrência de PAVM, com OR= 0,74 e IC 95%: 0,56-0,96.

c | Antibióticos instilados ou aerossolizados pela cânula orotraqueal

Uma metanálise mostrou com marcada eficácia o benefício do uso de antibióticos instilados ou aerossolizados pela cânula orotraqueal na redução de aquisição de PAVM em pacientes submetidos à intubação orotraqueal. Estratégias como a aerossolização ou instilação de ceftazidima, aminoglicosídeos e polimixina por tempos variáveis (7 a 14 dias) evidenciaram uma redução estatisticamente significante na ocorrência de PAVM, sem impacto na mortalidade e com dados pouco explorados na promoção de resistência bacteriana.

d | Drenagem contínua de secreção subglótica

Outra estratégia na redução de PAVM amadurecida pelo tempo foi a drenagem contínua da secreção que se acumula logo acima do *cuff*, com cânulas confeccionadas com uma sonda adjacente conectada a um sistema de aspiração que permite a contínua drenagem da secreção que se acumula em torno do *cuff*. O benefício foi corroborado por uma metanálise de 2005, que evidenciou uma redução de risco de 60% para as PAVM de início precoce (OR: 0,38; IC 95%: 0,16-0,88).

PREVENÇÃO DA TRANSMISSÃO DE MICRO-ORGANISMOS

1 | Vacinar pacientes com alto risco para infecção pneumocócica (maiores de 60 anos, adultos com doença crônica cardiovascular e pulmonar, diabetes, alcoolismo, cirrose e imunodeprimidos). Estudos recentes têm avaliado vacinas para estafilococos, pseudomonas, entre outros, porém ainda não foram comercializadas.

2 | Prevenir infecção: diminuir o tempo de sedação e extubar precocemente.

3 | Tratar infecção, não a contaminação ou colonização. O paciente com cânula endotraqueal coloniza com frequência e é impossível esterilizar.

4 | Instituir precauções de contato em todos os pacientes com bactérias multirresistentes.

5 | Quebrar a cadeia de transmissão com práticas de higiene das mãos, utilização correta de dispositivos de aspiração e técnicas assistenciais seguras.

DIAGNÓSTICO E TRATAMENTO

REVISÃO

- As pneumonias associadas à assistência à saúde (pneumonias hospitalares) são a segunda infecção mais comum adquirida em hospitais nos Estados Unidos da América, sendo responsáveis por aproximadamente 15% de todas as infecções hospitalares (IH) e cerca de 30% das IH adquiridas em UTI.
- As pneumonias hospitalares podem ser classificadas em pneumonia adquirida no hospital, pneumonia associada à ventilação mecânica e pneumonia relacionada à assistência à saúde.
- Principalmente nas pneumonias de início precoce, a terapêutica é frequentemente empírica, sendo baseada no diagnóstico clínico e radiológico dirigida para os micro-organismos mais comuns.
- O tratamento das pneumonias deve ser construído de acordo com os fatores de risco e a gravidade do paciente, assim como o tempo de hospitalização, de ventilação mecânica e de uso prévio de antimicrobianos

■ REFERÊNCIAS

1. Centers for Disease Control and Prevention. CDC/NHSN Surveillance definition of healthcare-associated infection and criteria for specific types of infections in the acute care setting. CDC; 2017 [capturado em 19 maio 2017]. Disponível em: http://www.cdc.gov/nhsn/PDFs/pscManual/17pscNosInfDef_current.pdf.
2. Heyland DK, Drover JW, MacDonald S, Novak F, Lam M. Effect of postpyloric feeding on gastroesophageal regurgitation and pulmonary microaspiration: results of a randomized controlled trial. Crit Care Med. 2001;29(8):1495-1501.

■ LEITURAS SUGERIDAS

Agência Nacional de Vigilância Sanitária. Critérios diagnósticos de infecções relacionadas à assistência à saúde [Internet]. 2. ed. Brasília: Anvisa; 2017 [capturado em 19 maio 2017]. Disponível em: http://portal.anvisa.gov.br/documents/33852/271855/Crit%C3%A9rios+Diagn%C3%B3sticos+de+IRAS++2+Ed/b9cd1e23-427b-496f-b91a-bbdae23ece63

Cavalcante NJF, Sandeville ML, Medeiros EA. Incidence of and risk factors for nosocomial pneumonia in patients with tetanus. Clin Infect Dis. 2001;33(11):1842-6.

Klompas M, Magill S, Robicsek A, Strymish JM, Kleinman K, Evans RS, et al. Objective surveillance definitions for ventilator-associated pneumonia. Crit Care Med. 2012;40(12): 3154-61.

Medeiros EA, Grinberg G, Rosenthal VD, Bicudo Angelieri D, Buchner Ferreira I, Bauer Cechinel R, et al. Impact of the International Nosocomial Infection Control Consortium (INICC) multidimensional hand hygiene approach in 3 cities in Brazil. Am J Infect Control. 2015;43(1):10-5.

242.2 INFECÇÃO DA CORRENTE SANGUÍNEA

■ JULIANA OLIVEIRA DA SILVA

A utilização de cateteres venosos nos serviços que prestam assistência à saúde é uma prática hospitalar que, apesar de essencial para o tratamento do paciente hospitalizado para administração de soluções hidreletrolíticas, medicações endovenosas, alimentação parenteral ou monitorização hemodinâmica e outros fins, destaca-se também como uma importante fonte para a infecção da corrente sanguínea (ICS). A ICS merece destaque devido ao grande número de pacientes hospitalizados que fazem uso do cateter e cerca de 850.000 casos de ICS são registrados anualmente segundo dados americanos. Estima-se que as taxas de ICS podem variar de 0,2 a 20% e dependem de fatores como o sítio de inserção do cateter com maior risco de infecção em sítios de região femoral, em relação aos cateteres venosos centrais (CVCs) devido à colonização da região e dependem dos cuidados com o cateter inserido.

O momento da inserção do CVC merece atenção especial, e a contaminação do sítio de inserção desse dispositivo deve ser utilizada como indicador de qualidade da assistência prestada. A colonização da extremidade do CVC ocorre pela migração dos micro-organismos da pele, assim como pelo sítio de inserção, contaminando o lúmen do cateter.

ICS relacionada ao cateter (ICSRC) é representativa no ambiente hospitalar, devido ao alto custo relacionado, além da elevada taxa de mortalidade, que podem variar de 14 a 38%. A existência de um programa de controle específico para prevenção da ICS nos serviços de saúde mostra-se importante por reduzir a morbidade e mortalidade, além dos custos da hospitalização.

A ICS pode ser dividida em dois tipos, primária e secundária, na qual a infecção primária da corrente sanguínea (IPCS) na maioria das vezes está associada a um dispositivo intravascular central; e as secundárias são definidas com a hemocultura positiva ou sinais clínicos de sepse na presença de sinais de infecção em outro sítio. Para o diagnóstico efetivo de IPCS, as hemoculturas devem ser pareadas, ou seja, devem ser coletadas por veia periférica e do cateter no mesmo momento, para uma interpretação precisa do resultado laboratorial.

Intervenções são necessárias para a redução do risco de infecção associado aos cuidados de saúde, com ênfase na infecção da corrente sanguínea relacionada ao cateter venoso central (ICSRC), devido à alta incidência e com medidas preventivas instituídas.

■ EPIDEMIOLOGIA DAS INFECÇÕES DA CORRENTE SANGUÍNEA

Entre os patógenos mais frequentemente associados à ICSRC estão: *Staphylococcus* coagulase-negativa, *Staphylococcus aureus*, *Enterococcus* sp. e Candida. Vale ressaltar a importância das bactérias gram-negativas prevalecendo entre esses patógenos em nosso meio.

ATENÇÃO!

O *Staphylococcus* coagulase-negativa presente em hemoculturas pode estar relacionado e representar contaminação de coleta em algumas situações, o que enfatiza que a coleta adequada de sangue para cultura é uma medida fundamental a ser observada nos hospitais.

■ CONDUTA DIANTE DA INFECÇÃO DA CORRENTE SANGUÍNEA RELACIONADA A CATETER

Diante de suspeita de ICSRC, a conduta e o tratamento podem diferenciar-se de acordo com o tipo de cateter e a estabilidade clínica do paciente. Para cateteres não tunelizados, prefere-se a retirada do cateter, que se torna também parte da terapêutica. Pela dificuldade de acesso e manipulação do cateter tunelizado, é possível se considerar diagnóstico por meio de coleta de culturas através do cateter e de sangue periférico, caso o paciente não apresente instabilidade hemodinâmica ou sinais clínicos de embolização.

Infecções de sítio de inserção de cateter são tratadas com a retirada do cateter; a decisão por terapia sistêmica fica associada à presença de sinais clínicos e/ou laboratoriais de bacteremia. Na sua ausência, a retirada do cateter pode ser suficiente como terapia (Fluxograma 242.1).

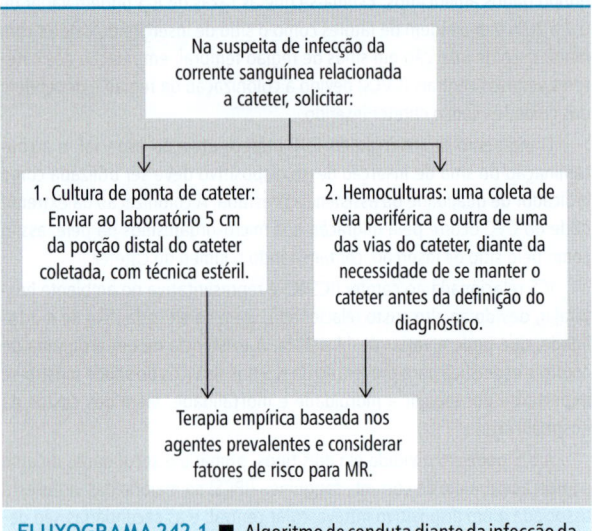

FLUXOGRAMA 242.1 ■ Algoritmo de conduta diante da infecção da corrente sanguínea relacionada a cateter.

■ TERAPIA EMPÍRICA

Para os pacientes com sinais ou suspeita clínica de ICSRC com instabilidade clínica (febre persistente, hipotensão, disfunção orgânica, aumento de lactato) e que necessitam terapia empírica, orienta-se a coleta de hemoculturas, e antes do resultado parcial da hemocultura, sugere-se terapia antimicrobiana empírica com cobertura para os principais patógenos relacionados citados. Hoje, com a elevada prevalência de patógenos multirresistentes (MR) relacionados à assistência à saúde, consideramos alguns fatores de risco para cobertura empírica desses agentes (Tabela 242.1).

TABELA 242.1 ■ Fatores de alto risco para patógenos multirresistentes

- ≥ 7 dias de internação em UTI com alta prevalência de agentes MR
- Uso prévio de antimicrobiano de amplo espectro (fluoroquinolonas/cefalosporinas 3ª/4ª geração, piperacilina-tazobactam/carbapenens) nos últimos 90 dias
- Institucionalizado
- Hemodiálise
- Infecção prévia por agente multirresistente ou estar em precaução de contato para MR

ATENÇÃO!

Uma vez coletada a hemocultura, ressalta-se que o resultado parcial do Gram (bacterioscópico) é de grande valia para adequação terapêutica.

■ ADEQUAÇÃO DA TERAPIA DE ACORDO COM CULTURAS

Após o resultado final da hemocultura, recomenda-se a adequação terapêutica baseada na cultura, preferencialmente com medicação única e de menor potencial de indução de resistência e por tempo sugerido (Tabela 242.2). Observa-se que o *Staphylococcus* coagulase-negativa apresenta elevada resistência à oxacilina, sendo causa comum da necessidade do uso de glicopeptídeos no paciente grave. Recomenda-se uso de terapia combinada para bacteremia apenas nas seguintes situações:

- ICSRC por *Enterococcus* sp.
- ICSRC por *Klebsiella pneumoniae* produtora de carbapenemase.

Não há dados suficientes que determinem a duração do tratamento de infecções relacionadas aos cateteres vasculares em pacientes com sepse (Tabela 242.2). Estes pacientes devem ser separados entre aqueles com infecções complicadas, isto é, trombose séptica, endocardite, osteomielite ou outros possíveis focos metastáticos, daqueles com bacteremia não complicada, nos quais não há evidência de tais complicações. Havendo resposta, após a terapia inicial, a maioria dos pacientes pode receber terapia entre 7 e 14 dias. Um curso maior de terapia antimicrobiana pode ser necessário se ocorrer bacteremia ou fungemia persistente mesmo após a retirada do cateter, ou se houver diagnóstico de alguma das complicações já citadas.

ATENÇÃO!

A terapia em selo deve ser considerada após avaliação de grupos de especialistas.

ATENÇÃO!

Ressaltamos a importância da retirada do cateter o mais breve possível, para minimizar o risco de infecção. Assim que o cateter se tornar desnecessário, deve ser retirado, não sendo necessário o envio para cultura, a menos que haja sintoma ou sinal de infecção.

REVISÃO

- Infecções relacionadas ao uso de cateteres vasculares são as principais causas de bacteremia hospitalar.
- Entre os agentes mais frequentes isolados estão as bactérias gram-positivas. Vale ressaltar a importância das bactérias gram-negativas, prevalecendo entre esses patógenos em nosso meio.
- As infecções causadas por *Staphylococcus* coagulase-negativa necessitam de tratamento antimicrobiano por apenas 7 dias, e pacientes com infecções complicadas ou por outros agentes devem ter seu tempo de tratamento individualizado.

■ LEITURAS SUGERIDAS

Agência Nacional de Vigilância Sanitária. Critérios nacionais de infecções relacionadas à assistência à saúde. Brasília: Anvisa; 2009.

Agência Nacional de Vigilância Sanitária. Infecção de corrente sanguínea: orientações para prevenção de infecção primária de corrente sanguínea [Internet]. Brasília: Anvisa; 2010 [capturado em 12 fev. 2017]. Disponível em: http://adcon.rn.gov.br/ACERVO/Suvisa/doc/DOC000000000034032.PDF.

Brachine JDP, Peterline MAS, Pedreira MLG. Método Bundle na redução de infecção de corrente sanguínea relacionada a cateteres centrais: revisão integrativa. Rev Gaúcha Enferm. 2012;33(4):200-10.

Dallé J, Kuplich NM, Santos RP, Silveira DT. Infecção relacionada a cateter venoso central após a implantação de um conjunto de medidas preventivas (Bundles) em centro de Terapia Intensiva. Rev HCPA. 2012;32(1):10-7.

Grothe C, da Silva Belasco AG, de Cássia Bittencourt AR, Vianna LA, de Castro Cintra Sesso R, et al. Incidence of bloodstream infection among patients

DIAGNÓSTICO E TRATAMENTO

TABELA 242.2 ■ Tempo de tratamento com base no agente isolado

AGENTE INFECCIOSO	CATETER NÃO TUNELIZADO	CATETER TUNELIZADO	
		REMOVER	MANTER
Staphylococcus coagulase-negativa	5 a 7 dias se o cateter for removido		10 a 14 dias se o cateter foi mantido e optado por associar terapia em selo, que deve durar 10 a 14 dias
Staphylococcus aureus	Remover o cateter e tratar por pelo menos 14 dias	Remover o cateter e tratar pelo menos 14 dias, caso o paciente não tenha nenhum sinal de embolização e tenha apresentado melhora clínica com até 72 horas	
Enterococcus sp.	Remover o cateter e tratar por 7 a 14 dias	7 a 14 dias se o cateter for removido	7 a 14 dias se o cateter for mantido e optado por associar terapia em selo, que deve durar 7 a 14 dias
Bacilos gram-negativos	Remover o cateter e tratar por 7 a 14 dias	Preferencialmente remova o cateter e tratar por 7 a 14 dias	10 a 14 dias se o cateter for mantido e optado por associar terapia em selo, que deve durar 10 a 14 dias
Cândida	Remover o cateter e tratar por 14 dias após uma hemocultura negativa.	Remover o cateter e tratar por 14 dias após uma hemocultura negativa	
Sinais de embolização, trombose séptica, endocardite	Remover o cateter e tratar por 4 a 6 semanas. Considerar 6 semanas se ocorrer osteomielite	Remover o cateter e tratar por 4 a 6 semanas. Considerar 6 semanas se ocorrer osteomielite	

on hemodialysis by central venous catheter. Rev Lat Am Enfermagem. 2010;18(1):73-80.

Lorente L, Jimenez A, Santana M, Iribarren JL, Jimenez JJ, Martin MM, et al. Microorganisms responsible for intravascular catheter-related bloodstream infection according to the catheter site. Crit Care Med. 2007;35(10):2424-7.

Marra AR, Camargo LF, Pignatari AC, Sukiennik T, Behar PR, Medeiros EA, et al. Nosocomial bloodstream infection Brazilian hospitals: analysis of 2,563 cases from a prospective nationwide surveillance study. J Clin Microbiol. 2011;49(5):1866-71.

Marschall J, Mermel LA, Classen D, Arias KM, Podgorny K, Anderson DJ, et al. Strategies to prevent central line-associated bloodstream infections in acute care hospitals. Infect Control Hosp Epidemiol. 2008;29 Suppl 1:S22-30.

Mermel LA, Allon M, Bouza E, Craven DE, Flynn P, O'Grady NP, et al. Clinical practice guidelines for the diagnosis and management of intravascular catheter-related infection: 2009 Update by the Infectious Diseases Society of America. Clin Infect Dis. 2009;49(1):1-45.

Rosenthal VD, Maki DG, Jamulitrat S, Medeiros EA, Todi SK, Gomez DY, et al. International Nosocomial Infection Control Consortium (INICC) report, data summary for 2003-2008, issued June 2009. Am J Infect Control. 2010;38(2):95-104.

242.3 INFECÇÃO DO TRATO URINÁRIO

■ MICHEL LAKS

A infecção do trato urinário (ITU) relacionada a assistência à saúde é uma das infecções relacionadas a assistência à saúde (IrAS) mais frequentes no mundo (quarta causa mais comum) e está em 70 a 80% dos casos, relacionada à cateterização frequente ou recente da via urinária, que se caracteriza como o principal fator de risco. Apresenta ainda importância em pacientes graves, sendo a causa mais frequente de IrAS em adultos internados em unidades de terapia intensiva (UTI), e a segunda mais frequente em UTI pediátrica (UTIP).

Dados de 2010 do National Healthcare Safety Network (NHSN), programa do Centers for Disease Control and Prevention (CDC) apontam uma razão de utilização de sondagem vesical de demora (SVD) de 50 a 82% em pacientes adultos em UTI, com uma densidade de incidência de 1,3 a 4,7 ITU relacionadas à SVD por 1.000 cateteres vesicais-dia.

Neste capítulo, serão abordados os principais aspectos de diagnóstico, tratamento e prevenção das ITU relacionadas à SVD.

■ QUADRO CLÍNICO

As manifestações clássicas de ITU em adultos sem uso de SVD incluem disúria, ardor e irritação da mucosa uretral, urgência miccional, alterações na frequência e volume miccional (por exemplo, polaciúria), piúria ou urina turva, odor fétido, desconforto ou dor pélvica e/ou supra-púbica, e hematúria, sendo estes sintomas sugestivos de ITU baixo, como cistite ou uretrite. Quando, a esses sintomas, se associam febre (> 38,0 ºC), calafrios e dor abdominal (principalmente em regiões de flancos) ou lombar, deve-se considerar a hipótese de uma ITU alta, como pielonefrite. A presença de sintomas de acometimento sistêmico, como bacteremia, alteração do nível de consciência e dor abdominal importante em outras regiões além de flanco, sugerem a presença de sepse de foco urinário.

Extremos de idade podem evoluir com quadros pouco sintomáticos ou com sintomas atípicos. Crianças, dependendo da faixa etária, podem apresentar sintomas inespecíficos (febre, vômitos, desenvolvimento não usual); idosos, por sua vez, tendem a apresentar quadros pouco sintomáticos, sem febre, e que às vezes simulam outras condições clínicas, urológicas ou ginecológicas não infecciosas frequentes nesta faixa etária (alteração do nível cognitivo, alterações na frequência e no volume urinário).

Em pacientes com SVD, os sintomas de infecção urinária baixa muitas vezes não estão presentes; entretanto, a presença de febre e dor abdominal (sobretudo em flancos) ou lombar é comum, embora deva-se considerar que a simples presença da SVD pode causar estes sintomas, o que torna o diagnóstico clínico mais complicado. Nestes pacientes, convém garantir o tratamento ou, ao menos, tentar realizar o diagnóstico com exames complementares caso haja episódio novo de febre ou piora de febre, alteração de nível de consciência, desconforto pélvico, dor no ângulo costovertebral ou em flancos, e piora de sintomas existentes, como incontinência. Em pacientes com lesão medular, o diagnóstico clínico pode mostrar-se ainda mais desafiador, devendo-se considerar queixas como sensação de incômodo na região, espasticidade aumentada e disreflexia autonômica.

ATENÇÃO!
A presença de piúria em pacientes com SVD é comum e não deve ser considerada como sinônimo de tratamento imediato.

■ DIAGNÓSTICO
O diagnóstico clínico de ITU relacionada à SVD deve ser considerado em pacientes que referem quadro clínico compatível com ITU, são portadores de SVD (ou apresentaram SVD recentemente, com retirada a menos de 2 dias) e apresentam bacteriúria. Entretanto, alguns aspectos do quadro clínico (disúria, piúria, odor fétido, por exemplo) e bacteriúria são achados pouco específicos quando existe a presença do dispositivo invasivo, que, por si só, pode causar as características citadas, sem que haja infecção. Por este motivo, a decisão de tratamento pelo médico deve ser cuidadosa e definirá se o tratamento é ou não necessário.

Para fins epidemiológicos, utilizam-se critérios mais definidos para diagnosticar-se uma ITU relacionada à SVD, que podem ser norteadores na conduta clínica também; costuma-se considerar os seguintes critérios:
- Presença de um dos sintomas: febre (> 38,0 °C), desconforto supra-púbico, dor ou desconforto no ângulo costovertebral, urgência miccional, alterações na frequência urinária, disúria

E
- Cultura de urina obtida assepticamente com até duas espécies de bactérias, sendo pelo menos uma apresentando contagem ≥ 10^5 UFC/mL.

A análise de amostra de urina coletada com técnica asséptica e a realização de bacterioscopia e cultura da amostra com crescimento bacteriano são os exames complementares mais utilizados para o diagnóstico.

A análise da urina pode mostrar leucócitos aumentados, que podem indicar infecção. Entretanto, diferentemente de pacientes sem uso de SVD, a análise do sedimento urinário com leucócitos em quantidade > 10/mm³ pode ocorrer mesmo sem infecção, e portanto a análise deve ser cuidadosa. Glóbulos vermelhos podem estar presentes, mas este achado também ocorre em outras doenças não infecciosas, como nefrolitíase e tumores do trato urinário. Proteinúria é usual e pouco específica. A ocorrência de nitrito positivo pode ajudar a definir a presença de infecção.

ATENÇÃO!
É muito comum o achado de leveduras ou pseudo-hifas em cultura, porém na maior parte das vezes representa apenas colonização da SVD, devendo ser analisada com cuidado.

Não se recomenda coletas de culturas "de controle de tratamento", uma vez que pacientes em uso de SVD com frequência apresentam colonização por bactérias e não necessariamente permanecem infectados.

■ TRATAMENTO
O objetivo do tratamento é a eliminação das bactérias do trato urinário e a melhora clínica do paciente. Os agentes mais comuns incluem *Escherichia coli*, diversas espécies de enterococos, *Pseudomonas aeruginosa*, diversas espécies de *Candida* sp., *Klebsiella pneumoniae* e *Enterobacter cloacae*; estes micro-organismos devem ser considerados para fundamentar a escolha do antimicrobiano.

Além do tratamento antimicrobiano, há ainda outras medidas possíveis, como hidratação, acidificação da urina (evitar dieta com leite, sucos de fruta – exceto suco de cranberry – e alimentos com bicarbonato de sódio) e analgésicos (entre eles, o cloridrato de fenazopiridina tem pouca utilidade, pois a disúria geralmente responde rápido ao tratamento antimicrobiano. Entretanto, pode ser útil em determinados pacientes com disúria sem infecção. Em casos em que a disúria ou a dor abdominal é severa, recomenda-se analgésico sistêmico).

O Fluxograma 242.2 apresenta uma sugestão de conduta no caso de suspeita de ITU relacionada à SVD, e o Quadro 242.3 apresenta as principais opções de tratamento antimicrobiano.

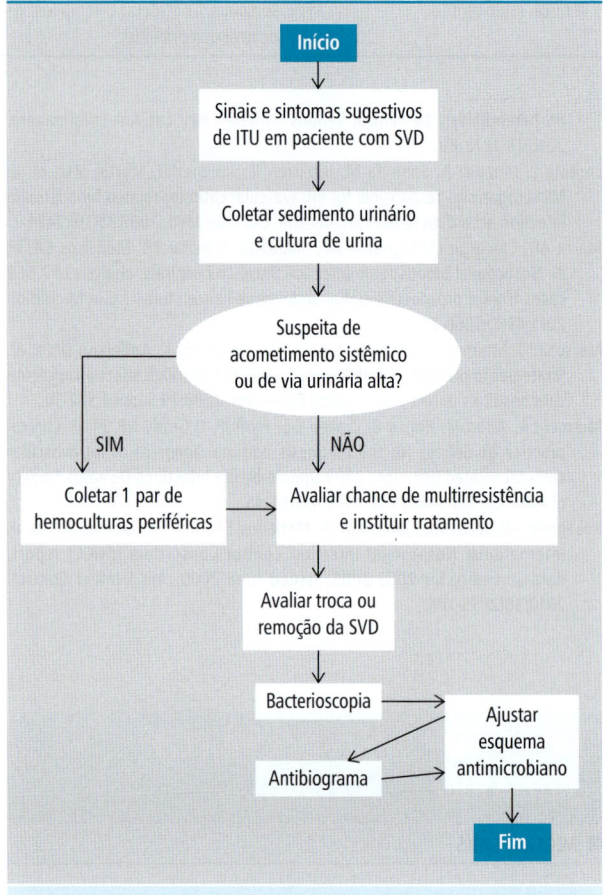

FLUXOGRAMA 242.2 ■ Abordagem e tratamento de pacientes com SVD e provável ITU.

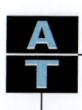

DIAGNÓSTICO E TRATAMENTO

QUADRO 242.3 ■ Tratamento de ITU relacionada à SVD em adulto

CLASSE	ANTIMICROBIANO	POSOLOGIA
Quinolonas	Levofloxacina	500 mg 1x/dia por via oral ou endovenosa
	Ciprofloxacina	500 mg de 12/12 h por via oral ou 400 mg de 12/12 h por via endovenosa
Cefalosporinas	Ceftriaxona	1 g de 12/12 h por via endovenosa ou intramuscular
	Cefepima	2 g de 12/12 h por via endovenosa
Penicilinas	Ampicilina	1 g de 6/6 h por via endovenosa ou via oral
Penicilinas com inibidores de betalactamase	Piperacilina-tazobactam	4,5 g de 6/6 h por via endovenosa
	Ampicilina-Sulbactam	3 g de 6/6 h por via endovenosa
Aminoglicosídeos	Gentamicina	5 a 7 mg/kg 1x/dia por via endovenosa
	Amicacina	15 mg/kg 1x/dia por via endovenosa
Carbapenêmicos	Meropenem	1 g de 8/8 h por via endovenosa
	Imipenem-cilastatina	500 mg de 6/6 h por via endovenosa
	Ertapenem	1 g 1x/dia por via endovenosa
Polimixinas	Polimixina B	25.000 UI/kg/dia divididas em 2 tomadas por via endovenosa
	Colistina (Polimixina E)	2,5 a 5 mg/kg/dia de colistina base divididos em 3 tomadas por via endovenosa ou 3.000.000 UI de colistimetato de 8/8 h por via endovenosa
Oxazolidinonas	Linezolida	600 mg de 12/12 h por via oral ou endovenosa
Glicopeptídeos	Vancomicina	Dose de ataque de 20-30 mg/kg e então 15-20 mg/kg de 12/12 h por via endovenosa (em infecções graves, até 25 mg/kg)
	Teicoplanina	Dose de ataque de 6 mg/kg/dia dividido em 2 tomadas por via endovenosa e então 6 mg/kg/dia 1x/dia por via endovenosa ou intramuscular
Derivados do ácido fosfônico	Fosfomicina	3 g em dose única por via oral (OBS: no Brasil, está disponível apenas a formulação via oral; a dose descrita destina-se a tratar ITU leves por agentes sensíveis e é diferente da posologia indicada para tratar ITU por bactérias produtoras de carbapenemase; nesses casos, recomenda-se a dose de 9 g de 8/8 h por via endovenosa)
Glicilciclinas	Tigeciclina	Dose de ataque de 100 mg e então 50 mg de 12/12 h por via endovenosa
Característica	**Tratamento**	**Duração**
ITU leve (em geral, sem febre nem comprometimento sistêmico ou de via urinária alta)	1ª escolha: Levofloxacina, Ciprofloxacina, Ceftriaxona ou Aminoglicosídeo 2ª escolha: Ampicilina-sulbactam	5 a 7 dias
ITU grave (em geral, febre e comprometimento sistêmico ou de via urinária alta)	Piperacilina-tazobactam ou Cefepima	10-14d
Risco para bactérias multirresistentes Uso de dispositivos invasivos por mais de 7 dias; uso de antimicrobiano de amplo espectro por mais de 7 dias nos últimos 3 meses; cultura prévia com bactéria multirresistente Ertapenem pode ser utilizado desde que não haja suspeita de infecção por *Pseudomonas aeruginosa* ou *Acinetobacter baumannii*, que apresentam resistência intrínseca	1ª escolha: Meropenem 2ª escolha: Imipenem Ertapenem (vide observação ao lado) Na suspeita de bactéria produtora de carbapenemase ou se uso de carbapenêmicos no último mês: Polimixina B ± Aminoglicosídeo ± Carbapenêmico ± Fosfomicina ± Tigeciclina (recomenda-se esquema combinado com no mínimo 3 dos antimicrobianos anteriores geralmente se guiando pela cultura e com o auxílio de um infectologista)	

ATUALIZAÇÃO TERAPÊUTICA

	Na suspeita de *Enterococcus* sp. sensível à ampicilina: Ampicilina
	Na suspeita de *Enterococcus* sp. resistente à vancomicina: Linezolida
	Na suspeita de gram-positivos (exceto *Enterococcus* sp.): Vancomicina ou Teicoplanina

ITU RELACIONADA À SVD ENVOLVENDO FUNGOS

Característica	Tratamento	Posologia
Candidúria assintomática	Não tratar	
ITU por *Candida* sp. sensível ao fluconazol	Fluconazol	200 mg 1x/dia por via endovenosa ou oral, por 7-14 dias
ITU por *Candida* sp. com sensibilidade intermediária a fluconazol (reportado como DDS)	1ª escolha: Fluconazol	200 mg de 12/12 h por via endovenosa ou oral, por 7-14 dias
	2ª escolha: Anfotericina B deoxicolato	0,5 mg/kg 1x/dia por via endovenosa por 7 dias
ITU por *Candida* sp. resistente a fluconazol	Anfotericina B deoxicolato	0,5 mg/kg 1x/dia por via endovenosa por 7 dias

ATENÇÃO!

Outros azólicos (itraconazol, voriconazol), anfotericinas de formulação lipídica (lipossomal ou complexo lipídico) e equinocandinas não atingem níveis urinários suficientes para tratamento, não sendo indicados para ITU.

BACTERIÚRIA ASSINTOMÁTICA

A bacteriúria assintomática relacionada à SVD é frequentemente identificada em exames de rastreamento, e por definição não é acompanhada de sinais ou sintomas de ITU. A bacteriúria assintomática à SVD não deve ser rastreada ou tratada, exceto nas situações descritas a seguir:
- Em pacientes que realizarão ressecção transuretral de próstata ou outro procedimento urológico que envolva risco de sangramento de mucosa urogenital.
- Bacteriúria em mulheres, que persiste após 48 horas da remoção da SVD.
- Gestantes.

Não se recomenda o tratamento de bacteriúria assintomática em outras situações, exceto para pacientes submetidos a transplante de órgão sólido ou de células-tronco hematopoéticas, situação em que não existem dados científicos suficientes para recomendar ou não o tratamento da bacteriúria assintomática. Nestes casos, o médico deve avaliar o paciente e individualizar a decisão acerca do tratamento, especialmente nos casos de imunossupressão grave.

■ PREVENÇÃO

Dado que a presença de SVD é o principal fator de risco para ITU, as medidas de prevenção abordam sobretudo os cuidados no manuseio da SVD. De forma didática, as medidas de prevenção estão divididas em medidas estruturais, indicações de SVD, cuidados na inserção da SVD, cuidados no manuseio da SVD e outras medidas. O Quadro 242.4 apresenta as principais ações de prevenção.

Além destas medidas, há ainda algumas para as quais o benefício não é certo, pairando dúvida sobre o assunto. São elas:
- Separar fisicamente (colocar em unidades diferentes, ou na mesma unidade com uma separação física) pacientes com ITU relacionada à SVD de pacientes em uso de SVD que não estão infectados.

QUADRO 242.4 ■ Medidas de prevenção da ITU relacionada à SVD

MEDIDAS ESTRUTURAIS

Instituição deve desenvolver, manter e divulgar protocolos para: indicações de uso de SVD; inserção de SVD; cuidados de manutenção da SVD; estratégias de descontinuação; indicações de substituição por dispositivos menos invasivos ou com menor risco de ITU; e manejo da retenção urinária pós-operatória (incluindo cateterismo intermitente pelo enfermeiro e uso de *scanners* ultrassônicos de bexiga). Além disso, deve educar os seus profissionais e medir a aderência aos protocolos periodicamente.

Documentar a indicação médica de passagem de SVD.

Registrar em prontuário: indicações para inserção de SVD; nomes envolvidos na inserção; documentação da enfermagem sobre a passagem, a presença diária do dispositivo e os cuidados de manutenção; data e hora da retirada; a cada dia, critérios para retirada ou justificativas para manutenção.

Recomenda-se que a instituição disponha de enfermagem ou sistema eletrônico que avise ao médico sobre a descontinuidade da SVD.

Recomenda-se a utilização do *stop* automático para uso de SVD.

Pacotes de medidas (*bundles*) padronizados com as principais ações, checados diariamente pela equipe assistente.

A instituição deve disponibilizar número de profissionais suficiente e recursos tecnológicos adequados para a vigilância do uso de SVD e para o manuseio dos resultados relacionados.

Identificar grupos de pacientes ou unidades de alto risco para ITU relacionada à SVD e garantir a vigilância, usando critérios padronizados (do NHSN, por exemplo) para definir ITU relacionada à SVD (numerador do cálculo da taxa), cateteres-dia e pacientes-dia (denominador do cálculo da taxa) e taxas de infecção.

Providenciar *feedback* das taxas para equipe assistente, sobretudo enfermeiros e médicos.

INDICAÇÕES DE SVD

Indicações do uso de SVD:
01 | Monitoração do débito urinário.
02 | Pacientes com retenção urinária aguda, ou obstrução urinária.
03 | Pacientes com problemas neurológicos, como lesões medulares ou bexiga neurogênica.
04 | Pacientes com déficits cognitivos ou deficiência física crônicos, que justifiquem o emprego do cateter.
05 | Pacientes incontinentes e com escaras sacrais e/ou perineais.
06 | Pacientes que necessitam de imobilização prolongada.
07 | Pacientes em que há previsão de uso de grande quantidade de líquidos endovenosos ou de diuréticos durante cirurgias.
08 | Pacientes no perioperatório de cirurgias urológicas ou cirurgias em estruturas contíguas ao trato geniturinário, de longa duração.
09 | Como medida de conforto (exclusivamente) em pacientes sob cuidados paliativos.

Outros métodos de drenagem vesical devem sempre ser considerados, como cateterização suprapúbica, cateterização intermitente ou uso de coletores externos (*condons*, como o Uripen®).

Utilizar *scanners* ultrassônicos de bexiga sempre que possível para determinar se SVD pós-operatória é necessária.

CUIDADOS NA INSERÇÃO DA SVD

Apenas pessoal treinado na técnica correta de inserção asséptica da SVD e sua manutenção deverá manuseá-la. O treinamento deve ser renovado periodicamente.

Suprimentos para a técnica asséptica devem estar disponíveis e acessíveis.

Utilizar a SVD de menor calibre possível que possibilite um bom fluxo, para diminuir o trauma uretral.

Utilizar técnica asséptica e equipamento estéril.

A técnica asséptica inclui:
01 | Higienização das mãos com água e sabão.
02 | Higiene da região perineal com água e sabão usando luva de procedimento.
03 | Realizar degermação das mãos com clorexidina 0,02% aquosa e calçar luvas estéreis; utilizar materiais estéreis.
04 | Degermação da região genital com clorexidina 0,02% aquosa (em indivíduos do sexo feminino, no sentido ântero-posterior; em indivíduos do sexo masculino, no sentido da glande para a base do pênis).
05 | Limpeza do meato com solução antisséptica estéril.

Usar lubrificante (vaselina ou pasta de lidocaína) estéril de uso único para a inserção da SVD.

Ao introduzir-se a SVD, o sistema coletor já deve estar conectado.

Fixar o cateter apropriadamente após a inserção, sem que encoste no chão ou em outra superfície contaminada (incluindo o coletor); também se deve evitar o contato de sapatos e membros inferiores com o coletor.

CUIDADOS NO MANUSEIO DA SVD

Sempre higienizar as mãos imediatamente antes e após a manipulação do aparato envolvendo cateter e coletor urinário.

Utilizar sistema de drenagem fechado com conexão na extremidade distal para seringa aspirar urina (caso seja necessário). Não utilizar fitas na junção entre cateter e coletor.

Estabelecer estratégias que minimizem a abertura do sistema.

Esvaziar o coletor através do dispositivo de drenagem quando atingir 2/3 de sua capacidade ou quando necessário; evitar contaminações, utilizar recipiente próprio e individual, sem contato com o solo. Após cada drenagem, higienizar o coletor com álcool 70%.

Assegurar boa fixação da SVD, que evite movimentação ou tração uretral.

Manter boa higiene na interface cateter-uretra, que pode ser realizada com água e sabão.

Evitar obstruções ao fluxo, evitando dobras na SVD e no saco coletor.

Manter o coletor sempre abaixo do nível da bexiga. Quando necessário, elevar o coletor, utilizar pinça para evitar refluxo.

Irrigação e manipulações excessivas da SVD deverão ser evitadas.

Troca de SVD:
01 | Deve ser realizada sempre com técnica asséptica, em situações de infecção suspeita ou confirmada, desconexão com abertura do sistema, vazamento, quebra das técnicas assépticas no cuidado (contaminações) e obstrução, apenas.
02 | Outras situações devem ser individualizadas em decisões médicas.
03 | Não utilizar profilaxia antimicrobiana após a troca.
04 | Não utilizar periodicidade previamente estabelecida para troca.

Retirada de SVD:
01 | Quando a cateterização se fizer desnecessária, o cateter deverá ser retirado o mais precocemente possível.
02 | Não utilizar profilaxia antimicrobiana após a retirada.

OUTRAS MEDIDAS

Produtos derivados de cranberry não são indicados para prevenir ITU em pacientes com bexiga neurogênica em uso de sondagem intermitente ou SVD; não há dados suficientes para pacientes em outras situações.

A adição rotineira de antissépticos ou antimicrobianos ao coletor não é indicada.

Coleta de amostras de urina para exames (sempre com técnica asséptica):
01 | Pequenos volumes deverão ser coletados com seringa (e sem agulha) estéril na conexão própria para este fim, após desinfecção com álcool 70%.
02 | Grandes volumes deveram ser coletados do saco coletor pelo dispositivo de drenagem.

- Utilização de solução asséptica ou de solução salina na limpeza do meato antes da inserção: não há comprovação de superioridade de uma solução em relação à outra.
- Uso de antissépticos urinários, como medicamentos contendo metenamina.
- Uso de cateteres urinários com válvulas.
- Profilaxia antimicrobiana após remoção da SVD.

REVISÃO

- A ITU relacionada à SVD é uma das IrAS mais relevantes.
- O diagnóstico é feito pela presença de quadro clínico em paciente em uso de SVD, associado a exames de sedimento urinário com achados sugestivos de infecção. A cultura de urina identifica a bactéria causadora da infecção.
- O achado de fungos nos exames complementares deve ser analisado com cuidado, pois frequentemente está associado à colonização.
- O tratamento deve ser instituído sem demora, e ajustado conforme a identificação da bactéria.
- Não se deve rastrear ou tratar bacteriúria assintomática relacionada à SVD, exceto quando há indicação precisa.
- As medidas de prevenção constituem importantes ações para evitar a ITU relacionada à SVD e devem ser seguidas rigorosamente pelos profissionais que assistem pacientes em uso de SVD.

LEITURAS SUGERIDAS

Associação Paulista de Estudos e Controle de Infecção Hospitalar. Prevenção de infecção do trato urinário hospitalar. São Paulo: Monografias da APECIH; 2000.

Bennett JE, Dolin R, Blaser MJ, editors. Nosocomial urinary tract infections. In: Mandell, Douglas, and Bennett´s principles and practice of infectious diseases. 8th ed. Philadelphia: Elsevier Saunders; 2015. p. 3334 -3346.

Bennett JE, Dolin R, Blaser MJ, editors. Urinary tract infections. In: Mandell, Douglas, and Bennett´s principles and practice of infectious diseases. 8th ed. Philadelphia: Elsevier Saunders; 2015. p. 886 -913.

Lo E, Nicolle LE, Coffin SE, Gould C, Maragakis LL, Meddings J, et al. Strategies to prevent catheter-associated urinary tract infections in acute care hospitals: 2014 update. Infect Control Hosp Epidemiol. 2014;35 Suppl 2:S32-47.

242.4 INFECÇÃO DO SÍTIO CIRÚRGICO E PROFILAXIA CIRÚRGICA

■ GUILHERME HENRIQUE CAMPOS FURTADO
■ RAFAEL TRINDADE

A infecção do sítio cirúrgico (ISC) é aquela que ocorre na incisão cirúrgica ou em tecidos manipulados durante a operação, sendo classificada, para fins de vigilância epidemiológica, em três tipos: incisional superficial (pele e tecido celular subcutâneo), incisional profunda (fáscia e/ou planos musculares) e de órgão ou espaço (qualquer parte do corpo aberta ou manipulada durante o procedimento, excluindo-se incisão em pele/tecido celular subcutâneo, fáscia ou planos musculares). As ISC são diagnosticadas em até 30 dias ou três meses, dependendo do tipo de procedimento realizado.

Trata-se de um problema importante e uma das mais frequentes e onerosas infecções relacionadas à assistência à saúde, especialmente nos países de menor renda, onde já é classificada como a mais frequente destas infecções, segundo a Organização Mundial de Saúde (OMS).[1]

A ISC permanece como uma causa substancial de morbidade, hospitalização prolongada e morte. Por isso, faz-se necessário o conhecimento e a aplicação de medidas para redução da incidência dessa patologia.

A seguir, serão apresentadas as recomendações de acordo com o momento em que devem ser aplicadas.

■ PRÉ-OPERATÓRIO

- Internar o paciente o menor tempo possível antes do início da cirurgia e tratar possíveis infecções ativas antes dos procedimentos eletivos.
- Orientar a cessação do tabagismo no prazo de 30 dias antes da cirurgia, perda de peso e controlar a glicemia de todos os pacientes, mesmo os não diabéticos. Nos pacientes diabéticos, reduzir a hemoglobina glicosilada a menos de 7%, quando possível.
- Realizar tricotomia apenas quando estritamente necessária. Caso a depilação seja feita, realizar fora do ambiente cirúrgico, com o menor tempo possível antes da incisão e não utilizar lâmina de barbear. Dar preferência ao aparelho elétrico de tricotomia (*clipper*) ou, alternativamente, agentes depilatórios.
- Dar banho pré-operatório em todos os pacientes tanto com água e sabão simples quanto com uso de antimicrobiano (p. ex., clorexidina).

■ INTRAOPERATÓRIO

- Evitar muitas pessoas na sala cirúrgica e manter a porta fechada. Fazer manutenção dos filtros dos equipamentos de ar-condicionado periodicamente. A troca de ar na sala deve ser realizada, no mínimo, 15 vezes por hora.
- Paramentar a equipe cirúrgica com gorro, máscara e avental estéril. O uso de protetor ocular está indicado contra respingos na mucosa ocular. A máscara deve cobrir a boca e o nariz para evitar que gotículas emitidas pela equipe contaminem o campo operatório.
- Escovar as mãos e antebraços com solução antisséptica degermante (PVPI ou clorexidina) ou água e sabão antimicrobiano durante dois a cinco minutos para a maioria dos procedimentos. Não utilizar adornos, como pulseiras, relógios, anéis e unhas artificiais. Não utilizar "luva química" ou qualquer outra solução após a antissepsia, tendo em vista a perda de eficácia do antisséptico.
- Usar luvas estéreis durante o ato cirúrgico, trocando-as quando perfuradas.
- Preparar o campo operatório com o uso de solução antisséptica alcoólica de clorexidina. Esta parece ser superior aos outros antissépticos na prevenção de infecção do sítio cirúrgico. Considerar a utilização prévia de solução degermante de clorexidina (que tem sabão como veículo), a fim de remover a sujidade grosseira.
- Manter normotermia (temperatura ≥ 35,5°c) durante o período perioperatório. Existem evidências de aumento do risco de ISC devido à hipotermia. Esta alteração pode afetar a função dos neutrófilos, além de causar vasoconstrição com consequente hipóxia tecidual, justificando a elevação do risco de ISC.
- Melhorar a oxigenação tecidual fornecendo oxigênio suplementar (fração inspirada de oxigênio [FiO_2] de 80%) durante e logo após (por 02 a 06 horas) os procedimentos que envolvem ventilação mecânica (VM), além de manter a normotermia e a reposição adequada de volume quando necessária.
- Usar *checklists* confiáveis (com base em recomendações da OMS) para se adequar às melhores práticas cirúrgicas e garantir a segurança do paciente. Destacam-se as seguintes recomendações: utilizar o mínimo de tempo cirúrgico possível, não comprometendo a estratégia cirúrgica e a prática asséptica; lidar com o tecido cuidadosamente, evitando tecidos desvitalizados, formação de hematomas e espaços vazios.

DIAGNÓSTICO E TRATAMENTO

- Limpar as salas cirúrgicas após cada cirurgia, sem necessidade de mudança de rotina para cirurgias contaminadas ou infectadas.
- Esterilizar o material cirúrgico.

ATENÇÃO!

A técnica cirúrgica e a profilaxia antimicrobiana são os principais fatores na prevenção de ISC.

■ PÓS-OPERATÓRIO

- Manter o controle da glicemia durante todo o período perioperatório nos diversos procedimentos cirúrgicos com o uso de protocolos institucionais.
- Evitar o uso de drenos e dispositivos intravasculares. Quando necessários, remover o mais rápido possível para evitar disseminação direta ou hematogênica no sítio cirúrgico, bem como infecção relacionada ao dispositivo.
- Realizar curativo com técnica asséptica, higienizando as mãos antes e após o contato com ele. A lavagem antisséptica da ferida operatória está indicada, pois parece diminuir a incidência de ISC.

PROFILAXIA CIRÚRGICA

- Utilizar antimicrobianos para profilaxia de ISC, conforme as indicações de diretrizes (*guidelines*) para cada procedimento específico, está claramente associado à redução de risco de infecção.
- As indicações para o uso de profilaxia antimicrobiana são as cirurgias potencialmente contaminadas e as cirurgias limpas nas quais há a inserção de próteses vasculares ou articulares, e nas quais há possível consequência grave se a infecção ocorrer.
- O princípio racional para o uso de antimicrobianos profiláticos sistêmicos nos diversos procedimentos cirúrgicos se baseia no fato de que eles aumentariam os mecanismos de defesa imunes naturais e ajudariam a eliminar as bactérias que são inoculadas na ferida operatória no ato cirúrgico.
- Os fatores básicos na escolha dos antimicrobianos apropriados incluem cobertura contra os agentes endógenos (microbiota do paciente) esperados no sítio cirúrgico, custos dos fármacos, alergias do paciente, conhecimento dos patógenos isolados de feridas do serviço hospitalar, penetração tecidual no sítio cirúrgico específico, disponibilidade de medicamentos, regime de doses e administração adequadas.
- Os principais agentes etiológicos causadores de ISC após procedimentos limpos são da microbiota da pele, incluindo *Staphylococcus aureus* e *Staphylococcus coagulase* negativa. Nos procedimentos potencialmente contaminados (incluindo abdominais, geniturinários e transplantes de fígado), incluem-se os bacilos gram-negativos como agentes causadores, além dos gram-positivos.

ATENÇÃO!

Os germes endógenos são os principais causadores de ISC.

- Devido seus espectros de ação, perfil farmacocinético/farmacodinâmico, níveis baixos de alergia e efeitos adversos, as cefalosporinas, especialmente a cefazolina, são os antimicrobianos profiláticos de escolha para a grande maioria dos procedimentos.
- Para as cirurgias em que uma cobertura para anaeróbios é justificada (p. ex., trato gastrintestinal [TGI] baixo e ginecológico), a adição de

metronidazol ou o uso de cefalosporinas de segunda geração com ação para anaeróbios (p. ex., cefoxitina) são escolhas apropriadas.
- Considerar o uso de agentes que incluam cobertura para germes resistentes a múltiplas medicações, dependendo da epidemiologia local. Por exemplo, considerar o uso de vancomicina (em adição ou substituição a outros agentes) em surtos de infecção por *Staphylococcus* sp. resistentes à oxacilina, para pacientes sabidamente colonizados ou de alto risco para colonização por esse germe (p. ex., hospitalização recente ou prolongada, provenientes de instituições de longa permanência ou em hemodiálise). Lembrar, no entanto, que o uso de vancomicina deve ser criterioso e sempre levando em consideração o perfil de resistência local, não sendo indicado de rotina.
- A realização de rastreamento de pacientes colonizados com *S. aureus* (resistentes ou não à oxacilina) e utilização de pomada intranasal de mupirocina a 2% associada ou não ao banho com clorexidina degermante é recomendada em procedimentos cardiotorácicos e ortopédicos. Considera-se, ainda, a utilização desta medida nos demais procedimentos cirúrgicos. No entanto, no Brasil, não temos a mupirocina para uso nasal.
- Utilizar a combinação de antimicrobianos (intravenoso e via oral) associada com o uso de preparação mecânica intestinal, em pacientes submetidos a procedimentos colorretais eletivos.

- Administrar a profilaxia em até no máximo uma hora de antecedência do momento da incisão, exceto para vancomicina e fluoroquinolonas que podem ser administradas em até duas horas.
- Suspender a profilaxia após o término do procedimento.
- Ajustar dose de antimicrobianos conforme o peso do paciente (p. ex., cefazolina 3 g para pacientes a partir de 120 kg e vancomicina 15 mg/kg), quando indicado.
- Fazer repetição intraoperatória dos antimicrobianos em procedimentos prolongados ou com perda excessiva de sangue (> 1.500 mL em adultos). A repetição intraoperatória pode ser modificada por fatores que alterem a meia-vida do antimicrobiano, como a insuficiência renal (IR).
- As estratégias de prescrição de antimicrobianos em até uma hora antes da incisão, ajuste conforme o peso e repetição intraoperatória se prestam para atender a necessidade de concentrações teciduais que excedam a concentração inibitória mínima (CIM) do micro-organismo esperado para cada sítio cirúrgico.

O Quadro 242.5 traz recomendações gerais de profilaxia antimicrobiana de acordo com os diversos tipos de procedimentos cirúrgicos.[2] Cada instituição deve formular o seu protocolo específico, considerando sempre as recomendações consensuais (diretrizes) e avaliação da epidemiologia local.

QUADRO 242.5 ■ Recomendações para profilaxia antimicrobiana cirúrgica		
TIPO DE PROCEDIMENTO	**PRIMEIRAS OPÇÕES**	**ALTERNATIVAS (ALERGIA A BETALACTÂMICOS)**
Cirurgia cardíaca		
Revascularização miocárdica, colocação de dispositivos (p. ex., marca-passo), dispositivos de assistência ventricular	Cefazolina, cefuroxima	Clindamicina, vancomicina
Cirurgia torácica		
Procedimentos não cardíacos, incluindo lobectomia, pneumectomia, ressecção pulmonar e toracotomia; toracoscopia	Cefazolina, ampicilina-sulbactam	Clindamicina, vancomicina
Cirurgias gastroduodenais		
Procedimentos com entrada no lúmen do TGI; Procedimentos sem entrada no lúmen do TGI em paciente de alto risco	Cefazolina	Clindamicina ou vancomicina + aminoglicosídeos ou aztreonam ou fluoroquinolona
Trato biliar: cirurgia aberta	Cefazolina, cefoxitina, ceftriaxona, ampicilina-sulbactam	Clindamicina ou vancomicina + aminoglicosídeos ou aztreonam ou fluoroquinolona
		Metronidazol + aminoglicosídeo ou fluoroquinolona
Trato biliar: laparoscopia		
Cirurgia eletiva de baixo risco	Nenhum	Nenhum
Cirurgia eletiva de alto risco	Cefazolina, cefoxitina ceftriaxona, ampicilina-sulbactam	Clindamicina ou vancomicina + aminoglicosídeos ou aztreonam ou fluoroquinolona
		Metronidazol + aminoglicosídeo ou fluoroquinolona
Apendicectomia em apendicite não complicada	Cefazolina + metronidazol, cefoxitina	Clindamicina + aminoglicosídeos ou aztreonam ou fluoroquinolona
		Metronidazol + aminoglicosídeo ou fluoroquinolona

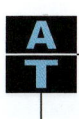 **DIAGNÓSTICO E TRATAMENTO** **1351**

Cirurgias do intestino delgado		
▪ Não obstrutivo	Cefazolina	Clindamicina + aminoglicosídeo ou aztreonam ou fluoroquinolona
▪ Obstrutivo	Cefazolina + metronidazol, Cefoxitina	Metronidazol + aminoglicosídeo ou fluoroquinolona
▪ Hernioplastia e herniorrafia	Cefazolina	Clindamicina, vancomicina
Cirurgia colorretal	Cefazolina + metronidazol, cefoxitina, ampicilina + sulbactam, ceftriaxone + metronidazol, ertapenem	Clindamicina + aminoglicosídeos ou aztreonam ou fluoroquinolona
		Metronidazol + aminoglicosídeo ou fluoroquinolona
Cabeça e pescoço		
▪ Limpa	Nenhum	Nenhum
▪ Limpa com colocação de próteses (excluindo-se timpanotomia com colocação de tubo de ventilação)	Cefazolina, cefuroxima	Clindamicina
▪ Cirurgia potencialmente contaminada de câncer; outros procedimentos potencialmente contaminados (exceção à tonsilectomia e cirurgia endoscópica funcional sinusal)	Cefazolina + metronidazol, cefuroxima + metronidazol, ampicilina + sulbactam	Clindamicina
Neurocirurgia		
▪ Craniotomia eletiva, procedimentos de derivação cerebrospinal e implante de bombas intratecais	Cefazolina	Clindamicina, vancomicina
Parto cesariano	Cefazolina	Clindamicina + aminoglicosídeo
Histerectomia abdominal ou vaginal	Cefazolina, cefoxitina, ampicilina + sulbactam	Clindamicina ou vancomicina + aminoglicosídeos ou aztreonam ou fluoroquinolona
		Metronidazol + aminoglicosídeo ou fluoroquinolona
Cirurgias ortopédicas		
▪ Cirurgias limpas envolvendo mão, joelho e pé, sem implantes	Nenhum	Nenhum
▪ Procedimentos de coluna vertebral com e sem instrumentação; cirurgia de correção de fratura de quadril; implante de dispositivos de fixação interna; artroplastia total de articulações	Cefazolina	Clindamicina, vancomicina
Cirurgias urológicas		
▪ Instrumentação de trato inferior com fatores de risco para infecção (inclui biópsia transretal de próstata)	Fluoroquinolona, sulfametoxazol + trimetoprim, cefazolina	Aminoglicosídeo com ou sem Clindamicina
▪ Cirurgia limpa sem invasão do trato urinário	Cefazolina (a adição de uma dose única de aminoglicosídeo deve ser recomendada para colocação de materiais protéticos)	Clindamicina, vancomicina
▪ Com implante de próteses	Cefazolina ± aminoglicosídeo, cefazolina ± aztreonam, ampicillina + sulbactam	Clindamicina ± aminoglicosídeo ou aztreonam, vancomicina ± aminoglicosídeo ou aztreonam
▪ Cirurgia limpa com invasão do trato urinário	Cefazolina (a adição de uma dose única de aminoglicosídeo deve ser recomendada para colocação de materiais protéticos)	Fluoroquinolona, aminoglicosídeo, com ou sem clindamicina

• Potencialmente contaminada	Cefazolina + metronidazol, cefoxitina	Fluoroquinolona ou aminoglicosídeo + metronidazol ou clindamicina
Cirurgia vascular		
• Transplante de pulmão, coração e pulmão-coração	Cefazolina	Clindamicina, vancomicina
• Transplante de fígado	Piperacillina + tazobactam, cefotaxima + ampicilina	Clindamicina ou vancomicina + aminoglicosídeo ou aztreonam ou fluoroquinolona
• Transplante de pâncreas ou pâncreas-rim	Cefazolina, fluconazol (para pacientes com alto risco para infecções fúngicas – p. ex., drenagem entérica para o pâncreas)	Clindamicina ou vancomicina + aminoglicosídeo ou aztreonam ou fluoroquinolona
Cirurgia plástica		
• Limpa com fatores de risco ou potencialmente contaminada	Cefazolina, ampicilina + sulbactam	Clindamicina, vancomicina

Fonte: Adaptado de Bratzler e colaboradores.[2]

REVISÃO

- A infecção do sítio cirúrgico é aquela que ocorre na incisão cirúrgica ou em tecidos manipulados durante a operação.
- Os principais agentes etiológicos são de origem endógena e são inoculados durante a incisão.
- O seguimento adequado das medidas baseadas em evidência é essencial para a prevenção da ISC, com atenção especial para técnica cirúrgica e profilaxia antimicrobiana.
- Os princípios da profilaxia antimicrobiana são: cobertura contra os agentes endógenos, custos dos medicamentos, alergias do paciente, ecologia de patógenos de feridas do serviço hospitalar, penetração tecidual no sítio cirúrgico específico, disponibilidade de medicamentos, doses e administração adequadas.

■ REFERÊNCIAS

1. World Health Organization. Global Guidelines for the Prevention of Surgical Site Infection. Geneva: WHO; 2016.
2. Bratzler DW, Dellinger EP, Olsen KM, Perl TM, Auwaerter PG, Bolon MK, et al. Clinical practice guidelines for antimicrobial prophylaxis in surgery. Am J Health Syst Pharm. 2013;70(3):195-283.

■ LEITURAS SUGERIDAS

Anderson DJ, Podgorny K, Berríos-Torres SI, Bratzler DW, Dellinger EP, Greene L, et al. Strategies to prevent surgical site infections in acute care hospitals: 2014 update. Infect Control Hosp Epidemiol. 2014;35(6):605-27.

Mangram AJ, Horan TC, Pearson ML, Silver LC, Jarvis WR. Guideline for prevention of surgical site infection, 1999. Hospital Infection Control Practices Advisory Committee. Infect Control Hosp Epidemiol. 1999;20(4):250-78; quiz 279-80.

242.5 RISCO OCUPACIONAL PARA TRABALHADORES DA ÁREA DA SAÚDE

■ EDUARDO ALEXANDRINO SERVOLO DE MEDEIROS

Os profissionais de saúde correm riscos de contraírem diversas infecções no ambiente hospitalar – principalmente em unidades de emergência, pela grande quantidade de procedimentos invasivos realizados e a necessidade de maior rapidez na sua execução, aumentando o risco de exposição. Os acidentes de trabalho com sangue e outros líquidos potencialmente contaminados devem ser tratados como casos de emergência médica, uma vez que, para se obter maior eficácia, as intervenções para profilaxia da infecção pelo HIV e hepatite B necessitam ser iniciadas logo após a ocorrência do acidente.

A magnitude do risco ocupacional depende de diversas variáveis, como a prevalência das doenças transmissíveis na população atendida, informações adequadas sobre os mecanismos de transmissão e prevenção e as condições de segurança no trabalho. A redução do risco de exposição a diversos agentes infecciosos constitui um dos objetivos para qualquer programa de saúde dos profissionais de saúde que frequentemente tem sido auxiliado pelas Comissões de Controle de Infecção Hospitalar. Entre os diversos micro-organismos transmitidos nos cuidados aos pacientes destacam-se o vírus da imunodeficiência humana (HIV), os vírus das hepatites tipo B (HBV) e tipo C (HCV) e *Mycobacterium tuberculosis*.

Outros agentes podem ser importantes, dependendo do local e da função do profissional como *T. cruzi*, em laboratórios de pesquisa quando o pesquisador sobre um acidente pérfuro-cortante. Embora o risco de contrair infecção por HIV pela exposição ocupacional seja muito pequeno, esta doença é a que tem recebido maior atenção dos programas de controle de infecção hospitalar nos últimos anos. A síndrome da imunodeficiência adquirida (Aids) deu origem a inúmeros problemas científicos, éticos, sociais e legais com um impacto importante na capacidade da equipe de controle de infecções em elaborar soluções. Nem todos os problemas foram devidamente resolvidos, sobretudo porque ainda faltam alguns dados essenciais sobre a patogênese da infecção. A crescente prevalência do HIV no Brasil aumenta o risco dos trabalhadores da área da saúde sejam expostos a sangue de paciente com infecção, especialmente quando as precauções com sangue e outros líquidos não são seguidas para todos os pacientes.

O primeiro caso relatado na literatura de contaminação de um profissional de saúde pelo vírus HIV ocorreu na África, em 1983, com uma enfermeira que sofreu uma picada de agulha de uma seringa contendo sangue de um paciente com infecção. Teoricamente, vários são os mecanismos por meio dos quais um profissional de saúde pode vir a sofrer infecção de um paciente: ferimentos perfurantes por agulhas, ferimentos por objetos cortantes, exposição de lesões prévias de pele ao sangue do paciente, transmissão através de mucosas ou queimaduras por cautério.

As luvas cirúrgicas fabricadas em látex, desde que intactas, constituem uma barreira eficiente para a penetração de micro-organismos. Entretanto, mesmo a utilização de dois pares de luvas não impede o ferimento por agulhas.

> **ATENÇÃO!**
>
> Após uma cirurgia ortopédica, em cerca de 50 a 60% das vezes, ocorre a perfuração da luva externa, e 6 a 10%, das duas luvas. O mais preocupante é que, em cerca de 50% das vezes, essas perfurações não são percebidas pelos cirurgiões.

Para a equipe de enfermagem, a maioria dos acidentes perfurantes acontece no momento do encape da agulha ou na manipulação desta. O pessoal de limpeza acidenta-se com agulhas usadas e não devidamente descartadas. Essas lesões normalmente provocam grande ansiedade, e a cooperação do serviço de saúde ocupacional e da equipe de controle de infecção hospitalar no apoio psicológico e imediato atendimento ao funcionário é de extrema importância.

Com o objetivo de minimizar os riscos ocupacionais, todas as instituições de saúde devem estruturar um Programa de Biossegurança e garantir a sua implantação em todas as áreas de atuação dos profissionais da área de saúde. O Programa de Biossegurança deverá conter uma estratégia efetiva de prevenção de acidentes e redução dos riscos ocupacionais nos casos de exposições que funcione em todos os horários do dia, incluindo finais de semana. É importante saber que os riscos envolvendo sangue ou outros líquidos orgânicos potencialmente contaminados correspondem às exposições mais comumente relatadas.

A notificação do acidente deve ser realizada o mais rápido possível para o serviço responsável pela orientação e indicação de profilaxias. No caso de acidentes com material contaminado com o HIV, a introdução da quimioprofilaxia com antirretrovirais deve ser realizada preferencialmente nas primeiras duas horas após o acidente.

O risco de adquirir uma infecção pós-exposição ocupacional é variável e depende do tipo de acidente e de outros fatores, como a gravidade, o tamanho da lesão, a presença e o volume de sangue envolvido no acidente, além das condições clínicas do paciente-fonte e o seguimento adequado pós-exposição. Diversos estudos relatam também que a função do profissional, o tempo de trabalho e a aderência às precauções-padrão são fatores que interferem diretamente na ocorrência de simples até de graves acidentes.

■ HEPATITE TIPO B

A hepatite tipo B é classificada como uma doença sexualmente transmissível (DST), porém pode ser transmitida através do uso de seringas contaminadas e materiais contendo sangue. No Brasil, a região da Amazônia Legal, o Estado do Espírito Santo e a região oeste do Estado de Santa Catarina são considerados de alta endemicidade, sendo que o coeficiente de mortalidade é de 0,6 por 100.000 habitantes. As regiões Centro-Oeste, Nordeste e Sudeste são intermediárias e a região Sul apresenta baixo nível endêmico.

O risco de aquisição após um acidente envolvendo sangue contaminado pelo HBV é bem conhecido e pode variar conforme o estado sorológico do paciente-fonte (reflete a replicação viral) e a situação vacinal do funcionário. Em exposições percutâneas, envolvendo sangue sabidamente contaminado pelo HBV e com a presença de antígeno e para hepatite B (HBeAg) (marcador de replicação viral), o risco de infecção pode ser superior a 30%, ao passo que se o paciente-fonte do acidente apresentar antígeno de superfície para hepatite B (HBsAg) positivo e anti-HBe positivo (sem replicação viral), o risco é de aproximadamente 6%.

■ HEPATITE TIPO C

Estima-se em cerca de 200 milhões de portadores do HCV no mundo, sendo 3,2 milhões deles no Brasil. O HCV é constituído por um ácido ribonucleico (RNA), provavelmente pertencendo à família Flaviridae. O HCV tem como principal característica a sua forma de transmissão, que acontece potencialmente por transfusão de sangue e hemoderivados de doadores contaminados em bancos de sangue sem aplicação adequada de testes de rastreamento. Atualmente, com o controle nos bancos de sangue, a transmissão ocorre principalmente pelo uso de drogas injetáveis com seringas contaminadas ou instrumentos e mais raramente por via sexual.

O risco médio de aquisição da hepatite tipo C, após ferimento pérfuro-cortante, é de 1,8%, variando de 0 a 7% de acordo com o tipo de exposição e a carga viral do paciente-fonte.

■ VÍRUS DA IMUNODEFICIÊNCIA HUMANA

A epidemia de Aids teve início na África há mais de 50 anos, contudo, a partir do final da década de 1970 e início dos anos 1980, transformou-se em uma pandemia. A epidemia foi identificada oficialmente em 1981, pelos pesquisadores do CDC, que reconheceu a existência de uma nova doença que levava à grave deficiência de imunidade celular e humoral.

A doença é causada por um retrovírus chamado vírus da imunodeficiência humana (HIV), com dois tipos conhecidos – HIV-1 e HIV-2 –, com genoma RNA, família Lentiviridae.

O HIV pode ser transmitido das seguintes formas:
- relação sexual;
- transfusão de sangue ou de produtos sanguíneos contaminados;
- leite materno;
- uso de seringas e agulhas contaminadas;
- acidente ocupacional.

O período de incubação compreende entre a infecção pelo HIV e a fase aguda da infecção ou o surgimento de anticorpos circulantes, podendo variar de 2 a 12 semanas e pode ocorrer com sintomas entre 50 e 90% dos casos. O período de replicação lenta (latência) é compreendido entre a infecção pelo HIV e os sinais e sintomas que caracterizam a doença, sendo o tempo médio de 3 a 10 anos. O período de transmissibilidade poderá ocorrer em todas as fases da infecção.

O risco médio de aquisição profissional de HIV após um acidente pérfuro-cortante é de 0,3 e de 0,09% quando em exposição de mucosa. Nos EUA, até o ano de 2015, foram documentados 57 casos confirmados de infecção pelo HIV após acidente ocupacional e muitos casos estão em investigação.

■ MEDIDAS DE PREVENÇÃO DE ACIDENTES OCUPACIONAIS

Evitar a exposição ocupacional é o principal caminho para prevenir a transmissão dos vírus das hepatites tipo B e C e do HIV. Entretanto, a imunização contra hepatite tipo B e o atendimento adequado pós-exposição são componentes fundamentais para um completo programa de prevenção de infecção após acidente ocupacional e são importantes elementos para segurança do trabalho.

MEDIDAS INSTITUCIONAIS

Tais medidas visam a garantir um ambiente de trabalho seguro, minimizando os riscos ocupacionais:
- Realizar treinamentos e orientações quanto aos riscos ocupacionais e às medidas de prevenção.
- Disponibilizar os equipamentos de proteção individual (EPI) e coletiva (EPC).
- Dispor recipientes apropriados para o descarte de objetos pérfuro-cortantes.
- Supervisionar o estado vacinal dos profissionais da área de saúde (PAS) e promover campanhas de vacinação periódicas.
- Fornecer instruções escritas e afixar cartazes sobre os procedimentos a serem adotados em casos de acidentes.

ESTRUTURAÇÃO DO SERVIÇO DE ATENDIMENTO AO FUNCIONÁRIO EXPOSTO

As instituições devem possuir um serviço de atendimento ao funcionário exposto, funcionando 24 horas. Caso a instituição não disponha deste serviço, o funcionário deve ser encaminhado para uma unidade de referência, onde receberá o atendimento adequado.

O funcionário atendido deve ter sua identidade preservada, a fim de manter a privacidade e evitar constrangimentos para o profissional. Uma opção simples é a codificação do acidente e das amostras de sangue para a realização de exames laboratoriais. Sempre que possível, informar a ocorrência do acidente ao paciente-fonte e solicitar a sua permissão para a coleta de sangue e a realização de sorologias para HIV, HBV e HCV. É necessário assegurar ao paciente que o sigilo será mantido e que os resultados só serão revelados se ele assim o desejar.

> **ATENÇÃO!**
>
> Para efeitos legais, o funcionário deve registrar o Comunicado de Acidente de Trabalho (CAT) no Departamento Pessoal ou outro setor responsável da instituição.

MEDIDAS INDIVIDUAIS

- Recomendações aos PAS: realizar o esquema completo da vacinação contra a hepatite tipo B (três doses), dosar o anti-HBs e manter a carteira de vacinação atualizada.
- Adotar as precauções-padrão: utilizar sempre luvas, óculos, avental quando realizar manipulação de sangue e de secreções, independente do diagnóstico do paciente.
- Manter atenção durante a realização dos procedimentos.
- Manipular com cuidado as agulhas e instrumentos cortantes.
- Não utilizar os dedos como anteparo durante a realização de procedimentos que utilizem materiais pérfuro-cortantes.
- Não reencapar as agulhas e não entortá-las, quebrá-las ou retirá-las da seringa com as mãos.
- Seguir as recomendações para montagem e preenchimento das caixas de pérfuro-cortantes.
- Desprezar todo o material pérfuro-cortantes, mesmo que estéril, em recipientes adequados.

■ CONDUTAS PÓS-ACIDENTE OCUPACIONAL

CONDUTAS GERAIS. Tratamento imediato do local da exposição: o local exposto deve ser lavado com água e sabão. O antisséptico pode ser utilizado, embora não exista evidência de que sua aplicação seja eficaz. A aplicação de agentes cáusticos, como o hipoclorito de sódio sobre o local, assim como a injeção de antissépticos ou desinfetantes dentro dele são contraindicados. A tentativa de extrair os líquidos espremendo o local afetado não deve ser realizada, pois pode aumentar a lesão, consequentemente acentuando a exposição. Em caso de exposição à mucosa, esta deve ser lavada apenas com água ou solução fisiológica (SF) 0,9%.
- Notificar o acidente à chefia imediata e ao setor responsável pelo atendimento.
- Coletar e realizar sorologias para HIV, hepatite tipo B e hepatite tipo C do profissional acidentado e do paciente-fonte, sempre solicitar autorização do paciente para a coleta das sorologias. A realização do teste rápido para HIV na fonte, quando conhecida, é muito útil para a indicação da quimioprofilaxia. A realização do teste rápido não substitui os exames confirmatórios por outros métodos, que devem ser realizados.
- Outras sorologias podem ser solicitadas de acordo com a situação epidemiológica, tais como: sorologia para doença de Chagas, HTLV-1.
- Nas situações em que não é possível identificar o paciente-fonte do acidente, considerar como fonte desconhecida, e os riscos devem ser avaliados individualmente.

QUIMIOPROFILAXIA E ACOMPANHAMENTO APÓS O ACIDENTE

No atendimento inicial após a exposição ao HIV, faz-se necessário que o profissional avalie como e quando ocorreu a exposição, além de investigar a condição sorológica da pessoa exposta e da fonte da infecção. Assim, a partir da avaliação desses critérios objetivos, será possível definir se há ou não indicação de início da profilaxia pós-exposição.

O primeiro atendimento após a exposição ao HIV é uma emergência médica. A PEP deve ser iniciada o mais precocemente possível, idealmente nas primeiras 2 horas após a exposição, tendo como limite 72 horas subsequentes à exposição.[1]

EXPOSIÇÃO OCUPACIONAL A PACIENTE-FONTE COM SOROLOGIAS NEGATIVAS. No caso de o paciente-fonte apresentar sorologias negativas, o acidente é considerado que não oferece riscos ao funcionário, pelo menos dos vírus testados, não havendo necessidade de acompanhamento sorológico ou clínico do profissional.

■ EXPOSIÇÃO OCUPACIONAL A PACIENTE-FONTE DESCONHECIDO

No caso de paciente-fonte desconhecido (material encontrado no lixo, expurgo, etc.), o acidente será avaliado criteriosamente conforme a gravidade da exposição e a probabilidade de infecção. Em qualquer situação em que a infecção pelo HIV não possa ser descartada na pessoa-fonte – a profilaxia pós-exposição está indicada.

O profissional deverá ser submetido a acompanhamento laboratorial com coleta das sorologias para HIV, hepatite tipo B e hepatite tipo C no momento do acidente, entre 4 e 6 semanas, 12 semanas e 6 meses após o acidente.

■ EXPOSIÇÃO OCUPACIONAL A PACIENTE-FONTE POSITIVO PARA HEPATITE TIPO B (HBsAG+)

Os profissionais não vacinados ou não respondedores ao esquema vacinal (anti-HBs < 10 U/mL) deverão ser encaminhados para vacinação (no músculo deltoide) e uso de imunoglobulina específica para hepatite tipo B – HBIg (na região glútea do lado oposto), que deve ser administrada o mais rápido possível, preferencialmente nas primeiras 12 horas após o acidente. O profissional deverá ser submetido a acompanhamento laboratorial com coleta das sorologias para HIV, hepatite tipo B e hepatite tipo C no momento do acidente e sorologia para hepatite tipo B, entre seis e oito semanas, no terceiro e sexto mês após o acidente nos casos de indivíduos não imunes.

■ EXPOSIÇÃO OCUPACIONAL A PACIENTE-FONTE POSITIVO PARA HEPATITE TIPO C

Não há nenhuma medida específica recomendada para redução do risco de transmissão após exposição ocupacional ao HCV.

O funcionário deverá ser submetido a acompanhamento laboratorial com coleta das sorologias para HIV, hepatite tipo B e hepatite tipo C no momento do acidente e sorologia para hepatite tipo C entre 6 e 8 semanas, no terceiro e sexto mês após o acidente. O exame de reação em cadeia da polimerase (PCR) está indicado para o acompanhamento do profissional com exposição à fonte com infecção pelo HCV.

■ EXPOSIÇÃO OCUPACIONAL A PACIENTE-FONTE POSITIVO PARA HIV

Após avaliação criteriosa do acidente, quando houver indicação de quimioprofilaxia, esta deve ser iniciada preferencialmente em até 2 horas após o acidente, podendo ser oferecida até 72 horas. A escolha da medicação antirretroviral (ARV) deve ser baseada no uso prévio do paciente-fonte, evitando a utilização de medicação com alto nível de resistência. Quando não é possível obter a informação do paciente-fonte ou ele não faz uso de terapêutica ARV, deve-se iniciar a associação de três medicações (tenofovir (TDF) + lamivudina (3TC) + atazanavir (ATV/r). A indicação e escolha do melhor esquema devem ser orientadas por um profissional com experiência no uso destas medicações, preferencialmente um infectologista. O tratamento deve ser mantido por 28 dias. O profissional que sofreu o acidente deve ser adequadamente orientado para não suspender o tratamento sem antes consultar o médico. O profissional acidentado deve ser orientado a ter relações sexuais com preservativo durante todo o acompanhamento.

Para o profissional que utilizar a quimioprofilaxia, deverão ser coletadas hemograma completo, exames bioquímicos, bilirrubinas, transaminase glutâmico-oxalética (TGO), transaminase glutâmico-pirúvica (TGP) e urina tipo I antes do início dos ARVs, 15 dias após o início e ao término dos 28 dias de medicação, para avaliação da função hepática, icterícia (atazanavir) e renal (tenofovir) do acidentado, devido aos efeitos adversos dos ARVs.

Estudos recentes com DRV/r (dolutegravir) e RAL (raltegravir) como alternativa ao atazanavir na profilaxia pós-exposição evidenciaram boa tolerabilidade, mas os dados ainda são limitados e tais medicamentos continuam tendo uso restrito em esquemas de terapia ARV (TARV) no Sistema Único de Saúde (SUS), em função dos custos elevados. O efavirenz é relativamente bem tolerado nos esquemas de tratamento, mas a aceitabilidade é limitada para usá-lo como PEP em função dos eventos neuropsiquiátricos precoces que podem ocorrer em pessoas não infectadas pelo HIV que frequentemente sofrem de ansiedade relacionada à exposição ao HIV. Nevirapina está formalmente contraindicada em esquemas de PEP para adultos e adolescentes devido ao risco de efeitos adversos graves, tais como hepatotoxicidade, já relatados na literatura entre adultos não infectados pelo HIV.[1]

Por fim, ressalta-se que a escolha do esquema profilático em exposições, envolvendo fonte sabidamente infectada pelo HIV, deve-se sempre avaliar a história de uso dos ARVs e os parâmetros que podem sugerir a presença de cepas virais resistentes. A exposição prévia da pessoa-fonte a diversos esquemas antirretrovirais, assim como evidências de falha virológica (carga viral detectável após seis meses de início ou troca de ARV) podem indicar a presença de cepas virais resistentes e avaliar esquemas de profilaxia pós-exposição com medicações alternativas, preferencialmente dirigidas quando possível, pela genotipagem.

O acompanhamento do profissional deverá ser estendido para um ano nos seguintes casos:

1 | Paciente-fonte do acidente com HIV + VHC (coinfecção).
2 | Funcionário que apresentar sintomas de infecção aguda nos primeiros 6 meses de acompanhamento.

■ DOENÇAS DE TRANSMISSÃO PELO AR (GOTÍCULAS E AEROSSÓIS)

DOENÇAS TRANSMITIDAS POR GOTÍCULAS

Além do risco ocupacional relacionado a acidentes com material contaminado com sangue e secreções, o profissional de saúde pode adquirir diversas doenças, por via aérea, decorrente da atividade profissional. De forma geral, podemos dividir estas doenças de acordo com a via de transmissão em dois grupos: por aerossóis (tuberculose, varicela e sarampo) e por gotículas (rubéola, influenza, doença meningocócica, coqueluche entre outras).

O profissional de saúde pode adquirir as doenças transmitidas por gotículas quando em contato próximo (inferior a 2 metros) do paciente com a infecção. As gotículas podem ser geradas pela tosse, espirro ou conversação. Os pacientes com estas infecções devem ser mantidos com as seguintes recomendações:

- Internação de paciente: quarto privativo ou, se não é possível, no quarto de paciente com infecção pelo mesmo micro-organismo (coorte); distância mínima entre pacientes deve ser de dois metros. Máscara tipo cirúrgica: deve ser utilizada quando a distância com o paciente for menor de dois metros.
- Transporte de paciente: o paciente deve utilizar máscara tipo cirúrgica durante o transporte.
- Visitas: restritas e reduzidas.

DOENÇA MENINGOCÓCICA

A doença meningocócica geralmente é adquirida na comunidade, podendo ser causada por uma variedade de sorogrupos de *Neisseria meningitidis*. Essa doença é sazonal, sendo mais frequente no inverno, porém pode aparecer durante o ano todo. *Neisseria meningitidis* é transmitida através da via aérea por gotículas. O período de incubação é de 2 a 10 dias, em média 3 a 4 dias, e o período de transmissibilidade dura enquanto houver agente na nasofaringe. Em geral, após 24 horas de antibioticoterapia eficaz, o meningococo desaparece da nasofaringe. No Brasil, recomenda-se para adultos: rifampicina, 600 mg, via oral a cada 12 horas por dois dias, apenas para contatantes muito próximos (dormem e/ou se alimentam juntos; crianças institucionalizadas). Em situações especiais, em que o meningococo é resistente à rifampicina ou haja contraindicação a ela, indica-se ceftriaxone (250 mg intramuscular) ou ciprofloxacina (500 mg via oral) em regimes de dose única como alternativa à rifampicina.

A transmissão hospitalar de *Neisseria meningitidis* é incomum porque 24 horas após o início da antibioticoterapia o paciente deixa de ser contagiante. A transmissão de paciente para profissionais foi descrita em raros casos, em que as precauções apropriadas não foram utilizadas durante o contato com as secreções respiratórias de pacientes com meningococemia ou meningite meningocócica, ou durante o manuseio de material clínico para exames laboratoriais.

O risco do profissional de saúde adquirir doença meningocócica pelo contato casual (p. ex., limpar quartos ou entregar bandejas de alimentos) parece ser irrelevante.

São consideradas situações de risco para os profissionais de saúde:
- contatos intensos e desprotegidos (sem uso de máscara) com pacientes com infecção durante exame de orofaringe;
- intubação endotraqueal;
- aspiração de vias aéreas;
- manobras de respiração boca a boca durante reanimação.

GRIPE CAUSADA PELO VÍRUS INFLUENZA H1N1, VÍRUS RESPIRATÓRIOS CAUSADORES DE INFECÇÕES GRAVES E EBOLA

A síndrome respiratória aguda grave (SRAG, ou pneumonia asiática) é uma doença viral respiratória causada por um coronavírus. A ocorrência desta infecção está relacionada à alta morbimortalidade. A gripe aviária é uma doença causada pelo vírus da influenza tipo H5N1, e a chamada gripe, pelo influenza A H1N1. No caso do vírus influenza H1N1, temos uma vacina de alta eficácia, além da possibilidade de profilaxia com oseltamivir.

O aparecimento de epidemias pelo vírus Ebola, SRAG, gripe aviária ou pelo vírus influenza H1N1 demonstra o potencial que novas doenças têm em difundir-se globalmente, com considerável impacto socioeconômico mundial. Uma parte importante dos pacientes foi profissionais de saúde. Recentemente, vivenciamos uma pandemia de vírus influenza H1N1 e, em 2015, uma epidemia de infecções pelo vírus Ebola no oeste da África.

É importante saber que, devido ao risco do aparecimento de casos destas novas doenças e sua rápida disseminação e gravidade, estas epidemias requerem ação global ágil e integrada. Para tanto, é necessária a manutenção de vigilância ativa para estes agravos em todos os níveis.

As seguintes medidas rapidamente efetivadas são de significativa importância na prevenção e no controle global deste agravo:
- identificação precoce e notificação imediata dos casos;
- isolamento dos casos confirmados e suspeitos;
- monitoramento de contatos;
- controle de infecção;
- diagnóstico laboratorial rápido.

A transmissão dessas infecções ocorre por contato direto (pessoa-a-pessoa) ou através de gotículas. Há evidências de que coronavírus, H5N1, Ebola podem ser transmitidos também por aerossóis. Estudos documentam a estabilidade do vírus da SARG, no meio ambiente por dias, gerando a possibilidade de transmissão por fômites.

As seguintes medidas de prevenção e controle devem ser adotadas:
- Identificar precocemente os casos suspeitos para início imediato do tratamento e das precauções de contato e respiratórias para aerossóis.
- Manter os pacientes suspeitos/confirmados sob precauções de contato e respiratórias para aerossóis durante o período indicado.

DOENÇAS TRANSMITIDAS POR AEROSSÓIS

Tuberculose

A importância clínica e epidemiológica da tuberculose (TB) em nosso meio é amplamente conhecida. O risco de transmissão intra-hospitalar há muito definido na literatura, incorporou, mais recentemente, técnicas microbiológicas sofisticadas capazes de rastrear surtos hospitalares. Devido ao aprimoramento da análise microbiológica e à morbidade e mortalidade da tuberculose, vários surtos desta doença em unidades de saúde foram publicados nos últimos anos, muitos dos quais com cepas resistentes aos diversos quimioterápicos (TBMR). Tanto pacientes como profissionais de saúde têm sido acometidos. A epidemia da síndrome da imunodeficiência adquirida tem contribuído para o surgimento de tais surtos devido à rápida progressão que a TB pode apresentar quando associada à infecção pelo HIV, aumentando a população de bacilos, pela dificuldade de tratamento e, consequentemente, frequentes internações.

A transmissão da TB ocorre por via aérea (aerossóis). O indivíduo portador de TB bacilífera (pulmonar ou laríngea) elimina, através da tosse, do espirro, da fala e até da respiração, as gotículas contaminadas de diversos tamanhos. As gotículas mais pesadas são depositadas no chão e as mais leves ficam em suspensão no ar. Estas partículas menores (de 1 a 5 micra) podem ficar suspensas no ar por longos períodos de tempo. Além disso, podem ser facilmente carregadas pelas correntes de ar, disseminando-se por todo o ambiente (quarto do paciente, por exemplo) ou até para outros locais do hospital. Estas partículas contaminadas são inaladas e ganham a via aérea do indivíduo exposto, atingindo os alvéolos.

O risco de transmissão hospitalar de *M. tuberculosis* varia em função das características da instituição, da prevalência local de TB e da efetividade dos programas de controle da infecção. No Brasil, a alta prevalência de TB torna ainda mais crítica a adoção de programas intra-hospitalares abrangentes para o controle de sua transmissão. Pacientes com TB pulmonar ou laríngea têm a maior probabilidade de transmissão da infecção. Certos procedimentos como broncoscopia, intubação traqueal, irrigação de abscessos abertos, indução de escarro e tratamento com aerossóis, aumentam o potencial da transmissão.

A identificação rápida, objetivando isolamento adequado de pacientes com risco de TB pulmonar bacilífera, é de extrema importância, para limitar a possível exposição de outros pacientes e de profissionais de saúde, principalmente quando se dispõem de recursos físicos e técnicos limitados. Falhas no reconhecimento, no isolamento e no manejo de pacientes com TB são determinantes importantes de surtos nosocomiais. Pacientes com TBMR podem permanecer infectantes por prolongados períodos, aumentando o risco da transmissão nosocomial e ocupacional da TB.

Medidas de controle (biossegurança e isolamento respiratório)

As medidas de controle da transmissão nosocomial da TB se dividem em três categorias:
a | administrativas;
b | controle ambiental (ou de engenharia);
c | proteção respiratória individual.

a | Administrativas (fundamentais)

- Treinamento de profissionais de saúde

Todos os profissionais que trabalham em instituições de saúde devem receber periodicamente orientação sobre o controle da infecção tuberculosa, apropriada às suas necessidades e responsabilidades; tal treinamento deve incluir aspectos epidemiológicos da transmissão tuberculosa na instituição, risco ocupacional e práticas profissionais que reduzam a probabilidade de infecção, além das normas de isolamento e do uso dos dispositivos individuais de proteção respiratória para controle da transmissão. Deve incluir ainda o propósito dos testes tuberculínicos, a diferença entre tuberculose infecção/doença e a eficácia e segurança da vacinação pelo BCG (assim como o significado do derivado purificado de proteína [PPD] entre vacinados). O treinamento da equipe de enfermagem pode ocorrer rotineiramente, como parte do programa admissional destes profissionais.

- Identificação de pacientes e prática de isolamento

> **ATENÇÃO!**
>
> A identificação precoce dos pacientes com TB é essencial.

O número de leitos de isolamento deve basear-se no número diário máximo de pacientes necessitando de isolamento (caso suspeito ou confirmado de TB). Este número pode ser parcialmente avaliado considerando-se o risco da unidade de saúde internar pacientes com TB. Preferencialmente, o quarto de isolamento para pacientes com TB bacilífera deve ser individual, pela possibilidade de superinfecção. Os quartos devem ser mantidos com as portas fechadas. Na falta de quartos suficientes, pode ser aceita a colocação de mais de um paciente por quarto, desde que apresentem TB confirmada e sem suspeita de resistência medicamentosa (por exemplo, não internar no mesmo quarto pacientes com retratamento, comunicante de paciente com TBMR, imunodeprimido, etc).

Caso o paciente tenha indicação de permanecer internado, só deverá ser liberado do isolamento após a realização de três baciloscopias negativas consecutivas (com 24 horas de intervalo), realizadas duas semanas após o início do tratamento. Ressalta-se que o critério de alta hospitalar não guarda relação com a positividade da baciloscopia.

- Controle de saúde dos profissionais

Todos os profissionais de saúde devem ser submetidos a exames de saúde pré-admissional e periódicos, que incluam o teste tuberculínico. Os grupos não reatores sob risco de infecção ocupacional devem ser incluídos nos programas de testagem periódica com PPD ou vacinação pelo BCG.

A vacinação BCG tem sido indicada para os profissionais de saúde não reatores ao teste tuberculínico. Entretanto, estudos são controversos sobre o papel da vacinação pela BCG na prevenção da doença tuberculose em profissionais da saúde. Diversos estudos, realizados principalmente em crianças, demonstram uma proteção contra a TB em torno de 50%. Nos locais em que a vacinação é utilizada, não há indicação de retestagens de PPD.

Os casos de conversão recente devem ser avaliados no serviço médico dos funcionários da instituição no sentido de se diagnosticar TB em atividade. Não se confirmando a doença, deve ser indicada a quimioprofilaxia.

Todo profissional de saúde com sinais ou sintomas compatíveis com TB deve ser prontamente avaliado pelo serviço dos funcionários, submetido a exame de baciloscopia e outros exames complementares e não deverá retornar às suas atividades até que este diagnóstico seja excluído ou até que esteja sob terapia antituberculosa e não seja mais considerado infectante. Devido ao risco aumentado de rápida progressão do estado de latência da TB nos indivíduos com infecção pelo HIV ou com outras imunodeficiências graves, os profissionais de saúde devem saber se são portadores de alguma doença ou estão sob o uso de drogas que possam levá-los a uma diminuição importante de sua imunidade. Aconselhamento e teste para HIV devem ser oferecidos voluntariamente a todos os profissionais de saúde, principalmente para os que possam estar sob risco da infecção pelo HIV. Os profissionais de saúde com imunodepressão ou com infecção pelo HIV devem ser orientados a desenvolverem atividades em locais com o menor risco possível de exposição ocupacional a *M. tuberculosis*.

b | Controle ambiental (ou de engenharia)

- Ventilação com pressão negativa

Tem como objetivo evitar a mistura do ar do quarto do paciente com outros ambientes, a diminuição da concentração e a remoção das partículas infectantes do recinto. O número mínimo recomendado de trocas do volume de ar por hora (ACH) é de 12 trocas em quartos de isolamento.

São consideradas sob risco todas as áreas nas quais os pacientes com TB (confirmada ou suspeita) recebem cuidados, bem como locais de manipulação de material biológico potencialmente contaminado. As seguintes unidades devem dispor de ambiente adequado para pacientes com suspeita ou diagnóstico de TB: quartos de isolamento e de unidades de terapia intensiva (UTI); sala de indução de escarro; sala de broncoscopia; salas de pronto-socorro; salas de autópsia; sala de nebulização; pronto-atendimento da pneumologia; laboratório que processam amostras de micobactérias.

O ar proveniente destes locais deve ser dirigido para o exterior da unidade, para locais afastados de outros pacientes, dos profissionais de saúde e de sistemas de captação de ar. Caso não seja viável este direcionamento, o ar pode ser recirculado, desde que devidamente tratado por filtros de alta eficácia (filtro HEPA).

Os locais de risco devem ficar sob pressão negativa em relação aos corredores e áreas adjacentes. Se isso não for factível pelo sistema de ventilação existente, a criação de pressão positiva nos corredores adjacentes às salas de risco, por meio do uso criterioso das aberturas de portas e janelas, auxilia no controle.

c | Proteção respiratória individual

Dispositivos de proteção respiratória (máscaras) devem ser utilizados pelos profissionais de saúde nas seguintes situações:

- em quartos onde possam estar pacientes com TB confirmada ou suspeita;
- em locais de procedimentos médicos com grande potencial de gerar aerossóis pela tosse;
- em locais onde medidas administrativas e de engenharia não são suficientes para impedir a inalação de partículas infectantes.

As máscaras devem ter a capacidade de filtrar partículas de 1 micra de diâmetro, com eficiência de 95% (Proteção Facial Filtro 2 – PFF2 ou tipo N95 – nomenclatura americana), e de se adaptar adequadamente a diferentes tipos e formatos de rosto (preferencialmente dois ou três tamanhos diferentes em cada unidade de saúde). As máscaras podem ser reutilizadas pelo mesmo profissional por períodos longos, desde que se mantenham íntegras, secas e limpas. É importante verificar a recomendação do fabricante para descartá-las corretamente.

As máscaras cirúrgicas comuns não oferecem proteção adequada quando utilizadas pelos profissionais, ficando seu uso restrito na contenção das partículas no momento em que são geradas, sendo então indicadas para os pacientes bacilíferos fora dos locais de isolamento, por exemplo, no transporte do paciente dentro do hospital.

VARICELA

A varicela é uma doença altamente contagiosa, causada pelo vírus varicela-zóster (VVZ). Sua evolução geralmente é benigna, mas em alguns casos pode levar as sérias complicações. Em UTIs, geralmente estes pacientes são internados por complicações respiratórias.

Pode ocorrer durante todo o ano, porém observa-se um aumento do número de casos no período que se estende do fim do inverno até a primavera (agosto a novembro), sendo relatado, neste período, a ocorrência de surtos em creches, escolas e em hospitais.

A transmissão hospitalar do VVZ é bastante reconhecida, devendo ser adotadas as medidas necessárias relacionadas ao controle, principalmente pelo risco de contágio em pacientes imunodeprimidos.

A transmissão ocorre por disseminação aérea de partículas virais (aerossóis) e por contato direto ou indiretos com as lesões.

O período de maior transmissibilidade inicia-se dois dias antes do aparecimento das vesículas e até 48 horas após a interrupção do surgimento de novas vesículas.

Na ocorrência de varicela em uma enfermaria, devido ao risco de disseminação da doença, está indicada a utilização de precauções por aerossóis aos pacientes suscetíveis comunicantes do caso, por um período entre o sétimo dia a 21 dias após a exposição, para os comunicantes imunocompetentes, e 28 dias, para os comunicantes imunodeprimidos. Os comunicantes podem compartilhar o mesmo quarto. Esses pacientes devem receber alta hospitalar o mais rapidamente possível, permanecendo apenas aqueles cuja internação seja imprescindível. Caso qualquer comunicante apresente a doença, reiniciar a contagem do novo período de 21 dias para isolamento e/ou vacinação de novos pacientes.

A vacinação pós-exposição consiste na vacinação de bloqueio e deve ser realizada até 72 horas após o contato com o caso-índice nos seguintes casos: 1) pessoas imunocompetentes suscetíveis à doença e internadas em enfermaria onde haja caso de varicela; 2) profissionais de saúde suscetíveis do local onde haja caso de varicela.

Os profissionais de saúde suscetíveis, comunicantes e não vacinados, que necessitarem manter as atividades em local com pacientes suscetíveis à varicela, devem usar máscara cirúrgica do 7º ao 21º dia, para evitar a possibilidade de transmissão respiratória, caso venham a desenvolver a doença.

A imunoglobulina contra a varicela-zóster (VZIG) específica deve ser administrada aos comunicantes suscetíveis com alto risco de desenvolver formas graves da doença, como imunodeprimidos e grávidas e recém-nascidos (RNs) prematuros. Nesses casos, uma avaliação cuidadosa do contato é de suma importância para uma indicação mais precisa do uso da medida indicada – VZIG.

A VZIG é preparada com o soro de pacientes que apresentaram zóster e contém elevados títulos de anticorpos, devendo ser administrada em até 96 horas do contato com o caso-índice. A dose deve ser administrada IM de 125 UI para cada 10 kg de peso (dose mínima de 125 UI e dose máxima de 625 UI).

A duração exata da proteção conferida pela VZIG não é bem estabelecida. Assim, se uma segunda exposição ocorrer após três semanas de sua administração e o estado imune não tiver sido restabelecido, outra dose deve ser aplicada.

É importante lembrar que, mesmo utilizando a vacina e/ou a imunoglobulina hiperimune, existe a possibilidade de que um pequeno percentual de pessoas desenvolva a doença. Portanto, as precauções devem ser instituídas da mesma forma.

■ IMUNIZAÇÃO DO PROFISSIONAL DA ÁREA DA SAÚDE

PAS estão expostos a um risco maior de adquirir determinadas infecções que a população em geral. Por isso, é importante salientar que algumas delas são imunologicamente preveníveis. A imunização é uma medida de prevenção recomendada com excelentes repercussões.

Os benefícios incluem:
- proteção individual;
- interrupção da disseminação de doenças infecciosas e de alguns surtos intra-hospitalares;
- proteção indireta de pessoas não vacinadas da comunidade, para algumas doenças.

Além disso, quando parte de um programa de saúde para profissionais, reduz perdas com dias de afastamento das atividades e várias outras despesas relacionadas ao diagnóstico, tratamento e controle da infecção.

A imunização pode ser:
- ativa, através de vacinas, que oferecem uma proteção duradoura;
- passiva, pelo uso de imunoglobulinas, que oferecem curto período de proteção.

Lembre-se que o Centro de Imunização/Imunobiológico e a Comissão de Controle de Infecção Hospitalar (CCIH) podem, em conjunto com outros serviços, como o Serviço de Saúde do Trabalhador e de Vigilância Epidemiológica, contribuir e participar da elaboração de normas e preceitos para imunização dos profissionais de saúde e de pacientes hospitalizados, levando sempre em consideração as peculiaridades da instituição, a localidade e o tipo de atividade dos profissionais.

O PAS recém-contratado deve ter em sua ficha médica admissional dados precisos quanto ao seu estado imunológico. Na ausência destes dados, ou constatada uma inadequada proteção, deve contar, imediatamente, com um plano de imunização a ser executado. O momento ideal para recomendar a imunização ativa é antes de início do contato com os pacientes.

As principais vacinas recomendadas aos PAs são:
- hepatite tipo B e hepatite A;
- difteria e tétano;
- rubéola, sarampo e caxumba;
- gripe (influenza);
- BCG, quando indicado;
- varicela.

Em condições especiais, outros imunobiológicos podem ser indicados aos profissionais de saúde. Nas situações com risco aumentado de exposição, tanto relativa às características epidemiológicas da região como ao tipo de atividade que o profissional exerce, a imunização para tais doenças deve ser considerada.

A imunização passiva pode estar indicada aos profissionais susceptíveis diante de algumas exposições de risco. Um exemplo frequente dessa indicação é o uso de imunoglobulina, como profilaxia ao HBV, mencionado quando se abordou a exposição ocupacional com material biológico.

REVISÃO

- Acidentes de trabalho com sangue e outros líquidos potencialmente contaminados devem ser tratados como casos de emergência médica: para se obter maior eficácia, as intervenções para profilaxia da infecção pelo HIV e hepatite B devem ser iniciadas logo após a ocorrência do acidente.
- A magnitude do risco ocupacional depende de variáveis como a prevalência das doenças transmissíveis na população atendida, informações adequadas sobre os mecanismos de transmissão e prevenção e as condições de segurança no trabalho.
- Para a equipe de enfermagem, a maioria dos acidentes perfurantes acontece no momento do encape da agulha ou na manipulação desta.
- A equipe de limpeza acidenta-se com agulhas usadas e não devidamente descartadas.
- O funcionário atendido deve ter sua identidade preservada, a fim de manter a privacidade e evitar constrangimentos para o profissional.
- Para minimizar os riscos ocupacionais, todas as instituições de saúde devem estruturar um Programa de Biossegurança e garantir a sua implantação em todas as áreas de atuação dos PAS.
- As medidas de controle da transmissão nosocomial da tuberculose se dividem em três categorias: administrativas, controle ambiental (ou de engenharia) e proteção respiratória individual.

■ REFERÊNCIA

1. Brasil. Ministério da Saúde. Protocolo clínico e diretrizes terapêuticas profilaxia antirretroviral pós-exposição de risco para infecção pelo HIV (PEP) [Internet]. Brasília: MS; 2015 [capturado em 13 abr. 2017]. Disponível em: http://www.aids.gov.br/sites/default/files/anexos/publicacao/2015/58168/pcdt_pep_20_10_1.pdf

■ LEITURAS SUGERIDAS

Anderson DJ, Podgorny K, Berríos-Torres SI, Bratzler DW, Dellinger EP, Greene L, et al. Strategies to prevent surgical site infections in acute care hospitals: 2014 update. Infect Control Hosp Epidemiol. 2014;35(6):605-27.

Centers for Disease Control and Prevention. Patient safety component manual [Internet]. NHSN; 2017 [capturado em 13 abr. 2017]. Disponível em: https://www.cdc.gov/nhsn/pdfs/pscmanual/pcsmanual_current.pdf

Medeiros EAS, Wey SB. Diretrizes para a prevenção e o controle de infecções relacionadas à assistência à saúde. 2. ed. São Paulo: Universidade Federal de São Paulo; 2007.

243
ACIDENTES POR ANIMAIS PEÇONHENTOS E VENENOS

■ PRISCILA PEREIRA DANTAS

Os acidentes causados por animais peçonhentos constituem um problema de saúde pública no Brasil, onde os registros de óbitos por esse agravo têm aumentado nos últimos anos. No país, apresentam ampla distribuição, sendo considerados de relevância médica aqueles que resultam em quadros clínicos classificados como moderados ou graves, principalmente os provocados por serpentes, escorpiões, aranhas, himenópteros e cnidários. Na região Norte, é registrado o maior número de casos de acidentes por serpentes, nas regiões Sul e Sudeste, há maior número de acidentes por aranhas, e, na região Nordeste, destacam-se os acidentes por escorpiões.

■ OFIDISMO

ACIDENTE BOTRÓPICO (*BOTHROPS*, JARARACA, FOSSETA LOREAL E CAUDA LISA)

Quadro clínico

Local: Dor, edema e equimoses ao longo do membro; infartamento ganglionar e bolhas de conteúdo seroso/sero-hemorrágico, infecção secundária e necrose.
Sistêmico: Sangramentos em pele e mucosas à distância do local da picada; hipotensão/choque; síndrome compartimental; lesão renal aguda (LRA); tempo de coagulação aumentado.

ACIDENTE CROTÁLICO (*CROTALUS*, CASCAVEL, FOSSETA LOREAL E CAUDA COM CHOCALHO)

Quadro clínico

Local: Dor e edema pouco importantes ou ausentes; eritema e parestesia são comuns, persistindo por tempo variável.
Sistêmico: Fácies miastênico, com ptose palpebral uni ou bilateral, flacidez da musculatura da face, turvação visual e oftalmoplegia; insuficiência respiratória por acometimento da musculatura torácica; mialgia generalizada e mioglobinúria (rabdomiólise); LRA; aumento do tempo de coagulação ou sangramentos discretos; creatinocinase (CK) elevada; desidrogenase láctica (DHL) aumentada; urina I com proteinúria discreta e presença de mioglobina.

ACIDENTE LAQUÉTICO (LACHESIS, SURUCUCU, FOSSETA LOREAL E CAUDA COM ESCAMAS ERIÇADAS)

Quadro clínico

Local: Dor, edema e equimoses ao longo do membro; sangramentos limitados ao local da picada, semelhante ao acidente botrópico.
Sistêmico: Alterações vagais, vômitos, cólicas abdominais, diarreia, hipotensão, choque; síndrome compartimental, infecção secundária, necrose, abscessos.

DIAGNÓSTICO E TRATAMENTO

ACIDENTE ELAPÍDICO (*MICRURUS*, CORAL VERDADEIRA, CAUDA COM ANÉIS COLORIDOS)

Quadro clínico

Local: Dor local discreta, parestesia, com tendência à progressão proximal
Sistêmico: Fácies miastênico ou neurotóxico, fraqueza muscular progressiva levando à insuficiência respiratória.

Diagnóstico

Com base nos achados clínicos e epidemiológicos, sendo importante identificar a espécie causadora do acidente para administração de tratamento específico.

Tratamento

Antiveneno (soro) intravenoso (IV) específico segundo o tipo e a gravidade do acidente (Quadro 243.1). Observação por no mínimo 24 horas, manter elevado o membro acidentado, limpeza com antissépticos, profilaxia antitetânica, sintomáticos; hidratação (manter diurese a 30 mL/h); antibioticoterapia se evidência de infecção; debridamento de áreas de necrose e drenagem de abscessos. Neostigmina 0,1 mg/kg IV a cada 4 horas, se observação de melhora imediata do quadro neurotóxico nos acidentes elapídicos, sempre precedido de atropina 0,5 mg IV.

> **ATENÇÃO!**
>
> Se na admissão houver apenas lesão da mordida, com edema discreto e epidemiologia provável de acidente ofídico, o paciente deve ser mantido em observação mínima de 12 horas. Se após esse período, evoluir sem clínica de envenenamento, classificar como picada seca e dar alta ao paciente.

ESCORPIONISMO (GÊNERO *TITYUS*)

Quadro clínico

Local: Dor com irradiação para o membro, parestesia, eritema e sudorese local.
Sistêmico: Alterações vagais; insuficiência cardíaca congestiva (ICC) e choque; edema pulmonar agudo; sonolência, confusão mental, hipertonia e tremores. Taqui/bradicardia sinusal, distúrbios na repolarização ventricular, supra ou infradesnivelamento de ST e bloqueio na condução ventricular. Aumento de creatinofosfocinase (CPK) e fração MB, hiperglicemia, hiperamilasemia, hipopotassemia e hiponatremia.

Diagnóstico

Com base nos achados clínicos e epidemiológicos, sendo importante identificar a espécie causadora do acidente para administração de tratamento específico.

Tratamento

Soro antiescorpiônico ou antiaracnídico em casos moderados e graves (Quadro 243.2). Infiltração local de lidocaína 2% sem vasoconstritor 4 mL, repetido até 3 vezes com intervalo de 90 minutos; analgésico IV de horário; manejo das complicações.

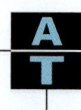

QUADRO 243.1 ■ Terapia com antiveneno de acordo com tipo e gravidade do acidente ofídico

TIPO	CLASSIFICAÇÃO	MANIFESTAÇÕES	ANTIVENENO (SORO) DOSE
Botrópico	Leve	- Dor/edema até 1 seguimento - Sangramento discreto em pele ou mucosas - Pode haver apenas distúrbio na coagulação	3 ampolas IV* SAB SABL / SABC
	Moderado	- Dor/edema até 2 seguimentos - Sangramento sem comprometimento do estado geral - Pode haver distúrbio na coagulação	6 ampolas IV* SAB SABL / SABC
	Grave	- Dor/edema de 3 segmentos ou pelo menos um dos seguintes: hemorragia, hipotensão/choque ou LRA - Pode haver distúrbio na coagulação	12 ampolas IV* SAB SABL / SABC
Crotálico	Leve	- Alterações neuroparalíticas discretas - Sem mialgia, escurecimento da urina (mioglobinúria) ou oligúria	5 ampolas IV SAC / SABC
	Moderado	- Alterações neuroparalíticas evidentes - Mialgia e mioglobinúria discretas	10 ampolas IV SAC / SABC
	Grave	- Alterações neuroparalíticas evidentes - Mialgia e mioglobinúria intensas - Oligúria	20 ampolas IV SAC / SABC
Laquético	Moderado	- Dor/edema presentes - Pode haver sangramento - Sem manifestações vagais	10 ampolas IV SABL
	Grave	- Dor/edema importantes - Hemorragia intensa - Manifestações vagais presentes	20 ampolas IV SABL
Elapídico	Grave	- Todos os acidentes devem ser considerados graves devido ao risco de insuficiência respiratória	10 ampolas IV SAEla

*Se o tempo de coagulação permanecer alterado 24 horas após a soroterapia, está indicada dose adicional de duas ampolas de antiveneno.
SAB: soro antibotrópico, SABL: soro antibotrópico-laquético, SABC: soro antibotrópico-crotálico, SAEla: soro antielapídico bivalente.
Fonte: Adaptado de Fundação Nacional de Saúde.[1]

QUADRO 243.2 ■ Terapia com antiveneno de acordo com a gravidade do acidente escorpiônico

CLASSIFICAÇÃO	MANIFESTAÇÕES	ANTIVENENO (SORO) DOSE
Leve	- Apenas quadro local: dor, eritema, parestesia, sudorese - Ocasionalmente: náusea, vômito, agitação e taquicardia discretas relacionadas à dor	Não indicado
Moderado	- Quadro local associado a uma ou mais das seguintes manifestações sistêmicas de pequena intensidade: sudorese, náuseas, alguns episódios de vômitos, bradi/taquicardia, hipertensão, agitação	3 ampolas IV SAEsc / SAA*
Grave	- Manifestações sistêmicas intensas: inúmeros episódios de vômitos, sudorese profusa, bradi/taquicardia, hipo/hipertensão, sialorreia, agitação alternada com sonolência, taquidispneia, priapismo, convulsões, edema agudo de pulmão	6 ampolas IV SAEsc / SAA*

*O SAA é indicado quando não for possível diferenciar o acidente entre aranha (*Phoneutria*) e escorpião (*Tityus*) ou falta do SAEsc. SAEsc: soro antiescorpiônico, SAA: soro antiaracnídico.
Fonte: Adaptado de Fundação Nacional de Saúde.[1]

ARANEÍSMO

FONEUTRISMO (*PHONEUTRIA*, ARANHA-ARMADEIRA)

Quadro clínico

Local: Dor imediata característica, irradiada e intensa nas primeiras 3 a 4 horas, edema, eritema e sudorese local, e parestesia ao longo do membro.
Sistêmico: Em adultos, taquicardia, hipertensão arterial, vômitos. Em crianças, é mais grave, com hipotensão, choque, edema pulmonar agudo.

LOXOSCELISMO (*LOXOSCELES*, ARANHA-MARROM)

Quadro clínico

Local: Picada pouco dolorosa. A lesão pode ser incaracterística (bolha de conteúdo seroso, edema, calor e rubor, com/sem queimação); sugestiva (enduração, bolha, equimose, dor em queimação); característica (dor em queimação, equimose central, mesclada com áreas pálidas de isquemia (placa marmórea) e necrose. Pode evoluir com necrose seca e úlcera.
Sistêmico: Astenia, febre alta, cefaleia, exantema morbiliforme, mialgia, náuseas, vômitos, diarreia. Forma cutaneovisceral: hemólise intravascular, anemia, icterícia, hemoglobinúria, coagulação intravascular disseminada (CIVD).

LATRODECTISMO (*LATRODECTUS*, VIÚVA-NEGRA)

Quadro clínico

Local: Dor de pequena intensidade, sensação de queimadura, pápula eritematosa e sudorese localizada; infartamento ganglionar e hiperestesia.
Sistêmico: Dor irradiada para os membros inferiores, contraturas intermitentes, tremores, dor com rigidez abdominal, simulando abdome agudo; contratura facial, trismo dos masseteres (fácies latrodectísmica); ptose e edema bipalpebral; arritmias cardíacas, como fibrilação atrial e bloqueios, diminuição de amplitude do QRS e da onda T, inversão da onda T, alterações de ST e prolongamento de QT.

Diagnóstico

Com base nos achados clínicos e epidemiológicos, sendo importante identificar a espécie causadora do acidente para administração de tratamento específico.

Tratamento

Antiveneno indicado para acidentes por *Loxosceles* e *Phoneutria*. Não há indicação para uso em casos de latrodectismo (Quadro 243.3). Infiltração local de lidocaína 2% sem vasoconstritor 4 mL, repetido até 3 vezes com intervalo de 90 minutos; analgésico de horário; Meperidina intramuscular (50-100 mg) se dor refratária, nos casos de foneutrismo; Benzodiazepínicos: Diazepan 5 a 10 mg IV de 4/4 horas, clorpromazina 25 a 50 mg IV de 8/8 horas, se necessário em casos de latrodectismo.

ACIDENTES POR ABELHAS

Quadro clínico

Local: Dor aguda que desaparece após minutos; eritema, prurido e edema, enduração que aumenta de tamanho, limitando a mobilidade do membro
Sistêmico: Anafilaxia, broncoespasmo, náuseas, vômitos, diarreia, hipotensão, arritmias cardíacas. Síndrome de envenenamento: quadro tóxico generalizado, caracterizado por sinais de hemólise intravascular e rabdomiólise, torpor, hipotensão e IRA.

Tratamento

Não existe antídoto. Orienta-se retirar os ferrões da pele por raspagem com lâmina. Analgesia, corticoterapia IV (hidrocortisona 500 a 1.000 mg) e tópica, manejo do broncoespasmo.

QUADRO 243.3 ■ Terapia com antiveneno de acordo com tipo e gravidade do acidente aracnídico

TIPO	CLASSIFICAÇÃO	MANIFESTAÇÕES	ANTIVENENO(SORO) DOSE
Fonêutrico	Leve	▪ Dor, edema, eritema, sudorese	Não indicado
	Moderado	▪ Dor intensa, sudorese, vômitos ocasionais, agitação psicomotora, hipertensão arterial	2 a 4 ampolas IV SAA
	Grave	▪ Além dos sintomas locais: sudorese profusa, sialorreia, vômitos profusos, priapismo, choque, edema pulmonar agudo	5 a 10 ampolas IV SAA
Loxoscélico	Leve	▪ *Loxosceles* identificada ▪ Lesão incaracterística ▪ Sem manifestações sistêmicas	Não indicado
	Moderado	▪ Independente da identificação do agente ▪ Lesão sugestiva ou característica ▪ Manifestações sistêmicas inespecíficas ▪ Ausência de hemólise	5 ampolas IV SALox / SAA
	Grave	▪ Lesão característica ▪ Manifestações clínicas e/ou laboratoriais de hemólise intravascular	10 ampolas IV SALox / SAA

SAA: soro antiaracnídico; SALox: soro antiloxoscélico trivalente
Fonte: Adaptado de Fundação Nacional de Saúde.[1]

ACIDENTES POR CNIDÁRIOS (*HYDROZOA*, CARAVELAS E *SCYPHOZOA*, ÁGUA-VIVA)

Quadro clínico

Local: Ardência e dor intensa local, placas e pápulas urticariformes lineares, que podem evoluir com bolhas e necrose em 24 horas.
Sistêmico: Cefaleia, náuseas, vômitos, espasmos musculares, febre, arritmias.

Tratamento

Retirada de tentáculos aderidos; inativação do veneno com ácido acético a 5% (vinagre comum); retirada dos nematocistos com pasta de bicarbonato de sódio, talco e água do mar; compressas de gelo ou água do mar fria e corticoides tópicos.

■ RAIVA

VÍRUS RÁBICO, FAMÍLIA RHABDOVIRIDAE, GÊNERO *LYSSAVIRUS*

Quadro clínico

Pródromos: 2-10 dias; sintomas gripais, febre, cefaleia, náuseas, dor de garganta; inquietação; hiperestesia e parestesia no trajeto dos nervos periféricos adjacentes ao local da mordedura, alterações de comportamento, linfoadenopatia dolorosa. Forma furiosa: Ansiedade e hiperexcitabilidade alternados com períodos de lucidez, febre, espasmos musculares generalizados, hidrofobia, sialorreia intensa, disfagia, aerofobia, fotofobia. Forma paralítica: parestesia e fraqueza muscular, paralisia flácida, febre elevada intermitente, alterações cardiorrespiratórias decorrentes da paralisia, coma.

Diagnóstico

Identificação do antígeno rábico (paciente em vida): imunofluorescência direta (IFD) em impressão de córnea, raspado de mucosa lingual, tecido bulbar de folículo piloso em biópsia de pele da região cervical; reação em cadeia da polimerase em tempo real (PCR-RT), ou *semi-nested* PCR-RT (saliva, folículo piloso, líquido cerebrospinal [LCS]); pesquisa de anticorpos no soro (pacientes não vacinados) ou no LCS (mesmo após vacinação).

Tratamento

Os casos suspeitos devem ser notificados imediatamente ao Serviço de vigilância epidemiológica local, mantidos em precaução de contato e encaminhados para condução em UTI em serviço de referência. Protocolo de Recife: Consiste em indução de coma, uso de antivirais, reposição de enzimas e manutenção dos sinais vitais (Quadro 243.4).

QUADRO 243.4 ■ Esquema para profilaxia da raiva humana com vacina de cultivo celular

Tipo de exposição	Cão ou gato sem suspeita de raiva no momento da agressão	Cão ou gato clinicamente suspeito de raiva no momento da agressão	Cão ou gato raivoso, desaparecido ou morto; Animais silvestres (incluindo domiciliados); Animais domésticos de interesse econômico ou de produção
Contato indireto	• Lavar com água e sabão • Não tratar	• Lavar com água e sabão • Não tratar	• Lavar com água e sabão • Não tratar
Acidentes leves: • Ferimentos superficiais, pouco extensos, geralmente únicos, em tronco e membros (exceto mãos e polpas digitais e planta dos pés); podem acontecer em decorrência de mordeduras ou arranhaduras causadas por unha ou dente • Lambedura de pele com lesões superficiais	• Lavar com água e sabão • Observar o animal durante 10 dias após a exposição • Se o animal permanecer sadio no período de observação, encerrar o caso • Se o animal morrer, desaparecer ou se tornar raivoso, administrar 5 doses de vacina (dias 0, 3, 7, 14 e 28)	• Lavar com água e sabão • Iniciar esquema profilático com duas doses, uma no dia 0 e outra no dia 3 • Observar o animal por 10 dias após a exposição • Se a suspeita de raiva for descartada após o 10° dia de observação, suspender o esquema e encerrar o caso • Se o animal morrer, desaparecer ou se tornar raivoso, completer até 5 doses de vacina. Aplicar uma dose entre o 7° e o 10° dia e uma dose nos dias 14 e 28	• Lavar com água e sabão • Iniciar imediatamente esquema com 5 doses da vacina (dias 0, 3, 7, 14 e 28)
Acidentes graves • Ferimentos na cabeça, face, pescoço, mãos, polpas digitais e/ou planta do pé • Ferimentos profundos, múltiplos ou extensos, em qualquer região do corpo • Lambedura de pele onde já existe lesão grave • Ferimento profundo causado por unha animal	• Lavar com água e sabão • Observar o animal por 10 dias após a exposição • Iniciar esquema profilático com duas doses, uma no dia 0 e outra no dia 3 • Se o animal permanecer sadio no período de observação, encerrar o caso • Se o animal morrer, desaparecer ou se tornar raivoso, completer 5 doses de vacina. Aplicar uma dose entre o 7 e o 10° dia e uma dose nos dias 14 e 28	• Lavar com água e sabão • Iniciar esquema com soro e cinco doses de vacina, nos dias 0, 3, 7, 14 e 28 • Observar o animal por 10 dias após a exposição • Se a suspeita de raiva for descartada após o 10° dia de observação, suspender o esquema profilático e encerrar o caso	• Lavar com água e sabão • Iniciar imediatamente esquema com soro e cinco doses de vacina (dias 0, 3, 7, 14 e 28)

Fonte: Brasil.[2]

ATENÇÃO!

- O soro deve ser infiltrado nas portas de entrada, devendo aplicar o máximo possível da dose e o restante na região glútea. Se as lesões forem muito extensas, diluir em solução fisiológica (SF) e fazer a infiltração em toda a área. Aplicar a dose recomendada de SF limitado ao máximo em 7 dias da aplicação da primeira dose da vacina de cultivo celular. Após esse prazo, a SF não é mais necessária. Nas agressões por morcegos ou qualquer outra espécie de animal silvestre, deve-se indicar a sorovacinação independente da gravidade.

REVISÃO

- A identificação do agente causador do acidente é de grande importância para a escolha do antiveneno utilizado no tratamento.
- Entre os acidentes ofídicos, o botrópico tem maior ocorrência no Brasil e possui semelhança no quadro clínico com o acidente laquético, exceto pelos sintomas vagais do último.
- Todos os pacientes que receberam terapia com soro devem permanecer em observação por 24 horas, devido ao risco de reações adversas.
- O quadro clínico sistêmico no escorpionismo tende a aparecer mais rápido, por isso exige tratamento eficaz em curto espaço de tempo.
- Os acidentes por aranha *Phoneutria* e por escorpiões têm sintomas semelhantes, por isso deve ser usado SAA quando o agente não for conhecido.
- Casos suspeitos de raiva (quadro clínico sugestivo, antecedentes de exposição de até um ano a uma fonte de infecção provável ou procedente de região endêmica) devem ser notificados imediatamente à Vigilância epidemiológica e encaminhados à UTI de referência.

■ REFERÊNCIAS

1. Fundação Nacional de Saúde. Manual de diagnóstico e tratamento de acidentes por animais peçonhentos. Brasília: Funasa; 2001 [capturado em 30 mar. 2017]. Disponível em: http://bvsms.saude.gov.br/bvs/publicacoes/funasa/manu_peconhentos.pdf
2. Brasil. Ministério da Saúde. Normas técnicas de profilaxia da raiva humana. Brasília: Ministério da Saúde; 2011 [capturado em 30 mar. 2017]. Disponível em: http://www.saude.sp.gov.br/resources/instituto-pasteur/pdf/atendimento-medico/normas_tecnicas_profilaxia_raiva.pdf

■ LEITURA SUGERIDA

Hemachudha T, Ugolini G, Wacharapluesadee S, Sungkarat W, Shuangshoti S, Laothamatas J. Human rabies: neuropathogenesis, diagnosis, and management. Lancet Neurol. 2013;12(5):498-513.

DOENÇAS NEUROLÓGICAS

244

CEFALEIAS PRIMÁRIAS E SECUNDÁRIAS

■ THAÍS RODRIGUES VILLA
■ DANIEL GUEDES TOMEDI

A cefaleia primária ocorre quando a dor de cabeça é considerada a própria doença, como, por exemplo, a migrânea, a cefaleia tensional ou as cefaleias trigêmino-autonômicas. A cefaleia é chamada secundária quando outra doença é a causa da cefaleia – como, por exemplo, a meningite, o aneurisma cerebral ou os tumores do sistema nervoso central (SNC).[1]

■ DIAGNÓSTICO

O diagnóstico das cefaleias primárias é essencialmente clínico e deve obedecer aos critérios estabelecidos na Classificação Internacional de Cefaleias.[1] Durante a história clínica e o exame físico, deve-se estar atento a sinais que sugiram uma causa secundária de cefaleia, os quais são conhecidos como sinais de alarme, ou *red flags* (Quadro 244.1). Nesses casos, é imperativa a realização de exames complementares, como tomografia computadorizada (TC) de crânio ou punção lombar (PL), no intuito de afastar causas potencialmente graves.[2]

MIGRÂNEA

A migrânea é uma disfunção primária do encéfalo que envolve a ativação e a sensitização dos neurônios do sistema trigeminovascular, com subsequente liberação de neuropeptídeos vasoativos.

> **ATENÇÃO!**
>
> O diagnóstico da migrânea é essencialmente clínico.

O tratamento da migrânea consiste na terapia aguda (crise) e profilática. A terapia aguda inclui medidas farmacológicas e não farmacológicas. Como medida não farmacológica, o paciente pode ser orientado a repousar em ambiente silencioso, escuro e arejado, conciliando o sono, se possível, ou podendo aplicar bolsas de gelo nas têmporas ou na fronte.[3] As medicações para o tratamento da crise migranosa são escolhidas de acordo com a intensidade da crise.[3]

- Leve (não interfere nas atividades diárias): analgésicos simples, antieméticos (metoclopramida).
- Moderada (interfere, porém não impossibilita as atividades diárias): anti-inflamatórios não hormonais (AINH), derivados ergóticos (di-hidroergotamina), triptanos.
- Forte ou incapacitante (impossibilita as atividades diárias):
  - Triptano, sumatriptano + AINH.
  - AINH intramuscular ou endovenoso.
  - Clorpromazina ou haloperidol.

Entre os analgésicos simples, o paracetamol é eficaz no tratamento de crises leves, sendo uma opção para pacientes idosos que não podem fazer dipirona ou AINH.[3] A associação de paracetamol com cafeína incrementa o seu efeito, porém a sua associação com codeína ou tramadol não é recomendado devido ao risco de cronificação da migrânea.[3] No Brasil, utiliza-se também a dipirona como analgésico simples para as crises leves, na dose de 1 a 2 g. Os AINH que se destacam na terapia aguda da migrânea são o ibuprofeno (400 a 1.200 mg) e o naproxeno (750 a 1.250 mg).

O único derivado ergótico em uso no Brasil é a di-hidroergotamina, comercializada apenas em combinações com outras substâncias, como, por exemplo, dipirona, paracetamol, cafeína ou metoclopramida.[3]

Os antagonistas dopaminérgicos (metoclopramida e clorpromazina), também podem ser úteis no tratamento agudo da crise migranosa, apesar do risco dos pacientes desenvolverem sintomas extrapiramidais.

Os triptanos são agonistas dos receptores serotoninérgicos 5HT-1b, 5HT-1d e 5HT-1f. Eles inibem a liberação de peptídeos vasoativos, promovem a vasoconstrição e bloqueiam as vias de dor no tronco encefálico. Os triptanos comercializados no Brasil estão listados na Tabela 244.1. É recomendado a utilização do triptano logo na primeira hora de dor para uma melhor resposta. O sumatriptano é o que apresenta maior variedade de apresentação no mercado: comprimidos de 25, 50 e 100 mg, injeção subcutânea de 6 mg e *spray* nasal de 10 mg/dose. A via que possui a maior eficácia e rapidez de ação é a via subcutânea, seguida pela via nasal. Essas duas formas são especialmente úteis em pacientes com sintomas precoces de náuseas e vômitos. No caso de resposta insatisfatória, a dose pode ser repetida após 2 horas. A dose máxima diária para cada formulação é 300 mg para comprimido, 40 mg para *spray* nasal (4 doses) e 12 mg para injeção subcutânea (duas injeções). O naratriptano, com apresentação em

---

QUADRO 244.1 ■ Sinais de alarme (*red flags*)

SINTOMAS E SINAIS DE ALERTA NA HISTÓRIA CLÍNICA DAS CEFALEIAS
Cefaleia após os 50 anos de idade
A primeira cefaleia
Mudança de padrão em relação a crises anteriores
Mudança de padrão de aura ou aura atípica
Início súbito
Desencadeada por esforço físico ou atividade sexual
Evolução progressiva
Piora com a postura
A pior cefaleia
Sintomas associados (febre, náuseas e vômitos, sintomas neurológicos focais, distúrbios da consciência, descarga nasal purulenta, queixas visuais)
Antecedentes (câncer, Aids, trauma, glaucoma e outras doenças sistêmicas)

DADOS DE ALERTA NO EXAME FÍSICO
Elevação súbita da pressão arterial
Febre
Presença de dor à palpação do crânio (seios da face, globo ocular, artéria carótida e temporal)

DADOS DE ALERTA NO EXAME NEUROLÓGICO
Alteração no nível de consciência
Alteração de nervos cranianos (edema de papila, distúrbios da motricidade ocular, anisocoria, paralisia facial)
Alteração da motricidade, sensibilidade ou coordenação
Assimetria nos reflexos tendinosos profundos, sinal de Babinski
Rigidez de nuca e presença de outros sinais meníngeos

Fonte: Sociedade Brasileira de Cefaleia.[2]

TABELA 244.1 ■ Triptanos

FÁRMACO	NOME COMERCIAL®	DOSE POR UNIDADE (MG)	DOSE MÁXIMA POR DIA (MG)	MEIA-VIDA (EM HORAS)	TEMPO DO PICO DA CONCENTRAÇÃO NO PLASMA (TMÁX./HORA)
Sumatriptano injetável	Sumax / Imigran	6	12	2	0,2
Sumatriptano oral	Sumax / Imigran	25, 50 ou 100	300	2	2,5
Sumatriptano nasal	Sumax / Imigran	10 ou 20	40	1,8	1
Zolmitriptano	Zomig / Zomig OD	2,5	10	2,3 a 3	2
Naratriptano	Naramig	2,5	5	5,5	2 a 3
Rizatriptano	Maxalt / Maxalt RPD	5 ou 10 / 10	2	1,2 / 1,6 a 2,5	

Fonte: de Souza Carvalho e Pinto.[4]

comprimidos de 2,5 mg, é menos potente e tem início de ação mais lento quando comparado ao sumatriptano, porém apresenta as vantagens de melhor tolerabilidade e de período de ação mais prolongado. O rizatriptano é o triptano oral mais potente, sendo comercializado em comprimidos de 10 mg, com dose máxima diária recomendada de 30 mg ao dia. O rizatriptano leva à remissão da dor em tempo menor quando comparado aos outros triptanos orais. Em pacientes em uso de propranolol, a dose do rizatriptano deve ser reduzida pela metade devido à interação entre essas duas medicações. O zolmitriptano apresenta boa biodisponibilidade por via oral, mantendo sua eficácia em 24 horas.[3] É comercializado na apresentação de 2,5 mg em comprimido revestido ou orodispersível. A dose máxima diária é de 10 mg. Os triptanos são contraindicados em pacientes com história de infarto do miocárdio, doença cerebrovascular isquêmica, migrânea com aura de tronco encefálico, migrânea hemiplégica, hipertensão não controlada e gravidez.

O uso combinado de sumatriptano e naproxeno é mais eficaz do que o uso de cada um desses medicamentos como monoterapia. Entretanto, o uso associado de derivados ergóticos e triptanos não é indicado, pois ambos agem nos mesmos receptores serotoninérgicos. Após o uso de triptano, o uso de derivados ergóticos deverá ser postergado em 6 horas. Por outro lado, após o uso inicial de derivados ergóticos, os triptanos só poderão ser utilizados após 24 horas.

Apesar de não oferecer benefício adicional para o alívio imediato da cefaleia, a dexametasona, quando associada à terapia da crise de migrânea, reduz a chance de recidiva da dor.

Tramadol e opioides devem ser evitados.[3] Pacientes tratados com estas medicações são significativamente mais propensos a retornar à emergência com cefaleia dentro de sete dias do início do quadro.

O tratamento profilático da migrânea é indicado nas seguintes situações:[5]
- Três ou mais crises de migrânea ao mês.
- Incapacidade pessoal e/ou produtiva, mesmo quando a frequência for menor do que a estipulada no item anterior.
- Falha, contraindicação, efeitos colaterais, ou uso excessivo da terapia aguda.
- Subtipos especiais de migrânea: com aura do tronco encefálico, hemiplégica, com aura prolongada, com auras frequentes e atípicas e infarto migranoso.

Durante o tratamento profilático, é importante:[5]
- Checar se há uso excessivo das medicações de terapia aguda, orientando a sua descontinuidade.
- Iniciar a medicação profilática em baixas doses, podendo aumentá-la gradualmente, até atingir melhor relação tolerabilidade/eficácia.
- Dar preferência à monoterapia; entretanto, em determinados casos, o uso de politerapia pode ser indicado.
- Avaliar o esquema terapêutico após prazo mínimo de dois meses.
- Saber determinar um esquema terapêutico eficaz (melhora de mais de 50% na intensidade e frequência das crises, avaliadas pelo diário de cefaleia) e mantendo-o por no mínimo seis meses, descontinuando-o lentamente quando a melhora estiver consolidada.
- Em caso de recidiva das crises, retornar o esquema terapêutico prévio ou modificá-lo, prolongando o tratamento pelo tempo que for necessário.

As medicações utilizadas na profilaxia da migrânea são:
- Anti-hipertensivos:
  - Propranolol: 40-240 mg em 2 ou 3 doses/dia.
  - Metoprolol: 100-200 mg em 1 ou 2 doses/dia.
  - Atenolol: 25-150 mg em 1 ou 2 doses/dia.
- Antidepressivos:
  Essas medicações são particularmente úteis nos casos de migrânea associada a sintomas depressivos, insônia, uso excessivo de analgésicos e ergóticos e cefaleia tensional.
  - Antidepressivos tricíclicos:
    - Amitriptilina: 12,5-75 mg ao deitar.
    - Nortriptilina: 10-75 mg ao deitar.
  - Antidepressivos duais (inibidores da recaptação de serotonina-norepinefrina):
    - Duloxetina: 30 a 90 mg em 1 ou 2 doses/dia.
    - Venlafaxina: dose de início de 37,5 mg; após, dose variando entre 75-225 mg em 1 dose/dia.

- Antagonistas dos canais de cálcio:
    - Flunarizina: 5-10 mg ao deitar.
- Anticonvulsivantes:
    - Topiramato: dose inicial de 25 mg/dia, com aumento de 25 mg/semana até 200 mg divididos em duas doses/dia.
    - Divalproato ou valproato de sódio: 500-2.500 mg ao dia.
- Toxina botulínica: A toxina botulínica tipo A (BOTOX®) está indicada somente no tratamento da migrânea crônica (cefaleia por 15 dias ou mais por mês por pelo menos 3 meses).

CEFALEIA TENSIONAL

Os AINH são o pilar do tratamento abortivo da cefaleia tensional, pois são eficazes e menos propensos a causar cefaleia por uso excessivo de medicação.

O uso combinado de analgésicos simples com cafeína é mais eficaz do que o uso isolado de analgésicos. O uso de opioides e relaxantes musculares não é recomendado, o primeiro devido ao risco de dependência[6], e o segundo, por não ser considerado eficaz.[6]

A terapia profilática é indicada nos casos de cefaleia tensional episódica frequente e crônica, pois essas condições podem afetar negativamente a rotina do paciente, ou virem acompanhadas de depressão ou ansiedade.[6] Os antidepressivos são a base do tratamento preventivo, sendo a amitriptilina de primeira escolha. Os inibidores seletivos da recaptação de serotonina e os da recaptação de serotonina e norepinefrina (venlafaxina) não são eficazes.

CEFALEIA EM SALVAS E OUTRAS CEFALEIAS TRIGÊMINO-AUTONÔMICAS

Cefaleia em salvas

Caracterizada por crises muito intensas, estritamente unilateral, na região supraorbital, orbital e/ou temporal, durando de 15 a 180 minutos e ocorrendo até oito vezes por dia.[1] As crises são acompanhadas de sintomas autonômicos, todos ipsilaterais à dor: hiperemia conjuntival, lacrimejamento, congestão nasal, rinorreia, sudorese na fronte e na face, miose, ptose, edema palpebral.[1] As crises geralmente ocorrem em séries (salvas) que duram semanas ou meses, separados por períodos de remissão, em geral, com duração de meses a anos.

Sumatriptano subcutâneo e inalação de oxigênio são considerados os tratamentos de primeira linha para a crise da cefaleia em salvas.[7] Oxigênio a 100% é administrado via máscara facial com fluxo mínimo de 12L/minutos, com paciente sentado e com tronco ereto. A inalação deve continuar por 15 minutos para prevenir recorrência da crise, embora a dor possa melhorar dento de 5 minutos após o início da inalação.

A terapia preventiva deve ser iniciada o mais precocemente possível, de preferência no início do episódio de salvas, com o objetivo de suprimir as crises. Verapamil é a medicação de escolha, geralmente iniciada na dose de 240 mg ao dia.

Hemicrania paroxística

São crises de cefaleia similares à cefaleia em salvas quanto à dor e aos sinais e sintomas associados, porém com duração mais curta e com maior frequência de ataques.[1] Responde de maneira absoluta à indometacina.

Hemicrania contínua

Caracterizada por cefaleia estritamente unilateral, diária e sem intervalos livres de dor. A intensidade é flutuante, caracterizada por dor moderada associada a exacerbações para dor intensa, as quais duram de minutos a alguns dias, os quais são acompanhados de sinais e sintomas autonômicos cranianos. Assim como a hemicrania paroxística, a hemicrania contínua responde completamente à indometacina.

OUTRAS CEFALEIAS PRIMÁRIAS

- **Cefaleia primária em facada:** Dor cefálica que ocorre espontaneamente como uma pontada única ou como uma série de pontadas, de curta duração (poucos segundos), com recorrência de uma a várias vezes ao dia. Apresenta resposta variável à indometacina (75-150 mg ao dia).
- **Cefaleia primária da tosse:** Cefaleia de início súbito, geralmente bilateral, desencadeada pela tosse ou esforço abdominal, na ausência de qualquer lesão intracraniana estrutural ou vascular.[1] O tratamento baseia-se no uso de indometacina, em geral, na dose de 150 mg/dia.
- **Cefaleia primária do esforço físico:** Cefaleia pulsátil, duração entre 5 minutos e 48 horas, precipitada por e ocorrendo somente durante ou após esforço físico. No primeiro episódio deste tipo de cefaleia, é obrigatória a exclusão de hemorragia subaracnoide e dissecção arterial. A indometacina é a medicação de escolha para o tratamento, e a dose terapêutica varia entre 50 e 150 mg/dia.
- **Cefaleia primária associada à atividade sexual:** Pacientes com crises recorrentes de cefaleia primária associada à atividade sexual se beneficiam com uso de triptano para tratamento agudo e indometacina (25-225 mg/dia) ou propranolol (40-240 mg/dia) para a terapia preventiva. O tratamento só deve ser instituído após excluir-se lesão neurovascular, como, por exemplo, hemorragia subaracnoide.
- **Cefaleia hípnica:** Cefaleia caracterizada por dor em peso que aparece apenas durante o sono e acorda o paciente. Distúrbios intracranianos devem ser afastados. Medicações que podem ser utilizadas no tratamento são: cafeína (100-200 mg),[8] indometacina (50 mg 3x/dia) e carbonato de lítio (300-600 mg/dia).
- **Cefaleia trovoada primária:** Cefaleia intensa, de início súbito (atinge a intensidade máxima em menos de 1 minuto), simulando a cefaleia da ruptura de um aneurisma cerebral. Deste modo, para o diagnóstico desta entidade, a busca por uma causa subjacente deve ser persistente, e exames de imagem e de LCS normais são necessários. É obrigatória a exclusão de hemorragia subaracnoide, hemorragia intracerebral, trombose venosa cerebral, dissecção arterial (intra e extracraniana), angeíte do SNC e apoplexia hipofisária.
- **Cefaleia persistente e diária desde o início (CPDI):** Caracterizada por cefaleia diária e sem remissão desde o surgimento da dor. A dor é bilateral, em pressão ou aperto, e de fraca a moderada intensidade. Pode haver fotofobia, fonofobia ou náusea leve e não é agravada por atividades físicas rotineiras. Uma variedade de medicações pode ser utilizada no tratamento deste tipo de cefaleia, como, por exemplo, amitriptilina, nortriptilina, propranolol, topiramato e valproato de sódio.

> **ATENÇÃO!**
>
> Todo paciente com quadro de cefaleia em trovoada ou cefaleia desencadeada por esforço físico, incluindo atividade sexual, deverá ser extensamente investigado para causas neurovasculares, como, por exemplo, dissecção arterial ou hemorragia subaracnoide.

CEFALEIAS SECUNDÁRIAS OU SINTOMÁTICAS

- **Cefaleia atribuída a trauma cefálico e/ou cervical:** A cefaleia surge nos primeiros dias após o trauma e geralmente é acompanhada de outros sintomas, como vertigem, fadiga, irritabilidade, ansiedade, insônia, dificuldade em concentração e perda de memória, os quais fazem parte da síndrome pós-traumática. Deve-se ter cuidado ao utilizar analgésicos, pois o uso excessivo destas medicações pode perpetuar a cefaleia. A cefaleia pós-traumática responde às mesmas medicações utilizadas no tratamento da migrânea e da cefaleia tensional.

- **Cefaleia atribuída à doença vascular craniana ou cervical:** Cefaleia e vômitos ocorrem em aproximadamente metade dos casos de hemorragia intracerebral espontânea, sendo mais comum nas hemorragias cerebelar e lobar. Cefaleia é o principal sintoma da hemorragia subaracnoide, ocorrendo de forma súbita e intensa, classicamente descrita como "a pior dor de cabeça da minha vida."[9] A cefaleia é lateralizada em 30% dos pacientes, predominantemente para o lado do aneurisma A cefaleia pode ser acompanhada de outros sinais e sintomas, como rebaixamento do nível de consciência, náusea, vômito e meningismo, porém a cefaleia pode ser o único sintoma.
- **Cefaleia atribuída a distúrbio intracraniano não vascular:** Cefaleia é o sintoma mais comum da hipertensão intracraniana (HIC) idiopática. Na maioria dos casos, as características da cefaleia são consistentes com outras cefaleias primárias, como a migrânea ou a cefaleia tensional e geralmente está associada a alterações visuais e papiledema. O tratamento não medicamentoso se baseia na perda de peso, e a terapia medicamentosa é feita com inibidores da anidrase carbônica, sendo a acetazolamida a medicação de escolha. A furosemida, um diurético de alça, pode ser utilizada como terapia adjuvante à acetazolamida.
- **Cefaleia pós-punção lombar:** Cefaleia frontal ou occipital dentro de 6 a 72 horas após o procedimento, piora de intensidade na posição ortostática e melhora na posição supina. Sem tratamento, a dor dura de 2 a 15 dias. Tratamento conservador nas primeiras 24 horas é geralmente recomendado, como por exemplo, repouso no leito e analgésicos orais que não interfiram na degradação plaquetária. Para pacientes com cefaleia intensa e refratária à terapia conservadora, realiza-se o tampão sanguíneo epidural.
- **Cefaleia atribuída a um tumor cerebral:** Cefaleia sem características específicas variando de acordo com a localização do tumor, seu tamanho e sua taxa de crescimento.[10] Entretanto, diversos pacientes apresentam um padrão de dor similar à cefaleia tensional.[10] Há relatos de tumores cerebrais que causaram quadro de migrânea-símile com aura visual. Na maioria dos casos, a cefaleia atribuída a tumor cerebral é acompanhada de outros sintomas neurológicos, tais como crises convulsivas, disfunção cognitiva ou déficit focal. Tumores da fossa posterior causam cefaleia mais precocemente durante o curso clínico da doença do que os tumores supratentoriais.

ATENÇÃO!

Aumento da pressão intracraniana (PIC) deve ser suspeitado em todo paciente com cefaleia e papiledema. Neuroimagem de urgência é necessário para a exclusão de causas secundárias de HIC.

- **Cefaleia atribuída a uma substância ou à sua retirada:** A cefaleia por uso excessivo de medicamento é o termo aplicado para a cefaleia que ocorre por 15 dias ou mais ao mês e que se desenvolve como consequência do uso regular e excessivo de medicações utilizadas para o tratamento agudo de cefaleia por mais de 3 meses.[1] O desenvolvimento da cefaleia por uso excessivo de medicamento é precedida por uma cefaleia primária episódica, geralmente migrânea ou cefaleia tensional, a qual tem sido tratada com quantidades frequentes e excessivas de medicação sintomática aguda.[11] As evidências disponíveis sugerem que todas as medicações utilizadas para o tratamento sintomático agudo de cefaleia podem causar uma cefaleia por uso excessivo de medicamento em pacientes portadores de cefaleia primária. Entretanto, o grau de risco difere entre as classes de medicamentos. O risco é aparentemente maior com opioides e combinações analgésicas com cafeína, tais como AAS/paracetamol/cafeína, ao passo que o risco com o uso de anti-inflamatórios não esteroides (AINEs) é baixo, e esta classe de medicamentos pode até apresentar efeito protetor contra o desenvolvimento de cefaleia crônica em pacientes que apresentam menos de 10 dias ao mês de cefaleia. Retirada da medicação em uso excessivo deverá ser feito o mais precocemente possível e é o tratamento de escolha. Terapia de resgate (transicional) é útil durante a fase de retirada da medicação em uso excessivo, com o objetivo de prover alívio sintomático. O tratamento profilático direcionado para a cefaleia primária de base também deve ser iniciado durante ou imediatamente após a retirada da medicação em uso excessivo. É importante educar o paciente sobre os efeitos deletérios do uso excessivo de analgésicos. Os medicamentos utilizados na terapia de resgate (transicional) são os AINH de ação prolongada (naproxeno) e corticosteroides. Naproxeno pode ser feito em 550 mg 12/12 horas e mantido até retirada completa da medicação em uso excessivo. A utilidade de corticosteroides orais como terapia de resgate na cefaleia por uso excessivo de analgésico é questionável, e o resultado dos estudos é conflitante.

REVISÃO

- A cefaleia é classificada como primária, quando a dor de cabeça é considerada a própria doença ou síndrome, e como secundária, quando outra doença é a causa da cefaleia.
- O diagnóstico das cefaleias primárias é essencialmente clínico, devendo-se obedecer aos critérios estabelecidos na Classificação Internacional de Cefaleias.
- O desenvolvimento da cefaleia por uso excessivo de medicamento é precedida por uma cefaleia primária episódica, geralmente migrânea ou cefaleia tensional, a qual tem sido tratada com quantidades frequentes e excessivas de medicação sintomática aguda.

■ REFERÊNCIAS

1. Subcomitê de Classificação das Cefaleias da Sociedade Internacional de Cefaleia. Classificação internacional das cefaleias. 2. ed. São Paulo: Alaúde; 2006.
2. Sociedade Brasileira de Cefaleia. Comitê AD Hoc. Recomendações para o tratamento da crise migranosa. Arq Neuropsiquiatr. 2000;58(2A):371-89.
3. Bordini CA, Roesler C, Carvalho DS, Macedo DD, Piovesan É, Melhado EM, et al. Recommendations for the treatment of migraine attacks: a Brazilian consensus. Arq Neuropsiquiatr. 2016;74(3):262-71.
4. de Souza Carvalho D, Pinto MMP. Triptanos. In: Sakata RK, Issy AM, editores. Fármacos para tratamento da dor. Barueri: Manole; 2008.
5. Comitê Ad Hoc da Sociedade Brasileira de Cefaleia. Recomendações para o tratamento profilático da migrânea. Arq Neuropsiquiatr. 2002;60(1)159-69.
6. Bendtsen L, Evers S, Linde M, Mitsikostas DD, Sandrini G, Schoenen J; EFNS. EFNS guideline on the treatment of tension-type headache: report of an EFNS task force. Eur J Neurol. 2010;17(11):1318-25.

7. May A, Leone M, Afra J, Linde M, Sándor PS, Evers S, et al. EFNS guidelines on the treatment of cluster headache and other trigeminal-autonomic cephalalgias. Eur J Neurol. 2006;13(10):1066-77.
8. Goadsby PJ. Unique migraine subtypes, rare headache disorders, and other disturbances. Continuum (Minneap Minn). 2015;21(4):1032-40.
9. Gorelick PB, Hier DB, Caplan LR, Langenber P. Headache in acute cerebrovascular disease. Neurology. 1986;36(11):1445-50.
10. Valentinis L, Tuniz F, Valent F, Mucchiut M, Little D, Skrap M, Bergonzi P, Zanchin G. Headache attributed to intracranial tumors: a prospective cohort study. Cephalalgia. 2010;30(4):389-98.
11. Dodick D, Freitag F. Evidence-based understanding of medication-overuse hedache: clinical implications. Headache. 2006;46(Suppl 4):S202-11.

245

COMA E MORTE CEREBRAL

■ MARIA ELISABETH M. R. FERRAZ

■ COMA

O termo consciência vem do latim *conscientìa*, que significa "com conhecimento". É por meio da consciência que o indivíduo percebe sua presença no mundo. A consciência permite que a pessoa interaja e interprete os estímulos externos.

O coma é um estado de inconsciência em que o paciente não apresenta conhecimento de si próprio nem demonstra reação espontânea a estímulos externos. A palavra deriva do grego *kôma*, que "significa sono profundo". As causas que podem levar ao coma são muitas e variadas, como doenças infecciosas e metabólicas graves, intoxicações medicamentosas ou por venenos, traumas, hemorragias ou tromboses cerebrais, massas intracranianas, choque etc. Sua intensidade pode ser variável, que vai desde o coma superficial ao coma arreflexo, em que o paciente pode percorrer todos os respectivos graus – quer no sentido de recuperação, quer no da piora.

Os quadros de coma, muito comuns na prática médica, são sempre uma emergência clínica, já que evoluem de forma rápida e dinâmica, têm alta taxa de mortalidade e exigem reavaliações frequentes da equipe responsável.

CONSIDERAÇÃO FUNDAMENTAL E DEFINIÇÕES

Ao se avaliar um paciente com alteração da consciência, deve-se atentar para dois aspectos que são, basicamente, os mais importantes:

1 | Nível de consciência: representa o quanto o indivíduo está ou não alerta e responsivo a estímulos do ambiente. Em suma, significa o quanto o indivíduo está ou não acordado. A estrutura responsável por esse estado de alerta é a substância reticular ativadora ascendente (SRAA), que está no tronco encefálico e/ou em suas vias.

2 | Conteúdo de consciência: avalia a qualidade das respostas do indivíduo aos estímulos do ambiente, dadas pelo córtex cerebral e por suas conexões subcorticais.

Há variações de alterações de conteúdo e de nível de consciência que podem sobrepor-se e apresentar-se simultaneamente, e muitos são os termos utilizados na literatura para designá-los. Para uma boa compreensão do quadro, o ideal é uma descrição bem detalhada do exame encontrado, em vez de apenas a pontuação com escalas. Isso facilita o acompanhamento evolutivo dos pacientes, que frequentemente têm apresentações clínicas bastante dinâmicas e exigem rapidez de tomada de decisão.

É importante ressaltar que, na prática, o médico se depara com pacientes que apresentam combinações de alterações do exame neurológico, ou seja, que estão alertas e confusos ("vígil e desorientado"), ao mesmo tempo, ou que estão sonolentos, mas, ao acordarem, conseguem responder corretamente aos comandos ("sonolento, mas acorda prontamente ao chamado e obedece a todos os comandos de modo correto", por exemplo). Essas variáveis representam mais justificativas para que o exame neurológico seja bem descrito.

No Quadro 245.1, estão apresentados os conceitos e definições dos quadros de alteração de nível e conteúdo de consciência.

QUADRO 245.1 ■ Conceitos e definições (nível e conteúdo de consciência)

CONCEITO	DEFINIÇÃO
1 | Nível de consciência	▪ O quanto o indivíduo está alerta para o meio ▪ O quanto está reativo aos estímulos do ambiente
a | Vigília	▪ Acordado, reativo aos estímulos
b | Sonolento	▪ Dormindo, mas desperta com estímulo leve
c | Torporoso	▪ Sono profundo ▪ Acorda apenas com estímulos intensos (nociceptivos) ▪ Respostas reflexas
d | Comatoso	▪ Não acorda, apesar de estímulos verbais, táteis ou dolorosos
2 | Conteúdo de consciência	▪ Qualidade/coerência das respostas aos estímulos do meio ambiente ▪ Pode haver várias alterações: paciente desatento, irritado, repetitivo, agressivo etc. O exame realizado deve ser exaustivamente descrito
3 | Estado confusional agudo (delírio)	▪ Alteração de nível e/ou conteúdo de consciência, inversão de ciclo sono *versus* vigília, alteração da atenção, distúrbios do humor ▪ Causado por distúrbio sistêmico

FISIOLOGIA

O tecido cerebral consome cerca de 72 litros de oxigênio em 24 horas, e o neurônio depende apenas da cadeia respiratória e do metabolismo aeróbio para funcionar adequadamente. O tecido cerebral consome 20% do débito cardíaco (DC) em repouso, e o fluxo sanguíneo considerado ideal para seu bom funcionamento é de 55 mL/100 g tecido/minuto. Alterações do traçado do eletrencefalograma já podem ser observadas com quedas desse fluxo abaixo de 30 a 25 mL/100 g tecido cerebral/minuto, valores que podem levar a síncopes. Interrupção de atividade no eletrencefalograma é vista com fluxo abaixo de 15 mL/100 g tecido/minuto, e abaixo de 10 mL/100 g tecido/minuto por mais de quatro minutos já leva à morte neuronal. Por esses dados, pode-se avaliar não só a extrema vulnerabilidade do cérebro, como também a grande quantidade de energia que ele demanda para um funcionamento ideal.

Além das alterações hemodinâmicas, que primária ou secundariamente provocam alteração do fluxo sanguíneo cerebral (FSC) (p. ex., choque, AVC), as situações de hiperosmolaridade (p. ex., hiperglicemia, uremia), diminuição ou interrupção do aporte energético para o cérebro (p. ex., hipoglicemia, anoxia), infecções do sistema nervoso central (SNC) ou sistêmicas, intoxicações por medicamentos ou drogas, insuficiências de outros órgãos (p. ex., hepática, tiroidiana etc.), podem alterar o aporte energético e o ambiente metabólico cerebral, originando um quadro que, inicialmente, pode manifestar-se como uma leve desatenção e/ou confusão e evoluir, dependendo da etiologia, de forma mais ou menos prolongada, a um quadro de coma.

Por esses poucos exemplos de algumas causas de coma, pode-se notar que a avaliação de um paciente nesse estado exige um método para que nenhuma das possíveis causas seja deixada de lado, para que o diagnóstico seja feito de imediato, e o paciente receba o tratamento adequado o mais breve possível.

ETIOLOGIA

Para efeitos didáticos, faz-se a seguinte divisão das muitas condições que podem levar ao coma:

Causas primariamente estruturais do SNC

Quando e por que pensar nelas?

- Exemplo: AVC isquêmico ou hemorrágico, trauma craniencefálico (TCE), tumor cerebral. Quadro clínico: essas alterações estruturais levam ao coma por compressão de estruturas cerebrais (p. ex: tumor, contusão após TCE), por destruição de estruturas responsáveis pela manutenção do estado de vigília (p. ex.: AVC de tronco), do aumento da pressão intracraniana (PIC) (p. ex.: processos compressivos com hidrocefalia secundária), herniação tecidual.

Como se pode perceber, nessas situações, a instalação clínica se dá normalmente de maneira aguda ou subaguda e, na grande maioria das vezes, com alteração localizatória ao exame neurológico.

Causas primariamente sistêmicas (tóxicas, carenciais, metabólicas)

Quando e por que pensar nelas?

a | Exemplo: coma por alteração metabólica (insuficiência hepática [IH]).
b | Quadro clínico: deve-se imaginar que as alterações sistêmicas são aquelas que acometem o encéfalo como um todo e simultaneamente. A instalação, em geral, não será súbita, já que a piora do quadro metabólico é gradativa e progressiva. E assim será também a evolução clínica: o paciente provavelmente começará a ficar sonolento, talvez, depois, somar-se-á uma confusão, e o quadro progredirá até que se faça o diagnóstico ou evolua para coma. Como o córtex está acometido como um todo, não haverá obrigatoriamente nenhum sinal de localização ao exame neurológico.

> **ATENÇÃO!**
>
> Para cada etiologia, haverá um quadro clínico distinto! Alguns achados de exame clínico, como alterações pupilares e de reflexo de tronco, podem auxiliar no diagnóstico diferencial de intoxicações exógenas.

O Quadro 245.2 mostra o quadro clínico associado à intoxicação por algumas drogas e medicamentos.

INFECÇÕES E INFLAMAÇÕES

Tanto as infecções sistêmicas (p. ex.: quadros de sepse) como os quadros inflamatórios em sítios fora do SNC podem levar ao coma e, em geral, apresentam-se como de causa metabólica, ou seja, sem sinal localizatório ao exame neurológico e de instalação lenta e progressiva.

Os quadros infecciosos do SNC, como as meningites bacterianas, comportam-se de várias maneiras. Podem alterar o nível e o conteúdo de consciência e não ter nenhum sinal localizatório neurológico em sua apresentação. A alteração mais frequentemente encontrada será a presença de sinais de irritação meníngea (rigidez de nuca, sinal de Kernig, sinal de Brudzinski)) e sinais compatíveis com a síndrome infecciosa (febre, alteração de hemograma). Mas também podem apresentar-se com sinais localizatórios ao exame, devido a complicações como: cerebrite; vasculite; empiema; abscessos; hidrocefalia; e ventriculite. Como se vê, esses são quadros graves e que exigem atenção do médico examinador, pois o diagnóstico deve ser rapidamente realizado para o início mais precoce possível do tratamento.

O Quadro 245.3 apresenta alguns exemplos de possíveis etiologias para o coma, de acordo com a classificação já exposta.

QUADRO 245.2 ■ Quadro clínico associado à intoxicação por drogas e medicamentos

DROGA/MEDICAMENTO	QUADRO CLÍNICO
Cocaína, anfetamina, LSD, detilamida, efedrina, pseudoefedrina	Hipertensão arterial e aumento da frequência cardíaca. Pupilas dilatadas e reativas, sudorese, convulsão, agitação (simpaticomimética)
Opioide, agonista alfa-2, etanol	Pupilas pequenas e reativas, bradicardia, depressão respiratória, hipotensão (simpaticolítico)
Anti-histamínico, tricíclico, antidepressivos, antiespasmódicos	Pupilas dilatadas (normalmente reativas). Taquicardia, anidrose, febre, retenção urinária (anticolinérgico)
Organofosforados, inseticidas, carbamatos	Sudorese, pupila pequena, aumento de secreção brônquica, salivação, convulsão, confusão, insuficiência respiratória, motilidade gastrintestinal aumentada (colinérgica)

QUADRO 245.3 ■ Achados de exame neurológico e possíveis causas

1 | Pacientes em coma por doenças com sinais localizatórios
- Isquemia cerebral
- Hemorragia cerebral
- Traumas primários ou secundários do SNC
- TCE e consequências do TCE
    a | Empiema subdural
    b | Abscesso cerebral
    c | Trombose de seio da dura-máter
    d | Vasculite primária ou secundária de SNC

2 | Paciente em coma, frequentemente sem sinal localizatório
- Intoxicação exógena
- Alteração hemodinâmica
- Hipóxia/estados que levam à isquemia cerebral
- Alterações metabólicas e hidreletrolíticas
- Alterações metabólicas: insuficiência de órgãos (p. ex.: renal), glândulas (p. ex.: tiroide, pâncreas)
- Hidrocefalia aguda e concussão cerebral
- Doenças infecciosas sistêmicas
- Estádios finais de doenças neuplásicas e degenerativas sistêmicas
- Estado de mal epiléptico

3 | Pacientes em coma com síndrome de irritação meníngea A e frequentemente sem sinais localizatórios
- Hemorragia subaracnoide
- Meningite e/ou meningoencefalite infecciosa ou carcinomatosa

TRAUMA CRANIENCEFÁLICO

O TCE pode levar o paciente ao coma de várias maneiras e com vários diferentes mecanismos de trauma. O coma pode surgir horas após o TCE em consequência de um hematoma extradural com compressão de estruturas cerebrais e herniação do úncus; ou imediatamente após o TCE, em consequência de lesão axonal difusa (LAD). Pode haver ainda quadros de sonolência, torpor e alteração de conteúdo de consciência.

> **ATENÇÃO!**
>
> Quando se fala em herniação cerebral, trata-se de uma emergência médica. Em poucos minutos, um paciente que inicia uma síndrome de herniação cerebral (Figura 245.1) pode evoluir para um quadro com sequela neurológica irreversível ou até mesmo para óbito. Qualquer causa de hipertensão intracraniana (HIC), pode levar a uma síndrome de herniação, portanto os sintomas e sinais devem ser rapidamente diagnosticados, e as causas, tratadas de imediato.

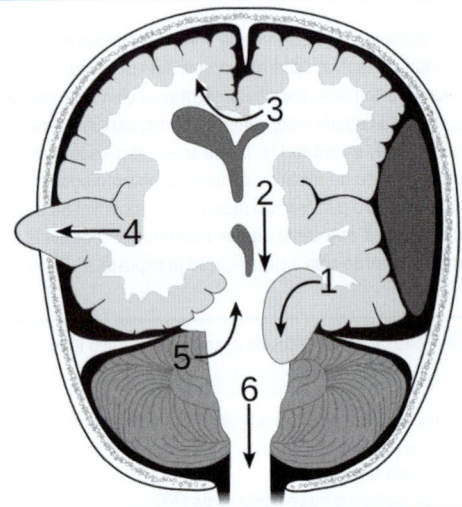

FIGURA 245.1 ■ Síndromes de herniação cerebral e quadro clínico.

Diante dessas situações, algumas condutas devem ser tomadas ao mesmo tempo: a) solicitar uma tomografia computadorizada (TC) de crânio, já que a maioria das herniações decorre de lesão intracraniana com efeito compressivo sobre estruturas que progressivamente leva à crescente HIC; b) providenciar uma avaliação de um neurocirurgião, já que, dependendo do resultado da TC, o tratamento pode ser cirúrgico de emergência; e c) iniciar medidas de emergência para controle da pressão intracraniana (PIC), como uso de manitol (2 g/kg, via IV) em bólus e hiperventilação. Se a principal suspeita for a de abscesso ou empiema cerebral, antibioticoterapia, IV, também já deve ser iniciada.

1 | Hérnia do úncus: piora do nível de consciência, midríase ipsilateral à herniação e hemiplegia contralateral à herniação.
2 | Hérnia central: piora do nível de consciência, respiração de Cheyne--Stokes, logo substituída por hiperpneia, pupilas médias e fixas, postura em decorticação seguida por postura em descerebração.
3 | Hérnia do cíngulo: consequência da passagem do giro do cíngulo de um lado para o outro do cérebro, entre a borda da foice e o corpo caloso. Nesse trajeto, ocorre como complicação a compressão de uma ou ambas as artérias cerebrais anteriores e seu consequente infarto, com piora do nível de consciência.
4 | Hérnia transcalvariana: saída do tecido cerebral para fora do crânio, devido à HIC, estando a calota craniana "aberta", quer por fratura, quer por craniotomia prévia.
5 | Hérnia cerebelar superior: pelo forame de Pacchionni.
6 | Hérnia de amígdalas: é a entrada das amígdalas cerebelares no forame magno, com consequente deslocamento para baixo do tronco encefálico. Como consequência, ocorre tetraplegia e irregularidade respiratória, que rapidamente evolui para apneia.

ABORDAGEM INICIAL DO PACIENTE EM COMA

A avaliação do indivíduo em coma não difere da abordagem de qualquer paciente na clínica neurológica: inicia-se com uma anamnese o mais completa possível. A evolução da doença no tempo é muito importante, pois, como já visto, saber o tipo de instalação do quadro (súbito ou insidioso) ajudará no direcionamento da causa do coma. A hipótese de o rebaixamento de consciência ocorrer de forma súbita remete, principalmente, às etiologias do grupo das causas primariamente estruturais do SNC. Deve-se verificar se o paciente teve febre, se viajou para locais onde possa ter se contaminado, se foi vacinado recentemente; situações nas quais se pode pensar nas causas inflamatórias e infecciosas, sistêmicas ou não.

Questionar a respeito de doenças prévias e medicamentos em uso é obrigatório, bem como a respeito do uso de drogas. Nesses casos, se houver uma alteração metabólica, nutricional ou tóxica, possivelmente haverá instalação de coma mais arrastada e insidiosa.

Com frequência, a etiologia do coma se elucida nesse momento da avaliação. Após a história, passa-se para o exame clínico e neurológico do paciente, mesmo que já haja forte suspeita a respeito da causa do coma.

Na sala de emergência

Em razão da gravidade dos quadros e da frequente instabilidade dos pacientes, a investigação etiológica e as medidas terapêuticas ocorrem simultaneamente, na maioria das vezes na sala de emergência.

Também sem diferir da abordagem inicial de outros pacientes graves, prioriza-se o cuidado básico para a manutenção da vida:

- **A e B**: avaliar se o paciente tem respiração efetiva; se não tiver, desobstruem-se vias aéreas, aspiram-se secreções e dá-se suporte ventilatório até a intubação. Saturação de oxigênio ($SatO_2$) > 90%. Intubar se Glasgow < 8.
- **C**: monitorar pressão arterial (PA). Manter pressão arterial média (PAM) > 70 mmHg. Pegar acesso venoso periférico e repor volume IV se necessário.

Simultaneamente, já se coletam amostras de sangue para análise laboratorial e avaliação toxicológica. Ver, no Quadro 245.4, exames laboratoriais que podem auxiliar na investigação do coma.

Na sequência:

1 | Avaliar a glicemia capilar. Administrar glicose a 50% (50 mL, IV), precedida de 300 mg de tiamina IV, se houver hipoglicemia (glicemia < 60 mg/dL). Se o paciente estiver em um local onde a glicemia capilar não possa ser avaliada, administra-se a glicose assim mesmo.
2 | Naloxone (se intoxicação por opioide): 0,4 a 2 mg, IV, por três minutos. Manutenção: 0,8 mg/kg/hora.
3 | Flumazenil (se intoxicação por benzodiazepínico): 0,2 mg/minutos, IV. Máximo: 1 mg.

DIAGNÓSTICO E TRATAMENTO

QUADRO 245.4 ■ Exames laboratoriais que podem auxiliar na investigação do coma

EXAME	ETIOLOGIA
Hemograma e coagulograma	Infecções, anemias, distúrbios de coagulação
Glicemia	Hipo ou hiperglicemia
Sódio, potássio, cálcio, magnésio	Distúrbios eletrolíticos
TGO, TGP, bilirrubinas totais e frações, amônia	Insuficiência hepática, hepatites, pancreatites
Ureia e creatinina	Uremia
Perfil toxicológico	Intoxicação exógena
Urina I, urocultura	Infecção urinária, intoxicação exógena
Gasometrias arterial e venosa	Hipercapnia, hipóxia, cálculo de ânion gap
Ringer-lactato	Analisar causa metabólica

TGO: transaminase glutâmico-oxalacética; TGP: transaminase glutâmico-pirúvica.

A seguir um, algoritmo que esclarece a sequência de abordagem do paciente em coma.

Algoritmo sugerido para o atendimento do paciente em coma

Exame físico geral

Deve ser realizado, como de costume, em todos os pacientes na prática neurológica, já que é de grande valia para a elucidação dos diagnósticos. Deve-se avaliar a presença de febre, linfadenomegalia e visceromegalias. Procura-se indício de trauma e/ou violência (palpar o segmento cefálico, procurar hematomas e equimoses). Avaliam-se pele e anexos, à procura de petéquias, púrpuras (podem evidenciar meningoccemia ou vasculite); e procuram-se sinais de uso de agulhas (drogas IV). Proceder à ausculta cardíaca e pulmonar, bem como à palpação do abdome.

Várias escalas de coma podem ser utilizadas para avaliar doentes em coma, como a de Glasgow (ECG) (Quadro 245.5). Porém, a descrição do exame neurológico é mais precisa e adequada que a pontuação por escalas.

Por ser bastante utilizada, entretanto, vale a pena conhecer e saber utilizar a ECG, como se verá a seguir:

A escala compreende três testes: respostas de abertura ocular; fala; e resposta motora. Considera-se ao final a soma da pontuação dada a cada item. Quanto menor a pontuação (nota mínima = 3), maior a gravidade do paciente. Nota máxima = 15.

Exame neurológico

Apesar de bastante extenso, não se pretende que seja completo diante de um paciente em coma: não só não há tempo hábil para isso, como também não é necessário para o momento. Mas alguns itens do exame neurológico trarão aspectos fundamentais para a elucidação do caso e devem ser cuidadosamente avaliados.

Nível de consciência

- Como realizar: deve-se checar se o paciente tem abertura ocular espontânea. Depois, ele deve ser chamado normalmente e, em seguida, com mais vigor. Então, deverá ser tocado. Se não for obtida abertura ocular, passa-se para o estímulo doloroso, que deverá ser realizado no leito ungueal dos quatro membros e na saliência óssea orbitária. Pode também ser realizado no ângulo da mandíbula. Esses estímulos avaliam se há resposta motora dos membros à dor e se há careteamento da face à dor. Não se recomendam torções mamilares nem pressão esternal.

Nervos cranianos

- Avaliação pupilar e reflexo à luz
  a | Como realizar: checar o tamanho das pupilas, ver se são simétricas e se reagem com constrição a um foco de luz, e se há miose contralateral (reflexo consensual) à exposição de luz unilateral.
  b | Significado resumido:
- Midríase unilateral: compressão do tronco (mesencéfalo) ou compressão extrínseca do nervo oculomotor (III).
- Midríase bilateral: lesão encefálica grave ou intoxicação (simpaticomimética ou anticolinérgica).
- Miose unilateral: lesão autonômica simpática.
- Miose bilateral: lesão do diencéfalo ou intoxicação (sedativo, opioide ou colinérgicos).

QUADRO 245.5 ■ Escala de coma de Glasgow (ECG)

	1	2	3	4	5	6
Ocular	Não abre os olhos	Abre os olhos à dor	Abre os olhos aos chamados	Abre os olhos espontaneamente	N/A	N/A
Verbal	Emudecido	Sons incompreensíveis	Palavras desconexas	Confuso, desorientado	Orientado, conversa normalmente	N/A
Motor	Não se movimenta	Descerebração	Decorticação	Flexão inespecífica (normal)/ Reflexo de retirada a estímulos dolorosos	Localiza estímulos dolorosos	Obedece a comandos

Reflexo córneo-palpebral
- Como realizar: estimular a córnea delicadamente com uma gaze. A resposta esperada é o fechamento palpebral.
- Significado resumido:
  - Ausente unilateral: lesão aferente (nervo trigêmeo) ou eferente (nervo facial), no lado da ausência do reflexo.
  - Ausente bilateral: lesão neurológica difusa grave.

Reflexo oculocefálico
- Como realizar: paciente deitado em decúbito ventral e cabeceira a 0°. Rodar a cabeça para cada lado e observar o movimento dos globos oculares. Resposta esperada: que os globos oculares se movimentem para o lado contrário ao do movimento da cabeça. Não deve ser realizado em caso de suspeita de lesão cervical!
- Significado resumido: sugere comprometimento entre as vias proprioceptivas cervicais e do tronco encefálico, sistema vestibular e sistema oculomotor.

Reflexo de tosse
- Como realizar: estimular a laringe e checar se há reflexo da tosse. Pode, também, ser realizado aspirando-se a traqueia ou mobilizando-se a cânula de intubação.
- Significado resumido: quando ausente, denota comprometimento do tronco encefálico.

Presença de *drive* respiratório
- Como realizar: observar se existem movimentos respiratórios espontâneos.
- Significado resumido: avaliar sedação. Ausência pode ser por comprometimento neurológico de tronco ou difuso.

Reflexos tendíneos
- Como realizar: usar o martelo de reflexo.
- Significado resumido: avaliar se há presença, ausência e simetria de resposta.

Reflexo cutâneo-plantar
- Como realizar: estimular a planta do pé, em sua face externa, de baixo para cima, com um objeto de ponta romba (espátula). Flexão simétrica dos artelhos e hálux é a resposta esperada.
- Significado resumido: avaliar se há simetria de resposta. Se houver extensão unilateral ou bilateral, identificar-se-á o sinal de Babinski, que é um sinal de liberação piramidal.

Sinais de irritação meníngea
- Como realizar: pesquisar a resistência à flexão da nuca e/ou extensão do membro inferior após este estar fletido sobre o quadril.
- Significado resumido: sugere irritação meníngea por inflamação do líquido cerebrospinal (LCS).

Respiração
- Como realizar: avaliação e observação dos diversos padrões respiratórios podem ser bastante valiosas, já que podem sugerir não só a topografia, como também a causa da lesão.
- Significado resumido: i.1) respiração de Cheyne-Stokes: períodos de hiperpneia alternados com períodos de apneia. Presente em distúrbios metabólicos, lesões hemisféricas cerebrais bilaterais e HIC; i.2) respiração apnêustica: pausas ao final da inspiração e da expiração. Presente em lesão da porção caudal da ponte; i.3) respiração atáxica (de Biot): irregular e anárquica, sem padrão definido. Presente em lesão na formação eticular dorsomedial bulbar; i.4) hiperpneia neurogênica central: respiração profunda e rápida. Presente em: lesão do tegmento do mesencéfalo; i.5) respiração de Kussmaul: inspirações profundas e regulares. Presente em: acidose metabólica.

EXAMES COMPLEMENTARES

Os primeiros procedimentos são realizados com o paciente, como anamnese e exames clínico e neurológico e a estabilização imediata do paciente assim que ele chega à emergência, ao mesmo tempo em que é coletado também material para alguns exames laboratoriais, conforme visto. Nesse ponto, deve-se decidir quais outros exames podem ser necessários para a elucidação do diagnóstico etiológico do coma.

Neuroimagem

Quando a provável causa do coma é estrutural do SNC, torna-se essencial a realização de uma imagem deste, ou seja, sempre que o coma for de instalação súbita ou houver sinal localizatório ao exame neurológico. A TC é o exame de excelência na emergência, está mais disponível e é mais rápida e barata do que a ressonância magnética (RM). A TC é um exame bastante sensível para aquilo que é de interesse ser descartado ou confirmado em um primeiro instante: é sensível para diagnosticar presença de sangramento no parênquima cerebral e para avaliar edema e presença de hidrocefalia, bem como desvio de linha média.

Para situações em que a TC não for suficientemente elucidativa, pode-se lançar mão da RM, que é superior para avaliação de doenças inflamatórias, por exemplo. Em casos de necessária avaliação dos vasos (suspeita de aneurisma cerebral, trombose de seio, hemorragia meníngea de etiologia a esclarecer), pode-se complementar a investigação com angiografia por RM ou por TC, ou mesmo uma angiografia convencional.

LCS

A respectiva análise é indicada em casos de suspeita de quadros inflamatórios ou infecciosos. Também permite fazer o diagnóstico de hemorragia subaracnoide (HSA) se a TC for normal e a suspeita permanecer.

Eletrencefalograma

Indicado nos casos de suspeita de estado de mal epilético, quando deve ser solicitado não só na chegada do paciente, mas também a qualquer momento da evolução do quadro. Também em casos de suspeita de encefalopatia metabólica, encefalite herpética, avaliação e acompanhamento de encefalopatia pós-anóxica e nos casos de morte cerebral. Exame bastante útil, não só para diagnóstico, como também para seguimento e prognóstico dos pacientes.

DIAGNÓSTICOS A SEREM CONSIDERADOS

- Síndrome do encarceramento ou *locked-in*: provocada por lesão na base do tronco, leva a quadro de tetraplegia e lesão de nervos cranianos baixos, restando preservados os movimentos oculares extrínsecos e a consciência, bem como o ciclo sono-vigília.
- Estado vegetativo: decorre de lesão encefálica grave (p. ex.: pós-anoxia grave ou pós-AVC extenso e hemisférico bilateral). As funções automáticas são preservadas, bem como o ciclo sono-vigília é mantido, mas não há relação consciente com o meio externo nem ações voluntárias do paciente.
- Estado de consciência mínima: semelhante ao estado vegetativo, mas há evidências de alguma resposta ao meio.
- Hipotermia (temperatura corporal central abaixo de 35°C): pacientes expostos a frio extremo podem apresentar-se com exame neu-

rológico semelhante ao de um paciente em coma, ou até de um paciente em morte cerebral, com arreflexia pupilar e até eletrencefalograma isoelétrico.
- Hipertermia: lesões hipotalâmicas e de tronco encefálico, bem como hipertermia maligna, síndrome neuroléptica maligna, tirotoxicose e estado de mal epiléptico, entre outras situações, podem elevar a temperatura corporal acima de 42°C, o que pode produzir encefalopatia, com alteração do nível e do conteúdo de consciência, e lentificação do ritmo do EEG.
- Arresponsividade psicogênica: diagnóstico difícil, e que deve sempre ser cogitado, uma vez que as causas orgânicas tenham sido excluídas. Em muitas situações, o paciente está acordado, mas não se comunica, não responde aos comandos e não apresenta sinais de que entenda o que lhe é solicitado. O exame neurológico não apresenta alterações aparentes.

■ MORTE CEREBRAL

Resulta de um processo irreversível e de causa conhecida.

Antes da abertura de protocolo de avaliação de morte cerebral, devem ser excluídos alguns fatores que podem levar ao coma, como hipotermia e uso de medicamentos depressores do SNC.

Os parâmetros clínicos que devem ser observados para a constatação da morte cerebral são coma aperceptivo com ausência de atividade motora supraespinal e apneia.

ATENÇÃO!

A presença de sinais de reatividade infraespinal (atividade reflexa medular), como reflexos flexores de retirada dos membros superiores ou inferiores, cutâneo plantar em flexão ou extensão, não afasta o diagnóstico de morte cerebral.

O intervalo mínimo entre as duas avaliações clínicas necessárias para a caracterização da morte cerebral é definido de acordo com a faixa etária; para indivíduos maiores de 2 anos, é de, no mínimo, seis horas.

Os exames complementares usados para constatar a morte cerebral devem demonstrar seguramente a ausência de atividade elétrica cerebral, ou a ausência de atividade metabólica cerebral ou ausência de perfusão sanguínea cerebral.

Pelo menos um dos seguintes exames complementares é necessário para a confirmação do diagnóstico, na faixa etária acima de 2 anos de idade: angiografia cerebral; cintilografia radioisotópica; Doppler transcraniano; TC de crânio com xenônio; TC por emissão de fóton único; eletrencefalograma; ou TC por emissão de pósitrons.

O exame neurológico a ser realizado para a comprovação de morte cerebral contém os seguintes elementos:
- comprovação de coma aperceptivo. Para tanto, o paciente deve ser estimulado verbalmente; depois, tocado; em seguida, estimulado mais vigorosamente; e, por fim, receber estímulo doloroso, constatando-se, então, que não há abertura ocular a nenhuma das iniciativas;
- as pupilas devem estar médias e fixas;
- o reflexo córneo palpebral deve estar ausente bilateralmente;
- o reflexo oculocefálico deve estar abolido;
- as provas calóricas devem estar sem resposta bilateralmente. Estas devem ser feitas com a técnica correta: certificar-se de que não há obstrução do canal auditivo, usar 50 mL de soro próximo a 0° grau

Celsius em cada orelha. Manter a cabeça elevada a 30° durante a prova e, então, constatar a ausência de movimentos oculares;
- ausência de reflexo de tosse.

Apneia constatada por meio do teste específico, de acordo com o protocolo correto: ventilar o paciente com O_2 a 100% por 10 minutos; desconectar o ventilador; instalar o cateter traqueal de oxigênio com fluxo de 6 L/minuto; e observar por 10 minutos o aparecimento de movimentos respiratórios ou até pCO_2 atingir 55 mmHg.

Quando a morte cerebral estiver constatada, deverá ser comunicada aos responsáveis legais do paciente e à Central de Notificação, Captação e Distribuição de Órgãos a que se vincular a unidade hospitalar onde o paciente estiver internado.

ATENÇÃO!

Para informações detalhadas a respeito da legislação brasileira que dispõe a respeito de protocolo de morte cerebral e retirada de órgãos e tecidos para fins de transplante e tratamentos, sugere-se a consulta ao site do Conselho Federal de Medicina, resolução CFM n° 1.480/97.

REVISÃO

- O atendimento ao coma é sempre desafiador, já que, frequentemente, representa situações graves e muito dinâmicas. Além disso, na maioria das vezes, a etiologia para o quadro é multifatorial, o que torna o desafio ainda maior. Para aumentar a chance de sucesso, deve-se atentar a todos os sinais e sintomas que se apresentarem, reavaliar o quadro frequentemente e manter o paciente sempre sob monitoração e atenção contínuas.
- O mais importante é não confiar demais em uma única pista inicial: estar sempre aberto e perceber que talvez o diagnóstico considerado correto inicialmente, e para o qual o tratamento foi instituído, não está adequado. Para manter essa percepção, são essenciais: examinar adequadamente o paciente, permanecer perto dele para notar as mudanças do quadro e os efeitos da terapêutica instituída e, principalmente, ter a necessária humildade para mudar a tempo o tratamento. Além disso, é preciso um registro preciso em prontuário de cada passo dado para que o paciente possa ser adequadamente seguido por toda a equipe, de forma longitudinal. Esse conjunto de medidas, sem dúvida, trará maior benefício ao paciente.

■ LEITURAS SUGERIDAS

Brazis PW, Masdeu JC, Biller J. Localization in clinical Neurology. 6th ed. Philadelphia: Lippincott Williams & Wilkins; 2011.

Campbell WW. DeJong's the neurologic examination. 7th ed. Philadelphia: Lippincott Williams & Wilkins. 2012.

Gosseries O, Vanhaudenhuyse A, Bruno MA, Schnakers C, Boly MM, Maudoux A, et al. Disorders of consciousness: coma, vegetative and minimally conscious states. In: Cyetkovic D, Cosic I, editors. States of consciousness: experimental insights into meditation, waking, sleep and dreams. New York: Springer; 2011. p. 29-56.

Hopper AH, Samuels MA. Adams and Victor's principles of neurology. 9th ed. New York: McGraw-Hill; 2009.

Posner J, Saper CB, Schiff N, Plum F. Plum and Posner's diagnosis of stupor and coma. 46th ed. New York: Oxford University; 2007.

246
DOENÇA DE ALZHEIMER E OUTRAS DEMÊNCIAS

■ PAULO H. F. BERTOLUCCI
■ FABRICIO FERREIRA DE OLIVEIRA

A referência à perda de memória é extremamente frequente, em particular entre os idosos; para estes, uma das queixas neurológicas mais comuns. De fato, levantamentos em comunidade mostram que mais da metade das pessoas acima de 60 anos se queixa de falta de memória. Como as possíveis causas para a queixa podem requerer tratamento e indicar prognóstico muito variável, a investigação deve ser bastante cuidadosa. Existem dois aspectos a serem considerados desde o início:

- a procura de ajuda por dificuldade de memória depende de demanda individual: alguém com rotina bem estabelecida, cumprida de modo mais ou menos automático, sem necessidade de muito exercício intelectual, só se apresentará quando a perda for mais pronunciada. Porém, aqueles com intensa atividade, que abrange o uso e a comparação de informações recentes, abstração e julgamento, apresentarão queixa mais precocemente;
- a determinação objetiva da queixa supõe avaliação a ser comparada com algum padrão. É importante observar que o desempenho pode ser influenciado por idade e escolaridade, que devem ser consideradas na interpretação dos resultados.

A investigação da queixa de dificuldade de memória supõe duas etapas: primeira, distinguir entre demência e não demência; segunda, se for o caso, o diagnóstico diferencial entre as demências.

Durante a pesquisa, é relevante saber se o comprometimento instalou-se de maneira súbita, subaguda ou, o que é mais frequente, gradual. A instalação súbita deveria sugerir a possibilidade de acidente cerebrovascular, ao passo que a evolução subaguda aponta para infecção ou encefalopatia metabólica. Aqui, é muito possível haver sintomas associados, sugerindo quadro confusional agudo, como inversão do ciclo sono-vigília, nível de consciência flutuante, agitação e dificuldade em manter a atenção. É comum que o início dos sintomas seja vinculado a evento marcante, como aposentadoria, mudança ou perda do cônjuge, mas interrogatório cuidadoso pode mostrar que existiam evidências de dificuldade cognitiva há algum tempo.

A memória do idoso pode ser prejudicada por depressão, medicamentos, doenças sistêmicas, como o hipotiroidismo e o alcoolismo, conforme abordado no Capítulo 125, "Distúrbios da Cognição". Essas causas devem ser pesquisadas especificamente, além de se observar a relação entre causas demenciais e não demenciais, por exemplo, a associação doença de Alzheimer (DA) e depressão. Um alto percentual de pessoas com demência pode apresentar depressão como parte dos sintomas no início da doença. Por sua vez, pessoas com depressão podem apresentar pseudodemência, isto é, quadro de alteração cognitiva, em geral com dificuldade da memória recente e desorientação temporal, associado ao transtorno de humor. A pseudodemência é fator preditivo de risco aumentado para demenciação em médio prazo, de modo que a resolução dos sintomas em resposta a antidepressivo não exclui a avaliação periódica quanto ao declínio cognitivo, e uma resposta inicial satisfatória a antidepressivos pode ser seguida pelo reaparecimento da dificuldade de memória e de outras funções, agora com padrão compatível com demência.

Durante o exame, alguns sinais sugerem a possibilidade de demência: paciente com óbvia dificuldade de memória, mas não reconhece ter qualquer deficiência, tem uma forma de anosognosia com alta probabilidade de estar associada à demência primária. Do mesmo modo, o "sinal de virar a cabeça", isto é, o pedido de ajuda ao acompanhante cada vez que uma informação é solicitada, deve sugerir o mesmo diagnóstico.

Na realização do exame físico, deve-se dar particular atenção a alterações associadas com possíveis causas de confusão não associada a doenças degenerativas, como hipertensão e estado geral muito comprometido, que podem indicar neoplasia, hepatomegalia e outras evidências de insuficiência hepática (IH), sugerindo encefalopatia metabólica.

O exame neurológico é parte essencial da investigação das demências e, portanto, também da investigação de queixa de memória; muitas vezes, as alterações observadas são essenciais para o diagnóstico. Deve-se prestar particular atenção a sinais focais, como hemiparesia ou alteração de reflexos em um dos dimídios, presença de reflexos primitivos, como o de sucção e o de preensão, sinais de parkinsonismo, como rigidez plástica e bradicinesia e paresia do olhar conjugado.

Tratando-se de alguém que, além de dificuldade de memória lentamente progressiva, apresente deficiências em outras áreas, como funções executivas, linguagem, praxia, atenção, percepção visual e comportamento, o diagnóstico sindrômico de demência pode ser feito com certa facilidade. A grande dificuldade ocorre com o paciente que apresenta, aparentemente, dificuldade exclusiva de memória. Uma definição de demência poderia ser "alteração progressiva da memória e pelo menos de outra função cognitiva, associada ou não a alteração do comportamento, suficiente para causar impacto no dia-a-dia, documentada por teste de rastreio, complementado por avaliação mais extensa". Na situação de perda aparente apenas de memória, o exame neuropsicológico, a terceira etapa da avaliação clínica, torna-se essencial, pois poderá detectar alterações subclínicas em outras áreas, tornando o diagnóstico de demência mais provável, ou confirmar perda restrita à memória, para que existem outras possibilidades. Alguns aspectos do exame neuropsicológico devem ser observados:

- embora, de modo geral, essa avaliação seja obrigatória em pesquisa, nem sempre é necessária para o diagnóstico individual. Se, em algumas situações, é fundamental, em fases mais avançadas da demência, as alterações cognitivas são tão óbvias que o exame pode ser dispensado, e muitos pacientes são, na realidade, não testáveis;
- os testes de rastreio são avaliações simples e rápidas; o mais popular é o Miniexame do Estado Mental. Sua vantagem é a facilidade de aplicação, mas existem desvantagens, como o fato de que esse tipo de teste não avalia áreas inteiras da cognição e sofre bastante influência da escolaridade. Assim, pessoas muito escolarizadas podem ter desempenho dentro do esperado para indivíduos normais, apesar de dificuldades evidentes, ao passo que outras com pouca escolaridade podem ter mau desempenho, apesar de não haver outras evidências de declínio cognitivo. Essas são as razões para complementá-lo com avaliação mais detalhada, que deve abranger, no mínimo, memória, orientação, funções executivas e linguagem.

■ QUADRO CLÍNICO

As demências, conforme o padrão, apresentam-se como progressiva alteração da memória, com impacto no dia-a-dia. Existem dezenas de possíveis causas, mas neste capítulo serão abordadas apenas as quatro mais frequentes, que, juntas, respondem por cerca de 90% do total. O quadro típico é de progressiva alteração da memória, acompanhada por dificuldade de planejamento e, posteriormente, de linguagem, com progressiva incapacidade funcional. As primeiras manifestações costumam ser: dificuldade em adaptar-se a situações novas ou fora da rotina, como viagens ou mudança; repetitividade de perguntas ou narrações e desorientação em relação ao dia. Posteriormente, passam a apresentar dificuldade em encontrar palavras e desorientação espacial. São comuns alterações associadas ao comportamento, inicialmente, depressão ou afastamento social, e, depois, agitação e irritabilidade; em estágios mais avançados, surgem delírios e alucinações.

DOENÇA DE ALZHEIMER: FASE PRÉ-CLÍNICA, DOENÇA PRODRÔMICA E DEMÊNCIA

A DA é, de longe, a forma mais comum de demência, responsável por 50 a 70% do total de casos. Classicamente era descrita a sequência: envelhecimento normal, declínio cognitivo leve e DA; declínio cognitivo leve significando uma queixa cognitiva (em geral, de dificuldade de memória), confirmada por avaliação objetiva, mas sem impacto nas atividades do dia-a-dia. Não se pode, portanto, falar em demência, pois não há impacto funcional, mas o risco de demenciação é 10 a 12 vezes maior do que na população geral. Recentemente, foi possível verificar uma sequência de alterações que precede em muito os primeiros sintomas, isto é, foram identificados marcadores anteriores aos sintomas. Verificou-se que, na DA, ocorre declínio na concentração de beta-amiloide e aumento na concentração de proteína tau-fosforilada (fosfo-tau) no líquido cerebrospinal (LCS) antes que apareçam os primeiros sintomas. Desse modo, a sequência é: envelhecimento normal; fase pré-clínica (marcadores alterados, sem alteração estrutural, sem sintomas); fase prodrômica (marcadores alterados, sintomas, sem impacto funcional, alteração estrutural no final desta fase); e, finalmente, demência da DA. É evidente a semelhança entre o conceito de declínio cognitivo leve e o de doença prodrômica. Dois pontos devem ser destacados: o novo conceito de prodrômico não é de uma situação de risco, mas de uma fase da mesma doença; ainda que os marcadores estejam alterados, está por ser demonstrado que todos vão progredir para demência, o que pode ocorrer em prazos variados, de acordo com outros fatores associados. A fase de demência da DA é longa, durando em média 8 a 12 anos. O diagnóstico de provável DA é feito pela presença de demência, isto é, perda de memória e de pelo menos outra função cognitiva, excluídas outras causas de demência. O diagnóstico de certeza só poderá ser feito por exame de tecido cerebral, pela biópsia, raramente realizada, ou necropsia, que mostra as alterações características com presença de placas amiloides extracelulares e emaranhados neurofibrilares intracelulares.

Classificação neuropatológica mais recente traz importantes implicações prognósticas que auxiliam na compreensão da fisiopatologia da doença. Os três distintos subtipos clinicopatológicos classificados de acordo com a concentração de emaranhados neurofibrilares seriam:

1 | DA típica (75% dos casos): padrão de degeneração neurofibrilar em cada hemisfério iniciado no córtex transentorrinal, progredindo para o hipocampo e eventualmente para as áreas corticais de associação. O início do quadro, em geral, dá-se por alterações da memória.

2 | DA atípica (25% dos casos):

2.1 | DA de predomínio límbico: maior concentração de emaranhados neurofibrilares nos hipocampos e nas amígdalas e menor nas áreas corticais; maior atrofia hipocampal, com início pela memória; início e mortalidade mais tardios e mais comuns em mulheres (> 65%) e maior proporção do genótipo H1H1 do gene *MAPT*;

2.2 | DA poupadora dos hipocampos: maior concentração de emaranhados neurofibrilares em áreas corticais e menor nos hipocampos; menor atrofia hipocampal; início pela memória em menos de 50% dos casos; início e mortalidade mais precoces, progressão mais rápida; mais frequente em homens (> 60%) e menos patologia cerebrovascular.

Estudos recentes têm revelado mais informações sobre o papel de fatores de risco cerebrovascular na incidência e no declínio cognitivo e funcional de pacientes com demência da DA. Ao contrário do que se acreditava, o tabagismo não é protetor, mas sim um fator de risco para a DA (apesar de prevenir o desenvolvimento de outras doenças neurodegenerativas, como a doença de Parkinson e suas complicações). Outros fatores de risco cerebrovascular que podem influenciar a etiopatogênese da DA incluem hipertensão arterial sistêmica (HAS), diabetes melito (DM), dislipidemias, uso de álcool e obesidade. Hipertensão arterial e obesidade parecem causar maior morbidade quando presentes na meia-idade; por outro lado, seus efeitos em idade avançada são controversos, podendo acelerar ou retardar o declínio cognitivo quando presentes neste momento da vida. Ganho ponderal e aumento da pressão arterial parecem retardar o declínio cognitivo e funcional em pacientes com demência da DA, sugerindo um possível papel na melhora da perfusão cerebral dos pacientes em idade avançada. Considerando que a perfusão cerebral tende a diminuir naturalmente com o avançar da idade, fatores de risco cerebrovascular poderiam ser neuroprotetores para idosos quando estivessem associados com melhora da perfusão cerebral e consequente prevenção da amiloidogênese. Ao longo de toda a vida, o controle do risco cerebrovascular contribui para reduzir a incidência de patologia vascular e síndromes demenciais.

A agregação de fatores de risco na meia idade pode aumentar sinergicamente o risco da DA e diminuir a idade de início da demência. Apesar dos haplótipos *APOE* constituírem o principal fator genético de risco (alelos ε4) ou de proteção (alelos ε2) para a demência da DA de início tardio, eles não parecem ter efeitos isolados sobre o declínio cognitivo e funcional. Por outro lado, educação, ocupação e atividades de lazer ao longo da vida regulam a transcrição do gene *APOE*, aumentam a reserva cognitiva, a despeito dos haplótipos *APOE*, e previnem a demência da DA, mas não afetam a patologia da doença no cérebro.

> **ATENÇÃO!**
>
> Auxilia no diagnóstico o exame por imagem, que, em fase inicial, mostra atrofia temporoparietal e exclui outras possibilidades. Embora úteis, os biomarcadores não são suficientes para o diagnóstico da DA, que continua clínico. O diagnóstico de DA é menos provável com alterações focais no exame neurológico, flutuação acentuada dos sintomas e evolução muito rápida.

DEMÊNCIA COM CORPOS DE LEWY

Pouco referida até recentemente, a demência com corpos de Lewy (DCL) parece ser a segunda causa de demência por degeneração primária do sistema nervoso central (SNC) em idosos, como demonstram necropsias sistemáticas. Do mesmo modo que a DA, o diagnóstico de certeza só pode ser feito por exame de tecido cerebral, que mostra inclusões eosinofílicas (corpos de Lewy) nos neurônios corticais. Clinicamente, a DCL é provável quando, junto a quadro demencial, verifica-se a presença de dois ou mais destes fatores: alucinações visuais precoces, parkinsonismo espontâneo precoce e flutuação cognitiva. É interessante ressaltar que as alucinações visuais são bem estruturadas: em geral, a referência é feita a animais e pessoas já falecidas. Quanto ao parkinsonismo, a forma clínica predominante é a rígido-acinética. O início ocorre simultaneamente ou com um ano de intervalo em relação ao quadro demencial, devendo-se excluir o uso prévio de neurolépticos. As flutuações cognitivas não devem ser confundidas com flutuações de comportamento, devem ser espontâneas e não podem ser decorrentes de quadros infecciosos, causadores de quadro confusional agudo.

Ainda muito comuns na DCL, porém sem fazer parte dos critérios centrais de diagnósticos, encontram-se sensibilidade exacerbada aos neurolépticos, perda da consciência ou quedas sem explicação aparente, transtornos comportamentais do sono REM e fenômenos disautonômicos em geral (como hipotensão ortostática e incontinência urinária).

Atualmente, classifica-se a demência com corpos de Lewy dentro do espectro das neurodegenerações por corpos de Lewy, ou demências "por" corpos de Lewy, que incluiriam a variante de corpúsculos de Lewy da DA, a DA com parkinsonismo, a demência pela doença de Parkinson, e formas mais atípicas, como as que estão relacionadas a mutações no gene *GBA* (o mesmo da doença de Gaucher, responsável pela tradução proteica da enzima glucocerebrosidase). A doença de Parkinson pode ser considerada a variante de comprometimento predominante do tronco encefálico das neurodegenerações por corpos de Lewy, ao passo que a demência com corpos de Lewy constituiria aquela em que os hemisférios cerebrais seriam mais acometidos.

DEMÊNCIA VASCULAR

É importante a presença de fatores de risco para doença vascular, como hipertensão, dislipidemia e tabagismo, e de sinais e sintomas neurológicos focais. As várias categorias de alterações vasculares cerebrais podem causar síndrome demencial: infartos lacunares, infarto único estratégico, multi-infartos, doença de Binswanger, vasculites do SNC. A ocorrência simultânea de DA e demência vascular não é incomum. O início abrupto e a evolução em degraus, por isquemias repetidas, são mais frequentes, mas pode haver forma progressiva, por doença de pequenos vasos. O diagnóstico de provável demência vascular é feito segundo os seguintes critérios: demência definida por declínio cognitivo em três áreas, incluindo memória; evidência de doença cerebrovascular pelo exame neurológico e neuroimagem; início abrupto ou três meses após infarto cerebral. O diagnóstico definitivo depende de evidência de infartos e de ausência de outros marcadores histológicos, como corpúsculos de Lewy e Pick. O exame por imagem mostrará as alterações consequentes à doença vascular. É comum a coexistência de DA e demência vascular como uma demência mista.

DEMÊNCIA FRONTOTEMPORAL

Existem duas formas de início, a variante comportamental e a afasia progressiva primária. Na primeira, diferentemente de outras demências, as alterações do comportamento podem ser as iniciais e, por muito tempo, as únicas anormalidades, com padrão de perda da inibição e inadequação social. Só mais tarde aparecem alterações da linguagem e da memória. Na afasia progressiva primária, particularmente a forma agramática, as primeiras manifestações estão relacionadas com uma progressiva dificuldade de linguagem, ocorrendo outras alterações depois.

■ DIAGNÓSTICO

O diagnóstico dessas formas mais comuns de demência é clínico, e até onde deve ir a investigação complementar das demências é assunto discutível. Já foi bem demonstrado que investigação completa modifica apenas pequena parte dos diagnósticos feitos a partir de história e exame físico bem realizados. Uma história típica, em que o diagnóstico é mais ou menos óbvio, dispensa investigação mais elaborada. Muito diferente é a situação nas histórias atípicas, nas quais o laboratório terá papel bem mais relevante. Foi sugerido que a investigação complementar mínima deveria incluir os seguintes exames:

- exame por imagem com TC ou, preferencialmente, RM do encéfalo: pode identificar as múltiplas isquemias ou a alteração de mielina no SNC encontradas na demência vascular, tumores e hematoma subdural. Deve ser observado que, embora o padrão de atrofia possa sugerir degenerações primárias como a DA, a DCL ou a demência frontotemporal, estes exames não fazem o diagnóstico dessas doenças;
- dosagem sérica de vitamina B12, tirotrofina (TSH) e tiroxina livre (T_4L): em geral, estes exames estão alterados, mas como indicação de comorbidades, ou seja, sua correção não altera significativamente o quadro de demência;
- algumas vezes, há a recomendação de outros exames, mas a relação custo-benefício sugere que isso deveria ser feito com cuidado. Assim, raramente, a dosagem de cálcio e fósforo fará diferença do ponto de vista clínico, e as reações sorológicas para sífilis só têm alguma chance de alteração em pessoas com história de risco para a doença, como promiscuidade e uso de drogas injetáveis;
- exame do LCS: às vezes, pode ser útil, embora inespecífico, nas doenças inflamatórias do SNC; portanto, seu uso rotineiro não está indicado. Provavelmente, o exame será muito mais usado para avaliação dos marcadores biológicos, no diagnóstico diferencial das degenerações primárias;
- eletrencefalografia (EEG): de modo geral, as alterações de EEG são inespecíficas e aparecem mais tarde nas demências, mas há uma situação na qual podem ser úteis; na doença de Creutzfeldt-Jakob, pode aparecer a característica atividade pseudoperiódica com ponta-onda, embora a alteração esteja ausente em muitos casos, pelo menos na fase inicial. Contudo, EEG normal na presença de alterações sugestivas não exclui o diagnóstico; exceto para essa suspeita, não deveria fazer parte da rotina de investigação das demências.

A investigação complementar mais completa está indicada em demências de rápida evolução, em adultos jovens ou com apresentação atípica (Fluxograma 246.1).

■ TRATAMENTO

TRATAMENTO ESPECÍFICO

A constatação de que nas duas principais causas de demência, a DA e a DCL, ocorre deficiência colinérgica, por diminuição da atividade da enzima de síntese da acetilcolina (ACh), a colina-acetiltransferase, levou à tentativa de corrigir o distúrbio neuroquímico com fármacos que inibem a enzima de degradação, a acetilcolinesterase (AChE), aumentando o aporte de ACh no SNC. Embora existam muitas outras classes de medicamentos em estudo, até o presente momento foram os únicos que mostraram melhora nos sintomas cognitivos na DA. Os inibidores da AChE (IAChE), em princípio, podem promover melhora transitória, já que a perda neuronal continua ocorrendo, mas existem algumas evidências de que podem também retardar a perda neuronal. A indicação em bula é para DA leve a moderadamente grave e para a demência da doença de Parkinson (rivastigmina). Há evidência para indicação fora de bula para a DCL e algumas formas de demência vascular. Podem ser esperadas duas respostas: melhora (isto é, recuperação de habilidades perdidas); ou estabilização (isto é, a melhora pode ser muito modesta, mas há interrupção da progressão dos sintomas). Para ser observada alguma resposta, é necessário que se utilize a dose mínima eficiente, e a latência pode chegar a oito semanas. Os efeitos colaterais mais comuns dos IAChE são gastrintestinais, com náuseas e vômitos ou desconforto gástrico. Esses efeitos são centrais, e história de gastrite ou úlcera gástrica, desde que não em atividade, não é contraindicação para esses fármacos. Também podem surgir tonteira e cefaleia. Raramente, podem surgir hipotensão postural e bradiarritmia, razão pela qual o ritmo cardíaco deve ser monitorado. Esses efeitos aparecem com a

DIAGNÓSTICO E TRATAMENTO

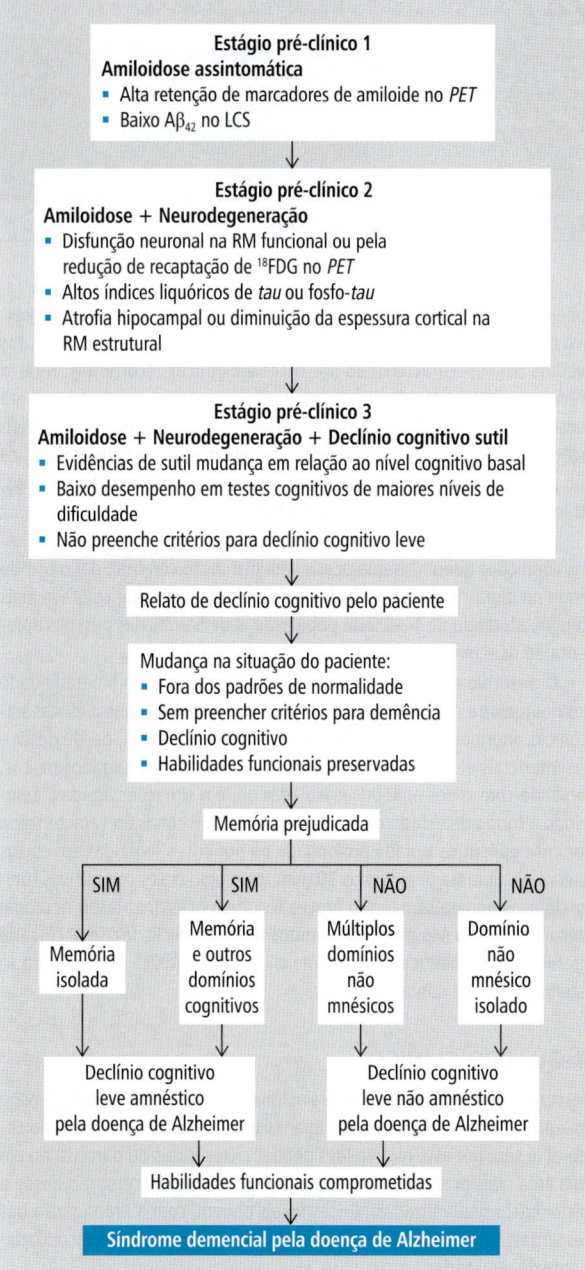

FIGURA 246.1 ■ Representação gráfica da evolução da doença de Alzheimer.

introdução ou aumento da dose e, em sua maior parte, são transitórios: por si, não deveriam ser razão para suspender, mas sim para voltar à dose anterior ou associar temporariamente um sintomático.

- **Donepezil:** é inibidor reversível; tem meia-vida longa, de aproximadamente 70 horas, o que permite dose única diária; não tem efeitos de hepatotoxicidade, não necessitando de monitoração laboratorial; alimentação e horário de administração não interferem na absorção do medicamento. Para minimizar os efeitos colaterais, a dose inicial é de 5 mg/dia, devendo ser aumentada para 10 mg/dia após quatro semanas.
- **Rivastigmina:** difere das demais por ser inibidor pseudoirreversível; a dissociação enzimática existe, porém é mais lenta. A eficácia é muito semelhante à do donepezil. Adicionalmente, a rivastigmina tem efeito inibidor sobre a butiril-colinesterase, o que poderia ter algum efeito sobre a formação de placas senis. Os efeitos colaterais, assim como os benefícios cognitivos, são dose-dependentes. Pacientes que recebem doses maiores (6 a 12 mg/dia) obtêm mais benefícios do que os que recebem doses menores (1,5 a 4,5 mg/dia). Os efeitos gastrintestinais estão presentes em 20% ou mais dos pacientes, porém a rivastigmina não é hepatotóxica. A posologia é de duas doses diárias, as quais deverão ser tituladas lentamente, iniciando com 3 mg/dia, aumentando 3 mg a cada 2 ou 4 semanas até atingir 12 mg/dia. Há apresentação como adesivo transdérmico, em dose que varia de 4,6 a 13,3 mg (5 a 15 cm^2), com aplicação única diária.
- **Galantamina:** além de inibição da AChE, a galantamina tem também efeito agonista nicotínico, o que teoricamente melhoraria ainda mais a transmissão sináptica colinérgica. A dose inicial de liberação prolongada é de 8 mg/dia, com aumento para 16 e, posteriormente, para 24 mg/dia, em incrementos a cada 2 a 4 semanas. Não existe evidência de superioridade de um dos fármacos sobre os demais, mas pode haver variação individual da resposta, de modo que o fracasso no tratamento com um não deveria impedir a tentativa com os outros.
- **Memantina:** na DA ocorre liberação em baixo nível de glutamato, o que induz um fluxo intracelular de cálcio em nível suficiente para prejudicar a detecção de sinal na sinapse, interferindo nos processos de aprendizado e memória. Adicionalmente, o aumento da concentração intracelular de cálcio desencadeia uma série de reações que levam à morte neuronal. A memantina é um antagonista glutamatérgico de baixa afinidade, suficiente para inibir a ação da liberação em baixo nível de glutamato, mas não o sinal, ou seja, são criadas condições mais próximas à fisiológica. Foi demonstrado o efeito da memantina em estágios moderados a moderadamente graves da DA. Também foi verificado que o uso combinado de memantina e IAChE tem efeito melhor (sinérgico) do que o dos fármacos isoladamente. Os efeitos colaterais são pouco frequentes.

Não foi demonstrado efeito significativo de substâncias como o extrato de *Gingko biloba* ou medicações com efeito vasoativo sobre as demências.

> **ATENÇÃO!**
>
> Não se espera melhora significativa com o tratamento atual, cujo resultado mais provável é estabilização dos sintomas ou melhora muito discreta seguida por estabilização. Outra resposta possível é a progressão mais lenta dos sintomas.

TRATAMENTO PREVENTIVO E ESTABILIZAÇÃO

Diversos estudos mostraram que alguns fármacos poderiam ter efeito modesto no sentido de retardar o aparecimento ou tornar mais lenta a progressão da DA, mas os resultados com selegilina e vitamina E são insuficientes para sua indicação. O controle dos fatores de risco cerebrovascular ao longo da vida, bem como o engajamento em atividades físicas, intelectuais e de lazer podem retardar o início da DA.

TRATAMENTO DOS TRANSTORNOS DE COMPORTAMENTO

Os sintomas neuropsiquiátricos são frequentes nas demências e afetam, em algum estágio da doença, quase todos os pacientes. São extremamente devastadores para pacientes e cuidadores, sendo a principal causa de institucionalização, isto é, a colocação em instituições de longa permanência. O tratamento bem-sucedido das alterações do comportamento deveria considerar a clara percepção de que a medicação, exclusivamente, não será suficiente. O tratamento farmacológico segue as linhas gerais do tratamento dos transtornos comportamentais.

REABILITAÇÃO NEUROLÓGICA

Diversas estratégias podem ser elaboradas de forma individualizada para melhorar o padrão de independência funcional dos pacientes com demências. Essas estratégias situam-se nas esferas motora, linguística, cognitiva, comportamental, no treino de atividades de vida diária, na participação em atividades ocupacionais, na reeducação vesicointestinal e da deglutição e em diversas outras modalidades de reabilitação que devem contemplar as necessidades de cada paciente. Tais estratégias podem estar associadas ou não ao tratamento farmacológico específico e requerem a participação de uma equipe multidisciplinar, que envolva tanto os pacientes quanto seus cuidadores nos objetivos terapêuticos.

REVISÃO

- A perda de memória é queixa frequente em mais da metade das pessoas com mais de 60 anos, devendo ser investigada com intuito de distinção. Definir a perda de memória em demência e não demência e fazer a diferenciação entre as demências é fundamental para a escolha das formas de abordagem.
- As demências são caracterizadas pela progressiva alteração de memória. Doença de Alzheimer (DA), forma mais comum de demência, pode ser classificada em fase pré-clínica (marcadores alterados, sem alteração estrutural, sem sintomas), doença prodrômica (marcadores alterados, sintomas, sem impacto funcional, alteração estrutural no final dessa fase) e demência da DA. Outras demências conhecidas são: demência com corpos de Lewy, demência vascular e demência frontotemporal.
- O tratamento das demências visa à correção do distúrbio neuroquímico com fármacos inibidores da acetilcolinesterase. Os tratamentos de sintomas, preventivo e de estabilização também devem ser considerados.

■ LEITURAS SUGERIDAS

Ballard C, Gauthier S, Corbett A, Brayne C, Aarsland D, Jones E. Alzheimer's disease. Lancet. 2011;377(9770):1019-31.

De Oliveira FF, Bertolucci PH, Chen ES, Smith MC. Risk factors for age at onset of dementia due to Alzheimer's disease in a sample of patients with low mean schooling from São Paulo, Brazil. Int J Geriatr Psychiatry. 2014;29(10):1033-9.

De Oliveira FF, Pivi GA, Chen ES, Smith MC, Bertolucci PHF. Risk factors for cognitive and functional change in one year in patients with Alzheimer's disease dementia from São Paulo, Brazil. J Neurol Sci. 2015;359(1-2):127-32.

Petersen RC. Mild cognitive impairment. N Engl J Med. 2011;364(23):2227-34.

Whitwell JL, Dickson DW, Murray ME, Weigand SD, Tosakulwong N, Senjem ML, et al. Neuroimaging correlates of pathologically defined subtypes of Alzheimer's disease: a case-control study. Lancet Neurol. 2012;11(10):868-77.

247

EPILEPSIAS E ESTADO DE MAL EPILÉPTICO

■ ELZA MÁRCIA TARGAS YACUBIAN

Epilepsia é um distúrbio neurológico crônico e, em alguns casos, progressivo com relação aos distúrbios cognitivos, à frequência e à gravidade dos eventos críticos, caracterizado por crises epilépticas recorrentes. Nele, a predisposição persistente do cérebro para gerar crises epilépticas acarreta consequências neurobiológicas, cognitivas, psicológicas e sociais. A definição de epilepsia requer a ocorrência de pelo menos uma crise epiléptica não provocada, expressada por sinais clínicos e/ou sintomas transitórios, raramente com duração superior a um minuto.

A epilepsia não é uma entidade nosológica única, mas advém de várias condições diferentes que ocasionam disfunção cerebral, daí o uso do termo no plural "epilepsias". Trata-se do distúrbio neurológico grave mais comum, afetando de 1 a 2% da população, e de 5 a 7% das pessoas apresentarão pelo menos uma crise epiléptica ao longo da vida.

O distúrbio epiléptico é caracterizado pelo estado de hiperatividade dos neurônios e circuitos cerebrais, capaz de gerar descargas elétricas sincrônicas anormais. Pode manifestar-se de formas diversas, desde descargas interictais eletrencefalográficas (EEG) até surtos prolongados destas, cursando com crises epilépticas isoladas ou, em situações agudas, assumindo a forma de estado de mal epiléptico (EME), condição caracterizada por crise epiléptica isolada prolongada ou por crises repetidas em curtos intervalos, durante pelo menos 30 minutos. Como crises convulsivas tônico-clônicas generalizadas são breves e podem ocasionar lesão neuronal precocemente, já nos primeiros minutos após seu início, faz-se necessária intervenção terapêutica quando uma crise tônico-clônica generalizada se estende por cinco minutos ou mais.

■ QUADRO CLÍNICO

Descargas neuronais excessivas e síncronas que caracterizam o fenômeno epiléptico podem originar-se em apenas uma parte de um hemisfério cerebral (e são, por este motivo, designadas crises focais ou parciais) ou em uma área mais extensa, envolvendo os dois hemisférios cerebrais desde o início (crises generalizadas). Crises focais podem, com a propagação das descargas, transformar-se em crises bilaterais convulsivas ou secundariamente generalizadas.

Crises focais constituem o tipo de crise epiléptica mais comum, correspondendo a cerca de 70% das crises em adultos. Podem cursar apenas com manifestações subjetivas, ou seja, fenômenos conscientes descritos pelo paciente denominados auras, ou objetivas, isto é, manifestações motoras de tipos variados. Auras sensitivas incluem parestesias, dor, sensações viscerais, como a sensação epigástrica, sensoriais, visuais, auditivas, olfatórias e gustativas, e fenômenos complexos, como o *déjà vu* e o *jamais vu* (sensação de familiaridade e de estranheza), medo, e estado de sonho. Crises focais são denominadas crises focais simples quando a consciência não é comprometida, e o paciente é capaz de descrevê-las. Quando crises focais cursam com algum grau de alteração da percepção e da responsividade, são chamadas crises parciais complexas ou discognitivas. O tipo mais comum de crises parciais complexas caracteriza-se por interrupção das atividades, olhar fixo, automatismos oroalimentares e manuais durante cerca de 1 minuto. Seguem-se confusão mental e distúrbios da linguagem, quando o hemisfério dominante para a linguagem é envolvido. Este é o tipo de crise epiléptica mais comum no adulto e a maioria das crises tem origem no lobo temporal.

Nas crises generalizadas, áreas encefálicas extensas são precocemente acometidas pelas descargas epilépticas, e a consciência é sempre comprometida, exceto nas crises mioclônicas – eventos epilépticos generalizados muito breves, com duração de 1 segundo, nos quais a consciência é preservada. Entre as crises generalizadas, destacam-se as crises tônico-clônicas generalizadas (crises de "grande mal" com as características da fase tônica, constituída por contração mantida dos quatro membros durante 20 segundos, seguida da fase clônica, com a duração de 40 segundos, na qual as contrações são entrecortadas por períodos de relaxamento), as ausências (anteriormente conhecidas como crises de "pequeno mal", caracterizadas por breves episódios de comprometimento de consciência acompanhados por manifestações motoras sutis), as mioclonias (abalos musculares semelhantes a choques) e os espasmos epilépticos (salvas de contração tônica rápida de lactentes, com duração de 1 a 15 segundos, ao adormecer e despertar) (Figura 247.1).

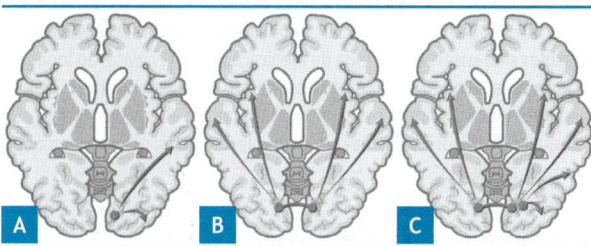

FIGURA 247.1 ■ (A) Crises focais podem originar-se em redes neuronais restritas, por exemplo, a um dos lobos occipitais. (B) Crises generalizadas envolvem, desde o início, amplas redes neuronais e acometem tanto estruturas corticais como do tronco encefálico e tálamo. (C) Crises focais podem propagar-se e envolver amplas áreas de ambos os hemisférios cerebrais, evoluindo para crises epilépticas bilaterais, convulsivas.

Quanto à etiologia, as epilepsias são de três tipos: idiopáticas, ou seja, epilepsias não lesionais, provavelmente relacionadas à suscetibilidade genética; sintomáticas, as mais comuns, nas quais as crises são decorrentes de afecções cerebrais estruturais, metabólicas, infecciosas e imunes bem definidas; e as criptogênicas, ou desconhecidas, cujas causas não podem ser detectadas pelos métodos diagnósticos atualmente disponíveis.

■ DIAGNÓSTICO

Na consulta médica, é essencial que os pacientes sejam acompanhados por testemunha que possa descrever os episódios em detalhes, após o comprometimento da consciência. O diagnóstico é fundamentalmente clínico e se baseia na interpretação dos sinais e sintomas que permitirão a definição da área de envolvimento cortical e a classificação dos tipos de crises, que serão fundamentais para a indicação terapêutica. Em caso de dúvidas quanto ao diagnóstico ou ao tipo de crises, deve-se solicitar a realização da monitoração videoeletrencefalográfica, que permitirá o registro sincronizado das crises e do EEG.

O EEG é usado como suporte do diagnóstico e é importante para a correlação eletroclínica e a caracterização do tipo de crise e de epilepsia. Estudos de neuroimagem, como TC de crânio e, principalmente, RM do encéfalo, são importantes na determinação do tipo e na localização da lesão epileptogênica. Estudos funcionais, como a tomografia por emissão de fóton único e a tomografia por emissão de pósitrons, podem ser utilizados na definição da zona epileptogênica, ou seja, a região geradora das crises.

■ TRATAMENTO

No passado, considerado problema crônico e duradouro, sabe-se que, na maioria dos casos, as crises são tratáveis e, com diagnóstico precoce e instituição do tratamento apropriado, cerca de 70 a 80% dos pacientes terão as crises controladas, e 50% deles poderão interromper o tratamento medicamentoso sem recidiva das crises. Transcorrido período relativamente longo com remissão das crises, haverá redução substancial do risco de novos episódios. Cerca de 20 a 30% desenvolverão epilepsia crônica, particularmente aqueles com epilepsia sintomática, mais de um tipo de crise e associação com distúrbios neurológicos ou psiquiátricos.

A ação dos fármacos antiepilépticos (FAE) é sintomática, impedindo a recorrência de crises. É preciso tratar todo indivíduo que tenha risco de apresentar outra crise sem tratamento. A recorrência de crises é mais provável na presença de déficit neurológico focal, lesão cerebral, retardo mental e descargas epileptiformes no EEG.

A escolha do FAE é feita de acordo com o tipo de crise, a eficácia e os efeitos adversos e deve, sempre que possível, ser utilizado em monoterapia. A razão da conduta é que não se demonstra superioridade da adição de um segundo medicamento quando o primeiro não proporciona controle das crises; com a monoterapia, evita-se interação medicamentosa com maior possibilidade de adesão do paciente ao tratamento e menor custo (Quadro 247.1).

Como 1ª opção terapêutica, deve-se dar preferência aos FAE tradicionais, os quais devem ser titulados progressivamente, como carbamazepina, fenitoína, valproato/divalproato e fenobarbital. Outros FAE menos utilizados são a etosuximida, específica para tratamento de crises de ausência, e os benzodiazepínicos, como diazepam, clonazepam, nitrazepam e clobazam, que são usados, na maioria das vezes, como fármacos adjuntivos, pois cursam com desenvolvimento de tolerância, ou seja, perda da eficácia, quando usados cronicamente.

Para o tratamento das crises focais, deve-se preferir a carbamazepina, na dose de cerca de 600 a 800 mg/dia para adultos e 10 a 20 mg/kg/dia para crianças, e a fenitoína, na dose de 300 mg/dia para adultos e 5 a 7 mg/kg/dia para crianças.

Para tratamento das crises generalizadas primárias, valproato/divalproato é considerado o FAE de 1ª escolha por sua eficácia nos três tipos de crises que coexistem nesta condição: mioclonias, ausências e crises tônico-clônicas generalizadas. É utilizado na dose de 500 a 1.500, mg para adultos, e 10 a 60 mg/kg/dia, para crianças. Para o tratamento das crises de ausência, etosuximida (usada na dose de 750 mg/dia para adultos e 10 a 20 mg/kg/dia para crianças) e valproato terão resultados semelhantes e, algumas vezes, a associação de ambos proporcionará melhor controle das crises.

ATENÇÃO!

Crises epilépticas focais devem ser tratadas com FAE diferentes dos utilizados no tratamento de crises generalizadas.

Nos últimos anos, foram introduzidos, no Brasil, seis novos fármacos antiepilépticos: gabapentina, lamotrigina, topiramato, pregabalina, vigabatrina e oxcarbazepina. A lamotrigina e o topiramato são considerados FAE de amplo espectro, representando alternativa adequada para tratamento

QUADRO 247.1 ■ Lista dos principais tipos de crises e a indicação individualizada dos fármacos antiepilépticos para seu tratamento

FÁRMACOS ANTIEPILÉTICOS	CRISES FOCAIS	CRISES FOCAIS SECUNDARIAMENTE GENERALIZADAS	CRISES GENERALIZADAS		
			Ausências	Mioclônicas	Atônicas/tônicas
Fármacos de 1ªescolha	Carbamazepina	Carbamazepina	Etosuximida Valproato	Valproato Clonazepam	Valproato
Fármacos de 2ªescolha	Fenitoína Fenobarbital Gabapentina Pregabalina Lamotrigina Oxcarbazepina Topiramato Valproato Vigabatrina	Fenitoína Fenobarbital Lamotrigina Oxcarbazepina Topiramato	Clonazepam Lamotrigina Topiramato	Fenobarbital Lamotrigina Topiramato	Clonazepam Nitrazepam Lamotrigina Topiramato

de pacientes com crises focais e com crises generalizadas que apresentam efeitos adversos intoleráveis com os FAE tradicionais. Vários dos novos medicamentos antiepilépticos têm encontrado indicação em pacientes com comorbidades, como alterações hepáticas e renais, obesidade, cefaleia e transtornos do humor. Nesses casos, sua indicação deveria ser considerada em monoterapia, e, muitas vezes, como 1ª opção terapêutica (Tabela 247.1).

Além dos FAE tradicionais, piridoxina (vitamina B_6) e corticosteroides, como o hormônio adrenocorticotrófico (ACTH), são utilizados no tratamento da síndrome de West. Dieta cetogênica, rica em gorduras e pobre em carboidratos e proteínas (na proporção de 4:1), ou a dieta Atkins modificada são alternativas terapêuticas para o tratamento de lactentes e crianças com epilepsias graves refratárias aos FAE.

A interrupção das medicações antiepilépticas pode ser tentada após dois anos sem crises, e a retirada da medicação deve ser lenta, ao longo de vários meses. Maior número de crises antes de alcançar o controle, epilepsias sintomáticas, comprometimento neurológico e alterações no EEG são indicativos de maior risco de recorrência, que, em geral, ocorre no primeiro ano após a retirada.

■ **ESTADO DE MAL EPILÉPTICO**

O EME evolui em cinco estágios de gravidade crescente: 1. EME premonitório; 2. EME precoce; 3. EME estabelecido; 4. EME refratário; e 5. EME super-refratário. Pode ser prevenido quando tratado, ainda no chamado

TABELA 247.1 ■ Fármacos antiepilépticos disponíveis no Brasil e suas doses iniciais, habituais e de manutenção para adultos, além do número de tomadas ao dia

FÁRMACO ANTIEPILÉPTICO	DOSE INICIAL/DIA (MG)	DOSES HABITUAIS (MG)	DOSES DE MANUTENÇÃO (MG)	NÚMERO DE TOMADAS/D
Carbamazepina	100-200	600-800	400-2.000	2-4
Clobazam	10	20	10-60	1-2
Clonazepam	1	4	2-8	1-2
Fenitoína	100-200	100-600	300-400	2
Fenobarbital	50-100	100-200	100-200	1
Gabapentina	300-400	2.400	1.200-4.800	3
Lamotrigina	12,5-25	200-400	100-800	2
Oxcarbazepina	150-300	900-1.200	600-2.400	2
Pregabalina	150-300	150-600	150-600	2
Topiramato	25	100-200	100-600	2
Valproato/divalproato	250-300	1.000	500-3.000	1-3
Vigabatrina	500-1.000	3.000	2.000-4.000	1-2

estágio premonitório, em que as crises se amiúdam, o qual, se não interrompido, culmina com o EME estabelecido. Nesta fase, o uso de benzodiazepínicos, como clobazam VO, na dose de 0,5 a 1 mg/kg, diazepam via retal ou sublingual, na dose de 0,2 a 0,3 mg/kg, ou ainda midazolam via retal ou IM, na dose de 0,15 a 0,3 mg/kg, poderá abortar o curso inexorável para atividade crítica persistente e significativa morbidade e mortalidade (ver Figura 247.2 e Quadro 247.2).

Atualmente, surgiram formulações de FAE para uso intravenoso (IV), como o valproato, ideal para tratamento de EME de crises generalizadas, mas que, por seu amplo espectro, também pode ser administrado no tratamento de crises focais. A formulação para uso IV de valproato é bem tolerada, com pouco risco de hipotensão arterial, arritmias cardíacas e depressão respiratória. Valproato IV é um medicamento efetivo, devendo ser infundido em 60 minutos (não mais do que 20 mg/minuto) na dose de 10 a

QUADRO 247.2 ■ Condutas na primeira hora de atendimento do paciente em estado de mal epiléptico convulsivo generalizado tônico-clônico

TEMPO (MINUTOS)	MEDIDAS	TRATAMENTO FARMACOLÓGICO
0	• Manutenção das vias aéreas • Prevenção de hipóxia • Oxigenação • Pode ser necessária intubação • Controle dos sinais vitais e da temperatura	
2-3	• Puncionar uma ou duas veias calibrosas (pois FAE causam flebite e trombose) • Investigação etiológica: hemograma, glicemia, eletrólitos (sódio, potássio, cálcio e magnésio), função hepática e renal, gasometria arterial, pesquisa toxicológica e dosagem de níveis séricos dos FAE • Quando necessário, após tomografia do crânio, realizar exame do LCS	• Iniciar a infusão EV de 40 a 60 mL de glicose a 50% (2 mL/kg de glicose a 25% para crianças) e 100 mg de tiamina (EV ou IM) em pacientes com história de etilismo e de piridoxina 50-200 mg em lactentes • Quando se administra glicose, deve-se ministrar também tiamina, pois ela aumenta o risco de encefalopatia de Wernicke em pacientes susceptíveis. A administração de tiamina deve ser lenta, para minimizar o perigo de reação alérgica. A injeção de piridoxina em lactentes é realizada para tratar a dependência de piridoxina
5		• Diazepam 10 mg adultos (0,2-0,3 mg/kg em crianças) • Ministrar em bólus em 2 minutos. Não exceder 2 mg/min em adultos e 1 mg/kg/min em crianças • Pode-se optar pelo midazolam (5 a 15 mg para adultos e 0,15 a 0,3 mg/kg na criança)
7-8		• Fenitoína 15-18 mg/kg em bólus ou diluída em solução salina (soro fisiológico 0,9% na diluição de 1:20) – infusão endovenosa não ultrapassando a velocidade de infusão de 50 mg/minuto em adultos (reduzir para 20-30 mg/min no idoso e 25 mg/min em crianças)
10	• Bicarbonato de sódio se necessário, dependendo do resultado de gasometria	• Diazepam pode ser repetido • Doses adicionais de 10 mg em adultos podem ser ministradas a intervalos de 15 minutos até a dose máxima de 40 mg em adultos e 0,5 mg/kg em crianças
30-60	• Monitoração eletrencefalográfica contínua deve ser iniciada neste momento, a menos que as crises tenham sido interrompidas e o paciente esteja despertando	• Fenitoína pode ser completada até a dose de 30 mg/kg/dia em adultos e crianças
40	• Quando o fenobarbital é administrado após benzodiazepínicos, o risco de hipopneia e apneia é grande, sendo necessária ventilação assistida	• Fenobarbital sódico na dose de 10 mg/kg em adultos e 20 mg/kg em crianças, diluído em solução salina e infundido em velocidade inferior a 100 mg/min
> 60	• Crises persistentes caracterizam EME refratário (termo indicativo de que o EME foi refratário aos FAE de 1ª e 2ªescolhas, ou seja, benzodiazepínicos, fenitoína e fenobarbital) • Neste momento, deve-se iniciar a monitoração EEG e promover o coma com a administração de anestésicos • Pentobarbital (dose de ataque – DA: 12 mg/kg; dose de manutenção – DM: 5 mg/kg/h ou dose guiada pelo EEG; tiopental (em adultos, 100-250 mg em bólus em 20 s, seguidos de bólus de 50 mg a cada 2-3 min até o controle das crises, e depois por infusão para manter o padrão de surto-supressão no EEG, geralmente 3 a 5 mg/kg/h; propofol (DA: 1-2 mg/kg; DM: 6-12 mg/kg/h • Ainda, há opção de midazolam (DA: 0,15-0,2 mg/kg; DM: 0,1-0,4 mg/kg/h	
> 24 h	• Crises persistentes caracterizam EME super-refratário. Não há consenso para seu tratamento, que pode incluir corticosteroides, imunoglobulinas, cirurgia, entre outras alternativas	

60 mg/kg, administrado quatro vezes ao dia. Infusão rápida, 3 a 6 mg/kg/minuto, é segura. Topiramato, usado por sonda nasogástrica, tem sido utilizado no tratamento do EME refratário. Nas séries publicadas, as doses, em adultos, foram de 300 a 1.600 mg/dia, em três tomadas diárias. Em crianças, doses de 2 a 6 mg/kg/dia tituladas em 24 a 72 horas promoveram o controle das crises em 72 a 96 horas. Entretanto, doses de até 25 mg/kg/dia já foram administradas.

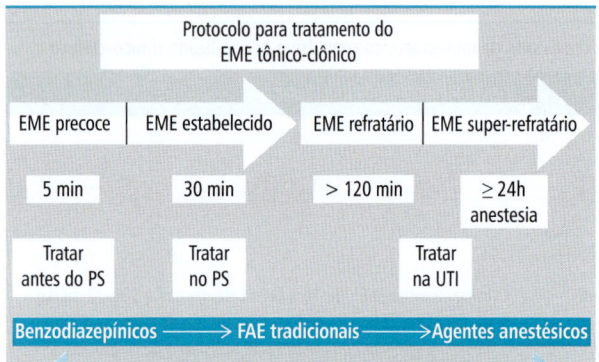

FIGURA 247.2 ■ Fluxograma das fases do EME e tratamento correspondente. O EME deve ser dividido em fases: precoce; estabelecido; refratário; e super-refratário. O EME precoce deve ser tratado preferencialmente em domicílio, por familiares ou pela equipe de resgate, com benzodiazepínicos. Para tratamento do EME estabelecido, deve-se utilizar FAE de 1ª linha, como benzodiazepínicos e fenitoína ou valproato, este último particularmente em casos de epilepsias generalizadas, ou de 2ª linha, como o fenobarbital, conforme o Quadro 247.2. Caso as crises persistam, configura-se o EME refratário, que será tratado com anestésicos gerais. Quando as crises recorrem às tentativas de redução das doses de anestésicos, administrados por 24 horas com padrão de surto-supressão no EEG, está caracterizado o EME super-refratário.

Fonte: Adaptada de Chen e Wasterlain.[1]

REVISÃO

- Epilepsia é o distúrbio neurológico grave mais comum.
- O diagnóstico de epilepsia é clínico, mas deve ser suportado pelo EEG e, em muitos casos, preferencialmente, por RM do encéfalo.
- O tratamento crônico com FAE deve ser instituído sempre que houver risco elevado de recorrência das crises.
- O tratamento medicamentoso continua a representar o objetivo maior da terapêutica das epilepsias, promovendo o controle de crises na maioria dos pacientes.
- O EME deve ser reconhecido de imediato e tratado e, idealmente, prevenido.
- Pacientes que continuam apresentando crises deverão ser referidos a um centro especializado em epilepsia e, se as crises incapacitantes persistirem após tratamento farmacológico adequado, caracterizando epilepsia refratária, definida com persistência das crises, independente do uso correto por tempo prolongado de dois FAE adequados, deverão ser avaliados quanto à possibilidade de terapêutica cirúrgica ou de outras modalidades.

■ REFERÊNCIA

1. Chen JW, Wasterlain CG. Status epilepticus: pathophysiology and management in adults. Lancet Neurol. 2006;5(3):246-56.

■ LEITURAS SUGERIDAS

Fisher RS, van Emde Boas W, Blume W, Elger C, Genton P, Lee P, et al. Epileptic seizures and epilepsy: definitions proposed by the International League against Epilepsy (ILAE) and the International Bureau for Epilepsy (IBE). Epilepsia. 2005:46(4):470-2.
Roger J, Bureau M, Dravet CH, Genton P, Tassinari CA, Wolf P, editors. Epileptic syndromes in infancy, childhood and adolescence. 4th ed. Montrouge: John Libbey Eurotext; 2012.
Shorvon S. Handbook of epilepsy treatment. 3rd ed. Oxford: Wiley-Blackwell; 2010.

248
HEMORRAGIA INTRACEREBRAL

■ OCTAVIO MARQUES PONTES-NETO

Entre as doenças cerebrovasculares, o acidente vascular cerebral (AVC) pode ser definido como uma síndrome clínica de origem vascular, que se caracteriza pelo surgimento rápido de sinais e sintomas sugestivos de envolvimento encefálico focal. Existem dois tipos fundamentais de AVC: o isquêmico (AVCi) (Capítulo 250), causado pela interrupção ou diminuição brusca do suprimento sanguíneo a uma região do encéfalo e que corresponde a cerca de 80% dos casos; e o hemorrágico (AVCh), responsável pelos 20% restantes e causado pela ruptura espontânea (não traumática) de um vaso encefálico, com extravasamento de sangue para o interior do encéfalo (hemorragia intraparenquimatosa), para o sistema ventricular (hemorragia intraventricular) e/ou espaço subaracnoide (hemorragia subaracnoide [HSA]). O AVCh é a doença cerebrovascular de pior prognóstico, com 30 a 50% de mortalidade em 30 dias e até 75% dos pacientes evoluindo pra óbito ou incapacidade severa em 1 ano.

De acordo com a etiologia do sangramento, o AVCh pode ainda ser classificado como:

- **Primário** (80-85% dos casos): sem lesão estrutural ou causa sistêmica identificável e geralmente atribuído à ruptura espontânea de pequenos vasos cronicamente danificados pela hipertensão arterial ou por angiopatia amiloide cerebral (AAC).
- **Secundário** (15-25% dos casos): relacionada à ruptura de aneurismas ou malformações arteriovenosas (MAVs) encefálicas, a coagulopatias sistêmicas, a neoplasias primárias ou metastáticas para o sistema nervoso central (SNC), a vasculites intracranianas, a trauma craniano, à trombose venosa cerebral, entre outras causas (Tabela 248.1).[1]

Após discorrer sobre fisiopatologia e investigação diagnóstica do AVCh, este capítulo abordará principalmente o manejo da hemorragia intracerebral (HIC) primária. Não será explorado aqui o complexo manejo da HSA aneurismática ou das MAVs encefálicas, assim como não serão abordadas as hemorragias intracranianas extra-axiais (localizadas no interior do

TABELA 248.1 ■ Principais etiologias de hemorragia secundária

ANEURISMAS (SACULARES, INFECCIOSOS, TRAUMÁTICOS, NEOPLÁSICOS)

Malformações vasculares
- MAV
- Telangiectasia
- Angioma cavernoso
- Angioma venoso

Coagulopatias
- Coagulopatias primárias: hemofilia A e B, doença de von Willebrand, afibrinogenemia
- Coagulopatias secundárias: púrpura trombocitopênica idiopática, CIVD, púrpura trombocitopênica trombótica, síndrome HELLP, trombocitopenia em síndromes mieloprolliferativas, mieloma múltiplo
- Fármacos antitrombóticos: antiagregantes, anticoagulantes, trombolíticos

TUMORES CEREBRAIS PRIMÁRIOS OU METASTÁTICOS

Vasculopatias
- Vasculites sistêmicas
- Vasculite isolada do SNC
- Outras: sarcoidose, doença de Behçet, doença de Moya-Moya, dissecção arterial, vasculite infecciosa, anemia falciforme

Relacionadas a variações bruscas da PA ou do FSC
- Fármacos ou drogas com efeito simpatomimético (anfetaminas, efedrina, descongestionantes nasais, cocaína, etc.).
- Eclâmpsia
- Exposição ao frio
- Após estimulação do nervo trigêmeo
- Após picada de escorpião
- Após endarterecetomia ou angioplastia para estenose carotídea crítica
- Após intervenção cirúrgica para cardiopatia congênita
- Após procedimentos cirúrgicos em fossa posterior
- Após transplante cardíaco
- Após eletroconvulsoterapia

Outras
- Trombose venosa cerebral
- Transformação hemorrágica de infarto isquêmico
- Migrânea
- Endometriose cerebral
- Intoxicação por metanol
- Síndrome de Zieve

CIVD: coagulação intravascular disseminada; SNC: sistema nervoso central; PA: pressão arterial; FSC: fluxo sanguíneo cerebral.
Fonte: Adaptada de Qureshi e colaboradores.[1]

crânio, porém sem contato direto com o encéfalo, tais como os hematomas extradurais e subdurais), geralmente de natureza traumática.

■ FISIOPATOLOGIA

Acredita-se que o AVCh primário de origem hipertensiva seja decorrente da ruptura de pequenos vasos cronicamente danificados pela hipertensão arterial. A HIC hipertensiva afeta de forma predominante estruturas profundas do encéfalo, como o putâmen, o tálamo, a ponte, o cerebelo, a substância branca subcortical e menos frequentemente tem localização lobar. A angiopatia amiloide cerebral (AAC), condição caracterizada pela deposição anormal de material congofílico nos vasos de pequeno e médio calibre do córtex cerebral e das leptomeninges, é uma das principais causas de hemorragia espontânea lobar no idoso. As hemorragias relacionadas à angiopatia amiloide, com frequência, são múltiplas ou recorrentes, localizadas na região cortical ou subcortical do cérebro ou cerebelo, principalmente nos lobos parietal e occipital, locais onde os depósitos de amiloide são mais frequentes. A associação destas características (localização lobar, multiplicidade, recorrência e idade acima de 55 anos) e a ausência de outras causas que possam produzir hemorragias cerebrais constituem a base para os Critérios de Boston (Tabela 248.2),[2] os quais foram validados com estudos histopatológicos.

■ EPIDEMIOLOGIA

A HIC geralmente tem uma incidência de 10-30 por 100.000 habitantes. É mais frequente no sexo masculino; em pretos, hispânicos, latinos

TABELA 248.2 ■ Critérios modificados de Boston para o diagnóstico de angiopatia amiloide cerebral

DIAGNÓSTICO DEFINITIVO DE AAC

Exame de necropsia com análise patológica de tecidos demonstrando:
- Hemorragia lobar, cortical ou subcortical
- Vasculopatia amiloide cerebral severa
- Ausência de outra lesão diagnóstica

DIAGNÓSTICO PROVÁVEL DE AAC COM SUPORTE PATOLÓGICO

Dados clínicos e análise patológica de tecidos (hematoma evacuado ou biópsia cortical) demonstrando:
- Hemorragia lobar, cortical ou subcortical
- Achados de vasculopatia amiloide cerebral no tecido estudado
- Ausência de outra lesão diagnóstica

DIAGNÓSTICO PROVÁVEL DE AAC

Dados clínicos e de neuroimagem (RM ou TC) demonstrando:
- Múltiplas hemorragias restritas a regiões lobar, cortical ou subcortical (hemorragia cerebelar pode estar incluída)
- Hemorragia lobar, cortical ou subcortical única acompanhada de siderose superficial focal ou disseminada
- Idade ≥ 55 anos
- Ausência de outra causa provável para a hemorragia intracraniana ou siderose superficial*

DIAGNÓSTICO POSSÍVEL DE AAC

Dados clínicos e de neuroimagem (RM ou TC) demonstrando:
- Hemorragia única restrita à região lobar, cortical ou subcortical (hemorragia cerebelar pode estar incluída)
- Siderose superficial focal ou disseminada
- Idade ≥ 55 anos
- Ausência de outra causa provável para a hemorragia intracraniana ou siderose superficial*

*Outras causas de hemorragia ou siderose superficial incluem: coagulopatias, trauma craniano, transformação hemorrágica de AVCi, tumor no SNC, malformação vascular, vasculite do SNC, etc.
RM: ressonância magnética; TC: tomografia computadorizada.
Fonte: Adaptada de Linn e colaboradores.[2]

e sobretudo em asiáticos, quando comparados à população branca. Por motivos ainda não esclarecidos, a incidência anual de HIC chega a 55 por 100.000 habitantes em registros japoneses. A incidência de HIC também parece aumentar com a idade. História familiar de HIC em um parente de primeiro grau aumenta o seu risco. De fato, estima-se que até 73% do risco de HIC lobar e 34% do risco de hemorragia profunda esteja relacionado a fatores hereditários. Entre os fatores genéticos já identificados, os genes *APOE* (alelos ε2 e ε4) e *CR1* têm sido associados com risco aumentado de HIC lobar relacionada à AAC.

Várias comorbidades e fatores de risco modificáveis têm sido relacionados a um risco aumentado de HIC, entre eles, hipertensão arterial, diabetes, AVCi prévio, coagulopatias, tabagismo, uso excessivo de álcool, uso de drogas endovenosas, sedentarismo e estresse psicossocial, etc.

■ QUADRO CLÍNICO

Como todo AVC agudo, a HIC é uma emergência médica que precisa ser reconhecida rapidamente. Pacientes com HIC geralmente desenvolvem um déficit neurológico focal (hemiparesia, hipoestesia unilateral, hemianopsia, afasia, etc.) de início súbito e que progride nos minutos a horas seguintes. Os sintomas dependem da região do encéfalo que foi acometida. Em pacientes com suspeita de AVC agudo, os seguintes achados na apresentação clínica sugerem um AVCh: hipertensão arterial grave (PA sistólica [PAS] > 220 mmHg), coma na apresentação, cefaleia, vômitos, crises epilépticas e rigidez nucal. Cefaleia não é um sintoma universal e costuma estar presente quando a hemorragia intracerebral se acompanha de irritação meníngea por HSA associada, ou por aumento da pressão intracraniana (PIC). Vômito é um sintoma típico de HIC, geralmente relacionado ao aumento da P/C ou distorção de estruturas cerebrais, mas também é frequente no AVCi de território posterior.

Recomenda-se ainda a utilização de escalas clínicas para mensurar o déficit neurológico do paciente com HIC na fase aguda. A escala NIHSS (do inglês *National Institute of Health Stroke Scale*) é uma escala padronizada, já validada em português, que se baseia em 11 itens do exame neurológico, podendo ser aplicada rapidamente (em 5 a 8 minutos) por um examinador treinado para a avaliação da magnitude do déficit neurológico após um AVC. A pontuação da NIHSS varia de zero (sem evidência de déficit neurológico) a 42 (paciente em coma e não responsivo).

■ DIAGNÓSTICO

Apesar das características citadas permitirem alguma diferenciação clínica entre AVC hemorrágico ou isquêmico, a distinção clinica isolada não é confiável, e um exame de neuroimagem é mandatório para a confirmação do diagnóstico e tratamento específico. Ademais, a repetição de um exame de neuroimagem é frequentemente necessária nos dias subsequentes para: complementação da investigação diagnóstica, avaliação da ocorrência de expansão do hematoma ou aumento de hemorragia intraventricular, pesquisa de hidrocefalia, controle pós-intervenção cirúrgica, entre outras indicações.

TOMOGRAFIA COMPUTADORIZADA

A TC é a modalidade de neuroimagem inicial mais utilizada no mundo para na abordagem diagnóstica de um paciente com suspeita de AVCh. Possui elevada sensibilidade e especificidade. A HIC aguda é demonstrada como uma hiperdensidade (branco) na TC de crânio, com densidade entre 40 e 60 unidades de Hounsfield (HU), exceto em pacientes com hematócrito (Ht) muito baixo, quando o hematoma pode mostrar densidade quase semelhante ao resto do parênquima cerebral. Observa-se uma diminuição progressiva da densidade do hematoma em uma velocidade aproximada de 2 HU por dia, de forma que este se torna cada vez menos branco na tomografia, podendo até apresentar-se hipodenso nas fases crônicas da hemorragia. A TC de crânio permite a mensuração do volume do hematoma de forma simples e rápida pelo método ABC/2 (ver Figura 248.1). Conforme discutido previamente, o volume e a localização do hematoma estão entre os principais fatores prognósticos para pacientes com AVCh.

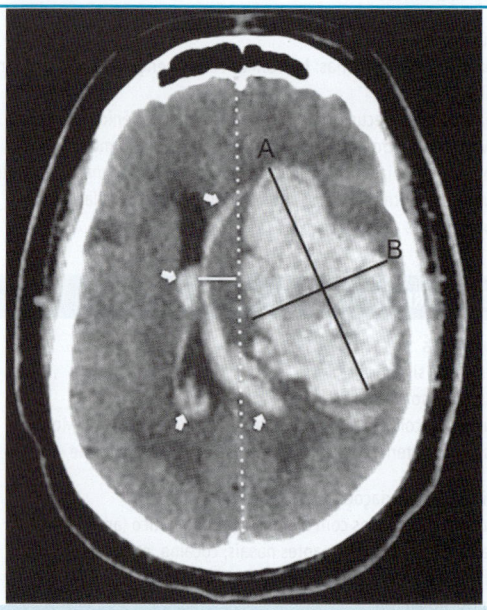

FIGURA 248.1 ■ TC de crânio exibindo a mensuração do volume do hematoma de forma simples e rápida pelo método ABC/2.

Adicionalmente, alguns achados tomográficos podem sugerir a etiologia do sangramento:
- Hematoma hipertensivo é o diagnóstico mais provável quando a hemorragia está localizada nos núcleos da base.
- AAC quando existe um ou múltiplos hematoma lobares em regiões parietais e occipitais associado à leucoaraiose.
- Hemorragia secundária à ruptura aneurismática é sugerida pela presença de sangue no espaço subaracnoide.
- HIC por coagulopatia geralmente é acompanhada de níveis de líquidos dentro do hematoma.
- Hemorragias traumáticas costumam estar acompanhadas por contusões e fraturas ósseas associadas.
- Hemorragias secundárias à trombose venosa cerebral geralmente são acompanhadas de edema vasogênico precoce e abundante, e, com frequência, apresentam localização bilateral parassagital.

ANGIOTOMOGRAFIA E TC COM CONTRASTE

A angiotomografia, realizada com a injeção de contraste EV, permite uma avaliação da árvore vascular intracraniana e tem sido acrescentado de rotina à TC sem contraste nos centros que dispõem desse recurso na avaliação de pacientes com AVCh. A fase arterial da angiotomografia pode auxiliar sobremaneira na identificação de causas secundárias sobrejacentes para a HIC, tais como aneurismas, MAVs, neoplasias e síndrome de Moyamoya, etc. Adicionalmente, a fase venosa da angiotomografia é muito acurada para o diagnóstico de AVCh secundário à trombose de veias encefálicas e seios durais.

Conforme discutido, o volume inicial do hematoma da tomografia e sua localização são os principais fatores preditivos de mortalidade em pacientes com HIC. Entretanto, cerca de 30% dos pacientes com HIC continuam sangrando e apresentam significativo aumento do volume do hematoma em exames subsequentes. Esta expansão do hematoma também está associada a um pior prognóstico e maior mortalidade nesses pacientes, tendo se tornado um importante alvo terapêutico para estudos em andamento. Entre os fatores de risco para expansão do hematoma destacam-se: volume inicial da hemorragia intracerebral, apresentação precoce após início dos sintomas, anticoagulação e a presença de *spot sign* (sinal da mancha). Este achado pode ser identificado à TC contrastada como pontos ativos de extravasamento de contraste dentro do hematoma (ver Figura 248.2). O *spot sign* tem-se mostrado um forte preditor independente do risco de expansão do hematoma, mortalidade e pior desfecho funcional subsequente nessa população. É importante identificar estruturas vasculares e não vasculares que mimetizam o *spot sign* e podem ter significado clínico distinto.

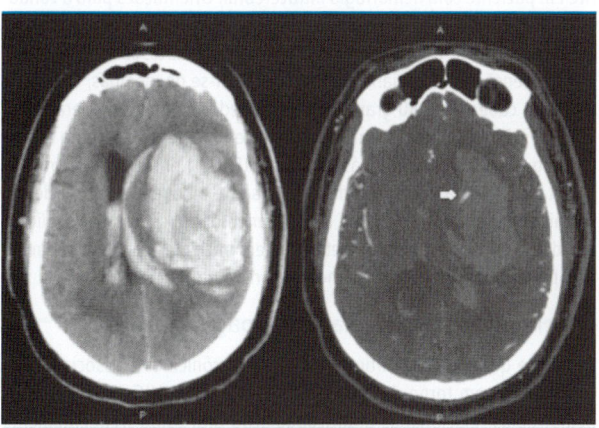

FIGURA 248.2 ■ TC contrastada identificando sinal da mancha como pontos ativos de extravasamento de contraste dentro do hematoma.

RESSONÂNCIA MAGNÉTICA

Com a utilização de sequências apropriadas, como GRE (do inglês, *gradient recalled echo*) ou SWI (do inglês, *susceptibility weighted imaging*), a RM de alto campo (1,5T e 3T) tem mostrado sensibilidade e especificidade comparáveis às da TC para o diagnóstico de HIC na fase aguda, já que área de sangramento apresentam baixo sinal (escuras) nessas sequências. Ademais, essas sequências apresentam uma sensibilidade bastante superior à TC para detecção de depósitos pequenos parenquimatosos de hemossiderina classicamente denominados "micro-hemorragias". Apesar de não causarem sintomas conhecidos, as micro-hemorragias são marcadores de doença de pequenos vasos e sua distribuição no encéfalo pode sugerir a etiologia do AVCh: micro-hemorragias estritamente lobares sugerem AAC; micro-hemorragias profundas sugerem vasculopatias hipertensiva. Na sequência FLAIR (do inglês, *fluid-atennuated inversion recovery*), por outro lado, é possível visualizar pequenas áreas de HSA cortical e áreas de siderose cortical superficial como resíduos lineares de alto sinal de aspecto giriforme.

A RM é ainda útil na avaliação de potenciais causas secundárias para o AVCh, como lesões estruturais, incluindo MAVs e tumores. Entretanto, é importante salientar que RM tem suas contraindicações (marca-passo, próteses metálicas, etc.) e um custo mais elevado do que a TC. Ademais, por sua duração mais prolongada, o exame de RM não é tolerado por até 20% dos pacientes com AVC agudo por motivos como rebaixamento do nível de consciência, comprometimento hemodinâmico, vômitos ou agitação; sintomas que são frequentes em pacientes com AVCh.

■ TRATAMENTO

Até o momento, nenhum tratamento individual se mostrou comprovadamente eficaz para o tratamento do AVCh em estudo clínico randomizado. Estudos norte-americanos indicam que à internação de pacientes com AVCh em centros de referência com unidades especializadas de terapia intensiva neurológica resulta em menor mortalidade, quando comparada à internação em unidades de terapia intensiva (UTIs) gerais. Acredita-se que parte desse benefício se deva à implementação precoce nesses centros de algumas medidas, como: proteção das vias aéreas, reversão de anticoagulação, manejo agressivo da hipertensão arterial e controle da PIC.

ATENDIMENTO PRÉ-HOSPITALAR

O principal objetivo do manejo pré-hospitalar dos pacientes com HIC é assegurar uma via aérea pérvia, suporte ventilatório e cardiovascular enquanto o paciente é encaminhado rapidamente para um serviço de referencia para AVC agudo. Deterioração neurológica é frequente em pacientes com HIC. Mais de 20% dos pacientes apresentam piora de pelo menos 2 pontos na escala de coma de Glasgow (ECG) ainda durante o atendimento pré-hospitalar. A equipe da emergência deve ser informada da história e do quadro clínico do paciente antes de sua chegada ao pronto-socorro.

> **ATENÇÃO!**
>
> Hipoglicemia pode simular um AVCh apresentando-se com déficits neurológicos focais, rebaixamento do nível de consciência, crises epilépticas e coma. A checagem da glicemia capilar no atendimento pré-hospitalar deve ser realizada em todo paciente com suspeita de AVC, independente da história de diabetes.

ACOLHIMENTO NA EMERGÊNCIA

O manejo inicial de pacientes com AVCh no pronto-socorro frequentemente requer articulação rápida de uma equipe multiprofissional e multidisciplinar que inclui, além do emergencista e de enfermagem treinada, a participação ativa de neurologistas, radiologistas, técnico de neuroimagem, neurocirurgiões e intensivistas. A abordagem inicial de um paciente com AVCh não difere daquela dispensada ao paciente com AVCi e consiste essencialmente em:

- Triagem rápida e encaminhamento para leito com monitorização cardíaca, pulso-oximetria, além de mensuração não invasiva e intermitente da PA.
- Avaliação e manejo inicial das vias aéreas, respiração, circulação, sinais vitais e detecção de sinais neurológicos focais.
- Fornecimento de oxigênio suplementar para manter a saturação acima de 92%
- Obtenção de acesso venoso periférico com infusão de cristaloides isotônicos, evitando soluções hipotônicas.
- Atenção para sinais externos de trauma e suas complicações.
- Verificação da glicemia capilar; normoglicemia é recomendada.

- Coleta de exames laboratoriais e solicitação de neuroimagem de urgência.

Adicionalmente, o manejo do paciente com AVCh na emergência pode incluir:
- Monitorização e manejo da PA
- Reversão de coagulopatia sistêmica ou anticoagulação, se necessário.
- Intervenções neurocirúrgicas, para evacuação de hematoma, drenagem ventricular externa ou monitoração invasiva e tratamento da hipertensão intracraniana.

Vias aéreas e respiração

Pacientes com HIC apresentam frequentemente comprometimento dos reflexos normais de proteção da via aérea por depressão do nível de consciência e deterioração neurológica rápida. A intubação orotraqueal (IOT) e a ventilação mecânica (VM) devem ser instituídas prontamente naqueles pacientes que apresentem sinais de insuficiência respiratória iminente, rebaixamento do nível de consciência, com prejuízo dos reflexos de proteção da via aérea, insuficiência respiratória ventilatória ou hipoxêmica, ausência dos reflexos de tosse e vômito com risco óbvio de aspiração. A inserção do tubo orotraqueal deve ser realizada cautelosamente, de acordo com os protocolos de cada instituição.

ATENÇÃO!

Cuidado com a valorização excessiva de limites rígidos baseados na pontuação da ECG (p. ex.: pontuação < 8) para indicação da necessidade de uma via aérea definitiva. Pacientes com AVCh podem apresentar deterioração neurológica rápida, vômitos, aspiração e obstrução da via aérea durante o transporte ou durante a realização de um exame de neuroimagem.

Pressão arterial

A PA está frequentemente muito elevada em pacientes na fase aguda de um HIC, em patamares bem acima dos pacientes com AVCi. Existem evidências de que essa elevação da PA na fase aguda piora o prognóstico dos pacientes com HIC. Entretanto, o tratamento agressivo da PA ainda é controverso. Os estudos INTERACT2 e ATACH-2,[3,4] publicados recentemente, compararam o manejo agressivo da hipertensão arterial (redução da PAS para < 140 mmHg em até 1 hora) na fase aguda com uma meta mais conservadora de controle pressórico (manter PAS abaixo de 180 mmHg). Nenhum dos estudos mostrou redução de morte e incapacidade grave com o tratamento mais agressivo da PA. No estudo ATACH-2, houveram mais complicações renais em 7 dias no grupo tratado com metas mais agressivas de controle pressórico. Portanto, até o momento, recomenda-se manter a PA abaixo de 180 mmHg com uso de medicações EV, se necessário.[3]

Como labetalol e nicardipina não são disponíveis para uso no Brasil, as medicações mais comumente utilizada para o tratamento anti-hipertensivo na fase aguda de HIC são: metoprolol, diltiazen ou esmolol (Tabela 248.3).[5] Para casos mais graves ou refratários, pode-se utilizar a infusão intravenosa (IV) de nitroprussiato de sódio, com atenção para um potencial aumento da PIC por esta medicação. Ademais, é importante evitar redução brusca da pressão arterial média (PAM) e hipotensão, em especial em pacientes previamente hipertensos e com evidências de HIC. Os medicamentos anti-hipertensivos por via oral (VO) devem ser instituídos e titulados assim que possível.

HIC

A elevação da PIC está associada com deterioração neurológia e pior evolução. Entretanto, existem poucas evidências de quando e como tratar a HIC em paciente com hemorragia intracerebral. Orientações para a conduta são frequentemente extrapoladas da experiência acumulada no manejo de pacientes com trauma craniano. Pacientes comatosos ou com sinais de hipertensão intracraniana podem beneficiar-se de medidas, como elevação da cabeceira a 30 graus, analgesia, sedação, doses moderadas de manitol a 20%, solução salina hipertônica e hiperventilação para atingir pressão parcial arterial de gás carbônico ($PaCO_2$) entre 28 e 32 mmHg. Entretanto, não há evidências definitivas sobre o benefício do uso destas terapias para pacientes com HIC até o momento. Um estudo que avaliou o uso de corticosteroides (dexametasona) em pacientes com HIC não mostrou benefícios e revelou um aumento no risco de infeções.

Reversão da anticoagulação e coagulopatia

Estima-se que o uso de anticoagulação oral crônica está associado com um aumento em torno de quatro vezes no risco de HIC. Além disso, as hemorragias relacionadas à anticoagulação oral estão frequentemente associadas à expansão subsequente do hematoma e maior mortalidade. Em pacientes com INR elevado, a administração de vitamina K EV deve ser administrada, mas seu efeito leva dias, pois requer a síntese hepáti-

TABELA 248.3 ■ Medicações anti-hipertensivas usadas para hemorragia intracerebral no Brasil			
FÁRMACO	MECANISMO	DOSE INTRAVENOSA	CONTRAINDICAÇÕES
Metoprolol	Antagonista seletivo do receptor β-1-adrenérgico	5 mg-1 mL/min a cada 10 min., até o máximo de 20 min	IC grave, DPOC, asma, hipotensão, bradicardia
Diltiazen	Antagonista de canal de cálcio	0,25-0,35 mg/kg em 10 min Infusão 5-15 mg/h	Doença do nó sinusal ou nó AV. IC grave
Esmolol	Antagonista seletivo do receptor β-1-adrenérgico	250-500 mg/kg/min em bólus a cada 10 min ou infusão 25-300 mg/kg/min	IC grave, DPOC, asma, hipotensão, bradicardia
Nitroprussiato	Vasodilatador arterial e venoso	0,25-10 mg/kg/min	Potencial aumento da PIC, resposta variável, intoxicação por cianeto e tiocianeto

IC: insuficiência cardíaca; DPOC: doença pulmonar obstrutiva crônica; AV: atrioventricular.
Fonte: Adaptada de Pontes-Neto e colaboradores.[5]

ca dos fatores da coagulação. A reversão aguda da anticoagulação oral deve portanto ser realizada com a reposição de fatores da coagulação, mais comumente pela administração de plasma fresco congelado (PFC) ou concentrados de complexo protrombínico (CCP). Um estudo recente, que comparou o uso de PFC e CCP em pacientes com hemorragia grave sistêmica ou intracraniana, revelou que o CCP foi superior ao PFC na hemostasia efetiva, com uma ação mais rápida na reversão da anticoagulação e com menos complicações relacionadas à sobrecarga de volume.

Em pacientes com HIC associada ao uso de heparina, o sulfato de protamina deve ser utilizado para reverter o efeito da heparina. Quanto a HIC associada ao uso de novos anticoagulantes (NOAC), antagonistas diretos da trombina (dabigatrana) e inibidores do fator Xa (rivaroxabana, apixabana e edoxabana), em breve devem estar disponíveis no Brasil os seus antagonistas específicos (idarucizumab, andexanet alfa, ciranparantag), que estão em fases avançadas de estudos clínicos. No momento, recomendam-se diversas estratégias para reversão da anticoagulação de NOAC, incluindo carvão ativado (se ingesta há poucas horas), CCP, PFC, hemodiálise (para dabigatrana). Pacientes com HIC relacionada à trombocitopenia ou deficiência severa de fatores da coagulação devem receber o mais rápido possível transfusão de concentrados de plaquetas ou reposição dos fatores da coagulação, respectivamente.

Glicemia

A hiperglicemia é frequente em pacientes com AVCh e está associada a maior mortalidade e pior desfecho funcional em pacientes com ou sem diabetes prévio. No entanto, o controle mais rigoroso da glicemia é ainda bastante controverso, principalmente porque alguns estudos indicam uma maior incidência de hipoglicemia nos grupos tratados de forma intensiva com insulina EV. Portanto, até o momento, as recomendações das diretrizes internacionais são ainda vagas, sugerindo a busca da normoglicemia (< 140 mg/dL), porém com cuidado para evitar hipoglicemia. Os limites ideais para indicação e a melhor estratégia para tratamento da hiperglicemia ainda não estão definidos.

Temperatura

Febre é comum na fase aguda do AVCh, principalmente quando existe hemorragia intraventricular associada. Elevação de temperatura nos 3 primeiros dias está associada a pior prognóstico, o que sugere um benefício no seu tratamento.

Crises epilépticas

Medicações antiepilépticas devem ser reservadas para pacientes com HIC que apresentam crises epilépticas na apresentação, mas não devem ser utilizadas de forma profilática. Um alto grau de suspeição de *status* não convulsivo deve ser mantido e um eletrencefalograma é recomendado em pacientes com rebaixamento do nível de consciência.

Trombose venosa profunda

Paciente com HIC são particularmente suscetíveis ao desenvolvimento de trombose venosa profunda (TVP) e embolia pulmonar (EP). Nas primeiras 48 horas, devido ao risco mais elevado de expansão do hematoma, dispositivos de compressão pneumática intermitente dos membros são a melhor alternativa para a profilaxia de TVP de pacientes com HIC restritos ao leito. Passado o período de maior risco de expansão do hematoma, deve-se considerar o uso de profilaxia para TVP com heparina não fracionada (HNF) ou de baixo peso molecular (HBPM).

TRATAMENTO CIRÚRGICO

Segundo dados de dois estudos multicêntricos randomizados (STICH e STICH-2), a evacuação cirúrgica precoce (nas primeiras 48 horas) de hematomas supratentoriais através de craniotomia convencional não foi superior ao tratamento clínico e, portanto, não deve ser indicada de rotina. Cirurgia precoce pode ser considerada como uma opção individualizada, sobretudo quando realizada em pacientes jovens; com hematomas lobares volumosos (porém < 100 mL) localizados até 1 cm da superfície do córtex cerebral; e que ainda apresentem pontuação acima de 4 no item motor e acima 1 para abertura ocular na ECG.

Pacientes com hematomas cerebelares maiores do que 3 cm de diâmetro com alteração do nível de consciência, que estejam evoluindo com deterioração neurológica ou que apresentem sinais de compressão de tronco cerebral ou hidrocefalia sintomática não comunicante, devem ser submetidos à drenagem do hematoma por evacuação cirúrgica da fossa posterior o mais rápido possível.

Hemorragia intraventricular e hidrocefalia estão presentes em até 40% dos pacientes com HIC e têm impacto negativo na evolução funcional e na mortalidade. A presença de hidrocefalia pode contribuir substancialmente para o aumento da PIC em pacientes com AVCh. Assim, uma derivação ventricular externa pode ser necessária durante o período crítico de elevação da PIC, não devendo exceder 7 dias devido ao risco de infecção.

REINÍCIO DO TRATAMENTO ANTITROMBÓTICO

Estudos sugerem que o uso de antiagregantes não está significativamente associado a aumento na recorrência de AVCh, ao passo que o uso de anticoagulantes orais tem mostrado aumento de 3 vezes no risco de recorrência da HIC. Na prática, o momento para reinício dos antitrombóticos após uma HIC deve ser individualizado de acordo com a provável etiologia do sangramento (maior risco de hemorragia recorrente na angiopatia amiloide), o controle dos demais fatores de risco e o risco de eventos tromboembólicos subsequentes.

■ PROGNÓSTICO

Conforme discutido, HIC é o subtipo de AVC de pior prognóstico. Entre as características à admissão que estão relacionadas de forma independente com o prognóstico destes pacientes destacam-se: idade, pontuação na escala NIHSS, localização infratentorial do hematoma, uso de anticoagulantes e presença de hemorragia intraventricular. Um escore prognóstico chamado *ICH score* foi desenvolvido a partir desses critérios, variando de 0 a 6 (ver Tabela 248.3) e sendo validado para previsão de mortalidade em 30 dias e 12 meses (ver Figura 248.3). De forma semelhante, o *FUNC score* tem sido utilizado para avaliação do prognóstico funcional em 3 meses.

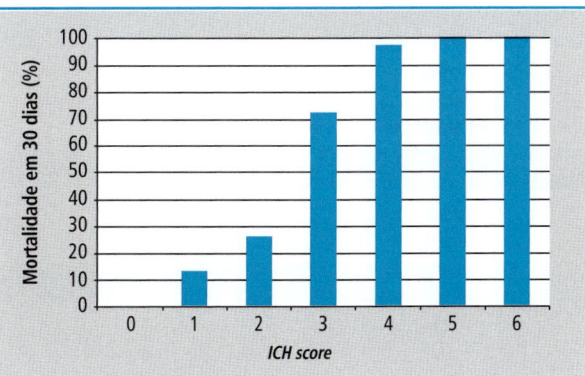

FIGURA 248.3 ■ Mortalidade em 30 dias de acordo com o *ICH score*.

Fonte: Adaptada de Hemphill e colaboradores.[6]

TABELA 248.4 ■ ICH score

COMPONENTE	PONTUAÇÃO
Escala de coma de Glasgow	
3-4	2
5-12	1
13-15	0
Volume do hematoma (cm^3)	
≥ 30	1
< 30	0
Hemorragia intraventricular	
Presente	1
Ausente	0
Hematoma de origem infratentorial	
Sim	1
Não	0
Idade (anos)	
≥ 80	1
< 80	0
Total	Soma

Fonte: Adaptada de Hemphill e colaboradores.[6]

TABELA 248.5 ■ FUNC score

COMPONENTE	PONTUAÇÃO
Volume do hematoma (cm^3)	
< 30	4
30-60	2
> 60	0
Idade (anos)	
< 70	2
70-79	1
≥ 80	0
Localização do hematoma	
Lobar	2
Profunda	1
Infratentorial	0
Pontuação na escala de coma de Glasgow	
≥ 9	2
≤ 8	0
Quadro cognitivo antes do AVCh	
Não	1
Sim	0
Total	Soma

Fonte: Adaptada de Rost e colaboradores.[7]

REVISÃO

- AVCh é o subtipo de AVC de pior prognóstico, com até 40% de mortalidade em 30 dias.
- O diagnóstico de uma AVCh requer a realização de um exame de neuroimagem por tomografia computadorizada ou ressonância magnética de crânio.
- O AVCh ainda não tem tratamento específico, porém a internação em unidade de terapia intensiva neurológica tem sido associada à melhor evolução clínica. Acredita-se que parte desse benefício se deva à implementação precoce nesses centros de algumas medidas, como: proteção das vias aéreas, reversão rápida de anticoagulação, manejo agressivo da hipertensão arterial e controle da PC.
- Existem evidências de que o tratamento da hipertensão arterial (PA sistólica > 180 mmHg) na fase aguda do AVCh está associado a menos expansão de hematoma e melhor desfecho funcional. Entretanto deve-se evitar redução brusca da pressão arterial média e hipotensão, em especial em pacientes previamente hipertensos e com evidências de HIC.
- A evacuação cirúrgica de hematomas supratentoriais não deve ser considerada de rotina. O risco/benefício de cirurgia precoce pode ser individualizado nas primeiras 48 horas em pacientes jovens, com pontuação entre 5 e 6 no item motor e maior do que 1 para abertura ocular na escala de coma de Glasgow e com hematomas lobares < 100 mL localizados até 1 cm da superfície do córtex cerebral.
- Pacientes com hematoma cerebelar >3 cm de diâmetro com alteração do nível de consciência, que estejam evoluindo com deterioração neurológica ou que apresentem sinais de compressão de tronco cerebral ou hidrocefalia sintomática não comunicante, devem ser submetidos à evacuação cirúrgica o mais rápido possível.
- A utilização do *ICH score* e do *FUNC score* pode ajudar na avaliação do prognóstico do paciente com AVCh.

■ REFERÊNCIAS

1. Qureshi AI, Tuhrim S, Broderick JP, Batjer HH, Hondo H, Hanley DF. Spontaneous intracerebral hemorrhage. N Engl J Med. 2001;344(19): 1450-60.
2. Linn J, Halpin A, Demaerel P, et al. Prevalence of superficial siderosis in patients with cerebral amyloid angiopathy. Neurology. 2010:27;74(17): 1346-50.
3. Qureshi AI, Palesch YY. Antihypertensive Treatment of Acute Cerebral Hemorrhage (ATACH) II: design, methods, and rationale. Neurocrit Care. 2011;15(3):559-76.
4. Qureshi AI, Palesch YY, Martin R, Toyoda K, Yamamoto H, Wang Y, et al. Interpretation and implementation of intensive blood pressure reduction in acute cerebral hemorrhage trial (INTERACT II). J Vasc Interv Neurol. 2014;7(2):34-40.
5. Pontes-Neto OM, Oliveira-Filho J, Valiente R, Friedrich M, Pedreira B, Rodrigues BC, et al. Diretrizes para o Manejo de Pacientes com Hemorragia Intra-parenquimatosa Cerebral Espontânea. Arq Neuropsiquiatr. 2009;67(3B):940-50.
6. Hemphill JC 3rd, Bonovich DC, Besmertis L, Manley GT, Johnston SC. The ICH score: a simple, reliable grading scale for intracerebral hemorrhage. Stroke. 2001;32(4):891-7.
7. Rost NS, Smith EE, Chang Y, Snider RW, Chanderraj R, Schwab K, et al. Prediction of functional outcome in patients with primary intracerebral hemorrhage: the FUNC score. Stroke. 2008;39(8):2304-9.

249

ACIDENTES VASCULARES CEREBRAIS ESPONTÂNEOS E TRAUMÁTICOS

249.1 ACIDENTE VASCULAR CEREBRAL HEMORRÁGICO

- DANYELLE S. REGES
- MARIA ELISABETH M. R. FERRAZ
- GISELE SAMPAIO SILVA

O acidente vascular cerebral hemorrágico (AVCh) continua a ser uma causa significativa de morbidade e mortalidade no mundo. Representa cerca de 15% de todos os acidentes vasculares cerebrais (AVC), podendo ser dividido, do ponto de vista anatômico, em hemorragia intraparenquimatosa (HIP) (na qual há extravasamento de sangue para o interior do parênquima encefálico), hemorragia intraventricular e hemorragia subaracnoide (HSA) (em que há extravasamento para o espaço subaracnoide).

> **ATENÇÃO!**
>
> De maneira geral, as taxas de mortalidade do AVCh estão em torno de 30 a 40% após 1 mês do evento, e 75% de todos os pacientes apresentam um desfecho funcional de incapacidade ou morte em 1 ano.

Desse modo, o AVCh deve ser encarado como emergência médica e seu pronto reconhecimento e adequada assistência médica têm impacto direto sobre a morbidade e mortalidade da doença.

HEMATOMA INTRAPARENQUIMATOSO ESPONTÂNEO

De acordo com a etiologia, o AVCh é classificado em espontâneo, quando resulta da ruptura de pequenos vasos associado à hipertensão arterial sistêmica (HAS) ou à angiopatia amiloide, ou secundário, quando associado a outras causas, como uso de anticoagulantes, traumas, entre outras. Mais recentemente, Meretoja e colaboradores[1] propuseram uma classificação clínica prática denominada, pelo termo mnemônico, SMASH-U (**S**tructural lesion – Lesões estruturais, **M**edication – medicações, **A**myloid angiopathy – Angiopatia amiloide, **S**ystemic/other disease – causas sistêmicas/outras causas, **H**ypertension – Hipertensão, **U**ndetermined – Indeterminada), tendo como objetivo avaliação prognóstica e auxílio no planejamento de medidas preventivas secundárias. De acordo com achados dos autores, a etiologia **S**ystemic/other disease – causas sistêmicas/outras causas – e o uso de medicações foram associados com menor taxa de sobrevida em longo prazo.

FISIOPATOLOGIA

A HIP espontânea afeta em geral os lobos cerebrais, núcleos da base, tálamo, tronco cerebral (principalmente ponte) e o cerebelo como resultado da ruptura de vasos afetados pela HAS crônica ou angiopatia amiloide, ambos associados à doença de pequenos vasos.

Hipertensão arterial crônica

A arteriopatia hipertensiva, caracterizada por lipo-hialinose, ruptura de lâmina elástica, atrofia e fragmentação do músculo liso, necrose fibrinoide e dilatações focais (micro-aneurismas) de pequenas artérias perfurantes profundas, é uma causa importante de hemorragia intracerebral, particularmente em estruturas cerebrais profundas. A maior parte do sangramento relacionado à hipertensão está na, ou perto da, bifurcação dessas pequenas artérias penetrantes (arteríolas de 50-700 um de diâmetro).

Angiopatia amiloide cerebral

A angiopatia amiloide cerebral (AAC) pode ser esporádica, mais comum, ou hereditária, e é definida pela deposição de proteína beta-amiloide e mudanças degenerativas nas camadas média e adventícia de artérias, arteríolas e capilares corticais e leptomeníngeos de pequeno a médio porte e é considerada uma importante causa de hemorragia lobar e, mais raramente no cerebelo, em geral em idosos. Como patologia detectável (independentemente da gravidade), angiopatia amiloide está presente em aproximadamente 10 a 40% de cérebros idosos e 80% ou mais em cérebros com doença de Alzheimer concomitante. Em geral, as formas hereditárias de AAC têm um início mais precoce e manifestações clínicas mais graves do que AAC esporádica. Há pelo menos quatro importantes apresentações clínicas associadas à AAC: hemorragia intracerebral sintomática; deficiência cognitiva e demência; declínio cognitivo e neurológico rapidamente progressivo e sintomas neurológicos transitórios, também chamados de *amyloid spells*.

Os critérios mais utilizados para o diagnóstico de AAC são os de Boston. Na ausência de exame neuropatológico direto, a AAC é diagnosticada com base em achados característicos. O diagnóstico provável requer o preenchimento dos seguintes critérios: idade maior do que 55 anos; detecção de lesões cerebrais hemorrágicas múltiplas; hemorragias corticais ou cortical e subcortical (lobar) e exclusão de causas secundárias de AVCh, tais como malformações arteriovenosas (MAVs), trauma craniano, tumor cerebral, vasculite e uso de anticoagulantes.

Edema peri-hematoma e lesões isquêmicas

O edema peri-hematoma aumenta em volume em cerca de 75% nas primeiras 24 horas após a hemorragia intracerebral, com picos em torno de 5-6 dias, e dura até 14 dias. O grande volume edematoso em relação ao volume do hematoma apresenta grande contribuição para os desfechos funcionais.

Os hematomas induzem lesões por ruptura mecânica dos neurônios e da glia, seguida de deformação mecânica que causa oligoemia, liberação de neurotransmissores, disfunção mitocondrial e despolarização da membrana. Uma cascata secundária de lesão é iniciada por produtos de coagulação e degradação da hemoglobina que ativam a microglia cerca de quatro horas após a lesão. Produtos de liberação de microglia ativada induzem a quebra da barreira hematencefálica (BHE), edema vasogênico e apoptose de neurônios e células da glia.

Estudos recentes usando técnicas de difusão em ressonância magnética (RM) detectaram áreas de isquemia aguda em hemorragia intracerebral, mas os mecanismos subjacentes a essas lesões não estão totalmente claros. A isquemia poderia, por exemplo, ser devida a uma arteriopatia oclusiva de pequenos vasos (por exemplo, CAA) ou devida à hipoperfusão cerebral, devido à redução da pressão arterial (PA) no contexto de uma falha de autorregulação.

Hipometabolismo agudo e hipoperfusão com disfunção mitocondrial e insuficiência metabólica têm sido relatados na região em torno do hematoma. A hipoperfusão regional não é suficientemente grave para induzir isquemia. Outros mecanismos, como hipertensão intracraniana (HIC) e baixa pressão de perfusão cerebral, aumentam o risco de isquemia global. Entretanto, essas lesões isquêmicas são três vezes mais comuns na hemorragia intracerebral relacionada com AAC do que em outros tipos de hemorragia intraparenquimatosa (HIP), sugerindo que frequentemente possam resultar de uma arteriopatia oclusiva de pequenos vasos.

APRESENTAÇÃO CLÍNICA

As manifestações clínicas clássicas, tais como déficits neurológicos focais de início súbito, diminuição da consciência e sinais de disfunção do tronco encefálico, estão relacionadas ao tamanho e à localização do hematoma. A deterioração neurológica é comum antes e durante a internação hospitalar e está relacionada ao aumento precoce do hematoma ou piora tardia do edema.

Vários marcadores de gravidade são preditores de morte precoce, incluindo idade, escore inicial na escala de coma de Glasgow (ECG), volume de hematoma, sangramento intraventricular e expansão do hematoma. O *ICH score* (*intracerebral hemorrhage score*) é a escala prognóstica mais utilizada na prática clínica e foi elaborada para estratificar o risco de mortalidade em 30 dias. Sua pontuação varia de 0 a 6 pontos e leva em consideração o volume do hematoma (se maior do que 30 mL), idade, pontuação na ECG, localização do sangramento (se supra ou infratentorial) e presença de hemorragia intraventricular (Tabela 249.1). O risco de mortalidade de acordo com a pontuação é de 0, 13, 26, 72, 97 e 100%, respectivamente, para os escores de 0 a 6.

DIAGNÓSTICO

O diagnóstico de AVCh é estabelecido por uma história clínica apropriada associada a achados de hemorragia na tomografia computadorizada (TC) ou RM. Embora a TC seja a abordagem diagnóstica de primeira linha, a RM apresenta igual sensibilidade e especificidade e deve ser realizada, sempre que disponível, para ajudar a determinar a etiologia do AVCh. Sequências de RM, como gradiente ECO, auxiliam na detecção de micro-hemorragias, que, se localizadas em regiões mais profundas, infratentoriais, sugerem etiologia hipertensiva, e a localização justacortical ou subcortical é característica de AAC.

O estudo de vasos sanguíneos com angiografia por ressonância magnética (angio-RM), angiografia por TC (angio-TC) ou angiografia convencional deve ser sempre considerado. Na TC de crânio, o cálculo do volume do hematoma pode ser feito manualmente, com a fórmula ABC/2, sendo: A= maior diâmetro do hematoma; B = diâmetro perpendicular à A; C = número de corte 10 mm, em que o hematoma aparece. Somarão 0,5 os cortes que possuam uma área entre 25 a 75% do hematoma (os cortes com < 25% da área do hematoma serão desconsiderados) (Figura 249.1).

Expansão do hematoma

Os hematomas em geral expandem após a TC diagnóstica, particularmente em pacientes que se apresentam logo após o início dos sintomas. Cerca de

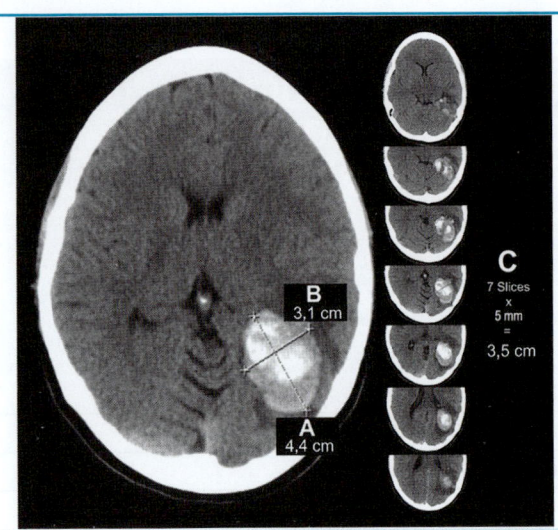

FIGURA 249.1 ■ Cálculo do volume do hematoma: fórmula ABC/2.

30% dos pacientes apresentarão expansão significativa do hematoma e terão um desfecho clínico substancialmente pior. Assim, minimizar a expansão do hematoma é objetivo primário do tratamento do AVCh agudo e a força motriz por trás da redução agressiva da PA e da reversão da coagulopatia.

O uso de angio-TC é útil também na avaliação inicial de um AVCh para detectar pontos hiperdensos no interior do hematoma que sugerem extravasamento de contraste, o denominado *spot sign*. Este último está fortemente associado ao risco subsequente de expansão do hematoma. Outros fatores, além da presença do *spot sign*, estão associados à expansão do hematoma, são eles: uso de warfarina, curto tempo entre o início dos sintomas e a realização de TC e o volume inicial do hematoma.

MANEJO CLÍNICO DA HEMORRAGIA INTRAPARENQUIMATOSA

O manejo clínico da HIP se inicia por estabilização das vias aéreas e sinais vitais. Pacientes incapazes de proteger a via aérea (geralmente aqueles com ECG < 8) devem ser submetidos à intubação orotraqueal (IOT). Quando há suspeita clínica de HIC na admissão, rápido período de hiperventilação, assim como administração de manitol são opções terapêuticas até que medidas definitivas, como procedimentos cirúrgicos, possam ser realizados. Uma vez estabilizados os sinais vitais, uma TC de urgência deve ser realizada.

Manejo da pressão arterial

Até o momento, desconhecemos os níveis ideais de PA no paciente com HIP aguda. De acordo com os estudos Interact I e II (intensive BP reduction early in the treatment of patients with intracerebral hemorrhage),[2,3] a redução agressiva da PA para níveis menores do que 140 mmHg de PAS se associa a uma menor chance de expansão dos hematomas, especialmente em pacientes em uso prévio de antitrombóticos. Nos estudos Interact I e II, não foram utilizadas medicações específicas, mas sim aquelas mais utilizadas nos serviços envolvidos. O estudo ATACH-II (antihypertensive Treatment in Acute Cerebral Hemorrhage-II)[4] não mostrou a mesma tendência a bons desfechos clínicos vistos no estudo Interact II, levantando inclusive uma preocupação de uma maior frequência de eventos adversos quando a PAS foi reduzida abruptamente para níveis abaixo de 120 mmHg com nicardipina endovenosa. Atualmente, a ASA recomenda o manejo da PA em pacientes com HIP, segundo a Tabela 249.2 a seguir:

TABELA 249.1 ■ *ICH score*

ICH SCORE	
Volume do hematoma ≥ 30 mL	1
Idade ≥ 80 anos	1
ECG 3-4	2
ECG 5-12	1
Localização infratentorial	1
Hemorragia intraventricular	1

DIAGNÓSTICO E TRATAMENTO

TABELA 249.2 ■ Recomendações para manejo da pressão arterial em paciente com hemorragia intraparenquimatosa

1 | Para os pacientes com HIP que apresentam PAS entre 150 e 220 mmHg e sem contraindicação ao tratamento de PA aguda, a redução aguda da PAS para 140 mmHg é segura (Classe I, Nível de Evidência A) e pode ser eficaz para melhorar o resultado funcional (Classe IIa; Nível de evidência B) (revisto da diretriz anterior)

2 | Para pacientes com HIC com PAS > 220 mmHg, pode ser razoável considerar a redução agressiva da PA com infusão intravenosa contínua e monitorização frequente da PA (Classe IIb, Nível de Evidência C) (nova recomendação)

Fonte: Hemphill e colaboradores.[5]

É importante frisar que o manejo da PA em pacientes com HIP e HIC deve priorizar a manutenção de um nível adequado de pressão de perfusão cerebral (preferencialmente > 60 mmHg).

Agentes como betabloqueadores, inibidores da enzima conversora de angiotensina (IECA), hidralazina e bloqueadores de canais de cálcio (principalmente a nicardipina, nos Estados Unidos) são medicações recomendadas pela American Stroke Association (ASA). No Brasil, pela indisponibilidade de medicações como labetalol e nicardipina, frequentemente precisamos fazer uso de medicações como nitroprussiato de sódio, que não é recomendada nos Estados Unidos e Europa pelo risco teórico de piorar a HIC, caso presente.

As medicações que são recomendadas para manejo da PA pela diretriz brasileira de tratamento do AVCh encontram-se descritas na Tabela 249.3.

Manejo de crises epilépticas

Crises epilépticas precoces (em até uma semana do ictus) são descritas em 4 a 28% dos pacientes com HIP, sendo, em geral, não convulsivas. A diretriz da ASA para manejo de pacientes com HIP recomenda que pacientes com crises eletrográficas associadas à alteração do nível de consciência, assim como aqueles que apresentam crises clínicas devem ser tratados. Medicações recomendadas para tratamento de tais crises incluem diazepam ou midazolam seguidos por fenitoina endovenosa. No entanto, o uso profilático de medicações antiepilépticas nesses pacientes é desencorajado, uma vez que não evitam crises precoces e se associam a mais mortes e incapacidade em longo prazo, principalmente a fenitoína.

TABELA 249.3 ■ Medicações anti-hipertensivas recomendadas em pacientes com hemorragia intraparenquimatosa

MEDICAÇÃO	DOSE INTRAVENOSA
Metoprolol	5 mg-mL/min a cada 10 min, até o máximo de 20 min
Enalapril	0,625-1,25 mg em 5 min a cada 6 horas
Diltiazen	0,25-0,35 mg/kg em 10 min. Infusão 5-15 mg/h
Nitroprussiato de sódio	0,25-10 µg/kg/min
Esmolol	250-500 µg/kg/min em bólus a cada 10 min ou infusão 25-300 µg/kg/min

Fonte: Pontes-Neto e colaboradores.[6]

Fatores hemostáticos

Estudos clínicos falharam em demonstrar o benefício do uso de terapia hemostática com fator VII recombinante em pacientes com HIP. Apesar da medicação ser eficaz em prevenir a expansão do hematoma, associa-se com maior chance de eventos tromboembólicos. O benefício de transfusão de plaquetas em pacientes com HIP em uso de antiagregantes plaquetários também não se confirmou.

Tratamento de pacientes em uso de anticoagulantes

Pacientes em uso de varfarina têm alta morbimortalidade quando se apresentam com HIP, com mais de metade dos pacientes nessa condição falecendo no período de um mês. A maioria dos episódios acontece em pacientes em níveis terapêuticos de índice de normalização internacional (INR), no entanto, níveis fora da faixa de tratamento se associam a risco ainda maior de sangramento. A necessidade de reverter a anticoagulação é imediata e deve ser encarada como uma emergência. A opções para reversão da ação da varfarina incluem o uso de vitamina K endovenosa (EV) associada ao uso de concentrado complexo protrombínico (preferencialmente) ou plasma fresco congelado (PFC). Fator VII recombinante não substitui todos os fatores de coagulação e, embora o INR possa ser normalizado, a coagulação não pode ser restaurada *in vivo*, portanto, fator VII recombinante não é recomendado para reversão de anticoagulação em paciente com HIP em uso de varfarina.

Pacientes com HIP em uso de novos anticoagulante orais também apresentam, teoricamente, alto risco de expansão do hematoma. Hoje, a dabigatrana é a única das medicações que possui um antídoto específico aprovado para uso nos Estados Unidos, o idarucizumabe (Praxbind®). Portanto, quando disponível, essa medicação deve ser utilizada em pacientes com HIP usando dabigratana. Se o paciente fazia uso de inibidores do fator Xa (apixabana, rivaroxabana, edoxabana) e a sua última ingestão da medicação foi há < de 6 horas, o carvão ativado via oral (VO) pode ser utilizado. A eficácia e a segurança de procoagulantes específicos, tais como concentrado complexo protrombínico, concentrado complexo protrombínico ativado, ou PFC, no tratamento de HIP associado a inibidores de fator Xa não estão bem documentados. A diretriz mais recente da ASA recomenda o uso de concentrado complexo protrombínico para pacientes com HIP em uso de apixabana e rivaroxabana. Dois outros antídotos, andexanet alfa (PRT064445) e ciraparantag (PER977) estão em estudo para reversão do inibidores de fator Xa. Andexanet alfa aguarda aprovação para uso comercial no Estado Unidos, tendo-se mostrado eficaz na reversão da atividade da apixabana e rivaroxabana em voluntários saudáveis.

Tratamento cirúrgico

Tratamento potencialmente eficaz na abordagem de pacientes com HIP é a evacuação cirúrgica. Contudo, o papel da cirurgia em tais pacientes permanece incerto. Os estudos STICH I e II, que compararam cirurgia precoce *versus* tratamento conservador em pacientes sem indicação absoluta para procedimento cirúrgico, não conseguiram demonstrar a eficácia da cirurgia nesse grupo de pacientes.[7,8] Portanto, para a maioria dos pacientes com HIP supratentorial, a utilidade da cirurgia não está bem estabelecida. No entanto, a evacuação do hematoma em pacientes que apresentam deterioração neurológica pode ser considerada uma medida salvadora e deve ser considerada. Craniectomia descompressiva com ou sem evacuação do hematoma pode reduzir a mortalidade de pacientes com hematomas supratentoriais que estão em coma, têm hematomas volumosos com significativo desvio de linha média, ou têm elevada hipertensão intracraniana refratária ao manejo conservador.

Pacientes com hemorragia cerebelar que apresentam deterioração neurológica ou que têm compressão do tronco encefálico e/ou hidrocefalia por obstrução ventricular devem ser submetidos à remoção cirúrgica da hemorragia o mais cedo possível. O tratamento inicial desses pacientes com drenagem ventricular, em vez de evacuação cirúrgica, não é recomendado, pois pode levar à herniação ascendente. A eficácia da evacuação do hematoma utilizando técnica minimamente invasiva, como aspiração estereotáxica ou endoscópica com ou sem uso trombolítico, precisa ser determinada. O uso de trombolítico intraventricular em pacientes com importante inundação de terceiro e quarto ventrículos não se mostrou eficaz na melhora de desfechos clínicos em pacientes com HIP. No entanto, análise de subgrupos sugere um papel dessa terapia em pacientes com hematomas intraventriculares volumosos.

REVISÃO

- O acidente vascular cerebral hemorrágico é causa significativa de morbidade e mortalidade em todo o mundo.
- É dividido, do ponto de vista anatômico, em hemorragia intraparenquimatosa, hemorragia intraventricular e hemorragia subaracnoide.
- Manifestações clínicas clássicas, como déficits neurológicos focais de início súbito, diminuição da consciência e sinais de disfunção do tronco encefálico, estão relacionadas ao tamanho e à localização do hematoma.

■ REFERÊNCIAS

1. Meretoja A, Strbian D, Putaala J, Curtze S, Haapaniemi E, Mustanoja S, et al. SMASH-U: A Proposal for Etiologic Classification of Intracerebral Hemorrhage. Stroke. 2012;43(10):2592-7.
2. Anderson CS, Huang Y, Wang JG, Arima H, Neal B, Peng B, et al. Intensive blood pressure reduction in acute cerebral haemorrhage trial (INTERACT): a randomised pilot trial. Lancet Neurol. 2008;7(5):391-9.
3. Qureshi AI, Palesch YY, Martin R, Toyoda K, Yamamoto H, Wang Y, et al. Interpretation and implementation of intensive blood pressure reduction in acute cerebral hemorrhage trial (INTERACT II). J Vasc Interv Neurol. 2014;7(2):34-40.
4. Qureshi AI, Palesch YY. Antihypertensive Treatment of Acute Cerebral Hemorrhage (ATACH) II: design, methods, and rationale. Neurocrit Care. 2011;15(3):559-76.
5. Hemphill III JC, Greenberg SM, Anderson CS, Becker K, Bendok BR, Cushman M. et al. Guidelines for the management of spontaneous intracerebral hemorrhage a guideline for healthcare professionals from the American Heart Association/American Stroke Association. Stroke. 2015;46:2032-60.
6. Pontes-Neto OM, Oliveira-Filho J, Valiente R, Friedrich M, Pedreira B, Rodrigues BCB, et al. Diretrizes para o manejo de pacientes com hemorragia intraparenquimatosa cerebral espontânea. Arq Neuropsiquiatr. 2009;67(3-B):940-50.
7. Mendelow AD, Gregson BA, Fernandes HM, Murray GD, Teasdale GM, Hope DT, et al. Early surgery versus initial conservative treatment in patients with spontaneous supratentorial intracerebral haematomas in the International Surgical Trial in Intracerebral Haemorrhage (STICH): a randomised trial. Lancet. 2005;365(9457):387-97.
8. Mendelow AD, Gregson BA, Rowan EN, Murray GD, Gholkar A, Mitchell PM, et al. Early surgery versus initial conservative treatment in patients with spontaneous supratentorial lobar intracerebral haematomas (STICH II): a randomised trial. Lancet. 2013;382(9890):397-408.

■ LEITURAS SUGERIDAS

Anderson CS, Heeley E, Huang Y, Wang J, Stapf C, Delcourt C, et al. Rapid blood-pressure lowering in patients with acute intracerebral hemorrhage. N Engl J Med. 2013;368(25):2355-65.

Andrews CM, Jauch EC, Hemphill JC 3rd, Smith WS, Weingart SD. Emergency neurological life support: intracerebral hemorrhage. Neurocrit Care. 2012;17 Suppl 1:S37.

Brouwers BH, Chang Y, Falcone GJ, Cai X, Ayres AM, Battey TWK, et al. Predicting hematoma expansion after primary intracerebral hemorrhage. JAMA Neurol. 2014;71(2):158-64.

Charidimou A, Gang Q, Werring DJ. Sporadic cerebral amyloid angiopathy revisited: recent insights into pathophysiology and clinical spectrum. J Neurol Neurosurg Psychiatry. 2012;83:124e137.

Gregoire SM, Charidimou A, Gadapa N, Dolan E, Antoun N, Peeters A. Acute ischaemic brain lesions in intracerebral haemorrhage: multicentre cross-sectional magnetic resonance imaging study. Brain. 2011;134(Pt 8):2376–86.

Qureshi AI, Mendelow AD, Hanley DF. Intracerebral haemorrhage. Lancet. 2009;373(9675):1632-44.

Webb AJS, Ullman NL, Morgan TC, Muschelli J, Kornbluth J, Awad IS. Accuracy of the ABC/2 score for intracerebral hemorrhage systematic review and analysis of MISTIE, CLEAR-IVH, and CLEAR III. Stroke. 2015;46(9):2470-6.

249.2 HEMORRAGIA SUBARACNOIDE E MALFORMAÇÃO ARTERIOVENOSA

■ FERES CHADDAD-NETO

■ FELIPE GUARDINI

■ ETIOLOGIA E DIAGNÓSTICO DIFERENCIAL

- Aneurisma cerebral: lesões saculares, adquiridas, que ocorrem devido à fragilidade capilar arterial. A incidência de hemorragia subaracnoide (HSA) é de 9,7-14,5 a cada 100.000/ano. O aneurisma pode manifestar-se com efeitos compressivos (principalmente lesão do III nervo craniano) ou hemorragia dentro das cisternas cranianas (óptico-carotídea, quiasmática, interpeduncular, sylviana) podendo apresentar-se com HV associado em 13 a 28% dos pacientes.

ATENÇÃO!

Sempre lembrar que a causa mais frequente de HSA é o trauma craniencefálico (TCE).

- Outras lesões: apesar de incomuns, algumas patologias podem ter sangue extravasado para as cisternas cerebrais e com isso determinar HSA (p.ex., malformação arteriovenosa [MAV], trombose venosa cerebral e neoplasias cerebrais).

ATENÇÃO!

O uso de medicações anticoagulantes, as medicações simpatomiméticas (cocaína, anfetaminas) e a própria transformação de acidente vascular cerebral isquêmico (AVCi) podem ocasionar quadro de AVC hemorrágico (AVCh) secundário.

■ QUADRO CLÍNICO E DIAGNÓSTICO

- A cefaleia é a principal queixa dos pacientes nos prontos atendimentos, mas nem todas necessitam de tomografia computadorizada de crânio (TCC) e avaliação especializada. Sempre que

o médico se deparar com sinais de alarme, deverá prosseguir na investigação do caso.
- A "pior cefaleia da vida" associada à lesão de nervo craniano (principalmente lesão do III nervo craniano com ptose e estrabismo divergente) é muito sugestiva de lesão aneurismática.
- Vômitos, pressão arterial sistólica (PAS) acima de 220 mmHg, cefaleia intensa, coma ou diminuição do nível de consciência podem sugerir hemorragia, embora nenhum desses achados seja específico.
- Primeiro quadro convulsivo, que, independentemente da idade, deve ser investigado com no mínimo uma TCC e um rastreamento tóxico-infecto-metabólico. Lembrar que cavernoma, MAV, AVCh e poucos casos de AVCi podem manifestar-se com crise convulsiva.

ATENÇÃO!
Cuidado! A melhora da cefaleia após analgesia não descarta quadros de cefaleia secundária!

QUAL É O PRIMEIRO EXAME A SER SOLICITADO?
- A TCC deverá fazer parte da rotina propedêutica inicial de urgência e, em não havendo contraindicação (alergia, baixo *clearance* renal), deverá ser contrastada com realização de angiotomografia (angio-TC).

ATENÇÃO!
Suspeita de AVCh ou AVCi não é contraindicação para realizar contraste na TCC.

O QUE PROCURAR NA TCC?
- Hiperdensidade: esse achado pode significar cálcio (calcificação da pineal, núcleos de base, plexo coróideo, etc) e o que nos interessa – sangue.
- *Quando o sangue está nas cisternas de base ou hemisféricas*, o mais provável é que seja um caso de HSA, ou seja, podemos quantificar o volume sanguíneo e predizer o vasoespasmo (escala de Fisher) desde que se trate de HSA por ruptura aneurismática.
- *Quando o sangue está no parênquima*, as seguintes localizações podem orientar o diagnóstico:
    - Núcleos da base: vasculopatia hipertensiva, cavernoma ou MAV.
    - Tronco encefálico: vasculopatia hipertensiva, cavernoma ou MAV.
    - Hemisférios cerebelares: vasculopatia hipertensiva, cavernoma ou MAV.
    - Lobar: angiopatia amiloide, trombose venosa cerebral, MAV ou cavernoma.

■ TRATAMENTO
Os cuidados iniciais devem estabelecer as medidas de suporte clínico do ABCD, pois não é incomum os pacientes com HSA necessitarem de intubação orotraqueal (IOT) e cuidados intensivos no próprio pronto-atendimento. As medidas de suporte do paciente neurológico nos vários tipos de etiologias dos AVCh possuem diferenças que serão detalhadas a seguir.

CUIDADOS NA PRESCRIÇÃO DA HSA
- **Dieta ou jejum;** depende da disponibilidade para realizar angiografia e/ou condições clínicas do paciente, bem como necessidade neurocirúrgica; lembrar de avaliar capacidade de deglutição e necessidade ou não de dietas específicas no grupo de risco cardiovascular.
- **Hidratação parenteral:** a solução fisiológica (SF) é preferencial em relação a Ringer-lactato, e a meta é a euvolemia. O nível de sódio levemente mais elevado deve ser buscado e não se deve administrar grandes volumes de solução hipotônica.
- **PA:** recomenda-se uma PAS < 160 mmHg para reduzir o risco de ressangramento, em geral com medicações por via oral (VO). Nos casos de pacientes graves, intubados e hipotensos, esta deve ser corrigida urgentemente por meio das seguintes condutas de ressuscitação volêmica – hidratação e medicações vasoativas, analisando-se com cuidado o risco de hipertensão intracraniana.

Lembrar → Pressão de perfusão cerebral (PPC) = Pressão arterial média (PAM) – Pressão intracraniana (PIC).

- O uso de **acído tranexânico ou aminocaproico** pode ser realizado caso não exista previsão de tratamento definitivo do aneurisma em paciente com HSA dentro das próximas 72 horas, pois diminui a taxa de ressangramento.
- A **nimodipina** melhora o desfecho clínico dos pacientes com HSA, mas pode apresentar efeito colateral de hipotensão.
- **Analgesia:** a dor deflagra piora na hipertensão arterial por liberação simpática, então devemos ser agressivos em seu manejo. A dipirona pode ser a base; não administrar anti-inflamatórios não hormonais (AINHs), pois pode diminuir a agregação plaquetária; opioides devem ser administrados, de preferência o tramadol e de maneira lenta. Lembrar que a morfina é potente indutor de êmese, e esta eleva a PIC. Os benzodiazepínicos devem ser usados com parcimônia, pois podem piorar ou propiciar quadro de *delirium*.
- **Uso de anticonvulsivantes** profilático é aceitável na HSA, é feito inicialmente com fenitoína endovenosa (EV), em geral até o tratamento do aneurisma, e em não havendo atividade epileptogênica eletrencefálica ou clínica, a medicação pode ser interrompida. Caso o paciente tenha apresentado crise convulsiva ou quadro de alteração do estado mental não explicável apenas pelo sangramento (possível estado de mal epiléptico [EME] não convulsivo), deverá ser hidantalizado e se possível realizar eletrencefalograma com urgência.
- Controle rígido da glicemia, temperatura corporal, profilaxia mecânica de tromboembolia venosa (TEV) e de escara sacral devem ser realizados. A profilaxia de TEV com heparina de baixo peso molecular ou não fracionada deve ser iniciada após o tratamento do aneurisma cerebral.
- Avaliar necessidade de corrigir eventual distúrbio de coagulação fármaco induzido, p. ex., cumarínico (warfarina) e de agentes antiagregantes.
- Sem hipotensão arterial, deve-se elevar cabeceira e sempre prescrever grades de proteção lateral no leito.
- Interconsulta com neurocirurgião o quanto antes e sempre que possível encaminhar o paciente para unidade de tratamento intensivo (UTI) ou UTI neurológica.

Hidantalização – Rápida e prática na PA – como fazer?
Hidantal 20 mg/kg em SF 250 mL na velocidade de 50 mg por minuto

Exemplo: paciente com 80 kg → 20 x 80/250 (pois cada ampola tem 250 mg) = 6 ampolas, em 30 minutos

ATENÇÃO: a medicação é altamente alcalina, portanto deve ser ministrada em acesso venoso calibroso (nunca no dorso da mão) e com cardioscopia, devido ao seu potencial arritmogênico.

Aneurisma cerebral

- Terapia endovascular: pode ser realizada quando disponível, sendo o tratamento de escolha para pacientes com pontuação IV e V na escala WFNS, instáveis hemodinamicamente, com vasoespasmo clínico/radiológico ou idosos (> 70anos). Importante salientar que o tratamento endovascular apresenta menor taxa de oclusão e maior taxa de recidiva comparativamente ao tratamento neurocirúrgico com clipes, mas menor taxa de morbimortalidade intra-hospitalar.
- Tratamento neurocirúrgico: é o único tratamento que oclui definitivamente o aneurisma, mas depende das condições clínicas do paciente com HSA. Indicações:
- HIP com mais de 50 mL de volume e aneurisma de artéria cerebral média.
- Casos com pontuação menor do que IV na escala WFNS.

Malformação arteriovenosa

- O risco de sangramento de uma MAV é calculado subtraindo a idade do paciente pelo número 90, ou seja, pacientes jovens possuem risco de sangramento considerável e podem ser submetidos a algum tratamento quando houver baixo risco de procedimento e anuência do paciente (neurocirurgia ou radioterapia e/ou terapia endovascular).
- Pacientes com MAV grau 1 ao 2 (Spetzler-Martin), com boas condições clínicas e principalmente após ocorrência de sangramento, são fortes candidatos à terapia microneurocirúrgica, que trata definitivamente e previne novos sangramento (que são a maior causa de morbimortalidade).
- Pacientes com MAV, do grau 3 ao 5, devem ser avaliados caso a caso; não havendo indicação microneurocirúrgica, seguem para tratamento radioterapêutico e/ou endovascular, ou tratamento conservador, principalmente em pacientes com MAVs não rotas.
- Não há indicação neurocirúrgica na fase aguda da MAV após sua ruptura, exceto em casos no qual exista efeito de massa ocasionada pelo sangramento.

Cavernoma

- Em geral, os cavernomas possuem risco de sangramento menor do que a MAV; 0,5 a 0,7% ao ano e cerca de 4% ao ano, respectivamente, e sua manifestação mais frequente é com crise epiléptica.
- Casos neurocirúrgicos têm indicação clássica, caso a lesão seja acessível neurocirurgicamente e em região não eloquente, porém com desenvolvimento da monitorização neurofisiológica da neuroanestesiologia com o paciente acordado (*awake brain neurosurgery*) e principalmente da microneuroanatomia. Áreas antes eloquentes e não cirúrgicas, como o tronco encefálico, podem ser abordadas com segurança nas chamadas *safe entry zones*.
- O tratamento expectante também pode ser uma opção, mas caso haja sangramento ou a lesão seja assintomática, porém esteja anatomicamente próxima a regiões muito perigosas (áreas eloquentes supratentoriais, algumas localidades do tronco encefálico, proximidade aos ventrículos laterais), a indicação neurocirúrgica também deve considerada.
- Importante salientar que cavernoma não se trata com radiocirurgia ou terapia endovascular e que, após episódio de sangramento, o risco de novos sangramentos eleva-se sobremaneira e deve ser um fator adjuvante na decisão neurocirúrgica ou não.

REVISÃO

- Aneurisma cerebral são lesões saculares, adquiridas, que ocorrem devido à fragilidade capilar arterial.
- Apesar de incomuns, algumas patologias podem ter sangue extravasado para as cisternas cerebrais e com isso determinar HSA.
- A cefaleia é a principal queixa dos pacientes nos pronto-atendimentos, mas nem todas necessitam de tomografia computadorizada de crânio (TCC) e avaliação especializada.
- Os cuidados iniciais devem estabelecer as medidas de suporte clínico do ABCD, pois não é incomum os pacientes com HSA necessitarem de IOT e cuidados intensivos no próprio pronto-atendimento.

■ LEITURAS SUGERIDAS

Chaddad Neto FEA, Godinho F, Naufal R, Tedeschi H, Oliveira E. Sylvian and perimotor arteriovenous malformations: rationale for surgical management. In: Sekhar LN, Fessler RG, editors. Atlas of neurosurgical techniques. New York: Thieme Medical Publishers; 2006. v. 20, p. 263-8.
Connolly ES Jr, Rabinstein AA, Carhuapoma JR, Derdeyn CP, Dion J, Higashida RT, et al. Guidelines for the management of aneurysmal subarachnoid hemorrhage: a guideline for healthcare professionals from the American Heart Association/American Stroke Association. Stroke. 2012;43(6):1711-37.
Hemphill JC 3rd, Greenberg SM, Anderson CS, Becker K, Bendok BR, Cushman M, et al. Guidelines for the management of spontaneous intracerebral hemorrhage: a guideline for healthcare professionals from the American Heart Association/American Stroke Association. Stroke. 2015;46(7):2032-60.
Spetzler RF, McDougall CG, Albuquerque FC, Zabramski JM, Hills NK, Partovi S, et al. The Barrow ruptured aneurysm trial: 3-year results. J Neurosurg. 2013;119(1):146-57.
Tahara A, Antunes ACM, Isolan GR, Aguiar PHP. tratamento neurocirúrgico das doenças vasculares do SNC. Rio de Janeiro: Di Livros; 2012.
Youmans JR, Winn HR. Youmans neurological surgery. Philadelphia: Saunders; 2011.

249.3 HEMATOMA INTRACEREBRAL TRAUMÁTICO AGUDO

■ ITALO CAPRARO SURIANO

O trauma craniencefálico (TCE) é uma doença grave que traz sérios problemas de saúde pública ao redor do mundo. É considerado como causa de mortalidade e morbidade para a população, podendo ser, a partir de 2020, a principal causa de morte e desabilidade entre os jovens.[1,2]

■ EPIDEMIOLOGIA

A incidência do TCE é muito difícil de ser avaliada, até nos países mais desenvolvidos. Os traumas classificados como leves, sem grande repercussão clínica, muitas vezes não são notificados, principalmente em países onde o sistema de saúde não é público. Os traumas moderados e graves necessitam de hospitalização, ocorrendo, então, a notificação, porém as notificações das causas primárias e secundárias, dos mecanismos do trauma e a classificação da gravidade não são homogêneas. Apesar dessas dificuldades, sabemos que a incidência do TCE nos Estados Unidos da América é em torno de 103/100.000 habitantes, e a mortalidade, estimada entre 17 a 24/100.000.[3] Na Comunidade Europeia, a incidência gira em torno de 235/100.000 habitantes, com mortalidade estimada entre 11 a 15/100.000 habitantes;[4] No Brasil, está em torno de 360/100.000 habitantes,[5] com mortalidade estimada entre 26 a 39/100.000 habitantes[11]. A menor incidência publicada é na China, com 55/100.000 habitantes, e mortalidade estimada em 6 a 10/100.000 habitantes.[6]

A hemorragia intracraniana é uma das complicações mais frequentes do TCE, causando a piora do quadro neurológico, bem como é responsável pela grande maioria das mortes evitáveis nestes pacientes. O hematoma intracraniano pode ocorrer em torno de 8,2% entre todos os TCE e entre 13 a 35% dos TCE graves. Corresponde, em média, a 20% das lesões intracranianas operadas.[7]

■ FISIOPATOLOGIA DO HEMATOMA INTRACEREBRAL TRAUMÁTICO

Os vasos cerebrais penetram no tecido cerebral, ramificam-se e diminuem de calibre progressivamente até capilares, irrigando as áreas de maior metabolismo cerebral, como a substância cinzenta. No trauma, ocorrem mudanças abruptas da posição do tecido cerebral, promovendo compressão, estiramento e torção destes vasos, favorecendo o seu sangramento e aparecendo pequenos hematomas ao redor do vaso cerebral. Dependendo do tipo de vaso, venoso ou arterial, e do calibre, o volume desses hematomas pode variar de pequenos a grandes hematomas (acima de 30 mL), aparecendo logo no início do impacto, ou mesmo mais tardiamente quando o sangramento é venoso. Há, ainda, influência de fatores externos cerebrais, como choque hemorrágico, hipóxia, hipotermia; além de uso de álcool ou drogas ilegais, que podem dificultar a contenção desses sangramentos.[8]

■ CLASSIFICAÇÃO

Independente do tipo de lesão que provocou o trauma, clinicamente classificamos o TCE pelo nível de consciência e pela distribuição anatômica da lesão. Pelo quadro clínico utilizamos com mais frequência a escala de coma de Glasgow (ECG) – (Tabela 249.4), universalmente aceita para avaliação inicial do nível de consciência do paciente, bem como para ajudar a identificar a piora clínica e para orientar quanto ao prognóstico do paciente. Nesta escala, pontuamos a melhor resposta à abertura ocular, melhor resposta verbal e melhor resposta motora; quando o paciente se encontra com intubação orotraqueal (IOT) acrescentamos a letra T, de intubado, para expressar a dificuldade de resposta verbal.

É importante que essa escala seja realizada logo no início do atendimento ao politraumatizado. (Geralmente os paramédicos e médicos socorristas já pontuam tais pacientes no local do acidente, onde o paciente é muitas vezes submetido a procedimentos de analgesia, sedação ou mesmo IOT, o que dificulta a pontuação posterior, na chegada ao hospital, na emergência ou mesmo UTI.)[9]

Com a pontuação entre 13 a 15, classificamos em TCE Leve. Fazemos uma ressalva à pontuação da ECG igual a 15. Algumas vezes, temos um paciente com 15 pontos na ECG, com a história de paciente ter estado em um acidente grave, com perda de consciência associada ou não à presença de alguns estigmas, como hematomas periorbitais ou retromastóideo. Esses pacientes podem apresentar pequenos hematomas intraparenquimatosos que coalescem, aumentam de volume rapidamente, com piora clínica importante e muitas vezes levando o paciente a óbito, o que é expressado muitas vezes como *talk and deteriorate* ou *talk and die*.

Paciente com TCE que recebe pontuação entre 9 e 12 pontos é classificado como moderado, e entre 3 e 8 pontos, como grave. Entre todos os traumas, podemos dizer que 80% são traumas leves, e o restante, 10% para moderado e 10% para grave.[10]

Utilizamos a Classificação de Marshall (Tabela 249.5) para definir as lesões focais e difusas por meio da tomografia computadorizada do crânio (TCC), que correlaciona a presença ou não das cisternas basais, o desvio das estruturas da linha mediana e a presença ou não de lesão cirúrgicas menores ou maiores do que 25 mL.[11]

A hemorragia intracraniana inicia-se na instalação da lesão primária cerebral após o TCE e costuma dar sintomas e complicações até 48 horas após, momento em que se apresentam as lesões secundárias pós-traumática. Classificada em hemorragia extradural e intradural. A hemorragia intradural subdivide-se em: hematoma subdural agudo, contusão e laceração cerebral, hemorragia subaracnoide (HSA) traumática, hematoma intraparenquimatoso e intracerebelar traumático, hematoma intraventricular e lesão vascular focal múltipla.[12]

TABELA 249.4 ■ Escala de coma de Glasgow

ABERTURA OCULAR	MELHOR RESPOSTA MOTORA	MELHOR RESPOSTA VERBAL
4 – Espontânea	6 – Obedece a comando	5 – Obedece a comando
3 – Ao comando verbal	5 – Localiza estímulo	4 – Confuso/desorientação
2 – Ao comando doloroso	4 – Retira o estímulo	3 – Palavras inapropriadas
1 – Sem resposta	3 – Decorticação ao estímulo	2 – Sons incompreensíveis
	2 – Descerebração ao estímulo	1 – Sem resposta
	1 – Sem resposta	

Máximo de pontos igual a 15. Paciente intubado recebe a pontuação verbal igual a "T", em que os pontos variam de 3T a 11T.
Fonte: Teasdale e Jennett.[9]

TABELA 249.5 ■ Classificação de Marshall baseada na tomografia de crânio inicial no paciente com TCE

CATEGORIA	DESCRIÇÃO
Lesão difusa I	TC normal
Lesão difusa II	Cisternas da base presentes, desvio de linha média de 0-5 mm e/ou lesões hiperdensas ≤ 25 mL
Lesão difusa III (*swelling*)	Cisternas da base ausentes, desvio de linha média de 0-5 mm e/ou lesões hiperdensas ≤ 25 mL
Lesão difusa IV	Desvio de linha média > 5 mm e/ou lesões hiperdensas ≤ 25 mL
Lesões operadas – V	Lesões removidas cirurgicamente
Lesões não operadas – VI	Lesões > 25 mL não operadas

Fonte: Marschall e colaboradores.[11]

■ QUADRO CLINICO

Um terço a metade dos pacientes com hematoma intracerebral traumático apresenta perda de consciência no momento da admissão, e 20% apresentam o clássico intervalo lúcido antes de ocorrer a piora clínica. Geralmente, o quadro clínico se assemelha ao quadro dos hematomas extradurais e das contusões cerebrais, evoluindo com cefaleia, vômitos, rebaixamento do nível de consciência e sinais localizatórios. Os grandes hematomas estão relacionados com os quadros de piora do nível de consciência e têm a probabilidade maior de desenvolver hipertensão intracraniana e, com isso, uma evolução mais desfavorável.[13]

■ DIAGNÓSTICO

TCC: No TCE, a TCC está indicada em todos os pacientes vítimas de trauma moderado e grave, isto é, com escores da ECG ≤ 12 pontos; idade acima de 60 anos; perda de consciência maior do que cinco minutos; náuseas e vômitos persistentes; fratura de afundamento de crânio, doenças da coagulação, como hemofilia, ou uso de anticoagulantes. A TCC é um exame rápido que nos dá informações precisas quanto à presença de fraturas ou sangramentos.[7]

O advento da tecnologia *multislice* trouxe à TCC um ganho substancial no que diz respeito ao tempo do exame, além de possibilitar imagens multiplanares de alta qualidade em virtude das propriedades da aquisição, proporcionando imagens em reconstrução em três dimensões, angiotomografia (angio-TC), perfusão cerebral, entre muitas outras facilidades que ajudam muito o diagnóstico e a programação do tratamento. Esses aparelhos já estão disponíveis em muitos centros de referência para o atendimento do politraumatizado.

Muitos exames de tomografia feitos precocemente ao trauma não revelam os hematomas que mais tardiamente podem se desenvolver. Nos exames em que desde o início já se diagnosticam os hematomas intracerebrais, existe a probabilidade de 51% de aumento de volume desses hematomas em um segundo exame, posteriormente (Figuras 249.2 e 249.3). Os hematomas que aparecem mais tardiamente são um dos responsáveis pela piora clínica tardia destes pacientes.

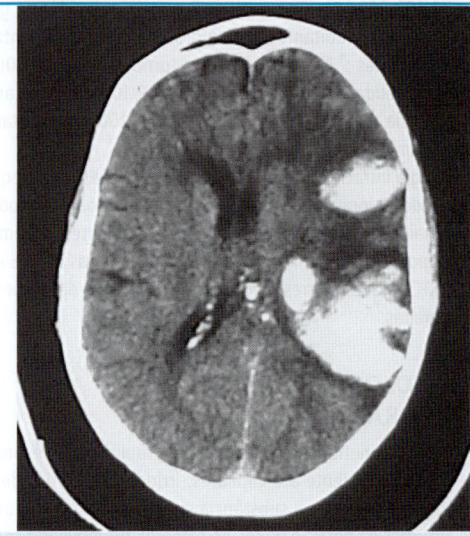

FIGURA 249.3 ■ Exame de tomografia de crânio realizado oito horas após o primeiro exame, onde se visualiza aumento do volume dos hematomas intraparenquimatosos.

Nos exames, identificamos áreas de hiperdensidade, únicas ou múltiplas, geralmente em região frontal ou temporal, acometendo substância branca, podendo chegar até a superfície do cérebro, porém não estando em comunicação com a pia-máter ou o espaço subdural. Em contrapartida, são as contusões cerebrais que mais frequentemente se comunicam com esses espaços.

Estas hiperdensidades tendem a ser homogêneas, o que as diferem das contusões, que são heterogêneas, com tecido necrótico no interior do hematoma. Na fase aguda do sangramento, os hematomas podem apresentar-se com dupla densidade: uma área mais líquida e outra com hematoma já consolidado. Horas após, pode aparecer um halo hipodenso ao seu redor, que representa áreas de edema vasogênico ou mesmo áreas de isquemia perilesional (Figura 249.4).

Em pacientes encontrados caídos, desacordados, ou mesmo com amnésia, a presença destes hematomas na fase aguda nos faz pensar em hematomas espontâneos da hipertensão arterial ou até mesmo por rotura de aneurisma ou malformação cerebral. Nos casos subagudos ou mesmo mais crônicos, ao redor dos hematomas, pode-se visualizar, área hiperdensa formada por nova proliferação de capilares; isto é, formação de uma cápsula do hematoma.

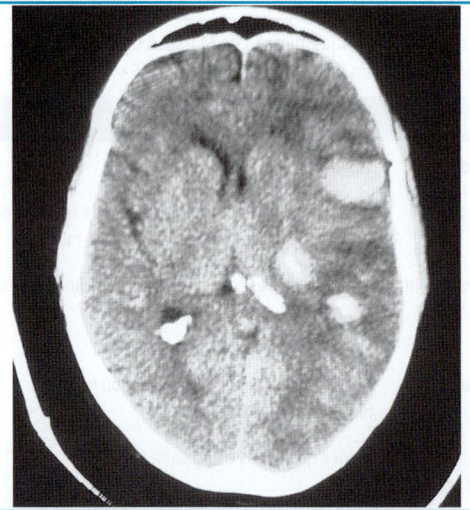

FIGURA 249.2 ■ Exame de tomografia de crânio onde se visualizam imagens de hematoma intraparenquimatoso em diferentes volumes, uma hora após o acidente.

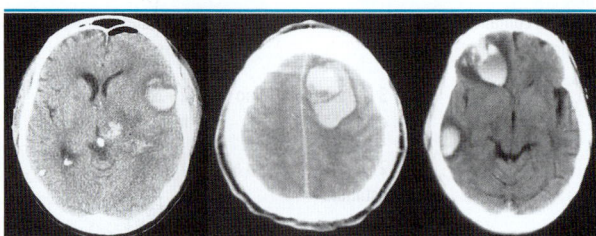

FIGURA 249.4 ■ Exame de tomografia de crânio onde se visualiza imagens de hematoma intraparenquimatoso com dupla densidade e área de hipodensidade ao redor do hematoma.

DIAGNÓSTICO E TRATAMENTO

> **ATENÇÃO!**
>
> Frequentemente, essas imagem, após injeção de contraste, podem ser confundidas com abscesso, isquemia ou mesmo tumor, quando a historia de trauma não é bem definida. Muitos desses hematomas podem vir associados aos hematomas extradurais, subdurais agudos e contusões, sendo, muitas vezes, difícil de diagnosticar quando associados a grandes lesões lobares, como ocorre no lobo temporal, também chamado de explosão de lobo temporal.[14]

RM: ARM de crânio não é feita de rotina, por ser um exame demorado para um paciente que geralmente se encontra em estado grave e necessitando de suporte clínico de difícil realização no ambiente da RM. Utiliza-se a RM para complementação diagnóstica inicial nos casos leves, em que o paciente não necessita de suporte intensivo ou não tenha trauma multissistêmico que impossibilite a realização do exame. Nos casos de lesão axonal difusa leve, presença de convulsão ou outro sinal neurológico sem explicação clínica, a RM é bem indicada. Nos traumas moderados e graves, quando mais tardio e sem contraindicação do ponto de vista clínico, pode-se realizar a RM para auxiliar no prognóstico deste paciente.[14,15]

■ TRATAMENTO

O tratamento do TCE inicia-se no local do acidente, identificando as situações de risco para o paciente e já iniciando a prevenção das lesões secundárias, como hipotensão e hipóxia. Assim que o paciente for estabilizado com a utilização do conceitos e moldes de tratamento segundo o *Advanced trauma life support* (ATLS), ele é submetido aos exames de imagem cabíveis. Com base na pontuação da ECG e da classificação de Marshall, o neurocirurgião define se é tratamento clínico ou cirúrgico. A partir de 2006[13], com os protocolos publicado pela *Brain Trauma Foundation*, que revisaram todas as publicações científicas de 1975 a 2001, tomando o cuidado de agrupar os trabalhos com seu nível de evidência, concluiu-se que o tratamento para os hematomas intraparenquimatosos seria cirúrgico quando:

1 | Paciente com lesão intraparenquimatosa, sinais de piora clínica neurológica, HIC refratária ao tratamento clínico, sinais de efeito de massa na tomografia de crânio, independente de seu volume.
2 | Pacientes pontuados pela ECG entre 6 e 8 pontos, com hematomas frontais ou temporais com volume superior a 20 cm^3, com desvio de linha média de pelo menos 5 mm e/ou compressão de cisternas na TCC.

Nos pacientes com hematomas extra ou subdurais agudos com indicação cirúrgica, em alguns casos, podemos ter hematomas intracerebrais de pequeno volume associados que não requeiram o tratamento cirúrgico, podendo o hematoma ser reabsorvidos espontaneamente em torno de quatro a seis semanas. Algumas vezes, tais hematomas crescem nas primeiras 24 a 48 horas, necessitando de reabordagem cirúrgica. Pequenos hematomas podem estar associados a inchaço cerebral, com dificuldade para controle da HIC, necessitando muitas vezes do tratamento cirúrgico. A técnica recomendada para o tratamento cirúrgico dos hematomas intracerebrais está na dependência de haver ou não alguma outra patologia cirúrgica também associada.

Geralmente, programa-se uma craniotomia maior do que a área do hematoma, para não ser surpreendido com um inchaço cerebral no momento de abertura da dura-máter. Deve-se ter o controle da drenagem da circulação venosa para não dificultarmos esta drenagem sanguínea e favorecer o inchaço cerebral.

Realizar a exposição óssea com preservação do periósteo para, se necessário, utilizá-lo na plástica de dura-máter. Dá-se preferência para realizar uma craniotomia grande com vários furos de trepanação, a fim de facilitar o descolamento da dura-máter para o craniótomo e não danificá-la, o que ocorre em pacientes mais idosos, em que a dura-máter está muito aderida ao osso. Retirado o retalho ósseo, este é armazenado em uma cuba com soro para não desidratar e evitar infecção. Pode-se encontrar algum sinal contusional associado no córtex cerebral e outras vezes necessita-se realizar uma pequena corticotomia. Uma vez esvaziado o hematoma e revisada a hemostasia, fecha-se a dura-máter da forma mais completa possível, muitas vezes fazendo plástica de dura-máter com periósteo.

Alguns autores preconizam simplesmente puncionar o hematoma com uma agulha de Cushing e esvaziá-lo. Entretanto, muitas vezes, não havendo o controle do sangramento, pode-se refazer o hematoma em volume até maior do que o inicial.

Quando já se tem um inchaço cerebral associado ou ele se desenvolve durante o procedimento da craniotomia para a drenagem do hematoma e/ou de lesões associadas, torna-se necessária a realização de craniotomia descompressiva. Dependendo do diagnóstico inicial e dos achados cirúrgico, opta-se por fazer uma craniotomia descompressiva uni ou bilateral, e, em alguns casos de inchaço cerebral difuso, há indicação de craniotomia descompressiva bifrontal.[16,17]

No paciente com monitorização da pressão intracraniana (PIC) prévia, procura-se mantê-la. Geralmente, no paciente operado com pontuação na ECG ≤ 8, tecido cerebral muito inchado, dificuldade em fazer hemostasia, instabilidade hemodinâmica durante o procedimento, procura-se deixá-lo monitorado com PIC, mesmo porque ele, nestas condições, deverá sair sedado do centro cirúrgico para uma UTI (Figuras 249.5 e 249.6).

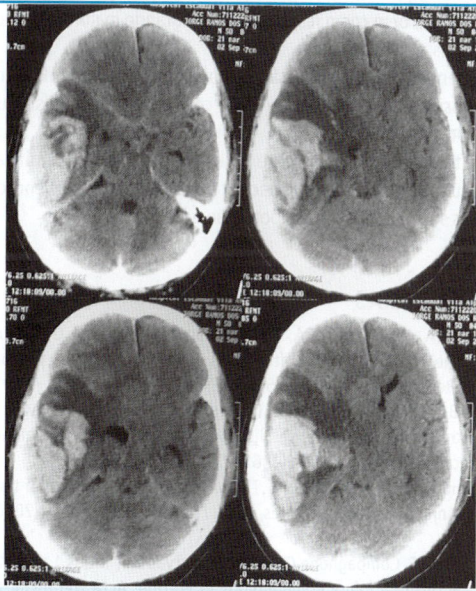

FIGURA 249.5 ■ Exame de tomografia de crânio onde se visualizam imagens de hematoma intraparenquimatosos temporal direito.

> **REVISÃO**
>
> - O TCE possui alta taxa de mortalidade e morbidade para a população, podendo ser, a partir de 2020, a principal causa de morte e desabilidade entre os jovens.

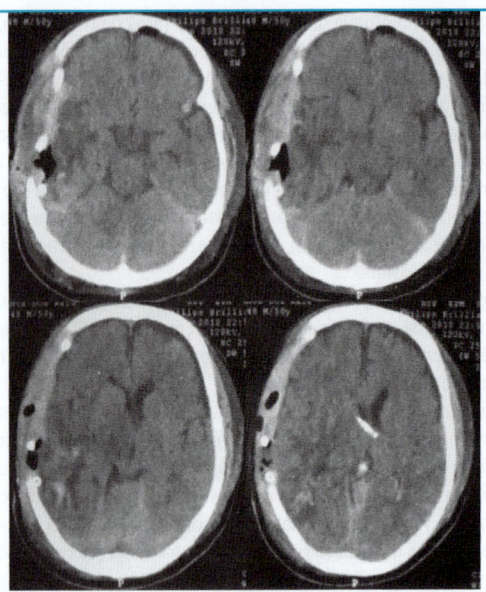

FIGURA 249.6 ■ Exame de tomografia de crânio onde se visualizam imagens pós-operatórias do hematoma intraparenquimatoso temporal direito e cateter para monitoração da pressão intracraniana intraventricular.

- A hemorragia intracraniana é uma das complicações mais frequentes do TCE, bem como responsável pela grande maioria das mortes evitáveis nesses pacientes.
- Independente do tipo de lesão que provocou o trauma, clinicamente classificamos o TCE pelo nível de consciência e pela distribuição anatômica da lesão.
- O tratamento do TCE inicia-se no local do acidente, identificando as situações de risco para o paciente e já iniciando a prevenção das lesões secundárias, como hipotensão e hipóxia.

■ REFERÊNCIAS

1. Hyder AA, Wunderlich CA, Puvanachandra P, Gururaj G, Kobusingye OC. The impact of traumatic brain injuries: a global perspective. NeuroRehabilitation. 2007;22(5):341-53.
2. Ivins BJ, Schwab KA, Warden D, Harvey LT, Hoilen MA, Powell CO, et al. Traumatic brain injury in U.S. Army paratroopers: prevalence and character. J Trauma. 2003;55(4):617-21.
3. Rutland-Brown W, Langlois JA, Thomas KE, Xi YL. Incidence of traumatic brains injury in the United States, 2003. J Head Trauma Rehabil. 2006;21(6):544-8.
4. Tagliarerri F, Compagnone C, Korsic M, Servadei F, Kraus J. A systematic review of brain injury epidemiology in Europe. Acta Neurochir (Wien). 2006;148(3):255-68.
5. Maset A, Andrade A, Martuci SC, Frederico LM. Epidemiologic features of head injury in Brazil. Arq Bras Neurocirurg. 1993;12:293-302.
6. Zhao YD, Wang W. Neurosurgical trauma in People's Republic of China. World J Surg. 2001; 25(9):1202-4.
7. Lobato R, Cordobes F, Rivas J, de la Fuente M, Montero A, Barcena A, et al. Outcome from severe head injury related to the type of intracranial lesion. A computerized tomography study. J. Neurosurg 1983; 59(5):762-74.
8. Blumbergs PC. Neuropathology of Traumatic Brain Injury. In: Winn HR, Bullock MR, Hovda DA, editors. Youmans neurosurgical surgery. 6th ed. Philadelphia: Elsevier; 2011. p. 3288-99.
9. Teasdale G, Jennett B. Assessment of coma and impaired consciousness. Lancet. 1974;2:81-84.
10. Saatman KE, Duhaime A, Bullock R, Maas AIR, Valadka A, Manley GT. Classification of traumatic brain injury for targeted. J Neurotrauma. 2008;25(7):719-38.
11. Marshall L, Bowers S, Klauber M. A new classification of head injury based on computerized tomography. J Neurosurg. 1991:75:514-20.
12. Rockswold GL, Leonard RR, Nagib MG. Analysis of management in thirty-three closed head injury patients who "talked and deteriorated". Neurosurgery. 1987; 21(1):51-5.
13. Bullock R, Chesnut R, Ghajar J, Gordon D, Hartl R, Newell DW, et al. Surgical Management of Traumatic Parenchymal Lesions. Neurosurgery. 2006; 58(S2):25-46.
14. Le TH, Gean AD. Imaging of traumatic brain injury. In: Winn HR, Bullock MR, Hovda DA, editors. Youmans neurosurgical surgery. 6th ed. Philadelphia: Elsevier; 2011. p. 3342-61.
15. Lewine JD, Davis JT, Bigler ED, Thoma R, Hill D, Funke M, et al. Objective Documentation of Traumatic Brain Injury Subsequent to Mild Head Trauma: Multimodal Brain Imaging With MEG, SPECT, and MRI. J Head Trauma Rehabil. 2007;22(3):141-55.
16. Cooper DJ, Rosenfeld JV, Murray L, App SB, Arabi YM, Davies AR, et al. Decompressive craniectomy in diffuse traumatic brain injury. N Engl J Med. 2011;364(16):1493-502.
17. Hutchinson PJ, Corteen E, Czosnyka M, Mendelow AD, Menon DK, Mitchell P, et al. Decompressive craniectomy in traumatic brain injury: the randomized multicenter – RESCUEicp. Acta Neurochir. 2006;(Suppl)96:17-20.

250
ACIDENTE VASCULAR CEREBRAL ISQUÊMICO

■ MARAMELIA MIRANDA
■ GISELE SAMPAIO SILVA

Apesar da evolução dos tratamentos nas doenças cardiovasculares e cerebrovasculares e a queda da sua prevalência nos últimos anos, o acidente vascular cerebral (AVC) ainda é uma causa importante de mortalidade e incapacidade no mundo. No nosso país, dados epidemiológicos apontam que o AVC ultrapassa a doença coronariana em mortalidade. O AVC isquêmico (AVCi), subtipo mais frequente, correspondendo a 80-85% dos casos, tem sua fisiopatologia principal na presença de um trombo ou êmbolo arterial intracraniano. Mecanismos hemodinâmicos, como um infarto por estenose crítica proximal, redução do fluxo sanguíneo local, ou mesmo mecanismos mais raros, como a vasoconstrição intracraniana (nas vasculites ou síndrome de vasoconstrição reversível), são menos frequentes.

■ QUADRO CLÍNICO

Sintomas de início súbito ou ao acordar são característicos de um AVC. Quando o déficit neurológico não reverte, quase sempre estamos diante de um AVCi estabelecido, ao passo que déficits transitórios, antes denominados ataques isquêmicos transitórios (AIT) apenas pela definição temporal (sintomas com duração de menos de 24 horas), hoje são caracterizados pela definição radiológica, por meio da neuroimagem, idealmente uma ressonância magnética (RM) do crânio excluindo a lesão isquêmica aguda.

Oclusões da artéria cerebral média (ACM) ou de seus ramos causam os sintomas clássicos de AVC – hemiparesia, plegia contralateral, hemianopsia, desvio da rima labial e alterações da linguagem (afasia ou disartria). O AVCi vertebrobasilar, em contrapartida, apresenta-se com náuseas, vômitos e desequilíbrio de instalação súbita, além dos déficits focais específicos de cada síndrome vascular (ataxia, hipoestesias, paralisias de nervos cranianos, alterações visuais, escotomas, embaçamento visual ou diplopia), descritas no Quadro 250.1.

De acordo com a etiologia, a classificação TOAST (*trial of org 10172 in acute stroke treatment*) subdivide o AVCi em cinco grupos: aterosclerose de grandes artérias; cardioembólico; aterosclerose de pequenas artérias (doença lacunar); outras causas (p.ex., vasculopatias não inflamatórias, dissecção arterial cervical, condições protrombóticas); e mecanismo criptogênico ou indeterminado, quando a causa não é identificada ou há evidência de duas ou mais causas possíveis. Apesar de antiga, a classificação TOAST ainda é das mais utilizadas atualmente, mas outras classificações têm sido propostas, visando a refiná-la e a reduzir a percentagem de AVCis indeterminados. A classificação SSS-TOAST, por exemplo, utiliza os subtipos do TOAST por meio do sistema *causative classification system* (CCS), que permite definir o AVCi por aterosclerose, cardioembólico, lacunar ou outras causas, mas categorizando-os de forma definitiva, provável ou possível. O sistema CCS permite uma consulta direta *online*, *web-based* e de acesso gratuito.

> **ATENÇÃO!**
>
> Na avaliação de um AVCi, a localização anatômica da lesão geralmente define os tratamentos: p.ex., um paciente com AVCi cerebelar ou occipital não deverá ter a indicação de angioplastia ou cirurgia para uma estenose carotídea encontrada na investigação. Um caso de AVCi lacunar com achado de forame oval patente (FOP) não deve ser encaminhado para o fechamento do FOP. Classificar o AVCi conforme os sintomas e o território vascular acometido é importante para evitar indicações de tratamentos invasivos em lesões assintomáticas ou achados de exames.

■ DIAGNÓSTICO

CLÍNICO

Além do reconhecimento dos sinais e sintomas, das síndromes vasculares e do modo de instalação súbito, estabelecer o horário do início dos sintomas é importante para indicar tratamentos de urgência, como a terapia trombolítica ou trombectomia, nos casos admitidos nas primeiras horas do icto. Entre os diagnósticos diferenciais de AVC, também denominados *stroke-mimics*, os principais são: crises convulsivas com estados pós-ictais apresentando déficit neurológico focal, enxaqueca com sintomas visuais ou auras complexas (hemianopsia, paresias ou alterações da fala); surtos agudos de doenças desmielinizantes; hipoglicemia; infecções do sistema nervoso central (SNC), abscesso cerebral; tumores cerebrais e hematoma subdural.

NEUROIMAGEM

O principal exame na avaliação inicial hospitalar do AVC é a tomografia computadorizada do crânio (TCC) – exame altamente disponível, de baixo custo e muito sensível para a detecção de hemorragia intracraniana. Atualmente, as diretrizes de AVCi brasileira e internacionais recomendam a incorporação da angiotomografia (angio-TC) na fase aguda, como rotina adicional à TC sem contraste. A angio-TC pode localizar oclusões ou estenoses arteriais, demonstrar o *spot sign*, aneurismas ou malformações arteriais nos pacientes com AVC hemorrágico (AVCh), sendo necessária sobretudo para os casos admitidos dentro da janela de tempo para a terapia endovascular.

Nesta situação, recomenda-se a realização do escore de ASPECTS (*alberta stroke CT score*), que avalia a quantidade de áreas de hipodensidade no hemisfério cerebral acometido, na TC de crânio sem contraste da admissão, pontuando-se 10 áreas normais pré-definidas no território vascular da ACM e excluindo-se as áreas com hipodensidades. Pacientes com indicação de trombectomia devem ter um escore de ASPECTS maior ou igual a 6 pontos. Recomenda-se a realização da RM do crânio no AVC agudo, para determinar a extensão do infarto, diagnosticar lesões agudas de infartos prévios, doença lacunar, AIT ou AVCi *minor*. A RM pode ser usada na fase hiperaguda, na indicação da trombólise, quando há dúvida do diagnóstico de AVCi, nos pacientes com tempo de AVCi entre 4,5-8 horas, para indicar trombectomia, e na avaliação de áreas de penumbra e core infartado, quando o início dos sintomas é indefinido. A angiografia por RM (angio-RM) é o outro método neurovascular não invasivo, junto com a angio-TC, primariamente utilizado para detectar estenoses ou oclusões arteriais e ajudar a diferenciar aterosclerose de lesões embólicas. A ultrassonografia (US) das carótidas e o doppler transcraniano (DTC) podem substituir a angio-TC ou a angio-RM, quando estes últimos não estão disponíveis. Na suspeita de embolia paradoxal por forame oval patente (FOP), o DTC com teste de microbolhas consegue identificar e graduar os *shunts* direita-esquerda. Atualmente, a angiografia cerebral é realizada em situações bem mais raras, apenas quando os outros métodos não conseguiram esclarecer a causa do AVCi.

EXAMES LABORATORIAIS E CARDIOLÓGICOS

Em todos os pacientes, de forma geral, é recomendado rastreamento dos fatores de risco cardiovasculares classicamente associados ao AVCi. Exames reumatológicos, pesquisa de trombofilias, sorologias para infecções e pesquisa de doença de Chagas devem ser solicitados de acordo com o perfil dos pacientes e seus antecedentes médicos e epidemiológicos. Nos pacientes jovens, outros exames complementares podem ser necessários para investigar causas menos frequentes de AVCi (Quadro 250.2). A eletrocardiografia e o ecocardiograma são exames obrigatórios, auxiliando no diagnóstico de coronariopatias, arritmias cardíacas, fibrilação atrial (FA), miocardiopatias, alterações da função ventricular, valvulopatias, trombos intracavitários e presença de FOP. A associação de FOP e aneurismas de septo em pacientes mais jovens com AVCi criptogênico não é uma situação infrequente. O Holter cardíaco de 24 horas deve ser feito na suspeita de cardioembolia ou FA paroxística.

A monitoração prolongada com novos métodos, como o monitor de eventos eletrocardiográficos, Loop-event recorder (Looper) ou Holter de sete dias, é mais sensível para a detecção de FA paroxística, com taxas que variam de 21 a 30% nos casos de AVCi criptogênicos, devendo ser realizados preferencialmente nos primeiros dias ou semanas após o AVCi, quando há maior chance da detecção destas arritmias. O achado de FA paroxística em paciente com infarto cortical ou occipital, p.ex., muito provavelmente embolizou, mesmo que um ecocardiograma transesofágico não mostre trombo cardíaco ou contraste espontâneo na auriculeta esquerda. Esse é um exemplo clássico da indicação de anticoagulação como prevenção secundária, independente de não haver trombo intracavitário documentado.

■ TRATAMENTO

MEDIDAS GERAIS DA FASE AGUDA

A abordagem inicial do paciente com AVC é similar à de outros pacientes neurocríticos, incluindo os cuidados básicos de estabilização das vias aéreas, respiração e circulação (ABC). A hipoglicemia (< 70 mg/dL) pode simular um AVC agudo e deve ser prontamente tratada. É recomendado manter os níveis glicêmicos entre 140 e 180 mg/dL, tratando hiperglicemia ativamente acima destes níveis, bem como prevenir e tratar hipertermia e

QUADRO 250.1 ■ Principais síndromes clínicas cerebrovasculares

SÍNDROME CLÍNICA	SINTOMAS
Artéria cerebral média	
Síndrome de Gerstmann	Agrafia, acalculia, agnosia, confusão de lateralidade, apraxia ideomotora (parietal dominante)
Síndrome da ACM (inferior e superior)	Hemiparesia, heminegligência contralateral (hemisfério não dominante), afasia de expressão (Broca, hemisfério dominante); hemianopsia ou quadrantanopsia contralaterais, apraxia (hemisfério não dominante), afasia de recepção (Wernicke, hemisfério dominante)
Artéria cerebral anterior	
Síndrome da ACA	Hemiparesia contralateral com predomínio do membro inferior; apatia, alteração comportamental
Artéria retiniana	
Síndrome da artéria central da retina	Amaurose fugaz ipsilateral ou baixa da acuidade visual ipsilateral definitiva
Artéria cerebral posterior	
Occipital unilateral (mais frequente)	Hemianopsia homônima contralateral
Alexia sem agrafia	Hemianopsia contralateral, alexia sem agrafia
Síndrome de Balint	Ataxia ocular, simultagnosia (não entende a visualização de objetos)
Síndrome de Claude	Ataxia contralateral (braço e perna), paresia dos movimentos oculares
Síndrome de Anton	Perda visual bilateral (lesão bilateral das ACPs)
Síndromes talâmicas	Hemi-hipoestesia contralateral, hiperestesia contralateral
Síndrome de Weber	Paresia do olhar lateral (NC III) ipsilateral, hemiparesia contralateral
Artéria basilar	
Síndrome de topo da basilar	Embaçamento visual bilateral, náuseas, vômitos, tonturas, rebaixamento, até perda visual bilateral
Síndrome pontina medial (Foville)	Hemiparesia contralateral, paresia facial periférica ipsilateral, paresia do NC VI ipsilateral (estrabismo convergente), tonturas
Síndrome pontina lateral (Marie-Foix)	Tonturas, náuseas, vômitos, ataxia ipsilateral, hemiparesia e hemi-hipoestesia contralaterais
Síndrome de locked-in	Quadriparesia ou plegia (braços e pernas); paresia facial bilateral; paresia ocular (NC VI) bilateral; anartria ou disartria, disfagia
Síndrome pontina ventral	Náuseas e vômitos, tonturas, hemiparesia contralateral, paresia do olhar ipsilateral, estrabismo convergente (NC VI), paresia facial ipsilateral
Artéria vertebral	
Síndrome bulbar medial (Dejenire)	Hemiparesia contralateral, hemi-hipoestesia proprioceptiva contralateral, paresia lingual ipsilateral (NC XII)
Síndrome bulbar lateral (Wallemberg)	Ipsilateral: hipoestesia da face, ataxia apendicular; contralateral: hemi-hipoestesia (dor e temperatura); náuseas e vômitos, vertigem, ataxia de marcha, nistagmo, disfagia e disfonia, síndrome de Horner, soluços
Síndrome cerebelar	Ataxia apendicular ipsilateral, náuseas, vômitos, tonturas, ataxia de marcha, coma (infartos extensos)
Síndromes lacunares	
Hemiparesia atáxica	Hemiparesia e ataxia contralateral (perna > braço)
Síndrome motora pura (mais frequente, 30-50%)	Hemiparesia ou hemiplegia contralateral; disartria ou disfagia geralmente transitórias
Síndrome sensitiva pura	Hipoestesia, disestesia contralateral
Síndrome clumsy-hand/disartria	Paresia da mão (pior ao escrever) contralateral, disartria
Síndrome sensitivo-motora (mista)	Hemiparesia e hipoestesia contralaterais

ACM: artéria cerebral média; ACP: artéria cerebral posterior; ACA: artéria cerebral anterior; NC: nervo craniano.

DIAGNÓSTICO E TRATAMENTO

QUADRO 250.2 ■ Exames complementares frequentemente realizados em pacientes com AVCi

Investigação inicial
- TC de crânio sem contraste
- Angio-TC do crânio e dos vasos cervicais
- Laboratório (hemograma, função renal, hepática, ácido úrico, eletrólitos, coagulograma, glicemia, hemoglobina glicada, insulina sérica, proteína C-reativa ultrassensível, perfil lipídico, VHS, urina I)
- Eletrocardiografia, radiografia torácica
- US Doppler das carótidas e vertebrais
- Ecocardiograma transtorácico
- RM do crânio (incluir a sequência de *diffusion-weighted imaging* [DWI])
- Angio-RM do crânio e dos vasos cervicais
- Doppler transcraniano
- Holter de 24 horas

Alta suspeita clínica de embolia, ou infarto com características radiológicas de embolia sem fonte embólica identificável (ESUS). Poderá adicionar:
- Ecocardiograma transesofágico
- Looper ou Holter cardíaco de 7 dias
- Doppler transcraniano com teste de microbolhas
- Doppler transcraniano com monitorização de microembolia

Investigação inicial normal, sem definição etiológica, ou AVCi em casos jovens de causa indeterminada, ou outro dado suspeito da história clínica. Poderá adicionar:
- Eletroforese de proteínas, VHS
- Provas reumatológicas e de atividade inflamatória (VHS, proteína C-reativa, FAN, anti-ENA, complemento total e frações, FR)
- Beta-2-microglobulina, anticorpos anticardiolipina e anticoagulante lúpico
- Homocisteína
- Sorologias para hepatites, HIV, Zóster, Lues, VDRL, FTA-Abs, doença de Chagas
- Proteinúria de 24 horas
- Exame de LCS
- Angiografia cerebral
- Testes genéticos (suspeita de doença de Fabry, MELAS, CADASIL, etc.)

ESUS: embolic source of undetermined stroke; CADASIL: cerebral autosomal dominant arteriopathy with subcortical infarcts and leukoencephalopathy; LCS: líquido cerebrospinal; VHS: velocidade de hemossedimentação; MELAS: mitochondrial encephalomyopathy, lactic acidosis, and stroke-like episodes; US: ultrassonografia; TC: tomografia computadorizada; RM: ressonância magnética; angio-RM: angiografia por RM; angio-TC: angiografia por TC; FR: fator reumatoide; FAN: fator antinuclear; FTA-Abs: teste de absorção do anticorpo antitreponêmico fluorescente; VDRL: *veneral disease research laboratory*.

QUADRO 250.3 ■ Manejo da pressão arterial na fase aguda do AVCi

Nos pacientes elegíveis para terapia trombolítica (rTPA) ou trombectomia:
- Redução urgente com agentes EV se PA $\geq$ 185/110 mmHg
- Agentes: nitroprussiato de sódio 0,5-2 μg/kg/min, até atingir alvo pressórico desejado; Labetalol 10-20 mg EV em 1-2 min, repetir a cada 10 min, até atingir alvo (dose máxima de 300 mg EV); ou Nicardipina 5 mg/h EV, desmamando para 2,5 mg/h cada 5-15 min, até atingir alvo pressórico (dose máxima de 15 mg/h)
- Só iniciar rTPA EV se PA < 185/110 mmHg
- Durante e após infusão de rTPA: manter PA < 180/105 mmHg e monitorar PA a cada 15 min por 2 h, a cada 30 min por 6 h, e a cada h, por 24 h
- Após procedimento de trombectomia e recanalização, se não houver redução espontânea da PA, usar agentes EV (anterior) para manter alvo de PAS $\leq$140-150 mmHg, e monitorar da mesma forma que na trombólise sistêmica

Pacientes sem indicação de terapia trombolítica (rTPA) ou trombectomia e/ou fora da janela terapêutica, nas primeiras 24-48 horas:
- Redução urgente com agentes EV apenas se PA > 220/110 mmHg, se não houver situações de maior risco (p.ex., edema agudo de pulmão, IAM, dissecção de aorta)
- Agentes: nitroprussiato de sódio 0,5-2 μg/kg/min, labetalol ou nicardipina (mesmas doses anteriores), até uma redução máxima de 10-15% da PA inicial
- Não usar anti-hipertensivos (VO ou EV), se níveis de PA $\leq$ 220/110 mmHg (exceções, vide antes)
- Durante internação hospitalar da fase aguda, evitar anti-hipertensivos nos primeiros dias pós-AVCi; retornar anti-hipertensivos orais apenas após 48-72 horas do icto

EV: endovenosa; PAS: pressão arterial sistólica; VO: via oral.

---

infecções. A heparina de baixo peso molecular (HBPM), em dose profilática para tromboembolia venosa (TEV), deve ser utilizada precocemente (nas primeiras 24 a 48 horas após o AVCi), sobretudo em pacientes imobilizados.

MANEJO DA PRESSÃO ARTERIAL

O manejo pressórico é bem diferente entre os casos de AVCi e hemorragias intracranianas. A recomendação atual indica a intervenção e redução mais intensiva da pressão arterial (PA) na fase aguda dos AVCh, ao passo que no AVCi, devem-se tolerar níveis de PA mais elevados (Quadro 250.3). Nos pacientes não trombolisados (maioria dos casos), níveis pressóricos até 220/110 mmHg são aceitáveis, e sua redução não deve exceder 15% dos valores da admissão. As opções de primeira linha em anti-hipertensivos endovenosos (EV) são os de ação mais rápida, como nicardipina, labetalol, metoprolol e nitroprussiato de sódio, sendo este último agente o mais disponível no nosso meio.

TERAPIA ANTITROMBÓTICA NA FASE AGUDA

O uso de ácido acetilsalicílico nas primeiras 48 horas correlaciona-se com menor recorrência e mortalidade no AVCi. Em pacientes com intolerância ou alergias, outros agentes antiplaquetários podem ser usados, tendo sido o mais estudado em AVCi o clopidogrel. Dados do recente estudo SOCRATES[1] não mostraram benefício global do ticagrelor sobre o ácido acetilsalicílico em pacientes com AVCi ou AIT. Para todos os pacientes que chegam após 4,5 horas do início dos sintomas ou não são elegíveis para a trombólise ou trombectomia, está indicada a administração imediata de antiplaquetários. O estudo CHANCE demonstrou a eficácia da dupla antiagregação plaquetária sobre o ácido acetilsalicílico no AIT de alto risco ou AVCi *minor* (pacientes com escore ABCD2 $\geq$ 4 ou AVCi com escala do NIH $\leq$ 4 pontos), usando bólus de clopidogrel (300 mg), e depois clopidogrel (75 mg/dia) com ácido acetilsalicílico (100-325 mg/dia) por 21 dias.[2] Em pacientes com AVCi por aterosclerose intracraniana, a dupla antiagregação com ácido acetilsalicílico (325 mg/dia) e clopidogrel (75 mg/dia) por 90 dias é recomendada com base nos resultados do estudo SAMMPRIS, que demonstrou a superioridade deste tratamento sobre a terapia endovascular (angioplastia e *stenting* intracraniano). Para todos os demais casos sem os diagnósticos anteriores

(p. ex., doença lacunar, aterosclerose carotídea, AVCi criptogênico ou em investigação, dissecção arterial cervical não complicada, AVCi hemodinâmico), em geral, a recomendação é de antiagregação em monoterapia, sendo as escolhas principais o ácido acetilsalicílico e o clopidogrel em doses habituais (100-325 mg/dia e 75 mg/dia, respectivamente). Outros agentes antiplaquetários, como o cilostazol ou a ticlopidina, devem ser restritos apenas aos casos com a impossibilidade de uso dos principais.

O uso de anticoagulantes parenterais em dose plena (heparina não fracionada [HNF] e heparina de baixo peso molecular [HBPM]) nas primeiras 48 horas do AVC não é recomendado de forma rotineira. Alguns autores advogam a anticoagulação precoce em pacientes com dissecção arterial e microembolia ativa, e em valvulopatias ou cardiopatias com achado de trombo intracavitário, desde que o tamanho do AVCi seja permissivo quanto ao risco de transformação hemorrágica. No AIT ou AVCi *minor* de causa cardioembólica, se houver uma área infartada pequena, com baixo risco de transformação hemorrágica, a anticoagulação pode ser iniciada imediatamente. Para infartos mais extensos ou com transformação hemorrágica, o tempo mínimo recomendado para iniciar a anticoagulação pós-AVCi costuma ser de duas semanas (14 dias) a partir do icto.

TROMBÓLISE ENDOVENOSA

A terapia trombolítica com rTPA (alteplase) EV, único trombolítico permitido para o tratamento do AVCi, está indicada nos pacientes atendidos com tempo de início dos sintomas até 4,5 horas do icto. Nestes pacientes, quanto mais precoce for o tratamento, maior a chance de ter desfecho favorável. As contraindicações clínicas ao tratamento devem ser checadas antes da administração do trombolítico (Quadro 250.4). A rtPA deve ser administrada em veia periférica, na dose de 0,9 mg/kg (dose máxima de 90 mg), sendo 10% em bólus e o restante em infusão contínua por uma hora. Deve-se iniciar a dose de ataque e imediata infusão do trombolítico ainda na sala de emergência, ou mesmo ao final da realização da TC do crânio, na sala da TC, enquanto se aguarda a preparação para realizar a angio-TC. Nas primeiras 24 horas após a dose de rTPA, os pacientes trombolisados não devem receber nenhum antitrombótico (antiplaquetários, heparina e anticoagulantes orais), passagem de cateteres venosos profundos ou sondagem vesical, pelo maior risco de hemorragias no pós-trombólise. Um exame de controle (TC ou RM) costuma ser repetido neste período. Diversas evidências apontam que os pacientes com AVC apresentam melhores desfechos clínicos se monitorados em unidades de terapia intensiva (UTIs) ou unidades de AVC (U-AVC) por pelo menos 24 horas, para a avaliação de mudanças na condição neurológica, controle dos sinais vitais e vigilância de complicações hemorrágicas.

TERAPIA ENDOVASCULAR: TROMBECTOMIA

Após anos de experiência clínica, estudos de registros publicados e alguns estudos clínicos negativos, a neurorradiologia intervencionista ressurgiu no final de 2014 e durante o ano de 2015, com a publicação sequencial de 5 grandes estudos (ESCAPE, SWIFT-PRIME, EXTEND-IA, MR CLEAN e REVASCAT), que compararam a combinação de trombólise endovenosa com trombectomia mecânica *versus* terapia trombolítica isolada, estudos que foram fortemente positivos a favor da terapia endovascular. Após 2015, entidades americanas, europeias e, mais recentemente, a brasileira atualizaram as suas diretrizes, incluindo a trombectomia mecânica como primeira linha de tratamento junto à trombólise endovenosa, nos casos elegíveis. A trombectomia deve ser preferencialmente feita com o *stent-retriever* e está indicada para os casos de AVCi com oclusão arterial documentada e dentro da janela terapêutica de 6 horas, com os critérios descritos no Quadro 250.5.

QUADRO 250.4 ■ Indicações e contraindicações da trombólise endovenosa no AVCi agudo

Indicações
- Idade ≥ 18 anos
- Diagnóstico de AVCi, com déficit neurológico focal mensurável, e TC de crânio sem evidência de hemorragia
- Início dos sintomas ≤ 4,5 horas

Contraindicações absolutas
- TCE grave ou AVCi em ≤ 3 meses
- TC com evidência de hemorragia intracraniana
- TC de crânio com infarto definido ou hipodensidade maior do que 1/3 do território da ACM
- Sintomas sugestivos de HSA
- Punção em sítio arterial não compressível nos últimos 7 dias
- Uso de anticoagulante atual com INR > 1,7
- Uso de heparina nas últimas 48 horas com TTPA alargado
- Coagulopatia (INR > 1,7 ou TTPA alargado) ou plaquetopenia < 100 mil
- Sangramento interno ativo ou diátese hemorrágica aguda
- História prévia de sangramento intracraniano
- Neoplasia intracraniana ou MAV cerebral
- Cirurgia intracraniana ou intraespinhal recente
- PAS >185 mmHg ou PAD >110 mmHg antes da administração do trombolítico (reduzir a PA antes da infusão)
- Uso de novos anticoagulantes – inibidores diretos de trombina ou inibidores do fator Xa (dabigatrana, apixabana, edoxabana ou rivaroxabana), *com última dose do medicamento tomada há menos de 48 horas*, ou alteração de testes laboratoriais específicos (p.ex., TTPA, contagem de plaquetas, teste de trombina, atividade do fator anti-Xa)

Contraindicações relativas
- AVCi leve ou melhora rápida dos sintomas (de forma espontânea)
- Gravidez
- Crise convulsiva na instalação do AVCi
- Sangramento gastrintestinal ou urinário nas últimas 3 semanas
- Infarto agudo do miocárdio nos últimos 3 meses
- Cirurgia de grande porte ou traumas graves nas últimas 2 semanas
- Histórico de aneurismas intracranianos incidentais não rotos
- Em janela terapêutica de 3-4,5 horas: Idade > 80 anos, escala do NIH > 25, uso de anticoagulante independentemente do INR ou história de diabetes e AVC prévio concomitantes

INR: índice de normalização internacional; PAD: pressão arterial diastólica; TTPA: tempo de tromboplastina parcial ativada; TCE: trauma craniencefálico; NIH: National Institute of Health; HSA: hemorragia subaracnoide.

ATENÇÃO!

A duração da infusão de rTPA EV no paciente dentro da janela de 4,5 horas não deve atrasar o chamado do neurorradiologista nos casos elegíveis para a terapia endovascular. Do mesmo modo, todos os pacientes com indicação de trombectomia e rTPA EV devem receber as duas terapias. Não se deve "esperar" que um paciente que recebe trombolítico melhore durante ou após a infusão do fármaco, para indicar a trombectomia; esta terapia deve ser indicada logo que se constatar a oclusão arterial intracraniana.

INFARTO MALIGNO DA ARTÉRIA CEREBRAL MÉDIA

O infarto maligno de todo território da ACM corresponde a cerca de 10% dos AVCi e tem mortalidade estimada em mais de 70%, se não adequa-

QUADRO 250.5 ■ Indicações de trombectomia associada ao tratamento trombolítico no AVCi agudo, conforme a atualização das diretrizes da American Heart Association e American Stroke Association e da Sociedade Brasileira de Doenças Cerebrovasculares

- Idade ≥ 18 anos
- AVCi agudo submetido à trombólise EV, ou sem indicação para rtPA EV, mas com tempo de início dos sintomas < 6 horas
- Presença de oclusão arterial da circulação anterior (artéria carótida interna intracraniana ou segmento M1 da ACM) documentada por exame de angio-TC ou angio-RM
- Escala de ASPECTS ≥ 6 pontos na TC na internação
- Escala do AVC do NIH ≥ 6 pontos
- Escore funcional de Rankin modificado ≤ 1 ponto

Fonte: Powers e colaboradores[3] e Pontes-Neto e colaboradores.[4]

damente tratada. Três estudos controlados e metanálises posteriores demonstraram que a cirurgia descompressiva – hemicraniectomia no hemisfério afetado, foi mais efetiva que o tratamento conservador da hemorragia intracraniana no infarto maligno da ACM, com redução da mortalidade e melhores desfechos clínicos a favor da cirurgia. A hemicraniectomia descompressiva ampla com duroplastia é a técnica mais utilizada nos *trials*, estando recomendada para no infarto de mais de 50% do território da ACM, em pacientes com menos de 60 anos, que apresentem qualquer grau de rebaixamento do nível de consciência na admissão ou durante a evolução do AVCi, preconizando-se que a cirurgia seja realizada nas primeiras 24-48 horas do icto. Algumas variáveis são preditoras para o desenvolvimento de edema maligno no infarto da ACM: idade mais jovem, infarto de territórios adicionais à ACM (território da ACA ou ACP), déficit neurológico grave na admissão, náuseas e vômitos nas primeiras 24 horas do icto, PAS > 180 mmHg persistindo após 12 horas da admissão, presença de oclusão carotídea, menor rede de circulação colateral na área infartada e história prévia de hipertensão ou insuficiência cardíaca (IC).

PREVENÇÃO SECUNDÁRIA DO AVCi

Fatores de risco cardiovasculares

O tratamento dos fatores de risco cardiovasculares modificáveis deve ser feito para todos os pacientes. A meta pressórica em níveis de 130/80 mmHg tem sido cada vez mais recomendada em grandes estudos populacionais, na prevenção de desfechos cardiovasculares combinados em longo prazo. Recomendações de modificação do estilo de vida, perda de peso, atividade física regular, cessação do tabagismo, redução do consumo de bebidas alcoólicas e de sal são exemplos destas medidas. A hipercolesterolemia e a hipertrigliceridemia devem ser tratadas com uso de estatinas e fibratos. As estatinas de alta intensidade, como rosuvastatina (20-40 mg/dia) e atorvastatina (40-80 mg/dia), são indicadas em pacientes com aterosclerose manifesta, conforme as novas recomendações americanas, sem alvo específico de lipoproteína de baixa densidade-colesterol (LDL-C). Diabéticos devem ter controle rigoroso da glicemia, com alvo de hemoglobina glicosilada em níveis ≤ 6,5-7%. O diagnóstico de resistência insulínica e seu tratamento com pioglitazona foi reconhecido em recente estudo clínico específico em AVCi como uma terapia redutora de risco para recorrência de eventos cerebrovasculares.

Terapia antiplaquetária

Na prevenção secundária, a indicação em pacientes com AVCi ou AITs não cardioembólicos é de monoterapia antiplaquetária com ácido acetilsalicílico (100-325 mg/dia) ou clopidogrel (75 mg/dia). A combinação ácido acetilsalicílico e dipiridamol é bastante utilizada nos Estados Unidos e Europa, porém não disponível comercialmente no Brasil. Em relação ao cilostazol, vários estudos em populações orientais demonstraram seu benefício na doença aterosclerótica intracraniana, em associação ao ácido acetilsalicílico ou de forma isolada. O ticagrelor foi recentemente estudado no estudo SOCRATES,[1] comparado ao ácido acetilsalicílico em pacientes com AVCi ou AIT não cardioembólicos, e os resultados de recorrência e segurança foram similares. Entretanto, uma análise *post-hoc* deste estudo demonstrou vantagem do ticagrelor na situação de AVCi com ateromatose carotídea associada.

Aterosclerose carotídea

Nos casos AVCI ou AIT com menos de 6 meses do evento e presença de estenose carotídea cervical ipsilateral ≥ 50%, a revascularização da artéria sintomática está indicada. De acordo com o estudo CREST e suas subanálises, a endarterectomia é o método de preferência para pacientes mais idosos (maiores de 70 anos) ou para os mais jovens com anatomia vascular desfavorável para procedimentos endovasculares (maior carga de placas, tortuosidade vascular severa). A angioplastia com *stenting* tem eficácia similar à cirurgia, sendo preferida para os pacientes mais jovens, casos com doença bilateral ou oclusão contralateral à artéria sintomática, condições médicas graves, com maior risco cirúrgico, em estenoses carotídeas pós-radioterapia, reestenoses pós-endarterectomia, ou quando a anatomia cirúrgica ou outra barreira anatômica impedem a endarterectomia. O procedimento de revascularização, cirúrgico ou endovascular, ao contrário do preconizado no passado, deve ser realizado o quanto antes, preferencialmente dentro de duas semanas do AVCi, pelo maior risco de recorrência neste período de fase aguda. Em geral, não há indicação de revascularização carotídea, quer seja endarterectomia ou angioplastia, em pacientes com aterosclerose ipsilateral ao AVCi com redução luminal < 50%.

Anticoagulação oral

Na presença de FA permanente ou paroxística, desde que sem valvulopatia (FA não valvar) ou com doença valvar leve, está formalmente indicada a anticoagulacão oral, que pode ser feita com varfarina (INR-alvo entre 2-3,0) ou, preferivelmente, com os novos anticoagulantes (NOACs): dabigatrana (dose de 110 ou 150 mg, 2x/dia), apixabana (dose de 2,5 ou 5 mg, 2x/dia) ou rivaroxabana (15 ou 20 mg/dia), com preferência para os dois primeiros agentes, pelo seu perfil de eficácia e segurança ligeiramente melhores do que a rivaroxabana em relação à prevenção de recorrência de AVC e risco de sangramentos intracranianos. Os NOACs não devem ser dados a portadores de FA valvar moderada e grave, ou em valvulopatias e cardiopatias com presença de próteses metálicas. Nestas situações, a anticoagulação deve ser feita apenas com a varfarina. Outras indicações de anticoagulação oral são: pacientes em uso de valvas cardíacas mecânicas (alvo de INR entre 2,5-3,5); AVCi no infarto do miocárdio com trombo intracavitário (tempo de anticoagulação mínimo de três meses); AVCi ou AIT por doença valvar mitral; AVCi com miocardiopatia dilatada (fração de ejeção < 40%); AVCi e suspeita de cardioembolia em portadores de prótese valvar biológica; AVCi em pacientes com FOP, aneurisma de septo atrial e trombose venosa profunda (TVP) documentada. Quando há alguma contraindicação à anticoagulação oral (p. ex., sangramento prévio grave com risco de vida), é recomendado ácido acetilsalicílico ou clopidogrel em doses habituais.

Dissecção arterial carotídea ou vertebral

Situação mais frequente na população mais jovem, o AVCi por dissecção arterial cervical costuma ser tratado inicialmente como todo AVCi, e estes pacientes podem inclusive receber a terapia trombolítica ou endovascular tipo trombectomia na fase hiperaguda. Na escolha do antitrombótico em longo prazo, até a publicação do estudo CADISS,[5] a primeira linha de terapia era a anticoagulação plena de todos os casos. Este estudo clínico controlado trouxe algumas informações positivas, no que diz respeito à eficácia similar dos tratamentos com antiagregantes, anticoagulação ou dupla terapia antiplaquetária, independente das críticas metodológicas ao estudo. A escolha do esquema antitrombótico deve ser individualizada: casos com microembolia ativa, múltiplas áreas de infarto e maior risco de recorrência do AVCi costumam ser anticoagulados por 3 a 6 meses; pacientes sem embolização ou sem infartos podem receber antiagregantes. Nas dissecções de vertebral com aneurismas dissecantes associados (lesões denominadas pseudoaneurismas), por ex., antiagregantes ou anticoagulantes são proibidos até o tratamento definitivo da lesão aneurismática.

Forame oval patente e AVCi

Não é incomum ocorrer uma investigação extensa de um caso de AVCI, sem a determinação da sua etiologia, sobretudo em pacientes mais jovens ou sem fatores de risco cardiovascular associados. O achado isolado do FOP não implica indicação de seu fechamento por intervenções cirúrgicas ou endovasculares. Este tratamento, inclusive, foi avaliado em três grandes estudos controlados que não demonstraram, em princípio, superioridade da terapia endovascular (fechamento do FOP com endoprótese) sobre o tratamento clínico. Entretanto, dados apresentados em 2015, do estudo RESPECT, com *follow-up* de cerca de 10 anos, foram mais favoráveis ao fechamento do FOP quanto à recorrência de AVCi, notadamente nos pacientes mais jovens, com FOPs maiores, em *shunt* mais expressivos e presença de aneurisma de septo interatrial. Como estes dados ainda não foram publicados, a diretriz atual preconiza que o AVCi com único achado de FOP deve ser manejado clinicamente (ácido acetilsalicílico ou clopidogrel), reservando-se a terapia cardio-intervencionista ou o uso de anticoagulação para pacientes bem selecionados.

REVISÃO

- O diagnóstico do AVCi se baseia na história clínica característica de apresentação súbita com sinal focal neurológico, dados de neuroimagem, que devem incluir TC de crânio e estudo dos vasos extra e intracranianos em todos os casos, exames cardiológicos e avaliação laboratorial. A classificação SSS-TOAST é mais refinada do que o TOAST original para diferenciar os subtipos de AVCi e direcionar os tratamentos. Na fase aguda, recomenda-se o uso da escala de AVC do NIH, preditora de gravidade e prognóstico, e avaliação de neuroimagem com o escore de ASPECTS na TC de crânio da admissão.
- O tratamento de reperfusão para o AVCi agudo inclui o uso de rTPA EV para os pacientes admitidos com início dos sintomas até 4,5 horas. A trombectomia está indicada para os pacientes com sintomas até 6 horas, com oclusão arterial da circulação anterior (ACM e carótida interna), escala do NIH > 6 pontos e escore de ASPECTS > 6 pontos na TC de crânio da admissão.
- O manejo da PA na fase aguda do AVCi envolve tolerar, nos pacientes não elegíveis para trombólise (maioria dos casos), maiores níveis pressóricos nas primeiras 24-48 horas, com redução apenas se PA >220/110 mmHg. Para os casos com indicação de trombólise e/ou trombectomia, a redução pressórica é obrigatória se houver PA ≥185/110 mmHg.
- A terapia antiplaquetária na prevenção secundária do AVCi não cardioembólico é, de forma geral, feita com monoterapia em longo prazo, com ácido acetilsalicílico (100-325 mg/dia) ou clopidogrel (75 mg/dia), e dupla antiagregação nos primeiros 21 e 90 dias para os casos de AVCi *minor* ou AIT de alto risco e aterosclerose intracraniana, respectivamente. A anticoagulação oral é indicada nos AVCi cardioembólicos com fonte de médio e alto risco, sendo a principal e mais frequente indicação a presença de FA paroxística ou permanente.

REFERÊNCIAS

1. Amarenco P, Albers GW, Denison H, Easton JD, Evans SR, Held P, et al. Efficacy and safety of ticagrelor versus aspirin in acute stroke or transient ischaemic attack of atherosclerotic origin: a subgroup analysis of SOCRATES, a randomised, double-blind, controlled trial. Lancet. 2017;16(4):301-10.
2. Wang Y, Wang Y, Zhao X, Liu L, Wang D, Wang C, et al. Clopidogrel with aspirin in acute minor stroke or transient ischemic attack. N Engl J Med. 2013;369(1):11-9.
3. Powers WJ, Derdeyn CP, Biller J, Coffey CS, Hoh BL, Jauch EC, et al. 2015 AHA/ASA focused update of the 2013 guidelines for the early management of patients with acute ischemic stroke regarding endovascular treatment: a guideline for healthcare professionals from the American Heart Association/American Stroke Association. Stroke. 2015;46(10):3020-35.
4. Pontes-Neto OM, Cougo P, Martins SCO, Abud DG, Nogueira RG, Miranda M, et al. Brazilian guidelines for endovascular treatment of patients with acute ischemic stroke. Arq Neuropsiquiatr. 2017;75(1):50-6.
5. The CADISS trial investigators. Antiplatelet treatment compared with anticoagulation treatment for cervical artery dissection (CADISS): a randomised trial. Lancet Neurol. 2015;14(4):361-67.

LEITURAS SUGERIDAS

Alexander P, Heels-Ansdell D, Siemieniuk R, Bhatnagar N, Chang Y, Fei Y, et al. Hemicraniectomy versus medical treatment with large MCA infarct: a review and meta-analysis. BMJ Open. 2016;6(11):e014390.

Brott TG, Howard G, Roubin GS, Meschia JF, Mackey A, Brooks W, et al. Long-term results of stenting versus endarterectomy for carotid-artery stenosis. N Engl J Med. 2016;374(11):1021-31.

Goyal M, Menon BK, Zwam WH, Dippel DWJ, Mitchell PJ, Demchuk AM, et al. Endovascular thrombectomy after large-vessel ischaemic stroke: a meta-analysis of individual patient data from five randomised trials. Lancet. 2016;387:1723-31.

Jauch EC, Saver JL, Adams HP Jr, Bruno A, Connors JJ, Demaerschalk BM, et al. Guidelines for the early management of patients with acute ischemic stroke: a guideline for healthcare professionals from the American Heart Association/American Stroke Association. Stroke. 2013;44(3): 870–947.

Kernan WN, Ovbiagele B, Black HR, Bravata DM, Chimowitz MI, Ezekowitz MD, et al. Guidelines for the prevention of stroke in patients with stroke and transient ischemic attack. Stroke. 2014;45(7):2160-236.

251

DOENÇA DE PARKINSON E OUTROS DISTÚRBIOS DO MOVIMENTO

- HENRIQUE BALLALAI FERRAZ
- VANDERCI BORGES
- SONIA MARIA CESAR DE AZEVEDO SILVA

PARKINSONISMO

Síndrome caracterizada por tremor de repouso, rigidez muscular, bradicinesia e alterações da postura e do equilíbrio. A combinação de pelo menos dois dos quatro sinais configura seu diagnóstico clínico. Pode ser classificado em quatro subtipos: parkinsonismo idiopático ou doença de parkinson; síndromes parkinson-plus ou parkinsonismo atípico; parkinsonismo secundário; e parkinsonismo associado a doenças heredodegenerativas.

DOENÇA DE PARKINSON

A doença de Parkinson (DP)* é uma enfermidade degenerativa do SNC que se caracteriza pela presença de parkinsonismo de instalação insidiosa e com curso progressivo. A doença acomete ambos os sexos, com um ligeiro predomínio no sexo masculino. De modo geral, os sintomas iniciam-se depois dos 50 anos de idade. Cerca de 20% dos casos começam antes dessa faixa etária, sendo considerada parkinsonismo de início precoce.

A prevalência da DP é de cerca de 150 a 200 indivíduos a cada 100 mil habitantes e não parece haver diferença significativa nas diversas regiões do planeta. Um estudo realizado no Brasil, na região de Bambuí, Minas Gerais, demonstrou uma prevalência de 3,3% na população com mais de 65 anos.[1]

Fisiopatologia

O funcionamento fisiológico dos núcleos da base depende da integridade de um grande circuito constituído pelo córtex frontal-estriado (caudado e putame)-globo pálido-tálamo-córtex que é modulado por uma via originada no mesencéfalo (substância negra) e que se projeta no estriado (via nigroestriatal). A degeneração de neurônios da substância negra, e como consequência a desnervação do estriado, acarreta a perda da modulação estriatal, que é implicada no aparecimento dos sintomas motores da DP.

Etiopatogenia

Do ponto de vista anatomopatológico, encontra-se redução de neurônios dopaminérgicos da parte compacta da substância negra mesencefálica e de diversas áreas cerebrais, como núcleos do tronco encefálico (*locus ceruleus*, área tegmental ventral), regiões do diencéfalo e do córtex cerebral, sendo estes últimos, nas fases mais avançadas da doença. O processo degenerativo que ocorre fora do mesencéfalo está relacionado ao aparecimento dos sintomas não motores da doença.

Na microscopia com coloração pela hematoxilina-eosina, aparecem os corpúsculos de Lewy. Estes são inclusões citoplasmáticas eosinofílicas dos neurônios (em geral, os da região da substância negra), e o seu conteúdo é essencialmente a proteína alfasinucleína. Essa proteína, por motivos ainda não conhecidos, acumula-se inicialmente no citoplasma e depois no interior de vesículas, formando corpúsculos de inclusão. Têm sido também relatadas alterações no funcionamento dos lisossomos e das mitocôndrias que possivelmente teriam um papel na gênese do processo degenerativo neuronal.

A partir de 1997, começaram a ser descritas mutações genéticas associadas à DP. Já foram relatadas cerca de 20 mutações, em diferentes cromossomos, e essas formas genéticas têm contribuído, sobremaneira, para o entendimento da etiopatogenia da DP. A primeira mutação descrita foi a do gene da alfasinucleína. Em 1998, descreveu-se outra mutação em um gene, até então desconhecido, que codifica uma proteína, posteriormente denominada parkina. Não se sabe o papel exato dessa proteína, mas ela atua acoplada à ubiquitina no processo de degradação proteica. As mutações da alfasinucleína e da parkina estão associadas ao parkinsonismo de início precoce.

A mutação da proteína do gene da LRRK2 (*leucina-rich repeat kinase2*), também conhecida como dardarina, é uma das mais prevalentes e, ao contrário das anteriores, pode ocorrer em indivíduos mais velhos (depois dos 60 anos). Ela está relacionada a um risco aumentado de desenvolvimento da DP, e não na indução do fenômeno patológico.

A mutação associada a aumento no risco da doença é a da proteína glucocerebrosidase. Essa mutação leva à deficiência da ação da enzima no lisossomo, levando ao acúmulo de lipídeos nas células. Quando a mutação ocorre em homozigose, há o desenvolvimento da doença de Gaucher.

As formas genéticas de parkinsonismo representam pouco mais do que 20% dos casos e nem sempre há uma história familiar bem definida, por serem algumas delas recessivas (a parkina, por exemplo) ou por terem penetrância incompleta. A mutação da parkina e da dardarina são as mais prevalentes. É possível que contaminantes ambientais estejam relacionados a muitos casos de DP, mas até o momento nenhuma substância pôde ser implicada na ocorrência da doença com o quadro clínico e patológico típicos.

Quadro clínico

Manifestações pré-motoras

Mais recentemente, tem sido relatada a presença de sintomas não motores, precedendo os sintomas motores (tremor de repouso, rigidez e bradicinesia) em até 10 anos. Esses sintomas caracterizam-se por redução ou perda do olfato, constipação intestinal, depressão psíquica e alterações comportamentais do sono. As alterações do sono são descritas como alterações no período REM (período de movimentos oculares rápidos), no qual o paciente aparenta agir durante os sonhos como se estivesse acordado. Não é raro o paciente, nesta fase do sono, agredir o parceiro ou parceira, virar-se, falar ou gesticular.

Manifestações clínicas

O aparecimento dos sintomas motores ocorre de forma variada. Alguns pacientes iniciam o quadro clínico com tremor em um dos membros (em geral em uma das mãos) para depois de algum tempo, às vezes anos, ter acometimento do outro lado do corpo. O tremor costuma ocorrer durante o repouso do membro e, quando nas mãos, assume o aspecto de "contar moedas" com o indicador e os demais dedos tocando o polegar. A rigidez e a bradicinesia também podem inaugurar as manifestações motoras. Nesses casos, as queixas são relacionadas à dificuldade para se movimentar e para se locomover. Os movimentos finos são prejudicados, acarretando redução do tamanho da letra manuscrita (micrografia). Com o passar do tempo, os sintomas vão se agravando lentamente, acometendo o outro lado. Quando os sintomas são bilaterais e envolvem as pernas, a marcha torna-se prejudicada, com passos curtos e os calcanhares arrastando no chão. O acometimento do equilíbrio ocorre depois de alguns anos do início dos sintomas motores, ficando o paciente vulnerável à queda quando desestabilizado.

A postura também sofre alterações, passando a ser curvada para frente, com a cabeça semifletida, assim como o tronco e os membros. O tronco curvado para a frente provoca tendência à queda durante a marcha, e, na tentativa de recuperar o seu centro de gravidade, o paciente acelera com passos cada vez mais rápidos e curtos ("festinação"), procurando evitar a queda para a frente.

Os sintomas não motores também costumam acompanhar os motores. Como mencionado, hiposmia, depressão, constipação intestinal e transtornos comportamentais de sono REM podem preceder os sintomas motores. Outros sintomas não motores costumam surgir à medida que a doença avança. A pele e os cabelos tendem a ficar mais oleosos, a saliva tende a se acumular na boca e às vezes a escorrer pelo seu canto (hipersialorreia). Descontrole esfincteriano pode ocorrer, tanto com retenção quanto com incontinência urinária. Nos casos mais avançados, pode haver hipotensão ortostática aumentando o risco de quedas e de complicações, como fraturas e trauma craniano. Apatia e fadiga podem estar presentes em mais da metade dos pacientes e são, muito frequentemente, confundidas com sintomas depressivos.

Na esfera cognitiva, costuma haver declínio das funções executivas, redução da fluência verbal e comprometimento da capacidade visuoespacial. Com o progredir da doença, especialmente a partir de 10 anos de evolução, um quadro demencial mais evidente pode manifestar-se, reduzindo muito a qualidade de vida. Nas fases mais avançadas, também ocorrem sintomas psicóticos, como delírios e alucinações visuais. Ilusões, sensação de presença e mesmo alucinações visuais podem estar presentes em fase não muito avançada, mas, quando o quadro demencial se instala, esses sintomas são bem mais proeminentes.

---

*Neste capítulo, onde consta DP, leia-se doença de Parkinson.

Diagnóstico

Feito em bases essencialmente clínicas. Em 1993, foram definidos os critérios clínicos para o diagnóstico de DP a partir de uma série de pacientes com parkinsonismo acompanhados por longos anos no Serviço de Neurologia do Queen Square, em Londres, e que foram submetidos a exame anatomopatológico *post-mortem*.[2] Neste estudo, observou-se que dos 100 pacientes que faleceram com o diagnóstico clínico de DP, apenas 76 tinham confirmação diagnóstica ao exame anatomopatológico. Os demais tinham parkinsonismo atípico ou outras formas de parkinsonismo secundário. A partir desse estudo, foram definidos os critérios clínicos para o diagnóstico de DP, que estão listados na Quadro 251.1.

Os exames de neuroimagem, embora não obrigatórios, são úteis nos diagnósticos diferenciais da DP. O principal diagnóstico diferencial é com as formas de parkinsonismo atípico, quadros vasculares cerebrais, hidrocefalia de pressão normal e parkinsonismo induzido por medicamentos. Com exceção do último, estas condições podem apresentar alterações na tomografia computadorizada (TC) e especialmente na ressonância magnética (RM) do encéfalo. Outros diagnósticos diferenciais que suscitam dúvida nas fases iniciais da doença são tremor essencial (alguns pacientes podem ter tremor de repouso e também sinal da roda denteada) e quadros psicogênicos.

QUADRO 251.1 ■ Critérios para o diagnóstico de doença de Parkinson pelo Banco de Cérebros da Sociedade de Parkinson do Reino Unido

I | Bradicinesia + 1 dos seguintes: rigidez, tremor de repouso ou alteração dos reflexos posturais
II | Ausência das seguintes manifestações neurológicas: alteração dos movimentos conjugados do olhar, não resposta a doses adequadas de levodopa, manifestações estritamente unilaterais por mais de 3 anos, remissão espontânea dos sintomas, ataxia cerebelar, sinais piramidais, demência no primeiro ano do início das manifestações motoras, disautonomia precoce, exposição a substâncias antidopaminérgicas nos meses antecedentes ao início dos sintomas motores e ausência de período de exposição a substâncias tóxicas associadas a parkinsonismo
III | Presença de 3 ou + dos seguintes: início unilateral, manifestações motoras assimétricas ao longo da evolução, presença de tremor de repouso, discinesia induzida pela levodopa, resposta clínica evidente à levodopa por mais de 5 anos e acompanhamento clínico por mais do que 10 anos com progressão dos sintomas
Esses critérios permanecem os mais confiáveis até o momento, embora a probabilidade de erro no diagnóstico possa chegar até 10%, mesmo em serviços especializados

---

Nos últimos anos, foram introduzidos dois métodos de imagem que dão informações valiosas em situações de dúvida diagnóstica, particularmente nos primeiros meses de evolução dos sintomas. Tais exames são a ultrassonografia (US) transcraniana, para verificar a ecogenicidade do mesencéfalo e dos núcleos da base, e o exame funcional com tomografia com emissão de fóton único (SPECT) ou tomografia por emissão de pósitrons (PET), para avaliação da via dopaminérgica nigroestriatal. A US transcraniana pode demonstrar hiperecogenicidade da substância negra mesencefálica na maior parte dos casos de DP. No parkinsonismo atípico, não costuma haver hiperecogenicidade mesencefálica, embora esta possa ocorrer nos núcleos da base. A US transcraniana costuma ser normal em 90% dos casos de tremor essencial. O exame funcional mais utilizado no Brasil é o SPECT, que utiliza radioisótopo ligado a uma proteína que se conecta ao transportador da dopamina. É útil para a distinção de quadros psicogênicos, tremor essencial, parkinsonismo vascular e induzido por medicamentos.

Tratamento

A levodopa é o tratamento de escolha, pois atua diretamente sobre a deficiência da dopamina. É muito eficaz no controle dos sintomas motores, mas não é desprovida de efeitos colaterais a curto e longo prazos. A curto prazo, podem ocorrer náuseas e vômitos, e, mais raramente, a sonolência. A longo prazo, ela pode induzir a discinesias (movimentos involuntários) e a oscilações significativas do efeito (encurtamento da eficácia e períodos refratários).

Sob a ação da dopa descarboxilase (DDC), a levodopa é convertida à dopamina. Apenas 1% de dopamina é capaz de ser transportada pela barreira hematencefálica (BHE), e, portanto, exercerá seus efeitos, principalmente em receptores periféricos, provocando reações indesejáveis, como hipotensão postural, náuseas e vômitos. Por essa razão, as formulações comerciais associam à levodopa um inibidor periférico da DDC, permitindo que mais levodopa penetre no sistema nervoso central (SNC), minimizando os efeitos adversos sobre os receptores periféricos. Há dois inibidores periféricos de DDC disponíveis comercialmente, a carbidopa e a benserazida.

Nas fases iniciais da DP, a resposta terapêutica com a levodopa associada ao inibidor da DDC é boa, como é evidenciada pela melhora dos sintomas motores. A utilização de 2 a 4 doses diárias de levodopa é o suficiente para permitir um efeito homogêneo e estável durante as 24 horas do dia. Isso ocorre porque, com alguma reserva de neurônios dopaminérgicos ainda existente, parte da levodopa que penetra no SNC é convertida em dopamina dentro dos neurônios e estocada em vesículas para ser utilizada posteriormente, e a outra parte é convertida em dopamina e utilizada de imediato no terminal sináptico. Com o passar do tempo, há perda progressiva da reserva dos neurônios dopaminérgicos, e a levodopa é convertida em dopamina, fora do neurônio dopaminérgico, ficando o seu tempo de efeito é mercê da sua meia-vida curta (90 minutos). Esta é uma das razões para a ocorrência de uma das complicações mais frequentes do tratamento da DP, ou seja, o encurtamento do tempo de efeito da substância (também conhecido como *wearing-off*).

A estimulação de receptores dopaminérgicos pós-sinápticos, a partir do uso exógeno de levodopa, dá-se de forma diferente da que ocorre em condições normais, fisiológicas. Normalmente, a estimulação sobre os receptores dopaminérgicos estriatais ocorre de forma tônica, contínua, sem grandes oscilações ao longo do dia. Com a estimulação intermitente, pulsátil, não fisiológica, há uma modificação no citoplasma do neurônio pós-sináptico. Como consequência, há um processo de fosforilação de proteínas que modificará o funcionamento de outros receptores, como os de glutamato (receptor NMDA) e a receptora adenosina A2. Todo esse processo tem como consequência disparos anormais no neurônio estriatal que modificam todo o funcionamento do circuito dos núcleos da base, agravando as oscilações motoras e levando ao aparecimento de discinesias.

Todas as outras opções terapêuticas para a DP são menos eficazes que a levodopa. Por outro lado, por possuírem meia-vida plasmática maior, apresentam perfil de efeitos adversos diferente daqueles associados à levodopa (*wearing-off* e discinesias). Seguem exemplos de substâncias, que, como a levodopa, têm também ação no sistema dopaminérgico: os agonistas dopaminérgicos (bromocriptina, ropinirol e pramipexol), os inibidores do monoamino-oxidase (IMAOs) (selegilina e rasagilina) e os inibidores da catecol-O-metiltransferase (COMT) (entacapona e tolcapona).

As substâncias com ação fora do sistema dopaminérgico são os anticolinérgicos (biperideno e triexifenidila) e os antiglutamatérgicos (amantadina). Os anticolinérgicos, a selegilina e a amantadina são considerados substâncias com pouco efeito terapêutico sobre a sintomatologia motora parkinsoniana. Os anticolinérgicos (biperideno e triexifenidila) são cada vez menos utilizados no tratamento da DP, porque, embora eficazes no controle do tremor de repouso e da rigidez, seus efeitos adversos frequentemente os contraindicam. A ação anticolinérgica sistêmica é significativa e caracteriza-se por constipação intestinal, ou piora da já existente, secura da boca, turvação visual (interferência na contração pupilar) e retenção urinária. Nos pacientes mais velhos, especialmente após os 70 anos, ou naqueles com qualquer grau de declínio cognitivo, costumam induzir ao aparecimento de delírios e alucinações. Estudos em longo prazo demonstram que o uso de anticolinérgicos aumenta o risco de os pacientes desenvolverem demência nas fases mais avançadas da DP. Esta é uma das principais razões para a utilização dessas substâncias ter sido quase que abolida.

Representam substâncias com ação inibitória sobre a MAO-B (IMAO--B) a selegilina e a rasagilina. A selegilina está em uso desde os anos 1980. Tem ação sintomática discreta e um potencial efeito neuroprotetor, que, diga-se, nunca foi completamente comprovado. O estudo DATATOP, concluído em 1989,[3] mostrou que os pacientes que recebiam selegilina na fase inicial da doença tiveram um ritmo de progressão dos sintomas menor do que aqueles que receberam placebo. Mais do que efeito neuroprotetor, é possível que as diferenças encontradas tenham sido secundárias ao efeito sintomático da substância. A rasagilina, uma geração mais recente de IMAO-B, tem a seu favor o efeito sintomático superior ao da selegilina, e os estudos demonstram que iniciar precocemente o tratamento com a substância determina melhor evolução em longo prazo. A rasagilina também é útil no controle das complicações nas fases avançadas da doença (discinesias e flutuações motoras).

A amantadina tem efeito sintomático modesto na fase inicial e pode ser útil no controle das discinesias na fase avançada.

Os agonistas dopaminérgicos são mais potentes que as substâncias com ação fora do sistema dopaminérgico, entretanto são menos eficazes e menos tolerados do que a levodopa. Estão associados a maior frequência de náuseas, vômitos, hipotensão ortostática, sonolência, alucinações e delírios. O pramipexol e o ropinirol são mais bem tolerados e, por isso, preferidos em relação à bromocriptina. O ropinirol foi retirado do mercado brasileiro, e o pramipexol é o agonista mais utilizado atualmente. O pramipexol pode ocasionar ainda edema de membros inferiores reversível com a retirada da medicação. Nos últimos anos, foram descritos transtornos comportamentais, como hipersexualidade, comportamento obsessivo e jogo patológico associados ao uso de pramipexol. Não há dúvida de que os pacientes que iniciam o tratamento com essa substância, em vez de levodopa, demoram mais tempo para desenvolver discinesias, mas, uma vez introduzida a levodopa em associação ao pramipexol, o risco de discinesia praticamente se iguala nos dois grupos. Em longo prazo, o uso de agonistas, quando comparados à levodopa, está associado a menor ritmo de perda neuronal medido pelos exames de imagem funcional.

No passado, suspeitou-se que a levodopa poderia ter efeito tóxico sobre os neurônios, ou seja, que seu uso estaria associado à aceleração progressiva dos sintomas da doença. Os estudos mais recentes demonstraram que esta suspeita não se confirmou. Há evidência de que, se usarmos doses baixas da levodopa, o risco de complicações, como oscilações de efeito e de discinesia, é muito reduzido.

Os inibidores da COMT devem obrigatoriamente ser usados em conjunto com a levodopa. Nas fases mais avançadas, melhoram as flutuações motoras e discinesias; quando utilizados nas fases iniciais, permitem doses menores de levodopa. A Tabela 251.1 mostra os principais medicamentos antiparkinsonianos e seu modo de uso.

Estratégias de tratamento

Não existe tratamento-padrão para a DP. Devem-se avaliar as necessidades individuais de cada paciente para se delinear a melhor estratégia de tratamento. Levam-se em consideração alguns parâmetros, como a idade, o grau de incapacidade funcional para as atividades da vida diária, o grau de atividade e exigência profissional, entre outros.

Nos pacientes mais jovens (abaixo de 60 ou 70 anos), posterga-se o início da levodopa para que as complicações em longo prazo ocorram mais tardiamente. Entretanto, se o grau de incapacitação é muito grande ou se o paciente está no auge de atividade da sua vida profissional, a levodopa (ou eventualmente o agonista dopaminérgico) é o fármaco escolhido, mesmo nas fases iniciais da doença. Se o paciente é mais idoso (acima de 60 ou 70 anos) ou se já tem um certo grau de comprometimento cognitivo, também se opta por levodopa desde o início, ainda que não exista incapacitação significativa, porque ela é mais bem tolerada do que os outros antiparkinsonianos e pela menor expectativa de vida desses pacientes, o que minimiza o desenvolvimento de complicações em longo prazo. O Quadro 251.2 aponta itens que devem ser considerados no tratamento das fases inicial e intermediária da DP.

Na fase avançada, individualiza-se a estratégia terapêutica de acordo com o tipo de complicação. No encurtamento do efeito (*wearing-off*) ou nas discinesias, fraciona-se o número de tomadas da levodopa, por exemplo, de um comprimido, três vezes ao dia, para meio comprimido, seis vezes ao dia. Em uma segunda etapa, inicia-se ICOMT ou pramipexol. Nas discinesias, a adição de amantadina promove uma significativa melhora do quadro, especialmente se o paciente tem discinesias de período on.

Medidas dietéticas, visando a melhorar a absorção intestinal e a entrada da levodopa no SNC, podem ajudar uma parte dos pacientes. Recomenda-se aos pacientes tomarem os comprimidos da levodopa longe das refeições, especialmente das refeições de alto conteúdo proteico. Os aminoácidos competem com a levodopa pelos receptores celulares do intestino e da BHE. Recentemente, tem sido preconizado o tratamento do *H. pylori*,

TABELA 251.1 ■ Principais medicamentos antiparkinsonianos

MEDICAMENTO	AÇÃO	DOSE INICIAL	DOSE DE MANUTENÇÃO
Levodopa + Benzerasida	Precursora da dopamina	50-100 mg (de levodopa), 2-4 x/d	100-200 mg 3-4 x/d
Levodopa + Carbidopa	Precursora da dopamina	62,5-125 mg 2-4 x/d	125-250 mg 3-4 x/d
Pramipexol	Agonista dopaminérgico	0,125 mg 3 x/d	0,5-1,5 mg 3 x/d
Pramipexol ER (ação estendida)	Agonista dopaminérgico	0,375 mg 1 x/d	1,5-4,5 mg 1 x/d
Entacapona	Inibidora da COMT	200 mg com cada tomada de levodopa	200 mg com cada tomada de levodopa
Selegilina	IMAO-B	5 mg 1 x/d	5 mg 2 x/d
Amantadina	Antiglutamatérgica	100 mg 2 x/d	100 mg 2 a 3 x/d
Biperideno ou Triexifenidila	Anticolinérgica	1 mg 2 x/d	2-4 mg 3 x/d

QUADRO 251.2 ■ O que levar em consideração ao instituir o tratamento da DP	
PACIENTE COM VIDA PROFISSIONAL ATIVA OU COM INCAPACITAÇÃO FUNCIONAL: OPTAR POR AGONISTA DOPAMINÉRGICO OU LEVODOPA, QUE SÃO MAIS EFICAZES PARA CONTROLE DOS SINTOMAS MOTORES	
Abaixo de 60 ou 70 anos	Considerar o uso de levodopa na maioria das vezes
Acima de 60 ou 70 anos	Considerar os outros medicamentos que não a levodopa (exceto se houver incapacitação funcional significativa)
Acima de 80 anos ou com distúrbios cognitivos	Preferir a levodopa como única medicação
Paciente necessitando doses de levodopa maiores do que 300 ou 400 mg ao dia	Considerar a associação com agonista dopaminérgico

caso seja detectado à endoscopia gastroduodenal, pois sua erradicação pode melhorar a absorção da levodopa no nível duodenal.

Os bloqueios motores (*freezing*) dificilmente melhoram com intervenção farmacológica, mas podem abrandar com a adição de pramipexol ou de selegilina ao tratamento. A melhor resposta ocorre com manobras mentais e pistas visuais para retirar os pés do solo.

O tratamento da depressão pode ser feito com qualquer dos antidepressivos tricíclicos ou dos inibidores seletivos de recaptação de serotonina (ISRS). Podem ser utilizadas nortriptilina, sertralina, paroxetina e venlafaxina. A demência pode ser manejada adequadamente com os anticolinesterásicos (rivastigmina, donepezila e galantamina). A rivastigmina, das três substâncias, é a que tem maior número de pacientes estudados. Nesta fase, a ocorrência de alucinações e de delírios é frequente e, além dos anticolinesterásicos, pode-se prescrever quetiapina (doses de 50 a 200 mg/dia) ou clozapina (doses de 12,5 a 100 mg/dia).

Constipação intestinal pode ser manejada com orientação dietética rica em fibras associada a laxantes não irritantes da mucosa intestinal.

Os tratamentos cirúrgicos preconizados são as cirurgias ablativas (talamotomia, palidotomia e subtalamotomia) ou com estimulação cerebral profunda (DBS, *deep brain stimulation*). Atualmente, indica-se pouco a cirurgia ablativa, devido ao risco de desenvolvimento de síndrome pseudobulbar, quando o procedimento é bilateral, além de que deve ser evitada em pacientes com declínio cognitivo evidente. A DBS no núcleo subtalâmico é uma boa indicação para pacientes que estejam com esquema farmacológico otimizado e ainda assim permaneçam com flutuações e discinesias incapacitantes. O custo elevado do procedimento tem limitado a popularização da DBS no Brasil.

A fisioterapia e a fonoterapia podem ser indicadas em qualquer fase da doença, sempre em combinação com o tratamento medicamentoso. Tem-se priorizado a fisioterapia nos pacientes com queixas de postura, equilíbrio e marcha, pois são sintomas mais resistentes ao tratamento farmacológico. A fonoterapia tradicional e o método de reabilitação Lee-Silverman são úteis para o manejo dessas condições associadas à DP.

> **ATENÇÃO!**
>
> A fonoterapia é fundamental nos pacientes com problemas de deglutição e comunicação, haja vista a grave disartrofonia e disfagia que alguns parkinsonianos manifestam.

PARKINSONISMO ATÍPICO

Parkinsonismo atípico também é conhecido como parkinson-plus, pois neste grupo de doenças somam-se outras manifestações neurológicas à síndrome parkinsoniana. A expressão "parkinsonismo atípico" é uma oposição ao chamado "parkinsonismo típico" (que é, de fato, a DP), pois os diagnósticos são frequentemente confundidos entre si. Ambos tendem a acometer indivíduos após os 50 anos de idade, têm um curso progressivo e, na fase inicial, as manifestações clínicas são muitas vezes indistinguíveis. No Brasil, o parkinsonismo atípico responde por cerca de 10% do total dos parkinsonianos em serviços terciários de distúrbios do movimento, o que parece não ser diferente do que se observa mundialmente, mas, na população geral, devem responder por uma proporção menor no universo dos parkinsonianos.

Esse grupo de doenças é constituído por: paralisia supranuclear progressiva (PSP), atrofia de múltiplos sistemas (AMS), degeneração corticobasal (DCB) e demência por corpúsculos de Lewy (DCL). Do ponto de vista etiopatogênico, a AMS, a DP e a DCL estão associadas a acúmulo de alfa-sinucleína intracelular. As demais formas de parkinsonismo atípico estão associadas à disfunção da proteína Tau intracelular. Por isso, a AMS e a DCL são consideradas "sinucleinopatias", e as demais formas de parkinsonsimo atípico, "taupatias".

Atrofia de múltiplos sistemas

A atrofia de múltiplos sistemas (AMS) é uma doença que acomete indivíduos de meia-idade (acima dos 40 anos) e que se caracteriza pela presença de parkinsonismo associado à disfunção autonômica, ataxia cerebelar e sinais piramidais de liberação. Há dois subtipos de AMS: a AMS-P, em que predominam manifestações parkinsonianas e é a forma mais frequente (80% dos casos); e a AMS-C, em que os sinais cerebelares predominam (20% dos casos). A AMS-P já foi chamada, no passado, de síndrome de Shy-Drager e de degeneração estriatonigral, e a AMS-C era conhecida pelo termo "atrofia olivopontocerebelar". Alguns pacientes, no entanto, com a evolução natural da doença e em uma fase mais terminal, tendem a manifestar junto tanto parkinsonismo quanto ataxia cerebelar.

Quadro clínico

O exame *post-mortem* dos pacientes com AMS revela uma perda neuronal envolvendo a substância negra, putame, caudado (particularmente na AMS-P) e núcleos pontinos, células de Purkinje do cerebelo e núcleo olivar inferior (na AMS-C). O *locus ceruleus* e a coluna intermédio-lateral da medula espinal estão acometidos nos dois subtipos. Ao lado da perda neuronal, ocorre o que se considera a característica principal na AMS: a presença dos corpos de inclusão gliais. Esses corpúsculos são encontrados no citoplasma da oligodendroglia da área acometida e contêm uma grande quantidade de alfasinucleína hiperfosforilada, além de outras proteínas.

Geralmente, na AMS-P, o quadro tem início com rigidez muscular associada à bradicinesia com acometimento bilateral e simétrico não acompanhado de tremor de repouso. Nos primeiros meses, já é frequente haver alterações no equilíbrio e na postura, e a tendência a quedas pode ser importante. Os sinais de disfunção autonômica podem anteceder em meses ou anos os sinais motores, mas raramente são detectados na anamnese e no exame físico rotineiros ou, quando o são, o clínico menos experiente não relaciona a disautonomia ao quadro motor do paciente. Manifestações cerebelares na AMS-P podem nunca aparecer ou ficar mais evidentes apenas nas fases avançadas da doença. Dentro do quadro motor, é comum a presença de camptocormia (curvatura anterior do tronco na posição ereta) e de síndrome de Pisa (inclinação do tronco para um dos lados).

Na forma AMS-C, por sua vez, a ataxia de marcha é marcante no início dos sintomas, e aqui, também, a disautonomia pode preceder o quadro motor. Em alguns pacientes, o parkinsonismo pode nunca manifestar-se ou o faz muito tardiamente. Nestes casos, a pista para o diagnóstico é a combinação da disautonomia à ataxia. Disfagia e disartria são comuns tanto na AMS-C como na AMS-P.

A disautonomia pode manifestar-se com disfunção erétil no homem e incontinência urinária na mulher. A presença de hipotensão ortostática pode acometer 97% dos pacientes até o final da evolução, mas não necessariamente precisa estar presente para se concluir pelo diagnóstico de AMS. A hipotensão ortostática pode ser sintomática em mais da metade dos casos e está associada à sensação de mal-estar indefinido e tontura. As quedas apresentadas frequentemente são devidas à combinação da hipotensão postural à perda da capacidade de se reequilibrar, esta última própria da síndrome parkinsoniana.

É comum o aparecimento de transtorno comportamental de sono REM que se caracteriza por sonhos agitados e comportamento agressivo, testemunhados pelo parceiro ou parceira, exatamente como costuma acontecer na DP. Em cerca de um terço dos pacientes com AMS podem ocorrer alterações respiratórias, como o estridor laríngeo. Especialmente durante o sono, o estridor pode colocar a vida do paciente em risco devido à apneia. Além disso, sonolência excessiva diurna é frequente, mas a cognição costuma estar preservada.

A AMS progride mais rapidamente do que a DP, com sobrevida média, desde o início dos sintomas, de cerca 10 anos.

Diagnóstico

Os exames de imagem podem ser completamente normais, em especial nas fases iniciais da doença. Entretanto, quando as alterações estão presentes, podem ajudar no estabelecimento do diagnóstico.

Do ponto de vista anatômico, a principal marca da AMS é a atrofia do putame, pedúnculos cerebelares e ponte. Essas alterações podem ser vistas no exame de imagem por RM, na sequência T2, em que se encontra hipossinal no putame posterior com halo hiperintenso lateral. Os pedúnculos cerebelares médios ficam hiperintensos. Na ponte, pode-se observar um hipersinal em formato de cruz ("sinal de cruz"), indicando degeneração das fibras transversas pontocerebelares. A imagem do SPECT cardíaco com metaiodobenzilguanidina (MIBG) está normal, ao contrário do que se observa na DP.

Tratamento

Não há tratamento específico para a AMS, e qualquer das medidas tem efeito apenas paliativo. O uso de levodopa pode resultar em alguma melhora das manifestações parkinsonianas, especialmente nas fases iniciais da doença. Entre 30 e 50% dos pacientes podem apresentar melhora, mas a duração desta resposta não costuma exceder mais do que dois anos. Pacientes que não respondem à levodopa não devem receber agonista dopaminérgico, pois esta medicação pode agravar a hipotensão ortostática.

Nos casos com hipotensão ortostática sintomática, prescreve-se o acetato de fludrocortisona na dose de 0,1 a 0,2 mg ao dia. Como alternativa, pode-se utilizar a pseudoefedrina e a midodrina, esta última não disponível no Brasil.

Os antidepressivos (tricíclicos ou ISRS) podem ser prescritos para os pacientes com transtornos do humor, assim como oxibutinina, para sintomas de disfunção urinária, e sildenafila, para disfunção erétil.

Medidas de reabilitação (fisioterapia e fonoterapia) são fundamentais para muitos pacientes, pois postergam a total incapacidade.

Paralisia supranuclear progressiva

A paralisia supranuclear progressiva (FSP) foi descrita pela primeira vez por Steele, Richardson e Olszewski, em 1964, é uma doença esporádica com início após a 6ª década de vida e mais frequente nos homens.

A sobrevida média é de seis anos, mas é geralmente menor em homens, pacientes que sofreram quedas durante o primeiro ano dos sintomas e na presença de disfagia precoce ou paralisia supranuclear. A incidência média anual é estimada em 5,3 novos casos por 100 mil pessoas.

Do ponto de vista macroscópico, o exame *post-mortem* revela atrofia mesencefálica proeminente, além de atrofia corticossubcortical associada à dilatação do terceiro ventrículo e do aqueduto de Sylvius. Há despigmentação da substância negra e do *locus ceruleus*. O exame microscópico revela perda neuronal, gliose e filamentos tau-positivos nas células da glia e em neurônios de áreas cerebrais onde se observa maior comprometimento (mesencéfalo e núcleos da base).

A PSP é caracterizada por paralisia do olhar vertical com sacadas hipométricas ou lentas, particularmente no olhar para baixo. No entanto, nos estágios iniciais, essas alterações podem estar ausentes e, às vezes, podem não se desenvolver.

Quadro clínico e diagnóstico

Os sintomas mais precoces e incapacitantes estão relacionados à marcha e ao equilíbrio, devido ao comprometimento oculomotor, vestibular, rigidez axial e bradicinesia, apresentando marcha com base ampla. Os sintomas são mais proeminentes em segmentos axiais, e os membros são relativamente preservados. As quedas (especialmente para trás) no primeiro ano da doença e a redução da velocidade das sacadas podem ser uma pista diagnóstica precoce. Cerca de um terço dos pacientes pode apresentar visão borrada, diplopia e desconforto ocular. Pode haver nistagmo optocinético e a presença de *square wave jerks* (movimentos oculares semelhantes a nistagmo horizontal e não desencadeados pela sacada). Os quatro sinais cardinais do parkinsonismo podem estar presentes, embora os mais proeminentes sejam a alteração dos reflexos posturais e a bradicinesia. A bradicinesia da PSP testada pelo *finger taps*, diferentemente do que se vê na doença de Parkinson, caracteriza-se pela redução na velocidade dos movimentos repetitivos, mas não na redução progressiva da amplitude do movimento. Rigidez muscular e tremor de repouso costumam ocorrer na forma não clássica da PSP, denominada PSP-parkinsonismo ou PSP-P.

Os principais sintomas pseudobulbares são caracterizados principalmente por disartria e disfagia grave e precoce. O músculo prócero costuma estar contraído ("fácies de preocupação"). Pode haver distonia, em geral, na musculatura orbicular dos olhos (blefaroespasmo) e apraxia da abertura ocular.

Alterações cognitivas e comportamentais são caracterizadas por diminuição da função executiva, demência subcortical, apatia, desinibição, ansiedade, depressão e perda do *insight*. Um sinal de disfunção do lobo frontal bem característico da PSP é o "sinal do aplauso", que representa perseveração do comportamento automático. Outras características observadas são a incontinência urinária e quadro de parkinsonismo com características mais simétricas.

Nos últimos anos, após análise de estudos *post-mortem*, têm sido descritas as chamadas "variantes fenotípicas" da PSP, cujos quadros clínicos, distintos da sintomatologia clássica, são observados em pacientes com exame anatomopatológico de PSP. Essas variantes estão descritas no Quadro 251.3.

Na imagem por RM (corte sagital), há o "sinal do beija-flor" que representa a atrofia mesencefálica. Além disso, é comum verificarmos dilatação do terceiro ventrículo e, em T2, aumento do sinal periaquedutal (Figura 251.1).

Degeneração corticobasal
Quadro clínico e diagnóstico

A degeneração corticobasal (DCB) manifesta-se de forma assimétrica, com rigidez e distonia focais com ou sem contraturas, apraxia da fala, da marcha, do membro e da mão. Inicia-se por volta dos 60 anos, com ligeiro predomínio no sexo masculino. A duração média dos sintomas, do início à morte, é aproximadamente de oito anos. Muitos pacientes manifestam tremor de repouso e de ação, mioclonia focal tipo cortical, parkinsonismo,

QUADRO 251.3 ■ Variantes fenotípicas da PSP	
Síndrome de Richardson	É a PSP clássica com instabilidade postural e quedas precoces, retrocolo, paralisia vertical do olhar e distúrbios disexecutivos
PSP-parkinsonismo	Quadro indistinguível da DP, com tremor de repouso e assimetria dos sintomas parkinsonianos, alguma resposta à levodopa, envolvimento cognitivo e quedas que ocorrem apenas mais tardiamente
PSP-acinesia pura com *freezing* da marcha	Acinesia da escrita e da fala e bloqueios motores da marcha
PSP-afasia progressiva não fluente	Inicialmente, apenas com afasia
PSP-síndrome corticobasal	Com manifestações iniciais de apraxia, perda sensorial cortical, "membro alienígena", rigidez, acinesia e distonia com acometimento unilateral ou muito assimétrico

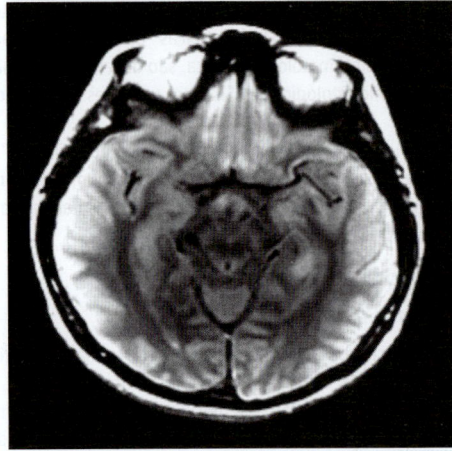

FIGURA 251.1 ■ Imagem por RM cerebral de paciente com PSP.

declínio cognitivo com demência, déficit sensorial cortical, alteração da fala e linguagem, incluindo a afasia progressiva não fluente e a apraxia da fala. O fenômeno do "membro alienígena" ocorre em cerca de 50% dos casos e se caracteriza por uma sensação de perda da percepção do membro, associada à sua levitação espontânea. Distonia pode estar presente em pouco mais de um terço dos casos. Rigidez de um membro e bradicinesia são as características motoras mais prevalentes no início e durante o curso da doença. É frequente a presença de apraxia ideomotora e ideativa. Testes neuropsicológicos evidenciam comprometimento em domínios da atenção, função executiva, fluência verbal, praxias, linguagem e visuoespacial.

A DCB pode manifestar-se com diferentes fenótipos: síndrome corticobasal (SCB), síndrome frontal-comportamental (SFC), variante da afasia primária progressiva não fluente/agramática (APP) e síndrome de paralisia supranuclear progressiva (SPSP). Os fenótipos e características clínicas foram combinados para criar dois conjuntos de critérios: provável e possível. Os critérios prováveis abrangem início insidioso, progressão gradual por pelo menos um ano, idade de início maior do que 50 anos, ausência de história familiar e fenótipo clínico de SCB provável, SFC ou APP. Os possíveis compreendem critérios semelhantes ao provável, mas sem restrições com a idade ou história familiar, e incluem os fenótipos da SCB possível e SPSP.

Tratamento

Não há tratamento específico para a DCB. Eventualmente, prescreve-se levodopa quando os sinais parkinsonianos estão presentes, mas aqui também os resultados não são animadores. Medidas paliativas como toxina botulínica para as manifestações distônicas e clonazepan para os abalos mioclônicos podem ser prescritas, mas nem sempre com sucesso.

Demência com corpos de Lewy

O quadro costuma iniciar após os 60 anos e caracteriza-se pela combinação de declínio cognitivo, sintomas psicóticos (alucinações visuais e delírios) e parkinsonismo. Na maioria das vezes, costuma haver alta prevalência de desequilíbrios e quedas, desde o início dos sintomas.

O quadro cognitivo e comportamental precede ou, no máximo, ocorre após os primeiros 12 meses do quadro motor. Há uma alta sensibilidade à exposição aos neurolépticos clássicos, e mesmo à maioria dos antipsicóticos de gerações mais recentes. Os pacientes desenvolvem acentuada rigidez muscular e piora da confusão mental logo depois de expostos a quaisquer doses desses medicamentos. Doentes com declínio cognitivo podem responder parcialmente a anticolinesterásicos, e o parkinsonismo pode ser tratado com levodopa. Os sintomas alucinatórios devem ser tratados com clozapina ou quetiapina.

■ COREIAS

Coreia é um movimento involuntário rápido, irregular, aleatório, sem propósito que pode acometer qualquer segmento do corpo. Quando o movimento é discreto, há a sensação de uma inquietude impossibilitando que o indivíduo fique parado. Nos casos mais graves, os movimentos podem assumir um caráter mais violento e serem chamados de balismo. Geralmente, vêm acompanhados de outros sintomas, como hipotonia, e, portanto, é melhor a designação de síndromes coreicas.

De acordo com a etiologia, as coreias podem ser classificadas em hereditárias, metabólicas, infecciosas, imunológicas, vasculares, secundárias ao uso de medicamentos, lesões estruturais (Quadro 251.4).

DOENÇA DE HUNTINGTON

Neurodegenerativa, é progressiva de herança autossômica dominante e caracterizada por coreia, sintomas psiquiátricos e declínio cognitivo. A doença de Huntington (DH) decorre de um aumento de repetição do trinucleotídeo CAG (citosina-adenosina-guanina) no gene *IT-15*, no bra-

DIAGNÓSTICO E TRATAMENTO

QUADRO 251.4 ■ Classificação das coreias segundo a etiologia	
HEREDITÁRIAS	**IMUNOLÓGICAS**
• Doença de Huntington • Coreia familiar benigna • Neuroacantocitose • Síndromes Huntington-like • Doença de Wilson • Atrofia dentatorubro-palidoluisiana • Ataxia espinocerebelar (2,3,17) • Ataxia-telangectasia • Coreoatetose cinesogênica paroxística	• Coreia de Sydenham • Coreia gravídica • Encefalite pós-infecciosa ou pós-vacinal • Lúpus eritematoso sistêmico • Síndrome de Behçet • Coreias paraneoplásicas
METABÓLICAS	**LESÕES ESTRUTURAIS E FUNCIONAIS DO CÉREBRO**
• Hiper/hiponatremia • Hipocalcemia • Hiper/hipoglicemia • Hipomagnesemia • Encefalopatia hepática • Encefalopatia renal • Hiper/hipotiroidismo	• Infarto/hemorragia dos gânglios da base • Malformação arteriovenosa • Pós-traumática • Hematoma subdural • Tumor primário ou metastático
SECUNDÁRIAS AO USO DE MEDICAMENTOS	
• Bloqueadores dopaminérgicos • Antiparkinsonianos • Psicoestimulantes • Bloqueadores do canal de cálcio • Anticonvulsivantes	

ço curto do cromossomo 4p16.3, que codifica a proteína huntingtina. O número de repetições até 26 é considerado normal. Acima de 39 repetições, a penetrância é completa e o indivíduo desenvolve a doença na fase adulta. Entre 36 e 39 repetições, a penetrância é incompleta, podendo ou não desenvolver a doença. Entre 27 e 35, o indivíduo é normal, mas existe o risco de o filho desenvolver a expansão em caso de herança paterna, pois a instabilidade das repetições do trinucleotídeo é mais comum nos portadores do sexo masculino. Acima de 60 repetições, o início é juvenil.

A prevalência varia de 3 a 7 casos por 100 mil pessoas. O início geralmente ocorre entre 35 a 50 anos, mas formas mais tardias também podem ocorrer. Cerca de 10% dos casos se iniciam abaixo dos 20 anos, então denominada DH juvenil ou forma de Westphal.

Quadro clínico e diagnóstico

A coreia é o sintoma motor mais frequente e está presente em cerca de 90% dos pacientes; pode estar acompanhada de outras manifestações, como incoordenação, alteração da marcha, movimentos sacádicos lentos, alteração da fixação do olhar e disartria.

Os sintomas psiquiátricos e cognitivos podem preceder o aparecimento das manifestações motoras. Entre os primeiros, têm-se alterações da personalidade, comportamento antissocial, transtorno obsessivo-compulsivo (TOC), psicose, distúrbios do sono e alcoolismo. A depressão é um distúrbio afetivo muito comum.

As manifestações cognitivas se caracterizam por alterações das funções executivas, diminuição de atenção, alteração de memória, demência, alteração das habilidades visuoespaciais.

A presença de distonia, sintomas parkinsonianos, como bradicinesia, e rigidez, podem manifestar-se nas fases avançadas e substituir os movimentos hipercinéticos. Tiques e mioclonias também podem ser vistos. Na forma juvenil, o quadro predominante é de parkinsonismo e pode estar associado às alterações psiquiátricas e crises convulsivas.

O diagnóstico diferencial deve ser feito com outras doenças genéticas, como as neuroacantocitoses, Huntington-like tipo 2, ataxia cerebelar tipo 17 (SCA17) e atrofia dentato-rubro-pálido-luisiana.

Tratamento

Apenas sintomático, em que é possível utilizar os antipsicóticos típicos, como o haloperidol, ou os atípicos, como risperidona e olanzapina para os movimentos coreicos e também para os sintomas psicóticos. A tetrabenazina, cuja ação é depletora dopaminérgica pré-sináptica, também é utilizada. Alguns efeitos colaterais, como piora da rigidez ou outros sinais parkinsonianos e distonia, podem ocorrer durante o tratamento.

Para o tratamento da depressão, os diversos antidepressivos podem ser utilizados sem preferência ou vantagem de um em relação a outro.

COREIA DE SYDENHAM

Decorrente de um mecanismo imunológico, a coreia de Sydenham (CS) está associada à febre reumática na qual ela representa uma de suas maiores manifestações. Pode ocorrer em 26% dos pacientes com febre reumática. O quadro é precedido por infecção orofaríngea pelo estreptococo betahemolítico do grupo A. Embora seja mais frequente no Brasil do que nos países da Europa e nos Estados Unidos, nos últimos anos, observa-se uma redução da sua incidência.

Quadro clínico e epidemiologia

A coreia pode ser unilateral ou generalizada e estar associada a outros sintomas da febre reumática, como artrite, e a alterações cardíacas, como valvopatias.

Geralmente, inicia-se entre 5 e 15 anos, com um pico entre 8 e 9 anos, acomete mais o sexo feminino, em uma proporção de 2:1. Os primeiros sintomas podem se iniciar de forma abrupta ou insidiosa em torno de 15 a 20 dias, como inquietude, careteamento, choros e posteriormente os movimentos coreicos. Outros sintomas, como alteração da fala (disartria), disfagia, hiper-reflexia, TOC, dificuldade escolar por déficit de atenção, também podem ser observados.

Apresenta curso autolimitado, com resolução geralmente entre 5 e 15 semanas, entretanto, em alguns casos, pode ocorrer persistência da coreia por cerca de até 2 anos. Recorrência pode ser vista em até cerca de 20% dos casos. As pessoas com antecedentes de CS podem tornar-se sensíveis ao uso de algumas medicações, como fármacos simpaticomiméticos, anticoncepcionais e hormônios tiroidianos.

Patogenia

Está relacionada a um mecanismo autoimune causado por mimetismo molecular entre os estreptococos betahemolíticos e os antígenos dos núcleos da base e que levaria à formação de anticorpos antinúcleos da base em indivíduos geneticamente predispostos. Existem evidências de que exista uma hiperatividade dopaminérgica nos circuitos dos gânglios da base.

Diagnóstico

Clínico. Alguns achados laboratoriais são títulos elevados de antiestreptolisina O (ASLO) e presença de anticorpos IgG contra os núcleos da base. Estudos com tomografia por emissão de pósitrons com fluordesoxiglicose (8F-FDG PET) podem evidenciar hipermetabolismo estriatal.

Tratamento

Sintomático e profilático. Nos primeiros dias, é necessário que a criança permaneça em repouso e não frequente a escola. A profilaxia é feita com penicilina benzatina via IM na dose de 1.200.000 UI a cada 21 dias, e tem sido preconizado pelo Ministério da Saúde (MS) seu uso até os 21 anos para prevenir ataques recorrentes. Se houver alergia à penicilina, as sulfas são a segunda opção.

Para o tratamento sintomático, o ácido valproico é utilizado como 1ª escolha em doses de 10 a 40 mg/dia em 2 a 3 tomadas diárias. Em crianças com 12 anos ou mais, pode-se iniciar com 250 mg em 2 tomadas e aumentar, caso haja necessidade, para o controle dos movimentos. Os neurolépticos, como haloperidol ou pimozida, nas doses de 1 a 2 mg ao dia, também podem ser uma opção. O efeito colateral mais comum é a sedação e, mais raramente, a presença de discinesias.

Os corticosteroides, como a prednisona, podem ser utilizados para os casos em que ocorrem outras manifestações da febre reumática, especialmente a cardite. A pulsoterapia deve ser reservada para casos refratários ou mais graves. Em geral, a medicação é mantida por cerca de 30 dias, com redução gradual após este período. Se os sintomas reaparecerem, pode-se reintroduzir o tratamento por mais alguns dias ou utilizar outro medicamento.

Nas outras formas de coreia de etiologia metabólica, secundárias a distúrbios hormonais, distúrbios autoimunes e à exposição a medicamentos e toxinas, é preciso corrigir o agente causador, como controle dos distúrbios metabólicos, reposição hormonal e suspensão de medicamentos.

■ DISTONIAS

Distúrbios do movimento caracterizados por contração muscular sustentada ou intermitente que causa movimentos anormais frequentemente repetidos ou posturas anormais. Os movimentos distônicos podem ser de torção ou estar associados com tremor de amplitude e frequência variável e costumeiramente irregular, o denominado tremor distônico.

Em geral, esses movimentos se atenuam com truques sensitivos, por exemplo, tocar ou segurar a região acometida. A distonia frequentemente ocorre no início ou piora com a ação e pode se expandir para outros músculos.

De acordo com o novo consenso publicado em 2013, a fim de melhorar o entendimento e o diagnóstico das distonias, estas foram classificadas de acordo com as características clínicas e a etiologia.[4] Segundo as características clínicas, estão incluídos idade de início, distribuição corporal, padrão temporal, associação com outros distúrbios do movimento e outras manifestações neurológicas (Quadro 251.5).

Anteriormente, conforme a idade de início, a distonia era dividida em precoce e tardia. Na nova classificação, foi desmembrada em 5 faixas etárias: lactente (nascimento até 2 anos), infância (3 a 12 anos), adolescência (13 a 20 anos), adulto jovem (21 a 40 anos) e adulto (acima de 40 anos).

De acordo com o segmento acometido, a distonia pode ser: focal, segmentar, multifocal, hemidistonia ou generalizada.

Segundo o padrão temporal ou evolução, a distonia pode ser considerada estática ou progressiva. Além disso, ela pode apresentar-se em diferentes condições de variabilidade:
- persistente: manifesta-se sempre igual;
- ação específica: ocorre em determinada ação ou tarefa;
- flutuação diurna: pode ocorrer durante o dia e sofrer influência do ciclo circadiano;
- paroxística: episódio súbito e autolimitado de distonia que geralmente é desencadeado por um gatilho.

A distonia é denominada isolada quando é pura ou associada ao tremor. Se estiver acompanhada de outros movimentos involuntários, por exemplo, mioclonia ou parkinsonismo, é denominada combinada. Pela antiga classificação, eram denominadas distonia primária e distonia-plus, respectivamente.

A presença de outras manifestações neurológicas ou sistêmicas no quadro das distonias, como alterações cognitivas, transtornos psiquiátricos, alterações metabólicas, geralmente indica uma forma progressiva ou degenerativa (Quadro 251.6).

ETIOLOGIA

De acordo com a etiologia, as distonias podem ser classificadas em:
- formas degenerativas e não degenerativas, de acordo com a presença ou ausência de alterações patológicas degenerativas, respectivamente;
- hereditária;
- adquirida (causa específica);
- idiopática (causa desconhecida).

QUADRO CLÍNICO

Baseadas na classificação clínica, as distonias podem ser descritas em diversas síndromes, apresentadas a seguir.

Distonia generalizada isolada de início precoce

A distonia se inicia na infância, em torno dos 6 anos, e acomete ambos os sexos. Geralmente, o fenômeno distônico se inicia em um dos membros infe-

---

QUADRO 251.5 ■ Classificação de acordo com as características clínicas da distonia

CARACTERÍSTICAS CLÍNICAS DA DISTONIA
Idade de início
▪ Lactente (nascimento até 2 anos)
▪ Infância (3-12 anos)
▪ Adolescência (13-20 anos)
▪ Adulto jovem (21-40 anos)
▪ Adulto (> 40 anos)
Distribuição corporal
▪ Focal: um segmento acometido
▪ Segmentar: dois ou mais segmentos contíguos
▪ Multifocal: dois ou mais segmentos não contíguos
▪ Generalizada: tronco e pelo menos dois locais envolvidos
▪ Hemidistonia: um hemicorpo acometido
Padrão temporal
1 | Curso da doença
▪ Estático
▪ Progressivo
2 | Variabilidade
▪ Persistente
▪ Ação específica
▪ Flutuação diurna
▪ Paroxística
Características associadas
1 | Associação ou não de outros distúrbios do movimento
▪ Distonia isolada
▪ Distonia combinada: parkinsonismo, mioclonias
2 | Ocorrência de outras manifestações neurológicas ou sistêmicas

Fonte: Albanese e colaboradores.[4]

QUADRO 251.6 ■ Classificação das distonias conforme a etiologia
ETIOLOGIA DAS DISTONIAS
Patologia do sistema nervoso • Evidência de degeneração • Evidência de lesão estrutural • Ausência de evidência de degeneração ou lesão estrutural
Hereditária ou adquirida 1 | Hereditária 　• Autossômica dominante 　• Autossômica recessiva 　• Ligada ao cromossomo X 　• Mitocondrial 2 | Adquirida 　• Trauma perinatal 　• Infecção 　• Medicamentos 　• Tóxica 　• Vascular 　• Neoplásica 　• Trauma craniencefálico 　• Psicogênica 3 | Idiopática 　• Esporádica 　• Familiar

Fonte: Albanese e colaboradores.[4]

riores e ao longo de alguns meses ou anos acomete todo o corpo. Após essa progressão, o quadro se estabiliza. Em geral, só ocorre a distonia, mas, em alguns casos, a presença de tremor pode ser observada. Pode ser esporádica ou familiar. O primeiro gene identificado associado à distonia generalizada de início precoce é o gene do lócus *DYT1*, que codifica a proteína torsina A. A transmissão é autossômica dominante, com penetrância que varia de 30 a 40%. Essa mutação tem a maior prevalência em famílias de judeus Ashkenazi, mas também tem sido descrita em famílias não judias. No Brasil, esse gene já foi identificado, porém não se sabe sua prevalência. Outro gene identificado foi o *THAP1*, que causa a distonia DYT6. Foi descrito inicialmente em populações Menonitas, mas também já foi identificado no Brasil.

Distonia focal isolada de início no adulto

As formas mais comuns são a distonia cervical, o blefaroespasmo e a câimbra do escrivão. A distonia cervical manifesta-se por contrações dos músculos do pescoço, muitas vezes dolorosas, que produzem movimentos anormais da cabeça e do pescoço, tais como torcicolo, laterocolo, anterocolo e retrocolo. As mulheres são um pouco mais afetadas do que os homens. Pode estar associada a um tremor na região cervical quando a cabeça é colocada do lado contrário à distonia ou tremor de ação e postura nos membros superiores.

Blefaroespasmo

Segunda forma mais frequente de distonia focal, caracteriza-se pela presença de piscamentos, devido à contração forçada dos músculos orbiculares dos olhos. Quando intenso, pode levar à cegueira funcional, devido à incapacidade de manter os olhos abertos. Geralmente, é acompanhado de fotofobia, irritação ocular e secura dos olhos. O início ocorre após 40 ou 50 anos, mais frequente nas mulheres. Pode ser confundido com tiques ou problemas oftalmológicos. A distonia oromandibular é causada por contrações musculares que envolvem os músculos mastigatórios, faciais inferiores e língua. Pode dar origem a trismos, bruxismo, abertura ou fechamento da boca, movimentos involuntários da língua, disfagia e disartria.

Câimbra do escrivão

Distonia tarefa-específica durante a escrita. O quadro inicial pode ser um movimento involuntário simples e torna-se mais complexo com a progressão. Pode ser precedida por trauma e tende a manter-se focal ou limitada ao membro envolvido. Existem outros tipos de distonia tarefa-específica, como a distonia dos músicos, que ocorre nas regiões corporais utilizadas para tocar o instrumento musical, como mãos (pianistas, violinistas, guitarristas) ou boca (trompetistas, saxofonistas e flautistas).

Distonia focal laríngea

Afeta a voz, inicia-se em torno dos 30 anos e é mais comum em mulheres. A forma mais comum (80%) é a disfonia da musculatura adutora, que causa o fechamento inapropriado da glote e leva a estrangulamentos característicos durante a fala. A disfonia de abdução, ao contrário, causa uma abertura inapropriada na glote e produz pausas respiratórias. Alguns pacientes encontram certas manobras, os truques sensitivos, para melhorar a fala.

Distonia combinada

Distonia-parkinsonismo

Existem várias formas com esta combinação de fenótipos. A mais comum é a distonia dopa-responsiva, uma doença genética com várias mutações já descritas. A maioria dos casos ocorre por mutação do gene da GTP ciclo-hidrolase I, uma enzima da cadeia metabólica da dopamina pré-sináptica (distonia flutuante de Segawa ou DYT5), herança autossômica dominante. Tem início entre 8 e 16 anos e afeta mais o sexo feminino. Apresenta uma flutuação diurna em grande parte dos casos. A distonia geralmente se inicia nos membros inferiores, levando os pacientes a apresentarem marcha peculiar de andar na ponta dos pés. A resposta a doses pequenas de levodopa é uma característica marcante. O principal diagnóstico diferencial é com a distonia generalizada de início precoce. Podemos citar algumas formas mais raras de distonia-parkinsonismo, como a distonia-parkinsonismo de início rápido (DYT12), formas genéticas de parkinsonismo (PARK 2, 6, 7), doença de Wilson, entre outras.

Distonia-mioclonia

A distonia pode estar associada com movimentos mioclônicos. A distonia-mioclonia hereditária (DYT11 gene épsilon-sarcoglicana) é caracterizada por movimentos mioclônicos que envolvem os membros superiores e os músculos axiais acompanhados de distonia do pescoço e braços em 50% dos casos. Ambos os sexos são afetados igualmente. A herança é autossômica dominante, com gravidade variável e penetrância incompleta, e *imprinting* materno. Tem início nas 1ª a 2ª décadas. Além disso, não é acompanhada de outros sinais neurológicos. Os exames, como eletrencefalografia (EEG), potencial somatossensitivo (PESS) e neuroimagem, são normais. Em parte dos pacientes, os movimentos melhoram com a ingestão de álcool. Pode apresentar transtornos psiquiátricos, como alterações da personalidade, sintomas obsessivo-compulsivos, alcoolismo e síndrome do pânico.

TRATAMENTO

O tratamento das distonias é realizado de acordo com a sua forma de apresentação. Nas distonias generalizadas e em qualquer idade, deve-se tentar o uso de levodopa em doses baixas (metade a um quarto de comprimido três vezes ao dia) durante pelo menos quatro semanas, para se identificarem casos de distonia dopa-responsiva. Na ausência de resposta à levodopa, tentam-se doses crescentes de anticolinérgicos (triexifenidila ou biperideno). Os pacientes mais jovens costumam apresentar boa tolerância, mesmo com doses entre 15 e 30 mg ao dia.

O tratamento cirúrgico, como a palidotomia ou a estimulação profunda do pálido interno, é uma opção a ser considerada nos casos refratários ao tratamento medicamentoso, especialmente nas distonias de início precoce isoladas.

Nas formas focais, a medicação de 1ª escolha é aplicação da toxina botulínica A nos músculos responsáveis pelo movimento distônico. As melhores respostas são obtidas na distonia cervical e blefaroespasmo (evidência A). A duração da resposta se dá em torno de 3 a 4 meses, sendo necessária a aplicação recorrente (Quadro251.7).

■ MIOCLONIAS

Sinal clínico definido como movimento involuntário, rápido, abrupto, semelhante a um choque, decorrente de contrações musculares (mioclonia positiva) ou de inibição da atividade muscular (mioclonia negativa).

As mioclonias positivas geralmente envolvem os músculos extensores e flexores, e a ativação anormal resulta em um deslocamento das articulações para cima e para baixo. As negativas, por sua vez, envolvem músculos que são tonicamente recrutados, e a parada da atividade resulta em perda do efeito antigravitacional e deslocamento das articulações para baixo. A mioclonia resulta de um fenômeno de alteração nos mecanismos inibitórios do SNC, difuso ou focal, que leva a uma resposta síncrona e repetitiva da área desinibida. As manifestações clínicas podem ser provocadas por alterações no cérebro, na medula espinal e também no sistema nervoso periférico.

As mioclonias podem ser classificadas de acordo com sua apresentação clínica, etiologia e origem anatômica.

Clinicamente, a mioclonia pode ocorrer em repouso, durante uma ação, postura ou pode ser reflexa (desencadeada por estímulos visuais ou auditivos). Quanto à distribuição corporal, a mioclonia pode ser focal, segmentar, multifocal ou generalizada (Quadro 251.8).

ETIOLOGIA

De acordo com a etiologia, as mioclonias são classificadas em:
- Fisiológicas: ocorrem em pessoas normais e geralmente não causam anormalidades. Os exemplos mais comuns são as mioclonias do sono, após exercícios.
- Mioclonia essencial: a mioclonia é o único sintoma clínico ou o mais importante. Pode ser esporádica ou familiar.

QUADRO 251.7 ■ Tratamento das distonias

DISTONIA SEGMENTAR OU GENERALIZADA

1 | Levodopa + inibidor da descarboxilase 1/4 a 1/2 cp 2-3 x/d por 4 semanas
2 | Anticolinérgicos 10-50 mg/d
3 | Outras medicações: baclofeno, benzodiazepínicos, depletores dopaminérgicos
4 | Tratamento cirúrgico: palidotomia, estimulação cerebral profunda

DISTONIA FOCAL

1 | Toxina botulínica A
2 | Tratamento medicamentoso da distonia generalizada
3 | Estimulação cerebral profunda do globo pálido interno: distonia cervical

QUADRO 251.8 ■ Classificação etiológica das mioclonias

ETIOLOGIA	CARACTERÍSTICAS
Fisiológica	Abalos em pessoas normais (p. ex., mioclonia do sono)
Essencial	Hereditárias ou esporádicas
Epiléptica	Parte de uma síndrome epiléptica

Sintomática	Fazem parte de uma doença identificável
	1 | Doenças de depósito
	2 | Degeneração espinocerebelar
	3 | Doenças dos gânglios da base
	  • Paralisia supranuclear progressiva
	  • Doença de Parkinson
	  • Atrofia de múltiplos sistemas
	  • Doença de Huntington
	  • Degeneração corticobasal
	  • Distonia-mioclonia
	  • Atrofia dentatorubro-palidoluisiana
	  • Doença de Wilson
	  • Doença de Hallervorden Spatz
	4 | Síndromes demenciais
	5 | Encefalopatias virais
	6 | Doenças metabólicas
	7 | Tóxicas e medicamentosas
	8 | Lesões focais do SNC

Psicogênica	

- Mioclonia epiléptica: faz parte de uma síndrome epiléptica, como o único tipo de crise ou uma de múltiplos tipos de crises. A mioclonia pode ser focal, segmentar ou generalizada. A causa pode ser idiopática, genética ou encefalopatia não progressiva.
- Sintomática: as mioclonias fazem parte de uma doença identificável que pode ser neurológica ou não. Geralmente são multifocais ou generalizadas.
- Psicogênicas: ocorrem em um contexto psicológico. Em geral, apresentam movimentos inconsistentes na apresentação, distribuição corporal, são reduzidos com a distração, melhoram ou pioram muito com placebo e sugestão, têm início ou resolução abrupta, períodos de remissão espontânea.

Do ponto de vista anatômico, são classificadas, de acordo com a origem do impulso nervoso, em:
- Corticais: resultantes da atividade anormal que se origina no córtex sensitivo-motor e chega ao músculo pela medula espinal através do trato piramidal. Podem ser focais ou multifocais.
- Subcorticais: a origem da atividade anormal se encontra em estruturas entre o córtex cerebral e a medula espinal e provavelmente ocorre devido à hiperexcitabilidade da formação reticular caudal do tronco encefálico, em um núcleo conhecido como gigantocelular. As mioclonias subcorticais, também chamadas de reticulares, geralmente são generalizadas, espontâneas ou estímulo-sensíveis, principalmente axiais.
- Corticossubcorticais: graças a uma combinação de descarga corticossubcortical anormal que se difunde pela via corticorretículoespinal ou subcortical, que produz seu efeito via trato corticoespinal. Podem ser multifocais e/ou generalizadas.
- Medulares: são resultantes da hiperatividade de neurônios espinais e dão origem a movimentos espontâneos.

- Periféricas: ocorrem nas lesões de raízes, plexos ou nervos que podem modificar o padrão normal de impulsos sensitivos à medula e levar à desinibição dos neurônios motores do corno anterior.

Entre os estudos eletrofisiológicos, têm-se a eletromiografia (EMG), a EEG e o PESS, que podem registrar uma contração muscular de maneira muito mais precisa do que só a observação clínica. Além disso, permitem diferenciar as mioclonias de outros movimentos involuntários e também classificá-las nos seus diversos tipos.

Os fármacos mais frequentemente utilizados são os antiepilépticos, como valproato e clonazepam. Algumas vezes, é necessário associar outras medicações, como a primidona, o piracetam e o levetiracetam.

> **ATENÇÃO!**
> Inicialmente, é importante identificar a causa da mioclonia e verificar se ela é tratável. Muitas vezes, isso não é possível e então se utiliza o tratamento sintomático.

As mioclonias negativas podem piorar com o uso de anticonvulsivantes, como fenitoína, carbamazepina, ácido valproico e lamotrigina. As medicações que têm sido utilizadas para essas crises são a etosuximida e, mais recentemente, o levetiracetam, que tem sido relatado como favorável para estes casos.

A toxina botulínica pode ser utilizada com sucesso nas mioclonias de origem periférica, como o espasmo hemifacial.

■ TIQUES

Tiques motores são movimentos recorrentes, repetitivos, súbitos, não rítmicos. Tiques fônicos ou vocais são sons com ou sem conteúdo linguístico, emitidos de forma intermitente e repetitiva. Os tiques podem aparecer em surtos, com períodos de exacerbação e remissão espontâneos, variando na frequência, na intensidade e no tipo.

Aspectos característicos incluem a previsibilidade do movimento, a supressibilidade e a possibilidade de ser desencadeado por estresse, excitação e sugestão. É essencial para o diagnóstico que se reconheçam três características associadas à supressibilidade: 1 – possibilidade de supressão voluntária e temporária do movimento; 2 – tensão emocional que gera desconforto e que acompanha o período da supressão; e 3 – necessidade imperiosa de realizar o tique para aliviar a tensão gerada durante a supressão.

Os tiques podem ser classificados em simples e complexos. Os tiques motores simples envolvem geralmente apenas um grupo muscular e podem causar um movimento caracterizado por um abalo breve (tique clônico), ou uma contração mais lenta, levando a uma postura anormal sustentada (tiques distônicos) ou ainda a uma contração muscular isométrica (tiques tônicos). Exemplos de tiques motores clônicos são piscamento, careteamento e abalos da cabeça. Tiques distônicos simples incluem blefaroespasmo, movimentos oculógiros, bruxismo, abertura sustentada da boca, torcicolo, rotação do ombro. Enrijecimento da musculatura abdominal ou de um membro são exemplos de tique tônico.

Os tiques motores complexos são movimentos coordenados e sequenciados que se assemelham a um ato motor ou um gesto normal, mas que são inapropriadamente intensos e cronometrados. Eles podem lembrar um movimento não proposital, como o abalo da cabeça ou inclinação do tronco para frente, ou podem parecer propositais, como o ato de tocar, arremessar, bater, pular e chutar. Os tiques motores complexos podem manifestar-se como copropraxia (fazer gestos obscenos, pegar ou expor a genitália) e ecopraxia (imitar gestos). A paracinesia (movimento realizado com o objetivo de camuflar o tique) é outro movimento que pode estar associado aos tiques, criando a falsa impressão de que o tique é um ato aparentemente proposital (passar a mão no cabelo no momento do abalo da cabeça).

Os tiques fônicos simples caracterizam-se pela emissão de sons sem significado, como: fungar, pigarrear, grunhir, ranger, gritar, tossir, soprar. Os tiques fônicos complexos, por sua vez, consistem na verbalização de sons com as seguintes características: conteúdo linguístico de caráter obsceno (coprolalia), repetição de palavras ou frases ouvidas (ecolalia) e repetição de palavras, frases ou, mais frequentemente, a última sílaba proferida (palilalia).

> **ATENÇÃO!**
> Os tiques fônicos podem persistir durante todos os estágios do sono, o que os diferencia de outras hipercinesias.

Em 80% dos pacientes, principalmente naqueles portadores da síndrome de Tourette, os tiques motores ou fônicos são precedidos por sensações premonitórias. Esse fenômeno consiste em uma sensação desagradável ou desconforto, topograficamente distribuído na região anatômica do tique, por exemplo, a sensação de queimação nos olhos, precedendo o piscamento, sensação de tensão na musculatura do pescoço, que é aliviada pelo seu estiramento ou pelo abalo da cabeça, sensação de aperto ou constrição, que é aliviada pela extensão do braço ou da perna, congestão nasal antes de fungar, ressecamento ou dor na garganta antes de pigarrear, coceira na escápula antes do movimento de rotação. Essas sensações podem ser projetadas em outras pessoas ou objetos e só serão aliviadas quando o paciente toca ou arranha a pessoa ou o objeto em questão. Essa manifestação é descrita como tique fantasma extracorporal.

Outra forma de sensação premonitória é o sentimento não localizável e menos específico que abrange a esfera psíquica, tal como raiva ou ansiedade. Os tiques podem ser transitórios (de 4 semanas a 1 ano) e desaparecer espontaneamente, ou crônicos (por mais de 1 ano). Os tiques transitórios são mais frequentes em meninos.

De acordo com a etiologia, os tiques podem ser primários ou secundários.

SÍNDROME DE TOURETTE

Distúrbio familiar, crônico, com início geralmente aos 5 ou 6 anos e um pico de piora em torno de 10 a 12 anos, caracterizado por tiques motores e vocais com períodos de piora e melhora espontâneos, que ocorrem por mais de um ano. Há uma flutuação dos tiques em relação à localização, ao tipo, à frequência e à gravidade. No início, os tiques são motores simples e envolvem a face e o pescoço; depois, aparecem os tiques motores complexos e os tiques vocais. Existem diversos estímulos que podem agir como fatores precipitantes, e isso pode variar de paciente para paciente.

Os critérios diagnósticos para a síndrome de Tourette (ST) que têm sido utilizados são:
- Tiques motores e um ou mais vocais devem estar presentes em um período da doença, não necessariamente concomitantes.
- Os tiques devem ocorrer várias vezes ao dia, quase todos os dias ou intermitentemente, por mais de um ano, e, neste período, não deixar de ocorrer por mais de três meses consecutivos.
- O distúrbio deve causar marcado desconforto ou significante comprometimento social, ocupacional ou outros.
- Deve iniciar antes dos 18 anos.
- O distúrbio não ocorre devido aos efeitos diretos de uma substância ou a uma condição.

Os transtornos do déficit de atenção e hiperatividade (TDAH) e transtornos obsessivo-compulsivos (TOC) podem ser encontrados em cerca de

50% dos pacientes com ST, especialmente com idade inferior a 20 anos. Distúrbios do sono também são uma comorbidade descrita.

A etiologia ainda não é totalmente esclarecida, mas é possível que uma associação entre fatores genéticos, epigenéticos e ambientais possam determinar o substrato neurobiológico para o aparecimento do fenótipo clínico.

Os estudos de gêmeos e famílias testemunham que fatores genéticos estão presentes, particularmente com um padrão de herança poligênica. As análises de linkage sugerem a importância de várias regiões cromossômicas, incluindo 11q23, 4q34-35, 5q35 e 17q25. Estudos de populações com ST têm implicado regiões próximas do centrômero do cromossomo 2 e no 6p, 8q, 11q, 20q e 21q, assim como no cromossomo X. Genes candidatos para a ST têm incluído os genes de receptores dopaminérgicos (DRD1, DRD2, DRD4 e DRD5), do transportador da dopamina, de receptores noradrenérgicos e serotoninérgicos. Mais recentemente, o gene número 1 da família SLITRK e o gene da descarboxilase da L-histidina (HDC) foram propostos como candidatos à mutação em pacientes com ST.

Os fatores epigenéticos que têm tido destaque na patogênese da ST são as lesões perinatais de natureza hipóxica-isquêmica, exposição a androgênios e aqueles que são desencadeados por mecanismos autoimunes pós-infecciosos. Neste particular, o aparecimento de doenças imunomediadas (CS, PANDAS, do inglês *pediatric autoimune neuropsychiatric disorder*), por exposição prévia ao estreptococo betahemolítico do grupo A é assunto amplamente debatido na literatura. Há tendência em se admitir que a ST também compartilhe do mesmo mecanismo.

A fisiopatologia da ST é complexa, porque envolve a presença não somente dos tiques que compõem o aspecto central da síndrome, mas também das manifestações neuropsiquiátricas.

O tratamento da ST deve seguir alguns princípios. Como regra, primeiro, caracterizar se o sintoma é grave o suficiente para justificar o tratamento medicamentoso. Se assim for, iniciar sempre com um medicamento de cada vez, analisando se apenas os tiques, ou também as comorbidades, justificam tratamento. Sempre que a decisão for a intervenção farmacológica, ponderar os riscos potenciais do desenvolvimento de efeitos colaterais dessas substâncias e regularmente reavaliar o paciente.

> **ATENÇÃO!**
>
> Deve-se ter em mente que, de acordo com a própria história natural da doença, os tiques sofrem períodos de exacerbação e remissão espontâneos. Terapêutica não farmacológica, como técnicas de reversão de hábito, fazendo parte da terapia cognitivo-comportamental (TCC), pode ser útil.

Atenção também deve ser dada para o "entorno" do paciente, ou seja, esclarecer sobre a ST junto aos familiares, professores e colegas de classe na escola do indivíduo acometido, de modo a tentar criar um ambiente favorável e minimizar a discriminação que estas crianças frequentemente sofrem.

Várias classes de substâncias têm sido utilizadas. Quando os sintomas são mais leves, a opção terapêutica são agonistas α2-adrenérgicos, como a clonidina e a guanfacina. Especialmente a clonidina pode também melhorar a ansiedade, a insônia, a hiperatividade e a impulsividade em pacientes que, além da ST, sofrem de TDAH. Alguns efeitos colaterais incluem a sedação e a hipotensão, porém, em geral, estas substâncias são bem toleradas. As substâncias bloqueadoras do receptor dopaminérgico (haloperidol e pimozida) são as mais efetivas. A pimozida é considerada mais bem tolerada e exige controle cardiológico regular por poder provocar prolongamento do intervalo QT. Estes neurolépticos típicos podem produzir discinesia tardia, embora esta temível complicação seja raramente reportada em pacientes com ST. O início do tratamento com qualquer desses neurolépticos deve ser feito com doses baixas, para evitar o potencial risco de reações distônicas agudas. Alguns neurolépticos atípicos, como risperidona, ziprasidona, olanzapina, aripiprazole e quetiapina, também têm sido incluídos no arsenal terapêutico da ST, porém com efeitos benéficos mais modestos.

Há poucas alternativas terapêuticas, além dos agonistas α2-adrenérgicos e dos bloqueadores do receptor dopaminérgico. Entre elas, pode-se citar o topiramato, que é um potencial inibidor da neurotransmissão do ácido γ-aminobutírico, que reduz o disparo neuronal anormal dos núcleos da base, e a tetrabenazina, uma substância depletora de monoamina.

Em situações de pouca resposta à terapêutica citada, o uso de toxina botulínica tem-se mostrado eficaz tanto para tiques motores como para os tiques fônicos, pela injeção da substância nas pregas vocais. Para casos refratários, tem sido proposto o tratamento por DBS, sendo a seleção do sítio de estimulação variável caso a caso. Um dos alvos mais utilizados é o complexo centromediano-parafascicular, parte do núcleo intralaminar do tálamo. Localizações alternativas são o *nucleus accumbens* e o GPi.

As comorbidades, como o TDAH, o TOC e outros transtornos do humor, devem ser tratadas quando necessário. Estimulantes, como o metilfenidato (ritalina), são o tratamento de escolha para o TDAH, mesmo em pacientes com ST. O argumento contrário ao seu uso ser suposto desencadeador de tiques não tem sido confirmado conforme estudos do Grupo de Estudos de Síndrome de Tourette, que o considera uma substância segura e eficaz. A ocorrência conjunta de TOC é uma indicação para a introdução de ISRS (Tabela 251.2).

■ TREMOR

Movimento involuntário mais comum, é definido como oscilação rítmica de determinada parte do corpo, decorrente de contrações de músculos

TABELA 251.2 ■ Medicamentos utilizados para o tratamento dos tiques

MEDICAÇÃO	DOSE INICIAL DIÁRIA	DOSE MANUTENÇÃO	EFEITOS COLATERAIS
Haloperidol	0,25 mg	1-5 mg	Discinesia tardia, fadiga, ganho de peso, parkinsonismo, depressão
Pimozida	1 mg	1-10 mg	Igual ao haloperidol, aumento do intervalo QT ao ECG
Risperidona	0,25 mg	1-3 mg	Ganho de peso, igual ao haloperidol
Olanzapina	1,25 mg	1,25-2,5 mg	Sonolência, e os mesmos da risperidona
Clonidina	0,05 mg	0,1-0,5 mg	Sedação, tontura, hipotensão, boca seca
Clonazepam	0,25-0,5 mg	0,5-3 mg	Irritabilidade, fadiga, tontura

antagonistas e podem ser síncronas ou alternantes. Este processo pode ser fisiológico ou patológico.

O tremor pode ser classificado de diversas maneiras, de acordo com etiologia, fenomenologia, frequência, localização. Segundo a fenomenologia ou, mais exatamente, as circunstâncias em que se manifesta, o tremor pode ser de repouso e ação. A frequência do tremor, que é o número de oscilações do segmento afetado em uma unidade de tempo, pode ser classificada em baixa, média e alta.

No que se refere à localização, é possível observar o tremor em qualquer parte do corpo, sendo os membros superiores e a cabeça os segmentos mais acometidos. Outras partes, como os membros inferiores e o tronco, também podem ser afetadas, porém são menos frequentes (Quadro 251.9). O tremor pode se combinar a diferentes síndromes.

TREMOR ESSENCIAL

O tremor essencial (TE) é considerado uma doença heterogênea, é a forma mais comum de tremor e caracteriza-se por ser um tremor cinético e de postura, que pode afetar qualquer parte do corpo, sendo os membros superiores e o segmento cefálico os mais frequentemente acometidos.

Entre os critérios diagnósticos clínicos, o Consenso proposto pela Movement Disorder Society, em 1998, é um dos mais utilizados (Quadro 251.10).[5]

QUADRO 251.9 ■ Classificação sindrômica dos tremores

TREMOR FISIOLÓGICO
- Fisiológico
- Fisiológico exacerbado

TREMOR PATOLÓGICO
- Tremor essencial
- Tremor parkinsoniano
- Tremor distônico
- Tremor cerebelar
- Tremor ortostático
  a | Primário
  b | Plus
- Tremor de Holmes
- Tremor tarefa-específica
- Tremor palatal
  a | Essencial
  b | Sintomático
- Tremor associado às neuropatias
- Tremor psicogênico
- Tremor induzido por medicamentos

QUADRO 251.10 ■ Critérios diagnósticos para TE

CRITÉRIOS PRINCIPAIS	CRITÉRIOS SECUNDÁRIOS
Tremor de ação bilateral das mãos e antebraços (sem tremor de repouso)	Duração maior do que 3 anos
Pode ocorrer tremor isolado da região cefálica sem postura anormal	História familiar positiva
Ausência de outros sinais neurológicos com exceção do sinal da roda denteada	Resposta ao álcool

Fonte: Deuschl e colaboradores.[5]

Os critérios de exclusão são tremor unilateral, tremor isolado da perna, rigidez, bradicinesia, distúrbio de marcha, tremor de repouso, início súbito e rápido do tremor, uso de medicamentos que possam induzir o tremor, tremor isolado da cabeça com postura anormal, como lateralização ou rotação da cabeça.

A prevalência estimada do TE tem sido entre 0,4 e 0,9%, considerando-se todas as idades. Há um aumento da prevalência com a idade, e acima dos 65 anos pode variar de 4,5 a 6,3%. Um estudo recente realizado no Brasil, na cidade de Bambuí, mostra que o índice de prevalência foi de 7,4% em pessoas acima de 64 anos sem diferença entre os sexos.

O TE tem início lento e insidioso e pode ocorrer em qualquer idade, embora no final da adolescência ou após os 50 anos, estejam os picos mais frequentes de início do quadro. A frequência do tremor varia de 4 a 12 Hz e é inversamente relacionada com a idade.

As mãos estão acometidas em cerca de 90% dos casos, com a característica do movimento em flexão e extensão. O início geralmente é bilateral e pode ser de maneira assimétrica. A característica do tremor é de ação e/ou postura, em alguns tipos prevalece uma sobre a outra e em geral desaparecem em repouso e durante o sono. Quando o tremor é muito intenso ou de longa duração, pode haver outras características, como tremor de intenção e tremor de repouso, o que pode confundir o diagnóstico.

Além dos membros superiores, pode também estar presente em outras partes do corpo, especialmente no segmento cefálico e voz. O acometimento da mandíbula, da língua, do tronco e dos membros inferiores é menos comum. A presença do tremor cefálico tem sido mais observada no sexo feminino, e a idade de início é mais precoce no sexo masculino. A melhora com a ingestão de álcool, VO, é frequentemente observada, e a presença de história familiar ocorre em cerca de 50% dos casos. O tremor costuma piorar com ansiedade, fadiga muscular, situações de estresse e pode provocar embaraços sociais e profissionais. Na maioria dos pacientes, não causa incapacidade, mas alguns se queixam de alguma dificuldade; a incapacidade ocorre em cerca de 15 a 25% dos pacientes.

Além das manifestações motoras, outros sintomas têm sido descritos, por exemplo as alterações cognitivas, como alterações de memória recente, fluência verbal, e de função executiva frontal.

O núcleo olivar, o cerebelo e a transmissão por meio da via talamocortical têm sido implicados na fisiopatologia do TE. O diagnóstico é clínico e ainda não existe um marcador para a doença.

O tratamento do TE deve ser instituído quando ele se torna intenso, começa interferir nas atividades diárias ou se transforma em um motivo de muita ansiedade. Caso contrário, não é necessário o uso de medicação. A melhora do tremor ocorre em cerca de 50% dos pacientes.

Com relação ao tratamento medicamentoso de TE, o propranolol e a primidona são as medicações de 1ª escolha e são consideradas igualmente efetivas (Tabela 251.3). O propranolol é um fármaco betabloqueador não seletivo, podendo-se utilizar doses que variam de 40 a 240 mg/dia, cujo efeito geralmente se inicia dentro de 12 a 24 horas após a administração. O propranolol reduz somente a amplitude do tremor, e a melhor resposta é no tremor das mãos. As contraindicações ao uso são: asma brônquica, insuficiência cardíaca (IC), bloqueio atrioventricular (BAV), diabetes melito (DM) e bradicardia sinusal.

Outros betabloqueadores, como metropolol, sotalol, atenolol e nadolol, têm pouca ação no tremor.

A primidona é utilizada quando existe contraindicação ao uso do propranolol ou em pacientes idosos. É convertida em dois metabólitos: feniletilmalonamida (PEMA) e fenobarbital, mas se desconhece o seu mecanismo de ação. A melhora também é maior nas mãos do que nos outros segmentos afetados. Recomenda-se iniciar com doses baixas, em torno de 25 mg/dia, e aumentá-las progressivamente, até chegar

TABELA 251.3 ■ Medicamentos utilizados no tratamento do tremor essencial		
MEDICAMENTO	DOSES	EFEITOS COLATERAIS
Primidona	25-750 mg	Sonolência, tontura, ataxia, náuseas, confusão, fadiga
Propranolol	60-320 mg	Pressão arterial, frequência cardíaca, fadiga, tontura impotência, dispneia
Gabapentina	300-1.200 mg	Tontura, sonolência
Topiramato	25-300 mg	Tontura, fadiga, perda de peso, alteração de memória
Toxina botulínica	Tremor das mãos: Dysport 100-200 UI Botox 50-100 UI Tremor cefálico: Dysport 150-500 UI Botox: 75-250 UI	Fraqueza muscular
Tratamento cirúrgico	Talamotomia Estimulação talâmica	Disartria Infecções de pele, cefaleia, parestesias

a uma dose efetiva e tolerante, que está em torno de 100 a 200 mg. A dose máxima utilizada é 750 mg/dia. Os efeitos colaterais costumam ser sonolência e tontura, que geralmente diminuem com o passar do tempo. Cerca de 20% dos pacientes em uso de primidona desistem do tratamento.

A associação das duas medicações pode ser utilizada nos casos em que a resposta inicial a uma das duas substâncias exista, mas não seja completamente satisfatória, e em que a intolerância não permita aumento na dose.

Alguns anticonvulsivantes, como o topiramato, podem ser utilizados como alternativa em pacientes não responsivos às medicações de 1ª escolha, mas devem ser administrados com cuidado em pacientes idosos. A gabapentina é outro anticonvulsivante cujos resultados são controversos quanto à eficácia no TE.

Os benzodiazepínicos, como o clonazepam e o alprazolam, podem ser utilizados, respectivamente, no tremor de ação puro ou em casos em que a ansiedade é um fator de piora do tremor.

O uso da toxina botulínica A no tremor das mãos apresenta resultado discreto e tem como efeito colateral a fraqueza muscular. No tremor cefálico, que geralmente não responde ao tratamento convencional, pode ser uma opção.

O tratamento cirúrgico deve ser considerado em pacientes com tremor unilateral grave, incapacidade funcional e quando não existe resposta satisfatória às doses máximas toleradas dos medicamentos habitualmente utilizados para o TE.

O alvo mais utilizado é o núcleo ventral intermédio do tálamo (Vim) tanto nas cirurgias estereotáxicas como na DBS. A melhora ocorre em cerca de 50 a 90% dos casos. Novos alvos cirúrgicos têm sido testados recentemente, por exemplo, a DBS e a zona incerta, com bons resultados para o tremor postural e o intencional.

REVISÃO

- A doença de Parkinson é uma enfermidade degenerativa do SNC caracterizada pela presença de parkinsonismo, acomete ambos os sexos, com um ligeiro predomínio no sexo masculino. Os sintomas, em geral, iniciam-se depois dos 50 anos.
- Os sintomas pré-motores, que precedem os motores, são caracterizados por redução ou perda do olfato, constipação intestinal, depressão psíquica e alterações comportamentais do sono. Os principais sintomas motores são tremor de repouso, rigidez e bradicinesia.
- O diagnóstico é feito com bases clínicas e seu tratamento visa ao controle dos sintomas e deve ser planejado de acordo com as necessidades individuais de cada paciente.

■ REFERÊNCIAS

1. Barbosa MT, Caramelli P, Cunningham MC, et al. Parkinsonism and Parkinson's disease in the elderly: a community-based study in Brazil (the Bambuí study). Mov Disord. 2006;21(6):800-8.
2. Hughes AJ, Daniel SE, Blankson S, Lees AJ. A clinico-pathological study of 100 cases of Parkinson's disease. Arch Neurol. 1993;50(2):140-8.
3. Ward CD. Does selegiline delay progression of Parkinson's disease? A re-evaluation of the DATATOP study. J Neurol Neurosurg Psychiatry. 1994;57(2):217-20.
4. Albanese A, Bhatia K, Bressman SB, DeLong MR, Fahn S, Fung VSC, et al. Phenomenology and classification of dystonia: a consensus update. Mov Disord. 2013;28(7):863-73.
5. Deuschl B, Bain P, Brin M. Consensus statement of the Movement Disorders Society on tremor. Ad Hoc Scientific Committee. Mov Disord. 1998;13(suppl 3):2-23.

■ LEITURAS SUGERIDAS

Akhtar RS, Stern MB. New concepts in the early and preclinical detection of Parkinson's disease: therapeutic implications. Expert Rev Neurother. 2012;12(12):1429-38.

Bhidayasiri R, Reichmann H. Different diagnostic criteria for Parkinson disease: what are the pitfalls? J Neural Transm. 2013;120(4):619-25.

Cardoso F. Difficult diagnoses in hyperkinetic disorders – a focused review. Front Neurol 2012;3:151.

Thomas R, Cavanna AE. The pharmacology of Tourette syndrome. J Neural Transm. 2013;120(4):689-94.

252

SÍNCOPE

■ MAURICIO BERNSTEIN
■ FERNANDO MORGADINHO SANTOS COELHO

Síncope, causa mais comum de perda da consciência, é a perda transitória da consciência e do tônus muscular por uma diminuição do fluxo cerebral, de maneira transitória, com recuperação total em segundos a poucos minutos.

É mais frequente em mulheres e em pessoas mais idosas, com prevalência que chega a 6,2 por 1.000 pessoas no ano. Acredita-se que 40%

dos adultos devem ter um episódio de síncope durante a vida. O distúrbio pode ser motivo de 1% de todos os atendimentos nos serviços de emergência e de 6% das internações hospitalares.

Felizmente, a maioria dos pacientes com síncope possui ótima evolução clínica, principalmente quando a origem é não cardiológica. Um estudo prospectivo com 342 pacientes com síncope mostrou que 58% apresentavam causas neuromediadas, 23% por causas cardíacas (incluindo arritmias), 1% apenas com causas psiquiátricas ou neurológicas e 18%, embora possa chegar a 41% em algumas séries, eram classificados como síncope inexplicável.

Entretanto, em alguns casos, a síncope pode indicar um comprometimento mais importante, com aumento do risco de complicações e morte, principalmente em pacientes mais idosos.

Algumas características clínicas sugerem pior prognóstico, como síncope durante atividade física, na presença de palpitações ou irregularidades do ritmo cardíaco e com história familiar de morte súbita.

Alguns autores demonstram que a qualidade de vida de pacientes com síncope pode ter prejuízo similar aos pacientes portadores de epilepsia e doenças reumatológicas.

> **ATENÇÃO!**
>
> O diagnóstico preciso das causas da síncope é fundamental para o tratamento adequado e orientação prognóstica de cada caso.

A investigação etiológica de pacientes com síncope, muitas vezes, acaba sendo excessiva e onerosa, com um custo estimado anual, nos Estados Unidos, chegando a 2,4 bilhões de dólares. Muitos exames complementares, como imagens do SNC, eletrencefalografia e US Doppler de carótidas e vertebrais, são pedidos sem real contribuição para o diagnóstico diferencial em alguns casos.

Os pacientes com síncope são um grande desafio clínico. Todos eles, após um episódio do distúrbio, devem ter uma investigação precisa e de maneira sistemática, utilizando os exames complementares adequados para cada caso. O diagnóstico etiológico correto melhora a qualidade de vida de muitos pacientes e pode prolongar a vida. As principais causas de síncope estão listadas no Quadro 252.1.

■ QUADRO CLÍNICO

A síncope, conhecida como desmaio pela população leiga, tem quadro clínico caracterizado por perda transitória da consciência. Fenômenos premonitórios podem ocorrer, como palpitações, calor ou frio e borramento visual. A duração média da síncope é de 20 a 30 segundos, podendo chegar a cinco minutos. Podem ainda surgir palidez, sudorese e cianose, especialmente em alguns casos de arritmia cardíaca.

Embora alguns pacientes possam apresentar alguns movimentos involuntários sutis durante o episódio, não é comum liberação de esfíncteres ou mordedura de língua.

Uma história clínica direcionada auxilia a identificar fatores precipitantes de síncope, como ortostase, ambiente quente, estresse físico ou emocional, micção, defecação, tosse, deglutição e uso de camisas com colarinho apertado ou gravatas. Algumas medicações, como antiarrítmicos (efeito pró-arrítmico), anti-hipertensivos (hipotensão postural ou bradicardia) e mesmo drogas ilícitas ou álcool, podem estar relacionadas aos episódios de síncope.

Deve-se dar especial atenção a síncopes que ocorrem durante atividade física, pela possibilidade de taquicardia ventricular (TV) ou obstrução da via de saída do ventrículo esquerdo (VE), decorrente de estenose aórtica ou miocardiopatia hipertrófica.

QUADRO 252.1 ■ Principais causas de síncope

- Síncope neurocardiogênica
- Micção e defecação
- Mediação por tosse
- Situacional
- Desidratação
- Hemorragia
- Uso de medicações: diuréticos, antieméticos, antipsicóticos, antidepressivos, antiarrítmicos, nitratos, digoxina, alfa e betabloqueadores, bloqueadores dos canais de cálcio, anti-hipertensivos, medicamentos para disfunção erétil e outras medicações que aumentam o intervalo QT
- Disautonomia
- Repouso prolongado
- Síncope ortostática
- Hipersensibilidade do seio carotídeo (barbear, colocar gravata, virar a cabeça)

Nos casos de síncopes reflexas e de hipotensão postural, o paciente se recupera sem maiores problemas e, em raros casos, pode haver queixa de fadiga após o quadro de síncope. Qualquer outro achado cardíaco pode direcionar a casos mais graves e com prognóstico não tão favorável.

■ CLASSIFICAÇÃO

A síncope pode ser classificada em reflexa ou neurogênica, por hipotensão ortostática ou síncope cardiogênica.

A síncope reflexa é a causa mais comum. Contempla um grupo de alterações clínicas que acarretam a vasodilatação periférica e bradicardia com consequente baixo fluxo cerebral e síncope. Normalmente, há um fator desencadeante, e podem estar envolvidos os sistemas simpático e parassimpático. São exemplos desse tipo de síncope a vasovagal, a situacional, por manipulação de seio carotídeo, e a síncope sem gatilho aparente.

A síncope por hipotensão ortostática, muito rara antes dos 40 anos e muito mais frequente em idosos, define-se como a anormal adaptação da pressão arterial (PA) na mudança de posição, com baixos valores para manter o fluxo sanguíneo cerebral (FSC) adequado. Pode ser dividida em clássica, inicial, progressiva e síndrome de taquicardia associada à hipotensão ortostática.

A síncope cardiogênica pode ser causada por: 1) arritmias variadas que podem ser influenciadas por uso de medicamentos e por descompensação clínica do paciente; 2) doenças estruturais do coração, estas de pior prognóstico, são prevalentes e devem ser corrigidas o mais rápido possível devido ao risco de complicações. As causas de síncope com maior risco de complicações estão listadas no Quadro 252.2.

■ DIAGNÓSTICO

INVESTIGAÇÃO COMPLEMENTAR E INTERNAÇÃO HOSPITALAR

Detalhada anamnese, exame físico seguido de eletrocardiografia e mensuração da pressão arterial em pé e deitado (Quadro 252.3) podem dar o diagnóstico em até 60% dos casos (Figura 252.1). Todo paciente com evidência de falência cardíaca, insuficiência de VE ou infarto agudo do miocárdio (IAM) deve ser hospitalizado, assim como qualquer suspeita de síncope cardiogênica deve merecer uma investigação em ambiente hospitalar.

QUADRO 252.2 ■ Causas de síncope com maior risco de complicações

- Taquicardia ventricular
- QT longo
- Síndrome de Brugada
- Bradicardia: Mobitz II, BAVT
- Pausa sinusal > 3 segundos
- Isquemia miocárdica
- Doença valvar cardíaca (estenose aórtica, estenose mitral)
- Mixoma atrial
- Tamponamento cardíaco
- Dissecção de aorta
- Hemorragia digestiva
- Ruptura de tecido (dissecção de aorta, cisto ovariano, gestação ectópica, hemorragia retroperitoneal)
- Tromboembolia pulmonar
- Hemorragia subaracnoide

QUADRO 252.3 ■ Técnica de mensuração da pressão arterial em pé e deitado

TÉCNICA	INTERPRETAÇÃO DOS RESULTADOS
- Orientar o paciente a ficar sentado e em descanso de 5 minutos - Medir e anotar pressão arterial e frequência cardíaca - Levantar o paciente com auxílio, se necessário - Medir e anotar pressão arterial e frequência cardíaca após 3 minutos da nova posição - Perguntar sobre sintomas - Medir e anotar pressão arterial e frequência cardíaca após 5 minutos da nova posição	Hipotensão ortostática é considerada quando a pressão arterial sistólica cai mais do que 20 mmHg ou a pressão arterial diastólica cai mais do que 10 mmHg

A eletrocardiografia deve ser feita em todos os pacientes. Alguns achados no ECG sugerem arritmia como fator precipitante da síncope: bradicardia com FC menor do que 40 bpm com o paciente acordado, bloqueios sinoatriais repetidos, bloqueio atrioventricular (BAV) de 3° grau ou de 2° grau Mobitz II, bloqueio de ramo esquerdo (BRE) e bloqueio de ramo direito (BRD) alternados, TV, taquicardias paroxísticas supraventriculares ou sinais de disfunção de marca-passo (Quadro 252.4).

A massagem do seio carotídeo contribui para o diagnóstico diferencial das síncopes com evidência de hipersensibilidade vagal e bradicardia. Entretanto, pode acarretar complicações neurológicas em 0,29% e deve ser evitada em pacientes com passado de acidente vascular cerebral (AVC) e obstrução de carótidas.

O *Tilt-test* é um exame seguro que auxilia na caracterização de síncope reflexa. O teste consiste em deitar o paciente em uma maca, que é elevada até um ponto determinado em que ele ficará na posição vertical. Pode-se potencializar o teste com nitrato nasal, considerado positivo com a obtenção de síncope ou pré-síncope com hipotensão/bradicardia.

A monitoração contínua da eletrocardiografia (Holter 24 a 48 horas) deve ser pedida em todos os pacientes com suspeita de síncope cardiogênica. O diagnóstico é confirmado com a correlação entre a queixa clínica e o achado eletrofisiológico identificado no exame.

O ecocardiograma tradicional tem importância na avaliação da função de VE e na morfologia cardíaca. Outros exames de imagem, como a

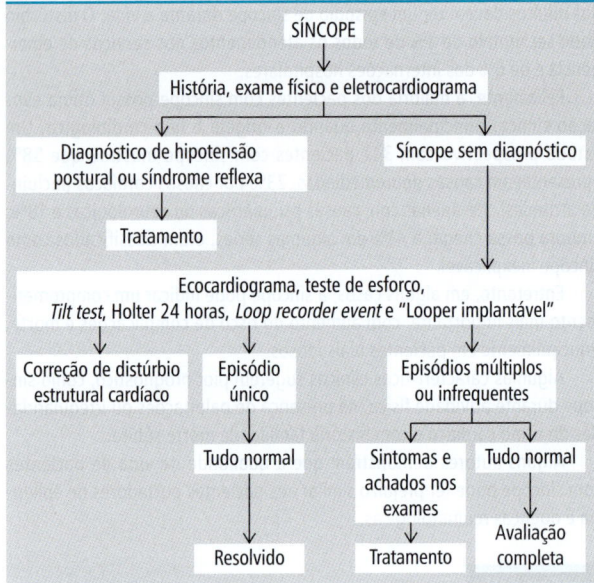

FIGURA 252.1 ■ Fluxograma sugerido para investigação de síncope.

Fonte: Adaptada de Strickberger e colaboradores.[1]

QUADRO 252.4 ■ Ecocardiografia que sugere síncope por arritmia

- Taquicardia ventricular não sustentada
- Bloqueio bifascicular (bloqueio do ramo direito associado a bloqueio fascicular anterior ou posterior esquerdo)
- Distúrbio de condução intraventricular com QRS com duração >120 ms
- Bradicardia sinusal inadequada (< 50 bpm) ou bloqueio sinoatrial na ausência de medicações ou treinamento físico
- Pré-excitação do complexo QRS
- Intervalo QT longo ou curto
- Padrão de bloqueio de ramo direito com elevação do segmento ST em V1-V3 (síndrome de Brugada)
- Ondas T negativas nas derivações precordiais direitas, ondas épsilon e potenciais tardios (displasia do ventrículo direito)
- Ondas Q sugerindo infarto agudo do miocárdio

tomografia computadorizada (TC) e a ressonância magnética (RM), devem complementar a investigação nos poucos casos com evidência de alterações estruturais do coração à ecocardiografia.

O teste de esforço é outra possibilidade diagnóstica e deve ser realizado com monitoração criteriosa em ambiente preparado para complicações.

Testes para avaliação neurológica estão indicados nos casos de síncope de origem indeterminada ou na suspeita de uma convulsão. Uma eletrencefalografia (EEG) e um exame de imagem, como uma TC de crânio ou uma RM de encéfalo, podem contribuir para o diagnóstico em casos selecionados.

A investigação de carótidas em casos de síncope não tem suporte científico e não contribui para o diagnóstico.

■ TRATAMENTO

Os principais objetivos do tratamento das síncopes são evitar recorrência, impedir lesões e solucionar fatores desencadeadores. Algumas medidas de mudança de hábitos de vida podem ser muito importantes em pacientes com síncopes reflexas e por hipotensão postural. Os pacientes devem evitar mudanças bruscas de posturas, frequentar ambientes muito quentes e o uso de alguns medicamentos, como diuréticos, bloqueadores alfa-adrenérgicos, além do consumo de álcool.

O tratamento da síncope reflexa pode ser de origem não medicamentosa. Autores estudam o treinamento como possível forma de melhorar a síncope reflexa. O medicamento mais utilizado em nosso meio para o tratamento da síncope reflexa é a fludocortisona.

Embora os betabloqueadores tenham sido extensamente prescritos, sua eficácia não foi confirmada e seu uso pode ser danoso em pacientes jovens.

Diversos fármacos têm sido testados nesta situação, como inibidores seletivos da recaptação de serotonina (ISRS), anticolinérgicos (disopiramida, escopolamina), midrodrine, clonidina, eritropoietina e outras, com sua eficácia limitada pela escassez de estudos clínicos.

Nos casos de síncope com sintomas significativos, gerando traumas ou acidentes frequentes (mais de 5 crises por ano), com bradicardia ou assistolia espontânea documentadas por monitoramento eletrocardiográfico (resposta cardioinibitória), em pacientes com mais de 40 anos de idade, pode ser considerado o implante de marca-passo de dupla câmara. Porém, ele deve ser evitado se a resposta às mudanças comportamentais forem efetivas.

REVISÃO

- A síncope é a perda transitória da consciência e do tônus muscular, por uma diminuição do fluxo cerebral, de maneira transitória, com recuperação total em segundos a poucos minutos. É mais prevalente em mulheres e em idosos.
- Manifesta-se clinicamente como perda transitória da consciência (desmaios), podendo ocorrer como palpitações, calor ou frio, borramento visual, palidez, sudorese e cianose, especialmente em alguns casos de arritmia cardíaca. A duração média da síncope é de 20 a 30 segundos, podendo chegar a cinco minutos.
- Anamnese detalhada, exame físico, eletrocardiografia e mensuração da pressão arterial são utilizados para definição diagnóstica. O tratamento visa a evitar recorrência, impedir lesões e solucionar fatores desencadeadores.

■ REFERÊNCIA

1. Strickberger SA, Benson DW, Biaggioni I, Callans DJ, Cohen MI, Ellenbogen KA, et al. AHA/ACCF Scientific Statement on the evaluation of syncope: from the American Heart Association Councils on Clinical Cardiology, Cardiovascular Nursing, Cardiovascular Disease in the Young, and Stroke, and the Quality of Care and Outcomes Research Interdisciplinary Working Group; and the American College of Cardiology Foundation: in collaboration with the Heart Rhythm Society: endorsed by the American Autonomic Society. Circulation. 2006;113(2):316-27.

■ LEITURAS SUGERIDAS

Moya A, Sutton R, Ammirati F, Blanc JJ, Brignole M, Dahm JB, et al. Guidelines for the diagnosis and management of syncope (version 2009). Eur Heart J. 2009;30(21):2631-71.

O'Connor FG, Levine BD, Childress MA, Asplundh CA, Oriscello RG. Practical management: a systematic approach to the evaluation of exercise-related syncope in athletes. Clin J Sport Med. 2009;19(5):429-34.

Parry SW, Tan MP. An approach to the evaluation and management of syncope in adults. BMJ. 2010;340:c880.

Sheldon R, Connolly S, Rose S, Klingenheben T, Krahn A, Morillo C, et al. Prevention of Syncope Trial (POST): a randomized, placebo-controlled study of metoprolol in the prevention of vasovagal syncope. Circulation. 2006;113(9):1164-70.

253

MIASTENIA GRAVE AUTOIMUNE ADQUIRIDA

■ MARCELO ANNES
■ ACARY SOUZA BULLE OLIVEIRA
■ ROBERTO DIAS BATISTA PEREIRA

A miastenia grave é síndrome clínica causada por falha na transmissão neuromuscular, na junção neuromuscular (JNM), manifestando-se com fadiga e fraqueza muscular. Entre as causas, destacam-se comprometimento autoimune (miastenia grave autoimune adquirida [MGAA]), medicamentos e condições congênitas.

■ MIASTENIA GRAVE AUTOIMUNE ADQUIRIDA

Forma mais comum de apresentação, decorre da ligação de autoanticorpos contra proteínas envolvidas na sinalização da JNM. Na sua maioria, os autoanticorpos se dirigem contra os receptores da acetilcolina (ACh), localizados na membrana pós-sináptica.[1,2]

Doença relativamente incomum, com prevalência ao redor de 1:10 mil no norte da Europa, mas com incidência aparentemente em ascensão em razão das melhores condições de diagnóstico, do melhor manuseio das possibilidades terapêuticas e das melhores condições de terapia intensiva com consequente aumento da idade populacional. Atualmente, a incidência é descrita em torno de 2 a 10 por milhão.[3]

Apresenta duas faixas etárias de maior acometimento: a primeira e mais frequente, entre 20 e 40 anos, com predomínio do sexo feminino e forma generalizada; e a segunda, entre 60 e 80 anos, com a mesma incidência para os dois sexos e com predomínio da forma ocular.[3]

As mulheres são mais comumente afetadas do que os homens, em uma relação 3:2. Pode estar presente em qualquer idade. Nas mulheres, há um pico de incidência em torno da 3ª década de vida; e, nos homens, entre a 6ª e a 7ª. Quanto à morbidade e mortalidade, devido aos atuais avanços no tratamento e cuidados intensivos aos pacientes gravemente enfermos, a taxa de mortalidade por MGAA que, anteriormente, era em torno de 30 a 40%, hoje é de 3 a 4%.[3]

A característica principal da MGAA é a presença de fraqueza e fadiga muscular que geralmente variam ao longo do dia, pioram no período vespertino e após esforço físico. Em geral, os sintomas iniciam-se na musculatura ocular extrínseca, na região de inervação bulbar, ou nos músculos dos membros e tronco. Em cerca de 50% dos pacientes, os sintomas iniciais da MGAA são oculares; e, em 90%, a musculatura ocular acabará envolvida em algum momento da doença. Caracteristicamente, o comprometimento dessa musculatura pode alternar de um lado para outro em exames sucessivos. A fraqueza do músculo levantador da pálpebra, causando ptose palpebral, pode ser uni ou bilateral e em graus variados. Também pode haver acometimento da musculatura extraocular, geralmente de maneira assimétrica, levando à diplopia.[4]

O comprometimento da musculatura bulbar leva à dificuldade de mastigação, disfagia, disartria e disfonia. Pode haver comprometimento da musculatura facial e cervical. O envolvimento dos membros é predominantemente em região proximal. Pode ocorrer dispneia de instalação progressiva ou abrupta, levando à necessidade de intubação orotraqueal (IOT) e ventilação mecânica (VM), caracterizando a crise miastênica.[4]

O diagnóstico no início da doença é, por vezes, difícil, e os pacientes, muitas vezes, são considerados neuróticos. O início do quadro é, geralmente, insidioso, e a fraqueza muscular manifesta-se no fim do dia, quando o paciente está mais cansado, ou então após exercício físico não comum, ou mesmo após quadro infeccioso. Nas formas generalizadas da doença, a fraqueza também acomete a musculatura do pescoço, da respiração e da musculatura proximal dos membros. É muito importante avaliar cuidadosamente a capacidade ventilatória desses pacientes, pois a falência dos músculos da respiração é a principal causa de morte. Não é raro ser necessário conectar os pacientes a respiradores artificiais.[4]

Não há como prever a forma de evolução da MGAA: pode haver remissão espontânea ou exacerbações clínicas no curso da doença e remissão completa por períodos variáveis. As exacerbações podem ocorrer sem fator desencadeante identificável, mas podem estar relacionadas a situações de estresse, atividade física, quadro infeccioso e, nas mulheres, ao período menstrual, à gestação e ao puerpério.[4]

FISIOPATOLOGIA

Os anticorpos agem por bloqueio do sítio de fixação da ACh, degradação acelerada do receptor de acetilcolina (RACh) e destruição da membrana pós-sináptica pelo complemento. Não se sabe, porém, se a resposta anti--RACh se inicia pelo próprio RACh ou por uma proteína com reação cruzada. Supõe-se que os passos iniciais na patogênese da maioria dos casos de MGAA ocorram dentro de timo anormal; porém, nos casos sem patologia tímica, isso não é conhecido. Ainda assim, não se conhece o desencadeador inicial de tal processo.[5]

Sabe-se que 50% dos pacientes miastênicos apresentam hiperplasia do timo, 20% apresentam timoma e 30% involução tímica. Diferenças fisiopatológicas e clínicas existem entre as três formas de ocorrência. Os títulos de anticorpos são geralmente altos nos pacientes com hiperplasia tímica, ao passo que são baixos ou inexistentes naqueles com atrofia e intermediários nos pacientes com timoma. Essa diferença é definida também com relação ao antígeno leucocitário humano (HLA). De tal forma que pacientes com hiperplasia do timo e altos níveis de anticorpos apresentam maior incidência de HLA B8, principalmente em idade menor do que 35 anos, e HLA B7 nos indivíduos acima de 40 anos.[6,7]

Aproximadamente 10 a 20% dos pacientes com miastenia não possuem anticorpos contra o receptor de ACh detectáveis no soro e cerca da metade deles apresenta anticorpo sérico anti-MuSK (**Mu**scle-**s**pecific tyrosine **K**inase).[8]

QUADRO CLÍNICO

Diversas características clínicas fazem da MGAA uma doença quase inteiramente evidenciável pelo interrogatório médico, o qual deve investigar episódios de fraqueza em diferentes grupos musculares, alternados com períodos de remissão, piora da fraqueza com atividade física, melhora após repouso, sintomatologia mais intensa no período vespertino e caracterização principalmente de fatigabilidade, variando até no decorrer de um mesmo dia.[5-7]

Na maioria dos pacientes, ptose palpebral e diplopia são os sintomas iniciais. Aproximadamente 10 a 20% dos pacientes permanecem com forma ocular pura, e 80 a 90% apresentam generalização dos sintomas, com envolvimento tanto da musculatura de inervação bulbar (disfonia, disfagia e dificuldade para mastigação) quanto dos membros. Quando a fraqueza da musculatura respiratória gerar a necessidade do uso de ventilação assistida, estar-se-á diante de uma crise miastênica. Tal heterogeneidade clínica levou à criação de uma classificação para os estádios da doença, inicialmente por Osserman e Genkins.[9]

Classificação clínica da MGAA, segundo Osserman e Genkins, em 1971:[9]

- Grupo I: fatigabilidade restrita aos músculos oculares.
- Grupo IIA: forma generalizada e pouco intensa. Início e progressão insidiosos. Há o comprometimento da musculatura dos membros e de inervação bulbar. Não acomete musculatura respiratória e há boa resposta ao tratamento proposto.
- Grupo IIB: forma generalizada e moderadamente intensa. Há a presença de diplopia, ptose palpebral, disartria, disfagia, dificuldade para soprar, debilidade dos músculos das extremidades e intolerância aos exercícios. Ainda não há envolvimento respiratório, mas a resposta aos medicamentos é menos satisfatória.
- Grupo III: aguda e fulminante. Apresenta grande afecção bulbar e envolvimento da musculatura respiratória.
- Grupo IV: tardia. A doença torna-se generalizada no 1º ou 2º ano após o estabelecimento do quadro (grupos I e II).

Recentemente, outra classificação foi criada pela Myasthenia Gravis Foundation of América (MGFA).

- Classe I: qualquer grau de fraqueza ocular, todos os outros músculos estão normais.
- Classe II: fraqueza suave afetando outros músculos além dos oculares; também pode haver fraqueza ocular de qualquer intensidade.
  a | Classe IIA: afeta predominantemente os membros e a musculatura axial. Pode haver menor envolvimento da musculatura orofaríngea.
  b | Classe IIB: afeta predominantemente a musculatura orofaríngea e respiratória. Pode haver menor ou igual envolvimento dos membros e da musculatura axial.
- Classe III: fraqueza moderada afetando outros músculos além dos oculares, também pode haver fraqueza ocular de qualquer intensidade.
  a | Classe IIIA: afeta predominantemente os membros e a musculatura axial. Pode haver menor envolvimento da musculatura orofaríngea.
  b | Classe IIIB: afeta predominantemente as musculaturas orofaríngea e respiratória. Pode haver menor ou igual envolvimento dos membros e da musculatura axial.
- Classe IV: fraqueza grave afetando outros músculos além dos oculares; também pode haver fraqueza ocular de qualquer intensidade.
  a | Classe IVA: afeta predominantemente os membros e/ou a musculatura axial. Pode haver menor envolvimento da musculatura orofaríngea.
  b | Classe IVB: afeta predominantemente as musculaturas orofaríngea e respiratória. Pode haver menor ou igual envolvimento dos membros e da musculatura axial.
- Classe V: definida por intubação orotraqueal (IOT) com ou sem ventilação mecânica (VM) (exceto quando utilizada durante procedimento pós-operatório de rotina).

Nessa classificação, procurou-se diferenciar a forma ocular pura (forma I) das formas generalizadas leves (II), moderadas (III) e graves (IV), além da crise miastênica (V).

A utilização de sonda nasogástrica ou nasoenteral para alimentação, sem necessidade de IOT, é classificada como IVB.

O grupo anti-MuSK positivo pode ter comportamento clínico semelhante aos positivos para o RACh, mas caracteristicamente há predomínio de acometimento bulbar e ocular.

DIAGNÓSTICO

Baseia-se principalmente na história clínica e no exame físico, porém alguns testes diagnósticos, descritos a seguir, servem para confirmação inequívoca e definir condições terapêuticas, além de identificar doenças associadas.[5-7]

Teste farmacológico

Teste diagnóstico mais antigo, pode ser realizado por meio da administração de inibidores da acetilcolinesterase de ação rápida e tempo de ação curto, por via IM (neostigmina) ou IV (cloridrato de edrofônio – Tensilon®). Eles prolongam a presença da ACh na JNM, resultando em melhora do quadro miastênico, avaliado tanto clínica quanto eletrofisiologicamente. O teste é realizado com 0,5 a 1 mg de neostigmina, EV ou IM, com ação máxima em torno de 30 minutos.

> **ATENÇÃO!**
>
> A sensibilidade do teste farmacológico é de 80 a 90%, mas é associado a muitos resultados falso-negativos e falso-positivos.

Um paciente com MGAA pode não responder ao teste, e pacientes com outras condições clínicas podem simular resposta positiva. Caso haja reações adversas, como náusea, vômito, diarreia, cólica, bradicardia e miose, recomenda-se o uso de 1 a 2 mg de sulfato de atropina por via EV.

Teste imunológico

Anticorpos reativos ao RACh apresentam especificidade bastante alta para MGAA, porém podem também ser encontrados na síndrome de Eaton-Lambert, em câncer primário de pulmão e em distúrbios hepáticos autoimunes. Os anticorpos testados são divididos em ligadores, moduladores e bloqueadores, sendo os dois primeiros os mais sensíveis.

O anticorpo antirreceptor de ACh está presente em cerca de 80% dos pacientes com forma generalizada da doença e tende a diminuir naqueles com forma ocular pura.

Em cerca de 10 a 20% dos pacientes, não se consegue identificar anticorpos antirreceptores de ACh circulantes, pelo método de radioimunuensaio. A dosagem de anticorpos anti-MuSK ainda não está amplamente disponível.

Teste eletrofisiológico

Estudos neurofisiológicos são importantes para o diagnóstico de MGAA. Entre eles, incluem-se:
- Eletroneuromiografia (ENMG) com estimulação repetitiva (ER): o nervo é eletricamente estimulado de 6 a 10 vezes com baixa voltagem (2 ou 3 Hz). No músculo normal, não há alteração de potencial de ação, mas, nas doenças da JNM, há uma queda progressiva da amplitude do potencial de ação muscular, caracterizando uma resposta em decremento. A resposta considerada positiva é o decremento do potencial maior do que 10% entre o 1º e o 5º potenciais registrados. A sensibilidade da ENMG com ER para a forma generalizada é de 75%.
- Eletromiografia de fibra única: é uma técnica de registro seletivo para identificar potenciais de ação de fibras musculares individuais. Constitui-se no exame de maior sensibilidade diagnóstica (88 a 92%), mas não específico.

Tomografia computadorizada ou ressonância magnética do tórax

É sempre necessária a realização de estudo radiológico do mediastino (TC ou RM do tórax) para definição de aumento do timo.

Outros exames

A biópsia de músculo não costuma ser indicada, a não ser para excluir outras doenças que se manifestem com quadro semelhante. O exame é muito útil no diagnóstico de miopatia mitocondrial com manifestação ocular (oftalmoparesia externa progressiva crônica).

A associação de MGAA com doenças da tiroide e outras doenças autoimunes é vista em cerca de 10% dos casos.

TRATAMENTO

Devido à variabilidade da apresentação clínica e de evolução da MGAA, não existe um protocolo ideal de tratamento; este deverá ser específico para cada paciente.[10,11]

Em geral, a forma de progressão da doença, a gravidade dos sintomas e a distribuição da fraqueza são fatores importantes para se ter em conta para o tratamento. Também se consideram idade, sexo e presença ou não de outra doença sistêmica associada.

Existem basicamente quatro tipos de tratamento para MGAA:
1 | sintomático – agentes anticolinesterásicos;
2 | imunossupressor – corticosteroide ou outros agentes imunossupressores;
3 | imunomodulador rápido – imunoglobulina humana IV (IGIV) ou plasmaferese;
4 | cirúrgico – timectomia.

O tratamento da MGAA poderia ser considerado, de forma teórica, em três momentos diferentes da evolução da doença. Inicialmente, com anticolinesterásicos, seguidos de imunoterapia direcionada por corticosteroideterapia ou timectomia, para, em uma 3ª fase, processar-se a retirada do corticosteroide pela introdução de imunossupressores ou, nos momentos de exacerbação da doença, a utilização de plasmaferese ou IGIV.

Os sintomas devem ser tratados com medicamentos inibidores da acetilcolinesterase. O anticolinesterásico é usado desde o início do tratamento e, em alguns pacientes, é suficiente para controle da doença. Aquele de uso corrente é o brometo de piridostigmina (Mestinon®), na dose de 60 a 90 mg, em até 4 a 6 vezes ao dia e, alternativamente, cloreto de ambenônio (Mytélase®), 10 mg, a cada 4 ou 6 horas.

Entretanto, para a maioria dos pacientes, há necessidade de algum tipo de medicamento imunossupressor em algum momento no curso da doença. Ainda assim, são mantidos os anticolinesterásicos na tentativa de reduzir a dosagem dos imunossupressores e diminuir seus efeitos colaterais.

Os corticosteroides (prednisona ou deflazacort) devem ser iniciados em baixas doses (10 a 20 mg/dia) com aumentos progressivos até atingir 1 a 1,5 mg/kg/dia, determinando melhora na grande maioria dos pacientes. No início da corticosteroideterapia (primeiras duas semanas), os pacientes tendem a piorar e correm o risco de sofrer insuficiência respiratória grave. Devem, por isso, estar em ambiente hospitalar. A melhora aparece após a 2ª semana, reduzindo-se a dose gradativamente até atingir a menor dose eficaz. Para evitar os efeitos secundários indesejáveis, recomenda-se o uso de medicamento em dias alternados.

Vários imunossupressores têm sido utilizados com respostas bastante variáveis, incluindo azatioprina, ciclosporina, ciclofosfamida e, mais recentemente, o uso do último em altas doses, além do micofenolato mofetil e do tacrolimo. A escolha do imunossupressor depende de vários fatores, como: contraindicação ao corticosteroide em pacientes diabéticos ou com idade avançada; doença hepática preexistente em pacientes candidatos ao uso de azatioprina; ou doença renal para ciclosporina. Em algumas circunstâncias, é utilizada pulsoterapia mensal com ciclofosfamida.

IGIV e plasmaferese são terapias de ação rápida, porém de resposta terapêutica com menor duração. São utilizadas em situações específicas, como crise miastênica, pré-operatório de timectomia, ou como medicação de suporte até o início do efeito dos imunossupressores.

A timectomia é indicada nos casos de MGAA com forma generalizada ou associada à timoma. Na presença de timoma, é consenso de que a realização dessa técnica é o melhor tratamento. Acredita-se que a timectomia, na ausência de timoma, é benéfica para pacientes entre 12 e 60 anos com MGAA generalizada. Entretanto, ainda há controvérsias a esse respeito devido à dificuldade de realização de estudos randomizados prospectivos comparando a realização de cirurgia e de tratamento conservador. A cirurgia deve ser realizada por esternotomia ampla, que permita maior visualização do material a ser retirado. A porcentagem de remissão do quadro miastênico é variável, mas pode chegar a 50% dos casos quando a timectomia é realizada antes dos dois anos de início da doença.

Atualmente, a timectomia tem ficado mais restrita às situações clínicas associadas ao aumento do timo. Ela não está indicada na forma ocular pura e nos homens acima de 60 anos. Esses pacientes respondem relativamente bem à prednisona ou ao imunossupressor (azatioprina, de 2 a 3 mg/kg/dia, VO).

Nos pacientes timectomizados, sem melhora clínica, pode-se associar azatioprina ou ciclofosfamida (de 2 a 3 mg/kg/dia, VO).

O prognóstico dos pacientes com MGAA tem mudado consideravelmente, sobretudo com os tratamentos atuais. A mortalidade por MGAA diminuiu consideravelmente, e muitos pacientes podem levar uma vida quase normal, ainda que em uso crônico de medicação por toda a vida. Quando a MGAA é acompanhada de timoma, principalmente em pacientes idosos, o prognóstico é pior.

CONDIÇÕES CLÍNICAS ESPECIAIS

MGAA ocular pura

Na forma ocular restrita de MGAA, a medicação de escolha é anticolinesterásica. Usa-se um comprimido de piridostigmina VO (60 mg por comprimido), de 3 a 8 vezes ao dia. O metilsulfato de prostigmina (15 mg por comprimido) pode ser usado VO (mesma quantidade de comprimidos) ou injetável, quando a dificuldade para deglutição impedir o uso oral.

Crise colinérgica

O uso de cloreto de ambenônio (Mytélase®) é reservado para as situações nas quais há sinais e sintomas de crise colinérgica, mesmo em dosagens pequenas dos medicamentos anteriores. Geralmente, a crise colinérgica ocorre em pacientes que recebem altas doses de anticolinesterásicos. A fraqueza muscular por excesso de ACh associa-se aos efeitos muscarínicos do medicamento (náuseas, vômitos, sudorese, hipersalivação, diarreia, bradicardia e miose), devendo-se usar atropina, 1 mg, IV, lentamente, e suspender o anticolinesterásico.

Crise miastênica

Crise miastênica é definida como falência respiratória, com necessidade de suporte ventilatório. As crises miastênicas e as colinérgicas apresentam a mesma característica de fraqueza muscular, porém, nas últimas, observam-se, também, fasciculações, bradicardia, hipersalivação e pupilas mióticas. As crises miastênicas são tratadas com plasmaferese ou imunoglobulina (Ig) (400 mg/kg/dia, por cinco dias, ou 2 g/kg). Outro medicamento utilizado em situações de crise miastênica, com bons resultados, é a ciclosporina, procurando-se manter dosagem plasmática ao redor de 100 mg/mL.

Miastenia gravis anti-MuSK

Pacientes com miastenia gravis anti-MuSK têm resposta variável ao anticolinesterásico, em geral com pouca melhora, mas com efeitos adversos frequentes e limitantes. O tratamento baseia-se no uso de corticosteroide (CE) associado a imunossupressor com intuito de diminuir a necessidade de CE. Entre os imunossupressores, rituximab (MabThera®) tem sido utilizado nas situações clínicas mais graves. Timectomia não é indicada devido à ausência de efeitos positivos demonstrados.[12]

Miastenia grave refratária

Nas situações em que não há resposta satisfatória às medidas terapêuticas usuais e os pacientes apresentam manifestações clínicas muito debilitantes, estudos recentes com eculizumab (Soliris®), anticorpo monoclonal humanizado contra fração 5 do complemento, têm mostrado segurança e eficácia.[13]

Miastenia por medicamentos

Vários medicamentos podem alterar a transmissão neuromuscular ou desencadear quadro miastênico latente. Parte deles, como os aminoglicosídeos e algumas tetraciclinas, no entanto, podem produzir síndrome miastênica em pacientes previamente sadios.[14]

O Quadro 253.1 traz os principais medicamentos relacionados com crise miastênica.

Nenhum desses medicamentos deve ser usado em pacientes miastênicos, e os benzodiazepínicos precisam ser evitados. O sulfato de magnésio, útil na prevenção de convulsões na eclâmpsia, diminui a ação despolarizante da ACh, reduzindo, portanto, a sua ação na JNM, causando menor excitabilidade na membrana muscular.

> **ATENÇÃO!**
>
> A D-penicilamina, usada no tratamento da doença de Wilson, é o único medicamento conhecido capaz de produzir quadro miastênico, inclusive com produção de anticorpos contra os receptores de ACh.

O tratamento consiste na suspensão dessas medicações.

Gestação e miastenia

O curso da miastenia durante a gestação é variável e imprevisível. A gravidez não interfere na evolução da doença. Imunossupressores, plasmaferese e IGIV podem ser administrados com segurança caso haja necessidade.[15]

Miastenia neonatal transitória

Trata-se de condição clínica que afeta cerca de 15% dos recém-nascidos (RNs) de mães miastênicas, relacionada com a passagem passiva de anticorpos antirreceptores de ACh da mãe para o feto através da placenta. Clinicamente, as crianças apresentam-se hipotônicas, com dificuldade de respiração e sucção. O tratamento baseia-se no uso de anticolinesterásicos (prostigmine), 4 a 10 mg, de 4 em 4 horas. Algumas crianças com fraqueza intensa e com insuficiência respiratória podem, transitoriamente, necessitar de alimentação por sonda nasogástrica e de suporte ventilatório. A doença é transitória, com resolução em até 12 semanas. Não há correlação entre a gravidade da doença na mãe ou no título de anticorpos ARACh materno.

QUADRO 253.1 ■ Medicamentos que alteram a transmissão neuromuscular	
Anestésicos	• Inalatórios: éter, halotano, tricloroetileno • Bloqueadores neuromusculares
Antibióticos	• Aminoglicosídeo (amicacina, gentamicina, kanamicina) • Neomicina • Quinolona • Macrolídeo
Anti-hipertensivos	• Betabloqueador • Verapamil
Antiarrítmicos	• Quinina • Procainamida
Outros	• Magnésio, fenotiazina, cloroquina, lítio, contraste iodado, sulfato de magnésio

Miastenia congênita

As miastenias congênitas (MC) referem-se a distúrbios heterogêneos caracterizados por um defeito congênito na transmissão neuromuscular na JNM, tanto pré-sináptica quanto na lâmina basal sináptica e pós-sinápticas; tanto de herança autossômica dominante quanto autossômica recessiva (Figura 253.1).[16]

A maioria dessas doenças é causada por mutações de várias subunidades do receptor colinérgico nicotínico na superfície pós-sináptica da junção (Tabela 253.1).

Os sintomas miastênicos estão presentes desde o nascimento ou na infância e abrangem debilidade facial, ptose palpebral, alterações da deglutição e fraqueza muscular, com fadiga e desenvolvimento motor atrasado. Deve-se valorizar a presença de dismorfismos, como palato em ogiva. Os episódios de fraqueza mais grave são precipitados por infecção ou medicamentos que atuam na JNM. Frequentemente, há histórico familiar semelhante. O diagnóstico baseia-se em:
- exame de EMG, que demonstra decremento à estimulação repetitiva com 2 a 3 Hz;
- anticorpo anti-RACh e anticorpo anti-MuSK negativos;
- exame de DNA;
- resposta positiva ao anticolinesterásico.

Entretanto, há algumas formas atípicas, de diagnóstico mais difícil, de apresentação esporádica, tardia, acompanhando-se de contraturas articulares, com decremento ausente à estimulação elétrica repetitiva e sem resposta ao anticolinesterásico, mas de fundamental identificação devido às particularidades terapêuticas. O diagnóstico de MC pode ser confirmado por análise molecular em oito dos genes cujas mutações estão relacionadas com a apresentação clínica.

TABELA 253.1 ■ Percentagem de casos de miastenia congênita de acordo com o local de defeito

LOCAL DE DEFEITO	%
1 | Pré-sináptico • Deficiência de colina acetiltransferase • Diminuição de vesículas sinápticas e redução de liberação • Outros defeitos pré-sinápticos	8
2 | Defeitos associados à lâmina basal sináptica • Deficiência AChE em placa terminal (HAR)	16
3 | Defeitos pós-sinápticos • Anormalidade cinética do receptor de ACh • Síndrome de canal rápido (HAR) e canal lento (HAD) • Deficiência de rapsina	76

ACh: acetilcolina; AChE: acetilcolinesterase; HAR: herança autossômica recessiva; HAD: herança autossômica dominante.

Pacientes com alguns subtipos respondem melhor à piridostigmina (Mestinon®), ao passo que outros, com subtipos distintos, podem responder melhor a outras terapias, como efedrina, fluoxetina e 3,4 diaminopiridina (3,4 DAP).

Síndrome miastênica de Eaton-Lambert

A síndrome miastênica de Eaton-Lambert (SMEL) é uma doença autoimune rara, idiopática ou paraneoplásica, associada em 50% dos casos a

---

Defeitos pré-sinápticos
Defeitos na ressíntese de ACh ← *CHAT*
Pobreza de vesículas sinápticas
SMC Lambert-Eaton like

Defeito sináptico
Deficiência de AChE em placa terminal ← *COLQ*

Defeitos pós-sinápticos
Anormalidade RACh
  Síndrome de canal lento $\alpha > \varepsilon, \beta, \delta$
  Síndrome de canal rápido
Deficiência de RACh
  RACh $\varepsilon > \alpha, \beta, \delta$
  Rapsina- ← **RAPSINA**
Anormalidade de canal de Na$^+$ muscular
Subunidade-α ← **SCN4A**

← *CHRNA1*
CHRNE
CHRNB1
CHRND

SMC caracterizada incompletamente
SMC com deficiência de plectina
Miastenia de cintura-membros familiar
SMC com agregados tubulares

Nenhum defeito identificado

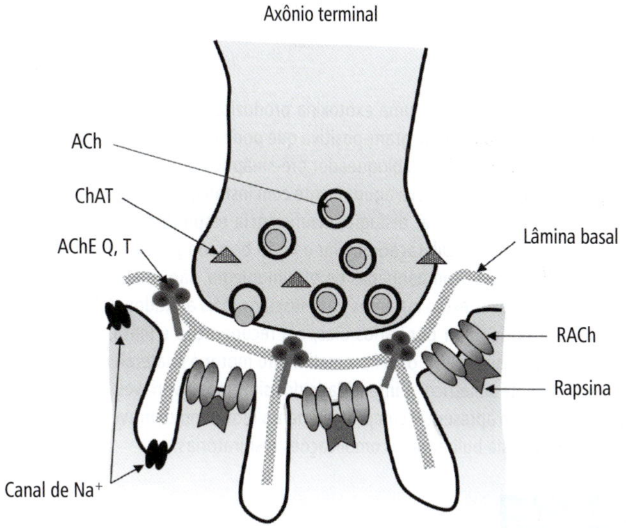

FIGURA 253.1 ■ Classificação fisiopatológica das síndromes miastênicas congênitas.
Os genes relacionados com as SMC são nomeados: *CHRNA1, CHRNB1, CHRND, CHRNE, COLQ, CHAT, RAPSN* e *SCN4A*. As proteínas codificadas e os lócus gênicos são, respectivamente: (1) α (2q24–q32), β (17p11–p12), δ (2q33–q34), ε (17p13) subunidades do receptor de acetilcolina (RACh); (2) *collagenic tail* (ColQ) (3p24–2) da acetilcolinesterase (AChE); (3) ChAT (10q11.2); (4) rapsina (11p11). Rapsina estabiliza os receptores de ACh agregados e os liga ao citoesqueleto pós-sináptico.

ACh: acetilcolina; AChE: acetilcolinesterase: CHRNA1: subunidade RAChα; CHRNE: subunidade RAChε; CHRNB1: subunidade RAChβ; CHRND: subunidade RAChδ; RACh: receptor de acetilcolina; SMC: síndrome miastênica congênita; SCN4A: canal de sódio proteína tipo α subunidade 4.

carcinoma de células pequenas do pulmão. O defeito primário encontra-se no neurônio pré-sináptico, com redução do número ACh liberada pelo impulso nervoso, ocasionado pela presença de anticorpos anticanais de cálcio voltagem-dependente nos terminais nervosos, o que impede a ligação das vesículas de ACh à membrana pré-sináptica e sua consequente liberação para a fenda sináptica.[17]

Diferencia-se clinicamente da miastenia nos seguintes aspectos: fraqueza de predomínio proximal dos membros inferiores, podendo acometer menos intensamente os membros superiores e a musculatura ocular extrínseca, mas não os músculos de inervação bulbar, além de apresentar facilitação pós-exercício. A fraqueza aparece com exercícios, porém, por vezes, os primeiros movimentos desencadeiam aumento temporário da força muscular. Os reflexos tendinosos estão hipoativos ou abolidos. Disfunção autonômica ocorre frequentemente, determinando constipação, visão borrada, diminuição da sudorese e boca seca. Associa-se com doenças neoplásicas, principalmente carcinoma de pequenas células do pulmão, mas também com outras enfermidades autoimunes.

O diagnóstico se baseia no exame eletrofisiológico, que demonstra decremento do potencial de ação a estimulações repetitivas de baixa frequência, mas com aumento do potencial a estímulos com frequência elevada.

Teste sorológico para anticorpos anticanais de cálcio é positivo em 75 a 90% dos pacientes, mas não se relaciona com a gravidade do acometimento.[4,5]

O tratamento depende da etiologia. Se associado a câncer, a retirada cirúrgica e medidas adicionais melhoram a SMEL. Quando necessário, o uso de corticosteroides, imunossupressores e da IGIV está indicado, com respostas satisfatórias, assim como anticolinesterásicos podem diminuir sintomas. A terapia de escolha, atualmente, é a 3,4-diaminopiridina (Ampyra®), um bloqueador de canal de potássio que mantém a despolarização da membrana, permitindo entrada de cálcio. Pacientes não portadores de carcinoma deverão ser mantidos sob investigação pelo menos a cada seis meses pelos próximos dois anos.

Botulismo

Intoxicação consequente a uma exotoxina produzida pelo *Clostridium botulinum*, bactéria anaeróbia gram-positiva que pode contaminar os alimentos. A toxina botulínica é um bloqueador pré-sináptico poderoso da liberação da ACh. A doença começa agudamente com instalação de constipação, ptose palpebral e diplopia, disfagia, insuficiência respiratória e fraqueza muscular progressiva. Dilatação pupilar e visão borrada pela alteração da acomodação visual, acompanhadas de oftalmoplegia, são sinais precoces e típicos. Os reflexos estão ausentes nos músculos mais afetados. A fraqueza muscular pode durar por vários dias, e a recuperação é lenta. Não há alteração da consciência, e o comprometimento motor é bilateral, mas não necessariamente simétrico. A intensidade dos sintomas é variável, e alguns pacientes podem apresentar comprometimento motor muito grave. O óbito deve-se à paralisia bulbar ou a complicações respiratórias.[18]

ATENÇÃO!

A toxina pode ser identificada no sangue, nas fezes ou, até mesmo, no alimento contaminado. O diagnóstico nem sempre é confirmado, sendo muito mais importante a associação de fatores epidemiológicos aos clínicos.

O tratamento sintomático e de suporte de ventilação respiratória tem grande relevância na diminuição da letalidade da doença. Pode-se tentar eliminar a toxina do trato gastrintestinal (TGI) com o uso de lavagem gástrica, laxantes e enemas.

O tratamento específico consiste na administração de antitoxina trivalente A, B e E, de origem equina, por via EV, tão breve quanto possível, a ser repetida após duas horas. Tendo-se a suspeita diagnóstica, não se deve aguardar o resultado laboratorial de presença de toxina para início do tratamento. Entre os efeitos adversos, destacam-se anafilaxia (3%) e doença do soro (20%) (Quadro 253.2).

QUADRO 253.2 ■ Botulismo: características clínicas e tratamento

Fisiopatologia	• Toxina produzida pelo *Clostridium botulinum* • Preparados enlatados ou mal esterilizados • No adulto: ingestão de toxina • Na criança: ingestão de bactéria livre (mel)
Manifestação clínica	• 6-48 horas após ingestão • Comprometimento da musculatura extraocular • Pupilas dilatadas, pouco reativas à luz • Disartria, disfagia • Progressão para o tronco e os membros • Envolvimento respiratório raro
Investigação	• ENMG • Análise de toxina em camundongo
Tratamento	• UTI • Soro de antitoxina botulínica trivalente • Não esperar confirmação diagnóstica

REVISÃO

- A miastenia grave é uma síndrome clínica causada por falha na transmissão neuromuscular e na JNM, sendo a miastenia grave autoimune adquirida (MGAA) sua forma mais comum.
- A MGAA apresenta-se, em geral, com fadiga e fraqueza muscular, mas, para melhor identificação, existem grupos de classificação clínica que auxiliam no diagnóstico.
- O tratamento é basicamente fundamentado em quatro premissas: sintomático, com utilização de agentes anticolinesterásicos; imunossupressor, com corticosteroides ou outros agentes imunossupressores; imunomodulador rápido, usando IGIV ou plasmaferese; e cirúrgico, por meio de timectomia.

■ REFERÊNCIAS

1. Engel AG. Myasthenic syndromes. In: Engel AG, Franzini-Armstrong C, editors. Myology. New York: McGraw-Hill; 1994. p. 1798-835. v. 1.
2. Engel AG. Myasthenia gravis and myasthenic disorders. 2nd ed. Oxford: University Press; 2012. p. 109–10.
3. McGrogan A, Sneddon S, de Vries CS. The incidence of myasthenia gravis: a systematic literature review. Neuroepidemiology. 2010;34(3):171–83.
4. Sieb JP. Myasthenia gravis: an update for the clinician. Clin Exp Immunol. 2014;175(3):408-18.
5. Kaminski HJ, editor. Myasthenia gravis and related disorders. 2nd ed. Human Press; 2009.
6. Marx JA, editor. Rosen's emergency medicine : concepts and clinical practice. 8th ed. Philadelphia: Elsevier/Saunders; 2014. p. 1441-4. 2. v.
7. Phillips WD, Vincent A. Pathogenesis of myasthenia gravis: update on disease types, models, and mechanisms. F1000Res. 2016;5. pii: F1000 Faculty Rev-1513.
8. Vincent A, Bowen J, Newson-Davis J, McConville J. Seronegative generalised myasthenia gravis: clinical features, antibodies, and their targets. Lancet Neurol. 2003;2(2):99-106.

9. Osserman KE, Genkins G. Studies in myasthenia gravis: review of a twenty-year experience in over 1200 patients. Mt Sinai J Med. 1971;38(6):497-537.
10. Romi F, Gilhus NE, Aarli JA. Myasthenia gravis: clinical, immunological, and therapeutic advances. Acta Neurol Scand. 2005;111(2):134-41.
11. Kumar V, Kaminski HJ. Treatment of myasthenia gravis. Curr Neurol Neurosci Rep. 2011;11(1):89–96.
12. Pasnoor M, Wolfe GI, Nations S, Trivedi J, Barohn RJ, Herbelin L, et al. Clinical findings in MuSK-antibody positive myasthenia gravis: a U.S. experience. Muscle Nerve. 2010;41(3):370-4.
13. Howard JF. REGAIN: A phase 3 randomized, double-blind, placebo-controlled, multi-center study to evaluate the safety and efficacy of eculizumab in subjects with refractory generalized myasthenia gravis (gMG). Presented at the 14th International Congress on Neuromuscular Diseases (ICNMD), Toronto, July 7, 2016.
14. Mehrizi M, Fontem RF, Gearhart TR, Pascuzzi RM. Medications and myasthenia gravis (A reference for health care professionals). Indiana University School of Medicine; 2012 [capturado em 16 maio 2017]. Disponível em: http://www.myasthenia.org/portals/0/draft_medications_and_myasthenia_gravis_for_MGFA_website_8%2010%2012.pdf
15. Binks, Vincent A, Palace J. Myasthenia gravis: a clinical-immunological update. J Neurol. 2016;263(4):826-34.
16. Engel AG, Shen XM, Selcen D, Sine SM. Congenital myasthenic syndromes: pathogenesis, diagnosis, and treatment. Lancet Neurol. 2015;14(4):420–34.
17. Mareska M, Gutmann L. Lambert-Eaton myasthenic syndrome. Semin Neurol. 2004;24(2):149-53.
18. Brook I. Botulism: the challenge of diagnosis and treatment. Rev Neurol Dis. 2006;3(4):182–9.

254

DISTÚRBIOS DA LINGUAGEM NA INFÂNCIA

- TATIANA DEL DEBBIO VILANOVA
- RICARDO SILVA PINHO
- MARCELO MASRUHA RODRIGUES
- LUIZ CELSO VILANOVA

A linguagem é um sistema convencional de símbolos arbitrários e de suas regras de combinação, representando ideias que se pretende transmitir por meio de seu uso e de um código socialmente partilhado, a língua. A fala é um modo verbo-oral de transmitir mensagens e envolve precisa coordenação de movimentos orais, faríngeos e respiratórios, a fim de produzir sons e unidades linguísticas (fonemas, palavras e frases), realizada por processo de articulação de sons.

Os distúrbios da fala e da linguagem comprometem a capacidade do indivíduo de interação e comunicação com os outros, por afetar a capacidade de entendimento, de expressão de seus pensamentos e sentimentos ou de ser compreendido. Os distúrbios da linguagem são variados e podem ocorrer em qualquer faixa etária. É importante separá-los em dois grandes grupos:

- distúrbio da linguagem manifestado nos primeiros anos de vida, por alteração do desenvolvimento, quer por fatores orgânicos, denominados distúrbios da aquisição da linguagem, quer decorrentes de fatores circunstanciais, denominados distúrbios do desenvolvimento da linguagem propriamente ditos;
- distúrbios da linguagem manifestados ou adquiridos posteriormente a essa etapa inicial do desenvolvimento infantil.

A linguagem e o seu desenvolvimento dependem de fatores circunstanciais e orgânicos, entre os quais a carga genética, as estruturas anatômicas e o perfeito funcionamento da fisiologia cerebral e seus processos bioquímicos.

Apesar de sua complexidade, é fundamental para o médico generalista entender as diversas alterações da fala e da linguagem, pois elas podem ser, muitas vezes, manifestações iniciais de diversas doenças que comprometem o cérebro. Entretanto, para a perfeita identificação de suas alterações, é necessário que o médico procure caracterizar e rotular seus desvios de modo adequado.

■ DISTÚRBIOS DA AQUISIÇÃO E DO DESENVOLVIMENTO DA LINGUAGEM

Diante de uma criança com suspeita de distúrbio da aquisição e do desenvolvimento de linguagem, é necessário que o médico procure analisar, em primeiro lugar, se ela possui a capacidade de interagir com outras pessoas e a intenção comunicativa. Os indivíduos com interação muito afetada e/ou com intenção comunicativa muito comprometida ou ausente, geralmente, pertencem a um grupo de transtornos denominados, pelo CID-10, como transtornos globais do desenvolvimento, e pelo DSM-5, como transtorno do espectro autista; termos antigamente utilizados para designar subgrupos desses pacientes: autismo, autismo atípico, síndrome de Asperger, síndrome de Rett e psicose desintegrativa de Heller. Quando a interação não estiver profundamente comprometida, deve-se analisar:

- a capacidade da criança em reagir aos sons ambientais e a fala;
- a capacidade motora como um todo e, em especial, a motricidade envolvida na fonoarticulação;
- o domínio dos códigos utilizados na comunicação, quer a de sinais, quer a oral. Isso porque as crianças com surdez terão dificuldade em captar os códigos sonoros, porém poderão compreender a linguagem gestual. Embora as crianças com deficiência auditiva bilateral de intensidade leve possam compreender ordens verbais, muitas vezes terão alteração da produção fonoarticulatória, por não discriminarem todos os sons que compõem as palavras. Por sua vez, as crianças com comprometimento da motricidade oral poderão ter prejuízo na comunicação oral, que, dependendo de sua intensidade, poderá levar a comprometimento também da linguagem, com possibilidade de estarem associados às alterações da deglutição (disfagia).

Os distúrbios da aquisição da linguagem ocorrem principalmente em situações de lesão cerebral, como as encontradas nas crianças com deficiência intelectual, decorrentes de encefalopatia crônica não evolutiva da infância. Nesses pacientes, encontra-se agravo no domínio do conjunto de códigos utilizados na comunicação, oral ou por sinais, que poderá ser ainda mais comprometido por fatores circunstanciais, como falta de estimulação pela família e cuidadores.

■ DISTÚRBIOS DO DESENVOLVIMENTO DA LINGUAGEM

Apesar de a criança, após a 28ª semana de vida intrauterina, ser capaz de ouvir e reagir a sons, o início da fala se dá muitos meses após o nascimento. Isso depende do desenvolvimento cerebral, uma vez que muitos circuitos neuronais ainda não estão totalmente formados ao nascer. Os processos de formação de sinapses (sinaptogênese) e de mielina, que envolve os axônios cerebrais (mielinização), acontecem principalmente nos primeiros 2 anos de vida.

O início do desenvolvimento da fala ocorre de modo lento e gradual. Nas primeiras semanas após o nascimento, o lactente é capaz de emitir sons que se assemelham a sons guturais. Entre 4 e 6 meses de idade, inicia-se a produção de sons vocálicos que correspondem a consoantes, denominados balbucios. Os sons produzidos nessa fase da vida correspondem a sons existentes em diversos idiomas, não necessariamente presentes no idioma da língua materna. A partir dessa fase, inicia-se a comunicação linguística da criança, na qual ela começa a identificar os fonemas da língua materna e passa a produzir, posteriormente, mais de um fonema, fase denominada lalação. A essa etapa inicial, segue-se a fase em que a criança começa a produção das primeiras palavras, conjunto de fonemas com um significado dado a essa produção, que nas etapas iniciais podem ser diferentes das do adulto. Por meio da repetição da sua produção fonêmica e da comparação com o que ela escuta, esses significados vão-se ajustando e se tornando mais adequados.

Em fase posterior, as crianças juntarão a produção de duas palavras, dando início ao desenvolvimento sintático. Inicialmente, as sentenças são curtas, mas apresentam o poder de transmitir a informação, ou seja, comunicar. Para que isso ocorra de modo efetivo, é fundamental que a criança possua a intenção comunicativa. Em algumas situações patológicas, como nos transtornos globais do desenvolvimento, especialmente no autismo e na síndrome de Asperger, a intenção comunicativa não está presente.

O desenvolvimento da fala se completará até os 4 ou, no máximo, 5 anos de idade. Aos 4 anos, a criança deverá produzir todos os fonemas, exceto /r/ e /l/, presentes nos grupos consonantais, como "prato e blusa". Deverá ser capaz de construir frases com 4 a 5 palavras, utilizando adequadamente adjetivos, substantivos, verbos e advérbios. Nessa fase, seu vocabulário é superior a 1.000 palavras. Entretanto, para que isso ocorra, a audição da criança deve ser normal, inclusive para que possa discriminar perfeitamente todos os sons que compõem o seu idioma.

É evidente que a evolução da fala e a da linguagem depende de fatores biológicos, tanto do ponto de vista motor como sensorial; entretanto, essa evolução dependerá também da estimulação que essa criança terá nos primeiros anos de vida. Ela aprenderá a falar corretamente ouvindo, imitando e, por meio de tentativas de falar, construirá o seu repertório linguístico. Desse modo, é importante incentivar a criança a falar, conversar com ela e dar o modelo correto de fala, não usando o "tatibitati", pois essa forma de fala, apesar de ser considerada por alguns como "engraçadinha", atrapalha o desenvolvimento normal, inclusive de sua memória auditiva, trazendo prejuízo não somente na produção de fala, mas também no aprendizado posterior, em que a criança correlacionará os sons da fala (fonemas) com os sinais gráficos (grafemas), permitindo a aquisição da escrita.

■ DISTÚRBIOS ADQUIRIDOS DA LINGUAGEM

Uma grande variedade de doenças neurológicas envolve sintomas relacionados ao comprometimento da linguagem. Apesar de os distúrbios adquiridos da linguagem poderem se manifestar por meio da alteração da escrita (agrafia/disgrafia) ou da leitura (alexia/dislexia), são os quadros afásicos os diagnosticados com maior frequência no dia a dia do médico, especialmente aqueles que atuam em ambiente hospitalar.

A afasia pode ser definida como uma alteração do conteúdo, da forma e do uso da linguagem oral e escrita. A literatura sobre afasia se caracteriza por uma proliferação de esquemas de classificação que valorizam aspectos do comprometimento e da sintomatologia do paciente. Entretanto, para o médico generalista, podem ser consideradas as formas descritas no Quadro 254.1.

■ DISTÚRBIOS ADQUIRIDOS DA FALA

Os principais distúrbios da fala podem ser divididos em dois grandes grupos: as alterações que abrangem a programação do ato motor envolvido na fala (apraxia), e os distúrbios que englobam a realização do movimento (disartria), que habitualmente também apresentam alteração da voz (disfonia), e, por isso, muitos preferem utilizar o termo disartrofonia, uma vez que dois ou mais parâmetros (respiração, articulação, fonação, prosódia e ressonância) podem estar alterados e tornar a fala do paciente mais difícil de ser compreendida. A apraxia da fala sempre decorre de uma alteração cortical de causa variada, desde lesões isquêmicas até modificações funcionais, como em uma forma particular de epilepsia, denominada síndrome de Landau-Kleffner.

APRAXIA

Refere-se à incapacidade de programar comandos sensório-motores para o posicionamento e movimento dos músculos, para produção voluntária da fala. Essas dificuldades de programação de posição e a sequência dos movimentos ocorrem apesar de os sistemas motores, sensoriais e habilida-

---

QUADRO 254.1 ■ Classificação das afasias

- **Afasias de expressão:** a afasia de Broca, um tipo de afasia de expressão, é a mais frequente e associada à lesão da área cerebral homônima, localizada no giro frontal inferior esquerdo (áreas 44 e 45 de Brodmann), e da substância branca adjacente. Clinicamente, os pacientes apresentam uma expressão oral que pode estar comprometida em diversos graus, porém sempre em grau mais intenso que a compreensão. Esses pacientes apresentam um discurso não fluente, limitado a palavras ou frases repetidas, muitas vezes com estereotipias verbais. Geralmente, a compreensão de ordens simples está preservada. Outras formas de afasia de expressão são a afasia de condução (o indivíduo apresenta-se fluente, mas com anomia e evidente dificuldade de repetir palavras, mais intensa do que a fala espontânea) e a afasia transcortical motora (o indivíduo não é fluente, a fala espontânea está muito comprometida, porém é capaz de repetir palavras dadas como modelo) são diagnosticadas com menos frequência.

- **Afasias de recepção:** o prejuízo na compreensão é maior que o de expressão. A afasia de Wernicke é a que o indivíduo apresenta alteração grave da compreensão de frases e fala aparentemente fluente, mas de difícil entendimento, em razão de erros na produção das palavras. A afasia de Wernicke está geralmente associada à lesão da região posterolateral do giro temporal superior esquerdo, cuja função é de associação auditiva. Na afasia transcortical sensorial, o paciente apresenta prejuízo importante na compreensão, porém é capaz de repetir corretamente uma palavra dada como modelo.

- **Afasia anômica:** o indivíduo apresenta dificuldade de evocar as palavras corretamente.

- **Afasia mista:** apresentação frequente de afasia, em que há comprometimento da emissão e da recepção. A afasia global é uma forma grave de afasia mista, em que há comprometimento quase total da formulação do discurso e limitação grave da recepção oral e gráfica, sendo que algumas vezes o paciente apresenta mutismo. O discurso não é fluente, muitas vezes permitindo ao paciente falar apenas corretamente alguma expressão verbal como "valha-me Deus". O paciente com afasia global poderá evoluir para outras formas menos graves de afasia, inclusive a afasia de Broca.

- **Afasia subcortical:** raramente se encontram pacientes com lesão subcortical, em especial na região talâmica, que apresentam manifestação clínica de uma afasia com características geralmente menos definidas que as provocadas por lesão cortical, em geral associadas à disartrofonia importante.

des de compreensão, de atenção e de cooperação encontrarem-se preservados. Assim, em um paciente com apraxia da fala, um movimento pode ser realizado automaticamente, mas não sob comando. Essa dificuldade não decorre da fraqueza ou da incoordenação desses músculos.

O indivíduo com apraxia de fala demonstra, em suas tentativas de falar, que tem em sua mente a palavra que deseja emitir, porém não é capaz de realizar a programação das posturas específicas dos órgãos fonoarticulatórios para produzir os sons desejados, na ordem e na sequência necessárias para a fala correta.

DISARTROFONIA

Pode ser considerada como o distúrbio da expressão verbal causado por alteração na execução dos movimentos utilizados na fala. Esses mecanismos podem envolver as disfunções motoras de dois ou mais subsistemas, como respiração, fonação, ressonância, articulação e prosódia. A disartrofonia pode ser decorrente de comprometimento do sistema nervoso central (SNC), do sistema nervoso periférico e/ou dos músculos. Dependendo do tipo de comprometimento, terá características clínicas distintas, e seu reconhecimento ajudará o médico na tarefa de localizar os sistemas comprometidos (Quadro 254.2).

QUADRO 254.2 ■ Classificação das disartrofonias

- **Disartrofonia espástica:** associada a quadros neurológicos que aparecem após algumas semanas ou meses da lesão do neurônio motor superior, como nos quadros de acidentes vasculares cerebrais (AVCs), sequelas de paralisia cerebral, sequela de meningoencefalites.
- **Disartrofonia flácida:** decorre do comprometimento da unidade motora (corpo celular do neurônio motor inferior, seu axônio, a junção mioneural ou as próprias fibras musculares). Desse modo, muitas vezes, observam-se músculos hipotônicos, com alteração dos movimentos automáticos ou reflexos. Exemplos de doenças com essa característica são as polirradiculoneurites que comprometem a face e quadros que atingem a junção mioneural ou o próprio músculo, como a miastenia grave e as miopatias.
- **Disartrofonia hipercinética:** relaciona-se a doenças que comprometem o sistema extrapiramidal, principalmente os núcleos da base e as vias extrapiramidais, responsáveis pela regulação do tônus muscular, integração e controle dos movimentos normais. Está associada a quadros como coreoatetose, distonia, discinesia tardia, mioclonia palatal e tremor vocal, encontrado em pacientes com tremor essencial, por exemplo.
- **Disartrofonia hipocinética:** geralmente associada a quadro que se manifesta com bradicinesia, encontrada nos pacientes com síndromes parkinsonianas.
- **Disartrofonia atáxica:** associada a quadros com comprometimento do cerebelo e de suas vias, determinando falta de coordenação dos dados sensoriais com o desempenho motor, levando a uma fala com emissão imprecisa, distorção das vogais e ritmo e cadência irregulares. A alteração mais evidente desse tipo de disartrofonia é a alteração característica do ritmo de fala (escandida).
- **Disartrofonias mistas:** associadas a quadros em que se tem mais de um sistema motor comprometido, como nos pacientes com esclerose múltipla, em que as lesões desmielinizantes podem atingir de modo diferente e aleatório os diversos sistemas motores, ou nos indivíduos com esclerose lateral amiotrófica (ELA), em que se tem alteração do neurônio motor inferior e do neurônio motor superior, levando à imprecisão na emissão dos fonemas, distorção das consoantes e hipernasalidade exuberante.

ATENÇÃO!

As disartrofonias podem vir acompanhadas de alteração dos mecanismos da deglutição, levando o paciente a apresentar a denominada disfagia, de intensidade variável, mas de identificação extremamente importante, pois pode comprometer o prognóstico do paciente, uma vez que poderá acarretar pneumonias aspirativas ou quadros de desnutrição crônica.

As disfagias associadas às disartrofonias geralmente são as que afetam a fase orofaríngea, com dificuldade na preparação-trituração e/ou propulsão do bolo alimentar. Nessa forma de disfagia, podem ser detectadas perda de reflexos orais, perda prematura do alimento e redução da movimentação das partes anterior e dorsal da língua, com pobre movimentação lateral desta, proporcionando uma diminuição no contato da base da língua com a parede posterior da faringe, alterando, dessa forma, a ejeção do bolo.

A maioria dos pacientes apresenta perda do controle de líquido em cavidade oral, algumas vezes com escape da própria saliva, com pobre preparo do bolo e permanência de resíduos em cavidade oral. Quando a disfagia é decorrente de alteração na fase faríngea, encontra-se, muitas vezes, atraso do início da fase faríngea da deglutição, devido à diminuição da programação do movimento de língua ou alteração da sensibilidade da faringe, levando à diminuição da peristalse faríngea. Esses mecanismos podem acarretar a presença de resíduos alimentares em valécula e recessos piriformes, podendo ocasionar aspirações traqueais, durante ou após a deglutição. A disfagia por alteração esofágica pode ser encontrada nos pacientes neurológicos, porém é rara.

De acordo com a American Speech-Language-Hearing Association (ASHA), os fatores preditivos para aspiração em pacientes neurológicos são: voz rouca ou molhada, tosse voluntária fraca, redução do nível de consciência, alteração do reflexo faríngeo, qualquer sinal de alteração de funcionamento laríngeo, alteração da sensibilidade faríngea, doenças respiratórias preexistentes e necessidade de auxílio na alimentação.

REVISÃO

- Os distúrbios da fala e da linguagem comprometem a capacidade do indivíduo de interação e comunicação com os outros, por afetar a capacidade de entendimento, de expressão de seus pensamentos e sentimentos ou de ser compreendido.
- Os distúrbios da linguagem são variados e podem ocorrer em qualquer faixa etária.

■ LEITURAS SUGERIDAS

Basso A. The aphasias: fall and renaissance of the neurological model? Brain Lang. 2000;71(1):15-7.
Sharp HM, Hillenbrand K. Speech and language development and disorders in children. Pediatr Clin North Am. 2008;55(5):1159-73.
Vilanova LCP, Vilanova TFDD, Magalhães PB. Encefalopatia crônica não evolutiva. In: Jotz GP, Angelis EC, Barros APB, editores. Tratado da deglutição e disfagia no adulto e na criança. Rio de Janeiro: Revinter; 2009. p. 239-51.
Vilanova LCP. Aspectos neurológicos do desenvolvimento do comportamento da criança. Rev Neurociências. 1998;6(3):106-10.
Vilanova TF. Avaliação videofluoroscópica da deglutição pré e pós aplicação de toxina botulínica em indivíduos com distonia cervical [tese]. São Paulo: USP; 2007.

255

ATAXIAS

- ORLANDO G. P. BARSOTTINI
- JOSÉ LUIZ PEDROSO
- MARCUS VINICIUS CRISTINO ALBUQUERQUE

Para a compreensão das doenças que acometem o cerebelo e suas vias, é essencial o conhecimento anatômico. O cerebelo é subdividido em hemisférios cerebelares, vérmis cerebelar e lóbulo flóculo-nodular (Figura 255.1).

Quando há envolvimento dos hemisférios cerebelares, ocorrem alterações na coordenação das extremidades (ataxia apendicular), ao passo que lesões envolvendo vérmis cerebelar cursam com alterações da marcha (ataxia axial). O lóbulo flóculo-nodular tem conexões com o sistema vestibular, e lesões nessa região provocam desequilíbrio associado a nistagmo.

Quanto à propedêutica, o termo ataxia indica perda do equilíbrio e da coordenação motora, afetando a marcha, a fala e a movimentação ocular. Em geral, as ataxias ocorrem por lesões do cerebelo ou de suas vias (espinais, do tronco encefálico, frontais e talâmicas). Quando há envolvimento da sensibilidade profunda, por lesões do funículo posterior da medula espinal ou por neuropatias, ocorre perda da propriocepção consciente e, nesses casos, utiliza-se o termo ataxia sensitiva.

Existem várias doenças que se manifestam com ataxia. As apresentações variam de acordo com a cronologia do surgimento dos sintomas, com evolução aguda ou crônica. A etiologia das ataxias pode ser bem complexa e exige uma divisão didática nos seguintes grupos: as ataxias adquiridas (esporádicas ou não hereditárias) e as hereditárias. Estas podem ser autossômicas recessivas (quando o início dos sintomas em faixa etária pediátrica) e autossômicas dominantes (quando há história familiar e início na idade adulta). Outras formas incluem as ataxias ligadas ao cromossomo X e as ataxias mitocondriais. As ataxias adquiridas, também denominadas esporádicas ou não hereditárias, têm início na idade adulta, sem história familiar da doença. Inúmeras são as etiologias para as ataxias esporádicas, as quais incluem: degenerativas; tóxicas; deficiência de vitaminas; infecciosas; autoimunes; entre outras.

■ EXAME NEUROLÓGICO NAS ATAXIAS

As alterações cerebelares incluem marcha atáxica, associada à dismetria e disdiadococinesia. Outros sinais clínicos, como fala escandida, nistagmo e reflexos pendulares, podem estar presentes. A avaliação da sensibilidade profunda, com exame da sensibilidade vibratória e cinético-postural, é fundamental, já que alterações dessa modalidade sensitiva indicam uma ataxia sensitiva.

■ ATAXIAS ADQUIRIDAS OU ESPORÁDICAS

Resultam de algum evento ou lesão estrutural que afeta o cerebelo ou as vias cerebelares. A história clínica e o exame neurológico, associados aos exames de neuroimagem, permitem estabelecer um diagnóstico na maioria dos casos. Podem ter início agudo, subagudo ou crônico, dependendo da causa. O Quadro 255.1 mostra as principais causas de ataxias esporádicas.

A discussão mais detalhada sobre as ataxias que se manifestam apenas como sinal ou sintoma de lesão cerebelar, decorrentes de doença cerebrovascular, lesões desmielinizantes, tumores ou malformações congênitas, foi propositalmente excluída deste capítulo.

DEGENERAÇÃO CEREBELAR ALCOÓLICA

Doença crônica que afeta indivíduos com história de abuso de álcool em grande quantidade e por longo período. A fisiopatologia envolve efeitos tóxicos direto do álcool sobre o cerebelo. A deficiência da tiamina (vitamina B_1) também pode estar envolvida. Ocorre degeneração principalmente do vérmis cerebelar superior. A ataxia tem predomínio nos membros inferiores, sendo mais axial do que apendicular. Dessa maneira, os pacientes

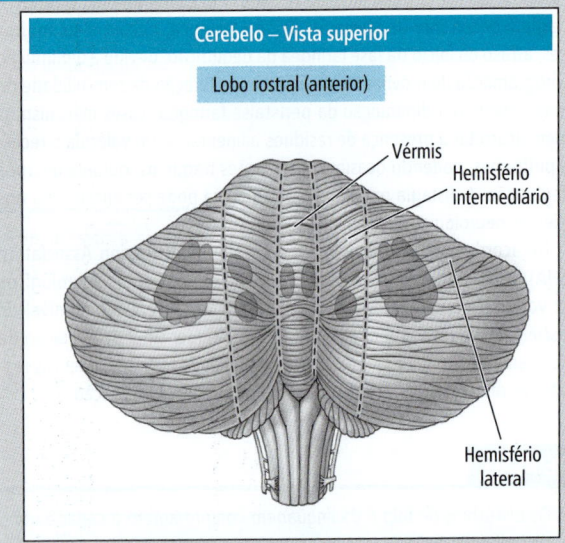
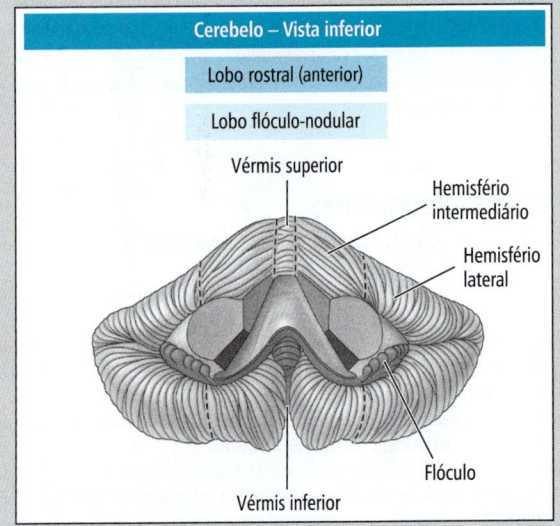

FIGURA 255.1 ■ Anatomia do cerebelo.

QUADRO 255.1 ■ Principais causas de ataxias esporádicas

- Degeneração cerebelar alcoólica
- Causas tóxicas (fenitoína, lítio, amiodarona)
- Degeneração cerebelar paraneoplásica
- Ataxias autoimunes
- Atrofia de múltiplos sistemas
- Deficiência de vitaminas (B_1, B_{12} e vitamina E)

apresentam grande dificuldade na marcha, com pouca repercussão nas extremidades. Fato interessante na degeneração cerebelar alcoólica é a baixa frequência de alterações na fala e a ausência de anormalidades da movimentação ocular, como nistagmo. A suspensão do uso de álcool é a medida mais indicada, sendo que nem sempre há melhora dos sintomas neurológicos. O uso de tiamina está indicado como medida complementar.

CAUSAS TÓXICAS

Vários medicamentos podem ter efeitos tóxicos no cerebelo, com consequente atrofia cerebelar e ataxia. Os mais comuns são lítio, fenitoína, amiodarona e alguns quimioterápicos, tais como 5-fluouracil. Intoxicações por metais pesados, tais como mercúrio e tálio, também estão associadas a efeitos tóxicos no cerebelo.

DEGENERAÇÃO CEREBELAR PARANEOPLÁSICA

Pode ocorrer em associação a diversos tumores, principalmente carcinoma pulmonar de pequenas células, câncer de ovário e mama, além do linfoma de Hodgkin. O mecanismo fisiopatológico envolvido está relacionado à produção de autoanticorpos contra o cerebelo. A evolução da ataxia geralmente tem caráter subagudo, com evolução mais rápida do que outras doenças degenerativas. A ataxia muitas vezes surge antes do aparecimento do tumor.

Alguns marcadores imunológicos, como anti-HU e anti-YO, podem ser positivos, respectivamente nos tumores de pulmão e ginecológicos (ovário e mama). A imagem por RM do crânio pode não mostrar atrofia do cerebelo nas fases iniciais. Embora muitos pacientes não apresentem melhora da ataxia, deve-se proceder à retirada do tumor e, muitas vezes, à terapia imunológica, como o uso de imunoglobulina intravenosa (IGIV).

ENCEFALOPATIA DE WERNICKE

Além do álcool, outras situações em que há prejuízo nutricional também podem ser causas de encefalopatia de Wernicke (EW), como a Aids, doença gastrintestinal ou maligna, cirurgia bariátrica e vômitos por hiperêmese gravídica.

Apesar de a tríade clássica (ataxia, oftalmoplegia e ataxia de marcha) ser mais comum em alcoólicos que em não alcoólicos, ela é rara. É mais sensível para o diagnóstico a presença de pelo menos dois dos cinco seguintes critérios: deficiência dietética, náusea e vômito, comprometimento cognitivo leve ou alteração do estado mental, sinais oculares (como oftalmoplegia) e sinais cerebelares. Os dois primeiros critérios são mais frequentes em não alcoólicos que em alcoólicos.

O achado típico na RM ponderada em T2, mais comuns em alcoólicos, consiste em hipersinal simétrico no tálamo, corpos mamilares, teto do mesencéfalo e área periaqueductal, assim como realce ao contraste nos corpos mamilares e no tálamo.

O diagnóstico precoce é fundamental, visto que a pronta reposição de tiamina reverte os sintomas.

ATAXIAS DE ORIGEM AUTOIMUNE

Ataxia relacionada à doença celíaca

As duas doenças podem estar associadas, embora haja muita controvérsia a respeito. O diagnóstico de doença celíaca se baseia na biópsia intestinal, mostrando alterações típicas, associada aos anticorpos positivos. Os anticorpos relacionados à doença celíaca são antiendomísio, antitransglutaminase e antigliadina.

Ataxia relacionada a anticorpos antidescarboxilase do ácido glutâmico

A ataxia pode fazer parte do contexto clínico da síndrome poliglandular autoimune em pacientes com anticorpos antidescarboxilase do ácido glu-

tâmico (anti-GAD). Além de ataxia progressiva, eles, em geral, apresentam diabetes melito (DM) insulino-dependente. O tratamento inclui imunoterapia, com corticosteroides ou IGIV.

Ataxia relacionada à encefalopatia de Hashimoto

Também conhecida como encefalopatia responsiva a corticosteroides associada à tiroidite autoimune, caracteriza-se por evolução subaguda de ataxia associada a alterações cognitivas. Os anticorpos relacionados são o antitiroperoxidase (anti-TPO) e a antitiroglobulina (anti-Tg). O tratamento é realizado com uso de corticosteroides.

SIDEROSE SUPERFICIAL

Condição na qual o ferro livre é depositado nas camadas pial e subpial e do sistema nervoso central (SNC). Caracteriza-se pela tríade de sintomas compreendidos por perda auditiva neurossensorial, ataxia cerebelar e sinais piramidais. A ataxia é o 1º sintoma e o que predomina. Na RM, há um achado patognomônico: o sinal hipointenso em T2 ao redor do tronco encefálico, do cerebelo e da medula espinal (Figura 255.2).

Entre as causas descritas, tumores atuais ou prévios do SNC são as principais, seguidos de trauma craniano ou da medula espinal e malformações arteriovenosas (MAVs)/aneurismas. No entanto, em alguns casos, a origem do sangramento permanece obscura, independente de extensa investigação com RM e angiografia. Conquanto os sintomas apareçam, o objetivo da terapia consiste em prevenir sua progressão com o controle do da hemorragia subaracnoide (HSA) quando corretamente identificada.

> **ATENÇÃO!**
>
> Ataxia esporádica com perda auditiva neurossensorial e sinais piramidais com hipointensidade subaracnoide na RM representam siderose superficial.

ATROFIA DE MÚLTIPLOS SISTEMAS – FORMA CEREBELAR

Doença neurodegenerativa, podendo ser dividida nas formas parkinsoniana (80% dos casos) e cerebelar (20%). A segunda se caracteriza por ataxia de caráter progressivo e de início tardio (> 55 anos). A presença de disau-

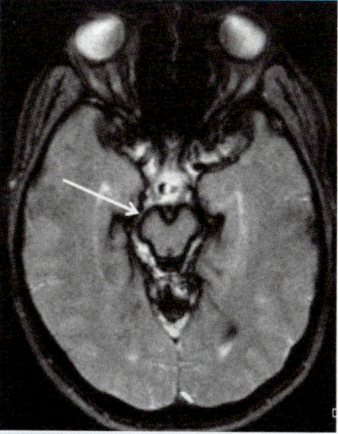

FIGURA 255.2 ■ RM de encéfalo de paciente com siderose superficial, demonstrando hipossinal na pia-máter, caracterizando deposição de hemossiderina.

tonomia (hipotensão postural, incontinência urinária e disfunção erétil) é elemento indispensável para o diagnóstico. Outros sintomas, como o distúrbio comportamental do sono REM, são frequentes. Exames de imagem geralmente mostram atrofia olivopontocerebelar, com presença do "sinal da cruz" na ponte (Figura 255.3).

> **ATENÇÃO!**
>
> As ataxias de múltiplos sistemas se caracterizam por ataxia associada à disautonomia ou à TCSREM, atrofia olivopontocerebelar e sinal da cruz na neuroimagem.

ILOCA

Do inglês *idiopathic late-onset cerebelar ataxia*, a ataxia idiopática de início tardio tem caráter degenerativo, de início na 3ª idade e de lenta evolução. Não há presença de disautonomia, e os exames de imagem mostram atrofia isolada do cerebelo.

DEFICIÊNCIA DE VITAMINAS

A deficiência de vitamina B_{12} pode ocorrer no contexto de gastrite atrófica, anemia perniciosa ou síndromes disabsortivas. O quadro clínico se caracteriza por ataxia sensitiva, com acometimento da sensibilidade profunda. Sinais piramidais e de neuropatia periférica fazem parte do contexto neurológico. A dosagem de B_{12} mostrará valores reduzidos e sua reposição via IM deve ser realizada.

Ataxia por deficiência de vitamina E é uma doença autossômica recessiva e, em geral, tem início na infância. O quadro clínico se assemelha à ataxia de Friedreich. A RM do crânio não costuma mostrar atrofia do cerebelo. A reposição com vitamina E promove melhora sintomática importante.

■ ATAXIAS HEREDITÁRIAS

Podem ser divididas em quatro subtipos: autossômicas dominantes; autossômicas recessivas; ligadas ao cromossomo X; e mitocondriais.

ATAXIAS AUTOSSÔMICAS DOMINANTES

Podem ser divididas em dois tipos: ataxias espinocerebelares (SCA, do inglês *spinocerebellar ataxia*) e ataxias episódicas (EA, do inglês *episodic ataxia*). Trata-se de um grupo heterogêneo de doenças cuja característica em comum é o acometimento cerebelar associado ao padrão de herança autossômico dominante.

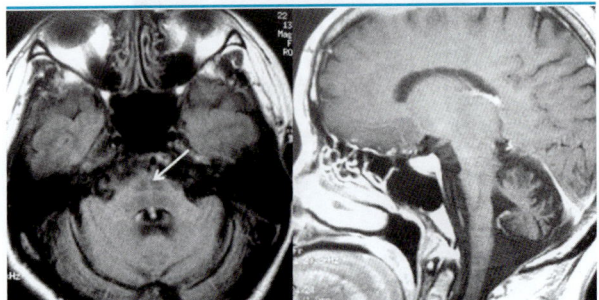

FIGURA 255.3 ■ RM do crânio de um paciente com atrofia de múltiplos sistemas, forma cerebelar. Note o "sinal da cruz" indicado pela seta, com atrofia do tronco encefálico e do cerebelo.

Ataxias espinocerebelares

Grupo de ataxias dominantes, neurodegenerativas, associadas a outras manifestações neurológicas, como: sinais piramidais e extrapiramidais; oftalmoparesia; neuropatia periférica; distúrbios do sono; e déficit cognitivo.

Os sintomas se iniciam geralmente nas 3ª ou 4ª décadas de vida, mas podem também se iniciar na infância e em idosos. Na neuroimagem, há atrofia cerebelar associada ou não à atrofia do tronco encefálico (atrofia olivopontocerebelar).

Até o presente momento, já foram descritos cerca de 43 subtipos de SCA. Aproximadamente 50% das SCA estão associadas a uma repetição anormal do trinucleotídeo CAG, codificando uma expansão anormal de glutamina, estando nesse grupo a SCA 1, 2, 3, 6, 7, 17 e a DRPLA. Quanto maior o número de repetições do trinucleotídeo, mais precoce e mais grave será a doença. O fenômeno de antecipação genética é também muito comum nesse grupo de doenças.

A SCA mais comum no Brasil é a SCA3, ou doença de Machado-Joseph. Outras SCA frequentes incluem SCA1, SCA2, SCA6, SCA7 e SCA10.

> **ATENÇÃO!**
>
> A principal ataxia autossômica dominante é SCA3, ou doença de Machado-Joseph.

Ataxias episódicas

Doenças neurológicas raras, de herança autossômica dominante, caracterizadas por eventos paroxísticos de falta de coordenação e desequilíbrio, frequentemente acompanhados de quadro subjacente de ataxia progressiva. Os genes alterados nas EA estão associados a canais de potássio e de cálcio neuronais, amplamente distribuídos no SNC, mas particularmente abundantes no cerebelo. Os pacientes podem também apresentar quadro de epilepsia, distonia, enxaqueca hemiplégica, miastenia e, até mesmo, coma intermitente. Pelo menos seis tipos de EA já foram descritos. As EA1 e EA2 são as formas mais comuns.

ATAXIAS AUTOSSÔMICAS RECESSIVAS

Formam um grupo heterogêneo e complexo de doenças hereditárias que se manifestam mais frequentemente na infância ou no adulto jovem, em geral com início dos sintomas antes dos 20 anos de idade. A história de pais consanguíneos é frequente nesse grupo de doenças.

A ataxia cerebelar pode vir associada à neuropatia periférica e envolvimento de outros sistemas. Além disso, é comum a presença de sinais neurológicos, como distúrbios do movimento, anormalidades oculomotoras, déficit cognitivo, retinopatia e epilepsia.

Ataxia de Friedreich

É a ataxia recessiva mais comum, causada por uma expansão da repetição do trinucleotídeo GAA do gene *FXN*, localizado no cromossomo 9q13, resultando em deficiência parcial da proteína frataxina.

Caracteriza-se por ataxia, tanto cerebelar como sensitiva, associada à arreflexia patelar e ao reflexo cutâneo-plantar em extensão bilateral. A presença de escoliose é comum e pode ser o 1º sinal da doença. Os primeiros sintomas podem se iniciar entre os 7 e 25 anos de idade, com evolução progressiva. A presença de miocardiopatia hipertrófica, DM e pé cavo estão entre as manifestações sistêmicas mais comuns.

A RM do encéfalo caracteristicamente não demonstra atrofia do cerebelo nos primeiros anos da doença. Não existe tratamento específico para a doença. No entanto, o uso da idebenona, medicamento antioxidante, tem-se mostrado benéfico no tratamento dos pacientes com hipertrofia ventricular.

ATENÇÃO!

A ataxia de Friedreich é identificada pelas seguintes características: ataxia AR; início antes dos 25 anos; arreflexia + Babinski; associação com miocardiopatia, escoliose e diabetes; e neuroimagem sem atrofia cerebelar.

Ataxia com deficiência isolada da vitamina E

O quadro clínico é bem semelhante ao da ataxia de Friedreich, porém com a presença de nível sérico baixo de vitamina E. A doença é causada pela mutação no gene da proteína de transferência do α-tocoferol, localizado no cromossomo 8q13. O tratamento é feito com suplementação de vitamina E, na dose de 600 a 2.400 mg/dia, o que parece interromper a progressão da doença.

Ataxia-telangiectasia

O início dos sintomas é mais precoce, por volta de 2 a 3 anos de idade. Trata-se do segundo tipo mais frequente de ataxia recessiva na maioria dos países e decorre da mutação no gene *ATM*, localizado no cromossomo 11q22-23.

As telangiectasias estão presentes em cerca de 90 a 95% dos pacientes e ocorrem habitualmente na conjuntiva, orelha, face e pescoço (Figura 255.4).

Movimentos anormais, como coreoatetose e apraxia oculomotora, são frequentes. Além disso, os pacientes apresentam imunodeficiência, com infecções respiratórias de repetição e aumento do risco para neoplasias, especialmente leucemias e linfomas.

A avaliação laboratorial demonstra aumento da α-fetoproteína sérica em cerca de 95% dos casos e diminuição das imunoglobulinas IgA, IgE e IgG em até 60% dos casos. O uso de Igs deve ser considerado nos pacientes com infecções de repetição.

ATENÇÃO!

A ataxia-telangectasia é a principal ataxia antes dos 2 anos de idade.

Ataxias com apraxia oculomotora

As ataxias com apraxia oculomotora podem ser divididas em tipos 1 e 2.

A AOA tipo 1 caracteriza-se por início entre 1 e 20 anos de idade (em média, aos 7), movimentos involuntários, como coreia e distonia, tremor de mãos e cabeça, ataxia global progressiva, neuropatia periférica e alteração da motricidade ocular. A avaliação laboratorial pode ser bem elucidativa, demonstrando hipoalbuminemia e hipercolesterolemia. Está associada à mutação do gene *APTX*, localizado no cromossomo 9p13, que codifica a síntese da proteína aprataxina.

A AOA tipo 2, por sua vez, caracteriza-se por ataxia progressiva de início entre 8 e 25 anos de idade (geralmente na adolescência), neuropatia periférica e apraxia oculomotora. A avaliação laboratorial demonstra nível sérico elevado de α-fetoproteína em praticamente todos os pacientes. Alguns estudos colocam a AOA tipo 2 como a 2ª ataxia recessiva mais frequente em algumas regiões da Europa. A doença é causada pela mutação do gene *STX*, localizado no cromossomo 9q34, que codifica a síntese da proteína senataxina. Não há tratamento específico para ambas as condições.

Ataxias ligadas ao X

A síndrome de tremor e ataxia associada ao cromossomo X-frágil é o exemplo mais representativo. A doença geralmente começa após os 50 anos de idade e é mais comum em homens. Os pacientes apresentam uma combinação variável de tremor cinético, ataxia de marcha, parkinsonismo, disfunção autonômica, polineuropatia e déficit cognitivo.

É causada pela pré-mutação do gene *FMR1*, localizado no cromossomo X. O gene *FMR1* contém uma área não codificadora de repetições do trinucleotídeo CGG, sendo que o número de repetições é polimórfico na população geral saudável, variando entre 6 e 55 repetições. Quando o número de repetições está entre 55 e 200, denomina-se pré-mutação. A RM do crânio demonstra caracteristicamente hipersinal nos pedúnculos cerebelares médios. Não existe tratamento específico para a doença.

Ataxias mitocondriais

As doenças mitocondriais podem se apresentar com ataxia. Muitos desses casos estão relacionados principalmente à mutação do DNA mitocondrial polimerase γ (POLG). Além disso, doenças de depósito e alguns erros inatos do metabolismo (EIMs), tais como a doença de Niemann-Pick tipo C, a doença de Tay-Sachs e a doença de Krabbe, podem se apresentar com ataxia como sinal predominante.

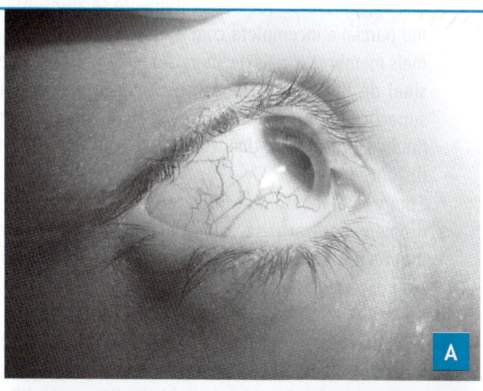
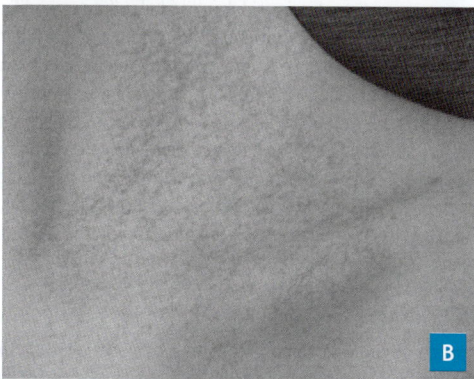

FIGURA 255.4 ■ Paciente com ataxia-telangiectasia exibindo telangiectasias em conjuntiva bulbar (A) e em fossa supraclavicular (B).

REVISÃO

- O 1º passo no diagnóstico das ataxias é tentar enquadrá-la nos cinco grandes grupos (autossômica dominante, autossômica recessiva, mitocondrial, congênita ou esporádica). Nesse contexto, além da idade de início e do tempo de duração, importa a história familiar.
- O 2º passo é tentar entender o que está além da ataxia (atrofia óptica, neuropatia periférica, parkinsonismo, pé cavo, escoliose, diabetes, cardiopatia, telangectasias, coreia, crise convulsiva, miopatia, surdez, disautonomia, fasciculações, oftalmoparesia, etc.).

- Por fim, exames laboratoriais, eletrofisiológicos e de imagem, guiados pelas suspeitas elucidadas, auxiliam bastante no diagnóstico.

LEITURAS SUGERIDAS

Anheim M, Tranchant C, Koenig M. The autosomal recessive cerebellar ataxias. N Engl J Med. 2012;366(7):636-46.
Embiruçu EK, Martyn ML, Schlesinger D, Kok F. Autosomal recessive ataxias: 20 types, and counting. Arq Neuropsiquiatr. 2009;67(4):1143-56.
Klockgether T. Sporadic ataxia with adult onset: classification and diagnostic criteria. Lancet Neurol. 2010;9(1):94-104.
Manto M, Marmolino D. Cerebellar ataxias. Curr Opin Neurol. 2009;22(4):419-29.
Schols L, Bauer P, Schmidt T, Schulte T, Riess O. Autosomal dominant cerebellar ataxias: clinical features, genetics, and pathogenesis. Lancet Neurol. 2004;3(5):291-304.

256
ESCLEROSE MÚLTIPLA E OUTRAS DOENÇAS DESMIELINIZANTES

ENEDINA M. L. OLIVEIRA

As doenças inflamatórias autoimunes do sistema nervoso central (SNC) compreendem um grupo heterogêneo de doenças que apresentam amplo espectro clínico, desde síndromes radiológicas isoladas até síndromes com comprometimento fulminante. Esclerose múltipla (EM) e neuromielite óptica (NMO) são as doenças desmielinizantes mais comuns, com critérios clínicos bem definidos e opções de tratamento eficazes, em adultos e crianças.[1,2]

ESCLEROSE MÚLTIPLA

EPIDEMIOLOGIA

- Estima-se que 2,5 a 3 milhões de pessoas sejam afetadas pela doença. O Brasil é considerado um país de baixa/média prevalência, e estudos conduzidos em diferentes cidades brasileiras demonstraram uma distribuição heterogênea da EM no território nacional, com taxas que variam de 1 a 18/100.000 habitantes.[3,4]
- A EM é mais comum no sexo feminino e em pacientes de origem branca. A faixa etária de início dos sintomas é entre 20-40 anos, sendo rara acima de 60 anos.[3]
- Embora não seja considerada uma doença genética, os estudos genéticos apontam para um modo de herança poligênico, com a região do complexo de histocompatibilidade humano (MHC) como o principal *locus* associado à esclerose múltipla.

> **ATENÇÃO!**
> Outros genes associados à resposta imunológica já foram identificados como fatores de risco para EM.[3]

- Estudos epidemiológicos recentes sugerem que os níveis séricos de vitamina D, a infecção por mononucleose, a obesidade, o tabagismo e a dieta rica em sódio estão associados ao início dos sintomas e evolução clínica da EM.[5]

IMUNOPATOLOGIA

A EM é considerada uma doença autoimune e acredita-se que o processo inflamatório seja mediado por células T autorreativas, com perfil Th17 que reconhecem antígenos derivados da mielina. A ativação de células T *helper* autorreativas desencadeia uma cascata imunológica que culmina com a ativação de linfócitos B, T CD8+ e macrófagos, levando à invasão do SNC e ativação da micróglia e à subsequente produção de anticorpos, citocinas, quemocinas e outros mediadores inflamatórios que provocam a destruição da mielina.

QUADRO CLÍNICO

Classicamente, a EM é descrita como disseminada no tempo e no espaço, o que implica comprometimento de diversas áreas do SNC em momentos diferentes, ocasionando sintomas e sinais variados e apresenta, predominantemente, duas formas clínicas:[3]
- Recorrente-Remitente (EMRR):
    - Evolui em surtos. O surto caracteriza-se por episódios de déficit neurológico subjetivo ou objetivo, com duração superior a 24 horas. Os surtos devem ser distinguidos dos episódios transitórios de piora neurológica resultantes de infecção, fadiga, sensibilidade ao calor ou febre (pseudossurtos).
    - Acomete 80% dos pacientes com EM.
    - Os sintomas neurológicos mais comuns são:
        - Neurite óptica, que se caracteriza por dor à movimentação ocular, discromatopsia e diminuição da acuidade visual (até 20/200 no pior olho).
        - Mielite transversa que frequentemente se apresenta de forma parcial e incompleta com fraqueza muscular em um ou mais membros, sinais de liberação piramidal (hiper-reflexia, sinal de Babinski e clônus), diminuição de sensibilidade superficial e/ou profunda, frequentemente com um nível medular claro; incontinência ou retenção urinária e fecal e disfunção sexual.
        - Comprometimento do tronco cerebral/cerebelo com ataxia de marcha, disartria e comprometimento da coordenação motora (dismetria), da oftalmoparesia internuclear ou diplopia por paresia de VI nervo e neuralgia do trigêmeo.
- Progressiva:
    - Pode ser primária ou secundária. Caracteriza-se por progressão inexorável de sintomas neurológicos, mais comumente com comprometimento piramidal ou cerebelar (fraqueza, dificuldade de marcha, alterações de equilíbrio). A forma primária apresenta sintomas insidiosos e progressivos, desde o início do quadro, e a forma secundária progressiva é a sequência da forma EMRR ocorrendo, em média, após 15 a 20 anos do início dos sintomas

Além dos sintomas descritos, independentemente da forma clínica, pacientes com EM apresentam comprometimento cognitivo e fadiga, que comprometem a qualidade de vida e, em muitos casos, são mais limitantes que as sequelas relacionadas aos surtos ou o comprometimento motor permanente.

DIAGNÓSTICO

O diagnóstico de EM tem como propósito a demonstração da disseminação das lesões neurológicas no tempo e no espaço, considerando-se dados clínicos (história e exame físico) e paraclínicos (líquido cerebrospinal [LCS], ressonância magnética (RM) e estudos eletrofisiológicos) e deve levar em consideração a exclusão de qualquer outra doença que possa explicar o quadro. Os critérios diagnósticos atualizados estão descritos na Tabela 256.1 e se baseiam no exame de RM de neuroeixo, considerado o melhor biomarcador de diagnóstico e prognóstico disponível, que mostra a disseminação no tempo e espaço, marcas registradas da EM.[1] A Figura 256.1 mostra exame de RM sugestivo de EM.

Além disso, o exame do LCS em associação à RM é utilizado no diagnóstico da forma progressiva e de casos atípicos. Apresenta, como principal alteração, a presença de bandas oligoclonais (BOC) que significam a produção de imunoglobulina IgG exclusivamente, intratecal.

Os principais diagnósticos diferenciais são:
- Doenças vasculares, especialmente, as vasculites e as doenças do colágeno (lúpus, síndrome de Sjögren).
- Doenças infecciosas, tais como a paraparesia espástica tropical (mielopatia pelo HTLV-I), a mielite por esquistossomose, a neurossífilis e a Aids.
- Deficiência de vitamina B_{12}.
- Outras doenças desmielinizantes (NMO).

TRATAMENTO

O tratamento atual não é curativo, mas, se iniciado precocemente, garante qualidade de vida e redução do risco de incapacidade permanente. A terapia clássica da EM divide-se em: tratamento dos surtos e tratamento preventivo.

Tratamento dos surtos

O tratamento deve ser feito com metilprednisolona, 3 a 5 g, intravenosa. Surtos refratários à pulsoterapia têm sido tratados com plasmaferese ou imunoglobulina intravenosa (IGIV).

Tratamento preventivo

O tratamento preventivo só está indicado para a forma recorrente-remitente. Os medicamentos clássicos, considerados de primeira linha para o tratamento da EMRR, são chamados de DMD (do inglês *disease-modifying drugs*) e reduzem o número de surtos, o acúmulo de lesões cerebrais observadas à RM, atrasando a progressão da incapacidade neurológica. As características dos imunomoduladores encontram-se resumidas na tabela 256.2.

Os DMDS apresentam eficácia semelhante entre eles, especialmente se iniciados em pacientes com pouco tempo de doença, e pouca incapacidade neurológica acumulada. Os imunomoduladores são contraindicados na gestação e durante a amamentação e mulheres em idade gestacional (IG) são orientadas a utilizar métodos anticoncepcionais.

Os efeitos colaterais mais comuns observados no início do tratamento com os imunomoduladores dependem do medicamento escolhido. Os betainterferons apresentam um perfil de segurança excelente, mas observam-se nos três primeiros meses de tratamento reações gripais: febre, mialgia, mal-estar, calafrios; além das reações locais cutâneas:

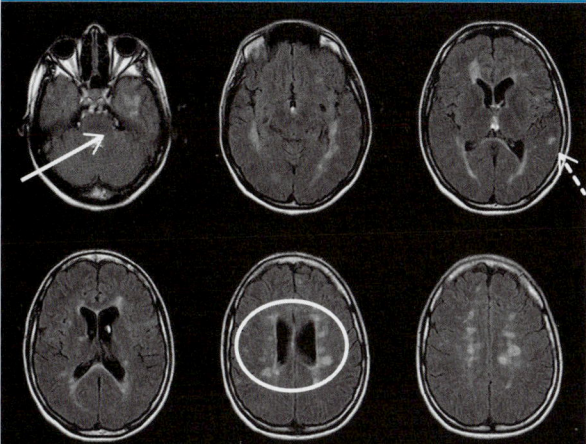

FIGURA 256.1 ■ RM representativa de paciente com esclerose múltipla, demonstrando a disseminação espacial da doença, com lesões em topografia periventricular (círculo vermelho), juxtacortical (seta tracejada) e em fossa posterior (seta contínua).

TABELA 256.1 ■ Critérios diagnósticos de esclerose múltipla

SURTOS	LESÕES OBJETIVAS	REQUISITOS ADICIONAIS PARA O DIAGNÓSTICO
2	2	Nenhum, desde que nenhuma outra doença explique o quadro clínico
2	1	Disseminação espacial definida como: ≥ 1 lesão em T2 em pelo menos 2 de 4 localizações consistentes com EM (periventricular, juxtacortical, fossa posterior e medular) ou novo surto clínico em topografia diferente dos anteriores
1	2	Disseminação temporal pela RM definida por haver lesão com realce ao contraste paramagnético e lesão sem realce no mesmo exame realizado em qualquer momento OU uma nova lesão em T2 ou lesão com realce em um novo exame realizado a qualquer momento após o exame inicial; ou novo surto clínico em topografia diferente dos anteriores
1	1	Disseminação espacial pela RM + Disseminação temporal pela RM OU novo surto clínico em topografia diferente dos anteriores
Forma progressiva primária (sintoma neurológico insidioso sugestivo de EM)		Um ano de progressão de doença determinada retro ou prospectivamente Dois de três dos critérios: RM de crânio com disseminação espacial RM de medula espinal com disseminação espacial (≥ 2 duas lesões em T2) LCS positivo (presença de bandas oligoclonais ou índice elevado de IgG)

Fonte: Adaptada de Polman e colaboradores.[1]

TABELA 256.2 ■ Medicações imunomoduladoras clássicas utilizadas no tratamento preventivo da esclerose múltipla				
Medicação	Betainterferon 1b	Betainterferon 1a	Betainterferon 1a	Acetato de Glatiramer
Origem	*Escherichia coli*	Célula de ovário de hamster	Célula de ovário de hamster	Polipeptídeo síntético
Dose	250 µg (8 MUI)	22 µg (6 MUI) /44 µg (12 MUI)	30 µg (6 MUI)	20 mg
Via de administração	SC	SC	IM	SC
Frequência	Dias alternados	3 vezes por semana	1 vez por semana	Diária
Indicação	CIS EMRR EMSP	EMRR	CIS EMRR	EMRR

CIS: síndrome clínica isolada; EMRR: esclerose múltipla recorrente-remitente; EMSP: esclerose múltipla secundariamente progressiva; SC: subcutânea; IM: intramuscular.

dor, eritema prurido no local das aplicações subcutâneas. Tais efeitos podem ser minimizados com o escalonamento da dose e com o uso de anti-inflamatórios no início do tratamento. O tratamento com betainterferons requer monitoração periódica do hemograma e da função hepática e recomenda-se anualmente avaliação da função tiroidiana.

De acordo com o protocolo clínico de tratamento da EM, do Ministério da Saúde,[6] no caso de falha de tratamento aos DMDs (definida como persistência de surtos, piora da incapacidade neurológica e aumento do número de lesões à ressonância de crânio, após 12 meses de tratamento regular), está indicado o tratamento com natalizumabe (anticorpo monoclonal anti-VLA-4), 300 mg EV, a cada quatro semanas. Além da falha de tratamento, o medicamento também pode ser utilizado nos casos de doença agressiva (definida como > 2 surtos em 12 meses e aparecimento de > 2 novas lesões ao exame da RM).

O tratamento com natalizumabe tem como complicação a leucoencefalopatia multifocal progressiva (LEMP). Os pacientes que foram previamente tratados com imunossupressor, que apresentam sorologia positiva para anticorpos anti-JCV (vírus JC) e estão em tratamento por ≥ 24 meses apresentam risco de LEMP de aproximadamente 1%.

Ainda de acordo com o protocolo clínico,[6] o medicamento fingolimode, um antagonista funcional dos receptores de esfingosina-1-fosfato (S1P), de administração via oral (VO), na dose de 0,5 mg ao dia, pode ser utilizado no tratamento de pacientes que falharam os medicamentos de primeira linha e apresentam contraindicações ao uso de natalizumabe. Pacientes em tratamento com figolimode devem ser monitorados, durante a primeira dose, por seis horas, para avaliar o impacto cardiovascular do medicamento, que pode causar bradicardia e bloqueio atrioventricular (BAV). Além disso, é importante acompanhar o grau de linfopenia, consequência direta do mecanismo de ação do medicamento, assim como avaliar, entre o quarto e o sexto mês de tratamento, a presença de edema de mácula, complicação que pode acontecer entre pacientes diabéticos e com história prévia de uveíte.

PROGNÓSTICO

Os estudos iniciais de história natural demonstraram que aproximadamente 60% dos pacientes necessitariam de apoio de marcha (EDSS 6) após, em média, 20 anos de doença. Entretanto, nas últimas duas décadas, o tratamento imunomodulador amentou o tempo médio para que um paciente necessite de auxílio para deambular e diminuiu a proporção de pacientes que evoluem para a forma secundária progressiva, a partir do início dos sintomas. Sexo masculino, início tardio (> 40 anos) dos sintomas e forma clínica permanecem como principais fatores de pior prognóstico.

■ NEUROMIELITE ÓPTICA

EPIDEMIOLOGIA[7]

- A prevalência de NMO é incerta, porém, no Brasil, observa-se que pacientes com NMO respondem por até 22% dos pacientes com doenças desmielinizantes. A mudança dos critérios diagnósticos permitiu a identificação de síndromes parciais e, atualmente, o mais correto é falarmos em doenças do espectro NMO, resumidas no Quadro 256.2.
- A NMO é quatro vezes mais prevalente em mulheres e, ao contrário da EM, predomina em não brancos
- Os primeiros sintomas ocorrem entre a terceira e quarta décadas de vida

IMUNOPATOLOGIA

A NMO é uma doença inflamatória, desmielinizante e autoimune do SNC, caracterizada pela produção de anticorpos contra a BHE. O anticorpo NMO-IgG, uma imunoglobulina de classe IgG encontrada no soro de pacientes com NMO, possui afinidade por um canal de água localizado em pés astrocitários da BHE, chamado aquaporina-4 (AQP-4), e acredita-se que a ligação deste anticorpo ao epítopo antigênico do canal desencadeie a resposta imune e os sintomas da doença.

QUADRO CLÍNICO

- A neurite óptica se manifesta com perda visual além de 20/200, comprometimento bilateral e recuperação parcial.

QUADRO 256.1 ■ Quadros clínicos englobados no espectro NMO-SD

- NMO monofásica ou recorrente
- Formas limitadas de NMO
- MTLE recorrente ou associada ou não à NMO-IgG (comprometimento de ≥ 3 niveis vertebrais)
- Neurite óptica bilateral simaultânea ou recorrente, associada ou não à NMO-IgG
- Neurite óptica ou MTLE associada a lesões cerebrais específicas (hipotalâmicas, periventriculares, tronco cerebral)
- Síndrome de tronco cerebral recorrente, principalmente soluços ou vômitos incoercíveis
- Síndrome de encefalopatia posterior reversível sem causa aparente
- Narcolepsia sintomática

NMO-SD: neuromielite óptica-síndromes; MTLE: mielite transversa com lesão extensa.

- A mielite transversa se caracteriza por sintomas motores bilaterais com perda de força importante (além de grau 3 da graduação *Medical Research Concil*), nível sensitivo e recuperação parcial.
- As síndromes do espectro NMO mais reconhecidas são:
    - Síndrome da área postrema: crises de vômitos ou soluços incoercíveis, sem causa gastrintestinal aparente, com duração de 4 a 8 semanas.
    - Narcolepsia sintomática: sonolência excessiva em salvas (narcolepsia sintomática).
    - Encefalopatia: cefaleia, alteração de nível de consciência, convulsões.

Os primeiros episódios de mielite e neurite óptica podem acontecer de forma simultânea ou em intervalos de tempo variáveis, de dias a anos, sendo definido evento-índice a ocorrência de neurite óptica e mielite em um mesmo indivíduo, independentemente do intervalo de tempo transcorrido para a ocorrência de ambos os eventos. Pacientes com intervalo menor do que 30 dias, entre os eventos-índices, apresentam menor probabilidade de evoluírem com doença monofásica; entretanto, perfazem menos de 10% de todos os casos. As principais diferenças entre NMO e EM se encontram resumidas na Tabela 256.4.[8]

DIAGNÓSTICO

Ao contrário da EM, a NMO apresenta um biomarcador específico de diagnóstico e a avaliação sérica do NMO-IgG (anticorpo antiaquaporina-4) por imunofluorescência indireta (IFI) apresenta sensibilidade de 73% e especificidade de 91% para o diagnóstico de NMO. A ressonância de neuroeixo mostra o comprometimento preferencial do nervo óptico, da medula espinal e da área postrema, sendo característica a presença de lesões extensas nessas topografias, sem a distribuição espacial das lesões, observadas na EM. Os critérios diagnósticos da NMO mais atuais encontram-se resumidos na Tabela 256.3, e a Figura 256.2 ilustra a diferença entre EM e NMO.[2]

TRATAMENTO

O tratamento da NMO envolve a intervenção nos eventos agudos (surtos de comprometimento neurológico) e prevenção de novas recorrências. Recomenda-se que os eventos agudos sejam tratados com metilprednisolona 1 g/dia, por 3 a 5 dias, e plasmaferese (4 a 8 ciclos) ou imunoglobulina humana hiperimune (0,4 g/kg/dia por 5 dias), nos casos refratários à corticoterapia.

Todos os pacientes com NMO recorrente e as síndromes associadas à NMO-IgG (Quadro 256.2) que sejam positivos para NMO-IgG são candidatos a tratamento preventivo com imunossupressor, pois a NMO não responde aos tratamentos utilizados para EM. O tratamento de manutenção mais usado é a combinação de azatioprina (2 a 3 mg/kg/dia) com prednisona (0,5 a 1 mg/kg inicialmente) ou micofenolato de mofetila nas doses de 750 mg a 3.000 mg, com ou sem adição de prednisona.

> **ATENÇÃO!**
>
> Aproximadamente 80% dos pacientes alcançam a estabilidade clínica com o tratamento imunossupressor.[9]

Embora não existam ainda ensaios clínicos conclusivos, pacientes que não respondem à imunossupressão podem beneficiar-se da utilização de anticorpos monoclonais anti-CD20 (marcador de célula B), anti-IL-6R (receptor da interleucina-6) e anti-C5 (fração C5 do complemento).[10]

TABELA 256.3 ■ Critérios diagnósticos da neuromielite óptica

CRITÉRIOS DE DIAGNÓSTICO PARA NMO-SD – ANTI-AQP-4 (+)
1 | Sorologia AQP-4 positiva utilizando-se o melhor método de detecção disponível (ensaio com base em células é altamente recomendado)

2 | Associado a pelo menos um surto das seguintes síndromes clínicas
  • Neurite óptica
  • Mielite transversa com lesão medular extensa
  • Síndrome de área postrema
  • Síndrome do tronco encefálico agudo
  • Narcolepsia sintomática
  • Encefalopatia

3 | Exclusão de diagnósticos alternativos
CRITÉRIOS DE DIAGNÓSTICO PARA NMO-SD AQP-4-IgG (-) OU NMO-SD COM ESTADO AQP-4-IgG DESCONHECIDO

1 | Dois surtos clínicos satisfazendo os seguintes critérios:
  • Um surto de neurite óptica, mielite transversa com lesão medular extensa, ou síndrome de área postrema (síndromes centrais)
  • Disseminação no espaço com surto de qualquer das outras síndromes clínicas

2 | Associado à presença de:
  • Lesão extensa nervo óptico – comprometendo 1/2 do nervo óptico ou o quiasma óptico
  • Lesão extensa medular – comprometendo 3 ou mais segmentos medulares de forma contínua ou atrofia de medula segmentar, correspondendo a 3 ou mais segmentos medulares, em pacientes com história pregressa de mielite transversa
  • Lesão localizada na área postrema ou na região periependimária do tronco cerebral

3 | Sorologia anti-AQP-4 negativa utilizando o melhor método de detecção disponível, ou teste indisponível
4 | Exclusão de diagnósticos alternativos

Fonte: Adaptada de Wingerchuk e colaboradores.[2]

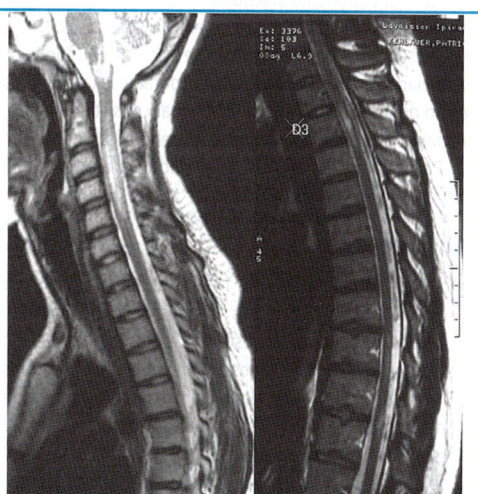

FIGURA 256.2 ■ Ressonância magnética de medula em paciente com neuromielite óptica e esclerose múltipla. Neuromielite óptica à esquerda: note edema medular e comprometimento central da lesão extensa. Esclerose múltipla à direita: note comprometimento parcial e menor do que 1 a 2 corpos vertebrais de extensão.

DOENÇAS OFTALMOLÓGICAS

258
DESENVOLVIMENTO E AVALIAÇÃO DA VISÃO

■ SOLANGE RIOS SALOMÃO
■ ADRIANA BEREZOVSKY

A visão começa a se desenvolver a partir do nascimento. Os recém-nascidos (RNs) têm todas as estruturas oculares necessárias para ver, mas ainda não aprenderam a usá-las. Na maior parte das primeiras semanas e meses de vida, eles desenvolvem habilidades visuais como focalizar imagens, organizar os movimentos oculares, reconhecer profundidade e desenvolver coordenação olho-mão. Com o crescimento, funções mais complexas, como a percepção visual e a integração motora visual, propagam-se para capacitar a criança a compreender e interpretar o mundo em que vive.

O sistema visual se desenvolve na fase pré-natal. Com cerca de seis semanas de gestação, as estruturas oculares e a diferenciação do cérebro estão relativamente bem desenvolvidas. Após o nascimento, o olho cresce e as estruturas oculares anteriores estão mais desenvolvidas do que as posteriores. Concomitantemente, está em curso o desenvolvimento do sistema visual central. A retina sofre mudanças estruturais e funcionais consideráveis. A mácula só atinge o aspecto adulto por volta dos 10 meses de vida. Os bastonetes da retina estão próximos aos do adulto ao nascimento, ao passo que os cones foveais são imaturos, com segmentos externos curtos e largos, e as células ganglionares não se moveram para formar a depressão foveal. A fóvea atingirá a densidade normal de cones após alguns anos de vida. A mielinização do nervo óptico está em curso, o tamanho celular do núcleo geniculado lateral é ampliado e o número de sinapses no lobo occipital primeiro aumenta e depois diminui à medida que a experiência reforça as conexões seletivas. A quantidade de mielina aumenta nos primeiros meses e pode continuar a crescer até os dois anos de vida.

Ao nascimento, a visão é muito pobre, com percepção de imagens em preto e branco e tonalidades de cinza. Como a capacidade de focalização é estrita a 20 a 30 cm de distância, a visão é borrada. Os bebês aprendem a focalizar seus olhos olhando para faces e, depois, gradualmente, para objetos de interesse brilhantes e grandes que estejam próximos. Os RNs conseguem momentaneamente manter seu olhar em um objeto por poucos segundos e, ao redor de 8 a 12 semanas de vida, já começam a seguir pessoas e objetos com seus olhos.

A medida da acuidade visual, o indicador clínico mais utilizado de qualidade de visão, geralmente é feita por meio de tabelas de símbolos ou letras (optotipos) e requer competências motoras, intelectuais e verbais para ser adequada. Para obter medidas quantitativas das respostas perceptuais e sensoriais de bebês e crianças pré-verbais, foi necessário desenvolver técnicas específicas. A acuidade visual de um RN é de cerca de 20/300, sendo 20/200 o limite de cegueira legal para um adulto. A maturação da acuidade, paralela ao desenvolvimento considerável logo após o nascimento, corresponde a, aproximadamente, 20/125, às 6 semanas de vida; 20/60, aos 6 meses; e 20/45, aos 12 meses.

As retinas de um adulto e de um bebê são muito diferentes em tamanho, forma e distribuição dos fotorreceptores cones. Os cones de RNs são curtos, largos e menos densamente distribuídos, sendo, portanto, menos eficientes em absorver luz. Além disso, eles contêm menos pigmento visual, pois têm segmentos internos mais grossos e segmentos externos menores. Com o crescimento, os cones se alongam, tornam-se mais densamente distribuídos e migram em direção ao centro da retina para formar a fóvea, área de melhor acuidade visual. Essas mudanças melhoram a habilidade de capturar luz do olho, bem como a sua acuidade visual.

A sensibilidade à luz é mais baixa em bebês do que em adultos. Com um mês de vida, a criança necessita de intensidades de luz 50 vezes mais altas do que o adulto; aos três meses, esse número passa para 10. A sensibilidade parece aumentar em virtude do aumento no comprimento dos fotorreceptores.

Ao nascimento, os bebês não têm a habilidade de ajustar a forma do cristalino para focalizar estímulos a diferentes distâncias, um processo conhecido como acomodação. O foco ocular permanece fixo em cerca de 20 cm até as duas semanas de vida, quando se estabelece a habilidade em acomodar os objetos, com melhora gradativa, alcançando valores próximos aos do adulto por volta dos três meses de idade.

Como os RNs ainda não têm movimentos oculares totalmente coordenados e não desenvolveram controle neuromuscular suficiente, podem apresentar desvios oculares temporários (estrabismo). Em virtude dessa situação, muitos pais procuram o médico oftalmologista; porém, aos quatro ou cinco meses de vida, esses desvios tendem a desaparecer completamente. Qualquer desvio ou estrabismo após essa idade pode indicar um problema, e a criança deve ser examinada por um oftalmologista. No 4º ou 5º mês de vida, o cérebro da criança já aprendeu a fundir as imagens vindas de seus olhos direito e esquerdo em uma única percepção com total binocularidade e forte percepção de profundidade (estereopsia).

Embora a habilidade de discriminar diferentes cores não esteja totalmente desenvolvida ao nascimento, o perfil de sensibilidade do bebê para diferentes comprimentos de onda é similar ao de adultos: é maior para comprimentos de onda intermediários (amarelo/verde); e menor para os curtos (azul) e longos (vermelho). Com uma semana de vida, os bebês conseguem discriminar comprimentos de onda longos (vermelhos, laranjas) e médios (amarelos, verdes) relativamente bem, uma habilidade que reflete o desenvolvimento dos cones L (longos) e M (médios). Os RNs e até mesmo crianças de um mês de vida podem ter dificuldade em discriminar comprimentos de onda curtos (S), como os azuis, em virtude, provavelmente, da ausência dos cones S e mecanismos associados no córtex visual. Aos dois meses de vida, os cones S estão funcionais, permitindo a discriminação entre cores de comprimento de onda curto. Aos quatro meses, crianças com visão normal de cores parecem categorizá-las de forma mais ou menos semelhante a um adulto tricromata.

A experiência visual adequada é essencial para o desenvolvimento da maioria das funções visuais. Para algumas delas, é fundamental que essa experiência ocorra durante uma fase particular ou estágio do desenvolvimento infantil. Se a criança não receber a estimulação adequada durante esse "período crítico", pode ser difícil, ou até mesmo impossível, desenvolver aquela função mais tarde. Em virtude do desenvolvimento em andamento da retina e do cérebro visual, as crianças permanecem suscetíveis aos efeitos adversos da privação visual, principalmente nos primeiros meses, persistindo, ainda, nos primeiros anos de vida, em relação a algumas funções.

A partir de estudos experimentais com animais que receberam ou foram privados de tipos particulares de estimulação em diferentes épocas do seu desenvolvimento, foi possível determinar a extensão dos períodos críticos e os efeitos, durante esses períodos, da privação de estímulos. Além disso, com o estudo dos efeitos de doenças no desenvolvimento da visão, obteve-se um conhecimento considerável sobre esses períodos. Por exemplo, um bebê com catarata infantil será privado de estímulos espaciais bem definidos, essenciais para o desenvolvimento dos neurônios corticais detectores necessários para a boa visão espacial. Sem tratamento nas primeiras semanas ou meses de vida, a criança pode ter deficiência visual permanente.

Em resumo, diferentes funções visuais têm cursos de desenvolvimento distintos, considerando-se os conceitos de períodos críticos. No Quadro 258.1, mostra-se, de forma sucinta, a aquisição de funções visuais durante o primeiro ano de vida.

QUADRO 258.1 ■ Desenvolvimento das funções visuais durante o primeiro ano de vida

IDADE	DESENVOLVIMENTO DA VISÃO
RN	- Acuidade visual (nitidez da visão) pouco desenvolvida - Preferência por olhar objetos próximos - Atração por olhar para faces humanas e objetos brilhantes, coloridos, de alto contraste e em movimento
3 meses	- Seguimento visual suave para objetos em movimento - Seguimento e manutenção da fixação visual no objeto quando este para de movimentar-se
3-6 meses	- Capacidade de mudar a distância de foco para perto e longe (acomodação) - Julgamento de distância (profundidade) em desenvolvimento
6 meses	- Retina bem desenvolvida - Acuidade visual suficiente para perceber detalhes dos objetos (20/45) - Alinhamento dos eixos visuais - Boa visão binocular - Melhora da visão para longe e estereopsia (visão de profundidade)
1 ano	- Melhora da acuidade visual - Coordenação olho-mão bem desenvolvida

O primeiro ano de vida representa um período muito dinâmico no desenvolvimento da visão e qualquer doença que leva à deficiência visual acarreta um impacto negativo por um longo período da vida. O período de plasticidade visual corresponde à primeira década de vida, em que as doenças oculares na infância podem ser tratadas.

> **ATENÇÃO!**
>
> É fundamental que qualquer anomalia ou queixa visual sejam prontamente valorizadas e o exame oftalmológico seja realizado o mais breve possível, para que o diagnóstico e o tratamento precoce das doenças oftalmopediátricas sejam instituídos, visando ao melhor prognóstico possível em termos de desenvolvimento da visão.

■ AVALIAÇÃO DA VISÃO NOS PRIMEIROS ANOS DE VIDA

A avaliação da visão nos primeiros anos de vida é fundamental no cuidado médico da criança. É preciso ter certeza que o bebê é capaz de interagir com os pais e que não haja nenhum impedimento para o desenvolvimento social, emocional, cognitivo, linguístico e visual.

Perdas visuais nos primeiros meses de vida podem estar relacionadas com outras doenças tratáveis, como retinoblastoma ou doenças metabólicas. Na avaliação cuidadosa do sistema ocular, anormalidades da retina, catarata, glaucoma, estrabismo e doenças neurológicas podem ser identificados e tratados precocemente, salvando a visão e até mesmo a vida da criança.

Pobre fixação visual ou dificuldade de seguimento podem indicar doenças bilaterais ou anomalias cerebrais. O desinteresse e a falta de cooperação quando a criança está acordada e alerta merecem uma avaliação profunda da função visual. É importante ter certeza de que o bebê consegue interagir com seus familiares, principalmente os pais, e de que não haja nenhum impedimento para o desenvolvimento global dele. Algumas respostas comportamentais são muito informativas sobre o estado visual da criança, como as mais comuns (p. ex.: piscar conforme a luz, fixar e seguir objetos, virar a cabeça como reação aos objetos com som) que podem dar pistas de algum problema visual na criança. Porém essas respostas promovem indicação qualitativa da visão.

A avaliação da visão em adultos é feita com uma tabela ou uma projeção de letras em uma parede no fundo da sala de exame, quando o indivíduo é solicitado a ler em voz alta o menor tamanho de letra que consegue enxergar. Como se sabe que um bebê não é capaz de realizar tal tarefa, os pais ficam intrigados de que forma a mesma informação poderia ser obtida nessa faixa etária. Em pacientes não verbais ou pré-verbais, como bebês, crianças e adultos com distúrbios de comunicação (pacientes com múltiplas deficiências e/ou com deficiência neurológica), a medida da acuidade visual deve ser feita de forma objetiva. Os métodos objetivos implicam técnicas de medida da acuidade que independem da resposta verbal dos pacientes.

O estudo da maturação visual na infância baseia-se em múltiplas abordagens, entre elas os métodos eletrofisiológicos e psicofísicos (comportamentais). Em bebês de aproximadamente dois meses de vida, já é possível fazer a avaliação com o uso de um objeto ou brinquedo mostrado a uma distância de aproximadamente 30 cm do rosto da criança e com movimentação horizontal lenta em seu campo de visão. A resposta visual adequada para essa idade demonstra uma habilidade de fixar o olhar no objeto e segui-lo lentamente. Há também uma marcada preferência do olhar dos bebês por fixar e seguir faces humanas; se isso for feito em relação à mãe ou a familiar próximo, este também é um indicador de presença de resposta visual adequada para a idade. Em uma situação em que o bebê não enxerga, os pais intuitivamente percebem a existência de um problema visual. Um segundo teste simples é o do reflexo vestíbulo-ocular, que pode dar informações sobre a presença de movimentos sacádicos. Para sua realização, segura-se a criança em posição supina e ereta e a gira observando a presença da resposta optocinética fisiológica. Outro teste simples é a observação de presença de fotofobia (aversão à luz) ou o contrário, a preferência por fixar o olhar em luzes e objetos brilhantes.

O teste do olhar preferencial, que se baseia na preferência natural do bebê por dirigir o olhar para estímulos estruturados (como listras brancas e pretas) quando apresentados simultaneamente a estímulos lisos (fundo cinza homogêneo), evoluiu clinicamente para o teste dos cartões de acuidade de Teller (CAT). Nele, é utilizado um jogo de cartões feitos de papelão com dimensões na cor cinza, em que cada um possui, em um dos lados, um quadrado contendo listras brancas e pretas verticais (grades de onda quadrada) colado em um fundo cinza de luminância média equivalente. No centro de cada cartão, existe um orifício circular pelo qual o examinador observa as reações do paciente. Com a utilização de três distâncias (38, 55 e 84 cm), é possível testar acuidades desde 20/2.000 até 20/11. A tarefa do examinador com os cartões de acuidade é determinar a grade mais fina que o bebê ou a criança pode resolver. Uma vez determinado o valor de acuidade visual para determinado teste, é fundamental que os resultados obtidos sejam comparados com as normas descritas na literatura. Dessa forma, a acuidade pode ser classificada como normal para a idade do paciente, de acordo com valores da média da população e com o mínimo valor esperado para ser considerado normal (limite normal inferior).

A medida da acuidade visual de resolução pode também ser obtida pelo método eletrofisiológico dos potenciais visuais evocados de varredura (PVEV), que utiliza uma série de padrões em xadrez ou de grades de ondas senoidais que variam de largas a finas (baixas a altas frequências espaciais). Para cada padrão, são registradas de 50 a 100 respostas de PVE de estado estável, quando a média da amplitude é determinada. Ao examinar a relação entre tamanho do estímulo xadrez ou de grade (frequências espaciais) e a amplitude da resposta, o tamanho de estímulo que corresponde à amplitude zero é uma estimativa da acuidade. Um padrão listrado que se reverte em contraste é varrido de listras de largura larga (frequências espaciais baixas) a listras finas (frequências espaciais altas) durante um período de 10 segundos.

Os PVEs de varredura mostram aumento da acuidade de aproximadamente 0,75 logMAR (equivalente de Snellen de 20/105), às 6 semanas de vida, para cerca de 0,37 logMAR (20/45), aos 6 meses de idade, e 0,25 logMAR (20/35), aos 12 meses.

A medida objetiva da acuidade visual em pacientes não verbais tem sido incorporada gradativamente à rotina de exame oftalmológico, preenchendo uma importante lacuna e fornecendo informações valiosas sobre a visão dos pacientes.

■ AVALIAÇÃO DA VISÃO EM INDIVÍDUOS VERBAIS

A visão é composta de inúmeros mecanismos que permitem que o cérebro interprete a cena visual e a percepção do mundo.

> **ATENÇÃO!**
>
> Entre os mecanismos básicos que compõem a visão, os mais importantes, do ponto de vista clínico, são a acuidade visual, os campos visuais, a sensibilidade ao contraste e a visão de cores.

Para cada uma das funções visuais básicas, há uma gama de testes e tecnologias disponíveis para sua avaliação quantitativa.

ACUIDADE VISUAL

Definida como a capacidade de discriminar detalhes dos objetos de interesse visual, a acuidade visual reflete a função da retina central, sendo afetada por qualquer condição que provoque borramento ou deterioração da imagem. A forma mais comum de medida da acuidade visual é por meio de tabelas impressas com optotipos de tamanho decrescente, símbolos como letras, números ou figuras, apresentadas a uma distância padronizada. Sua medida pode ser feita para longe (há tabelas para apresentação a 4 a 6 m de distância) e para perto (distância de leitura, ou 40 cm). Também há optotipos projetados em uma tela ou gerados por sistemas de computador em monitores de alta definição. A medida pode ser feita em escala decimal (a acuidade 1 é considerada normal), para a população adulta, ou em forma de fração em pés (20/20) ou metros (6/6).

CAMPOS VISUAIS

Os campos visuais são a porção do espaço em que os objetos são visíveis ao mesmo tempo em que a fixação do olhar é mantida em uma direção. O campo visual monocular é formado pelo campo central, que engloba os 30° centrais de visão e fixação central, e pelo campo periférico, que se estende 100° lateralmente, 60° medialmente, 60° superiormente e 75° inferiormente. Uma linha vertical secciona a fixação central e divide o campo visual em dois hemicampos – nasal e temporal. A mancha cega, que representa a localização espacial do disco óptico no campo visual, está situada no hemicampo temporal a aproximadamente 12 a 17° da fixação e a 1,5° abaixo do meridiano horizontal. A mancha cega é representada em um gráfico de campo visual como um escotoma (área não vista) e corresponde anatomicamente ao canal escleral, pelo qual as fibras nervosas da retina deixam o olho pelo disco óptico.

Há uma variedade de métodos e aparelhos usados para avaliar os campos visuais, como os testes quantitativos pelo perímetro de Goldmann ou por meio de uma tela tangente. No entanto, estes têm sido substituídos por equipamentos mais sofisticados, os perímetros automatizados, com aplicativos que se baseia em medidas psicofísicas que medem limiares de sensibilidade luminosa em diferentes áreas do campo visual, formando um mapa topográfico de áreas com sensibilidade normal e anormal.

SENSIBILIDADE AO CONTRASTE

Na medida convencional da acuidade visual, letras pretas em um fundo branco são apresentadas, em uma situação de alto contraste. No entanto, na vida diária, o ambiente visual apresenta nuances de contraste de diferentes graus. A sensibilidade ao contraste é a habilidade do sistema visual em discriminar um objeto do seu fundo. O contraste, por sua vez, é a diferença de brilho entre duas superfícies, que permite que um objeto se saliente em relação ao seu fundo. Os testes de medida da sensibilidade ao contraste se baseiam em níveis decrescentes de contraste, ao manter o tamanho do objeto visual de interesse constante ou ao variá-lo. Esses limiares são usados para a construção de uma curva, chamada de função de sensibilidade ao contraste, que pode determinar se há perdas desta função em tamanhos de objetos e graus específicos de contraste.

VISÃO DE CORES

A composição peculiar dos fotorreceptores cones na retina humana permite a discriminação de uma gama enorme de matizes de cores. Existem três tipos de cones no olho humano, cada um especializado em determinado comprimento de onda de luz: curto (S); médio (M); e longo (L). Por essa característica, os seres humanos são chamados de tricromatas, uma vez que utilizam informações dos três tipos de células para discriminar cores. Indivíduos que nascem sem um tipo determinado dessas células podem não enxergar determinadas cores, o conhecido daltonismo. Aqueles que nascem sem os cones S são tritanopes (cegueira ao azul); os sem os cones M, deuteranopes (cegueira ao verde); e os sem os cones L, protanopes (cegueira ao vermelho). Cerca de 10% da população mundial apresenta defeitos na visão de cores de diferentes magnitudes, especialmente do sexo masculino, sendo que os genes que produzem os fotopigmentos dos cones estão no cromossomo X. As deficiências na visão de cores podem ser congênitas ou adquiridas, e várias doenças da retina, do nervo óptico e do cérebro podem causá-las. Os testes empregados para avaliar a visão de cores geralmente são placas isocromáticas com símbolos ou números apresentados em um padrão de círculos coloridos de fundo ou testes de ordenamento de matizes com pastilhas coloridas.

> **REVISÃO**
>
> - Os recém-nascidos têm todas as estruturas oculares necessárias para enxergar. Durante os primeiros meses de vida, desenvolvem a focalização de imagens, a organização dos movimentos oculares, o reconhecimento de profundidade e a coordenação olho-mão.
> - Em pacientes não verbais ou pré-verbais, como bebês, crianças e adultos com distúrbios de comunicação (pacientes com múltiplas deficiências e/ou com deficiência neurológica), a acuidade visual deve ser medida de forma objetiva. Os métodos objetivos implicam técnicas de medida da acuidade que independem da resposta verbal dos pacientes, como o teste dos cartões de Teller e o potencial visual evocado de varredura.

- Qualquer anomalia ou queixa visual em bebês e crianças deve ser valorizada, e o exame oftalmológico realizado o mais breve possível, para que o diagnóstico e o tratamento precoce das doenças oftalmopediátricas sejam instituídos, visando ao melhor prognóstico possível em termos de desenvolvimento da visão.
- A acuidade visual pode ser definida como a capacidade de discriminar detalhes dos objetos de interesse visual. Sua medida é feita com tabelas padronizadas impressas ou projetadas com símbolos de tamanho decrescente. A acuidade visual normal de um adulto é de 1 na escala decimal ou 20/20 na fração de Snellen.
- Os campos visuais são a porção do espaço em que os objetos são visíveis ao mesmo tempo em que a fixação do olhar é mantida em uma direção.
- A sensibilidade ao contraste é a habilidade do sistema visual em discriminar um objeto do seu fundo.
- Existem três tipos de cones no olho humano; por essa característica, os seres humanos são chamados de tricromatas, já que utilizam informações dos três tipos de células para discriminar cores.

LEITURAS SUGERIDAS

Birch EE. Assessing infant acuity, fusion, and stereopsis with visual evoked potentials. In: Heckenlively JR, Arden GB, editors. Principles and practice of clinical electrophysiology of vision. 2nd ed. Cambridge: MIT; 2006. p. 353-60.

Braddick O, Atkinson J. Development of human visual system. Vision Res. 2011;51(13):1588-609.

Salomão SR, Ejzenbaum F, Berezovsky A, Sacai PY, Pereira JM. Age norms for monocular grating acuity in the first three years of age. Arq Bras Oftalmol. 2008;71(4):475-9.

259

AMETROPIAS E SUAS CORREÇÕES CLÍNICAS E CIRÚRGICAS

■ WALLACE CHAMON

Os olhos podem ser comparados a uma câmera fotográfica, que contém um conjunto óptico (dioptros oculares) e um anteparo para formação da imagem (retina). São dioptros oculares as superfícies anterior e posterior da córnea, bem como as do cristalino.

EMETROPIA E AMETROPIAS

A emetropia corresponde a um olho que tem o seu sistema óptico calibrado para o infinito, ou seja, em foco para as grandes distâncias (maiores do que 5 m). Ametropias (ou erros refracionais) são doenças que não permitem a formação de imagens nítidas sobre o plano retiniano. Olhos que têm seu foco ideal para distâncias mais próximas são míopes. Por isso, em inglês, o míope pode ser chamado de *nearsighted* ou *shortsighted* (com visão para perto). O olho míope, quando lançado a objetos localizados no infinito, tem o foco da imagem localizado anteriormente ao plano retiniano. Olhos hipermétropes são aqueles que formam imagens nítidas de objetos localizados no infinito em um plano posterior à retina. O astigmatismo é consequência de um sistema óptico que apresenta poderes refrativos diferentes nos seus diferentes meridianos, de tal maneira que o olho pode ser míope no meridiano vertical e hipermétrope no meridiano horizontal, por exemplo. Todos os olhos jovens têm a capacidade de aumentar o seu poder refrativo (o poder de convergência luminosa) por meio da contração do músculo ciliar. Esse aumento é chamado esforço acomodativo, ou acomodação, e permite que o foco seja ajustado de uma distância maior para uma menor, como na leitura. Essa capacidade acomodativa diminui gradativamente com o passar dos anos e, por volta da quarta década de vida, passa a dificultar a função visual para distâncias menores. Essa diminuição da capacidade de mudar o foco de longe para perto é denominada presbiopia.

PODERES REFRATIVOS

As ametropias podem ser quantificadas pelo poder refrativo da lente que corrige o seu erro refracional. Essa lente é calculada pela simples fórmula: $PR = 1/d$ (onde PR = Poder Refrativo, em Dioptrias, e d = Distância, em metros). De tal maneira que uma pessoa que consegue enxergar objetos nitidamente a uma distância máxima de 0,4 m necessita de uma lente corretora de $1/0,4 = 2,5$ Dioptrias (D). Como as lentes que corrigem a miopia são divergentes e recebem convencionalmente a notação negativa, esse seria o exemplo de um olho míope de -2,50 D. Esse mesmo raciocínio pode ser usado no entendimento do esforço acomodativo. Um olho emétrope ao ler um livro localizado a 0,25 m necessita de uma acomodação de $1/2,5 = 4$ D. Quando esse esforço é maior do que a capacidade acomodativa, são necessárias lentes positivas adicionais para a leitura. O olho funciona como uma lente altamente convergente de cerca de 50 D (Figura 259.1).

FISIOPATOLOGIA E QUADRO CLÍNICO

Apesar de as diferenças ópticas entre as ametropias parecerem equivalentemente opostas, a fisiopatologia e o quadro clínico são determinantemente diferentes.

MIOPIA

Como o olho míope tem o plano de foco localizado anteriormente à retina, a miopia pode ser consequência de um bulbo ocular com diâmetro antero-

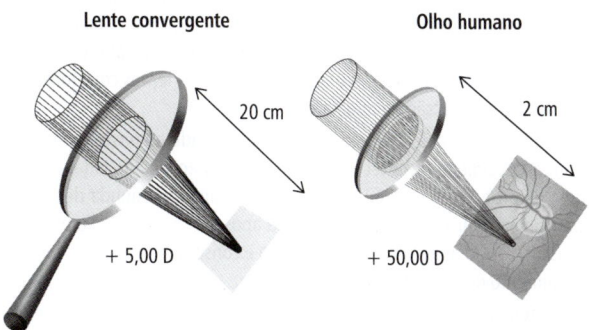

FIGURA 259.1 ■ Comparação entre o sistema óptico convergente de um olho humano com uma lente convergente. Nota-se que, para que os raios convirjam para uma distância de 20 cm, a lente convergente precisa ter o poder refrativo de 5 D, ao passo que o olho necessita convergir os raios para o seu comprimento axial (cerca de 2 cm; portanto, precisa do poder refrativo de cerca de 50 D.

posterior aumentado (miopia axial) ou por um sistema óptico muito convergente (miopia de índice). De maneira geral, as miopias maiores do que 4 ou 5 D têm componente axial importante. Algumas afecções corneanas que aumentam sua curvatura e, portanto, seu poder refrativo, podem ser a causa da miopia de índice. A mais frequente é o ceratocone, uma doença hereditária que cursa com afinamento e aumento da curvatura corneana, especialmente em pessoas atópicas e com hábito de coçar os olhos.

Fisiopatologia

Ao nascer, a grande maioria dos humanos é hipermétrope; com o crescimento do olho, a sua ametropia muda em direção à emetropia. Alguns olhos perdem esse controle e crescem "além da emetropia", tornando-se míopes. O controle do crescimento ocular (e, portanto, do aparecimento da miopia) é muito complexo e pouco compreendido. Sabe-se que o componente genético é importante na determinação de quais indivíduos são suscetíveis a se tornar míopes. Uma criança filha de pais míopes tem maior chance de se tornar míope. No entanto, inúmeros estudos populacionais demonstraram que a influência do meio é determinante no aparecimento e na progressão da miopia. Já foram detectados alguns fatores correlacionados ao aumento da prevalência de miopia em diferentes populações, principalmente o esforço acomodativo (leitura ou trabalhos que exijam a visão para perto) e a falta de exposição a ambientes abertos. Apesar de ambos os fatores de risco estarem correlacionados, estudos mais recentes demonstraram que crianças com maior tempo de exposição a ambientes abertos apresentam menor incidência de miopia, mesmo que tivessem esforço acomodativo semelhante. Surpreendentemente, o controle do crescimento ocular não exige a formação de imagem cortical, ou seja, mesmo olhos com o nervo óptico seccionado estão sujeitos à influência do meio, sugerindo um sistema intrarretiniano de processamento da imagem e controle do crescimento.

Quadro clínico e diagnóstico

Os sintomas dos míopes estão relacionados à diminuição progressiva da acuidade visual para grandes distâncias. Um sinal característico da miopia é o fato de o paciente contrair as pálpebras superiores e inferiores com o intuito de diminuir o diâmetro do diafragma óptico, criando uma fenda estenopeica e aumentando a profundidade de foco, como em uma máquina fotográfica. Aparentemente, tal hábito está na origem grega da palavra miopia (*mien* = cerrar, *ops* = olho). O míope normalmente apresenta boa acuidade visual para pequenas distâncias, dependendo da magnitude da sua miopia. Pacientes com miopia acima de 1 D em ambos os olhos apresentam dificuldades em alguns afazeres, como dirigir ou assistir à televisão e, normalmente, requerem a utilização de lentes corretoras ou cirurgia para correção da ametropia. A utilização ou não das lentes corretoras não interfere na progressão da miopia.

Muito raramente, a miopia poder ser observada ao nascer. Em geral, o seu aparecimento acontece entre a 1ª e a 2ª décadas de vida, e o seu ritmo de progressão diminui acentuadamente após a segunda década. O aparecimento ou a progressão de miopia após a 4ª ou 5ª década pode estar associado ao aparecimento de catarata e consequente miopia de índice por aumento do poder refrativo do cristalino.

O aumento do bulbo ocular, sem o crescimento equivalente da retina neurossensorial, faz os olhos míopes estarem mais sujeitos a afecções retinianas, como algumas degenerações ou o descolamento de retina.

HIPERMETROPIA

De maneira geral, os olhos hipermétropes de ocorrência natural são menores que os emétropes, no entanto algumas alterações corneanas podem levar ao seu aplanamento excessivo, com consequente diminuição do seu poder refrativo e hipermetropia. Entre elas, a mais frequente é a consequência tardia da cirurgia refrativa incisional, realizada com bisturi de diamante na década de 1980, denominada ceratotomia radial.

Fisiopatologia

Como, na hipermetropia, o poder refrativo ocular é fraco para o tamanho do olho (a imagem nítida se forma posteriormente à retina), a acomodação é capaz de diminuir seu sintoma de borramento visual. Ao contrário da miopia, em que o esforço acomodativo piora o borramento visual, na hipermetropia, a acomodação é capaz de corrigir totalmente o erro refracional, dependendo da sua magnitude e da idade do paciente.

Um jovem de 10 anos de idade com hipermetropia de +2 D pode corrigir sua ametropia por meio do esforço acomodativo e não precisar de correção óptica. No entanto, com o passar dos anos, esse esforço pode tornar-se maior do que a sua capacidade acomodativa. O sintoma apresentado pelo paciente que necessita de um esforço maior do que a sua capacidade é chamado astenopia, que pode ser referida como uma cefaleia, em peso, de pequena intensidade, holocraniana ou bitemporal, fortemente associada ao esforço visual para perto. O esforço acomodativo nunca causa cefaleias agudas, intensas ou não associadas ao esforço visual (p. ex.: ao acordar).

Quadro clínico e diagnóstico

A hipermetropia sempre diminui com o passar dos anos, estabilizando-se ao final da fase de crescimento. Ao contrário da miopia, nunca foram detectados fatores ambientais na gênese ou progressão da hipermetropia.

Os olhos com hipermetropia alta (acima de +3 ou +4 D) são mais sujeitos a crises de glaucoma por bloqueio angular (glaucoma agudo), especialmente após a 4ª ou 5ª década de vida.

ASTIGMATISMO

Sempre consequente a alterações ópticas que levam à mudança do poder refrativo ocular ao longo de um dioptro. Quase sempre, o astigmatismo é resultado de alterações corneanas. Astigmatismos regulares são aqueles que, por necessitarem de uma lente corretora esferocilíndrica, podem ser corrigidos por óculos. Os astigmatismos irregulares são aqueles que não podem ser corrigidos por óculos e requerem procedimentos cirúrgicos ou o uso de lentes de contato especiais. Astigmatismos de ocorrência natural, ou seja, não associados a outras doenças, de maneira geral, são astigmatismos regulares. Astigmatismos consequentes a doenças corneanas ou a cirurgias oculares prévias normalmente apresentam um componente de irregularidade.

Fisiopatologia

No astigmatismo regular de origem corneana, a córnea não apresenta um perfil esférico, mas sim um tórico, ou seja, diferentes raios de curvatura em diferentes meridianos, como na superfície convexa de uma colher. A maioria das pessoas apresenta alguma toricidade corneana, consequente à pressão palpebral crônica e à influência da pressão atmosférica. Dessa maneira, a maior parte das córneas tem seu meridiano vertical mais curvo do que o horizontal. Esse astigmatismo é chamado "a favor da regra".

Dependendo da magnitude das diferenças de curvatura ao longo dos meridianos e do comprimento axial ocular, todas as combinações refracionais são possíveis. Ambos os meridianos podem ter magnitudes diferentes de miopia (astigmatismo miópico composto) ou de hipermetropia (astigmatismo hipermetrópico composto). Um dos meridianos pode ser emétrope, ao passo que o outro é míope (astigmatismo miópico simples) ou hipermétrope (astigmatismo hipermetrópico simples). Ainda, um dos meridianos pode apresentar miopia, e o outro, hipermetropia (astigmatismo misto).

Quadro clínico e diagnóstico

As queixas do paciente com astigmatismo dependem do tipo de astigmatismo, podendo variar daquelas associadas à miopia, como diminuição da acuidade visual (nos astigmatismos miópicos), e à hipermetropia, como a astenopia (nos astigmatismos hipermetrópicos). Apesar de o crescimento do olho poder alterar igualmente a ametropia dos dois meridianos do olho astigmata, a magnitude do astigmatismo de ocorrência natural pouco se altera durante os anos. A alteração da magnitude ou da orientação do astigmatismo pode estar associada a doenças corneanas progressivas, como o ceratocone.

> **ATENÇÃO!**
>
> A miopia progride até pelo menos a segunda década de vida. A hipermetropia regride até o final da fase de crescimento. O astigmatismo não se altera significativamente durante a vida.

PRESBIOPIA

O olho présbita perde a capacidade de alterar o seu poder refrativo por meio da acomodação. A presbiopia é inexorável e afeta indistintamente todos os seres humanos após a quarta década de vida. No olho hipermétrope, o problema não está em um sistema fora de foco, mas sim em um sistema que perde a capacidade de ajustar o foco.

Fisiopatologia

Acredita-se que a presbiopia não seja decorrente do enfraquecimento do músculo ciliar, mas da perda da elasticidade do cristalino, que perde a capacidade de alterar sua curvatura, apesar da ação do músculo ciliar.

Quadro clínico e diagnóstico

Apesar de as queixas de presbiopia terem aparecimento de forma relativamente aguda, sabe-se que a perda da capacidade acomodativa se inicia ao nascer e progride continuamente até por volta da sexta década de vida. Após essa idade, a capacidade acomodativa pode ser considerada inexistente.

Normalmente, as queixas se iniciam com a dificuldade de leitura em ambientes pouco iluminados e progridem para a total incapacidade de leitura ou realização de trabalhos a pouca distância. Como os míopes têm seus olhos naturalmente focalizados para perto, podem se aproveitar dessa característica e retirar os óculos para a leitura. Por sua vez, os hipermétropes, que necessitam utilizar a acomodação mesmo para enxergar objetos distantes, sentem os sintomas da presbiopia mais precocemente. No entanto, quando têm seus problemas corrigidos por óculos, lentes de contato ou cirurgia refrativa, míopes e hipermétropes passam a se comportar semelhantemente aos emétropes e sentem as dificuldades da presbiopia de maneira semelhante.

TRATAMENTO

Apesar de existirem soluções para as ametropias, estima-se que cerca de 150 milhões de pessoas apresentem dificuldades visuais por falta de correção óptica.

Óculos

Maneira mais simples de corrigir as ametropias, os óculos podem ser utilizados para a correção de miopia, hipermetropia, astigmatismos regulares e presbiopia. Como, na correção da presbiopia, o poder refrativo necessário para a correção da visão de objetos distantes é diferente daquele preciso para a visão de perto, utilizam-se lentes corretoras com diferentes dioptrias nos mesmos óculos. Essas lentes podem ser bifocais ou progressivas (multifocais). As bifocais apresentam a porção inferior calibrada para a visão de perto e uma transição abrupta, percebida na forma de uma linha horizontal na lente, para a correção da visão para longe. As lentes progressivas apresentam uma transição suave entre a correção para longe e para perto (não se nota nenhuma linha nas lentes). As lentes progressivas requerem um minucioso trabalho técnico na sua confecção, pois os centros ópticos das lentes devem coincidir perfeitamente com as pupilas. Cerca de 10% dos pacientes podem apresentar dificuldade de adaptação com as lentes progressivas e, muitas vezes, a insistência no seu uso pode torná-las mais confortáveis.

Lentes de contato

Hidrofílicas (gelatinosas)

Podem corrigir miopia, hipermetropia, astigmatismos regulares e presbiopia. No entanto, os melhores resultados se dão em pacientes que apresentam pouco astigmatismo. A correção da presbiopia com as lentes de contato pode ser feita por meio de lentes bifocais ou com a técnica de báscula, em que um dos olhos é corrigido para longe, e o outro, para perto. A adaptação à báscula pode levar algum tempo, mas cerca de 90% dos pacientes se adaptam e passam a ficar independentes de óculos.

As lentes de contato gelatinosas, apesar de mais confortáveis, são mais associadas a complicações oculares, como infecção e neovascularização corneana. O uso de lentes de contato gelatinosas requer acompanhamento médico constante para detecção precoce de complicações. Hábitos como dormir e nadar com as lentes estão fortemente associados ao aumento da incidência de infecções oculares que podem ser desastrosas. Existem lentes de contato gelatinosas que devem ser descartadas diária, mensal ou anualmente. Todas as lentes não descartadas diariamente devem ser mantidas em recipientes com soluções para sua preservação e esterilização química. As lentes de descarte mais frequente e fabricadas em material mais permeável devem ser preferidas. De maneira geral, o uso de lentes gelatinosas por mais de 10 a 15 anos é raro, pois os pacientes se tornam intolerantes a elas.

Rígidas gás-permeáveis

Permitem melhor correção óptica possível da miopia, da hipermetropia, dos astigmatismos regulares e da presbiopia. São as únicas capazes de corrigir os astigmatismos irregulares.

As lentes rígidas requerem uma adaptação cuidadosa em que o médico define os seus raios de curvatura, diâmetro, material e poder refrativo. Cada lente rígida é personalizada para um olho e não pode ser utilizada em outro. O período de adaptação do paciente pode levar algumas semanas. As lentes rígidas não são descartáveis e duram de 6 meses a 1 ano. Quando comparadas às lentes gelatinosas, estas apresentam menor risco de infecção e neovascularização corneana. Apesar de não adequadas para a prática de esporte devido ao risco de trauma, a intolerância às lentes rígidas é muito mais rara do que às gelatinosas.

CIRURGIA REFRATIVA

Excimer laser

Atualmente, a grande maioria das cirurgias refrativas utiliza o *excimer laser* para alterar as curvaturas corneanas. Tal *laser* tem a precisão de 0,25 μm por pulso, permitindo a transferência de perfis extremamente refinados à córnea. Consegue corrigir a miopia, o astigmatismo, a hipermetropia e a presbiopia (com a técnica de báscula). Cerca de 20% dos pacientes candidatos à cirurgia não podem ser operados por apresentarem fatores de risco, como alterações da regularidade corneana (ceratocone subclínico), córneas muito finas, doenças oculares associadas (catarata, alterações retinianas ou ceratites). A chance de sucesso com a cirurgia dependerá da ametropia a ser tratada e, principalmente, da precisão da avaliação pré-operatória, que deve ser minuciosa. Obtém-se sucesso em cerca de 98% dos casos ideais. O risco mais temido é a infecção pós-operatória, estimada em 1:3.000 cirurgias.

Existem diferente maneiras de se utilizar o *excimer laser*. Quando empregado diretamente sobre o estroma corneano desepitelizado, manualmente, a técnica é denominada PRK (do inglês, *photorefractive keratectomy*) (Figura 259.2). Em ametropias mais altas, o PRK requer o uso tópico intraoperatório de mitomicina-C a 0,01% por cerca de 30 segundos. O *laser* pode também ser aplicado após a criação de uma lamela corneana, reposicionada após o tratamento, técnica chamada de LASIK (do inglês, *Laser intrastromal keratomileusis*) (Figura 259.3). Esse *flap* pode ser criado por instrumento semiautomatizado que contenha uma lâmina vibratória (microcerátomo mecânico) ou por outro *laser* (*laser* de femtossegundo), que cria uma lamela com espessuras próximas a 0,1 mm. A recuperação visual com o LASIK acontece em cerca de horas, ao passo que com o PRK demora cerca de três semanas. Atualmente, a segurança do PRK e do LASIK é semelhante, portanto a opção cirúrgica é definida mais pela familiaridade do cirurgião com a técnica e por algumas características oculares.

Novas tecnologias diagnósticas aprimoraram ainda mais a cirurgia ceratorrefrativa a laser. O desenvolvimento de tecnologias que podem detectar o astigmatismo irregular de mínima magnitude (aberrometria) e transferir o perfil de tratamento necessário para sua correção a *laser* expandiu o campo da cirurgia personalizada. Alguns equipamentos tratam todas as ametropias existentes (inclusive o astigmatismo irregular) de maneira personalizada, ou seja, utilizam a análise de frentes de onda (*wavefront*) para determinar um perfil único e intransferível de tratamento (Figura 259.4). Essa tecnologia permite tanto o tratamento de olhos com ametropias de ocorrência natural quanto de olhos com alterações ópticas adquiridas (aberrações oculares).

> **ATENÇÃO!**
>
> O tratamento com *excimer laser* tem até 98% de chance de sucesso. PRK e LASIK apresentam segurança semelhante. A cirurgia personalizada permite o tratamento de astigmatismos irregulares.

Implantes de lentes em olhos fácicos

Miopias elevadas, especialmente acima de 8 a 10 D, podem apresentar resultados ópticos inaceitáveis com o tratamento corneano. Nesses casos, é possível avaliar o implante com lentes intraoculares artificiais, em que seja feita a retirada do cristalino. Procedimento intraocular, é, portanto, de maior risco. O acompanhamento pós-operatório deve ser semestral pelo resto da vida, com o objetivo de detectar qualquer dano ao endotélio corneano que a lente possa causar, mesmo a longo prazo.

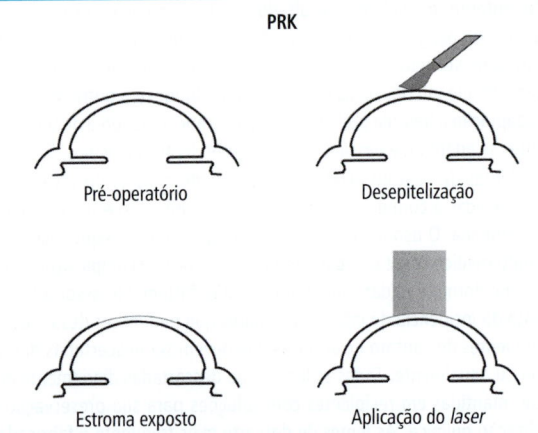

FIGURA 259.2 ■ Diagrama esquemático do PRK. Após a desepitelização mecânica manual, o feixe de *excimer laser* é aplicado sobre o estroma desnudo. A reepitelização ocorre em cerca de cinco dias, e a recuperação visual, aproximadamente em três semanas.

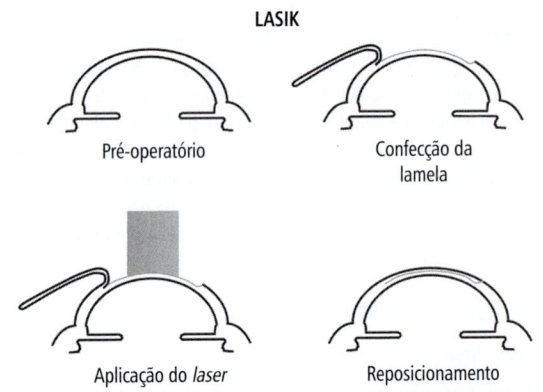

FIGURA 259.3 ■ Diagrama esquemático do LASIK. Após a confecção da lamela estromal com cerca de 0,1 mm de espessura, o feixe de *excimer laser* é aplicado sobre o estroma. A recuperação visual ocorre em cerca de 24 horas. A confecção da lamela pode se dar por um microcerátomo mecânico com lâmina vibratória ou com o *laser* de femtossegundo (recuperação rápida).

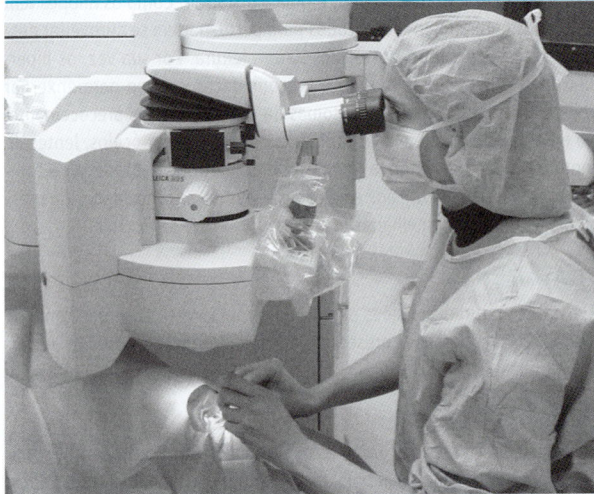

FIGURA 259.4 ■ Fotografia de paciente sendo submetido à cirurgia personalizada por *wavefront com excimer laser*.

DIAGNÓSTICO E TRATAMENTO

REVISÃO

- Ametropias:
  a | Miopia (aumento do tamanho do olho ou do poder refrativo).
  b | Hipermetropia (diminuição do tamanho do olho ou do poder refrativo).
  c | Astigmatismo (diferentes poderes refrativos nos diferentes meridianos):
    - Regulares (corrigíveis por óculos):
      - Miópicos – simples e composto.
      - Hipermetrópicos – simples e composto.
      - Misto.
    - Irregular (lentes de contato rígidas ou cirurgia personalizada).
  d | Presbiopia (perda da capacidade de mudar o foco).
- Correções das ametropias:
  a | Óculos (simples, bifocais ou progressivos).
  b | Lentes de contato:
    - Hidrofílicas (maior risco, melhor conforto).
    - Rígidas (menor risco, pior conforto).
  c | Cirurgia refrativa.
    - *Excimer laser* (convencional ou personalizado por *wavefront*):
    - PRK (desepitelização manual, recuperação mais lenta);
    - LASIK – microcerátomo mecânico (recuperação rápida);
    - LASIK – *laser* de femtossegundo (recuperação rápida).
    - Lente intraocular em olhos fácicos (acompanhamento).

■ LEITURAS SUGERIDAS

Chen S, Feng Y, Stojanovic A, Jankov MR 2nd, Wang Q. IntraLase femtosecond laser vs mechanical microkeratomes in LASIK for myopia: a systematic review and meta-analysis. J Refract Surg. 2012;28(1):15-24.
Morgan IG, Ohno-Matsui K, Saw SM. Myopia. Lancet. 2012;379(9827):1739-48.
Sherwin JC, Reacher MH, Keogh RH, Khawaja AP, Mackey DA, Foster PJ. The association between time spent outdoors and myopia in children and adolescents: a systematic review and meta-analysis. Ophthalmology. 2012;119(10):2141-51.
Walline JJ, Lindsley K, Vedula SS, Cotter SA, Mutti DO, Twelker JD. Interventions to slow progression of myopia in children. Cochrane Database Syst Rev. 2011;(12):CD004916.
Wojciechowski R. Nature and nurture: the complex genetics of myopia and refractive error. Clin Genet. 2011;79(4):301-20.

260

PRINCÍPIOS DO TRATAMENTO DAS DOENÇAS OCULARES, VIAS DE ADMINISTRAÇÃO E EFEITOS ADVERSOS DE MEDICAMENTOS

■ ACÁCIO ALVES DE SOUZA LIMA FILHO
■ FRANCISCO IROCHIMA PINHEIRO

Como em qualquer outra enfermidade, o sucesso da terapia nas doenças oculares depende da observância de três aspectos fundamentais: estabelecimento de um diagnóstico preciso; eleição do fármaco ideal; e escolha da via de administração adequada. Uma história clínica bem elaborada somada aos exames complementares necessários são os meios para validar as hipóteses aventadas e chegar a um diagnóstico confiável. Durante a escolha do fármaco, devem ser considerados: a natureza da doença ocular; as propriedades farmacológicas do medicamento; seu mecanismo de ação; suas contraindicações; seus possíveis efeitos adversos; e suas interações com outras substâncias. Por sua vez, a opção por determinada via de administração é definida de acordo com a topografia do tecido ocular acometido, bem como pela influência das características da formulação oftálmica utilizada e da farmacocinética e farmacodinâmica ocular do fármaco.

■ FATORES DA HISTÓRIA CLÍNICA QUE INTERFEREM NO TRATAMENTO

Não só a queixa principal e a história da doença atual são primordiais para se iniciar uma terapia farmacológica no olho. Além do inquérito dos sinais e sintomas, fatores como idade, doenças associadas, uso de outros fármacos, alergias medicamentosas, gestação, amamentação e condições socioeconômicas interferem diretamente no resultado do tratamento.

■ FATORES QUE INFLUENCIAM NA ESCOLHA DO FÁRMACO

Depois de firmado o diagnóstico etiológico, funcional ou topográfico da doença ocular, a escolha do fármaco recai sobre a classe medicamentosa que apresente o mecanismo de ação desejado. Não só a natureza da doença influencia essa decisão, mas também outros fatores não menos importantes, como a presença de contraindicações e as características físico-químicas do fármaco. Por exemplo:

- **agonistas adrenérgicos:** podem induzir elevação dos níveis pressóricos em pacientes com hipertensão arterial sistêmica (HAS) e agravamento de arritmias;
- **betabloqueadores:** podem induzir broncoespasmo em pacientes asmáticos, descompensar indivíduos com insuficiência cardíaca congestiva (ICC), agravar alguns tipos de bloqueios cardíacos e mascarar sintomas de hipoglicemia em diabéticos;
- **corticosteroides:** podem induzir hipertensão ocular e glaucoma, além de agravar quadros infecciosos, em especial nos casos de ceratites herpética e fúngica;
- **midriáticos:** oferecem risco de glaucoma agudo em indivíduos com câmara anterior rasa;
- **inibidores da anidrase carbônica (acetozolamida):** precauções em indivíduos sabidamente alérgicos às sulfonamidas.

Em todas essas situações, a contraindicação por possível risco de indução iatrogênica exige uma mudança na estratégia medicamentosa. Da mesma forma, a permuta do fármaco pode ser mandatória na ocorrência de efeitos adversos indesejáveis desde que o custo-benefício autorize essa modificação. Não se deve deixar de considerar a ocorrência de interações entre o fármaco de uso ocular e medicamento já em uso pelo paciente, uma vez que a maior parte da dose, mesmo na forma de colírio, pode ter absorção sistêmica por meio da conjuntiva, das vias lacrimais e da mucosa nasal.

ATENÇÃO!

O uso de medicamentos que conseguem induzir algum grau de midríase pode precipitar crise de glaucoma de ângulo fechado (glaucoma agudo) em indivíduos que apresentem uma condição anatômica conhecida como câmara anterior rasa ou estreita.

FATORES QUE INFLUENCIAM NA ESCOLHA DA VIA DE ADMINISTRAÇÃO

BARREIRAS OCULARES E VIAS DE ADMINISTRAÇÃO

O olho representa uma extensão do SNC, porém em uma situação anatômica de maior exposição às intempéries do meio ambiente. Devido a essa situação de maior vulnerabilidade, os tecidos mais externos, como a córnea e a conjuntiva, consistem em verdadeiras barreiras físicas que tanto impedem o acesso de micro-organismos como dificultam a penetração dos fármacos pela via tópica ocular para os compartimentos intraoculares. A exemplo do SNC, o olho também é dotado de barreiras entre o meio intravascular e seus tecidos. Tais barreiras, denominadas hematoculares, desempenham uma verdadeira ação seletiva, restringindo o livre acesso de substâncias ao humor aquoso, ao vítreo e à retina. Do mesmo modo, os medicamentos destinados ao tratamento de doenças do globo ocular e administrados via sistêmica estão também sujeitos a essa ação seletiva, salvo se ocorrer uma quebra dessas barreiras. Esse obstáculo mantém os meios transparentes livres de proteínas e elementos figurados do sangue, permitindo que os raios luminosos trafeguem sem interferência até atingir a retina, conferindo uma visão nítida.

LOCALIZAÇÃO DA DOENÇA NOS TECIDOS OCULARES

O principal fator que determina a escolha por uma via de administração ocular consiste na localização do sítio da doença.

- **Via tópica**: consiste na utilização de soluções e suspensões sob a forma de colírios, pomadas e géis aplicados diretamente sobre a superfície do olho (córnea e conjuntiva). A remoção completa de uma gota de colírio após sua instilação no olho é aproximadamente de seis minutos. Logo, orientar o paciente quanto a esse intervalo é fundamental para garantir a eficácia dos fármacos que precisam ser administrados em horários similares. A eliminação total das pomadas pode ocorrer somente após três horas e meia, sendo recomendado aplicar primeiro o colírio e, depois de seis minutos, a pomada.
- **Via periocular**: o princípio ativo é introduzido por meio de injeções nos compartimentos virtuais adjacentes ao olho (vias subconjuntival e subtenoniana) ou nos espaços peri e retrobulbar.
- **Via intraocular**: o medicamento é injetado diretamente nos compartimentos internos do olho, ou seja, na câmara anterior (via intracameral) e na câmara vítrea (via intravítrea). Por essas vias, atingem-se elevadas concentrações com pequena quantidade do fármaco; além disso, princípios ativos com difícil penetração ocular podem ser disponibilizados diretamente ou próximos aos sítios da doença (Figura 260.1).
- **Via sistêmica**: consiste na ingestão de comprimidos, drágeas e cápsulas (VO) ou na utilização das vias IM e IV.

TIPO DE FORMULAÇÃO OFTALMOLÓGICA

Toda formulação oftalmológica é composta pelo princípio ativo e seu veículo.

- **Princípio ativo (fármaco)**: possui características próprias quanto à solubilidade, ao tamanho molecular e à concentração terapêutica.
- **Veículo**: consiste em um conjunto de componentes como conservantes (preservativos), tampões, antioxidantes, espessantes e tensoativos que conferem pH (potencial hidrogeniônico), osmolaridade e composição de eletrólitos à formulação. Todos esses componentes interferem na biodisponibilidade, na estabilidade e na toxicidade da formulação.

Algumas formulações são inviáveis para o uso tópico, por sua baixa absorção e biodisponibilidade no sítio da doença ou por sua elevada toxicidade para a superfície ocular. Em contrapartida, outras formulações são contraindicadas para uso periocular ou intraocular devido à elevada toxicidade para os tecidos oculares internos.

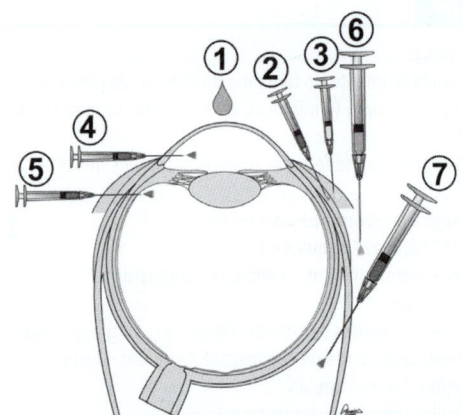

FIGURA 260.1 ■ Vias de administração ocular de medicamentos.
1: tópica; 2: subtenoniana; 3: subconjuntival; 4: intracameral; 5: intraocular; 6: peribulbar; e 7: retrobulbar.

FARMACOCINÉTICA E FARMACODINÂMICA DO FÁRMACO

No aspecto farmacológico, o olho é composto por vários compartimentos separados por barreiras e que se relacionam de forma dinâmica para manter a homeostase dos meios. A lágrima, a córnea, o humor aquoso, o cristalino e o humor vítreo representam tais compartimentos. Os fármacos trafegam pelos limites desses espaços (barreiras) obedecendo à primeira lei de Fick, em que, na ausência de transporte ativo, as substâncias se difundem do meio mais concentrado para o de menor concentração.

A maneira como o fármaco se comporta durante sua absorção, distribuição, metabolização e eliminação dos tecidos oculares também determina qual via é a mais eficaz e segura para sua administração. A absorção depende das propriedades moleculares do princípio ativo, da viscosidade do seu veículo e do estado funcional das barreiras fisiológicas dos tecidos oculares. A distribuição e a biodisponibilidade da substância no seu sítio de ação podem ser estimadas pela inter-relação dos compartimentos e barreiras oculares. O metabolismo é um importante componente na eliminação do medicamento e, algumas vezes, os seus produtos podem manifestar efeitos tóxicos tanto para o olho como para o restante do organismo (Figura 260.2).

EFEITOS ADVERSOS

Os efeitos adversos de um medicamento são definidos como qualquer reação prejudicial ou indesejável, não intencional, que surge depois de sua administração nas doses adequadas. Na oftalmologia, tais reações incluem aquelas no olho, decorrentes do uso de medicamentos oculares, perioculares, intraoculares ou sistêmicos, e as que se manifestam sistemicamente, resultantes da administração ocular, periocular ou intraocular (Quadro 260.1). Apesar de as barreiras hematoculares desempenharem ação seletiva, os fármacos presentes na circulação sistêmica podem alcançar as estruturas oculares por meio do trato uveal ou da irrigação retiniana. Contudo, após a instilação de uma gota de colírio no fundo de saco da conjuntiva, o fármaco pode alcançar a circulação sistêmica, seja por meio do trato uveal, após ser absorvida por meio da córnea, conjuntiva e

DIAGNÓSTICO E TRATAMENTO 1451

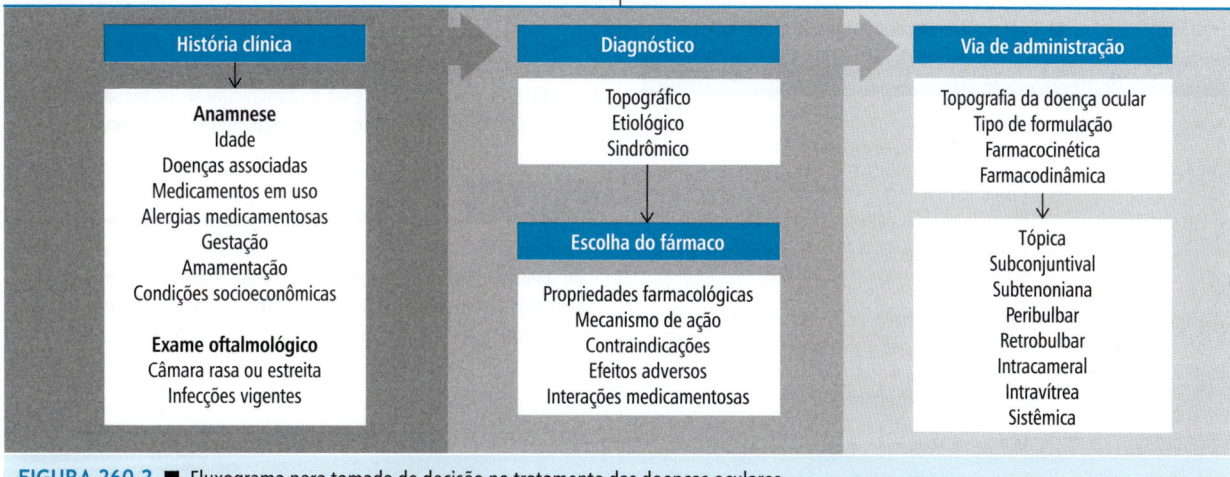

FIGURA 260.2 ■ Fluxograma para tomada de decisão no tratamento das doenças oculares.

QUADRO 260.1 ■ Efeitos adversos dos fármacos

FÁRMACO	EFEITOS ADVERSOS
Anfetaminas	Midríase e glaucoma agudo
Agentes anticolinérgicos	Glaucoma agudo, agitação psicomotora, elevação da temperatura, do pulso e da frequência respiratória, secura da pele e das mucosas
Agonistas adrenérgicos tópicos	Hiperemia conjuntival, conjuntivite folicular, conjuntivite cicatricial, ceratopatia ponteada e depósitos, hipertensão arterial aguda, arritmias cardíacas, palidez, desmaio, sudorese, tremor, cefaleia, ansiedade e palpitações, boca seca, gosto amargo, cefaleia, fadiga e sonolência
Agonistas colinérgicos tópicos	Náuseas, cólicas abdominais, diarreia, tremor nas extremidades, fraqueza generalizada, sudorese, salivação, cicatrização conjuntival, opacificação do cristalino, miopização, cefaleia (jovens), descolamento de retina (predispostos), epiteliotoxicidade, irritação ocular e congestão conjuntival
Aminoglicosídeos tópicos	Ceratopatia epitelial ponteada (via tópica) e toxicidade retiniana (via intravítrea)
Amiodarona	Córnea verticilada (depósitos corneanos com padrão "em redemoinho"), depósitos na cápsula anterior do cristalino e neuropatia óptica
Análogos das prostaglandinas tópicos	Hiperemia conjuntival, erosões corneanas, dor ocular, alteração da cor da íris, aumento do tamanho dos cílios, pigmentação da pele periocular, edema macular em afácicos e pseudofácicos, cefaleia, congestão nasal, boca seca e náuseas
Anestésicos tópicos	Ceratopatia epitelial ponteada, irregularidades da superfície corneana, diminuição da epitelização, ceratite filamentar, edema palpebral e corneano, hiperemia, secreção mucopurulenta, defeitos epiteliais crônicos da córnea, vascularização corneana e iridociclite
Anticoagulantes	Hifema, hemorragias nos tecidos oculares, agravamento da degeneração macular relacionada à idade
Anticoncepcionais	Olho seco, obstruções vasculares retinianas, defeitos no campo visual, papilite, neurite óptica e pseudotumor cerebral
Antifúngicos tópicos	Ceratopatia epitelial ponteada
Anti-hipertensivos	Diminuição da visão, hiperemia conjuntival, ceratoconjuntivite, eritema palpebral, lacrimejamento, alteração da visão de cores e da motilidade ocular extrínseca, paralisia da acomodação, olho seco e coriorretinopatia serosa central
Anti-histamínicos tópicos	Ceratoconjuntivite seca
Anti-inflamatórios não hormonais tópicos	Edema angioneurótico das pálpebras, lacrimejamento, fotofobia, depósitos corneanos e conjuntivais, maculopatia, papiledema, neurite e atrofia óptica
Antiprotozoários tópicos	Ceratopatia epitelial ponteada e erosões corneanas
Antivirais tópicos	Dermatite de contato, conjuntivite folicular, oclusão do ponto lacrimal, blefarite, ceratopatia ponteada, cicatrização conjuntival e defeitos epiteliais persistentes
Betabloqueadores tópicos	Embaçamento visual, redução da produção de lágrima, diminuição da sensibilidade corneana, conjuntivite folicular, ceratopatia epitelial ponteada, dispneia, broncoespasmo, asma, bradicardia, arritmia, síncope, desorientação, depressão, fadiga, bloqueio dos sintomas de hipoglicemia, vômitos, diarreia e dor abdominal
Carmustina	Retinopatia
Cloranfenicol	Neurite óptica

(continua)

QUADRO 260.1 ■ Efeitos adversos dos fármacos *(Continuação)*	
FÁRMACO	**EFEITOS ADVERSOS**
Cloroquina	Córnea verticilada, maculopatia em "olho-de-boi" (*bull's eye*) e escotoma anelar na campimetria
Clorpromazina	Pigmentação das pálpebras e de outras áreas expostas à luz solar, depósitos conjuntivais e corneanos, catarata e maculopatias
Corticosteroides	Catarata subcapsular posterior, aumento da pressão intraocular, glaucoma, ptose palpebral, midríase; facilita a ocorrência de infecções; precipita CSC e exoftalmia
Depressores do SNC	Midríase e glaucoma agudo
Etambutol	Neurite óptica retrobulbar
Glicosídeos cardíacos	Discromatopsia, acromatopsia, halos azulados em volta de focos luminosos, escotomas cintilantes e constrição do campo visual
Indometacina	Opacidades finas, espiculadas e com padrão "em redemoinho" no estroma da córnea, lembrando a ceratopatia por cloroquina
Inibidores da anidrase carbônica	Via tópica – alterações do paladar, alergia, ardor, sensação de corpo estranho, visão borrada, olhos vermelhos, prurido e lacrimejamento Via oral – parestesias, acidose metabólica, alterações gástricas, cólicas, cálculos renais e depressão da medula óssea, discromatopsia e miopização
Opioides	Miose
Preservativos ou conservantes tópicos	Hiperemia conjuntival, infiltrados epiteliais corneanos, edema de córnea, ceratopatia epitelial ponteada, abrasão e retardo na cicatrização tecidual da córnea
Psoraleno	Catarata e retinopatia
Sais de ouro	Depósitos na córnea, na conjuntiva e no cristalino (crisíase)
Sildenafila	Alterações na visão de cores, aumento da sensibilidade à luz e borramento da visão
Sulfonamidas	Edema palpebral, conjuntivite, quemose, uveíte anterior, reação escleral, síndrome de Stevens-Johnson e crises agudas de miopização
Tamoxifeno	Retinopatia
Tetraciclinas	Depósitos conjuntivais
Tioridazida	Pigmentação da retina
Vigabatrina	Retinopatia

esclera, seja por sua absorção por meio da mucosa nasal e faringe após trafegar pelas vias lacrimais. Cerca de 95% da dose contida em uma gota de colírio tem absorção sistêmica. A maioria dos efeitos indesejáveis resulta de dose, de posologia ou de via de administração inadequadas, além de condições próprias do olho, como ceratoconjuntivite sicca prévia.

ATENÇÃO!

Comprimir os canalículos lacrimais ou manter os olhos fechados por no mínimo cinco minutos após a instilação tópica são manobras que reduzem a absorção sistêmica dos colírios e, consequentemente, seus efeitos colaterais (Figura260.3).

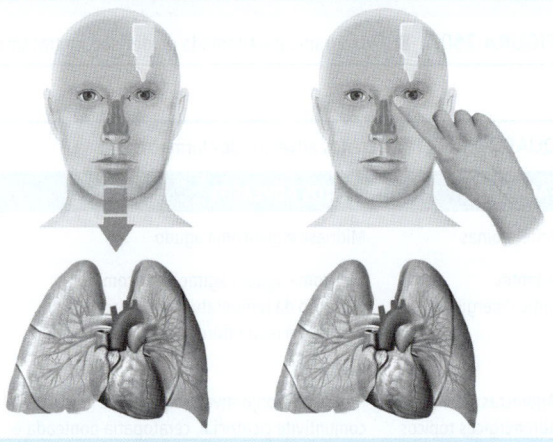

FIGURA 260.3 ■ Manobra para reduzir a absorção sistêmica dos medicamentos de uso tópico ocular.

REVISÃO

- Para o manejo das doenças oculares, são fundamentais os seguintes preceitos: diagnóstico preciso; escolha do fármaco ideal; e via de administração adequada.
- A escolha do fármaco deve considerar a natureza da doença, as contraindicações e as características físico-químicas.
- Para determinar a escolha da via de administração, considera-se a localização do sítio da doença.

■ LEITURAS SUGERIDAS

Irochima F, Lima AASF. Toxicologia. In: Cypel M, Belfort Jr R. Oftalmogeriatria. São Paulo: Roca; 2008. p. 393-420.
Lai JS, Gangwani RA. Medication-induced acute angle closure attack. Hong Kong Med J. 2012;18(2):139-45.
Lu Y, Qi J, Wu W. Absorption, disposition and pharmacokinetics of nanoemulsions. Curr Drug Metab. 2012;13(4):396-417.
Razeghinejad MR, Katz LJ. Steroid-induced iatrogenic glaucoma. Ophthalmic Res. 2012;47(2):66-80.
Stewart WC, Garrison PM. Beta-blocker induced complications in the patient with glaucoma. Arch Intern Med. 1998;158(3):221-6.

261

TRAUMAS OCULARES

■ DENISE DE FREITAS
■ ELISABETH NOGUEIRA MARTINS

O trauma ocular é um importante problema de saúde pública, sendo uma das principais causas de perda unilateral de visão. Dezoito milhões de pessoas no mundo têm cegueira uniocular por lesão traumática. Embora represente apenas 0,27% da área da superfície corporal e 4% da área facial, os olhos são a terceira região mais susceptível ao trauma, seguindo as mãos e os pés. Mesmo com os avanços no diagnóstico e tratamento destes traumas, o prognóstico visual pode ser reservado e estar na dependência do tipo, da gravidade e da abordagem na fase aguda. Além da deficiência visual, o trauma ocular também tem importante impacto social, uma vez que deformidades na região periocular e no olho comprometem a estética e a autoestima, a realização de determinadas atividades ocupacionais temporárias (dias de trabalho perdidos) ou permanentemente, gastos em tratamento e reabilitação visual.

■ EPIDEMIOLOGIA

Não há estudos ou registros significativos sobre a epidemiologia do trauma ocular no Brasil. As causas e os diferentes tipos de traumas oculares têm incidências diferentes e estão relacionadas à faixa etária, sexo, condições sociais, circunstâncias do evento, e locais da ocorrência, como em ambientes domésticos e de trabalho.

Entre as crianças, a maioria dos acidentes com acometimento ocular ocorre dentro de casa, envolvendo objetos pontiagudos (tesoura, garfos etc) em 50% dos casos.

Entre os adultos jovens, os traumas oculares são mais comuns no sexo masculino, ocorrendo no ambiente de trabalho. Entre os idosos, a queda da própria altura leva ao trauma ocular em 45% dos casos.

Os traumas oculares graves (queimaduras, explosões, acidentes de carro) costumam acometer os dois olhos. Com a obrigatoriedade do uso do cinto de segurança e as cadeirinhas para as crianças, observamos uma importante diminuição na ocorrência e na gravidade dos traumas oculares nos acidentes automobilísticos.

■ CLASSIFICAÇÃO

Existem inúmeras classificações para os traumas oculares: [1] quanto à natureza da transferência de energia (química, mecânica, irradiação, térmica e elétrica), [2] quanto ao mecanismo patológico (laceração, contusão, queimadura), [3] quanto à anatomia (segmento anterior ou posterior do olho), [4] quanto à gravidade, [5] quanto ao local ou atividade (doméstico, trabalho, lazer, escola), entre outros.

Com a finalidade de uniformizar a descrição das lesões oculares decorrentes do trauma mecânico e assim facilitar a comunicação entre os médicos, o estabelecimento de padronização de condutas e os estudos científicos, foi desenvolvido, em 1996, um sistema de classificação internacional dos traumas oculares, revisado posteriormente em 2002, conhecido pela sigla BETT (*Birmingham Eye Trauma Terminology*). Nesta classificação, os traumas são divididos em traumas abertos e fechados, de acordo com a ocorrência de comprometimento da espessura total da parede ocular (esclera ou córnea) (Figura 261.1).

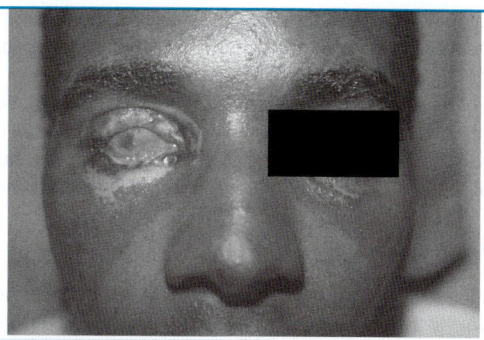

FIGURA 261.1 ■ Classificação Internacional do Trauma Ocular
Fonte: Kuhn e colaboradores.[1]

De acordo com essa nomenclatura, classificamos como trauma fechado as contusões, as lacerações lamelares e os corpos estranhos superficiais. Nas contusões o trauma é causado por impacto de objetos não pontiagudos (rombos), e as lesões resultantes podem ocorrer no local de impacto ou não. As lacerações lamelares são decorrentes de trauma da parede do globo ocular (esclera ou córnea) ou da conjuntiva bulbar e são causados por um objeto cortante, sem penetração intra-ocular.

No trauma aberto, temos as lacerações e as rupturas. As lacerações são lesões que envolvem toda a espessura da parede ocular causadas por um objeto cortante, ocorrendo no local do impacto. As lacerações abrangem os ferimentos penetrantes (um único ferimento de espessura total no globo, causado por objeto cortante), perfurantes (duas lesões –uma de entrada e outra de saída- de espessura total) e corpo estranho intra-ocular (CEIO). As rupturas também são lesões que comprometem a espessura total da parede do globo (córnea e/ou esclera), porém provocadas por um objeto rombo. Nesta situação, o globo irá romper em um ponto de maior fraqueza, podendo ou não ser o mesmo local do impacto.

■ AVALIAÇÃO CLÍNICA

Após a realização do protocolo *advanced trauma life support* (ATLS) com afastamento do risco de morte e estabilização clínica do paciente, a vítima de trauma ocular deve ser avaliada para identificação de situações que exijam conduta emergencial, como as queimaduras oculares.

QUEIMADURA

As queimaduras são traumas químicos sobre as estruturas oculares, causadas por substâncias ácidas ou álcalis e que representam as verdadeiras emergências oculares, fazendo com que seja necessário um tratamento preciso e imediato. Em todos os casos, deve ser realizada irrigação copiosa com solução salina balanceada ou água corrente, por pelo menos 30 minutos ou até que o pH do fundo de saco conjuntival atinja valor próximo a 7.

As queimaduras oculares têm sua gravidade relacionada a fatores que fogem da responsabilidade do médico atendente (toxicidade, concentração e volume do agente químico) e à duração da exposição ao agente químico (parâmetro que pode ser reduzido pelo atendimento médico). De forma geral, as queimaduras causadas por álcalis são mais graves, em decorrência da reação de destruição dos componentes celulares, desnaturação com degradação do colágeno e liberação de mediadores inflamatórios. Na nossa população, os produtos alcalinos mais comumente envolvidos nas queimaduras são cal $Ca(OH)_2$, soda cáustica (KOH), amônia (NH_3) e hidróxido de sódio (NaOH).

Após a lavagem e o exame, o tratamento inicial consiste em antibioticoterapia tópica de amplo espectro para profilaxia das infecções, ciclopégico (para alívio da dor), colírios hipotensores nos casos que cursam com aumento da pressão intra-ocular e corticosteroides tópicos (apenas nos primeiros 7 a 10 dias) para redução da inflamação.

As queimaduras leves geralmente não requerem tratamento cirúrgico, ao passo que as moderadas ou graves podem causar grave dano à superfície ocular, implicando tratamentos de longa duração e múltiplos procedimentos cirúrgicos, resultando em importante impacto econômico.

■ ATENDIMENTO

O pronto reconhecimento e tratamento adequado dos traumas oculares são essenciais quando a evolução depende de conduta imediata. Nos traumas mecânicos, a anamnese detalhada do trauma (identificação do agente causal, intervalo entre o trauma e atendimento, uso de medicamentos, doenças sistêmicas e antecedentes oftalmológicos) auxilia a programação dos exames a serem realizados, uma vez que fornece subsídios para estimar o comprometimento das estruturas oculares.

> **ATENÇÃO!**
>
> Ao final da anamnese, é prudente orientar jejum até o fim da avaliação médica pela possível necessidade de exame sob narcose e/ou intervenção cirúrgica sob anestesia geral.

A avaliação da acuidade visual inicial deve ser sempre realizada em ambos os olhos, separadamente, e anotada em prontuário médico por motivos legais e também para estimativa do prognóstico visual.

O teste do reflexo pupilar deve ser sempre realizado para avaliação das vias aferente e eferente, e o resultado deve ser anotado no prontuário. Por vezes, durante a permanência do paciente no setor de emergência, é necessário testar novamente esse reflexo, sempre tomando o cuidado de anotar o resultado no prontuário por sua importância na avaliação neurológica do paciente vítima de trauma encefálico.

A avaliação do segmento anterior do olho (conjuntiva, córnea, câmara anterior, íris, ângulo camerular, cristalino e vítreo anterior) é realizada idealmente com a lâmpada de fenda. Porém, a inspeção com lanterna permite a identificação de lacerações e corpos estranhos maiores, a detecção de hipópio ou hifema (sangue na câmara anterior) e a verificação da presença de quemose (edema de conjuntiva) ou hemorragia conjuntival. A avaliação da íris é importante, pois a alteração da forma (discoria) ou a descentração da pupila (corectopia) pode ser sinal de trauma ocular aberto oculto. O cristalino pode estar subluxado ou luxado (para a câmara anterior ou para a cavidade vítrea) ou ter sofrido ruptura.

Se, durante a avaliação, for identificado trauma aberto, o exame deve ser interrompido e completado pelo oftalmologista, sob anestesia geral (necessária para se realizar o reparo cirúrgico da ferida).

Para a preparação do paciente para o procedimento cirúrgico, deve ser orientado jejum oral, internação hospitalar, profilaxia antibiotica de amplo espectro e solicitados exames pertinentes à condição clínica do paciente. A tomografia de órbita pode ser de grande auxílio nos traumas abertos com suspeita de corpo estranho intra-ocular. A ressonância magnética (RM) só deve indicada se houver certeza da inexistência de corpo estranho metálico.

Todo paciente vítima de trauma ocular deve ser submetido à avaliação oftalmológica completa. Assim, se na avaliação inicial for descartada a ocorrência de comprometimento da espessura total da parede (trauma aberto), a pressão intra-ocular pode ser estimada através da palpação bidigital (os dois dedos indicadores do examinador são colocados sobre a pálpebra superior do paciente, exercendo apenas leve pressão sobre cada bulbo ocular alternada e comparativamente). A avaliação do segmento posterior (vítreo e retina) através da oftalmoscopia indireta sob midríase deve ser realizada por oftalmologista, em todos os casos de trauma. Contudo, a instilação de colírio para dilatação pupilar somente deve ser realizada após afastamento da ocorrência de trauma aberto ou seu reparo (sutura).

TRAUMA ORBITÁRIO

Vários tipos de lesões traumáticas podem acometer a órbita, em suas paredes, bem como nas estruturas localizadas em seu interior.

As principais lesões traumáticas da órbita são: as fraturas, as hemorragias e o enfisema orbital, os traumas dos músculos extra-oculares e da glândula lacrimal, os traumas do nervo óptico e os corpos estranhos orbitais.

As fraturas são lesões frequentes nos casos de trauma, sendo a mais comum a do assoalho da órbita (*blow-out*). Nestes casos, o paciente pode apresentar dor, hemorragia subconjuntival, hematoma e edema nas pálpebras, diplopia, sensação de adormecimento da hemiface correspondente, estrabismo vertical (mais comumente limitação do olhar para cima), proptose ou enoftalmia (bulbo ocular do lado acometido desloca-se para dentro da órbita).

Ao avaliar o paciente, ectoscopia (presença de proptose/enoftalmia), palpação (creptação, enfisema) e teste da movimentação ocular são importantes na detecção das fraturas. Em casos suspeitos, a tomografia computadorizada (TC) (órbita, seios paranasais e crânio) permite melhor avaliação do tipo e extensão da fratura para indicação e programação cirúrgicas. O reparo cirúrgico pode ser realizado de imediato ou após a diminuição do edema (a critério do cirurgião).

A hipótese de fratura da parede medial pode levantada nos casos de enfisema orbital ou subcutâneo, epistaxe ou diplopia horizontal, sendo indicada a realização de tomografia para sua comprovação.

Nos casos que cursam com proptose, distopia ocular inferior, ptose palpebral, diplopia, limitação da movimentação ocular e até perda visual associada, deve-se suspeitar de fratura do teto orbitário. Nestes casos, a presença de laceração e hematoma é comum na área da ruptura.

As hemorragias são complicações relativamente frequentes nos traumas orbitários. Caso ocorra hemorragia retro-orbitária volumosa levando à proptose importante e hipertensão ocular, deve-se realizar a descompressão cirúrgica para diminuir o dano ao nervo óptico (por estiramento ou compressão). Se a proptose for extremamente acentuada, pode-se incisar o canto lateral, ampliando-se a abertura palpebral e diminuindo a compressão das estruturas orbitárias.

LESÕES PALPEBRAIS

A avaliação da integridade da pele, possível perda de substância, plano de laceração (linear ou biselado) e presença de avulsões é importante pela possibilidade de acometimento do sistema lacrimal (canto medial da pálpebra) e, principalmente, pelo risco de lesão por exposição da superfície ocular (mau fechamento palpebral, presença de corpos estranhos etc.).

> **ATENÇÃO!**
>
> Nos casos de trauma aberto com laceração palpebral associada, a sutura da pálpebra deve ser sempre realizada após a reconstrução do bulbo ocular aberto.

HEMORRAGIA SUBCONJUNTIVAL

Hemorragia subconjuntival ou hiposfagma é frequente nos traumas oculares, podendo ser indicativa de rotura do bulbo ocular. Diante de hemorragia subconjuntival com suspeita de trauma aberto, deve-se sempre indicar cirurgia exploradora.

Nos casos de hemorragia subconjuntival isolada, devemos sempre aferir a pressão arterial (PA) do paciente na tentativa de identificar a ocorrência de picos e iniciar seu tratamento adequado), e a conduta deve ser expectante. É importante orientar o paciente de que nenhuma medicação irá diminuir efetivamente o tempo de reabsorção do sangue (em torno de duas semanas, dependendo de sua extensão).

CORPO ESTRANHO E LACERAÇÃO CONJUNTIVAL

Os corpos estranhos localizados na conjuntiva tarsal (revestimento interno das pálpebras) são facilmente removidos com anestesia tópica e uso de cotonete ou pinça e podem ser retirados pelo médico não especialista, a fim de minimizar o risco de lesão da córnea durante o piscar, bem como aliviar os sintomas do paciente. Para avaliação da conjuntiva tarsal superior, é necessária a eversão da pálpebra superior, sendo essa manobra realizada apenas após se confirmar a integridade do bulbo ocular.

As lacerações conjuntivais frequentemente acompanham trauma ocular aberto, sendo importante a pesquisa de lesão escleral subjacente. Após anestesia tópica, a conjuntiva lacerada deve ser afastada para se permitir a avaliação escleral. Se houver lesão escleral, a sutura da conjuntiva é realizada após a sutura escleral. Lesões conjuntivais isoladas apenas são suturadas se maiores do que 1 a 2 cm ou se houver estrutura muscular exposta. Caso não exista indicação de sutura, deve-se manter o paciente com antibiótico profilático de amplo espectro tópico até a cicatrização.

ATENÇÃO!

Corpos estranhos localizados na conjuntiva bulbar, esclera ou córnea não devem ser retirados por médico não oftalmologista ou sem a utilização da aparelhagem adequada para avaliação e manejo apropriado (lâmpada de fenda, microscópio cirúrgico etc).

CORPOS ESTRANHOS CORNEANOS

Corpos estranhos localizados na córnea causam dor, fotofobia e lacrimejamento súbito e intenso. Devem ser retirados apenas por médico oftalmologista, sob anestesia tópica, com o auxílio da lâmpada de fenda e uso de agulha, espátula ou pinça. Após a retirada do corpo estranho, o olho é ocluído com pomada antibiótica de amplo espectro, mantendo-se a terapia tópica com colírio até a epitelização total. Corpos estranhos profundos devem ser retirados em centro cirúrgico pelo risco de perfuração da córnea, podendo ainda ser necessário o uso de material de sutura, tecido adesivo (cianoacrilato) ou mesmo enxerto de córnea para selar o pertuito, após a retirada do corpo estranho.

CONCUSSÃO DO BULBO OCULAR

O trauma contuso pode levar à formação de hifema (sangue na câmara anterior), irites, iridodiálises (desinserção da raiz da íris), midríase traumática, hemorragia vítrea, deslocamento do cristalino, catarata, descolamento de retina e glaucoma. Por este motivo, devem ser avaliados por oftalmologista.

A identificação de hifema é importante, pois podem estar associados a presença de trauma aberto ou apresentar complicações em sua evolução (aumento de pressão intra-ocular, ressangramento etc), que podem comprometer a acuidade visual final do paciente. São também sinais de trauma aberto oculto hipotonia, desvios da pupila, câmara anterior rasa, hemorragia subconjuntival volumosa e pigmentação na conjuntiva.

Nos casos de hifema, orienta-se repouso absoluto e uso de midriáticos e corticosteroides tópicos, com acompanhamento diário feito por médico oftalmologista. O ressangramento (mais comum do 2º ao 5º dia), frequentemente leva à hipertensão ocular.

TRAUMA ABERTO

As lacerações de córnea sem comprometimento de espessura total podem ser tratadas clinicamente com curativo oclusivo ou lente de contato terapêutica. As lacerações com comprometimento de espessura total e menores do que 2 mm podem ser tratadas com uso de adesivo tecidual (cianoacrilato), e as maiores devem ser corrigidas cirurgicamente com sutura. As lacerações de esclera devem ser corrigidas em centro cirúrgico, sob anestesia geral, sempre após a realização de exploração do globo para estabelecer a extensão da lesão.

REVISÃO

- O trauma ocular é uma importante causa de perda unilateral de visão, estando o prognóstico visual relacionado ao tipo e à gravidade do trauma e também à abordagem médica inicial (avaliação completa e detalhada das estruturas oculares, pronta identificação de lesões e rápido início de tratamento apropriado).
- Nos casos de queimadura, deve ser realizada, assim que possível, irrigação copiosa com solução salina balanceada ou água corrente, por pelo menos 30 minutos ou até que o pH do fundo de saco conjuntival atinja valor próximo a 7, para minimizar o tempo de exposição da superfície ocular ao agente.
- Corpos estranhos localizados na conjuntiva bulbar, esclera ou córnea não devem ser retirados por médico não oftalmologista ou sem a utilização da aparelhagem adequada para avaliação precisa do grau de comprometimento da espessura da córnea e/ou esclera e manejo apropriado.
- O desenvolvimento de infecção é uma complicação frequente nos pacientes vítimas de trauma ocular, sendo fundamental o acompanhamento destes pacientes por oftalmologista para identificação desta e outras complicações tardias dos traumas.

■ REFERÊNCIA

1. Kuhn F, Morris R, Witherspoon CD. Birmingham Eye Trauma Terminology (BETT): terminology and classification of mechanical eye injuries. Ophthalmol Clin North Am. 2002;15(2):139-43.

■ LEITURAS SUGERIDAS

Dantas AM. Semiologia da órbita. In: Dantas AM, Monteiro MLR, editors. Doenças da órbita. Rio de Janeiro: Cultura Médica; 2002. p. 117-37.
Harlan JB Jr, Pieramici DJ. Evaluation of patients with ocular trauma. Ophthalmol Clin North Am. 2002;15(2):153-61.
Trief D, Adelbona OT, Turalba AV, Shah AS. The pediatric traumatic hyphema. Int Ophthalmol Clin. 2013;53(4):43-57.

262
MANIFESTAÇÕES RETINIANAS

■ MICHEL EID FARAH
■ EDUARDO BÜCHELE RODRIGUES

As doenças sistêmicas podem ser classificadas em congênitas, vasculares, inflamatórias, infecciosas e tumorais. Manifestações oculares podem ocorrer em todos os processos.

DOENÇAS CONGÊNITAS

Nesse grupo, encontram-se as doenças genéticas, cromossômicas malformativas decorrentes da ação de teratógenos.

O período embriopático crítico do olho ocorre entre a 5ª e a 8ª semana de gestação. Entre as infecções congênitas, a rubéola pode provocar o aparecimento de catarata, e o fundo de olho tem aspecto de pigmentação tipo "sal e pimenta". A toxoplasmose congênita causa convulsões, calcificações intracranianas e coriorretinite e retinocoroidite. Em geral, esse processo infeccioso deixa uma cicatriz na área macular, que compromete de forma permanente a acuidade visual. Recentemente o vírus Zika tem causado variadas lesões retinianas e capilares em fetos, mas o período preciso da infecção ainda não foi determinado.

Os erros inatos do metabolismo (EIMs) podem gerar acúmulos de substâncias no organismo, inclusive no olho. Na mucopolissacaridose tipo I, ocorre depósito de mucopolissacarídeos na córnea e na retina. Na galactosemia, pode surgir catarata.

Nas doenças de genes estruturais, o olho pode ser afetado. A síndrome de Marfan decorre da mutação do gene fibrilina 1, que faz parte da constituição da zônula do cristalino. O dano na zônula desloca o cristalino de sua posição normal, causando sua subluxação. A alta miopia presente na síndrome de Stickler, ou artroftalmopatia, ocorre em razão de mutação no colágeno tipo 2. Na doença de Ehlers-Danlos, há afinamento corneano, levando ao aparecimento do ceratoglobo.

Características fenotípicas estruturais dos olhos são descritas em várias doenças genéticas, como no caso da síndrome de Down, em que a fenda palpebral é oblíqua, com orientação mongólica.

DOENÇAS VASCULARES

O fundo de olho pode apresentar alterações na circulação da retina, da coroide e do nervo óptico. Uma das doenças mais prevalentes é a hipertensão arterial sistêmica (HAS).

A retinopatia hipertensiva está relacionada à presença de níveis pressóricos acima de 140/90 mmHg por longo período; mesmo assim, apenas 15% dos pacientes com HAS apresentarão retinopatia hipertensiva. O evento inicial é a vasoconstrição retiniana arteriolar; posteriormente, há esclerose vascular e aumento da permeabilidade.

QUADRO CLÍNICO

A retinopatia hipertensiva é dividida em estreitamento vascular e arterioesclerose. O principal achado da retinopatia hipertensiva crônica é o estreitamento ou constrição arteriolar difusa. Na arterioloesclerose, têm-se alguns graus de acometimento – desde aumento do reflexo dorsal leve, aumento do reflexo dorsal acentuado até vasos em fio de cobre e fio de prata. Na retinopatia hipertensiva, há, ainda, alguns sinais como: sinal de Gunn → compressão da vênula pela arteríola, sinal de Bonnet → ingurgitamento da veia a montante do cruzamento e sinal de Salus → retificação do ângulo de cruzamento dos vasos.

Em episódios agudos de hipertensão, podem ocorrer focos de transudados periarteriolares retinianos. São mais profundos, menores e menos brancos do que as manchas algodonosas e correspondem à isquemia da rede capilar. A classificação mais utilizada e que reflete a gravidade da doença é a de Keith-Wagener-Barker:

- grau I: constrição arteriolar leve e generalizada;
- grau II: constrição arteriolar focal com cruzamentos arteriovenosos alterados;
- grau III: grau II + hemorragias retinianas e manchas algodonosas;
- grau IV: grau III + edema de disco.

Nas crises hipertensivas agudas, mais comuns em jovens que apresentam pré-eclâmpsia, eclâmpsia, feocromocitoma ou hipertensão renal, são possíveis algumas alterações coroidais, como manchas de Elschnig (manchas negras com halos amarelos que representam infartos coriodeanos focais); estrias de Siegrist (necrose fibrinoide ao longo dos vasos corioideanos associada à HAS maligna); descolamento de retina exsudativo (HAS grave).

Na fase aguda, podem ser encontrados hemorragias peripapilares "em chama de vela" e edema de disco, bem como estase venosa secundária e estrela macular. O diagnóstico diferencial é com papiloflebite diabética, retinopatia por radiação, oclusão de veia central da retina, neurite óptica isquêmica e neurorretinite. Nas fases crônicas, é possível haver atrofia do disco óptico com palidez de papila. Nesses casos, o diferencial é com neuropatia tabaco-álcool, neuropatia óptica diabética e tumores intracranianos.

DIAGNÓSTICO

O diagnóstico da retinopatia hipertensiva é clínico, por meio do mapeamento de retina ou fundoscopia. Nesses casos, a oftalmoscopia direta ou indireta deve ser realizada pelos clínicos na emergência para confirmar o diagnóstico de uma hipertensão maligna com lesão de órgão-alvo. A oftalmoscopia indireta, a retinografia e a angiografia podem complementar o diagnóstico e fornecer mais detalhes sobre a doença.

TRATAMENTO

O tratamento primordial para a retinopatia hipertensiva é o controle da pressão arterial (PA). Nos casos de hipertensão severa aguda, o manejo deve ser imediato e, muitas vezes, podem ser requeridas internação em terapia intensiva e medicações endovenosas. Nesses casos, o edema de disco, o edema macular e o descolamento seroso são passíveis de resolução em aproximadamente duas semanas. Os achados crônicos da retinopatia hipertensiva, uma vez instalados, raramente são revertidos.

OCLUSÕES VASCULARES DA RETINA

Tanto arteriais quanto venosas, as oclusões venosas retinianas são passíveis de associação aos processos vasculares sistêmicos. Estados de hipercoagulabilidade podem estar relacionados a oclusões vasculares. Outro exemplo é a oclusão da artéria central da retina, que pode decorrer da migração de um êmbolo proveniente de uma fonte embólica localizada nas cavidades cardíacas esquerdas ou nas carótidas. A válvula mitral pode ser fonte de êmbolo séptico para o olho nas endocardites bacterianas. A doença obstrutiva das carótidas pode causar diferenciação de fluxo arterial entre os dois olhos, causando alterações da microcirculação da retina de forma assimétrica.

Queixas bilaterais de amaurose fugaz ou fotopsias (percepções de cintilações luminosas) podem decorrer de baixo débito cardíaco (DC) ou isquemia cerebral transitória. Causas metabólicas, como hipoglicemia, também podem ser responsáveis por essas queixas. As causas sistêmicas devem ser diferenciadas das oculares.

As discrasias sanguíneas interferem no fluxo sanguíneo da retina. Entre as hemoglobinopatias, a anemia falciforme é a que mais frequentemente provoca alterações da retina. O portador do traço falcêmico, ou hemoglobina SC, apresenta episódios de falcização, com a formação de microtrombos que ocluem a microcirculação da periferia da retina. Esses fenômenos oclusivos, por isquemia, podem desencadear a formação de neovasos na retina. A visão pode ficar comprometida por complicações secundárias aos neovasos, como hemorragias ou descolamento da retina.

> **ATENÇÃO!**
>
> A baixa de visão unilateral súbita no hipertenso pode ser tanto oclusão venosa como oclusão arterial acometendo a mácula.

Quadro clínico

A oclusão da veia central ou ramo da retina é um distúrbio oftalmológico relativamente comum, caracterizado por hemorragias retinianas nos quatro quadrantes, associado à dilatação e tortuosidade venosa. É secundária à formação de trombo na região da lâmina crivosa. Ocorre mais frequentemente em indivíduos acima de 50 anos, em associação a alterações sistêmicas, como hipertensão arterial e diabetes, ou oculares, como o glaucoma primário de ângulo aberto.

Oclusão de ramo, ou artéria central da retina, apresenta-se como embranquecimento da retina interna. O paciente apresenta-se com perda súbita indolor de campo total ou parcial da visão.

Diagnóstico

O diagnóstico de oclusão venosa retiniana consiste no exame de mapeamento de retina associando à angiografia de retina e, se necessário, tomografia de coerência óptica (OCT, do inglês *optical coherence tomography*). A visão é reduzida quando a oclusão danifica a região central da retina, denominada mácula, e/ou há desenvolvimento de vasos anormais no fundo do olho que causam hemorragias e, com isso, obscurecimento visual. Alguns pacientes se queixam de aparecimento de "teias de aranha" como sintomas de início de sangramento. Os exames complementares que podem ajudar no diagnóstico e tratamento dessa entidade são o campo visual, a eletrorretinografia e a OCT.

O diagnóstico de oclusões arteriais deve ser feito com fundoscopia, mapeamento de retina, retinografia e angiografia fluoresceínica. A retina interna está branca, e o sinal da mancha vermelho-cereja pode estar presente na fovéola.

Tratamento

O tratamento de oclusão venosa retiniana consiste em aplicação de fotocoagulação ou fotoestimulação a *laser* ou uso de medicamentos intraoculares, como triancinolona e antiangiogênicos (p. ex.: Avastin®, Eylia® e Lucentis®), assim como cirurgia de vitrectomia via pars plana, dependendo dos resultados dos exames clínicos e complementares.

Não existe uma terapia eficaz para oclusões arteriais retinianas. Algumas terapias possíveis são massagem ocular, paracentese de câmara anterior e uso de agentes hipotensores, como dorzolamida; no entanto, devem ser feitas nas primeiras 24 horas do quadro e não ajudam em todos os casos.

RETINOPATIA DIABÉTICA

Após 20 anos de doença, 99% dos pacientes com diabetes melito tipo 1 (DM1) e 60% daqueles com DM tipo 2 (DM2) demonstram algum grau de retinopatia diabética (RD). O controle intensivo da glicemia e da PA pode retardar significativamente a progressão da retinopatia.

Os fatores de risco mais importantes para o aparecimento da retinopatia diabética são tempo de diabetes, controle glicêmico insuficiente, controle pressórico inadequado, gravidez, tabagismo e nefropatia.

A hipóxia no tecido retiniano leva à microangiopatia com espessamento da membrana basal endotelial e perda dos pericitos. Essas alterações levam ao aumento da permeabilidade vascular e à modificação de sua estrutura, formando os microaneurismas, considerados os primeiros sinais clínicos da doença.

> **ATENÇÃO!**
>
> O tempo de diabetes é o principal fator de risco para o aparecimento da retinopatia diabética. Contudo, o controle da glicemia e da PA são os principais fatores de risco modificáveis e fundamentais para evitar o aparecimento e a progressão da doença.

Quadro clínico

Os achados clínicos fundoscópicos da retinopatia diabética são microaneurismas, hemorragias intrarretinianas (puntiformes – mais profundas; e "em chama de vela" – mais superficiais), exsudatos duros e manchas algodonosas. Estes são achados característicos da retinopatia diabética não proliferativa. Pode ser ainda encontrado o edema macular diabético, principal causa de baixa visual nos pacientes com retinopatia diabética, caracterizado principalmente pelo espessamento retiniano e exsudatos duros na área macular. O edema é definido como clinicamente significativo quando o espessamento ou os exsudatos duros estão localizados a 500 micra da fóvea ou há, ainda, uma área de espessamento superior a 1 diâmetro papilar (DP) a pelo menos um diâmetro de disco óptico da fóvea. Recentemente nosso grupo, assim como outros pesquisadores, tem detectado alterações neurorretinianas em pacientes diabéticos antes do surgimento dos microaneurismas e hemorragias.

A presença de neovasos é o marco da forma proliferativa da doença, em que é possível observar também manifestações mais graves, como hemorragia vítrea e descolamento tracional de retina (Figura 262.1).

Diagnóstico

Clínico, por meio da oftalmoscopia binocular indireta, para análise global da retina e da biomicroscopia de fundo, a fim de avaliar o edema macular. A angiografia fluoresceínica é importante para a avaliação de pequenos neovasos e, principalmente, de isquemia macular. Atualmente, a OCT é fundamental na confirmação diagnóstica e no seguimento dos pacientes com edema macular. Nos casos de hemorragia vítrea difusa, a ultrassonografia (US) pode ser útil para verificar possível existência de descolamento de retina associado ou secundário à tração vítrea.

Tratamento

O primeiro exame deve ser feito imediatamente nos diabéticos tipo II ou com diagnóstico > 30 anos de idade, e nos diabéticos tipo I ou com diagnóstico < 30 anos de idade (primeiro exame após 3 a 5 anos). Grávidas com diabetes: no 1º trimestre e a cada três meses ou mensalmente (casos

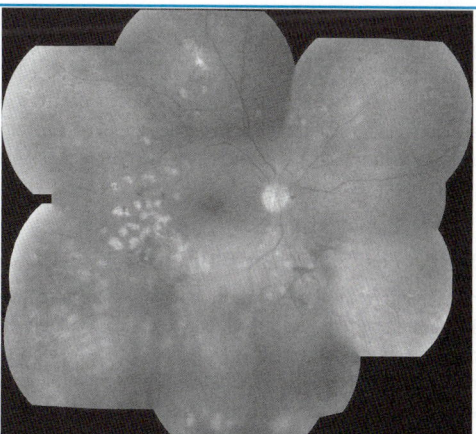

FIGURA 262.1 ■ Retinografia colorida de paciente de 52 anos, do sexo masculino, com diabetes mal controlada, história de 15 anos de diabetes e hipertensão arterial. No exame, é possível observar marcas de *laser* de tratamento prévio, presença de neovasos de disco acometendo mais do que metade do diâmetro papilar, além de hemorragia pré-retiniana e vítrea. Esse quadro configura retinopatia diabética proliferativa de alto risco. O paciente deve ser submetido à panfotocoagulação da retina.

QUADRO 262.1 ■ Fluxograma dos achados clínicos, classificação, seguimento e tratamento da retinopatia diabética

RETINOPATIA DIABÉTICA NÃO PROLIFERATIVA		
Mínima	Raros microaneurismas	Controle anual
Leve	Hemorragias dispersas e microaneurismas	Controle 6-12 meses
Moderada	Hemorragias, microaneurismas, exsudatos duros e manchas algodonosas	Controle 4-6 meses
Severa	Hemorragias nos quatro quadrantes; ou veias em rosário em dois quadrantes; ou anormalidades microvasculares intrarretinianas em pelo menos um quadrante	Controle 3-4 meses
Muito severa	Associação de pelo menos dois dos fatores da forma severa	Considerar panfotocoagulação
RETINOPATIA DIABÉTICA PROLIFERATIVA		
Precoce	Neovasos de retina ou disco sem características de alto risco	Recomendar panfotocoagulação
Alto risco	Neovasos de disco maior do que um terço da sua área, hemorragia pré-retiniana ou vítrea, associados a neovasos de disco menor do que um terço ou neovascularização de retina maior do que metade da área de disco	Recomendar panfotocoagulação, mas cirurgia pode ser necessária em alguns casos

mais graves). Para o seguimento dos pacientes diabéticos, é preciso observar o Quadro 262.1.

O tratamento do edema macular deve ser feito com a combinação de antiangiogênicos (ranibizumabe intravítreo) e fotocoagulação a *laser* focal ou em grade modificado. No caso da retinopatia proliferativa, o tratamento clássico é a panfotocoagulação a *laser*. Nos casos de descolamento tracional acometendo ou ameaçando a área macular ou, ainda, hemorragia vítrea persistente, a vitrectomia associada ao uso de antiangiogênicos e a laserterapia devem ser empregadas.

■ **DOENÇAS INFECCIOSAS E NEUROLÓGICAS**

A hipertensão intracraniana (HIC) causa edema de papila (papiledema), elevação e borramento das margens do disco óptico. A candidíase sistêmica em pacientes imunodeprimidos pode provocar casos graves de endoftalmite. A imunodeficiência causada pelo vírus da imunodeficiência humana (HIV) é causa de infecções oportunistas que acometem os olhos. A retinopatia por citomegalovírus (CMV) é uma infecção oportunista relativamente comum quando a contagem de células CD4 está baixa. O herpes-vírus produz infecções graves na retina.

> **REVISÃO**
>
> - Na crise hipertensiva aguda, a avaliação fundoscópica pelo clínico pode determinar lesão de órgão-alvo ao serem detectados edema de disco, hemorragias e descolamento seroso.
> - Na hipertensão crônica, os principais achados são o estreitamento vascular e a arterioesclerose, raramente revertidos com o controle pressórico.
> - O tratamento da retinopatia hipertensiva se dá pelo controle da pressão arterial sistêmica, que, muitas vezes, pode requerer tratamento em regime hospitalar nas crises agudas.
> - As oclusões venosas e arteriais retinianas podem estar associadas aos processos vasculares sistêmicos.
> - Exame de angiografia fluoresceínica é fundamental no diagnóstico de oclusões vasculares retinianas.
> - Oclusões venosas retinianas podem ser tratadas com *laser* ou injeção de medicamentos intraoculares. As oclusões arteriais devem ser tratadas dentro das primeiras 24 horas.
> - O microaneurisma é a primeira manifestação clínica da retinopatia diabética.
> - O edema macular diabético é a principal causa de cegueira na retinopatia diabética.
> - Os exames periódicos são fundamentais para o diagnóstico e o tratamento precoce da doença.
> - Apesar do uso eficaz de antiangiogênicos, o *laser* ainda é uma importante arma no arsenal terapêutico da retinopatia diabética.

■ **LEITURAS SUGERIDAS**

Ávila M, Lavinsky J, Moreira Jr CA. Retina e vítreo. 2. ed. Rio de Janeiro: Cultura Médica; 2011.

Comparison of Age-related Macular Degeneration Treatments Trials (CATT) Research Group, Martin DF, Maguire MG, Fine SL, Ying GS, Jaffe GJ, et al. Ranibizumab and bevacizumab for treatment of neovascular age-related macular degeneration: two-year results. Ophthalmology. 2012;119(7):1388-98.

Elkman MJ, Qin H, Aiello LP, Beck RW, Bressler NM, Ferris FL 3rd, et al. Intravitreal ranibizumab for diabetic macular edema with prompt versus deferred laser treatment: three-year randomized trial results. Ophthalmology. 2012;119(1):2312-8.

Mutlu FM, Sarici SU. Treatment of retinopathy of prematurity: a review of conventional and promising new therapeutic options. Int J Ophthalmol. 2013;6(2):228-36.

Rosenfeld PJ, Brown DM, Heier JS, Boyer DS, Kaiser PK, Chung CY, et al. Ranibizumab for neovascular age-related macular degeneration. N Engl J Med. 2006;355(14):1419-31.

263

DOENÇAS DA RETINA

■ MICHEL EID FARAH
■ FERNANDO MARCONDES PENHA

■ **DESCOLAMENTO DE RETINA**

Por definição, o descolamento de retina é a separação entre a retina neurossensorial e o epitélio pigmentado da retina (EPR).

Os descolamentos de retina podem ser classificados como regmatogênico, exsudativo, tracional e misto. Os descolamentos regmatogênicos ocorrem devido a defeito ou rotura de espessura total, permitindo que o vítreo liquefeito entre no espaço sub-retiniano (entre a retina neurossensorial e o EPR) e cause descolamento de retina. Os descolamentos exsudativos ocorrem pela presença de líquido proveniente da coriocapilar que permanece no espaço sub-retinano devido a um EPR danificado incapaz de removê-lo; as causas mais comuns são tumores da retina e da coroide, doença de Harada, oftalmia simpática, esclerite posterior, membrana neovascular, entre outras. O descolamento tracional ocorre quando a retina neurossensorial é tracionada por membranas pré-retinianas, como no descolamento tracional do diabetes, na retinopatia da prematuridade e na proliferação vitreorretiniana.

Neste capítulo, será abordada a forma mais comum de descolamento de retina, o descolamento regmatogênico, que ocorre em 1 a cada 10 mil pessoas anualmente, sendo a ocorrência bilateral igual a 10% dos casos.

FISIOPATOLOGIA

Está diretamente ligada ao descolamento do vítreo posterior (DVP). Aproximadamente 15% dos olhos com DVP apresentam alguma rotura retiniana; por isso, é recomendado examinar a periferia da retina de pacientes com queixa recente de moscas volantes ou de percepção espontânea de *flashes*, raios ou lampejos.

Não há consenso conhecido sobre o tempo de desenvolvimento de descolamento de retina a partir dos sintomas.

Com o processo de descolamento do vítreo, as áreas mais frágeis com maior aderência podem ser alvos de rotura e, posteriormente, descolamento de retina. A lesão de maior risco para o desenvolvimento de buracos ou roturas é a degeneração lattice ou em treliça, presente em 20 a 30% dos olhos com descolamento do vítreo.

QUADRO CLÍNICO

Os sintomas premonitórios do descolamento de retina são fotopsias (fenômenos luminosos) e miopsias (moscas volantes). Com a progressão do quadro, a presença de defeito de campo visual pode ser percebida. O acometimento da mácula gera perda expressiva da acuidade visual, um importante fator prognóstico e na decisão da urgência do tratamento. Por exemplo, quando há descolamento superior com rotura em ferradura e mácula ainda aplicada, ou recém-descolada, fica caracterizada uma emergência cirúrgica, devendo ser tratada o mais rápido possível.

No exame clínico, além do defeito de campo visual e redução da acuidade visual, pode ser verificada pressão intraocular reduzida. No exame fundoscópico, observa-se a retina descolada (Figura 263.1). Nos descolamentos mais extensos e antigos, pode existir defeito pupilar aferente relativo (pupila de Marcus-Gunn).

DIAGNÓSTICO

Clínico, por meio da oftalmoscopia binocular indireta, em que se detecta o descolamento, a sua extensão, a presença de membranas pré-retinianas, a mobilidade e a cor da retina. A localização da(s) rotura(s) primária(s), bem como o seu tamanho são fundamentais para decidir sobre o tratamento a ser realizado.

TRATAMENTO

O tratamento profilático com *laser* é feito com a detecção precoce de roturas presentes em 15% dos olhos com descolamento posterior do vítreo sintomático.

Pacientes com a mácula ainda colada ou recém-descolada devem ser operados nas primeiras 24 horas. Apesar de não haver um consenso absoluto no tratamento dos descolamentos regmatogênicos, nos casos de rotura não maior do que 2 horas e em dois terços superiores, mácula on e com bolsão pequeno, a retinopexia pneumática, associada à criopexia (no momento) ou a *laser* (após), é uma ótima opção.

Outra opção de tratamento é a execução da introflexão escleral ou a retinopexia convencional. Nesse caso, um implante segmentar ou circular de silicone é colocado sob os músculos externamente ao bulbo ocular como forma de calçar a área da rotura e promover a pexia por meio da crioterapia. Essa técnica pode ser associada ou não à drenagem externa do líquido sub-retiniano e à colocação de ar ou gás na cavidade vítrea.

A vitrectomia é uma técnica mais invasiva, em que se utiliza o vitreófago por meio da ponteira de vitrectomia para remover o vítreo, endodrenagem do líquido sub-retiniano e tratamento da rotura com endolaser. No término da cirurgia, deve ser inserido o substituto vítreo, que pode ser gás em concentração não expansível (C3F8-perfluoropropano ou SF6-hexafluoreto de enxofre). A vitrectomia tem sido hoje amplamente usada pela segurança do procedimento, sendo a técnica de escolha em pseudofácicos, descolamentos inferiores, proliferação vitreorretiniana extensos. A retinopexia convencional é a técnica de escolha para os pacientes jovens e fácicos e para os descolamentos inferiores crônicos.

> **ATENÇÃO!**
>
> O tratamento do descolamento de retina regmatogênico deve basear-se no fechamento da rotura primária que causou o descolamento. Por isso, será o exame benfeito no pré e perioperatório que trará o sucesso cirúrgico e evitará os descolamentos recorrentes.

■ RETINOPATIA DA PREMATURIDADE

Doença que acomete prematuros de baixo peso expostos a um ambiente com altas concentrações de oxigênio. Aproximadamente 3 em cada 10 mil nascidos-vivos têm um dos olhos cegos por retinopatia da prematuridade (ROP). Há tendência ao aumento na incidência nos países em desenvolvimento. Os fatores predisponentes mais importantes são: idade gestacional (IG) e peso ao nascimento (ROP ocorre em 81,6% dos recém-nascidos [RNs] com < 1.000 g, 46,9% entre 1.000 e 1.250 g, especialmente em IG menor do que 26 semanas); e alta saturação de oxigênio.

Sua fisiopatologia ainda não está bem esclarecida, mas acredita-se que a retina ainda não vascularizada, quando exposta a altos níveis de oxigênio após o nascimento, possa sofrer obliteração vascular, formação de *shunts* e áreas isquêmicas, que, por sua vez, produzem e liberam fator

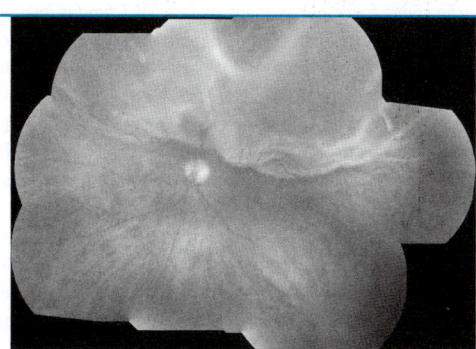

FIGURA 263.1 ■ Retinografia colorida de paciente de 42 anos, do sexo masculino, com queixa de baixa de visão e perda de campo visual inferior há três dias. Observa-se descolamento de retina regmatogênico superior, acometendo a mácula com uma rotura de retina com formato em ferradura às 12 horas, medindo aproximadamente 3 diâmetros papilares.

de crescimento endotelial vascular (VEGF, do inglês *vascular endothelial growth factor*), induzindo a formação de neovasos e a progressão da ROP.

QUADRO CLÍNICO

O quadro clínico e a classificação da doença se confundem. Hoje, o sistema mais aceito é a Classificação Internacional em estágios (1 a 5), localização (zonas I a III) e extensão (1 a 12 horas).

- Estágio 1: caracterizado pela existência de linha demarcatória, tortuosa e acinzentada. Anastomoses planas podem ser observadas.
- Estágio 2: apresenta uma crista que representa um *shunt* mesenquimal.
- Estágio 3: a presença de neovasos torna a crista rosada. Hemorragias retinianas são comuns e pode ocorrer hemorragia vítrea.
- Estágio 4: apresenta descolamento de retina parcial; crescimento dos neovasos sobre hialoide induz contração do vítreo, provocando descolamento tracional que se inicia na periferia com progressão posterior (4A extrafoveal e 4B foveal).
- Estágio 5: há descolamento total, com leucocoria detectável à ectoscopia (teste do olhinho). A doença plus é caracterizada por dilatação e aumento da tortuosidade vascular no polo posterior, que caracterizam doença ativa em progressão.

DIAGNÓSTICO

Clínico, com a oftalmoscopia binocular indireta, sob midríase, lente de 28D e indentação periférica, quando necessário. O Conselho Brasileiro de Oftalmologia preconiza no mínimo dois exames sob midríase em todos os RNs com < 1.500 g ou IG < ou = 28 semanas, e entre 1.500 e 2.000 g com curso clínico instável. Idealmente, o primeiro exame deve ser realizado entre 4 e 6 semanas pós-parto ou entre 31 e 33 semanas de IG corrigida, o que ocorrer primeiro. Novos exames a cada 1 a 2 semanas precisam ser feitos até que a retina esteja completamente vascularizada.

Nos estágios 1, 2 e 3 o principal diagnóstico diferencial é FEVR (*familial exsudative vitreoretinopathy*). Nos estágios 4 e 5, o diferencial é com outras causas de leucocoria, pricipalmente retinoblastoma, persistência do vítreo primário hiperplásico (PHPV), catarata congênita e doença de Norrie.

TRATAMENTO

Aproximadamente 85% dos pacientes com ROP não requerem tratamento por involução espontânea da doença. Quanto menor e mais periférico o *shunt*, maior a regressão espontânea. Apenas 7% dos RNs < 1.251 g terão doença limiar. Ablação (crioterapia ou *laser*) da retina periférica tem eficácia comprovada. Indicação clássica de *laser* ou crioterapia no ROP é: estágio 3, em 5 horas contínuas ou 8 horas cumulativas, zona I ou II, com doença plus. Esse tratamento deve ser feito em até 72 horas após o diagnóstico, sob midríase e anestesia geral. Os casos mais severos de ROP 4 e 5 podem ser submetidos à vitrectomia, porém com resultados funcionais não muito favoráveis. O uso dos anti-VEGFs tem sido cada vez mais utilizados em ROP, principalmente nos casos de ROP 3 associados ou não à doença *plus*, como tratamento único ou adjuvante ao *laser*, mas os resultados a longo prazo ainda são esperados para se tornar o tratamento de escolha desta doença.

ATENÇÃO!

Os pacientes prematuros devem ser seguidos de perto aos 3, 6 e 12 meses e, após esse período, anualmente, devido a maior risco de miopia, estrabismo e ambliopia. Os pacientes que apresentaram ROP, mas sem requererem tratamento, devem ser submetidos a uma avaliação também aos 9 meses; aqueles que foram tratados devem ser examinados mensalmente nos três primeiros meses e, depois, aos 3, 6, 9 e 12 meses e a cada ano.

■ DEGENERAÇÃO MACULAR RELACIONADA À IDADE

Atualmente, a degeneração macular relacionada à idade (DMRI) é a principal causa de cegueira irreversível entre os indivíduos com idade superior a 60 anos. Aproximadamente 30% dos adultos com idade superior a 75 têm algum sinal de DMRI, e 10% demonstram estágios avançados ou tardios da doença.

A causa da DMRI, é multifatorial, resultando de uma combinação de fatores de risco como idade, pele branca, íris clara, genética, tabagismo e exposição ao sol. Acredita-se que as alterações patogênicas que ocorrem na coroide, no epitélio pigmentado da retina (EPR) e na camada de fotorreceptores surgem como resultado de um dano oxidativo, inflamatório e/ou do acúmulo de metabólitos tóxicos.

QUADRO CLÍNICO

A doença pode se apresentar de duas formas. A grande maioria dos pacientes com DMRI (85%) têm a forma não exsudativa ou seca ou não neovascular, caracterizada pela presença de drusas, alterações pigmentárias e atrofia geográfica. Os 15% restantes podem apresentar neovascularização da coroide, que corresponde à forma exsudativa ou úmida ou neovascular, marcada pela presença de líquido sub-retiniano, hemorragia e/ou fibrose na região macular.

Nas fases inicial e intermediária, a maioria dos pacientes é assintomática. Com a evolução, os pacientes podem apresentar dificuldades na leitura, principalmente com baixa luminosidade, perda da fixação central, diminuição da acuidade visual, metamorfopsia ou distorção da imagem (principalmente na forma neovascular), escotomas (mancha na visão central ou pericentral) e até cegueira.

DIAGNÓSTICO

Clínico, por meio da oftalmoscopia e da biomicroscopia de fundo, detectando a presença de drusas moles (> 63 micra), áreas de hiperpigmentação e hipopigmentação ou despigmentação associadas à atrofia geográfica e/ou áreas suspeitas de neovascularização. Entretanto, nessa doença, os exames complementares são fundamentais para seu estadiamento e seguimento do tratamento. A retinografia e a angiofluoresceinografia (exame contrastado com fluoresceína) são importantes para avaliar a presença de neovascularizações de coroide que possam existir nesses pacientes. A tomografia de coerência óptica (OCT, do inglês *optical coherence tomography*), atualmente de domínio espectral, permite uma quantificação automática das drusas (volume e área) e das áreas de atrofia geográfica e a sua relação com a fóvea por imagens *en face* (OCT *fundus image*). Hoje, este é o padrão-ouro para detecção de líquido e mandatório no acompanhamento e monitoramento mensal dos pacientes com DMRI exsudativa para avaliação de retratamento (Figuras 263.2 a 263.4).

A autofluorescência é também um exame importante, principalmente na avaliação da atrofia geográfica. As áreas de atrofia aparecem como hipoautofluorescentes devido à ausência de lipofuscina nessas regiões pelo dano ao epitélio pigmentado da retina.

Mais recentemente, o OCTa (OCT *angiography*) tem sido cada vez mais uma técnica de imagem promissora na avaliação de pacientes com DMRI. Em especial naqueles casos de suspeita de membrana neovascular, em que os exames convencionais como angiografia e OCT não identificam a doença.

TRATAMENTO

Não há, hoje, um tratamento eficaz para a forma seca da doença. O maior estudo foi o conduzido pelo grupo AREDS (Age Related Eye Disease Study)[1] que, recentemente, publicou seus resultados (AREDS 2) com suplementação vitamínica com luteína, zeaxantina, ômega 3, sem vitamina A (dife-

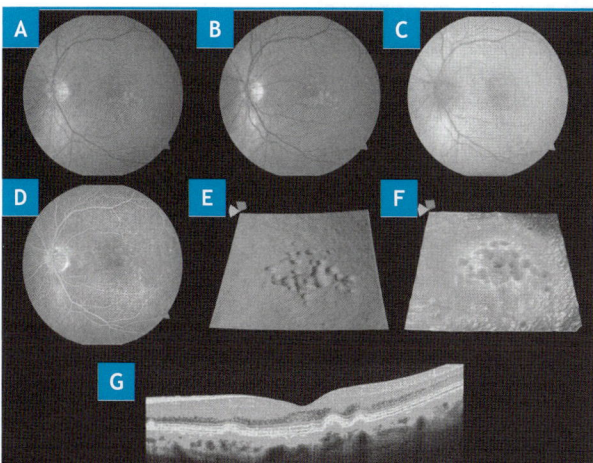

FIGURA 263.2 ■ Exames de paciente de 79 anos, do sexo masculino, sem queixas, visão de 20/20. (A) Na retinografia colorida, podem ser observadas inúmeras lesões branco-amareladas compatíveis com drusas moles na região macular. (B) Retinografia aneritra ou *red free*, mostrando as mesmas lesões na região macular. (C) Autofluorescência aparentemente sem anormalidades significativas. (D) Angiografia fluoresceínica, fase venosa mostrando pontos hiperfluorescentes compatíveis com drusas, sem sinais de neovascularização. (E) Mapa de elevação do epitélio pigmentado da retina (EPR) obtido por tomografia de coerência óptica de domínio espectral (SDOCT) evidenciando as drusas. (F) Mapa de espessura retiniana obtido por SDOCT mostrando também as áreas das drusas, mas sem sinais de líquido retiniano. (G) SDOCT em corte único em alta resolução, mostrando as elevações do EPR compatíveis com drusas.*

*N. de E. No site www.grupoa.com.br, na página deste livro, acesse a versão colorida da figura.

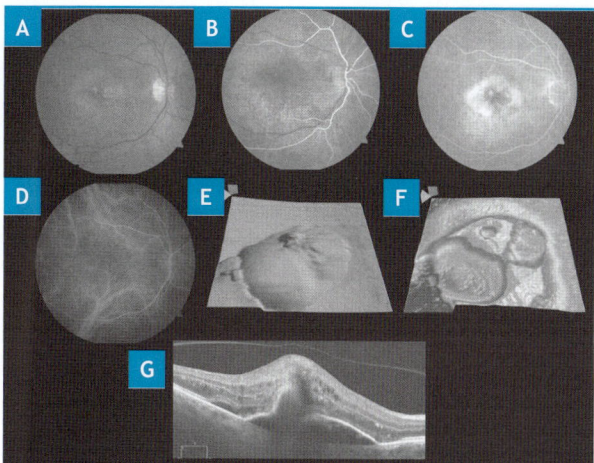

FIGURA 263.4 ■ Exames de paciente de 79 anos, do sexo masculino, com queixa de perda da visão central, visão de 20/200 (olho direito do paciente da Figura 263.2). (A) Na retinografia colorida, pode ser observada, à região macular, uma área elevada, com fibrose e líquido sub-retiniano. (B) Angiografia fluoresceínica – a fase arterial mostra lesão hipofluorescente macular; com o passar do exame, há um acúmulo do contraste com extravasamento central. (D) Indocianinografia mostrando a vasculatura da coroide e ausência de lesões suspeitas. (E) Mapa de elevação do epitélio pigmentado da retina (EPR) obtido por tomografia de coerência óptica de domínio espectral (SDOCT) evidenciando o descolamento do EPR (DEP). (F) Mapa de espessura retiniana obtido por SDOCT mostrando a presença de líquido retiniano, representado em branco e vermelho. (G) SDOCT em corte único em alta resolução, mostrando o DEP, a rotura do EPR e a presença de líquido intra e sub-retiniano.*

*N. de E. No site www.grupoa.com.br, na página deste livro, acesse a versão colorida da figura.

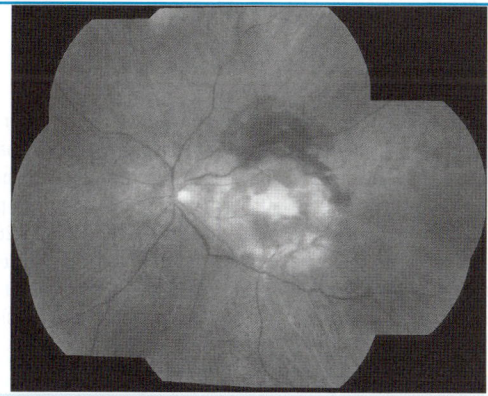

FIGURA 263.3 ■ Retinografia colorida de paciente de 83 anos, do sexo masculino, com queixa de baixa perda da visão central. Na imagem, pode ser observada uma lesão branco-amarelada sobrelevada, acometendo a região macular, associada a sangramento sub-retinano na porção superior. Esse exame é compatível com a forma neovascular ou úmida da degeneração macular relacionada à idade. A presença da hemorragia indica sinal de atividade da doença.

rente da forma original do AREDS 1), mostrando uma redução do risco de progressão da doença para as formas mais avançadas. A grande vantagem dessa nova formulação é permitir seu uso também em fumantes ou ex-fumantes sem aumentar o risco de câncer de pulmão devido à ausência de vitamina A em sua formulação. Atualmente, é possível medir a quantidade de xantofila macular, o que pode ser útil para balizar a suplementação.

O estudo CHROMA[2] e SPECTRI[3] são dois estudos fase III que irão avaliar a eficácia do lampalizumabe, uma medicação que inibe o sistema complemento, no tratamento dos pacientes com atrofia geográfica. É um estudo de grande repercussão, uma vez que poderá trazer os resultados positivos pela primeira vez nesta doença tão debilitante aos idosos. Há também diversos estudos de células-tronco, implantadas no espaço sub-retiniano em suspensão ou em substrato que prometem, aí sim, melhora da acuidade visual. Mas ainda não há resultados concretos desses estudos.

A forma exsudativa da doença nos últimos 7 anos vem sendo tratada com o uso intravítreo de antiangiogênicos. Pela primeira vez na história da doença com essa terapia, foi possível não somente ter estabilidade da visão, como também ganho de acuidade visual. As medicações disponíveis hoje para tratamento são: ranibizumabe (0,5 mg) com injeções mensais ou uma dose de carga com três aplicações, seguido de retratamento mensal, conforme a necessidade (queda de visão, líquido no OCT ou novas hemorragias); aflibercepte (2 mg), de uso bimestral; e uso *off-label* do bevacizumabe (1,25 mg) mensal.

ATENÇÃO!

Não há ainda um consenso sobre qual é a melhor forma de tratamento, ou seja, deve ser individualizado para cada paciente. O mais importante é a continuidade da monitoração e terapia dos pacientes por longo prazo, já que a doença pode voltar à atividade e promover dano irreversível à retina. A terapia fotodinâmica mediada pela verteporfina pode ser empregada em conjunto com a terapia intravítrea nos casos mais resistentes ou, ainda, na presença da vasculopatia polipoidal.

REVISÃO

- Descolamento de retina é a separação entre retina neurossensorial e o epitélio pigmentado da retina.
- Existem quatro tipos de descolamento de retina: regmatogênico; seroso; tracional; e misto, sendo o regmatogênico a sua forma mais comum.
- O tratamento do descolamento de retina deve ser feito nas primeiras 24 horas do diagnóstico caso a mácula ainda esteja aplicada e o descolamento seja superior. Os demais casos devem ser submetidos à cirurgia assim que possível.
- Principais riscos de retinopatia da prematuridade são baixo peso, principalmente < 1.000 g e IG abaixo de 26 semanas, além de exposição a altas concentrações de oxigênio.
- Todos os RNs menores de 1.500 g ou com IG menor ou igual a 28 semanas devem ser examinados.
- O primeiro exame deve ser feito entre 4 e 6 semanas após o parto ou entre 31 e 33 semanas de IG corrigida, o que vier primeiro.
- Quando diagnosticado ROP com necessidade de tratamento, este deve ser feito nas próximas 72 horas, com anestesia geral em ambiente de UTI ou centro cirúrgico.
- A DMRI é a principal causa de cegueira em pacientes acima de 60 anos e seu principal fator de risco modificável é o tabagismo.
- Existem duas formas da doença: a forma seca, mais comum, com menor comprometimento visual nas fases iniciais e progressão mais lenta, e a forma exsudativa, menos comum, em geral mais grave e com perda severa de visão.
- O diagnóstico precoce é fundamental e o início do tratamento na forma úmida deve ser feito assim que possível para evitar quadro de fibrose e perda irreversível de acuidade visual.

■ REFERÊNCIAS

1. Age-Related Eye Disease Study Research Group. The Age-Related Eye Disease Study: a clinical trial of zinc and antioxidants. J Nutr. 2000;130(5S):1516S–9S.
2. ClinicalTrials.gov. A study investigating the efficacy and safety of lampalizumab intravitreal injections in participants with geographic atrophy secondary to age-related macular degeneration (CHROMA) [Internet]. [2016; capturado em 05 maio 2017]. Disponível em: https://clinicaltrials.gov/ct2/show/study/NCT02247479
3. ClinicalTrials.gov. A study investigating the safety and efficacy of lampalizumab intravitreal injections in patients with geographic atrophy secondary to age-related macular degeneration (SPECTRI) [Internet]. [2016; capturado em 05 maio 2017]. Disponível em: https://clinicaltrials.gov/ct2/show/NCT02247531

■ LEITURAS SUGERIDAS

Ávila M, Lavinsky J, Moreira Jr CA. Retina e vítreo. 2. ed. Rio de Janeiro: Cultura Médica; 2011.
Comparison of Age-related Macular Degeneration Treatments Trials (CATT) Research Group, Martin DF, Maguire MG, Fine SL, Ying GS, Jaffe GJ, et al. Ranibizumab and bevacizumab for treatment of neovascular age-related macular degeneration: two-year results. Ophthalmology. 2012;119(7):1388-98.
Elkman MJ, Qin H, Aiello LP, Beck RW, Bressler NM, Ferris FL 3rd, et al. Intravitreal ranibizumab for diabetic macular edema with prompt versus deferred laser treatment: three-year randomized trial results. Ophthalmology. 2012;119(1):2312-8.
Mutlu FM, Sarici SU. Treatment of retinopathy of prematurity: a review of conventional and promising new therapeutic options. Int J Ophthalmol. 2013;6(2):228-36.
Rosenfeld PJ, Brown DM, Heier JS, Boyer DS, Kaiser PK, Chung CY, et al. Ranibizumab for neovascular age-related macular degeneration. N Engl J Med. 2006;355(14):1419-31.

264

UVEÍTES

■ CRISTINA MUCCIOLI

■ TIAGO E. ARANTES

Uveíte é o termo utilizado para definir inflamação do tecido uveal (íris, corpo ciliar e coroide), podendo abranger também outras estruturas oculares, como retina, vítreo e nervo óptico. As uveítes são responsáveis por 5 a 20% dos casos de cegueira legal, com prevalência estimada entre 14 e 52,4 em 100 mil e grande diversidade geográfica em suas etiologias.

Podem ser manifestação de doenças sistêmicas infecciosas, autoimunes ou, ainda, de etiologia desconhecida, podendo estar associadas ou não à enfermidade sistêmica detectável.

■ CLASSIFICAÇÃO

A classificação das uveítes orienta o diagnóstico diferencial e, portanto, pode determinar a conduta. A mais utilizada é a anatômica, com base na localização do foco inflamatório primário. O grupo de estudos Standardization of Uveitis Nomenclature (SUN) definiu critérios específicos para a classificação anatômica e a descrição das uveítes (Quadros 264.1 e 264.2),[1] também classificadas, conforme sua etiologia, em: infecciosas (bacteriana, viral, fúngica, parasitária e outras); não infecciosas (associadas ou não a doenças sistêmicas); e mascaradas (associadas ou não a neoplasias).

■ QUADRO CLÍNICO

Os sinais e sintomas variam de acordo com o sítio primário da inflamação ocular. Uveítes anteriores agudas geralmente causam dor, fotofobia, hiperemia e embaçamento visual leve a moderado. Nas uveítes intermediárias, em geral, ocorrem moscas volantes, eventualmente com baixa acuidade visual. Pacientes com uveítes posteriores queixam-se de diminuição da visão, moscas volantes, fotopsias, metamorfopsias e escotomas de variada intensidade, dependendo da localização das lesões.

QUADRO 264.1 ■ Classificação anatômica das uveítes (baseada no grupo de estudos SUN*)

TIPO	LOCAL PRIMÁRIO DA INFLAMAÇÃO	COMPREENDE
Uveíte anterior	Câmara anterior	Irite Iridociclite Ciclite anterior
Uveíte intermediária	Vítreo	Pars planite Ciclite posterior Hialite
Uveíte posterior	Retina ou coroide	Coroidite difusa, focal e multifocal Coriorretinite Retinocoroidite Retinite Neurorretinite
Panuveíte	Câmara anterior, vítreo e retina ou coroide	–

*Standardization of Uveitis Nomenclature.
Fonte: Jabs e colaboradores.[1]

QUADRO 264.2 ■ Descritores das uveítes (baseados no grupo de estudos SUN*)

CATEGORIA	DESCRITOR	COMENTÁRIO
Aparecimento	Súbito	
	Insidioso	
Duração	Limitada	≤ 3 meses de duração
	Persistente	> 3 meses de duração
Evolução	Aguda	Aparecimento súbito e duração limitada
	Recorrente	Episódios repetidos separados por períodos de inatividade sem tratamento com duração ≥ 3 meses
	Crônica	Uveíte persistente com recaídas < 3 meses após interrupção do tratamento

*Standardization of Uveitis Nomenclature.
Artrite idiopática juvenil (AIJ)
Fonte: Jabs e colaboradores.[1]

UVEÍTES ANTERIORES

Uveítes reumáticas

Espondiloartropatias soronegativas

Nesse grupo, estão a espondilite anquilosante, a artrite reativa, a artrite psoriática, a espondiloartropatia associada à doença inflamatória intestinal (DII) e as espondiloartropatias indiferenciadas. Apresentam associação com o antígeno leucocitário humano (HLA-B27). Nessas doenças, a uveíte é, em geral, aguda e recidivante, com acometimento binocular (raramente simultâneo). As manifestações oculares são geralmente tratadas com corticoterapia tópica e colírios midriáticos; casos não responsivos podem necessitar de terapia imunossupressora.

A espondilite anquilosante apresenta manifestações oculares em 25% dos casos, e a uveíte pode preceder a sacroileíte. Queixas oculares incluem fotofobia, dor e vermelhidão.

A artrite reativa é caracterizada pela tríade clínica de artrite, uretrite e conjuntivite. A conjuntivite é a manifestação ocular mais frequente (30 a 60%) e a irite ocorre em 5 a 10% dos casos.

Uveíte anterior mais frequente na infância, caracteristicamente é não granulomatosa e de olho branco (sem sinais inflamatórios externos). Com frequência, os primeiros achados oculares são catarata e irregularidade pupilar devido a sinéquias. A inflamação crônica e a corticoterapia levam a catarata, glaucoma e opacidade da córnea (ceratopatia em faixa).

Seu tratamento é feito com corticosteroide e midriáticos tópicos. Injeções peri ou intraoculares de corticosteroide podem ser indicadas em casos refratários, assim como imunossupressão farmacológica. O tratamento é multidisciplinar. Catarata é complicação frequente, e geralmente não é indicado implante de lente intraocular.

> **ATENÇÃO!**
>
> A uveíte anterior associada à artrite idiopática juvenil (AIJ) é mais frequente em meninas com quadro pauciarticular e fator antinuclear (FAN) positivo. Sintomas são infrequentes nos quadros iniciais, e avaliações regulares são necessárias para evitar complicações.

Artrite reumatoide

Uveíte anterior não granulomatosa bilateral, acomete geralmente mulheres de meia-idade. Manifestações oculares ainda incluem ceratoconjuntivite seca, episclerite, esclerite e ceratite ulcerativa periférica. É tratada com esteroides tópicos e midriáticos.

Causas infecciosas

Ceratouveíte herpética

Uveíte anterior granulomatosa ou não granulomatosa, unilateral, recorrente, associada a edema de córnea e atrofia setorial de íris. Pode apresentar ceratite e hipertensão ocular. O tratamento envolve antivirais sistêmicos, corticosteroides e midriáticos tópicos. É a uveíte anterior infecciosa mais frequente em adultos.

Uveíte anterior por citomegalovírus

Uveíte anterior rara, geralmente unilateral, não granulomatosa, recorrente e hipertensiva. Os precipitados ceráticos apresentam forma ameboide ou numular. Deve ser tratada com antivirais, corticosteroides e midriáticos tópicos.

Uveíte secundária à hanseníase

Causada pelo *Mycobacterium leprae*, suas manifestações oculares incluem paralisia do nervo facial, deformidades palpebrais, conjuntivite, ceratite de exposição, diminuição da sensibilidade corneana, uveíte anterior granulomatosa e pérolas de íris. Necessita de tratamento específico associado à terapia anti-inflamatória ocular.

Outras etiologias

Uveíte anterior aguda idiopática

Forma mais comum de uveíte anterior, respondendo por aproximadamente 50% dos casos. Em geral, os pacientes não apresentam outras manifestações clínicas. O tratamento consiste em corticosteroide e midriático tópicos.

Ciclite heterocrômica de Fuchs

Uveíte crônica unilateral, caracteriza-se por heterocromia e perda dos detalhes da superfície da íris, com precipitados ceráticos finos difusos estrelados. Diagnóstico diferencial deve ser feito com outras uveítes anteriores, melanoma de íris e glaucoma neovascular. Tem bom prognóstico, apesar de pouco sensível à corticoterapia.

Uveítes traumáticas

A gravidade depende do tipo e da intensidade do trauma, mas geralmente é aguda, limitada e não granulomatosa, respondendo bem ao tratamento tópico. A presença de corpo estranho intraocular deve ser suspeitada nos traumas penetrantes.

Uveítes facogênicas

Associadas à exposição do tecido do cristalino com consequente desenvolvimento de autoanticorpos e inflamação intraocular. Podem ser decorrentes de trauma ocular penetrante com rotura da cápsula cristaliniana, remanescente de material do cristalino após cirurgia de catarata e microrroturas na cápsula em cataratas hipermaduras. Apresentam variado grau de inflamação, podendo ser granulomatosas ou não. Têm pobre prognóstico visual se não tratadas adequadamente, sendo indicada remoção cirúrgica do material cristaliniano e terapia anti-inflamatória.

UVEÍTE INTERMEDIÁRIA

Caracteriza-se pelo acometimento da periferia da retina e do vítreo adjacente. A reação do segmento anterior é mínima. Constitui cerca de 5% dos casos de uveíte e acomete principalmente adultos jovens, sendo bilateral em torno de 80% dos casos. A maioria dos casos é idiopática, e outras etiologias incluem infecção pelo HTLV-1, esclerose múltipla e sarcoidose.

Os principais sintomas são visão borrada e moscas volantes. A diminuição da visão se dá inicialmente pela opacidade vítrea e pelo edema macular cistoide e, posteriormente, pela catarata. As células inflamatórias vítreas podem se acumular no vítreo inferior formando *snow balls* (composto de células epitelioides e multinucleadas gigantes), que podem coalescer e formar *snow banks* (massa fibroglial).

Os corticosteroides tópicos têm baixa penetração no segmento posterior ocular; os perioculares e intraoculares são mais eficazes no tratamento do edema macular cistoide e na inflamação vítrea. Corticosteroide oral pode ser necessário. Pacientes refratários ao corticosteroide devem ser submetidos à imunossupressão.

UVEÍTES POSTERIORES

Causas infecciosas

Toxoplasmose

Uveíte posterior mais frequente. As formas de infecção pelo *Toxoplasma gondii* compreendem a ingestão de carne crua/mal cozida e de água contaminada e, via transplacentária, transfusão de sangue ou de órgãos.

Retinocoroidite granulomatosa focal necrosante é a manifestação característica. Lesões-satélite são frequentes e se caracterizam por lesão ativa adjacente a outras já cicatrizadas.

Lesões cicatrizadas apresentam margens bem delimitadas com variada pigmentação. Acredita-se que, na cicatrização, os parasitas se reencistem na margem da lesão e, posteriormente, rompem-se liberando novamente taquizoítos nas recidivas.

O diagnóstico é clínico, com base no aspecto da lesão e na história. Diagnóstico diferencial é mais difícil nos pacientes imunodeprimidos, pois as lesões podem ser atípicas, não associadas a cicatrizes e com áreas de necrose retiniana extensa simulando outras infecções, como retinites virais.

O tratamento consiste na terapia com sulfadiazina, pirimetamina e ácido folínico. Corticoterapia deve ser instituída em lesões extensas ou no polo posterior. O tempo de tratamento varia de 4 a 6 semanas, dependendo da evolução clínica.

> **ATENÇÃO!**
>
> Toxoplasmose ocular, uveíte posterior mais frequente, é caracterizada por episódios recidivantes de retinocoroidite granulomatosa necrosante.

Sífilis

A uveíte sifilítica apresenta ótimo prognóstico, no entanto o retardo no tratamento pode levar à perda visual permanente. É diagnosticada pelos resultados dos testes treponêmicos e não treponêmicos. Todos os pacientes com uveíte sifilítica devem realizar exame do líquido cerebrospinal (LCS) devido à associação com acometimento neurológico. Na sífilis terciária, o VDRL (do inglês, *venereal disease research laboratory*) pode ser baixo ou negativo.

O envolvimento ocular é pleomórfico, e a uveíte pode ocorrer nas fases secundárias e terciárias com dor, olho vermelho, fotofobia, embaçamento visual e moscas volantes. Todas as estruturas oculares podem ser acometidas pela infecção, no entanto uveíte posterior é a mais comum, cursando com coroidite e retinite focal ou multifocal, edema de papila, inflamação vítrea e vasculite.

Uma vez diagnosticada, terapia sistêmica para neurossífilis deve ser iniciada. Corticoterapias tópica e sistêmica são frequentemente necessárias.

Tuberculose

A tuberculose ocular pode acometer os segmentos anterior e posterior, assim como órbita e anexos. O diagnóstico definitivo é feito pela identificação do agente etiológico no tecido ou nos líquidos oculares; devido à dificuldade e à potencial morbidade ocular associadas à obtenção do material para biópsia, o diagnóstico raramente é confirmado. Radiografia torácica, teste tuberculínico e ensaio de liberação de interferon-gama (INF-γ) devem ser realizados.

A uveíte tuberculosa tem apresentação pleomórfica; inflamação granulomatosa com coroidite uni ou multifocal é achado frequente.

O tratamento é feito com dose fixa combinada de rifampicina, isoniazida, pirazinamida e etambutol por dois meses e rifampicina e isoniazida por mais quatro. Corticoterapia é comumente associada.

Toxocaríase

Causada pelo *Toxocara canis*, é encontrada predominantemente em crianças. É monocular e pode apresentar-se como granuloma no polo posterior ou na periferia retiniana, podendo haver vitreíte intensa devido à liberação antigênica. Tem diagnóstico diferencial importante com o retinoblastoma. O tratamento é realizado com tiabendazol ou albendazol associado ou não a corticosteroide.

Neurorretinite unilateral subaguda difusa

Caracterizada pela presença de nematódeo móvel no espaço sub-retiniano associado a lesões retinianas profundas difusas e recorrentes com vitreíte moderada e perda progressiva da visão central. Durante a evolução, ocorrem atrofia óptica, estreitamento vascular e mobilização do epitélio pigmentado. Eletrorretinograma e eletro-oculograma mostram-se significativamente alterados. O tratamento preconizado, quando a larva é visualizada, é a fotocoagulação com *laser*; estudos indicam benefícios da terapia com albendazol, 400 mg/dia (VO) por 30 dias.

Candidíase

Uveíte rara em virtude do uso crônico de terapia imunossupressora, alimentação parenteral e fármacos endovenosos.

Sintomas incluem baixa de visão e moscas volantes. Lesões do polo posterior têm coloração branco-amarelada com bordas elevadas, de variados tamanhos. As lesões se originam na retina e evoluem para exsudação ao vítreo.

O tratamento é feito com antifúngicos, como a anfotericina B e cetoconazol sistêmicos, perioculares e intraoculares. Terapia cirúrgica deve ser considerada.

Citomegalovírus

A retinite por CMV em pacientes com infecção pelo HIV e imunodeficiência grave é um dos critérios para o diagnóstico de Aids. É a infecção ocular mais comum e principal causa de cegueira em pacientes infectados, acometendo cerca de 5 a 10%. Baixa contagem de linfócitos CD4 (< 100 células/mm^3) é o principal fator de risco associado ao seu desenvolvimento.

Pode ser inicialmente assintomática, evoluindo com moscas volantes, escotomas e embaçamento visual com ou sem dor. Hiperemia ocular e inflamação da câmara anterior e vítrea são raras. A lesão típica é uma retinite necrosante de progressão lenta com áreas branco-amareladas distribuídas ao longo das arcadas vasculares com graus variáveis de hemorragia e vasculite. A retinite pode ser inicialmente unilateral, frequentemente evoluindo para acometimento bilateral.

O diagnóstico diferencial é feito com a microangiopatia do HIV, outras retinites virais, toxoplasmose, sífilis e linfomas. O tratamento é feito com ganciclovir via EV ou valganciclovir VO em uma dose de ataque (14 a 21 dias), seguida de manutenção diária até recuperação da imunidade.

Herpes-vírus

A retinite por herpes pode manifestar-se como necrose aguda da retina e necrose progressiva da retina externa, esta última bastante rara e restrita a estágios graves de imunossupressão.

A necrose aguda de retina acomete indivíduos com ou sem Aids. Os sintomas incluem dor, vermelhidão e diminuição da visão. Achados clínicos englobam inflamação do segmento anterior e vítreo, vasculite, retinite iniciando na periferia, edema do nervo óptico e hemorragias retinianas. Descolamento de retina ocorre em até 75% dos casos. O tratamento é feito com aciclovir via EV associado à corticoterapia VO, combinado ou não à fotocoagulação retiniana e vitrectomia.

Causas não infecciosas

Coroidites não infecciosas

Também conhecidas como síndromes dos pontos brancos, são doenças de etiologia desconhecida e sem associação a doenças sistêmicas que incluem: epiteliopatia placoide multifocal posterior aguda (AMPPE, do inglês *acute multifocal placoid pigment epitheliopathy*), síndrome dos múltiplos pontos brancos evanescentes (MEWDS, do inglês *multiple evanescent white dot syndrome*), coroidite serpiginosa, coroidite multifocal e panuveíte, coroidopatia punctata interna e coroidite de Birdshot. Podem ter evolução autolimitada e com bom prognóstico (p. ex.: AMPPE e MEWDS) ou com comprometimento mais grave da visão (p. ex.: coroidites serpiginosa e de Birdshot). Nesses casos, é necessária a terapia sistêmica com corticosteroides, frequentemente associados a imunossupressores. O diagnóstico diferencial é feito com coroidites e retinites infecciosas, degeneração macular senil, estrias angioides e doenças linfoproliferativas.

UVEÍTES DIFUSAS

Sarcoidose

Doença granulomatosa multissistêmica mais comum em pretos, afeta vários órgãos, principalmente pulmões, linfonodos e pele. O diagnóstico definitivo se dá com biópsia. Geralmente bilateral, o envolvimento ocular ocorre em 25 a 50% dos casos. A conjuntiva e a glândula lacrimal estão afetadas em 10 a 20% dos pacientes.

Uveíte anterior é a manifestação mais comum (em até 65% dos casos) e é geralmente granulomatosa, podendo evoluir com catarata e glaucoma. As manifestações iniciais no segmento posterior são embainhamento vascular e edema de disco óptico, podendo evoluir com retinite, coroidite e vitreíte. Uma manifestação clássica, porém infrequente, é a vasculite em *candle wax dripping* ao longo das veias retinianas. O tratamento é feito com corticosteroides sistêmicos e tópicos.

Doença de Vogt-Koyanagi-Harada

Uveíte granulomatosa crônica bilateral autoimune na qual o processo inflamatório tem como alvo os melanócitos. Manifestações extraoculares são frequentes e incluem sinais neurológicos, auditivos e dermatológicos. A doença é mais frequente em pacientes de raças pigmentadas entre a 2^a e a 4ª décadas.

Manifestações clínicas típicas incluem panuveíte com descolamento de retina exsudativo. Achados da fase prodrômica abrangem meningismo associado à cefaleia e pleocitose no LCS. Outros achados extraoculares incluem zumbido, hipoacusia e manifestações cutâneas (vitiligo, poliose e alopecia). A incidência dessas manifestações varia de acordo com o estágio da doença; formas incompletas da doença de Vogt-Koyanagi-Harada (VKH) são comuns.

Catarata e glaucoma ocorrem em até um terço dos casos. Com a progressão da doença, há despigmentação do fundo de olho devido a modificações do epitélio pigmentado e da coroide.

O tratamento da fase uveítica é pulsoterapia com metilprednisolona via EV ou prednisona VO em altas doses. Por seu caráter crônico, é frequente a necessidade de terapia de manutenção com doses baixas de corticosteroide sistêmico e imunossupressores.

Oftalmia simpática

Uveíte crônica granulomatosa bilateral resultante de trauma ocular penetrante ou cirurgia oftalmológica em um olho (olho excitante), afetando secundariamente o olho contralateral. A apresentação é caracterizada por inflamação do segmento anterior de intensidade variável, vitreíte e múltiplas lesões envolvendo retina profunda e coroide. As manifestações extraoculares são semelhantes às da VKH, porém menos frequentes.

O tratamento é feito com corticosteroides sistêmicos em altas doses na fase inicial, seguido por terapia de manutenção. Terapia imunossupressora pode ser necessária. A enucleação do olho excitante é ineficaz nas doenças avançadas, justificando-se apenas se realizada antes da sensibilização, que ocorre em até 10 dias após o trauma.

Doença de Behçet

Vasculite não granulomatosa imunomediada que pode envolver vários órgãos associada à presença do HLA-B51. O diagnóstico é clínico e abrange a presença de úlceras orais, úlceras genitais, uveíte e alterações cutâneas.

Uveíte pode ser o primeiro sintoma da doença e acontece em 60 a 80% dos pacientes; é geralmente posterior ou difusa, com pobre prognóstico visual. Vasculite retiniana e hipópio são achados frequentes. O tratamento, multidisciplinar, é determinado pela extensão e gravidade da doença. Crises não tratadas adequada e precocemente podem levar à perda visual permanente.

■ DIAGNÓSTICO

Grande parte das uveítes tem diagnóstico clínico com base na anamnese e no exame físico. Os exames complementares são realizados de acordo com sua característica e gravidade e a presença de achados sistêmicos. Os exames devem ser fundamentados na história oftalmológica, sistêmica e clínica cuidadosa. Atualmente, técnicas de análise molecular de líquidos intraoculares (humor aquoso e vítreo) têm-se tornado valiosas no diagnóstico das uveítes infecciosas.

■ TRATAMENTO

Direcionado à etiologia: causas infecciosas devem receber terapia específica em combinação à anti-inflamatória; da mesma forma, uveítes associadas a doenças sistêmicas precisam ser tratadas de forma multidisciplinar.

O manejo das uveítes não infecciosas consiste no uso de medicamentos imunomoduladores com o objetivo inicial de controlar a inflamação aguda e, posteriormente, manter a remissão prolongada do quadro. A forma de tratamento dependerá da intensidade e das estruturas oculares acometidas. Os corticosteroides são os medicamentos mais utilizados, podendo ser administrados na forma tópica (colírios), periocular, intraocular e sistêmica. Suas complicações locais (catarata e glaucoma) e sistêmicas (como hipertensão arterial, hiperglicemia e osteoporose) devem ser monitoradas cuidadosamente. Pacientes corticodependentes ou corticorresistentes devem ter terapia imunossupressora associada.

Tratamento cirúrgico é frequentemente necessário para manejo das complicações, como catarata, glaucoma e descolamento de retina.

REVISÃO

- As uveítes são responsáveis por 5 a 20% dos casos de cegueira legal.
- Podem ter diversas etiologias, incluindo infecciosas e não infecciosas, associadas ou não a doenças sistêmicas.
- Sinais e sintomas clínicos dependem das estruturas oculares acometidas e incluem dor, fotofobia, hiperemia ocular, moscas volantes, escotomas e diminuição da acuidade visual.
- A classificação anatômica do sítio primário de inflamação é essencial para orientar o diagnóstico diferencial e guiar a conduta terapêutica.
- As uveítes podem ser manifestações iniciais de doenças sistêmicas potencialmente graves.
- O tratamento, com base na etiologia e nas estruturas oculares acometidas, deve ser instituído precocemente, evitando complicações potencialmente graves à visão.

■ REFERÊNCIA

1. Jabs DA, Nussenblatt RB, Rosenbaum JT; Standardization of Uveitis Nomenclature (SUN) Working Group. Standardization of uveitis nomenclature for reporting clinical data. Results of the First International Workshop. Am J Ophthalmol. 2005;140:509-16.

■ LEITURAS SUGERIDAS

Denniston AK, Dick AD. Systemic therapies for inflammatory eye disease: past, present and future. BMC Ophthalmol. 2013;13:18.

EyeWiki. Uveitis [Internet]. 2013 [capturado em 20 jun. 2016]. Disponível em http://eyewiki.aao.org/Category:Uveitis.

McCluskey P, Powell RJ. The eye in systemic inflammatory diseases. Lancet. 2004;364(9451):2125-33.

265
DOENÇAS DAS PÁLPEBRAS, VIAS LACRIMAIS E ÓRBITA

■ MIDORI HENTONA OSAKI
■ TAMMY HENTONA OSAKI
■ PAULO GOIS MANSO
■ JOÃO AMARO FERRARI SILVA

■ ANOMALIAS DA MARGEM PALPEBRAL

ENTRÓPIO PALPEBRAL

Consiste na inversão da margem palpebral em direção ao bulbo ocular.

O entrópio palpebral pode ser congênito (raro) ou adquirido. De acordo com sua etiopatogenia, o entrópio adquirido pode ser classificado em senil ou involucional, cicatricial e espástico.

Tipos de entrópio

- **Entrópio involucional ou senil**: apenas a pálpebra inferior é acometida, sendo mais comum em pacientes acima de 60 anos de idade. Decorre da combinação de vários fatores: desinserção ou deiscência dos elementos retratores da pálpebra inferior; cavalgamento do músculo orbicular pré-septal sobre o pré-tarsal; frouxidão horizontal da pálpebra inferior; e enoftalmo devido à absorção da gordura orbital.
- **Entrópio cicatricial**: causado por qualquer alteração ocular que leve a encurtamento da lamela posterior (tarso e conjuntiva). As causas mais comuns são: tracoma; penfigoide cicatricial; síndrome de Stevens-Johnson; queimaduras químicas; e complicações cirúrgicas.
- **Entrópio espástico**: ocorre como resultado de irritação ocular aguda, de causa infecciosa, inflamatória ou traumática (cirúrgica).

Quadro clínico

As manifestações clínicas variam desde sintomas e sinais irritativos (ardor, sensação de corpo estranho, lacrimejamento, blefaroespasmo reflexo, ceratites) até quadros graves com úlceras corneais e perfuração ocular, ocasionados pelo atrito constante da pele da margem palpebral e cílios sobre a córnea e a conjuntiva bulbar.

Diagnóstico

Essencialmente clínico, com observação da inversão da margem palpebral à ectoscopia e à biomicroscopia. Anamnese e exame clínico permitem determinar o tipo de entrópio.

Tratamento

O manejo do entrópio se subdivide em tratamento conservador e definitivo (cirúrgico). O primeiro está indicado nos casos que necessitam de resolução temporária (p. ex.: entrópio espástico agudo) ou quando esta é imperativa até que seja possível a realização do procedimento definitivo. O uso de lubrificantes e de faixas de fita adesiva (tipo micropore) na pele próxima à margem palpebral e na região malar, exercendo tração suficiente para manter a pálpebra tópica, são as medidas paliativas mais utilizadas. Para o tratamento definitivo, a escolha do procedimento cirúrgico depende do tipo de entrópio.

ECTRÓPIO PALPEBRAL

Caracteriza-se pela eversão da margem palpebral, geralmente na pálpebra inferior.

O ectrópio palpebral pode ser congênito ou adquirido. De acordo com sua etiopatogenia, o ectrópio adquirido pode ser classificado em senil ou involucional, cicatricial, paralítico e mecânico.

- **Ectrópio congênito:** caracteriza-se por uma deficiência ou encurtamento vertical da lamela anterior (pele e músculo orbicular) ou por alterações no tarso e tendão cantal. Mais comumente associado à síndrome da blefarofimose, à síndrome de Down e a dermatoses graves, como a ictiose congênita.
- **Ectrópio involucional ou senil** (Figura 265.1): causado por desequilíbrio entre os vetores das forças verticais e horizontais que atuam na pálpebra inferior, secundários à idade: frouxidão palpebral horizontal; diminuição do tônus do músculo orbicular; e desinserção dos retratores da pálpebra inferior.
- **Ectrópio cicatricial:** ocorre devido à cicatrização da lamela anterior (pele e músculo orbicular) causada por traumas lacerantes, queimaduras, exposição solar crônica e após blefaroplastia (caso haja retirada excessiva de pele).
- **Ectrópio paralítico:** causado por paralisia do nervo facial secundária à paralisia de Bell, causas infecciosas, tumorais e traumáticas. A atonia leva à frouxidão horizontal, a ectrópio da pálpebra inferior e consequente lagoftalmo (incapacidade de oclusão da fenda palpebral).
- **Ectrópio mecânico:** causado pela presença de massas ou tumores na pálpebra inferior, que tracionam a pálpebra para baixo, levando à eversão da margem palpebral.

Quadro clínico

O ectrópio leva à exposição da conjuntiva palpebral, bulbar e da córnea, conjuntivite crônica, ceratite, fotofobia, epífora e queratinização da conjuntiva nos casos crônicos.

Diagnóstico

Essencialmente clínico, com observação da eversão da margem palpebral à ectoscopia a à biomicroscopia. Anamnese e exame clínico permitem determinar o tipo de ectrópio.

Tratamento

- **Clínico:** paliativo, visa a melhorar a lubrificação ocular com o uso de colírio ou gel de lágrima artificial e câmara úmida à noite (no caso de ectrópio paralítico) para proteção da córnea e da conjuntiva até o tratamento cirúrgico definitivo.
- **Cirúrgico:** a escolha do procedimento ou da técnica cirúrgica é determinada pelo tipo de ectrópio, intensidade e área da pálpebra afetada. O tratamento cirúrgico baseia-se na correção do defeito que levou à eversão palpebral. Eventualmente, pode ser indicada a utilização de mais de um procedimento ou técnica cirúrgica.

■ DISTÚRBIOS DA DINÂMICA PALPEBRAL

PTOSE PALPEBRAL

A ptose palpebral ou blefaroptose é definida como queda da pálpebra superior em posição primária do olhar. Pode ser congênita ou adquirida. Pode apresentar-se de forma isolada ou associada a outras condições oculares ou sistêmicas. A classificação é baseada na etiologia: miogênica; aponeurótica; neurogênica; mecânica; e traumática.

1 | Congênita: pode ser simples ou associada a estrabismo, à síndrome da blefarofimose (herança autossômica dominante) e ao fenômeno de Marcus-Gunn (retração palpebral com movimentos da mandíbula devido à sincinesia entre o músculo pterigóideo e o músculo levantador da pálpebra superior).

2 | Adquirida: pode ser de causa miogênica (miastenia grave, distrofia oculofaríngea, distrofia miotônica, oftalmoplegia externa progressiva); neurogênica (paralisia do nervo oculomotor, síndrome de Horner, cefaleia oftalmoplégica); involucional (aponeurótica); mecânica (secundária à presença de tumores, cicatrizes); e traumática.

A ptose involucional ou senil (Figura 265.2) é a causa mais comum de ptose adquirida. Resulta da desinserção ou degeneração da aponeurose do músculo levantador. Esse tipo de ptose também pode resultar da inflamação crônica devido à cirurgia intraocular (p. ex.: cirurgia de catarata, glaucoma), uveíte crônica e uso prolongado de lentes de contato.

Ptose por miastenia grave caracteriza-se por fatigabilidade do músculo levantador da pálpebra superior, devido à deficiência dos receptores de acetilcolina (ACh) na junção neuromuscular (JNM).

As ptoses neurogênicas por lesão do III nervo craniano decorrem de lesão isquêmica, vascular ou traumática. Além de ptose plapebral, podem cursar com exotropia e midríase pupilar. A síndrome de Horner também se enquadra como ptose neurogênica e se dá em virtude da interrupção da via simpática em seu trajeto em direção ao bulbo ocular. Esta síndrome cursa com ptose palpebral leve, miose e anidrose ipsilateral.

A ptose mecânica está relacionada à presença de tumores ou cicatrizes que interferem na mobilidade palpebral.

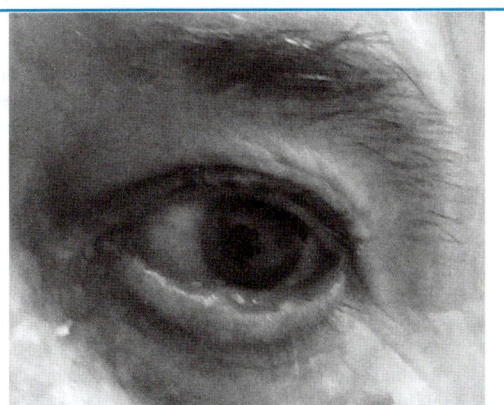

FIGURA 265.1 ■ Ectrópio senil.

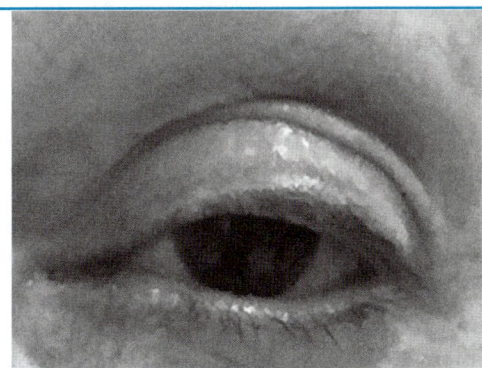

FIGURA 265.2 ■ Ptose palpebral involucional.

> **ATENÇÃO!**
>
> Entre os fatores predisponentes para o aparecimento de ptose palpebral, é possível citar: traumas oculares; cirurgias oculares prévias; uso prolongado de lentes de contato; e doenças oculares crônicas (conjuntivite crônica, blefarites e calázios).

Quadro clínico

A queda da pálpebra superior pode ser uni ou bilateral. Quanto ao grau, pode ser leve e representar somente um problema cosmético, porém, nos casos mais graves, pode causar dificuldade visual (oclusão do eixo visual; indução de astigmatismo) e cursar com posição de cabeça.

Diagnóstico

Essencialmente clínico, com observação da queda palpebral superior. Anamnese e exame clínico permitem determinar o tipo de ptose. Devem ser pesquisados históricos de doenças sistêmicas, cirurgias e traumas e, em alguns casos (p. ex., miastenia grave, síndrome de Horner), realizados testes diagnósticos complementares.

Tratamento

Em ptoses congênitas com função do músculo levantador da palpebral superior (FMLPS) acima de 4 mm, indica-se ressecção da aponeurose do MLPS. Em pacientes que apresentam FMLPS pobre (< 4 mm), indica-se suspensão ao frontal. A correção cirúrgica é realizada em geral em torno de 3 a 4 anos de idade, exceto nos casos em que a ptose acomete o eixo visual. Nestes casos, a ptose deve ser corrigida precocemente.

O tratamento cirúrgico das ptoses adquiridas depende da causa. Na ptose senil, indica-se a reinserção da aponeurose do músculo levantador ao tarso. Nas ptoses por síndrome de Horner, recomenda-se a ressecção do músculo de Müller. Ptose por miastenia grave pode regredir com tratamento clínico da doença de base; se necessário, tratamento cirúrgico só deve ser realizado após estabilização clínica da doença.

> **ATENÇÃO!**
>
> A cirurgia de ptose palpebral tem indicação precoce quando há risco de ambliopia por obstrução do eixo visual. Nos casos em que não há risco de ambliopia, indica-se o tratamento da ptose congênita na fase pré-escolar ou antes do convívio social, a fim de se evitar que estas crianças sofram "bullying" e consequente trauma psicológico.

LAGOFTALMO

Consiste na incapacidade de oclusão da fenda palpebral. Pode ser de origem neural ou cicatricial (p. ex.: após blefaroplastia). O lagoftalmo paralítico é causado pelas paralisias e paresias do VII nervo.

Quadro clínico

Nos casos de origem neural, o caso típico é o representado pela paralisia facial periférica. Dependendo do grau de hipofunção do músculo orbicular, a oclusão da fenda palpebral não será possível. Nos casos mais graves, o lagoftamo é uma urgência oftalmológica e exige procedimentos cirúrgicos emergenciais para promover a proteção da córnea. O lagoftalmo paralítico isolado, isto é, com comprometimento apenas do músculo orbicular, é um sinal comum na hanseníase.

Diagnóstico

Essencialmente clínico, com observação da incapacidade de oclusão da fenda palpebral. Devem ser pesquisados históricos de paralisia facial, cirurgias e traumatismos.

Tratamento

O tratamento clínico consiste no uso de lubrificantes durante o dia; gel lubrificante e realização de câmara úmida à noite. Procedimentos cirúrgicos incluem tarsorrafia e retalho tarsal (encurtamento do tendão cantal lateral); colocação de peso de ouro na pálpebra superior (para restauração do fechamento palpebral por meio da ação gravitacional do peso sobre o tarso).

BLEFAROESPASMO ESSENCIAL

Caracteriza-se por contrações involuntárias, persistentes e repetitivas dos músculos orbicular *oculi*, prócero e corrugadores. A etiologia permanece incerta. Nos casos mais graves, pode levar à cegueira funcional. O tratamento de escolha consiste na aplicação de toxina botulínica nos músculos acometidos.

ALTERAÇÕES INFLAMATÓRIAS

Hordéolo

Popularmente conhecido como terçol, consiste em um abscesso da glândula de Meibômio (hordéolo interno) ou das glândulas de Zeis e Moll (hordéolo externo). O tratamento consiste em compressas mornas, higiene palpebral e pomada contendo associação antibiótico e anti-inflamatório.

Calázio

Tumefação da pálpebra causada pela inflamação ou obstrução de uma das glândulas que produzem material sebáceo (glândulas de Meibômio) localizadas nas pálpebras superior e inferior. Pode resultar de um hordéolo interno. O tratamento consiste em compressas mornas até diminuir a inflamação. Pode-se indicar exérese cirúrgica, dependendo do tamanho e do aspecto estético.

◼ ANOMALIAS MARGINAIS CILIARES

TRIQUÍASE

Caracteriza-se por alteração no direcionamento normal dos cílios, que passam a tocar a córnea (em margem palpebral bem posicionada). É uma condição adquirida resultante de processo inflamatório (tracoma, hordéolos e calázios, síndrome de Stevens-Johnson, penfigoide cicatricial) ou traumático.

Seu tratamento depende do número de cílios acometidos. Quando poucos, indica-se remoção com radiofrequência ou *laser* de argônio; quando em número maior, recomenda-se cirurgia.

DISTIQUÍASE

Caracteriza-se por uma fileira de cílios extranumerária que emerge dos orifícios das glândulas de Meibômio ou posteriormente a estes. Pode ser adquirida (cílios anômalos secundários à metaplasia das glândulas tarsais com transformação pilossebácea) ou congênita, que ocorre esporadicamente ou como uma condição autossômica dominante. O tratamento é similar ao da triquíase.

◼ DOENÇAS DA ÓRBITA

OFTALMOPATIA DE GRAVES OU EXOFTALMO ENDÓCRINO

A maioria dos pacientes que apresenta quadro de oftalmopatia de Graves (OG) é portadora de hipertiroidismo (bócio difuso tóxico), porém a doença também é encontrada em pacientes hipotiróideos e em alguns indivíduos eutiróideos que apresentam disfunção autoimune da tiroide.

A oftalmopatia em geral ocorre junto à disfunção tiroidiana, porém as alterações orbitárias podem preceder ou ocorrer muito depois da doença tiroidiana. A OG se dá em indivíduos geneticamente suscetíveis, envolvendo a imunidade celular e humoral e fatores ambientais.

Quadro clínico e diagnóstico por imagem

Hiperemia conjuntival em graus variados, podendo ocorrer intensa congestão e quemose, aumento do lacrimejamento e proptose uni ou bilateral, axial, acompanhada de ceratite de exposição. É passível de evolução para ulceração da córnea, retração palpebral e restrição à movimentação ocular, causando diplopia e diminuição da acuidade visual pelo envolvimento da córnea ou por compressão do nervo óptico pelos músculos extraoculares. Podem-se observar edema e prolapso da gordura palpebral em alguns pacientes.

No tratamento da OG ou do exoftalmo endócrino, é fundamental que se diferenciem os dois estágios da doença: uma 1ª fase ativa, inflamatória; e, posteriormente, uma fase inativa, com fibrose, em que o quadro oftalmológico está estabilizado. A duração da fase ativa pode variar de meses a anos. O tratamento na 1ª fase pode inativar o processo inflamatório e evitar sua progressão. Na 2ª fase, instalada, então, a fibrose tecidual, as terapêuticas anti-inflamatórias e imunossupressoras não trazem bons resultados, estando indicado aqui o tratamento cirúrgico. Para caracterização das fases da oftalmopatia, há critérios clínicos e de imagem. Clinicamente, a atividade da doença ocular pode ser avaliada com base nos sinais clássicos da inflamação, pelo escore de atividade clínica, que considera a presença de dor, hiperemia e edema, e na presença de déficit funcional.

A ultrassonografia (US) dos músculos oculares e a avaliação da intensidade de sinal da musculatura ocular e da gordura orbitária à ressonância magnética (RM) da órbita podem auxiliar muito na classificação da atividade inflamatória da oftalmopatia, quando existe dúvida com a avaliação clínica.

Tratamento

Uma vez estabelecido que a doença se encontra na fase inflamatória, utilizam-se corticosteroides, imunossupressores ou radioterapia. Os esteroides podem ser administrados VO (prednisona), em geral por três meses, ou IV (metilprednisolona), com aplicações semanais (2 a 3 vezes por semana), em geral por 3 a 5 semanas nos casos mais graves, em que há risco de perda da visão. Também a colchicina como anti-inflamatório, na dosagem de 0,5 mg, três vezes por dia, pode trazer bons resultados. Essa nova opção terapêutica é sobretudo útil naqueles pacientes nos quais o emprego de esteroides é de alto risco.

Em relação à radioterapia, a técnica mais apropriada é a que utiliza megavoltagem por meio de acelerador linear, contraindicada em pacientes diabéticos, portadores de retinopatia ou pacientes em quimioterapia, nos quais os vasos retinianos podem estar mais suscetíveis à radioterapia. O tratamento cirúrgico, a não ser em casos de urgência, deve ser indicado na fase fibrótica, inativa da doença. Existem quatro procedimentos básicos cuja sequência deve ser obedecida:

1 | **descompressão orbitária:** procedimento que deve preceder os demais, tem como principais indicações neurite óptica compressiva, proptose importante com envolvimento corneano, glaucoma secundário e estética;
2 | **cirurgia dos músculos oculares:** indicada quando o quadro sistêmico e a oftalmopatia estiverem estabilizados. A utilização de anestesia tópica nesse procedimento permite melhores resultados na correção do estrabismo e da diplopia;
3 | **correção da retração palpebral:** deve ser realizada após a cirurgia de estrabismo, já que esta pode alterar a posição da pálpebra. Consiste na realização de miotomias e no uso de espaçadores para diminuir a fenda palpebral;
4 | **blefaroplastia estética:** visa à retirada do excesso de gordura e de pele infiltrado nas pálpebras.

> **ATENÇÃO!**
>
> O tratamento cirúrgico deve ser reservado para os casos de doença inativa, com exceção aos pacientes que não respondem à terapia anti-inflamatória na fase ativa da doença. Os fumantes devem ser insistentemente encorajados a deixar o vício.

■ DOENÇAS DAS VIAS LACRIMAIS

Qualquer processo inflamatório, degenerativo, congênito ou traumático que se instale na via lacrimal excretora promove estenose ou obstrução, interrompendo o fluxo lacrimal entre o olho e a cavidade nasal. Quando o obstáculo se encontra nos pontos lacrimais, canalículos ou canalículo comum, a queixa é a epífora; quando se encontra no ducto lacrimonasal, além da epífora, é comum a secreção mucopurulenta.

CANALICULITE

O *Actinomyces israelli* é uma bactéria anaeróbia que frequentemente se acomoda no interior dos canalículos produzindo edema localizado e secreção purulenta pelo ponto lacrimal, dilatado, e epífora, às vezes. Enfermidade crônica, em sua maioria é unilateral. O diagnóstico poderá ser completado laboratorialmente com a demonstração do crescimento em cultura. Responde temporariamente aos antibióticos e à cortisona (colírios), devido à infecção secundária que o acompanha, com retorno posterior da secreção. Fungos poderão ser encontrados na via lacrimal, como cândida, nocárdia, aspergilo e outros. Confunde-se com o terçol ou o calázio. O tratamento é cirúrgico com abertura do canalículo, curetagem e irrigação intensa com solução fisiológica (SF) visando à retirada de grânulos e concreções. Não é necessário suturar o canalículo.

OBSTRUÇÃO CONGÊNITA DAS VIAS LACRIMAIS

Dacriocistite neonatorum

Na forma clássica, surge logo após o nascimento. Com cura espontânea em 90% dos casos, pela qual se aguarda até um ano de vida. Se houver secreção, usam-se colírios de antibióticos.

Após essa época, realiza-se a desobstrução (sob anestesia geral e oxigenação endotraqueal), pois as chances de desobstrução espontânea diminuem mês a mês. O procedimento poderá ser antecipado quando o controle da secreção exige a troca constante de antibiótico e se teme a transformação em dacriocistite aguda, ou na presença de úlcera de córnea.

Não havendo resolução pela sondagem, pode-se optar pela intubação da via lacrimal excretora com silicone ou cirurgia. Na presença de saco lacrimal e ausência de ducto lacrimonasal, é possível realizar abertura com a sonda da parede interna do saco lacrimal e osso lacrimal, promovendo uma anastomose de drenagem do conteúdo lacrimal para a fossa nasal (dacriostomia intracanalicular). Em crianças maiores, a dacriocistorrinostomia intranasal é a escolhida, pois a externa leva a cicatrizes disformes.

Amniocele

Dilatação irredutível do saco lacrimal, devido à conjugação de duas obstruções do ducto lacrimonasal e do canalículo comum contendo no seu interior líquido amniótico estéril, ao nascimento. A preocupação imediata é a infecção aguda secundária. O recém-nascido (RN) deverá ser observado diariamente e, na iminência de infecção, deve-se desobstruir a via lacrimal em ambiente cirúrgico e com anestesia geral.

A mucocele congênita do saco lacrimal poderá se confundir com meningocele (à palpação, observam-se batimentos), cisto dermoide, entre outros. A US auxilia no diagnóstico.

Dacriocistite crônica

Inflamação que se instala secundariamente à obstrução parcial ou total da via lacrimal excretora, levando à estase líquida no interior do saco lacrimal.

Colírios podem diminuir temporariamente a secreção durante o uso, no entanto o tratamento é sempre cirúrgico (dacriocistorrinostomia externa ou intranasal).

Dacriocistite aguda

Quase sempre é consequência da dacriocistite crônica com agravamento súbito da sintomatologia pela obstrução concomitante do canalículo comum e do ducto lacrimonasal, confinando, no interior do saco lacrimal, os germes que proliferam rapidamente, originando abscesso. O germe mais encontrado é o *S. aureus*; em crianças com faringite concomitante, deve-se administrar rapidamente fármacos antiestreptocócicos.

O uso de bolsa de gelo local é preferível para limitar o processo. Se o abscesso ameaçar esvaziamento de seu conteúdo externo, como último recurso, deve-se aspirá-lo através da pele com agulha e seringa, no ponto de maior flutuação. Os colírios são inúteis. Com a cura do processo agudo, indica-se a dacriocistorrinostomia com intubação de silicone, pois as crises se repetirão.

> **REVISÃO**
>
> - Os distúrbios do posicionamento palpebral incluem: entrópio e ectrópio palpebral, que, respectivamente, são a inversão e eversão da margem palpebral. Em geral, seus sintomas são tratados de forma clínica, com uso de lubrificantes, e o tratamento definitivo é cirúrgico na maioria dos casos.
> - Entre os distúrbios da dinâmica palpebral, incluem-se: ptose palpebral (queda da pálpebra superior em posição primária do olhar); lagoftalmo (incapacidade de oclusão da fenda palpebral).
> - A OG é uma complicação da doença autoimune da tiroide que ocorre em portadores de hipertiroidismo. Pode ocorrer também em pacientes hipo e eutiróideos que apresentam disfunção autoimune da tiroide. Os exames de US e de RM podem auxiliar no estadiamento e no acompanhamento da doença. Na fase ativa, a OG pode ser tratada com esteroides VO, colchicina e selênio, associados ou não à radioterapia. A pulsoterapia com metilprednisolona associada à radioterapia é útil nos casos em que existe risco de perda da visão, na fase inflamatória.
> - Outras doenças a serem citadas são: triquíase e disquíase, que acometem os cílios; e as doenças das vias lacrimais, como canaliculite e obstrução das vias lacrimais.

■ LEITURAS SUGERIDAS

American Academy of Ophthalmology. Orbit, eyelids, and lacrimal system. San Francisco: American Academy of Ophthalmology; 2015.

Gupta S, Douglas R. The Pathophysiology of Thyroid Eye Disease (TED): implications for Immunotherapy. Curr Opin Ophthalmol. 2011;22(5):385-90.

Rootman J, Dolman PJ, editors. Thyroid orbitopathy, in diseases of the orbit: a multidisciplinary approach. 2nd ed. Philadelphia: Lippincott Williams & Wilkins; 2003.

Vallabhanath P, Carter SR. Ectropion and entropion. Curr Opin Ophthalmol. 2000; 11(5):345-51.

Vital Filho J, Cruz AAV, Schellini SA, Matayoshi S, Figueiredo ARP, Herzog Neto G. Órbita, sistema lacrimal e oculoplástica. 3. ed. Rio de Janeiro: Cultura Médica; 2013.

266
ESTRABISMO

■ MARCIA KEIKO UYENO TABUSE

O estrabismo é uma alteração na motilidade ocular decorrente do não direcionamento dos eixos visuais para o mesmo objeto de fixação. Como consequência, ocorrem alterações sensoriais chamadas de confusão, a projeção de dois objetos diferentes em mesmo lugar do espaço, e diplopia, o mesmo objeto é visto em dois lugares diferentes no espaço (Figura 266.1). Quando esse desvio ocular ocorre na infância, o cérebro tem a capacidade de suprimir uma das imagens confusas ou diplópicas por meio de um processo ativo denominado supressão, que leva a uma baixa de visão no olho suprimido: a ambliopia, ou "olho preguiçoso" – a principal causa de deficiência visual em crianças. Quando na fase adulta, a diplopia é persistente e obriga o paciente a adotar uma posição de cabeça compensatória ou ocluir um dos olhos para aliviar a visão dupla.

> **ATENÇÃO!**
>
> A supressão do olho estrábico leva à baixa da visão monocular – a ambliopia –, que deve ser tratada antes dos 7 anos de idade.

O estrabismo afeta de 2 a 4% das crianças normais, atingindo 50 a 60% daquelas que apresentam alterações neurológicas.

As causas do estrabismo podem ser: genéticas; sindrômicas; refracionais ou secundárias à baixa de visão de um dos olhos (estrabismo sensorial); ou secundárias às paresias oculomotoras que comprometem os pares cranianos – III (oculomotor), IV (troclear) e VI (abducente).

■ QUADRO CLÍNICO

O estrabismo é classificado segundo:
- direção do olho desviado: esotropia (desvio para dentro); exotropia (desvio para fora); hipertropia (desvio para cima); e hipotropia (desvio para baixo) (Figura 266.2);
- forma de apresentação: intermitente (ora desvia ora não desvia) ou manifesto; e constante;
- fixação binocular: alternante (com olho direito (OD) e com olho esquerdo (OE); ou com preferência por um dos olhos;
- tamanho do desvio: pequeno (até 20 PD); médio (20 a 40 PD); e grande (> 40 PD);
- comitância: comitante (o desvio é igual em todas as direções do olhar); ou incomitante;
- etiológico: genético; essencial; restritivo; paralítico.

ESOTROPIAS

Esotropia congênita

Relatada nos primeiros seis meses de idade, caracteriza-se por um grande desvio, boa alternância da fixação, fixação ora com olho direito, ora com o esquerdo, dificuldade para abduzir os olhos e possibilidade de nistagmo na tentativa de abdução. Quando a criança alterna a fixação, a probabilidade de apresentar ambliopia é bem menor, uma vez que está estimulando ambos os olhos. Por se tratar de um desvio grande, com a dificuldade de

DIAGNÓSTICO E TRATAMENTO

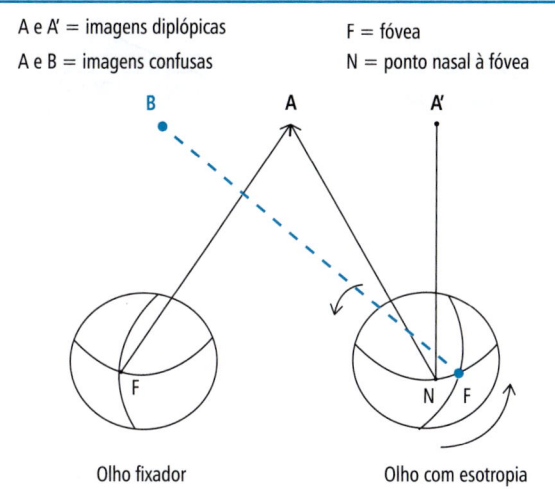

FIGURA 266.1 ■ Diplopia.

A e A' = imagens diplópicas
A e B = imagens confusas
F = fóvea
N = ponto nasal à fóvea

abdução, essa criança pode apresentar face girada para fixar com o olho aduzido e também fixar de forma cruzada, ou seja, olha para o lado direito com o olho esquerdo e vice-versa. A hereditariedade é baixa nesses casos.

Esotropia adquirida

De início mais tardio, após 18 meses de idade, tem alta prevalência familiar e, ao contrário da congênita, não tem boa alternância; portanto, a incidência de ambliopia nesses casos é alta. O ângulo de desvio é moderado, de 30 a 40 PD, e o seu início pode ser desencadeado por trauma físico ou psicológico.

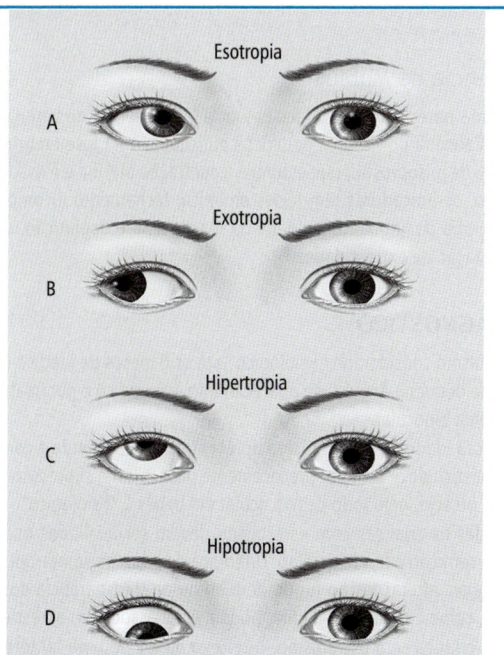

FIGURA 266.2 ■ Classificação do estrabismo.

Esotropia acomodativa

Aparece entre os 6 meses e os 7 anos, com pico por volta dos 2 anos. Estrabismo desencadeado pelo esforço acomodativo em casos de alto grau de hipermetropia ou quando ocorre uma relação de convergência acomodativa por acomodação aumentada (CA/A alta). No início do quadro, o desvio é intermitente e aparece na tentativa de focalizar algum objeto próximo (acomodação visual). Com o passar do tempo, o desvio fica constante e manifesto, podendo ou não ser alternante.

Microesotropia

Desvio de pequeno ângulo (até 10 DP), não alternante e associado à ambliopia, muitas vezes não diagnosticada precocemente na infância, já que passa despercebida pelos pais.

Pseudoestrabismo

Na presença de epicanto ou base de nariz larga e baixa, a criança pode aparentar ser estrábica, pois o canto interno fica "escondido" e os olhos parecem convergir. O diagnóstico é feito com o reflexo de luz, que aparece simétrico e no centro das pupilas, e com a cobertura alternada dos olhos fixando uma figura. Outro diagnóstico diferencial que é preciso lembrar é quando o paciente fixa centralmente, mas o eixo visual não coincide com o eixo anatômico, gerando um ângulo entre os dois eixos, o ângulo kappa.

EXOTROPIAS

Exotropia intermitente

Desvio divergente que aparece por volta dos 2 aos 3 anos de idade, descompensado apenas quando a criança está mais cansada, com sono, ou quando se expõe ao sol e principalmente ao olhar para longe. Os pais referem que a criança fecha um dos olhos nessas situações, para não ver duplamente e/ou pela fotofobia associada. É o estrabismo mais comum na população asiática. Por ser intermitente, dificilmente causa ambliopia. Quando não tratado de forma adequada, pode evoluir para exotropia constante.

Exotropia congênita

Rara, ocorre por volta de um ano de idade e associa-se a doenças sistêmicas (paralisia cerebral, convulsões, hidrocefalia) e oculares (atrofia óptica, catarata, fibrose dos músculos extraoculares). Ambliopia presente em 25% dos casos.

Exotropia sensorial

Desvio unilateral, secundário à perda de visão em um dos olhos. Até os cinco anos, a chance de evoluir para eso ou exotropia é a mesma, mas, após os seis, a maioria desenvolve uma exotropia.

Exotropia do recém-nascido normal

Transitório, ocorre em um terço dos recém-nascidos (RNs) normais até os seis meses de idade, quando ocorre a maturação do controle vergencial dos olhos. Esse é o único desvio que pode ser considerado "fisiológico"; portanto, todo e qualquer outro estrabismo que persista após esse período de maturação deve ser avaliado cuidadosamente.

ESTRABISMOS VERTICAIS

Desvio vertical dissociado

Aparece após um ano de idade e se caracteriza pela elevação do olho quando ocluído e declínio quando desocluído, voltando para a linha média, sem induzir desvio no olho contralateral, ou seja, não obedecendo à lei de Hering. Sempre bilateral, na maioria dos casos está associado a desvios horizontais.

Síndrome de Brown

Estrabismo congênito causado por uma restrição mecânica do tendão do oblíquo superior ao passar na tróclea, limitando a elevação do olho na adução. Algumas crianças com Brown adquirem uma posição de cabeça muito elevada para fundir as imagens.

Encarceramento do reto inferior

Nos casos de fratura de assoalho de órbita, limitando a elevação do olho.

Miopatia por graves

Associada à inflamação crônica dos músculos extraoculares, com perda da contratilidade e da elasticidade, gera uma restrição ao movimento, sendo os músculos mais afetados o reto inferior e o reto medial.

FORIAS

Existem casos de estrabismos latentes que se mantêm sem desvio à custa de uma fusão sensorial e de um esforço muscular contínuo que, muitas vezes, pode ser causa de astenopia e cefaleia. As heteroforias podem ser eso, exo ou hiperforias, dependendo da direção do desvio apresentada na quebra da fusão com uso de oclusão. Para o diagnóstico diferencial entre cefaleia causada por fatores refracionais (óculos) ou por um desequilíbrio muscular (heteroforia), orienta-se ocluir um dos olhos durante a leitura, e, caso a cefaleia reduza ou desapareça, o diagnóstico mais provável é o de heteroforia. Nessas situações, a conduta é fazer oclusão monocular durante a leitura e exercícios ortópticos.

ESTRABISMOS PARALÍTICOS

Paresia de nervo IV (troclear)

Forma mais comum de estrabismo paralítico congênito, em que o músculo oblíquo superior (OS) inervado pelo nervo troclear está parético ou paralisado. Muitas vezes, não é diagnosticada, pois os casos congênitos são compensados com posição de cabeça e aumento da amplitude de fusão sem que se note o desvio. Caracteriza-se por uma hipertropia (olho desviado para cima) que aumenta na adução e na inclinação da cabeça para o mesmo lado. Na tentativa de alinhar os olhos, o paciente assume uma inclinação de cabeça em direção ao ombro oposto ao lado afetado, ao que se dá o nome de torcicolo de origem ocular. O diagnóstico diferencial com o torcicolo de origem ortopédica é fundamental, uma vez que somente a correção cirúrgica do estrabismo vertical pode eliminar essa postura do paciente. A paresia de nervo IV ou IV par adquirida pode ser causada por trauma contuso na parte posterior da cabeça ou tumores da fossa posterior. Nesses casos, a diplopia é vertical, horizontal e torcional.

Paresia de nervo VI (abducente)

Em seu trajeto, o nervo abducente pode ser lesado nos traumas contusos, na inflamação da orelha média complicada, nos tumores na ponte, na fossa posterior ou paraselar, no aumento da pressão intracraniana (PIC) e nas malformações vasculares. Pode ser uni ou bilateral. A abdução deficiente gera uma esotropia de grande ângulo, o que obriga o paciente a girar a cabeça para o lado afetado na tentativa de buscar binocularidade, evitando a diplopia (Figura 266.3).

Paresia de par III (oculomotor)

Congênita ou adquirida pós-trauma, infecção ou tumor. O nervo oculomotor inerva os músculos reto superior, reto inferior, reto medial e oblíquo inferior do bulbo do olho, o levantador da pálpebra superior, o ciliar (responsável pela acomodação visual) e o esfíncter da pupila. A lesão pode ser parcial ou total. O olho fica em exotropia e hipotropia, com midríase

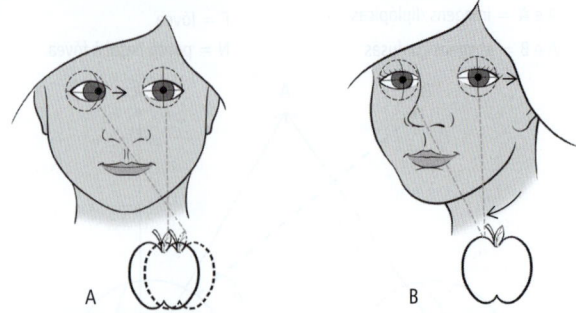

FIGURA 266.3 ■ Movimento realizado pelo paciente para evitar a diplopia.

paralítica, insuficiência de acomodação e ptose da pálpebra. Nos casos de paralisia congênita, a pupila não está comprometida.

SÍNDROMES ESPECIAIS

Síndrome de Duane

Uma das anomalias congênitas de nervos cranianos, em que não há formação do núcleo do nervo VI, e o reto lateral é inervado por ramo do nervo III. Na tentativa de adução do olho, o nervo III estimula o reto medial e o reto lateral ao mesmo tempo, causando um enoftalmo e a diminuição da fenda palpebral. Nesses casos, a criança costuma assumir uma posição de cabeça girada para o lado do olho afetado para manter binocularidade.

> **ATENÇÃO!**
>
> Torcicolo em crianças pode ser indicativo de estrabismo ou nistagmo. A correção do desvio corrige a posição de cabeça.

Sequência de Mobius

Apresenta paresia do nervo facial associada à ausência de abdução (nervo VI). Causada por fatores genéticos ou isquemia na fase embriogênica pelo uso de misoprostol, que estimula a contração uterina e é usado como abortivo, os portadores têm fácies amímica, fechamento incompleto do olho, atrofia da língua, dificuldade na mastigação e deglutição, além de malformação de extremidades.

■ DIAGNÓSTICO

O estrabismo considerado "fisiológico" até os 6 meses de idade é intermitente, de pequeno ângulo, de aparecimento esporádico e por imaturidade do sistema binocular.

Nessa idade, se o estrabismo apresentar ângulo grande e constante, o diagnóstico deve ser feito precocemente para evitar a supressão e a ambliopia, ou seja, nem todo desvio ocular em bebês é "fisiológico".

Todas as crianças com estrabismo devem ser avaliadas quanto ao grau de refração e fundo de olho. Diferença de grau (anisometropia), altas ametropias, alterações no fundo de olho ou na transparência dos meios ópticos, como catarata congênita, podem estar associadas ao estrabismo.

Na criança sem estrabismo, o reflexo da luz de uma lanterna deve incidir no centro da córnea, simetricamente nas pupilas. No estrábico, o reflexo não incide centralmente em um dos olhos e, ao se antepor prismas de poder conhecido na frente do olho desviado, é possível medir o tamanho do desvio até que os reflexos fiquem simétricos e centralizados. Nos casos de estrabismo acomodativo, o desvio aparece quando se estimula com figuras, já que apenas o foco de luz pode não demonstrar o desvio.

É de suma importância avaliar a acuidade visual dessas crianças para detecção da ambliopia. Diferença de visão entre os olhos de duas linhas na tabela de acuidade visual faz o diagnóstico.

Nas crianças pré-verbais ou com deficiência cognitiva, a ambliopia é diagnosticada pelo exame de fixação binocular, que consiste em avaliar a capacidade de alternar o desvio. Ao ocluir o olho fixador, o desviado assume a fixação; caso ele mantenha a fixação mesmo após a desoclusão do olho fixador, isso indica uma boa alternância, ou seja, visão simétrica. Nos casos de ambliopia, não há alternância de fixação.

Nos pacientes com queixa de visão dupla, o diagnóstico diferencial com diplopia monocular é feito ocluindo um olho de cada vez. Se a diplopia persistir mesmo com a oclusão de um dos olhos, o paciente deve ser avaliado quanto à luxação de cristalino ou alterações corneanas, possíveis causas de diplopia monocular.

Pacientes com diplopia binocular súbita devem ser avaliados com exame neurológico completo e, se necessário, com exames de imagem para descartar causas tumorais e vasculares.

A posição anômala de cabeça (PAC) de origem ocular ocorre para: (1) melhorar a acuidade visual (p. ex.: diminuindo o nistagmo); (2) manter binocularidade (em estrabismos paréticos, Duane); (3) ou centralizar o campo de visão (p. ex.: na hemianopsia homônima). O diagnóstico diferencial com posição anômala de cabeça de origem ortopédica ou neurológica é realizado pela observação dos olhos na posição oposta da cabeça. Assim, se o paciente mantém inclinação da cabeça para a direita e, ao inclinar para o lado esquerdo, o olho esquerdo se eleva, provavelmente ele apresenta uma paresia de nervo IV do olho esquerdo. Ou, se gira a cabeça para bloquear um nistagmo e este piora muito ao girar para o lado oposto também, faz-se o diagnóstico de torcicolo de origem ocular.

■ TRATAMENTO

Consiste em alinhar os olhos com objetivo de restaurar a visão binocular única, melhorar a posição anômala de cabeça e ter um efeito positivo no aspecto psicossocial do paciente. Esse alinhamento pode ser alcançado com o uso de correção óptica com óculos ou lentes, cirurgia ou tratamento farmacológico.

Porém, antes do alinhamento, sempre que diagnosticada a ambliopia, esta deve ser tratada prioritariamente. A visão boa e simétrica confere maior estabilidade de resultados no tratamento do estrabismo, além disso, na criança pré-verbal, o desvio indica presença de ambliopia e o tratamento deve ser instituído até que ocorra perfeita alternância do olho fixador.

O tratamento da ambliopia consiste na oclusão do olho fixador de 2 até 6 horas por dia, dependendo do grau da ambliopia ou na penalização, uso de atropina duas vezes por semana "dilatando" a pupila e paralisando a acomodação do olho fixador.

Nos casos de esotropia acomodativa, a prescrição do grau total de hipermetropia consegue corrigir o desvio ocular. O uso constante dos óculos é fundamental para manter a binocularidade.

Nos casos de esotropia congênita, a utilização dos óculos pouco corrige o desvio, e o tratamento cirúrgico ou farmacológico deve ser instituído até os dois anos de idade para melhor resultado sensorial e estabilidade cirúrgica.

A cirurgia nas esotropias consiste em enfraquecer os retos mediais por meio do recuo e/ou fortalecer os retos laterais com a ressecção deles. A aplicação da toxina botulínica diretamente nos músculos retos mediais paralisa durante algum tempo a adução contraturando os antagonistas retos laterais que equilibram e mantêm os olhos alinhados mesmo após a passagem do efeito da toxina.

Nas exotropias, o recuo dos retos laterais e/ou a ressecção dos retos mediais é planejado conforme a apresentação do desvio ser maior para longe ou perto. Nos casos da exotropia intermitente, somente são operados os pacientes que apresentam descompensação do desvio em mais do que 50% do tempo.

Os estrabismos paralíticos ou paréticos devem ser observados por um período mínimo de seis meses, já que existe a possibilidade de regressão e melhora espontânea do quadro. Durante esse tempo, o paciente faz oclusão de alívio ou posiciona a cabeça de forma anômala para compensar a dilplopia.

A toxina botulínica purificada para uso clínico, pelo oftalmologista Alan Scott, tem sua melhor indicação nos casos de paresia de nervo VI, com aplicação direta no músculo reto medial para evitar a contratura enquanto ocorre a regeneração do reto lateral parético.

Quando não há regressão da paresia, a cirurgia é realizada com a finalidade de equilibrar forças, ou seja, enfraquecer os antagonistas dos músculos paralisados ou transpor forças de outros músculos na direção do músculo afetado. O objetivo é proporcionar ao paciente um maior campo de visão binocular única.

Nos desvios verticais, os músculos abordados são os retos verticais e/ou músculos oblíquos. A propedêutica completa, com medidas do desvio em todas as posições do olhar, é fundamental para o correto planejamento cirúrgico.

Nos estrabismos restritivos, o objetivo da cirurgia é proporcionar melhor movimentação ao olho, liberando encarceramentos, aderências e fibrose.

Mesmo nos casos em que não há uma indicação funcional, a supressão já está instalada e não existe a possibilidade de recuperar binocularidade; o aspecto psicossocial, por sua vez, é de suma importância, uma vez que muitos pacientes estrábicos melhoram bastante a sua autoestima após a correção do estrabismo.

REVISÃO

- A ambliopia que se instala no paciente estrábico deve ser diagnosticada e tratada precocemente.
- Pacientes com posição anômala de cabeça ou torcicolo devem ser avaliados para diagnóstico de causas oculares, como o estrabismo.
- Nos casos de diplopia súbita, é fundamental o diagnóstico etiológico e a observação por um período mínimo de seis meses antes da intervenção cirúrgica.
- O alinhamento ocular no estrabismo pode ser alcançado com óculos, cirurgia ou aplicação de toxina botulínica.

■ LEITURAS SUGERIDAS

Hoyt CS, Taylor D, editors. Pediatric ophthalmology and strabismus. 4th ed. Edimburgh: Elsevier; 2013.
Nakanami CR, Zin A, Belfort Jr R. Oftalmopediatria. São Paulo: Roca; 2010.
Prieto-Díaz J, Souza-Dias C. Estrabismo. 5. ed. Buenos Aires: Científicas Argentinas; 2005.
Scott AB, Rosenbaum A, Collins CC. Pharmacologic weakening of extraocular muscles. Invest Ophthalmol. 1973;12(12):924-7.

267

GLAUCOMA

- IVAN MAYNART TAVARES
- PAULO AUGUSTO DE ARRUDA MELLO

■ DEFINIÇÃO

O glaucoma é uma neuropatia óptica caracterizada pela degeneração lenta e progressiva das células ganglionares da retina (CGR), resultando em alterações estruturais típicas na cabeça do nervo óptico e na camada de fibras nervosas da retina (CFNR) e em defeitos correspondentes no campo visual. As CGR são neurônios do sistema nervoso central (SNC) com corpos celulares e axônios localizados na retina interna. Os axônios organizam-se mais internamente, compondo feixes que constituem a CFNR, convergem para o disco óptico e formam o nervo óptico.[1]

■ GLAUCOMA PRIMÁRIO DE ÂNGULO ABERTO

O glaucoma primário de ângulo aberto (GPAA) é uma neuropatia óptica crônica progressiva, acompanhada, na maioria das vezes, por pressão intraocular (PIO) acima dos níveis considerados estatisticamente normais de 21 mmHg. A PIO elevada é o fator de risco mais importante para o desenvolvimento dessa doença e o único passível de tratamento. Outros fatores de risco incluem idade (quanto maior a idade, maior a prevalência), afrodescendência, miopia alta (a partir de – 6 dioptrias esféricas), história familiar da doença (pais: aumento de até cinco vezes no risco; irmãos, de até 10 vezes), espessura central da córnea (quanto menor, maior o risco).

Sua prevalência, em maiores de 40 anos, varia de 1,4 a 2,4%, em brancos; de 2,9 a 4,9%, em pretos; de 1,9 a 4,7%, em hispânicos/latinos; e de 1,7 a 4,1%, em asiáticos; aumentando com a idade em todas as populações estudadas.

Apesar de mais prevalente em maiores de 40 anos, também ocorre em jovens, quando é classificado como glaucoma juvenil de ângulo aberto e cursa com níveis mais altos de PIO, evolução mais rápida e maior refratariedade ao tratamento.

QUADRO CLÍNICO

O GPAA caracteriza-se pela redução progressiva das células ganglionares da retina, com escavação da cabeça do nervo óptico e consequente formação de típicos defeitos no campo visual. Na grande maioria dos casos, a patogênese está na compressão, secundária ao aumento da PIO, das fibras nervosas na topografia da lâmina cribrosa da cabeça do nervo óptico (teoria mecânica). Associa-se à patogênese uma disfunção do fluxo sanguíneo ocular no polo posterior do olho (teoria vascular). Adota-se a denominação glaucoma de pressão normal quando o paciente com GPAA apresenta PIO máxima menor ou igual a 21 mmHg, associando-se à patogênese desses casos uma maior participação do componente vascular, assim como uma maior susceptibilidade das CGR e da lâmina cribrosa a níveis menores de PIO.

A elevação da PIO é causada por redução da drenagem convencional (trabecular) do humor aquoso, estando o maior sítio de resistência na junção entre o trabeculado justacanalicular e a parede interna endotelial do canal de Schlemm. Por gatilho genético, mais comum após os 40 anos de idade, há disfunção dos trabeculócitos, que inclui alterações do citoesqueleto, com redução da capacidade de transporte transcelular do humor aquoso, e menor atividade fagocitária, com consequente aumento de material extracelular e diminuição também do transporte intercelular. Todavia, como a PIO tem um aumento gradativo e geralmente não atinge valores muito elevados, o paciente evolui para a cegueira sem sentir dor na maioria dos casos de GPAA.

Essa doença também é designada glaucoma crônico simples, em virtude do fato de que do início da doença até o surgimento dos primeiros sinais detectáveis existem anos na sua evolução. Até o momento, não há como curá-la. O tratamento visa a estabilizar ou retardar ao máximo a perda de células ganglionares e, consequentemente, a cegueira.

Sinais

- **Cabeça do nervo óptico (papila óptica):** diminuição da rima neural com consequente aumento da escavação; assimetria do tamanho da escavação entre os dois olhos; hemorragia no disco óptico; atrofia peripapilar; defeitos localizados da camada de fibras nervosas da retina.
- **Campo visual:** defeitos localizados que correspondem à perda de feixes de fibras nervosas da retina, incluindo escotomas arqueados e paracentrais (acima e abaixo da fixação) e do defeito em degrau na extremidade nasal da linha média (degrau nasal). Com a progressão da doença, esses escotomas aumentam e coalescem, originando o defeito arqueado de Bjerrum, que, quando atinge os hemicampos superior e inferior, causa a característica visão tubular do glaucoma avançado. Esse campo central tubular é o último a ser afetado pela doença, momento em que a visão passa a ser de percepção de vultos e o campo visual, uma ilha temporal remanescente, caracterizando a fase terminal da doença. Quando deixa de existir a percepção de luz, denomina-se glaucoma absoluto, com cegueira irreversível.

DIAGNÓSTICO

Feito durante consulta oftalmológica de rotina (Figura 267.1).

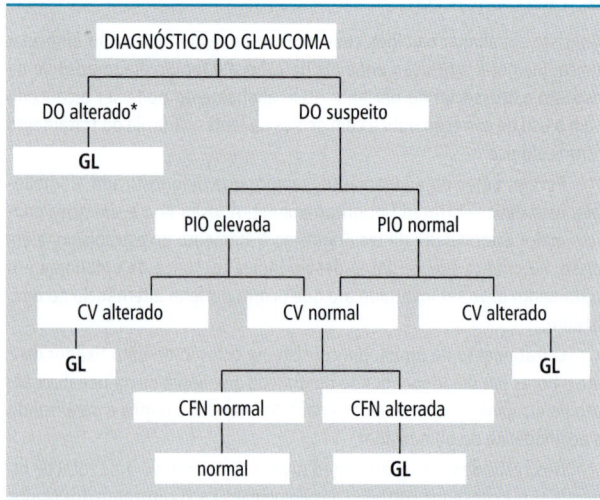

FIGURA 267.1 ■ Fluxograma para o diagnóstico do GPAA.

*Disco óptico com dano típico de glaucoma.
DO: disco óptico; PIO: pressão intraocular; GL: glaucoma; CV: campo visual; CFN: camadas de fibras nervosas.
Fonte: Adaptada de Sociedade Brasileira de Glaucoma.[2]

TRATAMENTO

Clínico

O tratamento clínico inicia-se com um medicamento, podendo-se associar outros, para redução adequada da PIO. Não se devem associar dois medicamentos da mesma família de hipotensores. Cada grupo de fármacos hipotensores oculares tem um mecanismo de ação principal (Tabela 267.1), sendo o dos betabloqueadores e dos inibidores da anidrase carbônica a redução da produção do humor aquoso. Os mióticos, como a pilocarpina, reduzem a PIO por aumento da drenagem via trabecular, e os análogos da prostaglandina, por aumento da drenagem uveoescleral. Os alfa-agonistas, inicialmente, agem apenas diminuindo a produção do humor aquoso e, depois de quatro a seis semanas, passam a ter como mecanismo principal o aumento da drenagem uveoescleral.

Geralmente, pode-se alcançar sucesso com o tratamento clínico, mas, se não for possível, deve-se avaliar a opção cirúrgica.

Cirúrgico

- **Trabeculoplastia a *laser*:** a trabeculoplastia, que consiste na aplicação de laser de argônio ou Nd:YAG (seletiva) no trabeculado para melhorar seu funcionamento, é efetiva em reduzir a PIO em vários tipos de glaucoma de ângulo aberto. Porém, não é indicada em todos os casos, como em jovens e em glaucomas avançados.
- **Trabeculectomia:** diante do insucesso do tratamento clínico e com *laser*, a indicação é cirúrgica e a técnica de eleição é a trabeculectomia, que consiste em construir uma fístula que comunica as câmaras posterior e anterior com o espaço subtenoniano anterior. No caso de a trabeculectomia não proporcionar os valores de PIO adequados, o tratamento clínico é reintroduzido e, havendo a necessidade, outra pode ser realizada.
- **Implantes de drenagem:** dispositivos artificiais que promovem uma via alternativa de drenagem do humor aquoso, com a finalidade de reduzir a PIO. Eles comunicam a câmara anterior ou a posterior ou a vítrea com o espaço subtenoniano posterior. Têm sido amplamente utilizados quando outras técnicas cirúrgicas foram malsucedidas ou quando a trabeculectomia apresenta prognóstico reservado.
- **Procedimentos ciclodestrutivos:** indicados quando os procedimentos anteriores não controlaram a doença ou quando não existe possibilidade de realização de cirurgias fistulizantes ou implantes. A técnica de eleição é a fotocoagulação com *laser* de diodo, via transescleral ou endoscópica, dos processos ciliares, local de produção do humor aquoso. A utilização do *laser* de diodo reduziu muito as complicações desse procedimento.
- **Cirurgias angulares:** são procedimentos cujo sítio de atuação é o ângulo da câmara anterior, também conhecidas como cirurgias minimamente invasivas (MIGS, do inglês *minimally invasive glaucoma surgery*). Estão indicadas nos casos de GPAA inicial e geralmente são realizadas combinadas à facectomia (cirurgia de extração da catarata). Ainda não estão regulamentados no país.

■ GLAUCOMA PRIMÁRIO DE ÂNGULO FECHADO

Também denominado glaucoma primário por fechamento angular, seu principal mecanismo fisiopatogênico é o bloqueio pupilar, em que o maior contato entre a pupila e o cristalino leva ao represamento de humor aquoso na câmara posterior com consequente deslocamento anterior da íris, que fecha o ângulo, diminuindo a drenagem trabecular do humor aquoso. O glaucoma por fechamento angular é responsável por quase metade dos casos de cegueira por glaucoma, é mais comum em populações do sudeste asiático e a história natural da forma crônica é de doença assintomática em quase 75% dos casos.

EPIDEMIOLOGIA

Em brancos, a prevalência é de 0,1% de ângulo fechado crônico; em asiáticos, de até 3%; e a de glaucoma primário de ângulo fechado (GPAF) fica próxima a 0,8%. A incidência de crise aguda de glaucoma é baixa (próxima a 35% dos casos de fechamento angular) e os principais fato-

TABELA 267.1 ■ Principais agentes hipotensores oculares

GRUPO	AGENTES	POSOLOGIA	CONTRAINDICAÇÕES	EFEITOS COLATERAIS
Betabloqueadores	Maleato de timolol 0,25-0,5%	1 gota 2 x/d Última até as 18 h; evitar o uso antes de dormir (não agem durante o sono)	DPOC e asma BAV	Todos os relacionados ao uso de betabloqueadores sistêmicos
Inibidores da anidrase carbônica	Cloridrato de dorzolamida 2% Brinzolamida 1% Acetazolamida	1 gota 2-3 x/d 1 gota 2-3 x/d Até 1 comprimido de 250 mg, 6/6 h, VO	Para uso sistêmico: anemia falciforme, litíase renal	Fadiga, parestesias, gosto metálico
Alfa$_2$-agonista seletivo	Tartarato de brimonidina 0,1%, 0,15%, 0,2%	1 gota 2 ou 3 x/d	Crianças até 6 anos. Cautela em adolescentes e idosos debilitados	Sonolência, boca seca, alergia ocular, depressão do SNC em crianças
Análogos de prostaglandina	Bimatoprosta Latanoprosta Travoprosta Tafluprosta	1 gota 1 x/d De preferência após as 20 h	Inflamação intraocular	Hiperemia ocular, mudança da cor da íris, aumento da espessura e do tamanho dos cílios, hipertricose, pigmentação peripalpebral
Mióticos	Pilocarpina 1%, 2%, 4%	1 gota 4/4 h	Inflamação intraocular, miopia elevada	Cefaleia, dor ocular, redução da acuidade visual

BAV: bloqueio atrioventricular; DPOC: doença pulmonar obstrutiva crônica; SNC: sistema nervoso central; VO: via oral.

res de risco para desenvolvê-la são idade e sexo feminino. O GPAF é a maior causa de morbidade ocular na população chinesa. Fatores de risco para ângulo fechado em todas as etnias são idade, sexo feminino, comprimento axial curto e câmara anterior rasa. Em asiáticos, a espessura do cristalino também parece ser um fator de risco importante. Além desses, também são citados cristalino anteriorizado, diâmetro corneano reduzido e hipermetropia alta. O uso de algumas medicações, como os antidepressivos, e de qualquer fármaco que resulte em midríase pode levar a fechamento angular, crônico ou agudo, em indivíduos predispostos, isto é, que já apresentem ângulo camerular oclusível (fechamento angular).

DIAGNÓSTICO

Feito durante o exame ocular, evidenciando-se, à gonioscopia, ângulo camerular oclusível ou fechado, isto é, presença de aposição ou aderência (goniossinéquia), respectivamente, entre a íris e o trabeculado.

TRATAMENTO

Pode ser profilático, por meio da iridotomia periférica a *laser*, que consiste em se criar com o laser Nd:YAG um orifício na periferia da íris, comunicando as câmaras anterior e posterior, igualando as pressões de ambas e quebrando o bloqueio pupilar. Está indicada quando há mais de 180° de aposição da íris com o trabeculado (ângulo oclusível), mas sem evolução, ainda, para glaucoma.

Quando já há aumento da PIO refratário à iridotomia, goniossinéquias e/ou lesão glaucomatosa do nervo óptico, deve-se proceder ao mesmo tratamento descrito para o GPAA, exceto pela trabeculoplastia e cirurgias angulares que são específicas para ângulo aberto.

■ FECHAMENTO ANGULAR AGUDO (GLAUCOMA AGUDO)

Define-se glaucoma agudo quando há pelo menos dois dos seguintes sintomas: dor ocular e periocular, náusea e/ou vômito e história de baixa da acuidade visual e visão de halos; em associação à PIO elevada, geralmente maior do que 40 mmHg, e à apresentação de ao menos três dos seguintes sinais: injeção conjuntival; edema epitelial de córnea; pupila em média midríase não reativa à luz; e câmara anterior rasa.

QUADRO CLÍNICO

São sinais do fechamento angular agudo: acuidade visual reduzida; edema de córnea; profundidade da câmara anterior reduzida; reação inflamatória da câmara anterior; midríase média paralítica; PIO muito elevada; fechamento angular à gonioscopia; edema e hiperemia da papila óptica. O exame do olho contralateral confirma a presença de ângulo oclusível. Ainda, podem estar presentes, em fases mais tardias, atrofia localizada da íris, pupila irregular e opacidade da cápsula anterior do cristalino (*glaukomflecken*).

DIAGNÓSTICO DIFERENCIAL

Alterações no segmento anterior induzidas pelo cristalino (catarata ou cristalino intumescente, subluxação de cristalino, trauma), secundárias a bloqueio pupilar por membranas inflamatórias, com íris bombé, ou por membrana neovascular são os principais diferenciais. Medicamentos, como o topiramato, podem levar à efusão uveal com glaucoma agudo secundário bilateral.

TRATAMENTO

Os objetivos do tratamento são remover o bloqueio pupilar e reduzir a PIO, prevenindo, assim, alterações permanentes no ângulo camerular e danos ao nervo óptico e à função visual.

Clínico

Primeira escolha para a redução da PIO, o tratamento clínico se constitui em administrar:
- Agentes hiperosmóticos. manitol 20%, 1 a 2 g/kg, em 30 minutos, via EV. Pode-se repetir, no máximo, uma vez.
- Inibidor da anidrase carbônica. acetazolamida 250 mg, dois comprimidos no momento do diagnóstico e, depois, um comprimido de 6/6 h, via oral.
- Colírios hipotensores. maleato de timolol 0,5% 12/12 h e brimonidina 0,2% 8/8 h, para redução da PIO, e pilocarpina 2% 4/4 h, para desfazer o bloqueio pupilar.
- Colírios de corticosteroide. acetato de prednisolona a 1% 6/6 h, para reduzir a inflamação.

Cirúrgico com *laser* — iridotomia periférica

Assim que o controle clínico permitir (córnea transparente), a iridotomia periférica deve ser realizada, com *laser* Nd:YAG ou argônio, ou mesmo com a combinação dos dois, nos casos de íris mais espessas e/ou com vascularização evidente na área de tratamento. O tratamento do olho contralateral é eficaz na prevenção de crises e obrigatório nos casos de fechamento angular agudo primário. Quando não se consegue completar a iridotomia na primeira sessão, pode-se aguardar, por 24 horas, para terminar o procedimento, controlando-se a PIO e a inflamação com o tratamento clínico descrito. Quando do insucesso da iridotomia com *laser* na resolução da crise, deve-se optar pelo tratamento cirúrgico – a iridectomia ou, preferencialmente e se já existirem sinéquias extensas, a trabeculectomia. Outras opções, como a paracentese na lâmpada de fenda e a iridoplastia periférica a *laser*, são reservadas para casos específicos.

> **ATENÇÃO!**
>
> O tratamento clínico é recomendado como primeiro passo nos casos de glaucoma agudo por fechamento angular. A iridotomia periférica a *laser* deve ser realizada, assim que possível, no olho da crise e no olho contralateral.

■ GLAUCOMA PEDIÁTRICO

O glaucoma congênito é uma trabeculodisgenesia, sendo a forma mais comum de glaucoma pediátrico e uma das principais causas de cegueira evitável na infância. Doença autossômica recessiva, esporádica em aproximadamente 90% dos casos, apresenta heterogeneidade genética, sendo o gene *CYP1B1* implicado em diferentes populações. Doença de incidência baixa, representando aproximadamente 0,05% das doenças oculares na infância, é a terceira causa de cegueira infantil (3 a 18% das crianças irremediavelmente cegas no mundo), que pode ser evitada com a instituição do tratamento adequado. O pediatra é o responsável pelo diagnóstico precoce. A hipertensão ocular é a responsável pelas lesões oculares. Geralmente, manifesta-se no primeiro ano de vida, com a maioria dos casos até o 3º mês, de ambos os sexos, com discreta predileção pelos meninos, sendo bilateral em 80% dos casos.

QUADRO CLÍNICO

Os sinais mais frequentemente observados são dilatação dos vasos na margem das pálpebras superiores, aumento do diâmetro da córnea (normal até 11 mm) e do diâmetro anteroposterior do globo, em virtude da buftalmia, e perda do brilho da córnea, em decorrência do edema.

DIAGNÓSTICO

Feito pelos sintomas secundários ao sofrimento da córnea imposto pela elevação da PIO: fotofobia; lacrimejamento sem secreção, muitas vezes confundido com a epífora, comum nas obstruções de vias lacrimais; e blefaroespasmo, devido à fotofobia. Ao biomicroscópio, é possível observar rupturas da Descemet (linhas duplas horizontais na córnea), que têm o nome de estrias de Haab. Esses olhos apresentam limbo largo, o embriotoxon anterior. Gonioscopicamente, observa-se persistência de tecido mesodérmico, que "acarpeta" o recesso do seio camerular (membrana de Barkan). A íris pode apresentar-se hipoplásica. Ecograficamente, há aumento do diâmetro anteroposterior do bulbo ocular, e os casos mal controlados apresentam crescimento anormal do segmento anterior do bulbo ocular, tendo o exame valor diagnóstico e prognóstico.

Os valores da PIO no recém-nascido (RN) normal variam de 7 a 13 mmHg, com média de 10 mmHg. Diferenças acima de 4 mmHg entre os olhos devem ser investigadas com muita atenção. O tipo de anestésico empregado para a realização do exame precisa ser considerado. Por exemplo, o anestésico quetamina está associado ao aumento da PIO. Assim, prefere-se a utilização de sevoflurano, que permite melhor controle clinicoanestésico da criança durante a sedação e menor interferência na PIO. À oftalmoscopia, no início da doença, pode-se observar disco óptico normal, que apresentará escavação glaucomatosa não muito profunda e com palidez, caso o paciente não seja submetido a tratamento adequado.

Diagnóstico diferencial

Deve ser feito com a obstrução de via lacrimal. É falha frequente o tratamento indevido do RN com colírios de corticosteroides na tentativa de resolver um lacrimejamento, muitas vezes causando glaucoma corticogênico. Úlceras, distrofias ou leucomas de córnea, megalocórnea, esclerocórnea, miopia congênita e trauma por fórceps são outros diagnósticos diferenciais. Também entra como diagnóstico diferencial de pupila branca (leucocoria).

TRATAMENTO

Prescreve-se tratamento clínico apenas em situações especiais, como no pré-operatório. O medicamento ainda mais empregado é o betabloqueador tópico maleato de timolol 0,25%, uma gota ao dia ou a cada 12 horas. Quando necessário, associa-se um inibidor tópico da anidrase carbônica, como dorzolamida, 2%, ou brinzolamida, 1%, uma gota a cada 12 horas.

O tratamento é essencialmente cirúrgico. A cirurgia primária tem alto índice de sucesso, com poucas complicações. O procedimento pode ser a trabeculotomia ou a goniotomia, cujo objetivo é a ruptura do tecido mesodérmico remanescente (membrana de Barkan) e correção da anatomia e fisiologia do seio camerular. Casos que necessitam de segunda intervenção apresentam prognóstico reservado. É fundamental que, após o controle da PIO, as crianças sejam submetidas a tratamento específico para a recuperação e o desenvolvimento sensorial e a acompanhamento por toda a vida.

> **ATENÇÃO!**
>
> A grande maioria dos casos de glaucoma congênito se apresenta nos três primeiros meses de vida; portanto, a suspeita diagnóstica deve ser feita pelo pediatra ou neonatologista, com encaminhamento imediato ao oftalmologista.

■ GLAUCOMAS SECUNDÁRIOS

Podem decorrer de outras doenças oculares, de doenças sistêmicas (como diabetes), de traumas e do uso de medicações, como corticosteroides.

> **REVISÃO**
>
> - O glaucoma é a principal causa de cegueira irreversível no mundo. Na sua forma mais prevalente, o primário de ângulo aberto é assintomático até os estágios finais da doença, com diagnóstico feito durante a consulta oftalmológica.
> - O glaucoma agudo de ângulo fechado é a forma mais sintomática e urgente da doença, pois pode levar à cegueira em poucos dias, se não tratado. O tratamento clínico, seguido de iridotomia periférica a *laser*, é resolutivo na maioria dos casos iniciais. A iridotomia profilática no olho contralateral é mandatória.
> - O glaucoma congênito é uma urgência cirúrgica e a criança deve ser operada assim que tiver condições clínicas. O diagnóstico e o tratamento precoces evitam a cegueira na maioria dos casos.

■ REFERÊNCIAS

1. Weinreb RN, Aung T, Medeiros FA. The pathophysiology and treatment of glaucoma: a review. JAMA. 2014;311(18):1901-11.
2. Sociedade Brasileira de Glaucoma. III Consenso brasileiro sobre glaucoma primário de ângulo aberto. São Paulo: BestPoint; 2009.

■ LEITURAS SUGERIDAS

Esporcatte B, Tavares IM. Normal-tension glaucoma: an update. Arq Bras Oftalmol. No prelo 2016.
Mello PAA, Tavares IM. Glaucoma. In: Bicas H, Jorge A, organizadores. Oftalmologia: fundamentos e aplicações. São Paulo: Tecmedd; 2007.
Shaarawy TM, Sherwood MB, Hitchings RA, Crowston JG, editors. Glaucoma. 2nd ed. London: WB Saunders; 2014.
Sociedade Brasileira de Glaucoma. II Consenso de glaucoma primário de ângulo fechado. São Paulo: Alcon Novartis; 2012.
Tavares IM. Open-angle glaucoma surgery: the current standing. Arq Bras Oftalmol. 2014; 77(3):V-VI.

268

ALTERAÇÕES DA CONJUNTIVA, CÓRNEA E ESCLERA

268.1 CÓRNEA: ABORDAGEM CLÍNICA E CIRÚRGICA

■ ANA LUISA HÖFLING-LIMA
■ MARIA EMÍLIA XAVIER DOS SANTOS ARAÚJO

A córnea humana é um tecido transparente avascular que mede, no meridiano horizontal, 11 a 12 mm e, no vertical, 9 a 11 mm. A espessura da córnea central e periférica média é de aproximadamente 0,5 a 0,7 mm, respectivamente. A córnea é asférica e o raio de curvatura médio da região central é de 7,8 mm. É composta por três camadas compostas por células que são epitélio, estroma e endotélio e duas interfaces: a camada de Bowman e a membrana de Descemet. Embora ainda controverso, uma nova camada na parte posterior da córnea tem sido descrita como camada pré-descemet chamada de Camada de " Dua ". A nutrição da córnea depende da glicose que se difunde por meio do humor aquoso. O limbo é a região de transição entre a córnea periférica e a esclera anterior, onde estão localizadas as células germinativas do epitélio da córnea.

Pelo que se conhece, a camada de células endoteliais é composta por uma única camada de células de forma hexagonal e regular que não sofrem mitoses. A função das células endoteliais está intimamente ligada à manutenção da hidratação da córnea, significando que o dano às células endoteliais pode levar ao edema de córnea irreversível.

A camada epitelial é a mais externa cuja integridade está relacionada com a proteção mecânica da pálpebra e a lubrificação do filme lacrimal. Tem função de barreira aos agentes externos e micro-organismos. Na maioria das situações, é necessário ocorrer lesão epitelial para que ocorra infecção.

Alterações congênitas, degenerações, distrofias, quadros inflamatórios e infecciosos de córnea podem ocorrer, comprometendo a transparência e a forma da córnea e, consequentemente, a diminuição da visão. Alterações da córnea muito precoces na vida podem também causar alteração do desenvolvimento da visão e, se o tratamento não for eficaz, a deficiência visual será definitiva.

■ ANOMALIAS CONGÊNITAS DA CÓRNEA

1 | Anomalias de tamanho: microcórnea – córneas com diâmetro inferior a 10 mm; megalocórnea – córneas com diâmetro superior a 13 mm.
2 | Anormalidade de forma – córnea plana, ceratoglobo e estafiloma anterior.
3 | Anormalidade de estrutura: disgenesias do segmento anterior (anomalia de Peters, esclerocornea, distrofia endotelial hereditária congênita (CHED), distrofia polimorfa posterior, anomalia de Axenfel-Rieger) e ceratocone posterior.

Algumas dessas doenças cursam com opacidade de córnea ao nascimento: glaucoma congênito, esclerocórnea, CHED, anomalia de Peters e coristoma (dermoide). Devem ser tratadas precocemente devido ao risco de ambliopia (baixa acuidade visual por privação).

■ DOENÇAS METABÓLICAS

As doenças metabólicas que envolvem a córnea podem ser do metabolismo dos carboidratos, como as mucopolissacaridoses, com a possibilidade de depósitos na córnea; dos lipídeos, como nas hiperlipoproteinemias e hipolipoproteinemias, esfingolipidoses e mucolipidoses, que também causam depósitos no estroma; e dos aminoácidos (p. ex.: cistinose, tirosinemia, alcaptonúria). Alterações do metabolismo das proteínas, da síntese de imunoglobulinas, do metabolismo do ácido nucleico e do mineral estão entre as doenças sistêmicas com alterações corneanas.

■ DISTROFIAS DA CÓRNEA

As distrofias de córnea são um conjunto de enfermidades que se caracterizam por produzir perda progressiva da transparência da córnea sem inflamação. Em sua maior parte, são determinadas geneticamente e se conhece o tipo de transmissão genética. Os primeiros sintomas podem aparecer entre os 10 e os 40 anos de idade; são bilaterais, mas de desenvolvimento assimétrico e progressivo.

As distrofias, de acordo com a camada da córnea acometida, são divididas em epiteliais, da camada de Bowman, estromais e endoteliais.

As distrofias epiteliais e da membrana basal do epitélio e da camada de Bowman podem alterar a visão, mas o principal sintoma é o desconforto ocasionado pela erosão epitelial recorrente.

As distrofias estromais são caracterizadas por diferentes tipos de opacidades estromais, sendo as mais conhecidas: macular, granular e lattice.

As distrofias endoteliais mais frequentes e mais importantes são a córnea guttata e a distrofia de Fuchs, que podem levar à alteração de transparência da córnea, inicialmente por alteração de hidratação e, depois, da espessura, podendo evoluir para um quadro mais grave de edema irreversível e perda de transparência.

■ ECTASIAS DA CÓRNEA

Têm, em comum, alterações da curvatura, que podem ser anteriores, posteriores e periféricas, e apresentam, concomitantemente, afinamento da espessura total em maior ou menor grau, dependendo da evolução.

CERATOCONE

Relativamente frequente (50/100 mil pessoas), o ceratocone é uma doença em que a córnea é alterada com aumento de curvatura, adquirindo o formato de um cone. Apresenta também progressiva modificação da espessura com afinamento central ou paracentral. A história familiar está presente em 6 a 8% dos casos, sugerindo herança familiar autossômica dominante com penetrância incompleta. Pacientes com síndrome de Down, Marfan, atopia ocular e prolapso da valva mitral têm prevalência aumentada.

Quadro clínico

Trata-se de uma ectasia geralmente bilateral, assimétrica e progressiva, sendo a fase de maior progressão a adolescência. A diminuição da acuidade visual é devida ao astigmatismo irregular induzido pela protrusão corneana. O cone na fase avançada pode, além de alterar a forma, apresentar opacidades de córnea secundárias às roturas focais da camada de Bowman. O aumento progressivo da ectasia pode levar à rotura da membrana de Descemet, entrada de humor aquoso e consequentemente edema agudo de córnea chamado de hidropsia. Uma angústia frequente dos pacientes portadores de ceratocone é quanto à possibilidade de perfuração espontânea da córnea, muito rara.

Diagnóstico

Pode ser realizado pelo exame de biomicroscopia ou retinoscopia, porém é pela topografia ou tomografia da córnea que se obtém o diagnóstico precoce. Assim, é possível orientar o paciente para que evite procedimentos de correção de grau com *laser* que podem agravar e modificar a evolução do ceratocone.

Tratamento

O tratamento tem o objetivo de promover a melhor correção da visão, que pode ser com óculos, no início da doença e em casos mais avançados lentes de contato, que podem ser rígidas, de vários tamanhos e curvaturas, e gelatinosas, especialmente desenhadas para esse tipo de córnea.

Um procedimento cirúrgico que pode modificar a curvatura de córnea é a introdução de anéis intraestromais que servem de suporte para a estrutura da córnea alterada.

Outro procedimento recomendado para portadores de ceratocone, principalmente os que apresentam evolução da protrusão ou afinamento de córnea, é o *cross-linking* do colágeno corneano, procedimento feito com a aplicação de luz ultravioleta na córnea impregnada com riboflavina. A riboflavina, uma vez fotoativada, libera moléculas de oxigênio que modificam as ligações covalentes das fibras de colágeno, promovendo a modificação das propriedades biomecânicas da córnea e, consequentemente, o enrijecimento das fibras de colágeno. Em alguns casos, verifica-se aplanamento da córnea após o tratamento.

Em casos mais graves, em que a transparência da córnea está comprometida, a indicação será de transplante de córnea. Dois tipos de transplantes podem ser indicados, o penetrante de espessura total da córnea ou lamelar quando é programada a troca apenas o estroma anterior da córnea, Sendo possível a execução do transplante lamelar, observa-se que a reabilitação visual é mais rápida, e as chances de rejeição, menores.

CERATOGLOBO

O ceratoglobo é uma condição rara, bilateral, presente ao nascimento, sem padrão familiar. Nessa situação, a córnea tem o aspecto globular, com aumento de curvatura e afinamento difuso, e o diâmetro corneano pode estar aumentado. A ruptura espontânea pode ocorrer, e os pacientes devem ser orientados a evitar traumas oculares usando óculos de proteção.

DEGENERAÇÃO MARGINAL PELÚCIDA

Ectasia bilateral, não hereditária, caracterizada por afinamento corneano periférico, entre 4 e 8 horas, sem inflamação. Devido ao afinamento inferior periférico, a córnea adjacente superior sofre protrusão, resultando em aplanamento do meridiano vertical e astigmatismo contrarregra.

> **ATENÇÃO!**
>
> Ectasias da córnea, como o ceratocone, acometem pacientes jovens. No passado, todos os casos que evoluíam e causavam baixa acuidade visual sem possibilidade de correção com óculos ou lente de contato eram encaminhados para transplante; hoje, procedimentos alternativos como anel intraestromal e *cross-linking* corneano mudaram a evolução dessas doenças.

■ CERATITES

Ceratite é o processo inflamatório da córnea que pode também ser de origem infecciosa ou apenas inflamatória.

CERATITES INFECCIOSAS

As ceratites infecciosas ocorrem em virtude da adesão, da penetração e da proliferação de agentes infecciosos (bactéria, fungo, vírus e parasitas) na córnea e geralmente estão associadas à inflamação e à destruição tecidual com úlcera do epitélio, que pode evoluir e acometer o estroma. Devem ser consideradas como urgências oftalmológicas, pois podem levar à alteração de transparência, afinamento e perfuração. As defesas naturais da superfície ocular incluem pálpebras, filme lacrimal e epitélio corneano.

Os fatores predisponentes para ceratites infecciosas geralmente são eventos que causam lesão de epitélio: uso inadequado de lentes de contato; trauma; cirurgias corneanas; enfermidades da superfície ocular; doenças sistêmicas e imunossupressão local ou sistêmica; anestesia da córnea, congênita ou secundária a abuso de colírios anestésicos, ou doenças que lesam a inervação corneana (ceratite por herpes simples ou zóster). Condições sistêmicas, como diabetes, doenças do colágeno, desnutrição e alcoolismo crônico, podem comprometer a superfície ocular e aumentar o risco de ceratite infecciosa.

Na pálpebra e na conjuntiva, encontram-se as bactérias que fazem parte da microbiota normal. É composta por bactérias não patogênicas que impedem a reprodução de micro-organismos multirresistentes que podem estar presentes na superfície ocular, ainda que em menor quantidade. Em condições de desequilíbrio, na proteção da superfície da córnea, bactérias normalmente não patogênicas podem causar doença infecciosa da córnea.

Conjuntivites causadas por bactérias com capacidade de penetrar o epitélio íntegro, tais como *Neisseria gonorrhoeae*, *Corynebacterium diphtheriae*, *Haemophilus aegyptius* e *Listeria monocytogenes*, podem causar ceratite infecciosa

Quadro clínico

Os sinais e sintomas são variáveis e dependem da virulência do agente causal, defesa do hospedeiro e das condições preexistentes da córnea. Geralmente têm início súbito com dor, fotofobia e diminuição da acuidade visual. À biomicroscopia, observam-se hiperemia conjuntival, lesão epitelial e infiltrado estromal da córnea de diâmetro, profundidade e localização variáveis, além de reação inflamatória na câmara anterior e hipópio (Figura 268.1).

Diagnóstico

O exame clínico oftalmológico e os dados de história do paciente podem ser sugestivos de determinado tipo de infecção, porém o diagnóstico etiológico só pode ser confirmado pelo isolamento do agente infeccioso. A investigação laboratorial das ceratites infecciosas inclui o raspado da córnea para bacterioscopia (coloração de Gram), citologia (Giemsa) e cultura em meios sólidos (ágar-sangue, ágar chocolate e Sabouraud, esse último específico para fungos) e meios líquidos (tioglicolato, ou BHI, do inglês *brain heart infusion*), para identificação do micro-organismo, e antibiograma, para determinar a sensibilidade ao antibiótico. Quando a suspeita é de infecção por *Acanthamoeba* sp., utiliza-se meio de ágar não nutriente enriquecido com *E. coli* para cultura. A biópsia de córnea para investigação diagnóstica é reservada para os casos que não respondem ao tratamento inicial. Exames complementares que permitem o exame *in vivo* da córnea, como microscopia confocal, podem ser utilizados, principalmente em casos de ceratites por fungos filamentosos ou *Acanthamoeba*. Técnicas de biologia molecular também têm seu espaço na investigação laboratorial de amostras do olho com a possibilidade de aumentar a sensibilidade.

Ceratites bacterianas

Etiologia

Nas ceratites bacterianas, 50 a 90% dos isolados são bactérias gram-positivas, principalmente *S. aureus*, *S. coagulase-negativa*, *S. pneumoniae* e *S. viridans*. Entre os bacilos gram-negativos, *Pseudomonas* sp. são as mais frequentes.

Algumas bactérias, como a *Micobacteria* sp., são mais raras e podem apresentar um início insidioso e curso indolente; geralmente estão associadas à infecção pós cirurgia refrativa.

Os achados clínicos não permitem distinguir o organismo causador. Alguns fatos na história e sinais clínicos para determinada bactéria, como paciente jovem, usuário de lente de contato e necrose intensa do estroma,

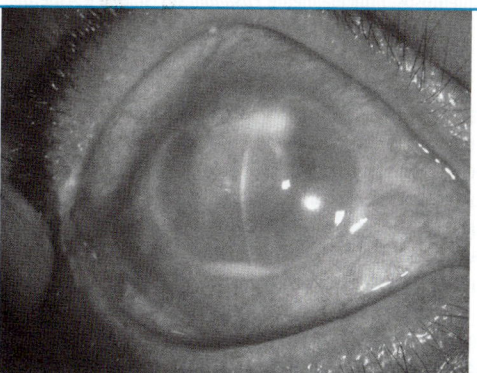

FIGURA 268.1 ■ Ceratite bacteriana.

podem sugerir infecção por bacilo gram-negativo, principalmente *Pseudomonas* sp.

Tratamento

Deve ser instituído assim que o diagnóstico clínico é feito, e mesmo antes do resultado do exame laboratorial. Os antibióticos de escolha para o tratamento inicial da ceratite bacteriana são geralmente as quinolonas de 4ª geração (gatifloxacino ou moxifloxacino) ou associação de antibióticos fortificados, cefalosporina (cefalotina ou cefazolina) e aminoglicosídeo (gentamicina ou tobramicina) tópicos. Em casos de resistência aos aminoglicosídeos, a ceftazidima é usada, principalmente nos casos de ceratite por *Pseudomonas* sp. Vancomicina é usada nas infecções por cocos gram-positivos, nos casos de resistência às cefalosporinas. Os adesivos teciduais junto com lente de contato terapêutica são usados nos afinamentos corneanos com risco de perfuração Se a evolução clínica for desfavorável e a perfuração for extensa (> 2 mm), é indicado o transplante de córnea de emergência chamado tectônico.

> **ATENÇÃO!**
>
> Em casos de ceratite bacteriana de rápida evolução associados a lentes de contato, a primeira hipótese é a de infecção por *Pseudomonas aeuruginosa*.

Ceratite fúngica

Os fatores de risco da ceratite por fungo filamentoso são trauma ocular, principalmente com vegetal, uso de antibiótico e corticosteroide tópico por tempo prolongado, e, mais raramente, uso de lente de contato, cirurgias e ceratites crônicas (alergia ou causada por herpes). Doenças sistêmicas que diminuem a imunidade estão associadas principalmente às ceratites por leveduras (*Candida* sp.).

Quadro clínico

O sintoma inicial de ceratite infecciosa, mesmo as fúngicas, é a sensação de corpo estranho, que lentamente pode evoluir para embaçamento da visão e dor. A hiperemia conjuntival geralmente é menos intensa do que a ceratite bacteriana, está associada à lesão epitelial, apresenta infiltrado estromal corneano com bordas hifadas e textura rugosa, além de lesões-satélite e reação de câmara anterior ou hipópio.

Etiologia

A ceratite fúngica pode ser causada por diferentes tipos de fungos: os filamentosos, os dimorfos e as leveduras. Os mais frequentes são os fungos filamentosos, principalmente *Fusarium* sp. (solani) e *Aspergillus* sp. e, entre as leveduras, a *Candida* sp.

Tratamento

Na ceratite superficial causada por fungo filamentoso, o tratamento de escolha é a natamicina a 5%, tópica, e, nos casos mais graves e de lesões profundas, a anfotericina B a 0,15%, tendo-se o cuidado de debridar o epitélio frequentemente para obter uma concentração adequada no estroma corneano. Nos casos graves, é realizada a aplicação subconjuntival de fluconazol ou miconazol (10 mg/0,5 mL), além do uso intraocular (lavagem da câmara anterior) de anfotericina B. Associa-se o uso sistêmico de cetoconazol ou fluconazol. As ceratites causadas por leveduras geralmente respondem bem à anfotericina B tópica. Atualmente, o voriconazol, uma nova geração dos azoles com amplo espectro de ação e alta penetração ocular, tem sido utilizado por via tópica, intracameral e sistêmica com resultados promissores. Em muitos casos, apenas o tratamento clínico é insuficiente para controlar o processo, sendo necessário o transplante de córnea ou recobrimento conjuntival, ainda que na vigência do processo infeccioso. O uso de corticosteroide é contraindicado em ceratites fúngicas mesmo após o tranplante de córnea.

Ceratite por acanthamoeba

Acanthamoeba é um protozoário de vida livre, presente em vários ambientes, como piscinas, reservatórios de água, água salgada, solo, ductos de ventilação etc. Como patógeno humano, pode causar infecção em vários órgãos em imunossuprimidos e, em indivíduos saudáveis, ceratite de difícil tratamento. Ela existe em duas formas: trofozoíto, que se alimenta de bactéria e, em condições desfavoráveis, encista-se; e o cisto, uma forma extremamente resistente.

Fatores de risco

Mais de 70% dos casos está relacionado ao uso de lente de contato, sendo que as gelatinosas apresentam maior risco do que as lentes rígidas. Outros fatores associados são trauma, exposição à água contaminada ou soluções para higiene das lentes.

Quadro clínico

Acanthamoeba sp. deve ser considerada em todo caso de ceratite em usuários de lentes de contato, principalmente se há suspeita de higiene imprópria. Dor desproporcional aos achados clínicos é o sintoma inicial, associado à hiperemia conjuntival, fotofobia, lacrimejamento e baixa acuidade visual. Ausência de dor não exclui o diagnóstico. No estágio inicial, observa-se irregularidade epitelial, com padrão dendritiforme confundindo com o quadro de ceratite herpética. Ceratoneurite, embora rara, é um achado característico. Limbite pode estar presente. Com a evolução da infecção, apresentam-se os infiltrados estromais únicos ou múltiplos, ou em forma de anel e uveíte anterior. Em estágios mais avançados, pode progredir para necrose e perfuração da córnea. Outros sinais incluem aumento da pressão intraocular (PIO) e esclerite. Diagnóstico tardio está associado com pior resultado visual.

Tratamento

Os trofozoítos são sensíveis a muitos agentes quimioterápicos disponíveis (antibióticos, antissépticos, antifúngicos, antiprotozoários e antivirais), mas infecção persistente é mantida pela forma cística, mais resistente, contra a qual poucos agentes têm efeito. Os principais medicamentos cisticidas *in vitro* são as diamidinas e as biguanidas. As duas biguanidas em uso são a biguanida, 0,02 a 0,06%, e a clorexidina, 0,02 a 0,2%. Concentração da biguanida acima de 0,02% é reservada para casos resistentes. As diamidinas disponíveis são a propamidina a 0,1% (Brolene®) e a hexamidina a 0,1% (Desomedine®), eficazes contra cistos e trofozoítos. O tratamento inicial pode ser realizado com biguanida a 0,02% isolada ou associada à propamidina a 0,1%, de hora em hora nos primeiros dias, com diminuição progressiva de acordo com a evolução da infecção. Nos casos em que a ceratite é confinada ao epitélio e ao estroma superficial, o tratamento dura em torno de 3 a 4 meses, com boa resposta terapêutica. O uso de corticosteroide é controverso, mas pode ser benéfico quando há intensa reação inflamatória (esclerite, dor intensa, reação de câmara anterior), depois de pelo menos duas semanas de uso do amebicida.

O transplante de córnea terapêutico deve ser reservado para casos de perfuração corneana que não pode ser tratada pelo adesivo tecidual, quando existe catarata intumescente e abscesso corneano fulminante.

Os fatores mais importantes que afetam o prognóstico são a gravidade da doença à apresentação e o intervalo entre o início dos sintomas e a introdução do tratamento.

Ceratite por herpes simples

Ocorre como manifestação da doença recorrente e, raramente, na infecção primária. Excluindo os casos de herpes ocular neonatal, em geral causados pelo vírus tipo 2, mais de 95% das infecções oculares são causadas pelo vírus tipo 1. Uma variedade de manifestações clínicas, não apenas infecciosas, mas imunológicas, podem afetar todos os níveis da córnea. Ceratite herpética recorrente é, em geral, uma doença unilateral. Apenas em 3% dos pacientes, principalmente em atópicos, ambos os olhos são afetados.

Patogênese

O vírus herpes simples (HSV) entra pelo nervo periférico e viaja por transporte axonal até o núcleo do neurônio, permanecendo em estado latente nos gânglios trigeminal, cervical e simpático e no tronco encefálico. Quando há ativação, viaja pela divisão oftálmica do trigêmeo até a córnea, provocando a infecção recorrente.

Quadro clínico

A ceratite herpética tem várias formas de manifestação clínica: epitelial infecciosa (úlcera dendrítica, geográfica e marginal); neurotrófica; estromal imune (ceratite imune ou ceratite intersticial, resultado de reação imune aos antígenos virais no estroma corneano); estromal necrosante (imune e replicação viral); e endotelite (reação imunológica e vírus vivo).

Sensação de corpo estranho, lacrimejamento e fotofobia são os principais sintomas da ceratite epitelial. Nos casos com comprometimento estromal e endotelite, ocorrem baixa acuidade visual e dor. A sensibilidade corneana geralmente está diminuída.

Tratamento

Depende da forma clínica. Na ceratite infecciosa epitelial, usa-se antiviral (aciclovir) tópico, 5 vezes ao dia, ou oral na dose de 2 g ao dia, ou valaciclovir, 1 g ao dia por 10 a 14 dias. O corticosteroide é contraindicado nessa forma de apresentação. Na ceratite neurotrófica, a finalidade é promover a cicatrização corneana com o uso de lubrificante sem conservante, lente de contato terapêutica, antibiótico tópico profilático e inibidor da colagenase, como a tetraciclina ou a doxiciclina, VO, (100 mg/dia). Na estromal imune, usa-se corticosteroide tópico, como dexametasona ou prednisolona 6 a 8 vezes ao dia, associado à profilaxia antiviral (aciclovir, 800 mg ao dia, ou valaciclovir, 500 mg/dia). Na estromal necrosante e na endotelite, utilizam-se aciclovir (2 g ao dia) ou valaciclovir (1 g ao dia), por 14 a 21 dias, e corticosteroide tópico e oral (prednisona 1 mg/kg/dia).

Herpes-zóster oftálmico (HZO)

O vírus da varicela-zóster (VVZ, ou herpes-vírus humano [HHV] tipo 3) causa dois tipos distintos de síndrome viral: a infecção primária; e a infecção recorrente ou herpes-zóster (HZ), que ocorre devido à reativação do vírus latente no gânglio espinal ou cerebral, geralmente em idosos ou imunossuprimidos, manifestando-se por dor unilateral no dermátomo afetado associada à erupção vesicular. Apesar de a erupção ser característica da infecção por herpes-zóster, pode haver acometimento sem lesões de pele, apenas com dor neuropática no dermátomo correspondente com as complicações da doença.

O herpes-zóster oftálmico corresponde a 10 a 20% dos casos de HZ e ocorre devido ao envolvimento do ramo oftálmico do V par craniano (nervo trigêmeo). O ramo oftálmico é dividido em nasociliar, lacrimal e frontal, este o mais comumente envolvido. Quando o nervo nasociliar é acometido, há lesões na pele do nariz (sinal de Hutchinson) e é preditivo de inflamação ocular e lesão da inervação corneana. O envolvimento ocular ocorre em aproximadamente 50% dos casos de HZO.

Quadro clínico

Inicia-se com quadro prodrômico de febre, mal-estar e cefaleia, além de hiperestesia, dor, prurido ou queimação na pele, entre 1 e 4 dias antes do aparecimento da erupção cutânea, inicialmente pápulas e, depois, vesículas, na região da fronte, respeitando a linha média. As vesículas se tornam pústulas e, posteriormente, crostas. Dependendo da profundidade das lesões dérmicas e/ou de infecção secundária, pode deixar cicatriz. Edema de pálpebra, conjuntivite com pseudomembranas, episclerite e esclerite podem acompanhar o quadro agudo da infecção. Uveíte acompanha muitas formas de ceratite e a atrofia setorial da íris é característica do quadro de HZ. Neurite óptica, retinite e necrose retiniana aguda são manifestações raras de HZO.

A córnea é envolvida em 65% dos pacientes, com quadro de ceratite epitelial (51%), pseudodendritos (51%), infiltrados estromais anteriores (41%), placa mucosa corneana tardia (13%), ceratite disciforme (10%), ceratite neurotrófica (25%), ceratite intersticial (15%) e ceratite de exposição (11%).

Tratamento

O tratamento tem o objetivo de acelerar a cicatrização, limitar a gravidade e duração da dor, reduzir as complicações e evitar a doença disseminada. Antiviral tópico para lesões de pele tem um mínimo efeito benéfico. Utiliza-se aciclovir sistêmico na dose de 4 g ao dia por 7 a 10 dias. Pode ser usado também valaciclovir (3 g ao dia) ou famciclovir (750 mg ao dia). Essas medicações não previnem a neuralgia pós-herpética, embora diminuam o período de dor aguda, principalmente se usadas nas primeiras 72 horas do início das erupções. O uso endovenoso dos antivirais é reservado para os pacientes imunossuprimidos ou na doença disseminada. Corticosteroide tópico é indicado nos quadros de ceratite disciforme e uveíte, e o sistêmico, nos casos de retinite, neurite óptica e necrose retiniana aguda.

CERATITES NÃO INFECCIOSAS

Ceratite ulcerativa periférica

Forma de inflamação estromal em forma crescente, que envolve a córnea justalimbar, sempre associada a um defeito epitelial sobrejacente e a perda progressiva do estroma corneano. A ceratite é frequentemente associada à inflamação conjuntival, episcleral ou escleral adjacente.

A ceratite ulcerativa periférica, em geral, está associada a doenças sistêmicas imunomediadas (colagenoses e vasculites), como artrite reumatoide (mais frequente), granulomatose de Wegener, poliarterite nodosa, lúpus eritematoso sistêmico (LES) e policondrite recidivante. Doenças infecciosas, como herpes simples, zóster, hepatite B e C e, mais raramente, tuberculose e hanseníase, são também descritas. Trauma cirúrgico pode ser o fator desencadeante da ceratite. Existe um tipo de ceratite denominado úlcera de Mooren que se apresenta como um quadro típico de ceratite ulcerativa periférica (PUK) sem associação com doença sistêmica e ocular, sendo, portanto, diagnóstico de exclusão (idiopática). Nessa última, a esclera raramente é envolvida.

Outro tipo de ceratite imunológica associada à blefarite ocorre de três formas: ulceração catarral; flictenulose; e ceratite periférica associada à rosácea.

■ CIRURGIA DE CÓRNEA

Envolvem procedimentos simples como sutura, procedimentos fotorrefrativos, implantes de anéis intraestromais, transplantes penetrantes e lamelares, tanto anteriores como posteriores.

A sutura de córnea deve ser feita sempre com fios monofilamentares de nylon ou prolene, pois estes induzem menos inflamação.

Os anéis intraestromais são usados para modificação da curvatura corneana em casos de ectasias.

Adesivos teciduais são usados em oftalmologia em diversas situações, como nos afinamentos, nas microperfurações e nas perfurações da córnea de difícil resolução cirúrgica. Evitam-se procedimentos realizados em situações de emergência, bem como se preserva a integridade do bulbo ocular com a utilização dessas substâncias.

Para realização de transplante de córnea, é necessário que um tecido corneano doado seja disponibilizado. Esse processo de doação, de captação e de distribuição de córneas é complexo e, no Brasil, funciona com centrais de transplantes estaduais coordenadas pelo governo e com filas únicas. Estas centrais são responsáveis, pela operacionalização do processo de captação e distribuição dos tecidos. Infelizmente, uma vez que a política de distribuição e captação não é de âmbito nacional, o tempo de espera para transplante de córnea em cada Estado é muito variável. Para situações de perfuração ou infecção ativa na córnea, pode-se realizar transplante de córnea priorizado, porém nesta situação nem sempre a qualidade do tecido é boa o suficiente para completa reabilitação visual do paciente.

Todos os tipos de transplantes de córnea são feitos com córneas doadas e preservadas. O tempo de preservação é normalmente de 14 dias, dependendo do meio de preservação (Figura 268.2).

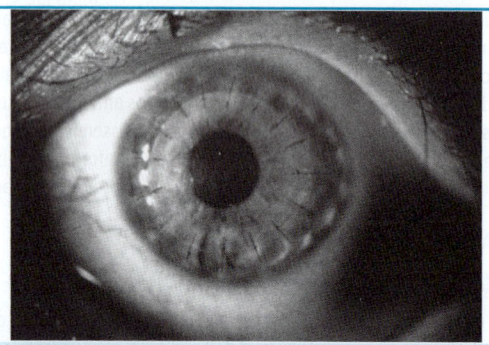

FIGURA 268.2 ■ Transplante de córnea.

Quando se planeja um transplante lamelar, tanto anterior como posterior, pode-se preparar o tecido doador e receptor com delaminação manual ou com auxílio de equipamentos mecânicos (microcerátomo) ou a *laser* (*laser* de femtossegundo).

REVISÃO

- Doenças da córnea podem causar alterações da visão importantes.
- Entre os processos infecciosos que acometem a córnea, o mais frequente está relacionado à infecção bacteriana.
- A possibilidade de se transplantar parte da córnea em transplantes lamelares melhora muito as condições de reabilitação dos pacientes com acometimento da córnea e pode ser realizado em qualquer idade.
- A rejeição da córnea transplantada pode ocorrer em qualquer época do pós-operatório.

■ LEITURAS SUGERIDAS

Dua HS, Faraj LA, Said DG, Gray T, Lowe J. Human corneal anatomy redefined: a novel pre-descemet's layer (Dua's layer). Ophthalmology. 2013;120(9):1778-85.

Hofling-Lima AL, Alves M, Nishiwaki-Dantas MC, editores. Doenças externas oculares. Rio de Janeiro: Cultura Médica; 2013.

Krachmer JH, Mannis MJ, Holland EJ. Cornea. 3rd ed. St. Louis: Mosby; 2005.

Krachmer JH, Palay DA, editors. Atlas Cornea. Philadelphia: Elsevier; 2006.

268.2 ALTERAÇÕES DA CONJUNTIVA E ESCLERA

■ MARCO ANTÔNIO BORDÓN RIVEROS
■ JOSÉ ALVARO PEREIRA GOMES

■ ALTERAÇÕES DA CONJUNTIVA

CONJUNTIVITE

O termo conjuntivite é aplicado a qualquer processo inflamatório que afeta a conjuntiva, desencadeado por resposta imune contra algum estímulo danoso, seja infeccioso, alérgico ou traumático.

Quadro clínico

Inclui hiperemia, sensação de corpo estranho, lacrimejamento, prurido, secreção, quemose e edema palpebral.

Diagnóstico

No exame oftalmológico, é de grande importância a detecção de folículos (hiperplasia de tecido linfoide no estroma conjuntival que se apresenta como elevações ovaladas) e de papilas (pequenas elevações da conjuntiva com centro vascular), a fim de se determinar o agente etiológico da inflamação conjuntival. Os folículos podem estar associados a reações de toxicidade medicamentosa, infecções por vírus (clamídia) ou por algumas bactérias (molusco contagioso). As papilas estão associadas a processos alérgicos crônicos e infecções bacterianas (Figura 268.3). Em ambos os casos, deve-se investigar exposição a agentes físicos e químicos, medicações tópicas e sistêmicas, linfadenopatia pré-auricular, alterações na pele das pálpebras e face, características da secreção e lesões na conjuntiva e na córnea.

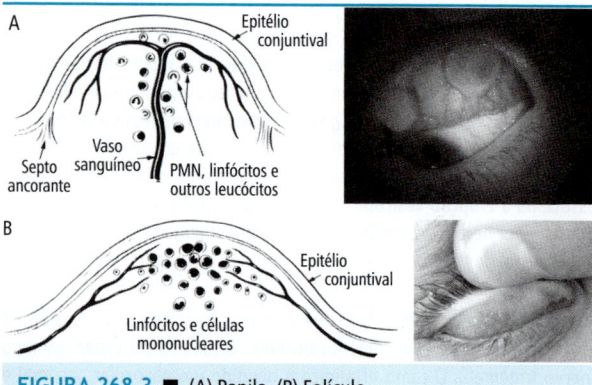

FIGURA 268.3 ■ (A) Papila. (B) Folículo.

PMN: polimorfonuclear.
Fonte: Adaptada de American Academy Ophthalmology Basic and Clinical Science Course Subcommittec.[1]

Para fins didáticos, pode-se classificar as conjuntivites em agudas (até três semanas) e crônicas (mais do que três semanas), ou infecciosas e não infecciosas, de acordo com a duração de suas manifestações clínicas.

Classificação e tratamento

Conjuntivites agudas

Na conjuntivite aguda, há instalação súbita dos sinais e sintomas e estes, em geral, possuem particularidades relacionadas à sua etiologia (Quadro 268.1).

Conjuntivite bacteriana

- **Conjuntivite bacteriana aguda:** conjuntivite unilateral, com secreção moderada, geralmente mucopurulenta, e reação papilar, associada a sintomas de irritação e hiperemia ocular. Em geral, não apresenta lesões corneanas. É possível correlacionar os agentes mais comuns ao quadro clínico característico: *Staphylococcus aureus* (*S. aureus*), em portadores de blefarite anterior; *Streptococcus pneumoniae* (*S. pneumoniae*), em crianças com otite média; *Moraxella* sp., em portadores de blefarite angular; e *Haemophilus* sp., em crianças com infecções sistêmicas. O tratamento consiste no uso de colírios antibióticos (antibiótico de amplo espectro de ação a cada quatro horas por sete dias).
- **Conjuntivite bacteriana hiperaguda:** conjuntivite uni ou bilateral, hiperaguda, com quadro clínico exuberante e rapidamente progressivo: secreção purulenta em grande quantidade; hiperemia; reação papilar; quemose; linfadenopatia regional; e ceratite. Tem como agentes mais comuns a *Chlamydia trachomatis* (*C. trachomatis*), principalmente nos recém-nascidos (RNs) que a adquirem no canal no parto, e a *Neisseria gonorrhoeae* (*N. gonorrhoeae*), em adultos sexualmente ativos ou em RNs que não receberam o colírio de nitrato de prata 1% profilático (método de Credé). Citologia e cultura são obrigatórias, porém não devem retardar o início do tratamento. Além da higiene ocular com solução fisiológica (SF) e prescrição de colírios antibióticos de largo espectro, convém iniciar o tratamento sistêmico, composto por ceftriaxona na dose infantil de 50 mg/kg/dia por cinco dias ou 1 g dose única para adultos, via IM ou endovenosa (EV), para o tratamento da *N. gonorrhoeae*; e eritromicina na dose infantil de 25 mg/kg/dia, quatro vezes ao dia por 14 dias, para o tratamento da *C. trachomatis*. Deve-se acompanhar o paciente diariamente nas conjuntivites gonocócicas pelo risco de envolvimento corneano.
- **Oftalmia neonatal:** termo utilizado em qualquer conjuntivite aguda nas quatro primeiras semanas de vida. Pode ser causada por bactéria (*N. gonorrhoeae* ou *C. trachomatis*), vírus (herpes simples 2) ou toxicidade medicamentosa (nitrato de prata, na profilaxia da infecção gonocócica). Deve ser sempre avaliada por um oftalmologista para a identificação correta do agente causal e tratamento específico.

Conjuntivites virais

- **Conjuntivite adenoviral:** conjuntivite epidêmica comum, causada pelos sorotipos 8, 11, 19 e 37 do adenovírus, transmitidos pelo contato direto mão-olho ou equipamentos oftalmológicos contaminados. Apresenta sintomas autolimitados (7 a 21 dias) bilaterais de irritação ocular, hiperemia, secreção mucoide e linfadenopatia pré-auricular. Há presença de edema palpebral, quemose, reação folicular conjuntival, podendo haver formação de membranas conjuntivais (aderências de fibrina e leucócitos na conjuntiva tarsal). É frequente a presença de lesões epiteliais difusas da córnea (ceratite ponteada), podendo evoluir com infiltrados subepiteliais na córnea, que levam à diminuição transitória da acuidade visual. Não há tratamento específico para a conjuntivite adenoviral, mas a prescrição de compressas geladas e lubrificantes proporciona alívio dos sintomas.

> **ATENÇÃO!**
>
> A conjuntivite adenoviral possui caráter contagioso, por isso os cuidados de higiene pessoal são fundamentais.

- **Conjuntivite hemorrágica aguda:** infecções epidêmicas sazonais, com predomínio no verão, devido à sua transmissão fecal-oral, em piscinas públicas ou reservatórios de água contaminados pelo picornavírus, enterovírus 70 e coxsackievírus A24. Apresenta início rápido de hiperemia, petéquias e hemorragia subconjuntival, associadas à reação folicular conjuntival e à secreção aquosa. Em geral, apresenta resolução espontânea em 6 a 7 dias e melhora progressiva do quadro hemorrágico.
- **Blefaroconjuntivite herpética:** ocorre na infecção primária ou recorrente pelo vírus herpes simples 1 (HSV-1), principalmente, ou pelo HSV-2 em RNs ou após contato oral-genital. Os sintomas de irritação ocular e secreção aquosa são unilaterais (80%) e acompanhados de lesões vesiculares nas pálpebras. Há folículos na conjuntiva tarsal e linfadenopatia regional. É frequente a presença de lesão epitelial da córnea, que pode ser agravada com o uso de corticosteroides tópicos. Apresenta resolução espontânea em 7 a 14 dias, sem necessidade de medicação antiviral.

Conjuntivite alérgica aguda

Inflamação conjuntival desencadeada pela exposição a alérgenos (p. ex: pólen, maquiagem e componentes de colírios, como nitrato de prata, e medicações antiglaucomatosas). Ocorre com mais frequência em indivíduos atópicos e apresenta quadro clínico característico de prurido, além de hiperemia, lacrimejamento, quemose e edema palpebral. Quando re-

QUADRO 268.1 ■ Conjuntivites agudas							
PAPILAR			FOLICULAR			MEMBRANOSA	
Secreção purulenta	Secreção catarral	Secreção da mucosa e prurido	Secreção aquosa, hemorragias e nódulo palpável	Secreção mucopurulenta	Cultura (+) bactéria	Cultura (–) bactéria	
Conjuntivite hiperaguda	Conjuntivite bacteriana	Conjuntivite alérgica	Conjuntivite viral	Conjuntivite de inclusão	Conjuntivite bacteriana	Conjuntivite viral	

lacionada ao uso de colírios, pode apresentar hiperemia e reação folicular mais intensa nas pálpebras inferiores. Deve-se suspender ou evitar o contato com o provável agente causal, e a prescrição de compressas geladas e colírios lubrificantes promove o alívio dos sintomas.

Conjuntivites crônicas

Na conjuntivite crônica, há instalação insidiosa do quadro clínico (Quadro 268.2) que frequentemente demanda avaliação oftalmológica detalhada para elucidação diagnóstica.

Conjuntivites bacterianas

- **Blefaroconjuntivite estafilocócica:** reação conjuntival induzida por toxinas do *S. aureus* e *Staphylococcus epidermidis* presentes na pele palpebral, nos folículos ciliares e nas glândulas acessórias. O paciente pode ser assintomático ou queixar-se de sensação de corpo estranho, prurido e hiperemia, piores pela manhã. Apresenta crostas de fibrina nas margens palpebrais e ao redor dos cílios, perda dos cílios e dilatação dos vasos superficiais das pálpebras. O tratamento consiste em higiene palpebral com xampu neutro, massagem com compressas mornas e antibióticos tópicos e sistêmicos nos quadros persistentemente sintomáticos.
- **Conjuntivite de inclusão:** infecção conjuntival pelos sorotipos D e K da *C. trachomatis*, em adultos sexualmente ativos. O paciente queixa-se de sintomas moderados de irritação ocular, hiperemia e secreção aquosa de longa data, podendo não relatar sintomas geniturinários. Apresenta reação folicular típica na conjuntiva bulbar. O diagnóstico é clínico, uma vez que a identificação da *C. trachomatis* em culturas é de apenas 30%. O tratamento simultâneo do paciente e de seus parceiros sexuais consiste no uso de antibiótico sistêmico (azitromicina, 1 g, dose única).
- **Tracoma:** infecção epidêmica pelos sorotipos A e C da *C. trachomatis*, afetando em geral crianças em regiões de saneamento básico insatisfatório. Após o período de incubação de 5 a 10 dias, o tracoma se manifesta como conjuntivite mucopurulenta, com típica reação folicular em tarso superior. Apesar de autolimitada, suas reinfecções frequentes provocam cicatrizes na córnea, na conjuntiva e nas pálpebras, constituindo uma das cinco maiores causas de cegueira no mundo. O diagnóstico é clínico e sua notificação é compulsória no Estado de São Paulo e recomendável em todo o país. O tratamento consiste no uso de antibiótico tópico ou sistêmico (azitromicina 20 mg/kg, dose única VO, ou tetraciclina 1% pomada, três vezes ao dia por seis semanas).

Conjuntivites alérgicas

- **Conjuntivite alérgica sazonal e perene:** conjuntivite frequente em indivíduos atópicos, associada à piora dos sintomas de rinite alérgica e asma. Apresenta quadro clínico bilateral de prurido, hiperemia, lacrimejamento, quemose e edema palpebral devido à degranulação de mastócitos (reação de hipersensibilidade tipo I), desencadeada pelo contato com alérgenos (pólen, na forma sazonal, ou ácaros, na forma perene). Apresenta evolução benigna e autolimitada. O tratamento consiste em evitar os alérgenos, com medidas de higiene ambiental, compressas frias e lubrificantes. Nos casos de sintomas persistentes, prescreve-se medicação antialérgica tópica por período prolongado.
- **Dermatoconjuntivite alérgica:** afecção alérgica palpebral e conjuntival induzida por reação de hipersensibilidade tipo IV. Apresenta quadro de eczema palpebral e conjuntivite papilar, tipicamente após 5 a 7 dias do contato com o alérgeno (p. ex: esmalte, cosmético ou alguns antibióticos). O tratamento consiste em afastar o agente causador e no uso de anti-histamínicos sistêmicos.
- σ**Conjuntivite primaveril:** afecção alérgica crônica e bilateral, com exacerbações sazonais (primavera e verão), mais frequente em regiões de clima quente. Tem predileção por meninos, entre 5 e 10 anos de idade, com tendência à melhora na puberdade. Envolve reações de hipersensibilidade tipo I e IV, com frequência associadas a antecedentes pessoais e familiares de atopia. Clinicamente, manifesta-se em três formas: palpebral; límbica; e mista. Na palpebral, é característica a presença de macropapilas na conjuntiva tarsal superior. Em todas as formas, a criança apresenta sintomas importantes de fotofobia, prurido e secreção da mucosa e pode apresentar baixa de visão em casos de acometimento corneano, principalmente quando se formam úlceras, neovascularização e cicatrizes decorrentes de úlceras cicatrizadas. O tratamento demanda seguimento oftalmológico a longo prazo. É fundamental a higiene ambiental, a fim de evitar o contato com alérgenos. Casos leves devem ser tratados com lubrificantes e antialérgicos tópicos. Casos graves podem exigir o uso de imunossupressores tópicos (ciclosporina A ou tacrolimo) e possível imunossupressão sistêmica, caso a ser avaliado com imunologista pediátrico. Em períodos de crise, utilizam-se ciclos de corticosteroides tópicos (4 a 6 vezes por dia e com rápida regressão), minimizando os efeitos colaterais (glaucoma e catarata). Macropapilas resistentes ao tratamento podem ser submetidas a injeções supratarsais de corticosteroide ou ressecção cirúrgica.

> **ATENÇÃO!**
>
> Nos quadros de conjuntivite, não é comum a diminuição da acuidade visual. Caso ocorra, deve ser descartado o acometimento da córnea ou processo inflamatório de outra etiologia (p. ex.: um quadro de uveíte).

QUADRO 268.2 ■ Conjuntivites crônicas

INFECCIOSAS	CICATRIZANTES	ALÉRGICAS	OUTRAS CAUSAS
Moraxella	Penfigoide ocular	Ceratoconjuntivite vernal	Ceratoconjuntivite sicca
Molusco contagioso	Síndrome de Stevens-Johnson	Ceratoconjuntivite atópica	Conjuntivite tóxica (uso prolongado de medicações tópicas)
Infecção por clamídia • Conjuntivite de inclusão • Tracoma	Queimaduras químicas		
Infecção de vias lacrimais			

Doenças cicatrizantes da conjuntiva

Grupo de doenças cicatrizantes (ou cicatriciais) da conjuntiva que apresentam etiologia e quadro clínico variados. Sua importância clínica decorre de seu potencial dano a córnea, com consequente baixa de visão, provocada pela alteração do posicionamento das margens palpebrais e dos cílios, alteração da lubrificação corneana pelo filme lacrimal e restrição da mobilidade palpebral e ocular. Entre as causas mais comuns, destacam-se as infecciosas (conjuntivite bacteriana por estreptococos, *Corynebacterium diftariae; C. trachomatis*; conjuntivite por adenovírus); por trauma (principalmente trauma químico por agentes alcalinos); e imunológicas (síndrome de Stevens-Johnson/necrólise epidérmica tóxica e penfigoide).

Além do tratamento direcionado à sua etiologia, o uso de lubrificantes ou lentes de contato terapêuticas promove alívio temporário dos sintomas, porém frequentemente são necessárias correções cirúrgicas das aderências conjuntivais (simbléfaro) e da posição anômala das margens palpebrais (entrópio e ectrópio).

CERATOCONJUNTIVITE SICCA (OLHO SECO)

Doença multifatorial da lágrima e da superfície ocular que resulta em desconforto, distúrbios visuais e instabilidade do filme lacrimal, com dano potencial à superfície da córnea e da conjuntiva. Acomete uma porcentagem significativa da população, principalmente mulheres acima de 40 anos. A prevalência varia de 7 a 33%, causando impacto na qualidade de vida dos pacientes.

Olho seco pode ser dividido em duas categorias: por deficiência aquosa; e por olho seco evaporativo. A deficiência aquosa é subdividida em: 1) associada à síndrome de Sjögren, primária ou secundária (relacionada a doenças autoimunes do tecido conectivo); e 2) não associada à síndrome de Sjögren, tendo como causas alterações primárias da glândula lacrimal (idade avançada, alacrimia congênita) e secundárias (obstrução do ducto lacrimal causada por doenças cicatrizantes, hipossecreção reflexa devido à diminuição da sensibilidade corneana e uso de medicamentos sistêmicos, como diuréticos, antidepressivos tricíclicos, anti-histamínicos e betabloqueadores).

O olho seco evaporativo está relacionado a fatores intrínsecos, como a disfunção das glândulas de meibômio, sua causa mais comum; distúrbios do fechamento palpebral (após blefaroplastia e proptose); e a outros fatores extrínsecos, como uso de lente de contato, deficiência de vitamina A, uso de medicações tópicas com conservantes e conjuntivite alérgica.

Quadro clínico

Pacientes com olho seco podem apresentar sintomas variáveis que, em muitos casos, não se correlacionam com os sinais clínicos. Entre os sintomas mais comuns, destacam-se sensação de corpo estranho, fotofobia, fadiga ocular, secura e embaçamento visual. Os sintomas caracteristicamente pioram com algumas atividades como leitura, uso de computador e ambiente com baixa umidade relativa do ar (p. ex.: ar-condicionado).

Diagnóstico

À biomicroscopia, observam-se hiperemia conjuntival e ceratite ponteada superficial (corada com corantes vitais de fluoresceína, rosa bengala ou lissamina verde) na região interpalpebral, associada a filamentos e, em casos graves, a erosões, úlceras e perfuração corneana. Além da história e do exame clínico, alguns testes que analisam a estabilidade do filme lacrimal, a superfície ocular e a produção/evaporação da lágrima auxiliam no diagnóstico de olho seco.

Tratamento

O tratamento varia de acordo com a intensidade dos sintomas e a gravidade do quadro clínico. Consiste na educação do paciente e no uso de medicação tópica e sistêmica. Entre as medicações tópicas, destacam-se os lubrificantes (com ou sem conservante), anti-inflamatórios/imunomoduladores (corticosteroides, ciclosporina A) e soro autólogo. As medicações de uso sistêmico incluem ômega-3, tetraciclina ou doxiciclina e secretagogos (pilocarpina).

DEGENERAÇÕES DA CONJUNTIVA

Pinguécula e pterígio

A pinguécula é uma lesão sobrelevada, cinza-amarelada, na conjuntiva bulbar perilímbica na região interpalpebral. Ocorre por degeneração elastótica das camadas conjuntivais profundas.

O pterígio (Figura 268.4) é caracterizado pelo crescimento triangular em forma de asa de tecido fibrovascular a partir da conjuntiva bulbar interpalpebral nasal e/ou temporal que invade a córnea em direção ao seu centro.

Tanto a pinguécula como o pterígio são comuns em regiões com clima quente e seco. A exposição a raios ultravioletas e a irritação crônica estão associadas à aparição de ambas as afecções. No caso do pterígio, acredita-se que também esteja relacionado a fatores hereditários.

Quadro clínico e diagnóstico

Os sintomas secundários existentes na presença do pterígio vão desde irritação leve a moderada, passando por sensação de secura ocular, até diminuição da acuidade visual, devido à indução de astigmatismo irregular e/ou comprometimento do eixo visual secundário à invasão da lesão na córnea.

Tratamento

Baseia-se no tamanho da lesão e nos sintomas que a lesão possa produzir no paciente. Em geral, pacientes jovens com pterígios pequenos, sem crescimento evidente, devem ser somente observados. O uso de colírios lubrificantes pode aliviar os sintomas. Colírios vasoconstrictores e corticosteroides leves podem ser usados esporadicamente, seguindo recomendação do oftalmologista, em caso de inflamação. O uso de óculos de sol escuros com filtro para raios UV é recomendado.

O tratamento cirúrgico está indicado quando o pterígio possui tamanho considerável que induza diminuição da agudeza visual e/ou sintomas que não possam ser controlados com terapia tópica. Além disso, deve ser realizado de forma a evitar recorrência e devolver à superfície ocular o aspecto estético satisfatório. Existem várias técnicas cirúrgicas descritas, mas a que tem demonstrado a menor taxa de recidivas é aquela na qual se realiza um enxerto livre de conjuntiva autóloga para cobrir a área de esclera nua restante após a remoção do tecido patológico e a aplicação intraoperatória de mitomicina C. Como alternativa, pode ser utilizado enxerto de membrana amniótica.

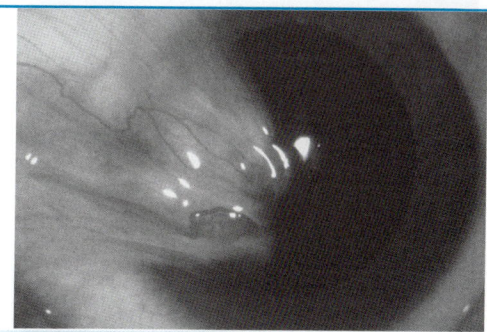

FIGURA 268.4 ■ Pterígio.

ALTERAÇÕES DA EPISCLERA E ESCLERA

EPISCLERITE

Processo inflamatório do tecido episcleral. É uma causa comum de olho vermelho, normalmente idiopática, e possui uma evolução benigna autolimitada que pode durar desde dias a algumas poucas semanas.

Quadro clínico

Os pacientes queixam-se de olho vermelho e costumam apresentar sensação de desconforto ou irritação ocular. Essa alteração surge com maior frequência na área interpalpebral, associada muitas vezes à pinguécula, podendo ser uni ou bilateral.

Tratamento

Devido ao quadro ser autolimitado, os casos leves não requerem nenhum tratamento, reservado apenas aos pacientes com intolerância aos sintomas, em casos de episclerite persistente ou recorrente. O esquema terapêutico consiste no uso de colírios lubrificantes, de preferência frios, e corticosteroides fracos por tempo limitado. Os casos refratários ao tratamento devem ser investigados detalhadamente, buscando-se descartar doenças autoimunes.

ESCLERITE

A esclerite (Figura 268.5) é uma afecção mais grave do que a episclerite, caracterizada por edema e infiltrado inflamatório na esclera. Pode ser dividida em duas categorias:

1 | Esclerite não infecciosa, causada por vasculite imunomediada (imunocomplexos).
2 | Esclerite infecciosa, que pode ser causada por infecção bacteriana, fúngica, parasitária ou viral.

A esclerite apresenta-se, em geral, em pessoas na faixa entre 40 e 60 anos e é mais comum em mulheres. Está frequentemente associada a enfermidades imunológicas sistêmicas de base.

Quadro clínico e diagnóstico

O quadro evolui gradualmente – primeiro, com hiperemia ocular persistente, seguida de dor, alguns dias depois, que piora com os movimentos oculares. Pode apresentar-se na forma localizada, nodular ou difusa e, em casos mais graves, com necrose.

A diferenciação entre esclerite infecciosa e não infecciosa muitas vezes não é fácil, tornando-se necessária a realização de biópsia. O desafio para o médico é o diagnóstico preciso e iniciar o tratamento o mais precocemente possível para evitar progressão de quadro sistêmico (se presente) e prevenir sequelas oculares e perda da visão.

Tratamento

A avaliação clínica na busca de enfermidade sistêmica de base é fundamental, pois, se existir a associação, o tratamento sistêmico é necessário para o controle do quadro ocular. Esse tipo de tratamento depende da gravidade do quadro. Pode se iniciar com anti-inflamatórios não esteroides (AINHs) nos quadros mais leves e corticosteroide sistêmico e/ou imunossupressores nos casos mais graves, principalmente quando há necrose. Em alguns casos, há necessidade de pulsoterapia. É importante contar com a participação de um médico internista ou reumatologista para que, juntos, possam decidir o melhor esquema terapêutico imunossupressor para cada paciente em particular. Nos casos em que não há resposta clínica, pode-se lançar mão de medicamentos sistêmicos biológicos e até cirurgia.

REVISÃO

- As alterações da conjuntiva, da córnea e escleróticas estão incluídas no diagnóstico diferencial da síndrome do olho vermelho.
- Os sintomas e sinais mais frequentes nas doenças da conjuntiva, córnea e esclera incluem irritação ocular, sensação de corpo estranho, dor, secreção e hiperemia conjuntival.
- Nos quadros de esclerite, devem ser investigadas enfermidades sistêmicas de base imunológica e pode ser necessária imunossupressão sistêmica, que deve ser realizada sob supervisão de profissional com experiência na área.

REFERÊNCIA

1. American Academy of Ophthalmology Basic and Clinical Science Course Subcommittee. Basic and clinical science course. External disease and cornea: 2011-2012. San Francisco: American Academy of Ophthalmology; 2011. p. 22, 24.

LEITURAS SUGERIDAS

Alves MR. Conjuntiva cirúrgica. São Paulo: Roca; 1999.
American Academy of Ophthalmology Cornea/External Disease Panel. Preferred practice pattern® guidelines. Conjunctivitis-limited revision. San Francisco: American Academy of Ophthalmology; 2011.
Gomes JAP, Alves MR, editores. Superfície ocular: córnea, conjuntiva, filme lacrimal. 2. ed. Rio de Janeiro: Cultura Médica; 2011.
Kaufman SC, Jacobs DS, Lee WB, Deng SX, Rosenblatt MI, Shtein RM. Options and adjuvants in surgery for pterygium: a report by the American Academy of Ophthalmology. Ophthalmology. 2013;120(1):201-8.

269
CATARATA

- WALTON NOSÉ
- MILTON YOGI

Catarata é definida como qualquer perda de transparência cristaliniana, que não necessariamente afete a visão. As opacificações cristalinianas passam a ter importância clínica quando há distorção ou redução da

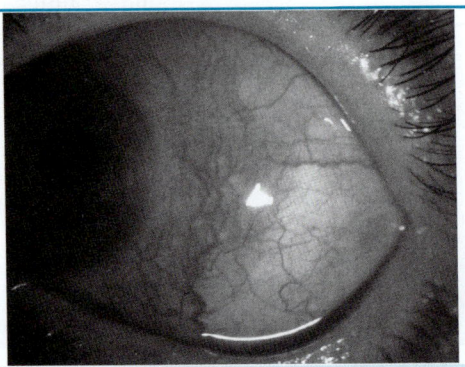

FIGURA 268.5 ■ Esclerite anterior.

DIAGNÓSTICO E TRATAMENTO

quantidade de raios luminosos que atingem a retina, levando à baixa de acuidade visual.

A catarata acomete principalmente pessoas acima dos 50 anos e é a maior causa de cegueira tratável nos países em desenvolvimento. Segundo a OMS, há 45 milhões de cegos no mundo, dos quais em torno de 40% em virtude da catarata (Figura 269.1).

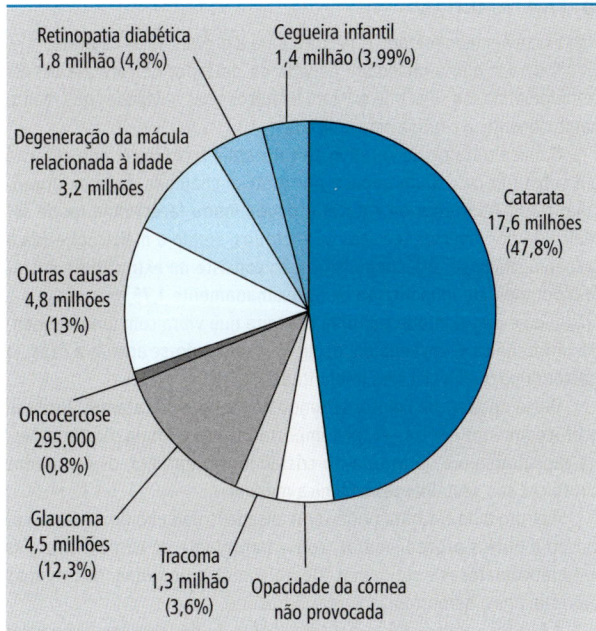

FIGURA 269.1 ■ Causas de cegueira mundial.

Fonte: Conselho Brasileiro de Oftamologia.[1]

A taxa de incidência de catarata sofre pequenas variações em diferentes povos do mundo (com exceção de algumas regiões do continente indiano, em que a incidência dessa doença é muito maior) e sua prevalência depende da longevidade da população.

Tratando-se de cegueira curável, a catarata não operada é a principal causa de cegueira em países em desenvolvimento. No Brasil, com os erros de refração não corrigidos, representam 68% do total de idosos deficientes visuais.

A fisiopatogenia da catarata é multifatorial, destacando-se adição contínua de camadas de fibras corticais, que causam compactação do núcleo; o estresse acomodativo, que leva à agregação de proteínas, alterando o índice de refração do cristalino, a formação de cromóforos, que implica a modificação de sua cor; e o acúmulo de sorbitol, levando ao aumento da osmolaridade no interior das fibras cristalinianas.

ATENÇÃO!

Catarata é a principal causa de cegueira reversível.

É possível classificar as cataratas em: congênitas, de aparecimento precoce ou tardio; e adquiridas, em que se incluem as demais formas de catarata, inclusive a relacionada à idade (principal forma).

As cataratas congênitas têm como principais causas as infecções congênitas, as doenças metabólicas e a associação com síndromes genéticas.

Na vida adulta, uma série de transformações químicas no interior do olho será responsável pelo processo de opacificação e enrijecimento do cristalino. Entretanto, situações diversas podem precipitar e acelerar a formação da catarata, incluindo medicamentos (esteroides), substâncias tóxicas (nicotina), doenças metabólicas (diabetes melito [DM], galactosemia, hipocalcemia, hipertiroidismo, doenças renais), trauma, radiações (UV, radiografia e outras), doença ocular (alta miopia, uveíte, pseudoexfoliação), cirurgia intraocular prévia (fístula antiglaucomatosa, vitrectomia posterior), infecção durante a gravidez (toxoplasmose, rubéola), entre outras.

■ QUADRO CLÍNICO E DIAGNÓSTICO

É preciso associar a queixa subjetiva do paciente aos sinais objetivos do exame oftalmológico. As queixas mais frequentes são: diminuição da acuidade visual; sensação de visão "nublada ou enevoada"; sensibilidade maior à luz; alteração da visão de cores; mudança frequente da refração.

Os sinais objetivos encontrados no exame oftalmológico de rotina são: perda da acuidade visual, mensurada geralmente pela tabela de Snellen; e alteração da transparência do cristalino na biomicroscopia do segmento anterior em midríase, em exame realizado com lâmpada de fenda (Figuras 269.2 e 269.3).

SINAL OBJETIVO DE CATARATA CONGÊNITA

O principal sinal decorrente da catarata congênita é a leucocoria (reflexo pupilar branco). Outros sinais são: estrabismo; nistagmo (situação em que

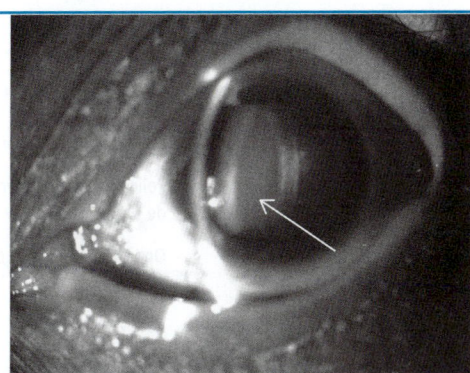

FIGURA 269.2 ■ Exame em lâmpada de fenda, demonstrando o cristalino opacificado (seta).

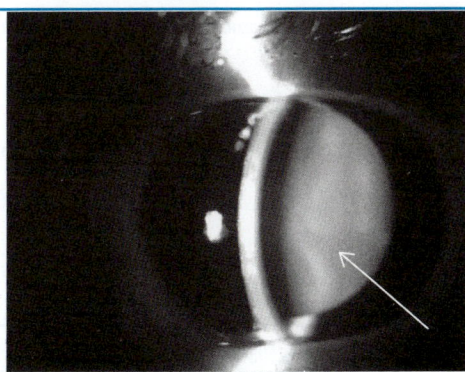

FIGURA 269.3 ■ Exame em lâmpada de fenda, demonstrando o cristalino opacificado (seta).

o olho apresenta movimentos não coordenados em diversas direções); e microftalmia (olho de tamanho menor do que o normal). A principal forma de se diagnosticar a catarata infantil em tempo hábil para um tratamento adequado é o teste do reflexo vermelho ("teste do olhinho") nas primeiras 24 horas de vida, ou seja, antes da alta da maternidade (deverá ser repetido nas consultas de rotina do bebê no primeiro ano de vida). Os melhores resultados de cirurgias para cataratas congênitas são observados quando são realizadas nas primeiras 12 semanas de vida.

Morfologicamente, a catarata é dividida de acordo com a localização da opacificação observada na biomicroscopia anterior, podendo ser dividida em nuclear, cortical anterior, cortical posterior e subcapsular. Em geral, mais de um tipo de alteração está presente.

Clinicamente, cada tipo de catarata pode estar associada com sintoma específico, bem como à sua causa (Quadro 269.1).

QUADRO 269.1 ■ Fatores de risco e tipos mais comuns de catarata

FATORES DE RISCO		TIPO MAIS COMUM DE CATARATA
Catarata congênita		Núcleo fetal ou embrionário, polar posterior ou anterior Pontilhada – pontos azulados
Idade		Cortical, subcapsular e principalmente cortical
Doenças sistêmicas	Diabetes melito	Catarata em flocos de neve Subcapsular posterior
	Distrofia miotônica	Policromática em árvore de Natal
	Galactosemia	Opacidades em gota de óleo
	Doença de Wilson	Catarata em girassol
	Dermatite atópica	Subcapsular anterior
Doenças oculares	Glaucoma Uveíte Tumores intraoculares Retinose pigmentar	Todos os tipos, principalmente cortical
Procedimentos oftalmológicos	Cirurgias intraoculares Laser Medicações intraoculares	Cortical e subcapsular
Medicamentoso	Esteroides	Subcapsular e cortical
	Amiodarona	Cortical anterior estrelada
	Estatinas	Catarata nuclear
Trauma ocular	Contuso Penetrante	Cortical

Forma mais frequente de catarata senil, a catarata nuclear geralmente leva à piora da visão para longe, com melhoria para perto, devido ao aumento do poder dióptrico do cristalino (miopização do olho). A catarata subcapsular posterior, em geral associada ao DM, ao uso de esteroides e à inflamação intraocular leva à baixa de visão quando atinge o eixo visual, principalmente a claridade e a leitura (situações associada à miose). A catarata subcapsular anterior, de menor frequência, compromete menos a visão por estar distante do ponto nodal do olho. Pode estar também associada ao diabetes e provoca baixa de visão quando atinge o eixo visual.

■ TRATAMENTO

Não existe nenhum método específico para a prevenção de catarata.

Toda vez que a qualidade de vida do portador de catarata estiver comprometida, ou seja, que existam limitações nas atividades que realiza habitualmente, a cirurgia está indicada.

O único tratamento curativo da catarata é o cirúrgico, que consiste em substituir o cristalino opaco por prótese chamada de lente intraocular (LIO). A cirurgia da catarata, denominada facectomia, pode ser realizada por diversas técnicas ou métodos, sendo a mais conhecida a facoemulsificação. A facoemulsificação consiste na extração do cristalino por meio de uma incisão de aproximadamente 1,75 mm, em que o cristalino é fragmentado por uma ponteira que vibra com uma frequência ultrassônica e, em seguida, aspirado, mantendo-se apenas a cápsula posterior na qual a LIO será implantada.

O uso do *laser* de Femto, segundo na cirurgia de catarata, facilitou o procedimento em três etapas importantes da cirurgia: nas incisões, na capsulotomia e na fratura do cristalino. No entanto, os resultados cirúrgicos são semelhantes à técnica manual.

A cirurgia de catarata pode ser realizada isoladamente ou em associação a outros procedimentos, como transplante de córnea, cirurgias antiglaucomatosas e retinianas (descolamentos de retina, membranas epirretinianas, hemorragias vítreas e trações).

A LIO terá poder refracional semelhante ao do cristalino e seu valor será calculado no pré-operatório por meio de um exame chamado biometria. Existem lentes de diversas dioptrias, e o valor da LIO implantada é escolhido com o objetivo de aproximar o sistema óptico do indivíduo em um sistema equilibrado entre a córnea e o cristalino, ou seja, tentar neutralizar eventuais erros refracionais existentes previamente à cirurgia.

Atualmente, lentes de silicone ou acrílicas dobráveis podem ser inseridas pelas pequenas incisões da facoemulsificação. Lentes multifocais, acomodativas e de foco estendido, que se aproximam da função natural do cristalino, permitem boa focalização para longe, meia-distancia e para perto.

Dentro do saco capsular, a LIO, não tendo contato com tecido metabolicamente ativo, constitui importante barreira que separa o segmento anterior do posterior do olho, proporcionando maior proteção e agindo na prevenção de complicações.

No adulto, a anestesia é local, com injeção periorbitária ou tópica com gotas e sedação. O ato anestésico deve ser realizado e acompanhado por anestesiologista, assim como a monitoração cardíaca, devido ao reflexo óculo cardíaco, à idade dos pacientes e a doenças clínicas associadas.

> **ATENÇÃO!**
>
> O tratamento da catarata é sempre cirúrgico.

COMPLICAÇÕES

É possível dividir as complicações advindas da catarata em intra e pós-cirúrgicas. Entre as complicações intraoperatórias, a mais frequente é a ruptura da cápsula posterior. Outras complicações incluem subluxação da LIO, luxação completa da catarata no vítreo, hipertensão vítrea, queimadura da incisão, hemorragia corióidea, lesão do endotélio corneano, lesão iriana com ou sem hemorragia.

Entre as complicações pós-operatórias, estão: edema macular cistoide; descolamento de retina; endoftalmite; elevação da pressão intraocular (PIO); lesão do endotélio corneano; opacificação da cápsula posterior. Essa opacificação capsular é considerada a mais frequente das complicações pós-operatórias, e a sua incidência depende da idade do paciente, da técnica cirúrgica empregada e do modelo e da tecnologia empregados na fabricação das lentes intraoculares. O tratamento da cápsula posterior opacificada é feita com sua abertura pela aplicação do *Yag laser*.

Na cirurgia de catarata congênita, a opacificação do eixo visual continua sendo um problema em todas as técnicas e com todos os tipos de LIO. Vários estudos foram realizados para verificar a manutenção a longo prazo do eixo visual livre. Dá-se preferência por realizar capsulotomia posterior e vitrectomia em menores de 2 anos com ou sem o implante da LIO, e, após essa idade, capsulotomia posterior com *Yag laser*.

A grande evolução da técnica tornou a cirurgia de catarata mais segura e eficaz. O maior desafio, contudo, é torná-la acessível a milhões de pacientes portadores da doença, principalmente em países em desenvolvimento.

REVISÃO

- Pode ocorrer em qualquer idade, mas é mais frequente acima dos 60 anos.
- O tratamento é cirúrgico, em que se deve colocar uma LIO.
- As complicações não são frequentes.
- Se o olho não tiver nenhuma outra doença, as chances de recuperação visual são muito grandes.

■ REFERÊNCIA

1. Conselho Brasileiro de Oftalmologia. Situação mundial da visão. Visão 2020: o direito de ver 1999-2005 [Internet]. São Paulo: CBO; 2005 [capturado em 10 nov. 2013]. Disponível em: http://www.cbo.com.br/novo/geral/pdf/situacao_mundial_da_visao.pdf.

■ LEITURAS SUGERIDAS

Conselho Brasileiro de Oftalmologia. Projeto pequenos olhares [Internet]. São Paulo: CBO; c2011 [capturado em 10 nov. 2013]. Disponível em: cbo.com.br/pequenosolhares/.

Kara-José N, Rodrigues MLV. Saúde ocular e prevenção da cegueira. Cultura Médica: Rio de Janeiro; 2009.

Prado FC, Ramos J, Valle JR. Atualização terapêutica. 22. ed. São Paulo: Artes Médicas; 2005.

270

TUMORES OCULARES

■ RUBENS BELFORT NETO

Relativamente raros, os tumores oculares representam menos de 0,2% de todas as neoplasias nos Estados Unidos. Contudo, o oftalmologista costuma ser o primeiro médico a examinar esses pacientes e pode salvar suas vidas. Há casos de neoplasias sistêmicas, como doença metastática ou linfoide, com manifestações iniciais no olho e diagnóstico pelo oftalmologista. O número de casos de câncer ocular tende a aumentar, não somente pelo envelhecimento da população, como também em virtude do aumento da incidência de certos tumores, como observado no caso dos linfomas primários do SNC.

Os sintomas que levam o portador de um tumor ocular ao médico são, geralmente, alteração estética, irritação ocular e olho vermelho no caso dos tumores de superfície (conjuntiva, esclera, córnea e pálpebra), baixa de visão, presença de manchas escuras ou moscas volantes, fotopsias e metamorfopsias no caso de tumores do segmento posteriores (retina e coroide).

Os tumores intraoculares podem invadir as paredes oculares e se exteriorizar à órbita. Pacientes com tumores exteriorizados podem apresentar proptose e limitação dos movimentos oculares. Exteriorizações anteriores apresentam-se como lesões vegetantes visíveis diretamente sobre o segmento anterior do globo ocular ou tecidos orbitários.

■ PROPEDÊUTICA

A ectoscopia muitas vezes permite visualizar o tumor, mas a biomicroscopia é o exame de escolha na avaliação de lesões do segmento anterior, permitindo a descrição de forma, cor, extensão e vascularização desses tumores. É indicado fotografar a lesão para documentação e seguimento. Em tumores de córnea e limbo, pode estar indicada a biomicroscopia ultrassônica (UBM, do inglês *ultrasound biomicroscopy*) ou tomografia de coerência óptica (OCT, do inglês *optical coherence tomography*) de segmento anterior.

A oftalmoscopia indireta é o principal exame para o diagnóstico dos tumores intraoculares do segmento posterior. Deve ser feita sob midríase, examinando a periferia da retina com indentação escleral ou lente de três espelhos. Desde que os meios estejam transparentes, permite a observação direta da lesão tumoral. Por esse método, pode-se ter uma medida aproximada do seu tamanho, geralmente tomado em número de diâmetros papilares por comparação direta. Com frequência, são indicados exames como retinografia, angiofluoresceinografia e ultrassonografia (US) para caracterizar e documentar a lesão.

ATENÇÃO!

O exame de fundo de olho com as pupilas dilatadas é fundamental nos casos de baixa de visão ou suspeita de tumor ocular.

■ TUMORES DE CÓRNEA E CONJUNTIVA

A córnea e a conjuntiva podem ser acometidas por um grande número de tumores, congênitos e adquiridos. No caso dos adquiridos, podem ser agrupados de acordo com sua origem, sendo os mais comuns: epiteliais (displasias e carcinomas); melanocíticos (nevus, melanose primária adquirida e melanoma); vasculares; fibrosos; linfoide; leucêmicos; e metastáticos. Neste capítulo, serão enfatizadas apenas as lesões malignas mais frequentes, de origem epitelial e melanocítica.

LESÕES MALIGNAS DE ORIGEM EPITELIAL — NEOPLASIA ESCAMOSA

A neoplasia de origem epitelial da superfície ocular geralmente acomete adultos, sendo mais comum em homens. As lesões malignas são classificadas em neoplasia intraepitelial conjuntival (NIC), quando as células tumorais ainda estão confinadas ao epitélio; e carcinoma espinocelular (CEC), quando as células tumorais romperam a membrana basal e invadiram o estroma. O CEC é a evolução da neoplasia intraepitelial.

Epidemiologia

Há evidência de que a exposição aos raios ultravioleta do sol e a infecção por papilomavírus humano (HPV) (especialmente tipo 16) tenham papel no desenvolvimento de tais lesões. Pacientes imunossuprimidos por transplante de órgãos ou Aids apresentam maior risco de desenvolver CEC conjuntival. A incidência desses tumores não é conhecida no Brasil, mas, nos Estados Unidos, estima-se incidência de 0,03 por 100 mil e, na Austrália, 1,9 por 100 mil. Uma vez que o Brasil é um país tropical, acredita-se que a incidência brasileira deva ser maior do que a norte-americana, talvez semelhante à australiana.

Quadro clínico

Muitas vezes, é difícil distinguir clinicamente entre NIC e CEC. Em geral, a NIC se apresenta como uma lesão séssil minimamente elevada na região limbar da fissura interpalpebral, podendo apresentar uma leucoplaca por hiperqueratose secundária. O CEC costuma ser maior e mais elevado do que a NIC.

Também podem apresentar-se como tumor papiliforme ou nodular.

Diagnóstico

A suspeita clínica é realizada pelo exame clínico biomicroscópico, levando em conta a história do paciente. A biópsia excisional é a técnica de escolha tanto para o diagnóstico quanto para o tratamento, sempre que possível.

No caso de lesões maiores (mais do que quatro horas de limbo acometido ou com base maior de 15 mm), pode-se realizar biópsia incisional para confirmar o diagnóstico antes de cirurgia mais agressiva.

Tratamento

Baseia-se na remoção cirúrgica. Esses tumores são friáveis e sua manipulação pode semear células malignas na superfície ocular, devendo-se utilizar instrumental adequado e planejamento para que a lesão não seja tocada diretamente (*no touch technique*). Recomendam-se crioterapia às margens da conjuntiva e álcool absoluto ao leito escleral antes da sutura com fio absorvível 6-0 ou 7-0.

Se a sutura primária não for possível, utiliza-se enxerto com membrana amniótica.

Esteroides e antibióticos tópicos são empregados no pós-operatório e, após duas semanas, pode-se complementar o tratamento por meio de quimioterapia tópica com mitomicina 0,02%. Os possíveis efeitos colaterais incluem olho seco, ceratite e oclusão do ponto lacrimal. Recentemente, tem-se considerado uso tópico de colírio de interferon (INF) para tratamento adjuvante das lesões. O INF tem menos efeitos colaterais do que a mitomicina, mas deve ser utilizado por tempo prolongado (4 a 6 meses).

Nos casos de acometimento intraocular pelo tumor, indica-se a enucleação modificada ou a exanteração.

> **ATENÇÃO!**
>
> Os tumores da conjuntiva devem ser tratados, sempre que possível, com biópsia excisional, que estabelece o diagnóstico e trata o tumor ao mesmo tempo.

LESÕES MELANOCÍTICAS DE CONJUNTIVA

Algumas lesões podem surgir dos melanócitos da conjuntiva e da episclera. Os mais importantes são nevus, melanose primária adquirida (PAM, do inglês *primary acquired melanosis*) e melanoma.

Nevus

Tumor melanocítico mais comum da conjuntiva, geralmente se torna perceptível na infância como uma lesão séssil, levemente elevada e com pigmentação variável. Costuma apresentar cistos em sua superfície e permanece estável durante a vida, com menos de 1% de chance de transformação maligna.

Em geral, localiza-se na fissura interpalpebral, devendo-se suspeitar de melanoma se comprometer conjuntiva fornical ou palpebral.

Histologicamente, nevus são ninhos de melanócitos benignos no estroma conjuntival.

Essas lesões devem ser acompanhadas com fotografia e retiradas se for observado crescimento ou queixa estética, de preferência aguardando idade do paciente que permita cirurgia com anestesia local.

Melanose primária adquirida

Condição benigna, mas que apresenta grande chance de evoluir para melanoma. Apresenta-se como aumento de pigmentação da conjuntiva, plana, unilateral, geralmente na região limbar, em indivíduos de meia-idade e pele clara. Histologicamente, é caracterizada pela presença de melanócitos anormais na lâmina basal do epitélio e deve ser classificada pelo patologista, de acordo com as características nucleares, em PAM com ou sem atipia. A primeira acarreta 50% de chance de transformação maligna, ao passo que a PAM sem atipia apresenta chance quase zero.

O tratamento depende da área envolvida. No caso de lesão pequena, com acometimento de até três horas de relógio, deve-se realizar exérese da lesão, podendo-se complementar com crioterapia nas bordas cirúrgicas. Em lesões maiores, devem-se realizar biópsias em todos os quadrantes, buscando áreas de atipia, procurando biopsiar áreas mais espessas ou com vascularização mais proeminente, seguidas de dupla congelação de todas as áreas pigmentadas.

Melanoma de conjuntiva

Geralmente, surge a partir de melanose primária adquirida com atipias (PAM), mas pode surgir de nevus preexistente ou de novo (sem lesão névica prévia). Acomete indivíduos com idade média de 62 anos, apesar de raros casos terem sido descritos em pacientes jovens, inclusive crianças.

Apresenta-se em qualquer região da conjuntiva como lesão elevada e pigmentada; comumente, são observados vasos nutridores e melanose primária adquirida ao redor. O tratamento dos melanomas localizados no limbo consiste na exérese cirúrgica por meio da mesma técnica empregada nas neoplasias escamosas: epiteliotomia com aplicação de álcool absoluto com margem de segurança, seguida de abertura da conjuntiva e Tenon com 4 mm de margem e delaminação escleral seguida de dupla congelação das bordas conjuntivais presumidamente livres. Deve-se evitar tocar a lesão e irrigar a superfície durante a exérese (*no touch dry technique*) para diminuir a chance de semear células tumorais. Lesões em outras localizações também utilizam os mesmos princípios.

Melanoma de conjuntiva pode dar origem a metástases a distância, sendo linfonodos faciais ipsilaterais, cérebro, pulmão e fígado os locais mais comuns.

Nevus e melanoma de úvea

Etiologia

O melanoma de coroide é o tumor maligno primário intraocular mais comum em adultos e corresponde aproximadamente a 3% dos melanomas. A maior parte dos melanomas uveais é diagnosticada depois dos 50 anos de idade, é mais frequente em homens e seu pico de incidência se dá após os 70 anos. A incidência nos Estados Unidos e na Europa é de aproximadamente cinco casos por milhão, mais frequente em brancos do que em asiáticos e pretos. Os principais fatores de risco para essa população são pele clara, cabelo louro e íris azul. Acredita-se que essa predileção racial se deva à maior suscetibilidade dos brancos aos efeitos oncogênicos da luz solar, mas há controvérsia a esse respeito, já que muitos estudos não encontraram relação à exposição solar.

O diagnóstico diferencial entre lesões melanocíticas da coroide se baseia principalmente no tamanho da lesão – tumores melanocíticos da coroide com menos de 1 mm de espessura são considerados benignos, aqueles com mais de 3 mm, melanomas. Pode haver dificuldade no diagnóstico diferencial de lesões melanóticas com espessura entre 1 e 3 mm, portanto existem sinais que indicam maior risco de crescimento que incluem espessura maior do que 2 mm, presença de descolamento seroso, vazio acústico na ultrassonografia (US), entre outros.

Os nevus não suspeitos devem ser observados, se possível com documentação fotográfica (retinografia simples); os atípicos devem ser bem documentados com fotografia e US da lesão, com acompanhamento próximo, buscando-se sinais de crescimento. Se houver crescimento, deve-se suspeitar de transformação maligna e considerar tratamento.

Quadro clínico

O paciente pode ter a lesão identificada em exame oftalmológico de rotina ou apresentar sintomas como baixa visual e perda do campo visual.

Diagnóstico

Exames subsidiários

Alguns exames subsidiários podem ajudar no diagnóstico e no acompanhamento das lesões, mas o fundamental no diagnóstico do melanoma intraocular é a US. Esse exame documenta o tamanho de lesões maiores e sua localização e permite pesquisar extensão extraocular do tumor, sendo de especial importância na presença de meios opacos.

São características do melanoma de coroide no modo A: alto pico inicial, refletividade interna com amplitude decrescente média/baixa, denominada "ângulo Kappa", e alto eco na base da lesão, correspondente à esclera. O modo B mostra um padrão típico de massa coroidal sólida com "vazio acústico" e "escavação coroidal" junto às margens da lesão. Melanomas que romperam a membrana de Bruch apresentam formato clássico, em "cogumelo", ao modo B. A vascularização intrínseca pode ser observada pela US convencional, assim como pelo Doppler. A US também pode demonstrar graus relativamente pequenos de extensão extraocular, que se apresenta como um nódulo hipoecoico posterior ao eco escleral.

Tratamento

O tratamento do melanoma de úvea inclui avaliação sistêmica do paciente e do estadiamento do tumor. O fígado é o local mais frequente de metástases.

- **Braquiterapia** – aplicação local de radiação por meio da colocação de uma placa justa escleral contendo isótopos radioativos (geralmente Iodo-125 ou Ruthenio-106). A dose de radiação é calculada com base no tamanho do tumor e deve atingir seu ápice. O protocolo do Collaborative Ocular Melanoma Study (COMS) recomenda dose de 8.500 cGy, e a braquiterapia pode dar origem à retinopatia por radiação, sendo este seu principal efeito colateral. No caso de neovascularização de retina secundária à radioterapia, pode-se fazer panfotocoagulação; o edema de mácula pode ser tratado com triamcinolona intravítrea ou *laser* focal.
- **Endorressecção** – cirurgia que remove o tumor de dentro do olho por meio de cirurgia de vitrectomia. Ainda experimental, essa técnica está sendo avaliada como alternativa à braquiterapia e enucleação.
- **Enucleação** – ainda é uma opção terapêutica nos casos de tumores grandes e olhos sem prognóstico visual ou dolorosos e quando os demais tratamentos não estiverem disponíveis.

REVISÃO

- Carcinoma espinocelular é o tumor maligno ocular mais comum e deve ser tratado com biópsia excisional, sempre que possível.
- O melanoma de corioide é o câncer intraocular primário mais comum e pode ser tratado com braquiterapia ou remoção cirúrgica.
- A principal preocupação no tratamento dos tumores oculares é a preservação da vida do paciente; em segundo lugar, a manutenção do olho; e, em terceiro, a preservação da visão.

■ LEITURAS SUGERIDAS

Hofling-Lima AL, Moeller CT, Freitas D, Martins EM, organizadores. Manual de condutas em oftalmologia. São Paulo: Atheneu; 2010.

Margo CE. The Collaborative Ocular melanoma study: an overview. Cancer Control. 2004;11(5):304-9.

Robertson DM. Changing concepts in the management of choroidal melanoma. Am J Ophthalmol. 2003;136(1):161-70.

Singh AD, Damato BE, Pe'er J, Murphree AL, Perry JD, editors. Clinical ophthalmic oncology. Philadelphia: Saunders; 2007.

DOENÇAS ORTOPÉDICAS

271

LESÕES LIGAMENTARES E INSTABILIDADE ARTICULAR

271.1 JOELHO

- DIEGO COSTA ASTUR
- MOISÉS COHEN

■ LIGAMENTO CRUZADO ANTERIOR

O ligamento cruzado anterior (LCA) é uma importante estrutura do joelho, intra-articular e extrassinovial, responsável pela restrição da anteriorização e rotação interna da tíbia em relação ao fêmur. Sua inserção proximal ocorre na superfície medial do côndilo femoral lateral, e sua inserção distal ocorre na depressão anterolateral da fossa intercondilar da tíbia e é composto por dois feixes: anteromedial e posterolateral (Figura 271.1). Este ligamento é nutrido por ramos da artéria genicular média e artérias geniculares inferiores e inervado por ramos posteriores do nervo tibial.

A lesão do LCA acomete principalmente indivíduos jovens e ativos e caracteriza-se especialmente pela instabilidade articular. A atividade esportiva recreacional ou profissional exige boa função do joelho, e a maior participação no esporte pela população em geral expõe estes indivíduos a um risco aumentado de lesar este ligamento, que é resultante de movimento torcionais de flexão e rotação da tíbia contra o fêmur.

O paciente frequentemente se queixa de entorse do joelho seguido de estalo audível durante a pratica esportiva. Pode apresentar claudicação na fase aguda associada a edema e hemartrose. Punção articular para alívio dos sintomas pode ser realizada.

O exame físico se torna mais sugestivo de lesão após as primeiras semanas do trauma, resultado da reabsorção do processo inflamatório e hemartrose associado à recuperação parcial do arco de movimento do joelho. Neste momento, pode-se realizar manobras específicas, como Lachman e Gaveta Anterior, para evidenciar a anteriorização anormal da tíbia em relação ao fêmur, e manobra do Pivô-Shift, para evidenciar instabilidade rotacional provocada pela lesão.

O melhor exame de imagem para evidenciar a lesão é a ressonância magnética (RM).

> **ATENÇÃO!**
>
> O tratamento cirúrgico, na maioria das vezes, é considerado a melhor opção terapêutica para joelhos com LCA deficiente e resulta em aproximadamente 100.000 reconstruções por ano nos Estados Unidos.

A reconstrução artroscópica exige do cirurgião conhecimento das opções de enxerto e de implantes de fixação. Os enxertos mais frequentemente usados são o ligamento patelar, tendão dos músculos isquiotibiais (semitendíneo e grácil), tendão quadricipital e aloenxerto, quando disponível. Os implantes existentes para fixação do enxerto podem ser os parafusos de interferência, transverso, ou ainda botões de fixação. Após a cirurgia, o paciente é estimulado a iniciar tratamento fisioterápico. O retorno as atividades esportivas geralmente ocorrem após pelo menos seis meses da cirurgia.

■ LIGAMENTO CRUZADO POSTERIOR

O ligamento cruzado posterior (LCP) é uma estrutura formada por dois feixes ligamentares que apresentam inserção femoral na superfície postero-lateral do côndilo femoral medial e inserção tibial na depressão posterior da superfície articular da tíbia. Estes feixes são denominados anterolateral e posteromedial. (Figura 271.1) O LCP é considerado duas vezes mais forte que o LCA. Além disso, é envolvido por dois ligamentos meniscofemorais (ligamentos de Humphrey e Wrisberg) que, juntos, conferem estabilidade ainda maior à translação posterior da tíbia contra o fêmur. O LCP é nutrido principalmente por ramos da artéria genicular média e ramos das artérias geniculares inferiores do joelho.

A lesão deste ligamento pode ocorrer por trauma direto na região proximal da tíbia com o joelho em flexão ou ainda com a hiperextensão do joelho.

O paciente pode apresentar dor, incapacidade de deambulação, edema e déficit na mobilização do joelho. É importante realizar o diagnóstico de lesões associadas de outros ligamentos do joelho, ou ainda lesões mais graves, como da artéria poplítea. Algumas manobras são sugestivas de lesão do LCP, como a gaveta posterior, Lachman, e o teste de Godfrey, todos eles para identificar a posteriorização da tíbia em relação ao fêmur. As manobras permitem quantificar esta posteriorização da tíbia, classificando a lesão em grau I (posteriorização inferior a 5 mm), grau II (entre 5 e 10 mm) e grau III (maior do que 10 mm).

O exame de imagem mais adequado para visualização da lesão do LCP é a RM.

O LCP tem uma capacidade de cicatrização bastante, elevada o que torna o tratamento de escolha na maioria dos casos não cirúrgico. As lesões grau I e II são tratadas com o uso de órteses e fisioterapia para auxílio na cicatrização da lesão e reabilitação do joelho. Nas lesões grau III, o tratamento cirúrgico pode ser considerado, principalmente na presença de lesões associadas. Neste caso, reconstrução artroscópica semelhante à técnica utilizada para a reconstrução do LCA é realizada. Após a cirurgia, o paciente deve passar por um período prolongado de fisioterapia e reabilitação até que possa voltar a exercer suas atividades normalmente.

■ COMPARTIMENTO MEDIAL

O compartimento medial é uma região composta por músculos e ligamentos capazes de estabilizar a abertura em valgo do joelho. Os músculos

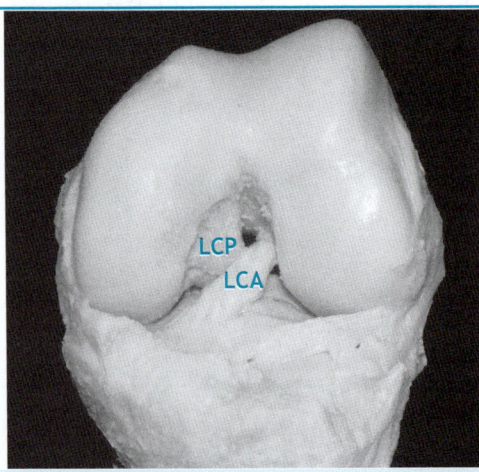

FIGURA 271.1 ■ Imagem frontal de joelho humano evidenciando o ligamento cruzado anterior e o ligamento cruzado posterior.

sartório, grácil, semitendíneo, semimembranoso e o vasto médio oblíquo são os estabilizadores dinâmicos, ao passo que a porção superficial e profunda do ligamento colateral tibial e o complexo capsular medial são os estáticos. O ligamento colateral tibial é o principal estabilizador contra o estresse em valgo do joelho.

O mecanismo de lesão mais frequente é uma força em valgo do joelho levemente fletido com rotação interna do fêmur sobre a tíbia quando o pé se encontra fixo ao solo.

O paciente apresenta-se com desconforto na região medial do joelho, podendo ou não apresentar edema importante. O principal teste diagnóstico desta lesão é a manobra do estresse em valgo. Com flexão de 30° do joelho, pode-se detectar a presença ou não da lesão das estruturas mediais do joelho. No caso de lesão, ocorre um aumento do espaço articular medial entre o fêmur e a tíbia. A lesão de grau I consiste em uma abertura medial entre 0 a 5 mm. A lesão de grau II tem uma abertura entre 5 a 10 mm. A lesão de grau III consiste em uma abertura medial entre 10 e 15 mm.

O melhor exame de imagem para avaliar as estruturas lesadas do compartimento medial é a RM.

As lesões grau I e II do compartimento medial são de tratamento não cirúrgico. É preconizado o uso de órtese, que impeça o estresse das estruturas mediais, associado ao tratamento fisioterápico, que enfatiza a movimentação precoce e protegida do joelho acometido. O retorno às atividades esportivas ocorre quando a força muscular do quadríceps é de aproximadamente 90% quando comparada ao lado contralateral. No geral, isto ocorre entre 4 e 6 semanas da lesão.

O tratamento das lesões grau III geram controvérsia. Quando lesão isolada do LCT, pode-se realizar tratamento similar ao das lesões grau I e II. O tratamento cirúrgico com reparo das estruturas mediais é reservado para a presença de lesões associadas, como do LCA e LCP. Nas lesões crônicas, reconstrução do compartimento medial pode ser considerada.

■ COMPARTIMENTO POSTEROLATERAL

O compartimento posterolateral do joelho é uma região composta por músculos e ligamentos capazes de estabilizar a abertura em varo do joelho. Os músculos bíceps femoral, trato iliotibial, poplíteo, cabeça lateral do gastrocnêmio, musculo vasto lateral são os estabilizadores dinâmicos, enquanto que a ligamento colateral fibular (LCF), tendão do musculo poplíteo, ligamento poplíteo fibular, ligamento fabelo fibular e capsula articular lateral são os estáticos. O LCF é o principal estabilizador estático contra o estresse em varo do joelho.

O mecanismo de lesão pode ser resultante de um força indireta decorrente de uma deformidade em varo do joelho, que pode estar ou não associada a um movimento rotacional anômalo, levando a uma instabilidade em mais de um plano do joelho.

O paciente encontra-se com queixa de dor na região posterolateral do joelho, dificuldade de deambulação, e pode apresentar edema associado nesta mesma região. Durante o exame físico, pode-se realizar manobra de estresse em varo do joelho em extensão e com flexão de 30°, evidenciando uma abertura maior do lado acometido na presença de lesão, principalmente do LCF. Além disso, é importante realizar a pesquisa de lesões associadas, como LCA, LCP e lesões meniscais, bastante prevalentes neste tipo de lesão. Algumas manobras são capazes de diagnosticar estas lesões associadas, como o teste do recurvato-rotação externa, teste dial, pivô-shift reverso e gaveta posterolateral.

O melhor exame de imagem para avaliar as estruturas lesadas do compartimento medial é a RM.

Nas lesões agudas do LCF isolado, pode-se realizar tratamento conservador semelhante àquele realizado para lesões grau I e II do LCM. Porém, lesões complexas do compartimento posterolateral são tratadas cirurgicamente. Nas lesões agudas, é realizado o reparo das estruturas lesadas, quando possível. Nas lesões crônicas, preconiza-se a reconstrução do complexo posterolateral.

REVISÃO

- O LCA é responsável pela restrição da anteriorização e rotação interna da tíbia em relação ao fêmur.
- O tratamento cirúrgico é considerado a melhor opção terapêutica para joelhos com LCA deficiente.
- A reconstrução ligamentar artroscópica apresenta excelentes resultados com retorno programado ao esporte após pelo menos 6 meses de fisioterapia.
- O LCP confere estabilidade à translação posterior da tíbia contra o fêmur.
- Na maioria dos casos, é possível realizar tratamento não cirúrgico, ficando a reconstrução ligamentar reservada para lesões multiligamentares e lesões crônicas.
- O compartimento medial é uma região composta por músculos e ligamentos capazes de estabilizar a abertura em valgo do joelho.
- O compartimento posterolateral do joelho é uma região composta por músculos e ligamentos capazes de estabilizar a abertura em varo do joelho

■ LEITURAS SUGERIDAS

Astur DC, Aleluia V, Veronese C, Astur N, Oliveira SG, Arliani GG, et al.. A prospective double blinded randomized study of anterior cruciate ligament reconstruction with hamstrings tendon and spinal anesthesia with or without femoral nerve block. Knee. 2014;21(5):911-5.

Frobell RB, Roos EM, Roos HP, Ranstam J, Lohmander LS. A randomized trial of treatment for acute anterior cruciate ligament tears. N Engl J Med. 2010;363(4):331-42.

Geeslin AG, LaPrade RF. Outcomes of treatment of acute grade-III isolated and combined posterolateral knee injuries: a prospective case series and surgical technique. J Bone Joint Surg Am. 2011;93(18):1672-83.

Laoruengthana A, Jarusriwanna A. Sensitivity and specificity of magnetic resonance imaging for knee injury and clinical application for the Naresuan University Hospital. J Med Assoc Thai. 2012;95(10):S151-7.

Leal MF, Astur DC, Debieux P, Arliani GG, Silveira Franciozi CE, et al.. Identification of suitable reference genes for investigating gene expression in anterior cruciate ligament injury by using reverse transcription-quantitative PCR. PLoS One. 2015;10(7):e0133323.

Liu X, Feng H, Zhang H, Hong L, Wang XS, Zhang J, et al. Surgical treatment of subacute and chronic valgus instability in multiligament-injured knees with superficial medial collateral ligament reconstruction using achilles allografts: a quantitative analysis with a minimum 2-year follow-up. Am J Sports Med. 2013;41(5):1044-50.

Montgomery SR, Johnson JS, McAllister DR, Petrigliano FA. Surgical management of PCL injuries: indications, techniques, and outcomes. Curr Rev Musculoskelet Med. 2013;6(2):115-23.

271.2 OMBRO

■ CARINA COHEN

■ MOISÉS COHEN

■ LUXAÇÃO GLENOUMERAL

A articulação do ombro apresenta alto grau de mobilidade que a torna muito suscetível à perda da congruência articular. Assim, existem os estabilizadores passivos (anatomia óssea, labrum glenoidal, complexo capsulo-ligamentar, pressão negativa e adesão) e estabilizadores ativos (manguito rotador, cabo longo do bíceps e posicionamento da escápula). O labrum aumenta o contato escapuloumeral em até um terço e nele se inserem os ligamentos glenoumerais (superior, médio e inferior), que são espessamentos da cápsula anterior. O mais importante é o ligamento glenoumeral inferior (LGUI), que fica tenso na posição de abdução e rotação externa do ombro (posição de apreensão), sendo sua banda anterior o maior restritor.

A luxação glenoumeral é a mais frequente das luxações com incidência de 17 casos por 100.000 habitantes/ano e prevalência de 2% na população. Acomete principalmente jovens durante esportes de contato.

ATENÇÃO!

As luxações anteriores representam 95% dos casos agudos traumáticos. A lesão essencial é a avulsão do labrum na região anteroinferior da glenoide, conhecida por lesão de Bankart, e ocorre em mais de 90% dos pacientes.

Entretanto, podem existir outras, como a fratura por impacção postero-lateral da cabeça umeral (lesão de Hill Sachs), lesões capsulares, do manguito rotador e erosões ósseas da glenoide que levam à instabilidade. Na instabilidade, há translação excessiva glenoumeral, causando dor e desconforto, pelo desequilíbrio entre os estabilizadores estáticos e dinâmicos.

O primeiro episódio ocorre, em geral, por trauma direto contra o braço em abdução e rotação lateral. A recorrência varia de 17 a 100%, inversamente proporcional à idade no primeiro episódio: com menos de 20 anos, o índice é superior a 90%; entre 20 e 25 anos, fica entre 50 e 75%, e reduz para 50% ou menos entre 20 e 30 anos.

Atualmente, acredita-se que a instabilidade do ombro seja uma doença de componente multifatorial, tendo influência genética para seu desenvolvimento. Indivíduos com predisposição talvez tenham maior risco de desenvolver a doença quando submetidos a fatores externos. Estudos bem iniciais demonstram uma desregulação nos genes do colágeno da cápsula articular do ombro em indivíduos afetados.

Existem diversas classificações para a instabilidade considerando o grau de deslocamento (subluxação, luxação e microinstabilidade), direção (anterior, inferior, posterior e multidirecional), etiologia (traumática e atraumática), volição (voluntária e involuntária) e cronologia (aguda, recorrente e crônica).

A mais utilizada é de Thomas e Matsen, que divide pelas siglas TUBS e AMBRII. TUBS são pacientes com lesões traumáticas, acometimento unilateral, que frequentemente têm lesão de Bankart, e o tratamento indicado é a cirurgia (*surgery*). AMBRII refere-se a pacientes que têm frouxidão ligamentar constitucional, etiologia atraumática, multidirecional, componente bilateral, tratados com reabilitação; caso não haja boa evolução, capsuloplastia (*inferior capsular shift*) deve ser realizada, além de fechamento do intervalo dos rotadores durante o procedimento cirúrgico. Entre esses dois grupos, há um terceiro, o das instabilidades adquiridas por microtraumas repetitivos nos atletas.

Além da história, o exame físico auxilia o diagnóstico com avaliação da amplitude de movimento, os testes para instabilidade, como teste do sulco, gaveta anterior e posterior, *load and shift test*, teste de Gagey, teste de apreensão e recolocação e exame sob anestesia. Os exames de imagem apontam as lesões estruturais. As radiografias anteroposteriores do ombro com rotação neutra, interna e externa permitem visualizar a lesão de Hill-Sachs, que, quando maior do que 30% da superfície, necessita de correção cirúrgica.

A incidência de Bernagieu mostra fraturas da borda da glenoide (lesão de Bankart óssea); a incidência apical oblíqua ou de Garth demonstra bem as lesões de Hill-Sachs e eventuais alterações no rebordo anteroinferior da cavidade glenoide (lesão de Bankart ósseo), e a incidência de West Point evidencia bem o rebordo anterior da cavidade glenoide – é especialmente útil quando existe erosão da mesma.

A tomografia computadorizada (TC) é usada para avaliar lesões ósseas do úmero e da glenoide e orienta no sentido da necessidade ou não de enxerto ósseo na reconstrução cirúrgica da instabilidade anterior do ombro. Por fim, a ressonância magnética (RM) aponta lesões labrais e capsulo ligamentares e também a lesão do manguito rotador que pode vir associada principalmente em indivíduos mais velhos. A artrorressonância fica reservada para os casos em que há grande suspeita de lesão intra-articular, porém a RM não foi suficientemente esclarecedora.

O tratamento para a luxação primária são 10 a 15 dias de imobilização com tipoia seguido de reabilitação. O tratamento conservador tem indicação para os sedentários, baixa demanda funcional, jovens com instabilidade atraumática e casos de luxação voluntária, devido à grande capacidade de falência cirúrgica e recorrência.

Indivíduos jovens, praticantes de esportes de contato, competitivos que apresentam instabilidade traumática, são melhor tratados por estabilização cirúrgica. O tratamento do primeiro episódio de luxação anterior traumática do ombro ainda é controverso.

ATENÇÃO!

Estudos epidemiológicos indicam que o tratamento cirúrgico indiscriminado de todos os pacientes após o primeiro episódio não é adequado, já que uma parcela dos pacientes evolui satisfatoriamente com o tratamento conservador.

Por outro lado, grande parte dos pacientes tratados conservadoramente apresentará quadro de instabilidade recorrente, sendo mais frequente nos doentes jovens e ativos. O tratamento das instabilidades anteriores do ombro pós-luxação traumática são, em sua maioria, tratados de forma cirúrgica. Com o advento da artroscopia e com o avanço dos equipamentos e técnicas cirúrgicas, essa modalidade de tratamento tem sido a mais empregada nos pacientes com instabilidade glenoumeral anterior.

A técnica cirúrgica empregada deve levar em consideração a história do paciente, o exame sob anestesia, a anatomia cirúrgica e a avaliação da lesão capsular.

O objetivo é o reparo da lesão de Bankart com âncoras de sutura que pode ser feito por cirurgia aberta, porém, o reparo artroscópico da lesão de Bankart junto à borda da glenoide é o procedimento usual com vantagens como mínima incisão, menor dor e rigidez pós-operatória e reabilitação mais rápida.

Em 2007, o grupo do Dr. Boileau criou o ISIS score (*instability severity index score*). Trata-se de um sistema de pontuação até 10 que define o grau de gravidade pré-operatório da instabilidade. A classificação pontua pacientes com menos de 20 anos no momento da cirurgia; envolvimento em esportes competitivos ou de contato; hiperfrouxidão ligamentar; lesão de Hill-Sachs visível em radiografia anteroposterior do ombro em rotação externa e/ou perda do contorno inferior da glenoide. Os pacientes com uma pontuação maior do que 6 pontos apresentaram, segundo esse estudo, um risco de recorrência alto de 70% ($p < 0,001$) para o reparo de Bankart por via artroscópica e dessa forma a melhor opção seria a cirurgia de bloqueio ósseo Bristow-Latarjet, que consiste na transferência do processo coracoide osteotomizado, associada ao tendão conjunto (cabo curto do bíceps e tendão do coracobraquial), e sua fixação na borda anteroinferior da glenoide, funcionando como uma barreira óssea associada ao efeito "Sling", bem como limitando a rotação externa.

■ LUXAÇÃO ACROMIOCLAVICULAR

A articulação acromioclavicular (AAC) é diartrodial, revestida de fibrocartilagem, formada pela clavícula distal e a face medial do acrômio e tem função de suspender a extremidade superior. É estabilizada horizontalmente pelos ligamentos acromioclaviculares (AC) (anterior, posterior, superior e inferior), sendo o posterior e superior os mais fortes e revestidos pela fáscia deltotrapezoidal. A estabilidade vertical é dada pelos ligamentos coracoclaviculares (CC), que são os ligamentos trapezoide e conoide.

A luxação da AAC leva à quebra da ligação existente entre o esqueleto axial e o esqueleto apendicular, ocorrendo a queda do ombro do lado acometido. Corresponde a 4 a 8% de todas as luxações e 12% das luxações do ombro, sendo mais comum em homens na proporção de 5 até 10:1, entre a 3ª e 4ª décadas de vida e em atletas. Ocorre principalmente após queda com trauma direto no ombro aduzido, podendo acontecer por mecanismo indireto, pela transmissão de energia em uma queda com o braço hiperestendido. A lesão inicia-se nos ligamentos AC e progride aos ligamentos CC até a rotura da fáscia deltotrapezoidal, resultando em desvios progressivos da clavícula.

Ao exame físico, o paciente apresenta dor e abrasão local, dificuldade de elevar o membro na fase aguda, podendo ou não haver deformidade visível e, à palpação, pode haver um degrau na AAC conhecido por sinal da tecla (Figura 271.2). O paciente refere dor na adução forçada.

O exame radiológico deve incluir a série trauma com radiografias anteroposterior do ombro, perfil de escápula e axilar. A incidência Zanca (anteroposterior, com 10° a 15° de inclinação cefálica, de preferência incluindo as duas AAC) esclarece ainda mais o diagnóstico.

Existem diversas classificações, sendo a mais utilizada a de Rockwood e Green (Tabela 271.1).[1]

Os tipos I e II são os mais frequentes, sendo o grau I duas vezes mais frequente que o grau III.

Os tipos I e II podem ser tratados de forma conservadora e imobilizados por duas semanas com tipoia, uso de gelo, analgésicos e anti-inflamatórios. Retorno das atividades intensas com 6 a 8 semanas. Alguns podem permanecer sintomáticos por longo período.

O tipo III pode ser tratado conservadoramente em pacientes inativos, esportes recreacionais, braço não dominante com tipoia por 4 semanas, seguido de mobilização suave e fortalecimento. Retorno aos esportes em 3 a 5 meses.

> **ATENÇÃO!**
>
> Em pacientes jovens, ativos, atletas de alto nível, trabalhadores braçais, membro dominante, lesões expostas ou associada à plexopatia braquial, está indicado o tratamento cirúrgico.

Os tipos IV, V e VI têm indicação cirúrgica para redução aberta e reparo dos ligamentos coracoclaviculares, além de reparar a cápsula superior. Existem diversas técnicas de fixação, a mais utilizada consiste em uma amarrilha em volta da clavícula e pode ser passado um fio de aço entre o acrômio e a clavícula, ambos para proteger a reconstrução do ligamento. Esse fio de aço é retirado com 6 semanas e o paciente inicia a fisioterapia para ganho de

TABELA 271.1 ■ Classificação de Rockwood e Green dividida em 6 variedades de lesão de acordo com o ligamento lesado, o exame físico e a imagem radiográfica

TIPO	EXAME FÍSICO	RADIOGRAFIA
I- Estiramento do ligamento AC	Dor leve da articulação AC	Normal
II- Rotura do ligamento AC e estiramento do ligamento CC	Leve desvio superior da clavícula, móvel, dor no espaço CC	Leve desvio superior da clavícula, espaço AC alargado
III- Rotura do ligamento AC e CC	Ascensão clavicular, dor AC e alargamento do espaço CC	Grande desvio superior, Aumento do espaço CC – 25-100%
IV-Desvio posterior da clavícula	Dor AC mais forte que grau III	Desvio posterior da clavícula na incidência axilar da radiografia ou tomografia
V-Desvio > 100% com rotura da fáscia deltotrapezoidal	Ascensão clavicular muito visível e dor	Grande desvio superior da clavícula, aumento do espaço CC – 100-300%
VI- Desvio inferior da clavícula	Proeminência acromial, avaliar lesão de plexo, fratura de clavícula e costela	Desvio inferior da clavícula: subacromial ou subcoracóideo

AC: acromioclavicular; CC: coracoclavicular.
Fonte: Rockwood e Green.[1]

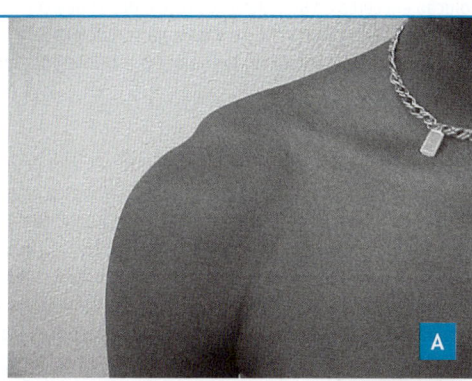
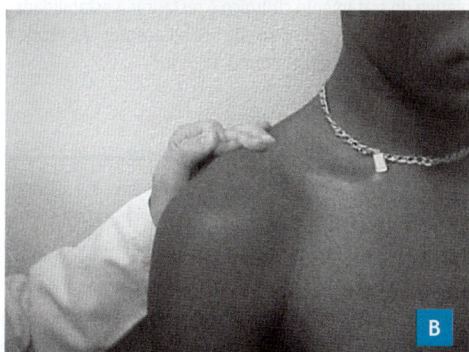

FIGURA 271.2 ■ Sinal da tecla positivo. (A): Degrau visível na AAC. (B) Mobilidade palpável no local.

amplitude de movimento e com 4 meses inicia o fortalecimento dos grupos musculares da cintura escapular e dos músculos periescapulares.

REVISÃO

- A instabilidade anterior é bastante frequente na prática médica, devendo o ortopedista saber tratá-la corretamente. A seleção adequada do paciente é fundamental para a escolha da técnica a ser usada, diminuindo o risco de recidiva.
- A luxação acromioclavicular é mais comum em jovens do sexo masculino após queda. O diagnóstico é feito pelo exame físico e radiográfico. O tratamento dos tipos I e II é conservador, dos tipos IV, V e VI é cirúrgico e do tipo III deve levar em consideração o perfil do paciente.

■ REFERÊNCIA

1. Rockwood CA, Green DP, editors. Fractures. Philadelphia: Lippincott Williams & Wilkins; 1984.

■ LEITURAS SUGERIDAS

Arliani GG, Astur DC, Cohen C, Ejnisman B, Andreoli CV, Pochini AC, et al. Surgical versus nonsurgical treatment in first traumatic anterior dislocation of the shoulder in athletes. Open Access J Sports Med. 2011;2:19-24.
Balg F, Boileau P. The instability severity index score. A simple pre-operative score to select patients for arthroscopic or open shoulder stabilisation. J Bone Joint Surg Br. 2007;89(11):1470-7.
Belangero PS, Leal MF, Figueiredo EA, Cohen C, Pochini AC, Smith MC, et al. Gene expression analysis in patients with traumatic anterior shoulder instability suggests deregulation of collagen genes. J Orthop Res. 2014;32(10):1311-6.
Brophy RH, Marx RG. The treatment of traumatic anterior instability of the shoulder: nonoperative and surgical treatment. Arthroscopy. 2009;25(3):298-304.
Burkhart SS, De Beer JF. Traumatic glenohumeral bone defects and their relationship to failure of arthroscopic Bankart repairs: significance of the inverted-pear glenoid and the humeral engaging Hill-Sachs lesion. Arthroscopy. 2000;16(7):677-94.
Calvo E, Granizo JJ, Fernández-Yruegas D.Criteria for arthroscopic treatment of anterior instability of the shoulder: A prospective study. J Bone Joint Surg Br. 2005;87(5):677-83.
Chillemi C, Franceschini V, Dei Giudici L, Alibardi A, Santone FS, Alday LJR, et al. Epidemiology of isolated acromioclavicular joint dislocation. Emerg Med Int. 2013;2013:171609.
Cole BJ, Warner JJP. Anatomy, biomechanics, and pathophysiology of glenohumeral instability. In: Iannotti JP, Williams GR. Disorders of the shoulder: diagnosis and management. Philadelphia: Lippincott Williams & Wilkins; 1999.
Kroner K, Lind T, Jensen J. The epidemiology of shoulder dislocations. Arch Orthop Trauma Surg. 1989;108(5):288–90.

271.3 PÉ E TORNOZELO

- MOISÉS COHEN
- FERNANDO CEPOLLINA RADUAN
- NACIME SALOMÃO BARBACHAN MANSUR

■ INSTABILIDADE LATERAL DO TORNOZELO

O entorse de tornozelo é um mecanismo de trauma frequente, tanto em atletas quanto na população geral, podendo provocar até 25% de todos os atendimentos musculoesqueléticos de um pronto-socorro. Aproximadamente 5.600 entorses ocorrem diariamente no Reino Unido e cerca de 23.000 nos Estados Unidos. Cerca de 9 em cada 10 episódios são em inversão, comprometendo o complexo ligamentar lateral. Dependendo da atividade, esses números podem ser iguais entre os homens e as mulheres.

Inversão da articulação e sensação de estalido lateral, seguida de dor na região dos ligamentos laterais é queixa frequente. A dificuldade para deambular logo após a lesão varia de acordo com o grau do entorse, sendo possível caminhar logo após o evento, mesmo em entorses mais graves.

Na avaliação clínica do paciente, é importante questioná-lo quanto à direção do entorse (mecanismo de trauma) quanto aos locais de dor. No exame físico, palpar perna, tornozelo e pé, procurando excluir possíveis lesões associadas. As manobras mais importantes a serem realizadas para testar o complexo ligamentar lateral do tornozelo são: dor à palpação da topografia dos ligamentos, teste da gaveta anterior (que checa a excursão do tálus sob a tíbia e avalia a integridade do ligamento fibulotalar anterior) e teste do estresse em varo (que examina o ligamento fibulocalcaneano realizando movimento de inversão do tornozelo em relação à tibia).

Os testes descritos devem ser realizados comparativamente com o lado sadio para diferenciação entre lesão e frouxidão ligamentar.

Radiografias podem excluir fraturas e lesões associadas. A ressonância magnética (RM) não tem valor para diagnóstico na lesão aguda (o diagnóstico é clínico), devendo ser reservada nos casos de instabilidade. Apresenta excelente sensibilidade e especificidade não apenas para as lesões ligamentares, como também na análise das lesões associadas (Quadro 271.1).

ATENÇÃO!

As lesões ligamentares agudas do tornozelo normalmente possuem boa evolução em cerca de 80 a 90% dos casos, desde que conduzidos adequadamente. Seu tratamento se baseia na combinação de imobilização funcional (tornozeleira rígida ou bota) e fisioterapia motora precoce.

Os pacientes que continuam apresentando entorses de repetição (cerca de 20% dos casos) são candidatos ao tratamento cirúrgico, não apenas para reconstrução ligamentar, como também para tratamento das lesões associadas advindas das múltiplas inversões sofridas.

Para pessoas com baixa demanda ou com comorbidades que dificultem o procedimento operatório, o tratamento conservador por meio da fisioterapia para ganho de fortalecimento muscular e propriocepção, assim como a utilização de órteses estabilizadoras estão bem-indicados.

O objetivo do tratamento cirúrgico é restaurar a estabilidade articular sem alterar a biomecânica de articulações adjacentes. As técnicas consagradas têm taxas de sucesso em torno de 95%.

ATENÇÃO!

As lesões associadas também devem ser abordadas, e a artroscopia do tornozelo se mostrou, ao longo dos anos, uma importante ferramenta tanto no diagnóstico quanto no tratamento definitivo destas lesões.

São descritos na literatura mais de 80 procedimentos cirúrgicos diferentes, classificados como anatômicos ou não anatômicos. Apenas em 1966, Broström[1] descreveu o primeiro procedimento anatômico com reparo ligamentar, ou dos restos ligamentares do fibulotalar anterior e do fibulocalcâneo cicatrizados no local. Essa técnica sofreu inúmeras modificações, sendo a mais importante descrita por Gould[2] em 1980, propondo o uso da retinácula dos extensores como reforço da sutura. Essa ligametoplastia reforçada é considerada o padrão-ouro até os dias atuais.

Nos casos de revisão, em pacientes com deformidades graves, nas hipermobilidades e nos pacientes com alta massa corpórea, a reconstrução anatômica com enxerto livre (grácil ou semitendíneo) é opção. Túneis são realizados na fíbula, tálus e calcâneo, sendo o enxerto passado através deles, mimetizando a direção e inserção do fibulotalar anterior e do fibulocalcâneo.

A reabilitação compreende um período de imobilização com carga acompanhado de fisioterapia motora. O retorno ao esporte geralmente ocorre por volta do 4º a 5º mês pós-operatório.

QUADRO 271.1 ■ Descrição das possíveis lesões associadas na presença de instabilidade crônica do tornozelo previamente lesado

- Lesões associadas às instabilidades crônicas do tornozelo
- Lesões tendíneas: tendões fibulares, retinácula dos fibulares, luxação dos fibulares, tendões mediais
- Lesões capsulares: sinovite, impacto anterolateral, síndrome do seio do tarso
- Lesões ligamentares: ligamentos da sindesmose e da subtalar
- Lesões nervosas: nervos sural e fibular superficial
- Lesões ósseas: fratura por estresse do maléolo medial, impacto ósseo anteromedial, pseudoartrose do processo lateral do tálus, processo anterior calcâneo, base do 5º metatarso
- Lesões osteocondrais: região lateral ou medial do tálus, lesões da tíbia, corpos livres

---

REVISÃO

- Os entorses do tornozelo são lesões frequentes que acometem eminentemente o complexo ligamentar lateral e podem ser tratadas clinicamente, e seus índices de sucesso podem chegar a 80%.
- Pacientes que evoluem para instabilidade crônica do tornozelo podem apresentar inúmeras lesões associadas, essas devendo ser abordadas durante o tratamento cirúrgico definitivo.
- Os procedimentos anatômicos se mostraram superiores aos não anatômicos por preservarem a biomecânica não apenas do tornozelo, como também da articulação subtalar, com resultados bons e excelentes mesmo após grandes seguimentos.

■ REFERÊNCIAS

1. Broström L. Sprained ankles. VI. Surgical treatment of "chronic" ligament ruptures. Acta Chir Scand. 1966;132(5):551-65.
2. Gould N, Seligson D, Gassman J. Early and late repair of lateral ligament of the ankle. Foot Ankle. 1980;1(2):84-9.

■ LEITURAS SUGERIDAS

DiGiovanni BF, Partal G, Baumhauer JF. Acute ankle injury and chronic lateral instability in the athlete. Clin Sports Med. 2004;23(1):1-19.
Gerstner Garces JB. Chronic ankle instability. Foot Ankle Clin. 2012;17(3):389-98.
Garrick JG. The frequency of injury, mechanism of injury, and epidemiology of ankle sprains. Am J Sports Med. 1977;5(6):241-2.
Komenda GA, Ferkel RD. Arthroscopic findings associated with the unstable ankle. Foot Ankle Int. 1999;20(11):708-13.
van Dijk CN. Ankle arthroscopy. New York: Springer; 2014.

271.4 PUNHO E MÃO

■ MOISÉS COHEN
■ FERNANDO TRAVAGLINI PENTEADO

■ LESÃO DO LIGAMENTO COLATERAL ULNAR DA ARTICULAÇÃO METACARPOFALÂNGICA DO POLEGAR

O ligamento colateral ulnar da articulação metacarpofalângica do polegar (LCU) origina-se na região distal do metacarpo, dorsal ao eixo de rotação da articulação e faz sua inserção na face palmar da falange proximal. Sua lesão resulta de trauma abrupto, levando à articulação metacarpofalângica para uma posição combinada de abdução e extensão. Ocorre com maior frequência em esportes com bola, esqui e *hockey*.

O quadro clínico é o de edema, equimose e dor no lado ulnar da articulação metacarpofalângica do polegar. O exame físico inclui teste de estresse radial suave, com flexão de 20 a 30º da articulação metacarpofalangiana do polegar sob bloqueio anestésico.

ATENÇÃO!

A falta de ponto de *stop* é indicativo de lesão completa do LCU (lesão de Stener), devendo ser diferenciada da lesão incompleta, pois o tratamento muda radicalmente.

As radiografias sob estresse também podem ser realizadas, demonstrando a abertura medial e a subluxação da articulação. A RM pode demonstrar a lesão em 94% dos casos, sendo extremamente útil no diagnóstico diferencial entre lesão completa e incompleta.

Nas lesões completas, ocorre a interposição da aponeurose do músculo adutor do polegar, o que impede a cicatrização do ligamento. Nesses casos, a lesão deve ser reparada cirurgicamente, visando à reinserção ligamentar na base da falange proximal com miniâncoras ou sutura terminoterminal, quando houver possibilidade. A lesão parcial é passível de tratamento conservador com imobilização gessada por quatro semanas.

■ LESÃO DA PLACA VOLAR DA ARTICULAÇÃO INTERFALÂNGICA PROXIMAL DOS DEDOS

A articulação interfalângica proximal (IFP) é uma articulação tipo gínglimo, com grande estabilidade devido à conformação óssea, bem como à presença de estruturas periarticulares, como os ligamentos colaterais e a placa volar que forma seu soalho.

A lesão da placa volar acontece nos traumas que associam hiperextensão da articulação com algum grau de compressão longitudinal, comum em esportes em que a bola é dominada com as mãos, como basquete e vôlei. Dois tipos de lesão pura da placa volar podem ocorrer: *hiperextensão*, na qual ocorre avulsão da placa volar da base da falange média (nos casos mais graves, pode ser estentida em até 70 ou 80º mantendo a superfície articular em contato com a base da falange média, articulando-se com o dorso do côndilo da falange proximal), e *luxação dorsal*, em que ocorre lesão da placa volar e perda do contato articular, com a base da falange média posicionando-se dorsalmente à cabeça da falange proximal.

Essas lesões costumam ser estáveis após a redução, durante a movimentação ativa e podem ser tratadas com tala para dedos, mantendo-se a articulação IFP em 20 a 30º de flexão por 1 a 2 semanas, seguida de esparadrapagem ao dedo vizinho por mais duas semanas. Uma alternativa é a colocação de um aparato dorsal que bloqueie a extensão e permita a flexão ativa. A lesão crônica pode evoluir com deformidade em "pescoço de cisne" e requerer tratamento cirúrgico, com reinserção ou reconstrução da placa volar.

DISSOCIAÇÃO ESCAFOSSEMILUNAR

Ocorre após uma queda com a mão espalmada e o punho em hiperextensão. Representa a forma mais comum de instabilidade cárpica, com lesão do ligamento interósseo escafossemilunar. É conhecida também como subluxação rotatória do escafoide, que assume posição de flexão após a lesão ligamentar. A dissociação acaba por alterar os padrões de carga e contato articular do carpo, levando à dor e, a longo prazo, a alterações degenerativas progressivas.

No exame físico, encontra-se dor na tabaqueira anatômica e no dorso do punho, na articulação escafossemilunar e manobra de Watson positiva. Ocorre também diminuição da força de preensão.

Nas radiografias de frente, observa-se o sinal de Terry-Thomas, que é o aumento do espaço entre o escafoide e o semilunar (maior do que 3 mm, quando normalmente é de 2 mm). O escafoide assume uma posição de flexão, dando a falsa impressão de que seu tamanho está reduzido e formando o sinal do anel. No perfil, o ângulo entre o escafoide e o semilunar está aumentado, além de 70°, o semilunar está em posição de desvio dorsal, caracterizando a deformidade em DISI (do inglês *dorsal intercalated segment instability*). A RM é útil nos casos em que há dúvida diagnóstica.

O tratamento de escolha é cirúrgico, com redução aberta, reparo ligamentar e fixação nas lesões agudas. Nas tardias, são indicadas as cirurgias de reconstrução ligamentar e as artrodeses parciais do carpo.

REVISÃO

- A lesão do ligamento colateral ulnar do polegar resulta de trauma abrupto em abdução e extensão.
- A lesão ligamentar completa é chamada de lesão de Stenner.
- Nas lesões completas, ocorre a interposição da aponeurose do músculo adutor do polegar, o que impede a cicatrização do ligamento. Nesses casos, a lesão deve ser reparada cirurgicamente.
- A lesão da placa volar ocorre nos traumas em hiperextensão da articulação, com algum grau de compressão longitudinal.
- São lesões geralmente estáveis após a redução e podem ser tratadas com imobilização dos dedos.
- A lesão crônica pode evoluir com deformidade em "pescoço de cisne" e requerer tratamento cirúrgico, com reinserção ou reconstrução da placa volar.
- A dissociação escafossemilunar representa a forma mais comum de instabilidade cárpica.
- O escafoide assume uma posição de flexão, dando a falsa impressão de que seu tamanho está reduzido.
- O tratamento de escolha nas lesões crônicas são as cirurgias de reconstrução ligamentar e as artrodeses parciais do carpo.

■ LEITURAS SUGERIDAS

Bucholz RW, Heckman JD, Court-Brown CM, Tornetta P, editors. Rockwood and Green's fractures in adults. 7th ed. Philadelphia: Lippincott Williams & Wilkins; 2010.
Canale T, Beaty JH, editors. Campbell's operative orthopaedics.11th ed. St Louis: Mosby; 2008
Wolfe SW, Hotchkiss RN, Pederson WC, Kozin SH, editors. Green's operative hand surgery. 6th ed. Philadelphia: Churchill Livingstone; 2011.

272
LESÕES MUSCULOTENDILÍNEAS

■ JOÃO CARLOS BELLOTI
■ MARCEL JUN SUGAWARA TAMAOKI
■ VINÍCIUS YNOE DE MORAES

■ LESÕES DO MANGUITO ROTADOR

A incidência de queixas de dor no ombro é muito comum e acomete de 16 a 34% da população. As lesões do manguito rotador são a causa principal de queixa dolorosa relacionada à articulação do ombro.

O manguito rotador é um conjunto de quatro tendões, supraespinal, infraespinal, subescapular e redondo menor, que envolve a cabeça do úmero. O mecanismo de lesão pode ser dividido em fatores:

- **intrínsecos**: mecanismo degenerativo do envelhecimento do tendão;
- **extrínsecos**: pinçamento dos tendões entre a cabeça umeral e outras estruturas anatômicas, como acrômio, ligamento coracoacromial, processo coracoide e articulação acromioclavicular.

A lesão, em geral, ocorre de maneira progressiva, sem episódio traumático. No entanto, pode ocorrer decorrente de trauma direto ou indireto, como nas luxações do ombro, principalmente em pacientes com idade superior a 40 anos.

ATENÇÃO!

O supraespinal é o tendão mais frequentemente acometido nas lesões do manguito rotador.

QUADRO CLÍNICO

A dor é a principal queixa de lesão do manguito rotador, em geral localizada na região anterior que irradia para a inserção do deltoide. Nos casos de longa história de lesão, pode apresentar dor posterior na região do músculo trapézio, por mecanismo compensatório. É exacerbada com atividades que envolvem elevação do membro superior acima da cabeça (p. ex.: escovar os cabelos); além disso, piora à noite, o paciente tem dificuldade de achar uma posição do ombro para que consiga dormir.

Outra queixa frequentemente associada é a rigidez nos últimos graus do arco de movimento devido à dor, essa, mais frequente nas lesões parciais. O paciente também pode referir perda de força ou fraqueza, principalmente à elevação do ombro acometido.

DIAGNÓSTICO

Exame físico

Na inspeção estática, é possível visualizar atrofia da musculatura dos rotadores externos (infraespinal e redondo menor), nos casos de lesão crônica. A hipotrofia do músculo supraespinal é de difícil visualização, pois ele é encoberto pelo trapézio.

O movimento da escápula é assimétrico (discinesia escapulotorácica), alguns pacientes com lesão do manguito rotador, com musculatura paraescapular hipertrofiada, podem apresentar-se sem alteração com apenas um movimento, e, para melhor visualização dessa assimetria, é necessária a estafa dessa musculatura. Em geral, há um déficit do arco de movimento ativo em comparação com o arco passivo do paciente.

A dor ao movimento, em geral, depende do tendão lesionado, mas, mais comumente, é exacerbada com a elevação de 60 a 120° quando o supraespinal é acometido. Nas lesões do infraespinal e redondo menor, é constatada a incapacidade de rotação externa ativa do ombro. Na lesão do subescapular, a rotação interna é dolorosa.

A palpação do manguito rotador é difícil em razão da musculatura do deltoide que o recobre, porém, em alguns pacientes com pouco tecido subcutâneo e deltoide pouco espesso, é possível a palpação do manguito e até de seu defeito.

Os testes especiais mais utilizados para testar o manguito rotador são:
- **Teste para o supraespinal** em geral realizado com os ombros a 90° de elevação, pede-se para o paciente realizar uma força contrarresistência no sentido da elevação, o teste é positivo quando houver dor ou perda de força em relação ao contralateral. Da mesma maneira, o teste foi descrito com rotação interna do ombro, denominado teste de Jobe; a interpretação de positividade do teste é a mesma do supracitado.
- O **subescapular** é testado pedindo para que o paciente realize a rotação interna do ombro afetado, colocando o dorso da mão na região da coluna lombar e afastando o dorso da mão da coluna, caso o paciente não consiga realizar a manobra ou refira dor; o teste denominado Gerber ou *lift-off* é positivo.
- A lesão do **infraespinal** é verificada com o teste de Pate, realizado com o paciente com abdução de 90° do ombro, cotovelo fletido e pede-se, então, para realizar rotação externa contrarresistência; o teste é considerado positivo quando há diminuição de força comparado ao ombro contralateral. Nas lesões com insuficiência do infraespinal e redondo menor, pode-se realizar o teste da cancela: o paciente, em posição ortostática, com os braços ao lado do corpo e flexão de 90° do cotovelo, leva passivamente o ombro à rotação externa máxima; depois, pede-se para manter a posição; caso o paciente não consiga manter essa posição, o antebraço retorna à posição inicial, indicando lesão e teste positivo.

> **ATENÇÃO!**
>
> É sempre importante avaliar a coluna cervical, pois é o sítio mais comum de afecções que provocam dores irradiadas para o ombro.

Diagnóstico por imagem

Radiografias do ombro são solicitadas para realizar diagnóstico diferencial de outras lesões do ombro, como osteoartrose acromioclavicular e glenoumeral, tendinopatia calcárea e lesões traumáticas (fraturas e luxações). Além disso, em lesões crônicas do manguito rotador, é possível observar esclerose, tanto da tuberosidade maior como da superfície inferior do acrômio. Nos casos de lesões maciças e crônicas com artropatia do manguito rotador, há subluxação superior da cabeça umeral.

A US musculoesquelética é considerada por muitos o exame inicial de eleição para o diagnóstico de lesão do manguito rotador, pois é um exame dinâmico, não expõe o paciente à radiação, tem baixo custo e boa acurácia, principalmente nas lesões completas. Contudo, também possui limitações, já que é operador e aparelho-dependente.

A RM é indicada para pacientes que tiveram falha do tratamento inicial, para avaliar possíveis lesões associadas intra-articulares e para melhor avaliação da lesão; tem sensibilidade de aproximadamente 89% e especificidade de 100% (Figura 272.1).

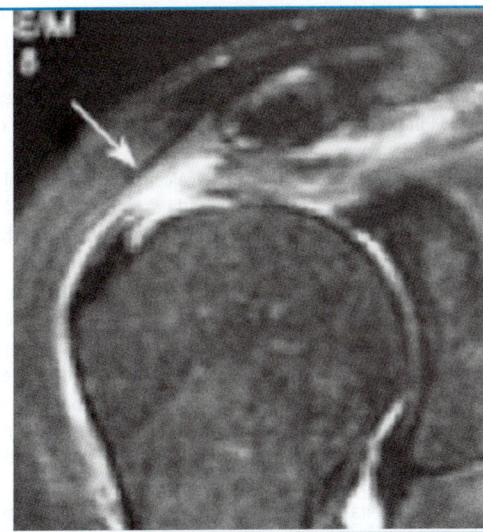

FIGURA 272.1 ■ Corte de ressonância magnética em T2 demonstra lesão do tendão supraespinal.

Diagnóstico diferencial

Alguns casos de diagnóstico diferencial são: tendinopatia calcárea, osteoartrose do ombro, capsulite adesiva ou ombro congelado, osteoartrose acromioclavicular, fraturas do úmero proximal e luxações do ombro.

TRATAMENTO

O tratamento inicial, na fase aguda, deve ser realizado com crioterapia, repouso da articulação, evitando as atividades que desencadeiam a dor e período breve de uso de anti-inflamatórios não hormonais (AINHs). As terapias adjuvantes, como estimulação elétrica, iontoforese, ultrassom terapêutico, ondas de choque e *laser*, ainda não têm evidência robusta sobre sua efetividade.

Nos casos crônicos, é indicado tratamento fisioterápico, uso de corticosteroides. O uso de infiltração de corticosteroides associados com anestésico no espaço subacromial é controverso. A maioria dos estudos demonstram algum benefício a curto prazo.

O tratamento não cirúrgico se baseia nas seguintes considerações:
- evitar lesões de repetição, como movimentos que causam dor, e modificar o modo de trabalhar ou de realizar a atividade esportiva;
- restaurar a flexibilidade do ombro;
- restaurar a força normal.

Após tentativa do tratamento citado por até seis meses, é indicado o tratamento cirúrgico com reparo da lesão, que pode ser realizado por via aberta, minivia e via artroscópica. Não foi verificada superioridade de um método sobre outro; contudo, teoricamente, a via artroscópica tem a vantagem de uma inspeção articular mais detalhada para detecção de lesões associadas e menor dano ao músculo deltoide.

■ TENDINITE CALCÁRIA

Distúrbios dolorosos no ombro são muito comuns e apresentam uma incidência de 9,5 por 1.000 pacientes; a incidência de calcificação periarticular do ombro representa de 2,5 a 20% das ocorrências em pacientes assintomáticos e ocorre com mais frequência em pessoas entre 30 e 60 anos. A maior incidência é em mulheres, e acomete mais predominantemente o lado direito.

A tendinite calcária no ombro é caracterizada pela presença de depósitos macroscópicos de hidroxiapatita (fosfato de cálcio) em qualquer tendão do manguito rotador. O tendão do manguito rotador, mais comumente acometido por calcificações, sendo 80% dos casos; o supraespinal, seguido pelo infraespinal (15% dos casos); e subescapular (5% dos casos). Alterações no redondo menor são muito raras.

As causas para formação da tendinite calcária não estão totalmente esclarecidas. Assim, a tendinite calcária pode estar relacionada à hipovascularização, que induz hipóxia aos tecidos e pode ocasionar fibrose e necrose do tendão, com subsequente degeneração.

O local mais frequente de sua ocorrência é no tendão do supraespinal, 1,5 a 2 cm distante da inserção do tendão na grande tuberosidade. Pode haver uma predisposição genética para o desenvolvimento da tendinite calcária; estudos apresentaram uma associação com o antígeno leucocitário humano (HLA, do inglês *human leukocyte antigen*) sorotipo A1 em pacientes com tendinite calcária. Além disso, também demonstraram uma associação da tendinite calcária com endocrinopatias, como hipotiroidismo, artrite reumatoide e diabetes tipo 1.

Outra teoria aceita atualmente demonstra o processo inflamatório nos tecidos, em que ocorre influxo de células inflamatórias, em particular macrófagos, leucócitos e mastócitos. Essas células produzem citosinas (produtos de atividade inflamatória), que alteram a atividade celular e propiciam o depósito extracelular de cristais de hidroxiapatita de cálcio.

QUADRO CLÍNICO

A tendinite calcária acomete até 6,8% dos pacientes com dor no ombro, e cerca de 50% dos pacientes com calcificação no ombro apresentam dor na face lateral do braço, com diferentes graus de restrição do movimento e deficiências de atividades.

Na maioria dos casos, a tendinite calcária apresenta uma progressão definida e, normalmente, com resolução completa; a única variável é a duração de cada fase até a resolução.

A dor é o principal sintoma da tendinite calcária e sua intensidade depende das fases da doença. A fase inicial, de formação dos depósitos de cálcio, cursa com poucos sintomas ou é assintomática, sem qualquer alteração na mobilidade ou força dos músculos do manguito rotador. Essa fase pode durar de meses a anos. Grandes depósitos de cálcio podem cursar com impacto subacromial.

Na fase de reabsorção, normalmente a dor é intensa com incapacidade funcional, esses sintomas podem durar até duas semanas, com maior incidência entre dois e sete dias. Há relatos de que quanto mais agudo e doloroso são os sintomas, mais rápida a resolução da tendinite calcária. Sintomas sistêmicos, como febre e mal-estar, podem estar presentes.

> **ATENÇÃO!**
> Na fase de reabsorção, normalmente a dor é intensa com incapacidade funcional.

Após a reabsorção, a dor diminui, no entanto fraqueza e dificuldade de mobilizar o ombro são queixas frequentes na fase de pós-calcificação, com duração de 6 a 8 semanas. Entretanto, a tendinite calcária nem sempre segue esse padrão bem definido de sintomas, existe um grupo de pacientes que se mantém sintomático e apresenta crises de repetição.

> **ATENÇÃO!**
> Cerca de 50% dos pacientes com calcificação no ombro apresentam dor na face lateral do braço.

DIAGNÓSTICO

Exames de imagem

Quando é considerado o diagnóstico de tendinite calcária, o exame radiográfico do ombro é indispensável (Figura 272.2). As imagens radiográficas podem fazer ou confirmar o diagnóstico, sugerir a fase da doença e permitir o acompanhamento desses pacientes.

As diferentes fases da tendinite calcária podem ser detectadas nos exames radiográficos. Assim, algumas classificações foram divulgadas na literatura, sendo as principais:

- De Palma e Kruper[1] dividiram as imagens radiográficas da tendinite calcária em dois tipos: tipo I, com formato amorfo e felpudo; e tipo II, com forma definida e homogênea.
- Patte classificou também em dois tipos: tipo I, com calcificação localizada e homogênea; e tipo II, com calcificação difusa, disseminada e heterogênea.

O uso da US diagnóstica é uma alternativa; entretanto, quando há calcificações, sombras podem causar achados falso-negativos ou falso-positivos. A US diagnóstica é mais indicada no período pré-operatório, para auxiliar a localização das calcificações e facilitar sua ressecção artroscópica.

O uso da TC não aumentou a concordância interobservadores, nem intraobservadores das classificações mais utilizadas para tendinite calcária, e não é indicação para o diagnóstico dessa comorbidade. A avaliação por exame de RM também não é indicada rotineiramente, devido ao alto custo e por não alterar o prognóstico do tratamento.

Não há anormalidades no metabolismo de cálcio e fósforo dos pacientes com tendinite calcária. Além disso, os valores séricos desses eletrólitos e da fosfatase alcalina estão entre os limites de normalidade. Não há aumento do número de leucócitos e eritrócitos.

TRATAMENTO

O tratamento adequado da tendinite calcária requer a distinção apropriada das duas principais fases da doença, a formativa e a absortiva. Os objetivos centrais do tratamento são reduzir a dor e extinguir os depósitos de cálcio.

As crises dolorosas de reabsorção, que em geral precedem a resolução, devem ser tratadas com analgesia rigorosa. Uma opção é o uso de medicações injetáveis com anti-inflamatórios; também é sugerido realizar infiltrações no espaço subacromial com anestésicos e corticosteroides sistêmicos. Outra alternativa é puncionar os depósitos de cálcio (bartonagem) para diminuir a pressão dentro do tendão, uma das causas da sintomatologia dolorosa. Havendo falha desses métodos de tratamentos, o uso de opiáceos é uma possibilidade de intervenção.

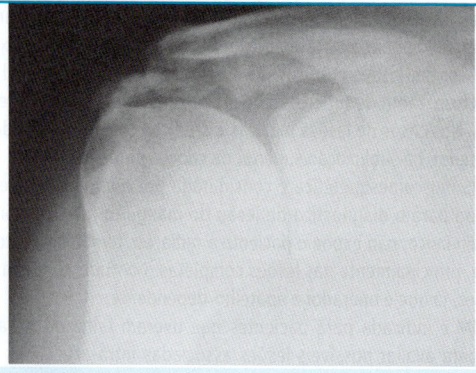

FIGURA 272.2 ■ Radiografia típica de tendinite calcária.

Nas tendinites calcárias subagudas ou crônicas sintomáticas (fase formativa), os pacientes apresentam dor constante, de menor intensidade que na fase de reabsorção, sem perspectiva de cura imediata.

Inicialmente, o tratamento de eleição é o conservador (não cirúrgico), que consiste em: fisioterapia, AINHs, infiltrações com corticosteroide no espaço subacromial, barbotagem, iontoforese com ácido acético e terapia de ondas de choque.

Quando há falha no tratamento conservador, com progressão dos sintomas, dor constante e comprometimento das atividades da vida diária, o tratamento cirúrgico é indicado, e o tratamento por via artroscópica, o preferido.

■ LESÃO DO TENDÃO DISTAL DO BÍCEPS BRAQUIAL

As lesões distais do bíceps braquial são raras e ocorrem em cerca de 1,2 por 100.000 habitantes por ano, em população predominantemente masculina, na quinta década de vida, sendo o lado mais comum o dominante, em 87% dos casos.

Entre as lesões do bíceps, as do tendão distal representam apenas 3%, sendo as da cabeça longa, 96%, e as da cabeça curta, 1%.

Algumas teorias foram propostas a respeito da etiologia da lesão do bíceps distal, como a de que alterações degenerativas do tendão do bíceps distal podem ser atribuídas a uma bursite cubital crônica ou a uma entesopatia, causando irregularidade na tuberosidade do rádio.

QUADRO CLÍNICO

O paciente apresenta dor, edema e equimose na fossa antecubital, geralmente o arco de movimento passivo encontra-se normal. Uma deformidade pode ser observada com a perda do contorno normal do bíceps quando há retração proximal do tendão (Figura 272.3) e o paciente apresenta um déficit de força de supinação ativa em comparação com o membro contralateral normal.

DIAGNÓSTICO

Alguns testes específicos podem ser feitos para o diagnóstico dessas enfermidades:
- *Biceps squeeze test*: o cotovelo do paciente é deixado em flexão de 60 a 80° e o antebraço levemente pronado. Dessa forma, o bíceps do paciente é comprimido pelas duas mãos do examinador, a ausência de supinação do antebraço indica ruptura do tendão bíceps braquial e o teste é positivo.
- *Hook test* é realizado solicitando que o paciente realize a flexão ativa do cotovelo com antebraço totalmente supinado. O examinador com seu dedo indicador tenta enganchar o tendão do bíceps pela lateral da fossa antecubital. No exame normal, o dedo do examinador pode adentrar abaixo do tendão cerca de 1 cm. Quando há lesão, não será possível a palpação de uma estrutura em forma de cordão como o bíceps. Se for palpável uma estrutura em folheto na parte mais medial da fossa antecubital, pode ser constatada a integridade do *lacertus fibrosus*.

ATENÇÃO!

A ruptura do bíceps distal geralmente ocorre quando há uma contração excêntrica súbita com cotovelo em flexão.

Exames de imagem

Exame radiográfico geralmente não apresenta alterações. Às vezes, podem ser observadas irregularidades na tuberosidade do rádio inferindo entesopatia crônica do bíceps.

A US e a RM têm-se mostrado muito úteis no diagnóstico com elevados índices de sensibilidade e especificidade, sobretudo em casos em que não há retração típica do tendão devido à integridade do *lacertus fibrosus*.

TRATAMENTO

Estudos iniciais sugeriram que o tratamento não cirúrgico poderia trazer resultados satisfatórios com retorno precoce ao trabalho. No entanto, estudos mais atuais demonstraram perda de força e resistência de flexão e supinação significativos em pacientes não submetidos ao reparo cirúrgico. Com esses resultados, o tratamento não cirúrgico é reservado a pacientes mais idosos com baixa demanda ou com grande risco para cirurgia.

Entre as técnicas cirúrgicas, o reparo não anatômico do bíceps distal no músculo braquial não restaura a força de supinação do antebraço. Assim, é preconizado o reparo anatômico junto à tuberosidade do rádio.

■ EPICONDILITES

É uma das afecções mais prevalentes do membro superior. A epicondilite lateral, também denominada cotovelo do tenista, é uma doença dos tendões da musculatura extensora do antebraço, e a epicondilite medial, também conhecida como cotovelo do golfista, é uma afecção dolorosa que acomete a origem tendinosa da musculatura flexora do antebraço. Apesar da denominação, acomete mais os não atletas do que os atletas.

A prevalência da epicondilite lateral varia de 1 a 3% na população e, dependendo do tipo da atividade de trabalho, atinge até 29,3%, em especial aquelas que envolvem trabalho braçal intensivo. A epicondilite medial é mais rara, em média de 0,3 a 1,1% da população geral e, muitas vezes, as duas epicondilites podem acometer o mesmo indivíduo.

Em geral, acomete indivíduos de 40 a 60 anos e é mais comum do lado dominante, e as mulheres são mais suscetíveis a essas afecções que os homens. Apesar de originalmente ser descrita como um processo inflamatório, é consenso que essa doença tem início como uma microlesão (mais comum na epicondilite lateral no extensor radial curto do carpo), mas pode envolver também extensor radial longo do carpo e extensor comum dos dedos. Na epicondilite medial, a origem do flexor radial do carpo e o pronador são comumente afetados; mais raramente, o flexor superficial dos dedos e o flexor ulnar do carpo.

ATENÇÃO!

Achados microscópicos demonstram tecido imaturo de reparo que lembra uma hiperplasia angiofibroblástica.

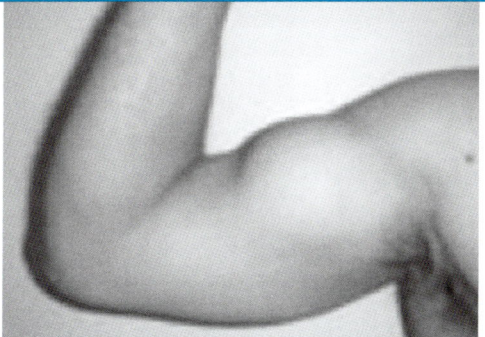

FIGURA 272.3 ■ Aspecto clínico da lesão do bíceps distal com retração proximal.

QUADRO CLÍNICO

A epicondilite lateral é caracterizada por dor lateral do cotovelo que pode irradiar para a região do antebraço. O ponto mais doloroso é bem próximo ao epicôndilo lateral, em geral, anterior e distal. A dor é exacerbada quando se faz esforços de extensão do punho e supinação do antebraço.

Na grande maioria dos casos, os sintomas iniciam-se de maneira insidiosa e são relacionados a atividades de esforço. Dor à flexão do punho e à pronação contrarresistência são os achados no exame físico da epicondilite medial, e seu diagnóstico diferencial deve ser feito com neuropatia do nervo ulnar e instabilidade do cotovelo.

As manobras específicas para epicondilite lateral são:
- **Teste de Cozen:** dorsiflexão do punho contrarresistência com o cotovelo em 90° de flexão e o antebraço em pronação. O teste será positivo quando o paciente referir dor no epicôndilo lateral.
- **Teste de Mills:** o teste é realizado com o paciente sentado, com o membro superior em posição neutra, o cotovelo flexionado em 90°, o antebraço em pronação, paralelo ao chão e o punho e os dedos em flexão. O examinador apoia o cotovelo do paciente com uma das mãos e solicita que o paciente estenda o punho e os dedos contrarresistência. O paciente referirá dor na região do epicôndilo lateral.
- **Teste da cadeira** (Gardland): pede-se ao paciente para levantar uma cadeira com o cotovelo acometido em extensão e o membro superior ao longo do corpo.
- **ORI-TETS** (Orthopaedic Research Institute – *Tennis Elbow Testing System*): teste realizado com o paciente em pé, atrás de uma linha marcada no chão; é solicitado que ele segure uma placa (com um peso em pêndulo) com o polegar alinhado sobre sua porção superior, próximo ao corpo e com os outros dedos mais afastados do corpo (atitude máxima de pronação e flexão do cotovelo). O paciente deve segurar o peso por aproximadamente 10 segundos. O paciente referirá dor no epicôndilo lateral.

ATENÇÃO!

Como diagnósticos diferenciais da epicondilite lateral são importantes a osteocondrite dissecante do capítulo, a osteoartrose, a instabilidade em varo e a síndrome do túnel radial, que é a compressão do nervo interósseo posterior.

DIAGNÓSTICO

O diagnóstico da epicondilite é eminentemente clínico e, em geral, ao exame radiográfico não há alterações. Calcificações locais podem aparecer nas radiografias, e alguns autores correlacionam esse achado a pior prognóstico.

A radiografia é importante para excluir outras causas mais raras de dor lateral do cotovelo. A US do cotovelo pode detectar líquido ao redor do epicôndilo e heterogeneidade dos tendões extensores. Uma avaliação quantitativa mostrou acurácia de 76,3% para o diagnóstico de epicondilite lateral, mas sem correspondência com os sintomas.

A RM é o padrão-ouro para demonstrar aumento do sinal em T1 e T2.

TRATAMENTO

Mais de 40 opções de tratamento para a epicondilite lateral já foram descritos, como conduta expectante, fisioterapia, US de baixa frequência, *laser*, massagem, eletroterapia, tratamento tópico, manipulações, injeções de corticoteroides ou corticosteroides sistêmicos, terapia por ondas de choque, plasma rico em plaquetas, cirurgia, entre outros. A história natural da epicondilite lateral evidencia que, no período de um ano, os sintomas dolorosos melhoram em 80% dos pacientes, e o tratamento conservador pode ser bem-sucedido em até 95%.

O tratamento inicial inclui repouso, gelo e anti-inflamatórios. Na literatura, ainda não há consenso sobre a efetividade do uso de injeções de corticosteroides locais, acupuntura, exercícios, uso de órteses; uma revisão sistemática encontrou evidências limitadas quanto a ondas de choque, que demonstrou ser inferior à aplicação de corticosteroides locais. Nos casos refratários ao tratamento clínico, é importante a pesquisa de diagnósticos diferenciais e possível ganhos secundários.

Existem várias técnicas de tratamento cirúrgico das epicondilites, mas classicamente é realizada a via aberta com ressecção do tecido doente; além dessa técnica, há a fasciotomia da musculatura para retirada de tensão dos tendões sobre os epicôndilos e a técnica de ressecção artroscópica.

■ TENOSSINOVITE ESTENOSANTE DE QUERVAIN

Consiste em um processo inflamatório dos tendões presentes no primeiro compartimento extensor do punho – extensor curto e abdutor longo do polegar (Figura 272.4).

A condição estenosante decorre da incompatibilidade conteúdo-continente dos tendões ao passarem pela retinácula dos extensores, ao nível anatômico do processo estiloide do rádio. Na gravidez e em pais que cuidam de crianças de colo, existe uma maior frequência dessa doença – na primeira, devido à embebição gravídica, e nos segundos, devido à atividade constante de segurar a criança apoiada sobre o punho em desvio ulnar.

QUADRO CLÍNICO

Pacientes referem dor às atividades manuais, em especial aquelas realizadas com desvio ulnar do punho. A dor se localiza no nível do local da compressão, mas pode irradiar ao longo do trajeto dos tendões. No exame clínico, notam-se edema e dor à palpação do trajeto dos tendões, 1 a 2 cm proximal ao nível do processo estiloide do rádio. O teste de Finkelstein, que consiste no desvio radial ativo do punho com o polegar preso à mão cerrada, pode ser positivo, apesar de pouco específico para a condição.

DIAGNÓSTICO

Trata-se de condição de diagnóstico essencialmente clínico. Solicitam-se radiografias do punho, com o objetivo de excluir outras doenças que possam causar dor na mesma topografia: fratura/pseudartrose do escafoide, artrose da trapézio-metacarpiana do polegar e artrose radiocarpal. Na radiografia, é possível verificar, em alguns casos, a presença de uma oste-

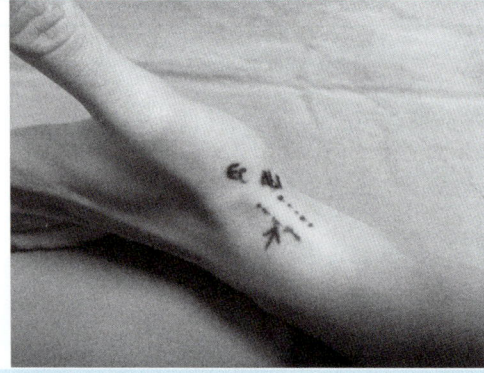

FIGURA 272.4 ■ Fotografia demonstra o extensor curto e o abdutor do polegar.

openia localizada ao nível do estiloide radial associada ou não a osteófitos. O emprego de US e/ou RM pode ser útil na identificação de variações anatômicas (como a presença de múltiplos tendões para o abdutor longo do polegar) e presença de septos intracompartimentais.

TRATAMENTO

Inicialmente consiste na imobilização do punho, com o objetivo de controlar o processo inflamatório, associado ou não à infiltração de corticosteroides no primeiro compartimento extensor. Para o tratamento com infiltrações locais, estão descritas complicações da infiltração com corticosteroides, como despigmentação cutânea, hipotrofia do tecido subcutâneo e necrose.

O tratamento cirúrgico é indicado se houver uma resposta insatisfatória do tratamento conservador, com a manutenção da dor. No tratamento cirúrgico, faz-se a liberação da retinácula ao nível dos tendões do primeiro compartimento extensor e reporta-se a presença de alterações na anatomia "normal" em 80% dos casos, com a presença de inúmeros tendões para o abdutor longo do polegar e a presença de septos entre os componentes do primeiro compartimento. Esse fato exige uma liberação cuidadosa do compartimento e de seus septos, além de cuidado na proteção do ramo do nervo sensitivo radial que inerva o dorso do polegar e a primeira comissura dorsal, encontrando-se na área em que se programa a incisão cirúrgica.

■ DEDO EM MARTELO

Denomina-se dedo em martelo o grupo de lesões do aparelho extensor em sua porção terminal. Nessa condição, existe uma lesão anatômica que consiste na rotura isolada do tendão extensor terminal ou uma fratura-avulsão da falange distal, no local da inserção do tendão. Caracteristicamente, há a perda da capacidade de extensão ativa da articulação interfalângica distal. Quando há lesão ligamentar pura, denomina-se como martelo "ligamentar", e, quando existe a presença de lesão óssea, martelo "ósseo". O dedo em martelo está presente em indivíduos adultos, principalmente, e em crianças, nas quais frequentemente resultam em lesão fisária.

Acometem mais os indivíduos do sexo masculino e é mais comum nos 3°, 4° e 5° dígitos. O mecanismo de trauma associado a esta lesão é o trauma axial com o dedo estendido, resultando em flexão abrupta da articulação interfalângica distal e consequente rotura do tendão extensor terminar ou fratura da base (dorsal) da falange distal.

QUADRO CLÍNICO

No exame físico, observam-se a atitude em flexão da articulação interfalângica distal, associada ao edema localizado e à incapacidade de realizar a extensão ativa dessa articulação. A presença de déficit passivo de extensão da interfalângica distal infere lesão crônica. Associadamente, pode haver dor a mobilização articular e crepitação quando há a presença de avulsão óssea. Quando diagnosticada tardiamente ou quando há lassidão ligamentar associada, há a possibilidade de essa lesão resultar em uma deformidade compensatória em "pescoço de cisne", que consiste na presença associada de hiperextensão da articulação interfalângica proximal.

DIAGNÓSTICO

Na avaliação subsidiária, a realização de radiografias em posteroanterior e perfil absoluto do dígito (Figura 272.5) é necessária e suficiente para o diagnóstico e tratamento. Na radiografia, é possível confirmar a flexão da articulação interfalângica proximal, assim como a mensuração do déficit ou *lag* extensor pós-lesão, aspectos estes mensuráveis na incidência de perfil.

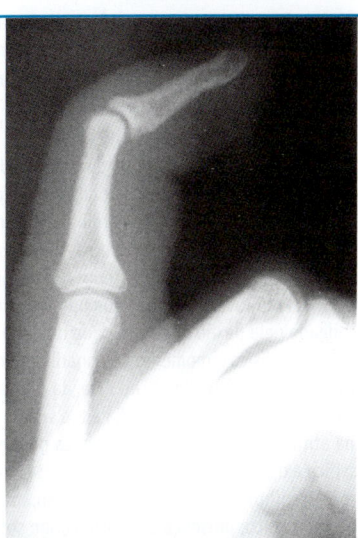

FIGURA 272.5 ■ Radiografia de perfil de um dedo em martelo.

Classificam-se essas lesões de acordo com Albertoni, que as dividiu em quatro grupos, subdivididos em outros dois subgrupos:
- A1 – lesão tendinosa pura com queda da falange distal < 30°; A2 – lesão tendinosa pura com queda da falange distal ≥ 30°.
- B1 – lesão com arrancamento ósseo e queda da falange distal < 30°; B2 – lesão com arrancamento ósseo e queda da falange distal ≥ 30°.
- C1 – lesão com fratura da base da falange distal com articulação interfalângica distal estável; C2 – lesão com fratura da base da falange distal com articulação interfalângica distal instável (>30% de acometimento da superfície articular).
- D1 – deslocamento epifisário da falange distal; D2 – fratura-luxação epifisária da falange distal.

TRATAMENTO

Para o tratamento destas lesões, é de fundamental importância a aderência do paciente, pois consiste em tratamento prolongado e não é frequente evoluir com resultados frustrantes.

De forma geral, o tratamento pode ser conduzido de forma não cirúrgica, com o uso de tala metálica que mantém a interfalângica distal em extensão ou em discreta hiperextensão. Optamos pelo tratamento com utilização de tala metálica por 6 semanas de forma ininterrupta e complementamos por 6 semanas de tala somente no período noturno.

Não é recomendada a hipertensão quando diante de martelo ósseo instável (Albertoni C2), pela tendência a subluxação volar com a imobilização. Preconiza-se o tratamento conservador para todas as lesões em que o *lag* extensor é menor do que 30° (Albertoni A1, B1, C1). Quando há *lag* extensor maior do que 30°, opta-se pela fixação cirúrgica temporária com fios K transarticulares (Albertoni A2 e B2). Se existe fragmento ósseo associado com instabilidade ou subluxação (Albertoni C2), opta-se por técnica de fixação com bloqueio da extensão e apoio dorsal (técnica de Ishiguro). A fixação percutânea é mantida por 6 semanas, quando se opta pelo regime de tala noturna pelo mesmo período de tempo.

■ DEDO EM GATILHO

Refere-se à tenossinovite estenosante dos tendões flexores (dedos e polegar) ao nível da polia A1. Nessa condição, há uma desproporção entre a polia (A1) e os tendões flexores que passam sob ela. Apresenta frequência cumulada de 2% na população, sendo 10 vezes mais frequente em diabéticos, e mulheres são de 2 a 6 vezes mais afetadas que os homens.

QUADRO CLÍNICO

A história clínica deve valorizar a presença de comorbidades, como o diabetes, a presença de engatilhamento dos dedos e a exacerbação dos sintomas no período da manhã. O sintoma cardinal é a dor. Edema e travamento dos dedos são queixas frequentemente associadas. O gatilho, ou seja, o travamento do dedo em sua polia estenosada no nível da cabeça do metacarpo, pode ser redutível ativamente ou passivamente. É frequentemente desencadeado pela flexão ativa e forçada dos dedos, sendo possível identificar no exame físico o momento do engatilhamento do dedo ao palmar da região topográfica da polia A1, no nível da prega palmar distal. Em casos mais avançados, a estenose da polia é tão severa que o dedo se encontra em uma atitude de flexão da interfalângica proximal, e é irredutível. Green classifica a doença em estágios evolutivos:

- **Grau 1 (pré-gatilho)** – dor, história de bloqueio, mas não demonstrável ao exame físico; presença de sensibilidade sobre a polia A1.
- **Grau 2 (ativo)** – bloqueio espontâneo, mas o paciente pode desbloquear o dedo ativamente.
- **Grau 3a (passivo)** – bloqueio espontâneo requerendo extensão passiva.
- **Grau 3b (passivo)** – incapacidade de flexão ativa.
- **Grau 4 (contratura)** – bloqueio espontâneo, com uma contratura fixa em flexão da articulação interfalângica proximal.

DIAGNÓSTICO

O diagnóstico se baseia na história clínica e no exame físico. Exames subsidiários são dispensáveis para a maioria dos casos, podendo ser solicitados quando existe a suspeita clínica da presença de tumor ou anormalidades anatômicas associadas, o que é infrequente.

TRATAMENTO

O uso de talas ou AINEs parece pouco efetivo quando utilizado de forma isolada. A literatura é convergente ao identificar a efetividade da liberação cirúrgica, no entanto é consensual o emprego do tratamento não operatório inicial, em especial para pacientes não diabéticos e história recente. Por isso, opta-se pelo uso de corticosteroides, com infiltração proximal à polia A1 ou seu uso intramuscular.

A infiltração é segura e pode ser realizada pelo menos duas vezes até indicação de tratamento cirúrgico. Quando há falha, recidiva ou contraindicação do uso de corticosteroides, como ocorre em parcela da população de diabéticos, o tratamento cirúrgico é indicado e consiste na liberação cirúrgica da polia A1. A técnica tradicional aberta apresenta bons resultados com pequenas taxas de complicações. A utilização da técnica percutânea de liberação, com uso de agulha hipodérmica, é indicada para todos os dedos, exceto o polegar – e deve ser indicada para pacientes que conseguem bloquear ativamente os dedos. Essa técnica demonstrou-se segura e efetiva em estudos clínicos controlados.

REVISÃO

- As lesões do manguito rotador são a causa mais comum de queixa dolorosa relacionada à articulação do ombro.
- O manguito rotador é um conjunto de quatro tendões, supraespinal (o mais lesionado), infraespinal, subescapular e redondo menor.
- Os exames solicitados nos casos de lesões do manguito rotador são radiografia do ombro associada a US ou RM, e seu tratamento inicial é clínico; mas, no caso de falha, indica-se tratamento cirúrgico.
- Tendinite calcária no ombro é caracterizada pela presença de depósitos macroscópicos de hidroxiapatita (fosfato de cálcio).
- Cerca de 50% dos pacientes com calcificação no ombro apresentam dor na face lateral do braço, com diferentes graus de restrição do movimento e deficiências de atividades.
- Na fase de reabsorção da tendinite calcária, normalmente a dor é intensa com incapacidade funcional, esses sintomas podem durar até duas semanas, com maior incidência entre 2 e 7 dias.
- Entre as lesões do bíceps, as do tendão distal representam apenas 3%, sendo as da cabeça longa 96% e as da cabeça curta 1%.
- O tratamento não cirúrgico das lesões do bíceps leva à perda da força de supinação; e o reparo anatômico junto à tuberosidade do rádio é preconizado.
- Em geral, as epicondilites acometem indivíduos de 40 a 60 anos, são mais comuns do lado dominante e as mulheres são mais suscetíveis.
- Na grande maioria dos casos, os sintomas iniciam-se de maneira insidiosa e são relacionados a atividades de esforço.
- Nos casos refratários ao tratamento clínico, é importante a pesquisa de diagnósticos diferenciais, com possíveis ganhos secundários.

■ REFERÊNCIA

1. De Palma AF, Kruper JS. Long-term study of shoulder joints afflicted with and treated for calcific tendinitis. Clin Orthop. 1961;20:61-72.

■ LEITURAS SUGERIDAS

Ali E, Horwitz M, Sorene E. Management of surgical conditions of the wrist. Br J Hosp Med (Lond). 2012;73(4):192-8.
Chambers RG Jr. Corticosteroid injections for trigger finger. Am Fam Physician. 2009;80(5):454.
Cheung JP, Fung B, Ip WY. Review on mallet finger treatment. Hand Surg. 2012;17(3):439-47.
Peters-Veluthamaningal C, van der Windt DA, Winters JC, Meyboom-de Jong B. Corticosteroid injection for trigger finger in adults. Cochrane Database Syst Rev. 2009(1):CD005617.
Serafini G, Sconfienza LM, Lacelli F, Silvestri E, Aliprandi A, Sardanelli F. Rotator cuff calcific tendonitis: short-term and 10-year outcomes after two-needle us-guided percutaneous treatment--nonrandomized controlled trial. Radiology. 2009;252(1):157-64.

273

LESÕES DA CARTILAGEM ARTICULAR

■ FLAVIO FALOPPA

■ CARLOS EDUARDO DA SILVEIRA FRANCIOZI

A cartilagem articular é um tecido conectivo especializado avascular, aneural, alinfático e hipocelular. Ela é nutrida por difusão e recobre os ossos das articulações diartrodiais. Sua composição complexa promove uma superfície de suporte, absorção e transferência de carga, permitindo a movimentação das articulações sem atrito, dissipando parte da carga.

Suas células, os condrócitos, são responsáveis pela síntese e manutenção da matriz extracelular.

A cartilagem articular é composta basicamente por células e matriz extracelular. O condrócito e seu microambiente pericelular constituem a unidade primária estrutural, funcional e metabólica da cartilagem articular, denominada *chondron*. Fazem parte da matriz extracelular: água, fibras colágenas, proteoglicanos (agrecam) e íons Na^+ e Cl^-. A água é o principal componente do tecido, totalizando 65 a 80% do peso úmido. As fibras colágenas, principalmente tipo 2, representam de 15 a 22%, e os proteoglicanos de 4 a 7% do peso úmido do tecido. Os condrócitos representam menos de 10% desse peso.

A cartilagem é dividida em quatro zonas: superficial, intermediária ou transicional, profunda ou radial e zona da cartilagem calcificada (tidemark). A matriz extracelular é constituída principalmente por colágeno tipo 2, grandes proteoglicanos, sendo o agrecam o principal representante (90%), glicosaminoglicanos (condroitim sulfato, dermatam sulfato, queratam sulfato e ácido hialurônico), pequenos proteoglicanos (decorim, biglycam, fibromodulina) e proteínas não colágenas (ancorina, fibronectina).

Os proteoglicanos são macromoléculas complexas constituídas de um esqueleto proteico, ao qual se ligam, covalentemente, uma ou mais cadeias de glicosaminoglicanos. Os glicosaminoglicanos, por sua vez, são heteropolissacarídeos lineares que apresentam como estrutura básica unidades dissacarídicas repetitivas e alta densidade de cargas negativas. São essas cargas aniônicas que conferem a natureza carregada da matriz extracelular e fazem as cadeias laterais dos glicosaminoglicanos constituintes dos proteoglicanos se repelirem mutuamente, mantendo as moléculas em estado de extensão, além de atrair e capturar os dipolos eletropositivos (íons H^+) da água e o íon sódio que faz esse tecido ser muito hidrofílico. Isso transforma a matriz extracelular em uma estrutura análoga a uma esponja molecular, conferindo à cartilagem capacidade de resistência às forças de compressão.

O ácido hialurônico é um glicosaminoglicano não sulfatado caracterizado por seu grande comprimento. É o único glicosaminoglicano que não apresenta sulfatação e não se encontra covalentemente ligado a um esqueleto proteico formando um proteoglicano. O ácido hialurônico pode interagir com o proteoglicano agrecam, formando os agregados de proteoglicanos presentes na cartilagem. Devido a sua alta viscosidade, o ácido hialurônico contribui atuando como um excelente protetor e lubrificante das articulações.

> **ATENÇÃO!**
>
> A concentração de água e colágeno aumenta em direção à superfície articular, ao passo que a de proteoglicanos aumenta em direção à zona profunda. Basicamente, as fibras colágenas conferem à cartilagem resistência às forças de tensão e de cisalhamento; e os proteoglicanos, resistência às forças de compressão.

■ FISIOPATOLOGIA E EPIDEMIOLOGIA

Devido à íntima relação entre a cartilagem articular e o osso subcondral, as lesões desse tecido podem ser puramente condrais quando envolvem apenas a cartilagem, ou osteocondrais quando mais profundas envolvendo toda essa unidade funcional.

As lesões da cartilagem articular podem ter origem traumática e/ou degenerativa. Ambas são influenciadas pela força mecânica incidente no tecido e classificadas de acordo com o tipo de lesão no tecido, apresentando características diferentes quanto à sua avaliação, à resposta do tecido e ao potencial de reparo (Quadro 273.1).

A cartilagem articular, por ser um tecido avascular, alinfático e com baixa densidade celular, apresenta um potencial de reparo muito limitado. Os condrócitos são células encapsuladas na sua própria matriz, incapazes de migrar e repopulacionar a área lesada. Nas lesões envolvendo células/matriz sem ruptura da superfície da cartilagem, os condrócitos ainda funcionais podem restaurar a composição da matriz de proteoglicanos, se a estrutura das fibras de colágeno permanecer intacta e se a capacidade anabólica for suficientemente rápida para restaurar os proteoglicanos a níveis normais; caso contrário, ocorrerá a degeneração do tecido. Nas le-

QUADRO 273.1 ■ Lesões condrais e osteocondrais

LESÃO	AVALIAÇÃO	RESPOSTA DO TECIDO	POTENCIAL DE REPARO
1 – Lesão envolvendo células/matriz não associada à ruptura visível da superfície articular	Inspeção da superfície articular não demonstra rupturas, em alguns casos pode ser detectado amolecimento da superfície pela palpação com probe RM: edema osso subcondral	Síntese de nova matriz	Se a estrutura básica da matriz permanecer intacta e existirem células viáveis o suficiente, as células podem restaurar a cartilagem ao normal. Se a matriz ou as células apresentarem um comprometimento significativo ou o tecido for submetido a nova lesão, pode progredir para a degeneração
2 – Ruptura visível da superfície articular limitada à cartilagem articular na forma de fissuras, destacamentos ou defeitos condrais	TC e RM podem detectar lesão	Síntese de nova matriz e proliferação celular, mas o novo tecido não cobre o defeito da cartilagem	Dependendo da localização, do tamanho da lesão e da integridade estrutural da cartilagem, bem como do alinhamento e da estabilidade ligamentar da articulação envolvida, pode ou não haver a progressão para degeneração
3 – Ruptura visível da cartilagem articular e do osso subcondral (lesão osteocondral)	TC e RM podem detectar lesão	Formação de um coágulo de fibrina, inflamação, invasão de novas células, produção de novo tecido ósseo e cartilaginoso	Dependendo da localização, do tamanho da lesão e da integridade estrutural da cartilagem, bem como do alinhamento e da estabilidade ligamentar da articulação envolvida, o tecido reparado pode funcionar como uma superfície articular funcional ou pode progredir para a degeneração

sões com ruptura da superfície da cartilagem, os condrócitos próximos à lesão se proliferam e aumentam a síntese de proteoglicanos por um breve período de tempo, porém o defeito na superfície não é preenchido e se torna permanente. Nas lesões envolvendo o osso subcondral, ocorre sangramento, formação de coágulo de fibrina e ativação de resposta inflamatória. O sangramento traz consigo células mesenquimais indiferenciadas, que preenchem o hematoma e o coágulo de fibrina formados, sendo estimuladas por fatores de crescimento e citocinas deflagradas pela resposta inflamatória. Duas semanas após a lesão, algumas das células indiferenciadas transformam-se em células semelhantes a condrócitos, que passam a produzir fibrocartilagem e preenchem o defeito com esse tecido ao longo de 6 a 8 semanas; as demais células assumem formas semelhantes a fibroblastos. A fibrocartilagem é um tecido semelhante à cartilagem hialina, mas com propriedades biomecânicas inferiores, que tende a degenerar com o tempo, sendo constituída tanto por colágeno tipo 2 (como a cartilagem articular) como por colágeno tipo 1, estruturados de maneira desorganizada em relação à cartilagem articular normal.

Para que uma articulação sinovial permaneça saudável, é necessária a presença de uma cartilagem com homeostase balanceada entre os processos de anabolismo e catabolismo. O desequilíbrio entre a síntese e a degradação leva à degeneração assim, as lesões condrais e osteocondrais podem manifestar-se por meio de um evento traumático isolado, microtraumas de repetição levando à sobrecarga e ao desequilíbrio da homeostase em favor do catabolismo (condromalácia ou síndrome patelofemoral dolorosa, osteocondrite dissecante), degeneração (osteoartrite) e outras.

A incidência de lesões condrais é alta, podendo chegar a 60% das pessoas entre 40 e 50 anos.

■ QUADRO CLÍNICO

A cartilagem, por ser aneural, não é fonte direta da dor, porém uma alteração em sua estrutura modifica a transmissão de carga ao osso subcondral e essa transmissão anormal gera o estímulo doloroso. O estímulo doloroso gerado pelo osso subcondral pode levar à resposta inflamatória local e dos tecidos moles ao redor com consequente piora da dor.

A dor piora quando a região acometida é submetida a um maior estresse mecânico, sendo típica em algumas atividades relacionadas, como o uso de escadas e o agachamento na síndrome patelofemoral dolorosa, ou qualquer outra lesão envolvendo a articulação patelofemoral.

Além da dor, os pacientes com lesão condral ou osteocondral podem apresentar edema de repetição, crepitação gerada pelo atrito anormal entre as superfícies cartilaginosas lesionadas, falseio por inibição muscular antálgica e bloqueio por corpo-livre, no caso de um fragmento solto que também pode causar a sensação de algo que se move dentro da articulação.

■ DIAGNÓSTICO

Geralmente as lesões condrais e osteocondrais podem ser suspeitadas por palpação direta dolorosa ou por manobras que aumentem o estresse mecânico na área lesada, porém não costumam ser facilmente diagnosticadas ao exame físico. Normalmente, faz-se uso dos exames de imagem frente a um paciente com história e quadro clínico sugestivos.

A série de radiografia comumente solicitada para lesões traumáticas das articulações se constitui nas incidências anteroposterior e perfil, acompanhadas pela axial de patela no caso do joelho. Essa série consegue detectar lesões osteocondrais em virtude de seu componente ósseo, contudo, em geral, as radiografias possuem baixa sensibilidade, que é aumentada conforme aumenta o tamanho do fragmento ósseo acometido, falhando em diagnosticar as lesões puramente condrais.

Outro importante exame de imagem é a TC, devido ao melhor detalhamento ósseo da imagem, porém sem ser tão eficiente quanto a RM para avaliação das lesões condrais e osteocondrais. O melhor exame de imagem para diagnóstico das lesões condrais e osteocondrais é a RM, por ser não invasivo e apresentar alta especificidade, em torno de 92% e acurácia em torno de 80%. Sua sensibilidade apresenta valores variáveis na literatura, desde 45 até em torno de 85%, sendo aumentada para lesões mais profundas. A RM, ainda, apresenta uma morfologia em três dimensões da articulação avaliada, o que proporciona uma avaliação do conteúdo de água baseada na intensidade do sinal, possibilitando mensurações de área, profundidade e volume das lesões. Uma nova modalidade de RM vem sendo utilizada para avaliação da cartilagem, que é a RM quantitativa. Dentro dessa modalidade, encontra-se a técnica dGEMRIC (*delayed gadolinium-enhanced magnetic resonance imaging of cartilage*), que quantifica diretamente o conteúdo de glicosaminoglicanos na cartilagem mensurando o tempo de relaxamento T1 na presença de gadolínio.

Mesmo com todas as suas qualidades, a RM não é a melhor forma diagnóstica das lesões condrais e osteocondrais, sendo esse cargo ocupado pela artroscopia, exame padrão-ouro para o diagnóstico, tendo como desvantagem o fato de ser um exame invasivo.

■ CLASSIFICAÇÕES

CLASSIFICAÇÃO DE OUTERBRIDGE

Classifica as lesões da cartilagem articular em quatro graus (Figura 273.1).
- Grau I – amolecimento da cartilagem.
- Grau II – áreas de fibrilação ou fissura, superfície irregular; fissuras em área menor do que 1,3 cm de diâmetro.
- Grau III – áreas de fibrilação com fissuras que se estendem até o osso subcondral; fissuras em área com diâmetro maior do que 1,3 cm.
- Grau IV – erosão da cartilagem com exposição do osso subcondral.

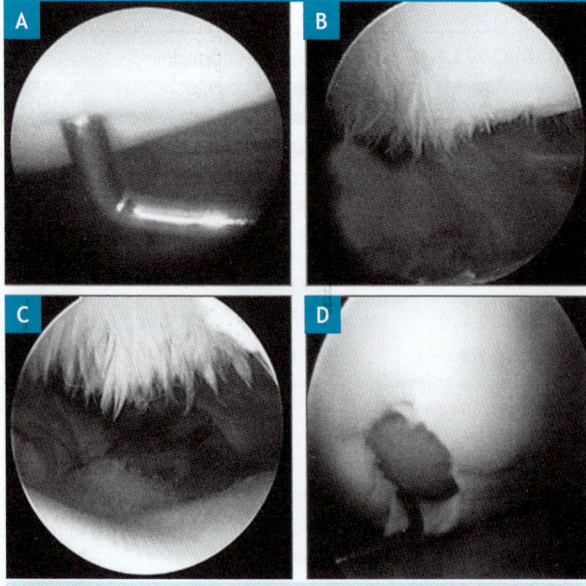

FIGURA 273.1 ■ Classificação de Outerbridge – painel com os quatro graus da classificação de Outerbridge. (A) grau I; (B) grau II; (C) grau III; (D) grau IV.

CLASSIFICAÇÃO ICRS (INTERNATIONAL CARTILAGE REPAIR SOCIETY)

- Grau 0 – normal.
- Grau I – lesões superficiais. Indentações ligeiras e/ou fissuras e fendas superficiais.
- Grau II – extensão das lesões envolvendo < 50% da espessura da cartilagem.
- Grau III – defeitos da cartilagem > 50% da espessura da cartilagem.
- Grau IV – erosão do osso subcondral.

■ TRATAMENTO

O tratamento inicial na fase aguda de um paciente com lesão condral ou osteocondral, sem a presença de corpo-livre na articulação, envolve a proteção de carga no membro afetado com uso de muletas, proporcionando uma descarga parcial de peso por 3 a 6 semanas de acordo com grau, tamanho e localização da lesão. Quanto maior o grau e o tamanho da lesão e mais próxima ela estiver da zona de carga da articulação envolvida, maior o tempo do uso de muletas. Durante esse período, a movimentação da articulação é estimulada (exercícios envolvendo ganho de arco de movimento e realização de toda sua amplitude), bem como o fortalecimento muscular com base em exercícios isométricos e na fisioterapia. O tratamento medicamentoso inicial consiste em anti-inflamatórios não hormonais (AINHs) e analgésicos associados a compressas de gelo no local afetado por 20 minutos, 4 a 6 x/dia.

O tratamento não cirúrgico das lesões condrais e osteocondrais objetiva evitar a progressão do grau da lesão e o processo degenerativo inerente a esse distúrbio. Deve ser realizado nos pacientes sem indicação de cirurgia e também nos operados. Envolve o fortalecimento muscular com exercícios e movimentos que não sobrecarregam o local da lesão e promovem a proteção mecânica da articulação afetada, alongamento e equilíbrio entre grupos musculares antagonistas, além da fisioterapia. Muitas vezes, também, faz-se necessária a alteração de certos hábitos que implicam estresse mecânico elevado da região afetada, como evitar o uso de escadas, ladeiras e agachamentos frequentes na síndrome patelofemoral dolorosa. Os exercícios de fortalecimento e musculação devem ser avaliados por um especialista, pois, muitas vezes, promovem mais danos do que benefícios.

O tratamento medicamentoso envolve principalmente a utilização de condroprotetores que atuam diminuindo o catabolismo: sulfato de glicosamina 1,5 g + sulfato de condroitina 1,2 g/dia e/ou diacereína 50 mg/dia por 1 mês, para habituação e desenvolvimento de tolerância intestinal devido ao seu efeito laxativo aumentada para 100 mg/dia. Normalmente, esses medicamentos são usados por 6 meses, com intervalo de 3 meses e reintrodução. Ainda como tratamento medicamentoso, pode-se realizar a viscossuplementação com infiltração de ácido hialurônico que atua como lubrificante, protetor mecânico e potencial anti-inflamatório, com duração aproximada de 6 meses.

ATENÇÃO!

O paciente com lesão condral ou osteocondral do joelho deve sempre ser avaliado pesquisando-se lesões associadas. Mal alinhamento dos membros (varo, valgo), lesão ligamentar e lesão meniscal devem ser diagnosticados e tratados com osteotomia corretiva para o alinhamento (estagiada ou concomitante), reconstrução ligamentar e abordagem da lesão meniscal sob a pena de alto índice de falha com tratamento apenas das lesões condrais ou osteocondrais na presença de lesões associadas.

As lesões condrais de espessura parcial são preferencialmente regularizadas, visando à homogeneização da superfície. Isso é obtido na artroscopia, mediante a utilização de um shaver ou ablação com ponteira de radiofrequência, atenuando e suavizando as irregularidades da superfície nas áreas de fissuras e fibrilações, bem como retirando as lesões instáveis com flaps móveis.

As lesões passíveis de fixação, quando se tem um fragmento osteocondral viável, podem ser tratadas com reparo primário por meio da reinserção. Normalmente é necessário um componente osteocondral para a reintegração, ou seja, se o fragmento for composto apenas por cartilagem, dificilmente ocorrerá sua reintegração. O reparo primário, por meio da reinserção, consiste na elevação do fragmento instável, no debridamento da base fibrosa, na estimulação medular, quando necessária, e na fixação rígida do fragmento com algum dispositivo. Esses dispositivos podem ser metálicos (como parafusos, normalmente retirados após 6 a 8 semanas com o fragmento já reintegrado), bioabsorvíveis (deixados no local e absorvidos pelo organismo após 2 a 3 anos) ou na forma de palitos ósseos (retirados do próprio paciente, sendo reintegrados junto com o fragmento).

Para as lesões condrais de espessura total (Outerbridge graus III e IV; ICRS graus III e IV) e/ou osteocondrais não passíveis de reparo, utilizam-se as técnicas de estimulação medular, que consistem na invasão do osso subcondral visando à liberação sanguínea de algumas células mesenquimais e elementos reparadores e formadores de fibrocartilagem (um tipo de tecido semelhante à cartilagem articular, porém com propriedades mecânicas inferiores) presentes no sangramento derivado do osso subcondral. A estimulação medular só é obtida mediante a invasão do osso subcondral, já que a cartilagem é avascular. Costumam ser indicadas em lesões pequenas (< 2 cm^2) ou em pacientes com lesões maiores (> 3 cm^2) e baixa a moderada demanda (não muito ativos). Os tipos mais comuns de técnicas de estimulação medular são a abrasão, as perfurações e as microfraturas.

A condroplastia de abrasão consiste na remoção da camada superficial do osso subcondral, geralmente com um instrumento tipo broca circular rotativa. As perfurações subcondrais são realizadas por meio de pequenas brocas ou fios introduzidos com um perfurador e também denominadas *drilling*. Nesse tipo de estimulação medular, deve-se tomar cuidado para evitar necrose térmica do osso em torno dos fios ou brocas.

A microfratura consiste na realização de múltiplos furos no osso subcondral com 2 a 4 mm de profundidade, distantes entre si de 3 a 4 mm, progredindo da periferia para o centro. Utiliza-se uma pequena sovela artroscópica (*arthroscopic awl*), realizando os orifícios no osso subcondral por meio de batidas controladas de martelo. Previamente à realização dos furos de microfratura no osso subcondral, é realizada a regularização da cartilagem circundante na lesão, promovendo bordas verticais estáveis na forma de um pequeno poço, que auxiliará na contenção do coágulo. Este, será formado pelo sangramento advindo dos orifícios realizados no osso subcondral estabelecendo a estimulação medular (Figura 273.2). Esta técnica também pode ser usada em lesões maiores, porém apresenta piores resultados.

Para lesões pequenas (< 3 cm^2) em pacientes com alta demanda ou nos casos em que a técnica de estimulação medular falhou, recomenda-se usar a técnica de transplante osteocondral autólogo, também conhecida como mosaicoplastia. Essa técnica consiste na retirada de um ou múltiplos *plugs* osteocondrais da região periférica da tróclea ou da região do intercôndilo (áreas sem descarga importante de peso) e sua transferência para a área lesada. Na lesão, usa-se uma trefina de diâmetro 1 mm menor do que a trefina utilizada para retirada do(s) plug(s) do sítio doador. Dessa forma, os *plugs* osteocondrais do sítio doador encaixam-se sob pressão no sítio receptor da lesão. Os defeitos causados no sítio receptor são preenchidos por fibrocartilagem, porém isto pode causar uma morbidade que aumenta de acordo com o tamanho e número de *plugs* coletados, já que a fibrocartilagem é biomecanicamente inferior à cartilagem articular e pode causar sintomas mesmo nessas áreas sem descarga importante de peso. Quando um único plug é utilizado e cobre totalmente a lesão, a mesma é preenchida completamente por cartilagem articular. Quando mais de um plug é utilizado para tratar a lesão, a sua cobertura será formada por cartilagem articular permeada por pequenas áreas de fibrocartilagem entre os *plugs* (Figura 273.2). Esta técnica também pode ser usada em lesões maiores, mas apresenta piores resultados, em parte relacionados à morbidade do sítio doador, que aumenta de acordo com o tamanho e o número de *plugs* coletados.

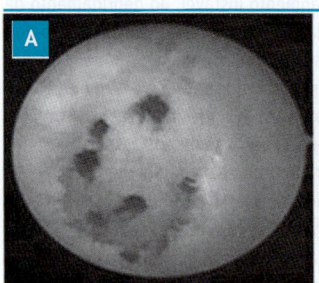
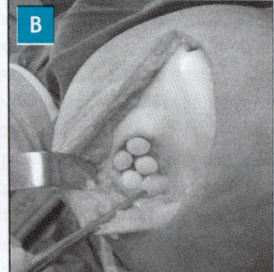

FIGURA 273.2 ■ (A) Microfratura. (B) Mosaicoplastia.

Em lesões maiores (< 2-3 cm^2), recomenda-se utilizar o aloenxerto osteocondral retirado de cadáver ou o transplante autólogo de condrócitos. O aloenxerto osteocondral deve ser moldado na forma correta a preencher o defeito e necessita-se ter um banco de ossos para seu preparo e armazenamento. Existe um risco potencial de transmissão de doenças, porém ele é mínimo e quase nulo devido aos protocolos atuais de preparação e armazenamento dos tecidos. O transplante autólogo de condrócitos é realizado de maneira estagiada. Na primeira cirurgia, é feita a coleta dessas células por artroscopia retirando-se uma pequena amostra de cartilagem da região do intercôndilo (área sem descarga importante de peso). Essa amostra de tecido é enviada para o laboratório e feita a cultura celular com expansão do número de células. Na segunda cirurgia, essas células são implantadas na lesão sendo cobertas por uma membrana suturada à cartilagem circundante e selada com cola de fibrina. As células são injetadas abaixo da membrana já suturada à cartilagem adjacente em praticamente todos os pontos com exceção do local utilizado para inserir os condrócitos. Logo após este passo, este local é suturado e selado com cola de fibrina. As primeiras membranas utilizadas eram de periósteo da tíbia do próprio paciente, porém devido ao risco de hipertrofia, foi desenvolvida uma segunda geração de transplante autólogo de condrócitos envolvendo o uso de membrana colágena derivada do porco. Diversas outras estruturas de suporte ou matriz (*scaffold*) foram desenvolvidas culminando com novas gerações de transplante de condrócitos, em que, em vez de uma membrana funcionando apenas como cobertura, é utilizada uma estrutura que preenche tridimensionalmente a lesão e os condrócitos são implantados de maneira mais homogênea neste *scaffold* ainda no laboratório, previamente à implantação no paciente. Mundialmente, o uso das diversas gerações desta técnica é muito heterogêneo. Sua principal desvantagem é o custo elevado e dificuldade e demora de aprovação dos diferentes *scaffolds* pelas agências reguladoras de cada país. Nos Estados Unidos, por exemplo, apenas a primeira geração está liberada, sendo que o uso da membrana colágena como cobertura é usada só em protocolos de pesquisa, não sendo liberadas as novas gerações. As novas gerações costumam ser desenvolvidas e utilizadas na Europa. Apesar das diversas gerações, ainda não é possível afirmar que uma tenha superioridade clínica sobre a outra. Atualmente, o transplante autólogo de condrócitos é pouco utilizado no Brasil.

Entre as formas de tratamento mencionadas e na Figura 273.3, ainda existe controvérsia em relação a qual é a melhor, porém é consenso que os procedimentos envolvendo a articulação patelofemoral produzem piores resultados do que aqueles envolvendo a articulação femorotibial.

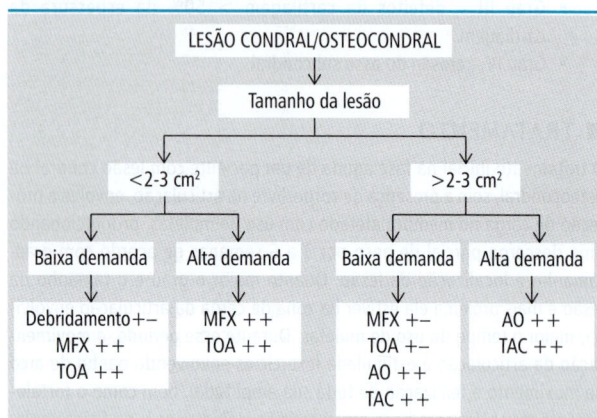

FIGURA 273.3 ■ Algoritmo de tratamento para lesões condrais e osteocondrais dos côndilos femorais.

O tratamento é guiado pelo tamanho da lesão e demanda do paciente. MFX: microfratura; TOA: transplante osteocondral autólogo (mosaicoplastia); AO: aloenxerto osteocondral; TAC: transplante autólogo de condrócitos; ++: melhor opção de tratamento; +–: opção de tratamento possível dependendo das características do paciente.
Fonte: Adaptada de Cole e colaboradores.[1]

O transplante autólogo de condrócitos, por vezes, não demonstra resultados estatisticamente diferentes da mosaicoplastia e microfratura, principalmente em estudos de curto prazo com seguimento em torno de 2 anos. Quando comparado diretamente com a mosaicoplastia, existem resultados conflitantes com determinados estudos demonstrando ausência de diferenças e outros demonstrando maior taxa de sucesso do tratamento com a mosaicoplastia. Comparando-se o transplante autólogo de condrócitos com a microfratura, alguns estudos demonstram resultados melhores e mais duradouros a favor do transplante autólogo de condrócitos, principalmente a médio e longo prazo, e outros estudos não demonstram diferenças.

Quanto à comparação entre mosaicoplastia e microfratura, alguns estudos demonstram resultados melhores e mais duradouros a favor da primeira, principalmente em pacientes de maior demanda, ao passo que outros estudos não demonstram diferença.

As técnicas discutidas constituem o tratamento clássico das lesões da cartilagem articular. Em relação a novas formas de tratamento e adjuvantes, abordaremos a condrogênese autóloga induzida pela matriz, o plasma rico em plaquetas e as células-tronco. A condrogênese autóloga induzida pela matriz é representada pela sigla AMIC (em inglês *autologous matrix induced chondrogenesis*).

A AMIC consiste em um procedimento de microfratura ao qual é acrescido uma estrutura de suporte ou matriz (*scaffold*). Apesar do nome, o *scaffold* normalmente não é condrogênico, ou seja, ele não consegue formar cartilagem por si próprio. As vantagens teóricas de acrescentar-se um *scaffold* à microfratura são a estabilização do coágulo gerado pela microfratura, a contenção das poucas células mesenquimais liberadas pelo sangramento e o auxílio em resistir as forças tangenciais a que o coágulo estará submetido durante os movimentos e carga da articulação. Dentro do contexto da AMIC em otimizar a microfratura, pode-se pensar em acrescentar ao *scaffold* diversas substâncias para auxiliar o reparo da cartilagem, como, por exemplo, o plasma rico em plaquetas, o concentrado de medula óssea, o ácido hialurônico, algumas medicações específicas, etc. Apesar do teórico potencial benéfico do acréscimo do plasma rico em plaquetas, vale ressaltar que existe grande variabilidade nas suas formas de preparo, bem como nas concentrações finais e formas de administração. A despeito de resultados com discreta melhora da dor e função por determinado período nos graus mais leves de artrose, ainda não há evidência clínica de que sua utilização junto a *scaffolds*, para tratamento de lesão localizada de cartilagem, seja benéfico, visto que os estudos clínicos disponíveis em humanos não possuem um grupo controle em que o procedimento é utilizado sem o uso do plasma rico em plaquetas.

A utilização de células-tronco como alternativa ao transplante autólogo de condrócitos na terapia celular ou ainda como infiltração para o tratamento das lesões da cartilagem articular é muito promissora. Diversos estudos foram e estão sendo realizados demonstrando o potencial de tal alternativa. Porém, até o momento, encontra-se reservada a protocolos de pesquisa.

Conforme pode-se perceber, na literatura, ainda existem controvérsias quanto ao melhor procedimento para cada tipo de paciente e à durabilidade de cada um. Mesmo frente a miríade de novos procedimentos, incluindo aqueles não abordados neste capítulo, o algoritmo de 2009 apresentado na Figura 273.3 continua servindo como diretriz básica para o tratamento das lesões da cartilagem articular.

REVISÃO

- O principal colágeno da cartilagem articular é o do tipo 2.
- A cartilagem articular, por ser um tecido avascular, alinfático e com baixa densidade celular, apresenta um potencial de reparo muito limitado.
- As lesões condrais e osteocondrais geram dor por alteração da transmissão de carga ao osso subcondral, e a dor é mecânico-dependente.
- O melhor exame de imagem para diagnóstico das lesões condrais e osteocondrais é a ressonância magnética.
- O tipo de tratamento cirúrgico das lesões condrais de espessura total e osteocondrais dos côndilos femorais é direcionado principalmente pelo tamanho da lesão e pela demanda do paciente.

■ REFERÊNCIA

1. Cole BJ, Pascual-Garrido C, Grumet RC. Surgical management of articular cartilage defects in the knee. J Bone Joint Surg Am. 2009;91(7):1778-90.

■ LEITURAS SUGERIDAS

Biant LC, McNicholas MJ, Sprowson AP, Spalding T. The surgical management of symptomatic articular cartilage defects of the knee: Consensus statements from United Kingdom knee surgeons. Knee. 2015;22(5):446-9.

Franciozi CE, Tarini VA, Reginato RD, Gonçalves PR, Medeiros VP, Ferretti M, et al. Gradual strenuous running regimen predisposes to osteoarthritis due to cartilage cell death and altered levels of glycosaminoglycans. Osteoarthritis Cartilage. 2013;21(7):965-72.

Martel-Pelletier J, Boileau C, Pelletier JP, Roughley PJ. Cartilage in normal and osteoarthritis conditions. Best Pract Res Clin Rheumatol. 2008;22(2):351-84.

274
CONSOLIDAÇÃO VICIOSA DAS FRATURAS

■ FERNANDO BALDY DOS REIS
■ ROBINSON ESTEVES SANTOS PIRES
■ ADRIANA MACEDO DELL'AQUILA

Conceitualmente, a consolidação de uma fratura com algum grau de desvio angular, discrepância de comprimento, rotação ou translação caracteriza a consolidação viciosa.

A localização, a magnitude da deformidade, a demanda funcional e as condições clínicas do paciente são os parâmetros principais a serem avaliados no planejamento cirúrgico.

Neste capítulo, abordaremos conceitos básicos sobre as deformidades decorrentes das consolidações viciosas, exames de imagem utilizados no planejamento pré-operatório, tipos de osteotomias e métodos de fixação, além das complicações inerentes ao tratamento.

■ AVALIAÇÃO CLÍNICA (ANAMNESE E EXAME FÍSICO)

A avaliação clínica começa com anamnese detalhada, incluindo mecanismo e energia do trauma, tratamentos instituídos, descrição de infecção prévia e programa de reabilitação adotado. O uso de drogas, especialmente o tabaco, pode predispor a complicações como a pseudartrose no foco da osteotomia e a necrose cutânea.

ATENÇÃO!

História prévia ao acidente de lesões ou de impotência funcional no membro acometido são de fundamental importância na escolha do tratamento.

A sintomatologia atual, em geral relacionada com quadro álgico, uso de medicações e restrições funcionais, deve ser cuidadosamente documentada.

No exame físico, a presença de fístula, flogose e cicatrizes cirúrgicas prévias é de extrema importância.

A palpação e a mobilização do local da consolidação viciosa devem ser realizadas. Geralmente, a consolidação viciosa é indolor à mobilização do membro. A presença de dor à tentativa de manipulação da fratura pode evidenciar a presença de uma não união (pseudartrose).

A amplitude de movimento das articulações acima e abaixo da deformidade, assim como o *status* neurovascular do membro acometido devem ser avaliados.

Restrições da amplitude de movimento nas articulações adjacentes à consolidação viciosa podem comprometer o plano de tratamento e as expectativas de recuperação funcional.

A consolidação viciosa pode gerar uma deformidade compensatória nas articulações adjacentes. Se a deformidade não for adequadamente corrigida, o paciente pode evoluir com sobrecarga articular e osteoartrose.

■ MÉTODOS DE IMAGEM

As radiografias iniciais nas incidências em anteroposterior e lateral, incluindo as articulações adjacentes, podem mostrar a magnitude e a localização da deformidade, a presença de material de osteossíntese, sinais de infecção e a evolução da deformidade (comparativa com exames prévios).

A radiografia panorâmica bilateral dos membros inferiores auxilia na determinação dos eixos e ângulos utilizados para planejamento do tratamento cirúrgico. A radiografia digital facilita a determinação do alinhamento do membro traçando-se os eixos anatômico, mecânico e o centro de rotação (CORA).

O *eixo anatômico* é dado pela linha que passa no centro da diáfise em toda a extensão do osso.

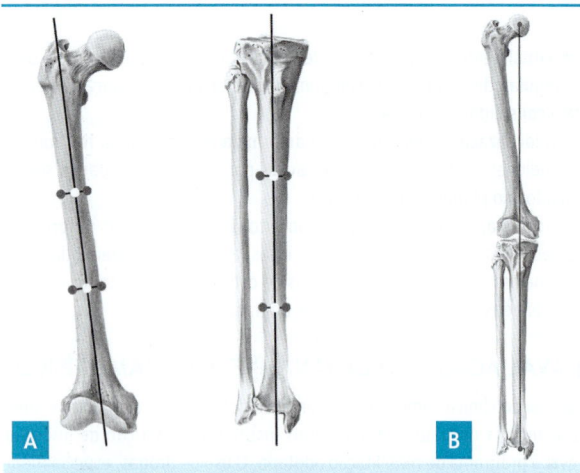

FIGURA 274.1 ■ (A) Eixo anatômico. (B) Eixo mecânico.

O *eixo mecânico* representa a linha que passa no centro da cabeça femoral, no centro da patela e termina no centro do tornozelo.

O alinhamento incorreto do membro é observado quando o desvio do eixo mecânico é maior do que 15 mm para medial (deformidade em varo) ou para lateral (deformidade em valgo).

O ângulo de orientação articular é fornecido pela relação entre os eixos anatômico, mecânico e a linha de orientação articular (Figura 274.1).

■ TRATAMENTO

O planejamento pré-operatório com o uso de *templates* e desenhos da osteotomia e de como será realizada a sua fixação é essencial para aumentar as chances de sucesso no tratamento.

As condições de partes moles devem ser avaliadas previamente à osteotomia com o intuito de prever a necessidade de cirurgias reconstrutivas como retalhos locais ou livres.

O *status* neurovascular também deve ser cuidadosamente avaliado. Se as estruturas neurovasculares correm o risco de ficarem sob tensão, uma osteotomia com correção gradual da deformidade deve ser programada para evitar complicações isquêmicas ou lesões nervosas temporárias ou definitivas.

As consolidações viciosas articulares com degraus maiores do que 2 mm, nas articulações de carga, geralmente, são tratadas com osteotomia direta no foco da consolidação viciosa, correção da deformidade e fixação. O intuito deste tratamento é tentar impedir a progressão da degeneração articular.

As deformidades rotacionais são comuns em determinados tipos de fratura. Nas fraturas diafisárias ou distais da tíbia, a osteossíntese com manutenção exata do eixo rotacional pode ser difícil. Além do membro contralateral estar coberto por campos cirúrgicos, fatores como o nível mais distal da fratura e a rotação externa da perna para bloqueio distal da haste intramedular, são potenciais fatores que contribuem para a possibilidade de consolidação viciosa em rotação do membro.

Labronici e colaboradores[1] avaliaram, com tomografia computadorizada (TC), pacientes submetidos à fixação de fraturas diafisárias da tíbia com placa em ponte. Observaram que a deformidade em rotação externa foi duas vezes mais comum que a rotação interna e que as fraturas com trauma de maior energia (tipo 32-C/AO) foram as que mais apresentaram a consolidação viciosa.

A Figura 274.2 evidencia deformidade em rotação externa da tíbia após osteossíntese com placa em ponte.

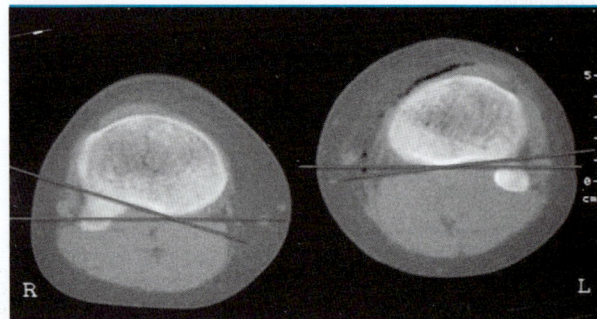
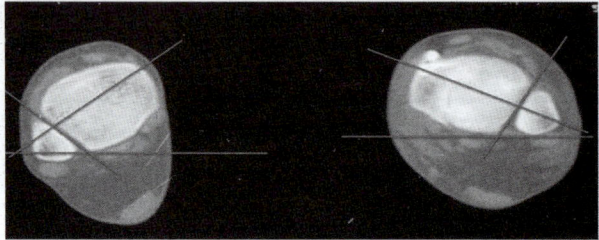

FIGURA 274.2 ■ Tomografia computadorizada da tíbia com corte axial evidenciando a deformidade em rotação externa após fixação com placa em ponte e parafusos.

Quando o eixo de correção, o CORA e a osteotomia estão na mesma localização, haverá correção somente da angulação. Quando a osteotomia é feita proximalmente ao CORA e ao eixo de correção e estes estão na mesma localização, haverá realinhamento angular e translacional. Quando o CORA está em localização diferente da osteotomia e do eixo de correção, a angulação é alinhada proximal e distalmente, mas poderá ocorrer deformidade translacional iatrogênica.

As osteotomias podem ser classificadas pelo corte (retas ou em cúpula) ou pelo tipo (cunhas de abertura ou de fechamento).

Quanto ao método de fixação da osteotomia, pode-se utilizar placas e parafusos, especialmente nas consolidações viciosas periarticulares; hastes intramedulares, nas deformidades disfisárias; artroplastias, nas deformidades periarticulares; e fixadores externos, principalmente na correção de encurtamentos ou quando há necessidade de correção gradual da deformidade devido ao risco de isquemia ou de lesão nervosa do membro.

Russel e colaboradores[2] descreveram o tratamento de consolidações viciosas disfisárias nos membros inferiores com a técnica clamshell.

Os autores preconizam osteotomias proximais e distais à consolidação viciosa, além de uma osteotomia longitudinal ao longo do foco da consolidação viciosa, correção do eixo e fixação com haste intramedular bloqueada.

As Figuras 274.3 e 274.4 demonstram a técnica de osteotomia em clamshell para o tratamento de consolidações viciosas diafisárias nos membros inferiores.

Nas deformidades complexas, uma alternativa é a utilização do *Taylor Spatial Frame*. Os anéis deste fixador externo são colocados perpendicularmente a cada segmento ósseo, e o planejamento da correção deformidades é realizado por um programa de computador. A correção das deformidades é realizada gradualmente até que os anéis estejam paralelos. Qualquer deformidade residual é corrigida com pequenos ajustes na montagem da fixação (a Figura 274.5 ilustra o *Taylor spatial frame*).

O tratamento da consolidação viciosa é um desafio mesmo para cirurgiões experientes. Seja qual for o tipo de deformidade a ser corrigida, é de fundamental importância que se realize um planejamento pré-operatório minucioso do local e tipo de osteotomia, da sua fixação, das condições de partes moles e do *status* neurovascular do membro.

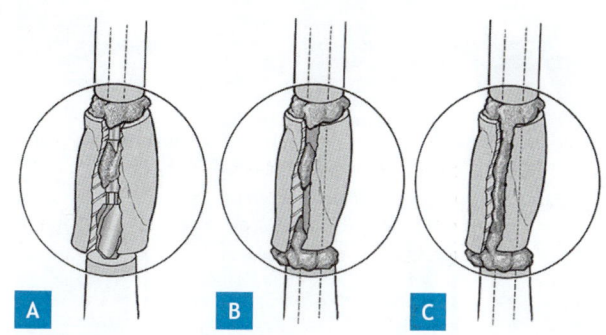

FIGURA 274.3 ■ Ilustração da osteotomia tipo clamshell. Observar a fresagem do canal medular e o conteúdo da fresagem, que servirá como estímulo biológico para a consolidação da osteotomia.

Fonte: Russell e colaboradores.[2]

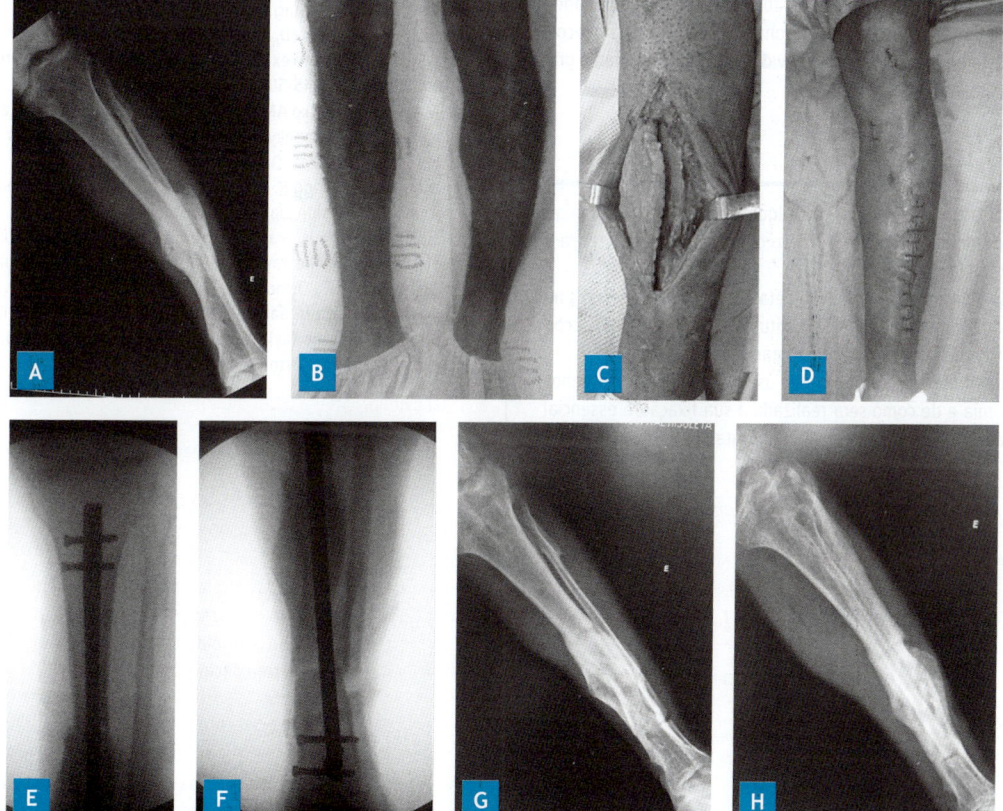

FIGURA 274.4 ■ Paciente trabalhador do campo sofreu queda do cavalo e apresentou fratura diafisária fechada nos ossos da perna. Evoluiu com consolidação visiosa em varo. (A) Radiografia dos ossos da perna em anteroposterior mostrando fratura na diáfise da tíbia consolidada em varo. (B) Aspecto clínico da consolidação viciosa. (C) Aspecto peroperatório da osteotomia em clamshell para correção da deformidade. (D) Aspecto da perna no pós-operatório imediato, evidenciando a correção da deformidade. (E e F) Imagens de radioscopia evidenciando a osteotomia em clamshell e a fixação com haste intramedular bloqueada fresada. (G e H) Radiografias dos ossos da perna em anteroposterior e perfil mostrando consolidação da osteotomia e remoção do implante após 2 anos de cirurgia.

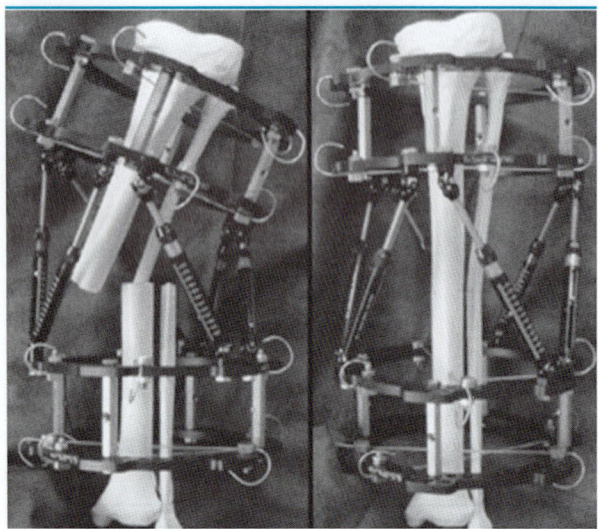

FIGURA 274.5 ■ *Taylor spatial frame.*

■ COMPLICAÇÕES

As complicações mais frequentes são a subcorreção da deformidade, a supercorreção, gerando deformidade adicional, a pseudartrose no foco da osteotomia, a osteomielite, a isquemia devido à correção aguda de grandes deformidades e as lesões nervosas.

REVISÃO

- A consolidação de uma fratura com algum grau de desvio angular, discrepância de comprimento, rotação ou translação caracteriza a consolidação viciosa.
- A avaliação clínica inclui anamnese detalhada, ou seja, mecanismo e energia do trauma, tratamentos instituídos, descrição de infecção prévia e programa de reabilitação adotado.
- O planejamento pré-operatório com o uso de *templates* e desenhos da osteotomia e de como será realizada a sua fixação é essencial para aumentar as chances de sucesso no tratamento.

■ REFERÊNCIAS

1. Labronici PJ, Pires RES, Kukuyama JM, Franco JS. Bridge-plating technique for tibial shaft fractures: is rotation deformity a rare complication? Int J Surg Res. 2012;1(2):7-10.
2. Russell GV, Graves ML, Archdeacon MT, Barei DP, Glenn A. Brien Jr GA, Porter SE. The clamshell osteotomy: a new technique to correct complex diaphyseal malunions: surgical technique. J Bone Joint Surg Am. 2010;92 Suppl 1 (Part 2):158-75.

■ LEITURAS SUGERIDAS

Al-Sayyad MJ. Taylor Spatial Frame in the treatment of pediatric and adolescent tibial shaft fractures. J Pediatr Orthop. 2006;26(2):164-70.

Brinker MR, Gugenheim JJ, O'Connor DP, London JC. Ilizarov correction of malrotated femoral shaft fracture initially treated with an intramedullary nail: a case report. Am J Orthop. 2004;33(10):489-93.

Brinker MR, O'Connor DP. Principles of malunion. In: Bucholz RW, Heckman JD, Court-Brown C, Tornetta P, editors. Rockwood and Green's fractures in adults. 7th ed. Philadelphia: Lippincott Williams and Wilkins; 2009. p. 641-63.

Cantu RV, Koval KJ. The use of locking plates in fracture care. J Am Acad Orthop Surg. 2006;14(3):183-90.

Raiss P, Edwards TB, Collin P, Bruckner T, Zeifang F, Loew M, Boileau P, Walch G. Reverse shoulder arthroplasty for malunions of the proximal part of the humerus (type-4 fracture sequelae). J Bone Joint Surg Am. 2016;98(11):893-9.

Tsaridis E, Sarikloglou S, Papasoulis E, Lykoudis S, Koutroumpas I, Avtzakis V. Correction of tibial deformity in Paget's disease using the Taylor spatial frame. J Bone Joint Surg Br. 2008;90(2):243-4.

Viskontas DG, MacLeod MD, Sanders DW. High tibial osteotomy with use of the Taylor Spatial Frame external fixator for osteoarthritis of the knee. Can J Surg. 2006;49(4):245-50.

Vitale MA, Choe JC, Sesko AM, Hyman JE, Lee FY, Roye DP Jr, et al. The effect of limb length discrepancy on healthrelated quality of life: is the '2 cm rule' appropriate? J Pediatr Orthop B. 2006;15(1):1-5.

Wagner M, Frenk A, Frigg R. New concepts for bone fracture treatment and the locking compression plate. Surg Technol Int. 2004;12:271-7.

Watanabe K, Tsuchiya H, Matsubara H, Kitano S, Tomita K. Revision high tibial osteotomy with the Taylor spatial frame for failed opening-wedge high tibial osteotomy. J Orthop Sci. 2008;13(2):145-9.

Watanabe K, Tsuchiya H, Sakurakichi K, Matsubara H, Tomita K. Double-level correction with the Taylor Spatial Frame for shepherd's crook deformity in fibrous dysplasia. J Orthop Sci. 2007;12(4):390-4.

DOENÇAS OTORRINOLARINGOLÓGICAS

275

SÍNDROMES VESTIBULARES

- MAURICIO MALAVASI GANANÇA
- FERNANDO F. GANANÇA

Síndromes vestibulares são as afecções que comprometem o sistema vestibular, causando tontura, desequilíbrio e/ou quedas. Tontura caracteriza-se por sensação ilusória de movimento do corpo, dos objetos circundantes ou por alteração do equilíbrio postural. Vertigem é a tontura de tipo giratório. Afecção vestibular periférica (± 50%), neurológica (± 20%), clínica (± 10%), psicológica (± 5%), oftalmológica e outras (± 15%) podem ser causas de tontura.

A vertigem aguda pode associar-se a enjoo, vômitos, sudorese, palidez, taquicardia, desequilíbrio e queda ou incapacidade transitória de locomover-se. Pode agravar-se com a mudança de posição da cabeça ou em determinadas posições da cabeça e do corpo (vertigem posicional), durar minutos, horas, dias ou semanas. O paciente pode necessitar de pronto atendimento ou internação hospitalar. É preciso fazer diagnóstico diferencial com distúrbios neurológicos, principalmente síndromes de tronco encefálico e/ou cerebelo. Perda auditiva unilateral ou bilateral e zumbido na(s) orelha(s) podem estar associados à vertigem e a outros tipos de tontura na fase aguda e/ou crônica. Pacientes com vertigem crônica frequentemente relatam prejuízo de memória e dificuldade de concentração, ansiedade, depressão e pânico secundários.

A história clínica, os antecedentes pessoais e familiares, o exame físico, o exame otorrinolaringológico e a avaliação otoneurológica (ver capítulo correspondente nesta parte) são indispensáveis para o diagnóstico de vestibulopatia periférica ou vestibulopatia central, que acomete núcleos, vias e inter-relações no SNC.

Vertigem e os outros tipos de tontura podem resultar de diversas afecções do sistema vestibular. A configuração dos sintomas à anamnese frequentemente sugere o diagnóstico sindrômico de comprometimento vestibular (e auditivo, quando há concomitância), o topográfico de disfunção periférica ou central, a afecção e a sua possível causa. Há várias síndromes vestibulares, cada uma com seu quadro clínico, características diagnósticas e terapêuticas peculiares.

ATENÇÃO!

Pacientes com tontura, desequilíbrio e quedas devem sempre realizar uma avaliação otoneurológica, diante da relevante prevalência da origem vestibular.

■ QUADRO CLÍNICO, DIAGNÓSTICO E TRATAMENTO

SÍNDROMES VESTIBULARES FREQUENTES

A vertigem posicional paroxística benigna, vestibulopatia mais frequente, caracteriza-se por vertigem aos movimentos da cabeça para os lados, ao olhar para cima, ao virar-se e levantar-se na cama ou em certas posições cefálicas. Geralmente dura segundos ou minutos e pode associar-se a náusea e vômito. Os episódios podem ser recorrentes e intercalados com tontura não rotatória ou instabilidade à marcha. Acomete, principalmente, adultos e idosos. Os sintomas podem ser leves, moderados ou graves.

A história clínica e a vertigem e/ou nistagmo posicional ou de posicionamento à avaliação otoneurológica estabelecem o diagnóstico. O(s) labirinto(s) comprometido(s) pode(m) ser identificado(s) pelo lado direito e/ou esquerdo das manobras diagnósticas em que ocorre a vertigem e/ou o nistagmo. É possível identificar o ducto semicircular labiríntico comprometido: posterior (nistagmo posicional torcional e vertical para cima); anterior (nistagmo posicional torcional e vertical para baixo); posterior ou anterior (nistagmo posicional torcional para a direita ou para a esquerda); e lateral (nistagmo posicional horizontal geotrópico, na direção do solo ou ageotrópico, na direção contrária ao solo). A direção do componente torcional do nistagmo posicional para a direita indica o envolvimento do ducto vertical direito e, para a esquerda, o do esquerdo. O ducto semicircular lateral lesado geralmente produz nistagmo horizontal geotrópico mais intenso; o nistagmo horizontal ageotrópico mais intenso indica comprometimento do ducto semicircular lateral do labirinto oposto.

A vertigem e o nistagmo seriam devidos à estimulação sensorial provocada pela corrente endolinfática gerada por ação gravitacional sobre frações de otólitos desprendidas da mácula do utrículo, flutuantes na endolinfa (ductolitíase) ou aderidas à cúpula (cupulolitíase), de um ou mais ductos semicirculares.

Trauma craniano ou cervical, migrânea, doença de Ménière e neurite vestibular são as causas mais comuns. Distúrbios do SNC (insuficiência vertebrobasilar, esclerose múltipla), cardiológicos ou metabólicos, anestesia geral, procedimentos cirúrgicos otológicos, pós-operatórios com acamação prolongada, inatividade física, viroses, medicamentos ototóxicos e otite média estão entre outros possíveis fatores etiológicos.

Visa à remoção das frações de otólitos por meio de manobras que modificam sequencialmente a posição da cabeça e do corpo, enviando-as de volta para o utrículo. A seleção da manobra de reposicionamento dessas partículas é baseada na identificação do ducto comprometido.

As manobras podem ser repetidas uma ou mais vezes na mesma sessão, se houver permanência do nistagmo à reavaliação ou recorrência dos sintomas e sinais. Diante da possibilidade de ocorrência de vertigem aguda após a manobra, o paciente deve esperar aproximadamente 20 minutos para sair do consultório. O paciente também pode ser treinado para realizar a manobra indicada para o seu caso, quando há persistência do nistagmo, mesmo que os sintomas melhorem ou desapareçam; a automanobra pode ser efetuada 1 ou 2 vezes ao dia por períodos variáveis, na dependência do quadro clínico; reabilitação vestibular por meio de exercícios com ou sem estímulos de realidade virtual também podem ser prescritos se persistir tontura ou desequilíbrio.

Numerosas manobras para o tratamento da vertigem posicional paroxística benigna foram criadas e modificadas ao longo do tempo por diversos autores; as principais serão descritas da forma realizada pelo autor.

1 | Manobra de reposicionamento para o comprometimento do ducto semicircular posterior: o paciente senta-se com a cabeça inclinada 45° para o lado afetado e é movido rapidamente para trás, ficando com a cabeça pendente. Em seguida, a cabeça é girada 90° para o outro lado e, depois, o paciente vira, na mesma direção, a cabeça e o corpo 45°, de modo a dispor o nariz para baixo. Cada uma dessas posições deve ser mantida por 2 a 3 minutos. Para encerrar o procedimento, o paciente senta-se devagar e inclina a cabeça para a frente.

2 | Manobra liberatória para o comprometimento do ducto semicircular posterior: o paciente senta-se com a cabeça virada 45° para o lado não afetado e é rapidamente movido para o decúbito lateral do lado comprometido. A seguir, é movido rapidamente para o decúbito lateral oposto, ficando com o nariz para baixo, em ângulo de 45° em relação ao plano horizontal. A manobra é finalizada com a volta lenta à posição sentada. Cada uma dessas posições deve ser mantida por cerca de três minutos.

3 | Exercícios de habituação vestibular: podem ser usados como complemento das manobras de reposicionamento para o comprometimento do ducto semicircular posterior, se persistirem sintomas após a eliminação do nistagmo. O paciente sentado e com a cabeça virada 45° para o lado sadio inclina-se para o lado comprometido com rapidez. Depois, senta-se vagarosamente e repete o movimento corporal para o outro lado; a seguir, os movimentos são realizados diretamente de um lado para o outro, sem parar na posição sentada intermediária. Os movimentos podem ser repetidos de 5 a 10 vezes, três vezes ao dia, até a resolução dos sintomas.

4 | Manobra de reposicionamento para o comprometimento do ducto semicircular anterior: em quatro etapas com intervalo de 30° segundos entre elas, o paciente é inicialmente sentado com a cabeça para a frente, depois é rapidamente movido para trás, de modo que a cabeça fique pelo menos 30° abaixo do plano horizontal. A seguir, a cabeça é movida para frente, mantendo o queixo encostado no peito. A manobra é finalizada com a volta lenta para a posição sentada.

5 | Manobra de rolagem corporal para o comprometimento do ducto semicircular lateral: o paciente, deitado, vira a cabeça em quatro etapas sucessivas de 90° na direção do labirinto são, com intervalo de 30 segundos entre elas. Ao final, o paciente é sentado vagarosamente e curva a cabeça 30° para baixo.

6 | Manobra de posição prolongada forçada para o comprometimento do ducto semicircular lateral: o paciente deita-se para dormir à noite, posicionando-se sobre o labirinto afetado durante 20 segundos e depois gira vagarosamente a cabeça e o corpo para o lado são, mantendo a posição até acordar pela manhã.

Medicação antivertiginosa VO (0,25 a 0,5 mg de clonazepam à noite, 12,5 mg de meclizina 2 ou 3 vezes ao dia) pode ser necessária para diminuir os sintomas e, inclusive, permitir a realização das manobras em alguns casos.

A migrânea vestibular é considerada a segunda causa mais comum de tontura, podendo afetar crianças, adolescentes, adultos e idosos. O mecanismo fisiopatológico da afecção ainda não foi esclarecido. Os sintomas vestibulares podem ocorrer mesmo em casos de enxaqueca sem cefaleia, com diferentes quadros clínicos. A migrânea frequentemente se associa à vertigem posicional paroxística benigna e/ou à doença de Ménière.

A vertigem paroxística benigna infantil, admitida como precursora de enxaqueca, caracteriza-se por crises de tontura e enjoo, eventualmente com vômitos, em crianças que geralmente apresentam mal-estar em veículos em movimento (cinetose) e prejuízo na aquisição e no desenvolvimento da linguagem e/ou mau rendimento escolar. Essas crianças habitualmente têm familiares próximos com migrânea. Na vertigem recorrente benigna, ocorrem ataques de tontura e náuseas concomitantes ou não com a cefaleia e outros sintomas da enxaqueca. É frequente em adolescentes e adultos migranosos, que também referem cinetose.

Para eliminar ou reduzir os sintomas vestibulares, além do tratamento apropriado da migrânea, é possível utilizar medicação antivertiginosa VO (doses diárias de 0,25 a 0,5 mg de clonazepam, 37,5 mg de venlafaxina e/ou 5 a 10 mg de flunarizina), dieta para corrigir erros alimentares (frequentes fatores agravantes ou precipitantes) e reabilitação do equilíbrio corporal.

A doença de Ménière é considerada a terceira vestibulopatia mais comum, de causa desconhecida. Pode ser uni ou bilateral, mais frequente em adultos e idosos, de ocorrência rara em crianças e adolescentes. O quadro clínico inclui episódios recorrentes de vertigem, náuseas, vômitos, perda auditiva, sensação de plenitude aural e zumbido na orelha. Os sintomas auditivos, quando presentes nos períodos intercríticos, costumam se agravar na crise vertiginosa. A maioria dos casos apresenta uma manifestação premonitória de que a crise ocorrerá (aura). Ao longo do tempo, a perda auditiva pode ser variável (audição flutuante) ou piorar progressivamente.

Produção excedente ou distúrbio de reabsorção da endolinfa labiríntica ocasionaria hidropisia endolinfática, que seria a responsável pela eclosão do episódio crítico.

Em 2014, foram publicados os critérios diagnósticos para a doença de Ménière após o consenso entre a Bárány Society, a Japan Society for Equilibrium Research, a European Academy of Otology and Neurotology (EAONO), a American Academy of Otolaryngology-Head and Neck Surgery (AAO-HNS) e a Korean Balance Society.[1] Segundo esse documento, existem 2 níveis de diagnóstico para a doença de Ménière:[1] 1) Definido: A. 2 ou mais episódios espontâneos de vertigem, de 20' a 12 horas; B. Documentação audiométrica de perda NS em baixas e médias frequências, no mínimo, 1 ocasião antes, durante ou após 1 episódio de vertigem; C. Sintomas auditivos flutuantes (perda, zumbido ou plenitude); D. Outras causas excluídas e 2) Provável: A. Ao menos 2 episódios espontâneos de vertigem ou tontura, com duração 20 min a 24 horas; B. Flutuação dos sintomas auditivos; C. Outras causas excluídas.

Medicamentos antivertiginosos (respeitando-se as restrições e contraindicações), controle de comorbidades e fatores agravantes (erros alimentares, inatividade física) e exercícios de reabilitação do equilíbrio corporal (especialmente nos casos com desequilíbrio e tendência de quedas fora das crises) podem ser incluídos na orientação terapêutica clínica.

A crise com náuseas e vômitos exige hidratação e medicação antivertiginosa (10 mg de diazepam via IM ou IV, 50 mg de dimenidrinato e 50 mg de piridoxina IM, 4 ou 8 mg de ondansetrona IM ou IV, de 8/8 horas). O uso sublingual de 0,25 ou 0,5 mg de clonazepam e 4 ou 8 mg de ondansetrona costuma ser eficaz na prevenção ou atenuação dos sintomas da crise, na fase de aura. Na fase crônica, podem ser prescritos, VO, 24 a 48 mg de betaistina em 2 ou 3 tomadas ao dia, eventualmente em associação com 0,25 ou 0,5 mg de clonazepam à noite e/ou 12,5 a 25 mg de meclizina 2 ou 3 vezes ao dia. Recomenda-se o uso da betaistina por períodos prolongados (pelo menos seis meses e eventualmente um ano ou mais), na dependência da evolução do paciente; doses mais altas deste medicamento podem ser úteis em casos moderados ou graves resistentes a outros tipos de tratamento. Deve-se considerar a possibilidade de submeter o paciente a um procedimento invasivo (labirintectomia química com gentamicina ou cirúrgica, descompressão do saco endolinfático ou neurectomia vestibular) em casos resistentes ao tratamento clínico.

Na síndrome multissensorial do idoso, vertigem e/ou outros tipos de tontura, desequilíbrio e/ou quedas ocorrem em pacientes com distúrbio otoneurológico (presbiacusia, presbivertigem, presbiataxia, vertigem posicional paroxística benigna, doença de Ménière etc.), visual (de refração, acuidade e profundidade) e somatossensorial, além de comprometimento cardiovascular, neurovascular e/ou psiquiátrico. Automedicação e/ou multimedicação contribuem para a eclosão e/ou agravamento dos sintomas. Ansiedade, depressão e/ou pânico secundários à vertigem e outros tipos de tontura, desequilíbrio e quedas comprometem a qualidade de vida do idoso. É necessário controle clínico de todos os fatores etiológicos envolvidos. Fisioterapia global e exercícios vestibulares são fundamentais no tratamento. Medicação antivertiginosa (24 mg de betaistina 2 vezes ao dia e/ou 12,5 mg de meclizina 2 ou 3 vezes ao dia, VO) também pode ser útil.

A neurite vestibular é um quadro clínico de comprometimento vestibular periférico agudo muito comum, caracterizado na maioria dos casos por vertigem repentina, intensa, incapacitante e duradoura (vários dias ou semanas), com náuseas e vômitos, exigindo pronto atendimento e, frequentemente, hospitalização. É importante o pronto diagnóstico diferencial com distúrbio neurológico (acidente vascular, hemorragia) de tronco encefálico ou cerebelo por meio de avaliação neurológica e ressonância magnética (RM) encefálica. Ao terminar o episódio vertiginoso agudo, pode persistir algum tipo de tontura, instabilidade e desequilíbrio ao andar. Um processo inflamatório infeccioso das vias aéreas superiores (VAS) pode ocorrer dias antes do desencadeamento da vertigem súbita. É possível que a neurite vestibular seja resultante de degeneração neural, do gânglio de Scarpa, do neuroepitélio vestibular e/ou dos núcleos vestibulares. O episódio agudo pode ser tratado por meio de hidratação (soro glicosado), 10 mg de diazepam IM ou IV, 50 mg de dimenidrinato + 50 mg de piridoxina IM, 8 mg de ondansetrona IM ou IV, de 8/8 horas. A administração de medicamentos antivirais parece não surtir efeito sobre a evolução da doença. O uso de corticosteroide VO (prednisolona na dose diária inicial de 1 mg/kg de peso) e a instituição precoce de exercícios de reabilitação vestibular ajudam na eliminação da vertigem.

> **ATENÇÃO!**
>
> Em pacientes com vertigem aguda e quadro clínico sugestivo de neurite vestibular, é essencial o diagnóstico diferencial com distúrbio neurológico de tronco encefálico ou cerebelo.

> **REVISÃO**
>
> - Vertigem e outros tipos de tontura, desequilíbrio e/ou quedas são sintomas característicos das síndromes vestibulares.
> - A avaliação otoneurológica é indispensável para estabelecer o diagnóstico.
> - Vertigem posicional paroxística benigna, migrânea vestibular, doença de Ménière, síndrome multissensorial do idoso e neurite vestibular são os quadros clínicos mais comuns.
> - O tratamento otoneurológico baseia-se em medicação antivertiginosa, controle de fatores agravantes e de comorbidades, reabilitação do equilíbrio corporal; procedimentos invasivos podem ser considerados em situações específicas.

■ REFERÊNCIA

1. Lopez-Escamez JA, Carey J, Chung WH, Goebel JA, Magnusson M, Mandalà M, et al. Diagnostic criteria for Menière's disease. Consensus document of the Bárány Society, the Japan Society for Equilibrium Research, the European Academy of Otology and Neurotology (EAONO), the American Academy of Otolaryngology-Head and Neck Surgery (AAO-HNS) and the Korean Balance Society. Acta Otorrinolaringol Esp. 2016;67(1):1-7.

■ LEITURAS SUGERIDAS

Caovilla HH, Ganança MM. Princípios e indicações da reabilitação vestibular. PRO-ORL: programa de atualização em otorrinolaringologia. 2006;4(4): 23-61.

Ganança FF, Pontes P, coordenadores. Manual de otorrinolaringologia e cirurgia de cabeça e pescoço. Barueri: Manole; 2011.

Ganança MM, Ganança FF. Síndromes vestibulares periféricas. In: Dolci JEL, Silva L. Otorrinolaringologia: guia prático. São Paulo: Atheneu; 2012. p. 301-6.

Ganança MM, Munhoz MSL, Caovilla HH, Silva MLG. Managing vertigo. Hannover: Solvay; 2006.

Herdman SJ. Vestibular rehabilitation. 3rd ed. Philadelphia: Davis; 2007.

276
AVALIAÇÃO OTONEUROLÓGICA

■ OSWALDO LAÉRCIO MENDONÇA CRUZ
■ HELOISA HELENA CAOVILLA

A avaliação otoneurológica inclui história clínica, antecedentes pessoais e familiares, exame físico e otorrinolaringológico e testes funcionais da audição e do equilíbrio corporal. É indicada em pacientes com queixas auditivas e/ou perturbações do equilíbrio corporal, especialmente tontura, desequilíbrio e quedas. Possibilita estabelecer o diagnóstico sindrômico (lesão auditiva e/ou vestibular) e o topográfico (periférico: labirinto e VIII nervo; central: núcleos, vias e inter-relações no sistema nervoso central [SNC]; ou misto) e pode sugerir a causa. Exames complementares podem ser necessários para o diagnóstico etiológico.

> **ATENÇÃO!**
>
> A avaliação otoneurológica permite confirmar disfunções do sistema vestibular periférico ou central, estabelecer o prognóstico, orientar o tratamento e monitorar a evolução dos pacientes com distúrbios da audição e do equilíbrio corporal.

■ AVALIAÇÃO FUNCIONAL DA AUDIÇÃO

Os testes de avaliação funcional da audição permitem aferir o funcionamento do aparelho auditivo periférico, que inclui as orelhas externa, média e interna e o ramo coclear do VIII nervo craniano. Permitem também avaliar o aparelho auditivo central, composto por núcleo coclear no tronco encefálico, lemnisco lateral, colículo inferior e vias cognitivas corticais e subcorticais. A sequência de testes, que podem ser comportamentais ou eletrofisiológicos, é definida dependendo do quadro clínico e da necessidade de cada caso.

TESTES COMPORTAMENTAIS

Audiometria tonal liminar

Permite medir os limiares auditivos no campo de frequência entre 500 Hz e 8 kHz, que abrange o espectro dos sons mais comuns do ambiente, incluindo a voz humana. O paciente é colocado em cabine acusticamente tratada e deve informar a intensidade mínima na qual consegue perceber o som apresentado. A pesquisa do limiar (intensidade mínima de percepção) pode ser realizada com apresentação do som por via aérea (fones de ouvido), que representa a via fisiológica da audição, e por via óssea, por meio de vibrador ósseo, que permite a estimulação direta da orelha interna (cóclea). A análise dos resultados possibilita avaliar o estado funcional das orelhas externa, média e interna e classificar eventuais perdas auditivas em condutivas, neurossensoriais ou mistas.

Audiometria comportamental ou testes de detecção de sons

Em crianças com menos de 3 anos, muitas vezes, é difícil a colaboração para a realização da audiometria tonal liminar. Assim, em uma sala com algum isolamento acústico, o avaliador pode, usando instrumentos que emitem sons de intensidade conhecida (tambor, chocalho, instrumento de sopro etc.), analisar a reação ou o reflexo de busca de localização do som apresentado, permitindo uma avaliação básica inicial da audição na criança.

Testes de reconhecimento de fala

A audiometria tonal liminar é quase sempre complementada com a avaliação do índice percentual do reconhecimento de fala (IRF). Apresenta-se ao paciente, com fones de ouvido na cabine acústica, uma lista de palavras mono e dissilábicas, foneticamente balanceadas, e é medido o índice de percepção desses sons. Esse teste permite uma avaliação inicial da integridade funcional do aparelho auditivo periférico e central. Caso seja necessária uma medida mais adequada da capacidade de cognição auditiva, podem-se realizar os testes de compreensão de palavras e frases com e sem pistas visuais (campo fechado e aberto, respectivamente).

Testes do processamento auditivo

Foram concebidos, basicamente, para estudar a função do sistema auditivo central. Existem vários testes descritos para a medida da cognição e do processamento da informação periférica, mas, em resumo, por meio de estimulação uni ou bilateral, medem a capacidade de atenção, seletividade e compreensão auditiva.

TESTES ELETROFISIOLÓGICOS

Permitem a avaliação de determinados segmentos do aparelho auditivo sem a participação ativa do paciente. Este deve permanecer calmo e sem grandes movimentos durante a realização dos testes, o que muitas vezes exige sedação, principalmente em crianças pequenas ou indivíduos não colaboradores.

Imitanciometria

Fornece a medida da pressão da orelha média e da complacência da membrana timpânica, indicando o estado funcional da tuba auditiva e a eventual presença de líquido na orelha média. Permite também medir o nível de estímulo sonoro necessário para desencadear o reflexo do músculo estapédio, avaliando o arco reflexo nervo coclear/nervo facial que ocorre ao nível do tronco encefálico.

Emissões otoacústicas

As emissões otoacústicas (EOAs) têm a propriedade de fornecer informações sobre o funcionamento da cóclea (orelha interna). Com o auxílio de uma sonda que emite e capta som, posicionada no canal auditivo externo, e com a emissão de estímulos sonoros específicos (produtos de distorção e estímulos transientes), pode-se captar a energia sonora que é reenviada ou gerada pela movimentação das células ciliadas externas. A presença das emissões otoacústicas indica preservação da função coclear, o que na maioria das vezes sugere boa audição. Por essa razão, este teste tem sido adotado como procedimento de rastreamento auditivo em recém-nascidos (RNs). Entretanto, deve-se lembrar de que audição normal exige também a preservação funcional do nervo coclear e do sistema auditivo central.

Eletrococleografia

Permite medir objetivamente a atividade elétrica coclear e o potencial de ação do nervo coclear desencadeados por estímulo sonoro. Um eletrodo ativo é posicionado junto à membrana timpânica ou intratimpânica em contato com o promontório. Um eletrodo de referência é posicionado na pele da região mastoide homolateral, e um terra, na pele de região a distância, geralmente a mastoide contralateral. Uma sonda inserida no canal auditivo libera estímulos acústicos padronizados (cliques, ou *tone burst*) de maneira sequencial. A atividade elétrica captada pelos eletrodos é analisada (promediada), e o resultado é apresentado em forma de gráfico, com tempo de latência e amplitude, como parâmetros de análise. Geralmente, observa-se uma curva (onda) de polaridade negativa com três componentes – microfonismo coclear; potencial de somação, representando atividade coclear; e o potencial de ação global do nervo coclear. A análise das amplitudes e latências desses componentes permite a detecção dos limiares auditivos e a observação de distúrbios intracocleares, como a hidropisia endolinfática, quando ocorre uma alteração da relação das amplitudes entre o potencial de somação e o de ação global.

Potencial auditivo evocado de tronco encefálico

Uma sonda posicionada no canal auditivo externo libera uma sequência de estímulos sonoros que desencadearão uma resposta elétrica, igualmente sequencial, no nervo auditivo e no sistema auditivo central. Isso ocorre desde que a cóclea esteja funcionalmente íntegra ou com alterações de moderada intensidade, permitindo a estimulação do nervo coclear. Por meio de eletrodos cutâneos colocados em pontos padronizados (vértex e lóbulos das orelhas) e programas de promediação, as respostas elétricas oriundas da estimulação sonora sequencial são somadas durante um intervalo de tempo de 10 ms (milissegundos) a partir do estímulo, formando um gráfico de cinco curvas de polaridade positiva. Cada uma dessas curvas indica a atividade elétrica de diferentes estruturas do sistema auditivo:

- I: potencial de ação global do nervo auditivo;
- II e III: núcleo coclear e complexo olivar;
- IV: lemnisco lateral;
- V: colículo inferior.

Pela análise da morfologia, amplitude e latência de cada curva, o potencial auditivo evocado de tronco encefálico (PAET) fornece informações relevantes sobre a integridade funcional dessas estruturas e das etapas do processamento do sinal acústico no tronco encefálico. Com a ajuda de recursos técnicos de apresentação do sinal auditivo, o PAET pode fornecer também o limiar auditivo nas frequências específicas entre 500 Hz e 2 kHz.

Potenciais auditivos evocados de média e longa latência

A partir dos mesmos princípios do PAET, estimulação sequencial e promediação do sinal elétrico evocado, esses exames procuram analisar a atividade das vias auditivas subcorticais, corticais e supracorticais cognitivas. Os potenciais de média latência são aqueles promediados entre 10 e 50 ms após o estímulo acústico. O gráfico gerado apresenta alguns componentes (curvas), sendo os mais estáveis e reprodutivos os chamados Na e Pa (ou N1 e P1), com latências entre 16 e 30 ms para Na e 30 a 45 ms para PA. Estão relacionados à atividade das vias subcorticais próximas ao córtex auditivo.

No estudo dos potenciais de longa latência, também chamados P300, dois componentes podem ser analisados: N2 ou N200, por apresentar latência em torno de 200 ms; e P3 ou P300, ao redor de 300 ms. O primeiro parece correlacionar-se à percepção e ao reconhecimento do estímulo auditivo. O P300 ocorre quando o indivíduo reconhece uma mudança no padrão do estímulo auditivo. Muitas regiões do sistema auditivo central, envolvidas na cognição do sinal acústico, parecem contribuir para a geração desses potenciais de longa latência, sendo os principais o córtex supratemporal, a formação reticular, o córtex auditivo primário, o hipocampo e o córtex frontal.

Avaliação funcional por imagem: ressonância magnética funcional

Fundamenta-se no princípio de que o estímulo auditivo que chega ao córtex auditivo desencadeia um aumento das atividades elétrica e metabólica de suas células. Ocorrem, inicialmente, o aumento do fluxo sanguíneo e, após a apresentação de estímulos sonoros, em virtude de propriedades diamagnéticas da oxi-hemoglobina, uma modificação do sinal (aumento em imagens ponderadas em T2). A injeção de marcadores de consumo de energia contrastados, seguido por estimulação auditiva, também permite a visualização da atividade encefálica desencadeada por diversos tipos de sons. Com ambos os métodos, pode-se, inclusive, inferir sobre a correta identificação do som ou da palavra.

■ AVALIAÇÃO FUNCIONAL DO EQUILÍBRIO CORPORAL

Os testes são analisados considerando os critérios de referência de uma população saudável e a história clínica do paciente. Avaliam os reflexos vestíbulo-ocular e vestibuloespinal, os sistemas sacádico, de perseguição, optocinético e de fixação visual e o estado da integração das informações sensoriais vestibulares, visuais e somatossensoriais no sistema nervoso central (SNC). O nistagmo, movimento ocular com componentes lentas e rápidas sucessivas e alternadas, e outros movimentos oculares presentes na disfunção vestibular e em lesões do SNC podem ser registrados por meio de eletronistagmografia, vectoeletronistagmografia ou videonistagmografia. O vídeo-teste do impulso cefálico avalia a função dos seis canais semicirculares labirínticos; a prova de autorrotação cefálica, o reflexo vestíbulo-ocular horizontal e vertical nas frequências fisiológicas dos movimentos da cabeça que provocam as tonturas; e a posturografia, o desempenho funcional dos sistemas visual, vestibular e somatossensorial na manutenção do controle postural.

Compõem a avaliação vestíbulo-oculomotora as investigações de:

- **nistagmo posicional:** ocorre à mudança de posição da cabeça ou em determinada posição da cabeça. Indica o labirinto e o canal semicircular afetados na vertigem posicional paroxística benigna (VPPB): o nistagmo vertical para cima e torcional aponta o envolvimento do canal posterior; o vertical para baixo e torcional, o do canal anterior; o torcional, o do canal posterior ou anterior; e o horizontal, o do canal lateral. Na VPPB, o nistagmo geralmente ocorre com latência e vertigem, é paroxístico e fatigável. Também podem ocorrer em vestibulopatias centrais, com características diferentes das encontradas na VPPB;
- **nistagmo espontâneo:** investigado quanto à direção, velocidade e presença de tontura no olhar de frente, com e sem fixação. Na fase aguda das vestibulopatias periféricas, é horizontal ou horizonto-torcional, com velocidade maior com os olhos fechados. Em lesões da fossa posterior, pode ser torcional ou vertical, mais intenso com os olhos abertos ou em um dos olhos e/ou alternar a direção;
- **nistagmo semiespontâneo:** procurado no olhar de frente e para a direita e a esquerda, para cima e para baixo. Na vestibulopatia periférica aguda, é unilateral e na mesma direção do nistagmo espontâneo. Nas lesões da fossa posterior, pode ocorrer em duas ou mais posições do olhar, com direções diferentes;
- **sacadas:** movimentos rápidos dos olhos ao acompanhamento de estímulos em uma barra luminosa. Pequenas alterações de latência, precisão e velocidade podem surgir nas vestibulopatias periféricas e centrais. Alterações acentuadas sugerem disfunção do SNC;
- **rastreio pendular:** pode analisar o sistema visual de perseguição. Na pesquisa da sua forma e ganho, o paciente acompanha o movimento sinusoidal de um alvo na barra luminosa. Nas vestibulopatias periféricas agudas, o nistagmo espontâneo se superpõe ao traçado sinusoidal; na fase crônica, geralmente não há anormalidades. Em lesões do SNC, o rastreio pendular pode apresentar alterações relevantes;
- **nistagmo optocinético:** produzido pelo acompanhamento visual do movimento de alvo na barra luminosa, também pode analisar o sistema visual de perseguição. Examinam-se direção, velocidade, ganho e simetria, que podem estar alterados nas vestibulopatias periféricas e, em maior escala, nas lesões do SNC;
- **nistagmo perrotatório:** horizontal à estimulação dos canais semicirculares laterais na prova rotatória pendular decrescente, é avaliado com os olhos fechados e abertos, com e sem fixação visual em um alvo que se move simultaneamente com a rotação. Alterações relevantes na intensidade e na simetria podem ocorrer em disfunções vestibulares periféricas e centrais;
- **prova calórica:** estimula com ar ou água fria e quente cada labirinto, possibilitando identificar o(s) lado(s) afetado(s) e a intensidade da lesão. A direção e a velocidade da componente lenta do nistagmo pós-calórico são avaliadas com e sem fixação visual. Nas vestibulopatias periféricas, podem ocorrer hiporreflexia ou arreflexia uni ou bilateral, preponderância direcional ou hiper-reflexia do nistagmo. A hiporreflexia e a arreflexia indicam o(s) labirinto(s) ou nervo(s) vestibular(es) comprometido(s). O aumento da intensidade do nistagmo com fixação visual caracteriza a ausência do efeito inibidor da fixação ocular e sugere lesão cerebelar. Respostas verticais, em vez de horizontais (perversão) e inversão da direção, sugerem lesão dos núcleos vestibulares. Comprometimento do tronco encefálico pode gerar abolição da componente rápida.

O vídeo-teste do impulso cefálico é uma estimulação fisiológica de alta frequência do reflexo vestíbulo-ocular, que afere as respostas de cada labirinto. Detecta sacadas corretivas de refixação, evidentes ou encobertas, à avaliação dos canais semicirculares lateral, posterior e/ou anterior em vestibulopatas com hipofunção ou arreflexia vestibular uni ou bilateral, que não conseguem manter o olhar estável à movimentação da cabeça. Possibilita a avaliação de pacientes com perfuração timpânica, infecções da orelha média ou que não toleram a prova calórica.

A prova de autorrotação cefálica avalia o ganho, a fase e a simetria do reflexo vestíbulo-ocular horizontal e vertical e é útil na monitoração da disfunção vestibular com o tratamento.

> **ATENÇÃO!**
>
> Os achados da avaliação otoneurológica podem localizar a lesão no labirinto ou no SNC e devem ser cotejados com os dados da história clínica.

A prova de Romberg e a de Romberg-Barré investigam o equilíbrio corporal estático em pé, imóvel, com olhos abertos e fechados. A prova de Unterberger e a da marcha com olhos abertos e fechados para a frente e para trás avaliam o equilíbrio dinâmico.

A posturografia analisa a influência da visão, da propriocepção e da função vestibular sobre o controle postural.

A posturografia estática com realidade virtual do Balance Rehabilitation Unit (BRU™) mede as áreas do limite de estabilidade e de deslocamento do centro de pressão e a velocidade de oscilação, mostrando a posição do centro de pressão do paciente sobre piso firme e instável, com olhos abertos e fechados, aos estímulos sacádicos, optocinético e optocinéticos com rotação da cabeça.

A posturografia estática do Tetrax™ Interactive Balance System utiliza uma plataforma com quatro placas independentes para medir variações de pressão dos dedos e calcanhar de cada pé, dos calcanhares e dos dedos dos dois pés e de cada calcanhar e dos dedos do pé contralateral; calcula índices de risco de queda (considera os resultados de todos os parâmetros do Tetrax™ nas oito condições; quanto maior o escore, maior o risco de ocorrer quedas), de estabilidade (quantidade de oscilação sobre as quatro plataformas: quanto maior o valor, maior a instabilidade), de distribuição de peso (discrepância entre peso de cada uma das quatro plataformas: quanto maior o valor, maior a discrepância), de sincronização da oscilação postural (correlação da oscilação entre o calcanhar e os dedos de cada pé, entre os dois calcanhares e os dedos dos dois pés entre cada calcanhar e dedos contralaterais; quanto menor o valor, maior o comprometimento) e faixas de frequência de oscilação postural (intensidade da oscilação postural em um espectro variável entre 0,01 e 3,0 Hz), com a cabeça ereta de olhos abertos e fechados em superfície firme e instável, e inclinada 45° para a direita e para a esquerda e 30° para a frente e para trás, com olhos fechados em superfície firme. Indica a habilidade para compensar modificações posturais, rigidez postural ou simulação. Possibilita a configuração de padrões de disfunção visual, vestibular periférico, vestibular central e/ou somatossensorial.

A posturografia dinâmica do Smart Equitest™ analisa, com olhos abertos, fechados e abertos com estimulação visual sobre plataforma fixa e móvel, de acordo com as oscilações corporais, a habilidade para manter o controle postural utilizando informações visuais, proprioceptivas e vestibulares, sua interação no SNC e respostas motoras dos membros inferiores e do corpo. Permite a caracterização de padrões de disfunção vestibular, visual e/ou somatossensorial.

> **REVISÃO**
>
> - Audiometria tonal liminar, testes de detecção de sons, de reconhecimento de fala e de processamento auditivo, imitanciometria, emissões otoacústicas, eletrococleografia, potenciais auditivos evocados de tronco encefálico, potenciais auditivos evocados de média e longa latência e ressonância magnética funcional são os principais recursos para a avaliação funcional da audição em pacientes otoneurológicos.
> - Eletronistagmografia, vectoeletronistagmografia ou videonistagmografia, vídeo-teste do impulso cefálico, prova de autorrotação cefálica, posturografia estática com ou sem estímulos de realidade virtual e posturografia dinâmica são os principais testes de avaliação funcional do sistema vestibular e do equilíbrio corporal em pacientes otoneurológicos.

■ LEITURAS SUGERIDAS

Caldas Neto S, Mello Jr JF, Martins RHG, Costa SS, organizadores. Tratado de otorrinolaringologia e cirurgia cervicofacial. 2. ed. São Paulo: ABORL-CCF; 2012.
Caovilla HH, Ganança CF, Ganança MM. Avaliação do equilíbrio corporal: conceituação e aplicação clínica. In: Bóechat EM, Menezes PL, Couto CM, Frizzo ACF, Scharlach RC, Anastasio ART. Tratado de audiologia. 2. ed. Rio de Janeiro: Guanabara Koogan; 2015. p. 181-92.
Jacobson GP, Shepard NT, Dundas JA, McCaslin DL, Piker EG. Eye movement recording techniques. In: Jacobson GP, Shepard NT. Balance function assessment and management. San Diego: Plural; 2008. p. 27-44.
Munhoz MSL, Caovilla HH, Silva MLG, Ganança MM. Audiologia clínica. São Paulo: Atheneu; 2003.

277

PERDA AUDITIVA

■ NORMA DE OLIVEIRA PENIDO
■ ANDREI BORIN

Segundo os Descritores em Ciências da Saúde (DeCS),[1] deficiência auditiva (*hearing loss*) representa "[...] termo geral para perda completa ou parcial da habilidade de ouvir de uma ou ambas as orelhas". Este capítulo tem a pretensão de apenas estimular a aquisição de conceitos gerais sobre o tema que facilitem a abordagem inicial do paciente com essa queixa, já que, devido à sua extensa fisiopatologia, a abordagem definitiva fica restrita ao especialista da área de otoneurologia.

■ FISIOPATOLOGIA

A audição é a percepção sensorial de estímulo sonoro externo e representa o produto final da interação entre: orelha externa (OE, englobando pavilhão auricular, meato acústico externo, membrana timpânica), orelha média (OM, membrana timpânica, fenda timpânica, ossículos, mastoide e tuba auditiva), porção anterior da orelha interna (OI, cóclea) e vias auditivas centrais (VAC, do VIII nervo craniano até o córtex). Alterações funcionais e/ou lesões anatômicas em qualquer um desses locais podem resultar em perda auditiva.

Devido à extensa possibilidade etiológica envolvida, é de fundamental importância a caracterização inicial da presença dos componentes condutivo (C, alteração da transmissão mecânica do estímulo sonoro pela OE e OM) ou sensório-neural (SN, alteração da transdução mecanoelétrica do estímulo sonoro pela OI e condução do sinal elétrico resultante pela VAC, respectivamente) para seu entendimento. Algumas vezes, esses componentes são concomitantes, caracterizando-se as perdas auditivas mistas.

■ EPIDEMIOLOGIA

É possível considerar que a ocorrência da perda auditiva é mais preocupante na infância (devido à necessidade de aprendizado de linguagem nessa faixa etária) e mais prevalente no idoso, mas ela pode ocorrer em qualquer idade e gênero em diversas intensidades. Pode ser pré-lingual, situação de grande preocupação se bilateral e intensa, já que seu portador, privado desde cedo da percepção sonora, provavelmente não desenvolverá suas áreas corticais específicas de interpretação desse estímulo, impossibilitando a aquisição de linguagem se reabilitado tardiamente. Situação semelhante pode ocorrer em perda auditiva pós-lingual (após a aquisição de linguagem) se não tratada adequadamente em tempo hábil, com atrofia progressiva dessas áreas corticais.

■ QUADRO CLÍNICO, DIAGNÓSTICO E TRATAMENTO

A abordagem diagnóstica dos diversos tipos de perda auditiva é complexa e dependente de uma somatória da anamnese, do exame físico e dos exames complementares, em geral concluída por especialista da área. Uma abordagem definitiva do tema foge do escopo desta obra e se optará aqui por uma apresentação dirigida que possibilite o correto atendimento inicial do paciente com esse tipo de deficiência.

A queixa de disacusia (qualquer alteração da percepção sonora) é a mais comum, podendo ser caracterizada como hipoacusia (sensação de percepção da intensidade sonora/volume diminuído – comum à maioria das perdas auditivas), dificuldade de entendimento (percepção da fala, mas não da mensagem linguística – mais presente na deficiência auditiva sensório-neural, sobretudo naquelas que envolvem VAC), irritabilidade sonora (sensibilidade exacerbada a sons habituais – principalmente na perda na deficiência auditiva sensório-neural, sobretudo acometendo a OI), autofonia (percepção aumentada da própria voz) e/ou percepção exacerbada de sons corpóreos (mastigação/pulsação de vasos – ambas mais comuns na deficiência auditiva condutiva). Fatores concomitantes devem sempre ser pesquisados na queixa, como presença de zumbido, tontura/vertigem (sintoma vestibular que alerta para alterações de OI e VAC), presença de otorreia (alerta para etiologia infecciosa), otalgia (alerta para lesão infecciosa ou tumoral) e otorragia (alerta para alterações infecciosa, tumoral e traumática).

Uma otoscopia adequada é fundamental, pois permite diagnosticar ou direcionar a investigação em muitos casos. A utilização de um simples diapasão com o teste de Weber (estímulo vibratório na linha média do crânio) pode permitir o direcionamento do diagnóstico da deficiência auditiva condutiva (percepção de som aumentada do lado da queixa) ou deficiência auditiva sensório-neural (percepção aumentada do lado contralateral à queixa).

A audiometria (tonal e vocal) e a imitanciometria com pesquisa de reflexo acústico caracterizarão em definitivo a presença dos componentes C e/ou NS e sua intensidade. Será caracterizado o limiar tonal em cada frequência acústica, definindo intensidade da perda (Quadro 277.1), gap aéreo/ósseo (caracterizando componente C, se presente), discriminação (capacidade de entendimento de palavras, alterada geralmente em perdas SN, mormente em alterações de VAC), curva timpanométrica (tipo A – normal; tipo B – presença de líquido/sólidos em OM se afastada alteração

QUADRO 277.1 ■ Classificação da perda auditiva utilizando parâmetros audiométricos

TIPOS DE PERDA AUDITIVA

- Condutiva: presença de pelo menos 15 dB na diferença dos limiares auditivos aéreo-ósseo (GAP) com limiar de audição via óssea normal
- Sensório-neural: limiar de audição via óssea anormal e ausência de gap aéreo-ósseo
- Mista: presença de pelo menos 15 dB na diferença aéreo-óssea (gap) e limiar de audição via óssea anormal

INTENSIDADE DA PERDA AUDITIVA (MÉDIA DOS LIMIARES AUDITIVOS NAS FREQUÊNCIAS 500, 1 K E 2K HZ, EM DECIBEL NÍVEL DE AUDIÇÃO)

- Normal: 0-25 dB NA
- Leve: 26-40 dB NA
- Moderada: 41-55 dB NA
- Moderadamente severa: 56-70 dB NA
- Severa: 71-90 dB NA
- Profunda: 91-120 dB NA
- Anacusia: > 120 dB NA

de OE; tipo C – disfunção tubária), reflexos acústicos contra e ipsilateral (topodiagnóstico parcial VAC).

O diagnóstico definitivo da perda auditiva envolve muitas vezes a realização de exames de maior complexidade, merecendo destaque a tomografia computadorizada (TC) de ossos temporais (para estudo de OE, OM e OI), a ressonância magnética (RM) (para VAC), os testes eletrofisiológicos (para OI e VAC) e os testes acústicos (para OI).

Devido à multiplicidade de doenças que causam a perda auditiva, optou-se aqui por apresentar um resumo das principais situações clínicas envolvidas, subdivididas no local de sua origem, e seu tratamento, quando pertinente. Todas as situações citadas cursam em geral com algum grau de perda auditiva, porém assume-se desde já que essa abordagem será incompleta e se restringirá apenas às situações mais prevalentes e/ou que impliquem uma maior importância para suspeita diagnóstica durante um atendimento não especializado em otorrinolaringologia.

ORIGEM NA ORELHA EXTERNA

- **Cerume:** talvez uma das causas mais frequentes de perda auditiva, seu diagnóstico se baseia na otoscopia, e seu tratamento é a remoção, por meio de lavagem otológica ou manipulação instrumental, eventualmente precedida do uso de emolientes.
- **Corpo estranho:** sua presença no meato acústico externo é mais comum na infância e seu tratamento se dá por remoção cuidadosa, por lavagem e/ou manipulação instrumental, com ou sem sedação. No caso de corpos estranhos animados (insetos em geral), antes da remoção, é preciso imobilizá-los por asfixia em óleo mineral (vaselina) ou vegetal. No caso de baterias elétricas, deve-se realizar a remoção o mais breve possível, evitando-se a lavagem, pelo risco de vazamento de componentes químicos. Em situação de sangramento, deve-se atentar para a presença de laceração da pele do meato ou mesmo da perfuração de membrana timpânica concomitante.
- **Malformações:** podem ser complexas, variando desde alterações do pavilhão (agnesia ou microtia) até atresia e ausência completa do meato acústico. Geralmente, cursam com deficiência auditiva condutiva, que podem ser importantes. Atenção especial deve ser dada por sua ocorrência em situações sindrômicas e/ou associadas a outras malformações de OM, OI, rim e coração.
- **Otite externa:** as infecções de origem bacteriana da pele do meato costumam ser mais frequentes no verão e têm íntima relação com entrada de água e/ou manipulação do meato por hastes flexíveis. Podem gerar perda auditiva pela presença de otorreia e/ou edema da pele; seu tratamento em geral é restrito ao uso de gotas tópicas com ciprofloxacina (três vezes ao dia por 5 a 7 dias), já que o principal agente causal é a *P. aeruginosa*. Existência de material "algodonoso" sugere a presença de hifas fúngicas, e seu tratamento requer atendimento especializado, para aspiração higiênica do meato e uso prolongado de antifúngicos tópicos (ciclopirox três gotas, duas vezes ao dia até desaparecimento da infecção) ou sistêmico (itraconazol 200 mg, duas vezes ao dia por sete dias, repetindo-se a cada mês). Em todas essas situações infecciosas, deve-se evitar a entrada de água no meato acústico externo, proibindo banho de piscina ou mar e adotando-se, durante o banho, a oclusão do meato com algodão embebido em óleo mineral (vaselina) ou vegetal (amêndoas, azeite).
- **Otite externa maligna (ou necrosante):** corresponde à evolução do quadro infeccioso bacteriano da pele do meato para uma osteomielite. É eventualmente fatal entre 10 e 20% dos casos. Essa forma agressiva é mais prevalente entre idosos (mas pode acometer qualquer faixa etária) e imunocomprometidos (principalmente diabéticos) e se caracteriza clinicamente por ausência de resposta inicial à terapia habitual, dor refratária, presença de pólipo inflamatório no meato ou paralisia facial periférica, situação em que deve ser sempre aventada sua ocorrência. No atendimento inicial, é preciso atentar-se para coleta de cultura da secreção que pode confirmar ou não a presença da *P. aeruginosa*, o germe mais prevalente, sendo a antibioticoterapia sistêmica empírica inicialmente dirigida contra ela (ciprofloxacina, ceftazidima). Seu tratamento deve ser agressivo, com internação hospitalar e tratamento multidisciplinar, abrangendo, eventualmente, até seis meses de antibioticoterapia.
- **Neoplasias:** neoplasias benignas (osteoma, condroma) e malignas (principalmente de origem dérmica, como carcinomas baso e espinocelulares e melanoma) podem acometer a OE.

ORIGEM NA ORELHA MÉDIA

- **Otite média aguda:** a etiologia pode ser viral ou bacteriana. Em ambas, a deficiência auditiva ocorre por um componente C, já que o transudato ou o exsudato (respectivamente) presente na OM não permite a correta vibração timpânica. Em geral, é precedida de quadro infeccioso da via aérea alta, e a otoscopia, aliada ao quadro clínico, permite seu diagnóstico com facilidade. O tratamento deve ser apenas sintomático, nas virais, e dirigido inicialmente contra pneumococo e *H. influenzae*, nas bacterianas. A perda auditiva em geral é reversível em torno de 30 dias e o uso de corticoterapia sistêmica para abreviá-la continua controverso.
- **Otite média serosa:** caracterizada pela presença de transudato crônico (mais de 30 dias) na OM, a otoscopia em geral evidencia opacidade de membrana timpânica e/ou nível líquido na OM. É mais prevalente na infância e em indivíduos com antecedentes alérgicos de vias respiratórias, quando, em geral, é bilateral.
- **Otite média crônica:** caracteriza-se pela presença de alterações irreversíveis das estruturas da OM (sem possibilidade de recuperação *ad integro*). As queixas de perda auditiva e otorreia (esporádica ou constante) e a constatação de perfuração da membrana timpânica com frequência permitem sua suspeição. Em geral, a perda é C, mas pode ser mista ou SN profunda em casos mais avançados. Sua abordagem diagnóstica definitiva e seu tratamento são reservados ao otorrinolaringologista e comumente incluem procedimentos cirúrgicos, como timpanoplastia, ossiculoplastia e mastoidectomia. No atendimento inicial, deve-se orientar a proteção contra entrada de água no meato acústico externo (ver Capítulo Infecções de Vias

Aéreas Superiores nas Crianças) e, se otorreia presente, uso eventual de gota tópica com ciprofloxacina (a apresentação Ciloxan Otológico® é a única com liberação formal no mercado brasileiro para uso em casos com perfuração da membrana timpânica).

- **Otosclerose:** de etiologia ainda discutida, essa osteodistrofia apresenta características hereditárias, étnicas (mais comum em brancos) e hormonais (mais comum em mulheres em idade fértil e gestantes). Em geral, apresenta perda auditiva condutiva secundária à fixação da platina do estribo no rebordo da janela oval. Em casos especiais, apresenta perda auditiva mista por componente SN ainda de etiopatogenia discutível (intoxicação coclear por enzimas do metabolismo ósseo, roubo de microfluxo vascular pelo foco ósseo, autoimunidade), sendo comum, nesses casos, o aparecimento de zumbido.
- **Hemotímpano:** não propriamente uma doença, é caracterizado na otoscopia pela observação de tímpano "azulado". Em geral, é acarretado por mecanismo de trauma craniano, mas pode ser espontâneo, associado à otite média aguda (OMA), barotrauma ou mesmo de origem neoplásica.
- **Neoplasias:** neoplasias benignas (paragangliomas e schwannomas) ou malignas (carcinomas e sarcomas) podem acometer a OM. Caracterizam-se eventualmente por presença de lesão retrotimpânica na otoscopia.

ORIGEM NA ORELHA INTERNA

- **Presbiacusia:** a DA relacionada à idade é bastante prevalente após os 50 anos, tem característica SN, bilateral e simétrica, acompanhada ou não de zumbido.
- **Perda auditiva induzida por ruído (PAIR):** resulta da exposição a ruído ambiental continuado e prolongado. Apresentação típica é a de deficiência auditiva sensório-neural mais acentuada em agudos, com rebaixamento em 4 kHz ("em gota") de leve a moderada intensidade, progressiva ao longo de anos e simétrica entre as orelhas (com raras exceções).
- **Trauma acústico:** é a deficiência auditiva sensório-neural decorrente da exposição súbita a som intenso de relativa curta duração (p. ex.: uma explosão), com início imediato. Em geral, é assimétrica entre as orelhas.
- **Perda auditiva imunomediada:** diversas doenças imunomediadas cursam com deficiência auditiva sensório-neural devido a lesões cocleares e/ou neurais, como o lúpus eritematoso sistêmico (LES), a esclerodermia, a sífilis etc. Em geral, são simétricas, de instalação rapidamente progressiva, com grande dificuldade de discriminação de palavras.
- **Labirintite infecciosa:** vírus e bactérias podem acometer diretamente estruturas da OI e da VAC. Em geral, sua instalação é súbita e com quadro clínico marcante durante o processo infeccioso agudo, mas também pode ocorrer após anos da infecção de forma insidiosa. A perda auditiva é de característica SN em geral e de grau severo, com recuperação bastante limitada.
- **Tumores do ângulo pontocerebelar:** o schwannoma do VIII nervo craniano e o meningioma são as duas neoplasias mais frequentes nessa localização. Em geral, benignos, têm crescimento lento e insidioso, gerando DA e zumbido muito antes de sintomas neurológicos específicos.

> **ATENÇÃO!**
>
> Apesar de não muito frequentes, tumores do ângulo ponto cerebelar (schwannoma do VIII par craniano e meningiomas) devem ser sempre lembrados em casos de deficiência auditiva sensório-neural assimétricas (sobretudo as com discriminação muito ruim), sendo a realização de exame por imagem (RM com gadolínio) obrigatória para sua exclusão.

- **Neonatal/perinatal:** diversas causas infecciosas (toxoplasmose, rubéola, citomegalovírus (CMV), herpes-vírus, mas não exclusivamente), genéticas (com ou sem associação sindrômica), toco-traumáticas (prematuridade, anoxia etc.), metabólicas (hiperbilirrubinemia, hipoglicemia severa, hipotiroidismo congênito etc.) e malformações de OI e VAC (Mondini, Scheibe, atresia de VIII nervo etc.) podem acarretar graves DASN pré-linguais.

■ BREVE NOÇÃO DE REABILITAÇÃO AUDITIVA

Uma vez estabelecido o diagnóstico de deficiência auditiva, orienta-se, então, a reabilitação auditiva aos pacientes, utilizando-se diversos recursos tecnológicos atualmente disponíveis. Sua indicação atinge hoje verdadeiro "estado de arte", vencendo importantes fronteiras.

Os aparelhos individuais de amplificação sonora (AIAS) são os dispositivos mais utilizados e permitem reabilitação de perdas C e SN, até graus profundos. Sua limitação é a necessidade de provável normalidade da OE para seu uso eficiente. Aparelhos de vibração óssea – semi-implantáveis (BAHA®, Vibrant Soundbridge®) ou totalmente implantáveis (Carina®) – são indicados em geral para reabilitação de casos em que alterações de OE e/ou OM não permitem a adaptação de AIAS. O implante coclear é um dispositivo de transdução sonoro-elétrico que capta o som e transmite o impulso elétrico ao VIII nervo, por meio de um eletrodo inserido na cóclea do paciente, permitindo a reabilitação de pacientes com deficiência auditiva sensório-neural profundas. Em casos de ausência de integridade do VIII nervo, implantes de tronco encefálico podem realizar o estímulo elétrico direto aos núcleos auditivos superiores.

> **REVISÃO**
>
> - A perda auditiva pode ser: condutiva, sensório-neural ou mista, acompanhada ou não de zumbido, tontura e outros sinais otoneurológicos.
> - Representa o resultado final de disfunções da orelha externa, orelha média, orelha interna e/ou vias auditivas centrais, sendo seu diagnóstico etiológico bastante complexo.

■ REFERÊNCIA

1. Descritores em Ciências da Saúde (DeCS). Perda auditiva [Internet]. São Paulo: Bireme; 2013 [capturado em 21 fev. 2017]. Disponível em: http://decs.bvs.br/cgi-bin/wxis1660.exe/decsserver/?IsisScript=../cgi-bin/decsserver/decsserver.xis&previous_page=homepage&task=exact_term&interface_language=p&search_language=p&search_exp=Perda%20Auditiva.

■ LEITURAS SUGERIDAS

Caldas Neto S, Mello Jr JF, Martins RHG, Costa SS, organizadores. Tratado de otorrinolaringologia e cirurgia cervicofacial volume II: otologia e otoneurologia. 2. ed. São Paulo: ABORL-CCF; 2012.

Ganança FF, Ponte P. Manual de otorrinolaringologia e cirurgia de cabeça e pescoço. São Paulo: Manole; 2011.

Hirsch BE, Gadre AK. Otologia parte IV. In: Bailey BJ, Johnson JT, editores. Otorrinolaringologia cirurgia de cabeça e pescoço. 4. ed. Rio de Janeiro: Revinter, 2010. p. 740-1269.

278

PARALISIA FACIAL PERIFÉRICA

- JOSÉ RICARDO GURGEL TESTA
- MARCOS LUIZ ANTUNES

A paralisia facial periférica é caracterizada pela diminuição ou abolição temporária ou permanente da mobilidade facial, na maioria das vezes unilateral. Clinicamente, diferencia-se da paralisia facial central porque esta preserva a mobilidade do terço superior da face. Uma vez que as fibras neurais responsáveis pela mímica facial dos dois terços superiores da face recebem quase que exclusivamente fibras originárias do córtex contralateral (cruzando antes dos núcleos do facial, no sulco bulbopontino), as fibras responsáveis pela mímica do um terço superior da face recebem fibras tanto ipsi quanto contralaterais. O quadro, muito angustiante para o paciente, além do ponto de vista estético e funcional, pode interferir em aspectos psicológicos e sociais. É fundamental que o médico generalista e o especialista tenham noções básicas da anatomia e da fisiologia do nervo facial. As etiologias mais frequentes são idiopática (paralisia de Bell), traumática, infecciosa, tumoral, metabólica, vascular, tóxica e congênita.

O nervo facial é o VII nervo craniano, tem função mista, mas é predominantemente motor. Suas fibras são:

- eferentes viscerais especiais – inervam os músculos da mímica facial e o músculo estapédio (fixado ao estribo);
- aferentes viscerais especiais – gustação dos dois terços anteriores da língua;
- aferentes viscerais gerais – sensibilidade da face posterior das fossas nasais e face superior do palato mole;
- aferentes somáticas gerais – sensibilidade de parte da pele do meato acústico externo e concha do pavilhão auricular; e
- eferentes viscerais gerais – glândulas salivares submandibulares e sublinguais e glândulas lacrimais.

Cada nervo facial tem aproximadamente 10 mil fibras, das quais 7 mil são motoras e mielinizadas. As lesões das fibras nervosas levam à interrupção do fluxo axoplasmático e à ação das células de Schwann, que fagocitam os restos de material degenerado, proporcionam o reparo da mielina e permitem o crescimento dos axônios. O processo de degeneração é denominado degeneração walleriana e atinge o máximo de ação nas primeiras 48 horas. A velocidade de regeneração é de aproximadamente 1 mm por dia. As lesões podem ser classificadas, de acordo com sua extensão, em neuropraxia (bloqueio funcional), axonotmese (bloqueio de axônios) e neurotmese (bloqueio total do nervo).

Para os casos de paralisia facial, é fundamental determinar o topodiagnóstico, o prognóstico e, se possível, a etiologia, a fim de ministrar o tratamento mais adequado e obter o melhor resultado de reabilitação possível.

■ TOPODIAGNÓSTICO

Inicialmente, devem ser diferenciados dois grandes grupos de paralisias faciais: as centrais e as periféricas. Nas primeiras, os movimentos dos músculos frontal e orbicular dos olhos são quase normais, ausência do fenômeno de Bell (rotação visível do movimento do globo ocular para cima quando o indivíduo tenta fechar os olhos). Nos casos periféricos, são possíveis paralisias bilaterais, mas frequentemente são unilaterais com incapacidade de franzir a fronte, fechar as pálpebras ou sorrir e mostrar os dentes.

A intensidade da deformidade facial depende do grau da lesão e do tempo de instalação. Clinicamente, as paralisias podem ser classificadas de acordo com vários métodos; este grupo o faz em seis níveis, desde I até VI, a partir da classificação de House-Brackmann (HB) (Quadro 278.1).

Os testes topodiagnósticos se baseiam nas funções das fibras e dos ramos do nervo facial. Boa parte da porção infranuclear do nervo facial percorre trajeto dentro do osso temporal e apresenta alguns ramos com funções específicas que podem ser testados, por meio de alguns exames, a saber: teste de Schirmer (lacrimejamento) – nervo petroso superficial maior (segmento labiríntico mais proximal); pesquisa do reflexo estapediano – nervo estapediano (segmento timpânico); medida do fluxo salivar e gustometria – nervo corda do tímpano (segmento mastóideo mais distal).

TESTE DO LACRIMEJAMENTO (TESTE DE SCHIRMER)

Facilmente executado. Por meio da colocação de uma fita de papel de filtro indicador universal de 0,5 cm de largura por 10 cm de comprimento no fundo de saco da conjuntiva, observa-se o lacrimejamento por cinco minutos. Apos esse período, medem-se e comparam-se os lados: se o lacrimejamento total somar menos de 25 mm ou a redução de mais de 30% do total no lado paralisado, indica-se lesão trans ou suprageniculada.

PESQUISA DO REFLEXO ESTAPEDIANO

O músculo estapédio tem contração reflexa a estímulos sonoros de aproximadamente 85 dB HL. Sua presença ou ausência mostra se a lesão está acima ou abaixo da emergência do nervo estapédio.

QUADRO 278.1 ■ Classificação das paralisias faciais segundo House-Brackmann

GRAU DA PARALISIA	REPOUSO	MOVIMENTO
HB grau I	Normal	Normal
HB grau II – disfunção leve	Simetria e tônus normais	Fronte: função boa a moderada Olho: fecha total com esforço mínimo Boca: leve assimetria
HB grau III – disfunção moderada	Simetria e tônus normais, pode haver sincinesia ou espasmo	Fronte: movimento leve a moderado Olho: fecha completo com esforço Boca: levemente fraca com esforço máximo
HB grau IV – disfunção moderadamente severa	Fraqueza óbvia e/ou assimetria evidente, pode ter tônus preservado	Fronte: mínimo movimento Olho: fecha incompleto com esforço Boca: assimetria com máximo esforço
HB grau V – disfunção severa	Assimetria evidente, tônus diminuído	Fronte: ausência de movimento Olho: mínimo fechamento com esforço Boca: esboço de movimento
HB grau VI – paralisia total	Assimetria evidente, tônus diminuído ou ausente	Ausência de qualquer movimento mesmo ao esforço máximo

MEDIDA DO FLUXO SALIVAR (SUBMANDIBULAR)

A medida comparativa é teste relativamente fiel, porém sua dificuldade de realização tem limitado sua aplicação. Uma redução de 25% ou mais entre os lados seria considerada significativa de lesão no nível do nervo corda do tímpano.

GUSTOMETRIA

Teste que avalia a função gustativa da porção anterior da língua para a pesquisa de função do nervo corda do tímpano; é pouco usado e de valor restrito. Quando empregado, usa-se a eletrogustometria.

OUTROS EXAMES

Ressonância magnética

Nos últimos anos, a ressonância magnética (RM) associada ao contraste paramagnético (gadolínio DTPA), para determinar a topografia da lesão, tem sido muito valorizada. Além disso, a RM pode evidenciar processos degenerativos, tumorais e traumáticos.

Avaliação cocleovestibular

O estudo das funções auditivas e vestibulares é muito importante, principalmente para analisar as afecções do ângulo pontocerebelar e do meato acústico interno. Nos pacientes que precisam de intervenção cirúrgica, os níveis audiométricos são decisivos para a escolha da via a ser empregada.

TESTES PROGNÓSTICOS

Os testes prognósticos têm a função de avaliar a condição fisiológica do nervo facial e estabelecer o grau de sua disfunção. Em sua maioria, avaliam pequeno segmento do nervo entre o forame estilo mastóideo e a musculatura da face. A maior parte desses testes tem valor prognóstico mais eficiente na fase aguda da paralisia, entre o seu início e o vigésimo dia, e a eletromiografia apenas caracteriza a evolução e a recuperação nos casos mais tardios.

Teste de excitabilidade nervosa mínima

O teste de excitabilidade nervosa mínima (TENM) originou-se nos conceitos das curvas de intensidade e duração, procurando-se o limiar mínimo de excitabilidade em cada face. Nos casos de paralisias faciais, foi estabelecido que a diferença de 3,5 mA ou mais entre os lados seria sinal de mau prognóstico. O teste é realizado com o estimulador de Hilger e tem boa acurácia e exatidão para os casos de bom prognóstico, entretanto tem muitas falhas nos casos de mau prognóstico. Alguns autores preferem usar a diferença de 2,0 mA.

Teste de excitabilidade máxima

O teste de excitabilidade máxima (TEM) é realizado com o mesmo estimulador de Hilger, procura o limiar máximo e supramáximo (10% a mais de estímulo). Teoricamente, todas as fibras viáveis responderiam ao estímulo. Um dos seus pontos negativos é que precisa ser realizado por examinador experiente para a melhor graduação das respostas. Os resultados esperados são: 1) resposta igual entre os lados; 2) resposta discretamente diminuída; 3) resposta marcadamente diminuída; e 4) resposta ausente do lado paralisado. Quando são encontrados os graus 3 e 4, têm-se 86% de probabilidade de má resolução funcional.

Eletroneurografia

Provavelmente, o maior avanço no eletrodiagnóstico do nervo facial tenha sido a introdução da tecnologia (eletroneurografia [ENG]) para gravar os potenciais de ação compostos gerados por estimulação máxima. Qualquer diferença na amplitude dos potenciais seria proporcional ao número de unidades motoras desnervadas. Diferenças maiores do que 90% dão sinais seguros de mau prognóstico com sequelas moderadas a graves; lesões menores do que 70% têm ótimo prognóstico; e, entre 70 e 90%, teriam prognóstico bom com sequelas mínimas.

Reflexo do piscamento (*blink reflex*)

Usado para medir o tempo de latência que transcorre após estímulo elétrico na fronte que resultará em resposta de piscamento palpebral (aferência dada pelo nervo trigêmeo e eferência pelo nervo facial). As respostas são avaliadas em duas fases: uma rápida, nos primeiros 10 ms (R1), somente ipsilateral; e uma lenta (R2), ipsi e contralateral. A resposta tardia normalmente é fatigável após estímulos seguidos. Atualmente, alguns centros estão estudando sua aplicação na avaliação do prognóstico das paralisias faciais.

Eletromiografia

A eletromiografia (EMG) é o exame que avalia a atividade das fibras musculares e o estado da placa mioneural. O exame tem suas limitações clínicas, principalmente nos casos agudos, visto que os primeiros potenciais de desnervação aparecem entre 2^a e 3ª terceira semanas após o início do quadro. É possível analisar vários parâmetros: 1) silêncio elétrico de repouso (normal); 2) potenciais motores voluntários (quando presentes, indicam que a lesão é parcial, mas não são bons para indicar a recuperação e devem ser pesquisados em várias regiões musculares da face; quando ausentes, mostram ausência de atividade); 3) potenciais de fibrilação espontâneos: contrações involuntárias da fibra muscular, indicam que o nervo e o músculo estão desnervados; 4) potenciais polifásicos: indicativos de axônios em diferentes fases de regeneração, são vistos nos casos de recuperação funcional; e 5) silêncio elétrico de repouso e sem potenciais voluntários: indica lesão severa e atrofia muscular, sendo útil nas paralisias crônicas e congênitas.

■ TRATAMENTO

Para o tratamento eficiente, são necessários diagnósticos topográfico, prognóstico e principalmente etiológico o mais rápido possível. Em todos os casos, independentemente da etiologia, é preciso tranquilizar o paciente, elucidar suas dúvidas e ministrar a conduta mais adequada a cada caso. A proteção ocular na fase aguda é a primeira e mais importante medida, por meio de uso de óculos escuros, colírios de lágrima artificial e pomadas lubrificantes oftálmicas, principalmente no período noturno.

A seguir, serão comentadas as condutas em algumas etiologias mais frequentes.

PARALISIA FACIAL IDIOPÁTICA (BELL)

A incidência nos Estados Unidos é de 20 casos para 100 mil habitantes/ano, correspondendo a aproximadamente 50% dos casos.

> **ATENÇÃO!**
>
> A causa idiopática é a mais comum e seu diagnóstico exclui outras causas.

Existem várias teorias para tentar explicá-la (hereditária, vascular, viral, inflamatória, imunológica e psicossomática). Geralmente, manifesta-se com paralisia de início súbito e unilateral, podendo haver recorrência (2 a 9% dos casos). Há trabalhos na literatura que evidenciam a provável reativação do vírus herpes simples, que estaria latente no gânglio geniculado e se replicaria diante de alguns fatores imunológicos. Alguns autores já demonstraram a presença do DNA desse vírus (por meio da técnica de reação em cadeia de polimerase [PCR]) no nervo facial de pacientes submetidos à descompressão cirúrgica. É 4,5 vezes mais frequente em diabéticos e 3,3 vezes nas gestantes do terceiro trimestre e puérperas. O prognóstico é bom na maioria dos pacientes, chegando à melhora total em aproximadamente 75% dos casos, mesmo sem nenhum tratamento. Em relação ao tratamento medicamentoso, vários trabalhos e revisões sistemáticas sobre o assunto têm sido realizados, e os mais recentemente publicadas são descritos no Quadro 278.2.

Como é possível notar, a maioria dos trabalhos mostra melhor recuperação da paralisia com o uso de corticosteroide (no nosso ambulatório, usamos a prednisona ou a prednisolona na dose máxima de 1 mg/kg/dia até 80 mg) em dose única diária, reduzindo a dose a cada cinco dias, em um total de 15 dias de tratamento, sempre na fase aguda. Em pacientes diabéticos compensados, preferimos o deflazacort por interferir menos na glicemia, iniciando com 75 a 90 mg/dia. Quando o paciente apresenta pródromo viral ou outros indicadores de processo infeccioso, é possível associar o aciclovir na dose de 2 g/dia ou o valaciclovir (1,5 g/dia) por sete dias, sempre o mais precocemente possível.

Em relação ao tratamento cirúrgico da paralisia de Bell, há muita controvérsia em relação à indicação, aos resultados e à via de acesso para realizar a descompressão do nervo de seu canal ósseo, no intuito de permitir melhor circulação sanguínea. A maioria dos autores aceita como indicação desse tipo de cirurgia: pacientes com paralisia graus V ou VI, com eletroneuromiografia mostrando desnervação maior do que 90% sem sinais de reinervação; realização da cirurgia o mais precocemente possível (de preferência, nas primeiras 2 ou 3 semanas, quando ainda há edema no nervo); e descompressão de todos os segmentos intratemporais do nervo, dependendo do topodiagnóstico. Nos últimos anos, com o sucesso do tratamento clínico, associado à fisioterapia motora e à ausência de trabalhos controlados e randomizados com grande número de pacientes que se submetem ao tratamento cirúrgico, a tendência é de cada vez menos realizar esse tipo de cirurgia. O estudo mais recente foi publicado na biblioteca Cochrane em 2013:

AUTOR/ANO	TIPO DE TRABALHO	COMENTÁRIOS
McAllister e colaboradores[3]	Revisão sistemática de pacientes submetidos à descompressão cirúrgica	Dois trabalhos com 69 pacientes no total. Nível de evidência baixo para indicar a cirurgia em pacientes selecionados

Em relação à fisioterapia coadjuvante, vários métodos de tratamento têm sido relatados, porém poucos trabalhos têm nível de evidência adequado:

AUTOR/ANO	TIPO DE TRABALHO	COMENTÁRIOS
Ferreira e colaboradores[4]	Revisão sistemática (2000-2009) com vários tipos de fisioterapia	Dois trabalhos com critérios de inclusão. A fisioterapia motora por meio de *biofeedback* com uso de espelhos auxilia na recuperação da paralisia na fase aguda e crônica

PARALISIA FACIAL TRAUMÁTICA

Vários tipos de traumas podem afetar o nervo facial, como traumatismos cranioencefálicos com fraturas temporais, lesões da porção extratemporal do nervo facial (lacerações da face, ferimentos por arma de fogo e brancas, fraturas de mandíbula) e lesões iatrogênicas previsíveis, necessárias, imprevisíveis ou acidentais. As causas identificáveis mais frequentes são descritas a seguir.

Traumas cranianos

Os traumas fechados do crânio frequentemente provocam fraturas da pirâmide petrosa. As causas mais frequentes de fraturas do osso temporal são os acidentes de trânsito.

As fraturas longitudinais são mais comuns do que as transversais (80% das fraturas da pirâmide). Os sinais de fraturas longitudinais são otorragia, deformidade da parede posterior e superior do meato acústico externo, perda auditiva condutiva, liquorreia e, em 20% dos casos, paralisia facial.

As fraturas transversais em geral são mais severas e têm sinais mais comuns como hemotímpano, perda auditiva neurossensorial, nistagmos, náuseas, vômitos, liquorreia e paralisia facial (em 40% dos casos).

O tratamento se baseia nos estudos eletrofisiológicos e no modo de aparecimento e evolução clínica dos casos. Na maioria dos casos de paralisias incompletas, a evolução é favorável e preconiza-se o uso de anti-inflamatórios hormonais, principalmente a prednisona na dose de 1 mg/kg/dia, até 80 mg por uma semana e mais uma semana em doses regressivas. Nos casos completos e em que os testes prognósticos elétricos mostrarem mau prognóstico, a exploração cirúrgica é necessária. Os achados mais frequentes são edema do nervo, hematoma intraneural, esmagamento do nervo, espículas ósseas e perda de substância neural. O tratamento dos dois primeiros se dá por descompressão do nervo em seu canal ósseo e abertura de sua bainha; no caso de espículas ósseas, a remoção é imprescindível; no de esmagamentos muito intensos ou perda de continuidade do nervo, é necessária anastomose terminoterminal ou uso de enxertos livres de nervo.

QUADRO 278.2 ■ Tratamento medicamentoso para a paralisia facial idiopática (Bell)

AUTOR/ANO	CORTICOSTEROIDE/CONTROLE	CORTICOSTEROIDE E ANTIVIRAL	COMENTÁRIOS
Wolf e colaboradores[1]	12% de recuperação incompleta/20% 9% de sincinesia motora/15% 1% de sincinesia autonômica/10% 9% de desnervação severa/17%		Ensaio clínico controlado e randomizado com 239 pacientes. Os piores fatores prognósticos foram: idade avançada; pior grau de paralisia; e hiperacusia
Gronseth e Paduga[2]		A associação das duas medicações pode aumentar as chances de recuperação completa em até 7%	Revisão sistemática (9 estudos, 2 com nível I de evidência) O resultado de melhora com a associação dos dois fármacos foi apresentado em trabalho com nível III de evidência

Lesões da porção extratemporal

Os pacientes com paralisias faciais por lesões extratemporais devem ser examinados para se determinar quais grupos musculares estão comprometidos. As lesões nos troncos principais sempre devem ser reparadas cirurgicamente, ao passo que aquelas em ramos pequenos geralmente não necessitam desse tipo de intervenção. Nos pacientes vistos após um período maior do que 30 dias do trauma, a recomendação para explorar-se o nervo facial é baseada em: se a recuperação espontânea não acontece; se não há maneira segura de determinar se o nervo está ou não interrompido; e sabendo-se que, quanto maior o tempo entre o trauma e o reparo, pior será a recuperação. O acesso usado é o mesmo que para a cirurgia de parotidectomia. Quando a lesão é no tronco, geralmente há a necessidade de enxertos, mas, nas lesões mais distais, a sutura terminoterminal pode ser suficiente. Quando o nervo for seccionado próximo ao forame estilo mastoideo, o tratamento requer o uso de enxerto da porção mastoidea até o tronco na parótida.

Lesões por projéteis de arma de fogo

Na maioria dos casos, existe lesão do nervo facial, da audição e do sistema vestibular. Comumente, após o acidente, ocorre supuração pelo meato acústico externo, devido à contaminação do local, ou implante de fragmentos de pele na orelha média e, às vezes, na interna. O tratamento depende do local da lesão, do nível da perda de audição e da presença de infecção. As lesões são muito variáveis, desde compressão por fragmentos do projétil ou espículas ósseas das fraturas até destruição total do nervo. Na maioria dos casos, o tratamento se dá por mastoidectomia, identificação da área lesada, preparo dos cotos e enxertia. Em algumas situações, não é possível identificar o coto proximal e, então, realiza-se a anastomose com outro nervo motor, como o hipoglosso, o trigêmeo ou o acessório.

Lesões iatrogênicas

As lesões do nervo facial podem acontecer desde o tronco encefálico até os ramos periféricos na face e no pescoço. As lesões podem ser previsíveis ou intencionais se, para remover tumores, é necessária a remoção no nervo ou de seus ramos; mas podem ser acidentais ou imprevisíveis. Os testes elétricos devem ser realizados diariamente e, se indicarem mau prognóstico, a cirurgia deve ser realizada o mais brevemente possível. O tratamento pode ser desde a descompressão até enxerto ou anastomose. As lesões do nervo facial na cirurgia da parótida ou da face geralmente acontecem na margem anterior da glândula ou no ramo frontal ou mandibular. Em geral, são parciais e se regeneram espontaneamente devido ao grande número de anastomoses naturais. Entretanto, as lesões no tronco ou nos ramos principais devem ser reparadas o mais precocemente, até no intraoperatório inicial, se possível, com anastomoses terminoterminais ou enxertos. Quando as lesões são muito extensas e irreversíveis, indica-se a transposição muscular.

PARALISIA FACIAL INFECCIOSA

Síndrome de Ramsay-Hunt (herpes-zóster da orelha)

Causada pelo vírus herpes-zóster (ou varicela-zóster), sua incidência é de aproximadamente 7% de todos os casos de paralisia facial. O quadro se caracteriza pela presença de otalgia, vesículas no pavilhão, meato acústico externo ou palato, paralisia facial, hipoacusia e vertigens. Sua evolução é naturalmente mais grave que a da idiopática e, pelo tropismo do vírus pelo tecido ganglionar, é geralmente acompanhada de hipolacrimejamento. O tratamento consiste em aciclovir 4 g/dia ou menor dose se uso endovenoso ou valaciclovir 3 g/dia. O tratamento cirúrgico é controverso, pois a degeneração do nervo costuma evoluir longitudinalmente, podendo acometer região próxima aos núcleos do facial, e a descompressão não seria efetiva. Nos casos mais graves, em que o edema está no gânglio geniculado ou no meato acústico interno, o acesso seria via fossa média.

Otite média aguda

Os casos de paralisias faciais associados às otites agudas não são encontrados com frequência. Têm incidência de aproximadamente 0,5% de todas as otites médias agudas em crianças. A fisiopatologia da doença estaria relacionada a fatores predisponentes, como o canal de Falópio delgado ou deiscente e comunicações entre o nervo facial e a cavidade timpânica que facilitariam a entrada de agentes infecciosos. A paralisia facial, portanto, decorre de uma neurite infecciosa com trombose de vasos sanguíneos, edema intraneural e isquemia do nervo dentro do seu canal. Recomenda-se para o tratamento o uso de antibióticos, se possível orientado por antibiograma, e a associação de anti-inflamatórios hormonais. A paracentese do tímpano e a aspiração podem ser realizadas para diminuir a quantidade de secreção na orelha média e obter material para a bacterioscopia e cultura. Em casos de má evolução clínica ou nos quais os testes elétricos apresentarem prognóstico desfavorável, recomendam-se mastoidectomia e descompressão do nervo facial em sua porção mastóidea e timpânica, geralmente sem necessidade de abertura da sua bainha. A cirurgia previne a evolução da degeneração e resulta em melhor recuperação da função do nervo facial.

Otite externa maligna

Algumas condições metabólicas, hematológicas e imunológicas predispõem o indivíduo a vários tipos graves de otites externas, geralmente provocadas por germes gram-negativos, como a *Pseudomonas aeruginosa*. Muitos desses casos cursam com paralisias faciais, o que mostra aspecto de maior gravidade. O tratamento se baseia no uso de antibióticos específicos para o combate da Pseudomonas, como os aminoglicosídeos (gentamicina, amicacina e trobramicina), as penicilinas de amplo espectro (carbenicilina e piperacilina), as cefalosporinas de terceira geração (ceftazidima) e outros, como imipenem, aztreonam e quinolonas (ciprofloxacina e ofloxacina). É preciso melhorar as condições gerais do paciente com o melhor controle possível da doença de base; além disso, a cirurgia deve ser empregada para remover todo o tecido desvitalizado, e a descompressão do nervo facial deve ser feita em todo o território envolvido.

Otite média crônica

A paralisia facial nos casos de otites médias crônicas ocorre devido a vários mecanismos. A infecção do osso leva à reabsorção e à formação de tecido de granulação, produzindo osteíte com envolvimento do nervo facial. O colesteatoma é capaz de erodir o osso e, por consequência, o canal do nervo facial; a exposição do seu conteúdo e a infecção levariam à paralisia. Quando a paralisia acontece nessas condições, a cirurgia está indicada o mais brevemente possível, com o objetivo de erradicar a doença e descomprimir o nervo facial sem a abertura de sua bainha. Normalmente, a lesão do nervo ocorre nos segmentos timpânico e mastóideo. A via de acesso mais usada é a timpanomastoidectomia. Em alguns casos de grandes colesteatoma que já destruíram toda a mastoide e o labirinto, a cirurgia deve ser realizada com o maior cuidado, pois o nervo facial pode estar totalmente desprotegido de sua capa óssea. Nos casos de leves paresias, o uso de monitores de nervos está indicado.

PARALISIA FACIAL NEOPLÁSICA

Tumores do nervo facial ou estruturas regionais podem comprimir ou envolver o nervo desde o tronco encefálico até a face. Podem ser classificados como primários benignos (neurinomas ou neurofibromas); tumores benignos que envolvem o nervo facial (hemangiomas, tumores glômicos, colesteatomas, tumores de parótida etc.); tumores malignos (carcinomas, sarcomas, melanomas, leucemias agudas mieloides e linfoides e metástases); e tumores intracranianos (colesteatomas, neurinomas do acústico, meningeomas e gliomas).

DIAGNÓSTICO E TRATAMENTO

> **ATENÇÃO!**
>
> Tumores metastáticos podem afetar o osso temporal, e sua primeira manifestação, por vezes, é uma paralisia facial. Nesses casos, é comum ocorrer a suspeita de paralisia idiopática, já que os tumores ainda podem estar ocultos.

Os tumores primários que mais frequentemente afetam o osso temporal são de pulmão, mama e rins, e o tipo mais comum é o adenocarcinoma. As lesões em geral estão no meato acústico interno ou no ápice petroso.

Os tratamentos dependem da possibilidade do tratamento do tumor primário e da doença de base.

PARALISIA FACIAL CONGÊNITA E NEONATAL

No recém-nascido (RN) que apresenta paralisia facial, o diagnóstico diferencial deve ser feito entre lesões traumáticas (trauma por fórceps, pressão contra o sacro materno, pressão da clavícula contra o ângulo da mandíbula, hemorragia intracraniana) e doenças congênitas (bilaterais: sequência de Möbius, síndrome de Steinert; unilaterais: associadas a outras malformações do osso temporal ou da face e hipoplasia do músculo depressor do lábio inferior [CULLP]). Os pacientes devem ser submetidos à avaliação completa com determinação do grau de afecção, nível da lesão e presença de outras anomalias. A biópsia muscular é controversa, mas, em crianças em que os testes elétricos não revelarem potenciais de ação nos primeiros dias de vida, este procedimento de biópsia pode informar sobre o estado da musculatura e diferenciar quadro traumático do parto ou da doença congênita. Alguns casos têm indicação cirúrgica, mas a grande maioria se beneficia de procedimentos de fisioterapia e fonoterapia, reservando-se as cirurgias estéticas para o final do período de adolescência.

TRATAMENTO FISIOTERÁPICO, FONOTERÁPICO E OUTRAS TERAPIAS

O tratamento fisioterápico lançará mão de diversos métodos para o tratamento, como termoterapia (para contraturas e hipertonicidades), massoterapia (sua finalidade seria alongar a musculatura contraída e aumentar o tônus da musculatura flácida. Às vezes, usam-se órteses para auxiliar os exercícios.

As alterações de mastigação, deglutição, fala e da mímica facial vêm recebendo atenção especial dos fonoaudiólogos, que podem promover condutas de mecanoterapia, massoterapia e exercícios para a face. A fonoterapia deve atuar desde a fase inicial até em quadros mais crônicos e congênitos com bons resultados estéticos e funcionais.

Nos tratamentos de sequelas, pode-se usar a toxina botulínica (nos casos de sincinesias importantes, tanto motoras quanto autonômicas, além do espasmo hemifacial).

Cirurgias para melhorar o fechamento ocular, como cantoplastia, tarsorrafia, colocação de peso palpebral e cirurgias plásticas como transferências musculares e *facelift* ou *slinglift*, são realizadas para amenizar a assimetria facial.

> **REVISÃO**
>
> - Na paralisia facial periférica, existe diminuição ou abolição temporária ou permanente da mobilidade facial, na maioria das vezes unilateral.
> - Na classificação por níveis de acometimento, podemos dividir esse tipo de paralisia em seis níveis, de I até VI, de acordo com a classificação de House-Brackmann (HB).
> - Os testes topodiagnósticos se baseiam nas funções das fibras e dos ramos do nervo facial (lacrimejamento – teste de Schirmer, reflexo estapédio, gustometria e fluxo salivar).

> - Os testes prognósticos têm a função de avaliar a condição fisiológica do nervo facial e estabelecer o grau de sua disfunção (usamos os testes de estimulação mínima, eletroneurografia e eletromiografia).
> - As causas da paralisia facial periférica mais frequentes são idiopática ou Bell, zóster, traumática, infecciosa, neoplásica e neonatal.
> - O tratamento se baseia na etiologia e na fisiopatologia, mas a proteção ocular na fase aguda é a primeira e mais importante medida, por meio do uso de óculos escuros, colírios de lágrima artificial e pomadas lubrificantes oftálmicas.

■ REFERÊNCIAS

1. Wolf SM, Wagner JH, Davidson S, Forsythe A. Treatment of Bell palsy with prednisone: a prospective, randomized study. Neurology. 1978;28(2):158-61.
2. Gronseth GS, Paduga R. Evidence-based guideline update: steroids and antivirals for Bell palsy Report of the Guideline Development Subcommittee of the American Academy of Neurology. Neurology. 2012;79(22):2209-13.
3. McAllister K, Walker D, Donnan PT, Swan I. Surgical interventions for the early management of Bell's palsy. Cochrane Database Syst Rev. 2013;10:CD007468.
4. Ferreira M, Santos PC, Duarte J. Idiopathic facial palsy and physical therapy: an intervention proposal following a review of practice. Phys Ther Rev. 2011;16(4):237-43.

■ LEITURA SUGERIDA

Testa JRG, Lima BT, Hirose FT. Paralisia facial periférica. In: Ganança FF, Pontes P, coordenadores. Manual de otorrinolaringologia e cirurgia de cabeça e pescoço. Barueri: Manole; 2011. p. 465-84.

279

INFECÇÕES DE VIAS AÉREAS SUPERIORES NA CRIANÇA

■ VIVIANE MARIA GUERREIRO DA FONSECA
■ SHIRLEY SHIZUE NAGATA PIGNATARI

Como já abordado no Capítulo 45, as infecções de vias aéreas superiores (IVAS) representam um dos problemas mais comuns encontrados em serviços de atendimento médico pediátrico. Infecções que apresentam características comuns quanto à etiologia, à faixa etária, à sazonalidade e ao prognóstico, a grande maioria das IVAS é provocada por agentes virais. Acometem principalmente crianças entre 6 meses e 5 anos, com pico de incidência no outono e inverno e prognóstico favorável, sem complicações, na imensa maioria dos casos. Estima-se que as crianças apresentem em média 6 a 10 episódios anuais de IVAS. Isso é explicado também pela imaturidade imunológica que elas apresentam, principalmente nos primeiros 2 anos de vida, com redução dessa prevalência após 6 a 8 anos.

Rinofaringite aguda, rinossinusite aguda, faringoamigdalite aguda, laringite viral aguda e otite média aguda (OMA) serão as IVAS abordadas neste capítulo.

ATUALIZAÇÃO TERAPÊUTICA

■ RINOFARINGITE AGUDA

Abrange o quadro de gripe, resfriado comum e rinite viral aguda. Doença infecciosa de vias aéreas superiores (VAS) mais comum da infância, é causada quase que exclusivamente por vírus. Os mais frequentes são rinovírus, coronavírus, vírus sincicial respiratório (VSR), parainfluenza, influenza, coxsackie e adenovírus.

QUADRO CLÍNICO

Varia do lactente para a criança maior. Nos 2 primeiros anos de vida, a febre é o sintoma predominante. Coriza hialina, que pode transformar-se em purulenta, associada à tosse e ao mal-estar, com irritabilidade e anorexia, completam o quadro que evolui, quando não complicado, para a cura em 3 a 5 dias. Na criança maior, o quadro é quase o mesmo, podendo a febre estar ausente.

Diferenças na apresentação clínica são úteis não só em identificar o agente causal, como também em melhorar a acurácia do diagnóstico clínico de infecções virais emergentes, como a pandemia de influenza e a síndrome respiratória aguda severa, a fim de introduzir terapia antiviral específica e iniciar medidas de saúde pública na comunidade (como o isolamento de casos infectados).

A gripe causada pelo influenza vírus caracteriza-se por um quadro com maior repercussão clínica. Pode apresentar-se, na criança maior, com febre alta, prostração, mialgia e calafrios. Rinorreia, tosse e dor de garganta podem ficar em segundo plano frente às manifestações sistêmicas mais intensas. Rouquidão, linfadenopatia cervical, febre, diarreia, vômitos e dor abdominal são comuns em crianças menores. Tosse e fadiga podem durar várias semanas.

DIAGNÓSTICO

Essencialmente clínico. Ao exame físico, percebem-se congestão da mucosa nasal e faríngea e hiperemia das membranas timpânicas.

A cultura do influenza através de lavado de rinofaringe e *swab* pode ser obtida em 48 horas, mas a identificação específica pode demorar de 3 a 6 dias. A reação em cadeia da polimerase (PCR) viral apresenta alta sensibilidade e especificidade para a detecção do influenza vírus.

TRATAMENTO

Totalmente sintomático, não apresenta necessidade de antibióticos, a não ser em casos de complicações. A lavagem nasal com solução fisiológica (SF) é de grande valia, já que aumenta o batimento ciliar, diminui o edema da mucosa e a carga inflamatória, diminuindo a obstrução nasal.

As medicações antivirais têm como objetivo reduzir o impacto da doença. Os antivirais fosfato de oseltamivir (Tamiflu®) e zanamivir (Relenza®) são medicamentos inibidores de neuraminidase, classe de medicamentos contra o vírus influenza. O tratamento com antiviral, de maneira precoce, pode reduzir a duração dos sintomas e, principalmente, a redução da ocorrência de complicações da infecção pelo vírus influenza. Estudos observacionais demonstraram maior benefício clínico quando o fosfato de oseltamivir é iniciado até 48 horas do início dos sintomas.

PREVENÇÃO — VACINA DA GRIPE

A vacina é atualizada anualmente com base em dados epidemiológicos acerca da circulação de diferentes tipos e subtipos de influenza vírus no mundo. No Brasil, a proteção da vacina da gripe é dada por cepas de influenza vírus inativas. O efeito de proteção tem início de 10 a 15 dias após a aplicação e estende-se por um ano.

É recomendada vacinação anual contra influenza para os grupos-alvos definidos pelo Ministério da Saúde (MS), mesmo que já tenham recebido a vacina na temporada anterior, pois se observa queda progressiva na quantidade de anticorpos protetores. Esta recomendação é válida mesmo quando a vacina indicada contém as mesmas cepas utilizadas no ano anterior.

> **ATENÇÃO!**
>
> Indica-se a vacina para indivíduos com risco de desenvolver as complicações da gripe. Ela não está liberada para crianças com menos de 6 meses, bem como não deve ser usada nos indivíduos que apresentaram Guillain-Barré até seis semanas após outra vacinação, em distúrbios neurológicos em atividade e em doenças febris agudas.

Sendo a vacina de vírus inativos, não pode causar a doença. Os efeitos colaterais sistêmicos (febre, cansaço, mialgia, calafrios e astenia) são

TABELA 279.1 ■ Posologia e administração do antiviral

MEDICAMENTO	FAIXA ETÁRIA		POSOLOGIA
Fosfato de oseltamivir (Tamiflu®)	Adulto		75 mg, 12/12 h, 5 dias
	Criança maior de 1 ano de idade	≤ 15 kg	30 mg, 12/12 h, 5 dias
		> 15 kg-23 kg	45 mg, 12/12 h, 5 dias
		> 23 kg-40 kg	60 mg, 12/12 h, 5 dias
		> 40 kg	75 mg, 12/12 h, 5 dias
	Criança menor de 1 ano de idade	0 a 8 meses	3 mg/Kg, 12/12 h, 5 dias
		9 a 11 meses	3,5 mg/kg, 12/12 h, 5 dias
Zanamivir (Relenza®)	Adulto		10 mg: duas inalações de 5 mg, 12/12 h, 5 dias
	Criança	≥ 7 anos	10 mg: duas inalações de 5 mg, 2/12 h, 5 dias

Fonte: Adaptada de Centers for Diseases Control and Prevention.[1,2]

mais comuns nas crianças, ocorrendo em cerca de 1% dos vacinados (principalmente na primeira vez que recebem o produto), e as reações locais (dor, eritema, induração), em 15% dos vacinados.

■ RINOSSINUSITE AGUDA

As rinossinusites são alterações inflamatórias que envolvem a mucosa da cavidade nasal e dos seios paranasais. Podem ocorrer inflamações ósseas adjacentes e/ou alterações do líquido contido nas cavidades nasossinusais. O termo "rinossinusite" é o mais correto devido à maioria das inflamações iniciarem-se pela cavidade nasal e, então, envolverem os seios paranasais.

Os seios maxilares e etmoidais já estão presentes no recém-nascido (RN), mas são de tamanhos muito reduzidos durante os primeiros dois anos de vida, o que torna discutível a indicação de estudo radiológico antes dessa idade. Os seios esfenoidais estão presentes por volta dos dois anos de idade, e os frontais iniciam seu desenvolvimento a partir dos seis.

A rinossinusite é a patologia mais frequente das VAS, sendo a viral a mais prevalente, tanto na infância como na idade adulta.

Apenas 0,5 a 2% das IVAS evoluem para rinossinusite bacteriana aguda. Aproximadamente 90% das rinossinusites bacterianas são precedidas por um episódio viral.

Os vírus mais frequentes são rinovírus, coronavírus, influenza A e B, parainfluenza, VSR, adenovírus e enterovírus.

Os agentes etiológicos bacterianos mais comuns na rinossinusite aguda em crianças são *Streptococcus pneumoniae*, *Haemophilus influenzae*, *Moraxella catarrhalis*, *Streptococcus pyogenes* e anaeróbios.

QUADRO CLÍNICO

A rinossinusite aguda na criança é caracterizada por pelo menos dois dos seguintes sintomas, com duração menor do que 12 semanas: obstrução/bloqueio nasal/congestão facial; descarga nasal; tosse diurna ou noturna.

Os sintomas são menos específicos do que nos adultos. A rinorreia (71 a 80%) e a tosse (50 a 80%) são as queixas mais frequentes. Febre, halitose e inapetência são sinais menores, mas devem ser considerados. A cefaleia/pressão facial não é um sintoma comum na infância (29 a 33%).

DIAGNÓSTICO

Essencialmente clínico, baseia-se nos sinais e sintomas associados à evolução temporal da doença.

A rinossinusite aguda viral é definida quando os sintomas duram menos do que 10 dias. Aguda pós-viral quando há piora dos sintomas após cinco dias ou persistência deles por mais de 10 dias e menos de 12 semanas.

Sugere-se rinossinusite aguda bacteriana na presença de pelo menos três dos seguintes sinais e sintomas:
- descarga nasal, predominantemente unilateral, e secreção purulenta na cavidade nasal;
- dor local intensa, predominantemente unilateral;
- febre > 38° C;
- aumento do leucograma e provas inflamatórias;
- piora do quadro clínico após um período de leve melhora.

No exame físico, à rinoscopia, nota-se rinorreia mucopurulenta ou purulenta. Edema de mucosa e congestão nasal são sinais associados. A oroscopia pode mostrar drenagem posterior em faringe dessa secreção.

> **ATENÇÃO!**
>
> A radiografia simples não deve ser utilizada para diagnóstico de rinossinusite aguda. A endoscopia nasal é necessária na suspeita de fatores anatômicos nasais predisponentes ou para ajudar no diagnóstico. A tomografia computadorizada (TC) é útil na refratariedade do tratamento adequado ou na suspeita de complicações ósseas, orbitárias ou cranianas.

TRATAMENTO

Na infância, é clínico e raramente necessita de procedimento cirúrgico.

Cerca de 40 a 50% dos quadros agudos apresentam evolução positiva espontânea, sem precisar de antibiótico. Na rinossinusite aguda leve, sem comprometimento de vias aéreas inferiores ou otites, há a opção de não se utilizar antibióticos. Estes aceleram a resolução da rinossinusite, porém os riscos de aumento da resistência bacteriana são piores.

A antibioticoterapia (Tabela 279.2) recomendada para pacientes sem uso prévio de antibióticos deve visar aos agentes mais frequentes das rinossinusites agudas na infância, com duração de 10 a 14 dias, sendo no mínimo de sete dias se os sintomas melhorarem completamente. A primeira escolha continua sendo a amoxicilina. Outras opções seguras são amoxicilina/clavulanato e cefalosporina de segunda geração, que possuem boa cobertura para os agentes típicos, especialmente os produtores de β-lactamase. Para os pacientes alérgicos a penicilinas e cefalosporinas, as opções são azitromicina, sulfametoxazol/trimetoprima ou claritromicina. A clindamicina é útil quando se suspeita de anaeróbios, porém não cobrem as bactérias gram-negativas.

Na falha terapêutica com antibiótico oral, podem ser administrados antibióticos endovenosos empíricos (clavulanato ou ceftriaxona) ou com base em cultura de secreção de seios paranasais.

Os corticosteroides tópicos nasais promovem a diminuição do edema local, facilitando a drenagem de secreções e o alívio sintomático.

A irrigação nasal com soro fisiológico está indicada como terapia adjuvante, auxiliando na melhora do processo inflamatório.

Os anti-histamínicos e descongestionantes (orais ou intranasais) não mostraram benefícios no tratamento da rinossinusite aguda bacteriana, porém estão indicados na viral como sintomáticos.

■ FARINGOAMIGDALITE AGUDA

O conjunto de tecido linfoide localizado na faringe é denominado anel linfático de Waldeyer, constituído pelas tonsilas palatinas, faríngeas e linguais, pelo tecido linfático peritubário e pela granulação parafaríngea.

Por definição, faringoamigdalite aguda é todo processo inflamatório infeccioso agudo, de origem local ou geral, das tonsilas e da mucosa faríngea.

TABELA 279.2 ■ Antibioticoterapia para rinossinusite aguda em crianças

ANTIBIÓTICO	DOSAGEM
Amoxicilina	45 mg/kg/d de 8/8 h ou 12/12 h
Amoxicilina/clavulanato potássico	45 mg/kg + 6,4 mg/kg/d de 8/8 h ou 12/12 h
Cefprozil	30 mg/kg/d de 12/12 h
Cefuroxime axetil	30 mg/kg/d de 12/12 h
Azitromicina	10 mg/kg/d de 24/24 h
Claritromicina	15 mg/kg/d de 12/12 h
Clindamicina	30-40 mg/kg/d de 8/8 h
Ceftriaxona	50 mg/kg/d de 24/24 h por 5/d
Sulfametoxazol/trimetoprima	30 mg/kg + 6 mg/kg/d de 12/12 h

A faringoamigdalite infecciosa é pouco frequente em crianças com menos de 1 ano de idade, aumentando progressivamente sua incidência após os 2 anos. A frequência da faringoamigdalite tende a aumentar na idade pré-escolar e escolar e quando há associação a processos alérgicos.

A maioria das faringoamigdalites agudas é de origem viral (75%), quase sempre relacionada aos adenovírus.

O micro-organismo mais frequente nas faringoamigdalites bacterianas é o *Streptococcus pyogenes* (*Streptococcus* β-hemolítico do grupo A). Entretanto, *Haemophilus influenzae*, *Staphylococcus aureus*, *Moraxella catarrhalis*, *Mycoplasma*, *Clamydia*, *Corynebacterium difteriae*, *Bordetella pertussis* e os bacterioides podem estar presentes.

ATENÇÃO!

A importância da flora normal do anel linfático de Waldeyer está na interferência bacteriana à inibição do crescimento ou à aderência de outras bactérias. A alta incidência do *Streptococcus viridans* na cultura da superfície das tonsilas de indivíduos saudáveis sugere que possa haver uma função protetora por meio da competição com bactérias patogênicas pelo mesmo sítio.

A faringoamigdalite aguda estreptocócica é a mais frequente, cujas potenciais complicações são febre reumática e glomerulonefrite aguda.

QUADRO CLÍNICO

As faringoamigdalites agudas, tanto virais como bacterianas, cursam com sinais e sintomas gerais, que incluem comprometimento de estado geral, odinofagia, febre, astenia e otalgia reflexa.

Na inspeção da orofaringe, há congestão intensa e hipertrofia das tonsilas palatinas, geralmente com presença de exsudato purulento, podendo ocorrer petéquias no palato e adenite cervical bilateral.

DIAGNÓSTICO

O diagnóstico de uma faringoamigdalite estreptocócica pode ser realizado por meio de testes de detecção rápida do estreptococo e tem o intuito de evitar o uso desnecessário de antibióticos. Apresentam alta sensibilidade (94%) e especificidade (68%).

A cultura, padrão-ouro na avaliação da flora bacteriana da orofaringe, está indicada nos casos de faringoamigdalites refratárias ao tratamento clínico, em imunocomprometidos, faringoamigdalites ulceradas e pesquisa de *Neisseria meningitidis* e *Haemophilus influenzae*, para fins de vigilância epidemiológica de meningite.

TRATAMENTO

As faringoamigdalites agudas de etiologia viral são tratadas clinicamente com sintomáticos.

Na suspeita de infecção bacteriana, deve-se instituir antibioticoterapia empírica ou baseada nos testes rápidos.

Podem ser utilizados amoxicilina, amoxicilina/clavulanato ou cefalosporina de segunda geração. Os novos macrolídeos (eritromicina) são utilizados para pacientes alérgicos. A clindamicina tem alta penetração em locais de infecção, sendo boa opção terapêutica. O período de antibioticoterapia não deve ser inferior a 10 dias. A penicilina benzatina intramuscular de dose única ainda pode ser considerada uma boa opção de tratamento.

■ LARINGITE AGUDA

As infecções agudas da laringe têm importância pela frequência com que acometem as crianças, principalmente os lactentes, e pelo risco potencial de levar à insuficiência respiratória obstrutiva aguda, com risco de vida.

Neste capítulo, será abordada a laringotraqueobronquite aguda (crupe), por ser o tipo mais comum de laringite em criança.

LARINGOTRAQUEOBRONQUITE AGUDA (CRUPE)

Inicia-se, geralmente, por um quadro respiratório mais alto que, posteriormente, acomete a laringe e a traqueia. Causa mais comum de obstrução respiratória alta na infância, afeta a faixa etária de 6 meses a 3 anos.

O principal agente etiológico é o vírus parainfluenza (até 80% dos casos), porém outros agentes podem estar envolvidos, como influenza, adenovírus, VSR, vírus da varicela e do sarampo, herpes simples, enterovírus e *Mycoplasma pneumoniae*.

Quadro clínico

Inicia-se como um resfriado comum, com tosse seca, febre e coriza; evoluindo para tosse rouca, pelo edema inflamatório das cordas vocais. Surgem o estridor, a cornagem e a obstrução alta, que será tanto mais grave quanto menor for a idade da criança, dado o menor calibre da laringe. Na maior parte dos casos, a doença apresenta curta duração, com resolução dos sintomas entre 3 e 7 dias.

Diagnóstico

Clínico, baseia-se na história, no exame físico e na observação de melhora do quadro após o início do tratamento. Raramente, são necessários exames complementares. Um achado típico na radiografia simples é o afilamento do lúmen subglótico ("sinal da torre"), no entanto, nem sempre é encontrado.

Tratamento

Apenas 30% dos casos necessitam de internação hospitalar, e até 5% precisam ser intubados.

Em caso de desconforto respiratório importante, pode ser necessária a oxigenoterapia de suporte. A utilização de corticosteroides diminui o risco de intubação e o tempo de internação hospitalar e melhora o padrão do sono, podendo ser via oral, parenteral ou inalatória. A nebulização com epinefrina é útil na melhora dos sintomas, sendo indicada em caso de doença moderada à grave.

Recomenda-se hidratação, com objetivo de diminuir a viscosidade das secreções, e o repouso vocal. Não existem evidências na literatura que suportem o uso de antibioticoterapia profilática, antitussígenos, descongestionantes ou β-2-agonista.

■ OTITE MÉDIA AGUDA

A otite média aguda (OMA) é a principal causa de prescrição de antibióticos na infância. É definida como a presença de secreção na orelha média associada ao início rápido de um ou mais sintomas de inflamação da orelha média. Aproximadamente 50% das crianças apresentam pelo menos um episódio até os 6 meses de idade, 80%, até 1 ano, e 90% até 2 anos. Observam-se dois picos de prevalência de OMA, um entre os 6 e 24 meses de idade e outro entre os 4 e 7 anos.

A microbiologia envolvida na OMA é múltipla, abrangendo tanto agentes virais quanto bacterianos. As bactérias mais comumente associadas são *Streptococcus pneumoniae* (25 a 50%), *Haemophilus influenzae* (15 a 30%) e *Moraxella catarrhalis* (3 a 20%). O *Staphylococcus aureus* (2 a 22%) e as bactérias gram-negativas aparecem em porcentagens menores, associadas principalmente a neonatos. Os vírus envolvidos mais frequentes incluem o VSR, rinovírus, coronavírus, parainfluenza, adenovírus e enterovírus.

QUADRO CLÍNICO

Em crianças, geralmente é precedido por uma infecção viral de VAS e caracteriza-se por uma história de otalgia de instalação rápida associa-

DIAGNÓSTICO E TRATAMENTO

da a sintomas como febre, otorreia, prostração, inapetência, dificuldade para dormir, choro persistente e irritabilidade. Em associação aos sintomas, é comum observar alterações otoscópicas, que incluem hiperemia de membrana timpânica, geralmente acompanhada de perda de translucidez, presença de nível líquido retrotimpânico e/ou abaulamento da membrana timpânica. Em alguns casos, observam-se bolhas sobre a membrana timpânica, caracterizando quadro de miringite bolhosa. Nos casos de supuração, a membrana pode apresentar-se perfurada, com saída de secreção purulenta ou hemática e exsudativa.

DIAGNÓSTICO

Na criança, baseia-se na sintomatologia e no exame físico. O recurso mais importante no diagnóstico da OMA é o abaulamento e perda da translucidez da membrana timpânica associado à efusão de orelha média. Embora a otoscopia seja fundamental para o diagnóstico de OMA, nem sempre é eficaz para diferenciar entre um quadro viral e bacteriano (Tabela 279.3).

TRATAMENTO

Apesar do potencial para quadros mais intensos e complicações graves, a grande maioria dos casos de OMA evolui bem. Observa-se que, em 24 horas após o início do quadro, 61% das crianças apresentam alguma melhora do quadro clínico e 81% dos casos têm resolução espontânea sem tratamento específico.

Apesar da antibioticoterapia apresentar benefícios, muitas prescrições são feitas sem necessidade, aumentando os custos agregados ao tratamento da doença, além de piorar o problema do aumento da resistência bacteriana à antibioticoterapia. Assim, deve-se definir quais são os casos mais graves, que têm chance de apresentar complicações e realmente necessitam de antibióticos para amenizar de forma significativa seus sintomas. Segundo a Academia Americana de Pediatria, os critérios para a decisão de observar ou iniciar antibiótico logo na primeira avaliação são idade, certeza diagnóstica e intensidade dos sintomas.

Recomenda-se, dose elevada de amoxicilina (80-90 mg/kg/dia divididos em 2 doses) durante 10 dias, como o tratamento de primeira escolha na maioria dos pacientes. Se houver história de OMA recorrente que não responde à amoxicilina, tratamento com antibiótico nos últimos 30 dias ou quadro de conjuntivite purulenta concomitante, devem-se utilizar doses elevadas de amoxicilina-clavulanato (90 mg/kg/dia de amoxicilina com 6,4 mg/kg/dia de ácido clavulânico, divididos em 2 doses). Observam-se, na Tabela 279.4, alternativas ao tratamento.

TABELA 279.3 ■ Diretrizes para a conduta observacional na avaliação inicial de pacientes com OMA não complicada[a]

IDADE	OMA COM OTORREIA[A]	OMA UNILATERAL OU BILATERAL[A] COM SINTOMAS GRAVES[B]	OMA BILATERAL SEM OTORREIA[A]	OMA UNILATERAL SEM OTORREIA[A]
< 6 meses	ATB	ATB	ATB	ATB
6 meses a 2 anos	ATB	ATB	ATB	ATB ou observação adicional
≥ 2 anos	ATB	ATB	ATB ou observação adicional	ATB ou observação adicional[c]

[a] Aplica-se apenas a crianças com OMA documentada com alta certeza do diagnóstico. Diagnóstico de certeza: otalgia de instalação rápida; sinais inflamatórios agudos de orelha média; abaulamento de membrana ou novo início de otorreia não originada por otite externa aguda; efusão retrotimpânica. Diagnóstico incerto: ausência de um desses sintomas.
[b] Uma criança com aparente toxemia, otalgia persistente por mais de 48 horas, temperatura ≥39 ° C nas últimas 48 horas, ou se houver acesso incerto para *follow-up* após a visita.
[c] Este plano de manejo inicial fornece uma oportunidade para tomada de decisão compartilhada com a família da criança. Se a observação é oferecida, deve-se assegurar o acompanhamento e começar antibióticos se a criança piorar ou não melhorar dentro de 48 a 72 horas do início da OMA.
ATB: antibioticoterapia.

TABELA 279.4 ■ Antibióticos recomendados para tratamento (inicial ou tardio) de OMA e para falha do tratamento antibiótico inicial

TRATAMENTO INICIAL OU TARDIO		APÓS 48 A 72 HORAS DE FALHA DO TRATAMENTO INICIAL	
Tratamento recomendado de primeira linha	Tratamento alternativo (alergia à penicilina)	Tratamento recomendado de primeira linha	Tratamento alternativo
Amoxicillina (80-90 mg/ kg por dia dividido por 2 doses)	Cefdinir (14 mg/kg por dia em 1 ou 2 doses)	Amoxicillina-clavulanato (90 mg/kg por dia de amoxicilina, com 6,4 mg/kg por dia de clavulanato dividido em 2 doses)	Ceftriaxone, 3 dias Clindamicina (30-40 mg/kg por dia dividido em 3 doses), com ou sem cefalosporina de terceira geração
OU	Cefuroxima (30 mg/kg por dia dividido em 2 doses)	OU	Falha do segundo antibiótico
Amoxicillina-clavulanato (90 mg/kg por dia de amoxicilina, com 6,4 mg/ kg por dia de clavulanato dividido em 2 doses)	Cefpodoxima (10 mg/kg por dia dividido em 2 doses)	Ceftriaxone (50 mg IM or IV por 3 dias)	Clindamicina (30-40 mg/kg por dia dividido em 3 doses), com cefalosporina de terceira geração
	Ceftriaxone (50 mg IM ou IV por dia em 1 ou 3 dias)		Timpanocentese Consulta do especialista

> **ATENÇÃO!**
>
> A prevenção dos episódios de OMA pode ser realizada a partir da redução dos fatores de risco e da vacinação. O objetivo da vacinação antipneumocócica é erradicar a colonização de pneumococo da rinofaringe, auxiliando na redução da incidência de OMA e de otite média recorrente. Uma das preocupações atuais é o fenômeno de substituição na rinofaringe dos sorotipos de pneumococo da vacina por outros sorotipos ou bactérias. A vacinação contra influenza é outra maneira de se tentar evitar quadros de OMA precedidos por infecções virais.

> **REVISÃO**
>
> - As crianças apresentam em média 6 a 10 episódios anuais de IVAS, o que é explicado pela sua imaturidade imunológica, principalmente nos primeiros 2 anos de vida, com redução após 6 a 8 anos.
> - A grande maioria das IVAS (rinofaringite aguda, rinussinusite aguda, faringoamigdalite aguda, laringite aguda e otite média aguda) é provocada por agentes virais.
> - Apenas 0,5 a 2% das IVAS evolui para rinussinusite bacteriana aguda. Cerca de 40 a 50% dos quadros agudos apresentam resolução espontânea, sem precisar de antibiótico.
> - Aproximadamente 50% das crianças apresentam um episódio de OMA até os 2 anos de idade. Observa-se que, em 24 horas do início do quadro, 80% dos casos melhoram sem tratamento específico.

■ **REFERÊNCIAS**

1. Centers for Diseases Control and Prevention. Antiviral agents for the treatment and chemoprophylaxis of infuenza recommendations of the Advisory Committee on Immunization Practices (ACIP).MMWR Recomm Rep. 2011;60(1):1-24.
2. Centers for Diseases Control and Prevention. CDC recommendations for the amount of time persons with infuenza-like illness should be away from others [Internet]. Atlanta: CDC; 2009 [capturado em 05 mar. 2017]. Disponível em: https://www.cdc.gov/h1n1flu/guidance/exclusion.htm.

■ **LEITURAS SUGERIDAS**

Costa SS, Francesco RC, Lessa MM, Abdo TRT, Feliz F, Silva MNAVM, et al. Guidelines IVAS [Internet]. São Paulo: ABORL-CCF; c2013 [capturado em 05 mar. 2017]. Disponível em: http://www.aborlccf.org.br. Acesso restrito.

Fokkens WJ, Lund VJ, Mullol J, Bachert C, Alobid I, Baroody F, et al. EPOS 2012: European position paper on rhinosinusitis and nasal polyps 2012. A summary for otorhinolaryngologists. Rhinology. 2012;50(1):1-12.

Ganança FF, Pontes P. Manual de otorrinolaringologia e cirurgia de cabeça e pescoço. São Paulo: Manole; 2011.

Lieberthal AS, Carroll AE, Chonmaitree T, Ganiats TG, Hoberman A, Jackson MA, et al. Clinical Practice Guideline. The Diagnosis and Management of Acute Otitis Media. Pediatrics. 2013;131(3):e964-99.

Marone SAM. Otorrinolaringologia para o pediatra. São Paulo: Manole; 2011.

280

RESPIRADOR BUCAL

■ SHIRLEY SHIZUE NAGATA PIGNATARI
■ ANDREA PEIYUN CHI SAKAI
■ FLAVIA SILVEIRA AMATO

A respiração é um processo vital do organismo, sendo fisiologicamente iniciado no nariz: o ar entra pelas narinas, é filtrado, aquecido e umedecido, seguindo pela faringe, laringe, traqueia até os pulmões, onde são realizadas as trocas gasosas. Em algumas situações, a entrada do ar pode ocorrer predominantemente através da boca, levando ao quadro de respiração bucal.

A prevalência da respiração bucal varia entre 5 e 55% na população geral, segundo a literatura, dependendo da definição e critérios diagnósticos utilizados em cada estudo.

A respiração bucal pode ser de causa obstrutiva ou não obstrutiva. Das causas obstrutivas os exemplos são: hipertrofia de adenoides, hipertrofia de conchas nasais, desvios septais, tumores nasais benignas ou malignas, malformações congênitas, como atresia de coanas, entre outros. As causas não obstrutivas são decorrentes da diminuição do tônus da musculatura perioral, podendo ser causadas por hábitos de sucção não nutritiva prolongada (uso de mamadeiras, chupetas e sucção digital).

> **ATENÇÃO!**
>
> A principal causa da respiração bucal é a obstrução nasal.

■ **QUADRO CLÍNICO**

Até o momento, não existem critérios bem estabelecidos para definição e classificação da respiração bucal. De forma simples, pode ser considerado um respirador oral a criança ou o adulto que mantém a boca aberta durante a respiração, na maior parte do dia e por um tempo prolongado.

No exame físico de um respirador bucal, podem ser encontrados: boca constantemente entreaberta, fácies alongado com olhar vago, palato ogival e alterações do posicionamento da língua e da oclusão dentária. O quadro clínico descrito corresponde à fácies adenoideana ou síndrome da face longa, que pode ou não estar relacionada à respiração bucal, e prejudicar a fonação, a mastigação e a deglutição. Sabe-se que o desenvolvimento facial adequado depende da respiração nasal, pois é na expiração que o ar penetra nos seios paranasais e os esculpe, resultando na expansão da maxila, abaixamento do assoalho nasal e retificação do palato ogival e oclusão dentária adequada.

Outros comprometimentos possíveis são: maior chance de desenvolver cáries dentárias e gengivites, alterações posturais compensatórias da cabeça (anteriorização do segmento cefálico para retificar as vias aéreas e facilitar a respiração) e do corpo (elevação das escápulas, projeção do abdome e desalinhamento dos membros), interferência na qualidade do sono (roncos noturnos, sono agitado, sialorreia, apneia, enurese noturna, sono não reparador e sonolência diurna excessiva, por exemplo). Ocorrem também alterações comportamentais, como variações de humor, ansiedade, agitação, irritabilidade, déficit de atenção, memória e concentração, influenciando negativamente no desempenho escolar, laboral e na qualidade de vida como um todo.

O conjunto destes sinais e sintomas configura a síndrome do respirador bucal/oral.

> **ATENÇÃO!**
>
> A respiração bucal pode comprometer o crescimento dentário e facial, a fonação, a alimentação, a postura corporal, o comportamento, o rendimento e a qualidade do sono.

■ DIAGNÓSTICO

O diagnóstico da respiração bucal é clínico. A investigação deve ser realizada por meio de anamnese e exame físico otorrinolaringológico completo, sendo complementado por exames, quando necessário.

Inicia-se pelo exame de boca e cavidade oral, pela inspeção da mucosa oral, altura do palato, aspecto dos dentes e verificação da adequação da oclusão dentária, presença e grau de hipertrofia amigdaliana. Em seguida, examina-se as cavidades nasais por via anterior, abrindo gentilmente as narinas com o espéculo específico com visualização da parede medial com ou sem desvios e da parede lateral, descrição do aspecto da mucosa e presença de lesões, e se necessário por via posterior, com uso de espelho de Garcia. O mesmo espelho é utilizado na laringoscopia indireta para visualização de hipofaringe e laringe. Por fim, inspeciona-se e palpa-se a região facial e cervical.

Outros exames que podem complementar o diagnóstico incluem a endoscopia nasal e os exames de imagem. A endoscopia nasal possibilita avaliação estática e dinâmica das vias aerodigestórias superiores. Existem aparelhos rígidos, com angulações de 0º, 30º, 45º e 70º, e flexíveis, adultos e pediátricos, e com canal de biópsia. Os exames de imagem mais específicos são as radiografias de seios paranasais e de cavum, a tomografia computadorizada (TC) de seios da face, que prioriza a avaliação da arquitetura óssea e é fundamental para o planejamento cirúrgico, e mais raramente a ressonância nuclear magnética (RNM), que permite avaliação mais detalhada das partes moles quando há suspeita de eventuais comprometimentos do sistema nervoso central (SNC).

O fluxo aéreo nasal pode ser avaliado pelo espelho de Glatzel encaixado sob o nariz, comparando-se o tamanho do embaçamento causado pelo vapor da expiração de cada narina. O *peak flow* nasal determina de forma simples e não invasiva os picos de fluxo nasal inspiratório e expiratório; o equipamento utilizado é o que mede o *peak flow* pulmonar, acoplado em máscara que cubra a boca e o nariz, não sendo possível avaliar as narinas separadamente. A rinometria acústica é a ecografia das cavidades nasais, fornecendo a geometria interna do nariz na forma de um gráfico, sem a necessidade da cooperação do examinado. A rinomanometria calcula a resistência nasal através das medidas de fluxo e pressão obtidas por transdutor locado em diferentes regiões da cavidade nasal. A respiração nasal pode ser também avaliada subjetivamente pelas escalas analógicas visuais, comparando pré e pós-intervenções (Figura 280.1).

■ TRATAMENTO

> **ATENÇÃO!**
>
> O tratamento deve ser direcionado para a etiologia da respiração bucal.

Após identificação do(s) fator(es) etiológico(s) da respiração bucal, planeja-se o tratamento.

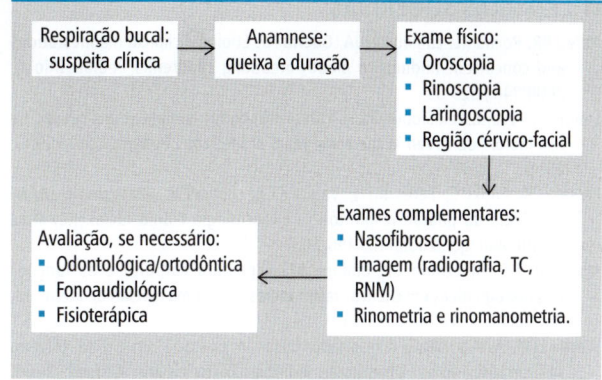

FIGURA 280.1 ■ Fluxograma diagnóstico.

Pode ser clínico, como nas rinites, com a prescrição de anti-histamínicos, corticosteroides tópicos ou orais e imunoterapia, além das medidas ambientais para afastamento dos agentes alérgenos. Pode ser cirúrgico, como nos desvios septais (septoplastia), hipertrofias de adenoides (adenoidectomia), amígdalas (amigdalectomia) e conchas nasais (turbinectomia ou turbinoplastia) refratárias ao manejo clínico, tumores, malformações craniofaciais, entre outros.

No caso de etiologia viciosa, a interrupção dos hábitos de sucção não nutritiva de dedos, chupeta e mamadeira até os 3 anos de idade é considerada em muitos estudos suficiente para o não aparecimento, ou mesmo reversão das alterações dentárias e craniofaciais descritas.

É importante que todos os respiradores bucais sejam avaliados de forma completa, multidisciplinar e multiprofissional, para que as repercussões desta condição possam ser identificadas e tratadas de modo precoce, concomitante e global. A terapia com fonoaudiólogo foca nos órgãos fono-articulatórios, com objetivo de manter o selo labial durante respiração nasal e adequar a fonação, articulação e deglutição. O fisioterapeuta almeja a reabilitação das alterações posturais. O dentista trata condições como cáries e gengivite e o ortodontista atua nas alterações de alinhamento e oclusão dentária.

> **ATENÇÃO!**
>
> A abordagem da respiração bucal deve ser precoce e multiprofissional.

> **REVISÃO**
>
> - A respiração bucal é condição frequente de prevalência desconhecida.
> - Na faixa pediátrica, as potenciais repercussões a longo prazo são: alterações dentárias e craniofaciais, comprometimento da fonação e mastigação, atenção, memória, concentração, humor e postura corporal, prejuízo da qualidade do sono e do rendimento escolar.
> - Nos adultos, o impacto na qualidade de vida é mais evidente no sono, nas atividades laborais e de lazer.
> - É necessário ter alta suspeição clínica para a respiração bucal.
> - O diagnóstico da respiração bucal é clínico, e a investigação etiológica engloba exame físico otorrinolaringológico e exames complementares direcionados.
> - A abordagem da respiração bucal deve ser precoce e ampla (multidisciplinar e multiprofissional), pelas possíveis repercussões da condição em outros órgãos e sistemas.

ATUALIZAÇÃO TERAPÊUTICA

■ LEITURAS SUGERIDAS

Abreu RR, Rocha RL, Lamounier JA, Guerra AF. Etiology, clinical manifestations and concurrent findings in mouth-breathing children. J Pediatr (Rio J). 2008;84(6):529-35.

Emerich K, Wojtaszek-Slominska A. Later orthodontic complications caused by risk factors observed in the early years of life. Eur J Pediatr. 2010;169(6):651-5.

Lessa FCR, Enoki C, Feres MFN, Valera FCP, Lima WTA, Matsumoto MAN. Influência do padrão respiratório na morfologia crânio-facial. Rev Bras Otorrinolaringol. 2005;71(2):156-60.

Machado PG, Mezzomo CL, Badaró AF. A postura corporal e as funções estomatognáticas em crianças respiradoras orais: uma revisão de literatura. Rev CEFAC. 2012;14(3):553-65.

Weckx LLM, Avelino MAG. O respirador bucal. In: Costa SS, Cruz OLM, Oliveira JAA organizadores. Otorrinolaringologia. Porto Alegre: Artmed; 2006. p. 794-96.

281

RINOSSINUSITES

■ REGINALDO RAIMUNDO FUJITA
■ RODRIGO DE PAULA SANTOS
■ ÉLCIO HIRAI

Ao longo do tempo, os termos rinite e sinusite foram muito utilizados para descrever os processos inflamatórios do nariz e dos seios paranasais. Atualmente, sabe-se que costuma haver coexistência de inflamação em ambas as regiões, que possuem revestimento mucoso contínuo e com características histológicas muito semelhantes. Assim, a não ser em raras situações de inflamação restrita a uma dessas regiões anatômicas, o termo hoje empregado é rinossinusite (RS). Pode ocorrer como consequência de processos infecciosos virais, bacterianos ou fúngicos, traumáticos, químicos e alérgicos.

■ FISIOPATOLOGIA

RS é um diagnóstico anatômico ou topográfico e compreende alguns processos fisiopatológicos distintos. A principal diferença entre esses mecanismos se dá entre o grupo das rinossinusites agudas (RSA), com até 12 semanas de duração dos sintomas, e crônicas, com mais de 12 semanas. Existem também algumas peculiaridades em cada grupo de RS quando distinguidos conforme as etiologias infecciosas, alérgicas e outras.

Na RSA, fatores ambientais, como alérgenos, poluentes ou vírus, estimulam o epitélio mucoso induzindo inflamação local, que provoca aproximação das superfícies mucosas, gerando obstrução dos óstios de drenagem e acúmulo de secreções nos seios paranasais, propiciando a proliferação bacteriana.

O edema tecidual piora à medida que o sistema imunológico responde à infecção. O pH se torna ácido e surgem condições à anaerobiose. Ocorre então metaplasia, com diminuição da quantidade e qualidade dos cílios responsáveis pelo transporte das secreções, criando inflamação adicional. Fatores locais que diminuem o transporte mucociliar podem contribuir para o desenvolvimento da RSA. Durante a rinite viral aguda, cerca de 80% dos pacientes apresentam diminuição na permeabilidade do óstio do seio maxilar. Portanto, os óstios são considerados a chave para a resposta inflamatória dos seios paranasais. A mucosa e os cílios danificados podem levar à cronificação do processo. A obliteração do óstio culmina no desenvolvimento de pressão negativa intrassinusal, devido à reabsorção de ar no seu interior. Assim, a obstrução deflagra o desenvolvimento de um círculo vicioso de disfunção ciliar, retenção de secreções, obstrução da drenagem linfática, edema e hiperplasia da mucosa, que pode gerar a doença crônica.

Na rinossinusite crônica (RSC), além do mecanismo descrito, acredita-se que o quadro infeccioso inicial provoque reação imunológica e inflamatória do hospedeiro, caracterizadas histologicamente por espessamento da membrana basal, hiperplasia de células globosas, edema subepitelial, fibrose e infiltrado mononuclear. A obstrução dos óstios de drenagem dos seios paranasais na RSC teria efeito menos importante na sua fisiopatologia do que na RSA, sendo hoje encarada como uma doença inflamatória. A RSC apresenta duas formas clínicas distintas, com ou sem polipose nasossinusal, sendo que a fisiopatologia que as distingue não é totalmente conhecida (Figura 281.1).

Com relação às RS fúngicas, são divididas em dois grandes grupos: invasivas (agudas ou crônicas); e não invasivas, como a bola fúngica e RS fúngica alérgica. O desenvolvimento das diferentes formas de RS fúngica depende do estado imunológico do paciente, sendo que a forma invasiva aguda ocorre em imunocomprometidos e diabéticos, ao passo que as formas não invasivas, em imunocompetentes.

■ QUADRO CLÍNICO

Geralmente, há sintomas nasais, como rinorreia anterior ou posterior e obstrução nasal. Também podem estar presentes sintomas como alterações do olfato (hiposmia, cacosmia ou anosmia), tosse, espirros, epistaxe, cefaleia ou dor orofacial e, ainda, sintomas inespecíficos, como dores no corpo/mialgia, febre, indisposição, sonolência e mal-estar, irritação faríngea, laríngea e traqueal, causando dor de garganta e disfonia. Há grande variação individual. Os sintomas são quase os mesmos na RS aguda e crônica, mas o padrão e a intensidade podem variar. As formas agudas apresentam normalmente sintomas mais intensos.

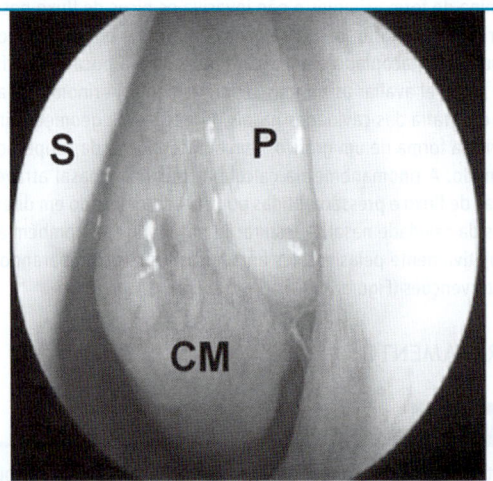

FIGURA 281.1 ■ Endoscopia nasal evidenciando pólipo em meato médio esquerdo.

S: septo; CM: concha média; P: pólipo.

DIAGNÓSTICO

Fortemente sugerido pela clínica, com base na sintomatologia apresentada. Os critérios diagnósticos (Quadro 281.1) são considerados conforme recomendação do European Position Paper on Rhinosinusitis and Nasal Polyps (EPOS),[1] de 2012.

Para a confirmação do diagnóstico, o quadro clínico típico deve estar associado a alterações na rinoscopia, anterior como:
- secreção nasal (principalmente em meatos médios);
- edema/obstrução de mucosa em meato médio;
- presença de pólipos nasais.

QUADRO 281.1 ■ Sintomas clínicos da RS

Critérios maiores (no mínimo um):	Associados a um ou mais sintomas menos específicos, como:
- Bloqueio/obstrução/congestão nasal - Secreção nasal (gotejamento nasal anterior/posterior)	- Pressão/dor facial ou cefaleia - Epistaxe - Redução ou perda do olfato - Irritação/dor faríngea ou laríngea - Disfonia - Mal-estar, indisposição, mialgia e febre

Diante da ausência de alterações à rinoscopia anterior e da forte suspeita clínica, os mesmos achados podem ser pesquisados por meio da nasofibroscopia rígida ou flexível realizada por otorrinolaringologistas, hoje não mais encarada como exame "complementar", mas uma extensão do exame físico otorrinolaringológico. A nasofibroscopia permite avaliação detalhada da cavidade nasal, dos meatos médio e superior e do recesso esfenoetmoidal.

Além dos achados específicos da região nasal, podem estar presentes ao exame físico otorrinolaringológico:
- hiperemia faríngea ou secreção drenando pela parede posterior da orofaringe;
- retração ou opacidade das membranas timpânicas, nos casos em que há disfunção associada da tuba auditiva;
- aumento de linfonodos cervicais.

A rinoscopia posterior tem sido abandonada, assim como a radiografia dos seios da face, por apresentar baixo valor preditivo positivo e negativo, não auxiliando no diagnóstico.

Perguntas sobre sintomas alérgicos, como espirros, rinorreia aquosa e prurido (nasal ou ocular), devem ser incluídas.

A diferenciação entre as etiologias da RS é feita principalmente por critérios cronológicos e alguns sintomas específicos a cada uma das etiologias. Dessa forma, suspeita-se de:
- aguda viral: menos de 10 dias de quadro clínico;
- aguda não viral ou bacteriana: piora após o quinto dia ou permanência dos sintomas por mais de 10 dias;
- crônica: duração maior do que 12 semanas;
- alérgica: sintomas alérgicos descritos;
- fúngica: pacientes imunocomprometidos, refratários ao tratamento ou conteúdo heterogêneo em seios paranasais aos exames de imagem.

No caso das RSC, devem ser pesquisados fatores associados, como asma, intolerância ao ácido acetilsalicílico, imunodeficiências, alterações mucociliares e fibrose cística.

Devido à estreita relação anatômica entre os seios paranasais, a órbita e a base do crânio, em qualquer fase da infecção rinossinusal, a doença pode ultrapassar os limites anatômicos dos seios paranasais e causar complicações orbitárias (edema periorbitário, celulite periorbitária, abscesso subperiostal, abscesso intraorbitário, trombose de seio cavernoso) e cerebrais (meningite, abscesso extradural, abscesso subdural, abscesso intraparenquimatoso), além de osteomielite, sendo a mais frequente a do osso frontal.

Sugerem complicações:
- sintomas de dor e febre de uma RSA ou da exacerbação de uma RSC que não apresentam melhora após 72 horas de antibioticoterapia adequada;
- surgimento de eritema ou edema palpebral;
- alterações na acuidade visual ou motilidade ocular extrínseca;
- cefaleia intensa acompanhada de irritabilidade;
- sinais sistêmicos de toxemia;
- sinais de irritação meníngea.

ATENÇÃO!

As complicações relacionadas às RS são graves e potencialmente fatais, sendo de maior importância seu reconhecimento!

A TC é o exame de escolha para avaliação dos casos que não evoluem bem após o tratamento adequado de RSC ou RSA recorrentes e, ainda, na suspeita de complicações da RSA. Nos casos de RSC ou RSA recorrentes, deve ser realizada preferencialmente de 4 a 6 semanas após o tratamento medicamentoso adequado, já que a presença de secreção abundante e o edema de mucosa prejudicam a avaliação detalhada das alterações anatômicas. Nos casos de indicação cirúrgica, a realização de TC é obrigatória, pois dela depende o correto e seguro planejamento cirúrgico.

A RM está indicada na avaliação das complicações orbitárias e cerebrais, uma vez que avalia com maior precisão as partes moles, tornando possível delimitar o processo infeccioso das estruturas orbitárias e cerebrais (periórbita, dura-máter etc). Pode ser utilizada ainda como recurso no diagnóstico diferencial com processos neoplásicos e na suspeita de RS fúngica.

TRATAMENTO

Leva em consideração a etiologia e a gravidade da doença, que pode ser avaliada pelo exame clínico e pela escala visuoanalógica dos sintomas, divididos em leves, moderados e graves. Tem como objetivo reduzir o edema da mucosa, facilitar a drenagem da secreção e ventilação dos seios, mantendo a permeabilidade do complexo ostiomeatal e, se presente, o controle da infecção. Na grande maioria dos casos de RS, dependendo da intensidade dos sintomas, podem ser usadas medidas de suporte como:
- lavagem nasal com solução fisiológica 0,9%;
- vasoconstritores tópicos por até cinco dias;
- hidratação oral abundante.

Didaticamente, a conduta terapêutica (Figura 281.2) específica pode ser pensada da seguinte forma:

1 | Suspeita de etiologia alérgica:
- anti-histamínicos orais;
- corticosteroide tópico e/ou oral.

2 | Suspeita de etiologia viral:
- corticosteroide tópico e/ou oral.

3 | Suspeita de etiologia bacteriana:
- antibióticos;
- corticosteroide tópico e/ou oral.

Algumas considerações em relação a essas condutas devem ser observadas. Os antimicrobianos são utilizados normalmente de maneira empírica. A coleta rotineira de cultura não está indicada. Mais de 70% dos casos de RSA em adultos e crianças são causados pelo *Streptococcus pnemoniae* e *Haemophilus influenzae*. Com menor frequência, ocorrem

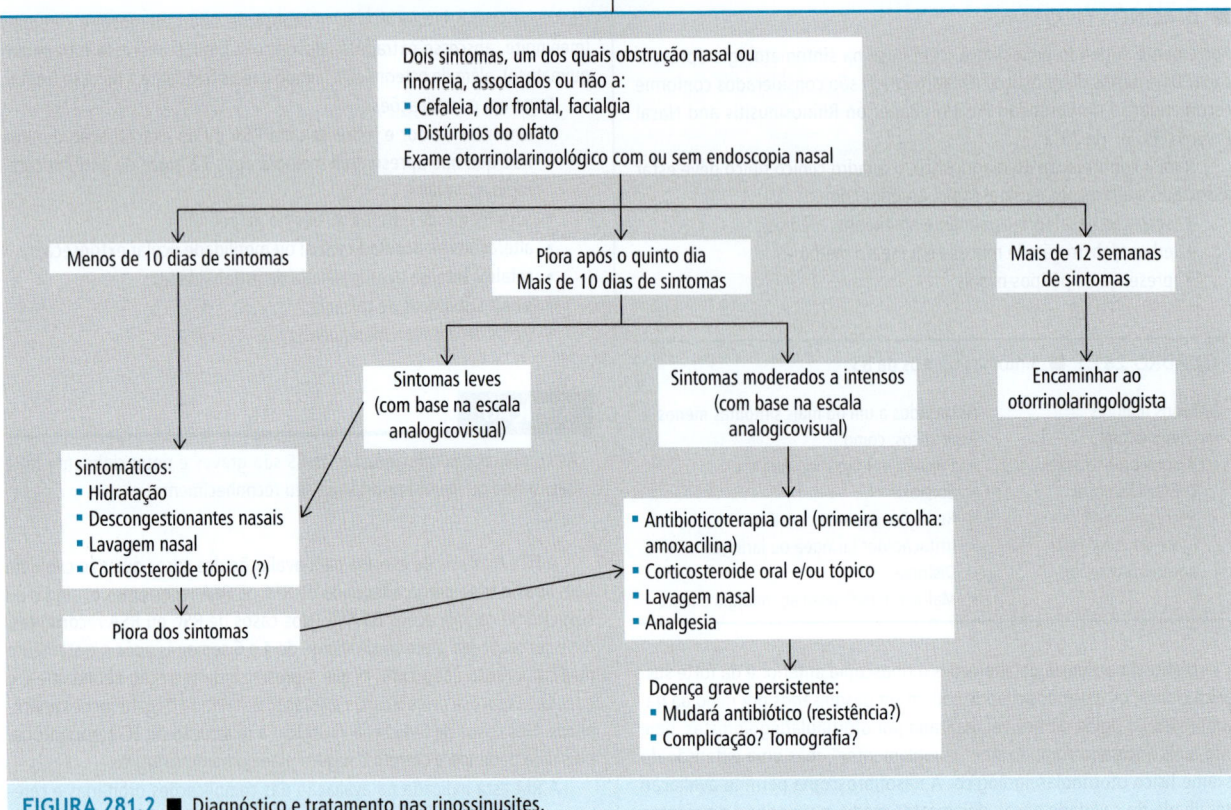

FIGURA 281.2 ■ Diagnóstico e tratamento nas rinossinusites.

Moraxella catarrhalis, *Staphylococcus aureus* e estreptococo betahemolítico.

> **ATENÇÃO!**
>
> A amoxacilina deve ser utilizada como medicamento de primeira escolha em casos de infecções leves e moderadas, podendo ser substituída em caso de falha ou maior gravidade da infecção por amoxacilina associada a ácido clavulânico, ou por cefalosporina de segunda geração, como o cefaclor, o axetil-cefuroxima e o cefprozil.

As cefalosporinas orais de terceira geração também podem ser utilizadas como opção, na dependência da facilidade de administração, do intervalo entre as doses e do custo. Os macrolídeos podem ser usados nos casos de alergia à penicilina. As novas quinolonas também são opção terapêutica nos adultos, como a levofloxacina, a moxifloxacina e a gemifloxacina. A duração do tratamento deve ser de 10 a 14 dias, dependendo da gravidade e da evolução do quadro.

Nas RSC, a terapêutica antimicrobiana é geralmente coadjuvante, devendo cobrir os micro-organismos aeróbios considerados, além das bactérias anaeróbias estritas. Existe maior prevalência de *S. aureus* e estafilococo coagulase negativos nos casos crônicos, e a clindamicina e amoxacilina-clavulanato são boas opções terapêuticas. A utilização de metronidazol associado à cefalosporina de segunda geração também pode ser considerada por, aproximadamente, 21 dias. Nos casos de pacientes imunocomprometidos, especialmente os granulocitopênicos, é necessário considerar a possibilidade de infecção por bacilos gram-negativos aeróbios, como a *Pseudomonas aeruginosa*. Nesses casos, a utilização de cefalosporina com atividade antipseudomona ou uma fluoroquinolona é opção recomendável.

Os corticosteroides têm grande contribuição para a melhora dos sintomas. Reduzem o edema, facilitam a drenagem e mantêm a permeabilidade dos óstios, facilitando a cura clínica. Os corticosteroides sistêmicos são utilizados geralmente nos quadros agudos com dor intensa, por curtos períodos (cerca de 3 a 5 dias). Quando há indicação de uso prolongado, como nos casos associados a alergias, polipose nasal e pós-operatórios, empregam-se preferencialmente os corticosteroides tópicos, que apresentam maior segurança. Os vasoconstritores tópicos podem ser usados no início do tratamento, porém nunca por mais de cinco dias, devido ao risco de desenvolvimento de rinite medicamentosa. Os vasoconstritores sistêmicos geralmente são associados a anti-histamínicos, o que torna seu uso menos interessante, pois podem causar espessamento do muco nasal, diminuindo a drenagem sinusal.

Nas RSC e recorrentes, os fatores predisponentes devem ser pesquisados (infecções de vias aéreas superiores [IVAS] de repetição, rinite alérgica, variações anatômicas, hipertrofia de adenoide, atresia coanal, corpo estranho de cavidade nasal, tumores, deficiências imunológicas, fatores genéticos, discinesias mucociliares, fatores ambientais, trauma craniofacial, presença em berçários, creches e piscinas, deficiência de aleitamento materno).

A indicação de tratamento cirúrgico das RS no adulto fica restrita aos casos crônicos e recorrentes, depois de esgotados todos os recursos clínicos. Além desses, os casos de complicações orbitárias ou intracranianas, poliposes maciças, RS fúngica e mucoceles também requerem tratamento cirúrgico, caracterizado pela cirurgia endoscópica funcional dos seios paranasais, que tem o objetivo de restabelecer a drenagem e a ventilação dos seios paranasais, alterando o mínimo possível a anatomia.

REVISÃO

- Na RS aguda, o diagnóstico é clínico: presença ou não de sintomas típicos, associados a alterações na rinoscopia anterior ou nasofibroscopia.
- O tempo de evolução corresponde a:
    menos de 10 dias – viral;
    mais de 10 dias ou exacerbação após 5º dia – bacteriano;
    mais do que 12 semanas – crônico.
- A tomografia em RSA é realizada apenas em suspeita de complicações.
- É preciso lembrar que a RS fúngica é invasiva nos pacientes imunossuprimidos.

■ REFERÊNCIA

1. Fokkens WJ, Lund VJ, Mullol J, Bachert C, Alobid I, Baroody F, et al. European position paper on rhinosinusits and nasal polyps 2012. Rhinol Suppl. 2012;(23):1-298.

■ LEITURA SUGERIDA

Mello Jr JF. Diretrizes brasileiras de rinossinusites. Rev Bras Otorrinolaringol. 2008;74(2):6-59.

282
EPISTAXE

- VINICIUS MAGALHÃES SUGURI
- RODRIGO DE PAIVA TANGERINA

Urgência otorrinolaringológica mais comum, a epistaxe é o sangramento proveniente das cavidades nasais. Acredita-se que 60% das pessoas apresentarão epistaxe em algum momento da vida, porém a maioria dos casos será de sangramentos de pequena monta, com resolução espontânea, e apenas 6% necessitará de tratamento médico.

A prevalência da epistaxe apresenta distribuição bimodal, sendo mais comum em crianças menores de 10 anos e em adultos com mais de 35. A maior parte dos sangramentos nasais (90%) tem origem na região anterior da cavidade nasal e é geralmente mais leve. Cerca de 10% dos sangramentos são originados na região posterior ou superior da cavidade nasal, mais comuns em indivíduos mais velhos e, em geral, mais intensos e de difícil controle.

■ VASCULARIZAÇÃO

O sangramento da região nasal é particularmente favorecido pela grande irrigação arterial local e pelo grande número de anastomoses. O nariz e as cavidades nasais são irrigados por ramos das carótidas externa e interna. O sistema da carótida externa contribui para a irrigação nasal por meio de ramos das artérias palatina descendente, labial superior e esfenopalatina, esta ramo da artéria maxilar. A artéria esfenopalatina apresenta grande relevância, pois é responsável por grande parte dos sangramentos da região posterior das cavidades nasais e é o ramo mais abordado cirurgicamente nos casos de epistaxe refratária. Dessa forma, torna-se muito importante conhecer detalhadamente sua anatomia e suas variações. Ela tem origem na artéria maxilar na fossa pterigopalatina e adentra a cavidade nasal pelo forame esfenopalatino, dividindo-se classicamente em dois ramos: a artéria septal, que, partindo da parede lateral da cavidade nasal, segue em direção medial cruzando a parede anterior do seio esfenoidal, logo abaixo de seu óstio, e irriga a porção posterior do septo nasal; e a artéria nasal lateral posterior, responsável pela irrigação da porção posterior das conchas nasais média e inferior. Porém, a artéria esfenopalatina pode dividir-se em vários ramos, e não apenas nos dois principais citados. Além disso, essa divisão pode ocorrer antes da passagem pelo forame esfenopalatino, isto é, ainda na fossa pterigopalatina ou já no interior da cavidade nasal. Conhecer essas possíveis variações é de suma importância, pois, durante o procedimento cirúrgico de ligadura da artéria esfenopalatina para o tratamento das epistaxes refratárias, o cirurgião deve estar seguro de que todos os possíveis ramos arteriais foram adequadamente identificados. O sistema da carótida interna contribui para a irrigação da região superior das cavidades nasais por meio das artérias etmoidais anterior e posterior, que são ramos da artéria oftálmica. Os sangramentos provenientes dessa região são mais raros e estão mais relacionados ao trauma de face. A anastomose entre as ramificações originadas nos ramos das carótidas interna e externa se dá na região anterior do septo nasal, formando o plexo de Kiesselbach, na chamada área de Little. Essa região é a origem mais frequente dos sangramentos nasais anteriores.

■ ETIOLOGIA

Os fatores desencadeantes das epistaxes podem ser divididos em locais e sistêmicos. Os fatores locais mais frequentes são trauma digital, uso de medicação tópica nasal, ressecamento da mucosa nasal, alterações anatômicas (p. ex.: desvio ou perfuração do septo nasal), infecções locais, corpos estranhos, trauma de face e, mais raramente, neoplasias. Alterações vasculares na mucosa nasal, como as telangiectasias presentes na síndrome de Rendu-Osler-Weber, também podem ser causa de epistaxes recorrentes. A epistaxe pode também figurar como complicação das cirurgias nasais.

Entre os fatores sistêmicos, é possível citar as doenças que levam a distúrbios de coagulação, sejam doenças hematológicas propriamente ditas ou doenças hepáticas e renais (p. ex.: as que cursam com prejuízo da função do sistema de coagulação). O uso de anticoagulantes orais, de medicações que interferem na função plaquetária, como ácido acetilsalicílico e anti-inflamatórios, e de extratos naturais, como o de Ginkgo biloba e ginseng, também contribui para sua ocorrência. O papel da hipertensão arterial sistêmica (HAS) como causa de epistaxe é controverso, não havendo até o momento evidências que o suportem; no entanto, observa-se que, na presença de hipertensão arterial, o controle do sangramento torna-se mais difícil.

■ DIAGNÓSTICO

A abordagem dos pacientes com epistaxe deve iniciar-se, principalmente nos casos mais graves, com a avaliação da permeabilidade das vias aéreas e da condição hemodinâmica para identificação e correção de alterações fatais. Uma história clínica sucinta e dirigida deve ser obtida, procurando-se avaliar a quantidade do sangramento, a história de sangramentos nasais recorrentes, os fatores desencadeantes, os distúrbios de coagulação e o uso de medicações.

O exame físico adequado das cavidades nasais é de suma importância para identificação da origem do sangramento, permitindo classificar a epistaxe em anterior ou posterior. Deve ser realizado com material apropriado, como espéculo e aspirador nasal, e com fonte de iluminação adequada, sendo facilitado pela aplicação tópica de anestésicos e vasoconstritores. A disponibilidade de um endoscópio nasal nessa 1ª avaliação é de grande valia na identificação da origem dos sangramentos posteriores, pois esta é dificilmente diferenciada na avaliação convencional.

Exames laboratoriais são raramente necessários, reservando-se o hemograma e a tipagem sanguínea para os casos mais graves, com repercussão hemodinâmica, e o coagulograma apenas àqueles nos quais há suspeita clínica de algum distúrbio de coagulação.

■ TRATAMENTO

É importante manter o paciente sentado, ou semissentado, evitando-se, assim, a deglutição excessiva de sangue, e possibilitar a aspiração do sangue das fossas nasais, para a localização do ponto sangrante. Nesse passo, é possível utilizar algodões embebidos em solução de vasoconstritores e anestésicos locais, normalmente epinefrina 1:1000 e neotutocaína 4%, para definir se o sangramento é anterior ou posterior e determinar o tipo de hemostasia a ser realizado.

> **ATENÇÃO!**
> É preciso destacar a importância do topodiagnóstico, sempre que possível. Quanto mais preciso, melhor a indicação dos métodos hemostáticos a serem empregados.

O médico assistente deve também prestar atenção à segurança do procedimento, utilizando óculos de proteção, máscara, gorro, luvas e aventais cirúrgicos.

COMPRESSÃO DIGITAL

Primeira medida a ser tomada nas epistaxes anteriores, é feita pela compressão da região lateral do nariz, no nível das cartilagens alares, em direção ao septo. Esse tratamento pode ser iniciado com a colocação de algodão embebido em solução vasoconstritora antes da compressão.

CAUTERIZAÇÃO

Tratamento de escolha se o ponto sangrante for visto à rinoscopia anterior. Pode ser química, elétrica ou a *laser*. Antes do procedimento, é feita anestesia tópica (solução contendo vasoconstritor) no local a ser cauterizado.

A cauterização química é feita após ausência de sangramento, com nitrato de prata ou ácido tricloroacético.

A cauterização elétrica apresenta eficácia maior em sangramentos mais intensos. Contudo, deve-se ter cuidado com a extensão da área cauterizada devido à formação de escaras, cuja queda precoce pode levar a novos sangramentos. Muitas vezes, esse tratamento pode requerer o uso de anestesia geral, principalmente nas crianças.

A cauterização bilateral do septo na mesma região precisa ser evitada sempre que possível, pois pode levar à redução da irrigação da cartilagem septal, o que, por sua vez, propicia a ocorrência de perfurações septais. O *laser* foi introduzido recentemente com resultados satisfatórios.

TAMPONAMENTO NASAL

1 | Anterior: usado quando as medidas anteriores não foram eficazes. O tampão não atua diretamente no vaso sangrante, mas exerce pressão uniforme sobre a mucosa como um todo. Tanto o edema quanto o processo inflamatório resultantes da presença do tampão atuam impedindo o sangramento. O tampão clássico é feito com raiom ou gazes, embebidos em vaselina ou em pomada com antibiótico. As gazes são dispostas em tiras ao longo da fossa nasal, em "pilha" ou "sanfona", até o seu preenchimento total. Alternativas a isso são: tampões com gazes em "dedo de luva"; uso de materiais sintéticos, como o Merocel®; e esponjas colocadas dentro de preservativos ou materiais hemostáticos, como gelfoam e surgicel. O importante é que o tampão exerça pressão sobre toda a mucosa nasal e seja mantido de 2 a 5 dias, dependendo da intensidade e da evolução do sangramento.

2 | Posterior: indicado quando a epistaxe é abundante ou posterior ou se o tampão anterior não foi eficaz. O tampão posterior é feito com gazes amarradas com fio de seda ou algodão (3 fios), de forma que tampone adequadamente a região da nasofaringe. São passadas duas sondas de nelaton pelas fossas nasais, exteriorizadas pela orofaringe e tracionadas pela boca, e em suas extremidades serão amarrados os fios do tampão. Assim, ao tracionar as sondas, os fios se exteriorizarão pelas narinas, e o tampão será locado na rinofaringe. O outro fio é mantido fixo à face por meio da exteriorização pela boca. Após isso, é realizado o tamponamento anterior com gazes, como descrito. Esse tampão pode ser feito também com cateteres pneumáticos (tipo sonda de Foley), que tendem a se desinsuflar com o tempo. O paciente deve ser hospitalizado, monitorado quanto à saturação de oxigênio e submetido à avaliação de alterações sistêmicas (como HAS ou coagulopatias).

Os tamponamentos nasais podem acarretar complicações, como trauma nasal, reflexo nasal-vagal (bradicardia, hipotensão e apneia), deslocamento do tampão, aspiração, infecção e síndrome do choque tóxico e hipóxia, pela obstrução nasal (algumas vezes, pode levar a quadros de desorientação e até mesmo a infarto agudo do miocárdio [IAM]).

A maioria dessas complicações pode ser evitada ou minimizada. Entre as mais importantes, destacam-se as infecções, que devem ter tratamento profilático com antibiótico sistêmico.

A hipoxigenação é comum, principalmente no tamponamento posterior, sendo importante a seleção dos pacientes que se beneficiarão com a oxigenoterapia.

A síndrome do choque tóxico é a complicação mais grave causada pela liberação das toxinas do *Staphyloccocus aureus* na mucosa nasal. Sua prevenção é motivo de controvérsia na literatura, pois alguns autores acreditam que apenas o uso de bacitracina tópica na colocação do tampão pode preveni-la, ao passo que outros não acreditam na profilaxia, nem mesmo com antibióticos sistêmicos.

Quando os tratamentos conservadores descritos não forem eficazes ou, quando após a retirada do tampão, ocorrer recorrência do sangramento, deve-se eleger um dos métodos descritos como cirúrgicos. As principais intervenções são as cauterizações endoscópicas e as ligaduras arteriais.

CAUTERIZAÇÃO ENDOSCÓPICA

Tratamento cirúrgico que visa a atuar apenas no ponto sangrante. Alguns o advogam antes mesmo do tamponamento pela menor morbidade, pelo menor tempo de hospitalização e por sua maior eficácia. Alguns centros realizam essa conduta sob anestesia tópica com bons resultados. Ainda não há consenso quanto a seu uso como rotina pela falta de estudos maiores que possam estabelecê-la dessa forma. Assim, é utilizada mais frequentemente quando há falha do tratamento clínico inicial, com necessidade de retirada do tampão em centro cirúrgico, sob anestesia geral. Nesse momento, a endoscopia tem como finalidade localizar e cauterizar o local de sangramento.

LIGADURAS ARTERIAIS

Podem ser das artérias etmoidais, da parede lateral posterior do nariz (artérias septal e nasal lateral posterior), da maxilar e até da carótida externa.

1 | Etmoidais: a hemorragia da região etmoidal é menos comum e raramente é grave a ponto de necessitar de ligadura arterial. Essa indicação se dá quando há sangramento ativo na região superior da fossa nasal, acima da concha média, mesmo após tratamento clínico. O acesso pode ser feito por vias transnasal ou externa.

O acesso transnasal pode ser realizado com o uso de microscópio ou endoscópio. É realizada etmoidectomia intranasal para se ter acesso ao canal etmoidal anterior, no assoalho da fossa anterior, e ao canal posterior, na região mediana do teto do complexo meatal. É realizada eletrocauterização das artérias na sua emergência ou ligadura com clipes.

O acesso externo é feito pela técnica de Lynch. Quando há identificação da sutura frontoetmoidal, é possível observar a artéria etmoidal anterior, que pode ser cauterizada ou ligada. Posteriormente, haverá a identificação de outro vaso menos calibroso, artéria etmoidal posterior, que deve ser preferencialmente ligada, pela proximidade com o nervo óptico (7 mm).

2 | Maxilar e seus ramos terminais: só devem ser realizadas se também houver falha no tratamento inicial.

A ligadura das artérias emergentes do forame esfenopalatino via endoscópica tem como objetivo realizar a ligadura o mais próximo possível do local de sangramento. Tecnicamente, deve-se obter retalho de mucosa nasal subperiosteal na parede lateral, próximo à cauda da concha média. Estendendo esse retalho posteriormente, serão identificados os vasos que se projetam do forame esfenopalatino. Após delicada dissecção, esses vasos podem ser ligados por clipes ou cauterizados.

A ligadura da artéria maxilar pode ser feita por acesso transantral ou intraoral.

A técnica transantral é feita com uma sinusectomia tipo Cadwel-Luc, em que a parede posterior do seio maxilar é removida e a gordura da fossa pterigopalatina é exposta. Depois, identifica-se a maxilar interna e procede-se a sua ligadura por meio de clipes, junto à entrada da cavidade nasal.

A técnica intraoral é realizada por meio de uma incisão na mucosa da maxila, no nível do segundo molar, no sulco gengivolabial, que se prolonga até o ramo da mandíbula. Com isso, é possível identificar a artéria maxilar e seus ramos próximos à região da tuberosidade da maxila, na direção da fissura pterigomaxilar, por onde a artéria entra na fossa pterigopalatina. Após ser alcançada, esta pode ser ligada ou cauterizada.

3 | Artéria carótida externa: método alternativo, reservado para casos bem selecionados, principalmente pelos riscos de complicação da técnica, que podem ser graves. Alguns autores descrevem 93% de eficácia no controle do sangramento e nenhuma complicação significativa. Tecnicamente, deve-se ter cuidado com os nervos vago, laríngeo superior e hipoglosso, bem como com a cadeia simpática cervical e o ramo mandibular do nervo facial durante a dissecção cervical.

EMBOLIZAÇÃO

Utilizada para identificação do local de sangramento, a angiografia pode ser empregada no tratamento da epistaxe pela embolização arterial. A técnica é utilizada para casos graves que não respondem aos tratamentos conservador e cirúrgico ou em pacientes sem condições clínicas para se submeterem a procedimentos cirúrgicos. Tenta-se realizar a embolização, por meio de punção femoral, o mais próximo possível do local de sangramento, obtendo-se, com isso, cerca de 88% de eficácia. As complicações ocorrem ao redor de 17 a 27% dos casos e, na maioria das vezes, são transitórias e raramente podem levar à isquemia cerebral.

> **REVISÃO**
>
> - A epistaxe é um sangramento proveniente das cavidades nasais, caracterizada como urgência otorrinolaringológica. Tem como fatores desencadeantes trauma digital, medicação tópica nasal, alterações anatômicas, infecções locais, corpos estranhos, trauma de faces e neoplasias.
> - Exame físico adequado é necessário para identificação da origem do sangramento. Deve-se manter o paciente sentado para evitar a deglutição excessiva de sangue. Como tratamento, realizam-se a compressão lateral do nariz, a cauterização ou o tamponamento nasal. Por vezes, o tratamento cirúrgico (cauterização endoscópica e ligaduras arteriais) se faz necessário.

■ LEITURAS SUGERIDAS

Gifford TO, Orlandi RR. Epistaxis. Otolaryngol Clin North Am. 2008;41(3):525-36.

Kosugi EM, Nakao LH, Suguri VM. Epistaxe. In: Ganança FF, Pontes P, organizadores. Manual de otorrinolaringologia e cirurgia de cabeça e pescoço. São Paulo: Manole; 2011. p. 793-810.

Schlosser RJ. Clinical practice. Epistaxis. N Engl J Med. 2009;360(8):784-9.

283

LESÕES BENIGNAS DA LARINGE

■ GRAZZIA GUGLIELMINO
■ JOSÉ CAPORRINO NETO

As lesões benignas da laringe são causadas por diversos fatores, como fonotraumas, bacterianos, virais, entre outros. Alguns dos fatores de risco associados a essas lesões são tabagismo, refluxo laringofaríngeo, alergias, alterações estruturais da laringe, infecções virais e processos inflamatórios.

> **ATENÇÃO!**
>
> As lesões benignas da laringe devem ser criteriosamente avaliadas, já que apresentam características diferenciadas em relação à etiologia, à apresentação clínica, à localização, à faixa etária, ao prognóstico e à abordagem clínica ou cirúrgica.

■ LESÕES FONOTRAUMÁTICAS

As principais lesões fonotraumáticas das pregas vocais, apresentadas a seguir, têm como principal fator desencadeante a inadequação vocal.

NÓDULO VOCAL

Entidade caracterizada por lesão nodular bilateral, esbranquiçada, na maioria das vezes simétrica em relação à localização, geralmente no terço médio anterior das pregas vocais e assimétrica em relação ao tamanho. Resulta da anatomia da laringe feminina ou infantil. A tensão na fonação precede a fenda glótica, que se torna triangular médio-posterior ou dupla, isto é, triangular médio posterior associada à fenda fusiforme anterior. É considerada a mais frequente causa de disfonia na infância.

- Quadro clínico: a característica vocal é de rouquidão, com predomínio de soprosidade, fadiga vocal e tensão.
- Diagnóstico: realizado por meio de avaliação clínica e telelaringoscopia. Na criança, utiliza-se o nasofibroscópio flexível. A laringoestroboscopia é útil para distinção com cisto e reação contralateral, pois, no nódulo vocal, a vibração da mucosa não sofre alterações.
- Tratamento: primordialmente conservador, é feito com fonoterapia, sendo raros os casos que necessitam de procedimento cirúrgico.

PÓLIPO VOCAL

Apresenta-se como uma lesão exofítica, em geral única e unilateral, que acomete principalmente o bordo livre da prega vocal. Os pólipos podem ser sésseis ou pediculados, diminutos ou de grandes dimensões. Classificam-se em fibrosos, gelatinosos ou angiomatosos. A principal causa é o ataque vocal brusco, podendo estar relacionado a apenas um episódio de abuso vocal, como em um grito ou espirro exacerbado. Pode resultar da reação de uma alteração estrutural mínima de cobertura em prega vocal contralateral ou mesmo ipsilateral. Agentes irritantes, como alergias e infecções agudas, podem contribuir para o aparecimento do pólipo de prega vocal. O refluxo laringofaríngeo e o tabagismo também estão associados à sua etiologia. Acomete principalmente adultos do gênero masculino, entre 30 e 50 anos.

- Quadro clínico: a característica vocal é de rouquidão permanente e está associada ao tamanho, à mobilidade e à localização da lesão. A fenda glótica é variável também, sendo geralmente irregular; pode não haver fenda.
- Tratamento: cirúrgico, com exérese de lesão a frio em centro cirúrgico sob laringoscopia de suspensão. A regressão espontânea é extremamente rara e a fonoterapia, muitas vezes, é incapaz de promover a reabsorção da lesão, devido à estrutura complexa do pólipo.

EDEMA DE REINKE

Caracteriza-se por lesão edematosa em pregas vocais, geralmente bilaterais e simétricas, ocupando toda a extensão da camada superficial da lâmina própria das pregas vocais, também denominada camada de Reinke. As lesões costumam ser translúcidas, gelatinosas, móveis, aumentando a amplitude de onda mucosa à laringoestroboscopia. Podem ocorrer momentos de aperiodicidade ao exame. A classificação pode ser: leve; moderado; ou acentuado. A faixa etária de acometimento está na média dos 50 anos, com predomínio do gênero feminino.

- Etiologia: o principal fator etiológico é o tabagismo. Outros fatores são refluxo laringofaríngeo, abuso vocal e hipotiroidismo (mixedema). A baixa drenagem linfática das pregas vocais colabora para o acúmulo do edema.
- Quadro clínico: a disfonia é persistente, lenta e progressiva, com característica vocal rouca soprosa. O *pitch* vocal é grave, levando à confusão da voz de muitas mulheres com seus maridos e filhos, a chamada "virilização da voz". Em alguns casos raros, muito volumosos, pode ocorrer dispneia, quando há o comprometimento da porção respiratória.
- Tratamento: conservador nos casos de edema leve, com orientações quanto ao abandono do tabagismo e a medidas antirrefluxo. Nos graus moderados e acentuados, estão indicadas as medidas citadas e, de acordo com a necessidade e sintomas do paciente, o procedimento cirúrgico, com ordenha do edema com preservação da mucosa das pregas vocais. A fonoterapia pós-operatória é indicada para auxílio no retorno do movimento muco-ondulatório de vibração das pregas vocais.

GRANULOMAS

Lesões que acometem o processo vocal das cartilagens aritenoides, são geralmente únicas, inflamatórias, vegetantes, com predomínio do gênero masculino, acima de 40 anos.

- Etiologia: são causados por refluxo laringofaríngeo, trauma vocal, ou ambos, porém, quando acometem mulheres, a principal causa é a intubação orotraqueal de longa duração, com eventual exposição do pericôndrio da cartilagem aritenoide. Isso se deve à diferenciada proporção glótica entre a área fonatória e respiratória entre homens (aproximadamente 1,3) e mulheres (1), que, na criança, é de 0,8.
- Quadro clínico: as principais queixas são sensação de corpo estranho na garganta, pigarro, tosse e dor. Geralmente, essas lesões não provocam fenda vocal à laringoestroboscopia, devido à sua localização na porção posterior, mas podem ser de grandes dimensões, comprometendo sobremaneira a qualidade vocal.
- Tratamento: o tratamento depende do fator etiológico. Nos casos de etiologia pelo refluxo laringofaríngeo, medidas como uso de inibidores de bombas de prótons (IBPs) são preconizadas em dose plena ou dobrada. Também é possível utilizar pró-cinéticos, de acordo com a queixa do paciente. A fonoterapia é realizada para controle do ataque vocal brusco. O tratamento cirúrgico também é preconizado, porém a partir da recorrência expressiva das lesões. A toxina botulínica é a opção terapêutica nos casos que não respondem ao tratamento direcionado à causa ou nos idiopáticos, já que a diminuição da força adutora do fechamento glótico permite a cicatrização sem granuloma.

LARINGOCELES*

Apresentam-se como dilatações do interior do ventrículo de Morgani (região entre a prega vocal e a vestibular). Podem ser internas, com saliência para o interior da laringe, acarretando disfonia ou até mesmo dispneia, dependendo do seu tamanho; externas, com proeminência em sentido à região cervical, geralmente na porção lateral da membrana tiro-hióidea, produzindo, geralmente, apenas deformidade no pescoço; ou mistas, com a combinação das duas anteriores. Quando complicadas, por infecção secundária, chamam-se laringopioceles.

- Quadro clínico: a sintomatologia depende do tamanho da lesão, e os portadores podem permanecer assintomáticos por longo período.
- Diagnóstico: o cisto sacular se diferencia das laringoceles por ser fechado e conter muco. É possível detectar as laringoceles por laringoscopia e confirmá-las por exames de imagens. Raramente são necessárias punções.
- Tratamento: o tratamento das laringoceles internas e externas é cirúrgico. As internas podem ser abordadas via endolaríngea, com a técnica de marsupialização, para evitar recidivas.

■ LESÃO POR OBSTRUÇÃO DUCTAL

CISTO MUCOSO

Os cistos mucosos das pregas vocais são lesões causadas por obstrução dos ductos glandulares excretores, localizados principalmente na face subglótica das pregas vocais. São lesões capsuladas, de aspecto translúcido e que não comprometem a amplitude de vibração da mucosa à laringoestroboscopia. É preciso diferenciá-los dos cistos intracordais ou epidermoides, alterações estruturais mínimas de cobertura das pregas vocais, de coloração amarelada, geralmente localizadas no terço médio das pregas vocais e acompanhadas de vasculodisgenesias.

- Quadro clínico: a disfonia é o principal sintoma, com variações de voz rouca soprosa, dependendo do tamanho e da localização da lesão.
- Diagnóstico: essas lesões também podem ser encontradas na região supraglótica, mais comumente na epiglote e nas pregas ariepiglóticas, bem como na valécula e na base de língua, geralmente com paciente assintomático, sendo identificadas como "achados" em exames endoscópicos.
- Tratamento: cirúrgico, no entanto observa-se, não raramente, o desaparecimento do cisto, por provável ruptura.

---

*São consideradas congênitas, porém podem ser desencadeadas por aumento da pressão aérea intralaríngea, como ato de tossir, soprar (bexigas, instrumentos musicais) ou em um esforço físico de outra natureza.

LESÃO DE ORIGEM VASCULAR

HEMANGIOMAS

Tumores vasculares benignos, congênitos, localizados principalmente na região subglótica. Quando encontrados em recém-nascidos (RNs), podem ter crescimento rápido e começar a involuir dos 12 aos 18 meses. São mais frequentes no gênero feminino. Podem estar associados com hemangiomas cutâneos. O estridor pode acontecer, variando de expiratório para bifásico (inspiratório e expiratório), de acordo com o crescimento da lesão.

- Tratamento: a regressão pode ser espontânea ou por meio de uso de medicamentos, como corticosteroides sistêmicos e propranolol, dependendo dos casos. O tratamento cirúrgico pode ser indicado quando as lesões forem muito extensas. A traqueostomia de urgência pode ser indicada quando houver risco de obstrução de via aérea.

LESÃO DE ORIGEM VIRAL

PAPILOMA LARÍNGEO

Considerada a neoplasia benigna mais comum da laringe, acomete principalmente as pregas. Possui duas formas de apresentação: a juvenil; e a adulta. A primeira é a mais agressiva, com idade de início entre 6 meses e 6 anos, sem predominância entre os gêneros. A segunda é menos recorrente e tem predileção para o gênero masculino. O papilomavírus humano (HPV) é o causador das lesões, apresentando-se em quatro subtipos mais comuns: 6 e 11, com baixo risco de malignização; e 16 e 18, com alto risco de malignização. A recorrência das lesões pode caracterizar a papilomatose laríngea recorrente (PLR).

- Quadro clínico: o principal sintoma é a disfonia. A dispneia pode ocorrer, dependendo do tamanho e da localização das lesões.
- Diagnóstico: à laringoscopia, observam-se lesões verrucosas, geralmente confluentes, que podem afetar toda ou parte da região glótica. Pode acometer também a supraglote e a subglote (menos frequente). A alta suspeita clínica por meio da laringoscopia leva ao diagnóstico, porém este só pode ser confirmado pelo exame anatomopatológico.
- Tratamento: ainda não há um tratamento definitivo; assim, procedimentos cirúrgicos são realizados apenas para controle dos sintomas da doença, como disfonia e dispneia. A exérese das lesões é feita em centro cirúrgico, com anestesia geral, sob laringoscopia de suspensão e, preferencialmente, são utilizados materiais a frio. O laser de CO_2 e a quiotorfina (KTP) também são utilizados, dependendo da disponibilidade do serviço e da experiência do cirurgião. Tratamentos adjuvantes, como injeções de cidofovir, interferon, e vacinas para ativação do sistema imunológico também vêm sendo preconizados, porém com controvérsias e necessidade de novos estudos a longo prazo.

LESÃO DE ORIGEM BACTERIANA

TUBERCULOSE

Causada pelo bacilo *Mycobacterium tuberculosis*, é considerada a causa mais frequente da lesão granulomatosa da laringe. Compromete, predominantemente, o gênero masculino e os idosos. Em geral, é secundária à tuberculose pulmonar, com contaminação via inalatória. As formas de transmissão vias linfática e hematogênicas são raras. Com o aumento de pacientes infectados com o HIV, houve aumento dos casos de tuberculose, de forma mais agressiva e com acometimento extrapulmonar, em 80% dessa população.

- Quadro clínico: a principal manifestação clínica é a disfonia, mas podem ocorrer dispneia, tosse, odinofagia e hemoptise, dependendo do grau de comprometimento da laringe e dos pulmões.
- Diagnóstico: à laringoscopia, nota-se predominância do comprometimento glótico, geralmente com monocordite e hiperemia em região posterior da laringe. Pode acometer também epiglote, pregas vestibulares, cartilagens aritenoides e subglote.
- Tratamento: realizado com o esquema tríplice, porém as formas extrapulmonares são tratadas no mínimo por nove meses.

HANSENÍASE

Causada pelo *Mycobacterium leprae* ou bacilo de Hansen, pode acometer ambos os sexos, em qualquer idade, com maior suscetibilidade às crianças. Segundo a OMS, possui duas formas de apresentação: paucibacilar (ou tuberculoide – autolimitada); e multibacilar (ou lepromatosa – disseminada e mais comum na laringe). À laringoscopia, pode apresentar lesão nodular ou ulcerada, que pode evoluir para estenose. O principal sítio de acometimento é a epiglote. A via de contaminação é respiratória (a porta de entrada é a mucosa nasal) ou cutânea.

- Tratamento: o tratamento de escolha se dá com a dapsona associada à rifampicina.

SÍFILIS

- Etiologia: causada pelo *Treponema pallidum*, é mais comum o acometimento laríngeo na forma secundária (cancro laríngeo). Pode ter origem congênita ou pelo contato sexual.
- Diagnóstico: à laringoscopia, as lesões acometem principalmente a supraglote, com características eritematosas, associadas a úlceras superficiais, dependendo da fase de aparecimento. Está fortemente associada com linfadenopatia cervical.
- Tratamento: o tratamento de escolha se dá com penicilina benzatina.

LESÃO DE ORIGEM FÚNGICA

PARACOCCIDIOIDOMICOSE

Também chamada de blastomicose sul-americana, é causada pelo fungo *Paracoccidioides brasiliensis*. É mais incidente no gênero masculino (idade entre 29 e 49 anos) e rara na infância. A infecção pulmonar acontece pela inalação de esporos e é menos comum via cutânea. O acometimento laríngeo não ocorre por disseminação das lesões da boca e da laringe, mas sim por disseminação linfática e hematogênica da infecção pulmonar primária.

- Quadro clínico: os principais sintomas pulmonares são tosse, dispneia e febre.
- Diagnóstico: histopatológico, com o aspecto clássico do fungo na forma de "roda de leme". Os achados laringoscópicos são inespecíficos e podem se apresentar como lesões ulceradas, hiperemia e enantema difuso, comprometendo toda a laringe.
- Tratamento: o tratamento de escolha se dá com os derivados imidazólicos e as sulfonamidas. A anfotericina B é reservada para os casos mais graves.

HISTOPLASMOSE

Acomete geralmente pacientes imunossuprimidos, na forma disseminada, e imunocompetentes, na pulmonar aguda. Quando há o comprometimento laríngeo, a principal região acometida é a supraglote, com formação de granulomas que podem ulcerar e causar dor.

- Etiologia: micose sistêmica causada pelo *Histoplasma capsulatum*, por meio da inalação dos esporos.

- Diagnóstico: histopatológico.
- Tratamento: o tratamento de escolha se dá com cetoconazol, em imunocompetentes, e anfotericina B, nos imunodeprimidos.

■ LESÃO DE ORIGEM PARASITÁRIA

LEISHMANIOSE

A leishmaniose tegumentar americana é uma doença crônica, não contagiosa, causada pelo parasitismo dos macrófagos por um protozoário (*Leishmania brasiliensis*), inoculado no organismo humano pela picada do inseto flebótomo "mosquito palha". Pode ocasionar comprometimento de pele, mucosas ou vísceras. As lesões na laringe acometem primordialmente a supraglote e possuem características ulcerogranulomatosas.
- Quadro clínico: os principais sintomas laríngeos são disfonia, tosse, disfagia e dispneia. Geralmente, apresentam uma porta de entrada cutânea, em atividade ou cicatricial (úlcera de Bauru).
- Diagnóstico: clínico, é associado à reação de Montenegro e sorologias (imunofluorescência indireta).
- Tratamento: o tratamento de escolha se dá com antimonial pentavalente (glucantine). A anfotericina B é reservada para os casos refratários.

■ OUTROS TUMORES BENIGNOS

Outros tumores benignos também podem ser encontrados na laringe, porém são ainda mais raros, sendo confirmados apenas após o ato cirúrgico, com o exame anatomopatológico. São tumores de origem nervosa (paragangliomas, schwanomas, neurofibromas), adenomas (constituídos de epitélio glandular submucoso), angiofibromas (origem vascular, geralmente supraglótica), lipomas (isolados, não associados à lipomatose sistêmicas, acometem adultos do gênero masculino), condromas (origem cartilaginosa, menos de 1% dos tumores laríngeos, a cartilagem mais acometida é a cricoide e pode ocorrer transformação maligna), linfangiomas e leiomiomas.

> **ATENÇÃO!**
>
> Na suspeita clínica de malignidade, todas as lesões devem ser biopsiadas para avaliação anatomopatológica e elucidação diagnóstica.

> **REVISÃO**
>
> - As principais lesões benignas da laringe são as fonotraumáticas (nódulo vocal, pólipo vocal, edema de Reinke, granuloma, laringocele) e as constituídas por tumores benignos, de etiologias vascular (hemangioma), viral (papiloma laríngeo), bacteriana (tuberculose laríngea, sífilis e hanseníase), fúngica (paracoccidioidomicose e histoplasmose) e parasitária (leishmaniose).

■ LEITURAS SUGERIDAS

Chadha NK, James AL. Antiviral agentes for the treatment of recurrent respiratory papillomatosis: a systematic review of the English-language literature. Otolaryngol Head Neck Surg. 2007;136(6):863-9.
Gananca FF, Ponte P, coordenadores. Manual de otorrinolaringologia e cirurgia de cabeça e pescoço. São Paulo: Manole; 2011. p. 39-62.
Pontes P, De Biase NG, Gadelha ME. Clinical evolution of laryngeal granulomas: treatment and prognosis. Laryngoscope. 1999;109(2 Pt 1):289-94.
Pontes P, Kyrillos L, Behlau M, Biase N, Pontes A. Vocal nodules and laryngeal morphology. J Voice. 2002;16(3):408-14.
Silva L, Damrose E, Bairao F, Nina MLD. Infectious granulomatous laryngitis: a retrospective study of 24 cases. Eur Arch Otorhinolaryngol. 2008;265(6):675-80.

284
ALTERAÇÕES ESTRUTURAIS MÍNIMAS DE COBERTURA

■ NOEMI GRIGOLETTO DE BIASE
■ SUNG WOO PARK

Alterações estruturais mínimas (AEM) são variações constitucionais na anatomia laríngea cuja expressão clínica, quando presente, restringe-se exclusivamente à fonação, não afetando as demais funções da laringe, como respiração, proteção de vias aéreas, apoio ao esforço.

Em 1974, Hirano[1] propôs a Teoria do corpo e cobertura, que explica a importância da estrutura histológica da prega vocal na função fonatória. O epitélio e a camada superficial da lâmina própria formam a cobertura, responsável pela formação da onda mucosa, pois desliza sobre o corpo formado pelo músculo vocal. Entre eles, encontra-se o ligamento, formado pelas camadas intermediária e profunda da lâmina própria.

De acordo com o grau de comprometimento dessa estrutura microscópica, as AEM podem determinar diferentes graus de disfonia, que pode ser definida como a perda da eufonia, a associação harmoniosa entre os elementos envolvidos na emissão vocal que resulta em sons agradáveis à orelha emitidos sem dificuldade ou desconforto para o falante e que se modifica de acordo com a situação e o contexto da comunicação.[2]

As AEM não podem ser definidas como lesões, por serem estas secundárias a uma agressão, nem como malformações, desvios patológicos da anatomia. Estudo com microscopia de suspensão em pacientes para cirurgias em sítios extralaríngeos, a maioria sem queixas vocais, determinou prevalência de AEM em 21,1% desta população. Tal fato reforça a perspectiva e o conceito de variação anatômica que pode ser encontrada numa população assintomática.[3]

> **ATENÇÃO!**
>
> Prevalência de 21% em indivíduos assintomáticos.

Podem ser classificadas em assimetrias laríngeas, variações da proporção glótica e alterações estruturais mínimas de cobertura.[2] Estas variações podem ocorrer em associação entre si ou com lesões secundárias.

Geralmente, não há correlação direta e simples entre a morfologia e o resultado funcional, pois o impacto funcional de uma AEM depende da sua morfologia, do perfil vocal individual e das lesões secundárias.

Recentes publicações relatando casos familiares e mesmo achado em gêmeos monozogóticos têm corroborado com a hipótese de Bouchayer e colaboradores[4] da origem congênita dessas alterações.

O diagnóstico correto e preciso depende da identificação da alteração pelo aspecto morfológico e/ou funcional, por meio da laringoscopia, laringoestroboscopia e microlaringoscopia (paciente sob sedação para exame direto com o uso do microscópio). A fonação inspiratória permite a observação do ligamento vocal e pode facilitar a identificação das alterações na camada superficial da lâmina própria, especialmente o cisto epidermoide e o sulcobolsa.

> **ATENÇÃO!**
>
> O impacto funcional de uma AEM não depende somente da sua morfologia, como também do perfil vocal individual e das lesões secundárias.

A laringoestroboscopia tem papel fundamental no diagnóstico, pois permite identificar modificações localizadas da onda mucosa, pseudolentificação das ondas mucosas e observação minuciosa da prega vocal durante a fonação.

Segundo De Biase e colaboradores,[2] a quantificação da alteração deve ter como base a sua repercussão funcional (produção vocal), e não anatômica, independentemente de sua forma e extensão. O tratamento é individualizado e depende do grau de desvio vocal, da alteração morfológica e da percepção e necessidade do indivíduo.

O tratamento da disfonia causada por uma AEM consiste em fonoterapia (para promover a adaptação funcional da laringe, preparo pré-operatório e reabilitação pós-operatória) e cirurgia (microfonocirurgia).

■ QUADRO CLÍNICO, DIAGNÓSTICO E TRATAMENTO

ASSIMETRIAS LARÍNGEAS

As assimetrias anatômicas são muito comuns e de magnitudes variadas. Os indivíduos com assimetrias mais pronunciadas apresentam geralmente voz habitual normal, mas desenvolvem adaptações na tessitura vocal e no tom habitual. As assimetrias podem levar à fadiga vocal e à formação de lesões de massa secundárias. As cirurgias são reservadas para o tratamento das lesões secundárias.

VARIAÇÕES DA PROPORÇÃO GLÓTICA

A proporção glótica (PG) é um índice que expressa a relação entre as dimensões sagitais medianas das porções intermembranácea (região fonatória) e intercartilagínea (região respiratória) da glote durante inspiração confortável. No sexo masculino, a laringe tem a proporção glótica maior quando comparada à do sexo feminino e à da criança. Essa diferença é traduzida em diferentes comportamentos vocais, em que se observam coaptação glótica completa nos homens e presença de fenda triangular posterior em mulheres e crianças. Assim, o fonotrauma acarreta diferentes tipos de lesão nos dois sexos e nas crianças – no homem, o granuloma posterior da laringe; em mulheres e crianças, o nódulo vocal. A variação da PG fora dessas condições ligadas ao sexo interfere na adaptação vocal da laringe.

> **ATENÇÃO!**
>
> A diferença de PG entre homens e mulheres se traduz em diferentes configurações laríngeas, que, por sua vez, resultam em diferentes lesões secundárias quando submetidos a fonotrauma.

ALTERAÇÕES ESTRUTURAIS MÍNIMAS DA COBERTURA

As AEM da cobertura das pregas vocais podem ser diferenciadas ou indiferenciadas: as primeiras são os sulcos vocais, o cisto epidermoide, a ponte de mucosa e o microdiafragma laríngeo. Nas segundas, suspeita-se que há desarranjo da estrutura das camadas da prega vocal que impede ou dificulta a adequada vibração, prejudicando especialmente a formação da onda mucosa. Nessas alterações indiferenciadas, as pregas vocais apresentam aspecto semelhante ao normal e são apenas identificadas durante a fonação, à estroboscopia pelo comprometimento da onda mucosa.

As vasculodisgenesias são as alterações da trajetória vascular que não devem ser consideradas como ectasias, varizes ou outras doenças vasculares, pois se trata de uma variação anatômica congênita da prega vocal. Elas podem estar presentes tanto em formas diferenciadas como em indiferenciadas.[4]

Sulco vocal

Pode-se apresentar a partir de diferentes formas: oculto, estria ou bolsa. Histologicamente, sulcos vocais comprometem a camada mais superficial da lâmina própria (espaço de Reinke) na borda livre da prega vocal. Em geral, a camada superficial da lâmina própria está ausente, e um aumento na densidade de fibras colágenas é observado ao redor desses sulcos, ao mesmo tempo em que as fibras elásticas se encontram diminuídas e algumas delas, fragmentadas. Assim, os sulcos mudam a propriedade física das pregas vocais e alteram a relação do corpo com a cobertura, comprometendo a propagação normal da onda mucosa.

O sulco vocal tipo estria (Figura 284.1) se apresenta como uma depressão ao longo da prega vocal com um lábio superior e outro inferior. Geralmente, bilateral e assimétrico, tem extensão e profundidade variadas.

O sulco estria é menor quando os lábios e as superfícies internas se tocam, formando uma cavidade virtual, e maior quando são separados. Em ambos os casos, as pregas vocais se encontram côncavas e observam-se fenda fusiforme e incompetência glótica à fonação.

Soprosidade, diminuição do tempo máximo de fonação e fadiga vocal são resultados desse fechamento incompleto das pregas vocais. A ausência ou diminuição da camada superficial da lâmina própria acarreta aspereza, em maior ou menor grau. O comprometimento vocal dependerá da profundidade dessa depressão em relação ao ligamento e da sua localização em relação à borda livre da prega vocal. A disfonia é mais severa em casos de sulcos mais profundos e mais próximos da borda livre. Muitas vezes, é possível observar uma lesão secundária contralateral em casos de sulco estria menor. Em casos de sulco estria maior, pela presença de fenda mais ampla, e consequente dificuldade maior de contato das pregas vocais (incompetência glótica), a lesão contralateral é pouco observada, sendo mais comum a medialização das pregas vestibulares.

O tratamento inicia-se pela fonoterapia e visa a reduzir as compensações negativas, a reduzir as lesões secundárias e a aumentar a flexibilidade da mucosa com melhora da qualidade vocal e do cansaço ao falar e, em

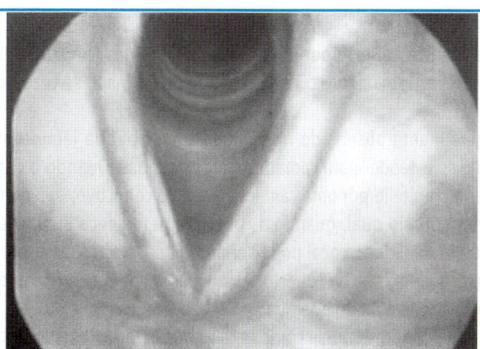

FIGURA 284.1 ■ Sulco estria maior bilateral.

especial, da estabilidade da fonação. Se não houver a melhora desejável da voz, indica-se fonomicrocirurgia.

As cirurgias propostas para sulco estria são bem variadas. O objetivo é promover a produção de onda mucosa e diminuir a fenda glótica, melhorando, assim, a qualidade vocal do indivíduo. Os procedimentos vão desde simplesmente descolamento da cobertura do ligamento, por meio de uma incisão na borda vestibular, até a cirurgia de franjamento, em que se fazem cortes transversais na prega vocal para quebrar a tensão longitudinal produzida pela presença do sulco. Outras técnicas cirúrgicas buscam o aumento do volume da prega vocal por meio de diferentes elementos, como colágeno, ácido hialurônico, gordura, fáscia, ou a aproximação das pregas vocais, como na medialização externa com tireoplastia tipo I e laringoplastia com transposição de tecido.

Faz-se sempre fonoterapia pós-operatória para estabilizar a voz. No entanto, os resultados cirúrgicos são inconstantes, especialmente nos casos em que existe forte componente fibrótico ou cicatricial.

O sulco vocal tipo bolsa é uma depressão profunda na prega vocal com uma extensa abertura para o exterior, em que os lábios superior e inferior mantêm contato, deixando uma cavidade no interior da prega vocal. Essa cavidade, de profundidade variável, é revestida de mucosa, com o fundo aderido em maior ou menor grau ao ligamento vocal; nesse caso, as pregas vocais mostram-se mais volumosas pelo conteúdo de descamação geralmente presente na cavidade, lembrando cistos.

A onda mucosa pode ter um padrão de vibração melhor do que nos sulcos estrias. O fechamento glótico pode ser completo, irregular ou ocorrer até fenda em ampulheta. Devido ao processo inflamatório, é comum apresentar-se como monocordite, sendo frequentes as lesões secundárias associadas, como pólipos, reações contralaterais, leucoplasias e laringites crônicas, causadas pelo trauma do sulco bolsa na prega vocal contralateral durante a fonação. O comprometimento vocal varia em virtude da localização e do tamanho da alteração, do processo inflamatório, da presença de lesão secundária e do grau de alteração da onda mucosa.

A fonoterapia é indicada para tratar e reduzir lesões secundárias, estabilizar a produção vocal e aumentar a habilidade vocal. Os resultados nem sempre são satisfatórios. Pode ser necessária a cirurgia para o tratamento das lesões secundárias. Quando está indicada a fonocirurgia para o sulco-bolsa, procede-se à desepitelização do seu interior, deixando-a revestida pelo tecido conectivo, que posteriormente sofrerá aderência pelo contato das duas superfícies cruentas, desaparecendo a cavidade. Os resultados são favoráveis e estáveis, devendo-se também realizar fonoterapia pós-operatória.

O sulco vocal oculto é apenas identificado à laringoestroboscopia, em que é possível observar ausência ou redução do movimento muco-ondulatório com ou sem fenda fusiforme discreta. O impacto na voz é mínimo e, quando presente, é restrito apenas à extensão vocal.

Cisto epidermoide

Cavidade cística coberta por um epitélio, com várias camadas celulares crescendo centripetamente com acúmulo de queratina e, às vezes, cristais de colesterol.

É geralmente observado na camada superficial da lâmina própria, mas pode se estender para camadas mais profundas. Quando o cisto está separado do epitélio por uma camada de tecido conectivo, é denominado cisto profundo, no qual, quando a cobertura permanece livre e com flexibilidade, a qualidade vocal pode ser muito boa. Nos casos superficiais, com comprometimento da cobertura na região da borda livre, a qualidade vocal geralmente é muito alterada.

Ao exame, apresenta-se como uma formação nodular branco-amarelada no interior da prega vocal, podendo ou não fazer saliência no lúmen laríngeo. Geralmente é unilateral, embora possa causar reação contralateral, caso em que pode ser confundido com o nódulo vocal. A estroboscopia revela diminuição da onda de mucosa ou sua ausência. A fenda, quando presente, é fusiforme ou em ampulheta com tendência ao fechamento posterior, o que facilita o diagnóstico diferencial com o nódulo vocal.

Quando a demanda vocal não é grande, a fonoterapia pode buscar o controle do abuso vocal e melhorar a vibração da mucosa, permitindo maior estabilidade à voz. A cirurgia é realizada com abordagem pela face vestibular, evitando-se, assim, lesar a túnica mucosa abaixo da borda livre da prega vocal com preservação parcial da camada superficial da lâmina própria.

Microdiafragma

Pequena e fina membrana transparente que une as duas porções anteriores das pregas vocais, com inserção glótica e infraglótica na comissura anterior (Figura 284.2). Geralmente, não causa alterações diretas na qualidade da voz, embora favoreça o aparecimento do nódulo vocal, pois diminui a área livre da porção intermembranosa da prega vocal. O tratamento é conservador e a fonoterapia geralmente direcionada ao nódulo vocal; a cirurgia só é realizada no nódulo vocal quando é necessária.

Ponte de mucosa

Constituída de um eixo central de tecido conectivo recoberto de epitélio estratificado em sua volta que se dispõe paralelamente à borda livre da prega vocal, formando uma alça separada desta (Figura 284.3). O impacto na voz depende da localização e da rigidez dos tecidos que a formam. A fadiga vocal pode ser o único sintoma. Geralmente, acompanha outras AEM.

Seu diagnóstico não é fácil, mas eventualmente é passível de ser detectada durante o exame ou com a fonação inspiratória, quando ocorre descolamento da ponte de mucosa da superfície da prega vocal. Em al-

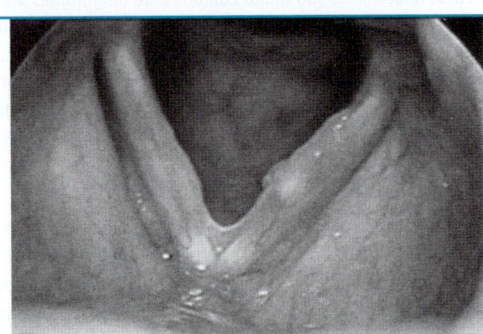

FIGURA 284.2 ■ Microdiafragma.

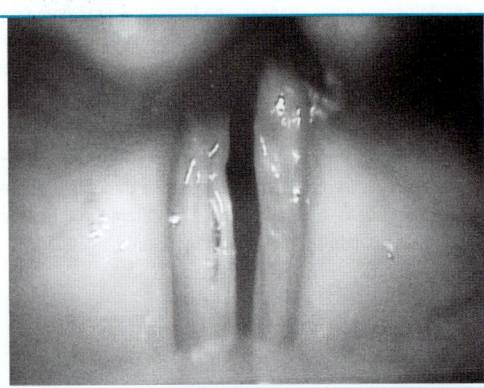

FIGURA 284.3 ■ Ponte de mucosa em prega vocal direita.

guns casos, a imagem é muito similar à do sulco estria. Na maior parte das vezes, o diagnóstico é feito durante a microcirurgia para tratamento de lesões secundárias ou de outras AEM que, em geral, se encontram associadas.

O tratamento é conservador ou cirúrgico e depende do impacto da ponte de mucosa na voz, da presença de alterações ou lesões associadas. Quanto mais a ponte é fina e está longe da borda livre, mais fácil optar por uma conduta mais radical realizando a exérese dela. Se a ponte for espessa e mais próxima da borda livre, indica-se a desepitelização da face lateral da ponte e medial da prega vocal subjacente para criar áreas cruentas e, assim, causar integração da ponte à prega vocal durante a cicatrização.

Vasculodisgenesia

Caracteriza-se pela presença de vasos dilatados que não conservam a direção e as características normais (Figura 284.4), possuem tortuosidades e variações ou redução brusca do calibre e podem também apresentar disposição transversal às pregas vocais ou aspecto aracnoide. Acompanha outras AEM, sendo um sinal importante para atenção e busca dessas alterações associadas. A vasculodisgenesia normalmente não afeta a voz, devido à sua localização na face vestibular da prega vocal. Estudo em pessoas assintomáticas mostrou prevalência de AEM de 21%, mas apenas 1,7% de vasculodisgenesia.[4] Não é indicada a manipulação das vasculodisgenesias, pois estas ficam menos evidentes ou mesmo imperceptíveis quando afastado o fator irritativo do fonotrauma. Essa involução não é observada quando se têm telangiectasias e dilatações varicosas, entidades distintas das vasculodisgenesias. Estas, quando muito volumosas, devem ser cauterizadas, pois podem causar hematomas com consequente cicatriz.

TÉCNICAS CIRÚRGICAS

Segundo De Biase e colaboradores,[2] as técnicas cirúrgicas podem ser divididas em conservadoras, parcialmente conservadoras e não conservadoras.

As conservadoras englobam vários procedimentos em que não há perda de continuidade da cobertura ou da borda livre, com acesso pela face vestibular. As técnicas podem ser por:
- liberação da cobertura da prega vocal (para AEM indiferenciada, sulco oculto, sulco estria menor);
- remoção do conteúdo intracordal (cisto epidermoide profundo, sulcobolsa);
- introdução de substâncias (sulco estria maior superficial, sulco estria menor).

As parcialmente conservadoras, por sua vez, reúnem procedimentos em que há perda de continuidade da cobertura na região da onda mucosa. A incisão para penetrar a prega vocal é feita por meio da cobertura na região da borda livre ou da face subglótica da prega vocal. As diferentes AEM em que se aplicam esse procedimento são cisto superficial, cisto epidermoide fistulizado, sulco estria menor, sulco-bolsa e a ponte de mucosa.

Por último, as não conservadoras são aquelas aplicadas em alterações teciduais da prega vocal intensas em que não há como corrigir o defeito por meio das demais técnicas descritas. Aqui, há uma abordagem mais radical da prega vocal com agressão e/ou ressecção da mucosa da área acometida:
- sulco estria maior profundo (franjamento externo);
- ponte de mucosa (ressecção da alça de mucosa).

Os cuidados gerais no pós-operatório se resumem ao uso de antibióticos e anti-inflamatórios, além do repouso vocal absoluto por 3 a 5 dias e repouso relativo por 7 a 10 dias. A fonoterapia pós-operatória é indicada como complemento ao tratamento cirúrgico.

REVISÃO

- A produção adequada da voz (eufonia) depende da estrutura da mucosa da borda livre da prega vocal, especialmente do epitélio e da camada superficial da lâmina própria que, durante a fonação, deslizam sobre o músculo vocal e formam a onda mucosa que gera o som.
- Alterações estruturais mínimas são variações constitucionais na anatomia laríngea cuja expressão clínica se restringe exclusivamente à fonação. Não devem ser definidas como lesões ou malformações.
- As AEM de cobertura comprometem a estrutura histológica da laringe e são classificadas em ponte de mucosa, microdiafragma laríngeo, cisto epidermoide e sulcos (oculto, bolsa, estria maior e estria menor).
- O diagnóstico correto e preciso depende da identificação da alteração pelo aspecto morfológico e/ou funcional com o auxílio da laringoscopia, laringoestroboscopia e microlaringoscopia.
- A fonoterapia geralmente é o tratamento inicialmente preconizado.
- A técnica cirúrgica escolhida (conservadora, parcialmente conservadora ou não conservadora) depende do tipo de alteração, da repercussão da AEM na voz e da qualidade de vida do indivíduo.

■ REFERÊNCIAS

1. Hirano M. Morphological structure of the vocal cord as a vibrator and its variations. Folia Phoniatr (Basel). 1974;26(2):89-94.
2. De Biase NG, Pontes AAL, Pontes PAL. Alterações estruturais mínimas. In: Costa SS, Cruz OLM, Oliveira JAA, organizadores. Otorrinolaringologia: princípios e prática. 2. ed. Porto Alegre: Artmed; 2006. p. 929-34.
3. Moraes, BT. Prevalência das alterações estruturais mínimas da laringe: influência sobre o conceito de prega vocal normal [tese]. São Paulo : Universidade Federal de São Paulo; 2015.
4. Bouchayer M, Cornut G, Witzig E, Loire R, Roch JB, Bastian RW. Epidermoid cysts, sulci, and mucosal bridges of the true vocal cord: a report of 157 cases. Laryngoscope. 1985;95(9 Pt 1):1087-94.

■ LEITURAS SUGERIDAS

De Biase NG, Pontes PA. Blood vessels of vocal folds: a videolaryngoscopic study. Arch Otolaryngol Head Neck Surg. 2008;134(7):720-4.

Sataloff RT, Hawkshaw MJ, Divi V, Heman-Ackah YD. Voice surgery. Otolaryngol Clin North Am. 2007;40(5):1151-83.

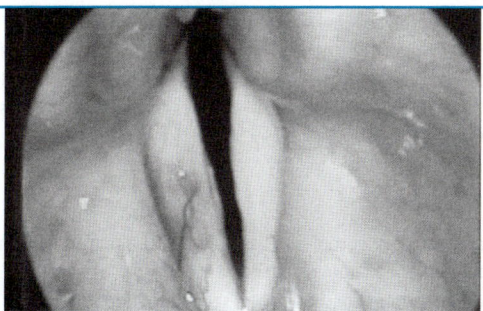

FIGURA 284.4 ■ Vasculodisgenesia e sulco estria menor em prega vocal direita.

285
LEUCOPLASIAS

- JOSÉ EDUARDO DE SÁ PEDROSO
- GUSTAVO POLACOW KORN

A lesão branca na região da mucosa laríngea, especialmente das pregas vocais, tem sido muito estudada por diversos pesquisadores, mas, devido à utilização de classificações e diagnósticos clínicos e patológicos diferentes, há grande dificuldade na comparação de conclusões e conceitos. Quando se escolhe o termo "leucoplasia", já se dá uma polêmica, pois até pouco tempo muitos autores prefeririam chamar essas lesões brancas de queratose.

Com a melhora nos meios diagnósticos e o uso de aparelhos de fibra óptica de melhor resolução e magnificação da imagem, obteve-se um aumento na sensibilidade do exame de laringoscopia. A possibilidade de gravação e armazenamento dos exames para posterior comparação e, em alguns casos, a revisão do diagnóstico melhoraram muito a precisão dos trabalhos. O uso da estroboscopia também foi fundamental para a análise da onda mucosa, o que proporcionou mais um critério no diagnóstico diferencial dessas lesões.

■ DEFINIÇÃO

A palavra leucoplasia é derivada do grego leucos, que significa "branco", e de plax, "placa ou pedra plana". De acordo com a OMS, a leucoplasia é definida como qualquer placa branca em superfície mucosa que não possa ser destacada ou classificada clínica ou patologicamente como qualquer outra afecção. Portanto, o termo leucoplasia deve ser utilizado na descrição das placas brancas que afetam as mucosas no sentido clínico puro.

Segundo Batsakis,[1] é preciso diferenciar as descrições macroscópicas dos termos histopatológicos – nesse sentido, as descrições "displasia", "queratose" e "carcinoma in situ" não devem ser utilizadas como diagnósticos clínicos, e a palavra leucoplasia não pode constar nos laudos histopatológicos.

Diversas regiões da laringe podem ser acometidas pelas leucoplasias, sendo as pregas vocais a mais frequente e na qual há maior interesse clínico.

■ ASPECTOS HISTOPATOLÓGICOS

O epitélio laríngeo normal é escamoso, não queratinizado, sobre a prega vocal; e, no restante da endolaringe colunar, pseudoestratificado e ciliado.

O termo displasia do epitélio refere-se à alteração na arquitetura celular, com perda da maturação e estratificação normais. As variações anormais no tamanho e na forma das células são chamadas de atipia, o que não implica necessariamente malignidade. A discariose engloba a hipercromasia nuclear, o pleiomorfismo nuclear, o aumento na relação núcleo-citoplasma, o aumento no número de mitoses e a presença de mitoses atípicas.

Na hiperplasia, encontra-se espessamento do epitélio à custa do aumento do número de células com pouca modificação em suas características ou maturação. O termo queratose, às vezes chamada erroneamente de hiperqueratose, é usado para indicar a presença de queratina no epitélio devido à hiperplasia da camada superficial; a região mostra-se espessada em virtude da irritação crônica e, clinicamente, pode-se observar áreas de placas esbranquiçadas.

O aspecto esbranquiçado das leucoplasias se deve principalmente à queratose, que pode ser muito intensa e só é determinada por biópsia e exame histopatológico. É preciso levar em conta as características dos tecidos ao seu redor – o edema e a hiperemia são alterações que traduzem uma reação subepitelial causada pelos mesmos fatores que levaram ao aparecimento das leucoplasias.

Na queratose com atipia, encontram-se: pleiomorfismo nuclear moderado a severo, com células atípicas, com núcleos hipercromáticos grandes e pequenos e nucléolos proeminentes, e uma quantidade aumentada de mitoses anormais no terço médio ou superior da mucosa. A polaridade das células é perdida, e a estratificação irregular perturba a sequência normal de maturação. Com esses dados, os patologistas costumam graduar as displasias laríngeas em leve, moderada e severa. Quando as alterações estão confinadas ao terço basal da camada epitelial, a atipia é descrita como leve; dois terços, como moderada; e, quando se estendem por mais de dois terços no sentido da superfície epitelial, tem-se a displasia severa.

O carcinoma in situ é também conhecido como carcinoma intraepitelial, carcinoma não invasivo ou queratose com displasia severa, sendo que alguns patologistas não incluem a displasia severa nessa lista. Quando as alterações descritas atingem a membrana basal, mas não a ultrapassam, tem-se o diagnóstico de carcinoma in situ, mas, quando a ultrapassam, caracteriza-se o carcinoma invasivo.

A classificação histopatológica das lesões é razão de muita controvérsia na literatura, devido à diversidade dos termos e à subjetividade na análise do material. Alguns termos usados na literatura internacional servem para designar o mesmo tipo de lesão, como *squamous intraepithelial lesions* (SILs), *squamous intraepithelial neoplasia* (SIN) e *laringeal intraepithelial neoplasia* (LIN). Cada um deles foi utilizado por um autor para fazer sua classificação. Em uma edição recente da OMS, na Classificação de Tumores e Patologia dos Tumores de Cabeça e Pescoço, foram definidas três classificações: sistema de displasia; sistema SIN; e classificação de Ljubljana. Essas classificações diferem em conceitos e terminologia, mas podem ser adaptadas para posterior comparação.

A experiência dos autores considera a seguinte classificação:
- hiperplasia simples – sem atipias, com ou sem queratose;
- hiperplasia com atipia leve – discariose em menos de um terço do epitélio;
- hiperplasia com atipia moderada – discariose em até dois terços do epitélio;
- hiperplasia com atipia intensa – discariose em toda a extensão, à exceção da camada germinativa;
- carcinoma in situ – discariose na camada germinativa;
- carcinoma invasivo – células cancerígenas além da membrana basal.

■ EPIDEMIOLOGIA

A leucoplasia acomete quase exclusivamente a população adulta e é mais frequente em homens do que mulheres (proporção de 5:1). Essa diferença aumenta a partir dos 54 anos. A variação da incidência nas mais diversas populações dependerá da exposição a fatores carcinogênicos e de sua carga genética.

■ ETIOLOGIA

O aparecimento das leucoplasias das pregas vocais tem etiologia multifatorial, apresentando fatores exógenos e endógenos.

Diversos autores concordam que seu principal fator causador é o tabagismo. A idade do paciente, o início do tabagismo e a qualidade do tabaco usado têm influência capital no desenvolvimento dessas lesões. A associação do fumo com o álcool aumenta a possibilidade de aparecimento da leucoplasia. Bosatra e colaboradores encontraram relação direta entre o grau de displasia e transformação maligna e o uso de tabaco e consumo de álcool.

Olson também sugeriu associação do refluxo gastresofágico (RGE) com o câncer de laringe. Depois dele, diversos autores reportaram a alta prevalência das lesões neoplásicas e pré-neoplásicas em pacientes com RGE, ainda que grande parte desses estudos não tinha grupo-controle ou apresentava resultados conflitantes. Lewin publicou, em 2003, um estudo da displasia e câncer inicial em laringe e sua relação com RGE, relatando alta incidência de RGE em pacientes com câncer inicial da laringe.

O papilomavírus humano (HPV) já está estabelecido como fator importante na gênese do carcinoma de colo de útero, sendo que sua associação com o câncer de laringe foi sugerida por Syrjänen e colaboradores, por meio de técnicas de imuno-histoquímica e reação em cadeia da polimerase (PCR). Contudo, Nunes demonstrou em seus trabalhos que o achado ocasional do DNA do HPV no carcinoma de laringe e nas lesões pré-malignas não se deve à infecção local, mas à colonização da mucosa laríngea.

ATENÇÃO!

Apesar dos estudos já desenvolvidos sobre o assunto, ainda não foi estabelecida de maneira satisfatória a participação do HPV na etiologia das lesões malignas e pré-malignas da laringe.

O trauma mecânico causado pelo abuso vocal também é bem conhecido como causa para o aparecimento das leucoplasias.

Alcoolismo, deficiências nutricionais e infecções crônicas de vias aéreas superiores (VAS) são fatores que podem contribuir para o aparecimento das leucoplasias.

O termo alterações estruturais mínimas (AEM) foi introduzido por Pontes e Behlau, em 1994, para denominar variações anatômicas que não alteram as funções básicas da laringe, mas que podem ter ou não repercussão na função fonatória. O impacto sobre a mucosa laríngea depende do tipo e da magnitude das AEM e da demanda vocal a que o indivíduo for submetido. Tem-se observado que as AEM podem predispor à formação de leucoplasia devido ao trauma causado na região em que estão localizadas.

Alguns fatores ditos endógenos foram citados com provável participação na gênese das lesões neoplásicas e pré-neoplásicas, entre eles: estromelesina-3; mucinas (MUC1, MUC2); proteína P53; metaloproteinase matricial (MMP-2); glicoproteína matricial tenascina (TN2); fator de transformação de crescimento tipo receptor βII; aberrações dos cromossomos 1 e 7; e infiltração de células dendríticas.

■ TÉCNICAS DIAGNÓSTICAS

Em 1954, Albrechet usou o microscópio para realizar uma laringoscopia direta pela 1ª vez e, em 1962, Kleinssaser introduziu os instrumentos para realizar a microlaringoscopia. Posteriormente, foram introduzidas outras técnicas diagnósticas, como a estroboscopia, a transconioscopia, a endoscopia de contato, a autofluorescência e os endoscópios rígidos e angulados.

A laringoestroboscopia é o exame que permite avaliar a onda mucosa durante a fonação e as propriedades viscoelásticas do epitélio e da lâmina própria; assim, é possível avaliar o grau de infiltração da lesão, dado que já serviria como indicativo de malignidade.

Na endoscopia por autofluorescência, a mucosa é iluminada por uma luz com determinado comprimento de onda – no caso dos carcinomas, a coloração seria diferente da lesão inflamatória. Na endoscopia de contato, utilizando-se de endoscópios especiais com ampliação de até 150 vezes, após aplicação de tintura de azul de metileno, é possível observar tamanho e cor dos núcleos das células, relação núcleo-citoplasma, presença de nucléolo, mitose e ceratose e estruturas microvasculares.

Apesar de os autores defenderem cada um seu método para realizar o diagnóstico, a videoestroboscopia e a microlaringoscopia ainda são os métodos mais utilizados no diagnóstico e tratamento das leucoplasias.

■ QUADRO CLÍNICO E DIAGNÓSTICO

O paciente com leucoplasia geralmente apresenta queixa de tosse, rouquidão, irritação na garganta e pigarro há algum tempo (dias ou meses). Esses sintomas são mais graves de acordo com a localização da lesão, a região (anterior ou posterior) das pregas vocais e o comprometimento da onda mucosa.

A laringite crônica pode evoluir de diversas maneiras, mas, normalmente, os sinais inflamatórios se somam, afetando áreas mais localizadas da laringe. No início, observam-se edema e hiperemia da mucosa, evoluindo para edema de submucosa e aumento da vascularização. Após algum tempo, é possível notar o espessamento do epitélio, que perde a coloração, ficando mais irregular e, com o avanço do quadro, pode ficar mais friável, com piora dos sinais inflamatórios.

Alguns autores relatam que não existem alterações clínicas macroscópicas típicas que identifiquem as lesões que apresentam **carcinoma** histologicamente, mas muitos valorizam os achados morfológicos das leucoplasias.

Em nosso serviço, foi realizado um estudo no qual se obteve uma relação positiva entre a morfologia das lesões e o grau de displasia. Os pacientes foram submetidos à anamnese clínica e ao estudo da região laríngea com o emprego da videolaringoscopia (telescópio laríngeo e/ou o nasolaringoscópio flexível) realizados pelo mesmo profissional, sendo excluídos os casos em que houvesse sinais de ulcerações ou lesões infiltrativas evidentes ao exame. No primeiro atendimento, as leucoplasias foram analisadas sob seis características distintas, cada uma delas com dois aspectos qualitativos opostos, a saber: transparência [tênue *versus* opaca] (Figura 285.1); aspereza [lisa *versus* rugosa] (Figura 285.2); delimitação [imprecisa *versus* nítida] (Figura 285.3); sobrelevação [plana *versus* sobrelevada] (Figura 285.4); extensão [unilateral *versus* bilateral] (Figura 285.5); e hiperemia adjacente à lesão (ausente *versus* presente). De acordo com essas características, alguns pacientes foram tratados clinicamente e outros submetidos à biópsia da lesão. O exame anatomopatológico revelou diferentes graus de displasia e, em alguns casos, carcinoma *in situ* ou invasivo. Quando se fez a correlação entre a morfologia inicial da lesão e o grau de displasia, chegou-se à conclusão de que, nas características aspereza, transparência e delimitação, houve correlação positiva com o grau de displasia. A conclusão desse trabalho foi a de que existe uma correlação entre as características morfológicas apresentadas pelas leucoplasias de pregas vocais e o diagnóstico anatomopatológico.

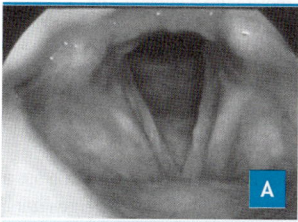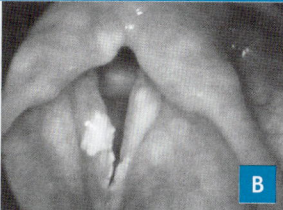

FIGURA 285.1 ■ Laringoscopia mostrando a diferença de transparência: (A) tênue e (B) opaca.

Fonte: Arquivo do Instituto da Laringe (INLAR), do Dr. Paulo Pontes.

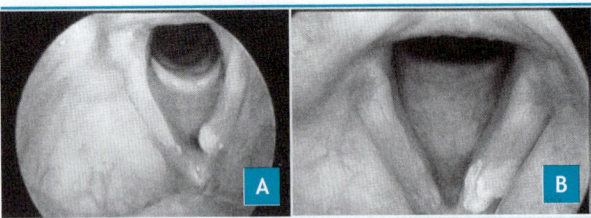

FIGURA 285.2 ■ Laringoscopia mostrando a diferença de aspereza: (A) lisa e (B) rugosa.

Fonte: Arquivo do Instituto da Laringe (INLAR), do Dr. Paulo Pontes.

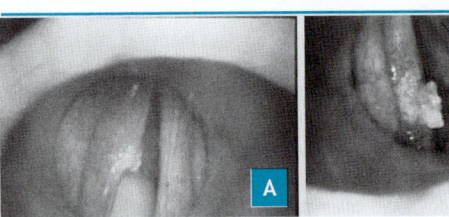

FIGURA 285.3 ■ Laringoscopia mostrando a diferença de delimitação: (A) imprecisa e (B) nítida.

Fonte: Arquivo do Instituto da Laringe (INLAR), do Dr. Paulo Pontes.

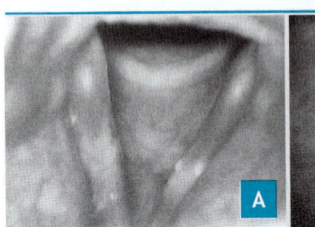 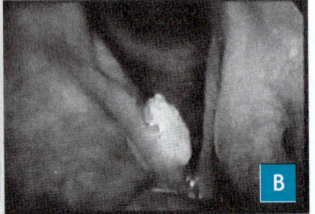

FIGURA 285.4 ■ Laringoscopia mostrando a diferença de sobrelevação: (A) plana e (B) sobrelevada.

Fonte: Arquivo do Instituto da Laringe (INLAR), do Dr. Paulo Pontes.

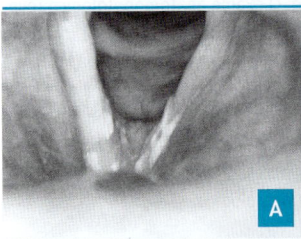 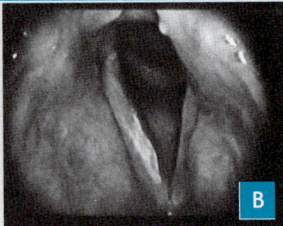

FIGURA 285.5 ■ Laringoscopia mostrando a diferença de extensão: (A) bilateral e (B) unilateral.

Fonte: Arquivo do Instituto da Laringe (INLAR), do Dr. Paulo Pontes.

■ TRATAMENTO

Após o diagnóstico da leucoplasia, é preciso decidir por realizar a biópsia imediatamente ou, antes, tentar o tratamento clínico. É possível realizar a biópsia e já tratar a leucoplasia, porém, com isso, pode-se causar danos à região, refletindo, eventualmente, em um déficit funcional definitivo.

O comportamento clínico das leucoplasias é variável. Muitas vezes, o quadro é reversível, quando, ao isolar o fator etiológico, observa-se seu desaparecimento. Contudo, outras vezes, apesar de retirar todos os possíveis fatores, a leucoplasia não regride, pois já se encontra em um grau avançado de comprometimento do epitélio, podendo até representar um carcinoma invasivo.

O tratamento clínico é realizado excluindo fatores irritantes (refluxo, tabaco, abuso vocal) e iniciando a medicação, que pode incluir palmitato de retinol (100 mg/dia), ibuprofeno (1.200 mg/dia) e acetato de tocoferol (800 mg/dia); quando necessário, é instituída a fonoterapia, terapêutica para infecções inflamações das vias aéreas e para o RGE. O paciente é acompanhado, retornando para exames de videoestroboscopia a cada 7 a 10 dias; se observada uma diminuição da lesão, o tratamento será mantido por até 40 a 50 dias. Após esse período, se a lesão não apresentar melhora, realiza-se biópsia.

A realização da biópsia deve ser em centro cirúrgico, por microcirurgia, com a remoção de toda a lesão (decorticação) e congelação imediata. Na peça, deve ser identificada a região anterior e posterior para que, em caso de carcinoma invasivo, seja possível realizar a ampliação no local adequado. A biópsia excisional é recomendada – muitos trabalhos mostram que, ao lado de um carcinoma invasivo, pode haver um carcinoma *in situ* e, dependendo da área na qual se realiza a biópsia, é possível não ter uma amostra significativa, o que prejudicaria o tratamento do paciente. Se o paciente apresentar múltiplas lesões, todas devem ser biopsiadas e estudadas separadamente.

Os instrumentos para a realização da biópsia variam de acordo com a disponibilidade do serviço, assim como a experiência do cirurgião. O *laser*, o bisturi de alta frequência ou o bisturi "frio" são apenas instrumentos de corte que, quando bem utilizados, fornecerão os mesmos resultados.

Durante a exérese da lesão, é importante o cirurgião se ater às suas características e a alguns sinais que só são percebidos durante o ato cirúrgico. Se a lesão apresentar sangramento ao toque, alterações em sua consistência, ou se, durante o descolamento na decorticação, forem observadas "aderências" que dificultaram o procedimento, trata-se de sinais que sugerem malignidade da lesão.

Confirmando-se o diagnóstico nos cortes de parafina, se observará qual o grau de displasia que a lesão apresentou de acordo com a classificação descrita. Se o paciente apresentar displasia leve ou moderada, a decorticação será suficiente para que o tratamento seja satisfatório. No caso de apresentar displasia severa ou carcinoma *in situ*, a literatura, na maioria dos estudos, considera que o tratamento já está feito com a decorticação. Em trabalho realizado em nosso serviço, constatou-se uma piora no prognóstico de pacientes com displasia severa/carcinoma *in situ* em relação ao carcinoma invasivo. Esse resultado é observado pela maneira mais agressiva como o carcinoma invasivo é tratado e pelo tratamento mais conservador da displasia severa e do carcinoma *in situ*.

Após o tratamento, mesmo que o diagnóstico não tenha confirmado malignidade, o acompanhamento do paciente deve estender-se por longo tempo, chegando até a alguns anos, com laringoscopias seriadas e, se necessária, nova biópsia. Nossa experiência mostra que, em alguns casos, apesar do quadro clínico, dos hábitos do paciente e do aspecto da lesão, o resultado da biópsia somente foi positivo para tumor após diversos procedimentos.

ATENÇÃO!

É importante lembrar que a cirurgia e a radioterapia apresentam bons resultados, com controle local da doença em cerca de 93% dos casos, e, na cirurgia, em 80%.

Alguns serviços preconizam a radioterapia como 1ª escolha nesses casos, pois haveria menor trauma na região das pregas vocais, preservando melhor a voz. Em relação à qualidade vocal, Hirano e colaboradores mostraram que a cirurgia causa grau maior de rouquidão do que a radioterapia. Em nossa opinião, a radioterapia tem boa indicação em casos de lesões muito extensas, mas superficiais, múltiplas lesões ou em paciente que não tem condições clínicas para ser submetido à cirurgia. No caso de pacientes que foram submetidos à biópsia de congelação, o tratamento pode ser realizado imediatamente, e a radioterapia pode ser reservada para outro momento. Em relação à voz, tem-se observado que os pacientes que se submeteram à radioterapia apresentam queixas importantes de disfagia – devido à diminuição da secreção local –, quadros de mucosite e piora importante da qualidade da voz. A indicação do tratamento dependerá da experiência do serviço com cada uma das técnicas e/ou da escolha do paciente.

PROGNÓSTICO

Em metanálise em que foram analisados 16 estudos com 605 pacientes com displasia severa e/ou carcinoma *in situ*, cerca de 12% evoluíram para carcinoma invasivo. Diversos estudos mostram que mesmo a displasia leve ou moderada pode evoluir para carcinoma invasivo.

Os casos que evoluíram para carcinoma invasivo podem necessitar aumentar a margem de segurança e ser submetidos a uma laringectomia total, procedimento que, segundo a literatura, pode variar de 13,5 até 82% de resultado, conforme estudos com pacientes que mostraram displasia progressiva.

REVISÃO

- A palavra "leucoplasia" só deve ser usada em diagnósticos clínicos.
- A leucoplasia é definida como qualquer placa branca em superfície mucosa que não possa ser destacada ou classificada clínica ou patologicamente como qualquer outra afecção.
- A leucoplasia acomete quase que exclusivamente a população adulta e é mais frequente em homens do que mulheres (proporção de 5:1). Seus principais agentes etiológicos são tabagismo, refluxo gastresofágico, etilismo, abuso vocal e alterações estruturais mínimas.
- Entre as técnicas diagnósticas, as que se mostram mais adequadas são a videoestroboscopia e a microcirurgia.
- A biópsia deve ser realizada em centro cirúrgico, com congelação imediata.
- O acompanhamento do paciente deve estender-se por longo tempo, chegando até a alguns anos, com laringoscopias seriadas e, se necessária, nova biópsia.

REFERÊNCIA

1. Batsakis JG. Leukoplakia, keratosis and intrepithelial squamous cell carcinoma of head and neck. In: Batsakis JG, editor. Tumors of the head and neck: clinical and pathological considerations. 2nd ed. Baltimore: Willians and Wilkins; 1979. p. 121-9.

LEITURAS SUGERIDAS

Gale N, Michaelis L, Luzar B, Poljak M, Zidar N, Fischinger J, et al. Current review on squamous intraepithelial lesions of larynx. Histopathology. 2009;54(6): 639-56.

Helquist H, Lundgren J, Olofsson J. Hyperplasia, keratosis, dysplasia, and carcinoma in situ of the vocal cords- a follow-up study. Clin Otolaryngol Allied Sci. 1982;7(1):11-27.

Henry RC. The transformation of laryngeal leucoplasia to cancer. J Laryngol Otol. 1979;93(5):447-59.

Velasco JRR, Nieto CS, De Bustos CP, Marcos CA. Premalignant lesions of the larynx: pathological prognostic factors. J Otolaryngol. 1987;16(6):367-70.

286
HIPERPARATIROIDISMO

- MARCIO ABRAHÃO
- RODRIGO OLIVEIRA SANTOS

O hormônio da paratiroide, também denominado paratormônio (PTH), é sintetizado e secretado pelas glândulas paratiroides. Encontradas na escala filogenética desde os anfíbios, essas glândulas podem tornar-se hiperfuncionantes, gerar quantidades excessivas de PTH e determinar o quadro clinicolaboratorial chamado hiperparatiroidismo (HPT).

Quando a hipersecreção do PTH decorre de alterações que principiam nas próprias glândulas paratiroides, o quadro é denominado hiperparatiroidismo primário (HPTP). Quando em consequência de um desequilíbrio metabólico preexistente, é chamado hiperparatiroidismo secundário (HPTS), sendo, dessa forma, um distúrbio adquirido representado pela hipersecreção de todas as glândulas paratiroides em resposta a perturbações na homeostase do cálcio.

PARATORMÔNIO

O HPT está associado à produção excessiva do PTH, cujo gene encontra-se no braço curto do cromossomo 11 e determina a produção de um polipeptídeo com 115 aminoácidos, o pré-pró-PTH. As etapas da sua transformação na configuração ativa do hormônio têm sido pesquisadas e sabe-se que, ainda dentro da célula paratiróidea, tal polipeptídeo é convertido à pró-PTH e, depois, ao PTH. Ele pode ser armazenado em vesículas intracelulares ou ser secretado, predominantemente na forma de uma proteína com 84 resíduos de aminoácidos, denominada molécula intacta. Esta é rapidamente retirada da circulação pelo fígado (60 a 70%), pelo rim (20 a 30%) e por outros órgãos (em menor proporção). Sabe-se que a molécula pode ser fragmentada, ainda dentro da paratiroide, nas frações aminoterminal e carboxiterminal, mas a maior parte dessa fragmentação se dá após sua circulação nos tecidos.

Em condições fisiológicas, a secreção do PTH pode ser regulada de forma aguda, e o hormônio é ajustado rapidamente em razão do nível de cálcio extracelular. O controle rápido da secreção do PTH é mediado pelo receptor de membrana sensível ao cálcio extracelular (CaR). Desse modo, em condições fisiológicas, com o aumento da calcemia, as células paratiroidianas secretam menos PTH, e vice-versa. Além do controle rápido, a liberação do PTH também é modulada a longo prazo, sendo influenciada pelo cálcio e pela forma ativa da vitamina D, a 1,25-di-hidroxicolecalciferol (1,25-di-hidroxivitamina D3; 1,25 $OH_2 D_3$), também denominada calcitriol.

Depois de secretado, o PTH atua basicamente de três maneiras para manter a calcemia:

1 | aumenta diretamente a mobilização do cálcio esquelético;
2 | aumenta diretamente a reabsorção tubular renal do cálcio;
3 | aumenta indiretamente a absorção intestinal do cálcio por meio do aumento do calcitriol.

No osso, estimula a reabsorção óssea e, pela mobilização rápida do cálcio, restaura a calcemia. Essa atuação óssea do PTH ocorre primariamente nos osteoblastos, células que expressam os receptores desse hormônio. Sendo os osteoblastos células de formação óssea, a ação do PTH em estimular a reabsorção parece paradoxal. No entanto, sabe-se que os osteoblastos, uma vez estimulados, secretam fatores locais que ativarão os osteoclastos (células de reabsorção óssea). Níveis elevados do PTH promovem desequilíbrio na remodelação óssea, acarretando excesso de reabsorção em relação à formação.

No rim, o PTH estimula a síntese da vitamina D, por meio do aumento da α-1-hidroxilase no túbulo contorcido proximal. No túbulo contorcido distal, promove aumento da reabsorção tubular de cálcio e inibe a de fósforo. Essa ação fosfatúrica também ocorre no túbulo contorcido proximal.

VITAMINA D

A produção da vitamina D ou calcitriol inicia-se na pele. Raios solares (particularmente os UVB) promovem a transformação do 7-desidrocolesterol (precursor imediato do colesterol) em pré-vitamina D_3, a qual sofre isomerização induzida pelo calor, sendo transformada em vitamina D_3. A vitamina D_3 é translocada da pele para a circulação, onde se liga a uma proteína carreadora da vitamina D, sendo, dessa forma, transportada para o fígado, no qual sofre uma hidroxilação no carbono 25, originando a 25 hidroxivitamina D_3 (25-OHD$_3$). Esta é transportada para o rim, onde sofre ação da α-1-hidroxilase, sendo transformada em 1,25 di-hidroxivitamina D_3 (1,25-OH$_2$ D_3 ou calcitriol), o metabólito mais ativo dessa vitamina.

O principal efeito biológico do calcitriol (1,25-OH$_2$ D_3) é manter os níveis séricos de cálcio dentro dos limites normais. Quando o nível sérico de cálcio ionizado diminui, ocorre um aumento na produção e na secreção do PTH, que, indiretamente – pela perda renal de fósforo –, produz diminuição do fósforo intracelular e sérico, promovendo uma maior conversão renal de 25-OH D_3 para calcitriol (1,25-OH$_2$ D_3). Além disso, o PTH estimula a atividade da α-1-hidroxilase no rim, aumentando a síntese de calcitriol, que é metabolizado no intestino, no osso, no fígado e no rim.

A vitamina D age no intestino promovendo aumento da absorção de cálcio da dieta. Os receptores de vitamina D (VDR) são encontrados ao longo de todo o intestino delgado, com maior concentração no duodeno. Sua ação se dá por meio do aumento da produção e da atividade de várias proteínas no intestino delgado, principalmente as proteínas ligadoras de cálcio (CaBP, do inglês *calcium binding protein*), as quais aumentam o fluxo de cálcio por meio da mucosa gastrintestinal. A vitamina D também aumenta a absorção de fósforo da dieta, que é realizada principalmente no jejuno e no íleo. No osso, sua principal ação é aumentar a mobilização dos estoques de cálcio na vigência de hipocalcemia. A vitamina D induz a célula precursora monocitária da medula óssea a se diferenciar em osteoclastos. No entanto, sua ação nessas células é feita via osteoblastos, os quais possuem VDR. Esses receptores, ao serem ativados, promovem liberação de citocinas, que resulta na estimulação dos osteoclastos. A vitamina D também promove a mineralização da matriz osteoide, por meio da manutenção local dos níveis de cálcio e fósforo. A inibição da síntese e secreção do PTH pela vitamina D ocorre devido ao aumento do cálcio sérico e/ou à sua ligação aos VDR presentes nas células paratiroidianas, promovendo diminuição da expressão do gene do PTH.

FISIOLOGIA

O hormônio da paratiroide e a 1,25-di-hidroxivitamina D_3 (1,25-OH$_2$ D_3 ou calcitriol), a forma mais ativa da vitamina D, são os principais reguladores da homeostase do cálcio. No tecido ósseo, o PTH estimula a reabsorção óssea e, no rim, sua ação leva a um aumento da absorção de cálcio, inibindo a absorção de fósforo. Além disso, o PTH estimula a atividade renal da α-1-hidroxilase, levando ao aumento da síntese do calcitriol, que, por sua vez, aumenta a absorção intestinal de cálcio e fósforo. Como resultado dessas ações PTH-dependentes, os níveis séricos do cálcio aumentam e os de fósforo diminuem.

A concentração de cálcio extracelular é o fator fisiológico mais importante na regulação da secreção minuto a minuto do PTH, embora outros fatores, particularmente o calcitriol e o fósforo, também modulem a sua síntese, exercendo um efeito direto sobre a paratiroide. O cálcio regula a função da paratiroide, por meio da ativação do receptor sensor de cálcio acoplado à proteína G, resultando em diminuição da secreção desse hormônio. Em contraste com o cálcio, o calcitriol não apresenta efeito agudo sobre a secreção de PTH. No entanto, exerce profundo efeito supressivo na transcrição do gene do PTH e no crescimento celular mediado por receptor da vitamina D.

Essa mútua interação regulatória entre PTH, cálcio, calcitriol e fósforo é a responsável pela manutenção dos níveis séricos de cálcio.[1]

EMBRIOLOGIA

Embriologicamente, as paratiroides têm origem endodérmica e desenvolvem-se por meio da proliferação da parte dorsal das bolsas faríngeas (branquiais) III e IV.

A parte ventral da bolsa III origina o timo. Assim, a migração caudal junto ao timo faz essas paratiroides (paratiroides III ou inferiores) se localizarem inferiormente às paratiroides originárias da bolsa IV (paratiroides IV ou superiores). Esse fato também esclarece a presença das paratiroides inferiores (paratiroides III) junto ao timo ou, algumas vezes, no mediastino anterossuperior, além de justificar sua maior variação de localização em relação às paratiroides superiores (IV).

A porção ventral da bolsa IV é a sede embrionária do lobo lateral da tiroide. Assim, a origem conjunta das paratiroides superiores (IV) a essa estrutura explica a sua localização mais constante em relação à tiroide.

ANATOMIA CIRÚRGICA

As paratiroides superiores são normalmente encontradas na superfície posterior do terço médio ou superior do lobo tiroidiano, aproximadamente 1 a 2 cm acima do ponto onde o nervo laríngeo inferior cruza a artéria tiróidea inferior. Algumas vezes, estão em posição subcapsular no lobo tiroidiano e, mais raramente, dentro da glândula tiroide. Raramente, são encontradas em posição aberrante, incluindo o mediastino posterior, o espaço retroesofagiano ou retrofaríngeo e o sulco traqueoesofágico.

As paratiroides inferiores podem ser encontradas nas proximidades do lobo inferior da tiroide ou do ligamento tireotímico. Em geral, são localizadas mais ventralmente do que as superiores, e inferiormente à artéria tiróidea inferior. Devido às razões já referidas na embriologia, as paratiroides inferiores podem também estar inseridas no tecido timicocervical ou, ainda, no mediastino superior. Outras posições ectópicas para as glândulas inferiores são: na bainha carotídea, lateral à traqueia ao nível do polo inferior da tiroide, ou na mucosa faríngea.

Independentemente de sua localização, em aproximadamente 80% dos pacientes, as paratiroides ocupam posições simétricas do lado direito e esquerdo do pescoço. Apesar de a imensa maioria dos humanos ter quatro glândulas, glândulas supranumerárias ocorrem em aproximadamente 10% dos pacientes.

Em estudo anatômico realizado na Universidade de São Paulo, foram encontradas mais de quatro paratiroides em 10,72% dos casos, e menos de quatro glândulas no mesmo percentual. O mesmo estudo revelou que aproximadamente 90% das glândulas superiores estavam laterais ao nervo laríngeo inferior, e mais de 98,1% das inferiores, mediais ao nervo.[1] As posições ectópicas mais encontradas foram as paratiroides no mediastino (21,4%), as paratiroides junto à cápsula da tiroide (14,2%) e as glândulas dentro da tiroide (5,3%).

Ramos da artéria tiróidea inferior são responsáveis pela irrigação das paratiroides, ao passo que suas veias drenam para as veias tiróideas superior, média e inferior.

Macroscopicamente, as paratiroides têm forma elíptica achatada, são de cor castanho-amarelada, pesam em média 40 mg e têm 6 × 4 × 2 mm.

DIAGNÓSTICO E TRATAMENTO

As células principais representam a maior parte das células que compõem as paratiroides e são as responsáveis pela síntese e secreção do PTH, ao passo que células oxifílicas perfazem menos de 5%. No adulto, o conteúdo de gordura de cada glândula varia de 40 a 70%.

■ HIPERPARATIROIDISMO PRIMÁRIO

Distúrbio hipercalcêmico associado a um aumento inapropriado da secreção de paratormônio (PTH) por uma ou mais glândulas paratiroides, o hiperparatiroidismo primário (HPTP) pode decorrer de alterações uni ou multiglandulares e, dessa forma, ser classificado nas formas clinicopatológicas expostas no Quadro 286.1.

> **ATENÇÃO!**
>
> Não há critérios histológicos precisos e confiáveis para a caracterização de uma glândula como adenoma, hiperplasia ou carcinoma e, até mesmo, para se diferenciar um tecido paratiróideo normal de um anormal.

Os cirurgiões devem lançar mão de dados clínicos, laboratoriais e do aspecto macroscópico das glândulas no ato operatório para concluírem se estão frente a um paciente com adenoma, hiperplasia ou carcinoma de paratiroide.

O adenoma de paratiroide é o responsável por 85% dos casos de HPTP. O diagnóstico de adenoma de paratiroide é dado pela presença de apenas uma única glândula aumentada, caracteristicamente apresentando ao corte uma pequena porção de tecido paratiróideo normal rechaçado junto à cápsula, com nítido menor teor de gordura, em que as glândulas não estão envolvidas com aspecto normal ou reduzido. Os adenomas duplos ou múltiplos são responsáveis por 5% dos casos de HPTP.

Aproximadamente 10% dos casos de HPTP são decorrentes de hiperplasia primária das paratiroides, situação caracterizada pelo aumento assimétrico de todas as paratiroides presentes.

O carcinoma é responsável por 0,3 a 5,6% dos casos de HPTP e varia conforme as regiões estudadas, com uma incidência menor do que 1% na Europa e nos Estados Unidos, chegando a 5% no Japão. Essa variabilidade pode se dar em virtude de influências genéticas ou ambientais e das diferentes práticas médicas, que podem acarretar subdiagnósticos ou diagnósticos excessivos. De fato, o único critério que conclusivamente indica malignidade é a presença de invasão tumoral ou de metástases. Diferentemente do predomínio feminino (3:1) do HPTP, o carcinoma acomete igualmente ambos os sexos; e outra notável diferença, os pacientes com carcinoma são em geral 10 anos mais jovens que os com tumores benignos (40 a 60 anos). Mais de 90% dos carcinomas são funcionantes e associados a manifestações clínicas mais graves. Outras características que distinguem o carcinoma incluem: massa cervical palpável (até 50% dos casos); rouquidão; acometimento ósseo e renal intensos; anemia; cálcio sérico maior do que 14 mg/dL; e níveis de fosfatase alcalina e PTH muito elevados. Cirurgicamente, é caracterizado por tumor branco-acinzentado, firme e duro, esférico, com cápsula fibrosa espessa e aderências teciduais.

Os cistos de paratiroide representam achados incidentais de cirurgias cervicais ou exames de imagem. Podem-se apresentar como uma massa cervical assintomática, muitas vezes confundidos com nódulo tiroidiano, cuja punção revela conteúdo líquido rico em PTH. Raramente são funcionais, representando menos de 1% dos casos de HPTP. Estão presentes em glândulas normais, porém, às vezes, um adenoma pode ser primariamente cístico ou pode haver glândulas com formações císticas em uma hiperplasia primária.

A paratiromatose constitui situação em que ocorre a presença de inúmeros agregados hiperfuncionantes de tecido paratiróideo localizados no pescoço ou no mediastino. Sua origem, ainda incerta, ora está relacionada com a ruptura capsular inadvertida em cirurgias prévias, ora com restos embrionários que aparecem apenas quando hiperfuncionantes.

A NEM tipo 1 (NEM-1) é a associação de HPTP por hiperplasia primária das paratiroides, tumor funcional de pâncreas (mais frequentemente gastrinoma) e tumor de hipófise anterior (mais frequentemente prolactinoma). O HPTP está presente em 97% dos pacientes com NEM-1.

A NEM tipo 2A (NEM-2A) é a associação de tumor de células C da tiroide (carcinoma medula), tumor da medula suprarrenal (feocromocitoma) e HPTP por hiperplasia primária das paratiroides. O HPTP está presente em 30% dos pacientes com NEM-2A.

EPIDEMIOLOGIA

O HPTP foi por muito tempo considerado uma doença rara. A dosagem rotineira dos componentes químicos do sangue (incluindo o cálcio) por sistemas automatizados, a partir da metade da década de 1960, porém, modificou esse panorama, transformando tanto a incidência como a apresentação dos pacientes com HPTP: em vez de litíase renal e alterações ósseas, as únicas alterações com que o clínico/cirurgião se depara atualmente são as dosagens elevadas de cálcio e PTH. São estes os achados, somados aos riscos de lesão aos órgãos-alvo, que embasarão as condutas do médico no que se refere aos pacientes com HPTP.

No início dos anos 1970, a incidência anual do HPTP nos Estados Unidos era estimada em 7,8 casos por 100 mil, número que alcançou o valor aproximado de 75 casos por 100 mil já no final daquela década, depois da

QUADRO 286.1 ■ Formas clinicopatológicas do HPTP

FORMA CLINICOPATOLÓGICA	CARACTERÍSTICA
Adenoma	Aumento de uma única glândula paratiroide
Duplo adenoma ou adenoma múltiplo	Aumento de duas ou três paratiroides
Carcinoma • Esporádico • Associado a tumores de maxilar e mandíbula	Lesão maligna
Adenoma atípico	Alteração morfológica suspeita para câncer, mas não conclusiva
Hiperplasia primária • HPTP neonatal grave: relacionado à mutação do receptor sensível ao íon cálcio • Hiperplasia esporádica: apenas um indivíduo acometido em uma família • Hiperplasia familiar isolada: potencial ocorrência em outros familiares • Hiperplasia associada à neoplasia endócrina múltipla: mutação germinativa, expressão fenotípica em várias glândulas endócrinas	Alteração em todas as paratiroides

introdução da dosagem rotineira do cálcio. Após o período diagnóstico inicial, a incidência anual americana declinou para aproximadamente 27 casos por 100 mil.

Na Europa, a dosagem rotineira do cálcio aumentou em cinco vezes a incidência do HPTP. A prevalência na população geral na Europa é de 3/1.000, alcançando valor de 21/1.000 no grupo de mulheres entre 55 e 75 anos. O grupo de mulheres pós-menopausa representa o grupo de maior incidência do HPTP, que acomete na Europa quatro mulheres para cada homem. Estudos com base na dosagem rotineira do cálcio revelam prevalência do HPTP na população geral de 0,1 a 0,3%, chegando a valores maiores do que 1% nas mulheres acima dos 60 anos.

O predomínio no sexo feminino leva ao fato de que cada mulher tenha 1% de risco de apresentar HPTP durante sua vida. Porém, estima-se que 90% das pessoas com HPTP permaneçam sem diagnóstico. Assim, a dosagem rotineira do cálcio se mostra fator importantíssimo para diagnóstico de pacientes pouco sintomáticos ou assintomáticos, principalmente no grupo de mulheres pós-menopausa.

O HPTP é, desse modo, uma doença comum, cujo diagnóstico é cada vez mais frequente não apenas nos países desenvolvidos, como também nas regiões em desenvolvimento. No passado, países como o Brasil retratavam uma dificuldade importante na identificação dessa doença, com uma preponderância de casos gravemente sintomáticos no momento do diagnóstico. Entretanto, atualmente, observa-se uma mudança no perfil de apresentação do HPTP ao longo dos anos no país, associado a um número crescente de casos novos identificados ao ano, bem como a uma maior proporção de pacientes assintomáticos ao diagnóstico. Quando se analisa a década de 1980, o número de casos sintomáticos ao diagnóstico era de quase 90% (88,8%) no setor de Doenças Osteometabólicas da Escola Paulista de Medicina da Universidade Federal de São Paulo (EPM/Unifesp), número reduzido para 52,3% nos últimos anos, quando se consideram sintomáticos os pacientes com nefrolitíase e/ou lesão óssea específica do HPTP. Isso se deve, provavelmente, à maior disponibilidade de métodos diagnósticos, como a medida de PTH intacto e de cálcio iônico (Cai) na prática clínica diária, bem como a um maior esclarecimento da comunidade médica acerca da doença, levando a um diagnóstico mais precoce do HPTP. Essa mudança no perfil de apresentação clínica também foi acompanhada por alteração na apresentação laboratorial, com níveis de cálcio sérico e de PTH, ao diagnóstico, menores entre os pacientes assintomáticos.

QUADRO CLÍNICO

O HPTP teve seu quadro clínico transformado nas últimas décadas, devido à utilização da dosagem rotineira do cálcio. Os clássicos sintomas específicos (doença óssea e litíase renal) foram substituídos por sintomas não específicos ou pouco aparentes. Atualmente, nos Estados Unidos e na Europa, a osteíte fibrosa cística ocorre em cerca de 1% dos pacientes, e apenas 10 a 20% têm litíase renal. Os chamados sintomas inespecíficos, atualmente mais predominantes, incluem astenia, fadiga, depressão e outros sintomas psiquiátricos, alterações do sono, perda de peso, dores abdominais, constipação, dores musculares, fraqueza muscular, dores ósseas ou articulares e outros.

O termo "hiperparatiroidismo assintomático" tem sido utilizado quando o diagnóstico da doença é feito durante "exames de rotina", e o paciente apresenta só níveis elevados de cálcio e PTH. Porém, apesar da ausência de sintomas nitidamente atribuíveis à doença, grande parte desses pacientes apresenta sintomas sutis, alterações silenciosas ou até mesmo complicações não aparentes dos hiperparatiroidismos, que se revelarão apenas ao longo da evolução da doença ou após a paratiroidectomia. Assim, o termo "hiperparatiroidismo assintomático" deve ser utilizado com muita cautela ou deve ser substituído por "hiperparatiroidismo minimamente sintomático". Esses pacientes em geral apresentam sintomas inespecíficos, como alterações emocionais, fadiga muscular, dor óssea ou articular, constipação, dispepsia ou, ainda, litíase renal assintomática ou alteração da densidade óssea também assintomática.

O espectro dos possíveis sinais/sintomas relacionados com hiperparatiroidismo é listado a seguir.

1 | Renais
- Nefrolitíase (maioria dos cálculos: oxalato de cálcio).
- Nefrocalcinose.
- Poliúria.
- Calciúria.
- Insuficiência renal (IR).

2 | Ósseos
- Osteíte fibrosa cística.
- Dor óssea.
- Fratura patológica.
- Fratura traumática.
- Deformidade esquelética.
- Cisto ósseo.
- Tumor marrom.
- Osteoporose.

3 | Gastrintestinais
- Epigastralgia.
- Pancreatite.
- Constipação.

4 | Articulares
- Condrocalcinose.

5 | Neurológicas
- Fraqueza muscular.
- Fadiga muscular.
- Atrofia muscular.
- Mialgia.
- Hiper-reflexia.
- Fasciculação de língua.

6 | Psiquiátricos
- Confusão mental/letargia.
- Depressão.
- Alteração de personalidade.
- Perda de memória.
- Comportamento psicótico.

7 | Gerais
- Gota/pseudogota/hiperuricemia.
- Ceratopatia (calcificação córneo-esclera).
- Perda de peso.
- Tumor cervical palpável (relacionado ao carcinoma de paratiroide).

É importante ressaltar que, em nosso meio, a maior parte dos pacientes com HPTP não é diagnosticada ou é diagnosticada já com sintomas exuberantes. Porém Oliveira e colaboradores[2] puderam observar alteração tanto no número de pacientes diagnosticados ao ano (aumento crescente) como na apresentação clinicolaboratorial (maior número de "pacientes assintomáticos"), provavelmente devido a uma maior conscientização sobre a doença e à maior utilização da dosagem rotineira do cálcio.

DIAGNÓSTICO

Com base na concomitância de nível elevado de cálcio sérico com o nível elevado de PTH. A dosagem rotineira do cálcio está bem estabelecida como método eficaz no rastreamento para o HPTP. Apesar da maior sensibilidade na dosagem do cálcio iônico, a dosagem do cálcio total é considerada suficiente para o objetivo de rastreamento. Qualquer elevação na dosagem do cálcio indica a realização da dosagem do PTH que, estando também elevado, confirma o diagnóstico da doença.

DIAGNÓSTICO E TRATAMENTO

> **ATENÇÃO!**
>
> A dosagem rotineira do cálcio para o diagnóstico precoce em pacientes "minimamente sintomáticos" e, principalmente, que não apresentem lesões permanentes em órgãos-alvo é muito importante.

Fazer o diagnóstico de HPTP em pacientes com perdas ósseas desproporcionais à idade, após inúmeras cólicas nefréticas, com obstruções coronarianas por depósito de cálcio, dor musculoesquelética limitante e comportamento apático e depressivo já não devolverá a eles os benefícios do diagnóstico precoce.

Diagnóstico diferencial

O HPTP é a causa mais frequente de hipercalcemia em pacientes ambulatoriais (não hospitalizados). Em pacientes hospitalizados, as doenças malignas são a causa mais frequente de hipercalcemia, seguidas pelo próprio HPTP. Juntos, HPTP e doenças malignas são responsáveis por mais de 90% dos casos de hipercalcemia.

Outras causas de hipercalcemia que devem ser incluídas no diagnóstico diferencial do HPTP são facilmente diferenciadas com base em história clínica detalhada e exames físico e laboratorial: intoxicação por vitamina D; hipervitaminose A; sarcoidose; doenças granulomatosas; insuficiência suprarrenal; imobilização prolongada; diuréticos tiazídicos; lesão renal aguda (LRA); hipercalcemia idiopática da infância e tirotoxicose.

Uma rara ocasião em que é possível ter cálcio e PTH elevados sem termos HPTP é na hipercalcemia hipocalciúrica familiar benigna, afecção autossômica dominante causada por mutações heterozigóticas inativadoras do receptor-sensor de cálcio (CaR), com penetrância completa, em que a hipercalcemia se desenvolve logo ao nascimento. O paciente cursa com hipercalcemia assintomática e apresenta PTH normal na maioria dos casos. Porém, pode apresentar, em 5 a 10% dos casos, PTH aumentado. O diagnóstico pode ser feito pela relação *clearance* Ca/Cr (Ca/Cr = CaU × CrS/ CaS × CrU), confirmado quando < 0,01.

Exames de imagem

Após o adequado diagnóstico bioquímico do HPTP, o cirurgião pode lançar mão de exames de imagem pré-operatórios com o objetivo único e exclusivo de auxiliar na identificação da paratiroide alterada, dando informações sobre sua localização anatômica.

> **ATENÇÃO!**
>
> É fundamental ressaltar que exames de imagem "positivos" não são úteis para a confirmação diagnóstica de HPTP; exames de imagem "negativos" não excluem o diagnóstico de HPTP.

Os exames de localização pré-operatória mais empregados são a cintilografia de paratiroides com sestamibi–^{99m}TC e US cervical. TC e RM são algumas vezes utilizadas, especialmente nos pacientes com HPTP persistente ou recorrente. Angiografia com dosagens seletivas de PTH é, às vezes, empregada para reoperações em que exames não invasivos são "negativos" ou conflitantes.

TRATAMENTO

Não há tratamento clínico curativo para o HPTP. Entretanto, existem algumas opções medicamentosas com o intuito de minimizar a perda óssea causada pela hipersecreção de PTH. Nessa categoria, incluem-se os bisfosfonatos, a terapia de reposição hormonal e os chamados SERMS (do inglês *selective estrogen receptor modulator*). Em outra categoria, estão os calcimiméticos, que apresentam como objetivo a restauração e a manutenção da normocalcemia durante seu uso.

Ressalta-se, porém, que nenhuma das medicações descritas apresenta a capacidade de resolução definitiva do HPTP, cabendo à cirurgia essa incumbência.

Há concordância na literatura acerca de que em torno de 85% dos casos de HPTP são decorrentes do acometimento de uma única glândula – um único adenoma – e que o paciente estará curado após sua identificação e retirada.

Cirurgia convencional

O termo cirurgia convencional se refere à exploração cervical bilateral, sob anestesia geral, localizando-se todas as glândulas, no intuito de identificar a paratiroide alterada e confirmar que não há doença multiglandular. Para alguns autores, isso se dá a partir da realização de pequena biópsia de todas as glândulas para confirmar que o tecido identificado realmente se trata de uma paratiroide. Essa técnica classicamente renega a necessidade de se realizar qualquer exame de localização pré-operatória em pacientes sem exploração cervical prévia.

Ressecção incompleta de doença multiglandular e glândulas em localização ectópica são as principais causas de insucesso na cirurgia. Desse modo, com base na origem embriológica das paratiroides, certas áreas merecem rotineiramente ser exploradas: área retrofaríngea e retroesofagiana; sulco traqueoesofágico; bainha carotídea; timo cervical. A realização de hemitiroidectomia está preconizada nos casos em que a paratiroide alterada não é identificada após exploração cervical e do mediastino superior completa (acessível via cervical), pois, com frequência, a paratiroide ectópica tem localização intratiroidiana, principalmente quando se trata de paratiroide superior.

Atualmente, a maioria dos pacientes realiza exames de imagem antes da exploração cervical, frequentemente a US e a cintilografia com sestamibi–^{99m}TC, o que auxilia o cirurgião principalmente quanto às glândulas ectópicas. A hemitiroidectomia é muito importante quando a US revela tiroide homogênea (sem nódulos ou outras alterações morfológicas).

A realização de US cervical, diferentemente da cintilografia, parece indispensável pela possibilidade de diagnosticar possíveis alterações tiroidianas. Isso porque o encontro de nódulos tiroidianos durante a cirurgia implica tomada de decisão, o que pode significar inclusive realização de tiroidectomia total, na dependência do resultado de exame histopatológico intraoperatório por congelação. Portanto, saber dessa possibilidade no pré-operatório permite esclarecimentos ao paciente, além da realização de punção aspirativa com agulha fina (PAAF), exame que pode até evitar qualquer manipulação tiroidiana.

A maior parte das glândulas ectópicas se encontra no mediastino superior e está no timo ou intimamente relacionada a ele. Apenas 2% dos pacientes, porém, necessita de outra abordagem, diferente da cervicotomia, para retirada dessas glândulas. Entre elas, é possível mencionar as esternotomias medianas (totais ou parciais), as toracotomias e a toracoscopia videoassistida.

Os autores, em sua experiência de trabalho, tiveram a oportunidade de realizar, até o momento, três esternotomias (sempre parciais) com timectomias, todas com glândulas ectópicas previamente localizadas por cintilografia com sestamibi–^{99m}TC: uma sem cervicotomia prévia, e duas após tentativa sem sucesso de ressecção via cervical do adenoma mediastinal. A opção de esternotomia sem exploração cervical prévia decorreu da cintilografia revelar glândula em posição mediastinal muito baixa, além de intensa captação, sugerindo grande massa de tecido paratiroidiano, que foi condizente com o achado cirúrgico de paratiroide intratímica com 36 g.

Quanto aos outros dois pacientes submetidos à esternotomia, a exploração cervical foi realizada durante horas e, mesmo após a retirada de parte do timo via cervical, o adenoma não foi ressecado. Desse modo, sabendo-se previamente da localização do adenoma no mediastino, não há argumento para não realizar a exploração mediastinal via esternotomia logo na primeira cirurgia, o que se deu com sucesso nos dois pacientes.

Paratiroidectomia minimamente invasiva

Hoje, várias técnicas, com diferentes recursos, têm sido propostas como opção àquela que aqui se denomina "cirurgia convencional".

Paratiroidectomia minimamente invasiva (PMI) é mais bem definida não apenas como uma técnica cirúrgica, mas também como um conjunto de procedimentos que sustentam um conceito: nos pacientes com HPTP decorrente de adenoma único (aproximadamente 85% dos casos), este pode ser localizado no pré-operatório, permitindo ao cirurgião que faça simplesmente a remoção exclusiva dessa glândula, sem a necessidade de identificar as outras paratiroides para constatar que são saudáveis.

Porém, como ter certeza de que o paciente realmente não tem doença multiglandular (exame de imagem localizatório pré-operatório não consegue garantir doença uniglandular, mesmo quando localiza uma única glândula!), situação que ocorre em aproximadamente 15% dos casos? Essa resposta é dada pela dosagem rápida intraoperatória do PTH: após a ressecção da glândula hiperfuncionante, devido às outras paratiroides estarem "suprimidas", ocorre redução rápida dos níveis plasmáticos do PTH, cuja meia-vida é de 3 a 4 minutos. Assim, faz-se coleta de aproximadamente 4 mL de sangue logo na indução anestésica, e novamente 10 minutos depois da retirada do adenoma: uma redução de 50% ou mais nos níveis de PTH garante ao cirurgião que não há mais tecido hiperfuncionante e que, portanto, a cirurgia pode ser encerrada.

Desse modo, o paradigma atual em inúmeros serviços é identificar e retirar a glândula doente e confirmar a cura empregando a dosagem rápida intraoperatória do PTH. Como a maioria dos pacientes estará curada após a retirada de um único adenoma, muitos cirurgiões realizam o procedimento sob anestesia local ou regional em perfil de cirurgia ambulatorial.

As chamadas abordagens "minimamente invasivas" podem ser categorizadas em três grupos:

1 | Técnica mais frequentemente utilizada: anestesia local ou bloqueio cervical, incisão reduzida, exploração focal para retirada da glândula previamente localizada por exames de imagem e confirmação da ressecção adequada com dosagem rápida intraoperatória do PTH.

2 | Técnica mais utilizada na Europa: operação semelhante à da anterior, porém utilizando câmara endoscópica; os autores sugerem melhor resultado estético, porém, como aumenta custo, necessita de material e pessoal especializado, e não melhora resultados ou a velocidade de recuperação, não é adotada na maioria dos serviços da América do Norte.

3 | Cirurgia radioguiada: consiste na administração de sestamibi e subsequente exploração com gamma probe, para ajudar a localizar a glândula paratiroide doente. Porém, a maioria dos grupos tem abandonado essa técnica, já que as informações obtidas com o gamma probe acrescentam pouco às informações já conquistadas sobre localização com exames de imagem pré-operatórios.

Assim, para maioria dos cirurgiões, a PMI consiste no conjunto de: 1) localização por imagem pré-operatória (geralmente com US e/ou cintilografia com sestamibi—^{99m}TC); 2) anestesia local e/ou regional; 3) exploração dirigida sob incisão reduzida; 4) dosagem do PTH rápido intraoperatório; 5) alta hospitalar no mesmo dia (cirurgia ambulatorial). É possível entender que, ao passo que o exame de localização por imagem pré-operatória indica ao cirurgião por onde iniciar sua exploração, o PTH rápido intraoperatório aponta quando acabar a exploração.

ATENÇÃO!

É preciso ressaltar que a não localização de glândula única no pré-operatório é critério de exclusão para procedimentos "minimamente invasivos", assim como o não decréscimo de 50% no PTH rápido intraoperatório indica conversão para cirurgia convencional, em que o paciente permanece sob bloqueio ou passa para anestesia geral.

Apesar de não haver alteração no índice de cura (97% com cirurgia convencional e 99% com PMI) e de complicações (de 1 a 3%), a PMI representou uma redução de 50% no tempo de cirurgia, além de diminuição em sete vezes no tempo de permanência hospitalar, gerando economia de US$ 2.693 por paciente.

Em 2002, realizou-se estudo na disciplina de Cirurgia de Cabeça e Pescoço com a disciplina de Endocrinologia na Unifesp para validação de método de dosagem de PTH rápido intraoperatório (PTH-IO). Foram coletados PTH-IO nos tempos 0 (pré-ressecção), 10, 20 e 30 minutos após a retirada da(s) paratiroide(s) acometida(s). PTH-IO foi dosado no Elecsys PTH Immunoassay (Elecsys® 1010 System Roche, Manheim, Germany), com tempo de realização de nove minutos. Nessa avaliação, foi feita também dosagem do PTH por método padrão de referência (IFMA) para comparações. Houve excelente correlação entre os métodos (r = 0,959; p < 0,0001). Nos pacientes com hiperparatiroidismo primário, as medidas de PTH-IO mostraram rápido declínio, com média de 78,8% de decaimento no tempo de 10 minutos pós-ressecção. Nos pacientes com hiperparatiroidismos secundário e terciário, obteve-se decaimento de 89 e 91,9% no tempo de 30 minutos pós-ressecção, respectivamente. O método estudado para dosagem de PTH-IO apresentou excelente correlação com o método de referência, sendo de auxílio como preditor de cura cirúrgica tanto nos pacientes com hiperparatiroidismo primário quanto naqueles com hiperparatiroidismos secundário e terciário, passando a fazer parte da rotina das paratiroidectomias desde então.

O conceito de doença multiglandular no HPTP engloba tanto os casos de adenomas múltiplos como os de hiperplasia primária das paratiroides, em que necessariamente as quatro glândulas estão envolvidas. Deve-se ressaltar que pacientes com hiperparatiroidismo familiar ou NEM, seja tipo 1 (em que o hiperparatiroidismo está presente em mais de 90% dos casos), ou tipo 2A (em que a manifestação do hiperparatiroidismo é menor — 30%), apresentam necessariamente acometimento de todas as paratiroides, sendo exemplos clássicos de hiperplasia primária das paratiroides.

Vários autores questionam a existência de adenomas múltiplos, referindo que estes seriam, na verdade, casos de hiperplasia primária com acometimento assimétrico das paratiroides. Independentemente dessa classificação, a conduta nos pacientes com doença multiglandular deve ser a realização de cirurgia convencional na qual, em princípio, se deve identificar todas as glândulas para avaliar a distribuição do acometimento glandular. Alguns autores indicam que, nesse momento, é preciso proceder à pequena biópsia de cada glândula para se confirmar que o tecido identificado seja paratiroide, contudo pode-se considerar tal biópsia desnecessária, pois, ao se romper a cápsula da paratiroide, cria-se a possibilidade do desenvolvimento de paratiromatose.

Nos casos em que se detecta a presença de mais de uma glândula acometida, porém com pelo menos uma glândula de tamanho e aspecto normal, deve-se considerar o conceito de adenoma múltiplo, e apenas a exérese seletiva das glândulas aumentadas é suficiente para a cura do hiperparatiroidismo.

Contudo, nos casos em que todas as glândulas estão acometidas (como nos pacientes com NEM), é preciso considerar o conceito de hiperplasia primária e proceder, convencionalmente, à paratiroidectomia total com autotransplante IM e à criopreservação, a técnica mais adequada para tratamento de hiperplasia primária, em que os índices de recorrência do hiperparatiroidismo são mais elevados do que nos pacientes com hiperparatiroidismo secundário operados pela mesma técnica.

■ HIPERPARATIROIDISMO SECUNDÁRIO

Conforme definido, quando o hiperparatiroidismo é consequência de um desequilíbrio metabólico preexistente, é denominado secundário. O hiperparatiroidismo secundário (HPTS) é, desta forma, um distúrbio adquirido representado pela hipersecreção das glândulas paratiroides em resposta a perturbações na homeostase do cálcio. Uma vez que a homeostase do cálcio resulta de um processo intimamente integrado que envolve rim, intestino, paratiroide e tecido ósseo, distúrbios que comprometam o adequado funcionamento desses órgãos podem levar ao HPTS, em que a hipersecreção do PTH é uma resposta compensatória a um estado de hipocalcemia crônica. Assim, as causas do HPTS podem envolver condições associadas à deficiência de vitamina D e/ou de seus metabólitos, que acompanham um grande número de doenças renais e do trato gastrintestinal (TGI), e às síndromes de resistência ao hormônio paratiroidiano (pseudo-hipoparatiroidismo) e de resistência à vitamina D.

A doença renal crônica (DRC) é a condição mais comum associada ao HPTS. Trata-se de um distúrbio heterogêneo caracterizado por graus variáveis de condições de supressão dos níveis de PTH, estando associado à intensidade de hiperplasia das paratiroides.

A persistência das anormalidades no metabolismo mineral pode resultar em uma evolução do HPTS para um estado de autonomia da glândula com hipersecreção de PTH seguido de hipercalcemia. Essa condição tem grande importância na evolução desse paciente, pois, caso receba um transplante renal (Tx), o que caracteriza o grande objetivo de todo paciente renal crônico, evoluirá com provável hipersecreção de PTH seguida de hipercalcemia, podendo influenciar deleteriamente na própria evolução do rim transplantado. Essa situação é definida como hiperparatiroidismo terciário (HPTT).

É preciso ressaltar que todo paciente com HPTS à DRC seria pronta e definitivamente tratado se, ainda nas fases iniciais do tratamento dialítico, isto é, antes do possível desenvolvimento para HPTT, recebesse um transplante renal. O tratamento clínico visa, primordialmente, a "controlar" o HPTS e impedir a instalação de alterações permanentes nas paratiroides (HPTT) "até o transplante renal". Desse modo, é possível entender que serviços com um centro de diálise preparado para instituir tratamento precoce na tentativa de prevenir o desenvolvimento do HPTS, e com agilidade e eficiência na realização de transplante renal, devam realizar tratamento cirúrgico para controle do HPTS apenas em pequena porcentagem de pacientes.

CIRURGIA DO HIPERPARATIROIDISMO SECUNDÁRIO

Várias técnicas cirúrgicas podem ser empregadas no tratamento do paciente com HPTS e HPTT. Stanbury e colaboradores[3] foram os primeiros a realizar tratamento cirúrgico planejado e com bom resultado, introduzindo o conceito da paratiroidectomia subtotal, em que um resíduo de tecido paratiroidiano é deixado no pescoço, nutrido pelo seu próprio pedículo vascular. Ogg, frente aos altos índices de recorrência com a técnica subtotal, propôs a paratiroidectomia total, técnica que pode ser adequada para o paciente sem perspectiva de receber um transplante renal, mas que impõe a difícil condição de hipoparatiroidismo definitivo. Nessa perspectiva, os trabalhos de Wells e colaboradores[4] foram revolucionários, pois introduziram, com a paratiroidectomia total com autotransplante de tecido paratiroidiano em musculatura do antebraço e criopreservação de tecido para possível utilização futura, conceitos fundamentais na cirurgia das paratiroides para os pacientes com HPTS e HPTT: o transplante heterotópico de tecido paratiroidiano; a viabilidade da criopreservação; e o implante de tecido criopreservado.

Os pilares que sustentam a escolha da técnica da paratiroidectomia devem alicerçar-se basicamente nos riscos de recorrência do hiperparatiroidismo, nos riscos de hipoparatiroidismo definitivo, em como identificar, caso ocorra, o foco da recorrência e em como tratar a recorrência. Contudo, não há unanimidade na literatura sobre qual seria a melhor técnica, pois os pacientes renais crônicos formam um grupo bastante heterogêneo e, principalmente, porque cada centro de tratamento possui peculiaridades quanto à sua dinâmica de transplante renal e quanto ao suporte aos pacientes dialíticos, o que influencia sobremaneira cada uma das respostas para as questões anteriores.

Metanálise de 53 publicações (de 1983 a 2004) referentes a reoperações para HPTS não conseguiu detectar superioridade técnica comparando paratiroidectomia subtotal com a paratiroidectomia total com autotransplante, porém revelou que a segunda foi a opção técnica da maioria dos autores (realizada em 64% dos 501 pacientes avaliados, ao passo que a subtotal, nos outros 36%).

O autotransplante heterotópico imediato de fragmentos de paratiroide em leito muscular é técnica consagrada entre as opções cirúrgicas. Wells e colaboradores propuseram a colocação do tecido paratiroidiano no antebraço (músculo braquirradial) em múltiplos leitos (um fragmento para cada leito) com a intenção de poder realizar sua remoção sob anestesia local em caso de hiperfunção do transplante, e porque a função do transplante poderia ser testada pela medida do PTH no braço transplantado em comparação com o braço oposto (gradiente de PTH).

Devido a dificuldades com o gradiente de PTH e, mais frequentemente, com o controle das recorrências no antebraço, vários autores propuseram modificações técnicas para o autotransplante, e hoje o leito muscular no antebraço não é a única opção para realizá-lo.

Qualquer técnica que mantenha tecido paratiroidiano terá melhor resultado no paciente que recebe um transplante renal, pois deixa de existir o estímulo primordial para a hipersecreção das paratiroides. Contudo, nos pacientes que não receberão um transplante renal e, portanto, permanecerão em diálise, qualquer técnica que mantenha tecido paratiroidiano terá maiores possibilidades de recorrência, e esta parece ser, hoje, a única condição em que se justifica a paratiroidectomia total sem auto--transplante.

A paratiroidectomia subtotal consiste, como mencionado, em identificar todas as paratiroides, selecionar a de melhor tamanho e aspecto e deixar, em seu próprio leito, um resíduo de tecido paratiroidiano (parte equivalente a uma glândula normal – aproximadamente 50 g), nutrido pelo seu próprio pedículo vascular, retirando todo o tecido paratiroidiano restante (lembrando que parte desse tecido deve ser selecionado e criopreservado). Tendo a opção de manter uma das paratiroides superiores, melhores serão as chances de se identificar o tecido remanescente em uma possível reoperação, devido ao posicionamento anatômico mais constante dessas paratiroides. Outra peculiaridade é a de que, se o paciente tiver boa perspectiva para receber um transplante renal, pode-se deixar um pouco mais de tecido (60 g) com intuito de se evitar hipoparatiroidismo. Por sua vez, se não houver perspectiva de transplante, pode-se deixar menos tecido (25 a 40 g) na tentativa de diminuir as chances de possível recorrência.

A paratiroidectomia total com autotransplante descrita por Wells e colaboradores[5] consiste, em princípio, em realizar paratiroidectomia total, durante a qual, conforme as glândulas são encontradas, devem ser deixadas em seu leito até que a última acometida, na maioria dos pacientes a quarta, seja identificada. Apenas nesse momento se inicia a retirada das glândulas. Dessa maneira, diminui-se o tempo de bancada (tempo em que as paratiroides permanecem fora de seu leito, mantidas em solução fisiológica [SF] fria), na tentativa de manter o tecido o mais viável possível para o autotransplante e a criopreservação.

As glândulas retiradas, colocadas em cuba com SF fria (4°C), já posicionadas conforme sua localização, são agora liberadas do tecido fibrogorduroso que normalmente as envolve, procurando deixar a cápsula paratiroidiana exposta em toda a sua extensão. Depois de limpas, as glândulas são abertas ao longo de seu maior eixo no intuito de se expor a maior extensão do parênquima. Com as paratiroides abertas, seleciona-se o tecido mais adequado para ser utilizado no autotransplante e na criopreservação: o tecido paratiroidiano com hiperplasia difusa, sem hiperplasia nodular.

> **ATENÇÃO!**
>
> Ressalta-se que a procura do tecido a ser autotransplantado e criopreservado não deve se restringir à glândula de menor tamanho, que muitas vezes é constituída exclusivamente por hiperplasia nodular.

Com o tecido selecionado, procede-se à produção de fragmentos, que devem ter em seus eixos extensão entre 1 e 2 mm. Então, 20 a 25 fragmentos são implantados no músculo braquiorradial, cada um deles em leito separado, marcado por meio de sutura com fio inabsorvível ("servem para evitar a extrusão do tecido e como marcador para biópsia futura"), ocupando uma área muscular de 5 × 5 cm.

Os autores realizaram na Unifesp 15 paratiroidectomias subtotais, de 1983 a 1996, e 38 paratiroidectomias totais (sem autotransplante ou criopreservação), de 1997 a março de 2000. Com base nos resultados obtidos e no intuito de melhorar as condições dos pacientes, em conjunto com a disciplina de nefrologia, iniciaram a realização de paratiroidectomia total com autotransplante intramuscular de tecido paratiroidiano na região presternal, técnica estudada e descrita pelos autores.

A partir de abril de 2000, passaram a realizar as cirurgias dos pacientes com HPTS e HPTT no Hospital do Rim e Hipertensão da Fundação Oswaldo Ramos, no qual acumularam experiência com número expressivo de cirurgias, em que o autotransplante IM de tecido paratiroidiano na região presternal não foi realizado apenas em ocasiões de exceção, e a paratiroidectomia total não pode ser realizada (menos de quatro paratiroides identificadas ou ausência de decaimento adequado do PTH-IO).

Na técnica deste grupo de trabalho, foram implantados de 28 a 32 fragmentos, o equivalente a aproximadamente 100 mg de tecido, conforme a disponibilidade e o tipo de tecido previamente selecionado.

Imaginando uma linha que divida o esterno ao meio – em visão anterior –, os autores realizaram incisão sobre sua metade esquerda, na altura da projeção do 2º espaço intercostal, com aproximadamente 2 cm, iniciando sobre o esterno e se insinuando no 2º espaço intercostal.

Nesse momento, fizeram abertura da fáscia e divulsão das fibras musculares do peitoral maior, sem, contudo, chegar até a face anterior do esterno, deixando pequena lâmina muscular, pois o leito que recebeu os fragmentos deve ter toda sua superfície composta por músculo. Depois, implantaram todo o tecido paratiroidiano em leito muscular único, com extensão aproximada de 1 cm, tendo como anteparo posterior o osso esterno e, medialmente, a inserção muscular do peitoral maior no esterno.

A proposta da utilização da região da inserção do músculo peitoral maior no esterno possui as seguintes características:
- leito muscular: de acordo com a maioria dos autores;
- pequeno e único: proporciona melhor perspectiva no controle das possíveis recorrências;
- com a presença de um anteparo profundo ósseo, e tendo a inserção muscular do peitoral maior no esterno medialmente, evitam-se disseminações, já que funcionam como barreiras de contenção;
- tecnicamente de fácil acesso: basta o afastamento de um campo operatório, sem a necessidade de modificações do posicionamento do paciente;
- em região envolta apenas por inserção muscular, tecido celular subcutâneo e osso: sem a presença de estruturas importantes (nobres) que poderiam ser lesadas em uma abordagem ou reabordagem local;
- permitiria a ressecção, de parte ou de todo o tecido implantado, sob anestesia local: não impondo a necessidade de anestesia geral para sua abordagem;
- facilmente acessível para avaliações: localização superficial, permitindo acesso palpatório, ultrassonográfico, e com ponto de referência nítido (esterno) no caso de exames como TC, RM e cintilografia com sestamibi–^{99m}TC. Além disso, dispõe-se da utilização do PTH-IO, que auxilia ainda mais, pois assegura, de maneira muito eficiente, que não se deixe tecido paratiroidiano na região cervical, impedindo as possíveis recorrências da doença;
- sempre com utilização da criopreservação: permite a possibilidade de correção futura dos níveis de PTH nos pacientes que evoluírem com hipoparatiroidismo;
- utilização de aproximadamente 100 mg de tecido de área com hiperplasia difusa (não nodular): de acordo com a maioria dos autores.

A técnica apresenta bons resultados quanto aos níveis de PTH alcançados (comparáveis com a literatura), e, nos pacientes com reabordagem devido à recorrência, a ressecção foi simples, sob anestesia local e com sucesso no seu controle.

> **REVISÃO**
>
> - Hiperparatiroidismo traduz hipersecreção de PTH, que, quando decorre de alterações que principiam nas próprias glândulas paratiroides, tem o quadro denominado HPTP. Quando é consequência de um desequilíbrio metabólico preexistente, é denominado HPTS. A DRC é a condição mais comum associada ao HPTS.
> - O adenoma de paratiroide é o responsável por 85% dos casos de HPTP. Aproximadamente 10% dos casos de HPTP são decorrentes de doença multiglandular. O carcinoma é responsável por 0,3 a 5,6% dos casos de HPTP. Este está presente em 97% dos pacientes com NEM-1.
> - O HPTP é uma doença comum, cujo diagnóstico é cada vez mais frequente não apenas nos países desenvolvidos, como também nas regiões em desenvolvimento. No passado, países como o Brasil retratavam uma dificuldade importante na identificação da doença, com uma preponderância de casos gravemente sintomáticos no momento do diagnóstico. Entretanto, atualmente, observa-se uma mudança no perfil de apresentação do HPTP ao longo dos anos no nosso meio, associado a um número crescente de casos novos identificados ao ano, bem como a uma maior proporção de pacientes assintomáticos ao diagnóstico.
> - A dosagem rotineira do cálcio se mostra fator importantíssimo para diagnóstico de pacientes pouco sintomáticos ou assintomáticos, principalmente no grupo de mulheres pós-menopausa.
> - Os clássicos sintomas específicos (doença óssea e litíase renal) foram substituídos por sintomas não específicos ou pouco aparentes. Os chamados sintomas inespecíficos, atualmente mais predominantes, incluem astenia, fadiga, depressão e outros sintomas

psiquiátricos, alterações do sono, perda de peso, dores abdominais, constipação, dores musculares, fraqueza muscular, dores ósseas ou articulares e outros.
- O diagnóstico de HPTP se baseia na concomitância de nível elevado de cálcio sérico com nível elevado de PTH. Qualquer elevação na dosagem do cálcio indica a realização da dosagem do PTH que, estando também elevado, confirma o diagnóstico da doença.
- Não há tratamento clínico curativo para o HPTP. Há concordância na literatura acerca de que aproximadamente 85% dos casos de HPTP são decorrentes do acometimento de uma única glândula – um único adenoma – e que o paciente estará curado após sua identificação e retirada.
- Nos casos em que se detecta a presença de mais de uma glândula acometida, porém com pelo menos uma glândula de tamanho e aspecto normal, deve-se considerar o conceito de adenoma múltiplo, e apenas a exérese seletiva das glândulas aumentadas é suficiente para a cura do hiperparatiroidismo.
- Nos casos em que todas as glândulas estão acometidas (como nos pacientes com NEM, ou com HPTS ou HPTT), a conduta é realizar a paratiroidectomia total com autotransplante IM em região presternal e a criopreservação.

■ REFERÊNCIAS

1. Hojaij F, Vanderlei F, Plopper C, Rodrigues CJ, Jácomo A, Cernea C, et al. Parathyroid gland anatomical distribution and relation to anthropometric and demographic parameters: a cadaveric study. Anat Sci Int. 2011;86(4):204-12.
2. Oliveira UE, Ohe MN, Santos RO, Cervantes O, Abrahão M, Lazaretti-Castro M, et al. Analysis of the diagnostic presentation profile, parathyroidectomy indication and bone mineral density follow-up of Brazilian patients with primary hyperparathyroidism. Braz J Med Biol Res. 2007;40(4):519-26.
3. Stanbury SW, Lumb GA, Nicholson WF. Elective subtotal parathyroidectomy for renal hyperparathyroidism. Lancet. 1960;1(7128):793-8.
4. Wells SA Jr, Gunnells JC, Shelburn JD, Schneider AB, Sherwood LM. Transplantation of the parathyroid glands in man: clinical indications and results. Surgery. 1975;78(1):34-44.
5. Wells SA Jr, Gunnells JC, Gutman RA, Shelburne JD, Schneider AS, Sherwood LM. The successful transplantation of frozen parathyroid tissue in man. Surgery. 1977; 81(1):86-91.

■ LEITURAS SUGERIDAS

Bilezikian JP, Khan AA, Potts JT. Guidelines for the management of asymptomatic primary hyperparathyroidism: summary statement from the third international workshop. J Clin Endocrinol Metab. 2009;94(2):335-9.
Eastell R, Arnold A, Brandi ML, Brown EM, D'Amour P, Hanley DA, et al. Diagnosis of asymptomatic primary hyperparathyroidism: proceedings of the third international workshop. J Clin Endocrinol Metab. 2009;94(2):340-50.
Neves MC, Ohe MN, Rosano M, Abrahão M, Cervantes O, Lazaretti-Castro M, et al. A 10-year experience in intraoperative parathyroid hormone measurements for primary hyperparathyroidism: a prospective study of 91 previous unexplored patients. J Osteoporos. 2012;2012:914214.
Santos RO, Ohe MN, Carvalho AB, Neves MC, Kunii I, Lazaretti-Castro M, et al. Total parathyroidectomy with presternal intramuscular autotransplantation in renal patients: a prospective study of 66 patients. J Osteoporos. 2012;2012:631243.
Silverberg SJ, Lewiecki EM, Mosekilde L, Peacock M, Rubin MR. Presentation of asymptomatic primary hyperparathyroidism: proceedings of the third international workshop. J Clin Endocrinol Metab. 2009;94(2):351-65.

287
NÓDULOS CERVICAIS

■ LEONARDO HADDAD
■ ROBERTO MASSAO TAKIMOTO

O diagnóstico diferencial dos nódulos cervicais compreende uma vasta relação de doenças que desperta dúvidas e ansiedades tanto na população em geral quanto nos médicos. Dessa forma, é preciso fazer um estudo criterioso e profundo, tendo em mente os possíveis diagnósticos, correlacionando-os com anamnese, exame físico e propedêutica armada.

ATENÇÃO!

Na anamnese, a faixa etária é de suma importância. Pacientes com até 2 anos de idade apresentam uma incidência maior de nódulos congênitos. Nos pacientes pediátricos entre 2 e 15 anos, e adultos jovens entre 16 e 40 anos, a incidência de nódulos cervicais inflamatórios é maior que a de nódulos congênitos, que, por sua vez, é maior que a de nódulos neoplásicos. Em pacientes acima de 40 anos, os nódulos neoplásicos tornam-se os mais frequentes, seguidos pelos inflamatórios e, depois, pelos congênitos.

■ DIAGNÓSTICO

No exame físico, a localização do nódulo fornece dados importantes na diferenciação das lesões, principalmente nas congênitas, pois há afecções que ocorrem na linha média, como os cistos tireoglosso e o dermoide, e afecções comuns à porção lateral do pescoço, como cisto branquial, laringocele, hemangioma e linfangioma. Em relação às neoplasias, a localização do nódulo cervical pode dar a única pista do tumor primário, pois as metástases cervicais obedecem às cadeias linfonodais de drenagem.

Alguns fatores devem ser considerados na palpação do nódulo cervical. É preciso observar a presença de sinais flogísticos, como dor, calor e hiperemia, o que leva a pensar em doença inflamatória aguda da via aerodigestiva superior com linfoadenopatia associada. Doenças congênitas e metástases de tumores costumam ser indolores e de crescimento mais lento. Outras características do nódulo podem ser úteis para elaboração de uma hipótese diagnóstica precisa, como: o número de nódulos; a aderência a planos profundos; a consistência; a característica pulsátil; a presença de frêmitos etc.

ATENÇÃO!

Quanto à propedêutica armada, salientam-se a ultrassonografia (US), a tomografia computadorizada (TC), a ressonância magnética (RM) e a punção aspirativa com agulha fina (PAAF).

A US é indicada principalmente na diferenciação entre nódulos císticos e sólidos, e no estudo de lesões vasculares, quando associada ao estudo do fluxo sanguíneo com Doppler. A TC permite avaliar a extensão do nódulo e sua relação com as estruturas adjacentes, sendo um dos exames mais utilizados. A RM está mais indicada para avaliação quanto à extensão do acometimento de tecidos moles. A PAAF (que pode ser guiada por US ou TC) é um método simples, seguro e eficaz que, por meio de uma análise citopatológica, feita por profissional capacitado, pode oferecer acurácia diagnóstica próxima a 95%, evitando, de modo significativo, a realização de biópsias desnecessárias.

■ ETIOLOGIA, QUADRO CLÍNICO E TRATAMENTO

NÓDULOS CERVICAIS CONGÊNITOS

Cisto tireoglosso

A glândula tireoide origina-se a partir de um espessamento endodérmico localizado no soalho da faringe primitiva. Durante a evolução da gestação, ela migra, partindo do forame cego (na base da língua) em direção à porção anterior do pescoço sobre a traqueia, por meio do ducto tireoglosso. Posteriormente, esse ducto deve regredir – alterações nessa regressão podem permitir a persistência dele, que pode levar à formação de fístulas e, principalmente, cistos.

O cisto tireoglosso é a massa mediana mais comum. Seu aparecimento é mais frequente na infância, embora possa ocorrer em qualquer idade. Geralmente se dá após quadro de infecção das vias aéreas superiores (IVAS), quando o tecido linfoide circunjacente ao forame cego (na base da língua) se hipertrofia e acaba obstruindo-o. Nessa situação, devido à infecção secundária, o cisto pode ter aumento rápido de tamanho e tornar-se doloroso.

Como quadro clínico, apresenta nódulo cervical anterior, de consistência cística, móvel no sentido vertical durante a deglutição e à protusão da língua. A US ajuda na diferenciação entre cisto e tireoide ectópica, mas o diagnóstico definitivo é dado pelo exame anatomopatológico. O tratamento é feito pela cirurgia preconizada por Sistrunk, em que o cisto deve ser totalmente removido com o ducto tireoglosso e a porção mediana do osso hioide.

Cisto branquial

À semelhança do cisto tireoglosso, o cisto branquial se manifesta com frequência após um quadro de IVAS, porém na região lateral do pescoço. Os cistos são as anomalias das fendas branquiais mais comuns e, em 90% dos casos, são derivados da 2ª fenda branquial. Em geral, manifestam-se na puberdade e em adultos jovens. Clinicamente, tem-se um tumor indolor, arredondado, liso, de consistência elástica, localizado na borda anterior do músculo esternocleidomastóideo. O cisto branquial pode apresentar sinais flogísticos quando infectado. A US é o exame de escolha, pois, a partir dela, é possível diferenciar conteúdo líquido de sólido. O tratamento inclui antibioticoterapia nos processos infecciosos e posterior exérese do cisto, seguindo-o cranialmente até sua origem na loja tonsilar.

Linfangioma

O linfangioma, ou higroma cístico, é um tumor benigno que cresce a partir do desenvolvimento incompleto e da obstrução do sistema linfático. Situa-se geralmente no triângulo cervical posterior e pode apresentar dimensões maiores do que aparenta. Está, na maioria dos casos, presente ao nascimento ou desenvolve-se nos primeiros anos de vida. É indolor, flutuante, de consistência amolecida e limites imprecisos. Lesões maiores, além de alteração estética, podem causar dispneia e disfagia por compressão de estruturas adjacentes. A TC e a RM têm valor para determinar a extensão da lesão. A exérese da lesão está indicada nos casos de acessibilidade fácil, sem provocar mutilações ou naqueles em que a massa comprometa estruturas vitais. Devido ao tumor não apresentar um plano de clivagem bem definido, há recidiva em aproximadamente 15% dos casos.

NÓDULOS CERVICAIS BENIGNOS

Nódulos tiroidianos

Bócio é qualquer aumento de volume da glândula tiroide. Doença comum em nosso meio, é dividido em simples (ou atóxico) e tóxico (é acompanhado de hipertiroidismo).

O bócio simples pode ser difuso, caracterizado por um aumento difuso da glândula, ou nodular (uni ou multinodular), com presença de nódulos em seu parênquima. O bócio tóxico também pode ter um aumento difuso da tiroide (doença de Graves) ou presença de nódulos (doença de Plummer). O quadro clínico cursa com aumento tiroidiano lento, indolor, com presença ou não de nódulos em seu interior. Hipertiroidismo ou hipotiroidismo podem estar presentes. Exames laboratoriais como tiroxina livre (T_4L), tirotrofina (TSH), anticorpos antitiroperoxidase (Ac-TPO), anticorpos antitiroglobulina (Ac-Tg), US e PAAF auxiliam no diagnóstico. O tratamento do bócio dependerá de sua origem, podendo ser clínico ou cirúrgico.

Paraganglioma

Tumor benigno que cresce a partir do tecido extrassuprarrenal paraganglionar, ilhas de células derivadas da crista neural. Na região da cabeça e do pescoço, os paragânglios estão distribuídos na bifurcação das artérias carótidas (corpo carotídeo), na região jugulotimpânica, ao longo do nervo vago e na laringe. Também são conhecidos como quemodectomas ou glômus. Os paragangliomas do corpo carotídeo estão localizados na porção mediolateral do pescoço. Os sintomas são provocados por lesões maiores, em que o paciente pode queixar-se devido à compressão local, apresentando dor, disfagia e até mesmo rouquidão. Seu crescimento é lento. À palpação, tem-se uma massa firme, móvel apenas no sentido lateral (a fixação aos vasos carotídeos impede sua mobilização no sentido craniocaudal). Pode apresentar sopro e a pulsação da carótida ser transmitida através da massa. Entre os exames de imagem, a TC contrastada e a angiorressonância têm grande valor diagnóstico. Algumas modalidades de tratamento vêm sendo propostas, entre elas a radioterapia, mas o tratamento habitualmente preconizado é a exérese cirúrgica com embolização prévia.

Lipoma

Os lipomas, tumores benignos de tecido adiposo, são os tumores de partes moles mais comuns. Podem ser encontrados em qualquer região da cabeça e do pescoço. Seu crescimento é lento e indolor, sua consistência amolecida e seus limites são precisos. O diagnóstico e o tratamento são dados pela biópsia excisional. A doença de Madelung é a lipomatose múltipla na região da cabeça e pescoço, que pode levar o indivíduo a deformidades estéticas importantes.

Schwannoma

Os schwannomas são tumores formados no perineuro, mais especificamente na bainha de Schwann do sistema nervoso periférico. Normalmente, são tumores únicos, mas podem ser múltiplos ou associados à doença de von Recklinghausen: doença autossômica dominante, caracterizada por vários neurofibromas e manchas de pele "café com leite". Na cabeça e no pescoço, podem ter sua origem nos pares cranianos, no plexo cervical, no plexo braquial e na cadeia simpática. Geralmente, são laterais no pescoço. Sua consistência é endurecida e seu crescimento, lento. Podem ser dolorosos, e a presença de déficits nervosos é rara. Exames como a PAAF e métodos de imagem (TC e RM) são úteis no diagnóstico e na localização. A maioria dos schwannomas apresenta realce após contraste na RM, podendo confundir-se com um paraganglioma: nesses casos, a PAAF torna-se ainda mais importante. O tratamento preconizado é cirúrgico, e é preciso tentar separar a massa tumoral do tronco nervoso sem causar perdas funcionais, o que, na maioria das vezes, é difícil.

NÓDULOS CERVICAIS MALIGNOS

Podem ser divididos em: nódulos primários da região cervical; ou nódulos metastáticos. As metástases podem ter sua origem em tumores da via aerodigestiva superior, em tumores à distância ou mesmo em um tumor primário oculto.

Derivados do sistema reticuloendotelial

Os linfomas são tumores derivados de células do tecido linfoide e correspondem ao segundo tumor mais frequente na região cervical, atrás apenas dos tumores de origem epitelial. Em geral, acometem linfonodos cervicais e, na forma extranodal, podem envolver o anel linfático de Waldeyer, a órbita e a tiroide. São divididos em Hodgkin e não Hodgkin, apresentando cada grupo peculiaridades em relação à história natural, à epidemiologia, à imunologia, aos achados anatomopatológicos e ao tratamento.

O linfoma de Hodgkin cursa com aumento de linfonodo cervical de crescimento lento e indolor e raramente apresenta comprometimento extranodal. À medida que crescem, os linfonodos confluem e acometem as cadeias contíguas. Sintomas clínicos, como febre, perda de peso e sudorese noturna, podem estar associados. No exame anatomopatológico, a presença da célula de Reed-Sternberg é patognomônica da doença de Hodgkin.

O linfoma não Hodgkin é cinco vezes mais frequente do que o de Hodgkin na região da cabeça e do pescoço. Cursa com evolução mais rápida e acomete sítios extranodais com maior frequência. Sua consistência é dura e tem caráter mais infiltrativo. Acomete principalmente indivíduos entre a 5ª e a 6ª década de vida, mas essa faixa etária vem diminuindo pela associação da doença com a Aids.

O diagnóstico é feito pela biópsia do linfonodo e pelo estudo de suas características morfológicas e imunológicas. A TC e a RM são exames úteis para o estadiamento da doença. O tratamento dependerá do estadiamento do tumor e do grau de diferenciação, tendo como base a quimioterapia e a radioterapia.

Nódulos cervicais malignos de tiroide

Como em outras doenças tiroidianas, o câncer da tiroide é mais frequente em mulheres, podendo ocorrer em qualquer idade. São classificados em tumores bem diferenciados, moderadamente diferenciados (carcinoma medular) e indiferenciados (ou anaplásicos). Os carcinomas bem diferenciados, representados pelos carcinomas papilífero (o mais frequente), folicular e de células de Hürtle, apresentam quadro clínico semelhante, com nódulo único ou múltiplo, indolor, de crescimento lento, com limites bem definidos e consistência endurecida. Metástases em linfonodos cervicais são mais comuns no papilífero, ao passo que raras no folicular. Neste, observam-se metástases hematogênicas para ossos e pulmões. A US associada à PAAF são os exames de escolha para o diagnóstico, definido pelo anatomopatológico. O tratamento nos casos dos tumores bem diferenciados é a tiroidectomia total. Nos casos em que há linfonodos positivos, o esvaziamento cervical faz-se necessário. No carcinoma medular, preconiza-se a tiroidectomia total com esvaziamento cervical de princípio. O prognóstico dos carcinomas da tiroide é excelente, com exceção do carcinoma indiferenciado.

Nódulos cervicais malignos de glândulas salivares

A maioria dos tumores das glândulas salivares é benigna, sendo a parótida responsável por aproximadamente 80% dos casos. Os tumores malignos ocorrem preferencialmente nas glândulas salivares menores e sublinguais, seguidas pelas submandibulares e, por último, das parótidas. O carcinoma mucoepidermoide é o tumor salivar maligno mais frequente de parótida e submandibular. Apresenta-se como massa de consistência endurecida, crescimento progressivo e pouca mobilidade. Linfonodos metastáticos podem estar presentes. O segundo tumor maligno mais frequente é o carcinoma adenoide cístico: sua principal característica é o tropismo por nervos, podendo provocar dores e, no caso da glândula parótida, paralisia facial. As metástases linfonodais são mais raras nesse tipo de tumor. O diagnóstico definitivo é dado pelo exame histológico. Os métodos de imagem, como US, TC e RM, são úteis na programação cirúrgica. A PAAF vem sendo cada vez mais empregada na tentativa de se obter o diagnóstico antes do tratamento cirúrgico, que é o tratamento de escolha.

Nódulos cervicais metastáticos

Os nódulos cervicais metastáticos são, na imensa maioria, derivados de carcinoma epidermoide localizado na via aerodigestiva superior. Locais com rica drenagem linfática, como nasofaringe, orofaringe, assoalho da boca e hipofaringe, são os sítios primários mais frequentes de metástases cervicais. Algumas vezes, não se consegue determinar, apesar de todos os esforços, o local em que se encontra o tumor primário gerador da metástase cervical: nesses casos, o tumor primário é classificado como oculto. Os nódulos cervicais são assimétricos, de crescimento rápido, consistência endurecida, superfície irregular e com mobilidade diminuída, muitas vezes fixos a planos profundos. Dor pode ocorrer nos casos avançados. Na suspeita de metástase, deve-se sempre tentar localizar a lesão primária por meio de um exame otorrinolaringológico completo e realizar uma biópsia do tumor primário. No caso de um tumor primário oculto, é preciso fazer uma PAAF do nódulo cervical suspeito. Os exames TC e RM são válidos no estadiamento e na determinação da terapêutica.

As metástases cervicais de órgãos distantes são mais raras. O pulmão é a origem mais comum, com metástases localizadas geralmente na fossa supraclavicular direita. Outros órgãos incluem a próstata, o testículo, o pênis e a mama. Os tumores abdominais podem cursar com linfonodos em fossa supraclavicular esquerda, denominados linfonodos de Virchow.

O tratamento dessas metástases dependerá de fatores como local do tumor primário, tipo histológico, extensão das lesões e prognóstico, entre outros.

REVISÃO

- O diagnóstico diferencial dos nódulos cervicais é diverso e compreende patologias congênitas, inflamatórias e neoplásicas (benignas e malignas).
- A anamnese e o exame físico guiam o diagnóstico, sendo que exames complementares podem ser úteis, como os de imagem (p. ex.: US, TC, RM), os de laboratório clínico (p. ex.: hemograma, proteína C-reativa, velocidade de hemossedimentação [VHS], sorologias, desidrogenase láctica) e de citologia [PAAF]).
- O tratamento é específico para cada etiologia, variando desde o acompanhamento, como nos lipomas pequenos e assintomáticos, à ressecção simples, como nos nódulos congênitos, até esvaziamentos cervicais seguidos de radioquimioterapia, como nas metástases ganglionares cervicais de carcinoma epidermoide.

■ **LEITURAS SUGERIDAS**

Balikci HH, Gurdal MM, Ozkul MH, Karakas M, Uvacin O, Kara N, et al. Neck masses: diagnostic analysis of 630 cases in Turkish population. Eur Arch Otorhinolaryngol. 2013;270(11):2953-8.

Cassoni A, Terenzi V, Della Monaca M, Bartoli D, Battisti A, Rajabtork Zadeh O, et al. Parapharyngeal space benign tumours: Our experience. J Craniomaxillofac Surg. 2014;42(2):101-5.

Escott EJ. Role of positron emission tomography/computed tomography (PET/CT) in head and neck cancer. Radiol Clin North Am. 2013;51(5):881-93.

O'Sullivan MD, McAnena KS, Egan C, Waters PS, McCann PJ, Kerin MJ. Enlarging neck masses in the elderly: histological and surgical considerations. Int J Surg Case Rep. 2013;4(4):378-81.

Vanderlei FAB. Tumores cervicais manual de otorrinolaringologia e cirurgia de cabeça e pescoço. São Paulo: Manole; 2011. p. 1451-9.

DOENÇAS PSIQUIÁTRICAS*

288

TRANSTORNOS MENTAIS NA PRÁTICA CLÍNICA

■ JAIR DE JESUS MARI
■ ADRIANO RESENDE LIMA

■ ASPECTOS HISTÓRICOS

Nas chamadas escolas médicas e filosóficas, os antigos gregos e romanos entendiam a doença mental como predominantemente psíquica, predominantemente somática, ou a mistura de ambas. Assim, as três dimensões nas inter-relações entre corpo e mente mostravam-se delineadas.

Desde as concepções iniciais de Hipócrates (460-370 a.C.), alusivas aos quatro humores fundamentais, passando pelas observações do grande clínico romano Galeno (130-200 d.C.), que verificou as íntimas e recíprocas relações causais entre fatores psíquicos e somáticos, a clínica médica e a psicopatologia (ciência, investigação)/psiquiatria (aplicação da ciência, medicina) constituem áreas do conhecimento mutuamente relacionadas, cujos objetos de estudo convergem para um ponto comum: o paciente e o seu sofrimento.

■ IMPORTANTES AVANÇOS NA PSIQUIATRIA

O aumento das doenças crônicas e o envelhecimento das populações têm modificado o perfil epidemiológico na maioria das sociedades ocidentais.

Com a introdução do conceito de carga das doenças, os transtornos mentais adquiriram importância por sua prevalência e incidência e seu reconhecido impacto na funcionalidade. A maioria dos transtornos mentais se inicia nas primeiras décadas de vida e tem curso crônico de baixa mortalidade, mas com impacto negativo na qualidade de vida, já que seus portadores vivem com incapacidade. Apesar do reconhecimento do impacto dos transtornos mentais na morbidade, não há a repercussão necessária para que se torne prioridade nas políticas públicas, em virtude do estigma e das crenças anacrônicas de que os tratamentos disponíveis são pouco efetivos. A psiquiatria tem revelado importantes avanços em diversas áreas nesse sentido:

- Os esforços recentes da nosografia psiquiátrica para o estabelecimento de um sistema diagnóstico multiaxial, abrangente, por meio de critérios e categorias diagnósticas bem estabelecidas, com subsequentes benefícios para o estabelecimento de terapêuticas mais específicas e racionais e a padronização dos instrumentos de pesquisa.
- O desenvolvimento das terapias biológicas, por ampliação e diversificação do espectro farmacoterápico, associado a melhor adaptação das intervenções psicoterapêuticas e psicossociais aos novos paradigmas científicos.
- Os avanços das pesquisas, desde a biologia molecular, passando pela genética, até o refinamento das pesquisas epidemiológicas.

A partir dos avanços citados, destaca-se a inserção da psiquiatria na medicina moderna e, inexoravelmente, sua aproximação à clínica médica.

CONTRIBUIÇÃO DA EPIDEMIOLOGIA

Levantamentos epidemiológicos populacionais recentes realizados no Brasil, em população adulta, no período de um ano, apontam prevalência aproximada de 30% para os transtornos mentais, com níveis para ansiedade próximos a 20%. Quando ajustada aos casos que demandam algum tipo de cuidado médico, essa prevalência pode chegar a aproximadamente 20%. Assim, em um período de 12 meses, um quinto da população adulta gera algum tipo de atenção em saúde mental. Considerando-se a distribuição entre sexos, observa-se, entre as mulheres, maior prevalência de transtornos de ansiedade (9%), seguidos pelos somatoformes (3%) e, posteriormente, pelos depressivos (2,6%). Na população masculina, o abuso de álcool é o transtorno mais prevalente (10%), seguido pelos de ansiedade (4,3%). A partir desses dados, conclui-se que, entre as mulheres, há maior prevalência de manifestações do espectro ansioso-depressivo e, entre os homens, do abuso de álcool. Em termos gerais, em relação à comunidade, os transtornos mentais são mais comumente observados na população feminina, tornam-se mais frequentes com o avançar da idade e apontam para excessos em extratos de baixa renda.

ESTUDOS DE FATORES PSICOSSOCIAIS

Um estudo populacional dos anos 1990 realizado em Pelotas, Rio Grande do Sul, estimou prevalência de 22,7% para os transtornos mentais comuns, indicando uma relação com eventos de vida produtores de estresse.[1] Outra investigação sobre o efeito desses eventos estressores se deu no Rio de Janeiro com o estudo Pró-Saude,[2] utilizando dados de uma coorte constituída por 4.030 funcionários de uma universidade. A prevalência estimada para transtornos mentais comuns foi 29%, encontrando-se associação positiva com problemas financeiros graves, agressão física, mudança forçada de moradia, doença grave, rompimento de relação amorosa, internação hospitalar, assalto ou roubo.

Em estudo de coorte transversal,[3] conduzido em Pernambuco, verificou-se prevalência de 36% para os transtornos mentais comuns, com uma forte associação com a carência de apoio social, baixa escolaridade e renda precária.

> **ATENÇÃO!**
>
> O excesso de transtornos mentais nas classes menos favorecidas pode representar possíveis fatores intermediários que acentuem estresse e incertezas. Embora os eventos estressores nem sempre possam ser evitados, suas implicações poderiam ser eventualmente minimizadas, com a existência de suporte social.

Em outro estudo, estimou-se prevalência de 39,4% para transtornos mentais comuns em uma amostra de 2.055 mulheres maiores de 15 anos residentes em Feira de Santana, Bahia.[4] Esse percentual elevou-se (48,1%) quando se tratava de mulheres com alta sobrecarga doméstica e diminuiu (22,5%) em situações de baixa sobrecarga. Recentemente, avaliou-se o estado de saúde mental de 1.087 mães de crianças participantes de uma coorte para estudo da asma em crianças, na cidade de Salvador, obtendo-se prevalência de 37,4% para transtornos mentais comuns.[5]

ESTUDOS DE MORBIDADE PSIQUIÁTRICA NA CLÍNICA GERAL

Diversos estudos epidemiológicos foram realizados, em diferentes partes do mundo, com o objetivo de avaliar a magnitude e a natureza dos transtornos mentais encontrados na clínica geral. Considerando-se que a gravidade desses transtornos seja comparável à encontrada nos ambulatórios especializados de saúde mental, a mediana da prevalência mundial aproxima-se de 25%.

Ansseau e colaboradores,[6] do Departamento de Psiquiatria da Universidade de Liège na Bélgica, pesquisaram a prevalência dos chamados

---

*Nesta seção, onde consta TB, leia-se transtorno bipolar.

"transtornos mentais comuns" na população adulta em atenção primária. Os resultados revelaram frequência de 42,5% de pacientes com transtornos: depressivos (31%); ansiosos (19%); somatoformes (18%); abuso/dependência de álcool (10,1%). Esses achados corroboram a verificação de significativa prevalência de transtornos mentais nos atendimentos médicos no cenário da atenção primária.

Em estudo realizado na Faculdade de Medicina da Universidade de Indianápolis, Estados Unidos, verificou-se que pelo menos 33% das queixas somáticas, no âmbito da atenção médica primária, são medicamente inexplicáveis e também, nesse contexto, a estreita relação entre essas queixas e transtornos do espectro depressivo-ansioso. Em outra análise nesse sentido, demonstrou-se que 14 sintomas físicos comuns são responsáveis por quase metade das visitas à atenção médica primária nos Estados Unidos e que apenas 10 a 15% desses sintomas estariam relacionados a etiologias orgânicas. O estudo também verificou relação positiva entre sintomas clínicos inexplicáveis e transtornos depressivo-ansiosos e concluiu que esses sintomas suscitam intensas frustrações aos clínicos gerais, sobrecarregam o sistema de saúde e demandam custos desproporcionais.

MORBIDADE EM POPULAÇÕES CLÍNICAS NO BRASIL

Em um estudo precursor, foram adaptados instrumentos de pesquisa para estudar transtornos mentais na atenção primária no Brasil, aplicando-os em uma análise de prevalência em dois estágios, em três centros de atenção primária na cidade de São Paulo, encontrando uma frequência de 46% de transtornos afetivos menores. Os transtornos mentais mais prevalentes, nos atendimentos na clínica geral, foram os de ansiedade, seguidos pelos depressivos e, posteriormente, pelos somatoformes.

Em outro estudo populacional em São Paulo, avaliou-se uma amostra aleatória de domicílios em áreas com e sem atuação do Programa de Saúde da Família, encontrando 24,95% de casos suspeitos de transtornos mentais comuns. Essa prevalência se mostrou associada ao sexo feminino, aos indivíduos de maior idade, baixa escolaridade e menor renda per capita. Fortes e colaboradores[7] avaliaram os transtornos mentais no Programa de Saúde da Família em Petrópolis, Rio de Janeiro, encontrando frequência de 56% de transtornos mentais comuns, principalmente ansiedade e depressão, incluindo-se elevada presença de transtornos de estresse pós-traumático.

Goldberg e Huxley[8] concluíram que 90% das morbidades psiquiátricas dizem respeito a transtornos mentais não psicóticos, manifestadas, de forma prevalente, nos centros de atenção primária, chamando atenção para o papel essencial do médico não especialista e dos profissionais de saúde no preparo para o cuidado desses problemas.

■ ASSOCIAÇÕES ENTRE TRANSTORNOS MENTAIS E DOENÇAS MÉDICAS GERAIS

Na doença física com transtorno mental secundário, de acordo com uma das classificações nesse sentido, todos os sintomas somáticos podem ser atribuídos à doença física, o tratamento do transtorno mental não remove os sintomas físicos e o distúrbio mental não ocorre sem doença física prévia. Um número maior de manifestações psicopatológicas pode ser esperado nas seguintes condições orgânicas: transtornos neurológicos; cardiopatias; doenças pulmonares crônicas; neoplasias; incapacitações físicas; e artrites. É preciso distinguir as situações em que as manifestações psicopatológicas não são apenas secundárias, mas, mormente, consequências diretas de patologias orgânicas (p. ex., hipotiroidismo, anemias). São vários os fatores que levam à piora do estado mental: (a) doenças crônicas acompanhadas de incapacitação física em um adulto previamente saudável; (b) a intensidade e a frequência da experiência da dor associadas a estresse emocional e insônia, afetando proporcionalmente as reações depressivas e de ansiedade; e (c) possíveis desfiguramentos, investigações estressantes e medo de morte iminente que predispõem a reações emocionais patológicas.

A incidência de depressão dobra na presença de diabetes, hipertensão, doença coronariana e falência do miocárdio; e triplica nas doenças renal crônica, obstrutiva pulmonar crônica e cerebrovascular. Em estudo de um ano de prevalência, em 60 países, os pacientes portadores de duas ou mais doenças crônicas concomitantes representavam 23% do total, ao passo que os de controles saudáveis, 3,2%. Em estudo longitudinal que acompanhou 11.859 pacientes que não apresentavam depressão, verificou-se que, em dois anos, 3,5% haviam desenvolvido um episódio depressivo novo. Em populações clínicas, um ano após o diagnóstico de câncer, ou após internação por infarto, cerca de 20% desenvolvem um episódio novo de depressão. A depressão é consequência comum de cardiopatias, acidente vascular cerebral (AVC) e HIV/Aids.

Na doença física com transtorno mental não relacionado, segundo a classificação de Goldberg, não há vínculo mútuo, e o tratamento de um não afeta o do outro.

No transtorno mental somatizado, a consulta é motivada pelos sintomas físicos, o paciente atribui todos os problemas à doença física, mas um transtorno mental é claramente diagnosticável; o tratamento deste aliviaria ou removeria os sintomas físicos. No transtorno mental isolado, os sintomas somáticos são ausentes ou o paciente considera-os decorrência do transtorno mental.

TRANSTORNO MENTAL CAUSA DOENÇA FÍSICA?

As células NK (do inglês *natural killers cells*) formam um tipo de linfócito citotóxico que constitui um componente importante do sistema imunológico na rejeição de tumores e células infectadas por vírus. As mudanças imunológicas que ocorrem nos episódios depressivos incluem aumento dos glóbulos brancos e neutrófilos, aumentos nas medidas de ativação imunológica e redução das células NK. As reduções de células NK e de linfócitos-T na depressão induzem baixa resistência no HIV e Aids.

O aumento das citocinas, substâncias que regulam a resposta imunológica do organismo, e da reatividade adrenocortical pode levar à aterosclerose e, consequentemente, a um risco elevado de AVC e infarto do miocárdio. Nos episódios depressivos, as mudanças autonômicas podem causar alterações no eletrocardiograma que favorecem o desenvolvimento de doença coronariana. A depressão aumenta o risco para doenças coronarianas, sendo fator independente no risco de mortalidade. A depressão também está associada ao desenvolvimento de câncer colorretal, dores lombares, síndrome do colo irritável e esclerose múltipla; na gravidez, relaciona-se a atrasos no desenvolvimento e mortalidade na infância.

Os transtornos mentais podem ser importantes na piora de prognóstico de doenças físicas (p. ex.: os pacientes deprimidos tendem a negligenciar o tratamento, não aderindo às recomendações médicas, prejudicando a qualidade de vida e reduzindo a longevidade). A depressão piora o prognóstico dos pacientes com doença coronariana, AVC e diabetes.

> **ATENÇÃO!**
>
> É importante ressaltar que muitos dos sintomas que acompanham a depressão podem ser secundários a patologias clínicas gerais, como perda do apetite, da energia e de peso, e problemas de insônia.

Os médicos identificam melhor os casos de depressão isolados do que quando acompanham estados físicos significativos. Uma das dificuldades encontradas nesse contexto é como distinguir os sintomas somáticos resultantes de um transtorno mental daqueles resultantes de uma doença física concomitante. O clínico deve ficar atento a cinco sintomas primordiais a serem investigados para distinguir a depressão de um distúrbio orgânico: (a) humor depressivo, com tristeza, crises de choro; (b) perda de interesse nas atividades que tinha prazer; (c) sentimento de inferioridade, presença de baixa autoestima; d) prejuízo importante da concentração; e (e) presença de pensamentos mórbidos e vontade de morrer.

■ TRANSTORNO MENTAL NA ATENÇÃO MÉDICA PRIMÁRIA – O PAPEL DO CLÍNICO GERAL

Resultados de estudos epidemiológicos estimam que apenas 1 em 20 casos psiquiátricos seja encaminhado ao médico especialista. Assim, ressalta-se a relevância do clínico geral no atendimento inicial aos pacientes que sofrem de algum tipo de transtorno mental, fenômeno também observado em países como Inglaterra, Estados Unidos e Canadá. A prática clínica do médico não especialista engendra treinamento apropriado concernente ao diagnóstico e tratamento inicial dos transtornos mentais mais prevalentes na atenção médica primária. Conforme explicitado, entre os transtornos mentais comuns na prática clínica, destacam-se os ansiosos, os depressivos, os somatoformes e o abuso/dependência do álcool. Relevante estudo conduzido por Löwe e colaboradores,[9] do Departamento de Medicina Interna e Psicossomática da Universidade de Heidelberg, na Alemanha, identificou 18 preditores de comorbidade psiquiátrica no atendimento clínico a pacientes ambulatoriais, entre eles: (1) nervosismo; (2) humor deprimido; (3) queixas somáticas; e (4) sentimento de fadiga. Segundo o estudo, a identificação desses quatro relevantes preditores indicaria forte associação com transtornos mentais e a subsequente necessidade de encaminhamento para avaliações mais específicas.

Nos últimos anos, houve crescente interesse no impacto e no tratamento dos transtornos ansiosos. Independente da importância do transtorno do pânico, mais comumente diagnosticado na prática clínica, atenção insuficiente tem sido dada ao transtorno de ansiedade generalizada (TAG). Segundo um estudo da Faculdade de Medicina da Universidade de Washington, nos Estados Unidos, a prevalência média do TAG, com base no National Comorbidity Survey, gira em torno de 5,8%, com taxas entre 2,8 e 8,5%. O estudo destaca a relevância do TAG, no âmbito da atenção médica primária, na medida em que se observou uma relação positiva entre o transtorno e o aumento da procura pelos serviços médicos de emergência, número de hospitalizações, demanda por testes laboratoriais e elevação dos custos farmacêuticos. Embora o estudo tenha sido realizado nos Estados Unidos, acredita-se que os achados sejam semelhantes aos encontrados nos serviços de saúde do Brasil.

Outra manifestação psicopatológica que requer atenção entre os transtornos ansiosos é o transtorno de estresse pós-traumático (TEPT), diagnóstico relevante ao se considerar os altos níveis de violência nos dias atuais. Dados epidemiológicos apontam para prevalência do TEPT entre 1 e 14%, taxa de variação ampla justificada pela maior dificuldade por parte dos clínicos no reconhecimento do transtorno. Estudo de Lecrubier,[10] do Hospital da Salpêtrière de Paris, na França, que enfatizou a baixa taxa de diagnóstico do TEPT em clínicas de atenção primária nos Estados Unidos e em Israel, ressaltou que a prevalência do transtorno é significativamente superior às demais comumente verificadas. Entre os possíveis fatores, observaram-se dificuldades dos clínicos na investigação de eventuais relatos de violência doméstica e em outras situações emocionalmente traumáticas. O estudo destaca que, "surpreendentemente, pouco é conhecido sobre o TEPT no âmbito dos cuidados primários" e que dados disponíveis a partir dos atendimentos nessas clínicas sugerem que o transtorno pode ser tão prevalente quanto os dados encontrados em amplos estudos epidemiológicos.

A relevância do clínico na detecção precoce de transtornos mentais também se estende, em larga medida, para as manifestações depressivas. Em estudo realizado para avaliar o impacto da depressão na prática clínica geral, os resultados mostraram prevalência desse transtorno nos atendimentos em atenção primária que variaram, conforme o método utilizado, entre 0,6 e 36%. Os autores sustentam que aproximadamente 95% dos casos são passíveis de diagnóstico e tratamento pelo clínico geral, evidenciando-se, assim, o papel relevante desse profissional na redução da morbidade psiquiátrica.

Outro importante estudo, conduzido por Pyne e colaboradores,[11] avaliou a relação custo-efetividade na implementação de programas de intervenção terapêutica para os casos de depressão na atenção primária. Os resultados obtidos revelaram que, considerando os benefícios advindos com esses programas, não foram verificados incrementos significativos de custos proporcionalmente aos programas já existentes. Os autores concluíram o estudo sustentando a importância de treinamentos adequados, educação médica continuada e monitoração dos clínicos para o atendimento a pacientes com depressão por período superior a um ano.

Dados estatísticos concernentes ao uso de psicofármacos corroboram a importância do clínico como porta de entrada para os pacientes que sofrem de transtornos mentais; entre eles, os depressivos. Mari e colaboradores,[12] por meio de pesquisa epidemiológica, verificaram que aproximadamente 10% da população brasileira, no período de um ano, fez uso de algum psicofármaco. O maior consumo verificado foi o de benzodiazepínicos, cujos números apontam para 60% de prescrições feitas pelo clínico geral; 15% pelos cardiologistas; e apenas 10% pelos psiquiatras. Em estudo da Faculdade de Medicina de Universidade Harvard, verificou-se que, embora tenha havido elevação crescente na prescrição de antidepressivos inibidores seletivos da recaptação da serotonina (ISRS) para a farmacoterapia dos transtornos depressivos, no âmbito da atenção primária nos Estados Unidos, a taxa de prescrição de benzodiazepínicos permanece elevada e, portanto, inconsistente com as recomendações das recentes diretrizes clínicas.

O uso abusivo/dependência do álcool constitui problema importante de saúde pública, causando graves danos à saúde do paciente e gerando custos diretos e indiretos elevados. Dessa forma, o diagnóstico e o tratamento precoces, comumente conduzidos por clínicos da atenção primária, são fundamentais para a redução da morbiletalidade psiquiátrica, em particular, e clínica em geral. Ballesteros e colaboradores[13] realizaram revisão sistemática e metanálise da literatura, cujos resultados se mostraram favoráveis à implementação de intervenções terapêuticas breves no atendimento aos usuários de álcool no âmbito da atenção primária.

A partir das questões expostas, embasadas por dados oriundos de pesquisas na área, torna-se evidente a relevância do papel do clínico geral no atendimento inicial aos portadores dos transtornos mentais mais prevalentes.

REVISÃO

- Os transtornos mentais mais graves devem ser tratados por especialistas, mas a frequência elevada de transtornos ansiosos, depressivos, somatoformes e abuso/dependência ao álcool observada na população conferem ao clínico geral posição de destaque no cuidado à saúde mental. Contudo, a evidência epidemiológica não se traduziu em mudança significativa no ensino de psiquiatria no nível de graduação e nas atitudes gerais dos médicos frente aos transtornos mentais.
- O clínico geral, diante do cenário da prevalência de transtornos mentais na atenção primária, necessitaria ser treinado de forma apropriada para lidar com questões psicopatológicas, psicodinâmicas e psicossociais comuns da prática médica. Apesar de várias pesquisas na área, modelos de ensino que combinem treinamento adequado para a entrevista de pacientes, associado ao uso ponderado de psicofármacos, necessitam ser mais bem desenvolvidos para se atingir um nível de ensino em psiquiatria de acordo com as necessidades da clínica médica.

REFERÊNCIAS

1. Lima MS, Soares BGO, Mari JJ. Saúde e doença mental em Pelotas, RS: dados de um estudo populacional. Rev Psi Clin. 1999;26(5):225-35.
2. Lopes CS, Faerstein E, Chor D. Eventos de vida produtores de estresse e transtornos mentais comuns: resultados do estudo Pró-Saúde. Cad Saúde Pública. 2003;19(6):1713-20.
3. Costa AG, Ludermir AB. Transtornos mentais comuns e apoio social: estudo em comunidade rural da Zona da Mata de Pernambuco, Brasil. Cad Saúde Pública. 2005;21(1):73-9.
4. Araújo TM, Pinho PS, Almeida MMG. Prevalência de transtornos mentais comuns em mulheres e sua relação com as características sociodemográficas e o trabalho doméstico. Rev Bras Saude Mater Infant.2005;5(3):337-48.
5. Barreto do Carmo MB, Neves Santos D, Alves Ferreira Amorim LD, Fiaccone RL, Souza da Cunha S, Cunha Rodrigues L, et al. Minor psychiatric disorders in mothers and asthma in children. Soc Psychiatry Psychiatr Epidemiol. 2009;44(5):416-20.
6. Ansseau M, Dierick M, Buntinkx F, Cnockaert P, De Smedt J, Van Den Haute M, et al. High prevalence of mental disorders in primary care. J Affect Disord. 2004;78(1):49-55.
7. Fortes S, Lopes CS, Villano LAB, Campos MR, Gonçalves DA, Mari JJ. Transtornos mentais comuns em Petrópolis-RJ: um desafio para a integração da saúde mental com a estratégia de saúde da família. Rev Bras Psiquiatr.2001;33(2):150-6.
8. Goldberg D, Huxley P. Common mental disorders: a biosocial model. London: Routledge; 1992.
9. Löwe B, Gräfe K, Kroenke K, Zipfel S, Quenter A, Wild B, et al. Predictors of psychiatric comorbidity in medical outpatients. Psychosom Med. 2003;65(5):764-70.
10. Lecrubier Y. Posttraumatic stress disorder in primary care: a hidden diagnosis. J Clin Psychiatry. 2004;65 Suppl 1:49-54.
11. Pyne JM, Rost KM, Zhang M, Williams DK, Smith J, Fortney J. Cost-effectiveness of a primary care depression intervention. J Gen Intern Med. 2003;18(6):432-41.
12. Mari JJ, Jacoponi E, Williams P, Oziris S, Silva JBT. Detection of psychiatric morbidity in the primary medical care setting in Brazil. Rev Saude Publica. 1987;21(6):501-7.
13. Ballesteros J, Duffy JC, Querejeta I, Ariño J, González-Pinto A. Efficacy of brief interventions for hazardous drinkers in primary care: systematic review and meta-analyses. Alcohol Clin Exp Res. 2004;28(4):608-18.

289

ANAMNESE PSIQUIÁTRICA E EXAME DO ESTADO MENTAL

JOSÉ CÁSSIO DO NASCIMENTO PITTA

ANAMNESE PSIQUIÁTRICA

Relato histórico do transtorno mental de um paciente, no período que antecede o início da doença até as últimas manifestações psicopatológicas que motivaram o atendimento atual. Dessa forma, é o conjunto de informações obtidas do paciente (anamnese subjetiva) ou de seus familiares (anamnese objetiva) relativas ao seu adoecimento mental. Os dados considerados relevantes para o paciente nem sempre são os mesmos valorizados pelos seus familiares; cabe ao entrevistador avaliá-los e selecioná-los para uma melhor sistematização. Diferentemente de uma entrevista "livre" ou de um questionário padronizado, a anamnese deve se constituir, na medida do possível, de uma coleta de dados significativos, em ordem cronológica e sistematizada, que permita compreender o transtorno mental do paciente e todos os fatores clínicos e psicossociais relacionados. Sua finalidade é proporcionar ao entrevistador uma compreensão lógica do desenvolvimento da personalidade; dos fatores estressores relacionados ao início e à evolução do quadro clínico; e do ambiente familiar e social em que essas manifestações psicopatológicas se iniciaram, progrediram e interferiram na evolução do quadro. Outro importante aspecto da anamnese é coletar dados sobre a relação que se estabelece entre o paciente e seus familiares, tanto anteriormente como após o início do transtorno. A obtenção dos dados para a elaboração da história deve tanto tentar alcançar um diagnóstico descritivo como uma compreensão dinâmica das relações interpessoais, vinculadas ao transtorno mental. Portanto, para essa tarefa, é de grande importância realizar uma entrevista com características "flexíveis", que oscile de uma busca estruturada de fatos específicos a uma postura não estruturada de escuta do fluxo natural dos processos de pensamento do paciente. A anamnese e o exame do estado mental constituem elementos fundamentais para se estabelecer uma hipótese diagnóstica e consequentemente a intervenção terapêutica, que variará de acordo com o grau de emergência e o ambiente em que ocorre o atendimento, como o pronto-socorro, as unidades de internação e os ambulatórios.

Os itens que constituem a anamnese são:

1 | Identificação do paciente: nome; idade; data de nascimento; sexo; nacionalidade e naturalidade; estado civil; religião; escolaridade; profissão; grupo étnico; endereço e telefone.

2 | Queixa principal: relatar de forma sucinta e, preferencialmente, com as palavras do paciente, as queixas que motivaram o atendimento. Nas circunstâncias em que o relato é inviável, o registro pode ser feito pelos familiares. Os registros que fazem uso das palavras do paciente ou de seus familiares são feitos entre aspas ou entre parênteses com a expressão (sic).

3 | Motivo da internação: descrever os fatos que motivaram a internação. Essas informações podem ser colhidas pelo paciente, pelos familiares ou pelo serviço de assistência que o encaminhou.

4 | História pregressa da doença atual: pode ser considerada a extensão da queixa principal. O entrevistador deve investigar primeiramente o histórico de apresentação das manifestações psicopatológicas e, depois, descrever, de forma cronológica, todos os sintomas, sua intensidade e como interferiram no desempenho afetivo, familiar, social e profissional do paciente. Aqui, deve-se caracterizar se o início da alteração do comportamento ocorreu de forma aguda ou insidiosa e a correlação com fatores estressores. Em relação à evolução do quadro clínico, é preciso indagar se houve períodos de remissão completa, com retorno ao desempenho anterior nas áreas citadas, ou se foi parcial, prejudicando o paciente ao retorno de suas condições anteriores ao início da doença. É de suma importância também o relato dos tratamentos anteriores, a averiguação da adesão, dos motivos das possíveis interrupções e a análise da eficácia da resposta terapêutica.

ATENÇÃO!

É preciso pesquisar sobre a ocorrência e o número de internações prévias, o tempo de permanência, as condições de alta e a continuidade do tratamento, e as medicações atualmente em uso.

5 | História pessoal: informações de grande importância para a compreensão de todos os elementos factuais, condições físicas e psíquicas, associados ao adoecimento mental, e sua evolução, do paciente. Esses

dados devem ser coletados e descritos de forma cronológica – ou seja, desde as condições da gestação até as circunstâncias atuais. Portanto, os seguintes itens devem ser investigados:
- problemas na gravidez e condições do parto;
- número de irmãos;
- ordem de nascimento;
- desenvolvimento neuropsicomotor (DNPM) e comportamento durante a infância e adolescência (crescimento, alimentação e aprendizado, relacionamento interpessoal);
- doenças na infância;
- desempenho escolar;
- menarca;
- relacionamento interpessoal;
- história sexual;
- namoros;
- serviço militar (motivo da dispensa);
- uso de álcool, tabaco e outras substâncias psicoativas;
- desempenho profissional;
- situação trabalhista atual;
- relacionamento interpessoal (social e afetivo);
- relacionamento conjugal;
- comportamento sexual;
- ciclo menstrual;
- gravidez e puerpério;
- climatério;
- fatores estressores (violência, acidentes, perdas);
- condições clínicas:
    a | doenças transmissíveis;
    b | acidentes, internações, cirurgias, traumas;
    c | tentativas de suicídio;
    d | doenças (crônicas e graves);
    e | utilização de medicações (prescritas, não prescritas e em abuso).

6 | **História familiar:** a análise dos dados relacionados à família visa a compreender o ambiente em que o paciente nasceu, desenvolveu e vive atualmente. Doenças familiares que possam estar associadas à sua condição mórbida devem ser questionadas. Portanto, é preciso analisar os itens referentes tanto ao ambiente como aos antecedentes clínicos:
- antecedentes familiares:
    a | consanguinidade;
    b | transtornos mentais na família;
    c | tratamento e internações psiquiátricas;
    d | suicídio ou tentativas;
    e | epilepsia;
    f | uso de álcool e outras substâncias psicoativas.
- ambiente familiar:
    a | número de membros, especificar os vivos e falecidos;
    b | problemas de adaptação;
    c | ambiente familiar e social;
    d | com quem mora, características do relacionamento familiar;
    e | condições socioeconômicas;
    f | condições de moradia;
    g | vizinhança;
    h | privacidade;
    i | características culturais específicas do grupo social;
    j | concepções religiosas.

7 | **Interrogatório dos diferentes aparelhos:** interrogar de forma sistemática a respeito dos sistemas circulatório, respiratório, digestório, geniturinário, locomotor, neurológico, metabólico, endócrino e tegumentar, enfatizando os dados sugestivos de disfunções psicossomáticas, endócrinas e neurológicas.

Ao término da coleta das informações descritas, espera-se que o entrevistador analise a correlação entre as manifestações psicopatológicas e o contexto biográfico e psicossocial no qual ocorrem. A anamnese psiquiátrica é complementada com os exames do estado mental, físico e complementares.

■ EXAME DO ESTADO MENTAL

Consiste na avaliação das funções psíquicas do paciente. O entrevistador deve descrever primeiramente a avaliação da atitude geral do paciente e, após, de forma detalhada, as funções e suas alterações psicopatológicas. As próprias palavras ou frases do paciente podem ser utilizadas, entre aspas. Essas funções investigadas são: (1) consciência; (2) atenção; (3) memória; (4) orientação; (5) consciência do eu; (6) pensamento; (7) afetividade e humor; (8) sensopercepção; (9) vontade; (10) psicomotricidade.

ATITUDE GERAL

Tem início com a avaliação dos cuidados pessoais, incluindo as condições higiênicas e o vestuário do paciente. Analisa-se também como se estabelece o contato, ou seja, colaboração, hostilidade, respostas evasivas ou lacônicas, discurso com espontaneidade ou respostas mais sucintas, fácies e mímica.

CONSCIÊNCIA

Esse estado deve ser observado em relação à sua forma conservada, ou seja, a lucidez psíquica ou a ocorrência de possíveis alterações quantitativas, do nível da consciência (turvação ou obnubilação, torpor, estupor coma superficial ou profundo), ou alterações qualitativas, do campo da consciência (estreitamento do campo, estados crepusculares ou hipnóticos, incluindo os estados dissociativos). A descrição da atenção, orientação e memória é útil para analisar a consciência tanto em relação ao nível como do campo da consciência.

ATENÇÃO

Analisa-se a capacidade do paciente de manter o foco ou se concentrar em determinado objeto, atenção voluntária, e de se dirigir a um estímulo novo, atenção espontânea.

ORIENTAÇÃO

Avalia-se a capacidade de se orientar em relação a si, orientação autopsíquica (nome, idade, sexo, profissão e estado civil), ao ambiente, orientação alopsíquica ou temporoespacial, ao tempo (ano, mês, dia, hora) e ao espaço (lugar, andar, caminho percorrido).

CONSCIÊNCIA DO EU

Investiga-se a consciência em relação à propriedade dos sentimentos, dos pensamentos e das ações (atividade do eu), à compreensão de que o eu é uno e indivisível (unidade do eu), a ser o mesmo na sucessão do tempo (identidade do eu) e ao evidente limite entre o eu e o mundo externo (oposição do eu).

MEMÓRIA

A memória é a capacidade de registrar, reter e evocar os fatos ocorridos ao longo da vida do paciente. Analisa-se a memória de fixação (anterógrada), de curto prazo, e a memória de evocação (retrógrada), de longo prazo, ou seja, a capacidade de manifestar as lembranças de forma cronológica.

PENSAMENTO

Avalia-se o processo de pensar, a forma como o paciente organiza suas representações mentais, a consistência de suas ideias, sua compreensão, a capacidade de abstração e o julgamento da realidade. Descreve-se o curso (velocidade do pensamento), a forma (o encadeamento das ideias) e o conteúdo (a natureza da ideação, ideias prevalentes, fixas ou o julgamento distorcido da realidade [ideias delirantes]).

HUMOR E AFETIVIDADE

Em relação à afetividade, capacidade individual de experimentar emoções, paixões e sentimento, acompanhada de uma ideia ou representação mental, avalia-se a modulação, a estabilidade e a sua ressonância ao meio ambiente. Em relação ao humor, conceituado como a tonalidade afetiva ou estado de ânimo que prevalece em determinado período, avalia-se sua polarização para tristeza, alegria, ansiedade e irritabilidade e a exacerbação ou vivência desproporcional desses sentimentos.

SENSOPERCEPÇÃO

Capacidade em transformar os estímulos sensoriais (auditivos, visuais, olfativos, gustativos, táteis, proprioceptivos, cinestésicos e cenestésicos) em representações ou percepções. Em última instância, seria tomar conhecimento a partir de experiências anteriores de um estímulo sensorial. O entrevistador avalia as alterações quantitativas (hiperestesias e hipoestesias) e qualitativas (ilusões, alucinações e alucinoses) da sensopercepção.

VOLIÇÃO

Capacidade de cada indivíduo em se exercitar, escolher, julgar, deliberar e realizar seus atos voluntários, muitas vezes em desacordo com suas tendências instintivas ou seus hábitos.

CRÍTICA E NOÇÃO DA DOENÇA

A noção da doença pode ser definida como um julgamento mais superficial, pouco reflexivo ou elaborado em relação ao seu estado mórbido; a crítica ou consciência da doença é a compreensão mais elaborada, em que o paciente exprime um sentimento ou julgamento de modificação, consequência ou prejuízo perante seu transtorno mental. O entrevistador deve analisar esses elementos, principalmente para prever a adesão ao tratamento e quais as melhores estratégias para alcançá-la.

REVISÃO

- A anamnese psiquiátrica é, basicamente, o conjunto de informações obtidas do paciente (anamnese subjetiva) ou de seus familiares (anamnese objetiva).
- A anamnese psiquiátrica, associada ao exame do estado mental, é um instrumento de grande importância para a elaboração da hipótese diagnóstica de um transtorno mental e de suas implicações nas condições psicossociais do paciente, bem como para avaliar a evolução clínica.

■ LEITURAS SUGERIDAS

Bastos CL. Manual do exame psíquico: uma introdução prática à psicopatologia. Rio de Janeiro: Revinter; 1997.
Dalgalarrondo P. Psicopatologia e semiologia dos transtornos mentais. 2. ed. Porto Alegre: Artmed; 2008.
Jaspers K. Psicopatologia geral. 2. ed. São Paulo: Atheneu; 1987.
Nunes PE, Bueno JR, Nardi AE. Psiquiatria e saúde mental. São Paulo: Atheneu; 1996.

290
NEUROBIOLOGIA DOS TRANSTORNOS MENTAIS

■ ACIOLY LUIZ TAVARES DE LACERDA
■ ANDREA P. JACKOWSKI

As doenças psiquiátricas são atualmente reconhecidas como as mais prevalentes e incapacitantes doenças crônicas que afetam indivíduos jovens, com início, em geral, antes dos 25 anos. Segundo relatório da OMS,[1] 5 das 10 condições clínicas mais incapacitantes são doenças psiquiátricas.

Hoje admitidas como transtornos psiquiátricos, as entidades nosológicas passaram por várias "adaptações" ao longo da história. Grande parte da dificuldade em se estabelecer um consenso sobre classificações das condições psiquiátricas ocorreu em virtude dos tímidos avanços em relação ao entendimento das alterações neurobiológicas subjacentes aos transtornos mentais. Apenas nas últimas décadas se tem reconhecido que a doença mental ocorre como manifestação de anormalidades discretas do neurodesenvolvimento e/ou interações específicas entre a diátese genética e as adversidades ambientais. De fato, é "discrição nas alterações" que diferencia as doenças psiquiátricas de outras doenças crônicas, como as endocrinológicas, as neurológicas ou as cardiovasculares. Mesmo em doenças mentais graves, como esquizofrenia e transtorno afetivo bipolar, não são identificáveis alterações neuroanatômicas grosseiras, predisposições genéticas com forte penetrância ou biomarcadores específicos.

O estudo da neurobiologia das doenças psiquiátricas tem-se tornado uma área multidisciplinar de pesquisa intensamente ativa e promissora, envolvendo diferentes subáreas, como genética, neuroimagem, neuropsicologia e biologia celular e molecular.

■ NEURODESENVOLVIMENTO E DOENÇA PSIQUIÁTRICA

O neurodesenvolvimento típico é um processo complexo, dinâmico, e envolve interações gene-ambiente, resultando em mudanças a curto e longo prazo na expressão gênica, nas interações celulares, na formação de circuitos cerebrais, nas estruturas neurais e no comportamento ao longo do tempo. Alguns desses processos se iniciam e terminam durante o período gestacional, ao passo que outros se estendem para o período pós-natal.

O neurodesenvolvimento se inicia algumas semanas após a concepção e se encerra na idade adulta. A primeira janela de vulnerabilidade no desenvolvimento cerebral ocorre durante o processo de formação e fechamento do tubo neural (da 2ª à 5ª semana gestacional). A partir de então, passa-se ao processo de diferenciação e proliferação celular. Aproximadamente na 12ª semana de gestação, o número de neurônios atinge seu pico máximo. Nesse período, inicia-se a migração neuronal, em que, orientadas pelas células da glia, por meio de um processo mediado por diversas moléculas de adesão, as células neuronais migram para formar as diferentes camadas corticais. As células neuronais originadas na zona ventricular migram radialmente, usando as células da glia como ancoragem, dando origem às células piramidais. As células geradas na porção embrionária mais ventral migram tangencialmente, originando os interneurônios corticais. A sinaptogênese tem início aproximadamente na 22ª semana gestacional. Alterações em quaisquer desses elementos podem potencialmente causar uma alteração do neurodesenvolvimento, resultando em lesões mais ou menos focais, dependendo da extensão, do momento e do tipo de defeito envolvido.

A evolução das tecnologias de imagem *in vivo* permitiu que a trajetória de maturação cerebral pudesse ser estudada de forma dinâmica. A partir do final da década de 1990, estudos longitudinais com RM estrutural, incluindo desde recém-nascidos (RNs) até indivíduos com 21 anos, foram realizados com o intuito de avaliar a trajetória temporal do neurodesenvolvimento típico. Esses estudos permitiram investigar as diferentes relações existentes entre a maturação cortical e o processo de mielinização. Observou-se um aumento de substância cinzenta até o início da adolescência, com pico de desenvolvimento aproximado aos 11 anos para meninas e 12,1 anos para meninos para o córtex frontal; 16,7 para as meninas e 16,2 para os meninos para o lobo temporal; 10,2 para meninas e 11,8 para meninos para o lobo parietal, seguido de uma diminuição no volume de substância cinzenta em todas as regiões corticais após o pico de crescimento. Essa diminuição de volume reflete uma redução da espessura cortical, em torno de 1% ao ano, que ocorre até o início da adolescência. Trata-se de um processo natural chamado de poda neuronal, necessário para a manutenção das conexões funcionais. A substância branca cerebral apresenta desenvolvimento linear, com aumento do volume conforme a idade, relacionado ao processo de mielinização iniciado no final da gestação e prolongado até a vida adulta.

É importante salientar que tanto o processo de maturação cortical quanto a mielinização seguem uma trajetória muito específica e de forma organizada: ambos têm início nas regiões cerebrais dorsais no sentido posteroanterior (parietal-frontal) e inferossuperior. A maturação cortical apresenta uma trajetória linear, quadrática ou cúbica de acordo com a citoarquitetura da região cerebral. Regiões que apresentam isocórtex (quase todo o córtex cerebral) têm uma trajetória cúbica de neurodesenvolvimento, em que a espessura cortical aumenta durante a infância, atinge um pico no final dessa faixa etária, diminui na adolescência e se estabiliza durante a fase adulta. Por sua vez, regiões que apresentam isocórtex e córtex agranular (lobo insular e cíngulo anterior e subgenual) apresentam um desenvolvimento quadrático em que se observa um aumento da espessura cortical na infância, seguido por diminuição na adolescência, sem que exista um período de estabilização nas três primeiras décadas de vida. Em outras regiões corticais com citoarquitetura mais primitiva (alocórtex), como nas regiões límbicas, observa-se diminuição linear na espessura cortical.

Nos últimos 30 anos, a hipótese de que as doenças psiquiátricas são consequências de alterações durante o neurodesenvolvimento recebe cada vez mais atenção, com o surgimento de novas evidências que a corroboram. As descobertas de alterações cerebrais, motoras e cognitivas em fases iniciais das doenças e até mesmo antes de manifestações sintomáticas contribuem para fortalecer a hipótese.

Os estudos transversais em saúde mental demonstraram que, em mais da metade dos pacientes, os sintomas têm início na infância e, em quase dois terços desse total, antes da adolescência. Diversos estudos prospectivos demonstraram que, na trajetória do desenvolvimento, tanto uma continuidade homotípica (p. ex.: um transtorno ansioso na infância preceder um transtorno ansioso na vida adulta) quanto uma comorbidade sequencial (p. ex.: o transtorno de déficit de atenção na infância preceder transtorno de personalidade antissocial na vida adulta) podem ocorrer nos transtornos mentais.

Existem fortes evidências de alterações do neurodesenvolvimento em doenças psiquiátricas, principalmente na esquizofrenia. Um número considerável de estudos também sugere uma relação entre alterações no neurodesenvolvimento e desenvolvimento de outras patologias, incluindo transtorno bipolar, transtorno de déficit de atenção e hiperatividade (TDAH), transtorno obsessivo-compulsivo (TOC) e transtornos do espectro autista.

ATENÇÃO!

Os transtornos psicóticos estão entre os mais estudados na psiquiatria. A esquizofrenia é o transtorno mental com mais evidências acerca da presença de desvios durante o neurodesenvolvimento.

A esquizofrenia é doença de alta prevalência e afeta cerca de 1% da população ao longo da vida, com início principalmente na transição da adolescência para a vida adulta. Embora não tenha sido completamente elucidada, a etiologia da esquizofrenia parece envolver uma complexa interação entre uma série de fatores biológicos (genéticos e do neurodesenvolvimento) e ambientais (infecção viral, lesões fetais, abuso de drogas) que pode determinar o aparecimento da doença.

Um dos mecanismos propostos é que a predisposição genética para o desenvolvimento da esquizofrenia determinaria maior vulnerabilidade a fatores ambientais precoces (p. ex.: complicações obstétricas, infecção viral, lesões fetais) que levariam a alterações neurofisiológicas e neuroestruturais (alteração da arborização e proliferação neuronal, neurotransmissão, entre outras). Essas alterações do sistema nervoso central (SNC) tornariam os indivíduos mais vulneráveis aos fatores ambientais tardios (p. ex.: consumo de drogas) para a ocorrência do primeiro episódio psicótico. De acordo com essa hipótese, o indivíduo apresentaria um neurodesenvolvimento normal de início, entretanto, uma vez submetido a lesões no período mais crítico do desenvolvimento (trauma perinatal, infecção viral congênita, restrição proteica) que alterem a estrutura e o funcionamento cerebrais, promoveria maior vulnerabilidade à doença. Outra possibilidade seria o indivíduo já apresentar um desenvolvimento alterado desde o princípio, não aparente nos primeiros anos de vida, e evidenciado apenas em períodos mais tardios de maturação cerebral a partir da interação com algum fator ambiental. Isso explicaria porque, dos indivíduos submetidos às mesmas condições patogênicas, apenas aqueles com vulnerabilidade maior evoluem para esquizofrenia.

Estudos com portadores de esquizofrenia demonstram alargamento de ventrículos laterais e do terceiro ventrículo cerebral, além de reduções volumétricas cerebrais significativas envolvendo o córtex temporal medial (hipocampo, giro para-hipocampal e tonsila), o córtex pré-frontal, o neocórtex temporal, o lobo insular, os núcleos da base e o tálamo. Presentes desde o primeiro episódio psicótico, essas alterações indicam que o processo fisiopatológico se inicia muito cedo no curso da doença.

Análises com indivíduos com alto risco para desenvolver psicose demonstram que algumas alterações cerebrais, como redução no volume hipocampal a alterações na mielinização das regiões frontotemporais, podem preceder o início da doença e tendem a progredir com a evolução da esquizofrenia. Um estudo envolvendo 182 indivíduos com risco elevado para desenvolver psicose encontrou uma redução no volume da região para-hipocampal esquerda naqueles que desenvolveram psicose.

Como na esquizofrenia, alterações neuroanatômicas, incluindo aumento dos ventrículos laterais e redução do volume cortical nas regiões frontais, foram inicialmente demonstradas nas fases crônicas do transtorno bipolar. Posteriormente, modificações semelhantes foram demonstradas nas fases iniciais da doença, em familiares de primeiro grau não afetados, e no transtorno bipolar de início precoce. Esses achados sugerem que existe um desenvolvimento anormal da circuitária e da conectividade cerebral no transtorno bipolar, afetando particularmente estruturas frontais e límbicas, o que fornece novos elementos para o entendimento dessa doença como um transtorno do neurodesenvolvimento.

Alguns indícios clínicos, como o aparecimento de sintomas obsessivo-compulsivos nas fases precoces da vida (infância/adolescência) e as similaridades entre esses sintomas e rituais característicos da infância, sugerem que o TOC também está relacionado ao neurodesenvolvimento.

Tem-se observado um padrão de aumento no volume do córtex do cíngulo anterior e diminuição no volume do córtex pré-frontal dorsolateral em crianças com TOC, como visto em outras faixas etárias, mas não nas crianças saudáveis. Por sua vez, a diminuição no volume do tálamo e o aumento do corpo caloso, evento observado no desenvolvimento de crianças saudáveis, não são verificados naquelas com TOC.

O TDAH é o transtorno do neurodesenvolvimento mais comum na infância, acometendo cerca de 5% de crianças em idade escolar. Estudos longitudinais, por meio de imagens de ressonância magnética (RM) estrutural para avaliar a maturação cortical, observaram que, embora a trajetória de maturação cortical pareça ser idêntica à observada em controles saudáveis, as crianças com TDAH apresentam atraso nesse desenvolvimento (em média, três anos para todo o cérebro, mais proeminente no córtex pré-frontal medial, em que se observou uma média de cinco anos de atraso na maturação). A maturação cortical foi mais precoce no córtex motor primário (7 anos nas crianças com TDAH *versus* 7,4 anos nas saudáveis). Desse modo, a maturação precoce de regiões motoras primárias associada à maturação tardia de regiões relacionadas a funções cognitivas superiores, como controle inibitório cognitivo/motor, e funções executivas podem refletir a dificuldade de crianças com o transtorno em regular funções motoras e cognitivas.

Os transtornos do espectro autista são tidos como transtornos do neurodesenvolvimento que se associam a uma série de alterações neuroestruturais em diferentes regiões cerebrais, incluindo o córtex cerebral. Um dos achados mais consistentes sobre a doença é o aumento acelerado no volume cerebral durante o início da infância, tanto de substância cinzenta quanto de substância branca, acompanhado por um período de perda acelerada de substância cinzenta no período da pré-adolescência. Estudos sugerem que a perda acelerada de substância cinzenta e branca no período de pré-adolescência esteja relacionada a uma alteração da poda neuronal.

Uma questão, entretanto, que permanece pouco explorada na literatura é se as alterações encontradas nos diversos estudos estão associadas a determinado transtorno de maneira específica ou representam fatores compartilhados de risco para o desenvolvimento de diferentes transtornos mentais.

■ INTERAÇÕES GENE-AMBIENTE NAS DOENÇAS PSIQUIÁTRICAS

A ideia de que aspectos hereditários representam fatores de risco para o desenvolvimento de doenças psiquiátricas é bastante antiga. Durante a maior parte do século passado, travou-se uma discussão acerca da natureza do "fator hereditário" na etiologia das doenças psiquiátricas, com algumas hipóteses defendendo a importância de fatores primariamente genéticos e outras destacando a importância de fatores ambientais. Nas últimas décadas, foram identificados inúmeros genes relacionados a diferentes doenças psiquiátricas, a maioria deles codificando proteínas sinápticas, transportadores, neurotrofinas e proteínas relacionadas à inflamação.

Avanços recentes a partir de análises de aspectos genéticos e epigenéticos das doenças psiquiátricas lançaram as bases para um modelo integrativo de risco para o desenvolvimento de doença mental, o qual sustenta que essas patologias são a expressão de anormalidades cerebrais resultantes de uma complexa interação envolvendo pequenos efeitos de inúmeros genes e adversidades ambientais. Alterações epigenéticas ocorrem em resposta a estímulos ambientais (p. ex.: estresse, desnutrição, abuso de drogas), durante períodos de tempo variáveis. O conhecimento acumulado nas últimas décadas, no entanto, não confirmou um padrão genético mendeliano. Em contraposição a este, diferentes evidências têm sugerido que a genética relacionada às doenças psiquiátricas é marcadamente complexa. Diversos estudos têm sugerido que a suscetibilidade a essas patologias, transmitida entre gerações, depende não apenas de alterações genômicas específicas (p. ex.: mutação em genes), como também de alterações epigenômicas, inicialmente induzidas por fatores ambientais e transmitidas de uma geração para a outra (a chamada "hereditariedade epigenética transgeracional"). Assim, características comportamentais adquiridas podem ser herdadas em uma próxima geração como um marcador epigenético.

Em conclusão, uma evidência robusta a partir de inúmeros estudos familiares, de gêmeos e de adoção não deixam dúvidas acerca do elevado grau de herdabilidade (superior a 80%) das doenças psiquiátricas, incluindo esquizofrenia, espectro autista e transtorno afetivo bipolar, e moderado, para condições como depressão e anorexia nervosa. Independente dessa elevada herdabilidade, a identificação de variantes de risco genético tem-se provado difícil, como tem sido para outras condições complexas, como diabetes tipo 2 e obesidade.

Embora uma evidência epidemiológica convergente tenha associado eventos de vida estressantes com elevado risco para o desenvolvimento de patologia psiquiátrica, há uma importante variabilidade individual no que se refere à vulnerabilidade a fatores ambientais, de modo que a variabilidade epigenética parece desempenhar um papel central na determinação de quem desenvolverá doença ou será resiliente.

> **ATENÇÃO!**
>
> Uma complexa interação entre uma vulnerabilidade genética modulada por efeitos discretos de diversos genes e fatores ambientais é considerada determinante para o desenvolvimento de doenças psiquiátricas.

Embora a etiopatogenia das doenças psiquiátricas ainda não tenha sido completamente elucidada, diferentes fontes de evidência têm demonstrado que as manifestações de transtornos mentais, emocionais e do comportamento representam a expressão de anormalidades em circuitos cerebrais específicos, as quais ocorrem a partir de uma complexa interação entre fatores genéticos e ambientais.

> **REVISÃO**
>
> - As doenças psiquiátricas são as doenças crônicas de maior prevalência entre os jovens.
> - Existem fortes evidências de que há relação entre alterações no neurodesenvolvimento e o desenvolvimento de doenças psiquiátricas, como esquizofrenia, transtorno bipolar, TDAH, TOC e transtornos do espectro autista.
> - Diferentes fontes de evidência têm demonstrado que as manifestações de doenças mentais, emocionais e do comportamento representam a expressão de anormalidades em circuitos cerebrais específicos, as quais ocorrem a partir da complexa interação entre fatores genéticos e ambientais.
> - Embora haja evidência robusta acerca da herdabilidade das doenças psiquiátricas, a determinação dessas doenças depende de uma complexa interação entre fatores genéticos e fatores ambientais.

■ REFERÊNCIA

1. 0World Health Organization. Relatório mundial da saúde. Saúde mental: nova concepção, nova esperança [Internet]. Lisboa: WHO; 2002 [capturado em 02 maio 2017]. Disponível em: http://apps.who.int/iris/bitstream/10665/42390/4/WHR_2001_por.pdf.

LEITURAS SUGERIDAS

Just MA, Keller TA, Malave VL, Kana RK, Varma S. Autism as a neural systems disorder: a theory of frontal-posterior underconnectivity. Neurosci Biobehav Rev. 2012;36(4):1292-313.

Kim-Cohen J, Turkewitz R. Resilience and measured gene-environment interactions. Dev Psychopathol. 2012;24(4):1297-306.

Lopez AD, Murray CC. The global burden of disease, 1990-2020. Nat Med. 1998;4(11):1241-3.

Silk TJ, Wood AG. Lessons about neurodevelopment from anatomical magnetic resonance imaging. J Dev Behav Pediatr. 2011;32(2):158-68.

Tenyi T. Neurodevelopment and schizophrenia: data on minor physical anomalies and structural brain imaging. Neuropsychopharmacol Hung. 2011;13(4):229-32.

291

PSICOTERAPIAS

- ELISA BRIETZKE
- JULIETA FREITAS RAMALHO DA SILVA

Do ponto de vista científico, define-se psicoterapia como toda intervenção terapêutica utilizada por profissional que se apoia em uma teoria, com um método investigatório e com a aplicação de técnicas psicológicas. O principal veículo para a ação terapêutica é **a** palavra, que visa ao tratamento de distúrbios psíquicos ou corporais sob a perspectiva do médico ou do sofrimento e da dor psíquica do ponto de vista psicológico.

A maioria das psicoterapias começou a ganhar credibilidade após as descobertas, no início do século XX, de Sigmund Freud, responsável pela mais completa e coerente teoria de desenvolvimento da mente humana, que, até hoje, não foi refutada. A partir de 1950, com a postulação do psicólogo Eysenck de que os efeitos das psicoterapias eram devidos à passagem do tempo, e não às técnicas utilizadas, os profissionais da área foram instigados à pesquisa e a provar sua eficácia e eficiência, surgindo, com isso, vários estudos. Atualmente, os neurocientistas têm trabalhado nas correlações entre cérebro e mente, buscando aproximar cada vez mais os processos psicoterápicos e suas implicações cerebrais, talvez o nosso "elo perdido".

TIPOS DE PSICOTERAPIA

Existem vários tipos de psicoterapias, apoiadas em diferentes referenciais teóricos e técnicos. Dependendo do tipo de patologia apresentada pelo paciente e de suas características individuais, uma ou outra modalidade de psicoterapia estará indicada. A seguir, serão comentados os principais tipos, incluindo suas características.

PSICOTERAPIAS BASEADAS NA TEORIA PSICANALÍTICA

Incluem a psicanálise e as psicoterapias de orientação psicanalítica, as de apoio, a breve e a de grupo. Na teoria psicanalítica, a concepção da psique freudiana envolve a noção de que o sujeito é criado, sustentado e ao mesmo tempo descentrado por meio da inter-relação dialética entre consciência e inconsciente. Entende-se por dialética o processo em que os elementos opostos se criam, preservam e negam um ao outro tendendo para integrações que nunca se realizam por completo.

De fato, na teoria psicanalítica, a noção de inconsciente é o aspecto fundamental. Em sua primeira teoria do aparelho mental, Freud, em 1900, chama de inconsciente uma ordem de experiência desprovida de autoconsciência e composta de um conjunto de significados sentidos como incompatíveis, inaceitáveis e ameaçadores para o sistema de significados constituído na consciência. Ambos os sistemas, pré-consciente-consciente e inconsciente, caracterizam-se por diferentes formas de representações psíquicas e diferentes tipos de temporalidade, de tal maneira que nenhum detém posição privilegiada: são complementares, constituindo discurso único, mas dividido. O sistema inconsciente só existe na medida em que se tem acesso à percepção, à fala, à motilidade etc., – funções ligadas ao sistema pré-consciente-consciente. Há uma única vida mental produto da inter-relação entre qualidades psíquicas inconscientes (dinâmicas) e conscientes.

Mais tarde, em 1923, Freud elaborou uma segunda teoria do aparelho psíquico em que a mente é concebida em termos de elementos dialéticos que se definem mutuamente, constituídos por: ego, id e superego. O ego encontra-se em uma relação de dependência tanto para as reivindicações do id como para os imperativos do superego e da realidade. Do ponto de vista dinâmico, representa o polo defensivo da personalidade, ou seja, coloca em jogo uma série de mecanismos de defesa diante de um sinal de angústia, de um afeto desagradável. O ego é fator de ligação dos processos psíquicos. O id é o reservatório de energia psíquica. Seus conteúdos são, por um lado, expressão psíquica das pulsões inconscientes, hereditárias e inatas e, por outro, recalcados e adquiridos. O superego constitui-se da interiorização das exigências parentais. Sua função é equivalente a de um juiz em relação ao ego.

O segundo modelo da psique, denominado estrutura, não substitui o modelo topográfico anterior, e, em ambos, mantém-se o descentramento do sujeito de tal forma que o sujeito não coincide com o ego do modelo estrutural, bem como não se confunde com o consciente do modelo topográfico.

A teoria psicanalítica considera o conflito psíquico inerente ao ser humano, podendo exprimir, por exemplo, o desejo, por um lado, e, ao mesmo tempo, a exigência moral, por outro. Na maioria das vezes, o conflito é latente e manifesta-se como sintoma neurótico, cabendo ao trabalho psicoterapêutico compreendê-lo e pensar em novos caminhos.

Após Freud, a teoria psicanalítica desenvolveu-se sob outra perspectiva, com foco nas emoções e nas fantasias inconscientes, bem como na teoria das relações objetais, ou seja, os vínculos emocionais são importantes e formam o psiquismo humano, criando um mundo interno povoado de fantasias inconscientes. Melanie Klein, Bion e Winnicott contribuíram para o desenvolvimento dessa hipótese.

A teoria psicanalítica contemporânea, como refere Ogden, passou a considerar a intersubjetividade, a partir da noção de campo analítico. Esse autor diz que a situação analítica é composta por três sujeitos em conversação inconsciente entre si, o paciente e o analista como sujeitos separados e o "terceiro analítico" intersubjetivo. O "terceiro analítico" sempre está no processo de "vir a ser" dentro do campo de forças emocionais criado na interação do inconsciente do analista e o inconsciente do paciente.

> **ATENÇÃO!**
>
> A noção de inconsciente é indispensável para a teoria psicanalítica.

Psicanálise

Tem por objetivo a investigação e o desenvolvimento da mente. A cura não é seu objetivo, porém podem ocorrer mudanças tais que uma nova organização de personalidade se configure, o que leva à melhora dos sintomas do paciente. Não visa aos sintomas, mas ao desenvolvimento da mente.

Terapia de longa duração, 3 a 4 sessões por semana, tende a promover um contato profundo entre a mente do analista e a do paciente. Baseia-se nos fenômenos da transferência do paciente e contratransferência do analista. A interpretação é seu principal instrumento de intervenção. O analista deve manter atitude de neutralidade e abstinência para facilitar a manifestação de conteúdos e afetos inconscientes de seu paciente. É indicada principalmente para pessoas com transtornos neuróticos e para aqueles que buscam desenvolvimento mental. Devido à técnica de interpretação constante da transferência, apresenta restrições para pacientes psicóticos, com alterações mentais graves e que necessitem de intervenções mais urgentes.

Psicoterapia de orientação psicanalítica

Baseada nos conceitos psicanalíticos, porém com algumas modificações técnicas: número menor de sessões, 2 a 3 por semana; intervenções mais amplas, não somente baseadas na interpretação da transferência, como também com explicações; confrontações; clarificações; assinalamentos; perguntas; e sugestões. Há um *continuum* desde um polo mais interpretativo, ou expressivo, até um mais sugestivo, em que a neutralidade e a abstinência do terapeuta, portanto, são menos rígidas. Dessa forma, essa psicoterapia torna-se mais diretiva e pode ser indicada tanto para pacientes com organização de personalidade neurótica como para situações mais graves de transtornos de personalidade, ou no seguimento de pacientes em surtos psicóticos e transtornos alimentares.

Psicoterapia de apoio

Terapias que buscam reforçar as capacidades egoicas do indivíduo, por meio das sugestões e confirmações de suas potencialidades. De longo prazo ou curta duração, funcionam muito mediante contato empático e acolhedor do terapeuta, atuando como um ego-auxiliar. Como a experiência psicoterápica nesses casos pode ser muito gratificante, deve-se ter cuidado para não reforçar atitude regressiva e dependente do paciente, impedindo o seu desligamento. São geralmente indicadas em situações de mudanças externas, pequenas crises e doença física crônica.

Psicoterapia breve

Psicoterapias que funcionam como as psicoterapias de apoio, mas de curta duração, estabelecendo foco circunscrito ao problema emocional emergente, como luto ou outras perdas. O número de sessões e a data para o término do encontro são marcados antecipadamente. Não objetiva a mudança psíquica, nem o desenvolvimento de busca rápida para voltar ao equilíbrio anterior.

Psicoterapia psicanalítica de grupo

Técnica usada principalmente em instituições, em que se necessita atender um número maior de pacientes. Os encontros ocorrem uma vez por semana, e os grupos podem ser constituídos por pacientes de mesmo diagnóstico, grupos homogêneos, ou de diagnósticos diferentes, grupos heterogêneos. Também é frequentemente utilizada para adolescentes. Um tema comum é desenvolvido pelo grupo.

Compreensão psicoterápica da teoria psicanalítica

Em resumo, a apreensão psicoterápica parte do princípio de que a mente, em busca de desenvolvimento e em decorrência do excesso de ansiedade, produz sintomas como a melhor forma de se equilibrar. Assim, a mente do paciente precisa de outra mente para que esse nó impeditivo se desfaça e o processo continue. A partir do reviver dos conflitos, emoções e angústias na relação "do aqui-agora" com o psicoterapeuta, nesse novo vínculo que responde de forma diferente do produzido com aquelas pessoas do passado, é que as mudanças psíquicas poderão ocorrer. O passado infantil, as primeiras relações amorosas e outros eventos da vida são revisitados, revividos na relação terapêutica transferencial-contratransferencial e, assim, há a oportunidade para novo desfecho, que não foi possível anteriormente. A ênfase dada à mudança psíquica, que, no passado, se baseava mais na resolução dos conflitos inconscientes, vem, cada vez mais, se dirigindo para a importância das vivências emocionais na relação terapeuta-paciente, quer dizer, para os elementos interpessoais em jogo no processo de internalização do relacionamento com o terapeuta.

Enfatiza-se aqui a importância do inconsciente, lugar em que os impulsos de vida e de morte se encontram, as fantasias têm vida, os conteúdos reprimidos estão armazenados e, ainda, os elementos primitivos inatos nunca antes pensados existem. Bion nos ensina que precisamos pensar os pensamentos e sentir os sentimentos que surgem no encontro, com o outro, que nos acolhe e participa da transformação de um material bruto em algo compreensível e assimilável pela nossa consciência. Nesse sentido, o autor trouxe o importante conceito de *rêverie*: de forma semelhante à situação materna em que a mãe acolhe as necessidades e angústias de seu bebê, transformando-as em sua mente para devolvê-las com maior capacidade de compreensão, o analista ou o psicoterapeuta deve receber e transformar em sua mente as angústias de seu paciente. Assim, desenvolve-se também a noção de continente-contido para os elementos psíquicos. A mente do analista ou psicoterapeuta é elemento fundamental no processo de desenvolvimento e integração mental do paciente.

A formulação psicodinâmica é útil no planejamento do tratamento tanto de pacientes com organização neurótica como daqueles com organização psicótica e deve levar em consideração as relações objetais deles, suas forças e fraquezas egoicas, seu grau de integração, sua capacidade reflexiva e deficiências *versus* conflitos.

As contraindicações das psicoterapias psicodinâmicas prolongadas incluem tratamento direto dos sintomas do transtorno obsessivo-compulsivo (TOC) (a terapia dinâmica pode ser útil como tratamento adjunto), pacientes que estão fazendo ativamente uso abusivo de álcool e drogas e pessoas com transtornos de personalidade antissocial, pois estes últimos não respondem a nenhuma forma de terapia.

TERAPIAS COMPORTAMENTAIS

Partem do pressuposto de que a maioria dos comportamentos problemáticos que os seres humanos apresentam foi aprendida em algum momento da vida e, portanto, pode ser modificada mediante nova aprendizagem. Aqui, a terapia é concebida como uma experiência educativa, que ensina o paciente a observar seus comportamentos, a aprender novos comportamentos e a incorporar formas efetivas de modificação de comportamentos. Dessa forma, parte-se do pressuposto de que o problema são os comportamentos e de que sua mudança pode ocorrer mesmo sem *insight* a respeito deles. As técnicas da terapia comportamental são fundamentalmente baseadas nos princípios descritos no Quadro 291.1.

A terapia comportamental pode ser usada isoladamente ou em conjunto com outras modalidades de tratamento, em especial a terapia cognitiva (descrita a seguir). Técnicas comportamentais estão especialmente indicadas em transtornos fóbicos, compulsões, disfunções sexuais, transtorno do déficit de atenção e hiperatividade (TDAH), TOC, transtornos alimentares e tratamento de comportamentos problemáticos na infância.

TERAPIAS COGNITIVAS

Constituem-se em um conjunto de pressupostos teóricos e técnicos que se baseiam no princípio fundamental de que nossos comportamentos e emoções são influenciados pelos nossos pensamentos. Seu criador, o psicólogo Aaron Beck, fundamentou-se no princípio formulado pelo teórico grego Epíteto, que afirmava "Os homens não são perturbados pelas coisas, mas pelas opiniões que extraem delas". A descoberta fundamental de Beck é que todos nós cometemos, em maior ou menor grau, distorções na nossa maneira de avaliar a nós mesmos, o ambiente e o futuro. Em

DIAGNÓSTICO E TRATAMENTO

QUADRO 291.1 ■ Princípios fundamentais da terapia comportamental

PRINCÍPIO	SIGNIFICADO	EXPERIMENTO	EXEMPLO
Condicionamento clássico (Pavlov)	A mente pareia estímulos condicionantes a estímulos neutros, modulando comportamentos	Após tocar uma campainha, era oferecido a um cão algum alimento. Depois de algumas vezes desse procedimento, o cão salivava ao ouvir a campainha, mesmo sem ser exposto ao alimento	Um indivíduo que fuma tem fissura pelo cigarro (estímulo condicionado) ao tomar café (estímulo neutro)
Condicionamento operante (Skinner)	Os comportamentos poderiam ser reforçados por recompensas positivas e negativas	Ratos tinham seus comportamentos reforçados ao receberem comida após os executarem e inibidos após receberem choques elétricos de baixa intensidade	Crianças têm comportamentos indesejáveis inibidos por um castigo (permanecer três minutos em silêncio em um canto da casa)
Aprendizado social (Bandura)	Os comportamentos são aprendidos por imitação de outros indivíduos	Macacos de um grupo recebiam água no rosto ao tentarem pegar alimento. Os animais do grupo foram trocados um a um por outros que não haviam recebido a água. Nenhum dos macacos novos buscava o alimento	Comportamentos disfuncionais (fobias a pequenos animais) têm mais chance de ocorrer em indivíduos que conviveram com pessoas fóbicas

condições patológicas, especialmente na depressão, a doença mais estudada por Beck, essas distorções são acentuadas e provocam emoções e comportamentos muito disfuncionais. O psicólogo acreditava, ainda, que os indivíduos poderiam apresentar vulnerabilidades cognitivas, ou seja, predisposições a cometer distorções específicas, deixando-os mais propensos a desenvolver determinadas síndromes psiquiátricas. No Quadro 291.2, estão descritas as principais distorções cognitivas.

Nessa modalidade de terapia, procura-se investigar e corrigir as distorções cognitivas, substituindo-as por cognições mais funcionais. Não se trata de estimular o "pensamento positivo" ou que o paciente "veja o lado bom", mas simplesmente que sejam adotados pensamentos mais realistas e adaptativos. Para tanto, usam-se técnicas como o registro de pensamentos disfuncionais, as dramatizações (*role plays*), os gráficos, o uso de cartões de enfrentamento com mensagens do paciente para ele mesmo e as técnicas experienciais (em que o paciente experimenta determinada emoção negativa para identificar melhor o pensamento disfuncional).

Geralmente, realizam-se sessões semanais, estruturadas, em que se define uma agenda para cada encontro, discutem-se os assuntos que fazem parte do foco do tratamento e se estabelecem tarefas a serem feitas em casa. É uma modalidade de terapia mais focal e, em geral, mais curta do que as abordagens psicanalíticas. São indicadas especialmente para transtornos de eixo I, como transtornos depressivos e ansiosos, transtorno de estresse pós-traumático (TEPT), TOC, dependência química, transtornos alimentares e insônia. Recentemente, técnicas cognitivas foram desenvolvidas para o tratamento de transtornos de personalidade. Essa modalidade de terapia tem sido repetidamente testada por meio de ensaios clínicos randomizados, demonstrando sua eficácia nas situações clínicas descritas.

> **ATENÇÃO!**
>
> A ideia de que pensamentos influenciam emoções e comportamentos é o princípio básico da terapia cognitiva (TC).

TERAPIA INTERPESSOAL

Modelo de psicoterapia breve e focal, originalmente descrito para tratar pessoas com depressão, que parte do pressuposto de que estabelecer relacionamentos é uma atividade intrínseca ao ser humano e de que, durante os quadros depressivos, surgem atritos e confrontos interpessoais que podem desencadear, manter ou piorar o quadro, bem como predispor o indivíduo a recorrências. É formalmente indicada em quatro situações:

QUADRO 291.2 ■ Principais distorções cognitivas

DISTORÇÃO	DEFINIÇÃO	EXEMPLO
Pensamento polarizado	O indivíduo reconhece apenas extremos de um comportamento, sem considerar comportamentos intermediários	"Ou eu tiro primeiro lugar ou sou um fracasso."
Supergeneralização	A pessoa generaliza um resultado negativo restrito a uma situação sem evidência que suporte essa ideia	"Se meu namorado me deixou é porque não sou digna de amor."
Desqualificação do positivo	O indivíduo descarta os resultados positivos e se concentra apenas nos negativos	"Sempre fui muito bem na escola, mas não passei no vestibular porque sou burro."
Leitura mental	Acreditar que os outros têm uma opinião negativa a seu respeito, sem que existam evidências para isso	"Sei que meu professor não vai gostar do meu trabalho."
Raciocínio emocional	Presumir que sentimentos negativos significam que algo ruim está ocorrendo	"Sinto que ela não gosta de mim."
Duplo padrão	Assumir um duplo padrão no momento de avaliar determinada situação	"Meu colega tirou a mesma nota e achei que não foi um resultado ruim, mas para mim foi um resultado péssimo."

luto; disputa de papéis; transição de papéis; e déficits interpessoais. Devido ao fato de a terapia interpessoal (TIP) ter a proposta de ser um tratamento breve, apenas alguns relacionamentos interpessoais problemáticos serão trabalhados. Espera-se que, após o término da terapia, o paciente possa generalizar os resultados para outros relacionamentos em sua vida, adquirindo crescimento e melhora. Como a terapia cognitiva (TC) e a sua combinação com a comportamental (TCC), a TIP foi extensamente testada, em especial na depressão, e mostrou-se comprovadamente eficaz em ensaios clínicos randomizados.

■ CONCLUSÃO

As psicoterapias constituem-se em um mecanismo fundamental de compreensão e alívio de sofrimento emocional do paciente. No caso do paciente portador de doença psiquiátrica, podem ser usadas separadamente ou em conjunto com outras medidas, como o uso de medicações. O conhecimento das principais modalidades de psicoterapia pelo clínico favorece o encaminhamento de pacientes que podem potencialmente se beneficiar dessa intervenção, adquirindo não só alívio para os sintomas de sua condição, mas também uma oportunidade para desenvolvimento de suas potencialidades.

REVISÃO

- As psicoterapias abrangem um conjunto de pressupostos teóricos e técnicos cujo veículo terapêutico é a palavra.
- Princípios fundamentais da teoria psicanalítica incluem a noção de inconsciente e de conflito intrapsíquico.
- São modalidades de psicoterapias baseadas na teoria psicanalítica: a psicanálise e as psicoterapias de orientação psicanalítica, a de apoio, a breve e a psicanalítica de grupo.
- As terapias comportamental, cognitiva e interpessoal são psicoterapias breves e focais, voltadas para o alívio dos sintomas.

■ LEITURAS SUGERIDAS

Cordioli AV, organizador. Psicoterapias: abordagens atuais. 3. ed. Porto Alegre: Artmed; 2008.
Eizirik CL, Aguiar RW, Schestatsky S, organizadores. Psicoterapia de orientação analítica: fundamentos teóricos e clínicos. 3. ed. Porto Alegre: Artmed; 2014.
Fonagy P. The Effectiveness of psychodynamic psychotherapies: un update. World Psychiatry. 2015;14(2):137-50.
Gabbard GO. Long-term psychodynamic psychotherapy: a basic text. 2nd ed. Arlington: APP; 2010.
Knapp P, organizador. Terapia cognitivo-comportamental na prática psiquiátrica. Porto Alegre: Artmed; 2004.
Leichsenring F, Luyten P, Hilsenroth MJ, Abbass A, Barber JP, Keefe JR, et al. Psychodynamic therapy meets evidence-based medicine: a systematic review using updated criteria. Lancet Psychiatry. 2015;2(7):648-60.
Shedler J. The efficacy of psychodynamic psychotherapy. Am Psychol. 2010;65(2):98-109.
Weissman M, Malkowitz JC, Klerman GL. Psicoterapia interpessoal: guia prático do terapeuta. Porto Alegre: Artmed; 2009.

292
TRANSTORNO BIPOLAR

■ RODRIGO BARBACHAN MANSUR
■ ELISA BRIETZKE
■ JOSÉ ALBERTO DEL PORTO

O transtorno bipolar (TB) é um grupo de doenças cuja principal característica é a presença de episódios de alteração patológica do humor, que ocorre de maneira episódica ao longo da vida do indivíduo. Diferentemente dos transtornos depressivos, o TB se caracteriza pela presença de episódios de humor elevado e aumento de energia, denominados episódios maníacos ou hipomaníacos, que, na maioria das vezes, são intercalados com episódios depressivos e períodos de relativa normalidade do humor (eutimia).

O TB é uma doença comum, com estimativas de prevalência ao longo da vida de 1,0% para o tipo I e 1,1% para o tipo II. Ao contrário das síndromes depressivas, o TB tipo I apresenta distribuição semelhante entre homens e mulheres, sendo que há um predomínio de mulheres. Fatores sociodemográficos, como estado civil e nível socioeconômico, são fracamente associados ao diagnóstico de TB. Urbanicidade parece ser um fator mais relevante, uma vez que o TB é muito mais prevalente em ambientes urbanos do que em zonas rurais.

A idade de início mais comum do TB é entre 15 e 25 anos, com 50% dos casos iniciando-se antes dos 20 anos. Apesar de classicamente descrito como uma doença cíclica, pelo menos 20% dos indivíduos apresentam um curso crônico e progressivo, caracterizado pela persistência de sintomas residuais e incapacidade funcional. A incidência do primeiro episódio de mania em idosos, apesar de possível, é extremamente rara. Outro pico de incidência de TB é no período pós-parto, e a maioria das mulheres diagnosticadas com "depressão pós-parto" apresenta, na realidade, depressão bipolar.

O TB é frequentemente grave e impacta múltiplas dimensões da vida dos pacientes, incluindo o funcionamento social, ocupacional e/ou educacional. Apesar dos recentes avanços nos tratamentos farmacológicos e psicossociais, uma parcela significativa de indivíduos não recupera seu nível prévio de funcionamento, mesmo quando adequadamente tratados. Segundo a Organização Mundial de Saúde (OMS), o TB está atualmente entre as 10 principais causas de morbidade e mortalidade, destacando esta doença como uma prioridade de saúde pública.

■ CONCEITOS FUNDAMENTAIS

O TB, assim como outros transtornos do humor ou psicóticos, é considerado uma síndrome caracterizada por um grupo de sinais e sintomas sustentado por um período de semanas ou meses, que representam um claro afastamento do funcionamento habitual do indivíduo e que tendem a ocorrer novamente, em geral de maneira periódica ou cíclica. Estados patológicos de humor também podem ser diferenciados da normalidade por serem desproporcionais ou dissociados de estressores ou do ambiente e por serem pervasivos, afetando o funcionamento do indivíduo de maneira global.

■ NEUROBIOLOGIA

A fisiopatologia do TB é extremante complexa e multifatorial. Assim como a maior parte das doenças mentais, o TB tem sido considerado uma doença que surge da interação entre fatores de risco genéticos e fatores

TABELA 292.1 ■ Conceitos fundamentais
EPISÓDIO MANÍACO
Período distinto de humor persistentemente elevado, expansivo ou irritável e/ou aumento anormal do nível de energia e atividade
EPISÓDIO HIPOMANÍACO
Período distinto de humor persistentemente elevado, expansivo ou irritável e/ou aumento anormal do nível de energia e atividade, de intensidade e/ou duração menor do que os esperados para um episódio de mania
EPISÓDIO DEPRESSIVO
Período distinto de humor persistentemente depressivo e/ou perda de interesse e prazer, acompanhado de lentidão psicomotora ou agitação, aumento ou redução de apetite, insônia ou hipersonia e pensamentos de culpa, desvalia e ideação suicida
ESTADOS MISTOS
Período de presença concomitante de sinais e sintomas de mania/hipomania e de depressão
EUTIMIA
Estado basal, não patológico, do humor

de risco ambientais (p.ex., trauma na infância, uso de drogas), que, por sua vez, afetam o desenvolvimento e funcionamento cerebral. Estudos de neuroimagem indicam que o TB está relacionado com uma disrupção dos circuitos neuronais que modulam a regulação emocional. Uma diminuição da conectividade entre circuitos pré-frontais e estruturas límbicas tem sido considerada como o substrato neurobiológico dos episódios de humor. Evidências sugerem que mecanismos de plasticidade neuronal e resiliência celular subjazem a desregulação desses circuitos. Esses mecanismos incluem, mas não estão limitados à, disfunções em vias neurotróficas, imunoinflamatórias e dos glicocorticoides. No entanto, a etiologia dos distúrbios de conectividade do TB permanece em grande parte desconhecida.

■ QUADRO CLÍNICO

EPISÓDIO DE MANIA

Os componentes centrais de um episódio de mania são humor persistentemente elevado e/ou aumento anormal do nível de energia e atividade. Esses sintomas costumam ser acompanhados por outras características. Os seguintes sinais e sintomas compõem o quadro:
- **Humor.** Com frequência descrito como elação ou euforia, mas também pode ser predominantemente irritável. Nem sempre o humor é estável durante o episódio e a labilidade (mudanças rápidas e súbitas do humor) é um aspecto importante
- **Aceleração psicomotora.** O aumento de energia pode ser observado através de aumento do nível de atividade, assim como da quantidade e velocidade da fala. Subjetivamente os pacientes relatam uma sensação incomum de bem-estar. A descrição de que os pensamentos estão mais rápidos também é comum e, em casos mais extremos, os pacientes podem falar com tanta pressão que as associações se tornam difíceis de serem reconhecidas pelo observador, fenômeno conhecido como fuga de ideias. Os pacientes frequentemente apresentam distratibilidade, com a atenção sendo facilmente atraída por estímulos irrelevantes. O aumento de atividade também pode manifestar-se como desinibição e impulsividade, que pode levar a alterações comportamentais, como agressividade, hipersexualidade e busca por atividade de alto risco.
- **Sono.** A diminuição da necessidade de sono (p. ex. paciente dorme apenas algumas horas e se sente descansado) é um sinal característico de um episódio de mania.
- **Pensamento.** O pensamento do indivíduo em mania é excessivamente positivo e otimista. O paciente pode apresentar aumento de autoestima e grandiosidade e frequentemente tem prejuízo no *insight*. Esses pensamentos podem evoluir para francos delírios de grandeza, nos quais os indivíduos pensam que são especiais ou que têm superpoderes. Outros tipos de delírios, como persecutório ou de autorreferência, podem ocorrer. Alucinações auditivas e visuais, geralmente congruentes com o humor (p. ex. ouvir vozes lhe dizendo que é Deus), também são possíveis.

EPISÓDIO DE HIPOMANIA

Os episódios de hipomania são mais difíceis de serem reconhecidos, pois, apesar de serem constituídos pelos mesmos sinais e sintomas da mania, não apresentam a mesma intensidade e duração. Muitos indivíduos não reconhecem a hipomania como patológica e podem até beneficiar-se temporariamente do aumento de energia e atividade. A hipomania é caracterizada por um desvio do padrão de comportamento do indivíduo e se diferencia de uma simples sensação de bem-estar pela presença concomitante de outros sinais e sintomas (p. ex.: aceleração psicomotora, diminuição da necessidade de sono, impulsividade) e por tender a ocorrer novamente de maneira episódica. A distinção da mania se dá na ausência de sintomas psicóticos ou de alterações mais grosseiras do pensamento e *insight*, assim como por não impactar tanto no comportamento e funcionamento.

ESTADO MISTO

O estado misto é caracterizado pela presença concomitante de sinais e sintomas clinicamente significativos de mania/hipomania e de depressão. Em geral, é possível identificar um estado de humor predominante, que é acompanhado de sintomas subsindrômicos do polo oposto. Por exemplo, um paciente deprimido pode experienciar agitação psicomotora e aceleração do pensamento. Similarmente, um indivíduo eufórico ou irritável pode apresentar anedonia e ideias de culpa. Os estados mistos se diferenciam de oscilações ou labilidade do humor por estas serem transientes, e nos estados mistos, a sintomatologia se mantém mais estável ao longo do tempo.

EPISÓDIO DEPRESSIVO

Os episódios depressivos do TB apresentam sintomatologia semelhante à da depressão unipolar. A depressão bipolar pode apresentar uma frequência maior de características atípicas (hipersonia e aumento do apetite), de características melancólicas (retardo psicomotor, diminuição da reatividade) e de sintomas psicóticos. Alguns autores também sugerem que a depressão bipolar tende a ser mais crônica. No entanto, nenhum desses fatores é particularmente específico de depressão bipolar e não são suficientes para o diagnóstico. Com frequência, a depressão bipolar é clinicamente indistinguível da depressão unipolar, tornando essa diferenciação um dos grandes desafios da prática clínica.

■ SUBTIPOS DE TRANSTORNO BIPOLAR

O TB é tradicionalmente dividido em quatro categorias, de acordo com a gravidade dos sintomas de mania e de depressão: TB tipo I, TB tipo II, ciclotimia e TB sem outra especificação (SOE). Essa categorização, apesar de relevante na clínica para facilitar a identificação de casos, não representa entidades completamente distintas e bem delimitadas. Evidências de estudos prospectivos indicam que as oscilações de humor se distribuem em um *continuum*, com diferentes gradações, partindo das variações normais, não patológicas, que qualquer indivíduo apresenta, passando por níveis subsindrômicos (alterações mais intensas, mas não suficientes para caracterizar um episódio ou um transtorno) até níveis sindrômicos. O reconhecimento desses quadros subsindrômicos é muito importante na clínica, pois permite uma avaliação mais abrangente do indivíduo, levando à maior acurácia no diagnóstico e podendo guiar a escolha inicial do tratamento.

TRANSTORNO BIPOLAR TIPO I

O TB tipo I se caracteriza pela presença de pelo menos um episódio de mania ou misto. Alguns pacientes podem apresentar apenas episódios de mania, mas esses quadros são raros e a maioria dos indivíduos também apresenta episódios de depressão. O TB tipo I, em geral, se inicia na adolescência ou início da idade adulta e o episódio inicial pode ser de qualquer polaridade. Frequentemente se identifica na história a presença de traços hipertímicos ou ciclotímicos que antecedem até em anos a abertura de um quadro de mania franco. O curso do TB tipo I é extremante heterogêneo. Alguns indivíduos apresentam um curso episódico estável, em que os episódios de humor se intercalam com períodos claros de eutimia e recuperação interepisódica completa. Uma proporção substancial dos pacientes desenvolve doença crônica instável, com diminuição ou desaparecimento dos períodos de eutimia, piora progressiva dos sintomas, maior incidência de complicações (p. ex. comorbidades, risco de suicídio), déficits cognitivos, perda funcional e menor responsividade aos tratamentos.

TRANSTORNO BIPOLAR TIPO II

O TB tipo II é definido pela presença de pelo menos um episódio de hipomania. Apesar de os estudos epidemiológicos apontarem para uma prevalência semelhante à do TB tipo I, a maioria dos autores acredita que o TB tipo II é ainda mais comum, uma vez que os episódios de hipomania são mais difíceis de reconhecer e, provavelmente, são subidentificados na prática clínica. O TB tipo II tem sido considerado uma forma mais leve de TB, entretanto dados de estudos recentes de morbidade e mortalidade tem desafiado essa noção. Os episódios de hipomania tendem a ser menos disruptivos do que os episódios de mania plena, ao passo que a trajetória do TB tipo II é, na realidade, mais marcado por depressão. Estudos longitudinais demonstraram que indivíduos com TB tipo II passam a maior parte do tempo deprimidos, mais até do que em períodos de eutimia, com breves e pouco frequentes períodos de hipomania. Esse curso predominantemente depressivo, por sua vez, está associado a elevados níveis de disfuncionalidade e risco aumentado de suicídio.

CICLOTIMIA

A ciclotimia é caracterizada por breves e frequentes ciclos de depressão subsindrômica e hipomania. O curso tende a ser contínuo e intermitente, com infrequentes períodos de eutimia. As mudanças de humor raramente são precipitadas por precipitantes ambientais, mas podem estar relacionadas com fatores circadianos. Alguns autores sugerem que essa instabilidade de humor pode gerar sérias consequências no funcionamento social e ocupacional, porém, devido à natureza subclínica dos sintomas, pouco se sabe sobre a prevalência e o curso da ciclotimia.

TRANSTORNO BIPOLAR SEM OUTRA ESPECIFICAÇÃO

A categoria TB SOE foi criada para descrever quadros clínicos que não se encaixam em nenhuma das categorias descritas. Exemplos são as ciclagens ultrarrápidas, em que episódios de mania e de depressão se alternam rapidamente em questão de dias, com intensidade e prejuízo maiores do que observados na ciclotimia; e as hipomanias breves e recorrentes, nas quais os episódios de hipomania não são acompanhados por períodos de depressão. Mais recentemente, alguns autores têm proposto que quadros de TB SOE podem representar, em especial em indivíduos jovens, fases iniciais do TB tipo I ou tipo II. Por exemplo, um indivíduo que apresenta hipomania unipolar pode, subsequentemente, desenvolver um episódio de depressão, caracterizando um diagnóstico de TB tipo II. Consequentemente, essa população apresentaria maior risco de desenvolvimento de TB, justificando seguimento especializado e, quando necessário, intervenção precoce.

■ DIAGNÓSTICO

> **ATENÇÃO!**
>
> Embora frequentemente encontradas na atenção primária, o diagnóstico de TB pode ser bem difícil. Apenas cerca de 20% dos pacientes que se apresentam na fase depressiva do TB são diagnosticados corretamente dentro do primeiro ano da doença. O tempo médio entre o aparecimento dos sintomas e o diagnóstico de TB varia de 5 a 10 anos. Esse atraso leva a uma série de consequências danosas ao paciente e tem sido ligado a pior prognóstico.

Os diagnósticos de TB tipo I ou tipo II se dão com a presença de pelo menos um episódio de mania ou de hipomania, respectivamente. Como para todos os diagnósticos psiquiátricos, é importante descartar a presença de condições médicas gerais ou uso de substâncias que podem estar mimetizando alguns dos sintomas (p.ex.: agitação psicomotora causada pelo uso de estimulantes). Os critérios diagnósticos para o episódio de mania e o episódio de hipomania estão nas Tabelas 292.2 e 292.3. As principais diferenças estão na duração mínima exigida (1 semana para mania, 4 dias para hipomania) e no impacto funcional esperado.

Os critérios diagnósticos para o estado misto foram recentemente revisados. Pelos critérios antigos o episódio misto era caracterizado pelo preenchimento simultâneo de todos os critérios para mania e para depressão. Essa definição era extremamente restritiva e não representava a maioria dos quadros observados na prática clínica. Para facilitar a identificação desses quadros, o episódio misto foi substituído por um especificador de "características mistas" que pode ser aplicado a episódios de depressão, hipomania ou mania. A descrição desse especificador se encontra na Figura 292.1.

A mania com características mistas é diagnóstica de TB, ao passo que a depressão com características mistas, sem história de mania/hipomania, não é suficiente para o diagnóstico e deve ser considerada como depressão unipolar. No entanto, indivíduos com depressão com características mistas têm maior risco de desenvolver TB, o que deve ser levado em conta no seguimento e planejamento terapêutico.

■ DIAGNÓSTICO DIFERENCIAL

Os principais diagnósticos diferenciais do TB são a depressão unipolar e os transtornos psicóticos.

DEPRESSÃO BIPOLAR X DEPRESSÃO UNIPOLAR

> **ATENÇÃO!**
>
> Cerca de 70% dos indivíduos com TB já foram erroneamente diagnosticados com outra doença, em geral a depressão unipolar. Em torno de 25 a 50% dos pacientes com um episódio depressivo podem ter TB como diagnóstico de base.

TABELA 292.2 ■ Critérios diagnósticos para episódio de mania

A | Um período distinto de humor anormal e persistentemente elevado, expansivo ou irritado e um aumento da energia e da atividade anormal e persistente, presente na maior parte do dia, quase todos os dias com duração de pelo menos 1 semana (ou menos, se hospitalização for necessária)

B | Durante o período de distúrbio do humor, presença persistente e significativa de três (ou mais) dos seguintes sintomas (quatro, se o humor é apenas irritável):
1 | Autoestima inflada ou grandiosidade
2 | Necessidade de sono diminuída
3 | Mais loquaz do que o habitual ou pressão por falar
4 | Fuga de ideias ou experiência subjetiva de que os pensamentos estão correndo
5 | Distratibilidade
6 | Aumento da atividade dirigida a objetivos (socialmente, no trabalho, na escola ou sexualmente) ou agitação
7 | Envolvimento excessivo em atividades prazerosas com um alto potencial para consequências

C | Os sintomas não satisfazem os critérios para episódio misto

D | A perturbação do humor é suficientemente grave para causar prejuízo acentuado no funcionamento ocupacional, nas atividades sociais ou nos relacionamentos com outros, ou para exigir a hospitalização, como um meio de evitar danos a si mesmo e a outros, ou existem aspectos psicóticos

E | Os sintomas não se devem aos efeitos fisiológicos diretos de uma substância (por ex.: uma droga de abuso, um medicamento ou outro tratamento) ou de uma condição médica geral (por ex., hipertiroidismo).

Fonte: American Psychiatric Association.[1]

TABELA 292.3 ■ Critérios diagnósticos para episódio de hipomania

A | Um período distinto de humor anormal e persistentemente elevado, expansivo ou irritado e um aumento da energia e da atividade anormal e persistente, presente na maior parte do dia, quase todos os dias com duração de pelo menos 4 dias, nitidamente diferente do humor habitual não deprimido

B | Durante o período de distúrbio do humor, presença persistente e significativa de três (ou mais) dos seguintes sintomas (quatro, se o humor é apenas irritável):
1 | Autoestima inflada ou grandiosidade
2 | Necessidade de sono diminuída
3 | Mais loquaz do que o habitual ou pressão por falar
4 | Fuga de ideias ou experiência subjetiva de que os pensamentos estão correndo
5 | Distratibilidade
6 | Aumento da atividade dirigida a objetivos (socialmente, no trabalho, na escola ou sexualmente) ou agitação
7 | Envolvimento excessivo em atividades prazerosas com um alto potencial para consequências

C | O episódio está associado com uma inequívoca alteração no funcionamento, que não é característica da pessoa quando assintomática

D | A perturbação do humor e a alteração no funcionamento são observáveis por outros

E | O episódio não é suficientemente grave para causar prejuízo acentuado no funcionamento social ou ocupacional, ou para exigir a hospitalização, nem existem aspectos psicóticos

F | Os sintomas não se devem aos efeitos fisiológicos diretos de uma substância (por ex.: droga de abuso, medicamento, ou outro tratamento) ou de uma condição médica geral (por ex.: hipertiroidismo).

Fonte: American Psychiatric Association.[1]

Como citado, a sintomatologia das duas condições pode ser muito semelhante. Algumas características parecem ser frequentes na depressão bipolar e, apesar de não serem específicas, podem auxiliar no diagnóstico: (1) presença de sintomas de mania subsindrômicos, caracterizando uma depressão com características mistas; (2) idade precoce de início, uma vez que o TB comumente se inicia entre os 15 e 25 anos, e a depressão unipolar tem seu pico de incidência entre os 30 e 35 anos; (3) presença de sintomas psicóticos, que são um pouco mais comuns no TB e (4) história familiar (familiar de 1º grau) de TB.

EPISÓDIO DE MANIA PSICÓTICA X QUADRO PSICÓTICO PRIMÁRIO

Sintomas psicóticos comumente fazem parte dos quadros mania. Com frequência, os delírios e alucinações são congruentes ao humor, como, por exemplo, delírios de grandeza ou de onisciência. No entanto, outros tipos de delírios, como persecutórios ou somáticos, também podem ocorrer. Nesses casos, a distinção de episódios psicóticos primários, característicos da esquizofrenia e de outros transtornos psicóticos, torna-se mais difícil. No geral, não se observa com tanta clareza, nos transtornos psicóticos, a aceleração psicomotora. A insônia é um sintoma comum nos transtornos psicóticos, ao passo que o componente intitulado diminuição da necessidade de sono não costuma estar presente. Os sintomas negativos da esquizofrenia não fazem parte do TB, apesar de atenção extra deve ser dada para diferenciá-los de sintomas de depressão. No entanto, em muitos casos, a diferenciação entre TB e esquizofrenia é extremamente difícil no momento e só é possível durante o seguimento longitudinal.

DSM-5	MANIA	MANIA COM CARACTERÍSTICAS MISTAS	DEPRESSÃO COM CARACTERÍSTICAS MISTAS	DEPRESSÃO
Sintomas centrais	Humor + energia elevados	Humor + energia elevados	Humor deprimido ou perda de interesses	Humor deprimido ou perda de interesses
Mania	≥ 3	≥ 3	≥ 3	< 3
Depressão	< 5	≥ 3	≥ 5	≥ 5

FIGURA 292.1 ■ Conceitualização dos estados mistos.

■ TRATAMENTO

O TB é quase sempre recorrente e em geral crônico, sendo associado com elevada morbidade e mortalidade. Portanto, o tratamento deve ser incluir diversas modalidades terapêuticas, deve ser planejado a longo prazo e, quando possível, envolver equipe multiprofissional. Alguns princípios gerais são importantes no manejo do paciente com TB:

1 | Mantenha dois focos, sintomas agudos no curto prazo e profilaxia de novos episódios e complicações no longo prazo.
2 | Trate a mania aguda como uma emergência médica e considere internação hospitalar em situações de risco.
3 | Use combinações de maneira cuidadosa para evitar efeitos colaterais e promover melhor aderência.
4 | Eduque o paciente e a família sobre a doença e o tratamento.
5 | Avalie risco de suicídio e abuso de substâncias continuamente.
6 | Fique atento para a aparecimento de sintomas subsindrômicos e trate-os agressivamente.

TRATAMENTO FARMACOLÓGICO

Diversas opções de medicações estão disponíveis para o tratamento do TB. A escolha de um agente específico deve ser a mais individualizada possível, levando em consideração características do paciente, como fase da doença (episódio agudo ou manutenção), idade, tempo de doença, gravidade dos sintomas, polaridade predominante (mania, depressão ou mista) e complicações (risco de suicídio e comorbidades clínicas), assim como características da medicação, como tolerabilidade e efeitos colaterais.

Episódio de mania

O tratamento da mania aguda se baseia no uso de estabilizadores do humor (lítio, ácido valproico) e/ou antipsicóticos. A maioria dos antipsicóticos, típicos ou atípicos, foram demonstrados como eficazes na mania aguda, porém se dá preferência aos agentes atípicos, como olanzapina, quetiapina, risperidona e aripiprazol, pelo melhor perfil de tolerabilidade. Os estabilizadores do humor e antipsicóticos podem ser usados em monoterapia ou, quando necessário, em combinações, preferencialmente de dois diferentes mecanismos de ações (p.ex.: lítio + quetiapina ou ácido valproico + aripiprazol).

Episódio depressivo

São considerados agentes de primeira linha para serem usados em monoterapia no tratamento da depressão bipolar: lítio, lamotrigina e quetiapina. O uso de ácido valproico ou olanzapina também são opções, mas em combinações com um dos agentes de primeira linha.

O uso de antidepressivos na depressão bipolar é um tópico de grande controvérsia. Os antidepressivos têm sido associados à indução de sintomas de mania e a um curso mais instável de doença. Os antidepressivos parecem ser particularmente prejudiciais em pacientes com características mistas ou com ciclagem rápida (definido como 4 ou mais episódios de mania ou depressão em 1 ano) e, portanto, o devem ser evitados nessas populações e em indivíduos com história de mania induzida por antidepressivos ou má resposta a esses agentes. Excetuando-se esses casos, o uso de antidepressivos, em combinação com lítio, olanzapina ou quetiapina, pode ser benéfico, especialmente no TB tipo II.

Manutenção

O uso de lítio, ácido valproico, quetiapina e olanzapina são considerados as primeiras escolhas na manutenção. Lamotrigina também é um agente eficaz, especialmente para indivíduos com predomínio de depressão, e o aripiprazol é eficaz na prevenção da mania.

TRATAMENTO PSICOTERÁPICO

Intervenções psicossociais, como psicoeducação em grupo, terapia cognitivo-comportamental (TCC) e terapia interpessoal (TIP), quando utilizadas em conjunto com a farmacoterapia, também apresentam importantes benefícios. Essa modalidade de tratamento demonstrou ser capaz de diminuir as taxas de recaída, as flutuações de humor, a necessidade de medicamentos e hospitalizações, assim como de melhorar o funcionamento e a adesão à medicação. Dessa maneira, as estratégias psicossocias são uma parte integral do tratamento do TB.

REVISÃO

- TB é um grupo de doenças cuja principal característica é a presença de episódios de alteração patológica do humor, que ocorre de maneira episódica ao longo da vida do indivíduo.
- Tem sido considerado uma doença que surge da interação entre fatores de risco genéticos e fatores de risco ambientais, que, por sua vez, afetam o desenvolvimento e funcionamento cerebral.
- Apenas cerca de 20% dos pacientes que se apresentam na fase depressiva do TB são diagnosticados corretamente dentro do primeiro ano da doença.
- Os principais diagnósticos diferenciais do TB são a depressão unipolar e os transtornos psicóticos.
- O tratamento deve ser incluir diversas modalidades terapêuticas, deve ser planejado a longo prazo e, quando possível, envolver equipe multiprofissional.

■ REFERÊNCIA

1. American Psychiatric Association. Manual diagnóstico e estatístico de transtornos mentais: DSM-5. 5. ed. Porto Alegre: Artmed; 2014.

■ LEITURAS SUGERIDAS

Akiskal HS. Mood disorders: clinical features. In: Sadock, BJ, Sadock VA, Ruiz P, editors. Kaplan & Sadock's comprehensive textbook of psychiatry. 9th ed. Philadelphia: Lippincott Williams & Wilkins; p. 1693-734

Phillips ML, Kupfer DJ. Bipolar disorder diagnosis: challenges and future directions. Lancet. 2013;381(9878):1663-71.

Rihmer Z., Angst J. Mood disorders: epidemiology. In: Sadock, BJ, Sadock VA, Ruiz P, editors. Kaplan & Sadock's comprehensive textbook of psychiatry. 9th ed. Philadelphia: Lippincott Williams & Wilkins; p. 1645-53

Vieta E, Valentí M. Mixed states in DSM-5: implications for clinical care, education, and research. J Affect Disord. 2013;148(1):28-36.

Yatham LN, Kennedy SH, Schaffer A, Parikh SV, Beaulieu S, O'Donovan C, et al. Canadian Network for Mood and Anxiety Treatments (CANMAT) and International Society for Bipolar Disorders (ISBD) collaborative update of CANMAT guidelines for the management of patients with bipolar disorder: update 2009. Bipolar Disord. 2009;11(3):225-55.

293

TRANSTORNOS DE ANSIEDADE (TRANSTORNO DE ANSIEDADE GENERALIZADA, TRANSTORNO DO PÂNICO, TRANSTORNO DE ANSIEDADE SOCIAL)

■ JOSÉ ALBERTO DEL PORTO

■ TRANSTORNO DE ANSIEDADE GENERALIZADA

Caracteriza-se o transtorno de ansiedade generalizada (TAG) pelas preocupações excessivas, que escapam ao controle da pessoa, impondo-se à sua consciência. A pessoa experimenta, de forma quase contínua, exagerada expectativa apreensiva a respeito de grande número de eventos ou situações, o que lhe acarreta grande sofrimento, em detrimento de suas atividades sociais e ocupacionais. Tais preocupações são desproporcionais ao impacto dos eventos antecipados, seja na duração, na intensidade e na frequência com que se apresentam. Essas preocupações ocupam grande parte do tempo das pessoas afetadas pelo TAG, interferindo em suas atividades diárias e prejudicando sua qualidade de vida. A dificuldade de conseguir controlar as preocupações é uma das características do TAG.

Os adultos geralmente têm como objeto de preocupação a saúde, as responsabilidades profissionais, as finanças, o futuro dos filhos, ou mesmo assuntos triviais ligados à rotina diária (estar atrasado para concluir suas tarefas, não se sentir capaz para realizar determinados projetos etc.). As crianças tendem a se preocupar excessivamente com o seu desempenho na escola ou nos esportes ou mesmo com a saúde dos pais e com sua própria segurança. O foco das preocupações tende a mudar no curso da doença e da idade.

Associam-se às preocupações excessivas a sensação de inquietude, a sensação de fadiga, a dificuldade de se concentrar, a irritabilidade, a tensão muscular e os distúrbios do sono (dificuldade de conciliar ou de manter o sono, ou sono insatisfatório). Tais preocupações geralmente ocorrem sem precipitantes que lhes sejam proporcionais, são mais intensas que as preocupações normais e tomam a atenção da pessoa de forma a interferir em suas demais atividades. Os sintomas físicos associados ao TAG podem incluir tensão muscular, tremores, sudorese, náusea e diarreia. Algumas condições clínicas (como a síndrome do intestino irritável [SII] e cefaleia) ocorrem com frequência no TAG.

EPIDEMIOLOGIA

A prevalência do TAG (para os últimos 12 meses) foi estimada em 3% para os Estados Unidos, situando-se entre 0,4 e 3,6% em outros países. Sua incidência é estimada em 5 a 9% para o tempo de vida. A prevalência é maior nas mulheres, que têm o dobro do risco para desenvolver o TAG, em relação aos homens. A condição é mais comum em países desenvolvidos.

O TAG raramente se inicia antes da adolescência; o pico de incidência dá-se em torno dos 30 anos (os adultos jovens referem maior intensidade dos sintomas face aos mais idosos) e as formas mais precoces de início confundem-se com o temperamento ansioso. Muitas das pessoas afetadas referem terem sido assim "durante toda a sua vida". Os sintomas tendem a ser crônicos, flutuando em sua intensidade ao longo do tempo. As taxas de remissão completa são bastante raras. Nos idosos, o advento de doenças físicas constitui-se em mais um conteúdo para as preocupações excessivas.

DIAGNÓSTICO E TRATAMENTO

Fatores genéticos e educacionais convergem para aumentar o risco de ocorrência do TAG; assim, a superproteção dos pais e as adversidades na infância podem contribuir para a condição, embora nenhuma dessas condições seja específica, necessária ou suficiente para o desenvolvimento do quadro.

DIAGNÓSTICO

Os critérios diagnósticos propostos pelo Diagnostic and Statistical Manual of Mental Disorders, 5ª edição, (DSM-5)* encontram-se no Quadro 293.1.

O diagnóstico diferencial deve ser feito com estados ansiosos associados a outras condições clínicas (como hipertiroidismo, disfunção das suprarrenais, feocromocitoma etc.) e ao uso de substâncias (cocaína, álcool etc.). Outros transtornos ansiosos devem ser diferenciados do TAG, a exemplo do transtorno do estresse pós-traumático (TEPT) e do transtorno obsessivo-compulsivo (TOC).

> **ATENÇÃO!**
>
> Estados depressivos e o transtorno bipolar (TB) do humor frequentemente se associam a sintomas ansiosos; assim, o TAG não deve ser diagnosticado separadamente se os sintomas ansiosos aparecerem sempre na vigência dessas condições.

TRATAMENTO

Abordagens psicoterápicas

Diferentes metanálises convergem em mostrar que cerca de 50% dos pacientes, em geral, se beneficiam com a psicoterapia cognitivo-comportamental, em especial os mais jovens. Os estudos geralmente não possuem

---

QUADRO 293.1 ■ Critérios diagnósticos para o transtorno de ansiedade generalizada

CRITÉRIOS

1 | Ansiedade excessiva ou preocupações excessivas (expectativa ansiosa), em mais dias que o oposto, por no mínimo 6 meses, a respeito de um número de atividades ou eventos (como desempenho no trabalho ou na escola)
2 | O indivíduo tem dificuldades em controlar as preocupações
3 | A ansiedade e as preocupações associam-se com três (ou mais) dos 6 seguintes sintomas (com pelo menos alguns sintomas presentes na maior parte dos dias, nos últimos 6 meses):
   a | Inquietude, tensão ou sentir-se no limite
   b | Sentir-se facilmente fatigado
   c | Dificuldades em se concentrar; sentir-se com a mente vazia
   d | Irritabilidade
   e | Tensão muscular
   f | Transtornos do sono (dificuldade em conciliar o sono ou permanecer dormindo, ou sono inquieto e insatisfatório)
4 | A ansiedade, a preocupação ou os sintomas físicos causam sofrimento significativo ou prejuízo no funcionamento social, ocupacional ou em outras áreas
5 | O transtorno não é atribuível aos efeitos fisiológicos de uma substância ou a outras condições médicas
6 | O transtorno não é melhor explicável por outro transtorno mental (crises de pânico, fobia social, TOC, transtorno dismórfico corporal, TEPT, esquizofrenia, transtorno delirante)

Fonte: Modificado de American Psychiatric Association.[1]

poder estatístico para demonstrar superioridade de uma forma específica de psicoterapia sobre outra. Em geral, associam-se as abordagens psicoterápicas às farmacológicas, particularmente nos casos de intensidade moderada a grave. As medicações, além de seu efeito intrínseco, podem auxiliar os pacientes a levarem a termo as técnicas de exposição sugeridas pela abordagem cognitivo-comportamental.

Farmacoterapia

As medicações de 1ª linha, com base nas evidências de eficácia e na ponderação sobre o risco/benefício que apresentam, são: inibidor seletivo de recaptação da serotonina (ISRS) (escitalopram, paroxetina, sertralina); inibidor seletivo de recaptação da serotonina e da norepinefrina (ISRSN) (venlafaxina, duloxetina); pregabalina e quetiapina. A mirtazapina, por seus efeitos ansiolíticos e também sobre a insônia, pode ser utilizada, porém o ganho de peso e a sedação excessiva devem ser ponderados antes de sua prescrição. Mais recentemente, a agomelatina (um agonista de receptores melatonérgicos) vem sendo estudada no tratamento do TAG, em doses de 25 ou 50 mg/dia, sempre ministrada à noite.

Os antidepressivos tricíclicos (ADTs), devido a seus efeitos colaterais (distúrbios da condução cardíaca, efeitos anticolinérgicos, bloqueio alfa-adrenérgico etc.), são medicamentos de 2ª escolha. O trazodona encontra-se também entre os medicamentos de 2ª escolha, por seus efeitos sedativos e outros efeitos colaterais.

Para casos resistentes ao tratamento, sem história de dependência de substâncias, os benzodiazepínicos podem ser utilizados, assim como para tratamento adjunto nas fases iniciais do tratamento. O uso de benzodiazepínicos requer equilibrar seus efeitos colaterais (sedação, risco de dependência, efeitos sobre a memória) e potenciais benefícios; sempre que possível, deve-se dar preferência a outras abordagens terapêuticas. Seu uso nas fases iniciais do tratamento, associado a um ISRS ou ISRSN, por prazo limitado, pode ser justificado, porque os benzodiazepínicos possuem início rápido de ação, ao passo que os antidepressivos demoram cerca de duas semanas para iniciarem seus efeitos terapêuticos.

A utilidade do anti-histamínico hidroxizina é limitada devido aos seus efeitos sedativos e ao ganho de peso gerado por ele. Em pacientes refratários aos tratamentos de 1ª linha, pode-se tentar o tratamento adjunto com baixas doses de olanzapina ou risperidona.

A quetiapina, assim como a quetiapina de liberação prolongada (quetiapina XRO), tem sido usada no tratamento agudo e de manutenção do TAG. Estudos controlados mostraram que a quetiapina XRO, em doses entre 50 e 300 mg/dia, é eficaz e bem tolerada no tratamento do transtorno afetivo bipolar. No tratamento agudo, recomenda-se, em geral, a dose de 150 mg/dia e, na manutenção, entre 50 e 300 mg/dia. O início da ação é rápido, fazendo-se sentir já na 1ª semana do tratamento. Entre seus efeitos colaterais mais comuns, encontram-se a sedação e o ganho de peso. Os autores alertam para o risco do desenvolvimento da síndrome metabólica.

A pregabalina já conta com estudos controlados que atestam sua eficácia a curto e longo prazos no tratamento do TAG. Geralmente, é iniciada na dose de 75 mg, duas vezes ao dia, chegando-se à dose usual de 300 mg/dia; doses maiores podem, às vezes, ser utilizadas (400 a 600 mg/dia). Recentes estudos apontam para sua eficácia também como tratamento adjunto (complementando os efeitos dos ISRS e dos ISRSN). Alguns estudos atestam sua eficácia já a partir do 4º dia do tratamento. A pregabalina pode ser também útil no tratamento da insônia associada ao TAG. Os efeitos colaterais associados à pregabalina, que incluem tonturas, sonolência, boca seca ambliopia e diarreia, são maiores com a dose de 600 mg/dia. O medicamento é ministrado em duas tomadas diárias.

A buspirona, um antagonista parcial $5HT_{1A}$, tem efeitos similares aos dos benzodiazepínicos, porém leva cerca de duas semanas para começar a agir. Usada inicialmente na dose de 10 a 15 mg, chegando-se a 20 a 60 mg/dia, tem o inconveniente de não tratar a depressão comórbida e, além

disso, não é eficaz em pacientes que interromperam recentemente os benzodiazepínicos. Em estudo comparativo, a buspirona mostrou-se inferior à venlafaxina no tratamento do TAG.

Havendo remissão dos sintomas, recomenda-se que o tratamento seja mantido por pelo menos um ano. Caso o paciente não tolere os efeitos colaterais dos ISRS ou ISRSN (sedação, sudorese, ganho de peso, disfunção sexual, efeitos gastrintestinais), recomenda-se a troca por outro grupo de medicamentos (pregabalina ou mesmo benzodiazepínicos, respeitadas as contraindicações deste último grupo).

Considerando que cerca de 65% dos pacientes com TAG se queixam de insônia, muitas vezes se associam o zopiclone ou o zolpidem ao antidepressivo (ISRS ou ISRSN). A pregabalina parece melhorar a insônia e os sintomas de ansiedade no TAG, o mesmo ocorre com a quetiapina.

As doses geralmente empregadas dos medicamentos utilizados no tratamento da TAG encontram-se listadas na Tabela 293.1.

■ TRANSTORNO DO PÂNICO

Caracteriza-se o transtorno do pânico (TP) pela tríade de sintomas: as crises paroxísticas de ansiedade, acompanhadas por sintomas autonômicos; a

TABELA 293.1 ■ Doses das medicações recomendadas para o tratamento do TAG

MEDICAMENTOS	DOSE INICIAL	DOSE MÍNIMA	DOSE MÁXIMA
ISRS E ISRSN			
Citalopram	10-20 mg/d	20 mg/d	60 mg/d
Escitalopram	5-10 mg/d	10 mg/d	20 mg/d
Fluoxetina	10 mg/d	20 mg/d	60 mg/d
Paroxetina	10-20 mg/d	20 mg/d	50 mg/d
Sertralina	25 mg/d	50 mg/d	200 mg/d
Duloxetina	30 mg/d	60 mg/d	120 mg/d
Venlafaxina XR	37,5-50 mg/d	75 mg/d	225 mg/d
Tricíclicos			
Imipramina	25 mg/d	100 mg/d	300 mg/d
Outros antidepressivos			
Mirtazapina	15 mg	30 mg/d	60 mg/d
Trazodone	50 mg	100 mg/d	400 mg/d
Benzodiazepínicos			
Alprazolam	0,25-0,5 mg 3 x/d	0,75-1,5 mg/d	4 mg/d
Clonazepam	0,5-1 mg 2 x/d	1-2 mg/d	6 mg/d
Diazepam	5 mg/d	5-15 mg/d	30 mg/d
Outros			
Quetiapina	25 mg/d	50 mg/d	50-300 mg/d
Pregabalina	75 mg 2 x/d	200 mg/d	600 mg/d
Buspirona	5 mg 2-3 x/d	20 mg/d	60 mg/d
Hidroxizina	25 mg 2 x/d	50 mg/d	100 mg/d

ansiedade antecipatória; e os comportamentos de esquiva ou evitação. Sua prevalência, ao longo da vida, situa-se entre 2 e 3% para a população geral.

> **ATENÇÃO!**
>
> O TP associa-se a altas taxas de comorbidade psiquiátrica, sendo as mais comuns a depressão e o alcoolismo. Sabe-se que o TP está também relacionado a maior risco de tentativas e de suicídios consumados.

Pelos sintomas autonômicos que integram a crise de pânico (taquicardia, sudorese, dor no peito, sensação de desmaio, falta de ar, sensação de morte iminente, ondas de frio e calor), comumente os pacientes são atendidos, de início, em unidades de emergência. Com frequência, os pacientes procuram primeiro o cardiologista ou o generalista, o que enfatiza a necessidade do conhecimento do TP pelo clínico geral.

O TP costuma ter grave impacto sobre o funcionamento social e ocupacional das pessoas afetadas. O TP associa-se também a comorbidades clínicas, a exemplo de maior prevalência de distúrbios cardiovasculares. Os custos para a sociedade são muito grandes, em razão do prejuízo funcional, do absenteísmo e da aposentadoria precoce.

DIAGNÓSTICO

Os critérios diagnósticos para o TP (pelo DSM-5)[1] encontram-se no Quadro 293.2.

TRATAMENTO

Psicoterápico

O TP associa-se frequentemente a comportamentos de esquiva fóbica e à ansiedade antecipatória. Em consequência, os pacientes muitas vezes evitam sair de casa, dirigir automóveis, e permanecem, com frequência, na expectativa de ter as crises. Tais limitações muitas vezes não desaparecem simplesmente com a abolição de novas crises (por meio da farmacoterapia) e requerem abordagem psicoterápica.

> **ATENÇÃO!**
>
> A abordagem psicoterápica mais frequentemente empregada no TP é a cognitivo-comportamental.

Farmacológico

Os agentes farmacológicos utilizados no TP, com respaldo em evidências, incluem: ISRS; o ISRSN venlafaxina; vários antidepressivos tricíclicos (ATC); o inibidor da MAO (IMAO); fenelzina (não disponível no Brasil); e benzodiazepínicos (clonazepam e alprazolam). Atualmente, os ISRS e a venlafaxina são considerados os agentes de 1ª linha no tratamento do TP.

As doses dos medicamentos indicados para o TP estão citadas na Tabela 293.2.

Antidepressivos

Os antidepressivos que atuam sobre a receptação da serotonina são eficazes no tratamento do TP, incluindo os ISRS (citalopram, escitalopram, fluvoxamina, sertralina, paroxetina, incluindo a paroxetina CR, e fluoxetina), o ISRSN venlafaxina, os tricíclicos (imipramina e clomipramina) e o IMAO fenelzina.

Geralmente, o tratamento é iniciado com doses baixas de ISRS e de ISRSN, já que é muito comum o agravamento dos sintomas de ansiedade e as próprias crises de pânico no início do tratamento com esses agentes.

DIAGNÓSTICO E TRATAMENTO

QUADRO 293.2 ■ Critérios diagnósticos para o transtorno do pânico

1 | Crises de pânico recorrentes e inesperadas. A crise ou o ataque de pânico são caracterizados pelo surgimento abrupto* de medo ou desconforto intensos, que alcançam o pico dentro de minutos. Durante esse período, quatro (ou mais) dos seguintes sintomas ocorrem:
  a | Palpitações, sentir o coração bater forte ou aceleração da FC
  b | Sudorese
  c | Tremores
  d | Sensação de falta de ar ou sufocação
  e | Sensação de asfixia
  f | Dor torácica ou desconforto
  g | Náusea ou desconforto abdominal
  h | Sentir-se tonto, sem equilíbrio, com a cabeça oca ou sensação de desmaio
  i | Sensações de calor ou frio
  j | Parestesias
  k | Desrealização (sentimentos de irrealidade) ou despersonalização (sentir-se separado de si mesmo)
  l | Medo de perder o controle ou de "ficar louco"
  m | Medo de morrer

2 | Pelo menos um dos ataques (ou crises) de pânico foi seguido por 1 mês ou mais por:
  a | Preocupação persistente com a possibilidade da ocorrência de crises adicionais, ou suas consequências (medo de ter um ataque cardíaco, de ficar louco, de morrer etc.)
  b | Alteração significativa do comportamento, relacionada aos ataques (p. ex.: comportamentos destinados a evitar as crises, como evitar exercícios ou situações não familiares)

3 | O transtorno não pode ser decorrente de efeitos de substâncias (p. ex.: drogas de abuso, medicações) ou de outra condição médica (hipertiroidismo, doença cardiovascular etc.)

4 | O transtorno não é mais bem explicado por outra condição psiquiátrica (p. ex.: fobia específica, TEPT etc.)

*O início abrupto pode ocorrer a partir de um estado de tranquilidade ou de um estado já ansioso.
FC: frequência cardíaca.
Fonte: Modificado de American Psychiatric Association.[1]

Cumpre notar que seus efeitos terapêuticos só se fazem sentir depois de algumas semanas, provavelmente em razão de adaptações em receptores pós-sinápticos de serotonina e de outros mecanismos adaptativos. É importante que os pacientes sejam informados a respeito desse processo, para se evitarem abandonos precoces do tratamento. Alguns autores recomendam o uso associado de benzodiazepínicos nesse período inicial, até que os pacientes possam sentir os efeitos terapêuticos dos antidepressivos empregados.

Os ISRS e a venlafaxina mostraram-se eficazes também no tratamento a longo prazo. Não existem dados sobre a eficácia da fenelzina a longo prazo. Não há estudos controlados com a tranilcipramina, embora esse IMAO seja bastante empregado, em nosso meio, para o TP refratário.

Efeitos colaterais dos antidepressivos

Os efeitos colaterais mais comuns dos ISRS são: dores de cabeça; irritabilidade; queixas gastrintestinais; insônia; disfunção sexual; ganho de peso; tonturas; e tremor. Os efeitos colaterais mais comuns da venlafaxina são

TABELA 293.2 ■ Doses dos medicamentos no tratamento do transtorno do pânico			
MEDICAMENTO	DOSE INICIAL	DOSES MÉDIAS	DOSES MÁXIMAS
ISRS			
Citalopram	10 mg/d	20-30 mg/d	60 mg/d
Escitalopram	5 mg/d	10 mg/d	20 mg/d
Fluoxetina	10 mg/d	20 mg/d	60 mg/d
Fluvoxamina	50 mg/d	100 mg/d	300 mg/d
Paroxetina	10 mg/d	20 mg/d	60 mg/d
Sertralina	25 mg/d	100 mg/d	200 mg/d
ISRSN			
Venlafaxina	37,5 mg/d	75-150 mg/d	225 mg/d
Tricíclicos			
Clomipramina	10 mg/d	30-150 mg/d	250 mg/d
Imipramina	10-25 mg/d	100-150 mg/d	300 mg/d
Benzodiazepínicos			
Alprazolam	0,5 mg 3 x/d	4-6 mg/d	–
Clonazepam	0,5 mg 2 x/d	2-3 mg/d	–
Diazepam	5-10 mg/d	20-50 mg/d	–
Lorazepam	1 mg/d	2-4 mg/d	–
IMAO			
Fenelzina	10 mg/d	40-60 mg/d	–

náuseas, boca seca, constipação intestinal, anorexia, insônia, sudorese, sonolência, tremor e disfunção sexual. A monitoração da pressão arterial (PA) é recomendada (risco de hipertensão). Os tricíclicos podem acarretar efeitos anticolinérgicos, sudorese, distúrbios do sono, hipotensão ortostática, tonturas, fadiga e fraqueza, distúrbios cognitivos, ganho de peso, disfunção sexual, distúrbios da condução cardíaca, arritmias (geralmente em pacientes com disfunção cardíaca prévia). Os IMAOs associam-se a hipotensão postural, ganho de peso, disfunção sexual, mioclonias, boca seca, parestesias e distúrbios do sono. Os IMAO podem causar crises hipertensivas e requerem dieta pobre em tiramina, assim como cuidados referentes a interações medicamentosas (fármacos simpatomiméticos, dolantina, etc.).

Benzodiazepínicos

Com frequência, são utilizados na fase inicial do tratamento, antes que os antidepressivos possam atuar terapeuticamente. Usados isoladamente, na fase aguda do tratamento, os benzodiazepínicos alprazolam, clonazepam, diazepam e lorazepam mostraram-se eficazes no controle das crises. Alguns estudos controlados também atestam sua eficácia a longo prazo, podendo ser usadas doses mais baixas, de manutenção. Como os benzodiazepínicos possuem certo potencial de causar dependência, além de acarretarem muitas vezes sedação, ataxia, fala pastosa e prejuízos da memória, em geral são evitados a longo prazo.

> **ATENÇÃO!**
>
> Os benzodiazepínicos não são eficazes no tratamento da depressão, que frequentemente surge como transtorno comórbido em associação ao TP.

ESTRATÉGIAS PARA O TRATAMENTO DOS PACIENTES REFRATÁRIOS

Além da otimização das doses dos medicamentos de 1ª linha, outras estratégias consistem na troca do medicamento (ISRS ou venlafaxina por um tricíclico ou IMAO, ou mesmo por uma benzodiazepina). A associação com a terapia cognitivo-comportamental (TCC) é sempre recomendada, sobretudo para o tratamento da esquiva fóbica e da ansiedade antecipatória. Outras opções farmacológicas, embora não sejam de 1ª linha, incluem: duloxetina; mirtazapina; trazodona; olanzapina; divalproato (nenhum desses agentes, no entanto, conta com estudos controlados satisfatórios). Mais recentemente, a D-cicloserina, um agonista/antagonista parcial de receptores glutamatérgicos N-metil-D-aspartato (NMDA), conta com alguns resultados preliminares satisfatórios.

■ AGORAFOBIA

Caracterizada pelo medo intenso, ou ansiedade, desencadeado por duas (ou mais) entre as seguintes situações (critérios do DSM-5):

1 | usar transporte público (p. ex., automóveis, ônibus, trens, navios, aviões);
2 | estar em espaços abertos (p. ex., estacionamentos, mercados, pontes);
3 | estar em locais fechados (p. ex., lojas, teatros, cinemas);
4 | permanecer em pé em uma fila ou estar em uma multidão;
5 | permanecer fora de casa sozinho.

A pessoa teme e evita tais situações devido aos pensamentos de que não poderá escapar facilmente delas, em caso de sintomas de pânico ou sintomas assemelhados, ou ainda teme que não receberá ajuda em caso de "passar mal" (p. ex., medo de cair, no caso de idosos; medo de incontinência urinária etc.). Tais medos levam a comportamentos de esquiva (a pessoa evita se expor a tais situações); o medo é francamente desproporcional aos perigos existentes e causa prejuízo social, ocupacional ou interfere em outras áreas importantes na vida pessoal. Embora muitas vezes a agorafobia se associe ao pânico, pode existir independentemente das crises do segundo transtorno. As comorbidades que mais frequentemente se associam à agorafobia são: transtornos de ansiedade (pânico, TAG, transtorno de ansiedade social, fobias específicas); depressão; TEPT e abuso/dependência do álcool.

TRATAMENTO

Deve visar à ansiedade e/ou à depressão subjacente (p. ex.: tratamento das crises de pânico associadas e do quadro depressivo, ou tratamento do TEPT), além da TCC, para a correção das crenças disfuncionais existentes e tratamento dos comportamentos de esquiva.

■ TRANSTORNO DE ANSIEDADE SOCIAL (FOBIA SOCIAL)

A característica essencial do transtorno de ansiedade social (TAS) é o medo acentuado e o extremo desconforto que a pessoa sente ao estar em situações nas quais possa ser avaliada ou criticada. Qualquer situação em que a pessoa se coloque sob o escrutínio de outros a faz sentir-se extremamente ansiosa.

DIAGNÓSTICO

Os critérios operacionais para o diagnóstico do TAS estão no Quadro 293.3.

QUADRO 293.3 ■ Critérios diagnósticos para transtorno de ansiedade social (fobia social)

CRITÉRIOS DIAGNÓSTICOS

A | Ansiedade ou medo* acentuado de uma ou mais situações em que a pessoa se exponha ao possível escrutínio por outros. Constituem-se em exemplos: interações sociais (engajar-se em conversas ou contato com pessoas com as quais não tenha familiaridade); ser observado (comer ou beber em público), desempenhar tarefas em público (p. ex.: falar em público)
B | O indivíduo teme agir de forma que possa ser avaliado negativamente (teme ser humilhado ou sentir-se embaraçado) ou demostrar sintomas de ansiedade
C | Situações sociais quase sempre provocam medo ou ansiedade
D | As situações sociais costumam ser evitadas, ou enfrentadas, com medo intenso ou muita ansiedade
E | O medo ou a ansiedade são desproporcionais à situação e ao contexto sociocultural
F | O medo, a ansiedade ou a esquiva são persistentes, geralmente durante 6 meses ou mais
G | O medo, a ansiedade ou a esquiva causam sofrimento significativo ou prejuízo no funcionamento social, ocupacional ou em outras áreas de atividade
H | O medo, a ansiedade ou a esquiva não são atribuíveis aos efeitos fisiológicos de uma substância ou a outras condições médicas
I | O medo, a ansiedade ou a esquiva não são mais bem explicados por outro transtorno mental (como pânico, transtorno dismórfico corporal, transtornos do espectro autista etc.)
J | Caso outras condições médicas estejam presentes (p. ex.: Parkinson, obesidade, desfiguração por queimaduras), o medo, a ansiedade ou a esquiva devem ser desproporcionais ou claramente não se relacionarem com a condição em questão

*O medo é restrito a falar ou atuar em público.
Fonte: Modificado de American Psychiatric Association.[1]

A ansiedade antecipatória, que precede a exposição a situações sociais, pode durar várias semanas. Geralmente, ocorre medo de tremer ou corar em público, ou agir de forma "ridícula" na frente de outras pessoas. Muito frequentemente, a pessoa desenvolve estratégias para evitar as situações temidas (p. ex.: nunca dar aulas em seminários da escola, não ir a festas, não comer na frente dos outros etc.). As consequências podem ser muito prejudiciais para a pessoa (não aceitar promoções no trabalho, não namorar, não ter amigos etc.).

ATENÇÃO!

O TAS tem prevalência, para o tempo de vida, estimada entre 7 e 13% da população geral, constituindo-se em condição frequente na sociedade, porém subdiagnosticada.

Estudos de neuroimagem sugerem maior ativação da amígdala, do hipocampo e das regiões frontolímbicas no TAS, quando as pessoas se expõem às situações temidas. No entanto, tais estudos precisam ser replicados, e não está claro se possuem especificidade para o TAS. Estudos relativos a disfunções serotonérgicas e dopaminérgicas também têm sido realizados, com resultados conflitantes.

Frequentemente, a ansiedade social apresenta-se em associação com outros transtornos de ansiedade, transtorno depressivo maior e abuso/dependência de álcool ou outras substâncias. Deve-se mencionar também sua associação com o transtorno dismórfico corporal.

TRATAMENTO

A TCC é a abordagem psicoterápica mais estudada para o TAS e já conta com vários estudos que atestam sua eficácia, tanto a curto quanto a longo prazo.

Os melhores resultados parecem ser obtidos com a combinação da TCC à farmacoterapia, embora haja estudos controversos. Nos Estados Unidos, a FDA já aprovou o uso de ISRS (sertralina, paroxetina) e ISRSN (venlafaxina) para o TAS. Outros medicamentos utilizados incluem IMAO (fenelzina) e benzodiazepínicos como o clonazepam (com as devidas cautelas). Alguns autores argumentam que os benzodiazepínicos, por diminuírem a ansiedade agudamente, podem interferir nos resultados da exposição às situações sociais, técnica essencial na terapia comportamental.

REVISÃO

- Entre os transtornos de ansiedade mais comuns, estão o transtorno de ansiedade generalizada (TAG), o transtorno do pânico (TP), a agorafobia e o transtorno de ansiedade social (TAS).
- Ainda que difiram quanto às características e aos diagnósticos, todos os transtornos interferem na vida pessoal, social e ocupacional dos acometidos, devendo receber atenção particular do clínico.
- O tratamento pode ser psicoterápico, destacando-se a TCC, farmacoterápico, como o uso de ISRS, ou consistir na associação de ambos.

■ REFERÊNCIA

1. American Psychiatric Association. Manual diagnóstico e estatístico de transtornos mentais : DSM-5. 5. ed. Porto Alegre: Artmed; 2014.

■ LEITURAS SUGERIDAS

Allgulander C. Novel approaches to treatment of generalized anxiety disorder. Curr Opin Psychiatry. 2010;23(1):37-42.
Batelaa NM, Van Balkom AJ, Stein DJ. Evidence-based pharmacotherapy of panic disorder: an update. Int J Neuropsychopharmacol. 2011:1-13.
Dalrymple KL. Issues and controversies surrounding the diagnosis and treatment of social anxiety disorder. Expert Rev Neurother. 2012;12(8):993-1008.
Endicott J, Svedsäter H, Locklear JC. Effects of once-daily extended release quetiapine fumarate on patient-reported outcomes in patients with generalized anxiety disorder. Neuropsychiatr Dis Treat. 2012;8:301-11.

294
TRANSTORNO OBSESSIVO-COMPULSIVO

- MARCELO Q. HOEXTER
- CHRISTINA HAJAJ GONZALEZ
- MARIA CONCEIÇÃO DO ROSÁRIO

O transtorno obsessivo-compulsivo (TOC) é considerado o quarto transtorno psiquiátrico mais frequente. Sua prevalência varia de 1 a 3% na população geral, independente de idade ou nível socioeconômico. Acredita-se que em cerca de metade dos casos, os sintomas obsessivo-compulsivos (SOC) começam na infância e/ou adolescência.

Quanto mais precoce o início do quadro, maior a frequência do sexo masculino. No sexo feminino, os SOC tendem a começar mais tardiamente, por volta da adolescência ou início da idade adulta, de modo que a proporção de pessoas acometidas por este transtorno na idade adulta é de 1:1.

Quando presente, o TOC causa grande comprometimento no funcionamento da pessoa e/ou de seus familiares, sendo que pacientes adultos com TOC apresentam maiores taxas de desemprego, referem mais comprometimento emocional, prejuízo e isolamento social, e maiores dificuldades econômicas.

Apesar da relevância, o TOC permanece subdiagnosticado e subtratado, com estudos que indicam que até 60% dos indivíduos sintomáticos não recebem qualquer tipo de tratamento para sua condição. Um dos motivos para isso é o fato da maioria dos pacientes com TOC esconderem seus sintomas por vergonha, medo ou desconhecimento. Além disso, muitos profissionais de saúde não reconhecem os sintomas da doença.

> **ATENÇÃO!**
>
> O TOC é um transtorno crônico, heterogêneo e relativamente frequente na população geral, que se caracteriza pela presença de obsessões e/ou compulsões.

■ QUADRO CLÍNICO

O TOC é caracterizado pela presença de obsessões e/ou compulsões, descritos a seguir. A maioria dos indivíduos com TOC tem sintomas obsessivos e compulsivos, mas eles podem ocorrer separadamente (apenas obsessões ou compulsões).

Obsessões. São pensamentos, ideias, ou representações mentais intrusivos, indesejados e recorrentes. As obsessões não são simples preocupações excessivas com problemas do cotidiano, e causam ansiedade, desconforto e/ou sofrimento, o que leva o sujeito a tentar afastá-las, suprimi-las ou neutralizá-las com algum outro pensamento ou comportamento.

Compulsões. São comportamentos repetitivos, realizados mentalmente ou por meio de ações motoras, com o objetivo de reduzir a ansiedade ou desconforto causados pelas obsessões, para prevenir algum evento temido, ou de acordo com regras rígidas. Entretanto, nem sempre as compulsões têm conexão real com o que tentam neutralizar ou prevenir.

Em crianças ou em adultos que tiveram início precoce dos SOC, é frequente as compulsões começarem antes das obsessões.

Na maioria das vezes, os SOC são reconhecidos como desproporcionais ou irracionais pelo paciente. Porém, embora perceba o seu caráter irracional, o indivíduo dificilmente consegue evitar que esses SOC se manifestem. Há casos, denominados "TOC com baixo *insight*", em que o paciente acredita ou tem pouca crítica sobre o caráter irracional de alguns dos seus sintomas. Entretanto, fora do contexto em que elas emergem, o indivíduo é capaz de assinalar a sua falta de sentido, tornando possível a diferenciação entre obsessões e ideias delirantes.

> **ATENÇÃO!**
>
> Muitas vezes, é necessário questionar o paciente ativamente sobre os SOC.

Na infância, não se considera essa característica de "baixo *insight*", pois, em geral, as crianças têm menos noção de que os sintomas são exagerados e/ou irracionais.

A apresentação do TOC é crônica ao longo da vida, com períodos de melhora e piora, sendo que o início dos SOC pode ser agudo ou insidioso, não havendo um padrão de evolução determinado. O aparecimento de sintomas leves, que não trazem sofrimento ou interferência na vida do indivíduo antes do aparecimento do quadro clínico completo, é comum em parte dos pacientes.

O conteúdo dos SOC é bastante variado, de forma que qualquer pensamento pode adquirir um caráter obsessivo e qualquer comportamento pode tornar-se repetitivo e/ou ritualizado. Entretanto, existem alguns SOC mais frequentes, apresentados na Tabela 294.1.

Um tipo de sintoma que precisa ser ativamente investigado são os comportamentos de evitação. Por exemplo, o indivíduo com obsessões de contaminação pode evitar tocar em pessoas ou maçanetas de portas. Outros pacientes podem evitar sair de casa para não entrar em contato com algum estímulo que desencadeia pensamentos obsessivos.

■ DIAGNÓSTICO

O diagnóstico de TOC é realizado por meio da entrevista clínica, não existindo até o momento nenhum exame ou teste que a substitua. O processo diagnóstico deve ser cuidadoso e abrangente, incluindo a coleta de dados por meio de vários informantes.

A anamnese envolve a identificação ativa de SOC e outros sintomas que possam estar presentes, além de dados da história do paciente, que incluem a investigação sobre os contextos familiar e social, sobre os antecedentes patológicos (individuais e familiares), sobre o desempenho da pessoa em diversos ambientes (tais como escola, trabalho e entre familiares) e sobre o grau de seu sofrimento psíquico ou o prejuízo causado pela presença dos sintomas.

Deve-se realizar exames físico completo (incluindo pulso, temperatura, pressão arterial [PA], altura e peso), além do exame psíquico. É importante solicitar exames laboratoriais. Durante essas investigações iniciais, é importante lembrar de registrar as queixas somáticas, estereotipias, maneirismos e/ou tiques. Todos esses dados devem ser então analisados à luz da idade cronológica e do nível de desenvolvimentos motor, cognitivo e emocional do paciente.

Muitos pacientes com TOC escondem os SOC ou levam muito tempo para buscar tratamento e por isso estes sintomas devem ser sempre ativamente pesquisados. Alguns pacientes procuram ajuda de outros profissionais de saúde para avaliar e/ou tratar condições secundárias aos SOC, conforme observado na Tabela 294.2.[1]

Algumas perguntas de rastreamento que podem auxiliar nessa investigação ativa incluem:

1 | Você tem pensamentos repetitivos dos quais não consegue se livrar?
2 | Você tem preocupações ou impulsos desagradáveis de machucar alguém?
3 | Você sente necessidade de contar coisas ou lavar as mãos ou checar objetos repetidamente?
4 | Você se preocupa muito com obrigações religiosas ou com a moralidade?
5 | Você tem pensamentos perturbadores de conteúdo sexual?
6 | Você sente necessidade de que os objetos estejam arrumados simetricamente ou em uma determinada ordem?
7 | Você tem problema para jogar objetos fora, a ponto de chegar a entulhar partes de sua casa?
8 | Essas preocupações e comportamentos interferem no seu funcionamento profissional, no seu relacionamento familiar ou social?

DIAGNÓSTICO E TRATAMENTO

TABELA 294.1 ■ Temas frequentes das obsessões e compulsões que costumam acompanhá-las

OBSESSÕES	COMPULSÕES
Sujeira/Contaminação: medo extremo de se contaminar; medo da exposição a locais ou substâncias consideradas sujas ou contaminadas; nojo excessivo de secreções corporais normais (urina, saliva, fezes)	**Limpeza ou lavagem:** o paciente realiza lavagens excessivas ou ritualizadas de partes do corpo ou de objetos
Agressão: medo de executar impulsos agressivos; medo de que, se não fizer determinado ritual (geralmente de checagem ou evitação), algo ruim pode acontecer com as pessoas próximas	**Verificação ou checagem:** verificar, repetidamente, portas, fechaduras, fogão, janelas; checar se não se feriu ou se não feriu outras pessoas; verificar se nada de terrível vai acontecer; checar se não cometeu erros
Sexualidade: pensamentos, imagens ou impulsos sexuais desagradáveis ou que não correspondem com os valores do indivíduo	**Repetição:** repetir diversas vezes a mesma atividade, como ligar e apagar a luz, sentar e levantar da cadeira, abrir e fechar a porta, etc
Exatidão, perfeccionismo ou simetria: perfeccionismo excessivo; necessidade de ter objetos em um determinado lugar ou em uma ordem específica e precisa. Os objetos precisam estar simetricamente alinhados ou pareados	**Simetria, ordenação e arranjo:** necessidade de organizar os objetos de uma determinada forma; o indivíduo pode demorar várias horas realizando tarefas que poderiam ser feitas em minutos, por uma necessidade de que as coisas saiam perfeitas
Colecionismo: medo de se desfazer de objetos sem importância, por acreditar que pode precisar deles no futuro, ou simplesmente por não conseguir decidir se deve ou não jogá-los fora	**Colecionismo:** acumular objetos. Por exemplo: acúmulo de caixas, jornais, vidros, cadernos, notas fiscais muito antigas
Somáticas: medo de estar com uma doença grave, mesmo após ser reassegurado por vários médicos e exames	**Contagem:** necessidade de contar os degraus da escada, as janelas dos prédios, os postes na rua; se o indivíduo perde a conta, ele pode precisar retornar e iniciar tudo de novo
Religião/Moralidade: preocupação extrema de estar cometendo algum pecado, ou estar fazendo algo moralmente incorreto, de dizer ou fazer algo que possa magoar alguém próximo ou a Deus	**Rituais mentais:** necessidade de ter um "bom" pensamento para anular um "mau" pensamento; silenciosamente contar, repetir frases ou rezar

Definições formais do diagnóstico de TOC são encontradas no Manual Diagnóstico de Doenças Mentais da Associação Americana de Psiquiatria[2], 5ª edição, e na Classificação Internacional de Doenças e Problemas Relacionados à Saúde.[3]

TABELA 294.2 ■ Profissionais de saúde procurados pelos pacientes com TOC

PROFISSIONAL	RAZÃO PARA CONSULTA MÉDICA
Clínico geral	Depressão, ansiedade
Dermatologista	Eczema, tricotilomania, mãos rachadas
Cirurgião plástico	Preocupações com aparência
Oncologista	Medo de câncer
Urologista/Ginecologista	Medo de HIV
Neurologista	TOC associado à síndrome de Tourette
Obstetra	TOC na gravidez ou puerpério
Ginecologista	Desconforto vaginal devido à lavagem excessiva

Fonte: Adaptada de Heyman e colaboradores.[1]

De forma resumida, o DSM-5 define que para o diagnóstico de TOC, além da presença de obsessões e/ou compulsões, são necessários os seguintes critérios:[2]
- os SOC devem causar sofrimento ao paciente ou a seus familiares;
- os SOC devem consumir pelo menos um hora por dia ou interferir de forma significativa na rotina e nos relacionamentos sociais do indivíduo;
- os SOC não são melhor explicados por outra patologia;
- os SOC não se devem aos efeitos fisiológicos diretos de uma substância ou de uma condição médica.

Os critérios diagnósticos do DSM[2] diferem da definição de TOC pela CID-10[3], pois a CID-10 não exige um tempo mínimo diário de duração dos sintomas, mas determina que os sintomas devem estar presentes na maior parte dos dias durante duas semanas

Ambas as classificações deixam claro que o indivíduo com TOC é capaz de reconhecer que os SOC são gerados em sua própria mente e não são impostos por pessoas ou influências externas. Essas definições também deixam claro que hábitos, superstições ou rotinas presentes no dia a dia da maioria da pessoas não se encaixam na definição de sintomas de TOC, sendo portanto considerados normais.

De acordo com a DSM-5[2] e a CID-10,[3] os critérios para fazer o diagnóstico são os mesmos para todas as faixas etárias. Apesar disso, todos os estudos indicam que o TOC é um transtorno heterogêneo, com vários possíveis subgrupos.

Os SOC podem ser tão heterogêneos que dois pacientes com esse mesmo diagnóstico podem apresentar padrões de sintomas completamente diferentes. Reconhecendo essa característica, pesquisadores têm tentado dissecar o fenótipo desse transtorno em subgrupos mais homogêneos, tais como os pacientes com início precoce dos SOC. Comparados aos de início tardio, pacientes com início precoce dos SOC tendem a apresentar maior gravidade de sintomas, mais comorbidades, maior frequência de TOC e tiques entre os familiares de primeiro grau e pior resposta ao tratamento.

Outra estratégia utilizada para estabelecer subgrupos é a dimensional, que tenta investigar a gravidade de dimensões de SOC, determinadas a partir de obsessões e compulsões que frequentemente ocorrem em conjunto. As dimensões de SOC mais estudadas até o momento são: "obsessões de conteúdo agressivo/sexual/religioso e compulsões de verificação"; "obsessões de simetria/ordenação e compulsões de contagem e organização"; "obsessões de contaminação e compulsões de limpeza"; "obsessões e compulsões de colecionamento".

INSTRUMENTOS DE AVALIAÇÃO DE PACIENTES COM TOC

Existem escalas especialmente desenhadas para avaliar a presença e a gravidade dos SOC, como a *Yale-Brown Obsessive-Compulsive Scale* (Y--BOCS). A Y-BOCS é um instrumento clínico e semiestruturado, que apresenta características psicométricas bem estabelecidas, tanto em crianças quanto em adultos. A Y-BOCS possui também uma versão adaptada para crianças, a *Children Yale-Brown Obsessive-Compulsive Scale* (CY-BOCS).

Uma vez que a obtenção de subgrupos mais homogêneos de pacientes têm sido muito valorizada, a *Dimensional Yale-Brown Obsessive-compulsive Scale* (DY-BOCS) foi desenvolvida para avaliar presença e gravidade de SOC de acordo com dimensões específicas. Sendo assim, os SOC são investigados de acordo com dimensões específicas, com a gravidade de cada uma delas quantificada independentemente. Comportamentos de evitação, rituais mentais, rituais de repetição e de checagem também são investigados para cada uma das dimensões.

■ FISIOPATOLOGIA

Ainda não foram elucidados os motivos que levam um indivíduo a desenvolver TOC, e outros, não. As causas deste transtorno são complexas e multifatoriais, tornando difícil a identificação de fatores predisponentes precisos. Entende-se o TOC como um transtorno heterogêneo, produto da interação de genes de vulnerabilidade com eventos que ocorrem ao longo da vida (ambiente). Portanto, acredita-se que vários elementos precisam atuar em conjunto (interação gene-ambiente) para que os SOC se manifestem e se perpetuem. Estudos neurobiológicos mostram que pacientes com TOC apresentam padrão de ativação cerebral acentuada no circuito cerebral córtico-subcortical que envolve estruturas conhecidas como o córtex órbito-frontal, o córtex do cíngulo anterior, os gânglios da base (caudado e putâmen) e o tálamo. Este padrão de hiperativação é atenuado após os tratamentos farmacológicos e psicoterápicos em pacientes que apresentam uma boa resposta terapêutica.

Fatores genéticos. A chance de uma pessoa escolhida na população geral ao acaso de ter TOC é de 2 a 4%. Por outro lado, a probabilidade de uma pessoa que tenha um familiar de primeiro grau com TOC também apresentar este transtorno pode chegar a 23%. Este fenômeno é conhecido como agregação familiar e significa que familiares de uma pessoa com TOC têm mais chance de apresentar o mesmo diagnóstico do que seria esperado casualmente. Estudos com gêmeos monozigóticos e dizigóticos que cresceram no mesmo ambiente mostraram que se um dos gêmeos monozigóticos tem TOC, a chance de o irmão também ter o mesmo diagnóstico é de 57%; se um gêmeo dizigótico tiver TOC, a chance de seu irmão também ter TOC é de 22%. Essa diferença de 57% vs. 22% indica que fatores genéticos estão relacionados ao aparecimento desses sintomas. Vale mencionar que o fato de fatores genéticos estarem relacionados a este transtorno não exclui a possibilidade de pessoas sem história familiar de TOC apresentarem a doença.

Fatores ambientais. É provável que fatores do ambiente sejam essenciais para o desenvolvimento e manutenção dos SOC. Fatores ambientais ligados ao período intrauterino, à trajetória das experiências do indivíduo e até a doenças clínicas podem interagir com a herança genética, de modo a aumentar ou diminuir a chance dos sintomas aparecerem e persistirem. Este fenômeno, conhecido como interação gene-ambiente, ocorre durante toda a vida e está envolvido no desenvolvimento de diversos transtornos psiquiátricos. Os fatores ambientais que podem aumentar a chance de alguém ter TOC não são totalmente conhecidos e podem variar de pessoa para pessoa.

■ TRATAMENTO

O tratamento do TOC começa com uma avaliação abrangente do paciente e de sua família. Após a determinação dos sintomas principais, e qual seu grau de comprometimento no funcionamento do paciente e da família, estabelece-se o programa de tratamento, que deve incluir intervenções de orientação e apoio, além de psicoterapia e psicofarmacoterapia.

Uma parte essencial do tratamento corresponde à orientação (ou psicoeducação) do paciente e seus familiares sobre os sintomas e qual a melhor forma de lidar com eles. No Brasil, foi criada, em 1996, a Associação de portadores de TOC e ST, a ASTOC, que vem desenvolvendo um trabalho pioneiro no sentido de dar apoio a familiares e portadores, promover encontros de pacientes e, principalmente, divulgar informações atualizadas sobre estes transtornos. Em 2015, a ASTOC encerrou suas atividades e foi fundada a Associação Amigos Solidários do TOC e ST (ASTOCST), que deu continuidade às atividades da ASTOC. Os pacientes e seus familiares devem sempre ser incentivados a procurar a ASTOC.*

Os familiares podem "participar" dos sintomas dos pacientes de várias formas, entre elas facilitando os comportamentos de esquiva, auxiliando na realização dos rituais ou até fazendo adaptações na rotina diária da família de acordo com os SOC da criança ou adolescente. Essa participação tem sido chamada *acomodação familiar*, e vários estudos têm demonstrado associação entre altos níveis de acomodação familiar e pior resposta ao tratamento. Portanto, principalmente com crianças e adolescentes, é muito importante que a família participe de todas as etapas do tratamento, pois pesquisas têm demonstrado que a psicoterapia tem melhores resultados quando os familiares se engajam ativamente no tratamento.

> **ATENÇÃO!**
>
> Os tratamentos de primeira linha para o TOC são as psicoterapias (principalmente as técnicas comportamentais) e as medicações antidepressivas serotoninérgicas (inibidores seletivos de recaptação de serotonina [ISRS]).

TRATAMENTO PSICOTERÁPICO

As primeiras intervenções terapêuticas com eficácia comprovada no tratamento do TOC foram as oriundas dos procedimentos de terapia comportamental (TC). Dentre as técnicas disponíveis, a mais estudada e com maior evidência de eficácia é a exposição com prevenção de resposta (EPR). Essa intervenção consiste no reconhecimento dos estímulos desencadeadores de ansiedade, incômodo ou obsessões; na exposição controlada a esses estímulos e na prevenção das respostas que costumam produzir alívio da ansiedade como consequência (rituais e compulsões). O objetivo desse procedimento é que os pacientes passem por um processo de habituação aos estímulos aversivos. Como consequência, espera-se que diante desses estímulos ou de pensamentos obsessivos, estes não mais desencadeiem ansiedade, incômodo e por fim a necessidade de realizar comportamentos compulsivos.

As taxas de resposta a TC variam de 30 a 90%, dependendo da população estudada e do protocolo utilizado. Nos casos leves ou moderados, a TC mostrou-se tão ou mais eficaz do que as medicações de primeira linha. Um fator limitante dessa técnica é a recusa de alguns pacientes a se submeterem ao procedimento, dado o seu caráter aversivo e a ansiedade por ele gerada, principalmente durante as primeiras semanas de tratamento. Além disso, existe uma limitação associada à psicoterapia que é relacionada à escassez de terapeutas treinados para a aplicação desses procedimentos.

TRATAMENTO FARMACOLÓGICO

O tratamento farmacológico do TOC está embasado em medicações que inibem preferencialmente a recaptação de serotonina. A história do tratamento farmacológico utilizado atualmente para o TOC teve início na

DIAGNÓSTICO E TRATAMENTO

década de 1970, com os primeiros relatos de que o uso de clomipramina (antidepressivo tricíclico com alta ação serotoninérgica) teria efeito terapêutico, independentemente do seu impacto sobre os sintomas depressivos. Para o tratamento do TOC, a clomipramina é utilizada em doses de 150-300 mg/dia. Os principais efeitos colaterais são boca seca, constipação intestinal, sedação, irritabilidade, retenção urinária, ganho de peso e sudorese excessiva. Efeitos graves, como convulsões e arritmias, já foram observados, portanto, controles periódicos com eletrocardiograma e monitoramento do nível sérico são recomendados.

A clomipramina deixou de ser o único tratamento farmacológico de referência disponível para o tratamento do TOC com o surgimento dos ISRS no final da década de 1980.

Todos os ISRS são mais eficazes do que o placebo para o tratamento do TOC em estudos duplo-cegos. São esses: fluvoxamina, sertralina, fluoxetina, citalopram, paroxetina e escitalopram. Como tais medicamentos são mais bem tolerados do que a clomipramina, os ISRS são atualmente os medicamentos de primeira escolha para o tratamento do TOC, ficando a clomipramina reservada para casos de ausência de resposta a estes medicamentos.

As doses necessárias para o controle dos sintomas do TOC costumam ser relativamente altas em comparação ao controle dos sintomas depressivos, por exemplo. Além disso, o efeito benéfico não é imediato e pode demorar até três ou quatro meses para ser notado. Isso tem uma implicação prática que envolve o uso de doses maiores de antidepressivos e por um período de tempo mais prolongado até que a resposta terapêutica ocorra. A Tabela 294.2 apresenta doses frequentemente utilizadas em pacientes com TOC.

TABELA 294.3 ■ Doses de medicações eficazes no tratamento de pacientes com TOC (crianças, adolescentes e adultos)

ANTIDEPRESSIVOS	DOSE INICIAL (MG/DIA)	DOSE MÁXIMA (MG/DIA)
Clomipramina	12,5-25	300
Fluoxetina	2,5-20	80
Sertralina	12,5-50	200
Fluvoxamina	12,5-50	300
Paroxetina	2,5-20	60
Citalopram	2,5-20	60
Escitalopram	2,5-10	30

Mais recentemente, surgiram os inibidores seletivos da recaptação de serotonina e norepinefrina (ISRSN) (venlafaxina, duloxetina, desvenlafaxina) que não foram ainda adequadamente testados no tratamento do TOC. Em estudos com amostras pequenas comparando venlafaxina à paroxetina e clomipramina, não foi encontrada superioridade da venlafaxina. No entanto, achados iniciais apontam para eficácia semelhante da venlafaxina em comparação com a paroxetina. Em relação a outras medicações dessa família, existem apenas relatos anedóticos em relação à duloxetina ou nenhuma informação sobre a desvenlafaxina.

Outro aspecto a ser levado em consideração no tratamento é a alta frequência de comorbidades psiquiátricas. Os transtornos associados ao TOC podem influenciar a resposta terapêutica e determinar diferentes escolhas terapêuticas. É possível que o padrão de comorbidades varie entre os diferentes subtipos de TOC, que podem responder de forma diferente às diversas modalidades de tratamento. Por exemplo, pacientes com TOC associado a tiques, ou que apresentam compulsões *tic-like* (semelhantes a *tiques*) parecem beneficiar-se da associação de doses baixas de neurolépticos (tais como a risperidona e o pimozida) com os ISRS.

TOC RESISTENTE AO TRATAMENTO

As opções terapêuticas citadas são eficazes para cerca de 40 a 60% dos casos, com melhora importante da gravidade dos sintomas. Entretanto, mesmo em pacientes respondedores, é comum a persistência de sintomas residuais com prejuízo no desempenho profissional, acadêmico ou social.

Existem alternativas de tratamento para os pacientes resistentes ao tratamento. Entre elas podemos citar a psicoterapia com técnicas específicas e intensivas. Nestes casos, o tratamento combinado pode ser a melhor escolha. Outras estratégias incluem o uso de doses mais elevadas de ISRS e/ou a associação entre esses e clomipramina ou com neurolépticos típicos (tais como haloperidol ou pimozida) e atípicos (tais como risperidona). Mais recentemente, surgiram vários estudos com associação entre ISRS e medicamentos que agem no sistema glutamatérgico com resultados promissores (p. ex. memantina, topiramato, riluzole), mas que precisam ser confirmados em amostras maiores e ensaios clínicos controlados.

Nos casos refratários a todas as alternativas do tratamento convencional, pode-se cogitar intervenções neurocirúrgicas. Acredita-se que ao redor de 10 a 15% dos pacientes com TOC sejam refratários a múltiplas tentativas de tratamentos farmacológicos e comportamentais. Nestes casos, os tratamentos neurocirúrgicos têm sido considerados como opções terapêuticas.

É importante ressaltar que o tempo de duração da doença tem sido apontado como um fator preditivo de má resposta ao tratamento. Portanto, um dos fatores mais importantes para o sucesso do tratamento de pacientes com TOC é a identificação precoce e o início do tratamento adequado o mais cedo possível.

REVISÃO

- O TOC se caracteriza pela presença de obsessões e/ou compulsões.
- Obsessões são pensamentos, ideias ou representações mentais intrusivos, indesejados e recorrentes que causam incômodo, desconforto ou sofrimento para a pessoa.
- Compulsões são comportamentos repetitivos e intencionais, realizados mentalmente ou por meio de ações motoras, com o objetivo de reduzir a ansiedade ou desconforto causados pelas obsessões ou para prevenir algum evento temido.
- O TOC é um transtorno crônico, heterogêneo e relativamente frequente na população geral.
- Em alguns casos, os SOC ocasionam grave comprometimento emocional, dificuldades econômicas e isolamento social.
- Os tratamentos de primeira linha para o TOC são as psicoterapias (principalmente as técnicas comportamentais) e as medicações antidepressivas serotoninérgicas (ISRS).
- Doses mais elevadas de antidepressivos são necessárias para o tratamento do TOC, assim como o tempo para a resposta terapêutica é maior.
- Mais da metade dos pacientes com diagnóstico de TOC apresentam boa resposta terapêutica aos tratamentos psicoterápicos (terapia comportamental) e farmacológicos (antidepressivos) padronizados.
- Ao redor de 10 a 15% dos pacientes com TOC são refratários a múltiplas tentativas de tratamentos farmacológicos e comportamentais. Nestes casos, os tratamentos neurocirúrgicos têm sido considerados como opção.
- Quanto mais precoce o tratamento dos SOC, maiores as chances do paciente apresentar boa resposta

REFERÊNCIAS

1. Heyman I, Mataix-Cols D, Fineberg NA. Obsessive-compulsive disorder. BMJ. 2006;333(7565):424-9.
2. American Psychiatric Association. Manual diagnóstico e estatístico de transtornos mentais: DSM-5. 5. ed. Porto Alegre: Artmed; 2014.
3. Organização Mundial da Saúde. Classificação de transtornos mentais e de comportamento da CID-10. Porto Alegre: Artmed; 1993.

LEITURAS SUGERIDAS

Alvarenga PG, Mastrorosa RS, Rosário MC. Obsessive compulsive disorder in children and adolescents. In: Rey JM, editor. IACAPAP e-textbook of child and adolescent mental health. Geneva: IACAPAP; 2012.

do Rosario-Campos MC, Leckman JF, Curi M, Quatrano S, Katsovitch L, Miguel EC, et al. A family study of early-onset obsessive-compulsive disorder. Am J Med Genet B Neuropsychiatr Genet. 2005;136B(1):92-7.

Miguel EC, Leckman JF, Rauch S, do Rosario-Campos MC, Hounie AG, Mercadante MT, et al. Obsessive-compulsive disorder phenotypes: implications for genetic studies. Mol Psychiatry. 2005;10(3):258-75.

Rosario MC, Alvarenga PG, de Mathis A, Leckman JF. Obsessive-compulsive disorder in childhood. In: Banaschewski T, Rohde LA, editors. Biological child psychiatry. recent trends and developments. Basel: Karger; 2008. p. 83-95.

295

TRANSTORNO DE ESTRESSE PÓS-TRAUMÁTICO

■ MARCELO FEIJÓ MELLO
■ JOSÉ PAULO FIKS

Transtorno psiquiátrico caracterizado pelo aparecimento de sintomas de revivência, evitação, alterações negativas no humor e na cognição e de hipervigilância, que surgem ao menos 30 dias após a vivência de uma experiência na qual houve ameaça ou risco real de vida, da integridade física ou de violação sexual. O indivíduo pode experimentar diretamente a ameaça, ser testemunha dela ou saber que ocorreu a um familiar ou amigo próximo ou de detalhes de violência extrema ou de forma repetida. O transtorno de estresse pós-traumático (TEPT) é um quadro grave e muitas vezes crônico, que leva o indivíduo acometido a dificuldades no seu funcionamento cotidiano, com perdas em vários campos da vida, como relacional, de trabalho e afetivo.

■ EPIDEMIOLOGIA

Como nos primeiros critérios diagnósticos de TEPT, o evento traumático era o relacionado à guerra, muitos profissionais têm dificuldade em fazer esse diagnóstico em nossa realidade, em que a violência é um fenômeno social. No Brasil, como em alguns países em desenvolvimento, os eventos traumáticos são aqueles resultantes de assaltos, sequestros, tentativas de homicídio, violência sexual ou da perda de pessoas próximas pelo homicídio e latrocínio. Ainda, não é possível deixar de levar em conta as vítimas de acidentes automobilísticos, infelizmente muito frequentes, e as da violência doméstica, principalmente em relação às mulheres e crianças.

De toda forma, tanto nos traumas causados por assalto, sequestro, abuso sexual quanto naqueles resultantes de uma situação de guerra, os sintomas do TEPT se manifestam do mesmo modo. Mais ainda: até mesmo em situações em que o estresse psicológico é a tônica – comum na violência doméstica –, alguns pacientes podem apresentar quadros tão graves quanto aqueles vítimas de grandes eventos trágicos.

Para o paciente com TEPT, a sintomatologia não difere se a vítima participou de eventos de grandes proporções ou de um episódio em que só ela foi a vítima. Tudo depende de sua estrutura, sua resiliência e da vivência absolutamente particular do trauma. Ao iniciar o tratamento com esse tipo de pacientes, o profissional deve manter o distanciamento necessário para não julgar fatos. É fácil identificar-se com uma vítima de violência urbana, porque é muito provável que o profissional tenha também passado por isso, mas pode ser um pouco mais difícil entender uma esposa que há anos apanha silenciosamente do marido ou uma adolescente que não denunciou o pai após anos de abuso sexual.

A violência urbana é a maior geradora dos quadros de TEPT naqueles que procuram os serviços de atendimento no Brasil. Eventos traumáticos na infância também podem ser determinantes para uma maior vulnerabilidade a esse transtorno. Em termos epidemiológicos, entretanto, cada vez mais é certo que a vulnerabilidade pessoal tem papel preponderante para o risco de desenvolvimento do TEPT.

A prevalência para o período da vida nos estudos variam de 7 a 10% nos Estados Unidos; países europeus, como França e Itália, apresentam números muito mais baixos. Quanto maior a violência, maior a prevalência do TEPT.

Estudo nacional realizado por Ribeiro e Andreoli[1] nas cidades do Rio de Janeiro e de São Paulo verificou que quase 90% dos participantes enfrentaram eventos traumáticos durante a vida, sendo a prevalência para a presença de TEPT durante a vida de 10,2% (8,7 a 11,7) em São Paulo, com as mulheres tendo, como esperado, uma prevalência bem maior quando comparada aos homens [homens = 4,2% (2,7 a 5,6); mulheres = 14,5% (12,2 a 16,9), p < 0,001]. No Rio de Janeiro, os números eram menores, mas não havia diferença estatisticamente significativa, sendo que o gênero feminino apresentou risco maior para desenvolver o quadro.

Os estudos epidemiológicos corroboram a correlação positiva entre maior prevalência de TEPT e condições ambientais adversas (maior pobreza, escassez de recursos, desigualdade social e altos índices de violência).

Atualmente, há índices que chegam a 20 a 25% de casos de TEPT em populações vítimas de catástrofes naturais, violência endêmica, miséria etc.

■ FATORES DE RISCO E RESILIÊNCIA

A resistência pessoal ao trauma, à violência ou ao estresse tem sido examinada via estudos sobre a resiliência. Cada vez mais se pensa em uma condição absolutamente pessoal para o desenvolvimento do TEPT. Possivelmente, a relação entre evento traumático e enfrentamento tenha um papel importante.

Nos Estados Unidos, entre 55 e 90% da população (em três estudos diferentes) relatou ter experimentado eventos traumáticos no decorrer da vida, número semelhante encontrado por Ribeiro e colaboradores no Brasil. Contudo, as taxas de prevalência são bem menores do que esses números, mostrando que o evento traumático é necessário, porém não suficiente para levar ao TEPT.

A relação entre exposição e desenvolvimento de TEPT é complexa e envolve inúmeras variáveis. Entre elas, é possível citar tipo, intensidade e duração da experiência traumática, resposta subjetiva diante da experiência, fatores de risco e de resistência e estratégias de enfrentamento.

Outro aspecto a ser levado em consideração é de que certos indivíduos se expõem mais a situações traumáticas. Nos Estados Unidos, homens, jovens, integrantes de grupos minoritários e moradores de bairros centrais apresentam maior risco de exposição à violência interpessoal. Pessoas com história de exposição têm risco muito aumentado de se expor novamente.

Nos fatores de risco ao desenvolvimento do TEPT, é possível citar sexo feminino, condição social menos favorecida, baixo nível educacional e intelectual, antecedentes psiquiátricos e vários tipos de adversidades. Os estudos também confirmam que as pessoas que foram vítimas na infância de algum abuso também são mais propensas a ter TEPT.

Levando em conta todos esses fatores, deve-se pensar em qual situação estaria o TEPT no Brasil, nas diversas regiões e cidades tão heterogêneas entre si.

■ FISIOPATOLOGIA

Os estudos do eixo hipotálamo-hipófise-suprarrenal (HHS) em pacientes com TEPT mostram que, em geral, estes apresentam cortisol plasmático basal diminuído, assim como uma resposta reduzida de sua produção a estímulos estressores ambientais. Também ocorre uma hiper-resposta a baixas doses de dexametasona, sugerindo um aumento na responsividade dos receptores de glicocorticosteroides na hipófise e uma hiporresponsividade da suprarrenal ao hormônio adrenocorticotrófico (ACTH).

GENÉTICA

Apesar de ser uma doença desencadeada por um estressor, só algumas pessoas desenvolverão o TEPT. Isso levanta a possibilidade de haver uma genética relacionada a essa predisposição. Estudos com familiares de pacientes de TEPT mostraram que existe um risco cinco vezes maior para desenvolvê-lo em filhos de pacientes com o transtorno, duas vezes maior em indivíduos com história familiar de depressão e 2 a 3 vezes com história de transtornos de ansiedade. A presença do TEPT e a predisposição à exposição a situações traumáticas apresentam uma concordância significativa entre gêmeos monozigóticos, quando comparados aos dizigóticos.

Alguns estudos de associação alélica (pela presença de certos genes alelos com uma respectiva doença), ainda em fase bastante incipiente, sugerem que a presença do alelo A1+ do gene receptor de dopamina D2 estaria relacionado à maior suscetibilidade ao desenvolvimento do TEPT.

Outro gene candidato é o polimorfismo do gene transportador de serotonina 5HTTLPR. Sabe-se que a presença de um alelo curto deste está associada à menor eficiência de transcrição comparada com o alelo longo. Isso explicaria em parte a desadaptação ao estresse de alguns indivíduos, pelas conexões diretas entre serotonina e eixo hipotálamo-hipófise-suprarrenal (HHS). Estudo de Caspi e colaboradores[2] mostrou que indivíduos portadores desse polimorfismo desenvolviam significativamente mais quadros depressivos e ansiosos quando expostos a situações estressantes. Outros genes devem estar relacionados nessa complexa equação entre mente e ambiente.

NEUROIMAGEM

Várias técnicas de neuroimagem têm contribuído substancialmente para o entendimento da neurobiologia do TEPT. A redução do volume do hipocampo é o achado mais consistente. Além disso, a hiperativação do corpo amidaloide e uma resposta atenuada do córtex pré-frontal medial, do córtex orbitofrontal e do giro do cíngulo anterior são achados presentes.

Esses achados ainda são bastante preliminares, havendo a necessidade de replicações e estudos prospectivos refinados para confirmação. Em parte, é possível creditar a redução do volume hipocampal à hiperatividade do sistema HHS por um efeito citotóxico, porém outros fatores, como o glutamato, podem ser responsabilizados por esse desequilíbrio entre regeneração e apoptose neuronal.

■ QUADRO CLÍNICO E DIAGNÓSTICO

A classificação atual norte-americana, em sua 5ª edição, traz algumas modificações em relação à versão anterior. A mais significativa, e que deve ser acompanhada pela 11ª revisão da CID, da OMS, é a de criar um capítulo à parte para as doenças relacionadas ao trauma, entre elas o TEPT e o transtorno de estresse agudo (TEA). O DSM-IV propôs, ainda, as seguintes modificações:[3]

1 | Os três agrupamentos de sintomas (*clusters*) passam para quatro: intrusão; evitação; alterações negativas na cognição e no humor; e alterações na atenção e na reatividade. O critério C, evitação e amortecimento, foi separado em dois: Critério C (evitação) e Critério D (alterações negativas na cognição e no humor). Essa mudança foi proposta a partir de estudos analíticos e agora requerem ao menos um sintoma de evitação para o diagnóstico de TEPT.

2 | Três novos sintomas foram adicionados:
- Critério D (alterações negativas na cognição e no humor): acusação contínua e distorcida de si mesmo ou dos outros; e estado de humor negativo e persistente.
- Critério E (alterações na atenção e na reatividade): imprudência ou comportamento destrutivo.
- Outros sintomas foram revistos para clarear sua expressão.

3 | Critério A2 (a necessidade de medo, desespero ou horror logo após o evento traumático) foi removido no DSM-5,[3] a partir da sugestão das pesquisas de que este não melhora a acurácia diagnóstica.

4 | Um subtipo com sintomas dissociativos foi adicionado. O tipo dissociativo passa a ser aplicado a indivíduos que apresentam critérios diagnósticos para TEPT e têm uma experiência adicional de despersonalização e desrealização.

5 | Um diagnóstico à parte foi incluído para crianças com idades menores de seis anos subtipo pré-escolar.

Tanto para o TEPT quanto para o TEA, é necessária a presença de um evento traumático, em que há exposição real ou ameaça de morte, lesão séria ou violação sexual. A exposição deve levar a um ou mais dos seguintes cenários: experiência direta do evento; testemunha ocular do evento; notícia de que um evento traumático ocorreu com familiar ou amigo próximo; ou, ainda, exposição a detalhes repetidos ou extremos do evento traumático (que não seja por meio da mídia, fotos, TV ou cinema).

> **ATENÇÃO!**
>
> O TEPT, independentemente do seu gatilho, causa sofrimento significativo nas interações sociais, na capacidade de trabalho e em outras áreas importantes do funcionamento. Não deve ocorrer em virtude de outras condições médicas, medicações, drogas ou álcool.

COMORBIDADES

A presença de outro transtorno mental associado ao TEPT é a regra. Estudos epidemiológicos, como do reajustamento de veteranos do Vietnã, encontrou uma comorbidade em 50% dos pacientes. O Epidemiogical Catchment Area (ECA) encontrou variações de 62 a 90%, dependendo da cidade avaliada. Entre os homens, as comorbidades mais frequentes, em ordem decrescente, são abuso de álcool, transtorno depressivo maior e transtorno de ansiedade generalizada (TAG). Nas mulheres, as comorbidades mais comuns são depressão, TAG, abuso de álcool e transtorno do pânico (TP).

A possível cronicidade do TEPT também guarda relações com o problema da comorbidade. Na clínica, notamos que quadros cronificados apresentam a patoplastia da comorbidade correspondente, ou seja, se o pânico é um sintoma preponderante no quadro agudo, possivelmente será a apresentação mais significativa caso o TEPT se transforme em condição prolongada. Assim, é possível notar que inúmeros quadros diagnosticados como depressão, transtorno obsessivo-compulsivo (TOC), fobias, transtornos delirantes e até alguns transtornos de personalidade podem apresentar o TEPT em sua psicopatologia de base.

EVOLUÇÃO

Durante o evento estressor (quando este é pontual e não crônico, como em situações de abuso), existe uma reação inata, biologicamente determinada, de preparação do organismo para fuga e/ou luta. Nessa reação, há duas ondas simultâneas como reação do organismo: inicialmente, uma ativação do sistema simpático; e, depois, do eixo HHS. Trata-se de reações saudáveis e fisiológicas, adaptadas para serem agudas. Quando persistem, como observado, passam a ser patológicas.

Qualquer indivíduo pode apresentar essa reação logo após passar por um período de sua adaptação e elaboração. Após eventos estressores muito intensos, assim como os definidos pelo critério A do diagnóstico do TEPT, essa adaptação pode ser mais lenta, levando a uma reação de ajustamento, que pode durar no máximo até um mês, com sintomas inespecíficos de medo, ansiedade, irritabilidade, insônia, diminuição da concentração, atenção, entre outras. Em geral, essa reação é autolimitada e tende a desaparecer.

Alguns indivíduos já podem apresentar sintomas de TEPT logo após a vivência traumática, porém só serão diagnosticados após um mês de sintomas, evitando que sejam confundidos com aqueles que poderão ainda ter uma melhora espontânea, dentro de um quadro de ajustamento. Ao contrário, alguns pacientes podem apresentar um longo período de latência com duração às vezes de até um ano até o surgimento da sintomatologia.

A questão maior é que, uma vez instalado, esse quadro tende a se cronificar. Os sintomas persistem com o tempo. Por exemplo, 15% dos veteranos de guerra no Vietnã tiveram TEPT mais de 20 anos após a guerra. Entre veteranos da 2ª Guerra Mundial, 47% desenvolveram TEPT 40 anos após a guerra. Em estudo de vítimas de algum tipo de crime, a prevalência de TEPT foi de 27,5% e a média de tempo desde o evento de 15 anos. Em nosso serviço, 25% dos pacientes ainda permanecem com o quadro de TEPT, apesar de todas as intervenções usadas, conseguindo, porém, na maioria dos casos, uma resposta positiva (40% dos pacientes remitem totalmente).

Além dos sintomas, os prejuízos aos pacientes são bastante elevados. A grande maioria apresenta problemas conjugais e dificuldades no trabalho, muitas vezes levando a abandoná-lo. A qualidade de vida dos pacientes é bastante comprometida; alguns recorrem ao uso de drogas e álcool em uma tentativa de apaziguar suas memórias e mitigar suas emoções e afetos sobre elas.

Como apontado, os índices de resposta ao tratamento com medicação ou psicoterapia isoladamente são baixos, lentos, após meses do início. Os índices de cura (remissão) são ao redor de 40 a 50%.

> **ATENÇÃO!**
>
> Recomenda-se o tratamento contínuo por pelo menos um ano, com a associação entre medicamentos e psicoterapia. Uma equipe multiprofissional deve trabalhar em conjunto com esses pacientes para atingir um resultado mais efetivo.

Todo esse aparato dispendioso de saúde e profissionais deve ser considerado, pois sabe-se que o TEPT é prevalente, e crônico, causando muitas perdas ao indivíduo, à sua família e à sociedade, não apenas do ponto de vista econômico, como também emocional.

■ TRATAMENTO

Para o tratamento do TEPT, assim como de todas as doenças mentais, deve-se sempre considerar o caso individualizado. Procura-se avaliar a situação traumática e a possibilidade de reexposição a ela. Em muitas dessas situações, nas quais ainda persiste o risco, é preciso fazer o encaminhamento social e legal de cada caso.

Um programa de atendimento a vítimas de violência deve contar com a educação e a orientação para pacientes e familiares sobre o que é o TEPT.

Como esses pacientes estão desconfiados e temerosos quanto aos outros, em invariável desamparo, os profissionais devem, em primeiro lugar, providenciar um compromisso do paciente ao tratamento (aliança terapêutica), seguido do engajamento familiar.

Devido às condições de gravidade do TEPT, bem como a suas características atuais de padrão de resposta, remissão e recaída aos tratamentos disponíveis, sempre se deve considerar a terapêutica combinando medicamentos e psicoterapia.

TRATAMENTO PSICOTERÁPICO

As terapias de exposição, pertencentes à terapia comportamental, são as mais estudadas e consideradas padrão-ouro no tratamento do TEPT. Outras terapias utilizadas, como a interpessoal, as psicodinâmicas breves, a cognitiva comportamental e a de dessensibilização e reprocessamento por movimentos oculares (EMDR, do inglês *eye movement desensitization and reprocessing*), são promissoras nesse campo.

TRATAMENTO MEDICAMENTOSO

São metas do tratamento medicamentoso a redução dos sintomas centrais, a melhora do funcionamento social, o fortalecimento da resiliência, a melhora dos sintomas comórbidos e a prevenção da recaída.

Medicamentos de 1ª linha

Inibidores seletivos de recaptação da serotonina

Primeiros medicamentos aprovados para uso no TEPT pela FDA e pela Anvisa. Em geral, as doses correspondem às usadas no tratamento da depressão e do TAG. Existem ensaios clínicos controlados com o uso de sertralina, paroxetina, fluoxetina e citalopram.

Em uma semana, os pacientes em uso de ISRS começam a apresentar melhora dos sintomas de irritabilidade e, após cerca de duas semanas, dos sintomas intrusivos. Certos sintomas, como ressentimento com relação às memórias traumáticas, distanciamento e anedonia, melhoram somente após seis semanas de uso dos ISRS como monoterapia.

> **ATENÇÃO!**
>
> É importante salientar que os pacientes não têm uma melhora tão espetacular em termos de tempo em relação aos portadores de TP ou transtorno depressivo. A melhora é mais lenta, porém contínua, podendo-se esperar bons resultados em até nove meses de tratamento medicamentoso.

- **Resposta e remissão:** a resposta (redução de 50% dos sintomas) com o tratamento realizado apenas com os ISRS ocorre em 60 a 80% dos pacientes, ou seja, 20 a 40% dos pacientes tratados dessa forma não terão sequer uma resposta. Os índices de remissão (ausência de sintomas ou de critérios para o diagnóstico de TEPT) também são pequenos com essa abordagem (ISRS apenas); após 12 semanas com ISRS, menos de 30% dos pacientes estarão remitidos. Como todo paciente tratado com medicamentos de forma contínua, os índices de abandono são elevados no início do tratamento pelos efeitos colaterais. É preciso refletir que essa atitude pode ocorrer pela ausência de uma resposta espetacular inicial, ansiada pelos pacientes.

Em virtude da característica de resposta lenta e gradual, recomenda-se uso contínuo desses antidepressivos. Preconiza-se, ainda, a associação com psicoterapia, educação e outros medicamentos, de forma aditiva ou potencializadora, para evitar baixa resposta e abandono.

A retirada precoce da medicação agravará o quadro, com possibilidade de provocar a cronicidade, levando às recaídas (retorno da sintomatologia). As taxas de reincidência em seis meses pela suspensão do medicamento estão em torno de 50%, contra 15% dos que o mantêm. Recomenda-se o uso por ao menos um ano.

Alternativas medicamentosas

Devido às taxas encontradas com os tratamentos disponíveis para o TEPT, alternativas têm sido desenvolvidas. É possível considerar os medicamentos aqui classificados de 2ª e 3ª linhas especificamente para o tratamento desse transtorno pelo número de evidências de eficácias e pela aprovação pelos órgãos oficiais de vigilância sanitária.

Medicamentos de 2ª linha

A mirtazapina, antidepressivo que age com mecanismo particular de dupla ação, em sistemas noradrenérgicos e serotoninérgicos foi eficaz em um ensaio clínico; a venlafaxina, também um antidepressivo de dupla-ação, em dois ensaios clínicos.

Medicamentos de 3ª linha

- **Estabilizadores de humor (anticonvulsivantes):** vários foram testados de forma aberta; a lamotrigina e o topiramato são apontados como promissores.
- **Estabilizadores de humor (antipsicóticos atípicos como adjuntivos):** alguns pacientes com TEPT, principalmente aqueles com sintomas dissociativos, que podemos considerar como um subtipo, em geral respondem muito mal aos antidepressivos. Nesses casos, faz-se a associação com antipsicóticos atípicos. Alguns poucos estudos têm utilizado essa associação com ISRS. Stein e colaboradores associaram a olanzapina (após 12 semanas de ISRS) mostrando um bom resultado. Bartzokis e colaboradores[4] fizeram uso da risperidona com bons resultados. Alguns estudos com o aripriprazole como monoterapia ou em combinação parecem promissores. Algum resultado foi encontrado com o uso do prazosin (antagonista α-1 adrenérgico) principalmente com as queixas relacionadas aos distúrbios do sono relacionadas ao TEPT.

REVISÃO

- O TEPT é um quadro psiquiátrico comum, desencadeado por evento(s) traumático(s) graves que colocam em risco a integridade física ou a vida da pessoa. Os sintomas surgem após 30 dias e se caracterizam por revivência, evitações, alterações negativas na cognição e no humor e hipervigilância.
- Existem várias alterações biológicas associadas ao TEPT. Algumas são fatores de risco e outras determinadas pelo processo patológico.
- Em geral, os casos tratados apresentam melhora. Ainda que muitos pacientes, mesmo com o tratamento, permaneçam sintomáticos, a grande maioria consegue voltar à funcionalidade. As psicoterapias de exposição e os ISRS são os tratamentos mais efetivos e estudados no TEPT.

■ REFERÊNCIAS

1. Ribeiro WSQ, Andreoli SB. Epidemiologia do transtorno de estresse pós-traumático: prevalência e fatores associados. In: Mello MB, Bressan RA, Andreoli SB, Mari JJ, editores Transtorno de estresse pós-traumático: diagnóstico e tratamento. São Paulo: Manole; 2006. p. 5-17.
2. Caspi A, Sugden K, Moffitt TE, Taylor A, Craig IW, Harrington H, McClay J, Mill J, Martin J, Braithwaite A, Poulton R. Influence of life stress on depression: moderation by a polymorphism in the 5-HTT gene. Science. 2003;301(5631):386-9.
3. American Psychiatric Association. Manual diagnóstico e estatístico de transtornos mentais: DSM-5. 5. ed. Porto Alegre: Artmed; 2014.
4. Bartzokis G, Lu PH, Turner J, Mintz J, Saunders CS. Adjunctive risperidone in the treatment of chronic combat-related posttraumatic stress disorder. Biol Psychiatry. 2005;57(5):474-9.

■ LEITURAS SUGERIDAS

Ribeiro WS, Mari JJ, Quintana MI, Dewey ME, Evans-Lacko S, Vilete LM, et al. The impact of epidemic violence on the prevalence of psychiatric disorders in Sao Paulo and Rio de Janeiro, Brazil. PLoS One. 2013;8(5):e63545.

Valente NL, Vallada H, Cordeiro Q, Bressan RA, Andreoli SB, Mari JJ, et al. Catechol-O-methyltransferase (COMT) val158met polymorphism as a risk factor for PTSD after urban violence. J Mol Neurosci. 2011;43(3):516-23.

296

ESQUIZOFRENIA E OUTRAS PSICOSES

- ARY GADELHA
- CRISTIANO NOTO
- RODRIGO AFFONSECA BRESSAN

A esquizofrenia é uma doença que geralmente apresenta curso crônico e está associada a importante prejuízo funcional. A prevalência ao longo da vida é estimada em 0,4 a 0,7% da população em geral; acomete homens em uma proporção ligeiramente maior do que em mulheres (1,4:1). Normalmente, inicia-se no final da adolescência e início da vida adulta. Nos homens, surge mais cedo, com idade média de início de 20 anos; 75% deles têm os primeiros sintomas entre 15 e 25 anos. Entre as mulheres, a idade média de início é de 25 anos e, na grande maioria, os primeiros sintomas se manifestam entre 20 e 30 anos.

A esquizofrenia é o principal transtorno psicótico, porém não o único. O conceito de psicose refere-se à presença de delírios e/ou alucinações, que podem ocorrer em diversos quadros psiquiátricos: depressão; transtorno bipolar (TB); transtorno de estresse pós-traumático (TEPT); uso de drogas; abuso. Também podem estar presentes em quadros não psiquiátricos, como tumores cerebrais, epilepsia ou doenças autoimunes.

O diagnóstico diferencial dos quadros psicóticos não se restringe ao psiquiatra ou ao neurologista, já que são urgências médicas e, muitas vezes, o primeiro atendimento é feito em um serviço de emergência.

Ao longo deste capítulo, serão descritos os principais transtornos psicóticos, diagnósticos diferenciais e tratamento.

■ FISIOPATOLOGIA

A esquizofrenia é considerada uma doença do neurodesenvolvimento, na qual fatores de risco ambientais atuam sobre uma base genética levando a um desenvolvimento cerebral alterado, que propicia não apenas o início, mas, principalmente, a manutenção dos sintomas da doença.

Entre os fatores ambientais precoces é possível citar complicações obstétricas, infecções perinatais, desnutrição e idade paterna avançada. Os fatores de risco com impacto na infância e adolescência são migração, viver em grandes centros urbanos, estresse crônico e uso de drogas.

Estima-se a herdabilidade (proporção da doença atribuída a fatores genéticos) entre 73 e 90%. O risco familiar apresenta uma relação linear com o grau de parentesco: 10% de prevalência entre familiares de 1º grau e 45% para gêmeos monozigóticos. Os estudos de associação identificaram inúmeros genes possivelmente relacionados à doença, mas os achados não permitem associar um gene ou conjunto de genes universalmente à doença. Estudos de interação gene-ambiente têm destacado que o risco genético pode estar condicionado à exposição de um gatilho ambiental. Em um estudo de associação, foi demonstrado que polimorfismos do gene da catecol-O-metiltransferase (COMT) não estavam associados a risco para a esquizofrenia analisados isoladamente, mas, ao observar a interação com o uso precoce de maconha, verificou-se que indivíduos homozigotos para o alelo VAL que usaram maconha apresentavam um risco 10 vezes maior de desenvolver a doença comparados a indivíduos homozigotos para o alelo MET.

Alterações em diversas vias de neurotransmissores foram identificadas na esquizofrenia. Está bem demonstrado que existe um aumento da função do sistema dopaminérgico. sendo a dopamina uma via efetora comum, afetando a saliência, um processo metacognitivo de hierarquização da importância a estímulos internos e externos. A atribuição errônea de saliência estaria associada aos sintomas positivos. Todas as medicações antipsicóticas agem bloqueando receptores de dopamina. No entanto, tais medicações não são plenamente eficazes em todos os sintomas, evidenciando-se o envolvimento de outras vias neurotransmissoras, como as glutamatérgicas, na fisiopatologia da doença.

■ QUADRO CLÍNICO

Os sintomas presentes na esquizofrenia podem ser agrupados em quatro dimensões: positivos; negativos; cognitivos; e de humor. Os sintomas positivos são os mais facilmente percebidos e respondem melhor ao tratamento farmacológico. Representam distorções da realidade, como os delírios e as alucinações (ver definições a seguir). Sintomas negativos ou deficitários são o distanciamento ou embotamento afetivo, o retraimento social, a redução de interesse pelas atividades habituais e o pensamento estereotipado e/ou empobrecido. Tendem a intensificar-se com a evolução da doença e respondem pior ao tratamento farmacológico. Entre os sintomas cognitivos, estão o déficit de atenção, a dificuldade de abstração e alterações do pensamento, como a perda de associações, neologismos, tangencialidade e circunstancialidade. Finalmente, os pacientes com esquizofrenia podem apresentar alterações de humor, como disforia e depressão, que podem ser secundárias às vivências psicóticas ou uma consequência das dificuldades impostas pela doença na vida dos indivíduos.

> **ATENÇÃO!**
>
> Sintomas depressivos são extremamente comuns, podendo estar presentes em até 80% dos pacientes na fase aguda da doença, e quando presentes, aumentam o risco de suicídio.

■ DEFINIÇÃO DE SINTOMAS-CHAVE

- **Delírio:** alteração do conteúdo do pensamento que afeta o juízo de realidade. Define-se pela presença de uma certeza subjetiva inabalável, que não seja passível de dissuasão apesar de evidências contrárias. É um pensamento intenso que leva o indivíduo a viver em razão do conteúdo do delírio, não se tratando apenas de uma ideia "errada". Pode apresentar vários conteúdos: persecutório; autorreferente; grandeza; messiânico. Nenhum deles é patognomônico de um diagnóstico psiquiátrico específico, mas são elementos adicionais no diagnóstico diferencial, uma vez que, na esquizofrenia, geralmente são persecutórios; na depressão, niilistas ou de ruína; e, na mania, de grandeza. Os conteúdos podem ser bizarros (rapto por extraterrestres, *chips* implantados no corpo, etc) ou não bizarros (de ciúme, persecutórios, autorreferentes). Os últimos, por serem mais plausíveis, apresentam dificuldade diagnóstica adicional. Devem-se valorizar as características de personalidade prévias e a ruptura com o padrão de funcionamento do indivíduo, verificando se atingem diferentes esferas de sua vida. Cuidado adicional deve ser dado a ideias religiosas ou concebidas dentro de um contexto cultural específico. Nesse caso, deve-se investigar se as ideias são compartilhadas pelo mesmo grupo ou se, mesmo no contexto de origem, parecem ser concebidas de um modo ímpar.
- **Alucinação:** alteração da sensopercepção, envolve a percepção de um estímulo por meio de um dos órgãos do sentido. Diferencia-se de uma percepção normal, pois se dá sem que exista um objeto presente que possa ser percebido. Por exemplo, o indivíduo afetado relata escutar vozes conversando ou que comentam as suas ações, mesmo sem ter ninguém por perto. Em geral, associa-se a delírios, mas também pode ocorrer isoladamente. Na esquizofrenia, as alucinações mais frequentes são as auditivas, seguidas pelas visuais. A presença isolada das alucinações visuais é frequente em quadros de causa orgânica (tumor, quadro confusional).
- **Embotamento afetivo:** o afeto embotado ou hipomodulado é caracterizado pela diminuição na resposta emocional aos estímulos, muitas vezes evidenciado por uma expressão facial monótona, invariável.
- **Desagregação:** alteração na forma do pensamento, ocorre quando há perda dos laços associativos entre palavras ou frases. Isso leva à perda da conexão lógica do discurso, que pode se transformar em uma salada de palavras, muitas vezes incompreensível.

■ DIAGNÓSTICO

DIAGNÓSTICO DIFERENCIAL

Uma vez definida a presença de delírios e/ou alucinações, deve-se investigar se estes sintomas são melhor explicados por condição médica geral ou uso de medicamentos ou substâncias. A anamnese deve investigar o curso clínico de aparecimento dos sintomas psicóticos e identificar sintomas comórbidos sugestivos de organicidade (febre, emagrecimento, cefaleia recente, diplopia, crise convulsiva). Os exames físico e neurológico são obrigatórios. Os exames complementares devem ser pedidos de acordo com as hipóteses formuladas a partir da anamnese/exame físico. A realização de tomografia computadorizada (TC) ou ressonância magnética (RM) de crânio é sugerida em casos de primeiro episódio psicótico, mas não é obrigatória. Se identificada causa orgânica ou uso de substância, o diagnóstico será de transtorno psicótico secundário à condição médica geral ou transtorno psicótico secundário a uso de substâncias.

Depois de afastada a possibilidade de organicidade, inicia-se o diagnóstico diferencial psiquiátrico. O objetivo nessa etapa é verificar se a alteração comportamental é um transtorno psicótico primário, em que a alteração do pensamento é o elemento central, ou secundário, no qual os sintomas psicóticos são consequência de outro transtorno psiquiátrico, como depressão ou TB. Os transtornos de humor (transtorno depressivo maior e TB) são os principais diagnósticos a serem investigados nessa etapa. A fim de fazer essa distinção, deve-se caracterizar o padrão de início dos sintomas, o tempo de duração e os sintomas comórbidos. Se os sintomas psicóticos iniciam e têm duração total superior às outras alterações comportamentais, provavelmente trata-se de um transtorno psicótico primário. Uma ressalva deve ser feita quanto ao tipo de sintoma que inicia o quadro, pois é comum transtornos psicóticos surgirem com sintomas de humor, ansiosos ou mesmo obsessivos. Nesses casos, a identificação do sintoma que predomina na evolução e no impacto ao funcionamento do paciente são os elementos a serem investigados. Caso os sintomas psicóticos ocorreram unicamente durante episódios de depressão ou mania, o diagnóstico mais provável é de transtorno de humor com sintomas psicóticos. Uma vez confirmado se tratar de um transtorno psicótico primário, o diagnóstico diferencial se dará pelo tempo de duração de doença e pela apresentação clínica. Na Figura 296.1, apresenta-se o diagnóstico diferencial dos principais quadros psicóticos.

CRITÉRIOS DIAGNÓSTICOS

O diagnóstico de esquizofrenia é feito de acordo com os critérios estabelecidos pelo Manual Diagnóstico e Estatístico de Transtornos Mentais (DSM), 5ª edição:[1]

a| Sintomas característicos. Pelo menos *dois* dos seguintes, cada um presente por um espaço significativo de tempo durante um período de um mês (ou menos, caso tratado com êxito). Pelo menos um dos sintomas deve ser 1, 2 ou 3:

1| delírios;
2| alucinações;
3| fala desorganizada (p. ex., descarrilamento frequente ou incoerência);
4| comportamento totalmente desorganizado ou catatônico;
5| sintomas negativos, ou seja, embotamento afetivo, alogia ou avolição.

b| Disfunção ocupacional/social. Durante um espaço significativo de tempo, desde o início do distúrbio, uma ou mais áreas principais de funcionamento, como trabalho, relações interpessoais ou autocuidado, encontra-se significativamente abaixo do nível atingido antes do surgimento do transtorno (ou quando se inicia na infância ou na adolescência, fracasso em atingir o nível esperado de desempenho interpessoal, acadêmico ou ocupacional).

c| Duração. Sinais contínuos do distúrbio persistem no mínimo durante seis meses. Esse período deve incluir pelo menos um mês com os sintomas que satisfazem o critério A (ou seja, sintomas da fase ativa) e pode incluir períodos prodrômicos e/ou residuais quando o critério A não é plenamente satisfeito. Durante esses períodos, os sinais do distúrbio podem ser manifestados por sintomas negativos ou por dois ou mais sintomas listados no critério A presentes em uma forma atenuada (p. ex.: a duração total dos períodos ativo e residual).

d| Distúrbio esquizoafetivo e distúrbio de humor com características psicóticas foram descartados devido a: (1) Nenhum episódio significativo depressivo ou maníaco ocorreu simultaneamente com os sintomas da fase ativa; ou (2) se episódios de humor ocorreram durante o episódio psicótico, sua duração total foi breve em relação à duração do episódio psicótico (ou seja, à duração total dos períodos ativo e residual).

e| Exclusão de substância/condição clínica geral. O distúrbio não é devido a efeitos fisiológicos diretos de uma substância (p. ex.: uma droga de abuso, uma medicação) ou uma condição clínica geral.

f| Relacionado a um distúrbio global do desenvolvimento. Se há uma história de distúrbio autístico ou um distúrbio global do desenvolvimento, o diagnóstico adicional de esquizofrenia é estabelecido apenas se há presença de delírios ou alucinações proeminentes também durante pelo menos um mês (ou menos, caso o tratamento tenha êxito).

OBS: O diagnóstico oficial no Brasil segue os critérios e classificação proposta pela Classificação Internacional de Doenças da Organização Mundial de Saúde, atualmente na 10ª edição (CID-10).[2] A estrutura do critério é semelhante, mas o tempo mínimo exigido de sintomas é de 1 mês. Pacientes que preenchem o critério pelo DSM-5 preenchem normalmente também para a CID-10, mas a recíproca nem sempre é verdadeira.

■ OUTROS TRANSTORNOS PSICÓTICOS

Apesar de a esquizofrenia ser o principal transtorno psicótico, existem outras patologias que cursam com a presença de sintomas psicóticos. A seguir, serão descritas, brevemente, as principais:

- **Transtorno delirante.** Geralmente com início mais tardio, cursa com menor prejuízo sócio-ocupacional, sem a presença de alucinações. Acomete cerca de 0,2% da população. Delírios costumam ser restritos a um ou dois temas. As características mais frequentes dos delírios são erotomania, grandeza, ciúmes, persecutoriedade e somático. Deve-se diferenciar os sintomas de condições como o Transtorno obsessivo compulsivo (TOC) ou o transtorno dismórfico corporal.

- **Transtorno psicótico breve.** Sintomas psicóticos, como delírios, alucinações ou desorganização, que podem ocorrer após um evento estressor, com duração entre 1 e 30 dias. Após o episódio, o indi-

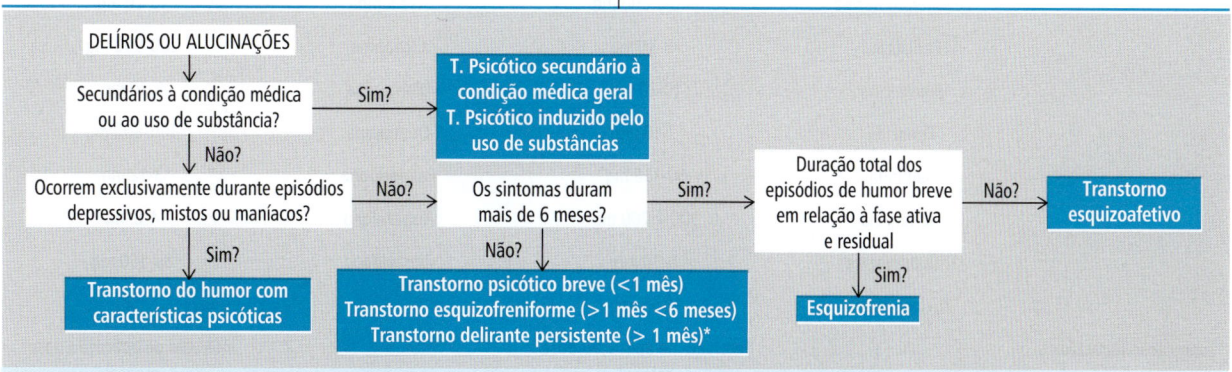

FIGURA 296.1 ■ Diagnóstico da esquizofrenia.

*No transtorno delirante persistente, além do tempo, a diferença é feita pelo tipo de sintoma, pois não se esperam sintomas negativos ou alucinações proeminentes, e pela evolução com menor gravidade em relação à esquizofrenia.

víduo retorna ao seu funcionamento pré-mórbido. Esses sintomas são responsáveis por cerca de 9% dos primeiros surtos psicóticos.

- **Transtorno esquizofreniforme.** Apresenta características semelhantes às da esquizofrenia, porém com duração entre 1 e 6 meses. Normalmente, é diagnosticado com início abrupto, sem prejuízos pré-mórbidos.
- **Transtorno esquizoafetivo.** Caracterizado pela presença de sintomas de esquizofrenia e de humor (depressão, mania ou episódio misto) concomitantes. É necessária a manutenção de sintomas positivos da esquizofrenia por pelo menos duas semanas, na ausência de sintomas de humor, em algum momento durante a evolução da doença. Também é exigida a presença de episódio maior de humor (depressão ou mania) durante a maior parte do tempo considerando as fases ativa e residual da doença.
- **Transtorno de personalidade esquizotípica.** O indivíduo apresenta dificuldades sociais e interpessoais, como desconfiança, ideias de referência, crenças bizarras ou pensamentos mágicos, mas que normalmente não chegam à intensidade delirante. Delírios ou alucinações podem ocorrer de forma pontual, mas não se dão na maior parte do tempo. Portadores têm poucas relações sociais, aparência excêntrica ou peculiar, porém não apresentam prejuízos sociais, como na esquizofrenia.

■ TRATAMENTO

Após o diagnóstico, deve-se buscar individualizar a proposta de tratamento para o paciente em avaliação, ponderando-se características clínicas e a rede de suporte disponível. O objetivo final do tratamento é a recuperação funcional e social do paciente. Os objetivos imediatos variam de acordo com a fase do tratamento. Na fase aguda (pacientes em crise), deve-se priorizar o manejo de situações de risco e alcançar a remissão de sintomas; na fase de manutenção (pacientes remitidos), deve-se priorizar a prevenção de recaídas e melhora na qualidade de vida das pessoas com esquizofrenia por meio do manejo de efeitos colaterais. O maior número de recaídas está associado a pior evolução e a maior taxa de resistência ao tratamento.

Na fase aguda, deve-se inicialmente avaliar o risco quanto a suicídio, agressão e não adesão à medicação. Com isso, é possível estabelecer o local ideal para o tratamento (ambulatorial, hospital-dia, internação) e a melhor medicação e via a ser utilizada (oral ou injetável).

Os antipsicóticos são classificados em dois grupos: os de primeira geração (APG) ou típicos; e os de segunda geração (ASG) ou atípicos. Similares na eficácia, apresentam diferentes perfis de efeitos colaterais e, consequentemente, tolerabilidade diversa. Os APG frequentemente produzem sintomas extrapiramidais (SEP), semelhantes aos da doença de Parkinson, como rigidez, tremores e bradicinesia. Os ASG não produzem tantos SEP, sendo mais bem tolerados, sobretudo nos estágios iniciais da doença.

ATENÇÃO!

Os antipsicóticos de segunda geração estão associados a maior ganho de peso e a risco de síndrome metabólica; portanto, esses parâmetros devem ser mais bem monitorizados no seguimento clínico.

A Tabela 296.1 resume os principais antipsicóticos disponíveis no Brasil e as respectivas faixas de doses terapêuticas. A Figura 296.2 apresenta um fluxo com o algoritmo medicamentoso que preconizamos.

Embora exista certa controvérsia na literatura, aceita-se que os ASG são melhor tolerados, sobretudo em casos de primeiro episódio psicótico. Uma vez escolhido o antipsicótico, deverá ser usado por dose (equivalente a 400 mg de clorpromazina ou 5 mg de risperidona) e tempo (4 a 6 semanas) adequados antes de considerar ausência de resposta. A adequação de se esperar pela resposta depende da gravidade do paciente e das situações de risco associadas (agressividade, suicídio, não adesão). Caso não haja resposta terapêutica adequada após dois ensaios com medicações diferentes, por tempo e doses adequados, o paciente é considerado refratário, sendo preconizada a introdução de clozapina, inicialmente em doses

TABELA 296.1 ■ Antipsicóticos de primeira e segunda geração

	PRIMEIRA GERAÇÃO (TÍPICOS)	DOSE DIÁRIA	SEGUNDA GERAÇÃO (ATÍPICOS)	DOSE DIÁRIA
Orais (doses diárias)	Clorpromazina	50-1.200 mg	Amissulprida	200-900 mg
	Haloperidol	5-15 mg	Aripiprazol	10-30 mg
	Levomepromazina	400-1.000 mg	Asenapina	10-20 mg
	Periciazina	15-30 mg	Clozapina	200-900 mg
	Pipotiazina	10-20 mg	Olanzapina	5-20 mg
	Pimozida	2-10 mg	Quetiapina	300-800 mg
	Sulpirida	50-150 mg	Paliperidona	3-12 mg
	Tioridazina	300-1.200 mg	Risperidona	4-8 mg
	Trifluoperazina	5-30 mg	Ziprasidona	80-160 mg
	Zuclopentixol	10-75 mg		
Longa ação (injetáveis)		Intervalo de aplicação/dose mensal		Intervalo de aplicação/dose mensal
	Haloperidol	30 dias/50-300 mg	Risperidona	15 dias/25-37,5 mg
	Zuclopentixol	15-30 dias/200-400 mg	Paliperidona	30 dias/50-150 mg

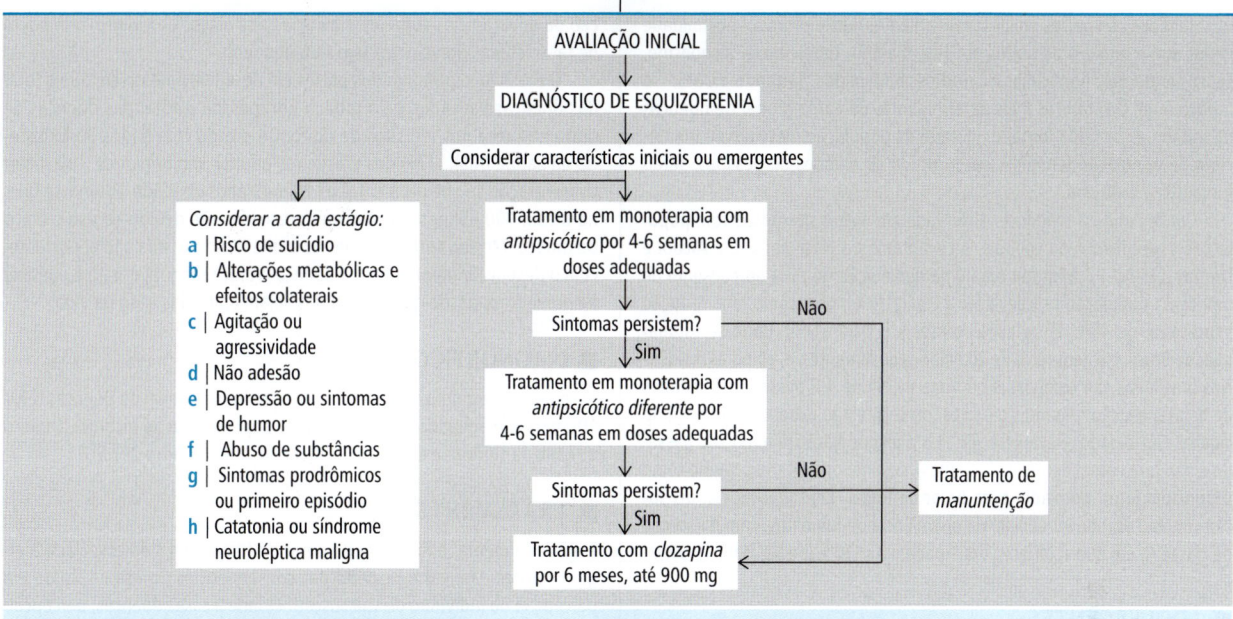

FIGURA 297.2 ■ Tratamento da esquizofrenia.

baixas, com aumento gradativo até resposta clínica ou a dose máxima de 900 mg/dia ser atingida. A clozapina é um ASG, geralmente reservada para casos de refratariedade, devido ao perfil de efeitos colaterais desfavorável, destacando-se o risco de agranulocitose e síndrome metabólica. O seu uso deve ser rigorosamente monitorado, com hemogramas semanais durante as primeiras 18 semanas de tratamento e, posteriormente, mensais.

Apesar dos grandes avanços com o tratamento antipsicótico, principalmente no controle de sintomas positivos, tais medicamentos apresentam efeito limitado sobre os déficits cognitivos e no funcionamento social. Para tanto, a associação de terapias psicossociais é fundamental. Nessa categoria, destacam-se intervenções familiares e comunitárias, psicoeducação, terapia ocupacional, treinamento de habilidades sociais e resolução de problemas e reabilitação cognitiva, métodos que visam a melhorar a recuperação funcional e a reinserção social dos portadores de esquizofrenia, melhorando sua qualidade de vida.

REVISÃO

- Psicose é um termo amplo que abrange quadros em que ocorrem delírios e/ou alucinações. A esquizofrenia é o transtorno mais grave e duradouro entre os transtornos psicóticos.
- Os sintomas que caracterizam a esquizofrenia são classificados em quatro dimensões: positivos, negativos, cognitivos e de humor; sendo os sintomas-chave o delírio, a alucinação, o embotamento afetivo e a desorganização do pensamento.
- Situações específicas, como risco de suicídio, agitação ou agressividade, abuso de substâncias, entre outras, devem ser consideradas para tratamento imediato. Contudo, para esquizofrenia, tratamento de manutenção e prevenção de recaídas são indispensáveis para a recuperação funcional e social do paciente.

■ REFERÊNCIAS

1. American Psychiatric Association. Manual diagnóstico e estatístico de transtornos mentais : DSM-5. 5. ed. Porto Alegre: Artmed; 2014.
2. World Health Organization. Classificação de transtornos mentais e de comportamento da CID-10: descrições clínicas e diretrizes diagnósticas. Porto Alegre: Artmed; 1993.

■ LEITURAS SUGERIDAS

Insel TR. Rethinking schizophrenia. Nature. 2010;468(7321):187-93.
Lieberman JA, Stroup TS, Perkins DO. Fundamentos da esquizofrenia. Porto Alegre: Artmed; 2013.
Noto CS, Bressan RA. Esquizofrenia: avanços no tratamento multidisciplinar. 2. ed. Porto Alegre: Artmed; 2012.
van Os J, Kapur S. Schizophrenia. Lancet. 2009;374(9690):635-45.

297

DEPENDÊNCIA DE NICOTINA/TABACO

■ ANA CECILIA PETTA ROSELLI MARQUES
■ MARCELO RIBEIRO
■ RONALDO LARANJEIRA

Somente após 1960, e muito lentamente até hoje, a percepção da população no mundo vem mudando em relação ao adoecimento pelo uso crônico do tabaco, seja por meio da forma ativa, isto é, fumando, ou passiva, inalando a fumaça secundária, aquela que sai da ponta do cigarro. Um terço da população no mundo ainda fuma; desse número, 900 milhões estão em países em desenvolvimento, e 250 milhões são mulheres. A previsão para o ano 2020 é de que ocorram, no mundo, 10 milhões de óbitos, sendo 7 milhões nos países em desenvolvimento, representando mortalidade maior que o número de óbitos por HIV, malária, tuberculose, alcoolismo, causas maternas, homicídios e suicídios combinados. Segundo a OMS,[1-3] o tabaco é um dos fatores mais determinantes da carga global de doenças no mundo, e, se nada for feito, metade da população masculina e um décimo da população feminina, em torno de 30 milhões de pessoas, serão fumantes a cada ano.

Confirmando a tendência observada em outras pesquisas com populações específicas e/ou capitais, o Levantamento Nacional sobre Álcool e Drogas (LENAD II)[4] apontou para uma diminuição de 20% no consumo de tabaco na população brasileira (de 21 para 17%), bem como uma redução expressiva, de 45%, entre adolescentes (de 7 para 3%). Pode-se estimar que, no Brasil, existem cerca de 20 milhões de fumantes, e, como as residências brasileiras são compostas por uma média de 4,5 pessoas, 70 milhões de habitantes são fumantes passivos, ou seja, estão expostos à fumaça do cigarro. Outro dado relevante é que 11,3% da população já fumou no passado e não fuma atualmente (ex-fumantes), cuja maioria referiu a saúde como o principal fator motivador para parar de fumar. Em todas as classes socioeconômicas, houve redução da prevalência de fumantes, com a exceção da classe A, em que aconteceu um aumento de 110% (de 5,2 para 10,9%).

■ ADOLESCENTES

Fumar tabaco é um comportamento que começa na adolescência e é aceito socialmente em quase todas as culturas. Embora os primeiros cigarros produzam efeitos desagradáveis, 60% daqueles que iniciam precocemente e fumam por mais de seis semanas continuarão fumando por 30 anos, isto é, desenvolverão dependência, entre outras razões, porque tais respostas cessam rapidamente. Em apenas alguns meses, alguns fumantes já começam a apresentar os primeiros sintomas e sinais da síndrome de abstinência.

A OMS[1-3] vem mostrando um aumento do consumo recreacional de drogas na adolescência, mas, no Brasil, o uso do tabaco vem diminuindo. O mesmo resultado foi encontrado em outros estudos no Sul do país, de forma mais elevada entre estudantes em São Paulo. Estudos entre estudantes de escolas públicas e privadas brasileiras ao longo dos anos corrobora esses dados. Entre os estudantes brasileiros de escolas públicas, a experimentação começa aos 12,5 anos.

Em países em desenvolvimento, a iniciação começa mais tarde, próxima dos 18 anos, o que também se observou nos LENAD:[4] a idade média de experimentação de cigarros foi semelhante em 2012, aos 16,2 anos, e em 2006, aos 15,9. Em 2012, a idade média de uso regular foi 17,4 anos de idade e, em 2006, 17,3, confirmando que a nicotina rapidamente desenvolve tolerância. Um terço (36%) desses jovens relatam desejo de parar, e metade deles (52%) relatou que pararia se o preço do cigarro fosse maior.

O II LENAD[4] mostrou que mais de um terço dos fumantes (38%) tem pelo menos um dos pais fumante, diferentemente da amostra de não fumantes, com 26% de pais fumantes. Estudo realizado no Brasil mostrou que os adolescentes não pensam em fumar, mas a maioria relatou que pretende beber. Porém, sabe-se que, quanto mais cedo o início do uso, maior a gravidade do problema. A partir desses dados, observa-se que a vulnerabilidade para dependência não está relacionada apenas à idade. O uso das demais drogas entre os adolescentes declina com a idade, mas isso não acontece com o tabaco, uma substância estimulante da atividade do sistema nervoso central (SNC) que promove intensa sensibilização.

A falta de políticas adequadas, o preço do produto, a propaganda, o *status* econômico da maior parte da população geral, a falta do cumprimento e a fiscalização das leis são fatores que influenciam a prevalência do consumo. Outro aspecto relevante é que o tabaco faz parte do produto interno bruto (PIB) brasileiro, e, apesar de a lei vigente no Brasil determinar a proibição da propaganda do tabaco desde 2001 e obrigar a veiculação de advertências sobre os malefícios nos maços de cigarro, o impacto de tais medidas preventivas tem sido pequeno.

O Brasil foi o primeiro dos países em desenvolvimento em que o total das doenças causadas pelo tabaco ultrapassou o total das doenças de outra natureza nos registros de óbito. De acordo com dados do Ministério da Saúde (MS),[5] 17% dos brasileiros adultos são fumantes, cuja maior concentração se encontra entre os 20 e 49 anos de idade. Estima-se que, no Brasil, 100 mil pessoas morrem precocemente devido ao uso crônico do tabaco. Mesmo com esse número aumentando a cada ano e, portanto, com o desenvolvimento de uma doença crônica tão grave, esta é passível de prevenção, desde que as medidas sejam aplicadas cedo na vida.

■ DIAGNÓSTICO

Recomenda-se a utilização da Classificação Internacional de Doenças (CID-10)[6] para o diagnóstico da síndrome de dependência de nicotina (Quadro 297.1) e da síndrome de abstinência da nicotina (Quadro 297.2).

■ TRATAMENTO

Tradicionalmente, a iniciativa de parar de fumar tem sido associada a alguns fatores: crenças a respeito das consequências do uso na saúde e a percepção do indivíduo de sua suscetibilidade a essas doenças; percepção das atitudes disponíveis, que podem reduzir o risco do indivíduo; e percepção dos custos e benefícios em tomar essa atitude para melhorar sua qualidade de vida.

Aproximadamente 80% dos fumantes americanos relataram que tinham o desejo de parar de fumar algum dia, porém apenas 3% conseguem a cada ano – desses, a maior parte (95%) consegue sem assistência de profissional de saúde e o restante necessita de apoio de um profissional de saúde para obter êxito. Entre os diversos fatores que interferem na cessação, a baixa percepção do risco de adoecimento ainda é relatada, no entanto 87% dos fumantes sabem que o cigarro faz mal à saúde, mas apenas uma minoria faria uma tentativa de cessar no próximo mês. As mulheres buscam mais por tratamento, com resultado mais efetivo.

QUADRO 297.1 ■ Critérios da CID-10 para dependência de substâncias

Um diagnóstico definitivo de dependência deve frequentemente ser feito apenas se três ou mais dos seguintes requisitos tenham sido experenciados ou exibidos em algum momento do ano anterior:

- Um forte desejo ou senso de compulsão para consumir a substância.
- Dificuldades em controlar o comportamento de consumir a substância em termos de seu início, término e níveis de consumo.
- Um estado de abstinência fisiológico quando o uso da substância cessou ou foi reduzido, como evidenciado por: síndrome de abstinência para a substância ou o uso da mesma substância (ou de uma intimamente relacionada) com a intenção de aliviar ou evitar sintomas de abstinência.
- Evidência de tolerância, de tal forma que doses crescentes da substância psicoativa são requeridas para alcançar efeitos originalmente produzidos por doses mais baixas.
- Abandono progressivo de prazeres e interesses alternativos em favor do uso da substância psicoativa, aumento da quantidade de tempo necessária para se recuperar de seus efeitos.
- Persistência no uso da substância, independente da evidência clara de consequências manifestamente nocivas. Deve-se fazer esforços claros para determinar se o usuário estava realmente consciente da natureza e extensão do dano.

Fonte: Organização Mundial da Saúde.[6]

DIAGNÓSTICO E TRATAMENTO

QUADRO 297.2 ■ Diretrizes diagnósticas da CID-10 para estado de abstinência de nicotina (F15.3)

Um conjunto de sintomas, de agrupamentos e gravidade variáveis, ocorrendo em abstinência absoluta ou relativa de nicotina, após uso repetido e geralmente prolongado e/ou de altas doses daquela substância. O início e o curso do estado de abstinência são limitados no tempo e relacionados ao tipo de substância e à dose que vinha sendo utilizada imediatamente antes da abstinência

Perturbações psicológicas:
- humor disfórico ou deprimido
- insônia
- irritabilidade, frustração ou raiva
- ansiedade
- dificuldade para concentrar-se
- inquietação

Perturbações físicas: frequência cardíaca diminuída; aumento do apetite ou ganho de peso

Fonte: Organização Mundial da Saúde.[6]

Parece que o fato de as consequências na saúde serem observadas tardiamente na vida do indivíduo faz os fumantes não assimilarem os fatos e permanecerem fumando ou só buscarem assistência tardiamente. Dados da American Lung Association[7,8] mostram que apenas 75% dos fumantes concordam que o uso do tabaco é uma das causas de câncer de pulmão, mas a aceitação de que ele faz "mal a minha saúde" ainda é baixa. Estudos recentes vêm comprovando que os fumantes têm um otimismo irrealista a respeito dos riscos de fumar em sua saúde.

ATENÇÃO!

O conhecimento mais aprofundado de aspectos relacionados à vida dos fumantes pode auxiliar em projetos de prevenção mais efetivos, pois a expectativa de vida de um fumante é 25% menor do que a de um não fumante, em razão das 25 doenças relacionadas a esse hábito, todas causas de morte: doenças cardiovasculares (43%); câncer (36%); doenças respiratórias (20%); e outras (1%).

Aqueles que fumam devem ser aconselhados a interromper o uso de tabaco. Caso não seja possível aconselhá-lo adequadamente, é melhor encaminhar o fumante para um serviço especializado. O aconselhamento dado por qualquer profissional de saúde aumenta as taxas de cessação do tabagismo. Um dos estudos mostrou uma taxa estimada de abstinência de 10,9%, caso o fumante tente parar de fumar sozinho, contra 13,4%, se submetido a um aconselhamento mínimo (< 3 minutos), 16% a um aconselhamento entre 3 e 10 minutos, e 22,1%, se receber um aconselhamento intensivo (> 10 minutos). Portanto, todos os fumantes devem ser orientados a deixar de fumar por profissionais de saúde. Assim, todos os indivíduos que chegam aos serviços de saúde devem ser questionados quanto ao hábito de fumar.

INTERVENÇÕES PSICOSSOCAIS

Inicialmente, as intervenções psicossocias simples foram utilizadas para o tratamento do hábito de fumar. O aconselhamento é a forma mais utilizada no cuidado até hoje, inclusive para adolescentes e gestantes. Qualquer profissional com um treinamento mínimo pode aplicá-lo. Nos serviços de atenção primária à saúde, essa intervenção tem dois objetivos: orientar aqueles que desejam parar de fumar ou motivar aqueles que não ainda não decidiram a respeito. As sessões de aconselhamento podem ser mínimas (3 minutos), de baixa intensidade (de 3 a 10 minutos) e intensivas (de 10 a 30 minutos).

A intervenção breve, outra forma de tratar o fumante, tem uma estrutura mais sistematizada que a anterior, apesar de simples e breve também. A entrevista motivacional é usada como outro recurso importante para aumentar a percepção da responsabilidade pela mudança, pois, muitas vezes, o usuário ainda encontra-se pouco ou nada motivado para submeter-se a um tratamento. Vários recursos associados e intervenções mais intensivas melhoram a efetividade do tratamento.

ATENÇÃO!

Em todos os tratamentos, a abstinência é a meta a ser atingida e a mais difícil de ser mantida, e a maioria dos pacientes recai em poucos dias. A fissura, um processo autolimitado, mas que pode surgir a qualquer momento por diferentes gatilhos, é o sintoma mais relevante.

INTERVENÇÕES FARMACOLÓGICAS

A farmacoterapia aumenta de 2 a 3 vezes a chance de sucesso do tratamento e, portanto, deve ser usada para todos os pacientes com mais que 18 anos e que fumam 10 cigarros ou mais por dia. Os métodos de 1ª linha são a terapia de reposição de nicotina (TRN) e a terapia comportamental breve em grupo. Os grupos de autoajuda e outros medicamentos podem ser alternativas ou coadjuvantes efetivos.

A terapia de substituição da nicotina é a opção na Inglaterra, pois alivia os sintomas da síndrome de abstinência da substância. Qualquer profissional de saúde treinado pode aplicar a TRN para os pacientes que consomem mais de 10 cigarros por dia. Ela é considerada um método seguro, o mais popular e o menos dispendioso. Quando comparada com placebo, é a mais efetiva, diminuindo a taxa de recaídas, porém tem-se mostrado menos efetiva para mulheres. Em alguns estudos, já tem sido utilizada em gestantes. A terapia de substituição da nicotina deve ser acompanhada de aconselhamento individual ou grupal.

A bupropiona é tratamento de 1ª linha nos Estados Unidos e tem efeito direto sobre o *craving*, ou a fissura. Está indicada para adultos que consomem 15 cigarros ou mais ao dia e, de forma ainda mais precisa, para fumantes com depressão. A associação entre a TRN e a bupropiona tem resultado em um aumento da efetividade na cessação do uso do tabaco, quando comparada ao uso de bupropiona isoladamente.

A clonidina e a nortriptilina são consideradas intervenções de 2ª linha. Estão indicadas para aqueles que se tornaram inelegíveis ou não se beneficiaram do tratamento com bupropiona.

A varencicline é um agonista parcial da nicotina (receptor alfa-4--beta-2) com ação na neurotransmissão dopaminérgica. A vacina é uma estratégia promissora em desenvolvimento.

INTERVENÇÕES PSICOSSOCIAIS E FARMACOTERAPIA

A associação entre psicoterapia e farmacoterapia tem-se mostrado a intervenção mais efetiva, sendo a terapia comportamental em grupo e a TRN as associações mais indicadas.

Materiais didáticos de autoajuda, aconselhamento por telefone e estratégias motivacionais ajudam a melhorar a efetividade do tratamento. A utilização de tratamentos alternativos, como acupuntura e hipnose, tem sido estudada, mas os resultados têm-se mostrado pouco efetivos. Se todas essas ações falharem, o paciente deve ser encaminhado a um serviço especializado, em que poderá estar indicada uma abordagem mais intensiva, com intervenções mais estruturadas e medicações associadas.

COMORBIDADES

A associação entre uso de tabaco e transtornos psiquiátricos tem sido estabelecida com certa regularidade em estudos internacionais: 60% de fumantes têm depressão, ao tentar excluir de sua amostra de estudo os transtornos psiquiátricos (depressão, esquizofrenia e abuso de substâncias).

Como o uso começa na adolescência, existem duas hipóteses principais sobre o consumo de tabaco nessa etapa do desenvolvimento humano: aquela que considera a existência de uma vulnerabilidade mental primária, que predispõe ao uso de substâncias e que, mais tarde, faz o transtorno mental se configurar claramente; e aquela em que a nicotina do tabaco modifica estrutural e quimicamente o cérebro, o que deixaria os adolescentes mais vulneráveis para usar outras drogas e, também, desenvolver transtornos mentais. Ainda não se sabe ao certo em que direção se dá a relação causal entre o uso do tabaco e a depressão, já que parece acontecer nos dois sentidos.

Segundo Edwards e colaboradores,[9] a depressão maior e o uso regular de tabaco ou dependência de nicotina compartilham, pelo menos em parte, fatores de risco ambientais e genéticos. A prevalência de depressão é duas vezes mais comum em fumantes do que na população geral, e indivíduos com história pregressa de depressão maior mostram maiores chances de já terem fumado alguma vez na vida.

O gênero tem sido descrito como um fator preditivo na associação dos dois transtornos, e o número de mulheres fumantes vem aumentando nos países em desenvolvimento, ainda que os homens fumem mais em situações de estresse e depressão.

ATENÇÃO!

Entre mulheres fumantes, o risco de haver depressão é maior; portanto, esse grupo merece uma intervenção com mais recursos para auxiliar na cessação. Grávidas fumantes com depressão pós-parto recaem mais.

Em publicação recente, observou-se que nas associações entre psicopatologia, transtorno de personalidade e uso crônico do tabaco não houve relação com gênero, embora tenha sido demonstrada forte correlação entre história de depressão, vulnerabilidade a emoções negativas e autorrelato de dependência de nicotina. A maior prevalência de dependência de nicotina esteve associada à depressão entre mulheres de mais idade, menor nível educacional e baixa renda familiar. Esses dados estão corroborados por estudos multicêntricos na população geral, que apontam para uma associação entre baixa renda e baixa escolaridade e uma maior prevalência de depressão entre as mulheres.

Estudos têm demonstrado que a depressão pode ser mais uma das complicações possíveis decorrentes do uso crônico do tabaco, e que sintomas depressivos estão associados a baixa resposta ou aderência ao tratamento e, consequentemente, a preditores de recaída, para os quais estratégias específicas devem ser adotadas. Há estudos relatando aumento da depressão durante o tratamento antitabágico e intensificação dos sintomas após a cessação.

Khaled e colaboradores[10] demonstraram que a dependência de nicotina grave é acompanhada por 2 a 3 vezes mais episódios depressivos em qualquer idade e sexo, além da associação com o comportamento suicida. Para Markou,[11] o principal obstáculo no tratamento da dependência de nicotina é a gravidade da síndrome de abstinência. Portanto, quando as duas morbidades coocorrem, o diagnóstico é mais difícil e pode ser mais grave e, se não apurado, passa a comprometer o tratamento e o prognóstico.

Assim, há a necessidade da expansão dos protocolos de rastreamento, assim como de tratamento, que enfatizem mais a investigação sobre sintomas depressivos, especialmente nos programas de saúde voltados à população de baixa renda e à saúde da mulher.

CONSIDERAÇÕES FINAIS

Uma nova linha de pesquisa baseada na evidência de que, mesmo com a aplicação das terapias de 1ª linha, uma boa parte dos fumantes recai, portanto, precisaria de mais recursos, vem sendo desenvolvida sobre o estudo dos genótipos relacionados à dependência. A farmacogenética pretende parear o tipo de fumante com a melhor terapêutica, propondo novos protocolos. O foco inicial dessa investigação aconteceu quando da pesquisa sobre os mecanismos envolvidos com a bupropiona. Hoje, o gene *CYP2B6*, implicado no metabolismo da nicotina no cérebro e que também modula a fissura, mostrou-se promissor no tratamento. Outro gene, o *SLC6A3*, relacionado com os transportadores da dopamina, e o receptor D2, determinante da hipersensibilidade aos estimulantes e aos efeitos negativos da síndrome de abstinência, estão sendo incluídos nas abordagens. A venlafaxina vem sendo aplicada nesses casos.

Estudos farmacogenéticos envolvendo a terapia de reposição de nicotina buscam a variação das vias de reforço dopaminérgicas para definir diferentes tratamentos. Os resultados mostram que, para aqueles em que a efetividade da TRN é baixa, pode existir a alteração da enzima dopamina betahidroxilase e do alelo A1 do receptor D2. O papel do receptor mu-opioide também está sendo investigado em relação à resposta à TRN e à manutenção da abstinência.

Levando em consideração esses avanços, novas medicações estão sendo avaliadas e testadas para tratar os diferentes pacientes. Entre elas, destacam-se o baclofen, o antagonista do receptor ácido gama-aminobutírico-B (GABA-B), a reboxetine, um inibidor de recaptação na norepinefrina, e a mecamylamina, antagonista de receptor nicotínico.

O desenvolvimento de um arsenal terapêutico mais moderno não basta. A integração das informações, a educação continuada e as demais políticas devem ser investigadas, pois o transtorno por uso dependente de nicotina é um fenômeno complexo e necessita de aprofundamento para proteger as crianças e os adolescentes do resultado devastador do tabaco previsto para as próximas décadas.

REVISÃO

- O uso crônico do tabaco vem aumentando nas últimas décadas, bem como as doenças associadas a ele, sendo o tabaco hoje um dos fatores mais determinantes da carga global de doenças no mundo, segundo a OMS.
- Conforme a CID-10, entre os critérios diagnósticos para as síndromes de dependência e de abstinência de nicotina, decorrentes do hábito de fumar, estão um forte desejo e/ou compulsão para consumir a substância, na primeira, e perturbações psicológicas (p. ex.: irritabilidade e ansiedade) e físicas (p. ex.: aumento do apetite), na segunda.
- O tratamento para parar de fumar consiste em intervenções psicossociais (aconselhamento, intervenção breve), farmacológicas, ou na associação de ambas.

REFERÊNCIAS

1. World Health Organization. WHO report on the global tobacco epidemic, 2008: the MPOWER package. Geneva: WHO; 2008.
2. World Health Organization. Global health risks: mortality and burden of disease attributable to selected major risks. Geneva: WHO; 2009.
3. World Health Organization. WHO Report on the global tobacco epidemic: warning about the dangers of tobacco [Internet]. Geneva: WHO, 2011 [capturado em 04 maio 2017]. http://www.who.int/tobacco/global report/2011/en/.

4. Instituto Nacional de Políticas Públicas do Álcool e Outras Drogas. II Levantamento Nacional de Álcool e Drogas (LENAD). São Paulo: INPAD; 2012.
5. Brasil. Ministério da Saúde. Vigitel Brasil 2008. Vigilância de fatores de risco e proteção para doenças crônicas por inquérito telefônico [Internet]. Brasília: MS; 2008 [capturado em 04 maio 2017]. Disponível em: http://www.abeso.org.br/uploads/downloads/74/553a24f826b06.pdf.
6. Organização Mundial da Saúde. Classificação de transtornos mentais e de comportamento da CID-10. Porto Alegre: Artmed; 1993.
7. Centers for Disease Control and Prevention. Behavioral risk factor surveillance system. 2013 raw data analyzed by American Lung Association using SPSS and SUDAAN software. Atlanta: CDC; 2013.
8. International Agency for Research on Cancer, World Health Organization. GLOBOCAN 2012: estimated cancer incidence, mortality and prevalence worldwide in 2012. lung cancer. Lyon: IARC; 2012.
9. Edwards AC, Maes HH, Pederson NL, Kendler. A population-based twin study of the genetic environmental relationship of major depression, regular tobacco use and nicotine dependence. Psychol Med. 2011;41(2):395-405.
10. Khaled SM, Bulloch A, Exner DV, Patten SB. Cigarette smoking, stages of change, and major depression in the Canadian population. Can J Psychiatry. 2009;54(3):204-8.
11. Markou A. Review. Neurobiology of nicotine dependence. Philos Trans R Soc Lond B Biol Sci. 2008;363(1507):3159-68.

298
DEPENDÊNCIA DE ÁLCOOL

- RENATA RIGACCI ABDALLA
- CLÁUDIO JERÔNIMO DA SILVA
- MARCELO RIBEIRO
- RONALDO LARANJEIRA

O consumo de bebida alcoólica é estimulado na maioria dos países do mundo. No Brasil, a ausência de políticas públicas que o regulem torna o álcool bastante disponível, facilmente acessível e de baixo custo. Soma-se a esses fatores o estímulo ao uso por meio da mídia, que associa o álcool às situações prazerosas, minimizando possíveis danos que pode causar à saúde. Esse fácil acesso às bebidas alcoólicas promove um número cada vez maior de pessoas, inclusive de adolescentes, que as ingere. Quase 65% dos adolescentes já fizeram do uso de álcool na vida. Segundo dados do Segundo Levantamento Nacional de Álcool e Drogas (LENAD II),[1] aproximadamente 54% dos adultos usam bebida alcoólica regularmente (64% entre os homens e 39% entre as mulheres). Esse encontro (indivíduo e álcool), na maioria das vezes, não causa dependência, porém uma minoria torna-se dependente (no Brasil, 6,8% da população é considerada dependente de álcool, 10,5% entre os homens e 3,6% entre as mulheres, segundo o LENAD II).[1] Ainda assim, a prevalência da dependência do álcool assemelha-se a de outras doenças crônicas, como a hipertensão.

Porém, não deve ser a dependência a única preocupação do clínico. Uma parcela significativa das pessoas não dependentes pode sofrer agravos à saúde pelo uso inadequado de álcool (em grande quantidade em uma única ocasião; em ocasião imprópria, como ao dirigir; acima dos valores considerados de baixo risco, o que pode encaminhar a uma dependência futura). O beber em binge é considerado um indicador de beber nocivo, em que o indivíduo ingere grandes quantidades de álcool (quatro unidades de álcool para mulheres e cinco para homens) em um período curto de tempo (duas horas). Observou-se que, entre 2006 e 2012, houve um aumento significativo dessa forma de consumo no Brasil, de 45 para 59% na população de bebedores, sendo o aumento mais expressivo entre as mulheres, de 36 para 49%.[1]

O médico generalista, geralmente, é o primeiro profissional de saúde a ter contato com esses pacientes. Entretanto, por falta de treinamento, o diagnóstico da dependência do álcool, desde o aparecimento do 1º sintoma, leva em média cinco anos para ser realizado. O clínico não faz diagnóstico de dependência do álcool com a mesma precisão que o faz para outras doenças crônicas. O diagnóstico tardio seguramente piora o prognóstico e reforça atitudes negativas dos profissionais sobre a dependência e o dependente químico.

O médico deve estar preparado para orientar o paciente sobre quanto, como e onde o beber oferece baixo risco, devendo estar atento para fazer o diagnóstico precoce de uso nocivo e dependência e estar munido de conhecimento para tratar os pacientes cuja gravidade da dependência não exija especialista.

Entretanto, grande parte dos profissionais da saúde apresenta atitudes negativas sobre o usuário do álcool e a dependência química, cujas principais são: (i) etiologia moral; (ii) preconceito pessoal, como "os dependentes são desagradáveis"; (iii) pessimismo com relação ao prognóstico, como "o dependente raramente se recupera". O conhecimento sobre como identificar, avaliar, diagnosticar e intervir também é baixo. Cerca de 63% dos profissionais não receberam qualquer treinamento sobre a dependência do álcool durante o ensino formal. Quase todos os profissionais que atuam na Rede de Atenção Primária à Saúde não receberam treinamento depois de formados (96%).[2]

Com isso, o diagnóstico é realizado tardiamente, piorando o prognóstico, aumentando os custos com o tratamento e causando maior sofrimento ao paciente. Esse quadro poderia ser revertido por meio de políticas que estabelecessem programas de educação continuada para o clínico geral.

■ BIOQUÍMICA E FARMACOLOGIA

Particularmente, todas as biomoléculas podem ser consideradas derivadas dos hidrocarbonetos, compostos de carbono e hidrogênio, nos quais o esqueleto é uma ligação covalente entre átomos de carbono. Esse esqueleto é muito estável porque as ligações carbono-carbono, simples ou duplas, compartilham seus pares de elétrons igualmente.

Um ou mais átomos de hidrogênio ligados ao hidrocarboneto podem ser substituídos por diferentes espécies de grupos funcionais, produzindo famílias de compostos orgânicos. A troca de um hidrogênio por um grupo hidroxila forma a família dos alcoóis. O álcool utilizado para confecção das bebidas é o etanol, o qual será sinônimo de álcool neste capítulo.

O álcool possui diversas desvantagens como fonte de energia ou alimento: (i) o excedente de caloria proveniente do etanol é convertido em gordura; (ii) o consumo agudo do álcool inibe a neoglicogênese a partir do lactato e dos aminoácidos; (iii) o álcool possui a chamada "caloria vazia", ou seja, as bebidas alcoólicas contêm quantidades insignificantes de vitaminas e minerais.

O álcool possui um alto conteúdo energético, produzindo cerca de 7 kcal/g quando oxidado. Além disso, sua energia é biologicamente disponível na forma de adenosina trifosfato (ATP), por meio de vias metabólicas bem conhecidas. Os dependentes graves com frequência obtém 50% de suas calorias pelo álcool e podem desenvolver graves deficiências nutricionais, particularmente de proteínas, tiamina, folato e piridoxina. Além disso, o dependente grave, em consequência ao metabolismo do álcool, pode desenvolver hipoglicemia, acidose láctica, hiperucemia, hipertrigliceridemia e cetoacidose.

O álcool é absorvido rápida e completamente pelo trato gastrintestinal (TGI) – cerca de 25% no estômago e os outros 75% no intestino. Alguns fatores interferem nessa absorção: (i) a velocidade da ingestão; (ii) o volume; (iii) o tipo de bebida alcoólica. Devido às suas propriedades de solubilidade, o álcool atravessa rapidamente as membranas celulares e se equilibra com a água corporal total.

O etanol é metabolizado no fígado, predominantemente, por uma via principal, pela oxidade P-450 microssômica, que é ativada pelo álcool e por outros agentes. Essa via é responsável por 90% da metabolização. Um homem de tamanho médio metaboliza cerca de 9 g de álcool por hora, independentemente da concentração alcoólica sanguínea. Entretanto, polimorfismos genéticos da desidrogenase alcoólica e da aldeídica no fígado foram identificados, alguns deles capazes de realizar metabolismo mais rapidamente. A Figura 298.1 demonstra as etapas do metabolismo do álcool.

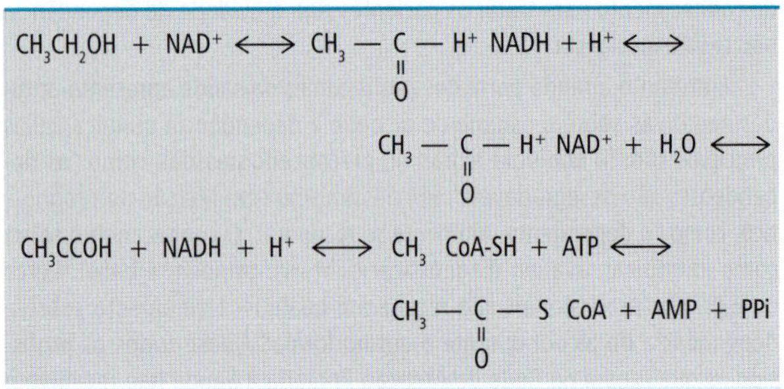

$$CH_3CH_2OH + NAD^+ \longleftrightarrow CH_3-\underset{\underset{O}{\parallel}}{C}-H^+ NADH + H^+ \longleftrightarrow$$

$$CH_3-\underset{\underset{O}{\parallel}}{C}-H^+ NAD^+ + H_2O \longleftrightarrow$$

$$CH_3CCOH + NADH + H^+ \longleftrightarrow CH_3\ CoA\text{-}SH + ATP \longleftrightarrow$$

$$CH_3-\underset{\underset{O}{\parallel}}{C}-S\ CoA + AMP + PPi$$

FIGURA 298.1 ■ Metabolismo do etanol.

■ ETIOLOGIA

Não existe um fator único que explique a gênese da dependência do álcool. Sabe-se que há um fator genético e hereditário, porém não é suficiente para a instalação da dependência. Desse processo, participam muitos outros fatores, chamados fatores predisponentes. Os principais são: (i) ambientais (fácil acesso, baixo custo, alta disponibilidade); (ii) culturais (grande aceitação e aprovação social do uso de álcool); (iii) a mídia (que estimula o uso sem especificar a quantidade segura nem as ocasiões nas quais as bebidas alcoólicas não deveriam ser consumidas); (iv) psicológicos individuais (como as crenças disfuncionais de que "só é possível se divertir sob o efeito do álcool"). O modelo cognitivo é atualmente o mais aceito e integra todos os fatores citados. Ele parte do pressuposto de que alguns indivíduos têm características psicológicas e genéticas particulares e que, ao entrarem em contato com a substância, desenvolvem uma relação individual com álcool. Algumas se tornarão dependentes, e outras, não, em razão do número e da intensidade dos diversos fatores predisponentes. A Figura 298.2 demonstra a instalação da dependência química de acordo com o modelo cognitivo.

■ USO DE BAIXO RISCO

Outras pesquisas sobre o consumo de baixo risco demonstram que o uso de 21 U (unidades) de álcool etílico puro para o homem ou de 14 U para mulheres, semanalmente, oferece baixo risco de desenvolvimento de dependência e de problemas relacionados ao uso de bebidas alcoólicas (Figura 298.3).

Por convenção, determinou-se que 10 g de álcool etílico puro correspondem a 1 U (unidade). O cálculo em unidades se faz pela quantidade ingerida de bebidas e do tipo bebida (que tem gradações alcoólicas diferentes). Exemplificando, uma dose de uísque de 50 mL, cuja gradação

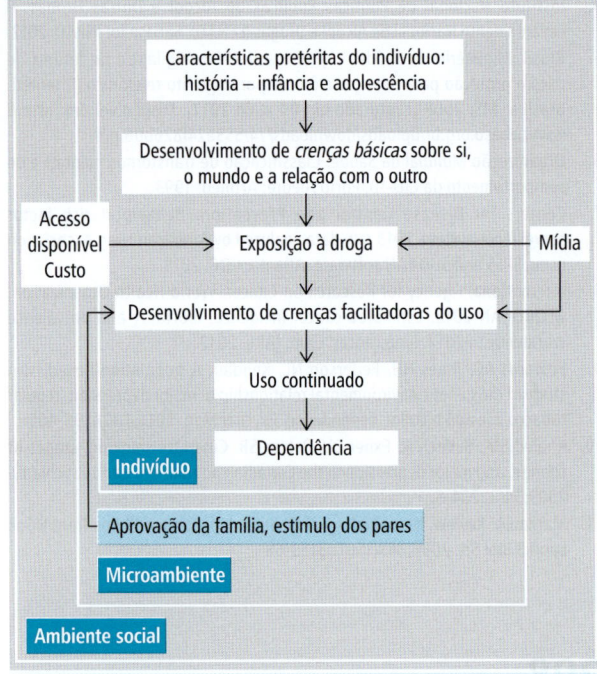

FIGURA 298.2 ■ Esquema sobre a etiologia da dependência química de acordo com o modelo cognitivo e os fatores que podem ser integrados a esse modelo.

alcoólica é de 40%, contém 20 mL de álcool etílico. Admitindo que a densidade do álcool seja igual a 1,20 mL, é igual a 20 g. Se 10 g correspondem a 1 U, então uma dose de uísque com 50 mL a 40% de gradação alcoólica corresponde a 2 U de álcool etílico. O cálculo das unidades de álcool consumidas é realizado segundo a equação:

(i) Quantidade de bebida $\times$ porcentagem de álcool = mL de álcool puro
(ii) Densidade = 1 $\therefore$ quantidade (mL) = quantidade (g)
(iii) 10 g = 1 U

As unidades devem ser distribuídas ao longo da semana, pois o uso episódico de mais de 2 U por ocasião/dia, para a mulher, ou 3 U para o homem, coloca o organismo sob risco de doenças agudas, embriaguez e problemas que dela decorrem.

A mulher deve beber em quantidades menores do que o homem por dois motivos: (i) ela apresenta menor quantidade da enzima álcool-desidrogenase no estômago, portanto há uma metabolização menor do álcool que chega ao estômago e, por consequência, maior absorção; (ii) o álcool

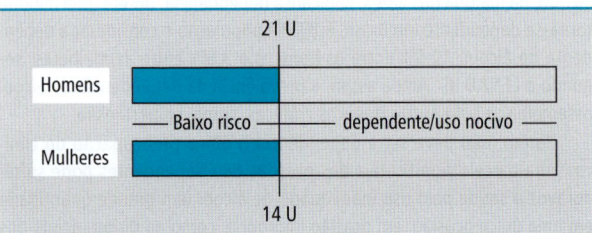

FIGURA 298.3 ■ Unidades de álcool ingeridas que oferecem baixo risco para homens e mulheres.

é mais hidrofílico, e a mulher, proporcionalmente ao homem, tem maior quantidade de gordura corporal, portanto, o álcool tende a permanecer maior tempo na corrente sanguínea da mulher, aumentando sua biodisponibilidade e, consequentemente, o risco de lesões teciduais. Pesquisas clínicas demonstram que a mulher tem, em média, problemas clínicos decorrentes do uso do álcool cinco anos antes do que um homem que use álcool nos mesmos padrões.

BEBER EM BINGE

Beber em binge é um padrão de beber excessivo que se tem tornado cada vez mais prevalente no Brasil. É definido pela ingestão de grande quantidade de álcool (4 doses para mulheres e 5 doses para homens) em um curto espaço de tempo (em até 2 horas).

Segundo dados dos dois Levantamentos Nacionais de uso de Álcool e Drogas, em 2006,[3] 45% dos não abstinentes declararam ter bebido em binge alguma vez nos últimos 12 meses – em 2012, subiu para 58%, aumentando 13 pontos percentuais. Entre homens, a proporção de indivíduos que bebeu em binge cresceu 12 pontos percentuais (54% em 2006 para 66% em 2012). Entre as mulheres, o crescimento foi de 14 pontos percentuais (passando de 34 para 48% em 2012).[1]

Notou-se crescimento expressivo do número de adolescentes do sexo feminino nessa condição, passando de 11% em 2006 para 20% em 2012 – crescimento de 9 pontos percentuais.

A maioria das pessoas que bebem em binge não são dependentes de álcool, mas esse padrão de beber pode estar associado a vários problemas, entre eles: exposição a comportamentos de risco, como envolvimento em violência doméstica e urbana, sexo inseguro, aumentando a chance de gravidez indesejada e transmissão de doenças sexualmente transmissíveis (DSTs), intoxicação alcoólica severa e repercussões clínicas indesejáveis, como hipertensão arterial, dano hepático, diabetes e doenças cardiovasculares.[4]

CONCEITOS DE DEPENDÊNCIA

A dependência do álcool deve ser entendida como uma doença de caráter biopsicossocial que se instala por meio de um processo que decorre ao longo de um *continuum* de uso da bebida alcoólica. Esse processo passa pelo uso experimental, pelo uso de baixo risco, pelo uso nocivo, pela dependência leve, pela dependência moderada e pela dependência grave. É difícil estabelecer um ponto preciso ao longo desse processo que determine a passagem de um ponto ao outro. Entretanto, pesquisas realizadas por Edwards Griffith (Quadro 298.1) demonstram os principais fatores presentes na síndrome de dependência.[5]

DEPENDÊNCIA E PROBLEMAS

Existem duas dimensões distintas: a psicopatologia do beber – a dependência propriamente dita; e a dimensão que focaliza os problemas que decorrem do uso ou da dependência do álcool. A Figura 298.4 ilustra essas duas dimensões: no eixo horizontal, está a dependência; e, no eixo vertical, os problemas, ambos variando ao longo de um *continuum*. No quadrante I, estariam os indivíduos que apresentam dependência e pro-

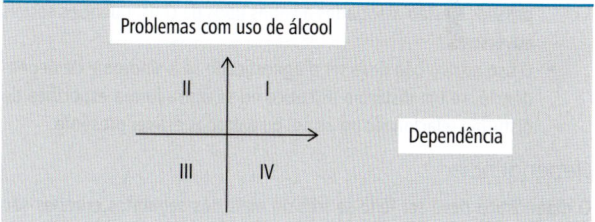

FIGURA 298.4 ■ Desenho esquemático da relação entre dependência e problemas associados ao uso do álcool.

QUADRO 298.1 ■ Sinais e sintomas da síndrome de dependência segundo o conceito de Griffith	
Estreitamento do repertório	O padrão de uso se torna cada vez mais rígido e estereotipado. Os dias de abstinência ou de consumo baixo se tornam mais raros. O paciente passa a beber o dia inteiro para manter um nível alcoólico no sangue que previna a síndrome de abstinência
Síndrome de abstinência	Conjunto de sinais e sintomas físicos e psíquicos que aparecem em decorrência da diminuição ou da interrupção do uso do álcool. Inicialmente, os sintomas de abstinência são leves e intermitentes. Depois, com o agravamento da síndrome de dependência, a frequência e a gravidade dos sintomas aumentam
Alívio dos sintomas da síndrome de abstinência pelo uso	Para aliviar ou evitar os sintomas desagradáveis e intensos da abstinência, os pacientes passam a usar álcool, apesar das consequências psíquicas e físicas adversas
Fissura, ou *craving*	Desejo subjetivo e intenso de fazer uso do álcool. A pessoa experimenta uma falta do controle. Entretanto, não está claro se a experiência é verdadeiramente a perda de controle ou a decisão em não exercer o controle
Evidência de tolerância	Na prática clínica, a tolerância é identificada quando o paciente consegue exercer, mesmo com prejuízo do desempenho, várias atividades (p. ex.: dirigir automóveis) com uma concentração de álcool no sangue tão elevada que normalmente incapacitaria o bebedor normal
Saliência do comportamento de busca	Com o avanço da dependência, a pessoa começa a dar prioridade à ingestão alcoólica em detrimento das atividades sociais, profissionais e recreativas. O comportamento passa a girar em torno da procura, do consumo e da recuperação dos efeitos do álcool, apesar dos problemas psicológicos, médicos e psicossociais
Reinstalação da síndrome de dependência depois de recaída	O paciente retoma rapidamente o padrão mal adaptativo de consumo de álcool após um período de abstinência. Em uma pessoa com nível de dependência moderado, quando fica abstinente por um período e volta a beber, a síndrome de dependência se reinstala em semanas ou meses. Para um nível de dependência grave, esse período pode ser de um dia

Fonte: Edwards e Gross.[5]

blemas decorrentes dela. No quadrante II, os indivíduos que, embora não sejam dependentes, apresentam problemas decorrentes do uso de bebidas alcoólicas (p. ex.: alguém que sofre um acidente ao dirigir após um uso abusivo episódico). No quadrante III, estariam aqueles que não apresentam problemas ou dependência – os indivíduos que fazem uso de bebida alcoólica considerada normal ou de baixo risco. O quadrante IV inexiste (dependência sem problemas).

■ DIAGNÓSTICO

CID-10

O Código Internacional das Doenças – 10ª revisão (CID 10)[6] – incorporou muito dos fatores da síndrome de dependência do álcool, proposta por Edwards Griffith em 1976. Os critérios diagnósticos do CID-10 para uso nocivo e dependência são descritos a seguir.

Uso nocivo

- O diagnóstico requer que um dano real tenha sido causado à saúde física e mental do usuário.
- Padrões nocivos de uso são consequências, criticados por outras pessoas e estão associados a vários tipos de consequências sociais adversas.
- O uso nocivo não deve ser diagnosticado se a síndrome de dependência, se um distúrbio psicótico ou se outra forma específica de distúrbio relacionado ao álcool ou a drogas estiver presente.

Dependência

O diagnóstico deve ser feito se três ou mais dos seguintes critérios são manifestados durante o ano anterior:
- desejo forte ou senso de compulsão para consumir a substância;
- dificuldade de controlar o comportamento de consumir a substância em termos de seu início, término ou níveis de consumo;
- síndrome de abstinência fisiológica quando o uso da substância cessou ou foi reduzido. Os sintomas da síndrome de abstinência são característicos para cada substância;
- evidência de tolerância de tal forma que doses crescentes da substância psicoativa são requeridas para alcançar efeitos originalmente produzidos por doses mais baixas;
- abandono progressivo de outros prazeres em razão do uso da substância.

DSM-5

Na 5ª edição do Manual Diagnóstico e Estatístico de Transtornos Mentais (DSM-5),[7] o capítulo revisto de "Transtornos Relacionados ao Uso de Substâncias e Dependência" inclui alterações quanto a distúrbios agrupados nesse grupo, além de alterações nos critérios de certas condições.

O transtorno por uso de substância no DSM-5 combina as categorias do DSM-IV de abuso de drogas e dependência de substâncias em um único transtorno medido em um *continuum* de leve a grave. Cada substância específica é tratada como um transtorno em separado (p. ex.: transtorno de uso de álcool, transtorno de uso de estimulantes etc.), mas quase todas as substâncias são diagnosticadas com base nos mesmos critérios gerais. Nessa doença global, os critérios não só foram combinados, mas também reforçados. Considerando que o diagnóstico de abuso de substâncias anteriormente exigia apenas um sintoma, o transtorno leve por uso da substância no DSM-5 requer 2 a 3 sintomas de uma lista de 11.[7] *Craving* será adicionado à lista, e problemas com a lei serão eliminados, porque as considerações culturais tornam os critérios de difícil aplicação em nível internacional.

No DSM-IV,[8] a distinção entre abuso e dependência era baseada no conceito de abuso como uma fase discreta ou precoce de consumo e de dependência como a manifestação mais grave. Na prática, os critérios de abuso eram por vezes bastante graves. O conceito revisto de transtorno de uso de substância como um único diagnóstico combina melhor os sintomas que os pacientes experimentam ao longo de todas as etapas da doença.

AVALIAÇÃO DO PACIENTE COM SÍNDROME DE DEPENDÊNCIA

Assim como todo médico está habilitado a medir a pressão arterial (PA) de todos os pacientes, o rastreamento para uso de álcool pelo clínico geral também deve ser aplicado a todos os pacientes.

O AUDIT (The Alcohol Use Disorders Identification Test) é um instrumento que pode ajudar o clínico a realizar o rastreamento de possíveis dependentes (Quadro 298.2). Para escores maiores de 8, está indicada uma avaliação mais pormenorizada.

QUADRO 298.2 ■ Rastreamento de dependência AUDIT			
NOME:		**DATA:**	
1. Qual é a frequência do seu consumo de bebida alcoólica?			
0	Nenhuma	3	2-4 vezes por semana
1	1 ou menos de 1 vez por mês	4	4 ou mais vezes por semana
2	2-4 vezes por mês		
2. Quantas doses você consome em um dia típico quando você está bebendo?			
0	Nenhuma	3	5-6
1	1 ou 2	4	7-9
2	3 ou 4	5	10 ou mais
3. Qual é a frequência que você consome 6 ou mais doses em uma ocasião?			
0	Nunca	3	Semanalmente
1	Menos do que mensalmente	4	Diariamente
2	Mensalmente		
4. Com que frequência, nos últimos 12 meses, você percebeu que não conseguia parar de beber uma vez que havia começado?			
0	Nunca	3	Semanalmente
1	Menos do que mensalmente	4	Diariamente
2	Mensalmente		
5. Quantas vezes, nos últimos 12 meses, você deixou de fazer o que era esperado devido ao uso de bebida alcoólica?			
0	Nunca	3	Semanalmente
1	Menos do que mensalmente	4	Diariamente
2	Mensalmente		
6. Quantas vezes, no último mês, você precisou de uma dose pela manhã para se sentir melhor depois de uma bebedeira?			
0	Nunca	3	Semanalmente
1	Menos do que mensalmente	4	Diariamente
2	Mensalmente		

7. Quantas vezes, nos últimos 12 meses, você se sentiu culpado ou com remorsos depois de beber?			
0	Nunca	3	Semanalmente
1	Menos do que mensalmente	4	Diariamente
2	Mensalmente		

8. Quantas vezes, nos últimos 12 meses, você se esqueceu do que aconteceu na noite anterior porque estava bebendo?			
0	Nunca	3	Semanalmente
1	Menos do que mensalmente	4	Diariamente
2	Mensalmente		

9. Você já foi criticado pelos resultados de suas bebedeiras?			
0	Nunca	3	Semanalmente
1	Menos do que mensalmente	4	Diariamente
2	Mensalmente		

10. Algum familiar, amigo ou médico ou outro profissional da saúde referiu-se às suas bebedeiras ou sugeriu a parar de beber?			
0	Nunca	3	Semanalmente
1	Menos do que mensalmente	4	Diariamente
2	Mensalmente		

Essa avaliação deve ser muito cuidadosa e detalhada, a partir da qual é possível determinar o nível de comprometimento no momento da intervenção, dos problemas relacionados a esse uso, das complicações e das comorbidades associadas. O Quadro 298.3 apresenta os principais itens de anamnese para investigação do consumo.

QUADRO 298.3 ■ Principais itens da anamnese de pacientes usuários de substâncias

QUESTÕES ESSENCIAIS PARA A INVESTIGAÇÃO DO CONSUMO DE ÁLCOOL E DROGAS

- Último episódio de consumo (tempo de abstinência)
- Quantidade de substância consumida
- Via de administração escolhida
- Ambiente do consumo (festas, na rua, no trabalho, com amigos, com desconhecidos, sozinho, etc.)
- Frequência do consumo nos últimos meses

O Quadro 298.4 demonstra alguns sinalizadores de consumo de álcool aos quais o clínico deve estar atento para efetuar o diagnóstico.

■ TRATAMENTO

TRATAMENTO NÃO FARMACOLÓGICO: INTERVENÇÃO BREVE

A intervenção breve pode ser aplicada na Rede de Atenção Primária à Saúde, na qual o diagnóstico é feito pelo médico clínico geral. Os casos de dependência moderada ou grave, ou pacientes que apresentarem comorbidade devem ser encaminhados aos serviços especializados. A intervenção breve tem-se mostrado tão eficaz quanto as intervenções mais intensivas.

QUADRO 298.4 ■ Sinalizadores do consumo de álcool

SINALIZADORES DE PROBLEMAS DECORRENTES DO USO DE ÁLCOOL E DROGAS

- Faltas frequentes no trabalho e na escola
- História de trauma e acidentes frequentes
- Depressão
- Ansiedade
- Hipertensão arterial
- Sintomas gastrintestinais
- Disfunção sexual
- Distúrbios do sono

Motivação

Para iniciar qualquer tipo de intervenção, é necessário ter o diagnóstico do uso de álcool (dependência ou uso nocivo) e uma avaliação da motivação do paciente. A motivação é um processo dinâmico, que pode ser influenciado por vários fatores. A conduta do médico frente a essa ambivalência é muito importante, devendo ser empático, paciente, ativo e firme nesse momento da intervenção. Segundo Diclemente e colaboradores,[9] existem cinco estágios de modificação comportamental, descritos no Quadro 298.5.

QUADRO 298.5 ■ Conceitos sobre estágio de motivação

Pré-contemplação	Os pacientes apresentam pouca ou nenhuma preocupação com os problemas associados ao uso de álcool. A maioria deles não deseja modificar os próprios comportamentos, pois acha que não possui qualquer tipo de problema relacionado ao consumo excessivo de álcool. Muitas vezes, são pressionados pelos familiares a procurarem tratamento. É importante, nesse momento, auxiliá-los na avaliação dos problemas
Contemplação	Os pacientes já se preocupam com os problemas associados ao uso de álcool, porém não apresentam um plano para modificar seu comportamento. Estão começando a conscientizar-se ou a preocupar-se com as consequências adversas do consumo excessivo de álcool
Preparação	Os pacientes preocupam-se com os problemas associados ao uso de álcool, inclusive com um plano para se tratar. Nesse estágio, a decisão de modificar seu comportamento é assumida, porém ainda não foi acionado o plano de tratamento
Determinação	O paciente coloca em prática o plano para modificar o comportamento-problema, engajando-se ativamente em um programa de tratamento
Ação	O paciente inicia o tratamento e interrompe o uso de álcool tomando ações eficazes para atingir a meta estabelecida
Manutenção	Os pacientes rediscutem seus objetivos e a mudança de comportamento, fazendo uma avaliação dos resultados

> **ATENÇÃO!**
>
> A identificação da fase em que se encontra o paciente é de fundamental importância no direcionamento da terapêutica não farmacológica.

Se o paciente se encontra na fase de pré-contemplação, ele não se reconhece como dependente nem relaciona os seus problemas ao uso da bebida. Estabelecer, nesse caso, apenas estratégias de prevenção ao uso da substância (como evitar ir ao bar ou evitar situações que o faça lembrar da bebida) não é eficaz. O paciente precisa estar convencido e relacionando os seus problemas ao uso do álcool. Só a partir desse momento, conseguirá tomar atitudes e ações que evitem que use a bebida.

Recaída e lapso

Entre a abstinência e a recaída, existe uma área cinzenta – o lapso –, definido como uma falha (um escorregão) sem que o uso da substância atinja os níveis anteriores à abstinência. Se o paciente voltar a usar drogas nos mesmos padrões que fazia antes de parar, recaiu. Antes da recaída, existe o lapso, que não necessariamente precisa terminar em uma recaída. A recaída é a volta ao consumo de bebida nos mesmos padrões anteriores à abstinência, mas não significa um fracasso, ainda que precise ser entendida e discutida para que próximos eventos sejam evitados. A Figura 298.5 representa o lapso entre a abstinência e a recaída.

Abstinência	Lapso	Recaída

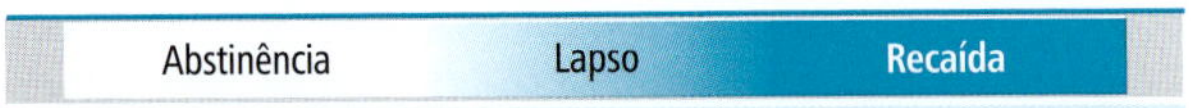

FIGURA 298.5 ■ Esquema do processo de recaída passando pelo lapso.

Estrutura da Intervenção Breve

Existem cinco passos a serem seguidos na aplicação de uma intervenção breve. O Quadro 298.6 apresenta os cinco passos e as respectivas intervenções.

Estrutura das sessões

Os componentes da intervenção breve podem ser incorporados em uma consulta com duração de 10 a 15 minutos. O número de visitas varia de acordo com a gravidade. Se o paciente faz uso nocivo, estudos têm demonstrado que 3 ou 4 visitas podem ser suficientes. Se o paciente apresenta sintomas de abstinência, só na 1ª semana podem ser necessárias duas visitas. Se os sintomas forem leves, uma visita por semana, por três semanas, e mais uma visita mensal por 3 ou 4 meses ao consultório são suficientes. O Quadro 298.7 apresenta quatro consultas e suas respectivas intervenções.

INTERVENÇÕES FARMACOLÓGICAS

Dissulfiram

Os três principais medicamentos aprovados pela FDA para tratamento da dependência do álcool são o dissulfiram (Antietanol®); o naltrexone (Revia®); e o acetil-homotaurinato de cálcio (Acamprosato®). O mecanismo de ação, as indicações e as contraindicações do uso do dissulfiram e do naltrexone estão apresentados nos Quadros 298.8 e 298.9, respectivamente.

Precauções em relação ao uso

Os pacientes que excercem atividades que necessitam de atenção (p. ex.: operar máquinas) devem tomar as devidas precauções, como restringir inicialmente o uso apenas aos finais de semana e à hora de deitar. Caso a sonolência persista depois de três dias de tratamento, a medicação deve ser interrompida.

QUADRO 298.6 ■ Passos da intervenção breve e respectivas intervenções

Avaliação e *feedback*	• Aplicar CAGE ou AUDIT para rastreamento • Ter em mente os critérios diagnósticos de dependência e uso nocivo para que seja estabelecido diagnóstico • Dar um retorno ao paciente sobre o resultado da avaliação efetuada, tanto sobre o uso da bebida alcoólica quanto os outros diagnósticos (hipertensão, gastrites, neuropatias etc.) • Se o paciente apresentar sintomas de abstinência, deve-se iniciar pela desintoxicação seguindo o consenso sobre síndrome de abstinência de álcool (SAA)
Negociação da meta de tratamento	• Estabelecer uma meta de tratamento em acordo com o paciente • Se o paciente está fazendo uso nocivo, o médico pode sugerir como meta o beber controlado • Se o paciente tiver uma dependência já instalada, a melhor meta é a abstinência
Técnicas de modificação de comportamento	• Diagnosticar o estado de motivação do paciente • Realizar balanço entre prós e contras do uso de álcool • Realizar avaliação laboratorial e investigar as áreas de vida com problemas relacionados ao consumo
Material de autoajuda	• O médico pode fornecer ao paciente material didático informativo sobre uso de álcool
Seguimento	• Seguimento: uma visita mensal ao consultório; uma visita domiciliar mensal ou um telefonema

> **ATENÇÃO!**
>
> Antes de prescrever o dissulfiram, é importante solicitar provas de função hepática, devido ao efeito hepatotóxico idiossincrático raro, porém potencialmente fatal. Além disso, os sintomas sugestivos de hepatotoxicidade e os exames sanguíneos devem ser repetidos em duas semanas, três meses e seis meses, durante o tratamento. Geralmente, a hepatotoxicidade ocorre nos primeiros três meses de tratamento.

Posologia

A dose habitual é de 250 mg ao dia em dose única diária, após um intervalo de pelo menos 24 horas sem beber. Alguns pacientes podem beneficiar-se com doses de 500 mg ao dia.

Agentes anticraving

O *craving* é um fenômeno fisiológico que sofre influência de fatores ambientais, sociais e emocionais, que contribuem para a inabilidade de os dependentes ficarem abstêmios, aumentando a vulnerabilidade para a recaída. O naltrexone é um agente *anticraving*. O Quadro 298.9 apresenta seu mecanismo de ação, sua indicação e sua contraindicação.

Orientações clínicas

A maioria dos estudos clínicos empregou o naltrexone por 12 semanas. A decisão de continuar com o medicamento após esse período baseia-se

QUADRO 298.7 ■ Descrição de quatro consultas de aplicação da intervenção breve

CONSULTAS	INTERVENÇÕES
1ª consulta	- Questões sobre o consumo de álcool visando a estabelecer um diagnóstico de dependência e uso nocivo (quanto usa; com que frequência; quais ocasiões; com quem; quais os fatores de risco para o uso; problemas decorrentes do uso) - Avaliação médica geral. Se houver ideação suicida ou algum outro problema médico, considerar o encaminhamento ao especialista - Pedido de exames complementares (gamaglutamiltransferase; hemograma; transaminases hepáticas; função hepática: tempo de protrombina, tempo de tromboplastina parcial ativada) - Estabelecer a meta: tratamento da síndrome de abstinência; beber seguro; ou abstinência; e marcar próxima consulta
2ª consulta	- Avaliar o consumo do álcool desde a última consulta. Se o paciente não conseguiu cumprir a meta, quais as dificuldades que encontrou - Avaliar o resultado dos exames complementares - Fornecer material para leitura e autoajuda - Reforçar a meta a ser seguida: preenchimento do quadro de vantagens/desvantagens de beber
3ª consulta	- Avaliar o quadro de vantagens e desvantagens e o consumo do álcool desde a última consulta; agendar a próxima consulta - Se algum exame estiver alterado, por exemplo, o GGT, e o paciente já estiver diminuindo a bebida, repetir o exame. Isso serve para avaliar a melhora e mostrar de forma objetiva (em números) ao paciente as alterações hepáticas antes e depois da diminuição do consumo do álcool
4ª consulta	- Avaliar o uso de álcool desde a última consulta - Rever os pontos de maior dificuldade para enfrentar as situações de risco e discutir estratégias para enfrentá-las - Avaliar o progresso do tratamento até o momento e considerar o encaminhamento para centro especializado, se necessário

QUADRO 298.8 ■ Indicações e contraindicações do dissulfiram

MEDICAMENTO	MECANISMO DE AÇÃO	INDICAÇÕES	CONTRAINDICAÇÕES
Dissulfiram	- Inibe a enzima hepática aldeído-desidrogenase (ALDH), que catalisa a oxidação do acetaldeído em acetato - O aumento dos níveis sanguíneos de acetaldeído provoca uma reação aversiva - Reações de interação de álcool e dissulfiram: rubor facial, cefaleia, náuseas, vômitos, dor torácica, taquicardia, fraqueza, turvação visual, hipotensão, tontura e sonolência	- Pacientes motivados, sem doenças físicas graves, que necessitam de auxílio externo para ajudar na sua decisão - Os pacientes devem ser orientados a evitar todas as fontes de álcool, como soluções para limpeza oral e vinagre	- Condições clínicas que aumentam o risco da reação do dissulfiram com o etanol (doença vascular cerebral, doença cardiovascular, doença pulmonar; insuficiência renal, cirrose) - Condições clínicas que podem ser agravadas pelo dissulfiram (transtornos psicóticos, depressivos; neuropatia periférica; distúrbios convulsivos) - Síndromes mentais orgânicas - Gravidez, devido aos riscos de anomalias congênitas

QUADRO 298.9 ■ Mecanismo de ação, indicações e contraindicações do naltrexone

MEDICAMENTO	MECANISMO DE AÇÃO	INDICAÇÕES	CONTRAINDICAÇÕES
Naltrexone	- Age bloqueando receptores opioides endógenos no sistema de recompensa cerebral - A diminuição da liberação de opioide leva à inibição da liberação de dopamina, que é o neurotransmissor responsável pelos efeitos agráveis do álcool - Sob efeito da medicação, o paciente perde a sensação de prazer trazida pelo uso de álcool	- Usuários nocivos e dependentes de álcool que apresentam fissura (*craving*) - O naltrexone reduz o desejo de beber, aumenta as taxas de obtenção e manutenção de abstinência, diminui os riscos de recaída, reduz o consumo excessivo (evidenciado pelos níveis mais baixos de gamaglutamiltransferase) e bloqueia os efeitos reforçadores do álcool	(i) Hepatite aguda (ii) Insuficiência hepática (iii) Dependência de opioides (iv) Uso de medicamentos opioides (v) Abstinência de opioides

na avaliação clínica, levando-se em consideração as alterações que foram realizadas para manter a abstinência, histórias prévias de respostas ao tratamento e o interesse do paciente em continuar usando a medicação. Nos pacientes dependentes de opioides, o naltrexone pode ser administrado por pelo menos seis meses.

A gravidez e o uso em pacientes adolescentes são considerados contraindicações relativas, na qual se levam em consideração os riscos e os benefícios do tratamento. O naltrexone deve ser prescrito depois que a SAA for controlada e estabilizada. Para os pacientes com história prévia de abuso de heroína, é necessário pelo menos um período mínimo de sete dias de abstinência, com vistas a prevenir a síndrome de abstinência. Nos pacientes tratados com metadona, recomenda-se um período de abstinência maior (10 a 14 dias).

Posologia

A posologia recomendada é 50 mg diários. Para diminuir a gravidade dos efeitos adversos, pode-se iniciar com 25 mg diários nos dois primeiros dias, aumentando a dose para 50 mg diários, se for tolerada. Supõe-se que doses de até 100 mg diários possam ser mais eficazes no tratamento da SAA, porém, necessitam-se de mais estudos para confirmar essa afirmação. Para aumentar a aderência ao tratamento, solicita-se ao paciente ingerir a medicação pela manhã (p. ex.: com o desjejum), principalmente quando o paciente bebe ao anoitecer.

Nas doses acima de 50 mg diários, pode induzir hepatotoxicidade dose-dependente, o que contraindica o seu uso em pacientes com hepatite aguda e IH. Os principais efeitos adversos são: (i) náuseas (10% dos casos), que geralmente coincidem com os níveis plasmáticos atingidos em 90 minutos depois da administração; (ii) cefaleia; (iii) vertigem; (iv) ansiedade e irritabilidade; (v) fadiga; (vi) Insônia; (vii) vômitos; e (viii) sonolência.

Acamprosato

O acamprosato (acetil-homotaurinato de cálcio) é outra medicação aprovada para o tratamento da dependência de álcool. Estudos recentes sugerem que sua eficácia decorra de antagonismo na neurotransmissão do receptor N-metil-D-aspartado (NMDA). O acamprosato diminui o fluxo de cálcio e a eficácia pós-sináptica desses neurotransmissores excitatórios (NMDA), reduzindo, portanto, a excitabilidade neuronal. Esse medicamento demonstrou eficácia em reduzir o consumo de álcool em modelos animais e em alguns grandes estudos duplos-cegos controlados com placebos realizados na Europa. É um fármaco seguro que não interage com o álcool ou o diazepam e parece não ter nenhum potencial de causar dependência. A dose é 1.998 mg (dois comprimidos de 333 mg três vezes ao dia) para um peso corporal acima de 60 kg. Não deve ser prescrito para indivíduos com IH ou IR.

Atualmente, o acamprosato está indisponível no Brasil.

Outros

O anticonvulsivantes topiramato e gabapentina podem reduzir a ingestão de álcool, assim como antidepressivos (principalmente os inibidores seletivos de recaptação da serotonina [ISRS]), alguns antipsicóticos atípicos e ondansetron poderiam ser eficazes para algumas subpopulações selecionadas, porém ainda não existem estudos de longo prazo sobre seus efeitos nem sobre a real eficacia dessas susbtâncias.[10,11]

■ TRANSTORNOS DECORRENTES DO USO DE ÁLCOOL

INTOXICAÇÃO ALCOÓLICA AGUDA

A intoxicação alcoólica é uma condição clínica decorrente da ingestão aguda de bebidas alcoólicas. Produz alterações neurológicas agudas e transitórias (que podem variar desde uma embriaguez leve à anestesia e ao coma, à depressão respiratória e, mais raramente, à morte). É pouco provável que uma dose excessiva coloque em risco a vida dos pacientes dependentes, em razão da tolerância desenvolvida para o álcool. Esses pacientes também podem chegar à inconsciência, mas é mais provável que isso ocorra com o bebedor eventual, que exagera na quantidade de bebida (p. ex.: em uma festa no sábado à noite). Para pessoas que não apresentam tolerância, uma concentração sanguínea de 0,03 mg% leva à euforia. Com 0,05 mg%, podem apresentar leves incoordenações. Com 0,1 mg%, observa-se ataxia e com 0,2 mg% confusão mental e diminuição da concentração. Anestesia e morte ocorrem com níveis acima de 0,4%. As alterações de comportamento decorrentes da intoxicação alcoólica aguda incluem comportamento sexual inadequado, agressividade, labilidade do humor, diminuição do julgamento crítico e funcionamento social e ocupacional prejudicados. As mulheres atingem níveis sanguíneos mais elevados que os homens decorrentes do maior grau de gordura no organismo feminino comparado ao masculino.

Intervenção não farmacológica

A intoxicação alcoólica aguda é uma condição clínica passageira, não existindo um meio rápido de promover a eliminação do álcool do organismo. O tratamento consiste em medidas gerais descritas no Quadro 298.10.

QUADRO 298.10 ■ Tratamento não farmacológico da intoxicação alcoólica aguda

- Proporcionar um ambiente seguro, que proteja o indivíduo quando este interromper a ingestão de álcool, evitando qualquer dano a si mesmo e a outros
- Proporcionar tempo para a metabolização do álcool. O uso de estimulantes tem-se mostrado clinicamente ineficaz
- Às vezes, está indicada lavagem gástrica
- Nos casos graves, quando se ingerem doses letais de álcool, pode-se tentar a hemodiálise, comum nas intoxicações com metanol, nas quais os riscos de vida e de cegueira são relevantes. É fundamental solicitar dosagem dos níveis séricos e respiratórios de álcool, exames toxicológicos da urina e radiografia de crânio para que se possa diagnosticar o coma alcoólico, que é responsável por um índice de mortalidade de 5%
- Excluir outras causas orgânicas para a sonolência (trauma craniano, hipoglicemia, cetoacidose, infecção sistêmica, *overdose* de outras drogas lícitas ou ilícitas), quando o paciente se encontra intoxicado, já que a principal medida é deixá-lo dormir até passar os efeitos da intoxicação aguda. Deve-se assegurar, entretanto, que ele não aspire seu próprio vômito

---

Intervenções farmacológicas

Não existem medicamentos clinicamente eficazes capazes de reverter os efeitos farmacológicos do álcool. Algumas possibilidades, entretanto, estão listadas no Quadro 298.11.

SÍNDROME DE ABSTINÊNCIA DO ÁLCOOL

Conjunto de sinais e sintomas que aparecem quando as pessoas que bebem excessivamente diminuem ou param de beber.

Classificação

Levando em consideração a gravidade do diagnóstico, é possível classificar o comprometimento do usuário em dois níveis: leve/moderado e grave. A partir dessa classificação, o paciente será referendado para o melhor

DIAGNÓSTICO E TRATAMENTO

QUADRO 298.11 ■ Medicamentos que podem ser utilizados na intoxicação alcoólica aguda	
Flumazenil	Antagonista benzodiazepínico que parece ser capaz de reverter os efeitos do álcool nos pacientes em coma, além de melhorar a ansiedade e a ataxia induzidas pelo próprio álcool
Naloxona	Seu uso ainda é controverso. Alguns estudos não conseguiram reproduzir os achados iniciais que demonstraram reversão da intoxicação alcoólica aguda. Essa medicação estaria indicada para reverter ou bloquear os efeitos farmacológicos do álcool quando administrada antes da sua ingestão

tratamento, de acordo com a disponibilidade da rede de serviços de saúde de cada região.

A estrutura biopsicossocial dos fenômenos relacionados ao uso problemático de álcool determinará também a complexidade de seu comprometimento. Consideram-se aspectos biológicos, psicológicos e sociais na definição dos níveis de comprometimento do paciente e o correspondente tratamento a que deve ser submetido. A Figura 298.6 apresenta os níveis de gravidade e o encaminhamento terapêutico da SAA. A gravidade da SAA pode ser aferida pelo instrumento CIWA-Ar (Quadro 298.12).[12] Escores de 0 a 9 indicam SAA leve; 10 a 18, SAA moderada; maiores do que 18, SAA grave.

Tratamento

O tratamento clínico da SAA nível I pode ser realizado no ambulatório. O paciente e a família devem ser orientados sobre a doença e os cuidados necessários. O Quadro 298.13 apresenta os tratamentos farmacológicos e não farmacológicos para o nível I.

Nível I Ambulatório ↓ ↓ Regular Domiciliar	**Biológicos:** leve agitação psicomotora; tremores finos de extremidades; sudorese discreta e facial; episódios de cefaleia; náuseas sem vômitos; sensibilidade visual, sem percepções auditiva e tátil alteradas	
	Psicológicos: o contato com o profissional de saúde está íntegro; encontra-se orientado temporoespacialmente; o juízo crítico da realidade está mantido; apresenta uma ansiedade leve; não relata qualquer episódio de violência auto ou heterodirigida	
	Sociais: mora com familiares ou amigos e essa convivência está regular ou boa; sua atividade produtiva ainda é desenvolvida, mesmo que atualmente esteja desempregado/afastado; a rede social ainda é considerada existente	
	Comorbidades: sem complicações e/ou comorbidades clínicas e/ou psiquiátricas graves detectadas no exame geral	
Nível II Hospital ↓ ↓ Dia Integral	**Biológicos:** agitação psicomotora intensa; tremores generalizados; sudorese profusa; cefaleia; náuseas com vômitos; sensibilidade visual intensa; quadros epileptiformes agudos ou relatados na história pregressa	
	Psicológicos: o contato com o profissional de saúde está prejudicado; o paciente encontra-se desorientado temporoespacialmente; o juízo crítico da realidade está comprometido; apresenta-se com uma ansiedade intensa; refere história de violência auto ou heterodirigida; o pensamento está descontínuo, rápido e tem conteúdo desagradável e delirante; observam-se alucinações auditivas táteis ou visuais	
	Sociais: o relacionamento com familiares ou amigos está ruim; tem estado desempregado, sem desenvolver qualquer atividade produtiva; a rede social de apoio é inexistente ou restrita ao ritual de uso do álcool; não existe familiar que seja responsável pelo tratamento domiciliar	
	Comorbidades: com complicações e/ou comorbidades clínicas e/ou psiquiátricas graves detectadas ao exame geral	

FIGURA 298.6 ■ Sinais e sintomas da SAA, níveis I e II, e encaminhamento terapêutico.

QUADRO 298.12 ■ Aferição da gravidade da SAA pelo Clinical Institute Withdrawal Assessment for Alcohol, Revised (CIWA-Ar)			
NOME:			**DATA:**
PULSO OU FC:		**PA:**	**HORA:**
1. Você sente um mal-estar no estômago (enjoo)? Tem vomitado?			
0	Não		
1	Náusea leve e sem vômito		
4	Náusea recorrente com ânsia de vômito		
7	Náusea constante, ânsia de vômito e vômito		

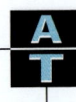

2. Tremor com os braços estendidos e os dedos separados:		
0	Não	
1	Não visível, mas sente	
4	Moderado, com os braços estendidos	
7	Grave, mesmo com os braços estendidos	

3. Sudorese:		
0	Não	
4	Facial	
7	Profusa	

4. Tem sentido coceiras, sensação de insetos andando no corpo, formigamentos, pinicações?

5. Você tem ouvido sons à sua volta? Algo perturbador, sem detectar nada por perto?

6. As luzes têm parecido muito brilhantes? De cores diferentes? Incomodam os olhos? Você tem visto algo que tem lhe perturbado? Você tem visto coisas que não estão presentes?

0	Não	4	Alucinações moderadas
1	Muito leve	5	Alucinações graves
2	Leve	6	Extremamente graves
3	Moderado	7	Contínua

7. Você se sente nervoso(a)? (observação)

0	Não
1	Muito leve
4	Leve
7	Ansiedade grave, um estado de pânico, semelhante a um episódio psicótico agudo

8. Você sente algo na cabeça? Tontura, dor, apagamento?

0	Não	4	Moderado / grave
1	Muito leve	5	Grave
2	Leve	6	Muito grave
3	Moderado	7	Extremamente grave

9. Agitação: (observação)

0	Normal
1	Um pouco mais do que a atividade normal
4	Moderadamente
7	Constante

10. Que dia é hoje? Onde você está? Quem sou eu? (observação)

0	Orientado	
1	Incerto sobre a data, não responde seguramente	
2	Desorientado com a data, mas não mais do que 2 dias	
3	Desorientado com a data, com mais de 2 dias	
4	Desorientado com o lugar e a pessoa	Escore_____

Fonte: Sullivan e colaboradores.[12]

QUADRO 298.13 ■ Tratamento da SAA nível I

1ª semana	**CUIDADOS GERAIS**
	- Ambulatório e internação domiciliar - Esclarecimento adequado sobre SAA para o paciente e os familiares - Retornos frequentes ou visitas da equipe ao domicílio por 3 a 4 semanas - Contraindicação à condução de veículos durante o uso de benzodiazepínicos - Dieta leve ou restrita e hidratação adequada - Repouso relativo em ambiente calmo desprovido de estimulação audiovisual - Supervisão de familiar - Encaminhamento para emergência se for observada alteração da orientação temporoespacial e/ou do nível de consciência
	FARMACOTERAPIA
	- Tiamina: 300 mg/d, via intramuscular - Sedativos: depende do caso a | Diazepam: 20-40 mg/via oral, ou b | Clordiazepóxido: 100-200 mg/d/via oral, ou c | Lorazepam (hepatopatia associada): 4-8 mg/d/via oral
2ª e 3ª semanas	**CUIDADOS GERAIS**
	Redução gradual dos cuidados gerais
	FARMACOTERAPIA
	- Tiamina: 300 mg/d/via oral - Sedativos: redução gradual

Fonte: Laranjeira e colaboradores.[2]

O tratamento da SAA nível II é obrigatoriamente hospitalar. Isso se deve ao quadro clínico de diminuição do nível de consciência e a complicação clínicas que se associam frequentemente. A Figura 298.7 apresenta o tratamento da SAA para o nível II.

Tratamento das complicações

Convulsões

A maioria das crises são tônico-clônicas generalizadas. Crise convulsiva é uma manifestação precoce da SAA: mais de 90% dessas crises ocorrem até 48 horas após a interrupção do uso de álcool (pico entre 13 e 24 horas) e estão associadas com evolução para formas graves de abstinência (cerca de um terço dos pacientes que apresenta crises convulsivas evolui para *delirium tremens* se não for tratado). Em 40% dos casos, as crises ocorrem isoladamente; nos pacientes que apresentam mais de uma crise, acontecem, em geral, em número limitado. Quando houver história de epilepsia, devem ser mantidos os medicamentos já utilizados pelo paciente. O diazepam é a medicação de escolha, na dose de 10 ou 30 mg, VO, ou 10 mg, EV, em crise convulsiva, aplicado lentamente e com suporte clínico, para eventuais intercorrências.

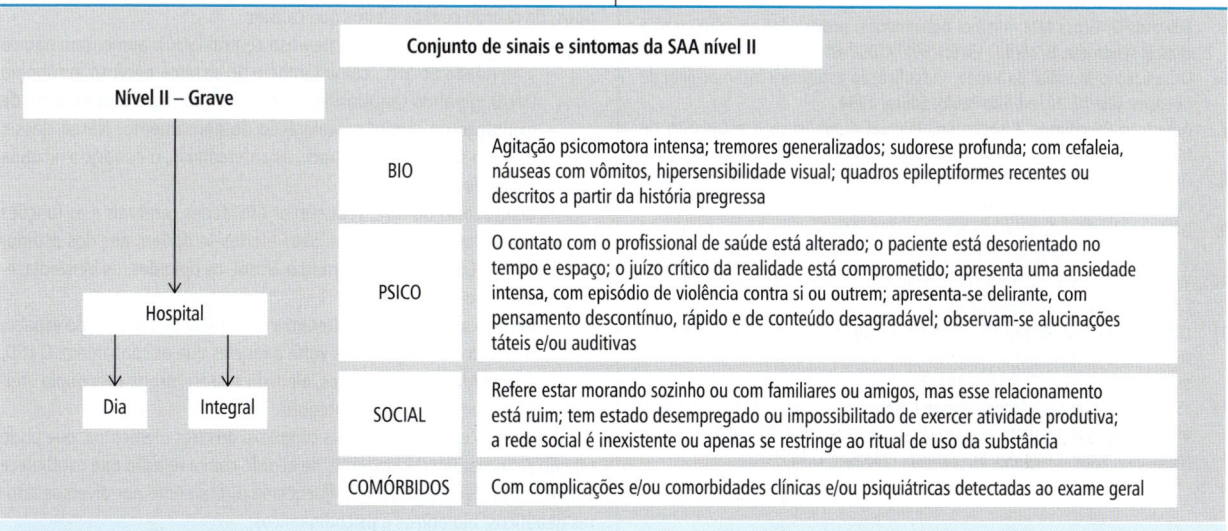

FIGURA 298.7 ■ Tratamento da SAA nível II.

Fonte: Laranjeira e colaboradores.[2]

Delirium tremens

Forma grave de abstinência, geralmente se iniciando entre 1 e 4 dias após a interrupção do uso de álcool, com duração de até 3 ou 4 dias. Caracterizado por rebaixamento do nível de consciência, com desorientação, alterações sensoperceptivas, tremores e sintomas autonômicos (taquicardia, elevação da PA e da temperatura corporal). Doses elevadas de benzodiazepínicos são necessárias, mas o uso associado de neurolépticos está indicado. O tratamento farmacológico inclui: diazepam 60 mg por dia (ou lorazepam até 12 mg por dia, em casos de hepatopatia grave); haloperidol 5 mg por dia. No caso de distonia induzida por neurolépticos, pode-se fazer uso dos anticolinérgicos (biperideno, 2 mg).

REVISÃO

- O uso e a dependência do álcool são um problema na maioria dos países. No Brasil, 6,8% da população é considerada dependente. Os principais fatores predisponentes são: ambientais, culturais, midiáticos e psicológicos. A dependência do álcool deve ser entendida como uma doença de caráter biopsicossocial que se instala por meio de um processo que decorre ao longo de um *continuum* de uso da bebida alcoólica.
- Existem duas dimensões distintas: a psicopatologia do beber – a dependência propriamente dita; e a dimensão que focaliza os problemas que decorrem do uso ou da dependência do álcool. Assim que identificada, a dependência deve ser tratada de acordo com o caso e seguindo recomendações específicas.

■ REFERÊNCIAS

1. Instituto Nacional de Políticas Públicas do Álcool e Outras Drogas. II Levantamento Nacional de Álcool e Drogas (LENAD II). São Paulo: INPAD; 2012.
2. Laranjeira R, Oliveira R, Nobre RMC, Bernardo WM, coordenadores. Usuários de substâncias psicoativas: abordagem, diagnóstico e tratamento. 2. ed. São Paulo: CREMESP; 2003.
3. Laranjeira R, organizador. I Levantamento nacional de álcool e drogas (LENAD I). São Paulo: INPAD; 2006.
4. Crabbe JC, Harris RA, Koob GF. Preclinical studies of alcohol binge drinking. Ann N Y Acad Sci. 2011;1216:24-40.
5. Edwards G, Gross MM. Alcohol dependence: provisional description of a clinical syndrome. Br Med J. 1976;1(6017):1058-61.
6. Organização Mundial da Saúde. Classificação estatística internacional de doenças: CID-10. 10. ed. São Paulo: Edusp; 1994.
7. American Psychiatric Association. Manual diagnóstico e estatístico de transtornos mentais: DSM-5. 5. ed. Porto Alegre: Artmed; 2014.
8. American Psychiatric Association. Diagnostic and statistical manual of mental disorders: DSM-IV. 4rd ed. Washington: APA; 1994.
9. DiClemente CC, Bellino LE, Neavins TM. Motivation for change and alcoholism treatment. Alcohol Res Health. 1999;23(2):86-92.
10. Winslow BT, Onysko M, Hebert M. Medications for alcohol use disorder. Am Fam Physician. 2016;93(6):457-65.
11. Litten RZ, Wilford BB, Falk DE, Ryan ML, Fertig JB. Potential medications for the treatment of alcohol use disorder: An evaluation of clinical efficacy and safety. Subst Abus. 2016;37(2):286-98.
12. sSullivan JT, Sykora K, Schneiderman J, Naranjo CA, Sellers EM. Assessment of alcohol withdrawal: the revised clinical institute withdrawal assessment for alcohol scale (CIWA-Ar). Br J Addict. 1989;84(11):1353-7.

299
TRANSTORNOS ASSOCIADOS AO USO DE DROGAS

- **THIAGO MARQUES FIDALGO**
- **ALESSANDRA MARIA JULIÃO**
- **DARTIU XAVIER DA SILVEIRA**

O uso de substâncias psicoativas acompanha o ser humano desde os primórdios da civilização, com características e significados diversos de acordo com o agrupamento humano e a época. O fenômeno da farmacodependência, por sua vez, é extremamente complexo e multifatorial. De forma geral, estão incluídas em uma mesma terminologia ("dependentes químicos") realidades individuais muito diversas. Nesse sentido, é imperativo lembrar que a farmacodependência é a organização processual de um sintoma cuja gênese é tridimensional: a substância psicoativa com suas propriedades farmacológicas específicas; o indivíduo, com suas características de personalidade e sua singularidade biológica; e, finalmente, o contexto sociocultural, no qual há o encontro entre indivíduo e droga.

Assim, nesse tripé:

1 | Meio ambiente: o cenário em que se desenrola o encontro do indivíduo com a droga, bem como o contexto em que é utilizada. Nesse caso, merecem atenção tanto a disponibilidade da substância como o simbolismo de seu uso. Como ilustração da importância desse elemento do tripé, basta refletir sobre a diferença no consumo de álcool com amigos, em um brinde de Réveillon, e aquele imediatamente antes de conduzir um veículo.

2 | Substância: é preciso considerar forma de apresentação, acessibilidade e custo; modo de uso; características químicas, como o potencial para gerar dependência; e efeitos fisiológicos. Assim, o grau de lipossolubilidade da substância está intimamente relacionado com a capacidade de atravessar a barreira hematencefálica (BHE). Rápido início de ação e intensidade dos efeitos correlacionam-se com o maior ou menor potencial de abuso. Em geral, substâncias com menor meia-vida desencadeiam síndromes de abstinência mais intensas. As substâncias podem ser classificadas em três tipos, de acordo com os efeitos que causam:

- estimulantes do sistema nervoso central (SNC): aumentam não só a atividade do SNC, como também do sistema nervoso autônomo (SNA), gerando taquicardia, vasoconstrição, hipertensão, além de exaltação do humor e aceleração do pensamento. Nessa classe, incluem-se a cocaína, o crack, as anfetaminas, o *ecstasy*, a nicotina e a cafeína;
- depressoras do SNC: reduzem as atividades cerebrais e as funções orgânicas de modo geral. Seus efeitos se opõem aos dos estimulantes. Compõem esse grupo o álcool, os opioides, os benzodiazepínicos e os solventes;
- perturbadoras do SNC: alteram a percepção do tempo e do espaço, bem como da realidade à volta daqueles que as consomem. O LSD, a maconha e os cogumelos, além do *ecstasy* (droga com duplo efeito), fazem parte dessa categoria.

3 | Indivíduo: certamente, o mais complexo dos três elementos, que pode ou não se tornar um dependente, de acordo com a relação que estabelece com a droga. Tal relação será influenciada diretamente por diversos fatores genéticos, biológicos e psicodinâmicos:

- fatores genéticos: vários estudos envolvendo famílias com casos de dependência química vêm evidenciando a importância do fator genético no desenvolvimento do quadro. Todos os estudos, no entanto, são unânimes em apontar que apenas parte do fenômeno pode ser explicada pelos genes; os demais fatores são determinantes de sua expressão ou não. O gene responsável pela codificação do receptor dopaminérgico D2 parece ter papel-chave, uma vez que sua expressão está reduzida nos dependentes químicos. Assim, para compensar esse hipofuncionamento dopaminérgico, esses indivíduos procurariam formas de estimular tal via;

- fatores biológicos: todas as substâncias com potencial de gerar abuso e dependência atuam em diversos sítios cerebrais, promovendo interação complexa entre as várias vias de neurotransmissão. Entretanto, a ativação da via de recompensa cerebral é o elemento comum a todas elas, gerando reforço positivo (sensação agradável e prazerosa), que leva à intensificação do consumo. Assim, tais substâncias agem sobre os corpos celulares de neurônios dopaminérgicos da área tegmental ventral. Tais neurônios lançam projeções para áreas límbicas, como o *nucleus accumbens*, a tonsila e o hipocampo (via mesolímbica). Essa via está ligada às sensações subjetivas e motivacionais do uso da substância. Além disso, projeções para o córtex pré-frontal também são ativadas (via mesocortical), sendo responsáveis pela experiência consciente dos efeitos da droga, bem como pela fissura e pela compulsão ao uso;
- fatores psicodinâmicos: o dependente químico pode ser compreendido como um indivíduo que não completou adequadamente seu processo de individuação – como se, no momento de se perceber como pessoa, o fizesse frente a um espelho quebrado, no qual várias falhas e lacunas de seu ego são expostas. Frente a essa situação, a substância atua como um fator de estruturação do ego, gerando, assim, a sensação de profundo bem-estar, que leva ao impulso incessante de consumo.

■ EPIDEMIOLOGIA

Segundo o I Levantamento Domiciliar sobre o Uso de Drogas Psicotrópicas no Brasil,[1] 19,4% da população acima dos 15 anos já fez uso de drogas na vida, excetuando-se tabaco e álcool. A estimativa para o uso de álcool é de 68,7% da população, e a de dependentes, 11,2%. Comparando-se aos dados de 2005 da pesquisa citada (Tabela 299.1), encontra-se um aumento para todos esses valores: 22,8% de uso de drogas na vida, excetuando-se tabaco e álcool; o uso de álcool na vida estimado em 74,6% da população, e a quantidade de dependentes, 12,3%. O aumento de dependentes de álcool (1,1%) não é estatisticamente significativo e pode ser devido à diferença dos critérios diagnósticos usados nas duas pesquisas.

■ QUADRO CLÍNICO E DIAGNÓSTICO

Serão descritos a seguir, de forma geral, os principais quadros que podem estar relacionados ao uso de substâncias psicoativas e à forma de diagnosticá-los.

USO

É inegável que existem padrões diversos de relacionamento com as substâncias psicoativas, de forma que não se pode considerar que todo uso seja patológico sem incorrer em erro. Essa constatação é válida para o uso de qualquer substância psicoativa, lícita ou não. Contudo, o uso ocasional tampouco é isento de riscos, como visto pelos numerosos casos de acidentes de trânsito ocasionados por motoristas intoxicados por álcool ou maconha, demonstrados em diversos estudos.

TABELA 299.1 ■ Prevalências de uso na vida e dependência, conforme o II Levantamento Domiciliar sobre o Uso de Drogas Psicotrópicas no Brasil

	USO NA VIDA (% DA POPULAÇÃO BRASILEIRA)	DEPENDÊNCIA (% DA POPULAÇÃO BRASILEIRA)
Álcool	74,6	12,3
Tabaco	44	10,1
Maconha	8,8	1,2
Solventes	6,1	0,2
Benzodiazepínicos	5,6	0,5
Estimulantes	3,2	0,2
Cocaína	2,9	–
Opiáceos	1,3	–
Alucinógenos	1,1	–
Crack	0,7	–
Heroína	0,09	–
Esteroides anabolizantes	0,9	–

Fonte: Carlini e Galduróz.[2]

ATENÇÃO!

É importante destacar que a maior parte dos usuários de substâncias psicoativas, lícitas ou não, não chega a desenvolver quadro de dependência.

ABUSO (USO NOCIVO) E DEPENDÊNCIA

Para efeitos de diagnóstico, a Classificação Internacional de Doenças – (CID-10)[3] – propõe critérios diagnósticos que permitem diferenciar o abuso (uso nocivo) e a dependência:

- **Síndrome de dependência:** o diagnóstico definitivo de dependência deve geralmente ser feito apenas se três ou mais dos seguintes requisitos tenham sido apresentados na maior parte do tempo, no período de um ano:

    1 | forte desejo ou compulsão para consumir a substância;
    2 | dificuldades em controlar o comportamento de consumir a substância em termos do seu início, término ou níveis de consumo;
    3 | estado de abstinência fisiológico quando da cessão ou redução do uso da substância, como evidenciado por: síndrome de abstinência característica para a substância, ou o uso da mesma substância com a intenção de aliviar ou evitar sintomas de abstinência;
    4 | evidência de tolerância, de tal forma que doses crescentes da substância psicoativa são requeridas para alcançar efeitos originalmente produzidos por doses mais baixas;
    5 | abandono progressivo de prazeres ou interesses alternativos em favor do uso da substância psicoativa, aumento da quantidade de tempo necessário para obter ou tomar a substância ou para se recuperar de seus efeitos;
    6 | persistência no uso da substância, independente de evidência clara de consequências manifestamente nocivas.

- **Uso nocivo:** padrão de uso de substância psicoativa que está causando dano físico ou mental à saúde. As diretrizes diagnósticas requerem que um dano real tenha sido causado à saúde física ou mental do usuário e que ele não preencha os critérios para dependência, transtorno psicótico induzido por drogas ou outra forma de transtorno relacionado ao uso de drogas.

INTOXICAÇÃO AGUDA

Quadro clínico transitório subsequente ao consumo excessivo de uma substância psicoativa. Manifesta-se por alterações de consciência, funções cognitivas, sensopercepção e comportamento, frequentemente acompanhado de sinais neurovegetativos.

TRANSTORNO PSICÓTICO INDUZIDO

Compreende um conjunto de sintomas psicóticos que acompanham ou sucedem o uso de substâncias psicoativas, caracterizado por alucinações (sobretudo auditivas), ideação delirante (frequentemente de perseguição) e afetos anômalos (medo injustificado, euforia, êxtase). Este quadro, em geral, apresenta curta duração e evolui sem recorrências, se mantida a suspensão do uso da droga.

> **ATENÇÃO!**
>
> O acompanhamento dos pacientes com transtorno psicótico induzido deve ser cuidadoso, e é particularmente importante estar atento ao diagnóstico diferencial entre esse transtorno e outros transtornos psiquiátricos, como a esquizofrenia e a mania psicótica do transtorno afetivo bipolar, cujos quadros iniciais podem coincidir com o uso da substância.

Supõe-se que, em indivíduos predispostos, o uso de substâncias psicoativas possa desencadear o aparecimento de transtornos psiquiátricos latentes.

TRANSTORNOS NEUROPSIQUIÁTRICOS

O uso abusivo de substâncias pode ocasionar distúrbios relacionados à disfunção de áreas cerebrais específicas, cuja manifestação clínica dependerá da localização e do tipo de comprometimento cerebral gerado pela droga.

SÍNDROME DE ABSTINÊNCIA

Se aplicada de forma rigorosa, refere-se a um conjunto de sinais e sintomas característicos para cada tipo de substância, desencadeados após a redução abrupta ou a suspensão do uso. Tais quadros clínicos decorrem da perda do equilíbrio homeostático do organismo.

COMORBIDADE PSIQUIÁTRICA

Refere-se à ocorrência de mais de um diagnóstico psiquiátrico no mesmo indivíduo. Em relação à farmacodependência, é muito importante estar atento a essa questão, pois 70 a 90% dos dependentes químicos apresentam outro transtorno mental associado ao diagnóstico da dependência. O correto diagnóstico dessas condições associadas é fundamental, uma vez que tem implicações no prognóstico do paciente e no tratamento a ser instituído. Entre os quadros mais frequentes, destacam-se a depressão, os quadros do espectro bipolar, os transtornos ansiosos, o transtorno de déficit de atenção e hiperatividade (TDAH) e os transtornos de personalidade.

SÍNDROME CEREBRAL ORGÂNICA

Quadro caracterizado por *delirium* (confusão mental), sem evidências de síndrome de abstinência e com sinais vitais estáveis. O *delirium* é uma síndrome cujo principal sintoma é o rebaixamento do nível de consciência, de início abrupto, habitualmente associado ao comprometimento de outras funções cognitivas. Os quadros de intoxicação aguda por álcool, sedativos, brometos, analgésicos, anticolinérgicos, alucinógenos, estimulantes e solventes podem cursar com síndrome cerebral orgânica (SCO). É fundamental realizar o diagnóstico diferencial com patologias de diversas etiologias que também podem desencadear SCO, como desequilíbrios hidreletrolíticos, encefalopatia hepática, quadros infecciosos, tireotoxicose e outros.

PRINCIPAIS SUBSTÂNCIAS PSICOATIVAS: EFEITOS DO USO E QUADROS MAIS FREQUENTES

Os efeitos produzidos pelo uso ou abuso de uma substância psicoativa dependem de diversos fatores: tipo e quantidade da substância utilizada; via de utilização da substância; características biopsicológicas do usuário; condições ambientais em que se dá o uso da substância. Entretanto, apenas como diretrizes gerais, são listados aqui os efeitos mais frequentemente associados à utilização de algumas substâncias psicoativas, bem como os quadros clínicos mais frequentes.

Estimulantes (cocaína, anfetaminas e drogas correlatas)

Cocaína (cocaína, "pó", brilho", crack, pasta-base)

- **Efeitos:** excitação, euforia, diminuição do cansaço, irritabilidade, insônia, perda do apetite, hipervigilância, logorreia, agitação psicomotora, exacerbação simpaticomimética (taquicardia, hipertermia, midríase, sudorese, hipertensão arterial).
- **Intoxicação:** pode cursar com transtorno de pânico, crise hipertensiva, convulsões tônico-clônicas ("grande mal"), hipertermia e choque cardiovascular. Os usuários crônicos podem tolerar doses muito mais altas do que indivíduos pouco habituados ao consumo, de forma que a dose letal é variável e imprevisível. As causas de morte nas intoxicações estão mais frequentemente associadas a quadro vasculares, tanto do SNC (acidente vascular cerebral [AVC]) quanto cardiovasculares (arritmias, isquemias e infarto).
- **Outros quadros associados:** transtorno psicótico induzido por substâncias, com alterações de sensopercepção e de conteúdo do pensamento, SCO, transtornos neuropsiquiátricos (em usuários crônicos, é importante realizar avaliação das funções cognitivas e, se necessário, exames de neuroimagem).
- **Problemas clínicos adicionais:** quadros relacionados ao uso de agulhas contaminadas (endocardite, tétano, abscessos, hepatites virais, êmbolos, infecção pelo HIV etc.); comprometimento do septo nasal nos indivíduos que fazem uso da forma inalada; o abuso durante a gravidez pode desencadear abortos espontâneos, trabalho de parto prematuro e placenta prévia.
- **Abstinência:** sintomas inespecíficos, cuja remissão ocorre horas ou dias após a interrupção do uso. Pode haver reações depressivas importantes, além de fissura significativa.

Anfetaminas e substâncias análogas (anorexígenos, metanfetamina, "ice", MDMA, ecstasy)

- **Efeitos:** semelhantes aos da cocaína.
- **Intoxicação:** efeitos cerebrovasculares, cardíacos e gastrintestinais estão entre os sintomas mais sérios associados ao abuso de doses altas de anfetaminas. Um *continuum* de sintomas neurológicos está relacionado a doses gradativamente maiores de anfetamina, desde câimbras e tetania até convulsões, coma e morte. Os efeitos psíquicos incluem inquietação, disforia, insônia e *delirium*. As substâncias como 3,4-metilenodioximetanfetamina (MDMA/*ecstasy*) podem acarretar síndrome hipertérmica e insuficiência hepática (IH) causada por hepatite tóxica, que podem ser

irreversíveis; e morte relacionada a problemas cardíacos, como fibrilação ventricular (FV).
- Outros quadros associados: semelhantes aos quadros descritos para a cocaína.
- Problemas clínicos adicionais: emagrecimento; o uso durante a gravidez pode causar abortos espontâneos e baixo peso ao nascer.
- Abstinência: sintomas inespecíficos, como irritabilidade, hipersônia e fadiga.

Canabinóis (maconha, haxixe, skank)
- Efeitos: excitação seguida de relaxamento; euforia; distorções na avaliação de tempo e espaço, logorreia, hiperfagia, alucinações, sobretudo visuais, palidez, taquicardia, hiperemia conjuntival, midríase, boca seca.
- Intoxicação: pode cursar com desorientação, crises de pânico, leve grau de desconfiança ou ideias paranoides, com alguma perda do juízo crítico. O uso de doses altas pode desencadear alucinações francas, normalmente visuais. Também pode estar acompanhada de alterações como tremores finos, discreta queda da temperatura corporal, redução na força e no equilíbrio, baixo nível de coordenação motora, boca seca e conjuntivas hiperemiadas.
- Outros quadros associados: síndrome amotivacional (apatia, pensamento lento e hipobulia), transtorno psicótico induzido. Nenhum déficit cognitivo permanente foi comprovadamente associado ao uso crônico de maconha até o momento.
- Problemas clínicos adicionais: a possibilidade de aparecimento de complicações clínicas sérias com o uso de canabinóis é remota. O uso de maconha fumada pode produzir quadros de bronquite devido a efeito irritante nas vias aéreas. A administração aguda de maconha pode levar à dilatação das vias aéreas, mas o uso crônico está associado à broncoconstrição e consequente aparecimento de quadro asmático. O aumento do ritmo cardíaco e a redução da força contrátil cardíaca são complicadores entre os cardiopatas, podendo facilitar o aparecimento de angina de peito. Uso significativo de maconha pode levar à redução da produção de esperma, à diminuição da próstata e dos testículos e ao bloqueio da ovulação. Todas essas alterações são reversíveis com a interrupção do uso. Os estudos sobre os efeitos decorrentes do uso da maconha durante a gravidez não permitem afirmar ou negar a presença de consequências deletérias sobre o bebê.
- Abstinência: a interrupção do uso frequente de maconha causa fadiga, irritabilidade, insônia e diminuição de apetite. Em geral, esses sintomas são de curta duração e pouca intensidade.

Opioides
Dolantina, Meperidina, Demerol, Algafan, Belacodid; heroína; morfina; ópio e outros medicamentos à base de codeína
- Efeitos: sensação de prazer extremo, seguida de sonolência e estupor; miose.
- Intoxicação: depressão do SNC (depressão respiratória, hipotensão, sonolência e coma). Os casos de *overdose*, que podem ocorrer acidentalmente ou em tentativas de suicídio, representam situações de risco à vida.
- Outros quadros associados: depressão. Em geral, os opioides não desencadeiam quadros psicóticos, ao contrário da maioria das outras substâncias.
- Problemas clínicos adicionais: arritmias cardíacas, úlceras gástricas, anemias, distúrbios hidreletrolíticos (especialmente hipercalemia), pneumonias, tuberculose, broncoespasmos e sibilância (em geral após a inalação da fumaça de um opioide), anormalidades do funcionamento sexual, causadas pela diminuição de testosterona observada durante o uso crônico de opioides, podendo persistir por até um mês após a interrupção do uso. Apesar de ainda ser raramente observado em nosso meio, o uso endovenoso (EV) de heroína pode levar a problemas clínicos sérios relacionados aos adulterantes encontrados nas misturas de opioides ou às práticas de higiene deficientes relacionadas ao uso de agulhas (infecção por HIV, abscesso e outras infecções de pele e músculos; tétano, hepatites, endocardite, infecções dos ossos e articulações, alterações de fundo de olho relacionadas a êmbolos ocasionados pelos adulterantes; insuficiência renal [IR] relacionada a infecções ou adulterantes; flebites e abscessos pulmonares).
- Abstinência: os opioides estão entre as substâncias que desencadeiam síndrome de abstinência típica e grave com interrupção do uso. Embora seja um quadro clinicamente dramático, a abstinência de opioides raramente leva à morte, a menos que o paciente apresente uma séria doença preexistente, como cardiopatia. O início e a duração do quadro dependem da meia-vida da substância. Os sintomas mais frequentes incluem fissura, irritabilidade, insônia, anorexia, fadiga, lacrimejamento, rinorreia, fotofobia, coriza, bocejos, sudorese, midríase, piloereção, tremor, calafrios, disfunção da termorregulação, distúrbios gastrintestinais (diarreia intensa, dores abdominais, náuseas e vômitos), espasmo e dores musculares, retardo psicomotor. Sintomas residuais, como insônia, bradicardia, fissura e disfunção da termorregulação, podem persistir durante meses.

Alucinógenos
LSD, cogumelos, mescalina
- Efeitos: similares aos da maconha, porém com fenômenos alucinatórios e delirantes mais intensos.
- Intoxicação: geralmente se caracteriza por um quadro de início rápido, em que o indivíduo experimenta perda de contato com a realidade. É observada com mais frequência em usuários habituais que fizeram uso de doses maiores que as usuais. O exame do estado mental revela alucinações e ilusões francas, ansiedade intensa, despersonalização, ideias paranoides e confusão. Palpitações, aumento da pressão arterial (PA), hipertermia, sudorese, taquicardia e borramento visual também estão presentes. Os sintomas tendem a apresentar curso flutuante, com períodos alternados de piora e melhora clínica, que pode durar até 24 horas.
- Outros quadros associados: transtorno psicótico induzido, episódios de *flashbacks*, quadro autolimitado, que pode recorrer periodicamente por dias ou semanas após a ingestão da droga, nos quais o indivíduo vivencia sensação de euforia e de desligamento da realidade, com frequência associada à presença de ilusões e alucinações visuais, com duração que pode variar de minutos a horas.
- Problemas clínicos adicionais: a avaliação clínica de usuários crônicos raramente demonstra alguma alteração que possa ser atribuída de forma direta ao uso da droga. O uso durante a gestação aumenta o risco de anomalias congênitas e de abortos espontâneos.
- Abstinência: não é descrito nenhum quadro clinicamente significativo para os alucinógenos.

Solventes
Lança-perfume, "loló", cola, gasolina, acetona, thinner, aguarrás, éter, benzina, esmalte e tintas
- Efeitos: euforia seguida de sonolência e de alterações da sensopercepção.
- Intoxicação: a intoxicação aguda por solventes em geral é breve (15 a 45 minutos) e pode estar acompanhada de uma série de sin-

tomas, que incluem irritação ocular, fotofobia, diplopia, zumbido, irritação de mucosas da orofaringe, levando a sintomas como tosse e coriza. Náuseas, vômitos e diarreia também são comuns. O uso de hidrocarbonetos fluorados pode provocar arritmias. Geralmente, nos quadros de intoxicação, pode-se observar lentificação de ondas cerebrais no eletrencefalograma. Os quadros de *overdose* habitualmente se iniciam de forma abrupta e se caracterizam por depressão respiratória e arritmias cardíacas seguidas por perda da consciência e, em alguns casos, morte súbita.
- Outros problemas associados: SCO; em indivíduos predispostos, o uso de solventes pode exacerbar ou desencadear quadros psiquiátricos como a depressão. Alterações neuropsicológicas são comuns em usuários crônicos.
- Problemas clínicos adicionais: arritmias cardíacas, principalmente com a inalação de aerossóis (hidrocarbonetos fluorados); hepatite tóxica, com possível evolução para IH; IR, principalmente entre os que abusam de benzeno e tolueno; insuficiência pulmonar transitória após a inalação; distúrbios gastrintestinais leves e transitórios; anemia aplástica; fraqueza muscular, por destruição das fibras musculares; neuropatias periféricas, em geral induzidas por nafta e chumbo presentes na gasolina. Além disso, a facilidade da passagem placentária dos solventes está associada a efeitos teratogênicos.
- Abstinência: a interrupção do uso de solventes não está associada a nenhum quadro de abstinência clinicamente relevante.
- Atenção: em geral, ocasional, o uso de solventes, quando frequente e problemático, comumente está relacionado a problemas psiquiátricos graves ou situações de exclusão social. Vem crescendo o relato de uso abusivo entre universitários, especialmente entre estudantes de Medicina.

Uso inadequado de fármacos vendidos com prescrição médica

Anticolinérgicos (biperideno – Akineton®; trihexafenidil – Artane®)
- Efeitos: sensação de bem-estar, aumento da sociabilidade.
- Intoxicação: pode cursar com agitação, acompanhada de taquicardia e outros sinais anticolinérgicos, como boca seca, dificuldade de deglutição, distensão abdominal, hipertensão arterial, retenção urinária, fotofobia, além de *rash* cobrindo a face e a parte superior do pescoço. O paciente pode apresentar sinais de quadro confusional que, com a síndrome anticolinérgica, estabelece o diagnóstico.

Barbitúricos (Optalidon®, Fiorinal®, Gardenal®, Tonopan®, Nembutal®, Comital®, Pentotal®)
- Efeitos: calma, relaxamento e sonolência.
- Intoxicação: sensação de embriaguez alcoólica, desinteresse, midríase, depressão respiratória, coma.
- Síndrome de abstinência: presente, caracterizada por sinais de hiperexcitabilidade, como taquicardia, sudorese, hipertensão, aumento da frequência respiratória (FR), ansiedade.
- Atenção: são substâncias extremamente perigosas se ingeridas em doses excessivas ou em associação com álcool. Seu uso deve ocorrer com indicações precisas e de forma cautelosa.

Benzodiazepínicos (Diazepam®, Dienpax®, Valium®, Librium®, Lorax®, Rohypnol®, Lexotan®)
- Efeitos: relaxamento e sedação.
- Intoxicação: fala pastosa, diminuição da coordenação motora, marcha instável, *delirium*, bradicardia, dispneia.
- Síndrome de abstinência: presente, caracterizada por sinais de hiperexcitabilidade, como taquicardia, sudorese, hipertensão, aumento da FR, ansiedade.
- Atenção: são fármacos relativamente seguros em casos de *overdose*, ao contrário dos barbitúricos.

■ TRATAMENTO

Destaca-se como característica central da proposta assistencial o enfoque multidisciplinar na abordagem dos dependentes que procuram tratamento. As "Diretrizes para uma Política de Atenção Integral aos Usuários de Álcool e outras Drogas" do Ministério da Saúde (MS),[4] de 2003, e as diretrizes da Associação Psiquiátrica Americana (APA)[5] determinam que o tratamento deve se dar de forma voluntária, com abordagem multidisciplinar, integrado a um trabalho em rede, que articule os diversos equipamentos de atenção à saúde e tenha como objetivo a reinserção social do indivíduo.

> **ATENÇÃO!**
>
> Na abordagem clínica, uma vez identificado o diagnóstico de síndrome de dependência de substâncias psicoativas, é importante a avaliação individualizada do paciente, com a elaboração de um projeto terapêutico singular. O tratamento ambulatorial deve ser sempre a primeira escolha do tratamento.

ROTEIRO TERAPÊUTICO

Acolhimento
Em muitos serviços, é o espaço em que se dará o primeiro contato do paciente com o tratamento, podendo ser realizado em grupo ou individualmente. Seu objetivo é garantir um espaço de troca, no qual as angústias sejam acolhidas. O foco nesse momento inicial é lidar com o sofrimento, criando condições para que o paciente possa construir uma relação de confiança com a equipe. Além disso, na maior parte das vezes, o paciente chega ao serviço ambivalente quanto à necessidade de realizar o tratamento. É no acolhimento que essa questão será trabalhada e a demanda pelo tratamento será fortalecida, de forma que o paciente possa se responsabilizar por seu caminho dentro da instituição. O paciente tanto pode chegar com algum tempo de abstinência da substância usada quanto esta será obtida ou discutida e negociada ao longo do processo.

Avaliação e acompanhamento psiquiátrico
Todos os pacientes devem ser submetidos à avaliação médica criteriosa, na qual é importante a caracterização detalhada do consumo, questionando, para todas as substâncias consumidas, motivações do uso, quantidade utilizada, padrão de uso, aspectos circunstanciais do uso, efeitos obtidos e sentimento pós-uso.

Além disso, deve ser feita uma pesquisa ativa sobre a presença de comorbidades psiquiátricas e o exame do estado mental precisa sempre ser realizado com o paciente fora do estado de intoxicação. Deve ser realizada, ainda, criteriosa avaliação clínica, com exame físico cuidadoso e avaliação completa com exames complementares, com ênfase na análise da função renal e hepática e na presença de infecções, como hepatites B ou C, além do HIV. A eletrocardiografia também é fundamental, uma vez que diversas substâncias, como os estimulantes, podem interferir na perfusão e na eletrofisiologia cardíacas. A avaliação clínica é ainda mais imperiosa quando se considera que muitos dos pacientes usuários de substâncias vivem em situação marginal e sem acesso aos serviços de saúde, sendo o psiquiatra, muitas vezes, seu único contato com um profissional da área da saúde.

Abordagem psicossocial

O foco do tratamento da dependência deve ser a plena reinserção do paciente na comunidade, com a ampliação do seu repertório de vida, que passou a ser dominado pela substância. Isso é feito com o apoio dos vários membros da equipe de saúde. Assim, a psicoterapia e a terapia ocupacional (individual ou em grupo), o atendimento de enfermagem e do serviço social, as oficinas profissionalizantes, entre outras, são atividades fundamentais, que devem estar presentes e integradas ao projeto terapêutico. Grupos de autoajuda, no modelo de 12 passos, como Alcoólicos Anônimos (AA) e Narcóticos Anônimos (NA), também têm seu papel nessa fase do tratamento.

> **ATENÇÃO!**
>
> É importante ressaltar que nem todos os pacientes devem ser submetidos a todas as intervenções e atendimentos apresentados. As atribuições dessas propostas fazem parte do projeto terapêutico singular, que deve ser periodicamente discutido e repensado pela equipe responsável pelo caso.

As reuniões de equipe são espaços privilegiados de discussão, necessárias em qualquer serviço que faça atendimento a pacientes com problemas relacionados ao uso de substâncias. É nesse espaço de troca entre todos os membros da equipe que as várias facetas do paciente podem ser reunidas, construindo sua identidade e garantindo que a equipe consiga alinhavar um discurso comum para o mesmo paciente.

Internação

Nenhum estudo indica que a internação é mais eficaz em termos de resultados a longo prazo do que o tratamento ambulatorial. Além disso, esse procedimento acarreta maiores custo diretos e indiretos (p. ex., afastamento da escola e do trabalho), além de maior estigmatização do indivíduo diante da família e da sociedade.

A internação somente está indicada nos seguintes casos:
- *overdose* ou durante intoxicação grave;
- risco grave para desenvolvimento de síndromes de abstinência grave (p. ex., *delirium tremens*);
- presença de transtornos psiquiátricos graves comórbidos (p. ex.: depressão com planejamento suicida, psicose aguda);
- uso traduz grave risco ao paciente ou a terceiros;
- falha do tratamento ambulatorial (deve existir ao menos uma tentativa de tratamento ambulatorial bem documentada, com boa aderência do paciente e de seus familiares).

O ideal é que, havendo necessidade de internação, esta seja integrada a um projeto de tratamento ambulatorial mais amplo e abrangente. Dessa forma, a internação deve ser de curta duração e reservada para situações em que existam indicações precisas, como nos casos em que há risco importante de suicídio.

Intervenções farmacológicas

Cocaína e crack

Até o momento, nenhuma medicação está claramente identificada como agente farmacoterapêutico eficaz específico para os dependentes de cocaína. No entanto, alguns fatores já foram estabelecidos como preditores da boa resposta ao tratamento, como a frequência de uso no mês anterior à instituição da terapêutica; os níveis urinários de metabólitos da cocaína; o número de sintomas de abstinência e sua intensidade; e, por fim, a presença de outras comorbidades psiquiátricas e de traços de personalidade impulsiva.

Muitas vezes, com o manejo farmacológico do comportamento impulsivo, contribui-se para a redução das recaídas em pacientes motivados. Essa é a ideia racional para a utilização da carbamazepina, de eficácia comprovada por alguns estudos na diminuição da impulsividade. Seus efeitos adversos mais graves são agranulocitose, anemia aplástica, leucocitose, leucopenia, trombocitopenia e hepatotoxicidade, que, embora pouco frequentes, justificam a realização de hemograma e de provas de função hepática regulares. A interação entre a carbamazepina e o álcool não oferece maiores riscos além da potencialização do efeito sedativo. A interação com a cocaína pode potencializar os efeitos cardiotóxicos do fármaco. Para o manejo da impulsividade e com vantagens em relação à carbamazepina, o topiramato também tem sido uma das medicações mais promissoras no tratamento dos dependentes de cocaína. Seu uso parece ser especialmente eficaz nos pacientes que fazem uso combinado de cocaína e álcool, associação bastante comum na clínica. Doses acima de 200 mg por dia apresentam bom controle da impulsividade, além de, aparentemente, terem efeito direto sobre a dependência de cocaína. É importante destacar que deve ser feita titulação lenta da dose, iniciando-se com 25 mg, com aumento semanal de 25 mg e podendo chegar até 400 mg ao dia. Dessa forma, os efeitos colaterais cognitivos, como anomia e diminuição da memória de evocação, ficam minimizados. História pessoal ou familiar de cálculo renal é uma contraindicação relativa, uma vez que o topiramato inibe a anidrase carbônica e pode induzir a formação de cálculos. Devido à inibição da anidrase carbônica, também pode ocorrer alteração do paladar. Por fim, o topiramato diminui os níveis séricos de anticoncepcionais orais.

De forma geral, os antipsicóticos atípicos em baixa dosagem podem ser utilizados visando a reduzir o comportamento impulsivo e os sintomas ansiosos. A risperidona e a olanzapina têm sido utilizadas para controlar a agressividade e o comportamento autodestrutivo. A risperidona, em particular, teve efeito antifissura apontado em estudos pequenos e não controlados. Sua interação com o álcool aumenta a sedação, os efeitos cardíacos e o risco de convulsão. A interação da olanzapina com álcool é um pouco mais segura, promovendo discreto aumento na absorção do medicamento (25%), aumento da sonolência e hipotensão postural.

Os neurolépticos típicos de baixa potência, embora ocasionem efeitos colaterais com maior frequência do que os atípicos, também podem, eventualmente, ser usados no manejo da impulsividade e da ansiedade. Porém, a interação do álcool com esses medicamentos, além de aumentar a sedação, interfere no metabolismo dos antipsicóticos. Está bem documentado que na associação do álcool com as fenotiazinas há piora da concentração e do juízo crítico, bem como tonturas, letargia, hipotensão e depressão respiratória. A tontura é um sintoma importante no uso associado do álcool com cloropromazina e tioridazina. Pode haver ainda aumento dos efeitos adversos extrapiramidais, hepatotoxicidade e rebaixamento do limiar convulsivo.

Os antidepressivos podem ser úteis para o manejo dos sintomas depressivos mais proeminentes, tanto na síndrome de abstinência como no tratamento de transtornos depressivos comórbidos. No caso da cocaína, a síndrome de abstinência que se segue à interrupção do uso é bastante inespecífica, geralmente marcada pela presença de sintomas depressivos, ansiosos e fissura. Os inibidores seletivos da recaptação de serotonina (IRSS) podem, também, ser usados na tentativa de manejo da impulsividade. O antidepressivo deve ser escolhido com base no perfil de ação e de efeitos colaterais da medicação, sempre de acordo com os sintomas apresentados por cada paciente. A bupropiona, inibidor da recaptação de norepinefrina e de dopamina, é medicação de segunda linha no tratamento do TDAH, significativamente mais prevalente nos pacientes com uso problemático de cocaína do que na população geral. Estudos não controlados têm mostrado benefício especial da bupropiona não só nessa população específica, como também em todos os pacientes dependentes de cocaína.

Entre as diversas medicações cujo uso para o tratamento da dependência de cocaína já foi avaliado em ensaios clínicos randomizados, duplo-

-cegos, placebos controlados, sem sucesso, têm-se: a L-dopa; a gabapentina; a tiagabina; a reserpina; e a vigabatrina. Os benzodiazepínicos devem ser evitados ou utilizados com cautela e por períodos curtos em virtude do potencial de abuso. Os betabloqueadores não devem ser utilizados, pois, quando associados à cocaína, acarretam aumento do risco de isquemia cardíaca.

A N-acetilcisteína (NAC), mucolítico largamente utilizado, é hoje uma das principais promessas no tratamento de vários tipos de dependências. Seu uso para o tratamento da dependência de cocaína já foi comprovado em ensaios clínicos, e estudos maiores vêm sendo conduzidos, com perspectivas animadoras. Além de sua ação mucolítica, a NAC tem ação central, estabilizando a transmissão glutamatérgica, hiperativa na dependência química.

O modafinil, psicoestimulante cujo mecanismo de ação exato ainda não está claro, parece não alterar a liberação de dopamina ou norepinefrina, exercendo seus efeitos estimulantes pela redução da neurotransmissão mediada pelo ácido gama-aminobutírico (GABA). Além disso, alguns estudos sugerem que um sistema alfa-adrenérgico intacto é necessário para ativação do medicamento. Está indicado no tratamento de pacientes com sonolência diurna causada por trabalho em turnos e apneia do sono e àqueles com narcolepsia. Vários ensaios clínicos pequenos têm mostrado que doses de 200 a 400 mg ao dia têm eficácia no tratamento da dependência de cocaína. Em pacientes com IH, a dose deve ser reduzida pela metade. É importante destacar que o modafinil pode reduzir os níveis séricos de anticoncepcionais orais, de ciclosporinas e da teofilina. Entre seus efeitos colaterais mais comuns, têm-se náusea, cefaleia, hipertensão, taquicardia, ansiedade, labilidade emocional, vertigem, entre outros.

Por fim, o dissulfiram, inibidor da enzima aldeído desidrogenase, aprovado para o tratamento da dependência do álcool, vem sendo estudado para o tratamento da dependência de cocaína, com resultados promissores, quando utilizado em doses maiores do que 250 mg ao dia. Os estudos indicam que o dissulfiram diminui o reforço positivo associado ao uso de cocaína, diminuindo a liberação de dopamina após o uso.

Maconha e solventes voláteis

Não existem indicações específicas de psicofármacos no tratamento da dependência dessas substâncias; então, eles ficam restritos ao tratamento dos quadros comórbidos. Nenhuma técnica psicoterápica se mostrou superior às demais no acompanhamento dos pacientes. Ensaio clínico recente mostrou que a NAC pode ser promissora também no tratamento da dependência de maconha.

Opioides

Os tratamentos de substituição têm sido empregados no manejo dos pacientes dependentes de opioides desde a década de 1960, quando a metadona começou a ser prescrita com essa finalidade. Desde então, estudos demonstraram que os tratamentos de substituição, além de eficazes, são também seguros quando realizados de forma adequada, com controles de prescrição e em associação com psicoterapia e medidas de reabilitação social. Entre os benefícios desse tipo de abordagem, destacam-se: redução dos riscos de *overdose*; redução das taxas de infecção viral (HIV, hepatites B e C); e melhoria do funcionamento social, familiar e profissional dos indivíduos.

A farmacoterapia da dependência de opioides compreende dois momentos distintos:

1 | Fase de desintoxicação: inicialmente, é preciso ressaltar que não existem protocolos padronizados para a desintoxicação de opioides, ou seja, os regimes de tratamento devem ser individualizados (*taylor made*), e as doses das medicações devem variar conforme o padrão de uso das substâncias e as características individuais dos pacientes. A desintoxicação pode ser obtida por meio da substituição da substância por um agonista opioide, em uma dose suficiente para suprimir os sinais e sintomas da síndrome de abstinência. O período de desintoxicação pode variar de 1 semana a 6 meses, sendo que a maioria dos médicos considera suficiente o período de três semanas para realizar uma desintoxicação a curto prazo, sem necessidade de internação.

A substituição pela metadona tem sido frequentemente utilizada na fase de desintoxicação. Os indutores enzimáticos, sobretudo o álcool, em associação com a metadona, produzem sintomas de abstinência pela diminuição de sua meia-vida. Os ISRS podem produzir sinais de *overdose*, por induzirem aumento dos níveis séricos da metadona. A buprenorfina, agonista opioide parcial, também constitui uma boa opção para o manejo da desintoxicação, embora sua eficácia seja menor do que a da metadona na supressão de sinais e sintomas de abstinência em pacientes não internados. Pelo menor risco de depressão respiratória, quando comparado à metadona, torna-se uma opção válida.

Existem ainda outras possibilidades para a desintoxicação que não são baseadas na terapêutica de substituição e compreendem o manejo sintomático da síndrome de abstinência de opioides, pelo uso de analgésicos, medidas de suporte geral, antiespasmódicos etc. A clonidina, agonista alfa-adrenérgico com ação inibitória principalmente no *locus ceruleus*, mostrou-se tão eficaz quanto a metadona na redução dos sintomas de hiperatividade do sistema nervoso simpático (SNS), em geral bastante proeminentes durante a síndrome de abstinência de opioides. No entanto, é importante ressaltar que essa medicação apresenta importantes efeitos colaterais indesejáveis, como letargia, insônia, tontura e hipersedação, o que limita seu uso em nível ambulatorial. A naltrexona, antagonista opioide, tem sido associada ao regime terapêutico da clonidina com o objetivo de bloquear o efeito de qualquer opioide que venha a ser usado pelo paciente e aumentar, assim, a eficácia do tratamento.

2 | Fase de manutenção: diversos estudos demonstram que um dos maiores problemas no tratamento dos pacientes dependentes de opioides é o elevado índice de recaída. Em função disso, a terapia de manutenção a médio e longo prazo com agonistas opioides, especialmente a metadona, tem sido bastante realizada. Em geral, a manutenção é feita por meses ou anos até que o paciente consiga engajar-se em outras modalidades terapêuticas e efetuar mudanças no seu estilo de vida, adquirindo maior estabilidade e melhores condições para que possa suportar uma proposta terapêutica de abstinência completa. O levometadilacetato (LAAM) é um agonista opioide também usado como medicamento de manutenção e apresenta eficácia maior do que a metadona, embora a segurança de seu uso ainda não seja totalmente comprovada. A principal diferença com relação a esta é sua meia-vida, de duração mais longa, permitindo a administração em dias alternados. No entanto, é importante ressaltar que o aumento abrupto de dose pode resultar em acúmulo do medicamento, possibilitando quadros de *overdose*. A buprenorfina, agonista parcial alfaopioide, também pode ser utilizada na fase de manutenção. Nos estudos que a envolvem, um dado relevante frequentemente relatado é o seu menor potencial de produzir efeitos subjetivos "morfina-like", tendo, portanto, menor potencial de abuso que os demais agonistas opioides. Os dados da literatura apontam para uma eficácia da buprenorfina na fase de manutenção similar à da metadona no tocante à redução do uso de opioides ilícitos e na manutenção dos pacientes em tratamento. Por fim, a naltrexona também tem seu lugar na terapia de manutenção, bloqueando a ação de qualquer opioide ingerido pelo paciente. Seu uso era limitado pela curta duração do efeito, uma vez que muitos pacientes "programavam" recaídas, deixando de fazer uso do medicamento alguns dias antes do dia em que planejavam usar a droga. Com o advento da naltrexona de longa duração (ainda não disponível no Brasil), isso deixou de ser uma possibilidade e seu uso na terapia de manutenção voltou a ganhar espaço.

ATENÇÃO!

É importante ressaltar que, independentemente da opção farmacológica, sua associação com abordagens psicossociais aumenta as chances de sucesso.

MANEJO DE CONTINGÊNCIA

Recentemente, essa modalidade de tratamento tem ganhado destaque, pois vem-se mostrando eficaz no tratamento da dependência química, reduzindo o consumo e aumentando o tempo de abstinência. Trata-se de um método comportamental, com o objetivo de gerar mudanças de comportamento por meio do reforço positivo. Em geral, pede-se aos pacientes que façam testes de urina de forma regular. A cada teste negativo para o consumo de substâncias, são fornecidas recompensas (quantias em dinheiro, pontos que podem ser trocados em estabelecimentos comerciais conveniados ou pequenos prêmios). Essas recompensas começam com valores baixos, que vão aumentando gradativamente, à medida que o comportamento desejado (no caso, o teste de urina negativo) vai sendo mantido. Caso haja recaída e o resultado do teste não seja o desejado, volta-se à recompensa inicial, de menor valor. Diversos ensaios clínicos vêm mostrando a eficácia dessa abordagem e seu uso é crescente ao redor do mundo.

REDUÇÃO DE DANOS

Por fim, é imperioso lembrar que 30 a 35% dos pacientes que procuram tratamento continuam a realizá-lo e atingem abstinência. Para aqueles que não querem ou não conseguem alcançar a abstinência, têm lugar as estratégias de redução de danos (RD), uma política de saúde que se propõe a diminuir os prejuízos de natureza biológica, social e econômica do uso de drogas, com base no respeito ao indivíduo e no seu direito de consumir as substâncias. Embora a estratégia mais difundida de RD seja a disponibilização de agulhas e seringas estéreis para o uso de drogas injetáveis e de preservativos para a prática de sexo seguro, ambos visando à redução da transmissão dos vírus HIV e das hepatites B e C, a RD tem um leque de ações muito mais amplo.

Nesse sentido, um grande exemplo de estratégia de RD é a campanha "Se beber, não dirija". Partindo do pressuposto de que as pessoas podem beber, a campanha não prega a abstinência absoluta do álcool, mas solicita que seja feito seu uso responsável, diminuindo os danos que o indivíduo pode causar ao não assumir a direção de um veículo depois de consumir a substância. A substituição da heroína por metadona é outra estratégia de RD, uma vez que uma droga ilícita, que não apresenta controle sanitário ou farmacológico e é comprada de traficantes, com todos os riscos que isso implica, é trocada por uma prescrita por um médico, vendida na farmácia, com controle de qualidade da substância ingerida. O denominador comum de todas essas ações é a postura compreensiva e inclusiva, as abordagens "amigáveis" ao usuário.

Cabe ressaltar que a RD não se contrapõe ao modelo que visa à abstinência de drogas, mas o considera uma das estratégias possíveis entre várias outras. A clínica da dependência química, no paradigma da RD, é centrada na demanda do paciente, pautada pela negociação e pela participação ativa dele no seu projeto terapêutico. Todo o restante, objetivos e percurso, nascerá dessa negociação.

REVISÃO

- A dependência química pode ser definida considerando três fatores determinantes: a substância psicoativa e suas propriedades farmacológicas específicas; o indivíduo e suas particularidades biológicas e de personalidade; e o contexto sociocultural.
- Há uma série de apresentações que indicam o possível uso de drogas, ou até mesmo a dependência, entre eles: síndrome da dependência, intoxicação aguda, transtorno psicótico induzido, transtorno neuropsiquiátrico, síndrome da abstinência e comorbidade psiquiátrica.
- O tratamento para usuários de drogas, conforme regulamentação do governo brasileiro, deve ser voluntário e integrar ações como acolhimento, abordagem psicossocial, avaliação e acompanhamento psiquiátrico, internação e intervenções farmacológicas.

■ REFERÊNCIAS

1. Carlini EA, Galduróz JCF, Noto AR, Nappo AS. I Levantamento domiciliar sobre o uso de drogas psicotrópicas no Brasil: estudo envolvendo as 107 maiores cidades do país – 2001. São Paulo: CEBRID; 2002.
2. Carlini EA, Galduróz JCF. II Levantamento domiciliar sobre o uso de drogas psicotrópicas no Brasil. São Paulo: CEBRID; 2005.
3. Organização Mundial da Saúde. Classificação estatística internacional de doenças e problemas relacionados à saúde: CID-10. 7. ed. São Paulo: Edusp; 2008.
4. Brasil. Ministério da Saúde. Secretaria Executiva. Coordenação Nacional de DST/Aids. A política do Ministério da Saúde para atenção integral a usuários de álcool e outras drogas. Brasília: MS; 2003.
5. Kleber HD, Weiss RD, Anton RF Jr, George TP, Greenfield SF, Kosten TR, et al. Treatment of patients with substance use disorders, second edition. American Psychiatric Association. Am J Psychiatry. 2007;164(4 Suppl):5-123.

■ LEITURA SUGERIDA

Regier PS, Redish AD. Contingency management and deliberative decision-making processes. Front Psychiatry. 2015;6:76.

300

TRANSTORNOS MENTAIS GRAVES DA INFÂNCIA E ADOLESCÊNCIA (TRANSTORNOS DO ESPECTRO AUTISTA E ESQUIZOFRENIA DE INÍCIO PRECOCE)

■ DANIELA BORDINI
■ TAIS S. MORIYAMA

Os transtornos do espectro autista (TEA) e a esquizofrenia de início na infância (EII) são considerados transtornos mentais graves em virtude da idade precoce de acometimento, do curso crônico e do impacto em múltiplas áreas do desenvolvimento. Apesar da clara distinção clínica que existe entre eles, os manuais classificatórios só diferenciaram o autismo infantil de esquizofrenia de início na infância a partir da 9ª edição da Classificação Internacional de Doenças (CID-9) e da 3ª edição do Manual Diagnóstico e Estatístico de Transtornos Mentais (DSM-III) (1978 e 1980, respectivamente). Essa confusão tem origens históricas: Kanner, ao descrever o quadro de autismo em 1943, usou a designação "psicose infantil".

No entanto, pela nomenclatura vigente, o termo psicose está reservado à condição clínica em que o paciente apresenta delírios, alucinações ou franca desorganização do pensamento, características ligadas à esquizofrenia, mas não ao autismo. Os TEA se caracterizam pelo atraso no desenvolvimento de habilidades sociocomunicativas e pela presença de comportamentos restritos e/ou repetitivos. Neste capítulo, serão descritos ambos os transtornos. Os leitores devem ter em mente, no entanto, que os dois não pertencem a uma mesma classe diagnóstica e são bastante distintos. Seu agrupamento neste capítulo se justifica tão somente pelo fato de ambos serem transtornos mentais graves da infância e adolescência.

■ TRANSTORNOS DO ESPECTRO AUTISTA

Englobam um conjunto de condições muito heterogêneas em que o impacto nas habilidades sociocomunicativas e padrão de comportamento repetitivo e restrito é bem marcado. Um dos principais transtornos do neurodesenvolvimento, em virtude de sua gravidade e prevalência, os TEA são considerados hoje um problema de saúde pública com necessidade de diagnóstico precoce e tratamento específico para melhora do prognóstico.

Em 2013, na última edição do DSM-5, houve muitas modificações nos critérios diagnósticos para os TEA.

As principais foram:[1]
- as subcategorias, como autismo clássico, síndrome de Asperger, foram excluídas como previsto e foram agrupadas na classificação geral TEA.
- as três esferas clássicas de acometimento (sociabilidade, comunicação e padrão de comportamento repetitivo e restrito) foram aglutinadas em duas: comunicação social e padrões de comportamento repetitivo e restrito.
- a idade de início dos sintomas antes dos 3 anos também deixou de ser um critério, dando lugar a qualquer atraso significativo no desenvolvimento precoce.
- na esfera de padrões de comportamento repetitivo e restrito, foram incorporados critérios de hipo ou hiper-reatividade aos estímulos sensoriais devido à alta frequência e especificidade desse sintoma para TEA.
- foi adicionado um critério geral de gravidade.

Como os demais transtornos mentais, a etiologia dos TEA é multifatorial e parece relacionar-se à interação entre fatores genéticos e de risco ambiental. O componente genético parece ter um papel importante (a concordância entre gêmeos monozigóticos é de aproximadamente 90%, contra 10 a 30% em pares dizigóticos), mas alguns fatores de risco ambientais podem aumentar o risco do transtorno (p. ex.: idade paterna avançada, baixo peso ao nascer, intercorrências gestacionais e perinatais, privação de ácido fólico, infecções congênitas, uso de ácido valproico na gestação, entre outros).

Apesar de os primeiros estudos de prevalência terem apontado o autismo como um transtorno muito raro, estudos mais recentes e com melhor metodologia mostram que os TEA acometem aproximadamente 1% da população. Existe uma clara preponderância de meninos sobre meninas, em uma proporção de 4 a 5 para 1.

QUADRO CLÍNICO

Os sinais e sintomas podem ser vistos em muitos casos no 1º ano de vida e, segundo pesquisas atuais, é possível detectar crianças com TEA aos 8-14 meses. Alguns sinais precoces são: contato visual diminuído ou ausente; atenção compartilhada prejudicada; prejuízo na aquisição e/ou desenvolvimento da linguagem verbal e não verbal; preferência por objetos, em vez de pessoas; falta ou diminuição da reciprocidade social (sorriso social, vocalizações, compartilhamento de interesses/prazer); e dificuldade no estabelecimento de relações interpessoais. O atraso na aquisição da fala é uma das primeiras preocupações da família e é a queixa que geralmente motiva a busca de ajuda.

Apesar de ter manifestações clínicas muito heterogêneas, os sintomas autísticos podem ser divididos em duas esferas principais (Figura 300.1): comunicação social e padrão de comportamento (restrito/repetitivo).

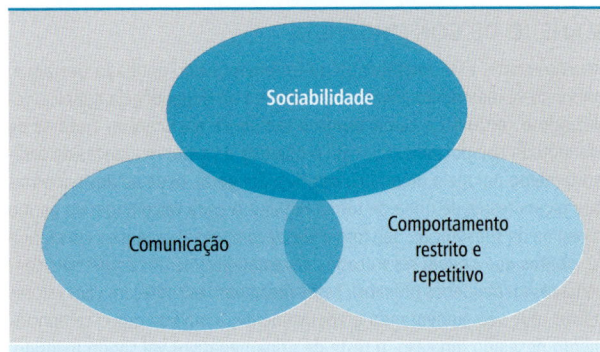

FIGURA 300.1 ■ Dimensões de sintomas dos TEA.

- **Comunicação social:** o déficit nas habilidades sociocomunicativas podem ser representadas por uma série de comportamentos, como falta de resposta ao chamado pelo nome; sorriso social diminuído; aproximação social inadequada com outras pessoas (abraçar muito forte, lamber, falas descontextualizadas); inabilidade em iniciar interações sociais de maneira efetiva; dificuldade com a integração de todas as informações da linguagem verbal e não verbal necessárias para uma troca social adequada (manter o diálogo, inferir sentimentos a partir de expressões faciais e gestos das outras pessoas, compartilhar interesses e prazer, trocar o turno com o interlocutor), incompreensão no uso de gestos e expressões faciais, dificuldade em ajustar seu comportamento frente as demandas dos contextos sociais, falha no compartilhamento de jogos imaginativos, fracasso no estabelecimento de relações de amizade duradouras.
- **Comportamento restrito/repetitivo:** pacientes podem apresentar movimentos repetitivos sem propósito, como pular, andar na ponta dos pés, balançar o tronco para a frente e para trás, girar em torno de si mesmo, estereotipias de mãos (movimento de balançar as mãos na altura dos olhos chamada de *flapping*), entre outros. Eles também podem manifestar interesses especiais por alguns assuntos, como dinossauros, astronomia, corpo humano, itinerário de ônibus, trens e animais, exagerados na intensidade ou foco não usual para aquela faixa etária. Geralmente, essas pessoas têm muita dificuldade em falar de outros assuntos e parecem não se importar com a disponibilidade de o interlocutor continuar ouvindo seus relatos. Outra alteração agora incorporada por esta esfera é a repetição de palavras ou frases que ouviu (ecolalias imediatas ou tardias). Outra manifestação bem comum é a rigidez com a rotina, já que não toleram muito bem mudanças de caminho, imprevistos, alterações de horários e cronogramas, podem ficar bem irritados ou agitados e apresentar comportamentos disruptivos em razão disso. As alterações sensoriais podem se manifestar como incômodo com alguns ruídos, seletividade alimentar, fixação em objetos luminosos ou que giram, recusa a vestir certas texturas de roupa, entre outros.
- **Comportamentos associados:** não fazem parte dos sintomas centrais dos TEA, mas estão frequentemente presentes: desatenção; agitação psicomotora; alterações de sono; auto e heteroagressividade e comorbidade com epilepsia (presente em aproximadamente 30% dos casos).

DIAGNÓSTICO

Eminentemente clínico, é feito pelo médico especialista em desenvolvimento e com ajuda de equipe multiprofissional. Baseia-se em uma boa anamnese, com foco nos marcos do desenvolvimento social e de comunicação. Um bom roteiro para guiar o diagnóstico clínico são os critérios diagnósticos do DSM-5 (Quadro 300.1)[1] ou da CID-10.[2] Não há exame complementar que forneça o diagnóstico. Propedêutica subsidiária deve ser solicitada na suspeita de causas clínicas que podem estar relacionadas com o fenótipo de autismo, como síndrome do X-frágil, esclerose tuberosa, erros inatos do metabolismo (EIMs), maus-tratos e negligência na primeira infância.

A identificação precoce é fundamental, visto que evidências empíricas mostram claramente que, quanto mais precoce o início do tratamento (antes dos 3 anos), melhor o prognóstico de longo prazo, isso se os indivíduos forem adequadamente encaminhados para tratamento multiprofissional com intervenções específicas e baseadas em evidências científicas.

TRATAMENTO

Deve ser feito por equipe multiprofissional, geralmente composta por psiquiatra da infância e adolescência ou neurologista infantil, psicólogos comportamentais, acompanhantes terapêuticos (ATs), terapeutas ocupacionais, fonoaudiólogos, psicopedagogos e educadores, dependendo da demanda do caso.

> **ATENÇÃO!**
>
> É fundamental que a família e todos os profissionais (tanto da área de saúde como da de educação) que trabalhem com pacientes com TEA tenham um conhecimento amplo sobre o assunto e saibam identificar os casos o mais precocemente possível. Além disso, também é importante que tenham conhecimento de como lidar com as manifestações clínicas e o modo de funcionamento particular desses indivíduos. Por isso, os trabalhos de psicoeducação são de extrema importância.

De forma geral, o tratamento dos TEA dependerá do mapeamento adequado de áreas de potencialidades e de déficits dos indivíduos para estruturação do programa de intervenção. O tratamento do autismo não leva à cura, mas melhora de forma significativa a funcionalidade, o prognóstico e a qualidade de vida do paciente e sua família.

A terapêutica com melhor evidência de eficácia até o momento é a de base comportamental, mais especificamente análise aplicada do comportamento (ABA, do inglês *applied behaviour analysis*). Quando realizada de forma intensiva e individualizada, pode promover o aumento de comportamentos adaptativos e funcionais nas áreas da comunicação social, comportamentos restritos e repetitivos, autonomia, habilidades acadêmicas e brincadeiras.

Intervenções fonoaudiológicas são úteis para estimulação de aquisição de linguagem verbal e/ou não verbal, implementação de comunicação alternativa (PECS, do inglês *the picture exchange communication system*) nos casos não verbais e promoção de recursos compensatórios para facilitar a comunicação funcional desses indivíduos.

Na prática clínica, a terapia ocupacional é usada para estimulação e ensino de atividades de vida diária (AVDs), como tomar banho, comer, vestir-se, usar o banheiro, escovar os dentes de forma independente, desenvolvendo rotinas e autonomia. Outra área cada vez mais estudada e utilizada por estas profissionais é a integração sensorial, mas ainda sem muitos estudos científicos rigorosos comprovando sua eficácia.

O tratamento farmacológico tem atuação limitada nesses pacientes, uma vez que, até o momento, nenhum fármaco mostra eficácia sobre os sintomas centrais do autismo (alteração de sociabilidade e linguagem). Os medicamentos são utilizados para tratamento de sintomas-alvo comórbi-

---

QUADRO 300.1 ■ Critérios diagnósticos para TEA

COMUNICAÇÃO SOCIAL:

A | Déficits clinicamente significativos e persistentes na comunicação social e na interação sociais em múltiplos contextos, como manifestadas pelos seguintes, atualmente ou no decorrer da vida (necessário preencher 3 dos 3 itens para o diagnóstico)

1 | Déficits na reciprocidade socioemocional, que vão, por exemplo, desde uma aproximação social inadequada e inabilidade de manter o vai e vem natural de conversas; à partilha reduzida de interesses, emoções ou afeto; à incapacidade de iniciar ou responder a interações sociais.

2 | Déficits em comportamentos comunicativos não verbais utilizados para a interação social, que vão, por exemplo, de pobre integração entre comunicação verbal e não verbal; a anormalidades no contato visual e linguagem corporal ou déficits na compreensão e uso de gestos; a uma total falta de expressões faciais e comunicação não verbal.

3 | Déficits no desenvolvimento, manutenção e compreensão das relações, que vão, por exemplo, de dificuldades em ajustar o comportamento para atender diversos contextos sociais; a dificuldades na partilha de jogo imaginativo ou em fazer amigos; a ausência de interesse nos pares.

COMPORTAMENTOS RESTRITOS E REPETITIVOS

B | Padrões restritos e repetitivos de comportamento, interesses ou atividades, como manifestados por pelo menos dois dos seguintes, atualmente ou no decorrer da vida: (necessário preencher 2 dos 4 itens para o diagnóstico)

1 | Padrões estereotipados ou repetitivos de movimentos motores, de uso de objetos, ou de discurso (p. ex., estereotipias motoras simples, alinhar brinquedos ou arremessar objetos, ecolalia, frases idiossincráticas).

2 | Insistência na monotonia, adesão inflexível a rotinas ou padrões ritualizados de comportamento verbal ou não verbal (p. ex., a angústia extrema em pequenas mudanças, dificuldades com transições, padrões rígidos de pensamento, cumprimento de rituais, necessidade de tomar o mesmo caminho ou comer a mesma comida todos os dias).

3 | Interesses fixos e altamente restritos que são anormais em intensidade ou foco (p. ex., forte apego a ou preocupação com objetos incomuns, interesses excessivamente circunscritos ou perseverantes).

4 | Hiper ou hiporreatividade a estímulos sensoriais ou interesses incomuns em aspectos sensoriais do ambiente (p. ex., aparente indiferença à dor/temperatura, resposta adversa a sons ou texturas específicos, cheirar ou tocar objetos excessivamente, fascínio visual com luzes ou movimento).

CRITÉRIOS ADICIONAIS

C | Os sintomas devem estar presentes no período inicial de desenvolvimento (mas podem não se tornar plenamente manifestos até que as demandas sociais excedem as capacidades limitadas, ou podem ser mascarados por estratégias aprendidas na vida adulta).

D | Os sintomas causam prejuízo clinicamente significativo nas áreas social, ocupacional ou outras áreas importantes de funcionamento atual.

E | Esses distúrbios não são mais bem explicados por deficiência intelectual (transtorno de desenvolvimento intelectual) ou atraso no desenvolvimento global. Deficiência intelectual e TEA frequentemente co-ocorrem; para fazer diagnósticos de comorbidade entre TEA e deficiência intelectual, a comunicação social deveria ser inferior ao esperado para o nível de desenvolvimento geral.

Fonte: Adaptado de American Psychiatric Association.[1]

dos, como desatenção, agitação psicomotora, agressividade, irritabilidade, ansiedade, insônia, estereotipias excessivas, sintomas depressivos/ansiosos. O tratamento das comorbidades psiquiátricas deve ser feito com terapêutica específica para o transtorno tratado. De forma geral, os inibidores seletivos de recaptação de serotonina (ISRS) (usados para tratamento de quadros ansiosos e depressivos) são menos eficazes e mal tolerados em crianças autistas do que em adultos sem autismo. Os psicoestimulantes são úteis no tratamento de hiperatividade e desatenção quando a criança preenche critérios para transtorno do déficit de atenção e hiperatividade (TDAH), mas são menos eficazes e associados a mais efeitos colaterais do que em indivíduos com TDAH sem autismo. Os antipsicóticos são eficazes para o tratamento de irritabilidade nos TEA e podem melhorar também outros sintomas, como hiperatividade, comportamentos estereotipados e sintomas de ansiedade e depressão. Os dois únicos medicamentos aprovados pela FDA, até o momento, para uso em pacientes com autismo, são aripiprazol e risperidona, dois antipsicóticos de segunda geração. Entretanto, na prática clínica, utiliza-se uma ampla gama de opções. As doses recomendadas de antipsicóticos são geralmente um pouco mais baixas do que as usadas em crianças com esquizofrenia.

■ ESQUIZOFRENIA DE INÍCIO NA INFÂNCIA

O termo esquizofrenia é usado para designar uma síndrome com curso progressivo e crônico em que ocorrem sintomas psicóticos e deficitários residuais. Clinicamente, os surtos psicóticos se manifestam como alucinações, delírios ou desorganização do pensamento (e, consequentemente, comportamento e discurso). A esquizofrenia quase sempre se inicia entre o final da adolescência e o começo da vida adulta; raramente, na infância. O início de um quadro psicótico antes dos 13 anos tem prevalência estimada de aproximadamente 0,9 casos a cada 100 mil habitantes. A partir dos 13 anos, essa faixa etária aumenta significativamente, com a prevalência de psicoses esquizofreniformes com início entre os 13 e 19 anos de aproximadamente 0,5%. Por se tratar de um quadro raro, poucos estudos investigam a fisiopatologia da esquizofrenia de início na infância; no entanto, é possível extrapolar para a infância os conhecimentos sobre a fisiopatologia da esquizofrenia em adultos, em que os surtos psicóticos têm sido associados à hiperfunção dopaminérgica nas vias mesolímbicas. Esses dados são corroborados pelo fato de as medicações antipsicóticas atuarem bloqueando receptores D2 de dopamina, o que parece minimizar essa hiperfunção.

QUADRO CLÍNICO

Os sintomas relacionados à esquizofrenia são divididos em positivos e negativos. Os sintomas positivos se caracterizam pelo quadro psicótico, ou seja, pela presença de delírios (acreditar em ideias que não se fundamentam em dados de realidade e não podem ser entendidas como crenças culturalmente aceitáveis), alucinações (alterações das percepções, mais comumente ouvir vozes, ruídos ou ver coisas que outras pessoas não podem ver) ou desorganização (comportamento e pensamento não atendem a regras lógicas). Os conteúdos delirantes mais comuns na infância, assim como nos adultos, são de natureza persecutória, de autorreferência, de grandiosidade ou ideias bizarras. As alucinações auditivas são as mais comuns, e o mais típico é ouvir vozes que conversam entre si, comentam o comportamento da pessoa, xingam ou ofendem o indivíduo. As alucinações visuais são mais comuns na infância do que em adultos. A desorganização psicótica pode ser observada no discurso e no comportamento do paciente: dificuldade em estabelecer o encadeamento lógico entre as ideias, fala circunstancial ou tangencial, bloqueio repentino do discurso, mudança abrupta de uma ideia para outra sem preparar o interlocutor, neologismos, inadequações ou bizarrices. O curso da esquizofrenia de início na infância é crônico, deteriorante e cíclico. Períodos de sintomas psicóticos agudos e deterioração do funcionamento se intercalam com fases de recuperação, em que os sintomas residuais, primariamente negativos, são os preponderantes.

Os sintomas negativos são caracterizados pela diminuição da iniciativa e do interesse e certo distanciamento emocional. Crianças e adolescentes esquizofrênicos tendem a isolar-se socialmente e expressam menos emoções. Os sintomas negativos são talvez os que mais causam prejuízo aos esquizofrênicos e, certamente, os de mais difícil tratamento.

DIAGNÓSTICO

Na prática clínica, pode ser difícil diferenciar os sintomas psicóticos de certos comportamentos normais na infância. Crianças menores de 6 anos, por exemplo, podem apresentar certa desorganização do discurso, omitindo, por vezes, o elo associativo entre as ideias; assim, é importante levar em consideração o grau de desenvolvimento cognitivo esperado para a faixa etária. Em pré-escolares, também é comum certo grau de confusão entre realidade e fantasia, o que pode confundir o diagnóstico. Um exemplo típico é o chamado "amigo imaginário". Nas fantasias ou fabulações da infância, no entanto, os conteúdos costumam ser congruentes com os desejos da criança (p. ex.: "ter um amigo", "ser uma princesa", "voar" etc.) e não estão associados a prejuízos funcionais, ao passo que, nos quadros psicóticos, os conteúdos são predominantemente negativos e com grave repercussão na vida da criança; além disso, as fantasias aparecem em momentos e ambientes lúdicos, como quando a criança está em casa brincando, e as alucinações e os delírios se manifestam em qualquer momento e ambiente, fugindo ao controle (ou intenção) da criança.

ATENÇÃO!

É importante salientar também que os quadros psicóticos, em crianças, geralmente estão associados a alterações generalizadas do desenvolvimento, é comum comorbidade com deficiência intelectual, atraso no desenvolvimento neuropsiquicomotor (DNPM) e sintomas autísticos.

A psicose de início na infância pode ser um sintoma secundário de uma doença clínica subjacente e, sempre que possível, recomenda-se solicitar exame de imagem (preferencialmente ressonância magnética [RM]). Uma avaliação cuidadosa do caso, pesquisando outras alterações de comportamento, morfológicas e neurológicas ou sintomas físicos, pode sugerir a necessidade de propedêutica acessória específica, como rastreamento, a fim de verificar erros inatos do metabolismo (EIMs) ou exame citogenético.

TRATAMENTO

De forma geral, o tratamento da criança psicótica se baseia na farmacoterapia (antipsicótico) associada à reabilitação voltada para problemas específicos. O tratamento farmacológico de escolha é com antipsicóticos atípicos. Apesar de o número de ensaios clínicos ser reduzido, existem evidências de que os antipsicóticos são eficazes e seguros, mas pior tolerados do que em adultos, com menor tamanho de efeito e maiores taxas de refratariedade. Risperidona costuma ser o fármaco mais utilizado, sobretudo pela ampla experiência com seu uso na infância. Outros antipsicóticos disponíveis em nosso meio cuja eficácia já foi demonstrada na esquizofrenia de início precoce são: olanzapina, aripiprazol, quetiapina, clozapina, paliperidona e haloperidol. A dose é a mesma que a utilizada em adultos, respeitando-se grosseiramente a proporção de peso. Como em adultos, em adolescentes, a clozapina se mostrou superior aos demais antipsicóticos contra os quais foi testada, no entanto as taxas de efeitos adversos foram também maiores. Existem poucos ensaios clínicos testando a eficácia de intervenções psicossociais para crianças e adolescentes psicóticos; na prática clínica, observam-se bons resultados com terapia comportamental e terapia ocupacional voltadas para o treino de habilidades de vida diária, promoção de desenvolvimento e autonomia. Quando comorbidades psiquiátricas e problemas psicossociais são identificados, devem ser tratados com intervenções específicas.

DIAGNÓSTICO E TRATAMENTO

REVISÃO

- Os TEA cursam com alterações precoces (antes dos 3 anos de idade) do desenvolvimento de habilidades de comunicação, sociabilidade e do padrão de comportamentos repetitivos e restritos.
- O diagnóstico dos TEA é clínico e se baseia na observação da criança e no histórico detalhado do desenvolvimento coletado com os cuidadores principais.
- O tratamento dos TEA é multiprofissional, com foco em treinamento de habilidades sociais, melhora da comunicação e instalação de comportamentos mais funcionais e adaptativos.
- A EII é um transtorno mental raro e muito grave que cursa com alterações do conteúdo do pensamento (principalmente delírios), alterações de percepção (principalmente alucinações) ou desorganização do pensamento ou comportamento.
- O tratamento farmacológico da EII é feito com antipsicóticos, preferencialmente atípicos.
- Tanto na EII quanto no TEA, a identificação precoce e o tratamento adequado podem melhorar muito o prognóstico de longo prazo.

REFERÊNCIAS

1. American Psychiatric Association. Manual diagnóstico e estatístico de transtornos mentais: DSM-5. 5. ed. Porto Alegre: Artmed; 2014.
2. World Health Organization. Classificação de transtornos mentais e de comportamento da CID-10: descrições clínicas e diretrizes diagnósticas. Porto Alegre: Artmed; 1993.

LEITURAS SUGERIDAS

Maloney AE, Yakutis LJ, Frazier JA. Empirical evidence for psychopharmacologic treatment in early-onset psychosis and schizophrenia. Child Adolesc Psychiatr Clin N Am. 2012;21(4):885-909.

Mercadante MT, Rosário MC. Autismo e cérebro social. São Paulo. Segmento Farma; 2009.

Protocolo do Estado de São Paulo de diagnóstico, tratamento e encaminhamento de pacientes com transtorno do espectro autista (TEA) [Internet]. São Paulo: Secretaria de Estado da Saúde; 2013 [capturado em 10 nov. 2013]. Disponível em: http://www.saude.sp.gov.br/resources/ses/perfil/cidadao/homepage/abaixo-banner/protocolo-do-estado-sao-paulo-de-diagnostico-tratamento-e-encaminhamento-de-pacientes-com-transtorno-do-espectro-autista-tea/protocolo_est_sp_diagn_autismo_logo.pdf.

Rey JM, editor. IACAPAP e-Textbook of Child and Adolescent Mental Health. Geneva: International Association for Child and Adolescent Psychiatry and Allied Professions; 2015.

Schwartzman JS, Araújo CA. Transtornos do espectro do autismo. São Paulo: Emnon; 2011.

301

TRANSTORNO DE DÉFICIT DE ATENÇÃO E HIPERATIVIDADE

- MARIA CONCEIÇÃO DO ROSÁRIO
- IVETE GIANFALDONI GATTÁS

O transtorno de déficit de atenção e hiperatividade (TDAH) é um dos transtornos psiquiátricos mais frequentes na infância. O TDAH está associado a prejuízos do desempenho acadêmico, a estresse emocional e a comprometimento da interação social.

Diferente do que se pensava no começo do século passado, sabe-se atualmente que em cerca de 50 a 65% dos casos os sintomas persistirão até a adolescência e idade adulta. Estima-se que cerca de 3% de adultos sejam portadores de TDAH. Nesses casos, a persistência dos sintomas causa graves prejuízos, tanto educacionais quanto ocupacionais, além de aumento do risco de acidentes de trânsito, dependência de álcool e drogas, prejuízos interpessoais e grande impacto em vários aspectos da qualidade de vida dos pacientes e seus familiares. Portanto, fica evidente a necessidade de identificação precoce de pacientes com TDAH e seu tratamento adequado.

■ QUADRO CLÍNICO

O TDAH é caracterizado pela presença de sintomas de desatenção, hiperatividade e impulsividade, em uma frequência e intensidade maiores do que o esperado para a faixa etária específica da pessoa.

Apesar de semelhantes em muitos aspectos, os sintomas de TDAH tendem a apresentar-se de formas diferentes ao longo da vida. Por exemplo, na adolescência, os níveis de atividade motora e verbal, assim como a impulsividade, tendem a reduzir. Os sintomas de desatenção tendem a persistir ao longo do tempo, até a idade adulta. A seguir, apresentamos alguns sintomas de TDAH de acordo com as diversas faixas etárias.

ATENÇÃO!

O TDAH é um transtorno crônico, podendo causar grande comprometimento ao paciente e seus familiares.

SINTOMAS DE TDAH NA CRIANÇA PRÉ-ESCOLAR

Nesse período, dos dois aos seis anos de idade, a criança passa por grandes mudanças nas suas capacidades cognitivas, de comunicação, de socialização, de controle comportamental e emocional.

O aparecimento precoce dos sintomas do TDAH a das dificuldades a eles associadas foram relatados tanto em amostras clínicas quanto comunitárias.[1] É preciso ressaltar que muitos comportamentos relacionados aos sintomas de TDAH (p.ex. menor amplitude de atenção e maior inquietação psicomotora) fazem parte do desenvolvimento considerado normal para esta faixa etária, especialmente para crianças com menos de quatro anos de idade. Além disso, muitos problemas comportamentais relatados por pais de crianças encaminhadas para avaliação e/ou tratamento não são específicos do TDAH e podem estar presentes em uma grande variedade de transtornos psiquiátricos, ou nas dificuldades dos pais em determinar regras e limites adequados para os comportamentos dos filhos.

Algumas peculiaridades da apresentação clínica dos sintomas de TDAH na idade pré-escolar são:

- **Desatenção.** A criança parece não ouvir quando falam com ela; não consegue acompanhar leitura de estórias apropriadas à faixa etária; ao ouvir uma estória ou assistir a um filme, dificilmente consegue recontar a estória, parecendo ter dificuldades de compreensão; facilmente esquecem instruções e não conseguem completar tarefas específicas; não consegue ater-se ao mesmo brinquedo por muito tempo.
- **Hiperatividade.** Não consegue parar quieto, ficar sentado para brincar, alimentar-se, ouvir uma estória em casa ou em situações de roda na pré-escola; produz muita desordem e perde brinquedos ou peças deles com facilidade; apresenta pouca ou nenhuma noção de perigo, por exemplo, querer pular de andar alto para imitar algum super-herói ou tentar alcançar um brinquedo que tenha

caído para fora da janela; fala excessivamente e tem dificuldades para permanecer calado mesmo quando solicitado; apresenta alta frequência de comportamentos disruptivos, como ataques de birra intensos e prolongados, além de episódios de agressividade.

- **Impulsividade.** Com frequência, ao sair na rua, corre na frente dos outros, atravessa a rua ou passa na frente de saída de garagem sem parar ou olhar para os lados; mais propenso a acidentes e histórico de visitas frequentes ao pronto-socorro para tratar de ferimentos; inicia tarefas sem aguardar as instruções.

Estudos longitudinais e de meta-análise demonstraram que os sintomas de TDAH com aparecimento na idade pré-escolar tenderam a persistir ao longo da vida em pelo menos 50% dos casos. Esses dados reforçam a importância de conhecer a apresentação dos sintomas do TDAH nas diversas faixas etárias.

SINTOMAS DE TDAH NA IDADE ESCOLAR

O período escolar é definido como a fase de escolarização formal, com início por volta dos seis anos de idade e que perdura até a adolescência. Durante o período escolar, a criança passa a interagir mais ativamente em outros ambientes além da família, ampliando a possibilidade de que sintomas de TDAH ganhem expressão mais definida diante das novas demandas desta fase da vida. A prevalência do TDAH nessa fase está estimada em cerca de 6,5%.[1] Algumas peculiaridades da apresentação do TDAH nessa faixa etária são:

- **Desatenção.** Tendência para responder a estímulos não relacionados aos exigidos no momento; recorrente prejuízo para organizar e completar suas atividades, bem como cuidar de seus pertences; dificuldade na persistência e manutenção da atenção nas tarefas; parecem estar "nas nuvens" quando lhe dirigem a palavra.
- **Hiperatividade.** Frequentemente agitados com mãos e pés quando sentados; andam com frequência em sala de aula, interrompendo e atrapalhando seu rendimento e de seus colegas; dificuldade para brincar silenciosamente; falam em excesso. Os sintomas aumentam quando estão inseridos em tarefas que considerem monótonas, desinteressantes ou difíceis.
- **Impulsividade.** Dificuldade em retardar uma ação e esperar sua vez; menor resistência à frustração e menor controle inibitório da agressividade quando contrariados; respondem às perguntas antes delas terem sido terminadas; interrompem com frequência a conversa alheia com perguntas e falas inadequadas e muitas vezes fora do contexto; dificuldade para antecipar as consequências a longo prazo das suas ações imediatas. Devido a essa inabilidade, agem sem pensar, podendo envolver-se em acidentes sérios por não prever perigos em várias situações.

Esse conjunto de sintomas interfere nas relações interpessoais da criança, compromete a autoestima e favorece o aparecimento de outros problemas comportamentais e afetivos.

- **Desempenho escolar e TDAH.** Crianças com TDAH são mais vulneráveis a uma ampla gama de dificuldades durante e após os anos escolares. Há aumento do risco de apresentarem dificuldades acadêmicas e sociais, incluindo dificuldades de aprendizagem da leitura, escrita e matemática, rejeição social por pares, expectativa reduzida por parte dos professores e comprometimento da auto-estima.

SINTOMAS DE TDAH NA ADOLESCÊNCIA E NA IDADE ADULTA

Frequentemente, os sintomas de hiperatividade e/ou impulsividade tendem a diminuir de intensidade ou desaparecer durante a adolescência, ao passo que os sintomas de desatenção permanecem quase inalterados.

Além da dificuldade em sustentar a atenção e/ou inibir comportamentos e pensamentos distratores, pacientes com TDAH podem apresentar outros problemas. Por exemplo, adolescentes com TDAH frequentemente se apresentam mais imaturos que seus colegas e amigos, além de terem muita dificuldade com planejamento e organização para as atividades rotineiras, problemas com a memória de trabalho e dificuldades nas ações dirigidas a objetivos não imediatos, exemplos de funções executivas (FE).

Nos adultos, o TDAH comumente é um transtorno "camuflado" porque os sintomas se confundem facilmente com sintomas associados a outros transtornos, tais como ansiedade, alterações do humor e abuso de substâncias. O impacto dos sintomas na vida social, laboral e afetiva do indivíduo também deve ser investigado, sendo de grande ajuda a obtenção de informações de outras pessoas que convivem com o paciente, como pais, irmãos, amigos, cônjuges e/ou colegas de trabalho. A seguir, descrevemos algumas características do TDAH na adolescência e idade adulta:

- **Desatenção.** Deficiências na atenção prolongada para leitura, trabalho burocrático, palestras; pouca compreensão da leitura; aborrecimento fácil com tarefas ou materiais tediosos; distração fácil quando o contexto exige concentração; capacidade reduzida de ouvir o outro; grande dificuldade para escutar instruções com cuidado; pouca capacidade de seguir instruções ou tarefas; grande dificuldade para trabalhar sem supervisão; perda frequente de objetos; esquecimento de tarefas e compromissos.
- **Hiperatividade/Impulsividade.** Impaciência e inquietação subjetivas; pouca capacidade de iniciar e manter esforços em tarefas pouco interessantes; impulsividade nas decisões; dificuldade para permanecer em um espaço ou contexto confinado, como em reuniões; pouca organização, planejamento e preparação; procrastinação das tarefas até iminência de prazos; mudanças frequentes de trabalho e de maneira impulsiva; demissões frequentes; dificuldade para pensar de forma clara e para usar julgamento sensato; dificuldade de autodisciplina; baixa capacidade de persistência; descumprimento de compromissos; não costuma considerar importantes as necessidades ou atividade dos outros; maior probabilidade de dependência e abuso de substâncias; maus hábitos na direção com muitos acidentes de trânsito e/ou multas; comportamento sexual mais arriscado; maior probabilidade de ter filhos em idade precoce.

Concluindo, os sintomas de TDAH podem estar presentes durante toda a vida da pessoa, e apesar de semelhantes, existem peculiaridades na apresentação clínica que mudam de acordo com a faixa etária. Como muitos desses sintomas podem ser normais para idades específicas, a avaliação diagnóstica deve ser detalhada e abrangente.

■ DIAGNÓSTICO

O diagnóstico de TDAH é realizado por meio da avaliação clínica, não existindo até o momento nenhum exame ou teste que a substitua. O processo diagnóstico deve ser cuidadoso e abrangente e incluir a coleta de dados por meio de vários informantes.

A anamnese envolve a identificação de sintomas de TDAH e outros sintomas que possam estar presentes, além de dados da história do paciente, que incluem a investigação sobre os contextos familiar e social, sobre os antecedentes patológicos (individuais e familiares), sobre o desempenho da pessoa em diversos ambientes (tais como escola, trabalho e entre familiares) e sobre o grau de seu sofrimento psíquico ou o prejuízo causado pela presença dos sintomas.

Deve-se realizar exame físico completo (incluindo pulso, temperatura, pressão arterial [PA], altura e peso), além do exame psíquico. É importante solicitar exames laboratoriais para excluir problemas clínicos. Durante essas investigações iniciais, é importante lembrar de registrar as queixas somáticas e/ou possíveis alterações de sono. Todos esses dados devem ser então analisados à luz da idade cronológica e do nível de desenvolvimentos motor, cognitivo e emocional do paciente.

Definições formais do diagnóstico de TDAH são encontradas no Manual Diagnóstico de Doenças Mentais, da Associação Americana de Psiquiatria (AAP) (DSM-5),[2] que lançou sua 5ª edição em 2013, e na Classificação Internacional de Doenças (CID) e Problemas Relacionados à Saúde.[3]

A CID-10 classifica o TDAH dentro do capítulo de "Transtornos do comportamento e transtornos emocionais que aparecem habitualmente durante a infância ou a adolescência", no código dos Transtornos Hipercinéticos (F90). Apesar da descrição dos sintomas ser semelhante à descrição do DSM-IV; na CID-10, existe a distinção entre o TDAH sem sintomas de transtorno de conduta e o transtorno hipercinético associado ao transtorno de conduta.

Semelhante ao proposto pelo DSM-IV, o DSM-5 determina que o diagnóstico de TDAH seja feito pela presença de seis ou mais sintomas de desatenção e/ou seis ou mais sintomas de hiperatividade/impulsividade, que causam algum grau de comprometimento ao funcionamento da pessoa e/ou familiares.[2] Além de mal adaptativos, os sintomas são inapropriados para o nível de desenvolvimento da pessoa. De acordo com o DSM-5,[2] para o diagnóstico de TDAH em adultos, são necessários apenas cinco sintomas Para todas as idades, além da presença de sintomas, são necessários os seguintes critérios:

- os sintomas devem estar presentes em mais de um ambiente;
- os sintomas devem ter estar presentes até os 12 anos de idade;
- os sintomas não são melhor explicados por outra patologia ou aos efeitos fisiológicos diretos de uma substância ou de uma condição médica.

ATENÇÃO!

Quando diagnosticado precocemente e com tratamento adequado, o portador de TDAH pode deixar de ser "refém" dos sintomas de TDAH e suas consequências.

Além da avaliação subjetiva, é importante coletar dados objetivos sobre os sintomas e outros aspectos do comportamento. Escalas podem ser usadas para: investigar presença de sintomas de desatenção e/ou hiperatividade em crianças e adolescentes em rastreamento de rotina; determinar gravidade dos sintomas antes da terapia e monitorar a efetividade do tratamento e as mudanças ao longo do tempo. Não devem ser usadas como único recurso para o diagnóstico. Entre as escalas mais utilizadas na avaliação de pacientes com TDAH, podemos citar: a Escala Swanson, Nolan and Pelham–IV (SNAP); a Escala Conners's; a Escala Adult Self-Report Scale (ASRS); e as escalas "Global Assessment of Functioning (GAF) e Children's Global Assessment Scale (CGAS), que correspondem ao Eixo V do DSM e são bastante usadas para avaliar o nível de funcionamento social, ocupacional e psicosocial, assim como de que maneira a pessoa consegue lidar ou se adaptar aos vários problemas da vida.

Como relatado na Introdução, o TDAH é um dos transtornos psiquiátricos mais frequentes na infância. Acomete cerca de 6% das crianças em idade escolar e responde por 30 a 50% dos encaminhamentos em saúde mental na infância. Em pré-escolares, estudos de diversos países apresentam taxas variando entre 2 a 6% da população. Em adultos, a prevalência estimada é de cerca de 3% da população.

Tanto em pré-escolares quanto na idade escolar, o TDAH é mais frequente em meninos do que em meninas. Em adolescentes e adultos, essa diferença diminui. Algumas hipóteses foram levantadas para tentar explicar essa discrepância, mas os resultados ainda são inconclusivos.

Um dos desafios para o diagnóstico correto do TDAH e seu tratamento é a alta frequência de comorbidades, em todas as idades. Estima-se que cerca de 70% dos pacientes com TDAH apresentam ao menos um outro diagnóstico comórbido, que 32% têm no mínimo dois transtornos psiquiátricos e 11% têm 3 ou mais diagnósticos.

Na idade pré-escolar, os transtornos mais frequentes são: transtorno de oposição e desafio (TOD); transtornos de ansiedade (TA); atraso de linguagem e transtornos da coordenação motora. Na idade escolar, estima-se que 40% das crianças preencham critérios para TOD, sendo que destas, cerca de 20 a 30% desenvolverão transtorno de conduta (TC). Nessa faixa etária, cerca de 25 a 35% dos pacientes com TDAH apresentam problemas de aprendizagem e/ou de linguagem.[4] Quando existe comorbidade com transtornos específicos do aprendizado, muitas vezes, é difícil fazer o diagnóstico diferencial. Nesses casos, é indicado realizar uma avaliação neuropsicológica, psicopedagógica e/ou fonoaudiológica.

Na adolescência, as taxas de comorbidades variam entre os estudos, mas, em geral, são: abuso ou dependência de álcool (14-35%); TOD (30-55%); TC (17-20%); depressão e distimia (18-59%); e transtornos de ansiedade (36%).

A presença de comorbidades dificulta o processo diagnóstico do TDAH, tem impacto significativo na história natural, no prognóstico e no planejamento terapêutico para os pacientes. O planejamento terapêutico deve ser individualizado para cada paciente e montado a partir das informações obtidas durante a avaliação. Idealmente, o tratamento deve abranger abordagens psicoeducacional e psicofarmacológica.

■ FISIOPATOLOGIA

A ideia de que a desregulação dos circuitos dopaminérgicos e noradrenérgicos faziam parte do TDAH foi inicialmente sugerida devido ao efeito dos medicamentos para esse transtorno, que aumentam a disponibilidade sináptica desse neurotransmissores, além de experimentos em animais mostrando que lesões nos circuitos dopaminérgicos faziam com que os animais apresentassem sintomas semelhantes aos de TDAH.

As medicações estimulantes que são efetivas no tratamento do TDAH bloqueiam o transportador de dopamina e estudos de imagem têm mostrado uma reduzida ligação do transportador de dopamina em adultos com esse transtorno. O receptor D4 de Dopamina (DRD4) é prevalente nas redes frontocorticais que estão implicadas na patofisiologia do TDAH, e estudos com o receptor D5 da dopamina (DRD5) demonstram implicação na fisiopatologia do TDAH.

TEORIAS NEUROPSICOLÓGICAS

Acredita-se que o TDAH compromete principalmente o funcionamento da região frontal do cérebro, responsável, entre outras atividades, pelas funções executivas (FE). O termo FE tem uma definição bastante ampla, que abrange um número grande de subdomínios extremamente importantes, que podem ser agrupados em quatro elementos: 1- *volição*, ou capacidade de estabelecer objetivos, que envolve as capacidades de motivação e de consciência (de si e do ambiente); 2- *planejamento*, ou capacidade de organizar e prever ações para atingir um objetivo, para tomar decisões, desenvolver estratégias, estabelecer prioridades e controlar impulsos; 3- *ação intencional*, que é a efetivação de um objetivo e envolve a iniciação, a manutenção ou a modificação de ações de forma integrada e organizada; 4- *desempenho efetivo*, que é a capacidade de automonitorar, autodirigir e autorregular a intensidade, o ritmo e outros aspectos qualitativos do comportamento e da ação.

As FE são fundamentais para a aprendizagem, pois permitem o processamento de informações, a integração das informações selecionadas, os processos mnêmicos (estratégias de memorização e evocação da informação armazenada na memória), na programação das respostas motoras e comportamentais. Quando as FE estão comprometidas, os pacientes podem apresentar (em diferentes níveis de gravidade): dificuldades para inibir as respostas; fraca sustentação da atenção; perseveração nas respostas; prejuízos da memória de trabalho (verbal e não verbal); comprometimento da capacidade de planejamento, noção do tempo e regulação da emoção.

Na idade escolar, o comprometimento das FE nos pacientes com TDAH pode afetar principalmente suas habilidades na matemática e na compreensão de leitura e escrita. Como as habilidades nessas matérias são as bases necessárias para sucesso no sistema escolar atual, é comum as crianças apresentarem comprometimento geral do aprendizado. Alguns subdomínios das FE mais afetados com o TDAH são: inibição de resposta; fraca sustentação da atenção; perseveração da resposta; memória de trabalho verbal e não verbal; planejamento; noção do tempo; regulação da emoção; e tarefas que envolvem fluência verbal e não verbal.

NEUROIMAGEM

A hipótese que pacientes com TDAH apresentam desregulação dos circuitos frontal-subcorticais tem sido confirmada por meio de estudos de neuroimagem funcional e estrutural. Entretanto, outros achados sugerem que a circuitária fronto-subcortical não seria suficiente para explicar a fisiopatologia do transtorno, sugerindo o comprometimento de outras regiões, tais como o cerebelo, o corpo caloso e o estriado. Entre as estruturas subcorticais associadas ao TDAH, o estriado tem sido de particular interesse devido a suas ricas sinapses dopaminérgicas, por ser particularmente vulnerável à hipóxia perinatal implicada no transtorno e ao fato de que lesões do estriado em animais produzem hiperatividade e comprometimento do controle inibitório. Estudos de neuroimagem *in vivo*, em pessoas, mostram que o uso de metilfenidato para tratar TDAH e exerce seu efeito por se ligar aos transportadores de dopamina, a maioria dos quais se localiza no estriado.

Estudos com neuroimagem funcional são consistentes com estudos de neuroimagem estrutural, localizando anormalidades na ativação do cérebro em pacientes com TDAH nos circuitos fronto-subcorticocerebelar.

GENÉTICA

Por muitas décadas, estudos têm mostrado que o TDAH é transmitido entre famílias. De acordo com estudos com gêmeos e adoção, os genes têm um importante papel na transmissão familiar do TDAH. A herdabilidade do TDAH é estimada em torno de 0,8, mostrando que os genes são muito importantes na etiologia do TDAH.

Estudos em genética molecular têm revelado a complexa genética do TDAH, sugerindo que a predisposição para o TDAH seria causada por vários genes, com pequeno efeito, que interagem entre si e com o ambiente. Entre os diversos polimorfismos já investigados, alguns com resultados mais promissores são uma variante funcional do gene transportador de serotonina (SLC6A4) e a proteína sinaptossomal SNAP 25, que é uma proteína neuronal específica envolvida em liberação e transporte na vesícula sináptica. Camundongos que não possuem o gene da SNAP25 mostram hiperatividade espontânea, reversível por estimulantes, e atraso na aquisição de habilidades motoras complexas neonatais. A inserção de genes SNAP25 reduzem a hiperatividade nesses camundongos.

FATORES DE RISCO AMBIENTAIS

Muitos estudos indicam que complicações na gestação e no parto elevam o risco para TDAH, incluindo toxemia ou eclâmpsia, saúde materna precária, idade precoce da mãe, pós-maturidade fetal, trabalho de parto prolongado, estresse fetal e hemorragia pré-partal. Vários estudos confirmam que prematuridade, assim como baixo peso ao nascer, são fatores de risco para TDAH. Outros estudos identificaram alguns fatores adversos para o TDAH, tais como: pouca educação materna; baixo nível socioeconômico; exposição crônica a conflitos; baixa coesão familiar; e psicopatologia parental (especialmente materna).

Estudos prospectivos de crianças mostraram que a exposição fetal ao álcool leva a problemas comportamentais, cognitivos e problemas de aprendizagem que podem apresentar-se como sintomas de TDAH.

Acredita-se também que a exposição do feto à nicotina pode danificar o cérebro em momentos críticos do processo de desenvolvimento. Devido aos receptores nicotínicos modularem a atividade dopaminérgica sua desregulação pode aumentar o risco para o TDAH.

A exposição ao chumbo também tem sido implicada na fisiopatologia do TDAH. Em contrapartida, os estudos **não** comprovaram que alimentos pudessem causar o TDAH.

Concluindo, acredita-se que o TDAH seja um transtorno heterogêneo e que apenas uma teoria não seria suficiente para explicar a etiologia do quadro.

■ TRATAMENTO

O tratamento do TDAH começa com uma avaliação abrangente do paciente e de sua família. Após a determinação dos sintomas principais, e qual seu grau de comprometimento no funcionamento do paciente e da família, estabelece-se o programa de tratamento. O planejamento terapêutico deve ser individualizado para cada paciente e montado a partir das informações obtidas durante a avaliação. Idealmente, o tratamento deve abranger uma abordagem interdisciplinar e incluir intervenções de orientação e apoio, além de psicoterapia e psicofarmacoterapia.

> **ATENÇÃO!**
>
> Tratar uma pessoa com TDAH significa, mais do que controlar sintomas, viabilizar um desenvolvimento adequado.

TRATAMENTO PSICOEDUCACIONAL

O tratamento psicoeducacional é ferramenta essencial para o sucesso do tratamento. Tem como objetivos orientar portadores e familiares sobre o TDAH, a necessidade do uso de medicamentos e outras estratégias de tratamento e as dificuldades impostas pelo tratamento prolongado. Uma das maiores dificuldades é garantir a adesão ao tratamento, principalmente nos casos que iniciaram o tratamento desde a infância.

No Brasil, existe a Associação Brasileira de Déficit de Atenção (ABDA), que tem desenvolvido um trabalho excelente na promoção de atividades com pacientes e familiares.* Além de encontros periódicos, a ABDA desenvolve material de apoio a pacientes e familiares, inclusive com orientações sobre os direitos do paciente em relação à inclusão escolar e a leis. É importante que o médico recomende aos pacientes e familiares que entrem em contato com a ABDA.

TRATAMENTO FARMACOLÓGICO

Medicações psicoestimulantes

Os psicoestimulantes têm-se mostrado as medicações mais efetivas para o tratamento de pacientes com TDAH. Existem dois tipos de psicoestimulantes disponíveis para tratar o TDAH no Brasil: o metilfenidato e a lisdexanfetamina, ambos com eficácia e segurança comprovadas por meio de inúmeros estudos.

---

*Para mais informações, acesse: www.tdah.org.br

Os efeitos benéficos dos psicoestimulantes incluem: melhora da desatenção e da concentração; diminuição da impulsividade; diminuição dos comportamentos agressivos e/ou antissociais; diminuição da hiperatividade e da agitação motora.

Alguns dos efeitos colaterais mais comuns são: insônia, redução ou perda do apetite, sensação de ansiedade, irritabilidade, sintomas depressivos, boca seca, dores de cabeça, dores abdominais, aumento de frequência cardíaca (FC) e de pressão arterial (PA). Com relação à insônia, sabe-se que muitos portadores de TDAH apresentam dificuldade para adormecer, ou preferem dormir muito tarde, mesmo antes do início do uso de estimulantes. Frente a essas questões, deve-se realizar uma cuidadosa avaliação inicial sobre o sono e, posteriormente, manter esse parâmetro sob seguimento.[5]

Os efeitos colaterais dos psicoestimulantes, em sua maioria, são leves, dose-dependentes e transitórios. Podem ser divididos entre os que surgem a curto e a longo prazos. A curto prazo, podemos citar: anorexia, insônia, ansiedade, irritabilidade e labilidade emocional, podendo evoluir para alterações do humor, cefaleia e dores abdominais, tiques, pesadelos e isolamento social. A longo prazo, temos: perda de peso e desaceleração da curva do crescimento e alterações cardiovasculares

Metilfenidato

O metilfenidato é tomado via oral (VO), e a escolha da forma de apresentação depende da rotina do paciente.

Apesar de alguns relatos de caso do uso de metilfenidato em crianças menores de quatro anos, os efeitos colaterais parecem ser mais frequentes em pré-escolares. É importante ressaltar que a FDA dos Estados Unidos aprovou o uso do metilfenidato para o TDAH e narcolepsia em crianças com idade igual ou superior a 6 anos.

A apresentação de liberação imediata tem pico farmacológico de ação entre uma e duas horas, desaparecendo em quatro horas. As doses são divididas em intervalos de pelo menos 3,5 a 4 horas, sendo que a terceira dose do dia (quando necessária) é normalmente utilizada para minimizar o efeito rebote e costuma ser metade daquela utilizada na primeira dose.

As formulações de liberação imediata (ritalina-novartis) têm como desvantagem a necessidade de múltiplas administrações durante o dia, diminuição da aderência ao tratamento e o aumento das taxas do fenômeno de rebote após o fim da ação da medicação. As formulações de ação prolongada (Ritalina LA-Novartis e Concerta-Janssen) reduzem esses riscos, pois podem ser administradas uma vez ao dia. Para os adolescentes com atividades durante o dia e a noite, pode-se precisar de duas doses por dia, inclusive combinando formulações diferentes.

O metilfenidato de curta ação (ritalina) pode ser iniciado com 5 mg, 1 ou 2 vezes ao dia, com incrementos semanais de 5 a 10 mg, atingindo uma dose média de 1 mg/kg/dia, mas que pode ser individualizada de acordo com o quadro clínico do paciente. A dose diária máxima recomendada é de 80 mg.

As cápsulas de liberação ampliada (ritalina LA) são administradas uma vez ao dia pela manhã, devendo ser iniciada com 10 a 20 mg e aumentar no máximo 10 mg por semana. As cápsulas com a tecnologia OROS (do inglês *osmotic release oral system-concerta*) podem ser iniciados com 18 mg uma vez ao dia e ajustados semanalmente.

Lisdexanfetamina (Venvanse)

É considerada uma "pró-droga", pois é desprovida de efeitos farmacológicos até que ocorra um processo de hidrólise que separa a lisina da dexanfetamina, esta sim substância ativa.

Essa modalidade de liberação da droga dificulta o seu uso como droga de abuso, pois nessas se busca um efeito imediato, o que não é possível com a lisdexanfetamina.

O início da ação ocorre após 2 horas de ingestão e tem uma duração de efeito de aproximadamente 13 horas. Deve-se iniciar com o uso de 30 mg/dia, com aumentos gradativos até 70 mg/dia. Em alguns casos, é recomendado fracionar as doses iniciais.

Medicações não estimulantes

Estima-se que pelo menos 70% dos pacientes respondam positivamente aos psicoestimulantes. A eficácia está bem documentada para crianças e em idade escolar e adolescentes, entretanto, os dados são restritos em pré-escolares e na fase adulta. Nos casos em que os pacientes não respondam bem, tenham muitos efeitos colaterais ou apresentem comorbidades com outros transtornos clínicos e/ou psiquiátricos, pode-se usar medicações não estimulantes, descritas a seguir.

Atomoxetina (não comercializada no Brasil)

Único fármaco não estimulante aprovado pela FDA para uso em crianças (maiores de 6 anos de idade), adolescentes e adultos com TDAH. A atomoxetina bloqueia o transportador pré-sináptico de norepinefrina no córtex pré-frontal. Tem eficácia comprovada no tratamento dos principais sintomas do TDAH, além da melhora nas medidas de qualidade de vida dos pacientes com TDAH.

Os principais efeitos colaterais são: desconforto gastrintestinal, diminuição do apetite, dores de cabeça, fadiga, tonturas, alterações do humor, diminuição da taxa de crescimento, aumento de PA e FC. O funcionamento hepático precisa ser monitorado por risco de toxicidade hepática. Sugere-se a descontinuação da medicação caso surja icterícia, prurido cutâneo, urina escura, ou sintomas inesperados parecidos com gripe.

As doses usuais variam entre 0,5 a 1,4 mg/kg/dia com dose máxima de 100 mg/dia divididos em uma a duas dosagens.

O uso da atomoxetina é especialmente recomendado em pacientes com associação de TDAH com transtornos de ansiedade.

Bupropiona

A bupropiona é um inibidor relativamente seletivo da recaptação da norepinefrina e dopamina, com mínimo efeito na recaptação da serotonina. Os efeitos da bupropiona foram considerados inferiores aos psicoestimulantes, Entretanto, um estudo controlado, utilizando bupropiona e placebo, mostrou que esse medicamento foi efetivo no tratamento de crianças e adolescentes portadores de TDAH, em doses variando de 50 a 300 mg ao dia divididos em 2 tomadas.

Os efeitos colaterais mais comuns são: insônia, irritabilidade, agitação, *rash* cutâneo, náusea, vômitos, constipação e tremores. A bupropiona foi associada com aumento do risco para ocorrência de crises convulsivas, devendo-se considerar esse aspecto quando dirigido a pessoas epilépticas.

Particularmente útil em pacientes com TDAH com comorbidade com transtorno depressivo e dependências químicas.

Agonistas alfa-adrenérgicos

O uso dos agonistas alfa-adrenérgicos deve ser evitado em pacientes com doença cardiovascular significativa e quando utilizados é necessário fazer um monitoramento cuidadoso.

Crianças e adolescentes com sintomas depressivos ou com histórico pregresso de depressão não devem receber clonidina. Geralmente, a dose inicial é de 0,05, ao dormir, ou 0,025 divididos em quatro doses por dia. Os aumentos devem ser gradativos, chegando até 0,3 mg/dia. A retirada precisa ser lenta e gradativa, pelo risco de ocorrer síndrome de abstinência (com inquietação psicomotora, cefaleia, agitação e aumento da PA).

A guanfacina (não comercializada no Brasil) tem uso similar à clonidina, contudo com menos efeitos colaterais e meia-vida maior. Seu uso não é recomendado em crianças com menos de 12 anos, porque a segurança e a eficácia nessa faixa etária não foram estabelecidas. A guanfacina pode ser iniciada com uma dose de 0,5 mg e a cada três dias fazer incrementos de 0,5 mg de acordo com a resposta clínica até um máximo de 4 mg/dia.

A clonidina e guanfacina são utilizadas principalmente em pacientes com TDAH associado a transtornos de tiques e/ou síndrome de Tourette.

Imipramina

O antidepressivo tricíclico imipramina e seu metabólito ativo desipramina (não comercializado no Brasil) é recomendado como opção de tratamento para pacientes com TDAH, especialmente quando com comorbidade com enurese e/ou transtorno depressivo.

Apesar da recomendação, seu uso é limitado pelo risco de alterações da condução cardíaca. Esses antidepressivos podem causar prolongamento do intervalo QT, o que aumentaria, em indivíduos vulneráveis, o risco de taquicardia ventricular (TV). Portanto, determinados parâmetros devem ser avaliados, tais como eletrocardiograma (ECG) e PA.

Os principais efeitos colaterais observados com o uso da imipramina incluem: fadiga, tontura, boca seca, sudorese, ganho de peso, retenção urinária, tremor e agitação (efeitos anticolinérgicos), e tendem a ser controlados com a diminuição da dose ou mesmo mudanças no horário de ingestão da droga. As doses recomendadas de imipramina variam de 1 a 3 mg/kg/dia.

TRATAMENTO PSICOTERÁPICO

Inúmeros ensaios clínicos duplo-cegos, randomizados, controlados com placebo têm reportado que o uso de medicações é eficaz e seguro para o tratamento de pacientes com TDAH. Apesar da grande maioria dos pacientes com TDAH responder muito bem ao tratamento com psicoestimulantes, alguns pacientes apresentam efeitos colaterais importantes e precisam suspender a medicação. Outrossim, a aderência ao tratamento varia bastante e tende a reduzir significativamente com a idade.[6]

Entre as psicoterapias, as que têm demonstrado maior evidência de eficácia para o tratamento do TDAH são aquelas que envolvem componentes comportamentais. A terapia comportamental e/ou cognitivo-comportamental (TCC) utiliza várias estratégias no tratamento do TDAH, tais como: a) psicoeducação sobre o TDAH e possíveis comorbidades; b) organização e planejamento dos objetivos e atividades diárias; c) estratégias para lidar com os sintomas; d) estratégias para desenvolver comportamento adaptativo e capacidade de solucionar problemas; e) estratégias para desenvolver a sociabilidade.

Entre os tipos de intervenções comportamentais, os que têm maior evidência de eficácia para o tratamento de pacientes com TDAH são o treino parental, o manejo comportamental em sala de aula e o treino de habilidades sociais, especialmente se realizado de forma intensiva e em ambientes recreacionais em grupo (tais como os "programas de verão", ou *summer training programs*).

A escolha de quais estratégias e/ou técnicas serão usadas deve ser feita a partir das características de cada paciente, sua família e o ambiente em que vive, além da faixa etária.

Concluindo, o tratamento do TDAH deve ser multimodal, com a combinação de medicamentos, psicoeducação e técnicas psicoterapêuticas específicas para cada paciente. A TCC tem sido a abordagem preferencialmente usada no tratamento dos portadores de TDAH, pois os seus diversos tipos de intervenções têm demonstrado evidência de eficácia para o tratamento do TDAH, especialmente quando combinada ao uso de psicoestimulantes e para os pacientes que apresentam comorbidades.

REVISÃO

- O TDAH é muito mais frequente do que se imaginava; em um grande número dos casos, seus sintomas persistem durante toda a vida e causam grande impacto negativo nas diversas áreas da vida dos seus portadores.
- Ele não é apenas um problema comportamental: essas dificuldades determinam comprometimento do aprendizado, com gravidades variáveis.
- O TDAH pode ser determinante para uma formação profissional aquém do esperado para suas capacidades, para comprometimentos permanentes na autoestima e relacionamentos sociais frágeis e com grande número de frustrações.
- Um fator que contribui para o sucesso do tratamento é o diagnóstico correto, o mais precocemente possível: ele começa com uma avaliação detalhada do paciente, sua família e o ambiente em que vive.
- Com o avanço do conhecimento, existe tratamento eficaz para o TDAH. Além de medicações eficazes e seguras, estratégias psicoterapêuticas e psicopedagógicas têm sido desenvolvidas e gerado mais estudos científicos comprovando sua eficácia.

■ REFERÊNCIAS

1. Polanczyk G, de Lima MS, Horta BL, Biederman J, Rohde LA. The worldwide prevalence of ADHD: a systematic review and metaregression analysis. Am J Psychiatry. 2007;164(6):942-8.
2. American Psychiatric Association. Manual diagnóstico e estatístico de transtornos mentais: DSM-5. 5. ed. Porto Alegre: Artmed; 2014.
3. World Health Organization. International statistical classification of diseases and related health problems: ICD-10 [Internet]. Geneva: WHO; [2016; capturado em 08 maio 2017]. Disponível em: http://apps.who.int/classifications/icd10/browse/2016/en
4. Pliszka S; AACAP Work Group on Quality Issues. Practice parameter for the assessment and treatment of children and adolescents with attention-deficit/hyperactivity disorder. J Am Acad Child Adolesc Psychiatry. 2007;46(7):894-921.
5. Gattás IG, Nunes APR, Reis AT, Santos SN, Rosário MC. Tratamento farmacológico: criança e adolescente. In: Louzã Neto MR, organizador. TDAH ao longo da vida: transtorno de déficit de atenção/hiperatividade. Porto Alegre: Artmed; 2010.
6. Subcommittee on Attention-Deficit/Hyperactivity Disorder; Steering Committee on Quality Improvement and Management, Wolraich M, Brown L, Brown RT, DuPaul G, et al. ADHD: clinical practice guideline for the diagnosis, evaluation, and treatment of attention-deficit/hyperactivity disorder in children and adolescents. Pediatrics. 2011;128(5):1007-22.

■ LEITURAS SUGERIDAS

Moriyama TS, Cho AJM, Verin RE, Fuentes J, Polanczyk GW. Attention deficit hyperactivity disorder. In: Rey JM, editor. IACAPAP e-Textbook of Child and Adolescent Mental Health. Geneva: International Association for Child and Adolescent Psychiatry and Allied Professions; 2012.

Shayer BPM, Durán PAB, Figueiredo TV, Silva EL, Rosário MC. Curso e prognóstico. In: Louzã Neto MR, organizador. TDAH ao longo da vida: transtorno de déficit de atenção/hiperatividade. Porto Alegre: Artmed; 2010.

302

TRANSTORNOS DE ANSIEDADE E TRANSTORNO OBSESSIVO-COMPULSIVO NA INFÂNCIA E NA ADOLESCÊNCIA

■ FELIPE SALLES NEVES MACHADO
■ MARIA CONCEIÇÃO DO ROSÁRIO

Os transtornos de ansiedade (TA) e o transtorno obsessivo-compulsivo (TOC) estão entre as manifestações psicopatológicas mais precoces e prevalentes na infância e adolescência. Estimativas recentes mostraram taxas de prevalência para todos os TA e/ou TOC de 15 a 20% com idade média de 11 anos.[1] Estudos epidemiológicos mostraram que aproximadamente um terço das crianças podem ter ao menos um transtorno ansioso antes da vida adulta.[1,2]

A presença de TA e/ou TOC em crianças e adolescentes causa impacto negativo no seu funcionamento global, principalmente na sociabilidade e no aprendizado escolar. Estudos mostraram pior qualidade de vida nos pacientes e seus familiares, além de risco elevado para o desenvolvimento de depressão, distúrbios do sono, uso de substâncias e suicídio.[3]

Apesar desses dados, os TA e o TOC ainda são pouco identificados e tratados adequadamente nessa faixa etária. Essa demora ou falha na identificação e tratamento dos casos geralmente piora o prognóstico. Neste sentido, este capítulo pretende abordar os TA segundo a perspectiva do desenvolvimento e discutir aspectos relacionados ao quadro clínico, diagnóstico, epidemiologia, tratamento e prognóstico. As apresentações clínicas serão descritas segundo os transtornos classicamente relacionados ao espectro da ansiedade: Transtorno de Ansiedade de Separação (TAS), Transtorno de Ansiedade Generalizada (TAG), Fobias Específicas (FE), Fobia Social (FS), Transtorno de Pânico (TP) e Transtorno de Estresse Pós-Traumático (TEPT). Outros TA foram incluídos na última edição do Manual de Classificação Diagnóstica, da Associação Psiquiátrica Americana (APA) (DSM-5),[4] como Agorafobia, Mutismo Seletivo e Transtorno de ansiedade de adoecer.

Como o TOC está descrito neste livro, no Capítulo 294, serão apresentadas algumas características da sua apresentação na infância, mas esse não será o foco deste capítulo.

■ **QUADRO CLÍNICO**

A ansiedade e o medo geralmente ocorrem diante da expectativa de que algum acontecimento perigoso ou negativo está prestes a acontecer. Medos e ansiedades surgem na infância como parte do desenvolvimento típico e podem ser considerados não patológicos, uma vez que não tragam prejuízos funcionais e/ou que tenham duração e intensidade limitadas.[5]

É importante considerar que as manifestações de ansiedade e medo podem variar conforme vários fatores, tais como a fase do desenvolvimento e o estímulo que provocou a reação, podendo corresponder a fenômenos normais no funcionamento do indivíduo. Crianças mais novas podem manifestar medo de imediato às ameaças concretas no ambiente. À medida que a criança amadurece cognitivamente, esses medos começam a incorporar eventos antecipatórios e estímulos de natureza abstrata. Assim, os medos normais (não patológicos) são dependentes da idade e tendem a ser transitórios. No entanto, também podem ocorrer de forma exagerada e estarem associados a sintomas psicopatológicos. Estes sintomas podem evoluir para TA caso persistam ou ocorram de forma exagerada.

A ansiedade e/ou medo patológicos estão presentes quando ocorre uma reação desproporcional em relação a um estímulo, quando ocorrem fora de momentos de antecipação, quando causam limitações funcionais, ou quando a pessoa começa a evitar situações ou pessoas que podem desencadear a ansiedade ou o medo.[6]

Pessoas com ansiedade ou medo patológicos tendem a evitar situações específicas, pessoas ou lugares e manifestam uma ampla possibilidade de sintomas físicos e de ordem psíquica, envolvendo emoções, pensamentos e comportamentos. Esses sintomas podem variar conforme o tipo de ansiedade ou medo e de acordo com a fase do desenvolvimento. Os sintomas físicos envolvem, em geral, dores de cabeça, dores de estômago, náuseas, vômitos, diarreia, tensão muscular e alteração do padrão do sono. Sintomas desencadeados por ativação adrenérgica de reações de luta e fuga, como palpitação, tremores, sudorese, também são frequentes nos episódios de ansiedade e medo. Os sintomas de ordem psíquica estão relacionados com uma antecipação da ameaça, que pode assumir a forma de preocupação, ruminação, antecipação ansiosa ou pensamentos. Comportamentos mais sutis, como incerteza, ações ritualizadas e hesitação, foram também considerados como possíveis manifestações dos TA.[6]

A apresentação dos TA nas fases do desenvolvimento pode variar de acordo com a identificação do estímulo evitativo. Por exemplo, crianças em idade pré-escolar tendem a ter mais fobias específicas e mais manifestações físicas da ansiedade ou medo. Até os 6 anos de idade (pré-escolares), pode ser mais difícil o reconhecimento das manifestações ansiosas, já que as crianças têm mais dificuldade para reconhecer e falar sobre seus sentimentos. Nesses casos, uma avaliação dos comportamentos, do contexto envolvido e o uso de jogos e/ou desenhos pode possibilitar a identificação do estímulo evitativo e do quadro clínico nessa faixa etária. Crianças em idade escolar apresentam em geral ansiedade patológica relacionada à separação dos pais. Adolescentes apresentam mais manifestações de ordem psíquica, e o TAG é mais prevalente nesta faixa etária.[2,7]

■ **EPIDEMIOLOGIA**

Um estudo de revisão de uma amostra de 1.533 crianças em idade pré-escolar (3 a 6 anos) encontrou prevalência de 6,1 a 9,5% de qualquer TA e dos seguintes transtornos específicos: TAS (5-11,5%), TAG (6,5%), FE (2,3-4,6%), FS (0,7-2%). Esta mesma revisão analisou 21 estudos que somavam uma amostra de 27.198 crianças e adolescentes de 6 a 19 anos e encontrou prevalência média de 2,1 a 27% para qualquer TA segundo os critérios do DSM-IIIR e DSM-IV. Os transtornos específicos quando avaliados separadamente mostraram as seguintes taxas de prevalência: TAS (0,2-4,5%), TAG (0,3-4,6%), FE (0,1-12,7%), FS (0,3-13,1%) e TP (0,1-3,1%). Um estudo recente avaliou uma amostra de adolescentes de 13 a 18 anos e encontrou as seguintes taxas de prevalência ao longo da vida, para os seguintes transtornos: TAS (7,6%), TAG (2,2%), FE (19,3%), FS (1,3%) e TP (2,3%).[7]

As taxas de prevalência para os TA variam bastante dependendo da faixa etária da amostra, pois cada transtorno apresenta um padrão específico de idade de início. Mais especificamente, o TAS e a FE, em geral, começam mais precocemente, com metade dos casos começando entre 5 e 8 anos de idade. O TOC e a FS têm início mais tardio, com a puberdade. Os outros TA (TP e TEPT) são menos frequentes e tendem a começar na idade adulta. A Figura 302.1 apresenta os períodos de maior incidência para os TA.[7]

Tanto os TA quanto o TOC apresentam grande diversidade na história natural. Os sintomas tendem a mudar com frequência ao longo do desenvolvimento. Os TA geralmente têm 4 tipos diferentes de evolução, da infância até a vida adulta: 1) cerca de 20 a 30% apresentam remissão; 2)

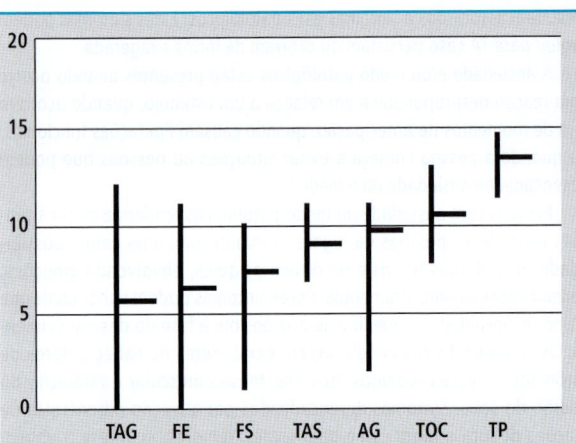

FIGURA 302.1 ■ Prevalência dos transtornos de ansiedade.

Fonte: Adaptada de Costelo e colaboradores.[2]

cerca de 20 a 30% continuam com o mesmo tipo de TA; 3) cerca de 20 a 30% apresentam um outro tipo de TA; e 4) cerca de 20 a 30% apresentam outros tipos de diagnósticos (tais como depressão)[5]. A apresentação do TOC tende a ser crônica ao longo da vida, com períodos de melhora e piora, sendo que o início dos sintomas obsessivo-compulsivos (SOC) pode ser agudo ou insidioso, não havendo um padrão de evolução determinado (Figura 302.2).

ATENÇÃO!

Os TA e o TOC são muito frequentes na infância e adolescência. Sua alta prevalência e o grande impacto na vida dos pacientes e seus familiares tornam o diagnóstico precoce e o tratamento adequado fundamentais para evitar que esses sintomas se tornem crônicos.

■ DIAGNÓSTICO

Os diagnósticos dos TA e do TOC são realizados exclusivamente por meio da avaliação clínica. O processo diagnóstico deve ser cuidadoso e abrangente, e deve incluir a coleta de dados por meio de vários informantes, principalmente a criança, os pais e educadores. A anamnese envolve o reconhecimento de sintomas físicos e de ordem psíquica dos TA e do TOC, além da investigação de outros transtornos mentais comórbidos. Deve-se realizar exame físico completo (incluindo pulso, temperatura, PA, altura e peso), além do exame psíquico. No caso da presença de sintomas físicos, é importante solicitar exames laboratoriais para elucidação do diagnóstico diferencial. É importante conhecer o padrão de sono do paciente e pesquisar sobre possíveis alterações de sono.

Todos esses dados devem ser então analisados segundo a fase do desenvolvimento do paciente. Definições formais dos TA e do TOC podem ser encontradas no DSM-5[4] e na Classificação Internacional de Doenças e Problemas Relacionados à Saúde.[8] Tanto para o DSM quanto para a CID, os critérios diagnósticos são os mesmos tanto para crianças, quanto para adolescentes e adultos, apresentando apenas algumas especificidades para essas faixas etárias. Por exemplo, os requerimentos de duração para

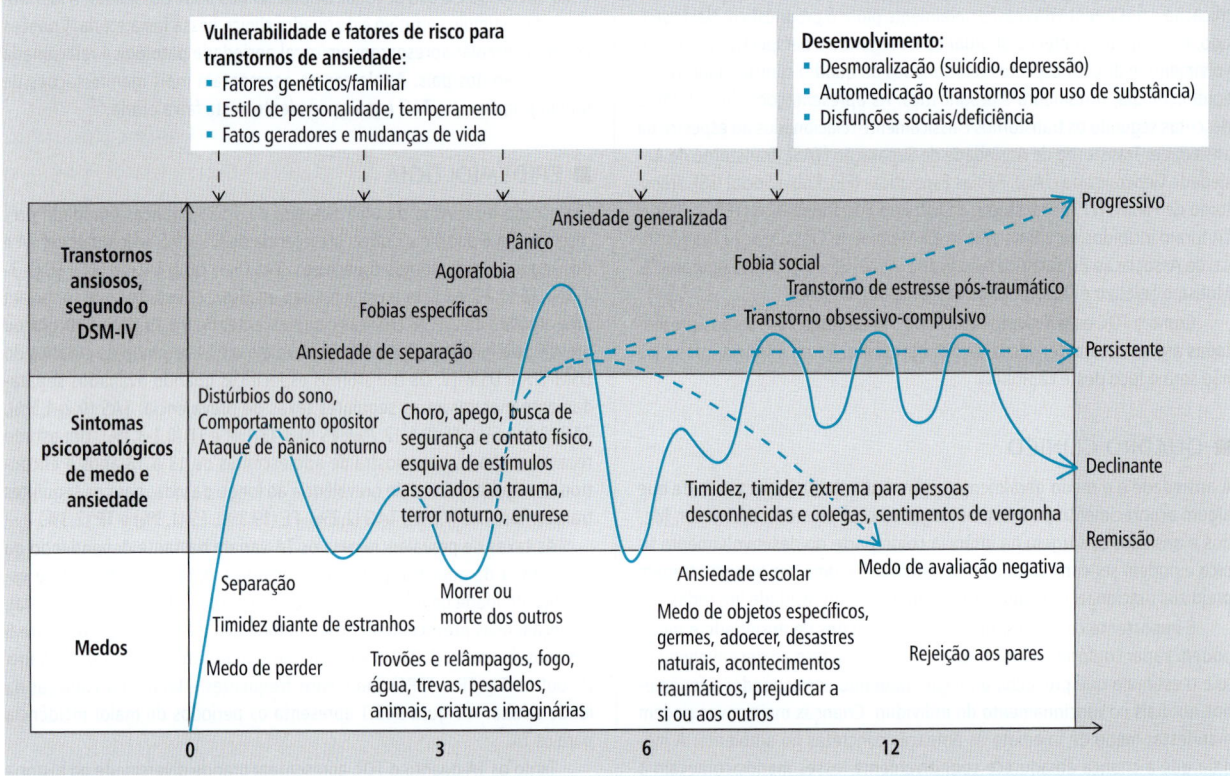

FIGURA 302.2 ■ Medos normativos e ansiedade patológica incorporados a uma estrutura heurística da evolução dos transtornos de ansiedade.

Fonte: Adaptada de Beesdo-Baum e Knappe.[7]

TAS em crianças é menor do que em adultos, que figura em 6 meses, sendo de apenas 4 semanas. É também necessário apontar que em crianças pode haver intensa dificuldade de separação dos pais mesmo no momento de dormir, insistindo em ter companhia até adormecer, e indo para a cama da figura de ligação no meio da noite. Para o TOC, não é necessário que as crianças reconheçam que os sintomas são excessivos ou irracionais.

Para o diagnóstico, é muito importante diferenciar os sintomas dos TA e do TOC de comportamentos normais, ou comportamentos associados ao funcionamento familiar. Por exemplo, algumas crises de ansiedade em crianças podem ser desencadeadas em momentos de birra, choro, ou disputa de poder com os pais.

Muitos pacientes com TOC escondem os SOC ou levam muito tempo para buscar tratamento e por isso estes sintomas devem ser sempre ativamente pesquisados. Alguns pacientes procuram ajuda de outros profissionais de saúde para avaliar e/ou tratar condições secundárias aos SOC. Algumas perguntas que podem auxiliar nessa investigação ativa incluem:
1 | Você tem pensamentos repetitivos dos quais não consegue se livrar?
2 | Você tem preocupações ou impulsos desagradáveis de machucar alguém?
3 | Você sente necessidade de contar coisas ou lavar as mãos ou checar objetos repetidamente?
4 | Você se preocupa muito com obrigações religiosas ou com a moralidade?
5 | Você tem pensamentos perturbadores de conteúdo sexual?
6 | Você sente necessidade de que os objetos estejam arrumados simetricamente ou em uma determinada ordem?
7 | Você tem problema para jogar objetos fora, a ponto de chegar a entulhar partes de sua casa?
8 | Essas preocupações e comportamentos interferem no seu funcionamento profissional, no seu relacionamento familiar ou social?

ATENÇÃO!

Sinais como timidez excessiva, isolamento, medos desproporcionais e comportamentos repetitivos devem ser sempre valorizados e investigados nas crianças e adolescentes.

Alguns sinais precoces de que a criança pode estar em risco para desenvolver TA ou TOC são a presença de "comportamento inibido" ou aumento de sensibilidade para a ansiedade." Comportamento inibido pode ser definido como a dificuldade para lidar com novidades ou tendência a evitar situações sociais novas ou pouco familiares. A sensibilidade para a ansiedade envolve crenças de que os sintomas ansiosos terão consequências físicas, psicológicas ou sociais negativas para o indivíduo. Já é possível avaliar essas características de modo mais preciso em crianças entre 2 a 5 anos, avaliando sua dificuldade em lidar com novidades, apego exagerado a figuras de ligação, fuga do contato visual, dificuldade em se acostumar com pessoas estranhas e falta de sorriso. Crianças com estes fatores de temperamento têm risco 2 a 4 vezes maior de desenvolver TA ao longo da vida. A Tabela 302.1 apresenta um resumo das características dos TA na infância e adolescência.

Apesar de instrumentos de avaliação, tais como escalas, questionários e inventários de comportamento, não realizarem o diagnóstico, podem ser úteis na investigação da presença e gravidade de sintomas, além de fornecerem uma avaliação objetiva dos sintomas. Alguns exemplos bastante usados são a SCARED para os TA e a CYBOCS e DYBOCS para o TOC.[5]

Outro fator que dificulta o diagnóstico é a presença de transtornos comórbidos, que corresponde mais à regra que à exceção. Alguns estudos apontam que mais de 50% dos casos de TA ou TOC têm mais de um tipo de TA.[5] Apesar de não serem considerados como transtornos distintos, existem dois quadros que frequentemente estão associados aos TA, o "mutismo seletivo" e a "recusa a frequentar escola" que precisam ser identificados e tratados adequadamente. Para o TOC, alguns transtornos frequentemente associados são os transtornos de tiques, outros TA e depressão. A presença de comorbidades pode influenciar a resposta terapêutica e determinar diferentes escolhas terapêuticas.

■ FISIOPATOLOGIA

As etiologias exatas dos TA e do TOC ainda não são conhecidas, mas sabe-se que as causas destes transtornos são complexas e multifatoriais, tornando difícil a identificação de fatores predisponentes precisos. Sabe-se também que esses transtornos são heterogêneos, produtos da interação de genes de vulnerabilidade com eventos que ocorrem ao longo da vida (ambiente). Portanto, acredita-se que vários elementos precisam atuar em conjunto (interação gene-ambiente) para que os sintomas se manifestem e se perpetuem.

Estudos de famílias relataram que os TA e o TOC são familiares e estudos com gêmeos demonstraram que esses transtornos têm fatores genéticos, com fatores de herdabilidade estimados entre 33 a 40%. Estudos de genética molecular apontam que muito provavelmente não haverá um único gene responsável por qualquer dos TA, considerando a grande heterogeneidade dos quadros. A hipótese mais provável é que vários genes estejam envolvidos, cada um com pequeno efeito. Os polimorfismos já investigados envolvem principalmente genes que codificam os receptores e transcritores de serotonina.[6]

O nível moderado de herdabilidade dos TA apontaram para a influência de fatores ambientais no desenvolvimento dos TA. Uma recente revisão da literatura mostrou que a hereditariedade genética parece estar relacionada ao estado de ansiedade patológica, em vez de determinar distúrbios ansiosos específicos.[9] As pesquisa genéticas estão cada vez mais investigando a complexidade da transmissão intergeracional através das interações ambiente x gene (GxE) e epigenética.

A interação GxE ocorre quando diferentes genótipos respondem às variáveis ambientais, e efeitos epigenéticos ocorrem quando diferentes fatores ambientais afetam a expressão do gene, sem alterar a sequência do DNA. Vários estudos relataram interações GxE entre genes implicados na ansiedade e fatores ambientais na infância. Especificamente, as variantes do gene do transportador da serotonina associada à ansiedade (SLC6A4) e do gene fator de neurotrofina derivado do cérebro (BDNF) podem interagir com estressores ambientais na infância predizendo o desenvolvimento de sintomas de ansiedade. Estudos epigenéticos também reforçaram a interação entre fatores de risco genéticos e ambientais em relação à vulnerabilidade para os TA. Os mecanismos mais estudados na expressão do gene envolve a metilação do DNA ou a modificação da cromatina. Uma comparação entre a metilação do DNA em indivíduos com e sem ansiedade mostraram níveis mais elevados de metilação nas pessoas com ansiedade.[10]

As alterações de metilação em TA têm sido relatadas por vários genes envolvidos na regulação de ansiedade, incluindo a glutamato descarboxilase e o receptor de ocitocina (OXTR). Um estudo em animais mostrou que a qualidade dos cuidados maternos prevê alterações na metilação do DNA da prole, e que o estresse precoce, tais como a separação materna, está associada a alterações de metilação em vários genes implicados na ansiedade.[9]

Estudos neurobiológicos mostraram que pacientes com TOC apresentam um padrão de ativação cerebral acentuada em um circuito cerebral que envolve estruturas conhecidas como o córtex órbito-frontal, o córtex do cíngulo anterior, os gânglios da base (caudado e putâmen) e o tálamo. Este padrão de hiperativação é atenuado após os tratamentos farmacológicos e psicoterápicos em pacientes que apresentam uma boa resposta terapêutica. Estudos em pacientes com TA apontam a amídala e a região do córtex pré-frontal como áreas comprometidas nos TA.

TABELA 302.1 ■ Transtornos de ansiedade

TRANSTORNOS	CARACTERÍSTICAS PRINCIPAIS	CARACTERÍSTICAS ASSOCIADAS
Ansiedade de Separação	• A criança tem medo ou receio que algo ruim possa acontecer com ela ou familiar próximo (frequentemente os pais) quando eles estão separados. Como resultado dessa crença, a criança evita a separação	• Sonhos ou pesadelos sobre separação • Recusa de enfrentar situações que envolvam separação. Ex: dormir fora de casa, ir à escola, visitar seus pares, ficar sozinho em casa ou com a empregada/babá • Preocupação sobre as consequências da separação, incluindo medo de ser sequestrado ou machucado, ou da figura de apego ser ferida ou morta enquanto estão distantes
Ansiedade Generalizada	• A tendência de se preocupar com uma ampla gama de possibilidades negativas, de que algo ruim vai acontecer	• Preocupação repetida e extensa sobre diversas áreas, como finanças da família, amizades, trabalhos escolares, etc. • Tendência de buscar reasseguramento dos pais ou outros sobre seus medos • Evitação de novidade, notícias negativas, situações incertas e cometer erros • Sintomas físicos, insônia e irritabilidade quando preocupados
Fobia Social	• Medo e evitação de interações sociais ou de desempenho social, devido à crença de que os outros vão avaliar negativamente	• Evitar uma série de atividades sociais ou situações, incluindo, falar ou se apresentar na frente de outras pessoas, conhecer novas crianças, conversar com figuras de autoridade, como professores, ser o centro das atenções de qualquer forma, e para os adolescentes, medo intenso de encontros amorosos • Preocupações sobre a avaliação negativa dos outros • Número limitado de amigos e dificuldade de fazer novos amigos • Altos níveis de autoconsciência ou atenção autocentrada

Fobia Específica	• Medo e esquiva em resposta a uma série de situações ou objetos específicos. Há uma crença comum de que o objeto ou a situação vai trazer danos pessoais	• Alguns medos comuns em crianças incluem:
		  • animais, como cães ou pássaros;
		  • insetos ou aranhas;
		  • escuridão;
		  • barulhos e, especialmente, tempestades;
		  • palhaços, máscaras ou pessoas de aparência incomuns;
		  • sangue, doenças, injeções

Transtorno do Pânico	• Medo de ataques de pânico inesperados, geralmente envolvendo vários sintomas e medos de morrer ou enlouquecer	• Vários sintomas somáticos que normalmente ocorrem em forma de pico e de forma rápida e durar por um período específico • Os sintomas geralmente incluem palpitações, falta de ar, tonturas, tremores e dor no peito • Pelo menos alguns ataques ocorrem de forma inesperada
Agorafobia	• Medo adicional e evitação de diversas situações "agorafóbicas", geralmente devido a um medo de sofrer um ataque de pânico nessas situações	• Evitação de situações devido ao medo dos sintomas ou às suas consequências • Situações agorafóbicas comuns incluem lugares de onde a fuga rápida é difícil, como transportes públicos, espaços fechados, cinemas, cabeleireiros, ou tráfego pesado • Há uma dependência de pistas de segurança específicas, comumente uma figura segura de apego
Estresse Pós-Traumático	• Medo relacionado ao evento traumático e evitação de situações relacionadas ao evento estressor	• Sensações de reviver a situação de perigo, como manifestações de revivecência, evitação e hiperexcitabilidade psicomotora

Obs: Para as características do TOC, ver Capítulo 294 deste livro.
Fonte: Adaptada de Rapee.[6]

Relações familiares com foco em superproteção, intrusividade e negatividade também são fatores de risco para desenvolvimento de TA.

Não existem muitos estudos associando a ocorrência de eventos traumáticos ao aparecimento de TA em crianças e adolescentes, com possível exceção para a exposição a comportamentos violentos e *bullying*. Há uma correlação entre crianças com TA e vitimização por comportamentos violentos de colegas e familiares, mas não é necessariamente uma relação de causa e efeito, com chances do transtorno aumentar a possibilidade de abuso físico ou psíquico (ao não reagir, por exemplo).

■ TRATAMENTO

> **ATENÇÃO!**
>
> O tratamento dos TA e do TOC pode ser feito utilizando desde ações preventivas na comunidade a uso de psicoterapia e psicofarmacologia.

Só é possível determinar um tratamento para uma criança ou adolescente com TA ou TOC após uma avaliação holística deste paciente, sua interação com familiares, funcionamento escolar e social, bem como a investigação de comorbidades clínicas e psiquiátricas. É preciso investigar os sintomas principais e qual seu grau de comprometimento no funcionamento do paciente e da família. Após o processo diagnóstico, estabelece-se o programa de tratamento, que deve incluir intervenções de orientação e apoio, além de psicoterapia e psicofarmacoterapia.

Uma parte essencial do tratamento corresponde à orientação (ou psicoeducação) do paciente e seus familiares sobre os sintomas e qual a melhor forma de lidar com eles. Para pacientes com TOC, foi criada, no Brasil, em 1996, a Associação de portadores de TOC e tiques (ASTOC), que vem desenvolvendo um trabalho pioneiro no sentido de dar apoio a familiares e portadores, promover encontros de pacientes e, principalmente, divulgar informações atualizadas sobre estes transtornos. Em 2015, a ASTOC encerrou suas atividades e foi fundada a Associação Amigos Solidários do TOC e ST (ASTOCST), que deu continuidade às atividades da ASTOC. Os pacientes e seus familiares devem sempre ser incentivados a procurar a ASTOC (www.astocst.com.br).

Para o tratamento dos TA, também é essencial a orientação para os pacientes, pais ou outros cuidadores sobre estratégias para lidar com as situações e pessoas de forma a reduzir a ansiedade, tais como a realização de técnicas de relaxamento, respiração e exercícios físicos.[6]

A psicoeducação é fundamental para que os pacientes e familiares tenham melhor adesão ao tratamento com psicoterapia e farmacologia.

TRATAMENTO PSICOTERÁPICO

Os tratamentos com efetividade comprovada são os que utilizam as diversas técnicas da terapia comportamental ou cognitivo-comportamental. Algumas das técnicas utilizadas pela TC ou TCC incluem técnicas de relaxamento, exposição (*in vivo* ou imaginária), treinamento parental, reestruturação cognitiva ou treino de habilidades sociais.

A presença de comorbidades não tem sido associada a pior prognóstico, mas o acometimento dos pais por quadros ansiosos ou depressivos pode ser um fator de pior resposta ao tratamento.

No TOC, os familiares podem "participar" dos sintomas dos pacientes de várias formas, entre elas facilitando os comportamentos de esquiva, auxiliando na realização dos rituais ou até fazendo adaptações na rotina diária da família de acordo com os SOC da criança ou adolescente. Essa participação tem sido chamada de *acomodação familiar*, e vários estudos têm demonstrado associação entre altos níveis de acomodação familiar e pior resposta ao tratamento.

Portanto, principalmente com crianças e adolescentes, é muito importante que a família participe de todas as etapas do tratamento dos TA e do TOC, pois pesquisas têm demonstrado que a psicoterapia tem melhores resultados quando os familiares se engajam ativamente no tratamento.

TRATAMENTO FARMACOLÓGICO

Quase exclusivamente realizado com inibidores seletivos de recaptação da serotonina (ISRS), o tratamento farmacológico de crianças e adolescentes deve sempre seguir a regra de "Start Low, Go Slow" (comece com doses baixas e aumente gradativamente as doses), com início em baixas posologias, de modo a garantir redução dos efeitos colaterais e permitir que se chegue à dose necessária.[5]

Entre os ISRS, os mais utilizados em crianças e adolescentes são a fluoxetina, a fluvoxamina e a sertralina. O uso de paroxetina nesta faixa de idade é menos recomendado que os outros ISRS pelos efeitos colaterais. Todos os ISRS são mais eficazes do que o placebo para o tratamento dos TA e do TOC em estudos duplo-cegos.

As dosagens dos ISRS podem seguir a posologia de adultos, considerando que, apesar do menor peso, crianças e adolescentes geralmente apresentam maior quantidade de água corporal e metabolismo mais acelerado. As doses necessárias para o controle dos sintomas do TOC costumam ser relativamente altas em comparação ao controle dos sintomas dos TA. Além disso, o efeito benéfico não é imediato e pode demorar até três ou quatro meses para ser notado.

Para o tratamento do TOC, a clomipramina também é utilizada, em doses de 150-300mg/dia. Os principais efeitos colaterais são boca seca, constipação intestinal, sedação, irritabilidade, retenção urinária, ganho de peso e sudorese excessiva. Efeitos graves, como convulsões e arritmias, já foram observados, portanto, controles periódicos com eletrocardiograma (ECG) e monitoramento do nível sérico são recomendados.

> **ATENÇÃO!**
>
> Os antidepressivos da classe de ISRS são considerados como primeira linha no tratamento farmacológico dos TA e do TOC. Benzodiazepínicos devem ser evitados.

Para os TA, existem estudos com os inibidores seletivos de recaptação de serotonina e norepinefrina (ISRSN) (venlafaxina) com resultados promissores.

Antidepressivos tricíclicos também podem ser usados, apesar de não existirem tantos estudos demonstrando sua efetividade, e deve-se ter maior cuidado devido a grande gama de efeitos colaterais. É necessário a pesquisa por meio de ECG, para evitar identificar casos de bloqueio de QT. A dosagem máxima recomendada é de 3mg/kg de peso ao dia.

Não é recomendado o uso de benzodiazepínicos em crianças, devendo seu uso ser evitado, dado que a sua ação de bloqueio de receptores do ácido gama-aminobutírico (GABA) pode ocasionar agressividade, hiperatividade, irritabilidade ou crises de raiva.

Vários estudos têm relatado que o tratamento inadequado ou o não tratamento dos TA aumentam o risco do paciente desenvolver comorbidades, tais como depressão, abuso e dependência química e suicídio.[3]

É possível que o padrão de comorbidades varie entre os diferentes subtipos de TOC, que podem responder de forma diferente às diversas modalidades de tratamento. Por exemplo, pacientes com TOC associado a tiques, ou que apresentam compulsões *tic-like*, parecem beneficiar-se da associação de doses baixas de neurolépticos (tais como a risperidona e o pimozida) com os ISRS.

> **REVISÃO**
>
> - Dada a grande prevalência dos TA e sua tendência à cronicidade, se não forem tratados, é de suma importância o diagnóstico precoce e o tratamento adequado.
> - Apesar de não existirem exames laboratoriais ou de neuroimagem que detectem a presença dos TA, uma avaliação clínica detalhada e abrangente é o suficiente para garantir o diagnóstico bem feito.
> - A presença de fatores hereditários e características familiares devem ser sinais de alerta para a investigação de pacientes cujos familiares tenham sintomas ansiosos ou depressivos.
> - Seu início pode se dar na fase pré-escolar com transtorno de ansiedade de separação, com possibilidade de evolução para os outros transtornos ansiosos. Isso mais uma vez reforça a necessidade do diagnóstico precoce e tratamento.
> - Tanto as modalidades de tratamento psicoterápico como farmacológico são efetivas para se garantir a remissão dos TA, mas elas devem ser adequadas às necessidades de cada transtorno e paciente. O trabalho com os familiares é extremamente importante, visto que um ambiente familiar menos ansiogênico pode ser um fator preditivo de melhora.

REFERÊNCIAS

1. Kessler RC, Brandenburg N, Lane M, Roy-Byrne P, Stang PD, Stein DJ, et al. Rethinking the duration requirement for generalized anxiety disorder: evidence from the National Comorbidity Survey Replication. Psychol Med. 2005;35(7):1073-82.
2. Costello EJ, Egger HL, Angold A. The developmental epidemiology of anxiety disorders: phenomenology, prevalence, and comorbidity. Child Adolesc Psychiatr Clin N Am. 2005;14(4):631-48,
3. Kendall PC, Safford S, Flannery-Schroeder E, Webb A. Child anxiety treatment: outcomes in adolescence and impact on substance use and depression at 7.4-year follow-up. J Consult Clin Psychol. 2004;72(2):276-87.
4. American Psychiatric Association. Manual diagnóstico e estatístico de transtornos mentais: DSM-5. 5. ed. Porto Alegre: Artmed; 2014.
5. Salum GA, DeSousa DA, Rosário MC, Pine DS, Manfro GG. Pediatric anxiety disorders: from neuroscience to evidence-based clinical practice. Rev Bras Psiquiatr. 2013;35 Suppl 1:S03-21.
6. Rapee RM. Anxiety disorders in children and adolescents: nature, development, treatment and prevention. In: Rey JM, editor. IACAPAP e-textbook of child and adolescent mental health. Geneva: IACAPAP; 2012. p. 1-19.
7. Beesdo-Baum K, Knappe S. Developmental epidemiology of anxiety disorders. Child Adolesc Psychiatr Clin N Am. 2012;21(3):457-78.
8. Organização Mundial da Saúde. Classificação de transtornos mentais e de comportamento da CID-10. Porto Alegre: Artmed; 1993.
9. Shimada-Sugimoto M, Otowa T, Hettema JM. Genetics of anxiety disorders: genetic epidemiological and molecular studies in humans. Psychiatry Clin Neurosci. 2015;69(7):388-401.
10. Szyf M. Nongenetic inheritance and transgenerational epigenetics. Trends Mol Med. 2015;21(2):134-44.

303
TRANSTORNO BIPOLAR NA INFÂNCIA E NA ADOLESCÊNCIA

■ MARCOS RIBEIRO
■ SHEILA C. CAETANO

O transtorno bipolar (TB) é caracterizado pela ocorrência de pelo menos dois episódios de humor, sendo um deles obrigatoriamente de hipomania/mania. Episódios depressivos também são frequentes. De acordo com a 5ª edição do Manual Diagnóstico e Estatístico de Transtornos Mentais, da Academia Americana de Psiquiatria (DSM-5, APA),[1] o TB pode ser classificado: em TB tipo I (pelo menos um episódio de mania); tipo II (pelo menos um episódio de hipomania), transtorno ciclotímico (por pelo menos dois anos – 1 ano em crianças e adolescentes – presença de vários sintomas hipomaníacos que não satisfazem os critérios para episódio hipomaníaco e vários períodos com sintomas depressivos que não satisfazem os critérios para episódio depressivo maior); TB e transtorno relacionado induzido por substância/medicamento; TB e transtorno relacionado devido a outra condição médica; outro TB e transtorno relacionado especificado; e TB e transtorno relacionado não especificado (especifica-se a razão pela qual o quadro clínico não satisfaz os critérios para qualquer TB e transtornos relacionados. Por exemplo, duração de sintomas por tempo inferior ao exigido, ou número de sintomas menor do que o exigido e sem TB e transtorno relacionado não especificado.[1]

Os primeiros sintomas do TB ocorrem na infância e adolescência em até 60% dos pacientes, e o quadro clínico completo tem início na faixa pediátrica em pelo menos 30% dos pacientes.

O TB com início na infância e adolescência está associado a um curso crônico, com oscilações diárias de humor e importantes prejuízos funcionais, como dificuldades nas relações interpessoais/escolares, problemas legais e múltiplas hospitalizações.

■ EPIDEMIOLOGIA

A prevalência de TB em adultos brasileiros é de 0,9 a 2,1%.[2] Não há dados brasileiros sobre prevalência de TB em crianças e adolescentes. Nos Estados Unidos, estima-se a prevalência de TB de 2,5% em adolescentes de 13 a 18 anos, e de 0,1% em crianças de 9 a 13 anos.

Apesar de a prevalência não ser muito alta, a gravidade do transtorno demanda uma alta utilização de serviços e profissionais de saúde. Dados norte-americanos mostram que 17 a 30% das crianças e adolescentes que estão em acompanhamento psiquiátrico ambulatorial têm o diagnóstico de TB, e que o TB responde por 30 a 40% dos diagnósticos em crianças hospitalizadas por transtornos mentais.

O suicídio ocorre em 10 a 15% dos adultos com TB, o que é 20 vezes mais frequente do que na população em geral. O início precoce do TB (antes dos 18 anos) está associado à ideação e às tentativas de suicídio. Em avaliação de crianças pré-puberais com TB, observou-se que 25% delas apresentavam planejamento suicida. De 25 a 50% dos adultos com TB tentarão suicídio pelo menos uma vez ao longo da vida, e entre 8 e 19% morrerão por suicídio.

■ FISIOPATOLOGIA

A etiologia do TB é desconhecida. Estudos em adultos, adolescentes e crianças evidenciam bases biológicas envolvendo alterações genéticas, neuroquímicas e neuroanatômicas. História familiar positiva para TB é o principal fator de risco. A herdabilidade é de até 70%, e filhos de pacientes com TB têm risco aumentado em 13 vezes para desenvolver o transtorno. O curso do transtorno parece ser bastante influenciado por fatores ambientais, como conflitos entre amigos, família e eventos estressantes.

Não há medidas biológicas, como neuroimagem, que possam auxiliar no diagnóstico clínico do TB até o presente.

■ QUADRO CLÍNICO

No episódio maníaco, a criança ou o adolescente pode apresentar euforia/elação, grandiosidade, aumento da autoestima, irritabilidade, aumento de energia, necessidade de sono diminuída, distratibilidade, pressão de fala, pensamentos acelerados, fuga de ideias, hipersexualidade e pouca crítica do seu estado mórbido. A frequência de cada sintoma de mania em crianças com TB é diferente daquela no adulto (Figura 303.1). Na população pediátrica, a irritabilidade é mais frequente do que o humor eufórico, o que dificulta muito o diagnóstico. Esse sintoma apresenta alta sensibilidade para a detecção de transtornos psiquiátricos da infância e adolescência, mas baixa especificidade para a identificação de um transtorno específico.

As queixas mais frequentes de pais, crianças e adolescentes durante a vigência de um episódio depressivo são: tristeza persistente; aumento da irritabilidade; pouca energia; pouca motivação; falta de entusiasmo; isolamento dos amigos e das atividades de que gosta; faltas na escola ou queda do rendimento acadêmico; mudanças nos hábitos de dormir e comer; indecisão; falta de concentração; esquecimento aumentado; baixa autoestima; culpa exagerada. Queixas físicas, como dores de cabeça e de barriga, também são frequentes. Em casos mais graves, a criança e o

DIAGNÓSTICO E TRATAMENTO

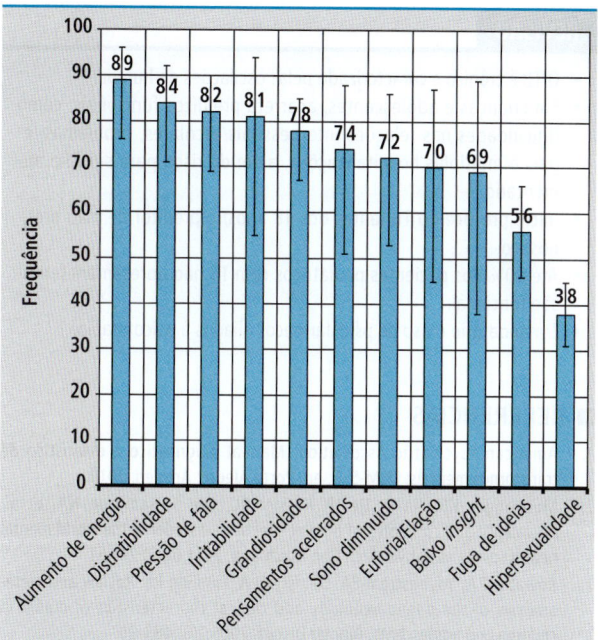

FIGURA 303.1 ■ Frequência de sintomas de mania na população pediátrica com TB.

Fonte: Adaptada de Kowatch e colaboradores.[3]

adolescente com depressão podem tornar-se agitados, sentir-se desesperançosos e começar a ter ideias de morte ou suicídio.

> **ATENÇÃO!**
>
> Destaca-se que, em mais de 50% dos adolescentes, o TB se inicia com um quadro depressivo.

Tanto no episódio maníaco quanto no depressivo, há importantes prejuízos familiares, sociais e acadêmicos, principalmente quando a criança fica muito irritada ou agressiva. Quando o episódio de humor (mania ou depressão) é grave, pode ser acompanhado de sintomas psicóticos, como delírios persecutórios e alucinações auditivas. Especificamente na mania, podem estar presentes delírios de grandeza; e na depressão, delírios de ruína e/ou culpa.

A comorbidade com outros transtornos psiquiátricos é muito comum, e quanto menor a idade de início do TB, maior o número de comorbidades.

O início precoce do TB é considerado um preditor de mau prognóstico e está associado a outros preditores de mau prognóstico, como presença de psicose e comorbidades, estados mistos (presença de sintomas depressivos na vigência de um episódio maníaco ou de sintomas maníacos na vigência de um episódio depressivo), ciclagem rápida (ocorrência de pelo menos quatro episódios de humor por ano) e eventos de vida negativos, como rompimento de relacionamentos afetivos e perda de emprego.

Em seguimento de crianças e adolescentes com TB, observou-se que 70 a 100% deles apresentam recuperação dos episódios de humor; porém, em 2 a 5 anos, aproximadamente 80% tiveram recorrência do transtorno. Apenas 40% dos pacientes atingem a recuperação funcional, que requer um número insuficiente de sintomas para preencher critério para um episódio de humor associado a funcionamento e qualidade de vida satisfatórios. Em seguimento de oito anos, o acolhimento materno foi o melhor preditor de recuperação de crianças e adolescentes com TB.

■ DIAGNÓSTICO

Os critérios diagnósticos para TB foram desenvolvidos para a população adulta, mas há uma preocupação crescente em adaptá-los de acordo com o desenvolvimento cognitivo, emocional e social da criança e do adolescente.

Para estabelecer o diagnóstico de TB, é necessária a ocorrência de, pelo menos, um episódio de hipomania e/ou mania. No Quadro 303.1, estão descritos os critérios diagnósticos para episódio maníaco. No Capítulo transtorno depressivo na infância, são listados os critérios para episódio depressivo.

O quadro clínico das crianças e adolescentes com TB se assemelha ao dos 30% de adultos com TB mais grave, sendo caracterizado por oscilações (mudanças de episódios) rápidas e frequentemente diárias (50 a

---

QUADRO 303.1 ■ Critérios para episódio maníaco

A | Um período distinto de humor anormal e persistentemente elevado, expansivo ou irritável e aumento anormal e persistente da atividade dirigida a objetivos ou da energia, com duração mínima de uma semana e presente na maior parte do dia, quase todos os dias (ou qualquer duração, se a hospitalização se fizer necessária)

B | Durante o período de perturbação do humor e aumento da energia ou da atividade, três (ou mais) dos seguintes sintomas (quatro, se o humor é apenas irritável) estão presentes em grau significativo e representam uma mudança notável do comportamento habitual:
  a | Autoestima inflada ou grandiosidade
  b | Redução da necessidade de sono (p. ex.: sente-se descansado com apenas 3 horas de sono)
  c | Mais loquaz do que o habitual ou pressão para continuar falando
  d | Fuga de ideias ou experiência subjetiva de que os pensamentos estão acelerados
  e | Distratibilidade (i.e., a atenção é desviada muito facilmente para estímulos externos insignificantes ou irrelevantes), conforme relatado ou observado
  f | Aumento da atividade dirigida a objetivos (seja socialmente, no trabalho ou escola, seja sexualmente) ou agitação psicomotora (i.e., atividade sem propósito não dirigida a objetivos)
  g | Envolvimento excessivo em atividades prazerosas com elevado potencial para consequências dolorosas (p. ex., envolvimento em surtos desenfreados de compras, indiscrições sexuais ou investimentos financeiros insensatos)

C | A perturbação do humor é suficientemente grave a ponto de causar prejuízo acentuado no funcionamento social ou profissional ou para necessitar de hospitalização, a fim de prevenir dano a si mesmo ou a outras pessoas,, ou existem características psicóticas

D | O episódio não é atribuível aos efeitos fisiológicos de uma substância (p. ex., droga de abuso, medicamento, outro tratamento) ou a outra condição médica

Nota: Um episódio maníaco completo que surge durante o tratamento antidepressivo (p.ex., medicamento, eletroconvulsoterapia), mas que persiste em um nível de sinais e sintomas além do efeito fisiológico desse tratamento, é evidência suficiente para um episódio maníaco e, portanto, para um diagnóstico de transtorno bipolar tipo I.

Nota: Os critérios A-D representam um episódio maníaco. Pelo menos um episódio maníaco na vida é necessário para o diagnóstico de transtorno bipolar tipo I.

98%), além de ocorrência elevada de comorbidades, principalmente com transtorno de déficit de atenção/hiperatividade (TDAH) – entre 50 e 80% –, transtornos ansiosos (30 e 70%) e transtorno opositor/desafiador e/ou transtorno de conduta (20 e 60%).

> **ATENÇÃO!**
>
> O diagnóstico diferencial com TDAH é difícil em virtude da sobreposição de sintomas entre os dois transtornos. Deve-se investigar a presença de sintomas de euforia e/ou grandiosidade, psicose, hipersexualidade e necessidade diminuída de sono, que ocorrem particularmente no TB.

Diagnósticos diferenciais devem ser feitos com outras condições médicas, como hipertiroidismo, epilepsia de lobo temporal, tumores cerebrais, esclerose múltipla, lúpus, doença de Wilson, e com medicações que causam sintomas maniformes (estimulantes, corticosteroides, aminofilina, e simpaticomiméticos). Em crianças com comportamento hipersexualizado, também se deve investigar a possibilidade de abuso sexual.

■ TRATAMENTO

O tratamento medicamentoso de TB em crianças e adolescentes é mandatório. Sua meta na fase aguda é a estabilização do humor e, na fase crônica, a prevenção da ocorrência de novos episódios. Na fase aguda, a criança ou adolescente também pode apresentar sintomas psicóticos, agitação psicomotora ou tentativa de suicídio, que devem ser abordados com urgência. Se houver risco de auto ou heteroagressividade grave e/ou suicídio, a internação psiquiátrica é muitas vezes necessária.

Quanto à escolha da medicação psicotrópica, não há um consenso devido à escassez de estudos para todas as apresentações clínicas, como depressão em crianças com TB. Sugere-se optar pela medicação de acordo com o episódio do humor, presença de sintomas psicóticos ou comportamentos suicidas, possíveis efeitos colaterais, resposta medicamentosa anterior e preferência do paciente e dos familiares. Não há dados suficientes de seguimento, mas sugere-se a manutenção da medicação por 12 a 24 meses após a remissão completa.

Em uma revisão sistemática dos ensaios clínicos, risperidona, olanzapina, quetiapina e aripiprazol apresentaram os melhores resultados. Carbamazepina, divalproato de sódio e carbonato de lítio tiveram efeitos modestos em monoterapia. Topiramato e oxcarbazepina apresentaram resultados negativos. O uso da lamotrigina como adjuvante em ensaio aberto mostrou efeitos robustos.

As medicações aprovadas pela agência regulatória norte-americana Food and Drug Administration (FDA) para o tratamento de episódios maníacos de TB na infância e adolescência são a risperidona e o aripiprazol, ambos a partir de 10 anos; e o lítio a partir dos 12. Para mania aguda em TB especificamente tipo I, também foram aprovadas a quetiapina a partir de 10 anos, e a olanzapina a partir dos 13 anos.

Devido à interferência em múltiplos aspectos da vida dessa criança ou adolescente, abordagens psicoterápicas e sociais se mostram necessárias para lidar com os prejuízos cognitivos, emocionais e sociais da criança e do adolescente. Os principais objetivos da psicoterapia no tratamento de crianças e adolescentes com TB são: psicoeducação sobre o transtorno; aprendizado de estratégias de enfrentamento e resolução de problemas; manejo de sintomas; aumento do envolvimento familiar; redução dos prejuízos da doença; e prevenção de recorrências.

As modalidades de psicoterapia para crianças e adolescentes com TB que tiveram eficácia evidenciada em ensaios clínicos foram: psicoeducação para pais e filhos; terapia centrada na família; e terapia cognitivo-comportamental (TCC).

> **REVISÃO**
>
> - O TB é crônico e caracterizado pelas oscilações de humor.
> - Em crianças e adolescentes, acarreta prejuízos funcionais, como dificuldades nas relações interpessoais/escolares, problemas legais e múltiplas hospitalizações, além de risco para suicídio aumentado.
> - Início precoce do TB (antes dos 18 anos) é preditor de mau prognóstico.
> - Até 80% dos pacientes pediátricos com TB não apresentam remissão funcional.
> - É mandatório o uso de psicofármacos aliados à psicoterapia.

■ REFERÊNCIAS

1. American Psychiatric Association. Manual diagnóstico e estatístico de transtornos mentais: DSM-5. 5. ed. Porto Alegre: Artmed; 2014.
2. Merikangas KR, Jin R, He JP, Kessler RC, Lee S, Sampson NA, et al. Prevalence and correlates of bipolar spectrum disorder in the world mental health survey initiative. Arch Gen Psychiatry. 2011;68(3):241-51.
3. Kowatch RA, Youngstrom EA, Danielyan A, Findling RL. Review and meta-analysis of the phenomenology and clinical characteristics of mania in children and adolescents. Bipolar Disord. 2005;7(6):483-96.

■ LEITURAS SUGERIDAS

Liu HY, Potter MP, Woodworth KY, Yorks DM, Petty CR, Wozniak JR, et al. Pharmacologic treatments for pediatric bipolar disorder: a review and meta-analysis. J Am Acad Child Adolesc Psychiatry. 2011;50(8):749-62.e39.

Merikangas KR, Cui L, Kattan G, Carlson GA, Youngstrom EA, Angst J. Mania with and without depression in a community sample of US adolescents. Arch Gen Psychiatry. 2012;69(9):943-51.

Moor S, Crowe M, Luty S, Carter J, Joyce PR. Effects of comorbidity and early age of onset in young people with Bipolar Disorder on self harming behaviour and suicide attempts. J Affect Disord. 2012;136(3):1212-5.

304
TRANSTORNOS DA PERSONALIDADE

■ JULIETA FREITAS RAMALHO DA SILVA
■ ÁLVARO ANCONA DE FARIA
■ M. LUIZA M. FIORE

■ CONCEITO DE PERSONALIDADE

Personalidade é uma organização dinâmica de padrões constantes de emoção, cognição, comportamento e formas de se relacionar com os outros característicos de cada indivíduo. Esses padrões são denominados traços de personalidade e compõem a experiência de cada um consigo e com o mundo. Os traços de caráter são determinados predominantemente pelos fatores psicológicos e de desenvolvimento em contraste com aqueles mais determinados pelo temperamento, os fatores psicofisiológicos inatos.[1] Assim, personalidade = temperamento + caráter.

CONCEITO DE TRANSTORNOS DA PERSONALIDADE

Os transtornos de personalidade caracterizam-se por traços de personalidade que se desenvolvem, no início, na adolescência ou mesmo antes, e continuam de forma estável durante a vida adulta. Quando esses traços se tornam mais intensos e inflexíveis no decorrer de situações da vida, há um grau crescente de patologia da personalidade. Os indivíduos com tais transtornos apresentam experiência interna marcada pela angústia e por comportamento com prejuízo em relacionamentos interpessoais, áreas de trabalho e outras.[2]

ETIOLOGIA

Os transtornos da personalidade são resultantes das relações entre polimorfismos genéticos, déficits no desenvolvimento cerebral e experiências ambientais emocionais precoces infantis e de adolescência adversas: fatores genéticos + biológicos + meio ambiente.

DIAGNÓSTICO

De acordo com o DSM-5,[2] os transtornos de personalidade são em número de 10 e descritos em três subgrupos: A) transtornos de personalidade paranoide, esquizoide e esquizotípica, caracterizados por excentricidade e estranheza; B) transtornos de personalidade antissocial, *borderline*, histriônica e narcísica, que se destacam por um estilo pessoal inflexível que afeta muito as pessoas à sua volta, pois vivem quebrando regras; C) transtornos de personalidade esquiva, dependente e obsessivo-compulsiva evidenciados por um estilo pessoal marcado por medo, ansiedade, dependência e submissão (Quadro 304.1). O último grupo é o mais frequente, e o transtorno de personalidade obsessivo-compulsivo é o mais comum, ao passo que o grupo B é o que possui mais comorbidades relacionadas ao eixo I do DSM-5,[2] em especial o transtorno de personalidade *borderline*. Os diagnósticos de transtorno de personalidade não são discriminatórios, pois o mesmo indivíduo pode receber diagnósticos adicionais de outros transtornos de personalidade e essa sobreposição é particularmente prevalente no subgrupo B.

QUADRO 304.1 ■ Transtornos de personalidade	
Grupo A	Esquizoide, esquizotípico e paranoide (estranhos, excêntricos)
Grupo B	*Borderline*, histriônico, narcisista e antissocial (dramáticos, emotivos e imprevisíveis)
Grupo C	Evitativo, dependente e obsessivo-compulsivo (ansiosos e assustados)

Fonte: American Psychiatric Association.[2]

GRUPO A

Transtorno de personalidade paranoide

Transtorno caracterizado por um estilo de pensamento desconfiado, com suspeita de intenções malevolentes e uma forma de se relacionar com os outros sempre da mesma maneira, rígida e invariável. As crenças e desconfianças não devem chegar a ser delirantes e ocorrem de forma independente de um diagnóstico de esquizofrenia, transtorno de humor ou outro transtorno psicótico; também não é decorrente de efeitos fisiológicos diretos de uma condição médica geral. As pessoas com esse transtorno apresentam intenso estado de vigilância, são incapazes de relaxar e aparentam indiferença e frieza emocional. Como na maioria dos transtornos de personalidade, essas características são egossintônicas.

Transtorno de personalidade esquizoide

É caracterizado por um padrão de desapego de relações sociais e familiares com pouca expressão emocional nos contextos interpessoais. As pessoas com tal transtorno raramente experimentam fortes emoções, como raiva e prazer.

Transtorno de personalidade esquizotípico

Suas características são grande desconforto e reduzida capacidade para as relações interpessoais, distorções cognitivas e perceptuais, além de comportamentos excêntricos dominados por crenças de poderes especiais e mágicos. A ansiedade social é ligada mais a aspectos paranoides do que preocupações de julgamentos negativos a seu respeito. Gabbard[3] destaca que o transtorno de personalidade esquizotípica é uma versão silenciosa da esquizofrenia, caracterizado por teste de realidade mais ou menos intacto, dificuldades de relacionamento e leves distúrbios de pensamento.

GRUPO B

Transtorno de personalidade antissocial

Caracterizado pela existência de um padrão de desconsideração e violação dos direitos alheios que se inicia na infância ou no começo da adolescência e se mantém na idade adulta. Os indivíduos com tal diagnóstico apresentam impulsividade, agressividade e um autoconceito inflado e arrogante.

Transtorno de personalidade narcisista

O DSM-5[2] o define como um padrão de grandiosidade, necessidade de admiração e falta de empatia. Os indivíduos que apresentam esse transtorno tendem a reagir a críticas com raiva e desconsideração. As críticas podem levá-los a se sentirem humilhados e vazios.

Transtorno de personalidade histriônico

Os indivíduos com esse transtorno apresentam um comportamento com excessiva emotividade e busca de atenção. São animados e dramáticos e possuem capacidade de sedução que logo se esvazia pela constante exigência de ser o centro das atenções.

Transtorno de personalidade *borderline*

Os indivíduos com esse diagnóstico são caracterizados por um padrão de instabilidade quanto às relações interpessoais, à autoimagem e aos afetos, além de apresentarem marcada impulsividade. Manifestam também ideações paranoides transitórias relacionadas a estresse e se esforçam por evitar abandonos reais ou imaginados. Tem sido um dos grupos mais estudados na literatura. Muitas vezes, os acometidos por esse transtorno apresentam comportamentos automutilatórios e ideação suicida com recorrentes tentativas de suicídio.

GRUPO C

Transtorno de personalidade evitativo

Caracterizado por inibição social e hipersensibilidade à avaliação negativa. Os indivíduos com esse diagnóstico tendem a se isolar em decorrência da baixa autoestima e receio à crítica e rejeição. Quando apresentam desconfiança, ela está mais relacionada a sentimentos de inadequação e vergonha.

Transtorno de personalidade dependente

Caracteriza-se por excessiva necessidade de ser cuidado, o que leva a comportamentos de submissão, dependência e medo de separação. Os acometidos por esse transtorno também apresentam reduzida autoconfiança e dificuldade em tomar decisões e assumir responsabilidades.

Transtorno de personalidade obsessivo-compulsivo

Definido como um padrão de preocupação com ordem, perfeccionismo, controle mental e interpessoal, às custas de flexibilidade, de abertura e de eficiência. Os indivíduos com esse transtorno são excessivamente cuidadosos, propensos à repetição e presos a detalhes.

OUTROS DIAGNÓSTICOS

De forma um pouco diferente, a Classificação Internacional de Doenças (CID) divide os transtornos da personalidade (F60) em oito tipos específicos: paranoide (F60.0); esquizoide (F60.1); antissocial (F60.2); emocionalmente instável (F60.3), subdividido em tipo impulsivo (F60.30) e tipo *borderline* (F60.31); histriônico (F60.4); anancástico ou obsessivo-compulsivo (F60.5); ansioso ou evitativo (F60.6); e dependente (F60.7). Além disso, na CID-10,[4] "outros transtornos de personalidade" (F60.8) e "transtorno de personalidade não especificado" (F60.9) substituem os termos "neurose de caráter" e "personalidade patológica". Têm-se, ainda, os "transtornos mistos de personalidade" (F61), classificação reservada quando um transtorno de personalidades apresenta características de vários transtornos de personalidade específicos, mas não se enquadra em nenhum categoria específica.

DIAGNÓSTICO PSICODINÂMICO

Nível de organização da personalidade

Do ponto de vista psicodinâmico, as patologias da personalidade são definidas, por Caligor e colaboradores,[1] por níveis de organização de personalidade, considerando, além da rigidez mal adaptativa, aspectos dinâmicos da identidade, os mecanismos de defesa e o teste de realidade. São considerados três níveis de organização da personalidade: normal; neurótico; e *borderline* (Quadro 304.2).

QUADRO 304.2 ■ Níveis de organização da personalidade

	NORMAL	NEURÓTICO	BORDERLINE
Identidade	Consolidada	Consolidada	Pouco consolidada
Mecanismos de defesa	Defesas maduras	Defesas predominantemente baseadas na repressão	Defesas predominantemente baseadas na cisão
Rigidez	Adaptação flexível	Rigidez	Rigidez grave
Teste de realidade	Intacto e estável	Intacto e estável	Estável, mas se deteriora em contextos afetivos intensos. Comprometimento em compreender os estados afetivos dos outros

Fonte: Adaptado de Caligor e colaboradores.[1]

É possível relacionar os níveis de organização da personalidade, de diagnóstico psicodinâmico, com os transtornos da personalidade segundo o DSM-IV-TR, do diagnóstico psiquiátrico, conforme o Quadro 304.3.

■ TRATAMENTO

As abordagens terapêuticas para os transtornos da personalidade consistem em:

- terapia focada na transferência (TFT);
- terapia baseada na mentalização (TBM);

QUADRO 304.3 ■ Relação entre o nível de organização da personalidade e os diagnósticos do eixo II do DSM-IV-TR

Nível neurótico	• Transtorno obsessivo-compulsivo
Alto nível *borderline*	• Transtorno evitativo • Transtorno dependente • Transtorno histriônico • Transtorno narcisista
Baixo nível *borderline*	• Transtorno *borderline* • Transtorno antissocial • Transtorno paranoide • Transtorno esquizoide • Transtorno esquizotípico

Fonte: Adaptado de Caligor e colaboradores.[1]

- terapia dialética-comportamental (TDC);
- farmacoterapia;
- outras intervenções.

TERAPIA FOCADA NA TRANSFERÊNCIA

A TFT é uma forma de psicoterapia psicodinâmica desenvolvida especificamente para tratar a patologia *borderline*, ainda que seja aplicável, com algumas modificações, para outros transtornos da personalidade.[1] Tem como referência a teoria psicanalítica das relações objetais internas, de Melanie Klein. A interpretação da transferência é um dos elementos do tratamento, ao lado de outras intervenções, como clarificações e confrontações.

ATENÇÃO!

A abordagem é estruturada de modo a controlar a atuação, fornecendo estrutura para o paciente experimentar, observar e refletir sobre suas representações do *self* e dos outros.

A duração da terapia é de um ano ou mais, e há fortes evidências em melhora clínica sintomática e psicossocial. Promove a diminuição de atos de ideação suicida e parassuicidas, de depressão, de ansiedade e da utilização de serviços psiquiátricos, além de melhora no funcionamento psicossocial, na coerência narrativa e na capacidade de mentalização (conforme Quadro 304.4).

QUADRO 304.4 ■ Relação entre terapeuta e paciente na TFT

TERAPEUTA	PACIENTE
• Faz um contrato terapêutico • Observa a ação sem julgar • Entende e explica as relações	Espaço para vivenciar os afetos
Objetais por trás das ações	
1 | Clarificação	Aumento da reflexão
2 | Confrontação	Progresso da direção-integração
3 | Interpretação	Modulação do afeto e mais reflexão

Fonte: Yeomans e Diamond.[5]

O foco é no aqui-agora da relação terapeuta-paciente e nos afetos, por meio da reativação, na transferência, das relações objetais internalizadas cindidas e/ou projetadas. Dessa maneira, o paciente fica mais ciente de suas representações internas e pode desenvolver uma noção de si mais integrada. As díades de relações objetais repetidas na transferência mais comuns são:

- Vítima abusada .... Atacante sádico
- Criança rejeitada .... Pais negligentes
- Criança má, destrutiva .... Pais sádicos, punitivos
- Criança controlada, enraivecida .... Pais controladores
- Criança descontrolada, enraivecida .... Pais impotentes

Seu objetivo é conduzir, por meio da análise da transferência, a análise sistemática das distorções na relação. Essas relações internalizadas com os outros não são representações literais de relações passadas, mas sim modificadas pelas fantasias e defesas. Em pacientes *borderline*, as relações objetais internas foram segregadas e cindidas e incluem fantasia persecutória e relações idealizadas.

O terapeuta deve ter consciência e atenção em relação à contratransferência, entendida como a soma das reações afetivas do terapeuta associadas ao paciente. Os canais de comunicação são três: a comunicação verbal do paciente; a comunicação não verbal do paciente; e a contratransferência do terapeuta.

> **ATENÇÃO!**
>
> Os canais de comunicação não verbal e de contratransferência do terapeuta são, geralmente, os mais importantes na fase inicial da análise com pacientes *borderline*.

O processo interpretativo consiste em clarificação, confrontação e interpretação, de modo que o paciente estabeleça um meio de desenvolver seus estados mentais e dos outros.

1 | **Clarificação:** a técnica se refere ao requerimento de clarificação, e não ao oferecimento de clarificação pelo terapeuta. Isso produz material interpretativo por meio da clarificação da percepção que o paciente tem de si [*self*] e do outro/terapeuta Essa técnica ilumina o mundo interno do paciente e auxilia na elaboração de distorções.

2 | **Confrontação:** não é um desafio hostil, mas sim uma honesta indagação sobre uma aparente contradição na comunicação verbal e não verbal do paciente. É um convite ao paciente para que reflita sobre os diferentes aspectos cindidos do *self*.

3 | **Interpretação:** são hipóteses sobre determinantes inconscientes na experiência presente. As interpretações visam e buscam a resolver conflitos psicológicos e a aumentar a consciência do impacto do material inconsciente nos pensamentos, nos afetos e no comportamento do paciente.

É muito importante que o terapeuta mantenha a neutralidade, sua atitude de objetividade preocupada. Dessa forma, o profissional evita tomar partido de alguma das forças envolvidas nos conflitos do paciente. Muitas vezes, são necessários desvios da neutralidade, principalmente com pacientes *borderline*. Eles ocorrem diante da ameaça à segurança do paciente, de outros ou da continuidade do tratamento, ou quando a confrontação e a interpretação fracassam em conter *acting out*. A neutralidade deve ser retomada tão logo não seja mais necessária a imposição de limites e promovida na sessão de psicoterapia.

No tratamento, a mudança ocorre devido à elaboração do conflito psicológico que promove assimilação das relações objetais conflitantes para o interior da experiência do *self*, promovendo maior integração. Isso altera a qualidade das relações objetais, que aumenta em complexidade e diferenciação, e a qualidade da experiência afetiva associada à encenação dessas relações, tornando os afetos mais bem modulados e menos intensos.

A integração leva a uma mudança (estrutural) dinâmica, isto é, ao desenvolvimento de uma capacidade maior de tolerar a ambivalência (bom e mau no mesmo objeto). Há a necessidade de elaborar conflitos entre amor e agressão, mas também integrar cada uma dessas motivações às necessidades de dependência e manutenção de sentimento de autonomia e autoestima.

Resumo técnico da TFT

- Posição face a face.
- Duas sessões: 2 a 3 vezes por semana.
- Enfatizar o aqui-agora.
- Análise da transferência no contexto da vida atual do paciente.
- Análise da transferência negativa.
- Abandonar a neutralidade em situações de *acting out* graves e, depois, retomar a interpretação.
- Não incentivar a regressão e a volta ao passado.
- Muita atenção em relação à comunicação não verbal.

■ TERAPIA BASEADA NA MENTALIZAÇÃO

O tratamento com base na mentalização foi inicialmente proposto para os transtornos de personalidade *borderline*, por Bateman e Fonagy[6]. Desenvolveu-se a partir da tradição psicanalítica, porém baseou-se na evidência do estudo do desenvolvimento infantil da teoria de Bowlby. A capacidade de entendimento dos próprios afetos e dos afetos dos outros é uma realização-chave do desenvolvimento pessoal que ocorre no contexto regulador dos primeiros relacionamentos afetivos. Estes podem ser: apego seguro, inseguro-ambivalente, inseguro-evitativo e desorganizado-desorientado. De acordo com a história dos relacionamentos afetivos, existem várias possibilidades de desenvolvimento e de transtornos na esfera da personalidade de cada um.

As experiências traumáticas e o estresse precoce distorcem a capacidade de reconhecer os estados mentais.

A capacidade de mentalizar, por sua vez, é a habilidade de entender os estados mentais de nós mesmos e dos outros. Os estados mentais, para serem compreendidos, necessitam do reconhecimento e integração de sinais internos e externos do *self* de tal maneira que uma excitação prejudica a capacidade de mentalizar. Excitação é um construto multidimensional relacionado a diferentes sistemas neurobiológicos.

Esta abordagem coloca o desenvolvimento da mentalização no centro do processo terapêutico. O foco é o estado mental do paciente no momento e seu funcionamento mental no aqui agora da sessão. O terapeuta pode usar qualquer técnica contanto que o objetivo seja estimular um processo de entendimento e elaboração de seus estados mentais (mentalização).

A meta do tratamento, segundo Bateman e Fonagy,[6] não é uma terapia que visa a mudar a estrutura da personalidade ou a alterar cognições e esquemas, mas sim aumentar as capacidades embrionárias de mentalização, de modo que o paciente se torne mais capaz de resolver problemas e lidar com estados emocionais, particularmente em relacionamentos interpessoais. Os autores não enfatizam a interpretação da transferência, principalmente da raiva, pois poderia provocar uma desestabilização do paciente.

Resumo do tratamento com base na mentalização

- A atitude do terapeuta usando uma postura de não conhecimento.
- As intervenções são dirigidas à capacidade de reconhecimento dos estados mentais do paciente.
- O uso das operações da mente do terapeuta de uma forma aberta e autêntica.
- Cuidados na interpretação da transferência.

TERAPIA DIALÉTICA-COMPORTAMENTAL

Variação da terapia cognitivo-comportamental (TCC), específica para os pacientes *borderline*, cuja efetividade está baseada em alguns objetivos:

1 | aumentar a competência comportamental, por meio do ensinamento de capacidades específicas para regular emoções, tolerar sofrimento emocional quando a mudança é lenta e ser mais efetivo nos conflitos interpessoais;
2 | aumentar a motivação para a mudança por meio da análise comportamental e da aplicação de técnicas de terapia de exposição;
3 | assegurar a utilidade do uso de novas capacidades na vida;
4 | estruturar o ambiente, para reforçar os comportamentos mais adequados do paciente;
5 | aumentar a capacidade e a motivação do terapeuta por encontro semanal de terapeutas para que este tenha maior continência por meio da discussão do caso.

FARMACOTERAPIA

O tratamento farmacológico precisa ser individualizado, levando-se em conta a predominância dos aspectos sintomáticos daquele paciente, já que não há nenhum fármaco específico para a patologia. São normalmente utilizadas combinações de psicofármacos distintos, visando ao melhor controle dos diversos sintomas.

Entre os antidepressivos, utilizam-se especialmente os ISRS, principalmente a fluoxetina e a sertralina, e os duais, entre eles a venlafaxina. Alguns estudos demonstraram que estes são efetivos na diminuição dos sintomas ligados à ansiedade e à alteração do humor, na diminuição da impulsividade e da automutilação.

Outro grupo que demonstrou ser efetivo foi o dos antipsicóticos, principalmente os atípicos. Entre eles, a olanzapina, a risperidona e a quetiapina mostraram-se úteis, apresentando uma melhora significativa em várias medidas, incluindo sintomatologia relacionada ao humor, e medidas de funcionamento global. Ao lado destes, utiliza-se também o aripiprazol.

O divalproato demonstrou ser efetivo na comorbidade com o transtorno bipolar. Outros estabilizadores de humor são hoje utilizados na prática clínica, como a lamotrigina e o topiramato, embora ainda não tenham sido encontradas evidências conclusivas dos resultados em pesquisas que demonstrem uma melhora significativa desses transtornos, indicando a necessidade de mais estudos.

> **ATENÇÃO!**
>
> Os benzodiazepínicos devem ser utilizados com cautela, devido ao seu grande potencial aditivo. Normalmente, têm utilidade quando o paciente atingiu uma melhora clínica e não abusa mais da medicação.

OUTRAS INTERVENÇÕES

Pacientes com transtornos da personalidade graves necessitam, às vezes, de internações psiquiátricas ou acompanhamento em centros de atenção psicossocial (CAPS). Essas intervenções são indicadas quando há risco de suicídio ou estados psicóticos transitórios.

> **REVISÃO**
>
> - Os transtornos da personalidade são classificados em 10 subtipos: esquizoide; esquizoparanoide; paranoide; *borderline*; histriônico; narcisista; antissocial; evitativo; dependente; e obsessivo-compulsivo.
> - O transtorno de personalidade *borderline* é o mais estudado na literatura.
> - A organização de personalidade *borderline* é um conceito psicodinâmico diferente de transtorno de personalidade, um conceito psiquiátrico.
> - O tratamento, que deve ser individualizado, inclui, na maioria das vezes, a combinação de psico e farmacoterapia.

■ REFERÊNCIAS

1. Caligor E, Kernberg OF, Clark JF. Psicoterapia dinâmica das patologias leves de personalidade. Porto Alegre: Artmed; 2008.
2. American Psychiatric Association. Manual diagnóstico e estatístico de transtornos mentais: DSM-5. 5. ed. Porto Alegre: Artmed; 2014.
3. Gabbard GO. Psiquiatria psicodinâmica na prática clínica. 5. ed. Porto Alegre: Artmed; 2016.
4. World Health Organization. International statistical classification of diseases and related health problems: ICD-10 [Internet]. Geneva: WHO; [2016; capturado em 08 maio 2017]. Disponível em: http://apps.who.int/classifications/icd10/browse/2016/en
5. Yeomans FE, Diamond D. Psicoterapia focada na transferência e transtorno da personalidade borderline. In: Clark JF, Fonagy P, Gabbard GO, organizadores. Psicoterapia psicodinâmica para transtornos da personalidade: um manual clínico. Porto Alegre: Artmed; 2013.
6. Bateman A, Fonagy P. Tratamento baseado na mentalização e transtorno da personalidade borderline. In: Clark JF, Fonagy P, Gabbard GO, organizadores. Psicoterapia psicodinâmica para transtornos da personalidade: um manual clínico. Porto Alegre: Artmed; 2013.

305
TRANSTORNOS SEXUAIS

■ ELISA BRIETZKE
■ MARIANE NUNES NOTO

A sexualidade é definida como as diversas formas, comportamentos e maneiras que os seres humanos buscam para obter gratificação sexual. A busca de prazer sexual difere significativamente tanto entre os indivíduos quanto entre grupos sociais, culturas e momentos históricos. Devido a essa variabilidade, é muito difícil encontrar uma significação rígida do que é sexualidade normal. A definição de sexualidade patológica é um pouco mais fácil de ser adotada. Trata-se dos comportamentos sexuais destrutivos para o indivíduo e para os outros, marcadamente restritos, que não são possíveis de serem dirigidos a um(a) parceiro(a) e são marcados por sofrimento, culpa ou ansiedade inapropriados.

O campo da sexualidade tem apresentado grandes avanços nos últimos anos, com descobertas na área da farmacologia e da psicologia e o avanço dos estudos na interação entre o sexo e o ambiente social. O surgimento de medicamentos eficazes para a manutenção da ereção fez ressurgir na medicina um interesse pela sexualidade no idoso, bem como descobertas no campo das compulsões sexuais geraram a inclusão de categorias diagnósticas ainda não existentes anteriormente; porém, a sexualidade ainda é cercada de mitos e tabus que podem causar sofrimento ao paciente e a seu(sua) parceiro(a).

O estudo do sexo é muito antigo e referências à sexualidade são encontradas desde a antiguidade, como com a descoberta de substâncias com possíveis propriedades afrodisíacas, que aumentariam a potência sexual. Na história da medicina moderna, alguns teóricos foram fundamentais no estudo da sexualidade:

- Sigmund Freud (1856-1939): criador da psicanálise, considerava a sexualidade a principal força que impulsionava o ser humano nas suas realizações (chamada por ele de libido). Freud descreveu o desenvolvimento da sexualidade ao longo da infância das pessoas e foi o primeiro a desenvolver a ideia de que desejos sexuais já estariam presentes nas crianças. O estudo da sexualidade e de seus diferentes aspectos desenvolvimentais e clínicos foi descrito na obra *Três ensaios sobre a teoria da sexualidade*. Freud também elaborou o conceito de Complexo de Édipo: em um período específico do desenvolvimento (por volta dos 4 anos), em condições normais, o menino sentiria um forte desejo sexual pela mãe, mas a concretização desse desejo seria impedida pela presença do pai. Isso levaria o menino a renunciar a uma união sexual incestuosa com a mãe e o faria buscar outras pessoas para a sua satisfação sexual. O desenvolvimento do período edípico bem-sucedido, segundo Freud, seria fundamental para o estabelecimento de relações duradouras e saudáveis ao longo da vida.
- Masters e Johnson (1954): pesquisadores americanos que estudaram diferentes aspectos da fisiologia da resposta sexual humana e cujo trabalho serviu de base para a compreensão do mais importante grupo de transtornos sexuais, as disfunções sexuais. Esses autores descreveram o que acontecia durante uma relação sexual, que se processaria em fases (excitação, platô, orgasmo e resolução). Os estudos de Masters e Johnson serviram de base para o desenvolvimento de estratégias terapêuticas, especialmente com foco em técnicas comportamentais, para o tratamento desses quadros.
- Helen Kaplan (década de 1980): psicanalista americana que estudou a fase do desejo sexual como antecedente à fase da excitação. Propôs a existência de um núcleo regulador do desejo, envolvendo regiões cerebrais como hipotálamo, sistema límbico e outros circuitos neurais.

■ CONCEITOS FUNDAMENTAIS

Para que seja possível entender de que forma os transtornos sexuais são reconhecidos e enquadrados nas classificações diagnósticas, é preciso revisar alguns conceitos básicos:

- Sexo: determinado pela constituição biológica do indivíduo, a partir da configuração dos cromossomos X e Y, é reconhecido pelos pares e caracteres sexuais secundários (presença de mamas desenvolvidas, distribuição dos pelos etc.). O indivíduo é classificado quanto ao sexo em homem ou mulher. Raramente, ocorrem estados em que o sexo não é bem definido, ou que distinguir a que sexo o indivíduo pertence é impossível. Esses estados são chamados de estados intersexuais e, na maioria das vezes, ocorrem por alterações congênitas.
- Gênero: ao contrário do sexo, não é determinado biologicamente. Refere-se à percepção psicológica e social do indivíduo de pertencer a determinado sexo. O indivíduo é classificado quanto ao gênero em masculino ou feminino. Geralmente, sexo e gênero se combinam em um mesmo indivíduo, mas nem sempre isso ocorre. Este é o caso de condições conhecidas como transtornos de identidade de gênero, descritas no decorrer deste capítulo.
- Papel de gênero: refere-se à adoção de comportamentos, vestimentas, profissões ou atividades mais característicos de um gênero ou outro. A adoção de um papel de gênero mais característico do gênero oposto não se constitui uma condição patológica ou anormal.
- Orientação sexual: refere-se ao objeto de atração sexual ao qual o indivíduo se dirige. Quanto à orientação sexual, o indivíduo pode ser heterossexual, quando seu objeto de atração e erotismo é do sexo oposto, homossexual, quando do mesmo sexo, ou bissexual, quando há atração indistintamente por ambos os sexos.
- Práticas sexuais: referem-se ao conjunto de comportamentos por meio do qual os indivíduos exercem sua sexualidade.

■ QUADRO CLÍNICO

Os transtornos sexuais englobam diferentes quadros clínicos, alguns muito diferentes dos outros. Serão agrupados aqui, didaticamente, nas seguintes categorias: disfunções sexuais; parafilias; e transtornos de identidade de gênero (disforia de gênero).

DISFUNÇÕES SEXUAIS

A característica central é a existência de dificuldades ou alterações em uma ou mais fases da resposta sexual do indivíduo, com prejuízos no senso de prazer ou na avaliação subjetiva ou objetiva do desempenho sexual, o que o faz não conseguir participar de uma relação sexual da forma como gostaria. As disfunções sexuais são diagnosticadas apenas quando parte significativa do quadro clínico. Podem estar presentes durante toda a vida ou serem adquiridas, ser generalizadas ou situacionais e ter uma variedade de causas, incluindo fatores psicológicos, orgânicos, sociais, relacionais ou em virtude de estresse. O Quadro 305.1 resume as principais disfunções sexuais em homens e mulheres.

Diagnóstico

O DSM-5[1] caracteriza as disfunções sexuais como um grupo heterogêneo de transtornos geralmente caracterizados por uma perturbação na capacidade de responder aos estímulos sexuais, ou alcançar prazer, com duração de mais de seis meses e associados a importante sofrimento. Os transtornos podem ser vitalícios ou adquiridos. São generalizados, quando não limitados a determinadas situações; e situacionais, quando o são.

O transtorno do desejo sexual/excitação sexual feminina é caracterizado pela falta ou redução significativa de interesse sexual, pensamentos ou fantasias sexuais, excitação sexual ou prazer. O transtorno do desejo sexual hipoativo masculino, pela ausência ou redução de pensamentos ou fantasias sexuais/eróticas e do desejo pela atividade sexual.

QUADRO 305.1 ■ Disfunções sexuais masculinas e femininas

FASE DA RESPOSTA SEXUAL HUMANA	DISFUNÇÃO SEXUAL FEMININA	DISFUNÇÃO SEXUAL MASCULINA
Desejo	Transtorno do desejo sexual/excitação sexual feminina	Transtorno do desejo sexual hipoativo masculino
Excitação	Transtorno do desejo sexual/excitação sexual feminina	Disfunção erétil
Orgasmo	Transtorno do orgasmo feminino	Retardo ejaculatório Ejaculação precoce
Resolução	Disforia pós-coito, cefaleia pós-coito	Disforia pós-coito, cefaleia pós-coito
Transtornos dolorosos	Transtorno de penetração/dor genitopélvica	

A disfunção erétil é definida pela dificuldade de obter ou manter uma ereção até o final da atividade sexual, bem como pela redução da rigidez da ereção em todas ou quase todas as atividades sexuais.

O retardo de ejaculação é caracterizado por retardo, infrequência ou ausência de ejaculação em todas ou quase todas as relações sexuais. A ejaculação precoce, por sua vez, é definida por um padrão persistente de ejaculação em uma relação sexual em até aproximadamente um minuto após a penetração em todos ou quase todos os encontros sexuais.

O transtorno do orgasmo feminino é caracterizado pelo retardo, ausência ou infrequência de orgasmos ou redução na intensidade da sua sensação em todas ou quase todas as atividades sexuais. O transtorno de penetração/dor genitopélvica, por medo ou ansiedade durante a relação sexual ou a tentativa de penetração vaginal, bem como por dor vulvovaginal ou pélvica intensa, tensão ou estreitamento dos músculos do soalho pélvico durante a tentativa de penetração vaginal.

Os transtornos sexuais podem ser induzidos por uma substância ou medicação, quando uma perturbação significativa na função sexual se dá durante a intoxicação logo após a interrupção de uma substância ou exposição a uma medicação.

Avaliação

Inclui uma extensa avaliação clínica com identificação de causas orgânicas que podem levar ao aparecimento da disfunção sexual. Os exames físico, ginecológico ou urológico de tais pacientes são indispensáveis, bem como os complementares, para identificar distúrbios metabólicos, hormonais ou outras causas de disfunção sexual.

Tratamento

Inclui uma equipe multiprofissional com psicólogos e/ou psiquiatras, ginecologistas ou urologistas e abordagens farmacológicas e não farmacológicas.

Abordagens não farmacológicas

As terapias de orientação analítica, cognitivo-comportamental e de casal incluem diferentes modalidades utilizadas para o tratamento das disfunções sexuais. De forma geral, evidências sobre a efetividade das diferentes formas de terapia mostram-se inconclusivas.

Técnicas que abrangem exercícios comportamentais sexuais específicos também demonstram benefício no tratamento das disfunções sexuais.

Farmacoterapia

- **Inibidores da fosfodiesterase-5:** medicações mais comumente utilizadas para o tratamento da disfunção erétil, seu uso é indicado em homens que não possuem contraindicações (p. ex.: uso de nitratos) e costumam ser bem tolerados e ter efeitos colaterais leves/moderados. Mulheres com anorgasmia ou redução da excitação sexual podem beneficiar-se com o uso dessa classe de medicação.
- **Antidepressivos:** especialmente os inibidores seletivos de recaptação da serotonina (ISRS); são utilizados para pacientes com ejaculação rápida por seu efeito de prolongar a resposta sexual. A bupropiona tem efeito dopaminérgico e em alguns casos pode aumentar o desejo sexual.
- **Terapia hormonal:** os androgênios podem aumentar o impulso sexual em indivíduos de ambos os sexos com níveis de testosterona reduzidos. A reposição de androgênios está disponível de forma oral (apresentação relacionada a maior risco hepatotoxicidade e menor eficácia), transdérmica ou injetável. Anéis ou tabletes vaginais de estrogênio podem ser utilizados em mulheres com redução da excitação ou atrofia vaginal.

> **ATENÇÃO!**
>
> A utilização de terapia hormonal pode aumentar o tamanho da próstata e o risco de desenvolvimento de um câncer latente.

- **Vasodilatadores:** sua injeção nos corpos cavernosos, como papavaína, alprostadil e fentolamina, demonstra eficácia para o tratamento de disfunção erétil. O alprostadil (prostaglandina E1 sintética) é a medicação mais comumente utilizada. Os efeitos adversos podem incluir priapismo e hematomas. Cremes com alprostadil ou fentolamina também podem ser utilizados para aumentar a excitação sexual feminina.

Abordagens mecânicas

As bombas de vácuo são dispositivos utilizados para obter ereções. O sangue é levado para o pênis com uma bomba de vácuo e é mantido no local com um anel peniano.

Em mulheres, um dispositivo semelhante (EROS) foi desenvolvido para aumentar a quantidade de sangue no clitóris. É utilizado para transtorno de excitação sexual feminino.

Tratamento cirúrgico

Indicado nos indivíduos resistentes a outras formas de tratamento, que têm resposta erétil inadequada, que precisam de reconstrução peniana ou que passaram por prostatectomia radical sem preservação dos nervos.

Existem próteses penianas de dois tipos: semirrígidas, que produzem uma ereção permanente; e infláveis, com um reservatório que pode ser inflado ou esvaziado.

PARAFILIAS

Caracterizam-se por desejos, fantasias ou comportamentos sexuais recorrentes e intensos dirigidos a objetos ou situações incomuns ou, eventualmente, bizarras. Exemplos de comportamentos parafílicos incluem fazer sexo com animais, exibir-se nu ou fazendo sexo para pessoas que não estão engajadas em comportamento sexual e a pedofilia. Nesse grupo de transtornos, a excitação só ocorre quando o desejo é desviado para a atividade parafílica. Não é o que ocorre comumente, em que fantasias parafílicas fazem parte da vida de muitas pessoas ou casais, dentro do contexto de uma relação sexual convencional. Com exceção do sadismo e do masoquismo, as parafilias são consideradas relativamente raras. Ainda assim, despertam atenção devido a consequências sociais do comportamento parafílico, como quando há envolvimento dessas atividades no comportamento de criminosos sexuais.

Nos casos clássicos de parafilia, as fantasias ou estímulos parafílicos são essenciais para o estímulo erótico. Observa-se que preferências parafílicas podem surgir esporadicamente na vida dos indivíduos especialmente em momentos de estresse, ao passo que, na maior parte das vezes, o indivíduo consegue funcionar normalmente. De acordo com o DSM-5,[1] o portador de uma parafilia é aquele que tem interesse sexual persistente e intenso outro que não o interesse em estimulação genital ou carícias preliminares com parceiros consensuais humanos, fenotipicamente normais e fisicamente maduros. Os pacientes com esse transtorno possuem parafilias que causam sofrimento ou prejuízo a si ou cuja satisfação pode provocar danos para si ou risco de dano para outros com duração de, no mínimo, seis meses. No Quadro 305.2, são descritas as parafilias mais comuns.

Na epidemiologia das parafilias, observa-se grande predominância do sexo masculino, sendo as mais comuns o sadismo, o masoquismo e o fetichismo.

QUADRO 305.2 ■ Principais parafilias

PARAFILIA	DESCRIÇÃO
Exibicionismo	Excitação sexual em expor genitália, masturbar-se em público, ter relações sexuais em lugares públicos, dar telefonemas obscenos acompanhados de masturbação (escatologia telefônica)
Fetichismo	Excitação exclusivamente com objetos inanimados (sapatos, textura de couro ou borracha) ou uma parte do corpo do parceiro (p. ex.: pés), com satisfação por meio de masturbação ou sua incorporação na relação sexual
Froteurismo	Fantasias e impulsos persistentes de tocar ou esfregar-se contra uma pessoa que não consente com o ato para obter gratificação sexual
Pedofilia	Fantasias ou envolvimento sexual com crianças pré-púberes, em que há, no mínimo, cinco anos de diferença de idade entre a criança e o perpetrador. Atividades podem incluir exposição de genitais, masturbação com ou sem a participação da criança, manipulação genital da criança, contato oral, anal ou genital e penetração
Masoquismo sexual	Fantasias, desejos e comportamento de ser humilhado, agredido, amarrado ou de ter sofrimento impingido de alguma forma
Sadismo sexual	Fantasias, desejos e comportamentos de agredir verbal e fisicamente o outro, amarrá-lo, contê-lo fisicamente, espancá-lo ou, em casos extremos, torturá-lo, mutilá-lo e matá-lo
Travestismo fetichista	Vestir-se com roupas do gênero oposto com o objetivo de obter excitação, que pode levar à masturbação ou a coito heterossexual
Voyeurismo	Preferência por masturbar-se enquanto observa outra pessoa (em geral, uma mulher) nua ou com pouca roupa que não tem consciência de estar sendo observada
Outras parafilias	Necrofilia (cadáveres), parcialismo (partes do corpo), coprofilia (fezes), urofilia (urina), zoofilia (animais)

ATENÇÃO!

A maioria dos indivíduos não busca atenção psiquiátrica, mesmo quando há sofrimento. Isso ocorre porque o comportamento parafílico é prazeroso para o indivíduo, o que pode fazê-lo não estar disposto a abandoná-lo, ou por intenso medo e vergonha.

Não há uma causa conhecida e se aceita que sejam derivadas de uma combinação de fatores, como os biológicos, identificação com pais com comportamento parafílico, experiências de abuso sexual na infância e conflitos psicológicos.

Tratamento

Parafilias são associadas a um grande prejuízo para os pacientes e para a sociedade, no entanto apenas alguns portadores desse transtorno buscam voluntariamente tratamento.

A combinação de psicoterapia e terapia farmacológica é associada à maior eficácia em comparação com qualquer tratamento monoterápico. Embora a etiologia das parafilias ainda não seja completamente compreendida, tratamentos farmacológicos têm sido propostos para esse transtorno.

O tratamento para as parafilias visa a reduzir ou a eliminar fantasias e comportamentos parafílicos e a diminuir o nível de sofrimento dos parafílicos, permitindo-lhes viver uma vida sexual normal, sem efeitos colaterais significativos e, principalmente, evitar o risco de atuação das fantasias e vitimização de outros indivíduos. O tratamento ideal para parafilias não está disponível atualmente, e os tratamentos utilizados reduzem de forma inespecífica o nível de excitação e dos comportamentos sexuais.

Não há estudos randomizados e controlados que documentem a eficácia de medicamentos psicotrópicos, como antidepressivos, antipsicóticos e estabilizadores de humor, no comportamento parafílico. Em relação ao uso de antipsicóticos e estabilizadores de humor, há apenas relatos de casos. Em geral, seu uso só é recomendado em caso de tratamento de comorbidades psiquiátricas.

Inibidores seletivos da recaptação de serotonina

Os antidepressivos têm sido utilizados no tratamento de certos tipos de parafilias leves e de aparecimento juvenil. A maioria dos dados disponíveis é de relatos de casos e estudos abertos ou retrospectivos. A eficácia dos ISRS na redução de fantasias e comportamentos parafílicos foi previamente descrita para o tratamento da pedofilia, do exibicionismo, das parafilias em geral, do voyeurismo e do fetichismo. Principalmente a fluoxetina (20 a 80 mg por dia) e a sertralina (100 a 200 mg por dia), mas também a paroxetina (20 a 60 mg por dia) e a fluvoxamina (300 mg por dia) têm demonstrado eficácia na redução de fantasias sexuais e de comportamento parafílicos nesses pacientes.

Tratamento antiandrogênico

Tratamentos hormonais para redução da libido, como antiandrogênios esteroides e análogos do hormônio liberador de gonadotrofina (GnRH), também têm sido estudados e parecem ser eficazes nos transtornos parafílicos, embora devam ser prescritos com cuidado, a fim de se evitar ou minimizar os efeitos adversos e os riscos de vitimização de outros indivíduos.

Do ponto de vista ético, o paciente pode ser submetido a tratamento hormonal apenas se todas as seguintes condições forem atendidas:

1 | o indivíduo tem um transtorno parafílico diagnosticado por um psiquiatra depois de um exame psiquiátrico cuidadoso;
2 | a condição do indivíduo representa um risco significativo de sérios danos à sua saúde ou à integridade física ou moral de outras pessoas;
3 | meios de tratamento menos invasivos não estão disponíveis;
4 | o psiquiatra responsável pelo paciente concorda em informar o paciente e receber o seu consentimento, para assumir a responsabilidade pela indicação do tratamento e para o acompanhamento dele, incluindo aspectos físicos, com a ajuda de um endocrinologista consultor, se necessário.

- **Acetato de medroxiprogesterona (MPA):** muitos parafílicos receberam tratamento com MPA, embora a maioria em estudos não controlados. Redução do comportamento sexual e desaparecimento completo de fantasias e comportamento sexual desviante foram observados após 1 a 2 meses de tratamento, na maioria dos casos. Alguns estudos relataram aumento de reincidência após interrupção do MPA. Efeitos colaterais graves (embolia pulmonar [EP], ganho de peso, diabetes melito [DM], níveis elevados transitórios das enzimas hepáticas, aumento da pressão arterial [PA], transtornos depressivos, síndrome de Cushing e supressão suprarrenal etc.) foram observados com o MPA, que, por essa razão, teve seu uso suspenso na Europa.
- **Acetato de ciproterona (CPA):** muitos indivíduos receberam tratamento com CPA, mas apenas alguns estudos foram controlados. Esse medicamento (50 a 300 mg por dia, via oral; ou 300 a 600

mg, via intramuscular a cada 1 ou 2 semanas) foi associado a uma redução significativa de fantasias ou atividades sexuais e ao desaparecimento de comportamento sexual desviante em cerca de 80 a 90% dos casos em 4 a 12 semanas. A eficácia desse tratamento foi mantida, em alguns casos, por até oito anos. O CPA tem mostrado resultados positivos, mas inconsistentes. Em alguns países, a forma oral é a única disponível, e a adesão ao tratamento pode ser errática. Em virtude de um número substancial de efeitos colaterais (incluindo ginecomastia, ganho de peso, humor depressivo, fenômenos tromboembólicos e dano hepatocelular), são necessários outros tratamentos eficazes com menos efeitos colaterais.

- **Análogos do hormônio libertador de gonadotrofina (GnRH):** agem, inicialmente, na hipófise para estimular a liberação de hormônio luteinizante (LH), resultando em um aumento transitório nos níveis de testosterona (*flareup*). Após uma estimulação inicial, análogos de GnRH causam uma rápida dessensibilização dos receptores de GnRH, resultando na redução de LH e testosterona para níveis de castração no prazo de 2 a 4 semanas. Dois análogos GnRH foram preferencialmente utilizados em parafílicos: triptorelina e leuprorrelina.

    a | **Triptorelina:** dois estudos prospectivos abertos e um estudo retrospectivo, utilizando formulação de um mês de triptorelina, foram realizados em 75 agressores sexuais ou indivíduos parafílicos. Em todos os casos, exceto um, a triptorelina foi bem-sucedida e o comportamento sexual desviante desapareceu completamente durante o tratamento.

    b | **Leuprorrelina:** três estudos abertos com leuprorrelina (formulações de 1 ou 3 meses) foram realizados em 45 indivíduos do sexo masculino (20 a 61 anos) com comportamentos parafílicos, com observação de eficácia clara. Na maioria dos casos, os indivíduos foram previamente tratados com psicoterapia ou outros antiandrogênios sem eficácia.

Entre os efeitos secundários observados com o análogo de GnRH, a perda óssea é o mais problemático, com necessidade de verificação cuidadosa, pelo menos a cada dois anos ou mais frequentemente no caso da osteoporose.

Agentes hormonais não podem ser facilmente utilizados para o tratamento de abusadores sexuais juvenis com parafilia devido à possível interferência no desenvolvimento da puberdade. Nesses indivíduos, terapia comportamental e ISRS são o tratamento de primeira escolha.

A parafilia é um transtorno crônico, e uma duração mínima de tratamento de 3 a 5 anos é altamente recomendada para parafilias graves, com alto risco de violência sexual. Tratamento hormonal não deve ser interrompido abruptamente.

O Quadro 305.3 mostra um resumo do tratamento das parafilias proposto pela World Federation of Societies of Biological Psychiatry.[2]

DISFORIA DE GÊNERO

A identidade de gênero é uma categoria de identidade social referida como a identificação de masculino ou feminino. O DSM-5[1] define a disforia de gênero, previamente denominada transtorno de identidade de gênero, como a incongruência entre o sexo biológico e a identificação com o gênero. Transgênero refere-se a uma ampla variedade de indivíduos que transitória ou persistentemente se identificam com um gênero diferente do sexo biológico. Transexual denota um indivíduo que passou por uma transformação social de gênero que, em muitos casos, envolve uma transição somática com tratamentos hormonais ou cirurgia de mudança de sexo.

A prevalência da disforia de gênero para adultos do sexo feminino varia de 0,002 a 0,003%, e do masculino, de 0,005 a 0,014%.

Diagnóstico

De acordo com o DSM-5,[1] a disforia de gênero é caracterizada por marcada incongruência entre o sexo biológico e a experiência interna ou a expressão de gênero com duração de pelo menos seis meses, associada a significativo sofrimento. A disforia de gênero pode ser associada a um transtorno do desenvolvimento sexual (p. ex., hiperplasia suprarrenal congênita).

Manifesta-se de formas diferentes de acordo com a faixa etária. Em crianças, pode se apresentar como um desejo intenso de ser de outro sexo, preferência intensa por usar roupas, simular atitudes ou brincadeiras típicas ao outro gênero. As crianças normalmente têm preferência por brincar com colegas do gênero oposto. Pode manifestar-se como uma rejeição à própria anatomia ou o desejo de obter a anatomia do gênero vivenciado.

Em adolescentes e adultos, em geral, manifesta-se além da incongruência entre as características sexuais primárias ou secundárias e a vivência interna de gênero; por um desejo de modificar ou livrar-se dessas características. Um desejo por adquirir características sexuais primárias ou secundárias do outro gênero, de ser e ser tratado como do outro gênero. O indivíduo apresenta uma forte convicção de ter sentimentos e reações típicos de um gênero diferente.

O prognóstico da disforia de gênero na infância sem tratamento é de que apenas uma minoria se identificará como transexual ou transgênero quando adulta, ao passo que a maioria passa a ficar confortável com seu sexo natal ao longo do tempo. Quando persiste na adolescência, é mais provável que permaneça na vida adulta. Em comparação com a população geral, a taxa de orientação homossexual é aumentada na idade adulta, independentemente do tratamento.

Tratamento

Crianças

Um obstáculo ao consenso em relação ao tratamento das crianças é a falta de estudos randomizados ou controlados. As recomendações para a terapia dessa faixa etária, com base nas evidências disponíveis e sustentadas pela opinião de especialistas, incluem:

- avaliação precisa e diagnóstico da criança encaminhada para as questões de gênero, incluindo análise da identidade de gênero, do comportamento do papel de gênero e da disforia de gênero;
- diagnóstico de comorbidade com outros transtornos psiquiátricos, seu tratamento ou apropriado encaminhamento;
- identificação de problemas de saúde mental nos cuidadores e suas dificuldades de relacionamento com a criança, assegurando que seja adequadamente cuidada;
- psicoeducação e aconselhamento aos cuidadores, que lhes permitam escolher e oferecer informações completas sobre qualquer tipo de tratamento escolhido para seu posterior consentimento. Isso implica divulgar a gama de opções de tratamento disponíveis (incluindo aqueles que podem entrar em conflito com crenças e valores do clínico), incluindo as limitações do conhecimento disponível;
- informação apropriada para a idade da criança;
- avaliação da segurança dos ambientes da família, da escola e da comunidade em termos de assédio moral e estigmatização relacionada à atipicidade de gênero e a medidas de proteção adequadas.

Adolescentes

As recomendações para tratamento incluem:

- avaliação psicológica e psiquiátrica dos pacientes que desejam mudar de sexo, incluindo a análise das condições comórbidas e seu tratamento;
- psicoterapia, tratando das questões que surgem na adolescência durante a transição do gênero;

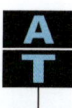

QUADRO 305.3 ■ Tratamento das parafilias proposto pela World Federation of Societies of Biological Psychiatry

NÍVEL DE GRAVIDADE DA PARAFILIA	TRATAMENTO
NÍVEL 1 • Objetivo: controle de fantasias, compulsões e comportamentos sexuais parafílicos, sem impacto sobre o desejo sexual e sobre a atividade sexual convencional	• Psicoterapia (preferencialmente a terapia cognitivo-comportamental, se disponível [nível C]; nenhum nível de evidência para outras formas de psicoterapia)
NÍVEL 2 • Objetivo: controle de fantasias, compulsões e comportamentos sexuais parafílicos com impacto menor sobre o desejo sexual e sobre a atividade sexual convencional • Pode ser usado em todos os casos leves (parafilias com baixo risco de violência sexual)	• Sem resultados com o tratamento do nível 1 • ISRS: aumentar a dosagem ao mesmo nível prescrito no TOC
NÍVEL 3 • Objetivo: controle de fantasias, compulsões e comportamentos sexuais parafílicos com uma redução moderada do desejo sexual e atividade sexual convencional • Parafilias com carícias, mas sem penetração • Fantasias sexuais parafílicas sem sadismo sexual	• Não há resultados satisfatórios com o tratamento do nível 2, após 4-6 semanas de ISRS em altas doses • Adicionar uma dose baixa de antiandrogênio (p. ex.: CPA 50-100 mg/dia) ao ISRS (nível D)
NÍVEL 4 • Objetivo: controle de fantasias sexuais, compulsões e comportamentos parafílicos, com redução substancial do desejo sexual atividade sexual convencional • Moderado e alto risco de violência sexual (parafilias graves com carícias mais intrusivas com número de vítimas limitado)	• 1ª escolha: dose total de CPA – VO, 200-300 mg/dia, ou via IM, 200-400 mg, 1 vez por semana ou a cada 2 semanas; MPA 50-300 mg/dia se CPA não está disponível (nível C) • Se há comorbidade com a ansiedade, depressão ou transtorno obsessivo-compulsivo, ISRS podem ser associados ao MPA • Não há fantasias e/ou comportamento de sadismo sexual (se houver, ir para o nível 5) • Paciente aderente ao tratamento; se não, usar via IM ou ir para o nível 5 • Não há resultados satisfatórios com o tratamento do nível 3
NÍVEL 5 • Objetivo: controle de fantasias sexuais, compulsões e comportamentos parafílicos com uma supressão quase completa do desejo e da atividade sexual convencional • Alto risco de violência sexual e parafilias graves • Fantasias sexuais de sadismo e/ou comportamento ou violência física	• Não cumprimento ou resultados não satisfatórios com o tratamento do nível 4 • Agonistas GnRH, ou seja, triptorelina ou leuprorrelina, 3 mg/mês ou 11,25 mg via IM a cada 3 meses (nível C) • Medições dos níveis de testosterona podem ser realizadas para controlar o tratamento com o agonista de GnRH, se necessário • CPA pode ser associado com agonistas GnRH (uma semana antes e, durante o primeiro mês, GnRH) para evitar efeito de aumento inicial de testosterona
NÍVEL 6 • Objetivo: controle de fantasias sexuais, compulsões e comportamentos parafílicos com uma supressão completa do desejo e atividade sexual convencionais • Parafilias mais graves (casos catastróficos)	• Não há resultados satisfatórios com o tratamento do nível 5 • Uso de tratamento antiandrogênico, ou seja, CPA • 50-200 mg/dia VO ou 200-400 mg, via IM (uma vez por semana ou a cada 2 semanas) ou MPA (300-500 mg/semana, via IM, se CPA não disponível) adicionado ao agonista de GnRH (nível D) • ISRS podem também ser adicionadas (sem nível de evidência)

Fonte: Thibaut e colaboradores.[2]

- avaliação de indicações e preparação para a suspensão da puberdade e/ou uso de hormônios do sexo oposto, bem como fornecimento de documentação para especialistas em outras disciplinas envolvidas nos cuidados com o adolescente;
- psicoeducação de membros da família e das instituições sobre o transtorno;
- avaliação da segurança do ambiente familiar, escolar e da comunidade em termos de atipicidade de gênero, do *bullying* relacionado e da estigmatização, e abordagem das medidas protetivas.

Adultos

O tratamento dos adultos com disforia de gênero requer adequada avaliação psicológica e inclui um processo em que abordagens totalmente reversíveis (p. ex.: apresentar-se como o sexo desejado) precedem procedimentos parcialmente reversíveis (p. ex.: administração de hormônios sexuais para desenvolver as características sexuais secundárias desejadas) que antecedem os procedimentos irreversíveis (p. ex.: gonadectomia, vaginoplastia nos nascidos do sexo masculino; mastectomia e construção cirúrgica torácica geralmente masculina; e faloplastia em nascidos do sexo feminino).

A abordagem desses pacientes inclui:
- avaliação e diagnóstico de paciente referentes ao gênero;
- avaliação e correto diagnóstico de qualquer comorbidade psiquiátrica, assegurando o tratamento adequado. Essas etapas podem levar à alteração dos planos/planejamento da transição de sexo;
- distinção dos sintomas de disforia de gênero de manifestações de outras doenças psiquiátricas e que não fazem parte desse transtorno;
- psicoterapia com indivíduos variantes de gênero, como indicado. Isso inclui identificar os elementos a serem abordados na terapia, como o impacto da discriminação e os estereótipos;
- asseguramento de que os indivíduos em processo de transição de gênero, ou que estão considerando ou planejando fazê-lo, recebam aconselhamento de um profissional qualificado sobre toda a

gama de opções de tratamento e os seus riscos e complicações físicas, psicológicas e implicações sociais, incluindo tanto seus potenciais benefícios quanto toda a variedade de potenciais limitações (p. ex.: perda de potencial de reprodução);
- determinação da elegibilidade e preparação para tratamento hormonal e cirúrgico, ou localização de profissional que possa fazer tais avaliações ao qual o paciente possa ser encaminhado;
- educação aos membros da família, a empregadores e às instituições sobre o transtorno;
- certificação de que a documentação, inclusive elaboração de cartas para endocrinologistas e cirurgiões, emprega terminologia que facilita a comunicação precisa, minimiza uso de termos pejorativos ou linguagem potencialmente estigmatizante e está de acordo (quando aplicável) para os padrões de reembolso de despesas médicas dedutíveis.

REVISÃO

- Disfunções sexuais se referem a um grupo heterogêneo de transtornos geralmente caracterizados por uma perturbação na capacidade de responder aos estímulos sexuais, ou alcançar prazer, que duram mais de seis meses e são associados a importante sofrimento.
- As parafilias são caracterizadas por desejos, fantasias ou comportamentos sexuais recorrentes e intensos dirigidos a objetos ou situações incomuns ou, eventualmente, bizarras.
- A disforia de gênero, previamente denominada transtorno de identidade de gênero, se dá pela incongruência entre o sexo biológico e a identificação com o gênero.

■ REFERÊNCIAS

1. American Psychiatric Association. Manual diagnóstico e estatístico de transtornos mentais: DSM-5. 5. ed. Porto Alegre: Artmed; 2014.
2. Thibaut F, De La Barra F, Gordon H, Cosyns P, Bradford JM. The World Federation of Societies of Biological Psychiatry (WFSBP) guidelines for the biological treatment of paraphilias. World J Biol Psychiatry. 2010;11(4): 604-55.

■ LEITURAS SUGERIDAS

Byne W, Bradley SJ, Coleman E, Eyler AE, Green R, Menvielle EJ, et al. Report of the American Psychiatric Association Task Force on Treatment of Gender Identity Disorder. Arch Sex Behav. 2012;41(4):759-96.
Lue TF, Giuliano F, Montorsi F, Rosen RC, Andersson KE, Althof S, et al. Summary of the recommendations on sexual dysfunctions in men. J Sex Med. 2004;1(1):6-23.
Thibaut F. Pharmacological treatment of paraphilias. Isr J Psychiatry Relat Sci. 2012;49(4):297-305.

306
SUICÍDIO

■ JOSÉ CÁSSIO DO NASCIMENTO PITTA

Problema de grande importância de saúde pública no mundo inteiro, o suicídio é estimado em diferentes países de forma questionável, pois em muitos é ocultado; portanto, as "prevalências estimadas", obtidas nos registros nacionais, provavelmente informarão índices de suicídio subestimados e com diferenças significativas em relação a outros países. O suicídio é considerado o desfecho de um fenômeno complexo e decorrente da interação de diversos fatores, biológicos, psicossociais, culturais, entre outros, para cada indivíduo.

Em muitas culturas, o suicídio é vinculado a um forte estigma, considerado, nesse sentido, como "vergonhoso, pecaminoso, egoísta ou manipulador", crenças tanto da sociedade como do próprio indivíduo que experimenta pensamentos suicidas, contribuindo para o sigilo e a exacerbação do estigma. Kutcher e Chehil[1] descrevem mitos comuns que contribuem para manter o estigma social do suicídio, bem como as realidades vinculadas a esse comportamento, descritos no Quadro 306.1.

■ EPIDEMIOLOGIA

A OMS estima que, em 2020, aproximadamente 1,53 milhão de pessoas no mundo morrerá por suicídio e um número de 10 a 20 vezes maior, de pessoas tentará suicídio. Esses dados apontam para um caso de morte por suicídio a cada 20 segundos e uma tentativa de suicídio a, aproximadamente, cada 2. De modo geral, a prevalência de mortes por suicídio é mais elevada nos países da Europa Oriental e mais baixa em países das Américas Central e do Sul. As taxas dos Estados Unidos, da Europa Ocidental e da Ásia figuram na faixa central. No Brasil, 24 pessoas morrem diariamente por suicídio, informação que não é divulgada. Assim, o impacto do suicídio é obscurecido pelos homicídios e pelos acidentes de trânsito, que superam 6 e 4 vezes, em média e respectivamente, o número de suicídios.

Em relação às crenças religiosas, em países mulçumanos, cuja religião proíbe o suicídio, a taxa é próxima de zero (0,1/100 mil habitantes). Em países católicos, a taxa é de 11,2/100 mil habitantes e, nos budistas, de 17,9/100 mil. Países até pouco tempo declarados oficialmente ateus, como a Rússia e os países bálticos, apresentam taxas mais altas, de 27 a 44/100 mil habitantes.

Quanto ao gênero, em dados de 1995, houve predominância de proporção de homens que se suicidaram em relação às mulheres: 3,6:1. Em relação à faixa etária, observa-se que a idade das pessoas que cometeram suicídio está cada vez mais baixa, embora a taxa de suicídio em idosos seja de 6 a 8 vezes maior do que nos jovens. Os idosos continuam sendo o grupo etário que mais se suicida, mas a faixa dos jovens foi a que apresentou maior crescimento das taxas de suicídio nos últimos 20 anos.

FATORES DE RISCO

Os fatores de risco sociodemográficos e clínicos relacionados no Quadro 306.2 foram extraídos de estudos epidemiológicos, o que não significa que um paciente apresente baixo risco por não apresentar nenhum deles.

ATENÇÃO!

A gravidade do risco de suicídio deve ser avaliada individualmente.

A presença de um transtorno mental é um dos mais importantes fatores de risco para o suicídio, admitindo-se que 90 a 98% das pessoas que se suicidam tenham um transtorno mental por ocasião do suicídio. A Tabela 306.1 relaciona a frequência desses diagnósticos.

FATORES DE PROTEÇÃO PARA O SUICÍDIO

Os fatores que podem proteger o paciente contra o suicídio estão relacionados no Quadro 306.3, apesar de não haver evidências suficientes científicas para sustentá-los.

QUADRO 306.1 ■ Mitos e realidades em relação ao comportamento suicida

MITO	REALIDADE
1 | Se alguém fala sobre suicídio é improvável que faça realmente algo para lesionar-se	1 | Muitas pessoas que morreram por suicídio expressaram seus sentimentos e planos antes da morte
2 | O suicídio é sempre um ato impulsivo	2 | Muitas pessoas que cometeram suicídio apresentaram pensamentos suicidas e reavaliaram as próprias vidas antes do ato
3 | O suicídio é vivenciado como uma resposta natural ao estresse	3 | O suicídio é uma consequência anormal do estresse. Todos são submetidos a estresse, mas nem todos tentam o suicídio
4 | O suicídio é causado pelo estresse	4 | As tentativas de suicídio ou os atos autolesivos podem algumas vezes ocorrer após a exposição a um estresse agudo, porém o evento atua como um gatilho comportamental, e não como a causa do suicídio
5 | Pessoas realmente sob o risco de suicídio não são ambivalentes sobre completar o ato	5 | A intensidade da tendência suicida aumenta e diminui, e muitas pessoas que cometem suicídio lutam contra sua convicção de morrer
6 | Pessoas que cometem suicídio são fracas e egoístas	6 | Muitas pessoas que cometem suicídio sofrem de doenças mentais que podem ou não ter sido diagnosticadas
7 | Alguém esperto e bem-sucedido nunca cometeria suicídio	7 | Seja cuidadoso e lembre que a tendência suicida é frequentemente mantida em segredo. O suicídio não respeita fronteiras culturais, étnicas, raciais ou socioeconômicas
8 | Falar com uma pessoa deprimida sobre suicídio provavelmente a fará cometer suicídio	8 | Muitas pessoas deprimidas que têm planos ou pensamentos suicidas ficam aliviadas quando alguém toma conhecimento de tais planos e é capaz de ajudá-las quanto a isso. Discutir a tendência suicida com uma pessoa deprimida não a levará a cometer suicídio
9 | Não há nada que possa ser feito por uma pessoa suicida	9 | Muitos indivíduos que tentam o suicídio podem estar sofrendo de uma doença mental que responderá a um tratamento apropriado e efetivo. O tratamento apropriado de um transtorno mental reduz significativamente o risco de suicídio. Por exemplo, a tendência suicida associada à depressão geralmente se resolve com o tratamento efetivo da doença depressiva
10 | As pessoas que tentam o suicídio estão apenas buscando atenção	10 | Para algumas pessoas, a tentativa de suicídio é um evento que as leva a um primeiro contato com um profissional que possa ajudá-las. "Um grito desesperado por socorro não é equivalente a desejar atenção."

Fonte: Adaptado de Kutcher e Chechil.[1]

TABELA 306.1 ■ Diagnósticos encontrados em pacientes suicidas pela ordem de frequência

DIAGNÓSTICO	%
Transtornos do humor	30,2
Transtornos por uso de substância	17,6
Esquizofrenia	14,1
Transtornos da personalidade	13
Transtornos mentais orgânicos	6,3
Transtornos de ansiedade/somatoformes	4,8
Outros transtornos psicóticos	4,1
Transtornos de adaptação	2,3
Todos os demais diagnósticos	5,5
Sem diagnóstico	2

Fonte: Bertolote e colaboradores.[3]

QUADRO 306.2 ■ Fatores de risco de suicídio

- Sexo masculino
- Raça branca
- Idade entre 14 e 40 anos ou acima de 65 anos
- Viúvos, separados e divorciados
- Desempregados e aposentados
- Problemas financeiros
- Isolamento social
- Moradores em áreas urbanas
- Dentistas, médicos e policiais
- Perda de familiar ou amigo próximo
- Porte de arma de fogo
- História familiar de suicídio
- História familiar de doença mental
- Abuso físico e sexual na infância
- Violência no ambiente familiar
- Doenças crônicas
- Transtorno do humor
- Uso nocivo de álcool e outras substâncias psicoativas
- Transtornos psicóticos
- Transtornos de personalidade
- Transtornos alimentares
- Tentativa pregressa
- Complexo HIV
- Doenças neoplásicas
- Epilepsia
- Escleroses múltiplas
- Coreia de Huntington
- Transtornos mentais orgânicos
- Lesões medulares
- Doença renal crônica

Fonte: Adaptado de Kutcher e Chechil[1] e Meleiro e colaboradores.[2]

QUADRO 306.3 ■ Fatores de proteção do suicídio

- Ausência de transtorno mental
- Gravidez
- Puerpério não associado
- Religiosidade
- Presença de criança no ambiente
- Senso de responsabilidade com a família
- Habilidades para enfrentar as dificuldades
- Habilidades para avaliar a realidade
- Estar empregado
- Suporte social e familiar favorável
- Aliança terapêutica
- Capacidade para solucionar problemas
- Capacidade de adaptação positiva
- Satisfação com a vida

Fonte: Adaptado de Bertolote e colaboradores.[3]

■ DIAGNÓSTICO

AVALIAÇÃO CLÍNICA DO RISCO DO COMPORTAMENTO SUICIDA

Quando se questiona se é sempre possível prever quem cometerá ou não suicídio, a resposta, infelizmente, é não; porém, há possibilidade de avaliar o risco de suicídio individual com base nos fatores de risco e de proteção para o suicídio, identificando aqueles que têm maiores ou menores possibilidades de cometê-lo em um futuro próximo.

> **ATENÇÃO!**
>
> Uma boa entrevista clínica é o melhor instrumento para avaliar o risco do comportamento suicida.

Nos casos de tentativa de suicídio, o objetivo da entrevista inicial é valorizar o momento para coletar informações e analisar as condições emocionais do paciente, a fim de estabelecer um vínculo terapêutico com ele. O primeiro contato muitas vezes ocorre em um ambiente de emergência em condições desfavoráveis para manter a privacidade do paciente, que está sob cuidados clínicos intensivos decorrentes de sua tentativa de suicídio e com condições psíquicas prejudicadas, como significativa sonolência. Além disso, o paciente, muitas vezes, nega sua intenção e tentativa, mesmo com as declarações afirmativas de seus familiares e da equipe médica. No início do atendimento, o profissional deve se empenhar para criar um vínculo de colaboração e confiança, geralmente em condições em que o paciente se encontra fragilizado ou hostil e sem o desejo de colaborar.

Em pacientes com potencial risco de suicídio, é preciso avaliar a presença e a natureza da ideação suicida por meio de perguntas (relacionadas no Quadro 306.4). A entrevista tem o objetivo de coletar informações para caracterizar o ato suicida (método, circunstâncias e intencionalidade), dados epidemiológicos (fatores de risco e eventos relevantes), fatores predisponentes e precipitantes, aspectos psicodinâmicos (conflitos, motivações e fantasias associadas à morte), história familiar e individual, doenças físicas, suporte social e familiar e traços de personalidade, necessárias para se estimar o risco de suicídio. O Quadro 306.4 descreve as questões que podem ser formuladas ao paciente, de forma cuidadosa e empática, em relação ao seu sofrimento.

■ TRATAMENTO

MANEJO DO PACIENTE COM RISCO OU COMPORTAMENTO SUICIDA

As orientações para avaliação e tratamento de pacientes com risco ou comportamento suicida, considerando os fatores de risco (condições sociofamiliares, história pessoal etc.), permitem indicar qual a orientação terapêutica mais apropriada para aquela condição clínica (Quadro 306.5).

QUADRO 306.4 ■ Questões formuladas para avaliar a ideação suicida

- Tem obtido prazer nas coisas que tem realizado?
- Sente-se útil na vida que está levando?
- Sente que a vida perdeu o sentido?
- Tem esperança de que as coisas vão melhorar?
- Pensou que seria melhor morrer?
- Tem pensamentos de pôr fim à própria vida?
- São ideias passageiras ou persistentes?
- Pensou em como se mataria?
- Já tentou ou chegou a fazer algum preparativo?
- Tem conseguido resistir a esses pensamentos?
- É capaz de proteger-se e retornar para a próxima consulta?
- Tem esperança de ser ajudado?

Avaliar se a pessoa apresenta um plano definido para cometer o suicídio:
1 | Você fez algum plano para acabar com a sua vida?
2 | Você tem ideia de como você vai fazê-lo?

Investigar se a pessoa possui os meios (métodos) para o suicídio:
1 | Você tem pílulas, uma arma, inseticida ou outros meios?
2 | Os meios são facilmente disponíveis para você?

Descobrir se a pessoa fixou alguma data para cometer o suicídio
1 | Você decidiu quando planeja acabar com a vida?
2 | Quando você está planejando fazê-lo?

Fonte: Meleiro e colaboradores.[2]

QUADRO 306.5 ■ Diretrizes gerais para indicar o tratamento em pacientes com risco de suicídio ou comportamento suicida

INDICAÇÃO GERAL DE HOSPITALIZAÇÃO, DEPOIS DE UMA TENTATIVA DE SUICÍDIO

- Paciente psicótico
- Tentativa violenta, quase letal, ou premeditada
- Precauções foram tomadas para dificultar o resgate ou a descoberta
- Persistência do plano ou a clara presença de intenção
- Paciente com remorso por estar vivo ou sem remorso por ter tentado o suicídio
- Paciente do sexo masculino, com mais de 45 anos, com doença psiquiátrica de início recente, com pensamentos suicidas
- Paciente com limitação do convívio familiar, suporte social precário, incluindo perda de condição socioeconômica
- Comportamento impulsivo persistente, agitação grave, pouca crítica, ou recusa evidente de ajuda
- Paciente com mudança do estado mental em virtude de alteração metabólica, tóxica, infecciosa ou outra etiologia que necessita de pesquisa
- Na presença de ideação suicida com:
  a | plano específico de alta letalidade;
  b | alta intencionalidade suicida.

INDICAÇÃO DE HOSPITALIZAÇÃO, ÀS VEZES NECESSÁRIA, DEPOIS DE UMA TENTATIVA DE SUICÍDIO, EXCETO AS CIRCUNSTÂNCIAS ANTERIORMENTE INDICADAS

- Na presença de ideação suicida:
  a | quadro psicótico;
  b | transtorno psiquiátrico grave;
  c | tentativas anteriores de suicídio, particularmente com sérias repercussões clínicas;
  d | problemas clínicos preexistentes (transtorno neurológico, câncer, infecção etc.);
  e | falta de crítica ou incapacidade para colaborar com a estrutura hospitalar, ou impossibilidade de acompanhar um tratamento ambulatorial;
  f | necessidade de ajuda de uma equipe para medicar ou realizar eletroconvulsoterapia;
  g | necessidade de observação constante, testes clínicos ou rastreamentos diagnósticos que necessitam de estrutura hospitalar;

h | suporte familiar e social limitado, incluindo condição social precária;
i | falta de uma boa relação médico-paciente que impossibilita o acompanhamento ambulatorial.
- Na ausência de tentativa de suicídio ou do relato da ideação suicida:
a | planejamento e intenção de suicídio evidente pela evolução psiquiátrica do quadro ou histórias prévias que sugerem alto risco de suicídio e aumento recente dos fatores de risco para o suicídio

ALTA DO SERVIÇO DE EMERGÊNCIA PARA AMBULATÓRIO

- Depois de uma tentativa de suicídio ou na presença de ideação suicida:
a | o evento envolvendo o suicídio foi uma reação a eventos precipitantes (p. ex.: fracasso em uma prova, dificuldades em relacionamentos), particularmente se a visão do paciente frente a sua dificuldade houver mudado após a sua vinda ao serviço de emergência;
b | plano, método e intenção com baixa letalidade;
c | paciente com suporte familiar e psicossocial estáveis;
d | paciente é capaz de colaborar com recomendações para o acompanhamento ambulatorial, mantendo contato com seu médico, apresentando condições para um tratamento contínuo ambulatorial.

TRATAMENTO AMBULATORIAL

- Paciente com uma ideação suicida crônica e/ou autolesão sem repercussão clínica grave, apresentando suportes familiar e psicossocial estáveis, ou acompanhamento psiquiátrico ambulatorial já em andamento

Fonte: Bertolote e colaboradores.[3]

REVISÃO

- O comportamento suicida e o suicídio são fenômenos complexos de natureza multifatorial.
- A avaliação clínica e cuidadosa dos pacientes com intenção e comportamento suicida, considerando os fatores de risco e protetores, permite analisar a gravidade do risco de suicídio e, consequentemente, inferir a intervenção terapêutica mais apropriada.
- Não se pode prever quem realizará o suicídio, mas é possível avaliar o risco de cada paciente com base na entrevista clínica, bem como identificar um possível transtorno mental, outras condições clínicas relacionadas e fatores psicossociais.

■ REFERÊNCIAS

1. Kutcher S, Chehil S. Suicide risk management: a manual for health professionals. Skodsborg: Lundbeck Institute; 2007.
2. Meleiro AMAS, Teng CT, Wang YP. Suicídio: estudos fundamentais. São Paulo: Segmento Farma; 2004.
3. Bertolote JM, Mello-Santos Cd, Botega NJ. Detecção do risco de suicídio nos serviços de emergência. Rev Bras Psiquiatr. 2010;32 Suppl 2:S87-95.

■ LEITURAS SUGERIDAS

Brasil. Ministério da Saúde. Sistema de Informações sobre Mortalidade/MS/SUS/DASIS. Informações de saúde – estatísticas vitais [Internet]. Brasília: MS; c2008 [capturado em 10 nov. 2013]. Disponível em: http://www2.datasus.gov.br/DATASUS/index.php?area=0205Nock MK, Borges G, Bromet EJ, Alonso J, Angermeyer M, Beautrais A, et al. Cross-national prevalence and risk factors for suicidal ideation, plans and attempts. Br J Psychiatry. 2008;192(2):98-105.

307

DELIRIUM

■ RODRIGO BARBACHAN MANSUR
■ ELISA BRIETZKE

O termo *delirium* é derivado do latim *lira*, que significa "fora do caminho". Trata-se de uma síndrome caracterizada por prejuízo generalizado da função cerebral, em que a característica mais importante é uma alteração aguda do nível de consciência. O distúrbio na função cerebral tem como origem primária alguma doença, como sepse ou infecção urinária. É também chamada de "estado confusional" ou "síndrome cerebral orgânica".

Condição potencialmente fatal, com frequência, não é reconhecida. Estudos relatam que 40 a 60% dos casos são diagnosticados de maneira incorreta, principalmente como demência, depressão ou psicose. A prevalência é particularmente alta em ambientes hospitalares (de 10 a 30% em hospitais gerais; e até 50% no pós-operatório), o que demonstra a importância de todo médico saber as características clínicas e quando suspeitar de um quadro de *delirium*.

Os pacientes mais suscetíveis a apresentar *delirium* são os idosos e internados em unidades de terapia intensiva (UTI), porém esse é um quadro que pode ocorrer em qualquer idade. Outros fatores de vulnerabilidade são dano cerebral prévio de qualquer tipo (demência, doenças cerebrais isquêmicas etc.), déficit auditivo ou visual e desnutrição. Isolamento, redução da mobilidade, uso de contenções mecânicas ou restrição a movimentos e o próprio ambiente hospitalar também contribuem para a causalidade. Além disso, a presença de *delirium* está relacionada a pior prognóstico, incluindo maior tempo de hospitalização e maiores taxas de mortalidade.

A característica central do *delirium* é o distúrbio no nível de consciência que se desenvolve rapidamente, em horas ou dias, e flutua ao longo do dia. No entanto, trata-se de uma condição heterogênea, que envolve alterações cognitivas, perceptivas, psicomotoras e do ciclo sono-vigília. Por definição, o *delirium* é sempre causado por uma condição médica geral ou por efeitos de substâncias, mas sua etiologia geralmente é complexa e multifatorial. Em geral, distúrbios do sistema nervoso central (SNC), intoxicações ou abstinência de substâncias psicoativas estão envolvidos, mas algumas patologias periféricas, como infecções e distúrbios hidreletrolíticos, podem afetar o cérebro e levar ao desenvolvimento de *delirium*.

■ FISIOPATOLOGIA

Por definição, *delirium* tem como desencadeante uma ou mais causas sistêmicas. Frequentemente, há uma combinação de fatores, como doenças físicas, uso de medicamentos, dor, privação sensorial etc. Alguns fatores comumente envolvidos no *delirium* estão descritos na Quadro 307.1. Porém, é importante ter em mente que, embora desencadeado por causas sistêmicas, o *delirium* é uma doença, por si só, precipitada por doenças sistêmicas.

A neurobiologia do *delirium* é pouco conhecida, mas há estudos que apontam para diferentes processos cerebrais:

- **Alteração na integridade neuronal por déficit de oxigênio:** o *delirium* seria causado e mantido por disfunção seletiva e progressiva de neurônios em circuitos específicos relacionada a deficiências relativas de oxigênio e energia. Esta teoria é subsidiada pela alta ocorrência de *delirium* em condições de déficit de oxigênio (como após cirurgias de grande porte) e com o aumento do estres-

QUADRO 307.1 ■ Causas mais comuns de *delirium*	
Medicamentos	• Analgésicos (codeína, morfina, petidina) • Anticolinérgicos (triexifenidil, biperideno, antidepressivos tricíclicos, atropina, escopolamina, ipatrópio) • Depressores do sistema nervoso central (benzodiazepínicos) • Antibióticos, antivirais e antifúngicos • Corticosteroides • Anestésicos gerais • Agonistas serotonérgicos em combinação ou em alta dose (síndrome serotonérgica) • Bloqueadores D2 (síndrome neuroléptica maligna) • Quimioterápicos
Medicações sem prescrição	• Chás, fitoterápicos, suplementos alimentares
Drogas de abuso (intoxicação e abstinência)	• Estimulantes do sistema nervoso central (cocaína, anfetaminas, metanfetamina, *ecstasy*) • Depressores do sistema nervoso central (álcool, benzodiazepínicos de ação curta, como o flunitrazepam, barbitúricos, quetamina, fenciclidina, gamahidroxibutirato) • Alucinógenos (LSD, maconha)
Doenças do SNC	• Convulsões (pós-ictal, estado de mal epiléptico) • Trauma craniano (hemorragia intracraniana, hematoma subdural) • Doença cerebral isquêmica (acidente vascular cerebral, isquemia transitória)
Doenças metabólicas	• Distúrbio hidreletrolítico, desidratação • Diabetes, hipoglicemia, estados hiperosmolares
Doenças sistêmicas	• Infecções (sepse, malária, infecções urinárias, pneumonia, vírus da imunodeficiência humana) • Politrauma • Desnutrição • Queimaduras • Dor incontrolável • Alta altitude (mais do que 5.000 m) • Síndrome da secreção inapropriada do hormônio antidiurético • Desequilíbrio acidobásico • Crise ou insuficiência suprarrenal, disfunção tiroidiana • Anemia, discrasias sanguíneas, transplantes de medula óssea • Lesão renal aguda ou crônica, uremia • Hepatite, cirrose, insuficiência hepática • Insuficiência cardíaca, arritmias, infarto agudo do miocárdio, cirurgia cardíaca, circulação extracorpórea • Doença pulmonar obstrutiva crônica, hipóxia • Neoplasias cerebrais primárias e metastáticas, síndrome paraneoplásica

se oxidativo (como na sepse). Mesmo em voluntários saudáveis, as funções cognitivas caem drasticamente com pressão de oxigênio (PO_2) entre 45 e 60 mmHg e o *delirium* ocorre invariavelmente com PO_2 abaixo de 35 a 45 mmHg.

- **Disfunção em neurotransmissores:** as mudanças mais identificadas são na acetilcolina e na dopamina, verificando-se, na maioria dos casos, déficits na função colinérgica e desequilíbrio entre a quantidade de acetilcolina (ACh) e a de dopamina. Sabe-se que medicações anticolinérgicas são causas muito comuns de *delirium* e que funções cognitivas, como a memória, estão relacionadas à acetilcolina. Da mesma forma, a administração de agentes que aumentam a transmissão dopaminérgica se associa à indução de *delirium*, tal como é observado após o uso de L-dopa ou cocaína. Verifica-se que existe uma interação entre a ACh e a dopamina, evidenciada pelo fato de bloqueadores D2 reverterem o *delirium* por anticolinérgicos e aumentarem a transmissão colinérgica.
- **Alterações eletrencefalográficas:** identificou-se uma lentificação difusa no eletrencefalograma de grande parte dos portadores de *delirium* associada a modificações circulatórias globais no cérebro. Apenas pacientes com *delirium*, por abstinência de depressores do SNC, como no *delirium tremens*, possuem um padrão eletrencefalográfico caracterizado por atividade rápida e de baixa voltagem.
- **Alterações estruturais:** estudos de neuroimagem envolvendo pacientes com delirium mostram envolvimento de diversas regiões cerebrais como o córtex pré-frontal, o tálamo, o lobo parietal posterior e as regiões subcorticais. Porém, aceita-se que alterações em qualquer região cerebral podem associar-se ao delirium, como é visto em portadores de AVC.

■ QUADRO CLÍNICO

O *delirium* decorre de uma alteração quantitativa do nível de consciência caracterizado por reduzida percepção do ambiente, alterações de atenção (hipervigilância ou hipovigilância) e desorientação temporoespacial. O curso geralmente envolve um início súbito, com desenvolvimento em horas ou dias. Os sintomas são muito variáveis e intermitentes e flutuações do quadro são características. Uma piora ao entardecer é frequentemente observada, fenômeno conhecido como *sundowning*.

Apesar do comprometimento da consciência ser o traço central do *delirium*, múltiplas outras alterações psicopatológicas (Quadro 307.2) costumam acompanhar essa síndrome.

Delirium é dividido em dois subtipos, de acordo com a psicomotricidade: hiperativo e hipoativo (Quadro 307.3). No entanto, geralmente, o *delirium* se apresenta com características mistas do que como subtipos puros. A forma hiperativa é mais facilmente reconhecida e abordada, porém o subtipo hipoativo é mais comum em pacientes idosos e, por ser mais difícil de identificar, é comumente descartada como um problema leve e transiente. Alguns subtipos são mais relacionados com determinadas etiologias, como o *delirium* hiperativo associado com a abstinência de depressores do SNC. Entretanto, nenhum subtipo é específico ou exclusivo de alguma causa, assim como a manifestação do *delirium* não pode ser predita por uma etiologia em particular.

■ DIAGNÓSTICO

Os critérios diagnósticos de *delirium* estão no Quadro 307.4. A investigação desses critérios deve fazer parte da rotina de avaliação de um idoso hospitalizado. Instrumentos padronizados, como o miniexame do estado mental, podem ser úteis na identificação de sintomas mais sutis de *delirium*.

O diagnóstico é clínico e não necessita de exames complementares. No entanto, são de extrema importância no manejo de um paciente com *delirium*, pois, uma vez reconhecido o quadro, torna-se prioritária a identificação da etiologia. A realização de hemograma, glicemia, eletrólitos, investigação da função hepática, renal e tiroidiana e exame de urina é útil

DIAGNÓSTICO E TRATAMENTO

QUADRO 307.2 ■ Alterações psicopatológicas que acompanham o delirium

FUNÇÃO PSÍQUICA	ALTERAÇÕES
Psicomotricidade	■ Aumento ou diminuição da atividade psicomotora
Sono	■ Desorganização do ciclo sono-vigília
Cognição	■ Alterações de memória ■ Amnésia retrógrada ■ Fabulações
Pensamento	■ Incoerência ■ Desorganização ■ Lentificação ■ Ideias de autorreferência ■ Delírios, mais frequentemente persecutórios
Sensopercepção	■ Ilusões/alucinações auditivas e visuais, geralmente ricas e assustadoras ■ Ilusões/alucinações olfativas ou táteis
Humor	■ Labilidade do humor ■ Ansiedade, medo ■ Irritabilidade, agressividade ■ Euforia ■ Depressão, apatia

QUADRO 307.3 ■ Subtipos de delirium

HIPERATIVO	HIPOATIVO
■ Agitação psicomotora ■ Hipervigilância ■ Alucinações/delírios ■ Humor lábil, irritabilidade	■ Lentificação psicomotora ■ Hipovigilância ■ Hipersonolência ■ Apatia, letargia

na investigação inicial. Outros exames são justificados conforme a suspeita clínica (p. ex., coleta de líquido cerebrospinal [LCS], se suspeitar de infecção de SNC; eletrocardiograma [ECG] se suspeitar de síndrome coronariana).

QUADRO 307.4 ■ Critérios diagnósticos de delirium

A | Distúrbio na atenção (i.e. reduzida capacidade de direcionar, focar, sustentar ou deslocar a atenção) e consciência (i.e. orientação para o ambiente reduzida)
B | O distúrbio se desenvolve ao longo de um curto período de tempo (geralmente de horas a alguns dias), representa uma mudança em relação à atenção e consciência de base e tende a flutuar na gravidade durante o curso diário
C | Um distúrbio cognitivo adicional (p. ex. déficit de memória, linguagem, capacidade visuoespacial ou percepção)
D | Os distúrbios nos critérios A e C não são melhor explicados por outros trantornos neurocognitivos preexistentes, estabelecidos ou em desenvolvimento; e não ocorrem no contexto de um nível de consciência gravemente reduzido, como coma
E | Há evidência da história, exame físico ou achados laboratoriais de que o distúrbio é uma consequência fisiológica direta de outra condição médica, intoxicação ou retirada de substância (ou seja, devido a uma droga de abuso ou a um medicamento) ou exposição a uma toxina, ou é devido a múltiplas etiologias

Fonte: American Psychiatric Association.[1]

> **ATENÇÃO!**
>
> O delirium, apesar de extremamente comum em idosos e em ambientes hospitalares, é, com frequência, não reconhecido. Um dos principais motivos para esse fato é a falha em obter uma história objetiva com familiares ou cuidadores, considerada uma etapa essencial para o diagnóstico.

DIAGNÓSTICO DIFERENCIAL

Uma vez que as principais manifestações clínicas do delirium são cognitivas e comportamentais, os principais diagnósticos diferenciais são com síndromes neuropsiquiátricas, como demência, depressão e psicose. Em muitos casos, a diferenciação é difícil em virtude da sobreposição de sintomas e do fato de algumas doenças clínicas ou intoxicações poderem induzir quadros psiquiátricos (p. ex.: depressão pós-AVC, transtorno psicótico induzido por cocaína). Caso haja dúvida, deve-se priorizar o diagnóstico de delirium e prosseguir com a investigação apropriada, em virtude da alta mortalidade desse quadro. O Quadro 307.5 destaca a diferença entre delirium, demência, depressão e psicose.

QUADRO 307.5 ■ Diagnóstico diferencial do delirium

CARACTERÍSTICA	DELIRIUM	DEMÊNCIA	DEPRESSÃO	PSICOSE
Início	Agudo	Gradual, insidioso	Comumente gradual	Variável
Nível de consciência	Prejudicado	Normal	Normal	Normal
Atenção	Diminuída	Normal	Levemente prejudicada	Diminuída
Memória	Prejudicada	Prejudicada	Levemente prejudicada	Normal
Alucinações	Comumente visuais	Visuais ou auditivas	Auditivas	Auditivas
Delírios	Persecutórios, instáveis	Persecutórios, mais estáveis	Congruentes ao humor	Complexos, sistematizados
Reversibilidade	Frequente	Infrequente	Frequente	Variável
Curso	Flutuante	Progressivo	Variação diurna	Crônico, com exacerbações e remissões

■ TRATAMENTO

O manejo terapêutico do *delirium* tem dois objetivos: identificar e remover a causa, a fim de tratar a etiologia do quadro; e estabilizar o paciente e minimizar as consequências comportamentais e o sofrimento emocional associado à doença.

TRATAMENTO DA CAUSA

O tratamento do *delirium* exige a remoção ou manejo das causas do quadro e pode incluir retirada de medicações, compensação de oxigenação, hidratação, equilíbrio eletrolítico, alívio da dor, tratamento de infecções etc. Procedimentos invasivos (p. ex.: cateteres intravenosos de grosso calibre, restrição ao leito, transferência para ambientes mais restritivos) só devem ser adotados se claramente justificados.

ATENÇÃO!

Muitos clínicos utilizam sedativos como a primeira intervenção em idosos ansiosos ou agitados. Em caso de *delirium*, essa medida não só atrasa a identificação e tratamento da causa, aumentando a chance de complicações, como também pode piorar o quadro, por meio da ação depressora do SNC dessas medicações. Lembre-se de sempre considerar a hipótese de *delirium* antes de medicar idosos com sedativos.

TRATAMENTO SINTOMÁTICO

- Reasseguramento e orientação: o paciente pode ter a ansiedade reduzida se receber orientação periódica sobre o que está acontecendo. Isso deve ser feito com frequência, já que há prejuízos nas funções cognitivas. Estratégias como colocar um relógio e calendário em local visível auxiliam o paciente a se manter orientado. Ele deve permanecer em ambiente silencioso e, se possível, mais escuro à noite do que durante o dia. Refeições, banho e rotinas da enfermaria devem ocorrer em horários constantes e previsíveis, favorecendo a orientação no tempo. Além disso, é preciso explicar aos familiares o que está acontecendo, de forma que possam, também, tranquilizar o paciente.
- Manter o ciclo sono-vigília: o sono é frequentemente alterado e pode ser necessário o uso de medicações hipnóticas, como zolpidem ou benzodiazepínicos de curta ação. Os benzodiazepínicos devem ser usados com rigor, evitando-os durante o dia, pois podem piorar o *delirium*. A exceção são os quadros de *delirium* associados ao estado de abstinência de álcool, em que os benzodiazepínicos fazem parte do tratamento.
- Tratar comportamento violento, agressivo ou ansioso: os distúrbios comportamentais associados ao *delirium* podem ser tratados com sucesso com antipsicóticos. De fato, existem evidências a partir de ensaios clínicos randomizados de que este tipo de medicação pode promover melhora clínica. Geralmente, inicia-se a terapia com doses bastante baixas, aumentando-as de forma gradual. A alternativa mais usada é o haloperidol em doses de 0,25 a 2 mg a cada quatro horas, embora antipsicóticos atípicos também sejam usados com frequência. Deve-se evitar o uso de antipsicóticos típicos de baixa potência (clorpromazina, levomepromazina) pelo seu efeito anticolinérgico. Em casos mais graves de agitação ou não aceitação de VO, pode ser necessário haloperidol ou olanzapina intramuscular.

REVISÃO

- O *delirium* é, ao mesmo tempo, uma síndrome neuropsiquiátrica e uma doença, cujos principais desencadeantes são causas sistêmicas.
- Caracteriza-se por rebaixamento do nível de consciência, prejuízo de funções cognitivas e manifestações emocionais ou comportamentais, incluindo ansiedade, agressividade e agitação.
- Está associado a prejuízo no funcionamento neuronal, e a falta de seu reconhecimento e tratamento relaciona-se à mortalidade a longo prazo.
- O tratamento não farmacológico inclui medidas de orientação e reasseguramento.
- Deve-se tratar o desencadeante e tratar as manifestações clínicas com medicamentos antipsicóticos.

■ REFERÊNCIA

1. American Psychiatric Association. Manual diagnóstico e estatístico de transtornos mentais: DSM-5. 5. ed. Porto Alegre: Artmed; 2014.

■ LEITURAS SUGERIDAS

Inouye SK. Delirium in older persons. N Engl J Med. 2006;354(11):1157-65.
Lonergan E, Britton AM, Luxenberg J, Wyller T. Antipsychotics for delirium. Cochrane Database Syst Rev. 2007;(2):CD005594.
McCusker J, Cole M, Dendukuri N, Han L, Belzile E. The course of delirium in older medical inpatients: a prospective study. J Gen Intern Med. 2003;18(9):696-704.
Solai LKM. Delirium. In: Sadock, BJ, Sadock VA, Ruiz P, editors. Kaplan & Sadock's Comprehensive textbook of psychiatry. 9th ed. Philadelphia: Lippincott Williams & Wilkins; 2009. p. 1153-67.

308
TRANSTORNOS ALIMENTARES

■ ANGÉLICA M. CLAUDINO
■ VERUSKA LASTORIA

Os transtornos alimentares (TAs)* são caracterizados na 5ª edição do *Manual diagnóstico e estatístico de transtornos mentais* (DSM-5) como "uma perturbação persistente na alimentação ou no comportamentos relacionado à alimentação que resulta no consumo ou na absorção alterada de alimentos e que compromete significantemente a saúde física ou o funcionamento psicossocial".[1] Com base na revisão desse sistema classificatório (DSM-5), a categoria de TAs passou a reunir os transtornos da alimentação mais comumente observados na infância (*feeding disorders*) e os quadros clássicos de TAs (anorexia nervosa e bulimia nervosa). Tal fato decorre da observação de que tais transtornos ocorrem em continuidade ao longo do desenvolvimento e na vida adulta. Os TAs apresentam, em geral, impacto sobre o peso e a condição nutricional dos indivíduos, levando a estados de caquexia ou obesidade, e correspondem aos quadros: transtorno alimen-

---

*Neste capítulo, onde consta TA(s), leia-se transtorno(s) alimentar(es).

tar restritivo/evitativo (TARE), pica, transtorno de ruminação – com início mais comum na infância – e anorexia nervosa (AN), bulimia nervosa (BN) e transtorno da compulsão alimentar (TCA). Apesar dos TAs apresentarem aspectos psicológicos e comportamentais em comum, seu curso clínico e recomendações de tratamento são, em geral, distintos. Assim, as categorias diagnósticas de TAs são mutuamente excludentes, sendo que apenas a pica pode ser diagnosticada junto a outro TA.

Os TAs acham-se globalmente distribuídos, manifestando-se em culturas, etnias e condições socioeconômicas nas quais não se achavam descritos há cerca de duas décadas. Indivíduos envolvidos em atividades que exigem corpo magro para melhor desempenho ou por razões estéticas (atletas, bailarinos, modelos) estão sob maior risco de desenvolver AN e BN. A prevalência ao longo da vida dos TAs mais comuns é de cerca de 0,6% para AN, 1% para BN e 2,8% para TCA. As prevalências de pica e transtorno de ruminação ainda não se acham bem estabelecidas, mas parecem ser maiores em crianças e indivíduos com prejuízo do desenvolvimento intelectual. Taxas de prevalência de TARE que variam entre 5-22,5% em amostras clínicas dos Estados Unidos e Canadá, e de cerca de 3% de crianças da comunidade na Suíça acham-se descritas.

Os TAs são doenças de tratamento difícil nos quais a evolução crônica, com manutenção total ou parcial da sintomatologia e das recaídas, pode ocorrer em até 50% dos casos. A alta morbidade clínica decorrente dos comportamentos alimentares e as taxas de mortalidade entre as mais elevadas nos transtornos mentais (cerca de 5% por década de doença na AN) justificam a necessidade de realização de diagnóstico precoce visando à imediata instituição da terapêutica indicada e melhora do prognóstico.

■ ETIOPATOGENIA

É crescente o interesse pela identificação de fatores de risco implicados no desenvolvimento dos TAs, cuja etiopatogenia é concebida como multifatorial. Os fatores de risco considerados predisponentes podem ser de ordem psicológica, biológica e sociocultural. Assim, fatores de risco gerais para AN e/ou BN (p. ex., sexo feminino, adolescência, viver em sociedades ocidentalizadas), bem como fatores mais específicos, ligados a aspectos familiares (p. ex., antecedentes de transtornos alimentares, obesidade e alguns transtornos mentais) ou a fatores pré-mórbidos individuais, como aspectos de personalidade (perfeccionismo, rigidez, ansiedade) ou constitucionais (p. ex., obesidade, menarca precoce), acham-se descritos. A observação da presença de sintomas partilhados entre a adição a substâncias e algumas patologias alimentares, tais como a fissura e a compulsão (p. ex., na BN e TCA), também sugere o envolvimento de sistemas neurais em comum nessas patologias, como o sistema de recompensa. Nos últimos anos, os estudos têm-se concentrado na investigação da interação entre genes – potencialmente ligados à regulação do humor, ansiedade, impulsos, apetite/saciedade, peso, metabolismo e sexo – e fatores ambientais, como antecedentes de abuso sexual, físico e psicológico na infância. Os fatores de risco interagem de diferentes formas levando ao desenvolvimento de insatisfação com o peso e a forma corporal, e a comportamentos inadequados para o controle deles (p. ex.: dieta) como forma de melhorar a autoestima. Eventos da vida (p. ex.: perdas e separações, *bullying*, pressões ocupacionais e socioculturais) também podem representar fatores precipitantes de TAs. Uma vez iniciado o TA, alguns fatores parecem perpetuar o quadro, entre eles os efeitos do estado de inanição sobre o pensamento, sentimento e comportamento, ganhos secundários da doença (aspectos reforçadores da autoestima que a redução de peso e o controle sobre a família provocam), noção de doença prejudicada (AN) e, por fim, estados depressivos e ansiosos.

■ QUADRO CLÍNICO

A AN e a BN afetam prioritariamente indivíduos jovens e do sexo feminino (10 mulheres/1 homem). Embora classificadas em separado, acham-se intimamente relacionadas por apresentarem psicopatologia comum: uma ideia prevalente envolvendo a preocupação excessiva com o peso e a forma corporal. Tal preocupação leva os pacientes a se engajarem em dietas extremamente restritivas ou mesmo a se utilizarem de métodos drásticos, como jejuns, vômitos autoinduzidos, abuso de laxantes e diuréticos, uso de inibidores do apetite e exercícios excessivos para alcançar o corpo idealizado. Em ambos os transtornos, observa-se que os pacientes se julgam com base quase que exclusiva em sua aparência física, com a qual se mostram sempre insatisfeitos. Pacientes com AN e BN costumam ocultar seus comportamentos alimentares e purgativos, assim como as motivações que os levam a apresentá-los em decorrência da vergonha ou do medo de serem impedidos de alcançar seus objetivos.

Pacientes com AN, na maioria das vezes, são levados a se tratar pelos familiares por negarem a doença e não identificarem os riscos que ela implica. Aqueles com BN procuram tratamento espontaneamente, pois percebem o impacto que os ciclos recorrentes de bulimia e purgação apresentam sobre sua saúde física e mental, ainda que possam demorar anos para buscarem essa terapia.

Os sintomas físicos gerados pela desnutrição e pelos métodos purgativos levam pacientes com TAs a consultarem pediatras, clínicos gerais, ginecologistas, endocrinologistas, nutrólogos ou nutricionistas antes de chegarem ao tratamento psiquiátrico ou psicológico. Assim, é importante a realização de bom diagnóstico diferencial com doenças físicas que levem à perda de peso (p. ex.: tumores, hipertiroidismo, diabetes, síndrome de má absorção) ou com sintomas semelhantes àqueles provocados pelo abuso de métodos inadequados para controlar o peso (p. ex: síndromes dispépticas). É comum a associação desses quadros a transtornos afetivos, ansiosos e abuso de drogas.

■ ANOREXIA NERVOSA

Descrita há mais de cem anos, a AN sempre se caracterizou por comportamento de restrição alimentar capaz de levar à desnutrição grave. Cabe ressaltar que os pacientes que têm essa doença não apresentam verdadeira "anorexia" até alcançarem fases mais adiantadas do quadro, mas agem como se não tivessem fome ou apresentam inúmeras justificativas para não comer, procurando ativamente manter-se em um peso significativamente baixo. Embora esse critério possa variar individualmente, recomendações gerais da Associação Americana de Psiquiatria (AAP),[1] sugerem que índices de massa corporal (IMC) ≤ 17 kg/m^2 representam magreza moderada ou grave (peso significativamente baixo). A Organização Mundial de Saúde considera IMCs inferiores a 18,5 kg/m^2 como abaixo da faixa de eutrofia/normalidade, de modo que indivíduos com IMCs entre 17 e 18,5 kg/m^2, ou mesmo acima de 18,5 kg/m^2 (p. ex. indivíduos obesos com grande perda de peso) podem estar com peso significativamente baixo, dependendo de sua história clínica, sexo e idade. Em crianças e adolescentes, deve-se considerar o percentil de IMC por idade/sexo e a trajetória de desenvolvimento (se o ganho de peso é inferior ao esperado ou não ocorre, ainda que o peso esteja na faixa de normalidade) ou, ainda, se o IMC < ao 5º percentil de adequação para sexo e idade.

Pacientes anoréxicos costumam apresentar distorção da imagem corporal que os leva a se sentirem gordos ou perceberem partes gordas em seu corpo apesar de estarem muito magros, resultando em sua medição ou pesagem com enorme frequência. Eles passam a realizar rituais alimentares e, ainda que se mostrem preocupados com a alimentação dos outros, não comem. O emagrecimento leva familiares e amigos a questionarem seus hábitos alimentares, ao que reagem de forma hostil ou se isolam e passam a evitar a interação social. Alguns pacientes não reconhecem a presença de preocupações com peso/forma como razão para restrição alimentar; nesse sentido, pode ser necessário identificar a presença dessas motivações por meio da observação (informada por cuidadores) da presença de comportamentos persistentes que impedem a recuperação do estado nutricional, mesmo com o tratamento. Por sua vez, crianças podem não ter alcançado um estágio de desenvolvimento cognitivo suficiente para identificarem com clareza as razões para a restrição alimentar.

É comum, porém não essencial para o diagnóstico, a presença de ampla disfunção endócrina na AN, principalmente do eixo hipotalâmico-hipofisário-gonadal e, em consequência, amenorreia em mulheres e em homens a observação de perda do interesse e potência sexual, aspectos geralmente reversíveis com a recuperação nutricional. Em pré-púberes, há retardo do crescimento e desenvolvimento das características sexuais secundárias. Outras mudanças hormonais (hipercortisolemia e alterações de hormônios tiroidianos) representam tentativas de adaptação ao estresse gerado pela desnutrição, e sinais físicos, como bradicardia, hipotensão arterial, constipação, hipotermia, lanugo e sensibilidade ao frio, são também frequentes e relacionados à desnutrição.

DIAGNÓSTICO

São essenciais para o diagnóstico de AN: a restrição da ingestão alimentar que leva a peso significativamente baixo, o medo intenso de engordar e a percepção alterada da forma ou peso corporal e/ou negação de riscos do estado nutricional. Atualmente, classifica-se a anorexia nervosa em dois tipos: o restritivo, quando o paciente só restringe a ingestão alimentar e exercita-se excessivamente, e o tipo compulsão periódica/purgativo, no qual, apesar do engajamento em dieta restritiva, o paciente sucumbe a episódios de compulsão alimentar e/ou manifesta comportamentos purgativos, como vômitos, abuso de laxantes ou diuréticos.

TRATAMENTO

Não existem evidências consistentes de eficácia dos tratamentos oferecidos para AN em virtude de dificuldades metodológicas na execução de ensaios clínicos nestes pacientes. Por ser um transtorno complexo, a AN requisita abordagem ampla e multidisciplinar:

- **orientação nutricional** – a recuperação de peso e a reabilitação do estado nutricional são metas prioritárias do tratamento da AN e devem ocorrer de modo gradual. Na primeira fase, uma dieta mais leve com cerca de 5 a 10 kcal/kg/dia, rica em tiamina e vitamina B, oferecida em pequenas porções ao longo do dia, e alimentos com alto teor de fósforo (p. ex.: produtos derivados do leite) está recomendada. Com isso, procura-se reduzir o risco de síndrome de realimentação em pacientes com desnutrição severa. Busca-se obter um ganho ponderal de 250 g até 1.500 g/semana, dependendo do *setting* – ambulatorial ou hospitalar. O tratamento tem como objetivo restabelecer um padrão alimentar normal. Outras vias de alimentação (enteral, parenteral) devem ser evitadas e utilizadas excepcionalmente em situações de alto risco à vida e ausência total de colaboração do paciente. Deve-se atentar para risco de síndrome de realimentação em pacientes gravemente desnutridos, evitando-se o rápido aumento de aporte calórico; tais medidas tendem a reduzir alterações hidreletrolíticas (p. ex.: hipofosfatemia, hipocalemia e hipomagnesemia) e chances de falência cardiorrespiratória nessa fase.
- **acompanhamento médico** – boa parte das alterações clínicas dos TAs correspondem a adaptações fisiológicas ao estado de inanição e não requerem tratamento específico além da recuperação nutricional. Outras resultam dos comportamentos utilizados para perder peso (métodos purgativos), como vômitos excessivos ou abuso de laxantes e diuréticos, como desbalanços hidreletrolíticos (principalmente hipocalemia, hiponatremia e desidratação). Há risco aumentado para arritmias cardíacas e infecções intercorrentes em fase aguda de AN, e de osteoporose e fraturas patológicas no médio e longo prazo.
- **intervenções psicossociais e psicoeducacionais** – a motivação para tratamento e estabelecimento de boa aliança terapêutica é meta essencial para obtenção de engajamento dos pacientes no tratamento. Em fase aguda, o manejo de suporte clínico por especialistas tratando de temas educacionais, como os múltiplos determinantes da AN, as consequências da restrição alimentar e da desnutrição sobre a saúde física e emocional (no curto e longo prazo) e os riscos dos métodos inadequados de controle de peso devem ser discutidos, assim como abordagens técnicas cognitivas que podem ajudar os pacientes a avaliarem de forma crítica seus atos e pensamentos distorcidos sobre aspectos alimentares e de peso, substituindo-os por avaliações mais adequadas. A partir do restabelecimento nutricional mínimo, as abordagens psicodinâmicas (p. ex.: terapia cognitiva analítica, interpessoal, psicodinâmica focal) podem trabalhar questões de autoestima, identificação e expressão de emoções, identidade e autonomia, e relações interpessoais. As psicoterapias específicas são melhores do que intervenções usuais não específicas, porém não há fortes evidências dessa superioridade.
- **psicoterapia familiar** – indicada principalmente para crianças e adolescentes, é a intervenção com melhor nível de evidência de eficácia no tratamento da AN. O método Maudsley, técnica mais testada, engaja os pais no controle da alimentação dos filhos em uma fase inicial, e, posteriormente, responsabiliza os pacientes pela nutrição e trabalha padrões de interação familiar que não favoreçam a independência ou que ajudem a perpetuar o quadro.
- **psicofarmacoterapia** – nenhum medicamento tem eficácia comprovada para tratar os sintomas da fase aguda da anorexia, razão pela qual os psicofármacos são considerados sempre adjuvantes ao tratamento multidisciplinar. O uso de antipsicóticos atípicos (olanzapina, risperidona, quetiapina) tem sido considerado em fase aguda de AN em pacientes que não respondem à abordagem multidisciplinar. O intuito é o de se tentar reduzir as cognições distorcidas bizarras (graves distúrbios de imagem corporal), os sintomas ansiosos (de ordem obsessiva ou associados à ingestão alimentar), a agitação motora e a resistência ao tratamento. Ensaios clínicos randomizados, embora com amostragem pequena, sugerem associação da olanzapina (doses baixas) à redução de sintomas obsessivo-compulsivos e a maior ritmo de ganho de peso, porém a força dessa evidência ainda é fraca. Apesar de seu uso controverso, antidepressivos (p. ex.: ISRS) também são utilizados, em especial na vigência de sintomas depressivos ou ansiosos (obsessivos) importantes ou em pacientes com sintomas bulímicos significativos, visando a diminuir a frequência e/ou intensidade de tais sintomas e comportamentos. Recomendam-se doses iniciais baixas e aumento gradual em razão da desnutrição, observando-se potenciais efeitos colaterais e perda de peso (em especial com o uso de fluoxetina). A fluoxetina também pode ser considerada para prevenir recaídas em pacientes que já recuperaram o peso, mas mantêm importante sintomatologia anoréxica, obsessiva e/ou depressiva. A suplementação com zinco também se apresenta com uma evidência limitada, mas potencialmente benéfica. Por fim, ansiolíticos são ocasionalmente úteis para redução de ansiedade antecipatória às refeições, quando outras medidas de suporte (cuidadores, enfermagem) não se mostraram eficazes.

> **ATENÇÃO!**
>
> Deve-se atentar para os riscos cardiovasculares de medicamentos que podem aumentar o intervalo QTc (p. ex.: antipsicóticos, tricíclicos).

- **internação psiquiátrica** – suas principais indicações são importante e rápida perda de peso (> 30% do peso em menos de seis meses ou > 1 kg/semana, ou IMC < 13,5 kg/m²), depressão com ideação suicida, comportamentos purgativos excessivos e incoercíveis, ausência de resposta a tratamento ambulatorial e/ou internação parcial, falta de suporte ou mesmo necessidade de afastamento do ambiente familiar. Técnicas comportamentais podem favorecer o ganho de peso durante a internação.

■ BULIMIA NERVOSA

Descrita como síndrome independente no final da década de 1970, a BN tem como aspecto psicopatológico central o comportamento recorrente de compulsão alimentar ou bulímico (no inglês *binge eating*), comumente seguido de comportamentos voltados para coibir o ganho de peso, em geral por meio de purgação. Durante o episódio de compulsão alimentar, os pacientes costumam ingerir uma quantidade de comida claramente maior do que a maioria das pessoas consumiria no mesmo intervalo de tempo e nas mesmas circunstâncias (média de 2 a 5 mil calorias), comportamento associado à sensação de perda de controle sobre o ato alimentar (não podem controlar o que ou o quanto se come). Embora costumem ser rápidos, esses episódios podem durar horas. Inicialmente, as compulsões alimentares resultam da restrição alimentar que costumam apresentar, mas, com o tempo, passam a ocorrer como regulador de tensão emocional, aplacando sentimentos diversos, como ansiedade, tristeza, solidão, tédio.

Pacientes com BN procuram, na maioria das vezes, prevenir o ganho de peso induzindo o vômito (90% dos casos), abusando de laxantes, diuréticos ou outros fármacos (anorexígenos, hormônio tiroidiano), jejuando ou exercitando-se energicamente. O uso de métodos purgativos favorece a instalação do ciclo "compulsão/purgação", de difícil interrupção, pois a intenção de purgar favorece o comer compulsivo.

> **ATENÇÃO!**
>
> Em 30% dos casos de BN, há antecedente de AN, representando fator de pior prognóstico (risco de recaídas).

Apesar de se mostrarem insatisfeitos com a imagem corporal e temerem o ganho de peso, indivíduos com BN se distinguem de pacientes com AN tipo bulímico/purgativo por manterem o peso dentro da normalidade (ainda que no limite inferior da faixa). Tem-se observado, nos últimos anos, um crescimento de casos de BN associada a sobrepeso ou obesidade.

DIAGNÓSTICO

Segundo o DSM-5, são essenciais para o diagnóstico: a presença recorrente de episódios de compulsão alimentar (frequência mínima de um episódio semanal, por no mínimo três meses consecutivos), associados à presença de métodos compensatórios para evitar o ganho de peso (purgativos ou não) e influencia indevida de peso e forma corporal no auto-julgamento.

TRATAMENTO

Além da abordagem multidisciplinar envolvendo aspectos psicopedagógicos gerais ligados aos TAs, orientação nutricional (visando à interrupção dos ciclos de bulimia/purgação) e acompanhamento clínico (controle de distúrbios hidreletrolíticos e risco cardiovascular), a abordagem psicoterápica (associada a antidepressivo quando necessário) representa o tratamento de escolha.

- **Intervenções psicossociais** – a terapia cognitivo-comportamental (TCC), técnica mais testada (e com melhor nível de evidência), demonstrou eficácia em relação à redução de sintomas alimentares, diminuição dos aspectos psicopatológicos gerais e melhora do funcionamento social. Técnicas puramente comportamentais, visando a interromper o ciclo compulsão alimentar/purgação, também demonstram bons resultados no curto prazo. A terapia interpessoal (TIP) apresenta eficácia semelhante à da TCC a longo prazo, embora não aborda diretamente a sintomatologia alimentar, e sim as relações interpessoais. A psicoterapia psicodinâmica (com abordagem da baixa tolerância à frustração e do pobre controle de impulsos), também se mostra útil no longo prazo. A terapia familiar está recomendada nos casos em que se identifica dinâmica familiar que favorece a manutenção do quadro. Entre outras intervenções mais recentemente estudadas e com resultados positivos, ressalta-se a terapia dialética-comportamental (TDC), que enfoca a desregulação emocional como centro do problema na BN. Algumas dessas abordagens podem ser feitas em grupo (cognitivo-comportamental, interpessoal, psicopedagógica).
- **Psicofarmacoterapia** – antidepressivos se mostram úteis, pelo menos a curto prazo, na redução dos sintomas de compulsão e purgação, independentemente da presença de sintomas depressivos. Os antidepressivos devem ser utilizados quando não se observa resposta à psicoterapia, para potencializar seus efeitos, ou quando não é possível oferecer tal abordagem; porém, a aceitação desses medicamentos é, muitas vezes, reduzida em virtude da preocupação com o ganho de peso. A fluoxetina é o medicamento de primeira escolha, na dose de 60 mg/dia. Quando utilizados, outros antidepressivos também podem requisitar doses superiores àquelas habitualmente usadas para tratar depressão, mas o uso de tricíclicos ou de inibidores da monoaminoxidase (IMAOs) acha-se associado a maior risco cardiovascular, e a bupropiona está contraindicada devido ao risco aumentado de convulsões. Embora os antidepressivos não tenham um papel totalmente esclarecido na prevenção de recaídas, pode-se considerar o uso de fluoxetina por 6 a 12 meses após a melhora significativa dos sintomas bulímicos/purgativos. O topiramato representa uma alternativa aos antidepressivos (quando não há resposta a esses medicamentos), pois também demonstrou efeitos sobre a compulsão alimentar e a purgação quando testado em doses de 100 a 250 mg/dia. Além de potenciais efeitos adversos (litíase, glaucoma, hepatotoxicidade), há preocupação com a segurança do topiramato devido ao risco aumentado de teratogenicidade para mulheres em idade fértil, recomendando-se o uso de método anticoncepcional seguro associado. Outra medicação testada em BN que apresentou efeitos positivos, embora com menor nível de evidência, na redução de compulsão e vômitos e melhora no padrão alimentar foi o ondansetron (antagonista de receptor periférico de serotonina – 5HT3).
- **Internação psiquiátrica** – raramente necessária, está indicada para casos refratários (visando a combater ciclos compulsão/purgação incoercíveis), complicações clínicas e risco de suicídio ou de automutilação grave.

■ TRANSTORNO DA COMPULSÃO ALIMENTAR

Descrito na década de 1950, a partir de observações de diferentes padrões alimentares em indivíduos obesos, estatísticas de programas para tratamento de obesidade revelam que cerca de 30 a 50% dos indivíduos apresentam transtorno da compulsão alimentar (TCA). Esse transtorno tem distribuição entre etnias e sexo mais homogênea (três mulheres para cada dois homens) do que a AN e a BN. Apesar de comumente associado à obesidade, 1/3 dos pacientes pode ter peso dentro da normalidade.

DIAGNÓSTICO

Concebido atualmente como nova categoria diagnóstica de TA (DSM-5), o TCA inicia-se geralmente na adolescência, ou mesmo na infância, apesar de só ser diagnosticado na vida adulta. Seu sintoma central, como na BN, consiste nos episódios recorrentes de compulsão alimentar, comportamento que motiva grande sofrimento e angústia e ocorre, geralmente, na ausência de fome e às escondidas. Na maioria das vezes, os episódios são interrompidos pela chegada de alguém, pelo desenvolvimento de desconforto gástrico ou, ainda, por sentimentos acentuados de depressão, culpa e vergonha pelo comportamento. Tais episódios precisam ser recorrentes e duradouros (p. ex.: pelo menos uma vez por semana por três meses consecutivos).

O diagnóstico diferencial deve ser feito em princípio com a BN, da qual se diferencia pela ausência de uso regular de métodos purgativos compensatórios seguindo-se aos episódios de compulsão alimentar. O TCA associa-se, com frequência, à sintomatologia depressiva e ansiosa ou mesmo a transtornos depressivos em aproximadamente 50% dos casos.

TRATAMENTO

Considerando-se a alta prevalência de TCA em indivíduos obesos, seu tratamento deve ser dirigido para o comportamento alimentar alterado (episódios de compulsão alimentar periódica), os sintomas psicopatológicos associados e o controle da obesidade.

- **Intervenções psicossociais** – as intervenções TCC e TIP são as formas de tratamento mais testadas e de eficácia comprovada em TCA, sendo que a TCC é concebida como a primeira recomendação. Essas intervenções diminuem a frequência ou favorecem a remissão dos episódios de compulsão alimentar em mais de 60% dos pacientes no curto e longo prazo, porém não apresentam benefícios significativos quanto à redução de peso em geral. A remissão completa de episódios de compulsão é alvo das psicoterapias, já que costuma estar mais associada à perda de peso do que a simples redução de frequência. Intervenções comportamentais para perda de peso parecem ter mais efeito sobre o peso a curto prazo, porém o impacto sobre a compulsão alimentar varia. Os manuais de autoajuda, em geral com base na TCC, têm representado uma alternativa mais simples, ou mesmo uma primeira abordagem nos casos de menor gravidade.
- **Psicofarmacoterapia** – entre as categorias de medicações testadas, destacamos antidepressivos (principalmente ISRS), agentes antiobesidade (sibutramina e orlistate), anticonvulsivantes (topiramato) e estimulantes (lisdexanfetamina). Os antidepressivos, em especial os de segunda geração, são os medicamentos mais utilizados, geralmente em doses semelhantes às utilizadas na BN, visando à redução dos episódios de compulsão alimentar. No entanto, os antidepressivos, assim como as psicoterapias, em geral não levam à redução de peso clinicamente significativa, apesar de auxiliarem na redução dos episódios de compulsão alimentar no curto prazo. Por essa razão, ou mesmo em casos em que a sintomatologia depressiva/ansiosa não é importante, pode-se considerar o uso de medicações antiobesidade ou de topiramato (200 a 300 mg/dia), preferencialmente associados à psicoterapia, buscando-se potencializar os efeitos delas sobre o comportamento alimentar e favorecer a perda de peso. Deve-se atentar para a tolerância e os efeitos adversos potenciais desses fármacos, em especial da sibutramina (risco cardiovascular aumentado e por isso excluída do mercado em diversos países) e do topiramato (citado para BN). Mais recentemente, o estimulante lisdexanfetamina – uma pró-droga da D-anfetamina aprovada para o tratamento de crianças e adultos com transtorno de déficit de atenção e hiperatividade (TDHA) – demonstrou eficácia na redução e controle de episódios de compulsão alimentar, psicopatologia alimentar e peso (em doses maiores, tituladas entre 50 e 70 mg/dia) em pacientes com TCA, tornando-se a única medicação aprovada pela agência reguladora norte-americana FDA para tratamento de TCA moderado a grave. Ressalta-se a presença de efeitos adversos comuns, como boca seca, cefaleia, insônia e efeitos cardiovasculares (hipertensão, taquicardia), com essa medicação, além de riscos de abuso e dependência à droga. Desconhece-se o efeito a longo prazo dos fármacos utilizados para tratar TCA.
- **Cirurgia bariátrica** – ainda não é claro o papel da cirurgia em TCA, apesar da procura por este tratamento por parte de indivíduos obesos com TCA. Embora alguns estudos sugiram que pacientes obesos com TCA se beneficiam igualmente àqueles sem TCA, outros estudos sugerem pior prognóstico naqueles com TCA em termos de complicações pós-operatórias e menor perda de peso, ou maior recuperação de peso com o tempo.

■ PICA

Corresponde à condição em que existe a ingestão recorrente de substâncias "não alimentícias" ou "não nutritivas", como materiais e objetos (p. ex.: terra, giz, gesso, cabelo, gelo, talco, tinta, plástico, metal e papel) ou ingredientes alimentícios crus (p. ex.: grandes quantidades de farinha de milho ou sal). Tal ingestão pode causar dano à saúde, prejuízo no funcionamento ou risco à vida em virtude de sua frequência e da quantidade, ou natureza das substâncias ou objetos consumidos. Essas situações são descritas em crianças a partir de 2 anos (quando já é possível distinguir substâncias comestíveis de não comestíveis) e representam uma ingestão inapropriada para o desenvolvimento do indivíduo, estando mais associadas a quadros de deficiência mental ou o outros transtornos do neurodesenvolvimento (em especial, em adolescentes ou adultos).

DIAGNÓSTICO

Observado em ambos os sexos, o diagnóstico exige a ocorrência de ingestão de substâncias não alimentícias recorrente para o diagnóstico. O comportamento alimentar observado na pica pode ocorrer durante a gestação (fissura por giz, gelo) e no contexto de transtornos psiquiátricos maiores (autismo, esquizofrenia); nesses casos, porém, somente deve ser diagnosticado pica se a gravidade do comportamento demandar tratamento específico.

> **ATENÇÃO!**
>
> A presença de pica pode implicar algum tipo de complicação médica, como constipação intestinal, perfuração intestinal ou infecções como toxoplasmose (pela ingestão de fezes).

Deficiências nutricionais (p. ex.: ferro) ou outras condições médicas podem levar à ingestão de substâncias não nutritivas, porém o diagnóstico só deve ser dado nos casos de manutenção do comportamento mesmo após a restauração da deficiência. A pica pode manifestar-se de maneira episódica ou crônica, achando-se mais relacionada a estados ansiosos ou a estresse.

TRATAMENTO

Pouco se sabe sobre o tratamento da pica, porém sugere-se que as abordagens psicoterápicas, principalmente as comportamentais, que expõem o paciente a itens comestíveis e não comestíveis, permitem ao terapeuta observar o comportamento potencial e intervir nessa situação. As complicações médicas decorrentes da pica devem ser prontamente tratadas. Não existem estudos controlados testando medicações, porém efeitos positivos foram observados com uso de aripiprazol em relato de caso.

■ TRANSTORNO DE RUMINAÇÃO

Caracteriza-se pela regurgitação repetida de alimentos após a ingestão, que podem ser remastigados e novamente engolidos ou serem cuspidos. Em geral, inicia-se na infância (mais comumente dos 3 aos 12 meses) e remite espontaneamente, mas pode evoluir com curso duradouro e levar a grave desnutrição e prejuízo no crescimento, assim como pode manifestar-se na adolescência ou na idade adulta.

DIAGNÓSTICO

Habitualmente, o comportamento ocorre várias vezes por semana ou até todos os dias por muitas semanas, podendo estar relacionado a períodos de maior ansiedade. No entanto, pode ter curso contínuo. Portadores desse quadro induzem a regurgitação com relativa facilidade (contratura de músculos abdominais, tosse ou indução manual) e parecem extrair satisfação e redução de ansiedade com esse comportamento. Adolescentes e adultos com o transtorno tendem a disfarçá-lo por reconhecerem que o comportamento tem impacto no contexto social. A regurgitação não deve ser secundária à presença de condições médicas (p. ex.: estenose esofágica).

TRATAMENTO

O paciente com transtorno de ruminação deve ser avaliado do ponto de vista clínico, para que sejam afastados quadros de refluxo gastresofágico (RGE), hérnia de hiato e gastroparesias. Na sequência, a avaliação psiquiátrica também visa a diagnósticos diferenciais ou identificação de quadros comórbidos comuns, como deficiência mental e transtornos do espectro autista – que devem receber ser abordados de forma específica. Sintomas ansiosos devem ser tratados com psicoterapia (e psicofármacos, se necessário); uso de técnicas comportamentais para controle da regurgitação/ruminação podem estar indicadas, entre elas, a distração com atividades alternativas, como socialização ou atividade física. Outras terapias, como *mindfulness*, terapia cognitiva e terapia interpessoal, também podem ser utilizadas.

■ TRANSTORNO DE EVITAÇÃO/RESTRIÇÃO DA INGESTÃO ALIMENTAR

Também chamado de "comer restritivo", "seletividade alimentar", "comer exigente", "comer perseverante", "recusa alimentar crônica" e "neofobia alimentar", caracteriza-se por um transtorno da alimentação manifestado por falhas em atender às necessidades nutricionais ou energéticas representadas por pelo menos uma ou mais das seguintes características: perda de peso significativa; deficiência nutricional significativa; dependência de alimentação via enteral ou de suplementos orais ou prejuízo importante no funcionamento psicossocial (limitação na participação de situações sociais por dificuldades em se alimentar).

DIAGNÓSTICO

Em alguns casos, a evitação ou restrição da comida pode estar baseada em características sensoriais relacionadas à qualidade da comida, como sensibilidade extrema à aparência, cor, cheiro, textura, temperatura ou gosto. Outros pacientes apresentam simples falta de interesse em comer ou pela comida ou, ainda, manifestam preocupação com consequências aversivas da ingestão alimentar (medo de engasgar, de vomitar), por vezes decorrentes de experiências prévias traumáticas ou mesmo na ausência de tais eventos. Apesar de início frequente na infância, esses quadros podem iniciar-se mais tardiamente ou prolongar-se ao longo da vida.

TRATAMENTO

Deve contemplar intervenções psicológicas, aconselhamento ou orientação nutricional e monitoramento ou intervenção médica. Algumas estratégias de intervenção podem ser tentadas, apesar da falta de evidências claras na literatura: exposição e prevenção de resposta; técnicas de relaxamento; treino comportamental e, terapia de família. Além do tratamento ambulatorial, abordagens mais intensivas, como hospital-dia com abordagem centrada na família, pode estar indicada; nestes casos, os familiares participam integralmente do tratamento e do processo de realimentação. Casos que envolvem desnutrição grave podem necessitar de internação hospitalar e realimentação por via enteral (sonda).

REVISÃO

- Os TAs representam uma categoria de doenças mentais caracterizada por alterações do comportamento alimentar e preocupação excessiva com a imagem corporal e peso (anorexia e bulimia nervosa) que levam a prejuízos sócio-ocupacionais significativos.
- São transtornos que podem causar complicações médicas em razão da presença de comportamentos alimentares inadequados (restrição e compulsão) e/ou comportamentos compensatórios (purgação), que podem levar a extremos de peso (caquexia e obesidade).
- Os TAs comumente precisam de abordagens multidisciplinares, que incluam aspectos psicopedagógicos, orientação nutricional, acompanhamento clínico, intervenções psicossociais (principalmente TCCs) e farmacoterapia (adjuvante).

■ REFERÊNCIA

1. American Psychiatric Association. Manual diagnóstico e estatístico de transtornos mentais: DSM-5. 5. ed. Porto Alegre: Artmed; 2014.

■ LEITURAS SUGERIDAS

Brownley KA, Berkman ND, Peat CM, Lohr KN, Cullen KE, Bann CM, Bulik CM. Binge-Eating disorder in adults: a systematic review and meta-analysis. Ann Intern Med. 2016;165(6):409-20

Hay PJ, Claudino AM. Clinical psychopharmacology of eating disorders: a research update. Int J Neuropsychopharmacol. 2012;15(2):209-22.

Hay PJ, Claudino AM. Psychopharmacology in the treatment of eating disorders. In: Smolak L, Levine MP, editors. The Wiley handbook of eating disorders (vol. 2): assessment, prevention, treatment, policy, and future directions. Sussex, UK: John Wiley & Sons; 2015. p. 816-27.

Hudson JI, Hiripi E, Pope HGJr, Kessler RC. The prevalence and correlates of eating disorders in the National Comorbidity Survey Replication. Biol Psychiatry. 2007;61(3):348-58.

Matson JL, Belva B, Hattier MA, Matson ML. Pica in persons with developmental disabilities: characteristics, diagnosis, and assessment. Res Dev Disabil. 2013;34(9):2564-71.

McElroy SL, Guerdjikova AI, Mori N, Keck PE Jr. Psychopharmacologic treatment of eating disorders: emerging findings. Curr Psychiatry Rep. 2015;17(5):35.

Norris ML, Spettigue WJ, Katzman DK. Update on eating disorders: current perspectives on avoidant/restrictive food intake disorder in children and youth. Neuropsychiatr Dis Treat. 2016;12:213-8.

Sansone RA., Sansone LA. Rumination: relationships with physical healthy. Innov Clin Neurosci. 2012;9(2):29-34.

Strandjord SE, Sieke EH, Richmond M, Rome ES. Avoidant/Restrictive food intake disorder: illness and hospital course in patients hospitalized for nutritional insufficiency. J Adolesc Health. 2015;57(6):673-8.

309
INTERCONSULTA PSIQUIÁTRICA

■ VANESSA DE ALBUQUERQUE CITERO

A medicina moderna desafia cada vez mais o equilíbrio psicológico dos pacientes. Tanto as tecnologias avançadas dos hospitais quantos os procedimentos múltiplos a que os indivíduos são submetidos promovem reações orgânicas e psicológicas que exigem avaliação e tratamento psiquiátricos. É urgente que o meio médico lide com os desafios da saúde mental global, uma vez que os transtornos mentais são uma importante causa de seu comprometimento, contribuindo para a morbidade de condições médicas diversas. Mesmo assim, no mundo todo, esses transtornos continuam sendo inadequadamente tratados, e há carência de especialistas, inclusive na atenção primária. Globalmente, transtornos neuropsiquiátricos somaram cerca de um quinto da sobrecarga de doenças em adultos em 2001; e sabe-se que cerca de 30% das pessoas com psicoses não afetivas, 50% daquelas com transtornos afetivos e 75% daquelas com transtornos do uso de substâncias psicoativas não são tratadas.[1]

A interconsulta psiquiátrica, modalidade de assistência em medicina psicossomática, é a subespecialidade psiquiátrica que liga a psiquiatria a outras especialidades da medicina.[2] É praticada em ambientes hospitalares, ambulatoriais e na rede de atenção primária onde os indivíduos doentes, ou os que acreditam estar, apresentam-se a médicos não psiquiatras. A importância dos serviços de interconsulta psiquiátrica em hospitais gerais e na atenção primária decorre da constatação de que mais da metade dos pacientes internados apresenta algum transtorno psiquiátrico associado ao seu problema médico. Devido à grande demanda desses pacientes nos sistemas de saúde, os mais modernos hospitais mantêm um serviço de interconsulta psiquiátrica para pacientes internados e ambulatoriais, e a nova estrutura dos programas de atenção primária também tem utilizado a função do interconsultor como matriciador. Dessa forma, o psiquiatra atua como um facilitador para o atendimento integrado do paciente, favorecendo seu bem-estar e segurança e facilitando o manejo do clínico.

O psiquiatra interconsultor atende à solicitação feita por profissional de outra área, visando a oferecer-lhe auxílio especializado no diagnóstico e tratamento de pacientes com problemas psiquiátricos, psicológicos e psicossociais e disfunções interpessoais e interinstitucionais. Alguns desses fatores já foram abordados no capítulo "Aspectos psicossomáticos das doenças". O presente capítulo complementará o tema, concentrando-se na discussão da atuação do interconsultor, na identificação e no tratamento de quadros psiquiátricos no contexto da medicina.

■ PAPEL DO INTERCONSULTOR PSIQUIÁTRICO

A prática do interconsultor pode ser consultiva, colaborativa ou integrada ao grupo de profissionais de saúde que manejam o paciente em um contexto não psiquiátrico. A maioria dos pacientes pode ser contemplada em uma das seis categorias apresentadas no Quadro 309.1.[3]

Dois pontos são fundamentais para a ação do psiquiatra nos cenários médicos:

1 | Manter um processo de atendimento que valorize a comunicação verbal entre interconsultor e médico solicitante, o registro em prontuário e o incentivo ao trabalho multiprofissional, conforme apresentado no Quadro 309.2.
2 | Desenvolver diagnóstico psiquiátrico e psicossocial que possibilite ao médico visualizar a interface entre a psiquiatria e o comprometimento clínico que levou o paciente ao atendimento.

QUADRO 309.1 ■ Categoria de pacientes encaminhados ao interconsultor psiquiátrico

Pacientes com:
1 | Comorbidade psiquiátrica e doença física, complicando o manejo clínico de ambas as situações
2 | Sintomas médicos não explicados, relacionados a transtornos psicofisiológicos ou somatoformes
3 | Quadros psiquiátricos decorrentes diretamente da doença física ou de seu tratamento
4 | Necessidade de procedimentos diagnósticos ou terapêuticos que só podem ser realizados no contexto médico, como eletroconvulsoterapia ou estimulação magnética
5 | Tentativa de suicídio ou de automutilação vista no contexto médico
6 | Comportamentos de saúde, funções cognitivas, situações sociais ou traços de personalidade que impedem o tratamento efetivo da condição médica

Fonte: Leentjens e colaboradores.[3]

QUADRO 309.2 ■ O processo de interconsulta

1 | Falar diretamente com o médico solicitante
2 | Analisar o prontuário médico
3 | Checar as medicações em uso
4 | Coletar informações colaterais
5 | Entrevistar e examinar o paciente (sem induzir respostas!)
6 | Aplicar testes de rastreamento ou diagnósticos, se necessário
7 | Formular diagnósticos (em níveis e diferenciais)
8 | Programar o segmento do caso
9 | Registrar no prontuário do paciente
10 | Registrar na ficha do serviço
11 | Falar diretamente com o médico solicitante
12 | Realizar o seguimento (manter prontuário e médico atualizados)
13 | Inserir trabalho multiprofissional sempre que apropriado

---

Diante do pedido de interconsulta, o psiquiatra deve cumprir etapas do processo diagnóstico para que possa esclarecer ao médico solicitante como o ajudará.[4] Os passos a serem cumpridos estão expostos na Figura 309.1.

A decisão de solicitar uma interconsulta psiquiátrica não é apenas determinada pelo estado psíquico do paciente. Em alguns casos, quando o médico opta por chamar um profissional de saúde mental, há questões relacionadas com a equipe de enfermagem, interação médico-equipe, relação médico-paciente e instituição. A interconsulta psiquiátrica deve não apenas prover atendimento para o paciente, como também melhorar a habilidade do médico para detectar sintomas psicopatológicos e prover mudanças em sua atitude quanto à doença psiquiátrica. Assim, vários são os motivos para encaminhamento de um pedido de interconsulta, incluindo ansiedade da família e da equipe de saúde; casos de difícil manejo pelo médico, devido a alterações de comportamento do paciente; e dificuldades na relação com os familiares do paciente.[5]

■ TRANSTORNOS PSIQUIÁTRICOS NO CONTEXTO MÉDICO

Na clínica médica, o transtorno psiquiátrico pode ter relação primária ou secundária com a doença física.

Na primária, pode-se considerar que os transtornos mentais não estão relacionados à doença física em si, mas são anteriores ou coexistentes

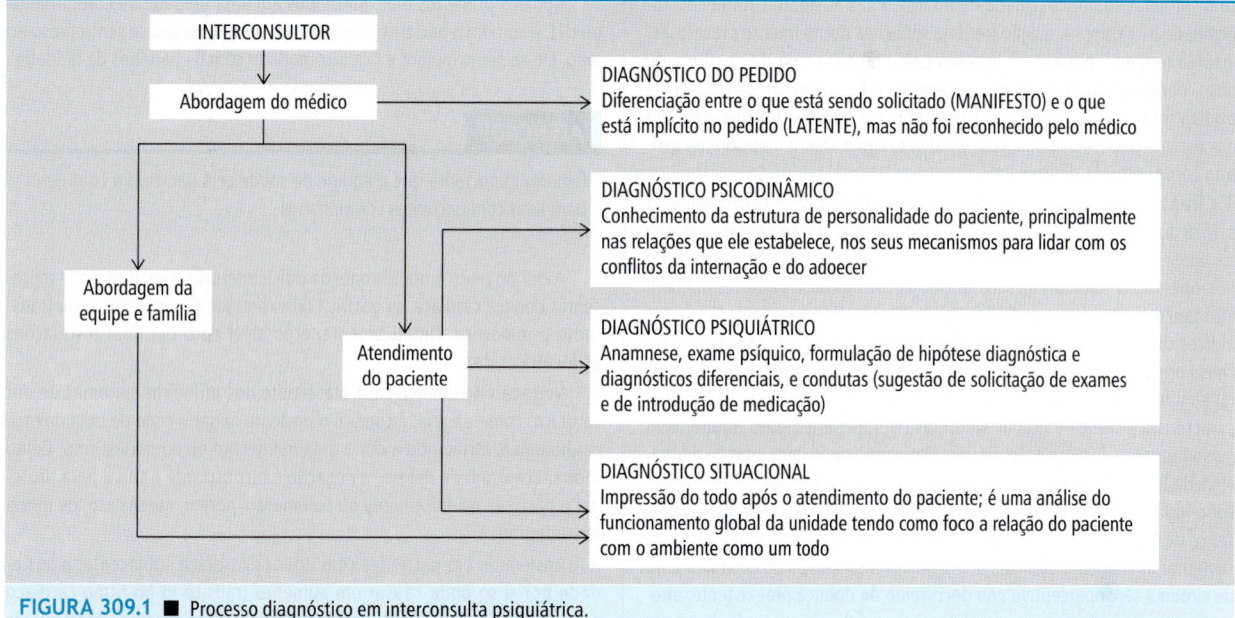

FIGURA 309.1 ■ Processo diagnóstico em interconsulta psiquiátrica.

ao problema orgânico. É o caso, por exemplo, dos pacientes com transtorno esquizofrênico e que procuram assistência médica por apresentarem algum problema gástrico. Outro exemplo seria o caso do paciente em tratamento para diabetes e que desenvolve um quadro de estresse pós-traumático, após um sequestro-relâmpago. Existe, portanto, uma independência entre o quadro psiquiátrico e o clínico.

No caso de o transtorno mental ser secundário à doença orgânica, ou ao seu tratamento, são exemplos o paciente com hipotireoidismo que apresenta sintomas depressivos importantes (a sintomatologia psiquiátrica é consequência do quadro hormonal) e aquele com hepatopatia crônica por vírus C que apresenta sintomatologia depressiva e faz uso de interferon (INF) para controle da carga viral (a sintomatologia psiquiátrica é consequência do uso do imunossupressor). Resumidamente, os principais transtornos mentais na clínica da interconsulta psiquiátrica são:

1 | Transtornos somatoformes: essa denominação perpetua a dualidade corpo-mente, desenvolvendo uma nosologia que tem sido extensivamente rediscutida. Esse grupo inclui sintomas físicos (p. ex.: náusea, dor, tontura) sem explicação médica adequada. As queixas e os sintomas somáticos são suficientemente graves para limitarem os pacientes do ponto de vista emocional, funcional ou social. O diagnóstico só é percebido se a avaliação clínica incluir a percepção de aspectos psicológicos no adoecer, que muito contribuíram para a instalação, a gravidade e a manutenção do quadro. Esses quadros não resultam de simulação, ganho primário consciente ou transtorno factício. Existe uma sobreposição frequente de quadros somatoformes, pois os critérios de classificação são superficiais. Os diagnósticos se baseiam na exclusão de patologia física suficiente, mas não valorizam características clínicas importantes, como a presença de angústia e preocupação intensa do paciente nem o caráter inconsistente, difuso e polissintomático das queixas.

2 | Transtornos ansiosos: ansiedade é um termo genérico que engloba a ansiedade simples, generalizada, com ou sem algum sintoma fóbico, síndrome do pânico e transtorno obsessivo-compulsivo (TOC). Diversos estudos mostram que, em média, 20% dos pacientes internados em hospital geral apresentam algum distúrbio de ansiedade, dos quais quase a metade tem alguma causa médica que o justifique. Ansiedade pode ser uma reação normal do indivíduo (estado de medo ou sentimento subjetivo de apreensão e angústia, manifestado por várias alterações autonômicas, que são reações defensivas, mas sempre suportável e passageiro), um sintoma de doença física (p. ex.: na crise asmática e na angina de peito), um sintoma de doença mental (p. ex.: em quadros depressivos com agitação psicomotora e em pacientes com delírio paranoide) ou a própria doença mental (ansiedade generalizada, síndrome do pânico etc.). Como doença, a ansiedade é definida como estado emocional repetitivo ou persistente no qual a ansiedade patológica desempenha papel fundamental. Caracteriza-se pela presença de sintomas psíquicos (constante estado de alerta, hipervigilância e medo exagerado) e físicos (anorexia, dispneia, hiperventilação, parestesia, náusea, vômitos, diarreia, vazio estomacal, boca seca, palidez, rubor facial, polaciúria, palpitação, tremores, tontura, desmaios, tensão muscular e disfunção sexual). Alguns pacientes manifestam mais os sintomas físicos, e outros, mais os psíquicos, e alguns, ambos.

3 | Transtornos depressivos: a prevalência de quadros depressivos maiores na população geral é estimada entre 3,7 e 6,7%, porém, entre os pacientes com doenças clínicas e cirúrgicas, é de 10 a 14%. É comum seu não reconhecimento e, portanto, o seu não tratamento nos pacientes com doenças orgânicas, fato que tem sido atribuído à percepção da maioria dos médicos de que a depressão é algo compreensível e explicável apenas pelo sofrimento de estar doente, portanto uma reação normal ao adoecer e que não tem como ser resolvida. O médico deve sempre se preocupar em buscar a etiologia da depressão, pois, quando se fala dessa condição no contexto médico, tenta-se diferenciar se há uma correlação etiológica com a doença de base (ou o tratamento dela) ou apenas uma correlação temporal. O diagnóstico de depressão também é difícil por questões clínicas, uma vez que muitos sintomas da depressão se misturam com os das patologias de base. Isso permite usar menos os sintomas somáticos, como anorexia e fadiga, tendo de empregar critérios mais subjetivos (como tristeza, sensação de desesperança). Entre os quadros depressivos, encontra-se o diagnóstico de transtorno de ajustamento com humor depressivo, que se manifestaria com a falha dos mecanismos de defesa adaptativos do paciente, fazendo surgir sintomas que não se configuram em uma síndrome depressiva. A depressão pode aparecer como sintoma inicial de algumas doenças físicas (Cushing, neoplasia de pâncreas etc.) e pode cursar com sintomas somáticos (perda de interesse nas atividades rotineiras, dificuldade de expressar reação frente a situações normalmente prazerosas, insônia terminal, piora da depressão pela manhã, perda de apetite e de peso, perda de libido) e psicóticos (delírios, principalmente de ruína, mas podem ser persecutórios; alucinações auditivas, como vozes que ofendem e acusam o paciente; alucinações olfativas, como cheiro de podre no próprio corpo; estupor depressivo).

4 | Transtornos orgânicos: a confusão mental, ou *delirium*, ocorre em 15 a 18% dos pacientes internados, prevalência que cresce com o aumento da idade, a presença de demência prévia, em pacientes queimados, no pós-operatório e adictos de substâncias psicotrópicas. Os autores também afirmam que, com o aumento da expectativa de vida na população, esses índices devem aumentar. A confusão mental é uma síndrome mental de causa orgânica, conhecida ou não, que pode ser uma condição médica geral e/ou induzida por substâncias, com prejuízo da consciência. A principal característica clínica é que os sintomas tiveram surgimento agudo, com curso flutuante durante o dia, às vezes com pródromo (inquietação diurna, ansiedade, medo ou hipersensibilidade a sons ou à luz, alteração do ciclo sono-vigília). O diagnóstico de confusão mental deve ser pensado na presença de alteração da consciência, com diminuição da habilidade de focar, sustentar ou manter a atenção; alteração na cognição ou desenvolvimento de sintoma sensoperceptivo não decorrente de doença preexistente; alteração desenvolvida em curto período de tempo (horas ou dias) e flutuante no curso do dia; e evidência no exame clínico ou subsidiário de uma patologia médica e/ou de abuso de substância.

ÁREAS DE ATUAÇÃO EM INTERCONSULTA PSIQUIÁTRICA

Existem várias áreas da interconsulta psiquiátrica, nomeadas a partir da clínica em que atuam: psicocardiologia, psico-oncologia, psiconefrologia, picogeriatria, etc. Embora existam muitos aspectos abordados nas diferentes áreas que são comuns a todas, algumas particularidades devem ser conhecidas. Não será possível abordar todas as áreas de atuação neste capítulo, mas serão brevemente descritos os aspectos psiquiátricos envolvidos nas áreas de cardiologia, nefrologia, oncologia, dor e cuidados paliativos.

CARDIOLOGIA

É comum associar o jeito de a pessoa ser com o desenvolvimento de síndrome coronariana aguda (SCA). Dois aspectos são importantes nessa associação:

1 | associação com personalidade tipo A, caracterizada por hostilidade, urgência temporal, impaciência, agressividade e competitividade (fator de risco para SCA similar ao tabagismo e à hipertensão);

2 | deficiência de apoio social é risco para síndrome coronariana e também para o aumento da mortalidade, independentemente de outras causas. Não se trata apenas de ter alguém próximo para socorrer, mas os estudos mostram que pessoas que se relacionam com facilidade, promovendo relações empáticas, têm melhor desempenho terapêutico no pós-infarto.

A internação por um evento coronariano pode suscitar ansiedade e medo de perda ou de morte. É nesse momento que o mecanismo de defesa "negação" se rompe, gerando a ansiedade, que é impulsionada pelos sintomas cardíacos. Uma vez medicados os sintomas de dor e dispneia, menor a ansiedade. O monitoramento cardíaco do paciente é uma "faca de dois gumes". Por um lado, tranquiliza o paciente perceber-se monitorado e observado continuamente; por outro, as variações do traçado no monitor podem ser erroneamente interpretadas por ele, assim como os alarmes e bipes. Por isso, é fundamental que o cardiologista explique para o paciente o que esperar do monitor, o que prevenirá crises de ansiedade.

Após os primeiros dias internados em uma unidade de coronarianos ou UTI, é comum o paciente se queixar de ansiedade por se sentir preso ao leito. Ele se sente melhor e fica incomodado com os barulhos da unidade.

> **ATENÇÃO!**
>
> É muito importante que a equipe de saúde seja paciente e continente para lidar com pacientes coronarianos.

A dor no peito é um sintoma de difícil interpretação, pois pode representar doença cardíaca ou gástrica ou expressar algum sintoma ou transtorno psiquiátrico. Didaticamente, é possível perceber quatro situações psiquiátricas distintas:

1 | Negação de doença cardíaca: diante dos primeiros sintomas de dor cardíaca, como angina, é comum o paciente negar o risco de uma doença cardiológica, atribuindo a dor a uma indigestão ou ao nervosismo. Como todo mecanismo de defesa, a negação é inconsciente e serve para proteger o paciente psiquicamente do sofrimento, porém, nesse caso, de forma não adaptativa.

2 | Ansiedade em pacientes com doença cardíaca subjacente: a ansiedade por si só pode causar um aumento transitório no ritmo cardíaco e na pressão arterial (PA). Arritmias atriais e até mesmo ventriculares podem ocorrer em uma pessoa sob estresse psicológico que já tem uma patologia cardíaca subjacente. Estima-se que o estresse psicológico aumente a estimulação vagal, causando variabilidade do ritmo cardíaco, e gere excitação autônoma, aumentando a liberação de catecolaminas, o que causaria hipertensão. A ansiedade também contribui para a SCA, agindo sobre o aumento da atividade simpática, causando espasmos coronarianos e a ruptura de placas ateroscleróticas. Outra situação que merece atenção se dá em pacientes com taquicardia ventricular (TV) e fibrilação ventricular (FV) que fazem uso de desfibriladores externos ou internos para evitar morte súbita. Tais instrumentos fazem a cardioversão para o ritmo normal, o que implica sensação de pancadas no peito, repetidamente. Diante disso, alguns pacientes desenvolvem um quadro de ansiedade antecipatória, fobias e até mesmo transtorno do estresse pós-traumático (TEPT).

3 | Ansiedade decorrente de transtorno hipocondríaco: o paciente interpreta erroneamente sensações orgânicas como sintomas de uma doença cardíaca, preocupando-se de forma persistente, apesar de a avaliação médica apropriada ser negativa para doença cardíaca.

4 | Ataques de pânico: caracterizam-se por um breve período de medo ou desconforto intenso, com quatro ou mais sintomas entre os seguintes: palpitações; sudorese; tremores; sensação de falta de ar; sensação de engasgamento; dor no peito; náusea; sensação de tontura; desrealização ou despersonalização; medo de perder o controle; medo de morrer. Como alguns desses sintomas são comuns aos dos quadros cardíacos, não é incomum que o paciente os interprete como cardíacos, buscando especialistas e submetendo-se a diferentes exames. De fato, os exames e a avaliação clínica são muito importantes para o diagnóstico diferencial entre os ataques de pânico e as doenças cardiológicas, e é fundamental que o médico considere que os diagnósticos não são exclusivos, isto é, pacientes cardíacos podem ter ataques de pânico, assim como pacientes com pânico podem vir a se tornar cardíacos (não em decorrência do pânico, mas como comorbidade).

Depressão e doença cardíaca apresentam várias formas de conexão. Alguns estudos têm mostrado que pacientes com história de depressão recorrente têm índice de mortalidade 4 a 5 vezes maior no seguimento de seis meses após um infarto do miocárdio do que aqueles sem depressão.

> **ATENÇÃO!**
>
> A depressão após um infarto está associada a um aumento do risco de um novo episódio de infarto e morte. Uma possível causa dessa associação está na redução de serotonina associada à depressão, o que pode causar alterações da adesividade plaquetária.

A depressão pré-mórbida está associada a um resultado ruim em pacientes submetidos à revascularização do miocárdio, o qual inclui insuficiência congestiva, mortalidade, dor prolongada e incapacidade de retornar às atividades de rotina.

É muito importante para o paciente em recuperação de um infarto agudo do miocárdio (IAM) que permaneça tranquilo, sem riscos de uma instabilidade autônoma. Nesse caso, o uso de um benzodiazepínico, como o clonazepam, que atinge concentração máxima entre 1 e 4 horas após a administração, com meia-vida de 30 a 40 horas, é o mais indicado. Ele pode ser administrado 1 a 2 vezes por dia, com efeito tranquilizante uniforme por cerca de 15 horas. A sedação é um efeito colateral que deve ser controlado, por isso o recomendável é começar com doses mínimas e ir aumentando gradativamente.

No caso do tratamento da depressão, não é habitual iniciar o antidepressivo na unidade coronariana, sendo possível esperar e conversar com o paciente para que tenha uma boa adesão ao tratamento proposto. No entanto, se o paciente já faz uso de antidepressivo, a regra é manter a medicação para evitar a síndrome de descontinuidade. Essa regra não é válida em casos específicos, por exemplo, no caso de o paciente fazer uso de inibidor de monoaminoxidase (IMAO). Os inibidores seletivos de recaptação da serotonina (ISRS) são as medicações de escolha por não apresentarem efeitos cardiovasculares, mesmo em quem tenha quadro cardiovascular preexistente, mas deve-se tomar cuidado com a interação desses antidepressivos com a digoxina. O nível de digoxina aumenta, porque os ISRS têm alta afinidade de ligação com proteínas. No caso de o paciente utilizar varfarina e ISRS, é importante controlar laboratorialmente o tempo de protrombina (TP).

Em relação ao uso dos estabilizadores do humor, o ideal é também não introduzi-los durante a internação na unidade coronariana, e não continuar o que o paciente já tomava em casa, principalmente se for lítio. Se a agitação do paciente for devida a um quadro maníaco, é pouco provável que o benzodiazepínico sozinho contenha o quadro. Nesse caso, neuroléptico pode ser administrado com segurança.

NEFROLOGIA

Sem duvida, o quadro mais desafiador para o manejo psiquiátrico é o de um paciente com insuficiência renal crônica (IRC). São diversas as variáveis metabólicas e físicas que devem ser consideradas. Há uma sobreposição de sintomas da depressão e da síndrome de insuficiência renal (IR) em fase inicial, dificultando os diagnósticos diferenciais. Por isso, a IR deve ser incluída como diagnóstico diferencial de fadiga crônica e depressão.

Dos pacientes em diálise, 10% são hospitalizados com algum diagnóstico de transtorno mental, um quarto deles devido ao problema psiquiátrico, principalmente depressão e outros transtornos afetivos, *delirium* e demência. Comparado ao de outras doenças clínicas, o diagnóstico de depressão é mais frequente no quadro de IR do que em doença cardíaca isquêmica ou doença cerebrovascular.

A depressão frequentemente incide após uma perda significativa para o sujeito. No que se refere ao paciente apresentar IR e necessitar de diálise, os sentimentos depressivos podem ser compreendidos como uma sequência à perda da energia, liberdade física, vida economicamente produtiva e independência. A prevalência de transtorno depressivo subsindrômico em pacientes dialíticos é de 25%, e a de transtorno depressivo maior varia entre 5 e 22%, dependendo do estudo. Devido à alta prevalência, torna-se fundamental identificar o quadro depressivo. História pessoal de depressão antes de iniciar o quadro renal, história familiar de depressão e prévia tentativa de suicídio são fatores associados importantes no diagnóstico atual. Humor depressivo, sensação de baixa autoestima, autodesvalorização, desesperança e sensação de que ninguém pode ajudar são sentimentos subjetivos de depressão que caracterizam a gravidade do transtorno mental quando presentes.

Suicídio, a maior complicação da depressão, é mais prevalente em pacientes em diálise do que na população geral. Mas a depressão não é a sua única causa. O abuso de álcool é outro fator importante, assim como o chamado suicídio "filosófico" ou "existencial", no qual não se reconhecem sintomas depressivos, mas o paciente refere não ver sentido em viver preso à diálise.

Os transtornos cognitivos são comuns na população de pacientes com insuficiência renal crônica e podem estar relacionados à uremia. Os sinais e sintomas variam consideravelmente, de acordo com a intensidade do acúmulo de ureia no sangue (e, consequentemente, passando a barreira hematencefálica [BHE]) e a rapidez com que o acúmulo de substância ocorreu. Os sinais tóxicos em SNC iniciam com leve prejuízo cognitivo, fadiga, cefaleia e progridem para um quadro de *delirium* hipoativo, que, se não tratado, evolui para o coma. A síndrome das pernas inquietas, câimbras musculares e alteração do sono também podem ocorrer. Esse quadro de encefalopatia melhora com a diálise, sendo os sintomas potencialmente reversíveis.

São duas as síndromes neuropsiquiátricas decorrentes do processo de diálise:

1 | Síndrome do desequilíbrio: estado transitório de *delirium* que geralmente inclui dores de cabeça, náusea, irritabilidade, câimbras musculares, agitação, sonolência, convulsões e, às vezes, sintomas psicóticos, que ocorrem na 3ª ou 4ª hora da diálise, ou após 8 a 48 horas da sua conclusão. Surge principalmente em pacientes submetidos a processo rápido de diálise, decorrente da supercorreção de anormalidades metabólicas. Os sintomas são reversíveis.

2 | Demência da diálise: quadro raro, pode ocorrer em pacientes que fazem diálise cronicamente e se caracteriza por encefalopatia progressiva, gagueira, disfasia, disartria, abalos mioclônicos, paranoia, convulsões e depressão. O responsável pela instalação do quadro demencial é a toxicidade do alumínio, metal presente no fluido da diálise. Esse quadro não tem tratamento conhecido, mas está cada vez mais raro, devido ao uso de fluido livre de alumínio na diálise.

A maioria das medicações psicotrópicas tem metabolização hepática, e não renal. Tecnicamente, não há necessidade de ajustar a dose, mas, para evitar que o paciente fique sujeito aos efeitos colaterais (devido à diminuição do aporte proteico), é comum trabalhar com dois terços da dose habitual.

Entre as medicações mais utilizadas, apenas o carbonato de lítio e o lorazepam têm metabolização renal, devendo ser evitados ao máximo. No caso de o paciente estar fazendo diálise, o lítio pode ser administrado em dose única na pós-diálise (300 mg ou 600 mg). No caso de o paciente estar em uso de ciclosporina, deve-se reduzir a dose do lítio.

Entre os antipsicóticos, tanto o haloperidol quanto os atípicos podem ser usados sem adaptação de dose. Deve-se evitar as fenotiazinas devido ao efeito colinérgico. Dos antidepressivos, todos podem ser utilizados. Os tricíclicos foram os mais estudados, e sabe-se que são pouco excretados pelos rins, tendo a meia-vida aumentada na IR, devido à presença de metabólitos hidroxilados. Os ISRS são menos estudados, mas largamente utilizados. Tanto a fluoxetina quanto a paroxetina têm forte ligação com proteínas, fato que prejudica sua ação em pacientes renais crônicos. A bupropiona, devido à sua ação noradrenérgica, deve ser usada com cautela nesses pacientes por apresentar maior potencial para convulsões.

ONCOLOGIA

O diagnóstico de câncer causa angústia no paciente, e a capacidade de elaborar o adoecer depende do seu nível de ajustamento emocional, do momento que está passando em sua vida, da presença de parentes e amigos que o apoiem emocionalmente e da doença em si – se os sintomas são incapacitantes, se há presença de dor, qual é o sítio do câncer, o tratamento requerido e o prognóstico. No entanto, apenas 2% dos 47% de pacientes com câncer que apresentam transtorno psiquiátrico recebem atendimento especializado.

Vários estudos mostram a significativa prevalência de transtornos psiquiátricos em pacientes com câncer e a importância que o médico oncologista e a enfermagem têm no reconhecimento desses quadros. Em média, estima-se que 50% se ajustam dentro dos critérios de normalidade ou estresse (não preenchem critérios diagnósticos), e os demais têm, em algum momento da doença, um quadro psiquiátrico, sendo a grande maioria de ansiedade ou depressão. A alta prevalência de transtornos psiquiátricos em pacientes com câncer é esperada, pois esses pacientes convivem com a dor, o desfiguramento, a perda da função sexual, a dependência, o isolamento, a separação e a morte, além de terem de suportar os efeitos colaterais da quimioterapia e da radioterapia, os frequentes retornos ao hospital (muitas vezes resultando em internações inesperadas), os altos gastos e outras mudanças que atingem também suas famílias. Se o médico for capaz de avaliar a vulnerabilidade do paciente, o resultado das avaliações psiquiátricas pode tornar-se útil para as intervenções práticas, com o objetivo de ajudar o paciente a lidar com o problema de forma mais adequada.

O paciente oncológico com maior risco para depressão apresenta história anterior de transtorno afetivo ou alcoolismo, câncer em estágio avançado, menor controle de dor, faz uso de substâncias que propiciam a depressão (como vincristina, vimblastina, anfotericina B, interferon, prednisona, dexametasona) ou tem outras doenças físicas que a causam. Por isso, a avaliação clínica desse paciente deve sempre ser cuidadosa, com atenção para os sintomas, os estados mental e clínico e o efeito do tratamento do câncer. Cabe à equipe oncológica perceber esses sintomas e propiciar o tratamento adequado para a depressão.

Em relação aos quadros confusionais, percebe-se que os aspectos fenomenológicos de um quadro psicótico mobilizam mais angústia na equipe de saúde do que os ligados à depressão ou à ansiedade, que são muitas vezes considerados normais no paciente oncológico. O *delirium* é, sem dúvida, o transtorno mental mais comum no hospital geral; entre pacientes com câncer, a taxa de prevalência é de 25%, mas, se forem pacientes terminais, a prevalência chega a 85%.

DOR

A definição de dor como "uma experiência sensorial e emocional desagradável, associada à lesão tecidual presente ou potencial" possibilita a compreensão de que a relação entre lesão tecidual e dor não é uniforme ou previsível. Por isso, a dor descrita por um paciente pode ser avaliada como apropriada, menor do que o esperado ou excessiva para o grau de patologia orgânica aparente. Essa subjetividade da percepção da dor é explicada pela diferença conceitual existente entre os termos de nocicepção (atividade produzida no sistema nervoso pelo estímulo potencialmente lesivo ao tecido) e de dor (percepção da nocicepção), mas, do ponto de vista clínico, confere um caráter único da dor para qualquer indivíduo, independentemente da presença ou não de comorbidade psiquiátrica. Outro aspecto fundamental é compreender que a dor não nociceptiva, também chamada popularmente de "dor psicológica", não é factícia ou simulatória.

Depressão e ansiedade são altamente prevalentes em dor crônica, sendo conhecidos os seus efeitos no agravamento da dor e na maior intensidade subjetiva da dor aguda. Ambas também afetam a capacidade funcional do paciente crônico e aumentam a utilização de serviços de saúde. Outro problema é o consumo abusivo de álcool por pacientes com dor crônica, problema associado a maior nível de dor, incapacidade física e pior qualidade de vida, assim como a maior utilização de serviços e baixa adesão ao tratamento médico, quando comparados a pacientes na mesma condição que não consomem álcool de forma abusiva.

A prevalência de abuso de substâncias na população com dor crônica é maior do que na população geral, em parte devido ao abuso de opioides, que pode chegar à prevalência de 25% em pacientes com dor crônica não oncológica. Excluindo o abuso e avaliando apenas a dependência ao opioide, a prevalência é de 13%.

Considera-se abuso de opioide quando o paciente perde o controle sobre o uso da medicação, com uma preocupação excessiva com a dor mesmo que esteja sob analgesia, sem pensar nas consequências adversas. Dependência física e tolerância ao opioide constituem fenômeno fisiológico normal no paciente que necessita do uso de opioide para controlar a dor; para o diagnóstico de transtorno aditivo à substância, é necessária a presença de comportamento mal adaptativo. Sem dúvida, o principal preditor para abuso de opioide é ter antecedente psiquiátrico pessoal de abuso ou dependência de outra substância psicoativa. No entanto, não é hábito o médico questionar esse antecedente no paciente, já que a correlação é percebida apenas depois de iniciado o abuso.

Pacientes com alto risco de adição devem ser abordados, antes da prescrição contínua do opioide, com um contrato verbal que estabeleça os limites para o uso da medicação, enfatizando que um único médico (ou centro) ficará responsável pela prescrição, quais situações serão consideradas inapropriadas se o paciente usar o opioide e a possibilidade de descontinuação da substância se houver abuso. Dessa forma, além de estabelecer os limites, o contrato contribui para uma melhor adesão terapêutica.

A dor psicogênica é considerada geralmente um possível diagnóstico diferencial, quando a dor relatada pelo paciente não é reconhecida como pertinente ao estímulo nociceptivo. A inferência da causalidade da dor é o coração do dilema para o clínico, que deve encontrar uma explicação razoável para a dor não fisiológica. Portanto, não há critério claramente definido para o diagnóstico de dor psicogênica, mas sim a exclusão de critérios. Se a investigação clínica não distingue uma fonte plausível de nocicepção, a alternativa óbvia é de que a dor referida é decorrente de alteração do humor, personalidade ou motivação afetiva. Em outras palavras, na falta de sinais clínicos e exames subsidiários suficientes para o diagnóstico, o médico necessita utilizar sua experiência clínica para avaliar a dor do paciente, mesmo que não esteja familiarizado com as características de quadros somatoformes e conversivos. No entanto, essa visão dualista e cartesiana de que a causa da dor é física ou psicológica exclui a terceira possibilidade, provavelmente a mais prevalente, de que a dor sempre é física e psíquica.

O diagnóstico de dor psicogênica requer que o médico identifique a presença de um significado psicológico relacionado à dor, o que pode parecer especulativo para a maioria dos médicos não psiquiatras. Entretanto, os domínios da fisiologia e da psicologia são claramente interligados quando se fala de dor em geral.

ATENÇÃO!

A atual definição de dor requer a inclusão dos aspectos afetivo, cognitivo e comportamental na transmissão da dor neurossensorial. É importante lembrar que a dor é percebida por mecanismos de neuroplasticidade, sensibilidade e modulação, que independem da lesão tecidual, e que os mecanismos centrais e periféricos envolvidos nesse processo de percepção são dinâmicos e interativos.

Uma vez que as células nervosas se modulam e se sensibilizam ao estímulo doloroso, o fenômeno da neuroplasticidade contribui para que a memória celular esteja ativada, determinando a ativação da percepção nociceptiva, mesmo sem estímulo. Por isso, os pacientes mais sensíveis à dor aguda serão potencialmente mais propensos à dor crônica, devido à excitação central, não requerendo um estímulo nociceptivo periférico persistente; a neuroplasticidade torna necessário investigar a desregulação do SNC como etiologia das síndromes dolorosas intratáveis, como a fibromialgia; e processos psicológicos governados por centros cerebrais (estresse, depressão etc.) estarão conectados à modulação de dor, funcionando como estímulos nocivos, desagradáveis e aversivos.

Cuidados paliativos

Segundo a definição da OMS,[6] cuidado paliativo é "uma abordagem que promove a qualidade de vida do paciente e de seus familiares, que enfrentam doenças que ameacem a continuidade da vida, por meio de prevenção e do alívio do sofrimento. Requer identificação precoce, avaliação e tratamento da dor e outros problemas de natureza física, psicossocial e espiritual".

Recomenda-se que os cuidados paliativos se iniciem o mais precocemente possível; de preferência, a partir do diagnóstico de uma doença potencialmente letal.

O psiquiatra experiente na área de interconsulta e de medicina psicossomática pode contribuir como especialista no ensino sobre o manejo de depressão, ansiedade, *delirium* e dor, e auxiliar no gerenciamento da integração dos aspectos psicológicos, sociais, espirituais e éticos. Esse profissional também ajuda o paciente e seus familiares a se confrontarem com a dura realidade de aquele ser portador de uma doença incurável ou controlável. Com isso, facilita a comunicação entre paciente, família e equipe de saúde, para que expressem a emoção do que vivem, e, consequentemente, diagnostica e trata as comorbidades psiquiátricas que complicam o curso da doença. Em geral, essas ações são desenvolvidas em equipe multidisciplinar, na qual profissionais de saúde médicos e não médicos cuidam do processo paliativo para o paciente e a sua família.

Os pacientes em estágios avançados da doença (câncer, Aids, insuficiência cardíaca [IC], demência, etc.) tendem a apresentar maior prevalência de transtorno psiquiátrico devido a questões psicológicas (p. ex.: sofrimento com o adoecer, enfrentamento da finitude), biológicas (p. ex.: alterações metabólicas, morte celular) e sociais (p. ex., perda de atividades, afastamento de vínculos).

A prevalência de transtornos de ansiedade em pacientes com câncer ou Aids em estágio avançado varia de 15 a 28%. Diante da realidade angustiante, os pacientes em estágio terminal podem reagir com tensão, agitação, hiperatividade autonômica, insônia, hiperpneia e outros diversos sintomas relacionados à descarga adrenérgica. Esse conjunto de sintomas ajuda o médico a identificar a necessidade de avaliar aspectos psicológicos do paciente. Muitos médicos consideram normal o paciente relatar ansiedade nessa fase do tratamento, porém essa percepção não é correta nem útil para lidar com o paciente. A ansiedade pode ser um transtorno mental (transtorno de ansiedade), sintoma de outro transtorno mental (p. ex.: do transtorno do humor) ou uma reação psicológica normal e saudável para lidar com a adversidade.

A prevalência do transtorno depressivo maior em pacientes com câncer sob cuidado paliativo varia entre 9 e 18%. A presença de história prévia de depressão pessoal ou familiar aumenta o risco de desenvolvimento de um episódio depressivo nessa fase da doença. Estudos recentes têm mostrado que a perda de significado na vida e o baixo bem-estar espiritual estão associados à presença de sintomas depressivos, sugerindo que a relação entre angústia existencial e depressão na terminalidade deve ser mais bem estudada.

Também é relatada a estreita relação entre depressão, presença de dor e prejuízo da funcionalidade, sendo a primeira muitas vezes secundária aos demais problemas. Outro fator a ser considerado é que muitos dos medicamentos utilizados para o tratamento das doenças, como os corticosteroides, quimioterápicos e procedimentos radioterápicos, podem causar sintomas depressivos.

Ao avaliar o paciente, deve-se considerar que o humor depressivo e a tristeza podem ser respostas apropriadas na terminalidade da vida, expressando assim o luto antecipatório da perda de autonomia, dos entes queridos e da própria saúde; no entanto, o fato de ser comum não significa que não deva ser tratado ou aliviado. Percebe-se que há o subdiagnóstico e o subtratamento dos sintomas depressivos, e um motivo, em geral, referido pelos médicos é a crença de que utilizar antidepressivo apenas trará efeitos colaterais para o paciente. Isso não é verdade, desde que o antidepressivo seja corretamente indicado.

Como em todas as comorbidades entre depressão e doenças clínicas, no caso de pacientes sob cuidados paliativos o diagnóstico de depressão será feito utilizando principalmente sintomas psicológicos e cognitivos, e não os sintomas somáticos e neurovegetativos. Isso se deve ao fato de que os sintomas somáticos podem ser causados também pela doença clínica, de forma que dados como insônia, inapetência e fadiga não devem ser considerados para o diagnóstico de depressão. Por sua vez, desesperança, perda de significado na vida, descrença em melhorias e perda do gosto pelas coisas de que habitualmente gostava são sintomas que devem ser valorizados.

Os sentimentos de desesperança, desvalorização e ideação suicida no paciente que está próximo da morte devem ser explorados em detalhe. Não se trata de abordar a esperança na cura, uma vez que o paciente está em cuidados paliativos (fora de possibilidade terapêutica), mas de falar com o paciente sobre a esperança de se sentir melhor, aliviar os sintomas, fazer coisas de que gosta. Esperança pode ser definida como a habilidade de achar, continuamente, um significado na existência do dia a dia. Assim, a desesperança pode ser entendida como uma sensação de desespero e, portanto, como um sintoma depressivo. Pacientes desesperançosos geralmente referem que estão sendo um peso para suas famílias, sendo inconvenientes. Da mesma forma que a desesperança, o sentimento de que sua vida nunca teve valor ou de que a doença é um castigo e mesmo a presença de ideação suicida leve devem ser considerados sintomas depressivos.

REVISÃO

- Interconsulta psiquiátrica é a área que liga a psiquiatria a outras especialidades da medicina.
- A avaliação de quadros depressivos, ansiosos e de alterações mentais orgânicas deve fazer parte da rotina assistencial dos médicos de todas as especialidades.

■ REFERÊNCIAS

1. Bauer AM, Fielke K, Brayley J, Araya M, Alem A, Frankel BL, et al. Tackling the global mental health challenge: a psychosomatic medicine/consultation-liaison psychiatry perspective. Psychosomatics. 2010;51(3):185-93.
2. Lipowski ZJ. Consultation-liaison psychiatry: the first half century. Gen Hosp Psychiatry. 1986;8(5):305-15.
3. Leentjens AF, Rundell JR, Diefenbacher A, Kathol R, Guthrie E. Psychosomatic medicine and consultation-liaison psychiatry: scope of practice, processes, and competencies for psychiatrists working in the field of CL psychiatry or psychosomatics. A consensus statement of the European Association of Consultation-Liaison Psychiatry and Psychosomatics (EACLPP) and the Academy of Psychosomatic Medicine (APM). Psychosomatics. 2011;52(1):19-25.
4. Citero VA, Carvalho APL, Dias CC. Interconsulta psiquiátrica. In: Fidalgo TM, Silveira DX, organizadores. Manual de psiquiatria. Rio de Janeiro: Roca; 2010. p. 357-64.

5. Botega NJ. Interconsulta psiquiátria: visão psicodinâmica. In: Botega NJ, organizador. Prática psiquiátrica no hospital geral: interconsulta e emergência. 3. ed. Porto Alegre: Artmed; 2012. p. 113-25.
6. World Health Organization. WHO definition of palliative care [Internet]. Geneva: WHO; 2017 [capturado em 20 mar. 2017]. Disponível em: www.who.int/cancer/palliative/definition/en/.

310

TRANSTORNOS SOMATOFORMES (OU TRANSTORNO DE SINTOMAS SOMÁTICOS E TRANSTORNOS RELACIONADOS)

■ JOSÉ ATILIO BOMBANA
■ CRISTIANE CURI ABUD

A introdução da categoria diagnóstica transtornos somatoformes (TS) nas classificações internacionais de doenças ocorreu há pouco mais de 35 anos – embora o termo "somatomorfo" possa ser considerado gramaticalmente mais correto, será mantido "somatoforme" por ser o mais comumente utilizado.

O DSM-5 lançado em 2013 suprimiu essa categoria diagnóstica, substituindo-a por "Transtorno de sintomas somáticos e transtornos relacionados" (TSS).[1]

Sabe-se, entretanto, que esses mesmos quadros com outros nomes têm sido reconhecidos e descritos há muitos séculos. Os conceitos de histeria e hipocondria correspondem aos seus mais antigos precursores. O termo somatização e o conceito de psicossomático foram propostos no início do século XX. Também merecem menção os diagnósticos a eles relacionados, síndrome de Briquet e neurastenia.

Em 1980, a 3ª edição do Manual Diagnóstico e Estatístico de Transtornos Mentais (DSM-III) introduziu a categoria TS, ampliada em suas versões posteriores. A Classificação Internacional de Doenças (CID-10) passou a incluir essa categoria em 1992, com sete subdivisões, sendo as principais:[2] transtorno de somatização; transtorno somatoforme indiferenciado; transtorno hipocondríaco; transtorno neurovegetativo somatoforme; transtorno doloroso somatoforme persistente.

O conceito de somatização, mais amplo, não é sinônimo de transtorno somatoforme. Pode ser formulada descritivamente como a tendência para experienciar e comunicar distúrbios e sintomas somáticos não explicados pelos achados patológicos, atribuí-los a doenças físicas e procurar ajuda médica para eles. Somatização pode ocorrer em variadas formas: (a) como modo de expressar-se (variação individual normal); (b) indicando doença orgânica ainda não diagnosticada; (c) como parte de outras doenças psiquiátricas (p. ex.: depressão); (d) como transtorno somatoforme.

ATENÇÃO!

As somatizações são bem mais frequentes na comunidade do que os TS propriamente ditos; esses quadros são responsáveis pelo número desproporcionalmente alto de consultas médicas, gerando excessivos gastos no sistema de saúde.

■ QUADRO CLÍNICO

Pode apresentar-se bastante florido, com múltiplos sintomas físicos que se sucedem e voltam a incomodar ao longo de vários anos, levando a inúmeras investigações laboratoriais (frequentemente negativas) e intervenções cirúrgicas (com frequência, desnecessárias). Em outras situações clínicas, as queixas podem referir-se basicamente à dor, persistente, intensa e angustiante, muitas vezes associada a conflitos emocionais ou problemas psicossociais. Podem também se referir a disfunções autonômicas nos vários sistemas, como cardiovascular ("neurose cardíaca"), respiratório (hiperventilação e soluço psicogênico), gastrintestinal ("diarreia nervosa"), geniturinário (micção frequente e disúria psicogênica), além de queixas baseadas em sinais objetivos de excitação autonômica, como sudorese, rubor e tremor.

Inclui-se entre os TS o transtorno hipocondríaco, cuja característica mais marcante é a preocupação persistente com a possibilidade de ter determinada doença orgânica grave (p. ex.: câncer).

Como categoria diagnóstica, os TS têm sido questionados nos últimos anos, devido a imprecisões e ambiguidades que suas subdivisões despertam. Como consequência disso, o DSM-5 substituiu essa categoria por "Transtorno de sintomas somáticos e transtornos relacionados", que apresenta sete subdivisões, sendo as principais:[1] transtorno de sintomas somáticos; transtorno de ansiedade de doença; transtorno conversivo (transtorno de sintomas neurológicos funcionais); fatores psicológicos que afetam outras condições médicas; transtorno factício.

Além de diferenças que já existiam entre a CID e o DSM, como a inclusão do transtorno conversivo apenas no último, nesta versão do DSM-5, também passam a constar fatores psicológicos que afetam outras condições médicas e transtorno factício.

Segundo a nova classificação do DSM-5,[1] estimativas iniciais por vezes baseadas em estudos com os sistemas classificatórios anteriores indicam que:

- a prevalência do transtorno de sintomas somáticos na população adulta em geral seja em torno de 5 a 7%, com predomínio em mulheres;
- no transtorno de ansiedade de doença, um subgrupo dentro do que era classificado como hipocondria, a prevalência em 1 a 2 anos seria de 1,3 a 10%, atingindo igualmente homens e mulheres, segundo levantamentos em comunidades e amostras populacionais.

A CID-11, ainda a ser lançada, também deverá propor mudanças. É importante, neste momento, ter a noção de que esse é um período de transição, no qual conceitos e conhecimentos anteriores irão se sobrepor aos mais recentes.

■ PSICOPATOLOGIA E PSICODINÂMICA

A avaliação do funcionamento psicodinâmico dos pacientes somatizadores é muito útil para definir o diagnóstico e o tipo de tratamento a ser indicado.

De maneira geral, os pacientes se apresentam de modo bastante adequado com relação a aspectos de cuidado pessoal e higiene. A postura e a mímica costumam ser marcadas por expressão de dor e sofrimento físico. É importante salientar que, à primeira vista, é muito difícil hipotetizar algum comprometimento mental para esses pacientes, cujo discurso, pensamento e queixas não revelam explícita e positivamente, como no caso de delírio ou alucinação, sinais e sintomas psíquicos. Outros aspectos do funcionamento mental podem auxiliar na indicação do TS.

> **ATENÇÃO!**
>
> Dificilmente os pacientes aceitam que suas dores possam relacionar-se a emoções, já que acreditam em sua natureza exclusivamente física e supõem que os médicos não conseguem detectar suas causas, o que dificulta a relação com o clínico ou com o profissional de saúde mental, que se sente, não raramente, frustrado e impotente.

Essa dificuldade se dá em virtude de os pacientes não conseguirem, do ponto de vista psíquico e cognitivo, nomear seus afetos, discernir seus sentimentos. Isso remete ao conceito de alexitimia, segundo o qual o indivíduo não dispõe de palavras para nomear seu estado afetivo, de tal forma que não distingue raiva, de medo, irritação, excitação, cansaço, fome etc., e interpreta todos os sinais enviados pelo corpo como ameaças de doença orgânica. Como exemplos da clínica com pacientes somatizadores, uma taquicardia é interpretada necessariamente como ameaça de infarto, e não como um sinal de ansiedade; ou dores no corpo significam alguma "doença dos nervos" que deve ser encontrada em algum exame laboratorial, e não sequelas de um corpo que sofreu abuso sexual na infância ou violência no trabalho.

Um exemplo clínico bastante ilustrativo descrito na literatura[3] é de uma paciente de 60 anos que se queixava de alergia a cheiro de borracha queimada. Uma vez em contato com esse cheiro, inúmeros sintomas físicos se apresentavam, entre os quais dor de cabeça, tontura, queimação na sola dos pés, taquicardia, sudorese. Após alguns meses do início da "alergia", a queixa ampliou-se para outros cheiros, como o de tinta, produtos de limpeza etc. Apesar de relatar nas entrevistas iniciais a morte da filha de 17 anos, em um acidente de carro, e espontaneamente lembrar-se do cheiro de borracha queimada do pneu do carro derrapado, e mesmo com as inúmeras investigações clínicas que não ofereciam substrato orgânico para suas queixas, a paciente insistia que seus sintomas não comportavam fatores psíquicos e afetivos. Importante salientar que pessoas de seu convívio não reconheciam a presença do estímulo sensorial olfativo detectado pela paciente.

Do ponto de vista do afeto, a paciente tendia a não reconhecer e nomear os afetos dolorosos provocados pela perda da sua filha. Em uma tentativa de congelar e pulverizar os afetos decorrentes da situação traumática, a paciente evitava a dor psíquica e a interpretava como dor física. Generalizando, os pacientes somatizadores apresentam o que pode ser chamado de desafetação, ou seja, a pessoa retira sua afeição de alguém ou de alguma coisa. A própria pessoa é desafetada, afastada de sua realidade psíquica, suas palavras são desafetadas, concretas. Em situações de cronificação desse estado afetivo, o humor pode apresentar-se depressivo, irritável e ansioso.

Nesse sentido, surgem duas questões relativas ao funcionamento mental.

Primeiro, no campo da sensopercepção, pois, ao se afirmar que a paciente interpreta o sinal ou sintoma emitido pelo corpo exclusivamente como de origem física, sem reconhecer seu aspecto afetivo e emocional, deve-se antes questionar a natureza das alterações da senso-percepção. É bastante frequente ocorrer nos TS alterações quantitativas da senso-percepção (hiperestesias, hipoestesias e analgesias). No caso citado, o cheiro de borracha queimada – estímulo sensorial olfativo ausente para as pessoas do convívio da paciente – poderia significar um componente alucinatório (alteração qualitativa da senso-percepção), assim como a sensação de queimação nos pés. Nessa linha de raciocínio, alguns pacientes podem responder ao tratamento com neurolépticos.

A segunda questão refere-se ao pensamento propriamente dito, à interpretação que o paciente confere aos sinais enviados pelo corpo. Apesar de organizado, caracteriza-se, de modo geral, por falha e redução de representações psíquicas (representação psíquica como ideia carregada de afetos, por exemplo, a lembrança da filha, da paciente descrita, morta dentro do carro capotado, imagem acompanhada pelo cheiro do pneu derrapado e queimado, como dor, desespero, susto, assombro, perda, dor e luto), mundo interno pobre e carente de fantasias e imaginação, incapacidade de simbolização, pensamento concreto e operatório, sem utilização de metáforas. O conteúdo do pensamento apresenta muitas referências ao corpo e à saúde, carregadas de ansiedade hipocondríaca (preocupação excessiva com a saúde). O comprometimento do pensamento pode ser grave a ponto de levantar hipóteses de deficiências relativas à memória, à inteligência e à cognição.

As insuficiências de representações presentes nos pacientes somatizadores, do ponto de vista psicodinâmico, podem ser compreendidas a partir de uma carência ou desarmonia das respostas afetivas da mãe para com o bebê. Mães que também apresentam funcionamento psíquico concreto e restrito na capacidade de abstração e simbolização, por estarem somaticamente doentes, deprimidas, ou expostas a situações de estresse, podem apresentar falhas na aquisição de representações, de palavras ou ideias ligadas a valores afetivos e simbólicos. Outra possível fonte etiológica é o trauma, comumente encontrado nesses pacientes, muitos deles vítimas de diferentes tipos de violência na infância ou, pelo menos, tendo crescido em contextos demasiadamente violentos, sofrendo inúmeras perdas.

■ DIAGNÓSTICO

Os TS caracterizam-se pela presença por longo tempo (meses ou anos) de queixas frequentes de sintomatologia física que sugerem a presença de substrato orgânico, mas que não são totalmente explicadas por nenhuma das doenças orgânicas conhecidas. Também não são totalmente explicáveis pelos efeitos diretos decorrentes da utilização de substância (drogas, álcool), nem por outro transtorno mental (p. ex.: transtorno do pânico). Mesmo na presença de doenças orgânicas comprovadamente diagnosticadas, não existe explicação lógica para toda a sintomatologia referida. Os pacientes tendem a estabelecer com o sistema de saúde uma relação dispendiosa quanto ao volume de recursos materiais que consomem.

Outra característica marcante dos portadores desses transtornos é a dificuldade no estabelecimento de vínculo médico-paciente positivo, em decorrência de questionamento constante por parte do doente em relação às assertivas emitidas pelo profissional, principalmente às referentes à provável inexistência de substrato orgânico detectável.

Grande parte dos pacientes somatizadores busca atendimento em locais não psiquiátricos, como centros de saúde e prontos-socorros, recusando, com frequência, encaminhamentos psiquiátricos. Esses pacientes não se comportam como os médicos esperam que o façam, gerando frustação e desagrado nesses profissionais; os rótulos "peripaque", "DNV" e "poliqueixoso", com sua conotação pejorativa, refletem essa situação.

Essa sintomatologia tende a repercutir de maneira significativa na vida da pessoa, restringindo muitas vezes suas atividades de forma importante; muitos passam a viver em função dos serviços de saúde.

São referidos em muitos casos transtornos de personalidade associados, com história de sintomatologia presente desde a infância ou adolescência.

Com relação ao diagnóstico diferencial, deve-se inicialmente excluir a possibilidade de doença orgânica, que explique todo o quadro apresentado. Quanto aos outros diagnósticos psiquiátricos, destacam-se os transtornos depressivos, ansiosos (pânico, ansiedade generalizada) com sintomatologia somatoforme e conversivos (histeria). O campo dos TS faz fronteira com inúmeros diagnósticos médicos, notadamente com as chamadas síndromes somáticas funcionais (SSF), que incluem fibromialgia, síndrome do intestino irritável (SII), síndrome da fadiga crônica, várias síndromes dolorosas, entre outras. Existem dados sugestivos de que ocorram sobreposições substanciais entre TS e SSF.

O funcionamento psicodinâmico apresentado constitui importante ferramenta clínica para realização do diagnóstico diferencial.

Uma pesquisa sobre as investigações recentes no campo dos TS revela, entre outros, os seguintes pontos de interesse:[4]

- discussões sobre a pertinência, vantagens e desvantagens da introdução da categoria diagnóstica transtorno de sintomas somáticos e transtornos relacionados no DSM-5.
- descobertas das neurociências, em especial as da epigenética, que podem estabelecer ligações entre experiências sociais, expressões dos genes, mudanças neurobiológicas e variações comportamentais.
- possibilidades da utilização de técnicas de neuroimagem que permitem investigações dos efeitos do estresse no sistema nervoso central (SNC).
- estudos sobre o papel decisivo dos eventos precoces de vida, em uma aproximação importante com conhecimentos provindos da psicanálise, nos quais se demonstra que situações traumáticas, de violência e de abuso ocorridas precocemente na vida podem estar relacionadas tanto ao desenvolvimento de capacidades de suportar pressões (capacidade de resiliência) como dar margem ao surgimento na idade adulta de doenças físicas, em especial as autoimunes, e ainda quadros psiquiátricos.
- relatos sobre as variadas abordagens psicoterápicas, com avaliações da efetividade e de aspectos econômicos, como o custo/benefício do tratamento.

TRATAMENTO

A abordagem terapêutica desse grupo de pacientes tem-se mostrado um assunto complexo. Deve-se considerar a necessidade de avaliação global (clínica, psiquiátrica e psicossocial) no início do tratamento, que possa orientar os procedimentos.

ATENÇÃO!

O médico não especialista frequentemente desempenha função vital nesse campo, visto a resistência dos pacientes para encaminhamento psiquiátrico. A relação médico-paciente torna-se o centro de muitos casos; é necessário discernimento para evitar múltiplos encaminhamentos e pedidos de exames desnecessários, mas preservando a tolerância com a repetição das queixas.

Os antidepressivos mostram-se úteis para certos casos, como os de alguns pacientes portadores das chamadas "dores somatoformes". Utilizam-se os diferentes tipos de antidepressivos disponíveis, com preferência pelo que se adapta melhor às características de cada paciente e de seu quadro clínico (presença ou não de ansiedade associada; intensidade de sintomatologia depressiva; doenças orgânicas associadas; efeitos colaterais de cada antidepressivo etc.). Podem-se utilizar ainda os ansiolíticos (diazepam, bromazepam etc.) com o cuidado de se evitar dependência, restringindo seu uso a poucas semanas.

A psicoterapia deve ser indicada sempre que o paciente estiver disponível. Entretanto, diante da complexidade do quadro, não é sempre recomendada quando pautada no modelo clássico de psicoterapia verbal e individual. Para alguns pacientes, os que apresentam maior grau de mentalização (aqueles com maior capacidade de simbolização, maior repertório cognitivo e afetivo), indica-se psicoterapia individual. Levando em conta as particularidades psíquicas mencionadas, o tratamento psicoterápico costuma ocorrer uma vez por semana, com o paciente sentado, frente a frente com o analista, que deve basicamente nomear o estado afetivo do paciente, ajudando-o a transformar a dor, que reconhece apenas na sua expressão física, em afeto. E, na medida do possível, associar esse estado afetivo à história ou à situação de vida experimentada pelo paciente, construir uma narrativa psíquica para seu mal-estar físico, ampliando sua capacidade de pensar, de acessar ideias, uni-las, imaginar e inferir.

Para os casos considerados e avaliados mais graves – com grau menor de mentalização –, indica-se a psicoterapia de grupo, também com frequência semanal. A partir das mesmas questões técnicas apontadas, recorre-se à técnica grupal, que pode ser verbal ou utilizar um objeto mediador (filmes, fotografias, atividades culinárias etc.).

Estudos na Alemanha Ocidental revelaram que pacientes que se submetiam à psicoterapia e à psicanálise reduziam despesas com hospitalizações se comparados com um grupo-controle. Esse estudo concluiu que a psicoterapia diminui em 20% a utilização de recursos médicos, significando uma queda de até 14% nos custos. Rost[5] demonstrou que consultas psiquiátricas reduzem os gastos dos pacientes com saúde e geram melhora dos sintomas. Além de a intervenção psiquiátrica ser efetiva para esses casos, os médicos que usam exames e procedimentos mais invasivos debilitam os pacientes e os deixam com mais medo de ter algum problema de saúde grave.

REVISÃO

- Somatização é descrita como a tendência para experienciar e comunicar distúrbios e sintomas somáticos não explicados pelos achados patológicos, atribuí-los a doenças físicas e procurar ajuda médica para eles.
- Os pacientes tendem a estabelecer com o sistema de saúde uma relação dispendiosa quanto ao volume de recursos materiais que consomem.
- O pensamento dos pacientes somatizadores, apesar de organizado, caracteriza-se, de modo geral, por falha e redução de representações psíquicas, mundo interno pobre e carente de fantasias e imaginação, incapacidade de simbolização, pensamento concreto e operatório. O conteúdo do pensamento apresenta muitas referências ao corpo e à saúde, carregadas de ansiedade hipocondríaca.
- A psicoterapia deve ser indicada sempre que o paciente estiver disponível. Estudos demonstraram que pacientes que se submetiam à psicoterapia e à psicanálise reduziam despesas com hospitalizações se comparados com um grupo-controle. Também mostraram que consultas psiquiátricas reduzem os gastos dos pacientes com saúde e geram melhoria de seus sintomas. Alguns pacientes se beneficiam de medicações, principalmente antidepressivos.

REFERÊNCIAS

1. American Psychiatric Association. Manual diagnóstico e estatístico de transtornos mentais: DSM-5. 5. ed. Porto Alegre: Artmed; 2014.
2. World Health Organization. Classificação de transtornos mentais e de comportamento da CID-10: descrições clínicas e diretrizes diagnósticas. Porto Alegre: Artmed; 1993.
3. Abud CC. Dores e odores: distúrbios e destinos do olfato. São Paulo: Via Lettera; 2009.
4. Häuser W, Bialas P, Welsch K, Wolfe F. Construct validity and clinical utility of current research criteria of DSM-5 somatic symptom disorder diagnosis in patients with fibromyalgia syndrome. J Psychosom Res. 2015;78(6):546-52.
5. Rost K, Kashner GM, Smith GR. Effectiveness of psychiatric intervention with somatization disorder patients: improved outcomes at reduced costs. Gen Hosp Psychiatry. 1994;16:381-87.

DOENÇAS PULMONARES E DE VIAS AÉREAS

311
DISPNEIA

CARLOS ALBERTO DE CASTRO PEREIRA

Dispneia é um termo usado para caracterizar uma experiência subjetiva de desconforto respiratório que consiste em sensações qualitativamente distintas e de intensidade variável.

PATOGENIA

A dispneia se origina da ativação de sistemas sensoriais envolvidos com a respiração. O estímulo proveniente de um ou mais receptores resulta em estímulo aferente, transmitido ao sistema nervoso central (SNC). Lá a mensagem é processada e impulsos eferentes são dirigidos para o sistema respiratório. Os receptores mais importantes incluem os quimiorreceptores, mecanorreceptores e receptores pulmonares. Tanto nas doenças pulmonares obstrutivas como nas restritivas, as respostas durante o exercício são semelhantes e incluem: 1) aumento da atividade do comando ventilatório secundário a alterações na troca gasosa pulmonar e desarranjos metabólicos; 2) impedimento "restritivo" anormal da expansão do volume corrente com desenvolvimento precoce de limitação mecânica crítica à ventilação. Na doença pulmonar obstrutiva crônica (DPOC), isso decorre da hiperinsuflação crescente durante o exercício e nas doenças intersticiais da baixa complacência pulmonar; e 3) uma disparidade crescente, à medida que o esforço aumenta, entre a magnitude do esforço muscular respiratório e o deslocamento do volume torácico alcançado.

MENSURAÇÃO DA DISPNEIA

Diversas escalas são utilizadas para a medida da dispneia. A mais usada na prática clínica é a escala proposta pelo Medical Research Council (MRC) (Quadro 311.1).

DIAGNÓSTICO

A dispneia pode ser aguda ou crônica (> 30 dias). Ortopneia é a dispneia em decúbito aliviada pela posição sentada. Pode decorrer de insuficiência ventricular esquerda, doença pulmonar obstrutiva ou paralisia bilateral do diafragma. Neste último caso, a ortopneia é instantânea, isto é, ocorre imediatamente após a adoção da postura em decúbito.

QUADRO 311.1 ■ Escala de dispneia (MRC)	
GRAU	
0	Sem dispneia, a não ser com exercício extenuante
1	Falta de ar quando caminha depressa no plano ou quando sobe ladeira suave
2	Anda mais devagar que outra pessoa da mesma idade no plano devido à falta de ar, ou tem de parar para respirar; anda no próprio passo no plano
3	Para de caminhar para respirar após percorrer uma quadra (90 a 120 m) ou após poucos minutos no plano
4	Muito dispneico para sair de casa ou dispneico ao vestir-se

DISPNEIA AGUDA

Na avaliação inicial, deve-se determinar o grau de urgência. São achados de emergência:
- hipotensão, estado mental alterado, hipoxemia ou arritmia instáveis;
- estridor e esforço respiratório sem movimento de ar (suspeita de obstrução de vias aéreas superiores [VAS]);
- desvio da traqueia, hipotensão e sons respiratórios unilaterais (suspeita de pneumotórax hipertensivo);
- frequência respiratória (FR) acima de 40 irpm, uso de musculatura acessória, cianose, baixa saturação de oxigênio (SaO_2).

É preciso iniciar a administração de oxigênio, e a intubação deve ser considerada. Acesso venoso e administração de líquidos devem ser iniciados. Pacientes com pneumotórax hipertensivo devem ser imediatamente drenados ou puncionados com agulha. Broncodilatadores nebulizados devem ser dados na presença de obstrução ao fluxo aéreo. Furosemida IV ou IM deve ser dada se edema pulmonar está presente.

Uma vez excluída uma situação de emergência, a patência das vias aéreas, o estado mental, a capacidade de falar e o esforço respiratório devem ser verificados. Informações a respeito de sinais vitais, duração da dispneia e qualquer doença pulmonar ou cardíaca subjacente devem ser obtidas do paciente ou de familiares. Questões sobre uso de medicações, drogas, tosse, febre, traumas e dor torácica, bem como ausculta pulmonar e cardíaca devem ser feitas.

Infarto agudo do miocárdio (IAM), insuficiência cardíaca congestiva (ICC) e tromboembolia pulmonar (TEP) são as causas cardiovasculares mais comuns que levam à dispneia aguda. Dispneia pulmonar é comumente causada por DPOC, asma, pneumotórax e pneumonia. Síndrome de hiperventilação psicogênica deve ser um diagnóstico de exclusão.

Etiologia

Embolia pulmonar

Os sinais e sintomas não são nem sensíveis nem específicos. Dispneia é o sintoma mais comum, e taquipneia, dor torácica pleurítica e estertores são observados em cerca de dois terços dos casos. Hemoptise, síncope e febre também podem ocorrer. Sinais de trombose venosa profunda (TVP) devem ser procurados por história e exame físico. Ao exame físico, sudorese, taquipneia, taquicardia e hipotensão podem ser observadas. Hipoxemia em dispneia aguda com radiografia torácica inexpressiva deve levar à imediata suspeita de TEP. Os achados radiológicos são frequentemente inespecíficos. No ECG, sinais de sobrecarga ventricular D, como S1Q3T3, inversão das ondas T nas derivações V1 a V3, e BRD são específicos, mas incomuns. Esses achados indicam embolia extensa. O diagnóstico de TEP é confirmado pela angiotomografia computadorizada (angio-TC).

Estratificação de fatores de risco é um dado importante para avaliar o risco de tromboembolia. Uma revisão sistemática de 18 estudos com quase 6 mil pacientes avaliou os achados que podem sugerir TEP na emergência. Os mais úteis em ordem decrescente para o diagnóstico foram síncope, choque, tromboflebite, TVP atual, edema de perna, dispneia aguda, câncer em atividade, cirurgia recente, hemoptise e dor na perna; os achados mais úteis para descartar TEP foram a ausência de dispneia súbita, qualquer dispneia e taquipneia. Os achados individuais, entretanto, têm razões de probabilidade não elevadas ou baixas o suficiente para diagnosticarem ou excluírem TEP. Em outra revisão sistemática, uma concentração de D-dímero < 500 μg/mL, medido por enzimaimunoensaio (Elisa) resultou em probabilidade pós-teste de TEP < 5% em pacientes com probabilidade baixa ou moderada. Atualmente se considera valores de dímero-D elevados aqueles acima de 500 μg/mL até os 50 anos de idade e acima desta idade valores acima de 10 x a idade.

Para estratificação de probabilidade clínica, os critérios de Wells (Tabela 311.1) são amplamente utilizados.

TABELA 311.1 ■ Escore de Wells para TEP
Sinais ou sintomas TVP – 3 pontos
FC > 100 bpm – 1,5 ponto
Cirurgia/imobilização em 4 semanas – 1,5 ponto
TVP ou TEP prévia – 1,5 ponto
Hemoptise – 1 ponto
Neoplasia – 1 ponto
Outros diagnósticos menos prováveis TE – 3 pontos
> 6 pontos: alto risco (> 78% probabilidade para TEP) 2-6 pontos: risco moderado (28% de probabilidade para TEP) < 2 pontos: baixo risco (3,4% probabilidade para TEP)

Fonte: Wells e colaboradores.[1]

Insuficiência cardíaca

Muitos pacientes com insuficiência cardíaca (IC) procuram a emergência com dispneia aguda. Os sinais clássicos de distensão venosa jugular, edema periférico e B3 devem ser buscados, bem como a dosagem do peptídeo natriurético tipo B (BNP) ou pró-BNP deve ser solicitada. Esta dosagem deve ser também quando a causa da dispneia aguda não é aparente. A radiografia torácica pode mostrar achados de edema pulmonar, em fase intersticial ou alveolar, e derrame pleural, que em geral é bilateral.

A dor retrosternal clássica indicativa de enfarte do miocárdio diminui em frequência com a idade, com aumento da dispneia como manifestação. Os achados em idosos podem incluir sintomas neurológicos, estados confusionais, fraqueza e piora da IC. ECG e dosagem de troponina são largamente disponíveis.

Asma

Na asma, há frequentemente história de crises prévias com chiado. O diagnóstico e a gravidade são avaliados por espirometria ou medidas de pico de fluxo expiratório que demonstram obstrução ao fluxo aéreo, reversível com broncodilatadores. São achados indicativos de crise de asma grave dispneia ao falar, saturação periférica da hemoglobina pelo oxigênio (SpO_2) < 94%, frequência cardíaca (FC) > 100 bpm, dispneia ≥ 5 (escala de Borg, 5 = forte), retração da musculatura acessória e pico de fluxo expiratório (PFE) < 50% do previsto. Sibilos têm pouco valor na estimativa da gravidade.

As crises de asma podem ter início rápido (< 3 horas) ou lento. Alguns pacientes com asma têm má percepção do grau de obstrução, tendo maior risco de asma fatal. Outros pacientes com asma e fechamento de vias aéreas não exibem sibilos e podem ser falsamente diagnosticados como portadores de dispneia psicogênica.

Asmáticos de alto risco devem ser identificados na emergência. Pacientes que usam corticosteroides orais na maior parte do tempo ou que usam corticosteroides inalados em doses elevadas, que fazem uso diário de BDs para alívio, e com história de idas frequentes à emergência, cursos repetidos de corticosteroide oral, ou história de exacerbações quase fatais devem ser cuidadosamente avaliados para alta ou devem ser internados quando a crise se prolonga.

DPOC

Exacerbações de DPOC são eventos ou episódios nos quais os pacientes experimentam uma piora evidente e sustentada das manifestações respiratórias primárias da doença (dispneia, tosse e/ou expectoração), além da variabilidade normal diária. Além da piora dos sintomas respiratórios, os pacientes referem sensação de fraqueza e cansaço, distúrbios do sono e uma redução dramática nas atividades. Instrumentos estão sendo desenvolvidos para medida padronizada das exacerbações em DPOC.

Síndrome de hiperventilação

Pode ser primária ou secundária e decorrer de causas orgânicas, como asma e embolia; fisiológicas, como gravidez, uso de drogas; distúrbios psiquiátricos, como a síndrome do pânico; ou ser idiopática. Na forma primária, o paciente frequentemente refere dispneia não relacionada aos esforços, incapacidade de encher os pulmões ou ter uma respiração satisfatória, ansiedade ou pânico, tonturas, palpitações e eventualmente parestesias e tremores nas mãos. Suspiros frequentes podem ser observados. Ideações catastróficas são usuais.

Discinesia de laringe

Disfunção das pregas vocais é uma condição bem descrita caracterizada pelo fechamento inspiratório paradoxal das pregas vocais. A adução das pregas vocais durante a inspiração limita o fluxo aéreo e resulta em chiado, estridor, dispneia no exercício ou falta de ar. A apresentação aguda é algumas vezes dramática, levando à intubação para obstrução de VAS. Acomete, em geral, mulheres jovens, frequentemente obesas, e é considerada por alguns autores uma reação de conversão. Causas orgânicas incluem drenagem retronasal de secreções em doenças de VAS, laringites e refluxo gastresofágico (RGE). Mais comumente, esses pacientes se queixam de dispneia e com frequência recebem o diagnóstico equivocado de asma resistente. O diagnóstico pode ser feito na emergência por laringoscopia, com visualização direta do movimento anormal das pregas vocais.

Pneumonia

Pacientes com pneumonia podem ter febre, dor torácica, expectoração, e dispneia. O valor preditivo destes achados não tem alta sensibilidade, assim como a ausência de estertores ao exame físico e de outros sinais de consolidação não excluem o diagnóstico. A radiografia torácica é mal interpretada em muitos casos, tanto com diagnósticos falso-positivos como falso-negativos, o que não justifica a solicitação de TC de tórax de rotina, realizada em alguns hospitais de grande porte nestes casos. A TC, entretanto, em certos casos pode mostrar opacidades parenquimatosas na ausência de anormalidades na radiografia torácica.

Pneumotórax

Fatores de risco para pneumotórax primário incluem homens jovens, magros, de elevada estatura e fumantes. DPOC é a causa secundária mais comum. Dispneia é o achado mais comum, e dor pleurítica é frequente. Em DPOC, a redução dos sons pulmonares pode ser de difícil identificação. Radiografias em expiração não melhoram o diagnóstico. US tem sensibilidade de 98% e maior valor que radiografias em decúbito realizadas em pacientes graves (falso-negativos de até 50%).

DISPNEIA CRÔNICA

A primeira decisão refere-se à necessidade de categorizar a falta de ar como normal ou anormal. Para decidir se a dispneia é anormal, interrogação cuidadosa de mudanças no tempo com os mesmos esforços e achados associados deve ser valorizada. Frequentemente, o paciente reduz suas atividades para evitar a dispneia ou atribui a queixa ao envelhecimento. As atividades abandonadas pela dispneia devem ser observadas.

Etiologia

Em aproximadamente 85% dos casos, a causa da dispneia é uma ou mais das seguintes: asma, DPOC, doença pulmonar intersticial, ICC, isquemia miocárdica e distúrbios psicogênicos. Em um terço dos casos, a causa da dispneia é multifatorial, muitas vezes envolvendo descondicionamento, obesidade e suas associações (apneia do sono, hipertensão arterial, doença coronariana) e doenças resultantes dos efeitos do tabagismo.

As doenças do sistema respiratório são as causas mais comuns de dispneia. Do ponto de vista anatômico, as causas da dispneia podem-se situar em: 1) vias neuromusculares; 2) caixa torácica; 3) pleura; 4) vias aéreas; e 5) parênquima pulmonar. Causas da dispneia resultante de doenças da parede torácica e pleura são habitualmente evidentes, tais como cifoescoliose e derrames pleurais. Doenças neuromusculares podem no início comprometer os músculos respiratórios e a causa da dispneia torna-se clinicamente inaparente. Obstrução das VAS pode ser causada por estreitamento intrínseco ou extrínseco ou por uma anormalidade funcional. Tumores e estenose traqueal devem sempre ser lembrados.

DPOC e asma são as causas mais comuns de dispneia. Na DPOC, a história típica é de um fumante com mais de 40 anos com dispneia progressiva. Asma é comum em adultos jovens, mas pode-se iniciar em qualquer idade. Pode-se apresentar apenas com dispneia sem sibilância.

Doenças pulmonares difusas são causa comum de dispneia. A radiografia torácica pode ser normal. Estertores "em velcro" nas bases pulmonares devem levar à suspeita de doença pulmonar intersticial fibrosante.

Dispneia é um sintoma comum em doença vascular pulmonar. A hipertensão arterial pulmonar é classicamente descrita em mulheres jovens, mas pode ocorrer em pacientes mais idosos. Pacientes com doença tromboembólica crônica habitualmente se apresentam com dispneia, evidência de hipertensão pulmonar, ou insuficiência ventricular direita. Uma história de episódio prévio de embolia pode ou não estar presente.

Causas cardiovasculares

Doenças cardiovasculares são também causas frequentes de dispneia. Anatomicamente, podem ser subdivididas em doenças de pericárdio, endocárdio, miocárdio e grandes vasos. A disfunção miocárdica é dividida naquelas com fração de ejeção (FE) reduzida ou preservada ("antes sistólica" e "diastólica"). FE abaixo de 50% indica IC, mas metade dos pacientes com ICC tem FE preservada, condição geralmente encontrada em mulheres idosas com hipertensão crônica, obesidade ou com diabetes melito (DM).

Doenças valvares são causa importante de dispneia. O ecocardiograma permite o diagnóstico.

Outras causas

Obesidade e descondicionamento são causas comuns de dispneia. Asma, apneia do sono, doenças cardíacas e descondicionamento são frequentes em obesos, o que obriga a uma avaliação sistemática para essas causas.

Síndrome de hiperventilação, associada ou não a ataques de pânico, é uma causa comum de dispneia. Os sintomas incluem episódios de dispneia não relacionados a esforços, apreensão, ansiedade, necessidade frequente não satisfeita de encher os pulmões, palpitações, dor precordial, tonturas e parestesias de extremidades e perioral.

Outras causas de dispneia incluem anemia, acidose metabólica, disfunção tiroidiana e fibromialgia.

Diagnóstico

Em diversas séries de literatura, as doenças pulmonares respondem por aproximadamente metade das causas de dispneia, e doenças cardíacas estão presentes em 15 a 30%. Asma, DPOC e doenças intersticiais são as doenças respiratórias mais encontradas. Outras condições frequentes são obesidade, descondicionamento e dispneia psicogênica.

A história é essencial e sugere um diagnóstico em dois terços dos casos. Início, frequência, duração, intensidade, bem como fatores de melhora e de piora devem ser avaliados. O exame físico deve ser dirigido para o pescoço, tórax, pulmões, coração e extremidades. Os exames complementares devem ser dirigidos de acordo com a suspeita clínica.

A radiografia torácica pode mostrar diversos achados, mas pode ser normal, independente de doenças significativas, incluindo doenças pulmonares difusas. TC de tórax, especialmente de alta resolução (TCAR), pode identificar achados não evidentes na radiografia, tais como enfisema, doenças intersticiais e bronquiectasias. Cortes em expiração devem ser solicitados para identificação de áreas de aprisionamento de ar em diversas doenças bronquiolares. Nesses casos, a TCAR pode ser mais sensível que os testes funcionais, mas o volume residual por pletismografia é habitualmente elevado. Algumas doenças intersticiais podem não ser aparentes mesmo na TCAR, mas devem ser suspeitadas na presença de perfil funcional característico (distúrbio restritivo, com capacidade de difusão dos pulmões para o monóxido de carbono [DCO_2] reduzida e/ou hipoxemia de repouso ou ao exercício). A TC também pode revelar massas em vias aéreas e mediastino, e TC com contraste pode diagnosticar tromboembolia e outras condições.

> **ATENÇÃO!**
>
> Espirometria é o exame inicial mais útil na investigação da dispneia.

A asma, muitas vezes, manifesta-se apenas como intolerância ao esforço, e a obstrução ao fluxo aéreo na espirometria e/ou resposta significativa após broncodilatador podem estar presentes. Na ausência de obstrução ao fluxo aéreo, um teste de broncoprovocação diagnosticará doença reativa das vias aérea. Embora a hiper-responsavidade brônquica (HRB) não seja sinônimo de asma, ela torna a asma provável na presença de dispneia e improvável na ausência de HRB. Em fumantes com mais de 40 anos, espirometria é obrigatória para o diagnóstico de DPOC. Obstrução completamente reversível na espirometria indica asma, mas a não reversibilidade pode ser encontrada em asma e em DPOC. A alça fluxo-volume pode indicar obstrução de vias aéreas centrais, intra ou extratorácica ou fixa.

Doença pulmonar restritiva pode ser sugerida pelos achados espirométricos (capacidade vital forçada [CVF] reduzida e relação volume expiratório forçado no primeiro segundo [VEF_1]/CVF – normal ou elevada), mas a medida dos volumes pulmonares é necessária para confirmar restrição (capacidade pulmonar total [CPT] reduzida), especialmente na ausência de doença intersticial ou da pleura/parede torácica. Redução da CVF com relação VEF_1/CVF normal ou elevada pode resultar de restrição ou de extenso aprisionamento de ar. Na presença de possível restrição pela espirometria de causa não aparente, os volumes pulmonares devem ser medidos por pletismografia, e a medida da DCO deve ser também solicitada; se reduzida, aponta para doença parenquimatosa, da circulação pulmonar ou ICC.

Uma DCO reduzida é um indicador sensível da troca gasosa pulmonar. Em pacientes fumantes com obstrução ao fluxo aéreo, uma DCO reduzida sugere enfisema. Em pacientes com espirometria normal e DCO reduzida, o diferencial inclui anemia, doença intersticial precoce e doença vascular pulmonar. A causa mais comum dessa combinação, porém, é a associação entre fibrose e enfisema.

Causas cardíacas para a dispneia incluem insuficiência ventricular esquerda, isquemia, derrame pericárdico e doença valvar. O ecocardiograma pode ser muito útil, dando informações sobre o tamanho das câmaras cardíacas, função valvar, função cardíaca e estimativa da pressão pulmonar. Hipertensão pulmonar sugerida pelo ecocardiograma deve ser confirmada por cateterismo, pois resultados falso-positivos não são incomuns. O sintoma central da hipertensão pulmonar é a dispneia. O exame físico pode revelar distensão venosa jugular, sopro tricúspide e P2 hiperfonética. Sinais de descompensação cardíaca direita ocorrem em fases avançadas. O ECG tem sensibilidade de apenas 55% e especificidade de 70% e, portanto, um ECG normal não exclui a presença de HP. Na radiografia torácica, aumento dos vasos pode ser observado e causas secundárias podem ser evidentes. Além de estimar a pressão sistólica da artéria pulmonar (PSAP), o ecocardiograma pode fornecer dados adicionais sobre as causas e consequências da HP.

Uma causa comum de dispneia crônica é a insuficiência cardíaca com fração de ejeção do ventrículo esquerdo (FEVE) preservada (ICC diastólica). O perfil típico é de mulher hipertensa, obesa ou diabética e idosa. O ventrículo esquerdo (VE) é hipertrofiado concentricamente e não aparece aumentado na radiografia torácica. Critérios diagnósticos foram propostos para IC com FE normal. Três condições devem ser preenchidas: 1) sinais e sintomas de ICC; 2) FEVE ≥ 50% em um VE não dilatado (volume diastólico final VE < 97 mL/m^2); e 3) evidência de pressões elevadas de enchimento do VE. Três maneiras para diagnosticar pressões de enchimento elevadas foram propostas: 1) medidas invasivas; 2) achados inequívocos no Doppler tecidual; e 3) uma combinação de BNP elevado e índices ecocardiográficos de função diastólica/pressões de enchimento do VE. No ecocardiograma tecidual, a relação E/E' é o parâmetro mais confiável (acima de 15). A relação expressa a razão entre velocidade de enchimento ventricular e a distensão do anel mitral. Entretanto, valores entre 8 e 15 podem ser detectados, e outros achados devem corroborar o diagnóstico, como BNP > 100 pg/mL, aumento do átrio esquerdo (AE) ou fibrilação atrial (FA) e hipertensão pulmonar no ecocardiograma.

ATENÇÃO!

Se, após a realização dos testes básicos, a causa da dispneia permanecer incerta, um teste cardiopulmonar de exercício (TCPEx) deve ser realizado.

O teste mostrará padrões de resposta que podem indicar dispneia causada por obesidade, descondicionamento, doença pulmonar, cardíaca ou da circulação pulmonar ou de origem psicogênica. A separação de descondicionamento de doença cardiovascular leve pode, contudo, ser difícil. Repetição da espirometria sequencialmente após o término do teste pode indicar broncoespasmo induzido pelo exercício.

O teste também deve ser indicado quando a dispneia do paciente é maior do que o esperado pelo resultado dos testes objetivos ou se o paciente tem mais de uma causa possível para a dispneia (p. ex.: obesidade e doença cardíaca).

REVISÃO

- Dispneia significa desconforto respiratório, originado pela ativação de sistemas sensoriais envolvidos com a respiração, podendo ser aguda ou crônica.
- A dispneia aguda necessita de rápida determinação da causa; as mais comuns são embolia pulmonar, crises de asma, exacerbação da DPOC, síndrome de hiperventilação, discinesia de laringe e pneumotórax.
- Na dispneia crônica (> 30 dias), uma avaliação sistemática da dispneia deve ser aplicada. As principais causas são as doenças do sistema respiratório, seguidas das doenças cardíacas.

REFERÊNCIA

1. Wells PS, Ginsberg JS, Anderson DR, Kearon C, Gent M, Turpie AG, et al. Use of a clinical model for safe management of patients with suspected pulmonary embolism. Ann Intern Med. 1998;129(12):997-1005.

LEITURAS SUGERIDAS

Bersácola SH, Pereira CAC, Silva RCCS, Ladeira RM. Dispneia crônica de causa indeterminada: avaliação de um protocolo de investigação em 90 pacientes. J Pneumol. 1998;24(5):283-97.
Datta D, Normandin E, ZuWallack R. Cardiopulmonary exercise testing in the assessment of exertional dyspnea. Ann Thorac Med. 2015;10(2):77-86.
DeVos E, Jacobson L. Approach to Adult Patients with Acute Dyspnea. Emerg Med Clin North Am. 2016;34(1):129-49.
Mahler DA, O'Donnell DE. Recent advances in dyspnea. Chest. 2015;147(1):232-41.
Parshall MB, Schwartzstein RM, Adams L, Banzett RB, Manning HL, Bourbeau J, et al. American Thoracic Society Committee on Dyspnea. An official American Thoracic Society statement: update on the mechanisms, assessment, and management of dyspnea. Am J Respir Crit Care Med. 2012;185(4):435-52.
Pratter MR, Bartter T, Akers SM. A clinical approach to chronic dyspnea. Clin Pulm Med 2006;13(3):149-63.
Wahls SA. Causes and evaluation of chronic dyspnea. Am Fam Physician. 2012;86(2):173-82.

312

TOSSE

- CIRO KIRCHENCHTEJN
- MEYER IZBICKI

Neste capítulo, será dada ênfase à tosse que acomete indivíduos adultos.

A tosse é uma manobra respiratória expulsiva forçada que está associada a um som característico, e vários fatores devem ser considerados na sua avaliação: mecanismo de defesa; disseminação de doenças; desconforto; e motivo de alto número de consultas.

Como mecanismo de defesa, a tosse é importante na prevenção da entrada de material estranho nas vias aéreas inferiores (VAI). Ela também ajuda na eliminação de secreções produzidas nas vias aéreas. Pacientes em situações em que a tosse se encontra diminuída, como no pós-operatório ou em doenças neuromusculares, podem aspirar o conteúdo faríngeo mais facilmente, bem como ter diminuída a eliminação do muco normalmente produzido. Assim, em pacientes com tosse ineficiente, deve-se atentar para complicações, como pneumonia, atelectasia e insuficiência respiratória (IRp).

A tosse colabora para a disseminação de várias doenças infectocontagiosas respiratórias. É bem conhecida a disseminação de doenças por meio das gotículas de Flügge. Por esse mecanismo, muitas doenças podem ser transmitidas, como viroses (por exemplo, gripe, resfriado comum, sarampo, caxumba e rubéola) e doenças bacterianas (por exemplo, tuberculose pulmonar, coqueluche, difteria e doença meningocócica).

A qualidade de vida pode ser bastante comprometida pela tosse, tanto do ponto de vista físico quanto do ponto de vista psicossocial. Tosse em si, dor torácica, náusea e vômitos, distúrbios do sono e desconforto social, entre outros, são fenômenos associados que causam grande desconforto.

Inúmeras complicações podem provir da tosse. Alguns exemplos são hipotensão arterial, arritmias cardíacas, perda de consciência, herniações, incontinência urinária, fraturas de costelas, pneumotórax e rupturas cirúrgicas. Dessa forma, deve-se avaliar as complicações da tosse nos diferentes sistemas orgânicos.

A tosse é o sintoma respiratório mais comum na prática clínica. É considerada uma das causas mais comuns de procura de atendimento médico. Os gastos com esse sintoma são enormes e vão desde a utilização de medicamentos de venda livre e dias perdidos de trabalho até a realização de procedimentos muito onerosos.

■ MECANISMOS

Pode-se considerar a tosse um reflexo modificado de um padrão normal de respiração.

Receptores da tosse se localizam no trato respiratório desde a hipofaringe e laringe até os brônquios segmentares. Além desses locais, eles também são encontrados no pericárdio, esôfago, diafragma, estômago, fossas nasais e orelha. O reflexo se inicia quando esses receptores são ativados por estímulos mecânicos, químicos, inflamatórios ou térmicos. A parte aferente vagal tem participação importante na tosse involuntária. As fibras aferentes do trigêmeo, glossofaríngeo e frênico também podem participar. Esses sinais são enviados ao centro da tosse no tronco encefálico, quando, então, nervos eferentes ativam diferentes grupos musculares que participam da tosse. Há modulação cortical que pode até inibir a tosse.

Diferentes músculos participam da fase motora da tosse, que se divide em três etapas:
- fase inspiratória. A manobra inspiratória expande o volume pulmonar até que haja suficiente força expiratória;
- fase compressiva. Há estreitamento até fechamento da glote, o que permite o aumento da pressão. Durante o breve fechamento da glote, há contração isovolumétrica da musculatura expiratória;
- fase expulsiva. A glote se abre e o ar é liberado de forma explosiva.

Muitas vezes, a fase inspiratória não ocorre. Alguns chamam esse fenômeno de reflexo expiratório.

■ CLASSIFICAÇÃO E ETIOLOGIA

Quanto à duração, é a tosse classificada em: aguda (< 3 semanas); subaguda (3 a 8 semanas); e crônica (> 8 semanas).

> **ATENÇÃO!**
>
> Quando a tuberculose apresenta prevalência elevada, a tosse com mais de duas semanas deve ser considerada crônica.

Essa classificação tem-se mostrado útil no diagnóstico diferencial das várias etiologias da tosse.

A seguir, alguns aspectos relevantes são ressaltados:
- **Tuberculose** (Capítulo 325): deve-se observar que, em regiões em que a prevalência de tuberculose é elevada, a tosse é considerada crônica quando sua duração é de 2 a 3 semanas. Portanto, nessa situação, esse diagnóstico deve frequentemente ser considerado em nosso meio.
- **Neoplasias pulmonares** (Capítulo 367): fazem parte do diagnóstico diferencial dos quadros de tosse crônica em pacientes com fatores de risco para o câncer de pulmão. O mesmo se aplica nos casos suspeitos ou de portadores de neoplasias em outros locais, as quais podem metastatizar para os pulmões.
- **Resfriado comum** (Capítulo 236): causa mais comum de procura a clínicos gerais por tosse aguda. Em levantamentos internacionais, é seguida por bronquite aguda e exacerbações da asma e da doença pulmonar obstrutiva crônica (DPOC). Infecções mais graves, como pneumonia, influenza e síndrome respiratória aguda grave, também cursam com quadro de tosse aguda.
- **Abscesso pulmonar**: habitualmente, os pacientes se apresentam com sintomas com duração de semanas a meses.
- **Tosse pós-infecciosa**: múltiplos fatores podem contribuir nesse caso. Por exemplo: hiper-responsividade brônquica, hipersecreção de muco, depuração ciliar alterada, síndrome da tosse das vias aéreas superiores (VAS) (devido a **gotejamento nasal posterior**), asma e doença do refluxo gastresofágico (RGE).
- **Bronquite crônica**: os pacientes apresentam história de tosse crônica com expectoração de escarro que ocorre na maior parte dos dias por pelo menos três meses e por pelo menos dois anos consecutivos. Para a formulação desse diagnóstico, outras doenças respiratórias ou cardíacas que cursem com tosse devem ser descartadas. Na história, esses pacientes relatam exposição a irritantes respiratórios, como cigarro, charuto ou cachimbo, exposição passiva à fumaça e ambientes domésticos ou de trabalho nocivos para as vias aéreas. Paciente expostos a esses irritantes podem melhorar, ou até eliminar, a tosse quando se afastam de tais agentes.
- **Bronquite eosinofílica não asmática**: enfermidade que cursa com quadro de tosse e que acomete indivíduos não fumantes com uma inflamação eosinofílica das vias aéreas, radiografia torácica e espirometria normais, além de não apresentarem evidência de obstrução variável das vias aéreas ou de hiper-responsividade brônquica. Há aumento dos eosinófilos no escarro. Apesar da necessidade de biópsia de mucosa brônquica para o diagnóstico definitivo, geralmente, prefere-se aplicar um teste terapêutico com corticosteroides inalatórios.
- **Bronquiectasias** (Capítulo 319): também cursam com tosse crônica, sendo comum o encontro de secreção abundante, hemoptise e infecções pulmonares de repetição. O diagnóstico pode requerer a realização de TC de tórax de alta resolução.
- **Bronquiolite**: descreve um processo inflamatório não específico que primariamente afeta as pequenas vias aéreas e com frequência poupa uma parte considerável do interstício. Pode ser:
  a | devido a infecções, lesões inalatórias e uso de diferentes medicamentos – associa-se a doenças agudas ou à exposição prévia a agente nocivo;
  b | idiopática – geralmente apresenta início insidioso de tosse e dispneia.
- **RGE** (Capítulo 191): uma das causas mais comuns de tosse crônica. Vários fatores podem ser responsabilizados pela tosse nesse caso: estímulo da laringe; aspiração de conteúdo gástrico; e estímulo da região distal do esôfago, induzindo reflexo esôfago-traqueobrônquico.
- **Refluxo laringofaríngeo**: provocado pelo movimento retrógrado do conteúdo gástrico para a laringofaringe. Além da tosse crônica, os pacientes apresentam disfonia e rouquidão.
- **Aspiração** de alimentos e líquidos por disfunção da deglutição: deve ser suspeitada e investigada em pacientes com tosse que apresentem antecedentes compatíveis com essa condição. Outra condição a ser considerada nos quadros de tosse é a eventual aspiração de **corpo estranho**.
- **Inibidores da enzima conversora da angiotensina (ECA)**: podem levar ao desenvolvimento de tosse crônica.
- **Asma** (Capítulo 47): deve-se sempre levantar essa hipótese em pacientes portadores de tosse crônica tendo em vista a alta prevalência dessa condição.
- **Síndrome da tosse nas VAS:** etiologia comum de tosse subaguda e crônica. Relaciona-se ao gotejamento nasal posterior. Suas causas incluem: rinite alérgica; rinite perene não alérgica; rinite vasomotora; nasofaringite aguda; sinusite.

- Recentemente, o conceito da **síndrome da tosse por hipersensibilidade** tem sido formulado de acordo com os conhecimentos dos mecanismos neuronais da tosse e da percepção de que nem toda tosse crônica está associada a uma causa. Esta síndrome é definida como um quadro de tosse incômoda desencadeada por baixo nível de exposição térmica, mecânica ou química. Ela abrange outros quadros, como hipersensibilidade nasal e laríngea, além de possivelmente sintomas relacionados ao RGE. Pode-se avaliar a sensibilidade do reflexo da tosse com o teste de estímulo com capsaicina.
- **Doenças pulmonares intersticiais** (Capítulo 320): antes de se atribuir a tosse crônica a essas condições, aconselha-se a exclusão de outras causas mais comuns que podem coexistir ou mesmo se relacionar a essas doenças.
- Algumas outras causas incomuns de tosse: corpo estranho ou rolha de cerume no canal auditivo externo; malformações arteriovenosas; massas paratraqueais; traquebroncomalácia; divertículo traqueal; bócio; extrassístoles ventriculares; embolia pulmonar; estenoses de vias aéreas; e síndrome de Tourette.
- **Tosse psicogênica** (atualmente, sugere-se o nome de síndrome da tosse somática): é um diagnóstico de exclusão. Só pode ser feito após avaliação completa e eventual tratamento de prova de certas condições. Necessita de tratamento específico, como a terapia comportamental e/ou psiquiátrica.
- **Tosse como hábito (habitual)** (atualmente, sugere-se o nome de tique de tosse): também é diagnóstico de exclusão. O paciente deve apresentar critérios que incluem supressibilidade, distraibilidade, sugestibilidade, variabilidade e premonitoridade.
- **Tosse idiopática**: também é um diagnóstico de exclusão e apenas pode ser feito após avaliação completa e eventual tratamento de prova de algumas condições.

> **ATENÇÃO!**
>
> Apesar de as etiologias mais comuns de tosse crônica em adultos serem síndrome da tosse na VAS (gotejamento posterior), asma e RGE, outros diagnósticos devem ser levados em consideração de acordo com aspectos epidemiológicos, pessoais, clínicos etc.

■ DIAGNÓSTICO

O diagnóstico etiológico da tosse se inicia pela história clínica e exame físico. Assim, obtêm-se informações importantes, por exemplo, exposição a doenças respiratórias endêmicas, como a tuberculose; tempo de início do quadro; ausência ou presença de secreção e suas características; uso de medicações; exposição ambiental e ocupacional; episódios de perda de consciência; aspiração de alimentos ou corpo estranho; tabagismo; e presença de asma, DPOC, Aids, entre outras doenças.

A história e o exame físico também trazem informações sobre outros aspectos muito relevantes. Dessa forma, avaliam-se a gravidade do estado do paciente, a presença de febre, a situação das VAS e das orelhas, a propedêutica pulmonar etc.

Em pacientes com tosse aguda, é primordial determinar se ela decorre de uma condição grave, como a pneumonia ou a embolia pulmonar, ou de uma condição que não coloque a vida em risco, como o resfriado comum. Também é importante avaliar se o episódio vigente é resultado da exacerbação de um quadro preexistente, como na DPOC, ou se houve exposição a algum agente nocivo.

Nos casos de tosse subaguda, o 1º passo é determinar se ela é decorrente de um quadro pós-infeccioso e quais foram os fatores da sua persistência. Se esse não for o caso, o quadro deve ser conduzido como tosse crônica.

Na presença de tosse crônica, os aspectos diagnósticos iniciais mais importantes são: presença ou ausência de tabagismo; uso de IECA; prevalência local de tuberculose e de certas doenças fúngicas; presença de sintomas sistêmicos; história de câncer, tuberculose e Aids; e alteração radiológica significativa.

Em países desenvolvidos, aproximadamente 90% dos casos de tosse crônica são atribuídos à síndrome da tosse das VAS, à asma e ao RGE. Essa porcentagem é ainda maior caso se considerem pessoas não fumantes, que não usem IECA e que tenham radiografia normal e estável.

A realização de radiografia torácica deve ser considerada na avaliação inicial da tosse crônica, principalmente se a presença da síndrome da tosse das VAS, asma e doença do refluxo gastresofágico (DRGE) for improvável.

Os quadros de tosse crônica frequentemente apresentam um desafio para o clínico desvendar sua etiologia. Muitas vezes, exames mais especializados são necessários, como pHmetria e manometria esofágica; rinolaringofibroscopia; TC de tórax; broncoscopia; testes de função pulmonar, inclusive o teste de broncoprovocação; citologia do escarro etc. Outras vezes, exames simples, como a otoscopia, permitem o diagnóstico etiológico. Ainda em outras situações, a terapia de prova deve ser tentada inicialmente, sempre baseada na epidemiologia e clínica. Deve-se lembrar que a tosse pode ter mais de uma etiologia, e que o tempo de resposta ao tratamento é variável.

■ TRATAMENTO

A seguir, são abordados aspectos relevantes do tratamento sintomático da tosse. O tratamento etiológico está relatado nos capítulos específicos deste livro.

> **ATENÇÃO!**
>
> Nos casos de tosse aguda, a primeira questão a abordar é: trata-se de um caso potencialmente grave ou não?

TERAPIA SUPRESSORA DA TOSSE

A melhor terapêutica para a tosse é o tratamento da doença de base, a qual sempre deve ser investigada. No entanto, em certas situações, as medicações supressoras da tosse são necessárias. Outras vezes, é necessário o emprego de medidas que melhorem sua efetividade.

Supressão da tosse

São poucos os medicamentos realmente efetivos para supressão da tosse e devem ser prescritos por tempo limitado.

A terapia supressora da tosse está indicada em diferentes situações. Seu uso deve ser ponderado em relação a efeitos indesejáveis, como rebaixamento do nível de consciência, facilitação de aspiração, redução da eliminação de secreções respiratórias, dependência etc. Algumas indicações são as seguintes:
- situações em que a tosse aumenta o risco de óbito, como nas hemoptises;
- tosse muito intensa e frequente a ponto de provocar dor, dispneia, insônia e alterações sociais;
- enquanto se investiga a etiologia;
- enquanto o tratamento da doença causadora não é eficaz;
- em situações em que essas substâncias participam do tratamento paliativo de doenças progressivas, como neoplasia de pulmão e fibrose pulmonar idiopática.

Questionários de qualidade de vida relacionados à tosse podem ser úteis na titulação do objetivo terapêutico, com domínios como dor, comprometimento social e do sono, frequência e intensidade.

Os medicamentos de venda livre são chamados na língua inglesa de *over the counter drugs* (OTC). O uso de muitos deles não se mostrou superior ao placebo. Pastilhas, xaropes adocicados e apresentações com aspecto de guloseimas podem induzir o consumo abusivo e intoxicações. Deve-se tomar cuidado com o uso de medicamentos da linha OTC, pois muitos têm formulações com substâncias que podem causar dependência.

Medicação supressora da tosse de ação central
Antitussígenos opioides
A morfina e derivados, como a codeína, inibem a tosse devido ao efeito no centro da tosse no sistema nervoso central (SNC). A codeína é considerada o medicamento-padrão supressor da tosse. Tem efeito maior quando a etiologia é de causa pulmonar e não otorrinolaringológica. Devido a efeitos adversos e da possibilidade do abuso e risco de dependência, os antitussígenos opioides devem ser prescritos com discernimento.

- **Codeína**: dose oral para adultos: 15 a 30 mg/dose, a cada 4 a 6 horas até a dose diária de 120 mg. Nessa dosagem, a dependência é menos comum, mas podem ocorrer sintomas como constipação, boca seca, sonolência e tontura. Pode-se chegar a doses como 60 mg em hemoptises, quando se requer interrupção imediata da tosse.
- **Morfina**: em adultos, a dose oral com liberação lenta de 5 a 10 mg a cada 12 horas tem-se mostrado efetiva em alguns pacientes.

Antitussígenos não opioides
- **Levocloperastina**: de ação central e periférica, que reduz o limiar da tosse nos receptores da árvore brônquica. Tem ação tanto em quadros de causa pulmonar como de VAS. Outra vantagem é a pouca interação com outros medicamentos. A levocloperastina apresenta perfil diferente da mistura racêmica cloperastina, também um antitussígeno.
- **Dextrometorfano**: deriva da codeína, frequentemente classificado como não opioide. Usado em crises de tosse agudas e crônicas, pouco menos eficaz que os opioides. Dose oral adultos: 10 a 20 mg, a cada 4 horas, máximo de 120 mg/dia.

Medicação supressora da tosse de ação periférica
Incluem-se a levodropropizina e a desbromfeniramina.

Situações especiais
Existem várias situações em que pode ser necessário o uso de medicamentos cuja indicação primária não é a supressão da tosse. Por exemplo:

- Hemoptise maciça e hipertensão intracraniana (HIC). Opioides associados a medicamentos curarizantes conseguem supressão total do reflexo da tosse em pacientes em ventilação mecânica (VM).
- Tratamento paliativo em pneumopatias terminais, como câncer de pulmão e fibrose pulmonar. Antidepressivos tricíclicos, como a amitriptilina, em doses baixas. Talidomida, pregabalina e gabapentina podem ser utilizadas para tosse refratária aos tratamentos supressores usuais. A talidomida foi testada em portadores de fibrose pulmonar idiopática, mostrando ser eficaz em melhorar a qualidade de vida relacionada à tosse e reduzindo os índices em escalas visuais de tosse. Apresentou poucos efeitos adversos, como tontura e desconforto gastrintestinal. Contudo, tem seu uso controlado e restrito devido ao risco de teratogênese.

TERAPIA FACILITADORA DA TOSSE
Visa a melhorar a efetividade da tosse, quer por intervenções de fisioterapia (drenagem postural, tapotagem etc.), quer por medicamentos, permitindo um clareamento das secreções das vias aéreas. Os medicamentos que atuam na viscosidade do muco dependem da integridade do sistema neuromuscular para que a tosse seja efetiva. Em situações de acometimento do sistema nervoso que impeçam a tosse, medidas como aspirações e traqueostomia podem se fazer necessárias. Da mesma forma, nas disfagias, quando acompanhadas de aspiração de saliva e alimentos, há necessidade de abordagem específica.

Medicação facilitadora da tosse
- **Guaifenesina**: acredita-se que aja como irritante dos receptores vagais gástricos, levando a um reflexo parassimpático de aumento da exocitose glandular brônquica e consequente diminuição da viscosidade das secreções.
- **Brometo de ipratrópio**: vagolítico que pode ser usado em casos de secreções muito aquosas, facilitando sua eliminação. Também é utilizado em pacientes com DPOC.
- Outros agentes considerados mucolíticos são: bromexina, N-acetilcisteína e carbocisteína.

Além desses, a dornase-alfa, medicamento que reduz a viscosidade do escarro, é indicada nos casos de fibrose cística.

> **ATENÇÃO!**
>
> Em casos de tosse, é preciso: pesquisar sua causa; considerar a coexistência de mais de uma etiologia; procurar tratá-la de acordo com sua etiologia; e considerar terapia de prova, se necessário.

> **REVISÃO**
>
> - A tosse, uma manifestação frequente, desconfortável e que eventualmente leva a complicações, é um mecanismo importante de defesa das vias aéreas, que pode causar a disseminação de certas doenças infectocontagiosas.
> - O mecanismo da tosse é considerado um reflexo modificado de um padrão normal de respiração.
> - Classifica-se em aguda, subaguda e crônica.
> - Sua etiologia pode se localizar nas VAS, nas VAI, ou mesmo fora das vias aéreas.
> - O tratamento deve visar à causa da tosse, mas pode ser necessário o emprego de medidas supressivas da tosse, bem como de medidas facilitadoras da tosse.

■ LEITURAS SUGERIDAS

Escamilla R, Roche N. Cough hypersensitivity syndrome: towards a new approach to chronic cough. Eur Respir J. 2014;44(5):1103-6.

Goldsobel AB, Kelkar PS. The adult with chronic cough. J Allergy Clin Immunol. 2012;130(3):825-825.e6.

Irwing RS, Baumann MH, Boulet LP, Braman SS, Brown KK, Chang AB, et al. Diagnosis and management of cough. Chest. 2006;129(1 Suppl):1S-23S.

Morice AH. Cough and sputum In: Palange P, Simonds AK, editors. ERS handbook respiratory medicine. 2nd ed. Sheffield: ERS; 2013. p. 45-50.

Sociedade Brasileira de Pneumologia e Pneumologia. II diretrizes brasileiras no manejo da tosse crônica. J Bras Pneumol. 2006;32 Suppl 6:S403-46.

Vertigan AE, Murad MH, Pringsheim T, Feinstein A, Chang AB, Newcombe PA, et al. Somatic Cough Syndrome (Previously Referred to as Psychogenic Cough) and Tic Cough (Previously Referred to as Habit Cough) in Adults and Children: CHEST Guideline and Expert Panel Report. Chest. 2015;148(1):24-31.

Worrall G. Acute cough in adults. Can Fam Physician. 2011;57(1):48-51.

313

NÓDULO PULMONAR SOLITÁRIO

■ LUIZ EDUARDO VILLAÇA LEÃO
■ EDUARDO IWANAGA LEÃO

O nódulo pulmonar solitário (NPS) representa um achado frequente, geralmente incidental, em exames de imagem do tórax. O nódulo pulmonar diagnosticado pode ter uma gama de diagnósticos diferenciais, englobando tanto condições benignas, quanto malignas. A conduta frente ao NPS é um dos grandes dilemas da cirurgia torácica. A investigação clínica e exploração quanto à etiologia são bastante limitadas, sendo o diagnóstico definitivo e conclusivo obtido apenas pelo exame anatomopatológico do nódulo retirado. Assim, uma conduta intervencionista, agressiva, pode resultar em número considerável de ressecções de lesões benignas; contudo, uma atitude conservadora, expectante, pode deixar de diagnosticar e tratar tumores malignos em estágios iniciais – importante aqui destacar que o diagnóstico precoce do carcinoma broncogênico é, na prática, a única condição nessa doença em que se pode esperar boa chance de cura. Neste capítulo, pretende-se discorrer de forma sucinta e objetiva sobre os principais aspectos de tal dilema, discutir os principais elementos na avaliação do paciente portador de NPS, dar subsídios às decisões a serem tomadas e, finalmente, propor um fluxograma para orientar a conduta do médico.

■ QUADRO CLÍNICO E EPIDEMIOLOGIA

Por definição, o NPS constitui-se de uma opacidade única, com morfologia arredondada ou ovalada, medindo até 3 cm no maior diâmetro, totalmente circundada por parênquima pulmonar, sem outras alterações radiográficas (adenopatia hilar ou atelectasias). Lesões com diâmetro superior a 3 cm são denominadas massas pulmonares e não são objeto do presente capítulo. Graças aos avanços tecnológicos e de suas técnicas, esse achado tem-se tornado progressivamente mais frequente. A prevalência do NPS em radiografias simples torácicas é da ordem de 0,1 a 0,2 %, alcançando estimativa de 150 mil a 180 mil novos casos por ano nos Estados Unidos. Pode-se estimar a presença de NPS a cada 500 radiografias torácicas; porém, em TC, a prevalência desse achado pode chegar a dois nódulos a cada 100 exames. Tais nódulos, na maioria das vezes, são achados radiológicos incidentais em pacientes assintomáticos. Inúmeras são as etiologias de NPS: podem ser benignas, mas incluem frequentemente neoplasias malignas em estágio inicial. Nas diversas casuísticas na literatura, a prevalência de malignidade de NPS pode variar em amplitude de 10 a 70 %, evidentemente em condições diferentes de avaliação e frente a condutas distintas, expectante ou agressiva. Importante lembrar que esses índices incluem amostras de populações consideravelmente diferentes quanto à região, prevalência de doenças infecciosas e granulomatosas, hábito de fumar, indicação de exames de imagem em pacientes assintomáticos etc. A incidência mais baixa é encontrada em pacientes mais jovens e não fumantes; é significativamente maior em pacientes acima de 50 anos e fumantes.

Vale lembrar que, segundo o INCA,[1] o câncer de pulmão é a neoplasia mais letal no Brasil, sendo responsável por cerca de 27.330 novos casos em 2014, sendo 10.930 mulheres e 16.400 homens. Quanto mais precoce o diagnóstico maior a chance e perspectiva de cura desta neoplasia, que, em geral, se manifesta de forma assintomática na fase inicial.

ATENÇÃO!

O NPS é um achado frequente, incidental, por radiografias ou tomografias de tórax em pacientes assintomáticos, e tem múltiplas etiologias, tanto benignas como malignas. A identificação da etiologia maligna do NPS representa o diagnóstico precoce do câncer de pulmão.

■ DIAGNÓSTICO E TRATAMENTO

Como já destacado, o diagnóstico definitivo do NPS só pode ser obtido com a biópsia da lesão, geralmente a biópsia excisional. Assim sendo, frente ao paciente portador de NPS, existem dados clínicos, exames subsidiários e, principalmente, características morfológicas do nódulo nos exames de imagem que permitem estabelecer algoritmos para auxiliar a orientação e conduta.

ATENÇÃO!

O diagnóstico definitivo do NPS é realizado por meio do exame anatomopatológico do nódulo ressecado cirurgicamente, pois a investigação diagnóstica raramente é conclusiva. Existem, no entanto, características clínicas e morfológicas do nódulo que auxiliam na avaliação do risco de malignidade.

Na maior parte das vezes, o NPS pode ser identificado em radiografia simples torácica, geralmente como um achado. Uma vez identificado o NPS na radiografia torácica, o 1° passo é confirmar se a lesão visibilizada corresponde realmente a um nódulo pulmonar. Cerca de 20% dos nódulos detectados pela radiografia podem não ser verdadeiros nódulos, e sim pseudolesões: lesões cutâneas, sobreposição de imagens, osteófitos, sequelas de fraturas costais, sombra mamilar ou artefato radiológico; tais "falsos" nódulos são geralmente excluídos com facilidade no exame tomográfico. Assim, outros métodos de imagem, principalmente a TC em alta resolução, que, além de confirmar o diagnóstico, permite melhor avaliação das características do nódulo, como se verá a seguir, são fundamentais no processo de decisão. Este, em princípio orientado por probabilidade e risco, passa a definir a conduta, geralmente caso a caso. É importante destacar que, quando se detectam múltiplos nódulos pulmonares, há condições clínicas distintas, em que o raciocínio diagnóstico e a conduta são diferentes e não estão discutidas neste capítulo.

A TC de tórax se tornou um exame acessível e que com o tempo evoluiu de forma considerável – nos dias de hoje – dotados de equipamentos e multidetectores permitindo graus de detalhamento e cortes cada vez mais finos e precisos. As imagens de melhor qualidade aumentam a sensibilidade do exame e permitem detectar nódulos cada vez menores. Além disso, observa-se que a TC tem sido solicitada com maior liberalidade, mesmo em exames de *check-up*. Com isso, maior número de nódulos, mesmo de pequenas dimensões, têm sido detectados nestes exames. Como consequência direta, mais pacientes procuram o médico para esclarecimento e orientação.

A avaliação detalhada das características morfológicas do nódulo pulmonar compõe, sem dúvida, o ponto fundamental na avaliação do paciente portador de NPS. Isso é decisivo na estimativa da probabilidade maior ou menor de tratar-se de nódulo maligno. A qualidade do exame também é fundamental nessa avaliação, uma vez que, para tanto, estuda-se minuciosamente as características do nódulo.

Há modelos matemáticos que nos permitem estimar a probabilidade de malignidade do nódulo, orientando o raciocínio clínico e a conduta subsequente. Em tais modelos, dados clínicos do paciente e morfológicos do nódulo, se transformam em um valor numérico, que, dependendo, sugerem fator de malignidade e necessidade de ressecção cirúrgica do mesmo. Contudo, o único meio para o diagnóstico definitivo da lesão é por meio do estudo histopatológico.

É importante levar em conta a idade do paciente na suspeita diagnóstica de malignidade, maior quanto mais avançada a idade. Pacientes com mais de 50 anos têm probabilidade de malignidade do NPS em cerca de 70%, contra 33% daqueles com menos de 50 anos. O hábito de fumar atual ou pregresso, carga tabágica e, quando for o caso, o tempo decorrido desde a interrupção do fumo. Igualmente relevante no cálculo do risco é o antecedente de outros tumores malignos.

Algumas características morfológicas do NPS devem ser cuidadosamente identificadas e valorizadas no exame tomográfico; observe-se que se referem a maior ou menor probabilidade de malignidade, contudo nenhuma destas características pode ser considerada definitiva ou conclusiva:

a | Tamanho do nódulo: de modo geral, quanto menor o nódulo, maior a chance de que seja benigno, sendo 80% menores do que 20 mm. Contudo, o pequeno tamanho não descarta a possibilidade de malignidade, já que 15% dos nódulos malignos são menores do que 10 mm na ocasião do diagnóstico e 42% menores do que 20 mm.

b | Margens e contornos dos nódulos: apesar de a maioria dos nódulos com contornos lisos e margens bem definidas ser benigna, sabe-se que 21% dos malignos têm margens bem definidas. Contornos lobulados são ainda mais inespecíficos, podendo ser vistos em nódulos benignos ou malignos. A definição do contorno, se lisa ou lobulada, é subjetiva e pode ser de caracterização mais difícil em nódulos pequenos. O aspecto mais específico para lesão maligna é quando apresenta contorno irregular, em coroa radiada, com margens espiculadas, principalmente se associado à distorção dos vasos adjacentes. Contudo, mesmo esse aspecto pode ser demostrado em lesão benignas.

c | Características da região interna do nódulo: alguns padrões de calcificação, quando encontrados no interior da lesão, podem ser sugestivos de benignidade, como o achado de calcificação difusa, central, laminada concêntrica ou "em pipoca". Outros padrões, como salpicado ou excêntrico, são encontrados em até 10% dos nódulos malignos. A presença de gordura é um aspecto dos nódulos benignos, principalmente no hamartoma. Os "broncogramas aéreos" – cavidades no interior do nódulo – podem ocorrer nos nódulos benignos ou malignos.

d | Localização anatômica do nódulo: nódulos malignos localizam-se com maior incidência no lobo superior dos pulmões (70%), sendo que tal localização geralmente é considerada nos modelos matemáticos.

e | Velocidade de crescimento do nódulo: pode ser obtida comparando radiografia ou tomografia de tórax seriadas. A duplicação corresponde ao volume do nódulo, sendo que o volume é proporcional ao cubo do diâmetro ($V = 4/3\ \pi R^3$). O tempo de duplicação de nódulos malignos apresenta ampla variação, geralmente permanecendo entre 20 e 400 dias, ao passo que um tempo de duplicação menor do que 20 dias ou superior a 400 dias sugere lesão benigna.

Com frequência, um NPS considerado estável, que se mantém inalterado em um período de dois anos por meio de exames de imagem de controle, pode ser geralmente considerado benigno; mesmo assim, algumas neoplasias malignas, como o carcinoma bronquíolo-alveolar e os tumores carcinoides, podem ter crescimento muito lento. Então, havendo suspeita clínica, o acompanhamento deve ser mais prolongado. Considerar o aumento do tamanho do nódulo em exames seriados é fundamental na conduta; A TC de alta resolução com injeção dinâmica de contraste endovenoso pode também auxiliar na avaliação de NPS, sendo a captação intralesional mais intensa e mais rápida do contraste outro fator preditor de malignidade do nódulo estudado.

ATENÇÃO!

Dados clínicos do paciente, como idade, neoplasias prévias e hábito de fumar, aliados a características morfológicas do nódulo, como tamanho, localização, forma, bordas, calcificações e densidade, permitem construir modelos matemáticos que podem auxiliar no cálculo da probabilidade de tratar-se de nódulo maligno.

Mais recentemente, a avaliação da intensidade da atividade metabólica no NPS – consumo e avidez pela glicose – pôde ser quantificada pela tomografia por emissão de pósitrons (PET), que tem sido cada vez mais utilizada com esse objetivo. A captação da 18-FDG pode ser usada na caracterização de nódulos, principalmente naqueles maiores do que 10 mm. Apresenta alta sensibilidade e alto valor preditivo negativo (VPN) quando associada à TC de tórax (PET-TC). Falso-positivos ocorrem, pois a avidez pela glicose existe quando há intensa atividade metabólica, não apenas neoplásica, mas também infecciosa. Contudo, pode ser negativo naquelas neoplasias malignas com baixo índice de divisão celular (carcinoma bronquíolo-alveolar e tumor carcinoide, por exemplo). A PET-CT constitui-se importante recurso na avaliação do nódulo, porém se devem considerar também limitações em razão do custo elevado e da dificuldade logística e disponibilidade da glicose marcada com radioisótopo, substância extremamente instável e de manuseio complexo.

ATENÇÃO!

Mais recentemente, exames que avaliam a atividade metabólica no nódulo, particularmente o PET-CT, podem fornecer importante subsídios na identificação do nódulo maligno. Existem também limitações ao exame, algumas inerentes ao método, além de restrições pelo custo e pela disponibilidade do 18-FDG – o isótopo radioativo análogo à glicose –, marcador da atividade metabólica.

Levando-se em conta a falta de definição e imprecisão dos dados citados frente à necessidade de tomada de decisões relativas ao paciente com NPS, alguns modelos matemáticos e de estatística (utilizando a análise bayesiana e regressão logística) resultam em equações que permitiriam melhor cálculo da probabilidade de malignidade do nódulo e, assim, definir estratégias e fluxogramas para auxiliar na condução clínica do paciente. O modelo matemático mais utilizado é aquele proposto por Swensen e colaboradores.[2] Ele considera a idade do paciente, o tamanho do nódulo, antecedente de tabagismo, localização do nódulo em lobo superior ou não e características das margens e contornos do nódulo, se espiculado ou não. Tal modelo permite avaliar os pacientes com nódulo de acordo com a respectiva probabilidade de malignidade: baixa (< 5%), moderada (5 a 60%) e alta (> 60%). Assim, considerando os critérios estabelecidos pelos modelos matemáticos, aliados a características do paciente, como baixo e alto risco, é possível estabelecer fluxograma, apresentado a seguir, para auxiliar a tomada de decisões nos casos de nódulo pulmonar.

A Figura 313.1 sugere a integração dos dados clínicos e cálculo da probabilidade de malignidade para orientar a conduta frente ao paciente portador de nódulo pulmonar solitário. Circunstância em que, sem dúvida, é importante lembrar a presença de comorbidades próprias do grupo etário e tabagismo; tal avaliação é fundamental frente à perspectiva de possível intervenção cirúrgica. Além dos dados clínicos e objetivos mencionados, é importante considerar também a eventual insegurança

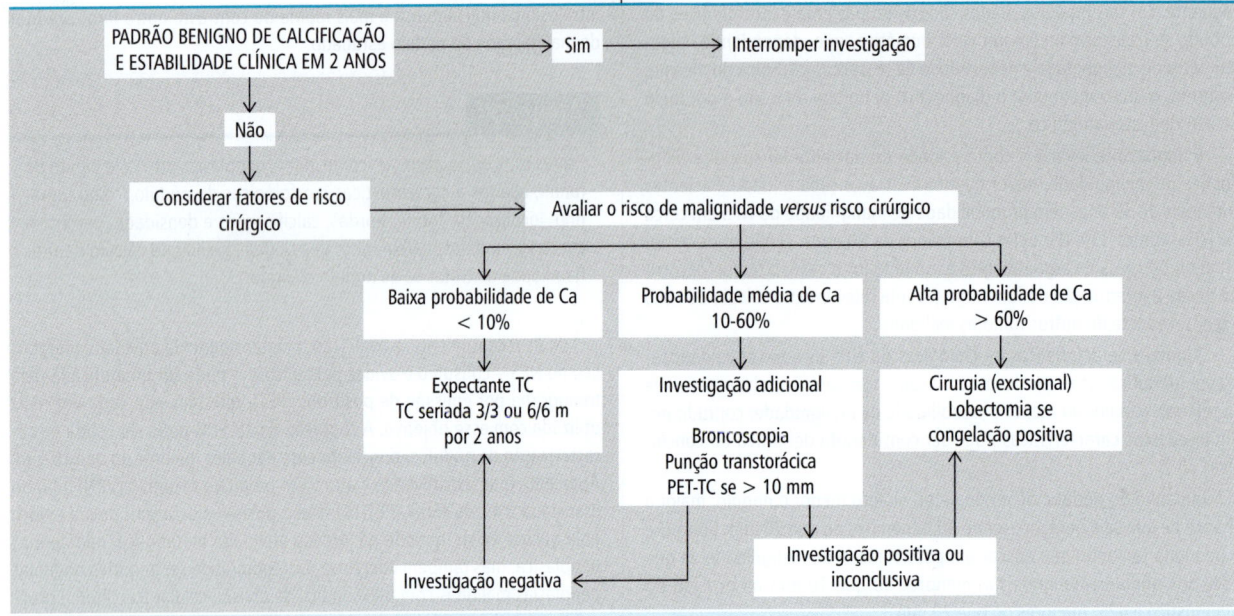

FIGURA 313.1 ■ Fluxograma para auxílio na tomada de decisão nos casos de nódulo pulmonar solitário.

do paciente e de seus familiares com a indefinição do diagnóstico e a perspectiva de exames. A opção pela ressecção cirúrgica do nódulo no paciente em boas condições clínicas é extremamente segura e possibilita diagnóstico conclusivo, e mesmo em nódulos malignos, frequentemente, o prognóstico é bom. A ressecção do nódulo pulmonar é realizada por biópsia excisional e exame histológico de congelação do nódulo retirado. Para paciente com boas condições clínicas e reserva funcional pulmonar, portador de nódulo maligno, recomenda-se a lobectomia pulmonar. A ressecção segmentar é reservada a algumas situações de pacientes com má reserva funcional pulmonar, ou com nódulos de pequeno tamanho. Cirurgias pouco invasivas, seja por toracotomias limitadas e principalmente por videotoracoscopia, simplificaram o procedimento e diminuíram a complexidade da ressecção do nódulo pulmonar quando o tratamento cirúrgico é indicado.

ATENÇÃO!

Quando as características do nódulo sugerem malignidade e o paciente está em boas condições clínicas, a ressecção cirúrgica, geralmente por técnicas pouco invasivas, como videotoracoscopia, permite o diagnóstico definitivo e o tratamento.

REVISÃO

- Nódulos pulmonares são um achado frequente em exames radiográficos ou tomografias.
- O NPS tem múltiplas etiologias, benignas ou malignas.
- Identificar a malignidade de um nódulo pulmonar possibilita o diagnóstico precoce do câncer de pulmão.
- A única forma conclusiva de diagnóstico do NPS é o exame histopatológico do nódulo ressecado.

- A avaliação clínica do paciente e características morfológicas do nódulo ao exame tomográfico são mais ou menos sugestivos de etiologia benigna ou maligna.
- Com base nessas características, foram construídos modelos matemáticos que permitem estimar a probabilidade de determinado NPS tratar-se de lesão maligna.
- Definido o risco de malignidade do nódulo pulmonar, e considerando também as comorbidades e o risco cirúrgico do paciente, fluxogramas podem auxiliar na orientação de cada paciente, seja por meio do acompanhamento em tomografias seriadas, seja por ressecção cirúrgica do nódulo suspeito.

■ REFERÊNCIAS

1. Brasil. Ministério da Saúde. Instituto Nacional de Câncer José de Alencar (INCA). Incidência de Câncer no Brasil: estimativa 2014 [Internet] Rio de Janeiro: INCA; 2014 [capturado em 06 mar. 2017]. Disponível em: http://www.inca.gov.br/bvscontrolecancer/publicacoes/Estimativa_2014.pdf.
2. Swensen SI, Silverstein MD, Ilstrup DM, Schleck CD, Edell ES. The probability of malignancy in solitary pulmonary nodules: application to small radiologically indeterminate nodules. Arch Intern Med. 1997;157(8):849-55.

■ LEITURAS SUGERIDAS

Brandman S, Ko JP. Pulmonary nodule detection, characterization, and management with multidetector computed tomography. J Thorac Imaging. 2011;26(2):90-105.
Ost D, Fein AM, Fein AM, Feinsilver SH. The solitary pulmonary nodule. N Engl J Med. 2003;348(25):2535-42.
Tan BB, Flaherty KR, Kazerooni EA, Iannettoni MD. The solitary pulmonary nodule. Chest. 2003;123(1 Suppl):89S-96S.
Wahidi MM, Govert JA, Goudar RK, Gould MK, McCrory DC. Evidence for the treatment of patients with pulmonary nodules: when is it lung cancer? ACCP evidence-based clinical practice guidelines (2nd edition). Chest. 2007;132(3 Suppl):94S-107S.

314
ESTENOSE TRAQUEAL

■ LUIZ HIROTOSHI OTA

Os principais sintomas e sinais do portador de estenose traqueal (ET) são similares aos de muitas doenças ao cursarem com dispneia, respiração ruidosa, audível até certa distância, ou estridor laríngeo.

A ET sintomática, em geral, é consequência de obstrução do lúmen laringotraqueal maior do que 50% em área na secção transversal da traqueia, o que significa redução do diâmetro e do fluxo aéreo, por movimento respiratório, para um quarto do preditivo, que é compensado pelo aumento da frequência respiratória (FR); fica evidente que "sentir falta de ar" (ou dispneia) guarda relação com o grau de exigência da função respiratória do paciente, ou seja, para um indivíduo sedentário e de pouca exigência física, a dispneia só vai se manifestar quando a obstrução for muito acentuada. Um atleta, por obstrução muito menos acentuada, pode sentir a dispneia.

A traqueia, órgão ímpar e tubular, com um arcabouço de 18 a 22 anéis cartilagíneos superpostos, em forma de U ou ômega (de circunferência incompleta), com as extremidades aproximadas na face posterior, pela porção membranácea, atapetados internamente por tênue camada de epitélio colunar ciliado e não ciliado (produtor de muco), tendo um segmento cervical bastante superficial, principalmente no portador de pescoço magro, expõe-se a variadas agressões externas. Por isso o segmento intratorácico pode sofrer compressões extrínsecas, desvios, invasões por tumores e deformações que podem comprometer sua fisiologia, às vezes piorada pelo fato de o regime pressórico intratorácico ser menor do que o atmosférico, em 5 a 10 cm de coluna de água.

A cartilagem cricoide, anatomicamente considerada o primeiro anel traqueal modificado, é o único anel cartilagíneo completo, daí sua circunferência cartilaginosa mais rígida do que o restante da traqueia, que sofre mais as variações de pressão da sonda translaríngea por funcionar como fulcro ou pivô de uma alavanca.

O epitélio mucociliar é responsável pelo *clearance* de secreções presentes nas vias aéreas.

Como todo órgão único e vital para a função de respiração, sua integridade anatômica e funcional é fundamental e sua fisiologia depende da integridade funcional das vias aéreas superiores (VAS): o aquecimento; a umidificação; e a filtragem das impurezas em suspensão no ar inalado. Além disso, por permitir a passagem do ar e de secreções, a traqueia está sujeita a agressões físico-químico-biológicas das mais variadas, como agentes microbiológicos, materiais inorgânicos e orgânicos e a variações bruscas de elementos físicos, como temperatura e pressão.

Contudo, na prática clínica, a causa mais frequente de ET é aquela que ocorre após intubação traqueal, universalmente, em cerca de três quartos das vezes. Em um quarto restante, a etiologia tem prevalência variável, de serviço a serviço, em função das peculiaridades próprias de cada serviço e local, desde causas neoplásicas, inflamatórias/infecciosas (tuberculose [TB] e blastomicose, no Brasil), congênitas, traumáticas e idiopáticas.

Cerca de 90% das ET do adulto resultam da intubação traqueal ou da traqueostomia, incluindo, na atualidade, pessoas ocupantes de veículos mais vulneráveis em acidentes, como motociclistas, chamando a atenção que estas vítimas sejam, em geral, jovens, do sexo masculino, com enorme prevalência de traumas craniencefálicos (TCE), necessitando da intubação traqueal.

> **ATENÇÃO!**
>
> A ET guarda nítida relação com o tratamento inadequado que, na maioria das vezes, é dispensado aos pacientes.

A ET congênita é rara e se caracteriza pela ausência da porção membranosa em segmento variável, em que os anéis cartilagíneos são em forma da letra O, e não de ômega, por ter anel cartilagíneo circular completo, sendo classificados em três tipos: tipo I (hipoplasia completa, comprometendo quase toda a traqueia); tipo II (estenose alongada e afunilada); e tipo III (por segmento variável em comprimento e localização). As três formas podem acompanhar-se de anomalias brônquicas, broncomalácia ou brônquio traqueal (*bronchus suis*) e anomalia da artéria pulmonar esquerda, a qual abraça como um laço ou tipoia a traqueia distal, com frequência, estenótica (síndrome ring-sling). Há ainda ET por anomalia vascular.

■ FISIOPATOLOGIA

Depende da causa da estenose. A ET idiopática até hoje permanece uma entidade à parte, parecendo guardar relação com períodos mais ou menos longos de psicopatias ou choques emocionais muito intensos, mas carecendo de comprovações pela sua raridade.

As ET causam dispneia tanto inspiratória como expiratória, diferindo do portador de traqueobroncomalácia, que se caracteriza pela dificuldade expiratória, tendo a inspiração pouco ou nenhum comprometimento, em geral. Na traqueomalácia, a estrutura cartilagínea enfraquecida não suporta a pressão intratorácica relativamente aumentada no início da expiração, e a via aérea tende ao colabamento, com a aposição da parede anterior à posterior; nestes, a porção membranácea, em geral, é redundante, mais alargada e os anéis cartilagíneos são de comprimento linear menor, com raio de setor circunferencial aumentado na porção cartilagínea, dificultando a expiração. Há ainda pacientes com a porção membranácea da traqueia muito redundante, que, no início da expiração, causa uma aposição da porção membranácea aos anéis cartilagíneos, em movimento oposto ao da malácia, mas com idêntico comportamento, no que tange à dificuldade expiratória.

No indivíduo dispneico, os antecedentes de TB, blastomicose, índice tabágico elevado, hemoptise, febre, ocorrência de pneumonias, negligência ou retardo na realização de traqueostomia, necessidade prévia de intubação, especialmente se prolongada (mas não necessariamente prolongada, sendo mais importantes os detalhes da intubação e de sua manutenção) são considerações das mais relevantes na identificação da causa da ET.

Como, na maioria das vezes, a ET decorre da intubação translaríngea (seja oral ou via nasal) ou de uma complicação tardia da traqueostomia, o interesse maior reside nestas, em particular.

O aumento da demanda por terapia intensiva elevou o número de intubações para acesso à ventilação mecânica (VM), implicando sedação profunda do paciente, o que reduz a sua comunicabilidade. Se o sistema tubular (circuito de ventilação) conectado ao respirador e à cânula de intubação estiver em posições viciadas e sob tensão, estas exercerão influência na ergonomia da cânula dentro da via aérea, aumentando a compressão em determinadas porções das vias aéreas, por mecanismo de alavanca. Por isso, as pregas vocais, a região subglótica (na cricoide), o terço proximal e até o médio da traqueia (em contato com a sonda e com o balonete) são os mais traumatizados e também os mais predisponentes a estenoses.

Ocorrendo o trauma, seja pelo balonete, com pressão do balonete maior do que o recomendável (> 20 a 30 mmHg), seja pela compressão das paredes pelo tubo em si, há lesão isquêmica de mucosa, seguida de ulceração, condrite, pelo processo de reparação cicatricial, formação de granulomas e fibrose, com desabamento da estrutura cartilagínea acometida pela condrite, às vezes até com a eliminação de anéis cartilagíneos no lúmen das vias aéreas. Uma vez que o paciente melhore, após a extubação, os granulomas expandem-se ao espaço antes ocupado pela cânula seguida de fibrose e retração fibrótica, mais tardiamente, a estenose anelar, se a solução de continuidade for circunferencial e segmentar se a extensão de dano for mais extensa. Às vezes, sondas são trocadas ou mobilizadas durante o período de intubação, o que vem a explicar parte das estenoses, ou também malácias, multifocais e algumas complexas ou mais extensas.

> **ATENÇÃO!**
>
> Define-se como estenose complexa as ET que cursam com envolvimento da laringe (em especial a subglótica, na região da cricoide), ou em forma multifocal, de maneira salteada na própria traqueia, ou quando envolve também pelo menos um dos brônquios principais. Do ponto de vista morfofuncional, as ET que excedam a 50% do comprimento linear da traqueia também deveriam ser incluídas na lista das estenoses complexas.

A ET pós-traqueostomia guarda relação com a cânula dotada de balonete, também pela pressão de sua insuflação, com o segmento de traqueia em contato com a cânula de traqueostomia e, frequentemente, no atrito da extremidade interna da cânula contra a parede da traqueia, durante os movimentos cervicais de flexão anteroposterior e de lateralidade, tosse, inspiração e expiração e nas manobras de manipulação principalmente relacionadas às de higienização do traqueostoma, traqueia e cânula de traqueostomia. A cânula, tendo mobilidade inadequada, pode causar dano no estoma, pelo mecanismo de alavanca e também pelo acúmulo de secreção infectada acima do balonete, gerador de inflamação.

Às vezes, na traqueostomia, a falta de ressecção de um segmento curto de anel traqueal faz o anel ser pressionado para dentro do lúmen traqueal, e, à extubação, a borda do traqueostoma, facilitada pelo arcabouço cartilagíneo parcial ou totalmente destruído, desaba e progride para a estenose.

O tempo entre a extubação e o aparecimento da dispneia pode variar de dias a até seis meses, mas com pico entre 1 e 6 semanas. Já se relacionaram fatores étnicos com tendência à maior formação de queloides como elemento predisponente a esse tipo de ET, mas parece carecer de fundamento crítico.

Há relatos de pacientes que foram intubados por poucas horas e desenvolveram ET.

A sonda de intubação translaríngea para crianças pequenas, em geral, não é dotada de balonete e, na intenção de facilitar o manejo (limpeza de secreções) e a ventilação, ao minimizar a fuga aérea, tende-se à intubação com sondas de calibre maior do que seria o ideal. A sonda, "apertada" na via aérea, seria a causa de trauma local, e, com efeito, nestas, a estenose costuma ocorrer na região subglótica da cricoide (o nível de menor diâmetro no segmento laringotraqueal).

Concorrem para a ET: escolha de cânula de intubação inadequada; pressão excessiva no balonete da cânula para evitar o escape aéreo do circuito de ventilação em posição antiergonômica; cuidados na manutenção da cânula; e indicação tardia da traqueostomia.

■ QUADRO CLÍNICO

A história clínica é bastante típica, com dispneia progressiva e respiração ruidosa (estridor), e, em cerca de 90% das vezes, há relato de intubação ou traqueostomia recente (dias a semanas, na maioria das vezes). A dispneia pode ser leve à dramática, com tiragem na fúrcula esternal, supraclavicular e intercostal, culminando com a morte por asfixia se a permeabilidade da via aérea não for tratada rapidamente.

Outras causas de dispneias, como neoplasias e estenose funcional da via aérea (traqueobroncomalácia e redundância da porção membranosa da traqueia), podem se acompanhar de outros sintomas e comportamento clínico; nestes, ganha importância crucial a forma de aparição de outros sintomas e antecedentes pessoais do paciente.

Pacientes com tumores benignos de traqueia (como adenoma, carcinoide, tumor adenocístico e sarcoma de baixa malignidade) costumam desenvolver ET de evolução lenta, frequentemente com hemoptise, e podem provocar difusa sibilância em ambos os campos pulmonares, levando a erro diagnóstico e terapêutico, por simularem bronco espasmo (nas exacerbações, coincidindo com aumento da mucorreia) ou asma brônquica, não raro, piorados pelos efeitos colaterais relacionados ao uso prolongado de cortisonas.

As neoplasias malignas primárias da traqueia podem ter curso rápido, muito semelhante à ET típica, às vezes acrescidas de hemoptise, em geral sinal de mau prognóstico. As neoplasias malignas metastáticas e invasivas por contiguidade (mediastino e tiroide) costumam apresentar sintomas e sinais da neoplasia primária.

Na ET congênita, a manifestação clínica pode existir desde o nascimento, com curso inexorável ao óbito, ou, se em grau leve, manifestar-se por episódios de dispneia e estridor relacionados a esforço, caracteristicamente, dispneia ao esforço de mamar, com consequências relacionadas à insuficiente alimentação.

> **ATENÇÃO!**
>
> São ocorrências importantes as infecções pulmonares de repetição de difícil controle e, às vezes, cianose e apneia de forma intermitente, com períodos de acalmia. O neonatologista pode levantar a suspeita de ET congênita ao perceber dificuldade na intubação.

Há ainda uma miscelânea de causas de ET, como processos inflamatórios em resposta a agentes físicos (queimaduras e inalação de gases em temperatura elevada) e químicos, agentes infecciosos (TB e blastomicose, em nosso meio), granulomatose de Wegener, amiloidose, compressões extrínsecas, traqueobroncopatia osteocondroplástica e ainda causas idiopáticas, com sintomas e cursos variáveis com a doença de base.

■ DIAGNÓSTICO

O diagnóstico de ET é fácil, em geral, e é fundamental na escolha do tratamento, necessidade de confirmação e avaliação da ET, em seus diversos parâmetros, como extensão, grau, intensidade, tipo (simples ou complexa), pela broncoscopia, ou exames de imagem, como radiografia simples, TC e, em especial, a TC dotada de múltipos detectores, que, permitindo a reconstrução tridimensional das imagens axiais das vias aéreas, tornou-a a melhor opção, na atualidade, nas avaliações de estenoses extensas e suboclusivas, uma vez que o segmento traqueal distal é inacessível ao broncoscópio, mesmo os mais finos e flexíveis. No passado, utilizaram-se a planigrafia, a xerografia e a traqueobroncografia com contraste radiopaco.

Na suspeita clínica de ET, em geral, o 1º exame solicitado é a broncoscopia, pois ela é fundamental na avaliação da estenose, quanto a grau, extensão, aspecto, presença de secreções, granulomas e fase inflamatória (se em fase de instabilidade ou se já crônica, estável, sem friabilidade ou hiperemia), detecção de alterações que suscitem a necessidade de biópsias e coleta de material e secreções, além de eventual ação terapêutica inicial, com dilatação para melhorar o padrão respiratório, enquanto se aguarda a oportunidade para o tratamento definitivo. A dilatação da ET em caráter de urgência é um procedimento de risco, pode ser realizado com endoscópios rígidos ou flexíveis, mas sempre por especialista hábil e experiente e se o serviço de endoscopia estiver adequadamente preparado (recursos humanos e materiais).

■ TRATAMENTO E COMENTÁRIOS

As ET congênitas são tratadas à parte, até pela raridade.

Primeiro, deve-se restabelecer a permeabilidade traqueobrônquica, com dilatação da zona de ET. Dependendo do tipo e da natureza da ET:

- traqueostomia abaixo ou no nível da ET, usando cânula metálica (não dotada de balonete), ou cânula plástica (dotada de balonete);
- tubo em T de Montgomery;
- endoprótese rígida de silicone e espiculada (Dumon®);
- endoprótese de malha de poliéster revestida (Polyflex®);
- endoprótese autoexpansível de nitinol, bastante maleável nas tortuosidades (Ultraflex®, recoberta ou não por fina camada plástica, Boston Scientific®, Watertown, MA) ou uma com similares propriedades, construída com filamentos de poliéster, recoberta por tênue camada de silicone (as revestidas ou encobertas têm a finalidade de impedir o crescimento de tecido, granuloma e tumor entre as malhas da armação);
- prótese dinâmica de Rüsch®, em forma de Y, para a estenose complexa, em que o(s) brônquio(s) principal(is) está(ão) envolvido(s), idealizada para que o ramo que será colocado no brônquio direito seja mais curto, obedecendo à anatomia normal, com ramo para o brônquio esquerdo mais longo.

As próteses impermeabilizadas podem ainda ser úteis nas fístulas traqueobrônquicas e aerodigestivas, por exemplo.

Deve-se saber que as próteses de Dumon® e as de silicone são, em geral, de fácil remoção e podem se deslocar espontaneamente e perder a posição, além de ter um perfil menos favorável (a espessura de suas paredes não é tão fina quanto as autoexpansíveis).

As autoexpansíveis, além do melhor perfil, têm menor ocorrência de migração, devido à força radial centrífuga de suas malhas que as fixam melhor às paredes traqueobrônquicas. No entanto, essas próteses, devido à força radial centrífuga, podem-se incorporar às paredes traqueobrônquicas e daí se tornarem irremovíveis, sendo este o principal motivo para o aforismo "não se colocam próteses autoexpansíveis em doenças benignas". Claro que há exceções.

Por isso a broncoscopia é útil não só para o diagnóstico o mais esclarecedor possível, disponibilizando características da ET, como para dar início a um tratamento. Para a dilatação, utilizam-se técnicas endoscópicas, como uso de velas metálicas de Jackson, precedida ou não do uso de eletrocautério para romper fibroses ou anéis ou segmentos estenóticos. Para a retirada de granulomas, podem-se usar *laser*, crioterapia, coagulador de plasma de argônio (Argon Plasma Coagulator, Erb APC 300®), terapia fotodinâmica (PDT), braquiterapia, alças de polipectomia (eletrocautério). Se há ainda muita atividade inflamatória e com a previsão de que será duradoura, opta-se pela colocação de órtese de silicone, ou tubo em T de Montgomery, que tem um ramo que emerge por traqueostomia (o ramo horizontal) e outro ramo (o vertical), a ponte de comunicação da laringe com a traqueia distal à obstrução, o que permite a fonação se ocluído o ramo horizontal. É observação empírica que, em cerca de seis meses, a reação inflamatória se amaina e se estabiliza, permitindo a simples retirada do tubo em T, mas sempre com nova avaliação para a conduta definitiva, se cirúrgica, com ressecção do segmento de traqueia irrecuperável e anastomose terminoterminal ou, se ambulatorialmente, com dilatações endoscópicas periódicas.

> **ATENÇÃO!**
>
> A fase com a presença de atividade inflamatória, granulomas, friabilidade e hiperemia contraindica a operação de ressecção por risco aumentado de reestenose, e a operação definitiva só deve ser realizada quando houver regressão dessas alterações inflamatórias, em geral em seis meses, às vezes com o uso de cortisonas.

Para a dilatação endoscópica, utilizam-se velas metálicas de Jackson precedidas ou não de ressecção de anéis fibróticos duros, com o eletrocautério. A crioterapia, ainda indisponível em nosso meio, parece bem eficaz na ressecção de tecido de granulação e massa tumoral friável e facilmente sangrante.

O tratamento das ET é sempre cirúrgico na falha do tratamento endoscópico, e o planejamento da melhor abordagem dependerá de cada caso no momento da apresentação.

Debelada a atividade inflamatória, a cirurgia de ressecção do segmento estenótico, seguida de anastomose traqueotraqueal, é a mais recomendada e considerada tecnicamente viável se o comprimento a ser ressecado não exceder a 40% (doenças benignas) ou 50% (doenças malignas) do comprimento total da traqueia (do bordo superior do primeiro anel traqueal, até o vértice do ângulo traqueobrônquico, em geral, alguns mm acima da carina).

Na avaliação pré-operatória, são muito importantes os seguintes parâmetros: grau de estenose; calibre do segmento estenótico; calibre do segmento normal; medida da distância das várias referências anatômicas entre si, como fenda glótica, borda superior e inferior da cricoide, da borda do 1º anel traqueal, do eventual traqueostoma, em relação às áreas alteradas, da carina e da região da junção traqueobrônquica, em geral pouco acima do nível da carina. Nos portadores de cifose dorsal, os cálculos devem ser ainda mais acurados, para se evitar a tensão na anastomose terminoterminal da traqueia. É recomendado que essa avaliação seja o mais próximo do dia da operação e, se possível, que aconteça também na sala cirúrgica, imediatamente antes do início da operação, sempre comparando com as imagens de reconstrução tridimensional tomográfica, se disponível.

Nas obstruções subtotais, é comum o encontro de secreção purulenta pela má drenagem de secreções por infecções pulmonares a jusante da obstrução (pneumonia pós-obstrutiva); e a desobstrução, ainda que parcial, favorece o tratamento definitivo a seguir, evitando a atuação cirúrgica em território contaminado ou infectado.

Quando há lesão tumoral suboclusiva da traqueia, às vezes até a biópsia está contraindicada, na medida em que o sangramento decorrente da biópsia poderia causar súbita piora da obstrução, pondo em risco a vida do paciente. Diante disso, impõe-se a necessidade de tunelização do lúmen traqueal, seja com o uso do *laser*, crioterapia, exérese com eletrocautério, ou coagulador de plasma de argônio. Ao se proceder à ressecção endoscópica de tumores suboclusivos de traqueia, de natureza desconhecida, às vezes, o anatomopatológico a seguir revela um tumor de baixa malignidade, como alguns sarcomas, por exemplo. Nessa eventualidade, em que a cirurgia é realizada assim que possível, a extensão de ressecção é bastante curta, propiciando melhores resultados per e pós-operatórios. Entretanto, tumores aparentemente não tão agressivos (p. ex.: o tumor adenocístico, carcinoide sem atipia), às vezes, merecem especial atenção. O tumor adenoide cístico ou adenocístico pode desenvolver embolia de células neoplásicas e são perceptíveis em vasos sanguíneos em trajeto ascendente, tortuosos, centrífugos em relação ao tumor. A biópsia seriada desses vasos serpiginosos, vasos geralmente aberrantes, com frequência revela embolia de células neoplásicas, podendo comprometer o sucesso da cirurgia pretensamente oncológica e curativa.

Mais difícil é abordar ET complexas ou aquelas com recidiva, mesmo após tratamento cirúrgico, e cada caso deverá ser devidamente avaliado para a conduta mais acertada, sujeitando-se a situações, por vezes, dramáticas, mesmo em se tratando de ET benignas.

TRATAMENTO PROFILÁTICO DAS ET

A maioria das ET benignas secundárias à intubação e traqueostomia é iatrogênica ou decorrente da má assistência dispensada aos pacientes, enquanto intubados e mesmo após extubados.

O paciente extubado deve ser alertado quanto à possibilidade de desenvolver ET, nos primeiros seis meses, principalmente se a intubação foi traumática, prolongada e com probabilidades de lesões laringotraqueais.

Escolha da cânula de intubação adequada: calibre, tipo de cânula, não tão rígida, de perfil fino (entende-se como perfil a espessura da parede da cânula e sua rigidez que piora a agressão proporcionalmente), dotada de balonete mais longo, maior e macio, para melhor distribuição da pressão, minimizando o efeito isquêmico nocivo, ao mesmo tempo em que evita a fuga aérea.

Cuidados com a sonda do paciente intubado: frequente e permanente medida da pressão do balonete da sonda, pois há uma tendência à hiper-insuflação dos balonetes, a fim de se evitar o escape aéreo. Manutenção da cânula de intubação em posição adequada, isto é, remanejamento da posição de toda a tubulação que se estende do respirador até a cânula traqueal, deixando-a na posição mais neutra possível, sem tencionar em nenhum sentido (lateralidade e axial).

Cuidar para que a indicação de traqueostomia não seja tardia, ao se avaliar quão duradoura será a necessidade de manter o paciente intubado. A traqueostomia precoce, nessas eventualidades, além de facilitar o manejo das vias aéreas inferiores (VAI) (higienização da cânula e das secreções), diminui o espaço morto, reduz o segmento de eventual ET por reduzir o comprimento da cânula, causar menos desconforto ao paciente, lesionar menos a laringe e a subglote, ser menos suscetível de perda do ponto de neutralidade nos movimentos da cabeça do paciente e nas mudanças de decúbito rotineiras, dentro de uma UTI.

Sedar o paciente para que não faça movimentos impróprios que removam a sonda e as tubulações condutoras de gases, do ponto de neutralidade, fazendo a sonda ser tracionada viciosamente e causar atritos assimétricos, levando a trauma na parede laringotraqueal.

REVISÃO

- A maioria das ET é de causa iatrogênica, como sequela de intubações e traqueostomias.
- A sistemática prevenção dos fatores agressivos indutores da ET deve fazer parte dos protocolos nos cuidados do paciente intubado ou traqueostomizado.
- Pacientes com elevada probabilidade de necessitar de respiração artificial prolongada devem ser submetidos à traqueostomia precoce e com a devida técnica para minimizar a ocorrência de estenoses, por exemplo, a retirada de um pequeno segmento do anel cartilagíneo no espaço eleito da traqueostomia.
- Sempre orientar familiares e cuidadores de pacientes que foram intubados durante qualquer tempo, nos primeiros seis meses após a extubação ou mesmo ainda traqueostomizados, a executar uma broncoscopia antes da alta hospitalar, se houver indícios de ET em curso.
- Alertar e orientar familiares e cuidadores dos pacientes intubados a respeito dos principais sinais e sintomas indicadores de ET em curso.

LEITURAS SUGERIDAS

Forte V, Ota LH, Kier G, Bueno CE. Tratamento de urgências das obstruções laringotraqueais. In: Burihan E, editor. Emergências em cirurgia. São Paulo: Savier; 1995. p. 119-24.

Grill HC, Donahue DM, Mathisen DJ, Wain JC, Wright CD. Postintubation tracheal stenosis: treatment and results. J Thorac Cardiovasc Surg. 1995;109(3): 486-92.

Minamoto H, Samano MN, Tedde ML. Estenoses traqueais benignas, malignas e congênitas. In: Cukier A, Godoy I, Pereira MC, Fernandes PP, editores. Pneumologia: atualização e reciclagem. Rio de Janeiro: Elsevier; 2010. p. 477-492.

Mulder DS, Ratnani S. Tracheobronchial trauma. In: Pearson FG, Deslauriers J, Ginsberg RJ, Hiebert CA, Mc-Kneally MF, Urschel HC, editors. Thoracic surgery. New York: Churchill Livingstone; 1995. p. 1543-54.

Wain JC Jr. Postintubation tracheal stenosis. Sem Thorac Cardiovasc Surg. 2009;21(3):284-9.

315

CORPOS ESTRANHOS

■ LUIZ HIROTOSHI OTA

A rigor, normalmente, apenas o ar inalado penetra a via aérea – tudo o mais seria anormal, portanto corpo estranho (CE) às vias aéreas. Diz-se que algo penetrou a via aérea, ou ocorreu a aspiração de corpo estranho (ACE), quando esse algo avançou, além das pregas vocais, a fenda glótica.

A criação da broncoscopia foi fruto da necessidade por falha na retirada de um CE aspirado pelas técnicas da época. Até 1897, na Alemanha, quando do diagnóstico de CE em vias aéreas, a conduta era, em última instância, executar a traqueostomia, por meio da qual se tentava a retirada do CE. Os insucessos eram muitos e, às vezes, fatais. Coube a Gustav Killian, otorrinolaringologista, em 1897, retirar o primeiro CE de brônquio direito sob visão direta, utilizando um esofagoscópio rígido de iluminação artificial. Por mais de uma década, a retirada de CE era o único aplicativo da nascente broncoscopia.

A possibilidade de se examinar as vias aéreas inferiores (VAI) (abaixo da laringe), associada aos avanços científicos, ampliou, sobremaneira, os métodos diagnósticos e terapêuticos. De tubo rígido metálico com iluminação rudimentar, chegou-se atualmente ao videoendoscópio rígido ou flexível.

A ACE pode ocorrer em qualquer fase da vida, mas os extremos, crianças até 3 a 4 anos e idosos estão mais sujeitos.

A ACE representa 7% dos óbitos em crianças de até 4 anos de idade, e 80% deles ocorrem em menores de 3 anos, com pico máximo no 2º ano de vida. Nessa fase da vida, as crianças levam à boca alimentos e objetos como forma de explorar o ambiente, ainda sob incompleto desenvolvimento dos dentes molares e da mastigação, limitando sua capacidade de autoproteção. Às vezes, elas são até estimuladas à distração, durante a alimentação, quando brincam, falam, riem, choram, tossem e espirram. Esse comportamento é piorado pelo convívio com educadores despreparados para o ensino tão básico de como e de que se alimentar em cada fase da vida. Irmãos, apedeutas ainda, podem introduzir alimentos e objetos na boca do menor, sem que os cuidadores percebam. Crianças muito pequenas, deixadas em decúbito dorsal, e não lateral, logo após uma mamada, podem, durante um episódio manifesto de refluxo gastresofágico (RGE), aspirar o refluxato.

> **ATENÇÃO!**
>
> Embora sem comprovação, muitas mortes súbitas em berçários e residências podem ser consideradas a ponta do *iceberg* das inúmeras circunstâncias de risco, em razão do RGE, e não seria demais supor que com idosos e enfermos aconteça algo semelhante.

De modo geral, na ACE, a razão masculino/feminino varia de 1,7: 1 e 2,4: 1, entre crianças. Segundo alguns autores, nesses pacientes, parece não haver maior acometimento do brônquio direito em relação ao esquerdo, como ocorre no paciente adulto. Entretanto, em uma revisão de 12.979 casos infantis, Fidkowski e colaboradores[1] observaram que, em 81% deles, o CE era orgânico (castanhas, nozes, sementes e grãos), alojado em árvore brônquica, sendo que 52% no brônquio direito e 33% no esquerdo, 11% eram radiopacos e a radiografia foi considerada normal em 17%.

Na criança, a ACE guarda relação com erro na educação e prevenção.

A natureza de CE varia de acordo com as peculiaridades alimentares e culturais. Nos países ocidentais, os CE mais frequentes são grãos, como amendoim e cereais. Em alguns locais do oriente, o predomínio é de semente de melancia.

A ACE pelo adulto é menos frequente, correspondendo a cerca de 0,2% dos pacientes que se submeteram a broncoscopias e a natureza do CE é bem mais variável, desde pregos, alfinetes, em jovens ou em adultos de meia idade, estando relacionados ao tipo de atividade (marceneiros, carpinteiros, sapateiros, costureiros e alfaiates têm o hábito de manter objetos e utensílios na boca). CE como dentes ou próteses dentárias, ou parte deles, estão mais relacionados a traumas craniofaciais ou a procedimentos dentários.

Problemas neurológicos, parkinsonismo, alterações do estado de consciência (traumas, convulsões, acidente vascular cerebral [AVC], abuso de álcool e uso de sedativos), maus hábitos culturais ou costumes que valorizam comer rápido, ansiedade, abocanhar grandes volumes de alimento, não mastigar o suficiente, dentição inapropriada ou mal conservada, falar com alimento na cavidade bucal, refeições copiosas perto do momento de se deitar, tempo de esvaziamento gástrico retardado, espirros e tosses enquanto os alimentos ainda estão na orofaringe expõem o paciente à ACE. Alterações no reflexo de deglutição; síndromes disfágicas como ocorrem no diabético (esofagogastropatia diabética); megaesôfago, chagásico ou não; divertículo de Zenker; infecções e úlceras do esôfago; alguns medicamentos ulcerogênicos no esôfago; doença péptica gastroduodenal; colelitíase; e doença do refluxo gastresofágico (DRGE) estão mais relacionados à aspiração de alimentos.

> **ATENÇÃO!**
>
> Tanto o espirro como a tosse são precedidos de uma inspiração muitas vezes forçada e pode ocorrer a aspiração do alimento presente na orofaringe e na hipofaringe.

Tampinhas de canetas, pequenos objetos, peças que se soltam de brinquedos, bolinhas e balinhas são frequentemente levados à boca pelas crianças, por falha na atenção dos seus e falha na orientação dos fabricantes desses produtos que serão utilizados por crianças, expondo-as à ACE.

Em Israel, campanhas públicas (TV, rádio, jornais, entrevistas em programas educacionais), entre 1982 e 1983, reduziram a ocorrência de ACE em 35%.

■ FISIOPATOLOGIA

A maioria dos CE é expelida espontaneamente pelo reflexo da tosse, mas em uma significante parcela, o CE impacta-se na via aerodigestiva e os sintomas podem simular asma, pneumonia, difteria e infecções de vias aéreas superiores (VAS).

Em geral, à aspiração do CE, o 1º sintoma é o acesso de tosse de intensidade, frequência e grau variáveis, com ou sem dispneia, síncope e podendo até ser fatal. Sobrevivendo à tosse inicial, o CE pode se alojar em alguma parte da árvore traqueobrônquica, com potencial acalmia dos sintomas e o reflexo da tosse diminui em frequência e intensidade por tempo muito variável, até de décadas. Esses casos, são diagnosticados em decorrência das complicações tardias que assomam nos brônquios e pulmões distais, entrando na 3ª fase, a das complicações decorrentes da obstrução brônquica, erosão do epitélio respiratório, inflamações, infecções, febre, pneumonia, atelectasia, bronquiectasia, abscesso no campo respiratório, halitose, toxemia, arritmia cardíaca, dor torácica, septicemia, pneumonia de repetição, descompensação de diabetes melito (DM), comprometimento do crescimento e desenvolvimento e escolioses. Podem ocorrer outras alterações detectáveis em radiografias torácicas, como a elevação (atelectasia) ou rebaixamento (hiperinsuflação, por mecanismo valvar) da cúpula frênica do lado acometido e escoliose antes inexplicada.

> **ATENÇÃO!**
>
> O CE é sempre um objeto, seja líquido ou sólido, seja orgânico, inorgânico (metálico ou não) e de tamanho variado. Por isso que, à ACE, dependendo da natureza do produto aspirado, pode suceder-se uma variedade grande de sintomas.

Se o CE é de material orgânico, este pode sofrer deterioração, putrefação, liberar produtos que causam irritação na mucosa respiratória, provando sintomas de infecção de vias aéreas. Materiais inorgânicos, como metais oxidáveis, baterias de relógio ou similares, também podem causar lesão química e até queimaduras no epitélio respiratório. À reação inflamatória, pode-se suceder obstrução total da via aérea, provocando atelectasia; ou quando a obstrução é parcial, com mecanismo valvar, levar-se à hiperinsuflação do segmento afetado, com evolução fatal se ocorrer pneumotórax hipertensivo. A putrefação e o abscesso pulmonar, causas de supuração pulmonar, explicam a halitose.

O ácido aracdônico, presente no amendoim e em contato com a mucosa brônquica, causa uma inflamação conhecida como bronquite araquídica, às vezes em poucas horas.

■ QUADRO CLÍNICO

Presenciar um episódio de sufocamento, com ataque súbito de tosse, com, ou sem, dispneia, com, ou sem, cianose, em uma criança hígida previamente, constitui uma importantíssima evidência de ACE, confirmada em até cerca de 80 a 90% das vezes. O sufocamento, por si só, mesmo em episódio único, é considerado como o mais significante sinal/sintoma denunciador de ACE (Quadro 315.1) e torna mandatória a execução da broncoscopia imediata, mesmo na ausência de alteração radiológica, tomográfica, ou de outras alterações clínicas que podem chegar a cerca de 40%.

> **ATENÇÃO!**
>
> É da maior importância, durante a fase do interrogatório complementar em um atendimento rotineiro ou não, que o médico vasculhe a ausência ou presença de algum episódio de sufocamento, nem sempre devidamente valorizado pelos familiares e cuidadores do paciente.

QUADRO 315.1 ■ Sinais e sintomas que sugerem a ocorrência de ACE
• História de sufocamento/asfixia • Broncoespasmo/sibilância recorrente • Hemoptise • Tosse crônica • Diminuição do murmúrio vesicular unilateral • Hiperinsuflação (ou represamento aéreo) localizado, em um dos pulmões • Pleurisia • Atelectasia • Pneumotórax • Pneumomediastino/enfisema subcutâneo • Pneumonia de repetição e se no mesmo lobo ou segmento • Bronquiectasia (supuração, halitose) • Abscesso pulmonar (supuração, halitose)

Com o interrogatório complementar direcionado, Blazer e colaboradores,[2] concluíram que, em até 18% das vezes, a procura por um pronto-socorro ocorreu mais de um mês após a ACE, e o sufocamento estava presente em 73%. Segundo Wiseman,[3] a ausência de sufocamento ou de asfixia foi relacionada ao retardo no diagnóstico.

■ DIAGNÓSTICO

Na suspeição de ACE, a radiografia torácica, especialmente em apneia inspiratória e expiratória (incidências em PA e P, respectivamente, posteroanterior e perfil) é imprescindível, principalmente se o CE não for radiopaco. A tomografia computadorizada (TC) do tórax pode ser também necessária.

Em crianças pequenas, quando é difícil obter radiografias em apneia inspiratória e expiratória, aproveita-se o momento do choro e tomam-se radiografias sequenciais, na esperança de que se possam obter as imagens desejadas.

- Há escolas tradicionais que recomendam a broncoscopia rígida (que exige anestesia geral) como primeiro exame/procedimento, por permitir o diagnóstico e o tratamento, com excelente resultado em mãos experientes.
- Há um segundo grupo que prefere, inicialmente, a broncoscopia flexível (em geral, realizável sob anestesia local e sedação), por reduzir custos e tempo de internação hospitalar.
- Um terceiro grupo prefere a broncoscopia flexível, sob intubação traqueal (anestesia geral).

Qualquer que seja a opção, a broncoscopia tem finalidade diagnóstica e terapêutica. Muitos dos autores que preconizam preferencialmente a broncoscopia flexível convertem-se à broncoscopia rígida em três circunstâncias, a saber: asfixia, CE radiopaco e redução da ventilação pulmonar unilateral associada a enfisema do mesmo lado, ou seja, na obstrução parcial com mecanismo valvar.[4]

■ TRATAMENTO

Consiste na retirada do CE e no restabelecimento das condições normais. Se houver complicação irreversível (bronquiectasia e abscesso), pode ser necessária a cirurgia de ressecção pulmonar. Cada vez menos tem sido necessário realizar a broncotomia para a retirada de um CE por falha da retirada via broncoscópica.

COMENTÁRIOS E DETALHES PRÁTICOS DO TRATAMENTO

Influenciam, se não determinam o tratamento a se empregar, o quadro clínico do paciente (complicações gerais, circunstâncias), a natureza do CE, as complicações locais, o caráter do atendimento (urgência ou emergência) e as condições de trabalho do local quanto a recursos materiais e humanos.

É essencial que um serviço que atenda pacientes com ACE seja dotado de adequado recurso humano e material.

A infraestrutura hospitalar é de suprema importância no tratamento de pacientes com ACE. A diligência, a atitude e a competência de todos, dos médicos (cirurgião, endoscopista, anestesiologista, radiologista), enfermeiros e técnicos em radiologia, bem como dos funcionários, concorrem para os bons ou maus resultados do serviço.

ATENÇÃO!

Toda a equipe de trabalho é determinante no sucesso terapêutico, mas o anestesiologista desempenha papel fundamental, disputando o mesmo espaço com o endoscopista na cabeceira do paciente e deve criar e dar condições para que o colega possa trabalhar, ainda que por períodos fracionados e intermitentes.

A pressão de insuflação dos gases inalatórios conspira contra, com a tendência de empurrar o CE para periferia, forçando o uso de técnicas anestésicas de baixa pressão e alta frequência do respirador, tudo a seu tempo, conduzido o procedimento atenta e harmonicamente, de preferência até sem comunicação oral. Na sala de procedimentos, quanto mais silêncio, maior a qualidade do atendimento prestado, indicando harmonia entre os integrantes. A era do videoendoscópio veio aperfeiçoar a realização do trabalho, pois todos podem participar do procedimento, passo a passo, acompanhando, em tempo real, seu desenrolar, permitindo a melhor colaboração individual, com cada profissional consciente e focado no desempenho de seu papel.

Há uma grande variedade de endoscópios flexíveis ou rígidos, de calibres diferentes, dotados de vídeo e pinças, alça de polipectomia, cateteres balonados, basket, dispositivos de crioterapia e eletromagnéticos, concebidos para os diferentes tipos de CE.

A sala deve dispor de mais de um aparelho de aspiração, um para o endoscopista e outro para o anestesiologista.

No paciente em sufocamento, o tratamento é emergencial. Se ele se apresenta em parada respiratória, é evidente que as manobras de reanimação são as primeiras e, tão logo possível, retira-se o CE. A tendência é que, como regra, tente-se não fragmentar o CE para evitar que frações menores se encaixem em brônquios mais periféricos. Às vezes, porém, o CE causa a insuficiência respiratória (IRp), por obstruir a traqueia e, em um primeiro momento, como tática, tenta-se removê-lo para um dos brônquios ou, se possível, fragmentá-lo para permitir a respiração, que, restabelecida, permite, em segundo passo, a apreensão e retirada ou remoção do CE fragmentado. Grão inteiro de amendoim pode obstruir totalmente a traqueia de crianças pequenas e não deixa espaço para manobras dos instrumentos endoscópicos. Nesse caso, empurra-se o grão para um dos brônquios, recrutando-se um dos pulmões para recuperação da função respiratória, seguida de fragmentação do grão, aplicando-se-lhe um golpe com uma pinça de biópsia endoscópica. O grão de amendoim parte-se em dois, em geral, agora menores e mais manejáveis com instrumentos adequados para cada caso.

No paciente em choque toxicoinfeccioso, mantido e piorado pela presença do CE, as medidas de combate podem ser superpostas ou antepostas à retirada do CE.

Há CE que promove, pela inflamação e granuloma, lesões facilmente sangrantes ou obstruções proximais a ele, o que obrigaria ao uso prévio (discutível) e posterior à broncoscopia de cortisonas, eletrocautério para a lise de fibroses brônquicas que impedem a retirada do CE.

DIAGNÓSTICO E TRATAMENTO

Há CE de tamanho tão grande que o espaço da fenda glótica não permite a sua retirada, obrigando a realização de uma traqueostomia por onde ele é retirado o CE.

O CE que fica solto na via aérea é mais facilmente retirado, e o endoscopista tem à disposição mesas cirúrgicas (radiotransparentes) que apresentam movimentos de lateralidade e de Trendelenburg, fazendo o CE deslocar-se para áreas de maior facilidade no manejo dos instrumentos.

■ COMPLICAÇÕES DO TRATAMENTO

Mesmo com os melhores serviços, podem ocorrer complicações, desde a falha na retirada do CE, até a morte, sendo os mais frequentes: laringite; laringospasmo; broncoespasmo; atelectasia; pneumonia; febre; asfixia; infecções; pneumotórax hipertensivo; choque cardiogênico isquêmico; lesões cerebrais isquêmicas; lacerações traqueobrônquicas; e outros dependentes das particularidades de cada caso.

PROFILAXIA

São exemplos de profilaxia: campanhas educacionais em toda a mídia, visando aos cuidadores, familiares, potenciais vítimas de ACE, como crianças e idosos; exigir maior controle das indústrias de produtos causadores de ACE; não permitir a exposição a conhecidos objetos que frequentemente têm sido CE; promover orientações a berçários, escolas infantis e a todos os profissionais envolvidos no ensinamento da forma para se alimentar, do alimento que se oferece em cada fase da vida, da necessidade de adequada mastigação; e proceder à correção ou ao controle de eventuais doenças e comorbidades, como diabetes, dentição, síndromes disfágicas, rinites, faringites, sinusopatias.

REVISÃO

- A história clínica típica de ACE é facilmente evidenciada, diferindo da história atípica, devendo o médico saber dirigir o interrogatório complementar, indagando sobre a existência de sufocamento e tosse súbitos em algum momento da vida.
- A apresentação clínica pode ser tardia, e o quadro polimórfico, como febre, arritmia cardíaca, síndrome de supuração pulmonar, atelectasia ou o contrário, hiperinsuflação pulmonar.
- Na suspeição de ACE, deve-se comprovar ou excluir a hipótese.
- Radiografias normais não excluem a ACE, devendo-se sempre executar radiografias em PA e P, e o paciente em apneia inspiratória e expiratória.
- Na emergência, nem sempre se dispõe de todos os recursos humanos e materiais, mas serviços terciários devem disponibilizar equipes treinadas e prontas.
- Se o serviço médico não estiver devidamente apto e o paciente com ACE estiver em condições clínicas estáveis, sem maiores riscos durante o transporte, este deve ser levado a centros com melhores recursos humanos e materiais.
- O mais importante é a atuação profilática, com amplas campanhas educacionais dirigidas para sensibilizar e conscientizar tanto os cuidadores como os fabricantes de alimentos e objetos direcionados a potenciais vítimas de ACE.

■ REFERÊNCIAS

1. Fidkowski CW, Zheng H, Firth PG. The anesthetic considerations of tracheobronchial foreign bodies in children: a literature review of 12979 cases. Anesth Analg. 2010;111(4):1016-25.
2. Blazer S, Naveh Y, Friedman A. Foreign body in the airway. A review of 200 cases. Am J Dis Child. 1980;134(1):68-71.
3. Wiseman NE. The diagnosis of foreign body aspiration in childhood. J Pediatr Surg. 1984;19(5):531-5.
4. Martinot A, Closset M, Marquette CH, Hue V, Deschildre A, Ramon P, et al. Indications for flexible versus rigid bronchoscopy in children with suspected foreign body aspiration. Am J Respir Cri Care Med. 1997;155(5):1676-9.

■ LEITURA SUGERIDA

Rodríguez H, Passali GC, Gregori D, Chinski A, Tiscornia C, Botto H, et al. Management of foreign bodies in the airway and oesophagus. Int J Pediatr Otorhinolaryngol. 2012;76 Suppl 1:S84-91.

316

DOENÇA PULMONAR OBSTRUTIVA CRÔNICA*

■ OLIVER A. NASCIMENTO

■ JOSÉ R. JARDIM

A doença pulmonar obstrutiva crônica (DPOC) é caracterizada pela presença de obstrução crônica do fluxo de ar, não totalmente reversível, causada por uma resposta inflamatória anormal dos pulmões à inalação de partículas ou gases nocivos. Apesar de progressiva, pode ser prevenida e tratada.

O tabagismo é o principal fator de risco, responsável por cerca de 80 a 90% dos casos de DPOC. Entretanto, nem todos os tabagistas desenvolvem a DPOC, motivo pelo qual fatores individuais ainda não totalmente conhecidos estão envolvidos no aparecimento da doença. Apenas 25 a 40% dos tabagistas a desenvolvem. Outros fatores etiológicos incluem fumaça de lenha ou de outras biomassas e substâncias quimicas

A fisiopatologia da DPOC têm três mecanismos principais de manifestação da doença: inflamação, desequilíbrio entre proteases e antiproteases e estresse oxidativo. Eles levam à inadequação da relação ventilação-perfusão, hiperinsuflação pulmonar estática e dinâmica e são responsáveis pelo aparecimento dos sintomas.

Pacientes com DPOC têm maior risco de osteoporose, depressão, doenças cardiovasculares, neoplasia pulmonar e doença do refluxo gastresofágico (DRGE).

■ QUADRO CLÍNICO E DIAGNÓSTICO

A anamnese é importante para suspeitar do diagnóstico de DPOC cujos sintomas são insidiosos, geralmente se iniciando com tosse e expectoração progressivas. Apesar de frequentes, os sintomas são pouco referidos pelos pacientes, pois fazem parte do seu dia a dia, e são considerados "pigarro do fumante". É necessário questionar ativamente os pacientes a respeito dessas manifestações.

A dispneia apresenta caráter progressivo, inicialmente aos grandes esforços (subir ladeira ou escada); posteriormente, aos médios (trocar de roupa, tomar banho, caminhar no plano) e pequenos (higiene pessoal, caminhar dentro de casa, alimentar-se). Habitualmente, a dispneia surge depois da tosse e expectoração. Por serem pacientes com mais de 40 anos e sedentários, o cansaço é atribuído à idade ou ao sedentarismo. A dispneia leva ao estilo de vida sedentário, reduzindo a capacidade física, dimi-

---

*Agradecemos a colaboração do Dr. Amilcar Marcelo Bigatão nas edições passadas.

nuindo a realização das atividades diárias, chegando, em casos de doença muito grave, a restringir o paciente ao leito.

Esses sintomas podem cursar com períodos de piora clínica, chamados de exacerbações, caracterizadas por aumento de tosse, mudança na cor da expectoração para amarelo ou esverdeado e aumento da dispneia.

O diagnóstico da DPOC definido pela Sociedade Brasileira de Pneumologia e Tisiologia, Documento GOLD e Diretrizes da Sociedade Latinoamericana de Tórax (ALAT), baseia-se em sintomas, epidemiologia e espirometria.[1,2] O diagnóstico pela espirometria é caracterizado pela relação entre o volume expiratório do $1°$ segundo (VEF_1) e a capacidade vital forçada (CVF), pós-broncodilatador menor do que 0,70. Esse valor fixo da relação pode subestimar o diagnóstico em indivíduos mais jovens e superestimar o diagnóstico em idosos, devido às alterações nas propriedades elásticas dos pulmões com o aumento da idade. O ideal é utilizar o valor individualizado calculado para idade, sexo e altura.

Deve-se solicitar na consulta inicial uma radiografia torácica, nas posições posteroanterior e perfil, não para diagnóstico da DPOC, mas para afastar outras doenças pulmonares, principalmente a neoplasia, e servir para eventuais futuras comparações.

O estadiamento da DPOC pode ser realizado de acordo com o grau de limitação do fluxo de ar em razão da praticidade. É dividido em quatro níveis de gravidade (sempre com a relação $VEF_1/CVF < 0,70$):

- Estádio I (leve): $VEF_1 > 80\%$ do previsto;
- Estádio II (moderado): $80\% < VEF_1$, previsto $\geq 50\%$;
- Estádio III (grave): $50\% < VEF_1$, previsto $> 30\%$;
- Estádio IV (muito grave): $< 30\%$ do previsto ou $50\% < VEF_1$, previsto $> 30\%$, com sinais de insuficiência respiratória (IRp) e/ou insuficiência ventricular direita.

A classificação ideal é associar o grau de dispneia, avaliado pela Escala Medical Research Council modificada (mMRC), o escore da qualidade de vida, avaliada pelo COPD Assessment (CAT) e o número de exacerbações no ano anterior. A Escala mMRC modificada varia de 0 a 4, em que o valor maior indica mais dispneia. O CAT varia de 0 a 40; quanto maior o índice, pior a qualidade de vida.

Assim, a classificação pode ser resumida em quatro estádios:

- **A (leve)**: pacientes com zero ou uma exacerbação no ano anterior, pouco sintomáticos com mMRC 0-1 ou CAT < 10. Também chamados de baixo risco e pouco sintomáticos.
- **B (moderado)**: pacientes com zero ou uma exacerbação no ano anterior, mas sintomáticos com mMRC $\geq$ 2 ou CAT > 10. Também chamados de baixo risco e muito sintomáticos.
- **C (grave)**: pacientes com duas ou mais exacerbações no ano anterior, pouco sintomáticos com mMRC 0-1 ou CAT < 10. Também chamados de alto risco e pouco sintomáticos.
- **D (muito grave)**: pacientes com duas ou mais exacerbações no ano anterior, mais sintomáticos com mMRC $\geq$ 2 ou CAT > 10. Também chamados de alto risco e muito sintomáticos.

■ TRATAMENTO

O tratamento visa a diminuir os sintomas, aumentar a capacidade física, melhorar a qualidade de vida, diminuir a progressão da doença (diminuir a taxa de declínio do VEF_1), evitar exacerbações e internações e aumentar a sobrevida. Como na maioria das doenças crônicas, mudanças nos hábitos de vida é um item obrigatório. Define-se estabilidade clínica da doença quando os sintomas tosse, expectoração e dispneia não apresentam mudanças nas últimas quatro semanas.

TRATAMENTO NÃO FARMACOLÓGICO

O tratamento não farmacológico sempre inclui a cessação do tabagismo e a orientação nutricional para manutenção do peso ideal (pacientes com índice de massa corporal [IMC] menor do que 21 kg/m^2 têm maior mortalidade do que os acima desse valor).

Independente do grau da doença, é recomendada a vacina anti-influenza anualmente. A vacina antipneumocócica polissacarídea está indicada nos pacientes com mais de 50 anos e um único reforço após os 65 anos. A vacina pneumocócica conjugada 13-valente não necessita desse reforço. Podem ser aplicadas ambas as vacinas: se a primeira tiver sido a polissacarídea, esperar um ano para aplicar a conjugada; se ao contrário, esperar dois meses. Não há evidência para indicar a vacinação contra *Haemophilus influenzae* de rotina em pacientes com DPOC.

A reabilitação pulmonar é um programa multiprofissional de cuidados a pacientes com doença respiratória crônica que inclui recondicionamento físico, apoio psicológico e educação, com o objetivo de otimizar o desempenho físico e social. Está indicada a partir do momento em que é feito o diagnóstico da DPOC, independentemente da gravidade.

TRATAMENTO FARMACOLÓGICO

Broncodilatadores

São a base do tratamento da DPOC. Não há primeira opção de classe de broncodilatadores, apenas é consenso que as xantinas são a última opção. A preferência são os broncodilatadores inalatórios, pois têm muito menos efeitos colaterais do que os orais.

Os broncodilatadores de curta duração são classificados em beta-2 agonistas de curta ação (SABA) e anticolinérgico de curta ação (SAMA). Eles têm início de ação rápida, agindo no alívio de sintomas e na intolerância ao exercício. Estão indicados para os pacientes que apresentam dispneia aos esforços, pois o uso antes dos esforços reduz a hiperinsuflação dinâmica e melhora a capacidade para o exercício. Entretanto, a vigência do efeito é de cerca de quatro horas, com indicação para tratamento somente dos pacientes sem dispneia persistente. Para os pacientes que já utilizam broncodilatadores de longa duração, os de curta duração podem ser prescritos antes dos esforços para reduzir a hiperinsuflação dinâmica.

Os SABAs são fenoterol, salbutamol e terbutalino, e o SAMA, o ipratrópio. Estão disponíveis na forma de aerossol dosimetrado (fenoterol, 100 μg/dose ou 200 μg/dose; salbutamol, 100 μg/dose; e o ipratrópio, 20 μg/dose) e na forma líquida, para nebulização, devendo-se observar a dose máxima de até 20 gotas de fenoterol ou salbutamol por nebulização (raramente se atinge dose tão alta de SABA por nebulização, por intolerância ou efeitos colaterais) e 40 gotas de ipratrópio; salbutamol e terbutalino também estão disponíveis VO, mas são pouco usados. O terbutalino é um beta-2-agonista de curta duração usado via injetável (SC ou EV) em hospitais nas urgências, mas também de pouca utilidade. Existe a associação de fenoterol e ipratrópio em um mesmo dispositivo, sendo recomendado porque aumenta a broncodilatação. Para qualquer um deles, são indicadas 2 a 3 inalações a cada seis horas.

Os broncodilatadores de longa ação são usados em pacientes com dispneia persistente e são classificados em beta-2 agonistas de longa ação (LABA) e anticolinérgicos de longa ação (LAMA).

Os LABAs inalatórios isolados são salmeterol, formoterol, indacaterol e olodaterol.

- Salmeterol e o formoterol têm ação por 12 horas e, preferencialmente, usa-se na forma de pó seco (salmeterol em Diskus®, dose de 25 e 50 μg) e formoterol (em Aerolizer® ou Aerocaps®, dose 6 e 12 μg). A posologia recomendada para o salmeterol é 100 μg ao dia e do formoterol 24 μg ao dia, divididos em duas vezes ao dia.
- Indacaterol é um LABA com ação por 24 horas no dispositivo Breezehaler® e apresentações de 150 e 300 μg. A dose terapêutica inicial é de 150 μg e pode-se aumentar para 300 μg se o paciente não apresentar a melhora desejada.

- Olodaterol é um LABA com ação por 24 horas no dispositivo Respimat® e apresentação de 2,5 μg/dose. A dose terapêutica é de 5 μg uma vez ao dia.
- Bambuterol é um beta-agonista utilizado VO, líquido, uma vez ao dia, e pode ser considerado um tratamento alternativo para indivíduos com DPOC que não consigam utilizar medicação via inalatória.

Os LAMAs apresentam duração de ação de 24 horas (administração uma vez ao dia) e são tiotrópio, glicopirrônio e umeclidínio.
- Tiotrópio está disponível no dispositivo Respimat®, devendo ser usadas duas doses de 2,5 μg cada.
- Glicopirrônio está disponível no dispositivo Breezehaler® na dose de 50 μg.
- Umeclidínio tem apresentação de 62,5 μg no dispositivo Ellipta®.

Recentemente foram lançadas duas associações de LAMA e LABA em um único dispositivo inalatório para se obter os benefícios da associação das duas classes de broncodilatadores em uma única tomada diária. São elas:
- Glicopirrônio/indacaterol no dispositivo Breezehaler® na dose de 50/110 μg.
- Umeclidínio/vilanterol no dispositivo Ellipta® na dose de 62,5/25 μg.

Aminofilina, teofilina e bamifilina são broncodilatadores da classe das xantinas, usados VO com efeito broncodilatador inferior em relação aos outros medicamentos e podem ser administrados em pacientes graves já em uso de outros broncodilatadores, ou em casos de dificuldade de administrar a medicação via inalatória. Teofilina e bamifilina têm ação de 12 horas. Apresentam maior ocorrência de efeitos colaterais do que os beta-agonistas e anticolinérgicos.

Corticosteroides

Os corticoides inalatórios (ICS) são recomendados para pacientes com duas ou mais exacerbações no ano anterior e que já estejam utilizando LABA e LAMA. Como a base do tratamento da DPOC é o uso de broncodilatadores, os ICS nunca devem ser usados de forma isolada nos pacientes com DPOC. Por isso, é recomendada a utilização das associações de LABA + ICS no mesmo dispositivo para os pacientes que tenham indicação de receber o ICS.

A associação formoterol e budesonida está disponível nas doses 6/100 μg, 6/200 μg, 12/200 μg e 12/400 μg (dispositivo Aerolizer).

Salmeterol com fluticasona está disponível nas doses 50/100 μg, 50/250 μg e 50/500 μg (pó seco inalado, dispositivo Diskus), e 25/50 μg, 25/125 μg e 25/250 μg (aerossol dosimetrado).

A associação formoterol com beclometasona está disponível na dose 6/100 μg em aerossol dosimetrado ou dispositivo de pó seco com o dispositivo Nexthaler.

O uso de ICS está associado com amento do risco de desenvolver pneumonia nos pacientes com DPOC como efeito de classe medicamentosa, porém sem aumentar a gravidade ou mortalidade; pneumonia prevalece em pacientes maiores de 65 anos e com DPOC mais grave (VEF_1 abaixo de 35%) e menor IMC.

Roflumilaste

O roflumilaste é um inibidor da fosfodiesterase 4, de ação anti-inflamatória sistêmica (devido ao aumento de 3,5 de adenosina monofosfato cíclico [AMPc]), com recomendação de uso em pacientes com tosse e expectoração crônicas e duas ou mais exacerbações no ano anterior, para pacientes que já estão em tratamento com LABA e LAMA. Sua posologia é uma dose VO única de 500 μg ao dia. Os principais efeitos colaterais são diarreia, dispepsia e dor de cabeça. Alguns pacientes podem perder peso. Para diminuir a possibilidade de efeitos colaterais, recomendamos iniciar com um comprimido duas vezes por semana, por 2 a 3 semanas; passar a três comprimidos semanais, por 2 a 3 semanas, e só então passar a um comprimido diário. Em pacientes já em uso de esquema triplo LABA, LAMA e ICS) e que persistem com exacerbações, roflumilaste pode ser associado.

Macrolídeo

Macrolídeos podem ser utilizados pelo seu efeito imunomodulador e não pelo efeito antibiótico. Estudos mais recentes foram com azitromicina e está indicada para pacientes que continuam exacerbando mesmo com terapia inalatória tripla. A seleção dos pacientes deve ser criteriosa devido a seus eventos adversos, como perda auditiva, seleção e resistência bacteriana aos macrolídeos e arritmias cardíacas. O macrolídeo mais utilizado é azitromicina 250 mg três vezes na semana (2ª, 4ª e 6ª feiras, por exemplo).

N-acetilcisteína

Seu uso mais conhecido, como mucolítico, não se mostrou benéfico. Pode ser utilizado como efeito antioxidante, porém ainda sem evidência incontestável. Com uso para ação preventiva de exacerbação, é recomendado na dose de 1.200 mg/dia para pacientes com DPOC, ou 600 mg/dia para os pacientes com bronquite crônica.

Estratificação do tratamento farmacológico de acordo com o perfil dos pacientes

Para pacientes com menor intensidade de dispneia ou apenas para os esforços mais intensos (Grupo A), pode-se optar por broncodilatadores de curta ação apenas para alívio. As opções são uso isolado ou associado de beta-2 agonista de curta ação (SABA) e/ou anticolinérgico de curta ação (SAMA).

Os pacientes com dispneia mais persistente (mMRC ≥ 2) e que não são exacerbadores (Grupo B), pode-se optar por um broncodilatador de longa ação, seja LABA ou LAMA. Não existe diferença entre as duas classes no alívio da dispneia, e a escolha deve ser baseada na experiência do médico discutida com o paciente e o dispositivo inalatório. Se os pacientes não apresentarem a resposta desejada, associa-se as duas classes de broncodilatadores (LABA + LAMA).

Para os pacientes com pouca dispneia, mas que têm histórico de exacerbações no ano anterior (Grupo C), pode-se optar pelo LAMA ou pela associação de LABA com o ICS (LABA/ICS). Se não apresentar a melhora desejada, pode-se trocar para LAMA + LABA ou associar a terapia tripla com LAMA+LABA+ICS

Para os pacientes com mais dispneia e com histórico de exacerbações no ano anterior (Grupo D), pode-se optar pela associação LAMA + LABA ou pela associação de LABA com o ICS (LABA/ICS) ou LAMA isolado. Se não apresentar a melhora desejada, pode-se trocar para terapia tripla com LAMA + LABA + ICS; e se estiver usando LAMA isolado, associar LAMA + LABA e depois passar para terapia tripla se persistir exacerbando. Caso os pacientes apresentem exacerbações mesmo em terapia tripla, pode-se associar roflumilaste ou azitromicina.

Oxigenoterapia

Deve-se sempre avaliar a oximetria de pulso (saturação periférica da hemoglobina pelo oxigênio [SpO_2]) nas consultas, se ela estiver abaixo de 88%, solicitar uma gasometria arterial (GA). A oxigenoterapia está indicada em pacientes que tenham na GA a pressão parcial arterial de oxigênio (PaO_2) igual ou menor do que 55 mmHg em repouso ou saturação (SaO_2) igual ou menor do que 88%; ou quando a PaO_2 estiver entre 56 e 59 mmHg com evidências de *cor pulmonale* ou policitemia. Também se pode ofertar oxigênio suplementar aos pacientes que apresentam importante dessaturação ao exercício ou durante o sono.

O oxigênio pode ser fornecido por meio de cilindros (grandes ou pequenos), concentradores e na forma líquida. A última é a que permite maior mobilidade ao paciente, entretanto, é a forma de maior custo e menor disponibilidade. O fluxo de oxigênio deve ser titulado com oxímetro de pulso, mantendo a SpO_2 igual ou maior de 90%. Na prática, aumenta-se o fluxo em 1 L/min durante o sono e em 2 L/min para esforços físicos, como banho e caminhar. O adequado, entretanto, é realizar a titulação para cada esforço, de modo a manter a SpO_2 no nível desejado. O período mínimo de uso diário é de 15 horas, sendo o ideal durante as 24 horas. É comum as narinas ficarem muito secas com o uso de oxigênio e incomodarem; recomendamos o emprego de solução fisiológica (SF) na forma de gel.

Tratamento cirúrgico
Pode ser indicado em casos mais graves, e inclui a cirurgia redutora de volume pulmonar, bulectomia e transplante pulmonar.

Reposição de alfa-1-antitripsina
É usada em pacientes com DPOC secundária à deficiência desta proteína, com VEF_1 menor do que 80% do previsto, em associação com os tratamentos citados. O benefício é menor em pacientes com doença leve ($VEF_1 > 60\%$ do previsto) ou muito grave ($VEF_1 < 35\%$ do previsto). A dosagem é de 60 mg/kg/semana em infusão de, pelo menos, 15 minutos.

TRATAMENTO DAS EXACERBAÇÕES DA DPOC
Caracteriza uma exacerbação o aumento dos sintomas respiratórios além da variação diária habitual, por mais de dois dias, com necessidade do aumento das medicações. O primeiro passo é identificar a causa para tratá-la especificamente. As causas mais frequentes são infecção, tromboembolia pulmonar (TEP), pneumotórax, isquemia cardíaca, arritmia e insuficiência cardíaca congestiva (ICC). Associar fisioterapia respiratória, oxigenoterapia (evitar hipoxemia e manter SpO_2 entre 90 e 92%) e, se necessário, ventilação não invasiva (VNI) ou ventilação mecânica (VM).

Nas exacerbações de causa pulmonar, se a expectoração é mucoide e de cor esbranquiçada, provavelmente a etiologia é inflamatória ou viral e não há indicação de antibióticos. O uso de corticosteroide sistêmico é recomendado, pois há recuperação mais rápida da função pulmonar e oxigenação. No caso de infecção bacteriana, caracterizada por aumento do volume da expectoração, da intensidade da dispneia e mudança da expectoração para purulenta, há necessidade de prescrever antibióticos e corticosteroide.

O antibiótico a ser prescrito depende do estadiamento da DPOC e dos fatores de risco: idade maior do que 65 anos, dispneia grave, comorbidades, como diabetes e cardiopatia, mais de quatro exacerbações no último ano ou hospitalização no ano anterior e uso recente de antibióticos ou corticosteroides.

O Consenso Brasileiro de DPOC[3] sugere para pacientes sem indicação de internação, sem os fatores de risco citados e com $VEF_1 > 50\%$, o uso de cefuroxima, azitromicina ou claritromicina. Com $VEF_1 > 50\%$, mas com fatores de risco ou com $VEF_1 < 50\%$, são opções as quinolonas respiratórias com uso único diário, por 5 a 7 dias (moxifloxacino-400 mg, levofloxacino-500 mg e gemifloxacino-325 mg) e betalactâmicos associados a inibidores de betalactamase, duas vezes ao dia por 7 a 10 dias. Nos pacientes com $VEF_1 < 35\%$ e suspeita de *Pseudomonas aeruginosa*, o ciprofloxacino deve ser a opção. Para pacientes internados, sugere-se tratamento inicial com cefalosporina de 3ª ou 4ª geração associado a um macrolídeo ou quinolona respiratória.

Fatores que podem indicar internação para os pacientes com exacerbação da DPOC são: dispneia acentuada, instabilidade hemodinâmica, alteração do nível de consciência, hipoxemia refratária, hipercapnia, complicações associadas, como insuficiência cardíaca (IC) descompensada, pneumotórax e TEP, ou falta de condições socioeconômicas de realizar o tratamento ambulatorial. Em pacientes internados com muita dispneia, considerar o uso de VNI na fase inicial do tratamento para evitar a intubação e VM.

O corticosteroide oral (prednisona ou prednisolona) deve ser usado na dose de 40 mg ao dia por cinco dias. No caso de internações, pode-se usar, EV, a metilprednisolona (60 a 125 mg, a cada seis horas) ou hidrocortisona (100 a 200 mg, a cada seis horas).

REVISÃO

- A DPOC é uma doença crônica inflamatória, progressiva e irreversível, porém tratável e evitável.
- A anamnese cuidadosa dos sintomas e fatores epidemiológicos e a pesquisa ativa com espirometria em indivíduos tabagistas ou ex-tabagistas são fundamentais para o diagnóstico precoce.
- Apesar de os novos tratamentos para DPOC promoverem um bom controle e melhor qualidade de vida, a prevenção da doença e incentivo ao combate ao tabagismo ainda parece ser o melhor tratamento.
- O tratamento da DPOC se baseia em broncodilatação máxima (considerar sempre o uso associado de beta-agonista e anticolinérgico), evitar exacerbação (utilizar a associação corticosteroide inalatório e broncodilatadores e ou roflumilaste). O tratamento é preferencialmente via inalatória.
- São sempre recomendáveis vacinação anti-influenza e antipneumocócica e atividade física.

■ REFERÊNCIAS

1. Global Initiative for Chronic Obstructive Lung Disease. Pocket guide to COPD diagnosis, management, and prevention : a guide for health care professionals 2017 edition. [2017; capturado em 16 maio 2017]. Disponível em: http://goldcopd.org/wp-content/uploads/2016/12/wms-GOLD-2017-Pocket-Guide.pdf
2. Montes de Oca M, López Varela MV, Acuña A, Schiavi E, Rey MA, Jardim J, et al. ALAT-2014 Chronic Obstructive Pulmonary Disease (COPD) clinical practice guidelines: questions and answers. Arch Bronconeumol. 2015;51(8):403-16.
3. Jardim JR, Nascimento OA, Oliveira JA. Consenso Brasileiro sobre Doença Pulmonar Obstrutiva Crônica. J Bras Pneum. 2004;30 Suppl 5:S1-42.

■ LEITURAS SUGERIDAS

Agarwal R, Aggarwal AN, Gupta D, Jindal SK. Inhaled corticosteroids vs placebo for preventing COPD exacerbations: a systematic review and metaregression of randomized controlled trials. Chest. 2010;137(2):318-25.

Camelier AA, Winter DH, Jardim JR, Barboza CE, Cukier A, Miravitlles M. [Alpha-1 antitrypsin deficiency: diagnosis and treatment]. J Bras Pneumol. 2008;34(7):514-27.

Celli BR, Cote CG, Marin JM, Casanova C, Montes de Oca M, Mendez RA, et al. The body-mass index, airflow obstruction, dyspnea, and exercise capacity index in chronic obstructive pulmonary disease. N Engl J Med. 2004;350(10):1005-12.

Qiu S, Zhong X. Macrolides: a promising pharmacologic therapy for chronic obstructive pulmonary disease. Ther Adv Respir Dis. 2016;11(3):147-55.

317

DOENÇA PULMONAR OBSTRUTIVA CRÔNICA ASSOCIADA À INSUFICIÊNCIA CARDÍACA CRÔNICA

- MARIA CLARA NOMAN DE ALENCAR
- FLAVIO FERLIN ARBEX
- J. ALBERTO NEDER
- ALCIDES ROCHA DE F. JUNIOR

A insuficiência cardíaca (IC) crônica com fração de ejeção do ventrículo esquerdo (FEVE) reduzida e a doença pulmonar obstrutiva crônica (DPOC) são causas líderes de admissões hospitalares no Brasil, de acordo com o SUS. Em conjunto, foram responsáveis por 8% dos gastos com internações hospitalares em 2007, o que representou a maior parcela dos recursos gastos com as doenças crônico-degenerativas e as duas principais causas de gastos dos recursos de saúde em pacientes com 60 anos ou mais.

ATENÇÃO!

A prevalência da sobreposição IC-DPOC nos pacientes com diagnóstico prévio de uma das doenças tende a crescer com o envelhecimento, estando em torno de 30% na população acima de 65 anos.

Separadamente, as duas doenças já foram amplamente estudadas. No entanto, com o envelhecimento da população, espera-se que a prevalência dessas duas condições cresça, o que tem feito aumentar o interesse sobre os aspectos epidemiológicos fisiopatológicos e terapêuticos da coexistência de IC e DPOC em um dado indivíduo. Em pacientes portadores de DPOC com idade ≥ 65 anos, a prevalência de IC gira em torno de 25%; porém, devido à sobreposição de sinais e sintomas, estima-se que em até 80% dos casos a concomitância das doenças não seja reconhecida.

ATENÇÃO!

Não existem sinais e sintomas que apresentem sensibilidade e especificidade adequadas para o diagnóstico da sobreposição IC-DPOC.

Estudos populacionais conduzidos nas décadas de 1970 e 1980 encontraram relação entre mortalidade global e cardíaca e volume expiratório forçado no primeiro segundo (VEF_1), demonstrando 20 a 30% de mortalidade cardiovascular nos portadores de DPOC. De fato, nessa subpopulação específica, as doenças cardiovasculares, especialmente a doença isquêmica, estão com mais frequência implicadas na causa de morte do que a DPOC propriamente dita. A prevalência de DPOC em pacientes com IC varia de 20 a 32% dependendo da população estudada. A prevalência reportada na América do Norte varia de 11 a 52% e, em coortes europeias, de 9 a 41%. Nas áreas urbanas e no sexo masculino, a sobreposição de DPOC em portadores de IC é mais comum. Além disso, observa-se relação não linear entre idade e prevalência de DPOC na IC, sendo maior entre 55 e 85 anos.

■ FISIOPATOLOGIA

Sabe-se que a DPOC e a doença cardiovascular, particularmente a doença arterial coronariana (DAC), além de compartilhar fatores etiológicos comuns, estão fisiopatologicamente inter-relacionadas. Dessa forma, a inflamação sistêmica persistente na DPOC está associada à pior evolução clínica e à aterosclerose sistêmica, cuja incidência independe da idade, do tabagismo e da presença de outros fatores de risco cardiovascular. Aprisionamento aéreo expiratório, hiperinsuflação pulmonar e hipoxemia na DPOC sabidamente repercutem no sistema cardiovascular (Quadro 317.1).

Na IC, uma das mais importantes adaptações à redução do débito cardíaco (DC) é a ativação do sistema nervoso simpático (SNS), que acontece precocemente no curso da doença. A ativação simpática, que promove aumento das catecolaminas circulantes e ativação dos receptores adrenérgicos, ocorre concomitantemente à redução do tônus parassimpático. Disso resulta o aumento da frequência cardíaca (FC), da contratilidade miocárdica e da resistência vascular periférica. Cronicamente mantidas, essas alterações promovem isquemia de demanda, redução da variabilidade da FC, aumento da incidência de taquicardias ventriculares (TVs) e supraventriculares

QUADRO 317.1 ■ Repercussões adversas da DPOC sobre o sistema cardiovascular

ALTERAÇÕES PULMONARES NA DPOC	EFEITOS SISTÊMICOS	EFEITOS CARDÍACOS
↑ da pressão positiva expiratória final	Redução do retorno venoso	• Redução da pré-carga do VE e do VD
↑ do esforço respiratório + ↑ pressão intratorácica + hipoxemia + hipercapnia	Hiperatividade simpática *Down-regulation* e redução da densidade dos receptores β_1 cardíacos ↑ atividade do SRAA	• Aumento da frequência cardíaca • Vasoconstrição
Hiperinsuflação e aumento do volume pulmonar	↑ estresse sobre a parede dos capilares pulmonares ↑ permeabilidade alveolocapilar ↑ extravasamento de líquido ↓ capacidade de difusão	• Hipertrofia • Redução da contratilidade
Hipoxemia	Policitemia com ↑ viscosidade sanguínea	• Cardiotoxicidade direta
Vasoconstrição e remodelamento do leito arterial pulmonar secundário à hipoxemia	↑ Resistência vascular pulmonar Hipertensão arterial pulmonar	• Aumento da pós-carga do VD • Hipertrofia e dilatação do VD • Falência do VD • Disfunção do VE secundária ao deslocamento septal

(TSVs), além de um provável fenômeno de exaustão pela ativação adrenérgica prolongada, resultando em redução da concentração de norepinefrina (NE) e *down-regulation* dos receptores β_1 no miocárdio. Na DPOC, ainda que em menor proporção, também se observam hiperativação simpática com aumento dos níveis circulantes de NE e comprometimento da inervação simpática miocárdica.

A hiperativação do sistema renina-angiotensina-aldosterona (SRAA), presente na IC e na DPOC, também repercute diretamente nos pulmões, relacionando-se com redução da troca gasosa, inflamação e vasoconstrição da vasculatura pulmonar. Em estágios avançados, a IC e a DPOC compartilham ainda disfunção muscular generalizada e caquexia.

■ DIAGNÓSTICO

Comparativamente à doença isolada, a sobreposição IC-DPOC em um dado paciente acarreta pior prognóstico, o que torna mister o seu reconhecimento. O fato de a IC e a DPOC compartilharem sintomas semelhantes impõe importante desafio diagnóstico. A dispneia de esforço e a fadiga são os sintomas mais frequentes em ambas, e mesmo sintomas considerados mais típicos da IC – ortopneia e dispneia paroxística noturna – também são comuns na DPOC. O uso de diuréticos e vasodilatadores, medicamentos frequentemente utilizados no tratamento de comorbidades, pode mascarar a retenção hídrica e suas manifestações, dificultando a identificação de sinais, como elevação do pulso venoso jugular, edema maleolar e crepitações pulmonares.

A hiperinsuflação pulmonar às vezes pode dificultar o exame físico ao reduzir a expressão de alguns achados, como crepitações e sibilos. Entretanto, crepitações podem estar presentes na DPOC, secundárias à abertura de pequenas vias aéreas; sibilos podem ser audíveis na IC devido à limitação ao fluxo aéreo nas pequenas vias. Em um paciente com DPOC, o encontro de pulso venoso jugular aumentado, hepatomegalia e edema maleolar deve obrigatoriamente levantar suspeita de falência do ventrículo direito (VD). Portanto, não existem sinais e sintomas que apresentem sensibilidade e especificidade capazes de auxiliar no diagnóstico da sobreposição IC-DPOC, o que acena para a necessidade de auxílio de propedêutica complementar.

EXAMES COMPLEMENTARES

Eletrocardiograma

Apesar de não existirem anormalidades típicas da presença da síndrome de IC, o achado de um eletrocardiograma (ECG) completamente normal em paciente portador de DPOC torna o diagnóstico de IC improvável. De fato, ECG normal é raro em pacientes com IC em classe funcional III e IV. São comuns os distúrbios da condução intraventricular (p. ex.: bloqueio de ramo esquerdo [BREJ]), arritmias ventriculares e fibrilação atrial (FA). Contudo, em portadores de DPOC, podem ser encontrados: desvio para direita do eixo da onda P (P pulmonale) e do eixo do complexo QRS; desvio posterior da zona de transição precordial do QRS para esquerda (complexos rS de V1 a V6); e baixa voltagem do QRS em todas as derivações (< 0,5 mV no plano frontal e < 1 mV nas precordiais).

Radiografia torácica

Na presença de hiperinsuflação pulmonar, o índice cardiotorácico pode permanecer dentro dos limites da normalidade, uma vez que o coração tende a assumir aspecto estreito e alongado (coração em gota). O remodelamento da vasculatura pulmonar e a hipertransparência dos campos pulmonares podem mascarar a magnitude da congestão pulmonar. A ocorrência de padrões radiológicos atípicos de edema pulmonar (assimétrico, regional ou reticular) é relativamente comum na presença de DPOC associada à IC. A perda de leito vascular pulmonar causada pela doença enfisematosa promove desvio da drenagem venosa para os lobos superiores, mimetizando as alterações da IC.

Ecocardiograma

O ecocardiograma transtorácico é uma ferramenta muito útil e informativa na avaliação não invasiva da estrutura e função cardíaca. Considerando o risco cardiovascular acarretado pela DPOC, a facilidade e baixo custo relativo do exame e a prevalência da sobreposição DPOC-IC, deve ser sempre solicitado na suspeita de disfunção ventricular ou em pacientes com risco aumentado (VEF_1 pós-broncodilatador < 50% do previsto, hipoxemia crônica, múltiplos fatores de risco cardiovascular ou DAC conhecida). Na presença de DPOC, o método pode apresentar um desempenho pior em virtude da janela acústica limitada em razão do aprisionamento aéreo. Em estudo realizado na atenção primária em idosos portadores de DPOC, as imagens ecocardiográficas foram insatisfatórias em 10,4% dos pacientes.

> **ATENÇÃO!**
>
> Nos pacientes com DPOC, o rendimento diagnóstico aumenta com a associação do ecocardiograma a mensurações do peptídeo natriurético tipo B (BNP) plasmático.

De forma mais objetiva, o que se busca é a definição da presença ou não de disfunção ventricular esquerda. Para isso, utiliza-se a fração de ejeção (FE) cujo cálculo é obtido por meio do método de Simpson modificado que se baseia na adequada visualização da borda endocárdica. Quando essa definição não é obtida de forma satisfatória (isto é, quando menos de 80% de todo o contorno endocárdico pode ser visualizado adequadamente), o examinador pode lançar mão de outras técnicas para estimar a função sistólica. A estimativa visual da FE, mesmo não recomendada por diretrizes, é um recurso usado na prática clínica, que é considerada em conjunto com a probabilidade pré-teste da doença, podendo ser suficiente para a tomada de decisão.

Nos raros casos de real baixo desempenho do método, o esclarecimento diagnóstico recai sobre exames mais dispendiosos, menos acessíveis, ou invasivos, como RM, ventriculografia radioisotópica e ecocardiograma transesofágico, este não validado para o cálculo da FE (Figura 317.1).

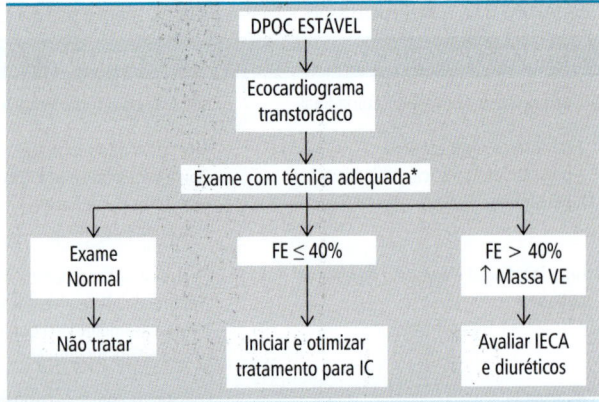

FIGURA 317.1 ■ Algoritmo para diagnóstico e tratamento da IC em pacientes com DPOC.

*Caso não seja possível um exame com técnica adequada, sugere-se a escolha de método alternativo para avaliação da função sistólica do VE (p. ex.: ventriculografia radioisotópica, RM – vide texto).

Peptídeos natriuréticos

O BNP e o NT-proBNP são biomarcadores muito utilizados no diagnóstico, na estratificação de risco e no manejo da IC (Figura 317.2). No entanto, podem estar elevados em diversas condições clínicas, mesmo na ausência de IC-DPOC; hipertrofia ventricular; isquemia miocárdica; hipertensão pulmonar; hipóxia; embolia pulmonar; diabetes melito (DM); e doença renal crônica (DRC) (mesmo nos estágios iniciais).

Na vigência de um quadro agudo de dispneia, os pontos de coorte considerados ótimos para excluir IC como causa são < 100 pg/mL para o BNP e < 300 pg/mL para o NT-proBNP. Nesse cenário, o valor preditivo negativo (VPN) do teste ultrapassa 90%. Para pacientes que se apresentam fora do quadro agudo, tais pontos correspondem a < 35 pg/mL e < 125 pg/mL, respectivamente. Porém, a sensibilidade e especificidade desses biomarcadores diminuem muito nesse contexto específico.

Em pacientes sabidamente portadores de DPOC que procuram atendimento por piora clínica, os valores de coorte não são muito diferentes. Nesse contexto, sugere-se que o achado de BNP > 500 pg/mL seja indicativo de IC associada. Esse valor de coorte não diferencia a causa dos sintomas, mas indica a necessidade de se instituir o tratamento para IC e/ou otimizar doses naqueles pacientes em que o diagnóstico de IC já era conhecido previamente. Valores de BNP entre 100 e 500 pg/mL chamam a atenção para concomitância de falência ventricular direita e/ou esquerda associadas, e, por isso, o início do tratamento com inibidores da enzima conversora de angiotensina (IECA), e possivelmente diuréticos, deve ser considerado. Observou-se associação entre valores elevados de NT-proBNP na admissão hospitalar e aumento da mortalidade a longo prazo na DPOC exacerbada, sendo tal relação independente de variáveis clínicas, radiográficas, de função pulmonar e bioquímicas (incluindo troponina T).

Espirometria

A evidência objetiva de obstrução ao fluxo aéreo é mandatória para o diagnóstico de DPOC, e a graduação de gravidade baseia-se na redução do VEF_1. Em geral, na fase estável da IC, os testes de função pulmonar indicam distúrbio restritivo leve a moderado com VEF_1 e capacidade vital forçada (CVF) próximos do normal ou proporcionalmente reduzidos. Contribuem para essas alterações a congestão pulmonar, a cardiomegalia, a fibrose intersticial e a fraqueza da musculatura respiratória.

> **ATENÇÃO!**
>
> Nos pacientes com IC, o diagnóstico preciso da DPOC pode demandar, além da espirometria, a mensuração dos volumes pulmonares (pletismografia).

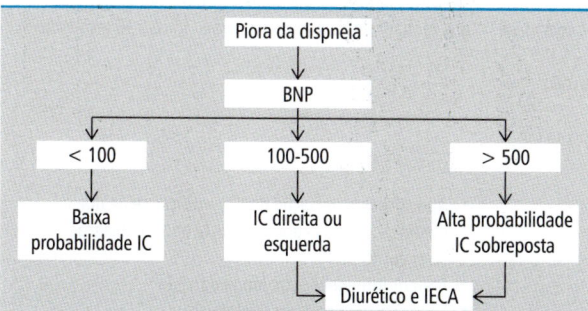

FIGURA 317.2 ■ Utilidade clínica do BNP na presença de agudização da dispneia em pacientes com diagnóstico prévio de DPOC.

Fonte: Adaptada de Maisel e colaboradores.[1]

Na vigência de descompensação da IC, especialmente nos pacientes hipervolêmicos, é comum o achado de obstrução que ocorre pela compressão e obstrução das pequenas vias aéreas causadas pelo edema alveolar e intersticial. Tais alterações podem resultar em diagnóstico errôneo da coexistência de DPOC, ou superestimativa da gravidade da DPOC quando já previamente conhecida. Brenner e colaboradores em estudo prospectivo com pacientes hospitalizados por IC (todos com FE ≤ 40%) reportaram a presença de obstrução ao fluxo aéreo em 19% dos pacientes antes da alta hospitalar, sendo que, em 48% deles, a obstrução se resolveu ao final do 6º mês de seguimento ambulatorial. Os parâmetros que melhor se correlacionaram com a presença de DPOC, após a compensação clínica, foram os marcadores de hiperinsuflação pulmonar (o aumento do volume residual, da capacidade pulmonar total e do volume de gás intratorácico). Com uso de terapia diurética, é possível observar melhora expressiva no VEF_1 desses pacientes, podendo, inclusive, normalizar-se. Portanto, a reavaliação espirométrica de pacientes portadores de IC, quando clinicamente euvolêmicos, é recomendada para melhor definição do diagnóstico de DPOC associada.

> **ATENÇÃO!**
>
> Na vigência de descompensação da IC, especialmente em pacientes hipervolêmicos, é comum o achado de obstrução ao fluxo aéreo na espirometria. Para evitar o diagnóstico errôneo de DPOC sobreposta, deve-se repetir o exame após a compensação clínica.

■ TRATAMENTO

A coexistência de IC e DPOC tem crescido na prática clínica, o que traz à tona desafios crescentes, especialmente no que tange ao tratamento medicamentoso. O pilar do tratamento da DPOC é a broncodilatação visando ao relaxamento do músculo liso das vias aéreas e à redução da hiperinsuflação pulmonar estática e dinâmica. Esse efeito pode ser obtido, por meio dos anticolinérgicos e β2-agonistas inalatórios de curta ou longa ação, que podem ser usados isoladamente, de forma combinada ou associados com esteroides inalatórios.

O tratamento medicamentoso da IC já está bem estabelecido e sabidamente é capaz de reduzir morbidade e mortalidade. Sob o enfoque da redução de mortalidade e levando em consideração as melhores evidências disponíveis até o momento, a prescrição em doses otimizadas da associação β-bloqueadores, IECA e antagonista do receptor mineralocorticosteroide constitui a base do tratamento.

Logo, nos pilares do tratamento da IC e da DPOC, encontram-se duas classes antagônicas de medicamentos – β-bloqueadores e β2-agonistas. Entende-se, assim, parte da relutância no uso de β-bloqueadores na DPOC e β2-agonistas na IC.

β-BLOQUEADORES

Os β-bloqueadores constituem uma classe de medicamentos extensivamente utilizada na prática clínica cujo impacto na morbimortalidade está claramente demonstrado no contexto das doenças cardiovasculares, especialmente na DAC e na IC. O efeito antagônico sobre os receptores β se contrapõe à estimulação simpática sustentada característica da IC, mediada majoritariamente pelo receptor β1.

Nos últimos anos, o interesse tem crescido e a literatura apontado para um possível benefício clínico dos β-bloqueadores nos pacientes portadores de DPOC, algo evitado até certo ponto, em virtude da inibição indesejada sobre os receptores β2 localizados na musculatura lisa brônquica. O efeito dessa classe de medicamentos na DPOC foi avaliado em trabalhos com pequeno número de pacientes incluídos, e a metanálise publicada em 2005 pela Cochrane deve ser avaliada com cautela.[2] Foram incluídos 20 estudos randomizados, controlados, que testaram a ação de β-bloqueadores em pacientes com DPOC, a maioria de gravidade moderada e sem IC associada. Desses trabalhos, 11 utilizaram dose única da medicação testada (em nove deles, a via de administração foi oral), em seis, foi utilizado propranolol (β-bloqueador não seletivo), quatro não tinham grupo placebo, dois não eram duplo-cego e em apenas um o uso da medicação se prolongou por mais de um mês. Adicionalmente, nenhum desses trabalhos utilizou desfechos clínicos robustos (*hard clinical endpoints*). Mesmo considerando-se essas limitações, a metanálise concluiu que o uso de β-bloqueadores cardiosseletivos (isto é, β1-seletivos) exerce impacto mínimo na obstrução ao fluxo aéreo avaliada pelas modificações no VEF_1.

Mais recentemente, em um estudo duplo-cego, placebo-controlado, utilizando bisoprolol (β1-seletivo) em 27 pacientes com IC e DPOC moderada a grave, observou-se redução significativa no VEF_1 pré-broncodilatador, porém com manutenção da resposta ao β2 de curta ação. Essa piora observada no VEF_1 ao final de quatro meses de tratamento não foi acompanhada de piora da qualidade de vida, comparativamente ao placebo. Em estudo prospectivo realizado em 51 pacientes com IC isolada e IC + DPOC, testando três diferentes BB – carvedilol, succinato de metoprolol e bisoprolol –, foi observada pequena redução no VEF_1 após a troca do carvedilol (antagonista β1,β2 e α1) para os β1-seletivos (metoprolol e bisoprolol), particularmente na substituição pelo bisoprolol. Contudo, a troca dos β1-seletivos para o carvedilol causou redução dos valores de NT-proBNP. A ocorrência de eventos adversos atribuíveis à troca entre os BB não foi relevante.

ATENÇÃO!

Não há contraindicação à prescrição de β-bloqueadores em portadores de DPOC, mesmo quando moderada a grave, visando ao tratamento da IC associada. Porém, atenção especial pode ser necessária nos pacientes que apresentem ampla resposta de fluxo aéreo aos broncodilatadores.

Em revisão sistemática recente cujo objetivo foi avaliar especificamente a associação entre o uso de β-bloqueador e mortalidade no paciente portador de DPOC, nove estudos de coorte retrospectivos foram incluídos. Em cinco, os pacientes apresentam comorbidades, como IC, infarto prévio e doença vascular. O risco de vida relativo ao uso de BB foi 0,69 (IC 95%: 0,62 a 0,78). Apesar da heterogeneidade inicialmente encontrada, a exclusão do estudo responsável por maior magnitude desse efeito manteve resultado favorável à proteção oferecida pelo uso dos β-bloqueadores (RR: 0,74; IC 95%: 0,70 a 0,79). É importante ressaltar que o diagrama em funil (*funnel plot*) dessa metanálise sugere que os estudos que não demonstram efeito protetor do uso dos BB em pacientes portadores de DPOC não estão sendo publicados.

Em relação às exacerbações da DPOC, o uso de β-bloqueadores está associado a menor risco futuro de exacerbações. Em um estudo observacional realizado na atenção primária incluindo 2.230 pacientes, o uso prolongado de β-bloqueadores esteve associado à menor taxa de mortalidade e menor incidência de exacerbações que necessitaram de corticosteroide e/ou internação em uma população portadora de DPOC isolada e associada a doenças cardiovasculares.

Em resumo, na DPOC, mesmo moderada a grave, não é contraindicado o uso dos β-bloqueadores (Quadro 317.2). Pacientes que já possuem outra comorbidade que exige o uso de β-bloqueador possivelmente se beneficiarão dele. No entanto, o início dessa terapia na DPOC isolada – objetivando redução de mortalidade – ainda é questão a ser respondida por estudo clínico randomizado que seja desenhado para testar tal benefício.

BRONCODILATADORES

Embora não reduzam a taxa de perda funcional pulmonar, os broncodilatadores constituem o pilar do tratamento sintomático da doença. Não se questiona, via de regra, a efetividade dessa terapia nos portadores de DPOC moderada a grave, porém sua segurança cardiovascular ainda é uma questão controversa. Se, por um lado, os estudos clínicos randomizados apontam para um perfil seguro; por outro, as metanálises e os estudos observacionais sugerem que tanto os β2-agonistas quanto os anticolinérgicos de longa ação aumentam o risco de eventos cardiovasculares.

β2-AGONISTAS

De maneira oposta ao que vem ocorrendo com os BB na DPOC, estudos observacionais apontam para uma relação desfavorável entre β2-agonistas e IC. Alguns trabalhos apontam para o diagnóstico incidental de IC em pacientes portadores de doenças pulmonares, em uso de β-agonistas, e para maior mortalidade e hospitalizações por IC naqueles que já eram portadores de IC ou disfunção sistólica do VE.

QUADRO 317.2 ■ Recomendações para o tratamento da coexistência de DPOC e IC de acordo com o diagnóstico primário do paciente

MEDICAÇÃO	DIAGNÓSTICO PRIMÁRIO DE DPOC COM DIAGNÓSTICO RECENTE DE IC	DIAGNÓSTICO PRIMÁRIO DE IC COM DIAGNÓSTICO RECENTE DE DPOC
β-bloqueadores cardiosseletivos (carvedilol, metoprolol e bisoprolol)	• Iniciar nas menores doses efetivas • Progressão lenta (reajuste posológico a cada 2 semanas) até doses plenas • Pode haver piora clínica e funcional transitória (não tratar como exacerbação) • Cautela especial em pacientes com ampla resposta de fluxo ao broncodilatador	Transição para β-bloqueadores cardiosseletivos, caso esses não tenham sido a 1ª escolha (p. ex.: IC com FE preservada)
Broncodilatadores	• Manter o tratamento • Utilizar as menores doses efetivas	• Após descompensação da IC, certificar-se de que a obstrução ao fluxo aéreo persiste após otimização terapêutica da IC • Preferir formulações de longa duração • Utilizar as menores doses efetivas
• Inibidores da enzima conversora de angiotensina II e estatinas	• Não há indicação para iniciar o uso visando à DPOC • Pode apresentar efeitos favoráveis nos pacientes que já fazem uso devido a outras condições clínicas	• Manter o tratamento sem modificações

DIAGNÓSTICO E TRATAMENTO

> **ATENÇÃO!**
>
> O uso de β2-agonistas para o tratamento sintomático da DPOC em pacientes com IC está indicado após avaliação criteriosa da etiologia da dispneia e documentação objetiva da obstrução ao fluxo aéreo.

Na IC, a redução da população de receptores β1 e o número mantido de receptores β2 aumentam a sensibilidade do miocárdio ao estímulo β2-agonista. Os efeitos adversos esperados são arritmias, hipocalemia, aumento do intervalo QT e distúrbios na modulação autonômica. Entretanto, os desfechos adversos observados nos estudos retrospectivos que avaliaram β2-agonistas na IC podem ser apenas o reflexo da gravidade da doença pulmonar subjacente e das comorbidades presentes.

Em um estudo de coorte retrospectivo, foram incluídos 1.294 pacientes portadores de IC predominantemente com FE < 45% (72,5%). Entre os que usavam β2-agonistas (22,3%), 75% usavam preparações de longa ação e 45%, β2-agonistas de curta e longa ação. Os usuários de β2-agonistas eram mais velhos, homens e mais frequentemente apresentavam história tabágica, DAC e doença pulmonar estabelecida (DPOC e asma). A taxa de mortalidade ajustada para sexo, idade, comorbidades, medicações, gravidade da IC e da DPOC e valores de BNP não foram diferentes entre os pacientes que usaram, ou não, β2-agonistas.

Portanto, faltam ainda evidências mais consistentes para determinar o risco real associado ao uso dos β2-agonistas em pacientes portadores de IC. Fatores como dosagem e tipo de ação (curta *versus* longa ação) podem ter implicação nos resultados, e são ainda necessários estudos randomizados prospectivos desenhados para elucidar essas dúvidas. Logo, recomenda-se o uso de β2-agonistas para o tratamento sintomático da DPOC em pacientes com IC nos quais a obstrução ao fluxo aéreo foi objetivamente documentada e após avaliação criteriosa da etiologia da dispneia (Quadro 317.2).

ANTICOLINÉRGICOS

O brometo de tiotrópio, único anticolinérgico de longa duração atualmente disponível no Brasil, demonstrou seu benefício no tratamento da DPOC em diversos estudos clínicos melhorando a função pulmonar e a capacidade de exercício e reduzindo exacerbações. No estudo UPLIFT com quatro anos de seguimento, o uso do tiotrópio (dispositivo Handihaler®) associou-se com redução da mortalidade por todas as causas, o que impulsionou a criação pela indústria farmacêutica de um dispositivo que facilitasse a administração do medicamento. Assim, foi desenvolvido o Respimat®, dispositivo que independe do esforço inspiratório do paciente. Estudos de farmacocinética realizados de forma não randomizada e em subgrupos sugerem maiores concentrações plasmáticas de pico após 5 e 10 μg de tiotrópio, via Respimat®, *versus* 18 μg, via Handihaler®, porém a equivalência terapêutica entre os dispositivos parece não diferir significativamente.

A segurança observada no estudo UPLIFT, publicado em 2008, veio contrapor o aumento no risco de eventos cardiovasculares reportado por metanálise, publicada no mesmo ano, que incluiu 17 estudos anteriores realizados com anticolinérgicos de curta e longa ação. Diante das dúvidas levantadas, em 2009, a FDA lançou alerta sobre a segurança do uso do tiotrópio via Handihaler®. Porém, em 2010, a agência publicou documento oficial atestando a segurança do medicamento. Considerando a consistência dos dados do UPLIFT (tamanho da amostra, período longo de seguimento, desfechos de segurança pré-especificados que incluíam eventos adversos graves e morte por qualquer causa) *versus* as limitações metodológicas da metanálise publicada em 2008, a FDA concluiu que não existem evidências suficientes para imputar ao tiotrópio Handihaler® aumento no risco de evento de acidente vascular cerebral (AVC), infarto do miocárdio ou morte. A medicação está indicada nos pacientes cujo benefício ultrapassa os riscos, que devem ser conhecidos pelo médico e definidos como mínimos ou aceitáveis (Quadro 317.2). Pacientes com alto risco para arritmias, portadores de doença cardíaca isquêmica grave de difícil controle clínico e aqueles com falência renal podem apresentar maior incidência de efeitos colaterais.

INIBIDORES DA ENZIMA CONVERSORA DE ANGIOTENSINA II/ANTAGONISTAS DOS RECEPTORES DE ANGIOTENSINA II E ESTATINAS

No contexto das doenças cardiovasculares, essas duas classes de medicamentos já provaram sua importância terapêutica. A modulação do SRA, por meio do uso de IECA ou antagonistas dos receptores de angiotensina (BRA), parece exercer efeitos benéficos nos pacientes portadores de DPOC, reduzindo os níveis de angiotensina II, o que contribui para a redução da inflamação e da vasoconstrição, evitando a lesão pulmonar e reduzindo o risco cardiovascular. As estatinas, além da propriedade de reduzir as taxas de colesterol sanguíneo, apresentam efeitos pleiotrópicos anti-inflamatórios e imunomoduladores. A combinação de estatinas e IECA ou BRA, em estudos retrospectivos, associou-se à redução de hospitalizações e mortalidade total em coortes de pacientes com baixo a alto risco cardiovascular, bem como à redução de mortalidade nos indivíduos que já faziam uso prévio das medicações e foram internados por exacerbação da DPOC.

Em coorte retrospectivo publicado por Mortensen et al. que incluiu 11.212 pacientes (98% do sexo masculino) com idade ≥ 65 anos hospitalizados por exacerbação da DPOC, o uso prévio de estatinas e de IECA associou-se à menor mortalidade em 90 dias. Entretanto, pode não se tratar de relação causal. No estudo prospectivo de Bartziokas et al, em que foram incluídos consecutivamente pacientes no momento da internação por exacerbação da DPOC, a mortalidade não foi diferente entre os pacientes que faziam, ou não, uso prévio de estatinas em 30 dias e em um ano. Também não houve diferença entre usar, ou não, estatinas em relação ao desfecho composto por morte e necessidade de ventilação mecânica (VM). Associação positiva, entretanto, foi encontrada entre o uso dessas medicações e redução no número e na gravidade das exacerbações durante o seguimento de um ano, permanecendo como preditor independente de menor risco na análise multivariada.

Portanto, até o presente momento, ainda não está claro o real efeito das estatinas nos desfechos clínicos nos portadores de DPOC. Os dados disponíveis são geradores de hipóteses e não suportam a indicação do uso para a DPOC, a não ser que esteja direcionado para proteção cardiovascular, seguindo as diretrizes disponíveis para esse cenário (Quadro 317.2).

> **REVISÃO**
>
> - A IC e a DPOC são causas líderes de admissões hospitalares no Brasil, e a prevalência da respectiva sobreposição nos pacientes com diagnóstico prévio de uma das doenças tende a crescer com o envelhecimento da população.
> - DPOC e doenças cardiovasculares são fisiopatologicamente relacionadas, e determinados fatores de cada condição têm efeitos sistêmicos nefastos para o quadro geral. As manifestações clínicas semelhantes (p. ex.: dispneia e fadiga) constituem importante desafio diagnóstico; não havendo sinais e sintomas específicos da sobreposição IC-DPOC, exames complementares (ECG, radiografia torácica, peptídeos natriuréticos e espirometria) são fundamentais.

- O tratamento da DPOC, com base na broncodilatação com anticolinérgicos e β2-agonistas, e o da IC, fundamentado no uso de duas classes antagônicas de medicamentos. Enquanto não há contraindicações para o uso de β-bloqueadores nos portadores de DPOC-IAC, a administração de β2-agonistas de longa ação pode aumentar o risco de intercorrências cardiovasculares. Embora inexistam evidências consistentes sobre o risco real, o uso de β2-agonistas está submetido à criteriosa avaliação da etiologia da dispneia. Quanto aos anticolinérgicos, estão indicados nos pacientes cujos benefícios ultrapassam os riscos.
- Outras classes de medicamentos, os IECA/BRA e as estatinas, têm seu uso associado bem estabelecido no bom prognóstico dos portadores de DPOC. O mesmo não ocorre na concomitância DPOC-IC em relação às estatinas, assim estas só são administradas para condições clínicas específicas.

REFERÊNCIAS

1. Maisel AS, Krishnaswamy P, Nowak RM, McCord J, Hollander JE, Duc P, et al. Rapid measurement of B-type natriuretic peptide in the emergency diagnosis of heart failure. N Engl J Med. 2002;347(3):161-7.
2. Salpeter S, Ormiston T, Salpeter E. Cardioselective beta-blockers for chronic obstructive pulmonary disease. Cochrane Database Syst Rev. 2005;(4):CD003566.

LEITURAS SUGERIDAS

Bartziokas K, Papaioannou AI, Minas M, Kostikas K, Banya W, Daniil ZD, et al. Statins and outcome after hospitalization for COPD exacerbation: a prospective study. Pulm Pharmacol Ther. 2011;24(5):625-31.

Brenner S, Güder G, Berliner D, Deubner N, Fröhlich K, Ertl G, et al. Airway obstruction in systolic heart failure – COPD or congestion? Int J Cardiol. 2013;168(3):1910-6.

Michele TM, Pinheiro S, Iyasu S. The safety of tiotropium: the FDA's conclusions. N Engl J Med. 2010;363(12):1097-9.

318

ASMA

- ANA LUISA GODOY FERNANDES
- LILIAN S. BALLINI CAETANO
- SAMIR DRACOULAKIS

Doença inflamatória crônica, a asma se manifesta clinicamente por episódios recorrentes de sibilância, dispneia, aperto no peito e tosse episódica que melhoram espontaneamente ou após o uso de broncodilatadores. Seus sintomas são mais frequentes à noite e pela manhã, ao acordar.

Uma das condições crônicas mais comuns, que afeta tanto crianças quanto adultos, é um problema mundial de saúde e acomete cerca de 300 milhões de indivíduos.

FISIOPATOLOGIA

A inflamação de vias aéreas é a principal característica da asma. As alterações anatomopatológicas incluem: infiltração das vias aéreas por células inflamatórias mononucleares (principalmente linfócitos T-CD4); eosinófilos; macrófagos; e neutrófilos. Além dos eosinófilos, linfócitos T-CD4 tipo Th2 contribuem para a resposta inflamatória e, provavelmente, para o remodelamento brônquico, por meio da produção de citocinas. Outras células podem produzir citocinas, como as epiteliais, as musculares lisas e os fibroblastos. A complementação da resposta inflamatória ocorre pelo desencadeamento de componentes humorais, com a produção de imunoglobulina E (IgE).

A sinalização, por meio da produção de mediadores proinflamatórios pelos linfócitos T-CD4 tipo Th2 e interleucinas (IL), é fundamental para a presença de eosinófilos nas vias aéreas (mobilização, ativação e recrutamento). Uma vez recrutados eosinófilos para a via aérea, ocorre secreção de inúmeros fatores: proteína catiônica eosinofílica (ECP, do inglês *eosinophil cationic protein*); peroxidase eosinofílica; fator de crescimento transformador alfa (TGF-α); fator de crescimento transformador beta (TGF-β); fator estimulador de granulócitos (G-CSF, do inglês granulocyte *colony-stimulating factor*); IL-4; IL-5; IL-13; quemoquinas, como RANTES (célula T normal e secretada com ativação regulada); eotaxina; e fator de crescimento derivado de plaquetas (PDGF, do inglês *platelet-derived grown factor*).

Todos eles podem levar à: hiper-responsividade das vias aéreas; hipertrofia da musculatura lisa brônquica; transformação de fibroblastos em miofibroblastos, que, por sua vez, produzem colágeno; deposição de colágeno subepitelial tipos I, III e V, além de fibronectina e tenascina; hiperplasia e metaplasia das células caliciformes produtoras de muco (que acarreta mais obstrução nas vias aéreas); proliferação aumentada de vasos e nervos; maior permeabilidade desses vasos e consequente edema. Por fim, todas essas alterações resultam em remodelamento brônquico, que pode fazer a parede das vias aéreas variar, em espessura, de 10 a 300% do nível considerado normal.

Porém, o quadro preocupante com relação ao remodelamento brônquico, além de ricas e detalhadas descrições anatomopatológicas, é a evidência de que indivíduos asmáticos não fumantes apresentam progressiva deterioração da função pulmonar, quando comparados aos fumantes não asmáticos.

A terapêutica com corticosteroide, preferencialmente na forma inalatória, pode melhorar a expressão clínica da asma e reduzir a cronicidade da inflamação nas vias aéreas. Assim, o controle da asma está relacionado à ausência do processo inflamatório capaz de propiciar aparecimento de sintomas. Portanto, asma controlada significa não só a ausência de sintomas, espirometria normal e capacidade de exercício normal, como também assegura redução do risco futuro de exacerbação, perda de função pulmonar e minimização de efeitos adversos do uso crônico de fármacos de manutenção para asma.

A maioria dos pacientes com asma, porém, pode ser considerada de bom prognóstico, do ponto de vista funcional. Isso porque a doença progride para obstrução fixa das vias aéreas somente em uma minoria dos casos. De qualquer modo, esforços vêm sendo realizados para detectar os fatores clínicos, funcionais e inflamatórios que determinem o grupo que evoluirá para a obstrução fixa das vias aéreas.

DIAGNÓSTICO

Deve basear-se em critérios clínicos e funcionais. O diagnóstico de asma pela espirometria baseia-se em:

- obstrução das vias aéreas caracterizada por redução do VEF_1 (inferior a 80% do previsto) e da relação VEF_1/CVF inferior a 75% em adultos e 86% em crianças;
- espirometria com reversibilidade da obstrução que desaparece ou melhora significativamente após o uso de β2-agonista de curta duração (aumento do VEF_1 de 7% em relação ao valor previsto e 200 mL em valor absoluto);
- aumento do VEF_1 de 20% em relação ao basal e mais de 250 mL em valor absoluto, espontaneamente ou após uso de corticosteroides (30 a 40 mg/dia VO, por duas semanas);

DIAGNÓSTICO E TRATAMENTO

- variação diurna exagerada do pico do fluxo expiratório (PFE), caracterizada por uma diferença percentual média maior do que 20% entre a maior de três medidas do PFE, efetuadas pela manhã e à noite, em um período de 2 a 3 semanas, ou aumento de 20% em adultos e 30% em crianças do PFE 15 minutos após o uso do β2-agonista de curta duração;
- em sintomáticos com espirometria normal e ausência de reversibilidade ao broncodilatador, o diagnóstico pode ser confirmado por teste de broncoprovocação com agentes broncoconstritores (metacolina, histamina, carbacol) ou com exercício.

■ TRATAMENTO

MANEJO

O tratamento atual é dirigido ao controle dos sintomas, à normalização da função pulmonar e à manutenção de uma atividade física adequada para a idade do paciente. A prevenção do risco futuro possibilita evitar a ocorrência de exacerbações, minimizar ou abolir a perda da função pulmonar e monitorar a ocorrência de efeitos adversos associados ao uso contínuo de medicações de manutenção.

CONTROLE

Medidas para avaliar o controle da asma incluem sintomas, limitação para atividades físicas, qualidade de vida, uso de medicação de resgate, medidas de função pulmonar e biomarcadores.

> **ATENÇÃO!**
>
> A avaliação periódica do controle da asma é um importante marcador dinâmico do nível da doença e o principal índice para o julgamento da necessidade de ajuste no plano de tratamento do paciente, sendo mais relevante que a avaliação da gravidade da doença.

O controle da asma é multidimensional e inclui medidas objetivas e relatos do paciente. Pode ser alcançado com medicações padronizadas de manutenção, educação do paciente, controle ambiental e uso de medicação para alívio de crises.

O Quadro 318.1 apresenta os critérios para avaliação do controle da asma.

TRATAMENTO

Tem sido dividido em cinco etapas, cujo manejo deve considerar tratamento atual e o seu nível de controle; os ajustes visam a administrar a mínima dose suficiente para a obtenção do controle.

A Figura 318.1 mostra o manejo da asma com base no nível de controle.

Etapa 1: medicação de resgate para alívio dos sintomas

Aqui, utiliza-se apenas medicação de alívio para pacientes com sintomas ocasionais (tosse, sibilos ou dispneia ocorrendo duas vezes ou menos por semana) de curta duração. Entre esses episódios, o paciente está assintomático com função pulmonar normal e sem despertar noturno. Para a maioria dos pacientes, nessa etapa, utiliza-se um β2-agonista de rápido início de ação (salbutamol, fenoterol ou formoterol). As alternativas são anticolinérgico inalatório, β2-agonista oral ou teofilina oral, mas esses medicamentos têm início de ação mais lento e maior risco de efeitos adversos.

Etapa 2: medicação de alívio mais um único medicamento de controle

Nessa etapa, corticosteroide inalatório em dose baixa é a 1ª escolha. Medicações alternativas incluem antileucotrienos para pacientes que não conseguem utilizar a via inalatória ou para aqueles que têm efeitos adversos intoleráveis com o uso do corticosteroide inalatório.

QUADRO 318.1 ■ Níveis de controle da asma

AVALIAÇÃO DO CONTROLE CLÍNICO ATUAL (PREFERENCIALMENTE NAS ÚLTIMAS QUATRO SEMANAS)			
Parâmetros	Controlada (todos abaixo)	Parcialmente controlada (1 ou 2 destes)	Não controlada (três ou mais destes)*
Sintomas diurnos	Nenhum ou = 2/sem	3 ou mais/sem	3 ou mais/sem
Limitação de atividades	Nenhuma	Qualquer	Qualquer
Sintomas/despertares noturnos	Nenhum	Qualquer	Qualquer
Necessidade de medicação para alívio	Nenhuma ou = 2/sem	3 ou mais/sem	3 ou mais/sem
Função pulmonar (PFE ou VEF_1)**±	Normal	< 80% predito ou do melhor prévio (se conhecido)	< 80% predito ou do melhor prévio (se conhecido)
Avaliação dos riscos futuros (exacerbações, instabilidade, declínio acelerado da função pulmonar, efeitos adversos)			
Características associadas com aumento dos riscos de eventos adversos no futuro: mau controle clínico, exacerbações frequentes no último ano*, admissão prévia em UTI, baixo VEF_1, exposição à fumaça do tabaco e necessidade de usar medicação em altas dosagens			

*Qualquer exacerbação é indicativa da necessidade de revisão do tratamento de manutenção.
**Valores pré-broncodilatores.
± Não aplicável na avaliação do controle da asma em crianças menores de 5 anos.
Fonte: Adaptado de Sociedade Brasileira de Pneumologia e Tisiologia.[1]

NÍVEL DO CONTROLE	AÇÃO
Controlada	Manter o tratamento e identificar a menor dose para manter o controle
Parcialmente controlada	Considerar aumentar a dose para atingir o controle
Não controlada	Aumentar etapas até obter o controle
Exacerbação	Tratar como exacerbação

ETAPAS DO TRATAMENTO

ETAPA 1	ETAPA 2	ETAPA 3	ETAPA 4	ETAPA 5
Educação e controle ambiental				
BD DE AÇÃO RÁPIDA POR DEMANDA	BD DE AÇÃO RÁPIDA POR DEMANDA			
Opções de medicamentos controladores para as etapas 2 a 5	Selecionar uma das opções abaixo	Selecionar uma das opções abaixo	Selecionar uma das opções abaixo	Adicionar um ou mais em relação à etapa 4
	Dose baixa de CI	*Dose baixa de CI + LABA*	*Dose moderada ou alta de CI + LABA*	Corticosteroide oral na dose mais baixa possível
	Antileucotrienos	Dose média ou alta de CI	Dose moderada ou alta de CI + LABA + antileucotrienos	Tratamento com anti-IgE
		Dose baixa de CI + teofilina	Dose moderada ou alta de CI + LABA + teofilina de liberação lenta	

FIGURA 318.1 ■ Manejo da asma com base no nível de controle para maiores de 5 anos.

BD: broncodilator; CI: corticosteroide inalatório; LABA: broncodilatador de ação prolongada.
As opções preferenciais para as etapas 2, 3 e 4 estão evidenciadas em itálico.
Fonte: Adaptada de Sociedade Brasileira de Pneumologia e Tisiologia.[1]

Etapa 3: medicação de alívio mais um ou dois medicamentos de controle

Aqui, a associação de um corticosteroide inalatório em dose baixa com um β2-agonista inalatório de longa duração é a 1ª escolha. Um β2-agonista de rápido início de ação é utilizado para alívio de sintomas, conforme necessário. Caso a combinação escolhida tenha sido formoterol e budesonida, esta pode ser utilizada também como medicação de resgate. Como alternativa, em vez de associar um β2-agonista de longa duração, pode-se aumentar a dose de corticosteroide inalatório. Outra opção é a adição de um antileucotrieno ao corticosteroide inalatório em doses baixas.

Etapa 4: medicação de alívio mais dois ou mais medicamentos de controle

Nessa etapa, sempre que possível, o tratamento deve ser conduzido por médico especialista no tratamento da asma. A escolha preferida consiste na combinação de corticosteroide inalatório em doses média ou alta com um β2-agonista de longa duração. Como alternativa, pode-se adicionar um antileucotrieno ou teofilina à associação descrita na etapa 3. Tem também indicação a associação de um broncodilatador anticolinérgico de longa duração como medicação controladora para os pacientes que não alcançarem controle, o brometo de tiotropio 2 *puffs* uma vez ao dia (5 μg).

Etapa 5: medicação de alívio mais medicação de controle adicional

Aqui, adiciona-se corticosteroide oral às outras medicações de controle já referidas, mas deve-se sempre considerar os efeitos adversos potencialmente graves e só deve ser empregado para pacientes com asma não controlada na etapa 4, que tenham limitação de suas atividades diárias, frequentes exacerbações e que tenham sido exaustivamente questionados sobre a adesão ao tratamento. Os pacientes devem ser esclarecidos sobre os potenciais efeitos adversos, e a dose do corticosteroide oral deve ser a menor possível para manter a doença controlada. A adição de anti-IgE é outra opção na etapa 5, pois sua utilização pode melhorar o controle da asma e reduzir o risco de exacerbações.

Independentemente da etapa de tratamento, medicação de resgate deve ser prescrita para alívio dos sintomas, conforme a necessidade.

Em crianças menores de 5 anos, não é recomendado o uso de β2-agonista de longa ação.

É importante distinguir entre gravidade da asma e controle da doença. A gravidade da asma pode, também, ser definida pela mínima medicação suficiente para manutenção do controle da doença. Este sofre a influência da intensidade e da frequência dos sintomas, ao passo que o controle pode ser atingido em qualquer nível de gravidade. O comportamento da doença ao longo do tempo pode apresentar graus variados de gravidade, obrigando à utilização de maior quantidade de medicação de manutenção para atingir o controle.

A definição da asma grave de difícil controle pela American Thoracic Society inclui um ou dois dos critérios maiores e dois dos sete critérios menores. São considerados critérios maiores doses altas de corticosteroide inalatório contínuo, uso de corticosteroide oral contínuo ou em pelo menos 50% do ano anterior, ao passo que os critérios menores incluem aspectos de função pulmonar, exacerbações, estabilidade da doença e uso de uma ou mais medicação adicional de controle (broncodilatador de longa duração, teofilina ou antagonistas de leucotrienos).

Programas de controle de asma estruturados demonstraram redução na morbidade, melhora na qualidade de vida e diminuição dos custos relacionados à asma.

> **ATENÇÃO!**
>
> Pacientes com controle inadequado ou com asma persistente grave têm alto risco de exacerbações, hospitalização, morte, pior qualidade de vida, visão pessimista da doença, além de seu tratamento ser oneroso para o sistema de saúde.

O tratamento de manutenção da asma deve ser criterioso, baseando-se sempre na expressão clínica, na gravidade dos sintomas e nas condições financeiras do paciente. É importante evitar a perda da função pulmonar, manter as atividades normais no trabalho, na escola e no lazer, permanecer sem crises, reduzir a necessidade do uso de broncodilatador de alívio e dos efeitos adversos das medicações, melhorar a qualidade de vida e prevenir ataques graves com risco de vida.

Monitoração das exacerbações

Por definição, uma exacerbação em qualquer semana é indicativo de asma não controlada.

- Exacerbação asmática grave: deve incluir pelo menos um dos critérios: 1) uso de corticosteroide sistêmico (comprimido, suspensão ou injetável), ou aumento da dose do corticosteroide de manutenção por pelo menos três dias (pulsos de corticosteroide separados por uma semana ou mais devem ser interpretados como eventos diferentes); 2) hospitalização ou ida ao pronto-socorro (PS) devido à asma, requerendo uso de corticosteroide sistêmico.
- Exacerbação asmática moderada: deve incluir pelo menos um dos critérios: 1) piora dos sintomas respiratórios; 2) piora da função pulmonar; 3) aumento do uso de broncodilatador inalatório de alívio. Esse quadro deve durar pelo menos dois dias, mas sem gravidade suficiente para usar corticosteroide sistêmico. Ir ao PS e não receber corticosteroide sistêmico deve ser considerado exacerbação moderada.
- Exacerbação asmática leve: o paciente reconhece os sintomas de asma e apresenta boa resposta ao broncodilatador. Em geral, o dobro da dose da medicação de manutenção ou associação de β2-agonista inalatório de longa duração são suficientes para controlar os sintomas.

Classes de medicamentos utilizados

Os medicamentos empregados no tratamento da asma podem ser genericamente divididos em dois grandes grupos: os agentes anti-inflamatórios, também conhecidos como agentes de 1ª linha, profiláticos ou de manutenção; e os broncodilatadores, também chamados de sintomáticos ou medicação de alívio.

- Corticosteroides: principais medicamentos utilizados no tratamento de manutenção, profilático e anti-inflamatório, tanto em adultos como em crianças. A ação anti-inflamatória se deve à inativação das células endoteliais, impedindo a migração de neutrófilos, e também à inibição da migração de outras células dos vasos para os tecidos. Têm ainda intensa ação sobre a produção de substâncias que provocam inflamação. Os corticosteroides inibem a produção de IL-1, colagenase, elastase e ativador do plasminogênio; a produção de lipocortina inibe a fosfolipase A2, enzima essencial para o desenvolvimento do ácido araquidônico e seus produtos inflamatórios. Grande parte dos pacientes com asma leve obtém o controle com doses baixas, ao passo que outros necessitam de doses moderadas ou altas. O tratamento de manutenção com corticosteroide inalado reduz a frequência e a gravidade das exacerbações, o número de hospitalizações e de atendimentos nos serviços de emergência, melhora a qualidade de vida, a função pulmonar e a hiper-responsividade brônquica e diminui a broncoconstrição induzida pelo exercício. Os corticosteroides inalatórios de nova geração foram progressivamente apresentando maior potência anti-inflamatória e menor índice de efeitos colaterais, propiciando terapêutica segura de manutenção para os asmáticos. Na Tabela 318.1, são mostradas as apresentações disponíveis no Brasil e sua equivalência.
- β2-adrenérgicos: medicamentos que relaxam a musculatura das pequenas vias aéreas e inibem a liberação de mediadores dos mastócitos e basófilos, bem como melhoram o batimento mucociliar. Podem ser usados VO, via injetável ou inalatória, sendo que esta última tem o efeito mais rápido e menores efeitos colaterais, sendo a via ideal para o asmático. Os β2-agonistas de curta duração são medicamentos de escolha para alívio de sintomas de broncoespasmo na fase aguda da asma e na prevenção do broncoespasmo induzido pelo exercício. O aumento da necessidade de β2-agonistas inalatórios de curta duração é um sinal de descontrole da asma. Estão disponíveis o salbutamol, o fenoterol e a terbutalina. Seus principais efeitos adversos são tremores de extremidades, arritmias cardíacas e hipocalemia.
- Associação entre corticosteroide inalatório e β2-agonista de longa duração (LABA): os broncodilatadores de longa ação são utilizados em associação aos CI em pacientes com mais de 4 anos, quando estes forem insuficientes para promover o controle da asma. Estão disponíveis no Brasil o formoterol e o salmeterol, os quais, associados a CI são bastante eficientes no controle sintomático, particularmente nos casos de asma persistente, moderada e grave. As associações disponíveis no mercado são fluticasona com salme-

TABELA 318.1 ■ Equipotência estimada dos corticosteroides inalados (CI) para adultos*

Tipo de CI	DOSE DIÁRIA (em µg)		
	Baixa	Média	Alta**
Budesonida	200-400	> 400-800	> 800-1.600
Dipropionato de beclometasona	200-500	> 500-1.000	> 1.000-2.000
Ciclesonida***	80-160	> 160-320	> 320-1.280
Furoato de mometasona***	200	= 400	> 800
Propionato de fluticasona	100-250	> 250-500	> 500-1.000

*Comparações baseadas em dados de eficácia.
**Pacientes em uso de doses por curtos períodos de tempo devem ser referidos a especialista para considerar associações alternativas de fármacos controladores. As doses máximas recomendadas são arbitrárias, mas o uso prolongado está associado a um aumento do risco de efeitos sistêmicos.
***Dose diária única.
Fonte: Adaptada de Sociedade Brasileira de Pneumologia e Tisiologia.[1]

terol e budesonida com formoterol. A adição do LABA ao CI reduz o tempo para obtenção do controle da doença. A monoterapia com LABA deve ser sempre evitada.

- Associação entre corticosteroide inalatório e β2-agonista de ultra longa duração (ULTRALABA): os corticoide inalatório de ação prolongada (24 horas) como furoato de mometasona e furoato de fluticasona associados a broncodilatadores de ultra longa duração 24 horas: olandaterol, indacaterol, vilanterol estão agora disponíveis e têm a facilidade de melhorar a adesão ao tratamento, já que podem ser utilizados uma vez ao dia

Metilxantinas: substâncias broncodilatadoras dotadas de propriedades anti-inflamatórias. Devem ser utilizadas apenas como medicamento adicional aos CI, em pacientes não controlados. *In vitro*, inibem a fosfodiesterase, enzima que catalisa a quebra de adenosina monofosfato cíclico (AMPc). Sua dosagem é muito criteriosa e deve ser ajustada a cada caso, como nos pacientes cardiopatas, hepatopatas, fumantes, crianças e obesos, bem como em pacientes sob uso de fenobarbital, rifampicina e fenitoína. Por isso, recomenda-se monitorar a concentração de teofilina sérica em pacientes que tenham indicação de uso prolongado. Quando empregadas em associação com doses usuais de β2-agonistas na forma inalatória, as xantinas podem provocar broncodilatação adicional. Os efeitos adversos incluem nervosismo, insônia, tremor, anorexia, náuseas, dor de cabeça, dispepsia, palpitações e diarreia (principalmente quando o nível sérico é maior do que 20 μg/mL). São apresentadas como teofilinas de ação prolongada VO de 100, 200 e 300 mg e como bamifilina nas dosagens de 300 e 600 mg, com menor incidência de efeitos colaterais.

- Antileucotrienos: têm ação anti-inflamatória e broncodilatadora. Em nosso meio, há somente o antagonista dos receptores de leucotrieno, o montelucaste. Oferecem a vantagem de administração VO. Verificou-se baixa incidência de efeitos colaterais. Os trabalhos clínicos demonstraram efetividade na redução de sintomas e melhora da função pulmonar com equivalência aos CI de baixa dose. Sua efetividade também tem sido demonstrada na asma induzida por ácido acetilsalicílico, e são úteis na redução da dose de corticosteroide necessária para controle de casos persistentes graves.
- Omalizumabe: anticorpo monoclonal recombinante humanizado específico. Sua principal característica é inibir a ligação da IgE com o seu receptor de alta afinidade (FceRI), presente em várias células do infiltrado inflamatório da asma. Ocasiona marcada inibição da broncoconstrição induzida por alérgeno nas fases precoce e tardia da inflamação, da hiper-responsividade das vias aéreas e da resposta do teste cutâneo induzido por alérgeno. Não há formação de anticorpos antimalizumabe. O tratamento com a anti-IgE está indicado para pacientes com asma alérgica de difícil controle, acima de 12 anos. A dose deve ser adaptada para o peso individual e os níveis de IgE sérica. A síntese dessa imunoglobulina continua normalmente, e não há indicação para medida do nível sérico da IgE ao longo do tratamento. A dose recomendada é de 0,016 mg/kg/IgE (UI/mL) a cada 2 ou 4 semanas, dependendo do volume total e do número de injeções subcutâneas. A faixa de IgE sérica indicada para o referido tratamento vai de 30 a 1.500 UI/mL. Para pacientes com peso acima de 150 kg ou IgE acima 1.500, ainda não é recomendada a terapêutica anti-IgE.

Outros antimediadores imunobiológicos específicos: em fase de ensaio clínico fase 3, vários imunobiológicos, tais como anti-IL5: mepolizumabe, reslizumabe, benralizumabe; anti-IL-13: lebrikizumabe, tralukinumabe; anti-IL-4 e IL-13: dupilumabe.

Avaliação da gravidade da exacerbação de asma

Asfixia ainda é a principal causa da morte por asma e decorre, provavelmente, de os pacientes e médicos não reconhecerem a gravidade da crise.

> **ATENÇÃO!**
>
> A medida objetiva da função pulmonar pela espirometria ou pelo PFE é fundamental na avaliação da gravidade da crise de asma.

Estudos mostram que dispneia e sibilos são pobres previsores do grau de obstrução em pacientes em crise de asma e que, quando o paciente em crise de broncoespasmo se torna assintomático e sem sinais ao exame físico, a sua função pulmonar está em torno de 60 a 70% dos valores previstos, refletindo a persistência da obstrução em pequenas vias aéreas. Retração do músculo esternocleidomastóideo (RECM) parece ser o sinal que mais consistentemente identifica pacientes com obstrução pulmonar grave.

Margaret Fischl e colaboradores, buscando identificar uma combinação de fatores que servissem como preditivos de recaída e internação, avaliaram 205 pacientes com crise de asma, no serviço de emergência. Frequência cardíaca (FC) maior do que 120 bpm, frequência respiratória (FR) maior do que 30 movimentos por minuto, pulso paradoxal maior do que 18 mmHg, pico de fluxo expiratório (PFE) menor ou igual a 120 L/min, dispneia moderada à grave, uso de musculatura acessória da respiração e sibilos persistentes formaram um índice com acurácia de 95% em prever recaídas e de 96% para prever necessidade de internações.

O Quadro 318.2 mostra a classificação da intensidade da crise de asma em adultos, segundo os critérios propostos pela Sociedade Brasileira de Pneumologia e Tisiologia.[1]

Exames complementares têm indicações restritas na crise de asma. A gasometria arterial (GA) deve ser realizada quando a medida do PFE permanecer inferior a 30% do previsto para o paciente, após o tratamento adequado ou quando a avaliação da saturação de oxigênio ($SatO_2$) no sangue arterial for inferior a 93%. A radiografia torácica deve ser realizada quando houver suspeita clínica de pneumotórax e ou de pneumonia frente à resposta inadequada do paciente à terapia broncodilatadora ou em casos de crise grave com necessidade de internação.

Tratamento medicamentoso

O manejo da crise de asma na emergência deve iniciar o tratamento agressivo da crise e identificar os fatores associados ao maior risco:

- três ou mais visitas à emergência ou duas ou mais hospitalizações por asma nos últimos 12 meses;
- uso frequente de corticosteroide sistêmico;
- crise grave prévia, necessitando de intubação;
- uso de dois ou mais tubos de broncodilatador de alívio/mês;
- problemas psicossociais, como depressão, doenças associadas, como doença cardiovascular ou psiquiátrica;
- asma lábil caracterizada por amplas variações da função pulmonar (> 30% do PFE ou do VEF_1 em relação ao previsto);
- má percepção do grau de obstrução.

O tratamento medicamentoso da crise de asma deve basear-se no quadro clínico do paciente e na avaliação objetiva da limitação ao fluxo aéreo pela espirometria ou PFE, abrangendo o uso dos seguintes medicamentos:

- β2 de curta ação: correspondem aos broncodilatadores salbutamol, terbutalino e fenoterol. Têm ação mediada pela ativação da adenilciclase e produção intracelular de AMPc. Constituem a me-

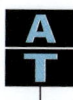

DIAGNÓSTICO E TRATAMENTO

QUADRO 318.2 ■ Classificação da intensidade das exacerbações da asma em crianças e adultos

Achado*	Leve a moderada	Grave	Muito grave IRp
Impressão clínica geral	Sem alterações	Sem alterações	Cianose, sudorese, exaustão
Estado mental	Normal	Normal ou agitação	Agitação, confusão, sonolência
Dispneia	Ausente ou leve	Moderada	Intensa
Fala	Frases completas	Frases incompletas; lactente: choro curto, dificuldade alimentar	Frase curtas ou monossilábicas; lactente: dificuldade alimentar
Musculatura acessória**	Retrações leves/ausentes	Retrações acentuadas	Retrações acentuadas
Sibilância	Ausentes, com MV normal localizados ou difusos	Localizados ou difusos	Ausentes, com MV diminuído
FR (RPM)***	Normal ou aumentada	Aumentada	Aumentada
FC (bpm)	≤ 110	> 110	> 140 ou bradicardia
PFE (% prevista)	> 50%	30-50%	< 30%
SpO_2	> 95%	91-95%	≤ 90%
PaO_2	Normal	Ao redor de 60 mmHg	< 60 mmHg
$PaCO_2$	< 40 mmHg	< 45 mmHg	> 45 mmHg

*A presença de vários parâmetros, mas não necessariamente de todos, indica a classificação geral da crise.
**Intercostais, fúrcula ou esternodeidomastóideo.
***FR em crianças normais: < 2 meses = < 60/min.; 2-11 meses = < 50/min.; 1-5 anos = < 40/min.; 6-8 anos = < 30/min.; > 8 anos = adulto.
bpm: batimentos cardíacos por minuto; FC: frequência cardíaca; FR: frequência respiratória; MV: murmúrio vesicular; RPM: respirações por minuto; SpO_2: saturação periférica de hemoglobina pelo oxigênio; PaO_2: pressão parcial arterial de oxigênio; $PaCO_2$: pressão parcial arterial de gás carbônico.
Fonte: Adaptado de Sociedade Brasileira de Pneumologia e Tisiologia.[1]

dicação de escolha para alívio dos sintomas da asma. Devem ser administrados preferencialmente por via inalatória, por nebulizador de jato ou por aerossol dosimetrado acoplado a espaçador. Possuem início de ação rápido, aproximadamente um minuto, com duração de 4 a 6 horas. Em geral, o efeito máximo é obtido com 8 a 16 jatos do aerossol dosimetrado, 4 a 5 jatos fornecidos a cada 15 minutos; em crises graves, podem ser fornecidos até 16 jatos a cada 10 a 15 minutos ou 1 jato/minuto, sempre observando o aparecimento de efeitos colaterais, como aumento exagerado da FC (> 140 bpm), tremor grosseiro e arritmias.

- Anticolinérgicos: o brometo de ipratrópio reduz o tônus colinérgico intrínseco das vias aéreas, mas possui ação broncodilatadora inferior aos β2-adrenérgicos. Ele tem início de ação lenta, com efeito máximo entre 30 minutos e 1 hora após a sua administração. Na asma aguda grave, os anticolinérgicos têm efeito broncodilatador adicional, portanto estão indicados em associação com β2-adrenérgicos quando a crise é grave. Constitui o tratamento de escolha do broncoespasmo induzido por betabloqueadores.
- Corticosteroides: após penetrar na célula, o corticosteroide liga-se a um receptor, sendo, então, transportado ao núcleo, onde se liga a sequências do DNA, resultando em indução ou supressão de diversos genes envolvidos na produção de citocinas, moléculas de adesão e receptores relevantes no processo da inflamação. Eles agem reduzindo a inflamação na parede brônquica, acelerando a recuperação funcional e diminuindo o risco de asma fatal. Devem ser usados precocemente nos pacientes atendidos na emergência e prescritos a todos, exceto àqueles com crises muito leves, na alta hospitalar. Prednisona ou prednisolona são os mais utilizados, geralmente na dose de 40 a 60 mg/dia, por 5 a 10 dias.
- Oxigenoterapia: indicada para os pacientes com $SatO_2$ ≤ 95%.

Avaliação da resposta ao tratamento

A recaída ocorre em 26 a 30% dos pacientes que recebem alta do serviço de emergência após o tratamento da crise de asma. Estudos têm tentado desenvolver índices prognósticos da boa e má resposta à terapia medicamentosa no atendimento desses pacientes no serviço de emergência. A resposta ao tratamento inicial (entre 30 e 60 minutos) e a reclassificação do paciente representam os critérios mais úteis para determinar o prognóstico, em relação à admissão, à alta e à necessidade de medicação posterior (Figura 318.2).

REVISÃO

- A asma é uma doença crônica, normalmente causada por inflamação das vias aéreas, que se manifesta como crises de sibilância, dispneia, aperto no peito e tosse. Seu diagnóstico baseia-se em critérios clínicos e funcionais, mas a espirometria também é utilizada para avaliação.
- O tratamento da asma visa ao controle dos sintomas, à normalização da função pulmonar e da atividade física. Avaliação periódica é uma das medidas de controle. O tratamento, em geral com β2-agonistas e corticosteroides, segue a determinação de cinco etapas.

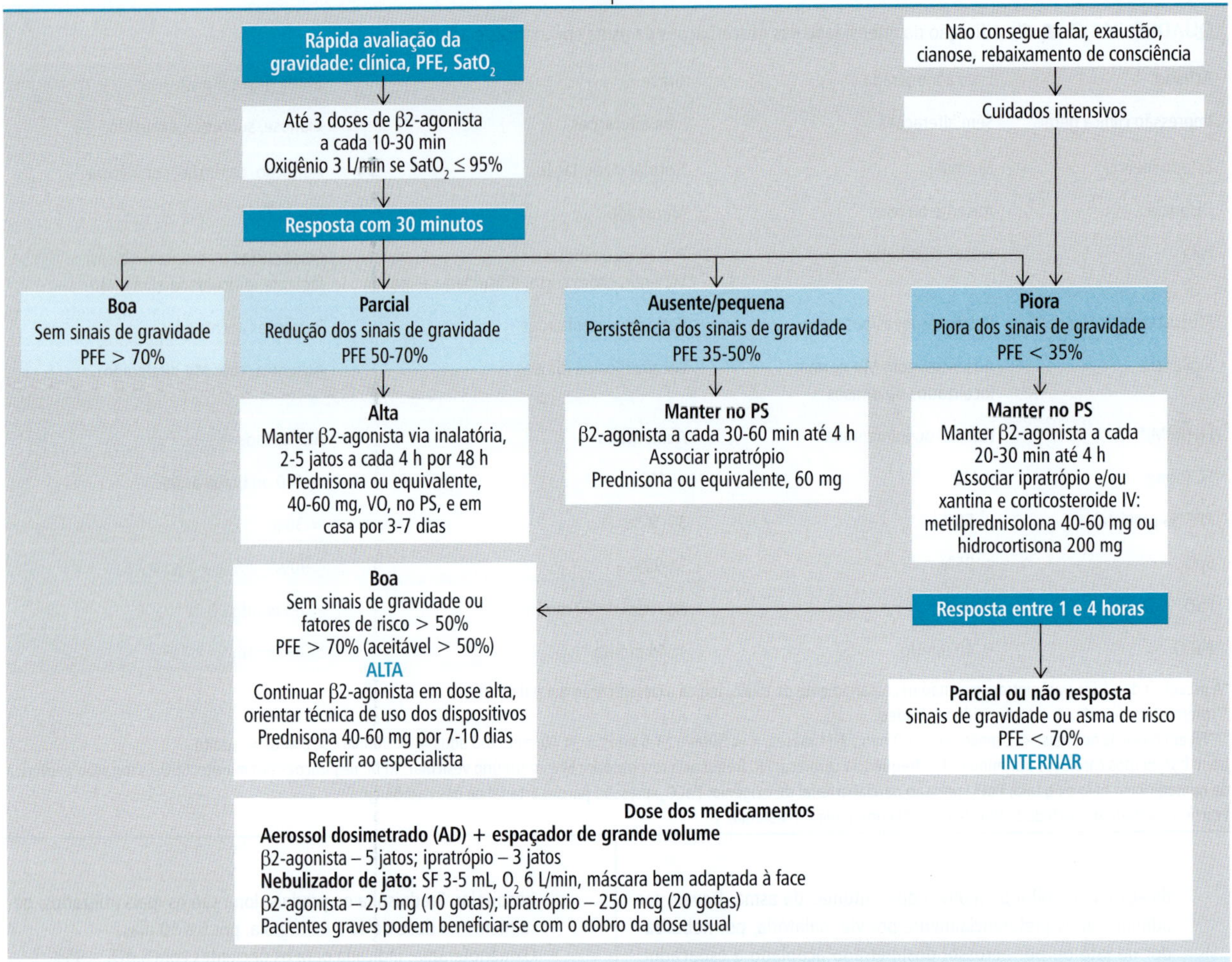

ATUALIZAÇÃO TERAPÊUTICA

```
┌─────────────────────────────┐                    ┌──────────────────────────────────┐
│ Rápida avaliação da         │                    │ Não consegue falar, exaustão,    │
│ gravidade: clínica, PFE, SatO₂│                  │ cianose, rebaixamento de consciência│
└──────────────┬──────────────┘                    └──────────────┬───────────────────┘
               ↓                                                   ↓
┌─────────────────────────────┐                    ┌──────────────────────────────────┐
│ Até 3 doses de β2-agonista  │                    │ Cuidados intensivos              │
│ a cada 10-30 min            │                    └──────────────────────────────────┘
│ Oxigênio 3 L/min se SatO₂ ≤ 95%│
└──────────────┬──────────────┘
               ↓
┌─────────────────────────────┐
│ Resposta com 30 minutos     │
└─────────────────────────────┘
```

FIGURA 318.2 ■ Algoritmo do manejo da crise de asma, no pronto-socorro, em adultos.

Resposta com 30 minutos:
- **Boa**: Sem sinais de gravidade; PFE > 70%
- **Parcial**: Redução dos sinais de gravidade; PFE 50-70%
- **Ausente/pequena**: Persistência dos sinais de gravidade; PFE 35-50%
- **Piora**: Piora dos sinais de gravidade; PFE < 35%

Alta (Parcial): Manter β2-agonista via inalatória, 2-5 jatos a cada 4 h por 48 h. Prednisona ou equivalente, 40-60 mg, VO, no PS, e em casa por 3-7 dias.

Manter no PS (Ausente/pequena): β2-agonista a cada 30-60 min até 4 h. Associar ipratrópio. Prednisona ou equivalente, 60 mg.

Manter no PS (Piora): Manter β2-agonista a cada 20-30 min até 4 h. Associar ipratrópio e/ou xantina e corticosteroide IV: metilprednisolona 40-60 mg ou hidrocortisona 200 mg.

Resposta entre 1 e 4 horas:
- **Boa**: Sem sinais de gravidade ou fatores de risco > 50%; PFE > 70% (aceitável > 50%). **ALTA**: Continuar β2-agonista em dose alta, orientar técnica de uso dos dispositivos. Prednisona 40-60 mg por 7-10 dias. Referir ao especialista.
- **Parcial ou não resposta**: Sinais de gravidade ou asma de risco; PFE < 70%. **INTERNAR**.

Dose dos medicamentos
Aerossol dosimetrado (AD) + espaçador de grande volume
β2-agonista – 5 jatos; ipratrópio – 3 jatos
Nebulizador de jato: SF 3-5 mL, O₂ 6 L/min, máscara bem adaptada à face
β2-agonista – 2,5 mg (10 gotas); ipratrópio – 250 mcg (20 gotas)
Pacientes graves podem beneficiar-se com o dobro da dose usual

PS: pronto-socorro; SF: solução fisiológica.

■ REFERÊNCIA

1. Sociedade Brasileira de Pneumologia e Tisiologia. Diretrizes da para o manejo da asma. J Bras Pneumol. 2012;38 Suppl 1:S1-46.

■ LEITURAS SUGERIDAS

Bateman ED, Hurd SS, Barnes PJ, Bousquet J, Drazen JM, FitzGerald M, et al. Global strategy for asthma management and prevention: GINA executive summary. Eur Respir J. 2008;31(1):143-78.

Reddel HK, Taylor DR, Bateman ED, Boulet LP, Boushey HA, Busse WW, et al. An official American Thoracic Society/European Respiratory Society statement: asthma control and exacerbations: standardizing endpoints for clinical asthma trials and clinical practice. Am J Respir Crit Care Med. 2009;180(1):59-99.

Rodrigo GJ. Predicting response to therapy in acute asthma. Curr Opin Pulm Med. 2009;15(1):35-8.

Taylor DR, Bateman ED, Boulet LP, Boushey HA, Busse WW, Casale TB, et al. A new perspective on concepts of asthma severity and control. Eur Respir J. 2008;32(3):545-54.

319
BRONQUIECTASIAS

■ OLIVER A. NASCIMENTO
■ ANGELA HONDA

Bronquiectasias são dilatações e distorções irreversíveis das vias aéreas devido à inflamação crônica decorrente da agressão infecciosa e depuração inadequada de secreções e de vários agentes infecciosos, proporcionando infecção recorrente ou crônica. São caracterizadas pelo espessamento da parede brônquica, levando à maior produção de escarro e tosse crônica e com exacerbações bacterianas intermitentes. Por esses fatores, as bronquiectasias podem causar grande impacto na qualidade de vida para muitos pacientes.

Nos países em desenvolvimento, as bronquiectasias ocorrem mais comumente como consequências de infecções, e na Europa, são mais frequentemente resultantes de fibrose cística. As infecções por *Mycobacterium tuberculosis* diminuem nos países desenvolvidos, ao passo que cresce o número de bronquiectasias por micobactérias não tuberculosas (MNT), principalmente *Mycobacterium kansasii* em homens e *Mycobacterium avium intracellulare* em mulheres.

A prevalência de bronquiectasias em uma população está relacionada ao número e à gravidade das infecções respiratórias, principalmente na juventude. A prevenção ativa e os cuidados imediatos das infecções diminuem a incidência da doença. Esses aspectos explicam a prevalência da bronquiectasia observada em países menos desenvolvidos. Em crianças em um centro de referencia em hospital terceiário, a proporção foi de 2:1 entre meninos e meninas com bronquiectasias não fibrose cística, entretanto, nos adultos, essa relação tende a ser maior em mulheres, principalmente quando se compara nas idades acima de 60 anos de idade.

O estudo das bronquiectasias vem avançando de forma bastante expressiva. Um grupo espanhol de Martinez-Garcia e colaboradores,[1] em junho de 2016, publicaram um estudo em que já separa as BQTS não fibrose cística em 4 fenótipos devido as suas manifestações clínicas e prognóstico: 1) mulheres jovens com doença leve; 2) mulher mais velhas com doença leve; 3) pacientes velhos com doença grave e que tiveram exacerbações frequentes e 4) pacientes velhos com doença grave e que não tiveram exacerbações frequentes

De acordo com dados do DATASUS,[2] cerca de 3 mil internações são realizadas anualmente com diagnóstico de bronquiectasias, gerando custo anual de mais de 10 milhões de reais.* Todavia, os números exibidos pelo site governamental estão relacionados ao Código Internacional de Doenças (CID) de internação dos pacientes, o que pode estar subestimado em razão do pouco conhecimento ou da confusão diagnóstica no momento da internação. Além disso, essas informações representam apenas o sistema único de saúde (SUS). Portanto, ainda não se tem o real impacto da doença no país.

Dilatações brônquicas transitórias podem ocorrer durante um quadro de infecção pulmonar, que é reversível após a recuperação da agressão. O termo mais apropriado para essa situação é pseudobronquiectasias. Portanto, o diagnóstico definitivo de bronquiectasias deve ser realizado após 6 meses a 1 ano do quadro infeccioso.

■ FISIOPATOLOGIA

O modelo mais conhecido de desenvolvimento da bronquiectasia é a "hipótese do ciclo vicioso" de Cole. Nesse modelo, Cole propôs que um dano ambiental (infecções), associado à suscetibilidade genética com alteração da depuração mucociliar, resulta na persistência de micro-organismos na árvore brônquica, com colonização microbiana crônica. Os dois fatores necessários para o desenvolvimento da doença são infecção persistente da via aérea e um defeito na defesa do hospedeiro.

A infecção microbiana leva à inflamação crônica da via aérea, resultando em danos nos tecidos, com prejuízo na motilidade mucociliar. O que, por sua vez, leva a mais infecção, em um ciclo de inflamação progressiva causando danos aos pulmões. A resposta inflamatória da via aérea desencadeada por essa infecção bacteriana parece ser excessiva em relação à carga bacteriana e pode persistir, mesmo após a infecção ter sido controlada, resultando em um aumento da produção de citocinas proinflamatórias e/ou ativação descontrolada de células efetoras. O processo inflamatório local contínuo destrói os componentes elástico e muscular da parede brônquica, além de danificar a estrutura ciliar, predispondo à redução da depuração de secreções e facilitando infecções recorrentes, fechando-se, assim, o círculo vicioso fisiopatogênico.

ATENÇÃO!

Embora a etiologia da bronquiectasia não fibrocística seja variável, a via fisiopatológica é comum e representa um ciclo vicioso que contém três elementos importantes: infecção, inflamação e dano da via aérea.

■ QUADRO CLÍNICO

Os sintomas tosse crônica (94%) e expectoração abundante diária (73%), principalmente pela manhã, correspondem ao quadro clássico de bronquiectasias. Fadiga e rinossinusite também são sintomas frequentes (60 a 70%). Dor torácica e hemoptise têm a frequência de 20 a 30%.

O exame físico tem grande variabilidade, podendo ser normal nos pacientes com poucas e localizadas bronquiectasias, até com alterações sistêmicas em virtude da inflamação crônica da doença. No exame físico específico pulmonar, podem ser presenciados roncos, estertores e sibilos de acordo com a gravidade da doença. Nos casos mais avançados e crônicos, podem surgir emagrecimento e baqueteamento digital.

As exacerbações estão associadas à infecção, caracterizada por aumento da quantidade de secreção, expectoração purulenta, piora da dispneia e dos sintomas gerais, como emagrecimento, inapetência e halitose. A febre é incomum e a expectoração varia conforme o decúbito. Hemoptoicos ou hemoptise podem ocorrer, sendo mais comuns nas lesões do ápice, havendo pouca secreção (bronquiectasias secas).

Recentemente, foi proposto que a presença de pelo menos quatro dos nove sintomas listados a seguir confirmaria o diagnóstico da exacerbação das bronquiectasias: mudança na produção do escarro; aumento da dispneia; aumento da tosse; febre (com temperatura > 38°C); aumento do chiado; mal-estar, fadiga, letargia ou tolerância reduzida ao exercício; redução da função pulmonar; alterações radiográficas consistentes com um novo processo pulmonar; mudança na ausculta pulmonar.

A radiografia torácica pode mostrar opacidade com padrão alveolar nas regiões infectadas, porém a piora radiológica pode não existir, e não deve ser usada para definir o quadro como infecção, sendo o critério clínico o melhor parâmetro.

■ ETIOLOGIA

Dois terços das bronquiectasias são causados por infecções, destacando-se a tuberculose pulmonar, as infecções da infância (principalmente sarampo e coqueluche), as bacterianas (*Staphylococcus aureus*, *Klebsiella pneumoniae*) e as virais (adenovírus 7 e 21, influenzavírus, vírus herpes simples) [HSV]). Atualmente ocorre um aumento de infecção por MNTs.

Outras causas são:
- obstrução brônquica: por corpo estranho (grãos, ossos, objetos de metal ou plástico); neoplasias (laringe, brônquio); adenopatias hilares (tuberculose, sarcoidose); impactação mucoide (aspergilose broncopulmonar alérgica, granulomatose broncocêntrica, pós-operatório, doença pulmonar obstrutiva crônica [DPOC]); traqueobroncopatias (amiloidose, policondrite recidivante);
- doenças imunológicas: deficiências de IgG, IgA, alterações leucocitárias;
- hereditárias: fibrose cística, deficiência de alfa-1-antitripsina, alterações do cílio brônquico (síndrome de Kartagener, discinesia ciliar primária);
- anomalias anatômicas congênitas: pulmonares (síndrome de Mounier Kuhn, síndrome de William Campbell, traqueobroncopatias congênitas, broncomalácia, fístula traqueoesofágica); vasculares (sequestro pulmonar, aneurisma de artéria pulmonar);

- miscelânea: síndrome da unha amarela, síndrome de Young, pneumonias aspirativas (em alcoólatras e portadores de doenças neurológicas ou suas sequelas), pneumonias inalatórias (óxido nitroso, amônia, talco, silicatos), transplante cardiopulmonar e bronquiolite obliterante.

DIAGNÓSTICO E CLASSIFICAÇÃO

Após a suspeita clínica de bronquiectasias, a investigação deve começar com exame de imagem, radiograma simples torácica em duas incidências ou tomografia computadorizada (TC) de tórax. O radiograma tem baixas sensibilidade e especificidade, podendo ser normal na fase inicial. No caso de doença mais avançada, podem-se observar: imagens paralelas em linhas ("trilhos de trem", que ocorrem por espessamento da parede brônquica), imagens anelares, atelectasias laminares e sinais de hiperinsuflação dos segmentos pulmonares subjacentes.

A TC de alta resolução do tórax tornou-se o método diagnóstico de escolha, alcançando 97% de sensibilidade. Ela identifica ou afasta outras doenças, além de orientar o tratamento cirúrgico. As alterações presentes são: dilatação de brônquio com diâmetro 1,5 vez maior do que o diâmetro do vaso sanguíneo adjacente ("sinal do anel de sinete"), "trilhos de trem", imagens anelares, espessamento da parede brônquica, ausência de redução do calibre do brônquio à medida que se dirige para a periferia e imagem localizada de hipertransparência (pela presença de tampão mucoso obstruindo a via aérea com alçaponamento aéreo pós-obstrução). Não se realiza mais a broncografia por ser um exame invasivo, não isento de complicações (como sensibilidade ao contraste) e com dificuldades técnicas para realização.

A investigação etiológica deve ser direcionada para a hipótese causal; alguns dos exames necessários são: dosagem de cloro e sódio no suor, dosagem de imunoglobulinas, pesquisa de BAAR no escarro e biópsia do epitélio brônquico, entre outros. É recomendável a dosagem de alfa-1--antripsina plasmática.

O distúrbio ventilatório obstrutivo é o padrão espirométrico mais comum, porém, nas fases mais avançadas, pode ser identificada restrição associada, gerada pela destruição parenquimatosa. A gasometria arterial (GA) nas fases mais avançadas da doença pode mostrar hipoxemia e, mais rara e tardiamente, hipercapnia. O comprometimento da membrana alveolocapilar, também nas fases mais avançadas, pode ser evidenciado pela redução da difusão do monóxido de carbono (DCO).

As bronquiectasias podem ser classificadas morfologicamente em:
- cilíndricas: brônquios com dilatação homogênea, mantendo comunicação com o parênquima distal;
- císticas ou saculares: brônquios dilatados apenas em determinado ponto de seu diâmetro, geralmente sem comunicação com o parênquima pulmonar;
- varicosas: dilatações que se alternam com segmentos normais.

Quanto à sua localização, podem ser restritas ou difusas. Doença restrita ou localizada em geral é consequente à aspiração de corpo estranho (principalmente em crianças), linfonodomegalia, tumores benignos ou impacção mucoide. As difusas geralmente possuem causa infecciosa, mas também podem seguir-se à aspiração de conteúdo gastresofagiano ou dano por inalação.

TRATAMENTO

TRATAMENTO DA DOENÇA ESTÁVEL

Os principais objetivos no tratamento são melhoria dos sintomas, identificação precoce das exacerbações, supressão da carga microbiana, tratamento de comorbidades, redução da resposta inflamatória excessiva, promoção de higienização brônquica, controle das hemorragias e remoção cirúrgica de segmentos acometidos que possam estar atuando como focos de reinfecção ou sangramentos, melhora da qualidade de vida, tentativa de postergar a perda da função pulmonar e tentativa de aumentar a sobrevida. Apesar do aumento gradativo dos estudos, ainda existem poucos estudos de intervenção com fármacos em pacientes com bronquiectasias, dificultando a recomendação terapêutica absoluta. Todavia, serão destacados os tratamentos julgados importantes e utilizados pelos autores.

Deve-se sempre realizar a avaliação nutricional.

Vacinação

Anualmente, está indicada a vacinação contra influenza. A vacinação antipneumococo (profilaxia das agudizações infecciosas) deve ser realizada, preferencialmente, conjugando 13 antígenos, mas também pode ser utilizada a vacina antipneumocócica polissacarídica com 23 antígenos, desde que guardado intervalo de tempo adequado.

Broncodilatadores

O mecanismo de obstrução brônquica na bronquiectasia não fibrocística não é claro. Poderia ser explicado por vários fatores, tais como a produção excessiva de muco, a distorção da arquitetura brônquica e da contração do músculo liso da via aérea. Como a maior parte dos pacientes com bronquiectasias apresenta obstrução do fluxo de ar, o uso de broncodilatadores inalatórios pode ser uma terapia interessante para reduzir a dispneia e sibilos, apesar de existirem poucos estudos clínicos. Podem-se utilizar broncodilatadores de curta ação para alívio agudo dos sintomas; porém, para o tratamento de manutenção, deve-se optar pela utilização de β-2-agonista de ação prolongada (formoterol e salmeterol de 12 horas e indacaterol de 24 horas).

Corticosteroides inalatórios

Não há evidências suficientes e razões clínicas para recomendar o uso de corticosteroide inalatório isolado em pacientes com bronquiectasias estáveis.

Associação β-2-agonista e corticosteroide inalatório

Existem poucos estudos também nesta área. Porém, foi observado que a associação formoterol/budesonida proporcionou melhora da dispneia, redução do número de dias com tosse e chiado, menor utilização de medicações de alívio e melhora na qualidade de vida em relação ao uso isolado de budesonida.

Portanto, apesar da falta de evidências robustas no momento, para o tratamento de manutenção dos pacientes com bronquiectasias, a associação pode trazer mais benefícios aos pacientes. Devemos sempre lembrar das doenças associadas que pacientes possam apresentar, asma, DPOC e outras doenças são comuns nas bronquiectasias não fibrocísticas, portanto o tratamento dessas doenças deve permanecer.

Mucolíticos

Não há evidências suficientes para a recomendação rotineira de mucolíticos para pacientes com bronquiectasias.

Agentes hiperosmolares

Agentes hiperosmolares inalatórios (como as soluções salinas hipertônicas e o manitol inalado sob a forma de pó seco) mostraram, em um estudo, melhorar a depuração traqueobrônquica. Entretanto, há necessidade de estudos com maior número de pacientes para confirmar esse efeito.

Uso de antibióticos sistêmicos para tratamento de colonização e infecção crônicas

Como consequência das alterações estruturais já mencionadas, as bronquiectasias geram um ambiente ideal para o crescimento bacteriano. Além disso, alteram a capacidade de defesa e dificultam a ação do sistema imunológico e antimicrobianos (formação de biofilme). A quantidade de bactérias em um determinado momento, a situação do sistema de defesa e a capacidade invasiva das bactérias determinarão diferentes situações (colonização e infecção brônquica crônica) cuja caracterização é importante, uma vez que apresentam implicações terapêuticas.

Colonização brônquica é definida como a presença bacteriana na mucosa brônquica que não induz uma resposta inflamatória, com repercussões clínicas, mas sem aumento na expectoração. Dependendo da identificação e permanência das bactérias nas amostras respiratórias, a colonização pode ser:

1 | **1ª colonização**: no caso de uma 1ª cultura positiva, fora de um processo de exacerbação, não isolado em culturas periódicas anteriores. Apesar de haver mais evidências científicas para pacientes com bronquiectasias associadas à fibrose cística, admite-se que, em razão dos efeitos negativos da *Pseudomonas aeruginosa* em pacientes com qualquer tipo de bronquiectasias, o crescimento dessa bactéria na 1ª cultura deve sugerir o uso de tratamento antibiótico sistêmico. O tratamento mais recomendado se baseia na utilização de ciprofloxacino VO durante três semanas, ou guiado pelo antibiograma. Uma alternativa para o ciprofloxacino é a utilização de dois antibióticos por via IV com atividade antipseudomonas por 14 a 21 dias (ticarcilina, piperacilina/tazobactam, carbapenêmicos, ceftazidima cefepima). Para as bactérias restantes, não há nenhuma evidência científica que apoie o tratamento antibiótico nessa situação e, portanto, o tratamento deve ser individualizado e guiado pelo antibiograma.

2 | **Colonização intermitente**: há alternância de culturas positivas e negativas para uma mesma bactéria, com pelo menos um mês entre si.

3 | **Colonização crônica**: quando a mesma bactéria é detectada em três ou mais culturas consecutivas separadas por pelo menos um mês, durante um período de seis meses sem tratamento concomitante de antibióticos.

O tratamento das colonizações intermitente ou crônica deve basear-se na administração prolongada de antibióticos administrados na presença de uma das seguintes situações: colonização intermitente ou crônica por *Pseudomonas aeruginosa*, exacerbações repetidas (pelo menos três exacerbações por ano, com a necessidade de antibiótico), recidivas precoces, hospitalizações ou deterioração acelerada da função pulmonar (nesses últimos quatro casos, independentemente das bactérias que causam a situação).

Infecção brônquica crônica implica uma situação na qual a colonização brônquica gera uma resposta inflamatória que provoca o aparecimento de expectoração purulenta, em geral crônica. A infecção crônica das vias aéreas frequentemente é acompanhada por aumento no número de exacerbações. Nessa circunstância, o tratamento destina-se a romper o ciclo vicioso de infecção patogênica, inflamação das vias aéreas, carga bacteriana e resposta inflamatória, consequentemente, reduzindo o volume e a purulência da expectoração e o número e a gravidade das exacerbações. O tratamento é prolongado e com antibiótico, da mesma forma como na colonização crônica. Quanto ao esquema terapêutico, vários estudos analisaram a eficácia dos diferentes tratamentos prolongados com antibióticos com resultados díspares, dependendo do tipo de administração: tratamento oral com antipseudomonas (geralmente fluoroquinolonas, como o ciprofloxacino ou levofloxacino) e tratamento IV (ceftazidima, cefepima, piperacilina-tazobactam, imipenem, aminoglicosídeos ou aztreonam).

> **ATENÇÃO!**
>
> O uso de antibiótico sistêmico depende da etapa de colonização (primeira, intermitente ou crônica) e exacerbação. A escolha final do tipo de antibiótico deve depender das bactérias isoladas e seu antibiograma. O tratamento deve ser mantido até o controle da infecção, com base na melhora da expectoração e nos resultados laboratoriais se necessário.

A utilização de regimes de antibiótico ditos profiláticos, fora das indicações anteriores, ainda não tem evidências suficientes para a recomendação, em algumas exceções para macrolídeos. Além do mais, o uso crônico de antibióticos pode predispor à resistência bacteriana.

Uso de antibióticos inalatórios

O racional para utilização de antibiótico por via inalatória é extremamente procedente, pois sabemos que a penetração pulmonar é limitada, em geral são necessárias altas doses de antibióticos para penetração adequada na via pulmonar, expondo o paciente a altas doses sistêmicas. Por isso, a via inalatória surge como uma opção adequada, por diminuir eventos adversos, otimizar a farmacodinâmica (aumentando concentração local, diminuindo a absorção sistêmica) e diminuir a formação de biofilme em algumas bactérias.

Em pacientes com bronquiectasias não fibrocísticas, até o momento, não há indicação formal de antibioticoterapia inalatória pela falta de evidências, pois a maioria dos estudos é em pacientes com fibrose cística. No entanto, os estudos apontam que o tratamento com antibióticos inalatórios é eficaz na redução da densidade de colônias de *Pseudomonas aeruginosa* no escarro e na melhora clínica.

Algumas revisões e diretrizes recentes recomendam o uso de antibióticos inalatórios em pacientes com bronquiectasias não fibrocísticas e infecção brônquica crônica/colonização crônica por *Pseudomonas aeruginosa* ou na presença de efeitos adversos, resistências ou ineficácia do tratamento oral a longo prazo. Em alguns casos, a eficácia do tratamento é ainda maior com a combinação de ambos os métodos de administração (inalado e sistêmico). Os antibióticos utilizados nos estudos foram tobramicina e colistina. Novos estudos vêm surgindo com indicações específicas para bronquiectasias não fibrocísticas utilizando tobramicina, ciprofloxacina, aztreonam entre outros e com novas formulações e devices.

Para a infecção crônica por outros micro-organismos, a indicação deve ser individualizada. Novos horizontes com o conhecimento no microbioma pulmonar deverão trazer tratamentos mais específicos, customizados e otimizados para cada micro-organismo nas infecções pulmonares.

Macrolídeos como imunomoduladores

Já é demonstrado que o macrolídeo possui 3 efeitos: efeito antibacteriano (diminui a adesão bacteriana, produção de fatores virulentos, formação de biofilme); efeito anti-inflamatório (diminui a produção de citocina pró-inflamatória, expressão de moléculas de adesão, liberação de mediadores químicos, produção de estress oxidativo e aumento da apopotose); e efeito na via aérea (dimimui a produção de secreção, muco, produção de citocina pró-inflamatória local, moléculas de adesão e aumenta a barreira epitelial com melhora da função mucociliar e β-defensina). Embora mais estudos sejam necessários para entender claramente o papel dos macrolídeos no tratamento de pacientes com bronquiectasias, há algumas evidências de que seu uso (principais estudos – EMBRACE, BLESS e BAT),[3-5] especialmente o de azitromicina, pode beneficiar pacientes com bronquiectasia que apresentam exacerbações frequentes. A sua administração é recomendada nos casos de infecção brônquica crônica por *Pseudomonas aeruginosa* ou outros micro-organismos e nos de difícil controle dos sintomas, apesar do tratamento adequado. Embora a dosagem ótima (duração, dose e periodicidade) ainda não tenha sido claramente estabelecida, a dosagem de azitromicina normalmente utilizada é 250 a 500 mg uma vez ao dia, três dias por semana, de preferência em dias alternados.

Fisioterapia respiratória

Consiste na realização das seguintes técnicas de manobras de higiene brônquica: drenagem postural, percussão, vibração, tosse e aspiração, exercícios respiratórios (*huffing* e padrões ventilatórios seletivos usados em pacientes em respiração espontânea) e hiperventilação manual (realizada em pacientes intubados) parte fundamental para o tratamento desses pacientes

A fisioterapia respiratória tem sido utilizada como adjuvante no tratamento clínico de pacientes com retenção crônica de secreções traqueobrônquicas, com o objetivo de aumentar o clareamento mucociliar, diminuindo, assim, a obstrução das vias aéreas e melhorando a ventilação e as trocas gasosas.

A aderência ao regime prescrito de fisioterapia (inalação, drenagem postural, percussão e tosse voluntária) costuma ser inferior a 40%. Técnicas mais recentes, eficazes e mais confortáveis vêm sendo desenvolvidas na tentativa de se elevar a aderência e incluem o ciclo ativo da respiração, a drenagem autogênica, a pressão positiva expiratória, a pressão positiva oscilatória (Flutter® e Shaker®) e a oscilação de alta frequência da parede torácica. Ainda não há evidências para sugerir que uma dessas técnicas seja superior a outra.

A umidificação e a pressão positiva intermitente são técnicas auxiliares à fisioterapia respiratória em pacientes com bronquiectasias, sendo a solução salina hipertônica capaz de aumentar o clareamento traqueobrônquico.

Reabilitação pulmonar

Como toda doença respiratória crônica, a bronquiectasia acarreta maior dispneia nas atividades físicas, gerando inatividade e sedentarismo, desencadeando maior limitação física. A reabilitação pulmonar deve ser oferecida a indivíduos que têm falta de ar que afete suas atividades da vida diária.

TRATAMENTO CIRÚRGICO

Duas modalidades de tratamento cirúrgico podem ser empregadas no tratamento das bronquiectasias: a ressecção pulmonar das áreas afetadas e o transplante pulmonar.

A indicação da cirurgia para tratamento das bronquiectasias exige algumas premissas: saber se a causa das bronquiectasias já foi diagnosticada e tratada, saber se a bronquiectasia é localizada e passível de ressecção completa e avaliar se existem condições de operabilidade do doente. O tratamento cirúrgico só pode ser indicado, portanto, nos pacientes com boa reserva funcional pulmonar, doença localizada, quando não houver melhora dos sintomas com o tratamento clínico e nas hemoptises recorrentes ou volumosas. A embolização da artéria brônquica é uma alternativa, mas a cirurgia para ressecção da área com sangramento pode ser necessária. Atualmente a remoção de áreas suspeitas de colonização por germes resistentes, como micobatérias do complexo *avium*, tem ganho destaque.

Na doença difusa, o tratamento é, tradicionalmente, conservador. Nos casos em que não há boa resposta ao tratamento clínico e o indivíduo apresenta determinado segmento pulmonar com maior comprometimento (maior supuração), discute-se se a ressecção dessa região não promoveria redução dos sintomas.

A cirurgia de bronquiectasia apresenta maior morbidade que a cirurgia das neoplasias pulmonares. Por isso, os cuidados pré e pós-operatórios, a fisioterapia respiratória e o tratamento clínico devem ser intensificados além de um equipe multidisciplionar treinada

Os pacientes com bronquiectasias difusas, em que há grande comprometimento funcional pulmonar e da qualidade de vida, são potenciais candidatos para realização de transplante pulmonar.

TRATAMENTO DAS EXACERBAÇÕES

O tratamento durante a fase de exacerbação dos pacientes com bronquiectasias deve incluir o suporte clínico geral com hidratação e nutrição.

A decisão sobre internação hospitalar dependerá das condições clínicas e sociais do paciente.

Broncodilatadores

Durante as exacerbações, o tratamento broncodilatador de base deve ser mantido e acrescentados os broncodilatadores de curta ação para alívio da dispneia.

Uso de antibióticos nas exacerbações

Os agentes infecciosos mais relacionados às exacerbações são *Pseudomonas aeruginosa* e *Staphylococcus aureus*, que costumam colonizar cronicamente as vias aéreas dos pacientes, principalmente nas fases mais avançadas da doença. Nos estádios iniciais, as exacerbações são frequentemente causadas por *Streptococcus pneumoniae* e *Haemophylus influenzae*.

Nos casos em fase inicial da doença, recomenda-se o uso de betalactâmico (associado ou não a um inibidor de betalactamase), cefalosporina (de 2ª geração), macrolídeo ou quinolona respiratória. Nos casos de suspeita de colonização crônica, deve-se solicitar estudo microbiológico do escarro.

Nos indivíduos com doença avançada, a cobertura para *Pseudomonas aeruginosa* e *Staphylococcus aureus* é imperiosa, constituindo o ciprofloxacino como a melhor opção para tratamento ambulatorial. Na internação, optar por cefalosporina antipseudomonas (ceftazidima, cefepima e cefpiroma), ticarcilina (associada ou não ao clavulanato), piperacilina (associada ou não ao tazobactam), imipenem, meropenem, aztreonam ou ciprofloxacino. Quando for identificado *Staphylococcus aureus*, utilizar oxacilina ou, de acordo com o antibiograma, vancomicina.

Corticosteroide sistêmico

No momento, não há estudos controlados a respeito do uso do corticosteroide sistêmico na exacerbação ou na manutenção dos pacientes bronquiectásicos. Entretanto, especialmente nas exacerbações acompanhadas de sibilos, ele parece ser útil. Por outro lado, corticosteroides sistêmicos podem reduzir a imunidade e, consequentemente, aumentar a colonização bacteriana da árvore brônquica.

> **REVISÃO**
>
> - As bronquiectasias são dilatações e distorções irreversíveis das vias aéreas, devido à inflamação crônica decorrente da agressão infecciosa e depuração inadequada de secreções e de vários agentes infecciosos.
> - A tosse crônica é o principal sintoma, seguida de expectoração abundante diária. Fadiga e rinossinusite também são sintomas frequentes, e dor torácica e hemoptise têm sua prevalência. A confirmação diagnóstica se dá por meio de exames de imagem, como radiografia e TC.
> - A busca da etiologia deve ser incansável e sistemática para que um tratamento adequado seja estabelecido.
> - O tratamento visa à melhoria dos sintomas, com a utilização de broncodilatadores, corticosteroides inalatórios e antibióticos para tratar as infecções, melhorar qualidade de vida e postergar a perda de função pulmonar. A fisioterapia respiratória tem papel importante no tratamento. O tratamento cirúrgico pode ser indicado em alguns casos específicos.

■ REFERÊNCIAS

1. Martínez-García MÁ, Vendrell M, Girón R, Máiz-Carro L, de la Rosa Carrillo D, de Gracia J, et al. The multiple faces of non-cystic fibrosis bronchiectasis. a cluster analysis approach. Ann Am Thorac Soc. 2016;13(9):1468-75.
2. Brasil. Ministério da Saúde. DATASUS. Informações de saúde (TABNET): epidemiológicas e morbidade [Internet]. Brasília: MS; 2014 [capturado em 09 mar. 2017]. Disponível em: http://www2.datasus.gov.br/DATASUS/index.php?area=0203.
3. Wong C, Jayaram L, Karalus N, Eaton T, Tong C, Hockey H, et al. Azithromycin for prevention of exacerbations in non-cystic fibrosis bronchiectasis (EMBRACE): a randomised, double-blind, placebo-controlled trial. Lancet. 2012;380(9842):660-7.

4. Rogers BG, Bruce KD, Martin ML, Burr LD, Serisier DJ. The effect of long-term macrolide treatment on respiratory microbiota composition in non-cystic fibrosis bronchiectasis: an analysis from the randomised, double-blind, placebo-controlled BLESS trial. Lancet Respir Med. 2014;2(12):988-96.
5. Altenburg J, de Graaff CS, Stienstra Y, Sloos JH, van Haren EH, Koppers RJ, et al. Effect of azithromycin maintenance treatment on infectious exacerbations among patients with non-cystic fibrosis bronchiectasis: the BAT randomized controlled trial. JAMA. 2013;309(12):1251-9.

■ LEITURAS SUGERIDAS

Chalmers JD, Aliberti S, Blasi F. Management of bronchiectasis in adults. Eur Respir J. 2015;45(5):1446-62

McShane PJ, Naureckas ET, Tino G, Strek ME. Non-cystic fibrosis bronchiectasis. Am J Respir Crit Care Med. 2013;188(6):647-56.

Sociedade Brasileira de Pneumologia e Tisiologia. Manual de bronquiectasias. São Paulo: Gen; 2012.

Tay GT, Reid DW, Bell SC. Inhaled antibiotics in Cystic Fibrosis (CF) and non-CF bronchiectasis. Semin Respir Crit Care Med. 2015;36(2):267-86.

Welsh EJ, Evans DJ, Fowler SJ, Spencer S. Interventions for bronchiectasis: an overview of Cochrane systematic reviews. Cochrane Database Syst Rev. 2015;(7):CD010337.

320
DOENÇAS PULMONARES INTERSTICIAIS

■ CARLOS ALBERTO DE CASTRO PEREIRA
■ LILIAN TIEMI KURANISHI

Existem dezenas de doenças pulmonares intersticiais, porém a pneumonite de hipersensibilidade, as doenças associadas às colagenoses, a fibrose pulmonar idiopática e a sarcoidose respondem por aproximadamente 70% dos casos e são abordadas neste capítulo.

■ PNEUMONITE DE HIPERSENSIBILIDADE

Trata-se de uma doença pulmonar intersticial (DPI) causada pela inalação de partículas de diversas naturezas, levando a um processo inflamatório que pode evoluir para fibrose, nos alvéolos, pequenas vias aéreas e interstício pulmonar. Os agentes inalantes mais comuns são fungos, proteínas animais e vegetais e produtos químicos. A prevalência da pneumonite de hipersensibilidade (PH) é variável conforme as características genéticas, geográficas e imunológicas das populações. Na Europa, um estudo em três países revelou prevalência de 4 a 15% de PH entre as DPIs. No ambulatório da UNIFESP, a PH é responsável por 15% de todas as DPIs.

FISIOPATOLOGIA

Ainda não é totalmente conhecida, sendo influenciada por mecanismos genéticos e imunológicos. Acredita-se que características genéticas determinam se um indivíduo será ou não suscetível à inalação de um antígeno. Os mecanismos imunológicos são ativados a partir do reconhecimento do antígeno por células de defesa nos alvéolos pulmonares, principalmente os linfócitos T, macrófagos e células dendríticas, caracterizando uma alveolite linfocítica. Várias citocinas inflamatórias participam desse processo imune, especialmente as interleucinas (IL) 12 e 18, fator de necrose tumoral alfa (TNF-α) e interferon alfa (INF-α). Esse processo inflamatório pode resultar em fibrose do interstício pulmonar e dos bronquíolos, caracterizando a fase crônica da PH.

QUADRO CLÍNICO

Existem três formas de apresentação clínica: aguda, subaguda e crônica. A PH aguda é caracterizada por sintomas sistêmicos e respiratórios, iniciados cerca de 4 a 12 horas após exposição aos antígenos. Mal-estar, febre, mialgia, tosse seca, dispneia, dor torácica e taquipneia podem estar presentes. Estertores em velcro basais e cianose podem ser observados, mas baqueteamento digital é incomum. A recuperação pode ser espontânea com o fim da exposição. A recorrência dos sintomas é comum, desde que haja novo contato com o antígeno. A PH subaguda apresenta-se com sintomas progressivos de tosse e dispneia após exposição menos intensa, porém contínua, de dias a semanas. A PH crônica resulta da exposição prolongada, geralmente de meses a anos, causando sintomas importantes de dispneia progressiva, tosse com secreção mucoide e fadiga. Estertores em velcro basais, grasnidos e baqueteamento digital com cianose de extremidades são comuns ao exame físico.

DIAGNÓSTICO

Diversos autores sugeriram critérios diagnósticos para a PH, contudo ainda não há um consenso definido. A Sociedade Brasileira de Pneumologia e Tisiologia (SBPT) sugere os seguintes critérios: sintomas associados à exposição conhecida; ausência de tabagismo; presença de anticorpos IgG específicos; sintomas recorrentes com reexposição; achados radiológicos compatíveis; linfocitose acima de 30% no lavado broncoalveolar (LBA); e biópsia pulmonar típica ou compatível.

Os sintomas respiratórios mais comuns são dispneia, tosse e dor torácica. Como citado, mal-estar, febre e fadiga podem estar associados nos quadros agudos. O tabagismo deve ser sempre pesquisado, visto que os pacientes que fumam parecem ter menor chance de terem PH quando comparados aos que não fumam, mesmo expostos ao mesmo antígeno. O tabagismo exerce efeito supressor sobre a resposta dos linfócitos e macrófagos.

A prova de função pulmonar revela, em geral, um padrão restritivo, com redução da difusão do monóxido de carbono. Padrões obstrutivos ou mistos também podem ser observados, devido à presença de lesão de vias aéreas. A pesquisa de anticorpos IgG específicos revela sensibilização ao antígeno, porém não significa doença. O teste positivo complementa a investigação na presença de sintomas respiratórios, exposição e imagem radiológica compatíveis com PH. O LBA revela linfocitose (> 30%), principalmente nas formas agudas e subagudas da doença, porém não é um achado específico para PH.

Os achados radiológicos podem variar nas diferentes formas de apresentação clínica da PH. Na forma aguda, são observados nódulos centrolobulares mal definidos, associados a opacidades esparsas em vidro fosco e áreas de aprisionamento aéreo. Sinais de fibrose, como infiltrado reticular com bronquiectasias de tração, são observados na forma crônica. Comprometimento preferencial de lobos superiores (20% dos casos) e peribroncovascular são mais sugestivos.

> **ATENÇÃO!**
>
> O padrão histológico da PH é classicamente descrito pela tríade histológica: focos de bronquiolite obliterante; pneumonia intersticial bronquiolocêntrica e granulomas sem necrose e/ou células gigantes peribronquiolares. Entretanto, são descritos outros padrões associados ao diagnóstico de PH, sendo eles a pneumonia intersticial não específica (PINE), a pneumonia intersticial usual (PIU) e a fibrose centrada em vias aéreas (FCVA)

TRATAMENTO

O principal tratamento para a PH é afastar o paciente do antígeno causador da doença. Nos casos agudos, essa medida pode ser o suficiente para a resolução do quadro. Entretanto, alguns casos podem evoluir com piora clínica e progressão para fibrose pulmonar, mesmo mantendo-se o antígeno afastado, o que implica mau prognóstico.

A medicação de escolha para os casos sintomáticos é o corticosteroide. Sugere-se um esquema de prednisona na dose de 0,5 a 1 mg/kg/dia por 1 a 2 semanas, com redução gradual até a retirada em outras 2 a 4 semanas. Não há consenso para uso de imunossupressores na PH. Corticosteroides inalatórios e broncodilatadores podem ser usados nos casos em que há hiper-responsividade brônquica.

Em casos de PH fibrosante progressiva, transplante pulmonar deve ser considerado.

■ DOENÇAS DO TECIDO CONECTIVO

Grupo heterogêneo de doenças de natureza autoimune que afetam vários órgãos, como o pulmão, em que pode haver lesões nas vias aéreas, alvéolos, interstício e vasos. A DPI pode ser diagnosticada durante a evolução de uma doença do tecido conectivo (DTC), ou pode anteceder a doença por tempo indeterminado, até mesmo anos.

As características das DPI nas DTC variam conforme a doença de base. As principais DTC com comprometimento intersticial são: esclerodermia (ES); artrite reumatoide (AR); lúpus eritomatoso sistêmico (LES); polimiosite/dermatopolimiosite (PM/DM); síndrome de Sjögren (SJ); síndrome do anticorpo antissintetase (SAAS); e doença mista do tecido conectivo (DMTC). Alguns pacientes podem ter achados indicativos de possível DTC, tais como fenômeno de Raynaud, fator antinuclear (FAN) ≥1;320 e outros, associados à DPI, porém sem preencherem critérios para uma DTC definida. Este grupo foi recentemente denominado pneumonia intersticial com achados autoimunes (PIAAI).

ESCLEROSE SISTÊMICA

Na esclerodermia, a DPI pode estar presente em até 80% dos casos, sendo clinicamente significante em 25%, estando relacionada com alta morbimortalidade. Além da DPI, observa-se também alta prevalência de hipertensão pulmonar nesses pacientes. A DPI pode ser diagnosticada em ambas as formas clínicas de esclerose sistêmica (ES): difusa e limitada. Na forma difusa, a presença do anticorpo antitopoisomerase (anti-Scl-70) correlaciona-se com a presença de doença intersticial, e na forma limitada, o anticorpo anticentrômero está mais associado à hipertensão pulmonar. Entretanto, doença intersticial não é incomum na forma limitada.

Quadro clínico e diagnóstico

O quadro clínico é representado por dispneia aos esforços e tosse seca. A prova de função pulmonar revela distúrbio ventilatório restritivo com redução da difusão de monóxido de carbono (DCO) na maioria dos casos. Valores isolados ou desproporcionalmente reduzidos de DCO% em relação à capacidade vital forçada (CVF)% podem ser indicativos de hipertensão pulmonar associada, um sinal de mau prognóstico. Os achados tomográficos podem ser de opacidades em vidro fosco, infiltrado reticular não septal, bronquiectasias e bronquioloectasias com predomínio em regiões basais e periféricas, poupando a região subpleural. O LBA é inespecífico, podendo ser neutrofílico.

Na maioria dos casos, não é necessária biópsia pulmonar para definição da DPI na ES. Os padrões histológicos mais comuns são pneumonia intersticial não específica (PINE, mais de 80% dos casos) e pneumonia intersticial habitual (PIU).

Tratamento

O esquema de tratamento clássico envolve o uso de ciclofosfamida em pulsos mensais, seguido após seis meses, de azatioprina ou micofenolato. Recentemente, demosntrou-se que o micofenolato usado desde o início resulta em eficácia semelhanta à ciclofosfamida, com menores efeitos colaterais.

> **ATENÇÃO!**
>
> Nem todos os pacientes com DPI necessitam de tratamento. Devem ser tratados aqueles que apresentam um ou mais dos seguintes critérios: DPI de início precoce no curso da doença, CVF < 70%; DCO < 60%; (saturação periférica de hemoglobina pelo oxigênio (SpO_2) de exercício < 90%; progressão funcional; dispneia significativa; doença radiológica extensa (> 20% na TCAR).

ARTRITE REUMATOIDE

A AR é a DTC mais prevalente na população, podendo ter comprometimento pulmonar em muitos casos. O envolvimento pulmonar se associa à mortalidade em 10 a 20% dos pacientes, atrás apenas das complicações cardíacas. A doença pulmonar pode anteceder os sintomas articulares ou se apresentar nos primeiros cinco anos de doença. Na AR, a pleura e o interstício pulmonar são os mais afetados, mas as vias aéreas também podem ser acometidas. Tabagismo é um fator de risco para o desenvolvimento de DPI.

Quadro clínico e diagnóstico

Os sintomas mais comuns são dispneia aos esforços e tosse seca. Estertores em velcro e baqueteamento digital podem ser observados ao exame físico. O padrão ventilatório restritivo é o mais observado, porém padrões obstrutivos ou mistos também podem ser identificados naqueles casos em que há associação de DPI com doença de vias aéreas. A imagem radiológica é bastante variável, dependendo do padrão de doença pulmonar. Podem ser observados sinais de bronquiolite com perfusão em mosaico e nódulos centrolobulares, sinais de fibrose com padrão PINE ou PIU. A biópsia pulmonar é indicada em casos de apresentação tomográfica atípica, sendo realizada em raros casos.

Tratamento

Inicialmente, é realizado com corticosteroides, que podem ou não ser associados a outros imunossupressores. O metotrexato pode causar pneumonite em até 12% dos pacientes com AR.

SÍNDROME DE SJÖGREN

As manifestações pulmonares na SS podem chegar a 75% dos casos, sendo que as vias aéreas são as mais afetadas. Os padrões de doenças pulmonares mais comuns são PINE, pneumonia intersticial linfoide (PIL), PIU e pneumonia em organização (PO), mas casos de linfoma e amiloidose pulmonar também são observados.

Quadro clínico e diagnóstico

O quadro clínico desses pacientes é inespecífico, com sintomas de dispneia e tosse seca aos esforços. Como na maioria dos casos de DPI associada à DTC, o padrão de restrição com redução da DCO é o mais observado. Os achados radiológicos podem variar de opacidades em vidro fosco, cistos, nódulos, consolidações, bronquiectasias e até faveolamento. Nódulos maiores do que 1 cm e grandes consolidações devem ser investigados para afastar a possibilidade de linfoma.

Tratamento

Os corticosteroides são os medicamentos de 1ª linha para o tratamento, sendo que outros imunossupressores ou rituximabe habitualmente são associados em casos mais graves.

LÚPUS ERITEMATOSO SISTÊMICO

No LES, as manifestações pulmonares podem resultar do acometimento da pleura, vias aéreas, interstício pulmonar ou vasos pulmonares.

Quadro clínico e diagnóstico

A apresentação clínica pode ser aguda, com insuficiência respiratória (IRp) e hemorragia alveolar. O acometimento intersticial é menos comum no LES (3 a 8%), sendo mais frequente o padrão de PINE. A pneumonite lúpica pode afetar até 4% dos pacientes, sendo caracterizada por dispneia, febre, tosse e dor pleurítica. Os achados radiológicos observados no quadro agudo de pneumonite lúpica e hemorragia alveolar são opacidades em vidro fosco difusas, consolidações esparsas com ou sem derrame pleural associado. Sinais de fibrose são menos prevalentes, estando mais associados aos casos mais crônicos de PINE.

Tratamento

Nas formas graves, em geral, é feito com altas doses de imunossupressores (pulsoterapia) sendo a metilprenisolona e a ciclofosfamida os medicamentos mais utilizados.

POLIMIOSITE/DERMATOPOLIMIOSITE

As manifestações pulmonares na PM/DM podem anteceder as lesões musculares e cutâneas. A DPI pode afetar de 23 a 65% dos casos, sendo a principal causa de morte.

Quadro clínico e diagnóstico

A apresentação clínica pode ser insidiosa, com dispneia aos esforços, ou ser aguda, com quadro de IRp. A síndrome de antissintetases, caracterizada pela presença de anticorpos antissintetase (sendo o anti-Jo1 o mais comum), pode ocorrer em 40 a 80% dos pacientes. Os achados radiológicos variam conforme a apresentação clínica e o padrão histológico da DPI. Opacidades em vidro fosco difusas com consolidações são comuns nos quadros agudos, associados ao padrão de dano alveolar difuso ou pneumonia em organização. Bronquiectasias, infiltrado reticular, cistos e faveolamento são mais comuns nos casos avançados de fibrose (PINE, PIU ou PIL).

Tratamento

Com base em corticosteroides combinados ou não com outros imunossupressores.

■ DOENÇAS MISTAS DO TECIDO CONECTIVO

A DMTC é uma doença com características da ES, LES e PM/DM, com comprometimento pulmonar em até 80% dos casos. Em geral, o anticorpo anti-RNP está presente em altos títulos. As manifestações pulmonares podem ser doença intersticial com fibrose, derrame pleural e hipertensão pulmonar. As DPI mais frequentes são PINE, PIU e PIL. Os achados radiológicos variam conforme o padrão histológico. O tratamento não está bem estabelecido, porém os corticosteroides são os primeiros medicamentos a serem usados.

FIBROSE PULMONAR IDIOPÁTICA

Situada entre as doenças intersticiais mais frequentes, a fibrose pulmonar idiopática (FPI) é definida como uma forma específica de pneumonia intersticial fibrosante crônica, de etiologia incerta, que ocorre primariamente em adultos mais idosos, limitada aos pulmões, e associada com o padrão histológico de pneumonia intersticial habitual. Esse padrão pode ser fortemente inferido pelos achados tomográficos em muitos casos.

A FPI afeta principalmente indivíduos com mais de 50 anos, sendo a média de idade de 67 anos. A doença é mais comum em homens (75%) e naqueles com história de tabagismo.

A teoria atualmente mais aceita para a patogenia da PIU envolve uma interação entre a agressão ao epitélio alveolar ou apoptose e reparo mesenquimal anormal (hipótese epitélio-mesenquimal), com depósito de colágeno.

Quadro clínico

Os sintomas habituais da FPI são dispneia progressiva e tosse. O exame físico demonstra estertores em velcro nas bases pulmonares em 90% dos casos. Hipocratismo digital é observado em 30 a 40% dos casos.

Diagnóstico

Espirometria e medida da DCO e SaO_2 em repouso e em exercício, por teste de caminhada ou do degrau, devem ser feitas na avaliação inicial e durante o acompanhamento. O padrão habitual é de distúrbio restritivo, redução da DCO e queda da saturação de oxigênio (SpO_2) no esforço.

Os achados característicos na TCAR na FPI consistem em reticulação simétrica bilateral, distorção arquitetural e faveolamento envolvendo principalmente a região pulmonar subpleural e os lobos inferiores.

A coexistência de enfisema é observada em um subgrupo de pacientes, o que é um fenômeno comum, já que ambas as doenças são associadas ao tabagismo.

O risco de câncer de pulmão é aumentado em pacientes com FPI, e o encontro de um nódulo ou área focal de consolidação dentro de áreas de fibrose deve ser cuidadosamente avaliado.

A broncoscopia com biópsia transbrônquica e LBA tem papel limitado na FPI. A biópsia pulmonar cirúrgica deve ser indicada: 1) quando os achados tomográficos não são característicos, o que ocorre em 20 a 30% dos casos (ausência de faveolamento, achados inconsistentes como áreas de mosaico); 2) quando outra condição é possível pelos dados clínicos (p. ex.: exposição para PH); e 3) em pacientes com menos de 50 a 55 anos, independentemente dos achados tomográficos. A biópsia deve ser evitada em indivíduos muito idosos e com comorbidades significativas. A biópsia por videotoracoscopia permite mais facilmente a retirada de fragmentos de locais diferentes e se associa com menor morbidade e menor tempo de internação. Áreas contendo apenas faveolamento devem ser evitadas.

A biópsia deve ser encaminhada para um patologista especializado, uma vez que o diagnóstico de PIU feito por patologistas gerais é frequentemente equivocado. Os achados diagnósticos na histologia são: 1) aspecto em colcha de retalhos, resultante de áreas de pulmão fibrótico e pulmão normal; 2) distorção arquitetural; 3) focos fibroblásticos; e 4) áreas de faveolamento.

A mediana de sobrevida da FPI é de 3 a 4 anos. Fatores individuais relacionados à sobrevida foram recentemente revistos e incluem: sexo masculino; maior grau de dispneia na apresentação; presença de hipertensão pulmonar; maior extensão da fibrose na TCAR; queda da SpO_2 em exercício para valores abaixo de 90%; e valores basais de CVF < 70% e da DCO < 40% do previsto.

Tratamento

Cortiscosteroides e imunossupressores de uso habitual, tais como azatioprina e ciclofosfamida, não mudam a história natural da doença e foram abandonados.

Quantidades exageradas de oxidantes são encontradas na FPI, provenientes de fontes exógenas (FPI é mais comum em fumantes) e endógenas (provenientes de células inflamatórias). Entretanto, um estudo randomizado, mostrou que a N-acetilcisteína não resultou em menor declínio da CVF, o que levou à recomendação para seu abandono.

A ênfase no papel da fibroproliferação na FPI ensejou ensaios bem controlados na doença para testar a hipótese de que medicamentos antifibróticos seriam eficazes. Diversos estudos comprovaram que dois medicamentos antifibróticos, recentemente aprovados no Brasil, nintedanibe a pirfenidona, resultam em redução de 50% da queda anual da CVF. São, entretanto, medicamentos de alto custo e sua indicação deve ser criteriosa e feita por centros especializados. Não existem estudos sobre sua eficácia em outras doenças pulmonares fibrosantes.

Análise combinada de alguns estudos sugere que a pirfenidona pode reduzir a mortalidade na FPI. Efeitos adversos comuns, embora raramente graves, incluem náuseas, vômitos, desconforto abdominal, fotossensibilidade e *rash*. A dose usual é de 2.400 mg, dividida às refeições. O nintedanibe inibe diversas tirosinocinases envolvidas na patogenia da FPI. Diarreia e náuseas são os efeitos colaterias mais frequentes, embora resultem em interrupcção do tratamento em torno de 15% dos casos. O uso em portadores de risco cardiovascular deve ser cauteloso. A dose usual é de 150 mg duas vezes ao dia.

Apesar da alta prevalência de refluxo gastresofágico (RGE) em pacientes com FPI, a importância das microaspirações do conteúdo gástrico na patogenia da doença ainda não é conhecida. Estudos retrospectivos têm mostrado resultados conflitantes a respeito da eficácia do tratamento do RGE assintomático em pacientes com FPI, e seu uso não é recomendado de rotina.

Oxigênio deve ser indicado em pacientes com hipoxemia em repouso, embora não existam estudos controlados. O uso de O_2 pode melhorar o desempenho em exercício e, se por meio de dispositivo portátil, deve ser considerado em pacientes com capacidade de deambulação.

Reabilitação pulmonar pode melhorar a dispneia e a tolerância ao esforço, e deve ser feita com uso de O_2.

A FPI é a doença com indicação de transplante pulmonar mais frequente em diversos centros em países avançados. O transplante pulmonar melhora tanto a longevidade quanto a qualidade de vida em pacientes bem selecionados e sem outras doenças significativas. O transplante pulmonar é um procedimento complexo e de risco. Os riscos e benefícios devem ser cuidadosamente discutidos com o especialista. A mediana de sobrevida situa-se em torno de cinco anos. Transplante é indicado em pacientes com idade < 60 a 65 anos, sem outras contraindicações.

SARCOIDOSE

Doença sistêmica caracterizada pela presença anatomopatológica de granulomas de células epitelioides não caseosos. Embora a sarcoidose não apresente uma etiologia definida, acredita-se que a doença resulte da interação entre fatores genéticos e ambientais. O granuloma sarcoide resulta de uma resposta autoimune específica a um provável antígeno pobremente degradável. Numerosas citocinas e outros mediadores são produzidos pelos macrófagos ativados e linfócitos T durante a resposta granulomatosa. Diversos dados sugerem que o interferon-gama (INF-γ) e as citocinas, tais como TNF-α, IL-12 e IL-18, apresentam um papel fundamental na formação dos granulomas. Em uma proporção de casos, os granulomas evoluem para fibrose por mecanismos ainda incertos.

Quadro clínico e diagnóstico

O diagnóstico da sarcoidose pode ser estabelecido por meio da associação dos seguintes critérios: a) quadro clínico-radiográfico compatível; b) presença de granulomas não caseosos em estudo histológico; e c) exclusão de doenças específicas que possam resultar em achados semelhantes, como tuberculose, micoses, beriliose, PH e outras enfermidades granulomatosas.

> **ATENÇÃO!**
>
> Em determinadas situações, o diagnóstico de sarcoidose pode ser aceito sem necessidade de confirmação tecidual, como na presença de eritema nodoso, linfadenomegalia hilar bilateral e derivado de proteína purificada (PPD) negativo.

A apresentação clínica é altamente variável. Achados sistêmicos, como febre, sudorese noturna, astenia e perda de peso, ocorrem em aproximadamente 40% dos pacientes. Sintomas pulmonares, como tosse, sibilos e dispneia, são os sinais e sintomas mais encontrados. Achados radiológicos na ausência de sintomas são observados em 30 a 60% dos casos.

Mais de 30% dos pacientes apresentam envolvimento extrapulmonar. A sarcoidose extrapulmonar pode afetar qualquer órgão e geralmente vem associada ao envolvimento pulmonar. Lesões de pele estão presentes em 10 a 25% dos casos e podem ser específicas (quando a biópsia mostra granulomas não caseosos) ou inespecíficas (quando a biópsia revela apenas processo inflamatório sem granuloma). O eritema nodoso é a lesão inespecífica mais comum na sarcoidose, apresentando-se como nódulos dolorosos geralmente nas extremidades. Lesões oculares são observadas em 10 a 20% dos pacientes e qualquer estrutura dos olhos pode estar comprometida. A uveíte anterior é a lesão mais comum, podendo preceder em vários anos outros achados de sarcoidose. No sistema linfático, as cadeias ganglionares mais comumente afetadas são: a cervical, axilar, epitroclear e inguinal. O acometimento hepático é geralmente assintomático, entretanto granulomas podem ser encontrados na biópsia hepática em até 75% dos casos. Os testes de função hepática são anormais em cerca de 33% dos pacientes, e a elevação da fosfatase alcalina é a anormalidade mais frequente. Distúrbio no metabolismo do cálcio deve-se a estímulo da produção da 1,25 di-hidroxivitamina D (calcitriol) pelos macrófagos ativados nos granulomas. Hipercalcemia e hipercalciúria devem ser pesquisados. O coração é acometido em 15% dos casos. Na maioria das vezes, os achados decorrem de arritmias ou disfunção ventricular esquerda. Eletrocardiograma (ECG), holter e ecocardiografia devem ser feitos de rotina na época do diagnóstico. Na presença de anormalidades, deve-se solicitar ressonância magnética (RM) com protocolo específico.

O envolvimento pulmonar e dos linfonodos intratorácicos ocorre em mais de 90% dos casos. O estadiamento radiográfico definido por Scadding baseia-se nas alterações observadas na radiografia simples torácica: estágio 0 – sem acometimento torácico; I – apenas adenomegalias hilares/mediastinais; II – adenomegalias e comprometimento pulmonar sem fibrose; III – apenas comprometimento pulmonar; e IV – fibrose pulmonar.

Na radiografia simples torácica, o encontro de adenomegalias hilares simétricas e mediastinais, associadas ou não a nódulos pulmonares, deve levar à imediata suspeita de sarcoidose. Na TCAR, os nódulos se distribuem pela rede linfática (feixe peribroncovascular, regiões subpleurais, septos interlobulares), o que também é muito sugestivo. Na fase de fibrose, a distribuição é preferencial em lobos superiores, podendo imitar tuberculose.

A espirometria pode ser normal ou evidenciar qualquer tipo de distúrbio ventilatório. Obstrução ao fluxo aéreo é observada em 25% dos casos. A DCO pode ser normal ou reduzida.

O PPD é habitualmente negativo. A dosagem de enzima conversora da angiotensina (ECA) tem correlação com o número de granulomas no organismo, e sua elevação em pacientes não tratados (avaliação inicial ou após suspensão do tratamento) sugere atividade.

A mortalidade geral da sarcoidose varia de 1 a 5% e ocorre habitualmente por causa respiratória, cardíaca ou envolvimento do sistema nervoso central (SNC). O prognóstico da sarcoidose é extremamente variável, indo desde resolução espontânea até fibrose irreversível e morte. A terapia, portanto, não é indicada em todos os casos. Cerca de 60 a 70% dos pacientes apresentam boa evolução clínica, e 30 a 40% necessitam de tratamento crônico. Alguns dados são indicativos de bom prognóstico na sarcoidose: doença com < 2 anos de duração; adenopatia hilar isolada (estádio I); paralisia isolada do VII par; edema periarticular e ausência de sintomas. Outros achados indicam evolução crônica e pior prognóstico: presença de obstrução ao fluxo aéreo na espirometria; dispneia; fibrose pulmonar (estádio IV); envolvimento do SNC; envolvimento de pele (exceto eritema nodoso); miocardiopatia com insuficiência cardíaca congestiva (ICC); nefrolitíase e cistos ósseos.

Eritema nodoso em brancos associa-se com uma elevada taxa de resolução espontânea. Uveíte anterior é também uma forma frequentemente autolimitada de doença ocular. A uveíte posterior ou a panuveíte associam-se com doença crônica, às vezes refratária ao uso de corticosteroides. Sarcoidose neurológica e cardíaca apresentam maior taxa de mortalidade (10 a 15%), indicando doença crônica e necessidade de tratamento contínuo.

A hipercalcemia pode ter boa resposta com a instituição da terapêutica, entretanto, quando persistente e com hipercalciúria e nefrolitíase, associa-se com doença crônica, podendo evoluir para insuficiência renal (IR).

Tratamento

Existem várias estratégias terapêuticas na sarcoidose. As opções variam desde acompanhar o paciente sem tratamento até o uso de agentes biológicos, agentes citotóxicos e imunomoduladores. Um guia para orientar o tratamento na sarcoidose baseia-se na duração da doença, na avaliação de sintomas, na incapacidade funcional, no estádio radiográfico e no sítio de envolvimento sistêmico.

ATENÇÃO!

Pacientes assintomáticos com sarcoidose estádios I e II e testes de função pulmonar normais não devem ser tratados. Indivíduos sintomáticos com sarcoidose estádios II a IV ou com alterações nos testes de função pulmonar respondem ao tratamento com corticosteroide oral.

A dose inicial de prednisolona (ou equivalente) deve ser de 20 a 40 mg/dia, por período de 1 a 3 meses com posterior reavaliação. Nos indivíduos respondedores, orienta-se redução gradual até dose de 5 a 10 mg/dia, mantendo-se o tratamento por 12 meses, no mínimo. Doses elevadas (1 mg/kg/dia) são tradicionalmente reservadas para casos graves, com risco de vida ou prejuízo de função vital (sarcoidose neurológica ou ocular grave). O uso de suplementação de cálcio e vitamina D na sarcoidose é complicado devido aos níveis elevados de vitamina D3 endógena, e seu uso poderia resultar em hipercalcemia ou hipercalciúria. O uso de bifosfonatos é recomendado para todos os pacientes com sarcoidose tratados com CS por mais de três meses, independentemente dos valores encontrados na densitometria óssea inicial.

Em torno de um terço dos pacientes com sarcoidose necessita de tratamento por mais de dois anos após o diagnóstico. A prednisona continua o medicamento de 1ª escolha, porém quando a dose de manutenção necessária para o controle da enfermidade é superior a 10 mg ou existem efeitos colaterais importantes, agentes alternativos devem ser prescritos. Estes incluem o metotrexato (MTX) e a azatioprina e, em casos graves, inibidores do TNF-α. Hidroxicloroquina e talidomida podem ser usadas para tratamento de lesões graves de pele. O MTX é o fármaco mais utilizado na sarcoidose refratária aos corticosteroides ou em pacientes com importantes efeitos colaterais aos CS. É usado como agente isolado ou como poupador de corticosteroide. A dose habitual é de 10 a 15 mg/semana. Seu efeito, entretanto, só é observado após seis meses, o que limita seu uso como fármaco único na doença aguda. A azatioprina tem efeito terapêutico semelhante, porém infecções com seu uso são mais frequentes.

REVISÃO

- A PH ocorre em razão da inalação de antígenos orgânicos e alguns inorgânicos. Pode ser aguda, subaguda ou crônica, e os sintomas mais comuns são mal-estar, febre, mialgia, tosse seca, dispneia, dor torácica e taquipneia. Achados radiológicos e LBA auxiliam o diagnóstico. O tratamento é feito com afastamento da causa e eventualmente uso de corticosteroides.
- As DTC são doenças autoimunes que afetam diversos órgãos. Os pulmões são frequentemente afetados. Doença intersticial é frequente.
- A mais frequente e letal entre as doenças intersticiais, a FPI, é definida como uma forma de peneumonia intersticial fibrosante crônica de causa desconhecida. O diagnóstico é feito na maioria dos casos por dados clínicos e tomográficos. Tratamentos antifibróticos que reduzem o declínio da função pulmonar são agora disponíveis.
- A sarcoidose é caracterizada pela presença anatomopatológica de granulomas de células epiteloides não caseosos associada a dados clínicos e de imagem sugestivos. Febre, astenia e perda de peso podem estar presentes. O tratamento varia conforme sintomas, incapacidade funcional, estádio radiográfico, sítio de envolvimento sistêmico e sua gravidade.

■ LEITURAS SUGERIDAS

Govender P, Berman JS. The diagnosis of sarcoidosis. Clin Chest Med. 2015;36(4): 585-602.

King TE Jr, Bradford WZ, Castro-Bernardini S, Fagan EA, Glaspole I, Glassberg MK, et al. A phase 3 trial of pirfenidone in patients with idiopathic pulmonary fibrosis. N Engl J Med. 2014;370(22):2083-92.

Maher TM. Immunosuppression for connective tissue disease–related pulmonary disease. Semin Respir Crit Care Med. 2014;35(2):265-73.

Raghu G, Collard HR, Egan JJ, Martinez FJ, Behr J, Brown KK, et al. An official ATS/ERS/JRS/ALAT statement: idiopathic pulmonary fibrosis: evidence-based guidelines for diagnosis and management. Am J Respir Crit Care Med. 2011;183(6):788-824.

Raghu G, Rochwerg B, Zhang Y, Garcia CA, Azuma A, Behr J, et al An official ATS/ERS/JRS/ALAT clinical practice guideline: treatment of idiopathic pulmonary fibrosis. An update of the 2011 Clinical Practice Guideline. Am J Respir Crit Care Med. 2015;192(2):e3-19

Richeldi L, du Bois RM, Raghu G, Azuma A, Brown KK, Costabel U, et al. Efficacy and safety of nintedanib in idiopathic pulmonary fibrosis. N Engl J Med. 2014 ;370(22):2071-82.

Selman M, Buendia-Roldan I. Immunopathology, diagnosis, and management of hypersensitivity pneumonitis. Semin Respir Crit Care Med. 2012;33(5):543-54

Spagnolo P, Rossi G, Cavazza A, Bonifazi M, Paladini I, Bonella F, et al. Hypersensitivity pneumonitis: a comprehensive review. J Investig Allergol Clin Immunol. 2015;25(4):237-50.

Tashkin D, Roth M, Clements P, Furst D, Khanna D, Goldin J, etc. Efficacy and safety of mycophenolate (MMF) vs oral cyclophosphamide (CYC) for treatment of scleroderma–interstitial lung disease (Ssc-ILD):results of Scleroderma Lung Study II [abstract].Chest. 2015;148:637A.

Wijsenbeek MS, Culver DA. Treatment of sarcoidosis. Clin Chest Med. 2015;36(4): 751-67.

321

TROMBOEMBOLIA PULMONAR AGUDA

- ELOARA VIEIRA MACHADO FERREIRA
- ROBERTA PULCHERI RAMOS
- JAQUELINA OTA-ARAKAKI

A tromboembolia pulmonar (TEP) aguda é uma moléstia comum, associada à alta morbimortalidade e a terceira doença cardiovascular mais frequente. Dependendo do grau de acometimento, a mortalidade pode chegar a 60%. É a principal causa de morte hospitalar evitável, responsável por 5 a 10% dos casos. Além disso, há risco potencial de recorrência após o 1º evento de tromboembolia venosa (TEV), principalmente sem causa definida (idiopática), sendo 11% no 1º ano e 40% em 10 anos. É possível, entretanto, evitar evolução desfavorável com o diagnóstico precoce, instituição rápida do tratamento e, dependendo da causa, manutenção prolongada ou por tempo indeterminado do tratamento.

■ QUADRO CLÍNICO

Os sintomas mais comuns são dispneia e dor torácica pleurítica. A repercussão clínica depende não apenas da extensão da obstrução vascular, mas também das comorbidades do paciente. Pacientes com doença pulmonar crônica, por exemplo, podem apresentar sintomas desproporcionais aos achados de trombos nos exames de imagem, devido à baixa reserva pulmonar.

Os achados ao exame físico são taquipneia, estertores, atrito pleural, sibilos, febre, hiperfonese da 2ª bulha e cianose. Os pacientes podem apresentar instabilidade hemodinâmica e choque. Pode haver sinais de trombose venosa profunda (TVP), como edema e empastamento de panturrilhas.

Embora os achados sejam inespecíficos, é possível estimar a probabilidade clínica de TEP aguda com base nos critérios de probabilidade clínica de Wells (Tabela 321.1) e Geneva (Tabela 321.2), amplamente utilizados na prática clínica. Apesar de a experiência clínica muitas vezes dispensar a utilização de tabelas de preditores de risco, a sua acurácia é alta e recomenda-se sua utilização, especialmente pelos médicos em fase inicial de formação. A suspeita clínica criteriosa permitirá o diagnóstico precoce com instituição de terapêutica adequada e modificação do prognóstico do paciente.

■ DIAGNÓSTICO

RADIOGRAFIA TORÁCICA

Os achados à radiografia torácica não são bons preditores para o diagnóstico de TEP aguda, podendo ser normal em 12% dos pacientes. Apesar de ser anormal na maioria dos casos, os achados são inespecíficos. Entretanto, é um exame importante para o diagnóstico diferencial de outras doenças com sintomas semelhantes, por exemplo, pneumonia, pneumotórax, congestão pulmonar etc. As alterações radiológicas mais frequentes são derrame pleural, atelectasias laminares e elevação unilateral de cúpula diafragmática. Além disso, pode-se observar oligoemia regional (sinal de Westmark), proeminência das artérias pulmonares e opacidades pulmonares de base pleural (corcova de Hampton).

TABELA 321.1 ■ Critérios de Wells para a suspeita clínica de TEP	
CRITÉRIOS	**PONTUAÇÃO**
Sinais clínicos de TVP	3
Outro diagnóstico é menos provável	3
Frequência cardíaca > 100 bpm	1,5
Imobilização > 3 dias ou cirurgia nas últimas 4 semanas	1,5
TEV prévia	1,5
Hemoptise	1
Malignidade	1
Critérios de Wells	
Alta probabilidade	> 6
Moderada probabilidade	2 a 6
Baixa probabilidade	< 2
Critérios de Wells modificados	
TEP provável	> 4
TEP improvável	≤ 4

TABELA 321.2 ■ Critérios de Geneva revistos para a suspeita clínica de TEP aguda	
FATORES PREDISPONENTES	
Idade > 65 anos	+1
Episódio prévio de TEV	+3
Cirurgia (anestesia geral) ou fratura no último mês	+2
Tumor maligno em atividade	+2
SINTOMAS	
Dor unilateral em membro inferior	+3
Hemoptise	+2
SINAIS CLÍNICOS	
Frequência cardíaca	
75-94 bpm	+3
> 94 bpm	+5
Dor ou edema de membro inferior	+4
PROBABILIDADE CLÍNICA	
Baixa	< 2
Intermediária	2-5
Alta	≥ 5

ELETROCARDIOGRAMA

O padrão S1Q3T3 é um sinal clássico de TEP, mas que pode ser encontrado em outras situações de cor pulmonale agudo. Há outros sinais de sobrecarga direita que podem ser observados, como o desvio do eixo QRS para a direita, inversão de onda T nas precordiais de V1-V3, bloqueio do ramo direito e onda P pulmonale. Todavia, todos os achados são inespecíficos. A principal função do ECG é contribuir na exclusão de outras entidades, como infarto agudo do miocárdio (IAM) ou pericardite.

EXAMES LABORATORIAIS

A presença de hipoxemia e pressão parcial arterial de gás carbônico ($PaCO_2$) normal ou reduzida pode ser mais um indicativo da doença. A ausência de alterações nos gases sanguíneos arteriais, entretanto, não exclui TEP aguda. Alguns biomarcadores, como troponina I, peptídeo natriurético tipo B (BNP) e NT-proBNP, apesar de não serem úteis para o diagnóstico, têm importância prognóstica e são indicadores de disfunção ou lesão miocárdica decorrente de sobrecarga de câmaras direitas.

D-dímero

Produto de degradação da fibrina que pode estar elevado na TEP devido à ativação simultânea da fibrinólise durante a formação dos trombos. Não é um exame específico e pode estar elevado em outras situações, como imobilidade, câncer, pós-operatório, infecção, necrose ou gravidez, por exemplo. Ele tem alta sensibilidade, porém a sua especificidade é baixa, devendo ser analisado com cautela, em conjunto com a avaliação de probabilidade clínica: se negativo, exclui TEP nos pacientes com probabilidade clínica baixa ou intermediária e não deve ser solicitado em pacientes com alta probabilidade clínica.

É de fundamental importância saber qual o método utilizado pelo laboratório (enzimaimunoensaio [Elisa], ou Elisa rápido quantitativo, semiquantitativo ou qualitativo, aglutinação pelo látex quantitativo ou semiquantitativo ou aglutinação do sangue total), uma vez que diferem em sensibilidade e especificidade. Entre todos os métodos utilizados, o teste por Elisa, ou Elisa rápido quantitativo, são os que têm melhor sensibilidade e maior probabilidade de excluir TEP (razão de probabilidade negativa) – e são os que têm melhor utilidade clínica. O D-dímero é um teste unidirecional, logo, um teste negativo é usado para excluir o diagnóstico.

Na profilaxia de recorrência de TEV, na atualização de 2016 da 9ª ACCP, aventou-se a possibilidade de se decidir sobre a manutenção estendida da profilaxia baseando-se no sexo e no nível do D-Dímero após 30 dias da suspensão da anticoagulação.[1] Sabe-se que os homens têm 75% a mais de chance de recorrência do que as mulheres, e a presença de D-Dímero positivo dobra a chance de recorrência em relação ao resultado negativo, tendo efeito aditivo quando sexo masculino e D-Dímero positivo. Entretanto, devido à escassez de evidências, a utilização deste resultado não é uma recomendação.

ECOCARDIOGRAMA TRANSTORÁCICO

Tem papel importante na investigação de TEP aguda, sobretudo quando não há condições de realizar angiotomografia computadorizada (angio-TC) de tórax. Sinais de sobrecarga ou disfunção do ventrículo direito (VD) e hipertensão pulmonar (HP) podem ajudar no diagnóstico e também na definição de conduta. Eventualmente é possível visualizar a presença de trombos nas artérias pulmonares ou cavidades cardíacas. Um exame normal em doente instável torna o diagnóstico de TEP improvável. Além disso, é importante para avaliação prognóstica em pacientes com TEP aguda.

US DOPPLER VENOSA DE MEMBROS INFERIORES

Pode ser realizada na fase inicial da investigação caso o paciente apresente sinais e sintomas de TVP. Se o resultado for positivo, não há necessidade de continuar a investigação; entretanto, uma única US normal não exclui a presença de TVP subclínica. Em pacientes com alta probabilidade clínica e angio-TC normal, a ultrassonografia (US) de membros inferiores pode ser realizada subsequentemente.

> **ATENÇÃO!**
>
> A US confirma o diagnóstico de TEV, porém não substituiu o exame de imagem pulmonar para avaliar a extensão e a gravidade da TEP.

CINTILOGRAFIA DE VENTILAÇÃO-PERFUSÃO

O diagnóstico de TEP baseia-se no padrão de ventilação-perfusão (V/Q), analisadas, respectivamente, após a inalação de radioisótopo e a injeção IV de albumina marcada, em que são observados defeitos segmentares de perfusão com preservação da ventilação. O exame é limitado na presença de doenças parenquimatosas e obstrutivas pulmonares, devendo-se optar por outros exames de imagem. A cintilografia V/Q deve ser avaliada em conjunto com a probabilidade clínica (descrita), tendo valores preditivos negativos e positivos altos, em torno de 90%, se probabilidade clínica baixa ou alta, respectivamente. Entretanto, na maioria dos casos, o diagnóstico é inconclusivo, devendo-se prosseguir a investigação, caso a suspeita clínica seja intermediária ou alta (estudo PIOPED II).[2]

ANGIO-TC DE TÓRAX

Tem sido utilizada como exame de imagem de escolha na investigação de TEP aguda em vários centros. É um exame não invasivo que permite revelar alterações no parênquima pulmonar, mediastinais ou pleurais que possam justificar o quadro clínico do paciente (diagnóstico diferencial). Além disso, durante o mesmo procedimento, é possível pesquisar a presença de trombos nos membros inferiores sem a administração de outra dose de contraste. Seu uso é limitado na insuficiência renal (IR) e na presença de alergia ao contraste iodado.

A acurácia da angio-TC depende do tomógrafo utilizado, da técnica empregada e da experiência do radiologista. O estudo PIOPED II demonstrou que é um exame adequado para investigação diagnóstica com boa concordância com a probabilidade clínica (tem valor preditivo positivo [VPP] de 100% para trombos proximais, ou seja, artérias pulmonares principais e lobares).[2] Porém, o exame negativo não exclui TEP quando a suspeita clínica for alta. Outra vantagem é poder avaliar o tamanho das câmaras cardíacas, a posição do septo interventricular, tamanho das artérias pulmonares (para avaliar a presença de sinais indiretos de HP associada), derrame pleural e infarto pulmonar.

ANGIORRESSONÂNCIA NUCLEAR MAGNÉTICA DE TÓRAX

Além de pouco disponível nos serviços de urgência, a baixa sensibilidade desse exame o torna insuficiente para descartar a doença, contribuindo para isso a grande variação na qualidade técnica das imagens. O estudo PIOPED III concluiu que a angio-RM deve ser reservada para centros com experiência e quando os demais exames de imagem forem contraindicados.[3]

ANGIOGRAFIA PULMONAR CONVENCIONAL

É ainda um método considerado padrão-ouro para TEP, apesar de haver discordância entre observadores, em especial para êmbolos subsegmentares. Por ser um método invasivo, é pouco utilizada na prática clínica.

Pode ser utilizada em pacientes instáveis com contraindicação para trombólise e que possam beneficiar-se de trombectomia por cateter.

TRATAMENTO

TEP AGUDA SEM REPERCUSSÃO HEMODINÂMICA

Nos pacientes estáveis, o tratamento inicial de TEP é feito com o início simultâneo de heparina não fracionada (HNF) ou heparina de baixo peso molecular (HBPM) e anticoagulante oral (Figura 321.1).

Em relação à HNF, deve-se monitorar a relação do tempo da tromboplastina parcial ativada (TTPA) para o ajuste da dose, devendo estar entre 1,5 e 2,5. Se houver sangramentos importantes, os antídotos são a protamina e o plasma. A desvantagem da HNF é a necessidade de infusão contínua endovenosa (EV) e o controle do TTPA a cada 4 a 6 horas até o ajuste da dose-alvo e risco de trombocitopenia induzida por heparina (HIT). Em alguns casos, pode ser utilizada a via SC (para doses, ver Tabela 321.3).

As HBPM podem ser utilizadas com a mesma segurança e eficácia da HNF. Sua grande vantagem é não necessitar de controle laboratorial e ser utilizada por via subcutânea (SC) (Tabela 321.3). Diferentemente da HNF, se houver sangramento, somente 60% da dose circulante é revertida com protamina e plasma. Entretanto, pacientes com IR precisam receber dosagem individualizada (recomenda-se a dosagem plasmática do fator anti-Xa quatro horas após a administração do fármaco – para doses, ver Tabela 321.3).

O fondaparinux é um inibidor indireto do fator Xa, com uma sequência pentassacarídica semelhante à heparina, entretanto, por não se ligar a fatores plasmáticos ou plaquetas, tem a vantagem de não induzir HIT. Ministrado via SC, tanto para profilaxia como para o tratamento do episódio agudo, com eficácia semelhante às HBPM (para doses, ver Tabela 321.3).

Os novos anticoagulantes também poderão ser utilizados para o tratamento de TEV aguda, em vez da utilização de HBPM, sendo necessária a anticoagulação parenteral antes da introdução da dabigatrana e da edoxabana, mas não para a rivaroxabana e apixabana (para doses, ver Tabela 321.3).

TEP AGUDA COM REPERCUSSÃO HEMODINÂMICA

A mortalidade intra-hospitalar por TEP aguda instável está em torno de 30%. Entretanto, até o momento, nenhum estudo mostrou melhora da sobrevida naqueles que receberam trombólise em relação ao uso de heparina, persistindo alta mortalidade. O uso de trombolíticos no episódio de TEP aguda está indicado na presença de instabilidade hemodinâmica (pressão arterial sistólica [PAS] < 90 mmHg ou choque), desde que o paciente não apresente contraindicações para esses medicamentos, especialmente relacionadas ao risco de sangramento (se contraindicado, iniciar HNF como especificado na Tabela 321.3).

- Contraindicações absolutas: acidente vascular cerebral hemorrágico (AVCh) prévio; AVC isquêmico (AVCi) nos últimos seis meses; neoplasia ou lesão do sistema nervoso central (SNC); cirurgia ou trauma maior nas últimas três semanas; sangramento gastrintestinal no último mês; e sangramento ativo conhecido.
- Contraindicações relativas: AVCi transitório nos últimos seis meses; uso de anticoagulante oral; gestação até uma semana após o parto; punções em locais não compressíveis; ressuscitação cardiopulmonar traumática; hipertensão arterial sistêmica (HAS) grave e refratária (PAS > 180 mmHg); hepatopatia avançada; endocardite infecciosa.

Deve-se iniciar a trombólise o mais precocemente possível, podendo ser realizada até 14 dias do episódio de TEP (Tabela 321.4). Pacientes com disfunção ventricular direita ou IRp com hipoxemia grave também podem beneficiar-se da trombólise, apesar das evidências serem ainda escassas na literatura.

> **ATENÇÃO!**
>
> A indicação de trombólise não depende do tamanho ou da extensão dos trombos, mas da repercussão sistêmica que a doença está ocasionando.

OUTRAS POSSIBILIDADES TERAPÊUTICAS

Embolectomia cirúrgica

Está indicada quando o paciente apresenta TEP maciça e com contraindicação para o uso de trombolíticos. Apresenta alta mortalidade na TEP aguda. Somente deverá ser realizada em centros com experiência.

Filtro de veia cava inferior

Recomendado quando há contraindicação absoluta para anticoagulação ou recorrência de TEP na vigência de anticoagulação adequada. A colocação de filtro de veia cava inferior (VCI) em pacientes jovens com expectativa de vida longa deve ser evitada pela falta de estudos de complicações a longo prazo.

Anticoagulação oral e tempo de tratamento

O medicamento oral amplamente disponível no mundo é a varfarina. Com o advento de novos anticoagulantes orais, a indicação deles em substituição à varfarina dependerá da experiência do médico assistente, assim como da aprovação das agências regulatórias e disponibilidade regional do fármaco. O tempo de anticoagulação dependerá dos fatores de risco para o episódio trombótico, como sugerido pela Diretriz da Sociedade Brasileira de Pneumologia e Tisiologia (Quadro 321.1). Na atualização de 2016, da 9ª ACCP, foi sugerido para pacientes com TVP em

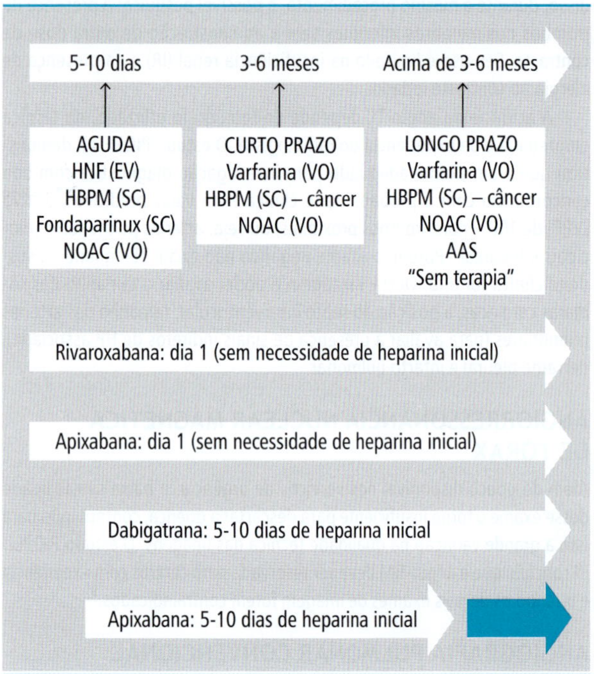

FIGURA 321.1 ■ Algoritmo de tempo de tratamento e profilaxia de recorrência da TEV.

NOAC: novo anticoagulante oral.
Fonte: Adaptada de Streiff e colaboradores.[4]

DIAGNÓSTICO E TRATAMENTO

TABELA 321.3 ■ Fármacos utilizados para o tratamento e a profilaxia de TEV aguda e recomendações de posologia

FÁRMACO	DOSE-ATAQUE	DOSE DE MANUTENÇÃO	DOSE ALTERNATIVA	AJUSTES DE DOSES
HNF	80 UI/kg EV em bólus	18 UI/kg/h com ajuste pelo TTPA		Sem ajustes
HPBM				
1 | Dalteparina	100 UI/kg SC (12/12 h)		200 UI/kg (24/24 h)	Usar com muito cuidado em insuficiência renal
2 | Enoxaparina	1 mg/kg SC (12/12 h)		1,5 mg/kg (24/24 h)	ClCr < 30 mL/min = 1 mg/kg/d
3 | Tinzaparina	175 UI/kg SC (24/24 h)			Sem ajustes
Pentassacarídeos				
Fondaparinux	Entre 50-100 kg = 7,5 mg, SC, 24/24 h		< 50 kg = 5 mg >100 Kg = 10 mg	Evitar em pacientes com ClCr < 30 mL/min (cuidado entre 30-50 mL/min)
Anticoagulantes orais diretos				
1 | Apixabana	10 mg, VO, 12/12 h, por 7 d	5 mg, VO, 12/12 h		2,5 mg 12/12 h, SE 2 condições: > 80 anos, Cr > 1,5 mg/dL, ou peso < 60 kg ▪ Evitar em ClCr < 25 mL/min ou insuficiência hepática (TGO/TGP > 2x LSN)
2 | Dabigratana	150 mg VO 12/12 h após 5-10 dias HBPM ou HNF			▪ Evitar em ClCr < 30 ml/min ou insuficiência hepática (TGO/TGP > 2x LSN)
3 | Edoxabana	60 mg/d VO			30 mg/d, se ClCr 15-50 mL/min ou peso < 60 kg ▪ Evitar se ClCr < 15 mL/min ou Child B/C
4 | Rivaroxabana	15 mg VO 12/12 h por 3 semanas	20 mg/d VO		▪ Evitar se ClCr < 30 mL/min ou Child B/C

TGO: transaminase glutâmico-oxalética; TGP: transaminase glutâmico-pirúvica; LSN: limite superior da normalidade.
Fonte: Adaptada de Streiff e colaboradores.[4]

membros inferiores ou TEP, na ausência de câncer, anticoagulação oral por, no mínimo, 3 meses com dabigatrana, rivaroxabana, apixabana ou edoxabana, em vez da varfarina.[1] Quando aqueles não forem introduzidos, prefere-se a varfarina à HBPM.

Nos pacientes com primeiro episódio de TEV não provocada, com risco baixo a moderado de sangramento, manter anticoagulação estendida após os 3 meses de tratamento inicial, exceto quando o risco de sangramento for alto (manter por 3 meses). O mesmo raciocínio deve ser utilizado nos casos de um segundo evento não provocado. Vale ressaltar que dois estudos prévios demonstraram que manter a anticoagulação estendida por 6, 12 ou mais meses manterá a proteção enquanto durar a anticoagulação, voltando a apresentar o mesmo risco de recorrência em relação a quem não utilizou profilaxia estendida. Nos pacientes em que a anticoagulação for suspensa e não houver contraindicação ao uso de AAS, a ACCP 2016 sugere manter o AAS para prevenção de recorrência de TEV do que não manter fármaco algum.[1]

TABELA 321.4 ■ Dose recomendada para trombólise na TEP

Estreptocinase	1.500.000 UI, IV, em 2 h ou 250.000 UI em 30 min, seguidas por 100.000 UI/h por 12-24 h Obs.: não pode ser usada com heparina
Alteplase	100 mg, EV, em 2 h ou 50 mg, EV, em bólus (se parada cardiorrespiratória com alta suspeita de TEP) Obs.: pode-se iniciar infusão de heparina após o seu uso

QUADRO 321.1 ■ Recomendações para o tempo de anticoagulação após episódio de TEP

FATOR DE RISCO	TEMPO DE ANTICOAGULAÇÃO
1º episódio associado a fatores de risco transitórios (p. ex., após cirurgias)	3 meses
1º episódio sem fator de risco identificado	Pelo menos 3 meses (considerar longa duração)
2º episódio de TEP não provocada	A longo prazo
TEP associada a câncer	A longo prazo
TEP associada a trombofilias de alto risco	A longo prazo

Varfarina

Os antagonistas da vitamina K são os principais fármacos utilizados para manutenção prolongada após evento agudo de TEP. A varfarina deve ser administrada na dose inicial de 5 a 10 mg/dia, sendo a 1ª tomada nas primeiras 24 horas do evento agudo, simultaneamente ao uso da HNF ou HBPM. O seu pico de ação ocorre em 36 a 72 horas, portanto, a titulação da dose sequencial deve ocorrer a partir do 3º dia de uso, objetivando manter o índice de normalização internacional (INR) do tempo de protrombina (TP) entre 2 e 3. A heparina (HNF ou HBPM) deve ser mantida simultaneamente com a varfarina por, pelo menos, cinco dias e após dois dias consecutivos com INR adequado.

No regime ambulatorial, a frequência da monitoração do INR dependerá da gravidade e comorbidades do paciente (não sofre influência da insuficiência renal crônica), utilização de outros medicamentos (interação com várias substâncias) ou presença de infecções, assim como adesão ao tratamento e estabilidade do ajuste da varfarina. Em geral, ocorre em intervalos de 30 dias.

Novos anticoagulantes

Os NOACs (para fármacos e posologias, ver Tabela 321.3 e Figura 321.1) estão indicados para a maioria dos pacientes com eventos tromboembólicos, por serem medicações eficazes e seguras. Tem meia-vida curta de 5-13 horas em indivíduos normais com função renal preservada. Entretanto, nos estudos clínicos, algumas subpopulações foram excluídas ou incluídos número pequeno de pacientes, não se sabendo ao certo a real eficácia e segurança na população pediátrica, pacientes que utilizaram trombolíticos, alto risco de sangramento, doença hepática clinicamente significante, *clearance* de creatinina (Cr) < 30 mL/min, expectativa de vida menor do que 3-6 meses, uso de AAS > 100 mg/dia, interação medicamentosa, hipertensão sistêmica não controlada, amamentação ou gestação.

As principais vantagens destes fármacos em relação aos cumarínicos são: não precisarem de monitorização de rotina, melhor perfil de segurança, início rápido de ação, meia-vida curta (vantajoso para procedimentos invasivos e quando sangramento ativo), dose fixa, conveniência e satisfação do paciente, potencialmente tem melhor custo-efetividade para o sistema de saúde, pouca interação com outros fármacos, doenças ou dieta.

■ ALGORITMO PARA DIAGNÓSTICO E TRATAMENTO

A decisão médica para investigação pode variar de acordo com a disponibilidade local de exames complementares. Recomenda-se a investigação baseada na probabilidade clínica, conforme algoritmo. Salienta-se que, em pacientes com alta probabilidade clínica e exame discordante (angio-TC ou cintilografia normais), a investigação pode ser prosseguida com arteriografia ou US Doppler de membros inferiores (Figura 321.1).

REVISÃO

- TEP é a 3ª doença cardiovascular mais frequente e está associada à alta morbimortalidade. Comumente, apresenta-se com dispneia e dor torácica pleurítica.
- A avaliação de TEP deve ser criteriosa e prevê a análise por critérios de Wells, critérios de Geneva e exames de imagem e laboratoriais.
- As heparinas e os anticoagulantes orais são a opção de tratamento para pacientes estáveis. Em casos de TEP aguda, a trombólise é uma alternativa; outras apresentações específicas de TEP também possuem outras alternativas de tratamento.

■ REFERÊNCIAS

1. Kearon C, Akl EA, Ornelas J, Blaivas A, Jimenez D, Bounameaux H, et al. Antithrombotic therapy for VTE disease: CHEST Guideline and Expert Panel Report. Chest. 2016;149(2):315-52.
2. Stein PD, Fowler SE, Goodman LR, Gottschalk A, Hales CA, Hull RD, et al. Multidetector computed tomography for acute pulmonary embolism. N Engl J Med. 2006;354(22):2317-27.
3. Stein PD, Chenevert TL, Fowler SE, Goodman LR, Gottschalk A, Hales CA, et al. Gadolinium-enhanced magnetic resonance angiography for pulmonary embolism: a multicenter prospective study (PIOPED III). Ann Intern Med. 2010;152(7):434-43.
4. Streiff MB, Agnelli G, Connors JM, Crowther M, Eichinger S, Lopes R, et al. Guidance for the treatment of deep vein thrombosis and pulmonary embolism. J Thromb Thrombolysis. 2016;41(1):32-67.

■ LEITURAS SUGERIDAS

Agnelli G, Becattini C. Acute pulmonary embolism. N Engl J Med. 2010;363(3): 266-74.
Burnett AE, Mahan CE, Vazquez SR, Oertel LB, Garcia DA, Ansell J. Guidance for the practical management of the direct oral anticoagulants (DOACs) in VTE treatment. J Thromb Thrombolysis. 2016; 41(1):206-32.
Goldhaber SZ, Bounameaux H. Pulmonary embolism and deep vein thrombosis. Lancet. 2012;379(9828):1835-46.
Guyatt GH, Akl EA, Crowther M, Gutterman DD, Schuünemann HJ. Executive summary: Antithrombotic Therapy and Prevention of Thrombosis, 9th ed: American College of Chest Physicians Evidence-Based Clinical Practice Guidelines. Chest. 2012;141(2 Suppl):7S-47S.
Kearon C, Akl EA, Comerota AJ, Prandoni P, Bounameaux H, Goldhaber SZ, et al. Antithrombotic therapy for VTE disease: Antithrombotic Therapy and Prevention of Thrombosis, 9th ed: American College of Chest Physicians Evidence-Based Clinical Practice Guidelines. Chest. 2012;141(2 Suppl):e419S-94S.
Terra-Filho M, Menna-Barreto SS; Comissão de Circulação Pulmonar da Sociedade Brasileira de Pneumologia e Tisiologia-SBPT. Recommendations for the management of pulmonary thromboembolism, 2010. J Bras Pneumol. 2010;36 Suppl 1:S1-68.

322

PNEUMONIA ADQUIRIDA NA COMUNIDADE

■ ROSALI TEIXEIRA DA ROCHA
■ JORGE NAKATANI
■ NILSON MOURA GAMBERO

Pneumonia é uma doença inflamatória aguda de causa infecciosa (vírus, bactérias ou fungos) que acomete os espaços aéreos. A pneumonia adquirida na comunidade (PAC) é uma doença comum, potencialmente grave, razão de frequente morbidade e mortalidade em todo mundo. É definida por doença adquirida fora do ambiente hospitalar ou de unidades de atenção à saúde ou que se manifesta em até 48 horas da internação.

■ QUADRO CLÍNICO

Caracteriza-se por sintomas de infecção aguda da via aérea inferior, que devem incluir tosse e um ou mais dos sintomas, como expectoração, falta de ar e dor torácica. Achados focais ao exame físico na via aérea e manifestações sistêmicas podem ser febre com temperatura acima de 37,8°C, sudorese, calafrios, confusão mental, mialgias e cefaleia.

■ DIAGNÓSTICO

RADIOLÓGICO

A presença de opacidade na radiografia torácica é considerada o padrão-ouro para o diagnóstico de pneumonia. Ela é necessária para avaliação de rotina de pacientes que têm suspeita de pneumonia. Além de estabelecer o diagnóstico, serve para diferenciar PAC de outras causas de tosse e febre, como traqueobronquite aguda. Também auxilia na avaliação do prognóstico, diagnósticos alternativos e condições associadas. Os achados radiográficos de PAC incluem consolidação lobar, infiltrados intersticiais e cavitações. Está bem estabelecido que não é possível diferenciar pneumonia bacteriana de não bacteriana por meio da apresentação radiográfica. A tomografia computadorizada (TC) de tórax não é recomendada de rotina. O custo é alto e não há evidência de que possa melhorar desfecho em PAC. Portanto, a radiografia torácica em incidência posteroanterior e em perfil é o método de imagem preferido, inicialmente, e a TC de tórax, reservada para outras definições anatômicas posteriores, como detectar cavitações, adenopatias ou massas pulmonares.

LABORATORIAL

Exames laboratoriais

A recomendação das diretrizes é de que não sejam realizados exames laboratoriais em PAC que fará tratamento ambulatorial. Para os pacientes avaliados com indicação de internação, recomenda-se coleta de sangue para hemograma, eletrólitos, função renal e hepática, saturação periférica da hemoglobina pelo oxigênio (SpO_2), utilizando oximetria de pulso, e gasometria arterial (GA) na presença de $SpO_2 \leq 90\%$, em ar ambiente ou casos graves de pneumonia. Os exames são úteis na avaliação da gravidade ou influenciam na decisão da hospitalização por identificar doenças associadas. A proteína C-reativa e procalcitonina são marcadores de atividade inflamatória e podem ter valor prognóstico no acompanhamento desses pacientes.

ETIOLÓGICO

Testes microbiológicos

Para os pacientes que farão o tratamento ambulatorial não há recomendação de exames específicos. Nos pacientes hospitalizados, eles são necessários para determinar o diagnóstico etiológico de PAC por várias razões. A principal delas é aquela em que o resultado do exame mudará o manejo do antibiótico para um paciente individualmente. O espectro da antibioticoterapia pode ser ampliado, ajustado, ou completamente alterado com base no exame diagnóstico. A alteração será benéfica para o paciente, se ampliado ou trocado o regime empírico habitual, em razão de um patógeno incomum.

Há recomendação de exames para diagnóstico etiológico em PAC para os pacientes com as seguintes condições clínicas:

- Tratamento em UTI – coleta de hemoculturas, cultura de escarro e do aspirado endotraqueal, se intubado, ou lavado broncoalveolar (LBA), antígeno urinário para legionela, antígeno urinário para pneumococo.
- Falência de tratamento no paciente ambulatorial – coleta de escarro para bacterioscopia e cultura, antígeno urinário para legionela e pneumococo.
- Infiltrados cavitários – hemoculturas, cultura de escarro para fungos e tuberculose.
- Leucopenia – hemoculturas, antígeno para pneumococo.
- Abuso de álcool ativo – hemoculturas, escarro para bacterioscopia e cultura, antígeno urinário para legionela e pneumococo.
- Hepatopatia crônica grave – hemoculturas, antígeno para pneumococo.
- Doença pulmonar obstrutiva grave/estrutural – escarro para bacterioscopia e cultura.
- Asplenia (anatômica ou funcional) – hemoculturas, antígeno para pneumococo.
- Derrame pleural – hemoculturas, escarro para bacterioscopia e cultura, antígeno urinário para legionela e pneumococo, toracocentese e cultura do líquido pleural.
- Viagens recentes (duas semanas) – sorologias, culturas para agentes suspeitos.

■ AVALIAÇÃO DA GRAVIDADE

O local de tratamento é o mais importante no manejo de pacientes com PAC. Vários escores foram desenvolvidos para predizer o risco de vida e têm sido aplicados para orientar o tratamento em domicílio, admissão para o hospital para tratamento em enfermaria ou para tratamento em UTI.

Os sistemas de escores mais estudados são o Pneumonia Severity Index (PSI) e o Confusion, Urea, Respiratory Rate, Body Pressure, Years 65 (CURB-65). O PSI estratifica os pacientes em cinco grupos, com diferentes estimativas de risco de vida. Usa um sistema complexo dividido em duas etapas que avalia fatores demográficos, doenças associadas, achados de exame físico, dados de laboratório e radiográficos. Atribui-se pontuação a cada alteração, e os pacientes são alocados em cinco classes de risco. Os pacientes com risco baixo de mortalidade encontram-se nas classes I, II (mortalidade 0,1 a 0,6%: considerar tratamento ambulatorial) e III (mortalidade 2,8%: considerar internação breve/observação na emergência); aqueles pacientes com risco moderado são alocados na classe IV (mortalidade 8,2%: considerar internação hospitalar); e pacientes com risco alto são alocados na classe V (mortalidade de 29,2%: internação hospitalar). O modelo proposto foi amplamente utilizado, mas mostrou-se pouco prático e falho.

O CURB-65, acrônimo de um dos escores mais utilizado, é uma modificação da regra da British Thoracic Society. Ela é simples, usa somente cinco fatores na sua abordagem: C = confusão mental; U = ureia elevada > 7 mmol/L (> 50 mg/dL); frequência respiratória (FR) $\geq$ 30 cpm; B = *body pressure* (hipotensão arterial – pressão arterial sistólica [PAS] < 90 mmHg e/ou pressão arterial diastólica [PAD] $\leq$ 60 mmHg; e idade $\geq$ 65 anos. Cada um dos cinco critérios recebe um ponto, o escore está entre 0 e 5, e o risco de vida aumenta com a pontuação. Os cinco fatores se relacionam com a mortalidade em 30 dias. Pacientes com escore de 0 a 1 podem ser tratados em casa; para aqueles com escore 2, considerar tratamento internado por período curto e alta breve, se estável; e aqueles com escore 3 ou mais devem ser internados como casos graves. O critério CURB-65 foi simplificado para incluir apenas dados clínicos, omitindo-se a ureia e aplicando-se esse critério é uma maneira efetiva de predizer mortalidade em 30 dias. Utiliza-se, também, de um sistema de escore de cinco pontos, com risco de mortalidade para cada escore de 1,2% para escore 0; escore 1 a 5, para 3%; escore 2 a 12, para 2%; escore 3 a 32, para 9%; escore 4 a 18, para 2%. Os pacientes com escore de 0 a 1 podem ser tratados em domicílio. Aqueles com escores maiores devem ser internados. A diretriz para PAC, da SBPT 2009, mantém a adoção dos critérios britânicos para pacientes admitidos em hospital (Tabela 322.1).

CRITÉRIOS DE GRAVIDADE PARA ADMISSÃO EM UNIDADE DE TERAPIA INTENSIVA

Pneumonia adquirida na comunidade grave

Define-se PAC grave aquela com potencial de evoluir com deterioração do quadro clínico, alto risco de mortalidade e necessidade de tratamento em UTI.

TABELA 322.1 ■ Escores de avaliação recomendados pela Sociedade Brasileira de Pneumologia e Tisiologia em 2009 para PAC, modificado da Sociedade Britânica Torácica – CURB-65

	PONTOS	RISCO DE MORTALIDADE	TRATAMENTO
Confusão mental	1	0-1 ponto = 1,5%	Ambulatorial
Ureia > 50 mg/dL	1		
Frequência respiratória > 30 ipm	1	2 pontos = 9,2%	Considerar internação
PA sistólica < 90 mmHg ou diastólica ≤ 60 mmHg	1	≥ 3 pontos = 22%	Tratamento hospitalar
Idade ≥ 65 anos	1	4 ou 5 pontos	Considerar UTI

Fonte: Corrêa e colaboradores.[1]

A regra adotada para avaliação dos pacientes com PAC grave, na diretriz da SBPT de 2009,[1] é a de Ewig e colaboradores, que determina que a necessidade de internação em UTI se define pela presença de dois de três dos critérios menores (PAS ≤ 90 mmHg, doença multilobar, PaO_2/FiO_2 ≤ 250), ou um de dois critérios maiores (necessidade de ventilação mecânica [VM] ou choque séptico) (Tabela 322.2).

TABELA 322.2 ■ Critérios recomendados pela Sociedade Brasileira de Pneumologia e Tisiologia em 2009 para PAC grave e internação em UTI – Critérios de Ewig

CRITÉRIOS MAIORES	CRITÉRIOS MENORES
Choque séptico	Hipotensão arterial
Necessidade de ventilação mecânica	PaO_2/FiO_2 < 250
	Infiltrado multilobar

Fonte: Corrêa e colaboradores.[1]

De acordo com os critérios de gravidade selecionados para avaliação, as pneumonias são classificadas em: leve, ou de tratamento ambulatorial; moderada ou de tratamento em enfermaria; e grave, ou que necessita de tratamento em UTI.

ATENÇÃO!

Todos os pacientes com PAC devem ser avaliados segundo os critérios de gravidade e quanto ao local adequado para tratamento.

■ TRATAMENTO

A abordagem e o tratamento da PAC estão resumidos na Figura 322.1. A seleção do antibiótico para tratamento empírico é baseada em diversos fatores, que incluem: avaliação do patógeno mais provável com base no local de tratamento; conhecimento da eficácia dos antimicrobianos, por meio de estudos clínicos; levar em conta os fatores de risco para resistência antimicrobiana dos agentes que serão tratados; a presença de doenças e condições associadas, que aumentam o risco de um patógeno específico e podem ser um fator de risco para falência terapêutica. As propriedades farmacocinéticas e farmacodinâmicas, o perfil de segurança e o custo dos medicamentos são aspectos adicionais que podem afetar a escolha do antibiótico empírico (Tabela 322.3).

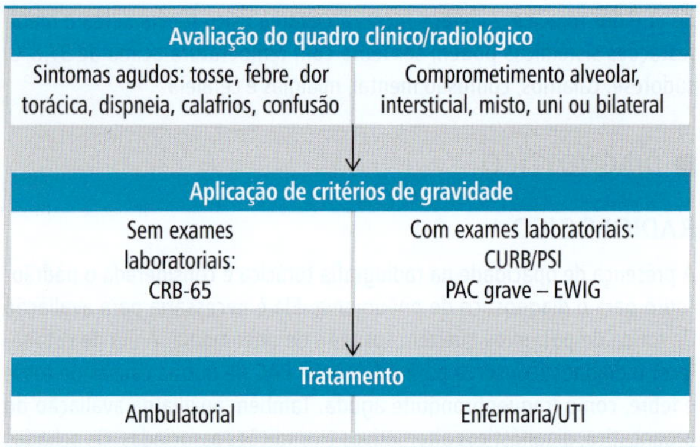

O tempo para a 1ª dose do antibiótico para PAC tem sido discutido e não há um período específico de horas a ser recomendado, mas há orientação para que seja administrada o mais rápido possível.

ATENÇÃO!

A 1ª dose do antibiótico não deve ser protelada em virtude de coleta de exames ou transferência de pacientes. Deve ser administrada, preferencialmente, ainda na emergência onde o paciente foi atendido.

FIGURA 322.1 ■ Fluxograma de abordagem e tratamento da PAC.

TRATAMENTO DA PAC AMBULATORIAL

Os patógenos mais comuns identificados em pacientes com PAC que fazem o tratamento ambulatorial são *S. pneumoniae*, *M. pneumoniae*, *C. pneumoniae*, *H. influenzae* e vírus (influenza, parainfluenza e vírus sincicial respiratório [VSR]). A recomendação de tratamento é um macrolídeo para pneumonias não complicadas em pacientes que não necessitam de internação, que não tenham doenças significantes associadas e não tenham usado antibióticos nos últimos três meses. A medicação objetiva prover a cobertura para *S. pneumoniae* e agentes atípicos, responsáveis pela maioria dos casos de PAC ambulatorial.

A diretriz da SBPT 2009[1] sugere como opção o tratamento com betalactâmico sozinho. Quando essa opção for válida, deve-se vigiar para falha terapêutica, pois esse antibiótico não faz cobertura para agentes atípicos.

Para pacientes com doenças crônicas renal, cardíaca, pulmonar associadas; diabetes melito (DM); alcoolismo; neoplasias; asplenia; condições de imunossupressão ou uso de medicamentos imunossupressores; uso de antibióticos nos últimos três meses ou risco de infecção por *S. pneumoniae* resistente, a recomendação é o uso de uma fluoroquinolona respiratória (moxifloxacino, gemifloxacino, ou levofloxacino) ou um betalactâmico mais um macrolídeo.

O uso indiscriminado de fluoroquinolona tem sido desencorajado em pacientes ambulatoriais que não apresentem critérios para usá-la, por promover o desenvolvimento de resistência desse antimicrobiano entre os patógenos respiratórios. O uso empírico de fluoroquinolonas não deve ser feito em pacientes com risco para tuberculose. A sua administração está associada à demora no diagnóstico, a aumento da resistência e a desfechos desfavoráveis em pacientes que não tiveram uma abordagem adequada para a infecção.

DIAGNÓSTICO E TRATAMENTO

TABELA 322.3 ■ Tratamento empírico em PAC para adultos imunocompetentes

LOCAL DE TRATAMENTO	RECOMENDAÇÃO TERAPÊUTICA
Paciente ambulatorial previamente sadio sem terapia prévia	Macrolídeo: azitromicina 500 mg, VO, 1 x/d, 3 dias, ou azitromicina 500 mg, VO, no 1º dia; seguida de 250 mg, VO/d, 4 dias; claritromicina 500 mg, VO, 12/12 h, 7 dias. *Amoxicilina 500 mg, VO, 8/8 h, 7 dias
Terapia recente com antibiótico para doenças associadas (DPOC, DM, ICC, neoplasia)	Fluoroquinolona: levofloxacino 500 mg/dia, 7dias; moxifloxacino 400 mg/d, 5-7 dias; gemifloxacino 320 mg, VO, 5 dias
Impossibilidade do uso de fluoroquinolona/alergia à penicilina	Betalactâmico + macrolídeo/aztreonam
Paciente internado na enfermaria sem terapia prévia	Levofloxacino 500 mg/d, IV; ou moxifloxacino 400 mg/d, IV; ou ceftriaxona 1 g, IV, 2 x/d + claritromicina 500 mg, VO; ou IV 2 x/d, 7 dias; ou + azitromicina 500 mg/d, IV; ou VO, 5 dias
Terapia com antibiótico recente	Semelhante, dependendo da terapia prévia
Paciente internado em UTI	Ceftriaxona 1 g, IV, 2 x/d + claritromicina 500 mg, IV, 2 x/d, 7-10 dias; ou + azitromicina 500 mg/d, IV, 5 dias; ou ceftriaxona 1 g, IV, 2 x/d + levofloxacino 750 mg/d, IV; ou moxifloxacino 400 mg/d, IV/d
Considerar cobertura para *Pseudomonas* sp. (pacientes com bronquiectasias, DPOC grave, uso crônico de corticosteroide)	Ceftazidima 2 g, IV, 8/8 h; ou cefepima 2 g, IV, 3x/d; ou piperacilina-tazobactam 4,5 g, IV, 4 x/d; ou imipenem 500 mg, IV, 4 x/d; ou meropenem 1 g, IV, 3 x/d + ciprofloxacino 400 mg, IV, 3 x/d; ou amicacina 500 mg, IV, 2 x/d + fluoroquinolona ou macrolídeo: levofloxacino, moxifloxacino, ou claritromicina ou azitromicina – doses citadas
Risco de CA-MRSA	Vancomicina ou linezolida

*Recomendação da SBPT 2009[1] – vigiar para falência terapêutica; não faz cobertura para agentes atípicos.
DPOC: doença pulmonar obstrutiva crônica; DM: diabetes melito; ICC: insuficiência cardíaca congestiva; CA-MRSA: *S. aureus* meticilino-resistente adquirido na comunidade.
Fonte: Modificada de Mandell e colaboradores.[2]

TRATAMENTO DA PAC EM ENFERMARIA

As etiologias mais comuns em pacientes que fazem tratamento em enfermaria são *S. pneumoniae, M. pneumoniae, C. pneumoniae, H. influenzae, Legionella* sp., aspiração e vírus respiratórios. Há recomendação de tratamento com medicamento IV, monoterápico com uma fluoroquinolona respiratória ou a associação de um betalactâmico e um macrolídeo.

TRATAMENTO DA PAC EM UTI

Para todos os pacientes admitidos em UTI, a cobertura para *S.pneumoniae* e *Legionella* sp. deve ser assegurada usando um betalactâmico potente associado a um macrolídeo ou a uma fluoroquinolona. A terapia com uma fluoroquinolona sozinha não está estabelecida para PAC grave. A terapia combinada para pneumonia bacterêmica por *S. pneumoniae* está associada à menor mortalidade quando comparada à monoterapia. Em pacientes com pneumonia grave, outros agentes microbianos devem ser considerados e deve-se modificar o esquema terapêutico empírico em pacientes com risco de infecções por CA-MRSA e *P. aeruginosa*. A orientação para tratamento de pacientes com risco para *P. aeruginosa* é o uso de um betalactâmico antipneumococo e antipseudomonas (piperacilina-tazobactam, cefepima, imipenem ou meropenem) associado a ciprofloxacino ou levofloxacino com dose de 750 mg, ou os betalactâmicos citados mais um aminoglicosídeo e macrolídeo. Para pacientes alérgicos aos betalactâmicos, substituir por aztreonam. Naqueles com risco para CA-MRSA, associar vancomicina ou linezolida.

DURAÇÃO DO TRATAMENTO

Pacientes com PAC tratados por cinco dias devem estar sem febre após 48 a 72 horas e não devem ter mais de um sinal de instabilidade clínica.

A maioria dos pacientes torna-se clinicamente estável em 3 a 7 dias. Pacientes com instabilidade clínica deverão ser readmitidos para o hospital e ter terapia prolongada.

CRITÉRIOS DE MUDANÇA PARA TRATAMENTO ORAL E ALTA

Os pacientes hospitalizados que farão o tratamento com antibiótico IV deverão ser avaliados para a troca do esquema antibiótico para VO quando houver evidência de melhora clínica, que ocorre, normalmente, por volta do 3º dia após o início do tratamento.

O tempo necessário para a troca depende de fatores primários, tais como seleção do regime antibiótico empírico, a imunocompetência do hospedeiro e a virulência do agente etiológico, que manifestarão, clinicamente, a gravidade da doença.

Os fatores que mostram estabilidade clínica devem ser avaliados 24 horas antes da alta, ou seja, temperatura 37,8ºC, FC de 100 batimentos por minuto, FR > 24 rpm, PAS < 90 mmHg, saturação de oxigênio ($SatO_2$) < 90%, incapacidade para manter a via oral, estado mental anormal – o paciente não deve ter mais de um deles, a não ser que represente seu estado basal. A duração do tratamento para pacientes internados em hospital é de 1 a 2 semanas. Dependendo do esquema antibiótico utilizado e das condições clínicas do paciente, há possibilidade de tratamento em tempo menor. A resolução clínica de PAC costuma ser rápida, mas a melhora radiológica é mais lenta. O tempo para resolução dos infiltrados radiológicos costuma variar com o agente etiológico, com as condições do hospedeiro e com a extensão inicial da pneumonia. Pode variar de 2 a 3 semanas em indivíduos hígidos. A resolução radiológica é mais lenta em pacientes idosos com doenças associadas, bacteremia, envolvimento multilobar, pneumonia por bacilo gram-negativo entérico. O tempo para resolução pode variar de 3 a 12 semanas em pacientes idosos.

FALÊNCIA TERAPÊUTICA

Definida como uma condição clínica com resposta inadequada à terapia antimicrobiana. Nessa situação, ocorre a persistência ou progressão da infecção, implicando a piora dos sintomas e resolução mais lenta, que pode conduzir à disseminação da infecção, ao aparecimento de complicações e à morte. A resposta ao tratamento antibiótico é diferente entre pacientes ambulatoriais e internados. Entre estes, ela difere entre aqueles em enfermaria e em UTI.

Para pacientes ambulatoriais, é considerada falência terapêutica a necessidade de hospitalização e/ou troca no esquema antibiótico. Em pacientes hospitalizados, o período mais frequentemente usado é de 72 horas, o necessário para alcançar a estabilidade clínica e reduzir a concentração bacteriana na via aérea. Dois padrões de falência terapêutica são descritos para pacientes em enfermaria: pneumonia progressiva (falência precoce), quando há deterioração clínica com insuficiência respiratória aguda (IRpA) com necessidade de ventilação mecânica (VM) e/ou choque séptico, aparecendo nas primeiras 72 horas de admissão no hospital; pneumonia que não responde (falência tardia), quando há febre e sintomas clínicos persistentes, sem alcançar a estabilidade clínica após 72 horas.

REVISÃO

- Pneumonia adquirida na comunidade é uma doença comum e potencialmente grave.
- Deve-se reconhecer o diagnóstico por meio do quadro clínico e radiológico, estratificar o risco com relação à gravidade da doença para orientação do melhor local de tratamento com antibiótico precoce e adequado. Considerar também doenças associadas e condições sociais.
- Para os pacientes internados, recomenda-se controle diário até critérios clínicos para alta. Os pacientes que farão o tratamento ambulatorial deverão fazer reavaliação em 48 a 72 horas e no final do tratamento.

REFERÊNCIA

1. Corrêa RA, Lundgren FLC, Pereira-Silva JL, Frare e Silva RL, Cardoso AP, Lemos ACM, et al. Diretrizes brasileiras para pneumonia adquirida na comunidade em adultos imunocompetentes. J Bras Pneumol. 2009;35(6):574-601.

LEITURAS SUGERIDAS

Mandell LA, Wunderink RG, Anzueto A, Bartlett JG, Campbell GD, Dean NC, et al. Infectious Diseases Society of America/American Thoracic Society consensus guidelines on the management of community-acquired pneumonia in adults. Clin Infect Dis. 2007;44 Suppl 2:S27-72.
Nierderman MS, Luna CM. Community-acquired pneumonia guidelines: a global perspective. Semin Respir Crit Care Med. 2012;33(3):298-310.
Pereira MP, Paiva JA, Rello J. Assessing severity of patients with community-acquired pneumonia. Semin Respir Crit Care Med. 2012;33(3):272-83.
Woolfrey KGH. Pneumonia in adults: the practical emergency department perspective. Emerg Med Clin North Am. 2012;30(2):249-70.

323
PNEUMOTÓRAX ESPONTÂNEO

■ JOSE ERNESTO SUCCI

Coleção súbita de ar na cavidade pleural, de aparecimento espontâneo, em indivíduos geralmente jovens, sem doença ou trauma pulmonar prévios. Incide em aproximadamente 7/100 mil homens e 1/100 mil mulheres.

■ EPIDEMIOLOGIA

Predomina na faixa etária dos 20 aos 30 anos, no sexo masculino, na proporção de 4:1, e é pouco mais frequente à direita. É raro em crianças, mas observou-se aumento na incidência em adolescentes, principalmente dos 15 aos 17 anos.

A maioria ocorre em repouso, mas, em até 20%, pode instalar-se durante exercício físico vigoroso, e em 5% é associado a crises de tosse intensa ou espirro. É bilateral em cerca de 1%. Há certa predileção por indivíduos de porte leptossômico (altos e magros), e o tabagismo aumenta a incidência em 22 vezes nos homens e 8 nas mulheres. A ocorrência do pneumotórax espontâneo em pacientes fora dessas características obriga à investigação de causas secundárias, como enfisema bolhoso, fibrose pulmonar intersticial, sarcoidose, pneumoconiose, linfangioleiomiomatose, metástases etc.

■ ETIOPATOGENIA

Na maioria dos casos, está relacionado à rotura de bolhas, ou *blebs*, subpleurais congênitas, comumente situadas nos ápices e que, quando íntegras, não originam sintomatologia. *Blebs* são cistos aéreos de paredes finas com até 1 cm de diâmetro situadas em região subpleural. Acima desse limite, as cavidades são rotuladas como bolhas. Em cerca de 20% dos casos, não se comprova doença bolhosa.

Apesar de esporádico, o pneumotórax espontâneo pode ter ocorrência familiar, como na síndrome de Birt-Hogg-Dube, na qual é acompanhado de fibrofoliculomas de pele e tipos raros de câncer renal, e pode estar associado a deleções no gene *FLC*, no cromossomo 17p. Fatores climáticos, como ocorrência anticiclônica com clima quente e seco ou a passagem de frente fria, têm sido implicados como possíveis fatores desencadeantes.

Em mulheres, pode haver ocorrência de pneumotórax 72 horas antes ou depois do início da menstruação (pneumotórax catamênico). Nesses casos, observa-se, durante a cirurgia, presença de pequenas perfurações diafragmáticas no seu centro tendíneo ocupadas por tecido endometrial e que parecem desempenhar papel importante na etiologia do pneumotórax.

■ QUADRO CLÍNICO

Caracteriza-se por aparecimento súbito de dor torácica tipo ventilatória-dependente, que pode evoluir em horas para dor contínua, e mesmo desaparecer, após 24 a 48 horas. Em 10% dos casos, a tosse é intensa e irritativa.

Em alguns pacientes, apesar da existência de grande pneumotórax, esses sintomas são fugazes e quase não incomodam, e 5% podem ser assintomáticos. O pneumotórax tem alta recorrência (Tabela 323.1) de 23 a 40% após o 1º episódio, a maioria no 1º ano; de 60% após o 2º episódio; e de 85 a 90%, após o 3º evento.

A complicação mais grave é o pneumotórax hipertensivo, causado por escape aéreo unidirecional no local da rotura da bleb. O acúmulo progressivo de ar promove o desvio do coração e grandes vasos, além de causar

DIAGNÓSTICO E TRATAMENTO

TABELA 323.1 ■ Recidiva do pneumotórax (%) de acordo com o número de episódios*	
1º episódio	23-40
2º episódio	60
3º episódio	85-90

Fonte: Lippert e colaboradores.[1]

compressão contralateral do pulmão. Constitui emergência respiratória e é causa de óbito quando não reconhecido e tratado a tempo. Não é comum no pneumotórax espontâneo. O hemotórax também pode acompanhar o pneumotórax espontâneo e, por vezes, é volumoso, principalmente nos casos recidivantes, em que aumenta a possibilidade de rotura de aderências pleurais vascularizadas.

EXAME FÍSICO

Há respiração gemente, timpanismo à percussão e murmúrio vesicular diminuído ou ausente, assim como a ausculta da voz está diminuída ou abolida. Em crianças ou adultos jovens, pode-se perceber abaulamento do hemitórax afetado nas grandes coleções aéreas. Em raros casos, poderá haver enfisema subcutâneo de pescoço ou da parte superior do tórax.

■ DIAGNÓSTICO

A radiografia simples torácica é suficiente e revela zona de hipertransparência (ar) delimitada medialmente pela pleura visceral (Figura 323.1). É comum a ocorrência de pequeno derrame pleural com nível hidroaéreo no seio costofrênico.

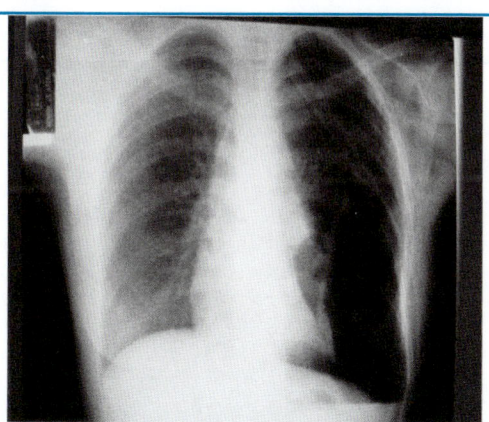

FIGURA 323.1 ■ Pneumotórax drenado à esquerda. A seta aponta a linha da pleura visceral. Há ainda nível hidroaéreo na base esquerda.

O pneumotórax de pequeno volume pode passar despercebido ao exame inicial devido à ocultação por costelas e acidentes ósseos ou pela posição do paciente. Recomenda-se que a radiografia seja obtida em pé, em expiração forçada e, persistindo a dúvida, em decúbito lateral, com o lado afetado voltado para cima, utilizando-se raios horizontais.

Após a expansão pulmonar, recomenda-se a realização de estudo tomográfico para identificar *blebs* ou causas secundárias, conferindo prognóstico e orientando a conduta. Deve-se evitar a TC com o pulmão colapsado, pois prejudica a análise do parênquima e fornece poucas informações adicionais. O diagnóstico diferencial é com todas as doenças que causam hipertransparência pulmonar. A bolha enfisematosa hiperinsuflada pode confundir-se tanto clínica como radiologicamente com o pneumotórax e necessitar de TC para distinção. A idade mais avançada e a presença de bolhas contralaterais podem ajudar na definição. A TC revela presença de paredes irregulares e traves finas dentro de bolhas enfisematosas.

Em lactentes, o enfisema lobar congênito é o principal diagnóstico diferencial.

> **ATENÇÃO!**
>
> Quando o quadro clínico é sugestivo, mas a radiografia em PA não revela o pneumotórax, utiliza-se a incidência em decúbito lateral com raios horizontais.

■ TRATAMENTO

Depende da gravidade do pneumotórax, da sua repercussão clínica e da rapidez de instalação e progressão.

Não há estudos prospectivos randomizados suficientes para gerar recomendações de tratamento baseadas em evidências. Utilizam-se mais os consensos de especialistas, como o Consenso do American College of Chest Physicians de 2015,[2] cujo resumo adaptado é apresentado nos tópicos a seguir:

PACIENTE ESTÁVEL

- Pneumotórax de pequeno volume (menor do que 3 cm, do ápice à base): permite tratamento conservador, principalmente nos pacientes com mais de 24 horas de história. Punção aspirativa opcional. Nos casos agudos, repete-se exame radiológico em 3 a 6 horas; se não progressivo, o paciente pode ser dispensado com recomendação para nova investigação em 12 a 24 horas. Havendo impedimento para o retorno, realiza-se punção de alívio ou internação.
- Pneumotórax de grande volume (maior do que 3 cm): tratamento intervencionista com drenagem pleural clássica ou colocação de cateteres tipo pigtail conectados a frasco de drenagem ou à válvula de Heimlich. A aspiração pleural contínua em frasco deve ser utilizada quando não houver reexpansão.

PACIENTE INSTÁVEL

- Pneumotórax de grande volume: drenagem pleural imediata com cateter pigtail ou drenos tubulares de calibres adequados (28 ou 32 Fr), principalmente nos portadores de fístula broncopleural ou naqueles que necessitam de ventilação assistida.

> **ATENÇÃO!**
>
> No pneumotórax secundário (causado por pneumopatia conhecida ou iatrogênico), aconselha-se a drenagem pleural sempre que possível. Investigar a causa.

PROCEDIMENTOS INTERVENCIONISTAS NO TRATAMENTO DO PNEUMOTÓRAX

Punção aspirativa

Quando indicada, realiza-se por meio da punção do 2º espaço intercostal anterior com artefatos do tipo Jelco®, calibres 16 ou 18, acoplados a frasco de drenagem, de preferência sob controle radioscópico com intensificador de imagem, em sala cirúrgica. Aplicando-se aspiração ao sistema, é possível acompanhar, em tempo real, a expansão pulmonar, ou verificar novo colapso secundário à fuga aérea, orientando a conduta a ser seguida.

Drenagem por cateteres tipo pigtail

São cateteres finos (20Fr, 22Fr) multiperfurados, com ponta em forma de espiral e que podem ser rapidamente introduzidos por punção com sistema tipo Seldinger (fio-guia e dilatador) (Figura 323.2). Apropriados para as situações de emergência em UTI e prontos-socorros.

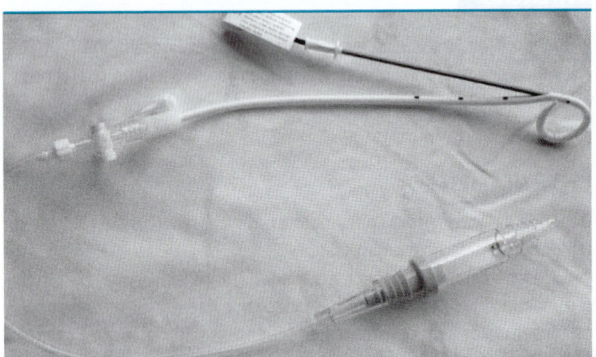

FIGURA 323.2 ■ Sistema de drenagem completo com cateter tipo pigtail na parte superior e válvula unidirecional tipo Heimlich na parte inferior.

São conectados à válvula unidirecional descartável (Heimlich) (Figura 323.2), dispensando o uso de frasco de drenagem. Pode-se introduzir, alternativamente, intracath modelo adulto (ou cateter de duplo lúmen), o que permite melhor fixação à pele e a manutenção do dispositivo por vários dias e, se necessário, conectado a frasco de drenagem.

Drenagem pleural fechada

Realizada preferencialmente em ambiente cirúrgico, sob anestesia local, podendo-se associar leve sedação. A maioria dos cirurgiões prefere a introdução do dreno no 5º ou no 6º espaço intercostal, na linha axilar média, principalmente em obesos ou em mulheres com grande volume mamário. Há os que preferem a face anterior no 2º espaço na linha hemiclavicular por ser o local de maior acúmulo de ar.

Nos casos de recidiva, é aconselhável a avaliação de radiografia em perfil, pois poderá haver aderências pleurais na região, decorrentes de drenagens anteriores, obrigando à incisão em posição mais inferior.

A técnica da drenagem pleural é simples e consiste em pequena incisão, interessando pele e tecido celular subcutâneo, realizada na altura da borda superior da costela, no espaço intercostal correspondente, sob anestesia local. Com auxílio de pinça tipo Kelly ou trocanter, introduz-se dreno tubular de calibre 28Fr ou 32Fr e faz-se a sua conexão a um frasco de drenagem pleural.

Quando a introdução do dreno é na face anterior do tórax, deve-se evitar os tubulares pelo risco de perfuração do pulmão, e dá-se preferência aos de ponta romba tipo Pezzer ou Malecot, pois são flexíveis e não se dobram quando da expansão completa. O dreno é sempre conectado a frasco com líquido estéril, funcionando como sistema valvulado, o que impede a entrada de ar.

Se houver fístula aérea (fuga aérea) de pequeno calibre (borbulhamento somente ao falar ou tossir), aconselha-se a aspiração contínua com pressão negativa de 15 a 20 cmH$_2$O para manter as superfícies pleurais em contato e facilitar a sua adesão.

Nas fugas de maior calibre (borbulhamento quando o paciente respira), na ausência de enfisema subcutâneo, não se instala a aspiração para evitar roubo de ar. Nesses casos, a indicação cirúrgica costuma ser mais precoce devido a colapso pulmonar persistente ou à própria fuga aérea. Cessado o borbulhamento e obtida a expansão, o dreno poderá ser retirado. Por cautela, pode-se mantê-lo pinçado por 24 horas antes da retirada, para testar o fechamento definitivo da fístula.

> **ATENÇÃO!**
>
> Nos grandes pneumotórax, a evacuação do ar deve ser realizada lentamente pelo risco de edema pulmonar pós-reexpansão.

Cirurgia

O tratamento cirúrgico é indicado nos pacientes que não obtiveram expansão pulmonar com a drenagem pleural adequada ou quando a fístula broncopleural persistir por mais de 7 a 10 dias. Esse limite não é rígido e deve ser reavaliado continuamente.

O tratamento cirúrgico do pneumotórax é um procedimento mini-invasivo, preferencialmente realizado por meio de cirurgia torácica videoassistida (CTVA) ou de minitoracotomia poupadora sob anestesia geral com intubação seletiva. Não há estudos randomizados suficientes para se definir a escolha da técnica mais adequada; no entanto, a CTVA é o procedimento mais empregado pela simplicidade e requer menor tempo de internação.

A CTVA é realizada pela introdução de ótica tubular rígida e de instrumentos cirúrgicos endoscópicos por meio de dois ou três orifícios na caixa torácica e é visualizada em monitor de alta definição. A cirurgia consiste na ressecção das *blebs* (Figura 323.3), o que pode ser obtido com o emprego de grampeadores de sutura mecânica, sutura direta ou ligaduras simples.

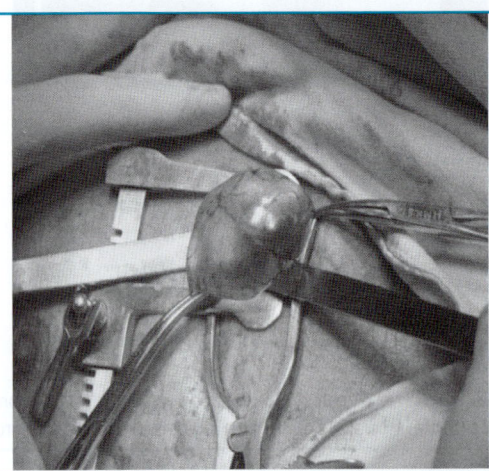

FIGURA 323.3 ■ Aspecto cirúrgico de *bleb* apical insuflada.

Quando não se identificam bolhas, realiza-se a amputação do ápice pulmonar, complementada sempre por pleurectomia apical (pleura parietal), promovendo pleurodese. A simples escarificação da pleura parietal, embora menos eficaz, é alternativa à pleurectomia. O tratamento cirúrgico tem alta eficácia e confere baixo índice de recidiva (menor do que 4% *versus* 40% da drenagem pleural isolada). Na impossibilidade de realização da cirurgia videoassistida, indica-se a toracotomia anterolateral ou a minitoracotomia axilar. É cirurgia de baixa morbimortalidade, e a recidiva do pneumotórax após a toracotomia é praticamente nula. Na EPM, é utilizada a minitoracotomia axilar vertical poupadoura, sem secção muscular, como procedimento de escolha em todas as ressecções pulmonares abertas. Além de bom resultado estético, permite excelente acesso ao ápice pulmonar, onde se localiza a maioria das bolhas causadoras do pneumotórax.

■ PROGNÓSTICO

Os resultados a longo prazo são bons e consistentes. No tratamento conservador, a recidiva ocorre em cerca de 55%, em comparação com 7% após CTVA ou cirurgia. Atualmente, a CTVA é o procedimento cirúrgico de escolha graças à baixa morbidade, à baixa invasibilidade e ao menor tempo de internação.

Na disciplina de cirurgia torácica da EPM, indica-se o tratamento cirúrgico por ocasião do 2º episódio de pneumotórax.

ATENÇÃO!

A abordagem cirúrgica (CVTA ou toracotomia) é indicada quando a fuga aérea persistir por mais de sete dias, não houver expansão pulmonar e por ocasião do 2º episódio de pneumotórax.

REVISÃO

- O pneumotórax de pequeno volume pode ser tratado conservadoramente.
- Sempre evacuar lentamente o ar nos pneumotórax de grande volume – risco de edema pulmonar pós-reexpansão.
- A drenagem pleural com cateteres pigtail permite alta precoce.
- A cirurgia deve ser sempre complementada com pleurectomia ou pleurodese.

■ REFERÊNCIAS

1. Lippert HL, Lund O, Blegvad S, Larsen HV. Independent risk factors for cumulative recurrence rate after first spontaneous pneumothorax. Eur Respir J. 1991;4(3):324-31.
2. Baumann MH, Strange C, Heffner JE, Light R, Kirby TJ, Klein J, et al. Management of spontaneous pneumothorax: an American College of Chest Physicians Delphi consensus statement. Chest. 2015;119(2):590-602.

■ LEITURAS SUGERIDAS

Korom S, Canyurt H, Missbach A, Schneiter D, Kurrer MO, Haller U, et al. Catamenial pneumothorax revisited: clinical approach and systematic review of the literature. J Thorac Cardiovasc Surg. 2004;128(4):502-8.
Sawada S, Watanabe Y, Moriyama S. Video-assisted thoracoscopic surgery for primary spontaneous pneumothorax: evaluation of indications and long-term outcome compared with conservative treatment and open thoracotomy. Chest. 2005;127(6):2226-30.
Simpson G. Spontaneous pneumothorax: time for some fresh air. Intern Med J. 2010;40(3):231-4

324
DERRAMES PLEURAIS

■ CLYSTENES ODYR SOARES SILVA
■ ALEX GONÇALVES MACEDO

A pleura e o espaço pleural são definidos como finas camadas que recobrem a superfície externa dos pulmões (pleura visceral), a parte interna da parede torácica (pleura parietal); o espaço formado entre as duas pleuras é chamado de espaço pleural que, na realidade, em condições fisiológicas, é um espaço virtual, pois as duas camadas ficam quase fundidas entre elas por uma fina camada de líquido, o líquido pleural. São formadas de parede simples de células mesoteliais. Como já citado, não existe contato entre a pleura parietal e a visceral, por existir quantidade mínima de líquido no espaço pleural (0,1 a 0,2 mL/kg), com equilíbrio dinâmico, influxo igual ao efluxo e produção aproximada de 1 L/dia. Sua finalidade é formar uma fina camada entre as duas superfícies, criando uma pressão negativa entre elas para que, nos movimentos respiratórios, ocorra uma expansão simultânea do diâmetro anteroposterior (AP) e craniocaudal (CC). Ou seja, quando a contração dos músculos inspiratórios intercostais se inicia, existe um aumento do diâmetro AP, porém, neste mesmo momento, existe a contração do diafragma com um aumento do diâmetro CC. Portanto, o mecanismo deve manter as superfícies pleurais "coladas", mas deslizando uma sobre a outra para que possamos observar a expansão do tórax nos dois sentidos. Assim, deve-se ter produção de líquido pleural constante e também uma grande absorção dele, para que reste apenas uma camada fina, criando a pressão negativa que possibilite a movimentação em dois sentidos e maior expansão da caixa torácica.

O líquido é produzido tanto na pleura parietal como na visceral e é reabsorvido também nas duas, porém em uma quantidade muito maior na pleura parietal, que possui estomas (bocas de drenagem) linfáticos que aumentam a capacidade de reabsorção. Caso exista um aumento da formação do líquido, alguma condição que diminua a reabsorção ou altere a permeabilidade vascular, haverá acúmulo de líquido no espaço pleural denominado derrame pleural (DP), acarretando aumento da pressão do espaço pleural e diminuição da expansibilidade da caixa torácica.

■ FISIOPATOLOGIA

Os mecanismos envolvidos no aparecimento do DP são: a) aumento da pressão hidrostática nos capilares sanguíneos e/ou linfáticos; b) diminuição da pressão oncótica das proteínas do plasma; c) aumento da permeabilidade capilar; d) aumento da pressão negativa no espaço pleural.

Todos levam ao acúmulo de líquido no espaço pleural. Nas situações que alteram os mecanismos de formação do líquido (alterações das pressões oncóticas, hidrostáticas ou do espaço pleural), teremos a presença de um DP de aspecto claro e com baixa quantidade de proteínas que passamos a chamar de transudato. Como a maior parte das causas de transudato é de doenças sistêmicas, os DP transudativos são, em geral, bilaterais. Quando se têm como causas aumento da permeabilidade vascular das pleuras e/ou diminuição da drenagem linfática, há um DP com maior quantidade de proteínas, denominadas exsudato. Normalmente, neste, existe um processo inflamatório secundário a doenças infecciosas, neoplásicas, autoimunes ou até de causa desconhecida; de localização pleural, pulmonar ou ambas, sendo mais frequente unilateral e com comprometimento parenquimatoso ocasional. Cerca de 90% dos DPs são causados por insuficiência cardíaca e DP, bilateral em 88%; quando unilateral, é mais comum à direita (8%) do que à esquerda (4% dos casos).

Ocasionalmente, a presença de líquido interlobar é confundida com neoplasia pulmonar, observando-se o seu desaparecimento após tratamento com digital e diurético, o que constitui o "tumor fantasma". Após o uso de diuréticos, a concentração proteica no líquido pleural pode aumentar, atingindo níveis de exsudato. Quando a ICC é adequadamente tratada; em geral, desaparece o DP. Todavia, em casos de derrame excessivo, pode-se proceder à toracocentese de alívio. Por vezes, devido a DPs de repetição no mesmo local, permanece certa quantidade de líquido no espaço pleural, caracterizando DPs de difícil manipulação.

Hidrotórax hepático

Cerca de 6% dos pacientes com cirrose e ascite desenvolvem DP. Geralmente, é localizado à direita, mas pode ser encontrado à esquerda ou ser bilateral. A maioria dos pacientes com cirrose que desenvolve DP também apresenta ascite. O mecanismo pelo qual o líquido se acumula é multifatorial. Destaca-se o transporte do líquido de ascite para o espaço pleural através dos linfáticos transdiafragmáticos, de microscópicos defeitos na superfície diafragmática e, com menor importância, da hipoalbuminemia. O tratamento é basicamente dirigido à ascite.

Diálise peritoneal

Às vezes, complicada devido ao desenvolvimento de DP agudo. Admite-se que a patogênese é idêntica à que ocorre na vigência de ascite. A introdução de grande quantidade de líquido na cavidade abdominal pode produzir lesões microscópicas no diafragma, o que seria o mecanismo responsável pela passagem do líquido. O quadro pode ser agudo, e o principal sintoma é a dispneia. O líquido pleural é semelhante à solução de diálise com baixo teor de proteína, desidrogenase láctica e leucócitos. A diálise deve ser suspensa, mas o cateter deve permanecer drenando até o desaparecimento do derrame.

EXSUDATOS

O DP tipo exsudato desenvolve-se secundariamente à anormalidade do endotélio capilar pleural ou à queda da habilidade dos linfáticos parietais de remover proteínas e líquido; pode ter cor variada, sendo a mais comum a amarela.

Derrame associado com infecção

Qualquer DP associado com pneumonia bacteriana, abscesso pulmonar e bronquiectasia é denominado derrame parapneumônico. O empiema, por definição, é o pus no espaço pleural, no qual a cultura é positiva.

A evolução do derrame ocorre em três estádios: 1) exsudativo, caracterizado por rápido acúmulo de líquido estéril, resultante do processo inflamatório da pleura. O processo pneumônico associado é contíguo à pleura visceral e resulta em aumento na permeabilidade dos capilares. Nessa fase, o líquido caracteriza-se por baixo número de leucócitos, baixo nível de DHL e níveis normais de glicose e pH. Se for instituída a antibioticoterapia adequada, há tendência à reversão do processo; 2) caso não tenha havido tratamento com antibiótico, as bactérias invadem o líquido pleural e desenvolve-se o 2º estádio, chamado fibrinopurulento, caracterizado por acúmulo de grande quantidade de líquido com leucócitos polimorfonucleares, bactérias e restos celulares. Existe a tendência à loculação, o que previne a extensão do derrame, porém pode dificultar a drenagem pleural. Nessa fase, o pH e o nível de glicose tornam-se progressivamente menores, e o DHL, maior; 3) o 3º estádio é o de organização, no qual o derrame é espesso, e, se o paciente não é tratado, o líquido pode drenar espontaneamente através da parede torácica (empiema de necessidade) ou para o interior do pulmão, por meio de fístula broncopleural.

O manuseio de paciente com pneumonia e DP envolve três alternativas: é um DP parapneumônico não complicado, complicado ou um empiema pleural. Se a punção inicial já mostra tratar-se de pus, a drenagem pleural deve ser imediata. Caso não se evidencie o aspecto purulento, deve-se basear a análise nos resultados do pH, da glicose e do DHL. Se o pH for maior do que 7,2, a glicose > 40 mg/dL e o DHL menor do que 1.000 UI/L, o derrame encontra-se no estádio não complicado, não devendo ser drenado. Se o derrame tem pH < 7,20 e glicose < 40 mg/dL, mesmo sem o aspecto de pus, a drenagem pleural deve ser realizada, porque a quase totalidade dos derrames com essas características se torna purulenta.

> **ATENÇÃO!**
>
> O empiema pode ser purulento ou amarelo-citrino com exsudato polimorfonuclear, com pH < 7,20 e/ou glicose < 40 mg/dL. Deve ser tratado por drenagem.

Tuberculose

A possibilidade de pleuris tuberculoso deve ser considerada em todo paciente com DP. Comumente, trata-se de indivíduo jovem (20 a 40 anos), com antecedentes de contágio e sem evidência de outra etiologia. Segundo alguns autores, o derrame é resultante da ruptura de foco caseoso parenquimatoso subpleural, o que determina a entrada de proteína tuberculosa no espaço pleural, provocando reação de hipersensibilidade; porém, a possibilidade mais aceita é a disseminação do bacilo-álcool-ácido-resistente (BAAR) pelos linfáticos pleurais, o que poderia explicar a associação de apenas 30% de quadro pulmonar e a apresentação de tuberculose pleural como 1ª infecção. Embora a maior parte dos pacientes com tuberculose pleural tenha PPD positivo, em alguns, observa-se, no começo da enfermidade, derivado de proteína purificada (PPD) negativo. Isso se deve às células de adesão circulantes durante a fase aguda de reação pleural, que suprimem os linfócitos T específicos sensibilizados no sangue periférico e na pele, mas não no líquido pleural. Outra explicação seria o sequestro de linfócitos T-PPD específicos no espaço pleural. O pleuris tuberculoso apresenta-se, na maioria das vezes, como doença aguda, mimetizando, em alguns casos, pneumonia bacteriana. Os pacientes apresentam tosse não produtiva e dor torácica, acompanhadas de febre alta ou moderada; sudorese e emagrecimento podem estar presentes. O derrame é, geralmente, unilateral e de tamanho moderado. Em cerca de 39 a 60% dos pacientes, pode-se evidenciar lesão parenquimatosa concomitante. O tempo médio de história clínica é de 3 a 4 semanas, podendo ser até de poucos dias.

O líquido é de aspecto seroso, amarelo-citrino e sanguinolento, em 10% dos casos. Na fase inicial (< 2 semanas), pode-se encontrar predominância de polimorfonucleares, porém, passado esse período, a neutrofilia e a eosinofilia são raras, havendo predomínio de linfócitos. Os mesoteliócitos, geralmente, estão ausentes ou, quando presentes, nunca acima de 5%. A pesquisa de bacilo de Koch (BK) no líquido é quase sempre negativa, porém a cultura pode ser positiva em até 20% dos casos.

A ADA é enzima relacionada ao metabolismo dos linfócitos, principalmente linfócitos T, nos quais sua atividade é 10 vezes maior do que nas outras células do sangue. Está relacionada à proliferação e à diferenciação dos linfócitos; sua atividade está elevada durante a resposta mitogênica dessas células. Em exsudatos linfocitários, ADA maior ou igual a 40 UI/L é altamente sugestiva de tuberculose pleural. A enzima possui duas frações, ADA1 e ADA2, sendo a 2ª, relacionada aos linfócitos T_4, a mais elevada na tuberculose.

Outros exames atualmente realizados são: dosagem de interferon-gama (INF-γ), lisozima e reação em cadeia da polimerase (PCR) do líquido pleural. Porém, são testes de elevado custo e pouco utilizados na prática diária.

A definição diagnóstica é obtida pela biópsia de pleura com agulha de Cope, cuja positividade pode chegar a 90%, evidenciando-se a lesão granulomatosa com ou sem necrose caseosa. Embora outras doenças, como sarcoidose, fungos e AR, possam apresentar-se com lesões granulomatosas na pleura, mais de 95% dos casos com essa etiologia apresentam tuberculose. Sobre o uso de corticosteroide com o objetivo de prevenir o paquipleuris, não há consenso. O tratamento é realizado com o esquema COXCIP em 4, por 6 meses (mesmo esquema para tuberculose pulmonar).

ATENÇÃO!

Em casos de DP tuberculoso – exsudato com predomínio linfomononuclear com ADA > 40 UI/L ou biópsia com pleurite crônica granulomatosa –, iniciar o tratamento com COXCIP 4.

Derrame pleural neoplásico

A maior parte dos derrames neoplásicos resulta de metástases na pleura ou nos gânglios linfáticos do mediastino. Número reduzido de casos deve-se à neoplasia pleural primitiva, geralmente mesotelioma maligno. Entre as causas secundárias, as mais frequentes são carcinomas pulmonares, de mama e do ovário e linfomas. Em cerca de 20% dos casos, a relação proteína pleural-proteína plasmática pode ser < 0,5. A presença de elevado número de hemácias (> 1.000.000/mm^3) sugere doença pleural maligna, porém cerca da metade dos derrames neoplásicos não é hemorrágica.

O diagnóstico de DP maligno é definido pela demonstração de células malignas no líquido pleural ou na própria pleura. A positividade da citologia oncótica no líquido pleural varia de acordo com os serviços e a experiência do citologista, de 42 a 86%. A biópsia pleural fechada com agulha de Cope retira fragmentos "às cegas", tendo positividade que pode chegar a 84% em uma ou duas tentativas. Se, ainda assim, o diagnóstico não for realizado, deverá ser feita a videotoracoscopia, na qual poderá ser realizada a biópsia por visão direta. O adenocarcinoma metastático da pleura é, frequentemente, difícil de ser distinguido do mesotelioma pleural maligno do tipo epitelial glandular (mais frequente). Nesse caso particular, é necessário o emprego de corantes histoquímicos (PAS, *alcian blue*) e da imuno-histoquímica (CEA, Leu M-1, citoqueratina, vimentina, B72, EMA, MFG). Se as células são PAS positivas, o paciente tem, provavelmente, adenocarcinoma. Se, no entanto, as células coram-se positivamente pelo *alcian blue*, o diagnóstico mais provável é mesotelioma. Se não se coram por nenhum dos dois, nenhuma conclusão pode ser tirada. A demonstração de positividade imuno-histoquímica para dois dos três anticorpos, CEA, B72 e Leu M-1, quase que estabelece o diagnóstico de adenocarcinoma. Se nenhum desses três testes for positivo, o paciente, provavelmente, tem mesotelioma.

O tratamento dos derrames malignos consiste na punção esvaziadora "de alívio", naqueles casos em que existe intenso desconforto respiratório, e na realização de pleurodese. Para tal procedimento, diversas substâncias já foram testadas, sendo as mais indicadas atualmente, em ordem de preferência: talco (400 mg/kg), tetraciclina (35 mg/kg) e derivados (*Corynebacterium parvum*, bleomicina). O nitrato de prata vem sendo testado em vários estudos, inclusive em serviços nacionais, com sucesso, principalmente para pleurodese ambulatorial. Na realização da pleurodese, deve-se observar a posição do mediastino, contraindicando-se tal procedimento nos casos em que se encontra desviado para o lado do derrame e naqueles sem expansão total do pulmão.

Recomenda-se a infusão de lidocaína (150 mg), diluída em 50 mL de solução fisiológica (SF), antes da infusão do agente esclerosante (10 g de talco, diluído em 250 mL de solução salina), com o intuito de minimizar a dor resultante da substância irritante na cavidade pleural. O dreno deve ser retirado quando a drenagem diária for inferior a 50 mL.

Derrame pleural sem etiologia definida

Apesar dos inúmeros testes descritos, cerca de 20% dos DPs permanecem sem diagnóstico etiológico após duas punções/biópsias pleurais. O prosseguimento da investigação é diferente para cada caso. Em linhas gerais, adotam-se alguns critérios:

- pacientes com infiltrado radiológico ou história de hemoptise em algum momento da doença são submetidos, inicialmente, à broncoscopia, com coleta de lavado brônquico e biópsia transbrônquica; avaliar tromboembolia pulmonar (TEP);
- pacientes sem essas queixas, mas com alta probabilidade de doença neoplásica, fazem TC de tórax, inicialmente;
- pacientes sem nenhuma das duas características ou nos quais os exames tenham sido inconclusivos são submetidos à videopleuroscopia. Esse último procedimento tem se mostrado de grande valor no diagnóstico dos DPs, sendo empregado cada vez mais na prática diária. A contraindicação à videopleuroscopia, além daquelas para qualquer cirurgia, é a impossibilidade de permanecer com um pulmão colabado durante o procedimento.

ATENÇÃO!

O DP por embolia pulmonar é tipo exsudato, com predomínio polimorfonuclear. Nas evoluções mais longas, é possível encontrar predomínio de linfócitos; nos casos de infarto pulmonar, até o derrame hemorrágico.

A Figura 324.1 ilustra o algoritmo diagnóstico nos DPs.

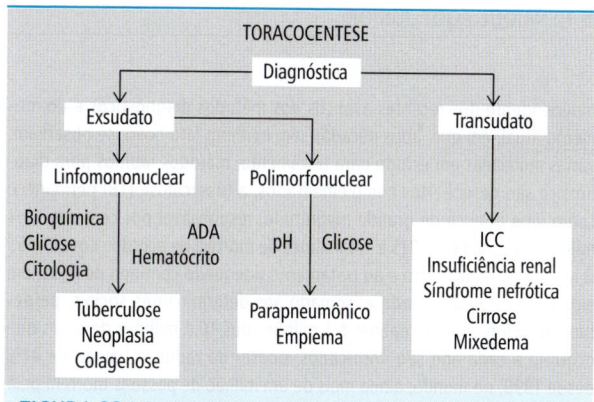

FIGURA 324.1 ■ Algoritmo do diagnóstico dos derrames pleurais.

REVISÃO

- O DP pode ocorrer em razão de: aumento na pressão hidrostática nos capilares sanguíneos e /ou linfáticos; diminuição da pressão oncótica das proteínas do plasma; aumento da permeabilidade capilar; e aumento da pressão negativa no espaço pleural. Eles podem ser divididos em transudatos e exsudatos.
- Em geral, no DP transudato, os sintomas que se apresentam são: edemas, dispneia, cirrose, insuficiência renal, entre outros; no DP exsudato, as manifestações ficam por conta da dor torácica e dor em peso associadas à tosse seca. Exame físico e estudo radiológico detalhados apontam o diagnóstico, bem como a análise do líquido pleural.

- O tratamento, muitas vezes, é dirigido para a doença ou sintomas resultantes de DP. A drenagem é o procedimento realizado em casos de empiema; e a punção esvaziadora de alívio é a opção para os derrames malignos.

LEITURAS SUGERIDAS

Light RW. Pleural effusion. Med Clin North Am. 2011;95(6):1055-70.
Porcel JM. Pleural effusion from congestive heart failure. Semin Respir CritCare. 2010;31(6):689-97.
Rodrigues-Panadero F. Management of malignant pleural effusion. Curr Opin Pulm Med. 2011;17(4):269-73.
Ryu JH, Tomassetti S, Maldonado F. Uptodate on uncommum pleural efussion. Respirology. 2011;16(2):238-4.

325
TUBERCULOSE

- MARGARETH PRETTI DALCOLMO
- ADAUTO CASTELO FILHO
- REGINA GAYOSO
- HENRIQUE POOT JUNIOR

Independente dos recentes avanços dos métodos diagnósticos e do momento atual, em que, após décadas sem nenhum fato novo, se observam: várias moléculas em estudo para tratamento, métodos rápidos para diagnóstico são descobertos e implementados, a tuberculose (TB) permanece como uma doença de grande magnitude, responsável por cerca de 10,4 milhões de casos em 2015 e 1,4 milhões de mortes, de acordo com a OMS.[1] O acesso ao diagnóstico e ao tratamento adequado continua desigual em algumas partes do mundo e, somado aos determinantes sociais, perpetua indicadores, como: apenas 6,1 milhões dos 10,4 milhões de casos que ocorrem a cada ano são notificados; apesar da redução havida de 41% desde 1990, no mundo, ainda mais de um milhão de pessoas morrem pela doença; a tecnologia para detectar, diagnosticar, prevenir e tratar ainda é insuficiente; a área de pesquisa e desenvolvimento segue subfinanciada; apenas um em cada cinco casos de formas multirresistentes tem acesso ao tratamento adequado.[1]

No Brasil, o cenário observado nos últimos anos é de uma redução consistente na incidência de casos e na mortalidade, tendo-se alcançado um dos objetivos do Milênio, na redução do número de mortes. Em uma série histórica de 20 anos, nota-se uma redução de 30% no número de casos e de 27% no de óbitos. O Brasil ainda faz parte dos 20 países de mais alta carga de TB no mundo, com 73 221 mil casos notificados em 2015, com a incidência estimada de 30,9/100 mil habitantes. Em 2014, ocorreram 4.374 óbitos, o que representa 2,2/100 mil de coeficiente de mortalidade.[2,3]

A incidência de TB varia muito entre as Unidades da Federação; variou de 10,5/100 mil no Tocantins a 70,1/100 mil no Amazonas, segundo dados de 2015. As capitais brasileiras com incidência de TB maior que a média nacional foram Manaus (98,3/100 mil), Porto Alegre (88,8/100 mil), Recife (78,3/100mil) e Rio de Janeiro (66,8/100 mil) A cidade de São Paulo apresentou uma incidência de casos novos de TB de 49/100 mil.[2]

A tosse de duração prolongada, com ou sem expectoração, é o sintoma mais importante da TB pulmonar bacilífera. Por esse motivo, é fundamental identificar o mais rápido possível o sintomático respiratório, que é definido como a pessoa com tosse há mais de três semanas. Identificar e tratar o sintomático respiratório é o método mais eficiente de diminuir a transmissão da doença. O exame de escarro, quer por baciloscopia direta, quer pelo método rápido molecular (gene *X-pert*) implementado no país por decisão do Ministério da Saúde (MS), após estudo de custo-efetividade, em 2014, deve ser realizado em todos os pacientes com suspeita de TB. Deve também ser acompanhado de cultura e teste de sensibilidade em todo caso de retratamento, tanto por recidiva de doença quanto por retorno após abandono, bem como em todo paciente soropositivo para HIV e portador de outras comorbidades. Está indicado sempre exames de imagem, como a radiografia torácica, como método complementar de diagnóstico. A sintomatologia predominante na TB pulmonar, além da tosse, é febre baixa, emagrecimento, falta de apetite, cansaço fácil e sudorese noturna.

FUNDAMENTOS DA QUIMIOTERAPIA E SITUAÇÃO ATUAL

Há pelo menos sete décadas, medicamentos eficazes contra a TB vêm sendo produzidos e colocados em disponibilidade para uso clínico no mercado mundial. Após a 2ª Guerra Mundial, foi lançada a estreptomicina (1944), seguida do ácido paraminossalicílico, ou PAS (1946), da isoniazida (INH) (1952), da pirazinamida (PZA) (1952) e, finalmente, a rifampicina (RMP) (1967). Portanto, a despeito dos avanços tecnológicos no diagnóstico, desde a RMP, lançada há mais de quatro décadas, só nos últimos anos, foram descobertos novos fármacos com atividade eficaz para tratar TB. Entretanto, a associação RMP-INH permanece o mais potente bactericida contra o *M. tuberculosis* sensível.

O momento atual se mostra muito especial nesse longo período, com quatro novos fármacos sendo testados para uso clínico, em diferentes fases de estudo, conforme o Quadro 325.1. A bedaquilina, aprovada pela FDA para uso clínico desde 2013, foi aprovada na modalidade de *compassionate use* e está em processo de registro no Brasil. Dos fármacos novos e promissores, está em estudo de fase 1, pela primeira vez em cinco anos, um novo fármaco da classe dos nitroimidazólicos, como os já aprovados delamanide e pretomanide, de ação bactericida, visando à redução do tempo de tratamento, associado a outros.

O cenário atual no campo da terapêutica revela: quatro fármacos repropostos para uso clínico; seis novos fármacos em fases II e III de estudo, incluindo dois recentemente aprovados (bedaquilina e delamanide) e três novas classes farmacológicas: oxazolidinonas, diarilquinolina e benzotiazinona. A expectativa é que os ensaios clínicos, ora em fase de conclusão para formas sensíveis e em desenvolvimento para formas resistentes, possam resultar em informação consistente, que permita reduzir o tempo de tratamento, em ambas as formas da doença, reduzindo a cadeia de transmissão e o sofrimento humano.

O princípio da quimioterapia múltipla na TB está estabelecido desde que estudos em laboratório e modelos *in vitro* e *in vivo* demonstraram as particularidades da multiplicação diferenciada de seu agente etiológico, conforme a menor ou maior oferta de oxigênio. As distintas velocidades de crescimento nos meios intra e extracelular, nas lesões caseosas fechadas e nas paredes de lesões cavitárias correspondem a populações de multiplicação geométrica, mais sensíveis à ação farmacológica, e populações persistentes, caracterizadas por multiplicação lenta ou intermitente e por exigir tempo prolongado de uso de medicamentos para sua eliminação. Fundamentam-se, assim, as bases terapêuticas da associação medicamentosa para neutralizar bacilos naturalmente resistentes e do tempo prolongado de tratamento para eliminação dos persistentes. O uso isolado de

DIAGNÓSTICO E TRATAMENTO

QUADRO 325.1 ■ Estado da arte dos fármacos anti-TB avaliados em estudos clínicos na atualidade

FASE DE ESTUDO	ESTUDO	MEDICAMENTO
Fase I	Farmacocinética de medicamentos de primeira linha em lactentes < 5 kg	RHZE (formulação pediátrica)
Fase II (precoce)	Avaliação da atividade, de segurança e da tolerabilidade	Linezolida
Fase II (avançada)	NC-005 – estudo fase IIB para avaliar esquema para TB sensível e algumas formas de TB resistente **BPaZ** **BPaMZ**	Bedaquilina/pretomanida/pirazinamida Bedaquilina/pretomanida/moxifloxacina/pirazinamida
Fase III	Nix-TB – ensaio clínico com drogas de uso oral, mais curta duração **STAND** – avalia esquema mais simples, de curta duração para TB sensível e resistente	Bedaquiline/Pretomanida/Linezolid Pretomanida/Moxifloxacin/pirazinamida
Fase IV	Otimização de formulação dispersível para crianças > 5 kg	Etambutol Pirazinamida Isoniazida

Fonte: TB Alliance.[4]

apenas um fármaco revela a alta proporção de mutantes resistentes e esclarece o fenômeno das resistências natural, primária e adquirida e a consequente necessidade de associação medicamentosa.

Foi a observação da proporcionalidade direta de populações de bacilos persistentes e resistentes, aliada à morbidade da doença com a população bacilar total, que deu origem ao princípio do tratamento bifásico, que permanece vigendo até a atualidade: uma fase chamada inicial ou de ataque e uma de manutenção. A primeira, objetivando a rápida redução da carga bacteriana, prevenindo a resistência, e a segunda, impedindo a reativação da doença ou recidivas, por meio da esterilização dos bacilos resistentes. Esse conhecimento das características bacilares, aliado às propriedades farmacológicas dos medicamentos e aos experimentos laboratoriais, permitiu discriminar a formação de esquemas de tratamento, ou seja, a associação de medicamentos. Sua articulação com os ensaios terapêuticos propiciou elucidar os melhores regimes, isto é, como usar os fármacos.

Permanecem os princípios básicos que norteiam o tratamento da TB: a) apesar de ser uma doença clinicamente grave, é curável na totalidade dos casos novos, desde que usados esquemas eficazes e regimes adequados; b) a associação medicamentosa adequada, doses corretas, uso por tempo suficiente e, sobretudo, a regularidade na ingestão dos medicamentos são os meios para evitar a persistência bacteriana e o desenvolvimento de resistência, assegurando, assim, a cura; c) a detecção e o tratamento dos pacientes bacilíferos são as prioridades no controle da doença porque permitem anular rapidamente as principais fontes de infecção; d) o tratamento para caso suspeito de TB sem comprovação bacteriológica deve ser iniciado após tentativa de tratamento inespecífico, com antibiótico de largo espectro, sem melhora dos sintomas. Uma vez iniciado o tratamento, este não deve ser interrompido, salvo após rigorosa revisão clínica e laboratorial que implique mudança de diagnóstico; e) compete aos serviços de saúde prover os meios necessários para que todos os indivíduos com diagnóstico de TB possam ser, sem atraso, adequadamente tratados.

A TB pulmonar pode ser classificada em positiva ou negativa. São considerados portadores da primeira os pacientes que apresentam

1 | duas baciloscopias diretas positivas OU um teste rápido molecular (gene *X-pert*),

2 | uma baciloscopia direta positiva e cultura positiva;

3 | uma baciloscopia direta positiva e imagem radiológica sugestiva de tuberculose;

4 | duas ou mais baciloscopias diretas negativas e cultura positiva.

São portadores de TB pulmonar negativa os pacientes que apresentam duas baciloscopias negativas, imagem radiológica sugestiva, além de achados clínicos ou outros exames complementares que permitam ao médico efetuar o seu diagnóstico.

Recomenda-se que, antes de optar por diagnóstico de TB pulmonar sem confirmação bacteriológica (caso de TB pulmonar provável), sejam investigadas outras possibilidades diagnósticas, especialmente nos quadros febris. Em casos assim, recomendam-se 7 a 14 dias de tratamento sintomático ou antibiótico inespecífico e reavaliação do paciente após esse período. Será considerada infecção bacteriana inespecífica quando a radiografia torácica revelar regressão da lesão, acompanhada de melhora clínica. Nos casos de pacientes portadores de comorbidades crônicas, como doença pulmonar obstrutiva crônica (DPOC), câncer do pulmão, micoses pulmonares, outras pneumopatias crônicas, infecção pelo HIV ou Aids, portadores de doenças autoimune em uso de imunobiológicos e inibidores de fator de necrose tumoral alfa (TNF-α), ou outras condições de imunodepressão, há que se atentar para formas clínicas e evolução atípica da TB.

■ TUBERCULOSE EXTRAPULMONAR

A TB pode ainda expressar-se por formas disseminadas, como a miliar ou linfo-hematogênica, extrapulmonar (classificada segundo a localização: pleural, ganglionar periférica, osteoarticular, geniturinária, meningoencefálica), com base nos achados clínicos e em exames complementares que permitam diagnosticar a doença.

■ JUSTIFICATIVA DAS MUDANÇAS EFETUADAS NO TRATAMENTO DA TUBERCULOSE NO BRASIL

- Tempo de uso de INH de mais de seis décadas, ininterruptamente no país, e curva histórica de aumento de resistência.
- Falhas nos esquemas mais antigos, mesmo com dose de 400 mg de isoniazida (INH) por 12 meses. Aumento esperado e crescente de resistência.
- A recidiva pós-cura aumentou nas duas últimas décadas.
- A letalidade aumentou de uma década a outra.
- A toxicidade dos regimes usados não está mensurada nacionalmente.
- Apenas cinco países ainda usavam esquema tríplice em 2008, a saber: Nova Zelândia, Uruguai, Andorra, Irlanda e Brasil, sendo este o único epidemiologicamente importante, que mantinha esquema de três fármacos.
- A adoção de doses fixas combinadas, reduzindo o número de comprimidos a serem tomados diariamente de nove para quatro, implica aumento de adesão ao tratamento, reduzindo o abandono e aumentando a taxa de cura.

COMO ADMINISTRAR O TRATAMENTO

O tratamento, por sua facilidade posológica, especialmente com a apresentação atual em comprimidos de doses fixas combinadas, quase sempre permite administração em regime ambulatorial (o Quadro 325.2 traz os esquemas e regimes de tratamento). Recomenda-se que seja o máximo possível supervisionado, de modo a assegurar regularidade no uso dos medicamentos. As normas brasileiras sugerem pelo menos três observações semanais da tomada dos medicamentos nos primeiros dois meses e uma observação semanal até o fim do tratamento. A supervisão poderá ser realizada de forma direta na unidade de saúde, pelos profissionais nela lotados, desde que criados fluxos de maior agilidade na assistência, ou no local de trabalho e no domicílio do paciente, por meio de visitador sanitário ou de agente comunitário de saúde. Independentemente da possibilidade de supervisão, devem sempre ser adotadas medidas estimuladoras da adesão dos pacientes ao tratamento e utilizados métodos para verificação do uso correto dos medicamentos. Checar com o manual.

QUADRO 325.2 ■ Indicações de esquemas e regimes de acordo com a situação

SITUAÇÃO	ESQUEMA INDICADO
Sem tratamento anterior (VT)	Esquema básico (RHZE)
Com tratamento anterior, iniciar esquema básico (RHZE) e aguardar cultura	
Recidiva após cura ou abandono	Esquema básico (RHZE), se teste molecular com sensibilidade à rifampicina, até cultura com identificação e teste de sensibilidade
Retorno após abandono	Esquema básico (RHZE) até cultura com identificação e teste de sensibilidade
TB meningoencefálica	Esquema de multirresistência (RHZE ↑ doses)
Falência de tratamento	Esquema de falência, ou MDR

Estima-se que 10% dos casos de TB necessitem de internação hospitalar. Esta é recomendada em casos especiais, de acordo com as seguintes prioridades clínicas e sociais:
- meningoencefalite;
- indicações cirúrgicas em decorrência da TB;
- complicações graves da doença;
- intolerância medicamentosa incontrolável em ambulatório;
- intercorrências clínicas e/ou cirúrgicas graves;
- em casos sociais, como ausência de residência fixa ou grupos com maior possibilidade de abandono, especialmente se for um caso de retratamento, falência ou multirresistência.

O período de internação deve ser reduzido ao mínimo possível, devendo limitar-se ao tempo suficiente apenas para atender às razões que determinaram sua indicação, independentemente do resultado do exame bacteriológico, procurando-se não estendê-lo além da primeira fase do tratamento.

O uso de esquemas de tratamento intermitente foi validado em muitos estudos, inclusive no Brasil. Sua eficácia e efetividade, em estudos, mostraram-se semelhantes àquelas dos regimes diários, desde que ajustadas as doses, especialmente de INH, e assegurada regularidade na ingestão dos medicamentos. Hoje não são mais recomendados pela OMS, por razões operacionais de adesão, visando a prevenir a emergência de resistência.

Atenção especial deve ser dada ao tratamento dos grupos considerados de alto risco de toxicidade, constituído por pessoas com mais de 60 anos, em mau estado geral, alcoolistas, infectadas pelo HIV, em uso concomitante de medicamentos anticonvulsivantes e aquelas com alteração da função hepática. A RMP interfere na ação dos contraceptivos orais, devendo as mulheres em uso deste medicamento receber orientação para utilizar métodos anticoncepcionais de barreira durante o tempo do tratamento.

Em crianças menores de 5 anos, que apresentem dificuldade para ingerir os comprimidos, recomenda-se o uso dos fármacos sob a forma de xarope ou suspensão, já que ainda não há disponível no Brasil as formulações dispersíveis.

Entende-se por falência a persistência da positividade do escarro ao final do tratamento. São também classificados como casos de falência: 1) pacientes que no início do tratamento são fortemente positivos (++ ou +++) e mantêm essa situação até o $4°$ mês; e 2) positividade inicial seguida de negativação e nova positividade por dois meses consecutivos, a partir do $4°$ mês de tratamento. Aparecimento de poucos bacilos no exame direto do escarro, no $5°$ ou $6°$ mês, isoladamente, não significa, necessariamente, falência do esquema, em especial se acompanhado de melhora clínica e radiológica. Nesse caso, o paciente será seguido com exames bacteriológicos. O tratamento poderá ser prolongado por mais três meses, período em que o caso deve ser redefinido ou concluído. Também em pacientes com escarro negativo e evolução clínica e radiológica insatisfatória, o prolongamento do tratamento por mais três meses pode ser opção para evitar mudanças precipitadas para outros esquemas de menor eficácia.

O tratamento das formas extrapulmonares (exceto a meningoencefálica) terá também duração de seis meses. Em casos individualizados, cuja evolução clínica inicial não tenha sido satisfatória, o tempo de tratamento poderá ser prolongado, na sua segunda fase, por mais três meses (2RHZE/7RH).

No tratamento da associação de TB e HIV, independentemente da fase de evolução da infecção viral, a duração do tratamento será também de seis meses; e eventualmente prolongado, em pacientes com formas disseminadas, ou cavitárias.

São observações gerais para uso do esquema de multirresistência (EM): nos casos de concomitância entre TB meningoencefálica e qualquer outra localização, usar o esquema M. Nos casos de TB meningoencefálica, em qualquer idade, recomenda-se o uso de corticosteroides (prednisona, prednisolona ou outros sob equivalência) por período de 1 a 4 meses, no início do tratamento. Na criança, a prednisona é administrada na dose de 1 a 2 mg/kg de peso corporal, até a dose máxima de 30 mg/dia. No caso de se utilizar outro corticosteroide, aplicar a tabela de equivalência entre eles. Para profilaxia de sequelas motoras e sensitivas, a fisioterapia nessa forma da doença deverá ser iniciada o mais precocemente possível.

CONDUTA NA TUBERCULOSE MULTIRRESISTENTE

O Brasil vem desenvolvendo inquéritos pontuais para monitoramento das taxas de resistência primária e adquirida aos fármacos anti-TB. primeiro, nacional, com representatividade para o país, foi realizado entre 1996-1998, cujos resultados são mencionados a seguir, e o segundo, entre 2006-2009.

Os resultados do $1°$ Inquérito Nacional revelaram taxas de resistência em geral baixas, conforme o que se segue: resistência primária de 8,6% para qualquer medicamento; 3,6% para INH; 0,2% para RMP isolada; e 1,1% para RH (multirresistência); resistência adquirida, observada entre casos de retratamento, de 22,1% para qualquer medicamento; 6,8% para INH; 1,1% para RMP; e 8,4% para RH. Resistência combinada, isto é, primária mais adquirida, de 10,6% a qualquer medicamento e de 2,2% para RH.

Os resultados do 2º Inquérito Nacional de Resistência, na década passada, revelaram aumento das taxas de resistência primária à isoniazida (de 4 para 6%) e à rifampicina (de 1,1 para 1,4%). Esse achado subsidiou em muito a adição do etambutol como o quarto fármaco na fase intensiva do tratamento. Atualmente, o MS preconiza a realização de TRM em todos os casos suspeitos de TB. Nos casos de retratamentos e populações vulneráveis (população em situação de rua, presos, povos indígenas, profissionais de saúde, pessoas vivendo com HIV/AIDS, e contatos de tuberculose multirresistente [TBMDR]) deve ser realizada também cultura e TSA em todos os casos. DE acordo com a normativa do MS, em caso de o primeiro TRM revelar resistência à rifampicina, deve ser realizado outro teste molecular para confirmação.[5]

Pacientes que não se curam após tratamento com os esquemas padronizados são suspeitos de multirresistência, ou pelo menos de mono ou polirresistência. Esse grupo, de acordo com a rede de serviços de cada Estado, deverá ser encaminhado para as referências secundárias ou terciárias, após a realização de teste molecular, cultura, e teste de sensibilidade.

ATENÇÃO!

As definições atualmente adotadas de caso, de acordo com o resultado bacteriológico são:
- TBMDR = cepa resistente a R + H.
- Pré-XDR = cepa resistente ou a um quinolônico ou a um aminoglicosídeo.
- XDRTB = cepa MDR com resistência adicional a quinolonas e a um dos injetáveis de segunda linha (amicacina, canamicina, capreomicina).

■ ESQUEMAS PARA O TRATAMENTO DA TUBERCULOSE, DE ACORDO COM A NOTA TÉCNICA DO MINISTÉRIO DA SAÚDE, 2009, COM RECOMENDAÇÕES DO MS[6]

As recomendações que se seguem resumem a revisão coordenada pelo MS, por meio do Comitê Assessor em Pneumologia, e aprovada pela Câmara Técnica de Ciência e Tecnologia (CITEC), com a participação da Sociedade Brasileira de Pneumologia e Tisiologia, para o tratamento de todas as formas da TB.

A primeira mudança consistiu na introdução do etambutol como quarto fármaco na fase intensiva de tratamento (dois primeiros meses) do esquema básico e tem como justificativa a constatação do aumento da resistência primária à isoniazida e a resistência primária à isoniazida associada à rifampicina (de 1,1 para 1,4%).

A outra mudança consistiu em introduzir a apresentação em comprimidos com dose fixa combinada dos quatro fármacos (4 em 1) para a fase intensiva do tratamento. Os comprimidos são formulados com doses reduzidas de isoniazida (máximo de 300 mg) e pirazinamida (máximo de 1,6 g) em relação às anteriormente utilizadas no Brasil.

O esquema básico com quatro fármacos é mundialmente utilizado, com bons resultados quanto à efetividade, em particular pela maior adesão ao tratamento. Espera-se com a introdução do quarto fármaco aumentar o sucesso terapêutico e evitar o aumento da multirresistência (resistência à rifampicina + isoniazida).

As vantagens da mudança da apresentação dos fármacos são, entre outras, o maior conforto do paciente, pela redução do número de comprimidos a serem ingeridos; a impossibilidade de tomada isolada de fármacos e a simplificação da gestão farmacêutica em todos os níveis.

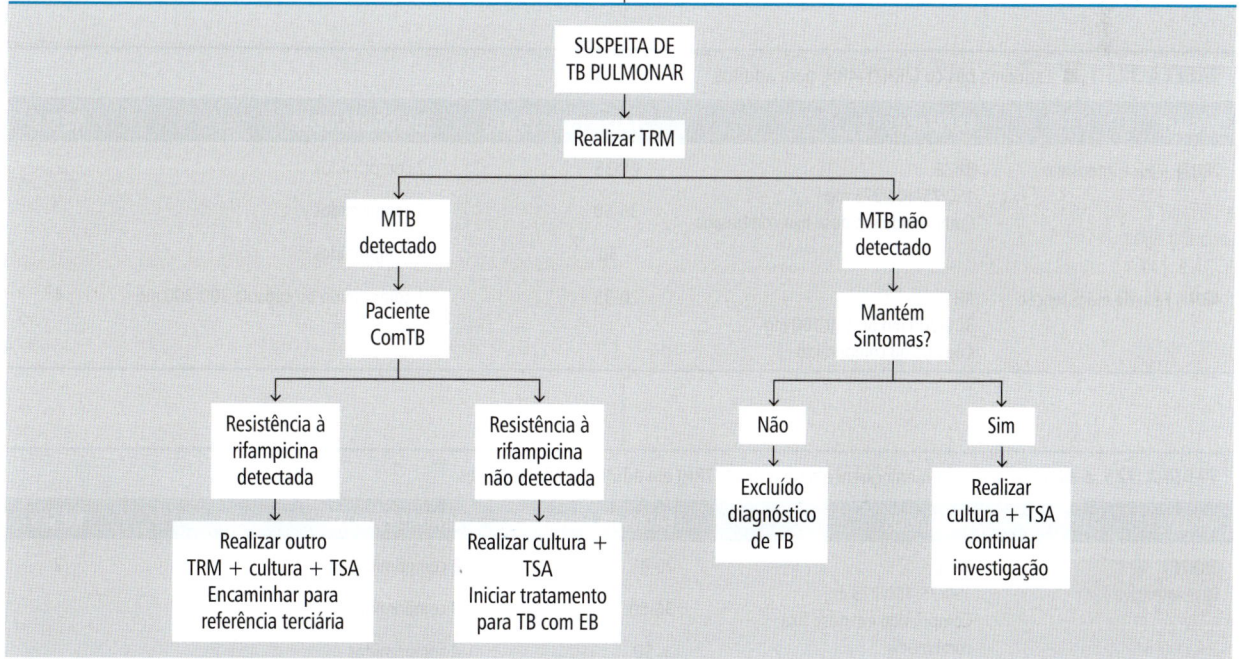

ALGORITMO 325.1 ■ Algoritmo de detecção de caso de tuberculose
Segundo a NT-MS n°9/2014,[5] é preconizado a realização de teste molecular (TRM) para detecção do *Mtb* e resistência à rifampicina em todos os casos novos suspeitos de TB pulmonar, segundo o fluxograma.

MTB: bacilo da tuberculose; TRM: teste molecular; TSA: teste de sensibilidade; EB: esquema básico.
Fonte: Brasil.[5]

Além das mudanças citadas, o sistema compreendeu alterações no acompanhamento do caso no sistema de informações, no retratamento de casos e tratamento para TB resistente.

O processo de implementação do sistema de tratamento, bem como a disponibilização das novas apresentações seguem um cronograma e uma metodologia de trabalho estabelecida entre o programa nacional de controle da tuberculose (PNCT) e os Estados. Estão em desenvolvimento estudos clínicos para avaliar o impacto desse novo esquema de tratamento no país.

Continuam disponíveis as medicações em formulações individualizadas para utilização em esquemas especiais; para crianças até 10 anos, continuará sendo preconizado o tratamento atual.

> **ATENÇÃO!**
> O número que antecede a sigla dos medicamentos significa a duração do tratamento em meses. O número subscrito refere-se à frequência semanal, quando o uso não for diário.

ESQUEMA BÁSICO (2RHZE/4RH) PARA ADULTOS E ADOLESCENTES

O EB para tratamento da TB em adultos e adolescentes consiste em (Tabela 325.1): R (Rifampicina) – H (Isoniazida) – Z (Pirazinamida) – E (Etambutol). Ele está indicado nas seguintes situações:
- caso novo de todas as formas de TB pulmonar e extrapulmonar (exceto meningoencefalite) (Tabela 325.2) infectado ou não pelo HIV;
- retratamento: recidiva (independentemente do tempo decorrido do 1º episódio) ou retorno após abandono com doença ativa.

> **ATENÇÃO!**
> Recomenda-se a solicitação de cultura, identificação e teste de sensibilidade (TS) para todos os casos com baciloscopia positiva ao final do 2º mês de tratamento.

> **ATENÇÃO!**
> Na meningoencefalite tuberculosa, deve ser associado corticosteroide ao esquema anti-TB: prednisona oral (1 a 2 mg/kg/dia) por quatro semanas ou dexametasona IV nos casos graves (0,3 a 0,4 mg/kg/dia) por 4 a 8 semanas, com redução gradual da dose nas quatro semanas subsequentes.

ESQUEMAS ESPECIAIS PARA O TRATAMENTO DA TUBERCULOSE EM ADULTOS E ADOLESCENTES

Alterações hepáticas

Na Tabela 325.3, está descrito o esquema especial (EE) para tratamento da TB no caso de alterações hepáticas (exceto em crianças).

Preferencialmente, utilizar esquemas com rifampicina ou isoniazida, por serem os medicamentos reconhecidamente mais eficazes contra o *Mycobacterium tuberculosis*.

O esquema com rifampicina tem a vantagem de ter menor tempo de duração.

O esquema com um derivado quinolônico pode ser uma alternativa no impedimento do uso de R ou H. Se essa for a melhor opção, frente à complexidade do caso, o tratamento deve ser rigorosamente supervisionado,

TABELA 325.1 ■ Esquema básico (2RHZE/4RH) para adultos

REGIME	FÁRMACOS	FAIXA DE PESO(KG)	UNIDADES/DOSE	MESES
2RHZE – Fase intensiva	RHZE 150/75/400/275 mg Comprimido em dose fixa combinada	20-35	2 comprimidos	2
		36-50	3 comprimidos	
		> 50	4 comprimidos	
4RH – Fase de manutenção	RH 300/200 mg ou 150/100 mg Cápsula ou comprimido	20-35	1 comprimido ou cápsula 300/200 mg	4

TABELA 325.2 ■ Esquema para meningoencefalite (2RHZE/7RH) em adultos e adolescentes

REGIME	FÁRMACOS	FAIXA DE PESO(KG)	UNIDADES/DOSE	MESES
2RHZE Fase intensiva	RHZE 150/75/400/275 mg Comprimido em dose fixa combinada	20-35	2 comprimidos	2
		36-50	3 comprimidos	
		> 50	4 comprimidos	
7RH Fase de manutenção	RH 300/200 mg ou 150/100 mg Cápsula ou comprimido	20-35	1 comprimido ou cápsula 300/200 mg	7
		36 a 50	1 comprimido ou cápsula de 300/200 mg + 1 comprimido ou cápsula de 150/100 mg	
		> 50	2 comprimidos ou cápsula 300/200 mg	

DIAGNÓSTICO E TRATAMENTO

TABELA 325.3 ■ Esquema especial para o tratamento da tuberculose em adultos e adolescentes: alterações hepáticas

• Com doença hepática prévia • Hepatite viral aguda • Hepatopatia crônica • Viral, autoimune e criptogênica • Hepatopatia alcoólica • Esteatose hepática e hepatite alcoólica	Sem cirrose	TGO/TGP > 3 x LSN	2SRE/7RE 2SHE/10HE 3SELfx/9ELfx
		TGO/TGP < 3 x LSN	Esquema básico
	Com cirrose		3SELfx/9ELfx
Sem doença hepática prévia (hepatotoxicidade após o início do tratamento)	TGO/TGP 5 x LSN (ou 3 x LSN com sintomas)	Reintrodução* RE – H – Z	Reintrodução do Esquema básico ou substituto
	Icterícia		
	Persistência de TGO/TGP 5 x LSN por 4 semanas ou casos graves de TB		3SELfx/9ELfx

LSN: limite superior da normalidade; TGO: transaminase glutâmico-oxalacética; TGP: transaminase glutâmico-pirúvica.
*Nos casos de intolerância moderada a grave, hepatotoxicidade ou hipersensibilidade, mantém-se a recomendação de reintrodução, fármaco por fármaco, para a avaliação da necessidade de substituição do fármaco. Reintroduzir os fármacos, quando TGO e TGP < 2 x LSN: reiniciar RHZ um a um – primeiro RE; 3 a 7 dias depois solicitar exames. Se não houver aumento, reintroduzir H. Uma semana após, se não houver aumento de TGO ou TGO, reiniciar Z.

prevenindo-se o surgimento de resistência ao derivado quinolônico, que é uma das principais medicações para a composição do EM.

ATENÇÃO!

A responsabilidade da conduta terapêutica de todos os casos que apresentem efeitos adversos "maiores" é da referência secundária.

Conduta frente à intolerância a um fármaco e como substituir e recompor o esquema

- Rifampicina (2HZES/10HE).
- Isoniazida (2RZES/4RE).
- Pirazinamida (2RHE/7RH).
- Etambutol (2RHZ/4RH)

Adequação do EB em caso de insuficiência renal

A posologia dos medicamentos deve ser alterada de acordo com o grau de diminuição da função renal, alterando a dose ou o intervalo entre as tomadas dos medicamentos (Tabela 325.4).

TABELA 325.4 ■ Ajuste de doses de medicamentos em nefropatias

		CLEARANCE DE CREATININA		
MEDICAMENTO	MÉTODO	>50-90	10-50	<10
Rifampicina	Nenhum	100%	100%	100%
Isoniazida	Dosagem	100%	75-100%	50%
Pirazinamida	Tempo	24 h	24 h	48-72 h
Etambutol	Dosagem	100%	50-100%	25-50%
Estreptomicina	Tempo	24 h	24-72 h	72-96 h

Fonte: Brasil.[6]

ESQUEMAS PARA TUBERCULOSE RESISTENTE EM ADULTOS E ADOLESCENTES

ATENÇÃO!

A responsabilidade da conduta terapêutica de todos os casos com qualquer resistência aos medicamentos é da referência terciária.

1 | Conduta na monorresistência à rifampicina – recomenda-se o início do esquema para TBMDR.
2 | Conduta na monorresistência à isoniazida: recomenda-se começar novo esquema, composto como se segue:
- Isoniazida (2RZES/4RE).

A manutenção do EB com prorrogação da segunda fase do tratamento para nove meses poderá ser considerada quando a monorresistência for identificada na fase de manutenção do tratamento. Para tanto, deve ser realizada criteriosa avaliação da evolução clínica, bacteriológica, radiológica, adesão e história de tratamento anterior para tuberculose.
3 | Conduta na polirresistência: resistência a R ou H + outro fármaco. Recomenda-se o uso de esquemas individualizados de acordo com o TS.
4 | Multirresistência: resistência à RH, resistência a RH e outro(s) fármaco(s) de 1ª linha, falência ao EB (Tabela 325.5). O EM consiste em: Cm (capreomicina) – E (etambutol) – L (levofloxacina) – Z (pirazinamida) – T (terizidona).

ATENÇÃO!

A adesão ao tratamento deve ser verificada em todas as suspeitas de falência, concomitantemente à solicitação de cultura, à identificação da espécie e a teste de sensibilidade.

4 | Conduta na TB extensivamente resistente (XDR, do inglês *extensively drug resistant*): resistência à RH + qualquer fluoroquinolona + um dos três fármacos injetáveis de 2ª linha: amicacina, canamicina e capreomicina; recomenda-se o uso de esquemas individualizados com fármacos de reserva avaliados por profissionais experientes nesse manejo (Tabela 325.6).

TABELA 325.5 ■ Esquema de multirresistência (8Cm3ELZT/10ELT)

REGIME	FÁRMACO	ATÉ 30 mg/kg/dia	31-45 mg/dia	46-55 mg/dia	56-70 mg/dia	>70 mg/dia	MESES
DOSES POR FAIXA DE PESO (KG)*							
8Cm3ELZT (Fase intensiva)	Capreomicina	15-20	500	750	1.000	1.000	8
	Etambutol	15-25	800	1.200	1.200	1.200	
	Levofloxacina	10-15	500	750	1.000	1.000	
	Pirazinamida	20-30	1.000	1.500	1.500	2.000	
	Terizidona	10-20	500	500	750	750	
10ELT (Fase de manutenção)	Etambutol	15-25	800	1.200	1.200	1.200	10
	Levofloxacina	10-15	500	750	1.000	1.000	
	Terizidona	10-20	500	500	750	750	

*Em maiores de 60 anos, recomenda-se monitorar início e seguimento do uso de aminoglicosídeos pelo *clearance* de creatinina.

A OMS atualmente recomenda em algumas situações o uso de esquemas de curta duração (9-12 meses), para pacientes que nunca foram tratados com fármacos de segunda linha e que não apresentem resistência às quinolonas e medicamento injetável. Este esquema padronizado é constituído por gatifloxacina ou moxifloxacina, canamicina, protionamida, clofazimina, isoniazida em dose alta, pirazinamida e etambutol na fase intensiva (4 a 6 meses); na fase de manutenção (5 meses) é composto por quinolona, clofazimina, pirazinamida e etambutol.[3] Em relação aos fármacos que compõem esse esquema, um estudo recente com dados do Sistema de registro de tratamentos especiais de tuberculose (SITETB) revelou que, dos pacientes notificados no período de 2011-2015 que realizaram TS, 46,7% eram resistentes à pirazinamida, 28,3%, ao etambutol, 34,9%, às quinolonas, 12,6% eram resistentes à amicacina, e 11,6%, à canamicina. Conclui-se que o Brasil é um candidato à utilização desse regime encurtado, porém com restrições.[7]

TABELA 325.6 ■ Medicamentos recomendados para tratamento de TBRR e TBMDR[a]

Grupo A: Fluoroquinolonas[b]	Levofloxacina	
	Moxifloxacina	
	Gatifloxacin	
Grupo B: Injetáveis de segunda linha	Amicacina	
	Capreomicina	
	Canamicina	
	(Estreptomicina)[c]	
Grupo C: Outros medicamentos essenciais de segunda linha[b]	Etionamida/Protionamida	
	Cicloserina/Terizidona	
	Linezolida	
	Clofazimina	
Grupo D: Medicamentos complementares	D1 Pirazinamida	
(não fazem parte dos medicamentos essenciais do esquema)	Etambutol	
	Isoniazida em dose alta	
	D2 Bedaquilina	
	Delamanid	
	D3 Ácido para-amino-salicílico	
	Imipenem-cilastatina[d]	
	Meropenem[d]	
	Amoxicilina-clavulanato[d]	
	(Tioacetazona)[e]	

[a]Este reagrupamento destina-se a orientar a concepção de regimes mais longos
[b]Medicamentos dos Grupos A e C estão descritos na ordem decrescente de preferência de utilização geral.
[c]Estreptomicina pode ser utilizada em alguns casos (se outros injetáveis não puderem ser usados, e resistência for improvável).
[d]Carbapenens a clavulanato devem ser utilizados juntos.
[e]Tioacetazona só deve ser utilizada em pacientes HIV negativos e na ausência de outras alternativas.
Fonte: Adaptada de World Health Organization.[3]

ATENÇÃO!

São fármacos de reserva para regimes terapêuticos individualizados em pacientes com formas pré-XDR, ou XDR, ou falidos de regime *standard* para TBMDR:
- Aminoglicosídeo injetável (capreomicina, amicacina).
- PAS – ácido paraminossalicílico – em apresentação de sachê de 4 g (uso de até 12 g/dia).
- Clofazimina – apresentação em comprimidos de 50 mg (100 a 200 mg/dia).

- Moxifloxacino – apresentação em comprimidos de 400 mg.
- Linezolida – apresentação em comprimidos de 600 mg e bolsas de 300 mL (2 mg/mL) para infusão endovenosa.
- Imipenem/cilastatina – frasco de 500 mg de pó para diluição para infusão endovenosa.

São informações complementares às mudanças adotadas:

a | Os esquemas até então denominados IR e III não serão mais utilizados.

b | Para os casos de coinfecção TB/HIV-Aids que necessitem de terapia antirretroviral incompatível com o uso da rifampicina, a rifabutina está disponível para a composição do EB e para meningoencefalite, no lugar da rifampicina.

c | Os casos que necessitem de EE ou qualquer resistência devem ser notificados ao Sitetb e devidamente encerrados no Sistema de Informação de Agravos de Notificação (Sinan).

ATENÇÃO!

Recomenda-se supervisionar o tratamento e oferecer a testagem para HIV a todos os pacientes com TB e anti-HIV para todos aqueles com TB.

Um esquema, em regime diário de uso, com associação de cinco fármacos, por 18 meses, foi objeto de estudo multicêntrico, durante quatro anos, sob coordenação do Centro de Referência Hélio Fraga, da Fiocruz, objetivando a adoção de esquema para TBMDR fornecido, como os demais, pelo MS.[8] Cerca de 300 pacientes foram tratados, com taxa média de 68% de resultados favoráveis. Por sua complexidade, expectativa menor de cura e absoluta necessidade de uso regular dos medicamentos, pelo mesmo princípio terapêutico da TB, o tratamento da TBMDR deve ser supervisionado pelo menos 2 a 3 vezes por semana e, preferencialmente, com o paciente hospitalizado na fase inicial. Como critério de alta, exige-se que, após duas culturas negativas sucessivas para micobactérias, o paciente permaneça fazendo uso diário dos fármacos pelo menos por 12 meses, cumprindo tempo de tratamento mínimo de 18 meses e, idealmente, de 24 meses.

Para acompanhar a tendência e controlar o problema da TBMDR, estabeleceu-se o Sistema de Vigilância Epidemiológica da resistência, controlado pelo Centro de Referência Hélio Fraga, da Fiocruz. Esse sistema, hoje, adapta-se às recomendações do MS e sofre uma transformação para monitorar todos os casos de retratamento no Brasil e, portanto, conhecer o padrão epidemiológico da resistência, utilizando um modelo denominado Sitetb, compatível com o Sinan.

■ TRATAMENTO DA TUBERCULOSE ASSOCIADA AO HIV

A conduta diante dos casos de TB associada com infecção pelo HIV, em indivíduos adultos e adolescentes, foi estabelecida por decisão conjunta das Coordenadorias Nacionais de Pneumologia Sanitária e de Doenças Sexualmente Transmissíveis e Aids, e dos Comitês Assessores para coinfecção TB-Aids e para antirretrovirais e, assim, tem sido revisada. Pacientes soropositivos, com CD4 abaixo de 500 células, iniciam terapia antirretroviral (TARV), igualmente aqueles que apresentam TB, exigindo a adaptação dos esquemas terapêuticos para uso concomitante.

A RMP, principal fármaco no tratamento da TB, apresenta importante interação farmacológica com inibidor de protease (IP) e/ou inibidor de transcriptase reversa não análogo de nucleosídeo (ITRNN), implicando redução significativa dos níveis séricos desses antirretrovirais (ARVs) e, consequentemente, aumentando o risco de desenvolvimento de resistência do HIV ao esquema ARV em uso. Entretanto, observa-se aumento da concentração sérica da RMP, com risco de toxicidade pelo medicamento. Segundo o consenso recentemente adotado no Brasil, o uso de esquemas alternativos para o tratamento da TB sem RMP, apesar de eficaz do ponto de vista bacteriológico, tem-se mostrado com efetividade terapêutica global reduzida pela maior complexidade do esquema, maior dificuldade de adesão ao uso de medicação injetável (estreptomicina ou outro aminoglicosídeo) e tempo mais prolongado de tratamento. Em ambas as situações, pode haver prejuízo para o paciente coinfectado, tanto pela não utilização de IP e/ou ITRNN no esquema ARV, como pela não inclusão da RMP no esquema anti-TB. Para esses casos, está previsto o uso da rifabutina, na dose de 150 mg, para uso diário, ou ajuste de dose, para uso intermitente.

Pacientes com TB e indicação de uso do EB (RHZE por seis meses), mas que não possam utilizar nenhum dos esquemas ARVs compatíveis com RMP ou com rifabutina, deverão ser tratados para TB durante 12 meses com esquema de tratamento da TB para pacientes com intolerância ou contraindicação para uso da RMP, recomendado pelo MS. Paralelamente, deve-se iniciar ou substituir o esquema ARV por aquele considerado mais adequado do ponto de vista imunológico e virológico.

É importante considerar que a adesão adequada aos esquemas anti-TB e ARV tomados de forma concomitante é grande desafio para o paciente, em razão da elevada quantidade de comprimidos/cápsulas a serem tomadas ao dia e da ocorrência de efeitos colaterais, particularmente nas primeiras semanas de tratamento. Deve-se considerar, sempre que possível, a possibilidade de postergar o início de TARV em pacientes com coinfecção HIV-TB, particularmente naqueles que apresentem quadros de imunodeficiência menos graves do ponto de vista clinico-laboratorial. Entretanto, pacientes HIV$^+$ com formas graves de TB (p. ex.: meningoencefalite, formas disseminadas) deverão iniciar TARV potente (com uso de esquemas triplos com IP e/ou ITRNN) concomitante ao tratamento anti-TB, independentemente dos parâmetros laboratoriais (contagem de células CD4$^+$ e carga viral), observando-se a compatibilidade farmacológica entre os esquemas propostos.

■ TRATAMENTO DA INFECÇÃO LATENTE

A abordagem inicial das crianças infectadas inclui o teste tuberculínico (PPD), a partir dos 2 anos de idade, nas que receberam BCG. Sendo verificada enduração ≥ 5 mm, indica-se o uso de isoniazida (INH), 10 mg/kg/dia, VO, uma vez ao dia (dose máxima: 300 mg/dia), por seis meses (após exclusão de TB ativa).

Em pacientes que iniciar TARV, o teste tuberculínico também deve constar em avaliação inicial. Se enduração ≥ 5 mm, iniciar INH, 10 mg/kg/dia, VO, uma vez ao dia (dose máxima: 300 mg/dia), por 6 meses. Se < 5 mm, repetir o teste após seis meses do início do tratamento (ou quando for evidenciada reconstituição imune, em pacientes cujo tratamento se inicie na categoria imunológica 3) e passar a realizá-lo anualmente. Após viragem tuberculínica, não é necessária a repetição anual do teste.

Sempre que houver contato intradomiciliar com paciente bacilífero, ou imagem radiológica com cicatriz pulmonar em pacientes sem história prévia de tratamento para TB, indica-se também a INH, 10mg/kg/dia, VO, 1x/dia (dose máxima: 300 mg/dia) por seis meses. Regimes alternativos com rifampicina por 3 meses foram igualmente validados em estudos. A recomendação mais atual, pela OMS, com alta qualidade de evidência, é a utilização de um regime composto por rifapentina associada à INH, usado uma vez por semana, durante 12 semanas. Este porém não está disponível no Brasil.[9]

■ EFEITOS COLATERAIS E REAÇÕES ADVERSAS AO USO DE FÁRMACOS ANTITUBERCULOSE

A maioria dos pacientes tratados por TB consegue completar o tempo recomendado sem apresentar nenhum efeito colateral relevante. Entre fatores relacionados às reações adversas estão comorbidades como Aids, hepatopatia grave, insuficiência renal (IR), condição nutricional, idade, e outros relacionados às doses, horários de administração da medicação e hábitos nocivos, como alcoolismo e uso de drogas.

Intolerância gástrica, manifestações cutâneas variadas, icterícia e dores articulares são os efeitos mais descritos durante o tratamento com esquema I. Os pacientes devem ser advertidos sobre essas possibilidades e aconselhados a procurar o médico caso elas se manifestem. A observação de qualquer dessas manifestações deve implicar acompanhamento mais próximo do caso, conforme descrito no quadro a seguir, no qual se classificam efeitos menores e efeitos maiores. Os efeitos menores (Quadro 325.3) ocorrem entre 5 e 20% dos casos e são os que não envolvem modificação imediata do esquema padronizado; os efeitos maiores (Quadro 325.4), que ensejam interrupção ou alteração do tratamento, são menos frequentes, em torno de 2%, alcançando 8 a 10% em serviços de referência que assistem casos mais complexos.

IRRITAÇÃO GÁSTRICA

Quase todos os fármacos usados no tratamento de TB podem causar irritação gástrica. INH combinada com RMP e PZA são os medicamentos mais frequentemente implicados com irritação gástrica. São referidas náuseas, pirose, epigastralgia, que, na maioria das vezes, ocorrem na 1ª fase do tratamento. A conduta será suspender os medicamentos, por 48 a 72 horas, e usar sintomáticos. Controlados os sintomas, reiniciar o tratamento, com apresentações individualizadas dos mesmos medicamentos, indicando a tomada de PZA após o almoço. Havendo novas queixas, suspender a medicação por mais 24 horas e reiniciar o tratamento: um fármaco a cada 48 horas, na seguinte ordem: RMP, INH, EMB.

HEPATOTOXICIDADE

Os fármacos usados nos esquemas de tratamento da TB apresentam interações entre si e com outros, o que aumenta o risco de hepatotoxicidade. Em pequeno percentual dos pacientes observa-se, nos dois primeiros meses de tratamento, elevação assintomática dos níveis séricos das enzimas hepáticas, seguida de normalização espontânea, sem nenhuma manifestação clínica ou necessidade de interrupção ou alteração do esquema terapêutico. É importante considerar o peso do paciente para indicar a dose do medicamento.

O tratamento só deverá ser interrompido quando os valores das enzimas atingirem três vezes o valor normal, com início de sintomas ou logo que icterícia se manifeste, encaminhando o paciente a serviço de maior poder resolutivo para acompanhamento clínico e laboratorial, além da adequação do tratamento, caso necessário.

HIPERURICEMIA E ARTRALGIA

A hiperuricemia é causa de graves problemas renais: nefrolitíase; nefropatia por uratos ou por ácido úrico que podem evoluir com IR. A hiperuricemia assintomática é efeito adverso frequente durante uso da PZA e menos frequente com uso do ETB, sendo, nesses casos, rara a ocorrência de gota. Artralgias, quando não relacionadas à hiperuricemia, são frequentemente associadas ao uso da PZA. Artralgia e artrite costumam responder ao uso de anti-inflamatórios não hormonais (AINHs).

MANIFESTAÇÕES NEUROLÓGICAS E PSIQUIÁTRICAS

Neuropatia periférica é associada ao uso da INH em cerca de 17% dos pacientes que utilizam doses maiores de 300 mg/dia e, em menor frequência, ao uso do ETB. A neurite óptica se manifesta com redução do campo visual ou redução da acuidade ou da visão de cores; é incomum durante o uso da INH e está relacionada ao ETB, em geral, em doses altas ou por uso prolongado.

Transtornos de comportamento, alterações do ritmo do sono, redução da memória e psicoses já foram descritas durante o uso da INH. Crise convulsiva e coma foram descritos na ingestão excessiva da INH. Toxicidade acústica (ou vestibular) por comprometimento do 8° par craniano é complicação relacionada ao uso da estreptomicina. Outras condições mórbidas, como alcoolismo, diabetes melito (DM), desnutrição e uremia, são predisponentes para manifestações neurológicas e psiquiátricas aqui relacionadas.

QUADRO 325.3 ■ Efeitos colaterais mais frequentes do uso de medicamentos antituberculose e respectivas condutas

EFEITO	FÁRMACO	CONDUTA
Irritação gástrica (náusea, vômito) Epigastralgia e dor abdominal	• Rifampicina • Isoniazida • Pirazinamida	• Reformular os horários de administração da medicação • Avaliar a função hepática
Artralgia ou artrite	• Pirazinamida • Isoniazida	• Medicar com ácido acetilsalicílico
Neuropatia periférica (queimação das extremidades)	• Isoniazida • Etambutol	• Medicar com piridoxina (vit. B6)
Cefaleia e mudança de comportamento (euforia, insônia, ansiedade e sonolência)	• Isoniazida	• Orientar
Suor e urina cor de laranja	• Rifampicina	• Orientar
Prurido cutâneo	• Isoniazida • Rifampicina	• Medicar com anti-histamínico
Hiperuricemia (com ou sem sintomas)	• Pirazinamida • Etambutol	• Orientação dietética (dieta hipopurínica)
Febre	• Rifampicina • Isoniazida	• Orientar

Fonte: Brasil.[3]

QUADRO 325.4 ■ Efeitos maiores do uso de medicamentos antituberculose

EFEITO	FÁRMACO	CONDUTA
Exantemas	- Estreptomicina - Rifampicina	- Suspender o tratamento. - Reintroduzir o tratamento fármaco a fármaco após resolução. - Substituir o esquema nos casos graves ou reincidentes
Hipoacusia	- Estreptomicina	- Suspender o fármaco e substituí-lo pela melhor opção
Vertigem e nistagmo	- Estreptomicina	- Suspender o fármaco e substituí-lo pela melhor opção
Psicose, crise convulsiva, encefalopatia tóxica e coma	- Isoniazida	- Substituir por estreptomicina + etambutol
Neurite óptica	- Etambutol - Isoniazida	- Substituir
Hepatotoxicidade (vômitos, hepatite, alteração das provas de função hepática)	- Todos os fármacos	- Suspender o tratamento temporariamente até a resolução
Trombocitopenia, leucopenia, eosinofilia, anemia hemolítica, agranulocitose, vasculite	- Rifampicina - Isoniazida	- Dependendo da gravidade, suspender o tratamento e reavaliar o esquema de tratamento
Nefrite intersticial	- Rifampicina principalmente intermitente	- Suspender o tratamento
Rabdomiólise com mioglobinúria e IR	- Pirazinamida	- Suspender o tratamento

Fonte: Brasil.[3]

Suplementação de piridoxina pode amenizar os sintomas de neuropatia periférica sem interferir com o efeito antibacteriano. Nos casos de efeitos mais graves, como crise convulsiva, o paciente deve ter a medicação imediatamente interrompida e ser encaminhado a uma unidade de saúde de maior resolução.

NEFROTOXICIDADE

Nefrite intersticial descrita durante o uso de RMP ou PZA (por depósitos de cristais de uratos) e rabdomiólise com consequente mioglobinúria, observada como complicação ao uso da PZA, são causas de lesão renal aguda (LRA) identificada por oligúria e, algumas vezes, exantema e febre. Exame do sedimento urinário, bioquímica sérica e hemograma realizados regularmente podem auxiliar a identificação precoce do problema. Nefrotoxicidade devida ao uso de estreptomicina é menos frequente do que com outros aminoglicosídeos.

ALTERAÇÕES HEMATOLÓGICAS

Trombocitopenia, leucopenia, eosinofilia, agranulocitose, anemia e vasculite com formação de fatores antinucleares são alterações relacionadas à hipersensibilidade ao uso da INH ou a altas doses ou ao esquema intermitente com RMP em doses elevadas.

Outras reações, como febre, adenomegalias, exantema, acne, síndrome semelhante ao lúpus eritematoso sistêmico (LES), estão descritas com o uso da INH. Pacientes que usam RMP irregularmente podem queixar-se de falta de ar ou de sintomas semelhante aos da gripe, caracterizados por cefaleia, mialgia, tonturas, febre com calafrios e dor óssea ou choque.

■ PREVENÇÃO DA TRANSMISSÃO DA TUBERCULOSE NO AMBIENTE HOSPITALAR

A importância clínica e epidemiológica da TB em nosso meio é amplamente conhecida. O risco de transmissão intra-hospitalar, há muito definido na literatura, incorporou, mais recentemente, técnicas microbiológicas sofisticadas, capazes de rastrear surtos hospitalares da doença em unidades de saúde, muitos dos quais com cepas resistentes aos diversos quimioterápicos (TBMDR). Tanto pacientes como profissionais de saúde têm sido acometidos.

A epidemia da Aids tem contribuído para o surgimento de tais surtos em virtude da rápida progressão que a TB pode apresentar quando associada à infecção pelo HIV, aumentando a população de bacilos pela dificuldade de tratamento e, consequentemente, a frequência de internações. Estima-se em cinco milhões o número de pessoas no mundo infectadas pelo HIV e PPD positivas; a concomitância de infecções eleva o percentual de desenvolvimento de TB a 5 a 10% ao ano; comparativamente, pacientes infectados pela TB, porém HIV-negativos, apresentam incidência de doença, ao longo da vida, não superior a 10%.

O risco de transmissão nosocomial de M. tuberculosis varia em função das características da instituição, da prevalência local de TB e da efetividade dos programas de controle da infecção. No Brasil, a alta prevalência de TB torna ainda mais crítica a adoção de programas intra-hospitalares abrangentes para o controle de sua transmissão. Pacientes com TB pulmonar ou laríngea têm maior probabilidade de transmissão. Certos procedimentos, como broncoscopia, intubação traqueal, irrigação de abscessos abertos, indução de escarro e tratamento com aerossóis, aumentam o potencial da transmissão. A identificação rápida, objetivando isolamento adequado de pacientes com risco de TB pulmonar bacilífera, é muito importante para limitar a possível exposição de outros pacientes e de profissionais de saúde, principalmente quando se dispõem de recursos físicos e técnicos limitados. Falhas no reconhecimento, no isolamento e no manejo de pacientes com TB são determinantes importantes de surtos nosocomiais. Pacientes com TBMDR podem permanecer infectantes por prolongados períodos, aumentando o risco da transmissão nosocomial e ocupacional da tuberculose.

MEDIDAS DE CONTROLE (BIOSSEGURANÇA E ISOLAMENTO RESPIRATÓRIO)

As medidas de controle da transmissão nosocomial da TB se dividem em três categorias: administrativas (fundamentais); controle ambiental (ou de engenharia); e uso de máscara individual respiratória.

Administrativa (fundamentais)

Treinamento de profissionais de saúde

Todos os profissionais de instituições de saúde devem receber periodicamente orientação sobre o controle da infecção tuberculosa, apropriada às suas necessidades e responsabilidades; tal treinamento deve incluir aspectos epidemiológicos da transmissão tuberculosa na instituição, risco ocupacional e práticas profissionais que reduzam a probabilidade de infecção, além das normas de isolamento e do uso dos dispositivos individuais de proteção respiratória para controle da transmissão. Deve incluir ainda o propósito dos testes tuberculínicos, a diferença entre TB infecção/doença e a eficácia, bem como o significado do PPD entre vacinados. O treinamento da equipe de enfermagem pode ocorrer rotineiramente, como parte do programa admissional desses profissionais.

Identificação de pacientes e prática de isolamento

Com o objetivo de identificar os pacientes a serem isolados e verificar a implementação das medidas de biossegurança, propõe-se a utilização de sistema de código (já eficientemente utilizado em instituições, como o Hospital Emílio Ribas) para rápido reconhecimento dos casos e comunicação entre os profissionais. Casos suspeitos de TB podem receber identificação "S" na prescrição médica e serão avaliados quanto à investigação diagnóstica. Casos confirmados podem receber identificação "T" e devem ser rapidamente encaminhados para área de isolamento.

A quantidade de leitos de isolamento deve ser baseada no número diário máximo de pacientes necessitando de isolamento (caso suspeito ou confirmado de TB). Esse número pode ser parcialmente avaliado considerando-se o risco de a unidade de saúde internar pacientes com TB. Preferencialmente, o quarto de isolamento para pacientes com TB bacilífera deve ser individual, pela possibilidade de superinfecção. Os quartos devem ser mantidos com as portas fechadas. Na falta de quartos suficientes, pode ser aceita a colocação de mais de um paciente por quarto, desde que apresentem TB confirmada e sem suspeita de resistência medicamentosa (p. ex., não internar no mesmo quarto pacientes com retratamento, contato de paciente com TBMDR, imunodeprimido etc.).

Caso o paciente tenha indicação de permanecer internado, só deverá ser liberado do isolamento após a realização de três baciloscopias negativas consecutivas (com 24 horas de intervalo), realizadas duas semanas após o início do tratamento. Ressalta-se que o critério de alta hospitalar não guarda relação com a positividade da baciloscopia.

Controle de saúde dos profissionais

Todos os profissionais de saúde devem ser submetidos a exames de saúde pré-admissional e periódicos que incluam o teste tuberculínico. Os grupos não reatores sob risco de infecção ocupacional devem ser incluídos nos programas de testagem periódica com PPD. A vacinação com BCG não se justifica em adultos, visto que não há nenhuma evidência de proteção.

Os casos de conversão recente devem ser avaliados no serviço médico dos funcionários da instituição para diagnosticar TB em atividade. Não se confirmando a doença, indica-se o tratamento da infecção latente ou quimioprofilaxia com 300 mg de isoniazida por seis meses.

Todo profissional de saúde com sinais ou sintomas compatíveis com TB deve ser prontamente avaliado pelo serviço dos funcionários, submetido a exames bacteriológicos e de imagem, e não deverá retornar às atividades até que o diagnóstico seja excluído, ou até que esteja sob terapia antituberculosa e não seja mais considerado infectante. Em razão do risco aumentado de rápida progressão do estado de latência da TB doença nos indivíduos com infecção pelo HIV ou com outras imunodeficiências graves, os profissionais de saúde devem saber se são portadores de alguma doença ou se estão sob o uso de fármacos imunossupressores que possam incorrer em diminuição importante de imunidade. Aconselhamento e teste para HIV devem ser oferecidos a todos os profissionais de saúde, principalmente para os que possam estar sob risco da infecção pelo HIV. Os imunodeprimidos e com infecção pelo HIV devem ser orientados a desenvolver atividades em locais com o menor risco possível de exposição ocupacional a *M. tuberculosis*.

Inquérito tuberculínico

No momento da admissão, todos os profissionais de saúde que potencialmente atenderão pacientes com TB devem ser submetidos ao teste tuberculínico. Este pode ser repetido anualmente naqueles que trabalham em unidades de maior risco (doenças infecciosas, salas de broncoscopia, pronto-socorro, setor de microbiologia que manipula material com o bacilo, pneumologia, entre outros). Os testes devem ser administrados e interpretados por uma equipe qualificada. Resultados de viragem tuberculínica serão interpretados individualmente para definição de tratamento da infecção latente.

O profissional deve ser orientado quanto ao significado do resultado do teste, que deve ser confidencial; se não reator ao 1º teste tuberculínico, este deverá ser repetido no período máximo de 3 a 4 semanas (*booster*). Profissionais previamente reatores ao PPD ou já tratados para TB não necessitam repetir o teste.

Controle ambiental

Ventilação à pressão negativa

Tem como objetivo a diminuição da concentração e a remoção das partículas infectantes do recinto. O número mínimo recomendado de trocas do volume de ar por hora (ACH) é de 6 a 12, em quartos de isolamento.

São consideradas sob risco todas as áreas nas quais o paciente com TB (confirmada ou suspeita) recebe cuidados, bem como locais de manipulação de material biológico potencialmente contaminados.

O ar proveniente desses locais deve ser dirigido para o exterior da unidade, para locais afastados de outros pacientes, da circulação de profissionais de saúde e de sistemas de captação de ar. Caso não seja viável este direcionamento, o ar pode ser recirculado, desde que devidamente filtrado (filtro HEPA).

São considerados áreas e locais de risco maior: quartos de isolamento; sala de broncoscopia; sala de indução de escarro; sala de nebulização de pentamidina; salas de pronto-socorro e de pronto-atendimento da pneumologia; salas de necropsia; e laboratório de micobactérias.

Medidas especiais complementares

Filtros e irradiação ultravioleta (UV). Os filtros HEPA (*high efficiency particulate air*), ao removerem as partículas infectantes do ar, auxiliam o controle da transmissão nosocomial da TB. São considerados HEPA os filtros que removem 99,97% das partículas com ≥ 0,3 mm de diâmetro em suspensão. Considerando que essas partículas variam de 1 a 5 mm de diâmetro, tais filtros podem ser utilizados com o propósito de removê-las. Eles purificam o ar de exaustão de ambientes contaminados e recirculam o ar para outras salas ou mesmo dentro do próprio ambiente, auxiliando o aumento do número de trocas de ar por hora. Podem ser colocados em dutos de exaustão, no teto das salas ou em unidades móveis de filtração. A maioria desses sistemas tem capacidade de gerar pressão negativa. Há necessidade de manutenção periódica, principalmente na troca do pré-filtro e do elemento HEPA, este trocado anualmente.

Irradiação UV é eficaz na inativação do *M. tuberculosis* em condições experimentais. As lâmpadas comerciais de UV usadas com propósito germicida são a vapor de mercúrio de baixa pressão, que emitem irradiação de UV do tipo C (100 a 290 nm), mais comumente no tamanho de onda de 253,7 nm. Podem ser utilizadas no interior de ductos de exaustão ou na irradiação do ar na parte superior de ambientes que possam conter partículas infectantes. Sua eficácia em modelos experimentais varia em função da intensidade da irradiação, da presença de obstáculos à circulação do ar, do grau de ventilação e do nível de umidade ambiente. Não é considerado substituto do filtro HEPA se o ar irradiado necessita recircular nas salas, ou se o ar contém concentração muito elevada de partículas infectantes.

A UV necessita de pessoal treinado na sua manutenção e tem como um dos principais aspectos negativos a capacidade carcinogênica e de produzir ceratoconjuntivite. Devem ser instaladas de modo que a exposição de pacientes e profissionais de saúde fique abaixo do nível de exposição máxima considerado seguro, devendo para tanto ter o nível de irradiação monitorado por instrumentos de medição.

A eficácia clínica isolada tanto dos filtros HEPA como das lâmpadas UV ainda não foi quantificada.

Proteção respiratória

Dispositivos de proteção respiratória (máscaras) devem ser utilizados pelos profissionais de saúde nas seguintes situações:
- quartos onde possam estar pacientes com TB confirmada ou suspeita;
- locais de procedimentos médicos com grande potencial de gerar aerossóis pela tosse, como salas de escarro induzido e broncoscopia;
- locais onde medidas administrativas e de engenharia não são suficientes para impedir a inalação de partículas infectantes.

As máscaras devem ter a capacidade de filtrar partículas de 1 mm de diâmetro, com eficiência de ≥ 95% (tipo N95), e de se adaptar adequadamente a diferentes formatos de rosto. Há, no Brasil, diversas marcas; recomenda-se adquirir apenas aquelas com selo de aprovação pelos órgãos governamentais de controle de qualidade.

As máscaras N95 podem ser reutilizadas pela mesma pessoa por períodos longos, de até 4 semanas, desde que se mantenham íntegras, secas e limpas. Após esse período devem ser descartadas.

As máscaras cirúrgicas comuns não oferecem proteção adequada, ficando seu uso restrito à contenção das partículas no momento em que são geradas. Assim, estão indicadas para pacientes bacilíferos, quando se deslocam para fora dos locais de isolamento, por exemplo para exames outros dentro do próprio hospital, e para os acompanhantes, em salas de espera de unidades de saúde.

REVISÃO

- A tosse de duração de mais de três semanas, com ou sem expectoração, é o sintoma mais importante da TB pulmonar bacilífera. Identificá-la e tratá-la o mais rápido possível é fundamental para diminuir a transmissão da doença.
- O exame de escarro por baciloscopia ou teste rápido molecular deve ser realizado em todos os pacientes com suspeita de TB e, em todos os casos de retratamento, acompanhado de cultura e teste de sensibilidade, bem como em todo paciente soropositivo para HIV e portador de outras comorbidades. A radiografia torácica complementa o diagnóstico.
- A sintomatologia predominante na TB pulmonar é febre baixa, emagrecimento, falta de apetite, cansaço fácil e sudorese noturna.
- O Ministério da Saúde normatiza os esquemas de tratamento das formas da TB. A terapêutica, quase sempre ambulatorial, é baseada no princípio da quimioterapia múltipla, e a associação RMP-INH é o mais potente bactericida contra o *M. tuberculosis* sensível.

DIAGNÓSTICO E TRATAMENTO 1729

- Alguns casos requerem atenção especial: pacientes infectados pelo HIV; alcoolistas; idosos; formas poli ou multirresistentes ao tratamento; manifestações graves da TB (meningoencefalite e formas disseminadas); e crianças.

REFERÊNCIAS

1. World Health Organization. Global tuberculosis report 2016. Geneva: WHO; 2016.
2. Brasil. Ministério da Saúde. Perspectivas brasileiras para o fim da tuberculose como problema de saúde pública. Boletim Epidemiológico. 2016;47(13):1-15 [capturado em 27 mar. 2017]. Disponível em: http://portalarquivos.saude.gov.br/images/pdf/2016/marco/24/2016-009-Tuberculose-001.pdf
3. World Health Organization. Who treatment guidelines for drug-resistant tuberculosis, 2016 update. October 2016 revision. Geneva: WHO; 2016.
4. TB Alliance. Clinical Development and Marketed Products [Internet]. New York; c2017 [capturado em 27 mar. 2017]. Disponível em: https://www.tballiance.org/portfolio
5. Brasil. Ministério da Saúde. Nota Informativa nº 9, de 2014. Brasília: MS; 2014 [capturado em 02 maio 2017]. Disponível em: http://www.riocomsaude.rj.gov.br/Publico/MostrarArquivo.aspx?C=t0jQoGNWGNw%3D
6. Brasil. Ministério da Saúde. Manual de recomendações para o controle da tuberculose no Brasil. Brasília: Ministério da Saúde; 2011.
7. Dalcolmo MP, Gayoso R, Sotgiu G, D'Ambrosio L, Rocha JL, Borga L, et al. Resistance profile to the drugs composing the 'shorter' regimen for multidrug-resistant TB in Brazil, 2000-2015. Eur Resp J. 2017. In press.
8. Dalcolmo MP, Fortes A, Melo FF, Motta R, Ide Netto J, et al. Estudo de efetividade de esquemas alternativos para o tratamento da tuberculose multirresistente no Brasil. J. Pneumologia [online]. 1999, vol.25, n.2, pp.70-77.
9. World Health Organization. Guidelines on the management of latent tuberculosis infection. Geneva: WHO; 2015.

LEITURAS SUGERIDAS

Braga JU, Barreto AW, Hijjar M. Inquérito epidemiológico da resistência às drogas usadas no tratamento da tuberculose no Brasil 1995-97, IERDTB. Parte III: principais resultados. Bol Pneumol Sanit. 2003;11(1):76-81.

Brasil. Ministério da Saúde. Secretaria de Vigilância em Saúde. Nota técnica informativa n° 2/2014. Orientações sobre o uso de linezolida para a composição dos esquemas individualizados no tratamento da tuberculose drogarresistente. Brasília: Ministério da Saúde; 2014.

Conde MB, Melo FA, Marques AM, Cardoso NC, Pinheiro VG, Dalcin Pde T, et al. III Diretrizes para Tuberculose. J Bras Pneumol. 2009;35(10):1018-48.

Micheletti V, Moreira J, Ribeiro M, Kritski A, Braga JU. Drug-resistant tuberculosis in subjects included in the Second National Survey on Antituberculosis Drug Resistance in Porto Alegre, Brazil. J Bras Pneumol. 2014; 40(2):155-63.

World Health Organization. Guidelines for the programmatic management of drug-resistant tuberculosis emergency, update – 2012. Geneva: WHO; 2012.

326

REABILITAÇÃO PULMONAR

- JOSÉ R. JARDIM
- OLIVER A. NASCIMENTO
- MARIANA R. GAZZOTTI
- NÍVIA L. NONATO

Reabilitação pulmonar é uma intervenção global em pacientes com doença pulmonar crônica devidamente tratados (medicação), baseada em avaliação detalhada do paciente, seguida por terapias individualizadas, que incluem, mas não se limitam a, treinamento físico, à educação sobre a doença e à mudança de comportamento, desenvolvidas para melhorar a condição física e psicológica das pessoas com doenças respiratórias crônicas e promover, a longo prazo, a adesão aos comportamentos que melhoram a saúde.

Já existem evidências que a reabilitação pulmonar melhora a qualidade de vida relacionada ao estado de saúde, aumenta a capacidade ao exercício e a habilidade de autoajuda (independência) e diminui os sintomas pulmonares, sobretudo a dispneia (Quadro 326.1).

Com a evolução da doença pulmonar e a progressão da limitação funcional, o paciente diminui acentuadamente a realização das atividades físicas à dispneia, tornando-se sedentário. Quanto maior o grau de sedentarismo, mais descondicionados os pacientes se tornam e maior a queixa de dispneia a esforços cada vez menores (espiral da dispneia).

É importante que o paciente se conscientize dos aspectos que envolvem a doença, a limitação causada por ela e compreenda que há técnicas disponíveis que podem melhorar sua qualidade de vida. Um programa de reabilitação deve compreender exercícios com membros superiores e inferiores; estratégias para conservação de energia durante a realização das atividades da vida diária (AVDs); atitudes positivas ou medicações específicas para combater a depressão; técnicas de fisioterapia respiratória que promovam a eliminação eficiente de secreções; e estratégias respiratórias que ajudam durante o exercício e nos momentos de dispneia; técnicas de relaxamento.

■ SELEÇÃO DO PACIENTE

A reabilitação pulmonar está indicada para todos os pacientes com doença respiratória crônica que, mesmo com otimização da terapia medicamentosa, apresentam dispneia e baixa tolerância aos esforços, ou experimentam limitação nas AVDs. Têm indicação de reabilitação pulmonar os pacientes com doença pulmonar obstrutiva crônica (DPOC), enfisema pulmonar e/ou bronquite crônica, doença pulmonar intersticial, asma perene ou crônica, fibrose cística, bronquiectasia, alterações de caixa torácica, doenças neuromusculares, câncer de pulmão e pacientes em pré e ou pós-operatório de cirurgias torácicas (ressecção pulmonar, cirurgia redutora de volume ou transplante pulmonar). Entre os pacientes com DPOC, aparentemente os que mais se beneficiam com o programa de reabilitação pulmonar são os mais jovens (idade < 65 anos), eutróficos (índice de massa corporal [IMC] > 18,5 kg/m^2), com limitação leve ao fluxo de ar (volume expiratório ao final do 1° segundo [VEF$_1$] > 60% previsto), força muscular respiratória inspiratória preservada (PImax > 60 cmH$_2$O) e limiar anaeróbio detectável. A reabilitação pulmonar está indicada para todos pacientes com qualquer grau da doença.

> **ATENÇÃO!**
>
> A motivação é aspecto fundamental na seleção do paciente, o qual deve ser informado do grau de compromisso e cooperação que deve assumir com o programa, das dificuldades e cansaço físico que podem surgir e estar consciente que o benefício não deve vir a curto prazo. A família também deve assumir compromisso com o programa.

Ser fumante não é contraindicação para participar de um programa de reabilitação pulmonar, mas excluem-se os pacientes com alterações cardíacas, ortopédicas, neuromusculares ou qualquer outra condição que os impeça de participar normalmente do programa, colocando-os em situações de risco. A idade não deve ser fator de exclusão.

■ AVALIAÇÃO GLOBAL DO PACIENTE

O paciente é submetido à avaliação inicial multiprofissional.

- **Avaliação respiratória:** a função pulmonar é avaliada com a espirometria. Avaliação da prevalência da DPOC e pós-broncodilatador, gasometria arterial (GA) e medidas das pressões inspiratória e expiratória máximas (PImáx e PEmáx, respectivamente).
- **Avaliação da capacidade física:** o método mais preciso para avaliar a capacidade física é o teste de exercício incremental máximo, realizado na esteira ou bicicleta ergométrica com avaliação do consumo máximo de oxigênio (VO$_2$máx). Apesar de preciso, o método não está disponível na grande maioria dos laboratórios, por ser oneroso e requerer pessoal técnico especializado. Existem nomogramas que estimam o VO$_2$máx a partir da carga máxima e frequência cardíaca (FC) alcançadas em teste em cicloergômetro. Também existem tabelas que fornecem o consumo de oxigênio em diferentes tarefas, o que permite avaliar a capacidade de realização de trabalho do paciente em função de seu VO$_2$máx.
- Outro que avalia bem o paciente é o teste da carga constante ou de *endurance* (resistência). O teste quantifica o tempo máximo de

QUADRO 326.1 ■ Benefícios que podem ser alcançados com a reabilitação pulmonar

BENEFÍCIOS	COMPONENTES IMPORTANTES	POSSÍVEL AUXÍLIO
Aumento da capacidade de exercício	Treinamento geral	Conservação de energia, acompanhamento psicológico e nutricional
Melhora na habilidade em realizar rotinas diárias	Treinamento geral, oxigênio	Conservação de energia, acompanhamento psicológico e nutricional
Diminuição dos sintomas respiratórios	Treinamento geral, terapia medicamentosa máxima, oxigênio	Conservação de energia, estratégias respiratórias, acompanhamento psicológico e nutricional
Diminuição da ansiedade e da depressão	Aconselhamento psicológico	Oxigênio, treinamento geral
Melhora das habilidades e capacidades funcionais	Terapia ocupacional	Treinamento geral, oxigênio
Redução do número de hospitalizações	Oxigênio, cuidados médicos e terapia medicamentosa máxima	Educação, aconselhamento psicológico
Redução da mortalidade	Cessação do tabagismo, oxigênio	Cuidado médico
Melhora da qualidade de vida relacionada ao estado de saúde	Treinamento geral, oxigênio, conservação de energia	Educação

exercício atingido pelo paciente utilizando-se 90% da velocidade ou da carga máxima obtida no teste de exercício incremental. A diferença entre os tempos de *endurance* pré e pós-reabilitação reflete o ganho da capacidade física e é considerado um dos melhores parâmetros para esta avaliação.

- Um teste mais simples para a avaliação da capacidade física é o teste da caminhada dos seis minutos. Nesse teste, o paciente é incentivado a caminhar o mais rápido possível durante seis minutos, sendo o progresso do treinamento avaliado pela comparação das distâncias percorridas antes e após a intervenção. Considera-se resultado positivo o aumento igual ou maior a 14%, ou 25 a 30 m na distância caminhada. O teste pode ser realizado em qualquer espaço plano (corredor ou quadra de esportes, por exemplo), com pelo menos 25 m de comprimento. O teste deve ser realizado duas vezes e considerado o de maior distância. Para garantir melhor desempenho, deve ser aplicado estímulo verbal com frases padronizadas a cada minuto.

- **Avaliação da hipoxemia nas AVDs:** neste teste, avalia-se a saturação periférica da hemoglobina pelo oxigênio (SpO_2) com o oxímetro de dedo, com o paciente imitando os movimentos de algumas AVDs: higiene pessoal; alimentação; vestir-se; trabalhos domésticos; subir escada; e qualquer outra atividade que esteja ligada à vida daquele paciente em particular. Deve-se orientar o paciente a fazer uso suplementar de oxigênio sempre que determinada atividade levar à saturação a valores abaixo de 88%. Essa avaliação atua, também, como fator educacional, informando sobre os modos mais adequados para o paciente realizar aquelas atividades, consumindo menos energia.

- **Avaliação psicológica:** esta avaliação pode indicar qual é o grau de motivação que o paciente dedicará ao programa e o quanto a sua doença interfere psiquicamente e cria bloqueio às suas atividades, alterando a qualidade de vida. Elevado número de pacientes com DPOC pode apresentar ansiedade e depressão. Essas alterações no comportamento dos pacientes podem ser suspeitadas e/ou diagnosticadas com o auxílio de questionários específicos. Para a avaliação da depressão, pode-se utilizar o inventário de Beck e, para ansiedade, o IDATE; o questionário Hospital Anxiety and Depression (HAD) serve para avaliação concomitante da ansiedade e da depressão.

- **Avaliação nutricional:** tanto o peso acima quanto o abaixo do valor previsto podem ser prejudiciais ao desempenho físico. A determinação do estado nutricional de forma simplificada pode ser obtida pelo IMC, que é a relação peso/altura². São considerados pacientes eutróficos aqueles com IMC entre 22 e 27 kg/m². Pacientes fora desses limites devem ser avaliados por outras medidas nutricionais mais específicas e receber orientação dietética adequada. A bioimpedância é uma medida de realização simples e permite a avaliação da massa livre de gordura. Um alternativa é a medida da espessura da prega cutânea tricipital, que estima o estoque gorduroso, e a circunferência do braço, que se relaciona com a massa muscular.

- **Avaliação da qualidade de vida relacionada ao estado de saúde:** para mensurar a qualidade de vida relacionada ao estado de saúde, existem questionários genéricos e específicos que permitem uma estimativa válida e padronizada do impacto causado pela doença. No Brasil, já foram traduzidos quatro questionários para a língua portuguesa e são utilizados, pelo nosso Programa de Reabilitação: o SF-36, questionário genérico de 36 itens; e os questionários específicos para DPOC, o SGRQ (Questionário do Hospital Saint George na Doença Respiratória) com 76 perguntas, o AQ-20 (Airways Questionnaire 20), com 20 perguntas e o CAT (COPD Assessment Test), composto por 8 questões.

■ DETERMINAÇÃO DOS OBJETIVOS E REAVALIAÇÃO

Após a avaliação geral do paciente, devem ser determinados os objetivos do programa de reabilitação pulmonar para cada paciente, de modo individual, e claramente expostos a ele e sua família, assim como o prazo em que serão alcançados. Não devem ser criadas expectativas exageradas, superestimando o programa. O paciente deve ser informado de que não haverá melhora da função pulmonar ou dos gases sanguíneos, mas sim do desempenho físico, da dispneia e da independência funcional, e que o programa personalizado proposto poderá melhorar a sua qualidade de vida.

> **ATENÇÃO!**
>
> Todo paciente também deve saber que, para garantir que os resultados não sejam apenas transitórios, deverá adotar o hábito de fazer exercícios após o término do programa supervisionado.

■ RECONDICIONAMENTO FÍSICO GERAL

TREINAMENTO DOS MEMBROS INFERIORES

O treinamento de membros inferiores é a modalidade de treinamento mais importante de um programa de reabilitação. O exercício mais simples a ser prescrito é a caminhada. Os pacientes devem ser orientados a caminhar pelo menos 40 minutos, no mínimo três vezes por semana, idealmente, cinco. São substitutos da caminhada a bicicleta estacionária e a esteira; nesses casos, deve-se prescrever o exercício com carga ou velocidade equivalente a 80% do valor máximo alcançado no teste incremental. Outra técnica de treinamento é o exercício intervalado, no qual o paciente alterna exercício com alta intensidade com exercício de baixa intensidade. Como regra de segurança, se o paciente fizer exercício não supervisionado, como fazer caminhadas, a frequência cardíaca não deverá passar de 70% da máxima estimada (220 – idade). No exercício de caminhada, o paciente deve ser orientado a iniciar seus exercícios caminhando mais devagar, podendo fazer pausas para descanso. À medida que o tempo passa e o paciente vai ganhando capacidade física, ele deve ir aumentando a velocidade na caminhada e diminuindo os períodos de repouso, até o ponto em que caminhará continuamente os 40 minutos. O paciente também deve realizar exercícios de força; habitualmente se prescrevem exercícios para o quadríceps. Devem-se realizar duas séries de 8 a 10 movimentos com 90% da força máxima do gruo muscular. Outro exercício interessante para o quadríceps é subir escada por 10 a 15 minutos diariamente.

TREINAMENTO DOS MEMBROS SUPERIORES

Existem diversos recursos utilizados nesse tipo de treinamento: pesos, bastões, faixas elásticas, com resistências variadas, e cicloergômetro de braço. Em nosso programa, utilizamos exercícios com o paciente segurando determinado peso (*halter*), previamente determinado em teste máximo individualizado, realizando movimentos com os membros superiores em diagonal, uma vez que essa modalidade de exercício é a que recruta o maior número de músculos da cintura escapular. A sessão deve ter a duração de pelo menos 30 minutos, podendo ser realizados períodos de dois minutos com cada braço, intercalados com períodos de repouso.

Ocorrendo hipoxemia durante o treinamento, tanto no dos membros inferiores quanto no dos membros superiores, deve-se suplementar oxigênio, o qual propicia melhor desempenho durante a atividade física prescrita. Oferta-se oxigênio complementar em situações em que a saturação de pulso de oxigênio (SpO_2) estiver menor do que 88%. Entretanto, se o paciente fizer caminhada na rua/praça/parque e não tiver acesso ao uso de oxigênio, pode-se tolerar saturação abaixo de 88%.

TREINAMENTO DOS MÚSCULOS RESPIRATÓRIOS

O treinamento de músculos respiratórios está indicado apenas quando se comprovar que a fraqueza dos músculos respiratórios contribui para a dispneia do paciente. O treinamento deve ser tipo resistivo-inspiratório (ideal iniciar em torno de 30% ou mais da PImáx medida ao nível da boca com um vacuômetro, podendo chegar a 50 ou 60% durante o transcorrer do treinamento), ser realizado cinco dias por semana, com a duração de 30 minutos diários (contínuo ou 15 minutos duas vezes ao dia). Pacientes com dores neuromusculares, com comprometimento dos músculos respiratórios, se beneficiam desse treinamento.

ALONGAMENTO OU EXERCÍCIOS DE FLEXIBILIDADE

Estes exercícios podem ser realizados antes e após as sessões de exercício.

TÉCNICAS DE RELAXAMENTO

O relaxamento visa a interferir no círculo vicioso dispneia-hipóxia-ansiedade. Uma sessão de relaxamento deve ser realizada semanalmente durante o programa, e o paciente deve ser estimulado a realizar o realxamento em sua casa, sempre que sentir se dispneico ou ansioso.

ESTRATÉGIAS DURANTE O EXERCÍCIO E ATIVIDADES DA VIDA DIÁRIA

A utilização de técnicas de conservação de energia durante alguma atividade faz o paciente sentir menos dispneia, deixando-o mais confiante. Os princípios gerais para conservação de energia são descritos a seguir.

- **Controlar a respiração:** expirar durante a parte mais extenuante da atividade e usar a respiração labial e diafragmática. Ao subir escada, por exemplo, a inspiração é realizada quando os pés estão em repouso; o paciente deve expirar ao elevar a perna para vencer o degrau.
- **Eliminar atividades desnecessárias:** o paciente deve ser educado a dispensar as atividades que podem ser substituídas por outras mais simples, por exemplo: tomar banho sentado e não esfregar o sabonete vigorosamente; usar roupão atoalhado após o banho, evitando o trabalho de enxugar-se; deixar as louças secarem após a sua lavagem, em vez de enxugá-las; usar sapatos sem cordões. Trocar de roupas deitado ou sentado.
- **Solicitar ajuda:** o paciente deve ser orientado para não ter medo ou vergonha de solicitar auxílio quando necessário.
- **Organizar o tempo:** planejar atividades, alternando tarefas fáceis e difíceis, evitando sempre movimentos desnecessários. Períodos de repouso também devem ser incluídos.
- **Andar devagar:** passos lentos gastam menos energia; o paciente deverá fazer uma atividade por vez, devagar e com suavidade, sentando-se quando possível.
- **Organizar o espaço físico:** organizar a distribuição dos objetos frequentemente utilizados em gavetas, armários e prateleiras situados entre o nível da cintura e dos ombros, sem necessidade de fletir o corpo ou elevar os braços, o que aumentaria o consumo de oxigênio e a ventilação.
- **Postura:** evitar curvar-se e levantar objetos. O paciente deve ser orientado a empurrar, a puxar e a afastar. Deve permanecer sentado o maior tempo possível durante a realização de atividades, inclusive durante o banho. A posição sentada gasta 25% a menos de energia do que em pé. Apoiar os cotovelos durante a realização de tarefas que tenham de sustentar o braço, como comer, escovar os dentes e barbear-se.
- **Repetir os novos hábitos de conservação de energia:** a repetição dos novos hábitos os tornará automáticos e eficientes, diminuindo o consumo de energia.

■ NUTRIÇÃO

É comum a observação de que 15 a 20% dos pneumopatas crônicos têm peso abaixo do normal. Várias causas têm sido relatadas para isso, como estado hipermetabólico, diminuição do débito cardíaco (DC) e do leito capilar, alteração na função gastrintestinal, inadequação da ingestão, perda de massa muscular devido à diminuição do exercício pela dispneia, depressão e mediadores inflamatórios, talvez sendo este o mais importante.

A má nutrição pode levar ao desequilíbrio do sistema protease-antiprotease por alteração do sistema antioxidante. Elementos como ferro, cobre, selênio e vitaminas C e E, que são deficientes com alimentação inadequada, podem, do mesmo modo, alterar o sistema antioxidante. Há evidências de que em indivíduos desnutridos, o estímulo respiratório hipoxêmico esteja diminuído. Outra consequência da desnutrição é a perda de massa muscular geral e respiratória.

Várias medidas podem aquilatar o estado nutritivo: albumina e transferrina séricas; contagem de linfócitos; e testes de hipersensibilidade cutânea. No entanto, medidas simples são suficientes para essa avaliação, como a relação peso/altura^2 (IMC). A orientação nutricional ao paciente deve ser individualizada, considerando-se o seu gasto e suas necessidades. Em termos gerais, deve-se orientar quanto à higiene oral, ao hábito de alimentação fracionada durante o dia, à mastigação lenta e ao descanso entre as porções alimentares.

Para os pacientes com baixo peso, podem ser prescritos anabolizantes (decanoato de nandrolona, 25 a 50 mg, IM, uma vez por semana inicialmente, passando a quinzenalmente), desde que se exclua, nos homens, a concomitância de câncer de próstata.

Não é indicada a utilização dos alimentos industrializados, ditos específicos para pacientes com DPOC, ricos em lipídeos e pobres em hidratos de carbono, uma vez que não há evidências de que trazem algum benefício ao paciente. Existe indicação da utilização de suplementos ricos em proteínas.

Para fisioterapia, oxigenoterapia e cessação do tabagismo, ver capítulos específicos.

REVISÃO

- A reabilitação pulmonar trata-se de uma série de terapias individualizadas, como treinamento físico, educação sobre a doença e mudança de comportamento, que visam a melhorar a qualidade de vida de pessoas com doenças respiratórias crônicas.
- É indicada para todos os pacientes com doença respiratória crônica, que devem ser submetidos à avaliação respiratória, da capacidade física, a teste de resistência e da caminhada dos seis minutos, da hipoxemia nas AVDs, bem como avaliação psicológica e nutricional.

■ LEITURAS SUGERIDAS

American Association of Cardiovascular and Pulmonary. Diretrizes para programas de reabilitação pulmonar. 3. ed. São Paulo: Roca; 2007.

Global Initiative for Chronic Obstructive Lung Disease. Global strategy for the diagnosis, management and prevention of COPD [Internet]. Washington: GOLD; 2014 [capturado em 10 mar. 2014]. Disponível em: http://www.goldcopd.org/guidelines-global-strategy-for-diagnosis-management.html.

Gloeckl R, Marinov B, Pitta F. Practical recommendations for exercise training in patients with COPD. Eur Respir Rev. 2013;22(128):178-86.

Maia MN, Carvalho AK, Nonato NL, Nascimento AO, Jardim JR. Guia de medicina ambulatorial e hospitalar da Unifesp-EPM: reabilitação. São Paulo: Manole; 2010.

Spruit MA, Singh SJ, Garvey C, ZuWallack R, Nici L, Rochester C, et al. An official American Thoracic Society/European Respiratory Society Statement: key concepts and advances in pulmonary rehabilitation. Am J Respir Crit Care Med. 2013;188(8):13-64.

327

FISIOTERAPIA RESPIRATÓRIA

■ LENY VIEIRA CAVALHEIRO
■ LUCIANA DIAS CHIAVEGATO

A fisioterapia respiratória é uma especialidade da fisioterapia para avaliação, prevenção e tratamento de complicações pulmonares agudas ou crônicas, por meio de técnicas e recursos terapêuticos.

Este capítulo tem a finalidade de direcionar a indicação de fisioterapia em situações específicas. Para tanto, foi selecionado o que existe de recursos e quando são indicados a determinado diagnóstico ou característica clínica do paciente.

■ DIMINUIÇÃO DE FORÇA E *ENDURANCE* DA MUSCULATURA RESPIRATÓRIA

É importante esclarecer os conceitos de fadiga e fraqueza. Fadiga é definida como a incapacidade de um músculo em manter atividade por determinado tempo, porém é reversível com o repouso. A fraqueza é caracterizada como a inabilidade de um músculo em manter atividade por determinado tempo e não é reversível com o repouso. Portanto, a indicação de treinamento é precisa nas situações de fraqueza muscular, com diminuição na tolerância ao exercício prolongado, a qual podemos chamar de *endurance*.

A força dos músculos respiratórios é avaliada pelas medidas da pressão inspiratória máxima (PImáx) e pressão expiratória máxima (PEmáx), por meio da utilização do manovacuômetro. A pressão inspiratória é negativa, e a expiratória, positiva.

Existem duas maneiras de mensurar essas pressões. Uma é executá-las a partir da capacidade residual funcional (CRF), em que, supostamente, não estariam sob a influência das forças de retrações elásticas do pulmão, e seria o resultado mais fidedigno da força dos músculos respiratórios. A 2ª maneira é a partir do volume residual (VR), no caso da medida de PImáx, e a partir da capacidade pulmonar total (CPT) na medida da PEmáx.

O treinamento da musculatura respiratória está indicado para ganho de força ou *endurance* e readaptação da função global respiratória aos esforços. Esse treinamento é obtido com a utilização de aparelhos dependentes de pressão, chamados de treinadores lineares. Para o ganho de força, o princípio a ser seguido é o de utilização de grandes cargas e pequeno número de repetições. Inicia-se com carga que corresponde a mais de 60% da PImáx. Quando o objetivo é o de *endurance*, utilizam-se cargas menores com número de repetições maior.

Apesar de a fase expiratória ser passiva, os músculos expiratórios devem ser treinados quando a sua força está muito diminuída.

ATENÇÃO!

A importância dos músculos expiratórios está relacionada à otimização da tosse e à contenção do abdome.

Existem outros aparelhos de treinamento respiratório que oferecem resistência ao fluxo aéreo por meio de orifícios de diferentes calibres. Eles são chamados de fluxo-dependentes.

O sucesso do treinamento muscular depende também do tempo de atividade, devendo ser realizado pelo menos duas vezes ao dia, por, no mínimo, quatro semanas.

■ PARESIA DIAFRAGMÁTICA

Várias situações clínicas podem ocasionar diminuição da força muscular do diafragma, entre elas a paresia diafragmática após lesão cirúrgica ou trauma no trajeto do nervo frênico. A indicação do treinamento é precisa quando há comprovação da integridade, pelo menos, parcial do nervo frênico. Pode-se associar o treino do diafragma da forma convencional com a eletroestimulação diafragmática, aplicada nos pontos motores do diafragma localizados no tórax.

A ultrassonografia (US) do diafragma pode ser utilizada para averiguar a mobilidade das cúpulas frênicas, assim como o neuroeletromiograma, que analisa a resposta do nervo frênico ao estímulo elétrico. Esses exames são para confirmação do diagnóstico de paresia ou paralisia frênica.

A frequência respiratória (FR) e o tempo de terapia são variáveis. Deve-se estimular o paciente a respirar concomitantemente ao estímulo elétrico. A localização do ponto motor é feita posicionando-se o paciente em decúbito dorsal. Um dos eletrodos é fixado na região abdominal, abaixo do esterno, e o eletrodo tipo caneta deverá localizar o ponto motor, seguindo o mapeamento de 10 cm do mamilo em direção à linha axilar e descer mais 10 cm na região lateral do tórax. Para verificação da contração da musculatura diafragmática, deve-se utilizar a palpação local.

A corrente elétrica associada à contração voluntária, concomitante à aplicação de carga ou não, acelera o resultado do treinamento e recruta as fibras musculares durante a fase inspiratória.

■ COMO AUXILIAR NO MOMENTO DA TOSSE

A tosse complementa o processo de higiene brônquica. A tosse assistida pode ser realizada em diversas posturas. Em geral, é feita em decúbito dorsal elevado, decúbitos laterais e, especialmente, na postura sentada.

Durante o ato tussígeno, o fisioterapeuta deve promover uma compressão brusca nas regiões esternal, costal e/ou abdominal que promoverá um aumento da velocidade do gás, modificando as propriedades físicas do muco, facilitando sua eliminação. Está indicada quando o paciente apresenta dificuldade para eliminar as secreções.

Pode-se ainda provocar a tosse de forma reflexa por estímulo de compressão e deslocamento na parede anterolateral da traqueia. Nessa região, existem receptores mecânicos que provocam a tosse reflexa.

Em situações em que se pretenda que a tosse seja efetuada com menor esforço do paciente e possibilite a eliminação de secreções em regiões periféricas, utiliza-se a técnica Huffing. Esta consiste em expirar com a glote aberta, permitindo que a pressão transmural fique menor do que a produzida com a tosse convencional, evitando compressão excessiva das vias aéreas periféricas e colapso dos bronquíolos, o que favorece o deslocamento do muco. A eliminação da secreção dependerá do volume mobilizado. Para deslocar as secreções das vias aéreas mais periféricas, é necessário realizar esta técnica com pequenos volumes. Para mobilizar o muco das vias aéreas mais centrais, a técnica deve ser realizada com inspiração profunda. Esta manobra de expiração forçada promove aumento do atrito dentro dos brônquios, o que causa redução da viscosidade do muco e favorece o transporte mucociliar.

■ DOENÇA PULMONAR OBSTRUTIVA CRÔNICA

Os pacientes portadores de doença pulmonar obstrutiva crônica (DPOC) apresentam duas fases distintas para a aplicação de técnicas de fisioterapia respiratória: aquela na qual a hipersecreção está exacerbada, e a higiene brônquica é a prioridade; e a outra fase, quando o portador de DPOC está clinicamente estável e se mantém com queixa de dispneia para realizar as atividades de vida diária (AVDs). Para esta fase de estabilidade, o paciente é orientado a participar de programa de reabilitação pulmonar. O programa tem três grandes pilares: a educação; a atividade física; e as estratégias de conservação de energia. Considerando-se essa formatação, a composição das cargas e dos tipos de exercícios aplicados e o plano de educação variarão de acordo com a instituição ou grupo interdisciplinar que assistem os pacientes do programa. A qualidade de vida dos pacientes deve ser avaliada por questionários específicos. A melhora da dispneia é evidente, assim como da capacidade física.

Quando o paciente portador de DPOC apresenta exacerbação clínica, com indicação de hospitalização, a fisioterapia pode ajudar, preferencialmente, aqueles que apresentam uma redução acentuada da atividade física, durante e após o período de internação. Existe uma relação íntima entre o maior número de internações e a maior inatividade do paciente, tornando-o mais vulnerável a novos episódios de internações. Essa inatividade decorrente das internações contribui para a diminuição da força muscular global e da funcionalidade. Nesse contexto, deve-se direcionar todos os esforços e estratégias para aumentar a atividade física durante e após a alta hospitalar, estimulando o treino de força e deambulação. O treino de força é seguro e contrasta eficientemente com a disfunção muscular ocorrida, aumentando o anabolismo do músculo esquelético. Dentro das estratégias utilizadas para complementar o tratamento fisioterapêutico, citem-se a ventilação não invasiva (VNI); a utilização de oxigênio, sem ou com mistura do gás hélio (Heliox); e a eletroestimulação neuromuscular, para melhorar a efetividade do treinamento.

A oxigenoterapia é particularmente importante para os pacientes hipoxêmicos, podendo ser aplicada de várias formas. Faz parte da orientação fisioterapêutica explicar ao médico e aos pacientes os tipos de oxigenoterapia adequados para cada caso, considerando a condição clínica e o grau de limitação funcional. É possível avaliar a saturação da oxi-hemoglobina pela oximetria de pulso, nas AVDs, e determinar a concentração adequada para evitar a hipoxemia.

■ PROCEDIMENTOS CONSIDERADOS EM SITUAÇÕES CLÍNICAS ESPECIAIS

CINESIOTERAPIA RESPIRATÓRIA

Técnica que utiliza os exercícios físicos com caráter terapêutico. Geralmente, esses exercícios combinam movimentos de tronco e membros aliados a respirações orientadas e serão indicados para diversas situações, tendo por objetivo a melhora da mecânica respiratória e da incoordenação de movimentos respiratórios. Favorecem, assim, a reeducação das funções respiratórias e melhores condições da ventilação. A escolha de qual exercício utilizar deve ser precedida da correta avaliação, pois o princípio da cinesioterapia respiratória é aliar atividade sensorial com os movimentos torácicos e abdominais.

Os movimentos utilizados durante as atividades cinesioterápicas sempre serão acompanhados de perfeita adequação do tempo inspiratório e ou expiratório. Muitas vezes, este ensinamento deve ser acompanhado de estímulos visuais para melhor entendimento da técnica, sendo, frequentemente, necessário o uso de incentivadores inspiratórios ou expiratórios. Esses recursos mecânicos podem contribuir para melhora das disfunções respiratórias.

Os efeitos imediatos das técnicas de expansão pulmonar são: aumento da complacência pulmonar; diminuição do trabalho ventilatório; aumento da oxigenação arterial; e aumento da remoção das secreções brônquicas.

Todos os tipos de terapia de expansão pulmonar aumentam o volume pulmonar, por meio do aumento do gradiente de pressão transpulmonar (Pp), que representa a diferença entre a pressão alveolar (Palv) e a pleural (Ppl).

Com todo o resto constante, quanto maior for o gradiente de pressão transpulmonar, maior será a expansão alveolar. Uma inspiração profunda aumenta o gradiente de pressão transpulmonar pela diminuição da pressão pleural. A aplicação de pressão positiva nos pulmões aumenta o gradiente de pressão alveolar por aumentar a pressão no interior dos alvéolos.

Entre os recursos mecânicos, os mais comuns são os incentivadores inspiratórios, equipamentos de diversos modelos com função específica de estímulo visual durante a realização das atividades. Esses incentivadores podem fornecer estímulos, e cargas ajustáveis tornam a terapia bastante estimulante. A finalidade do seu uso será atingir o máximo volume inspiratório.

PRESSÃO POSITIVA COMO RECURSO PARA REEXPANSÃO PULMONAR

O uso da pressão positiva, antes restrita a pacientes hospitalizados, hoje faz parte do arsenal terapêutico do fisioterapeuta para atendimento ambulatorial. Isso se tornou possível graças à criação de equipamentos portáteis e que utilizam a rede elétrica como fonte geradora de fluxo. É indicada para pacientes com atelectasias ou aqueles que apresentam alto risco e não conseguem cooperar com técnicas mais simples, como a espirometria de incentivo e exercícios respiratórios. Pode-se indicar a pressão positiva nas situações em que há disfunções mecânicas, dor ou diminuição de força ou de volumes e de capacidades pulmonares. A pressão positiva tem o objetivo de otimizar o volume corrente e diminuir o trabalho respiratório.

Alguns equipamentos utilizados pela fisioterapia são a pressão positiva contínua nas vias aéreas (CPAP) e a pressão aérea positiva em dois níveis (BiPAP®) que têm por finalidade o aumento do volume residual e a diminuição da pressão transpulmonar, reduzindo o trabalho muscular respiratório. São muito empregados em condições de diminuição de volume pulmonar, atelectasias e desconforto respiratório, com importante indicação para diminuição de resistência das vias aéreas na apneia obstrutiva do sono (AOS, do inglês *obstructive sleep apnea*), nas doenças obstrutivas, no edema agudo de pulmão cardiogênico e nas doenças neuromusculares. O funcionamento do CPAP é bastante simples, necessitando de um gerador de fluxo constante e de um resistor expiratório, que, conectados a um circuito e máscara, poderão gerar a pressão positiva necessária para atingir os objetivos da terapia. O BiPAP® associa uma pressão positiva inspiratória (IPAP) com pressão positiva expiratória (EPAP), com isso aumenta o recrutamento alveolar e previne o colapso alveolar durante a expiração.

Alguns cuidados devem ser tomados para aplicação dessas técnicas:
- Quando utilizado em pacientes pouco colaborativos, o fisioterapeuta deve certificar-se de que não esteja ocorrendo aerofagia.
- Em pacientes com sonda gástrica ou enteral, a técnica deve ser realizada com a sonda aberta evitando distensão abdominal.
- Caso ocorra vômito, a desconexão deve ser feita imediatamente.

- O decúbito de aplicação dependerá da região que se deseja expandir, o que se preconiza: áreas de colapso devem ficar na posição não dependente.
- A interface máscara-paciente deve ser do modelo siliconizado e transparente, podendo ser nasal, facial ou facial total, conhecida no mercado como *full face*, possibilitando maior conforto para o paciente e segurança para o fisioterapeuta, que pode visualizar a face do paciente durante todo tempo.
- No CPAP, a válvula de pressão positiva ao final da expiração (PEEP) deve ser do modelo *spring load*, que permite o ajuste, por meio de uma mola. Outra opção são as válvulas de PEEP fixos, nas quais é necessário trocar de válvula, segundo o valor de PEEP indicado.
- No CPAP, quanto ao ajuste de fluxo, é importante observar que, quanto maior o fluxo, menor será o trabalho respiratório; portanto, deve-se optar por geradores de fluxo alto e contínuo e sempre maior que a demanda de fluxo requerida pelo paciente.
- A fração inspirada de oxigênio (FiO_2) deve ser ajustada com base na monitoração da oximetria de pulso; geradores que utilizam energia elétrica como fonte serão capazes de fornecer apenas 21% de oxigênio. Pode-se incrementar a oferta de FiO_2 adicionando-se oxigênio com um cateter proximal à máscara.

■ PERÍODOS DE PRÉ E PÓS-OPERATÓRIO

A fisioterapia é utilizada de forma preventiva nas situações em que exista risco de complicações pulmonares, estando indicada para pacientes restritos ao leito e no período pós-operatório, principalmente nas intervenções de grande porte, como nas cirurgias torácicas e abdominais altas. Nessas situações, a atelectasia aparece como uma das complicações mais frequentes em virtude da redução dos volumes e capacidades pulmonares, consequentes à inibição reflexa do diafragma. A fisioterapia respiratória pode, assim, diminuir o custo referente à internação por acelerar a recuperação do paciente.

Muitas vezes, as terapêuticas preventiva e curativa são aplicadas em um só paciente com o objetivo de readaptá-lo, tornando-o o mais independente possível para a realização de suas atividades cotidianas.

■ HIPERSECREÇÃO PULMONAR

Aos pacientes que serão submetidos a qualquer procedimento cirúrgico, aconselha-se a interrupção do hábito tabágico com antecedência de pelo menos 60 dias, para que haja diminuição na produção de muco e melhora no transporte mucociliar.

O paciente deverá ser orientado quanto à conscientização do uso do diafragma em uma respiração tranquila, podendo também ser fracionada em tempos inspiratórios, com inspiração máxima sustentada, expiração abreviada e associada à mobilização de membros superiores e inferiores. Deverá ainda ser conscientizado da importância da tosse e como realizá-la, associando-a, quando necessário, à inaloterapia.

Cabe também ao fisioterapeuta ensinar ao paciente a melhor maneira de tossir, com menor gasto energético e com maior eficácia. O paciente deverá realizar uma inspiração profunda, aumentando o volume pulmonar, seguida de três atos tussígenos consecutivos, que podem ser auxiliados com uma manobra de compressão abdominal ou compressão das costelas inferiores.

Os exercícios respiratórios mais praticados no nosso meio são os diafragmáticos e de expansão torácica. O primeiro objetiva melhorar o padrão respiratório, relaxando a musculatura intercostal e aumentando o volume corrente. Uma variação dessa técnica tem sido a inspiração máxima, consistindo em uma inspiração profunda até a capacidade pulmonar total, com realização de um tempo de apneia variável de acordo com cada paciente e expiração lenta. O exercício de expansão torácica atua onde o estímulo é aplicado, aumentando o movimento da caixa torácica.

Quando complicações clinicamente significantes se instalarem, a terapia deve ser direcionada e específica para o processo de doença.

No caso de hipersecreção pulmonar, as técnicas mais convencionais e de uso generalizado são as manobras de higiene brônquica (MHB), que consistem na percussão torácica (tapotagem), na compressão ou vibrocompressão torácica, na drenagem postural, na técnica de expiração forçada (TEF) ou tosse assistida. A drenagem postural deve sempre basear-se no posicionamento do paciente, segundo a área pulmonar acometida, respeitando-se a anatomia da árvore brônquica e a força gravitacional. A TEF é a manobra mais indicada na orientação ao autotratamento para tornar o paciente mais independente. O ciclo ativo de técnicas de respiração (CATR) também é utilizado para higiene brônquica e é composto de controle da respiração, exercícios de expansão torácica e técnica de expiração forçada.

As técnicas manuais que utilizam o fluxo expiratório lento para remover secreções brônquicas, como a expiração total com a glote aberta em decúbito infralateral (ELTGOL), o aumento do fluxo expiratório (AFE) e a drenagem autógena (DA), são as mais recentes no nosso meio. São também muito utilizados para higiene brônquica os exercícios que envolvem alguns instrumentos, em geral com custo mais elevado, porém eficientes, como a oscilação de alta frequência nas vias aéreas (*flutter* e *shaker*) e a máscara com EPAP.

O *flutter* e o *shaker* são aparelhos portáteis, que combinam os efeitos de estabilização e oscilação das vias aéreas. Durante a expiração, a ação mecânica desse aparelho provoca oscilações semelhantes à percussão torácica, fato este que diminui a aderência das secreções na parede brônquica, auxiliando sua eliminação.

Na presença de pacientes que apresentem redução de volumes e capacidades pulmonares, como as atelectasias, avalia-se a necessidade de MHB, prossegue-se com exercícios que visem à reexpansão pulmonar e se avaliam os benefícios da introdução de técnicas mais invasivas, como a utilização de exercícios com pressão positiva. Essa técnica está bem indicada quando os pacientes são pouco colaborativos, com rebaixamento do nível de consciência e/ou quadro álgico importante.

> **ATENÇÃO!**
>
> Não se justifica o uso profilático da pressão positiva. É necessário ter especial cuidado com pacientes cardiopatas, por haver considerável aumento da pressão intratorácica, e com aqueles em período pós-operatório de cirurgias abdminais altas, especialmente as eofagectomias, que possam apresentar distensão abdominal durante a realização do exercício, podendo levar, inclusive, à deiscência de suturas e comprometimento da fístula.

Pode-se ainda utilizar o inspirômetro de incentivo, em que a cada respiração profunda melhora a distribuição de ar dentro de áreas pulmonares com baixa complacência. Esta redistribuição acontece por meio das pequenas vias aéreas e dos canais de ventilação colateral. Além disso, o paciente tem estímulo visual ao realizar esse tipo de exercício.

A deambulação deve ser sempre estimulada o mais precocemente possível, assim como a realização de exercícios passivos e/ou ativos de MMII, prevenindo assim, a tromboembolia.

O trabalho de recondicionamento físico envolve o treinamento de músculos de membros superiores e membros inferiores, e a conservação de energia tem como princípio básico a realização de todas as atividades durante a fase expiratória. Isso é justificado por não se identificar a atividade muscular expiratória, sendo considerada um ato passivo. A partir desse conceito, o paciente tem condições de conservar toda a sua energia para o ato inspiratório.

REVISÃO

- Reavaliações periódicas devem ser feitas como meio de comparação do sucesso do programa estabelecido.
- São indispensáveis à equipe multidisciplinar bom relacionamento e alinhamento dos objetivos terapêuticos, a fim de que se estabeleçam estratégias preventivas e de real efetividade, levando o paciente a aderir aos procedimentos terapêuticos recomendados, capazes de garantir a independência funcional em todas as situações clínicas em que a fisioterapia for recomendada.

■ LEITURAS SUGERIDAS

Janaudis-Ferreira T, Hill K, Goldstein RS, Wadell K, Brooks D. Relationship and responsiveness of three upper-limb tests in patients with chronic obstructive pulmonary disease. Physiother Can. 2013;65(1):40-3.

Kharma N. Dysfunction of the diaphragm: imaging as a diagnostic tool. Curr Opin Pulm Med. 2013;19(4):394-8.

Liao G, Chen R, He J. Prophylactic use of noninvasive positive pressure ventilation in post-thoracic surgery patients: a prospective randomized control study. J Thorac Dis. 2010;2(4):205-9.

Napolis LM, Chiavegato LD, Nascimento O, editores. Fisioterapia respiratória. São Paulo: Atheneu; 2011.

Vega JM, Luque A, Sarmento GJV, Moderno LFO. Tratado de fisioterapia hospitalar: assistência integral ao paciente. São Paulo: Atheneu; 2012.

Dwyer TJ, Zainuldin R, Daviskas E, Bye PT, Alison JA. Effects of treadmill exercise versus Flutter® on respiratory flow and sputum properties in adults with cystic fibrosis: a randomised, controlled, cross-over trial. BMC Pulm Med. 2017;17(1):14

Kendall F, Oliveira J, Peleteiro B, Pinho P, Bastos PT.Inspiratory muscle training is effective to reduce postoperative pulmonary complications and length of hospital stay: a systematic review and meta-analysis. Disabil Rehabil. 2017:1-22. [Epub ahead of print].

Pearse RM, Abbott TE, Haslop R, Ahmad T, Kahan BC, Filipini C, et al. The Prevention of Respiratory Insufficiency after Surgical Management (PRISM) Trial. Report of the protocol for a pragmatic randomized controlled trial of CPAP to prevent respiratory complications and improve survival following major abdominal surgery. Minerva Anestesiol. 2017;83(2):175-82.

Oliveira JJ, Freitas AC, Almeida AA. Postoperative effect of physical therapy related to functional capacity and respiratory muscle strength in patients submitted to bariatric surgery. Arq Bras Cir Dig. 2016;29(Suppl 1):43-7.

Sarmento LA, Pinto JS, da Silva AP, Cabral CM, Chiavegato LD. Effect of conventional physical therapy and Pilates in functionality, respiratory muscle strength and ability to exercise in hospitalized chronic renal patients: a randomized controlled trial. Clin Rehabil. 2017;31(4):508-20.

328
OXIGENOTERAPIA DOMICILIAR PROLONGADA

■ ANA CRISTINA GIMENES
■ MARIA CHRISTINA LOMBARDI DE OLIVEIRA MACHADO

Considera-se a oxigenoterapia domiciliar prolongada (ODP) a terapia-padrão para correção de hipoxemia crônica em pacientes com doença pulmonar obstrutiva crônica (DPOC) e outras pneumopatias hipoxêmicas, pois prolonga a sobrevida e melhora a qualidade de vida desses indivíduos. Define-se ODP como o uso contínuo de oxigênio (O_2) no domicílio no mínimo por 15 horas/dia e hipoxemia crônica como a presença de pressão parcial arterial de oxigênio (PaO_2) ≤ 55 mmHg, ou PaO_2 ≤ 59 mmHg com evidências clínicas de *cor pulmonale* ou hematócrito (Ht) ≥ 55%.

O uso de ODP no mínimo 15 horas/dia aumenta a sobrevida e melhora a qualidade de vida nesses pacientes. Os principais efeitos benéficos da ODP no organismo são a diminuição do trabalho ventilatório e a melhora do metabolismo orgânico, com consequente melhora das funções cardiovascular e muscular esquelética. O uso correto de ODP estabiliza as complicações sistêmicas da hipoxemia crônica, reduz as internações, reverte a policitemia secundária à hipóxia crônica, aumenta o peso corporal, melhora o sono, o desempenho em testes neuropsicológicos e a capacidade de realizar as atividades rotineiras de vida diária.

A indicação do uso de ODP em pacientes com hipoxemia crônica se baseia no conceito de que a manutenção de um nível mínimo e constante de oxigênio no sangue, ou seja, de uma PaO_2 60 mmHg, é imprescindível para se manter adequada homeostase orgânica.

A doença pulmonar crônica mais prevalente em adultos é a doença pulmonar obstrutiva crônica (DPOC), a qual tem caráter progressivo e se caracteriza por múltiplas exacerbações. Por estes motivos, a titulação individualizada dos fluxos ideais de oxigênio deve ser feita na entrada do programa de ODP e refeita constantemente durante a evolução da doença, conforme as necessidades em repouso, durante esforços ou sono. Outras variáveis que também devem ser consideradas quando da prescrição de ODP são a otimização do tratamento global (farmacológico e clínico) e a realização de reabilitação pulmonar.

Sabe-se que o uso de oxigênio portátil (cilindro de O_2 gasoso portátil, mochila de O_2 líquido ou concentrador portátil) garante maior mobilidade aos pacientes e melhor adesão ao tratamento. Atualmente, acredita-se que esses sejam os pontos-chave para explicar o aumento de sobrevida e a melhora da qualidade de vida em pacientes hipoxêmicos que usam ODP de forma correta, observando que o oxigênio suplementar deva ser prescrito preferencialmente nos menores fluxos que corrijam a hipoxemia crônica.

Na fase estável da DPOC, que evolui com hipoxemia moderada em repouso ou dessaturação aos esforços, a prescrição de ODP não resulta em maior sobrevida ou em maior intervalo para primeira internação do que a não prescrição de ODP, nem se associa com nenhum benefício como melhora da qualidade de vida e diminuição das internações por exacerbação da DPOC.

ATENÇÃO!

As indicações clássicas de ODP são:
a | PaO_2 ≤ 55 mmHg ou saturação arterial de oxi-hemoglobina (SaO_2) ≤ 88% ou
b | PaO_2 = 56-59 mmHg ou saturação de oxigênio (SaO_2) ≤ 89%, com evidências clinicas de *cor pulmonale* descompensado ou Ht ≥56%.

■ BASES CIENTÍFICAS PARA A PRESCRIÇÃO DE ODP

Estudos clássicos mostram que o uso de ODP aumenta a sobrevida de portadores de DPOC estável com hipoxemia crônica (PaO_2 ≤ 55 mmHg). Observou-se que pacientes hipoxêmicos quando usam ODP por 15 h/dia têm maior sobrevida do que aqueles que não usam ODP. Adicionalmente, a sobrevida foi maior nos pacientes que usam ODP 24 h/dia *versus* 15 ou 12 h/dia. O uso de ODP também melhora a qualidade de vida por melhorar significantemente a função cerebral e diminuir o número de internações. Por todos estes motivos, atualmente, a ODP é considerada o tratamento-

DIAGNÓSTICO E TRATAMENTO

-padrão para a correção de hipoxemia em portadores de pneumopatias crônicas hipoxêmicas. Hoje, estima-se que quatro em cada 100.000 indivíduos tenham hipoxemia crônica na população em geral.

> **ATENÇÃO!**
>
> A ODP é o tratamento-padrão para a correção de hipoxemia crônica em pacientes com pneumopatias hipoxêmicas. O uso de ODP no mínimo 15 horas/dia aumenta a sobrevida e melhora a qualidade de vida nesses pacientes.

PERFIL CLÍNICO-EPIDEMIOLÓGICO DO PACIENTE HIPOXÊMICO EM USO DE ODP ATENDIDO NA UNIVERSIDADE FEDERAL DE SÃO PAULO (UNIFESP)/ ESCOLA PAULISTA DE MEDICINA (EPM)/HOSPITAL SÃO PAULO (HSP)

De janeiro de 1997 a janeiro de 2017 o ambulatório de Doença Pulmonar Avançada/Oxigenoterapia Domiciliar Avançada (DPA/ODP), da EPM/Unifesp/HSP, atendeu 800 pacientes com DPA hipoxêmica, 70% destes com DPOC (560 pacientes). Dos 30% restantes (240 pacientes), 70% eram portadores de doença pulmonar intersticial (168 pacientes), 15%, bronquiectasias (36 pacientes), 10%, doenças da circulação pulmonar (24 pacientes) e 5%, de doenças pulmonares menos frequentes (12 pacientes). Características principais desses pacientes (média): 56% mulheres; idade= 63 anos; PaO_2= 51,2 mmHg; pressão parcial arterial de gás carbônico ($PaCO_2$) = 45,5 mmHg; volume expiratório ao final do primeiro segundo (VEF_1) (grupo DPOC) = 30,6 % previsto pós-broncodilatador (pós-BD); capacidade vital forçada (CVF) (grupo fibrose) = 50,2% previsto; índice de massa corporal (IMC) = 24, kg/m^2; 88% ex-tabagistas com 55 maços/anos fumados; 89% com sinais clínicos de *cor pulmonale* descompensado, índice de comorbidades de Charlson = 2,9 e com sobrevida de 83 meses. Dessa forma, o perfil clínico do paciente com DPA nesta *coorte* é de paciente do sexo feminino, idoso, ex-tabagista importante, portador de DPOC grave hipoxêmica, com *cor pulmonale* crônico, duas comorbidades associadas e sobrevida média de sete anos. Os preditores independentes de pior sobrevida nesta *coorte* são menores valores de IMC e PaO_2, resultados semelhantes aos da literatura sobre o tema.

PRESCRIÇÃO E INDICAÇÕES DE ODP

Apesar de a oximetria de pulso da oxi-hemoglobina (SpO2) poder ser usada para rastreamento de possíveis candidatos ao uso de ODP, a gasometria arterial (GA) em ar ambiente é imprescindível para sua prescrição, exceto em crianças ≤ 16 anos e em adultos acamados, nos quais a saturação periférica de hemoglobina pelo oxigênio (SpO_2) < 90% e SpO_2 < 92% em ar ambiente, respectivamente, são aceitas como diagnóstico de hipoxemia. A ODP pode ser prescrita provisoriamente por 45 a 90 dias nas exacerbações das doenças pulmonares, mas devemos somente matricular pacientes no programa de ODP após documentar-se que a hipoxemia persiste na fase estável da doença.

> **ATENÇÃO!**
>
> Antes de se matricular pacientes no programa de ODP, solicitar nova GA 45-90 dias após o início da ODP, pois a hipoxemia pode ser transitória nas exacerbações da doença pulmonar de base em até 50% dos casos.

Os fluxos de oxigênio ideais devem ser titulados utilizando-se oxímetro de pulso durante o repouso, exercício e sono, até obter-se SpO_2 ideal = 90-92%. São necessários pelo menos 20 minutos para que ocorra equilíbrio após as variações nos fluxos de oxigênio. Para a prescrição dos fluxos de O_2 a serem usados durante o sono, recomenda-se adicionar 1 L a mais ao fluxo ideal de O_2 titulado com paciente acordado em repouso e, se possível, que os fluxos de O_2 ideais a serem usados aos esforços sejam titulados durante a simulação das atividades rotineiras de vida diária ou durante testes de esforço (teste da caminhada de 6 minutos ou teste do degrau de 5 minutos).

> **ATENÇÃO!**
>
> Critérios para prescrição de ODP:
> - Presença de hipoxemia crônica após estabilização da doença de base e otimização de terapêutica farmacológica.
> - Realização de oximetria de pulso ou de GA = ar ambiente em repouso por pelo menos 20 minutos.
> - PaO_2 ≤ 55 mmHg ou PaO_2 entre 56-59 mmHg, com sinais clínicos de *cor pulmonale* descompensado ou Ht ≥ 56%.
> - SpO_2 ≤ 92% em crianças e em adolescentes ≤16 anos ou SpO_2 ≤ 90% em adultos acamados e impossibilitados de realizar GA.

Titulação dos fluxos ideais de O_2 para serem usados de dia/repouso

Inicia-se esta titulação usando-se 1 L/m de O_2 com paciente em repouso respirando ar ambiente por 20 minutos e aumenta-se 1 L/m a cada 20 minutos, até obter-se saturação de pulso da oxi-hemoglobina (SpO_2) = 92%. Anota-se então o fluxo ideal de O_2 titulado, o qual deverá ser prescrito para ser usado de dia em repouso.[1-4]

Titulação dos fluxos ideais de O_2 para durante o sono

Por convenção, recomenda-se a adição de 1 L/m de O_2 ao fluxo de O_2 titulado para ser usado de dia em repouso, nos casos em que a oximetria noturna não possa ser realizada de rotina para titulação dos fluxos ideais de O_2 durante o sono.[1-4]

Titulação dos fluxos ideais de O_2 durante os esforços

Recomenda-se também, se possível, que os fluxos ideais de O_2 a serem usados durante os esforços sejam titulados simulando-se as atividades de vida diária (AVDs), ou aplicando-se testes de esforço (teste da caminhada de 6 min ou teste do degrau de 5 min).

Nos casos em que esses testes não possam ser realizados, recomenda-se a adição de 2 L/m de O_2 ao fluxo de O_2 titulado para ser usado de dia em repouso.[1-4]

Responsabilidade do médico na prescrição de oxigênio suplementar para documentar a necessidade de ODP

1 | Selecionar a melhor fonte de oxigênio para o paciente
2 | Realizar prescrição que inclua:
   2a | Os fluxos de O_2 que devem ser usados em repouso, durante o sono e aos esforços.
   2b | A fonte de oxigênio que deverá ser usada, que poderá ser:
      - oxigênio portátil: se o paciente tiver mobilidade conservada (líquido ou gasoso, se possível, com válvula conservadora de O_2 inspiratória);

- concentradores ou cilindros: se o paciente tiver pouca ou nenhuma mobilidade.
3 | O tipo de cateter a ser utilizado; ex.: cânula nasal.
4 | Monitorar frequentemente o uso do O_2 e reavaliar periodicamente, com intervalos frequentes de no mínimo três meses, para possíveis alterações.
5 | Reconfirmar a indicação de OPD semestralmente e realizar GA a cada 12 meses durante fase estável da doença.

■ TIPOS DE FONTES DE O_2

As fontes de O_2, suas vantagens e desvantagens estão resumidas na Tabela 328.1.

CILINDROS DE O_2 (CILINDROS ESTACIONÁRIOS OU PORTÁTEIS)

Este é o método mais caro de ODP, em comparação com as outras fontes de O_2. Os cilindros estacionários de O_2 costumam dar muitas preocupações aos pacientes e familiares, pois são grandes e pesados, esvaziam-se rapidamente e necessitam de recargas constantes. Ao preço do gás, soma-se toda a estratégia dos pedidos, do transporte e da entrega do oxigênio até a residência do paciente, além das dificuldades e custos elevados destes procedimentos. Estas ações necessitam ser sistematicamente muito bem orquestradas para que o fornecimento de ODP seja ininterrupto. De preferencia, o cilindro de O_2 gasoso portátil deve ser um cilindro de alumínio pequeno, que é mais leve e permite ao paciente sair do domicílio usando ODP. O custo depende dos fluxos de oxigênio estacionário e portátil utilizados pelo paciente e do tempo que ele ficará longe da fonte estacionária de O_2 gasoso, mas sabe-se que o custo do oxigênio gasoso é o mais dispendioso de todos os tipos de ODP.

CONCENTRADORES DE OXIGÊNIO (ESTACIONÁRIOS E PORTÁTEIS)

Concentradores de O_2 são máquinas que separam o oxigênio do nitrogênio do ar ambiente, concentrando-o até 96% e fornecendo aos pacientes fluxos de O_2 de 1 a 5 litros/minuto. São fontes de O_2 estacionárias, possuem rodas nas bases, são leves e precisam ser conectados à energia elétrica para funcionar. Atualmente, existem modelos estacionários mais modernos que fornecem fluxos de O_2 de 1 até 10 L/m e há também os concentradores de O_2 portáteis, que funcionam com pequenas baterias portáteis e recarregáveis e que fornecem maior mobilidade ao paciente. Porém, o concentrador portátil é muito mais caro do que um concentrador convencional, pois necessita de energia elétrica constante: 1) para recarregar suas baterias e ser usado fora de casa e; 2) para fazê-lo funcionar quando usado sob a forma estacionária no domicílio.

Apesar do gasto extra com energia elétrica, ainda assim o custo dos concentradores estacionários de O_2 é mais barato do que o de cilindros de oxigênio. Seu custo mensal para o consumidor individual, quando acompanhado de um cilindro gasoso estacionário reserva e de um cilindro gasoso portátil, equivale a cerca de 1/3 do custo dos cilindros, considerando-se um uso contínuo com fluxos de O_2 equivalentes nas duas fontes de O_2 por 24 horas/dia.

OXIGÊNIO LÍQUIDO (FONTE MATRIZ E MOCHILA PORTÁTIL)

O oxigênio líquido pode ser estocado no domicílio em uma fonte matriz de 44 a 46 litros. A matriz de oxigênio líquido estacionária possui uma mochila ou bolsa portátil, a qual pode ser cheia quantas vezes forem necessárias para ser usada fora do domicílio. Ao sair da matriz, o O_2 líquido imediatamente se transforma em O_2 gasoso, podendo ser consumido diretamente da matriz ou armazenado na bolsa portátil. Esta mochila tem autonomia aproximada de sete horas (quando se utiliza fluxo de O_2 de 1 L/min), o que permite maior mobilidade ao paciente. Se o fluxo de O_2 usado for em média 2 L/min em 24 horas, a fonte matriz usada pode ser substituída por outra cheia a cada 10 dias, pois como cada litro de oxigênio líquido se transforma em 863 litros de oxigênio gasoso, a autonomia deste sistema é bem grande. Para o consumidor individual, seu custo é mais barato do que o custo dos cilindros, mesmo acompanhado de um cilindro gasoso de reserva, ou seja, é aproximadamente a metade, considerando-se um uso contínuo com fluxos equivalentes nos dois sistemas por 24 horas/dia.

TABELA 328.1 ■ Tipos de fontes de oxigênio, suas vantagens e desvantagens

TIPOS DE FONTES DE OXIGÊNIO	VANTAGENS	DESVANTAGENS
Cilindros de gás	Boa disponibilidade Podem ser armazenados por longo tempo Não há perdas Há cilindros menores e mais leves que permitem uso para locomoção	Custo elevado (a mais cara de todas as fontes) Pesados e grandes Periculosidade, não podem sofrer quedas Necessidade de recargas muito frequentes
Oxigênio Líquido	Permite deambulação, pois possuem mochilas portáteis para recarga domiciliar. Fornecem fluxos de até 15 L/min de O_2 Não há consumo de energia elétrica	Custo intermediário Necessidade de recargas, apesar de que bem menos frequentes do que os cilindros gasosos
Concentradores de oxigênio estacionários	Fornecem O_2 ininterruptamente, mas dependem de energia elétrica para funcionar Custo menor só para o fornecedor Fornecem fluxos de 1 até 5 ou 10 L/min de O_2	Há maior consumo de energia elétrica com alto custo para o paciente Pode haver necessidade de 1 cilindro gasoso portátil = O_2 de transporte, o que encarece a fonte Há necessidade de 1 cilindro *back-up* (de reserva)

Obs.: Concentradores portáteis. Dão mobilidade ao paciente, mas são caros, aumentam muito o gasto com energia elétrica para recarregar as baterias portáteis e por isso necessitam também de uma fonte de O_2 estacionária (cilindro gasoso ou concentrador de O_2) e só fornecem fluxos de O_2 até 3 L/m, o que geralmente não corrige hipoxemia grave.
Fonte: Machado.[1]

FORMAS DE SE ADMINISTRAR ODP

A cânula nasal (que termina em duas pequenas hastes para introdução no vestíbulo das narinas) é muito mais confortável do que os cateteres longos ou nasofaríngeos. Atualmente, existem válvulas poupadoras ou conservadoras de O_2, nas quais o O_2 é liberado só na fase inspiratória. As válvulas poupadoras são ideais para serem acopladas às fontes portáteis de O_2, pois ao conservar oxigênio, dão maior autonomia à fonte de O_2.

Todas as fontes de O_2 devem ser utilizadas para titulação individual dos fluxos ideais de O_2, principalmente quando se prescreve a válvula poupadora de O_2. Por exemplo, pacientes com doença pulmonar avançada com frequência possuem dispneia incapacitante, não têm sincronismo respiratório adequado e, portanto, geralmente não se adaptam à válvula poupadora de O_2.

REVISÃO

- A oxigenoterapia domiciliar prolongada objetiva corrigir a hipoxemia crônica em pacientes com doença pulmonar obstrutiva crônica e outras pneumopatias hipoxêmicas, prolongando a sobrevida e melhorando a qualidade de vida desses indivíduos.
- O uso correto da oxigenoterapia domiciliar prolongada estabiliza as complicações sistêmicas da hipoxemia crônica, reduz as internações, reverte a policitemia secundária à hipóxia crônica, aumenta o peso corporal, melhora o sono, o desempenho em testes neuropsicológicos e a capacidade de realizar as atividades rotineiras de vida diária.
- Apesar de a oximetria de pulso da oxi-hemoglobina (SpO_2) poder ser usada para o rastreamento de possíveis candidatos ao uso de ODP, a gasometria arterial em ar ambiente é imprescindível para sua prescrição, exceto em crianças menores de 16 anos e em adultos acamados com diagnóstico de hipoxemia.
- Há três tipos de fontes de oxigênio, e a escolha dependerá das condições do paciente.
- A cânula nasal (que termina em duas pequenas hastes para introdução no vestíbulo das narinas) é muito mais confortável do que os cateteres longos ou nasofaríngeos.

REFERÊNCIA

1. Machado MCLO. Oxigenoterapia domiciliar prolongada [Internet]. SBPT; 2008 [capturado em 12 abr. 2017]. Disponível em: http://itarget.com.br/newclients/sbpt.org.br/2011/downloads/arquivos/Revisoes/REVISAO_07_OXIGENOTERAPIA_DOMICILIAR_PROLONGADA.pdf

LEITURAS SUGERIDAS

Jardim JR, Oliveira JA, Nascimento O. II Consenso Brasileiro de DPOC / SBPT. J Bras Pneumol. 2004;30:S1-S42.

Long-Term Oxygen Treatment Trial Research Group. A randomized trial of long-term oxygen for COPD with moderate desaturation. N Engl J Med. 2016;375:1617-27.

Machado MCLO, Krishnan JA, Buist SA, Bilderback AL, Fazolo GP, Santarosa MG, et al. Sex differences in survival of oxygen-dependent patients with chronic obstructive pulmonary disease. Am J Respir Crit Care Med. 2006;174(5):524-9.

Machado MCLO. Oxigenoterapia Domiciliar Prolongada. Temas em revisão da SBPT. 2008 – Disponível em http://www.sbpt.org.br/dowloads/arquivos/Revisoes.pdf. Último acesso em outubro/2013.

Pauwels RA, Buist AS, Calverley PM, Jenkins CR, Hurd SS; GOLD Scientific Committee. Global strategy for the diagnosis, management, and prevention of chronic obstructive pulmonary disease. NHLBI/WHO Global Initiative for Chronic Obstructive Lung Disease (GOLD) Workshop summary. Am J Resp Crit Care Med. 2001;163(5):1256-76.

Viegas CAA, Adde FV, Paschoal IA, Godoy I, Machado MCLO. I Consenso Brasileiro de Oxigenoterapia Domiciliar Prolongada/SBPT. J Pneumologia. 2000;26:341-50.

DOENÇAS RENAIS E DO TRATO GENITURINÁRIO

329
DISTÚRBIOS DA CONCENTRAÇÃO DO SÓDIO

■ PATRICIA SCHERER
■ BENTO C. SANTOS

RECEPTORES E FUNÇÕES DA ARGININA VASOPRESSINA

Receptor	Local	Ação
V2	• Células principais do túbulo coletor renal	• Inserção de canais de água (aquaporina 2) na membrana apical • Aumento da permeabilidade a H_2O
V1A	• Células musculares lisas • Plaquetas • Fígado	• Vasoconstrição • Agregação plaquetária • Gliconeogênese
V1B	• Hipófise anterior	• Liberação de hormônio adrenocorticotrófico

A osmolalidade plasmática efetiva ou tonicidade é determinada pela concentração de solutos capazes de gerar gradiente osmótico através das membranas celulares. Variações na tonicidade plasmática promovem movimentação de água entre os compartimentos, intra e extracelular. A água se move livremente entre esses compartimentos, a fim de manter o equilíbrio osmótico. O volume do líquido extracelular é dependente da quantidade do sódio corporal total. O sódio está praticamente restrito ao líquido extracelular e constitui o principal determinante da tonicidade plasmática. Modificações na concentração de sódio refletem variações no conteúdo de água corpórea total (ACT). As disnatremias, embora definidas pelo aumento ou redução na concentração plasmática de sódio, correspondem a distúrbios em que há excesso ou déficit de água. Os distúrbios do sódio são comuns em pacientes internados e estão associados a maior tempo de internação e aumento da mortalidade.

■ HIPONATREMIA (SÓDIO PLASMÁTICO < 136 mEq/L)

A hiponatremia é descrita em 1 a 15% dos pacientes internados, 38% dos pacientes críticos e em mais de 50% dos pacientes neurocirúrgicos.

> **ATENÇÃO!**
> A hiponatremia pode estar associada a diversas patologias sistêmicas e geralmente é acompanhada de hiposmolaridade.

A osmolaridade plasmática é mantida dentro de limites estreitos através da secreção da arginina vasopressina (AVP) e do mecanismo da sede. Em condições normais, pequenas alterações na osmolaridade plasmática, da ordem de 1%, são capazes de ativar vias neuroendócrinas responsáveis pela restauração da homeostase. A redução do volume circulante efetivo ativa barorreceptores também capazes de estimular a secreção de AVP. Essa via de regulação não osmótica contribui para a retenção de água livre observada na cirrose hepática, na insuficiência cardíaca (IC) e na síndrome nefrótica (SN).

A AVP é sintetizada no hipotálamo por neurônios localizados nos núcleos supraóptico e paraventricular e armazenada na hipófise posterior (neuro-hipófise). Há três isoformas de receptor nas quais a AVP atua como agonista efetivo: V1a, V1b (também chamado V3) e V2. O efeito antidiurético é mediado pelo receptor V2.

A ação da AVP sobre os receptores V2 pode ser inferida pela mensuração da osmolaridade urinária. Osmolaridade acima do limiar da diluição máxima (50-100 mOsm/L) sugere atividade hormonal antidiurética.

QUADRO CLÍNICO

As manifestações clínicas da hiponatremia são predominantemente neurológicas e podem manifestar-se quando a concentração plasmática de sódio cai abaixo de 130 mEq/L. O quadro clínico abrange desde distúrbios de marcha, alterações cognitivas, cefaleia, confusão mental, náuseas/vômitos até convulsão, insuficiência respiratória e coma. Classificada temporalmente em aguda (menos de 48 horas) e crônica (mais de 48 horas ou tempo de início indeterminado), quanto mais rápida a instalação, maior o risco de sintomas associados. A presença e a intensidade dos sintomas são os principais definidores da terapêutica.

A hiponatremia promove desvio intracelular de água com consequente edema cerebral. O mecanismo de compensação se desenvolve em questão de horas. Há extrusão de solutos orgânicos (inositol, taurina, sorbitol, glutamato, glutamina) de maneira a equalizar a osmolaridade intracelular e extracelular, minimizando o incremento no conteúdo celular de água. O mesmo mecanismo que protege o cérebro da hiponatremia também o torna suscetível à desmielinização osmótica diante de uma correção excessivamente rápida da hiponatremia. A síndrome de desmielinização osmótica pode ocorrer até vários dias após a correção agressiva da hiponatremia e independe da terapia utilizada. Ela deriva da desmielinização de neurônios pontinos e extrapontinos, levando a distúrbios neurológicos como plegia, paralisia pseudobulbar, convulsão, coma e morte. A insuficiência hepática (IH), a depleção de potássio e a desnutrição parecem atuar como fatores de risco para essa complicação.

A hiponatremia não é uma doença, mas um processo patológico decorrente da alteração na homeostase da água. As causas mais comuns de hiponatremia são: síndrome da antidiurese inadequada, polidipsia, diureticoterapia, insuficiência suprarrenal (IS), insuficiência cardíaca (IC) e IH. merece destaque a síndrome da antidiurese inadequada cujo diagnóstico implica a redução da osmolaridade efetiva (abaixo de 275 mOsm) e manutenção da osmolaridade urinária acima de 100 mOsm (na vigência de hiposmolaridade plasmática). A concentração de sódio urinário é maior do que 40 mEq/L (com dieta normal em sódio); as funções da suprarrenal e tiroidiana são normais, o uso de diurético é excluído e não há sinais de hipo ou hipervolemia. São características suplementares as concentrações plasmáticas reduzidas de ácido úrico plasmático (< 4 mg/dL) e ureia (< 20 mg/dL); a fração de excreção de sódio superior a 1%; a falha na correção da hiponatremia com NaCl 0,9% e a correção da hiponatremia com restrição hídrica. A fração de excreção de ácido úrico acima de 12% também tem sido apontada como elemento diagnóstico adicional na síndrome da antidiurese inadequada. Como exames básicos para avaliação da hiponatremia, devido à sua frequência, citam-se tiroxina livre (T₄L), tirotrofina (TSH) e cortisol.

TRATAMENTO

As estratégias terapêuticas tradicionais incluem a restrição hídrica, a infusão de solução de NaCl hipertônica (3%) e a administração de diurético de alça. É de suma importância limitar a velocidade de correção a 10-12 mmol/L por dia para evitar a síndrome de desmielinização osmótica. Em pacientes de alto risco para desmielinização osmótica, o limite para correção deve ser ainda menor: 8 mmol/L/dia.

Restrição hídrica

A restrição hídrica constitui o pilar terapêutico no manejo da hiponatremia crônica. A razão eletrolítica urina/soro (amostra isolada de urina) indica se o paciente encontra-se na fase antidiurética ou aquarética e ajuda a estimar o grau de restrição hídrica necessário para incrementar o sódio sérico.

$\dfrac{Na_{urinário} + K_{urinário}}{Na_{plasmático}}$	RAZÃO ELETROLÍTICA U/P	CONSUMO H₂O RECOMENDADO
	≥ 1	0 mL
	0,5-1	> 500 mL
	≤ 0,5	> 1 L

NaCl 3%

Nos pacientes com hiponatremia aguda ou sintomática grave, o tratamento inicial de escolha é a administração de bólus de solução salina hipertônica (NaCl 3%).

GUIDELINE AMERICANO	*GUIDELINE* EUROPEU
• Sintomas graves: NaCl 3% 100 mL em 10 minutos até 3×	• Sintomas graves: NaCl 3% 150 mL em 20 minutos 2-3×
• Sintomas moderados: NaCl 3% 0,5-2 mL/kg/h	• Sintomas moderados: NaCl 3% 150 mL 1×

Diuréticos de alça

Os diuréticos de alça são utilizados como estratégia complementar à restrição hídrica em pacientes portadores de hiponatremia crônica atribuída à síndrome da antidiurese inadequada. A dose inicial é de 20-40 mg e deve ser titulada conforme a variação do sódio plasmático e do *status* volêmico.

Vaptans

Os antagonistas não peptídicos do receptor da AVP (*Vaptans*) são inibidores competitivos que bloqueiam a inserção de aquaporina 2 na membrana apical das células principais e induzem aquarese. Com base no seu mecanismo de ação, os vaptans foram postulados como terapia-alvo no manejo de pacientes com hiponatremia crônica secundária à síndrome da antidiurese inadequada, IC e cirrose hepática. Contudo, estudos que analisaram o efeito clínico dos *Vaptans* não comprovaram impacto positivo em desfechos relevantes. Há ainda o risco de correção excessivamente rápida da hiponatremia e a potencial toxicidade hepática. Atualmente, há divergências acerca de sua indicação clínica. O *Guideline* Europeu para manejo de hiponatremia desencoraja o uso dos *Vaptans*, e o Americano reserva os *Vaptans* como terapia de segunda linha nos casos em que a restrição hídrica falhou (ver algoritmo na Figura 329.1).

ANTAGONISTAS DO RECEPTOR VASOPRESSINA						
Fármaco	Dose	Receptor	Via	Volume urinário	Osmolaridade urinária	Excreção Na/24 h
Conivaptan	20 mg-30min 20 mg/d – 4 d	V₁ₐ V₂	IV	↑	↓	=
Tolvaptan	15-60 mg/d	V₂	VO	↑	↓	=

Impacto das soluções de uso comum sobre o sódio plasmático

Em pacientes hospitalizados, a administração de soluções hipotônicas não adequadas às suas necessidades pode causar hiponatremia. Ao empregar soluções de reposição, é importante estimar o seu impacto sobre o sódio plasmático (observar na Tabela 329.1).

TABELA 329.1 ■ Características de soluções

Solução	[Na+] mEq/L	DISTRIBUIÇÃO NO LÍQUIDO EXTRACELULAR %
NaCl 3% em água	513	100*
NaCl 0,9% em água	154	100
Ringer-lactato®	130	97
NaCl 0,45% em água	77	73
Glicose 5% em água	0	40

*Adicionalmente à sua completa distribuição pelo compartimento extracelular, essas soluções induzem remoção osmótica de água do compartimento intracelular.

Na Tabela 329.2, estima-se a ACT/L como fração do peso corpóreo.

TABELA 329.2 ■ Água corpórea total (em litros) estimada como fração do peso corpóreo

	FRAÇÃO DO PESO CORPÓREO		
	Criança	Adulto	Idoso
Sexo masculino	0,6	0,6	0,5
Sexo feminino	0,6	0,5	0,455

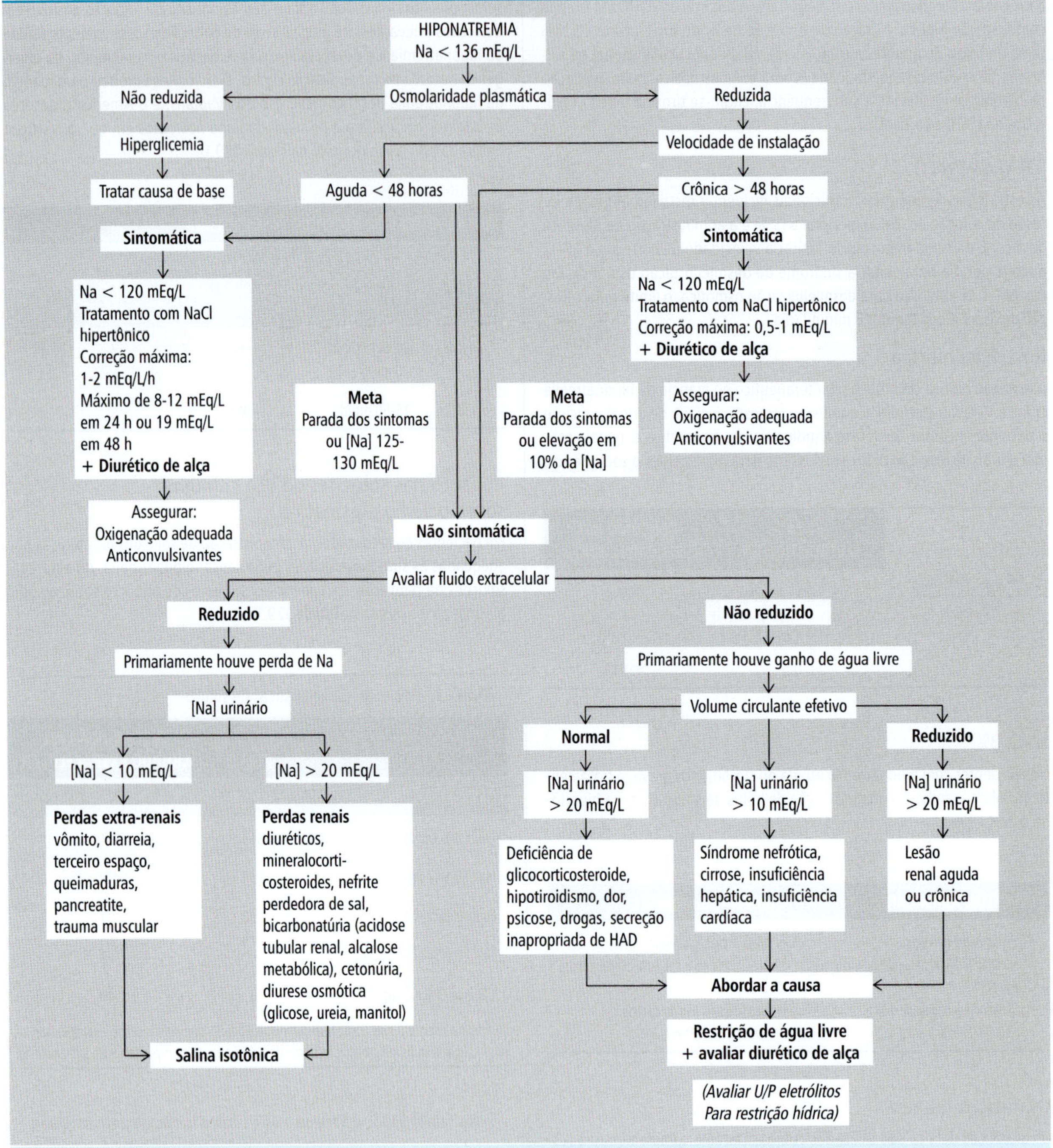

FIGURA 329.1 ■ Algoritmo para abordagem diagnóstica e tratamento da hiponatremia.

■ HIPERNATREMIA (SÓDIO PLASMÁTICO >145 mEq/L)

O aumento da concentração plasmática de sódio é uma anormalidade eletrolítica comum, encontrada mais frequentemente em crianças e idosos. A hipernatremia decorre do déficit de água e pode ser consequente à alteração no mecanismo da sede, à dificuldade de acesso a água e/ou a perdas hídricas renais ou extrarrenais excessivas. Em geral, esse distúrbio metabólico não se desenvolve quando os mecanismos da sede estão intactos e o paciente tem livre acesso à água. São causas de hipernatremia: hiperalimentação via enteral, coma hiperosmolar não cetótico, lesão renal aguda (LRA), lesão tubular renal, desidratação e diabetes insipido (DI) central ou nefrogênico.

TABELA 329.3 ■ Fórmulas para o manuseio da hiponatremia

FÓRMULA	USO CLÍNICO
Variação [Na] sérico = (Na infundido) − (Na sérico) / ACT + 1	Estima o efeito de 1 litro de qualquer solução no Na sérico
Variação [Na] sérico = (Na + K infundido) − (Na sérico) / ACT + 1	Estima o efeito de 1 litro de qualquer solução contendo Na e K no Na sérico

QUADRO CLÍNICO

A hipernatremia resulta do déficit de água livre e, em adultos, ocorre como consequência de um processo mórbido. Na presença de hipernatremia (Na > 145 mEq/L) e hiperosmolalidade (osmolalidade plasmática > 295 mOsm/kg), a urina inapropriadamente diluída (osmolalidade urinária < 150 mOsm/kg) indica comprometimento do mecanismo de concentração urinária consistente com DI. Em contrapartida, a hipernatremia associada à urina adequadamente concentrada (osmolalidade urinária > 700 mOsm/kg) indica prejuízo do mecanismo da sede ou do acesso à água.

A hipernatremia também é classificada temporalmente em aguda (menos de 48 horas) e crônica (mais de 48 horas ou tempo de início indeterminado). Assim como na hiponatremia, os sintomas neurológicos são os mais marcantes e caracterizam-se por alteração do estado mental, irritabilidade, espasmo muscular, hiper-reflexia, espasticidade, convulsão (em crianças), febre, náuseas/vômitos e alterações no padrão respiratório. A hipernatremia pode determinar aumento da morbimortalidade.

ATENÇÃO!

A mortalidade entre os adultos com concentração de sódio plasmático superior a 160 mEq/L durante período maior do que 48 horas é de cerca de 60%.

Na fase inicial da hipernatremia, o líquido do espaço intracelular move-se para o extracelular para restabelecer o equilíbrio osmótico. Nessa fase inicial, as células perdem volume. No cérebro, essa perda de volume celular pode determinar a tração da delicada vasculatura do sistema nervoso com consequente dano. Os mecanismos iniciais de adaptação do cérebro para evitar a perda de água celular envolvem o aumento de eletrólitos intracelulares (sódio, potássio e cloreto). Cronicamente, cerca de 60% do aumento da osmolaridade das células cerebrais é determinado pela geração dos osmóis orgânicos. Esses mecanismos são os mesmos que atuam na hiponatremia, porém em sentido inverso. Os pacientes de maior risco para hipernatremia grave são idosos, portadores de alteração do estado mental (mais propensos à hipodipsia), diabéticos descompensados, poliúricos.

Em pacientes internados, uso de infusões hipertônicas, alimentação enteral, diurético osmótico e lactulose colaboram para a ocorrência da hipernatremia.

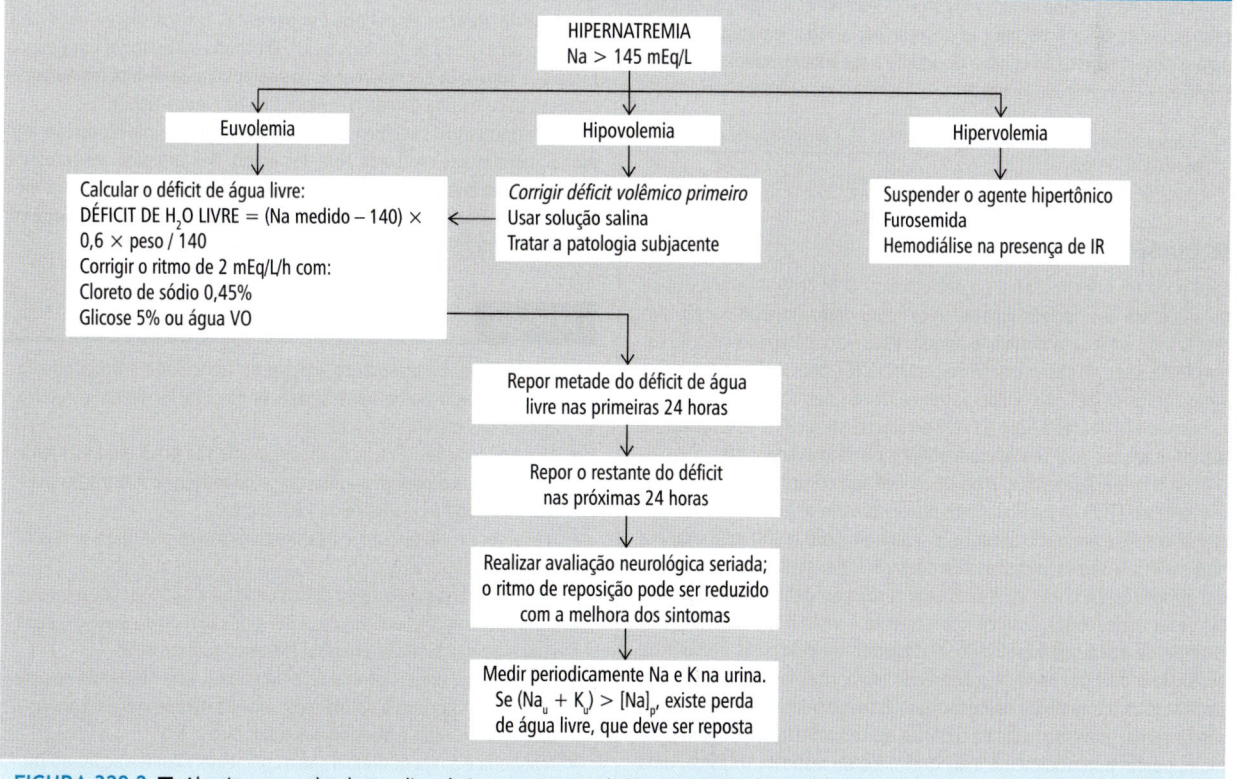

FIGURA 329.2 ■ Algoritmo para abordagem diagnóstica e tratamento da hipernatremia.

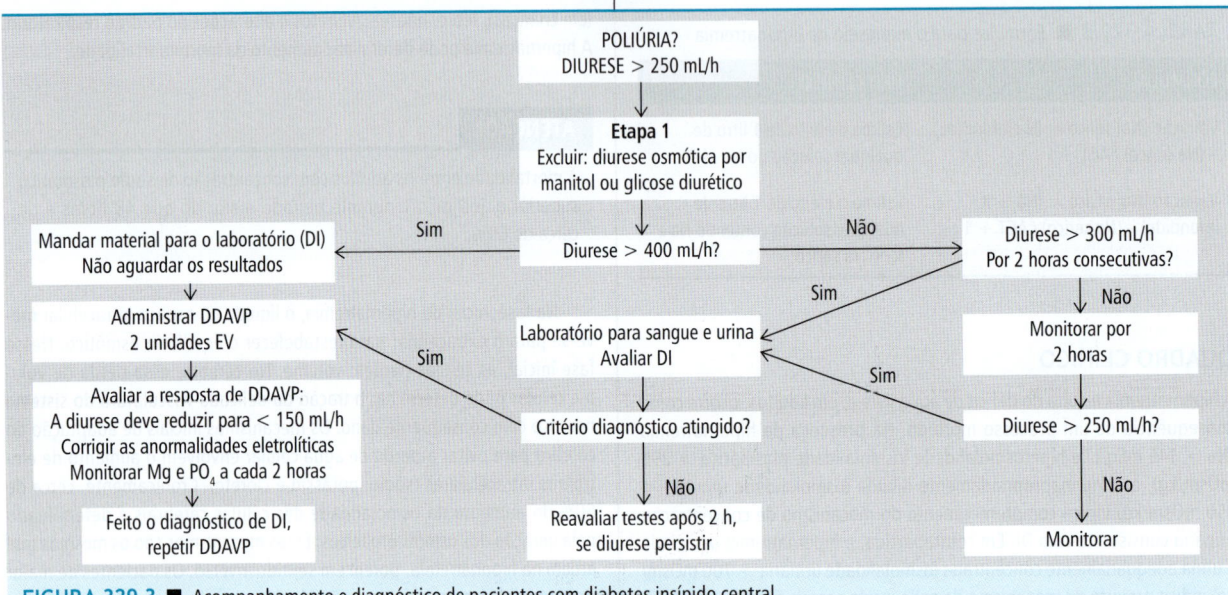

FIGURA 329.3 ■ Acompanhamento e diagnóstico de pacientes com diabetes insípido central.

TRATAMENTO

O tratamento da hipernatremia consiste em expansão volêmica em caso de hipovolemia e na correção do déficit de água livre. Os mecanismos de adaptação cerebral devem ser respeitados, portanto a velocidade de reposição de água livre deve ser paulatina, para evitar distúrbios neurológicos.

Caso seja utilizada solução hipotônica contendo eletrólitos, as concentrações de Na e K da solução deverão ser levadas em consideração para o cálculo correto do volume de líquido a ser administrado:

$$\text{Volume de líquido hipotônico necessário (litros)} = \frac{\Delta[Na^+]^* \times H_2O \text{ corporal total}}{[Na^+]_{plasmático} - [Na^+ + K^+]_{solução}}$$

■ DIABETES INSÍPIDO

O DI pode ter origem central ou nefrogênica. O DI central caracteriza-se pela falência dos núcleos hipotalâmicos e/ou da neuro-hipófise em sintetizar e/ou secretar o hormônio antidiurético – AVP. Dependendo da extensão da lesão no sistema nervoso central (SNC), podem ser encontrados vários graus de poliúria e hipernatremia. No DI nefrogênico, os túbulos renais são resistentes à ação da AVP e caracteristicamente esse quadro é menos grave que o DI central, com poliúria discreta a moderada.

Há três tipos de evolução do DI central após cirurgia ou trauma craniencefálico (TCE). A mais comum, observada em pelo menos 50% dos casos, consiste em início abrupto, e a poliúria (200 a 800 mL/hora) e a hipernatremia são as primeiras manifestações. Em geral, ocorrem dentro das primeiras 24 horas da lesão, com resolução dentro de 3 a 5 dias (às vezes mais longo). Esse comportamento é visto normalmente após cirurgia de adenoma hipofisário. O segundo modelo mais comum de evolução é o DI permanente, observado em aproximadamente 1/3 dos pacientes com trauma ou neurocirurgia. Esses pacientes apresentam lesão proximal grave da haste da hipófise ou no hipotálamo. O menos comum, porém potencialmente mais grave, é o de resposta trifásica. Uma fase diurética inicial com duração variável (horas até cinco dias); uma fase antidiurética, por provável liberação da AVP das terminações axonais lesadas (horas a dias); e um período final de poliúria que pode ser permanente ou se resolver com o tempo. Esse curso trifásico transforma a correta reposição volêmica desses pacientes em um desafio, pois uma reposição vigorosa de volume na segunda fase pode determinar hipervolemia e por vezes hiponatremia com graves consequências.

O início abrupto de poliúria em pacientes críticos sugere glicosúria, excreção do excesso de líquidos ou DI. O achado laboratorial mais importante que sugere DI é a hipernatremia acompanhada de hiperosmolaridade plasmática e urina diluída (ver algoritmo na Figura 329.2).

O tratamento específico do DI central consiste na reposição hormonal, geralmente realizada com desamino, D-8 arginina vasopressina (DDAVP) – um análogo sintético com meia-vida mais longa e menos efeito vasoconstritor em relação ao hormônio nativo. A dose inicial pode ser 1-2 μg, e o intervalo de dose é variável (8-24 h) (Figura 329.3).

> **REVISÃO**
>
> - A osmolalidade plasmática efetiva ou tonicidade é determinada pela concentração de solutos capazes de gerar gradiente osmótico através das membranas celulares.
> - As manifestações clínicas da hiponatremia são predominantemente neurológicas e podem manifestar-se quando a concentração plasmática de sódio cai abaixo de 130 mEq/L.
> - A presença e a intensidade dos sintomas são os principais definidores da terapêutica.
> - A hipernatremia decorre do déficit de água e pode ser consequente à alteração no mecanismo da sede, à dificuldade de acesso à água e/ou a perdas hídricas renais ou extrarrenais excessivas.
> - O DI pode ter origem central ou nefrogênica, caracterizando-se pela falência dos núcleos hipotalâmicos e/ou da neuro-hipófise em sintetizar e/ou secretar o hormônio antidiurético – AVP.
> - A poliúria e a hipernatremia são as primeiras manifestações do DI.

LEITURAS SUGERIDAS

Adrogué HJ, Madias NE. Hyponatremia. N Engl J Med. 2000;342(21):1581-9.

Berl T, Shrier RW. Disorders of water metabolism. In: Shrier RW, editor. Renal and electrolyte disorders. Boston: Little, Brown and Company; 1992. p.1-87. v. 1.

Berl T. Treating hyponametria: damned if we do and damned if we don't. Kidney Int. 1990;37:1006-18.

Decaux G, Soupart A, Vassart G. Non-peptide arginine-vasopressin antagonists: the vaptans. Lancet. 2008;371(9624):1624-32. Review.

Furst H, Hallows KR, Post J, Chen S, Kotzker W, Goldfarb S, et al. The urine/plasma electrolyte ratio: a predictive guide to water restriction. Am J Med Sci. 2000;319(4):240-4.

Halperin ML, Goldestein MB. Fluid, electrolyte and acid-base physiology, a problem based approach. Philadelphia: W.B. Saunders; 1994.

Hoorn EJ, Zietse R. Diagnosis and treatment of hyponatremia : compilation of the guidelines . J Am Soc Nephrol. 2017;28(5):1340-9.

Jovanovich AJ, Berl T. Where vaptans do and do not fit in the treatment of hyponatremia. Kidney Int. 2013;83(4):563-7.

Santos BC, Andrei Jr MR. Distúrbios na concentração plasmática de sódio. In: Knobel E, editor. Condutas no paciente grave. São Paulo: Atheneu; 1999. v. 1.

Verbalis JG, Goldsmith SR, Greenberg A, Schrier RW, Sterns RH. Hyponatremia treatment guidelines 2007: expert panel recommendations. Am J Med. 2007;120(11 Suppl 1):S1-21.

330

LESÃO RENAL AGUDA

- MARCELINO DE SOUZA DURÃO JUNIOR
- MIRIAN A. BOIM
- OSCAR PAVÃO
- NESTOR SCHOR

Síndrome caracterizada pelo declínio rápido (horas a semanas) do ritmo de filtração glomerular e pela retenção de compostos nitrogenados. Em aproximadamente 50 a 70% dos casos, ocorre oligúria (diurese < 400 mL/dia). A função renal se recupera de forma espontânea em 90% dos pacientes em torno de três semanas, 5% apresentam perda irreversível e o restante a recupera apenas parcialmente. Algumas séries relatam mortalidade em torno de 50%, podendo alcançar 80% no ambiente de terapia intensiva, nas quais a lesão renal aguda (LRA) frequentemente se associa à síndrome da disfunção de múltiplos órgãos e sistemas (DMOS).

ATENÇÃO!

Mais recentemente, a comunidade internacional sugeriu mudança da nomenclatura para lesão, ou LRA, transmitindo a necessidade de diagnóstico mais precoce, previamente à insuficiência estabelecida, com elevações de creatinina sérica (CrS) de 0,3 mg/dL.

CLASSIFICAÇÃO E ETIOLOGIA

PRÉ-RENAL

Causa mais comum de LRA (55-60%), é corrigida rapidamente após o restabelecimento da perfusão renal e da pressão de filtração glomerular.

1 | Diminuição do volume intravascular: baixa ingestão ou oferta de água, perdas renais (diuréticos, doença renal intrínseca, diabetes insípido [DI]), extrarrenais (gastrintestinais, grande queimado, hemorragia) e perdas para o 3º espaço (pancreatite, peritonite, hipoalbuminemia).

2 | Estados de baixo débito cardíaco (DC): choque cardiogênico, embolia pulmonar (EP), tamponamento cardíaco e arritmias.

3 | Situações de resistência vascular sistêmica (RVS) diminuída: sepse, insuficiência hepática (IH) e anafilaxia.

RENAL (INTRÍNSECA)

Aproximadamente 40% dos pacientes com LRA apresentam lesão do parênquima renal. Desses casos, 90% são em decorrência de lesão tubular mediada por isquemia e/ou nefrotoxicidade (drogas, antibióticos, contrastes, pigmentos ou quimioterápicos), entidade clínica denominada necrose tubular aguda (NTA). Outras doenças que acometem os vasos renais (trombose, tromboembolia, ateroembolia), a microvasculatura (vasculites e microangiopatias trombóticas), os glomérulos (em geral, as glomerulonefrites rapidamente progressivas) e as doenças tubulointersticiais podem também determinar a perda aguda da função renal.

PÓS-RENAL

Menos de 5% dos casos de LRA decorrem de obstáculos ao fluxo urinário e são determinados pela obstrução ureteral (bilateral ou de rim único), da bexiga (óstios ureterais ou colo) ou da uretra. Promovem obstrução do trato urinário: cálculos; coágulos; cristais; edema; fibrose; tumores; infecções; necrose papilar; e hipertrofia prostática.

QUADRO CLÍNICO E DIAGNÓSTICO

Ao se detectar quadro de azotemia (elevação das escórias nitrogenadas, especificamente CrS e ureia sérica), por vezes, torna-se difícil o diagnóstico diferencial entre LRA e insuficiência renal crônica. Doença renal prévia, fadiga crônica, anorexia, prurido, pele seca, palidez, poliúria/nictúria e rins pequenos na ultrassonografia (US) são alguns dos sinais, sintomas e achados que sugerem IRC. A história do paciente com LRA frequentemente é pobre. Investigação para exposição a nefrotoxinas e determinação do estado de hidratação e do desempenho cardiovascular são elementos iniciais na busca de sua etiologia, bem como os antecedentes de infecção, a pesquisa de sinais e sintomas sistêmicos, a presença de hemoptise, artropatias, alterações da pele, gastrenterite, dor óssea e muscular, hematúria macroscópica, dor e massa abdominal palpável.

ATENÇÃO!

Todo paciente com diagnóstico de azotemia deve ter a urina examinada (presença de leucocitúria, hematúria, albumina e imunoglobulinas, cristalúria ou cilindros), com pesquisa de dismorfismo eritrocitário e eosinofilúria; exame de imagem deve ser realizado em geral, em geral US dos rins (avaliar dimensões) e das vias urinárias (presença de dilatações).

Algumas vezes, são necessários exames mais complexos, como Doppler de vasos renais, cintilografia, tomografia computadorizada (TC), ressonância magnética (RM) e angiografia, para a elucidação diagnóstica. A biópsia renal é o único exame capaz de estabelecer com precisão a etiologia da LRA intrínseca e deve ser realizada nos pacientes cuja etiologia for indeterminada ou a duração da LRA for prolongada.

LRA PRÉ-RENAL X NTA

Frequentemente, testes bioquímicos na urina e sangue são utilizados na tentativa de diferenciar LRA pré-renal de NTA isquêmica ou nefrotóxica. O teste mais sensível é a determinação da fração de excreção de sódio ($FE_{Na} = U \times P_{Cr}/P_{Na} \times U_{Cr}$). Pacientes com LRA pré-renal geralmente mostram $FE_{Na} < 1\%$, denotando integridade funcional tubular, ao passo que aqueles com NTA apresentam $FE_{Na} > 1\%$. Em até 20% dos indivíduos com NTA não oligúrica (diurese > 400 mL/ dia), a FE_{Na} é < 1, principalmente em situações como sepse, contraste, rabdomiólise e queimados, talvez em virtude de intensa vasoconstrição renal, baixo fluxo tubular e lesão heterogênea do parênquima renal. Contudo, a FE_{Na} pode ser > 1% nos pacientes com LRA pré-renal que receberam diurético, apresentam bicarbonatúria, glicosúria e cetoacidose diabética (CAD). Mais recentemente, vêm sendo utilizados biomarcadores que se alteram de modo precoce (antes da elevação da creatinina sérica), como cistatina, NGAL, KIM-1 e outros.

■ TRATAMENTO

LRA PRÉ-RENAL

Devem-se corrigir rapidamente a hipovolemia (infusão de cristaloides, coloides e transfusão, quando pertinentes) e os distúrbios hemodinâmicos subjacentes (inotrópicos, substâncias vasoativas, trombolíticos, suporte mecânico – balão intraaórtico), evitando-se estado prolongado de hipoperfusão renal e evolução para NTA.

LRA RENAL

Determinadas doenças requerem tratamentos específicos, como glomerulonefrites, nefrites tubulointersticiais e vasculites (corticosteroides, imunossupressores e plasmaferese). Serão discutidas aqui especificamente as medidas direcionadas ao manuseio da NTA.

Prevenção

Identificar os pacientes de risco (idosos, diabéticos, sépticos, hepatopatas, nefróticos e cardiopatas), minimizar a exposição a substâncias nefrotóxicas (anti-inflamatórios não hormonais [AINH] e aminoglicosídeos), limitar a utilização de procedimentos invasivos (contraste) e otimizar o volume intravascular e o desempenho cardiovascular, quando necessário.

Medidas específicas

Dopamina

Sua utilização na dose de 0,5 a 3 mg/kg/minuto ("dose dopaminérgica") tem sido preconizada na profilaxia e no tratamento da oligúria da NTA. Apesar de aumentar o fluxo sanguíneo renal e a excreção de sódio em indivíduos normais, estudos clínicos não demonstraram benefícios claros na prevenção e no curso da LRA isquêmica ou nefrotóxica.

Diuréticos

Embora possa reverter o quadro de oligúria da NTA e até diminuir a necessidade de diálise em algumas situações, o emprego de diuréticos de alça não parece alterar a história e o desfecho dos pacientes com LRA (dose de furosemida: 5 a 40 mg/hora, preferencialmente em infusão contínua).

Manitol

Às vezes utilizado preventivamente ou na fase inicial da NTA com o intuito de reverter a oligúria (15 a 50 g), o uso de manitol não se mostrou útil em estudos prospectivos e randomizados.

Bloqueadores de canal de cálcio (verapamil, diltiazem, nifedipina)

Determinam proteção apenas quando administrados profilaticamente em situações específicas, como no transplante renal.

Peptídeo atrial natriurético

Possui várias ações ao longo do néfron, como diminuição da reabsorção de sódio (diminui o consumo de O_2), vasodilatação da arteríola aferente, vasoconstrição eferente (aumenta a pressão hidrostática glomerular), aumento do K_f (coeficiente de ultrafiltração) e redistribuição do fluxo sanguíneo medular. Em estudo clínico multicêntrico, a administração do peptídeo não promoveu melhora na mortalidade ou na necessidade de diálise, apesar de, inicialmente, parecer benéfico na população de pacientes oligúricos.

Fatores de crescimento

O emprego de fatores de crescimento (especialmente fator de crescimento epidermal [EGF, do inglês *epidermal growth factor*], fator de crescimento insulina-símile I, [IGF-I, do inglês *insulin-like growth factor-I*] e fator de crescimento de hepatócitos [HGF, do inglês *hepatocyte growth factor*]) atenuou a lesão renal, acelerou a recuperação da função e estrutura renais e diminuiu a mortalidade em diversos protocolos experimentais. Infelizmente, em estudos clínicos, a administração de IGF-I não determinou resultados positivos evidentes.

Diversas estratégias têm sido desenvolvidas com sucesso no tratamento da LRA experimental, porém ainda necessitam de comprovação clínica:

- Antagonistas do receptor de endotelina: diminuem a vasoconstrição intrarrenal.
- Peptídeos RGD, como arginina, glicina e ácido aspártico: evitam que as células descamadas se agrupem, formem cilindros e obstruam os túbulos renais.
- Superóxido dismutase e catalase: diminuem lesão oxidativa (*scavengers* de espécies reativas de oxigênio).
- Anticorpo antimolécula de adesão intercelular-I (anti-ICAM-I): molécula de adesão intercelular, que inibe a adesão de leucócitos ao endotélio vascular e a infiltração do parênquima renal por polimorfonucleares (PMNs).
- Reposição de nucleotídeos de adenina – trifosfato de adenosina (ATP)-$MgCl_2$: repõem fatores energéticos e melhoram a hemodinâmica glomerular.
- Inibidores da óxido nítrico (NO) sintase: diminuem a produção excessiva de NO, atenuando a lesão do epitélio tubular.

LRA PÓS-RENAL

O principal objetivo do tratamento da LRA pós-renal é a desobstrução das vias urinárias o mais precocemente possível. O procedimento indicado dependerá da doença e do nível anatômico da obstrução (cateterização vesical, passagem de cateter duplo J, nefrolitotomia e nefrostomia).

■ TRATAMENTO DAS COMPLICAÇÕES NA LRA

HIPERCALEMIA

Deve restringir-se oferta de potássio (dieta, soros e suplementos) e evitar fármacos que potencialmente aumentem seu nível sérico, como diuréticos poupadores de potássio (amilorida, espironolactona e triantereno), inibidores da enzima conversora de angiotensina (IECA) ou bloqueadores do receptor da angiotensina, heparina, penicilina G potássica, antagonistas beta-adrenérgicos e pentamidina. Na vigência de alterações eletrocardiográficas, deve-se administrar gluconato ou cloreto de cálcio a 10%, antagonizando, dessa forma, os efeitos da hipercalemia sobre o sistema de condução e a repolarização miocárdica (uma ampola em 5 a 10 minutos; repetir em 10 minutos, se necessário). Concomitantemente, devem-se iniciar medidas que promovam a captação intracelular de potássio, diminuindo temporariamente seus níveis plasmáticos, tais como: administração de beta-agonistas (salbutamol: 0,5 mg – de preferência, por via inalatória), de solução polarizante – insulina regular (5-10 UI) mais glicose (25 a 50 g), infundida em 15 minutos, e de bicarbonato de sódio (100 a 150 mEq) em 5 minutos. Em pacientes com diurese, a hidratação cautelosa associada ao emprego de diuréticos de alça promove a caliurese e, assim, a sua remoção definitiva do organismo. O uso de resinas trocadoras de potássio proporciona a remoção definitiva de potássio via trato gastrintestinal (TGI) (15 a 30 g, VO; ou 30 a 60 g sob enema de retenção, a cada quatro ou oito horas).

DISTÚRBIOS DA ÁGUA E SÓDIO

A maioria dos pacientes com LRA perde a habilidade de concentração e diluição urinárias, e a excreção de sódio é limitada. Hiponatremia (mais comum) e hipernatremia são observadas nos indivíduos com LRA e, com frequência, decorrem da oferta excessiva de água livre e da restrição ou abuso de diuréticos, respectivamente. A hipervolemia deve ser tratada com restrição de sal e água e administração de diuréticos de alça.

ACIDOSE METABÓLICA

Aproximadamente 70 a 100 mEq de ácidos se originam quase exclusivamente do metabolismo proteico e são excretados por dia pelos rins para a manutenção do equilíbrio acidobásico. A presença de acidose metabólica precoce e de grande magnitude não deve ser atribuída com exclusividade à LRA até que outras causas (principalmente acidose láctica) possam ser excluídas. A administração de bicarbonato de sódio na forma isotônica é preferível àquela na forma hipertônica, devido ao risco de hipernatremia.

DISTÚRBIOS DE ÍONS DIVALENTES

A hipocalcemia frequentemente está presente na LRA em virtude da diminuição da produção de 1,25 hidroxivitamina D pelos rins, reduzindo a absorção intestinal de cálcio. Hipomagnesemia (nefrotoxicidade por aminoglicosídeos, anfotericina B e cisplatina), diminuindo a liberação de PTH, hipoparatiroidismo funcional e transfusão de derivados de sangue são outras causas que determinam hipocalcemia. Geralmente, a reposição de 3 a 4 g/dia é suficiente na maioria das situações, e a reposição parenteral só se torna necessária em casos de hipocalcemia sintomática (tetania e arritmia). O acúmulo de fósforo ocorre na insuficiência renal (IR), e hiperfosfatemia grave pode ocorrer principalmente na vigência de estados hipercatabólicos, rabdomiólise e na síndrome da lise tumoral. O tratamento consiste na restrição de proteínas, quando pertinente, e no uso de quelantes de fósforo (alumínio, carbonato ou acetato de cálcio) adicionados às refeições.

ASPECTOS NUTRICIONAIS

Não se devem restringir proteínas no paciente renal agudo hipercatabólico com o intuito de prevenir o aparecimento de sinais e sintomas urêmicos ou postergar o início do tratamento dialítico. Para pacientes mais estáveis (LRA não complicada), a restrição mínima aceitável situa-se ao redor de 0,6 a 0,8 g/kg de peso/dia. Indivíduos com LRA e em diálise podem necessitar de até 2 g/kg de peso/dia de proteínas na alimentação.

SANGRAMENTOS

A uremia determina várias alterações na hemostasia, principalmente na função plaquetária, predispondo os pacientes com LRA a sangramentos, tais como petéquias, equimoses, epistaxe, sangramento de gengivas, em locais de punção, hemorragia gastrintestinal, hematoma retroperitoneal e cerebral e pericardite hemorrágica. Algumas opções terapêuticas, associadas ao início do tratamento dialítico, são preconizadas: correção da anemia, mantendo-se o hematócrito (Ht) > 30%, por meio da administração de eritropoietina ou de transfusão; DDAVP (0,3 mg/kg, via IV, a cada oito ou 12 horas), estrogênio (0,6 mg/kg, IV, durante 5 dias) e transfusão de crioprecipitado e de plaquetas.

ASPECTOS GERAIS

Na avaliação do paciente com LRA, é fundamental que, na medida do possível, seja suspenso o uso de substâncias nefrotóxicas e se faça a correção da dose e dos intervalos de administração daquelas que possuam eliminação renal.

TRATAMENTO DIALÍTICO NA LRA

As principais indicações de tratamento dialítico na LRA são a hiperpotassemia, a hipervolemia e a acidose metabólica refratárias ao tratamento clínico, e a presença de síndrome urêmica (anorexia, náuseas, vômitos, gastrite, sangramentos e serosites – pericardite, letargia, *flapping* e rebaixamento do nível de consciência). Recomenda-se, ainda, a leitura do Capítulo 337, Métodos dialíticos.

REVISÃO

- A LRA, síndrome caracterizada pelo declínio rápido do ritmo de filtração glomerular e pela retenção de compostos nitrogenados, é de recuperação espontânea na maioria dos casos; contudo, pode ser letal no ambiente de terapia intensiva quando associada à DMOS.
- Classifica-se em pré-renal, renal (com lesão tubular por isquemia e/ou nefrotoxidade, NTA e outras doenças renais e tubulointersticiais) e pós-renal (com obstrução ureteral, da bexiga ou da uretra por cálculos, coágulos, edema, fibrose, tumores, infecções, necrose papilar e hipertrofia prostática).
- O quadro clínico se assemelha ao da insuficiência renal crônica. Exames laboratoriais e de imagem podem confirmar o diagnóstico, e a biópsia renal determina a etiologia da LRA.
- Sempre que possível, evitando o uso de substâncias nefrotóxicas, o tratamento contempla: a correção da hipovolemia e dos distúrbios hemodinâmicos na LRA pré-renal; a abordagem específica para certas etiologias da LRA renal; a desobstrução das vias urinárias na LRA pós-renal.
- As complicações da LRA (hipercalemia, distúrbios de água e sódio, acidose metabólica, distúrbios de íons divalentes, sangramentos) têm abordagem própria.
- O tratamento dialítico da LRA está indicado na síndrome urêmica e na presença de hiperpotassemia, hipervolemia e acidose metabólica que não respondam ao tratamento clínico.

331
LITÍASE RENAL: DIAGNÓSTICO E TRATAMENTO

■ ITA PFEFERMAN HEILBERG
■ NESTOR SCHOR

A formação de cálculos no trato urinário resulta de fatores epidemiológicos, bem como de modificações físico-químicas da urina e distúrbios metabólicos. São fatores epidemiológicos: condições de clima, atividade física, ocupação, imobilização prolongada e fatores dietéticos e genéticos. Existe maior propensão à formação de cálculos renais durante o verão e em pessoas com hábitos sedentários. Algumas profissões em que o indivíduo fica exposto a ambientes com reduzida umidade relativa do ar e calor excessivo também facilitam a litogênese. O sexo masculino é acometido por calculose em taxa de 2:1 ou 3:1 em relação ao feminino. A dieta contribui para a litogênese, quando inadequada e, especialmente, quando existem desvios importantes do hábito alimentar. O excesso de proteína animal na dieta facilita a formação de cálculos, à medida que reduz o pH e o citrato urinários, além de elevar calciúria, oxalúria e uricosúria. O aumento na ingestão de sal também acarreta aumento na excreção de cálcio, predispondo à litíase. No que se refere à restrição de cálcio, que no passado era preconizada para pacientes hipercalciúricos, observou-se, recentemente, que não tem efeito benéfico reduzindo a formação de cálculos, porque menor ingestão dessa substância leva à maior absorção intestinal de oxalato livre, não ligado ao cálcio, que, por sua vez, eleva a excreção urinária de oxalato e, consequentemente, a cristalização do oxalato de cálcio. A redução do volume urinário decorrente da reduzida ingestão de líquidos ao longo do dia acentua sua supersaturação, facilitando a cristalização e a formação de cálculos. Também é observado que cerca de 50% dos pais, irmãos e filhos de pacientes litiásicos apresentam a doença.

Os fatores físico-químicos ditam as condições que resultam na cristalização de solutos no interior dos túbulos e no sistema coletor renal. A formação de cálculos, em última análise, é consequente ao desequilíbrio entre as condições de supersaturação e de inibição da cristalização urinária. Grande parte dos solutos existentes na urina de indivíduos normais está em condições de supersaturação. Esta decorre dos fatores gerais, já expostos, dos estados de hiperexcreção, do volume urinário reduzido, das alterações do pH e, ainda, da deficiência dos inibidores da cristalização. As substâncias inibidoras agem na superfície do cristal já formado, diminuindo seu crescimento ou complexando-se com os solutos e controlando a supersaturação; quando ocorre a cristalização, substâncias inibidoras podem modificar o meio e impedir a formação do cálculo.

■ DISTÚRBIOS METABÓLICOS

Os fatores metabólicos envolvidos na litogênese urinária são atualmente diagnosticáveis em 80 a 95% das vezes e resultam de alterações funcionais renais e doenças sistêmicas ou idiopáticas. Por seu elevado índice e fácil detecção, esses distúrbios têm sido enfatizados na investigação da calculose. Por meio da sua elucidação, é possível instituir o tratamento clínico e prevenir a recorrência da doença. A Tabela 303.1 apresenta os critérios laboratoriais diagnósticos para os vários distúrbios metabólicos detalhados a seguir.

TABELA 303.1 ■ Critérios laboratoriais diagnósticos

HIPERCALCIÚRIA IDIOPÁTICA
- Cálcio urinário > 4 mg/kg/24 h para ambos os sexos (adultos/crianças) ou > 250 mg/24 h (mulheres) ou > 300 mg/24 h (homens), na vigência de normocalcemia

HIPERPARATIROIDISMO PRIMÁRIO
- Hipercalcemia associada à elevação de paratormônio

HIPEREXCREÇÃO DE ÁCIDO ÚRICO
- Ácido úrico > 750 mg/24 h (mulheres) ou > 800 mg/24 h (homens)

HIPOCITRATÚRIA
- Citrato urinário < 320 mg/24 h

HIPEROXALÚRIA
- Oxalato urinário > 45 mg/24 h

CISTINÚRIA
- Tipo I (ou A): 0-100 μmoles/g Cr (urina de 24 h)
- Não tipo I (ou B):
  - antiga tipo II: > 900 μmoles/g Cr (urina de 24 h)
  - antiga tipo III: 100-900 μmoles/g Cr (urina de 24 h)

ACIDOSE TUBULAR RENAL DISTAL
- pH urinário de jejum de 12 h > 5,5 + acidose metabólica espontânea ou induzida por teste com cloreto de amônio (prova de acidificação)

HIPERCALCIÚRIA IDIOPÁTICA

A hipercalciúria pode ser decorrente de hipercalcemia, como no caso de doenças sistêmicas, como hiperparatiroidismo, sarcoidose, acromegalia, hipertiroidismo, tumores malignos, etc. A presença de nefrolitíase não é tão comum em hipertiroidismo e doenças malignas devido à curta duração da hipercalcemia. Em todas essas condições, a doença de base deve ser tratada. O distúrbio metabólico mais comum entre pacientes litiásicos é a hipercalciúria idiopática, definida pela excreção urinária de cálcio maior do que 4 mg/kg/24 horas ou superior a 250 e 300 mg/24 horas para mulheres e homens, respectivamente, na ausência de hipercalcemia. Sua avaliação deve ser feita pela dosagem de cálcio em pelo menos duas urinas de 24 horas, considerando-se o maior valor para caracterizar o distúrbio metabólico.

A hipercalciúria idiopática pode resultar da redução na reabsorção tubular de cálcio (hipercalciúria de jejum ou renal), da elevação na absorção intestinal de cálcio ou do aumento da reabsorção óssea. Esses três mecanismos podem coexistir em maior ou menor magnitude em cada paciente. O aumento primário na absorção intestinal de cálcio, também denominado hiperabsorção intestinal de cálcio, resulta em elevação transitória dessa substância circulante e supressão do paratormônio (PTH), com consequente aumento da excreção urinária de cálcio. A participação da vitamina D nesse fenômeno ainda permanece controversa; alguns autores argumentam que a hiperabsorção intestinal é dependente de estímulo dessa vitamina, outros não consideram assim. A redução na reabsorção tubular renal de cálcio decorrente de defeito intrínseco nessa reabsorção leva à perda crônica da substância, também denominada hipercalciúria renal ou hipercalciúria de jejum. Devido a essa perda urinária, pode ocorrer redução transitória do cálcio circulante, que estimularia, secundariamente, o PTH. Entretanto, na prática clínica, não se tem evidenciado hiperparatiroidismo secundário nessa condição.

O aumento primário na reabsorção óssea também pode levar à hipercalciúria, denominada hipercalciúria reabsortiva. Pode ocorrer no hiperparatiroidismo primário, mas, nesse caso, acompanha-se de hipercalcemia. Na sua ausência, o mecanismo proposto para hipercalciúria reabsortiva baseia-se no achado de elevada produção de interleucina 1 (IL-1), potente estimulante da reabsorção óssea, em monócitos de pacientes com hipercalciúria idiopática. Essa citocina seria a responsável direta por elevada reabsorção óssea, hipercalciúria subsequente e osteopenia, frequentemente observadas entre pacientes hipercalciúricos. No passado, a diferenciação entre os subtipos renal e absortivo era feita por meio de prova de sobrecarga oral aguda de cálcio, que constava da determinação do cálcio urinário, corrigido pela creatinina, em condições de jejum de 12 horas e, também, após sobrecarga de 1 g de cálcio oral. Teoricamente, os pacientes com hipercalciúria de jejum apresentariam elevação desse parâmetro no jejum, e os com hipercalciúria absortiva apresentariam calciúria de jejum normal seguida de elevação importante da calciúria pós-sobrecarga. Contudo, pela experiência obtida no Ambulatório de Litíase Renal da Disciplina de Nefrologia da Universidade Federal de São Paulo (Unifesp) e também de outros serviços no mundo, tem sido observada a superposição dos resultados, no sentido de que os pacientes com hipercalciúria absortiva podem apresentar hipercalciúria de jejum e, também, os pacientes com hipercalciúria renal podem apresentar elevação da calciúria após a sobrecarga. Esses achados, considerados em conjunto, sugerem que as hipercalciúrias renal e absortiva devessem ser, talvez, consideradas como entidade clínica única, representando dois extremos de espectro comum resultante de desregulação do metabolismo da vitamina D. De qualquer forma, em amplo estudo epidemiológico prospectivo conduzido nos EUA, foi observado que quanto menor a ingestão de cálcio, maior o risco de formação de cálculos. Hipótese para justificar tal achado seria o aumento secundário na excreção de oxalato, resultante de menor complexação desse íon com o cálcio, menos disponível, no lúmen intestinal. Nesse estudo, foi também evidenciado que outros nutrientes, como proteína e potássio, estavam mais associados à maior formação de cálculos do que à própria ingestão de cálcio.

Portanto, devido à ausência de clara distinção entre os dois subtipos de hipercalciúria e à possibilidade de representarem uma mesma entidade, a restrição substancial de cálcio na dieta não mais faz parte da recomendação para pacientes hipercalciúricos, pois, além dos efeitos indesejáveis, como hiperoxalúria secundária, pode exacerbar o comprometimento ósseo, observado com frequência entre pacientes hipercalciúricos, por conta da piora do balanço negativo de cálcio. Sugere-se que, por meio de interrogatório dietético, determine-se apenas se a ingestão de cálcio é excessiva, acima de 1.000 mg/dia. A determinação da densidade mineral óssea (DMO) pela densitometria é fundamental no manuseio de qualquer paciente hipercalciúrico.

O tratamento da hipercalciúria reside no emprego de diuréticos tiazídicos (hidroclortiazida ou clortalidona), para reduzir a excreção urinária de cálcio, em doses em torno de 25 mg/dia. É preciso descartar a presença de hiperparatiroidismo primário, a fim de eliminar o perigo de exacerbar a hipercalcemia.

HIPERURICOSÚRIA

É definida quando a excreção urinária de ácido úrico for maior do que 750 e 800 mg em 24 horas para mulheres e homens, respectivamente. A constituição dos cálculos formados em decorrência desse distúrbio metabólico pode ser de ácido úrico puro ou associado com oxalato de cálcio. Considerando que a hiperexcreção de ácido úrico é consequência da sua elevada produção endógena e/ou excessiva ingestão de alimentos ricos em purina, a racionalização do tratamento visa, primeiramente, a avaliar qual dessas alternativas é encontrada no paciente. A adesão a uma dieta restrita em purinas (vísceras, frutos do mar, peixes pequenos, etc.) é difícil e muitas vezes não é eficaz. Por isso, na maioria das vezes, principalmente se houver hiperuricemia associada, preconiza-se o uso, se necessário, de bloqueador da xantina-oxidase (alopurinol), em doses de 100 até 300 mg/dia. Substâncias uricosúricas, como a benzobromarona, estão contraindicadas em litiásicos.

ATENÇÃO!

Mais recentemente, tem sido observado que pacientes com síndrome metabólica, associada ou não à obesidade e/ou ao diabetes, são mais propensos à formação de cálculos puros de ácido úrico, mesmo com níveis de ácido úrico urinário normais, devido ao pH urinário extremamente ácido, que facilita a precipitação do ácido úrico.

Esses pacientes têm habitualmente uma combinação de hiperuricemia, normouricosúria e pH ácido. Assim, outra medida importante para os formadores de cálculos de ácido úrico é a alcalinização urinária, que propicia a formação de urato de sódio ou potássio, que é significativamente mais solúvel do que o ácido úrico. Utiliza-se bicarbonato de sódio e/ou de potássio na dose de 3 a 6 g/dia, fracionada. A utilização do citrato de potássio (3 a 6 g/dia) para o tratamento da hiperuricosúria tem prevalecido nos principais centros de investigação de litíase renal.

HIPEROXALÚRIA

A hiperoxalúria primária resulta do aumento da produção de oxalato por defeito enzimático, ao passo que a secundária resulta do excesso de substrato para a formação de oxalato (intoxicação por etilenoglicol, metoxifluorano) ou é consequente do excesso de absorção intestinal de oxalato nos casos de doenças inflamatórias, ressecções ou *bypass* intestinais, sendo essas as causas mais frequentes de hiperoxalúria. A ingestão excessiva de oxalato raramente causa litíase como mecanismo isolado. Isso ocorre porque os alimentos muito ricos em oxalato (raros) devem ser consumidos em grande quantidade para que a excreção se eleve de maneira importante. O diagnóstico de hiperoxalúria primária baseia-se em níveis de oxalúria acima de 45 mg/24 horas, sendo necessária a investigação da causa primária. Os casos graves com oxalose (deposição de oxalato nos tecidos) geralmente são decorrentes de alterações enzimáticas e se associam mais à insuficiência renal (IR) do que à formação de cálculos.

As medidas gerais do tratamento consistem em aumento da ingestão de líquidos e dieta reduzida em oxalato, quando necessária. No caso da hiperoxalúria primária, preconiza-se reposição da piridoxina (200 mg/dia) e utilização de cálcio oral em grande quantidade (0,5 a 1,0 g, até 4 vezes ao dia), pois, ao ligar-se ao oxalato intestinal, impede sua absorção.

CISTINÚRIA

É doença metabólica hereditária, caracterizada, principalmente, pela elevada excreção urinária de vários aminoácidos (L-cistina, arginina, ornitina e lisina). Como a cistina é pouco solúvel, pode facilmente cristalizar, formando cálculos radiotransparentes. A calculose por cistinúria é pouco frequente, ocorrendo em menos de 1% das causas metabólicas.

ATENÇÃO!

Apesar de ser doença genética, a incidência média do primeiro cálculo ocorre no final da segunda década de vida. O diagnóstico consiste em realizar teste qualitativo (teste do nitroprussiato) e, quando positivo, proceder à dosagem quantitativa.

A classificação de cistinúria modificou-se da forma fenotípica anterior (antes denominada tipos I, II e III) para uma classificação de acordo com o tipo de mutação genética: tipo I ou não tipo I (também denominados tipos A ou B).

O tratamento consiste em alcalinizar a urina e provocar aumento significativo da diurese, pois a alcalinização aumenta a solubilidade da cistina. Nos casos em que a formação de cálculos persiste ou, então, quando se observa crescimento dos cálculos preexistentes, pode-se utilizar D-penicilamina (na dose de 1 a 3 g/dia) ou mercaptopropionilglicina (na dose de 500 até 750 mg/dia), que transformam a cistina em cisteína, forma mais solúvel. Entretanto, ambos os agentes (principalmente o primeiro) têm como efeitos colaterais hepatotoxicidade e proteinúria, chegando até à síndrome nefrótica. A mercaptopropionilglicina não se encontra disponível no mercado nacional. Deve-se observar que a dose a ser empregada é aquela suficiente para que a excreção de cistina seja menor do que 100 mg/24 horas.

ACIDOSE TUBULAR RENAL DISTAL

A precipitação de fosfato de cálcio é favorecida pelo elevado pH urinário encontrado na ATR tipo 1 (distal) e devido à significativa redução na excreção urinária de citrato. Deve-se avaliar a capacidade de acidificação urinária, medindo-se o pH urinário em amostra de urina, sob vaselina, na segunda micção matutina, após 12 horas de restrição hídrica. A maioria dos pacientes sem alteração nos mecanismos de acidificação distal elimina urina com pH < 5,5. Todavia, se nessa avaliação o pH urinário for maior, na vigência de acidose metabólica espontânea, o diagnóstico de ATR distal está estabelecido. Nas formas incompletas, deve-se proceder à prova de acidificação urinária. Mais frequentemente, utiliza-se a prova com sobrecarga oral de cloreto de amônio (100 mg/kg). A prova consiste em medir o pH urinário, a excreção urinária de amônia e bicarbonato e a acidez titulável, pré e pós-sobrecarga de NH_4Cl. Quando o pH urinário for menor do que 5,5 e ocorrer aumento de duas a três vezes tanto na excreção urinária de amônia quanto na acidez titulável e/ou acompanhado de diminuição no bicarbonato urinário, afasta-se a presença de ATR.

Realizado o diagnóstico de ATR distal, devem-se investigar possíveis etiologias secundárias: síndrome de Sjögren, rim em esponja medular, nefropatias tubulointersticiais, nefropatia obstrutiva e uso de substâncias (anfotericina, analgésicos, lítio, aminoglicosídeos, etc.). O tratamento consiste na utilização de citrato de potássio para corrigir a acidose metabólica e a hipocalemia. A dose requerida é de 60 mEq/dia ou mais, se a acidose for muito importante.

INFECÇÃO URINÁRIA

A presença de infecção urinária pode provocar a formação de cálculos, principalmente devido às bactérias produtoras de urease. Essa enzima desdobra a ureia, o que origina amônio e eleva o pH urinário. Em consequência dessa elevação, ocorre aumento da concentração de fosfato. Assim, haverá precipitação dos cálculos de fosfato de amônio-magnésio (estruvita), que estão relacionados com infecção urinária e podem tornar-se coraliformes pelo tamanho que adquirem. Apesar disso, esses cálculos, frequentemente, têm evolução assintomática. As principais bactérias produtoras de urease são gram-negativas, como *Proteus*, *Klebsiella*, *Pseudomonas*, etc. Além disso, as bactérias podem participar no nicho formador de cálculos ou, então, pelo processo inflamatório, favorecer o aumento da matriz orgânica para a formação do cálculo. A infecção urinária crônica ou recidivante também favorece essa formação, sendo seu tratamento de fundamental importância na prevenção de novos cálculos. Entretanto, raramente, consegue-se manter a urina estéril, e o crescimento do cálculo coraliforme é inexorável, sendo indicada a sua retirada cirúrgica. O emprego de inibidores da urease, como o ácido aceto-hidroxâmico, tem utilização restrita, devido aos seus efeitos colaterais significativos.

HIPOCITRATÚRIA

Os inibidores da cristalização urinária compreendem o citrato, o magnésio, os glicosaminoglicanos, as glicoproteínas ácidas (nefrocalcina), o pirofosfato, entre outros. Contudo, na prática clínica, ênfase tem sido dada ao citrato como um dos principais inibidores da cristalização urinária, pois observou-se que 50% dos pacientes têm redução do citrato urinário (hipocitratúria) associada a outros distúrbios metabólicos e, em 5% dos casos, esta é a única alteração encontrada. A causa da hipocitratúria não está totalmente esclarecida, podendo ocorrer em situações de ATR distal, hipopotassemia, síndrome de má absorção intestinal e infecção urinária; mas, na maioria dos casos, é desconhecida (hipocitratúria idiopática).

O citrato age como inibidor da cristalização por sua capacidade de ligação com o cálcio, reduzindo a saturação deste. Outro mecanismo é a sua deposição sobre a superfície dos cristais de cálcio já formados, impedindo seu crescimento e sua agregação em partículas maiores. O citrato também é alcalinizante, sendo usado em condições de hiperuricosúria e ATR, como foi mencionado.

A citratúria normal foi estabelecida como acima de 320 mg/24 horas. Alguns laboratórios consideram valores entre 400 e 1.000 mg/24 horas.

A dose preconizada para tratamento é de 30 a 60 mEq/dia (3 a 6 g/dia), dividida em 3 vezes. O citrato de potássio pode ser encontrado em comprimidos de 5 e 10 mEq ou pode ser manipulado sob a forma de xarope em farmácias especializadas. O principal efeito colateral é a epigastralgia, devendo ser sempre administrado junto às refeições.

ALTERAÇÕES ANATÔMICAS DO TRATO URINÁRIO

As alterações anatômicas do trato urinário também contribuem para a formação de cálculos urinários e, portanto, além da ultrassonografia (US), pelo menos uma urografia excretora deve ser realizada para a avaliação funcional dos rins e das vias urinárias. Alterações como duplicidade pielocalicial, estenose de junção ureteropiélica (JUP), rim em esponja medular, rim em ferradura, etc., além de contribuírem para a formação de cálculos, devem ser investigadas para programar-se a retirada dos cálculos por meio de procedimentos de fragmentação não invasiva, como a litotripsia extracorpórea, uma vez que a eliminação dos fragmentos não ocorrerá em casos de estenose de JUP, hipertrofia prostática, etc.

■ TRATAMENTO

Independentemente da causa metabólica responsável pela calculose, o aumento da diurese é um dos aspectos mais importantes no manuseio da doença, pois a medida provoca diminuição da supersaturação urinária. Por outro lado, pode causar redução dos fatores inibidores. Dessa forma, sugere-se que volumes entre 2 e 3 litros sejam suficientes para manter as condições de solubilidade adequadas. Preconiza-se atingir 30 mL/kg peso corpóreo de diurese com a hidratação. Assim, não existe benefício em forçar a diurese acima desses valores, podendo, inclusive, reduzir a concentração de fatores protetores. A ingestão de líquidos deve ser distribuída ao longo do dia.

Também deve ser observado o controle da obesidade e da exposição ao calor excessivo e estimulada a prática de atividade física sistemática. Medidas dietéticas incluem a adequação da ingestão de cálcio, pois a sua restrição não mais se justifica, além da moderação no consumo de proteínas de origem animal e de sal (dieta normoproteica normocálcica pobre em sal). Deve-se estimular a ingestão de alimentos ricos em potássio, como vegetais e frutas, especialmente as cítricas, pois são ricas em ácido cítrico, elevando, assim, a citratúria.

A Tabela 303.2 resume os principais agentes e a posologia utilizados no tratamento dos vários distúrbios metabólicos.

TABELA 303.2 ■ Tratamento medicamentoso

HIPERCALCIÚRIA
- Tiazídicos (25 mg/d)

HIPEREXCREÇÃO DE ÁCIDO ÚRICO
- Inibidor de xantina-oxidase (alopurinol)
- Citrato de potássio (30-60 mEq/d)
- Bicarbonato de sódio (3 colheres café/dia)

HIPOCITRATÚRIA
- Citrato de potássio (30-60 mEq/d)
    - Formulações: xarope ou cápsulas (manipulação) (Litocit®)

HIPEROXALÚRIA
- Primária
    - Piridoxina (vitamina B6)
- Secundária
    - Cálcio (dieta ou suplemento)
    - Restrição de alimentos ricos em oxalato
    - Colestiramina (Questran®)

CISTINÚRIA
- Hidratação
- Alcalinização: citrato de potássio (Litocit®, 60 mEq/d)
- D-penicilamina (Cuprimine®)
- Alfamercaptopropionilglicina (Thiola® ou Tiopronin®)
- Captopril e N-acetilcisteína (Fluimucil®)

ACIDOSE TUBULAR RENAL
- Citrato de potássio (Litocit®, 60 mEq/d)
- Bicarbonato de sódio (3 colheres café/d)

REVISÃO

- A formação de cálculos no trato urinário resulta de fatores epidemiológicos, bem como de modificações físico-químicas da urina e distúrbios metabólicos.
- Os fatores metabólicos envolvidos na litogênese urinária resultam de alterações funcionais renais e doenças sistêmicas ou idiopáticas.
- Os distúrbios metabólicos são divididos em hipercalciúria idiopática, hiperparatiroidismo primário, hiperexcreção de ácido úrico, hipocitratúria, hiperoxalúria, cistinúria e ATR distal.
- O tratamento medicamentoso a ser escolhido dependerá do tipo de distúrbio metabólico apresentado.

■ LEITURAS SUGERIDAS

Johri N, Cooper B, Robertson W, Choong S, Rickards D, Unwin R. An update and practical guide to renal stone management. Nephron Clin Pract. 2010;116(3):c159-71.

Matlaga RB. Pathogenesis of renal calculi. In: Pearle MS, Nakada SY, editors. Urolithiasis: medical and surgical management. London: Informa Healthcare; 2009. p. 9-23.

Mazzucchi E, SrougiM. O que há de novo no diagnóstico e tratamento da litíase urinária. Rev Assoc Med Bras. 2009;55(6):723-8.

Sameh WM. Value of intravenous urography before shockwave lithotripsy in the treatment of renal calculi: a randomized study. J Endourol. 2007;21(6):574-7.

Türk C, Knoll T, Petrik A, Sarica K, Straub M, Seitz C. Guidelines on urolithiasis [Internet]. Arnhem: European Association of Urology; 2011 [capturado em 10 nov. 2013]. Disponível em: http://www.uroweb.org/gls/pdf/18_Urolithiasis.pdf.

332

INTRODUÇÃO ÀS DOENÇAS GLOMERULARES

■ GIANNA MASTROIANNI KIRSZTAJN

As doenças que afetam a estrutura e função dos glomérulos são conhecidas como glomerulopatias. Na prática diária, são comumente chamadas de glomerulonefrites. Alguns autores consideram que tais termos deveriam ser utilizados para grupos diferentes de doenças glomerulares, sendo o último destinado apenas às condições com um componente inflamatório mais acentuado.

■ EPIDEMIOLOGIA

As glomerulopatias são doenças relativamente raras, porém se destacam entre as nefropatias por sua frequência como causa de doença renal crônica (DRC) terminal, encontrando-se entre as três principais causas de perda definitiva de função renal.

Recentemente, a epidemiologia das doenças glomerulares tornou-se mais conhecida em função da publicação de numerosos registros de biópsias renais. Os dados de prevalência e incidência desses estudos devem ser interpretados com cuidado, entre outras razões, pelo fato de que a frequência de utilização de biópsia renal na investigação dessas doenças e as suas indicações variam nas diferentes populações avaliadas.

Com base em estudo realizado na Unifesp (Setor de Glomerulopatias da Disciplina de Nefrologia aliado ao Setor de Patologia do Hospital do Rim), envolvendo mais de nove mil biópsias de rim nativo, observou-se, por exemplo, que, no Brasil, a glomeruloesclerose segmentar e focal (GESF) é a glomerulopatia primária mais comum, achado confirmado em outros países, ultrapassando a glomerulopatia membranosa (GNM), que era a apresentação morfológica mais comum da síndrome nefrótica (SN) em adultos em todo o mundo até há pouco tempo.[1] No mesmo estudo, destacou-se como glomerulopatia secundária mais comum, entre aquelas que foram objeto de biópsia renal, a nefrite lúpica.

■ CLASSIFICAÇÕES

Utilizam-se várias classificações para lidar com as doenças glomerulares, entre elas as que se baseiam nos diagnósticos etiológicos, sindrômicos e histológicos.

Do ponto de vista etiológico, as glomerulopatias são divididas em primárias e secundárias.

As doenças glomerulares primárias são aquelas em que os glomérulos são o único tecido envolvido ou em que eles estão predominantemente envolvidos. As manifestações extrarrenais, nestas condições, resultam de anormalidades funcionais que acompanham a lesão glomerular propriamente dita. As doenças glomerulares primárias são em sua maioria de causa desconhecida.

Vale salientar que doenças consideradas multissistêmicas podem apresentar-se inicialmente com manifestações limitadas apenas aos rins, e que a distinção entre as doenças primárias e secundárias também é, em algumas situações, arbitrária.

As principais síndromes de apresentação das glomerulopatias são descritas a seguir e apresentadas no Quadro 332.1.

QUADRO 332.1 ■ Classificação sindrômica das doenças glomerulares

- Síndrome nefrótica
- Síndrome nefrítica aguda
- Glomerulonefrite rapidamente progressiva
- Alterações urinárias assintomáticas
- Glomerulonefrite crônica

SN: Síndrome caracterizada pela conjunção de edema, hipoalbuminemia e proteinúria de grande monta. A albumina sérica encontra-se em níveis inferiores a 3,0 g/dL e a proteinúria superior ou igual a 3,5 g/1,73 m^2 de superfície corpórea/dia em adultos; não são constituintes essenciais da definição hiperlipidemia e lipidúria, embora em geral também estejam presentes.

Síndrome nefrítica aguda ou síndrome nefrítica: Caracteriza-se por início relativamente súbito de graus variáveis de hematúria, proteinúria, oligúria, hipertensão arterial sistêmica (HAS) e déficit de função renal, embora não seja essencial que todas essas alterações ocorram simultaneamente; a hematúria está sempre presente, associada a pelo menos uma das outras anormalidades. Edema pode ser observado em grau variável. Trata-se de síndrome de expansão do volume extracelular, incluindo-se o compartimento intravascular.

Glomerulonefrite rapidamente progressiva: É uma síndrome que se caracteriza pelo diagnóstico de glomerulonefrite com declínio rápido da função renal (ao longo de dias ou semanas), geralmente em presença de achados sugestivos de síndrome nefrítica aguda. As glomerulonefrites que, na clínica, têm um comportamento rapidamente progressivo manifestam-se, com frequência, na histopatologia, como glomerulonefrites crescênticas.

Alterações urinárias assintomáticas: Correspondem à detecção de proteinúria e/ou hematúria, na ausência de sintomas ou associadas a poucas manifestações. A proteinúria, em geral, é de grau leve a moderado. A hematúria pode ser persistente ou recorrente, microscópica e/ou macroscópica. Ambas as alterações urinárias podem coexistir.

Síndrome nefrítica crônica ou glomerulonefrite crônica: É uma denominação um pouco vaga, que abrange uma ampla variedade de doenças glomerulares, caracterizadas por apresentarem perda progressiva de função renal, de início insidioso, frequentemente assintomáticas por longos períodos e acompanhadas por diversos graus de proteinúria, hematúria e hipertensão arterial. Na fase final, pode ser muito difícil ou até mesmo impossível determinar clinicamente se a doença responsável pela perda de função renal era de origem glomerular, vascular ou túbulo-intersticial.

A classificação das doenças glomerulares em síndromes é de natureza arbitrária e é importante lembrar que as síndromes podem superpor-se umas às outras; no entanto, este é um recurso útil para o médico no sentido de identificar as principais características clínicas dessas doenças e direcionar sua atenção para entidades específicas. Isso também permite criar uma base à qual se adicionam informações sobre a patogênese, a histologia e a etiologia da doença, com suas implicações no prognóstico e nas decisões terapêuticas.

A seguir, neste e nos próximos capítulos, serão discutidas as principais síndromes de apresentação das glomerulopatias.

■ ALTERAÇÕES URINÁRIAS ASSINTOMÁTICAS

As alterações urinárias assintomáticas, no contexto das síndromes glomerulares, correspondem à presença de hematúria glomerular e/ou proteinúria de pequena monta, condições que de um modo geral não determinam sintomatologia de maior expressão e consequente percepção da doença por parte do paciente. Constituem-se em apresentação comum das doenças glomerulares.

■ HEMATÚRIA

A hematúria é um problema diagnóstico frequente, não só no dia a dia de nefrologistas e urologistas, como também na prática clínica dos médicos generalistas. Há relatos de hematúria macroscópica em 4 a 13% da população adulta, citando-se até 16%. Além disso, em geral, não é fácil estabelecer sua origem, visto que a hematúria é uma manifestação de doenças muito variadas.

DIAGNÓSTICO CLÍNICO E LABORATORIAL

Vale salientar que uma das maiores dificuldades no manuseio dos casos de hematúria isolada é determinar a extensão da investigação diagnóstica, que, mesmo sendo ampla, muitas vezes é inconclusiva. Não bastassem essas dificuldades, o valor atribuído a cada procedimento diagnóstico varia muito em diferentes estudos, dificultando o estabelecimento de uma sequência ideal de investigação.

Diante de um paciente com hematúria isolada, o plano básico de investigação envolve uma cuidadosa avaliação clínica, valorizando-se devidamente história da doença atual, antecedentes pessoais e familiares e exame físico; segue-se a confirmação da hematúria pelo exame de urina; e, de acordo com as informações inicialmente obtidas, procede-se à avaliação laboratorial complementar (Quadro 332.2).

QUADRO 332.2 ■ Exames normalmente utilizados para a investigação laboratorial de hematúria isolada (a serem selecionados conforme o caso)

1 | Exame de urina
2 | Citologia urinária
3 | Avaliação de função renal: creatinina sérica, estimativa da taxa de filtração glomerular, outros marcadores
4 | Urocultura
5 | Avaliação dirigida à exclusão de doenças sistêmicas e/ou infecciosas com destaque para:
- Dosagem de complemento
- Fatores antinucleares
- Pesquisa de crioglobulinas
- Sorologias para hepatites (em especial B e C) e outras doenças virais
- Pesquisa e cultura para bacilo de Koch na urina; PCR para micobactéria
- Investigação de estreptococcia (antiestreptolisina O e testes similares)
- Avaliação da coagulação
- Avaliação de distúrbios metabólicos: determinações de calciúria e uricosúria de 24 horas

DIAGNÓSTICO E TRATAMENTO

Um dos recursos que poderia tornar a investigação um pouco mais simples é, desde o início, estabelecer a provável origem do sangramento, ou seja, se é ou não glomerular, por intermédio da pesquisa de dismorfismo eritrocitário. Trata-se de exame da morfologia dos eritrócitos, realizado, em geral, por microscopia de contraste de fase, e que tem sensibilidade e especificidade elevadas no diagnóstico diferencial entre os sangramentos de origens glomerular e não glomerular, cujas causas podem ser vistas no Quadro 332.3.

ATENÇÃO!

A presença de dismorfismo eritrocitário, cilindrúria hemática e/ou proteinúria sugerem tratar-se de doença glomerular. A ausência de dismorfismo eritrocitário é indício de uma origem extraglomerular que exigiria abordagem urológica na maior parte dos casos.

QUADRO 332.3 ■ Possíveis causas de hematúria

CAUSAS GLOMERULARES

- Nefropatia por IgA ou doença de Berger
- Síndrome de Alport
- Doença de membrana fina
- Doenças sistêmicas e/ou infecciosas
- Outras glomerulopatias

CAUSAS EXTRAGLOMERULARES

- Distúrbios metabólicos: hipercalciúria, hiperuricosúria
- Nefropatia túbulo-intersticial por: analgésico, refluxo, outras causas
- ITU
- Cistos renais (inclusive rins policísticos)
- Litíase (de diferentes sítios do trato urinário)
- Neoplasias próprias do trato geniturinário: próstata, bexiga, ureter, pelve e rins
- Divertículos e pólipos de bexiga
- Hipertrofia prostática
- Anemia falciforme
- Traumas: renal, abdominal

ITU: infecção do trato urinário.

A concomitância de outras alterações no exame de urina pode contribuir para o diagnóstico. Detectando-se leucocitúria, por exemplo, a possibilidade de ITU deve ser inicialmente considerada, e se não confirmada, outras causas poderiam ser investigadas. A avaliação laboratorial complementar varia de um caso para outro.

Os exames costumeiramente utilizados para o diagnóstico por imagem de hematúria isolada são: ultrassonografia (US) de rins e vias urinárias; exame radiológico com e sem contraste; arteriografia renal; venocavografia; ressonância magnética (RM) e tomografia renal, se necessárias; outros exames de imagem de trato urinário ou de outras regiões, de acordo com a necessidade.

Os recursos endoscópicos são muito importantes na investigação de hematúria, particularmente naquelas de origem extraglomerular, destacando-se a cistoscopia, com e sem cateterização ureteral e coleta de urina bilateralmente, em separado, e outros exames endoscópicos do trato urinário, se necessários.

DIAGNÓSTICO ETIOLÓGICO

ATENÇÃO!

A hematúria em decorrência de uma doença glomerular pode ser a manifestação de um grupo heterogêneo de doenças renais primárias ou, ainda, heredofamiliares (síndrome de Alport, doença de membrana fina) e sistêmicas (lúpus eritematoso sistêmico [LES], púrpura de Henoch-Schönlein [PHS], diabetes, poliangeíte microscópica, granulomatose com poliangeíte) ou infecciosas, das quais pode ser a primeira e, por vezes, única manifestação renal (Quadro 332.3).

DIAGNÓSTICO HISTOLÓGICO

A hematúria pode ser o modo de apresentação de várias doenças glomerulares; em geral, diagnosticadas graças a episódios de hematúria macroscópica ou à realização de exame de urina de rotina.

Estabelecer qual a doença subjacente do ponto de vista histológico em hematúrias glomerulares não é tão relevante quanto em outras doenças renais, porque há poucos recursos terapêuticos disponíveis em glomerulopatias que se manifestam como hematúria isolada.

De fato, não há consenso quanto à indicação de biópsia renal em pacientes com hematúria glomerular isolada de etiologia a esclarecer; mas, quando indicada, a biópsia deve sempre incluir análises por microscopias óptica, de imunofluorescência e eletrônica.

TRATAMENTO

Os objetivos da investigação da hematúria isolada são tanto excluir doenças graves e potencialmente curáveis, mediante intervenção precoce, quanto estabelecer o real diagnóstico. Além disso, é fundamental evitar que o paciente com doença glomerular venha a ser submetido inutilmente a uma investigação urológica e vice-versa.

Apesar dos recursos diagnósticos disponíveis, o número de casos de hematúria isolada cuja investigação se mostra inconclusiva ainda é grande, segundo diferentes estudos.

É importante manter em acompanhamento o paciente com hematúria isolada quando, em uma primeira avaliação, a causa dessa alteração urinária não ficar estabelecida.

Na maioria dos estudos, nefropatia por IgA e doença de membrana fina são as doenças mais frequentemente diagnosticadas na investigação de hematúria glomerular assintomática.

Cada uma das doenças que se manifesta como hematúria glomerular isolada deve ser tratada em função de suas peculiaridades clínicas, laboratoriais e histopatológicas, de modo que não existe uma conduta geral para tais condições.

■ PROTEINÚRIA

No que se refere à proteinúria de pequena monta (isolada ou associada à hematúria), outra apresentação do diagnóstico síndrômico "alterações urinárias assintomáticas", a sua investigação é similar à da SN, que será discutida em capítulo próximo.

REVISÃO

- De acordo com a classificação etiológica, as glomerulopatias são divididas em primárias e secundárias.

- As principais síndromes de apresentação das glomerulopatias são: síndrome nefrítica aguda, SN, glomerulonefrite rapidamente progressiva, alterações urinárias assintomáticas (hematúria glomerular e/ou proteinúria de pequena monta) e síndrome nefrítica crônica.
- Diante de um quadro de hematúria microscópica ou macroscópica, é primordial estabelecer a provável origem do sangramento, ou seja, se é ou não glomerular. Um dos principais recursos para esse fim é a pesquisa de dismorfismo eritrocitário.
- Entre as causas glomerulares de hematúria, destacam-se: nefropatia por IgA (ou doença de Berger), síndrome de Alport, doença de membrana fina, doenças sistêmicas e/ou infecciosas, outras glomerulopatias.

■ REFERÊNCIA

1. Polito MG, de Moura LA, Kirsztajn GM. An overview on frequency of renal biopsy diagnosis in Brazil: clinical and pathological patterns based on 9,617 native kidney biopsies. Nephrol Dial Transplant. 2010;25(2):490-6.

■ LEITURAS SUGERIDAS

Mastroianni Kirsztajn G. Glomerulopatias: manual prático. São Paulo: Livraria Balieiro; 2011.

Mastroianni Kirsztajn, G. Discutindo casos clínicos: doenças renais. São Paulo: Livraria Balieiro; 2016. 383 p.

333

INFECÇÃO DO TRATO URINÁRIO: FISIOPATOLOGIA E TRATAMENTO

■ NESTOR SCHOR
■ ITA PFEFERMAN HEILBERG

A infecção do trato urinário (ITU) é uma patologia comum que acomete indivíduos de ambos os sexos em todas as faixas etárias. Durante o 1º ano de vida, graças ao maior número de malformações congênitas, especialmente válvula de uretra posterior, existe predomínio da ITU no sexo masculino. A partir desse período, durante toda a infância e, principalmente, na fase pré-escolar, as meninas são acometidas por ITU 10 a 20 vezes mais do que os meninos. Na vida adulta, a incidência de infecção urinária se eleva e o predomínio entre o sexo feminino se mantém, em geral na fase sexualmente ativa. Essa situação se modifica a partir da 5ª a 6ª década, quando o prostatismo torna o homem mais suscetível à ITU.

O termo ITU é bem abrangente, compreendendo uma série de entidades clínicas cujo denominador comum é a colonização microbiana da urina com infecção das estruturas do trato urinário, estendendo-se do rim ao meato uretral (alguns autores incluem próstata e epidídimo nessa definição). A ITU propriamente dita corresponderia a essa invasão microbiana urinária acompanhada de sintomas clínicos característicos. A bacteriúria assintomática, cuja prevalência é semelhante à da ITU, traduz presença de bactérias na urina na ausência de sintomas clínicos. Essa bacteriúria se torna significativa e com implicações terapêuticas quando existe não só a colonização, mas também a multiplicação bacteriana.

A ITU poderia ainda ser subdividida em ITU complicada e não complicada. Esta última refere-se aos primeiros episódios de ITU na mulher, na ausência de lesões estruturais ou neurológicas, e habitualmente é adquirida fora de ambiente hospitalar. Na ITU complicada, o trato urinário é repetidamente invadido por bactérias, levando a alterações inflamatórias residuais, sendo que fatores obstrutivos, cálculos ou lesões neurológicas, interferindo na drenagem da urina, assumem importante papel patogênico.

Cistite significa literalmente inflamação na bexiga. Além das causas infecciosas (bacterianas, virais e outras), tumores, corpos estranhos, radiação, fatores químicos e imunológicos têm sido apontados como agentes etiológicos possíveis.

A pielonefrite bacteriana aguda reflete alterações anatômicas e/ou estruturais renais decorrentes de um processo inflamatório agudo, acometendo o rim e suas estruturas adjacentes. De maneira geral, as ITUs são a segunda causa mais comum de procura de serviço médico, após as infecções das vias aéreas (IVAs).

Embora a pielonefrite crônica represente a 2ª causa mais frequente de insuficiência renal crônica (IRC) terminal, acredita-se que infecções urinárias recorrentes não levem à perda irreversível de função renal, a não ser que haja alguma patologia associada do rim ou trato urinário de base que predisponha à infecção, como refluxo vesicoureteral, calculose, outras patologias obstrutivas, hipertensão arterial, drogas e outras. A elevada morbidade da pielonefrite crônica realça a importância do diagnóstico e do tratamento dessa moléstia.

> **ATENÇÃO!**
>
> A pielonefrite bacteriana aguda se diferencia clinicamente da ITU inferior (cistite), pela presença de sintomas clínicos mais exuberantes, como febre e dor lombar, além dos sintomas sistêmicos.

Nos últimos anos, vários conceitos tradicionais relacionados ao diagnóstico e ao manuseio terapêutico da ITU têm sido reformulados.

■ PATOGÊNESE

1 | Vias de infecção: Classicamente, são quatro as vias de infecção: ascendente; hematogênica; linfática; e por contiguidade. Quando a contaminação ocorre por via ascendente, a mais comum delas, germes provenientes do vestíbulo vaginal e do trato gastrintestinal (TGI) colonizam o meato uretral e ascendem ao trato urinário. Durante a micção, pode ocorrer refluxo uretrovesical que predispõe à passagem dos micro-organismos do vestíbulo uretral para a bexiga. A associação de infecção urinária com cateterização uretral ilustra bem esse tipo de contaminação. Germes presentes na circulação, como em bacteremias, também podem chegar ao trato urinário, levando à infecção por contaminação hematogênica. A possibilidade de contaminação por via linfática ainda é muito discutível. Por fim, micro-organismos presentes em abscessos perirrenais podem atingir o trato urinário por contiguidade.

As mulheres são normalmente mais acometidas por ITU do que os homens por apresentarem uretra mais curta e maior proximidade do meato uretral com vagina e ânus. Nos homens, o poder bactericida das secreções prostáticas também parece exercer papel protetor.

2 | **Fatores predisponentes do hospedeiro:**
- Obstrução do trato urinário: a estase urinária leva a condições propícias de proliferação bacteriana, e a própria distensão vesical reduz a capacidade bactericida da mucosa.
- Refluxo vesicoureteral: no indivíduo normal, o ureter penetra obliquamente na submucosa da bexiga, e a competência da junção ureterovesical é mantida, dependendo do comprimento do ureter intramural e de seu segmento submucoso. Durante a contração do detrusor, a compressão pela musculatura ureterotrigonal ajuda a manter o mecanismo de valva, impedindo o refluxo de urina para o ureter durante a micção. Em indivíduos com refluxo vesicoureteral, o ureter penetra lateralmente na bexiga, de modo que seu comprimento submucoso é menor e não sofre constrição adequada quando da contração da musculatura longitudinal. Após a micção, a urina que refluiu para o ureter retorna à bexiga, que permanece sempre com urina residual, o que pode propiciar proliferação de bactérias.
- Instrumentação: a cateterização uretral predispõe à infecção urinária por via ascendente. Após uma única sondagem de alívio, a ocorrência de bacteriúria significativa ($> 10^6$ colônias de bactérias/mL) é de 2%. No entanto, cateteres de demora, como sonda de Foley, levam à bacteriúria significativa após 48 horas em drenagem aberta em 98% dos casos.
- Gravidez: pielonefrite é importante complicação do 3º trimestre de gravidez (2 a 4% das mulheres). Entretanto, 4 a 6% das gestantes apresentam bacteriúria assintomática desde o início da gestação, (15 a 60% delas terminarão por desenvolver ITU posteriormente). A incidência de bacteriúria também aumenta em relação ao número prévio de gestações. ITU em gravidez se associa a um maior índice de prematuridade e mortalidade perinatal.
- Diabetes melito (DM): a frequência de bacteriúria parece não ser maior em indivíduos diabéticos quando comparada àquela em indivíduos normais do mesmo sexo e faixa etária. Entretanto, existem várias alterações nos mecanismos de defesa do hospedeiro diabético que o tornam mais suscetível às complicações decorrentes de ITU, como: defeito no poder quimiotático e fagocítico dos leucócitos polimorfonucleares, devido ao ambiente hiperosmolar; doença microvascular levando à isquemia tecidual local e à fraca imobilização leucocitária; e, por fim, a neuropatia vesical (bexiga neurogênica). A infecção iatrogênica decorre da necessidade frequente de hospitalização e cateterização nesses pacientes. O papel da glicosúria ainda é muito discutido, não tendo sido comprovada sua associação com maior colonização bacteriana até o momento.
- Relação sexual: apesar de ainda existir controvérsia quanto à associação entre atividade sexual e ITU, a ocorrência de bacteriúria pós-coito, devido ao trauma transvaginal à uretra, é um fato bem estabelecido. A menor manifestação de bacteriúria assintomática entre celibatárias e a conhecida "cistite da lua de mel" corroboram a existência dessa associação. O diafragma e a geleia espermicida, como métodos contraceptivos em mulheres, também têm sido considerados fatores predisponentes à ITU. A presença do diafragma pode levar a uma discreta obstrução uretral, que não se associa a maior risco de infecção. No entanto, na associação com a geleia espermicida, ocorrem alterações do pH e da flora vaginal que podem favorecer a instalação de ITU.
- Próstata: a ocorrência de hipertrofia prostática benigna ou carcinoma de próstata traduz uma situação de obstrução ao fluxo urinário com consequente esvaziamento vesical incompleto. Nesses casos, a ITU decorre da presença de urina residual e da necessidade mais frequente de cateterização urinária.
- Idade avançada: a frequência de ITU aumenta com a idade em ambos os sexos. No homem idoso, além da doença prostática e suas implicações já descritas, a ITU pode ser decorrente de estreitamento uretral e outras anormalidades anatômicas. A mulher idosa apresenta tendência à redução de glicogênio e à elevação do pH vaginal, além de maior vulnerabilidade desse epitélio devido à falta do estrogênio. Alguns autores, inclusive, preconizam o uso de baixas doses de estrogênio intravaginal como adjuvante na terapêutica antibiótica em ITU. Além disso, o próprio acúmulo de infecções recorrentes, a maior colonização bacteriana em vulva e vagina e alterações anatomofuncionais da bexiga, como cistocele, entre outras, também aumentam a incidência de ITU nessa faixa etária. Para ambos os sexos, a presença de patologias coexistentes, como diabetes, acidente vascular cerebral (AVC), demência, alterações na resposta imune, e a hospitalização e/ou instrumentação mais frequente tornam a ITU mais prevalente.
- Transplante renal: de maneira geral, a infecção é a primeira causa de mortalidade após transplantes renais, sendo que a ITU ocorre em 35 a 80% dos pacientes transplantados. Os agentes infecciosos podem ser adquiridos a partir do rim do doador, da ferida cirúrgica, do uso de cateteres urinários e do ambiente hospitalar. Micro-organismos endógenos latentes podem também ser ativados devido ao uso de imunossupressores.

3 | **Bacteriologia e imunologia:** a maioria das ITUs é ocasionada por germes gram-negativos entéricos que ganham o trato urinário por contaminação ascendente. Apesar de a flora anaeróbia ser abundante nas fezes, costuma crescer mal em ambiente urinário, razão pela qual não se observa mais frequentemente ITU por anaeróbios.

A frequência dos germes causadores de ITU varia para cada ambiente hospitalar estudado. No último levantamento realizado na Universidade Federal de São Paulo (Unifesp), abrangendo 10 anos, os patógenos mais frequentemente isolados foram, por ordem de frequência: *E. coli*, *Proteus* sp., *Klebsiella*, *Enterobacter*, *Pseudomonas*, *S. aureus*, estreptococos beta e gamahemolíticos, *Staphylococcus epidermidis* e *Streptococcus faecalis*. Mais recentemente, um antigo agente etiológico gram-positivo não reconhecido anteriormente tem sido apontado por diversos autores como a 2ª causa mais frequente de ITU não complicada: *Staphylococcus saprophyticus*. A razão desse descaso reside no fato de o *S. saprophyticus* ser confundido com outros estafilococos coagulase e DNAse-negativos, que são saprófitas e fazem parte da flora comensal do trato urinário, das mucosas e da pele, como o *Staphylococcus epidermidis*. O que o diferencia desse último é a resistência ao antibiótico novobiocina e ao ácido nalidíxico. Além disso, o crescimento do *S. saprophyticus* em cultura é muito lento. Na prática clínica, diante de um quadro clínico compatível, ele deve ser considerado como agente etiológico de ITU, mesmo quando em concentrações baixas na urina.

> **ATENÇÃO!**
>
> A grande família das enterobactérias é a maior responsável por infecções no trato urinário, sendo a *E. coli* o agente etiológico mais comumente isolado.

Estruturalmente, as enterobactérias se caracterizam pela presença de flagelo (antígeno "H"), cápsula (antígeno "K"), cadeias laterais na membrana externa (antígenos "O") e fímbrias (pili). O flagelo, nem sempre presente, determina a motilidade da bactéria. O antígeno "K" capsular se relaciona à virulência da bactéria devido à resistência à fagocitose.

A membrana externa das bactérias gram-negativas contém complexos de polímeros polissacarídicos, conhecidos como antígenos "O" ou somáticos. Estes são os determinantes antigênicos que tendem a induzir anticorpos específicos, sendo úteis, portanto, quanto à tipagem sorológica e à identificação de estruturas relacionadas também à virulência. Existem mais de 150 antígenos "O" definidos. Por meio da sorotipagem, pode-se também diferenciar recidivas de reinfecção, já que esta geralmente será decorrente de sorotipo diferente.

As fímbrias (ou pili) são responsáveis pela adesividade da bactéria ao urotélio e pela transmissão de informação genética a outras bactérias, via DNA dos plasmídeos. Existem dois tipos de pili: tipo 1 (manose-sensível), cujos receptores são a manose ou a proteína de Tamm-Horsfall; e tipo 2 (manose-resistente), cujo receptor é parte de um glicoesfingolipídeo denominado GAL-GAL. Os fagócitos do hospedeiro, incluindo polimorfonucleares neutrófilos e macrófagos, reconhecem os pili tipo 1 e são capazes de fagocitar e matar a bactéria na ausência de anticorpo específico. É possível que anticorpos contra pili tipo 1 diminuam a resistência à infecção, e é por essa razão que esse antígeno não deve ser incorporado a uma eventual vacina. Bactérias que possuem pili tipo 2 aderem ao urotélio e a antígenos do grupo sanguíneo tipo P. Isto se deve à presença de antígenos do grupo sanguíneo P na superfície de urotélio, devido à similaridade antigênica entre bactérias gram-negativas e este ou outros grupos sanguíneos (Lewis, ABO). A determinação de fenótipos relacionados aos grupos sanguíneos serve como marcação de populações com risco de desenvolver ITU de repetição.

Recentemente, observou-se que, em situações nas quais há ITU recorrente, surge *E. coli* uropatogênica em endossomos de células mais profundas da mucosa vesical de tal maneira que a antibioticoterapia tradicional não as elimina. Como o *turnover* das células da mucosa é relativamente lento (40 semanas), essas bactérias que estavam em camadas mais profundas alcançam a superfície, momento em que ocorreria novamente o episódio infeccioso. Esse mecanismo fisiopatológico sugere que o tratamento deva ser prolongado, nessa situação especial, e que a *E. coli* da ITU recorrente não obrigatoriamente se origina das regiões perineais ou periuretrais.

■ QUADRO CLÍNICO

No indivíduo adulto, podem fazer parte do quadro clínico de ITU os seguintes sintomas: mal-estar geral; indisposição; disúria; polaciúria; urgência; febre e/ou calafrios; dor lombar, abdominal ou hipogástrica; e transtorno de comportamento em indivíduos idosos.

Existe superposição entre os sintomas clínicos de ITU "baixa" *versus* "alta" (pielonefrite). No entanto, a febre e a dor lombar são mais comuns na alta. Também se tenta distingui-las laboratorialmente, como será comentado a seguir. Em recém-nascidos (RNs), o diagnóstico clínico de ITU se torna suspeito na presença de icterícia fisiológica prolongada, associada ou não à perda de peso (30% dos casos), hipertemia, presença de complicações neurológicas (30%), diarreia, vômitos ou cianose. Em lactentes, déficit ponderoestatural, diarreia ou constipação, vômitos, anorexia ou febre de etiologia obscura podem levar à suspeita de ITU. Por fim, na faixa pré-escolar, os sintomas podem ser febre, enurese, disúria ou polaciúria.

A síndrome uretral aguda, também conhecida por síndrome piúria/disúria, traduz a presença de sintomas como disúria e polaciúria em vigência de urocultura estéril. Aproximadamente 50% das mulheres com disúria apresentam bacteriúria não significativa e 30% têm urocultura estéril. *E. coli* ou *Staphylococcus saprophyticus* em baixas contagens e *Chlamydia trachomatis*, entre outros, têm sido imputados como agentes etiológicos dessa síndrome.

■ DIAGNÓSTICO

LABORATORIAL

1 | Urina tipo 1 (sedimento urinário):
- **leucocitúria** – geralmente presente. Para diagnóstico, são consideradas anormais contagens superiores a 10^4 leucócitos/mL, independentemente da morfologia desses leucócitos. A avaliação da esterase leucocitária por meio de testes com fita (*dipstick*) tem correlação de quase 90% com a contagem/mL. A presença de leucocitúria não sela o diagnóstico de ITU devido a inúmeras causas de leucocitúria estéril, como tuberculose, infecção por fungos, clamídia, gonococos, leptospira, *Haemophilus*, anaeróbios, vírus e outros. Entre as leucocitúrias estéreis de origem não infecciosa, se destacam aquelas decorrentes de nefrite intersticial, litíase, presença de corpo estranho, rejeição de transplante, terapia com ciclofosfamida, trauma geniturinário, glomerulonefrite aguda e crônica, neoplasias, contaminação vaginal e outras;
- **hematúria** – pode ser encontrada particularmente em cistite aguda, mas não é obrigatória. Como achado isolado, está mais frequentemente relacionada à presença de cálculos, tumores, tuberculose ou infecções fúngicas do trato urinário;
- **pH** – geralmente alcalino, exceto em infecção por micobactérias. Quando muito alcalino, superior a 8, pode sugerir infecção por *Proteus*;
- **bacteriúria** – geralmente presente, mas necessitando sempre ser confirmada por cultura de urina; e
- **cilindros leucocitários** – sugerem pielonefrite.

2 | Urocultura: deve ser coletada em urina de jato médio por meio de técnicas assépticas. Apesar de o crescimento bacteriano ser maior na 1ª urina da manhã, devido à sintomatologia de disúria e ao aumento da frequência das micções, isso torna-se difícil. Pode-se colher a 2ª micção ou, ainda, qualquer outra, desde que com um intervalo de no mínimo duas horas após a anterior. Esse período corresponde ao tempo de latência, quando não há crescimento da população bacteriana. Em crianças, procede-se à coleta em saco coletor. Se negativa, quase que exclui ITU. Se duvidosa, pode-se confirmar a ITU por meio de punção suprapúbica.

O número de colônias necessário para o diagnóstico de bacteriúria significativa e de ITU é classicamente considerado como superior a 10^5 colônias/mL de urina. No entanto, progressivamente, esse critério tem sido questionado, principalmente no que diz respeito à ITU. Em pacientes sintomáticos com contagens inferiores a esta, torna-se difícil excluir ITU.

Além disso, existe nítida superposição de ITU com contaminação bacteriana da urina quando o número de micro-organismos por mL de urina se situa entre 10^3 e 10^5. Essa superposição se deve a diferenças no crescimento dos vários micro-organismos na urina, a variações no fluxo e no pH da urina, ao tempo de incubação da urina na bexiga, ao uso concomitante de agentes antimicrobianos e, por fim, à obstrução do fluxo urinário do rim afetado. Alguns autores acreditam que, no caso de bacteriúria assintomática, são necessárias duas amostras de urocultura para confirmar que seja significativa.

3 | Radiologia: o diagnóstico por imagem é mais utilizado em ITU complicada, para identificar anormalidades que predisponham à ITU.
- Ultrassonografia (US): útil para identificar presença de cálculos que podem estar associados com os quadros agudos de ITU ou mesmo propiciá-los (ITU complicada), bem como a repercussão dos cálculos no trato urinário. A US é útil também na identificação de outras condições associadas à ITU, como coleções, abscessos e rins policísticos.
- Urografia excretora (UGE): não deve ser realizada na fase aguda de infecção, pois os resultados são pobres, além da exposição à

nefrotoxicidade do contraste. Em quase 85% das mulheres com ITU recorrente, a UGE é normal. Devido à reduzida sensibilidade desse exame, tem-se questionado bastante sua utilização em ITU, a não ser na investigação de ITU complicada, para obter informações sobre alterações anatômicas, como dilatação calicial, pélvica e ureteral, estenose de junção uteropélvica (JUP), duplicidade pielocalicial e adequação do esvaziamento vesical, ou para identificar presença de obstrução ou cálculo. Deve-se salientar que, no caso de suspeita de cálculos, a própria radiografia simples de abdome e/ou a US podem sugerir o diagnóstico. A tomografia computadorizada (TC) helicoidal é útil na pesquisa de cálculos ureterais relacionados à ITU.

- Uretrocistografia miccional (UCM): em crianças abaixo de 2 anos com ITU recorrente, além da UGE, a UCM é o padrão-ouro para o diagnóstico de refluxo vesicoureteral (RVU). Em adultos, não está indicada, a não ser em ITU recorrente no pós-transplante, para afastar refluxo para o rim transplantado.
- Cintilografia: com ácido dimercaptosuccínico (DMSA) marcado com tecnécio 99 (TC^{99m}), tem sido muito utilizada no acompanhamento de crianças com RVU para detectar a presença de lesões corticais ou cicatriz renal secundária ao refluxo. Recentemente, o DMSA tem sido recomendado na fase aguda de ITU em crianças, devido à sua maior sensibilidade em detectar danos corticais, auxiliando, portanto, no diagnóstico diferencial com pielonefrite aguda.
- TC helicoidal: sem uso de contraste EV, é raramente necessária, a não ser para descartar presença de cálculos ureterais obstrutivos, que podem estar associados a quadros de pielonefrite, e em casos de investigação de rins policísticos que podem estar associados com ITU. Quando realizada com contraste EV, é útil na evidenciação de abscesso perinefrético.
- Cistoscopia: não tem indicação na ITU não complicada e deve ser realizada apenas em condições de urina estéril ou após profilaxia antibiótica. Em pacientes idosos e transplantados renais com ITU recorrente e hematúria, pode estar indicada para afastar câncer de bexiga.
- Exames para diagnóstico diferencial entre ITU baixa ou alta: a diferenciação entre ambas é clínica. Exames gerais que podem auxiliar no diagnóstico diferencial entre cistite e pielonefrite são a proteína C-reativa e a velocidade de hemossedimentação (VHS), além do próprio leucograma. Entretanto, apesar de sensíveis, são pouco específicos. A cintilografia com DMSA ainda é o melhor método e mais indicado, especialmente em crianças, nas quais o diagnóstico diferencial é mais difícil.

■ TRATAMENTO

Vários agentes antimicrobianos podem ser usados para o tratamento de ITU. Entre os mais utilizados por VO e para infecções não complicadas, destacam-se a associação sulfametoxazol-trimetoprima (SMX-TMP), a nitrofurantoína, quinolonas, como ácido nalidíxico e ácido pipemídico, e as novas quinolonas, como norfloxacina e ciprofloxacina, entre outros. Entretanto, a sensibilidade a esses compostos também varia, dependendo da população estudada. Os Quadros 333.1 e 333.2 apresentam as recomendações baseadas nas Diretrizes da Infectious Diseases Society of America (IDSA) e da European Society for Microbiology and Infectious Diseases (ESMID) para os tratamentos de cistite e pielonefrite, respectivamente. Alguns antibióticos listados não estão disponíveis em nosso meio. Na cistite ou ITU não complicada, recomenda-se o uso de SMX/TMP por três dias como tratamento de 1ª linha caso a prevalência de resistência na região seja menor do que 20%. Se for maior, recomenda-se a nitrofurantoína por sete dias (não há estudos que comprovem sua eficácia em períodos curtos de três dias) ou uma das fluoroquinolonas (norfloxacina, ciprofloxacina, levofloxacina, outras) por três dias. A grande vantagem da nitrofurantoína é a baixa taxa de resistência bacteriana. Fosfomicina/trometamol em dose única também pode ser prescrita, mas ressalta-se que revisões e metanálises consistentemente relatam que o tratamento com dose única com fosfomicina ou mesmo com SMX/TMP ou fluoroquinolonas é menos efetivo do que o de três dias, e que os sintomas persistem por muitos dias após o tratamento, além de induzir recorrência.

QUADRO 333.1 ■ Diretrizes para tratamento da infecção urinária não complicada ou cistite

IDSA	ESMID
1ª linha	
SMX/TMP, 3 d	SMX/TMP, 3 d
Alternativas	
- Trimetoprim, 3 d - Fluoroquinolonas (ofloxacina, norfloxacina, ciprofloxacina), 3 d	- Cefpodoxime proxetil, 3 d - Ciprofloxacina, 3 d - Fosfomicina trometamol, dose única - Levofloxacina, 3 d - Norfloxacina, 3 d - Ofloxacina, 3 d - Pivmecillinam, 7 d - Trimetoprim, 5-7 d
Outros	
- Fosfomicina trometamol, dose única - Nitrofurantoína, 7 d	

Fonte: Adaptado de Nicolle.[1]

QUADRO 333.2 ■ Diretrizes para tratamento de pielonefrite

IDSA	ESMID
ORAL	
1ª linha	
Fluoroquinolonas, 7-14 d (ciprofloxacina/levofloxacina, outras)	Fluoroquinolona, 7 d
Alternativas	
- SMX/TMP, 14 d (se suscetível) - Amoxacilina (se Gram +) - Amoxacilina/clavulanato (se Gram +)	- Aminopenicilina + inibidor da betalactamase - Cefalosporina (3ª geração) - SMX/TMP (se suscetível)
PARENTERAL	
- Aminoglicosídeo +/– ampicilina - Fluoroquinolona - Cefalosporina de grande espectro	- Fluoroquinolona - Aminopenicilina + inibidor da betalactamase - Cefalosporina (3ª geração) - Aminoglicosídeo

Fonte: Adaptado de Nicolle.[1]

Na pielonefrite ou em infecções mais graves com comprometimento sistêmico, as cefalosporinas de 1ª geração (p. ex.: cefalotina – Keflin®), de 2ª (cefoxitina – Mefoxin® – ou cefuroxima – Zinnat®), de 3ª (cefetamet pivoxil – Globocef®; ceftazidima – Fortaz®; ceftriaxona – Rocefin®) ou mesmo de 4ª geração (cefepima – Maxcef®) podem ser utilizadas de acordo com o nível de gravidade. Em alguns casos, os aminoglicosídeos são os medicamentos de escolha, mas deve-se ter em mente o especial efeito nefrotóxico desses agentes. A tobramicina é a menos nefrotóxica do grupo, e a amicacina fornece níveis urinários muito superiores aos da gentamicina. A terapia parenteral deve ser prontamente instituída e, assim que o paciente estiver afebril por 24 horas, já pode receber antibioticoterapia oral. Não é obrigatória a escolha de um antimicrobiano, de forma que possa ser administrado inicialmente por via parenteral e, depois, VO. Em pacientes com formas menos graves e sem vômitos, esquemas exclusivos VO de fluorquinolonas com boa penetração tecidual, como a ciprofloxacina, podem ser considerados.

ATENÇÃO!

Não há evidência clínica que sugira que um antimicrobiano seja superior a outro.

O grupo das tetraciclinas (tetraciclina, oxitetraciclina, doxiciclina, minociclina) é especialmente efetivo no tratamento de infecções por clamídia, sendo indicados, portanto, na síndrome uretral e na prostatite. As penicilinas resistentes à ação de germes produtores de penicilinase, como oxacilina, cloxacilina e dicloxacilina, reservam-se para o tratamento de infecções estafilocócicas. Infecções por anaeróbios podem ser tratadas com metronidazol ou clindamicina. As cefalosporinas de 2ª e 3ª gerações possuem espectro maior contra bactérias gram-negativas, exceto enterococos, e a atividade contra pseudomonas é variável.

Deve-se ter em mente que a diluição urinária reduz tanto a população bacteriana como a concentração do antibiótico, sendo que a micção remove ambos. Portanto, a eficácia ótima dos medicamentos se dá no período pós-miccional. As concentrações urinárias dos antibióticos refletem aquelas presentes na medula renal, sendo melhores guias de eficácia do que as concentrações séricas, exceto na presença de insuficiência renal (IR). As concentrações renais dos medicamentos, por sua vez, dependem do mecanismo de excreção renal, fluxo urinário, pH e função renal. Abscessos tendem a ter pH e pO_2 reduzidos, e a penetração antimicrobiana em cistos também é precária.

PROFILAXIA

Os fármacos mais utilizados com fins profiláticos são a nitrofurantoína, os ácidos pipemídico e nalidíxico e a associação SMX/TMP. De maneira geral, essa profilaxia deve ser reservada a pacientes que tendem a ter mais do que duas infecções por ano ou quando da presença de fatores que mantêm a infecção, como cálculos. A dose sugerida é de um comprimido por noite, ao deitar, ou, então, três vezes por semana. Quando a ITU estiver relacionada com a atividade sexual, pode-se prescrever um comprimido após cada relação (pós-coito) durante 3 a 6 meses.

REVISÃO

- A ITU abrange uma série de infecções que ocorrem a partir da colonização microbiana da urina, podendo acometer a bexiga (trato urinário inferior), como na cistite, ou o rim (trato urinário superior), como na pielonefrite. Em geral, o quadro clínico da cistite apresenta-se como mal-estar geral; indisposição; disúria; polaciúria; urgência; calafrios, dor abdominal ou hipogástrica. Na pielonefrite, também podem estar presentes febre e/ou dor lombar.
- O diagnóstico é confirmado pela urocultura positiva. Para o tratamento de ITU, dispõem-se de diversos antimicrobianos e vários esquemas terapêuticos, sendo, em geral, os esquemas orais preconizados para a cistite, e os parenterais, para a pielonefrite.

■ REFERÊNCIA

1. Nicolle LE. Uncomplicated urinary tract infection in adults including uncomplicated pyelonephritis. Urol Clin North Am. 2008;35(1):1-12.

334
SÍNDROME NEFRÍTICA E GLOMERULONEFRITE RAPIDAMENTE PROGRESSIVA

■ GIANNA MASTROIANNI KIRSZTAJN

Uma das melhores abordagens para a investigação diagnóstica das glomerulopatias envolve o seu enquadramento nas principais síndromes pelas quais essas doenças se apresentam. Duas delas serão motivo deste capítulo, por estarem mais interrelacionadas: a síndrome nefrítica e a glomerulonefrite rapidamente progressiva (GNRP).

■ SÍNDROME NEFRÍTICA

Essa síndrome caracteriza-se pela conjunção de hematúria, hipertensão arterial, oligúria, déficit de função renal e edema (de grau variável). Mas, não é essencial que todos os constituintes da síndrome estejam presentes para que se fale em síndrome nefrítica aguda.

O processo patológico responsável por síndrome nefrítica aguda é geralmente uma glomerulonefrite difusa, com evidente hipercelularidade glomerular.

Na grande maioria das glomerulonefrites humanas, o processo inflamatório glomerular deve-se à deposição ou à formação local de imunocomplexos. Existem, entretanto, aquelas nas quais não se encontram imunocomplexos depositados nos glomérulos. Quando estão presentes, em forma de grânulos, admite-se que tenham sido formados por antígenos exógenos, de micro-organismos (vírus, bactérias, protozoários, helmintos) ou endógenos (autoantígenos, como seria o caso no lúpus eritematoso sistêmico [LES]), contra os quais o indivíduo formou anticorpos específicos. Eventualmente, o anticorpo é dirigido contra antígenos próprios da membrana basal (determinantes presentes na molécula do colágeno tipo IV, constituinte da membrana basal glomerular), como na glomerulonefrite por anticorpo antimembrana basal.

QUADRO CLÍNICO E DIAGNÓSTICO

A síndrome nefrítica caracteriza-se por sinais e sintomas decorrentes de expansão do volume extracelular, incluindo o subcompartimento intravascular, e sinais de processo inflamatório glomerular. Edema de grau variável, de discreto até a anasarca, hipertensão arterial, sinais de congestão circulatória, com edema pulmonar e hepatomegalia, podem ser observados. A presença e a intensidade desses sintomas e sinais dependem do grau de expansão desses compartimentos hídricos. Os sinais urinários representativos do processo inflamatório glomerular são proteinúria de grau variável; hematúria de intensidade também variável, mas com dismorfismo eritrocitário e, ocasionalmente, presença de cilindros hemáticos; e leucocitúria estéril, isto é, com urocultura negativa. O grau de comprometimento da função renal é variável, não guardando relação com a expansão do volume extracelular.

> **ATENÇÃO!**
>
> A causa mais comum de síndrome nefrítica em nosso meio é a glomerulonefrite pós-estreptocócica.

Várias infecções podem causar lesão glomerular, mas a síndrome nefrítica completa é mais rara. Nefrite lúpica em atividade, nefropatia por IgA (doença de Berger), púrpura de Henoch-Schönlein (PHS), crioglobulinemia e vasculites sistêmicas podem, ocasionalmente, apresentar-se como síndrome nefrítica aguda.

INVESTIGAÇÃO LABORATORIAL

A avaliação laboratorial renal pode fornecer os principais subsídios para o diagnóstico de síndrome nefrítica, como se pode ver no Quadro 334.1.

QUADRO 334.1 ■ Principais achados da avaliação laboratorial renal da síndrome nefrítica

- Hematúria: está presente em quase todos os casos; pode ser microscópica e/ou macroscópica
- Leucocitúria: é estéril
- Cilindrúria hemática: pode ser observada
- Proteinúria de nível variável: varia de ausente a muito elevada, mas em geral sem atingir níveis nefróticos
- Déficit de filtração glomerular: é comum

Os níveis séricos de ureia e creatinina (Cr) não guardam relação com o quadro clínico. Grandes expansões de volume extracelular, com anasarca e hipertensão arterial grave, podem estar presentes com taxa de filtração glomerular (TFG) muito pouco alterada.

No que se refere à investigação etiológica, a pesquisa de anticorpos antiestreptocócicos pode ser útil no diagnóstico da nefrite pós-estreptocócica; a pesquisa e dosagem de crioglobulinas, no diagnóstico da crioglobulinemia; a pesquisa de anticorpos antinucleares ou fator antinuclear (FAN) e anti-DNA, no diagnóstico do LES; e a pesquisa de anticorpos anticitoplasma de neutrófilos (ANCA) e antimembrana basal glomerular, na investigação das GNRP.

O estudo do sistema do complemento é importante por permitir a classificação das glomerulonefrites em normo e hipocomplementêmicas, a qual tem certa importância clínica na suspeita e orientação do diagnóstico (Quadro 334.2).

Exames adicionais, como hemoculturas, sorologias para hepatite B ou C, HIV, citomegalia, mononucleose, entre outros, devem ser considerados em função de história e do quadro clínico.

QUADRO 334.2 ■ Classificação das glomerulonefrites causadoras de síndrome nefrítica aguda, conforme ativação do complemento

HIPOCOMPLEMENTÊMICAS	NORMOCOMPLEMENTÊMICAS
- GN pós-estreptocócica - GN lúpica - GN da crioglobulinemia mista essencial - GN membranoproliferativa - GN da endocardite e do *shunt*	- GN das vasculites sistêmicas - Nefropatia por IgA - GN da púrpura de Henoch-Schönlein - GN por anticorpos antimembrana basal glomerular

> **ATENÇÃO!**
>
> Em alguns pacientes que se apresentam com manifestações clínicas sugestivas de síndrome nefrítica, pode haver rápida deterioração da função renal. Nesse caso, três diagnósticos são os mais prováveis: necrose tubular aguda (NTA) associada ao quadro de glomerulonefrite aguda; nefrite túbulo-intersticial aguda, que pode simular, na sua apresentação, síndrome nefrítica; e GNPR. O diagnóstico diferencial entre essas condições é, às vezes, difícil e, muito frequentemente, só é feito com o auxílio da biópsia renal.

PROGNÓSTICO

O prognóstico da glomerulonefrite aguda pós-estreptocócica é geralmente bom, com menos de 1% dos pacientes acometidos apresentando lesão renal aguda (LRA) clinicamente relevante, e com número semelhante, ou menor, evoluindo para doença renal crônica (DRC) em estágio terminal. Trombose capilar extensa, crescentes difusas e lesões vasculares importantes são consideradas índices histopatológicos de maior gravidade. Nenhum dos critérios pode, no entanto, definir o prognóstico com segurança, se considerado isoladamente.

TRATAMENTO

O tratamento da síndrome nefrítica engloba a abordagem do processo inflamatório glomerular e das complicações do desarranjo funcional renal. O primeiro baseia-se na redução ou eliminação dos anticorpos, imunocomplexos ou mediadores do processo inflamatório glomerular. Tais objetivos são mais facilmente alcançados quando uma causa infecciosa pode ser detectada e eliminada. Quando a causa da glomerulonefrite não é evidente, ou um mecanismo autoimune é detectado, o tratamento baseia-se, em geral, no uso de corticosteroides e de imunossupressores.

Nos casos em que o processo é autolimitado, como na glomerulonefrite pós-estreptocócica, o tratamento restringe-se ao controle das complicações, ou seja, à correção da expansão do volume extracelular e da uremia, quando presentes. O restabelecimento de volume extracelular adequado é obtido com a restrição hidrossalina na dieta. O uso de diuréticos nem sempre se mostra eficiente. Processos dialíticos ou de ultrafiltração, com objetivo exclusivo de remoção de líquidos, raramente são necessários. Nas condições de grande congestão circulatória, com níveis elevados de pressão arterial (PA), medicamentos anti-hipertensivos deverão ser utilizados. A causa da congestão circulatória é, antes de tudo, excesso de volume circulante. Antibióticos só estarão indicados se houver evidência de infecção atual, o que raramente ocorre. Na glomerulonefrite pós-estreptocócica, por exemplo, quando surge o quadro nefrítico, em geral, a infecção já não mais existe. Nesta complicação de estreptococcia, não está indicada a antibioticoprofilaxia, já que são muito raros os casos de uma segunda glomerulonefrite pós-estreptocócica. Repouso deve ser indicado nas fases de expansão do volume extracelular e congestão circulatória. Nas glomerulonefrites agudas ou nas rapidamente progressivas, com insuficiência renal (IR) grave, uma modalidade de tratamento dialítico deverá ser mantida até que o paciente recupere total ou parcialmente a função renal.

O uso de imunossupressores está particularmente indicado no caso de nefrite lúpica.

■ GLOMERULONEFRITE RAPIDAMENTE PROGRESSIVA

QUADRO CLÍNICO E DIAGNÓSTICO

Tal síndrome se caracteriza por declínio rápido da função renal (ao longo de dias ou semanas) associado a uma glomerulonefrite, geralmente em presença de alguns achados iniciais sugestivos de síndrome nefrítica aguda, como descrito no Quadro 334.3.

QUADRO 334.3 ■ Principais achados clínicos e laboratoriais da glomerulonefrite rapidamente progressiva

- Hematúria (microscópica e/ou macroscópica)
- Cilindrúria hemática: é observada com maior frequência
- Proteinúria de nível variável: em geral não é de nível nefrótico
- Oligúria
- Hipertensão arterial sistêmica
- Rápida deterioração da função renal (taxa de fitração glomerular)

Não é necessário que todas essas manifestações estejam presentes para que se faça o diagnóstico de GNRP.

As glomerulonefrites que, clinicamente, têm um comportamento rapidamente progressivo, do ponto de vista histológico, na maioria dos casos, manifestam-se como glomerulonefrites crescênticas, geralmente, embora nem sempre, glomerulonefrites proliferativas e/ou necrosantes com crescentes.

Doenças de origens as mais variadas podem manifestar-se como glomerulonefrites crescênticas, com quadro morfológico semelhante à microscopia óptica, mas distinguíveis às microscopias de imunofluorescência e eletrônica, assim como por meio de testes sorológicos.

Em geral, as GNRP são classificadas de acordo com os achados de imunofluorescência da biópsia renal, como se pode ver no Quadro 334.4, sendo tal análise fundamental para o adequado diagnóstico nessa categoria de doenças.

INVESTIGAÇÃO LABORATORIAL

Em relação à investigação etiológica, usam-se os mesmo testes adotados para a avaliação das glomerulonefrites que se apresentam como síndrome nefrítica, direcionando a investigação em função do quadro clínico. Diante do padrão pauci-imune de imunofluorescência na biópsia renal, deve-se sempre solicitar a pesquisa de ANCA.

Para a investigação de GNRP por anticorpos antimembrana basal glomerular, a dosagem desses anticorpos pode ser útil, mas nem sempre tais testes se encontram facilmente disponíveis.

Vale ressaltar que, diante da suspeita de GNRP, face à urgência de iniciar-se o tratamento e ao tempo que leva para se ter em mãos boa parte dos resultados desses exames, a realização da biópsia renal torna-se ainda mais importante e deve ser realizada assim que possível.

QUADRO 334.4 ■ Classificação das glomerulonefrites com comportamento rapidamente progressivo, de acordo com os achados da microscopia de imunofluorescência na biópsia renal

GN COM DEPÓSITOS GRANULARES DE IMUNOCOMPLEXOS E COMPLEMENTO

- GN pós-estreptocócica
- GN lúpica
- Nefropatia por IgA
- GN da crioglobulinemia
- GN idiopáticas

GN COM DEPÓSITOS LINEARES DE IMUNOCOMPLEXOS

- GN por anticorpos antimembrana basal glomerular
- Síndrome de Goodpasture

GN PAUCI-IMUNES (GERALMENTE ASSOCIADAS COM ANCA)

- GN da poliangeíte microscópica
- GN da granulomatose com poliangeíte
- GN com crescentes e/ou necrosantes, sem evidências clínicas de vasculite sistêmica

---

A biópsia renal permite analisar principalmente, nessa situação, a extensão da destruição glomerular e da formação de crescentes, a fase de evolução em que se encontram (crescentes celulares, fibrocelulares ou fibrosos), o padrão de imunofluorescência e o grau de acometimento túbulo-intersticial, auxiliando na decisão terapêutica e na definição do prognóstico.

TRATAMENTO

> **ATENÇÃO!**
>
> A GNRP exige pronto tratamento, uma vez feita a suspeita diagnóstica, antes mesmo da confirmação por biópsia renal, respeitando-se sempre contraindicações à instituição de imunossupressão.

Em relação ao tratamento, nos três grupos de GNRP, lança-se mão da pulsoterapia com metilprednisolona endovenosa como primeiro recurso. Em caso de GN pauci-imune ou por anticorpos antimembrana basal glomerular, o acréscimo de ciclofosfamida na fase de ataque é comum, assim como plasmaferese nesta última. Mais recentemente, tem-se utilizado o rituximab no tratamento da GNRP pauci-imune.

De acordo com recomendações internacionais para tratamento das glomerulonefrites, em caso de glomerulonefrite pauci-imune, corticosteroides e ciclofosfamida são a opção inicial e corticosteroides com rituximab seriam uma alternativa em pacientes sem doença grave ou quando a ciclofosfamida está contraindicada. Sugere-se adicionar a plasmaferese em caso de necessidade de diálise, ou rápido aumento da creatinina sérica (CrS) ou hemorragia pulmonar difusa.

A glomerulonefrite por anticorpos antimembrana basal glomerular, com (síndrome de Goodpasture) ou sem hemorragia pulmonar, deve ser tratada com corticosteroide, ciclofosfamida e plasmaferese.

O tratamento das glomerulopatias em geral deve ser realizado pelo médico nefrologista. A síndrome nefrítica e a GNRP, em particular, podem ser diagnosticadas em serviços de urgência e emergência, por peculiaridades de seu quadro clínico. Uma vez feita a suspeita diagnóstica, o nefrologista deve ser chamado para contribuir com a condução do caso. Deve-se ressaltar que, no caso da GNRP em especial, se ela não for tratada prontamente, progride em pouquíssimo tempo para perda irreversível da função renal.

REVISÃO

- A síndrome nefrítica aguda é a conjunção de hematúria, hipertensão arterial, oligúria, déficit de função renal e edema (de grau variável); mas, nem todos os componentes estão sempre presentes.
- O protótipo da síndrome nefrítica aguda é a glomerulonefrite pós-estreptocócica, quadro em geral autolimitado.
- A glomerulonefrite rapidamente progressiva (GNRP) caracteriza-se por declínio rápido da função renal (ao longo de dias ou semanas) associado a uma glomerulonefrite.
- A GNRP é classificada de acordo com os achados de imunofluorescência da biópsia renal em: pauci-imune, por imunocomplexos ou por anticorpos antimembrana basal glomerular.
- A GNRP exige pronto tratamento, uma vez feita a suspeita diagnóstica, que deve ser iniciado com pulsoterapia endovenosa com metilprednisolona e complementado com outras terapias, conforme a classificação da doença e quadro clínico.

■ LEITURAS SUGERIDAS

Mastroianni Kirsztajn G. Glomerulopatias: manual prático. São Paulo: Livraria Balieiro; 2011.
Mastroianni Kirsztajn, G. Discutindo casos clínicos: doenças renais. São Paulo: Livraria Balieiro, 2016. 383 p.
Pinto SW, Mastroianni-Kirsztajn G, Sesso R. Ten-year follow-up of patients with epidemic post infectious glomerulonephritis. PLoS One. 2015;10(5):e0125313.

335

SÍNDROME NEFRÓTICA

■ GIANNA MASTROIANNI KIRSZTAJN

A síndrome nefrótica (SN) é uma condição edematosa, encontrada nas glomerulopatias, associada à hipoalbuminemia, que, por sua vez, é decorrente da perda de proteínas pela urina; esta é, geralmente, de grande magnitude, correspondendo a pelo menos 3,5 g/1,73 m² de superfície corpórea/dia no adulto. Elevações de colesterol e triglicerídeos são frequentemente encontradas, mas não são essenciais para o diagnóstico.

Por definição, a SN é a conjunção de proteinúria elevada (superior ou igual a 3,5 g/1,73 m² de superfície corpórea/dia no adulto), hipoalbuminemia e edema.

Proteinúrias de nível inferior ao citado (ou "não nefróticas") não se acompanham em geral de sinais e sintomas, mas exigem investigação clínico-laboratorial e etiológica semelhante à da SN.

■ INVESTIGAÇÃO CLÍNICO-LABORATORIAL

Na investigação de paciente com SN, é necessário, antes de mais nada, caracterizar a síndrome. Deve-se fazer análise de urina, determinação de proteinúria de 24 horas e eletroforese de proteínas séricas (ou, pelo menos, dosagem de albumina sérica).

No exame de urina, observa-se a presença de proteinúria e indícios de que é elevada; hematúria pode estar presente ou não, entre outras alterações urinárias. A proteinúria de 24 horas deverá corresponder aos níveis já citados na definição. Embora a dosagem de albumina seja suficiente, revelando hipoalbuminemia de níveis variáveis, a eletroforese de proteínas, quando disponível, tem a vantagem de fornecer informações adicionais; além da hipoalbuminemia, pode detectar alterações proteicas secundárias, tais como elevações de α-2 e β-globulinas, que constituem indício indireto de que a hipoalbuminemia já tem algum tempo de duração; a presença de níveis normais ou elevados de gamaglobulinas sugere tratar-se de SN secundária ou associada a infecções crônicas, hepatopatias crônicas ou doenças autoimunes.

Deve-se também determinar a creatinina sérica e/ou a depuração de creatinina (Cr), assim como os níveis séricos de colesterol e triglicerídeos.

Ainda neste primeiro momento, deve-se solicitar ultrassonografia (US) de rins e vias urinárias, para avaliação das dimensões renais, entre outras características de interesse no exame de imagem, o qual também será útil no planejamento de biópsia renal.

Estabelecido que se trata de SN, é importante fazer-se um esforço para definir a sua etiologia. Os exames de rastreamento a serem feitos nessa etapa incluem: exame de fezes (pacientes com esquistossomose podem apresentar lesão glomerular com SN), pesquisa de fatores antinucleares, inclusive anti-DNA (SN pode ser o quadro de apresentação do lúpus eritematoso sistêmico [LES]), sorologia para sífilis, sorologias virais (principalmente anti-HCV, HBsAg, anti-HBs, anti-HIV, embora perfis mais completos possam ser solicitados conforme o caso) ou exames específicos para investigação de outras doenças infecciosas, com base na suspeita clínica.

Se os antecedentes epidemiológicos para esquistossomose forem positivos e o exame de fezes não demonstrar a presença de ovos de *S. mansoni*, deve-se proceder à biópsia de valva retal para diagnóstico.

Neoplasia é possibilidade a ser aventada, particularmente em pacientes idosos, mas a extensão da investigação deve ser julgada criteriosamente.

Deve-se também avaliar se a glomerulopatia que está evoluindo com SN é normo ou hipocomplementêmica e se a ativação do complemento se faz pela via clássica ou alternativa; assim, determinações de CH50, C1q, C2, C3 e C4 devem ser realizadas ou, quando não se dispõe de todos, de CH50 e/ou C3 e C4.

A presença de proteinúria significativa e persistente é evidência de lesão renal importante e justifica a realização da mesma investigação aqui descrita, quer se caracterize ou não SN completa.

■ INDICAÇÃO DE BIÓPSIA RENAL

A realização de biópsia renal diante de SN em adultos é a conduta apropriada, visto que existem propostas terapêuticas diferentes para cada um dos tipos histológicos. Por outro lado, quando se trata de crianças nefróticas, faz-se o tratamento com corticosteroide às cegas e, apenas se não houver resposta, indica-se biópsia. Vale salientar que, na infância, a predominância da doença de lesões mínimas (DLM) facilita tal conduta, assim como o conhecimento de que a quase totalidade desses pacientes são córtico-sensíveis. Em adultos, a frequência de glomerulopatias outras que não respondem tão bem a tratamento ganha importância; além disso, não se pode esquecer que a necessidade de curso intensivo de tratamento em algumas delas, como já comprovado no caso da glomerulosclerose segmentar e focal (GESF) reforça o valor de se fazer a biópsia renal e escolher o tratamento em função dos achados histológicos. Tal procedimento é geralmente evitado quando os rins já se mostram diminuídos ao exame ultrassonográfico.

> **ATENÇÃO!**
>
> Em caso de SN com alta probabilidade de ser secundária a diabetes melito, em geral, não está indicada a biópsia renal.

Diante de proteinúria não nefrótica, defende-se atualmente a realização de biópsia quando seus níveis são superiores a 1,0 g por dia.

■ TIPOS HISTOLÓGICOS

Os tipos histológicos mais comumente diagnosticados em caso de SN idiopática em adultos são: DLM, GESF e glomerulopatia membranosa (GNM).

Vale salientar que a frequência da GESF vem aumentando em várias séries no mundo todo, inclusive em estudo de grande abrangência, na UNIFESP (Setor de Glomerulopatias da Disciplina de Nefrologia aliado ao Setor de Patologia do Hospital do Rim), envolvendo mais de nove mil biópsias de rim nativo.[1] Assim, em muitas localidades, a frequência da GESF vem ultrapassando a da GNM, que era a apresentação morfológica mais comum da SN em adultos até há pouco tempo. Também se tem evidenciado a redução do número de casos de glomerulonefrite membranoproliferativa (GNMP), especialmente em países desenvolvidos. Essa última pode manifestar-se de várias formas, mas predominantemente como SN.

Tais tipos histológicos são observados em formas primárias e secundárias de síndrome nefrótica.

■ COMPLICAÇÕES

A SN pode apresentar complicações no seu curso, entre as quais se destacam (Quadro 335.1): distúrbios tromboembólicos, infecções e lesão renal aguda (LRA).

> **ATENÇÃO!**
>
> Nesta condição, observa-se uma tendência aumentada à tromboembolia, destacando-se: trombose de veia renal, trombose de veia cava inferior (VCI), tromboembolia pulmonar (TEP), trombose venosa ou arterial periférica.

São achados sugestivos de trombose de veia renal, em paciente com SN: dor em flanco, declínio agudo na taxa de filtração glomerular (TFG), hematúria e alteração no nível de proteinúria.

A trombose de veia renal crônica pode ser assintomática. As doenças que cursam com SN que mais apresentam trombose de veia renal são: GNM, GNMP, nefrite lúpica e amiloidose.

> **ATENÇÃO!**
>
> Há uma susceptibilidade aumentada a infecções bacterianas, assim como ao desenvolvimento de LRA na condição nefrótica.

■ TRATAMENTO

A dieta do paciente com SN deverá ser hipossódica, e a ingestão de líquidos também deverá ser controlada. Em especial em casos em que a proteinúria não se resolve rapidamente, embora haja controvérsias quanto ao conteúdo proteico mais adequado, a dieta exige cuidados especiais e,

---

QUADRO 335.1 ■ Complicações usuais em síndrome nefrótica

1 | Distúrbios tromboembólicos
A hipercoagulabilidade observada na SN é decorrente de:
  1 | Deficiência de antitrombina III
  2 | Anormalidades nos níveis das proteínas S e C
  3 | Fibrinólise deficiente
  4 | Agregabilidade plaquetária aumentada
  5 | Agregação eritrocitária aumentada
  6 | Níveis plasmáticos aumentados de fatores pró-coagulantes: fibrinogênio, Lp(a), fator VIII

2 | Infecções
Favorecem infecções, entre outras causas:
  1 | Deficiência adquirida de IgG
  2 | Deficiência de fator B, acarretando opsonização inadequada
  3 | Depressão inespecífica da resposta imune

3 | LRA
Pode ser precipitada ou causada por:
  1 | Depleção severa de volume decorrente da hipoalbuminemia agravada ou não pelo uso de diuréticos
  2 | Trombose aguda de veia renal bilateral
  3 | Nefrite túbulo-intersticial aguda por hipersensibilidade a diuréticos ou outras drogas
  4 | Uso de anti-inflamatórios não hormonais, determinando necrose tubular aguda

---

sempre que possível, uma orientação individualizada com nutricionista é o ideal.

> **ATENÇÃO!**
>
> Diuréticos devem ser usados com parcimônia para evitar hipotensão e LRA.

Dá-se preferência aos diuréticos com ação na alça de Henle. Pacientes em anasarca podem requerer a administração endovenosa dessas medicações; o uso concomitante de expansores plasmáticos estará indicado em pacientes com evidências clínicas de depleção do volume intravascular.

O tratamento da SN no adulto é tema sujeito a controvérsias, exceto quando o diagnóstico de DLM é estabelecido. Nesse caso, há consenso não só quanto à necessidade de tratamento, quanto ao tipo de medicamento a ser utilizado, diante dos altos percentuais de resposta observados em crianças e adultos com a doença; a terapia com corticoide é a primeira opção.

No que se refere à GESF, estudos mais antigos mostravam percentuais de remissão bem inferiores aos atuais. Mais recentemente, em estudo retrospectivo que envolvia pacientes com GESF idiopática e SN tratada com corticosteroide e/ou outros imunossupressores, observou-se que menos de um terço dos pacientes obtiveram remissão completa em oito semanas. Assim, fazendo-se o tratamento clássico com prednisona por oito semanas apenas, considerável número de pacientes capazes de responder à terapia com corticoide não seria identificado. Tem-se demonstrado que, nessa doença, a resposta a tratamento é, em geral, observada após 12 a 16 semanas de tratamento. Diante disso, curso mais prolongado de corticoide deve ser seriamente considerado em todos os pacientes nefróticos com GESF primária nos quais o uso de corticosteroide não esteja contraindicado.

Por fim, tanto em DLM, como em GESF, curso com múltiplas recidivas, córtico-dependência e, especialmente, córtico-resistência, constitui indicação de outros medicamentos imunossupressores, dentre os quais se destacam ciclofosfamida e ciclosporina.

Dados conflitantes no que tange ao sucesso terapêutico com o uso de corticosteroide e medicações imunossupressoras, além dos efeitos colaterais dessas medicações e do curso natural em geral benigno, mantêm a discussão quanto à adequação de tratar ou não e quando tratar pacientes com GNM. Muitos preferem não lançar mão de qualquer tratamento imunossupressor. Alguns autores sugerem que sejam tratados apenas pacientes em risco de progressão de doença, pois está bem definido que pacientes com GNM e déficit de função renal estabelecido têm risco alto de desenvolvimento de doença renal crônica (DRC) terminal. Outros acreditam que todos os pacientes com SN devem ser tratados.

Em estudos com pacientes portadores de GNM idiopática e SN, demonstrou-se que o uso de metilprednisolona endovenosa em pulsoterapia associada à prednisona via oral e clorambucil via oral (ou ciclofosfamida via oral), alternadamente por seis meses, ou metilprednisolona isoladamente, determinava não só redução da proteinúria, como também melhora da função renal em pacientes com déficit de filtração glomerular.

No que se refere à GNMP, não se deve esquecer que a maioria dos estudos relacionados ao tratamento da doença relata pouco sucesso terapêutico na prevenção de dano renal. Tem-se sugerido o uso de prednisona isoladamente ou associações da medicação com imunossupressores. No passado, foram usados anticoagulantes e antiagregantes plaquetários, com resultados desanimadores.

A terapia com corticosteroide por via oral a ser realizada em pacientes com SN corresponde à administração de 1 mg/kg/dia de prednisona (em esquema diário, em princípio). A duração do tratamento com esta dose dependerá do tipo histológico em questão. Após alcançar-se remissão (negativação da proteinúria), reduz-se gradualmente a dose de prednisona.

TRATAMENTO IMUNOSSUPRESSOR

Respeitando-se os esquemas preconizados em cada tipo histológico, outras medicações utilizadas no tratamento das glomerulopatias idiopáticas que se apresentam com SN são:

1 | Ciclofosfamida (2 mg/kg/dia, via oral), usada em geral por dois meses. No caso da DLM, dá-se preferência ao uso de ciclofosfamida, mas o uso de clorambucil (0,1 a 0,2 mg/kg/dia) também tem sido recomendado.

2 | Ciclosporina (4-5 mg/kg/dia, via oral): se uma das medicações anteriores não foi capaz de induzir remissão (e, eventualmente, também como segunda alternativa em GESF), pode-se utilizar ciclosporina por período ainda não muito bem definido, mas prolongado. Os níveis sanguíneos da medicação devem ser acompanhados inicialmente, devido ao seu potencial nefrotóxico.

3 | Metilprednisolona por via endovenosa sob a forma de pulsoterapia vem sendo utilizada no tratamento de GNM, em esquemas mensais por seis meses ou, mais frequentemente, alternando com clorambucil (por via oral), sendo administrada metilprednisolona no primeiro, terceiro e quinto meses e clorambucil no segundo, quarto e sexto meses. Mais recentemente, uma variação da proposta terapêutica original vem sendo utilizada, com o clorambucil sendo substituído por ciclofosfamida, por via oral, o que se constitui na opção mais frequentemente adotada no Brasil.

4 | Micofenolato mofetil ou sódico vem sendo usado como imunossupressor de resgate, sem que, até o momento, se tenha confirmado como opção preferencial em qualquer uma das glomerulopatias idiopáticas.

5 | Anticorpos anti-CD20 vêm sendo testados sobretudo no tratamento de GESF e GNM, assim como em caso de múltiplas recidivas de DLM

De fato, existem diversos esquemas terapêuticos (não citados aqui), que em geral utilizam essas mesmas medicações em doses e combinações variadas.

TRATAMENTO RENOPROTETOR

Antecedendo a introdução de esquemas imunossupressores e também em caso de nenhum deles ser bem-sucedido em induzir remissão completa, a administração de inibidores da enzima conversora de angiotensina (IECA) e/ou antagonistas de receptor de angiotensina, tem sido preconizada na tentativa de reduzir a proteinúria, fator de mau prognóstico na evolução de doença renal

De fato, deve-se lançar mão de um conjunto de recursos renoprotetores disponíveis, incluindo: (1) bloqueio do sistema renina-angiotensina, o qual deve ser iniciado o mais precocemente possível em portadores de proteinúria, mesmo que sejam normotensos; (2) uso de estatinas, diante de níveis elevados de colesterol; (3) alopurinol, se os níveis séricos de ácido úrico estiverem aumentados; (4) controle rigoroso da pressão arterial (PA); (5) controle da glicemia em diabéticos. Também nessa linha, recomenda-se proceder a uma (6) mudança no estilo de vida, incluindo praticar exercícios físicos regularmente, assim que possível, (7) parar de fumar e evitar bebida alcoólica, sobretudo em excesso. Preconiza-se também (8) evitar o uso de medicamentos com potencial nefrotóxico e (9) promover o tratamento preventivo ou precoce das complicações, conforme o caso.

REVISÃO

- Síndrome nefrótica é a conjunção de proteinúria elevada (superior ou igual a 3,5 g/1,73 m^2 de superfície corpórea/dia), hipoalbuminemia e edema.
- Os tipos histológicos mais comumente diagnosticados em caso de síndrome nefrótica idiopática em adultos são: DLM, GESF, GNM.
- Na avaliação etiológica da síndrome nefrótica, deve-se dar especial atenção à coexistência de diabetes, doenças autoimunes (como lúpus eritematoso sistêmico), hepatites B e C, infecção por HIV, sífilis e neoplasias, entre outras doenças sugeridas pelo quadro clínico do paciente.
- A síndrome nefrótica pode apresentar complicações no seu curso, com destaque para: distúrbios tromboembólicos, infecções e lesão renal aguda.
- O tratamento inclui medidas renoprotetoras e, conforme o tipo histológico, imunossupressoras.

■ REFERÊNCIA

1. Polito MG, de Moura LA, Kirsztajn GM. An overview on frequency of renal biopsy diagnosis in Brazil: clinical and pathological patterns based on 9,617 native kidney biopsies. Nephrol Dial Transplant. 2010;25(2):490-6.

■ LEITURAS SUGERIDAS

Mastroianni Kirsztajn, G. Diagnóstico laboratorial em nefrologia. São Paulo: Sarvier; 2009. 416 p.

Mastroianni Kirsztajn, G. Discutindo casos clínicos: doenças renais. São Paulo: Livraria Balieiro; 2016. 383 p.

Mastroianni Kirsztajn, G. Glomerulopatias: manual prático. São Paulo: Livraria Balieiro; 2011. 186 p.

336
DOENÇA RENAL CRÔNICA

- ADRIANO LUIZ AMMIRATI
- MARIA EUGENIA F. CANZIANI
- SÉRGIO A. DRAIBE

A doença renal crônica (DRC) é uma síndrome que se caracteriza pela perda lenta e progressiva da função excretória renal. Por definição, é portador de DRC qualquer adulto com idade maior ou igual a 18 anos que, por um período maior ou igual a três meses, apresentar taxa de filtração glomerular (TFG) menor do que 60 mL/minuto/1,73 m² ou TFG maior do que 60 mL/minuto/1,73 m², acompanhado de alguma evidência de lesão da estrutura renal. São indicadores de lesão renal a presença de albuminúria, hematúria/leucocitúria e distúrbios hidreletrolíticos persistentes, deformidade das imagens renais, alterações histológicas à biópsia renal e transplante renal prévio.

A DRC é tratada hoje como uma epidemia e um dos principais problemas de saúde pública em todo o mundo, com grande impacto financeiro. Dados recentes da literatura revelam que a prevalência de DRC corresponde a 8-16% da população mundial. Assim, no Brasil, estima-se que 16 a 32 milhões de indivíduos apresentem a moléstia.

As explicações para essa alta prevalência se relacionam ao envelhecimento da população e ao aumento do número de indivíduos acometidos pela hipertensão arterial sistêmica (HAS) e pelo diabetes melito (DM), causas principais da DRC (Quadro 336.1). A DRC determina nos pacientes acometidos um risco maior de complicações e mortalidade, especialmente cardiovascular.

QUADRO 336.1 ■ Causas de DRC	
- Diabetes	- Hipertensão arterial
- Glomerulonefrites crônicas	- Pielonefrites crônicas
- Uso crônico de anti-inflamatórios	- Doenças autoimunes
- Rins policísticos	- Doença de Alport
- Malformações congênitas	- Necrose cortical bilateral
- Doença renal aguda prolongada	

■ FISIOPATOLOGIA

A ocorrência de um dano irreversível com perda de néfrons (glomérulos e túbulos) dá início à DRC. Os néfrons remanescentes, no princípio, podem conservar sua estrutura, mas ao longo do tempo são submetidos a um hiperfluxo sanguíneo, que causa hipertrofia, hipertensão e hiperfiltração glomerular, com desarranjo de sua estrutura celular e consequente fibrose do glomérulo. As lesões tubulointersticiais ocorrem simultaneamente às do glomérulo, devido à ação de mediadores de lesão renal liberados nos glomérulos e pela proteinúria consequente à hiperfiltração glomerular. Esse processo é progressivo, levando à redução da capacidade excretória renal (Figura 336.1). Os principais mediadores envolvidos nesse processo estão relacionados ao sistema renina-angiotensina-aldosterona (SRAA), espécies reativas de oxigênio, fator de crescimento transformador beta (TGF-β, do inglês *transforming growth factor*), endotelina, entre outros.

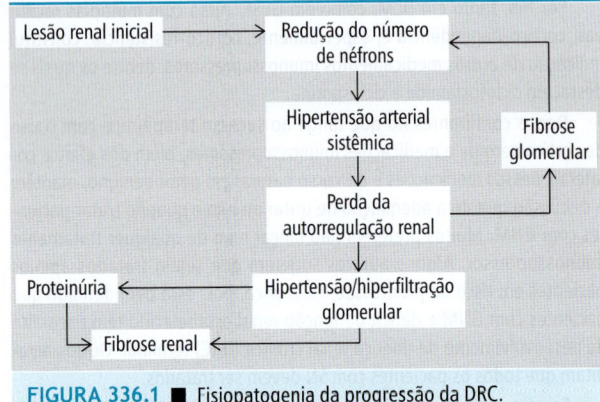

FIGURA 336.1 ■ Fisiopatogenia da progressão da DRC.

O indivíduo com DRC somente apresentará sintomas em fases mais avançadas da doença, uma vez que o rim é capaz de manter a estabilidade de suas funções principais graças à hipertrofia do glomérulo, à alteração na dinâmica renal e à adaptação tubular.

■ QUADRO CLÍNICO

Os sinais e sintomas da DRC estão relacionados ao desequilíbrio hidreletrolítico e acidobásico (hipercalemia, acidose), às variações do volume extracelular (edema, hipertensão arterial, insuficiência cardíaca [IC]), à redução da produção hormonal de eritropoietina (anemia) e de vitamina D ativa (hipocalcemia), à produção hormonal excessiva (SRAA e paratormônio [PTH], levando à hipertensão arterial e à doença óssea) e à retenção de solutos tóxicos oriundos do metabolismo de proteínas e gorduras (queda da filtração glomerular, desencadeando sintomas gastrintestinais, neurológicos, hematológicos, dermatológicos e outros).

> **ATENÇÃO!**
>
> A DCR é silenciosa. Os sintomas mais importantes só se manifestam quando já ocorreu uma grande perda da função renal.

Os principais sinais e sintomas da DRC são descritos no Quadro 336.2.

QUADRO 336.2 ■ Principais sinais e sintomas da DRC	
Neuromusculares	Irritabilidade, perda de concentração, tremores, câimbra, fraqueza muscular, parestesias, sonolência, soluço, coma
Gastrintestinais	Náusea, vômito, gastrite, anorexia, hemorragia, diarreia, hálito urêmico
Cardiovascular	Hipertensão arterial, dispneia, edema agudo de pulmão, pericardite, tamponamento cardíaco
Dermatológicos	Prurido, equimose, pele seca, palidez, calcificações distróficas
Metabólicos	Perda de peso, acidose metabólica, hiperuricemia, hipercalemia
Endócrinos	Diminuição da libido, amenorreia/menorragia, impotência, galactorreia
Hematológicos	Anemia, sangramentos, disfunção plaquetária
Renais	Proteinúria, noctúria, oligúria

DIAGNÓSTICO

Baseia-se na determinação da TFG e no estabelecimento da lesão renal. Além disso, é fundamental diagnosticar as complicações associadas, principalmente anemia, alterações eletrolíticas, alterações do metabolismo ósseo e do sistema cardiovascular. Os sintomas relacionados geralmente são anemia, fraqueza e perda de peso.

A apresentação laboratorial se caracteriza por um aumento progressivo dos níveis séricos de ureia e creatinina (Cr). Os níveis séricos de sódio e potássio geralmente são normais. Detecta-se redução do hematócrito (Ht) e da hemoglobina (Hb), com anemia normocrômica e normocítica; além disso, ocorrem hipocalcemia, hiperfosfatemia, acidose metabólica e alterações do exame de urina com vários graus de proteinúria, hematúria e leucocitúria. Outros achados laboratoriais frequentemente acompanham o diagnóstico da DRC, como hiperuricemia, assim como a elevação dos níveis de PTH, relacionados à hipocalcemia e à hiperfosfatemia, já citadas.

ATENÇÃO!

A creatinina sérica (CrS) não deve ser sempre utilizada isoladamente como marcador de função renal. Em situações de reduzida massa muscular, ela pode estar normal frente a um quadro de DRC estabelecido. Nessa situação, pode-se utilizar a dosagem de cistatina C, que não depende da massa muscular.

A avaliação da função renal passa pela estimativa indireta da TFG, feita pelo cálculo da depuração da Cr eliminada em urina de 24 horas ou, alternativamente, pelo uso de fórmulas matemáticas a partir da Cr sérica (CrS). A utilização da depuração de Cr na urina de 24 horas tem como limitação principal a grande ocorrência de erros de coleta. Entre as fórmulas para estimativa estão a de Cockroft-Gault, a do estudo MDRD (Modification of Diet in Renal Disease) e a do CKD-EPI, descritas a seguir:

- **Fórmula de Cockcroft-Gault**
  Depuração de Cr (mL/min) =
  $$\frac{(140 - \text{idade}) \times \text{peso} \times (0{,}85, \text{se mulher})}{72 \times \text{CrS}}$$

- **Fórmula do MDRD (simplificada)**
  Taxa de filtração glomerular (mL/min/1,73 m²) = (186 × CrS$^{-1,154}$ × idade$^{-0,203}$) × 0,742 (se mulher) × 1,212 (se afroamericano)

- **Fórmula CKD-EPI**
  TFG = 141 × mínimo (CrS/k, 1)^a × máximo (CrS/k, 1)$^{-1,209}$ × 0,993^{idade} [× 1,018, se mulher] [× 1,159, se preto]

A partir da determinação da TFG, a DRC é didaticamente dividida em cinco estágios (Tabela 336.1).

- **Estágio 1 – Lesão com função renal normal:** corresponde às fases iniciais de lesão renal (microalbuminúria, proteinúria), mas com TFG igual ou acima de 90 mL/minuto.
- **Estágio 2 – Lesão renal leve:** corresponde ao início da IR; nesta fase, o indivíduo não apresenta sinais ou sintomas de doença renal.
- **Estágio 3 – Lesão renal moderada:** os sintomas renais podem-se fazer presentes de forma branda; em geral, o indivíduo apresenta apenas queixas relacionadas à sua doença de base, como diabetes e hipertensão arterial. No estágio 3b, os sintomas ficam mais proeminentes.
- **Estágio 4 – Lesão renal grave:** o paciente já se ressente de disfunção renal com sinais e sintomas de uremia (náuseas, vômitos, perda do apetite, emagrecimento, falta de ar, edema, palidez e outros).
- **Estágio 5 – Lesão renal terminal:** os rins perdem o controle do meio interno, que se torna bastante alterado e incompatível com a vida. Nessa fase, os sintomas se intensificam, e as opções terapêuticas são os métodos de depuração artificial do sangue (hemodiálise ou diálise peritoneal) ou o transplante renal.

A lesão renal pode ser avaliada pela presença de proteína na urina de 24 horas (valor normal <150 mg/24 horas) e pela relação entre proteína (P) e creatinina (Cr) em amostra isolada de urina (P/Cr = g P/g Cr). Além disso, é fundamental a realização de exame de imagem, principalmente a ultrassonografia (US) de rins e vias urinárias, cujos principais achados são a redução das dimensões renais (exceções: nefropatia diabética, rim do mieloma, rins policísticos e amiloidose), afilamento e alteração de ecogenicidade do parênquima.

Mais recentemente, esta divisão clássica dos estágios da DRC, apresentada na tabela 336.1, foi modificada com o acréscimo da presença e intensidade da albuminúria, o que contribui para a melhor identificação de pacientes com maior risco de progressão e de eventos adversos associados a DRC (Tabela 336.2 – categorias de risco de eventos adversos que incluem mortalidade e progressão da DRC).

TABELA 336.1 ■ Estágios da DRC a partir da determinação da TFG

ESTÁGIO DA DRC	*CLEARANCE* ESTIMADO DE CREATININA (ML/MIN/1,73 M²)
1	> 90
2	60-89
3a	45-59
3b	30-44
4	15-29
5	< 15

TABELA 336.2 ■ Categorias de risco de eventos adversos em DRC conforme níveis de TFG e albuminúria

	TFG (ML/MIN)	ALBUMINÚRIA		
		< 30 MG/G	30-300 MG/G	>300 MG/G
Estágio 1	≥90	Baixo risco	Risco moderado	Risco alto
Estágio 2	60-89	Baixo risco	Risco moderado	Risco alto
Estágio 3A	45-59	Risco moderado	Risco alto	Risco muito alto
Estágio 3B	30-44	Risco alto	Risco muito alto	Risco muito alto
Estágio 4	15-29	Risco muito alto	Risco muito alto	Risco muito alto
Estágio 5	<15	Risco muito alto	Risco muito alto	Risco muito alto

TRATAMENTO

O tratamento da DRC em fase pré-dialítica (estágios 1 a 4) tem quatro objetivos principais:

1 | retardar o aparecimento dos sintomas urêmicos;
2 | retardar a progressão da DRC;
3 | prevenir complicações e modificar as comorbidades;
4 | preparar para terapia renal substitutiva (TRS).

As abordagens terapêuticas da progressão e das comorbidades associadas à DRC muitas vezes coincidem, de tal forma que são propostas as seguintes estratégias de tratamento:

- **Restrição proteica:** Retarda o aparecimento de sintomas urêmicos, previne hiperfosfatemia e hipercalemia, e assegura a manutenção do estado nutricional. É recomendada especialmente para pacientes com TFG menor do que 60 mL/minuto, a ingestão de 0,6 a 0,8 g/kg/dia de proteínas de alto valor biológico. Essa restrição proteica assegura balanço nitrogenado neutro. Um seguimento mais rigoroso deve ser feito naqueles que estão nos estágios 4 e 5 da DRC. Junto com a restrição de proteínas, deve-se restringir a ingestão de fósforo, sódio e potássio.

- **Hipertensão arterial:** Dieta hipossódica é fundamental para o sucesso do tratamento medicamentoso da hipertensão arterial que acompanha a DRC; para isso, prescrevem-se 2 a 3 g de sódio em 24 horas. Recomenda-se manter pressão arterial abaixo de 140 × 90 mmHg para os pacientes sem albuminúria e menor do que 130x80 mmHg para aqueles com albuminúria. Os inibidores da enzima conversora de angiotensina (IECA) (captopril, lisinopril, enalapril etc.) ou os bloqueadores de receptor de angiotensina (BRA; valsartana, losartana etc.) são medicações de 1ª linha para reduzir a taxa de progressão de pacientes com DRC, principalmente aqueles com proteinúria > 500 mg/dia. Essas medicações podem ser utilizadas inclusive em estágios mais avançados, a não ser que haja hipercalemia não controlada, aumento da creatinina sérica maior do que 30% em duas semanas, doença renovascular bilateral ou instabilidade hemodinâmica. Além disso, devem-se utilizar diuréticos de alça (furosemida, 40 mg/comprimido; 2 a 4 comprimidos, VO, ao dia).

- **DM:** Deve-se monitorar o paciente com glicemia de jejum e hemoglobina glicada (HbA1c) e evitar quadros de hipoglicemia decorrentes de tratamento excessivo. Deve-se iniciar com metformina em doses adequadas (meio a um comprimido de 850 mg, VO, às refeições). A ocorrência de acidose láctica com o uso de metformina relatada na DRC parece estar relacionada a situações de desidratação, quando não deve ser utilizada. Recomendações recentes têm reforçado que esta medicação pode ser utilizada até uma TFG não inferior a 30 mL/minuto, sendo que quando esta estiver abaixo de 45 mL/minuto, a dose da medicação deve ser reduzida. Devem-se observar as indicações e restrições dos outros antidiabéticos orais de acordo com a TFG. A insulina de longa duração (NPH, via SC) deve ser utilizada em duas ou três tomadas, complementadas com insulina regular, quando não houver reserva de produção do hormônio. Em fases avançadas da DRC, há menor necessidade de antidiabéticos e de insulina. Estudos recentes têm mostrado que as medicações inibidoras seletivas do cotransporte sódio-glicose, como a empagliflozina, parecem ter papel na redução da progressão da disfunção renal em pacientes diabéticos e de alto risco cardiovascular, fato que pode estimular o uso mais rotineiro desta classe medicamentosa na DRC com TFG maior do que 45 mL/minuto.

- **Acidose metabólica:** a determinação do bicarbonato deve ser feita rotineiramente de acordo com o estágio da DRC, e o nível-alvo de bicarbonato precisa ser maior ou igual a 22 mEq/L; sais alcalinos (acetato de cálcio, $CaCO_3$ em pó, $NaHCO_3$ em pó) devem ser utilizados para atingir essa meta.

- **Doença cardiovascular:** Deve-se monitorar o paciente com a realização de testes não invasivos, como a ecocardiografia Doppler, cintilografia miocárdica ou ecocardiograma (ECO) de estresse. Devem-se realizar exames evitando esforços excessivos em pacientes sintomáticos, com alteração na motilidade segmentar no ECO ou, ainda, com três dos fatores de risco tradicionais ou com história de insuficiência vascular periférica e acidente vascular cerebral (AVC).

- **Distúrbio ósseo mineral, especialmente o hiperparatiroidismo secundário:** Recomenda-se dosar os níveis séricos de cálcio (Ca), fósforo (P), fosfatase alcalina (FA) e do paratormônio intacto (PTHi), além da gasometria venosa. Esses exames devem ser determinados em todos os pacientes com DRC nos quais a TFG esteja abaixo de 60 mL/minuto/1,73 m^2, com frequência maior naqueles que estão nos estágios 4 e 5 da DRC. Os quelantes de fósforo (acetato de cálcio e $CaCO_3$, sevelamer) devem ser usados em casos de hiperfosfatemia, sobretudo com concomitante hipocalcemia. Não se usam mais sais de alumínio para o controle da hiperfosfatemia. Em caso de hiperfosfatemia com hipercalcemia, pode-se utilizar o sevelamer, que não contém cálcio. Se o PTHi estiver acima do esperado (acima de 600 pg/mL), a 25-hidroxivitamina D deve ser dosada. A reposição de vitamina D deve ser feita com colecalciferol quando os níveis séricos de 25-hidroxivitamina D forem < 30 ng/mL. As opções de tratamento do hiperpatiroidismo são o uso de calcitriol ou de ativadores seletivos dos receptores de vitamina D, como o paricalcitol, e os calcimiméticos, como o cloridrato de cinacalcete. O paricalcitol é considerado um ativador mais seletivo do receptor da vitamina D que o calcitriol, pois diminui a secreção de PTHi com menos hipercalcemia e hiperfosfatemia. O cloridrato de cinacalcete atua no receptor de cálcio das células das paratiroides, reduzindo a liberação do PTHi e, ao mesmo tempo, controlando simultaneamente os níveis de cálcio e fósforo.

- **Dislipidemia:** A primeira indicação para iniciar ou alterar tratamento para dislipidemia na DRC é a presença de um risco cardiovascular elevado e não a presença de níveis de lipoproteína de baixa densidade-colesterol (LDL-C) elevados. Portanto, deve entrar na rotina de atendimento dessa população o cálculo, por meio de fórmulas específicas indicadas, do risco cardiovascular. É recomendado o tratamento com uma estatina ou a combinação de estatina e ezetimiba para os pacientes com DRC e mais de 50 anos nos estágios 2 a 5 da DRC em tratamento conservador e para os pacientes com menos de 50 anos com antecedentes de doença coronariana conhecida, diabetes, AVC isquêmico (AVCi) ou presença de risco cardiovascular em 10 anos maior do que 10%.

- **Anemia:** Para a abordagem terapêutica, recomenda-se que a reposição de ferro deve ser feita nos pacientes com deficiência de ferro previamente à terapia com eritropoietina. Os critérios de reposição férrica são: saturação de transferrina menor do que 20% e/ou ferritina menor do que 100 ng/mL. Recomenda-se iniciar terapia com eritropoietina nos pacientes que permaneceram com anemia após correção do ferro e naqueles em que foram descartadas outras causas de anemia (sangramentos gastrintestinais, verminoses, doenças autoimunes etc.). A dose de eritropoietina é calculada empiricamente para manter hemoglobina (Hb) entre 10 e 12 g/dL.

- **Hipercalemia:** Deve-se tratar o potássio elevado com correção da acidose e, se necessário, administrar sorcal (poliestirenossulfonato de cálcio) VO, resina permutadora de cátions, que cede cálcio e incorpora potássio no tubo digestivo.

MEDIDAS ADICIONAIS

Proibição de punções venosas proximais em um dos antebraços (membro não dominante): é medida de extrema importância para pacientes com DRC progressiva que necessitarão de uma fístula arteriovenosa quando estiverem em programa dialítico; normalmente, é obtida em membro superior. Assim, se for necessária a punção venosa no membro escolhido, recomenda-se que ela seja feita no dorso das mãos.

Vacinação: é recomendada nas fases iniciais da DRC, especialmente para hepatite B, pneumonia e gripe. Recomenda-se o seguinte esquema de vacinação para hepatite B, quatro aplicações com dose dupla (4 mL) de Engerix B® no músculo deltoide, nos meses 0, 1, 2 e 6. Caso não haja resposta, recomenda-se uma dose de reforço.

Deve-se evitar o uso de fármacos nefrotóxicos e redutores do fluxo sanguíneo renal: contraste iodado, antibióticos, anti-inflamatórios não hormonais (AINHs), uso excessivo de diuréticos.

Outro objetivo do tratamento é a preparação para as terapias renais substitutivas (TRS) (hemodiálise, diálise peritoneal e transplante renal). Pacientes e familiares devem receber, durante a fase pré-dialítica, orientação sobre a TRS referente a riscos e benefícios de cada modalidade. Para os pacientes em tratamento conservador com queda progressiva da função renal e com TFG menor do que 20 mL/minuto, recomenda-se o encaminhamento para realização de fístula arteriovenosa, como acesso vascular para hemodiálise, ou treinamento para diálise peritoneal ou, ainda, avaliação para realizar transplante renal.

FASE DIALÍTICA: ESTÁGIO 5

A TRS deve ser iniciada em pacientes não diabéticos com depuração de creatinina abaixo de 10 mL/minuto e em diabéticos abaixo de 15 mL/minuto, levando-se em consideração os sinais e sintomas urêmicos. Nessa fase, pode-se realizar o transplante renal com doador falecido ou vivo relacionado ou, ainda, e mais frequentemente, iniciar os programas dialíticos de diálise peritoneal automática (DPA) ou hemodiálise. Nessa fase, a dieta dá ênfase à ingestão proteica (1,2 g/kg/dia) e energética (35 kcal/kg/dia). O tratamento dialítico reduz o quadro de retenção de solutos tóxicos, a acidose e o excesso hidrossalino; as outras medidas terapêuticas devem ser particularizadas para cada paciente.

REVISÃO

- A DRC, um dos principais problemas de saúde pública, é uma síndrome que se caracteriza pela perda lenta e progressiva da função excretória renal, cujas principais causas são HAS e DM.
- O diagnóstico consiste na determinação da TFG e no estabelecimento da lesão renal, bem como no diagnóstico das complicações associadas, principalmente anemia, alterações eletrolíticas, alterações do metabolismo ósseo e do sistema cardiovascular.
- O tratamento varia conforme os estágios. Na fase pré-dialítica, estágios 1 ao 4, o tratamento consiste em restrição proteica, controle e tratamento das comorbidades associadas (hipertensão arterial, acidose metabólica, doença cardiovascular, distúrbio ósseo mineral, dislipidemia, anemia, hipercalemia). Na fase dialítica, estágio 5, a TRS ou transplante renal são os tratamentos de escolha.

DIAGNÓSTICO E TRATAMENTO

■ LEITURAS SUGERIDAS

Ammirati AL, Canziani MEF. Fatores de risco cardiovascular nos pacientes com doença renal crônica. J Bras Nefrol. 2009;31(Supl 1):43-48.

Jha V, Garcia-Garcia G, Iseki K, Li Z, Naicker S, Plattner B, et al. Chronic kidney disease: global dimension and perspectives. Lancet. 2013;382(9888):260-72.

KDIGO 2012 clinical practice guideline for the evaluation and management of chronic kidney disease. Kidney Int Suppl. 2013;3(1):1-150.

Kidney Disease: Improving Global Outcomes (KDIGO). Clinical Practice Guideline for Lipid Management in Chronic Kidney Disease. Kidney Int Suppl. 2013;3:260.

Levey AS, Becker C, Inker LA. Glomerular filtration rate and albuminuria for detection and staging of acute and chronic kidney disease in adults: a systematic review. JAMA. 2015;313(8):837-46.

Levey AS, Coresh J. Chronic kidney disease. Lancet. 2012;379(9811):165-80.

Levey AS, Stevens LA, Schmid CH, Zhang YL, Castro AF 3rd, Feldman HI, et al. A new equation to estimate glomerular filtration rate. Ann Intern Med. 2009;150(9):604-12.

337

MÉTODOS DIALÍTICOS

■ MARIA CLAUDIA CRUZ ANDREOLI
■ MARIA EUGENIA F. CANZIANI
■ SÉRGIO A. DRAIBE

Conforme visto no capítulo anterior, "Doença renal crônica", pacientes com doença renal crônica (DRC) em estágio 5 desenvolvem sintomas urêmicos graves e devem ser tratados com transplante renal, hemodiálise crônica (HD) ou diálise peritoneal (DP)*. Salvo contraindicações absolutas, eles devem escolher a forma de tratamento inicial, o que melhora a aceitação do método empregado. O transplante renal com doador vivo é de rápida realização, ao passo que aquele com doador falecido implica cadastrar-se em lista de espera. Geralmente, os pacientes iniciam o tratamento pelos métodos dialíticos. No Brasil, todos esses métodos de tratamento são assegurados pelo SUS.

Os métodos dialíticos depuram o sangue daqueles solutos tóxicos retidos pelo paciente quando da redução da sua filtração glomerular, que é o processo fisiopatológico central na DRC.

A nefrologia foi a primeira especialidade médica capaz de desenvolver um órgão artificial, com eficiência suficiente para assegurar a vida de um paciente sem seus rins naturais funcionantes, por tempo indeterminado. De fato, pacientes renais crônicos têm sido tratados por hemodiálise há mais de três décadas, com qualidade de vida relativamente boa. Dois métodos estão hoje bem estabelecidos, a hemodiálise (HD) e a diálise peritoneal (DP).

ATENÇÃO!

A HD e a DP se aplicam com excelente eficiência também a pacientes com lesão renal aguda (LRA).

Conforme se vê no Quadro 337.1, novos métodos de depuração já foram e vêm sendo desenvolvidos, tanto para DRC, como também para

---

*Neste capítulo, onde consta DP, leia-se diálise peritoneal.

LRA, mas a HD e a DP clássicas tiveram difusão mundial, constituindo as principais modalidades de tratamento. De fato há mais de 2 milhões de pacientes no mundo sendo tratados por esses métodos de depuração extrarrenal. No Brasil, segundo o censo brasileiro de diálise, em 2014, havia cerca de 112.000 mil pacientes sob tratamento crônico, com prevalência de 552 pacientes/milhão da população (PMP).[1]

■ PROCESSOS FÍSICO-QUÍMICOS

DIFUSÃO

É o deslocamento de um soluto em uma solução, de acordo com o gradiente de concentração (dos pontos mais concentrados aos menos concentrados). A interposição de uma membrana semipermeável não impede a difusão entre dois pontos desde que ela permita a passagem do soluto. O motor do processo de difusão é a diferença de concentração entre os pontos considerados.

ULTRAFILTRAÇÃO HIDROSTÁTICA

É a filtração do solvente de uma solução através de uma membrana semipermeável, de acordo com o gradiente de pressão hidrostática (dos pontos de maior pressão aos de menor pressão). Ao ser filtrado por pressão, o solvente arrasta consigo os solutos que nele estiverem dissolvidos e que consigam atravessar a membrana (*solvent drag*), processo chamado de convecção. O motor do processo de ultrafiltração é a diferença de pressão hidrostática entre os pontos considerados.

ULTRAFILTRAÇÃO OSMÓTICA

É a filtração do solvente de uma solução entre dois meios, separados por uma membrana semipermeável, de acordo com o gradiente osmótico entre os dois meios considerados (o solvente passa do meio de menor pressão ao de maior pressão osmótica). Em outras palavras, há transferência de solvente entre dois meios de acordo com o gradiente de concentração desses meios (do meio menos concentrado ao mais concentrado).

Na HD, há necessidade de um acesso vascular (fístula arteriovenosa ou cateter jugular de longa permanência – Figuras 337.1 e 337.2) e de um dialisador, que nada mais é do que membranas artificiais confeccionadas

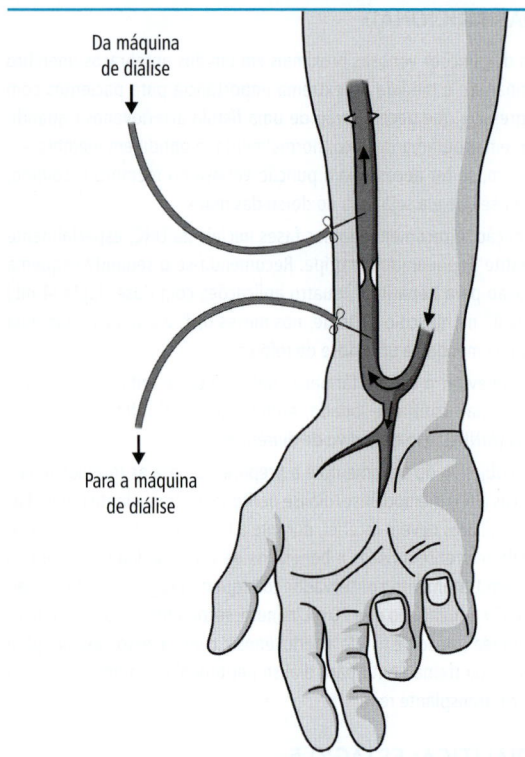

FIGURA 337.1 ■ Fístula arteriovenosa.

QUADRO 337.1 ■ Métodos de depuração extrarrenal					
MÉTODO	SIGLA	MEMBRANA	PROCESSO FÍSICO/QUÍMICO	PRINCIPAL INDICAÇÃO	OBSERVAÇÕES
Hemodiálise	HD	Artificiais ■ Semissintéticas ■ Sintéticas	■ Difusão ■ Ultrafiltração hidrostática ■ Ultrafiltração osmótica	LRA DRC	Principal método dialítico utilizado no mundo
Hemofiltração	HF	Artificiais ■ Sintéticas	■ Ultrafiltração hidrostática	LRA DRC(?)	■ Intermitente/contínua ■ Venovenosa ■ Arteriovenosa
Hemodiafiltração	HDA	Artificiais ■ Sintéticas	■ Difusão ■ Ultrafiltração hidrostática ■ Convecção	LRA DRC	■ Intermitente/contínua ■ Venovenosa ■ Arteriovenosa
Diálise peritoneal intermitente	DPI	Peritoneal	■ Difusão ■ Ultrafiltração osmótica	LRA DRC(?)	2º método em frequência utilizado para LRA
Diálise peritoneal ambulatorial contínua	DPAC	Peritoneal	■ Difusão ■ Ultrafiltração osmótica	LRA(?) DRC	1º método de DP desenvolvido para DRC
Diálise peritoneal automática	DPA	Peritoneal	■ Difusão ■ Ultrafiltração osmótica	LRA DRC	Principal método de DP para DRC

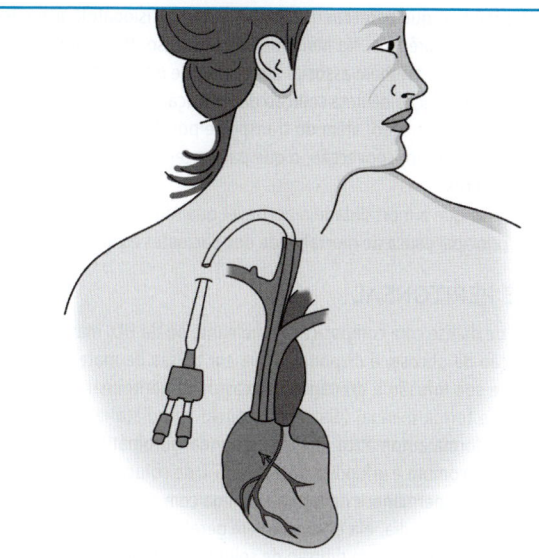

FIGURA 337.2 ■ Cateter jugular.

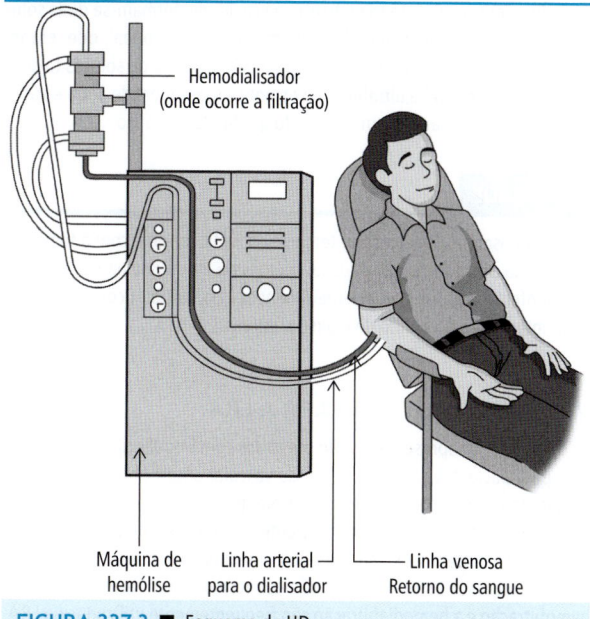

FIGURA 337.3 ■ Esquema de HD.

em forma de tubos capilares. O equipamento de hemodiálise proporciona um fluxo de sangue que passa por dentro do tubo capilar e um fluxo de banho de diálise que passa, em sentido contrário, por fora do tubo capilar. Nessas condições, formam-se duas soluções separadas por uma membrana semipermeável, que permitem o fenômeno de difusão: todas as substâncias que estiverem em maior concentração no sangue passarão ao banho. Do mesmo modo, todas as substâncias que estiverem em maior concentração no banho, passarão, por difusão, ao sangue. Assim, ao se proporcionar, no nível do dialisador, um banho sempre novo, sem solutos indesejáveis, o banho, que é desprezado após o uso, retira todos os solutos tóxicos da síndrome urêmica, potássio, fósforo e outros. Contudo, o banho cede ao paciente bicarbonato que corrige sua acidose e pode, dependendo de concentrações adequadas, ceder cálcio ou outro soluto que se deseje ofertar em concentrações adequadas ao paciente. Após passar pelo dialisador, o sangue volta ao paciente, através do cateter ou fístula arteriovenosa (previamente confeccionada em antebraço de membro não dominante).

O controle hidrossalino é realizado pela ultrafiltração hidrostática no nível do dialisador, através da redução da pressão do banho (Figura 337.3

e Quadro 337.2). Assim, retira-se do paciente o excesso de líquido e sódio acumulado pela falta de excreção renal.

Na diálise peritoneal (Figura 337.4), por meio de um cateter abdominal de longa permanência (geralmente cateter de Tenckhoff), é feita a infusão de banho de diálise na cavidade peritoneal, com elevada concentração de algum soluto (geralmente glicose) que proporcione elevada pressão osmótica. O banho permanece na cavidade por um determinado tempo, é drenado, pesado e desprezado. Essa operação se repete em todos os tipos

QUADRO 337.2 ■ Composição do banho de HD	
Íon	mEq/L
Na^+	132-145
K^+	0-2,5
Cl^-	103-110
HCO_3^-	22-26
Ca^+	0-3,5
Mg^+	0,5-1
Glicose	0-200 mg/dL

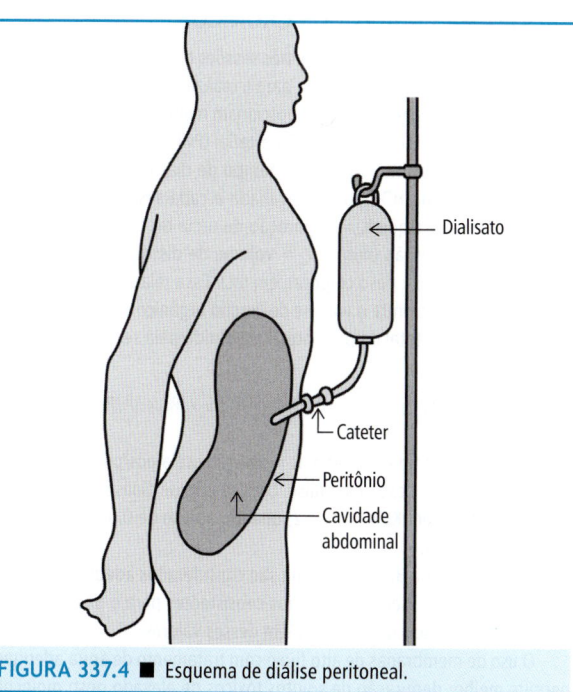

FIGURA 337.4 ■ Esquema de diálise peritoneal.

de diálise peritoneal. Estando o banho na cavidade, formam-se duas soluções (banho e sangue) separadas pela membrana peritoneal, que, então, permite o processo de difusão (eliminação para o banho de solutos tóxicos da síndrome urêmica) e ultrafiltração osmótica (passagem de água e sódio do sangue para o banho), em virtude do gradiente osmótico.

> **ATENÇÃO!**
>
> O poder osmótico da glicose é temporário, uma vez que, com o tempo, ela passa ao paciente por difusão. Do mesmo modo que na HD, é possível ofertar solutos ao paciente (aminoácidos, antibióticos e outros) por intermédio do banho de diálise peritoneal.

MÉTODOS DIALÍTICOS PARA A LRA

Os dois métodos apresentados são prescritos com frequência elevada também para pacientes com LRA. O acesso vascular aqui é obtido por cateteres jugulares de curta permanência. Hoje, prescreve-se mais a HD diária clássica ou estendida para esses pacientes. As outras modalidades de depuração constituem variação dos equipamentos e formas de tratamento, mas os processos físico-químicos são os mesmos. Com raras exceções, a hemofiltração e a hemodiafiltração são frequentemente utilizadas na LRA, quando os pacientes, em estado grave, necessitam de métodos contínuos de depuração de baixa eficiência e que provocam menor estresse hemodinâmico, ao mesmo tempo que permitem nutrição parenteral de maior volume ao paciente.

O transplante renal, a hemodiálise (HD) e a diálise peritoneal (DP) são os métodos de tratamento dos pacientes com DRC que desenvolvem sintomas urêmicos graves.

Os métodos dialíticos, responsáveis por depurar o sangue daqueles solutos tóxicos retidos pelo paciente quando da redução de sua filtração glomerular, mecanismo fisiopatológico central na DRC, são processos físico-químicos a serem realizados por difusão, ultrafiltração hidrostática ou ultrafiltração osmótica.

PROGRAMAS DIALÍTICOS CRÔNICOS

Para o HD, em geral, prescrevem-se três sessões de quatro horas de HD por semana. Há propostas na literatura para a realização de sessões diárias de curta duração (duas horas) que proporcionam melhor depuração de vários solutos tóxicos (fósforo) e da pressão arterial (PA) dos pacientes (redução do excesso hidrossalino). Ajustes de tempo de diálise sempre são possíveis. A eficiência da HD pode ser avaliada a cada sessão, calculando-se o KT/V de ureia, em que K = depuração de ureia do dialisador (mL/min), t = duração da sessão (min) e V = volume de distribuição de ureia no organismo (V = 0,6 x peso corporal, em mL). Essa relação nada mais é do que uma proporção entre o volume de líquido orgânico depurado de ureia e o volume hídrico total do paciente. Ele é obtido pela seguinte fórmula:

$$Kt/V = -Ln(R - 0,03) + (4 - 3,5 \times R) \times UF/P$$

onde, Ln = logaritmo neperiano, R = relação ureia pós/pré-diálise, UF = ultrafiltração e P = peso pós-diálise. Uma sessão de diálise crônica de boa eficiência resulta em Kt/V = > 1,2; quando abaixo de 0,8, é considerada de baixa eficiência.

Valores iguais a 3,6 por semana são considerados adequados em termos de depuração. Não há benefícios consistentes para o paciente em se aumentar a eficiência da HD para além desses valores.

O uso de membranas de alto fluxo com tratamento de água adequado permite melhor depuração de solutos tóxicos de elevado peso molecular (moléculas médias) que parecem desempenhar papel fisiopatológico relevante na síndrome urêmica. Na hemodiálise com o uso de membranas de alto fluxo, é possível também associar altas taxas de ultrafiltração, com simultânea administração de uma solução de reposição. Nesta modalidade, chamada hemodiafiltração, além do transporte por difusão, otimiza-se a remoção de solutos por convecção, o que parece ter impacto positivo nos desfechos clínicos.

Admite-se que a mortalidade é aceitável quando menor do que 15% ao ano. A principal causa de mortalidade dos pacientes é cardiovascular.

DIÁLISE PERITONEAL

A solução de diálise com composição semelhante ao da HD, mas com alta concentração de glicose, é disponibilizada em bolsas de material plástico flexível e sua infusão e drenagem na cavidade peritoneal podem ser realizadas de forma manual (diálise peritoneal ambulatorial contínua – DPAC) ou de forma automática (diálise peritoneal automática – DPA). No adulto, o mais comum é infundirem-se 2 a 2,5 L de solução por troca. Na DPAC, o paciente permanece de forma contínua com a solução na cavidade, mas, ao longo do dia, ela é trocada (em geral, quatro vezes) a fim de maximizar os gradientes para difusão de solutos e ultrafiltração osmótica. A realização da troca consome de 30 a 40 minutos. Na DPA, o processo de troca é realizado com auxílio de uma máquina chamada cicladora, que proporciona uma terapia noturna, já que realiza a infusão e drenagem da solução enquanto o paciente está dormindo (em geral, 3 a 7 trocas por noite, por 8 a 10 horas). Ao término da DPA, o paciente pode permanecer sem banho de diálise na cavidade ao longo do dia, especialmente se tiver algum grau de função renal residual – modalidade de DPA chamada de diálise peritoneal noturna intermitente (DPNI). Caso necessite de um incremento na dose de diálise, ao final da DPA é feita a infusão de solução e esta permanecerá na cavidade ao longo do dia – é a chamada diálise peritoneal contínua por cicladora (DPCC).

Entre as principais vantagens da DP, pode-se citar a sua portabilidade, que confere ao paciente maior independência em relação à equipe médica e de enfermagem, maior liberdade na dieta e melhor preservação da função renal residual. Entre as desvantagens, há o risco de infecção, as complicações metabólicas e as alterações na função peritoneal ao longo do tempo.

O paciente pode apresentar peritonite, que se manifesta por dor abdominal, líquido de diálise turvo, febre, dor abdominal e reação peritoneal. A realização da citologia do dialisato (> 100 leucócitos/μL, com predomínio de, no mínimo, 50% de polimorfonucleares) confirma o diagnóstico. Os principais agentes etiológicos são *Staphylococcus epidermidis* e *S. aureus*, seguidos por germes gram-negativos. Enquanto se aguarda a cultura do líquido de diálise, inicia-se o tratamento antibiótico empírico, que pode ser feito por via intraperitoneal, preferencialmente por pelo menos 14 dias, e que deve dar cobertura para agentes gram-positivos e gram-negativos. Em pacientes que não apresentam sucesso terapêutico apropriado para sua peritonite, deve-se suspeitar de peritonite fúngica e coletar material para a cultura de fungos. Também pode ocorrer infecção do cateter (no local de saída na pele ou no túnel subcutâneo), diagnosticada pela presença de hiperemia e exsudato local. Os agentes etiológicos mais frequentes são estafilococos e germes gram-negativos. Recomenda-se tratamento local com mupirocina pomada e/ou antibioticoterapia VO apropriada por pelo menos 14 dias (Tabela 337.1).

A glicose, agente osmótico usado na solução-padrão, tem a vantagem de ser fonte de calorias, mas também predispõe à hiperglicemia, dislipidemia, obesidade e lesão do peritônio no longo prazo, diretamente ou pelos produtos de sua degradação. Como agente osmótico alternativo, está disponível em nosso meio a solução de diálise de icodextrina, polímero de glicose de alto peso molecular que pode ser usado na troca noturna

DIAGNÓSTICO E TRATAMENTO

TABELA 337.1 ■ Esquemas de antibioticoterapia intraperitoneal

ANTIBIÓTICO	INTERMITENTE (POR TROCA, 1 VEZ/DIA)	CONTÍNUO (TODAS AS TROCAS)
Amicacina	2 mg/kg	DA 25 mg/L DM 12 mg/L
Cefazolina ou Cefalotina	15 mg/kg	DA 500 mg/L; DM 125 mg/L
Ceftazidima	1.000-1.500 mg	DA 500 mg/L DM 125 mg/L
Vancomicina	15-30 mg/kg a cada 5-7 dias[a]	DA 30 mg/kg DM 1,5 mg/kg/bolsa

DA: dose de ataque; DM: dose de manutenção.
[a] Doses suplementares podem ser necessárias em pacientes em diálise peritoneal automática.

da DPAC ou na permanência do dia da DPCC. Tem a vantagem de manter a capacidade de ultrafiltração por período mais prolongado e de causar menores efeitos na glicemia e no perfil lipídico.

A DP, no longo prazo, associa-se a modificações da membrana peritoneal que podem resultar em alterações no transporte de solutos e em redução da capacidade de ultrafiltração (falência de ultrafiltração). São fatores de risco para essa condição peritonites frequentes, exposição a soluções com altas concentrações de glicose e tempo prolongado em DP. Tais alterações podem, em última análise, resultar em falência da técnica de diálise e obrigar à transferência do paciente para a HD.

Da mesma forma que na HD, é possível quantificar a dose de diálise oferecida na DP pelo cálculo do Kt/V de ureia. Mas, no caso da DP, considera-se, além do Kt/V proporcionado pela diálise (Kt/V peritoneal), o Kt/V renal, que podem ser somados para obter-se o Kt/V total semanal. As variáveis podem ser obtidas pelas coletas da solução de diálise drenada em 24 horas e da diurese de 24 horas, para cálculo, respectivamente, da depuração de ureia peritoneal e renal (para obter o valor do K); esses resultados serão multiplicados por 7 para obtenção do valor semanal que deve ser > 1,7. Essa determinação é importante por sua correlação inversa com desfechos clínicos. Apesar dos reduzidos índices de peritonite obtidos hoje (um episódio a cada 18 a 24 meses), ela constitui a principal causa de falência da técnica, com transferência do paciente para a HD. A mortalidade anual dos pacientes fica em torno de 10 a 15%, e as principais causas são cardiovasculares e infecciosas.

REVISÃO

- O transplante renal, a hemodiálise (HD) e a diálise peritoneal (DP) são os métodos de tratamento dos pacientes com DRC que desenvolvem sintomas urêmicos graves mais comumente empregados.
- Os métodos dialíticos são responsáveis por depurar o sangue daqueles solutos tóxicos retidos pelo paciente quando da redução de sua filtração glomerular, mecanismo fisiopatológico central na DRC, ou seja, de depuração extrarrenal.
- Esses métodos, HD, DP intermitente, DP ambulatorial contínua, DP automática, hemofiltração e hemodiafiltração, são processos físico-químicos a serem realizados por difusão, ultrafiltração hidrostática, convecção ou ultrafiltração osmótica.

■ REFERÊNCIA

1. Sesso RC, Lopes AA, Thomé FS, Lugon JR, Martins CT. Brazilian Chronic Dialysis Census 2014. J Bras Nefrol. 2016;38(1):54-61.

■ LEITURAS SUGERIDAS

Cheung AK. Hemodialysis and hemofiltration. In: Gilbert SJ, Weiner DE, Gipson DS, Perazella MA, Tonelli M. National Kidney Foundation primer on kidney diseases: expert consult. 5th ed. Philadelphia: Elsevier Saunders; 2009. p. 446-58.

Hutchison AJ, Vardhan A. Peritoneal dialysis. In: Gilbert SJ, Weiner DE, Gipson DS, Perazella MA, Tonelli M. National Kidney Foundation primer on kidney diseases: expert consult. 6th ed. Philadelphia: Elsevier Saunders; 2013. p. 520-34.

KDIGO 2012 clinical practice guideline for the evaluation and management of chronic kidney disease. Kidney Int Suppl. 2013;3(1):1-150.

Li PK, Szeto CC, Piraino B, Arteaga J, Fan S, Figueiredo AE, et al. ISPD peritonitis recommendations: 2016 update on prevention and treatment. Perit Dial Int. 2016;36(5):481-508.

NKF-K/DOQI Clinical practice guidelines and clinical practice recommendations for 2006 updates: hemodialysis adequacy, peritoneal dialysis adequacy and vascular access. Am J Kidney Dis. 2006;48(1/1):S1-321.

338

TRANSPLANTE RENAL

■ JOSÉ MEDINA PESTANA

Dos vários programas substitutivos da função renal no tratamento da insuficiência renal crônica (IRC), o transplante renal é o mais efetivo para reabilitação socioeconômica do paciente urêmico. Foi realizado com sucesso pela primeira vez em 1954 entre irmãos gêmeos univitelinos e estabelecido como terapêutica adequada para a IRC no início da década de 1960, com a introdução do esquema clássico de imunossupressão, que é a associação de azatioprina e prednisona.

Em 1963, foi demonstrado que um episódio de rejeição aguda poderia ser revertido com a administração de grandes doses de corticosteroides ("pulsoterapia"). A partir de 1965, com a tipagem de antígenos de histocompatibilidade do antígeno leucocitário humano (HLA) na seleção do doador e o reconhecimento de que a prova cruzada positiva contra estes antígenos está associada à rejeição hiperaguda, o transplante renal passou a ser realizado com mais sucesso e em vários centros do mundo. Desde então, houve progressiva melhora na sobrevida do paciente e do enxerto, em virtude do declínio da incidência de processos infecciosos, do menor índice de complicações cirúrgicas, da redução da dosagem de imunossupressão, do uso da tipagem HLA A, B e DR e do aparecimento de novas substâncias imunossupressoras. Como resultado, atualmente, a sobrevida do enxerto renal de cadáver chega a ser de 90%, no 1° ano; e superior a 70%, no final do 5° ano.

No Brasil, existem cerca de 112 mil pacientes em diálise e, em 2015, foram realizados 5.556 transplantes, 79% com doador falecido. A Medida Provisória n° 1.718,[1] do Congresso Nacional, de 1998, estabelece os critérios para doação de órgãos de cadáver, e o CFM reconhece, pela resolução n° 1.345/91,[2] o diagnóstico de morte encefálica como óbito e estabelece que o diagnóstico clínico deve ser comprovado por, pelo menos, um exame subsidiário. A procura de órgãos no Brasil está estruturada, baseada nas secretarias estaduais de saúde e coordenada pelo Ministério da Saúde (MS).

> **ATENÇÃO!**
>
> Os principais obstáculos à doação continuam sendo a não identificação do doador e a ausência de notificação às centrais de captação. Cerca de 50 a 60% dos familiares autorizam a doação quando a abordagem é adequada. Lembre que todos devem avisar à família se pretendem ser doadores após a morte.

■ A RESPOSTA IMUNE AO TRANSPLANTE

A rejeição ao órgão transplantado é resposta imune contra antígenos presentes na superfície do tecido transplantado. Os linfócitos T reconhecem esses aloantígenos pelo seu receptor (receptor do linfócito T ou TcR), heterodímero composto de cadeia polipeptídica alfa e outra beta. O receptor está não covalentemente associado a um grupo não variável de cadeias de polipeptídeos chamado complexo CD3, encontrado em todos os linfócitos T maduros e responsável pela transmissão do sinal entre o TcR e o núcleo da célula, resultando em ativação e proliferação celular. Várias moléculas acessórias auxiliam a interação entre o receptor e o antígeno, sendo as moléculas CD4 e CD8 responsáveis pela caracterização da função de dois diferentes subtipos de linfócitos T.

Os aloantígenos de superfície reconhecidos são produtos codificados pelo sistema maior de histocompatibilidade humano (MHC), denominado HLA, localizado no braço curto do cromossomo 6. Os produtos desse sistema são divididos em duas classes: antígenos classe I (A, B e C), glicoproteínas presentes na membrana de quase todas as células, são o alvo primário dos linfócitos T citotóxicos (CD8); os antígenos de classe II têm distribuição mais seletiva e são expressos em células envolvidas na resposta imunológica, incluindo células apresentadoras de antígenos, como as dendríticas, macrófagos, linfócitos B e linfócitos T ativados. Os antígenos classe II são heterodímeros com cadeia alfa associada à cadeia beta, sendo o alvo primário dos linfócitos auxiliares (CD4).

Uma vez ocorrida a interação entre o receptor do linfócito T e o aloantígeno, desencadeia-se o processo de ativação de ambas as subpopulações de linfócitos (auxiliares $CD4^+$ e citotóxicos $CD8^+$), com liberação de inúmeras citocinas, entre as quais a interleucina 2 (IL-2), que leva à diferenciação e proliferação desses linfócitos que, finalmente, infiltrarão e agredirão o tecido transplantado. Recentemente, tem sido demonstrado que a imunidade humoral também está envolvida em alguns tipos de rejeição aguda e crônica. A rejeição aguda mediada por anticorpos é mais frequente em pacientes sensibilizados, seja por transfusões sanguíneas, gestações ou transplante anterior. A rejeição crônica mediada por anticorpos está frequentemente associada à imunossupressão inadequada, seja porque o paciente não adere ao tratamento, seja por reduções ou mudanças substanciais no regime de imunossupressão instituído pela equipe médica. A função das substâncias imunossupressoras é bloquear esse processo.

■ SELEÇÃO DO RECEPTOR

Não existe limite de idade para o transplante renal, e até mesmo receptores com idade superior a 80 anos são transplantados. Em portadores de oxalose, glomeruloesclerose segmentar e focal e outras doenças que apresentam alta taxa de recorrência no rim transplantado, dá-se preferência ao rim de cadáver. Em portadores de hepatopatia crônica, o transplante renal é questionável, mas o advento de tratamento eficaz para hepatite C pode melhorar este cenário. Portadores de lúpus eritematoso sistêmico (LES) ou diabetes são transplantados com sucesso e baixa taxa de recorrência da doença no órgão transplantado.

A seleção do receptor do rim de cadáver é baseada na compatibilidade ABO, compatibilidade HLA e na ausência de anticorpos linfocitotóxicos evidenciados pela prova cruzada HLA utilizando linfócitos totais. O valor das compatibilidades HLA A, B e DR tem sido ressaltado, mostrando sobrevida superior do enxerto de até 20% para receptores de rim de cadáver com grau máximo de compatibilidade.

A idade média tanto dos doadores como dos receptores de transplante renal vem aumentando progressivamente nos últimos anos. Além disso, o número de comorbidades associadas também vem crescendo, elevando substancialmente a complexidade do seguimento desses pacientes após a realização do transplante.

Para doadores vivos parentes, sempre que possível, um dos pais são os doadores mais apropriados ou então aquele com maior compatibilidade HLA, esperando-se para HLA idêntico sobrevida de um ano do enxerto de 95%; para haploidêntico, distinto, acima de 90%, não muito superior àquela obtida com rim de cadáver. A idade limite para doação entre vivos se estende de 21 a 80 anos, dependendo da avaliação clínica do doador. O Quadro 338.1 mostra a sequência de exames realizados pelo doador vivo.

QUADRO 338.1 ■ Sequência na avaliação do possível doador vivo parente

1 | Tipagem ABO
2 | Tipagem HLA e prova cruzada
3 | Avaliação clínica
4 | Depuração de creatinina, urina tipo I, proteinúria de 24 h, sorologia para hepatite B, hepatite C, Chagas, HIV, lues e CMV; glicemia, hemograma, Na^+, K^+, AST+ALT, radiografia torácica, eletrocardiograma, colesterol total e frações e triglicérides
5 | US de abdome ou tomografia computadorizada de abdome
6 | Urografia excretora ou tomografia computadorizada de abdome – fase excretora
7 | Aortografia abdominal (artérias renais) ou angio-TC

■ PREPARAÇÃO DO DOADOR CADÁVER

Após a confirmação de morte encefálica por dois médicos não pertencentes à equipe de transplante de órgãos, a família e duas testemunhas assinam a autorização de doação. Não há idade limite para a avaliação do doador, e doadores com hipertensão arterial moderada ou mesmo com alguma infecção localizada e não disseminada podem ser utilizados com sucesso.

Poucos exames são necessários na avaliação do doador de rim. Além da averiguação da função renal, realizada por meio da dosagem da creatinina sérica e da avaliação do equilíbrio acidobásico e eletrolítico, deve-se realizar sorologia para Chagas, hepatites B e C, citomegalovírus (CMV) e HIV. Portadores de sorologia positiva para Chagas, HIV, hepatite B ou C são afastados na maioria das vezes.

O pronto retorno da função renal após o transplante está relacionado a diversos fatores, como o estado fisiológico do cadáver imediatamente antes da nefrectomia. Dessa forma, uma vez estabelecido o diagnóstico de morte cerebral, a mais importante conduta a se levar em consideração está relacionada à administração imediata e constante de líquidos, visto que a maioria dos cadáveres está hipovolêmico no momento do diagnóstico de morte cerebral. A solução preferida para reposição de volume é a de Ringer e, geralmente, o estado de normotensão é obtido apenas com ela, com a administração de cerca de 1 L/hora. Quando for necessário o uso de substâncias vasopressoras, deve-se utilizar dopamina, por apresentar também efeito vasodilatador renal. O diabetes insípido com diurese entre 1 e 2 litros a cada hora, além de dificultar o balanço hídrico, frequentemente leva à hipernatremia, podendo-se utilizar vasopressina (spray nasal) para o tratamento.

A nefrectomia bilateral no cadáver é realizada por incisão xifopúbica com retirada dos rins isoladamente ou, de preferência, em bloco, após a perfusão *in loco* com soluções preservadoras. Durante a cirurgia, o doador é mantido em respiração controlada, com o batimento cardíaco, até a retirada dos dois rins. Quando outros órgãos são retirados, os rins são removidos após a perfusão e retirada dos demais órgãos (fígado, coração, pulmões e pâncreas). Os rins, então, são imediatamente reperfundidos "em banco" sob pressão de, no máximo, 100 cm³ de água com 300 mL de solução Collins II a 4°C, adicionada de 2.500 unidades de heparina sódica. A isquemia quente, definida como tempo entre a ligadura dos vasos renais e o início da perfusão, não será superior a cinco minutos. Após a perfusão, o rim é acondicionado em saco plástico estéril e conservado envolto em solução de Ringer a 4 °C em caixa de isopor com gelo de água, por período de isquemia fria não superior a 48 horas. A manutenção do rim pode ser feita com máquina de perfusão com melhores resultados. A isquemia fria é definida como o período entre o início da perfusão renal e a liberação dos vasos após a reanastomose vascular.

A disparidade crescente entre o número de pacientes portadores de doença renal crônica (DRC) aguardando um transplante renal e o de doadores efetivos expandiu os critérios para a utilização de órgãos de doadores falecidos. Assim, cerca de 50% dos rins desses doadores são extraídos de idosos com comorbidades significativas, como hipertensão arterial, doença aterosclerótica, diabetes melito (DM) ou lesão renal aguda (LRA).

ATENÇÃO!

A sobrevida dos transplantes realizados com esses órgãos de doadores idosos ou portadores de comorbidades é inferior àquela observada com rins extraídos de doadores-padrão, porém maior do que a proporcionada pelo tratamento com diálise, especialmente para receptores mais idosos.

■ O ATO CIRÚRGICO

Ao doador vivo é administrada anestesia geral inalatória com isofurano e, no intraoperatório, a diurese é mantida entre 200 e 400 mL/hora à custa de hidratação adequada. A nefrectomia é realizada por incisão subcostal transperitoneal. Após a ligadura e secção de artéria e veia renais, o rim é perfundido com solução de Collins II a 4°C, adicionada de 2.500 unidades de heparina sódica. Enquanto não transplantado, o rim é mantido a 4°C submerso na solução.

Alguns centros de transplante realizam a nefrectomia do doador vivo por meio de cirurgia laparoscópica. Há vantagens e desvantagens nesse procedimento quando comparado com a cirurgia aberta tradicional. Apesar de o tempo de internação ser menor, a cirurgia laparoscópica depende muito da experiência do cirurgião e está associada a maior custo quando comparada com a cirurgia aberta tradicional.

No receptor, a anestesia utilizada é geral, com fentanil e midazolam, embora possa ser empregado o bloqueio peridural. Visando a prevenir infecção de parede, a tricotomia é realizada após a indução anestésica e somente na região do campo cirúrgico. Como antibiótico profilático, administra-se 1 g de cefalotina IV, repetida a cada seis horas, até 48 horas do pós-operatório. A incisão cirúrgica é paramediana retal externa em J na região ilíaca, estendendo-se desde a borda lateral do púbis, obliquamente, até 3 a 5 cm abaixo da borda inferior da 12ª costela. A veia renal é anastomosada na veia ilíaca externa terminolateralmente, empregando-se fio de polipropileno 5-0 em sutura contínua. A artéria renal é anastomosada na artéria ilíaca externa terminolateralmente, empregando-se fio de poliprofileno 5-0 em pontos separados. O tempo médio de duração das anastomoses vasculares é de 30 a 40 minutos. O reimplante ureterovesical é realizado segundo a técnica de Lich-Gregoir ou Leadbeter-Politano; quando as condições de vascularização de ureter do rim doado não são satisfatórias ou houver anormalidades pieloureterais, emprega-se a técnica Gilvernet (anastomose piélica), com a utilização do ureter do receptor.

■ IMUNOSSUPRESSÃO

A imunossupressão de manutenção consiste em esquemas variados de combinação entre azatioprina, prednisona, ciclosporina, tacrolimo, sirolimo, everolimo e ácido micofenólico. No tratamento da rejeição aguda, são utilizadas temporariamente doses elevadas de corticosteroides (pulsoterapia), globulinas antilinfocíticas e anticorpos monoclonais.

Com a utilização cada vez maior de doadores com critério expandido, recomenda-se o uso de terapia de indução com um agente biológico como parte do regime imunossupressor inicial do receptor do transplante renal, sendo os agentes depletores de linfócitos preferenciais nos receptores sensibilizados.

A prednisona é utilizada inicialmente na dose de 0,5 mg/kg/dia com programas variados de diminuição da dose até alcançar 5 mg/dia, entre o 2° e o 3° mês. Efeitos colaterais no metabolismo da glicose, lipídeos, água e eletrólitos, bem como hipertensão arterial, catarata, obesidade e necrose asséptica do fêmur têm levado à procura de esquemas sem esteroides.

A ciclosporina A, introduzida a partir de 1980, propiciou inquestionável aumento na sobrevida do enxerto entre 10 e 30% para receptores de rim de cadáver e de doadores vivos haploidênticos. O uso de um inibidor de calcineurina, seja tacrolimo ou ciclosporina, é recomendado na grande maioria dos esquemas de manutenção, podendo em algumas situações ser iniciado de forma sequencial quando utilizado esquema de indução, para tentar diminuir a nefrotoxicidade. Além da nefrotoxicidade, os efeitos colaterais mais frequentes são hirsutismo e hipertrofia gengival para a ciclosporina e diabetes melito para o tacrolimo. A nefrotoxicidade ocorre entre 30 e 74% dos transplantes renais, podendo manifestar-se de forma aguda nas primeiras semanas após o transplante, ou crônica, quando apresenta quadro clínico e histopatológico semelhante ao da rejeição crônica, sendo que mesmo a suspensão do fármaco pode não impedir a perda progressiva da função renal depois de iniciado o processo.

Ao inibidor de calcineurina associa-se uma medicação antiproliferativa, que pode ser a azatioprina, o micofenolato ou um inibidor da mTOR. A azatioprina é utilizada na dose de 1,5 a 2,0 mg/kg/dia em única tomada, somente reduzida quando ocorrem complicações específicas do uso da substância, tais como leucopenia, processo infeccioso grave ou alteração da função hepática.

O micofenolato é largamente utilizado em substituição à azatioprina, especialmente em pacientes sensibilizados ou que necessitem utilizar doses menores de inibidores de calcineurina. Seus principais efeitos colaterais estão associados ao aparelho digestivo, podendo também produzir mielotoxicidade.

Os inibidores de mTOR começaram a ser comercializados no Brasil em 2000 e podem ser utilizados em esquemas de imunossupressão em pacientes com baixo risco de rejeição, porém a associação com inibidores de calcineurina ainda tem estudos limitados. Sua grande vantagem, quando associado a bloqueadores de calcineurina, está na redução acentuada de infecções por CMV.

A metilprednisolona é a substância de escolha no tratamento inicial dos episódios de rejeição aguda, na dose de 0,5 a 1 g por 3 a 5 dias, com sucesso de tratamento em 80%. Anticorpos heterólogos policlonais ou monoclonais antilinfocíticos são reservados para o tratamento dos episódios de rejeição aguda corticorresistentes. Seus principais efeitos colaterais são febre, tremores, dispneia, taquicardia, hipotensão, náuseas e vômitos, que ocorrem em até 80% dos pacientes, entre 1 e 2 horas após a administração. Os episódios ocorrem mais frequentemente após as primeiras duas ou três doses e sua intensidade pode variar de leve a grave, tendo-se relatado óbito associado à administração de OKT3. Nos 30 a 60 minutos prévios à administração de OKT3, recomenda-se a administração de antipirético e de 100 a 200 mg de hidrocortisona. A elevada eficácia do OKT3 na reversão dos processos de rejeição aguda justificou plenamente o seu uso, mas atualmente poucos centros mantêm essa recomendação.

■ COMPLICAÇÕES APÓS O TRANSPLANTE RENAL

A necrose tubular aguda (NTA) é considerada rara em transplantes renais com doador vivo, porém ocorre em até 60% dos receptores de rim de cadáver. O uso de manitol intraoperatório imediatamente antes da retirada das pinças vasculares pode reduzir a elevada incidência.

Complicações cirúrgicas, como fístula urinária, trombose vascular e hematoma perirrenal, ocorrem em menos de 5% dos pacientes. O exame ultrassonográfico é fundamental na avaliação das possíveis complicações, pela capacidade em mostrar dilatação do sistema pielocalicial, presença de coleções perirrenais, aumento do tamanho renal, presença de pulsação intrarrenal, bem como densidade ecográfica do parênquima renal.

A rejeição hiperaguda minutos ou poucas horas após o desclampe vascular resulta da presença de anticorpos citotóxicos contra os antígenos HLA ou da incompatibilidade ABO. A realização apropriada da prova cruzada pré-transplante tem tornado o evento raro, porém, quando ocorre, a nefrectomia é inevitável. A análise histológica evidencia necrose do parênquima renal com presença de coagulação intravascular.

A rejeição acelerada ocorre caracteristicamente com parada súbita da função renal entre o 1° e o 4° dias do pós-operatório. O infiltrado vascular é menos intenso que na rejeição aguda e, em geral, acompanhado de vasculite necrosante, que denota componente humoral. A resposta ao tratamento com corticosteroide ou anticorpos monoclonais é melhor quando associada à plasmaferese. Este tipo de rejeição pode resultar de níveis baixos e não previamente detectados de anticorpos contra HLA ou endotélio vascular.

A rejeição aguda é responsável por perdas de enxerto durante o 1° ano, ocorrendo mais frequentemente nos primeiros três meses após o transplante, mas rejeições agudas tardias ocorrem mesmo após o 1° ano. Seu diagnóstico se baseou na diminuição da diurese, em febre, no aumento da pressão arterial (PA) e no ganho de peso, associados ao aumento da creatinina sérica. O quadro histológico é caracterizado por infiltrado linfoplasmocitário perivascular e peritubular. Após a introdução de novos imunossupressores, essa rejeição passou a surgir mais tardiamente, em geral após a 1ª semana do transplante, caracterizada por pequena elevação diária da creatinina sérica, sem sinais clínicos exuberantes, e muitas vezes com diagnóstico dependendo de biópsia renal.

> **ATENÇÃO!**
>
> A incidência de rejeição aguda está diminuindo com o uso de novos e mais efetivos imunossupressores; pela mesma razão, está aumentando a incidência de doenças virais (como o CMV) e as doenças linfoproliferativas.

Forma especial e não rara de rejeição aguda de diagnóstico histológico é a rejeição aguda vascular (vasculopatia aguda do transplante), em que ocorre progressiva e rápida proliferação obliterante da íntima arteriolar, levando inevitavelmente à perda do rim transplantado. A nefropatia crônica do enxerto é caracterizada pelo lento e progressivo aumento de creatinina sérica, proteinúria e hipertensão arterial. Pode ocorrer em qualquer momento desde a 1ª semana após o transplante, e o termo "crônica" refere-se ao quadro histológico de fibrose intersticial associada ou não à progressiva obliteração do lúmen vascular e atrofia tubular. Acredita-se, hoje, que anticorpos direcionados contra os antígenos HLA do rim transplantado estejam envolvidos nesse processo fisiopatológico.

A recorrência da doença de base é dificilmente estabelecida em nosso meio, visto que a maioria dos pacientes em programa dialítico é tachada como portadora de glomerulonefrite crônica sem diagnóstico histológico. Portadores de doença sistêmica, como DM, amiloidose e LES, raramente apresentam perda da função em virtude da recorrência no rim transplantado. Entretanto, em portadores de oxalose primária, a recorrência é a principal causa de perda do enxerto, sendo evitado doador vivo nessa doença. A glomerulonefrite membranoproliferativa tipo II apresenta índice de recorrência alto com perda de enxerto em até 90% dos pacientes, ainda no 1° ano pós-transplante. A glomeruloesclerose focal tem elevada frequência como causa primária de doença renal e alta taxa de perda de enxerto por recidiva (30 a 40%). A nefropatia por IgA e a glomerulonefrite por anticorpo antimembrana basal glomerular apresentam taxa de recorrência próxima de 50%, mas raramente levam à perda do enxerto.

A glomerulonefrite membranosa e a glomeruloesclerose focal são as formas mais comuns de glomerulonefrite "de novo", sendo a glomeruloesclerose focal relacionada a elevado índice de perda de enxerto. O diagnóstico diferencial entre rejeição crônica, nefrotoxicidade pelos inibidores de calcineurina e recorrência da doença de base ou glomerulonefrite "de novo" depende de análise histológica por microscopia eletrônica do tecido renal.

A septicemia bacteriana originada de infecção do trato urinário (ITU), de vias aéreas (IVAs), da incisão cirúrgica ou ainda da via de infusão intravascular é responsável pela maioria das infecções graves que ocorrem durante o 1° mês após o transplante renal. Após esse período, embora a infecção bacteriana continue a predominar, aparecem infecções por patógenos, como CMV, *Listeria monocytogenes*, nocardia, micobactérias, herpes-vírus, criptococos e *Pneumocystis carinii*. O uso profilático de sulfametoxazol + trimetoprima na dose de 400 mg/dia por tempo indeterminado é associado à menor incidência de ITU, de septicemias, bem como de infecção por *Pneumocystis*.

A infecção por CMV ocorre entre o 1° e o 5° mês pós-transplante, e grande progresso foi alcançado no diagnóstico da infecção. Ao contrário do que ocorre no indivíduo não imunossuprimido, geralmente assintomático, apresenta no receptor de transplante maior morbidade e mortalidade. A globulina hiperimune anti-CMV ou agentes virostáticos como ganciclovir são efetivos no tratamento da doença.

Hipertensão arterial está presente em cerca de 80% dos pacientes em programa de diálise e em 50 a 60% dos pacientes submetidos a transplante renal. A hipertensão que surge após o transplante em pacientes previamente normotensos pode estar relacionada à estenose da artéria transplantada, à rejeição crônica, à glomerulonefrite recorrente e, possivelmente, a substâncias imunossupressoras.

A eritrocitose pode temporariamente complicar o curso do transplante renal em até 17% dos pacientes entre 6 e 12 meses após sua realização. Em alguns casos, os rins primitivos podem ser considerados o local de produção excessiva de eritropoietina, podendo a binefrectomia ser necessária. A necrose asséptica da cabeça do fêmur, complicação óssea mais frequente, presente, em geral, após os primeiros seis meses de transplante, tem incidência referida entre 3 e 41%. Doenças malignas, especialmente linfomas, sarcoma de Kaposi e câncer de pele, têm incidência maior em pacientes imunossuprimidos, principalmente quando em associação com uso de agentes biológicos na fase de indução ou tratamento de rejeição. O DM pós-transplante, também chamado "diabetes esteroide", incide principalmente nos primeiros seis meses após o transplante em até 10% dos receptores.

Pacientes transplantados têm também maior incidência de doença cardiovascular e de hiperlipidemia. A principal causa de morte após o 1º ano de transplante é a doença cardiovascular, cuja importância cresce com o tempo. O Quadro 338.2 resume as complicações após o transplante renal.

QUADRO 338.2 ■ Complicações após transplante renal

COMPLICAÇÕES	COMENTÁRIOS
Rejeição hiperaguda	Evitada pela prévia realização da prova cruzada HLA
Necrose tubular aguda	Relacionada às condições hemodinâmicas do doador e ao tempo de isquemia do órgão
Fístula urinária	Incidência do menor que 5%, geralmente corrigida com sucesso
Trombose venosa ou arterial	Incidência menor do que 2%, geralmente leva à perda do órgão
Rejeição aguda celular	Ocorre em até 70% dos transplantes, sendo que 80% respondem à pulsoterapia com corticosteroides
Infecção de parede ou pulmonar	Frequência baixa pelo uso profilático de antibióticos
CMV	Ocorre entre o 1º e o 5º mês pós-transplante e pode ser grave
Nefrotoxicidade crônica por inibidores de calcineurina	Difícil diferenciar de nefropatia crônica
Rejeição crônica	Menor incidência quanto maior a compatibilidade HLA com o doador
Infecções oportunistas	Em geral, após 6 meses de imunossupressão contínua
Neoplasias (especialmente linfoproliferativas)	Incidência 10 a 300 vezes maior do que na população geral
Obesidade, hipertensão arterial, hipertricose	Relacionadas ao uso de substâncias imunossupressoras

■ PERSPECTIVAS

Diálise e transplante são opções para manutenção da vida do portador de IRC terminal que, em muitos aspectos, são equivalentes. Graças à melhora da qualidade da diálise nos últimos anos, muitos pacientes podem adaptar-se melhor a ela do que ao transplante. De forma genérica, o transplante oferece melhor qualidade de vida, e maior expectativa de vida principalmente para jovens.

Dois fenômenos epidemiológicos são determinantes da situação atual do transplante renal. O primeiro é a disparidade crescente entre o número de pacientes aguardando por um transplante e o número de órgãos disponíveis para transplante. O segundo é o aumento da idade média do doador e do receptor. Não há definição clara de como intervir favoravelmente nesse cenário. Há um movimento internacional atual favorável ao aumento do número de doadores vivos, mesmo não relacionados, e de doadores com o coração parado. Entretanto, o impacto ético e social dessa atitude é difícil de ser avaliado e deve variar de país para país, conforme os valores locais. Com o aumento da idade média dos doadores falecidos, o prognóstico em longo prazo do transplante renal não deve melhorar nos próximos anos. Não há perspectivas, pelo mesmo no curto prazo, do desenvolvimento de medicamentos imunossupressores capazes de prolongar a sobrevida do enxerto. Uma estratégia alternativa é a utilização de terapia celular associada a regimes também alternativos de imunossupressão, aplicados no período peritransplante, para induzir um estado de hiporresponsividade específica contra o doador, o que pode pelos menos reduzir as reações adversas associadas ao uso crônico da medicação imunossupressora. Alternativas promissoras são também as técnicas de medicina regenerativa que podem ser utilizadas na preservação e regeneração de órgãos extraídos de doadores não ideais em condições desfavoráveis, mediante tratamento farmacológico *ex vivo*.

REVISÃO

- O transplante renal é o mais efetivo método substitutivo da função renal no tratamento da IRC. No Brasil, o principal obstáculo à doação continua sendo a não identificação do doador e a não notificação às centrais de captação.
- O declínio de processos infecciosos, de complicações cirúrgicas e da dosagem de imunossupressão, além do uso da tipagem HLA A, B e do aparecimento de novas substâncias imunossupressoras, melhorou a sobrevida do enxerto e do paciente.
- A seleção do receptor do rim de cadáver é baseada na compatibilidade ABO e HLA (também usada para doação entre vivos, entre outros critérios, como avaliação clínica do doador) e na ausência de anticorpos linfocitotóxicos.
- A imunossupressão é etapa de manutenção fundamental no transplantado e consiste em esquemas medicamentosos variados para prevenir a rejeição ao enxerto.
- As complicações após o transplante, raras com doador vivo, chegam a 60% dos receptores de rim de cadáver. As principais são as intercorrências cirúrgicas, e a rejeição, que pode ter causas diversas. A forma mais grave de rejeição é a aguda vascular, que pode levar, rapidamente, à perda do enxerto.
- A sociedade brasileira tem fé no programa brasileiro de transplantes e a maioria aceita a doação. Devemos manter a vigilância no sistema, não aceitando procedimentos alternativos na aceitação de doadores falecidos ou de doadores não aparentados que podem comprometer todas as conquistas, deste que é o maior programa de transplantes público do mundo.

■ REFERÊNCIAS

1. Brasil. Medida provisória nº 1.718, de 6 de outubro de 1998 [Internet]. Brasília: Câmara dos Deputados; 1998 [capturado em 20 mar. 2017]. Disponível em: http://www2.camara.leg.br/legin/fed/medpro/1998/medidaprovisoria-1718-6-outubro-1998-365531-norma-pe.html.
2. Conselho Federal de Medicina. Resolução CFM nº 1.346/91. Regulamentação do diagnóstico de morte encefálica. Brasília: CFM; 1991.

DOENÇAS REUMÁTICAS

339
ARTRITE REUMATOIDE

■ DANIEL FELDMAN

A artrite reumatoide (AR) é uma doença inflamatória crônica de etiologia autoimune caracterizada por poliartrite simétrica de grandes e pequenas articulações que leva a deformidades e destruição articular, com potencial evolução para incapacidade funcional.

■ EPIDEMIOLOGIA

Acomete principalmente mulheres na proporção de 3:1, com idade de início predominante entre os 20 e 60 anos e maior incidência em torno dos 45. Acomete aproximadamente 0,5 a 1% da população adulta europeia e norte-americana. Sua prevalência estimada no Brasil é de 0,56%.

■ ETIOPATOGENIA

Ainda não está definida com exatidão. As interações de fatores genéticos, ambientais e do próprio hospedeiro podem levar ao desenvolvimento da doença. Acredita-se que antígenos exógenos ou endógenos possam funcionar como gatilhos para início da doença, desencadeando fenômenos de autoimunidade. Vírus (citomegalovírus [CMV], vírus Epstein-Barr [EBV], parvovírus B19, etc.), bactérias (micobactérias, Micoplasma, E. *coli*, etc.), fatores ambientais (tabagismo) e hormonais são alvos de estudo como potenciais fatores desencadeantes.

O processo inflamatório caracteriza-se por vasodilatação, aumento da permeabilidade vascular e da migração celular, especialmente de polimorfonucleares. Ocorrem hiperplasia e hipertrofia da membrana sinovial; proliferação de fibroblastos; e angiogênese com formação do *pannus*, tecido granulomatoso formado a partir da membrana sinovial, de característica invasiva com potencial de destruição dos tecidos cartilaginoso e ósseo adjacentes. No líquido sinovial, há ainda secreção de enzimas proteolíticas, prostaglandinas, radicais livres e citocinas (fator de necrose tumoral [TNF], interleucinas [IL] 2, 6, 15 e 18, fator ativador de linfócitos B) contribuindo para o processo destrutivo articular.

■ QUADRO CLÍNICO E DIAGNÓSTICO

O quadro clínico clássico da AR é de início insidioso, com dor e edema poliarticular, acometendo principalmente as pequenas articulações das mãos (metacarpofalângica [MCF] e interfalângica proximal [IFP]), punhos e as metatarsofalângicas, de forma simétrica e com rigidez matinal com duração, em geral, maior do que uma hora. Outras articulações podem ser afetadas, como cotovelos, ombros, tornozelos e joelhos. Algumas, a exemplo das interfacetárias e atlantoaxial do pescoço, acromioclavicular, esternoclavicular, temporomandibular, cricoaritenoide e quadril são menos acometidas.

Sinais e sintomas sistêmicos, como febre baixa, perda de peso, mialgia e depressão, podem estar presentes. Um padrão de início com episódios de artrite intercalados com períodos assintomáticos ocorre em pequena porcentagem de pacientes, é a chamada forma palindrômica. A AR pode ainda se iniciar na forma de monoartrite persistente, acometendo articulações grandes, como joelhos, ombros, quadril, punho ou tornozelo, podendo permanecer como monoartrite ou evoluir para um quadro de poliartrite. Na doença de Still do adulto, além da artrite, o paciente apresenta febre alta, eritema cutâneo, leucocitose, adenomegalia e hepatoesplenomegalia.

A maioria dos pacientes com AR apresenta alguma manifestação extra articular da doença, que inclui: vasculite cutânea ou em outros órgãos; neuropatia; pericardite; pleurite; miopatia; linfadenopatia; síndrome de Felty; manifestações oftalmológicas (ceratoconjuntivite seca, esclerite, episclerite e ceratite ulcerativa periférica); doença pulmonar reumatoide (fibrose intersticial pulmonar); e nódulos reumatoides subcutâneos ou viscerais. O diagnóstico das manifestações extra-articulares da AR se baseia em sua identificação clínica com exclusão de outras causas que as justifiquem. Aproximadamente 10% dos pacientes apresentam manifestações extra-articulares graves, que têm sido associadas a aumento da mortalidade.

O curso evolutivo da AR varia entre os pacientes. A maioria apresenta curso progressivo flutuante, com períodos de artrite leve alternados com outros de artrite mais intensa. Atividade persistente pode ocorrer em 10 a 20% dos casos. A inflamação crônica relaciona-se com desenvolvimento de danos articulares com consequentes deformidades, incapacidade funcional e aumento de morbidades e morte prematura. A remissão ocorre em pequena porcentagem dos pacientes com diagnóstico de AR.

EXAMES SUBSIDIÁRIOS

Exames laboratoriais

Não existe um teste específico, padrão-ouro, para diagnóstico, prognóstico, monitoramento e avaliação de desfecho em pacientes com AR. O diagnóstico é feito com base nos achados clínicos, laboratoriais e radiológicos.

Hemograma

Na maioria das vezes, o paciente apresenta anemia normocítica e normocrômica relacionada à doença crônica. Em alguns casos, a anemia é microcítica e hipocrômica, em razão da deficiência de ferro. Leucopenia pode ocorrer nos pacientes com síndrome de Felty.

Velocidade de hemossedimentação e proteína C-reativa

Grande parte dos pacientes apresenta VHS e PCR elevados, porém até 40% podem apresentar VHS e PCR normais, por ocasião do diagnóstico. O VHS e o PCR tendem a diminuir concomitantemente à melhora clínica, embora em muitos pacientes os valores permaneçam estáveis, mesmo com a melhora clínica. Níveis persistentemente elevados de PCR no início da doença estão associados a pior prognóstico da doença e doença erosiva progressiva.

Fator reumatoide

Anticorpo dirigido contra a porção Fc da imunoglobina G (IgG). Cerca de 70% dos pacientes apresentam fator reumatoide (FR) positivo, sendo este um dos critérios atuais de classificação para AR. Considera-se positivo valor maior ou igual a 80 UI (nefelometria). Resultados positivos podem ser vistos em indivíduos que apresentam outras doenças inflamatórias, como também em 15% da população normal.

Anticorpos antipeptídeo citrulinado

Os anticorpos antipeptídeo citrulinado (ACPA) são uma classe de anticorpos contra peptídeos contendo o aminoácido citrulina, que corresponde a uma modificação pós-tradução do aminoácido lisina. Esta modificação ocorre em diversas proteínas, como fibrina, vimentina, filagrina, etc. O teste laboratorial mais representativo dos ACPA é a pesquisa de anticorpos contra peptídeos citrulinados cíclicos (CCP). Em altos títulos, são bastante específicos para AR (95% de especificidade) e podem ajudar no diagnóstico diferencial de poliartrite precoce. Encontrados em 67% dos pacientes com AR. Anti-CCP positivo parece ser preditor de um risco aumentado para progressão radiográfica da doença em pacientes que são FR IgM negativos. Anti-CCP em baixos títulos pode estar presente em 5% da população normal.

Exames de imagem

A radiografia é extensivamente utilizada na prática clínica, por ser um exame de baixo custo e fácil acesso. Entretanto, tem limitações, particularmente no diagnóstico e no tratamento da AR inicial, pois não detecta alterações ósseas precocemente. As principais alterações verificadas na radiografia dos pacientes com AR são: edema de partes moles; osteopenia periepifisária; diminuição do espaço articular; cistos subcondrais; erosões ósseas marginais; subluxações articulares; e anquilose. As alterações radiográficas se correlacionam, em alto grau, com a duração da doença, medidas laboratoriais (VHS alto e FR positivo) e deformidade articular e, em menor grau, com idade, edema articular, dor articular e estado funcional. As radiografias são ótimas para documentar destruição articular, contudo são preditoras mais fracas para desfechos graves, como incapacidade para o trabalho, custos e mortalidade prematura, do que as medidas de estado funcional avaliadas por questionários próprios.

A necessidade de detecção precoce do processo inflamatório e de erosões impulsionou avanços nos métodos de imagem, com a inclusão da ultrassonografia (US) e da ressonância magnética (RM).

A US tem as vantagens de apresentar baixo custo, não emitir radiação e ainda permitir a análise do fluxo vascular da região (Doppler). Detecta derrame nas articulações, bainhas tendinosas, tendões e ligamentos. A US é mais sensível do que a radiografia simples na detecção da inflamação, ao passo que a RM, além de identificar ligamentos, tendões, cartilagem e estimar a quantidade de tecido sinovial hipertrófico, é mais sensível do que a radiografia na identificação de erosões ósseas precoces, e mesmo para predizer alterações ósseas, por ter a capacidade de detectar edema na medula óssea, o que tem correlação com futura formação de erosões ósseas. Além disso, com a RM, é possível o monitoramento em tempo real das intervenções terapêuticas, ou seja, é possível detectarem-se mudanças de imagem tão rapidamente como quatro semanas após uma conduta terapêutica. A grande desvantagem da RM é seu alto custo e a pouca disponibilidade, não sendo ainda incorporada como método de rotina da prática da reumatologia, quer para diagnóstico, quer para acompanhamento evolutivo do paciente, limitando-se seu uso a situações específicas.

■ CLASSIFICAÇÃO

O American College of Rheumatology (ACR) propôs critérios para classificação da doença em 1988 (Quadro 339.1).

> **ATENÇÃO!**
>
> Como a AR é de etiologia não conhecida, o seu diagnóstico é feito pela associação de sinais, sintomas e exames auxiliares. Assim, para melhor estudar populações de pacientes homogêneos, estabelecem-se critérios classificatórios.

Os critérios de 1 a 4 devem estar presentes por pelo menos seis semanas. Para classificar um paciente como portador de AR, são necessários pelo menos quatro dos sete critérios. Pacientes com dois ou três critérios não podem ser excluídos como possíveis portadores da doença.

Esses critérios diferenciam bem pacientes com AR estabelecida, com longa evolução e que já tenham lesões inexoráveis que não melhoram com o tratamento.

Hoje, com o intuito de diagnosticar o mais precocemente possível os pacientes, um comitê conjunto do American College of Rheumatology e o comitê Europeu de Reumatologia publicaram os novos critérios de classificação (Tabela 339.1):

QUADRO 339.1 ■ Critérios de classificação para AR propostos pelo ACR

1 | Rigidez matinal com duração maior ou igual a 1 hora
2 | Artrite de 3 ou mais articulações: pelo menos 3 articulações com edema de partes moles ou derrame articular observado pelo médico
3 | Artrite de articulação das mãos: punhos, IFPs e MCFs
4 | Artrite simétrica
5 | Nódulo reumatoide
6 | FR positivo
7 | Alterações radiográficas: erosões ou descalcificações localizadas em radiografias de mãos e punhos

Fonte: Arnett e colaboradores.[1]

TABELA 339.1 ■ Pontuação para determinar se um paciente tem AR

NÚMERO E TAMANHO DE ARTICULAÇÕES	NÚMERO DE PONTOS*
1 grande	0
2-10 grandes	1
1-3 pequenas, com ou sem grandes	2
4-10 pequenas, com ou sem grandes	3
> 10, com pelo menos 1 pequena	5
SOROLOGIA	**NÚMERO DE PONTOS**
FR E anti-CCP negativos	0
FR OU anti-CCP positivo baixo título	2
FR OU anti-CCP positivo alto título	3
PROVAS DE FASE AGUDA	**NÚMERO DE PONTOS**
VHS E PCR normais	0
VHS OU PCR elevados	1
TEMPO DE DURAÇÃO	**NÚMERO DE PONTOS**
< 6 semanas	0
> 6 semanas	1

*Paciente com 6 ou mais pontos pode ser classificado como AR.
Fonte: Aletaha e colaboradores.[2]

1 | Inflamação articular, vista por médico, sem nenhuma outra causa que a explique.
2 | Inflamação com tempo menor do que 12 meses de duração.

■ DIAGNÓSTICO DIFERENCIAL

Inclui: osteoartrite; artrite psoriásica; espondiloartropatias; polimialgia reumática com artrite periférica; artrites reativas; infecções (HIV, hepatites B e C, endocardite, hanseníase, rubéola, parvovírus etc); sarcoidose;

lúpus eritematoso sistêmico (LES) e outras doenças do tecido conectivo; retículo-histiocitose multicêntrica e como manifestação paraneoplásica (p. ex.: osteoartropatia pulmonar hipertrófica).

■ TRATAMENTO

Teve grandes avanços nos últimos 10 anos. Seu principal objetivo é impedir a progressão da doença, prevenindo ou minimizando incapacidades nos pacientes e seu impacto socioeconômico. Remissão completa da doença – definida por ausência de articulações dolorosas e edemaciadas, ausência de sinovite e fadiga, de rigidez matinal inferior a 15 minutos e obtenção de provas de atividades inflamatórias normais – meta raramente alcançada. Muitos dos danos articulares que ensejarão incapacidade ocorrem nas fases iniciais da doença, daí a importância da instituição do tratamento adequado precocemente. Deve-se também atentar para a abordagem das comorbidades dos pacientes, uma vez que elas têm grande impacto no prognóstico da doença.

TERAPIA NÃO FARMACOLÓGICA

Educação do paciente

É muito importante o paciente conhecer sua doença, aprender a lidar com a forma crônica e a preservar a função articular. Apoio psicológico deve ser oferecido, pois, em muitos casos, a doença é de difícil controle e, ao longo do tempo, impõe limitações funcionais, de trabalho e sociais.

Repouso

Períodos de descanso são necessários, mas sem excessos e devem ser alternados com exercícios.

Exercícios

Devem ser realizados regularmente para prevenir e reverter atrofias e contraturas musculares e melhorar a amplitude dos movimentos articulares. Também são importantes na prevenção de fatores de risco cardiovasculares.

Terapia física e ocupacional

Objetiva aliviar a dor, reduzir a inflamação e preservar a integridade e função articulares. O uso de órteses e oficinas de adaptações pode melhorar a qualidade de vida do paciente.

Orientação nutricional

Importante para manutenção de peso adequado, assim como auxiliar no controle de fatores de risco cardiovasculares.

TERAPIA FARMACOLÓGICA

As estratégias terapêuticas variam de acordo com diferentes diretrizes e consensos, nos diferentes países, mesmo em um mesmo continente; porém, alguns princípios são comuns no tratamento da AR.

Controle vigoroso da atividade da doença

Avaliações regulares (em intervalos não maiores do que três meses) usando medidas compostas de atividade de doença são um importante apoio para tomada de decisões terapêuticas. A manutenção de controle vigoroso da atividade da doença está associada a melhores respostas radiológicas e funcionais ao tratamento. As principais medidas compostas de atividade da doença utilizadas na prática clínica são: DAS 28 (Disease Activity Score derivative for 28 joints), SDAI (Simplified Disease Activity Index) e CDAI (Clinical Disease Activity Index).

Escalonamento na intensidade do tratamento

Aumento progressivo da dose dos medicamentos reumáticos modificadores da doença (DMARD, do inglês *disease-modifying anti-rheumatic drugs*), até atingir resposta satisfatória, dose máxima indicada ou ocorrência de toxicidade.

Terapia combinada

Há evidências de melhora funcional em maior grau, menor progressão radiográfica e maior índice de remissão da doença nos pacientes que iniciam com combinação terapêutica em relação àqueles que o fazem com monoterapia.

Proteção óssea

A suplementação com cálcio (1 a 1,5 g/dia) e vitamina D é indicada para os pacientes em terapia com corticosteroides prolongada.

Controle de fatores relacionados à morbidade cardiovascular

Dislipidemia e hipertensão devem ser rigorosamente controlados. Deve-se encorajar o paciente a evitar sedentarismo e tabagismo.

Vacinação

Os pacientes sob regime de medicamentos imunossupressores não devem receber vacinas com agentes vivos. Porém, devem ser encorajados ao uso de vacinas de bactérias ou vírus mortos, especialmente pneumocócica e antigripal.

Medicamentos

São utilizadas cinco classes de medicamentos: analgésicos, anti-inflamatórios não esteroides (AINEs), glicocorticosteroides, DMARD (do inglês *disease modifying anti-sheumatic drug*) não biológicos e biológicos.

1 | Analgésicos: os principais utilizados para o controle da dor são acetaminofem, propoxifeno, tramadol e opioides mais potentes, como oxicodona. Devem ser prescritos conforme a necessidade de cada paciente. Podem também ser utilizados analgésicos tópicos.

2 | AINE: empregados em dose plena por, no mínimo, duas semanas, a menos que haja alguma contraindicação. Os AINEs, contudo, não previnem o desenvolvimento de erosão articular em pacientes com atividade contínua da doença. Sendo assim, é recomendada a introdução de um ou mais DMARD dentro de 6 semanas a 3 meses do início dos sintomas ou sinais da doença.

3 | Glicocorticosteroides: o uso sistêmico de glicocorticosteroides, como prednisona ou prednisolona oral, pode ser necessário e deve ser feito de forma judiciosa, até que o efeito dos DMARD possa ser observado. A dose deve ser baixa (inferior a 15 mg/dia) e mantida pelo tempo mínimo necessário. Baixas doses (menor do que 10 mg/dia ou equivalente de prednisona) não conseguem diminuir a progressão do dano articular. Em casos graves com manifestações sistêmicas, pode ser necessária pulsoterapia. Entretanto, deve-se atentar para os eventos adversos em relação ao uso crônico do corticosteroide. Os glicocorticosteroides podem ser ainda utilizados sob a forma de infiltrações intra-articulares como tratamento adjuvante na AR para controle da dor e atividade da doença, sendo úteis principalmente nos casos em que há contraindicação ao uso de corticosteroide VO, EV ou IM, pois apresentam menor taxa de eventos adversos, nos casos de inflamação articular persistente apesar de terapia-padrão. Para infiltração intra-articular, em geral, utilizam-se glicocorticosteroides de longa ação, como hexacetonido de triancinolona.

4 | DMARD: constituem o pilar do tratamento da AR. São medicamentos com potencial para reduzir ou prevenir dano articular e preservar a integridade e a função articulares. Dividem-se em não biológicos e biológicos.

- DMARD não biológicos: incluem os antimaláricos (sulfato ou di-hidroxicloroquina), sulfassalazina, metotrexato, leflunomide, azatioprina e ciclosporina. Devem ser prescritos o mais precocemente possível, a fim de reduzir a atividade da doença, controlar o dano articular e prevenir incapacidade.

a | Metotrexato (MTX): considerado fármaco de eleição para tratamento da AR na maioria dos pacientes. Melhora os sinais e sintomas da doença, a capacidade funcional e diminui a progressão radiográfica da doença. Age principalmente na enzima di-hidrofolato redutase, inibindo a síntese de novo das purinas. Tem apresentações oral, SC e IM, e a dose inicial é de 15 mg, uma vez na semana, que pode ser aumentada em 2,5 ou 5 mg a cada 4 ou 6 semanas de acordo com a tolerância do paciente, até se atingir o controle dos sintomas e sinais de atividade da doença ou até a dose máxima de 25 mg/semana. Caso haja intolerância ou resposta insatisfatória por VO, pode-se tentar administração da medicação por via SC. O tempo médio para início de ação é de 1 a 3 meses. Deve ser utilizado com cautela em pacientes com pneumopatias pelo risco de pneumonite pelo metotrexate. Nódulos subcutâneos também podem piorar durante terapia com esse medicamento. Hemograma, provas de função hepática e creatinina (Cr) devem ser solicitados a cada 30 dias nos primeiros seis meses, com posterior acompanhamento a cada 1 ou 2 meses. Também são recomendados testes sorológicos para hepatites B e C antes do início da medicação. É contraindicado durante a gravidez e amamentação, devendo-se orientar anticoncepção para as pacientes que o utilizam. Ácido fólico na dose de 5 mg/semana deve ser prescrito para reduzir o risco de eventos adversos gastrintestinais, hematológicos e em mucosas.

b | Sulfato de hidroxicloroquina: utilizado de maneira isolada não altera a evolução radiográfica da doença, embora seja capaz de melhorar parâmetros clínicos e laboratoriais. A dose preconizada é de 6 mg/kg/dia e apresenta tempo médio de início de ação de 3 a 6 meses. Devem ser realizados avaliação oftalmológica e hemograma inicialmente e após 12 meses, sendo contraindicada em pacientes com alteração retiniana e de campo visual. Miopatia pelos antimaláricos é uma complicação rara. Deposição cutânea do fármaco pode acarretar coloração acinzentada da pele, que pode ser reversível com a suspensão do medicamento. Não é contraindicada durante gestação e amamentação.

c | Sulfassalazina (SSZ): efetiva na diminuição da atividade da doença, no controle da dor e na progressão radiográfica da doença. É contraindicada em pacientes com hipersensibilidade a sulfa e salicilatos, portadores de porfiria e de obstrução do trato gastrintestinal (TGI) ou urinário. É metabolizada em sulfapiridina e ácido 5-aminosalicílico, sendo o primeiro o metabólito ativo na AR. Utilizada na dose inicial de 500 mg/dia, com acréscimos graduais da dose (500 mg/semana) até 3 g/dia, a fim de minimizar eventos adversos, principalmente gastrintestinais. Hemograma e provas hepáticas devem ser realizados a cada 2 a 4 semanas nos primeiros três meses, com posterior controle trimestral. Mielossupressão pode ocorrer em qualquer momento durante o tratamento. Pode ser utilizada em gestantes ou mulheres planejando gestação, considerada categoria B pela FDA, entretanto deve ser utilizada com cautela durante a lactação.

d | Leflunomide: melhora a qualidade de vida do paciente e reduz a progressão radiográfica e a atividade da doença. Inibe a di-hidrofolato desidrogenase que atua na síntese de novo das pirimidinas. A dose é de 20 mg uma vez ao dia, com tempo médio para início de ação de 1 a 2 meses. Contraindicada em pacientes com insuficiência renal (IR) e hepatopatias. Hemograma, provas de função hepática e creatinina devem ser solicitados a cada 30 dias nos primeiros seis meses, com posterior acompanhamento a cada 1 ou 2 meses. Também são recomendadas sorologias para hepatites B e C antes do início da medicação. Pacientes em uso de leflunomide devem ser orientadas quanto à anticoncepção, sendo a substância contraindicada na gestação e lactação. Em caso de intoxicação ou gravidez durante o uso da medicação, está indicada colestiramina 8 g VO, a cada oito horas, por 11 dias, com posterior dosagem de nível sérico de seus metabólitos.

e | Azatioprina: utilizada principalmente em casos com manifestações extra-articulares, como vasculite ou acometimento pulmonar da AR, na dose de 1 a 2 mg/kg/dia. Demora 2 a 3 meses para início de ação. Hemograma e provas de função hepática devem ser solicitados inicialmente a cada duas semanas. Não deve ser utilizada em conjunto com alopurinol pelo risco de toxicidade medular. Embora haja relatos de gestações normais, quando usada após o 1° trimestre de gestação, é considerada classe D durante a gravidez e contraindicada durante a lactação.

f | Ciclosporina: a dose preconizada é de 2,5 a 4 mg/kg/dia com tempo para início de ação de 2 a 4 meses. Inibe os linfócitos T e a produção de citocinas. Pode ser utilizada em monoterapia ou em associação com metotrexate. Deve ser evitado seu uso concomitante com AINE pelo risco de piora da função renal. É contraindicada em pacientes com IR, hipertensão não controlada e malignidade. Os principais efeitos adversos são hipertricose, tremores, hiperplasia gengival, hipertensão arterial e perda de função renal. Caso haja piora da hipertensão arterial ou aumento da creatinina em 30% do valor inicial, deve ser reduzida em 25 a 50% da dose; e, caso continue a piora dos parâmetros, a medicação deve ser suspensa. É considerada classe C durante a gestação e contraindicada durante a amamentação.

Apesar de não ser considerada um DMARD, a ciclofosfamida pode ser utilizada na AR em caso de comprometimento extra-articular grave.

O tratamento da AR é um processo dinâmico, e os pacientes devem ser reavaliados a cada oito semanas, pelo menos. A combinação de duas ou três DMARD pode ser utilizada caso não se obtenha resposta satisfatória em monoterapia (Figura 339.1).

O metotrexate pode ser associado a sulfassalazina, leflunomide, hidroxicloroquina ou ciclosporina. Como terapia tripla, pode-se utilizar metotrexate associado à sulfassalazina e hidroxicloroquina.

- DMARD biológicos: nas últimas décadas, a introdução dos biológicos mudou significativamente o curso evolutivo da AR. Apesar de a maioria dos pacientes (70 a 80%) não necessitar de tratamento com um agente biológico, este representa um grande avanço para uma pequena porcentagem dos pacientes (20 a 30%) que ainda não atingiram o controle ou remissão da doença. Os agentes biológicos são efetivos contra a AR. As DMARD biológicas são produzidas pela técnica do DNA recombinante e têm como alvo as citocinas ou seus receptores, ou agem diretamente contra moléculas da superfície celular. Terapias anticitocinas incluem os inibidores do fator de necrose tumoral alfa (TNF-α) (infliximabe, etanercepte, adalimumabe, golimumabe e certolizumabe pegol), o antagonista do receptor da interleucina 1 (IL-1) (anakinra) e o antagonista do receptor da IL-6 (tocilizumabe). Outros agentes modificadores da resposta biológica são o anti-CD28, o abatacepte (CTLA4-Ig) e o anticorpo monoclonal quimérico anti-CD20 das células B (rituximabe).

a | Alvo: TNF-α – os inibidores do TNF representam um avanço na terapêutica da AR. O uso de anti-TNF está indicado quando não se tem resposta satisfatória à associação de pelo menos dois esquemas de DMARD, incluindo o MTX.

Os medicamentos anti-TNF são contraindicados em mulheres grávidas ou que estejam amamentando, na presença de insuficiência cardíaca congestiva (ICC) classe funcional III e IV, na vigência de infecção ativa ou em pacientes com alto risco para infecções (úlcera crônica de membros inferiores, artrite séptica nos últimos 12 meses), infecções graves recorrentes, doença desmielinizante e em pacientes com neoplasia atual ou recente. Antes do início da terapia anti-TNF, deve ser feito

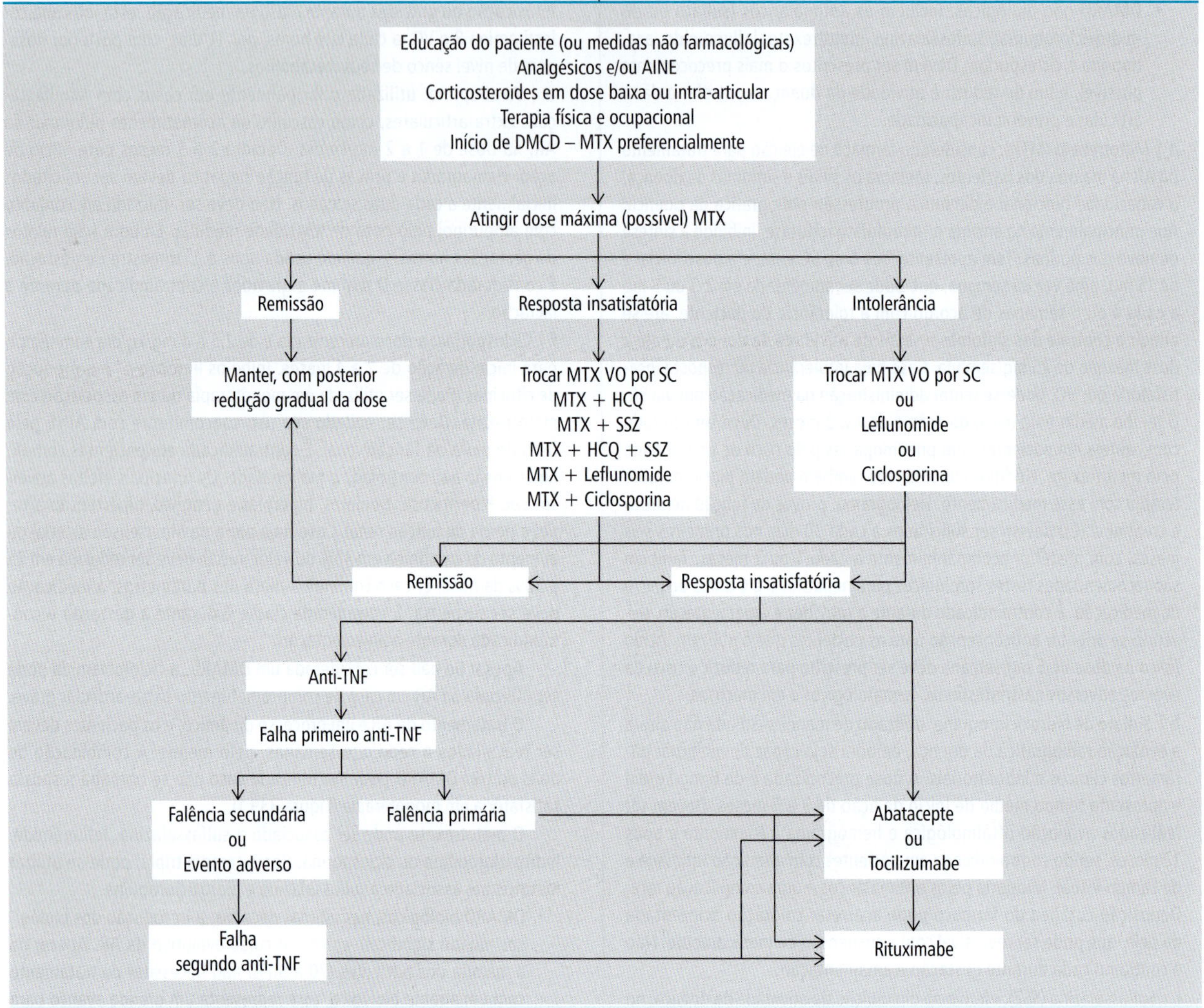

FIGURA 339.1 ■ Algoritmo da estratégia para tratamento da artrite reumatoide.

MTX: metotrexato; SSZ: sulfassalazina; agentes anti-TNF: infliximabe, etanercepte e adalimumabe; DMCD: medicamentos modificadores do curso da doença; HCQ: hidroxicloroquina; anti-TNF: indicado quando não se tem resposta satisfatória à associação de pelo menos dois esquemas de DMARD, incluindo MTX.

inquérito com o paciente com relação à epidemiologia para tuberculose e, pelo menos, radiografia torácica e PPD. Se a epidemiologia for positiva ou a radiografia sugestiva de infecção anterior por tuberculose ou PPD > 5 mm, o paciente deve receber profilaxia com isoniazida por seis meses, podendo iniciar o anti-TNF um mês após início da quimioprofilaxia se as enzimas hepáticas mantiverem-se normais. Em casos de dúvidas ou de suspeita de tuberculose ativa, o paciente pode ser encaminhado a um especialista para tratamento adequado.

Além disso, durante o tratamento com anti-TNF-α, deve-se atentar para o maior risco de infecções, especialmente de pele e vias aéreas, infecções atípicas, assim como também reativação de tuberculose, indução de fenômenos de autoimunidade, piora de classe funcional de insuficiência cardíaca (IC), doenças desmielinizantes e neoplasias, especialmente hematológicas, embora este último item ainda seja motivo de discussão. Esses medicamentos devem ser suspensos durante tratamento de infecções e também por pelo menos uma semana antes e uma após intervenção cirúrgica.

Os anti-TNF-α disponíveis no momento para tratamento da AR no Brasil são: infliximabe; adalimumabe; etanercepte; golimumabe; e certolizumabe pegol. Os antagonistas do TNF-α apresentam sinergismo de ação quando associado ao MTX, reduzindo tanto a atividade da doença como a taxa de progressão radiográfica. Em pacientes que não toleram o MTX, a combinação com outra DMARD não biológica, como leflunomide, parece ser mais efetiva do que o uso do antagonista do TNF-α em monoterapia; porém, poucos estudos sobre a associação com outras DMARD estão disponíveis.

- **Infliximabe:** anticorpo quimérico (humano-murino) IgG1 anti-TNF-α. Utilizado na dose de 3 mg/kg, via EV, seguido da mesma dose nas 2ª e 6ª semanas e, depois, a cada oito semanas. Deve ser utilizado em associação com DMARD não biológicos, de preferência, com o MTX, podendo ser associado ao leflunomide ou a outra medicação quando há contraindicação ao uso do MTX. Reações de hipersensibilidade podem ocorrer durante a infusão do medicamento. Quando não há resposta ou resposta insuficiente, pode-se avaliar o aumento da dose ou diminuição do intervalo para cada seis semanas.

- Adalimumabe: anticorpo monoclonal humanizado anti-TNF-α, atua na ligação deste no receptor da célula que expressa TNF-α na sua superfície, promovendo sua lise. Dose de 40 mg SC a cada 15 dias. Pode ocorrer reação no local da aplicação que costuma diminuir com as aplicações posteriores.
- Etanercepte: proteína de fusão solúvel composta pela porção Fc do IgG1 humano ligada a duas moléculas do receptor p75 de TNF de alta afinidade. Liga-se tanto ao TNF-α como ao TNF-β, impedindo cada um de interagir com os seus receptores. Pode ser utilizado na dose de 25 mg duas vezes por semana ou 50 mg uma vez por semana, sempre via SC. Pode ocorrer reação no local da aplicação que costuma diminuir com as aplicações posteriores.
- Golimumabe: anticorpo monoclonal humanizado anti-TNF-α, usado em via SC em intervalos mensais. O seu perfil de eficácia e de efeitos colaterais é semelhante aos outros membros da classe.
- Certolizumabe pegol: anticorpo anti-TNF sem a fração Fc dos anticorpos comuns, tendo sido substituída por uma molécula de polietileno glicol de aproximadamente 40 kDa. A molécula é menor e, teoricamente, deverá ter menor capacidade de induzir anticorpos. É administrado via SC, a cada 15 dias. Os estudos mostram eficácia e segurança semelhante a outros anti-TNF.

Apesar de esses medicamentos terem o TNF-α como alvo comum, apresentam diferentes propriedades farmacocinéticas, estrutura molecular, mecanismo de ação e posologia. Assim, caso não haja resposta satisfatória a um agente anti-TNF, pode ser realizada a troca por um segundo anti-TNF. Dados atuais, principalmente oriundos de registros, mostram que a troca por um segundo anti-TNF é uma estratégia plausível, especialmente quando o motivo da troca são os eventos adversos ou falência secundária da primeira escolha. Entretanto, quando há falência primária ou resposta inadequada a um segundo TNF, deve-se dar preferência para troca de mecanismo de ação de substância biológica (rituximabe, tocilizumabe ou abatacepte). Não existem estudos que possam afirmar a superioridade de qualquer um dos agentes anti-TNF.

b | Alvo: ILs

- Bloqueador competitivo do receptor tipo 1 da IL-1 (anakinra): antagonista do receptor humano da IL-1 produzido em células de *Escherichia coli* por tecnologia do DNA recombinante. Indicação: em pacientes com AR com resposta inadequada ao tratamento com MTX. Dose: 100 mg/dia, SC, em combinação com o MTX ou em monoterapia. O anakinra tem-se mostrado menos efetivo do que os anti-TNF etanercepte e o adalimumabe.
- Antagonista do receptor de IL-6 (tocilizumabe): anticorpo monoclonal humanizado que se liga especificamente ao receptor da IL-6. Opção terapêutica tanto para os pacientes que não responderam adequadamente aos DMARD não biológicos como para os que não responderam aos anti-TNF. Dose: 8 mg/kg peso, EV, a cada quatro semanas; em associação com o MTX ou outros DMARD. Pode ser dado como monoterapia em pacientes com intolerância ao MTX ou em casos em que o MTX deva ser descontinuado. Deve-se monitorar as alterações laboratoriais com a realização de hemogramas (leuco/neutropenia), dosagens de alanina aminotransferase (ALT) e aspartato aminotransferase (AST) (hepatoxicidade) e dosagens do colesterol total e frações e triglicerídeos (4 a 8 semanas após o início do uso do tocilizumabe). Não é necessário o ajuste de dose em idosos e na IR.

c | Alvo: células T

- Inibidor de sinais coestimulatórios essenciais para a ativação da célula T – anti-CD28 (abatacepte): proteína de fusão recombinante que consiste no domínio extracelular do antígeno-4 associado ao linfócito T citotóxico humano (CTLA-4), ligado à porção Fc modificada da imunoglobulina humana G1 (IgG1), a qual bloqueia um sinal fundamental de coestimulação, necessário para a ativação completa das células T $CD28^+$. É aprovado pela FDA como biológico de 1ª linha; no entanto, o guia do ACR recomenda seu uso para pacientes com doença de longa duração (> 6 meses) refratária aos DMARD não biológicos. No Brasil, é aprovado para uso em pacientes com AR não responsiva aos DMARD não biológicos ou aos anti-TNF. Pode ser utilizado em monoterapia ou em combinação com DMARD não biológicos. As doses variam de acordo com o peso corpóreo: < 60 kg = 500 mg; entre 60 e 100 kg = 750 mg; e > 100 kg = 1.000 mg; em infusão venosa de 30 minutos. A 2ª infusão, deve ser realizada 2 semanas após a 1ª; depois, a cada quatro semanas. É recomendado rastramento para tuberculose previamente ao início do abatacepte.

d | Alvo: Células B

- Anti-CD20 (rituximabe): extrai a população de células B por ligação à molécula de superfície CD-20. Aprovado para o tratamento da AR em combinação com o MTX, em pacientes não responsivos aos agentes anti-TNF. Dose de 1.000 mg, EV, no 1° e 15° dias. Previamente ao tratamento, é necessária a realização de sorologia para hepatite B, mas não há necessidade de avaliação para tuberculose. Os cursos de rituximabe podem ser repetidos após seis meses, conforme a atividade da doença, em pacientes que responderam ao primeiro tratamento e mantiveram a resposta por pelo menos esse período. O retratamento permite respostas clínicas sustentadas sem aumento significativo dos eventos adversos. Deve-se fazer o monitoramento com hemograma, função renal e dosagem das Igs antes das reinfusões.

CIRURGIAS

Devem ser reservadas quando o tratamento clínico e fisioterápico não consegue controlar a doença, gerando dificuldade nas realizações de atividades de vida diária do paciente (deambulação, trabalho, atividades domésticas e de higiene), seja por dor não responsiva ao tratamento farmacológico, seja por incapacidade funcional decorrente de destruição articular ou ruptura tendínea. Deve-se ter em mente que o principal objetivo da cirurgia é manter a funcionalidade do paciente e melhorar a dor, não sendo o caráter estético o seu objetivo principal. Incluem-se principalmente sinovectomia, correção de tendões, debridamento articular (artroplastia), artrodese e artroplastia total.

■ PROGNÓSTICO

A AR pode diminuir a expectativa de vida em 5 a 10 anos, principalmente quando apresenta acometimento sistêmico. Em cerca de 10 anos, aproximadamente 50% dos pacientes podem ser incapacitados para atividades laborativas. São considerados parâmetros sugestivos de mau prognóstico: início da doença em idade mais precoce; altos títulos de fator reumatoide (FR); anti-CCP reagente; VHS e/ou proteína C-reativa persistentemente elevadas; artrite em mais de 20 articulações; comprometimento extra articular (nódulo reumatoide, síndrome de Sjögren, episclerite ou esclerite, doença pulmonar intersticial, pericardite, vasculite sistêmica e síndrome de Felty); presença de erosão nos primeiros dois anos da doença; presença de comorbidades; fumo; baixo nível educacional; e baixo nível socioeconômico.

Infecções ocorrem com maior frequência em pacientes com AR, seja pelo uso de imunossupressores, pela presença de doença pulmonar de base ou maior frequência de tabagismo ou mesmo pela imobilidade e incapacidade geradas pela doença.

> **ATENÇÃO!**
>
> As doenças cardiovasculares são importante causa de morbimortalidade nos pacientes com AR. Assim, os fatores de risco cardiovasculares devem ser tratados de maneira agressiva nessas circunstâncias. Modificações de estilo de vida, como dieta balanceada, evitar tabagismo e praticar exercício físico regular, assim como tratamento de hipertensão, diabetes, obesidade e dislipidemia, associados ao tratamento da própria AR, são fatores que podem melhorar a sobrevida.

Há ainda um ligeiro aumento de risco de neoplasias em pacientes com AR, especialmente de linfoma, sendo esse risco relacionado à gravidade e atividade inflamatória da doença.

> **REVISÃO**
>
> - A AR é uma doença inflamatória crônica, de etiologia autoimune, etiopatogenia indefinida, caracterizada por poliartrite simétrica de grandes e pequenas articulações que leva a deformidades e destruição articular, com potencial evolução para incapacidade funcional.
> - O quadro clínico pode apresentar dor e edema poliartiular, com rigidez matinal, febre baixa, perda de peso, mialgia, alguma manifestação extra-articular, como neuropatia, pericardite, entre outras formas graves que ensejam aumento da mortalidade. O diagnóstico é obtido pela associação de achados clínicos, laboratoriais e radiológicos, e o paciente tem sua doença classificada segundo critérios do ACR.
> - O tratamento objetiva principalmente impedir a progressão da doença, visto que sua remissão é rara. A precocidade e a adequabilidade da terapêutica são importantes porque muitos danos articulares incapacitantes se estabelecem no início da enfermidade. A terapêutica pode ser não farmacológica (educação do paciente, repouso e atividades físicas controlados, terapia física e ocupacional, orientação nutricional); farmacológica (com escalonamento da medicação, emprego de terapias combinadas, avaliação constante da resposta ao tratamento e abordagem das morbidades); e cirúrgica.

■ **REFERÊNCIAS**

1. Arnett FC, Edworthy SM, Bloch DA, McShane DJ, Fries JF, Cooper NS, et al. The American Rheumatism Association 1987 revised criteria for classification of rheumatoid arthritis. Arthritis Rheum. 1988;31(3):315-24.
2. Aletaha D, Neogi T, Silman AJ, Funovits J, Felson DT, Bingham CO, et al. 2010 Rheumatoid arthritis classification criteria: an American College of Rheumatology/European League Against Rheumatism collaborative initiative. Ann Rheum Dis. 2010;69(9):1580-8.

■ **LEITURAS SUGERIDAS**

Bykerly P, Schoels MM. Treatment strategies for early rheumatoid arthritis. Current Opinion Rheum. 2013;25(3):375-83.
Cohen S, Emmery P. The American College of Rheumatology/European League Against Rheumatism criteria for the classification of rheumatoid arthritis: a game changer. Arthritis Rheum. 2010;62(9):2592-4.
McInnes IB, Schett G. The pathogenesis of rheumatoid arthritis. N Engl J Med. 2011;365(23):2205-19.
Sen D, Brosington R. Tight disease control in early RA. Rheum Dis Clin North Am. 2012;38(2):327-43.

340
DOENÇAS MICROCRISTALINAS

■ ANTONIO J. L. FERRARI

O comportamento articular, periarticular e/ou visceral causado por microcristais é conhecido como síndrome microcristalina. Além dos cristais de monourato de sódio, causadores da gota, reconhecem-se outros cristais responsáveis por entidades clínicas que podem ser classificados de acordo com a composição, o tamanho e outras características. O Quadro 340.1 relaciona vários cristais e suas possíveis associações clínicas.

QUADRO 340.1 ■ Microcristais e seus aspectos clínicos

TIPO DE CRISTAL	ASSOCIAÇÃO CLÍNICA
Monourato de sódio	- Gota aguda - Gota tofácea
Pirofosfato de cálcio	- Condrocalcinose - Artropatia crônica deformante silenciosa do idoso
Cristais básicos de cálcio (carbono, apatita, ortofosfato de cálcio)	- Periartrite cálcica - Síndrome de Milwaukee

Diversos fatores predispõem à deposição de tipos diferentes de cristais nos tecidos articulares (Quadro 340.2), incluindo a idade avançada, a história familiar e o dano articular. Em contraposição, alguns fatores metabólicos predispõem a alguns cristais específicos, como a hemocromatose e os cristais de pirofosfato de cálcio. Ainda, determinados sítios articulares são mais suscetíveis à deposição de certos tipos de cristais, por exemplo, os meniscos dos joelhos e os cristais de pirofosfato de cálcio; a periartrite de ombros e a deposição de hidroxiapatita.

QUADRO 340.2 ■ Fatores que predispõem à deposição de cristal

Sistêmicos	- Idade avançada - Sexo - Predisposição familiar - Hiperuricemia - Outras doenças metabólicas
Locais	- Estrutura e função articular - Dano articular - Temperatura local e pH

■ **GOTA**

Patologia reumática, metabólica, crônica, ocasionada pela presença de hiperuricemia, resultando em crises de artrite aguda.

A hiperuricemia é definida como a condição em que os níveis de ácido úrico excedem sua solubilidade sérica. Essa condição ocorre em 10 a 15% da população acima de 40 anos; geralmente, é assintomática, podendo estar relacionada a outras doenças, como diabetes melito (DM) e hiperparatiroidismo, insuficiência renal (IR), uso de diuréticos ou tuberculostáticos e ingestão alcoólica. A hiperuricemia pode ser assintomática ou acompanhada de alterações clínicas e teciduais, em decorrência da precipitação de cristais de monourato de sódio em membrana sinovial, cartilagem articular, osso, estruturas periarticulares ou tecido celular subcutâneo, caracterizando a entidade nosológica gota ou artropatia úrica.

FISIOPATOLOGIA, EPIDEMIOLOGIA E QUADRO CLÍNICO

Afecção relativamente comum, com distribuição universal, ocorrendo em 3% da população geral. Tem maior incidência entre 40 e 50 anos, com predomínio no sexo masculino (95% dos casos). Quando afeta a mulher, geralmente, ocorre após a menopausa. É resultante da alteração do metabolismo das purinas. Embora haja grande variabilidade nas determinações de ácido úrico sérico em diferentes populações, determinações atuais mostram que o soro é saturado pelo monourato de sódio em concentração acima de 7 mg/dL para homens e em torno de 6 mg/dL para mulheres.

A gota, didaticamente, pode ser classificada em primária e secundária. A primária, mais comum, é de causa desconhecida e ligada a fatores genéticos. A secundária desenvolve-se em consequência de doença, como síndromes mieloproliferativas, intoxicação saturnínica, IR, poliglobulia, associada a aumento da produção de ácido úrico ou em decorrência de uso de fármacos como diuréticos, ciclosporina e pirazinamida, que diminuem a excreção renal do ácido úrico. O Quadro 340.3 mostra as causa da gota.

Sua apresentação clínica depende da presença de hiperuricemia prévia, deposição do cristal de monourato de sódio intra-articular e ação de um fator desencadeante. Os principais fatores desencadeantes conhecidos são microtrauma, estresse, infecção e álcool.

Clinicamente, apresenta-se com crises de artrite intercalada por período assintomático (período intercrítico). Nos quadros iniciais, geralmente, o comprometimento é monoarticular, comprometendo as articulações dos membros inferiores, como a primeira metatarsofalângica (1ª MTF), articulações do tarso, do tornozelo e do joelho. Na evolução da doença, qualquer articulação pode ser comprometida, incluindo as dos membros superiores. A 1ª MTF está comprometida na 1ª crise em cerca de 70% dos casos, chegando a 90% em sua evolução. As crises são autolimitadas e, mesmo sem tratamento, desaparecem em 7 a 10 dias.

■ HIPERURICEMIA ASSINTOMÁTICA

Condição que pode ser definida pelo nível sérico de ácido úrico superior a 9 mg/dL na ausência de artrite gotosa, tofos ou nefrolitíase úrica.

DIAGNÓSTICO

Pode ser fortemente sugerido pelo quadro clínico; entretanto, o diagnóstico definitivo é feito pelo encontro de cristais de monourato sódico intracelular no líquido sinovial. As dosagens de ácido úrico no sangue e na urina de 24 horas são importantes para o diagnóstico e para a instituição da terapêutica. Para fins práticos, pode-se considerar o nível sérico crítico de normalidade para o ácido úrico entre 6,5 a 7 mg/dL. Assinale-se que em até 10% dos surtos agudos é possível encontrar níveis normais de uricemia, porém, o *pool* total de ácido úrico está sempre aumentado.

ATENÇÃO!

Apesar de a hiperuricemia ser pré-requisito para gota, seu encontro isolado não autoriza o diagnóstico. Alguns estudos mostram que cerca de 25% dos hiperuricêmicos assintomáticos desenvolvem quadro clínico de gota.

QUADRO 340.3 ■ Causas de hiperuricemia e/ou gota

1 | Aumento na biossíntese da purina ou na produção de ácido úrico

a | Defeitos enzimáticos congênitos:
- Deficiência de HGPRT
- Hiperprodução de PRPP
- Deficiência de glicose-6-fosfatase

b | Alterações clínicas levando à superprodução de purinas:
- Doenças mieloproliferativas
- Doenças linfoproliferativas
- Policitemia vera
- Doenças hemolíticas
- Obesidade
- Psoríase
- Glicogênese III, V e VII

c | Medicamentos ou hábitos alimentares:
- Etanol
- Dieta rica em purinas
- Frutose
- Ácido nicotínico
- Vitamina B12 (pacientes com anemia perniciosa)
- Medicamentos citotóxicos
- Uso de varfarina

2 | Defeitos de depuração de ácido úrico

a | Alterações clínicas:
- Insuficiência renal crônica
- Doença renal policística
- Hipertensão
- Desidratação
- Restrição salina
- Cetoacidose diabética
- Acidose láctica
- Obesidade
- Hiperparatiroidismo
- Hipotiroidismo
- Diabetes insípido
- Sarcoidose
- Toxemia da gravidez
- Síndrome de Bartter
- Síndrome de Down

b | Medicamentos e hábitos alimentares:
- Etanol
- Diurético
- Pequenas doses de salicilato
- Etambutol
- Pirazinamida
- Abuso de laxantes (alcalose)
- Levodopa

HGPRT: hipoxantina-guarina fosforibosil transferase (do inglês *hypoxanthine-guanina phosphoribosytransferase*); PRPP: fosforibosil pirofosfato (do inglês *phosphoribosyl pyrophosphate*).

Os níveis normais de ácido úrico em urina de 24 horas situam-se entre 250 e 750 mg e têm importância para a instituição de terapia adequada. Na dependência de seus níveis de excreção, os indivíduos são classificados em hipo, normo e hiperexcretores.

O estudo do líquido sinovial mostra líquido inflamatório com aumento de celularidade e predomínio de polimorfonucleares. O encontro de cristais intracelulares de monourato de sódio confirma o diagnóstico de gota. No exame a fresco, observam-se cristais em forma de agulha, na maioria fagocitados pelos leucócitos. Quando observados à luz polarizada, em que são mais bem analisados, apresentam a característica de intensa birrefringência positiva e elongação negativa. O encontro de cristais de monourato de sódio fora do líquido sinovial, como nos tecidos periarticulares, também pode confirmar o diagnóstico de gota.

Ainda, é útil o estudo da função renal e sedimento urinário para análise de nefropatia gotosa. Em razão da associação de gota com outras doenças metabólicas, deve-se também fazer dosagem sérica de colesterol, triglicerídeos e glicose.

Ainda não se conhecem os exatos mecanismos que desencadeiam a artrite gotosa aguda. O Quadro 340.2 mostra as principais causa de gota.

ATENÇÃO!

A radiologia tem papel importante no diagnóstico da gota, em especial, a articular. Observam-se desde aumento de partes moles, nas fases iniciais, até erosões marginais e intraósseas, muitas vezes com o aspecto clássico de "saca-bocado", nas fases mais avançadas da doença.

TRATAMENTO

O tratamento da gota, basicamente, visa à resolução completa da crise aguda e à normalização das concentrações séricas do ácido úrico, prevenindo a recorrência de novos surtos, assim como o controle dos fatores associados, como obesidade, hipertensão arterial, dislipidemia e/ou hiperglicemia

No tratamento da crise aguda, são empregados colchicina e anti-inflamatórios não hormonais (AINHs). Ambos são de grande efetividade quando administrados nas primeiras 24 horas após o início da crise. A colchicina é administrada VO, na posologia de 3 mg/dia (seis comprimidos) nos três primeiros dias, 1,5 mg/ dia, nos três dias subsequentes, e manutenção de 0,5 a 1 mg/dia, por prazo mínimo de dois meses. Conquanto esta seja uma abordagem eficaz, os efeitos colaterais são muito frequentes com uso de dose alta de cochicina, principalmente a diarreia. Caso o paciente apresente mais de dois surtos agudos ao ano, a colchicina deverá ser utilizada por longos períodos. Naqueles pacientes que apresentam problemas gastrintestinais ou resposta insuficiente à colchicina, associam-se os AINH para o tratamento da crise aguda. Qualquer AINH em dose plena pode ser utilizado. Nos casos com exuberante derrame, a punção articular deve ser realizada para a melhora rápida dos sintomas. O corticosteroide pode ser empregado nos casos de ausência de resposta à colchicina e/ou AINH ou em casos de IR clinicamente estável, em que não se pode usar colchicina e/ou AINH. O corticosteroide pode ser empregado VO, intra-articular ou IM.

Após a regressão da crise aguda, começa o tratamento visando à normalização da concentração sérica do ácido úrico. A manutenção da uricemia abaixo do nível de saturação previne posterior deposição de cristais de ácido úrico nos tecidos mesenquimais.

Duas abordagens podem ser feitas para a normalização do ácido úrico sérico:

1 | Uso de uricosúrico, aumentando a excreção do ácido úrico via túbulo renal.

2 | Uso de inibidor de síntese, diminuindo a formação do ácido úrico pela inibição da enzima xantina oxidase.

Os uricosúricos são preferencialmente utilizados em paciente que não excreta ácido úrico em excesso (normo ou hipoexcretor), demonstrando defeito da depuração renal do ácido úrico, na ausência de tofos, sem história de cálculo renal e com função renal normal.

A benzobromarona é agente uricosúrico halogenado, atuando *in vivo* na inibição da reabsorção tubular de ácido úrico, efetivo na dose de 50 a 200 mg/dia. Por apresentar grande excreção via intestinal, pode ser utilizada com cuidado em pacientes com IRC, com taxa de filtração glomerular (TFG) < 20 mL/minuto.

ATENÇÃO!

Ao empregar os agentes uricosúricos, deve-se orientar a ingestão de grande quantidade de líquido, em razão do risco de calculose renal; recomenda-se, ainda, a alcalinização da urina, diminuindo os riscos de formação de cálculos renais.

A escolha do inibidor de síntese deve ser feita quando o paciente apresenta excesso de produção de ácido úrico, caracterizado por hiperuricemia e excreção urinária maior do que 800 mg/dia de ácido úrico, com dieta irrestrita; ou 600 mg/dia, com dieta pobre em purina, ou, ainda, quando apresentar tofos, cálculos renais ou TFG inferior a 30 mL/min.

O alopurinol age inibindo a enzima xantinoxidase, que converte a hipoxantina em xantina, e esta em ácido úrico, e diminuindo a concentração sérica e urinária do ácido úrico. A dose prescrita é de 100 a 300 mg/dia para pacientes com doença leve; 600 mg/dia para os com doença moderada; 800 mg/dia para os com doença grave, incluindo gota tofácea grave, porém, nestes níveis, recomenda-se o seguimento com hemograma, uma vez que pode apresentar como efeito adverso citopenias das três séries hematológicas. Nos pacientes com IR, a dosagem deve ser ajustada dependendo da TFG ou da concentração sérica de creatinina (Cr). Indicação final para uso de alopurinol é o insucesso do uso de uricosúrico ou intolerância ao agente uricosúrico. Alopurinol e agentes uricosúricos podem ser prescritos em combinação quando o paciente apresenta gota tofácea grave e não consegue reduzir o ácido úrico abaixo de 7 mg/dL com a monoterapia.

O febuxostate é um derivado do 2-ariltiazol que também diminui o ácido úrico sérico pela inibição seletiva da XO. É disponível no país, por meio da importação. Habitualmente é utilizado na dose de 80 mg/dia.

A incidência de calculo renal está aumentada em pacientes com gota primária que excretam mais de 750 mg/dia de ácido úrico, podendo desenvolver cálculos e nefropatia aguda por ácido úrico. Portanto, esses indivíduos correm risco de desenvolver doença renal com início de terapêutica com agente uricosúrico, devendo ser tratados com alopurinol.

A profilaxia de novas crises é feita associando-se colchicina em baixas doses (0,5 a 1 mg/dia) com inibidor de síntese ou uricosúrico por 2 a 24 meses. Dessa forma, tenta-se prevenir crises agudas de gota.

Tratamento dos cálculos de ácico úrico

Baseia-se em três procedimentos:

1 | Hidratação dos pacientes, para manter a urina mais diluída.
2 | Alcalinização da urina para o pH básico de 6 a 6,5.
3 | O fármaco de escolha é o alopurinol, pois reduz o nível plasmático do ácido úrico e, consequentemente, a quantidade excretada pelo rim.

Transplante de orgãos e crise aguda de gota

Em pacientes transplantados, são empregadas substâncias, como corticosteroides, azatioprina e ciclosporina A em altas doses, para prevenir a rejeição. A ciclosporina A produz hiperuricemia em 45 a 80% dos pacientes, podendo levar à crise aguda de gota.

Em relação aos pacientes que apresentam certo grau de IR, os AINH e a colchicina estão contraindicados. Nesses casos, podem-se utilizar os corticosteroides. Com relação aos pacientes com transplante de órgãos, é válido lembrar que, frequentemente, utilizam diuréticos, que são hiperuricemiantes. O alopurinol deve ser usado com cautela em pacientes que tomam azatioprina, pois potencializa sua ação. Deve-se reduzir em 50 a 75% a dose da azatioprina para evitar efeitos colaterais.

Dieta

A oferta exógena contribui com apenas 8 a 12% do *pool* de ácido úrico. Assim, dietas com abolição total de purinas não apresentam nenhuma base fisiopatogênica. Devem ser evitados excessos alcoólicos, pois induzem aumento de lactato, retenção de ácido úrico e consequente hiperuricemia. A redução de peso do paciente é útil, pois em 40% dos casos apenas com emagrecimento pode-se obter apreciável redução da hiperuricemia.

Terapia cirúrgica

Está indicada em tofos intra ou extra-articulares quando impedem boa função articular, prejudicando o trabalho ou a estética. Quanto à nefrolitíase, os cálculos deverão ser removidos segundo as várias técnicas cirúrgicas disponíveis.

CONSIDERAÇÕES FINAIS

O achado de hiperuricemia não é necessariamente indicação para o tratamento; faz-se mister ter conhecimento da causa que o produz. Na literatura, é controverso o nível de uricemia que causaria dano renal ao longo do tempo. Para certos autores, a hiperuricemia assintomática não representa doença específica, nem é indicação terapêutica para prevenir nefropatia gotosa, uma vez que o risco é mínimo até o 1º episódio de nefrolitíase. Para outros, a terapêutica deve ser iniciada quando o paciente apresentar níveis superiores a 9 mg/dL e naqueles com história familiar de gota, nefrolitíase e nefropatia crônica e, ainda, nos hiperexcretores (acima de 1.000 mg na urina de 24 horas).

Embora alguns autores considerem interessante tratar indivíduos que apresentem síndromes hiperlipêmicas, bem como pacientes com coronariopatia, não há evidências científicas de que o controle da hiperuricemia diminua o risco de coronariopatia.

■ DOENÇA POR DEPÓSITO DE PIROFOSFATO DE CÁLCIO

Síndrome microcristalina, caracterizada por deposição de cristais de pirofosfato de cálcio nas articulações, exclusivamente na cartilagem, não sendo encontrado em outro tecido e com consequente inflamação. É subdiagnosticada e não compreendida em sua totalidade, por ser heterogênea em sua apresentação clínica. A precisa relação entre a osteoartrite e a doença por depósito de pirofosfato de cálcio não é esclarecida, entretanto sua associação é reconhecida e sua frequência aumenta com a idade.

FISIOPATOLOGIA E EPIDEMIOLOGIA

Afeta ambos os sexos, com dois picos de incidência: 1) tem predomínio no sexo masculino na faixa etária entre 40 e 50 anos; e 2) tem predomínio no sexo feminino em indivíduos > 70 anos. Não apresenta relação com raça, clima e região geográfica. A hereditariedade é bem estabelecida em algumas formas da doença, sendo descritas como formas chilena, francesa, eslovaca etc., de acordo com o país de origem da descrição. Nessas versões, o modo de transmissão é autossômico dominante. Na grande maioria dos casos, a doença por depósito de pirofosfato de cálcio aparece de forma isolada (primária). Contudo, muitos casos da doença são descritos em associação a várias moléstias descritas no Quadro 340.4. Sua etiopatogenia continua desconhecida.

DIAGNÓSTICO

A confirmação diagnóstica é feita pela demonstração do cristal de pirofosfato de cálcio no líquido sinovial e também pelo encontro de calcificações cartilaginosas. Ao exame radiológico, é possível encontrar a característica

QUADRO 340.4 ■ Doenças metabólicas em associação com doença por depósito de pirofosfato de cálcio

- Hiperparatiroidismo
- Hipotiroidismo
- Hipomagnesemia
- Hemocromatose
- Hipofosfatasia
- Acromegalia
- Hipercalcemia hipocalciúria familiar

calcificação linear da cartilagem articular, conhecida como condrocalcinose, que ocorre principalmente nas articulações dos joelhos, na sínfise púbica e no ligamento triangular do carpo. Em simples exame do líquido sinovial a fresco, os cristais de pirofosfato de cálcio se apresentam sob a forma de bastonete ou romboide, que, à luz polarizada, apresentam birrefringência fracamente positiva ou negativa, com elongação positiva. Outros exames laboratoriais podem ser realizados para diferenciá-los de outras doenças metabólicas, como a dosagem de cálcio, fósforo, ferro, capacidade de ligação de ferro e magnésio séricos. Na doença por depósito de pirofosfato de cálcio, ao contrário da gota, não existe equivalente sérico do distúrbio.

QUADRO CLÍNICO

Apresenta-se na forma de artrite; mono, oligo ou, mais raramente, poliarticular, em geral, estendendo-se até 20 dias, com regressão espontânea, entrando, então, no período assintomático, que se estende até a crise seguinte. As articulações mais comprometidas são os joelhos (50 a 80%), seguidos pelos punhos, tornozelos e ombros. A doença por depósito de pirofosfato de cálcio apresenta-se clinicamente sob forma de encontro ocasional, artrite aguda e/ou artrite crônica. No sexo masculino, nos adultos jovens, predominam crises de artrite aguda, em articulações dos membros inferiores; e no sexo feminino, geralmente em idosas, ocorre uma doença crônica nas articulações dos membros superiores e inferiores.

Ocasional

Forma assintomática, com encontro de calcificação linear (condrocalcinose) em radiografias realizadas por qualquer outro motivo.

Artrite aguda

Forma clássica de apresentação sob a forma de monoartrite aguda, acometendo adultos jovens. O joelho é a articulação mais atingida, seguida pelo punho, ombro e tornozelo. O acometimento é súbito e pode estender-se até 20 dias.

Artrite crônica

Vitima, sobretudo, mulheres idosas, principalmente nos joelhos, seguidos por punhos, cotovelos, quadris e tornozelos. Em geral, é oligo e/ou poliarticular. Apresenta-se, frequentemente, associada à osteoartrite, com padrão inflamatório exuberante. Pode ensejar uma artropatia destrutiva e progressiva.

TRATAMENTO

A terapêutica da doença por depósito de pirofosfato de cálcio consiste em medicar somente as fases agudas, não sendo conhecida, até o momento, nenhuma medicação específica ou profilática. Durante os surtos agudos, empregam-se os AINH na dose recomendada. A colchicina na dose de 2 a

4 mg/dia age em muitos casos por sua ação na quimiotaxia e no metabolismo dos polimorfonucleares.

A frequência das crises agudas da doença por depósito de pirofosfato de cálcio pode ser diminuída com o uso de pequenas doses profiláticas de colchicina diária, como se faz na gota, mesmo que a literatura seja controversa nesse sentido.

A punção esvaziadora traz alívio importante, seguida de repouso articular, para reduzir a liberação dos cristais resultantes da movimentação articular.

A infiltração com corticosteroides, como dexametasona 2 a 4 mg em uma articulação, geralmente é efetiva. Para alguns, o uso de corticosteroide em doses de 10 a 20 mg de prednisona na fase aguda e por períodos curtos propicia reais benefícios. O procedimento pode ser utilizado quando não houver melhora com uso de AINH.

O tratamento da artropatia crônica se faz com prevenção das deformidades, melhora da amplitude do movimento e restauração da função articular, por meio de cinesioterapia e diminuição da sobrecarga mecânica (evitar obesidade, utilizar bengalas quando necessário).

■ OUTROS CRISTAIS

SÍNDROME DE MILWAUKEE — CRISTAIS BÁSICOS DE CÁLCIO

A síndrome de Milwaukee é causada pela deposição de cristais de cálcio em articulações, sobretudo dos ombros. Acomete predominantemente mulheres após os 70 anos de idade. Os sintomas mais comuns são dor, mais à noite, rigidez, limitação dos movimentos e, eventualmente, instabilidade articular. O líquido sinovial é inflamatório, com pequeno número de leucócitos, agregado de cristais de cálcio e colágeno. Podem-se identificar cristais de cálcio por meio de método de rastreamento – o corante vermelho de alizarina – e por métodos mais sofisticados, como a microscopia eletrônica e análise dos elementos pela microssonda.

O tratamento da doença não é fácil, porque geralmente já está em fase avançada quando é identificada. A terapêutica é dirigida para o controle sintomático, comumente feito com AINH e aspirações repetidas, para alívio dos sintomas. A prótese total pode ser indicada.

PERIARTRITE CALCIFICADA — CRISTAL DE HIDROXIAPATITA

São episódios agudos, subagudos ou crônicos de periartrite, tendinite ou bursite relacionados à deposição de cristais de hidroxiapatia. Frequentemente, compromete estruturas periarticulares nos ombros, o grande trocanter do quadril, o epicôndilo lateral do cotovelo, os tendões dos punhos e joelhos. Por ser o menor cristal, medindo 76 A, não é visível ao microscópio de luz comum, nem de luz polarizada, portanto, utiliza-se para seu diagnóstico um corante – o vermelho de alizarina – como método de rastreamento. Ao microscópio eletrônico, apresenta-se na forma de finíssimas agulhas.

Nenhum método seguro tem sido proposto para a prevenção da deposição desse cristal. As medidas terapêuticas prescritas visam ao controle sintomático. Em geral, há boa resposta ao uso de AINH na fase aguda. Nos casos crônicos e, em especial, quando há ruptura parcial ou total dos tendões, o tratamento é mais difícil.

> **ATENÇÃO!**
>
> A reabilitação é muito importante para melhora da amplitude articular. Aspirações repetidas têm obtido sucesso, com alívio da dor em muitos pacientes.

Infiltrações com corticosteroides intra-articulares não têm sido eficazes, e intervenções cirúrgicas têm sido propostas para dores intratáveis.

> **REVISÃO**
>
> - Na gota, a 1ª MTF está comprometida na 1ª crise em 70% dos casos.
> - Clinicamente, a gota apresenta-se com crises de artrite intercaladas por períodos assintomáticos (período intercrítico).
> - O diagnóstico definitivo da gota é feito pelo encontro de cristais de monourato de sódio intracelular no líquido sinovial.
> - O tratamento da gota basicamente se deve à resolução completa da crise aguda, à normalização dos níveis de ácido úrico sérico, prevenindo a recorrência de novos surtos.
> - A doença por pirofosfato de cálcio pode ser isolada ou associada a diversas patologias. Apresenta-se sob a forma familiar, que é autossômica dominante.
> - O diagnóstico definitivo é feito pelo encontro dos cristais de pirofosfato de cálcio. Também é possível, por meio do encontro nas radiografias da característica calcificação linear, a condrocalcinose.
> - Não existe tratamento específico. A punção esvaziadora é de grande valia, porém algumas formas respondem ao uso da colchicina diária.

■ LEITURAS SUGERIDAS

Ferrari AJL. Doenças por depósito de pirofosfato de cálcio. In: Sato EI. Guia de reumatologia. 2. ed. São Paulo: Manole; 2010. p. 377-81.

Ferrari AJL. Gota. In: Sato EI. Guia de reumatologia. 2. ed. São Paulo: Manole; 2010. p. 367-7.

Khanna D, Fitzgerald JD, Khanna PP, Bae S, Singh MK, Neogi T, et al. 2012 American College of Rheumatology guidelines for management of gout. Part 1: systematic nonpharmacologic and pharmacologic therapeutic approaches to hyperuricemia. Arthritis Care Res (Hoboken). 2012;64(10):1431-46.

Sivera F, Andrés M, Carmona L, Kydd AS, Moi J, Seth R, et al. Multinational evidence-based recommendations for the diagnosis and management of gout: integrating systematic literature review and expert opinion of a broad panel of rheumatologists in the 3e initiative. Ann Rheum Dis. 2014;73(2):328-35.

Zhang W, Doherty M, Bardin T, Barskova V, Guerne PA, Jansen TL, et al. European League Against Rheumatism recommendations for calcium pyrophosphate deposition. Part I: terminology and diagnosis. Ann Rheum Dis. 2011;70(4):563-70.

341

DOENÇAS DA COLUNA VERTEBRAL

■ JAMIL NATOUR
■ LUIZ CLÁUDIO LACERDA RODRIGUES
■ LUIZA HELENA RIBEIRO

No crescimento e desenvolvimento de uma criança, vemos espelhada a evolução filogenética do homem. Ao tornar-se bípede e adquirir a posição ereta, o homem passou por transformações musculoesqueléticas das quais a mais marcante é a transformação da cifose única da coluna vertebral (CV) em uma curva tipo "S" no plano sagital, presente no homem adulto. Se, por um lado, a postura ereta liberou as mãos para atividades de maior precisão, por outro, ela criou novas possibilidades de conflitos mecânicos, os quais, em determinados indivíduos e em determinadas situações, podem conduzir às doenças chamadas de origem mecânico-posturais.

A CV é composta de sete vértebras cervicais, 12 torácicas e cinco lombares, além do sacro, que é formado por um bloco de cinco vértebras fundidas e pelo cóccix. As vértebras são formadas pelo corpo vertebral e pelo arco posterior, delimitando, então, o canal medular. Cada grupo de vértebras pode ser geralmente identificado por suas características especiais. As vértebras tornam-se progressivamente maiores até o sacro e, então, sucessivamente menores; o comprimento da CV atinge cerca de 40% da altura do indivíduo. As vértebras articulam-se entre si por meio dos discos intervertebrais e das articulações zigoapofisárias; as primeiras são articulações tipo fibrocartilagem, e as segundas, tipo sinovial. No seguimento cervical, encontram-se ainda as articulações uncovertebrais, a atlantoaxial e a occipitovertebral.

A unidade funcional da CV é composta por dois segmentos: o anterior, contendo dois corpos vertebrais, separados por um disco; e o posterior, funcionalmente composto por duas articulações zigoapofisárias ou interfacetárias. O segmento anterior é uma estrutura de sustentação, suporte de peso e amortecedora de choques, e o segmento posterior, normalmente, não suporta peso e tem por função principal a de guia direcional dos movimentos.

Inúmeras são as causas que podem promover alterações na CV. Assim, foi idealizada didaticamente uma classificação etiopatogênica para esses distúrbios (Quadro 341.1).

Abordam-se, a seguir, algumas das principais doenças que acometem a CV, podendo ainda outras não menos importantes ser encontradas em outros capítulos deste livro.

■ HÉRNIA DISCAL

O disco intervertebral é composto pelo anel fibroso e pelo núcleo pulposo, e a saída do núcleo pulposo para fora dos limites do disco caracteriza a hérnia discal. Quando existe fissuração do anel, com penetração do núcleo, mas sem ultrapassar seus limites, têm-se as protrusões discais; progressivamente, têm-se as hérnias subligamentares, que ultrapassam o anel fibroso, sem, entretanto, romper o ligamento longitudinal posterior; rompido esse ligamento, as hérnias são extrusas; perdida a continuidade com o núcleo pulposo que lhe deu origem, são exclusas ou sequestradas. As hérnias podem ser de localização anterior, posterior, lateral ou intraesponjosa (de Schmorl). As paramedianas posteriores, frequentemente, ocupam o recesso lateral; e as posterolaterais, o forame de conjugação.

QUADRO CLÍNICO

A hérnia discal pode ser assintomática, como comumente ocorre naquelas de localização anterior ou intraesponjosas, ou levar a fenômenos álgicos com sintomas e sinais característicos.

Assim, há o lumbago, que se caracteriza por dor lombar aguda, de forte intensidade, impedindo a movimentação do segmento afetado, levando o indivíduo ao leito, sem ciática, a qual seria causada por fissuração e protrusão discal, sem uma verdadeira hérnia, normalmente regredindo em alguns dias com repouso e anti-inflamatórios. É, geralmente, repetitivo, com frequência variável durante a vida e termina por evoluir para hérnia discal.

A manifestação clássica da hérnia discal é dor no segmento afetado (cervicalgia ou lombalgia) aguda, geralmente de forte intensidade, com trajeto de irradiação de acordo com a raiz afetada, caracterizando, então,

QUADRO 341.1 ■ Classificação etiopatogênica dos distúrbios da coluna vertebral

1 | Traumas
- Fraturas
- Hérnias discais

2 | Malformações congênitas
- Hemivértebras
- Blocos
- Mieloceles

3 | Escoliose idiopática

4 | Mecânico-posturais
- Posturas viciosas
- Obesidade
- Gravidez
- Encurtamento de membros inferiores
- Sequelas de acometimento neurológico

5 | Degenerativas
- Artrose: primária e secundária
- Ossificação ligamentar idiopática (doença de Forestier)

6 | Inflamatórias não infecciosas
- Artrite reumatoide
- Artrite crônica da infância
- Espondilite anquilosante
- Artrite psoriática
- Síndrome de Reiter
- Artroenteropatias

7 | Infecciosas
- Virais
- Bacterianas
  a | Estafilococo
  b | Tuberculose
- Micóticas

8 | Metabólicas
- Osteomalácia
- Osteoporose
- Doenças microcristalinas
- Ocronose
- Doença de Paget

9 | Neoplasias
- Tumor intradural
  a | Intramedular
  b | Extramedular
- Tumor extradural

10 | Psicogênica

11 | Dor referida de origem extrarraquidiana
- Doenças ginecológicas, renais, intestinais, vasculares etc.

12 | Síndromes de amplificação dolorosa
- Fibromialgia
- Síndrome miofascial

as cervicobraquialgias e as lombociatalgias. Na região cervical, as localizações mais frequentes são C5, C6 e C7 e, na lombar, são S1, L5 e L4. Certas manobras, como de Lasègue, aumento da prensa abdominal, ou mesmo movimentos de extensão, flexão, rotação ou lateralização, podem acentuar ou desencadear a radiculalgia. É possível ainda, de acordo com a intensidade do acometimento, observarem-se alterações de reflexo, de sensibilidade ou de trofismo muscular e posições antálgicas, como a posição em baioneta encontrada em hérnias lombares.

Outro quadro de grande importância, causado por hérnia mediana volumosa, é a síndrome da cauda equina, caracterizada por distúrbios esfincterianos, genitais e hipoestesia em sela, exigindo diagnóstico e intervenção precoces.

DIAGNÓSTICO

Feito pelas características da dor e sua irradiação, bem como pelos achados do exame físico, e pode ser topográfico, fazendo supor o nível da lesão. Nos casos de boa evolução, sem complicações neurológicas, o diagnóstico clínico basta. A radiologia simples, salvo nas raras ocasiões em que ocorre abertura do espaço discal do lado afetado, não favorece o diagnóstico de hérnia discal, mostrando apenas outras alterações de que o indivíduo é portador e servindo, sobretudo, para descartar outras possibilidades e conhecer melhor a coluna do paciente.

A tomografia computadorizada (TC) pode confirmar o diagnóstico de hérnia discal, sofrendo as limitações de ser feita com o paciente deitado e de os cortes serem apenas transversais.

A imagem por ressonância magnética (RM) permite melhor visualização do conjunto, das partes moles e das estruturas vizinhas, além de oferecer cortes sagitais; por outro lado, é um exame caro, também realizado com o paciente deitado e não oferece grandes vantagens em relação aos cortes transversais, devendo ser reservado para os casos em que houver fortes dúvidas diagnósticas antes ou após a TC. Quando se trata da coluna cervical, suas vantagens são mais evidentes, justificando um maior número de solicitações, substituindo a TC.

A mielografia não foi, como se pensava, abandonada com o surgimento da TC e da RM. Se, por um lado, ela é invasiva e pobre em informações anatômicas; por outro, demonstra diretamente o conflito, deixando passar despercebidas situações anatômicas visualizadas na TC e na RM que não geram conflitos e, portanto, não teriam importância. Outras vantagens são a visão de conjunto, a possibilidade de colocar o paciente em posição ortostática, em flexão e extensão da CV, acentuando ou fazendo surgir alterações não existentes com o indivíduo deitado. Por ser um exame mais invasivo, indica-se apenas em casos mais específicos em que os exames dinâmico e ortostático seriam importantes.

Em alguns serviços, faz-se rotineiramente a mielotomografia, que, apesar dos custos mais elevados, associa as vantagens da mielografia e da TC.

A eletromiografia não auxilia o diagnóstico de hérnia discal, mas pode ser útil na localização topográfica e no diagnóstico diferencial com doenças neurológicas na prática clínica deve ser pouco solicitada.

O exame do líquido cerebrospinal (LCS) não é habitualmente necessário, podendo apresentar hiperproteinorraquia na fase aguda.

TRATAMENTO

Sabe-se que a história natural das hérnias discais é de regressão e desaparecimento da sintomatologia em um período compreendido entre 3 meses e 1 ano, independentemente do tratamento realizado. Nesse sentido, o tratamento clínico resolve a maioria dos casos nos primeiros meses, e, salvo em situações bem definidas de complicações neurológicas mais graves, nenhuma intervenção deve ser indicada antes de um período de 2 a 3 meses. A base desse tratamento é o repouso de curto prazo e a utilização de anti-inflamatórios em dose plena, habitualmente não hormonais, e eventualmente terapia com corticosteroide em dose baixa, inferior a 1 mg/kg. Alguns serviços adotam as infiltrações peridurais com corticosteroide nos casos refratários ao tratamento mais conservador. Revisões sistemáticas demonstram evidências quanto à efetividade desse procedimento. O uso de colares, coletes e cinturas de contenção abdominal pode ser benéfico no sentido analgésico e é bastante interessante nos casos de hérnia cervical por 1 a 2 semanas.

A qualquer momento, diante de uma complicação neurológica grave ou após dois meses sem aparecimento de complicações graves, mas havendo persistência de sintomas dolorosos insuportáveis para o paciente, estariam indicados procedimentos invasivos. Nessas condições, devem-se levar em conta a grandeza dos fenômenos álgicos, a progressão ou não destes, a idade do doente e o seu tipo de trabalho. Na ausência de complicações, cabe ao paciente decidir se a situação é suportável, aguardando uma resolução que ainda pode durar meses, ou se o tratamento clínico é insuficiente e, então, estaria disposto a uma intervenção local.

Quando temos a comprovação de alteração neurológica progressiva ou grave como a síndrome da cauda equina, a abordagem cirúrgica está indicada. Esta constitui na retirada do material herniado, por via posterior, com abertura do espaço interlaminar. A utilização de instrumentos de magnificação pode ou não ser necessária como auxiliar na intervenção cirúrgica.

Com o avanço das modalidades cirúrgicas menos agressivas ou minimamente invasivas, cada vez mais frequentes na nossa rotina, a utilização de novos aparelhos ou auxílio de endoscopia tem diminuído o tempo de internação e o tempo cirúrgico, além de propiciar uma abordagem mais lateral que a habitual, diminuindo a necessidade de uma laminectomia. O papel dessas intervenções ainda não está totalmente definido. Em casos específicos, principalmente onde observamos alterações mecânicas, como a instabilidade do segmento, podem ser indicadas artrodeses.

A utilização de microcirurgia não altera os resultados. As complicações mais temidas são a recidiva herniária, a fibrose sintomática, a infecção, o erro do nível abordado, a descompressão ineficaz e a lombalgia residual por instabilidade da coluna.

■ ARTROSE

Acomete a coluna em suas diferentes articulações; assim, existem a discartrose, a artrose interfacetária e a uncartrose.

O quadro clínico é variável; muitos indivíduos podem ser completamente assintomáticos a despeito das alterações radiológicas. Em outros casos, os pacientes apresentam-se com dor regional mecânica por irritação das terminações nervosas das cápsulas articulares, das interfacetárias, com ou sem irradiação a distância, de forma atípica, até verdadeiras radiculalgias por compressão da raiz por osteófitos de origem discal ou articular posterior, o que pode ser facilitado por um pinçamento discal e diminuição da altura do forame de conjugação. Essas radiculalgias podem, em nada, diferir das resultantes de hérnia discal, mas, geralmente, são mais insidiosas, repetitivas, menos dolorosas, mais duradouras e relacionadas a esforços mínimos ou posturas assumidas.

Na presença de artrose, pode-se ter a síndrome do canal estreito, que, quando congênita, é, quase sempre, assintomática, mas, nos processos degenerativos, sobretudo por artrose das interfacetárias, pode apresentar-se com claudicação intermitente dos membros inferiores.

Na coluna lombar, têm-se ainda as artroses das neoarticulações transverso-ilíacas ou transverso-sacrais em alguns indivíduos e as falsas artroses das espinhas vertebrais, que se tocam em indivíduos que as têm volumosas e na presença de hiperlordose (Baastrup) e podem ser causas de lombalgia.

O diagnóstico clínico é feito pela característica mecânica da dor, sua localização, idade, postura e tipo de trabalho do paciente, e o conhecimento de processos patológicos anteriores. Assim, a artrose é a causa mais comum das chamadas síndromes facetárias, que se apresentam como lombalgia com irradiação atípica, habitualmente para a crista ilíaca, trocanter maior, raiz das coxas e região inguinal, tipo mecânica, acentuando-se aos movimentos, sobretudo a rotação e extensão.

A discartrose também pode ser dolorosa, sendo uma dor tipo mecânica que se acentua com a flexão da coluna.

A claudicação intermitente pode sugerir uma estenose de canal medular, sendo, em geral, de instalação insidiosa ou eventualmente abrupta, quando descompensada por uma hérnia discal, em um canal já previamente estreitado pela artrose.

A confirmação diagnóstica de artrose da CV é feita pela radiologia simples. Habitualmente, as incidências de frente, perfil e oblíquas permitem uma adequada avaliação das articulações, denunciando a presença de pinçamentos articulares, esclerose subcondral e osteofitose, além de desvios e situações de instabilidade na radiografia dinâmica.

A TC permite avaliar a situação discal e das raízes, fornece uma excelente visualização das interfacetárias e proporciona a medida do diâmetro do canal medular, que deve ter, no mínimo, 13 mm.

A RM, além das vantagens da TC, apesar de menos adequada para partes ósseas, permite uma detecção precoce da degeneração discal e uma visão de conjunto, inclusive dos ligamentos amarelos, que podem, em muito, colaborar com o estreitamento do canal medular. A RM com carga tem sido utilizada em algumas situações específicas para melhor avaliação do diâmetro do canal medular ou melhor visualização do conflito radicular ao gerar uma sobrecarga na coluna vertebral.

A mielografia pode ser útil na individualização dos conflitos realmente existentes na coluna, e cujos exames anteriores podem mostrar acometimentos anatômicos em vários níveis, sem diferenciar quais estão envolvidos no conflito. Esses três últimos exames não devem ser solicitados rotineiramente, sendo reservados aos casos de dúvida diagnóstica, má resposta ao tratamento, ou quando se preconiza uma intervenção cirúrgica.

TRATAMENTO

Geralmente conservador, com repouso de curto prazo, anti-inflamatórios na fase aguda e orientação postural e das atividades diárias posteriormente.

ATENÇÃO!

O exercício dirigido ao reforço de certos grupos musculares é importante nos casos crônicos, e a utilização de colares, coletes e cintas, na fase aguda e, mais tarde, para as atividades de maior risco, pode ser de grande utilidade.

As infiltrações peridurais, intratecais e das interfacetárias são utilizadas na fase aguda em alguns centros. A ablação da inervação das articulações interapofisárias mediante radiofrequência também vem sendo utilizada em alguns centros do mundo, com resultados positivos quanto à efetividade.

Nos casos resistentes ao tratamento clínico ou às intervenções minimamente invasivas, estão indicadas as cirurgias, que compreendem as laminectomias, artrectomias e artrodeses. As intervenções cirúrgicas na coluna vertebral degenerativa não têm seu papel ainda bem definido por estudos com qualidade metodológica.

Atualmente, a principal causa de cirurgia na coluna em adultos com mais de 65 anos nos Estados Unidos é a doença degenerativa da coluna vertebral, principalmente em pacientes com quadro de claudicação neurogênica associado à diminuição do diâmetro do canal vertebral. Em pacientes sintomáticos, a descompressão do local acometido é a principal abordagem cirúrgica; o local de escolha deve ser cuidadosamente avaliado com exames de imagem e um rigoroso exame clínico, pois as estruturas neurais podem ser comprimidas tanto no canal vertebral central como nos forames neurais, onde a compressão pode mimetizar uma compressão por hérnia de disco.

A descompressão é feita por uma via posterior, já que a causa mais frequente dos sintomas é a degeneração dos elementos posteriores: o ligamento amarelo, por hipertrofia ou por aproximação dos seus bordos em razão de perda da altura do disco; as articulações interapofisárias hipertrofiadas e o disco intervertebral, pelo seu abaulamento difuso.

Nos casos de estenose difusa, com acometimento de múltiplos níveis, ou associado à instabilidade, como na espondilolistese degenerativa, comumente vista no nível L4-L5, a utilização da artrodese posterolateral com auxílio dos implantes metálicos pode ser necessária, pois descompressões amplas sem artrodese podem causar instabilidade iatrogênica.

Abordagens minimamente invasivas estão sendo pesquisadas, porém ainda sem comprovação científica. Outro método recentemente agregado é o dispositivo interespinhoso, que tem como objetivo tensionar o ligamento amarelo, aumentando o diâmetro do canal vertebral. Ainda sem comprovação quanto à eficácia com trabalhos sem tempo de seguimento adequado.

Não está bem definido o papel dessas cirurgias, pois a literatura é falha na comparação de pacientes operados e não operados com seguimento de longo prazo.

■ DOENÇAS INFLAMATÓRIAS NÃO INFECCIOSAS

A CV é frequentemente acometida pelas doenças articulares inflamatórias. As articulações interfacetárias, como toda articulação sinovial, podem sofrer as mesmas alterações que as de situação periférica, com formação de sinovite, lesão da cartilagem, presença de cistos, destruição articular e, por vezes, anquilose. Os discos intervertebrais também podem ser sede de processo inflamatório e degeneração precoce, mas são, com frequência, preservados. Por vezes, são acometidos mais externamente, com pequena erosão das bordas das vértebras, resultando em quadratura vertebral nas espondilites anquilosantes. No entanto, o acometimento mais característico da CV é encontrado nas espondiloartropatias soronegativas, particularmente na espondilite anquilosante, em que pode surgir uma ossificação subligamentar, não importa em qual região, mas, sobretudo, na transição toracolombar, sublinhando o contorno discal, formando os sindesmófitos. Os ligamentos interespinhosos e amarelos podem também estar calcificados. As imagens radiológicas finais são de "coluna em bambu" e de "trilho de trem". Uma frequente causa de lombalgia baixa são as sacroiliítes, que se iniciam na porção inferior da articulação, podendo originar erosões, cistos, esclerose e até fusão articular.

A artrite reumatoide (AR) representa a causa não traumática mais frequente de instabilidade atlantoaxial. O acometimento cervical pode ser extenso, mas as lesões mais sintomáticas que expõem a complicações neurológicas são a subluxação C1C2, com presença de pano e destruição do odontoide, a subluxação occipitoatlantoidiana e a impressão basilar.

A radiografia simples geralmente basta para a avaliação da CV nessas situações e, por vezes, são utilizadas a TC, a RM e a cintilografia óssea na busca de alterações precoces.

TRATAMENTO

O prognóstico é bom se as alterações forem reconhecidas e tratadas precocemente. Na maioria dos casos, o indivíduo apresenta apenas cervicalgia ou lombalgia leves, respondendo bem ao tratamento clínico, com controle da doença. A reabilitação é de grande utilidade, com exercícios para reforço da musculatura cervical, exercícios de relaxamento e melhora do controle proprioceptivo, orientação para proteção da CV e orientação postural, prevenindo, sobretudo, o surgimento da "posição do esquiador", comum na espondilite anquilosante. Eventualmente, são indicadas liberação neurológica e artrodese nos casos mais graves de acometimento cervical.

As deformidades rígidas são outra preocupação para este paciente já com importante limitação clínica.

■ DOENÇAS INFECCIOSAS

O acometimento infeccioso da CV se dá, em geral, por via hematogênica, podendo eventualmente ser por inoculação externa, em especial durante intervenções locais. O processo infeccioso inicia-se habitualmente no platô, próximo ao disco intervertebral (espondilodiscite), e progride para o disco, platôs e corpos das vértebras adjacentes, com formação de abscessos paravertebrais, originando, com o diagnóstico tardio, a osteomielite. Os germes que mais frequentemente causam esse tipo de infecção são o estafilococo e o *Mycobacterium tuberculosis*. Habitualmente, encontra-se um foco primário da infecção, por vezes, uma septicemia no caso do estafilococo, ou uma tuberculose pulmonar ou renal no caso da micobactéria. A infecção inicia-se pelos discos apenas em crianças, quando são ainda vascularizados.

QUADRO CLÍNICO

A espondilodiscite infecciosa manifesta-se com sintomas e sinais gerais de um quadro infeccioso, com febre, mal-estar, adinamia e dor localizada na região acometida, com posição antálgica, geralmente retificação da curva normal da região e surgimento de posição escoliótica, sendo frequente a posição em baioneta. Outras características importantes são a diminuição da mobilidade locorregional, por vezes com movimento em bloco, e a radiculalgia, sobretudo quando presente o abscesso paravertebral. Esse quadro pode estar associado à infecção em outros locais ou generalizada.

A tuberculose raquidiana, também chamada de Mal de Pott, apresenta-se de forma mais insidiosa, podendo associar-se a outro foco infeccioso ou a dados epidemiológicos positivos. O fenômeno doloroso é habitualmente menos intenso, mas a posição antálgica e a diminuição da mobilidade são igualmente importantes.

Caso haja progressão do processo, com acometimento ósseo, podem surgir as deformidades, sendo mais frequente uma cifose localizada, podendo, então, aparecer complicações neurológicas graves, com paresias e plegias de prognóstico reservado.

DIAGNÓSTICO

As provas inflamatórias inespecíficas encontram-se alteradas, com leucocitose ao hemograma, anemia e linfocitose nos casos de tuberculose e VHS aumentado. O PPD pode ser útil na tuberculose, e os mais importantes seriam o exame bacteriológico com bacterioscopia e cultura com antibiograma para o diagnóstico etiológico e a orientação terapêutica. A biópsia pode também fornecer o diagnóstico etiológico, com alguma limitação principalmente na possibilidade de tuberculose.

A radiologia simples é imprescindível, mas pode encontrar-se normal no início do processo. As alterações mais observadas são: pinçamento discal; cistos subcondrais; e lesões líticas ósseas acometendo as regiões vizinhas ao disco nas duas vértebras adjacentes. As deformidades eventualmente presentes podem também ser apreciadas pela radiologia convencional.

A cintilografia óssea é de grande valia pelas alterações precoces encontradas e, em especial, nos casos mal definidos, ou com radiologia simples ainda normal, podendo localizar o nível do acometimento e direcionar a investigação diagnóstica.

Nos quadros infecciosos da CV, a RM surge como o exame de eleição, auxilia no diagnóstico e permite uma adequada avaliação da extensão do processo, sobretudo das partes moles envolvidas. As alterações de sinal nos discos intervertebrais são precoces e os abscessos paravertebrais, bem delineados. A utilização de gadolínio é útil nesses casos.

Depois do surgimento da RM, a TC e a mielografia foram relegadas a segundo plano nesses casos; no entanto, as imagens à TC podem ser igualmente úteis e esclarecedoras, podendo ser solicitadas, tendo em vista as dificuldades em se obter uma RM.

TRATAMENTO

O tratamento é feito com antibióticos específicos, caso os germes tenham sido isolados ou escolhidos de acordo com a hipótese mais provável. Deve ser prolongado e, em casos de osteomielite ou tuberculose, deve estender-se por no mínimo seis meses. O paciente deve ficar hospitalizado por um período variável, de acordo com a evolução, mas, habitualmente, por um mês.

O repouso no leito é essencial nas primeiras semanas, quando se inicia a fase reparadora, sobretudo se existem deformidades ou o risco de surgirem ou aumentarem. As órteses podem ser usadas, em especial com intenção analgésica, mas devem ser abandonadas, caso o paciente não sinta alívio com seu uso. Anti-inflamatórios não hormonais (AINH) e analgésicos são complementos úteis ao tratamento; o uso de corticosteroides, 0,5 mg/kg/dia de prednisona, pode ser interessante nas primeiras semanas de tratamento da tuberculose raquidiana com quadro neurológico grave, diminuindo o edema, os sinais e sintomas, já que os antibióticos estão ainda iniciando o controle da doença.

Caso haja complicação neurológica grave, como paresias ou plegias, está indicada a cirurgia para descompressão nervosa e para evitar sequelas mais graves. Na ausência dessas complicações, deve-se esperar que o processo infeccioso seja debelado antes de uma intervenção que, eventualmente, pode ser necessária em razão de deformidade ou instabilidade presentes.

■ DORES INESPECÍFICAS NA COLUNA VERTEBRAL

A maior parte das vezes não se consegue definir um local específico gerador de dor na coluna, e não é possível definir uma causa única dos sintomas dolorosos. Desse modo, os termos cervicalgia ou lombalgia inespecífica, também denominados mecânico-degenerativa, idiopática ou comum, têm sido utilizados para definir tais situações.

A associação de fatores anatômicos (discopatias, artrose interapofisária, enfraquecimento muscular) a fatores posturais e comportamentais (sedentarismo, tabagismo, sobrecarga nas atividades diárias) seria responsável pela origem da dor na CV. A ausência de um sítio de origem ou causa específica da dor torna o tratamento mais difícil nos casos crônicos, necessitando de uma abordagem terapêutica ainda mais abrangente. O tratamento deve ser multidisciplinar, no qual a base é a mudança comportamental e pratica de exercícios: reabilitação, orientações funcionais, exercícios posturais e atividade física. Nos últimos anos os exercícios posturais por meio de reeducação postural global (RPG), o fortalecimento dos estabilizadores da coluna, pelo método Pilates, vem sendo utilizados tanto na fisioterapia quanto como prática de atividade física.

■ ABORDAGEM PRÁTICA DAS DORES NA COLUNA VERTEBRAL

Diante de um paciente com dor referida na coluna vertebral, deve-se classificar o quadro quanto a seu tempo de evolução. Apesar de diferentes classificações encontradas na literatura, pode-se considerá-lo agudo quando a duração for menor que quatro semanas, subagudo entre 4 e 12, e crônico com mais de 12 semanas.

Essa classificação simples facilita muito a condução desses casos. Em um quadro agudo, devem-se pesquisar os sinais de alerta (*red flags*). Seriam os sinais que alertariam o médico para a presença de uma doença grave como causa da dor, tais como tumor, infecção, fratura, entre outros. Na ausência deles, o prognóstico é bom e a história natural, muito favorável, justificando-se apenas o tratamento sintomático da dor com analgésicos, AINH ou miorrelaxantes. Na presença de algum sinal de alerta, a investigação diagnóstica e o tratamento serão de acordo com os achados. Nenhum exame deve ser solicitado nessa fase sem a presença de um sinal de alerta que justifique sua realização.

Nos casos subagudos, o prognóstico ainda é bom, mas o médico deve ficar mais alerta e considerar os chamados sinais amarelos (*yellow flags*), que alertariam o médico para uma maior chance de evolução para um quadro crônico, merecendo, então, o paciente atenção e cuidados mais intensivos.

Nos casos crônicos, com surgimento há mais de três meses, o prognóstico é reservado; geralmente de difícil solução, com melhoras pequenas em cada intervenção, necessitando de múltiplas intervenções coordenadas e exigindo tratamento medicamentoso com anti-inflamatórios e analgésicos nas fases de reagudização, controle da dor de origem central, correção postural, fisioterapia com exercícios e atividade física regular, além do diagnóstico e controle de comorbidades.

ATENÇÃO!

O repouso deve ser na medida da necessidade, pois, quanto maior ele for, pior será o prognóstico. Também é importante saber que a fisioterapia está indicada apenas nos casos crônicos ou no pós-operatório de cirurgias da coluna, e apenas com exercícios terapêuticos.

Sempre se deve ter o diagnóstico o mais preciso possível e tratar a causa específica, caso identificada.

O tratamento cirúrgico deve ser reservado para poucos pacientes com urgência neurológica motora ou grande risco de lesão nervosa imediata, ou quando houve insuficiência do tratamento clínico bem conduzido. Seus resultados são incertos em razão da existência de poucos estudos metodologicamente bem feitos comparando o tratamento cirúrgico ao clínico.

REVISÃO

- Inúmeras são as causas que podem promover alterações na CV: traumas; malformações congênitas; escoliose idiopática; mecânico-posturais; degenerativas; doenças inflamatórias não infecciosas; metabólicas; neoplasias; psicogênica; dor referida de origem extrarraquidiana; síndromes de amplificação dolorosa.
- O quadro clínico pode ser assintomático em algumas enfermidades ou apresentar manifestações, como dor, mobilidade reduzida e distúrbios específicos de cada doença.
- O tratamento contempla abordagens variadas: repouso, terapia medicamentosa, reabilitação e cirurgia, sempre observando-se comorbidades e as especificidades dos quadros.

■ LEITURAS SUGERIDAS

Chou R, Deyo R, Friedly J, Skelly A, Hashimoto R, Weimer M, et al. Non invasive treatment for low back pain [Internet]. Rockville: AHRQ; 2016 [capturado em 27 abr. 2017]. Disponível em: https://www.ncbi.nlm.nih.gov/pubmedhealth/PMH0086177/

Dahm KT, Brurberg KG, Jamtvedt G, Hagen KB. Advice to rest in bed versus advice to stay active for acute low-back pain and sciatica. Cochrane Database Syst Rev. 2010;(6):CD007612.

Del Grande F, Maus TP, Carrino JA. Imaging the intervertebral disk: agerelated changes, herniations, and radicular pain. Radiol Clin North Am. 2012;50(4):629-49.

Hurwitz EL, Carragee EJ, van der Velde G, Carroll LJ, Nordin M, Guzman J, et al. Treatment of neck pain: noninvasive interventions: results of the Bone and Joint Decade 2000-2010 Task Force on Neck Pain and Its Associated Disorders. Spine (Phila Pa 1976). 2008;33(4 Suppl):S123-52.

Steffens D, Maher CG, Pereira LS, Stevens ML, Oliveira VC, Chapple M, Teixeira-Salmela LF, Hancock MJ. Prevention of Low Back Pain: A Systematic Review and Meta-analysis. JAMA Intern Med. 2016;176(2):199-208.

van Middelkoop M, Rubinstein SM, Kuijpers T, Verhagen AP, Ostelo R, Koes BW, et al. A systematic review on the effectiveness of physical and rehabilitation interventions for chronic non-specific low back pain. Eur Spine J. 2011;20(1):19-39.

Yamato TP, Maher CG, Saragiotto BT, Hancock MJ, Ostelo RW, Cabral CM, Costa LC, Costa LO. Pilates for Low Back Pain: Complete Republication of a Cochrane Review. Spine (Phila Pa 1976). 2016;41(12):1013-21.

341.1 TUMORES DA COLUNA VERTEBRAL

■ ALEXANDRE JOSE REIS ELIAS

Os tumores da coluna vertebral são divididos de acordo com a sua localização anatômica. A seguir, são descritas as neoplasias mais comuns para cada topografia na coluna vertebral:
- extradural: metástases ósseas e tumores ósseos primários;
- intradural e extramedular: meningiomas e schivanomas;
- intramedulares: ependimomas e astrocitomas.

Os tumores extradurais podem ser primários da coluna ou metástases de outros locais. As metástases são 20 vezes mais frequentes, e por isso é objeto de maior apreciação neste texto. A incidência da metástase vertebral (MV) é alta e vem aumentando em virtude da elevação da expectativa de vida da população, assim como da maior sobrevida dos pacientes portadores de neoplasia maligna, o que lhes dá mais tempo de vida para apresentar a MV. Estima-se que dois terços dos pacientes com câncer desenvolverão MV, que podem ser sintomáticas ou não. Nos Estados Unidos, a incidência anual de metástases da coluna vertebral é de 180 mil novos casos.

■ FISIOPATOLOGIA E/OU EPIDEMIOLOGIA

As neoplasias mais comuns que metastatizam para a coluna são: mama; pulmão; próstata; rim; trato gastrintestinal (TGI); e carcinoma da tiroide. Até 10% dos casos de metástases podem ser de foco primário não identificável.

A coluna torácica e toracolombar são os segmentos mais afetados (70%), seguidos da lombar/sacral (22%) e cervical (8%). As metástases podem ocorrer em nível único, o que requer o diagnóstico diferencial com tumor primário, mas, em até 40% dos casos de metástases, há lesões múltiplas não contíguas.

A MV pode assomar via hematogênica (mais comum) ou por contiguidade com relação ao tumor primário. A disseminação hematogênica pode ocorrer via arterial, que leva células tumorais para a medula óssea (êmbolo tumoral) e via venosa, por meio do plexo venoso de Batson, que, por não apresentar válvulas, permite o fluxo retrógrado em direção à coluna, de células neoplásicas. A MV pode surgir no corpo vertebral (20 vezes mais comum) e/ou nas lâminas. Quando atinge o corpo vertebral, a metade posterior é a localização mais comum pela presença do extenso plexo venoso basivertebral. Como essa localização é imediatamente anterior ao canal vertebral, é comum que o crescimento do tumor acarrete invasão desse espaço e comprima a medula ou a cauda equina. Da mesma forma, a metástase facilmente atinge os pedículos e/ou as raízes nervosas emergentes nos foramens.

A presença das células neoplásicas acarreta perda óssea, o que pode ensejar hipercalcemia, o distúrbio metabólico mais comum, em até 20% dos pacientes. É uma emergência metabólica que deve ser tratada, pois significa risco de vida.

■ QUADRO CLÍNICO

A dor na coluna é o sintoma inicial em 80% dos casos de MV. Há, basicamente, dois tipos de dor na coluna. Aquela só na coluna chama-se dor axial. Portanto, lombalgia é dor na coluna lombar, assim como dorsalgia e cervicalgia são dores no segmento torácico e cervical da coluna, respectivamente. A dor da coluna acompanhada de dor irradiada para a região de inervação de uma raiz nervosa ocorre por compressão radicular e é chamada de lombociatalgia, na coluna lombar, e cervicobraquialgia, na coluna cervical. Na coluna torácica, não há um termo específico e por isso descreve-se como dor na coluna torácica com irradiação radicular.

Na fase inicial, com a invasão da vertebra pelo tumor, ocorre a distensão do osso e do periósteo que ocasiona um tipo de dor comum nesses pacientes, a dor noturna, que surge no local da lesão. No decúbito dorsal, o retorno venoso diminui, ocasionando maior distensão do periósteo e provocando uma dor que acorda o paciente, que, ao se levantar e deambular, com o aumento do retorno venoso, diminui a distensão do periósteo e, consequentemente, a dor.

> **ATENÇÃO!**
>
> Dor noturna na coluna pode ser indicativo de neoplasia e deve ser sempre investigada. O diagnóstico diferencial muito importante de ser lembrado é a dor noturna (normalmente lombalgia) e pela manhã, que também melhora com a deambulação, em pacientes jovens, do sexo masculino, que podem apresentar espondiloartropatia soronegativa, cujo carro-chefe é a espondilite anquilosante (vide capítulo sobre doenças reumatológicas).

A metástase pode causar fratura da vértebra (fratura patológica), o que muda o quadro clínico para uma dor por instabilidade, de padrão mecânico, ou seja, melhora com o repouso e piora com a deambulação (o inverso da dor noturna). À medida que o tumor cresce e invade o forame de conjugação, local de saída das raízes nervosas em cada segmento da coluna, o paciente começa a apresentar dor irradiada além da axial. Se o tumor estiver na coluna cervical, a dor se irradiará para o membro superior do mesmo lado; se for na coluna torácica, a dor se irradiará para a lateral do tórax homolateral; e se for na coluna lombar, a dor se irradiará para o membro inferior do mesmo lado. A dor por compressão radicular normalmente ocorre também no repouso e piora muito na posição ortostática.

Outro tipo de dor é a neuropática, que ocorre a partir de qualquer lesão no sistema nervoso. Uma raiz nervosa comprimida será lesada, e a dor que o paciente referirá pode ser da compressão ou da lesão da raiz, a dor neuropática. Ela tem a característica de acometer os membros e piorar em repouso, principalmente à noite. O paciente refere uma sensação de queimação nos membros.

Finalmente, o crescimento do tumor no canal vertebral provocará compressão da medula (de C1 até L1) ou da cauda equina (de L1 até S1) e déficit neurológico com fraqueza dos membros, alteração para urinar (bexiga neurogênica), impotência e distúrbio de evacuação.

SINAIS DE ALERTA PARA SUSPEIÇÃO DE METÁSTASE VERTEBRAL

Pacientes acima de 50 anos; que apresentam dor na coluna (noturna ou mecânica) de início recente (meses); história de emagrecimento, às vezes associado à febre; ou com diagnóstico prévio de neoplasia maligna devem sempre ser investigados. Na presença de algum desses sinais de alerta, os pacientes não devem ser dispensados do pronto-socorro como um simples quadro clínico de dor na coluna.

> **ATENÇÃO!**
>
> Um diagnóstico diferencial muito importante de ser lembrado é a dor noturna ou mecânica associada à febre em paciente jovens. O diagnóstico de espondilodistite deve sempre ser descartado.

■ DIAGNÓSTICO

A RM da coluna é o *gold standard* para avaliação da lesão tumoral da coluna, evidenciando se há compressão da medula e outras lesões metastáticas nos outros segmentos da coluna e no crânio. Isso é o que se chama RM de todo o neuroeixo (crânio e toda a coluna), fundamental para o estudo completo de todo o sistema nervoso central (SNC). Isso também auxilia no estadiamento da doença (Figura 341.1).

A anamnese e o exame clínico são de grande valor para o diagnóstico do tumor primário, por exemplo: exame das mamas e toque retal para mulheres e homens, respectivamente. Vale lembrar que 1% dos tumores de mama ocorrem em homens. Também é fundamental rastreamento para pesquisa do foco primário, como exames de sangue gerais, incluindo antígeno prostático específico (PSA) e antígenos tumorais; TC com contraste do tórax, da mama e do abdome; e endoscopia digestiva alta e baixa.

Diagnóstico diferencial com fratura osteoporótica benigna. A faixa etária dos pacientes com neoplasia é a mesma dos pacientes com osteoporose, como ambas as patologias comumente envolvem fraturas de vértebra, é necessário fazer o diagnóstico diferencial. A ausência dos fatores de alerta para neoplasia e pacientes com osteoporose suspeita ou diagnosticada indicam que a fratura pode ser osteoporótica. Além disso, nos exames de imagem, a ausência de lesão nos pedículos ou de alguma massa ao redor da vértebra fraturada também auxilia no diagnóstico de fratura osteoporótica benigna. Em alguns casos, o diagnóstico de certeza pode ser obtido apenas com biópsia da vértebra. É importante lembrar que ambas as fraturas patológicas, por tumor ou benignas e por osteoporose, ocorrem sem que tenha havido trauma, são fraturas espontâneas e por isso diferem muito dos casos de fratura nos casos de trauma raquimedular.

■ TRATAMENTO

É sempre multidisciplinar, envolvendo o cirurgião de coluna, o oncologista e o clínico do paciente. Pacientes com prognóstico de vida ruim (<

DIAGNÓSTICO E TRATAMENTO

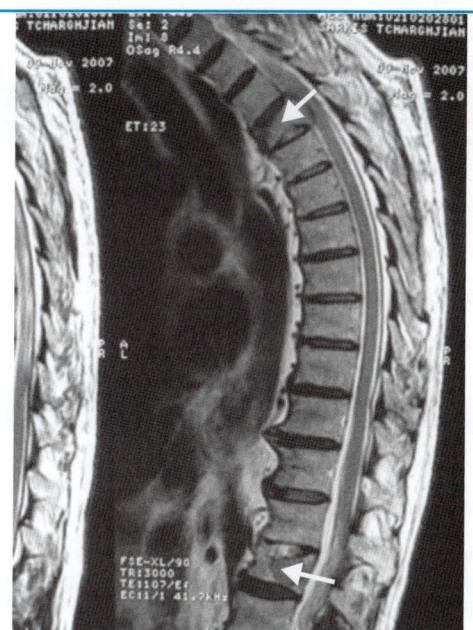

FIGURA 341.1 ■ RM da coluna torácica, em corte sagital, com fratura patológica de T3 e compressão medular, por metástase de pulmão; em L1, visualiza-se metástase no corpo da vértebra sem compressão medular.

3 meses) e consumidos não são candidatos à cirurgia de grande porte, apenas a algum procedimento que alivie a dor, caso esta se mostre incontrolável. O controle da dor é muito importante para a qualidade de vida do paciente. Os medicamentos mais efetivos são os anti-inflamatórios hormonais (AIH) e os analgésicos opioides (AO) que inicialmente podem ser os derivados fracos de morfina (codein e tramadol), mas, ao primeiro sinal de que não estejam sendo efetivos, devem ser trocados pelos derivados fortes de morfina (oxicodona e mitedona). Antidepressivos também podem ser úteis no controle da dor e da depressão que podem acometer esses pacientes (amitriptilina e duolexina). Os anticonvulsivos (pré-gabalina e a gabapentina) são muito úteis no controle da dor de padrão neuropático.

O tratamento cirúrgico dos pacientes com MV leva em consideração três importantes aspectos: a presença de déficit neurológico; o prognóstico de sobrevida do paciente; e a presença de instabilidade da coluna.

Quando há déficit neurológico e compressão da medula ou da cauda equina, o tratamento cirúrgico é mais efetivo que o tratamento oncológico complementar no que se refere à recuperação neurológica em pacientes com compressão medular única e descompressão efetiva. Alguns pacientes com déficit neurológico estável podem se beneficiar de radioterapia de urgência nos casos de tumores altamente radiossensíveis, por exemplo, nos quadros de mieloma múltiplo.

Como na extrema maioria dos casos a lesão está no corpo vertebral, a compressão ocorre na face anterior da medula, assim, para a descompressão ser efetiva, deve visar a essa parte da coluna, ou seja, procede-se à corpectomia (remoção do corpo vertebral), e não à laminectomia, que descomprime apenas a face posterior da medula. Nesses casos, em que a compressão se localiza anterior à medula, a laminectomia simples está abolida, pois piora o estado do paciente. A laminectomia simples só é efetiva para descompressão de lesões localizadas na face posterior da dura-máter.

Os melhores candidatos à cirurgia são os pacientes com sobrevida de, pelo menos, 3 a 6 meses.

Existem vários tipos de classificações que tentam estadiar o paciente e dar um prognóstico de sobrevida. Uma delas bem conhecida é a de Tokuhashi,[1] revisada em 2012 (Tabela 341.1). Pacientes com escore até 8 têm um prognóstico de vida menor de seis meses; aqueles com escore de 9 a 11 têm expectativa de seis meses a um ano; e os que apresentam escore de 12 a 15 alcançam expectativa de vida acima de um ano. À medida que a expectativa de vida cresce, o paciente passa de candidato a tratamento clínico, ou somente paliativo, para candidato a cirurgias mais eficazes com a completa descompressão e estabilização da coluna, ou a grandes

TABELA 341.1 ■ Sistema revisado de avaliação prognóstica de tumorais espinais metastáticos

CARACTERÍSTICA	ESCORE
Condição geral (performance e *status*)	
Ruim (PS 10-40%)	0
Moderada (PS 50-70%)	1
Boa (PS 80-100%)	2
Número de focos de metástases ósseas extraespinais	
≥ 3	0
1-2	1
0	2
Número de metástases nos corpos vertebrais	
≥ 3	0
2	1
1	2
Metástases para órgãos internos importantes	
Não removíveis	0
Removíveis	1
Sem metástases	2
Local do câncer primário	
Pulmão, osteossarcoma, estômago, bexiga, esôfago, pâncreas	0
Fígado, vesícula biliar, não identificado	1
Outros	2
Rins, útero	3
Reto	4
Tireoide, mamas, próstata, tumor carcinoide	5
Paralisia	
Completa (Frankel A, B)	0
Incompleta (Frankel C, D)	1
Nenhuma (Frankel E)	2

cirurgias que visam à remoção da vértebra comprometida em bloco com margem livre de tumor (ressecção oncológica), diminuindo a chance de recidiva local.

■ SPINAL INSTABILITY NEOPLASIC SCORE (SINS)

É uma classificação que afere a instabilidade e necessidade de tratamento cirúrgico em pacientes com MV sem déficit neurológico. Quanto maior a instabilidade, maior a chance de fratura ou luxação da coluna e compressão da medula, com risco de paraplegia ou tetraplegia ao deambular. Pacientes com a coluna instável (dor mecânica) devem ser operados para estabilização e deambulação segura.

Os pacientes com dor noturna, nesta classificação, são quase sempre considerados estáveis. Quando o escore é 7 ou maior, um cirurgião de coluna deve fazer avaliação para possível tratamento cirúrgico (Tabela 341.2).

Escore: 0 a 6: coluna estável; 7 a 12: indeterminada; 13 a 18: coluna instável.

TIPOS DE CIRURGIA

Pacientes com metástase com dor axial local não controlada com medicação são candidatos à cifoplastia ou vertebroplastia, que compreende a injeção de cimento (metacrilato), via percutânea, dentro do corpo vertebral acometido. Normalmente, há um importante alívio da dor.

Os pacientes com instabilidade na coluna, indeterminada ou confirmada, sem déficit neurológico, de acordo com a SINS, devem ser avaliados e, se apresentarem condições clínicas e prognóstico oncológico maior do que 3 a 6 meses, também devem ser operados. Para eles, é desnecessária a descompressão, pois não há déficit neurológico e, portanto, podem ser submetidos à estabilização com parafusos pediculares, o que pode

TABELA 341.2 ■ Resumo de todos os elementos da classificação SINS

ELEMENTO SINS	ESCORE
Localização	
Juncional (occipício-C2, C7-T2, T11-L1, L5-S1)	3
Coluna móvel (C3-C6, L2-L4)	2
Semirrígida (T3-T10)	1
Rígida (S2-S5)	0
Alívio da dor com decúbito dorsal e/ou dor com movimento/sobrecarga da coluna	
Sim	3
Não (dor ocasional não mecânica)	1
Lesão indolor	0
Lesão óssea	
Lítica	2
Mista (lítica/blástica)	1
Blástica	0
Alinhamento radiológico espinal	
Presença de subluxação/translação	4
Deformidade nova (cifose/escoliose)	2
Alinhamento normal	0
Colapso de corpo vertebral	
Colapso > 50%	3
Colapso < 50%	2
Sem colapso com envolvimento de > 50% do corpo	1
Nenhuma das anteriores	0
Envolvimento posterolateral dos elementos espinais (faceta, fratura de pedículo ou articulação costovertebral ou substituição por tumor)	
Bilateral	3
Unilateral	1
Nenhuma das anteriores	0

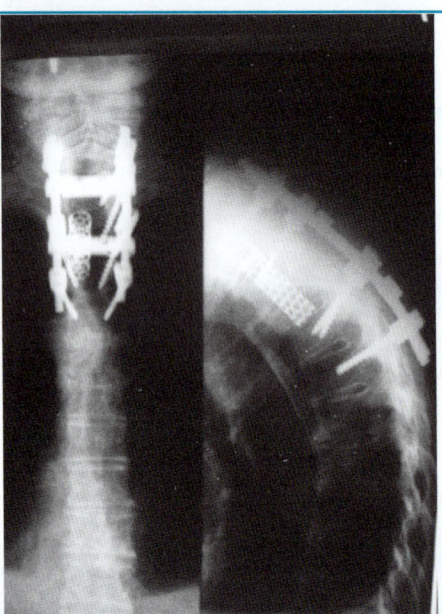

FIGURA 341.2 ■ Radiografia do pós-operatório da coluna torácica (PA e perfil), os corpos vertebrais de T3 e T4 removidos foram substituídos por um cage (gaiola), e a coluna foi fixada com parafusos pediculares. O paciente pode deambular no dia seguinte à cirurgia, pois a coluna está novamente estável.

ser feito com técnicas minimamente invasivas (percutânea). Associado a pequenas aberturas, técnica chamada miniopen, o mesmo método pode ser usado nos casos em que é necessária descompressão da raiz nervosa por dor radicular. Os pacientes com déficits neurológicos por compressão da medula também se beneficiam do tratamento cirúrgico, minimamente invasivo ou tradicional. Os pacientes operados podem sair do leito no primeiro dia de pós-operatório, o que facilita a reabilitação e evita as complicações do decúbito prolongado no leito (Figura 341.2).

Independentemente da técnica, o objetivo da cirurgia de coluna é manter o paciente deambulando e com dor controlada. O prognóstico de vida dependerá muito mais do quadro oncológico do que do tipo de cirurgia de coluna realizada.

REVISÃO

- Pacientes com dor na coluna e algum dos sinais de alerta devem ser sempre investigados para rastreamento de neoplasia. Sinais de alerta: idade > 50 anos; dor na coluna (noturna ou mecânica); de início recente (meses); história de emagrecimento, podendo estar associado à febre; diagnóstico prévio de neoplasia maligna.
- Um diagnóstico diferencial muito importante de ser lembrado é a dor noturna ou mecânica associada à febre em pacientes jovens. O diagnóstico de espondilodistite deve sempre ser descartado.
- Diagnóstico diferencial com fratura osteoporótica benigna: a faixa etária dos pacientes com neoplasia é a mesma daqueles com osteoporose; como ambas as patologias comumente envolvem fraturas de vértebra, é necessário fazer o diagnóstico diferencial.
- A ausência dos fatores de alerta para neoplasia e pacientes com osteoporose suspeita ou diagnosticada são um indicativo de que a fratura pode ser osteoporótica. Além disso, nos exames de imagem, a ausência de lesão nos pedículos ou de alguma massa ao redor da vértebra fraturada também auxilia no diagnóstico de fratura osteoporótica benigna. Em alguns casos, o diagnóstico de certeza pode ser obtido apenas com biópsia da vértebra.
- As fraturas patológicas, por tumor ou benignas, e por osteoporose ocorrem sem que tenha havido trauma, são fraturas espontâneas e por isso diferem muito dos casos de fratura nos casos de trauma raquimedular.
- O objetivo da cirurgia de coluna é manter o paciente deambulando e com dor controlada (muito importante para a qualidade de vida). O prognóstico de vida dependerá muito mais do quadro oncológico do que do tipo de cirurgia de coluna realizada.

■ REFERÊNCIA

1. Tokuhashi Y, Matsuzaki H, Oda H, Oshima M, Ryu J. A revised scoring system for preoperative evaluation of metastatic spine tumor prognosis. Spine (Phila Pa 1976). 2005;30(19):2186-91.

■ LEITURAS SUGERIDAS

Fisher CG, DiPaola CP, Ryken TC, Bilsky MH, Shaffrey CI, Berven SH, et al. Direct decompressive surgical ressection in the treatment of spinel cord compression caused by metastatic cancer: a randomised trial. Spine (Phila Pa 1976). 2010;35(22):E1221-9.

Gunzburg R, Aebi M. Vertebral tumors. Philadelphia: Lippincott Willians and Wilkins; 2007.

Klekamp J, Sammi M. Surgery of spinal tumors. New York: Springer; 2007.

Patchell RA, Tibbs PA, Regine WF, Payne R, Saris S, Kryscio RJ, et al. Direct decompressive surgical resection in the treatment of spinal cord compression caused by metastatic cancer: a randomised trial. Lancet. 2005;366(9486):643-8.

341.2 CIRURGIA DA HÉRNIA DE DISCO

- EDUARDO BARROS PUERTAS
- THEOPHILO ASFORA LINS
- RENATO HIROSHI SALVIONI UETA
- DAVID DEL CURTO

■ HÉRNIA DE DISCO LOMBAR

O tratamento inicial da hérnia de disco lombar é, em sua grande maioria, não cirúrgico, pelo qual a maior parte dos pacientes obtém alívio dos sintomas. Nas situações de herniação discal refratária ao tratamento conservador, a discectomia aberta ou microdiscectomia é o tratamento padrão-ouro, cujas indicações absolutas são: (1) síndrome da cauda equina; (2) déficit neurológico progressivo; e (3) dor intratável.

Os pacientes que não apresentam alívio dos sintomas em um período de 3 a 6 semanas após tratamento conservador e aqueles com déficit neurológico importante e hiperalgesia devem ser elegíveis ao tratamento cirúrgico. Os pacientes candidatos ao tratamento cirúrgico precisam preencher critérios como (1) dor na perna com incapacidade funcional que se estende até abaixo do joelho com distribuição dermatômica; (2) sinais de tensão radicular, como extensão da perna retificada ipsilateral ou contralateral, positivos; (3) falha do tratamento clínico por 3 a 6 semanas; e (4) exames de imagem concordantes com achados de exame físico e distribuição da dor.

O objetivo do tratamento cirúrgico é a remoção da pressão causada pelo fragmento herniário sobre a raiz nervosa, para a qual se realizam anulotomia e excisão do núcleo pulposo extruso. Com a remoção da herniação, a pressão mecânica e o processo inflamatório causado pelo contato do fragmento sobre a raiz são removidos, o que leva à diminuição da dor na região lombar, principalmente a irradiada ao membro inferior.

No tratamento cirúrgico da hérnia lombar, o resultado funcional a médio e longo prazos, comparando a discectomia e a microdiscectomia, mostra que não existe diferença entre a microdiscectomia e a discectomia clássica em relação à melhora da ciatalgia. Observa-se distinção quanto a sangramento, tempo de hospitalização e lombalgia pós-operatória em favor da microdiscectomia, o que pode não ter relevância clínica para o paciente a médio e a longo prazos. Contudo, não se verifica diferença estatística no que concerne ao alívio da dor, da disfunção sensitiva, da força muscular, dos reflexos osteotendinosos profundos e da satisfação do paciente entre as diferentes técnicas abertas.

Rotheorl e colaboradores[1] estratificaram pacientes submetidos a tratamento operatório de acordo com o tempo da apresentação para a cirurgia e verificaram que, naqueles com duração dos sintomas maior do que dois meses, houve um resultado significativamente pior do que nos pacientes operados no prazo de dois meses. Porém, não houve diferença se a cirurgia foi realizada dentro de 1 ou 2 meses.

Os fatores que podem influenciar esses resultados, como a localização da hérnia, o estado psicológico pré-operatório, a experiência do cirurgião e o *status* de trabalho, têm sido extensivamente analisados.

Slover e colaboradores[2] descobriram que história de dor de cabeça crônica, tabagismo, depressão e autoavaliação de saúde precária foram associados com maus resultados após discectomia. Por sua vez, Jansson e colaboradores[3] descobriram que o tabagismo foi o fator de risco mais significativo em pacientes que não conseguiram melhorar após a cirurgia.

Em pacientes com hérnia de disco confirmada por imagem e ciática com sintomas persistentes por mais de 3 a 6 semanas, a cirurgia tem resultado superior ao do tratamento não operatório, com relação ao alívio dos sintomas e à melhora funcional. Pacientes operados apresentam alívio mais rápido da dor radicular, no entanto, no decorrer de um ano de seguimento, os resultados clínicos e funcionais dos pacientes operados e não operados são semelhantes. A recuperação mais rápida dos pacientes operados até seis semanas produz vantagem econômica para a sociedade civil quando comparada a dos pacientes em tratamento conservador prolongado. Deve-se ressaltar, entretanto, que o melhor tempo para a cirurgia ainda não está cientificamente bem definido.

DISCECTOMIA ENDOSCÓPICA

Conceitos de cirurgia minimamente invasiva

1 | Reduzir as lesões por esmagamento dos músculos causadas por afastadores.
2 | Evitar a desinserção de tendões dos elementos ósseos posteriores.
3 | Manter a integridade da fáscia toracolombar.
4 | Limitar a ressecção óssea.
5 | Utilizar planos neurovasculares conhecidos.
6 | Diminuir a incisão cirúrgica por meio de alvo cirúrgico preciso.

Anatomia

Os músculos paravertebrais posteriores são compostos por dois grupos: o profundo (músculos transversoespinais), composto pelos rotadores, multífidos, interespinais e intertransversários; e o superficial (eretores da espinha), formado pelos músculos espinal, longuíssimo e iliocostal (Figura 341.3).

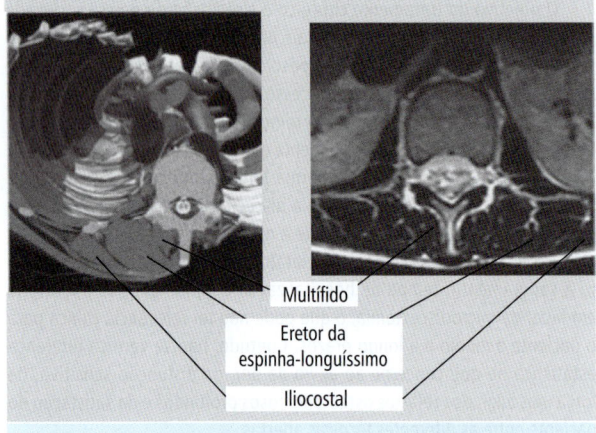

FIGURA 341.3 ■ Anatomia dos músculos paravertebrais.

O multífido é o mais medial dos principais músculos paravertebrais posteriores e o maior músculo que se estende na junção lombossacral. Acredita-se ser o principal estabilizador posterior da coluna vertebral.

A cirurgia de coluna causa danos aos músculos paravertebrais, podendo acarretar atrofia e perda de função. A lesão muscular é maior quando se realiza a abordagem posterior mediana, por meio da qual o multífido é o músculo que mais sofre. Essa lesão ocorre, durante o procedimento cirúrgico, por dissecção dos elementos posteriores, uso extensivo de eletrocautério e uso contínuo de afastadores.

Discectomia endoscópica posterolateral (foraminal)

A cirurgia endoscópica posterolateral é realizada por meio da zona triangular de trabalho ou triângulo de Kambin, região delimitada, medialmente, pela raiz descendente e pela dura-máter; superiormente, pela raiz emergente; e, inferiormente, pela placa superior da vértebra caudal (Figura 341.4). Cânulas de 4 a 10 mm podem ser colocadas com segurança nessa região.

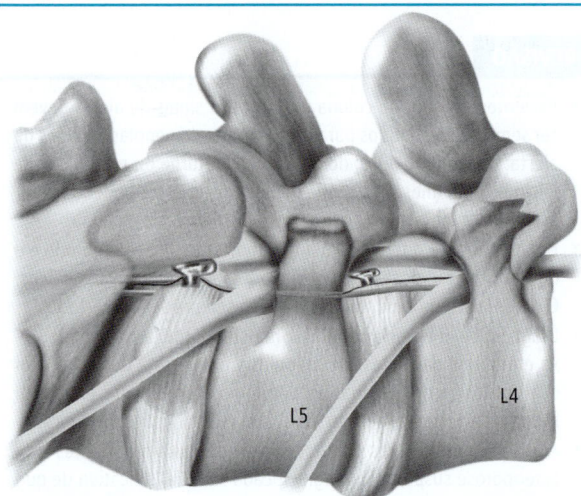

FIGURA 341.4 ■ Zona triangular de trabalho é a área de segurança para o acesso transforaminal ao disco intervertebral.

Posicionamento do paciente

O paciente deve ser posicionado em decúbito ventral sobre mesa radiotransparente, de modo que seus joelhos estejam apoiados e possa flexionar os quadris, retificando, assim, a lordose lombar (Figura 341.5). Dessa maneira, ocorre abertura do forame intervertebral, facilitando a colocação da cânula de trabalho.

ATENÇÃO!

O posicionamento ideal do paciente é muito importante para o sucesso do procedimento.

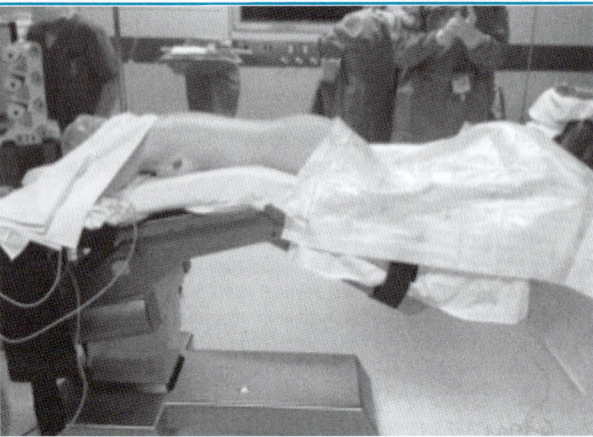

FIGURA 341.5 ■ Posicionamento do paciente com quadris e joelhos fletidos e retificação da lordose lombar.

DIAGNÓSTICO E TRATAMENTO

Anestesia

É importante que o paciente esteja consciente e orientado durante todo o procedimento. Dessa maneira, é preciso que forneça respostas em tempo real, permitindo ajuste do instrumental em caso de irritação do nervo. Realizam-se sedação leve (midazolan ou fentanil) e anestesia local na pele e no trajeto das cânulas de trabalho.

Colocação da cânula de trabalho

Etapa mais importante do processo. Utiliza-se o aparelho de fluoroscopia para realizar marcações na pele, que consistem em: (1) linha média (processos espinhosos); (2) platôs vertebrais do disco intervertebral abordado; (3) ângulo de ataque na imagem anteroposterior; e (4) ângulo de ataque na imagem em perfil, direcionando na região caudal do forame que corresponde à zona de segurança (Figuras 341.6 e 341.7).

Após a determinação do ponto de entrada, realiza-se anestesia local e colocam-se os dilatadores sequenciais, seguidos pela cânula de trabalho (Figura 341.8).

Com a cânula de trabalho posicionada no espaço discal a ser abordado, coloca-se o endoscópico e visualiza-se o fragmento discal herniado, procedendo à sua retirada (Figura 341.9).

Vantagens e desvantagens da técnica endoscópica

As principais vantagens são menor agressão às partes moles, menor sangramento, tempo de recuperação encurtado e menor período de internação. As desvantagens são o elevado custo do procedimento e a longa curva de aprendizado.

ARTRODESE NA HÉRNIA DE DISCO LOMBAR

O termo artrodese descreve a fusão cirúrgica de uma articulação, a fim de suprimir completamente a mobilidade nesse segmento. Durante os primeiros meses pós-operatório, forma-se uma ponte óssea entre as estruturas envolvidas, que, por fim, tornam-se um bloco ósseo único.

Como não existe lugar para a artrodese no tratamento primário das hérnias discais, esse procedimento fica reservado para as recidivas e para os casos de hérnias discais associadas à espondilolistese e à instabilidade.

Considera-se recidiva o retorno dos sintomas após período de remissão associado a exames de imagem que confirmem o reaparecimento da hérnia. A incidência de recidiva gira em torno de 5 a 10% das hérnias tratadas.

A maioria dos autores não recomenda artrodese na 1ª recidiva. Suk e colaboradores[4] fizeram um estudo retrospectivo de seus resultados cirúrgicos e concluíram que a reabordagem para realizar a 2ª discectomia

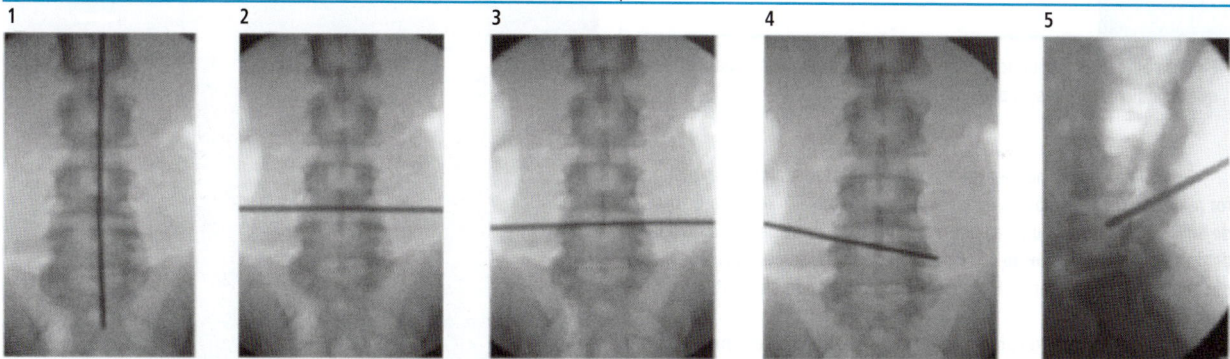

FIGURA 341.6 ■ Imagens de fluoroscopia para determinar o ponto de entrada da agulha e da cânula.

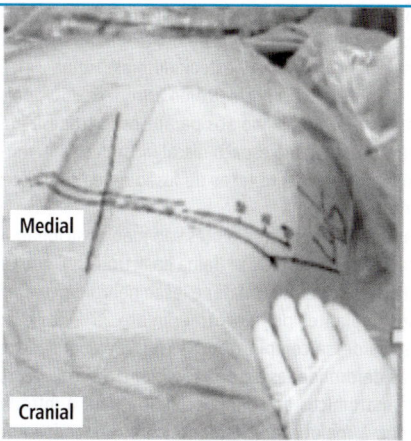

FIGURA 341.7 ■ Marcações na pele correspondentes à Figura 341.4.

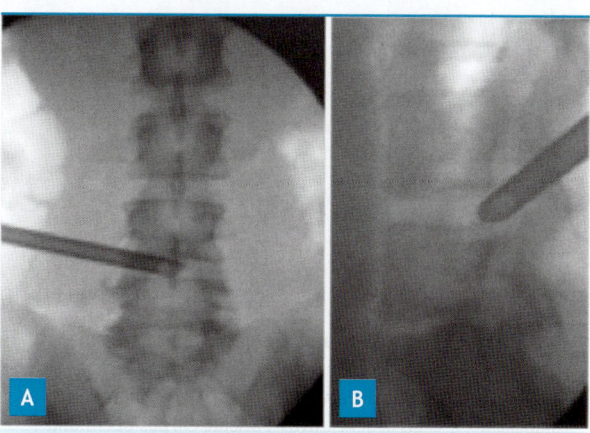

FIGURA 341.8 ■ (A) Imagem intraoperatória anteroposterior. (B) Imagem em perfil. Ambas mostram o posicionamento da cânula de trabalho.

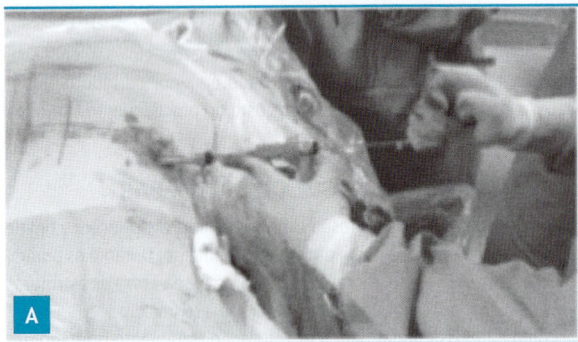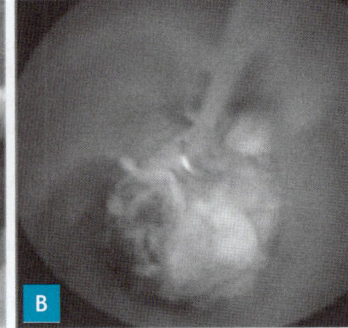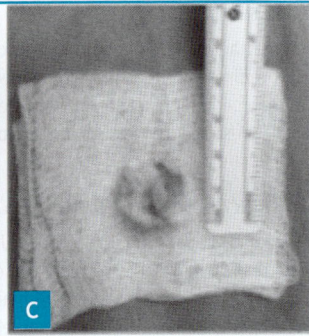

FIGURA 341.9 ■ (A) Colocação do endoscópio por meio da cânula de trabalho. (B) Visualização do fragmento discal herniado procedendo à sua soltura. (C) Disco retirado após término do procedimento.

simples demandava mais tempo que a 1ª, mas o sucesso terapêutico era semelhante. Nesse estudo, obteve-se sucesso em 71,1% dos casos reabordados, contra 79,3% nas cirurgias primárias. Outros autores também publicaram séries parecidas, com desfechos que sugerem que o sucesso da discectomia na hérnia primária e na 1ª recidiva são semelhantes, o que, portanto, não justificaria a realização da artrodese.

ATENÇÃO!

Embora ainda falte evidência científica, muitos cirurgiões julgam adequado indicar artrodese a partir de uma 2ª recidiva.

É de suma importância a avaliação intraoperatória minuciosa quando for realizada ressecção óssea extensa ou facetectomia. A retirada de mais de 50% de uma faceta ou uma laminectomia ampla pode gerar instabilidade do segmento. A avaliação pós-operatória com as radiografias em perfil dinâmico da coluna lombar (Figura 341.10) também são elucidativas para o diagnóstico.

Há várias maneiras de promover artrodese na coluna vertebral, sendo as mais corriqueiras o uso de parafusos pediculares e de dispositivos inter-

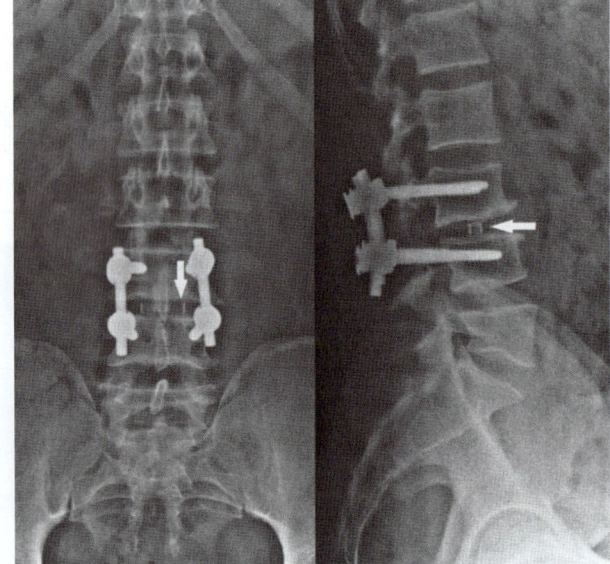

FIGURA 341.11 ■ Percebe-se a instrumentação pedicular associada ao dispositivo intersomático (seta).

somáticos (conhecidos popularmente como cages) associado ao emprego de enxerto ósseo, que geralmente é autólogo (do próprio indivíduo) e tem propriedades osteocondutoras e osteoindutoras (Figura 341.11). Essa modalidade de artrodese é conhecida como artrodese 360°, pois é colocado enxerto tanto em local próximo aos parafusos (artrodese posterolateral) quanto dentro do cage e no espaço discal (artrodese anterior). Essa associação de métodos apresenta taxas de fusão óssea superiores a 95% em algumas séries.

As complicações mais frequentes são mau posicionamento dos implantes, infecção, pseudoartrose (falha da artrodese), quebra ou soltura dos implantes, lesão da dura-máter e lesão neurológica. O mau posicionamento dos implantes pode ocorrer em até 25% dos casos, e a taxa mais expressiva dessa complicação tem relação com a inexperiência do cirurgião e as deformidades associadas, como a escoliose, que altera os parâmetros anatômicos da coluna vertebral para a introdução do parafuso. Porém, a maioria dos implantes mal colocados não apresenta repercussão clínica.

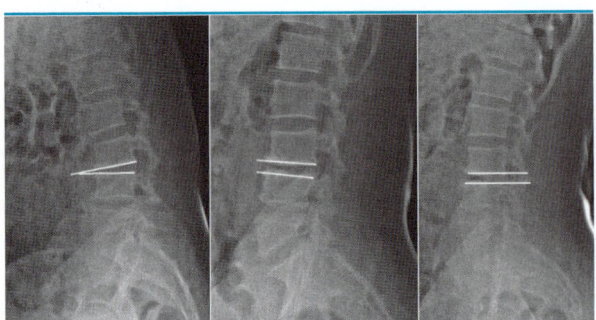

FIGURA 341.10 ■ Radiografias dinâmicas da coluna lombar. Da esquerda para a direita: em flexão, neutro e em extensão. Notáveis excesso de mobilidade no nível L3-L4, caracterizando a instabilidade, e sinais degenerativos. Paciente em pós-operatório tardio de discectomia simples.

> **ATENÇÃO!**
>
> Tabagismo, alcoolismo, doenças crônicas (p. ex.: diabetes melito [DM]), neoplasias e osteoporose, aumentam claramente a incidência de complicações cirúrgicas.

Existem, ainda, diversas opções de vias cirúrgicas, técnicas para abordar o disco acometido e introduzir os dispositivos intersomáticos e opções de implantes, porém essa discussão vai além dos objetivos deste capítulo.

■ HÉRNIA DE DISCO CERVICAL

As indicações para o tratamento cirúrgico das hérnias cervicais são: dor irradiada persistente ou recorrente após falha do tratamento conservador (três meses); déficit neurológico progressivo; ou sinais de mielopatia.

A técnica padrão-ouro consiste em discectomia por via anterior e artrodese. Outras alternativas com indicações mais restritas são a foraminotomia e a artroplastia.

A abordagem anterior, popularizada por Smith e Robinson, acompanha a borda medial do músculo esternocleidomastóideo, afastando-o lateralmente com o feixe carotídeo. Traqueia e esôfago são afastados medialmente. O nível a ser abordado é confirmado intraoperatorialmente pelo posicionamento de uma agulha no espaço intervertebral e pela obtenção de imagem fluoroscópica ou por radiografia intraoperatória. Então, a fáscia pré-vertebral deve ser identificada e incisada na linha média, e o músculo longo do pescoço ser afastado subperiostealmente, expondo a coluna vertebral.

A maioria dos cirurgiões prefere a abordagem do lado esquerdo, em que o nervo laríngeo recorrente apresenta um curso mais previsível, diminuindo, assim, o risco de lesão dessa estrutura.

A incisão na pele é feita transversalmente para discectomia de dois níveis. Para abordar três níveis ou mais, prefere-se a incisão longitudinal. A incisão do músculo platisma é realizada de acordo com a direção aplicada na pele.

Uma vez identificado o ligamento longitudinal anterior, a anulotomia retangular é realizada com bisturi, momento em que se usa uma pinça de disco para remover os fragmentos discais. Para retirada da porção posterior do disco, é necessário o uso de distratores para aumentar o espaço intervertebral. Os fragmentos remanescentes e as placas terminais são removidos por curetagem.

O ligamento longitudinal posterior (LLP) é inspecionado em busca de rupturas que possam sugerir um fragmento sequestrado, o que torna mandatória a sua excisão. Caso não se confirme tal suspeita, a retirada do LLP é facultativa, conforme experiência individual de cada cirurgião.

A fusão é obtida pelo preparo das placas terminais e pelo uso de enxerto autólogo tricortical da crista ilíaca. O uso de placa anterior diminuiu o índice de migração e subsidência do enxerto, além de aumentar a estabilidade e as taxas de fusão.

O paciente deve usar um colar cervical por seis semanas, a partir do qual precisa iniciar exercícios para recuperação de amplitude de movimento e fortalecimento. A maioria dos pacientes deve estar apta a retomar atividades que não exijam esforço físico por volta de duas semanas. Após três meses, podem retornar às suas atividades prévias sem restrição.

O índice de complicações é baixo e a maioria delas está relacionada ao sítio doador do enxerto, como formação de hematomas e dor crônica. Outras complicações incluem formação de hematoma no sítio cirúrgico, disfagia (até 50%) e disfonia. A disfagia costuma se resolver dentro da 1ª semana do procedimento cirúrgico, mas esse período pode chegar até quatro semanas, geralmente em virtude da própria manipulação cirúrgica ou da extrusão do enxerto, *pullout* e soltura dos parafusos e migração da placa. O afastamento e a compressão excessiva do nervo laríngeo recorrente podem causar disfonia, que pode levar até 12 semanas para resolução completa. Outras complicações mais raras são perfuração esofágica, lesão dural e lesão medular.

> **REVISÃO**
>
> - O tratamento inicial da hérnia de disco lombar não é cirúrgico, procedimento que será realizado apenas quando os pacientes não apresentarem alívio dos sintomas em 3 a 6 semanas ou déficit neurológico importante e hiperalgesia, preenchendo critérios específicos.
> - O objetivo do tratamento cirúrgico da hérnia lombar é remover a herniação (a pressão causada pelo fragmento herniário sobre a raiz nervosa). A cirurgia pode ser feita por discetomia endoscópica ou por artrodese.
> - Nos casos de hérnia de disco cervical, a cirurgia (disceccetomia por via anterior e artrodese) é indicada quando houver dor irradiada persistente ou recorrente após falha do tratamento conservador (três meses); déficit neurológico progressivo; ou sinais de mielopatia.

■ REFERÊNCIAS

1. Rothoerl RD, Woertgen C, Brawanski A. When should conservative treatment for lumbar disc herniation be ceased and surgery considered? Neurosurg Rev. 2002;25(3):162-5.
2. Slover J, Abdu WA, Hanscom B, Weinstein JN. The impact of comorbidities on the change in short-form 36 and oswestry scores following lumbar spine surgery. Spine (Phila Pa 1976). 2006;31(17):1974-80.
3. Jansson KA, Németh G, Granath F, Jönsson B, Blomqvist P. Health-related quality of life in patients before and after surgery for a herniated lumbar disc. J Bone Joint Surg Br. 2005;87(7):959-64.
4. Suk KS, Lee HM, Moon SH, Kim NH. Recurrent lumbar disc herniation: results of operative management. Spine (Phila Pa 1976). 2001;26(6):672-6.

■ LEITURAS SUGERIDAS

Gibson JN, Waddell G. Surgical interventions for lumbar disc prolapse: updated Cochrane Review. Spine (Phila Pa 1976). 2007;32(16):1735-47.
PostacchiniF. Management of herniation of the lumbar disc. J Bone Joint Surg Br. 1999;81(4):567-76.

342
ESCLEROSE SISTÊMICA

■ CRISTIANE KAYSER

A esclerose sistêmica (ES) é uma doença reumática autoimune, que se caracteriza por vasculopatia obliterativa de predomínio microvascular associada à produção e à deposição excessiva de colágeno e matriz extracelular nos órgãos afetados. Acomete principalmente a pele, o sistema musculoesquelético e os órgãos internos, particularmente coração, rins, pulmões e trato gastrintestinal (TGI).

A ES é uma doença rara, com incidência estimada de 3 a 20 casos/milhão/ano e prevalência de 7 a 489 casos por milhão de habitantes, variando conforme a população estudada. É mais frequente em mulheres do que em homens (5-12:1), com pico de incidência entre os 30 e 50 anos.

A etiologia da doença permanece desconhecida. Entretanto, fatores genéticos e ambientais parecem contribuir para a suscetibilidade à ES. Sua fisiopatogênese envolve três classes de alterações: imunológicas, vasculares e anormalidades do fibroblasto. Fibrose tecidual e lesão vascular são as alterações histológicas características da ES. As alterações vasculares são caracterizadas por proliferação miointimal de pequenas artérias e arteríolas e edema endotelial, levando à diminuição do lúmen dos vasos e a um estado de isquemia crônica. Observa-se ainda extensa perda de capilares, sendo que muitos dos remanescentes estão distorcidos ou dilatados. Disfunção endotelial ocorre precocemente e parece ser um evento central na gênese do distúrbio vascular na ES. Destacam-se o aumento na produção de substâncias vasoconstritoras do endotélio, como a endotelina-1, e diminuição na produção de vasodilatadores derivados do endotélio (prostaciclina e óxido nítrico [NO]). Também é possível verificar aumento da atividade plaquetária, diminuição da deformabilidade das hemácias e aumento na formação de trombos. A fibrose tecidual caracteriza-se por deposição excessiva de colágeno, principalmente tipos I, III e VI, glicosaminoglicanos, e outros componentes da matriz extracelular na derme e órgãos internos. Uma série de citocinas e fatores de crescimento, como TGF-ß, CTGF, PDGF (fator de crescimento derivado de plaquetas) e endotelina-1, são responsáveis pelo acúmulo de colágeno e demais componentes da matriz extracelular. Embora ativação do sistema imune seja exuberante na enfermidade, não está bem definido como ocorre a interface entre autoimunidade, lesão vascular e proliferação dos fibroblastos.

■ QUADRO CLÍNICO

A ES é uma doença extremamente heterogênea, seja pelas manifestações clínicas, gravidade e extensão de acometimento dos órgãos internos, ou sobrevida.

> **ATENÇÃO!**
>
> Uma vez estabelecido o diagnóstico, é de extrema importância a definição do fenótipo e do subtipo da doença, mediante exames clínico e laboratoriais complementares. Cada subtipo clínico apresenta evolução característica e riscos distintos para acometimento de órgãos internos.

Os pacientes com ES são classificados de acordo com a extensão do acometimento cutâneo em:
- **forma cutânea difusa**: acometimento cutâneo difuso, estendendo-se ao tronco, abdome, face, extremidades proximais e distais;
- **forma cutânea limitada**: espessamento cutâneo limitado às extremidades distais (abaixo dos cotovelos e joelhos) e à face.

Pacientes com a forma cutânea difusa costumam ter envolvimento cutâneo rapidamente progressivo e maior risco de envolvimento de órgãos internos nos primeiros cinco anos da doença. Aqueles com a forma cutânea limitada apresentam curso mais indolente, sendo que o fenômeno de Raynaud pode ser a única manifestação clínica durante muitos anos. Nos estágios mais tardios da doença, porém, as manifestações viscerais podem ocorrer em proporção semelhante à forma difusa.

A ES também pode se manifestar como ES *sine scleroderma*, quando há doença visceral característico, sem nenhuma evidência clínica de comprometimento cutâneo, e em síndromes de superposição com outras doenças reumáticas autoimunes.

> **ATENÇÃO!**
>
> Para o melhor manejo terapêutico, os pacientes devem ser avaliados quanto à forma clínica da doença (forma cutânea difusa e limitada) e à extensão do acometimento de órgãos internos.

As seguintes manifestações clínicas são descritas na ES:
- **Fenômeno de Raynaud**: sintoma inicial mais frequente, ocorrendo como 1ª manifestação em 70% dos pacientes e em até 95% dos casos ao longo da evolução da doença. Caracteriza-se por crises de vasoespasmo de extremidades (mãos e/ou pés), geralmente desencadeadas pelo frio ou por estresse emocional. É classicamente descrito como ocorrendo em três fases sucessivas: palidez, cianose e rubor, mas crises de fenômeno de Raynaud bifásicas também são frequentes. Em até 50% dos casos, a isquemia crônica leva a formação de ulcerações das polpas digitais com perda de substância tecidual local e, ocasionalmente, gangrena e amputação digital. Deve ser lembrado que o fenômeno de Raynaud acomete 4 a 15% da população e que, em cerca de 90%, trata-se de um evento funcional sem nenhuma doença subjacente, sendo chamado de fenômeno de Raynaud primário ou idiopático. Além da ES, ele pode também ocorrer em diversas condições, como outras doenças reumáticas autoimunes, doenças mieloproliferativas, crioglobulinemia, arteriopatias obstrutivas ou ser induzido por medicamentos.
- **Comprometimento cutâneo**: o espessamento cutâneo é a manifestação mais característica da ES e se desenvolve geralmente em três fases sucessivas: edematosa, indurativa e atrófica. Na 1ª, há edema difuso principalmente das mãos, antebraços, pés e rosto, mais acentuado pela manhã. A pele tem aspecto brilhante e o edema é pouco depressível. Em seguida, a pele torna-se progressivamente espessada (fase indurativa), seca, com perda da elasticidade e, em alguns casos, surgem áreas de hipo e hiperpigmentação. Na face, o espessamento cutâneo leva à perda das rugas de expressão e ao afilamento labial, com redução da abertura oral, o que confere ao paciente aspecto característico (*facies* esclerodérmica). Após período variável de vários anos, inicia-se a fase atrófica, na qual a pele se torna mais frágil e fina, predominando a atrofia da epiderme e a pobreza de anexos. Ulcerações da pele podem ocorrer decorrentes de mínimos traumas sobre as superfícies extensoras. Telangiectasias nas mãos, rosto, dorso e região do decote são comuns na forma limitada da ES.
- **Calcinose subcutânea**: são descritas principalmente na forma limitada, acometendo, sobretudo, os dedos e as superfícies extensoras das articulações. A calcinose é decorrente da deposição de cristais de hidroxiapatita; pode ocasionar reação inflamatória e eventualmente ulceração e/ou infecção local.
- **Sistema osteomioarticular**: manifestações musculoesqueléticas inespecíficas, como artralgias e mialgias, são sintomas frequentes, geralmente surgindo nos estágios iniciais da doença. Artralgias em mãos, punhos, joelhos e tornozelos, muitas vezes, estão associadas à limitação da mobilidade articular e retrações cutaneotendinosas. A contratura em flexão dos dedos das mãos (mão em garra) e a crepitação tendínea são mais frequentes na forma difusa; a crepitação tendínea indica pior prognóstico. Artrite franca é menos frequente e geralmente evolui sem destruição da cartilagem articular. Com frequência, ocorre miosite proximal paucissintomática, acompanhada de queixa de mialgia, elevação discreta nos níveis séricos das enzimas musculares (aldosase, creatinocinases [CK]) e alterações características na eletroneuromiografia.

- **Acometimento do sistema gastrintestinal:** manifestação visceral mais frequente em ambas as formas da ES. Deve-se à substituição de fibras musculares lisas do esôfago, estômago e intestino por tecido fibrótico, provocando perda do movimento peristáltico normal. Qualquer área do TGI pode estar envolvida, resultando em manifestações variadas, como disfagia baixa (nos dois terços inferiores do esôfago), refluxo esofágico, gastroparesia, vômitos, sensação de plenitude precoce e diarreia. A dismotilidade esofagiana é manifestação mais frequente e bastante precoce. A investigação pode ser feita por radiografia contrastada de esôfago, estômago e duodeno (EED) com bário fino que mostra alterações funcionais e anatômicas em até 80% dos casos. A manometria esofagiana é altamente específica e sensível, detectando anormalidades esofagianas em cerca de 90% dos casos, muitas vezes assintomáticos. Em alguns casos, a esofagite crônica pode levar à metaplasia de Barrett e, eventualmente, transformação para adenocarcinoma. Além disso, sugere-se que o refluxo gastresofágico (RGE) possa contribuir para a piora da doença pulmonar intersticial. Dismotilidade do intestino delgado ocorre em cerca de 10% dos pacientes e pode causar pseudo-obstrução crônica com distensão abdominal, cólicas e síndrome de má absorção. No intestino grosso, é considerado patognomônico o achado de divertículos de base larga, que são geralmente assintomáticos, ocorrendo com maior frequência no colo transverso e descendente. Além disso, fibrose esfincteriana do reto pode causar incontinência fecal de difícil controle.
- **Acometimento pulmonar:** frequente nos pacientes com ES, ocorrendo em mais de 75% dos casos. Atualmente é a principal causa de mortalidade, devido à melhora do prognóstico da crise renal esclerodérmica, após o advento dos inibidores da enzima conversora da angiotensina (IECA). A fibrose intersticial pulmonar ocorre nas formas limitada e difusa, mas costuma ser mais grave e com pior prognóstico em pacientes com a forma difusa. Dispneia, tosse não produtiva e estertores "em velcro" bibasais à ausculta pulmonar são os achados mais frequentes. Entretanto, nas fases iniciais da doença, muitos dos pacientes são ainda pouco sintomáticos, sendo recomendada investigação sistemática com exames subsidiários para possibilitar o diagnóstico precoce. A realização de prova de função pulmonar (medida da capacidade vital e da difusão de CO) e tomografia de tórax de alta resolução são de grande valia para o diagnóstico, permitindo intervenção terapêutica precoce. A evolução do quadro é extremamente variável, sendo que muitos pacientes têm quadros leves que se mantêm estáveis por longo tempo de seguimento sem tratamento, ao passo que outros apresentam quadros graves e rapidamente progressivos.
- **Hipertensão pulmonar:** pode ocorrer como hipertensão arterial pulmonar isolada, ou secundariamente à insuficiência cardíaca (IC) esquerda ou fibrose pulmonar grave e/ou hipóxia crônica. Mais raramente, pode ser secundária à doença veno-oclusiva. A hipertensão arterial pulmonar tem como substrato anatomopatológico a endarterite proliferativa, é mais frequente em pacientes com a forma limitada da doença, com longo tempo de evolução e apresenta alto índice de morbidade e mortalidade. Na maioria das vezes, os pacientes com hipertensão pulmonar apresentam-se com sintomas não específicos e de início insidioso. O ecodopplercardiograma pode mostrar precocemente sinais indiretos de hipertensão pulmonar e deve ser solicitado de rotina (anualmente) para todos os pacientes. Valores estimados da pressão sistólica da artéria pulmonar maiores do que 40 mmHg são considerados indicadores de hipertensão pulmonar. O cateterismo de ventrículo direito (VD) é considerado o exame diagnóstico padrão-ouro e deve ser realizado para confirmação do diagnóstico em todos os pacientes com suspeita de HP. Medidas de pressão média na artéria pulmonar ≥ 25 mmHg em repouso, associadas à pressão de capilar pulmonar ≤ 15 mmHg pelo cateterismo, permitem o diagnóstico de hipertensão pulmonar pré-capilar.
- **Envolvimento cardíaco:** chega a 80% em estudos anatomopatológicos, mas apenas 7 a 16% dos pacientes apresentam manifestações clínicas. A manifestação miocárdica mais específica é representada por necrose em bandas e placas fibróticas polifocais no miocárdio, que podem levar a quadro de miocardiopatia primária. Derrame pericárdico de leve a moderada intensidade é observado, por meio do ecocardiograma, em um terço dos pacientes, sendo que pericardite clínica e tamponamento são incomuns. São frequentes as alterações de ritmo, como extrassístoles ventriculares e bloqueios atrioventriculares (BAVs) de graus variáveis.
- **Acometimento renal:** a chamada crise renal esclerodérmica é descrita em cerca de 10% dos pacientes. Apesar da redução dramática do número de óbitos relacionados à crise renal, esta ainda é uma manifestação grave da doença. Caracteriza-se por hipertensão acelerada, perda da função renal e hiper-reninemia. Pode ser também normotensa. É mais frequente nos primeiros cinco anos da doença, principalmente naqueles com a forma difusa, apresentando-se com pior prognóstico em homens, naqueles com idade avançada de início, e naqueles com creatinina (Cr) inicial maior que do 3 mg/dL. A detecção e o tratamento precoces são essenciais para a preservação da função renal e melhora da sobrevida do paciente. Outras manifestações, como glomerulonefrite crescêntica associada a anticorpos anticitoplasma de neutrófilos, ocorrem mais raramente. Mais recentemente, redução da taxa de filtração glomerular (TFG) é descrita em cerca de 10 a 55% dos pacientes e geralmente está associada a outras manifestações da doença; pode manifestar-se por proteinúria leve ou microalbuminúria. Raramente evolui para lesão renal terminal.

DIAGNÓSTICO

Devido à heterogeneidade clínica da doença, critérios para classificação da ES propostos pelo Comitê do Colégio Americano de Reumatologia (ACR) e pela Liga Europeia Contra o Reumatismo (EULAR)[1], em 2013, são utilizados para o seu diagnóstico (Quadro 342.1). São utilizados em substituição aos critérios de classificação para ES do ACR de 1980, sendo que apresentam maior sensibilidade e especificidade para o diagnóstico de ES principalmente para as formas precoces, forma cutânea limitada e *sine scleroderma*.

Diversas condições devem ser consideradas também no diagnóstico diferencial da ES, como escleredema de Buschke, escleromixedema, fasciíte eosinofílica, exposição ao cloreto de vinila, uso de instrumentos vibratórios, fenilcetonúria, micose fungoide, porfiria cutânea tardia, amiloidose primária, escleredema do recém-nascido (RN), síndrome carcinoide, doença enxerto *versus* hospedeiro, exposição a fármacos (bleomicina, pentazocina), síndrome de Werner, progéria e lipoatrofia. A esclerodermia localizada tem substrato anatomopatológico semelhante ao da ES, mas não há nenhum comprometimento sistêmico. De forma geral, nenhuma dessas condições apresenta os autoanticorpos e as alterações capilaroscópicas características da ES.

EXAMES COMPLEMENTARES

Os exames de maior utilidade para o diagnóstico precoce da ES são a pesquisa de autoanticorpos e a capilaroscopia periungueal. A imuno-

QUADRO 342.1 ■ Critérios de 2013 do ACR/EULAR para classificação de ES*

ITEM	SUBITEM	VALOR**
1. Espessamento cutâneo dos dedos das duas mãos, proximal às articulações metacarpofalângicas		9
2. Espessamento cutâneo dos dedos (só computar o maior escore)	Edema de dedos (*puffy fingers*)	2
	Distal às metacarpofalângicas (esclerodactilia)	4
3. Lesões de polpa digital (só computar o maior escore)	Úlceras digitais	2
	Microcicatrizes	3
4. Telangiectasias		2
5. Capilaroscopia periungueal alterada		2
6. Hipertensão arterial pulmonar ou doença intersticial pulmonar		2
7. Fenômeno de Raynaud		3
8. Autoanticorpos específicos para ES	Anticentrômero, anti-RNA polimerase III, antitopoisomerase I (anti-Scl-70)	3

*Esses critérios são aplicáveis a qualquer paciente considerado para inclusão em estudo de ES. Os critérios não são aplicáveis a pacientes com espessamento cutâneo poupando os dedos ou a pacientes que tenham um distúrbio semelhante à esclerodermia que melhor explique suas manifestações (exemplos: fibrose nefrogênica esclerosante, morfeia generalizada, fasciite eosinofílica, escleredema diabeticorum, escleromixedema, eritromelalgia, porfiria, líquen esclerótico, doença do enxerto *versus* hospedeiro, quiroartropatia diabética).
**O escore total é determinado ao adicionar o peso máximo de cada categoria. Pacientes com um escore total de 9 pontos são classificados como ES definida.
Fonte: van den Hoogen e colaboradores.[1]

fluorescência indireta (IFI) em células HEp-2 demonstra a positividade para anticorpos antinúcleo em cerca de 90 a 95% dos pacientes. Alguns padrões e anticorpos são considerados específicos da ES, além de auxiliarem na estratificação de determinados subtipos da doença. O padrão nucleolar é encontrado em 10 a 50% dos pacientes, sendo especialmente associado à ES quando em títulos superiores a 1/1.000. O padrão centromérico é encontrado em 70 a 80% dos pacientes com a forma limitada e em 10 a 15% com a forma difusa. Anticorpos anti-Scl-70 (ou DNA-topoisomerase I) também são considerados específicos, aparecendo em 20 a 40% dos pacientes, especialmente naqueles com a forma difusa. Anticorpos anti-RNA polimerase I e III são vistos em 45% dos pacientes com forma difusa da doença e estão associados a acometimento visceral mais grave. Altos títulos de anti-U1-RNP podem ser encontrados em pacientes que desenvolvem quadro associado de miosite. Outros anticorpos relevantes são os anti-PM-Scl, que podem aparecer associados à polimiosite, e os anticorpos antifibrilarina aparecem principalmente em homens pretos jovens, com forma difusa e comprometimento visceral grave.

A capilaroscopia periungueal é um exame não invasivo que consiste na visualização direta dos capilares da região periungueal das mãos. Pacientes com ES manifestam alterações microangiopáticas características, representadas por presença de capilares dilatados, associada a áreas de desvascularização capilar, micropetéquias e distorção das alças remanescentes. Esse quadro, denominado padrão SD (*scleroderma pattern*), é encontrado em 90 a 98% dos pacientes, auxiliando sobremaneira no diagnóstico precoce da doença.

■ TRATAMENTO

Não estão disponíveis, até o momento, fármacos que interfiram de forma efetiva no curso da doença, principalmente na fibrose. No entanto, diversos avanços foram feitos recentemente no tratamento de manifestações específicas, como fenômeno de Raynaud, dismotilidade esofagina, pneumopatia intersticial, hipertensão arterial pulmonar ou crise renal esclerodérmica. O sucesso desses tratamentos pode ser bem ilustrado pela redução significativa da mortalidade entre pacientes com crise renal esclerodérmica, desde o advento dos IECA.

Ao se lançar uma estratégia para o seu tratamento, deve ser lembrado que cada paciente pode requerer uma intervenção terapêutica distinta, pois a evolução da ES, na forma difusa ou limitada, é extremamente variável. Tem-se dado ênfase ao início do tratamento nas fases precoces da doença, principalmente em pacientes com a forma cutânea difusa, período no qual uma intervenção terapêutica pode ser mais eficaz, e na avaliação da extensão do acometimento de órgãos internos.

Vale ressaltar que o uso de corticosteroides deve ser restrito às manifestações inflamatórias da doença, em geral miosite, artrite, tenossinovites e à fase edematosa do comprometimento cutâneo. As doses usadas devem ser as mais baixas possíveis, já que o uso de doses elevadas de corticosteroides é associado a um maior risco de desenvolvimento de crise renal esclerodérmica. Na fase edematosa, pequenas doses de até 20 mg/dia de prednisona são úteis para o controle do edema e dos sintomas articulares. No caso de miosite, devem ser usadas doses de 1 a 2 mg/kg/dia no início do tratamento, seguida de redução progressiva da dose.

Estudos controlados não têm mostrado benefícios com agentes previamente propostos, como D-penicilamina, ácido etilenodiamino tetra-acético (EDTA), óleos vegetais, vitaminas, dextran e colchicina, e seu uso deve ser abandonado.

TRATAMENTO DE MANIFESTAÇÕES ESPECÍFICAS
Fenômeno de Raynaud e vasculopatia digital

Medidas gerais, como proteção ao frio, são essenciais para se evitar o fenômeno de Raynaud, bem como eventos vasoespásticos sistêmicos. O paciente deve ser orientado para utilizar luvas e manter todo o corpo bem agasalhado. O tabagismo e o uso de betabloqueadores devem ser evitados.

Os bloqueadores de canal de cálcio, especialmente a nifedipina e anlodipina, são os medicamentos mais amplamente utilizados; têm eficácia moderada na diminuição da intensidade e frequência dos ataques isquêmicos. A dose habitual de nifedipina é de 20 a 120 mg/dia e deve-se dar preferência às formas de liberação prolongada. Antagonistas dos receptores da angiotensina (losartan), nitrato tópico e a prazosina também podem ser utilizados. Inibidores da fosfodiesterase (sildenafila) podem ser utilizados para pacientes que não respondem aos bloqueadores de canal de cálcio ou com fenômeno de Raynaud mais grave. Outros agentes, como IECA, quetanserina, pentoxifilina e fluoxetina, foram investigados, mas com resultados discretos ou negativos.

Os análogos da prostaglandina (iloprost, epoprostenol) são potentes vasodilatadores, indicados para pacientes com fenômeno de Raynaud grave e com isquemia de extremidades. A bosentana, medicamento antagonista do receptor da endotelina, tem-se mostrado eficaz na prevenção de úlceras isquêmicas recorrentes.

Acometimento cutâneo

A fibrose cutânea permanece uma manifestação desafiadora quanto ao manejo terapêutico. Opções para o tratamento da forma cutânea difusa incluem metotrexato, ciclofosfamida e micofenolato de mofetila. Pequenos estudos mostram resultados modestos com metotrexato, sendo recomendado para pacientes com acometimento cutâneo progressivo e em pacientes com quadros de síndromes de superposição com artrite ou miosite. A ciclofosfamida e o micofenolato de mofetila podem representar opções nos casos não responsivos ao tratamento com metotrexato e naqueles casos com forma difusa rapidamente progressiva. Transplante autólogo de células-tronco hematopoéticas (HSCT) emergiu recentemente como uma opção de tratamento para casos bem selecionados de pacientes com ES forma cutânea difusa rapidamente progressiva e com critérios de mau prognóstico.

Hipertensão arterial pulmonar

O tratamento da hipertensão arterial pulmonar inclui medidas gerais (diuréticos, digoxina e oxigênio) e uso de medicamentos vasodilatadores. Bloqueadores de canal de cálcio são indicados apenas para a minoria dos pacientes que respondem ao teste hemodinâmico de vasorreatividade aguda. Três classes de medicamentos vasodilatadores específicos modificaram de forma significativa a qualidade de vida e o prognóstico desta condição: os prostanoides (epoprostenol, iloprosta, treprostinil), os antagonistas dos receptores da endotelina (bosentan, ambrisentan, macitentan) e os inibidores da fosfodiesterase-5 (sildenafila, tadalafila). Esses medicamentos possuem custo elevado e devem ser prescritos em centros terciários afeitos ao seu manejo.

Pneumopatia intersticial

Tratamento imunossupressor é indicado em todos os pacientes com pneumopatia intersticial significativa. Ciclofosfamida (via oral ou em "pulsos" endovenosos mensais) é o medicamento de escolha para o tratamento da doença intersticial pulmonar. Estudos mostraram que a ciclofosfamida melhora de forma discreta a capacidade vital forçada dos pacientes tratados, parecendo ser eficaz na prevenção da progressão da doença intersticial pulmonar. A dose preconizada é de 2 mg/kg/dia VO, ou em pulsos endovenosos mensais na dose de 0,5 a 1 g/m^2, por um período de 12 meses. Estudos recentes sugerem que o micofenolato de mofetila na dose de 3,0 g/dia possui eficácia equivalente à ciclofosfamida para o tratamento da pneumopatia intersticial associada à ES. Rituximabe pode ser uma alternativa para o tratamento nos casos não responsivos à ciclofosfamida e ao micofenolato de mofetila.

Crise renal esclerodérmica

Os IECA devem ser utilizados precocemente. O captopril é o mais utilizado, devendo-se utilizar doses de 12,5 a 50 mg a cada oito horas, com aumento progressivo até a obtenção do controle da pressão arterial (PA). Em virtude da gravidade dessa situação, os pacientes devem ser hospitalizados, seu equilíbrio hidreletrolítico deve ser rigidamente controlado. Com frequência, os pacientes com crise renal necessitam de diálise, mesmo que temporária.

Manifestações gastrintestinais

Pacientes com acometimento esofágico devem ser orientados quanto a medidas comportamentais e dietéticas, como elevação da cabeceira da cama, ingestão de pequenas quantidades de alimentos e com mais frequência e evitar refeições antes de se deitar. O refluxo gastresofágico (RGE) e a esofagite costumam apresentar melhora com o uso dos inibidores da bomba de próton (IBP) (omeprazol 20 a 80 mg/dia). Medicamentos procinéticos como metoclopramida e bromoprida podem ser usados para o tratamento da gastroparesia e antibióticos, como tetraciclina, metronidazol, ciprofloxacina e eritromicina para o tratamento de crescimento bacteriano intestinal nos casos de envolvimento jejunal.

Finalmente, deve ser lembrado que a ES é doença sistêmica crônica, com grande impacto psicossocial, devendo ser tratada de forma multidisciplinar. São muito importantes a educação do paciente e de seus familiares e o auxílio de fisioterapeutas, terapeutas ocupacionais, nutricionistas e psicólogos.

REVISÃO

- A ES é uma doença autoimune crônica que se caracteriza por microangiopatia proliferativa e fibrose cutânea e de órgãos internos, acometendo principalmente coração, rins, pulmão e TGI.
- Os pacientes devem ser classificados de acordo com a extensão do acometimento cutâneo em forma cutânea difusa ou limitada.
- O fenômeno de Raynaud é a manifestação inicial mais frequente da ES.
- O diagnóstico precoce da doença é fundamental para instituição de terapêutica mais eficaz.
- O tratamento da ES envolve a avaliação da gravidade e extensão da doença, sendo basicamente dirigido às manifestações específicas.

■ REFERÊNCIA

1. van den Hoogen F, Khanna D, Fransen J, Johnson SR, Baron M, Tyndall A, et al. 2013 classification criteria for systemic sclerosis: an American College of Rheumatology/European League against Rheumatism collaborative initiative. Arthritis Rheum. 2013;65(11):2737-47.

■ LEITURAS SUGERIDAS

Clements PJ, Roth MD, Elashoff R, Tashkin DP, Goldin J, Silver RM, et al. Scleroderma lung study (SLS): differences in the presentation and course of patients with limited versus diffuse systemic sclerosis. Ann Rheum Dis. 2007;66(12):1641-7.

Henness S, Wigley FM. Current drug therapy for scleroderma and secondary Raynaud's phenomenon: evidence-based review. Curr Opin Rheumatol. 2007;19(6):611-8.

Nihtyanova SI, Denton CP. Current approaches to the management of early active diffuse scleroderma skin disease. Rheum Dis Clin North Am. 2008;34(1): 161-79.

Varga J. Systemic sclerosis: an update. Bull NYU Hosp Jt Dis. 2008;66(3):198-202.

Volkmann ER, Furst DE. Management of systemic sclerosis-related skin disease: a review of existing and experimental therapeutic approaches. Rheum Dis Clin North Am. 2015;41(3):399-417.

343

ESPONDILOARTRITES

- BARBARA N. CARVALHO KLEMZ
- CARINA MORI F. GOMES
- THAUANA LUIZA DE OLIVEIRA
- MARCELO M. PINHEIRO

As espondiloartrites (EpA) representam um grupo de doenças distintas, mas que compartilham aspectos relacionados ao conceito dessas enfermidades, como o acometimento da êntese, a associação genética com o antígeno leucocitário humano (HLA-B27), o acometimento das sacroilíacas e as manifestações extra-articulares (MEA).

A êntese, o complexo êntese-sinovial e o tecido ósseo adjacente têm sido apontados como os sítios primários e iniciais do processo inflamatório das EpA, caracterizando os principais achados clínicos articulares, incluindo as queixas periféricas (artrite, dactilite, entesite) e axiais (sacroilíite e espondilite). Há, ainda, osteíte com neoangiogênese, sinovite secundária e formação de tecido de granulação na fibrocartilagem. O tecido ósseo subcondral é destruído e, posteriormente, ocorre reparo com ativação de osteoblastos e fibroblastos-símiles circunjacentes e, assim, ossificação endocondral e anquilose óssea, características típicas das EpA.

A patogênese das espondiloartrites parece estar relacionada com a interação entre o sistema imunológico e bactérias do trato gastrointestinal (TGI), do trato geniturinário e pele. Recentemente, diversos estudos têm demonstrado que em alguns pacientes com espondiloartrites, particularmente a espondilite anquilosante, há disbiose, ou seja, um perturbação da complexa estrutura do microbioma intestinal, constituído por um genoma coletivo entre o hospedeiro e mais de 100 trilhões de micro-organismos. Na espondilite anquilosante, as bactérias anaeróbias do filo *Firmicutes* e *Bacteroidetes (Dialister)* são as mais estudadas do ponto de vista fisiopatogênico e como marcadores da doença. *Todas essas alterações* contribuem para a ativação de linfócitos locais, que migram para articulações periféricas e medula óssea, desencadeando uma resposta inflamatória sistêmica (eixo intestino-articulação ou *gut-joint axis*). Outro fator importante é o estresse mecânico sobre a êntese, levando a microtraumas, inflamação, mas também neoformação óssea independente da inflamação, via proteínas morfogenéticas do osso (BMPs). Nesse grupo de doenças, há ativação da resposta imune inata, havendo produção de interleucinas, como IL-17, IL-23 e IL-22, e do fator de necrose tumoral (TNF).

Fazem parte desse grande grupo a espondilite anquilosante (EA), a artrite psoriásica (APs), as artropatias enteropáticas (AE), a artrite reativa (ARe), as espondiloartrites indiferenciadas (EI) e as espondiloartrites juvenis (EJ). As manifestações articulares podem envolver o esqueleto axial e periférico e podem surgir antes, concomitante ou após as MEA.

■ ACHADO AXIAL

ESPONDILITE

Dor nas costas, de início insidioso e curso persistente por mais de três meses. A dor piora em repouso e no período noturno e melhora quando o paciente se movimenta, caracterizando o ritmo de tipo inflamatório. É acompanhada por rigidez matinal prolongada, que excede 30 minutos. Qualquer segmento da coluna vertebral pode ser acometido, mas a região lombar é a mais frequente.

SACROILIÍTE

Dor em nádegas ou glúteos, alternante, podendo irradiar para a face posterior da coxa até fossa poplítea, geralmente bilateral, pior com repouso. Afeta principalmente a porção inferior e anterior (sinovial) da articulação sacroilíaca.

■ ACHADO PERIFÉRICO

ENTESITE

Inflamação do ponto de ancoragem dos tendões, ligamentos e cápsulas ao tecido ósseo especialmente naquelas constituídas por fibrocartilagem, incluindo fáscia plantar, tendão de calcâneo (tendão de Aquiles), tendão patelar, cristas ilíacas, sacroilíacas e ligamentos da coluna vertebral. Causa dor e rigidez, com restrição da mobilidade. O atraso diagnóstico e controle inadequado do processo inflamatório podem levar à neoformação óssea e ossificação, com perda irreversível da amplitude dos movimentos.

ARTRITE

Caracterizada pelos achados inflamatórios clássicos envolvendo articulações periféricas, particularmente joelhos, tornozelos e pés e, menos frequentemente, articulações dos membros superiores. Em geral, é oligoarticular, assimétrica e pouco erosiva. No Brasil, o acometimento periférico é mais frequente do que em países do hemisfério norte.

DACTILITE

É um tipo de entesite característica das EpA, cuja inflamação (tenossinovite) compromete os flexores dos dedos das mãos e dos pés, com a impressão clínica de "dedos em salsicha". Mais comumente observada em pacientes com APs e ARe.

As MEA podem ser divididas em dois grupos principais, conforme a relação com o conceito das EpA:

MEA relacionada ao conceito da EpA

São comuns, acometem 20 a 60% dos pacientes e podem surgir em qualquer fase da doença. Estão associadas ao processo inflamatório crônico e à atividade da doença. Em geral, respondem ao tratamento sistêmico das manifestações articulares das EpA, incluindo medicações sintéticas e imunobiológicas. As principais MEA observadas em pacientes com EpA são:

- **Envolvimento ocular:** o tecido uveal pode ser acometido em 30 a 40% dos pacientes com EpA, especialmente a EA. Acredita-se que o mesmo se comporte como uma êntese, também sujeito ao estresse mecânico do movimento da íris. O principal achado é de uveíte anterior aguda não granulomatosa, alternante e unilateral, e os pacientes se queixam de dor, hiperemia, fotofobia e embaçamento visual. Em geral, tem início súbito e duração limitada. No entanto, os episódios podem recorrer (uveíte anterior recorrente), com múltiplos ataques de início súbito e duração limitada, alternados com períodos de remissão, sendo que esses têm duração superior ou igual a três meses após suspenso o tratamento. A uveíte crônica tem início insidioso e duração persistente, e a reativação ocorre no período inferior a três meses após a interrupção do tratamento. Tem boa resposta ao tratamento e, em geral, não deixa sequela. Pequena parcela (<10%) dos pacientes pode evoluir para amaurose, em especial aqueles refratários aos glicocorticosteroides tópicos ou tratamento sistêmico.
- **Envolvimento gastrintestinal:** o envolvimento do intestino é descrito em até 60% dos pacientes com EpA, por meio de achados

endoscópicos (quadros subclínicos e pouco sintomáticos), enfatizando o papel da mucosa intestinal na fisiopatogenia da doença. Pequena porcentagem desses pacientes (8 a 10%) podem apresentar diarreia crônica ou intermitente, necessitando de tratamento medicamentoso associado.
- **Envolvimento da pele:** a manifestação mais frequente é a psoríase, que, classicamente, se mostra como uma lesão eritematosa, com espessamento e descamação (em "escamas prateadas secas"), de limites precisos, mas com tamanho e morfologia variáveis.[1] Pode ser observado o sinal de Auspitz ("orvalho sangrante" ou gotículas hemorrágicas) quando se tenta remover as escamas. Em geral, as lesões são simétricas e acometem preferencialmente a superfície extensora das extremidades e couro cabeludo. Essas alterações são decorrentes da maior velocidade no ciclo evolutivo, proliferação e diferenciação dos ceratinócitos, assim como do infiltrado inflamatório e das alterações vasculares regionais.[2,3] O acometimento das unhas é frequente em pacientes com APs e se caracteriza pela distrofia ungueal (onicólise, leuconíquia, hipertrofia subungueal, manchas de óleo e *pitting*). No entanto, casos de pioderma gangrenoso e eritema nodoso são descritos em AE e queratodermia blenorrágica (lesão papuloescamosa em palmas e plantas) em pacientes com ARe.
- **Envolvimento geniturinário:** uretrite (leucorréia ou descarga uretral) e balanite circinada, principalmente na Are, e está associada ao HLA-B27.

MEA não relacionada ao conceito da EpA

São mais raras (< 5% dos casos) e surgem em fases tardias da doença. Não se associam ao processo inflamatório crônico nem à atividade da doença. Não existem evidências que elas respondam ao tratamento sistêmico das manifestações articulares das EpA. Acometem:
- **Coração:** valvopatia, especialmente aórtica (insuficiência) e distúrbios de condução, incluindo arritmias.
- **Rim:** nefrite intersticial pelo uso crônico de anti-inflamatórios não hormonais (AINH), hematúria por nefropatia por imunoglobulina A (IgA), amiloidose. Adicionalmente, parece haver uma associação entre a espondilite anquilosante e o aumento de risco de calculose renal.
- **Pulmão:** fibrose apical por restrição aos movimentos da caixa torácica (inflamação e/ ou anquilose costocondral).
- **Sistema nervoso:** síndromes de compressão relacionadas à anquilose vertebral ou fraturas.
- **Osso:** osteoporose, osteomalácia e fraturas por fragilidade.

Vale a pena ressaltar que diante de um paciente com suspeita de EpA, todos esses aspectos devem ser explorados ativamente, por meio de anamnese e exame físico completos, uma vez que os pacientes não fazem a relação entre esses achados clínicos. Além disso, a correta caracterização das manifestações articulares e extra-articulares auxilia a fazer o diagnóstico diferencial, bem como o diagnóstico correto, define melhor o prognóstico e auxilia a escolha da estratégia terapêutica mais adequada.

■ ESPONDILITE ANQUILOSANTE

Artropatia inflamatória crônica que afeta principalmente o esqueleto axial (coluna vertebral, sacroilíacas e quadris), mas também as articulações periféricas, especialmente grandes articulações dos membros inferiores.

EPIDEMIOLOGIA

Acomete cerca de 0,3 a 1,5% da população geral, com importante variação geográfica da prevalência e das principais manifestações clínicas e fenotípicas.

> **ATENÇÃO!**
>
> A prevalência da doença é dependente e concordante com a frequência da positividade do HLA-B27 na população. Em geral, tem início entre os 20 e 45 anos de idade, com predileção pelo sexo masculino na proporção de 2-3:1.

Cerca de 20 a 25% dos indivíduos têm história familiar positiva para alguma das doenças do espectro das EpA, especialmente decorrentes da forte associação com antígeno do complexo maior de histocompatibilidade (MHC) classe 1 (HLA-B27), que está presente em cerca de 70 a 90% dos pacientes acometidos, dependendo da etnia. A presença do HLA-B27 está associada ao maior risco de MEA, especialmente uveíte anterior e balanite circinada, e pode ser usada como critério de classificação para o diagnóstico clínico das formas axiais e periféricas das EpA. Outros genes não MHC-1 também estão envolvidos na suscetibilidade, na fisiopatogenia e nas características fenotípicas da doença, em especial ERAP-1 e do receptor da IL-23.

DIAGNÓSTICO

O diagnóstico se baseia nas manifestações articulares e extra-articulares mencionadas. A compilação do quadro clínico e de exames subsidiários fornece alguns critérios de classificação da EA, sendo os mais importantes os modificados de Nova York (mNY), de 1984 (Quadro 343.1).

QUADRO 343.1 ■ Critérios classificatórios modificados de Nova York

CLÍNICO
- Lombalgia inflamatória + rigidez matinal > 3 meses
- Limitação lombar (Schöber < 5 cm)
- Limitação da expansibilidade torácica, de acordo com idade e sexo

RADIOGRÁFICO
- Sacroiliíte grau ≥ II bilateral
- Sacroiliíte grau III/IV unilateral

De acordo com eles, a presença de um aspecto clínico e de um radiográfico permite o diagnóstico de EA. No entanto, os achados de sacroiliíte radiográfica (dano estrutural) são tardios e não permitem o diagnóstico em fases iniciais da doença. Dessa forma, achados inflamatórios agudos mais precoces, especialmente o edema ósseo, por meio da RM, receberam maior destaque nos últimos anos, permitindo, assim, o diagnóstico das EpA em fases pré-radiográficas (critérios de classificação das formas axiais, 2009 (Figura 343.1), e periféricas, 2010 (Figura 343.2).

Mais recentemente, o uso da ultrassonografia (US) tem recebido maior destaque, embora não seja usada para o diagnóstico, mas para a melhor caracterização da inflamação em casos iniciais e pouco sintomáticos, bem como para a monitoração terapêutica. Não existem padronizações ou validações para o uso da tomografia computadorizada (TC) e da cintilografia óssea para o diagnóstico das EpA e, assim, não precisam mais ser solicitadas.

Laboratorialmente, os exames subsidiários são escassos, uma vez que não existem biomarcadores específicos para as EpA. Embora inespecíficas, costumam-se observar elevação da velocidade de hemossedimentação (VHS) e da proteína C-reativa nas fases de maior atividade da doença e normalização nos períodos de remissão e adequado controle da doença.

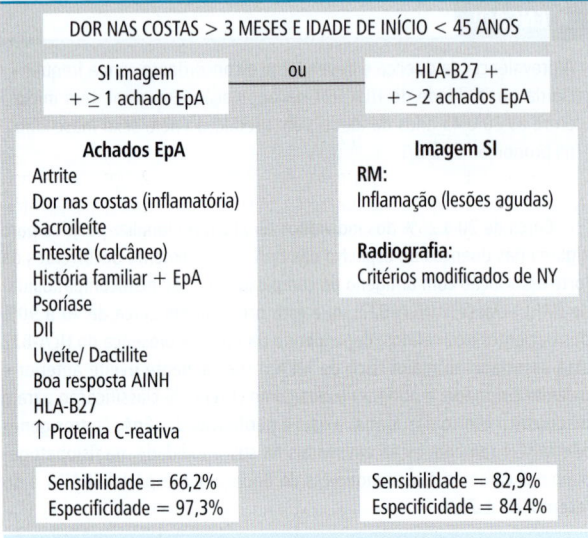

FIGURA 343.1 ■ Critérios classificatórios das EpA axiais.

ASAS: *assessment of spondyloarthritis*; EpA: espondiloartrite; SI: sacroiliíte; DII: doença inflamatória intestinal; RCU: retocolite ulcerativa; DC: doença de Crohn.

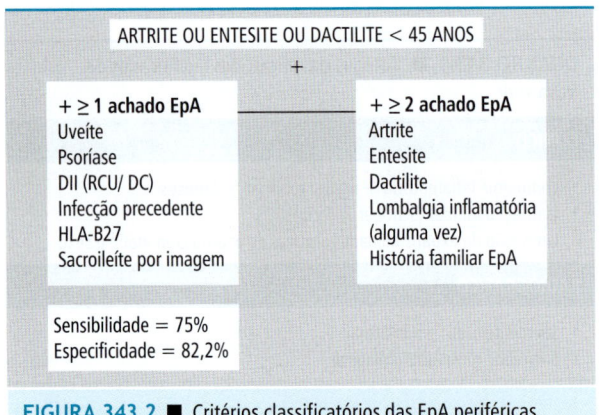

FIGURA 343.2 ■ Critérios classificatórios das EpA periféricas.

Diversos instrumentos, como o BASDAI (Bath Ankylosing Spondylitis Disease Activity Index), o BASFI (Bath Ankylosing Spondylitis Functional Index), o BASMI (Bath Ankylosing Spondylitis Mobility Index) e o ASDAS (Ankylosing Spondylitis Disease Activity Score) são usados na avaliação clínica, inicial e de seguimento, de pacientes com EA. Mais informações sobre esses índices (facilmente calculáveis) podem ser exploradas no website: www.asas-group.org

O índice radiográfico usado para a avaliação do dano estrutural é o mSASSS (modified Stoke Ankylosing Spondylitis Spine Score). Pode ser usado no estadiamento inicial e ao longo do tempo. Baseia-se nos principais achados de destruição e neoformação óssea observados na coluna vertebral de pacientes com EpA axial, como quadratura, esclerose, erosões, ângulos brilhantes e os sindesmófitos. Em geral, os sindesmófitos são finos, delgados, simétricos, com base estreita e ângulo de crescimento vertical (menor do que 45°). Podem acometer tanto os ângulos ou elementos anteriores (ânulos fibrosos do disco vertebral) como os posteriores dos corpos vertebrais, articulações interapofisárias (facetárias), costovertebrais e ligamentos interespinhosos, bem como o disco intervertebral (espondilodiscite).

O diagnóstico diferencial deve ser feito com as outras doenças englobadas nas EpA, bem como qualquer outra condição que ocasione dor nas costas ou na coluna vertebral, incluindo doenças degenerativas, causas mecânicas ou posturais, infecção, fibromialgia, hiperostose idiopática difusa do esqueleto (DISH), hipoparatiroidismo, iliíte condensante, alcaptonúria, entre outros.

TRATAMENTO

Os principais objetivos são o alívio da dor, da rigidez, da inflamação e da fadiga, melhorando função, mobilidade, qualidade de vida e minimizando a progressão do dano estrutural.

Estratégias não medicamentosas

Exercícios físicos supervisionados e outros programas de reabilitação postural são cruciais para o adequado tratamento das EpA e têm o intuito de preservar a amplitude dos movimentos (alongamentos) e amenizar a dor.

Exercícios aeróbios e resistidos também são recomendados, pois reduzem o risco cardiovascular e preservam a capacidade respiratória e a força muscular. Os programas oferecem fisioterapia individualizada com exercícios, exercícios em grupo, terapia passiva, relaxamento e educação do paciente. Exercícios aquáticos também trazem benefícios, sobretudo a natação. Naqueles com mobilidade cervical reduzida, recomenda-se o estilo de nado de costas, sendo os outros estilos contraindicados em razão de maior risco de afogamento. Os programas específicos centrados na melhora do componente mobilidade apresentam os melhores resultados.

Mais recentemente, grande ênfase tem sido dada à cessação do hábito de fumar, uma vez que está associado ao pior prognóstico (anquilose) e à maior chance de resposta inadequada ao tratamento, bem como à maior necessidade de troca de medicações imunobiológicas.

Estratégias medicamentosas

- **AINH:** base e tratamento farmacológico de primeira linha para os pacientes com EA. Reduzem significativamente os sintomas axiais e periféricos em mais de 80% dos pacientes. Recentemente tem sido questionada a capacidade dos AINH de impedirem a progressão do dano estrutural na EA mesmo naqueles pacientes com proteína C-reativa elevada e com a presença de sindesmófitos na primeira avaliação. Os mais usados são o diclofenaco, naproxeno, cetoprofeno, celecoxibe, meloxicam e etoricoxibe, não existindo estudos que mostrem superioridade entre eles. Os inibidores da COX2 possuem menos eventos adversos gastrintestinais e são preferidos em pacientes com queixas dispépticas. Os AINHs devem ser usados com cautela em pacientes mais velhos e com antecedente de colite ou dano renal e cardiovascular prévio.
- **Antidepressivos tricíclicos e relaxante muscular:** têm boa eficácia para casos de distúrbio do sono e pacientes com rigidez muscular. Podem ser associados aos AINH ou analgésicos, particularmente em pacientes com amplificação dolorosa ou quadro estrutural irreversível, como anquilose total da coluna e osteoartrite secundária (quadril e joelho, por exemplo).
- **Glicocorticosteroides (GC):** diferentemente de outras artropatias inflamatórias crônicas, os GC sistêmicos (oral ou parenteral) não têm eficácia comprovada para o tratamento de pacientes com EA. No entanto, podem ser usados para infiltração intra-articular e em casos de entesites/dactilites refratárias (infiltrações locais). Com relação às MEA, apresentam boa indicação para o tratamento das uveítes (tópico como colírio ou infiltração subtenoniana/intravítrea

e sistêmico para casos refratários) e colite sintomática (espectro das doenças inflamatórias intestinais). Não são indicados para lesões psoriásicas nem para manifestações geniturinárias.

- **Sulfassalazina (SSZ):** (30 a 50 mg/ kg/dia; 1 a 3 g/dia em adultos) é a conjugação covalente do 5-ácido-amino-salicílico (5-ASA) à sulfapiridina. O 5-ASA é absorvido na mucosa do colo e tem eficácia comprovada para a retocolite ulcerativa, mas não para a doença de Chron. Indicada para quadros periféricos preponderantes e para a prevenção de surtos recorrentes de uveíte e colite. Apresenta eficácia limitada para os quadros axiais e cutâneos exclusivos. Antes da prescrição da SSZ, é importante verificar antecedentes de farmacodermia à sulfa e ácido acetilsalicílico (AAS), nimesulida e celecoxibe, devido ao maior risco de farmacodermia cruzada.
- **Metotrexato (MTX):** (10 a 25 mg/semana) indicado para o tratamento de manifestações articulares periféricas e para o controle da uveíte e psoríase. Utiliza-se a suplementação de 5 a 10 mg de ácido fólico no dia seguinte ao MTX, com objetivo de reduzir os sintomas gastrintestinais.
- **Leflunomida:** (20 mg/dia) embora com evidências pouco robustas, pode ser usada em casos com doença periférica e quadros psoriásicos asociados.
- **Bloqueadores do fator de necrose tumoral alfa (TNF-α)** (infliximabe, etanercepte, adalimumabe, golimumabe e certolizumabe pegol): são capazes de reduzir o processo inflamatório articular axial e periférico, incluindo dactilite, entesite e artrite, bem como as MEA relacionadas ao conceito das EpA, particularmente a uveíte, psoríase e colite. Até o momento, não provaram reduzir a neoformação óssea nos primeiros 2 anos de tratamento.
- **Bloqueador da IL-17A:** o secuquinumabe (SEK) foi recentemente aprovado no Brasil para o tratamento da EA refratária ao tratamento convencional. A dose recomendada é 150 mg por injeção subcutânea com administração inicial nas semanas 0, 1, 2 e 3, seguida por administração de manutenção mensal com início na semana 4. A dose pode ser aumentada para 300 mg (indução e manutenção) em casos refratários aos bloqueadores do TNF. O estudo inicial demonstrou controle da inflamação e minimização da anquilose.

Recomendações para tratamento com antagonistas do TNF

- Doença em atividade: BASDAI > 4.
- Doença axial: resposta inadequada ao uso de pelo menos dois AINH em 4 a 12 semanas.
- Doença periférica: resposta inadequada a dois AINH em 4 a 12 semanas, em associação com a SSZ ou MTX (doses terapêuticas) em 12 semanas.
- Entesite refratária > 2 aplicações locais de GC.

Todos os pacientes devem ser investigados para tuberculose latente (epidemiologia, derivado de proteína purificada (PPD) e radiografia torácica) e sorologias virais (hepatite B, hepatite C e HIV).

Anticorpos monoclonais

O infliximabe (IFX) é usado na dose de 5 mg/kg/infusão, via EV. A fase de indução ou ataque consiste na administração da medicação em intervalos mais curtos (tempo 0, após 2 e 6 semanas da 1ª dose) e, depois, na fase de manutenção (a cada 6 a 8 semanas, dependendo da resposta clínica).

O adalimumabe (ADA) é administrado na dose de 40 mg, via SC, a cada 14 dias. Mais recentemente, os estudos com o golimumabe e o certolizumabe também têm mostrado excelente eficácia no controle dos sintomas e atividade da EA, incluindo as manifestações articulares e extra-articulares. O golimumabe é administrado na dose de 50 mg, via SC, a cada quatro semanas e o certolizumabe, 400 mg SC nas semanas 0, 2 e 4 e, posteriormente, 200 mg a cada duas semanas ou 400 mg a cada quatro semanas.

Contra o receptor solúvel

O etanercepte (ETN) é administrado, via SC, na dose de 25 mg 2 vezes por semana ou 50 mg, uma vez por semana. Não está indicado em pacientes com MEA gastrintestinais (colite), uma vez que não apresenta bons resultados. Além disso, também não é a primeira escolha em pacientes com uveíte anterior aguda recorrente.

- Medicações imunobiológicas não bloqueadoras do TNF (tocilizumabe (TCZ), rituximabe (RTX), abatacepte (ABT)): até o momento, não existem evidências consistentes de eficácia para o uso dessas medicações em pacientes com EA em atividade e, portanto, não são recomendadas. TCZ e ABT não melhoraram nem os sintomas nem a inflamação nos pacientes, e o RTX funcionou em indivíduos que nunca tinham sido expostos aos antagonistas do TNF.

■ ARTRITE PSORIÁSICA

A prevalência de psoríase é de 1 a 3% da população geral,[4] e cerca de 30% têm acometimento articular, incluindo entesite, artrite e dactilite ou, até mesmo, quadro axial, com igualdade entre os sexos. É mais comum em brancos e em faixas etárias mais elevadas do que as observadas na EA. Em geral, o pico de incidência da psoríase é ao redor dos 30 a 45 anos de idade e da APs, 10 anos mais tarde (40 a 55 anos).

Diversos fatores de risco estão associados ao desenvolvimento e à gravidade da doença, entre eles a predisposição genética (HLA*CW6); agentes infecciosos virais e bacterianos; estresse físico (trauma local, por exemplo) ou emocional,[3] algumas medicações (betabloqueadores, lítio, IECA, inibidores da COX-1),[5] o alcoolismo e o tabagismo.[6,7] Mais recentemente, a relação com a resistência à insulina tem sido melhor demonstrada, especialmente em pacientes com síndrome plurimetabólica.[8,9]

QUADRO CLÍNICO

Na maioria dos casos, o quadro cutâneo precede o envolvimento articular (70 a 80%), mas pode surgir de modo concomitante (15 a 20%) ou vir depois (5 a 10%).[10] O exame das unhas é fundamental para o correto diagnóstico; quando há envolvimento ungueal, a chance de acometimento articular é incrementado em 5 a 8 vezes.

De acordo com a classificação proposta por Moll e Wright,[11] o acometimento articular é dividido em cinco grupos principais:

- Predominantemente articulações interfalângicas distais (IFDs) de mãos e pés: grupo que representa o quadro mais típico da APs, embora seja pouco frequente (10 a 15%). Em geral, associa-se ao comprometimento ungueal (80 a 90%).
- Oligoartrite (≤ 4 articulações): envolve grandes articulações dos membros inferiores, em geral de modo assimétrico, mas também pode afetar membros superiores.
- Poliartrite (≥ 5 articulações): forma mais comum. Pode assemelhar-se à artrite reumatoide (AR), com o envolvimento simétrico de pequenas e grandes articulações, bem como às deformidades em pescoço de cisne e botoeira. Chama a atenção a ausência de nódulos subcutâneos e a presença das lesões de pele.
- Axial: sacroiliíte e/ou espondilite, com envolvimento assimétrico, como observado nas artrites reativas. Maior tendência ao surgimento de sindesmófitos em uma das margens laterais dos discos e em qualquer nível, grandes, grosseiros, assimétricos e não marginais (parasindesmófitos, tipo "alça de jarro").

- Artrite mutilante: forma mais rara (5% dos casos). Poliartrite destrutiva grave e deformante, com anquilose de articulações, osteólise das falanges e metacarpos. Deformidade em telescópio. Imagem radiográfica de *pencil in cup*.

Vale a pena lembrar que essa classificação não é estática, podendo haver, com frequência, superposição entre as formas clínicas. Mais recentemente, foram incluídas duas formas clínicas: a entesítica e a dactilítica.

DIAGNÓSTICO

O principal critério de classificação são os de CASPAR (ClASsification of Psoriatic ARthritis),[12] que confere 99% de sensibilidade e 92% de especificidade (Quadro 343.2).

QUADRO 343.2 ■ Critérios classificatórios da artrite psoriásica

Artrite e/ou entesite e/ou axial

+ 3 pontos (independentes)

- Psoríase (2 pontos)
- Psoríase prévia (1 ponto)
- Psoríase familiar (1º ou 2º grau) (1 ponto)
- Distrofia ungueal* (1 ponto)
- Dactilite atual (1 ponto)
- História de dactilite (1 ponto)
- Fator reumatoide negativo (1 ponto)
- Neoformação óssea justa-articular (1 ponto)

*Onicólise, *pitting* ou hiperceratose.

Como em outras doenças inflamatórias, velocidade de hemossedimentação (VHS), proteína C-reativa e anemia podem variar com a atividade da doença. Análise de líquido sinovial revela líquido inflamatório com predominância neutrofílica.

TRATAMENTO

Não farmacológico

As recomendações gerais são muito importantes, especialmente a de exercícios físicos regulares, parar de fumar e perda de peso, uma vez que a síndrome metabólica é muito prevalente nesses pacientes, assim como a maior morbimortalidade cardiovascular.

As lesões de pele se beneficiam com a exposição solar, que deve ser estimulada.

Farmacológico

- AINH: representa a abordagem inicial das manifestações articulares. No entanto, alguns podem exacerbar as lesões de pele, como o ácido acetilsalicílico, indometacina e oxicans.[13]
- GC: injeções intra-articulares também são úteis em pacientes com resposta inadequada aos AINH. O uso sistêmico deve ser evitado, uma vez que pode exacerbar o quadro cutâneo após a descontinuação dos GC ("efeito rebote da retirada"),[14] aumentando chance das formas eritrodérmicas.
- Medicamentos modificadores do curso da doença (DMCD): MTX e leflunomida mostraram bons efeitos para a artrite periférica e pele, porém não houve melhora do quadro axial. Ciclosporina 3 a 5 mg/kg/dia também é eficaz para o controle da doença cutânea, em especial a forma eritrodérmica, e articular. A SSZ não melhora as lesões de pele, embora possa atenuar o quadro articular. Não há evidências para o uso da cloroquina em nenhuma das EpA.
- Bloqueadores do TNF: têm papel importante para melhora do quadro cutâneo e articular. São aprovados: IFX, ETN, ADA, GOL e CZP, nas mesmas doses da EA. Pacientes com formas graves ou refratárias podem receber dose de indução do ETN (100 mg/semana nas primeiras 4 semanas) e ADA (40 mg/semana nas primeiras 4 semanas).
- Bloqueadores da via TH17:[15-17] indicados para os pacientes que não responderam ao tratamento convencional. O secuquinumabe (SEK), o inibidor da IL-17A, é administrado na dose de 150 mg SC com administração inicial nas semanas 0, 1, 2, 3, seguida por administração de manutenção mensal com início na semana 4. Para formas graves de psoríase ou APs refratária, recomenda-se a indução com 300 mg. O ustequinumabe (UST), um inibidor de IL-12/23, é recomendado em uma dose inicial de 45 mg SC, seguida de uma dose de 45 mg, 4 semanas mais tarde, e depois repetida cada 12 semanas. Em alternativa, em pacientes com peso corporal acima de 100 kg, poderá ser administrada a dose de 90 mg.

O tratamento tópico das lesões psoriásicas deve ser visto na seção de Dermatologia.

PROGNÓSTICO

A associação de psoríase ou AP com infecção pelo vírus HIV é mais grave e menos responsiva ao tratamento, bem como é considerada como fator de mau prognóstico (relação com infecções recorrentes e graves e com piora da imunodeficiência após uso de DMCD).

■ ARTRITE REATIVA

A ARe é definida como sinovite estéril secundária à infecção extra-articular ou a distância. Na maioria dos casos, ocorre no TGI ou geniturinário, antecedendo, geralmente, até quatro semanas do início do quadro articular. A síndrome de Reiter, descrita em 1916, é uma das formas de artrite reativa, caracterizada pela presença da tríade – uretrite não gonocócica, conjuntivite e artrite. Atualmente, essa nomenclatura não é mais usada.

EPIDEMIOLOGIA

Afeta geralmente adultos jovens e com vida sexual ativa. Cerca de metade das ARe ou oligoartrites indiferenciadas pode ser atribuída a patógenos específicos com combinação de cultura e sorologia. Há associação com o HLA-B27 em metade dos casos, especialmente naqueles com curso crônico. Os organismos predominantes são *Chlamydia*, *Salmonella*, *Shiguella*, *Yersinia* e *Campylobacter*.

QUADRO CLÍNICO

Em geral, o quadro se inicia após 1 a 4 semanas do relato de infecção (diarréia ou uretrite), podendo apresentar sintomas constitucionais, como fadiga, febre e perda ponderal. Os sintomas musculoesqueléticos são de caráter agudo, e a oligoartrite assimétrica de membros inferiores é o mais comum. O quadro articular inflamatório é semelhante ao da artrite séptica, e a artrocentese é obrigatória para o diagnóstico diferencial.

- Entesite: tendão de calcâneo e fáscia plantar são os locais mais comuns. Pode ocorrer ainda em ilíacos, púbis, tuberosidade isquiática.
- Sacroiliíte e/ ou espondilite: ocorre em 50% dos casos, porém a progressão para anquilose é rara. Geralmente assimétrica e associada ao HLA-B27.

DIAGNÓSTICO

Não há diagnóstico definitivo para a ARe. O quadro de oligoartrite inflamatória estéril associada à história de infecção e relação temporal entre os eventos é suficiente para o diagnóstico na maioria dos casos.

DIAGNÓSTICO E TRATAMENTO

> **ATENÇÃO!**
>
> Algumas vezes, a infecção pode estar latente e ser de difícil identificação, como a cervicite ou prostatite oligo ou assintomática.

As alterações laboratoriais refletem o processo inflamatório sistêmico com aumento de VHS, proteína C-reativa e de outros marcadores de atividade inflamatória. Na doença ativa, pode haver anemia, leucocitose e trombocitose.

A análise do líquido sinovial mostra hipercelularidade, variando de 5.000 a 50.000 células/mm^3, com predomínio de neutrófilos, podendo confundir com a artrite séptica. A bacterioscopia e cultura negativas são fundamentais para diferenciar os processos.

O principal diagnóstico diferencial é com a atrite gonocócica (oligoatrite e tenossinovite em jovens com vida sexual ativa; com ou sem presença de lesões de pele). As principais informações úteis para o diferencial são: envolvimento de membros superiores (mais em artrite gonocócica) e lesão de pele (lesão eritemato-pustulosa palmoplantar, mais em artrite gonocócica). Hemocultura, a cultura de lesões cutâneas e líquido articular podem confirmar o diagnóstico de infecção gonocócica.

TRATAMENTO

- AINH: controle de sinovite e entesite.
- GC: intra-articular para oligoartrites.
- SSZ e MTX para doença articular crônica.
- Antibióticos são usados quando identificado o sítio de infecção. Os mais usados são o ciprofloxacino e a doxiciclina. No entanto, há controvérsias sobre o tempo de tratamento (2 semanas a 3 meses).
- Bloqueadores do TNF: para casos clínicos com resposta inadequada às medicações listadas.

PROGNÓSTICO

O curso clínico da ARe é imprevisível. O 1° episódio, em média, dura de 2 a 3 meses e pode evoluir em um curso intermitente ou crônico. A forma crônica está mais associada com o envolvimento periférico refratário e quadro axial. A incidência da ARe em pacientes HIV positivos é de 5 a 10%. Essa associação pode corresponder a uma doença mais grave e refratária, como na artrite psoriásica.

■ ARTRITES ENTEROPÁTICAS

Compõem um grupo de doenças articulares inflamatórias associadas às doenças inflamatórias intestinais (DII), como a doença de Crohn (DC) e a retocolite ulcerativa (RCU).

A artrite pode ocorrer em 10 a 25% dos pacientes com DII, especialmente naqueles com DC. Pode preceder a manifestação intestinal, apresentando-se por anos como quadro articular indiferenciado. Pacientes com DC e HLA-B27 positivo têm maior chance de evoluir com quadro axial, semelhante à EA. A artrite axial é mais comum em homens que mulheres (3:1).

QUADRO CLÍNICO

Artrite periférica

Geralmente oligoarticular simétrica, com padrão migratório e não erosivo. Pode associar-se com a dactilite e entesite. A atividade articular periférica pode estar associada à atividade da doença intestinal, mais na RCU, e colectomia em casos refratários pode remitir a doença articular periférica. Não há melhora de quadro axial ou relação com atividade intestinal na DC.

Artrite axial

Padrão semelhante ao da EA. Pode estar relacionado ao HLA-B27 em 50 a 75% dos casos. Evolução independente do quadro intestinal. Existem duas apresentações clínicas principais das AE, que estão sucintamente explicadas no Quadro 343.3.

QUADRO 343.3 ■ Caracterização dos principais tipos de artrite das artrites enteropáticas, de acordo com os critérios de Oxford

CARACTERÍSTICAS CLÍNICAS	TIPO I (PAUCI)	TIPO II (POLI)
Envolvimento articular		
Número	< 5	≥ 5
Tamanho	Grandes (+ membros inferiores)	Pequenas/grandes
Curso	Intermitente/ autolimitado (< 10 semanas)	Persistente (> 10 semanas)
Simetria	Não	Sim
Manifestações extra-articulares	Todas	+ Uveítes
Associação com *flare* intestinal	Sim	Não
Genes	HLA-B27 (27%) HLA-B35 (32%) DRB1*0103 (33%)	HLA-B44 (62%)
Erosão	Não	Sim

Fonte: Orchard e colaboradores.[18]

DIAGNÓSTICO

Anemia é comum, representando anemia de doenças crônicas e/ou por perdas. Aumento de VHS e proteína C-reativa (atividade de doença). Fator reumatoide (FR) e fator antinuclear (FAN) geralmente negativos, radiografia de articulações periféricas sem erosões, e radiografia de sacroilíacas pode ser semelhante à EA.

TRATAMENTO

- AINH: para sintomas articulares, pode exacerbar a doença inflamatória intestinal, principalmente a RCU, e devem ser usados com muita cautela ou evitados, sobretudo em casos de atividade intestinal concomitante.
- GC: intra-articular para oligoartrites e sistêmico para quadro intestinal e entesites periféricas. Quadro axial não tem boa resposta.
- SSZ: bom para artrite periférica e para quadro intestinal.
- Bloqueadores do TNF: indicados para o controle da doença articular e intestinal, principalmente os anticorpos monoclonais (IFX, ADA e certolizumabe). O ETN e o secuquinumabe não apresentam bons resultados para o controle do quadro intestinal. Outra opção mais recente é o ustequinumabe.

REVISÃO

- As EpA (EA, APs, AE, ARe, EI e EJ) formam um grupo de doenças distintas que compartilham aspectos relacionados ao conceito dessas enfermidades, como o acometimento da êntese, a associação genética com o HLA-B27, o acometimento das sacroilíacas e as MEA.
- Os principais achados clínico-patológicos atingem inicialmente a êntese, o complexo ênteso-sinovial e o tecido ósseo, com queixas periféricas (artrite, dactilite, entesite) e axiais (sacroilíite e espondilite). Há, ainda, osteíte com neoangiogênese, sinovite secundária e formação de tecido de granulação na fibrocartilagem. As bactérias intestinais e a imunopatologia da mucosa do colo e uretral também são importantes fatores etiopatogênicos.
- O diagnóstico se baseia nas manifestações articulares e extra-articulares e nos achados inflamatórios da ressonância magnética (edema medular ósseo nas sacroilíacas). O tratamento, medicamentoso e com programas de reabilitação postural, busca o alívio da dor, da rigidez, da inflamação e da fadiga, melhorando função, mobilidade e qualidade de vida, e evitando a progressão do dano estrutural.

■ REFERÊNCIAS

1. Farouk HM, Mostafa AA, Youssef SS, Elbeblawy MM, Assaf NY, Elokda el SE. Value of entheseal ultrasonography and serum cartilage oligomeric matrix protein in the preclinical diagnosis of psoriatic arthritis. Clin Med Insights Arthritis Musculoskelet Disord. 2010;3:7-14.
2. Carneiro SCS, Azulay-Abulafia L, Azulay DR. Doenças eritematoescamosas. In: Azulay DR, Azulay RD. Dermatologia. 3.ed. Rio de Janeiro: Guanabara Koogan; 2004. p. 71-80.
3. Feldman SR. Epidemiology, pathophysiology, clinical manifestations, and diagnosis of psoriasis [Internet]. Waltham: Uptodate; 2017 [capturado em 15 maio 2017]. Disponível em: http://www.uptodate.com/contents/epidemiology-pathophysiology-clinical-manifestations-and-diagnosis-of-psoriasis.
4. Gladman DD, Antoni C, Mease P, Clegg DO, Nash P. Psoriatic arthritis: epidemiology, clinical features, couse, and outcome. Ann Rheum Dis. 2005;64 Suppl 2:ii14-7.
5. Sampaio-Barros PD, Azevedo VF, Bonfiglioli R, Campos WR, Carneiro SCS, Carvalho MAP, et al. Consenso Brasileiro de espondiloartropatias: espondilite anquilosante e artrite psoriásica diagnóstico e tratamento: primeira revisão. Rev Bras Reumatol. 2007;47(4):233-42.
6. Herron MD, Hinckley M, Hoffman MS, Papenfuss J, Hansen CB, Callis KP, et al. Impact of obesity and smoking on psoriasis presentation and management. Arch Dermatol. 2005;141(12):1527-34.
7. Huerta C, Rivero E, Rodríguez LA. Incidence and risk factors for psoriasis in the general population. Arch Dermatol. 2007;143(12):1559-65.
8. Setty AR, Curhan G, Choi HK. Obesity, waist circumference, weight change, and the risk of psoriasis in women: Nurses' Health Study II. Arch Intern Med. 2007;167(15):1670-5.
9. Bremmer S, Van Voorhees AS, Hsu S, Korman NJ, Lebwohl MG, Young M, et al. Obesity and psoriasis: from the Medical Board of the National Psoriasis Foundation. J Am Acad Dermatol. 2010;63(6):1058-69.
10. De Simone C, Caldarola G, D'Agostino M, Carbone A, Guerriero C, Bonomo L, et al. Usefulness of ultrasound imaging in detecting psoriatic arthritis of fingers and toes in patients with psoriasis. Clin Dev Immunol. 2011;2011:390726.
11. Moll JMH, Wright V. Psoriatic arthritis. Semin Arthritis Rheum. 1973;3(1):55-78.
12. Taylor W, Gladman D, Helliwell P, Marchesoni A, Mease P, Mielants H. Classification criteria for psoriatic arthritis: development of new criteria from a large international study. Arthritis Rheum. 2006;54(8):2665-73.
13. Tsankov N, Kazandjieva J, Drenovska K. Drugs in exacerbation and provocation of psoriasis. Clin Dermatol. 1998;16(3):333-51.
14. Soriano ER, McHugH NJ: Therapies for peripheral joint disease in psoriatic arthritis: a systematic review. J Rheumatol. 2006;33(7):1422-30.
15. Ritchlin C, Rahman P, Kavanaugh A, McInnes IB, Puig L, Li S, et al. Efficacy and safety of the anti-IL-12/23 p40 monoclonal antibody, ustekinumab, in patients with active psoriatic arthritis despite conventional non-biological and biological anti-tumour necrosis factor therapy: 6-month and 1-year results of the phase 3, multicentre, double-blind, placebo-controlled, randomised PSUMMIT 2 trial. Ann Rheum Dis. 2014;73(6):990-9.
16. Mease PJ, McInnes IB, Kirkham B, Kavanaugh A, Rahman P, van der Heijde D, et al. Secukinumab inhibition of interleukin-17A in patients with psoriatic arthritis. N Engl J Med. 2015;373(14):1329-39.
17. McInnes IB, Mease PJ, Kirkham B, Kavanaugh A, Ritchlin CT, Rahman P, et al. Secukinumab, a human anti-interleukin-17A monoclonal antibody, in patients with psoriatic arthritis (FUTURE 2): a randomised, double-blind, placebo-controlled, phase 3 trial. Lancet. 2015;386(9999):1137-46.
18. Orchard TR, Wordsworth BP, Jewell DP. Peripheral arthropathies in inflammatory bowel disease: their articular distribution and natural history. Gut. 1998;42(3):387-91.

■ LEITURAS SUGERIDAS

Coates LC, Helliwell PS. Treating to target in psoriatic arthritis: how to implement in clinical practice. Ann Rheum Dis. 2016;75(4):640-3.
Gupta R, Misra R. Microbe-triggered arthropathies: reactive arthritis and beyond. Int J Rheum Dis. 2016;19(5):437-9.
Kabeerdoss J, Sandhya P, Danda D. Gut inflammation and microbiome in spondyloarthritis. Rheumatol Int. 2016;36(4):457-68.
Olivieri I, D'Angelo S. Psoriatic arthritis in 2015: advancement continues in imaging, tight control and new drugs. Nat Rev Rheumatol. 2016;12(2):76-8.
Resende GG, Lanna CC, Bortoluzzo AB, Gonçalves CR, da Silva JA, Ximenes AC, et al. Enteropathic arthritis in Brazil: data from the brazilian registry of spondyloarthritis. Rev Bras Reumatol. 2013;53(6):452-9.
Rudwaleit M, van der Heijde D, Landewé R, Akkoc N, Brandt J, Chou CT, et al. The assessment of Spondyloarthritis International Society classification criteria for peripheral spondyloarthritis and for spondyloarthritis in general. Ann Rheum Dis. 2011;70(1):25-31.
Sieper J, Rudwaleit M, Baraliakos X, Brandt J, Braun J, Burgos-Vargas R, et al. The Assessment of SpondyloArthritis international Society (ASAS) handbook: a guide to assess spondyloarthritis. Ann Rheum Dis. 2009;68 Suppl 2:ii1-44.
Ward MM, Deodhar A, Akl EA, Lui A, Ermann J, Gensler LS, et al. American College of Rheumatology/Spondylitis Association of America/Spondyloarthritis Research and Treatment Network 2015 recommendations for the treatment of ankylosing spondylitis and nonradiographic axial spondyloarthritis. Arthritis Rheumatol. 2016;68(2):282-98.

344

FIBROMIALGIA

■ ROBERTO E. HEYMANN
■ DANIEL FELDMAN

A fibromialgia é uma síndrome de amplificação dolorosa, caracterizada pela presença de dor difusa por um período mínimo de três meses de duração. Insere-se no rol das síndromes de sensibilização do sistema nervoso central (SNC).

■ EPIDEMIOLOGIA

Acomete indivíduos em qualquer faixa etária, preferencialmente entre os 35 e 60 anos. A prevalência na população americana geral gira em torno de 2 a 5% da população adulta, e, no Brasil, estima-se que seja de 2,5% em indivíduos acima dos 16 anos. Há uma predominância do sexo feminino, podendo-se observar 7 a 8 mulheres para cada homem com fibromialgia.

■ FISIOPATOLOGIA

Dados da literatura demonstram algumas evidências que sugerem a existência de predisposição genética favorável ao desenvolvimento do quadro de fibromialgia em determinados indivíduos. Estes, quando expostos a estressores ambientais, prováveis gatilhos, evoluem com a síndrome. Entre os estressores, podem ser citados quadros infecciosos virais, traumas físicos importantes e distúrbios do humor, como a depressão e a ansiedade. Os mesmos gatilhos também atuam como agentes moduladores do seu curso clínico.

A sintomatologia dolorosa amplificada ocorre por aumento da atividade nociceptiva aferente central associado à disfunção da modulação inibitória descendente mediada pela norepinefrina e serotonina, resultando em estado de amplificação dolorosa central que sintomaticamente se traduz em hiperalgesia (sensibilidade dolorosa maior e/ou muito mais desprazeirosa do que seria esperado) e alodínea (estímulos geralmente não dolorosos passam a sê-lo) em decorrência das disfunções dos mecanismos reguladores centrais da dor. Além da amplificação do estímulo doloroso pela sensibilização central, há aumento do tamanho da área dolorosa acima do esperado para o estímulo, explicado pelo fenômeno da neuroplasticidade.

■ QUADRO CLÍNICO

Os principais sintomas observados são dores difusas, fadiga e distúrbios do sono.

A presença de dor difusa e crônica (com pelo menos três meses de duração) é obrigatória em 100% dos pacientes e não tem características específicas.

Os distúrbios do sono, observados em 80 a 90% dos casos, podem manifestar-se de várias formas, seja como dificuldade em iniciar o sono, despertares frequentes durante a noite, despertar precoce ao amanhecer ou simplesmente acordar muito cansado. Muitas vezes, os pacientes apresentam algum distúrbio do sono específico, como movimentos involuntários dos membros inferiores ou apneia do sono, que necessitará de abordagem própria.

A fadiga está presente em porcentagens semelhantes às dos distúrbios do sono, sendo descrita como perda de energia para as atividades diárias, físicas ou mentais. O paciente já a descreve ao despertar e relata que não melhora muito com o sono. Eventualmente, pode tornar-se intensa a ponto de impedir a realização das tarefas corriqueiras.

Uma parcela considerável desses pacientes apresenta transtornos do humor, sendo depressão, ansiedade e pânico os mais frequentes. Queixas cognitivas também são observadas, em especial os distúrbios de memória, concentração e raciocínio.

A fibromialgia associa-se com frequência às demais síndromes de sensibilização central. As principais são a síndrome da fadiga crônica, colo irritável e os sintomas geniturinários disfuncionais. Quando ocorrem essas associações, geralmente, há piora do quadro clínico e declínio da qualidade de vida do paciente. Os sintomas da fibromialgia são resumidos na Figura 344.1.

■ DIAGNÓSTICO E DIAGNÓSTICO DIFERENCIAL

O diagnóstico da fibromialgia é totalmente clínico, baseando-se na experiência do médico assistente. É preciso solicitar exames complementares

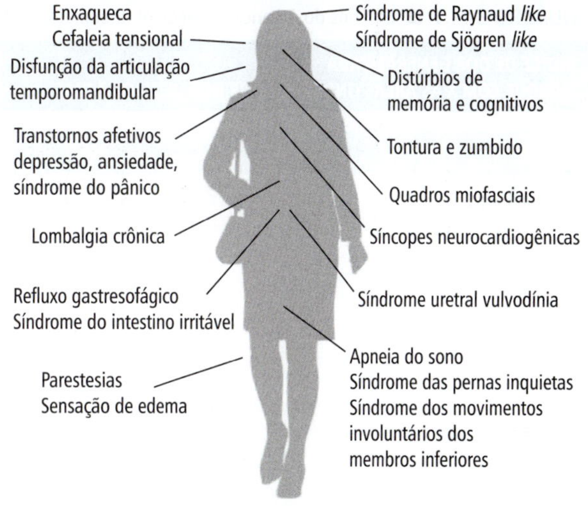

FIGURA 344.1 ■ Sintomas da fibromialgia.

ATM: articulação temporomandibular; MMII: membros inferiores.

quando há suspeita de outra condição que não a fibromialgia. Entre as doenças que fazem parte do diagnóstico diferencial, destacam-se hipotiroidismo, hiperparatiroidismo, estados de hipercalcemia sem hiperparatiroidismo, polimialgia reumática, osteomalácia, mialgias por drogas, medicamentos ou outras causas, síndromes paraneoplásicas, miopatias metabólicas ou inflamatórias e reumatismo psicogênico.

A publicação dos critérios diagnósticos da fibromialgia pelo American College of Rhreumatology (ACR)[1], em 1990 (Figura 344.2), foi de suma importância para o crescimento de pesquisas científicas sobre a síndrome, pois serviram para homogeneizar amostras de pacientes a serem incluídos nos diversos estudos. No entanto, foram incorporados de forma inadequada na prática clínica diária como critérios diagnósticos.

Recentemente, o ACR lançou um novo grupo de critérios diagnósticos que, além de úteis para homogeneizar amostras de pacientes, teriam aplicabilidade clínica diária. No entanto, ainda não foram totalmente aceitos pela comunidade científica reumatológica (Quadro 344.1). Para preencher o critério de fibromialgia, o paciente deve atingir um índice de dor generalizada igual ou maior a 7, associado a um índice de gravidade entre 3 e 6; ou um índice de dor generalizada igual ou maior a 5 com um índice de gra-

1 | História de dor difusa, persistente por mais de 3 meses dor difusa:
- à direita e à esquerda E;
- acima e abaixo da cintura E;
- um segmento do esqueleto axial

2 | Dor em 11 dos 18 pontos dolorosos já estabelecidos

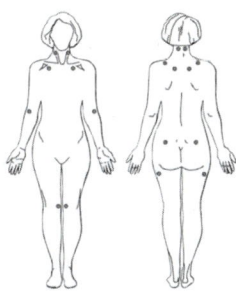

FIGURA 344.2 ■ Critérios do American College of Rheumatology.

Fonte: Wolfe e colaboradores.[1]

ATUALIZAÇÃO TERAPÊUTICA

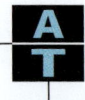

QUADRO 344.1 ■ Critérios do American College of Rheumatology (ACR – 2010), modificados em 2011

ÍNDICE DE DOR GENERALIZADA
MARQUE COM X AS ÁREAS ONDE TEVE DOR NOS ÚLTIMOS 7 DIAS

ÁREA	SIM	NÃO	ÁREA	SIM	NÃO
Mandíbula E			Mandíbula D		
Ombro E			Ombro D		
Braço E			Braço D		
Antebraço E			Antebraço D		
Quadril E			Quadril D		
Coxa E			Coxa D		
Perna E			Perna D		
Cervical			Cervical		
Tórax			Dorso		
Abdome			Lombar		

TOTAL DE ÁREAS DOLOROSAS: _____

ESCALA DE GRAVIDADE DOS SINTOMAS
MARQUE A INTENSIDADE DOS SINTOMAS, CONFORME VOCÊ ESTEJA SE SENTINDO NOS ÚLTIMOS 7 DIAS

FADIGA (cansaço ao executar atividades)	0	1	2	3
SONO NÃO REPARADOR (acordar cansado)	0	1	2	3
SINTOMAS COGNITIVOS (dificuldade de memória, concentração etc.)	0	1	2	3
PRESENÇA DE CEFALEIA, DOR ABDOMINAL BAIXA OU DEPRESSÃO (6 meses)	0	1	2	3

Fonte: Wolfe e colaboradores.[2]

---

vidade igual ou maior que 9. Paralelamente, o paciente não pode apresentar nenhuma outra doença que possa satisfazer essas condições clínicas.

■ TRATAMENTO

A educação do paciente, o primeiro passo do tratamento, consiste na explicação detalhada sobre a síndrome, suas causas, consequências, sintomas, fatores agravantes e benéficos. Estabelecem-se metas realistas de tratamento e de ganhos terapêuticos em conjunto com o paciente.

O tratamento propriamente dito é feito por meio de medicamentos e complementado por terapêutica não medicamentosa.

TRATAMENTO NÃO MEDICAMENTOSO

A atividade física é certamente uma das principais medidas terapêuticas. Todos os pacientes devem ser encorajados a adotá-la, pois uma série de trabalhos científicos demonstra melhora global e persistente quando seguida de forma regular, orientada e correta. Esse resultado ocorre por um efeito analgésico decorrente da liberação de endorfinas, por uma possível ação antidepressiva, ao proporcionar uma sensação de bem-estar global e por estimular o autocontrole.

Inicialmente, deve-se dar preferência a qualquer atividade física aeróbia e de baixo impacto, como caminhada, hidroginástica ou até natação. Em uma boa porcentagem de pacientes, uma simples caminhada ao passo normal, durante 30 minutos todos os dias, proporciona efeitos terapêuticos encorajadores.

> **ATENÇÃO!**
>
> A atividade física deve ser executada sempre com muito cuidado, pois, se exagerada, pode piorar o quadro clínico. Inicia-se com intensidade leve, cujo aumento deve ser gradativo e monitorado, para que seja bem tolerada desde o início e favoreça a adesão do paciente a longo prazo.

A acupuntura e a eletroacupuntura têm resultados controversos na literatura. Alguns pacientes podem beneficiar-se quanto ao alívio da dor. Em geral, os pacientes que se beneficiam apresentam melhora clínica a partir da 4ª ou 5ª sessão.

A terapia cognitivo-comportamental (TCC) é benéfica nos pacientes com baixa adesão ao tratamento, pois atua aumentando sua capacidade de enfrentamento e alterando crenças inadequadas que estejam prejudicando seu tratamento. Dessa forma, a modalidade terapêutica não medicamentosa, às vezes, consegue moldar a atitude do paciente e torná-la favorável ao tratamento.

Uma porcentagem entre 25 e a 50% de pacientes com fibromialgia apresentam distúrbios psiquiátricos concomitantes, que dificultam sua abordagem e melhora clínica, necessitando, muitas vezes, de um suporte psicológico ou psiquiátrico mais amplo.

TRATAMENTO MEDICAMENTOSO

O objetivo é controlar a dor e os demais sintomas, melhorando a funcionalidade das áreas acometidas e a qualidade de vida do paciente. A prescrição deve ser sempre em conjunto com as demais modalidades terapêuticas, pois o tratamento farmacológico isolado responde apenas pela melhora de 40 a 50% dos pacientes.

Eles apresentam altas taxas de efeito nocebo e adverso aos medicamentos utilizados. Assim, é prudente iniciar-se o tratamento com pequenas doses e aumentá-las bem lentamente.

É possível separá-los em dois grandes grupos de medicamentos, conforme a predominância dos mecanismos de ação no tratamento da fibromialgia: aqueles que diminuem a aferência nociceptiva e os que estimulam a modulação inibitória descendente.

Os agentes tricíclicos, os inibidores duais de recaptação de serotonina e da norepinefrina e o tramadol atuam inibindo a recaptação desses neurotransmissores e aumentando a disponibilidade dos dois neurotransmissores no SNC. Eles apresentam atividade antinociceptiva favorecendo a atuação do sistema descendente inibitório de dor, melhorando seu desempenho.

Por sua vez, os neuromoduladores atuam diminuindo a liberação dos neurotransmissores pronociceptivos, em especial o glutamato, na sinapse do corno posterior da medula, diminuindo, assim, a transmissão de aferência nociceptica da periferia para o SNC.

Os agentes tricíclicos mais estudados e utilizados em pacientes com fibromialgia são a amitriptilina e a ciclobenzaprina. Em geral, utilizam-se doses de amitriptilina de 12,5 a 50 mg, ministradas normalmente 2 a 4 horas antes de deitar. Doses maiores não costumam ser bem toleradas pelos pacientes. A ciclobenzaprina, um agente tricíclico com estrutura similar à da amitriptilina sem apresentar seus efeitos antidepressivos, pode ser utilizada como miorrelaxante, em doses de 2,5 a 20 mg por dia, 2 a 4 horas antes de deitar. Esses medicamentos, além de aliviarem a dor, demonstraram melhora na fadiga e particularmente no sono de pacientes com fibromialgia.

Por não apresentarem atividade bloqueadora seletiva nos receptores de norepinefrina e serotonina, esses agentes tricíclicos apresentam uma série de efeitos colaterais que muitas vezes inviabilizam sua utilização nesses pacientes. Entre os efeitos adversos mais frequentes, é possível citar: sonolência; vertigem; constipação; xerostomia; cefaleia; náusea; dispepsia; e alterações de paladar.

A nortriptilina, apresentando maior especificidade de inibição da recaptação de norepinefrina e, por isso, uma incidência menor de efeitos colaterais, especialmente os colinérgicos. Alguns pacientes, que não toleram o uso de amitriptilina ou ciclobenzaprina, podem utilizar doses que variam de 10 a 25 mg e obter algum efeito benéfico.

Os bloqueadores seletivos de recaptação de serotonina, em particular a fluoxetina, quando usados isoladamente, não demonstraram efeito importante no controle da dor. No entanto, a fluoxetina, associada à ciclobenzaprina ou à amitriptilina, amplifica a ação desses medicamentos no controle da dor. Portanto, essa classe de antidepressivos, associados aos agentes tricíclicos, é uma boa opção nos quadros em que há depressão.

Os antidepressivos duais, por atuarem seletivamente nos receptores de serotonina e norepinefrina, apresentam provavelmente eficácia semelhante ou até melhor, sem incorrer em tantos efeitos adversos aos observados com os agentes tricíclicos. Um dos medicamentos utilizados em nosso meio é a venlafaxina, que deve ser empregada em uma dose mínima de 150 mg ao dia e máxima de 300 mg, sempre prescrita pela manhã. Na fibromialgia, doses de venlafaxina menores do que 150 mg são ineficazes, pois sua ação transforma-se em mera inibidora de recaptação de serotonina. A duloxetina, também apresenta eficácia em doses a partir de 30 mg, sempre pela manhã. A dose máxima não deve ser superior a 120 mg. Ambos os antidepressivos possuem eficácia independente se o quadro doloroso encontra-se associado ou não à depressão. Seu principal efeito adverso é a náusea, que pode ser contornada se o paciente tomar a medicação após um bom café da manhã ou, eventualmente, após o almoço. As náuseas não costumam permanecer por mais de 15 dias. Entre os demais efeitos colaterais frequentes, estão: xerostomia; constipação; insônia; vertigem; cefaleia; disfunção erétil; e hipertensão arterial.

O tramadol, isolado ou associado ao paracetamol, mostrou-se eficaz no controle da dor, sendo uma boa opção nas exacerbações dolorosas ou nos casos de difícil controle da sintomatologia dolorosa. Deve-se ter cautela quando usado em conjunto com outros antidepressivos, pois os riscos de convulsões aumentam. Os demais opioides não devem ser empregados nos pacientes com fibromialgia por falta de eficácia e risco elevado de adição. Entre os efeitos colaterais do tramadol, citam-se náuseas, constipação, prurido, sonolência, cefaleia e outros.

Os neuromoduladores empregados no tratamento da fibromialgia são a gabapentina e a pregabalina. Ambas ligam-se à subunidade a-1-γ pré-sináptica, resultando, com isso, em diminuição da liberação de neurotransmissores pronociceptivos na sinapse do corno posterior da medula, diminuindo, dessa forma, a aferência nociceptiva. A gabapentina apresenta eficácia em doses de 1.200 a 2.400 mg divididas em 3 a 4 doses diárias. A pregabalina demonstrou eficácia em doses de 300 a 450 tomadas entre 2 a 3 vezes ao dia, nos estudos randomizados e duplos-cegos. Na prática clínica, há relatos frequentes que doses menores de até 75 mg, à noite, de pregabalina podem apresentar eficácia. Alguns efeitos adversos comuns a ambas são vertigem, sonolência, ataxia, fadiga, edema periférico, náuseas e outros.

O uso de indutores do sono pode ser necessário em pacientes com dificuldade em adormecer. Nesses casos, o zolpidem em doses de 5 a 12,5 mg pode ser extremamente útil. Deve ser utilizado com muita cautela, por criar tolerância e possível dependência, sendo prescrito, assim,se possível, por curtos períodos de tempo.

A suspeita de uma causa específica de distúrbio do sono deve ser investigada com estudo de polissonografia e tratada de forma adequada.

Os pacientes que apresentam síndrome de pernas inquietas ou movimentos involuntários dos membros inferiores necessitam de uma avaliação do nível de ferro sérico, que quando deficiente, deverá ser corrigido. Na ausência de deficiência, deve-se empregar como 1ª escolha o pamiprexole, iniciando com doses noturnas de 0,125 mg e aumentando-as gradativamente até a dose ideal, sem ultrapassar 1,5 mg.

Os pacientes portadores de apneia do sono devem ser encaminhados ao especialista para avaliar a melhor conduta.

ATENÇÃO!

O tratamento interdisciplinar é obrigatório, sendo necessário individualizar e planejar adequadamente a terapia de cada paciente.

REVISÃO

- O diagnóstico da fibromialgia é clínico, e exames complementares são úteis apenas para o diagnóstico diferencial.
- Sintomas sistêmicos, como febre, anorexia, perda de peso e fraqueza muscular, devem levantar suspeitas para outras doenças.
- O objetivo do tratamento medicamentoso deve ser controlar a dor e os demais sintomas, melhorando a qualidade de vida do paciente.
- Os medicamentos devem ser prescritos em conjunto com as demais modalidades terapêuticas, pois o tratamento farmacológico isolado responde apenas pela melhora de 40 a 50% dos pacientes.

■ REFERÊNCIAS

1. Wolfe F, Smythe HA, Yunus MB, Bennett RM, Bombardier C, Goldenberg DL, et al. The American College of Rheumatology 1990 Criteria for the Classification of Fibromyalgia. Report of the Multicenter Criteria Committee. Arthritis Rheum. 1990;33(2):160-72.
2. Wolfe F, Clauw DJ, Fitzcharles MA, Goldenberg DL, Häuser W, Katz RS, et al. Fibromyalgia criteria and severity scales for clinical and epidemiological studies: a modification of the ACR Preliminary Diagnostic Criteria for Fibromyalgia. J Rheumatol. 2011;38(6):1113-22.

■ LEITURAS SUGERIDAS

Choy E, Marshall D, Gabriel ZL, Mitchell SA, Gylee E, Dakin HA. A systematic review and mixed treatment comparison of the efficacy of pharmacological treatments for fibromyalgia. Semin Arthritis Rheum. 2011;41(3):335-45.

Häuser W, Petzke F, Üçeyler N, Sommer C. Comparative efficacy and acceptability of amitriptyline, duloxetine and milnacipran in fibromyalgia syndrome: a systematic review with meta-analysis. Rheumatology (Oxford). 2011;50(3):532-43.

Heymann RE, Paiva Edos S, Helfenstein M Jr, Pollak DF, Martinez JE, Provenza JR, et al. Brazilian consensus on the treatment of fibromyalgia. Rev Bras Reumatol. 2010 50(1):56-66.

Siler AC, Gardner H, Yanit K, Cushman T, McDonagh M. Systematic review of the comparative effectiveness of antiepileptic drugs for fibromyalgia. J Pain. 2011;12(4):407-15.

345
LÚPUS ERITEMATOSO SISTÊMICO

■ EDGARD TORRES DOS REIS NETO
■ EMILIA INOUE SATO

O lúpus eritematoso sistêmico (LES) é uma doença inflamatória crônica, de etiologia multifatorial, que acomete vários órgãos ou sistemas. Tem distribuição universal, com prevalência e incidência variando de 12 a 98 casos/100 mil habitantes e 1,8 a 8,7 casos/100 mil habitantes, respectivamente. No Brasil, em único estudo realizado na cidade de Natal /RN, sua incidência foi de 8,7 casos/100 mil habitantes. De modo geral, acomete 9 a 12 mulheres para cada homem. Embora possa acometer indivíduos de qualquer idade, a média de idade ao diagnóstico é em torno de 30 anos. Ocorre em todas as raças, com maior prevalência em mulheres pretas do que em brancas, em estudos norte-americanos.

A interação entre diversos fatores (hormonal, ambiental e infeccioso), em indivíduos com predisposição genética, parece levar à perda da tolerância imunológica e ao desenvolvimento da doença. Agentes infecciosos (p. ex.: vírus Epstein-Barr [EBV]), alguns medicamentos (procainamida, hidralazina, hidrazida, etc.), radiação ultravioleta (luz solar) e fatores hormonais (aumento da relação estrogênio/androgênio) são reconhecidos como possíveis fatores desencadeantes. O desequilíbrio do sistema imunológico caracteriza-se pela presença de autoanticorpos dirigidos, sobretudo, contra antígenos nucleares, sendo que alguns anticorpos contra antígenos específicos de superfície celular também participam da patogênese da doença, como nas citopenias e no comprometimento neuropsiquiátrico. A lesão tecidual decorre principalmente da formação e deposição de imunocomplexos (ICs), ativação do sistema de complemento e consequente processo inflamatório. Além disso, pacientes com LES apresentam déficit nos mecanismos de depuração de autoantígenos e de ICs circulantes, favorecendo a perpetuação do processo (Figura 345.1).

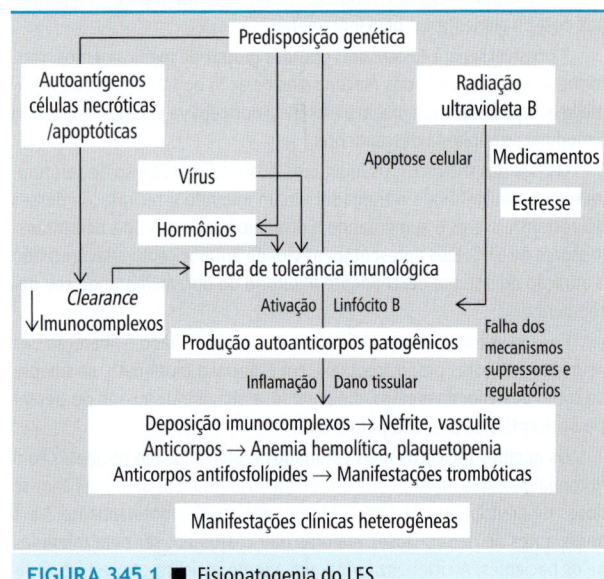

FIGURA 345.1 ■ Fisiopatogenia do LES.

■ QUADRO CLÍNICO

As manifestações do LES são pleomórficas e heterogêneas. Tem evolução crônica, com períodos de atividade e de remissão, em que os pacientes podem permanecer assintomáticos/oligossintomáticos por longos períodos. O comprometimento de diversos órgãos ou sistemas pode ocorrer simultânea ou sequencialmente. Assim, as chances de acometimento de um órgão aumentam com a evolução da doença. O Quadro 345.1 descreve as principais manifestações clínicas do LES. As manifestações renais, dada sua frequência e gravidade, serão discutidas à parte.

COMPROMETIMENTO RENAL

Ocorre em até 60% dos pacientes adultos e 80% das crianças. Clinicamente, pode-se manifestar como urina espumosa, síndrome edematosa ou nefrótica, hipertensão arterial, oligúria ou síndrome urêmica, associada ou não a sinais de atividade de doença em outros órgãos/sistemas. A nefrite lúpica pode ser definida como proteinúria ≥ 0,5 g em 24 horas ou relação proteína (P)/creatinina (Cr) (P/C) ≥ 0,5 em amostra isolada de urina, ou alteração do sedimento urinário, com leucocitúria, hematúria ou cilindrúria, na ausência de outros fatores que os justifiquem.

DIAGNÓSTICO E TRATAMENTO

QUADRO 345.1 ■ Manifestações clínicas mais frequentes no LES

MANIFESTAÇÕES (%)	DESCRIÇÃO
Constitucionais (41-84%)	Adinamia, fadiga, mal-estar, perda de peso e febre são frequentes na fase ativa da doença. A fadiga, embora inespecífica, é comum e deve ser distinguida da fibromialgia
Cutâneo-mucoso (até 80%)	Podem ser divididas em lesões agudas (fotossensibilidade, eritema malar), subagudas (psoriasiforme, anular-policíclica) e crônicas (lúpus discoide, bolhoso, profundo, tumidus, hipertrófico e eritema pérnio). A lesão em asa de borboleta é fotossensível, em geral poupa o suco nasolabial e deve ser diferenciada principalmente da rosácea e dermatite seborreica. Alopecia difusa ocorre em até 60% e úlceras orais ou nasofaríngeas, habitualmente indolores, em 15 a 20%
Musculo-esqueléticas (61-93%)	O acometimento articular, em geral, se inicia como poliartralgia inflamatória de pequenas e médias articulações, podendo evoluir com artrite, habitualmente não erosiva, que em menos de 15% dos casos se torna crônica. O comprometimento de tendões e cápsulas pode causar deformidades articulares reversíveis (síndrome de Jaccoud). Osteonecrose pela doença ou associada ao uso de corticoide ou pela síndrome antifosfolípide, afeta cerca de 10% dos pacientes. Mialgias são frequentes, embora miopatia inflamatória pela doença seja rara (3%)
Hematológicas (até 72%)	Anemia de doença crônica é mais frequente, e a anemia hemolítica autoimune é rara (<15%). A leucopenia e a linfopenia ocorrem em 50-60% em fase ativa da doença, e a plaquetopenia grave (< 30.000/mm^3), em menos de 10%. Importante diferenciar se estas são decorrentes do LES ou secundárias a medicamentos, a infecções ou devido a outra doença hematológica. Linfadenopatia ocorre em até 35% dos adultos e 70% das crianças
Neuropsiquiátricas (24-59%)	Dezenove síndromes descritas incluem: meningite asséptica, acidente vascular cerebral, síndromes desmielinizantes, cefaleia (geralmente refratária a opioides e que melhora com corticoides), distúrbios de movimentos, mielite transversa, convulsões, *delirium*, transtornos de humor/ansiedade, disfunção cognitiva, psicose, síndrome de Guillain-Barré, mono ou polineuropatia, neuropatia craniana, plexopatia, miastenia gravis e alterações autonômicas
Serosite (10-36%)	Pleurite (24-36%), pericardite (12-23%) ou peritonite (< 10%). Tamponamento pericárdico é raro (< 1%)
Pulmonares (7-14%)	Incluem pneumonite lúpica, hipertensão pulmonar, hemorragia alveolar, síndrome do pulmão encolhido e pneumopatia intersticial. Febre, dispneia e tosse, com ou sem cianose, ou escarro hemoptoico podem resultar de pneumonite lúpica. A hemorragia alveolar é complicação rara, porém, extremamente grave, com mortalidade superior a 50%, sendo mais frequente em pacientes com nefrite lúpica concomitante. Queda de hemoglobina/hematócrito pode ser sinal precoce da doença e a ausência de hemoptise não exclui hemorragia alveolar. Hipertensão pulmonar é rara, devendo ser aventada em paciente com dispneia e hipoxemia sem alteração do parênquima pulmonar
Cardíacas (<10%)	Miocardite clínica é rara (10%). A endocardite de Libman-Sacks está associada a anticorpos antifosfolípides e compromete valvas cardíacas, raramente necessitando de intervenção cirúrgica
Sistema digestório (25-30%)	Dor abdominal, hepatomegalia (10-30%), pancreatite, vasculite abdominal e hepatite autoimune (2,4-20%). A associação com colangite biliar primária é descrita em 2,7 a 15% dos pacientes
Vasculares (20-56%)	Vasculite palmar (56%), fenômeno de Raynaud (24-40%), úlceras digitais e livedo reticular. A vasculite costuma afetar vasos de pequeno calibre, principalmente da mucosa oral ou nasal e polpas digitais. Vasculite de artérias de médio calibre é rara e pode causar úlceras cutâneas e necroses digitais. Isquemias cutâneas ou viscerais também podem ser decorrentes de trombose em virtude de anticorpos antifosfolípide
Oculares (2-10%)	Conjuntivite (10%), uveíte (2%) e vasculite retiniana (9%). Trombose de vasos retinianos pode ocorrer devido a anticorpos antifosfolípide.

ATENÇÃO!

O comprometimento renal no LES é mais frequente nos primeiros três anos da doença, sendo a principal causa de internação hospitalar e importante preditora de morbimortalidade, com evolução para doença renal crônica em 5 a 20% dos casos.

O padrão-ouro para o seu diagnóstico é a biópsia renal. Exceto quando houver contraindicação, deve ser realizada em todo paciente com suspeita de nefrite lúpica (proteinúria ≥ 0,5 g/24 h, ou relação P/C urinária ≥ 0,5, associado à hematúria ou cilindrúria; aumento de creatinina sem outra causa ou proteinúria ≥ 1 g/24 h. A biópsia confirma a doença renal, avalia a classe histológica (Quadro 345.2) e auxilia na programação terapêutica. além de prover informações sobre atividade, cronicidade e progressão da doença e fazer o diagnóstico diferencial com nefropatias de outras etiologias. A biópsia geralmente mostra nefrite imune mediada, com padrão *full house* (depósito de IgG, IgM, IgA, C1q, C3 e C4). Alterações indicativas de atividade incluem hipercelularidade endocapilar, infiltrado leucocitário, necrose fibrinoide/cariorrexe, crescentes celulares, depósito hialino subendotelial e infiltrado celular intersticial. As alterações consideradas crônicas são: esclerose glomerular, crescente fibrosa, fibrose intersticial e atrofia tubular.

QUADRO 345.2 ■ Classificação da nefrite lúpica segundo International Society of Nephrology/Renal Pathology Society

Classe I	Mesangial mínima
Classe II	Mesangial proliferativa
Classe III	Proliferativa Focal (< 50% dos glomérulos) • III (A): lesões ativas • III (A/C): lesões ativas e crônicas • III (C): lesões crônicas
Classe IV	Proliferativa Difusa (≥ 50% dos glomérulos) • Difusa Segmentar (IV-S) ou global (IV-G) • IV (A): lesões ativas • IV (A/C): lesões ativas e crônicas • IV (C): lesões crônicas
Classe V*	Membranosa
Classe VI	Esclerosante avançada (≥ 90% dos glomérulos globalmente esclerosados, sem atividade residual)

*Pode ocorrer em associação com classe III ou IV.
Fonte: Adaptado de Weening e colaboradores.[1]

■ DIAGNÓSTICO

Sem manifestação clínica patognomônica ou teste laboratorial específico, o pleomorfismo de suas manifestações torna o diagnóstico do LES um desafio na prática clínica. Deve ser suspeitado principalmente em mulheres jovens com comprometimento de diversos órgãos e sistemas, com base na anamnese, no exame físico e nos exames complementares. O diagnóstico diferencial é amplo e inclui doenças infecciosas (HIV, hepatite C, sífilis, CMV, tuberculose, eritrovírus B19, endocardite infecciosa, etc), neoplasias (especialmente as doenças linfoproliferativas), pênfigo, porfiria e outras doenças reumáticas autoimunes. O critério de classificação do Systemic Lupus Collaborating Clinics Classification (SLICC),[2] proposto em 2012 (Quadro 345.3) apresentou sensibilidade de 97% e especificidade de 84% no estudo de *coorte* original.

EXAMES LABORATORIAIS

Os exames laboratoriais são úteis para o diagnóstico e para a avaliação da extensão e atividade de doença. Em todos os pacientes com diagnóstico ou suspeita de LES, deve-se fazer hemograma completo, análise do sedimento urinário e da função renal. Outros exames devem ser solicitados na dependência das queixas e exame físico, a fim de avaliar possíveis órgãos comprometidos, assim como sua gravidade. Avaliação de comorbidades e fatores de risco cardiovasculares também devem ser realizados, uma vez que pacientes com LES apresentam aterosclerose precoce.

A pesquisa de fatores antinucleares (FAN) por imunofluorescência indireta (IFI) em células HEp-2 é positiva em mais de 95% dos pacientes em fase ativa da doença. Embora os anticorpos anti-dsDNA, anti-nucleossomo, anti-Sm e anti-P-ribossomal apresentem alta especificidade para doença, sua sensibilidade é baixa (50-60%, 60-70%, 30 e 10%, respectivamente). Anticorpos anti-dsDNA e antinucleossomo correlacionam-se com atividade de doença, especialmente a renal. Anti-P-ribossomal pode ser solicitado na ausência de outros autoanticorpos, especialmente quando o padrão do FAN sugere a sua presença. Outros auto anticorpos, como anti-U1-RNP, anti-Ro/SS-A e anti-La/SS-B, são inespecíficos. A dosagem de complemento (C3, C4 ou CH100) pode ser útil para o monitoramento de atividade de doença. Em mais de 50% dos casos, há evidência de

QUADRO 345.3 ■ Critérios de classificação para LES, segundo o SLICC

CRITÉRIOS CLÍNICOS

1 | Lúpus cutâneo agudo
  • Eritema malar (não pontuar se discoide), lúpus bolhoso, necrólise epidérmica tóxica variante lúpus, lesão maculopapular fotossensibilidade – *na ausência de dematomiosite*
  • Lúpus cutâneo subagudo: lesões psoriasiformes ou policíclicas anulares que geralmente melhoram sem deixar cicatriz. Às vezes, podem causar telangiectasia ou despigmentação pós-inflamatória.

2 | Lúpus cutâneo crônico: Lesão discoide clássica, lúpus hipertrófico (verrucoso), paniculite do lúpus (lúpus profundo), lúpus mucoso, lúpus eritematoso tumidus, eritema pérnio do lúpus, sobreposição lúpus discoide/líquen plano

3 | Úlcera oral (palato, boca ou língua) ou úlcera nasal*

4 | Alopecia não cicatricial*

5 | Sinovite (edema ou derrame articular) em duas ou mais articulações, ou, dor em duas ou mais articulações associada à rigidez matinal de pelo menos 30 minutos

6 | Serosite*: Dor pleurítica típica por mais de 1 dia ou derrame pleural ou atrito pleural, ou, dor torácica típica de pericardite por mais de 1 dia ou derrame pericárdico ou atrito pericárdico ou pericardite diagnosticada por ECG

7 | Renal: Relação proteína/Cr na urina ≥ 0,5 ou proteinúria ≥ 500 mg/24 horas) ou cilindros hemáticos

8 | Neurológico*: convulsões, psicose, mononeurite múltipla, mielite, neuropatia periférica ou de nervo craniano, estado confusional agudo

9 | Anemia hemolítica

10 | Leucopenia < 4.000 /mm^3 ou linfopenia < 1.000/mm^3 em pelo menos uma ocasião*

11 | Plaquetopenia < 100.000/mm^3 pelo menos em uma ocasião*

CRITÉRIOS IMUNOLÓGICOS

1 | FAN positivo acima do valor de referência

2 | Anti-dsDNA acima do valor de referência (se ensaio imunoenzimático > 2 vezes o valor de referência)

3 | Anti-Sm positivo

4 | Anticorpo antifosfolípide: anticoagulante lúpico positivo; reação falso-positiva para sífilis; anticardiolipina em títulos moderados a altos IgG, IgM ou IgA; anti-β2Glicoproteína-1 IgG, IgM ou IgA

5 | Diminuição de complemento: C3, C4 ou CH 50

6 | Coombs direto positivo na ausência de anemia hemolítica

Um paciente pode ser classificado como tendo LES se apresentar no mínimo 4 critérios, sendo pelo menos 1 clínico e 1 imunológico, ou, quando a biópsia renal for compatível com nefrite lúpica (ISSN/RNS 2003), na presença de FAN ou anti-dsDNA positivo.

*Na ausência de outras causas que os justifiquem.
Fonte: Modificado de Petry e colaboradores.[2]

consumo de complemento em fase ativa da doença. Crioglobulinas tipo misto podem ser encontradas em alguns casos na fase ativa, geralmente acompanhadas de hipocomplementemia.

Os anticorpos antifosfolípides (anticoagulante lúpico; anticardiolipina IgG, IgM e IgA; e anti-β2 glicoproteína-1 IgG, IgM e IgA) podem ser encontrados em 20 a 40%, sendo que 10 a 20% apresentarão manifestações da síndrome antifosfolípide, incluindo trombose vascular (arterial ou venosa) e/ou morbidade gestacional.

■ TRATAMENTO

O tratamento do LES deve incluir orientação sobre a doença e sua evolução.

> **ATENÇÃO!**
>
> Com acompanhamento e tratamento adequados, na maioria dos casos, os pacientes têm vida produtiva e com boa qualidade. O acompanhamento médico periódico, com boa adesão ao tratamento, é importante para o bom prognóstico.

ORIENTAÇÕES GERAIS

O uso de fotoprotetor é obrigatório, pelo menos FPS 30 de 4/4horas. Além disso, deve-se evitar exposição solar prolongada e utilizar vestimentas (chapéu, camisas longas, etc) em dias de maior exposição.

Pela maior frequência de fatores de risco cardiovasculares tradicionais nos pacientes com LES, é de suma importância orientações com relação à dieta, combate ao sedentarismo, evitar ou eliminar o tabagismo, tratamento e monitorização dos níveis de glicemia, lipídeos e pressão arterial (PA). A dieta deve ser adequada para o controle destes fatores e também para prevenção de perda de massa óssea (ingesta adequada de cálcio). A prática de exercício físico regular deve ser estimulada após avaliação individualizada, respeitando-se as restrições apresentadas pelo paciente. Estudos demonstraram que o exercício físico melhora a capacidade aeróbia, fadiga, depressão, qualidade de vida, sono e função endotelial, sem piora da doença em pacientes com atividade da doença leve a moderada, sendo importante estratégia para manutenção do trofismo muscular, prevenção da perda da massa óssea e de doenças cardiovasculares. Para o tratamento da hipertensão arterial, os inibidores da enzima conversora de angiotensina (iECA) são os anti-hipertensivos de eleição, na ausência de contraindicação. Estatina deve ser prescrita para manter níveis de lipoproteína de baixa densidade-colesterol (LDL-C) abaixo de 100 mg/dL.

TRATAMENTO MEDICAMENTOSO

Deve ser individualizado e depende dos órgãos ou sistemas acometidos. A dose de corticosteroide (CE) é variável, na dependência da gravidade do acometimento. Altas doses por VO ou pulsoterapia com metilprednisolona (1 g/IV/dia, por três dias consecutivos), são indicadas para o controle rápido do processo inflamatório, em casos graves. CE devem ser utilizados na menor dose e pelo menor tempo possível, uma vez que doses altas por tempo prolongado têm sido associadas a maior dano e a eventos adversos. Para poupar corticosteroides, pode-se associar imunossupressores, como azatioprina (AZA), metotrexato (MTX) ou micofenolato de mofetila (MMF), com escolha do imunossupressor direcionada para o comprometimento mais grave naqueles com acometimento de múltiplos órgãos.

Todos os pacientes com LES devem utilizar antimaláricos (preferencialmente a hidroxicloroquina na dose de 5 mg/kg/dia), desde que não haja contraindicação, pois ajudam a controlar a atividade da doença, têm efeito poupador de CE, além de ação benéfica no combate à dislipidemia e resistência à insulina, efeito antiagregante plaquetário e possível benefício na sobrevida dos pacientes. São fatores de risco para retinopatia: idade acima de 60 anos, obesidade, insuficiência hepática (IH) ou renal (IR), retinopatia/maculopatia, dose diária acima da preconizada e uso concomitante com tamoxifeno. A Tabela 345.1 mostra o tratamento de paciente com LES de acordo com o comprometimento da doença.

Comprometimento cutâneo

Corticosteroides tópicos associados aos antimaláricos. Na falta de resposta, utiliza-se prednisona em doses < 0,5 mg/kg/dia, por curto tempo. Nos casos refratários, podem ser associados MTX 15-25 mg/semana, AZA 1-2 mg/kg/dia ou talidomida 100 mg/dia (permitida somente em pacientes sem risco de gravidez). A dapsona 100 mg/dia pode ser indicada em pacientes com lúpus bolhoso.

Comprometimento articular

AINH ou inibidores específicos de COX-2, desde que não haja contraindicação. Nos casos não responsivos, pode-se utilizar prednisona em doses baixas. Em pacientes com artrite crônica ou recidivante, deve-se utilizar MTX 15-25 mg/semana ou leflunomida 20 mg/dia. Nas monoartrites ou oligoartrites crônicas, pode-se realizar infiltração intra-articular com hexacetonide de triancinolona.

Comprometimento de serosas

AINH em doses habituais para serosite leve e prednisona em dose 0,5-1 mg/kg/dia para casos mais graves.

Comprometimento hematológico

Tratamento inicial com prednisona 1 mg/kg/dia e, nos casos mais graves (plaquetopenia ou anemia hemolítica grave), pulsoterapia com metilprednisolona (1 g/dia IV por três dias consecutivos). Na falta de resposta, associar imunossupressores. Habitualmente, a leucopenia e a linfopenia não necessitam de tratamento *per se*, exceto nos casos graves. Nas plaquetopenias graves (<10.000/mm^3) pode-se associar a imunoglobulina EV (400 mg/kg/dia, por cinco dias), porém, tem efeito temporário. Plaquetopenias crônicas assintomáticas não necessitam de tratamento específico. A esplenectomia está indicada apenas nos casos refratários de plaquetopenia importante, não responsivos ao tratamento clínico ou com altas taxas de recidivas. Anticorpo monoclonal anti-CD20 (rituximabe) é uma alternativa para o tratamento de casos refratários, e seu uso é preconizado antes da esplenectomia.

Comprometimento renal

O tratamento depende da classe histopatológica e gravidade. As nefrites classes I e II geralmente não necessitam de tratamento imunossupressor. As nefrites proliferativas (classe III e IV) devem ser tratadas com associação de corticosteroides (pulsoterapia com metilprednisolona 1 g, por três dias, seguido de prednisona VO) e imunossupressores para o controle da nefrite e redução do risco de perda da função renal. Nefrite lúpica classe V associada à classe III ou IV deve ser tratada da mesma maneira que as nefrites proliferativas, e a chamada classe V pura pode ser tratada de maneira mais conservadora. Por sua vez, a classe VI requer tratamento substitutivo renal e preparo para o transplante, não necessitando de terapia imunossupressora. Todos os pacientes com nefrite lúpica e proteinúria ≥ 0,5 g/24 horas devem receber IECA ou bloqueadores do receptor de angiotensina (BRA). Conforme a Figura 345.2, o tratamento da nefrite lúpica III e IV pode ser dividido em fases de indução e de manutenção. Para indução de remissão das nefrites classes III ou IV, o MMF e a ciclofosfamida (CF) são considerados equivalentes e na falta de resposta a um dos esquemas, pode-se trocar pelo outro. Estudos sugerem que afroamericanos e hispânicos respondem menos à CF EV do que brancos e orientais. Pacientes tratados com o esquema euro-lú-

ATUALIZAÇÃO TERAPÊUTICA

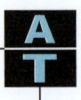

TABELA 345.1 ■ Tratamento do LES de acordo com o comprometimento sistêmico

MEDICAMENTOS	COMPROMETIMENTO						
	Cutâneo	Articular	Serosas/músculos	Renal	Neurológico	Hematológico	Vascular
AINH	-	++	+	-	-	-	-
Antimaláricos#	+++	+++	+++	+++	+++	+++	+++
Talidomida / Lenalidomida	+	-	-	-	-	-	-
Dapsona	+	-	-	-	-	-	-
Prednisona < 0,5 mg/kg/d	++	++	+++	+	-	+	+
Prednisona 1-2 mg/kg/d	-	-	+	+++	+++	+++	+++
Pulsoterapia metilprednisolona	-	-	+	+++	+++	++	++
Azatioprina	+	-	+	++	++	++	++
Ciclosporina	-	+	-	++	-	++	+
Ciclofosfamida	-	-	-	+++	+++	+	++
Metotrexate	+	++	+	-	-	-	+
Micofenolato	+	-	-	+++	++	++	+
Belimumabe*	+	+	-	-	-	+	+
Rituximabe**	+	++	-	++	++	++	++

AINH: anti-inflamatório não hormonal. # Antimaláricos devem ser indicados para todos os pacientes com LES. – Não indicado + Pouco utilizado ++ Moderadamente utilizado +++ Muito utilizado. IMS: imunossupressor. *Belimumabe indicado em casos não responsivos ao tratamento convencional e utilizado em adição aos IMS. **indicado em casos graves, não responsivos ao tratamento com IMS ou em que os mesmos estão contraindicados, podendo ser usado em associação com IMS.

pus (aplicação de doses menores em intervalos mais curtos) apresentaram menor dose cumulativa de CF, podendo ser uma alternativa para casos com maior risco de eventos adversos à medicação. Entretanto, em casos mais graves, com perda de função renal, há preferência pelo uso da CF em dose plena. Para pacientes com maior risco de infertilidade, o MMF é uma alternativa mais segura que a CF. A AZA ou o MMF podem ser utilizados como terapia de manutenção após indução bem-sucedida da remissão. O uso de imunossupressores requer o controle adequado da resposta e de possíveis efeitos colaterais e deve ser feito por profissionais experientes. Nos casos refratários à terapia de indução com CF e MMF, pode ser tentado o uso de inibidores da calcineurina, isoladamente, ou associado a MMF (terapia multi-alvo), ou, o rituximabe. Na classe V, o tratamento de indução também deve ser realizado com pulsoterapia com metilprednisolona 0,5-1 g por três dias, associados à CF IV ou MMF ou AZA.

MMF: micofenolato de mofetil (também pode ser utilizado o micofenolato de sódio). CF: ciclofosfamida. AZA: azatioprina. RTX: rituximabe. MP: metilprednisolona. Pred: prednisona

Comprometimento neurológico

Corticosteroides em altas doses (prednisona 1-2 mg/kg/dia ou pulsoterapia com metilprednisolona) são os medicamentos de escolha para o tratamento de comprometimento neuropsiquiátrico. Nos casos graves ou não responsivos à terapia com corticosteroide, pode-se associar imunossupressores como a CF, na forma de pulsoterapia. Imunoglobulina (Ig) EV e plasmaferese podem ser indicados em casos específicos, na ausência de melhora com tratamento convencional. Na mielite transversa, o tratamento com pulsoterapia combinada de metilprednisolona e ciclofosfamida deve ser iniciado logo após a suspeita diagnóstica. As manifestações neurológicas decorrentes de tromboses vasculares causadas por anticorpos antifosfolípides devem receber anticoagulação adequada.

■ MEDICAMENTOS BIOLÓGICOS NO LÚPUS

O belimumabe, anticorpo monoclonal totalmente humano, liga-se ao BLyS solúvel impedindo sua ligação aos linfócitos B, diminuindo a proliferação, diferenciação e sobrevida destas células. Pode ser uma opção para o tratamento de pacientes que permaneçam com doença ativa, ou, naqueles em que não se consegue reduzir a dose de corticoide, apesar do tratamento imunossupressor. Melhor resposta costuma ocorrer em pacientes com anticorpos anti-DNA positivos e/ou hipocomplementemia. Até o momento, não há evidências para seu uso em casos graves de LES, incluindo nefrite ou comprometimento do SNC.

DIAGNÓSTICO E TRATAMENTO

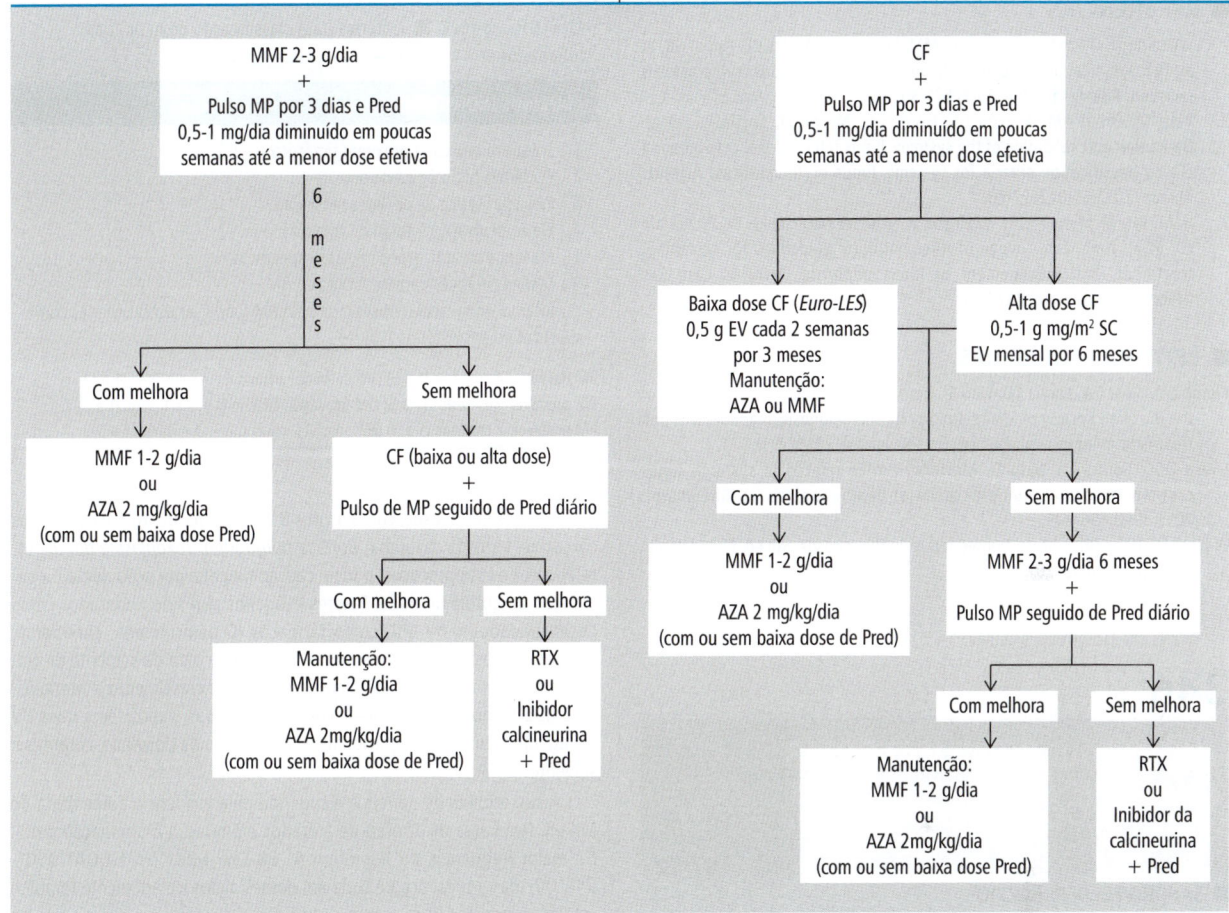

FIGURA 345.2 ■ Algoritmo de tratamento da nefrite lúpica classes III e IV.
Fonte: Adaptada de Hahn e colaboradores.[3]

O rituximabe, anticorpo monoclonal quimérico anti-CD20, pode ser indicado (*off-label*) para pacientes com doença ativa grave, não responsiva a tratamento com imunossupressores, ou que tenham contraindicação para seu uso. Pode ser usado em associação com CE e imunossupressores como a CF ou MMF.

■ PROGNÓSTICO

Conquanto o prognóstico de pacientes com LES tenha melhorado nas últimas décadas em países desenvolvidos, chegando a mais de 90% em 5 anos e de 75-85% em 15-20 anos; em nosso meio, as mortes pelo LES têm ocorrido principalmente em indivíduos abaixo de 50 anos, estando associadas às infecções e à atividade da doença.

REVISÃO

- O LES é uma doença inflamatória crônica com potencial de acometer diversos órgãos ou sistemas (cutâneo, osteoarticular, hematológico, renal, neuropsiquiátrico, pulmonar, vascular, de serosas, digestório e ocular).

- É considerada protótipo de doença autoimune sistêmica, sendo caracterizada pela presença de autoanticorpos dirigidos contra antígenos nucleares. A apresentação clínica é variada (lesões cutâneas, articulares, renais, neuropsiquiátricas, hematológicas etc.) e tem evolução crônica, com períodos de exacerbações e de remissão da doença.

- Tem apresentação pleomórfica, sem manifestações clínicas patognomônicas ou teste laboratorial específico para o seu diagnóstico. Os exames complementares laboratoriais e de imagem podem ser úteis tanto para o diagnóstico como para avaliação da extensão e atividade de doença. O critério do SLICC pode ser útil para classificar um paciente com LES, especialmente para estudos científicos.

- No tratamento, incluem-se orientação do paciente a respeito da doença e de sua evolução, proteção solar, dieta balanceada, exercício físico e terapia medicamentosa individualizada com AINH, corticosteroides e imunossupressores, podendo incluir terapia biológica. Todos os pacientes com LES devem utilizar antimaláricos, desde que não haja contraindicação.

REFERÊNCIAS

1. Weening JJ, D'Agati VD, Schwartz MM, Seshan SV, Alpers CE, Appel GB, et al. The classification of glomerulonephritis in systemic lupus erythematosus revisited. Kidney Int. 2004;65(2):521-30.
2. Petri M, Orbai AM, Alarcón GS, Gordon C, Merrill JT, Fortin PR, et al. Derivation and validation of the systemic lupus international collaborating clinics classification criteria for systemic lupus erythematosus. Arthritis Rheum. 2012;64(8):2677-86.
3. Hahn BH, McMahon MA, Wilkinson A, Wallace WD, Daikh DI, Fitzgerald JD, et al. American College of Rheumatology guidelines for screening, treatment, and management of lupus nephritis. Arthritis Care Res (Hoboken). 2012;64(6):797-808.

LEITURAS SUGERIDAS

Klumb EM, Silva CA, Lanna CC, Sato EI, Borba EF, Brenol JC, et al. Consensus of the Brazilian Society of Rheumatology for the diagnosis, management and treatment of lupus nephritis. Rev Bras Reumatol. 2015;55(1):1-21.

Sousa DCC, Santo AH, Sato EI. Mortality Profile related to systemic lupus erythematosus: a multiple cause-of-death analysis. J Rheumatol. 2012;39(3):496-503.

Wallace DJ, Hahn BH, editors. Dubois' lupus erythematosus. 8th ed. Philadelphia: Elsevier Saunders; 2013.

346
MIOPATIAS INFLAMATÓRIAS IDIOPÁTICAS

SANDRO FÉLIX PERAZZIO
LUIS EDUARDO COELHO ANDRADE

As miopatias inflamatórias idiopáticas (MII) constituem um conjunto de doenças sistêmicas raras que se caracterizam por inflamação e fraqueza muscular em contexto sugestivo de autoimunidade. Podem ser distinguidas 13 classes de MII, não mutuamente exclusivas: 1) polimiosite (PM) primária idiopática; 2) dermatomiosite (DM*) primária idiopática; 3) miosite associada a outra doença reumática autoimune; 4) miosite juvenil; 5) miosite associada à neoplasia maligna; 6) miosite por corpúsculos de inclusão (MCI); 7) miopatia autoimune necrosante (MAIN); 8) miosite granulomatosa; 9) miosite eosinofílica; 10) miosite vasculítica; 11) miosite orbital ou ocular; 12) miosite focal ou nodular; 13) miosite ossificante.

Este capítulo aborda as sete primeiras classes, de maior prevalência e relevância. As MII apresentam-se, muitas vezes, com manifestações clínicas e laboratoriais semelhantes, que, analisadas separadamente, não permitem diagnóstico ou classificação adequados. Assim, para sua classificação, utilizam-se os critérios propostos por Bohan e Peter,[1] em 1975, e modificados por Targoff e Miller[2], em 1997 (Quadro 346.1).

EPIDEMIOLOGIA E FISIOPATOLOGIA

A DM possui padrão de incidência bimodal, com pico na infância e aos 50 a 70 anos. A PM é rara na infância e ocorre principalmente após a 2ª década de vida. Ambas as condições são mais comuns em mulheres e apresentam incidência em torno de 4 a 10 casos por milhão de pessoas por ano.

*Neste capítulo, onde consta DM, leia-se dermatomiosite.

QUADRO 346.1 ■ Critérios para classificação de miopatias inflamatórias

CRITÉRIOS INDIVIDUAIS

1 | Fraqueza muscular proximal simétrica
2 | Evidência histológica de miosite
3 | Elevação sérica de enzimas musculares
4 | Eletromiografia compatível com miopatia
5 | Presença de anticorpos miosite-específicos
6 | Lesões cutâneas características da DM
7 | Infamação muscular observada pela RM (pode ser usado apenas como substitutivo aos critérios 1 ou 2)

PM definida: 4 critérios (1 a 5) DM definida: critério 6 + 3 critérios (1 a 5)
PM provável: 3 critérios (1 a 5) DM provável: critério 6 + 2 critérios (1 a 5)
PM possível: 2 critérios (1 a 5) DM possível: critério 6 + 1 critério (1 a 5)

Agentes infecciosos, como o vírus B e C da hepatite, HIV, HTLV-1, vírus coxsackie, vírus da caxumba, *Borrelia burgdorferi*, *Toxoplasma gondii*, estafilococos e estreptococos, podem causar miopatia por ação direta ou por indução de autoimunidade. Fatores exógenos têm sido apontados como desencadeadores de MII, como fármacos (D-penicilamina, cimetidina, genfibrozil e estatinas), alimentos (L-triptofano e óleo da semente de colza), terapia com agentes biológicos (hormônio do crescimento e interleucina-2 [IL-2]), implantes (silicone e colágeno), vacinas, exposição a raios UV e a agentes químicos ocupacionais (sílica, cloreto de polivinila, corantes e solventes orgânicos).

A suscetibilidade genética é sugerida pela incidência aumentada de MII em familiares de 1º grau de afetados em relação à população geral. Há maior frequência do haplótipo A1-B8-Cw7-DRB1*0301-DQA1*0501-C4A*Q0, mas a presença de cada um desses alelos isoladamente também está associada às MII.

A faceta imunológica é atestada pela alta prevalência de autoanticorpos. Entre eles, destacam-se os anti-tRNA sintetases (por exemplo, anti-Jo-1); anti-Mi-2; anti-SRP, anti-MDA-5, anti-TIF1-γ e anti-HMGCoa redutase, que têm alta especificidade para MII, sendo, por isso, chamados de anticorpos miosite-específicos (MAS, do inglês *myositis specific autoantibodies*), bem como os anticorpos anti-PM/Scl, anti-Ku, anti-Ro52/TRIM21 e anti-RNP, denominados anticorpos miosite-associados (MAA, do inglês *myositis associated autoantibodies*). É intrigante que a maioria dos MSA seja voltada contra moléculas citoplasmáticas envolvidas na síntese proteica. Outro fato curioso e de importância prática é que vários desses autoanticorpos se associam a subtipos clínicos específicos de MII (Quadro 346.2). Na MAIN, há depósito de complemento na parede dos vasos. Adicionalmente, anti-SRP e anti-HMGCR (200 e 100 kDa) são vistos nesses pacientes, sugerindo um mecanismo autoimune. Apesar desses achados, a patogênese da MAIN ainda é pouco compreendida.

A histopatologia do tecido muscular revela necrose de fibras musculares e infiltrado linfomononuclear. Na PM, o infiltrado é endomisial e composto por linfócitos $TCD8^+$ e macrófagos; ao passo que na DM, o infiltrado é perivascular e composto por linfócitos $TCD4^+$, plasmócitos e macrófagos.

Na composição desse microambiente muscular, encontram-se moléculas solúveis, como metaloproteinases e citocinas inflamatórias (IL-1α e β, IL-2, IL-15, IL-18, e IL-6, fator de necrose tumoral alfa [TNF-α], interferon-gama [IFN-γ] e IFN tipo 1), células ativadas com expressão aumentada de moléculas de interação celular com ação coestimuladora, como CTLA-4, CD28 e ligante de CD40 em linfócitos, molécula de adesão intercelular (ICAM-1), KAL-1, CD86, CD40 e HLA de classe I e II em macrófagos, IL-1α em células endoteliais e antígeno leucocitário humano (HLA) de classe I e II em

DIAGNÓSTICO E TRATAMENTO

QUADRO 346.2 ■ Autoanticorpos miosite-específicos e autoanticorpos associados às miopatias inflamatórias

AUTOANTICORPOS			CARACTERÍSTICAS CLÍNICAS
Miosite-específicos (MSA)	Anti-tRNA sintetases	Anti-Jo-1 (histidil)	Síndrome antissintetase: miosite, pneumopatia intersticial, "mãos de mecânico", artrite, fenômeno de Raynaud, febre. Resposta terapêutica moderada
		Anti-PL-7 (treonil)	
		Anti-PL-12 (alanil),	
		Anti EJ (glicil)	
		Anti-OJ (isoleucil)	
		Anti-KS (asparaginil)	
		Anti-Zo (fenilalanil)	
		Anti-tirosil	
	Anti-MI-2		Encontrado em 20% da dermatomiosite, boa resposta terapêutica e recuperação da força muscular aos níveis prévios
	Anti-SRP		Resposta precária ao tratamento e perda progressiva da força muscular; associado a alguns casos de MAIN
	Anti-TIF1-γ (p155/140)		Ocorre em 20-30% de dermatomiosite, lesões cutâneas exuberantes, associação com neoplasia em adultos
	Anti-NXP-2 (MJ)		Ocorre em 20% de dermatomiosite, lesões cutâneas exuberantes e calcinose, associação com neoplasia em adultos
	Anti-HMGCoa redutase (anti-200/100)		Encontrado em 90% dos casos de MAIN acima de 50 anos e miosite associada ao uso de estatinas
	Anti-CADM-140 (anti-MDA5)		Ocorrem em 20-30% de dermatomiosite amiopática; associada à doença pulmonar intersticial agressiva
	Anti-cN1A		Descrito em 35% de miosite por corpos de inclusão
Miosite-associados (MAA)	Anti-PM/Scl (anti-polimiosite/esclerodermia)		Associado a casos de superposição entre esclerose sistêmica e MII
	Anti-Ro52/TRIM21		Ocorre em cerca de 30% dos pacientes, estando associado a anticorpos anti-tRNA sintetases e a formas graves de pneumopatias intersticiais
	Anti-RNP		Associado à DMTC, a qual pode apresentar sintomas miopáticos
	Anti-Ku		Associado a casos de superposição entre esclerose sistêmica e MII, mas também presente no LES, na SS e em algumas miopatias associadas ao câncer

DMTC: doença mista do tecido conectivo; LES: lúpus eritematoso sistêmico; SS: síndrome de Sjögren; MII: miopatias inflamatórias idiopáticas; MAIN: miopatia autoimune necrosante.

miócitos. Na miosite por inclusão, o infiltrado inflamatório é relativamente escasso e há inclusões citoplasmáticas túbulo-filamentares de 15 a 20 nm.

■ QUADRO CLÍNICO

A principal manifestação das MII é a fraqueza muscular, que deve ser caracterizada quanto a três aspectos principais: 1) se congênita ou adquirida; 2) se decorrente de inflamação ou não; e 3) se acompanhada de atrofia muscular ou não (e qual o padrão da atrofia). Manifestações gerais, como fadiga e indisposição, são comuns e, ao lado da febre, sugerem processo inflamatório subjacente. Na MCI e nas miopatias hereditárias, as manifestações gerais são ausentes. Na DM e na PM, a fraqueza é predominantemente proximal e simétrica, ao passo que na MCI, é proximal e distal, nem sempre simétrica e com atrofia não uniforme, havendo segmentos musculares mais atróficos que outros, em um mesmo músculo. Na DM e na PM, a perda de peso é mais significativa quando há disfagia importante ou neoplasia associada.

O comprometimento de cinturas traduz-se por diminuição da capacidade de erguer objetos acima do nível da cabeça, pentear os cabelos, alcançar o cabide, dispor roupas no varal, subir escadas e levantar-se de assento sem se apoiar com as mãos. Em casos mais intensos, a deambulação pode ser comprometida, ocasionando marcha bamboleante, ou anserina. A fraqueza dos flexores do pescoço pode ocasionar dificuldade para levantar a cabeça do travesseiro. O comprometimento faríngeo pode levar à disfonia; e o envolvimento do esôfago, à disfagia alta, com refluxo de alimentos para vias aéreas superiores (VAS). Na MCI, ocorre frequente envolvimento dos músculos distais, principalmente os flexores dos dedos e punhos e dorsiflexores dos pés. Nas miopatias hereditárias, a fraqueza muscular ocorre sem manifestações inflamatórias sistêmicas e a atrofia muscular é infrequente. Quando presente, costuma acometer poucos músculos adjacentes, podendo haver hipertrofia compensatória de alguns músculos. O exame físico dos irmãos e pais de suspeitos de miopatias hereditárias é de extrema valia, pois é comum acometimento observável, mas ainda ignorado nesses familiares.

Na DM e na PM, a dor muscular é, em geral, pouco importante, sendo identificada em apenas 15 a 30% dos pacientes, quando questionada. Mais comum é o dolorimento dos músculos à palpação, que costumam não apresentar aumento de volume. Em casos avançados, observa-se atrofia evidente e fibrose muscular, que pode levar a deformidades articulares por retração dos músculos adjacentes. Nas miosites infecciosas, a dor é frequente e de forte intensidade, podendo haver edema muscular associado, especialmente nas miosites virais.

O comprometimento cutâneo é apanágio da DM, caracterizando-se por eritema na região do "V" do decote, região dorsal superior (sinal do xale), pálpebras, dorso do nariz, regiões malares, superfície extensora de joelhos e cotovelos. Lesões cutâneas no dorso das interfalangianas proximais e metacarpofalangianas são denominadas sinal de Gottron, quando têm apresentação eritemato-descamativa, plana. Eritema violáceo finamente descamativo em região palpebral é denominado sinal do heliótropo, também considerado característico da DM. Outro sinal típico é representado por lesões eritematosas puntiformes na região periungueal, denominadas sinal da manicure, correspondendo à ectasia capilar. A superfície glabra das mãos pode apresentar fissuras e hiperpigmentação, conferindo aspecto denominado "mãos de mecânico", o que é caracteristicamente observado nos pacientes com anticorpos anti-tRNA sintetase (p. ex., anti-Jo-1). Após alguns anos, as lesões eritematosas podem tornar-se hipopigmentadas. É interessante lembrar sobre a existência de variantes da DM denominadas amiopáticas, que se apresentam exclusivamente com manifestações cutâneas, mas sem envolvimento muscular, e as formas adermopáticas, exclusivamente com manifestações musculares e com características anátomo-patológicas típicas da DM.

Manifestação tardia, e às vezes bastante incapacitante, é a calcinose. Pode ocorrer na pele, subcutâneo, fáscia e músculos e, especialmente, nos casos de miosite juvenil. Pode aparecer em fase em que a miosite já está sob controle, mas, em geral, sucede quadro prolongado e de difícil remissão. Pode haver drenagem espontânea de material pastoso esbranquiçado, com eventual infecção secundária.

Alguns pacientes apresentam poliartrite simétrica, transitória e não erosiva de pequenas articulações, especialmente nas fases iniciais da doença. É mais frequente e mais intensa em pacientes com anticorpos anti--t-RNA sintetase. O fenômeno de Raynaud também pode estar presente nesses pacientes (15% dos casos). A presença de anticorpos antissintetase está frequentemente associada a um contexto clínico (síndrome antissintetase) caracterizado por miosite, artrite, febre, fenômeno de Raynaud, doença pulmonar intersticial, calcinose e hiperceratose palmar ("mãos de mecânico").

O envolvimento pulmonar (até 45% dos pacientes) é representado por alveolite fibrosante, que se traduz por tosse, dispneia e estertores crepitantes. O espectro de gravidade é amplo, havendo formas que não passam de mero achado radiográfico e outras em que a insuficiência respiratória domina o quadro, ficando a manifestação muscular em segundo plano. Essas formas mais graves estão geralmente associadas à presença de anticorpos anti-Jo-1 ou anticorpo contra outra t-RNA sintetase. Alternativamente, pode haver comprometimento pulmonar em decorrência de múltiplos episódios de aspiração por RGE.

A disfagia alta caracteriza-se por dificuldade em iniciar a deglutição, refluxo de alimentos para as VAS e nariz (30 a 40% dos pacientes) e disfonia por acometimento de músculos laríngeos (20 a 30%). Pode haver aspiração para a árvore traqueobrônquica, ocasionando pneumonia química e/ou bacteriana.

O comprometimento cardíaco (até 50% dos pacientes) geralmente se traduz por taquicardia e arritmias transitórias. Em alguns casos, pode haver miocardite, ocasionando insuficiência cardíaca congestiva.

Diversas séries apontam para incidência de neoplasias em 10 a 15% dos pacientes com DM, PM. Há também alguns relatos de casos em pacientes com MAIN. Em geral, a miopatia precede a eclosão clínica da neoplasia e o tratamento desta elimina os sinais e sintomas da miopatia. Deve-se suspeitar dessa associação nos casos iniciados após os 40 anos, naqueles com vasculite digital, com níveis pouco alterados de creatinocinase (CK), ausência de autoanticorpos e, no caso da DM, atividade cutânea proeminente mantida mesmo após remissão da doença muscular. As neoplasias, quando associadas, são normalmente aquelas comuns à faixa etária e ao sexo do paciente. Parece haver associação aumentada entre as MII e neoplasias ovarianas e gástricas, independentemente da idade do paciente, estando indicado rastreamento sistemático para essas malignidades.

A MCI apresenta algumas características distintas, entre as quais, surgimento após os 50 anos, predomínio no sexo masculino, início insidioso e progressivo, comprometimento de musculatura proximal e distal, níveis séricos de CK normais ou pouco elevados, alterações eletroneuromiográficas mistas (miopáticas e neuropáticas) e resistência a corticosteroides e imunossupressores.

As características clínicas dos pacientes com MAIN são similares às da PM. Casos associados à presença de anticorpos anti-200/100 apresentam algumas características distintas: níveis elevados de CK, porém com fraqueza muscular mínima; e mais de 60% usaram estatina antes dos sintomas, os quais persistiram mesmo após o fim da terapia. Essa associação foi ainda mais evidente em pacientes acima dos 50 anos.

■ DIAGNÓSTICO

A dosagem dos níveis séricos de enzimas musculares fornece um indício confiável de miopatia. Pode haver elevação de aspartato aminotransferase (AST), alanina aminotransferase (ALT), desidrogenase láctica (DHL), CK e aldolase. A CK é a mais sensível, elevando-se antes do aparecimento da fraqueza muscular e caindo antes dos sinais objetivos de remissão clínica. Entretanto, pode estar elevada em uma série de condições não específicas, como traumas musculares, exercício físico acentuado e hipotiroidismo.

> **ATENÇÃO!**
>
> A CK não deve ser utilizada como parâmetro único de atividade da doença, uma vez que, assim como as outras enzimas, nem sempre guarda correlação estreita com o grau de lesão ou fraqueza muscular.

Embora considerada mais específica para lesão muscular, a aldolase pode elevar-se também em algumas doenças hepáticas. É de importância no diagnóstico, pois há casos em que é a única enzima muscular elevada.

Os anticorpos antinúcleo são mais frequentes na DM que na PM. Nesta última, predominam os anticorpos anticitoplasma, entre os quais os anti-tRNA sintetases, sendo oito descritos até o momento: anti-Jo-1 (histidil); anti-PL-7 (treonil); anti-PL-12 (alanil); anti EJ (glicil); anti-OJ (isoleucil); anti-KS (asparaginil); anti-Zo (fenilalanil); e anti-tirosil-tRNA sintetase. Ainda no contexto da PM, observam-se raramente (4% dos casos), anticorpos anti-SRP (do Inglês *signal recognition particle*), complexo responsável pelo direcionamento celular de proteínas recém-sintetizadas. Na DM, há o anticorpo anti-Mi-2 em cerca de 20% dos pacientes. Os casos de superposição com esclerose sistêmica podem apresentar anticorpos anti-PM/Scl e anti-RNP. Recentemente um novo autoanticorpo, anti-HMGCoa redutase (anti-200/100), foi relacionado à MAIN em 62% dos casos. A maioria deles associada ao uso de estatinas, porém raros casos foram relatados sem tal associação.

A eletroneuromiografia é método sensível, mas não específico, sugerindo MII quando traz os seguintes achados: potenciais polifásicos curtos, pequenos e de baixa amplitude; potenciais de fibrilação mesmo ao repouso; e descargas repetitivas bizarras em alta frequência.

> **ATENÇÃO!**
>
> A biópsia muscular é desejável mesmo em casos típicos. Deve-se escolher um músculo acometido, mas não atrófico, de preferência antes de iniciar medicação imunossupressora.

As alterações características podem ser bastante focais, o que pode trazer discrepâncias clínicopatológicas. A histopatologia do tecido muscular revela variação no tamanho das fibras musculares tipos I e II, e fibras necrosadas ao lado de fibras em franca regeneração e fagocitose, com variado grau de substituição do tecido muscular necrosado por tecido gorduroso e/ou conectivo. Nos casos de DM, observa-se infiltrado perivascular composto por linfócitos T $CD4^+$, plasmócitos e macrófagos, atrofia muscular perifascicular e intensa depleção de capilares. Na PM, o infiltrado inflamatório é endomisial e composto por linfócitos T $CD8^+$ e macrófagos. Na MCI, o infiltrado inflamatório é relativamente escasso e as fibras musculares apresentam morfologia singular, sendo anguladas e com vacúolos de contorno avermelhado citoplasmáticos túbulo-filamentares de 15 a 20 nm, quando corados por tricrômio de Masson, correspondendo aos locais de depósito amiloide. Esses achados, característicos da MCI, podem não estar presentes na 1ª biópsia, sendo detectados somente em 2ª ou 3ª tentativas. Na MAIN, são observadas fibras atróficas, e macrófagos permanecem ao redor de fibras musculares necróticas e em regeneração. A infiltração de células T e a expressão de MHC-I são escassas.

A RM é método extremamente sensível, embora caro, como guia para escolha do local de biópsia e monitoração da atividade da doença, podendo ajudar inclusive no diagnóstico. Preconiza-se a realização de RM de cintura escapular para esses fins. Nas fases agudas, as imagens em STIR ou T2 com supressão de gordura mostram hipersinal correspondendo a áreas de edema, sugerindo inflamação e necrose. Nas fases crônicas, as imagens ponderadas em T1 evidenciam claramente as áreas de atrofia e substituição gordurosa do músculo.

A capilaroscopia periungueal (CPU) mostra desvascularização capilar associada à presença de capilares dilatados e dismórficos em 60% dos casos de DM. Esse conjunto morfológico tem o nome de padrão SD e é encontrado também na esclerose sistêmica e na doença mista do tecido conectivo. A presença de grande número de capilares em arbusto é altamente sugestiva de DM. Em pacientes com miosite juvenil, a CPU correlaciona-se com os achados histopatológicos da biópsia muscular.

Na suspeita de acometimento pulmonar, o método diagnóstico mais sensível e específico é a TC de alta resolução de tórax, prestando-se ainda ao monitoramento evolutivo. O achado característico de doença pulmonar ativa nesses casos é a imagem em vidro fosco, compatível com pneumonia intersticial não específica.

DIAGNÓSTICO DIFERENCIAL E COMPLICAÇÕES

Os diagnósticos diferenciais incluem polimialgia reumática, poliarterite nodosa, hipotiroidismo, miopatias metabólicas, miastenia gravis, síndrome de Eaton-Lambert e miopatias relacionadas a medicamentos e drogas (colchicina, corticosteroide, zidovudina, cocaína, álcool, entre outras). As principais complicações incluem calcinose com fistulização e infecção secundária, vasculite sistêmica (principalmente na forma juvenil), pneumonia aspirativa, síndrome pulmonar restritiva, insuficiência respiratória por fraqueza de musculatura inspiratória, deformidades articulares em contratura e acentuada perda muscular com respectiva incapacitação física.

■ TRATAMENTO E PROGNÓSTICO

Na fase aguda, o tratamento não medicamentoso inclui repouso no leito, evitando movimentos musculares ativos. No entanto, é importante salientar que deve ser feita movimentação passiva e posicionamento adequado das articulações para evitar contraturas e retrações musculares e posturas viciosas. A alimentação deve ser bem supervisionada e adequada ao grau de dificuldade de deglutição. Casos graves devem ter a cabeceira do leito elevada para evitar aspiração. Em alguns pacientes, o uso de sonda nasoentérica pode ser imperativo.

O tratamento medicamentoso inicial de escolha continua sendo com corticosteroides (CE), na dose de 1 a 2 mg/kg/dia de prednisona via oral (VO), com redução gradual e lenta, de acordo com a melhora clínica e laboratorial (Figura 346.1). Casos graves ou com envolvimento extramuscular, como miocardite ou doença pulmonar intersticial (DPI), podem necessitar de pulsoterapia com metilprednisolona (15 a 30 mg/kg/dia) por três dias consecutivos, mensalmente, para obtenção de controle mais rápido do processo e curso mais curto da doença, especialmente na miosite juvenil.

A introdução precoce de outros imunossupressores é desejável, uma vez que permite poupar CE, reduzindo as complicações de seu uso, além de serem eficazes especialmente nos casos graves da doença. O metotrexato (MTX) é o 2º fármaco mais usado, em dose entre 20 a 50 mg/semana, via SC, contribuindo para o controle rápido da atividade muscular e redução precoce dos CE. Sua dosagem deve ser incrementada rapidamente a partir de 7,5 mg/semana até obtenção da remissão ou atingir dose máxima. Posteriormente, quando o caso permitir a redução da dose, pode-se mudar sua administração para VO. Hoje, é amplamente aceito o uso de CE e MTX associados desde o início do tratamento, em especial nas formas mais graves.

A ciclosporina-A (3 a 5 mg/kg/dia) tem eficácia semelhante ao MTX nas MII. A associação de azatioprina (1 a 3 mg/kg/dia) e MTX parece ser superior ao MTX isoladamente, sendo eficaz em pacientes refratários aos CE e MTX. A associação de ciclosporina-A e MTX parece ser tão eficaz quanto a de MTX e azatioprina, mas ainda requer estudos comparativos adequados. Casos refratários e sob risco vida têm apresentado boa resposta à imunoglobulina humana, administrada via intravenosa (IGIV). A IGIV mostrou-se efetiva no controle do acometimento muscular em pacientes com DM refratária ou no acometimento esofagiano grave, com risco de vida, na dose de 1 g/kg/dia por dois dias consecutivos, mensalmente. Na dose de 0,1 g/kg/dia por cinco dias consecutivos semanais por duas semanas, demonstrou ser eficaz no controle de lesões cutâneas intratáveis da DM, em pacientes já em remissão do quadro muscular. Há relatos de casos, refratários aos medicamentos anteriores, tratados com sucesso com tacrolimo (0,075 mg/kg/dia) e também com fludarabina (20 mg/m²/dia por três dias consecutivos por mês, por seis meses). Mais recentemente, vários casos refratários têm sido tratados com sucesso com rituximabe (anti-CD-20) 1.000 mg, IV, repetidos após duas semanas ou 375 mg/m², IV, semanal, por quatro semanas, ou micofenolato de mofetil, VO, 1 a 2 g/dia. Os imunossupressores e a IGIV sempre são utilizados em associação com CE em doses não superiores a 1 mg/kg/dia, com posterior redução gradual. Terapias promissoras que ainda carecem de melhores evidências científicas consistem nos agentes anti-IL1 (anakinra) e anti-IFN tipo I (sifalimumabe).

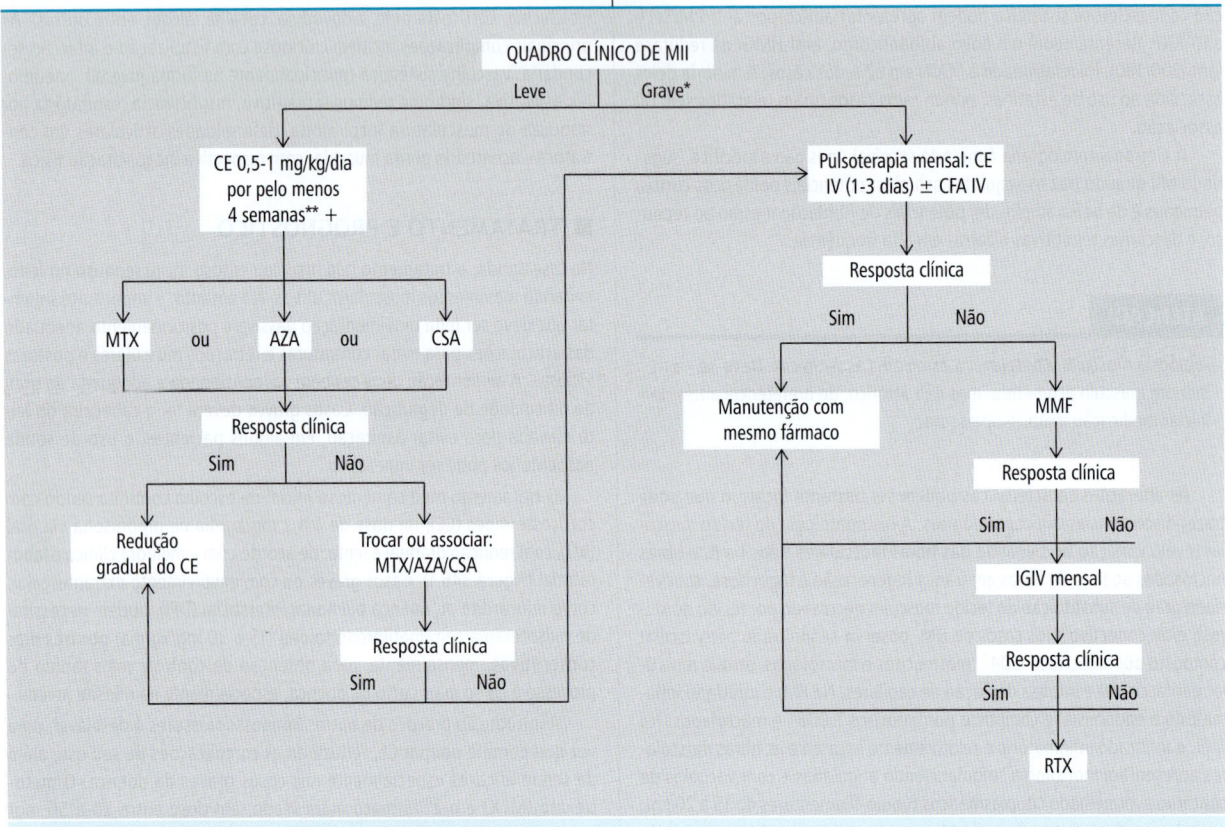

FIGURA 346.1 ■ Algoritmo proposto para o tratamento das MII.

Considerar doença grave: síndrome antissintetase, acometimento pulmonar, disfagia com perda de peso importante, doenças cutânea ou muscular graves.
**Se houver acometimento cutâneo leve, associar terapia específica (ver texto).
MII: miopatias inflamatórias idiopáticas; CE: corticosteroide; AZA: azatioprina; MMF: micofenolato mofetil; CSA: ciclosporina; MTX: metotrexate; RTX: rituximabe; CFA: ciclofosfamida.

Na DM, o controle das lesões cutâneas pode ser difícil. Os antimaláricos são a terapia de escolha: hidroxicloroquina (6 mg/kg/dia) ou difosfato de cloroquina (2 a 4 mg/kg/dia). Casos resistentes podem necessitar da associação de quinacrina (100 mg/dia, VO). Para pacientes refratários a antimaláricos e imunossupressores, há as opções de tacrolimo 0,1% tópico, IGIV, em doses baixas, e talidomida (100 mg/dia, nas pacientes sem risco de gravidez). Não há tratamento comprovadamente eficaz para a calcinose, embora haja relatos isolados de regressão com o uso de inibidores da vitamina K, inibidores de canais de cálcio, bisfosfonatos ou hidróxido de alumínio.

As manifestações extramusculares, por vezes, requerem tratamento diferenciado. A pneumonite intersticial pode ter resposta marcante ao uso de ciclofosfamida em pulsos mensais (0,5 a 1 g/m^2 de superfície corpórea). O tacrolimo e a ciclosporina-A são alternativas terapêuticas. O acometimento esofagiano grave e a insuficiência respiratória por fraqueza muscular podem requerer uso de pulsoterapia com CE e/ou ciclofosfamida. Alternativa que parece ser bem eficaz é a IGIV em altas doses, porém, seu custo elevado é fator limitante.

Os casos de miosite por inclusão apresentam pior resposta terapêutica, com pouca ou nenhuma resposta aos imunossupressores. O único tratamento que demonstrou desacelerar a progressão da doença e até melhorar moderadamente os sintomas foi IGIV em altas doses. A imunoglobulina antilinfócitos T (ATG) parece ser uma alternativa, pois usada por sete dias consecutivos, seguida de MTX semanal, pareceu interromper a perda de força muscular na MCI por até um ano. Recentemente, uma série de 13 casos e um relato de caso acompanhado por 3 anos demonstrou resultados promissores para o uso de alentuzumabe, um monoclonal humanizado anti-CD52 que causa rápida depleção linfocitária. No entanto, estudos adicionais são necessários para comprovar esses resultados.

Vários estudos clínicos mostram que exercícios ativos, aeróbios e de fortalecimento podem aumentar a força muscular, especialmente na fase de remissão da doença. Os exercícios físicos devem ser iniciados precoce e parcimoniosamente, com a finalidade de preservar a função muscular e melhorar a qualidade de vida.

A interrupção na melhora da força muscular em pacientes com MII pode significar recidiva da doença ou miotoxicidade pelos CE. A distinção entre as duas possibilidades nem sempre é fácil. Ausência de elevação recente nos níveis de CK, RM com pouco edema muscular e encontro de poucas alterações inflamatórias ao lado de atrofia de fibras musculares tipo II na biópsia sugerem a última possibilidade.

O prognóstico das miopatias inflamatórias é variável. A DM e a PM podem apresentar curso monocíclico, especialmente a forma juvenil, ou apresentar recidivas. Finalmente, há formas refratárias, em que a enfermidade segue curso rebelde e não responsivo à terapêutica. Fatores de mau prognóstico incluem idade avançada ao início da doença, presença de disfagia, início tardio de tratamento, comprometimento pulmonar ou cardíaco, associação com neoplasia e falhas terapêuticas prévias. Além disso, a presença de cada MSA parece associada a diferentes prognósticos (Quadro 346.1). Pacientes com anti-SRP geralmente têm resposta precária ao tratamento e perdem progressivamente a força muscular a cada novo surto. Pacientes com MCI têm evolução mais rápida quanto mais avançada a idade de início da doença. Ademais, o prognóstico parece ser pior naqueles casos de MCI com mínimas alterações inflamatórias ao exame histopatológico.

REVISÃO

- As MII são um conjunto de 13 doenças sistêmicas heterogêneas e raras, sendo as mais comuns a dermatomiosite, a polimiosite, a miosite por corpúsculo de inclusão e a miopatia autoimune necrosante.
- Possuem manifestações clínicas similares e caracterizam-se por inflamação e fraqueza muscular em contexto sugestivo de autoimunidade.
- Enquanto na PM, o infiltrado é endomisial e composto por linfócitos T CD8+ e macrófagos; na DM, o infiltrado é perivascular e composto por linfócitos T CD4+, plasmócitos e macrófagos.
- Na MCI, as fibras musculares apresentam morfologia singular, sendo anguladas e com depósito de amiloide. Na MAIN, são observadas fibras atróficas, ao passo que os macrófagos permanecem ao redor de fibras musculares necróticas e em regeneração.
- A MAIN é uma condição de descrição recente e pode estar associada ao uso de estatinas e à presença do autoanticorpo anti-HMG-CoA redutase (anti-200/100).
- O tratamento medicamentoso de escolha continua sendo com corticosteroides, na dose de 1 a 2 mg/kg/dia de prednisona, VO, associada com uso de poupadores de esteroides, tais como metotrexate ou azatioprina.

REFERÊNCIAS

1. Bohan A, Peter JB. Polymyositis and dermatomyositis (first of two parts). N Engl J Med. 1975;292(7):344-7.
2. Targoff IN, Miller FW, Medsger TA Jr, Oddis CV. Classification criteria for the idiopathic inflammatory myopathies. Curr Opin Rheumatol. 1997;9(6):527-35.

LEITURAS SUGERIDAS

Amato AA, Barohn RJ. Inclusion body myositis: old and new concepts. Neurol Neurosurg Psychiatry. 2009;80(11):1186-93.
Donofrio PD, Berger A, Brannagan TH 3rd, Bromberg MB, Howard JF, Latov N, et al. Consensus statement: the use of intravenous immunoglobulin in the treatment of neuromuscular conditions report of the AANEM ad hoc committee. Muscle Nerve. 2009;40(5):890-900.
Hengstman GJ, van den Hoogen FH, van Engelen BG. Treatment of the inflammatory myopathies: update and practical recommendations. Expert Opin Pharmacother. 2009;10(7):1183-90.
Nader GA, Lundberg IE. Exercise as an anti-inflammatory intervention to combat inflammatory diseases of muscle. Curr Opin Rheumatol. 2009;21(6):599-603.
Whelan BR, Isenberg DA. mAbs in non-lupus autoimmune rheumatic disease. Curr Opin Hematol. 2009;16(4):280-4.

347 VASCULITES SISTÊMICAS

- ALEXANDRE WAGNER SILVA DE SOUZA
- EMILIA INOUE SATO

As vasculites sistêmicas são um grupo de doenças heterogêneas caracterizadas por processo inflamatório primário acometendo a parede de vasos sanguíneos em diversos órgãos e sistemas. O infiltrado inflamatório leva à lesão da parede vascular e, dependendo do calibre e do tipo de vaso acometido, pode afetar a irrigação de tecidos e órgãos. Em vasculite de pequenos vasos, o comprometimento de vênulas pós-capilares causa o enfraquecimento da parede e consequente ruptura e formação de petéquias e púrpuras, e o de artérias elásticas pode resultar em dilatação e até na formação de aneurismas. O comprometimento de artérias musculares pode resultar em espessamento da parede vascular, com estenose e até oclusão total do lúmen vascular.

ATENÇÃO!

As vasculites podem ser classificadas de diversas maneiras, de acordo com mecanismos etiopatogênicos, aspectos histopatológicos e tamanho do vaso acometido. Não há um modo ideal e unânime de classificação, mas, na prática clínica, aquela orientada pelo tamanho do vaso acometido é a mais utilizada.

No Quadro 347.1, é apresentado o sistema de classificação e nomenclatura de vasculites do Consenso de Chapel Hill,[1] de 2012. Neste capítulo, serão abordadas de forma prática as principais vasculites sistêmicas.

QUADRO CLÍNICO

Bastante diverso, na maioria dos casos, os pacientes apresentam evolução subaguda com sintomas constitucionais, como febre, fadiga, anorexia e perda de peso, associados a manifestações que variam de acordo com o tamanho do vaso afetado e com os órgãos e sistemas acometidos. Abordaremos as manifestações clínicas das principais vasculites sistêmicas.

ARTERITE DE CÉLULAS GIGANTES

Afeta artérias de grande e médio calibre, incluindo aorta e principais ramos, mas, tem acometimento preferencial de artérias extracranianas, como a artéria temporal superficial, por isso, no passado, a arterite de células gigantes (ACG) era denominada arterite temporal. A ACG afeta, sobretudo, brancos acima dos 50 anos de idade, mais frequentemente, com mais de 70 anos. As manifestações da ACG se dividem em manifestações cranianas e vasculite de grandes vasos. As principais manifestações clínicas são: cefaleia em região temporal, podendo ter dor à palpação do couro cabeludo; claudicação de mandíbula; sintomas constitucionais (p. ex.: febre, anorexia, perda de peso e fadiga) e sintomas de polimialgia reumática (dor e rigidez em cintura pélvica e escapular), que ocorrem em 40 a 50% dos pacientes. O envolvimento neuro-oftalmológico geralmente é secundário à neurite ótica anterior isquêmica e se manifesta por amaurose súbita e indolor, habitualmente unilateral, mas que pode afetar o olho

QUADRO 347.1 ■ Nomenclatura atualizada de vasculites adotada pelo consenso de Chapel Hill

1 | Vasculites de vasos de grande calibre
- Arterite de Takayasu
- Arterite de células gigantes

2 | Vasculites de vasos de médio calibre
- Poliarterite nodosa
- Doença de Kawasaki

3 | Vasculites de vasos de pequeno calibre
- Vasculites associadas aos anticorpos anticitoplasma de neutrófilos
  - a | Poliangiíte microscópica
  - b | Granulomatose com poliangiíte (granulomatose de Wegener)
  - c | Granulomatose eosinofílica com poliangiíte (síndrome de Churg-Strauss)
- Vasculites de pequenos vasos causadas por imunocomplexos
  - a | Doença do anticorpo antimembrana basal glomerular
  - b | Vasculite crioglobulinêmica
  - c | Vasculite por IgA (púrpura de Henoch-Schönlein)
  - d | Urticária vasculite hipocomplementêmica (vasculite anti-C1q)

4 | Vasculites que afetam vasos de tamanho variável
- Doença de Behçet
- Síndrome de Cogan

5 | Vasculite de órgão único
- Angiíte leucocitoclástica cutânea
- Arterite cutânea
- Vasculite primária do sistema nervoso central
- Aortite isolada
- Outras

6 | Vasculites associadas a doenças sistêmicas
- Vasculite associada ao lúpus eritematoso sistêmico
- Vasculite reumatoide
- Vasculite associada à sarcoidose
- Outras

7 | Vasculites associadas à etiologia provável
- Vasculite crioglobulinêmica associada à infecção pelo vírus da hepatite C
- Vasculite associada à infecção pelo vírus da hepatite B
- Aortite associada à sífilis
- Vasculite por imunocomplexos associada a medicamentos
- Vasculite associada a anticorpos anticitoplasma de neutrófilos induzida por medicamentos
- Vasculite associada à neoplasia
- Outras

Fonte: Adaptado de Jennette e colaboradores.[1]

contralateral se não tratada adequadamente. Amaurose fugaz e diplopia precedem a perda visual. Cegueira permanente ocorre em 15 a 20%. Comprometimento de grandes vasos pode causar aortite, estenoses arteriais com claudicação intermitente de membros e aneurismas em aorta torácica e/ou abdominal. Aneurisma de aorta torácica é observado em até 17% dos casos e se associa a maior risco de morte súbita.

■ ARTERITE DE TAKAYASU

Afeta a aorta e seus principais ramos, além de artérias pulmonares. A inflamação inicia na camada adventícia e acomete todas as camadas arteriais, resultando em estenose, oclusão, dilatação ou formação de aneurismas. A arterite de Takayasu (TAK) afeta indivíduos jovens, com menos de 40 anos e predomina no sexo feminino. Pacientes com TAK podem apresentar sintomas constitucionais, como mal-estar, febre baixa e emagrecimento, na fase inflamatória sistêmica. Mas, na maioria dos casos, são diagnosticados na fase tardia, com sintomas decorrentes do comprometimento vascular, como claudicação intermitente de membros, diminuição ou ausência de pulsos periféricos, diferença de pressão arterial (PA) entre membros, hipertensão arterial de origem renovascular e angina de peito ou angina abdominal ou quadros de isquemia cerebral. Caracteristicamente, podem ser auscultados sopros cardíacos (insuficiência aórtica) e em artérias do abdome, subclávia, carótidas e/ou de artérias femorais. As manifestações da TAK dependem do território vascular afetado. Com a evolução da doença, pacientes podem desenvolver insuficiência cardíaca (IC), insuficiência renal (IR) e complicações isquêmicas. A doença cardíaca na TAK é importante fator prognóstico e tem origem multifatorial, que inclui insuficiência coronariana, valvulopatia aórtica, resultante da dilatação da raiz da aorta, e miocardiopatia hipertensiva.

■ POLIARTERITE NODOSA

Afeta predominantemente artérias de médio calibre e acomete indivíduos geralmente na 6ª década de vida, com discreta predominância do sexo masculino. Com o acesso à vacina para o HBV, houve declínio dos casos de poliarterite nodosa (PAN) e, atualmente, a maioria dos pacientes apresenta a forma idiopática. Entretanto, há também raros casos associados a outros agentes infecciosos como o HCV ou neoplasias, como leucemia de células cabeludas. As artérias mais envolvidas são as intra-abdominais, de nervos periféricos, musculares, cutâneas, de órgãos genitais e do SNC. Pacientes com PAN geralmente apresentam sintomas constitucionais, hipertensão arterial, IR, angina mesentérica, mononeurite múltipla, mialgias, lesões cutâneas (p. ex.: livedo reticular, nódulos subcutâneos ou gangrena de membros), orquite, doença cardíaca isquêmica e acidente vascular cerebral (AVC). Há também casos de PAN localizada, como a PAN cutânea.

■ GRANULOMATOSE COM POLIANGIÍTE

Previamente denominada granulomatose de Wegener, associa-se a anticorpos anticitoplasma de neutrófilos (ANCA), com padrão citoplasmático (cANCA) e anticorpos antiproteinase 3 (anti-PR3). A granulomatose com poliangiíte (GPA) se caracteriza por inflamação granulomatosa e necrosante que afeta, inicialmente, as vias aéreas superior e inferior e evolui para vasculite necrosante sistêmica de pequenos vasos, envolvendo diversos órgãos e sistemas, especialmente o rim. Os principais sintomas incluem manifestações sistêmicas, sinusopatia crônica, rinorreia, crostas nasais, nariz em sela, perfuração de septo nasal, esclerite, massas retro-orbitárias, otite média, mastoidite, estenose subglótica, nódulos e cavitações pulmonares, hemorragia alveolar, polineuropatia periférica, vasculite cutânea e poliartrite/artralgia. Glomerulonefrite ocorre em até 85% dos casos e se apresenta sob a forma de hematúria glomerular, cilindros hemáticos, proteinúria e, em alguns casos, evolui como glomerulonefrite rapidamente progressiva (GNRP). A GPA evolui com recidivas frequentes ao longo de sua evolução.

■ POLIANGIÍTE MICROSCÓPICA

Vasculite necrosante de pequenos vasos associada a ANCA de padrão perinuclear e anticorpos antimieloperoxidase (anti-MPO), sem inflamação granulomatosa extravascular. A poliangiíte microscópica (PAM) é a principal causa de síndrome pulmão-rim, e quase a totalidade dos pacientes apresenta glomerulonefrite necrosante. O envolvimento pulmonar geralmente cursa com hemorragia alveolar, mas pneumopatia intersticial pode ser observada em alguns casos. Manifestações sistêmicas, vasculite intestinal, vasculite cutânea e polineuropatia periférica são manifestações comuns. A PAM tem curso menos recidivante que a GPA.

■ GRANULOMATOSE EOSINOFÍLICA COM POLIANGIÍTE

Previamente conhecida como síndrome de Churg-Strauss, é uma vasculite sistêmica e necrosante de pequenos vasos associada a pANCA e anticorpos anti-MPO em cerca de 40%. A granulomatose eosinofílica com poliangiíte (GEPA) evolui basicamente em três fases, mas nem sempre a distinção entre elas é clara. A fase prodrômica caracteriza-se por rinite alérgica, pólipos nasais e/ou asma, e pode durar anos. A fase eosinofílica é observada em aproximadamente 40% e cursa com eosinofilia em sangue periférico associada a infiltrados eosinofílicos pulmonares e/ou no trato digestório. Na terceira fase, a GEPA evolui com vasculite necrosante sistêmica associada a granulomas eosinofílicos extravasculares. As principais manifestações vasculíticas da GEPA incluem sintomas constitucionais, glomerulonefrite, polineuropatia periférica, nódulos pulmonares ou hemorragia alveolar, vasculite cutânea e vasculite intestinal. Pacientes com ANCA positivo apresentam maior frequência de glomerulonefrite, vasculite cutânea, sintomas constitucionais, hemorragia alveolar e mononeurite múltipla, e aqueles com ANCA negativo têm maior frequência de envolvimento cardíaco, livedo reticular e infiltrados pulmonares. O envolvimento cardíaco se deve a processo inflamatório no miocárdio e pode levar à insuficiência cardíaca (IC), sendo fator de mau prognóstico. Também pode ocorrer derrame pericárdio, arritmias e alterações valvares.

■ VASCULITE CRIOGLOBULINÊMICA

Crioglobulinas são imunoglobulinas que precipitam em temperaturas abaixo de $37°C$ e se ressolubilizam com o aquecimento. A crioglobulinemia (crioglobulinas circulantes no soro) pode ser assintomática ou levar à síndrome de hiperviscosidade ou à vasculite crioglobulinêmica (VCrio). Até 95% dos casos de VCrio têm associação com infecção crônica pelo vírus HCV, mas a síndrome de Sjögren e o LES também podem cursar com crioglobulinemia e VCrio. A crioglobulinemia é classificada em 3 tipos de acordo com a composição de suas gamaglobulinas, o tipo I é caracterizado por imunoglobulina ou cadeia leve monoclonal e geralmente se associa a doenças hematológicas linfoproliferativas, os tipos II e III são crioglobulinemias mistas, por apresentarem componentes policlonais. Na de tipo II, há também um pico monoclonal geralmente de IgM com atividade de fator reumatoide (FR), e a crioglobulinemia tipo III é apenas policlonal e pode ter atividade de FR. A VCrio geralmente se associa aos tipos II e III, ao passo que a síndrome de hiperviscosidade se associa ao tipo I. Na maioria dos casos, as crioglobulinemias cursam com manifestações sistêmicas, púrpura palpável de membros inferiores, artralgia, polineuropatia periférica e glomerulonefrite, associados ou não à alteração de função renal. Consumo de complemento geralmente é observado na VCrio em atividade. Raramente, observa-se envolvimento pulmonar, do SNC ou do trato digestório, mas, nos casos com envolvimento desses órgãos/sistemas, a evolução costuma ser mais grave

■ DIAGNÓSTICO

Na suspeita de vasculite sistêmica, a investigação deve incluir provas de fase aguda [p. ex.: velocidade de hemossedimentação (VHS) e proteína C-reativa], avaliação da extensão do acometimento de órgãos e sistemas e a confirmação do diagnóstico de vasculite. As manifestações clínicas e o reconhecimento do calibre de vasos predominante acometidos ajudam a direcionar a investigação. Nas vasculites de pequenos vasos, como na PAM e GPA, que costumam cursar com envolvimento renal e pulmonar, estes podem ocorrer de forma subclínica, só detectável pelo exame do sedimento urinário, pesquisa da proteinúria e dosagem de creatinina (Cr), e pela tomografia computadorizada (TC) de tórax, respectivamente. O diagnóstico diferencial deve ser feito com quadros infecciosos e condições que simulam vasculites (Quadro 347.2).

QUADRO 347.2 ■ Condições clínicas consideradas simuladoras de vasculites

1 | Doenças infecciosas
- Aneurisma micótico
- Endocardite infecciosa

2 | Aterosclerose
- Embolia de colesterol
- Alterações congênitas e doenças hereditárias
  a | Coarctação da aorta
  b | Síndrome de Marfan
  c | Neurofibromatose
  d | Síndrome de Ehlers-Danlos (tipos IV e VI)
  e | Síndrome de Loeys-Dietz
  f | Displasia fibromuscular
  g | Mediólise arterial segmentar
  h | Síndrome de Grange

3 | Iatrogênico
- Pós-irradiação
- Pós-procedimento (embolia de colesterol)

4 | Periaortite crônica/aneurisma aórtico inflamatório

5 | Estados de hipercoagulação
- Síndrome antifosfolípide
- Púrpura trombocitopênica trombótica

As três principais maneiras de se confirmar o diagnóstico de uma vasculite sistêmica são exames histopatológico, de imagem vascular e marcadores sorológicos. Biópsia com avaliação histopatológica deve ser realizada para confirmar o diagnóstico de vasculites de pequenos vasos, sempre que possível. As biópsias cutânea, renal, pulmonar, muscular e de vias aéreas superiores (VAS) são as mais comumente realizadas. A biópsia de artéria temporal superficial é considerada o padrão-ouro para o diagnóstico de ACG. Os principais achados que sugerem vasculite são infiltrado inflamatório na parede do vaso, necrose fibrinoide e leucocitoclasia. Em artérias de pequeno e médio calibres, também se pode encontrar rotura da camada elástica interna. A imunofluorescência direta (IFD) pode ser de auxílio no diagnóstico de certas entidades. Na vasculite por IgA, são observados depósitos de IgA; e na crioglobulinêmica, observam-se depósitos de IgM, IgG e C3. Nas vasculites associadas a ANCA, os depósitos teciduais são fracos ou ausentes (pauci-imune).

Exames de imagem, como a arteriografia digital, a ressonância magnética com angiografia (RMA), a angiotomografia computadorizada (TCA) e a US Doppler (USD) são utilizados para o diagnóstico de vasculites que afetam vasos de maior calibre. São alterações sugestivas de vasculites a presença de estenose, oclusão, dilatação vascular e aneurismas. Na TAK, o uso de exames de imagem (arteriografia digital, RMA ou TCA) é imprescindível para o diagnóstico e para a avaliação da extensão do envolvimento vascular. Exames de imagem não invasivos, como RMA, TCA e USD, têm vantagem em relação à arteriografia digital, por observarem alterações precoces de espessamento concêntrico da parede arterial, antes de se observarem alterações no lúmen da artéria. Na ACG, a USD de artérias temporais superficiais e de artérias occipitais pode auxiliar o diagnóstico quando a biópsia de artéria temporal superficial não está disponível. A presença do sinal do halo na parede da artéria tem sensibilidade de 74% e especificidade de 81% em relação à biópsia de artéria temporal superficial. A presença de sinal do halo não compressível em artérias temporais superficiais aumenta a especificidade para o diagnóstico de ACG em até 100%. Pacientes com ACG e comprometimento de grandes vasos necessitam realizar RMA ou TCA para confirmar o diagnóstico. O uso de tomografia com emissão de pósitrons (PET) combinada com TCA demonstrou sensibilidade de 77% e especificidade de 66% para o diagnóstico de ACG com envolvimento de grandes vasos. Em pacientes com suspeita de PAN, a arteriografia digital pode demonstrar múltiplos aneurismas ou estenoses em artérias intra-abdominais, especialmente renais, incluindo ramos intraparenquimatosos, e em artérias mesentéricas. Como as artérias acometidas na PAN são de médio calibre, a RMA e a TCA não são úteis.

Os principais testes sorológicos utilizados no diagnóstico de vasculites sistêmicas são a pesquisa de ANCA, de anticorpos antimembrana basal glomerular e de crioglobulinas, além de fator antinuclear e testes para identificação de autoanticorpos mais específicos, nos casos suspeitos de vasculites secundárias, associadas às doenças reumáticas autoimunes, como o LES. A pesquisa de ANCA é o principal exame para o diagnóstico de vasculites associadas ao ANCA e pode ser realizada por dois métodos: imunofluorescência indireta (IFI) e enzimaimunoensaio (Elisa). A IFI é realizada com neutrófilos fixados no etanol e, se o teste for positivo, duas informações podem ser obtidas: o padrão e o título dos anticorpos. O padrão de ANCA pode ser citoplasmático (cANCA), perinuclear (pANCA) ou atípico. O padrão cANCA, em geral, associa-se à presença de anticorpos anti-PR3, comumente encontrados em pacientes com GPA; e pANCA se associa à presença de anticorpos anti-MPO, encontrados em pacientes com GEPA e PAM. A confirmação dos anticorpos anti-PR3 e anti-MPO pode ser feita por Elisa. A pesquisa de anticorpos antimembrana basal glomerular por Elisa é uma alternativa à biópsia renal no diagnóstico da síndrome do anticorpo antimembrana basal glomerular (síndrome de Goodpasture) com alta sensibilidade (95 a 100%) e especificidade (91 a 100%). A pesquisa de crioglobulinas é teste fundamental para o diagnóstico de vasculite crioglobulinêmica, permitindo a detecção, a quantificação e, inclusive, em alguns laboratórios, a caracterização das crioglobulinas (p. ex.: se estas são mono ou policlonais, ou se há cadeia leve Kappa ou Lambda).

■ TRATAMENTO

Varia conforme o diagnóstico e a extensão da doença. Há diferentes instrumentos que ajudam a avaliar a atividade de doença e diferenciá-la de dano permanente em diversas vasculites. O principal instrumento de avaliação de atividade de doença em vasculites sistêmicas é o Birmingham Vasculitis Activity Score (BVAS) que engloba 9 órgãos e sistemas, incluindo sinais, sintomas e alterações laboratoriais atribuídas à vasculite ativa.*

> **ATENÇÃO!**
>
> A avaliação de atividade inflamatória na presença de TAK é difícil e, além dos testes de fase aguda, deve-se fazer seguimento com exames de imagens, pois esses pacientes podem evoluir com atividade histológica e piora do comprometimento vascular sem alterações de provas laboratoriais de atividade inflamatória.

*Para mais informações, acesse: http://www.vasculitis.org/images/documents/bvas_v3.0_glossary.pdf

- Pacientes com TAK em fase ativa da doença devem receber prednisona em altas doses (1 mg/kg/dia) por pelo menos um mês, seguida de redução gradativa. Em razão da frequência de recidivas ao se reduzir a dose de prednisona, recomenda-se a adição de um imunossupressor, que deve ser mantido por aproximadamente dois anos se não houver recidiva. O metotrexato (15 a 25 mg/semana) é, geralmente, a 1ª opção e tem como alternativa a azatioprina (1 a 3 mg/kg/dia) e, nos casos refratários, o uso de micofenolato de mofetila (2 a 3 g/dia) ou leflunomide (20 mg/dia). O uso de ciclofosfamida oral ou na forma de pulsoterapia mensal ou de agentes anti-TNF-α (infliximabe, etanercepte ou adalimumabe) é uma alternativa que pode ser utilizada em casos graves, incluindo quadros isquêmicos agudos, ou em pacientes com doença refratária aos imunossupressores habituais. O tocilizumabe é uma alternativa ao tratamento da TAK em casos refratários aos anti-TNF. Não há ensaios clínicos que tenham avaliado a terapia na TAK. O uso de ácido acetilsalicílico (AAS) em baixas doses está associado a menor risco de eventos isquêmicos.
- O tratamento da ACG deve ser feito com prednisona 40 a 60 mg/dia, que deve ser iniciado o mais rápido possível. Em pacientes com manifestações isquêmicas, incluindo neuro-oftalmológicas, recomenda-se associar a pulsoterapia com metilprednisolona (1 g/dia, por três dias). O uso crônico de AAS em baixas doses previne recidivas do quadro neuro-oftalmológico e eventos isquêmicos cranianos. Em pacientes com recidivas da doença ou que apresentam eventos adversos do uso de corticosteroides, pode-se adicionar metotrexato. Estudos abertos têm demonstrado que ciclofosfamida, azatioprina ou leflunomida podem ser a alternativa para pacientes com doença recidivante ou que apresentam efeitos colaterais com corticosteroides. Agentes anti-TNFα não tem eficácia para o tratamento da ACG. O uso de tocilizumabe parece ser uma opção para casos refratários, mas precisa ser confirmado em estudo com maior casuística.
- O tratamento da PAN idiopática é guiado pela presença ou não de fatores de mau prognóstico, de acordo com o Five Factor Score (FFS) que inclui insuficiência renal (IR) (creatinina sérica [CrS] > 1,58 mg/dL ou > 140 μmol/L), proteinúria > 1 g/dia, envolvimento do SNC, miocardiopatia e envolvimento grave do trato digestório (sangramento, infarto intestinal e/ou pancreatite). Cerca de metade dos pacientes não apresenta fatores de mau prognóstico e pode ser tratada apenas com corticosteroides. A ciclofosfamida deve ser associada aos pacientes com doença grave. A azatioprina pode ser utilizada por dois anos como terapia de manutenção. Pacientes com PAN associada ao vírus HBV devem ser tratados com terapia antiviral (lamivudina, interferon-alfa [INF-α], entecavir ou tenofovir) e, em casos graves, deve-se associar corticosteroides e plasmaferese.
- O tratamento de vasculites associadas ao ANCA pode ser dividido em fase de indução e de manutenção. Todos os pacientes com doença ativa devem ser tratados com corticosteroides (prednisona 1 mg/kg/dia) por pelo menos um mês, com redução progressiva e gradual. Naqueles com manifestações graves, recomenda-se pulsoterapia com metilprednisolona 500 a 1.000 mg/dia, por três dias. A decisão do tratamento de pacientes com GPA com imunossupressores deve basear-se no grau de extensão da doença. Aqueles com doença localizada, envolvendo vias aéreas superiores (VAS) e/ou inferiores (VAI), podem ser tratados com metotrexato (20 a 25 mg/semana) como terapia de indução e de manutenção. Pacientes com GPA e doença generalizada ou PAM devem ser tratados com ciclofosfamida oral (2 mg/kg/dia) ou IV (15 mg/kg, a cada 2 a 3

semanas) por pelo menos 3 a 6 meses. O rituximabe 375 mg/m^2, em quatro infusões semanais, mostrou não ser inferior à ciclofosfamida. Em pacientes com doença fulminante, hemorragia pulmonar e/ou lesão renal aguda (IRA) está indicada a pulsoterapia com metilprednisona, ciclofosfamida e plasmaferese. Ao se atingir a remissão, deve-se iniciar a terapia de manutenção com azatioprina (2 a 3 mg/kg/dia) ou metotrexato (20 mg/semana), durante no mínimo dois anos. Porém, em pacientes com doença recidivante e PR3-ANCA positivo, a terapia de manutenção pode ser estendida por até 4 anos. O rituximabe também pode ser utilizado como terapia de manutenção com duas infusões iniciais de 500 mg (intervalo de duas semanas) e depois 500 mg a cada seis meses. Micofenolato de mofetila e leflunomida podem ser utilizados como últimas alternativas de terapia de manutenção. O tratamento da GEPA deve ser guiado pela presença ou não de fatores de mau prognóstico pelo FFS. Na ausência desses fatores, os pacientes podem ser tratados apenas com corticosteroides. Caso contrário, deve-se associar a ciclofosfamida 0,6g/m2 em 3 infusões no primeiro mês e depois infusões mensais com total de 12 sessões e posterior substituição por azatioprina, metotrexato ou leflunomida como terapia de manutenção, por dois anos. Pacientes com GEPA refratária podem-se beneficiar com INF-α, imunoglobulina (Ig), rituximabe ou mepolizumabe.

- A escolha do tratamento da vasculite crioglobulinêmica depende da presença ou não de doenças associadas (infecção pelo HCV ou outras doenças autoimunes) e da gravidade do quadro. O tratamento da infecção pelo HCV é utilizado em todos os casos de VCrio associada ao HCV. Recentemente, o uso de inibidores de protease (IP) no tratamento do HCV tem levado à resposta virológica sustentada superior ao uso de INF e ribavirina. Na VCrio pelo HCV, a associação sofosbuvir e ribavirina levou à alta taxa de resposta clínica. Em manifestações leves a moderadas (sintomas constitucionais, púrpura, artralgias, neuropatia e glomerulonefrite leves), apenas a adição de corticosteroides é suficiente para o controle do quadro. Pacientes com quadros graves (isquemia digital, úlceras cutâneas, glomerulonefrite com IR/síndrome nefrótica (SN), neuropatia grave e envolvimento intestinal) se beneficiam com a adição de rituximabe. Pacientes com risco eminente de óbito (hemorragia alveolar, glomerulonefrite rapidamente progressiva, envolvimento do SNC ou isquemia intestinal) devem receber tratamento imunossupressor (corticosteroides e ciclofosfamida) ou rituximabe e plasmaferése. Em casos graves de VCrio, o tratamento antiviral deve ser iniciado após o controle das manifestações vasculíticas.

REVISÃO

- Vasculite de pequenos vasos afeta vênulas pós-capilares e leva à ruptura e formação de petéquias e púrpuras, ao passo que a de artérias elásticas provoca dilatação e formação de aneurismas. A doença em artérias musculares resulta em espessamento da parede vascular com estenose e oclusão do lúmen vascular.
- Na prática clínica, vasculites sistêmicas são classificadas pelo tamanho do vaso acometido. Assim, as principais são: arterite de células gigantes (ACG); arterite de Takayasu (TAK); poliarterite nodosa (PAN); granulomatose com poliangiíte (GPA); poliangiíte microscópica (PAM); granulomatose eosinofílica com poliangiíte (GEPA); e vasculite crioglobulinêmica (VCrio).

- O quadro clínico, bastante diverso, tem evolução subaguda com sintomas constitucionais associados a manifestações segundo o vaso, os órgãos e os sistemas atingidos. O diagnóstico é obtido com exames histopatológicos, de imagem e sorológico, nos casos associados a ANCA, e determina o tratamento que contempla, em geral, corticosteroides e imunossupressores. Sendo a plasmaferese e a terapia antiviral indicadas em casos específicos.

■ REFERÊNCIA
1. Jennette JC, Falk RJ, Bacon PA, Basu N, Cid MC, Ferrario F, et al. 2012 revised International Chapel Hill Consensus Conference Nomenclature of Vasculitides. Arthritis Rheum. 2013;65(1):1-11.

■ LEITURAS SUGERIDAS
Alibaz-Oner F, Direskeneli H. Update on Takayasu's arteritis. Presse Med. 2015;44(6 Pt 2):e259-65.
Cacoub P, Comarmond C, Domont F, Savey L, Saadoun D. Cryoglobulinemia vasculitis. Am J Med. 2015;128(9):950-5.
González-Gay MA, Pina T. Giant cell arteritis and polymyalgia rheumatica: an update. Curr Rheumatol Rep. 2015;17(2):6.
Lally L, Spiera R. Current landscape of antineutrophil cytoplasmic antibody-associated vasculitis: classification, diagnosis, and treatment. Rheum Dis Clin North Am. 2015;41(1):1-19
Mukhtyar C, Guillevin L, Cid MC, Dasgupta B, de Groot K, Gross W, et al. EULAR recommendations for the management of primary small and medium vessel vasculitis. Ann Rheum Dis. 2009;68(3):310-7.
Mukhtyar C, Guillevin L, Cid MC, Dasgupta B, de Groot K, Gross W, et al. EULAR recommendations for the management of large vessel vasculitis. Ann Rheum Dis. 2009;68(3):318-23.
Nataraja A, Mukhtyar C, Hellmich B, Langford C, Luqmani R. Outpatient assessment of systemic vasculitis. Best Pract Res Clin Rheumatol. 2007;21(4):713-32.
Watts RA, Scott DG. Recent developments in the classification and assessment of vasculitis. Best Pract Res Clin Rheumatol. 2009;23(3):429-43.

348
OSTEOARTRITE

■ RITA NELY VILAR FURTADO
■ IVONE MINHOTO MEINÃO

A osteoartrite (OA), também denominada doença articular degenerativa, artrose ou osteoartrose, é a doença reumática mais prevalente entre indivíduos com mais de 50 anos de idade. Mais de 80% daqueles acima de 55 anos apresentam evidências radiológicas da enfermidade. Em estudo realizado no Japão, observou-se prevalência de 47 e 70% para OA de joelhos em homens e mulheres, respectivamente, em uma coorte de indivíduos com mais de 60 anos e analisados por meio de exame radiográfico.[1] Nesse mesmo estudo, a prevalência de OA de coluna cervical e lombar foi de 75,8 e 50,4% nos gêneros feminino e masculino, respectivamente. Outro estudo, conduzido entre os integrantes do serviço militar nos Estados Unidos, relacionou a OA de quadril aos mais idosos, do gênero feminino e da etnia preta, sendo que 36% eram sintomáticos,[2] 28% tinham apenas sinais radiológicos e 10% apresentavam dor associada às evidências radiológicas.

Em estudos conduzidos com outras etnias, como na Grécia, confirmou-se a maior predominância de OA de mãos joelhos e quadris, entre as mulheres e após a menopausa. A literatura internacional aponta que aproximadamente 10% da população mundial tem OA; no entanto, apenas 20 a 30% é sintomática. A OA é uma das causas mais frequentes de dor do sistema musculoesquelético e de incapacidade para o trabalho no Brasil e no mundo.

O conceito de OA remete a um conjunto de afecções dolorosas articulares de várias etiologias, mas com características clínicas semelhantes, que variam desde pequeno desconforto até invalidez, por dor ou deformidade. Ocorre por insuficiência da cartilagem resultante do desequilíbrio entre formação e destruição dos seus principais elementos. É mediada por múltiplos fatores, de natureza mecânica, inflamatória, bioquímica e genética. O processo envolve a participação do osso subcondral (com formação de esclerose subcondral e exostose óssea, conhecida como osteófito), da membrana sinovial, ligamentos e musculatura periarticular. Trata-se de doença crônica, multifatorial, e que pode levar à incapacidade funcional progressiva, embora os sintomas possam ser discrepantes em relação às alterações anatômicas e radiográficas. Ou seja, os sintomas provenientes da OA podem compor um espectro que vai desde a ausência de sintoma em uma articulação com clínica e evidência radiológica de OA até o acometimento articular agressivo com deformidade crescente e incapacidade funcional para o paciente.

■ ETIOPATOGENIA

A cartilagem é tecido avascular e a neural. É composta basicamente por um tipo de célula, o condrócito (5%), e pela matriz extracelular (95% da cartilagem). A matriz extracelular é formada principalmente por colágeno tipo II junto com outros tipos de colágeno, predominantemente o tipo IX, XI e XVI, que estão associados a outras proteínas, conferindo força de tensão local. Associada a esta rede estão os agrecanos e outros proteoglicanos responsáveis pela retenção local de moléculas de água e que dão resistência à compressão. Apesar de compor pequena parte da cartilagem, são os condrócitos os responsáveis pelo seu balanço metabólico.

Sabe-se que o catabolismo excessivo da matriz extracelular, intimamente relacionado à etiopatogenia da OA, pode ser causado por fatores como sobrecarga mecânica, citocinas, fatores de crescimento e fragmentos da matriz extracelular. No entanto, descobertas mais recentes sugerem uma etiopatogenia muito mais complexa, que leva em consideração influência relacionada à idade, pós-trauma, genética e mais recentemente, metabólica. Esta última é relacionada com a síndrome metabólica e obesidade, entidades cada vez mais prevalentes. A obesidade é considerada, atualmente, uma enfermidade pró-inflamatória, portanto, não é só o estresse mecânico que ela causa sobre as articulações, mas também os gatilhos inflamatórios associados a essa doença estariam relacionados à etiopatogenia da OA.

A OA deixou de ser considerada um distúrbio puramente degenerativo e passou a ser considerada uma doença com componente inflamatório importante. Ela ocorre quando existe uma perda do equilíbrio dinâmico entre a destruição e o reparo dos tecidos articulares. Este desequilíbrio é resultado da ativação dos condrócitos por mediadores inflamatórios, componentes da matriz e sobrecarga mecânica. Muitos dos receptores para componentes da matriz extracelular, por sua vez, também respondem a estímulos mecânicos. Uma vez que ocorre a ativação dos condrócitos, principalmente por meio do fator de transcrição nuclear kappa beta (NF-εβ-proteína proinflamatória que atua no fenótipo do condrócito), estes produzem proteínas inflamatórias, tais como interleucina (IL-1β), IL-6, fator de necrose tumoral alfa (TNF-α) e enzimas que levam à lesão da própria cartilagem. Essas enzimas são na maioria metaloproteinases (MMP), principalmente os tipos 1, 3 e 13, desintegrinas (ADAMS) e desintegrina e metaloproteinase com domínios trombospondina (ADAMTS) tipos 4 e 5.

As citocinas pró-inflamatórias, as prostaglandinas, as espécies reativas de oxigênio e o óxido nítrico (NO) também podem levar ao estresse oxidativo e apoptose de condrócitos. Os condócitos também expressam receptores para os produtos finais da glicosilação, denominados coletivamente produtos finais de glicosilação avançada (AGEs, do inglês *advanced glycation endproducts*) que se formam a partir da modificação de proteínas pela glicose e se acumulam em tecidos mais velhos. A ligação dos AGEs a seus receptores nos condrócitos induz a expressão de mediadores inflamatórios e apoptose celular, provavelmente o que ajuda a explicar o aumento da prevalência da doença com a idade.

Modificações também ocorrem na sinóvia e no osso subcondral. Mediadores inflamatórios e moléculas da matriz cartilaginosa liberadas após o dano articular ativam sinoviócitos que liberam mais mediadores inflamatórios e enzimas proteolíticas. Observa-se na OA a proliferação de sinoviócitos com hipertrofia da sinóvia. Microscopicamente, por meio de estudos com hematoxilina e eosina, a sinóvia na OA é predominantemente constituída por macrófagos (em geral 65% da composição) e células T (22%).

Os osteoblastos, por sua vez, também participam da patogênese da OA. Eles respondem ao estímulo mecânico produzindo citocinas e enzimas que também degradam a cartilagem articular. O tecido ósseo passa a apresentar mudanças em sua estrutura e composição com microfraturas, no início, formação cistos subcondrais e um processo adaptativo que é a calcificação endocondral e formação de osteófitos, essas últimas decorrentes da produção de fatores de crescimento, como o fator de crescimento β e a proteína morfogenética óssea 2.

Como já citado, a obesidade também está claramente associada à OA e atua na perpetuação da sobrecarga mecânica, mas também do quadro inflamatório local. Os adipócitos liberam as adipocinas (leptina, resistina e visfatina) que são pró-inflamatórias e pró-catabólicas, induzindo a produção das MMP, IL-1-β e IL-6, que aceleram a degradação cartilaginosa e induzem a reabsorção óssea. As adipocinas também inibem a síntese de componentes da matriz extracelular, como os proteoglicanos e o colágeno tipo II.

Na OA, mudanças também ocorrem em estruturas além da cartilagem articular, osso subcondral e sinóvia. Alterações patológicas no menisco são similares às observadas na cartilagem, com degradação da matriz, agregados de células, calcificação e morte celular. Nos ligamentos periarticulares, ocorre desorganização das fibras colágenas, degeneração mucoide, metaplasia celular e depósito de cálcio.

■ CLASSIFICAÇÃO

Algumas classificações da OA têm aplicação prática. Conforme o Colégio Americano de Reumatologia, este capítulo apresenta duas classificações, segundo a etiologia da doença ou o local de acometimento, e o número de articulações envolvidas (Quadros 348.1 e 348.2).[3]

Devem ser lembradas articulações classicamente acometidas pela OA, mas não contempladas por essas classificações, como a primeira carpo-metacarpal, as intertarsais e a primeira metatarsofalângica.

■ QUADRO CLÍNICO

Embora a OA tenha o potencial de acometer qualquer articulação diartrodial, alguns locais são mais frequentes, como mãos, joelhos, coluna

DIAGNÓSTICO E TRATAMENTO

MEDIADORES DA DEGRADAÇÃO DA CARTILAGEM				
Substâncias que atuam sobre os condrócitos	Substâncias lesivas à cartilagem liberadas pelo condrócito	Substâncias lesivas à cartilagem liberadas pelo tecido adiposo	ALTERAÇÕES SINOVIAIS	ALTERAÇÕES NO OSSO SUBCONDRAL
NFKb	IL-1β, IL-6	Leptina	Hipertrofia sinovial	Microfraturas
Prostaglandinas	TNF-α	Resistina	Hiperplasia sinovial	Cistos
Espécies reativas de O_2	MMP 1, 3, 13	Visfatina	Aumento de macrófagos	Calcificação endocondral
Componentes da matriz extracelular	ADAMS		Aumento de linfócitos T	Exostose com formação de osteófitos
	ADAMSTS			

FIGURA 348.1 ■ Fatores envolvidos na etiopatogenia da osteoartrite.

QUADRO 348.1 ■ Classificação da OA segundo a etiologia

1 | Primária/idiopática sem uma única causa específica, podendo ser:
- Localizada ou generalizada
- Início após 55 anos

2 | Secundária mais precoce e causada por:
- Traumas
- Anormalidades congênitas ou do crescimento
- Doenças variadas (inflamatórias, por depósito de cristais, endócrinas)

3 | OA erosiva (doença de Crain)
- Acomete todas as interfalângicas proximais e distais
- Havendo envolvimento das metacarpofalângicas ou punhos, impõe-se diagnóstico diferencial com doenças microcristalinas ou inflamatórias

---

QUADRO 348.2 ■ Classificação da OA quanto ao número de articulações envolvidas e local de acometimento

1 | Número:
- Monoarticular
- Oligoarticular (até 4 articulações)
- Poliarticular

2 | Localização:
- Mãos
- Quadris
- Joelhos: compartimento medial, lateral, femuropatelar
- Coluna (cervical, dorsal e lombar), platôs vertebrais, articulações interapofisárias
- Acromioclavicular
- Articulação temporomandibular
- Sacroilíacas, pés

QUADRO 348.3 ■ Algoritmo para classificação de OA para as mãos

- Gênero, idade, estado hormonal
- Rigidez ≤ 30 minutos
- Acometimento preferencial (2ª, 3ª IFD, 3ª IFP, 1ª carpometacarpiana)
- Aumento ósseo ≥ 2 IFD
- Deformidade ≥ 2 (2ª, 3ª IFD, 3ª IFP, 1ª carpometacarpiana)

QUADRO 348.4 ■ Algoritmo para classificação de OA para os joelhos

- Dor na maior parte dos dias
- Crepitação aos movimentos
- Rigidez matinal ≤ 30 minutos
- Idade ≥ 38 anos
- Alargamento ósseo do joelho ao exame físico. Possíveis crises inflamatórias
- Fatores

1 | Genéticos:
- Hipermobilidade
- Alterações posturais
- Displasias
- Gênero feminino

2 | Mecânicos: carga, traumas de repetição

3 | Não genéticos: idade, menopausa, doenças articulares ou ósseas adquiridas

---

vertebral e quadris. Nos Quadros 348.3 e 348.4, evidenciam-se sinais e sintomas para classificação de OA de mãos e joelhos que auxiliam no reconhecimento do quadro clínico da enfermidade.

A OA de mãos é mais frequente no gênero feminino e durante a menopausa (herança autossômica dominante na mulher e recessiva no homem).

O acometimento das interfalângicas distais (IFD) ocasiona aumento ósseo, formação de osteófitos que, quando acometem a IFD, formam nódulos conhecidos como "Nódulos de Heberden", e quando acometem as articulações interfalângicas proximais (IFP), os nódulos de Bouchard. São identificáveis na face dorsolateral das falanges e comumente ocasionam deformidades assimétricas. O frequente acometimento da 1ª carpometacárpica é conhecido como rizartrose, podendo configurar um quadro altamente incapacitante.

A OA de joelhos é conhecida como gonartrose, sendo mais frequente no gênero feminino, e após 65 anos. É mais frequente no compartimento femorotibial medial, mas pode acometer o lateral e o patelofemoral. Causa dor mecânica, protocinética, deformidade em varo (acometimento medial) ou valgo (acometimento lateral), disfunção e incapacidade.

O Quadro 348.5 mostra os fatores de risco associados ao desenvolvimento de OA de joelhos.

QUADRO 348.5 ■ Fatores de risco para OA de joelhos

- Sexo feminino
- Idade > 50 anos
- Sobrepeso
- Lesão articular
- Frouxidão ligamentar
- Hipermobilidade articular
- Uso profissional ou desportivo
- História familiar
- Nódulos de Heberden

■ DIAGNÓSTICO

A European League Against Rheumatism (EULAR) fundamenta o diagnóstico da OA em sintomas e sinais (Quadro 348.6). De acordo com as recomendações europeias, o diagnóstico de osteoartrite de joelhos fundamenta-se em três sintomas e três sinais clínicos, que conseguem identificar 99% dos pacientes com OA.[4] Os sintomas são: dor, especialmente no início dos movimentos; rigidez matinal de, no máximo, meia hora; e limitação funcional. Os três sinais são: restrição de movimentos; alargamento de consistência óssea da articulação envolvida; e crepitação à flexoextensão da articulação observada no exame físico.

QUADRO 348.6 ■ Diagnóstico

- História e exame físico
- Tempo dos sintomas
- Número e tipo de articulações sintomáticas
- Assimetria
- Deformidades (não simétricas, diversificadas)
- Sintomas
  - a | Características da dor (mecânica)
  - b | Rigidez matinal (< 30 min)
  - c | Limitação de função
- Sinais
  - a | Crepitação
  - b | Restrição dos movimentos
  - c | Aumento ósseo
  - d | Palpação de consistência óssea
- Radiografia e ultrassonografia

Identificam 99% dos pacientes com OA dos joelhos

O alargamento ósseo, causada por exostose, ou osteófito, ocorre em qualquer articulação envolvida pela OA. Na rizartrose, o osteófito pode ser visto na 1ª articulação carpometacárpica, formando uma proeminência na base do polegar que confere à mão um aspecto quadrado. As articulações das mãos acometidas apresentam dor à palpação e, em algumas ocasiões, podem-se observar cistos gelatinosos sobre ou próximos aos nódulos de Heberden, na sua porção dorsal, que podem ter resolução espontânea ou necessitem de drenagem. No joelho, é evidente e característica a crepitação articular aos movimentos e, durante a sua evolução, podem haver grandes desvios do eixo articular, provocando varismo ou valgismo de joelho, ao acometer predominantemente um dos compartimentos femorotibiais. A progressão da OA pode levar a importante limitação dos movimentos dos joelhos.

> **ATENÇÃO!**
>
> No quadril, a dor à rotação interna é um sinal característico, podendo evoluir com limitação da amplitude de movimento.

O envolvimento da coluna vertebral pode ocasionar dor local e, eventualmente, sinais de compressão radicular pelos complexos disco-osteofitários, pois, além da degeneração discal, pode ocorrer a formação de uma coroa osteofitária nas bordas dos platôs vertebrais.

INVESTIGAÇÃO LABORATORIAL

Não existem achados laboratoriais específicos na OA primária. As provas inflamatórias de fase aguda do soro são normais, sendo importantes no diagnóstico diferencial com artropatias inflamatórias. Caso haja suspeita clínica de OA secundária às doenças, como hiperparatiroidismo primário e doença por depósito de pirofosfato de cálcio (condrocalcinose), impõe-se, após história e exame físico, uma avaliação laboratorial específica para essas enfermidades.

O líquido sinovial na OA é do tipo não inflamatório, ou seja, com discreto aumento da celularidade e boa viscosidade. A biópsia sinovial revela sinovite crônica inespecífica e ainda não há marcadores séricos confiáveis da degradação da cartilagem articular.

DIAGNÓSTICO RADIOLÓGICO

A radiografia simples é a técnica mais utilizada, e outras, como tomografia computadorizada (TC), ressonância magnética (RM) e ultrassonografia (US), podem ser indicadas quando é necessário fazer diagnóstico sub-radiológico, evidenciar o acometimento de estruturas não ósseas, ou fazer diagnósticos diferenciais.

A radiografia de uma articulação com OA pode apresentar diminuição de espaço articular, inferindo degeneração cartilaginosa e condrólise. Essa diminuição da interlinha articular é habitualmente assimétrica. Com a progressão da OA, podem-se observar cistos no osso subcondral subjacente à cartilagem acometida, além de esclerose óssea subcondral, osteófitos e até corpos livres osteocondrais resultantes da degradação do tecido cartilaginoso.

A classificação radiográfica mais utilizada na OA é a de Kellgreen e Lawrence, 1957.[5] Tal escala é dividida em: 0 – sem acometimento; 1 (acometimento duvidoso) – osteófitos incipientes; 2 (acometimento leve) – osteófitos e diminuição discreta, ou sem diminuição da interlinha articular; 3 (acometimento moderado) – moderada diminuição da interlinha articular; 4 (acometimento grave) – comprometimento importante da interlinha articular com esclerose do osso subcondral.

TRATAMENTO

Embora seja a enfermidade articular mais prevalente, a OA é a enfermidade para a qual se tem a menor quantidade de medicações com efetividade comprovada. É necessária uma abordagem multi-intervencionista, em que o médico e o paciente são responsáveis por várias intervenções para o sucesso do tratamento. O manejo dessa doença deve sempre se orientar por medidas farmacológicas e não farmacológicas. Estas últimas, de vital importância no bom resultado do tratamento (Quadro 348.7).

Os objetivos do tratamento da OA são controlar a dor, otimizar a função e reduzir a incapacidade.

Sendo a OA doença de caráter multifatorial cujo desencadeamento e prevalência estão relacionados ao gênero, estado hormonal, idade, fato-

DIAGNÓSTICO E TRATAMENTO

QUADRO 348.7 ■ Tratamento da OA
MEDIDAS FARMACOLÓGICAS
1 | Controle da dor • Analgésicos e anti-inflamatórios via oral • Injeção intra-articular: triancinolona hexacetonida, ácido hialurônico 2 | Medicamentos modificadores do curso da OA • Diacereína • Glicosamina/Condroitina • Óleos insaponificáveis de soja e abacate • Antimaláricos • Ranelato de estrôncio
MEDIDAS NÃO FARMACOLÓGICAS
• Educação postural • Autocuidado • Exercícios físicos • Órteses • Adequação de peso • Calçados e palmilhas • Auxiliares da deambulação
MEDIDAS CIRÚRGICAS

res mecânicos e suscetibilidade genética, as medidas terapêuticas devem ser individualizadas.

TRATAMENTO FARMACOLÓGICO

Medicamentos de ação rápida

São medidas analgésicas ou anti-inflamatórias que atuam rapidamente sobre a dor e eventuais sinais flogísticos, além de melhorar a função articular.

Os analgésicos podem ser os não narcóticos, como o paracetamol, cuja dose não deve exceder a 3 g/dia, para evitar hepatotoxicidade e nefrotoxicidade.

Os analgésicos narcóticos são mais utilizados na dor crônica, especialmente naquelas de moderada a grande intensidade. Estão disponíveis o tramadol (50 a 100 mg/dia), a oxicodona (10 a 20 mg/dia), a codeína (até 60 mg/dia) e o propoxifeno (até 500 mg/dia). Apesar do efeito aparentemente mais potente que os analgésicos comuns, não são recomendados universalmente devido a efeitos colaterais indesejáveis entre os idosos, como tontura e aumento de risco de quedas.

Os anti-inflamatórios não hormonais (AINH) são utilizados no controle dos episódios de manifestações flogísticas das articulações com OA, conhecidos como *flaires* articulares. Os vários tipos existentes no mercado possuem efetividade relativamente equivalente, e os estudos comparativos mostram que os inibidores da ciclo-oxigenase 1 (COX-1) e os inibidores de COX-2 são semelhantes, com a vantagem de que os últimos trazem menor risco de eventos gastrintestinais e pouca ou nenhuma interferência na função plaquetária. O uso de AINH na OA deve ser pelo menor tempo possível, sempre em ciclos, nunca em uso contínuo, para serem evitados efeitos colaterais, principalmente os renais, hepáticos ou cardíacos e interferência em outros medicamentos que, porventura, o paciente necessite usar. Alguns pacientes com contraindicações para o uso de AINH podem beneficiar-se de corticosteroides orais, porém sempre em doses baixas e também por tempo limitado. Não se recomenda prescrição de AINH aos pacientes acima de 75 anos pelo maior risco de efeitos colaterais.

Os AINH tópicos podem ter efetividade no tratamento da OA. A capsaicina, em forma de creme, tem sido usada eventualmente, pois tem a propriedade de extrair a substância P nos terminais sensitivos neuronais, diminuindo a transmissão de estímulos dolorosos. Essas duas alternativas de medicações tópicas podem ser utilizadas em articulações de pequeno e médio porte, sendo inclusive indicadas por várias diretrizes internacionais.

A colchicina pode ser utilizada nos casos de OA associada a doenças por depósito de cristais.

A duloxetina é antidepressivo inibidor seletivo da recaptação da serotonina e norepinefrina (ISRSN), aumentando a disponibilidade desses neurotransmissores na fenda sináptica. Esse efeito promove analgesia de ação neurológica central. Seu poder analgésico já foi largamente estudado e comprovado em afecções dolorosas, como neuropatia diabética, fibromialgia e lombalgia. Vem sendo estudado para o tratamento da dor na OA. Os estudos iniciais apontaram para melhora da dor e função em pacientes com OA de joelho em dose de 60 mg a 120 mg ao dia. Em revisão sistemática recente, observou-se efeito analgésico da duloxetina muito semelhante ao de AINH e analgésicos opioides no tratamento da OA.

Nos pacientes que não tiveram bons resultados com a medicação oral, ou, para um efeito mais rápido, em situações de dor aguda ou intensa, é possível recorrer às injeções intra-articulares (IIA). As IIA com corticosteroides têm efetividade comprovada no alívio da dor e combate à inflamação articular. No entanto, a duração do seu efeito é curta, habitualmente de uma a quatro semanas. O corticosteroide mais recomendado, por se manter mais tempo no ambiente intra-articular, é o hexacetonide de triancinolona. Existem revisões sistemáticas e metanálises indicando a efetividade da IIA com corticoide no tratamento da OA de joelho e sua duração, de uma a seis semanas. A IIA com outras medicações já foi utilizada para o tratamento da OA, principalmente de joelhos. As medicações mais utilizadas pela via intra-articular, depois do corticosteroide, são os derivados do ácido hialurônico. Foram inicialmente utilizadas com o intuito de repor ácido hialurônico em uma enfermidade onde se identifica menor concentração desse componente no líquido sinovial. Esse é um dos componentes responsáveis pela viscoelasticidade desse líquido. No entanto, outros efeitos intra-articulares do ácido hialurônico foram descobertos com o passar do tempo, como analgesia, redução da inflamação e promoção de melhora da função na articulação tratada. Embora a IIA com ácido hialurônico tenha efetividade ainda não cabalmente demonstrada, já é oficialmente recomendada por sociedades internacionais (European Society for Clinical and Economic Aspects of Osteoporosis and Osteoarthritis [ESCEO], American College of Rheumatology [ACR] e EULAR) após a falha do tratamento convencional, especialmente para OA de joelho. Existem estudos que sugerem o uso intra-articular da triancinolona com o ácido hialurônico para associar o benefício de ambas as medicações. Novas propostas de tratamento intra-articular da OA estão sendo estudadas. Destaca-se entre elas o uso do plasma rico em plaquetas (PRP). Teoricamente, os vários fatores de crescimento presentes nos grânulos alfaplaquetários poderiam ter alguma influência anabólica nos condrócitos, ou mesmo na homeostase intra-articular da articulação com OA. No entanto, sua efetividade ainda é objeto de estudos.

Medicamentos de ação lenta

As pesquisas básicas *in vitro* e em modelos animais *in vivo* têm demonstrado que um grupo de substâncias pode agir como medicações de ação lenta contra a progressão da OA, ou seja, como condroprotetoras. Cada vez mais, estudos clínicos suportam a ação de algumas dessas medicações, principalmente favorecendo a melhora dos sintomas provocados pela OA. Nesse contexto, podem ser usados:

• **Sulfato de glicosamina:** é o principal componente monomérico dos glicosaminoglicanos que formam a matriz dos tecidos conectivos. Estudos experimentais *in vitro* demonstram diversas ações dessa substância, como alteração na expressão gênica de condrócitos humanos, aumento na síntese de proteoglicanos, aumento na síntese de colágeno tipo II, diminuição na geração de radicais superóxidos, inibição de enzimas lisossomiais com estabilização de membrana celular. Também em modelo animal, demonstrou-se a capacidade do sulfato de glicosamina em prevenir os efeitos deletérios da IL-1β sobre a cartilagem. Há estudos placebo-controlado cujos resultados são favoráveis à glicosamina, na dose de 1.500 mg/dia de sulfato de glicosamina via oral, na ação analgésica sustentada por até três meses após término de seu uso. Alguns estudos demonstram menor diminuição de espaço articular em comparação ao tratamento com placebo. No entanto, existe controvérsia quanto a sua efetividade, inclusive à efetividade relacionada aos tipos de formulação do fármaco em si. Algumas revisões mais recentes sugerem que a glicosamina pode atrasar a mudança estrutural da articulação do joelho, diminuir a necessidade de analgesia, do custo com medicação e retardar a necessidade de artroplastia total do joelho.

- **Sulfato de condroitina:** preparado de cartilagem bovina, contém sulfato-4 e sulfato-6 de condroitina. Assim como a glicosamina, o sulfato de condroitina tem demonstrado, em experimentos *in vitro* e em modelos animais, atividades anti-inflamatória e anabólica sobre o metabolismo da cartilagem. No entanto, sua absorção pelo trato gastrintestinal (TGI) é de apenas 10%, ao passo que a da glicosamina é de 90%. Alguns estudos placebo-controlados em OA de joelhos e quadris mostraram resultados positivos para a condroitina, na dose de 1.200 mg/dia, via oral. Em revisões mais recentes, a condroitina teve pequeno a moderado efeito em melhorar dor e função de joelho.
- **Diacereína:** metabólito ativo derivado da acetilação da carboxiantroquinona, mostra, em estudos *in vitro*, capacidade em suprimir a síntese de IL-1β e TNF-α, implicadas no processo de degradação tecidual. Inibe a ação da IL-1 mediante redução da quantidade de seus receptores nos condrócitos, reduzindo a síntese de metaloproteases e interferindo na produção de colágeno e proteoglicanos. Alguns autores têm sugerido para a diacereína efetividade superior ao placebo e comparável aos AINHs no tratamento da OA. Tem sido sugerido também menor progressão da diminuição do espaço articular em pacientes com OA de quadril em estudos prospectivos. Recomenda-se a dose de 100 mg/dia, via oral. Fazem parte dos efeitos colaterais a mudança na coloração da urina e, principalmente, cólica intestinal e diarreia. As metanálises recentes são conflitantes e sugerem pouco efeito na melhora da dor articular e na redução da diminuição do espaço articular de quadril.
- **Óleos insaponificáveis de soja e abacate (IAS):** trata-se de fitoterápico que, nos estudos *in vitro* e em modelos animais, demonstrou promover aumento da produção de proteoglicanos, bem como inibição de produção de IL-1β e colagenases. Há poucos estudos randomizados, duplos-cegos controlados, com resultados favoráveis em médio prazo. Poucos são os efeitos colaterais observados com o uso desse tipo de medicação. Recomenda-se a dosagem de 300 mg/dia, via oral.
- **Antimaláricos:** tanto o difosfato de cloroquina (DFC) como o sulfato de hidroxicloroquina (HXCL) podem ser empregados no tratamento da OA, com componente inflamatório mais importante, pois entre suas propriedades está a inibição de IL-1. São medicações com propriedades anti-inflamatórias de ação lenta e têm ação na cascata do ácido aracdônico, atuando na diminuição da ação da fosfolipase A2 e C, que contribuem para a produção de prostaglandinas pró-inflamatórias e peroxidação lipídica. Apesar do seu uso frequente, são poucos os estudos prospectivos que suportem a sua efetividade. Devem ser usadas na dosagem máxima de 4 mg/kg/dia e 6 mg/kg/dia, respectivamente. Fazem parte dos efeitos colaterais comuns o escurecimento da pele, sendo que o efeito colateral mais temível é o depósito retiniano dessas medicações, podendo levar desde distúrbios leves da visão até cegueira se não for descontinuada a tempo. Portanto, recomenda-se avaliação oftalmológica a cada seis meses no caso de DFC e 12 meses quando se usa HXCL, especialmente em idosos. Como a DFC é considerada mais tóxica, a HXCL tem sido utilizada com maior frequência. Nos dois estudos controlados e randomizados avaliando a efetividade da cloroquina para o tratamento da OA, encontramos resultados divergentes. No estudo mais bem desenhado a HXCL foi superior ao placebo para dor e função em OA de joelhos. Mas em estudo comparativo com o clodronato, ela foi inferior.
- **Ranelato de estrôncio:** é considerado medicamento de segunda linha para o tratamento de osteoporose. No entanto, estudos têm mostrado que ele pode incrementar a síntese de colágeno II e proteoglicanos. Sabe-se que aumenta o estímulo do fator de crescimento insulina-símile que atua sobre a síntese de proteoglicanos. Sugere-se que diminui significativamente a excreção de biomarcadores da degradação da cartilagem quando usado na dosagem de 2 g ao dia. Os estudos controlados, inclusive multicêntricos, apontam para efetividade dessa medicação na melhora da dor e função articular e estrutura cartilagínea, mensurada por RM, principalmente na dose de 2 g por dia.

TRATAMENTO NÃO FARMACOLÓGICO

- **Orientação familiar:** torna-se importante, pois os casos progressivos da doença, que evoluem para deformidade e consequente incapacidade, levam a uma atitude depressiva por parte do paciente. É fundamental a compreensão dos familiares em apoiá-lo e convencê-lo de que o tratamento realizado de maneira constante e disciplinada pode melhorar suas limitações e, portanto, sua qualidade de vida. Cabe ao médico dar uma visão adequada sobre a importância e das possibilidades terapêuticas atuais que incluem:
- **Autocuidados:** evitar subir e descer escadas. Evitar ficar em pé na mesma posição durante muito tempo. Reduzir as atividades diárias ou adequá-las à capacidade funcional do paciente, intercalando com períodos de repouso.
- **Calçados, palmilhas e órteses:** indicados desde que individualizados a cada caso. Calçados adequados são importantes para absorver o impacto da marcha. Palmilhas podem ser utilizadas tanto na absorção de impacto como na tentativa de diminuir a evolução de deformidades articulares. As órteses são indicadas também para diminuir evolução de deformidades, melhorar a função, como também na prevenção e no alívio de dores articulares. São exemplos de órteses utilizadas na OA as canaletas para os quirodáctilos, a órtese que imobiliza a base do polegar, útil na rizartrose, e as joelheiras com hastes articuladas lateral e medialmente.
- **Auxiliares da deambulação:** os auxiliares de marcha diminuem a carga na articulação com OA de membros inferiores, principalmente de quadril e joelho, o que pode diminuir a dor e a disfunção nessa articulação. Podem diminuir a carga na articulação afetada de 25% a 80%. Vão de bengalas comuns, evoluindo para bengala canadense, até andadores. Devem ser utilizadas no lado contralateral ao acometido. No caso das bengalas, devem ter altura regulável. A manopla (local de apoio da mão) nesses últimos exemplos deve permanecer na altura do punho.

- **Adequação de peso:** nos pacientes com sobrepeso, é imperativo a redução do peso para diminuir a carga sobre as articulações acometidas, o que favorece o alívio da dor e desacelera a degeneração cartilaginosa.
- **Exercícios:** a manutenção de atividade física deve ser encorajada desde que não provoque dor. A realização de atividade física não só aumenta a função desses pacientes, como também pode corroborar para a melhora da dor crônica. Devem ser exercícios de baixo impacto, moderada intensidade, de preferência sem contato físico e não competitivos. São bem conhecidos os benefícios do exercício aeróbio na promoção de saúde global, assim como melhora da dor crônica. Os exercícios resistidos progressivos na musculatura satélite à articulação acometida podem melhorar a estabilidade articular e a função desses pacientes. Atividades aeróbias ou resistidas na água podem ser extremamente úteis para pacientes com OA em articulações de membros inferiores, já que diminuem sobremaneira o impacto nessas articulações. Em relação à OA de joelho, exercícios terapêuticos promovem benefício de magnitude moderada (dor e função) em curto prazo que se mantém por dois até seis meses a partir do treino, comparável ao uso de AINH.

Programas de reabilitação personalizados são indicados para recuperação, manutenção ou aumento da amplitude dos movimentos articulares. A manutenção do trofismo e da força muscular é essencial para reduzir o impacto e progressão da degeneração em articulações de carga, como o quadril e joelho. Fazem parte desses programas a orientação desses pacientes quanto à proteção articular e conservação de energia para a articulação acometida. Não devem ser esquecidas como parte da reabilitação desses pacientes, as adaptações para as atividades de vida diária, assim como para a casa, no intuito de prevenir quedas em pacientes com OA de membros inferiores. Fazem parte das adaptações da casa contra quedas a colocação de barras em locais de risco, principalmente no banheiro (no box, e ao lado da privada), a elevação do vaso sanitário, mas também a utilização de piso e calçados antiderrapantes. Pacientes com OA de quadril e vida sexualmente ativa também devem ser orientados quanto à adaptação dessa atividade, com posições sexuais que causem menor sobrecarga nessa articulação.

- Os consensos e recomendações mais recentes para o tratamento da OA contemplam intervenções diversas, como várias das citadas acima. As recomendações do ACR 2012 para o tratamento farmacológico e não farmacológico da OA de mãos, quadril e joelhos são as seguintes:[6] para OA de mãos, medidas de proteção articular, uso de órtese, calor local, AINH oral e tópico, tramadol e capsaicina. Para OA de joelho e quadril, foram recomendados exercícios aeróbios e resistidos, perda de peso, uso de palmilhas (para os joelhos com deformidade), auxiliares de marcha, Tai Chi, calor local e psicoterapia. As intervenções farmacológicas recomendadas foram: paracetamol, AINH oral ou tópico, tramadol e injeção intra-articular de corticosteroide. O uso de ácido hialurônico intra-articular, da duloxetine e de opioides foi recomendado apenas para os pacientes refratários.
- Fazem parte das recomendações de 2013 do EULAR para o tratamento não farmacológico da OA de joelho e quadril a informação e educação ao paciente, mudança de estilo de vida, perda de peso, adaptações para atividades de vida diária, calçados e trabalho.[7]
- Os *guidelines* do OARSI 2014 para o tratamento não cirúrgico da OA de joelho se baseiam nas seguintes indicações:[8] intervenções biomecânicas, injeção intra-articular de corticosteroides, exercícios de solo e de água, treino resistido, autocuidados, educação ao paciente e controle de peso. Para subtipos específicos, foram recomendados: paracetamol, balneoterapia, capsaicina tópica, uso de bengala, de duloxetina e uso oral e tópico de AINH.
- O algoritmo do ESCEO 2016 para o tratamento da OA de joelho é o seguinte:[9] como primeira abordagem, recomenda-se uso de sulfato de glucosamina cristalina e sulfato de condroitina como medicações condroprotetoras, e paracetamol e AINH tópicos ou orais como sintomáticos. O AINH é fortemente recomendado como próxima etapa de tratamento, mas enfatiza-se sua heterogeneidade e toxicidade. O ácido hialurônico e o uso de tramadol são recomendados para os pacientes refratários, sendo esse último a última intervenção contínua antes da artroplastia.

TRATAMENTO CIRÚRGICO

Existe uma variedade de procedimentos cirúrgicos que podem ser indicados na OA, como liberações tendíneas, cirurgias artroscópicas para debridamento e retirada de corpos livres, osteotomias e artrodeses. Porém, é a artroplastia total da articulação que gerará, quando bem indicada, maior benefício para o paciente, a curto e longo prazo.

REVISÃO

- A OA, doença reumática prevalente entre indivíduos com mais de 50 anos de idade, é uma das causas mais frequentes de dor do sistema musculoesquelético e de incapacidade para o trabalho. Designa um conjunto de afecções dolorosas articulares de várias etiologias, mas de características clínicas semelhantes, que variam desde pequeno desconforto até incapacidade por dor ou deformidades.
- Ocorre por insuficiência da cartilagem, mediada por fatores genéticos, mecânicos ou bioquímicos. É classificada segundo a etiologia ou local acometido e o número de articulações envolvidas.
- A OA pode afetar qualquer articulação diartrodial, sendo as mais frequentes mãos, joelhos (gonatrose) e quadris. Algumas manifestações se relacionam a aspectos pessoais do paciente, como idade, gênero, predisposição genética, história familiar e sobrepeso.
- O diagnóstico conta primordialmente com os exames de imagem (TC, RM e US), mas também se vale do exame clínico. O tratamento, sempre individualizado, objetiva aliviar a dor, otimizar a função e reduzir a incapacidade. Para tanto, tão importante quanto o tratamento medicamentoso sistêmico (analgésicos, anti-inflamatórios, medicações condroprotetoras) e intra-articular (injeções intra-articulares de corticosteroides e ácido hialurônico) é o não medicamentoso, que contempla educação postural, autocuidados, exercícios, órteses, entre outros. A intervenção cirúrgica (especialmente, a artroplastia) está indicada em casos selecionados.

■ REFERÊNCIAS

1. Muraki S, Oka H, Akune T, Mabuchi A, Em-yo Y, Yoshida M, et al. Prevalence of radiographic knee osteoarthritis and its association with knee pain in the elderly of Japanese population-based cohorts: the ROAD study. Osteoarthritis Cartilage. 2009;17(9):1137-43.
2. Scher DL, Belmont PJ, Mountcastle S, Owens BD. The incidence of primary hip osteoarthritis in active duty US military servicemembers. Arthritis Rheum. 2009;61(4): 468-75.
3. Andrianakos AA, Kontelis LK, Karamitsos DG, Aslanidis SI, Georgountzos AI, Kaziolas GO, et al. Prevalence of symptomatic knee, hand, and hip osteoarthritis in Greece. The ESORDIG study. J Rheumatol. 2006;33(12):2507-13.
4. Oliveira SA, Felson DT, Reed JI, Cirillo PA, Walker AM. Incidence of symptomatic hand, hip and knee osteoarthritis among patients in a health maintenance organization. Arthritis Rheum. 1995;38(8):1134-41.

5. Kellgren JH, Lawrence JS. Radiological assessment of osteoarthrosis. Ann Rheum Disease. 1957;16(4):494-501.
6. Hochberg MC, Altman RD, April KT, Benkhalti M, Guyatt G, McGowan J, et al. American College of Rheumatology 2012 recommendations for the use of nonpharmacologic and pharmacologic therapies in osteoarthritis of the hand, hip, and knee. Arthritis Care Res (Hoboken). 2012;64(4):465-74.
7. Fernandes L, Hagen KB, Bijlsma JW, Andreassen O, Christensen P, Conaghan PG, et al. EULAR recommendations for the non-pharmacological core management of hip and kneeosteoarthritis. Ann Rheum Dis. 2013;72(7):1125-35.
8. McAlindon TE, Bannuru RR, Sullivan MC, Arden NK, Berenbaum F, Bierma-Zeinstra SM, et al. OARSI guidelines for the non-surgical management of knee osteoarthritis. Osteoarthritis Cartilage. 2014;22(3):363-88.
9. Bruyère O, Cooper C, Pelletier JP, Maheu E, Rannou F, Branco J, et al. A consensus statement on the European Society for Clinical and Economic Aspects of Osteoporosis and Osteoarthritis (ESCEO) algorithm for the management of knee osteoarthritis-From evidence-based medicine to the real-life setting. Semin Arthritis Rheum. 2016;45(4Suppl):S3-11.

349
SÍNDROME DE SJÖGREN

- LUIS EDUARDO COELHO ANDRADE
- EDGARD TORRES DOS REIS NETO

A síndrome de Sjögren (SSj) é uma doença autoimune crônica, sistêmica caracterizada por infiltrado de células mononucleares e lesão progressiva de glândulas exócrinas. Geralmente, há alteração qualitativa e diminuição da secreção das glândulas lacrimais e salivares, ocasionando xeroftalmia e xerostomia, mas pode acometer qualquer glândula exócrina, assim como vários órgãos e sistemas. Pode representar uma doença primária (SSj primária) ou, quando associada a outras doenças reumáticas autoimunes, como artrite reumatoide (AR), lúpus eritematoso sistêmico (LES) ou esclerose sistêmica (ES), é definida como SSj secundária. As duas formas são diferentes do ponto de vista clínico, sorológico e imunogenético, sendo a secundária mais frequente. Cerca de 90% dos pacientes com SSj são do sexo feminino e é mais comum nas 4ª e 5ª décadas de vida.

Nos Estados Unidos, estima-se que haja 3 a 4 milhões de indivíduos com SSj, sendo provável que mais de 50% dos pacientes com a forma primária ainda não têm o diagnóstico. No Brasil, a prevalência da SSj primária é de 0,17%.

■ FISIOPATOLOGIA

Fatores genéticos, imunológicos e hormonais estão envolvidos na etiopatogenia da doença. Há evidências sugerindo a participação viral, como o encontro de DNA e proteínas de vírus Epstein-Barr (EBV) em material de biópsia de glândulas salivares. Anticorpos contra a proteína p24 de retrovírus foram documentados em 30% de pacientes com SSj ante 4% de controles. Partículas intracisterna tipo A, características de retrovírus, foram isoladas a partir de glândula salivar de SSj. Finalmente, camundongos transgênicos para o gene tax do vírus da leucemia de células T humanas tipo 1 (HTLV-1) desenvolvem exocrinopatia autoimune semelhante à SSj.

A principal associação imunogenética em caucasoides é com o alelo DR3 do complexo principal de histocompatibilidade (CHP), de classe II e com heterozigose DQA1/DQB1. Determinação molecular dos alelos mostrou que em diversos grupos étnicos há associação com o alelo DQA1*0501. A participação de fatores imunológicos é sugerida pela frequente associação a outras condições autoimunes, pelo encontro frequente de autoanticorpos órgão-específicos e não órgão-específicos, pelo extenso infiltrado de linfócitos TCD4$^+$ em glândulas exócrinas, pela maciça produção intraglandular de fator reumatoide (FR) e de anticorpos anti-SS-A/Ro e anti-SS-B/La, pela hiperexpressão de moléculas do CHP de classe II no epitélio glandular, pela hiperprodução de citocinas (interleucinas [IL], IL-1, IL-6, IL-10, fator de necrose tumoral alfa [TNF-α], interferon-gama [IFN-γ], fator de crescimento transformador beta [TGF-β]) e hiperexpressão de moléculas de adesão em células do infiltrado inflamatório. O marcante predomínio do sexo feminino sugere que fatores hormonais tenham papel modulador na gênese da doença, ainda que a faixa etária mais acometida não coincida com os anos do apogeu hormonal.

O mecanismo responsável pelo intenso infiltrado inflamatório nas glândulas exócrinas não é conhecido; entretanto, a recente demonstração de hiperexpressão dos autoantígenos SS-A/Ro e SS-B/La nas glândulas salivares de pacientes com SSj sugere que eles possam ser um fator associado ao direcionamento da resposta autoimune para esse tecido.

■ QUADRO CLÍNICO

MANIFESTAÇÕES GLANDULARES

O comprometimento de glândulas exócrinas, principalmente as lacrimais e salivares (xeroftalmia e xerostomia), é a marca característica da doença, tanto na forma primária como na secundária. Pode ser a única manifestação; entretanto, cerca de 50% dos pacientes têm manifestações sistêmicas.

Glândulas lacrimais

Antes da diminuição do débito lacrimal, há alterações qualitativas que tornam o filme lacrimal menos eficiente. Com a atrofia progressiva do epitélio secretor e substituição por tecido linfocitário e gorduroso, diminui a secreção de lágrimas, com consequente ressecamento da conjuntiva e da córnea (ceratoconjuntivite seca). A repercussão clínica é dada por sensação de ardor ou areia nos olhos. Ceratite punctata e filamentosa, bem como úlceras de córnea são as principais complicações observadas. O teste de Schirmer auxilia na mensuração do grau de hipofunção lacrimal e é um método simples e objetivo que avalia a extensão de umidificação por meio de tira de papel de filtro inserida no saco conjuntival inferior, podendo, entretanto, sofrer influência de fatores externos, como a temperatura e umidade ambiental. A melhor avaliação é dada pela biomicroscopia, utilizando corantes vitais, como o rosa-bengala, a fluoresceína e o verde-de-lissamina, que permitem avaliação direta do dano corneano e conjuntival. Atualmente, o verde de lissamina é o mais utilizado por ser menos irritativo e doloroso.

Glândulas salivares

A diminuição da secreção de saliva produz sintomas de xerostomia, dificuldade para deglutir sólidos, perda do paladar, maior incidência de cáries dentárias, candidíase oral e queilite angular. Em 30 a 50% dos casos, poderá haver aumento intermitente das parótidas e/ou glândulas submandibulares. A mensuração do débito salivar em um intervalo de tempo pode fornecer ideia funcional das glândulas salivares, sendo considerada alterada quando inferior a 1,5 mL em 15 minutos. A sialografia contrastada pode fornecer avaliação morfológica das glândulas salivares e a cintilografia salivar, informação funcional. O método mais específico é a biópsia das pequenas glândulas salivares acessórias situadas na face vestibular do lábio inferior. O exame histológico mostra infiltrados linfocíticos focais inicialmente peritubulares. Em fases tardias, podem ocorrer alterações proliferativas e metaplásicas dos ductos, atrofia acinar e substituição por tecido adiposo. Outras manifestações de exocrinopatia incluem xerodermia em razão do comprometimento das glândulas sebáceas e sudoríparas, bem como secura vaginal e dispareunia por comprometimento das glândulas vaginais.

MANIFESTAÇÕES EXTRAGLANDULARES

Têm sido descritas em mais de 50% dos pacientes, e o início da doença antes dos 35 anos de idade parece se correlacionar com a presença de manifestações sistêmicas. Sintomas constitucionais, como fadiga, febre baixa e mialgias, podem estar presentes, principalmente no início do quadro.

Cutâneas

Pele seca (xerose) é referida por 55% dos pacientes na SSj primária e 26%, na secundária. Vasculite, principalmente de pequenos vasos, está associada à presença de autoanticorpos e crioglobulinemia. Púrpura é mais frequente em pacientes com hipergamaglobulinemia e a sua forma palpável é encontrada em 10% dos pacientes, sendo relacionada a manifestações extraglandulares da SSj e linfoma.

Articulares

Cerca de 50-75% dos casos de SSj estão associados com doenças reumáticas autoimunes, que, por si só, apresentam quadro articular. Entretanto, poliartrite recorrente, não erosiva e não deformante pode acompanhar a SSj primária.

Gastrintestinais

Disfagia pela diminuição na produção de saliva é o sintoma mais comum. Síndrome dispéptica relacionada à gastrite atrófica ou mesmo à doença celíaca (que é mais prevalente em pacientes com SSj) pode estar presente. Deve-se ressaltar a possibilidade de associação de SSj com disfunção hepática ou cirrose biliar primária.

Respiratórias

Descritas em até 30% dos pacientes, os sintomas são decorrentes do ressecamento das vias aéreas, como tosse irritativa não produtiva, rouquidão, otite média recorrente e, espessamento da secreção e dificuldade de drenagem, levando a infecções pulmonares de repetição. Infiltrado pulmonar intersticial difuso pode levar à fibrose e doença pulmonar restritiva. Na maioria das vezes, trata-se de infiltrado linfocitário benigno, que pode eventualmente evoluir como pseudolinfoma ou linfoma, principalmente nas formas primárias. Em trabalho retrospectivo, pneumonia intersticial não específica (NSIP) foi o padrão histológico mais encontrado. Acometimento pulmonar parece estar relacionado a maior tempo de doença e a maior idade.

Neurológicas

Podem preceder ou acontecer tardiamente na doença, afetando tanto o sistema nervoso periférico (SNP) como o sistema nervoso central (SNC) e incluem: neuropatia sensorial dolorosa, ganglioneuropatia, neuropatia sensoril atáxica, polineuropatia, neuropatia trigêmeo, mononeurite múltipla, acometimento de nervos cranianos, radiculoneuropatia, neuropatia autonômica, coreia, neurite óptica, meningite asséptica, déficit cognitivo e lesões difusas ou focais do SNC. Neuropatia tem sido relacionada à doença mais agressiva, como a presença de vasculite e linfoma. Recentemente, tem sido relatada neuropatia de fibras finas associada à SSj com sintomas não diagnosticados pela eletroneuromiografia tradicional. Nesse caso, quando há suspeita clínica, o diagnóstico é realizado por biópsia de pele com coloração específica para avaliação de fibras nervosas intraepidérmicas. O envolvimento difuso ou focal do SNC pode mostrar alterações clínicas e de imagem assemelham-se às da esclerose múltipla.

Renais

A mais frequente é a nefrite tubular intersticial com ou sem acidose tubular renal (ATR). A lesão renal decorre de infiltrado linfocitário no espaço intersticial, sendo associada à presença de hipergamaglobulinemia e aumento de beta-2-microglobulina. Glomerulonefrite, embora mais rara, também é descrita.

Doenças linfoproliferativas e neoplasias

Entre as doenças autoimunes, a SSj é a que apresenta maior incidência de doença linfoproliferativa, com *odds ratio* (OR) para linfoma não Hodgkin de 4,75 (1,79 a 12,6) na forma primária e 9,57 (2,9 a 31,6) na forma secundária. Além do linfoma não Hodgkin, há maior incidência de macroglobulinemia de Waldenström e outras doenças linfoproliferativas, cujas manifestações variam desde um acúmulo intraglandular de células linfoides passando por proliferação extraglandular (pulmões, linfonodos, baço, fígado e rins), que podem culminar com doença linfoproliferativa francamente maligna. Embora não exclusivo de doença neoplásica, as manifestações que representam sinal de alerta são: aumento persistente de parótidas, hepatoesplenomegalia, infiltração de tecido glandular salivar por células dendríticas, glomerulonefrite, infiltrado pulmonar intersticial exuberante, vasculite de pequenos vasos, púrpura palpável, úlceras de membros inferiores, leucopenia, baixos níveis de C4, crioglobulinemia mista e altos níveis de gamaglobulinas (principalmente se monoclonal IgM ε) e β_2-microglobulina. Queda abrupta dos níveis previamente aumentados de imunoglobulinas (IgM) e negativação do fator reumatoide (FR) também podem ser sinal de alerta para o desenvolvimento desta complicação. A presença de elevado escore focal e centro germinativo na biópsia de glândula salivar menor na avaliação inicial do paciente são preditoras de linfoma. Segundo metanálise de 2013, pacientes com SSj primária também têm maior risco de neoplasia de tiroide (RR 2,58; 95% IC 1,14-4,03).

As formas primárias apresentam com maior frequência manifestações sistêmicas, como fenômeno de Raynaud, púrpura palpável de membros inferiores, linfonodomegalia, miosite, ATR e tumefação de parótidas. O envolvimento pulmonar é igualmente frequente nas formas primárias ou secundárias.

DIAGNÓSTICO DIFERENCIAL

É extenso em pacientes com aumento das glândulas lacrimais ou salivares ou sintomas clínicos de síndrome seca (Quadro 349.1). Recentemente, a doença relacionada a IgG4 também tem sido descrita como diagnóstico diferencial da SSj, causando xerostomia, xeroftalmia e pancreatite autoimune.

Entre os critérios desenvolvidos para classificação de SSj, os mais utilizados são os do American-European Consensus Group (Quadro 349.2),[1] de 2002 e, mais recentemente, os do American College of Rheumatology (Quadro 349.3),[2] de 2012. Em ambos, deve-se ficar atento para situações em que outras condições, se presentes, excluem o diagnóstico de SSj, tais como: uso de medicações anticolinérgicas; infecções pelo HIV e hepatite C; linfoma; sarcoidose; doença enxerto *versus* hospedeiro; amiloidose, e radioterapia prévia na cabeça ou pescoço. O critério de classificação de 2012 também não pode ser aplicado na presença de doença relacionada a IgG4.

ALTERAÇÕES LABORATORIAIS

Na SSj, há alterações pouco significativas no hemograma (anemia em 25% dos casos; leucopenia em 30%; e plaquetopenia em 15%). Crioglobulinas

QUADRO 349.1 ■ Condições sistêmicas associadas com aumento das glândulas lacrimais ou salivares e/ou disfunção glandular

1 | Doenças infiltrativas
- Linfoma
- Amiloidose
- Hemocromatose
- Sarcoidose
- Dislipidemias
- Alcoolismo

2 | Doenças infecciosas
- HIV
- HTLV-1 e HTLV-2
- Hanseníase virchoviana
- Hepatites B e C
- Sífilis
- Tracomatose
- Tuberculose

3 | Neuropatia autônoma
- Idiopática
- Induzida por medicações (benzodiazepínicos, β-bloqueadores, etc)
- Lúpus eritematoso sistêmico
- Diabetes melito

QUADRO 349.2 ■ Critérios de classificação para SSj propostos pelo American-European Consensus Group

I | Sintomas oculares
Definição: resposta positiva para pelo menos 1 das 3 questões seguintes:
a | Você tem olho seco, diariamente, persistentemente, há mais de 3 meses?
b | Você tem sensação de areia nos olhos?
c | Você necessita do uso de lágrima artificial mais do que 3 vezes ao dia?

II | Sintomas orais
Definição: resposta positiva para pelo menos 1 das 3 questões seguintes:
a | Você tem sensação de boca seca, diariamente, há mais de 3 meses?
b | Você tem inchaço das glândulas salivares, recorrente ou persistente, como adulto?
c | Você ingere líquidos com frequência para facilitar a deglutição, principalmente de alimento sólidos?

III | Sinais oculares
Definição: evidência concreta de envolvimento ocular com base em resultado positivo de pelo menos 1 dos seguintes testes:
a | Teste de Schirmer (≤ 5 mm em 5 minutos)
b | Escore Rosa-Bengala ≥ 4 ou outro teste ocular alterado

IV | Alterações histopatológicas
Definição: escore focal ≥ 1 na biópsia de glândulas salivares menores (foco é definido como aglomerado de pelo menos 50 células mononucleares; escore focal é definido como número de focos por 4 mm² de tecido glandular).

V | Envolvimento da glândula salivar
Definição: evidência concreta de envolvimento da glândula salivar baseada em resultado positivo de pelo menos 1 dos seguintes testes:
a | Cintilografia da glândula salivar demonstrando absorção retardada, concentração reduzida e/ou excreção retardada do marcador

b | Sialografia de parótida mostrando a presença de sialectasias difusas, sem evidência de obstrução dos ductos principais
c | Fluxo salivar não estimulado ≤ 1,5 mL em 15 minutos

VI | Autoanticorpos
Definição: presença de pelo menos 1 dos seguintes autoanticorpos séricos: Anti-Ro/SS-A ou La/SS-B ou ambos

- Para SSj primária:
  a) Presença de 4 dos 6 itens é indicativo de SSj primário, contanto que um dos itens IV ou VI seja positivo
  b) Presença de 3 dos 4 critérios objetivos (itens III, IV, V e VI)
- Para SSj secundária: em pacientes com doença potencialmente associada (por exemplo, outra doença do tecido conectivo bem definida), a presença do item I ou II mais dois itens entre os itens III, IV e V podem ser considerados como indicativos de SS secundário

Fonte: Adaptado de Vitali e colaboradores.[1]

QUADRO 349.3 ■ Critérios de classificação para síndrome de Sjögren propostos pelo American College of Rheumatology

1 | Anti-SS-A/Ro e/ou anti-SS-B/La positivos ou (FR positivo e um título de FAN ≥ 1:320)
2 | Ceratoconjuntivite seca com pontuação de coloração ocular ≥ 3*
3 | Biópsia de glândula salivar labial mostrando sialodenite linfocítica focal com escore focal ≥ 1 foco/4 mm²

*Assumindo-se que o indivíduo não utiliza colírios para glaucoma e não realizou cirurgia córnea nos últimos cinco anos.
O paciente pode ser classificado como SSj se tiver presente dois dos três critérios.
Fonte: Adaptado de Shiboski e colaboradores.[2]

podem estar presentes, principalmente quando há vasculite. A presença de púrpura de membros inferiores pode associar-se à hipergamaglobulinemia.

> **ATENÇÃO!**
> Deve-se atentar para o aparecimento de picos monoclonais à eletroforese de proteínas.

Dois grupos de autoanticorpos podem ser encontrados na SSj, os órgão-específico e os não órgão-específico.

ANTICORPOS ÓRGÃOS-ESPECÍFICOS

Antitiroglobulina, antimicrossomal tiroidiano e antimitocôndria são mais frequentes na SSj primária. Anticorpo antiepitélio da glândula salivar é mais frequente nas formas secundárias. Anticélula parietal gástrica, antimúsculo liso e anti-hemácia, igualmente frequentes em ambas as formas, porém, têm pouca aplicação clínica. Há ainda crescente interesse nos anticorpos anti-α fodrina e antirreceptor muscarínico M3 de acetilcolina (ACh), mas seu significado clínico não está estabelecido.

ANTICORPOS NÃO ÓRGÃOS-ESPECÍFICOS

Fatores antinucleares (FAN) são observados em 70 a 90% dos casos. Anti-SS-A/Ro é encontrado em cerca de 70% dos pacientes com SSj primária e Anti-SS-B/La em 40%. Esses autoanticorpos também podem ser encontrados em pacientes com LES sem nenhuma evidência de síndrome seca. Anticorpos anti-SS-A/Ro podem reconhecer uma proteína de 52 kDa e outra de 60 kDa. Em geral, os soropositivos para anti-SS-A/Ro reconhecem ambas as proteínas. Outros autoanticorpos não órgãos-específico observados na SSj, como anti-p80-coilina, anti-NuMa-1 e anti-Golgi, não guardam associação estreita com esta doença, uma vez que podem ser encontrados em diversas outras condições clínicas.

> **ATENÇÃO!**
>
> Vale ressaltar que 10 a 20% dos pacientes com SSj podem não ter autoanticorpos, apresentando, geralmente, doença mais branda.

MEDIDAS DE AVALIAÇÃO

Com o objetivo de melhorar a avaliação dos pacientes e possibilitar a comparação entre estudos clínicos, a EULAR (European League Against Rheumatism) publicou dois índices para avaliação de atividade da doença: a EULAR Sjögren Syndrome Disease Activity Index (ESSDAI), publicado em 2010 e desenvolvido para avaliar atividade da doença em pacientes com complicações sistêmicas; e a EULAR Sjögren Syndrome Patient Reported Index (ESSPRI), questionário que avalia os sintomas na SSj primária. O ESSDAI consiste em 12 domínios órgãos-específico classificados em três ou quatro níveis de acordo com a gravidade, já sendo validado para língua portuguesa. O ESSPRI avalia os principais sintomas da SSj primária: secura, dor, fadiga, somática e mental. Para avaliação de dano da doença, as escalas mais utilizadas são a Sjögren syndrome damage index (SSDI) e o Sjögren syndrome disease damage index (SSDDI).

■ TRATAMENTO

Na maioria das vezes, a doença apresenta curso benigno e de longa evolução, devendo ser encarada como doença crônica, uma vez que não há terapia curativa específica. Pacientes com diagnóstico precoce e maior reserva glandular apresentam melhor resposta ao tratamento. Medidas como evitar o uso de bebidas cafeinadas, álcool e tabaco são importantes, assim como a recomendação de exercício físico regular, que pode ser estratégia útil de tratamento para melhora da fadiga, capacidade aeróbia e depressão nestes pacientes.[3]

O uso de lágrimas artificiais à base de metilcelulose ou glucanas, várias vezes ao dia, alivia os sintomas e ajuda a prevenir complicações oculares, com formulações em gel apresentando duração de ação mais prolongada. É benéfico o uso de óculos largos e rentes aos olhos para proteção e manutenção de uma câmara de atmosfera úmida junto aos olhos, assim como evitar ambientes com baixa umidade. Em trabalho randomizado, colírio de ciclosporina 0,05% melhorou parâmetros de dano na córnea e valores do teste de Schirmer, além de melhora da turvação visual e da necessidade de uso de lágrimas artificiais, podendo ser utilizado duas vezes ao dia por seis a 12 meses. Recomenda-se evitar prescrição de colírio de anti-inflamatório não esteroide (AINE) pelo risco de perfuração ocular. A oclusão de pontos lacrimais é uma opção nos casos graves não responsivos ao tratamento tópico com colírios.[3]

A boca deve ser umedecida constantemente pela ingestão de líquidos, substâncias cítricas e uso de goma de mascar para estimular a secreção salivar. Recomenda-se rigorosa higiene dentária. Devem-se evitar os medicamentos que causam xerostomia, como antidepressivos tricíclicos, diuréticos, ciclobenzaprina, propranolol e metildopa. O uso de saliva artificial em *spray* (carmelose sódica e outros) ou gel tem-se mostrado útil no alívio paliativo da xerostomia.

DIAGNÓSTICO E TRATAMENTO

Agentes orais colinérgicos parassimpaticomiméticos que estimulam a secreção salivar e lacrimal são a pilocarpina e a cevimelina. A pilocarpina é análoga da ACh e estimula os receptores muscarínicos (principalmente receptores M3), aumentando a secreção aquosa. Deve ser usada na dose de 5 mg, via oral, 2 a 4 vezes ao dia. Pode ocasionar efeitos colaterais, como sudorese excessiva, broncoespasmo, secreção brônquica acentuada, taquicardia, diarreia e hipertensão arterial. A cevimelina, usada na dose de 30 mg, via oral, 8/8 horas, estimula com maior especificidade tecidual os receptores M3 nas glândulas exócrinas do que os receptores M2 no tecido cardiovascular quando comparada com a pilocarpina. Ainda assim, pode desencadear efeitos colaterais, como náusea, vômitos, diarreia, sudorese, cefaleia, rubor facial, coriza, tosse seca, visão borrada e sonolência. O ressecamento nasal pode ser aliviado com o uso de solução salina. A dispareunia pode ser aliviada com o uso de geleias lubrificantes vaginais. O mucolítico N-acetilcisteína na dose de 200 mg até três vezes ao dia pode ser uma opção naqueles com intolerância aos agonistas muscarínicos, assim como a suplementação de ácidos graxos (ômega-3) pode levar à melhora dos sintomas,[3] embora mais evidências científicas sejam necessárias.

Não existem medicamentos com eficácia universal para o tratamento sistêmico de base da SSj e não há evidência para uso de imunossupressores sistêmicos no tratamento dos sintomas de secura.[3] A escolha da terapia imunossupressora depende das manifestações clínicas apresentadas, sua gravidade, comorbidades apresentadas pelo paciente e mesmo da experiência individual. O uso de 1 a 2 mg/kg/dia de prednisona e imunossupressores, como ciclofosfamida, azatioprina, ciclosporina e micofenolato, empregados algumas vezes com terapia de exceção, podem ser eficazes nas formas com manifestações extraglandulares graves. A hidroxicloroquina e o metotrexato são úteis para tratamento das manifestações articulares. Além disso, a hidroxicloroquina apresenta melhora em parâmetro inflamatórios e imunológicos (velocidade de hemossedimentação [VHS], proteína C-reativa, FR, anti-Ro/SS-a, anti-La-SSB e níveis de gamaglobulinas). Para manifestações graves do sistema nervoso, recomenda-se associação de corticoesteroides em altas doses a imunossupressores ou mesmo imunoglobulina. Plasmaferese é reservada para casos graves e refratários.[3]

Resultados preliminares são favoráveis ao uso de anticorpos monoclonais anti-CD20 (rituximabe). Apesar de heterogêneos, estudos mostraram melhora na qualidade de vida, fadiga, secura ocular, função da glândula salivar, diminuição dos níveis de fator reumatoide e melhora das manifestações extraglandulares. Embora no momento não seja indicado para tratamento isolado dos sintomas de secura, em casos selecionados é uma opção para tratamento de manifestações sistêmicas sem resposta ao tratamento convencional e pode ser considerado para manifestação glandular grave, como parotidite refratária.[3] Estudos de registros relatam melhora de manifestações sistêmicas da doença, incluindo neuropatia periférica associada à vasculite e crioglobulinemia e doença pulmonar. Estudos fase II com anticorpo monoclonal anti-CD22 (epratuzumabe) também mostram esse medicamento como futura opção no tratamento da SSj. Estudo piloto com abatacepte (proteína de fusão CTLA-4-IgG) em 11 pacientes com SSj primária mostrou melhora da inflamação glandular, porém estudos adicionais são necessários. O belimumabe, anticorpo monoclonal totalmente humano que se liga ao BLyS solúvel impedindo a sua ligação ao linfócito B e, portanto, diminui a proliferação, a diferenciação e a sobrevida desta célula, pode ser uma opção futura para o tratamento da SSj, com estudos ainda em andamento. Não há indicação de terapia anti-TNF no tratamento da SSj.

O prognóstico habitualmente é bom, com especial atenção a manifestações sistêmicas da doença e risco de neoplasias.

REVISÃO

- SSj se caracteriza não apenas pela xeroftalmia e xerostomia, mas também por manifestações sistêmicas, como artrite, neuropatia, doença pulmonar e gastrintestinal, bem como por risco aumentado de doença linfoproliferativa.
- São fatores de risco para doença mais grave: aumento persistente de parótidas; púrpura palpável; baixos níveis de C4; linfadenopatia; e presença de crioglobulinemia mista monoclonal.
- Deve-se atentar para situações em que outras condições, se presentes, tornam improvável o diagnóstico de SSj por serem suficientes para explicar o quadro clínico, tais como: uso de medicamentos anticolinérgicos, infecções pelo HIV e hepatite C, linfoma, sarcoidose, amiloidose, doença enxerto *versus* hospedeiro, radioterapia prévia na cabeça ou pescoço e doença relacionada à IgG4.

REFERÊNCIAS

1. Vitali C, Bonbardieri S, Jonsson R, Moutsopoulos HM, Alexander EL, Carsons SE, et al. European Study Group on Classification Criteria for Sjögren's Syndrome. Classification criteria for Sjogren's syndrome: a revised version of the European criteria proposed by the American-European Consensus Group. Ann Rheum Dis. 2002;61(6):554-8.
2. Shiboski SC, Shiboski CH, Criswell L, Baer A, Challacombe S, Lanfranchi H, et al. American College of Rheumatology classification criteria for Sjögren's syndrome: a data-driven, expert consensus approach in the Sjögren's International Collaborative Clinical Alliance cohort. Arthritis Care Res (Hoboken). 2012;64(4):475-87.
3. Valim V, Trevisani VFM, Pasoto SG, Serrano EV, Ribeiro SLE, Fidelix TSA, et al. Recomendações para o tratamento da síndrome de Sjögren. Rev Bras Reumatol. 2015;55(5):446-57.

LEITURAS SUGERIDAS

Hernández-Molina G, Sánchez-Hernández T. Clinimetric methods in Sjögren's syndrome. Semin Arthritis Rheum. 2013;42(6):627-39.
Ramos-Casals M, Brito-Zerón P, Sisó-Almirall A, Bosch X, Tzioufas AG. Topical and systemic medications for the treatment of primary Sjögren's syndrome. Nat Rev Rheumatol. 2012;8(7):399-411.
Sada PR, Isenberg D, Ciurtin C. Biologic treatment in Sjögren syndrome. Rheumatology (Oxford). 2015;54(2):219-30.
Serrano EV, Valim V, Miyamoto ST, Giovelli RA, Paganotti MA, Cadê NV. Transcultural adaptation of the "EULAR Sjögren's Syndrome Disease Activity Index (ESSDAI)" into brazilian portuguese. Rev Bras Reumatol. 2013;53(6):483-93.

350

DOENÇA DE BEHÇET

- SANDRO FÉLIX PERAZZIO
- ALEXANDRE WAGNER SILVA DE SOUZA
- EMILIA INOUE SATO

A doença de Behçet (DB) é uma vasculite sistêmica de etiologia não definida que cursa com envolvimento inflamatório de veias e artérias de todos os calibres. Apresenta distribuição geográfica marcante, com grande prevalência na Turquia, Irã e Japão. Ocorre mais frequentemente em adultos jovens e, no Brasil, a razão homem:mulher é de 1:1-2.

■ FISIOPATOLOGIA

Ainda é desconhecida e o seu entendimento é desafiador, pois a doença está inserida na interseção entre a autoimunidade e as síndromes autoinflamatórias (Figura 350.1). Há associação da DB com antigeno leucocitário humano (HLA) da classe I, especialmente o HLA-B*51, descrito principalmente em asiáticos.

Alguns estudos *in vitro* sugerem a participação de micro-organismos, em especial o *Streptococcus sanguinis*, servindo como gatilho para a doença. A resposta Th17 aparentemente está exacerbada na DB e associada à atividade da doença. Os neutrófilos são diretamente associados às lesões da DB, uma vez que análises histopatológicas mostram infiltrados vasculares neutrofílicos. Ademais, apresentam aumento da atividade quimiotática, fagocítica e do metabolismo oxidativo.

■ QUADRO CLÍNICO

É pleiomórfico e dificultado pelo fato de os sinais e sintomas poderem emergir em diferentes momentos ao longo da evolução da doença.

ÚLCERAS ORAIS E GENITAIS

São a marca da doença e podem ser únicas ou múltiplas. As orais são dolorosas, arredondadas, eritematosas, com bordas elevadas e superfície coberta por uma pseudomembrana amarelada. Perduram, em média, por 10 dias e habitualmente não deixam cicatrizes. As úlceras genitais ocorrem em torno de 60% dos casos e são menos recorrentes, embora evoluam com cicatrizes em 50% dos casos. São morfologicamente similares às orais e se localizam no escroto, pênis, vulva, vagina, períneo e uretra.

ENVOLVIMENTO CUTÂNEO

Lesões acneiformes são clinicamente indistinguíveis da acne vulgar, apesar de ocorrerem mais comumente no tronco e extremidades. A biópsia demonstra infiltrado inflamatório sem conexão com o folículo piloso. O eritema nodoso ocorre em cerca de 50%, com predileção por membros inferiores. É mais comum em mulheres e desaparece em 2 a 3 semanas, deixando pigmentação residual.

TESTE DA PATERGIA

Consiste na hiper-reatividade cutânea inespecífica a qualquer micro-trauma. É vista em até 70% dos pacientes nos países com alta prevalência, mas é menos comum no restante do mundo. O teste é realizado com a punção do antebraço com agulha estéril de 20G; quando positivo, observa-se pápula estéril após 24 a 48 horas.

ATENÇÃO!

A sensibilidade do teste da patergia está declinando, o que pode estar relacionado com a melhora das condições de higiene.

MANIFESTAÇÕES OCULARES

São observadas em 40-60% dos pacientes, especialmente nos homens e exemplificadas por: uveítes anterior, posterior e panuveíte; vitreíte; degeneração macular cística; oclusão arterial ou venosa; papiledema; neurite óptica; e descolamento de retina. A uveíte anterior com hipópio possui bom

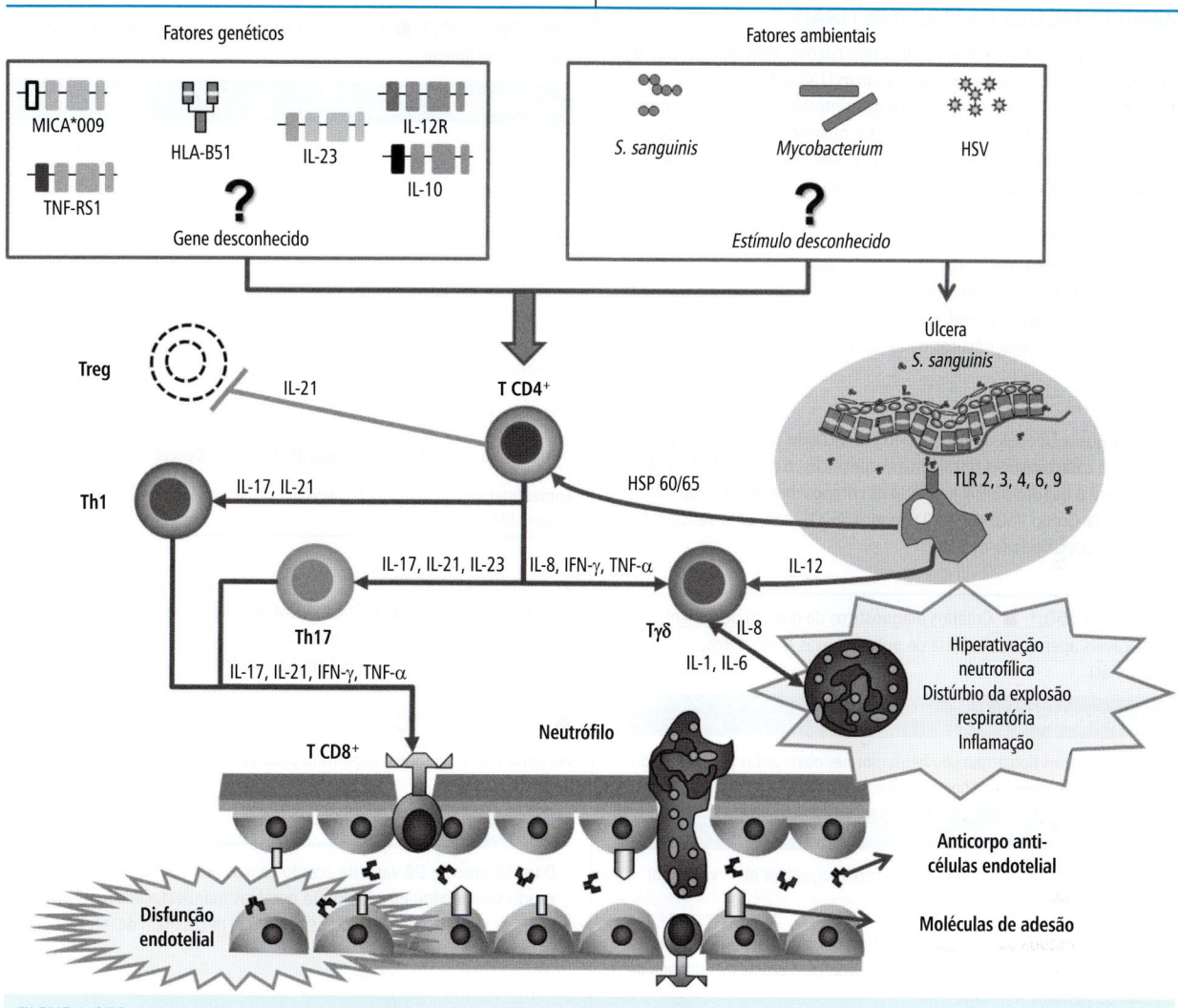

FIGURA 350.1 ■ Patogênese da doença de Behçet.

prognóstico, mas pode evoluir com sinéquias e glaucoma. A uveíte posterior geralmente se inicia com lesões periféricas necróticas de coroide e envolvimento secundário do vítreo, podendo evoluir com descolamento da retina. Vasculite retiniana envolve veias e artérias e apresenta tendência à trombose, podendo a angiofluoresceinografia ser útil para o diagnóstico. Edema (retiniano ou macular) é a manifestação mais frequente da retinopatia, pode ser recorrente e evoluir com cicatrizes maculares ou atrofia do epitélio retiniano pigmentar. O prognóstico é reservado, com amaurose em 25-30%.

MANIFESTAÇÕES ARTICULARES

Artrites e artralgias são descritas em 35 a 50%, sendo, geralmente, mono ou oligoarticulares, não causam erosões ou deformidades e acometem preferencialmente joelhos, tornozelos, punhos e cotovelos. Lombalgia e sacroileítes são raras.

MANIFESTAÇÕES NEUROLÓGICAS

O envolvimento neurológico ocorre em 5 a 20%, e é uma das manifestações mais graves. A maioria dos casos (80%) apresenta envolvimento parenquimatoso, principalmente com meningoencefalite envolvendo o tronco cerebral e núcleos da base ou com envolvimento encefálico difuso, com sinais piramidais seguidos de sintomas cerebelares e sensoriais, alterações esfincterianas e manifestações psiquiátricas. Outras manifestações incluem cefaleia, convulsão, mielopatia e paralisia de nervos cranianos. Também podem ocorrer sintomas de hipertensão intracraniana (HIC), associados à trombose de seios venosos, meningite asséptica isolada ou aneurismas intracranianos.

MANIFESTAÇÕES VASCULARES/CARDÍACAS

As venopatias ocorrem em 4 a 39%, a grande maioria representada pela trombose venosa. Geralmente acomete as veias dos membros inferiores, porém pode afetar as veias cava superior e inferior e veia supra-hepática, levando a quadros graves. Doença arterial ocorre em menos de 5%, mas é uma das principais causas de mortalidade, especialmente quando envolve as artérias pulmonares. Há descrição de aneurismas ou, menos comumente, oclusão de aorta abdominal, carótidas, femorais, poplíteas e, raramente, coronárias. Tromboflebites superficiais são transitórias e migratórias e, algumas vezes, equivocadamente diagnosticadas como eritema nodoso.

MANIFESTAÇÕES GASTRINTESTINAIS

Tem frequência variável em diferentes populações, com alta prevalência entre japoneses (70%) e baixa entre os turcos (1,4%). Os mais comuns são: dor abdominal; diarreia; sangramento gastrintestinal; e ulceração de mucosa. Apesar de as úlceras poderem afetar quase qualquer parte do trato gastrintestinal (TGI), a região ileocecal é a mais envolvida, podendo causar, com menos frequência, perfuração intestinal.

MISCELÂNEA

Comprometimentos mais raros são glomerulopatia secundária à amiloidose (tipo AA) e epididimite recorrente (4 a 11%). Derrame pleural, linfadeno ou esplenomegalias podem excepcionalmente ser manifestações da doença, porém são diagnósticos de exclusão.

■ DIAGNÓSTICO

Uma vez que a Doença de Behçet não tem achado laboratorial patognomônico ou características histológicas específicas, o diagnóstico é feito de acordo com o quadro clínico, segundo os critérios diagnósticos do International Study Group (ISG) de 1990 (Quadro 350.1), com uma sensibilidade de 92% e especificidade de 97%.

QUADRO 350.1 ■ Critérios diagnósticos da doença de Behçet (aplicáveis apenas na ausência de outras causas clínicas dos sintomas)

CRITÉRIO OBRIGATÓRIO
1 | Úlceras orais tipo aftosas ou herpetiformes observadas por médico ou paciente recorrendo ao menos 3 vezes em 12 meses
ASSOCIADO A PELO MENOS 2 DOS SEGUINTES CRITÉRIOS
2 | Úlceras genitais recorrentes ou cicatrizes sugestivas observadas por médico ou paciente
3 | Lesões oculares observadas por oftalmologista: uveíte anterior e/ou posterior ou células na câmara posterior vistas pelo exame de lâmpada de fenda ou vasculite retiniana
4 | Lesões cutâneas: eritema nodoso observado por médico ou paciente, pseudofoliculite, lesões papulopustulares ou nódulos acneiformes observados por médico em pacientes após a adolescência sem corticoterapia
5 | Teste de patergia positivo medido por médico (> 2 mm após 24-48 h)

Fonte: International Study Group for Behçet's Disease.[1]

Recentemente, foram criados e validados os critérios internacionais de diagnóstico da DB (International Criteria for Behçet's Disease*), em que a presença de úlceras orais não é mandatória, tendo sido incluídas manifestações neurológicas e vasculares (Quadro 350.2).

As alterações laboratoriais são inespecíficas e incluem fraca correlação das proteínas de fase aguda (p. ex.: velocidade de hemossedimentação [VHS], proteína C-reativa) com a atividade da doença. A positividade para o HLA-B*51 não tem valor diagnóstico. Nos casos com comprometimento neurológico, a punção do líquido cerebrospinal (LCS) com a medida da pressão inicial é mandatória e mostra hipercelularidade, inicialmente à custa de neutrófilos, e, com a evolução do quadro, de células linfomononucleares, além de permitir afastar infecções, como tuberculose, listeriose

*Disponível em: www.behcet.ws/pdf/BehçetsDiseaseActivityForm.pdf.

QUADRO 350.2 ■ Critérios internacionais para o diagnóstico da doença de Behçet

MANIFESTAÇÕES	PONTUAÇÃO
Inflamação ocular	2
Úlceras genitais	2
Úlceras orais	2
Lesões cutâneas	1
Manifestações neurológicas	1
Manifestações vasculares	1
Teste da patergia positivo	1
Pontuação ≥ 4 indica diagnóstico de doença de Behçet	

Fonte: International Team for the Revision of the International Criteria for Behçet's Disease (ITR-ICBD).[2]

ou meningoencefalite herpética. A RM mostra lesões pequenas, pontilhadas, em múltiplas áreas da região do gânglio basal, tronco encefálico ou cápsula interna, com hipersinal em T2 e realce com gadolínio.

■ TRATAMENTO

A Figura 350.2 resume o algoritmo proposto para tratamento da DB.

> **ATENÇÃO!**
> O tratamento da DB varia de acordo com as manifestações clínicas, devendo ser individualizado. Regra geral, as manifestações mais graves, como as vasculares, neurológicas e do TGI, necessitam de intervenções mais rápidas e agressivas.

ENVOLVIMENTO MUCOCUTÂNEO

O tratamento depende da percepção da gravidade pelo médico e pelo paciente e da lesão predominante. As lesões acneiformes são, geralmente, apenas estéticas e o tratamento tópico similar ao usado para acne vulgar é suficiente. Raramente, há necessidade do uso de isotretinoína oral. Para as úlceras bipolares, a colchicina é a 1ª opção, associada ou não à terapia tópica, com corticosteroide (triancinolona em orabase), bochechos com sucralfato ou clorexidine, ou ainda pimecrolimo creme. Nos casos mais graves, incluindo o eritema nodoso, a colchicina deve ser combinada à corticoterapia sistêmica de curta duração. Um estudo com 120 pacientes mostrou que o tratamento combinado com penicilina benzatina foi mais eficaz na redução da duração e da frequência de úlceras bipolares e, portanto, pode ser considerado medida adjuvante. Pacientes com quadros graves ou refratários à terapia inicial se beneficiam da introdução de azatioprina ou metotrexate. A talidomida também é uma excelente opção, devendo-se pesar os riscos e os benefícios do uso em mulheres em idade fértil. Em último caso, se não houver resposta, a terapia biológica, como interferon-alfa (IFN-α) e antifator de necrose tumoral alfa (anti-TNF-α), pode ser prescrita.

MANIFESTAÇÕES OCULARES

O acometimento do olho deve receber atenção especial, pois podem causar sequelas graves e o tratamento tem como objetivos suprimir a inflama-

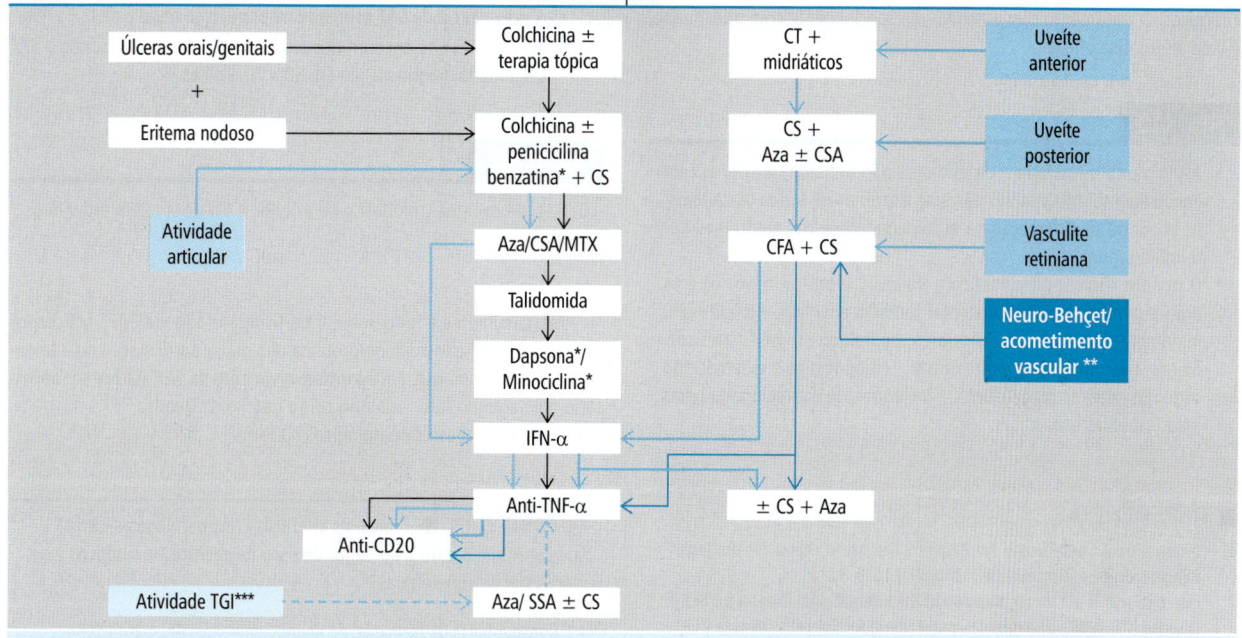

FIGURA 350.2 ■ Algoritmo proposto para o tratamento da doença de Behçet (seguir as setas de acordo com as cores e o acometimento da doença).

*Apesar de resultados promissores, esses medicamentos necessitam de estudos adicionais.
**Considerar anticoagulação, se houver evento trombótico.
***Indicação cirúrgica: perfuração e sangramento intestinal grave.
CS: corticoterapia sistêmica; CT: corticoterapia tópica; Aza: azatioprina; CSA: ciclosporina; MTX: metotrexate; IFN-α: interferon-alfa; CFA: ciclofosfamida; TGI: trato gastrintestinal.

ção e evitar novos surtos. Na uveíte anterior, colírios de corticosteroides associados aos midriáticos ou cicloplégicos podem ser suficientes. Os casos refratários ou com acometimento da câmara posterior devem receber terapia agressiva com imunossupressor associado à corticoterapia sistêmica. A azatioprina e a ciclosporina são boas opções e podem ser usadas em combinação. Nos casos graves (p.ex.: acometimento retiniano secundário à DB), pode-se realizar pulsoterapia de ciclofosfamida combinada ou não à metilprednisolona. Novamente, se não houver resposta, a terapia biológica, como IFN-α e anti-TNF-α, são opções terapêuticas, podendo-se associar azatioprina e corticoterapia sistêmica a agentes anti-TNF-α. Infiltração intraocular com corticosteroide é uma opção terapêutica, em especial para edema macular recidivante e uveíte posterior unilateral, ou, ainda, como terapia adjuvante na panuveíte refratária. A terapia depletora de células B (anti-CD20) associada ao metotrexate pode ser usada como última alternativa para os casos refratários.

MANIFESTAÇÕES ARTICULARES

A maioria dos pacientes pode ser manejada apenas com colchicina. O uso adicional de anti-inflamatório não esteroide (AINE) ou corticoterapia em baixas doses (prednisona < 20 mg) e por curto período, associado ou não à penicilina benzatina, pode ser considerado. Nos casos refratários, a azatioprina e o metotrexate são as principais alternativas. Excepcionalmente, pode-se usar anti-TNF-α ou IFN-α nos casos refratários.

MANIFESTAÇÕES NEUROLÓGICAS

Não há dados controlados até o momento para guiar o tratamento do neuro-Behçet. Para acometimento parenquimatoso ou meningite asséptica, sugere-se a pulsoterapia combinada de ciclofosfamida com metilprednisolona e uso de corticosteroide oral por 2 a 3 meses. Em situações mais graves ou refratárias, pode-se associar azatioprina. Os anti-TNF-α, em especial o infliximabe, são opções para casos refratários. Para prevenir recidivas, após o tratamento de indução, pode-se usar a azatioprina ou o metotrexato. Nos casos com trombose de seio venoso, recomenda-se o uso de corticosteroides sistêmicos e terapia cirúrgica descompressiva, se necessário.

MANIFESTAÇÕES VASCULARES

Apesar da causa primária da trombose na DB ser a inflamação da parede do vaso, ainda não se sabe se há valor na anticoagulação ou trombólise. Os casos de tromboflebites superficiais podem ser tratados apenas com corticoterapia, deixando a imunossupressão para os casos refratários. Nas tromboses venosas profundas de membros, corticosteroides sistêmicos devem ser associados aos imunossupressores, como azatioprina ou ciclosporina. Entretanto, nas tromboses de veias cavas ou supra-hepáticas e nos aneurismas pulmonares ou periféricos, recomenda-se pulsoterapia combinada de ciclofosfamida com metilprednisolona e azatioprina para manutenção da remissão.

MANIFESTAÇÕES GASTRINTESTINAIS

Não há algoritmos terapêuticos com base em evidência para o manejo do envolvimento gastrintestinal. Sulfassalazina e azatioprina associadas à corticoterapia sistêmica devem ser utilizadas antes da cirurgia, excetuando-se os casos de emergência, como perfuração intestinal ou sangramentos com repercussão hemodinâmica. A recorrência nesses casos é bastante frequente, entretanto, aparentemente, o uso de imunossupressor na manutenção da remissão reduz a necessidade de novas abordagens cirúrgicas. O tratamento com anti-TNF-α, especialmente com infliximabe, é uma alternativa eficaz.

REVISÃO

- A DB, vasculite sistêmica de etiologia não definida que cursa com envolvimento inflamatório de veias e artérias de todos os calibres, se encontra na interseção da autoimunidade e das síndromes autoinflamatórias.
- O quadro clínico, pleiomórfico e variável, é marcado por úlceras orais e genitais e pode apresentar também envolvimento cutâneo, manifestações oculares, articulares, neurológicas, vasculares/cardíacas, gastrintestinais, entre outras. O diagnóstico é estabelecido segundo critérios diagnósticos, e o tratamento é direcionado pelas manifestações específicas.

■ REFERÊNCIAS

1. International Study Group for Behçet's Disease. Criteria for diagnosis of Behçet's disease. Lancet. 1990;335(8697):1078-80.
2. International Team for the Revision of the International Criteria for Behçet's Disease (ITR-ICBD). The International Criteria for Behçet's Disease (ICBD): a collaborative study of 27 countries on the sensitivity and specificity of the new criteria. J Eur Acad Dermatol Venereol. 2014;28(3):338-47.

■ LEITURAS SUGERIDAS

Alpsoy E, Akman A. Behçet's disease: an algorithmic approach to its treatment. Arch Dermatol Res. 2009;301(10):693-702.
Dalvi SR, Yildirim R, Yazici Y. Behcet´s syndrome. Drugs. 2012;72(17):2223-41.
de Chambrun MP, Wechsler B, Geri G, Cacoub P, Saadoun D. New insights into the pathogenesis of Behçet's disease. Autoimmun Rev. 2012;11(10):687-98.
Saadoun D, Wechsler B. Behçet´s disease. Orphanet J Rare Dis. 2012,7:20.

351
SÍNDROME ANTIFOSFOLÍPIDE

■ ALEXANDRE WAGNER SILVA DE SOUZA
■ EMILIA INOUE SATO

A síndrome antifosfolípide (SAF) é uma doença autoimune sistêmica que se caracteriza por eventos vasculares (trombose arterial, venosa ou microangiopática) e/ou morbidade gestacional recorrentes na presença de anticorpos antifosfolípides (AFL). Os principais AFL incluem o anticoagulante lúpico (LAC), a anticardiolipina (aCL) e a anti-β2-glicoproteína I (anti-β2GPI). A SAF pode ser primária, em cerca de 55%, ou, ser associada a outras doenças autoimunes, especialmente ao lúpus eritematoso sistêmico (LES). Há diferentes aspectos da epidemiologia da SAF que devem ser mencionados:
- AFL são encontrados em 1 a 5% da população e sua prevalência aumenta com a idade e na presença de comorbidades.
- A detecção transitória de AFL em indivíduos saudáveis ou com algumas doenças infecciosas, neoplasias ou uso de certos medicamentos não se associa a manifestações da SAF.
- A prevalência de SAF estimada na população geral é de 0,3 a 1%.
- No LES, AFL são encontrados em 20 a 40% dos casos, sendo a SAF secundária diagnosticada em 50 a 70% deles.

ATENÇÃO!

O risco de eventos trombóticos é inferior a 1% ao ano em indivíduos saudáveis.

AFL circulantes é fundamental na fisiopatologia da SAF. Anticorpos contra o complexo fosfolípide/proteína têm maior participação no aumento do risco de trombose. Para o desenvolvimento da SAF, parece ser necessário um segundo fator atuando como gatilho. O Quadro 351.1 ilustra as principais alterações fisiopatológicas na SAF.

QUADRO 351.1 ■ Principais alterações fisiopatológicas na SAF que contribuem para o aumento de risco de eventos trombóticos e de manifestações obstétricas

1 | Consequência da formação de imunocomplexos: AFL-β2GPI-TLR4
- Ativação de células endoteliais e de monócitos
- Produção de citocinas pró-inflamatórias
- Aumento da expressão de fator tissular
- Redução da atividade da enzima NO-sintase
- Quebra da barreira da anexina A5 sobre a fosfatidilserina
- Interferência com o sistema anticoagulante proteína C/S/fator V
- Ativação do complemento com geração de C5a

2 | Efeito sobre plaquetas
- Ligação de AFL-β2GPI à glicoproteína Ibα e ao receptor 2 da apo E
- Ativação plaquetária
- Produção de tromboxane A2
- Aumento da adesividade plaquetária

■ QUADRO CLÍNICO

A SAF é a principal causa adquirida de trombose venosa e arterial e a principal causa tratável de complicações obstétricas recorrentes. As manifestações vasculares mais frequentes incluem trombose venosa profunda, em especial de membros inferiores e tromboembolia pulmonar (TEP); e a trombose arterial, principalmente na circulação cerebral. Porém, qualquer leito vascular pode ser acometido.

As principais manifestações obstétricas incluem óbito fetal intrauterino, abortos recorrentes, retardo de crescimento fetal intrauterino, pré-eclâmpsia e trombose materna. Na SAF, a maioria das perdas gestacionais ocorre no período fetal (> 10ª semana de gestação), e na população geral, elas acontecem principalmente no período pré-embriônico (< 6 semanas de gestação) e embriônico (6 a 10 semanas de gestação).

Há um grande espectro de manifestações da SAF, muitas não associadas a eventos trombóticos e envolvem diferentes órgãos e sistemas.
- Além das manifestações neurológicas de origem trombótica, como acidente vascular cerebral (AVC), ataque isquêmico transitório (AIT), a demência multi-infarto e a trombose venosa cerebral, outras incluindo enxaqueca, mielopatia transversa, coreia e convulsões também podem ocorrer.
- A doença renal associada à SAF pode ser causada por trombos em capilares glomerulares (microangiopatia trombótica renal), que se

DIAGNÓSTICO E TRATAMENTO

QUADRO 351.2 ■ Etapas utilizadas para a detecção de anticoagulante lúpico	
ETAPA	**DESCRIÇÃO**
Teste de rastreamento	Alteração de pelo menos dois testes de coagulação dependentes de fosfolípides (p. ex., TTPA e dRVVT)
Mistura com plasma normal	Se houver correção do prolongamento do teste, o paciente apresenta deficiência de algum fator de coagulação. Se não houver correção, ir para a etapa seguinte
Teste confirmatório	O teste é considerado positivo se houver correção com a adição de reagente rico em fosfolípides

dRVVT: teste fosfolípide dependente utilizando reagente com baixa concentração de fosfolípides.

manifesta por hipertensão arterial, proteinúria e perda progressiva da função renal, ou, por trombose em artéria ou veia renal.
- O envolvimento cardíaco inclui trombos intracardíacos, síndrome coronariana aguda (SCA) e espessamento e vegetações valvares.
- As principais manifestações cutâneas incluem livedo reticular, necrose cutânea, tromboflebite superficial, úlceras cutâneas de membros inferiores, vasculopatia livedoide e anetoderma. A associação entre AVC e livedo reticular (síndrome de Sneddon) pode ser secundária à SAF.
- As manifestações hematológicas mais comuns são a plaquetopenia, raramente inferior a 50 mil plaquetas/mm^3, em geral não associada a sangramentos, e, a anemia hemolítica, que pode ser autoimune ou microangiopática.

ATENÇÃO!

São candidatos à pesquisa de AFL indivíduos que apresentam plaquetopenia crônica, sem causa aparente, e aqueles com alterações inexplicáveis de testes de coagulação, incluindo prolongamento do tempo e atividade de protrombina (TAP) e/ou do tempo de tromboplastina parcial ativada (TTPA).

Os AFL pesquisados na suspeita de SAF são aCL da classe IgM e IgG e o LAC. Geralmente, a pesquisa de anticorpos anti-β2GPI da classe IgM e IgG é realizada quando a pesquisa de aCL e LAC não é conclusiva em caso suspeito de SAF.
- **LAC** é o fenômeno *in vitro* de prolongamento de testes de coagulação dependentes de fosfolípides, causado por AFL, não revertido com a adição de pool de plasma de indivíduos normais (1:1), mas corrigido com a adição de fosfolípides. (Quadro 351.2). A presença de LAC é o principal fator de risco independente para trombose arterial, venosa e morbidade gestacional. LAC é positivo em cerca da metade dos pacientes com SAF e pode ser o único AFL encontrado em 12% dos casos. O uso de anticoagulante oral pode interferir na pesquisa de LAC. Nesses casos, recomenda-se realizar a pesquisa de LAC em paciente com índice de normalização internacional (INR) abaixo de 3,5, misturando-se o plasma do paciente com plasma normal na proporção de 1:2.
- **Anticorpos aCL** da classe IgM e IgG são detectados por enzimaimunoensaio (Elisa) e considerados significativos valores acima de 40 MPL ou GPL ou títulos acima do percentil 99. Em pacientes com SAF, anticorpos aCL podem ser encontrados em mais de 80%, sendo principalmente da classe IgG.
- **Anticorpos anti-β2GPI** da classe IgM e IgG são pesquisados por Elisa e são considerados positivos se > percentil 99. Em até 10% dos casos anti-β2GPI é o único AFL encontrado na SAF.

Pacientes triplo-positivos para AFL (aCL, LAC e anti-β2GPI), apresentam risco significativamente maior de trombose vascular.

Os critérios atuais de classificação para SAF estão descritos no Quadro 351.3.

■ TRATAMENTO

O tratamento da SAF inclui profilaxia primária e secundária de eventos trombóticos arteriais e venosos, além do tratamento da SAF durante a gestação.

A profilaxia primária em indivíduos com AFL sem histórico de trombose é controversa. O uso de ácido acetilsalicílico (AAS) em baixas doses (81 mg/dia) apresentou resultados conflitantes. Recomenda-se avaliar fatores de risco para trombose e para doença cardiovascular em indivíduos assintomáticos com AFL persistentemente positivos, e decidir o uso AAS em baixas doses. Contraceptivos contendo estrogênios e terapia de reposição hormonal são contraindicados. Em situações de maior risco de trombo-

QUADRO 351.3 ■ Critérios revisados de classificação para SAF
CRITÉRIOS CLÍNICOS
1 | Trombose vascular Um ou mais episódios de trombose venosa, arterial ou de pequenos vasos em qualquer tecido ou órgão. A trombose deve ser confirmada por critérios validados que incluam exames de imagem ou exame histopatológico. Para confirmação histopatológica, a trombose deve estar presente sem inflamação significativa da parede vascular 2 | Morbidade gestacional a | Um ou mais óbito intrauterino de feto morfologicamente normal a partir da 10ª semana de gestação. A morfologia fetal deve ser confirmada por US ou por exame direto do feto ou b | Um ou mais partos prematuros de neonato morfologicamente normal antes da 34ª semana de gestação em razão de: eclâmpsia ou pré-eclâmpsia grave ou sinais de insuficiência placentária ou c | Três ou mais abortos espontâneos consecutivos, sem causa aparente, antes da 10ª semana de gestação, excluindo alterações anatômicas ou hormonais maternas e alterações cromossômicas maternas e paternas
CRITÉRIOS LABORATORIAIS
1 | LAC no plasma em duas ou mais ocasiões com pelo menos 12 semanas de intervalo, detectado de acordo com as diretrizes da International Society on Thrombosis and Hemostasis 2 | Anticorpos aCL da classe IgM ou IgG no plasma ou soro em títulos moderados a elevados (> 40 GPL ou MPL ou > percentil 99) em duas ou mais ocasiões com pelo menos 12 semanas de intervalo, utilizando-se uma técnica padronizada de Elisa 3 | Anticorpos anti-β2GPI da classe IgM ou IgG no plasma ou soro em títulos acima do percentil 99, em duas ou mais ocasiões com pelo menos 12 semanas de intervalo, utilizando uma técnica padronizada de Elisa

Classificado como SAF na presença de um critério clínico e um critério laboratorial.
Fonte: Adaptado de Miyakis e colaboradores.[1]

QUADRO 351.4 ■ Critérios preliminares de classificação para a síndrome antifosfolípide catastrófica

1 | Evidência de envolvimento de 3 ou mais órgãos
2 | Desenvolvimento simultâneo das manifestações, ou, com intervalo máximo de uma semana
3 | Confirmação histopatológica de oclusão de pequenos vasos
4 | Confirmação laboratorial da presença de anticorpos antifosfolípides

Síndrome catastrófica definitiva
- Os quatro critérios presentes

Síndrome catastrófica provável
- Três critérios presentes, com envolvimento de apenas 2 órgãos e/ou tecidos
- Três critérios presentes, sem confirmação laboratorial da presença de anticorpos antifosfolípides
- Três critérios presentes, sem confirmação histopatológica
- Critérios 1, 3 e 4, com o desenvolvimento de terceiro evento trombótico com mais de uma semana e menos de um mês do início do quadro, apesar da anticoagulação

Fonte: Adaptado de Asherson e colaboradores.[2]

se (imobilização prolongada, puerpério ou em procedimentos cirúrgicos) deve-se administrar heparina de baixo peso molecular (HBPM) em dose profilática (enoxaparina 40 mg/dia ou dalteparina 5.000 UI/dia). Em pacientes com LES e AFL persistentemente positivos, em altos títulos, mas sem histórico de trombose, recomenda-se o uso de AAS em baixas doses associado à hidroxicloroquina (5 mg/kg/dia).

A profilaxia secundária de trombose venosa inclui o uso de anticoagulante oral (warfarin) com alvo de INR entre 2 e 3. Para trombose arterial, o alvo do INR deve ser entre 3 e 4, ou a associação de baixa dose de AAS à warfarin, com INR entre 2 e 3. Em pacientes com recorrência de trombose venosa, apesar de INR entre 2 e 3, pode-se aumentar o alvo do INR entre 3 e 4. Devida à alta frequência de recorrência de trombose, é indicada a anticoagulação por tempo indefinido.

Em pacientes com trombose recorrente, apesar de anticoagulação oral adequada, estatinas e hidroxicloroquina podem ser associadas ao tratamento. Os efeitos anti-inflamatórios e imunomoduladores das estatinas parecem reduzir a formação de trombo induzida por AFL, por reduzir a ativação endotelial e de monócitos, reduzindo a expressão de fator tissular, moléculas de adesão e de citocinas proinflamatórias. A hidroxicloroquina inibe o efeito deletério de imunocomplexos contendo β2GPI sobre a anexina A5 no endotélio. Uso crônico de HBPM em dose anticoagulante parece prevenir eventos recorrentes, mas, seu uso em longo prazo tem custo muito elevado e pode induzir a osteoporose e plaquetopenia, devendo ser reservada para situações especiais. O uso de novos anticoagulantes orais como os inibidores de trombina (p. ex. dabigatrana), e os inibidores do fator X ativado (p. ex. rivaroxabana, apixabana e edoxabana) estão sendo avaliados em estudos controlados, mas seu uso ainda não é recomendado, pois há relatos de recorrência de trombose em uso desses agentes na SAF. Terapia anti-CD20 (rituximabe) é uma opção terapêutica para pacientes com manifestações não trombóticas da SAF grave.

Anticoagulante oral tem potencial teratogênico quando administrado entre a 6ª e 14ª semanas de gestação. Portanto, gestantes com SAF e eventos trombóticos prévios devem substituir o anticoagulante oral por AAS em baixa dose associada à HBPM em dose anticoagulante (p.ex: enoxaparina 1 mg/kg 12/12 hs ou 1,5 mg/kg a cada 24 h), devendo manter a atividade anti-Xa em níveis terapêuticos (0,6 a 1 UI/mL quatro horas após a última dose).

Para prevenir a morbidade gestacional, mulheres com SAF obstétrica, mas sem eventos trombóticos, devem ser tratadas com AAS em baixas doses associada à dose profilática de HBPM. Se esse tratamento falhar, AAS em baixas doses deve ser associada à HBPM em dose anticoagulante e também há relatos de benefícios com adição de hidroxicloroquina. Cálcio e vitamina D devem ser suplementados em pacientes em uso de heparina para prevenir perda de massa óssea. Estas pacientes devem manter HBPM por 6 a 12 semanas de puerpério.

O uso de imunoglobulina intravenosa (IGIV) durante a gestação pode ser uma alternativa para pacientes com SAF e morbidade obstétrica, sem resposta ao tratamento adequado com AAS em baixas doses e HBPM em dose plena, porém a eficácia dessa terapia não foi bem estabelecida por ensaios clínicos.

O tratamento ideal da síndrome catastrófica da SAF não está estabelecido, mas parece que a associação de anticoagulação plena, corticosteroides em altas doses e plasmaferese ou imunoglobulina (Ig) tem melhores resultados. Em casos refratários ou recorrentes, alguns relatos mostram benefícios com o uso de eculizumabe (anti-C5) ou de rituximabe.

REVISÃO

- Pouco mais da metade dos pacientes apresenta a forma primária da SAF, doença autoimune sistêmica caracterizada por eventos trombóticos vasculares e/ou morbidade gestacional recorrentes na presença de anticorpos AFL, e no restante, a SAF se associa a outras doenças autoimunes, especialmente ao LES.
- As manifestações vasculares mais comuns incluem trombose venosa profunda e trombose arterial, principalmente em território cerebral, podendo também causar doença valvar cardíaca, microangiopatia trombótica renal e livedo reticular. As manifestações obstétricas mais comuns abrangem óbito fetal intrauterino, abortos recorrentes, retardo de crescimento fetal, pré-eclâmpsia e trombose vascular materna.
- O diagnóstico se vale de testes laboratoriais para pesquisa de AFL e da classificação reunindo um critério clínico e um laboratorial associado à presença de AFL. O tratamento é medicamentoso e eminentemente profilático.

■ REFERÊNCIAS

1. Miyakis S, Lockshin MD, Atsumi T, Branch DW, Brey RL, Cervera R, et al. International consensus statement on an update of the classification criteria for definite antiphospholipid syndrome (APS). J Thromb Haemost. 2006;4(2):295-306.
2. Asherson R, Cervera R, de Groot PG, Erkan D, Boffa MC, Piette JC, Khamashta MA, et al. Catastrophic antiphospholipid syndrome: international consensus statement on classification criteria and treatment guidelines. Lupus. 2003;12(7):530-4.

■ LEITURAS SUGERIDAS

Cervera R, Piette JC, Font J, Khamashta MA, Shoenfeld Y, Camps MT, et al. Antiphospholipid syndrome: clinical and immunologic manifestations and patterns of disease expression in a cohort of 1,000 patients. Arthritis Rheum. 2002;46(4):1019-27.

Danowski A, Rego J, Kakehasi AM, Funke A, Carvalho JF, Lima IV, et al. Comissão de Vasculopatias da Sociedade Brasileira de Reumatologia. Guidelines for the treatment of antiphospholipid syndrome. Rev Bras Reumatol. 2013;53(2):184-92.

Espinosa G, Cervera R. Current treatment of antiphospholipid syndrome: lights and shadows. Nat Rev Rheumatol. 2015;11(10):586-96.

Giannakopoulos B, Krilis SA. The pathogenesis of the antiphospholipid syndrome. N Engl J Med. 2013;368(11):1033-44.
Krilis SA, Giannakopoulos B. Laboratory methods to detect antiphospholipid antibodies. Hematology Am Soc Hematol Educ Program. 2014;2014(1):321-8.
Ruiz-Irastorza G, Crowther M, Branch W, Khamashta MA. Antiphospholipid syndrome. Lancet. 2010;376(9751):1498-509.
Wijetilleka S, Scoble T, Khamashta M. Novel insights into pathogenesis, diagnosis and treatment of antiphospholipid syndrome. Curr Opin Rheumatol. 2012;24(5):473-81.

352

REABILITAÇÃO

■ ANAMARIA JONES
■ FABIO JENNINGS
■ JAMIL NATOUR

A reabilitação em reumatologia objetiva diminuir a dor, restaurar e/ou manter a função e prevenir a disfunção e incapacidade dos pacientes. Esses objetivos podem ser alcançados, por meio da educação do paciente, orientações sobre proteção articular e conservação de energia, uso de órteses e auxiliares de marcha, meios físicos e programas de exercício. Algumas dessas intervenções têm eficácia baseada em evidências científicas, mas, na prática clínica, muito ainda é feito com base na experiência pessoal ou da comunidade dos profissionais de saúde.

A equipe de reabilitação deve idealmente ser multidisciplinar e formada por reumatologista, fisiatra, fisioterapeuta, terapeuta ocupacional, educador físico, ortopedista, nutricionista, enfermeiro, assistente social e psicólogo.

Antes de se iniciar o tratamento do paciente reumático, é primordial uma avaliação criteriosa do diagnóstico clínico, das alterações e limitações osteoarticulares e biomecânicas, do tratamento medicamentoso e do impacto da doença na vida tanto pessoal quanto profissional do paciente. Além da história pregressa e do exame físico, alguns métodos específicos devem ser utilizados para avaliar o paciente antes do tratamento, para planejar a estratégia a ser adotada e acompanhar a evolução, medindo o impacto das intervenções realizadas. No Quadro 352.1, são apresentados alguns desses instrumentos de avaliação e, no Quadro 352.2, algumas das intervenções terapêuticas utilizadas para a reabilitação de pacientes reumáticos.

■ EDUCAÇÃO DO PACIENTE

Os programas educacionais em reumatologia têm como objetivo promover o desenvolvimento de estratégias de controle da dor e dos outros sintomas da doença e acelerar o processo de autoeficácia. Pacientes e familiares ou cuidadores recebem informações sobre a doença, sintomas e tratamentos, assim como sobre os benefícios dos exercícios físicos e das estratégias de enfrentamento da doença. Aulas práticas acompanham o conhecimento teórico e oferecem aos participantes a experiência de realizar tarefas de maneira mais ergonômica e de enfrentar dificuldades nas atividades de vida diária. A educação do paciente permite que tanto ele quanto seus familiares participem do tratamento, auxiliando na sua escolha e, sobretudo, possibilitando a respectiva implementação.

QUADRO 352.1 ■ Instrumentos de avaliação mais utilizados na reumatologia

MEDIDAS	INSTRUMENTOS
Dor	■ Escala visual e analógica
Qualidade de vida	■ SF-36 ■ OPAQ ■ FIQ
Função	■ HAQ ■ WOMAC ■ BASFI ■ DASH ■ Roland-Morris ■ Cochin ■ Lequesne de joelho e quadril
Equilíbrio	■ Escala de Berg
Força muscular	■ Dinamômetro isocinético ■ Dinamômetros de preensão palmar e pinça ■ Cálculo da repetição máxima
Amplitude de movimento	■ EPM-ROM ■ Goniometria
Capacidade aeróbia	■ Ergoespirometria

QUADRO 352.2 ■ Intervenções terapêuticas usadas na reabilitação do paciente reumático

INTERVENÇÕES TERAPÊUTICAS

- Educação
- Adaptações
- Proteção articular
- Conservação de energia
- Orientações sobre atividades da vida diária
- Orientações sobre atividades da vida prática
- Órteses
  - Órteses de membros superiores – Talas
  - Órteses de membros inferiores – Palmilhas
  - Auxiliares de marcha – bengalas, muletas e andadores
  - Coletes
- Exercícios de fortalecimento muscular:
  - Isométricos
  - Isotônicos
  - Isocinéticos
- Exercícios de alongamento:
  - Ativo
  - Passivo
- Treinamento resistido progressivo
- Treinamento de condicionamento aeróbio

Já se sabe que tal recurso pode influenciar a evolução da doença e, em algumas doenças reumáticas, como lombalgia não específica, artrite reumatoide (AR) e fibromialgia, já está documentado que pacientes bem informados evoluem melhor quando comparados a outros que desconhecem a história natural de sua doença e a estratégica terapêutica adotada.

■ PROTEÇÃO ARTICULAR E CONSERVAÇÃO DE ENERGIA

Ao realizar o tratamento de reabilitação do paciente reumático, é preciso ter em mente dois conceitos fundamentais: proteção articular e conservação de energia. A primeira é particular para cada articulação, evitando a agressão mecânica a uma articulação já agredida pela doença. O paciente deve ser orientado para que qualquer atividade ou exercício que provocar dor, deve-se diminuir sua intensidade ou frequência, ou mesmo abandoná-lo. O uso órteses e auxiliares de marcha, a orientação ergonômica e a divisão do trabalho entre diversas articulações podem diminuir a sobrecarga sobre as estruturas mais afetadas pela doença.

> **ATENÇÃO!**
> O paciente reumático tem, potencialmente, menor disponibilidade de energia e custo energético maior para exercer suas atividades.

O conceito de conservação de energia parte do princípio de que os pacientes com doenças reumáticas apresentam diminuição da massa muscular e a velocidade de sua contração diminui a energia cinética e que as articulações inflamadas e instáveis consomem mais energia para manter a função. Além disso, a postura e a marcha anormais também consomem mais energia dos pacientes. Com esse balanço desfavorável, o paciente deve racionalizar o dispêndio de energia para que possa exercer suas atividades da vida diária e vida prática (AVD e AVP), sem esgotar as energias no meio de uma tarefa ou no meio do dia. Conselhos simples, como deslizar objetos, em vez de levantá-los, intercalar períodos de descanso durante o dia, não concentrar as atividades mais fatigantes em um mesmo dia, podem promover melhora da qualidade de vida e da produtividade do indivíduo.

Outra medida utilizada na reabilitação reumatológica é o repouso, que pode ser sistêmico ou localizado em uma articulação ou região. O repouso diminui a inflamação, a dor e as contraturas musculares, mas, se for prolongado, pode enrijecer estruturas periarticulares, comprometer a integridade da cartilagem, diminuir a capacidade cardiopulmonar, a massa óssea e a muscular, além de gerar efeitos emocionais negativos, às vezes de difícil abordagem e solução, comuns entre pacientes com lombalgia, por exemplo. A orientação geral para os pacientes reumáticos é que se realizem curtos períodos de repouso intercalados com atividades que não piorem a dor e evitem o repouso absoluto no leito.

■ ÓRTESES E ADAPTAÇÕES

As órteses são úteis no manejo do paciente reumático e têm como finalidades diminuir a dor e a mobilidade, dar estabilidade, manter a articulação ou o segmento em melhor posição e/ou melhorar sua função. Incluem-se, entre outras, bengalas para proteger de articulações do segmento inferior, por exemplo, na osteoartrite de joelho; talas para imobilização do punho na síndrome do túnel do carpo ou para posicionamento noturno de mãos reumatoides, cintas e coletes para as doenças da coluna vertebral e palmilhas para melhorar os sintomas da fascite plantar. É necessário que se faça um período de adaptação ao uso da órtese, pois inicialmente pode ocorrer aumento do consumo de energia com seu uso, como acontece quando pacientes com osteoartrite de joelho iniciam o uso de bengala. Deve-se também monitorar as mudanças de hábitos necessárias para que se use a órtese adequadamente.

As adaptações são frequentemente negligenciadas em nosso meio. A independência, a produtividade e o conforto do paciente e da própria família podem melhorar com simples medidas, entre elas: remoção de obstáculos; elevação de cadeiras, do vaso sanitário e do leito; colocação de corrimões; engrossadores de cabos que facilitam a preensão; alongadores para vestuário e para pegar objetos que ficam fora do alcance; alça em objetos para facilitar a pinça; uso de antiderrapante para auxiliar na força ao abrir um pote, porta ou torneira e adaptações de outros utensílios do lar e do trabalho a serem consideradas diante de cada caso que beneficiarão o paciente em sua autonomia. O treino em uma sala de atividade de vida diária ou em domicílio facilita a introdução e a aceitação dos equipamentos por parte do paciente em seu cotidiano.

■ MEIOS FÍSICOS

A utilização dos meios físicos na reumatologia deve ser considerada dentro das limitações destes métodos, sobretudo nas artropatias inflamatórias. Os meios físicos são úteis, antecedendo os exercícios, por promoverem relaxamento da musculatura ou diminuição da rigidez articular, utilizando-se, por exemplo, estimulação elétrica nervosa transcutânea (TENS), parafina e turbilhão, respectivamente. Alguns estudos mostram um pequeno benefício de alguns meios físicos quando associados ao exercício. No entanto, deve-se considerar a falta de evidências e seu efeito efêmero em doenças que, frequentemente, são crônicas e progressivas.

■ EXERCÍCIOS

Os exercícios físicos têm como objetivo manter ou melhorar os principais elementos da aptidão física: a flexibilidade, a força muscular e o condicionamento aeróbio. Antes da prescrição de um programa de exercícios, contudo, deve-se realizar além da avaliação do aparelho locomotor, uma avaliação cardiopulmonar do paciente para rastrear limitações ou condições que contraindiquem exercícios mais vigorosos.

Os exercícios de alongamento têm a finalidade de melhorar a flexibilidade e podem ser realizados de forma ativa ou passiva. Os alongamentos passivos têm indicação limitada em reumatologia pelo risco de ultrapassar o limite oferecido pela dor e determinar lesões nas estruturas peri-articulares. Os alongamentos ativos estáticos, onde o próprio paciente mantém o posicionamento articular, são os mais indicados.

Os exercícios de alongamento bem executados podem ajudar a manter e melhorar a amplitude de movimento (ADM) de uma articulação ou de um grupo de articulações. Nos pacientes reumáticos, há o comprometimento da ADM desde as fases iniciais da doença, provocado não somente pelo encurtamento muscular, mas também pelo acometimento articular. Assim, é fundamental a introdução dos alongamentos no programa de reabilitação desde o início do tratamento.

O aprimoramento da força e endurance musculares permitem que os pacientes reumáticos realizem suas atividades com menos estresse articular e ajuda a manter a independência funcional. A melhora da força muscular por meio dos exercícios de resistência (treinamento com pesos) proporciona benefícios relacionados à saúde com evidências científicas em várias doenças reumáticas, como artrite reumatoide (AR), osteoartrite, lombalgias e fibromialgia.

Em pacientes reumáticos, os exercícios de força devem inicialmente ser de leves a moderados (aproximadamente de 40-70% de 1 RM-repetição máxima) podendo-se progredir, em alguns casos, para exercícios mais intensos (aproximadamente 80-90% de 1 RM) à medida que o paciente adquira aptidão. Para estimular a melhor adaptação do paciente no intuito de atingir metas específicas, utiliza-se um programa de fortalecimento resistido progressivo. Esse programa baseia-se na progressão gradual de cargas e de exercícios de acordo com reavaliações periódicas. As características ideais dos programas específicos de fortalecimento incluem contrações concêntricas, excêntricas e isométricas em exercícios bilaterais e unilaterais, além de exercícios que utilizam uma ou múltiplas articulações. Para indivíduos iniciantes, recomendam-se exercícios em séries de 8 a 12 repetições, duas a três vezes por semana.

Os pacientes reumáticos têm redução comprovada do condicionamento aeróbio. Em estudos envolvendo pacientes capazes de realizar testes em cicloergômetro, a capacidade aeróbia encontrava-se reduzida em torno de 50%. Consequentemente, programas de condicionamento aeróbio têm-se mostrado eficazes na melhora da dor, função e qualidade de vida em várias doenças, como lombalgia crônica, AR, lúpus eritematoso sistêmico (LES), espondilite anquilosante e fibromialgia. Especificamente nas artropatias inflamatórias, os estudos mostram que os exercícios físicos inclusive melhoram a atividade da doença. Assim, os exercícios aeróbios devem fazer parte da reabilitação desses pacientes com as seguintes recomendações: o programa deve incluir atividades adaptadas ao estado funcional do paciente; iniciar com sessões curtas e aumentar a duração do exercício de forma gradual; a intensidade do exercício pode variar desde leve até intensa (60 a 90% da frequência cardíaca [FC] máxima) dependendo do estado funcional do paciente; devem ser evitados exercícios de alto impacto e repetitivos em pacientes com articulações já lesadas.

Os programas de exercícios têm-se mostrado benéficos e seguros como parte da reabilitação de pacientes com doenças reumáticas primordialmente inflamatórias com a AR, nas doenças degenerativas, como a osteoartrite, e nas não inflamatórias, como a fibromialgia e as lombalgias mecânicas. As evidências científicas auxiliam no delineamento da prescrição de exercícios para cada doença.

A hidroterapia é um meio de tratamento bastante interessante, já que permite que os exercícios sejam feitos com baixo impacto articular, podendo ser utilizados para pacientes reumáticos e trazem melhora da força e função em algumas doenças, como osteoartrite e artrite reumatoide.

Outro importante aspecto na reabilitação de pacientes reumáticos é o fortalecimento da musculatura estabilizadora de tronco. O método Pilates, que utiliza exercícios para manutenção da força e flexibilidade e vem sendo bastante utilizado como recurso na reabilitação, tem-se mostrado uma boa opção de exercício para pacientes com lombalgia e cervicalgia crônicas.

Além dos exercícios localizados, o condicionamento físico, com atividades de baixo impacto, é comprovadamente útil no tratamento da fibromialgia, da AR, do LES e da lombalgia crônica.

Durante o exercício, é sempre indicado proteger as articulações dos pacientes e realizá-los em posicionamentos confortáveis, evitando provocar dor, sobrecarga articular ou fadiga.

Deve-se estar alerta para o excesso de exercícios quando surgem dor, sobretudo se durar mais de duas horas; fadiga exagerada; aumento da fraqueza; diminuição da ADM; ou aumento do inchaço articular.

Os exercícios indicados pelo fisioterapeuta devem ter continuidade com atividade esportiva adequada, que seja agradável e melhore a adesão do paciente à fase de manutenção do tratamento. Devem-se evitar esportes de contato ou com alto impacto sobre o aparelho locomotor. Diversas técnicas são utilizadas, na dependência da identificação das necessidades de cada paciente, e ainda são poucos os estudos que comparam diferentes modalidades de exercícios para uma mesma situação clínica.

REVISÃO

- Os objetivos da reabilitação em reumatologia são prevenir a disfunção, restaurar e/ou manter a função e diminuir a dor e a incapacidade dos pacientes. Para tanto, ela se vale da educação do paciente (estendida à sua família), das orientações sobre proteção articular e conservação de energia, do uso de órteses e auxiliares de marcha e programas de exercício.

- A equipe de reabilitação deve ser multidisciplinar, e o paciente reumático deve ser previamente avaliado para completa compreensão de suas condições e planejamento adequado e individualizado do programa de reabilitação.

■ LEITURAS SUGERIDAS

Al-Qubaeissy KY, Fatoye FA, Goodwin PC, Yohannes AM. The effectiveness of hydrotherapy in the management of rheumatoid arthritis: a systematic review. Musculoskeletal Care. 2013;11(1):3-18.

Baillet A, Vaillant M, Guinot M, Juvin R, Gaudin P. Efficacy of resistance exercises in rheumatoid arthritis: meta-analysis of randomized controlled trials. Rheumatology. 2012;51(3):519-27.

Hurkmans EJ, van der Giesen FJ, Bloo H, Boonman DC, van der Esch M, Fluit M, et al. Guideline Steering Committee. Physiotherapy in rheumatoid arthritis: development of a practice guideline. Acta Reumatol Port. 2011;36(2):146-58.

Jones A, Silva PG, Silva AC, Colucci M, Tuffanin A, Jardim JR, et al. Impact of cane use on pain, function, general health and energy expenditure during gait in patients with knee osteoarthritis: a randomised controlled trial. Ann Rheum Dis. 2012;71(2):172-9.

Jorge RT, Souza MC, Chiari A, Jones A, Fernandes Ada R, Lombardi Júnior I, Natour J. Progressive resistance exercise in women with osteoarthritis of the knee: a randomized controlled trial. Clin Rehabil. 2015;29(3):234-43.

353

REUMATISMO DE PARTES MOLES

■ RITA VILAR FURTADO

A reumatologia é especialidade médica que aborda um espectro muito heterogêneo de enfermidades, a grande maioria delas com potencial envolvimento das articulações. No entanto, existem enfermidades que envolvem as estruturas "periarticulares" que são predominantemente manejadas pelos reumatologista – são os denominados "reumatismos de partes moles", ou "reumatismos extra-articulares". Esse grupo abrange as tendinopatias, entesopatias, bursites, capsulites e as síndromes compressivas neurológicas periféricas. Trata-se de uma gama de condições em que se tem dor e disfunção periarticular, aguda, subaguda ou crônica, mas cujas articulações propriamente ditas em geral não são afetadas.

As tendinopatias são muito frequentes e causam dor, disfunção, baixa produtividade e custo social. Vários são os mecanismos que levam à tendinopatia e potencial ruptura tendínea: podem ocorrer em tendões expostos ao superuso (como em atletas) ou à degeneração intrínseca (degeneração relacionada à idade). A cicatrização ou reparo tendíneo varia, dependendo da localização anatômica, da sobrecarga e do ambiente onde ele se encontra. Esse ambiente pode ser intrassinovial, como o no caso do tendão flexor dos quirodáctilos, ou extrassinovial, como no caso do tendão do manguito rotador do ombro. Apesar do reparo dos tendões e das ênteses ocorrer em vários graus, ele segue habitualmente uma fase inicial de inflamação, seguida por uma fase de proliferação e finalmente a fase de remodelação. O tratamento dessas enfermidades apresenta peculiaridades em cada uma dessas fases, incluindo medidas anti-inflamatórias sistêmicas ou locais, terapias locais focadas no reparo dessas estruturas e reabilitação, na tentativa de melhorar a disfunção causada por essas doenças e de evitar novas lesões.

■ INTERVENÇÕES UTILIZADAS ATUALMENTE NO TRATAMENTO DE AFECÇÕES

- **Medidas de proteção articular**: modificações de atividades de vida diária (AVDs) que agravem a lesão na estrutura acometida. Os pacientes devem aprender as posições de risco da articulação acometida para evitá-la. É importante ensinar o paciente a priorizar o uso de superfícies e articulações maiores e mais robustas de forma a poupar as menores e mais delicadas, bem como adaptar AVDs para evitar microtrauma, sobreuso, dor e preservar função. Por exemplo, pacientes com tendinopatia do manguito rotador do ombro devem evitar sua abdução acima de 90°.
- **Medicação oral anti-inflamatória**: podem ser utilizados anti-inflamatórios não hormonais (AINH), e na sua falência, anti-inflamatórios hormonais (AIH), ou glicocorticosteroides, seja em dose fixa por um curto período de tempo, seja em dose decrescente.
- **Meios físicos**: várias são as modalidades de meios físicos que podem produzir alguma analgesia local no momento do uso. Pacientes podem preferir calor superficial ou profundo ou mesmo frio, através de compressas de gelo. No entanto, poucas são as evidências científicas de melhora persistente com o uso dessa intervenção. As opções com efetividade melhor baseada em evidência são o *laser* e o ultrassom terapêutico.
- **Exercício físico**: a cinesioterapia é parte importante do tratamento das enfermidades que compõem os reumatismos de partes moles. O alongamento ativo dos músculos, cujos tendões e suas enteses estão envolvidos nessas enfermidades, é fundamental como início do tratamento, principalmente se ocorre o seu encurtamento. Alongando essas estruturas, as bursas acometidas por inflamação também se beneficiam, já que sofrem menos microtraumas de repetição. O fortalecimento da musculatura envolvida nessas doenças é necessário para que o benefício do tratamento seja duradouro. Os exercícios isométricos (em que não existe mudança no comprimento da fibra muscular) são utilizados para quadros agudos. Os exercícios isotônicos (em que a carga é constante) ou resistidos, são os exercícios mais utilizados na reabilitação, seja utilizando faixas, pesos livres ou máquinas. A progressão gradual da carga oferecida é importante e otimiza os resultados. Devem contemplar exercícios concêntricos e excêntricos, de cadeia aberta (com extremidade livre) e fechada (extremidade apoiada). Os exercícios isocinéticos (em que a velocidade é constante) são os mais seguros, no entanto, dependem de dinamômetros para serem realizados, o que encarece bastante o treino.
- **Infiltração com glicocorticosteroide**: trata-se de procedimento muito utilizado na prática do médico que trata de enfermidades do aparelho locomotor. O efeito pretendido não é apenas combater a inflamação local, mas também promover uma discreta atrofia nos casos de bursite e, principalmente, de tenossinovite. Os glicocorticosteroides a serem utilizados para infiltração são a betametasona, a prednisolona e a dexametasona. Não se deve, de forma alguma, injetar os derivados da triancinolona (principalmente o hexacetonide de triancinolona) no ambiente extra-articular. Isso porque o poder atrofiante dessa medicação é muito grande, o que pode causar lesões de gravidade variável, desde leve atrofia da pele até ruptura tendínea. As infiltrações podem ser utilizadas às cegas ou guiadas por imagem, com aparente superioridade das últimas em termos de acurácia. Devem ser utilizadas no ambiente intrabursal, intrabainha tendínea, peritendínea e perineurais, mas nunca intratendíneas. A indicação do seu uso é a falência do tratamento convencional com AINH ou glicocorticosteroide. A efetividade desse procedimento é comprovada por vários estudos controlados e metanálises.
- **Terapia por ondas de choque extracorpóreas (TOCE)**: as ondas de choque extracorpóreas são ondas acústicas utilizadas como fonte de sinal, mas têm sido empregadas também para destruição de estrutura tecidual. Essas ondas têm alto pico de pressão, ciclo curto e amplo espectro de frequência. Têm sido usadas biologicamente desde a década de 1950, sendo que o primeiro uso para desintegração de nefrolitíase em humanos ocorreu em 1980. São obtidas em geradores eletro-hidráulicos, eletromagnéticos e piezelétricos. Podem ser TOCE radial, que atinge estruturas mais profundas, ou focal, que atinge estruturas mais superficiais. Tiveram como indicações iniciais o tratamento de nefrolitíase, mas logo após passaram a ser indicadas também para o tratamento da tendinopatia calcária do ombro. Acredita-se que, por meio da mecanotransdução, elas induzem à fragmentação mecânica, e à contra-aferência cerebral, mas também, à neoangiogênese, osteogênese e melhora do trofismo tecidual, regeneração e remodelação. Devido às supostas ações regenerativas, passaram a serem utilizadas progressivamente em tendinopatias crônicas, calcárias ou não, e entesopatias crônicas. Hoje em dia, também são enfermidades potencialmente tratáveis pelas TOCE a epicondilite lateral, a fasciíte plantar, a entesopatia (com ou sem entesófito) de calcâneo, a tendinopatia patelar, mas também as alterações na cicatrização óssea, a osteonecrose de cabeça femoral, as síndromes miofasciais, as enfermidades isquêmicas, a doença de Peyronie, entre outras.
- **Plasma rico em plaquetas (PRP)**: as plaquetas têm ação não apenas na coagulação, mas também no recrutamento, na proliferação e na diferenciação das células responsáveis pelo processo de "cicatrização" ou "regeneração" tecidual. Quanto mais degenerado um tendão, mais disfunção promove, e portanto, está mais propenso a novas lesões, criando-se um ciclo vicioso. O PRP tem sido utilizado desde 1990 como terapia adjuvante no processo de enxertos maxilofaciais. Acredita-se que os fatores de crescimento existentes nos grânulos alfaplaquetários, principalmente o fator de crescimento derivado de plaquetas (PDGF), o fator de crescimento transformador alfa (TGF-α) e o fator de crescimento insulina-símile (IGF), ao estimularem os fibroblastos, os osteoblastos e a angiogênese, estimulam a regeneração tecidual. Na histologia das tendinopatias e entesopatias, encontra-se principalmente degeneração, em vez de inflamação, portanto o uso do PRP intratendão ou intraêntese, poderia otimizar a remodelação tecidual local.

O PRP é obtido por meio de protocolos de centrifugação do sangue do próprio paciente na presença de anticoagulante, a partir do qual se separa o PRP do plasma pobre em plaquetas, dos leucócitos e das hemácias. Nessas preparações, aumenta-se em até 5 vezes o número de plaquetas e, portanto, dos grânulos alfaplaquetários. A ativação plaquetária pode ser exógena (adição de trombina ou cálcio imediatamente antes do uso) ou endógena.

Seriam indicação do uso do PRP enfermidades como: tendinopatias, lesão musculares, entesopatias e sínteses intraoperatórias. Nesses casos, o PRP deve ser injetado intratendão, e intraêntese, habitualmente com o auxílio da ultrassonografia (US) para guiar o procedimento. Deve-se evitar o uso de qualquer medicação anti-inflamatória 14 dias antes e depois do procedimento para que não haja inibição plaquetária. São contraindicações ao uso do PRP presença de neoplasias, metástases, gestação, lactação e suspeita de infecção local. Apesar do crescente uso do PRP intratendíneo e intramuscular, principalmente na medicina do esporte, sua indicação ainda precisa ser definitivamente validada. De fato, existe uma gama de estudos controlados, e mesmo metanálises, com resultados conflitantes quanto à efetividade dessa intervenção.

■ REUMATISMOS DE PARTES MOLES MAIS FREQUENTES NA PRÁTICA MÉDICA

OMBRO DOLOROSO

O obro é articulação formada pela cabeça umeral e a glenoide. No entanto, fazem parte das causas de ombro doloroso afecções que acometem não só a articulação glenoumeral, mas também a articulação acrômio-clavicular, a articulação escapulo-torácica e o espaço subacromial. Esse último é preenchido pela bursa subacromial/subdeltóidea e pelo manguito rotador do ombro. Esse último é constituído pelos tendões dos músculos supraespinhal, infraespinhal e redondo menor (rotadores externos do ombro) e subescapular (rotador interno do ombro). Tais músculos estabilizam a cabeça umeral na glenoide, evitando a sua migração proximal no momento da abdução do ombro.

> **ATENÇÃO!**
>
> O ombro doloroso é entidade que acomete 16% da população em algum momento da vida, ficando atrás apenas da lombalgia como queixa musculoesquelética.

Atinge em geral 15 novos casos de pacientes por 1.000 habitantes por ano, principalmente em pacientes que estão na sua 4ª década de vida. A maioria das causas de ombro doloroso envolve enfermidade na bursa subacromial/subdeltóidea (bursite) e no tendão do manguito rotador (tendinopatia, com ou sem ruptura, calcária ou não). Isso se deve ao impacto (síndrome do impacto) sobre o manguito rotador do ombro, entre o acrômio e o arco coracoacromial proximalmente, e a tuberosidade maior do úmero e a cabeça umeral distalmente. Outro fator predisponente à lesão no manguito rotador é a pouca vascularização intrínseca.

Fazem parte do diagnóstico diferencial do ombro doloroso capsulite adesiva, síndrome do desfiladeiro torácico, síndromes miofasciais periescapulares, dores viscerais referidas, enfermidades inflamatórias ou degenerativas que acometam as articulações glenoumeral ou acromioclavicular, além de neuropatias, como plexopatia braquial, cervicobraquialgias, neuralgia pós-herpes-zóster ou algoneurodistrofia.

O quadro clínico da tendinopatia do manguito rotador do ombro é de dor lateroanterior no ombro e em terço proximal do úmero, que se agrava muito mais à movimentação ativa do que à passiva, principalmente entre os graus de abdução correspondentes ao "arco doloroso do ombro" (60° a 120°). Caracteristicamente, há piora dos sintomas à noite e também à rotação externa, interna e abdução contrarresistência. A elevação abrupta do membro superior (manobra do pinçamento) provoca dor por reproduzir o impacto subacromial. Dor com limitação passiva de movimento em todos os planos de movimentação do ombro sugere a presença de capsulite adesiva. Pacientes com dor à abdução e rotação externa contrarresistência associada à manobra do pinçamento positiva tem 98% de chance de ter lesão no manguito rotador do ombro. Por outro lado, 54% dos indivíduos assintomáticos acima dos 60 anos possuem algum grau de ruptura no tendão do supraespinhal.

O uso de métodos de imagem ajuda bastante no diagnóstico do ombro doloroso. A radiografia convencional pode sugerir a presença de tendinopatia do manguito rotador se demonstrar achados como acrômio em gancho, cistos ósseos, irregularidade óssea na tuberosidade maior do úmero e calcificação na inserção do manguito rotador do ombro. A migração proximal completa da cabeça umeral na radiografia é sinal indireto de ruptura completa do manguito rotador do ombro. A US pode identificar ruptura parcial, total ou completa dos tendões, bursite e calcificações. É exame dinâmico, barato, inócuo e bem tolerável pelo paciente. No entanto, a ressonância magnética (RM) é o melhor exame para avaliar o ombro doloroso, pois avalia melhor partes moles e osso, lesões labrais, além de sugerir a presença ou não de capsulite adesiva.

Para o tratamento do ombro doloroso, principalmente da tendinopatia do manguito rotador, que, em geral, está associada à bursite subacromial/subdeltóidea, várias são as intervenções possíveis. As medidas de proteção articular incluem evitar movimentos com o ombro acima de 90°, e esportes de risco como tênis, *kayaking*, natação e golfe. Podem ser efetivos o uso de AINH e o uso de glicocorticosteroide oral. As infiltrações com glicocorticosteroide são muito úteis em casos refratários. Elas podem ser injeções intrabursais, irrigação-aspiração de calcificação (em casos de tendinopatia calcária), capsulodistensão em caso de capsulite adesiva (injeção intra-articular de glicocorticosteroide e volume adequado de solução fisiológica (SF) na tentativa de distender a cápsula articular) e bloqueio do nervo supraescapular com anestésico (procedimento analgésico seguido de ganho passivo de movimento do ombro).

A cinesioterapia consiste em exercícios isométricos (na fase aguda), seguidos de isotônicos para o reforço da musculatura rotadora externa, interna e depressora do ombro. A TOCE tem sua melhor indicação nas tendinopatias calcárias do manguito rotador do ombro, com estudos mostrando diminuição da calcificação periarticular e melhora da dor. A cirurgia é intervenção que deve ser realizada apenas após falha do tratamento clínico, principalmente em pacientes jovens. Consiste em acromioplastia, descompressão subacromial e, em casos de ruptura, reparo do tendão.

EPICONDILITE LATERAL

O epicôndilo é sitio anatômico de origem dos músculos extensores de punho. A inflamação dessa êntese ocorre por movimentos repetitivos e contrarresistência de extensão forçada do punho. Daí o nome tendinite do tenista. O músculo acometido aqui é o extensor curto do carpo, cuja origem está inicialmente inflamada, mas que com o passar do tempo, passa a apresentar mais e mais alterações degenerativas.

A epicondilite lateral acomete 1 a 3% da população, principalmente na 4ª e 5ª décadas de vida. Na histologia, observa-se pouco infiltrado inflamatório, mas, em geral, tendinose angiofibroblástica, neovascularização e degeneração mucoide.

A dor é sentida em torno do epicôndilo lateral do úmero ou até 3 cm, distalmente. Pode-se observar também a limitação da rotação interna do ombro. Movimentos como extensão resistida do punho com pronação ou supinação, mas também a preensão da mão desencadeiam ou agravam a dor. Todos esses achados podem ser testados no exame físico, sendo que a manobra de extensão contrarresistência do punho é a mais dolorosa.

> **ATENÇÃO!**
>
> Indivíduos com pior prognóstico são aqueles com acometimento do membro dominante, que realiza trabalho manual, com longa duração de sintomas, altos níveis de dor e baixo enfrentamento.

O diagnóstico clínico é muito característico, mas métodos de imagem, como US e RM, podem ajudar, em casos refratários, a avaliar microrrupturas e hipervascularização, assim como para descartar outras enfermidades do cotovelo. Dentre os diagnósticos diferenciais, o mais comum é a síndrome do nervo interósseo posterior (nervo motor, que se origina na bifurcação do nervo radial e inerva extensores de punho e supinador), mas também artropatias inflamatórias ou traumáticas do cotovelo.

Como parte do tratamento da epicondilite lateral se têm várias intervenções. As medidas de proteção articular incluem evitar movimentos de extensão do punho contrarresistência, sejam eles esportivos ou de atividades de vida diária (AVDs). Os AINH orais ou tópicos e os glicocorticosteroides orais podem ser efetivos. Recomenda-se o alongamento exaustivo dos extensores do punho em curto prazo, mas o fortalecimento da musculatura satélite do cotovelo também deve ser realizado em longo prazo. O uso de órtese de punho na tentativa de evitar a extensão do carpo pode promover alívio, mas não deve ser utilizada por muitas horas. A banda proximal, faixa que deve ser colocada a 3 cm distalmente ao local da dor, muda aparentemente a linha de força ao nível do epicôndilo, e pode promover alívio, principalmente na realização de atividades contínuas com a extensão do punho.

Meios físicos, como o *laser* e a US terapêutica, têm alguma evidência na literatura para o tratamento da epicondilite lateral, assim como poucos estudos com TOCE. A injeção periêntese de glicocorticosteroide pode promover alívio em casos refratários e é prática muito comum. Existem alguns estudos de boa qualidade metodológica mostrando a efetividade da injeção de PRP na êntese do epicôndilo lateral, inclusive comparado à infiltração com glicocorticosteroide: apesar deste promover maior alívio da dor a curto prazo, o PRP aparenta ter ação mais prolongada na melhora da dor e função.

TENDINITE DE QUERVAIN

Trata-se de tenossinovite estenosante envolvendo os dois tendões que formam o 1º compartimento dos tendões extensores do punho (ao todo, são 6 compartimentos). Os tendões extensor curto e abdutor longo do polegar formam este compartimento e são envolvidos por bainha sinovial. A tendinite de De Quervain surge por movimentos repetidos de abdução resistida do polegar. O atrito repetitivo da bainha sinovial e dos dois tendões no retináculo dos extensores causa tenossinovite e degeneração local. Acomete mais mulheres que homens (6:1) e é muito mais frequente na gestação e no pós-parto, provavelmente pela repetição da abdução do polegar no trato com o recém-nascido (RN).

No exame físico, percebe-se o aumento de volume e dor no espaço entre o processo estiloide radial e o carpo (base do polegar), espaço onde se consegue palpar os dois tendões. O teste de Finkelstein consiste em provocar a adução passiva do punho com o polegar em oponência sob os outros quatro quirodáctilos. Na presença da tendinite de De Quervain, essa manobra é extremamente dolorosa.

Como diagnóstico diferencial, teríamos a fratura do processo estiloide radial, fratura do escafoide, instabilidade metacarpo-cárpica, neurite radial e, principalmente, a rizartrose, ou seja, a osteoartrite da 1ª articulação carpo-metacarpo. A região é muito próxima dos tendões do 1º compartimento extensor do punho, mas a palpação minuciosa, e por vezes o uso de métodos de imagem, podem diferenciar as duas entidades.

O tratamento clínico da tendinite de De Quervain envolve medidas de proteção articular como aquelas que evitam a abdução resistida do punho ou polegar. Outras intervenções são medicação anti-inflamatória, hormonal ou não, uso de órtese imobilizadora da base do polegar, e injeções peritendíneas de glicocorticoide. O ideal é que o glicocorticosteroide injetado seja depositado na bainha sinovial que envolve os dois tendões e jamais intratendíneo. Estudos mostram que a injeção peritendínea de corticoide é efetiva, mas que o seu uso em conjunto com órtese que imobiliza a base do polegar é mais efetiva que essas duas intervenções isoladas.

TENDINITE ESTENOSANTE DOS FLEXORES DOS DEDOS (DEDO EM GATILHO)

O dedo em gatilho é o reumatismo de partes moles causado pela incompatibilidade volumétrica entre o tendão flexor do dedo com sua bainha sinovial e a sua 1ª ou 2ª polia arciforme. É necessário entender que esses tendões são envoltos por uma bainha sinovial, dentro da qual eles deslizam. Esse complexo, por sua vez, mantém-se próximo aos ossos dos dedos (diáfise distal do metacarpo, e as três falanges) por um túnel formado por 6 polias arciforme (A0-A5) e 3 polias cruciformes (C1-C3).

Em situações em que existe tendinopatia ou hipertrofia da bainha sinovial (p.ex.: em casos de artrite reumatoide [AR]), ou ainda hipertrofia de uma ou mais polias arciformes, pode ocorrer incompatibilidade ao deslizamento do tendão pelo túnel formado pelas polias, seja no momento da flexão, seja no momento da extensão (mais frequente) do dedo, ocasionando o assim chamado dedo em gatilho.

O dedo em gatilho ocorre mais em mulheres, principalmente na 4ª década de vida, no 1º ou 4º dedos da mão. Existem 28 casos por 100.000 habitantes e um risco de 2,6% de tê-lo durante algum momento da vida. Existem 4 situações que predispõem ao dedo em gatilho: a metaplasia condroide da polia A1, o que provoca o dedo em gatilho congênito, a tenossinovite com hipertrofia da bainha sinovial do tendão (habitualmente nas polias A1 ou A2), a lesão traumática do tendão e a lesão traumática das polias, essas duas últimas provocadas por práticas esportivas ou atividades profissionais específicas.

Como medida de proteção articular, devem-se evitar movimentos repetitivos de flexão dos dedos, principalmente contrarresistência. Apesar de poder responder à medicação anti-inflamatória oral, o tratamento dessa enfermidade se ancora em procedimentos locais. Vários são os estudos que comprovam a efetividade da infiltração peritendínea de glicocorticosteroide para o tratamento dessa condição. Nesse caso, tenciona-se injetar o glicocorticoide na bainha sinovial, e não intratendíneo, pelo risco de rompimento. A efetividade é habitualmente de 50 a 80%, mas com chance de retorno dos sintomas em um ano de 27%. O uso de órteses tipo canaleta por algumas horas durante o dia, para evitar a flexão do dedo acometido, também pode fazer parte do tratamento de casos refratários. Os portadores de AR, diabetes melito (DM) e de dedo em gatilho congênito respondem pior ao tratamento conservador.

Os procedimentos mais cruentos, como a cirurgia aberta para liberação da polia envolvida e redução do diâmetro do tendão, têm os melhores resultados em casos refratários. Deve-se salientar que já foi desenvolvida técnica de liberação "percutânea" da polia A1 através do uso da extremidade cortante da agulha 40x12 mm. Trata-se de técnica utilizada na tentativa de evitar a cirurgia aberta.

SÍNDROME DOLOROSA PERITROCANTÉRICA

O trocânter maior do fêmur é reparo anatômico onde se inserem os músculos abdutores do quadril (glúteos médio e mínimo) e os rotadores externos do quadril (piriforme, gêmeos superior e inferior, obturatórios externo e interno e quadrado femoral). Além disso, guarda íntima relação com a banda iliotibial. Portanto, é um local onde se inserem várias ênteses. Além disso, é estrutura envolta por bursas (habitualmente em número de três), que ajudam a diminuir o atrito entre as ênteses e o osso. Fazem parte da síndrome dolorosa peritrocantérica (SDPT) bursites, entesites, tendinopatias e ainda, ruptura tendínea.

Atualmente, a articulação do quadril, com suas muitas estruturas periarticulares, tem sido comparada à articulação do ombro no que tange à sua complexidade e suscetibilidade a lesões. A relação entre a cabeça femoral e o acetábulo é muito parecida com a cabeça umeral e a glenoide; assim como os músculos rotadores do quadril, o ombro também possui um manguito rotador; existem grandes bursas interpostas entre os tendões e os ossos nas duas articulações; e a função do glúteo médio, o grande abdutor do quadril, se assemelha à do supraespinhal no ombro.

A maior causa da SDPT é o microtrauma de repetição. Existe predisposição para essa entidade, principalmente nos seguintes casos: gênero feminino, ter osteoartrite de joelho com gonalgia, ter lombalgia, ter dor na banda iliotibial e apresentar pior desempenho em testes funcionais, como o da caminhada e o de se levantar e sentar. São também fatores predisponentes o ser obeso, ter osteoartrite lombar e de quadril, apresentar rotação interna do fêmur e varismo do coxofemoral.

Sabe-se que a incidência da SDPT é de 0,5% na população geral, de 10% nos corredores, de 20 a 30% nos portadores de lombalgia. Dezessete por cento dos indivíduos com mais de 50 anos terão SDPT em algum momento da vida.

O quadro clínico é de dor em região peritrocantérica do fêmur, que piora à noite, principalmente ao decúbito ipsilateral, e que pode irradiar até abaixo do joelho, inclusive com sensação de parestesia. Os sintomas também podem se agravar ao permanecer muito tempo sentado ou em ortostatismo, e pode haver dor à palpação de toda a banda iliotibial. Apesar do quadro clínico muito sugestivo, ele pode ser confundido com radiculopatia tipo L2, L3 e L4. Trinta e seis por cento dos pacientes tendem a permanecer com esses sintomas por mais de um ano. Os portadores de osteoartrite têm chance aumentada em 4,8 vezes de persistir indefinidamente com os sintomas. Pacientes que necessitaram de infiltração peritrocantérica de glicocorticoide têm chance de recorrência da dor 2,7 vezes maior.

Os indivíduos com SDPT refratária podem apresentar ruptura do tendão do glúteo médio. Esse evento aparece em 10% dos cadáveres acima de 60 anos. Os pacientes com ruptura nesse tendão têm dor à rotação externa do quadril em 90% dos casos, dor à abdução resistida em 70% e sinal de reposicionamento resistido positivo em 94% dos casos. Esse sinal é positivo se o paciente sente dor quando o membro acometido parte da rotação externa máxima do quadril e tenta ser reposicionado em posição neutra (com o joelho estendido) contrarresistência do examinador. Além disso, os pacientes podem apresentar sinal de Trendelembourg em 75% dos casos, seja na posição estática ou na marcha (marcha de Trendelembourg). Trata-se da queda da bacia contralateral quando o paciente está apoiado apenas na perna ipsilateral da SDPT. Isso se deve por ser o glúteo médio potente abdutor do quadril, sendo assim, mantém toda a pelve estável na fase de apoio unipodálico da marcha.

Ao exame físico, observa-se a palpação dolorosa do trocânter maior do fêmur, a abdução dolorosa do quadril, o teste do reposicionamento resistido positivo e a rotação externa dolorosa. O teste de Ober (limitação da adução da coxa quando se flete o joelho ipsilateral em paciente em decúbito contralateral) também pode ser positivo em casos de SDPT.

Apesar do quadro clínico muito sugestivo, pode haver dúvida diagnóstica em alguns casos. A radiografia simples pode ajudar evidenciando entesopatia trocantérica. O exame de ultrassonografia (US) ajuda na identificação de hipertrofia na(s) bursa(s) peritrocantérica(s) (bursite) e pode mostrar lesão do tendão do glúteo médio ou mínimo, no entanto, pode não evidenciar nenhuma alteração em até 20% de casos sintomáticos. Mas é a ressonância magnética (RM) o melhor método de imagem para o diagnóstico de quadros refratários, pois evidencia com grande precisão entesopatias, bursites e rupturas tendíneas, bem como lesões decorrentes do atrito entre o trocânter e a banda iliotibial.

Como medidas de proteção articular, os portadores da SDPT devem evitar longos períodos sentados e em decúbito ipsilateral. O tratamento clínico da SDPT envolve uso de medicações anti-inflamatórias, repouso relativo, compressas de gelo, mas, principalmente, cinesioterapia e terapias locais. O alongamento, principalmente da cadeia lateral, mas também da cadeia posterior do membro inferior deve ser exaustivo, tanto com o quadril e joelhos fletidos como com o membro estendido. Pode ser seguido do fortalecimento resistido da musculatura dos glúteos.

A terapia local envolve habitualmente infiltrações peritrocantéricas de glicocorticosteroide com anestésicos e TOCE. A resposta total após uma infiltração de glicocorticosteroide em casos de SDPT varia de 60 a 100%, no entanto, 33% respondem parcialmente, e a recidiva após 2 anos é de 25%. O uso da US para guiar esse procedimento pode aumentar a sua acurácia. A TOCE pode ser efetiva em casos refratários, principalmente naqueles com calcificações peritrocantéricas. Pacientes com osteoartrite de quadril e de interapofisárias lombares têm pior resposta ao tratamento clínico.

Casos refratários ao tratamento clínico podem beneficiar-se do tratamento cirúrgico. Várias são as técnicas cirúrgicas para o tratamento da SDPT. Entre elas podem ser citadas a bursectomia endoscópica, a rafia do tendão do glúteo médio ou mínimo, a liberação da banda iliotibial, a zetaplastia proximal ou distal da banda e, ainda, a osteotomia femoral.

BURSITE ANSERINA OU TENDINOPATIA DA PATA DE GANSO

Caracteriza-se por dor na face medial e inferior do joelho, onde se encontra a região anatômica denominada pata de ganso, formada pela inserção dos tendões dos músculos grácil, sartório e semitendíneo. Acredita-se que seja causada por tendinopatia desses tendões ou por bursite localizada entre eles e o côndilo medial da tíbia, local onde esses tendões se inserem.

Acontece mais em mulheres que em homens, habitualmente na meia idade, e é mais frequente em joelhos com osteoartrite e em pacientes com DM tipo 2 (DM2).

Estão envolvidos na etiopatogenia da bursite anserina a deformidade do joelho portador de osteoartrite, obesidade, atividade frequente de subir degraus, encurtamento dos músculos isquiotibiais e quadríceps femoral e a prática de esportes como ciclismo, basquetebol ou esportes com raquete.

O quadro clínico do paciente se resume à dor na face interna do côndilo medial da tíbia, exacerbada à palpação. Essa dor piora ao se provocar valgo de joelho e flexão resistida do mesmo. Sinais de bursite anserina aparecem em 2,5 a 3,7% dos indivíduos com mais de 45 anos que fazem RM do joelho por qualquer motivo.

Como diagnósticos diferenciais se têm a própria artrite de joelho, osteoartrite de compartimento medial do joelho, cistos perimeniscais, ruptura de menisco medial, sinovite vilonodular, cisto poplíteo (cisto de Baker) e tendinopatia do ligamento colateral medial.

Para o tratamento da bursite anserina, devem-se evitar atividades diárias de flexão de joelho, principalmente repetitivas ou resistidas. Também fazem parte do tratamento repouso relativo, uso de gelo em compressas ou calor local, alongamento das cadeias medial e posterior de membros inferiores, anti-inflamatórios não hormonais (AINH) ou corticosteroide oral, e principalmente, as infiltrações peritendíneas ou intrabursais de glicocorticosteroide. Essas últimas têm evidência de melhora de 50 a 70% dos casos.

FASCIITE PLANTAR

A fasciite plantar é um distúrbio doloroso que afeta principalmente o calcanhar, mas também a planta do pé. É um distúrbio no local de inserção da fáscia plantar no osso calcâneo, principalmente no tubérculo medial do calcâneo. É causada por microtraumas repetitivos na fáscia plantar, que aumenta com exercício físico e peso corpóreo e pode ter curso autolimitado. Aparentemente se inicia com um processo inflamatório nessa êntese. No entanto, sabe-se, atualmente, que, em casos crônicos, observa-se processo inflamatório menos intenso com predominância de degeneração na fáscia.

Sabe-se que, nesses pacientes, fatores mecânicos intrínsecos e extrínsecos provocam aumento da força tensora na fáscia plantar. São fatores intrínsecos: aumento da idade, obesidade, pé plano ou cavo, ortostatismo prolongado, pronação subtalar, dismetria de membros inferiores, diminuição da dorsiflexão tornozelo e limitação da movimentação da 1ª articulação metatarsofalângica. São fatores extrínsecos: calçados com salto muito baixo, superfície irregular do solo, atividade intensa com os pés e trauma local de repetição.

Essa entidade é a principal causa de dor no calcanhar e a lesão mais comum da fáscia plantar. Em torno de 10% da população desenvolve fasciite plantar durante a vida, principalmente na 4ª década, e 10 a 20% dos atletas têm degeneração nessa fáscia. É mais prevalente em indivíduos com alteração na pisada e está associada a longos períodos na posição ortostática. Está associada também à obesidade e à falta de atividade física.

O quadro clínico se caracteriza por dor na face inferior e posterior do calcanhar que é muito mais intensa nos primeiros passos após o despertar. Os pacientes têm dificuldade de realizar a dorsiflexão do pé. Isso se deve ao encurtamento noturno do tendão do músculo tríceps sural, o músculo da panturrilha, ou do tendão Calcâneo, que é conectado à fáscia plantar.

Como diagnósticos diferenciais podem ser citadas outras causas de calcaneodínea, como as síndromes compressivas dolorosas, a síndrome do túnel do tarso e as entesopatias do tendão calcâneo.

A radiografia convencional pode ajudar evidenciando sinais de entesopatia superior ou inferior do calcâneo. Essa última é habitualmente consequência da fasciíte plantar e chamada comumente de "esporão de calcâneo". A US pode mostrar, além dos achados da radiografia, espessamento ou ruptura da fáscia plantar e presença de bursites (retro calcânea superficial ou profunda). A RM é método mais sensível que os dois últimos.

Como medidas de proteção articular se deve evitar caminhar descalço ou permanecer muito tempo em pé. Para o tratamento da fasciíte plantar, é muito importante o alongamento exaustivo do tríceps sural (músculo gastrocnêmio medial e lateral e o músculo solear) e da própria fáscia plantar. Devem ser evitados calçados sem saltos, porém o uso constante de sapatos de salto alto pode promover o encurtamento do tendão calcâneo e do músculo tríceps sural, o que também favorece ao aparecimento da fasciíte plantar. Podem ser efetivos o uso de palmilhas com apoio do arco medial e área de densidade menor em região do calcâneo. Mesmo as calcanheiras podem promover alívio. Existem estudos mostrando a efetividade da órtese suropodálica noturna para esses pacientes. Essas órteses evitam o encurtamento noturno do tendão calcâneo e da fáscia plantar. Procedimentos mais invasivos podem ser usados na falha do tratamento convencional.

A infiltração perifáscia com glicocorticosteroide é recomendada e bastante utilizada na prática médica com efetividade, principalmente em curto prazo. A injeção de PRP no local da degeneração da fáscia plantar vem sendo cada vez mais estudada, e aparentemente tem algum efeito em médio prazo. Procedimentos como a TOCE no local da inserção da fáscia, principalmente na presença de entesopatia (esporão de calcâneo), podem ser utilizados na falência da infiltração do glicocorticosteroide. Injeções de toxina botulínica no músculo tríceps sural, na tentativa de diminuir o seu retesamento, e mesmo na região plantar, podem ajudar no alívio dos sintomas em casos refratários às intervenções citadas.

> **REVISÃO**
>
> - A reumatologia é especialidade médica que aborda um espectro muito heterogêneo de enfermidades, a grande maioria delas com potencial envolvimento das articulações.
> - Há enfermidades que envolvem as estruturas periarticulares, predominantemente manejadas pelos reumatologista: são os reumatismos de partes moles ou reumatismos extra-articulares.
> - Os reumatismos de partes moles abrangem as tendinopatias, entesopatias, bursites, capsulites e as síndromes compressivas neurológicas periféricas.
> - Entre as intervenções utilizadas atualmente no tratamento de afecções são citados: medidas de proteção articular, medicação oral anti-inflamatória, meios físicos, exercício físico, infiltração com glicocorticosteroide, terapia por ondas de choque extracorpóreas e plasma rico em plaquetas.

■ LEITURAS SUGERIDAS

Abe Y. Clinical results of a percutaneous technique for trigger digit release using a 25-gauge hypodermic needle with corticosteroid infiltration. J Plast Reconstr Aesthet Surg. 2016;69(2):270-7.

Ashraf MO, Devadoss VG. Systematic review and meta-analysis on steroid injection therapy for de Quervain's tenosynovitis in adults. Eur J Orthop Surg Traumatol. 2014;24(2):149-57.

D Agostino MC, Frairia R, Romeo P, Amelio E, Berta L, Bosco V, et al. Extracorporeal shockwaves as regenerative therapy in orthopedic traumatology: a narrative review from basic research to clinical practice. J Biol Regul Homeost Agents. 2016;30(2):323-32.

Gholami M, Ravaghi H, Salehi M, Yekta AA, Doaee S, Jaafaripooyan E. A systematic review and meta-analysis of the application of platelet rich plasma in sports medicine. ElectronPhysician. 2016;8(5):2325-32.

Hsiao MY, Hung CY, Chang KV, Chien KL, Tu YK, Wang TG. Comparative effectiveness ofautologous blood-derived products, shock-wave therapy and corticosteroids for treatment of plantar fasciitis: a network meta-analysis. Rheumatology (Oxford). 2015;54(9):1735-43.

Mani-Babu S, Morrissey D, Waugh C, Screen H, Barton C. The effectiveness of extracorporeal shock wave therapy in lower limb tendinopathy: a systematic review. Am J Sports Med. 2015;43(3):752-61.

Qian X, Lin Q, Wei K, Hu B, Jing P, Wang J. Efficacy and safety of autologous blood products compared with corticosteroid injections in the treatment of lateral epicondylitis: a meta-analysis of randomized controlled trials. PM R. 2016;8(8):780-91.

Saggini R, Di Stefano A, Saggini A, Bellomo RG. Clinical application of shock wave therapy in musculoskeletal disorders: part I.J Biol Regul Homeost Agents. 2015;29(3):533-45.

Tsikopoulos K, Tsikopoulos I, Simeonidis E, Papathanasiou E, Haidich AB, Anastasopoulos N, et al. The clinical impact of platelet-rich plasma on tendinopathy compared to placebo or dry needling injections: a meta-analysis. Phys Ther Sport. 2016;17:87-94.

Tsikopoulos K, Vasiliadis HS, Mavridis D. Injection therapies for plantar fasciopathy ('plantar fasciitis'): a systematic review and network meta-analysis of 22 randomised controlled trials. Br J Sports Med. 2016;50(22):1367-75.

ONCOLOGIA

PARTE 7

NO ADULTO

354

GENÉTICA DO CÂNCER

■ FERNANDA TERESA DE LIMA

Tumores apresentam alterações genéticas associadas tanto ao início do processo oncogênico quanto à sua progressão. A maior parte dessas alterações ocorre somente nas células tumorais, por mutações somáticas ou infecções virais. Porém, 5 a 10% dos tumores comuns do adulto estão associados a mutações nas células germinativas, conferindo um caráter hereditário de predisposição ao câncer.

ATENÇÃO!

Alterações genéticas associadas ao processo oncogênico estão presentes na maioria dos tumores e, eventualmente, podem ocorrer em células germinativas, sendo transmitidas de uma geração para a outra, caracterizando os tumores hereditários.

Os genes associados ao câncer podem ser classificados em oncogenes, genes supressores de tumor e genes de reparo do DNA.

Oncogenes são formas alteradas de proto-oncogenes que atuam no controle do crescimento, da proliferação e da sobrevida celular e, quando alterados, adquirem função exacerbada ou nova, resultando na ativação constitutiva ou inapropriada da proteína ou em uma proteína quimérica. Os oncogenes raramente são associados à predisposição hereditária ao câncer, ao contrário dos genes supressores de tumor e genes de reparo do DNA.

Genes supressores de tumor regulam o crescimento celular e, quando sua função é perdida, podem deflagrar o processo oncogênico. Classicamente, sabe-se que, para que ocorra o desenvolvimento tumoral, é necessário que ambos os alelos dos genes supressores de tumor estejam alterados, segundo o modelo de Knudson, ou modelo de dois eventos. Mais recentemente, o desenvolvimento tumoral foi associado à haploinsuficiência de genes supressores tumorais, ou ao modelo dominante negativo, no qual o alelo alterado inibe a função do alelo normal. Os genes de reparo do DNA, por sua vez, promovem a carcinogênese indiretamente. Eles atuam na manutenção da estabilidade genômica e podem levar ao acúmulo de alterações genéticas em outros genes ao perderem sua função.

Alterações epigenéticas, definidas como alterações na expressão dos genes sem mudanças na sequência do DNA, como hipo ou hipermetilação do DNA e modificações de histonas, são associadas ao processo neoplásico. Ganhos e perdas na expressão de genes críticos para o desenvolvimento tumoral são causados por essas alterações. Mecanismos desregulados de controle epigenético da atividade gênica em termos espaciais e temporais também podem contribuir para a carcinogênese.

Outras alterações genômicas encontradas nos tumores incluem alterações estruturais cromossômicas ou gênicas e variações no número de cópias, que, associadas ao perfil, ao espectro e à taxa de mutações encontradas no tumor, à análise de metilação e de alteração do perfil de expressão gênica e as análises de vias interrelacionadas, constituem o panorâma genômico (*genomic landscape*) tumoral, cada vez mais uma importante ferramenta para a pesquisa, o diagnóstico e o tratamento dos tumores.

■ TUMORES HEREDITÁRIOS

As alterações genéticas que ocorrem em células germinativas podem ser transmitidas de uma geração para a outra. Nesses casos, os tumores são classificados como hereditários ou familiares. Síndromes de predisposição hereditária ao câncer são causadas por mutações genéticas germinativas em genes de alta penetrância que aumentam o risco para desenvolvimento de um ou mais tipos tumorais, apresentando um padrão mendeliano de herança, com critérios diagnósticos bem definidos. Agrupamentos familiares de câncer são agrupamentos de tumores que ocorrem em uma família em uma frequência maior do que a esperada pelo acaso, mas sem seguir um padrão hereditário claro.

As mutações germinativas podem ser classificadas de acordo com sua penetrância, ou seja, capacidade de alterar o fenótipo, definido, nesses casos, como a capacidade de gerar um tumor. Mutações de alta penetrância são normalmente associadas a síndromes de predisposição hereditária ao câncer bem conhecidas, associadas a um risco relativo de câncer maior do que 5 e têm alta acionabilidade, com protocolos de redução de risco baseados em evidências para, pelo menos, tumores em um determinado órgão. Mutações de penetrância moderada ou baixa são associadas a um risco relativo de câncer menor do que 5, com acionabilidade menos evidente, embora possam ter frequência populacional maior. As mutações de baixa penetrância muitas vezes compõem um modelo poligênico de herança. Neste modelo, fatores de susceptibilidade, genéticos e ambientais interagem com efeito aditivo e, ao ultrapassarem determinado limiar, há o desenvolvimento do fenótipo.

Na investigação de predisposição hereditária ao câncer, é fundamental questionar o paciente sobre sua história familiar. Os seguintes pontos devem ser observados:

- questionar tanto sobre a estrutura da linhagem materna quanto paterna (número de indivíduos vivos e falecidos, sexo e idade atual ou do óbito), em três gerações e suas origens étnicas;
- questionar ativamente sobre a ocorrência de tumores de qualquer tipo, investigando detalhes sobre idade e local de início e resultados anatomopatológicos.

ATENÇÃO!

A história familiar, que compreende três gerações, é a principal ferramenta para iniciar a investigação de uma predisposição hereditária ao câncer. A presença de dois ou mais familiares de 1° grau com tumores no mesmo órgão, raros ou tumores relacionados a uma síndrome, ou de três ou mais familiares com tumores no mesmo órgão, ou de tumores etiologicamente relacionados sugere um componente hereditário, aumentando a suscetibilidade para o desenvolvimento de neoplasias. Outros indícios são ocorrência de tumores em idade jovem, múltiplos, multifocais e bilaterais, raros, associados ao sexo não habitual ou a alterações genéticas.

De acordo com o National Cancer Institute (NCI), deve-se suspeitar de uma predisposição hereditária ao câncer quando pacientes apresentam:

- tumores primários múltiplos no mesmo órgão ou em órgãos diferentes;
- tumores bilaterais em órgãos pares ou tumores multifocais no mesmo órgão;
- tumores precoces;
- tumores raros;
- tumores no sexo não geralmente afetado;

- tumores associados com outras alterações genéticas ou com defeitos congênitos;
- tumores associados com lesão precursora;
- tumores associados com outras doenças raras;
- tumores associados com lesões cutâneas reconhecidamente associadas a doenças com aumento de suscetibilidade ao câncer.

Ainda segundo o NCI, existem características familiares que podem auxiliar na identificação de uma predisposição hereditária ao câncer:
- pacientes que tenham um familiar de primeiro grau com o mesmo tumor ou tumor relacionado e uma das características individuais listadas acima;
- dois ou mais familiares de primeiro grau com tumores no mesmo órgão ou tumores diferentes pertencentes a uma síndrome de câncer familiar;
- dois ou mais familiares de primeiro grau com tumores raros;
- três ou mais familiares em duas gerações com tumores no mesmo órgão ou em locais etiologicamente relacionados.

A identificação de uma predisposição hereditária ao câncer possibilita que iniciativas de prevenção e vigilância de tumores sejam adotadas, além de permitir que familiares ainda assintomáticos sejam alertados quanto ao risco, sendo colocados sob protocolos semelhantes. O aconselhamento genético-oncológico é um processo que inclui identificação, educação e suporte psicossocial para pacientes com predisposição hereditária ao câncer, ajudando-os e também a seus familiares em risco, em decisões sobre testes moleculares, prevenção e vigilância de tumores.

> **ATENÇÃO!**
>
> Ao se identificar uma predisposição hereditária ao câncer, é possível instituir medidas de prevenção e rastreamento precoce.

Testes moleculares podem ser oferecidos como confirmação do diagnóstico sindrômico para o paciente afetado. Entre seus benefícios, estão a possibilidade de modificar as opções e a idade de início do rastreamento oncológico; a possibilidade de discussão de iniciativas de prevenção primárias e medidas de redução de risco; a explicação de riscos familiares de câncer; melhor planejamento terapêutico e, às vezes, terapias específicas; e a possibilidade de identificar familiares assintomáticos. Idealmente, é o paciente afetado com câncer quem deve ser o primeiro a ser testado na família e, posteriormente, caso uma mutação patogênica seja encontrada, esta pode ser rastreada em familiares assintomáticos. Não se recomenda rastrear familiares para variantes de significado desconhecido que possam ser identificadas.

Quando a avaliação da história familiar indica uma síndrome de predisposição hereditária ao câncer específica, é possível partir para a investigação molecular dos genes envolvidos. Essa avaliação pode ser realizada gene a gene, de forma escalonada, iniciando-se pelo gene mais provavelmente envolvido com o fenótipo do paciente, ou por meio de painéis multigênicos, que avaliam vários genes ao mesmo tempo, utilizando sequenciadores de nova geração.

Esses painéis são indicados quando a estrutura familiar é limitada ou a história pessoal ou familiares não permite determinação inicial do melhor gene a ser investigado, ou em apresentações familiares atípicas. Seu uso requer cautela, pois tem uma taxa alta de detecção de variantes moleculares de significado desconhecido, incluem genes de penetrância moderada ou baixa para os quais não existem recomendações protocolares baseadas em evidências e, em alguns casos, detectam variantes patogênicas não compatíveis com o fenótipo familiar.

A detecção de variantes implica a discussão de sua acionabilidade clínica, ou seja, o quanto implicam mudanças no tratamento do paciente ou na instituição de recomendações de prevenção e vigilância, o que deve ser feito com bastante cautela.

Deve-se salientar que os testes moleculares nem sempre são necessários para que o diagnóstico de síndromes de predisposição hereditária ao câncer seja realizado. Muitas síndromes têm critérios diagnósticos clínicos com base nos tipos tumorais apresentados e na idade de seu diagnóstico, além do número de indivíduos afetados na família e grau de parentesco entre eles. Para cada síndrome, existem protocolos específicos de prevenção e vigilância tumoral.

A seguir, serão descritas as síndromes mais comuns de predisposição hereditária ao câncer no adulto.

SÍNDROMES DE PREDISPOSIÇÃO HEREDITÁRIA AO CÂNCER DE MAMA

Existem vários fatores de risco para o desenvolvimento de câncer de mama, sendo o maior deles a história familiar positiva para esses tumores. Os riscos individuais aumentam com um número maior de familiares afetado e a diminuição da idade no qual foi diagnosticado.

Na Tabela 354.1, são apresentadas as principais síndromes de predisposição hereditária ao câncer de mama, causadas por mutação em genes de alta penetrância, bem como os genes que as causam e as neoplasias associadas.

TABELA 354.1 ■ Principais síndromes de predisposição hereditária ao câncer de mama

SÍNDROME	GENE	PRINCIPAIS NEOPLASIAS ASSOCIADAS
Predisposição hereditária ao câncer de mama e ovário	*BRCA1*(17q21) *BRCA2* (13q12-q13)	Mama, ovário, pâncreas, próstata
Síndrome de Li-Fraumeni	*TP53*(17p13.1)	Sarcomas, mama, leucemias, tumores de sistema nervoso central, carcinomas adrenocorticais
Síndrome de Cowden	*PTEN*(10q23.31)	Mama, tiroide não medular, endométrio, rim
Síndrome do câncer gástrico difuso hereditário	*CDH1*(16q22.1)	Gástrico difuso, mama subtipo lobular
Síndrome de Peutz-Jegher	*STK11*(19p13.3)	Colorretais, pancreáticos, mama, útero, ovário, pulmão

O National Comprehensive Cancer Network (NCCN) revisa periodicamente essas síndromes, fornecendo seus critérios clínicos e diagnósticos para indicar a pesquisa de mutações e as recomendações de prevenção e vigilância. Em geral, recomenda-se educar a paciente para que fique atenta às mamas, faça uma avaliação mastológica semestral e inicie a realização anual de mamografias e ressonância magnética (RM) das mamas mais precocemente do que o recomendado para a população em geral. O uso de quimioprevenção e a realização de cirurgias redutoras de risco devem ser discutidos com as pacientes. É preciso atentar-se aos outros tipos tumorais que podem ocorrer concomitantemente e propor modos de prevenção e vigilância adequados a cada um.

Atualmente, com a disseminação de painéis multigênicos, variantes patogênicas em genes de penetrância moderada e baixa têm sido identificadas, trazendo desafios importantes para o manejo dos pacientes que as apresentam, pois, muitas vezes, não há informações sobre risco ou protocolos com base em evidências para seu manejo. Genes de penetrância moderada que conferem risco para câncer de mama maior do que 20% incluem os genes ATM, CHEKK2, PALB2, estando indicado o rastreamento periódico com inclusão de RM de mamas. O NCCN apresenta recomendações para alguns destes genes, mas recomenda-se proceder a busca de literatura atualizada, dada a grande velocidade de geração de conhecimento sobre eles.

SÍNDROMES DE PREDISPOSIÇÃO HEREDITÁRIA AO CÂNCER DE COLO

Podem ser divididas em síndromes polipoides e não polipoides. As síndromes com poliposes gastrintestinais são caracterizadas pelo desenvolvimento de múltiplos pólipos, geralmente colorretais, podendo envolver intestino delgado e estômago, e apresentar manifestações em outros aparelhos e sistemas. Podem ser classificadas de acordo com o tipo de pólipo encontrado – adenomatoso, hamartomatoso, hiperplásico, ou misto – e pelo modo de herança – autossômico dominante ou recessivo.

A síndrome de Lynch, inicialmente chamada de câncer colorretal hereditário não polipoide, é uma síndrome autossômica dominante frequente, que, em geral, cursa com tumores no colo direito com carcinogênese acelerada e instabilidade de microssatélites, regiões repetitivas do genoma que variam em tamanho na presença de mutações nos genes de reparo do DNA.

Na Tabela 354.2, são apresentadas as principais síndromes de predisposição hereditária ao câncer colorretal, polipoides e não polipoides, bem como os genes que as causam e as neoplasias associadas.

Recomenda-se que os pacientes portadores de predisposição hereditária ao câncer de colo sejam submetidos a protocolos de prevenção, que podem incluir uso de anti-inflamatórios específicos ou cirurgias redutoras de risco, e de vigilância de tumores, por meio de exames de imagem, como colonoscopia e endoscopia digestiva alta (EDA), e bioquímicos, que variam de acordo com as particularidades de cada síndrome.

OUTRAS SÍNDROMES DE PREDISPOSIÇÃO HEREDITÁRIA AO CÂNCER NO ADULTO

Outros tumores comuns do adulto podem apresentar predisposição hereditária; alguns deles serão apresentados a seguir.

Sabe-se que o câncer de próstata é uma doença heterogênea com múltiplos loci genéticos contribuindo para sua gênese. Mutações nos genes BRCA1 e BRCA2 constituem a única evidência genética de alto risco para câncer de próstata, mas respondem por menos de 5% dos casos familiares e precoces (< 55 anos). Estudos epidemiológicos, no entanto, demonstram a existência de uma predisposição hereditária ao câncer de próstata, e seus riscos podem ser estimados a partir do número de indivíduos afetados na família e da idade de desenvolvimento de tumores. Um grande número de genes de menor penetrância, frequentes na população, tem sido identificado em associação a um aumento de risco para o desenvolvimento do câncer de próstata, atuando em um modelo poligênico.

TABELA 354.2 ■ Principais síndromes de predisposição hereditária ao câncer de colo

SÍNDROME	GENE	PRINCIPAIS ALTERAÇÕES ASSOCIADAS
Síndromes polipoides – pólipos adenomatosos		
Polipose adenomatosa familiar	APC (5q22.2)	Colorretais, adenoma de intestino delgado e gástrico, osteomas, hipertrofia congênita do epitélio pigmentar da retina, tumores desmoides, cistos epidermoides, hepatoblastoma, hiperplasia e carcinoma de suprarrenal, câncer papilar de tiroide
Variante – Gardner		Osteomas, tumores desmoides, cistos epidermoides, fibromas
Variante – Turcot		Tumores de SNC
Polipose associada ao MUTYH	MUTYH (1p34.1)	Polipose, câncer colorretal, câncer de ovário, bexiga, pele, mama e endométrio, tiroide, tumores de glândulas sebáceas e tumores benignos de tiroide
Polipose associada ao POLE e POLD1	POLE POLD1	Polipose atenuada, câncer colorretal, endométrio (POLD1), mama
Síndromes polipoides – pólipos hamartomatosos		
Peutz-Jegher	STK11 (19p13.3)	Colorretais, pancreáticos, mama, útero, ovário, pulmão, hiperpigmentação das mucosas
Cowden	PTEN (10q23.31)	Mama, tiroide não medular, endométrio, rim, lesões cutâneas, macrocefalia
Polipose juvenil familiar	SMAD4 (18q21.2) BMPR1A (10q23.2)	Colo, trato gastrintestinal proximal, mama, tiroide, malformações arteriovenosas
Síndromes não polipoides		
Lynch	MLH1 (3p22.2) MSH2 (2p21) MSH6 (2p16) PMS2 (7p22.1) EPCAM (2p21)	Colorretal, endométrio, estômago, intestino delgado, trato hepatobiliar, ovário, pelve renal, ureter, SNC
Variante – Turcot		SNC
Variante – Muir Torre		Adenomas sebáceos, carcinoma de células basais e ceratoacantomas

O melanoma cutâneo pode fazer parte do espectro de várias síndromes, mas é reconhecida a entidade do melanoma familiar, uma síndrome autossômica dominante, com risco aumentado para desenvolvimento de melanomas e molas atípicas, também conhecida como síndrome do nevo displásico. É causada por mutações em dois genes *CDKN2A* e *CDK4/6*. Mutações no gene *MC1R* também estão associadas a aumento de risco para o desenvolvimento de melanoma cutâneo, considerado um gene modificador de risco.

As endocrinopatias herdadas com risco aumentado de desenvolvimento de tumor incluem as neoplasias endócrinas múltiplas tipo 1 (NEM-1) e tipo 2 (NEM-2), carcinoma medular de tiroide e síndromes associadas a risco de desenvolvimento de feocromocitoma. Este grupo também inclui a doença de von Hippel-Lindau e a neurofibromatose tipo 1. Na Tabela 354.3, são mostradas as particularidades desse grupo de doença (NF-1), bem como seus genes causadores.

TABELA 354.3 ■ Principais síndromes de predisposição hereditária a tumores endócrinos

SÍNDROME	GENE	PRINCIPAIS ALTERAÇÕES ASSOCIADAS
NEM-1	*MEN1*(11q13)	Adenoma de paratiroide, tumores da adeno-hipófise, carcinoides, tumores enteropancreáticos, tumores suprarrenais, lipomas, angiofibromas, colagenomas, meningiomas
NEM-2	*RET*(10q11.2)	Carcinoma medular de tiroide, feocromocitoma, hiperparatiroidismo
Carcinoma medular de tiroide familiar	*RET*(10q11.2)	Carcinoma medular de tiroide familiar sem outras alterações
Doença de von Hippel-Lindau	*VHL*(3p25.3)	Feocromocitoma, angiomas de retina, hemangioblastoma de SNC, lesões pancreáticas, carcinoma renal, tumores de saco endolinfático, cistoadenoma de epidídimo
NF-1	*NF1*(17q11.2)	Manchas café-com-leite, sardas, neurofibromas, gliomas ópticos

■ GENÉTICA EM TUMORES ESPORÁDICOS

Os tumores considerados esporádicos não apresentam mutações germinativas. As alterações genéticas são restritas às células tumorais e ocorrem como resposta a fatores agressores ambientais ou infecções virais.

Deve-se ressaltar a natureza clonal dos tumores e a possibilidade de que, no mesmo tumor, existam clones diversos, originados de células com alterações genéticas diversas.

As mutações somáticas podem ser classificadas como sendo mutações *driver* (condutoras), ou seja mutações que dirigem a evolução tumoral por conferir às células uma vantagem seletiva sobre outras. Mutações *passenger* (passageiras) ocorrem incidentalmente em uma célula que desenvolve uma mutação *driver*, mas não são fundamentalmente patogênicas. Estas diferentes mutações auxiliam na identificação clonal.

Clones heterogêneos intratumorais podem fornecer informações importantes sobre a evolução tumoral, adaptação ambiental e seleção natural, as quais são de grande complexidade, devido à sobreposição de vias de sinalização e aos processos evolucionários altamente dinâmicos que caracterizam esse microambiente.

A análise de genomas tumorais permite a detecção de inúmeras mutações somáticas depositadas em um grande número de catálogos, construídos em torno de tipos tumorais específicos. Essas informações estão redesenhando a taxonomia tumoral e servem de base para identificar vias de sinalização celulares, estudar a biologia tumoral e desvendar potenciais alvos terapêuticos. Já estão disponíveis inúmeras possibilidades de estudos de assinaturas gênicas, que verificam a expressão gênica diferencial associada a determinado comportamento biológico, possibilitando que estudos moleculares auxiliem no diagnóstico, na classificação tumoral, na determinação prognóstica, na predição de resposta e no controle terapêutico. A heterogeneidade intratumoral tem implicações na aplicação corriqueira de informações derivadas de assinaturas gênicas em prognóstico e predição de resposta terapêutica. O entendimento da resposta do genoma tumoral a tratamentos específicos é um desafio adicional, que necessita de estratégias de investigação molecular horizontal e pesquisas clínicas de longo prazo para estudo. Não compete a este texto compilar todos esses avanços, constantemente atualizados em catálogos específicos.

REVISÃO

- Alterações genéticas são encontradas em tumores.
- Oncogenes e genes supressores de tumor alterados podem iniciar o processo oncogênico. Os genes de reparo do DNA promovem a carcinogênese por causar um acúmulo de alterações genéticas em outros genes ao perderem sua função.
- Tumores hereditários são causados por mutações germinativas em genes que predispõem ao câncer, as quais podem ser transmitidas de uma geração para a outra.
- Na investigação de predisposição hereditária ao câncer, é importante questionar o paciente sobre sua estrutura familiar em três gerações, tanto na linhagem paterna quanto materna e suas origens étnicas, e sobre a ocorrência de tumores de qualquer tipo, investigando detalhes sobre idade e local de início e resultados anatomopatológicos.
- Recorrência de tumores, iguais ou etiologicamente relacionados, em familiares sugere predisposição hereditária ao câncer. Outros indícios são ocorrência de tumores em idade jovem, múltiplos, multifocais e bilaterais, raros, associados ao sexo não habitual ou a alterações genéticas.
- Testes moleculares podem ser oferecidos como confirmação do diagnóstico sindrômico para o paciente afetado. Caso uma mutação patogênica seja encontrada, pode ser rastreada em familiares assintomáticos.
- Para o diagnóstico de síndromes de predisposição hereditária ao câncer, são utilizados critérios diagnósticos particulares a cada uma, com base nos tipos tumorais apresentados e na idade de seu diagnóstico, além do número de indivíduos afetados na família e do grau de parentesco entre eles. Para cada síndrome, existem protocolos específicos de prevenção e vigilância tumoral.
- A análise de assinatura gênica de genomas tumorais auxilia no diagnóstico, na classificação tumoral, na determinação prognóstica, na predição de resposta e no controle terapêutico.

LEITURAS SUGERIDAS

Brasil. Ministério da Saúde. Instituto Nacional do Câncer. Rede nacional de câncer familial: manual operacional. Rio de Janeiro: INCA, 2009.
De Vita Jr VT, Lawrence TS, Rosenberg SA. Cancer: principles & practice of oncology: primer of the molecular biology of cancer. 2nd ed. Philadelphia: Wolters Kluwer Health; 2015.
Lindor NM, McMaster ML, Lindor CJ, Greene MH. Concise handbook of familial cancer susceptibility syndromes – second edition. J Natl Cancer Inst Monogr. 2008;(38):1-93.
National Cancer Institute. Cancer genetics overview (PDQ®) [Internet]. Bethesda: NCI; c2016 [capturado em 31 maio 2016]. Disponível em: http://www.cancer.gov/about-cancer/causes-prevention/genetics/overview-pdq
National Comprehensive Cancer Network [Internet]. Washington: NCCN; c2013 [capturado em 31 maio 2016]. Disponível em: http://www.nccn.org/.

355

PREVENÇÃO DO CÂNCER

CARMEN SILVIA PASSOS LIMA
LUIZ CARLOS ZEFERINO

O câncer resulta da interação entre a suscetibilidade genética e fatores relacionados ao modo de vida e ao ambiente de indivíduos distintos.

Mutações em genes, como o *BRCA1* e *BRCA2* e o *APAC*, estão associadas ao câncer hereditário de mama e ovário e colorretal, respectivamente. Por outro lado, outros tumores estão também elacionados ao efeito isolado ou associado de fatores diversos, como infecções, uso de substâncias aditivas, dieta inadequada, sobrepeso e obesidade, sedentarismo, fatores ambientais e exposição ocupacional a carcinógenos.

Medidas de prevenção dos diversos tipos de câncer são mandatórias para evitar mortes desnecessárias. Neste capítulo, são abordados inicialmente os fatores de risco associados aos cânceres de maior prevalência e, a seguir, as recomendações relacionadas à prevenção de seus diferentes tipos.

FATORES DE RISCO EM CÂNCER

> **ATENÇÃO!**
>
> Os principais fatores de risco para a ocorrência de câncer são as infecções por vírus e bactérias, o tabagismo, o etilismo, a dieta carente em frutas, vegetais e cereais, o sobrepeso, a obesidade, o sedentarismo, a exposição à radiação ultravioleta da luz solar e a exposição ocupacional a agentes químicos.

INFECÇÕES

Estima-se que 25% dos casos de câncer do mundo resultem de infecções crônicas por vírus, como o papilomavírus humano (HPV), os vírus das hepatites B (HBV) e C (HBC), o de Epstein-Barr (EBV), o vírus da imunodeficiência humana (HIV) e pela bactéria *Helicobacter pylori*.

O HPV, atualmente, é considerado a causa do carcinoma do colo uterino. Os tipos 16 e 18 determinam cerca de 70% do total de casos da doença em diversos países. O hepatocarcinoma é, em geral, determinado por infecções pelo HBV e HCV. Infecções isoladas pelo HBV e HCV e por ambos os vírus causam cerca de 60, 34 e 90% dos tumores, respectivamente, em países em desenvolvimento. O EBV determina 85% dos linfomas de Burkitt africanos, a maioria dos carcinomas de nasofaringe e 50% dos linfomas de Hodgkin de países em desenvolvimento. O linfoma não Hodgkin e o sarcoma de Kaposi estão frequentemente associados à infecção pelo HIV. A infecção pela bactéria *Helycobacter pilori* é responsável por 78% dos casos de câncer gástrico de países em desenvolvimento.

SUBSTÂNCIAS ADITIVAS

O tabaco determina 30% das mortes por câncer e constitui a 1ª causa evitável da doença. Cerca de 90% dos casos de câncer de pulmão ocorrem em fumantes, em particular naqueles que consomem grande quantidade diária de cigarros por longos anos. A mortalidade pela doença é 15 vezes maior em fumantes em comparação aos não fumantes, ao passo que em ex-fumantes, é cerca de quatro vezes maior. Ainda, não fumantes expostos à fumaça do tabaco têm risco 30% maior da doença do que não fumantes e não expostos. Leucemia aguda e câncer de laringe, pâncreas e de bexiga também estão associados ao tabagismo. A ingestão de bebidas alcoólicas aumenta o risco de câncer de boca, faringe, laringe, esôfago, fígado e mama e é diretamente proporcional à quantidade ingerida e não propriamente ao tipo de bebida. Indivíduos que bebem e fumam apresentam riscos ainda maiores de câncer do que os que só fumam ou só ingerem bebida alcóolica, indicando efeito sinérgico do tabaco e álcool na carcinogênese.

PADRÃO DA DIETA, SOBREPESO, OBESIDADE E ATIVIDADE FÍSICA

O consumo de frutas e verduras e a atividade física conferem proteção contra tumores. Alimentos gordurosos, salgados, embutidos, defumados, tostados ou contaminados por aflatoxinas. O consumo de bebidas alcoólicas, o sobrepeso, a obesidade e o sedentarismo estão relacionados a pelo menos 20% dos casos de câncer em países em desenvolvimento e são considerados, em conjunto, a 2ª causa evitável de câncer (Quadro 355.1).

FATORES AMBIENTAIS

A principal causa de câncer de pele, melanoma e não melanona, é a exposição à radiação ultravioleta (UV) da luz solar, cuja intensidade varia com a localização geográfica, hora do dia e estação do ano. No Brasil, o período das 10h00 às 16h00 e o verão são caracterizados por raios UV de maior intensidade. O risco do câncer é proporcional à exposição cumulativa ao longo da vida, sendo as crianças particularmente vulneráveis aos efeitos nocivos do sol. Também varia de acordo com o tipo de pele, clara ou escura, e ocupações que exponham ou não indivíduos à radiação solar. Assim, trabalhadores agrícolas do sul do país, loiros ou ruivos, são altamente suscetíveis ao câncer de pele.

Exposição ocupacional

Cerca de 2 a 4% dos cânceres são atribuídos à exposição a carcinógenos no ambiente de trabalho no Brasil e em outros países (Quadro 355.2).

PREVENÇÃO DO CÂNCER

Prevenção, em medicina, é toda intervenção capaz de reduzir a morbidade e a mortalidade causadas por determinada doença. A prevenção do câncer pode ser classificada em primária, secundária e terciária. Neste capítulo, serão abordadas apenas as prevenções primária e secundária.

ATUALIZAÇÃO TERAPÊUTICA

QUADRO 355.1 ■ Relação entre dieta, sobrepeso, obesidade e atividade física com redução ou aumento do risco de câncer

EVIDÊNCIA	REDUZ O RISCO DE CÂNCER	AUMENTA O RISCO DE CÂNCER
Bem estabelecida	Atividade física: câncer colorretal	■ Sobrepeso e obesidade: câncer do esôfago, colorretal, endométrio, rim e mama na pós-menopausa ■ Álcool: câncer da cavidade oral, faringe, laringe, esôfago e da mama, hepatocarcinoma ■ Grãos e cereais com aflatoxina: hepatocarcinoma ■ Peixes salgados: câncer da nasofaringe
Provável	Frutas, legumes e verduras: câncer da cavidade oral, esôfago, estômago e colorretal	■ Carnes conservadas: câncer colorretal ■ Alimentos conservados em sal (carne de sol, peixe salgado): câncer gástrico ■ Bebidas e alimentos muito quentes: câncer da cavidade oral, faringe e esôfago
Possível	É possível que esses fatores possam reduzir risco de alguns cânceres, mas faltam evidências: ■ Alimentação rica em fibras ■ Peixe (salmão) ■ Soja ■ Vegetais de folha verde-escura ■ Feijão, cebola e alho ■ Frutas amarelo-alaranjadas ■ Grãos, oleaginosas e sementes	É possível que esses fatores possam aumentar o risco de alguns cânceres, mas faltam evidências: ■ Gordura animal ■ Peixes e carnes tostados ■ Alimentos embutidos (salsicha, salame, presunto)

Fonte: Adaptado de World Health Organization.[1]

QUADRO 355.2 ■ Tipos de indústrias e respectivos tipos de câncer

TIPO DE INDÚSTRIA	LOCALIZAÇÃO PRIMÁRIA DO CÂNCER
Alumínio	Pulmão, bexiga
Borracha	Leucemia, estômago
Coqueria	Pele, pulmão, rim, intestino, pâncreas
Fundição de ferro e aço	Pulmão, leucemia, estômago, próstata, rim
Madeira e mobiliário	Carcinoma nasal, pulmão, mieloma
Couro e sapatos	Carcinoma nasal, leucemia, pulmão, cavidade oral, faringe

> **ATENÇÃO!**
>
> Entende-se por prevenção primária as ações que evitam que o câncer ocorra e incluem as modificações de fatores relacionados ao estilo de vida. A prevenção secundária está relacionada às ações que visam a detectar e a tratar um câncer ainda assintomático, por meio do rastreamento em pessoas aparentemente sadias usando algum método diagnóstico. A prevenção terciária visa a reduzir o impacto negativo do câncer já estabelecido, tratando e reabilitando o indivíduo.

PREVENÇÃO PRIMÁRIA

As principais medidas de prevenção primária do câncer são a prevenção e o tratamento de infecções, o combate ao tabagismo e ao etilismo, a adoção de alimentação saudável, a prática de atividade física, a proteção da pele dos efeitos da luz solar, a prevenção da exposição a carcinógenos ambientais, a quimioprevenção e a remoção de órgãos-alvo em indivíduos com mutações gênicas relacionadas a tumores.

Prevenção e tratamento de infecções

As infecções virais pelo HPV, HBV, HCV e HIV podem ser evitadas, pelo menos parcialmente, com a adoção do sexo com proteção e cuidados com as transfusões dos componentes do sangue. Tais medidas evitam a ocorrência do câncer do colo uterino, hepatocarcinoma, linfoma não Hodgkin e sarcoma de Kaposi. O tratamento da infecção pela bactéria *Helycobacter pylori* com antibióticos atua na prevenção do carcinoma e do linfoma gástricos.

> **ATENÇÃO!**
>
> O câncer do colo uterino é o que merece maior destaque para medidas de prevenção primária em nosso país, com a vacina contra a infecção por HPV.

O câncer do colo uterino é de alta prevalência e importante causa de óbito em países em desenvolvimento, como o Brasil. É uma doença de evolução lenta, com origem em lesões ditas precursoras. A infecção pelo HPV é considerada a etapa inicial do processo, ainda que na grande maioria das mulheres ela tenha cura espontânea. Cerca de 40 tipos de HPV foram isolados da região anogenital, mas apenas 15 deles são considerados de alto risco para o desenvolvimento de câncer.

A transmissão do HPV é sexual e ocorre com maior frequência em mulheres que têm vários parceiros ou que têm parceiros promíscuos. Assim, a prevenção primária se faz por medidas que evitam a infecção viral. O uso de preservativo diminui a transmissão, mas não a evita completamente; ter menos parceiros sexuais reduz a possibilidade de adquirir a infecção.

As vacinas contra a infecção por HPV dos tipos 16 e 18, responsáveis pela maioria dos casos da doença, são muito eficazes para controlar as lesões precursoras causadas por esses dois tipos de vírus, porém não evitam as lesões causadas por outros tipos de HPV, apesar de já evidenciado que possa ocorrer proteção cruzada com os tipos 31 e 45. O esquema inicialmente preconizava três doses da vacina administradas antes do início da atividade sexual, ou seja, em meninas entre 9 e 13 anos. Atualmente, sabe-se que apenas duas doses administradas com intervalo de seis a 12 meses em mulheres com até 14 anos, antes do início da atividade sexual, são suficientes. Mulheres adultas ou com imunodeficiência, incluindo infecção por HIV, devem tomar três doses da vacina. Alguns países indicam que meninos também possam ser vacinados, para reduzir a propagação de infecções pelos vírus. A vacina não interferirá na evolução da infecção já adquirida pelos HPV 16 e 18. No Brasil, a vacina foi incluída no Programa Nacional de Imunizações em 2014. É importante destacar que a avaliação convencional dessas mulheres com base no exame Papanicolaou deve ser mantida, pois o tempo de proteção conferido pela vacina é desconhecido e ela não confere imunidade para todos os tipos de HPV. Mais recentemente, foi lançada uma vacina contra nove tipos de HPV, sete deles relacionados ao câncer.

Combate ao tabaco e álcool

Existem cerca de 25 milhões de fumantes com idade igual ou maior do que 15 anos no Brasil, o que equivale a 17,5% da população total desta faixa etária do país. O número de homens usuários de tabaco é substancialmente maior que o de mulheres em todas as regiões do Brasil. Isso justifica as campanhas para a prevenção do início do hábito de fumar, particularmente entre adolescentes e adultos jovens e para a interrupção do tabagismo nos demais. O Ministério da Saúde (MS) desenvolve, desde 1989, o Programa Nacional de Controle do Tabagismo, cujas diretrizes incluem as advertências sobre os malefícios do tabaco, a proibição de propaganda de tabaco em meios de comunicação, a proibição de fumar em recintos coletivos, o aumento de impostos sobre o cigarro e o tratamento dos dependentes em unidades públicas de saúde, o qual se baseia na abordagem cognitivo-comportamental. O adesivo transdérmico, a goma de mascar, as pastilhas com nicotina e o cloridrato debupropiona podem ser necessários para minimizar os sintomas da síndrome de abstinência da nicotina. Apesar do número ainda elevado, houve redução significativa do número de fumantes na última década em relação às décadas anteriores. O Brasil é considerado líder no controle de tabaco no mundo; seriam esperados 50 milhões de fumantes hoje no país, caso medidas efetivas de combate ao fumo não tivessem sido conduzidas. Por outro lado, o consumo abusivo de bebidas alcoólicas é comum no Brasil e justifica a recomendação de que, caso haja consumo de bebida alcoólica, esta se limite a duas doses por dia para homens e uma para mulheres. A interrupção do tabaco e a limitação da ingestão de bebidas alcoólicas reduzem o risco do câncer de pulmão, cavidade oral, faringe, laringe, esôfago e mama.

Alimentação e atividade física promovendo a saúde

Dieta inadequada, sobrepeso, obesidade e falta de atividade física são características da nossa população e justificam as recomendações do MS de ingerir cinco porções de frutas, verduras e legumes ao dia, buscar o peso saudável e realizar ao menos 30 minutos de atividade física de intensidade moderada a intensa, regularmente (mínimo de três vezes por semana), para a prevenção do câncer de esôfago, colorretal, endométrio, rim e mama em mulheres na pós menopausa.

Proteção da exposição à luz solar

Brasileiros são frequentemente expostos à luz solar, no trabalho ou no lazer, o que justifica que medidas de proteção para a pele sejam tomadas para prevenir o câncer, como evitar a exposição ao sol das 10h00 às 16h00, usar chapéu, óculos escuros, saída de praia, lenço, camisa e filtro solar aplicado 30 minutos antes da exposição e quando sair da água.

Prevenção da exposição a carcinógenos

A prevenção dos cânceres relacionados à exposição ocupacional a carcinógenos, como o de pulmão, bexiga, leucemia aguda, rim, estômago, intestino, pâncreas, próstata e mieloma múltiplo, inclui orientação à população geral sobre os malefícios do contato com os agentes químicos e a adoção de medidas específicas para trabalhadores de indústrias, polos petroquímicos e mineiros.

Quimioprevenção e avaliações genéticas

Avaliações do potencial de quimioprevenção, ou seja, uso de alguma medicação para prevenir câncer e da identificação de mutações na prevenção de câncer tem maior importância no câncer de mama e no câncer do colo e reto no país.

O câncer de mama apresenta alta incidência no mundo ocidental, principalmente nos países desenvolvidos, onde constitui a 1ª causa de óbito por câncer entre mulheres. A exposição das mamas ao hormônio estrogênio é uma etapa importante para a ocorrência da doença, o que justifica sua associação com o uso prolongado de anticoncepcionais orais e terapia de reposição hormonal na mulher no climatério, a nuliparidade ou primeira gravidez tardia, a menarca precoce e a menopausa tardia. O uso prolongado de medicamentos, como o tamoxifeno e o raloxifeno, que reduzem a ação do hormônio na mama, diminui de forma consistente a incidência do câncer de mama. Mutações nos genes *BRCA1* e *BRCA2* oferecem um risco altíssimo da doença para as portadoras das anormalidades genéticas. Todavia, como os testes genéticos não são ainda disponíveis para a população geral no país, as mutações devem ser pesquisadas em mulheres que apresentam forte evidência deste tipo de doença. As portadoras das mutações precisam de medidas de quimiprevenção eficientes, como a administração de antiestrogênios. Outras medidas preconizadas para portadoras das mutações são a mastectomia e a ooforectomia profiláticas, mas cabe à cada mulher a decisão de ser ou não ser a elas submetida.

O câncer colorretal é o 5º tumor mais incidente no Brasil. Os inibidores da COX-2 e o ácido acetilsalicílico (AAS) foram usados para prevenir o câncer colorretal, já com alguma consistência de suas eficácias. Mutações no gene *APC* estão associadas com a polipose adenomatosa familial, doença caracterizada por inúmeros pólipos intestinais em indivíduos de uma mesma família, que apresentarão transformação para o câncer colorretal entre os 30 e 40 anos de idade. As mutações podem ser pesquisadas em indivíduos com evidência deste tipo de doença. Portadores das mutações são submetidos à colectomia ou proctocolectomia total, em geral quando adultos, para a remoção do maior número possível de pólipos. Mutações em genes de reparo de DNA, como *MLH1*, *MSH2*, *MSH6* e *PMS2*, caracterizam a síndrome de Lynch, tumor colorretal não polipoide que acomete indivíduos jovens de uma mesma família. Adultos portadores dessas mutações são submetidos à colectomia ou seguimento periódico com colonoscopia. Ao que tudo indica, portadores de mutações herdadas nos genes *APC*, *MLH1*, *MSH2*, *MSH6* e *PMS2* devem receber AAS para a prevenção ou o retardo do câncer colorretal.

PREVENÇÃO SECUNDÁRIA

Com algum teste de rastreamento, ela pode detectar tumores em fase inicial e, assim, possibilitar para o paciente um tratamento menos agressivo e mais efetivo.

O rastreamento pode ser promovido para os cânceres de alta prevalência, morbidade e mortalidade na população. Esses cânceres precisam ter uma história natural bem conhecida, uma fase inicial assintomática que seja longa e com alta taxa de cura. O benefício da detecção e do tratamento precoce com o rastreamento deve ser maior do que se a condição fosse tratada no momento habitual do diagnóstico. Também é necessário que esteja disponível, para o rastreamento, um exame de fácil execução em larga escala e capaz de identificar os indivíduos com lesão inicial. O custo do rastreamento e tratamento de uma condição clínica deve ser razoável e compatível com o orçamento destinado ao sistema de saúde como um todo. Ainda, o rastreamento deve ser um processo contínuo e sistemático. A confirmação do câncer se fará por biópsia da lesão identificada pelo exame de rastreamento. O rastreamento para uma população de risco só é considerado efetivo quando atingir ao menos 70% da população-alvo e se possibilitar o diagnóstico, o tratamento e o seguimento efetivos. A efetividade de um programa de rastreamento de câncer é avaliada mediante redução da mortalidade pela doença ou da redução da incidência do câncer invasor. O primeiro resultado de um programa de rastreamento é o aumento do número de casos diagnosticados (iniciais e avançados); apenas em uma segunda fase é que se observará redução dos casos avançados do tumor.

Há dois erros possíveis para qualquer exame de rastreamento. O primeiro é ter um resultado negativo quando o indivíduo é portador de um câncer, denominado de resultado falso-negativo, o que está relacionado com a sensibilidade do teste. Outro erro é o falso-positivo, em que apenas o resultado é positivo porque o indivíduo é saudável, o que está relacionado com a especificidade do teste.

> **ATENÇÃO!**
>
> Os cânceres em que há ações de prevenção secundária com evidências de resultados efetivos são o do colo uterino, o câncer de mama e o colorretal. Medidas de prevenção secundária para os cânceres de próstata e de pulmão são contraditórias.

Câncer do colo uterino

O método de rastreamento mais utilizado no mundo como prevenção secundária do câncer do colo do útero ainda é a citologia cervical, conhecido como teste de Papanicolaou e que consiste na análise de células da parte externa (ectocérvice) e da parte interna (endocérvice) do colo do útero. Países com programa organizado apresentaram redução significativa do incidência do câncer do colo uterino.

No Brasil, o MS recomenda que as mulheres entre 25 e 64 anos que já tiveram atividade sexual façam o exame de citologia cervical com intervalo de até três anos; após dois resultados negativos, com intervalo anual. Nos Estados Unidos, as recomendações estabelecem que o 1º controle de mulheres com atividade sexual seja feito aos 21 anos. Sabe-se que as mulheres jovens apresentam com frequência um exame citológico positivo, porém a grande maioria não tem lesão ou esta não é importante e regride espontaneamente. As lesões precursoras que têm maior chance de progredir para câncer ocorrem em mulheres a partir dos 30 anos de idade. As mulheres com 64 anos de idade, com três exames citológicos negativos e que não tiveram exames anormais nos últimos 10 anos, podem interromper os controles.

Para reduzir significativamente a morbidade e mortalidade por câncer do colo uterino mediante o teste de Papanicolaou, é necessário que 80% das mulheres-alvo o realizem periodicamente, e que aquelas com um teste positivo tenham acesso a repetições do exame ou a exames complementares para estabelecer o diagnóstico definitivo, como colposcopia e biópsia.

Em países ou regiões desfavorecidas, ainda é utilizada a inspeção visual do colo uterino com aplicação de ácido acético ou lugol (iodo) para identificar possíveis imagens suspeitas do tumor.

A evidência de que tipos oncogênicos do HPV são causa necessária para a ocorrência do câncer do colo do útero e de suas lesões precursoras propiciou o desenvolvimento de técnicas de detecção de DNA-HPV. O teste molecular de DNA-HPV de alto risco já acumula suficiente evidência científica de que confere proteção maior e por maior tempo do que a citologia cervical na prevenção secundária do câncer do colo uterino. É praticamente consenso que os intervalos entre os testes de DNA-HPV podem ser de cinco anos e que não se deve realizá-lo em mulheres com menos de 30 anos em razão de resultados falso-positivos (baixa especificidade). Vários países já iniciaram a substituição da citologia cervical pelo teste de DNA-HPV. O teste de DNA-HPV associado ao exame citológico ainda é utilizado nos Estados Unidos.

Câncer de mama

Os fatores de risco mais importantes para o câncer de mama são sexo feminino e ter idade maior do que 50 anos. As recomendações para o rastreamento do câncer de mama variam significativamente em todo mundo, porém é consenso que a prevenção secundária deve incluir as mulheres entre 50 e 69 anos e ser feita por rastreamento pela utilização de métodos de imagem da mama (mamografia). O intervalo entre os controles pode ser de até dois anos. Em mulheres entre 40 e 49 anos de idade, a indicação do rastreamento mamográfico já não é tão óbvia. Nesse grupo etário, a incidência de câncer é menor e o desempenho da mamografia não é tão bom. Nas mulheres jovens, a mama é radiologicamente mais densa, o que dificulta identificar com maior precisão, na mamografia, alterações que sugerem a presença de um câncer. Assim, muitas mulheres com exames positivos ou duvidosos são submetidas à biópsia e não apresentam câncer. Uma abordagem mais conservadora é recomendar para mulheres com idade entre 40 e 49 anos o exame clínico anual da mama e a mamografia como método complementar deve ser empregado em casos em que foram identificadas dúvidas ou anormalidades do exame clínico. Para as mulheres entre 35 e 49 anos, é recomendado o exame clínico da mama e mamografia anual apenas quando pertencem a grupos populacionais com risco elevado para o câncer de mama obtido por história familiar, por exemplo, mulheres com parente de 1º grau com o tumor antes da menopausa, câncer de mama bilateral ou câncer de ovário em parente de primeiro grau em qualquer idade ou câncer de mama em parente do sexo masculino. Mulheres com mais de 70 anos e que tiveram exames mamográficos prévios normais têm probabilidade muito baixa de vir a falecer devido a um câncer de mama diagnosticado depois desta idade. Mulheres com síndromes genéticas conhecidas, como a do câncer de mama e ovário (mutações nos genes *BRCA1* ou *BRCA2*), de Li-Fraumeni (mutações no gene *TP53*), doença de Cowden (mutação no gene *PTEN*), de Petz-Jegheres (mutação no gene *STK11*), entre outras, também merecem rastreamento precoce e mais intenso para o câncer de mama.

As condutas derivadas da avaliação da mamografia são baseadas na classificação Breast Imaging Reporting and Database System (BI-RADS) do American College of Radiology (Quadro 355.3).

Há de se comentar que os efeitos adversos do rastreamento não são desprezíveis. Resultados falso-positivos e falso-negativos geram ansiedade ou insegurança. Outro aspecto é a identificação de tumores de comportamento indolente, que possivelmente não levariam seus portadores à morte. Entretanto, considerando os evidentes benefícios na redução de mortalidade por câncer de mama, o rastreamento do tumor com base na mamografia deve ser realizado na população-alvo.

Câncer de próstata

Tumor de maior incidência em homens no Brasil após o câncer de pele, particularmente naqueles com idade maior de 50 anos, o que parece justificar que medidas de prevenção sejam indicadas para esse grupo de indivíduos.

Os principais exames para o diagnóstico precoce do câncer de próstata é a concentração sérica do antígeno prostático específico (PSA), o toque retal e a ultrassonografia (US) endorretal. O PSA é um método com sensibilidade máxima de 80 a 85%. Entretanto, é de baixa especificidade,

QUADRO 355.3 ■ Aspectos da imagem, interpretação e conduta em mamografia

CLASSIFICAÇÃO BI-RADS	INTERPRETAÇÃO	CONDUTA
0	Necessita de investigação radiológica adicional	Exames de imagem adicionais para definição do BI-RADS
1	Negativa	Manter o rastreamento convencional
2	Achados benignos	Manter o rastreamento convencional
3	Achados provavelmente benignos	Repetir os exames semestralmente durante 2 anos
4	Anormalidade suspeita	Biópsia é recomendada
5	Altamente sugestivo de anormalidade	Biópsia é necessária
6	Malignidade já comprovada por biópsia	Diagnóstico confirmado

Fonte: Adaptado de American College of Radiology.[1]

resultando em números significativos de pacientes com resultados falso-negativos. O toque retal tem especificidade de 15 a 30% e sensibilidade de 60%, isto é, apenas um em cada três pacientes com toque retal suspeito tem efetivamente o câncer de próstata. A US endorretal é um exame com sensibilidade e especificidade em torno de 41 e 79%. A associação do PSA com o toque retal aumenta a identificação efetiva de casos da doença.

Assim, a quantificação do PSA e o toque retal são indicados para o rastreamento do câncer de próstata em homens com idade maior de 50 anos e com expectativa de vida de cerca de 10 anos, em vários serviços médicos dos Estados Unidos, mas não em todos. A controvérsia se deve ao fato que não há evidência definitiva de que a identificação precoce desse câncer resulte em redução da mortalidade pela doença no país. O seguimento de indivíduos com pai ou irmão com câncer de próstata antes dos 60 anos, com dosagem do PSA e toque retal, é mais consistente, uma vez que eles têm risco de 3 a 10 vezes maior de desenvolver o tumor do que indivíduos da população em geral. No Brasil, o rastreamento populacional do câncer de próstata não é recomendado pelo MS, uma vez que não há estudos epidemiológicos que embasem sua adoção como política de saúde pública. Indicar o rastreamento oportunístico, ou seja, a sensibilização de homens com idade entre 50 e 70 anos que procuram os serviços de saúde por motivos outros que o câncer da próstata sobre a possibilidade de detecção precoce do tumor por meio da realização dos exames do toque retal e da dosagem do PSA, informando-os sobre as limitações, os benefícios e os riscos da detecção precoce do câncer da próstata, é um procedimento possível no país.

Câncer colorretal

Particularmente adequado para o rastreamento, este tumor desenvolve-se, na maioria dos casos, a partir de lesões precursoras chamadas adenomas. A duração média da evolução do adenoma para o tumor maligno é estimada em pelo menos 10 anos. Essa fase latente fornece excelente janela de oportunidade para a detecção precoce. Quando diagnosticado na fase de adenoma, a sua remoção pode evitar o câncer colorretal e, mesmo quando detectado como câncer em estágio inicial, o prognóstico é consideravelmente melhor do que na fase avançada.

Três exames são utilizados para o rastreamento do câncer colorretal: a pesquisa do sangue oculto nas fezes; a sigmoidoscopia; e a colonoscopia. A pesquisa do sangue oculto nas fezes é um exame não invasivo e de baixo custo, cuja principal limitação é a baixa especificidade, isto é, resulta em número significativo de resultados falso-positivos. A visualização direta do reto e do colo é possível com a sigmoidoscopia. O exame tem ainda como vantagens a possibilidade de biopsiar lesões suspeitas e a eficácia evidente de diagnóstico precoce do câncer em alguns serviços. A colonoscopia é o exame de maior sensibilidade e especificidade para o rastreamento desse câncer. Entretanto, o alto custo e as complicações inerentes ao exame, como a perfuração intestinal e a hemorragia em poucos indivíduos, são desvantagens a ela atribuídas.

O rastreamento do câncer colorretal em diversos países é realizado em indivíduos com mais de 50 anos, quando a incidência do câncer começa a aumentar, por meio do exame anual de sangue oculto nas fezes, da sigmoidoscopia a cada cinco anos ou da colonoscopia a cada 10 anos. No Brasil, o rastreamento populacional para o câncer colorretal é preconizado por algumas sociedades médicas, como o Instituto Nacional do Câncer (INCA) e a Sociedade Brasileira de Coloproctologia, com base na alta incidência e mortalidade da doença em nosso meio e na eficiência dos métodos de rastreamento do tumor. Recomenda-se que indivíduos com mais de 50 anos se submetam à pesquisa anual de sangue oculto nas fezes. Deve-se evitar o uso de AAS e outros anti-inflamatórios não esteroides (AINEs) nos sete dias que antecedem a coleta das fezes para exame. O teste guaico tem alta sensibilidade, pois possibilita a identificação de sangue de qualquer espécie nas fezes. O teste imunoquímico é mais específico, pois permite a identificação apenas de sangue humano nas fezes. Caso o resultado de qualquer dos testes seja positivo, recomenda-se a realização de exames adicionais, como a colonoscopia. Há de se comentar que a sigmoidoscopia também pode ser realizada, mas deve ser complementada com colonoscopia caso sejam detectados pólipos no colo distal.

Indivíduos com risco aumentado para o câncer colorretal, como os portadores das síndromes genéticas polipose adenomatose familial (PAF) e síndrome de Lynch, e portadores de doenças inflamatórias intestinais (DII), como a retocolite ulcerativa (RCU) e a doença de Crohn (DC), devem receber medidas de rastreamento do tumor e condutas diferenciadas dos demais (Tabela 355.1).

Câncer de pulmão

Segundo tumor mais incidente em homens e o 4º tumor mais incidente em mulheres no Brasil, o que poderia justificar a adoção de medidas de prevenção da doença no país. Entretanto, o exame citológico do escarro, a radiografia e a tomografia computadorizada (TC) de tórax possibilitaram o diagnóstico da doença em estágios mais precoces, mas nenhum efeito na redução da mortalidade pode ser observado em pacientes. Estudos recentes indicam que o rastreamento por TC de tórax de baixa dose em indivíduos com alto risco para a ocorrência do tumor (idade maior que 50 anos, sexo masculino, tabagista crônico, exposição prévia ao asbesto, historia pessoal ou familiar de câncer) pode ser relevante na identificação precoce do tumor e redução de mortalidade, mas esses resultados necessitam confirmação por estudos adicionais. O rastreamento para o câncer do pulmão não é preconizado no Brasil.

REVISÃO

- O câncer resulta da interação entre a suscetibilidade genética e os fatores relacionados ao modo de vida e ao ambiente de indivíduos distintos.

TABELA 355.1 ■ Indivíduos com risco aumentado para câncer colorretal

CATEGORIA DE RISCO	IDADE DE INÍCIO	RECOMENDAÇÃO	COMENTÁRIOS
Diagnóstico genético ou clínico de polipose adenomatose familial	10-12 anos	Retossigmoidoscopia anual	Se teste genético positivo, considerar possibilidade de colectomia ou proctocolectomia
Diagnóstico genético ou clínico de síndrome de Lynch	20-25 anos ou 10 anos antes do caso mais jovem da família	Colonoscopia a cada 1-2 anos	Se teste genético positivo, considerar possibilidade de colectomia
Doenças inflamatórias intestinais	Risco de câncer é significativo após 8 anos do 1º episódio de pancolite ou 12-15 anos após o 1º episódio de colite esquerda	Colonoscopia a cada 1-2 anos com biópsia para displasia	Seguimento em centros de referência para doenças inflamatórias intestinais

- Os principais fatores de risco são as infecções por vírus e bactérias, o tabagismo, o etilismo, a dieta carente em frutas, vegetais e cereais, o sobrepeso, a obesidade, o sedentarismo, a exposição à radiação ultravioleta da luz solar e a exposição ocupacional a agentes químicos.
- A prevenção primária inclui ações que evitam a sua ocorrência, e a secundária inclui ações que visam à detecção precoce e ao tratamento de um câncer ainda assintomático.
- As principais medidas de prevenção primária são a prevenção e o tratamento de infecções por vírus e bactérias, o combate ao tabaco e ao álcool, a alimentação saudável, a prática de atividade física, a proteção da pele dos efeitos da luz solar, a prevenção da exposição a carcinógenos ambientais, a quimioprevenção e a remoção de órgãos-alvo em indivíduos que herdam mutações gênicas relacionadas com a ocorrência de tumores. A medida de prevenção primária que merece destaque especial é a vacina contra a infecção por HPV em meninas entre 9 e 13 anos, visando à prevenção do câncer do colo uterino, tumor de alta prevalência e importante causa de óbito no Brasil.
- Os principais testes de rastreamento de tumores em indivíduos tidos como saudáveis, relacionados à prevenção secundária, são a citologia do colo do útero, a mamografia, a pesquisa de sangue oculto nas fezes, a sigmoidoscopia e a colonoscopia. Os exames possibilitam a redução da morbidade e mortalidade por tumores de alta prevalência no Brasil, como o câncer do colo uterino, o de mama e o colorretal.

■ REFERÊNCIA

1. American College of Radiology. ACR BI-RADS Atlas mammography: report system [Internet]. ACR; 2013 [capturado em 23 mar. 2017]. Disponível em: https://www.acr.org/~/media/ACR/Documents/PDF/QualitySafety/Resources/BIRADS/01-Mammography/02--BIRADS-Mammography-Reporting.pdf?la=en

■ LEITURAS SUGERIDAS

Andriole GL, Crawford ED, Grubb III RL, Buys SS, Chia D, Church TR, et al. Prostate cancer screening in the randomized Prostate, Lung, Colorectal, and Ovarian Cancer Screening Trial: mortality results after 13 years of follow-up. J Natl Cancer Inst 2012;104:125-32.
Brasil. Ministério da Saúde. Plano de Ações Estratégicas para o Enfrentamento das Doenças Crônicas não Transmissíveis (DCNT) no Brasil 2011-2022. Brasília: Ministério da Saúde; 2011.
Castle PE, Maza M. Prophylactic HPV vaccination: past, present, and future. Epidemiol Infect. 2016;144(3):449-68.
Field JK, Duffy SW, Baldwin DR, Brain KE, Devaraj A, Eisen T, et al. The UK Lung Cancer Screening Trial: a pilot randomised controlled trial of low-dose computed tomography screening for the early detection of lung cancer. Health Technol Assess. 2016;20(40):1-146.
Goodman A. HPV testing as a screen for cervical cancer. BMJ. 2015;350:h2372.
Levin B, Lieberman DA, McFarland B, Smith RA, Brooks D, Andrews KS, et al. Screening and surveillance for early detection of colorectal cancer and adenomatous polyps, 2008: a joint guideline from the American Cancer Society, the US Multi-Society Task Force on Colorectal Cancer, and the American College of Radiology. CA Cancer J Clin. 2008;58(3):130-60.
Nelson HD, Fu R, Cantor A, Pappas M, Daeges M, Humphrey L. Effectiveness of Breast Cancer Screening: Systematic Review and Meta-analysis to Update the 2009 U.S. Preventive Services Task Force Recommendation. Ann Intern Med. 2016;164(4):244-55.
Schröder FH, Hugosson J, Roobol MJ, Tammela TLJ, Ciatto S, Nelen V, et al. Prostate-Cancer Mortality at 11 Years of Follow-up. N Engl J Med. 2012;366(11):981-90.
World Health Organization. Diet nutrition and the prevention of chronic diseases. Geneva: WHO; 2003. WHO Technical Report Series, n. 916.

356

EMERGÊNCIAS ONCOLÓGICAS

■ CHRISTIAN RIBAS

Pacientes com câncer estão sujeitos ao desenvolvimento de complicações que, podendo ocorrer em qualquer momento ao longo da evolução da neoplasia, desde a apresentação inicial até o estágio terminal da doença, exigem pronta avaliação e tratamento urgente. As principais emergências oncológicas podem ser classificadas em:

- metabólicas: hipercalcemia, síndrome de secreção inapropriada do hormônio antidiurético (SIADH), síndrome de lise tumoral;
- cardiovasculares: derrame pericárdico neoplásico, síndrome da veia cava superior (VCS);
- neurológicas: compressão da medula espinal, metástases cerebrais;
- infecciosas: neutropenia febril.

HIPERCALCEMIA

ETIOLOGIA E FISIOPATOLOGIA

Até 1/3 dos pacientes com câncer poderá apresentar hipercalcemia. As neoplasias mais associadas a essa condição são os carcinomas de mama, pulmão, rim e cabeça e pescoço, o mieloma múltiplo (MM) e a leucemia/linfoma de células T do adulto.

Os três principais mecanismos de hipercalcemia neoplásica são: produção de peptídeo relacionado ao hormônio paratiróideo (PTHrP, do inglês *parathyroid hormone-related peptide*); metástases ósseas com a liberação local de citocinas; produção de 1,25-di-hidroxivitamina D (calcitriol) pelo tumor.

A produção de peptídeo relacionado ao PTHrP pelo tumor é o principal mecanismo de hipercalcemia associada às neoplasias. O PTHrP apresenta homolgia ao PTH e mimetiza sua ação nos ossos (reabsorção óssea) e nos rins (retenção renal de cálcio), mas, ao contrário do PTH, não influencia a absorção intestinal de cálcio. Carcinomas espinocelulares e carcinomas do trato aerodigestório e geniturinário comumente causam hipercalcemia secundária ao PTHrP, a qual independe da presença de metástases ósseas.

No câncer de mama metastático e no MM, um mecanismo comum de hipercalcemia é a estimulação dos osteoclastos por citocinas secretadas pelas metástases ósseas, resultando em reabsorção óssea local. Células tumorais produzem fatores que estimulam os osteoblastos a secretar o ligante de RANK (RANKL), cuja expressão ativa receptores RANK (*receptor activator of nuclear factor kappa B ligand*) na superfície dos osteoclastos. A interação RANKL/RANK determina a ativação, a migração e a diferenciação dos osteoclastos para o processo de reabsorção óssea. A excessiva reabsorção óssea promovida pelos osteoclastos libera cálcio para o líquido extracelular e resulta em hipercalcemia.

Em linfomas Hodgkin e não Hodgkin, pode haver produção de análogo da vitamina D pelo tumor, resultando em aumento da absorção intestinal de cálcio independentemente da presença de metástases ósseas.

QUADRO CLÍNICO E DIAGNÓSTICO

O desenvolvimento de sintomas depende da magnitude e da velocidade de aumento do cálcio sérico. Pacientes com elevação discreta dos níveis séricos (<12 mg/dL) são com frequência assintomáticos, particularmente se o aumento se deu de modo crônico. Os sintomas de hipercalcemia são inespecíficos e podem envolver vários sistemas orgânicos. A expressão inglesa *bones, stones, moans, groans* facilita a memorização dos possíveis achados clínicos – dor óssea, nefrolitíase, desconforto abdominal/constipação e alteração do estado mental.

São manifestações de hipercalcemia:
- gerais: anorexia, desidratação, perda de peso, fadiga e prurido;
- neurológicas: alteração do estado mental, fraqueza, hipotonia, miopatia proximal, convulsão, coma;
- cardíacas: bradicardia, encurtamento do intervalo QT, prolongamento do intervalo PR, alargamento da onda T, arritmias atriais ou ventriculares;
- gastrintestinais: náusea, vômito, constipação, íleo, pancreatite;
- renais: poliúria, acidose tubular renal (ATR) distal, nefrolitíase, nefrocalcinose, insuficiência renal (IR).

> **ATENÇÃO!**
>
> Hipercalcemia é diagnosticada pela mensuração do cálcio ionizado sérico. Se o cálcio total é medido, deve ser corrigido pela albumina sérica segundo a fórmula: cálcio corrigido = cálcio total + [0,8 × (4 – albumina sérica)]. Os níveis de creatinina (Cr), outros eletrólitos e fosfatase alcalina devem ser também avaliados. Cloro sérico e PTH intacto baixos são sugestivos de hipercalcemia neoplásica. O diagnóstico de hipercalcemia neoplásica humoral pode ser confirmado pela demonstração de altas concentrações sérias de PTHrP.

TRATAMENTO

O tratamento da hipercalcemia está apresentado na Tabela 356.1.
- **Hidratação:** hipercalcemia severa é geralmente associada com hipovolemia. O primeiro passo para o tratamento consiste na hidratação intravenosa (IV) com solução fisiológica (SF). Na primeira hora, podem ser administrados 500 a 1.000 mL, seguidos de uma menor taxa de infusão (100 a 300 mL/hora) até a restauração do volume intravascular e adequação do débito urinário. Deve-se ter cuidado na hidratação de pessoas com histórico de insuficiência cardíaca congestiva (ICC). Diuréticos de alça (furosemida) devem ser evitados até que se atinja um estado de euvolemia.
- **Bisfosfonatos** (pamidronato, ácido zolendrônico): bloqueiam a reabsorção óssea pelos osteoclastos e controlam a hipercalcemia na maioria dos casos. O zolendronato deve ser utilizado com cautela em pacientes com IR, sendo necessários ajustes de dose de acordo com o *clearance* de creatinina.
- **Calcitonina:** administrada via subcutânea ou intramuscular, é particularmente útil em pacientes com IR, reduzindo o cálcio sérico rapidamente, mas com efeito transitório.

TABELA 356.1 ■ Tratamento da hipercalcemia

INTERVENÇÃO	DOSE	COMENTÁRIOS
Solução fisiológica 0,9%	250-500 mL até euvolemia; após repleção do volume, 100-150 mL/h	A taxa de infusão deve ser ajustada para o estado cardiovascular do paciente
Furosemida	20-40 mg EV	Diuréticos de alça são evitados na ausência de insuficiência cardíaca e renal até que se corrija o déficit de volume
Pamidronato	60-90 mg EV	Uso cauteloso em pacientes com insuficiência renal
Ácido zolendrônico	4 mg EV em 15 min	
Denosumab	120 mg SC	Em pacientes com insuficiência renal, a dose ótima é incerta. Iniciar com dose baixa pelo risco de hipocalcemia
Corticosteroides	Prednisona 60 mg/dia VO; hidrocortisona 100 mg 6/6 h EV	Se possível, o uso deve ser temporário. Risco de hiperglicemia e imunossupressão
Calcitonina	4-8 UI/kg SC ou IM cada 12 h	Rápido início de ação, controle transitório da hipercalcemia (taquifilaxia) Pode causar *flushing*

EV: via endovenosa; IM: via intramuscular; SC: via subcutânea; VO: via oral.

- **Corticosteroides:** particularmente efetivos no tratamento da hipercalcemia associada ao MM e aos linfomas.
- **Diálise:** considerada em pacientes com IR ou ICC quando a hidratação agressiva e os bisfosfonatos não podem ser usados com segurança.

Denosumab: anticorpo monoclonal que bloqueia o ligante de RANK (RANKL) e, em consequência, inibe a reabsorção óssea osteoclástica. Útil no tratamento da hipercalcemia neoplásica refratária a bisfosfonatos. Não sendo eliminado via renal, não há contraindicação ao uso de denosumab na IR, mas pacientes com doença renal crônica (DRC), podem ser mais suscetíveis ao desenvolvimento de hipocalcemia após a sua administração.

Além dessas medidas, a suspensão de medicamentos que aumentam o cálcio (ex. diuréticos tiazídicos e vitamina D), o evitar-se repouso prolongado/inatividade e a depleção de volume, mensurações frequentes do cálcio sérico durante o tratamento, e tratamento com quimioterapia e/ou radioterapia para a neoplasia auxiliam no controle efetivo da hipercalcemia neoplásica.

■ SECREÇÃO INAPROPRIADA DE HORMÔNIO ANTIDIURÉTICO

ETIOLOGIA E FISIOPATOLOGIA

A SIADH, consequente à produção de arginina-vasopressina pelas células tumorais, deve ser sempre considerada em pacientes oncológicos com hiponatremia (Na+ < 135 mEq/L). Esta síndrome é caracterizada pela excreção reduzida de água. Se a ingesta hídrica excede o débito urinário reduzido, a consequente retenção de água/expansão de volume provoca hiponatremia por diluição e ativa mecanismos natriuréticos, com perda de sódio na urina e agravamento da hiponatremia. O câncer mais frequentemente envolvido é o carcinoma pulmonar de pequenas células, mas a SIADH pode ser causada por alguns medicamentos (antidepressivos, quimioterápicos), procedimentos cirúrgicos e condições benignas. Outras causas de hiponatremia (hipotiroidismo, insuficiência suprarrenal) devem ser excluídas.

QUADRO CLÍNICO

Os pacientes, em sua maioria, são assintomáticos. A presença de sintomas correlaciona-se com a severidade e a velocidade de instalação da hiponatremia. Achados precoces incluem anorexia, astenia, depressão, irritabilidade, letargia, câimbras musculares e alterações do comportamento. Sódio sérico < 100 mEq/L pode associar-se com depressão dos reflexos tendíneos profundos, paralisia pseudobulbar, convulsões e coma.

DIAGNÓSTICO

Caracteriza-se por hiponatremia, baixa osmolaridade plasmática e osmolaridade urinária inapropriadamente alta (> 100 mosmol/kg) na ausência de depleção do volume intravascular. Em geral, a concentração urinária de sódio é > 40 mEq/L, o potássio sérico é normal e não há distúrbio acido-básico. As funções renal, suprarrenal e tiroidiana são normais.

TRATAMENTO

Quando a SIADH é causada pelo câncer, o melhor tratamento consiste em tratar a neoplasia de base; quimioterapia deve ser instituída tão logo possível para o carcinoma pulmonar de pequenas células.

Estratégias que podem ser utilizadas, isoladas ou em combinação, para corrigir a hiponatremia na SIADH incluem: restrição de água (p. ex., ingesta oral < 800 mL/d); diurético de alça para aumentar a excreção renal de água (p. ex., furosemida 20 mg duas vezes ao dia); administração judiciosa de cloreto de sódio (p. ex., solução hipertônica de cloreto de sódio a 3%, comprimidos de sal). Demeclociclina e antagonistas dos receptores de vasopressina (tolvaptan, conivaptan), se disponíveis, podem ser utilizados em pacientes selecionados.

Sintomas neurológicos severos (confusão, coma, convulsões) tendem a associar-se com quedas rápidas do sódio sérico abaixo de 120 mEq/L. Estes pacientes devem ser tratados com solução hipertônica de cloreto de sódio a 3%, com especial atenção para que a correção do sódio sérico não exceda 18 mEq/L em 48 horas, o que poderia resultar em mielinólise pontina e dano neurológico.

■ SÍNDROME DE LISE TUMORAL

ETIOLOGIA E FISIOPATOLOGIA

Caracteriza-se por alterações metabólicas secundárias à maciça destruição de células tumorais, com liberação sistêmica do conteúdo intracelular. É mais comum após quimioterapia para neoplasias hematológicas agressivas (linfoma de Burkitt, outros linfomas de alto grau, leucemias agressivas) – nas quais pode ser ocorrer espontaneamente, mas também pode ser observada após o tratamento de tumores sólidos com alta taxa proliferativa e quimiossensibilidade.

Os ácidos nucleicos liberados resultam em hiperuricemia, e o ácido úrico pode cristalizar nos túbulos renais, causando obstrução tubular e IR. O potássio intracelular liberado, em associação à IR, resulta em hiperpotassemia, que pode causar arritmias cardíacas. A liberação do fósforo intracelular causa hipocalcemia, que pode manifestar-se como tetania, convulsões e arritmias; a deposição renal de cristais de fosfato de cálcio pode também resultar em dano renal.

QUADRO CLÍNICO

Os sinais e sintomas são inespecíficos. Redução do débito urinário, sobrecarga de volume e sinais de uremia podem ocorrer de forma secundária à insuficiência renal, associados a uma combinação variável de hiperuricemia, hiperpotassemia, hiperfosfatemia, hipocalcemia e aumento de desidrogenase láctica (DHL). Arritmias cardíacas são causas potenciais de óbito nesses pacientes.

DIAGNÓSTICO

A síndrome de lise tumoral (SLT) pode ser definida clínica e laboratorialmente pelos critérios de Cairo-Bishop (Tabela 356.2). É necessário alto índice de suspeita diagnóstica, com atenção para a principal situação de risco, representada pelo tratamento quimioterápico de neoplasias com alta replicação celular, em particular as hematológicas.

TABELA 356.2 ■ Definições de síndrome de lise tumoral (Cairo-Bishop)
SÍNDROME DE LISE TUMORAL LABORATORIAL
Ácido úrico ≥ 8 mg/dL ou aumento de 25% em relação ao basal
Potássio ≥ 6,0 mEq/L ou aumento de 25% em relação ao basal
Fósforo ≥ 4,5 mg/ ou aumento de 25% em relação ao basal
Cálcio ≤ 7 mg/dL ou redução de 25% em relação ao basal
SÍNDROME DE LISE TUMORAL CLÍNICA
Creatinina ≥ 1,5 vezes o limite superior normal
Arritmia cardíaca ou morte súbita
Convulsão

TRATAMENTO

O risco de SLT (baixo, intermediário e alto), estratificado com base no tipo de câncer, volume de doença, tipo de quimioterapia e função renal, pode ser utilizado para orientar o manejo, que inclui, além de rigoroso monitoramento, as seguintes medidas preventivas:

- **hidratação:** com SF 0,9% até 2-3 L/m²/dia, se o estado cardiovascular permitir, garantindo um débito urinário de 80-100 mL/m²/hora com ou sem uso de diurético de alça (furosemida);
- **alopurinol:** (dose usual 300-600 mg/dia) iniciado 2 a 3 dias antes da quimioterapia;
- **rasburicase:** IV em pacientes sob alto risco para desenvolvimento de lise tumoral. A rasburicase é uma forma recombinante da urato-oxidase e catalisa a oxidação enzimática do ácido úrico convertendo-o em alantoína, um metabólito mais solúvel na urina. É utilizada na dose de 0,2 mg/kg/dia por 1 a 7 dias, no dia anterior ou no dia de início da quimioterapia;
- **alcalinização da urina com bicarbonato de sódio:** era recomendada, mas permanece controversa, sendo desaconselhada por alguns autores. É particularmente útil quando há acidose metabólica, potencialmente prejudicial quando há hiperfosfatemia, e desnecessária quando da utilização de rasburicase.

Pacientes com SLT estabelecida devem ser hospitalizados para o tratamento agressivo da hiperpotassemia e da hipocalcemia e, se as anormalidades forem severas, admitidos à UTI para monitoração laboratorial, eletrocardiográfica e hemodinâmica.

Diálise é recomendada nos casos de refratariedade ao tratamento convencional, em pacientes com hiperfosfatemia severa e hipocalcemia sintomática, produto cálcio-fósforo ≥ 70 mg²/dL, hiperpotassemia persistente, IR oligoanúrica, uremia, sobrecarga de volume ou acidose refratária.

■ DERRAME PERICÁRDICO NEOPLÁSICO E TAMPONAMENTO CARDÍACO

Derrame pericárdico neoplásico, em geral assintomático, pode ser observado em pacientes com câncer avançado e confere um prognóstico desfavorável. Entre os tumores mais associados com envolvimento secundário do pericárdio estão os de pulmão, mama, melanoma, esôfago, linfoma e leucemias.

ETIOLOGIA E FISIOPATOLOGIA

O derrame pericárdico pode resultar de metástases ao pericárdio, invasão direta por um câncer adjacente (p. ex.: câncer de pulmão) ou como consequência do tratamento. Derrames volumosos ou com rápido acúmulo podem levar à compressão das câmaras cardíacas e ao tamponamento cardíaco. Classicamente, o tamponamento cardíaco é descrito pela tríade de Beck: hipofonese de bulhas, distensão venosa jugular e hipotensão.

QUADRO CLÍNICO

Pequenos derrames pericárdicos são assintomáticos. Nos pacientes com sintomas, podem ocorrer dispneia, tosse, dor torácica, disfagia, soluços e rouquidão. Achados ao exame físico incluem taquicardia, hipofonese de bulhas, estase jugular, edema de extremidades e pulso paradoxal. No tamponamento cardíaco, esses sinais são mais pronunciados e estão associados à hipotensão e ao choque.

DIAGNÓSTICO

A ecocardiografia é o método diagnóstico de escolha, confirmando a presença do derrame pericárdico e sua repercussão hemodinâmica, além de demonstrar a fisiologia de tamponamento cardíaco. Ela também é útil para o monitoramento seriado do derrame pericárdico que não exija tratamento urgente. O eletrocardiograma pode revelar baixa voltagem, alterações de ST-T inespecíficas e alternância elétrica.

Citologia oncótica do líquido pericárdico, associada à citometria de fluxo nas neoplasias hematológicas, deve ser realizada nos casos suspeitos de envolvimento neoplásico do pericárdio; se negativa, biópsia do pericárdio deve ser considerada.

TRATAMENTO

Derrames pequenos e assintomáticos não necessitam de tratamento, apenas monitoramento. Pacientes sintomáticos ou em descompensação precisam de intervenção urgente com pericardiocentese guiada por US. Tratamento cirúrgico paliativo para prevenir a recorrência é possível com dreno pericárdico percutâneo, pericardiotomia por balão, ou pericardiectomia com janela pericárdica para drenagem de líquido no espaço pleural ou na cavidade abdominal. Em tumores quimiossensíveis, quimioterapia sistêmica pode ser realizada para auxiliar no controle do derrame pericárdico.

■ SÍNDROME DA VEIA CAVA SUPERIOR

ETIOLOGIA E FISIOPATOLOGIA

Ocorre quando a VCS é comprimida e/ou ocluída, restringindo o retorno sanguíneo cefálico e das extremidades superiores ao coração. As neoplasias malignas são a causa mais comum, em geral o câncer de pulmão, seguido dos linfomas e tumores metastáticos para o mediastino. Trombose secundária a acesso venoso central e condições benignas, como sarcoidose e bócio subesternal, também podem resultar em SVCS. Se a oclusão ocorrer gradualmente, colaterais podem-se desenvolver, reduzindo os sintomas.

QUADRO CLÍNICO

O início da SVCS é geralmente insidioso, mas pode dar-se de modo súbito no contexto de trombose venosa ou de um tumor com rápido crescimento. São comuns dispneia, tosse, distensão das veias do pescoço e do tórax, pletora e edema facial, e edema das extremidades superiores, agravados pela inclinação anterior do corpo. Eventualmente, edema laríngeo, alteração do estado mental e derrame pleural (mais comum à direita) podem surgir. No caso de trombose relacionada a acesso venoso central (p. ex., *portacath*), os achados são predominantemente unilaterais.

DIAGNÓSTICO

Geralmente, é detectada por TC ou RM. Procedimentos que podem auxiliar no diagnóstico da SVCS e de sua etiologia incluem broncoscopia, US Doppler, venografia, toracoscopia e toracotomia.

TRATAMENTO

Em geral, a SVCS não caracteriza uma emergência e permite a obtenção do diagnóstico histológico antes de se instituir tratamento oncológico específico. No entanto, a presença de sintomas neurológicos (ex. depressão do sensório) consequentes ao edema cerebral, ou sintomas de desconforto respiratório (p. ex., estridor, hipoxemia) secundários à compressão da via aérea ou ao edema laríngeo, tornam a SVCS uma verdadeira emergência médica, impondo a necessidade da implantação de *stent* EV seguido de tratamento radioterápico em caráter emergencial.

- **Diurético (furosemida) e corticosteroide:** fornecem alívio sintomático para a maioria dos pacientes, o que permite a avaliação etiológica da SVCS na maior parte dos casos. Em pacientes sem diagnóstico prévio de câncer, biópsias, por exemplo, por meio de broncoscopia ou mediastinoscopia, devem ser feitas antes de se iniciar o tratamento antineoplásico.

- **Radioterapia e quimioterapia:** são opções terapêuticas, dependendo do tipo de tumor, com agentes e doses específicos para cada neoplasia. Embora a radioterapia seja o tratamento padrão da SVCS associada ao carcinoma de pulmão de não pequenas células, devendo ser indicada com urgência quando presentes sintomas severos, o uso de *stent* EV pode resultar em mais rápido alívio dos sintomas nesta condição.
- **Anticoagulação:** deverá ser realizada em casos de trombose relacionada a cateter intravascular. Desde que sob anticoagulação, o cateter poderá ser mantido se for necessário e estiver pérvio e funcionante. A trombólise do cateter com estreptocinase ou urocinase é controversa, podendo ser indicada em casos selecionados.
- ***Stents:*** expansivos EVs podem restaurar o fluxo venoso e promover rápido e sustentado controle dos sintomas da SVCS. São particularmente úteis em pacientes que apresentam sintomas severos (ex. estridor) e necessitem de intervenção diagnóstica, e para a paliação de sintomas quando outras modalidades não podem ser utilizadas ou são ineficazes.

■ COMPRESSÃO DA MEDULA ESPINAL

Entre 2,5 a 6% dos pacientes com câncer apresentarão compressão medular, uma verdadeira emergência oncológica, em que o diagnóstico precoce é extremamente importante para prevenir dano neurológico adicional e manter o estado funcional.

ETIOLOGIA E FISIOPATOLOGIA

Os cânceres de mama, pulmão, próstata e mieloma múltiplo respondem pela maioria dos casos de compressão medular neoplásica. A coluna torácica é o local mais comum. Metástases múltiplas e simultâneas na coluna podem ocorrer em até 1/3 dos pacientes.

A maioria das compressões desenvolve-se a partir de metástases nos corpos vertebrais que, em se desenvolvendo, pressionam a medula espinal. Com menor frequência, tumores localizados no espaço paraespinal estendem-se e comprimem o canal medular através do forame intervertebral. A interrupção do fluxo axonal e a obstrução vascular, com consequentes isquemia e infarto agudo, resultam em lesão neuronal irreversível.

QUADRO CLÍNICO

Dor localizada na coluna ou de natureza radicular ocorre em até 90% dos pacientes. É o sintoma mais comum à apresentação inicial e frequentemente precede outros sinais mais específicos. Em geral, é secundária ao envolvimento ósseo. A dor é exacerbada pelo movimento, pela inclinação anterior do tronco e pela tosse, podendo ser estimulada à palpação ou à percussão do segmento afetado da coluna. Sem tratamento, fraqueza motora, perda sensorial e disfunção autonômica (retenção urinária e constipação) se manifestam, sinalizando risco de rápida progressão e paralisia irreversível.

Compressão da medula espinal é a primeira manifestação de câncer em cerca de 10% dos pacientes. No entanto, 80% dos casos de compressão medular se dão no contexto de um diagnóstico prévio de câncer, de tal modo que a presença de dor nas costas em paciente oncológico deve ser interpretada como secundária à compressão espinal até prova em contrário. É fundamental não se aguardar o desenvolvimento de disfunção neurológica para considerar o diagnóstico pois, uma vez instalado, o déficit neurológico, incluindo paraplegia, pode ser irrecuperável.

DIAGNÓSTICO

A RM da coluna torácica e lombar é o exame diagnóstico de escolha; se os achados clínicos sugerem metástases na coluna cervical, esta também deverá ser incluída no estudo de imagem. A TC com ou sem mielografia pode ser utilizada se a RM não estiver disponível ou for contraindicada. Radiografia da coluna e cintilografia óssea podem evidenciar anormalidades, mas apresentam sérias limitações para demonstrar compressão da medula espinal.

TRATAMENTO

Dexametasona é geralmente utilizada em uma dose EV inicial de 10 a 16 mg seguida de 4 mg a cada 4 a 6 horas. Altas doses (100 mg seguidos de 16 mg a cada 6 horas) podem oferecer alguma vantagem às custas de maiores efeitos colaterais.

Radioterapia associada a corticosteroide é o tratamento-padrão para a maioria dos pacientes com compressão medular, coluna estável e tumor radiossensível.

Cirurgia com descompressão e estabilização da coluna, seguida de radioterapia, parece ser superior à radioterapia exclusiva em pacientes selecionados (volume limitado de doença; prognóstico relativamente favorável) que se apresentam com déficit neurológico. Cirurgião especialista em coluna deve ser consultado quanto à pertinência da intervenção cirúrgica em casos individuais. A cirurgia pode ser indicada para obtenção de tecido para avaliação histológica em casos sem diagnóstico prévio de câncer, em casos de tumores radiorresistentes (melanoma, carcinoma de células claras), na presença de instabilidade da coluna ou quando há sintomas progressivos durante a radioterapia.

Tratamento sistêmico (p. ex., quimioterapia, hormonioterapia) pode ser útil em cânceres com previsível responsividade.

> **ATENÇÃO!**
>
> O tratamento deve ser iniciado tão logo possível. Se houver atrasos para a realização dos exames de imagem, corticosteroide deverá ser administrado imediatamente.

■ METÁSTASES CEREBRAIS

ETIOLOGIA E FISIOPATOLOGIA

Metástases cerebrais representam os tumores intracranianos mais comuns em adultos, ocorrendo em até 25% dos pacientes com câncer avançado. Os cânceres de pulmão, mama e melanoma são os mais imputados, embora qualquer neoplasia maligna possa metastatizar para o cérebro.

As metástases cerebrais surgem da disseminação hematogênica do câncer e sua distribuição no cérebro guarda relação com o fluxo sanguíneo regional; 90% delas ocorrem na região supratentorial, em geral na junção entre as substâncias branca e cinzenta. Expansão do tumor e edema cerebral comumente resultam em aumento da pressão intracraniana.

QUADRO CLÍNICO

Os sintomas, focais ou generalizados, dependem da localização das lesões no cérebro, podem ser sutis e geralmente aparecem de maneira gradual.

Cefaleia ocorre em até 50% dos pacientes, em muitos casos acompanhada de náuseas ou vômitos. O padrão matinal, com melhora no decurso do dia, a característica tensional e a piora com manobra de Valsalva são aspectos sugestivos.

Convulsões agudas ou sintomas de aumento da pressão intracraniana (PIC) podem ocorrer. A resposta de Cushing, caracterizada pela tríade hipertensão-bradicardia-irregularidade da frequência respiratória (FR), é uma manifestação tardia e indicativa de herniação iminente.

> **ATENÇÃO!**
>
> Deve-se suspeitar de metástases cerebrais em pacientes com câncer que apresentem início ou modificação da cefaleia, alterações neurológicas focais ou alterações cognitivas.

DIAGNÓSTICO

Déficits focais e papiledema devem ser avaliados no exame físico. A RM do cérebro é a modalidade diagnóstica de escolha. A TC é menos sensível, sobretudo para metástases na fossa posterior. Em pacientes com uma única lesão intracraniana, biópsia pode ser necessária para o diagnóstico definitivo.

Os principais fatores prognósticos, favoráveis a melhor sobrevida, são bom estado clínico-funcional (Karnofsky *performance status* [PS] ≥ 70), idade < 65 anos e doença extracraniana controlada ou passível de adequado controle.

TRATAMENTO

Corticosteroides são utilizados para tratamento do edema vasogênico peritumoral. Dexametasona é o mais lipossolúvel entre os esteroides, sendo utilizada na dose inicial de 16 a 24 mg, via EV, seguida de 4 mg a cada 6 horas, ou 8 mg duas vezes ao dia. Doses subsequentes devem ser reduzidas ao mínimo necessário para controle do edema peritumoral. Atenção deve ser dada para a prevenção e tratamento das complicações relacionadas ao tratamento com corticosteroides (gastrite, doença ulcerosa péptica, perfuração gastrintestinal; pneumonia por *pneumocystis*; miopatia; desenvolvimento ou descompensação de diabetes melito [DM]). Pacientes com metástases pequenas, sem efeito de massa e assintomáticos podem prescindir do corticosteroide.

Convulsões são tratadas com anticonvulsivantes, mas pacientes com metástases cerebrais sem convulsões em geral não recebem tratamento profilático.

No paciente neurologicamente instável ou na suspeita clínica de hipertensão intracraniana (HIC), o tratamento deve começar imediatamente, antes mesmo da documentação por exames de imagem. O tratamento emergencial para prevenir herniação consiste na administração de manitol, corticosteroide e hiperventilação.

Radioterapia do encéfalo total é o principal tratamento das metástases cerebrais múltiplas. Radiocirurgia esterotáxica é uma opção para pacientes selecionados (número limitado de lesões, cada uma medindo diâmetro ≤ 3 cm).

Tratamento cirúrgico das metástases cerebrais é oferecido, geralmente, a pacientes selecionados com lesão ressecável, doença oligometastática, bom desempenho clínico e doença sistêmica relativamente estável ou com razoáveis chances de controle. No entanto, mesmo no paciente com lesões múltiplas ou doença extracraniana progressiva, a cirurgia pode ser considerada para alívio do efeito de massa, alívio sintomático ou obtenção de tecido para diagnóstico.

■ NEUTROPENIA FEBRIL

Para fins de discussão sobre neutropenia febril, febre e neutropenia recebem definições operacionais. Febre é definida como temperatura oral ≥ 38,3°C em uma única mensuração, ou temperatura ≥ 38°C sustentada por mais de uma hora; do ponto de vista prático, temperatura axilar ≥ 38 °C pode também ser considerada febre. Neutropenia é definida como um número absoluto de neutrófilos < 500/mm³, ou número absoluto de neutrófilos < 1.000/mm³ com declínio previsto para ≤ 500/mm³ em 48 horas. Neutropenia profunda é definida pela contagem de neutrófilos ≤ 100/mm³.

ETIOLOGIA E FISIOPATOLOGIA

A vulnerabilidade às infecções aumenta substancialmente quando o número absoluto de neutrófilos está em < 1.000/mm³, risco que se acentua à medida que a contagem cai. Pelo menos 1/5 dos pacientes com neutrófilos < 100/mm³ são bacterêmicos. O risco de desenvolver neutropenia febril depende de quão baixo e duradouro é o nadir de neutrófilos, assim como de comorbidades e complicações (p. ex.: mucosite).

A maioria dos episódios de neutropenia febril se dá em pacientes em tratamento com quimioterapia, mas a neutropenia pode resultar da interferência direta do câncer na hematopoiese, como ocorre nas leucemias e tumores sólidos que invadem e/ou substituem a medula óssea normal.

O tempo para o nadir neutrofílico depende do tipo de quimioterapia administrada; para a maioria dos programas ambulatoriais de quimioterapia, ele geralmente ocorre 5 a 10 dias após a última dose. Certos protocolos, como os utilizados no tratamento de leucemias agudas e linfomas, produzem neutropenia mais acentuada e prolongada.

Infecção é responsável por, pelo menos, metade dos casos de febre em pacientes neutropênicos, que estão sob risco de rápida progressão para sepse e possível óbito. Antes da antibioticoterapia empírica, 50 a 75% da mortalidade relacionada à quimioterapia devia-se às infecções.

Estima-se que a maioria das infecções em pacientes neutropênicos resulte da própria flora endógena. Historicamente, bacilos gram-negativos entéricos eram recuperados com maior frequência em hemoculturas de pacientes neutropênicos febris; no presente, cocos gram-positivos assumem maior importância. Infecções fúngicas estão particularmente relacionadas à febre persistente ou recorrente em pacientes com neutropenia mais prolongada (> 7 dias). Cândida é a causa mais comum de infecção fúngica, mas *Aspergillus* e *Zygomycetos* são temidos por seu comportamento angioinvasivo.

QUADRO CLÍNICO

Embora os pacientes possam apresentar sinais localizatórios ao exame físico, febre é, em geral, o único sintoma. Um foco de infecção é identificado em aproximadamente 20 a 30% dos episódios de neutropenia febril; com frequência, a única evidência de infecção é bacteremia.

Pela falta de neutrófilos, as infecções podem se apresentar de maneira atípica. Infecções cutâneas podem manifestar-se como *rash* ou eritema sutil; pacientes com meningite, não apresentar rigidez da nuca; infecções urinárias podem ser assintomáticas e sem piúria; e infecções pulmonares, cursar sem infiltrados radiológicos ou anormalidades à ausculta.

DIAGNÓSTICO

Hemograma completo estabelece a presença e a magnitude da neutropenia. Exames de função renal, eletrólitos e exames de função hepática definem eventuais comorbidades e orientam o ajuste de dose dos antimicrobianos.

Exame físico completo deve ser realizado. A cavidade oral, a pele, os locais de acesso venoso e a região perianal devem ser inspecionados, mas toque retal ou quaisquer manipulações retais são desaconselhados.

Pelo menos duas hemoculturas devem ser obtidas de cada paciente. Na presença de cateter venoso central (CVC), hemocultura deve ser coletada também do cateter, idealmente uma amostra de cada via. Exame simples da urina e urocultura também devem ser solicitados, assim como *swab* do orifício de inserção de cateter central, e cultura de outros locais suspeitos de infecção (p. ex., Gram e cultura do escarro em caso de tosse produtiva). Marcadores séricos de infecção fúngica (p. ex., Galactomanana para *Aspergillus*) devem ser considerados em pacientes de alto risco.

Radiografia torácica pode ser feita para controle sequencial ou investigação de sintomas respiratórios; TC de tórax é particularmente útil nos casos de suspeita de infecção respiratória com radiografia torácica normal. Espessamento da parede intestinal pode ser evidenciado à TC de abdome em pacientes com enterocolite neutropênica.

TRATAMENTO

Uma vez diagnosticada a neutropenia febril, culturas devem ser coletadas e antibioticoterapia empírica de amplo espectro iniciada tão logo possível, em tempo não superior a uma hora (Quadro 356.1). Pacientes neutropênicos com febre devem ser tratados mesmo na ausência de outros sinais e sintomas, ou de anormalidades nos exames laboratoriais ou de imagem. Na forte suspeita de infecção, pacientes neutropênicos afebris devem igualmente receber antibióticos.

QUADRO 356.1 ■ Tratamento antibiótico inicial da neutropenia febril

Monoterapia	Cefepima 2 g EV 8/8 h
	Ceftazidime 2 g EV 8/8 h
	Imipenem 500 mg EV 6/6 h
	Meropenem 1 g EV 8/8 h
	Piperacilina/tazobactam 4,5 g EV 6/6 h ou 8/8 h
Associação de antibióticos	Aminoglicosídeo mais: • Piperacilina • Cefepima ou ceftazidime • Carbapenêmico

É fundamental adaptar o tratamento ao resultado das culturas positivas e ao padrão de suscetibilidade, independente de apenas a minoria das hemoculturas coletadas à apresentação identificar um agente microbiológico.

Dependendo da avaliação inicial do risco para complicações relacionadas à neutropenia febril (ex. hipotensão/choque, insuficiência respiratória, coagulação intravascular disseminada [CIVD]), o tratamento antibiótico empírico será feito em condição hospitalar (tratamento EV), ou poderá sê-lo em condição ambulatorial (tratamento VO).

Pacientes de alto risco são aqueles para os quais se antecipa uma neutropenia prolongada (contagem absoluta de neutrófilos < 500/mm^3 por > 7 dias) e/ou com comorbidades significativas, como hipotensão, dor abdominal aguda, alterações neurológicas ou suspeita de pneumonia. Esses pacientes devem ser hospitalizados para observação e tratamento com antibióticos endovenosos. Monoterapia é aceitável com agentes de amplo espectro e atividade antipseudomonas, como cefepima, carbapenêmicos (imipenem, meropenem) ou piperacilina/tazobactam. Vancomicina deve ser acrescentada para infecções de pele e partes moles, presença de mucosite significativa, pneumonia, suspeita de infecção de cateter central e sepse severa com ou sem hipotensão. Antifúngicos e agentes antivirais geralmente não são necessários no tratamento inicial, mas cobertura antifúngica (ex. caspofungina, formulações de anfotericina B) deve ser considerada nos pacientes de alto risco que permaneçam febris após 4 a 7 dias de tratamento antibiótico empírico sem identificação do agente causador. A duração do tratamento antibiótico é ditada pelo agente microbiológico e pelo local da infecção, e deve continuar pelo menos até que a contagem de neutrófilos fique > 500/mm^3.

Certos fatores clínicos são indicativos de menor risco para infecção severa em pacientes com neutropenia febril: neutrófilos > 1.000/mm^3; monócitos > 1.000/mm^3; radiografia torácica normal; bioquímica renal e hepática normal ou minimamente alterada; pico de temperatura < 39 °C; duração da neutropenia < 7 dias; resolução esperada da neutropenia em < 10 dias; evidências de recuperação precoce da medula óssea; ausência de infecção em cateter vascular; neoplasia em remissão; ausência de alterações neurológicas, dor abdominal ou complicações (choque, hipóxia, pneumonia, vômito, diarreia).

O sistema de escore de risco da Multinational Association for Supportive Care in Cancer (MASCC)* pode ser utilizado para selecionar o paciente com neutropenia febril mais adequado para o tratamento ambulatorial (Tabela 356.3). Neste sistema, um escore ≥ 21 prediz baixo risco de complicações e segurança do tratamento antibiótico oral em regime ambulatorial, e um escore < 21 prediz alto risco para complicações relacionadas à neutropenia febril. Em pacientes com todos os critérios de baixo risco, sem comorbidades significativas, que não tenham recebido profilaxia com quinolonas e cuja duração esperada da neutropenia seja inferior a uma semana, o tratamento pode ser feito ambulatorialmente com a associação de uma quinolona (ciprofloxacino 500 mg 8/8 h ou levofloxacino 750 mg uma vez ao dia) e amoxicilina-clavulanato 500 mg/125 mg 8/8 h, ambos VO. São necessários, porém, monitoração diária e fácil acesso à avaliação médica. Em caso de persistência da febre e/ou deterioração clínica, o paciente deverá ser hospitalizado. Representam contraindicações ao tratamento ambulatorial: incapacidade para autocuidados; falta de cuidador; e não confiabilidade do monitoramento telefônico ou da agilidade no transporte ao hospital.

TABELA 356.3 ■ Escore de risco da Multinational Association for Supportive Care in Cancer (MASCC)* para pacientes com neutropenia febril

CARACTERÍSTICA	PONTOS
*Carga de doença: sintomas ausentes ou leves	5
*Carga de doença: sintomas moderados	3
Ausência de hipotensão	5
Ausência de doença pulmonar obstrutiva crônica	4
Tumor sólido ou ausência de infecção fúngica prévia	4
Ausência de desidratação	3
Paciente em condições ambulatoriais	3
Idade < 60 anos	2

*A variável "carga de doença" não é cumulativa, e o maior escore total possível é 26. Pacientes com escore total ≥ 21 têm baixo risco para infecção grave e complicações sérias.

REVISÃO

- Emergências oncológicas são condições agudas causadas pelo câncer ou seu tratamento, necessitando de rápida intervenção para evitar danos graves permanentes ou óbito.
- Hipercalcemia exige hidratação agressiva e bisfosfonatos.

*Disponível em: www.mascc.org.

DIAGNÓSTICO E TRATAMENTO

- Deve-se suspeitar de SIADH no paciente oncológico com hiponatremia normovolêmica; o tratamento inicial consiste em restrição de água, furosemida e, eventualmente, reposição de cloreto de sódio.
- SLT deve ser antecipada (atenção aos fatores de risco) e prevenida por meio de hidratação salina, alopurinol e rasburicase, com manejo das anormalidades eletrolíticas associadas.
- Derrame pericárdico neoplásico pode necessitar de pericardiocentese de urgência.
- SVCS tem por opções terapêuticas a radioterapia, a quimioterapia e os *stents* vasculares. Anticoagulação é utilizada quando a SVCS está associada à trombose de CVC.
- Compressão da medula espinal e metástases cerebrais exigem avaliação imediata com RM e podem ser tratadas com dexametasona, radioterapia e cirurgia.
- Na neutropenia febril, hemoculturas são coletadas, e antibioticoterapia empírica de amplo espectro deve ser iniciada com urgência.

■ LEITURAS SUGERIDAS

Cervantes A, Chirivella I. Oncological emergencies. Ann Oncol. 2004;15 Suppl 4:iv299-306.

Freifeld AG, Bow EJ, Sepkowitz KA, Boeckh MJ, Ito JI, Mullen CA, et al. Clinical practice guideline for the use of antimicrobial agents in neutropenic patients with cancer: 2010 update by the infectious diseases society of America. Clin Infect Dis. 2011;52(4):e56-93.

Halfdanarson TR, Hogan WJ, Moynihan TJ. Oncologic emergencies: diagnosis and treatment. Mayo Clin Proc. 2006;81(6):835-48.

Lewis MA, Hendrickson AW, Moynihan TJ. Oncologic emergencies: pathophysiology, presentation, diagnosis, and treatment. CA Cancer J Clin. 2011;61(5):287-314.

McCurdy MT, Shanholtz CB. Oncologic emergencies. Crit Care Med. 2012;40(7): 2212-22.

Pieters RS, Rosenfeld J, Chen A, Liebmann J. Oncologic emergencies and urgencies. In: Pieters RS, Liebmann J, editors. Cancer concepts: a guidebook for the non-oncologist. Worcester: University of Massachusetts Medical School; 2015.

357

IMUNOTERAPIA DO CÂNCER E ANGIOGÊNESE TUMORAL

■ ELAINE GUADELUPE RODRIGUES
■ THAYSA PASCHOALIN

■ IMUNOTERAPIA DO CÂNCER

Terapias efetivas contra o câncer devem integrar modalidades de tratamento distintas de forma a atingir as mais altas taxas de cura. Remoção cirúrgica e radiação são utilizadas para controle dos tumores locorregionais, ao passo que terapias sistêmicas são utilizadas para o controle de micrometástases, metástases disseminadas e doenças hematológicas. Historicamente, as terapias sistêmicas são aplicadas após a remoção do tumor primário, mas, recentemente, estão sendo cada vez mais utilizadas antes do tratamento local, tanto para o controle precoce da doença como para a avaliação da resposta do tumor ao tratamento. Utilizadas antes ou depois dos tratamentos locais, as terapias sistêmicas (quimioterapia, terapia endócrina, terapias dirigidas contra alvos moleculares ou imunoterapias) têm como objetivo principal reduzir as possibilidades de recidiva em virtude da presença de micrometástases.

> **ATENÇÃO!**
>
> Terapias que induzem uma resposta imune contra tumores, ou imunoterapias, vêm sendo consideradas como uma estratégia interessante no tratamento do câncer.

Inúmeros estudos comprovam que a imunoterapia pode complementar tratamentos-padrão no câncer, sugerindo que a combinação de quimio e imunoterápicos pode representar um avanço significativo no tratamento de pacientes com câncer. As principais estratégias imunoterapêuticas que vêm sendo utilizadas contra o câncer são os anticorpos monoclonais, as vacinas antitumorais e as imunoterapias não específicas.

ANTICORPOS MONOCLONAIS

Os anticorpos monoclonais tanto podem ser dirigidos a antígenos tumorais específicos, como também podem inibir moléculas reguladoras do sistema imune. Diversos anticorpos monoclonais já foram aprovados pela FDA (Food and Drug Administration, USA) para tratamento de alguns tumores, descritos na Tabela 357.1. Anticorpos monoclonais dirigidos a antígenos expressos na superfície da célula tumoral podem ligar-se a estas e ativar o sistema imune para eliminar a célula marcada pela facilitação do processo de fagocitose ou de citotoxicidade por células *natural killer* mediada por anticorpos (ADCC), e um exemplo é o alemtuzumabe. Outros anticorpos monoclonais podem levar as células transformadas à morte, inibir a proliferação ou ainda a metastatização das células tumorais por impedir a migração/invasão dessas células, ligando-se a receptores frequentemente superexpressos na superfície celular, e um exemplo é o trastuzumab. Anticorpos monoclonais conjugados a moléculas radioativas (radiomarcados) dirigem especificamente essas substâncias tóxicas às células tumorais e promovem a sua destruição ao se ligarem aos antígenos celulares. Um exemplo de anticorpo monoclonal radiomarcado é o ibritumomab tiuxetan, e algumas vezes essa modalidade terapêutica é chamada de radioimunoterapia. Alternativamente, quimioterápicos potentes podem ser conjugados aos anticorpos monoclonais (quimiomarcados), reduzindo os efeitos adversos que a medicação poderia ocasionar no paciente pela redução da exposição sistêmica a ela, e exemplos são o brentuximab vedotin e o ado-trastuzumab emtansine. Uma medicação relacionada, denileukin diftitox (Ontak, produzido por Eisa, USA), consiste na interleucina 2 (IL-2) conjugada à toxina diftérica, que se liga a células que expressam o receptor da IL, o CD25, presente em células do sistema imune, sendo aprovado para tratamento de linfomas cutâneos de células T, eliminando essas células pelo efeito da toxina. Anticorpos monoclonais bispecíficos são construídos a partir de 2 anticorpos diferentes e consequentemente apresentam dupla especificidade, reconhecendo 2 proteínas ao mesmo tempo. Um exemplo é o blinatumomab, que reconhece seu alvo na célula tumoral (CD19, presente em células de leucemias e linfomas) e o CD3 presente em linfócitos T, aproximando as duas células e facilitando o ataque da célula tumoral pela célula T.

Com frequência, durante o desenvolvimento de um tumor, a resposta imune antitumoral específica é regulada negativamente pela ativação de moléculas inibitórias do sistema imune, promovida pelo crescimento tumoral. Por exemplo, PD-1 é uma molécula presente na superfície de linfócitos T, que, ao ligar-se ao PD-L1, inativa esse linfócito. Algumas células tumorais expressam grandes quantidades de PD-L1, o que leva a uma evasão do ataque imune. Anticorpos monoclonais que reconhecem PD-1 (pembrolizumab, nivolumab) ou PD-L1 (atezolizumab) podem inibir a ligação entre essas moléculas, aumentando uma resposta imune antitumoral protetora. Outra molécula inibitória-alvo é o CTLA-4, que pode ser inibida pelo anticorpo monoclonal ipilimumab (Quadro 357.1). A Figura 357.1 ilustra o mecanismo de ação do ipilimumab.

VACINAS ANTITUMORAIS

Sipuleucel-T (Provenge, APC8015, produzida por Dendreon Corporation, Estados Unidos) é, até o momento, a única imunoterapia celular autóloga aprovada pela FDA, em 2010, para tratamento de doença metastática assintomática ou minimamente sintomática de câncer de próstata refratário à hormonioterapia. É um tratamento individualizado, em que a vacina é preparada pela estimulação de células coletadas do paciente por leucaferese com o antígeno fosfatase prostática ácida (PAP) fusionado ao imunoadjuvante fator de colônias estimulante de granulócitos e macrófagos (GM-CSF, do inglês *granulocyte-macrophage colony-stimulating factor*), PAP-GM-CSF, por aproximadamente 48 horas. Após esse processamento, as células imunes são avaliadas quanto à sua expressão de CD54, um eficiente marcador para células apresentadoras ativadas, que deve atingir

QUADRO 357.1 ■ Anticorpos monoclonais aprovados pela FDA para uso no tratamento do câncer

ANTICORPO	NOME COMERCIAL	EMPRESA	ALVO	INDICAÇÃO
Alemtuzumabe	Campath	Bayer	CD52	Leucemia linfocítica crônica
Cetuximabe	Erbitux	Eli Lilly	EGFR	Carcinoma colorretal metastático; carcinoma de células escamosas de cabeça e pescoço
Daratumumabe	Darzalex	Janssen	CD38	Mieloma múltiplo
Dinutuximabe	Unituxin	United Therapeutic	GD2	Nueroblastoma infantil
Elotuzumabe	Empliciti	Bristol-Myers Squibb	CD319	Mieloma múltiplo
Necitumumabe	Portrazza	Eli Lilly	EGFR	Câncer de pulmão não pequenas células
Obinutuzumabe	Gazyva	Genentech	CD20	Linfoma folicular
Ofatumumabe	Arzerra	Novartis	CD20	Leucemia linfocítica crônica
Pertuzumabe	Perjeta	Genentech	HER-2	Carcinoma de mama
Rituximabe	Rituxan	Genentech	CD20	Linfoma não Hodgkin
Trastuzumabe	Herceptin	Roche	HER-2	Carcinoma de mama; carcinoma de estômago
ANTICORPOS CONJUGADOS E BISPECÍFICOS				
Ado-trastuzumabe emtansine	Kadcyla (TDM-1)	Genentech	HER-2 conjugado a emtansine (DM1)	Carcinoma de mama
Blinatumomabe	Blincyto	Amgen	CD19-CD3	Leucemia linfocítica aguda
Brentuximabe vedotin	Adcetris	Takeda	CD30 conjugado a monometil auristatina E (MMAE)	Linfoma de Hodgkin; linfoma anaplásico de grandes células
Ibritumomabe tiuxetan	Zevalin	Spectrum	CD20 conjugado a Yttrium 90	Linfoma de Hodgkin
ANTICORPOS DIRIGIDOS A MOLÉCULAS INIBITÓRIAS DO SISTEMA IMUNE				
Atezolizumabe	Tecentriq	Genentech	PD-L1 (CD274)	Carcinoma de bexiga; carcinoma urotelial metastático
Ipilimumabe	Yervoy	Bristol-Myers Squibb	CTLA-4 (CD152)	Melanoma
Nivolumabe	Opdivo	Bristol-Myers Squibb	PD-1 (CD279)	Melanoma; câncer de pulmão não pequenas células; carcinoma renal; linfoma de Hodgkin
Pembrolizumabe	Keytruda	Merck Sharp & Dohme	PD-1 (CD-279)	Melanoma; câncer de pulmão não pequenas células; carcinoma renal; linfoma de Hodgkin

DIAGNÓSTICO E TRATAMENTO

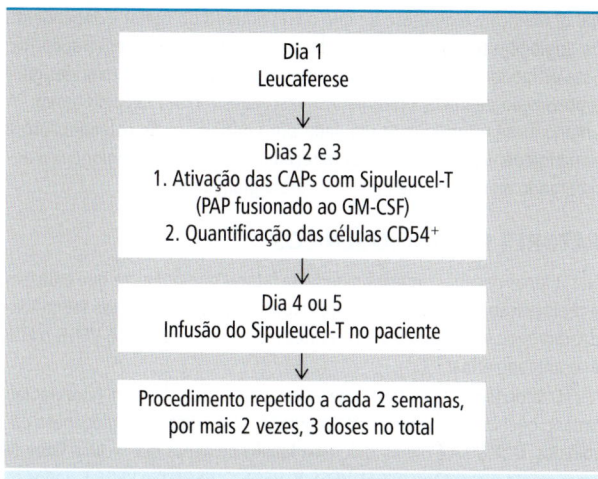

FIGURA 357.1 ■ Mecanismo de ação do ipilimumab.

TCR: receptor de linfócitos T; MHC: complexo de histocompatibilidade; CTLA-4: *cytotoxic T-lymphocyte antigen* 4.
Fonte: Adaptada de Chandra e Pavlick.[1]

um nível mínimo para garantir a qualidade do produto. Este, então, é infusionado no paciente a cada duas semanas em um total de três aplicações, e a cada infusão é inoculado um número máximo de 50 milhões de células CD54$^+$. O paciente é submetido à leucaferese antes de cada dose da vacina. O antígeno PAP é clivado *in vitro* pelas células apresentadoras, incluindo células dendríticas, em peptídeos que se ligam ao MHC classe I e apresentados aos linfócitos T CD8$^+$ citotóxicos quando as células ativadas são reinoculadas nos pacientes, ativando esses últimos. Peptídeos resultantes do processamento do PAP também são apresentados por moléculas do MHC classe II aos linfócitos T CD4$^+$ auxiliares, amplificando a resposta citotóxica e auxiliando na ativação de linfócitos B produtores de anticorpos. A Figura 357.2 ilustra o protocolo de preparação e aplicação aprovado para uso clínico da Sipuleucel T.

O tratamento com Sipuleucel-T induziu um aumento no número de linfócitos T, assim como na concentração de anticorpos, ambos PAP-específicos, que se correlacionou com um aumento significativo na sobrevida total dos pacientes, apresentando baixa toxicidade. Pacientes tratados com sipuleucel-T apresentaram sobrevida média de 25,8 meses, e aqueles tratados com placebo sobreviveram em média 21,7 meses, um aumento de 4,1 meses em vários ensaios clínicos. Foi também observado um aumento significativo na sobrevida após três anos (31,7% dos pacientes tratados com sipuleucel-T contra 23% dos tratados com placebo). Não foi observada uma correlação positiva entre o aumento do número de células CD54$^+$ injetadas e sobrevida, e não houve evidências clínicas de uma estimulação imune inespecífica (enterocolite, hepatite ou dermatite).

IMUNOTERAPIAS NÃO ESPECÍFICAS

Embora as imunoterapias não específicas não sejam dirigidas às células tumorais, elas estimulam o sistema imune de uma forma generalizada, podendo levar a um aumento na eficiência da resposta imune antitumoral. Interleucina 2 (IL-2) pode ser utilizada isoladamente, ou em associação a quimioterápicos, e promove uma expansão de linfócitos T tumor-específicos. Interferon-alfa (IFN-α) pode ter uma ação direta sobre as células tumorais junto com uma ação antiangiogênica, como descrito a seguir. Imiquimod, um ligante do receptor Toll-like 8 (TLR-8) expresso em células do sistema imune, quando utilizado na forma de creme, estimula uma resposta imune local contra as células tumorais, sendo aplicado em lesões pequenas de carcinomas de pele.

PERSPECTIVAS FUTURAS

Apesar dos resultados promissores dos imunoterápicos já aprovados pela FDA para o tratamento de alguns tumores, esses imunobiológicos são caros, o que inviabiliza sua utilização pelos sistemas de saúde. Mesmo o uso de anticorpos monoclonais contra alvos tumor-específicos e a estimulação da resposta imune específica antitumoral apresentam efeitos colaterais importantes. Adicionalmente, a efetividade não é tão alta quanto o esperado, portanto estudos que buscam a otimização desses protocolos já aprovados, assim como a descoberta de novas possibilidades imunoterapêuticas para o câncer, são de grande importância. Por exemplo, um novo

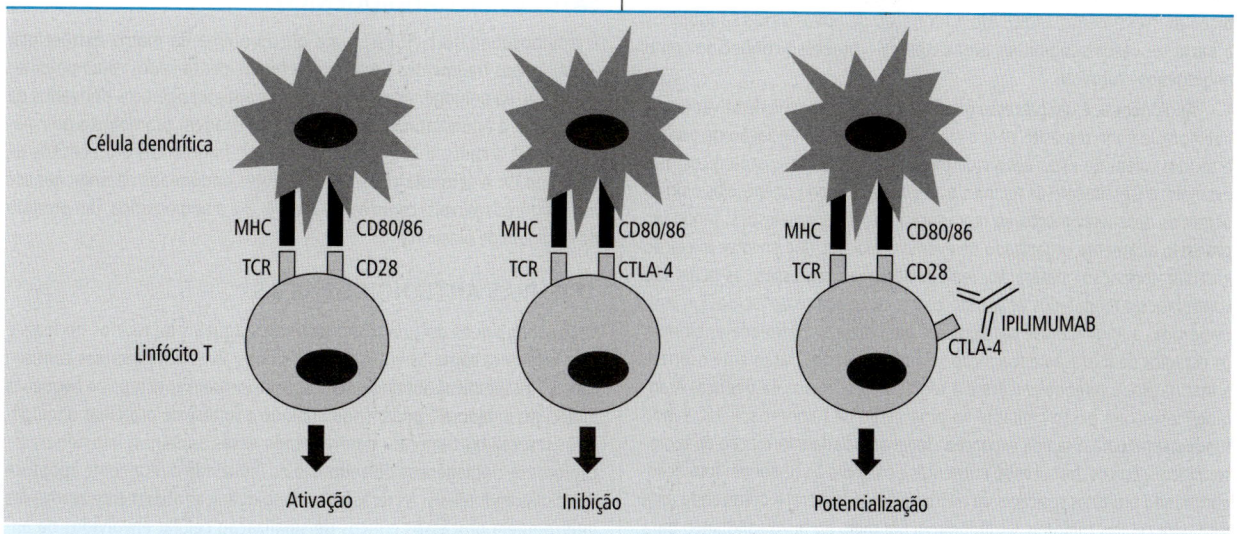

FIGURA 357.2 ■ Fluxograma de preparação e aplicação do sipuleucel-T.

CAP: células apresentadoras de antígenos; PAP: antígeno fosfatase prostático ácido; GM-CSF: fator de colônias estimulante de granulócitos e macrófagos.
Fonte: Adaptada de Sonpavde e colaboradores.[2]

anticorpo monoclonal contra o CTLA-4 vem sendo testado em ensaios clínicos de fase III, que apresenta a vantagem de uma maior meia-vida biológica (tremelimumab). A combinação de 2 imunoterápicos sinérgicos pode aumentar o efeito antitumoral, e recentemente a FDA aprovou a combinação de ipilimumab e nivolumab para o tratamento de melanoma avançado, o que aumentou a taxa de resposta para 60%, comparado à utilização de apenas ipilimumab, que é de 11%, fazendo também com que 17% dos pacientes apresentassem resposta completa de eliminação tumoral, ao passo que as terapias individuais não induzem esta resposta.

Alternativamente, a transferência adotiva de linfócitos T geneticamente modificados e expandidos *ex vivo*, para geração de um grande número de células citotóxicas previamente à reinfusão no paciente, vem sendo avaliada como uma alternativa para se contornar o ambiente imunossupressor do tumor.

Recentemente, vários ensaios clínicos de fase I/II têm mostrado que determinados quimioterápicos podem potencializar os efeitos antitumorais dos imunoterápicos. Embora doses repetidas de quimioterápicos causem imunossupressão, doses únicas desses quimioterápicos provocam morte imunogênica da célula tumoral. O mecanismo desse fenômeno ainda não é claro. É possível que, em baixas doses, esses quimioterápicos melhorem o processamento e a apresentação de antígenos tumorais por células dendríticas, consequentemente reduzindo o número de células supressoras da resposta imune, como linfócitos T reguladores e células mieloides supressoras (MDSC).

■ ANGIOGÊNESE TUMORAL

Os estágios iniciais da formação de um tumor se baseiam em uma combinação de alterações genéticas e epigenéticas que ativam oncogenes e/ou inibem os genes supressores de tumor. Essas alterações permitem que a célula tumoral se torne autossuficiente em estímulos de crescimento, insensível a sinais inibitórios de crescimento, não responsiva a sinais apoptóticos, com potencial replicativo menos limitado, adquirindo, com isso, uma capacidade de crescimento hiperplásico precoce. No entanto, uma vez que a massa tumoral atinge um tamanho crítico (em torno de 1 mm^3), não haverá progressão tumoral, a não ser que ocorra aporte de oxigênio e nutrientes às células tumorais distantes dos vasos sanguíneos. As células tumorais, por sua vez, podem ultrapassar essa inibição de crescimento, induzindo a formação de novos vasos sanguíneos a partir de vasos sanguíneos preexistentes – processo conhecido como angiogênese tumoral.

Angiogênese é um processo orquestrado por uma série de ativadores e inibidores e é um requisito para o crescimento e a diferenciação de órgãos e tecidos, além de estar envolvida em muitos processos patológicos, por exemplo, o crescimento de tumores e a metástase. A angiogênese fisiológica ocorre no desenvolvimento, na reprodução e no reparo de lesões, sendo um processo altamente organizado de eventos celulares que envolve iniciação vascular, formação, maturação, remodelamento e regressão, os quais são controlados e modulados de acordo com a necessidade do tecido. Em contrapartida, a angiogênese patológica é bem menos controlada e, embora os estágios de iniciação e formação sejam observados, raramente ocorrem a maturação, o remodelamento e a regressão dos vasos na doença. A angiogênese é um passo limitante na progressão de tumores sólidos, sendo fundamental para a rápida expansão clonal associada à formação de tumores macroscópicos, fornecendo nutrientes e oxigênio ao tumor em formação, eliminando produtos residuais do microambiente tumoral e oferecendo uma rota para células tumorais se difundirem por meio do fluxo sanguíneo para os órgãos distantes e iniciarem a disseminação metastática.

A indução de uma vascularização tumoral recebe a denominação *switch angiogênico*. Em 1971, Judah Folkman publicou no New England Journal of Medicine a hipótese de que o crescimento do tumor é dependente de angiogênese e que a inibição desse processo poderia ser terapêutica. Esse artigo também introduziu o termo "antiangiogênese" para designar a prevenção de novos brotamentos vasculares recrutados pelo tumor.[3] A angiogênese é fortemente regulada por um balanço de estímulos pró e antiangiogênicos, e os tumores parecem ativar o *switch* angiogênico aumentando a produção de moléculas proangiogênicas.

FATORES PROANGIOGÊNICOS

Nas últimas décadas, uma infinidade de fatores angiogênicos que induzem a proliferação e a diferenciação de células endoteliais tem sido identificada, direta ou indiretamente. Os fatores mais estudados são o VEGF, o FGF e as angiopoietinas.

O fator de crescimento endotelial vascular A (VEGF-A) é um fator-padrão proangiogênico e um importante regulador fisiológico da angiogênese patológica. O VEGF-A é membro de uma família de genes que inclui o fator de crescimento placentário (PIGF), VEGF-B, VEGF-C, VEGF-D e VEGF-E, todos os quais se ligam com diferentes especificidades e afinidades aos seus receptores de tirosinocinase, VEGFR-1, -2 e -3. O VEGF-A, por ligação a VEGFR-2 nas células endoteliais dos vasos sanguíneos, promove a sua angiogênese, e VEGF-C e D ligam-se preferencialmente ao VEGFR-3 expresso principalmente nas células endoteliais linfáticas induzindo linfangiogênese. No entanto, VEGF-C e D também contribuem para a angiogênese tumoral, ligando-se em VEGFR-2 e -3, com o VEGFR-3 sendo expresso nas células da extremidade de crescimento dos vasos sanguíneos do tumor. Existem cinco principais isoformas do VEGF-A (121, 145, 165, 189 e 206), que se ligam com elevada afinidade aos VEGFR-1 e -2, sendo o VEGF-A 165 a isoforma predominante.

O fator de crescimento de fibroblastos (FGF) -1 e -2 e o fator de crescimento derivado das plaquetas (PDGF)-B e C também são importantes reguladores positivos da angiogênese. Eles induzem proliferação e migração de células endoteliais por interação direta com os seus receptores específicos, FGFR e PDGFR, respectivamente.

Angiopoetinas contribuem para a angiogênese por meio da ligação ao receptor de tirosinocinase Tie-2 expresso por células endoteliais. Angiopoietina-1 (Ang-1) induz a maturação final dos vasos sanguíneos e, por conseguinte, neutraliza angiogênese, antagonizando a atividade de Ang-2.

FATORES ANTIANGIOGÊNICOS

A trombospondina-1 (TSP-1), uma glicoproteína da matriz extracelular (ECM), e seus fragmentos proteolíticos foram identificados como potentes inibidores da angiogênese. Outros fatores antiangiogênicos derivados da matriz são a endostatina, um produto de clivagem proteolítica do colágeno XVIII, a canastatina e a tumstatina, dois fragmentos proteolíticos de colágeno IV. A segunda classe de inibidores endógenos da angiogênese inclui fatores solúveis, como o IFN-α e IFN-β e a angiostatina, um produto de clivagem de plasmina.

TERAPIAS ANTIANGIOGÊNICAS

Vasos sanguíneos do tumor são distintos daqueles de tecidos normais e essa diferença torna os vasos tumorais bons alvos para terapias contra o câncer. Terapêuticas antiangiogênicas, que incluem anticorpos e pequenas moléculas inibidoras, podem agir inibindo a síntese de proteínas angiogênicas por células tumorais, neutralizando essas proteínas, inibindo os receptores de angiogênese do endotélio ou induzindo diretamente apoptose de células endoteliais. As terapias antiangiogênicas atualmente aprovadas interrompem processos críticos de sinalização celular envolvidos na angiogênese e crescimento tumoral e estão subdivididas em três categorias: 1) anticorpos monoclonais dirigidos contra fatores de crescimento pró-angiogênicos específicos e/ou seus receptores; 2) pequenas moléculas inibidoras de tirosinocinase (TKIs) de múltiplos receptores de fatores pró-angiogênicos e 3) inibidores de mTOR (alvo de rapamicina em mamíferos). Além disso, pelo menos dois outros agentes antiangiogênicos aprovados podem inibir a angiogênese indiretamente por mecanismos que não são ainda bem compreendidos. Nos últimos anos, várias terapias antiangiogênicas foram aprovadas pela FDA (Quadro 357.2) ou estão sendo avaliadas em ensaios clínicos.

A utilização de anticorpos monoclonais é uma abordagem promissora para superar as dificuldades em diferenciar células tumorais dos tecidos normais, uma vez que este poderia ser projetado para se ligar seletivamente às células tumorais.

Bevacizumabe, um anticorpo monoclonal humanizado dirigido contra o VEGF, foi a primeira terapia antiangiogênica alvo-molecular aprovada pela FDA, em 2004. É a primeira escolha terapêutica para câncer colorretal

QUADRO 357.2 ■ Lista de medicamentos antiangiogêncios aprovados pela FDA para uso clínico no tratamento do câncer

MEDICAMENTO	ALVO	TIPO	EMPRESA	INDICAÇÃO
Avastin (Bevacizumabe)	VEGF	Anticorpo monoclonal	Genentech	CCRM, câncer de pulmão não pequenas células, câncer de mama avançado, glioblastoma, CMCR
Cyramza (Ramucirumabe)	VEGFR2	Anticorpo monoclonal	Eli Lilly	Adenocarcinoma gástrico e esofágico avançado ou metastático, câncer de pulmão não pequenas células metastático, CCRM
Inlyta (Axitinibe)	VEGFR-1, -2 e -3	TKI	Pfizer	Câncer medular de tiroide metastático
Cometriq (Cabozantinibe)	RET, MET, VEGFR1, -2 e -3, KIT, TRKB, FLT-3, AXL, e TIE-2	TKI	Exelixis	Câncer de tiroide
Lenvima (Lenvatinibe)	FGF, VEGF, PDGFR-α, RET e KIT	TKI	Eisai	Câncer diferenciado de tiroide
Votrient (Pazopanibe)	VEGF, PDGFR e c-kit	TKI	GlaxoSmithKline	CMCR avançado
Stivarga (Regorafenib)	VEGFR-1, -2, -3, TIE-2, PDGFR, FGFR, KIT, RET, RF, BRAF e BRAFV600E	TKI	Bayer	CCRM
Nexavar (Sorafenibe)	VEGFR-1, -2, -3, PDGFR-β e Raf-1	TKI	Bayer/Onyx	CMCR avançado, CHC avançado e carcinoma de tiroide
Sutent (Sunitinibe)	VEGFR-1, -2, -3, PDGFR-β e RET	TKI	Pfizer	CMCR avançado, tumor estromal gastrintestinal e tumor neuroendócrino de pâncreas
Caprelsa (Vandetanibe)	EGFR e VEGFR	TKI	AstraZeneca	Câncer medular de tiroide
Torisel (Temsirolímus)	mTOR	Inibidor de mTOR	Wyeth	CMCR avançado, linfoma não Hodgkins
Afinitor (Everolímus)	mTOR	Inibidor de mTOR	Novartis	CMCR avançado, tumor neuroendócrino de pâncreas, astrocitoma subependimário de células gigantes
Zaltrap (Ziv-Aflibercept)	VEGFR-1 e -2	Proteína de fusão	Regeneron/Sanofi	CCRM
Intron A e Roferon (INF-α)	Citocina	Outro	Roche Shering	Melanoma maligno, linfoma follicular não Hodgkin, sarcoma de Kaposi, tricoleucemia, linfoma cutâneo de células T, carcinoma renal, leucemia mieloide crônica
Thalomid (Talidomida)	Imunomodulador, anti-inflamatório e antiangiogênico	Outro	Celgene	Mieloma múltiplo
Revlimid (Lenalidomide)	Imunomodulador, anti-inflamatório e antiangiogênico	Outro	Celgene	Mieloma múltiplo, síndrome mielodisplásica
Lonsurf (TAS-102)	Antiangiogênico	Trifluridine + tipiracil	Taiho	CCRM
Endostar (Endostatina)	Antiangiogênico	Proteína humana recombinante	Simcere	Câncer de pulmão não pequenas células

Fonte: Dados compilados de The Angiogenesis Foundation.[4]

(CCR), câncer de mama metastático (CMM), câncer de pulmão de células não pequenas e carcinoma metastático de células renais (CMCR), e é utilizado como segunda linha de terapia em glioblastoma multiforme (GBM). Com exceção do GBM, o bevacizumabe só é aprovado quando combinado com quimioterapia ou terapia de citocinas; utilizado como monoterapia, não apresentou atividade significativa na maioria dos casos de estádio avançado da doença.

Pequenas moléculas inibidoras da sinalização intracelular dos receptores tirosinocinase, que têm como alvo os receptores VEGFR, FGFR, PDGFR e Tie-2, constituem a segunda classe de terapias antiangiogênicas aprovadas pela FDA (Quadro 357.2).[4]

O primeiro inibidor de tirosinocinase aprovado foi o sorafenibe, em 2005. O sorafenibe é um inibidor multicinase (oral), recentemente aprovado no tratamento de CCR metastático (CCRM) e de carcinoma hepatocelular (CHC). Esse inibidor induz parada do ciclo celular e apoptose das células endoteliais e de alguns tipos de células tumorais. Foi inicialmente desenvolvido como um inibidor de B-RAF, mas apresenta ampla atividade contra várias tirosinocinases, incluindo PDGFR e VEGFR.

TOXICIDADE INDUZIDA POR TERAPIA ANTIANGIOGÊNICA

A geração de novos vasos sanguíneos é um processo biológico complexo de múltiplos passos e desempenha um papel importante em eventos biológicos incluindo hematopoiese, mielopoiese e sobrevivência das células endoteliais. Portanto, a terapia antiangiogênica pode causar vários efeitos tóxicos nesses eventos biológicos. Além disso, muitos dos inibidores angiogênicos dirigidos a receptores tirosinocinase, possivelmente, podem inibir concomitantemente várias vias associadas a esses receptores. O entendimento dos possíveis mecanismos de toxicidade induzidos por inibidores da angiogênese pode nos ajudar a desenvolver tratamentos antiangiogênicos mais específicos e potentes. As toxicidades dos inibidores de angiogênese incluem hemorragia, distúrbio na cicatrização de feridas, trombose, hipertensão, hipotiroidismo, fadiga, edema, proteinúria, toxicidade da pele, leucopenia, linfopenia e imunomodulação.

REVISÃO

- Imunoterapias podem ser uma importante estratégia no tratamento do câncer e têm como objetivo principal reduzir as possibilidades de recidiva em virtude da presença de micrometástases.
- As imunoterapias que vêm sendo utilizadas na clínica atualmente baseiam-se no uso de anticorpos monoclonais, vacinas antitumorais e estimulação inespecífica do sistema imune.
- Anticorpos monoclonais podem ser dirigidos diretamente à célula tumoral, interferindo com a proliferação, migração/invasão e sobrevida das células, ou ainda ter como alvo moléculas inibitórias da resposta imune, aumentando a possibilidade de estabelecimento de uma resposta imune antitumoral protetora.
- Sipuleucel-T foi aprovado para tratamento de doença metastática assintomática de câncer de próstata resistente à hormonioterapia e é um tratamento individualizado, no qual células apresentadoras de antígenos CD54$^+$ do paciente são estimuladas *ex vivo* com antígenos tumorais e reinfusionadas, funcionando como uma vacina que consegue induzir uma resposta imune tumor-específica.
- IL-2 e IFN-α são utilizados como estimulantes inespecíficos do sistema imune para indução de uma resposta antitumoral.

- A angiogênese é um pré-requisito na progressão de tumores sólidos, fornecendo nutrientes e oxigênio ao tumor em formação, eliminando produtos residuais do microambiente tumoral e permitindo a disseminação metastática.
- A angiogênese é regulada por um balanço de estímulos pró e antiangiogênicos presentes no microambiente tumoral.
- As terapias antiangiogênicas correntes incluem anticorpos e pequenas moléculas inibitórias, que agem inibindo a síntese de proteínas angiogênicas por células tumorais, neutralizando as proteínas angiogênicas, inibindo os receptores de angiogênese do endotélio ou induzindo diretamente apoptose de células endoteliais.

■ REFERÊNCIAS

1. Chandra S, Pavlick AC. Targeted therapies for metastatic melanoma. Dermatol Clin. 2012; 30:517-24.
2. Sonpavde G, Di Lorenzo G, Higano CS, Kantoff PW, Madan R, Shore ND. The role of sipuleucel-T in therapy for castration-resistant prostate cancer: a critical analysis of the literature. Eur Urol. 2012; 61(4):639-47.
3. Folkman J. Tumor angiogenesis: therapeutic implications. N Engl J Med. 1971;285(21):1182-6.
4. The Angiogenesis Foundation [Internet]. Cambridge: The Angiogenesis Foundation; c2015 [capturado em 23 mar. 2017]. Disponível em: http://www.angio.org/.

■ LEITURAS SUGERIDAS

Callahan MK, Postow MA, Wolchok JD. Targeting T cell co-receptors for cancer therapy. Immunity. 2016;44(5):1069-78.
Ebos JML, Kerbel RS. Antiangiogenic therapy: impact on invasion, disease progression, and metastasis. Nat Rev Clin Oncol. 2011;8(4):210-21.
Farkona S, Diamandis EP, Blasutig IM. Cancer immunotherapy: the beginning of the end of cancer? BMC Med. 2016;14:73.
Ribatti D. The inefficacy of antiangiogenic therapies. J. Angiogenes Res. 2010;2:27.

358

PRINCÍPIOS DE QUIMIOTERAPIA

- RAELSON RODRIGUES MIRANDA
- TIAGO COSTA DE PÁDUA
- NORA MANOUKIAN FORONES

"Os 325 mil pacientes que vão morrer de câncer este ano não podem esperar, nem é necessário que resolvamos definitivamente todos os problemas de pesquisa básica para fazer grandes avanços na cura do câncer. A história da medicina está repleta de exemplos de curas obtidas anos, décadas, mesmo séculos antes de seu mecanismo de ação ser compreendido."

Sidney Faber

Já se passou mais de um século desde que o patologista americano Sidney Faber, um dos pioneiros da quimioterapia, disse tais palavras.

O termo quimioterapia do câncer surgiu durante a revolução industrial graças ao grande desenvolvimento da química de solventes, tintas e corantes, e da fabricação de armas de destruição em massa. Durante essa efervescência do conhecimento e síntese de moléculas, o ácido fólico tinha sido descoberto e que ele era importante no desenvolvimento do feto e melhorava a anemia de mulheres grávidas. Mais tarde, cientistas europeus, na tentativa de sintetizar quimicamente o ácido fólico, produziram inúmeras moléculas parecidas com ele. Algumas dessas substâncias, Sidney Faber passou a utilizar em crianças portadoras de um tipo de anemia grave e pouco conhecida até então, mas que provocava a morte de quase a totalidade delas, mas obtendo melhora em algumas poucas. Hoje sabemos que aquela "anemia grave" era o que chamamos hoje de leucemia, e os ácidos fólicos sintéticos eram na verdade substâncias inibidoras de ácido fólico. Este é o relato histórico mais próximo do que entendemos hoje como tratamento quimioterápico direcionado contra o câncer.

> **ATENÇÃO!**
>
> Conhecer a ciência básica da doença, os mecanismos de ação dos fármacos e seus efeitos colaterais é fundamental para manejar pacientes graves e com comorbidades que limitam e tornam o tratamento desafiador.

Os quimioterápicos são divididos em classes de medicamentos de acordo com seus mecanismos de ação. Antes de falarmos das classes de medicamentos *per se*, alguns conceitos são importantes. O primeiro é o conceito de *cinética tumoral*. Benjamin Gompertz propôs que teoricamente, os tumores sólidos crescem obedecendo a uma curva de crescimento sigmoidal, tendo tempo de duplicação variável e que são necessárias pelo menos 10^9 células para que o tumor seja clinicamente detectado. Nessa curva, podemos perceber que quanto menor um tumor, maior é o seu crescimento comparado a tumores maiores, e que a cada aplicação de quimioterapia o tumor diminui, mas essa curva se inclina e o crescimento é maior (Figura 358.1).

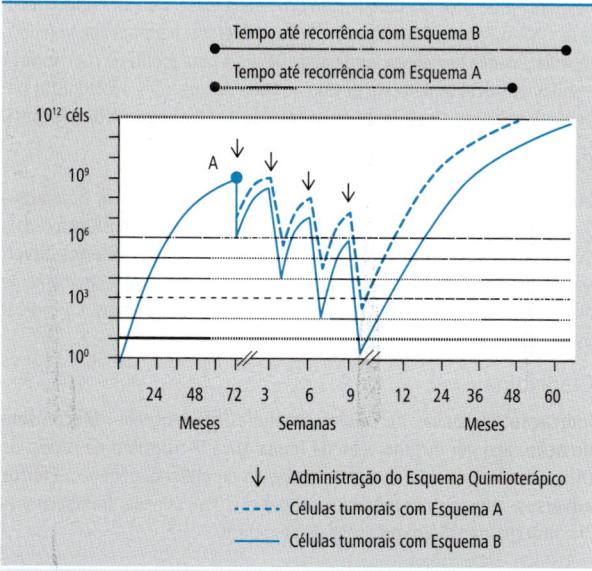

FIGURA 358.1 ■ Curva sigmoidal do crescimento tumoral de Gompertz.

Fonte: Macchetti e colaboradores.[1]

Em 1998, Hryniuk[2] sugeriu o conceito de *intensidade de dose*, definida como a relação entre dose total do fármaco pela duração do tratamento, sendo expressa por mg/m^2 por semana, e que a eficácia de um esquema quimioterápico está relacionada com o aumento absoluto do fármaco, bem como com a redução do intervalo de tempo entre as aplicações. Dessa forma, a redução de doses e o aumento no intervalo de tempo entre as aplicações afetam diretamente o resultado do tratamento. *Dose densa* é o termo que se dá às doses maiores administradas em um intervalo de tempo mais curto com a intenção de destruir células que estejam em mitose durante o intervalo da quimioterapia.

O tratamento quimioterápico é contado em *ciclos*, que nada mais são que o intervalo no qual as administrações são feitas, de acordo com o protocolo utilizado. O *nadir* da quimioterapia refere-se ao período entre os ciclos em que ocorre a maior ação mielotóxica, deixando o paciente mais vulnerável a infecções e exposto aos efeitos colaterais com maior intensidade. A infusão da quimioterapia deve ser precedida de medicações pré-químio, que visam a evitar náuseas, reações alérgicas, hidratar, diminuir o desconforto gástrico ou mesmo prevenir espoliação de eletrólitos. Essas medicações são dadas de acordo com o perfil de efeitos adversos de cada agente antineoplásico. Outros detalhes importantes são aqueles pertinentes ao tempo de infusão de cada fármaco e à monitorização aos efeitos adversos imediatos e tardios, bem como a ação imediata por equipe qualificada na abordagem nos casos de extravasamento do fármaco.

A avaliação de resposta ao tratamento depende da doença em questão. No caso das leucemias e mielomas, repetir a biópsia de medula óssea é fundamental para avaliar resposta parcial ou completa. Os tumores sólidos são avaliados pelos critérios de RECIST.[3] Neste critério, é necessário pelo menos uma lesão-alvo com mais de 1 cm, na TC ou RM, ou 2 cm na radiografia, sendo até 2 lesões/órgão e no total 5 lesões. A cada 2 ou 3 ciclos, os exames de imagens são repetidos, o desaparecimento por completo das lesões configura *resposta completa*; diminuição de pelo menos 30% *resposta parcial*; aumento de pelo menos 20% *progressão de doença* e a exceção de tudo isso, *doença estável*.

Em relação à finalidade do tratamento, a quimioterapia pode ser subdividida em:

- **Quimioterapia adjuvante:** usado em pacientes que já foram submetidos a ressecção primária do tumor, possivelmente curados, mas com risco de recorrência. O principal objetivo é tratar micrometástases, diminuindo a chance de recorrência.
- **Quimioterapia neoadjuvante:** usada para reduzir o volume tumoral antes da cirurgia de tumores avançados, possibilitando ressecção de tumores previamente irresecáveis ou permitindo cirurgias menos complexas, preservando a funcionalidade dos órgãos e diminuindo as sequelas estéticas. Estudos demonstram menor recorrência local e aumento de sobrevida livre de progressão em diversas neoplasias, como mama, bexiga, sarcoma, cabeça e pescoço e esôfago.
- **Quimioterapia curativa:** usado como tratamento primário, possibilitando a cura de certos tipos de neoplasias apenas com uso de tratamento sistêmico, como nas leucemias, nos linfomas e nas neoplasias germinativas.
- **Quimioterapia paliativa:** usado no contexto de doença metastática, com o objetivo de controle de doença, controle de sintomas e eventual aumento de sobrevida.
- **Quimioterapia sensibilizante:** usado em concomitância com a radioterapia, potencializa o efeito citotóxico da radiação.

Quanto à administração, o tratamento quimioterápico pode ser dividido em:

- **Monoquimioterapia:** usado um agente quimioterápico isolado, geralmente tem melhor perfil de toxidade e é preferível no contexto de doença metastática ou em pacientes idosos e baixa performance.

- **Poliquimioterapia:** uso de dois ou mais fármacos com diferentes mecanismos de ação e em diferentes combinações, diminuindo a chance de desenvolvimento de resistência e possibilitando maiores taxas de resposta, mas à custa de maior toxicidade.

A avaliação de resposta ao tratamento depende da doença em questão. No caso das leucemias e mielomas, repetir a biópsia de medula óssea é fundamental para avaliar resposta parcial ou completa. Os tumores sólidos são avaliados pelos critérios de RECIST.[3] Neste critério, é necessário pelo menos uma lesão-alvo com mais de 1cm na TC/RM ou 2 cm na radiografia, sendo até 2 lesões/órgão e no total 5 lesões. A cada 2 ou 3 ciclos, os exames de imagens são repetidos, o desaparecimento por completo das lesões configura *resposta completa*; diminuição de pelo menos 30% *resposta parcial*; aumento de pelo menos 20% *progressão de doença* e a exceção de tudo isso, *doença estável*.

Neste capítulo, abordaremos as principais classes de quimioterápicos, inibidores de tirosinocinase e anticorpos monoclonais utilizados na prática clínica atual. Os agentes bloqueadores hormonais serão abordados nos capítulos de câncer de mama e próstata e de imunoterapia no de melanoma.

ANTIMETABÓLITOS

INIBIDORES DO ÁCIDO FÓLICO

Metotrexate

Indicação: câncer de mama, cabeça e pescoço, bexiga, fase de consolidação da leucemia linfoide aguda, doença trofoblástica gestacional, quimioterapia intratecal. **Mecanismo de ação:** age inibindo a síntese do DNA, por meio do bloqueio da timedilato-sintetase e da di-hidrofolato-redutase. **Efeitos adversos:** aracnoidite nos casos de administração intratecal, lise tumoral, estomatite ulcerativa, gengivite, mucosite, diarreia, insuficiência renal (IR), infiltrado intersticial pulmonar, encefalopatia, anemia aplástica, hepatotoxicidade e cirrose.

Nota: Em pacientes com ascite ou derrame pleural, a dose deve ser diminuída ou o tratamento descontinuado, pois seu tempo de eliminação está aumentado e os efeitos adversos podem ser fatais.

Pemetrexede

Indicação: câncer de pulmão não pequenas células, pleura e bexiga. **Mecanismo de ação:** inibição de enzimas do metabolismo do folato, como di-hidrofolato redutase, timedilato-sintetase, glicinamida-ribonucleotideo-formiltransferase (GARFT) e aminoimidazol-carboxamida-ribonucleotil-formiltransferase (AICARFT). **Efeitos adversos:** fadiga, náuseas, anorexia, vômito, diarreia.

Nota: Deve ser feita reposição de vitamina B12 e ácido fólico cerca de 1 semana antes do início a cada 3 semanas e suplementação com ácido fólico.

ANÁLOGOS DAS PIRIMIDINAS

5-Fluorouracil (5-FU)

Indicação: câncer de estômago, esôfago, mama, cabeça e pescoço, colo, canal anal, pâncreas. Uso IV somente. **Mecanismo de ação:** Interfere na síntese do DNA, inibindo a ação da timedilato-sintetase. O ácido folínico age como cofator, facilitando a ligação entre a timedilato-sintetase e o 5-FU, potencializando sua ação. Tem meia-vida curta, de algumas horas apenas. Dessa forma, os esquemas de infusão contínua exibem eficácia superior comparado com esquemas que usam infusões em bólus. **Efeitos adversos:** diarreia, estomatite, anemia, plaquetopenia, neutropenia, angina, isquemia miocárdica, mudanças nas unhas. Cuidado em paciente com doença pulmonar obstrutiva crônica (DPOC) deve ser dado, pois parte de sua excreção é pulmonar. Em casos de alopecia e neutropenia grave, deve-se suspeitar de deficiência da enzima hepática di-hidrofolato-desidrogenase (DPD). Nesses casos, 5-FU é contraindicado.

Capecitabina

Indicação: câncer de mama, estômago, colo, esôfago, pâncreas. Uso VO. **Mecanismo de ação:** é um pró-fármaco do 5-FU. Sofre 2 metabolizações hepáticas e uma no tumor antes de transformar-se em 5-FU. Tem maior biodisponibilidade e eficácia semelhante aos esquemas de infusão contínua de 5-FU. **Efeitos adversos:** síndrome mão-pé, diarreia grave, cardiotoxicidade e linfopenia.

Nota: Os comprimidos não podem ser macerados, mas podem ser dissolvidos em água e utilizados em sonda nasoenteral ou por via oral (VO).

Citarabina

Indicação: leucemia mieloide aguda (LMA), leucemia linfoide aguda (LLA). **Mecanismo de ação:** age por meio de seu metabólito ativo – citosina, que se incorpora no DNA e inibe a DNA-polimerase, diminuindo a síntese e o reparo do DNA. **Efeitos Adversos:** síndrome da citarabina – caracterizado por febre, mialgia, dor torácica, *rash* maculopapular cerca de 6-12 horas após a infusão. É manejável com corticoides; regimes de altas doses podem levar à neurotoxicidade cerebelar aguda, coma, cardiomiopatia, toxicidade gastrintestinal, ocular e pulmonar, alopecia. Administração intratecal pode levara à paraplegia e à paralisia de nervo periférico.

Gencitabina

Indicação: câncer de pâncreas, vias biliares, mamas, linfomas NH, pulmão, esôfago, ovário, cabeça/pescoço. **Mecanismo de ação:** inibe a síntese de DNA por bloqueio da DNA-polimerase e ribonucleotídeo redutase. **Efeitos adversos:** anemia, leucopenia, neutropenia, trombocitopenia, náusea, vômito, edema periférico, febre, síndrome Flu-like, síndrome hemolítico-urêmica (SHU). Administrações feitas em mais de 60 minutos aumentam a toxicidade.

Nota: em casos de bilirrubina maior que 1,6 a dose deve ser inicial deve ser de 800 mg/m².

ANÁLOGOS DAS PURINAS

Fludarabina

Indicação: leucemia linfocítica crônica (LLC), LMA. **Mecanismo de ação:** inibe a síntese de DNA por bloqueio da DNA-polimerase, ribonucleotídeo redutase, DNA-primase e DNA-ligase I. **Efeitos adversos:** neutropenia, trombocitopenia, anemia hemolítica autoimune. Deve ser feita profilaxia com aciclovir e sulfametoxazol/trimetoprin devido ao risco de infecções oportunistas por herpes e pneumocistose. Tosse, fraqueza, náuseas e vômitos. Alopecia é rara.

Clofarabina

Indicação: LLA. **Mecanismo de ação:** seu metabólito ativo, clofarabina 5'-trifosfato redutase inibe a DNA-polimerase e também se mistura à cadeia de DNA durante o processo de reparo, levando à apoptose. **Efeitos adversos:** taquicardia, prurido, cefaleia, náuseas e vômitos (78%), extremamente mielotóxico, diarreia, altas taxas de infecção: 88% bacterianas. Considerar uso de alopurinol.

Cladribina

Indicação: leucemias de células cabeludas/tricoleucemia. **Mecanismo de ação:** age por incorporação da forma ativa 5'-trifosfato na cadeia de DNA levando a quebra da fita da molécula do material genético. **Efeitos adversos:** febre central (69%), neutropenia (70%), anemia, trombocitopenia, *rash* cutâneo. Baixo potencial emetogênico.

6-Mercaptopurina

Indicação: tratamento de manutenção da LLA. **Mecanismo de ação:** age por inibição da síntese de DNA e RNA, através da incorporação nas cadeias do material genético. **Efeitos adversos:** mielossupressão – leucopenia, trombocitopenia, anemia e hiperbilirrubinemia. Alopecia é rara, em menos de 1%. Administração VO em jejum.

ALQUILANTES
Cisplatina

Indicação: câncer de pulmão, cabeça e pescoço, esôfago, estômago, vias biliares, mama, timo, mesotelioma, endométrio, colo uterino, ovário, ossos, bexiga. **Mecanismo de ação:** inibe a síntese de DNA através de ligações cruzadas (*cross-links*) nas bases nitrogenadas da dupla fita de DNA, provocando sua ruptura, sem chance de reparo. **Efeitos adversos e precauções:** neurotoxicidade, especialmente auditiva, podendo levar à surdez com doses cumulativas que ultrapassam 400 mg/m². Tem alto poder emetogênico. Nefrotóxica, sua utilização deve ser acompanhada de adequada hidratação; alopecia, mielossupressão. Quando utilizada com taxanos, sua infusão deve antecedê-los, pelo risco de reações anafiláticas e potencialização dos efeitos adversos, especialmente vômitos e mielossupressão. Cálcio, potássio e magnésio devem ser monitorados.

Carboplatina

Indicação: câncer de pulmão, cabeça e pescoço, esôfago, estômago, mama, timo, mesotelioma, endométrio, colo uterino, ovário, bexiga, linfoma não Hodking. *Mecanismo de ação e precauções:* tem mecanismo de ação semelhante à cisplatina. **Efeitos adversos e precauções:** anemia, leucopenia, plaquetopenias graves, náuseas, menos alopecia comparado com cisplatina. Sua dosagem é calculada pela área sobre a curva (AUC), com *clearance* de creatinina (Cr) máximo de 125. Potencial emetogênico baixo.

Oxaliplatina

Indicação: câncer de esôfago, estômago, colo, vias biliares, pâncreas, testículo. **Mecanismo de ação e precauções:** não deve ser diluída em solução fisiológica (SF) 0,9%, só em soro glicosado 5%. Age de forma semelhante em relação às demais platinas. **Efeitos adversos:** É menos nefrotóxica do que a cisplatina. Causa fadiga, náusea, diarreia, anemia e neuropatia periférica. A neuropatia aguda é aquela reversível em até 3 dias após a aplicação, que piora com o frio nas pontas dos dedos e lábios. A neuropatia crônica pode persistir por mais de 14 dias e cursar com dores, dificuldade para movimentar o membro e dificuldade de coordenação motora.

Ciclofosfamida

Indicação: linfoma de Hodking e não Hodking, leucemia linfoide crônica e aguda, mieloma múltiplo, micose fungoide, câncer de mama e ovário. Tumor de Wilms, sarcoma de Ewing, rabidomiossarcoma, próstata. **Mecanismo de ação:** inibe a síntese de DNA por meio de *cross-links* e atividade imunossupressora. **Efeitos adversos:** cefaleia, *rash* facial, alopecia, pode causar infertilidade. Em altas doses (120-200 mg/kg ou 7,2 mg/m²), pode provocar cistite hemorrágica, que deve ser prevenida com adequada hidratação e mesna.

ALCALOIDES DA VINCA
Vincristina

Indicação: leucemias, linfomas, sarcomas, neoplasias do sistema nervoso central (SNC). **Mecanismo de ação:** alcaloide vegetal extraído da vinca rósea, ação através da ligação a tubulina e inibindo a formação do microtúbulo, com ação específica nas fases S e M. **Efeitos adversos:** náusea, vômitos, alopecia, mielossupressão, toxidade neurológica (ataxia, disfunção nervos cranianos).
Nota: Tem interação medicamentosa com warfarin.

Vinorelbina

Indicação: câncer de mama e pulmão. **Mecanismo de ação:** ação nas fases S e M do ciclo celular pela inibição do fuso mitótico, ligando-se às proteínas microtubulares e, consequentemente, interrompendo a divisão celular na metáfase. **Efeitos adversos:** náusea, vômitos, alopecia, constipação, mielossupressão.
Nota: Existe a formulação endovenosa (EV) e VO. Menor toxidade neurológica quando comparado à vincristina.

TAXANOS
Paclitaxel

Indicação: câncer de ovário, mama, esôfago, pulmão, cabeça e pescoço, colo do útero, endométrio. **Mecanismo de ação:** Alcaloide vegetal originado do teixo, ação pela inibição do fuso mitótico ao estabilizar os microtúbulos, bloqueando a despolimerização. Ação específica nas fases G2 e M. **Efeitos adversos:** reações de hipersensibilidade, náusea e vômitos, neuropatia periférica.
Nota: É necessária pré-medicação com difenidramina, dexametasona e ranitidina. Monitorar aparecimento de neuropatia.

Docetaxel

Indicação: câncer de pulmão, próstata, estômago, mama. **Mecanismo de ação:** inibidor do fuso mitótico, através da estabilização dos microtúbulos. Ação exclusiva na fase M. **Efeitos adversos:** reações de hipersensibilidade, náusea e vômitos, neuropatia periférica, edema periférico.
Nota: É necessário usar dexametasona por 3 dias, para prevenir edema periférico e reações de hipersensibilidade (iniciar 1 dia antes da aplicação).

INIBIDORES DA TOPOISOMERASE
Irinotecano

Indicação: câncer estômago, pâncreas, colo e reto, pequenas células de pulmão. **Mecanismo de ação:** derivado semissintético da camptotecina, um alcaloide extraído de vegetais, e tem ação através da inibição da topoisomerase I, causando danos ao DNA e RNA, que culmina em apoptose. Metabolizado na mucosa intestinal e no fígado, sendo transformado em SN-38, o metabólito ativo.
Efeitos adversos: náuseas, diarreia aguda e tardia, alopecia, risco toxidade pulmonar e cardíaca.
Nota: É necessário pré-medicação com atropina para evitar diarreia aguda e outros sintomas colinérgicos.

Etoposídeo

Indicação: câncer de pulmão pequenas células, linfoma não Hodking, câncer de testículo. **Mecanismo de ação:** derivados semissintéticos da podofilotoxina, extraída da raiz do podófilo (*Podophyllum peltatum*), ação nas fases S e G2, ao bloquear a enzima topoisomerase e através da produção de radicais livres, causando lesão no DNA. **Efeitos adversos:** náusea e vômitos, toxicidade hematológica e risco de síndrome de Stevens-Johnson.
Nota: Disponível em formulação EV e VO.

ANTIBIÓTICOS ANTITUMORAIS
Antraciclinas(doxorrubicina, doxorrubicina lipossomal e epirrubicina)

Indicação: câncer de mama, ovário, endométrio, estômago e sarcomas. **Mecanismo de ação:** Doxorrubicina é produzida a partir de culturas do fungo *Streptomyces peucetius* var. *caesius*, e tem ação através da ligação ao DNA, ao se intercalar entre as bases, bloqueando a topoisomerase II e consequentemente bloqueando a sintese de DNA, de RNA e de proteínas. Ação em todo o ciclo celular com ação maior na fase S. **Efeitos adversos:** náusea, vômitos, alopecia, mielossupressão, toxidade cardiovascular.

Nota: É necessário acompanhamento da função cardíaca durante o tratamento, com dose limitante. Pode ser usado dexrazoxano como protetor cardíaco. A doxorrubicina lipossomal é uma formulação encapsulada em lipossomas com metoxipolietilenoglicol (MPEG) conjugado na superfície, permitindo maior tempo de circulação no sangue e maior concentração intratumoral do agente ativo, estando associada a menor toxidade.

BLEOMICINA

Indicação: linfomas, câncer de testículo e outros tumores germinativos. **Mecanismo de ação:** feito a partir de culturas do fungo *Streptomyces verticullus*, e tem ação através do bloqueio da síntese de DNA ao se ligar ao DNA. Ação específica nas fases G2 e M. **Efeitos adversos:** reação de hipersensibilidade, hiperpigmentação da pele, risco de pneumonite intersticial e mucosite.

Nota: É necessário realizar espirometria antes do início e fazer acompanhamento da função pulmonar durante o uso.

■ TERAPIA-ALVO

ANTICORPOS MONOCLONAIS

Bevacizumabe

Indicação: câncer de ovário, colo do útero, mama, glioblastoma multiforme, pulmão, mesotelioma, colo-reto e rim. **Mecanismo de ação:** é um anticorpo monoclonal humanizado que bloqueia a angiogênese por inibir o fator de crescimento vascular endotelial (VEGF). **Efeitos adversos:** hipertensão, trombose venosa e arterial, fadiga, alopecia, descoloração da pele, hipocalemia, vômito, dor abdominal, hemorragia (até 40%), proteinúria, perfuração intestinal. Contraindicado em tumores mediastinais acometendo grandes vasos, tumores pulmonares escavados e todo tipo de hemorragia e metástases cerebrais. Cautela em pacientes idosos com mais de 70 anos, pelo risco de perfuração intestinal e hemorragias.

Cetuximabe

Indicação: câncer colorretal, cabeça e pescoço e pulmão. **Mecanismo de ação:** é um anticorpo monoclonal que bloqueia o receptor do fator de crescimento epitelial (EGFR/HER1/c-ErB-1). Em câncer colorretal, seu uso é permitido apenas nos casos de ausência da mutação do gene *KRAS/NRAS*. **Efeitos adversos:** fadiga, cefaleia, insônia, *rash* acneiforme, prurido, hipomagnesemia, constipação, fraqueza, reação infusional, náuseas, anorexia. Monitorar magnésio.

Trastuzumabe

Indicação: câncer de mama e estômago. **Mecanismo de ação:** é um anticorpo monoclonal que se liga ao domínio extracelular do receptor de fator de crescimento epitelial 2 (HER-2). Isso determina uma citotoxicidade celular anticorpo-dependente. **Efeitos adversos:** é cardiotóxico, pois reduz em cerca de 20% a fração de ejeção do ventrículo esquerdo (FEVE), contudo, costuma ser reversível após 4-8 semanas após a suspensão. Náusea, diarreia, edema periférico, fraqueza, dispneia. É contraindicado na gravidez, podendo resultar em oligodrâmnio.

Pertuzumabe

Indicação: câncer de mama **Mecanismo de ação:** é um anticorpo monoclonal humanizado que age seletivamente no subdomínio II extracelular do receptor 2 do fator de crescimento epidérmico (HER2). Assim, ele bloqueia a heterodimerização ligante dependente do HER com outros membros da família, incluindo EGFR, HER3 e HER4, inibindo a sinalização da via MAP e PI3K. **Efeitos adversos:** todos os efeitos adversos se baseiam em dados de estudos que utilizaram o fármaco em combinação com trastuzumabe e docetaxel. Por isso, os efeitos mais comuns observados foram: alopecia, neutropenia, náusea, fadiga, *rash*, neuropatia periférica, anemia, astenia e fadiga.

Rituximabe

Indicação: linfoma não Hodking CD-20 positivo e LLC. **Mecanismo de ação** e *precauções:* é um anticorpo monoclonal direcionado contra o antígeno CD20 em linfócitos B. Ele se liga ao antígeno na superfície celular ativando a citotoxicidade da célula B, mediando a morte celular. **Efeitos adversos** e *precauções:* monitorar lise tumoral dentro das primeiras 24 horas da infusão, recomendável uso profilático com alopurinol. Severa reação infusional pode ocorrer, e inclui broncoespasmo, hipóxia, infiltrado pulmonar e anafilaxia. Em pacientes com LLC, profilaxia para pneumocistose e herpes é recomendável durante o tratamento. Podem ocorrer *rash*, febre, náusea, fraqueza, linfopenia, neutropenia e trombocitopenia.

INIBIDORES DE TIROSINOCINASE

Sunitinibe

Indicação: câncer de rim, tumor neuroendócrino de pâncreas de baixo grau, tumor estromal gastrintestinal (GIST). **Mecanismo de ação:** é um inibidor multicinase, que bloqueia a porção tirosinocinase (TKIS) intracelular dos receptores dos fatores de crescimento vascular (VEGFR1, VEGFR2 e VEGFR3), dos fatores de crescimento derivados de plaquetas (PDGFRα e PDGFRβ), do receptor do fator neutrofílico derivado de células gliais (RET), FLT3 e CSF-1R. **Efeitos adversos***:* hipertensão, diminuição da fração de ejeção (FE), edema periférico, descoloração da pele e cabelo, síndrome mão-pé, aumento de ácido úrico, hipocalcemia, hipocalemia, hiperglicemia, hipotiroidismo, diarreia, náusea, estomatite, dispepsia, anemia.

Sorafenibe

Indicação: hepatocarcinoma, câncer de rim, carcinoma papilífero de tiroide. **Mecanismo de ação:** é um multicinase inibidor de RAF (cRAF e bRAF), VEGFR-1, VEGFR-2, VEGFR-3, PDGFR-b, cKIT, RET e FLT-3. **Efeitos adversos:** pode induzir reativação de hepatite B, pode causar infarto agudo do miocárdio, síndrome mão-pé, fadiga, dor abdominal, anorexia, estomatite, diarreia, linfopenia, aumento de índice de normalização internacional (INR), hemorragia, aumento de transaminases hepáticas.

Imatinibe

Indicação: LLC, síndrome. mielodisplásica, GIST, dermatofibrossarcoma protuberante. **Mecanismo de ação***:* Inibe cKIT, inibe a proteína do rearranjo Bcl-Abl (cromossmo Philadelphia), PDGF e *stem cell fator* (SCF). **Efeitos adversos:** fadiga, cefaleia, insônia, hipocalemia, dermatite, prurido, neutropenia, trombocitopenia, náusea, diarreia, flatulência, distensão abdominal, síndrome DRESS (febre, adenopatia, exantema, hipereosinofilia).

Vemurafenibe

Indicação*:* melanoma metastático com mutação V600e ou V600k. **Mecanismo de ação:** inibidor cinase seletivo de BRAF, inclusive as formas mutadas V600E, presente em 50% dos melanomas. **Efeitos adversos:** edema periférico, fadiga, cefaleia, *rash*, hiperqueratose (pode provocar carcinoma espinocelular de pele), seborreia, náusea, diarreia, artralgia, mialgia, aumento das transaminases hepáticas.

Erlotinibe

Indicação: câncer de pulmão não pequenas células com mutação do EGFR. **Mecanismo de ação:** promove inibição reversível do EGFR/HER1, por inibição da fosforilação intracelular, bloqueando a sinalização, resultando em morte celular. Tem alta afinidade por EGFR quando na presença da deleção do éxon 19 ou mutação L858R do éxon 21. **Efeitos adversos:** dor torácica, fadiga, *rash* cutâneo, xeroderma, diarreia, estomatite, mucosite, dor abdominal, paroníquia, alopecia, acne vulgar, erupção acneiforme, tosse, dispneia.

Crizotinibe

Indicação: câncer de pulmão não pequenas células metastáticas com ALK ou ROS1 positivo. **Mecanismo de ação:** é um inibidor multicinase de ALK (EML4-ALK), ROS1 e c-MET (receptor do fator de crescimento de hepatócito). **Efeitos adversos:** aumento do intervalo QT, bradicardia, fadiga, neuropatia, hipocalemia, diarreia, náusea, vômito, aumento de transaminases, neutropenia, distúrbios visuais (visão embaçada, diplopia, fotofobia, diminuição da acuidade visual).

REVISÃO

- O tratamento quimioterápico é uma das principais ferramentas no combate às neoplasias malignas.
- Seu uso deve ser muito criterioso, respeitando a finalidade do tratamento em questão.
- É fundamental conhecermos a biologia molecular da célula, para entendermos seus mecanismos de ação e a rápida identificação de sintomas relacionados ao perfil de toxicidade de cada medicamento para providenciar a sua resolução.

■ REFERÊNCIAS

1. Macchetti AH, Marana HRC, Cavallini ME. Conceitos de cinética tumoral aplicados a quimioterapia para o câncer de mama. Med Ribeirão Preto. 2007;40(2):213-22.
2. Hryniuk W, Frei E 3rd, Wright FA. A single scale for comparing dose-intensity of all chemotherapy regimens in breast cancer: summation dose-intensity. J Clin Oncol. 1998;16(9):3137-47.
3. Eisenhauer EA, Therasse P, Bogaerts J, Schwartz LH, Sargent D, Ford R, et al. New response evaluation criteria in solid tumours: Revised RECIST guideline (version 1.1). Eur J Cancer. 2009;45(2):228-47.

■ LEITURAS SUGERIDAS

Almeida VL, Leitão A, Reina LCB, Montanari CA, Donnici CL, Lopes MTP. Câncer e agentes antineoplásicos ciclo-celular específicos e ciclo-celular não específicos que interagem com o DNA: uma introdução. Quím. Nova. 2005; 28(1):118-29.

Bragalone DL. Drug information handbook for oncology. 14th ed. Ohio: Lexicomp; 2016.

DeVita VT, Lawrence TS, Rosenberg SA, editors. DeVita, Hellman, and Rosenberg's cancer: principles & practice of oncology (cancer principles and practice of oncology). 10th ed. Philadelphia: LWW; 2014.

Saad ED, Hoff PM, Carnelós RP, Katz A, Novis YAS, Pietrocola M, Hamerschlak N, Tabacof J, Gansl RC, Simon SD. Critérios comuns de toxicidade do Instituto Nacional de Câncer dos Estados Unidos. Rev Bras Cancerol. 2002;48(1):63-96.

359
PRINCÍPIOS DE RADIOTERAPIA

■ HELENA REGINA COMODO SEGRETO
■ ROBERTO ARAUJO SEGRETO

A radioterapia consiste no uso da radiação ionizante produzida em aparelhos ou emitida por radioisótopos naturais ou artificiais para o tratamento de doenças malignas e benignas. O uso terapêutico da radiação iniciou-se logo depois da descoberta dos raios X por Roentgen, em 1895.

O principal objetivo da radioterapia é tratar com precisão o tecido doente e, ao mesmo tempo, preservar o tecido normal adjacente. Para isso, o desenvolvimento tecnológico tem sido de grande valia, pois os equipamentos modernos possibilitam a escolha de diferentes tipos de radiação, com diferentes energias, para tratamento de tumores, em suas diversas localizações anatômicas (superficiais ou profundas). Além disso, aparelhos com colimadores multifolhas permitem modular o feixe de radiação (IMRT) para escalonamento da dose no campo a ser irradiado. Tal procedimento é realizado com planejamento computadorizado em 3D, radioterapia guiada por imagem e *gatting* respiratório, que possibilita definição acurada do alvo da irradiação (estático ou móvel) e entrega da dose durante o tratamento conforme inspiração e expiração do paciente. Paralelamente, o desenvolvimento da radiobiologia tem contribuído com a radioterapia em três importantes pilares: ensaios preditivos de resposta à radiação; biologia molecular; e fracionamento de dose. Tais estudos possibilitam a implementação de protocolos com diferentes fracionamentos, a associação com a quimioterapia convencional, medicamentos-alvo e anti *checkpoint* imunológico, e a radioimunoterapia (radioterapia-alvo) visando ao tratamento mais individualizado, maior sobrevida e melhor qualidade de vida aos pacientes.

■ MECANISMO DE AÇÃO DA RADIAÇÃO

Do ponto de vista físico, as radiações podem ser classificadas em corpusculares e eletromagnéticas. As corpusculares são aquelas que possuem massa, como elétrons, prótons, nêutrons e partículas pesadas (íon carbono – ^{14}C). As eletromagnéticas são ondas com diferentes comprimentos com a mesma velocidade (que é igual a da luz). São exemplos as radiografias, a radiação γ (ionizantes), ultravioleta (UV), infravermelha (IV) e o *laser* (não ionizantes).

As radiações não ionizantes não possuem energia suficiente para ejetar elétrons dos átomos biologicamente importantes. As ionizantes promovem ejeção de elétrons da órbita dos átomos produzindo íons. Ambos os tipos estão disponíveis para a radioterapia, sendo as eletromagnéticas as mais amplamente utilizadas. Entre as corpusculares, são empregados principalmente os elétrons, prótons e, em alguns países, os íons carbono – ^{14}C.

As radiações ionizantes podem interagir diretamente com componentes celulares como DNA, proteínas e lipídeos. A energia é absorvida pelo meio biológico, quando ejeta elétrons que provocam lesão nas células e nos tecidos – é o chamado efeito direto, que constitui cerca de 30% do efeito biológico das radiações eletromagnéticas. Podem também interagir com o meio onde os constituintes celulares e as próprias células estão suspensos, ou seja, a água, produzindo radicais livres. Nesse caso, tem-se o efeito indireto, que corresponde a cerca de 70% do efeito biológico produzido pelas radiações eletromagnéticas. A grande probabilidade de ocorrência do efeito indireto deve-se ao fato de a água ocupar parcela substancial da composição celular. No entanto, para as radiações corpusculares, como o íon carbono – ^{14}C, o efeito direto é mais relevante em virtude da alta densidade de ionização.

■ RESPOSTA DAS CÉLULAS

As radiações podem provocar, entre outros efeitos, quebras em DNA e cromossomos, peroxidação lipídica, indução de genes, transdução de sinais e alteração da progressão do ciclo celular. O DNA é um dos alvos mais importantes para os efeitos citotóxicos da radiação. Entre as alterações radioinduzidas, as quebras duplas do DNA são as mais prejudiciais, podendo levar as células à morte. Considera-se que as células apresentam a mesma quantidade de quebras duplas por gray de radiação (cerca de 1.000 quebras simples / célula / Gy e 40 duplas / célula / Gy). O que diferencia a resposta ou a sensibilidade de diferentes células é a capacidade e fidelidade do reparo das lesões radioinduzidas. As células realizam os seguintes mecanismos de reparo do DNA: enzimático; reparo por excisão de bases; reparo por excisão de nucleotídeos; reparo de erros de duplicação *(mismatch repair);* e reparo de quebras duplas, que pode ocorrer por recombinação homóloga e não homóloga *(non-homologous end joining).* A recombinação não homóloga é o principal mecanismo de reparo de quebras duplas de células de mamíferos, no qual a enzima DNA-PK desempenha papel fundamental.

A resposta do ciclo celular à radiação é também de grande relevância, já que as células irradiadas retardam a progressão do ciclo, induzem as barreiras *(checks points)* e ativam genes de reparo ou mecanismos de morte celular, dependendo do tipo de célula e da dose de radiação.

Quanto ao ciclo celular, a fase de mitose (M) é a mais radiossensível. Acredita-se que isso ocorra em virtude da intensa compactação da cromatina, o que aumenta a probabilidade de interação da radiação e dificulta o acesso de enzimas de reparo, provocando aberrações cromossômicas, morte celular e consequente aumento da radiossensibilidade.

A fase de síntese (S) é a menos sensível à radiação, possivelmente em decorrência da duplicidade do conteúdo informacional, que facilita a atuação dos mecanismos de reparo. Nessa fase, ocorre o "pico" de ativação (fosforilação) da enzima DNA-PK, importante para o reparo das quebras duplas do DNA.

A radiação provoca retardo na fase G2 do ciclo celular. Acredita-se que isso acontece para que a lesão radioinduzida seja reparada, antes da divisão celular. Observa-se que a falta de retardo em G2 está associada ao aumento da radiossensibilidade e ocorre também no retardo nas fases G1/S do ciclo celular. Esse controle na síntese (S) evita a replicação de DNA lesado. O retardo em G1 está associado à presença das proteínas p53 e p21 e pode resultar em reparo do DNA ou morte celular, dependendo do tipo de célula e da dose de radiação.

Quanto à morte celular, a radiação pode induzir diversos tipos, tais como: morte clonogênica (mais conhecida), morte programada tipo 1 – apoptose e tipo 2 – autofagia, necroptose e via poli – ADP – ribose polimerase (PARP), entre outras.

A morte clonogênica ou falência reprodutiva caracteriza-se pela perda da capacidade de divisão celular. Nesse caso, a célula irradiada divide-se uma ou duas vezes e transmite aberrações letais para as "células-filhas", que perdem a capacidade de divisão. Por um tempo, essa célula mantém-se morfologicamente íntegra, porém estéril, sendo, depois, fagocitada. A capacidade reprodutiva das células após irradiação é estudada com os ensaios preditivos de clonogenicidade e a construção das curvas de sobrevivência. A causa mais comum de morte clonogênica é a catástrofe mitótica, que ocorre quando a célula irradiada entra de forma inapropriada em mitose, levando à mitose aberrante com ausência de segregação dos cromossomos e divisão celular inadequada. Essa mitose abortiva pode terminar em qualquer fase resultando na formação de células não viáveis com micro ou múltiplos núcleos em virtude da citocinese incompleta.

A apoptose é um tipo de morte celular programada, na qual há participação ativa da célula na sua própria morte. O padrão-ouro para identificação da apoptose é o morfológico e ultraestrutural. As principais características observadas são: grande compactação, marginalização e fragmentação da cromatina; rápida fagocitose dos corpos apoptóticos e ausência de reação inflamatória; e ativação da cascata de caspase, em especial da caspase-3. Para que a apoptose ocorra, existe uma programação genética com diversos genes envolvidos em sua indução, como o TP53, os membros antiapoptose da família bcl-2, entre outros.

Doses baixas de radiação induzem à apoptose, e doses altas, à morte não apoptótica. Observou-se em linfócitos que doses de 0,05 Gy ou 1 a 4 Gy levam à morte por apoptose e as maiores, da ordem de 20 Gy, induzem a morte não apoptótica. Isso acontece porque doses altas de radiação inibem qualquer processo ativo nas células, inclusive a apoptose.

■ RESPOSTA DOS TECIDOS

A resposta radiobiológica, relacionada com a capacidade de a célula reparar ou não as lesões radioinduzidas, varia entre os diferentes tecidos normais, e entre estes os doentes. Os tecidos de resposta rápida são aqueles que apresentam manifestações clínicas de lesão em curto período de tempo depois da irradiação, como a pele, as mucosas, o tecido hematopoético, o sistema digestivo e a maioria dos tumores. Associam-se à resposta rápida desses tecidos a alta atividade mitótica (fase bastante radiossensível do ciclo celular) e a grande suscetibilidade à apoptose. Os tecidos de resposta lenta são aqueles que apresentam alterações em tempo mais prolongado após irradiação, como os tecidos ósseo, conectivo, muscular e nervoso, que possuem baixa atividade proliferativa. A resposta lenta está mais associada à perda de atividade metabólica e à alteração vascular, que leva à diminuição do oxigênio.

Os tecidos de resposta rápida quase não reparam as lesões radioinduzidas, porém, em virtude da alta capacidade mitótica, as células precursoras que escapam da morte conseguem dividir-se e repopular o tecido, dependendo do volume irradiado e da dose de radiação. Os de resposta lenta podem reparar essas lesões, dependendo também do volume irradiado e da dose de radiação. Essa capacidade, contudo, é limitada e, quando ultrapassada, a lesão é estabelecida, uma vez que tais tecidos têm pequena atividade mitótica. Após exposições acidentais a altas doses de radiação em corpo inteiro, ocorre a síndrome aguda da radiação (SAR), em decorrência da falência da medula óssea, do sistema gastrintestinal e do sistema nervoso central (SNC). As doses baixas de radiação, que permitem o reparo, podem induzir instabilidade genética (lesão/reparo) e estão relacionadas às mutações e à indução de neoplasias, caso as lesões radioinduzidas sejam mal reparadas.

Durante a radioterapia, são usadas geralmente doses fracionadas de radiação (dose final alta), em campos localizados. É inevitável, no entanto, que parte do tecido normal seja incluso no campo de irradiação. Se a tolerância desses tecidos for ultrapassada, poderão ocorrer alterações importantes e irreversíveis que, uma vez estabelecidas, pouco se pode fazer para revertê-las. A dose de tolerância varia dependendo das características biológicas do tecido, do volume de tecido irradiado, do tipo de radiação e do fracionamento da dose.

A preocupação com a tolerância do tecido normal é antiga. Em 1944, com os estudos de Strandqvist, surgiram as primeiras observações clínicas correlacionando a resposta de tumores de pele e do tecido normal à radiação, em função da dose e do número de dias de administração da dose, por meio de curvas do isoefeito.

Para o cálculo do isoefeito, surgiram fórmulas como a *nominal standard dose* (NSD), importante apenas historicamente, e tabelas como a TDF (tempo, dose e fracionamento), bastante difundida e empregada. Atualmente, para o cálculo do isoefeito e a comparação de diferentes fracionamentos de dose em radioterapia, tem sido utilizada a fórmula da dose biológica efetiva, *biologic effective dose* (BED = nd $(1+d/\alpha/\beta)$) baseada no formalismo linear quadrático. Esse modelo matemático propõe que os eventos letais induzidos pela radiação resultam de dois componentes: linear (α); e quadrático (β). O linear (α) assume que o número de eventos letais é proporcional à dose de radiação; deve-se a uma passagem *(track)* do elétron (αD) e expressa a lesão irreparável. O quadrático (β) propõe que o número de eventos letais é proporcional ao quadrado da dose, em que dois eventos subletais (que podem ser reparados) interagem para produzir um evento letal, e decorre de duas ou mais passagens *(track)* do elétron ($\beta D2$). Os tecidos de resposta rápida têm alto componente α, isto é, sofrem grande quantidade de lesão irreparável, morrem rapidamente e quase não reparam a lesão radioinduzida. Esses tecidos têm grande capacidade mitótica para repopulação e alto valor da razão α/β, da ordem de 10 Gy. Já os de resposta lenta apresentam alto componente β, ou seja, possuem potencial para reparar a lesão radioinduzida, desde que a tolerância deles seja respeitada, porém quase que não se dividem. Tais tecidos têm baixo valor da razão α/β, da ordem de 2Gy. A razão α/β caracteriza matematicamente a resposta biológica dos diferentes tecidos (resposta rápida/resposta lenta), mede a radiossensibilidade dos tecidos às alterações da dose por fração e permite cálculo matemático durante o planejamento radioterápico. Físicos e radioterapeutas vêm utilizando tabelas com os valores da razão α/β calculados para os vários tecidos.

Importante lembrar ainda que, em 1985, as unidades radiológicas foram modificadas segundo o Sistema Internacional (SI), sendo que a unidade de exposição Roentgen (R) foi substituída pelo Coulomb por quilograma (C/kg) e a dose de radiação absorvida (rad), pelo gray (1 Gy = 100 rad).

> **ATENÇÃO!**
> A radiossensibilidade dos tecidos depende da capacidade de reparo da lesão subletal. As fases G2/M do ciclo celular são as mais radiossensíveis.

■ RADIOTERAPIA

A radioterapia requer abordagem multidisciplinar e envolve médicos, físicos, técnicos, dosimetristas e enfermeiros. Pode ser usada de forma paliativa, para alívio dos sintomas, como dor, obstrução e sangramento, e curativa, para doenças malignas e benignas.

INDICAÇÕES

Doenças benignas

Há várias hipóteses para a eficácia da radioterapia em doenças benignas, como aumento da permeabilidade capilar e perfusão dos tecidos (teoria da perfusão), destruição das células inflamatórias com liberação de citocinas mediadoras e de enzimas proteolíticas (teoria fermentativa), impacto no sistema nervoso autônomo (SNA) (teoria neurorregulatória) e alteração na composição do meio tecidual (teoria eletroquímica). Também inibe a atividade mitótica de células com alta capacidade proliferativa (efeito antiproliferativo). Possivelmente, não há um mecanismo isolado para a eficácia da radioterapia em doenças benignas, mas sim a interação de diversos fatores. É administrada em doses baixas (menores do que as usadas para neoplasias malignas). Pode ser empregada nas doenças de Dupley, oftalmopatia de Graves, adenoma de hipófise, prevenção da recidiva de pterígio e queloides, entre outras.

Antineoplásica

Constitui a maior indicação da radioterapia. É imprescindível a classificação do tumor em cada uma de suas localizações anatômicas e de seu estadiamento para escolha da melhor abordagem terapêutica e do prognóstico. Pode ser usada de forma exclusiva, quando empregada isoladamente; associada à quimioterapia, com objetivo de promover melhor controle local e das metástases a distância; pré-operatória ou neoadjuvante, para reduzir grandes volumes tumorais e diminuir riscos de disseminação neoplásica pelo manuseio do tumor; intraoperatória, com doses altas e únicas no local a ser tratado; pós-operatória ou adjuvante, para esterilização do foco subclínico no local primário e em drenagem linfática. Após definidos a finalidade, o estadiamento e a forma de tratamento, procede-se ao planejamento, em que se estabelecem o volume a ser tratado e a técnica mais adequada.

PROTOCOLOS DE RADIOTERAPIA

Fracionamento clássico

Consiste em administrar doses de 1,8 a 2 Gy por fração, diariamente, cinco dias por semana. A dose total é determinada de acordo com a doença (na maioria das vezes, tumor) e a tolerância do tecido normal adjacente.

Os chamados cinco "Rs" da radiobiologia fundamentam o fracionamento. São eles: redistribuição; reparo da lesão subletal (RLSL); repopulação; reoxigenação; e radiossensibilidade. Fracionando-se a dose de radiação, permite-se o RLSL do tecido normal de resposta lenta e a repopulação das células do tecido normal de resposta rápida, entre as frações. Ao mesmo tempo, dividindo-se a dose em frações, aumenta-se a lesão nas células tumorais em consequência da reoxigenação e da redistribuição das células nas fases sensíveis do ciclo celular. O quinto R refere-se à radiossensibilidade do tecido irradiado e depende de suas características biológicas. Atualmente, discute-se a possibilidade de incluir o sexto R, que é a resposta imunológica. A radiação induz resposta inflamatória local, liberação de antígeno (Ag) tumor-específico, estímulo da imunidade local e sistêmica. Estes eventos propiciam efeito da radiação à distância do local irradiado, por exemplo, desaparecimento de metástase de tumor renal em pulmão após irradiação do rim. Esse é o chamado efeito abscopal.

Hiperfracionamento

Consiste em administrar doses menores por fração do que no fracionamento convencional e um número maior de frações, sem alterar o tempo de duração do tratamento – geralmente, são usadas frações de 1,15 a 1,25 Gy duas vezes ao dia. O intervalo não deve ser menor do que quatro horas para dar tempo de ocorrer o RLSL no tecido normal de resposta lenta. O objetivo é separar a reação aguda e tardia. É indicado quando a dose de radiação necessária para tratamento ameaça a tolerância do tecido normal de resposta lenta. Esse esquema permite aumentar a dose final em 15 a 20% sem aumentar a quantidade de lesão no tecido normal de resposta lenta em comparação com o tratamento convencional.

Fracionamento acelerado e hiperfracionamento acelerado contínuo

Objetivam encurtar o tempo total de tratamento, isto é, entregar a mesma dose total do tratamento convencional na metade do tempo. A reação aguda é muito intensa e por isso é necessário fazer um intervalo no meio do tratamento. Estão indicados para tumores de crescimento rápido, cujo tempo potencial de dobra, Tpot (tempo de dobra de uma população celular que prolifera continuamente e não apresenta fração de perda de células), geralmente é menor do que quatro dias. O fracionamento acelerado contempla radioterapia seis ou sete vezes por semana em cinco dias, em que o mais comum é associar o tratamento convencional ao *boost* (fechar o campo de radiação e administrar fração de dose maior neste local). Protocolo realizado pelo grupo Europeu para Pesquisa e Tratamento do Câncer (EORTC)[1] utilizou frações de 1,6 Gy três vezes ao dia, com intervalos de 4 horas entre as frações, em cinco semanas, e pausa no meio do tratamento. Houve melhora do controle locorregional, porém, sem impacto na sobrevida, além do esperado aumento da reação aguda e o inesperado aumento da reação tardia grave. Assim, resolveu-se diminuir a dose por fração e não fazer intervalo no meio do tratamento, ou seja, o hiperfracionamento acelerado contínuo (CHART). Importante protocolo realizado no Reino Unido[2] administrou frações de 1,4 a 1,5 Gy, três vezes ao dia, com intervalos de 6 horas entre as frações, dose total de 50 a 54 Gy em 12 dias consecutivos. Assim, diminuiu-se a reação tardia com a diminuição da dose por fração e evitou-se a proliferação de células tumorais com a diminuição do tempo do tratamento.

Hipofracionamento

Consiste em administrar dose alta por fração (entre 2 e 8 Gy) com a finalidade de inibir o RLSL, a resistência das células hipóxicas e em fase S do ciclo celular. Doses maiores do que 8 Gy por fração são empregadas na radioterapia hipofracionada ablativa (SABR), que além dos efeitos mencionados, inibe a divisão e função celular. Para esses esquemas, é imprescindível dispor de tecnologia adequada para planejamento, irradiação do paciente e controle de qualidade do tratamento.

São empregadas técnicas de estereotaxia e o tratamento pode ser craniano ou extracraniano (radioterapia estereotáxica extracraniana – SBRT). A radiocirurgia com dose única e alta no encéfalo é uma forma de radioterapia estereotáxica craniana, indicada principalmente para doenças benignas. Para as malignas, apesar de a dose única ser algumas vezes empregada, prefere-se a radioterapia estereotáxica hipofracionada. No caso de doenças benignas, como a malformação arteriovenosa (MAV), o objetivo é causar lesão nas células endoteliais presentes, morte celular, reação inflamatória e fibrose, que ocorre em semanas ou meses após o tratamento. Em um protocolo bastante usado, administra-se a dose única de 15 Gy calculada com base na tolerância do encéfalo a 60 Gy em 30 frações. A dose única é usada porque o tecido que se deseja destruir (malformação vascular) e o tecido normal (cérebro) respondem de modo semelhante à radiação – são ambos de resposta lenta e apresentam alta capacidade de reparo da lesão radioinduzida com o fracionamento de dose. Assim, não há vantagem em explorar o fracionamento.

A SBRT e a SABR foram desenvolvidas a partir da radiocirurgia e têm sido utilizadas para tratar tumores em diversos locais como pulmão, fígado, metástase em coluna, rim, pâncreas e próstata. Essas técnicas envolvem a construção de volumes compactos com alta dose de radiação no tumor e pequeno número de frações.

Braquiterapia

Consiste no implante de fontes radioativas, com alta ou baixa taxa de dose, diretamente no tumor, e pode ser, conforme o posicionamento da fonte, intersticial (diretamente no tecido a ser tratado, como a próstata ou mama); intracavitária (em uma cavidade como o útero); e endoluminal (no lúmen do órgão, como o esôfago ou o brônquio).

Quanto ao tipo de implante, este pode ser temporário, quando a fonte de radiação é deixada por determinado tempo até se atingir a dose prescrita, e permanente, em que a fonte permanece no local em definitivo, de forma que a dose prescrita seja totalmente entregue até sua radioatividade decair. Dependendo da dose de radiação por tempo, a braquiterapia é classificada em baixa taxa de dose (LDR) com fontes que emitem no máximo 0,4 a 2 Gy/h, média (taxas entre 3 e 12 Gy/h) e alta (taxas superiores a 0,2 Gy/min ou 12 Gy/h). A braquiterapia em baixa taxa de dose hoje é mais empregada para tumores de próstata de baixo risco, utilizando-se o iodo – 125 (^{125}I). As vantagens desse radioisótopo são emissão de fótons de baixa energia (menor exposição à radiação dos profissionais envolvidos) e rápido decaimento da dose. A alta taxa de dose é usada sobretudo em tumores ginecológicos, permite o uso de retratores, que resulta em doses menores nos tecidos normais críticos, como reto e bexiga, e é realizada ambulatorialmente.

Condicionamento para transplante de medula óssea

Atualmente, a maioria dos centros usa a radioterapia fracionada e baixa taxa de dose para o condicionamento do transplante de medula óssea (TMO). Os esquemas variam, sendo amplamente empregado o de 2 Gy/2 x/dia (dose total de 12 Gy). A taxa de dose pode variar entre 0,025 a 0,2 Gy/min, porém são usadas de 0,05 a 0,07 Gy/minuto predominantemente. O objetivo do condicionamento para TMO é criar um espaço na medula óssea do paciente para o enxerto se desenvolver, imunossuprimir o receptor e matar a célula leucêmica residual. Os fatores que devem ser considerados em relação à radiação são qualidade (energia), dose total, taxa de dose, fracionamento, tempo de tratamento e falta de homogeneidade da dose.

Hoje, o condicionamento não mieloablativo tem sido indicado em alguns casos, como linfoma em pacientes idosos, com objetivo de promover certo grau de reação do enxerto/hospedeiro para erradicação da doença por meio do sistema imune do paciente. Nesses casos, a dose única de 2 Gy ou duas frações de 2 Gy uma vez ao dia (dose total de 4 Gy) em corpo inteiro, têm sido utilizadas associadas ou não à quimioterapia com fludarabina.

Radioimunoterapia

A terapia-alvo com radionuclídeo consiste em administrar isótopo radioativo como ^{90}Y e ^{131}I ligado a um anticorpo monoclonal (MoAB) que funciona como veículo para o radioisótopo. A diferença entre radioterapia-alvo (RIT) e radioterapia externa (RText) é que, na RIT, irradia-se um alvo celular seletivo, e, na RText, um volume de tecido é irradiado. Compostos como o ibritumomabe-tiuxetan (MoAB ligado ao ^{90}Y) e o tositumumabe (MoAB ligado ao ^{131}I) têm sido empregados para o tratamento de linfomas. São MoAB antiantígeno CD 20, presentes na membrana das células do linfoma e ausentes nas células-tronco normais da medula óssea. Técnicas de engenharia genética têm possibilitado a construção de moléculas de baixo peso molecular e de diferentes tamanhos para diminuir a toxicidade no tecido normal e aumentar a eficácia do tratamento. Observa-se que a "pega" do MoAB é alta para os linfomas e para outros tumores sólidos, e a diferença está na alta radiossensibilidade dos linfomas. Acredita-se, porém, que há potencial uso para diversos tumores.

SEQUELAS DA RADIOTERAPIA

Os efeitos agudos ocorrem durante e até três meses depois do tratamento, sendo os mais frequentes náusea, vômito, diarreia, reação em pele e alterações hematológicas (leucopenia e plaquetopenia). Os efeitos subagudos e tardios são observados três meses depois do término do tratamento, e os principais são, conforme o local irradiado, fibrose, alterações vasculares, insuficiência renal (IR), pericardite, entre outros.

As sequelas dependem das características biológicas do tecido irradiado e de fatores relacionados à radiação, como dose total, dose por fração e volume irradiado. Podem ser minimizadas realizando-se tratamento de boa qualidade desde o primeiro atendimento ao paciente até o planejamento, a simulação, a irradiação e o seguimento clínico.

> **ATENÇÃO!**
>
> O fracionamento de dose na radioterapia está fundamentado nos cinco Rs da radiobiologia: redistribuição, reparo, repopulação, reoxigenação e radiossensibilidade.

> **REVISÃO**
>
> - O DNA é um dos "alvos" mais importantes da radiação.
> - O efeito direto da radiação é promovido pelo elétron ejetado do meio biológico e o indireto, pelos radicais livres que resultam da radiólise da água.
> - A radiação induz diversos tipos de morte celular. A morte clonogênica é a mais conhecida, sendo a catástrofe mitótica a causa mais comum. Entre os diversos mecanismos de morte programada (tipo 1: apoptose e tipo 2: autofagia, necroptose e via PARP), a apoptose constitui importante mecanismo.
> - O desafio da radioterapia é tratar a doença e preservar o tecido normal adjacente.
> - A tolerância de tecido normal, fator limitante da radioterapia, depende da dose total de radiação e do volume irradiado.

REFERÊNCIAS

1. Bosset JF, Calais G, Daban A, Berger C, Radosevic-Jelic L, Maingon P, et al. Preoperative chemoradiotherapy versus preoperative radiotherapy in rectal cancer patients: assessment of acute toxicity and treatment compliance. Report of the 22921 randomised trial conducted by the EORTC Radiotherapy Group. Eur J Cancer. 2004;40(2):219-24.
2. The Royal College of Radiologists. Radiotherapy dose-fractionation [Internet]. London: RCR; 2006 [capturado em 07 out. 2016]. Disponível em: https://www.rcr.ac.uk/system/files/publication/field_publication_files/Dose-Fractionation_Final.pdf.

LEITURAS SUGERIDAS

Dias RS, Segreto RA. Princípios básicos em radioterapia. In: Salvajoli JV, Souhami L, Faria SL, editores. Radioterapia em oncologia. São Paulo: Atheneu; 2013. p. 73-83.

Hall J E, Giaccia AJ. Radiobiology for the radiologist. 7th ed. Philadelphia: Lippincott Willimas and Wilkins; 2012.

Segreto HRC, Held KD, Michael BD, Segreto RA. Radiobiologia – da Bancada á Clínica. São Paulo: Scortecci, 2016.Ogawa Y, Kim SK, Dana R, Clayton J, Jain S, Rosenblatt MI, et al. International Chronic Ocular Graft-vs-Host-Disease (GVHD) Consensus Group: proposed diagnostic criteria for chronic GVHD (Part I). Sci Rep. 2013;3:3419.

Segreto HRC. Radiobiologia. In: Salvajoli JV, Souhami L, Faria SL, editores. Radioterapia em oncologia. São Paulo: Atheneu; 2013. p. 61-72.

Shikari H, Amparo F, Saboo U, Dana R. Onset of ocular graft-versus-host disease symptoms after allogeneic hematopoietic stem cell transplantation. Cornea. 2015;34(3):243-7.

360
PRINCÍPIOS DA CIRURGIA ONCOLÓGICA

LAERCIO GOMES LOURENÇO

O câncer representa a segunda causa de morte no mundo. A estimativa de doentes com câncer, segundo a Organização Mundial de Saúde (OMS), para 2016, é de mais de 12 milhões de casos novos e de 7,6 milhões de morte. Quando o paciente é diagnosticado com câncer, ele enfrentará alguns desafios: o de enfrentar o estigma que a doença expressa, e outra é a quase inevitável necessidade de uma intervenção cirúrgica. A cirurgia é, ainda, a forma mais frequente e adequada de tratamento da maioria das neoplasia malignas sólidas. Apesar do grande avanço da oncologia clínica, hoje a cirurgia oncológica é uma importante forma de tratamento que possibilita o melhor controle de vários tipos de tumores sólidos, sobretudo quando associada à quimioterapia, à radioterapia, à imunoterapia e a outras modalidades terapêuticas. Os procedimentos cirúrgicos aqui descritos não são exclusivos de cirurgiões, podendo ser realizados por radiologistas endoscopistas e hematologistas, porém devendo respeitar todos esses princípios da assepsia à técnica cirúrgica .

As bases da cirurgia oncológica derivam dos princípios da cirurgia geral, que têm sido adaptadas e aprimoradas para os pacientes portadores de câncer.

O tratamento cirúrgico inclui todo um planejamento, o qual deve abranger os princípios gerais da cirurgia geral e oncológica. Esta estratégia começa com o preparo físico e emocional do paciente e de seus familiares, esclarecendo desde a finalidade da cirurgia, os aspectos técnicos e estéticos, o risco e as complicações inerentes ao procedimento proposto até as mutilações e alterações fisiológicas e funcionais que poderão advir do diagnóstico e/ou do tratamento.

> **ATENÇÃO!**
>
> Além de, frequentemente, ser o primeiro especialista a atender o paciente com tumor sólido, o cirurgião é, no decorrer da terapêutica, solicitado a realizar procedimentos de diagnóstico, tratamentos radical ou paliativo ou até de suporte. Por isso, ele deve estar atualizado cientificamente e familiarizado com os diversos tipos de tratamento cirúrgicos e adjuvantes, tanto padronizados quanto experimentais, para cada tipo particular de câncer.

AVALIAÇÃO PRÉ-OPERATÓRIA

Como qualquer outro paciente cirúrgico, os casos deverão ser submetidos a uma avaliação pré-operatória criteriosa, em que serão analisadas as condições clínicas do paciente. Uma vez que a maioria dos casos de câncer acomete pacientes idosos (acima de 60 anos), especial atenção deve ser dada ao risco cardiovascular. Informações adequadas podem ser obtidas por meio de história clínica detalhada e exame físico criterioso. Exames subsidiários, como eletrocardiograma e exames laboratoriais, devem ser solicitados sempre que necessários. Não se pode esquecer que alguns tumores produzem substâncias que alteram a coagulação sanguínea e, portanto, favorecem a tromboembolia periférica e pulmonar. Dependendo do porte do procedimento cirúrgico, é recomendável o uso de anti-coagulação sistêmica para minimizar ou prevenir essa grave complicação.

Os principais cuidados, próprios da cirurgia oncológica, incluem:

1 | Discutir com o anestesista a melhor forma de analgesia no intra e no pós-operatório: a anestesia local associada à sedação é o procedimento anestésico ideal nos casos de procedimentos diagnósticos, como punção por agulha fina, exérese de lesões cutâneas e de linfonodos.

2 | Incisão cirúrgica ampla e adequada para o procedimento: sempre que possível, proporcionar uma incisão estética adequada; porém, o princípio maior é de que a técnica nunca deve prevalecer sobre a estética.

3 | Proteção de ferida operatória: com campos que impeçam o contato do tumor com o tecido não neoplásico, impossibilitando, assim, o implante de células tumorais.

4 | Casos com abertura de cavidades (abdome ou tórax): realizar inventário minucioso das vísceras e da cavidade para não deixar lesões ressecáveis, proceder a estadiamento correto e "marcar" (clipes metálicos, por exemplo) áreas suspeitas para posterior localização e utilização, por meio da radioterapia.

5 | Ligadura das veias: antes das artérias, no intuito de diminuir a possibilidade de disseminação hematogênica.

6 | Isolamento e cuidadosa manipulação da massa tumoral: para não liberar células tumorais nas correntes sanguínea e linfática, o que propiciaria o aparecimento de metástases à distância.

7 | Não violação da integridade tumoral: sempre que possível, nos casos de tumores encapsulados, para não contaminar a cavidade torácica ou abdominal.

8 | Remoção do tumor: com suficiente margem de segurança; **ressecção do tumor primário:** em bloco, com os respectivos linfonodos quando indicada.

9 | Trocar de luvas cirúrgicas após a ressecção tumoral: todos os membros da equipe cirúrgica devem realizar esse procedimento para não implantar células tumorais na ferida operatória.

10 | Uso do clipe metálico como marcador: quando a radioterapia estiver indicada.

■ DIAGNÓSTICO CIRÚRGICO

INVASIVOS

A abordagem cirúrgica de um caso de tumor sólido ou de massa linfonodal pode ser realizada com o intuito de coletar material suficiente para a confirmação diagnóstica por exame anatomopatológico. A abordagem guiada por imagem (ultrassonografia [US], tomografia computadorizada [TC]) facilitou esse procedimento pela possibilidade de ser realizado ambulatorialmente, com anestesia local e de não necessitar de operações com grande incisões e anestesia geral (apenas aplicada para biópsia). Atualmente, nesses casos, dispõem-se das cirurgias minimamente invasivas, como a toracoscopia e a laparoscopia, que permitem uma excelente avaliação dessas cavidades, possibilitando o estadiamento e as biópsias dirigidas. O inconveniente é que ambas necessitam da anestesia geral para realização. As biópsias percutâneas permitem a coleta de material em áreas de difícil acesso anatômico, além de ser possível mesmo em indivíduos graves portadores, por exemplo, de discrasias sanguíneas, obesos e de risco cirúrgico anestésico elevados.

BIÓPSIA LINFONODAL

Quando o paciente apresenta linfonodo superficial (cervical, por exemplo), a biópsia linfonodal é um procedimento simples, que requer só anestesia local, com ou sem sedação, porém deve ser realizada em ambiente hospitalar. O cirurgião deve manipular o linfonodo delicadamente para não alterar sua arquitetura e retirá-lo íntegro sem ruptura de sua cápsula. A retirada de uma amostra em cunha, por exemplo, só deverá ser realizada nos casos de volumosa massa coalescente, pois existe a possibilidade do implante de células neoplásicas na pele, bem como do aparecimento de uma fístula cutânea linfática e sangramento de difícil controle. Nas afecções que comprometa os linfonodos, dá-se preferência para aqueles nas regiões cervicais e axilares. O linfonodos inguinais apenas deverão ser retirados nos casos de evidente comprometimento, já que esses linfonodos frequentemente apresentam alterações crônicas e inespecíficas. Podem ser empregados outros procedimentos, como punção por agulha fina ou grossa (*core biopsy*).

BIÓPSIA MAMÁRIA

Embora comumente empregada, a biópsia cirúrgica da mama é cada vez menos indicada hoje. Massa palpável altamente suspeita (segundo o exame clínico e os métodos de imagem) pode ter o diagnóstico confirmado, em quase todos os casos, por uma biópsia dirigida por agulha fina (punção aspirativa por agulha fina [PAAF]) ou mamotomia. Entretanto, antes de se estabelecer um tratamento, deve-se distinguir doença invasiva da não invasiva; para isso, frequentemente, realiza-se a *core biopsy*.

■ TRATAMENTO CIRÚRGICO

Os princípios da ressecção de doenças malignas se baseiam nos objetivos cirúrgicos, isto é, a realização, sempre que possível, da ressecção completa (também chamada de R0) considerando-se o grau de significância funcional com a perda do órgão ou da estrutura envolvida e, por fim, a habilidade de reconstrução ou substituição do órgão e das estruturas vizinhas. Nesse processo, é muito importante a formação e as habilidades técnicas do cirurgião e de sua equipe, além de uma estrutura hospitalar completa (UTI, banco de sangue).

O tratamento do câncer é multidisciplinar. Portanto, a equipe de especialistas devem juntos decidir pela melhor abordagem da doença e do doente. O conhecimento médico a respeito de outros tratamentos adjuvante ou neoadjuvante e o comportamento biológico do tumor, tanto local quanto sistêmico, são fundamentais para o planejamento cirúrgico eletivo.

Um dos principais tópicos da cirurgia oncológica baseia-se no conceito de que o contato direto com a massa tumoral durante o processo de ressecção poderia permitir o implante local e a embolização de células tumorais. Teoricamente, o potencial metastático da lesão primária pode aumentar a extrusão de células tumorais para dentro de vasos tanto linfáticos quando hematogênico. Há alguma validade nessa teoria para tumores que se estendam diretamente para o sistema venoso, como tumores renais ou aqueles extensamente envolvidos por um sistema de drenagem venosa (por exemplo, os hepatocarcinomas). Palpação e manipulação excessiva de tumores colorretais têm mostrado implante de células tumorais no lúmen do intestino grosso. Para tanto, uma estratégia é a ligadura do colo, tanto proximal quanto distal, antes de proceder à dissecção do órgão. Contudo, essas teorias que favorecem a disseminação e o implante de células tumorais ainda são controversas.

O tratamento cirúrgico do câncer pode ter a finalidade curativa ou paliativa. Em todo o tratamento, no qual não há evidências macroscópicas de tumor, considera-se uma ressecção radical ou com intenção curativa (também chamada R0). Quando há micrometástases ou deixou-se tumor que não pôde ser retirado, a ressecção é considerada paliativa (chamada como R1 para doença microscópica e R2 para doença macroscópica). A margem de segurança é definida como a distância do tumor para o tecido sabidamente normal varia de extensão de acordo com o tipo de tumor, isto é, de 5 mm até 6 cm, e nem sempre coincide com a borda macroscópica do tumor. Por exemplo, no câncer de colo, a margem pode ser de até 1 cm, que dista da margem macroscópica, ao passo que, no câncer gástrico pouco diferenciado, devido à invasão pela submucosa, pode atingir até 6 cm. Quando houver dúvida quanto à margem ser positiva, pode-se esclarecer por meio do exame patológico congelação.

LINFADENECTOMIA

A ideia de que o câncer se propaga via linfática foi primeiramente identificada no câncer de mama e depois estendida a vários outros tipos de tumores. Dessa ideia então surgiu a necessidade de, ao se realizar um tratamento com intenção curativa, retirar-se sistematicamente vários grupos linfonodais responsáveis pela drenagem daquele tumor específico. O objetivo atual é de, além de retirar os linfonodos comprometidos, estender a ressecção para aquelas estações linfáticas que poderiam vir a ser comprometidas. Atualmente, a linfadenectomia tem como propósitos a remoção cirúrgica de metástases regionais, a melhora do estadiamento de acordo com o sistema internacional de classificação dos tumores (TNM, em que T = tamanho do tumor; N = linfonodos; e M = metastáses) e, portanto, a predição do prognóstico e planejamento de uma terapia adjuvante. A linfadenectomia estendida só traria benefícios naqueles tumores que biologicamente têm nela a via de disseminação. O maior tempo cirúrgico pode acarretar maior morbidade nesse procedimento.

TRATAMENTO CIRÚRGICO PALIATIVO

Vários são os procedimentos cirúrgicos paliativos, sendo os mais frequentemente realizados:

1 | Paracenteses abdominais: no tratamento e alívio do desconforto respiratório causado pelas ascites neoplásicas (p. ex.: tumores de ovário).

2 | Drenagem pleural e causar aderências pleurais: no intuito de reduzir a sufusão pleural decorrente de tumores malignos primários ou secundários do tórax, proporcionando melhor conforto respiratório.

3 | Derivações biliares externas ou, preferencialmente, internas: nos pacientes ictéricos, decorrentes de obstruções mecânicas das vias biliares. A icterícia e a impregnação dos sais biliares causam entre outros sintomas clínicos o prurido intenso. O controle clínico é pouco eficaz.

4 | Derivações gástricas, entéricas ou colônicas: nas obstruções do aparelho digestivo, aliviando os vômitos, a dor e a impossibilidade de se alimentar. Recentemente, implante de *stents* como forma de desobstrução esofágica, gástrica ou intestinal via endoscópica é o método rápido e promissor, porém ainda de elevado custo e não isento de complicações, como a perfuração. Deve-se proceder à instalação de via externa de alimentação temporária ou definitiva, como gastrostomia ou jejunostomia.

5 | Acesso venoso central: temporário ou definitivo para infusão de medicações, analgesia ou alimentação parenteral; implante de *portocath* (dispositivo venoso de acesso no subcutâneo [SC]) para infusão de quimioterápicos propicia melhor qualidade de vida;

6 | Ressecção de massas ou implante tumorais: na pele ou em áreas visíveis, tanto pelo problema estético quanto pela necrose e pelos odores que podem ser exalados.

No contínuo cuidado dos pacientes portadores de câncer, a cirurgia paliativa tem lugar garantido. Entre outras, a redução da dor, da obstrução intestinal, das vias aéreas e urinárias e a eliminação de odores. A equipe multidisciplinar incluindo o cirurgião oncológico deve discutir e proporcionar aos doentes.

A cirurgia quando paliativa deve ser amplamente discutida com o paciente e/ou seus familiares, pois trata-se de procedimento cirúrgico, mesmo que não isento de risco, passível de aliviar o sofrimento da complicação em discussão.

O tratamento paliativo tem também a finalidade de reduzir o volume de células tumorais, facilitando, assim, a ação de outras formas de tratamento, como a quimioterapia.

É importante distinguir os conceitos de ressecabilidade e de operabilidade. O tumor é ressecável quando apresenta condições locais de ser retirado. Contudo, a operabilidade refere-se ao paciente e à indicação da terapêutica cirúrgica de acordo com as suas condições clínicas. Portanto, um tumor ressecável pode não ser operável.

CIRURGIA DE URGÊNCIA

Alguns tumores têm, como primeira manifestação clínica, uma complicação, causando uma urgência médico/cirúrgica. No caso de tumores de colo esquerdo e reto, por exemplo, a obstrução intestinal é o sintoma mais importante para um número significativo de pacientes. Nessa situação, a cirurgia de urgência deverá ser proposta, lembrando tratar-se de um paciente sem estadiamento e frequentemente em condições clínicas não satisfatórias. Portanto, a cirurgia precisará ser a mais objetiva possível e até proceder à ressecção tumoral se o paciente, e não a doença, permitir. Deve-se lembrar que são pacientes não preparados, sem avaliação clínica pré-operatória e não estadiados. No casos do câncer de colo, é preciso lembrar que os pacientes não foram preparados também do ponto de vista de preparo e limpeza do colo, portanto, a infecção pode ser uma complicação frequente pós-operatória.

A cirurgia de urgência pode ser necessária nos casos de sangramento com hemorragia importante (por exemplo, câncer gástrico), perfuração ou obstrução. Em um primeiro momento, deve ser enfatizada a urgência, não devendo, na maioria dos casos, haver preocupação com o tumor se este não estiver diretamente envolvido na complicação.

Em um segundo tempo, com o paciente estabilizado, o câncer devidamente confirmado e estadiado e o tratamento corretamente planejado, estabelece-se, se for o caso, a cirurgia oncologicamente correta.

REVISÃO

- A cirurgia é a única forma de cura da maioria das neoplasias. A ruptura do tumor deve ser evitada.
- A manipulação to tecido tumoral deve ser a mínima possível para se evitar a disseminação.
- A margem de segurança deve ser suficiente e comprovada histologicamente sempre que houver dúvida.
- A cirurgia paliativa deve ser sempre realizada como forma de dar ao paciente dignidade e qualidade de vida.

■ LEITURAS SUGERIDAS

Akaishi E. Bases da cirurgia oncológica. In: Utiyama EM, Otoch JP, Rasslan S, Birolini D. Propedêutica cirúrgica. 2. ed. São Paulo: Manole; 2007. p. 160-74.

Colégio Brasileiro dos Cirurgiões. Programa de auto-avaliação em cirurgia. Cirurgia Oncol. 2001;1(4):1-41.

Instituto Nacional do Câncer. Tratamento cirúrgico: principios da cirurgia oncológica [Internet]. Rio de Janeiro: INCA; c1996-2016 [capturado em 22 out. 2016]. Disponível em: http://www.inca.gov.br/conteudo_view.asp?id=98.

Isac J. Pré, per e pós-operatorio. In: Saad Jr R, Salles RARV, Carvalho WR, Maia AM, organizadores. Tratado de cirurgia do Colégio Brasileiro dos Cirurgiões. São Paulo: Atheneu; 2009. p. 36-66.

Townsend JR CM, Beauchamp D, Evers M, Mattox KL. Sabiston textbook of surgery: the biological basis of modern surgical practice. 19th ed. St Louis: Elsevier-Sauders; 2010. p. 1-209.

361

INFECÇÕES APÓS TRANSPLANTE DE CÉLULAS-TRONCO HEMATOPOIÉTICAS

■ MARIA DANIELA BERGAMASCO
■ PAOLA CAPPELLANO
■ CARLOS ALBERTO PIRES PEREIRA

O transplante de células-tronco hematopoiéticas (TCTH) é uma modalidade terapêutica que pode ser utilizada em pacientes com neoplasias e algumas doenças não malignas. Envolve depressão das diferentes respostas imunes do hospedeiro; portanto, os receptores de TCTH são indivíduos de risco particular para a aquisição de infecções. As infecções após o TCTH podem ser decorrentes de reativação de infecção prévia latente ou secundárias a nova exposição a agentes infecciosos durante a fase de imunodepressão.

É importante ter alguns conceitos em mente, já que o risco infeccioso depende fundamentalmente da interação de quatro fatores: 1) modalidade de TCTH realizada pelo paciente; 2) período de tempo após o transplante; 3) exposição epidemiológica; e 4) uso de antimicrobianos profiláticos.

O transplante pode ser feito a partir de células progenitoras do próprio paciente (transplante autólogo) ou doadas por outro indivíduo com antígeno leucocitário humano (HLA) compatível (transplante alogênico). O transplante alogênico pode ser realizado de um doador aparentado ou não e, ainda, em situações de compatibilidade parcial do HLA. As três fontes possíveis de células progenitoras hematopoéticas são células-tronco periféricas, de medula óssea e de cordão.

- **TCTH autólogo:** o paciente tem suas células progenitoras coletadas e criopreservadas. Em seguida, recebe quimioterapia intensiva, e as células progenitoras são descongeladas e infundidas. Segue-

-se um período de neutropenia profunda e, após 7 a 15 dias, há recuperação medular. Após essa recuperação, ocorre a reconstituição imunológica, que depende da doença de base e do sucesso do transplante e leva, em média, seis meses.

- **TCTH alogênico:** além da quimioterapia intensiva, a infusão de células progenitoras de um doador requer a administração de imunossupressão, para diminuir o risco de rejeição e, principalmente, de doença do enxerto contra o hospedeiro (DECH). Há um período inicial de neutropenia profunda, em geral mais prolongada (10 a 21 dias) com relação ao TCTH autólogo. Após a recuperação medular, o tempo para reconstituição imunológica também é mais prolongado, em média um ano, e pode ser ainda mais lento, de acordo com o controle ou não da doença de base e a ocorrência de DECH.

Nos pacientes submetidos ao TCTH autólogo, o risco de complicações infecciosas é menor e limitado, predominantemente à fase de neutropenia. No TCTH alogênico, em que o tempo para reconstituição imunológica é mais longo e a imunodepressão é prolongada, muitas vezes decorrente de DECH, o risco de complicações infecciosas pode perdurar por meses.

Pode-se dividir didaticamente o risco infeccioso dos pacientes submetidos ao TCTH em três períodos distintos:

1 | Pré-enxertia: fase da neutropenia e mucosite. Nesse período, os padrões de infecção são semelhantes aos de outros pacientes neutropênicos de alto risco.

2 | Pós-enxertia precoce: 3 semanas a 3 meses após TCTH: nesse período, a ocorrência de DECH aguda é a principal determinante do risco infeccioso, devido à imunodepressão associada à própria DECH, e decorrente de seu tratamento, em geral com corticoides em doses elevadas.

3 | Pós-enxertia tardio: após três meses. A ocorrência de DECH crônica e imunossupressão associada é a principal determinante do risco de complicações infecciosas nessa fase.

A Figura 361.1 resume os principais agentes etiológicos envolvidos nas infecções pós-transplante e os principais fatores de risco associados em cada um dos três períodos. Além das infecções mais frequentes, discutidas a seguir, muitas outras podem ocorrer; a suspeita clínica dependerá das manifestações apresentadas pelo paciente e das exposições e antecedentes de risco.

■ QUADRO CLÍNICO E DIAGNÓSTICO

No período pré-enxertia, a manifestação clínica mais frequentemente associada à infecção é a neutropenia febril. Os sinais localizatórios são raros e, nessa fase, as infecções da corrente sanguínea (ICS) por bactérias gram-positivas e gram-negativas são as mais prevalentes. Portanto, a chave para o diagnóstico é a coleta de hemoculturas (periférica e a partir do cateter venoso central), além de culturas de qualquer outro sítio suspeito de estar infectado.

A prevalência das diferentes bactérias causadoras de ICS após o transplante varia de acordo com o centro médico avaliado, mas destacam-se as bactérias presentes no trato gastrintestinal (TGI), que podem sofrer translocação secundariamente aos danos causados à barreira mucosa pela quimioterapia (mucosite) e a agentes relacionados à colonização da pele e de cateteres vasculares. São eles: estafilococos coagulase-negativos, *Enterococcus* sp., *Streptococcus viridans*, *S. aureus*, enterobactérias (*E. coli*, *Klebsiella* sp.), gram-negativos não fermentadores (*Pseudomonas aeruginosa*, *Acinetobacter* sp.).

Em centros de transplante da América do Norte, têm sido descritos, com frequência, casos de diarreia associada ao *Clostridium difficile* após TCTH, nas fases pré-enxertia e pós-enxertia precoce. Há poucos casos descritos em centros brasileiros.

Nos pacientes com DECH crônica, a imunidade mediada por anticorpos e complemento fica comprometida por meses, e as infecções respiratórias por bactérias encapsuladas podem ocorrer na fase pós-enxertia.

Com relação às infecções fúngicas, as infecções por leveduras do gênero *Candida* tornaram-se pouco frequentes nos pacientes sob profilaxia antifúngica (Tabela 361.1), com taxas de incidência menores do que 5%. Quando ocorrem, são mais frequentes no período pré-enxertia (fase de neutropenia), e a forma clínica mais comum é a candidíase hematogênica ou candidemia. As manifestações clínicas são inespecíficas, e febre é a principal delas. A presença de mucosite aumenta o risco de translocação de cândida para a corrente sanguínea a partir do TGI colonizado. O diagnóstico de candidemia também se baseia na coleta de hemoculturas e, de forma geral, as espécies do gênero *Candida* apresentam taxas de crescimento razoáveis em frascos de hemocultura aeróbia.

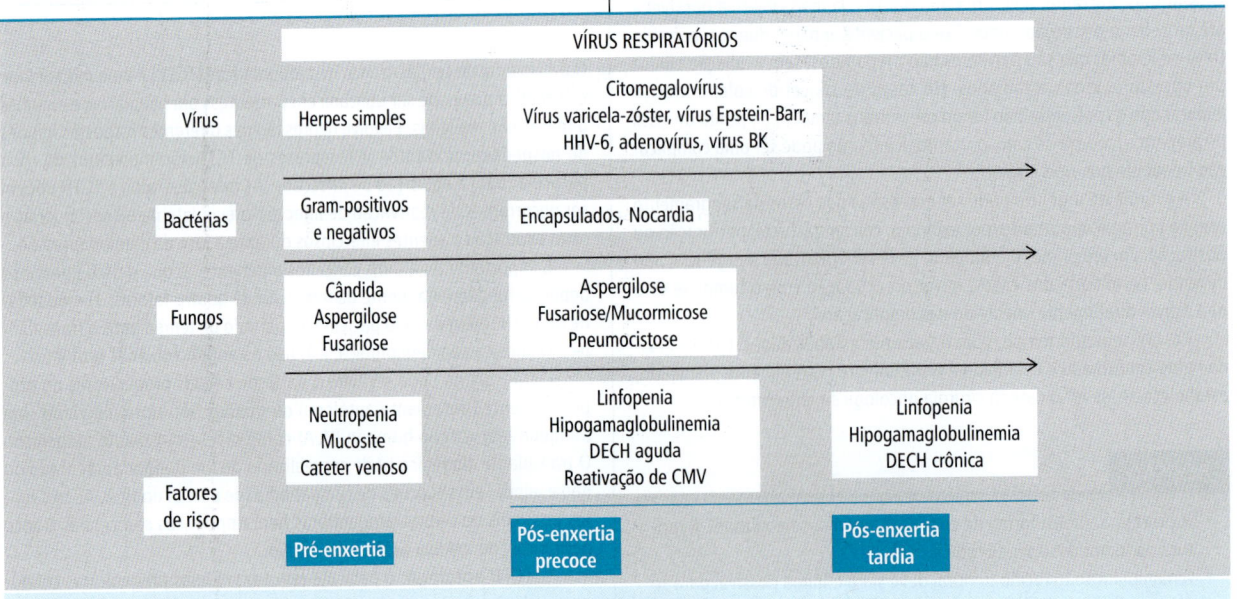

FIGURA 361.1 ■ Infecções mais frequentes após TCTH e seus fatores predisponentes.

TABELA 361.1 ■ Profilaxias recomendadas no TCTH

	ANTIVIRAL	ANTIBACTERIANA	ANTIFÚNGICA
TCTH autólogo	- Anti-HSV e VVZ: durante a neutropenia e até mínimo D+30 - Aciclovir 400-800 mg, 2 x/dia - Alternativas: valaciclovir 500 mg, 2-3 x/dia ou famciclovir	- Considerar fluorquinolona durante a neutropenia - Ciprofloxacino 500 mg, VO, 2 x/dia ou 400 mg, EV, 2 x/dia ou levofloxacino 500 mg, VO/EV, 1 x/dia	- Considerar durante a fase de neutropenia, principalmente se houver mucosite - Fluconazol 400 mg, VO/EV, 1 x/dia - Alternativa: micafungina
TCTH alogênico	- Anti-HSV e VVZ: durante a neutropenia e até mínimo D+30 - Aciclovir 400-800 mg, 2x/dia, ou 250 mg/m², EV, 2 x/dia ou 500 mg/m², 8/8 horas (visando ao CMV) - Alternativas: valaciclovir 500 mg, 2-3x/dia ou famciclovir - Monitoração do CMV para terapia pré-emptiva	- Considerar fluorquinolona durante a neutropenia - Ciprofloxacino 500 mg, VO, 2 x/dia ou 400 mg, EV, 2 x/dia ou levofloxacino 500 mg, VO/EV, 1 x/dia	- Durante a neutropenia e mínimo D+75 após TCTH ou mais em caso de DECH - Fluconazol 400 mg, VO/EV, 1 x/dia - Alternativas: voriconazol, micafungina, posaconazol

Profilaxia anti-*Pneumocystis jirovecci* e anti-*Toxoplasma gondii*: sulfametoxazol-trimetoprim 400/80 mg, 1 a 2 comp/dia para autólogo (3 a 6 meses) e alogênico (6 meses). Iniciar após a recuperação medular.
EV: via endovenosa; VO: via oral; HSV: vírus herpes simples; VVZ: vírus varicela-zóster; CMV: citomegalovírus.

A aspergilose invasiva (AI) é a doença fúngica invasiva mais frequente após o TCTH alogênico, com incidência cumulativa em um ano de até 10%, a depender das características do transplante e da compatibilidade HLA. É mais frequente na fase pré-enxertia ou pós-enxertia precoce, sendo a neutropenia e o déficit imune celular decorrente de DECH e do uso de corticosteroides os principais fatores associados. A AI é adquirida por meio da inalação de conídios presentes no ambiente; portanto, as formas de apresentação mais frequentes são a doença pulmonar seguida de sinusite por Aspergillus.

Aspergillus e outros fungos filamentosos têm tropismo vascular e podem causar áreas de infarto hemorrágico nos sítios comprometidos. Assim, a tomografia de tórax (TC) de alta resolução é ferramenta fundamental para a investigação diagnóstica inicial. Os achados, especialmente na fase de neutropenia, são infiltrados pulmonares focais, e a lesão típica é o sinal do halo, que consiste em uma lesão nodular, de pelo menos 1 cm de diâmetro, com halo em vidro fosco ao redor (correspondente à área de infarto pulmonar com halo hemorrágico). No período pós-enxertia, deve-se ter muita cautela na suspeita de AI, já que o sinal do halo é menos evidente, e a apresentação clínica pode mimetizar uma infecção pulmonar bacteriana comum.

Além da TC, deve-se obter material do sítio comprometido para pesquisa direta e cultura para fungos. Dessa forma, o escarro, o lavado broncoalveolar (LBA) e material de aspirado de seios da face são amostras clínicas que podem ser submetidas à análise, em busca de estruturas fúngicas na pesquisa direta e cultura. A biópsia para a confirmação do diagnóstico é extremamente desejável e deve ser realizada se possível, porém muitos pacientes apresentam plaquetopenia no momento da suspeita clínica de aspergilose, e os procedimentos invasivos para obtenção de amostras de tecido para análise histopatológica podem não ser tolerados.

Nesse contexto, a galactomanana, um polissacarídeo constituinte da parede celular de *Aspergillus*, que pode ser dosada no sangue e no LBA de pacientes com suspeita de AI, tem um papel importante no diagnóstico precoce e não invasivo de AI nessa população.

Outros fungos, menos prevalentes, mas que podem causar infecção no TCTH, são *Fusarium* sp. e agentes de mucormicose.

Entre as infecções virais, as por vírus dos grupos herpes são as mais frequentes após o TCTH. Até 80% dos receptores de TCTH soropositivos para os HSV-1 e 2 podem desenvolver infecção sintomática pelo HSV no primeiro mês pós-transplante, se nenhum esquema profilático for adotado. Além disso, receptores de TCTH têm risco de 20 a 50% de desenvolver herpes-zóster, geralmente ocorrendo entre o 3º e 12º mês pós-TCTH. Como são infecções de elevada incidência, se não prevenidas, a profilaxia antiviral, em geral com aciclovir, está recomendada para estes pacientes (Tabela 361.1) e sua utilização levou a uma drástica redução destas infecções no receptor de TCTH. Atualmente, a infecção pelo CMV é a mais prevalente e ameaçadora após o TCTH. Pode ocorrer tanto pela reativação do vírus latente (mais frequente) quanto pela transmissão por meio do enxerto (células progenitoras) ou de hemoderivados. Além disso, por se tratar de vírus com características imunomodulatórias, existe correlação entre a infecção por CMV e a ocorrência de outras infecções, particularmente por fungos, após o TCTH.

No TCTH alogênico, a reativação do CMV é muito frequente, acometendo 20 a 80% dos pacientes, de acordo com o *status* sorológico prévio do receptor e do doador. Ocorre geralmente após a enxertia e até o D+100 pós-transplante, ou mais tardiamente, nos pacientes que desenvolvem DECH crônica.

A excreção do CMV é muitas vezes assintomática, ou acompanhada de febre, podendo evoluir para uma forma mais grave, com sintomas sistêmicos como prostração e hipotensão. A viremia deve ser detectada e tratada ainda como doença subclínica, pois, caso contrário, a infecção pode progredir com o comprometimento de órgãos-alvo: o pulmão, com pneumonia intersticial, é o sítio de maior letalidade nessa população; o fígado, causando hepatite; ou, ainda, o TGI, com manifestações como diarreia, dor abdominal e úlceras em colo ou esôfago.

A monitoração sanguínea da infecção pelo CMV para detecção precoce e terapia pré-emptiva (antes da instalação de doença em órgãos-alvo) está indicada para todos os pacientes submetidos a TCTH alogênico. A técnica de antigenemia para CMV (baseada na detecção do antígeno pp65 em neutrófilos) é de fácil execução, amplamente utilizada e apresenta valores preditivos (positivo e negativo) elevados. Técnicas moleculares, sobretudo a reação em cadeia da polimerase (PCR), quantitativas também podem ser utilizadas, sendo mais sensíveis do que a antigenemia para a detecção viral nos pacientes neutropênicos e de alto risco. Em geral, a monitoração é iniciada a partir da enxertia e mantida até o D+100 ou além, em caso de imunossupressão tardia ou reativação documentada do CMV. A frequência de monitoração deve ser de pelo menos uma vez por semana enquanto durar a imunodepressão.

Alguns autores recomendam o uso de profilaxia antiviral com ganciclovir ou foscarnet para prevenção da infecção e doença pelo CMV, entretanto, a toxicidade dessas medicações limita seu uso profilático rotineiro e a maioria dos centros adota a estratégia de monitoração para terapia pré-emptiva. O aciclovir profilático, quando utilizado em doses elevadas

(Tabela 361.1), apresenta algum efeito protetor contra a reativação do CMV, apesar de esse medicamento não apresentar efeito antiviral terapêutico contra o CMV.

As viroses respiratórias podem ocorrer ao longo de todo o período pré e pós-enxertia, dependendo da exposição epidemiológica. Destacam-se entre os vírus respiratórios, as infecções por influenza e vírus sincicial respiratório (VSR), que têm um curso mais grave, com maior taxa de progressão para infecção de vias aéreas inferiores e maior letalidade no paciente transplantado com relação à população geral. Há também descrições de infecções de maior gravidade e até surtos hospitalares causados por adenovírus e parainfluenza 3 nesse grupo de pacientes. O adenovírus também pode ocasionar cistite hemorrágica e quadros gastrintestinais após o TCTH.

ATENÇÃO!

O médico deve sempre atentar para a presença de sintomas gripais no receptor de TCTH ou exposição a sintomáticos respiratórios, e, se houver suspeita de virose respiratória, a pesquisa de vírus respiratórios em amostras clínicas deve ser sempre solicitada. Na atualidade, as técnicas laboratoriais mais empregadas para a detecção de vírus respiratórios são baseadas em imunofluorescência direta (IFD) e PCR.

Outras doenças virais que podem ocorrer após o TCTH são: a) infecção pelo EBV cursando com a doença linfoproliferativa pós-transplante (PTLD); b) infecção pelo HHV-6, vírus causador do exantema súbito na infância, cuja reativação ocorre em 30 a 60% dos receptores de TCTH, podendo causar retardo na enxertia de plaquetas e monócitos, rash cutâneo e encefalite; c) poliomavírus BK e JC podem sofrer reativação pós-transplante levando à cistite hemorrágica pelo BK ou mais raramente nefropatia por BK ou JC e à leucoencefalopatia multifocal progressiva (LEMP), geralmente associada à reativação do JC, mas que também tem sido descrita com o BK.

Em todos esses casos, técnicas moleculares têm sido utilizadas para a detecção viral, mas são necessários mais estudos prospectivos que validem adequadamente as melhores estratégias diagnósticas e terapêuticas nesses cenários.

Com relação às doenças parasitárias, a reativação do *Toxoplasma gondii*, com doença clinicamente documentada após o TCTH, pode ocorrer em 2 a 6% dos pacientes com sorologia prévia positiva.

■ TRATAMENTO

A estratégia terapêutica e o tipo de terapia antimicrobiana devem ser indicadas de acordo com o agente etiológico identificado. Na fase pré-enxertia, a antibioticoterapia empírica deve seguir os mesmos princípios da terapia empírica da neutropenia febril de pacientes de alto risco, devendo ser posteriormente ajustada de acordo com os resultados de culturas.

No caso de aspergilose invasiva, o tratamento de escolha é o voriconazol 6 mg/kg 12/12 horas no primeiro dia e 4 mg/kg 12/12 horas nos dias subsequentes, EV; após estabilização do paciente, pode ser trocado para formulação oral.

Nos pacientes que apresentam infecção ou doença pelo CMV, o tratamento de escolha é o ganciclovir (5 mg/kg/dia 12/12 horas). A antigenemia ou PCR devem ser repetidos duas vezes por semana para acompanhar a resposta terapêutica, e o tempo mínimo de tratamento recomendado é de 14 dias na terapia pré-emptiva e na doença do TGI. Tempo mais prolongado de tratamento (21 dias) e associação à imunoglobulina intravenosa (IGIV) podem ser indicados no caso de pneumonia pelo CMV.

Como parte das infecções discutidas neste capítulo podem ser muito frequentes após o TCTH e suas consequências são potencialmente catastróficas, diretrizes nacionais e internacionais recomendam o uso de profilaxias antimicrobianas para os receptores de TCTH durante o período de maior risco (Tabela 361.1).

REVISÃO

- As infecções são complicações frequentes e potencialmente graves em receptores de transplante de células-tronco hematopoiéticas (TCTH) e o perfil de agentes etiológicos envolvidos depende de características individuais e de exposição epidemiológica de cada paciente, características do transplante realizado e epidemiologia de cada centro.
- Didaticamente, divide-se o período de risco para infecções em fase pré-enxertia (neutropenia), fase pós-enxertia precoce (até D+100) e pós-enxertia tardia (após o D+100).
- Profilaxias antimicrobianas são recomendadas para as infecções mais prevalentes no receptor de TCTH, durante o período de imunodepressão mais acentuada.

■ LEITURAS SUGERIDAS

Boeckh M, Ljungman P. How we treat cytomegalovirus in hematopoietic cell transplant recipients. Blood. 2009;113(23):5711-9.

Garnica M, Machado C, Cappellano C, Carvalho VV, Nicolato A, Cunha CA, et al. Recomendações no manejo das complicações infecciosas no transplante de células-tronco hematopoéticas. Rev Bras Hematol Hemoter. 2010;32 (Supl. 1):140-62.

National Comprehensive Cancer Network (NCCN). Prevention and treatment of cancer-related infections: version 2.2014 [Internet]. 2014 [capturado em 23 mar. 2017]. Disponível em: http://file.trsgo.org/userfiles/file/NCCN%20 Cancer-Related%20Infections%20Guideline%202015.pdf

Wingard JR, Hsu J, Hiemenz JW. Hematopoietic stem cell transplantations: an overview of infection risks and epidemiology. Infect Dis Clin North Am. 2010;24(2):257-72.

Young JH, Weisdorf DJ. Infections in recipients of hematopoietic cell transplantation. In: Mandell GL, Bennett JE, Dolin R. Mandell, Douglas, and Bennett's principles and practice of infectious diseases. 7th ed. Philadelphia: Elsevier; 2009.

362

NEOPLASIAS NO CICLO GRAVÍDICO-PUERPERAL

■ RONEY CESAR SIGNORINI FILHO
■ SUE YAZAKI SUN

O Setor de Neoplasias e Gestação da Universidade Federal de São Paulo (EPM/Unifesp) atende tanto pacientes portadoras de doença trofoblástica gestacional (DTG) quanto gestantes com outros tipos de neoplasias, benignas ou malignas.

As neoplasias mais comuns na gestação são os leiomiomas uterinos e os tumores benignos de ovário, representados, em sua maioria, pelos teratomas. Na sequência, estão as neoplasias malignas de mama, intraepiteliais do colo do útero e malignas hematológicas. Registraram-se outras menos comuns, como adenocarcinoma de intestino, osteossarcoma, carcinoma espinocelular de laringe e cordoma.

O manejo das neoplasias durante o ciclo gravídico-puerperal deve considerar a preservação fetal, a manutenção do futuro reprodutivo e, sobretudo, não comprometer o prognóstico oncológico da gestante com o tratamento proposto. Sempre que possível, a conduta deve ser individualizada e compartilhada com os especialistas da área pertinente.

■ EPIDEMIOLOGIA

A neoplasia ginecológica benigna mais comum na gestante é a leiomiomatose uterina, cuja incidência pode chegar a 4%.

> **ATENÇÃO!**
>
> O risco de complicações obstétricas em neoplasias varia de 10 a 30%, incluindo aborto e parto prematuro, dependendo do número, do volume e da localização dos nódulos.

Estima-se que 1/1.000 gestações se associe à neoplasia maligna de qualquer etiologia. A maior incidência é a do câncer de mama e do colo do útero, responsáveis por quase 50% dos casos, seguidos de leucemia, linfoma e melanoma.

As neoplasias intraepiteliais cervicais (NIC) incidem em 1 a 5% de todas as gestações. O câncer do colo do útero acomete 1 a 12 a cada 10 mil gestações, sendo, ainda, a neoplasia ginecológica maligna mais prevalente no ciclo gravídico-puerperal. Quase metade dos casos de câncer é diagnosticada no primeiro trimestre, 87% ainda em estádios iniciais (≤ IIA), 75% representados por carcinoma espinocelular.

O câncer de ovário incide em 1/12.000 nascimentos. Apenas 6% das massas anexiais diagnosticadas na gravidez são malignas. Os tumores germinativos benignos, ou teratomas maduros, são os mais frequentes de todas as formações císticas após 16 semanas de gestação, com apenas 2% de transformação maligna. Entre os cânceres, os tumores *borderline* do ovário, também denominados tumores epiteliais de baixo grau de malignidade, e os disgerminomas, de linhagem germinativa, são os mais prevalentes.

■ QUADRO CLÍNICO

Na maioria das vezes, o quadro é assintomático. Quando presentes, os sintomas são inespecíficos, em geral na fase inicial da gravidez.

Leiomiomas uterinos podem cursar com sintomas compressivos, como distensão abdominal e polaciúria, além de crescimento uterino desproporcional à idade gestacional (IG). Mais raramente, sobretudo nos casos de crescimento abrupto no 1º trimestre de gestação, podem evoluir para degeneração e abdome agudo. Há relatos de trombose venosa profunda (TVP), em virtude da compressão das veias ilíacas e cavas pela leiomiomatose.

As neoplasias ovarianas, sobretudo benignas, podem causar cólicas abdominais ou dor anexial intermitente.

As NIC e os carcinomas microinvasores predispõem a secreções vaginais anormais, corrimento (por vezes fétido) e sinusiorragia.

Câncer do colo uterino avançado pode apresentar sangramento genital abundante, dor pélvica oncológica e linfedema de membros inferiores. Os cânceres de ovário em estádios II e III (doença peritonial) comumente se associam à ascite e à caquexia.

■ DIAGNÓSTICO

NEOPLASIAS CERVICAIS UTERINAS

A coleta da citologia oncológica cervicovaginal precisa ser feita pelo ginecologista durante exame físico genital. Uma vez que a junção escamocolunar (JEC) encontra-se ectocervical na maioria das gestantes, o esfregaço realizado apenas com espátula de Ayre é suficiente para representar elementos da zona de transformação. Contudo, em casos individualizados, a coleta endocervical com escovinha não é contraindicada.

As neoplasias intraepiteliais, incluindo NICII e NICIII, possuem mínimo risco de progressão para doença invasora durante a gestação. Além disso, em 70% das vezes, pode haver regressão espontânea após o parto.

> **ATENÇÃO!**
>
> Toda gestante deve realizar o rastreamento de câncer do colo do útero durante o pré-natal.

Toda gestante com rastreamento positivo para lesão intraepitelial de alto grau ou carcinoma invasor deve ser encaminhada à colposcopia, que pode ser realizada em qualquer época da gravidez e na qual a biópsia é segura. Apesar de não haver risco de eventos gestacionais adversos, como abortamento e trabalho de parto prematuro, recomenda-se biopsiar apenas lesões sugestivas de invasão, frente ao risco de sangramento excessivo.

Quando o diagnóstico de câncer é confirmado histologicamente, a gestante deve submeter-se ao estadiamento clínico clássico (FIGO), por meio de exame físico. Além de dimensionar o tumor cervical e biopsiar qualquer lesão vaginal suspeita, o oncologista deve avaliar os paramétrios laterais pelo toque retal.

Havendo disponibilidade, recomenda-se a ressonância magnética (RM) de pelve e abdome, nos EC ≥ IA2. Além de avaliar as vias urinárias e predizer o *status* linfonodal pélvico e periaórtico, oferece informações fidedignas sobre o real volume do tumor, o comprometimento parametrial – rotura do "anel fibroso cervical" (sequência ponderada em T2 sem contraste) – e, ainda, a possibilidade de invasão vesical e retal.

MASSAS ANEXIAIS

Apesar de a ultrassonografia (US), transvaginal ou abdominal, possuir alta sensibilidade na identificação das formações expansivas anexiais, tem especificidade limitada. Casos de baixo risco de malignidade, sobretudo massas císticas e uniloculadas, são acompanhados apenas com US seriada comparativa. A presença de intensa vascularização periférica ao estudo Doppler – sinal "anel de fogo" – em cistos de 2,5 a 6 cm é altamente sugestiva de cisto de corpo lúteo.

Nos tumores sólidos, complexos e de grande volume, tendo em vista a situação da gestação, o impacto do diagnóstico presuntivo e a proposta terapêutica, recomenda-se a realização de RNM. A utilização do contraste com gadolínio, embora aumente a acurácia do método, é contraindicada no primeiro trimestre da gestação por ser considerado medicamento classe C. Porém, mesmo sem esse contraste, o exame possui alta sensibilidade e especificidade. Áreas císticas hiperintensas em T1 e T2 que perdem o sinal na sequência de supressão de gordura podem diagnosticar até 92% dos teratomas. Tumores císticos uniloculados com hipersinal em T2 são altamente sugestivos de cistoadenomas serosos, bilaterais em 20% dos casos. Quando há áreas sólidas intracísticas ou excrescências, deve-se cogitar tumor epitelial tipo *borderline*.

Não se recomenda a dosagem sérica de marcadores tumorais, pois, além de inespecíficos, encontram-se aumentados na gravidez normal.

Contudo, não há valores de *cut-off* confiáveis que predigam malignidade nessas circunstâncias.

Não é infrequente o diagnóstico incidental de tumores anexiais durante o ato operatório de cesariana.

■ TRATAMENTO

NEOPLASIAS CERVICAIS UTERINAS

Pacientes com doença microscópica, identificada apenas sob visão colposcópica, com biópsia conclusiva de carcinoma espinocelular ou adenocarcinoma invasores, devem submeter-se à conização cervical na gravidez. Preferencialmente, o procedimento deve ser realizado no primeiro trimestre por cirurgia de alta frequência (CAF). A morbidade varia de 4 a 15%, aumenta com a IG, incluindo sangramento excessivo, rotura de membranas e prematuridade. Carcinomas microinvasores (estadiamento histopatológico IA1 ou IA2 em peças de conização) não requerem tratamento complementar na gestação, exceto avaliação linfonodal por RNM e reavaliação precoce no puerpério. Os carcinomas francamente invasores (EC IB1), ou seja, invasão estromal > 5 mm e/ou extensão > 7 mm, devem ser conduzidos da mesma maneira que os tumores macroscópicos.

Nos EC ≥ IB1, o manejo depende do tamanho do tumor, do comprometimento local, do *status* linfonodal, do tipo histológico, da IG, do prognóstico neonatal e do desejo materno.

> **ATENÇÃO!**
>
> Todas as lesões intraepiteliais devem ser acompanhadas na gestação por meio de colposcopia, indicando-se rebiópsias ou procedimentos excisionais apenas se houver suspeita de invasão. Toda puérpera com diagnóstico de NICII, NICIII ou neoplasia *glandular in situ* deve repetir a colpocitologia e a colposcopia 90 dias após o parto.

Via de regra, pacientes não gestantes no EC IB1 (tumor < 4 cm e restrito ao colo uterino) devem submeter-se à cirurgia de Wertheim-Meigs, que consiste na histerectomia radical classe III de Piver e linfadenectomia pélvica. Com o advento da linfadenectomia laparoscópica, idealmente realizada até a 22ª semana de gestação, observou-se que, na ausência de metástases linfonodais, a progressão da doença no EC IB1 é desprezível. Portanto, o atraso para o tratamento radical definitivo, a ser realizado apenas no puerpério, não impactaria no prognóstico materno. Entretanto, na ausência de estudos randomizados sobre o tema, há tendência em se indicar algum tratamento local durante a gravidez nos tumores macroscópicos, como a traquelectomia seguida de cerclagem.

Câncer do colo uterino no EC IB2 (tumor > 4 cm e restrito ao colo uterino), na maioria dos serviços de oncologia, é tratado com radioquimioterapia exclusiva. A radioterapia na gravidez cursa com óbito fetal e abortamento, e, na mesma linha do EC IB1, a linfadenectomia é importante na tomada de decisão.

No estádio I, o envolvimento linfonodal varia de 15 a 20%. Nesses casos, uma vez que representam doença metastática, são candidatos à quimioterapia sistêmica neoadjuvante até a maturidade fetal (34 semanas), resolução da gestação (cesariana) e radioterapia completa no puerpério.

Casos de EC IB2 diagnosticados na primeira metade da gestação, como alternativa, poderiam ser conduzidos com quimioterapia e seguimento clínico rigoroso, abdicando-se da linfadenectomia.

Alguns guidelines recomendam a interrupção da gravidez nos EC ≥ IB2, quando diagnosticados antes da 18ª semana de gestação, para realização do tratamento radioquimioterápico. O consenso europeu preconiza a quimioterapia neoadjuvante até a maturidade fetal e tratamento definitivo apenas se houver progressão da doença.

Após a 22ª semana de gestação, na quase totalidade dos casos, a conduta é conservadora. EC IB1 são apenas acompanhados com exame clínico e RM. EC ≥ IB2 podem beneficiar-se de quimioterapia neoadjuvante durante o pré-natal, seguimento rigoroso para avaliar progressão da doença e antecipação do parto. O tratamento definitivo, cirúrgico ou radioterápico, deve ser proposto após 30 a 60 dias de puerpério.

MASSAS ANEXIAIS

Aproximadamente 90 a 100% das massas anexiais císticas diagnosticadas no primeiro trimestre da gestação, sobretudo se menores do que 5 cm, são resolvidas espontaneamente. Na grande maioria das vezes, trata-se de cistos fisiológicos, como foliculares, hemorrágicos ou de corpo lúteo. Os cistos tecaluteínicos e luteomas, secundários ao hiperestímulo do hCG, como na DTG, gestação múltipla e no tratamento da infertilidade com gonadotrofinas, apesar de apresentarem achados radiológicos mais complexos, possuem evolução benigna. A complicação mais temida nesses casos, e igualmente rara, é a torção do anexo, que ocorre em geral na primeira metade da gravidez, quando há maior mobilidade ovariana.

A decisão pela abordagem cirúrgica da gestação, em situações eletivas, depende dos achados de imagem, na suspeita de malignidade. Em linhas gerais, pacientes com tumores maiores do que 6 cm, multiloculados ou que apresentem áreas sólidas, bilaterais ou com suspeita de disseminação peritoneal, como ascite, são candidatas à cirurgia. O procedimento cirúrgico deve ser indicado no momento do diagnóstico, preferencialmente após 14 semanas de gestação, e a conduta intraoperatória depende da biópsia de congelação.

Em todos os casos, logo após a abertura da cavidade abdominal, ou punção laparoscópica, deve ser coletado lavado peritoneal para citologia. Omentectomia e biópsias múltiplas de peritônio também são tempo cirúrgico obrigatório. Sempre que possível, o cirurgião deve realizar a tumorectomia com preservação do ovário. Nos tumores *borderline*, apenas a cistectomia é recomendada, abdicando-se da amostragem linfonodal. Nos carcinomas epiteliais invasores, devem-se realizar linfadenectomia pélvica e periaórtica. Apendicectomia está indicada nos tumores epiteliais do tipo mucinoso.

Quimioterapia adjuvante é recomendada nos casos com estadiamento cirúrgico maior do que IC, exceto nos tumores epiteliais tipo *borderline*. Opta-se por esquemas com base em platina e taxane, preferencialmente após a 20ª semana de gestação. Os tumores germinativos do seio endodérmico, devido à sua extrema agressividade, são elegíveis à poliquimioterapia, mesmo no estádio IA (restrito a um ovário). A combinação mais utilizada é a BEP (bleomicina, etoposídeo e cisplatina).

Nos estadiamentos mais avançados (ECII e ECIII), pode-se considerar interrupção da gestação antes de 24 semanas, para realização do tratamento cirúrgico radical e quimioterapia adjuvante. Após essa IG, já com diagnóstico histológico por biópsia cirúrgica ou percutânea, propõe-se quimioterapia neoadjuvante, no aguardo da maturidade fetal. A resolução da gravidez deve ocorrer um mês após o último ciclo de quimioterapia, evitando-se eventual aplasia medular na ocasião do parto.

■ DOENÇA TROFOBLÁSTICA GESTACIONAL

A DTG é constituída por dois tipos de gestações molares: mola hidatiforme completa e mola parcial.

A incidência de mola hidatiforme varia de 1:125 a 1:1.500 gestações, com maior frequência nos extremos da vida reprodutiva. Mulheres com mais de 40 anos têm 5 a 10 vezes mais chance de apresentar gravidez molar.

As principais características anatomopatológicas, cromossômicas e imuno-histoquímicas das molas estão representadas na Tabela 362.1. Na prática clínica, são diferenciadas pelo exame anatomopatológico (AP).

QUADRO CLÍNICO

Em IG precoce, a DTG confunde-se clinicamente com abortamentos evitáveis, em virtude de sangramento e manutenção dos sinais subjetivos de gravidez (náuseas, mastalgia, sonolência). Em ambos, a US visibiliza gestação não evolutiva, saco gestacional irregular e conteúdo uterino amorfo.

O quadro clássico é caracterizado por útero maior do que esperado para IG, pré-eclâmpsia precoce e hiperêmese gravídica. A presença de cistos tecaluteínicos à US, bem como imagem de inúmeras áreas arredondadas e anecoicas, representativas das vesículas hidrópicas preenchendo a cavidade uterina, dá-se após 10 semanas de atraso menstrual.

DIAGNÓSTICO

Quando ocorrer abortamento espontâneo completo, sem envio de material para estudo anatomopatológico, recomenda-se dosagem de gonadotrofina coriônica humana (hCG) cerca de 30 dias após a perda, que deverá estar indetectável em gestação normal. Caso positiva, impõe-se seguimento como mola hidatiforme.

ATENÇÃO!

O diagnóstico de mola hidatiforme deve ser suspeitado quando houver sangramento, manutenção dos sinais subjetivos de gravidez e nível do hCG elevado, apesar de sinais ultrassonográficos de gestação não evolutiva ou imagem típica intrauterina.

TABELA 362.1 ■ Principais características atomopatológicas, cromossômicas e imuno-histoquímicas das molas hidatiformes

CARACTERÍSTICA	MOLA COMPLETA	MOLA PARCIAL
Edema do vilo	Pronunciado e global	Suave e focal
Hiperplasia do trofoblasto	Generalizado, acometendo todos os vilos	Localizado, vilos normais e hiperplásicos
Atipia do trofoblasto	Moderada à pronunciada	Suave
Imuno-histoquímica	Ausência de p57 e PHLDA2	Presença de p57 e PHLDA2
Cariótipo	Geralmente 46 XX, uniparental (paterno)	Geralmente triploide, biparental (1 materno e 2 paternos)
Elementos fetais/embriônicos	Ausentes	Alterações embrionárias decorrentes da triploidia
hCG	Marcadamente elevado	Elevado
Tamanho do útero	> que esperado para IG	= esperado para IG
Cistos tecaluteínicos	Comum	Incomum
NTG pós-molar	18-28%	2-4%

TRATAMENTO

Recomendam-se para todas as pacientes: dosagem quantitativa de βhCG; tipagem sanguínea; hemograma completo; e provas de função hepática e tiroidiana. O método de eleição para o esvaziamento molar é o de vácuo-aspiração uterina sob raquianestesia. Até 12 semanas de volume uterino, a aspiração pode ser realizada manualmente com cânulas de Karmann (aspiração manual intrauterina [AMIU]). Quando maior, recomenda-se a aspiração elétrica. O colo uterino é dilatado mecanicamente com velas de Hegar até número 10. No momento da dilatação, deve-se iniciar infusão de ocitocina para promover contratilidade miometrial e evitar perfurações. Complementar o esvaziamento com delicada curetagem convencional, suficiente para evitar restos molares e não promover sinéquia uterina. Evita-se o uso do histerômetro.

Nos casos em que há grande quantidade de material trofoblástico na cavidade uterina, indica-se monitorar a aspiração uterina por US supra-púbica, facilitando o posicionamento correto das cânulas e diminuindo o risco de complicações e esvaziamento incompleto.

O uso de prostaglandinas é reservado aos casos com feto presente, a partir de 12 semanas. Geralmente, o esvaziamento apenas com prostaglandinas é incompleto e requer curetagens adicionais. A perda sanguínea pode ser significativa e há risco teórico de disseminação hematogênica de células trofoblásticas.

Paciente Rh⁻ deve receber a imunoglobulina anti-D, pois o antígeno D está presente no trofoblasto.

Ambos os tipos de mola hidatiforme têm potencial para transformação em neoplasia trofoblástica gestacional (NTG). Preconiza-se dosagem semanal do hCG e, após duas medidas indetectáveis (abaixo de 5 mUI/mL), mensal, por mais seis meses.

Toda paciente deve ser orientada quanto à contracepção hormonal no período do seguimento pós-molar. Quimioterapia profilática não é recomendada (Figura 362.2).

FETO VIVO E GESTAÇÃO MOLAR

Essa associação pode representar (1) mola hidatiforme parcial ou (2) gestação múltipla, com um ovo normal e outro correspondente à mola, completa ou parcial. Recomenda-se a realização de cariótipo fetal e dosagem de alfafetoproteína (AFP) no líquido amniótico, entre 16 e 18 semanas, para determinar normalidade fetal potencial.

São limitados os dados para conduta antenatal de feto vivo coexistindo com mola completa. Se o tratamento for conservador, interrupção de emergência pode ser necessária no caso de pré-eclâmpsia grave ou outras complicações clínicas. O casal deve ser plenamente esclarecido sobre a possibilidade de sequelas malignas.

■ NEOPLASIA TROFOBLÁSTICA GESTACIONAL

CLASSIFICAÇÃO E DIAGNÓSTICO

O diagnóstico da NTG, estabelecido pela FIGO, tem como base a dosagem seriada do hCG e utiliza os seguintes critérios: (1) platô com variação de 10% por três semanas (dias 1, 7, 14 e 21); (2) elevação maior do que 10% em duas semanas (dias, 1, 7 e 14); (3) persistência do hCG por mais de seis meses após o esvaziamento molar; e (4) diagnóstico histológico de coriocarcinoma.

É preciso lembrar que pode ocorrer, ainda que raramente, β-hCG "falso-positivo", decorrente da reação cruzada de anticorpos heterofílicos.

Os valores de β-hCG estáveis e abaixo de 300 mUI/mL devem ser corretamente analisados antes de iniciar tratamento para NTG. Aconselha-se que a paciente seja encaminhada a um centro de referência para tratamento da NTG.

ESTADIAMENTO

Recomendam-se para todas as pacientes: radiografia torácica; RM ou TC de cérebro e fígado; e exame ginecológico para detecção de metástases vaginais. Nódulos vaginais não devem ser biopsiados pelo risco de hemorragia. Utiliza-se o estadiamento proposto pela FIGO em 2002 (Tabela 362.2). São portadoras da NTG de alto risco pacientes com escore maior ou igual a 7 ou IV, e de baixo risco, menor ou igual a 6, I a III.

TRATAMENTO

O tratamento da NTG é conservador, por meio de quimioterapia, o que proporciona, inclusive, a preservação da fertilidade. A histerectomia é reservada a casos refratários ou que evoluem com complicações.

Em casos de baixo risco, o esquema preconizado é a monoquimioterapia com metotrexato ou actinomicina D. Embora 10 a 15% das pacientes de baixo risco apresentem falha no tratamento com agente único, todas apresentam cura com agentes múltiplos, associados ou não à cirurgia. O esquema utilizado para os casos de alto risco é o EMA-CO (etoposida, metotrexato, actinomicina D, ciclofosfamida e vincristina) e, em casos de resistência, inclui-se a cisplatina (EMA-EP).

A NTG compreende mola invasora, coriocarcinoma, tumor trofoblástico de sítio placentário e tumor trofoblástico epitelióide. Excluindo a mola invasora, os outros tipos de NTG podem originar-se de gravidez não molar e devem ser cogitados em pacientes com metástases cerebrais e pulmonares de origem desconhecida, mesmo que tardiamente à gravidez.

1 | O tratamento da NTG está resumido na Figura 362.1.
2 | As condutas terapêuticas nas neoplasias na gestação são:
 - NIC e câncer do colo do útero (Figura 362.2);
 - tumores anexiais:
   a | massas provavelmente benignas → seguimento:
 - abordagem cirúrgica eletiva no puerpério;

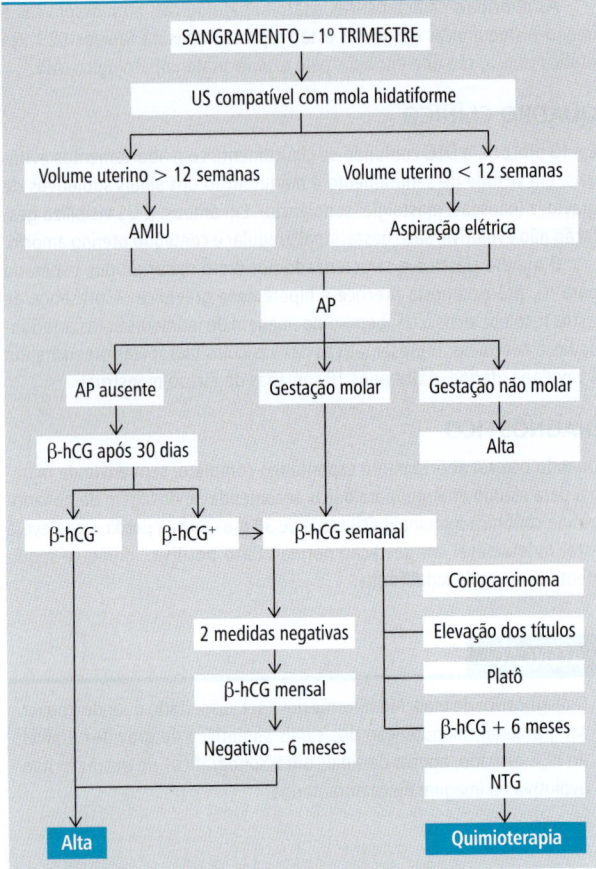

FIGURA 362.1 ■ Fluxograma de conduta na doença trofoblástica gestacional.

TABELA 362.2 ■ Estadiamento da neoplasia trofoblástica gestacional (FIGO)

ESTÁDIO I	DOENÇA CONFINADA AO ÚTERO
Estádio II	NTG se estende a anexos, vagina ou ligamento largo
Estádio III	NTG se estende aos pulmões
Estádio IV	Qualquer outro sítio de metástase

ESCORE	0	1	2	4
Idade	< 40	< 40	–	–
Antecedente gestacional	Mola	Aborto	Termo	–
Intervalo em meses da gestação índice	< 4	4-< 7	7-< 13	≥ 13
β-hCG pré-tratamento	<10^3	10^3-<10^4	10^4-<10^5	≥ 10^5
Tamanho do tumor (cm)	< 3	3-<5	≥ 5	–
Local de metástases	Pulmão	Baço, rim	Gastrintestinal	Fígado, cérebro
Número de metástases	–	1-4	5-8	> 8
Quimioterapia anterior	–	–	Fármaco único	2 ou mais fármacos

Fonte: Adaptada de Hancock e colaboradores.[1]

- abordagem na gestação apenas com quadro sugestivo de torção.
  b | suspeita radiológica de malignidade → cirurgia > 12 semanas:
- EC IA e IB → seguimento;
- EC ≥ IC → quimioterapia após 20ª semana e monitoração fetal.

REVISÃO

- As neoplasias mais comuns na gestação são os leiomiomas uterinos e os tumores benignos de ovário.
- Em geral, as neoplasias na gestação são assintomáticas. Contudo, neoplasias ovarianas podem causar cólicas abdominais e o câncer do colo do útero, sangramento genital.
- Todas as lesões cervicais devem ser acompanhadas na gestação por meio de colposcopia, mas a biópsia só deve ser realizada se houver suspeita de invasão.
- Massas ovarianas devem ser acompanhadas na gestação. Indica-se cirurgia se houver suspeita clínico-radiológica de malignidade ou torção anexial.
- O quadro clínico e ultrassonográfico de mola hidatiforme, no primeiro trimestre, confunde-se com abortamentos comuns. Suspeitar quando houver hCG elevado e aparência ultrassonográfica de gestação não evolutiva.
- Em gestações não molares, o hCG torna-se indetectável aproximadamente após um mês. Em perdas gestacionais sem anatomopatológico, dosar hCG após quatro semanas para descartar mola hidatiforme.
- Quantificar hCG a cada semana ou quinzena após esvaziamento molar e referenciar paciente para Centro de Doença Trofoblástica Gestacional se houver aumento ou estabilização dos seus valores.

■ REFERÊNCIAS

1. Hancock BW, Seckl MJ, Berkowitz RS, Cole LA, editors. Gestational trophoblastic disease. 3rd ed. London: ISSTD; 2012.
2. Morice P, Uzan C, Gouy S, Verschraegen C, Haie-Meder C. Gynaecological cancers in pregnancy. Lancet. 2012;379(9815):558-69.

■ LEITURAS SUGERIDAS

Alifrangis C, Agarwal R, Short D, Fisher RA, Sebire NJ, Harvey R, et al. EMA/CO for high-risk gestational trophoblastic neoplasia: good outcomes with induction low-dose etoposide-cisplatin and genetic analysis. J Clin Oncol. 2013;31(2):280-6.

Brasil. Ministério da Saúde. Instituto Nacional do Câncer. Diretrizes brasileiras para o rastreamento do câncer do colo do útero. Rio de Janeiro: INCA; 2011.

Lee JM, Lee KB, Kim YT, Ryu HS, Kim YT, Cho CH, et al. Cervical cancer associated with pregnancy: results of a multicenter retrospective Korean study (KGOG-1006). Am J Obstet Gynecol. 2008;198(1):92.e1-6.

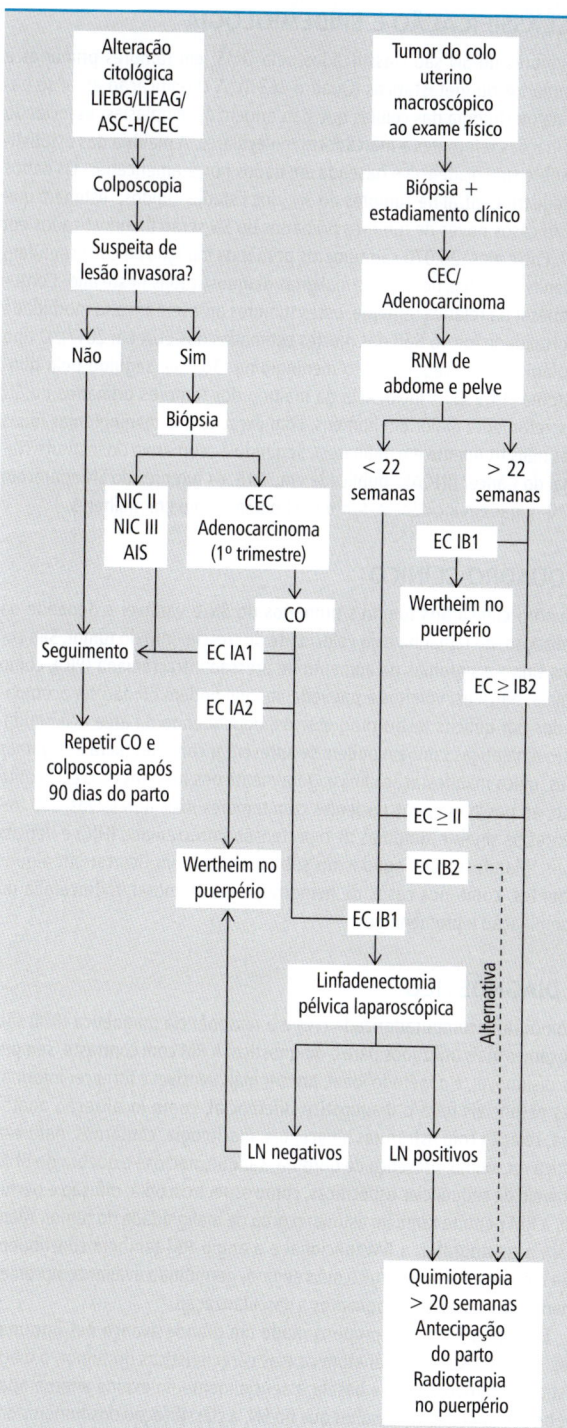

FIGURA 362.2 ■ Diretrizes do tratamento do câncer do colo do útero durante o ciclo gravídico-puerperal.

AIS: adenocarcinoma *in situ*; ASC-H: atipias de células escamosas, não se podendo excluir lesão de alto grau; CEC: carcinoma espinocelular; EC: estadiamento clínico; CO: citologia oncológica (Papanicolaou); LIEAG: lesão intraepitelial escamosa de alto grau; LIEBG: lesão intraepitelial escamosa de baixo grau; NIC: neoplasias intraepiteliais cervicais; LN: linfonodos.
Fonte: Adaptada de Morice e colaboradores.[2]

363

TUMORES DO SISTEMA NERVOSO

363.1 ABORDAGEM MULTIDISCIPLINAR

- JOÃO NORBERTO STÁVALE
- ORESTE PAULO LANZONI
- SUZANA MARIA FLEURY MALHEIROS

As características especiais das células que constituem o sistema nervoso (SN), o fato de localizar-se em uma cavidade fechada, a existência de uma barreira fisiológica dificultando o livre contato entre o encéfalo e a corrente sanguínea (barreira hematencefálica [BHE]), a presença de membranas de revestimento especializadas e a grande importância no controle de inúmeras funções do restante do organismo contribuem para que os tumores do SN constituam um desafio, tanto para o diagnóstico quanto para o tratamento.

> **ATENÇÃO!**
>
> A extrema diferenciação das células do sistema nervoso (SN), e a grande relevância de suas funções fisiológicas são características que podem ser consideradas ímpares em relação às neoplasias do corpo humano.

Consequentemente, mesmo os tumores que apresentam características histológicas que poderiam ser classificadas como benignas podem apresentar maior gravidade, dependendo de sua localização. Por exemplo, a maior parte dos meningiomas não exibe características histológicas malignas e tem crescimento lento; entretanto, se estiverem localizados na base do crânio ou no seio cavernoso, assumem maior gravidade pela morbidade que podem acarretar. A localização do SN na caixa craniana não permite que os tumores sejam facilmente identificáveis, como o são os da pele, por exemplo.

A BHE – importante na proteção do SN contra infecções – pode contribuir de forma negativa em relação ao tratamento dos tumores, ao impedir que determinados quimioterápicos, por suas características químicas, consigam atravessá-la e atingir o tumor. A presença de inúmeras regiões com circulação terminal, associada ao alto fluxo que chega ao encéfalo, também contribui para que metástases de tumores de outros órgãos ocorram com maior frequência.

A grande especialização funcional das células do SN acrescenta mais um agravante, no que diz respeito ao diagnóstico e ao tratamento dos tumores.

> **ATENÇÃO!**
>
> A localização de um tumor em área eloquente impede que um dos pilares da cirurgia oncológica possa ser utilizado no SN, a saber, a ressecção da lesão neoplásica com margem de segurança.

CLASSIFICAÇÃO E EPIDEMIOLOGIA

Os tumores do SN são classificados pela OMS[1] em tumores primários e secundários ou metastáticos (Quadro 363.1). A classificação atual se baseia na morfologia das células que dão origem às neoplasias, associando informações referentes a marcadores moleculares. A maioria das estatísticas sobre sua incidência é baseada em dados norte-americanos. Os dados do Registro Central de Tumores do SN, dos Estados Unidos,[2] estimam que 79.270 casos novos de tumores primários do SN serão diagnosticados em 2017. Entre eles, 26.070 são tumores primários malignos e correspondem a apenas 1,4% das neoplasias malignas diagnosticadas neste ano. Contudo, apesar da relativa raridade, esses tumores apresentam alta morbidade e mortalidade (de 16.660 das mortes estimadas nos EUA em 2017). O tipo histológico mais frequente é o meningioma (36,6%), seguido pelo glioblastoma (14,9%). A incidência da maioria dos tumores primários do SN é discretamente maior em homens, com exceção dos meningiomas (duas vezes mais frequente em mulheres). Segundo a estimativa do Instituto Nacional do Câncer (INCA),[3] publicada em 2016, os tumores do SN aparecem em 10º lugar em incidência, tanto em homens como em mulheres.

QUADRO CLÍNICO

O quadro clínico dos tumores primários do SN é variável e depende da localização, do tamanho e da velocidade de crescimento do tumor. São comuns sinais e sintomas de aumento de pressão intracraniana (PIC), como cefaleia, náuseas, vômitos e papiledema, que podem ou não ser acompanhados por déficits focais progressivos, dependendo da área acometida. Crises epilépticas também podem se apresentar como primeira e, algumas vezes, única manifestação clínica, geralmente nos tumores de crescimento lento, ao passo que, nos pacientes com tumores mais agressivos, são frequentes os sinais e sintomas de hipertensão intracraniana (HIC) e déficits focais. Manifestações agudas ou subagudas podem ocorrer em alguns pacientes, como nos casos de hemorragia intratumoral, hidrocefalia ou disseminação leptomeníngea.

DIAGNÓSTICO

A tomografia computadorizada (TC) e a ressonância magnética (RM) são os exames mais utilizados para o diagnóstico. A RM com contraste, sempre que disponível, é o método ideal, por ser mais sensível e fornecer informações essenciais para o diagnóstico diferencial, como localização anatômica, relação com estruturas adjacentes, morfologia, contornos, natureza (cística ou sólida), presença de gordura, sangue, necrose e quebra da BHE. Por meio de sequências específicas, como espectroscopia, difusão e perfusão, a RM permite também estimar o grau de malignidade do tumor. Além disso, a tractografia, a RM funcional e a angio-RM também contribuem para o planejamento cirúrgico mais seguro, permitindo avaliar comprometimento de vias aéreas eloquentes e vascularização.

Embora a RM tenha proporcionado um grande avanço nas informações sobre a localização anatômica e as características do tumor, o diagnóstico definitivo ainda se baseia essencialmente no exame anatomopatológico. É importante ressaltar que no SN, a classificação dos tumores em "benignos" e "malignos" não depende exclusivamente das características histológicas, conforme comentado. Assim, muitos autores preferem usar o termo "baixo grau", ou "não malignos", em vez de "benignos".

Os tumores primários "não malignos" do SN geralmente apresentam crescimento lento, limites definidos e com tratamento inicial, na maioria das vezes, limitado à ressecção cirúrgica. Entretanto, tumores com características histológicas "não malignas" podem ser considerados malignos dependendo da sua localização (p. ex., tronco encefálico, vias ópticas, seio cavernoso, base do crânio). Os tumores primários malignos do SN são, em

QUADRO 363.1 ■ Classificação dos tumores do SN

Tumores astrocíticos e oligodendrogliais
- Astrocitoma difuso, IDH-mutado
  - Astrocitoma gemistocítico, IDH-mutado
- Astrocitoma difuso, IDH-selvagem (não mutado)
- Astrocitoma difuso, SOE
- Astrocitoma anaplásico, IDH-mutado
- Astrocitoma anaplásico, IDH-selvagem (não mutado)
- Astrocitoma anaplásico, SOE
- Glioblastoma, IDH-selvagem (não mutado)
- Glioblastoma, IDH-mutado
- Glioblastoma, IDH-SOE
- Glioma difuso de linha mediana, H3 K27M-mutado
- Oligodendroglioma, IDH-mutado, com codeleção 1p19q
- Oligodendroglioma SOE
- Oligodendroglioma anaplásico, IDH-mutado, com codeleção 1p19q
- Oligodendroglioma anaplásico SOE
- Oligoastrocitoma SOE
- Oligoastrocitoma anaplásico SOE

Outros tumores astrocíticos
- Astrocitoma pilocítico
  - Astrocitoma pilomixoide
- Astrocitoma subependimário de células gigantes
- Xantoastrocitoma pleomórfico
- Xantoastrocitoma pleomórfico anaplásico

Tumores ependimários
- Subependimoma
- Ependimoma mixopapilar
- Ependimoma
  - Papilar
  - Células claras
  - Tanicítico
- Ependimoma, RELA fusão-positivo
- Ependimoma anaplásico

Outros gliomas
- Glioma cordoide do terceiro ventrículo
- Glioma angiocêntrico
- Astroblastoma

Tumores do plexo coroide
- Papiloma do plexo coroide
- Papiloma do plexo coroide atípico
- Carcinoma do plexo coroide

Tumores neuronais e neurogliais
- Tumor neuroepitelial disembrioplásico
- Gangliocitoma
- Ganglioglioma
- Ganglioglioma anaplásico
- Gangliocitoma displásico do cerebelo (Lhermitte-Duclos)
- Astrocitoma desmoplásico infantil/ganglioglioma
- Tumor glioneuronal papilar
- Tumor glioneural formador de rosetas do quarto ventrículo
- Tumor glioneural difuso leptomeníngeo

- Neurocitoma central
- Neurocitoma extraventricular
- Liponeurocitoma cerebelar
- Paraganglioma

Tumores da região da pineal
- Pineocitoma
- Tumor do parênquima da pineal com diferenciação intermediária
- Pineoblastoma
- Tumor papilar da região da pineal

Tumores embrionários
- Meduloblastomas, definidos geneticamente
  - Meduloblastoma, WNT-ativado
  - Meduloblastoma SHH-ativado e TP53-mutado
  - Meduloblastoma, SHH-ativado e TP53-selvagem
  - Meduloblastoma, não WNT/Não SHH
- Meduloblastomas, histologicamente definidos
  - Meduloblastoma clássico
  - Meduloblastoma desmoplásico/nodular
  - Meduloblastoma com extensa nodularidade
  - Meduloblastoma anaplásico/grandes células
- Meduloblastoma, SOE
- Tumor embrionário com rosetas em múltiplas camadas, C19MC-alterado
- Tumor embrionário com rosetas em múltiplas camadas, SOE
- Outros tumores embrionários do SN
  - Meduloepitelioma
  - Neuroblastoma do SNC
  - Ganglioneroblastoma do SNC
  - Tumor embrionário do SNC, SOE
- Tumor teratoide/rabdoide atípico
- Tumor embrionário do SNC com características rabdoides

Tumores dos nervos cranianos e paraspinais
- Schwannoma
  - Schwannoma celular
  - Schwannoma plexiforme
- Schwannoma melanocítico
- Neurofibroma
  - Neurofibroma atípico
  - Neurofibroma plexiforme
- Perineurioma
- Perineurioma maligno
- Tumores de bainha de nervos híbridos
- Tumores malignos de bainha de nervos periféricos (TMBNP)
  - TMBNP com diferenciação divergente
  - TMBNP epitelióide
  - TMBNP com diferenciação perineural

Meningiomas
- Meningioma
- Variantes de meningiomas
  - Meningioma meningotelial
  - Meningioma fibroso
  - Meningioma transicional
  - Meningioma psamomatoso

- Meningioma angiomatoso
- Meningioma microcístico
- Meningioma secretório
- Meningioma linfoplasmocítico
- Meningioma metaplásico
- Meningioma cordoide
- Meningioma células claras
- Meningioma atípico
- Meningioma papilar
- Meningioma rabdoide
- Meningioma anaplásico (maligno)

Tumores mesenquimais, não meningoteliais
- Tumor fibroso solitário/hemangiopericitoma
- Grau 1
- Grau 2
- Grau 3
- Hemangioblastoma
- Hemangioma
- Hemangioendotelioma epitelióide
- Angiossarcoma
- Sarcoma de Kaposi
- Sarcoma de Ewing – tumor neuroectodérmico primitivo periférico
- Lipoma
- Hibernoma
- Lipossarcoma
- Fibromatose tipo desmoide
- Miofibroblastoma
- Tumor inflamatório miofibroblástico
- Histiocitoma fibroso maligno
- Fibrossarcoma
- Sarcoma pleomórfico indiferenciado/histiocitoma fibroso maligno
- Leiomioma
- Leiomiossarcoma
- Rabdomioma
- Rabdomiossarcoma
- Condroma
- Condrossarcoma
- Osteoma
- Osteossarcoma
- Osteocondroma

Tumores melanocíticos
- Melanocitose meníngea
- Melanocitoma meníngeo
- Melanoma meníngeo
- Melanomatose meníngea

Linfomas e neoplasias hematopoéticas
- Linfoma difuso de grandes células B do SNC
- Linfoma do SNC associado à imunodeficiência
- Linfoma difuso de grandes células B relacionado à Aids
- Linfoma difuso de grandes células B EBV-positivo SOE
- Linfomatose granulomatoide
- Linfoma de grandes células B intravascular
- Linfomas raros do SN
  - Linfoma de grandes células B de baixo grau do SNC
  - Linfoma de células T e NK/Todo o SNC

ATUALIZAÇÃO TERAPÊUTICA

- Linfoma de grandes células anaplásico, ALK-positivo
- Linfoma de grandes células anaplásico, ALK-negativo
- Linfoma MALT da dura

Tumores histiocitários
- Histiocitose de células de Langerhans
- Doença de Erdheim-Chester
- Doença de Rosai-Dorfman
- Xantogranuloma juvenil
- Sarcoma histiocitário

Tumores de células germinativas
- Germinoma
- Carcinoma embrionário
- Tumor de saco vitelino
- Coriocarcinoma
- Teratoma
- Maduro
- Imaturo
- Teratoma com transformação maligna
- Tumor de células germinativas mistas

Tumores da região selar
- Craniofaringioma
  - Adamantinomatoso
  - Papilar
- Tumor de células granulares
- Pituicitoma
- Oncocitoma de células fusiformes da adeno-hipófise
- Tumores metastáticos

SNC: sistema nervoso central; EBV: vírus Epstein-Barr; NK: *natural killer*; SOE, sem outras especificações; IDH: isocitrato desidrogenase; SHH: *sonic hedgehog*; WNT: *wingless* tipo; ALK: cinase do linfoma anaplásico; MALT: tecido linfoide associado à mucosa.

geral, invasivos e apresentam rápido crescimento, embora a disseminação sistêmica (metástases) seja bem menos frequente quando comparada a outras neoplasias. O diagnóstico anatomopatológico dos tumores primários do SN pode apresentar algumas limitações. Alguns tumores do SN, por exemplo, os astrocitomas, são classificados em graus de malignidade, de acordo com alguns critérios específicos. No entanto, mesmo tumores de baixo grau de malignidade podem apresentar evolução espontânea para graus mais malignos ao longo do tempo, como ocorre no glioblastoma secundário, que tem origem em um astrocitoma de baixo grau. Além disso, alguns dos tumores primários do SN, em especial os gliomas e os tumores de células germinativas, são extremamente heterogêneos. Por isso, no caso do diagnóstico ter sido feito apenas por biópsia, existe o risco de que a amostra não seja representativa de todo o tumor.

■ TRATAMENTO

O tratamento envolve, idealmente, uma equipe multidisciplinar, que deve incluir neurorradiologistas, neurocirurgiões, neuropatologistas, radioterapeutas, neuro-oncologistas, oncologistas-enfermeiros e psicólogos.

ATENÇÃO!

A histologia do tumor, os marcadores moleculares, a extensão e a localização, a idade e o estado funcional do paciente, bem como as diversas modalidades terapêuticas disponíveis – considerando seus riscos e benefícios – são muitas das variáveis a serem analisadas no planejamento terapêutico, uma vez que todas interferem diretamente nos resultados.

Algumas características dos tumores primários do SN dificultam a interpretação dos estudos que avaliam a resposta às diversas modalidades de tratamento. Em primeiro lugar, pelo fato de serem tumores relativamente raros, alguns deles têm sobrevida variável e influenciada por fatores prognósticos ainda não totalmente conhecidos. Dessa forma, são necessários estudos prospectivos com grande número de pacientes, estratificados de acordo com os diversos fatores prognósticos conhecidos e seguidos por um longo período de tempo, o que só pode ser alcançado por meio de estudos multicêntricos. Além disso, a quantificação de intensidade e a duração de resposta, bem como as avaliações da sobrevida livre de doença são limitadas por dificuldades na interpretação dos exames de imagem, especialmente após a cirurgia e a radioterapia. Muitas vezes, o diagnóstico diferencial entre recidiva ou recrescimento e alterações relacionadas à radioterapia torna-se um grande desafio, quando mesmo as mais modernas técnicas de RM ou tomografia por emissão de pósitrons (PET, do inglês *positron emission tomography*) não conseguem definir o diagnóstico de certeza. Por fim, a avaliação da sobrevida global pode ser influenciada por outros fatores, como o tratamento paliativo, e não refletir especificamente a resposta ao tratamento em questão.

Para a maioria dos pacientes, o tratamento se inicia com a neurocirurgia, fundamental para o diagnóstico histológico, sempre que tecnicamente possível, com a vantagem de permitir a redução do volume do tumor ou sua ressecção ampla (desde que não haja risco de sequelas).

A observação de princípios básicos para a ressecção das neoplasias do SN constitui a primeira premissa para um bom resultado de tratamento cirúrgico. O conhecimento aprofundado da anatomia do SN, dos pontos craniométricos e das relações entre eles permite que se inicie a cirurgia com uma craniotomia com bom acesso ao tumor. Com o conhecimento das condições favoráveis para a abertura da dura-máter, idealmente em uma situação de baixa PIC, evita-se a migração do tecido cerebral por meio da abertura da craniotomia, minimizando danos secundários, principalmente infartos venosos consequentes à compressão de veias corticais. Os cuidados com a hemostasia e a manipulação cuidadosa do tecido nervoso são essenciais para o resultado e a preservação do estado funcional.

Os métodos intraoperatórios de localização das neoplasias do SN permitem não apenas identificar as lesões, como também encontrar a melhor via de acesso para que a abordagem seja realizada com o mínimo de dano às regiões próximas do tumor. Assim, a estereotaxia, a neuronavegação e a ultrassonografia (US) intraoperatória são importantes ferramentas para a exérese desses tumores.

Além das técnicas microcirúrgicas, já de longa data, a utilização de aspiradores ultrassônicos e de *laser* e a possibilidade de monitoração funcional intraoperatória (especialmente nos casos de Schwannomas do oitavo nervo) permitem hoje uma retirada mais ampla de tumor e uma preservação de função que dificilmente seria alcançada sem o auxílio desses recursos. Ainda no que diz respeito à monitoração intraoperatória, com o objetivo de melhorar a extensão de ressecção e preservar o estado funcional do paciente, vale lembrar a corticografia. Ela permite a delimitação das áreas motora e da linguagem, mostrando ao cirurgião até onde pode ser feita uma ressecção que não comprometa tais funções essenciais para a manutenção da qualidade de vida do paciente. O princípio da monitoração intraoperatória possibilita tanto a realização de cirurgias com o paciente acordado, como a submissão dele aos testes de linguagem, com mais subsídios para uma ressecção segura em áreas eloquentes.

A localização adequada da craniotomia, a utilização dos métodos de localização da lesão e a monitorização eletrofisiológica intraoperatória contribuem hoje para o conceito de exérese ideal, não mais medida só pela quantidade de tumor retirado, mas que tal exérese se faça com o menor comprometimento possível da qualidade de vida do paciente. Esse novo conceito, que se contrapõe ao clássico de que necessariamente se deve ressecar todo o tumor, permite que o período de sobrevida transcorra com qualidade de vida adequada.

Exames de imagem (TC ou, idealmente, RM) realizados no período pós-operatório imediato (até 48 horas após a cirurgia) são outro passo essencial para o planejamento terapêutico, uma vez que permitem avaliar a presença de lesão residual ("doença mensurável"). Esses exames servirão como parâmetro para avaliar e quantificar a evolução, bem como a resposta ao tratamento complementar (quimioterapia [QT] ou radioterapia [RT]). Nos exames realizados após 48 a 72 horas, a presença de realce pode representar apenas alterações decorrentes do processo inflamatório e cicatricial, que pode ter duração variável e prejudicar as avaliações de resposta ao tratamento ou simular recrescimento ou recidiva.

A RT tem papel fundamental no tratamento da maioria dos tumores primários do SN em adultos, permitindo controle dos sintomas, redução da lesão e aumento da sobrevida. É importante ressaltar, entretanto, que a RT não é isenta de efeitos adversos em curto e em longo prazo, os quais, embora raros, podem ser graves e incapacitantes (radionecrose, leucoencefalopatia, telangectasias complicadas com hemorragias e tumores secundários, etc.). A deterioração cognitiva, comumente atribuída à neurotoxicidade pela RT, é uma questão ainda controversa e provavelmente multifatorial.

A QT, por sua vez, pode prolongar a sobrevida em alguns tumores do SN, como gliomas, meduloblastomas, linfomas primários do SN e germinomas. Na maioria dos tumores, é utilizada como terapêutica adjuvante (antes, durante ou após a RT), embora possa ser útil também nas recidivas.

Ainda que as medidas terapêuticas possam prolongar a sobrevida em vários pacientes, é importante ressaltar que seu efeito é ainda limitado e que a maioria dos tumores primários do SN em adultos não é passível de cura hoje. O prognóstico é influenciado por alguns fatores conhecidos, como idade do paciente, localização do tumor, estado funcional (avaliado pelas escalas *Karnofsky Performance Status*, ou OMS) e tratamento, mas a histologia do tumor e seu grau de malignidade e, sobretudo, aspectos da genética molecular, ainda não totalmente conhecidos, são provavelmente os fatores prognósticos mais importantes na evolução desses pacientes.

Novas modalidades terapêuticas vêm sendo ativamente estudadas nos últimos anos, embora ainda sem resultados definitivos, incluindo novos quimioterápicos, radiossensibilizadores, imunoterapia, terapia gênica, terapia-alvo, etc.

> **REVISÃO**
>
> - A localização do SN em uma caixa óssea fechada constitui um desafio para a identificação dos seus tumores.
> - O conceito de benignidade *versus* malignidade depende não apenas da histologia, mas também da localização do tumor.
> - A incidência das neoplasias do SN é relativamente baixa; entretanto, estes tumores apresentam alta morbidade e mortalidade.
> - O quadro clínico é variável e depende da localização e da velocidade de crescimento do tumor, podendo incluir desde crises epilépticas até sintomas e sinais de HIC, acompanhados ou não de sinais focais.
> - O diagnóstico por imagem, sobretudo a TC e a RM, é importante na suspeita diagnóstica e no planejamento da cirurgia.
> - Os métodos de localização intraoperatória são importantes para identificar, mensurar e avaliar o grau de ressecção da neoplasia.
> - A monitoração funcional intraoperatória inclui o potencial evocado somatossensitivo, monitoração dos nervos facial e vestibulococlear e eletrocorticografia com delimitação de área motora e da fala.
> - O tratamento dos tumores do SN é essencialmente multidisciplinar e engloba neurocirurgia, RT e QT.

■ REFERÊNCIAS

1. Louis DN, Perry A, Reifenberger G, von Deimling A, Figarella-Branger D, Cavenee WK, et al. The 2016 World Health Organization Classification of tumors of the central nervous system: a summary. Acta Neuropathol. 2016;131(6):803-20.
2. Ostrom QT, Gittleman H, Fulop J, Liu M, Blanda R, Kromer C, et al. CBTRUS statistical report: primary brain and central nervous system tumors diagnosed in the United States in 2008-2012.Neuro Oncol. 2015;17 Suppl 4:iv1-iv62.
3. Brasil. Ministério da Saúde. Instituto Nacional de Câncer José de Alencar (INCA). Estimativa 2016: incidência de câncer no Brasil [Internet]. Rio de Janeiro: INCA; 2016 [capturado em 21 nov. 2016]. Disponível em: http://www.inca.gov.br/estimativa/2016/estimativa-2016-v11.pdf.

■ LEITURAS SUGERIDAS

Perry A, Brat DJ, editors. Practical surgical neuropathology: a diagnostic approach. Philadelphia: Churchill Livingstone; 2010.

Youmans JR. Neurological surgery: a comprehensive reference guide to the diagnosis and management of neurosurgical problems. 4th ed. Vol. 5, Infections, pain, neurophysiological and ablative procedures, rehabilitation. Philadelphia: W.B. Saunders; 1996.

363.2 TUMORES GLIAIS EM ADULTOS

■ SUZANA MARIA FLEURY MALHEIROS

■ LUIZ DANIEL CETL

■ MANOEL ANTONIO DE PAIVA NETO

■ GLIOMAS DIFUSOS

Gliomas são tumores que se originam das células da glia e representam 27% de todos os tumores primários e 80% dos tumores primários malignos do sistema nervoso (SN).

De acordo com a versão anterior da classificação da OMS, de 2007, os gliomas incluíam os astrocitomas, os oligodendrogliomas e os oligoastrocitomas, também chamados gliomas mistos, e eram classificados em graus crescentes de malignidade. Os astrocitomas difusos se classificavam como "baixo grau" de malignidade (grau II), anaplásicos (grau III) e glioblastomas (grau IV), além das variantes chamadas circunscritas: astrocitomas pilocíticos (grau I), xantoastrocitomas pleomórficos (grau II) e astrocitomas subependimários de células gigantes (grau I). Os oligodendrogliomas e os oligoastrocitomas, por sua vez, eram classificados em dois graus: baixo (grau II) e alto grau, ou anaplásicos (grau III).

A nova classificação da OMS, publicada em 2016, incorporou novos marcadores à classificação morfológica, integrando a informação genotípica ao fenótipo do tumor. No caso dos gliomas difusos, as mudanças são marcantes:[1] todos os gliomas infiltrativos difusos, sejam astrocíticos ou oligodendrogliais, são agrupados de acordo com a presença de mutação da família do gene *IDH* (*IDH1* e *IDH2*), com importantes implicações prognósticas e de conduta. Na nova classificação, o grupo dos gliomas difusos inclui os astrocitomas e os oligodendrogliomas grau II e III, bem como o glioblastoma (astrocitoma grau IV).

Os astrocitomas GII e GIII devem ser categorizados como IDH-mutado, IDH-selvagem (*wildtype*) ou NOS (do inglês *not otherwise classified*), ou em português SOE (sem outras especificações). Para ser chamado de IDH-selvagem, além do teste de imuno-histoquímica negativo, é necessária a realização de sequenciamento dos genes *IDH 1* e *2* para a comprovação do diagnóstico. Apesar de raros, a maioria dos astrocitomas IDH-selvagem apresenta padrão genético muito semelhante ao glioblastoma IDH-selvagem. Na impossibilidade de se testar o IDH, ou nos casos em que a imuno-histoquímica for negativa e não houver disponibilidade de se realizar o sequenciamento, o diagnóstico deve ser especificado como astrocitoma difuso, ou astrocitoma anaplásico SOE. Embora a classificação anterior considerasse as diferenças de prognóstico entre os astrocitomas GII e GIII muito marcantes, aparentemente os astrocitomas GII e GIII IDH-mutados podem ter prognóstico bastante semelhante e mais favorável do que os tumores IDH-selvagem. Apesar disso, a classificação em graus ainda foi mantida em 2016.

Os glioblastomas são classificados como IDH-selvagem (90% dos casos), também chamados glioblastomas primários, predominando em pacientes acima de 55 anos; IDH-mutado (cerca de 10%), correspondendo ao glioblastoma secundário, decorrente da transformação maligna de um astrocitoma difuso, em pacientes jovens; e o glioblastoma SOE, quando não foi investigado o *status* do IDH. Em pacientes acima de 55 anos, a imuno-histoquímica negativa talvez possa dispensar o sequenciamento, devido à raridade da mutação nesta faixa etária.

O diagnóstico de oligodendroglioma requer atualmente a presença da mutação da família do gene *IDH* (por sequenciamento sempre que a imuno-histoquímica for negativa), combinada com a perda do braço curto do cromossomo 1 (1p) e do braço longo do cromossomo 19 (19q), também chamada de codeleção 1p19q. Na impossibilidade desta pesquisa, o diagnóstico é de oligodendroglioma SOE. O diagnóstico de oligoastrocitoma é fortemente desencorajado na classificação de 2016, exceto nos casos não testados, que serão denominados SOE.

A nova classificação da OMS descreve ainda o chamado glioma difuso de linha mediana com mutação H3-K27M, que inclui a maioria dos gliomas talâmicos e de tronco cerebral e apresenta comportamento agressivo, sendo mais comuns em crianças e adolescentes. As variantes mais circunscritas – astrocitomas pilocíticos, xantoastrocitomas pleomórficos e astrocitomas subependimários de células gigantes – também mais comuns em crianças e adolescentes, compõem, na nova classificação, uma categoria distinta de astrocitomas, que não apresenta alterações da família IDH, mas frequentemente envolve alteração do BRAF (pilocítico e xantoastrocitoma) ou mutações do TSC1/TSC2 (astrocitoma subependimário). Por serem mais comuns em crianças e adolescentes, tais tumores, assim como os astrocitomas difusos de linha mediana não serão discutidos neste capítulo.

As informações da nova classificação ainda não foram totalmente integradas às informações disponíveis sobre epidemiologia e tratamento desses tumores. Dessa forma, serão abordados os dados epidemiológicos e clínicos, procurando incorporar, sempre que possível, as informações relativas aos novos marcadores, especialmente em termos prognósticos e preditivos de resposta a tratamento nos gliomas difusos do adulto.

■ GLIOMAS DE BAIXO GRAU (GRAU II)

EPIDEMIOLOGIA

Têm pico de incidência entre a terceira e quarta décadas de vida e não podem ser considerados benignos: são, em geral, infiltrativos e, apesar da sobrevida mediana relativamente longa (entre 6 e 8 anos), tendem a evoluir para recidiva e graus mais malignos.

QUADRO CLÍNICO E DIAGNÓSTICO

A primeira manifestação clínica costuma ocorrer com crises epilépticas e, mais raramente, sinais e sintomas focais ou de hipertensão intracraniana (HIC). A ressonância magnética (RM) é superior à tomografia computadorizada (TC) de crânio para diagnóstico, considerando-se os achados frequentes de ausência de realce pelo meio de contraste e o aspecto difuso e infiltrativo característico destes tumores. Na TC e na RM, os oligodendrogliomas costumam apresentar calcificações, envolvimento cortical e hemorragias espontâneas com maior frequência do que os astrocitomas; entretanto, o diagnóstico diferencial não pode basear-se apenas no aspecto da imagem. Os tumores de baixo grau podem apresentar realce após injeção do contraste, porém em menor frequência (< 10%), quando comparados com os tumores de alto grau (> 80%). A presença de realce, portanto, não é critério suficiente para caracterizar o grau de anaplasia desses tumores.

Entre os fatores prognósticos favoráveis, a presença de mutação dos genes *IDH1/2* (isocitrato desidrogenase) e a codeleção 1p19q são incontestáveis. Outros fatores aceitos, embora alguns deles ainda controversos, incluem: menor idade, melhor estado funcional, menor índice de proliferação celular, menor volume de tumor ao diagnóstico, ausência de extensão do tumor pela linha mediana e maior extensão de ressecção.

TRATAMENTO

Não há ainda tratamento curativo. Apesar da ausência de estudos randomizados, a maioria dos autores é hoje favorável à ressecção cirúrgica ampla, com o objetivo de: estabelecer o melhor diagnóstico histológico; melhorar a sobrevida destes pacientes; adiar uma possível transformação maligna destes tumores. Atualmente, o conceito de ressecção máxima segura é muito utilizado em neurocirurgia oncológica. Este conceito se baseia em uma maior ressecção possível destas lesões sem o acréscimo de déficit neurológico. Hoje, é possível obter ressecções mais amplas, devido ao aprimoramento técnico e à utilização de monitorização neurofisiológica intraoperatória (com o paciente acordado ou não), assim como métodos de imagem intraoperatórios, como RM e/ou ultrassonografia (US).

Até 2015, a radioterapia (RT) em baixa dose (45-54 Gy) era considerada o tratamento-padrão para pacientes com gliomas de baixo grau, particularmente naqueles com fatores prognósticos considerados desfavoráveis, como ressecção parcial, idade > 40 anos, ou evidência de progressão após ressecção radical com base nos estudos prospectivos multicêntricos da European Organisation for Research and Treatment of Cancer – 22844 (1996), EORTC 22845 (2002/2005), e da North Central Cancer Treatment Group/Radiation Therapy Oncology Group/Eastern Cooperative Oncology Group NCCTG/RTOG/ECOG (2002).[2-4] A quimioterapia isolada com PCV (procarbazina, CCNU [lomustina] e vincristina) ou com temozolomida é ainda objeto de investigação, mas pode ser considerada em pacientes com tumores volumosos, particularmente naqueles pacientes que apresentam a mutação *IDH1* e codeleção 1p19q, considerando-se os riscos de morbidade relacionados à RT nestes casos.

O estudo multicêntrico americano (RTOG/SWOG/ECOG/NCCTG 98-02), publicado em janeiro de 2016, avaliou o uso de RT associada à QT com PCV (procarbazina, lomustina e vincristina) nos pacientes classificados como "grupo de alto risco", caracterizado como idade maior do que 40 anos *ou* ressecção parcial. Porém, ainda sem levar em conta os marcadores moleculares de classificação e prognóstico, demonstrou benefício na sobrevida global dos pacientes tratados de forma combinada, embora com maior toxicidade.[5]

Várias questões ainda permanecem sem resposta após a publicação deste estudo: a possibilidade de observação clínica e radiológica rigorosa nos pacientes que apresentam fatores prognósticos favoráveis: jovens (< 40 anos), oligossintomáticos, com tumores pequenos (< 4 cm) e submetidos à ressecção cirúrgica radical, e mais recentemente naqueles que apresentam a mutação da família do gene *IDH*, com ou sem codeleção 1p19q; e a possibilidade de se usar outro quimioterápico de classe semelhante (alquilante) e de melhor perfil de tolerabilidade e menor toxicidade, como a temozolomida, com resultado semelhante. Outro aspecto ainda controverso, mas extremamente relevante do ponto de vista clínico, em particular em pacientes com expectativa de vida prolongada, é a avaliação do risco *versus* benefício do tratamento (RT e QT) em relação à qualidade de vida e às funções cognitivas em longo prazo.

Quanto aos gliomas de baixo grau que não apresentam mutação da família *IDH*, a suspeita de que eles possam se comportar clinicamente como o glioblastoma tem levado alguns serviços a recomendar tratamento mais agressivo, com RT e temozolomida concomitante seguida de temozolomida.

> **ATENÇÃO!**
>
> Ainda não há evidências claras para esta conduta; contudo, é importante ressaltar que esta decisão não deve ser baseada apenas no resultado da imuno-histoquímica, mas também deve ser comprovada com o sequenciamento da família do gene *IDH* nos casos que apresentem imunoexpressão negativa para o *IDH 1*.

Na recidiva em pacientes com bom estado funcional, a cirurgia deve ser considerada, com o objetivo de confirmar o diagnóstico e permitir a ressecção ampla. A QT costuma ser ulitizada em pacientes virgens de QT. A alternância com o regime previamente utilizado (PCV ou temozolomida) também é uma opção. A RT pode ser usada em casos selecionados de recidiva/recrescimento local.

■ GLIOMAS ANAPLÁSICOS (GRAU III)

EPIDEMIOLOGIA
São tumores relativamente raros e mais frequentes em adultos jovens.

QUADRO CLÍNICO E DIAGNÓSTICO
A clínica comumente inclui crises epilépticas, cefaleia e déficits focais, dependendo da velocidade de crescimento do tumor. Nos exames de imagem, assim como nos tumores de baixo grau, os oligodendrogliomas costumam apresentar calcificações, envolvimento cortical e hemorragias espontâneas com mais frequência do que os astrocitomas. A presença de realce aumenta a suspeita, porém, isoladamente, não é critério suficiente para caracterizar grau de anaplasia nesses tumores. Os gliomas anaplásicos podem não apresentar realce em até 30% dos casos, o que dificulta o diagnóstico diferencial com base na RM convencional, especialmente em tumores localizados em áreas de difícil acesso cirúrgico, quando se opta pela biópsia para diagnóstico. Nestes casos, a RM com estudos de difusão e perfusão, que indiretamente podem fornecer informações sobre densidade celular e proliferação microvascular, respetivamente, podem ser úteis na localização dos melhores alvos para biópsia, indicando possíveis focos de anaplasia.

Fatores relacionados com melhor prognóstico incluem: a mutação do gene *IDH1/2* e a codeleção 1p19q, a menor idade, o melhor estado funcional e a maior extensão da ressecção.

TRATAMENTO
Dois estudos prospectivos fase III (RTOG 94-02 e EORTC 26951, 2006) randomizaram pacientes para tratamento com RT apenas ou RT precedida (RTOG) ou seguida (EORTC) de QT com PCV (lomustina, vincristina e procarbazina).[6,7] Os resultados iniciais não mostraram benefício na sobrevida global dos pacientes tratados com QT; no entanto, no seguimento de longo prazo (2013), o benefício da adição de QT tornou-se evidente nos pacientes que apresentam a codeleção 1p19q.

Os gliomas anaplásicos que não apresentam codeleção 1p19q costumam ser tratados seguindo o mesmo esquema dos glioblastomas. Os resultados preliminares do estudo CATNON (gliomas anaplásicos sem codeleção 1p19q) sugerem que pacientes tratados com RT seguida de temozolomida, assim como a RT com temozolomida concomitante, seguida de temozolomida de manutenção, apresentam melhora significativa da sobrevida, quando comparados aos pacientes tratados com RT exclusiva, ou RT e temozolomida concomitante, sem a fase de manuteção. Dessa forma, atualmente, considera-se que a temozolomida de manutenção, independentemente do seu uso durante a RT, deva ser indicada nestes pacientes, até que os resultados finais do estudo estejam disponíveis.

■ GLIOBLASTOMA

EPIDEMIOLOGIA
São tumores malignos mais frequentes na 5ª e 6ª décadas de vida. Atualmente, são classificados como IDH-selvagem (90% dos casos), também chamados glioblastomas primários, predominando em pacientes acima de 55 anos; IDH-mutado (cerca de 10%), correspondendo ao chamado glioblastoma secundário, decorrente da transformação maligna de um astrocitoma difuso, em pacientes jovens; e o glioblastoma SOE, quando não foi investigado o *status* do IDH.

QUADRO CLÍNICO E DIAGNÓSTICO
O quadro clínico é rapidamente progressivo, com sinais focais e de HIC, e o aspecto mais característico, na RM, é de hipossinal em T1 e isossinal em T2 e FLAIR, limites mal definidos, efeito expansivo, edema extenso e realce irregular e heterogêneo. Nos glioblastomas, o realce costuma ser periférico e comumente se observa necrose central. Entretanto, a ausência de realce pode ocorrer em até 5% dos casos. A difusão pode apresentar restrição nas áreas sólidas ou hipercelulares, e o estudo de perfusão pode demonstrar áreas de aumento de perfusão (angiogênese). Lesões múltiplas, contíguas ou não, podem ocorrer em até 10% dos pacientes, dificultando o diagnóstico diferencial com tumores metastáticos ou processos inflamatórios/infecciosos.

Fatores relacionados com melhor prognóstico incluem: mutação do gene IDH1/2, idade abaixo de 50 anos, melhor estado funcional e maior extensão da ressecção e Mini Exame do Estado Mental (MMSE > 28).

TRATAMENTO
A ressecção cirúrgica ampla apresenta as seguintes vantagens: citorredução, maior volume de material para diagnóstico histológico e molecular, melhora do efeito expansivo, com consequente melhora sintomática e redução da necessidade de corticosteroides. A tendência de grande parte dos serviços tem sido indicar a cirurgia mais ampla possível, desde que segura (sem risco de causar piora neurológica) nos pacientes com tumores acessíveis. A utilização de substâncias que, quando injetadas no sangue periférico, coram o tumor durante o ato cirúrgico (5-ALA, fluoresceína) tem auxiliado os neurocirurgiões a realizar ressecções mais amplas. Nos tumores inacessíveis à ressecção cirúrgica, a biópsia é necessária para confirmar o diagnóstico, embora persista o risco de erros de amostragem.

Com base nos resultados do estudo fase III, conduzido pelo European Organisation for Research and Treatment of Cancer (EORTC 22.981 e 26.981) e pelo National Cancer Institute of Canada (NCIC trial CE.3) (2005, 2009), a QT com temozolomida associada à RT externa localizada (60 Gy) é o tratamento-padrão no pós-operatório para pacientes com glioblastoma.[8,9] A temozolomida é um quimioterápico oral com baixa toxicidade e boa tolerabilidade, usado na dose de 75 mg/m^2, por 42 dias consecutivos, concomitante à RT, seguida de 6 a 12 ciclos de temozolomida na dose convencional (150-200 mg/m^2, a cada 28 dias). Este tratamento promove aumento discreto, porém significativo, da sobrevida mediana global e da sobrevida livre de doença.

> **ATENÇÃO!**
>
> Um importante modulador da resposta do glioblastoma à temozolomida é a O6-metilguanina-DNA-metiltransferase (MGMT). A metilação do promotor da MGMT está associada a uma melhor resposta ao tratamento com agentes alquilantes, inclusive temozolomida. Do ponto de vista técnico, existem limitações à pesquisa rotineira do *status* da MGMT, já que ainda não foi estabelecido o método ideal para a avaliação. Ressalta-se, entretanto, que, até o momento, o tratamento com temozolomida deve ser oferecido a todos os pacientes, independente do *status* da MGMT, exceto em pacientes idosos frágeis, em que esta avaliação pode ser útil na escolha do tratamento ideal com menor toxicidade.

O tratamento de pacientes acima de 70 anos com glioblastoma permanece controverso pelo maior rico de toxicidade e comorbidades nesta faixa etária, particularmente nos pacientes que apresentam comprometimento do estado funcional em decorrência do tumor. Com base em estudos randomizados que compararam RT isolada, RT hipofracionada ou temozolomida isolada, observou-se que a sobrevida global não apresenta diferenças significativas, sendo recomendada a pesquisa da metilação da MGMT, para a escolha entre temozolomida isolada ou RT hipofracionada. Em idosos com bom estado funcional, o tratamento atual inclui a RT hipofracionada associada à QT com temozolomida, com base em um estudo fase III, publicado em 2016, que comparou a RT isolada com RT hipofracionada e temozolomida concomitante, seguida de temozolomida de manutenção, e demonstrou benefício de sobrevida global nos pacientes tratados de forma combinada.[10]

Um novo tratamento local e não invasivo foi aprovado pela agência americana Food and Drug Administration, em 2015, para GBM recém-diagnosticado, em associação com o tratamento-padrão (temozolomida e RT). Trata-se de um dispositivo portátil, capaz de gerar campos elétricos alternados de baixa intensidade e frequência intermediária, também chamado de "campos de tratamento de tumor" (TTFields), aplicados através de eletrodos, colocados na superfície do couro cabeludo. De acordo com estudos *in vitro* e *in vivo*, o TTF age dificultando a formação do fuso mitótico durante a metáfase e levando à interrupção da mitose e da apoptose. A análise interina do estudo fase III, publicada em dezembro de 2015, mostrou aumento significante de sobrevida global e livre-de-progressão dos pacientes tratados com o TTF em associação com o tratamento convencional.[11] Questões a respeito do mecanismo de ação, efeito na qualidade de vida e custo-efetividade deste tratamento permanecem controversas.

O diagnóstico de progressão clínica e de imagem após o tratamento com RT é dificultado por um fenômeno chamado de "pseudoprogressão", caracterizado pelo aumento de permeabilidade vascular, com aparecimento ou aumento de realce preexistente, simulando progressão. Até o momento, nenhum exame de neuroimagem (RM, tomografia com emissão de pósitrons [PET], tomografia computadorizada por emissão de fóton único [SPECT]) foi capaz de estabelecer com segurança este diagnóstico. O seguimento clínico e de imagem cuidadoso e, por vezes, a comprovação histológica são necessários para as difíceis decisões de mudanças na terapêutica individual.

Na recidiva ou progressão, o bevacizumabe associado ou não ao irinotecano foi aprovado em 2009 nos EUA com base em estudos fase II com respostas objetivas de imagem e melhora da sobrevida-livre-de-progressão quando comparada aos controles históricos. Entretanto, ainda se questiona o real significado das respostas observadas nos exames de imagem, pois o bevacizumabe reduz a permeabilidade vascular e restabelece a barreira hematencefálica (BHE), provocando uma redução do edema e do realce. Resultados de dois estudos randomizados (AVAglio, 2012, e RTOG 0825, 2013) não comprovaram benefício na sobrevida global dos pacientes com glioblastoma recém-diagnosticado tratados com bevacizumabe em associação com o tratamento-padrão (RT e temozolomida).[12,13] As opções de reoperação, reirradiação, re-exposição à temozolomida ou outro agente alquilante, como a lomustina, por exemplo, ou, ainda, bevacizumabe ou terapia experimental, são opções possíveis, ainda sem evidência de benefício comprovado. Apesar dos resultados positivos com o uso da temozolomida, a sobrevida desses pacientes permanece bastante limitada, motivando a busca de novas opções de tratamento ativamente estudadas nos últimos anos. Entre as diversas estratégias estudadas atualmente, ressalta-se a imunoterapia, particularmente vacinas e imunomoduladores, entre as mais promissoras.

> **REVISÃO**
>
> - Gliomas são tumores intra-axiais heterogêneos, classificados de acordo com célula de origem e grau de malignidade e muitas vezes de comportamento ainda pouco previsível com base apenas no diagnóstico morfológico. De acordo com a nova classificação da OMS, de 2016, os marcadores moleculares começam a ser incorporados à classificação morfológica, trazendo importantes informações prognósticas e preditivas de resposta a tratamento.
> - Geralmente apresentam como primeira manifestação clínica crise convulsiva, déficit neurológico ou HIC.
> - O tratamento não é curativo, e as melhores estratégias envolvem ressecção cirúrgica máxima, desde que segura, e combinações de RT e de QT, dependendo do subtipo histológico. Porém, o maior conhecimento da genética molecular destes tumores é essencial para estabelecer melhores estratégias de tratamento.
> - Deve-se fazer o balanço entre os resultados do tratamento e os potenciais efeitos adversos na tomada das decisões terapêuticas.

■ REFERÊNCIAS

1. Louis DN, Perry A, Reifenberger G, , von Deimling A, Figarella-Branger D, Cavenee WK, et al. The 2016 World Health Organization classification of tumors of the central nervous system: a summary. Acta Neuropathol. 2016;131(6):803-20.
2. Karim AB, Maat B, Hatlevoll R, Menten J, Rutten EH, Thomas DG ,et al. A randomized trial on dose-response in radiation therapy of low-grade cerebral glioma: European Organization for Research and Treatment of Cancer (EORTC) Study 22844. Int J Radiat Oncol Biol Phys. 1996;36(3):549-56.
3. van den Bent MJ, Afra D, de Witte O, Ben Hassel M, Schraub S, Hoang-Xuan K, et al. Long-term efficacy of early versus delayed radiotherapy for low-grade astrocytoma and oligodendroglioma in adults: the EORTC 22845 randomised trial. Lancet. 2005;366(9490):985-90. Erratum in: Lancet. 2006;367(9525):1818.
4. Shaw E, Arusell R, Scheithauer B, O'Fallon J, O'Neill B, Dinapoli R, et al. Prospective randomized trial of low- versus high-dose radiation therapy in adults with supratentorial low-grade glioma: initial report of a North Central Cancer Treatment Group/Radiation Therapy Oncology Group/Eastern Cooperative Oncology Group study. J Clin Oncol. 2002;20(9):2267-76.
5. Buckner JC, Shaw EG, Pugh SL, Chakravarti A, Gilbert MR, Barger GR, et al. Radiation plus procarbazine, CCNU, and vincristine in low-grade glioma. N Engl J Med. 2016;374(14):1344-55.
6. Cairncross G, Wang M, Shaw E, Jenkins R, Brachman D, Buckner J, et al. Phase III trial of chemoradiotherapy for anaplastic oligodendroglioma: long-term results of RTOG 9402. J Clin Oncol. 2013;31(3):337-43.
7. van den Bent MJ, Brandes AA, Taphoorn MJB, Kros JM, Kouwenhoven MC, Delattre JY, et al. Adjuvant procarbazine, lomustine, and vincristine chemotherapy in newly diagnosed anaplastic oligodendroglioma: long-term follow-up of EORTC brain tumor group study 26951. J Clin Oncol 2013; 31(3):344-50.

8. Stupp R, Hegi ME, Mason WP, van den Bent MJ, Taphoorn MJ, Janzer RC, et al. Effects of radiotherapy with concomitant and adjuvant temozolomide versus radiotherapy alone on survival in glioblastoma in a randomised phase III study: 5-year analysis of the EORTC-NCIC trial. Lancet Oncol. 2009;10(5):459-66.
9. Stupp R, Mason WP, van den Bent MJ, Weller M, Fisher B, Taphoorn MJ, et al. European Organisation for Research and Treatment of Cancer Brain Tumor and Radiotherapy Groups; National Cancer Institute of Canada Clinical Trials Group. Radiotherapy plus concomitant and adjuvant temozolomide for glioblastoma. N Engl J Med. 2005;352(10):987-96.
10. Perry JR, Laperriere N, O'Callaghan CJ, Brandes AA, Johan M, Phillips C, et al. Short-course radiation plus temozolomide in elderly patients with glioblastoma. N Engl J Med. 2017;376(11):1027-37.
11. Stupp R, Taillibert S, Kanner AA, Kesari S, Steinberg DM, Toms SA, et al. Maintenance therapy with tumor-treating fields plus temozolomide vs temozolomide alone for glioblastoma: a randomized clinical trial. JAMA. 2015;314(23):2535-43.
12. Chinot OL, Wick W, Mason W, Henriksson R, Saran F, Nishikawa R, et al. Bevacizumab plus radiotherapy-temozolomide for newly diagnosed glioblastoma. N Engl J Med. 2014;370(8):709-22.
13. Gilbert MR, Dignam JJ, Armstrong TS, Wefel JS, Blumenthal DT, Vogelbaum MA, et al. A randomized trial of bevacizumab for newly diagnosed glioblastoma. N Engl J Med. 2014;370(8):699-708.

■ LEITURAS SUGERIDAS

Anton K, Baehring JM, Mayer T. Glioblastoma multiforme overview of current treatment and future perspectives. Hematol Oncol Clin N Am. 2012;26(4):825-53.
Cancer Genome Atlas Research Network, Brat DJ, Verhaak RG, Aldape KD, Yung WK, Salama SR, et al. Comprehensive, integrative genomic analysis of diffuse lower-grade gliomas. N Engl J Med. 2015;372(26):2481-98.
Omay SB, Piepmeier JM, Knisely JPS. Low-Grade Gliomas. When and How to Treat. Hematol Oncol Clin N Am. 2012;26:797-809.
Ricard D, Idbaih A, Ducray F, Lahutte M, Hoang-Xuan K, Delattre JY. Primary brain tumours in adults. Lancet 2012;379(9830):1984-96.
Weller M, van den Bent M, Tonn JC, Stupp R, Preusser M, Cohen-Jonathan-Moyal E, et al. European Association for Neuro-Oncology (EANO) Task Force on Gliomas. European Association for Neuro-Oncology (EANO) guideline on the diagnosis and treatment of adult astrocytic and oligodendroglial gliomas. Lancet Oncol. 2017;18(6):e315-e29.

363.3 METÁSTASES INTRACRANIANAS

■ ADRIALDO JOSÉ SANTOS
■ MANOEL ANTONIO DE PAIVA NETO
■ MIGUEL MONTES CANTERAS

As metástases intracranianas (MIC) são os tumores intracranianos mais frequentes no adulto, ocorrendo em 15 a 40% dos pacientes com câncer e, embora sua real incidência ainda não tenha sido determinada, acredita-se que sejam até 10 vezes mais frequentes que os tumores primários do sistema nervoso central (SNC) com comportamento maligno. São observadas tardiamente na evolução do câncer, e em 25 a 30% dos casos, elas podem ser assintomáticas, com diagnóstico estabelecido por necropsia. Por outro lado, podem ser a primeira manifestação em até 5 a 10% dos pacientes. Recentemente, observou-se aumento na frequência das MIC, consequente à detecção precoce destas lesões, pela avaliação do SNC como parte dos protocolos de estadiamento e também pelo melhor tratamento do câncer em decorrência de avanços terapêuticos, especialmente demonstrado para os cânceres de pulmão, mama e rim.

Dados americanos sugerem que a incidência das MIC é de aproximadamente 100.000 a 300.000 casos por ano, ocorrendo em qualquer tipo de câncer, com o diagnóstico de MIC estabelecido em pacientes com câncer sistêmico conhecido (apresentação metacrônica) ou precedendo o diagnóstico do tumor primário (apresentação precoce) ou mesmo simultaneamente com o tumor primário (apresentação sincrônica). As MIC podem localizar-se no parênquima encefálico (hemisférios cerebrais, cerebelo ou tronco cerebral) e/ou nas meninges (dura-máter e leptomeninges) e podem ser únicas ou múltiplas. Oitenta por cento ocorrem nos hemisférios cerebrais, 15%, no cerebelo, e 5%, no tronco encefálico.

> **ATENÇÃO!**
>
> Nos casos em que se observa uma única lesão cerebral independentemente da existência de doença sistêmica, utiliza-se a designação metástase única, ao passo que o termo metástase solitária implica ausência de qualquer outra lesão metastática conhecida.

Em adultos, o câncer de pulmão é o tumor primário mais frequentemente associado com comprometimento metastático do SNC (aproximadamente 50% dos casos), com predomínio do carcinoma de pequenas células. Os carcinomas de mama e o melanoma ocupam o segundo e terceiro lugar em frequência, respectivamente, embora a frequência do melanoma como causa de MIC seja em torno de 5 a 20%, já que este tumor é o que apresenta maior propensão para o envolvimento metastático do SNC dentre todos os tumores sistêmicos. Outros tumores, como os carcinomas de rim, colo e reto, os sarcomas e os tumores de células germinativas, também estão associados com ocorrência de MIC e admite-se que qualquer tumor maligno possa comprometer o SNC.

■ FISIOPATOLOGIA

O comprometimento metastático do SNC é um processo de múltiplas etapas, e o mecanismo mais citado é o da disseminação hematogênica por meio do suprimento arterial, o que poderia explicar o predomínio da localização das metástases na junção entre as substâncias branca e cinzenta, nas chamadas "zonas de fronteira" (*watershed*). Resumidamente, as etapas para a ocorrência de MIC a partir de um tumor primário incluem a penetração na corrente sanguínea, o transporte na circulação (sanguínea e linfática), a adesão, a invasão tecidual, a angiogênese e a proliferação celular. Todas essas etapas parecem ser necessárias para que uma subpopulação das células do tumor possa alcançar um órgão distante e proliferar. Este modelo explica o comprometimento metastático mais frequente em alguns órgãos, incluindo-se o SNC e, provavelmente, aspectos genéticos do hospedeiro que resultem na maior susceptibilidade também parecem ser importantes neste processo.

O segundo mecanismo é o da disseminação por contiguidade ou extensão direta do tumor a tecidos adjacentes, como o verificado no comprometimento meníngeo a partir de uma lesão óssea. Tal mecanismo pode ser observado nos casos de carcinomas de mama ou de próstata que, frequentemente, produzem lesões osteolíticas.

Além dos mecanismos supracitados, deve ser ressaltada a alta prevalência de disseminação para a fossa posterior observada em tumores retroperitoneais como tumores do trato gastrintestinal (TGI) e geniturinário. Nestes casos, a disseminação parece ocorrer por via retrógrada, através do plexo venoso de Batson.

■ MANIFESTAÇÕES CLÍNICAS

Pacientes com MIC são sintomáticos do ponto de vista neurológico em até 2/3 dos casos, com apresentação clínica similar ao observado em outras lesões expansivas, com sinais acometimento neurológico focal ou difuso e, em em torno de um terço dos casos, os pacientes são neurologicamente assintomáticos, sendo o diagnóstico estabelecido durante investigação para estadiamento de um tumor primário conhecido ou eventualmente em necropsia. Em geral, o quadro clínico é progressivo e subagudo, mas apresentação abrupta (pseudovascular) pode ocorrer em vigência de hemorragia intratumoral e/ou crises convulsivas. Os sintomas dependem da localização e do número das lesões, do comportamento biológico da neoplasia e da presença de complicações, como hidrocefalia ou hemorragia, decorrendo, portanto, do efeito compressivo da neoplasia ou da destruição tecidual. São frequentes sinais clínicos de aumento da pressão intracraniana (PIC) (cefaleia, náuseas e vômitos), alterações comportamentais, crises convulsivas e sinais focais, como hemiparesia, distúrbios de linguagem e ataxia. Nos pacientes com lesões múltiplas nota-se maior frequência de cefaleia. Nos casos de comprometimento leptomeníngeo, são muito comuns anormalidades dos nervos cranianos. O diagnóstico diferencial entre tumor primário ou metastático do SNC não pode ser estabelecido apenas se considerando os sinais e sintomas.

■ DIAGNÓSTICO

Pacientes com diagnóstico de câncer (independentemente do tipo e do estadiamento da neoplasia) que apresentem sinais e/ou sintomas de comprometimento neurológico devem ser submetidos à investigação com exames de neuroimagem.

Na TC, as metástases parenquimatosas aparecem como lesões geralmente arredondadas, heterogêneas, hipo ou isoatenuantes, circundadas por áreas de extensão variável e aspecto mais hipoatenuante, sugestivas de edema vasogênico. Essas lesões podem ainda ter aspecto cístico, com conteúdo variável (material mucinoso, necrótico ou hemorrágico) e raramente apresentam calcificações. A TC também permite melhor avaliação do comprometimento de estruturas ósseas como da calota craniana. Nas metástases de tumores que frequentemente evoluem com hemorragia, como melanoma, coriocarcinoma e tumor de células renais, notam-se áreas hiperatenuantes. Na RM (exame considerado o de escolha, por maior sensibilidade), o aspecto mais comum é o de lesões com iso ou hipossinal na sequência T1, e isossinal em T2 e, assim como na TC, focos hemorrágicos e/ou material heterogêneo podem ser evidenciados. Em qualquer um dos métodos, as lesões geralmente apresentam realce após a injeção do contraste. Deve-se ressaltar que o diagnóstico não deve ser estabelecido apenas com exames de neuroimagem, já que outras lesões podem apresentar aspecto semelhante, tais como abscessos ou tumores primários, além de doenças desmielinizantes e lesões vasculares.

O diagnóstico pode ser mais difícil nos casos de lesão única sem história conhecida de tumor sistêmico, e considerando-se os dados epidemiológicos, o primeiro órgão a ser investigado é o pulmão. Quando a avaliação inicial com radiografia simples torácica for negativa, deve-se proceder a investigação complementar com TC ou RM. Deve-se ressaltar a importância de uma história clínica detalhada, buscando sintomas de acometimento de outros órgãos, bem como dos fatores de risco. O exame físico cuidadoso também pode fornecer informações que orientem a investigação complementar. Em mulheres, recomenda-se a realização de mamografia. A utilização de marcadores bioquímicos (CEA, beta-hCG, CA 125, alfafetoproteína, etc.), e avaliação complementar do TGI e do trato geniturinário (por meio de tomografia, endoscopia, colonoscopia) não é rotineira, exceto nos casos suspeitos.

As metástases leptomeníngeas aparecem como áreas de impregnação anômala dos meios de contraste, com aspecto nodular ou linear e focais ou difusas.

■ TRATAMENTO

O tratamento das MIC deve ser interdisciplinar e compreende duas etapas: o sintomático e o específico. Embora raramente o tratamento resulte em cura, com a abordagem terapêutica multidisciplinar e adequado controle e alívio dos sintomas, a expectativa e a qualidade de vida podem melhorar. A sobrevida mediana dos pacientes sem tratamento específico é estimada em 4 semanas. Embora existam algumas recomendações gerais, é importante que o tratamento seja individualizado, considerando-se alguns fatores na escolha da terapêutica a ser seguida. Os principais fatores são

a | Relacionados ao paciente: idade e condição clínica geral (performance funcional).
b | Classificação prognóstica, com o emprego de escalas como RPA (*recursive partitioning analysis*) ou GPA/DS-GPA (GPA, do inglês *graded prognostic assessment/diagnosis specific*).
c | Número de lesões metastáticas.
d | Situação da doença extracraniana (sob controle ou não).
e | Tratamentos prévios.
f | Tipo histológico do tumor primário/responsividade ao tratamento (radioterapia/quimioterapia).
g | Localização e ressecabilidade das lesões.

Embora historicamente as MIC sejam associadas com prognóstico desfavorável, o melhor conhecimento de cada situação e a adequada classificação em termos de variáveis prognósticas permitem a identificação de grupos de pacientes, de modo que a escolha da terapêutica possa ser direcionada, resultando em maior benefício.

A primeira etapa visa à estabilização do paciente crítico com o tratamento da hipertensão intracraniana (HIC), da hidrocefalia, das crises convulsivas, dos estados de hipercoagulabilidade associados e dos distúrbios metabólicos e infecciosos. De modo geral, todos os pacientes sintomáticos são tratados com corticosteroides, os quais promovem melhora clínica rápida. A dexametasona é o corticosteroide mais amplamente utilizado por sua menor ação mineralocorticoide e por ter maior meia-vida. Cerca de 75% dos pacientes apresentam melhora clínica considerável dentro de 24-72 horas. O exato mecanismo de ação dos corticosteroides ainda não foi estabelecido e se acredita que eles aumentem a absorção de líquido do espaço extracelular e diminuam a permeabilidade dos capilares tumorais, de modo a reduzir o edema vasogênico associado a estas lesões. De modo geral, a dose pode variar de 4 a 16 mg/dia e, considerando-se todos os efeitos colaterais associados à corticoterapia, deve-se utilizar a menor dose possível para alívio dos sintomas, com redução progressiva após controle sintomático. Contudo, estima-se que 10% dos pacientes não toleram a redução da dose dos corticosteroides, sendo necessária dose de manutenção. O tratamento sintomático com corticoesteroides aumenta a sobrevida em aproximadamente 2 meses e meio.

Crises convulsivas podem ocorrer em cerca de 25% dos pacientes e dependem da localização das lesões e também do tipo do tumor (caracteristicamente, alguns tumores, como o melanoma, apresentam maior frequência, muitas vezes relacionada com hemorragia intratumoral). Com relação ao tratamento, deve-se preferir o uso de medicações não indutoras, como o valproato de sódio e a gabapentina. Embora utilizados frequentemente, vale ressaltar que a fenitoína, a carbamazepina e o fenobarbital são indutores enzimáticos do sistema citocromo P450 e podem apresentar interação medicamentosa com outras medicações prescritas, como a dexametasona e com quimioterápicos, com risco de diminuição da sua eficácia. Medicações de uso mais recente, como a lamotrigina, o topiramato e o levetiracetam, podem ser utilizadas para o tratamento dos casos refratários ao uso das medicações clássicas. O tratamento profilático, isto é, a utilização de medicações antiepilépticas nos pacientes com diagnóstico de MIC e que não apresentaram crises é um assunto controverso, e estudos prospectivos e randomizados não mostraram benefícios que justifiquem tal prática. Contudo, algumas exceções devem ser consideradas, como nos pacientes com metástases em áreas mais epileptogências ou com maior propensão ao sangramento, como melanoma, coriocarcinoma e tumores renais.

O risco de trombose venosa é maior nos pacientes com câncer e estima-se que ocorra em até 20% dos casos de MIC. Na prática, a recomendação atual é o tratamento das tromboses por meio de anticoagulação e a utilização de filtro de veia cava ou de anticoagulantes (sob estreita vigilância) nos casos de lesões com maior risco de sangramento (como melanoma e câncer de mama, entre outros).

O tratamento definitivo para os pacientes com MIC inclui a cirurgia, a radioterapia, a radiocirurgia e a quimioterapia, sempre com objetivo de aumentar a sobrevida e a capacidade neurológica, com melhor qualidade de vida. A escolha da(s) modalidade(s) a ser(em) empregadas depende da avaliação global, considerando-se o tipo de neoplasia, seu comportamento biológico, estadiamento e performance funcional do paciente. Entre as muitas variáveis empregadas destacam-se o estado funcional (comumente designado pela escala de Karnofsky (Tabela 363.1), o número de lesões (se única ou múltiplas), o tipo de tumor primário e o grau de comprometimento sistêmico (doença disseminada ou sob controle). Um sistema de classificação com valor prognóstico muito utilizado é o do RTOG (Radiation Therapy Oncology Group),[1] publicado originalmente em 1997 e validado por estudos subsequentes. Nesta classificação prognóstica por RPA (*recursive partitioning analysis*), os pacientes podem ser subdivididos em três classes (Tabela 363.2).

Embora a classificação prognóstica RTOG RPA tenha sido validada por estudos subsequentes, observou-se que a grande maioria dos pacientes era classificada como do subgrupo RPA II, o que tornou necessária uma melhor estratificação visando à abordagem terapêutica adequada, já que

TABELA 363.1 ■ Escala de Karnofsky

ESCORE	CARACTERÍSTICAS CLÍNICAS
100	Normal, sem evidência de doença
90	Capacidade normal, sintomas mínimos da doença
80	Atividade normal com esforço alguns sintomas da doença
70	Autocuidado preservado, mas incapaz de exercer atividades habituais ou trabalhar
60	Requer assistência ocasional, mas é capaz de autocuidados
50	Requer assistência considerável e cuidados médicos frequentes
40	Incapacitado, requer cuidados e assistência
30	Severamente incapacitado, com indicação de hospitalização
20	Muito doente, hospitalização necessária e tratamento de suporte
10	Moribundo
0	Óbito

TABELA 363.2 ■ Classificação prognóstica por RPA (*recursive partioning analysis*)

CLASSIFICAÇÃO	VARIÁVEIS
RPA classe I	KPS maior ou igual a 70 Doença sistêmica controlada Idade menor do que 65 anos Metástase cerebral única
RPA classe II	KPS maior ou igual a 70 Doença sistêmica em atividade Idade maior do que 65 anos Metástases sistêmicas e no SNC
RPA classe III	KPS menor do que 70

KPS: *Kamotsky performance status*.
Fonte: Gaspar e colaboradores.[1]

pacientes RPA II apresentaram evolução clínica variável. Neste sentido, um estudo denominado Diagnosis-Specific Graded Prognostic Assessment (DSGPA)[2] analisou mais de 4.000 pacientes com diagnóstico de MIC e tratados, com o objetivo de identificar fatores diagnóstico e paciente-específicos que pudessem estratificar melhor os pacientes em termos de melhor ou pior prognóstico. Este estudo estabeleceu critérios mais específicos, considerando-se também o tipo histológico do tumor, incluindo câncer de pulmão não pequenas células, câncer de pulmão pequenas células, melanoma, câncer renal, vários tipos de câncer de mama e câncer gastrintestinal. Novos trabalhos têm confirmado os achados do DSGPA, permitindo uma abordagem mais individualizada.

> **ATENÇÃO!**
>
> Outro sistema prognóstico tem sido aplicado aos pacientes tratados, com radiocirurgia (com escore variável de 0-10), e parece ter maior acurácia do que a classificação por RPA.

A radioterapia externa convencional é o tratamento preferível nos casos de pacientes com metástases múltiplas (associadas ou não a micrometástases) ou com metástase única, mas com doença sistêmica em atividade, promovendo melhora clínica em 60-80% dos casos e aumento da sobrevida em torno de três a seis meses. O protocolo mais comumente empregado é o da radiação externa de todo o encéfalo, com dose total de 30 Gy administrada em 10 frações (12 dias) em associação com uso de dexametasona, (cuja dose deve ser reduzida posteriormente até a menor possível), para minimizar os efeitos agudos da radiação. Uma das maiores preocupações com a utilização da radioterapia de encéfalo total é o risco de sequelas cognitivas, com prejuízo da qualidade de vida. Neste sentido, alguns autores recomendam a utilização de medicações que poderiam ter efeito neuroprotetor (como memantina e donepezila), baseando-se nos resultados de alguns estudos direcionados para esta questão. Outra estratégia é utilizar a técnica de radioterapia por IMRT (*intensity-modulated radiotherapy*) no planejamento da radioterapia do encéfalo total, de modo a poupar as regiões hipocampais bilateralmente. Embora os resultados destes estudos apresentem variações em termos de resultados, de modo geral, os pacientes com MIC apresentam alguma melhora em termos de neurocognição.

Três estudos randomizados demonstraram que o tratamento cirúrgico associado à radioterapia do encéfalo total é superior ao uso da radioterapia isoladamente, com diminuição da recorrência, nos casos de metástase única. Além disto, com autilização de modernas técnicas neurocirúrgicas (neuronavegação, estimulação cortical intra- operatória), nota-se menor risco de sequelas e de morbidade pós-operatória. Também deve-se ressaltar que a cirurgia possibilita melhora do déficit neurológico e supressão do efeito expansivo. Nos pacientes com múltiplas metástases, a cirurgia pode ser utilizada para alívio do efeito expansivo, com a ressecção de lesão dominante e sintomática, além de possibilitar o diagnóstico preciso.

Nos últimos anos, nota-se aumento na utilização da radiocirurgia no tratamento das MIC. A radiocirurgia consiste no emprego de múltiplos feixes convergentes, o que resulta em uma concentração de radiação direcionada para um alvo delimitado em uma única fração (dose única). Os três sistemas mais utilizados são o acelerador linear, o *gamma knife* e o *cyclotron*, sendo que os dois primeiros empregam a energia dos *fótons (raios X de alta energia) e radiação gamma*, respectivamente, e o último utiliza *prótons*. Considerando o formato geralmente esférico das metástases cerebrais e os seus limites precisos, a radiocirurgia torna-se uma alternativa terapêutica importante, sobretudo para os pacientes com lesões inacessíveis ao tratamento cirúrgico ou para aqueles que apresentem lesões residuais após a cirurgia ou para complementação da radioterapia convencional ou em casos de novas lesões, após já ter sido utilizada a radioterapia de cérebro total. Ressalta-se ainda o resultado favorável nas lesões sabidamente resistentes ao regime de fracionamento (melanoma, hipernefroma). As complicações da radiocirurgia são de baixa incidência e podem incluir edema, convulsões (dependendo da localização) e radionecrose (depende da relação volume e dose empregados).

Nas Tabelas 363.3 e 363.4, estão resumidas as vantagens e desvantagens da cirurgia e da radioterapia localizada.

Em relação à irradiação profilática, proposta por alguns autores para os pacientes com diagnóstico de câncer de pulmão de pequenas células, ainda não há consenso. Deve-se ressaltar que as MI são frequentes neste tipo de carcinoma, ocorrendo em 21-54% dos pacientes durante a sua evolução e o encéfalo pode ser o primeiro local de recorrência em até 15-30%. Deste modo, a irradiação profilática reduz a incidência de MI sintomáticas, aumenta a sobrevida livre de doença e também a sobrevida global. Por outro lado, argumenta-se que os efeitos colaterais deste tratamento (neurotoxicidade com prejuízo da capacidade funcional) seriam significativos, devendo-se postergar a radioterapia até ocasião do diagnóstico de MI. Contudo, nos últimos anos, prevaleceu a opinião de oferecer esta modalidade de tratamento, mesmo nos casos de doença localmente avançada, com a devida orientação dos pacientes sobre os possíveis efeitos adversos, considerando-se os benefícios em termos de sobrevida global.

Tradicionalmente, a quimioterapia tem um papel limitado no tratamento das MIC, ficando reservada para os pacientes que não apresentaram resposta com outras modalidades ou para aqueles com tumores quimiossensíveis (linfoma, câncer de pulmão de pequenas células, germinomas). Parte deste ceticismo na utilização é decorrente do fato de que os agentes comumente empregados são hidrofílicos ou de tamanho grande o suficiente para impedir sua passagem pela barreira hematencefálica (BHE). Deve-se ressaltar que alguns agentes como nitrosureias, citosina arabinosideo, temozolomida, thiotepa, ifosfamida, topotecan, idarubicina, methotrexate e ciclofosfamida conseguem cruzar a BHE

Mais recentemente, alguns estudos com imunoterapia e terapia-alvo têm mostrado alguma eficácia para alguns tumores (lapatinib, para câncer de mama, gefitinib, para câncer de pulmão não pequenas células, e ipilimumab, no caso de metástases de melanoma).

Nos casos de resposta inicial à radioterapia, com sobrevida maior que seis meses e com doença sistêmica controlada, diante da recorrência, a cirurgia ou reirradiação podem ser consideradas, ainda que o risco de complicações seja maior. Por outro lado, os pacientes que não respondem à modalidade alguma de tratamento, devem receber cuidados paliativos, de modo multidisciplinar, com objetivo de melhor qualidade de vida e alívio sintomático.

TABELA 363.3 ■ Vantagens e desvantagens da cirurgia no tratamento das metástases

VANTAGENS	DESVANTAGENS
▪ Maior frequência de resposta completa ▪ Melhora rápida dos sintomas decorrentes do efeito expansivo ▪ Não interfere na avaliação pós-operatória com exames de neuroimagem	▪ Procedimento mais complexo, com maior custo e tempo de hospitalização ▪ A localização da lesão determina a possibilidade de tratamento

TABELA 363.4 ■ Vantagens e desvantagens da radiocirurgia no tratamento das metástases

VANTAGENS	DESVANTAGENS
▪ Procedimento pode ser realizado sob anestesia local com menor tempo de hospitalização ▪ Pode ser utilizado nos casos em que o acesso cirúrgico é difícil ▪ Menor custo ▪ Tem ação nas lesões resistentes à radioterapia convencional	▪ Resposta completa é menos frequente ▪ Limitado pelo tamanho da lesão (até 3 cm) ▪ Não permite diagnóstico histopatológico ▪ Maior frequência de efeitos tardios, como radionecrose e edema, necessitando de corticoterapia prolongada

REVISÃO

- Ressecção cirúrgica é uma opção para pacientes com boa performance funcional com doença sistêmica sob controle e com lesões acessíveis cirurgicamente.
- A radioterapia externa pós-operatória deve ser considerada por reduzir o risco de recorrência nos pacientes com metástase única submetidos à cirurgia.
- Pacientes com metástase única sem possibilidade cirúrgica podem ser tratados com radiocirurgia (*boost*) associada com radioterapia do encéfalo total.
- O esquema clássico da radioterapia é a administração de 30 Gy em 10 frações.
- O uso de radiossensibilizadores ainda não é recomendado clinicamente.
- Em pacientes selecionados, o uso de *boost* de radiocirurgia associada à radioterapia do encéfalo total pode aumentar o controle local do tumor e aumentar a sobrevida.
- A quimioterapia como primeira opção de tratamento ainda é experimental.
- O tratamento deve, sempre, ser individualizado.

■ REFERÊNCIAS

1. Gaspar L, Scott C, Rotman M, Asbell S, Phillips T, Wasserman T, et al. Recursive partitioning analysis (RPA) of prognostic factors in three Radiation

Therapy Oncology Group (RTOG) brain metastases trials. Int J Radiat Oncol Biol Phys. 1997;37(4):745-51.
2. Sperduto PW, Chao ST, Sneed PK, Luo X, Suh J, Roberge D, et al. Diagnosis-specific prognostic factors, indexes, and treatment outcomes for patients with newly diagnosed brain metastases: a multi-institutional analysis of 4,259 patients. Int J Radiat Oncol Biol Phys. 2010;77(3):655-61.

■ LEITURAS SUGERIDAS

Arvold ND, Lee EQ, Mehta MP, Margolin K, Alexander BM, Lin NU, et al. Updates in the management of brain metastases. Neuro Oncol. 2016;18(8):1043-65.

Fokas E, Steinbach JP, Rödel C. Biology of brain metastases and novel target therapies: time to translate the research. Biochim Biophys Acta. 2013;1835(1):61-75.

Jenkinson MD, Haylock B, Shenoy A, Husband D, Javadpour M. Management of cerebral metastasis: evidence-based approach for surgery, stereotactic radiosurgery and radiotherapy. Eur J Cancer. 2011;47(5):649-55.

Nguyen TD, DeAngelis LM. Brain metastases. Neurol Clin. 2007;25(4):1173-92, x-xi.

Patel SH, Robbins JR, Gore EM, Bradley JD, Gaspar LE, Germano I, et al. ACR Appropriateness Criteria® follow-up and retreatment of brain metastases. Am J Clin Oncol. 2012;35(3):302-6.

Patel TR, Knisely JPS, Chiang VLS. Management of brain metastases surgery, radiation, or both? Hematol Oncol Clin North Am. 2012 Aug;26(4):933-47.

Schmieder K, Keilholz U, Combs S. The interdisciplinary management of brain metastases. Dtsch Arztebl Int. 2016;113(24):415-21.

364

CÂNCER DE CABEÇA E PESCOÇO (QUIMIOTERAPIA)

■ HAKARU TADOKORO
■ ILKA LOPES SANTORO
■ MARCIO ABRAHÃO

O câncer de cabeça e pescoço abrange um grupo heterogêneo de tumores rotulados de acordo com a localização do sítio primário: cavidade oral; nasofaringe; orofaringe; hipofaringe; laringe; cavidade nasal e seios paranasais; e glândulas salivares.

Segundo o Instituto Nacional de Câncer,[1] a incidência no Brasil, em 2014, para tumor da cavidade oral será de 11,54/100.000 homens e de 3,92/100.000 mulheres, ao passo que para os tumores de laringe, para cada 100 mil habitantes, será de 7,03 no gênero masculino e 0,75 no feminino.

> **ATENÇÃO!**
>
> O tipo histológico mais prevalente nos tumores de laringe é o epidermoide (90%).

O câncer de cabeça e pescoço está relacionado com o tabagismo e a ingestão de álcool, cujo efeito combinado é multiplicativo. Outros fatores conhecidos são: infecção viral, em particular pelo papilomavírus humano (HPV), especialmente o tipo 16, bem como infecção pelo vírus Epstein-Barr (EBV), nos casos de câncer de nasofaringe; exposição ocupacional ou irradiação; dieta rica em gordura e pobre em frutas e vegetais; má higiene oral. Os casos de câncer de região de orofaringe com positividade ao vírus HPV tipo 16 costumam ter prognóstico melhor do que os soronegativos.

A infecçao por HPV e evasão imune no cancer de cabeça e pescoço associado ao HPV e modelo relevante para imunoterapia. O HPV interage com a apresentação de antigenos para reduzir a resposta imune adaptativa e suprime a inibição da sinalização do STAT 1 via interferon (IFN), causando uma regulação negativa do antígeno leucocitário humano (HLA) classe 1APM. Isto faz que durante a resposta imune que a presença de receptores de verificação (*checkpoints*), como PD-1 ou CTLA-4, limitando uma resposta imune mais robusta para proteger da reação autoimune.

Os tumores que têm a expressão PD-1 alto têm melhor sobrevida (93,9%) do que aqueles com expressão PD-1 baixo (63,6%).

A evsão do tumor do sistema imune pode ocorrer por alta expressão do PD-L1 e PD-L2, que baixa a regulação da ativação de celula T, que liga ao PD-1 com PD-L1 e sinaliza negativamente, suprimindo a imunidade tumoral tipo 1.

Por serem vários sítios primários em áreas que abrangem funções de fala, deglutição, respiração, paladar e olfato, o planejamento terapêutico deverá ser delineado por uma equipe multidisciplinar levando-se em consideração as preferências do paciente.

■ TRATAMENTO

Neste capítulo, será abordado apenas o tratamento quimioterápico (quimioterapia de indução, adjuvante ou concomitante com radioterapia, bem como tratamento exclusivo, na dependência do estadiamento).

ESTÁDIOS III E IV (DOENÇA RESSECÁVEL)

Candidatos à preservação de órgão

Nesses casos, a quimioterapia combinada à radioterapia é o tratamento-padrão para pacientes com doença regional ou localmente avançada. Preconiza-se a quimioterapia com cisplatina, na dose de 100 mg/m^2 em duas horas nos D1, D22 e D43, ou 40 mg/m^2 em uma hora, semanalmente, durante o período da radioterapia (7.000 cGy, em 35 seções). Essa modalidade de tratamento também é a melhor opção terapêutica em casos de pacientes operados e que apresentaram margem comprometida, N1 ou mais com extensão extracapsular, T3 volumoso ou T4. Quando contraindicada, a cisplatina (caso o paciente tenha alteração do *clearance* de creatinina [Cr]) poderá ser substituída por carboplatina, na dose de AUC 2/semanal, durante o período da radioterapia.

A quimioterapia de indução, em pacientes com câncer de cabeça e pescoço, local ou regionalmente avançado, tem gerado controvérsias e não há consenso.

O cenário mais favorável para a modalidade terapêutica de quimioterapia de indução é o de pacientes mais jovens, sem comorbidades limitantes e com tumores volumosos e/ou nível N2-3.

> **ATENÇÃO!**
>
> A grande dificuldade da quimioterapia de indução é sua toxicidade, que poderia inviabilizar os próximos passos do tratamento, como cirurgia, radioterapia, quimioterapia ou quimiorradioterapia.

Não candidatos à preservação de órgão

Nesse grupo de pacientes, estão incluídos aqueles que não podem ser submetidos à quimiorradioterapia com cisplatina por idade avançada, comorbidades limitantes ou contraindicação ao uso da cisplatina. Esse cenário favorece o uso do cetuximabe na dose de 400 mg/m^2 EV, D1, seguido de

250 mg/m² EV, semanalmente, até o final da radioterapia. Durante o uso de cetuximabe, deve-se monitorar os níveis sanguíneos do magnésio. Na indisponibilidade do cetuximabe, há indicação de radioterapia exclusiva.

ESTÁDIOS III E IV M0 (DOENÇA IRRESSECÁVEL)

Recomenda-se cisplatina combinada com docetaxel e 5-fluorouracil (5FU) a cada três semanas, por três ciclos, com suporte hematopoiético e ciprofloxacino profilático. Essa terapêutica é seguida de quimiorradioterapia baseada em cisplatina, como descrito. Esse esquema está associado com maior tempo livre de progressão e taxa de controle local superior.

ESTÁDIOS III E IV M1 (DOENÇA À DISTÂNCIA)

A quimioterapia exclusiva está indicada em pacientes em estádio avançado, em que a cirurgia seria contraindicada. O tratamento deve ser individualizado, e a poliquimioterapia está preconizada para aqueles pacientes com boa capacidade funcional e sintomáticos. Os esquemas seriam com cisplatina (ou carboplatina) + 5-FU e paclitaxel (ou cetuximabe ou docetaxel), semanais ou a cada 21 dias, de acordo com a capacidade funcional do paciente, isto é, semanal, nos paciente com PS 2, e a cada 21 dias, nos casos de PS 0 ou 1. As doses dos quimioterápicos nesses casos são convencionais.

A radioterapia pode ser indicada em qualquer um dos casos anteriores, como coadjuvante.

Os novos tratamento com medicações imunoterápicas anti-PD-1 e anti-PDL-1 podem trazer resultados melhores nesses tipos de tumores.

O pembrolizumad bloqueia interação entre o receptor PD-1 e seus ligantes PDL-1 e PDL-2 e, portanto, pode reativar a imunocompetência e aumentar a atividade antitumoral. Em um trabalho apresentado no ASCO 2015 sobre o pembrolizumad, o trabalho Keynote 012[2] apresentou 57% de redução de tumor entre os 132 pacientes, dos quais 37,9% já tinham recebido 3 ou mais linhas de esquemas de quimioterapias. A taxa de resposta objetiva foi de 24,8%. Portanto, a imunoterapia parece promissora em futuro próximo. Existem inúmeras medicações desse tipo a caminho.

■ ACOMPANHAMENTO

O seguimento de todos os casos deve ser a cada três meses no 1º e 2º anos. Após esse período, pode-se espaçar o controle para cada seis meses, dependendo do caso. Após cinco anos, o controle pode ser anual.

REVISÃO

- O tipo histológico mais prevalente nos tumores de laringe é o epidermoide.
- Por se tratar de vários sítios primários em áreas que abrangem funções de fala, deglutição, respiração, paladar e olfato, o planejamento terapêutico deverá ser delineado por uma equipe multidisciplinar, levando-se em consideração as preferências do paciente.
- Quimioterapia combinada à radioterapia é o tratamento-padrão para pacientes com doença regional ou localmente avançada.

■ REFERÊNCIAS

1. Instituto Nacional de Câncer José Alencar Gomes da Silva. Estimativa 2014: incidência de câncer no Brasil [Internet]. Rio de Janeiro: INCA; 2014 [capturado em 26 abr. 2017]. Disponível em: http://www.saude.sp.gov.br/resources/ses/perfil/gestor/homepage/outros-destaques/estimativa-de-incidencia-de-cancer-2014/estimativa_cancer_24042014.pdf.
2. Seiwert TY, Haddad RI, Gupta S, Mehra R, Tahara M, Berger R, et al. Antitumor activity and safety of pembrolizumab in patients (pts) with advanced squamous cell carcinoma of the head and neck (SCCHN): preliminary results from KEYNOTE-012 expansion cohort. J Clin Oncol. 2015;35 (suppl): abstr LBA6008.

■ LEITURAS SUGERIDAS

Bhat P, Mattarollo SR, Gosmann C, Frazer IH, Leggatt GR. Regulation of immune responses to HPV infection and during HPV – directed immunotherapy. Immunol Rev. 2011;239(1):85-98.

Forastiere FA, Goepfert H, Maor M, Pajak TF, Weber R, Morrison W, et al. Concurrent chemotherapy and radiotherapy for organ preservation in advanced laryngeal cancer. N Engl J Med. 2003;349(22):2091-8.

Gildener-Leapman N, Ferris RL, Bauman JE. Promissing systemic immunotherapies in head and neck squamous cell carcinoma. Oral Oncol. 2013;49(12):1089-96.

Grégory V, Lefebvre JL, Licitra L, Felip E. Squamous cell carcinoma of the head and neck: EHNS-ESMO-ESTRO Clinical Practice Guidelines for diagnosis, treatment and follow-up. Ann Oncol. 2010;21 Suppl 5:v184-6.

Lefebvre JL, Chevalier D, Luboinski B, Kirkpatrick A, Collette L, Sahmoud T. Larynx preservation in pyriform sinus cancer: preliminary results of a European Organization for Research and Treatment of Cancer phase III trial. EORTC Head and Neck Cancer Cooperative Group. J Natl Cancer Inst. 1996;88(13):890-9.

Lin YM, Sung WW, Hsieh MJ, Tsai SC, Lai HW, Yang SM, et al. High PD-L1 expression correlates with metastatic and poor prognosis in oral squamous cell carcinoma. PLos One. 2015;10(11):e0142656.

Lyford-Pike S, Peng S, Young GD, Taube JM, Westra WH, Akpeng B, et al. Evidence for a role of the PD-1:PDL-1 pathway in immune resistance of HPV-associated head and neck squamous cell carcinoma. Cancer Res. 2013;73(6):1733-41.

National Comprehensive Cancer Network. Clinical practice guideline in oncology: head and neck cancers. Fort Washington: NCCN; 2014.

Quezada SA, Peggs KSW, Exploiting CTLA-4, PD-1 and PD-L1 to reactivate the host immune response against cancer. Br J Cancer. 2013;108(8):1560-5.

Saloura V, Zuo Z, Koeppen H, Keck MK, Khattri A, Boe M, Hegde PS, et al. Correlation of T-cell inflamed phenotype with mesenchymal subtype, expression of PD-L1, and other immune checkpoints in head and neck cancer. J Clin Oncol. 2014;32;(suppl):abstr 6009.

Vermorken JB, Mesia R, Rivera F, Remenar E, Kawecki A, Rottey S, et al. Platinum-based chemotherapy plus cetuximab in head and neck cancer. N Engl J Med. 2008;359(11):1116-27.

365

CÂNCER DO OLHO E DOS ANEXOS OCULARES

■ CLÉLIA MARIA ERWENNE
■ LUIZ FERNANDO TEIXEIRA

As neoplasias são pouco frequentes no globo ocular e nos seus anexos. Podem ser benignas ou malignas, e primárias, secundárias ou metastáticas. Muitas vezes, o diagnóstico é difícil devido à raridade e à variedade de apresentação dos casos. Em geral, os tumores mais externos de pálpebras, conjuntiva e órbita são diagnosticados pela alteração anatômica observada. Muitas vezes, durante o exame ectoscópico, notam-se a presença da massa tumoral e/ou as alterações secundárias que esta causa no globo ocular, como o seu deslocamento. Os tumores intraoculares podem determinar baixa de visão, presença de manchas escuras ou corpos volantes no campo de visão, fotopsias e metamorfopsias. No caso específico do retinoblastoma, a observação de brilho pupilar branco, referido como "brilho do olho de gato", é sinal característico em mais de 70% dos casos. Nas extensões orbitárias, as queixas abrangem dor, vermelhidão ocular e limitação dos movimentos oculares, às vezes com diplopia e proptose.

O exame ocular por biomicroscopia é fundamental para avaliar as lesões das pálpebras, conjuntiva e segmento anterior do globo ocular, principalmente aquelas localizadas na íris e, algumas vezes, no corpo ciliar, permitindo a descrição da forma, da cor, da extensão e da vascularização desses tumores.

Propedêutica magna no diagnóstico e na avaliação clínica dos tumores intraoculares do segmento posterior, a oftalmoscopia binocular indireta deve ser feita sob midríase e incluir o estudo de todo o segmento posterior até a ora serrata. Em crianças, recomenda-se que seja realizada sob anestesia. As lesões de retina são passíveis de observação direta nos casos em que o tumor invade a cavidade vítrea (tumores de crescimento endofítico), possibilitando sua medida, geralmente feita em diâmetros papilares por comparação direta com o diâmetro da papila óptica, e sua localização; permite, ainda, a observação dos vasos que nutrem o tumor, dos relevos da superfície, da pigmentação e até dos componentes internos da lesão em alguns casos (cavidades, calcificação etc). As lesões de crescimento exofítico (crescimento em direção à esclera) e as coroidais são observadas por meio da retina, que se encontra descolada sobre o tumor em alguns casos. As lesões coroidais podem ser melanóticas ou amelanóticas, com diferentes formatos (planas, cupuliformes, em cogumelo, multilobuladas) e acompanhadas de descolamentos serosos da retina, pequenos e adjacentes à lesão tumoral ou extensos, tomando mais de um ou até todos os quadrantes do olho. As lesões de coroide podem ocasionar ruptura secundária da membrana de Bruch, alterações secundárias no epitélio pigmentar da retina e na retina neurossensorial.

A ultrassonografia ocular (US) complementa a oftalmoscopia indireta no diagnóstico dos tumores intraoculares. A US demonstra a forma, o tamanho, a refletividade interna e a topografia da lesão. Para as lesões do segmento anterior (íris e corpo ciliar), o melhor exame complementar é a biomicroscopia ultrassônica (UBM, do inglês *ultrasonic biomicroscopy*) que nos fornece as mesmas informações a respeito da lesão, como tamanho, formato e refletividade interna.

A tomografia computadorizada (TC) pode ser utilizada na suspeita de comprometimento extraocular das lesões intraoculares. Nas lesões orbitárias, avalia densidade interna, formato e tamanho das lesões e comprometimento dos tecidos adjacentes à lesão, principalmente o tecido ósseo. A ressonância magnética (RM) consegue avaliar melhor os tecidos não ósseos da órbita. Está indicada na avaliação do comprometimento extraocular e/ou do nervo óptico por uma lesão intraocular e na avaliação detalhada das estruturas orbitárias. É de grande valia no estudo das neoplasias orbitárias, fornecendo dados importantes para a diferenciação das lesões que comprometem a região. Essas técnicas permitem refinar o diagnóstico e ainda auxiliam no planejamento terapêutico.

A angiografia fluoresceínica e a indocianina verde podem trazer informações sobre a vascularização interna das lesões intraoculares, porém não fornecem dados conclusivos sobre o seu diagnóstico na maioria dos casos.

O diagnóstico histopatológico pode ser arma propedêutica no estudo das neoplasias intraoculares. O material do tumor a ser analisado pode ser obtido por biópsia incisional, excisional ou por aspiração com agulha fina. A punção de câmara anterior pode ser utilizada para o diagnóstico de infiltrações celulares neoplásicas no humor aquoso ou de lesões sólidas irianas. O material é aspirado com agulha fina, pelo limbo esclerocorneano. A punção via pars plana para acessar lesões do segmento posterior, indicada quando os métodos não invasivos não fornecem segurança diagnóstica, é feita com agulha fina e aspiração do conteúdo lesional. A biópsia intraocular está absolutamente contraindicada na suspeita de retinoblastoma, devido ao risco de transformação da lesão intraocular em extraocular, piorando a evolução do paciente. Lesões do corpo ciliar podem ser biopsiadas por aspiração transescleral utilizando agulha fina ou por biópsia incisional ou excisional da lesão, dependendo do tamanho e da extensão do tumor.

Os tumores que comprometem a cavidade orbitária podem-se localizar em qualquer região da órbita. Aqueles que comprometem a região mais anterior e subconjuntival podem muitas vezes ser avaliados clinicamente pela biomicroscopia anterior. As lesões mais posteriores geralmente são mais bem avaliadas por estudos de imagem, como a TC e a RM. Na maior parte dos casos, o diagnóstico definitivo desses tumores é obtido por seu estudo histopatológico por biópsia incisional (tumores difusos infiltrativos) ou excisional (tumores bem delimitados).

■ QUADRO CLÍNICO, DIAGNÓSTICO E TRATAMENTO

TUMORES INTRAOCULARES

Melanoma da úvea

Considerado o tumor intraocular primário mais frequente nos adultos, o melanoma da úvea tem incidência anual de aproximadamente seis casos novos para cada um milhão de habitantes na população norte-americana (EUA). É mais comum em indivíduos de pele branca, com predileção pela população adulta, com maior ocorrência acima da sexta década de vida.

Evidências clínicas e histopatológicas sugerem que a maioria dos melanomas uveais se originam de lesões melanocíticas benignas preexistentes, como os nevos. Melanocitose ocular ou oculodermal congênita, síndrome do nevo displásico e neurofibromatose tipo 1 (NF-1) são considerados fatores associados.

Clinicamente, os melanomas uveais são lesões tumorais sobrelevadas, pigmentadas ou não, que podem se localizar na íris, no corpo ciliar ou na coroide. O paciente pode ser assintomático ou apresentar distúrbios visuais, como embaçamento, fotopsias, metamorfopsias e moscas volantes; dor por aumento da pressão intraocular é rara.

Melanomas envolvendo a coroide e/ou o corpo ciliar são mais frequentes que os de íris. Na coroide, podem apresentar-se como lesões cupuliformes, em formato de cogumelo quando rompem a membrana de Bruch ou crescer de forma difusa sem formar uma lesão tão elevada. Em alguns casos, podem ser total ou parcialmente sem pigmentação (amelanótico). Hemorragias vítreas ou sub-retinianas podem ocorrer principalmente quando as lesões rompem a membrana de Bruch dificultando o diagnóstico da lesão.

Além da oftalmoscopia indireta, a US/UBM e a angiofluoresceinografia são os exames subsidiários mais frequentemente utilizados no diagnóstico do melanoma intraocular.

Os melanomas são classificados quanto à histologia, em fusiformes, epitelioides (células mais agressivas) e mistos (células fusiformes e epitelioides na mesma lesão). Os melanomas da úvea disseminam-se por via hematogênica determinando metástases preferencialmente no fígado, seguido pelo pulmão, pele, ossos e sistema nervoso central (SNC).

> **ATENÇÃO!**
>
> O prognóstico de vida dos portadores de melanoma uveal pode ser avaliado por meio de aspectos clínicos, histopatológicos, citogenéticos e de expressão molecular do tumor, o qual fornece dados mais precisos. Pelo estudo de expressão molecular de material tumoral, atualmente, divide-se o melanoma uveal em duas classes distintas: 1 e 2, sendo que a classe 2 representa o grupo de pacientes com risco aumentado de doença metastática.

A presença de metástase sistêmica detectável no diagnóstico do tumor intraocular é de apenas 1 a 2%. Entretanto, aproximadamente 40-50% dos pacientes com melanomas da úvea posterior com mais de 8 mm de espessura morrem em período de 10 anos em virtude de doença metastática sistêmica. Esses dados sugerem a presença de células metastáticas não detectáveis no momento do diagnóstico da doença ocular.

Observação periódica, termoterapia transpupilar a *laser*, teleterapia (feixe de prótons, radioterapia estereotática), braquiterapia (tratamento por placas radioativas oftálmicas de iodo 125, rutênio 106) e enucleação são as opções existentes no tratamento do melanoma intraocular. A escolha terapêutica depende da localização e do tamanho do tumor, dos sinais de atividade tumoral e da condição clínica do paciente. Nos tumores pequenos, ela pode variar de observação clínica em pacientes idosos com condições clínicas desfavoráveis, braquiterapia e termoterapia a *laser*. Nas lesões médias (3 a 8 mm em espessura e 5 a 16 mm em diâmetro basal) a braquiterapia ocular é o tratamento de escolha quando se pretende conservar o globo ocular. A braquiterapia ocular tem excelentes resultados no controle local do melanoma uveal com preservação do globo ocular com alguma função visual na maioria dos casos. Nos tumores grandes, a enucleação é a melhor escolha terapêutica.

Independente do tratamento local realizado, o paciente com melanoma uveal deve ter acompanhamento clínico sistêmico periódico pelo risco de desenvolver doença metastática anos após o controle local da doença.

Retinoblastoma

Tumor intraocular mais frequente na infância, o retinoblastoma tem origem neuroblástica. História familiar positiva para a doença é encontrada em aproximadamente 10% dos casos. O gene do retinoblastoma (*RB*) é considerado um gene supressor de tumor e está localizado no braço longo do cromossomo 13. Este gene produz uma proteína (pRB) que tem papel no controle do ciclo celular. A doença tem duas formas de apresentação, a hereditável (germinal) ou não hereditável (somática) explicadas pelo modelo de duplo evento mutacional. Na forma hereditável, a primeira mutação ocorre nas células germinais (óvulo ou espermatozoide), e a segunda, nas células retinianas da criança a ser gerada. Nos casos não hereditáveis, as duas mutações ocorrem nas células retinianas. Todos os casos bilaterais e unioculares multifocais são considerados germinais, podendo ser transmitidos aos descendentes de seu portador com risco de 45%. Estes pacientes ainda têm o risco de desenvolver outras neoplasias durante a vida por apresentarem a alteração do gene supressor de tumor (*RB*) em outros tecidos além da retina. São considerados esporádicos apenas os casos unilaterais e concomitantemente unifocais. Não transmitem para os seus filhos e não têm risco aumentado de outras neoplasias.

Em geral, o diagnóstico é realizado antes dos 2,5 anos de idade pela observação de reflexo pupilar branco denominado leucocoria ("brilho do olho do gato"). Noventa por cento dos casos são diagnosticados até os 5 anos de idade. A oftalmoscopia mostra uma ou mais massas brancas vascularizadas comprometendo a cavidade vítrea ou crescendo pelo espaço sub-retiniano, afetando um ou ambos os olhos. Presença de calcificação intralesional é bem frequente. A US é bastante característica pela presença de massa intraocular sólida de refletividade média, que passa a alta quanto maior a quantidade de cálcio presente. Nos grandes depósitos de cálcio, pode haver até formação de sombra acústica.

O tumor intraocular cresce, preenche o globo ocular e, se não tratado, geralmente infiltra o nervo óptico, estendendo-se até o SNC. A RM pode auxiliar o diagnóstico da lesão intraocular e fornece ainda subsídios para o diagnóstico de extensões orbitárias e do nervo óptico.

O tratamento do retinoblastoma tem evoluído significativamente. A escolha do método depende fundamentalmente do estádio e da forma genética. Pacientes sabidamente portadores da mutação germinal não devem ser expostos à radioterapia, principalmente na modalidade de feixe externo. Esta opção fica, portanto, relegada ao último recurso, sempre dosimetrada em até 4.000 cGy (dose máxima fracionada), e somente indicada quando imperiosa para conservação do segundo olho em tratamento, quando o contralateral foi enucleado. É fato reconhecido o papel iatrogênico da radioterapia nesses pacientes como indutora de tumores secundários, principalmente sarcomas, nas regiões irradiadas.

Os tumores pequenos com estádios iniciais apresentam bons resultados com tratamento por métodos conservadores, isto é, sem a remoção do globo ocular. Utiliza-se, de preferência, e, muitas vezes, exclusivamente a crioterapia e/ou a laserterapia com *laser* diodo ou argônio.

Olhos com doença intraocular mais avançada e disseminada têm como primeira opção terapêutica a quimiorredução complementada por tratamentos locais, como a crioterapia, laserterapia e/ou braquiterapia. A quimioterapia sistêmica no tratamento do retinoblastoma intraocular foi introduzida em 1992. Os protocolos utilizam a carboplatina associada ao VP-16 e à vincristina em doses e número de ciclos variáveis, sempre complementados pelos tratamentos locais. Outras formas de quimioterapia têm sido utilizadas como tratamento primário ou adjuvante. É possível citar a quimioterapia intra-arterial, realizada pela cateterização da artéria oftálmica e injeção da quimioterapia no seu interior, e a intravítrea, que consiste na injeção intraocular de quimioterápicos.

Os olhos que apresentam alterações anatomofuncionais importantes e irreversíveis ao diagnóstico geralmente são enucleados como tratamento primário. Entretanto, sempre que haja possibilidade de obtenção de alguma visão útil, em pelo menos um olho, o tratamento conservador deve ser considerado.

Olhos que não apresentam resposta ao tratamento conservador são submetidos à enucleação secundária.

Quando necessária, a enucleação requer os seguintes cuidados: (1) secção do nervo óptico o mais distalmente possível; (2) exame anatomopatológico padronizado com estadiamento final da lesão.

Tumores extraoculares sempre exigem tratamento por quimioterapia sistêmica. Vários são os protocolos empregados, e os medicamentos mais utilizados são cisplatina, carboplatina, adriamicina, vincristina, ciclofosfamida, ifosfamida e metotrexato. Muitas vezes, associa-se à radioterapia da órbita. O objetivo desse tratamento, sempre coordenado pelo pediatra oncologista, é a preservação da vida, uma vez que, disseminado, o retinoblastoma, pode causar o óbito.

O prognóstico para os tumores intraoculares é muito bom. Quando o diagnóstico é precoce, a sobrevida está estimada em 100%, muitas vezes com preservação da visão.

Tumores metastáticos na úvea

Representados, em geral, pelos carcinomas e, raramente, pelos sarcomas e melanomas. São lesões que se desenvolvem a partir de células provenientes de tumores primários, que chegam à úvea por via hematogênica. Como a porção posterior da úvea é a mais rica em vasos, esta é a localização mais frequente das lesões metastáticas (> de 90 %). Metástases para a retina, vítreo e nervo óptico são extremamente raras.

> **ATENÇÃO!**
>
> As metástases mais frequentes são as dos carcinomas de mama e pulmão. São geralmente bilaterais e multifocais. Algumas vezes, são a primeira manifestação do câncer primário ainda não diagnosticado, sobretudo no carcinoma pulmonar.

Os sintomas mais frequentes são a baixa de visão, as alterações no campo visual, as fotopsias e as metamorfopsias. Podem ser assintomáticos.

Em geral, são lesões amelanóticas de coloração amarelada únicas ou múltiplas acompanhadas de descolamento seroso da retina. Lesões metastáticas de tumor carcinoide, câncer de tiroide e carcinoma de células renais têm coloração alaranjada. Melanomas de pele metastáticos para a coroide têm coloração cinza ou marrom.

O tratamento a ser instituído depende muito das condições gerais do paciente e deve incluir a avaliação sistêmica por oncologista clínico. Atualmente, com o uso de novos medicamentos, a quimioterapia sistêmica tem mostrado bons resultados no controle da doença metastática ocular. Em geral, a radioterapia ocular (comumente aplicada por feixe externo) também proporciona bons resultados, com regressão das massas intraoculares, redução do descolamento de retina frequentemente associado e melhora da acuidade visual. Em lesões únicas, a braquiterapia com placas oftálmicas pode ser utilizada. Indica-se a enucleação em casos de olhos sem prognóstico visual e que evoluam com quadro de dor de difícil controle.

Infiltração leucêmica

Ocorre em aproximadamente 3% dos pacientes com leucemia. A idade de início é variável. Pode ser assintomática ou determinar borramento da visão, fotofobia e dor ocular.

Ocorre na íris, como espessamento nodular dessa estrutura ou presença de pequenos nódulos na borda pupilar. Pode haver pseudo-hipópio. O comprometimento também pode ser retiniano e/ou no nervo óptico, ocasionando baixa de visão.

O diagnóstico é feito pelo quadro clínico na presença de doença sistêmica já diagnosticada. Pode ser utilizado o diagnóstico citológico, por biópsia aspirativa com agulha fina em câmara anterior ou material de vitrectomia para confirmação diagnóstica.

O tratamento inclui o reestadiamento da doença sistêmica por oncologista, quimioterapia sistêmica e radioterapia ocular por feixe externo. Prognóstico ocular e sistêmico reservados.

Linfoma intraocular

Primário ou secundário (associado à doença no SNC ou sistêmica), pode comprometer a retina-vítreo ou a úvea. Os linfomas do tipo uveal geralmente estão associados aos linfomas viscerais e/ou nodais, ao passo que os retinianos, aos linfomas do SNC. O mais frequente comprometimento intraocular é do linfoma retiniano associado à doença no SNC (linfoma não Hodgkin de grandes células B).

> **ATENÇÃO!**
>
> As formas de apresentação do linfoma intraocular são múltiplas e variadas, muitas vezes simulando doenças inflamatórias (síndrome mascarada), o que dificulta o diagnóstico. O comprometimento pode ser uni ou bilateral, geralmente assimétrico entre os dois olhos.

A forma retiniana manifesta-se por borramento da visão, irite, precipitados ceráticos, hipercelularidade em humor aquoso e vítreo e infiltrados sub-retinianos. O tratamento inclui quimioterapia sistêmica e radioterapia do olho e do SNC. Os prognósticos visual e sistêmico são reservados.

TUMORES PALPEBRAIS

Carcinoma basocelular

O carcinoma basocelular (CBC) é o tumor maligno mais comum das pálpebras e ocorre mais frequentemente na pálpebra inferior. É mais comum a partir da sexta década de vida. A principal associação etiológica é a exposição solar, principalmente em pessoas de pele clara. Apresenta-se de formas clínicas diferentes como nódulo, nódulo ulcerado, cístico, pigmentado ou forma infiltrativa. Causam perda dos cílios quando acometem a margem palpebral e geralmente não causam dor. Disseminação metastática é excepcionalmente rara. Lesões avançadas podem invadir os tecidos orbitários, cavidade nasal e raramente o SNC. O tratamento de escolha é a remoção cirúrgica da lesão com cuidado especial para avaliação das margens no intraoperatório. Outras formas de tratamento são crioterapia, radioterapia, terapia fotodinâmica, quimioterapia e imunoterapia.

Carcinoma sebáceo

Tumor maligno, que geralmente surge das glândulas de Meibômio do tarso superior. Entretanto, pode surgir das glândulas sebáceas da carúncula, dos cílios ou supercílios. Acomete indivíduos idosos e se apresenta como massa nodular ou espessamento infiltrativo difuso da pálpebra. Extensão orbitária e disseminação metastática via linfática não são raras.

> **ATENÇÃO!**
>
> O crescimento do carcinoma sebáceo pode mimetizar hordéolos ou calázios. A forma infiltrava pode ser confundida com uma blefaro-conjuntivite crônica o que pode atrasar o diagnóstico do tumor.

A cirurgia com exérese ampla da lesão é a forma de escolha de tratamento. A quimioterapia sistêmica pode ser utilizada para redução da massa tumoral antes da cirurgia ou para tratamento da doença metastática.

Carcinoma espinocelular

Lesão que compromete principalmente pessoas idosas de pele clara com história de exposição solar importante. Mais frequente em homens. Pode apresentar-se de duas formas: carcinoma *in situ* (doença de Bowen) e carcinoma invasivo. Ocorre mais na pálpebra superior e tem diferentes apresentações clínicas, como lesão séssil, papular, infiltrava, papilomatosa, cística ou com presença de corno cutâneo. Pode ulcerar e apresentar sangramento. Infiltração orbitária pode ocorrer em casos avançados, e o tumor pode apresentar metástases para as cadeias linfáticas de drenagem das pálpebras mais frequentemente que nos CBCs.

O tratamento cirúrgico é o de escolha para estes tumores com controle das margens durante a cirurgia utilizando biópsias de congelação ou a técnica microcirúrgica de Mohs. Outras formas de tratamento, como radioterapia, crioterapia, terapia fotodinâmica, entre outras, podem ser utilizadas.

Melanoma maligno

O melanoma da pálpebra é menos frequente que o CBC. Podem ser lesões primárias, metastáticas de um melanoma de pele em outra região ou invasão de um melanoma conjuntival. Apresentam-se como lesões planas ou nodulares de pigmentação variada e que podem apresentar sangramento e formação de úlcera. Invasão orbitária e metástases linfáticas podem ocorrer.

O tratamento local deve ser realizado após avaliação sistêmica. A remoção cirúrgica é o tratamento de escolha.

O seguimento destes pacientes deve ser feito por muito tempo pela possibilidade de doença metastática tardia.

TUMORES CONJUNTIVAIS

Melanoma maligno

Neoplasia mais frequente em pacientes de pele clara, de meia idade ou idosos. Origina-se, na maioria dos casos, da melanose primária adquirida com atipia, mas pode surgir de nevos preexistentes ou de novo. Na maioria das vezes, apresenta-se como uma massa pigmentada sobrelevada em conjuntiva bulbar perto do limbo. Podem ser lesões amelanóticas.

> **ATENÇÃO!**
>
> O melanoma maligno da conjuntiva pode ocasionar metástases regionais, para linfonodos pré-auriculares e submandibulares, e à distância, via hematogênica, para cérebro, fígado, pele e ossos. A taxa de mortalidade é de aproximadamente 25%.

O tratamento cirúrgico é o recomendado, variando a técnica cirúrgica de acordo com a extensão da lesão. Pode variar de uma exérese da lesão associada à crioterapia da conjuntiva/eslera ao redor, enucleação modificada se o tumor invadir o globo ocular e exenteração orbitária nos casos com invasão profunda da órbita.

Carcinoma espinocelular

O carcinoma espinocelular (CEC) é o tumor primário maligno mais frequente na conjuntiva em nossa população. Mais frequente em pacientes idosos e não tem predileção por sexo. Aparece como massa branca ou rósea na superfície ocular, podendo associar-se a vasos conjuntivais dilatados. Tumor localmente invasivo, pode invadir o globo ocular ou os tecidos orbitários. Metástases não são frequentes, mas, quando ocorrem, a via de disseminação é a linfática.

Tratamento cirúrgico associado à crioterapia, à quimioterapia tópica e à imunoterapia tópica ou subconjuntival são os tratamentos de escolha. Tumores com invasão da parede ocular podem ser tratados com braquiterapia ocular. A remoção do globo ocular (enucleação) e a exenteração da órbita estão reservadas para casos mais avançados.

TUMORES ORBITÁRIOS

A órbita é uma região que apresenta uma grande variedade de lesões tumorais, que podem ser benignas ou malignas; primárias, secundárias (infiltração por tumores de estruturas adjacentes) ou metastáticas. Os tumores orbitários podem ser agrupados de diferentes formas: localização; histologia; comportamento clínico; aspectos demográficos; imagem; entre outros.

Classificação clínico-patológica dos tumores orbitários

- **Lesões císticas:** o cisto dermoide, lesão congênita benigna que se localiza geralmente na sutura fronto-zigomática, é o mais frequente. Outras lesões císticas: teratoma; olho cístico congênito; cisto colobomatoso; meningocele; cistos parasitários (cisto hidático).
- **Lesões vasculares:** hemangioma capilar, hemangioma cavernoso, linfangioma, varizes orbitárias, hemangiopericitoma, angiossarcoma.
- **Tumores miogênicos:** rabdomiossarcoma, tumor maligno primário mais frequente na infância, apresenta crescimento rápido, podendo ser confundido com processo inflamatório. Outros tumores menos frequentes: leiomioma e leiomiossarcoma.
- **Tumores lipomatosos:** dermolipoma, lipoma, angiolipoma, lipossarcoma.
- **Tumores de nervo periférico:** Schwannoma, neurofibroma.
- **Tumores do nervo óptico, meninge:** astrocitoma pilocítico juvenil (glioma do nervo óptico), astrocitoma maligno de nervo óptico, meningioma da bainha do nervo óptico.
- **Tumores do tecido conectivo fibroso:** fibroma, miofibroma, histiocitoma fibroso, tumor fibroso solitário, fibrossarcoma.
- **Tumores ósseos e cartilaginosos:** osteoma, osteossarcoma, displasia fibrosa, condroma, condrossarcoma.
- **Tumores histiocíticos:** xantogranuloma juvenil, histiocitose, doença de Erdheim-Chester, doença de Rosai-Dorfman, xantogranuloma necrobiótico.
- **Tumores melanocíticos primários:** melanoma (associado à melanocitose ocular ou ao nevo azul), melanoma de novo.
- **Tumores da glândula lacrimal:** adenoma pleomórfico, carcinoma adenoide cístico, adenocarcinoma pleomórfico, carcinoma sebáceo.
- **Tumores metastáticos:** diferentes tumores primários podem causar lesão metastática para a órbita. Nos adultos, os mais frequentes são os carcinomas de mama, pulmão, próstata, rim e trato gastrintestinal (TGI). Em crianças, as metástases para a órbita são raras e, geralmente, de neuroblastoma. Menos frequentemente, de tumor de Wilms e Ewing.
- **Tumores linfoides e leucemias:** hiperplasia linfoide reacional, hiperplasia linfoide atípica, linfoma (linfomas não Hodgkin de células B são os mais encontrados na órbita), plasmocitoma, infiltração leucêmica (sarcoma mieloide).
- **Tumores secundários da órbita:** os tumores que invadem a órbita a partir de estruturas adjacentes, como pálpebras, conjuntiva, globo ocular, seios paranasais, nasofaringe e encéfalo.

> **REVISÃO**
>
> - As neoplasias são raras nos olhos e nos seus anexos.
> - A diversidade de lesões tumorais é grande, principalmente na cavidade orbitária.
> - Neoplasias malignas intraoculares e dos seus anexos podem se apresentar clinicamente de muitas formas, inclusive simulando quadros inflamatórios, o que dificulta o diagnóstico.
> - O objetivo do tratamento das neoplasias dessa região, principalmente as malignas, sempre tem três aspectos importantes: salvar a vida do paciente; preservar o globo ocular; e preservar a visão. Nunca invertendo esta ordem.

■ LEITURAS SUGERIDAS

Garrity JA, Henderson JW, Cameron JD, editors. Henderson's orbital tumors 4th ed. Philadelphia: Lippincott Williams and Wilkins; 2007.
Rootman J. Diseases of the orbit: a multidisciplinary approach. 2nd ed. Philadelphia: Lippincott Williams and Wilkins; 2002.
Shields JA, Shields CL. Eyelid, conjunctival and orbital tumors: an atlas and textbook. 3rd ed. Philadelphia: Lippincott Williams and Wilkins; 2016.
Shields JA, Shields CL. Intraocular tumors: an atlas and textbook. 3rd ed. Philadelphia: Lippincott Williams and Wilkins; 2016.
Singh A, Damato BE, Pe'er J, Murphree AL, Perry JD, editors. Clinical ophthalmic oncology. Philadelphia: Saunders; 2007.

366
CÂNCER DE TIROIDE

■ RUI M. B. MACIEL

O câncer de tiroide é o tumor maligno mais comum do sistema endócrino e apresenta quadro clínico variável, desde tumores caracterizados por crescimento muito lento e com expectativa de vida normal até aqueles com péssima evolução e que causam o óbito em semanas ou meses. São habitualmente diagnosticados pela presença de um nódulo da tiroide, palpado pelo médico ou descoberto acidentalmente na ultrassonografia (US) de tiroide.

Tem como origem três tipos diferentes de células – as foliculares e parafoliculares tiroidianas e as de origem não tiroidiana. As células foliculares produtoras dos hormônios da tiroide, tiroxina (T_4) e tri-iodotironina (T_3), são responsáveis por cerca de 90% dos carcinomas tiroidianos. Os tumores desse tipo mostram diferenciação histológica bastante evidente entre os carcinomas bem diferenciados, os anaplásicos e os pobremente diferenciados. Os carcinomas diferenciados (CDT) são subdivididos em carcinoma papilífero da tiroide (PTC, do inglês *papillary thyroid carcinoma*), correspondente a 75 a 80% dos pacientes afetados, e carcinoma folicular da tiroide (FTC, do inglês *follicular thyroid carcinoma*) (5 a 10% dos casos). Os anaplásicos (ATC, do inglês *anaplastic thyroid cancer*) constituem menos de 2%, e os pobremente diferenciados menos de 1% dos carcinomas tiroidianos. Por sua vez, os carcinomas medulares (MTC, do inglês *medullary thyroid cancer*) são derivados das células parafoliculares, ou células C, produtoras de calcitonina, representando cerca de 5 a 10% dos carcinomas tiroidianos e podem ser esporádicos ou associados à neoplasia endócrina múltipla (NEM) tipo 2A e tipo 2B. As células de origem não tiroidiana causam diversos tumores malignos da tiroide que não ultrapassam 3 a 5% do total. Entre eles, destacam-se os linfomas da tiroide, os sarcomas, as lesões metastáticas, os teratomas e os hemangioendoteliomas.

Em São Paulo, como no mundo, a incidência de câncer de tiroide tem aumentado (de 3,9 para 14 casos por 100 mil habitantes de 2002 a 2007), especialmente pelo PTC, possivelmente pelo aumento da detecção dos pequenos cânceres pelo uso da US cervical. Hoje, no Brasil, o câncer de tiroide é o 5º em prevalência na mulher, após os cânceres de mama, pele, corpo uterino e colo.

■ CARCINOMA PAPILÍFERO DA TIROIDE

Incide em indivíduos mais jovens (entre a 3ª e a 4ª décadas) e apresenta crescimento lento e baixo grau de malignidade. De modo geral, o prognóstico é bom e pelo menos 80% dos pacientes estão vivos cerca de 10 anos após o diagnóstico, raramente levando ao óbito os pacientes abaixo de 40 anos. Sua disseminação dá-se por meio dos linfáticos intraglandulares, evoluindo do foco inicial para outras áreas da tiroide e para os linfonodos pericapsulares e cervicais. Dessa forma, lesões multicêntricas na tiroide são comuns, e na apresentação da doença, 25% dos pacientes têm metástases cervicais, 20% têm invasão extratiroidiana e 5% têm metástases à distância, especialmente para o pulmão. A presença de metástases em linfonodos cervicais não está relacionada a pior prognóstico nos jovens. As metástases pulmonares podem ter distribuição miliar ou apresentar-se na forma de imagens numulares. Os casos de PTC que apresentam pior prognóstico (5 a 10%) são constituídos pelos pacientes que apresentam idade mais avançada, lesões aderentes às estruturas vizinhas, metástases invasivas cervicais ou à distância e variantes celulares mais agressivas do PTC, como as de células altas e esclerosante difusa.

A patogênese molecular do PTC é bastante esclarecida atualmente, uma vez que suas causas genéticas são mutações ativadoras e translocações no gene *BRAF* e no gene *RAS* e translocações e inversões que causam a recombinação do gene *RET* com genes heterólogos, dando origem ao gene quimérico *RET/PTC*.

■ CARCINOMA FOLICULAR DA TIROIDE

Ocorre em um grupo etário mais avançado do que o PTC, tendo seu pico de incidência na 5ª década de vida, sendo também mais frequente em mulheres. Apresenta maior prevalência em áreas deficientes de ingesta de iodo. Da mesma maneira que o PTC, o FTC é geralmente diagnosticado pela presença de nódulo descoberto na tiroide; outras vezes, porém, apresenta-se com crescimento recente de nódulo em bócio de longa data ou pela presença de metástases à distância (15 a 20% dos casos), principalmente para pulmão e ossos – metástases cerebrais são menos comuns. Diferente do PTC, o FTC raramente mostra metástases para linfonodos cervicais.

> **ATENÇÃO!**
>
> Entre os fatores prognósticos na evolução do FTC, a idade é o mais importante, pois a doença apresenta pior evolução nos pacientes com idade acima dos 45 anos; esta é seguida pela invasividade do tumor, pois aqueles com alto grau de invasão dos vasos e da cápsula da tiroide têm prognóstico pior; finalmente, a presença de metástases ao diagnóstico está também associada a uma evolução pior.

A patogênese do FTC não é tão bem esclarecida como a descrita no PTC. Algumas alterações genéticas, entretanto, têm sido evidenciadas, como o gene decorrente da fusão entre PAX8 (hoje denominado TTF1) e PPARg e mutações no gene *RAS*, além da expressão ou perda de uma série de genes demonstradas por técnicas de expressão diferencial de genes.

■ CARCINOMA INDIFERENCIADO OU ANAPLÁSICO

Representa menos do que 2% das neoplasias malignas da tiroide. É mais prevalente em áreas de deficiência de iodo, predominando em mulheres e em idosos (pico entre 65 e 70 anos). É muito rara a ocorrência em pessoas com menos de 50 anos. Trata-se de uma das formas mais agressivas e resistentes de câncer, com crescimento rápido, invasão local precoce e prognóstico extremamente desfavorável. Quase todos os portadores de ATC morrem da doença. A sobrevida situa-se em torno de 2 a 12 meses, com 90% dos pacientes vindo a falecer dentro de seis meses.

■ CARCINOMA MEDULAR

Tumor neuroendócrino originário de células C ou parafoliculares da tiroide que causa 5 a 10% dos casos de câncer de tiroide. A maioria é esporádica, mas cerca de 30 a 40% está associada à síndrome hereditária da NEM-2.

A NEM-2 é uma síndrome autossômica dominante, que se classifica em NEM-2A, NEM-2B e carcinoma medular familiar (CMTF). Nesta, o CMT é a manifestação mais frequente, apresentando-se em mais de 95% dos indivíduos afetados. Na NEM-2A, além do CMT, 50% dos indivíduos desenvolvem feocromocitoma e 20% o hiperparatiroidismo primário. Na NEM-2B, além do CMT e feocromocitoma, os indivíduos apresentam aspectos fenotípicos, como caracteres marfanoides, neuromas, em mucosa oral, e ganglioneuromas, em trato gastrintestinal (TGI). No CMTF, por definição, a única manifestação clínica é o CMT. Na NEM-2, além do CMT, o outro ponto em comum é o fato de que mais de 95% desses indivíduos possuem uma mutação germinativa do gene *RET*.

■ OUTROS TUMORES

O linfoma primário é um tumor relativamente raro e responde por cerca de 1% de todos os cânceres tiroidianos. Em geral, ocorre em mulheres idosas com tiroidite de Hashimoto. Aparece como nódulo de tiroide, diagnosticado pela palpação ou pela realização de US cervical. O diagnóstico de linfoma de tiroide é realizado por meio da punção aspirativa de tiroide (citologia e imunofenotipagem por citometria de fluxo), e o tratamento segue as normas do tratamento dos linfomas, na dependência de seu tipo.

Metástases para a tiroide ocorrem raramente. As neoplasias mais comuns que podem levar às metástases tiroidianas são melanoma, câncer de mama, hipernefroma, câncer de pulmão e câncer de cabeça e pescoço.

■ TRATAMENTO

Inclui, de modo geral, cirurgia, seguida da ablação do tecido remanescente ou tratamento das metástases diferenciadas com ^{131}I (no PTC e FTC) e terapêutica substitutiva com levotiroxina (L-T4).

TRATAMENTO CIRÚRGICO

O objetivo da cirurgia é remover todo o tecido tumoral da região cervical. A tiroidectomia total (TT) é a cirurgia de escolha, com remoção total da glândula e identificação das paratiroides e dos nervos recorrentes. Essa conduta é proposta pelos consensos europeu, americano e brasileiro. As principais justificativas para a realização da TT são: 20 a 80% dos tumores papilíferos são multicêntricos; um terço são bilaterais; e 10% dos pacientes apresentam recorrência do tumor no lobo contralateral. Alguns serviços, entretanto, aceitam a tiroidectomia subtotal (TST) nos microcarcinomas papilíferos (tumores < 1 cm), unifocais e com tipo histológico não agressivo ou quando o risco das complicações da TT ultrapassa os benefícios potenciais da retirada total da glândula. Em nossa experiência, a incidência de hipoparatiroidismo é menor do que 2%, e os riscos de complicações decorrentes da TT não contraindicam uma cirurgia mais ampla da tiroide. Além disso, a TT deve ser associada sempre com a inspeção direta dos linfonodos regionais, e a excisão daqueles linfonodos com crescimento metastático suspeito ou evidente; se houver comprometimento extenso dos linfonodos, indica-se a dissecção profilática do pescoço. As metástases linfonodais são frequentes em pacientes com PTC; como na maioria dos pacientes a palpação cervical não mostra linfonodos palpáveis, são necessárias US cervical pré-operatória e cuidadosa avaliação intraoperatória pelo cirurgião. Se, na US ou durante a cirurgia, o acometimento metastático for suspeitado, o paciente deverá ser submetido à TT e à dissecção linfonodal terapêutica, mesmo com tumor ≤ 1 cm, pois a ressecção tumoral completa melhora o prognóstico.

Como o FTC é mais agressivo do que o PTC, deve ser tratado de forma mais agressiva. O procedimento cirúrgico de escolha é a TT. Nos casos em que o diagnóstico é definido apenas no exame anatomopatológico definitivo, alguns dias depois da cirurgia, indica-se a complementação da TT, caso esta não tenha sido realizada.

No MTC, a única terapia efetiva é a cirurgia, mas seu potencial de cura depende da extensão da doença primária. Quando o MTC envolve apenas a tiroide, a chance de cura é real. Entretanto, vale a pena enfatizar que pacientes que se apresentam com doença palpável possuem um risco alto de envolvimento de gânglios cervicais; assim, a avaliação pré e intraoperatória da região cervical é essencial para se definir a extensão da cirurgia e propiciar a cura cirúrgica.

Estadiamento dos pacientes após a cirurgia no CDT

Os objetivos do estadiamento pós-operatório são estimar o risco de mortalidade, determinar o risco de recorrência, avaliar a qualidade da cirurgia realizada e definir o tratamento inicial de forma individualizada. Como em outros tipos de câncer, utiliza-se o sistema de estadiamento da American Joint Committee on Cancer/Union for International Cancer Control (AJCC/UICC), com base no tamanho do tumor, na invasão extratiroidiana, nas metástases linfonodais e à distância (com base na classificação TNM) e na idade. Porém, por não considerar fatores que influenciam a evolução e o prognóstico dos pacientes, o estadiamento TNM tem capacidade limitada para predizer persistência e recorrência dos tumores de tiroide, sendo mais útil para determinar a taxa de mortalidade relacionada à doença. De toda forma, tamanho do tumor, presença e extensão de invasão extratiroidiana, metástases linfonodais e à distância são parâmetros relevantes na decisão da terapia inicial. Além disso, algumas variantes histológicas, como de células altas, colunares, folicular extensamente invasivo e carcinoma pouco diferenciado, evoluem de forma mais agressiva. Também indicam pior prognóstico o encontro de atipia nuclear acentuada, necrose tumoral e invasão vascular, sugestivos de menor grau de diferenciação do tumor.

Dessa forma, os vários consensos recomendam categorias de risco de doença persistente ou recorrente. Utiliza-se o proposto pela Sociedade Brasileira de Endocrinologia e Metabologia (Tabela 366.1).[1]

TRATAMENTO PÓS-CIRÚRGICO COM RADIOIODO DO PTC E DO FTC

Permite a ablação dos remanescentes tiroidianos, destrói focos microscópicos de câncer e trata as metástases quando utilizado em altas doses. Esse procedimento aumenta a sensibilidade da pesquisa de corpo inteiro com radioiodo (PCI) e eleva a especificidade da dosagem da tiroglobulina sérica (sTg) na detecção de doença persistente ou recorrente (ferramentas essenciais no seguimento do paciente com PTC e FTC). Alguns estudos mostram que a ablação dos resíduos tiroidianos após a tiroidectomia diminui a taxa de recorrência e a morte em indivíduos que apresentam tumores maiores do que 1 cm. Atualmente, não se recomenda a ablação do tecido tiroidiano depois da TT naqueles pacientes de baixo risco.

Para a ablação ou terapia com ^{131}I, administram-se 0,9 mg de tirotrofina (TSH) recombinante, por via intramuscular (IM), por dois dias consecutivos, seguidos da dose ablativa ou terapêutica de ^{131}I 24 horas após a segunda ampola. Em pacientes de baixo risco para doença persistente ou recorrente, desde que a TT tenha sido adequadamente realizada, a dose de 30 mCi de ^{131}I é eficaz para ablação de remanescentes, com baixa taxa de recidiva a médio e longo prazo, ficando a dose de 100 mCi reservada aos casos sabidamente com grandes remanescentes. Em pacientes sem doença aparente, mas de risco intermediário ou alto, recomenda-se atividade de 100 mCi de ^{131}I. Nos casos com persistência tumoral locorregional, não candidatos à reintervenção cirúrgica, recomenda-se a dose de 100 ou 150 mCi de ^{131}I. Atividades de 200 mCi ou mais exigem cautela e são indicadas em pacientes idosos ou com metástases pulmonares difusas, situações em que comumente se ultrapassa a atividade máxima tolerada.

A determinação da sTg após a TT e logo antes da ablação correlaciona-se com a persistência de metástases e o resultado da PCI pós-dose, além de predizer o sucesso da ablação e ser um fator prognóstico importante a longo prazo. A PCI deve ser obtida 5 a 7 dias após administração do ^{131}I em todos os pacientes.

A radioterapia externa deve ser considerada em pacientes com ressecção tumoral incompleta, não candidatos à reintervenção cirúrgica, quando o tecido tumoral remanescente exibe baixa captação de ^{131}I.

SUPRESSÃO COM LEVOTIROXINA

Muito importante é a terapêutica supressiva com levotiroxina (L-T4), uma vez que o TSH estimula o crescimento dos CDTs. Nos pacientes de muito baixo risco, sem indicação de ^{131}I, a reposição de L-T4 deve ser iniciada imediatamente no pós-operatório. Também nos casos em que se decide pelo preparo com TSH recombinante, não há justificativa para adiar a terapia com L-T4. Da mesma forma, nos pacientes de baixo risco em que a decisão de ablação com ^{131}I depender da Tg pós-operatória (obtida após 12 semanas), a reposição hormonal deve ser iniciada precocemente. Finalmente, nos pacientes em que os dados clínicos, histológicos e radiológicos forem suficientes para decidir pela ablação/terapia com ^{131}I, havendo a perspectiva de esta ser realizada no prazo de aproximadamente quatro semanas, o paciente pode ser mantido sem L-T4 após a tiroidectomia. No entanto, se a previsão superar esse intervalo, a reposição de L-T4 deve ser iniciada após cirurgia e posteriormente suspensa, para evitar o hipotiroidismo prolongado.

O paciente deve iniciar o tratamento com uma dose única diária de 100 a 125 μg de L-T4 (aproximadamente 2,5 a 3 μ/kg/dia) e medir TSH cerca de 4 a 6 semanas depois; se esta dosagem suprimir TSH, deve ser

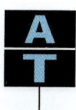

DIAGNÓSTICO E TRATAMENTO

TABELA 366.1 ■ Estratificação de risco de recorrência do câncer diferenciado de tiroide

	DADOS ANATOMOPATOLÓGICOS E INFORMAÇÕES PÓS-OPERATÓRIAS					
Risco	Tamanho do tumor e invasão extratiroidiana	Metástases linfonodais	Metástases distantes	Histologia	Ressecção tumoral**	Captação na PCI
Alto (qualquer um dos achados)	Invasão extratiroidiana extensa (pT4)	> 10 LN acometidos ou > 3 LN com EEC	M1*		Incompleta	À distância (M1)
Intermediário (qualquer um dos achados)	> 4 cm	4-10 LN acometidos ou 1-3 LN com EEC		Subtipo agressivo ou invasão vascular		Cervical ectópica (LN)
Intermediário (ambos os achados)	≤ 4 cm com invasão extratiroidiana mínima (pT3)	1-3 LN sem EEC				
	2-4 cm sem invasão extratiroidiana (pT2)	1-3 LN sem EEC				
	2-4 cm com invasão extratiroidiana mínima (pT3)	cN0***				
Baixo (todos achados)	≤ 4 cm sem invasão extratiroidiana	cN0***	M0*	Clássica, sem invasão vascular	Completa	Leito tiroidiano****
	≤ 2 cm sem invasão extratiroidiana (pT1)	1-3 LN sem EEC				
	≤ 2 cm com invasão extratiroidiana mínima (pT3)	cN0***				
Muito baixo (todos achados)	≤ 1 cm sem invasão extratiroidiana (pT1a)	cN0***	M0*	Clássica, sem invasão vascular	Completa	
	1-2 cm sem invasão extratiroidiana (pT1b), único					

EEC: extensão do tumor além da cápsula do LN; LN: linfonodos; PCI: pesquisa de corpo inteiro.
*Detectadas clínica ou radiologicamente ou na PCI.
**Com base na descrição do cirurgião e na avaliação pós-operatória.
***cN0: sem metástases na US, pré e avaliação perioperatória, com (pN0) ou sem (pNx) dissecção eletiva.
****Apenas se a ablação com ^{131}I for indicada.
Fonte: Rosário e colaboradores.[1]

mantida; se não, recomenda-se o ajuste da dose. Considera-se a supressão adequada quando são obtidos valores de TSH abaixo de 0,1 mU/L.

SEGUIMENTO DO CARCINOMA DIFERENCIADO DA TIROIDE

Após a TT e a ablação dos resíduos tiroidianos com radioiodo, o seguimento do paciente com carcinoma diferenciado da tiroide, inclui as dosagens de sTg e US cervical, com o objetivo de detectar e tratar precocemente recorrência local ou doença metastática. A Tg é uma proteína expressa exclusivamente na célula folicular tiroidiana e pode ser dosada no sangue periférico de indivíduos que apresentam tecido tiroidiano. No paciente com CDT submetido à TT e à ablação do tecido remanescente com ^{131}I, a dosagem da sTg (em vigência de níveis suprimidos de TSH) deve ser indetectável. Valores detectáveis de sTg indicam recorrência do tumor ou presença de metástases.

Assim, nos pacientes com PCI pós-dose sem captação ectópica, seis meses após a ablação com ^{131}I, recomenda-se solicitar sTg (na vigência do L-T4), TgAc e US cervical. A maioria dos pacientes apresentam sTg e TgAc indetectáveis e US sem alterações.

A recorrência local ou regional do tumor pode ser observada em até 35% dos pacientes com CDT, sendo que a mortalidade, após seguimento superior a 30 anos, é de 12%. As recorrências geralmente são detectadas nos primeiros 10 anos após o diagnóstico, porém existem casos de recorrência da doença 20 anos após o diagnóstico, o que justifica o seguimento anual do paciente durante toda a sua vida. O diagnóstico precoce possibilita o tratamento cirúrgico e/ou com radioiodo, aumentando a sobrevida dos pacientes.

A persistência de doença, em leito tiroidiano ou em LNs, geralmente se associa a tratamento inicial incompleto (lobectomia ou tiroidectomia subtotal), a tumores muito agressivos não removidos completamente ou à falta de remoção de LNs metastáticos. Por sua vez, recorrência é definida como evidência de doença depois de 6 a 12 meses do diagnóstico em pacientes considerados livres de doença (tratados com remoção cirúrgica completa do tumor e ablação do tecido remanescente tiroidiano). Recorrência em leito tiroidiano representa 20% das recorrências cervicais, ao passo que 60 a 75% são representadas por metástases em LNs. Geralmente, os LNs acometidos são do compartimento central (paratraqueais), jugulocarotídeos, supraclaviculares e digástricos.

O diagnóstico de recorrência ou persistência do tumor, além da dosagem de sTg, é feito pela US cervical. O encontro, à US cervical, de LN de forma arredondada, sem halo central, com microcalcificações ou componente cístico e ecogenicidade similar ao tecido tiroidiano, sugere que se trate de LN suspeito de metástase. A recorrência de tumor em leito tiroidiano pode ser suspeitada pelo encontro de tecido hipoecogênico, heterogêneo, podendo ou não apresentar áreas de calcificações.

Os pacientes que alcançam remissão completa (sTg, TgAc e métodos de imagem negativos) após cirurgia e ablação com radioiodo exibem risco baixo de recidiva no longo prazo. Desse modo, podem ter seguimento anual com exame clínico, dosagens séricas da sTg e TgAc, além da US cervical nos primeiros cinco anos.

Quando o tratamento cirúrgico e a terapia com ^{131}I, associados à supressão de TSH (≤ 0,1 mUI/L), não são suficientes para o controle da doença metastática, deve-se considerar a radioterapia externa, na dependência do local da lesão. A quimioterapia convencional tem-se mostrado de benefício limitado.

Nesses pacientes, novas abordagens terapêuticas, baseadas em terapias com alvos moleculares, estão surgindo como alternativas. Demonstraram-se benefícios, em estudos randomizados e controlados, na melhoria do tempo de progressão da doença e certa regressão dos tumores para as medicações vandetanib, sorafenib e lenvatinib. Muitas vezes, porém, o tratamento teve de ser interrompido por efeitos colaterais destes medicamentos.

Cerca de 5 a 20% dos pacientes com CDT apresentam recorrências locais ou regionais, o que corresponde a cerca de duas vezes a frequência de metástases à distância. O tratamento mais indicado para a doença locorregional é a excisão cirúrgica, especialmente na ausência de metástases à distância. Na presença de metástases no compartimento central, indica-se o esvaziamento terapêutico; e cuidadosa avaliação pré e intraoperatória é necessária para definir a extensão do procedimento nos compartimentos laterais. Se as metástases forem detectadas nos compartimentos laterais, indicam-se esvaziamento terapêutico e dissecção dos LNs do compartimento central. Quando a ressecção cirúrgica não for completa ou possível e a lesão for ^{131}I-captante, o paciente deve ser submetido à terapia com ^{131}I.

METÁSTASES À DISTÂNCIA: CONSIDERAÇÕES GERAIS

Pacientes com CDT com metástases à distância apresentam mortalidade e morbidades aumentadas. Sempre que as metástases forem ressecáveis, o tratamento de escolha é a cirurgia, se a morbidade associada ao procedimento for aceitável.

> **ATENÇÃO!**
>
> No caso de metástases pulmonares, é importante definir se as lesões são micro ou macronodulares, ^{131}I-captantes e se respondem a essa forma de tratamento.

Em lesões micronodulares ^{131}I-captantes, o tratamento de escolha é a administração de atividades de 100 a 150 mCi de ^{131}I por vez. A terapia deve ser repetida a cada 6 a 12 meses nos primeiros dois anos e, depois, anualmente, desde que as lesões continuem ^{131}I-captantes. A remissão costuma ocorrer com atividade acumulada ao redor de 600 mCi. Em geral, micrometástases pulmonares progridem lentamente, e os pacientes podem ser seguidos com dosagem da sTg e tomografia e mantidos sob supressão de TSH; um grande número de pacientes com micrometástases pulmonares mantidos com TSH suprimido (≤ 0,1 mUI/L) apresenta boa evolução e pode ser acompanhado de forma conservadora. A pneumonite actínica e a fibrose pulmonar são complicações raras do tratamento com ^{131}I. As macrometástases pulmonares ^{131}I-captantes devem ser tratadas de forma semelhante às micrometástases. No entanto, como essas lesões, com frequência, não captam adequadamente o ^{131}I, deve-se considerar alternativas terapêuticas, como: exérese da(s) metástase(s), por cirurgia; radioterapia externa paliativa para lesões intratorácicas sintomáticas; drenagem pleural ou pericárdica em derrames; indicação de novos fármacos com alvo molecular, que podem apresentar melhor resposta nas metástases pulmonares.

Cerca de 40% dos pacientes com CDT e metástases distantes apresentam acometimento ósseo, associado a pior prognóstico. A sobrevida dos pacientes com metástases ósseas é geralmente reduzida devido às dificuldades enfrentadas em razão da localização e da extensão da doença, que pode não captar ^{131}I. Além da menor sobrevida, as metástases ósseas podem causar morbidade significativa por fraturas patológicas, dor intensa, imobilidade e deterioração da qualidade de vida. Quando são em número limitado, a ressecção cirúrgica melhora significativamente o prognóstico e a sobrevida, podendo até mesmo ser curativa. A atividade de ^{131}I recomendada varia entre 150 e 200 mCi por ciclo. Em lesões localizadas em regiões críticas, próximas a estruturas nervosas, o edema induzido pelo ^{131}I pode produzir compressão nervosa com dor e incapacidade funcional importante. Nesses casos, a radioterapia externa associada ao uso de corticosteroides deve ser considerada. A radioterapia externa também está indicada em pacientes com metástases que não captam ^{131}I e não são ressecáveis. Outros procedimentos, como embolização intra-arterial, infusões periódicas de pamidronato ou zoledronato ou injeções de cimento, podem ser úteis.

A presença de metástases cerebrais é rara nos pacientes com CDT, sendo mais frequentes em idosos com doença avançada; pode, entretanto, ser a 1ª manifestação ou a 1ª metástase no curso da doença. Os exames de imagem, como TC e RM, são excelentes para mostrar a localização e a extensão da lesão. O tratamento inicial deve ser cirúrgico, visando à ressecção completa da metástase, o que se acompanha de maior sobrevida. As lesões habitualmente não captam ^{131}I, e o tratamento deve incluir a radioterapia externa ou a terapia alvo-dirigida.

TRATAMENTO DO CARCINOMA INDIFERENCIADO

Na maioria dos pacientes, o carcinoma indiferenciado já se apresenta incurável por ocasião de seu diagnóstico. Às vezes, pode-se tentar a TT com a retirada do tumor em bloco e dissecção do pescoço para remoção total da massa. Em caso de impossibilidade de ressecção da massa, a cirurgia fica restrita à traqueostomia, a fim de se aliviar a compressão traqueal. Quase sempre os procedimentos cirúrgicos não afetam a evolução da doença a longo prazo.

> **REVISÃO**
>
> - O câncer de tiroide apresenta quadro clínico variável, desde tumores de crescimento muito lento e com expectativa de vida normal até tumores com péssima evolução e que causam o óbito em semanas ou meses.
> - O tratamento inclui cirurgia, seguida da ablação do tecido remanescente ou tratamento das metástases diferenciadas com 131I (PTC e FTC) e terapêutica substitutiva com L-T4.

■ REFERÊNCIA

1. Rosário PW, Ward LS, Carvalho GA, Graf H, Maciel RMB, Maciel LMZ, et al. Thyroid nodules and differentiated thyroid cancer: update on the Brazilian consensus. Arq Bras Endocrinol Metabol. 2013;57(4):240-64.

DIAGNÓSTICO E TRATAMENTO

■ LEITURAS SUGERIDAS

Haugen BR, Alexander EK, Bible KC, Doherty GM, Mandel SJ, Nikiforov YE, et al. 2015 American Thyroid Association Management Guidelines for Adult Patients with Thyroid Nodules and Differentiated Thyroid Cancer: The American Thyroid Association Guidelines Task Force on Thyroid Nodules and Differentiated Thyroid Cancer. Thyroid. 2016;26(1):1-133.

Maciel RMB. Tumores da tiroide. In: Hoff PM, editor. Tratado de oncologia. São Paulo: Atheneu; 2013. p. 2147-61.

Maciel RMB, Biscolla RPM, Vilar L, Rosário PW. Diagnóstico e tratamento do câncer de tiroides. In: Vilar L, Naves LA, Freitas MC, Moura E, Bruno OD, editores. Endocrinologia clínica. 4. ed. Rio de Janeiro: Guanabara Koogan; 2012. p. 267-80.

Pacini F, Schlumberger M, Dralle H, Elisei R, Smit JWA, Wiersinga W. European consensus for the management of patients with differentiated thyroid carcinoma of the follicular epithelium. Eur J Endocrinol. 2006;154(6): 787-803.

367

CÂNCER DE PULMÃO

■ ILKA LOPES SANTORO
■ SERGIO JAMNIK
■ JOÃO ALÉSSIO JULIANO PERFEITO

ATENÇÃO!

O aumento global da incidência do câncer de pulmão, associado ao fato de que a sobrevida em cinco anos de um paciente com essa doença é menor do que 15% corroboram para a dimensão epidêmica do câncer de pulmão.

O câncer de pulmão está entre os mais comuns e letais tumores malignos no mundo. Há, aproximadamente, 1,40 milhão de novos casos por ano (12,4% de todos os cânceres) e 1,18 milhões mortes/ano (17,6% de todos os cânceres). A incidência no mundo varia consideravelmente entre os diferentes grupos étnicos. O risco acumulativo de câncer de pulmão é maior em homens do que em mulheres, bem como em países em desenvolvimento.

Nos Estados Unidos, observou-se diminuição na incidência entre os homens, de 2,3% por ano, de 1990 a 1995, porém ocorreu aumento entre as mulheres, de 6 por 100 mil, em 1960, para 40 por 100 mil, em 1990. A estimativa nos Estados Unidos para 2016 era de 224.390 novos casos e 158.160 mortes por câncer de pulmão. Isso corresponde a 14% dos novos casos de câncer diagnosticados nos homens e a 13% nas mulheres; 27% das mortes estimadas por câncer para homens e 26% para mulheres. A partir de 1986, o câncer de pulmão tornou-se a primeira causa de óbito nas mulheres, ultrapassando o câncer de mama.

No Brasil, o número de casos novos de câncer de pulmão estimados para 2016 foi de 17.330 entre homens e de 10.890 nas mulheres. Esses valores correspondem a um risco estimado de 18 casos novos a cada 100 mil homens e 10 a cada 100 mil mulheres. Câncer de pulmão é, entre homens, o segundo mais frequente nas regiões Sul (35,2/100.000) e Centro-Oeste (14,5/100.000) e o terceiro mais comum nas regiões Sudeste (19/100.000), Nordeste (7/200.000) e Norte (8/100.000); entre as mulheres, é o terceiro mais frequente na região Sul (20,6/100.000), o quarto nas regiões Centro-Oeste (9,4/100.000), Nordeste (7,2/100.000 e Sudeste (11/100.000), sendo o quinto mais comum na região Norte (5/100.000). Em 2000, o câncer de pulmão foi a terceira causa de morte nos homens e a sexta nas mulheres em nosso país.

O câncer de pulmão origina-se nas células de revestimento epitelial de superfície ou glandular em resposta aos estímulos carcinogênicos, proliferando de modo anormal e invasivo. Caracteriza-se por crescimento lento, de modo que o tumor pode permanecer despercebido durante anos. Esse aspecto de sua história natural – o diagnóstico tardio – deixa a impressão de desenvolvimento rápido e tratamento não eficaz para o tumor.

Em relação à etiopatogenia, há forte correlação entre câncer de pulmão e tabagismo, principalmente nos carcinomas espinocelular e indiferenciado de células pequenas. Outras substâncias cancerígenas são asbesto, níquel, arsênico, cádmio, poeira radioativa e sílica. Na opinião dos autores, todos esses fatores etiopatogênicos devem atuar durante muito tempo, de forma isolada ou em conjunto, provocando alterações genéticas (mutações) que afetam os mecanismos normais do controle do crescimento celular. As mutações nos proto-oncogenes (myc, ras) e nos genes supressores de tumores (P53) favorecem o aparecimento do tumor.

Há diversos tipos histológicos de câncer de pulmão na classificação da OMS, mas 95% dos tumores são representados pelo carcinoma espinocelular, adenocarcinoma, carcinoma indiferenciado de células grandes e carcinoma indiferenciado de células pequenas. Recentemente, divulgou-se teoria de que todos os carcinomas broncogênicos originam-se de célula única indiferenciada, totipotente. Essa célula, sob a influência dos diversos estímulos, transforma-se em um dos tipos histológicos. Essa hipótese, que os autores acreditam ser correta, explica o achado em nosso material, de tipos histológicos diferentes no mesmo tumor.

■ QUADRO CLÍNICO

Os sinais e sintomas de pacientes que sofrem de neoplasia de pulmão estão na dependência da histologia do tumor e da extensão locorregional, bem como do número, do tamanho e da localização das metástases à distância. Muitos pacientes são assintomáticos, e o tumor é descoberto incidentalmente. Os sintomas predominantes são tosse e escarro com sangue ou hemoptise pequena (a hemoptise grave é extremamente rara). A tosse, frequente nos tabagistas, muda de intensidade e frequência. Os outros sintomas são: dor torácica (incaracterística ou tipo pleural indicando, geralmente, invasão pleural); pneumonias de repetição; derrame pleural neoplásico; linfangite carcinomatosa; síndrome de compressão de veia cava superior (VCS); e as mais diversas síndromes paraneoplásicas (osteoarticulares, neuromusculares, endócrinas, dermatológicas etc.). Além desses, podem haver sintomas relacionados com a presença das metástases, sendo que podem envolver mais de um órgão em 43% dos casos, ossos (24%), cérebro (10 a 20%), fígado (10%), suprarrenal (10%), pele (< 1%). No carcinoma indiferenciado de células pequenas, é muito frequente (40%) a disseminação do tumor para a medula óssea.

O tumor propaga-se pelas vias linfática e sanguínea e por contiguidade (parede torácica, mediastino, pericárdio, diafragma, pleura e ápice do tórax – tumor de Tobias-Pancoast).

Se o tumor é visível ao broncoscópio, é classificado como central ou hilar e, caso contrário, é periférico.

DIAGNÓSTICO

Para o diagnóstico, o estadiamento e a avaliação clínica, podem-se solicitar os seguintes exames: radiografia torácica (PA e perfil); citologia de escarro; broncoscopia; mediastinoscopia; biópsia (linfonodos, transtorácica, medula óssea); provas funcionais do pulmão; cintilografia óssea; tomografia computadorizada (TC) (torácica, cerebral e abdominal); ressonância magnética (RM); tomografia com emissão de pósitrons (PET scan); esofagograma; arteriografia pulmonar; bioquímica sérica; e marcadores tumorais (Figura 367.1).

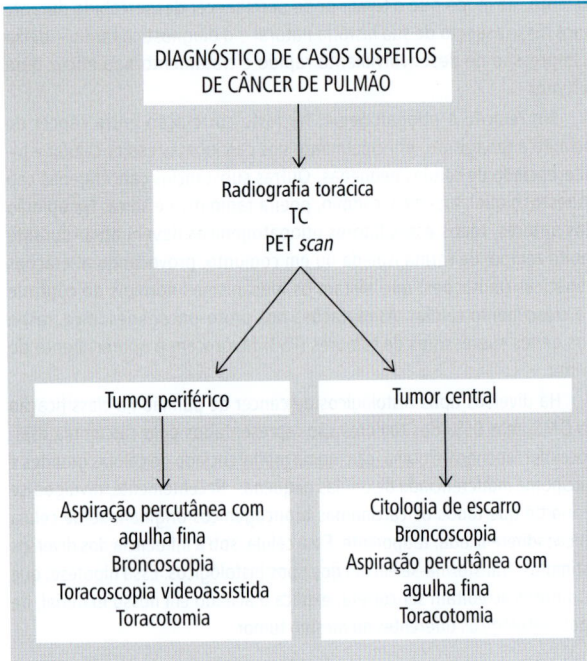

FIGURA 367.1 ■ Algoritmo para diagnóstico de casos suspeitos de neoplasia de pulmão.

Na prática clínica, nem todos esses exames serão executados, pois nem todos os hospitais têm condições de realizá-los; há um alto custo dos exames e a TC e a RM apenas detectam metástases maiores de 2 mm. Além disso, a cintilografia óssea não diferencia lesão metastática de osteoartrose, sendo necessária a biópsia óssea para distingui-las. Essas situações de falso-negativo e dificuldade diagnóstica obrigam a analisar o custo e a efetividade dos exames. Portanto, na procura das metástases, são importantes a anamnese e o exame físico detalhado, que direcionarão a solicitação dos exames. Nos pacientes em estádios I e II, solicita-se TC, US e cintilografia apenas se houver sintomas ou sinais neurológicos ou ósseos, pois apenas 4% dos pacientes assintomáticos têm metástase cerebral ou óssea.

A broncoscopia é extremamente importante, quer nos tumores centrais, quer nos periféricos, já que: a) visualiza os tumores centrais e intermediários e permite a biópsia que dará o tipo histológico; b) nos tumores periféricos, pode-se realizar biópsia transbrônquica e haverá possibilidade de confirmar o diagnóstico e ter o tipo histológico; c) permite verificar a localização, o grau de infiltração intrabrônquico e a proximidade da carina, o que orienta o planejamento operatório; d) visão intrabrônquica associada ao achado operatório poderá indicar ou não uma broncoplastia.

ESTADIAMENTO

Com a história, o exame físico do paciente e os resultados dos exames subsidiários, o tumor é classificado segundo o sistema TNM, no qual: T está relacionado com o tamanho do tumor; N com os linfonodos (lobares, hilares ou mediastinais); e M com as metástases à distância. O estadiamento pode ser clínico, designado pela letra "c" antes dos descritores TNM; patológico (anatomopatológico obtido pós-cirurgia), designado pela letra "p" antes dos descritores TNM, que, quando precedido pela letra "y", significa que a análise dos descritores foi realizada durante ou após qualquer modalidade terapêutica do tumor.

O estadiamento adequado de uma neoplasia se faz necessário por quatro razões principais:
- permite que a doença seja descrita por meio de uma linguagem única nos diferentes serviços de saúde;
- permite que o tratamento se baseie nos diferentes estádios da doença;
- prediz a sobrevida;
- permite a comparação de resultados de estudos clínicos.

O primeiro projeto de estadiamento TNM para câncer de pulmão não pequenas células foi realizado pela American Joint Committee on Cancer Staging (AJCC), em 1974, com base no estudo de 2.155 pacientes. Em 1986, a AJCC e a Union Internationale Contre le Cancer (UICC) propuseram uma revisão do sistema internacional de estadiamento, com base em 3.753 casos. A 5ª edição da classificação TNM dos tumores malignos, publicada em 1997, foi baseada em estudo com 5.319 pacientes, uma vez que a revisão de 2002 não propôs nenhuma modificação. No ano de 2012, foi publicada a 7ª edição da classificação "TNM: classificação de tumores malignos", fundamentada em revisão de mais de 100 mil casos de câncer de pulmão, oriundos de 23 instituições, situadas em 12 países da Europa, da América do Norte, da Ásia e da Austrália. As alterações propostas foram baseadas na análise de sobrevida e na cuidadosa validação dos seus resultados (validação interna). A validação externa foi realizada por meio da avaliação do registro de câncer norte-americano Surveillance Epidemiology and End Results (SEER).

A seguir, apresentaremos a definição dessas diferentes entidades.

1 | Tumor primário (T)
- Tx – Tumor primário não pode ser avaliado ou com presença de células malignas no escarro, no lavado brônquico, sem ser visualizado por imagem ou broncoscopia.
- T0 – Sem evidência de tumor primário.
- Tis – Carcinoma in situ.
- T1 – Tumor < 3 cm no maior diâmetro, circundado por pulmão, pleura visceral, sem evidência broncoscópica de invasão além do brônquio lobar (ou seja, o brônquio principal não está envolvido).
- T1a: Tumor < 2 cm no maior diâmetro.
- T1b: Tumor > 2 cm, porém < 3 cm no maior diâmetro.
- T2 – Tumor > 3 cm, porém < 7 cm no maior diâmetro ou com qualquer desses achados: envolvimento do brônquio principal distando a mais de 2 cm da carina principal; invasão de pleura visceral; associação com atelectasia; pneumonia obstrutiva sem envolvimento de todo o pulmão.
- T2a: Tumor > 3 cm, porém < 5 cm no maior diâmetro;
- T2b: Tumor > 5 cm, porém < 7 cm no maior diâmetro.
- T3 – Tumor > 7 cm ou de qualquer tamanho que invade diretamente qualquer das seguintes estruturas: parede torácica (inclusive tumores de sulco superior); diafragma; nervo frênico; pleura mediastinal parietal e pericárdio; tumor no brônquio principal a menos de 2 cm da carina, porém sem envolvimento dessa estrutura; associação com atelectasia ou pneumonia obstrutiva de

todo o pulmão; ou nódulo além do tumor primário, no mesmo lobo.
- T4 – Tumor de qualquer tamanho que envolva mediastino, coração, grandes vasos, traqueia, nervo laríngeo-recorrente, esôfago, corpo vertebral, carina e nódulo além do tumor primário, em lobo diferente ipsilateral.

2 | Linfonodos (N)
- Nx – Linfonodo regional não pode ser avaliado.
- N0 – Sem metástase em linfonodo regional.
- N1 – Metástase em linfonodo peribrônquico ipsilateral e/ou hilar ipsilateral e intrapulmonares, incluindo envolvimento por extensão direta.
- N2 – Metástase em linfonodo mediastinal ipsilateral e/ou subcarinal.
- N3 – Metástase em linfonodo hilar, mediastinal contralateral; escalênico ipsilateral ou contralateral; ou supraescalênico.

3 | Metástase (M)
- Mx – Metástase não foi avaliada.
- M0 – Sem metástase.
- M1 – Metástase.
- M1a: nódulo além do tumor primário, em lobo contralateral; tumor com nódulos em pleura ou derrame pleural ou pericárdico maligno;
- M1b: metástase à distância.

A criação de novos descritores determinou que certos grupos de pacientes migrassem para outros estádios. Portanto, depois da análise de cada subgrupo TNM, novos grupos de diferentes estádios foram identificados e publicados na 7ª edição da *TNM: classificação de tumores malignos*, como apresentado na Tabela 367.1.

TABELA 367.1 ■ Descritores, categorias T e M e grupos de estádios propostos*

T/M 6ª EDIÇÃO	T/M	N0	N1	N2	N3
T1 ≤ 2 cm	T1a	IA	IIA	IIIA	IIIB
T1 > 2-3 cm	T1b	IA	IIA	IIIA	IIIB
T2 > 3 ≤ 5 cm	T2a	IB	IIA	IIIA	IIIB
T2 > 5-7 cm	T2b	IIA	IIB	IIIA	IIIB
T2 > 7 cm	T3	IIB	IIIA	IIIA	IIIB
T3 invasão	T3	IIB	IIIA	IIIA	IIIB
T4 nódulo mesmo lobo	T3	IIB	IIIA	IIIA	IIIB
T4 extensão	T4	IIIA	IIIA	IIIB	IIIB
M1 nódulo pulmão ipsilateral	T4	IIIA	IIIA	IIIB	IIIB
T4 derrame pleural	M1a	IV	IV	IV	IV
M1 nódulo pulmão contralateral	M1a	IV	IV	IV	IV
M1 metástase à distância	M1b	IV	IV	IV	IV

*Estádios em destaque indicam mudança da 6ª ed. para outra categoria TNM na 7ª ed.
Fonte: Instituto Nacional do Câncer.[1]

Uma vez classificado o tumor, o oncologista e o cirurgião estabelecerão, com base em diretrizes, a abordagem terapêutica multidisciplinar para cada paciente.

TRATAMENTO

1 | Tratamento do câncer de pulmão não pequenas células
- Quimioterapia de 1ª linha

a | Tratamento dos estádios I e II: a cirurgia permanece sendo o tratamento-padrão para estádios iniciais de câncer de pulmão não pequenas células. A quimioterapia adjuvante ainda deve ser vista como investigacional, sendo que seu benefício em estádio IA não está comprovado. Assim, o emprego dessa modalidade terapêutica só deve ser considerado para pacientes de alto risco, ou seja, aqueles que tiveram ressecção em cunha, margens mínimas, invasão vascular ou linfática, dissecção nodal não realizada ou inadequada e portadores de neoplasia pouco diferenciada.

O benefício da quimioterapia adjuvante baseada em platina foi claramente demonstrado em pacientes portadores de câncer de pulmão não pequenas células, estádios IB a IIIA, estabelecido por estudos clínicos prospectivos (IALT, JBR10 e ANITA). Porém, na atualização do estudo CALGB 9633, ficou estabelecido que a sobrevida livre de doença, em longo prazo, não foi diferente nos pacientes em estádio IB, exceto na subanálise de indivíduos portadores de lesão com mais de 4 cm. Portanto, como no caso dos pacientes no estádio IA, os pacientes em estádio IB com alto risco devem ser considerados como potenciais candidatos à quimioterapia adjuvante.

O uso da radioterapia curativa como única modalidade pode alcançar taxa de sobrevida de cinco anos em até 40% de pacientes selecionados com estádio clínico I da doença; esse método deve ser considerado em casos de contraindicação clínica de cirurgia ou de operabilidade, ou, ainda, de medicamentos inoperantes nos estádios I e II da doença.

b | Tratamento de estádio III: pacientes IIIA após cirurgia são candidatos à quimioterapia adjuvante, e a radioterapia adjuvante deve ser realizada nos casos em que as margens cirúrgicas forem positivas, a dissecção nodal estiver inadequada e houver comprometimento do último nível nodal dissecado e extravasamento da neoplasia da cápsula nodal.

O papel da quimioterapia pré-operatória para o estádio III não está bem estabelecido. Os tratamentos-padrão para câncer de pulmão não pequenas células localmente avançado, não operável no estádio IIIB ou inoperável no estádio IIIA, serão a associação entre quimioterapia baseada em platina e radioterapia torácica concomitante (nível de evidência IA).

A ação da cirurgia após tratamento quimiorradioterápico não está bem estabelecida.

Tumores do sulco superior devem ser tratados com planejamento multidisciplinar (quimioterapia, radioterapia e cirurgia).

c | Tratamento de estádio IV: a quimioterapia de combinação baseada em platina prolonga a sobrevida, melhora a qualidade de vida e controla os sintomas do estádio IV da doença (nível de evidência IA).

Pacientes com derrame pleural e/ou pericárdico devem ser tratados conforme o mesmo esquema terapêutico empregado para o estádio IV.

Os esquemas de quimioterapia de 1ª linha mais utilizados têm como medicamento de base uma platina (cisplatina ou carboplatina) associada ao etoposídeo, ou a um medicamento de 3ª geração (vinorelbina, paclitaxel, docetaxel, gencitabina, irinotecano) ou premetrexato. O tratamento com premetrexato deve sempre ser acompanhado de suplementação concomitante de ácido fólico (1 mg, por dia, via oral [VO]) e vitamina B12 (1.000 µg, intramuscular [IM], a cada nove semanas). Essa suplementação deverá ser iniciada uma semana antes da primeira dose de premetrexato e mantida durante todo o tratamento. Esses esquemas não apresentam diferenças significativas em suas taxas de respostas, quando usados como única modalidade de terapia. No entanto, em combinação com radioterapia e/ou quando usados como terapia neoadjuvante, os esquemas que levam a maiores respostas são as associações de platina com docetaxel, paclitaxel ou vinorelbina.

O uso de combinações de três medicamentos, em quimioterapia de 1ª linha, não trouxe benefícios; contudo, demonstrou-se aumento de toxicidade, exceto para a associação da quimioterapia com bevacizumabe, para pacientes portadores de câncer de pulmão não pequenas células não escamoso, sem metástase cerebral e sem hemoptise.

O uso de monoquimioterapia só é recomendado em pacientes com *performance status* (PS) maior ou igual a dois, em idosos, ou como 2ª linha, após falha do esquema de 1ª linha.

- Quimioterapia de 2ª linha: a quimioterapia de 2ª linha é o tratamento quimioterápico pós-falha terapêutica ou recidiva da doença. Essa modalidade terapêutica induz melhora dos sintomas e pode aumentar a sobrevida em pacientes selecionados (nível de evidência IIIC). Os medicamentos mais efetivos são docetaxel e premetrexato.
- Quimioterapia de 3ª linha: na quimioterapia de 3ª linha, é preconizado o uso de inibidores de tirosinocinases (erlotinibe, gefitinibe) continuadamente até progressão da doença; sua maior efetividade se dá em pacientes do sexo feminino, de ascendência asiática, nunca fumantes e portadores de adenocarcinoma ou carcinoma bronquioloalveolar.

Não há evidências de que a quimioterapia de manutenção prolongue a sobrevida livre da doença; assim, a duração da quimioterapia de 1ª linha pode ser limitada a 4 a 6 ciclos e deve ser interrompida naqueles que não obtiveram benefício com quatro ciclos. Ao mesmo tempo, não há estudos prospectivos que determinem a duração ideal dos tratamentos em 2ª linha. Portanto, a duração do tratamento em 2ª linha é determinada por sua eficácia e tolerabilidade.

- Avaliação de resposta: é obrigatória e deve ser realizada após dois ou três ciclos de quimioterapia, por meio de repetição e estudo comparativo com os exames de imagem iniciais, pelo método RECIST.
- Seguimento: pacientes tratados com intenção curativa devem ser submetidos à observação clínica a cada três meses durante os primeiros dois anos; a cada seis meses do 3º até o 5º ano; e, após esse período, uma vez por ano.

2 | Quimioterapia biológica

Na última década, tem mostrado grandes avanços no entendimento e tratamento do câncer do pulmão, em especial os adenocarcinomas. Observaram-se alterações gênicas que são alvos de bloqueios farmacológicos, especialmente da tirosinocinase. As mais conhecidas mutações são do EGFR (deleção éxon 19 e mutação L858R éexon 21) e a fusão do EML4-ALK. São consideradas terapias-alvo e foram desenvolvidas para a doença avançada, a partir de 2003.

Erlotinibe e o gefitinibe são medicações de administração VO e agem como inibidores de receptor da tirosinocinase, o receptor de fator de crescimento epidermal (EGFR), sendo importante resaltar que são equivalentes em termos de taxa de resposta e sobrevivência global. Quanto aos principais efeitos adversos dos inibidores de tirosinocinase estão prurido, *rash* cutâneo (75%), diarreia (54%) e paroníquea.

Adicionalmente, está indicado o crizotinibe para inibir a fusão do EML4-ALK. Os principais efeitos adversos do uso de crizotinibe são problemas de visão, náuseas, diarreia e vômitos.

O bevacizumabe, anticorpo monoclonal que bloqueia o fator de crescimento endotelial vascular (VEGF), está contraindicado para pacientes com diagnóstico histológico de carcinomas espinocelular de pulmão ou metástase cerebral devido ao risco de sangramentos. É recomendada a sua utilização em combinação com carboplatina e paclitaxel, também na doença avançada, em primeira linha para câncer de pulmão não pequenas células.

As dosagens são as seguintes:
- Posologia oral: erlotinibe: 150 mg, 1xdia; gefitinibe: 250 mg, 1xdia; crizotinibe: 250 mg, 12/12 hs, até a progressão da doença ou toxicidade inaceitável.
- Posologia endovenosa (EV): bevacizumabe 5 a 10 mg/kg, a cada 21 dias.

Mais recentemente, surgiram agentes imunoterápicos com recomendação para os pacientes portadores de câncer de pulmão não pequenas células, doença avançada e após falha no uso inicial com as quimioterapias tradicionais. Em 2015, foram aprovados pela FDA americana o nivolumabe e o pembrolizumabe, ambos anti PD-L1. Tem indicação tanto para escamosos e não escamosos. Os principais efeitos colaterais são: pneumonite, colite, tiroidite e hepatite. Lembramos que os efeitos colaterais imunes são, em geral, reversíveis se detectados e tratados adequada e precocemente. Na dependência da intensidade desses efeitos colaterais será a dose de corticosteroide a ser administrada. A dosagem do nivolumabe é de 3 mg/kg EV por 60 minutos a cada 2 semanas.

3 | Tratamento de câncer de pulmão pequenas células

- Quimioterapia de 1ª linha

  a | Tratamento de doença limitada: regimes-padrão, também para pacientes diagnosticados por cirurgia, baseiam-se em etoposídeo/platina ou ciclofosfamida/doxorrubicina e devem ser mantidos por quatro a seis ciclos (nível de evidência I A). A manutenção de quimioterapia não resulta em qualquer melhoria significativa na sobrevida (nível de evidência IIA).

  Etoposídeo/cisplatina é considerado o regime de quimioterapia-padrão para doença limitada, particularmente porque esse regime pode ser combinado com irradiação simultânea com toxicidade aceitável (nível de evidência IIA). A radioterapia concomitante à quimioterapia no tórax aumenta o controle local e a sobrevida, e deve ser aplicada a todos os pacientes com doença limitada (nível de evidência II-IIIA).

  A irradiação profilática craniana é indicada para pacientes em remissão completa por reduzir o risco de metástases cerebrais e melhorar a sobrevida (nível de evidência IIB).

  b | Tratamento de doença extensa: quimioterapia com os mesmos regimes utilizados para doença limitada, que deve ser mantida por quatro a seis ciclos. Com essa estratégia, observou-se, também, melhora da sobrevida de pacientes com doença extensa, porém é uma abordagem mais efetiva para amenizar sintomas clínicos (nível de evidência II A).

- Quimioterapia de 2ª linha: deve-se considerar a quimioterapia de 2ª linha para pacientes com remissão após a 1ª linha da quimioterapia (nível de evidência III B). Caso a remissão ocorra após os primeiros quatro ciclos pós o tratamento de 1ª linha, é preconizado o uso dos mesmos medicamentos utilizados no regime anterior; porém, se a remissão ocorrer dentro dos primeiros quatro meses após o tratamento anterior e a performance clínica for adequada, deve-se levar em conta regimes que contenham topotecano.
- Avaliação de resposta: recomendada pelo menos ao término do tratamento, pela comparação com as imagens iniciais (nível de evidência VD).
- Seguimento: exames específicos devem ser indicados conforme sintomatologia clínica.

4 | Evolução em cinco anos da neoplasia de pulmão

Analisando os resultados deste trabalho e os de grandes séries cirúrgicas, verifica-se que a sobrevida em cinco anos, sem QT e/ou RT, é a seguinte:

- Em pacientes no estádio IA (T1N0M0), a sobrevida é de 80%, no IB (T2N0M0) é 70%, no IIA (T1N1M0), é 60%, e no IIB (T2N1M0), é de 50%; no IIIA (qualquer T N2M0), é de 15 a 30%; e no IIIB (T4N0N1N2M0), é de 8 a 11%. Desde 1993, os nossos pacientes nos estádios IIIA e IIIB que são submetidos à quimioterapia pré-operatória, em protocolo clínico, estão tendo uma sobrevida maior em cinco anos (28%) e maior intervalo livre sem tumor.
- Sem considerar os estádios dos tumores, o percentual de pacientes operados que sobrevivem há cinco anos, atualmente, está em torno de 30%.
- Esses resultados acentuam a importância de se operar o paciente no estádio IA, isto é, quando o carcinoma é um pequeno nódulo pulmonar.

■ TUMORES DE PLEURA

O principal tumor de pleura é o mesotelioma pleural maligno relacionado, principalmente, à exposição a fibras de asbesto. Ele acomete outras superfícies serosas, como peritônio, pericárdio e tunica vaginalis. A média de sobrevida após início dos sintomas é menor do que 12 meses. A maioria é diagnosticada em estádio avançado. Em virtude da invasão do tumor na parede torácica, esses pacientes apresentam dor torácica, dispneia e derrame pleural (60%), além de perda de peso e apetite. Três tipos histológicos são descritos: epitelióide (50%); sarcomatoide (16%); e misto (34%). O primeiro é mais agressivo, exigindo cirurgia e procedimentos médicos mais intensos. Os subtipos não epiteliais têm piores prognósticos.

Infelizmente, o tratamento médico convencional e cirúrgico não são tão efetivos como se esperava. As duas principais cirurgias são: pneumectomia com retirada em bloco do hemidiafragma e remoção do pericárdio e dos nódulos linfáticos mediastinais – a mais radical, com maior morbidade e mortalidade pós-cirúrgica, e que também sugere maior sobrevida; e pleurectomia/decorticação radical, uma opção quando não há crescimento para o parênquima, além de oferecer um bom alívio dos sintomas.

Os pacientes submetidos à cirurgia deveriam apresentar estádios precoces, com bom PS e poucas comorbidades. Esses pacientes têm melhores prognósticos. Aqueles que receberam terapia adjuvante completa (radioterapia e/ou quimioterapia) apresentam maior sobrevida quando comparados com os que se submeteram apenas à cirurgia.

Tem sido documentado que o uso de cisplatino, como monoterapia, apresenta resultados insatisfatórios. Melhora na sobrevida com controle dos sintomas tem sido alcançada quando derivados platínicos são associados aos novos medicamentos antifolatos (premetexato). Vêm sendo testadas outras associações com os platínicos, com menor sucesso (gencitabina e vinarelbina).

Sua incidência nos Estados Unidos é de 1 por 100 mil pessoas em 2008.

O uso de aspiração por agulha fina ou biópsia tumoral pode ser útil no diagnóstico de mesotelioma maligno. Radiografia, tomografia computadorizada (TC), com ou sem emissão de pósitrons (PET), e ressonância magnética (RM) podem mostrar a presença da massa pleural, derrame pleural e placas pleurais, bem como a extensão nas estruturas locais, além de ajudar no estadiamento e na resposta ao tratamento.

Há múltiplos sistemas de estadiamento, sendo o mais utilizado o desenvolvido pelo grupo de interesse pelo mesotelioma internacional que leva em conta a invasão nas estruturas vizinhas, os nódulos e a presença de metástases à distância.

Nenhum regime de 2ª linha de quimioterapia tem sido estabelecido. Pode ser considerado o uso de combinação ou regime único com os seguintes agentes: gencitabina; vinarelbine; paclitaxel; e docetaxel.

DIAGNÓSTICO E TRATAMENTO

REVISÃO

- O câncer de pulmão é um dos tumores de maior incidência e mortalidade no mundo e no Brasil.
- Há forte correlação entre câncer de pulmão e tabagismo.
- A maior parte dos cânceres de pulmão (95%) é representada pelo carcinoma espinocelular, adenocarcinoma, carcinoma de grandes células e carcinoma indiferenciado de pequenas células.
- Nos tumores centrais e intermediários, a principal ferramenta para diagnóstico é a biópsia transbrônquica, ao passo que nos tumores periféricos, deve ser realizada a biópsia transtorácica.
- No estadiamento, utiliza-se o sistema TNM.
- O principal tratamento visando à cura é a cirurgia com retirada total do tumor e os linfonodos mediastinais, caso o estadiamento permita.
- A utilização da quimioterapia e/ou radioterapia depende do estadiamento e da PS do paciente.

■ REFERÊNCIA

1. Instituto Nacional de Câncer. TNM: classificação de tumores malignos. 7. ed. Rio de Janeiro: INCA; 2012.

■ LEITURAS SUGERIDAS

Alberg AJ, Brock MV, Ford JG, Samet JM, Spivack SD. Epidemiology of lung cancer: Diagnosis and management of lung cancer, 3rd ed: American College of Chest Physicians evidence-based clinical practice guidelines. Chest. 2013;143(5 Suppl):e1S-29S.

Burrotto M, Manasanch E, Wilkerson J, Fojo T. Gefitinib and erlotinib in metastatic non-small cell lung cancer: a meta-analysis of toxicity. Oncologist. 2015;20(4):400-10.

Haas AR, Sterman DH. Pleural disease. Malignant pleural mesothelioma: update on treatment options with a focus on novel therapies. Clin Chest Med. 2013;34(1):99-111.

Lindermam NI, Cage PT, Beasby, Chitale DA, Dacic S, Giaccone G, et al. Molecular testing guideline for selection of lung cancer paients for EGFR and ALK tyrosine kinase inhibitors. J Thorac Oncol. 2013;8(7):823-57.

Shu CA, Rizvi NA. Into the clinic with nivolumab and pembrolizumab. Oncologist. 2016;21(5):527-8.

Siegel R, Naishadham D, Jemal A. Cancer statistics 2016. CA Cancer J Clin. 2016;66(1):11-30.

Spiro SG, Tanner NT, Silvester GA, Janes SM, Lim E, Vansteenkiste JF, et al. Lung cancer: progress in diagnosis, staging and therapy. Respirology. 2010;15(1):44-50.

368

CÂNCER DE MAMA

368.1 NA GESTAÇÃO

■ GIL FACINA

■ AFONSO CELSO PINTO NAZARIO

Malignidade durante a gestação corresponde a 0,02 a 0,1% de todos os cânceres. Uma entre 1.000 a 1.500 gestações é complicada devido ao câncer materno: entre esses, o câncer de mama associado à gestação (CMG) é o mais frequente, com incidência aproximada de 1 caso a cada 3.000 gestações.

Estima-se, para os países ocidentais, que 10% de todas as pacientes com câncer de mama antes dos 40 anos estarão grávidas. Conceitua-se CMG como a doença diagnosticada durante a gravidez ou até um ano após o parto.

A opção da mulher moderna se dedicar inicialmente à vida profissional e postergar a maternidade, associado ao fato da maior ocorrência da doença com o aumento da idade, faz com que se esperem mais casos de CMG. O pico de incidência é observado nas mulheres que engravidam pela primeira vez após os 30 anos de idade. A média da idade da paciente com CMG é 33 anos, sendo que o diagnóstico ocorre mais frequentemente durante o segundo trimestre da gestação.

A partir dos 40 anos de idade, as mulheres assintomáticas de risco habitual devem ser examinadas e realizar o rastreamento mamográfico anualmente. A American Pregnant Association destaca que aquelas com idade ≥35 anos e que desejam engravidar poderiam realizar o rastreamento mamográfico antes da concepção.

■ QUADRO CLÍNICO

As mudanças gravídicas fisiológicas da mama levam ao ingurgitamento mamário, que irá dificultar o exame clínico e elevar o risco da doença ser diagnosticada em estádios mais tardios. Durante a amamentação, a dificuldade na propedêutica mamária é ainda maior. Recomenda-se avaliação criteriosa das mamas e dos linfonodos regionais em todas as consultas do pré-natal. Como a mamografia não é feita rotineiramente na gestante, a apresentação clínica mais comum do CMG é a presença de nódulo indolor, endurecido e pouco móvel.

> **ATENÇÃO!**
>
> Frente à suspeita clínica ou presença de achado persistente por duas semanas ou mais, a investigação por meio de biópsia é imperativa, apesar de 80% desses achados serem benignos.

■ DIAGNÓSTICO

Vários autores referem que o estudo ultrassonográfico está alterado em quase 100% dos casos de CMG; logo, este é o primeiro exame imaginológico a ser solicitado. O achado suspeito mais frequentemente observado é a presença de nódulo hipoecogênico, heterogêneo, com orientação não paralela à pele e presença de margens não circunscritas, que podem ser indistintas, anguladas, espiculadas ou microlobuladas. Caso persista a suspeita de malignidade, a mamografia com proteção abdominal pode ser realizada de forma segura, porém a sensibilidade do método está reduzida devido ao aumento da densidade mamária decorrente das mudanças hormonais gravídicas e lactacionais. A mamografia pode identificar nódulos, assimetria focal e microcalcificações suspeitas que auxiliarão na determinação da extensão da doença e na identificação de multifocalidade, multicentricidade e bilateralidade. A sensibilidade deste método oscila entre 78 e 90%. Por fim, a ressonância magnética (RM) das mamas utiliza o gadolínio como contraste paramagnético e este não é seguro durante a gestação; por isso, não deve ser empregada para o diagnóstico do CMG.

Para a avaliação patológica, a clássica punção aspirativa por agulha fina (PAAF) apresenta sensibilidade reduzida devido às alterações citomorfológicas fisiológicas decorrentes da gravidez ou lactação que podem levar a erros na interpretação e elevar as taxas de resultados falso-positivos, portanto, deve ser interpretada com muito cuidado durante a gestação.

A biópsia percutânea com agulha grossa (*core biopsy*) é o método de escolha para o diagnóstico histopatológico, possui sensibilidade ao redor de 90%, geralmente é orientado pela ultrassonografia (US) e feito sob anestesia local. Os fragmentos obtidos são suficientes para análise histopatológica, além de possibilitar avaliação de fatores preditivos e prognósticos, tais como os receptores hormonais de estrogênio e progesterona, marcador de proliferação celular (Ki-67) e expressão do receptor do fator de crescimento epidérmico humano tipo 2 (HER-2). Vale ressaltar que o patologista deve ser informado que o material provém de paciente gestante, pois há maior possibilidade de resultado falso-positivo.

Sabe-se que, no momento do diagnóstico, o CMG frequentemente se apresenta com linfonodos axilares comprometidos e tumores volumosos.

O tipo histológico mais frequente é o carcinoma invasivo não especial seguido do lobular. A maioria dos carcinomas é de alto grau e a invasão angiolinfática é frequente. O carcinoma inflamatório aparece em mais de 4% dos casos. O CMG comumente é receptor hormonal negativo e apresenta hiperexpressão do receptor de fator de crescimento epidermal tipo 2 (HER-2).

A realização de exames imaginológicos para confirmação do estádio clínico deve ser particularizada de modo que reduza a exposição fetal à radiação ionizante. Nas pacientes sintomáticas ou naquelas com tumores localmente avançados, o uso de radiografia torácica com proteção abdominal, US hepática e RM sem contraste do esqueleto axial (colunas torácica e lombar) e bacia poderia ser empregada para a investigação de metástases. Exames como tomografia computadorizada e cintilografia óssea são proscritos durante a gestação, porque emitem intensa radiação ionizante e podem ser realizados no período pós-parto.

■ TRATAMENTO

O início do tratamento deve ser imediato e a conduta é baseada no estádio clínico à semelhança do que ocorre na paciente não grávida, com exceção de algumas particularidades. O diagnóstico de lesão sistêmica e a estimativa da data do parto auxiliam no planejamento terapêutico. Antes do emprego de qualquer terapia, é fundamental a confirmação da idade gestacional (IG) e do bem-estar fetal, por meio da realização de US obstétrica morfológica, a fim de descartar malformações congênitas preexistentes e adequar o tratamento segundo a IG correta.

O procedimento cirúrgico de escolha é a mastectomia radical modificada, porém a cirurgia conservadora pode ser realizada nos estádios iniciais, desde que a radioterapia possa ser feita no período pós-parto sem comprometer a sobrevida. Em resumo, nos casos diagnosticados nos segundo e terceiro trimestres, não haverá mudança de estratégia cirúrgica, porém naquelas gestantes com diagnóstico confirmado antes da 12ª semana, haverá atraso indesejado da radioterapia que poderá comprometer o controle local da doença. Nesta condição, recomenda-se a mastectomia. Quando a cirurgia for realizada a partir da 24ª semana de gestação, uma equipe multidisciplinar composta de obstetras e neonatologistas deve acompanhar o procedimento, a fim de preservar a integridade do feto viável caso houvesse intercorrência e fosse necessária a interrupção da gestação.

Apesar da literatura não ter dados suficientes para afirmar, a pesquisa do linfonodo-sentinela com o radiofármaco tecnécio 99 m parece ser segura e deveria ser oferecida às pacientes com CMG com axila clinicamente negativa. A avaliação da dose fetal de radiação recebida com este procedimento é quase desprezível (≤ 0,014 mGy).

Gropper et al., em estudo tipo coorte, relataram que todas as pacientes tiveram sucesso na identificação do linfonodo-sentinela independentemente do trimestre gestacional que o procedimento foi realizado e não foi notada nenhuma complicação.

O uso do corante azul patente V ou azul isossulfan para a identificação do linfonodo-sentinela durante a gestação não é recomendado devido ao risco de anafilaxia e meta-hemoglobinemia.

O tratamento sistêmico com quimioterapia apresenta as mesmas indicações das pacientes não gestantes, porém sua administração não é recomendada durante o primeiro trimestre devido fundamentalmente ao potencial teratogênico no período da embriogênese.

A maioria dos trabalhos publicados sobre tratamento sistêmico do CMG emprega regimes com base em ciclofosfamida, antracíclicos e taxanos. O metotrexate, por interferir no metabolismo do ácido fólico, não é utilizado durante a gravidez.

O risco de malformações para o tratamento sistêmico iniciado a partir da 14ª semana de gestação é semelhante ao observado nos fetos não expostos à quimioterapia.

A quimioterapia não deveria ser empregada após a 35ª semana de gestação ou nas três semanas que antecedem a data programada para o parto, a fim de se evitar a mielossupressão materno-fetal durante o parto.

O fator estimulador de colônias granulocitárias (granuloquine) e a eritropoetina podem ser administradas seguramente nas gestantes e sua indicação deve seguir as mesmas recomendações aplicadas para o suporte clínico durante a quimioterapia das pacientes não grávidas.

Fármacos como ondansetrona, lorazepam e dexametasona são frequentemente empregadas como parte do regime antiemético pré-quimioterapia.

Nos casos em que há hiperexpressão da proteína HER-2 (receptor do fator de crescimento epidérmico tipo 2) o uso do trastuzumabe, anticorpo monoclonal recombinante humanizado específico para o domínio extracelular da proteína HER-2, tem papel relevante. Pode ser administrado sozinho ou em combinação com quimioterápicos. Em grávidas, sua utilização durante os 2º e 3º trimestres foi associada ao desenvolvimento de oligoâmnio, entretanto se o trastuzumabe for a medicação de escolha, este tratamento específico deveria ser acompanhado com monitorização rigorosa do líquido amniótico e do crescimento fetal. Hoje, a maioria dos autores recomendam empregar o trastuzumabe somente após o parto.

O tratamento endócrino está indicado nas pacientes com tumores hormônio-dependentes e seu uso deve ser iniciado depois do término do tratamento quimioterápico e posteriormente ao parto, pois a medicação de eleição é o tamoxifeno, modulador seletivo dos receptores de estrogênio, que é administrado por via oral (VO) na dose de 20 mg/dia e pode causar abortamentos, malformações fetais, tais como hérnia diafragmática, anomalia anorretal, genitália ambígua e síndrome de Goldenhar (displasia óculo-aurículo-vertebral).

A ablação ovariana associada à endocrinoterapia pode ser considerada para pacientes jovens, no período pós-parto, com doença agressiva hormônio-dependente. Nas pacientes em supressão ovariana, o emprego do exemestano (inibidor hormonal da enzima aromatase) reduziu significativamente a recorrência quando comparado ao tamoxifeno. Parece que mulheres jovens com tumor receptor hormonal positivo e HER2 negativo, com escore baixo de receptor de progesterona e alta taxa de proliferação (Ki-67 elevado) apresentam maior benefício com a ablação ovariana associada ao exemestano.

As doses de radiação utilizadas no tratamento do câncer são muito maiores daquelas empregadas na radiologia diagnóstica. A radioterapia adjuvante deve ser adiada para o período pós-parto, porém atrasos maiores que oito semanas, naquelas mulheres que não estão utilizando quimioterapia, podem ter impacto negativo no controle locorregional. O efeito deletério da irradiação depende do tempo de gestação, da dose de radiação e da área que acomete o feto. Exposição do feto excedendo 5cGy deveria ser evitada. Como regra geral, evita-se a radioterapia durante a gestação devido aos prováveis efeitos deletérios, tais como perda fetal, alterações fisiológicas e mentais, além do possível efeito carcinogênico tardio.

O prognóstico do CMG é controverso. Azim et al. realizaram meta-análise de 30 estudos em que foram incluídos 3.628 casos de CMG e 37.100 controles (câncer de mama) e concluíram que o CMG é fator independente de sobrevida global inferior (RR:1,37; IC:95%:1,21-1,55). Ainda observaram pior prognóstico nas pacientes que foram diagnosticadas no período pós-parto (RR:1,84; IC:95%:1,28-2,65) quando comparadas àquelas que descobriram a doença durante a gravidez. Entretanto, em estudo colaborativo internacional, Amant et al. compararam o prognóstico entre 311 casos e 865 não gestantes e notaram que a média de idade foi de 41 anos para as não grávidas e 33 anos para as mulheres com CMG e, neste trabalho, identificou-se sobrevida global semelhante entre os grupos (RR:1,19; IC:95%:0,73-1,93).

Metanálise de 14 estudos avaliou a segurança de gravidez subsequente ao tratamento do câncer de mama e os autores não notaram diferença na sobrevida no grupo de mulheres que engravidaram após o tratamento.

Conclui-se, então, que o CMG é condição rara, porém cada vez mais frequente no mundo ocidental. O diagnóstico e o início do tratamento devem ser rápidos, com abordagem multidisciplinar, empregando-se basicamente as mesmas estratégias adotadas para as pacientes jovens não grávidas.

REVISÃO

- Confirmar a IG e o bem-estar fetal com US obstétrica morfológica antes de qualquer intervenção
- Iniciar o tratamento imediatamente: no primeiro trimestre, recomenda-se a mastectomia; nos trimestres seguintes, se possível, pode ser indicada cirurgia conservadora (quadrantectomia).
- A biópsia do linfonodo-sentinela é segura quando realizada pelo radiofármaco e pode ser indicada em gestantes com axila clinicamente negativa.
- A quimioterapia é empregada com segurança a partir da 14ª semana gestacional (evita-se o metotrexate; regimes mais usados se baseiam em antracíclicos e taxanos), devendo ser interrompida 3 a 4 semanas antes da data provável do parto (ao redor da 35ª semana).
- O trastuzumabe é empregado nos casos HER-2 superexpressos apenas no período pós-parto.
- Enviar a placenta para estudo anatomopatológico, pois pode ser sede de metástases.
- Emprega-se tamoxifeno e radioterapia, quando indicados, após o parto.
- O prognóstico, quando pareado o estádio clínico, tipo molecular e idade, é similar às das pacientes jovens não gestante.
- Gravidez subsequente não piora o prognóstico, e a paciente pode ser liberada para engravidar após dois anos do término do tratamento.

■ LEITURAS SUGERIDAS

Amant F, von Minckwitz G, Han SN, Bontenbal M, Ring AE, Giermek J, et al. Prognosis of women with primary breast cancer diagnosed during pregnancy: results from an international collaborative study. J Clin Oncol. 2013;31(20):2532-9.

Basta P, Bak A, Roszkowski K. Cancer treatment in pregnant women. Contemp Oncol (Pozn). 2015;19(5):354-60.

Becker S. Breast cancer in pregnancy: a brief clinical review. Best Pract Res Clin Obstet Gynaecol. 2016;33:79-85.

Gropper AB, Calvillo KZ, Dominici L, Troyan S, Rhei E, Economy KE, et al. Sentinel lymph node biopsy in pregnant women with breast cancer. Ann Surg Oncol. 2014;21(8):2506-11.

Webb JA, Thomsen HS. Gadolinium contrast media during pregnancy and lactation. Acta Radiol. 2013;54(6):599-600.

368.2 NA FASE INICIAL

- AFONSO CELSO PINTO NAZARIO
- GIL FACINA

O câncer de mama constitui-se, atualmente, na neoplasia maligna mais frequente entre as mulheres nos países desenvolvidos, excluindo-se os tumores de pele não melanoma.

Nos EUA, foram estimados 231.840 casos novos no ano de 2015; o Brasil acompanha a mesma tendência e estimam-se para 2016, 57.960 casos novos, que o coloca também como a neoplasia maligna mais comum entre as mulheres brasileiras, ultrapassando em muito o carcinoma de colo/reto (17.620 casos) e do colo uterino (16.340 casos).

Além da elevada incidência, o câncer mamário ainda apresenta alta taxa de mortalidade, sendo a segunda causa de óbito por neoplasia maligna nas mulheres americanas, só perdendo para o câncer de pulmão/brônquios. Em 2015, foi responsável por 40.290 óbitos nos EUA. Entretanto, a mortalidade que era crescente entre os anos de 1975 e 1990, com aumento anual de 0,4%, declinou entre 1990 e 2002, com queda anual de 2,3%, possivelmente em virtude da detecção precoce e da melhora na terapêutica. Assim, a taxa de sobrevida em cinco anos nos EUA que era de 75,2% em 1975, aumentou para 90,5% em 2005.

Infelizmente, a taxa de mortalidade no Brasil continua elevada (14.388 mortes em 2013) e em crescimento na maioria dos Estados, porque a doença ainda é diagnosticada em estádios avançados. Quando o diagnóstico é tardio, o tratamento é mutilante e agressivo. Desta maneira, todos os esforços devem ser realizados no sentido de se detectar a doença o mais precocemente possível. De fato, em vários programas de rastreamento mamográfico, obteve-se redução da mortalidade na ordem de 20 a 35% entre os 50 e 69 anos e de 15% entre os 40 e 49 anos. Em levantamento de casos atendidos na Disciplina de Mastologia da Escola Paulista de Medicina da Unifesp, em 2013, observou-se 68,8% de câncer de mama inicial (estádios clínicos 0, I e II), 23,9% de doença localmente avançada (estádio clínico III) e 7,3% de doença metastática (estádio clínico IV).

A importância do câncer de mama não reside apenas nos aspectos de saúde pública. A doença e o seu tratamento afetam a imagem pessoal e a sexualidade feminina e apresentam elevado impacto social e econômico, pois afeta muitas vezes mulheres em idade fértil, formadoras de famílias e economicamente ativas.

O câncer mamário acomete principalmente mulheres entre 45 e 55 anos. É mais comum na raça branca e em regiões industrializadas. É muito raro em homens (proporção 1:100).

O conceito do câncer de mama inicial não é uniforme na literatura, e segundo o American Joint Committee on Cancer[1], engloba o carcinoma *in situ* e o invasivo nos estádios clínicos I e II (Quadros 368.1 e 268.2). No presente capítulo, serão abordados o diagnóstico e o tratamento dos estádios clínicos T1-2 N0-1.

FISIOPATOLOGIA

O câncer de mama é resultado da incapacidade da regulação normal das funções celulares de proliferação e diferenciação, decorrente de várias alterações genéticas, culminado na transformação maligna.

A carcinogênese mamária é processo extremamente complexo e do ponto de vista didático, pode ser dividida em três etapas: iniciação, promoção e progressão.

Na iniciação, uma célula genotipicamente normal se transforma em maligna, podendo passar por fase intermediária de atipia celular. Os mecanismos genéticos estão envolvidos nesta etapa, podendo ser herdados (câncer de mama hereditário) ou adquiridos ao longo da vida (câncer de mama esporádico).

A forma hereditária é responsável por apenas 10% dos casos de câncer mamário e a principal alteração genética encontrada é a inativação de genes supressores de tumor. O distúrbio genético encontra-se presente já desde o início da vida, transmitido por células germinativas (herança autossômica dominante germinativa) e, por isto, tende a ocorrer em idade mais precoce, isto é, na pré-menopausa e, com frequência, de forma bilateral.

Os principais genes envolvidos são *BRCA 1* e *BRCA 2*. O *BRCA 1* localiza-se no cromossomo 17 e a portadora de sua mutação apresenta alta susceptibilidade para o câncer de mama (até 87% ao longo da vida) e para o de ovário (50%). O *BRCA 2* situa-se no cromossomo 13 e associa-se à alta susceptibilidade para o câncer de mama em mulheres jovens (85%) e para o câncer de mama masculino (RR = 15).

Na grande maioria dos casos, contudo, as alterações genéticas não são herdadas, mas adquiridas ao longo da vida, constituindo o câncer de mama esporádico (70 % dos casos). É definido como aquele em que nenhum caso da doença foi observado em duas gerações completas de 1º. e 2º. graus. O defeito genético decorre, em geral, da ativação de um ou mais proto-oncogenes, presentes em células sadias. A maioria dos oncogenes codifica fatores de crescimento e seus receptores.

O câncer de mama familiar corresponde a 20 % dos casos e embora haja antecedentes em parentes de 1º. ou 2º. graus, o *pedigree* autossômico dominante não é caracterizado.

Por meio da ativação de um proto-oncogene ou da inativação de genes supressores, a célula alterada transmite o erro às células-filhas de forma sucessiva. O erro genético pode ser reparado ou a célula é induzida a sofrer apoptose. Quando isto não ocorre, o erro genético pode se perpetuar, a célula neoplásica é estimulada a se dividir, com a formação de clones celulares mutados, caracterizando a fase de promoção.

QUADRO 368.1 ■ Estadiamento do câncer de mama

Estádio	0	Tis	N0	M0
Estádio	I	T1*	N0	M0
Estádio	IIA	T0	N1	M0
		T1*	N1	M0
		T2	N0	M0
	IIB	T2	N1	M0
		T3	N0	M0
Estádio	IIIA	T0	N2	M0
		T1*	N2	M0
		T2	N2	M0
		T3	N1, N2	M0
	IIIB	T4	N0, N1, N2	M0
	IIIC	Qualquer T	N3	M0
Estádio	IV	Qualquer T	Qualquer N	M1

Nota: T1* inclui T1 mic
Fonte: American Joint Committee on Cancer.[1]

DIAGNÓSTICO E TRATAMENTO

QUADRO 368.2 ■ Classificação clínica do câncer de mama (cTNM)

TUMOR PRIMÁRIO (CT)

Tx = tumor primário não pode ser avaliado

T0 = não há evidência de tumor primário

Tis = carcinoma *in situ*

T1 = tumor ≤ 2 cm
- T1mic = carcinoma microinvasor
- T1a tumor maior do que 0,1 cm e menor ou igual a 0,5 cm
- T1b tumor maior do que 0,5 cm e menor ou igual a 1 cm
- T1c tumor maior do que 1 cm e menor ou igual a 2 cm

T2 = tumor maior do que 2 cm e menor ou igual a 5 cm

T3 = tumor maior do que 5cm

T4 = tumor de qualquer tamanho com extensão para
- T4a = parede torácica*
- T4b = edema ou ulceração da pele
- T4c = 4a + 4b
- T4d = carcinoma inflamatório

LINFONODOS REGIONAIS (CN)

Nx = linfonodos regionais não podem ser avaliados

N0 = ausência de metástases para linfonodos regionais

N1 = metástase para linfonodos axilares ipsilaterais móveis

N2
- N2a = metástase para linfonodos axilares coalescentes ou aderidos a estruturas adjacentes
- N2b = metástase clinicamente aparente na mamária interna na ausência de metástase axilar

N3
- N3a = metástase para linfonodo infraclavicular
- N3b = metástase para linfonodos da mamária interna e axilar
- N3c = metástase para linfonodo supraclavicular

METÁSTASES (CM)

Mx = metástase à distância não pode ser avaliada

M0 = ausência de metástase à distância

M1 = presença de metástase à distância

*Parede torácica inclui arcos costais, músculos intercostais e músculo serrátio anterior, mas não o músculo peitoral.
Fonte: American Joint Committee on Cancer.[1]

Destacam-se entre os fatores promotores do câncer mamário aqueles que mantêm o lóbulo em constante processo de divisão celular, o que dificulta os processos fisiológicos de reparo. Estímulos externos (exógenos) ou internos (endógenos) favorecerão a multiplicação das células que contêm as alterações genéticas. Os clones celulares mutados, entretanto, ainda não têm a capacidade de invasão nos tecidos adjacentes, ficando restritos à membrana basal (carcinoma *in situ*).

Na promoção, assumem grande importância os esteroide sexuais e os fatores de crescimento. Assim, os principais fatores promotores do câncer de mama são de natureza reprodutiva, tais como a menarca precoce, a menopausa tardia, a nuli ou oligoparidade e a primeira gestação tardia. O denominador comum é o estímulo estroprogestativo cíclico (ovulatório) continuado, sem a pausa reparadora da gravidez e da lactação; de fato, os esteroides sexuais de forma sinérgica mantêm o lóbulo mamário em constante proliferação.

O período pré-clínico, isto é, o intervalo de tempo entre a primeira célula mutada e a formação de um nódulo maligno de 1,0 cm (que apresenta 10^9 células) é relativamente longo, cerca de 8 anos. Entretanto, uma vez atingida aquela dimensão, seu tamanho duplica a cada 100 dias. Do ponto de vista clínico, na iniciação e nas etapas primordiais da promoção, o diagnóstico pelos métodos propedêuticos disponíveis não é possível. Entretanto, nas fases mais tardias da promoção neoplásica, com as lesões precursoras (hiperplasia atípica e carcinoma ductal *in situ*) já estabelecidas, é possível a detecção precoce por meio da mamografia.

Por fim, na fase de progressão, o carcinoma já consolidado rompe a membrana basal, invade os vasos linfáticos e sanguíneos e é capaz de atingir e se proliferar em tecidos à distância (metástase). Apresentam papel de destaque, nesta fase, a angiogênese e as enzimas proteolíticas, como a catepsina D. O carcinoma passa a formar nódulos palpáveis, passíveis de serem detectados no exame físico e no autoexame. Inexoravelmente, a doença avança, produz metástases à distância, e os principais sítios são os ossos, pulmões e pleuras, o fígado e o cérebro.

Acredita-se que entre o epitélio mamário normal e o carcinoma invasor ocorram fases intermediárias de hiperplasia típica, atípica e carcinoma *in situ*, embora não necessariamente.

■ QUADRO CLÍNICO

> **ATENÇÃO!**
>
> Embora, nos dias de hoje, o diagnóstico do câncer de mama inicial seja feito, com muita frequência, em sua forma subclínica, por meio mamografia de rotina ou por programa de rastreamento populacional, o exame físico cuidadoso ainda é fundamental.

A principal manifestação clínica do câncer de mama é o nódulo. Em geral, é de consistência endurecida, indolor, pouco móvel e irregular. A localização mais frequente é o quadrante súpero-lateral. Pode ser acompanhado de adenomegalia axilar, de consistência endurecida, indolor e pouco móvel. O fluxo papilar é sintoma mais raro e quando se associa ao câncer, tende a ser espontâneo, unilateral e uniductal. Estas mesmas características são observadas na paciente com papiloma intraductal e, desta maneira, não é possível clinicamente diferenciar o fluxo do carcinoma daquele secundário ao papiloma. Nos dois casos, o aspecto físico é hemorrágico e, às vezes, translúcido ("em água de rocha"). A dor raramente acompanha o nódulo maligno, ocorrendo em apenas 0,02 % dos casos como sintoma isolado. A retração cutânea ou do mamilo decorre da infiltração neoplásica dos ligamentos de Cooper, que conectam a fáscia pré-peitoral à pele e que são responsáveis pela suspensão da mama. A retração indica apenas que o tumor infiltrou e retraiu o ligamento de Cooper adjacente, não alterando o prognóstico. Por fim, o eczema crônico do complexo aréolo-papilar, em especial quando há destruição parcial ou total da papila, indica uma forma especial de carcinoma mamário denominado doença de Paget.

O exame mamário apresenta moderada sensibilidade e boa especificidade para a detecção do câncer mamário, e o valor preditivo varia de acordo com a idade. Assim, a sensibilidade é de 57 a 83 % entre os 50 e 59 anos e, de 71 %, entre os 40 e 49 anos. A especificidade é maior, de 88 a 96% entre os 50 e 59 anos, e de 71 a 84%, entre as mulheres de 40 a 49 anos. É particularmente útil nas mulheres mais jovens, pela limitação da mamografia neste grupo etário (mamas densas).

■ DIAGNÓSTICO

A mamografia é o método-padrão para o diagnóstico e o rastreamento do câncer de mama. Mesmo nos casos em que o quadro clínico é suspeito, deve ser indicada, com o objetivo de detectar focos subclínicos multicêntricos e na mama contralateral.

Apresenta sensibilidade de 46 a 80% e especificidade de 82 a 99%. Seu valor preditivo depende do tamanho e localização da lesão, da densidade mamária, da qualidade dos recursos técnicos disponíveis e da habilidade do interpretador.

Entretanto, mesmo utilizando técnica de excelência, a taxa de falso-negativos é de 10 a 15%, podendo chegar a 40% em pacientes com mamas densas. Neste sentido, a anormalidade palpatória clínica não deve ser desprezada se a mamografia for normal, e a investigação deve continuar com outros métodos semióticos, como a ultrassonografia (US), a ressonância magnética (RM), a punção aspirativa com agulha fina (PAAF) ou grossa (PAAG), ou mesmo com a biópsia convencional a céu aberto.

Os principais sinais mamográficos do câncer de mama são: (a) nódulo espiculado; (b) calcificações agrupadas pleomórficas e (c) área de assimetria focal com distorção arquitetural do parênquima mamário. Estas imagens associam-se ao câncer mamário em 90% dos casos.

Embora a US seja método não ionizante e mais confortável, apresenta valor preditivo menor do que a mamografia para o diagnóstico de câncer mamário. Não visibiliza as calcificações mais tênues e, portanto, não é eficaz no rastreamento de forma isolada. Deve ser indicada como auxiliar nas condições em que a mamografia não elucida o diagnóstico, como nas assimetrias e em mamas densas. Por outro lado, as glândulas gordurosas dificultam a transmissão do feixe acústico, limitando o diagnóstico.

Do ponto de vista ecográfico, o câncer de mama produz nódulo sólido, de forma irregular, margens imprecisas e com microlobulações ou espiculações. Os ecos internos são heterogêneos, o que produz sombra acústica posterior. O diâmetro ântero-posterior do nódulo maligno é comumente igual ou maior do que o longitudinal.

Em relação à RM, sua indicação no câncer de mama inicial é controversa, porque embora detecte focos adicionais da doença, não tem impacto nas taxas de recorrência local, de reoperações e, principalmente, de sobrevida global. É útil quando não se consegue estimar com exatidão a extensão da doença pela mamografia e pela US, o que pode acontecer em mamas densas.

A PAAF é um método ambulatorial de baixo custo e relativamente simples. Dá-se preferência à punção orientada pelo ultrassom, pelo maior valor preditivo. A PAAF está contraindicada na investigação de calcificações suspeitas. Apresenta como desvantagens o fato de não ser possível avaliar invasão e o grau histológico; além disto, é muito difícil determinar o tipo histológico e a expressão dos receptores hormonais. A taxa de falso-positivo é muito baixa (entre 0 e 2%); entretanto, a de falso-negativo é de 5 a 20% dos casos, decorrente principalmente da técnica inadequada, em particular em relação aos cuidados na fixação do material. Assim, se a alteração imagenológica é suspeita, mas a PAAF é negativa, insatisfatória ou incompatível com o diagnóstico clínico-imagenológico, a propedêutica deve continuar.

A *core biopsy* consiste na biópsia por agulha grossa (BAG) com propulsor automático, que impulsiona e retrai a agulha que secciona o tecido. Apresenta como vantagens o fato de ser método ambulatorial, utilizando-se apenas anestesia local. Possibilita avaliar a invasão, o tipo histológico e a expressão imuno-histoquímica, além de permitir o planejamento terapêutico pré-operatório. Como desvantagens se alinham o custo (moderado), a fragmentação do material e a mobilização do tecido mamário simulando invasão e/ou embolização. Em pacientes mais ansiosas, o exame pode ser desconfortável.

A mamotomia consiste na BAG utilizando-se sistema a vácuo com cânula oca, a qual gira em alta rotação, cortando o tecido, que é aspirado fora da mama. É também denominada BAG vácuo-assistida. Assim como a *core biopsy*, apresenta como vantagens o fato de ser método ambulatorial, utilizando-se apenas anestesia local. Possibilita avaliar a invasão, o tipo histológico e os marcadores imuno-histoquímicos. Além disto, os fragmentos retirados são maiores (em tamanho e número), a mobilização do tecido mamário é menor e o aparelho é introduzido de uma só vez, trazendo maior conforto para a paciente, além de ser mais prático para o médico. Por fim, permite o planejamento terapêutico pré-operatório. Alinham-se como desvantagens o desconforto que a punção pode produzir em pacientes ansiosas e, principalmente, o seu alto custo.

De forma geral, dá-se preferência à *core biopsy* nas lesões nodulares, reservando a mamotomia para a investigação de microcalcificações suspeitas.

MARCAÇÃO PRÉ-CIRÚRGICA

A marcação pré-cirúrgica consiste na localização pré-operatória de lesões mamárias não palpáveis suspeitas. Pode ser feita com fio guia metálico em forma de arpão ("agulhamento") ou por injeção de substância radioativa, técnica denominada *radio-guided occult lesion localization* (ROLL). Em ambos os casos, a marcação pode se realizada com auxílio da mamografia estereotáxica ou da US.

Quando se utiliza a mamografia estereotáxica, o arpão inserido antes da cirurgia deve ultrapassar a lesão em 1 cm, permitindo que mesmo havendo alguma migração do reparo, ainda continue bem próximo da área a ser biopsiada.

No ROLL, a emissão cintilográfica é detectada na superfície cutânea através de sonda detectora de raios gama no intra-operatório. É mais preciso e menos invasivo; necessita, contudo, do concurso da equipe de medicina nuclear e o custo é maior.

Nas calcificações suspeitas, é fundamental a mamografia da peça operatória, para confirmar a retirada da lesão previamente marcada.

A marcação pré-cirúrgica apresenta como vantagens, em relação aos métodos de biópsia percutânea, o fato de o material ser abundante para o estudo anatomopatológico (AP), permitindo melhor definição diagnóstica e adequada avaliação das margens de ressecção. Como desvantagens, destacamos a necessidade de internação hospitalar, a anestesia, a cicatriz cirúrgica maior e a possibilidade de alteração na imagem da mamografia e/ou US subsequentes.

OUTROS EXAMES

No câncer de mama inicial, a possibilidade de metástases subclínicas é muito baixa, e exames como TC de tórax e abdome, radiografia torácica, US abdominal, cintilografia óssea, marcadores tumorais ou tomografia computadorizada com emissão de pósitrons (PET-TC) estão contraindicados, pois não antecipam o diagnóstico de metástase em grau que cause impacto na sobrevida global.

■ TRATAMENTO

O câncer de mama deve ser considerado uma doença heterogênea. Embora na maioria dos tumores pequenos, as metástases sejam tardias, bastando o tratamento locorregional, há casos em que a disseminação metastática é precoce e que necessitam de tratamento sistêmico complementar. A seleção dos pacientes elegíveis para a terapêutica sistêmica adequada é feita por meio da análise de fatores prognósticos histopatológicos e imuno-histoquímicos.

CIRURGIA

O tratamento do câncer de mama em sua fase inicial, quando o tamanho do tumor é menor ou igual a 3 cm, consiste na cirurgia conservadora, isto é, na quadrantectomia (retirada do quadrante em que se localiza a neoplasia, incluindo a pele sobrejacente e a fáscia pré-peitoral) ou na setorectomia ou ressecção segmentar (retirada do tumor com margem de segurança). Em mamas volumosas, a cirurgia conservadora pode também ser indicada em tumores com até 5 cm, pois nesta situação a relação volume do tumor/volume da mama é favorável e permite um bom resultado estético adequado, sobretudo quando se associam técnicas de oncoplastia. Quando a lesão não é palpável, sua localização é feita no pré-operatório através de fio guia metálico ou por radioisótopo radioativo, guiados por mamografia ou US. Aspecto fundamental na cirurgia conservadora são as margens cirúrgicas livres de neoplasia e, portanto, a análise intraoperatória das margens evita em muitos casos um novo procedimento cirúrgico e garante a exérese completa da lesão. Embora não haja consenso na literatura, a maioria dos autores considera margens livres quando a distância ao tumor é maior do que 1 mm, isto é, quando a neoplasia não atinge a tinta de nanquim utilizada pelo patologista para delimitar as margens cirúrgicas.

Em tumores maiores do que 3 cm em mamas pequenas ou médias, preconiza-se a mastectomia com preservação dos músculos peitorais. A mastectomia está também indicada na forma multicêntrica invasiva da doença, quando há contraindicação para a radioterapia ou em tumores menores do que 3 cm em mamas muito pequenas, nas quais a relação volume do tumor/volume da mama é desfavorável. Em situações limítrofes, particularmente em neoplasias triplo-negativas, pode-se indicar quimioterapia neoadjuvante (primária ou pré-operatória), com o objetivo de diminuir a dimensão tumoral e permitir a conservação da mama. Exemplificando: em um tumor de 4 cm em uma mama pequena, seria indicado como tratamento cirúrgico a mastectomia. Se com a quimioterapia neoadjuvante, seu volume reduz para 1 cm, é possível ser realizada cirurgia conservadora.

De forma geral, em mamas de pequeno e médio volume e boa elasticidade cutânea, indicam-se as adenectomias, que removem o tecido fibroglandular e poupam a pele (*skin sparing mastectomy*) ou a pele e complexo aréolo-papilar (*nipple sparing mastectomy*); nesta última modalidade de adenectomia, a segurança oncológica é adequada quando a distância do tumor ao complexo aréolo-papilar é superior a 2 cm e se torna importante a avaliação anatomopatológica intraoperatória da margem retroareolar. Nas mamas volumosas e com ptose moderada a intensa, realiza-se a mastectomia total, que inclui a remoção da glândula, do complexo aréolo-papilar e de boa parte da pele.

Quando se pratica a mastectomia, realiza-se a reconstrução mamária, o que atenua o impacto da amputação mamária. Pode ser imediata ou tardia e habitualmente é feita com retalho miocutâneo do músculo reto-abdominal (TRAM), com dermoexpansor e posterior inclusão de prótese, com prótese de imediato e eventualmente com retalho miocutâneo do músculo grande dorsal.

No câncer de mama inicial, a linfodenectomia axilar é realizada quando a axila é clinicamente comprometida. Caso contrário, realiza-se a retirada do linfonodo-sentinela, que é o primeiro linfonodo a receber a drenagem linfática da glândula mamária.

A marcação do linfonodo-sentinela é feita basicamente por três métodos: tintorial, por marcador radioativo ou mista, isto é, tintorial e com radioisótopo. No primeiro método, injeta-se azul patente na região peritumoral ou na periareolar. Após alguns minutos, o corante drena e marca o linfonodo-sentinela.

Na segunda forma, injeta-se radioisótopo (geralmente, o tecnécio 99) ligado a um coloide, que se fixa ao linfonodo-sentinela. A injeção é feita horas antes da cirurgia e o sucesso do procedimento é confirmado por linfocintilografia pré-operatória. A emissão de radioatividade pelo linfonodo marcado é detectada por uma sonda de detecção de raios gama no intra-operatório. A técnica apresenta ótimo valor preditivo, mas requer treinamento cirúrgico específico, concurso da equipe de medicina nuclear, além do custo ser maior.

Com a exérese do linfonodo-sentinela, evita-se a dissecação axilar extensa rotineira e seus efeitos colaterais indesejáveis, como o linfedema e a neuropatia. Naqueles casos em que o exame intra-operatório de congelação for positivo para malignidade, pratica-se então a linfonodenectomia axilar completa. Recentemente, ensaio clínico randomizado (ACOSOG Z0011)[2] demonstrou que em casos de câncer de mama inicial em que se realiza cirurgia conservadora e ressecção do linfonodo-sentinela (T1-2 N0), seguida de tratamento sistêmico e radioterapia, quando até dois linfonodos-sentinelas estão comprometidos, não é necessária a linfonodectomia axilar, pois este procedimento não diminui a taxa de recorrência locorregional e a sobrevida global (Figura 368.1).

RADIOTERAPIA

A radioterapia é obrigatória após a cirurgia conservadora. Vários ensaios clínicos randomizados demonstraram que a taxa de recorrência local é significantemente menor com a radioterapia adjuvante, talvez em função da natureza biológica de multifocalidade e multicentricidade do câncer de mama. Irradia-se a mama na dose de 5.000 cGy (fracionada em 200 cGy/dia) e depois, aplica-se reforço no leito cirúrgico de 1.000 cGy (fracionada em 200 cGy/dia). Quando não é realizada, a recidiva local é extremamente elevada, na ordem de 30% (*versus* 8% com radioterapia). Alguns protocolos vêm sendo ensaiados para avaliar a eficácia da radioterapia intra-operatória, aplicada em dose única. Recentemente, demonstrou-se que a radioterapia hipofracionada (dose menor em intervalo mais curta) é tão eficaz quanto a convencional no câncer de mama inicial.

Quando o câncer de mama inicial foi tratado por mastectomia, a radioterapia classicamente é realizada quando há quatro ou mais linfonodos comprometidos ou quando há extravasamento extracapsular no linfonodo axilar; nesta condição, além da parede torácica, irradia-se também as cadeias de drenagem. Por outro lado, quando um a três linfonodos se mostram comprometidos, a radioterapia deve ser considerada em conjunto com outros fatores prognósticos, tais como o grau nuclear alto, a superexpressão do Her-2 e a expressão negativa dos receptores hormonais. Temos indicado radioterapia adjuvante após mastectomia no câncer de mama inicial já quando há apenas um linfonodo comprometido.

TRATAMENTO SISTÊMICO

O tratamento sistêmico consiste na quimioterapia e/ou endocrinoterapia. Deve ser iniciado para que haja benefício para a paciente, sempre se ponderando a toxicidade advinda, as comorbidades e a vontade da paciente.

Além dos dados clínicos e anatomopatológicos, a classificação molecular do tumor é de grande importância na decisão do tratamento adjuvante. Nessa classificação, os tumores de mama são:

- Luminal A: caracterizados pela expressão positiva dos receptores de estrogênio e/ou progesterona, geralmente são de baixo grau e apresentam baixo índice de proliferação. Apresentam melhor prognóstico.
- Luminal B: esses também apresentam positividade dos receptores hormonais, mas tem um maior índice de proliferação, alto grau histológico e alguns inclusive apresentam positividade ao HER2.
- HER2: é o grupo que apresenta amplificação gênica do HER2, sem ter receptores hormonais positivos. Esses tumores são mais agressivos, independentemente do tamanho.
- Basal: têm habitualmente uma expressão ausente dos receptores hormonais e do HER2. Em geral, são de alto grau e alta taxa de

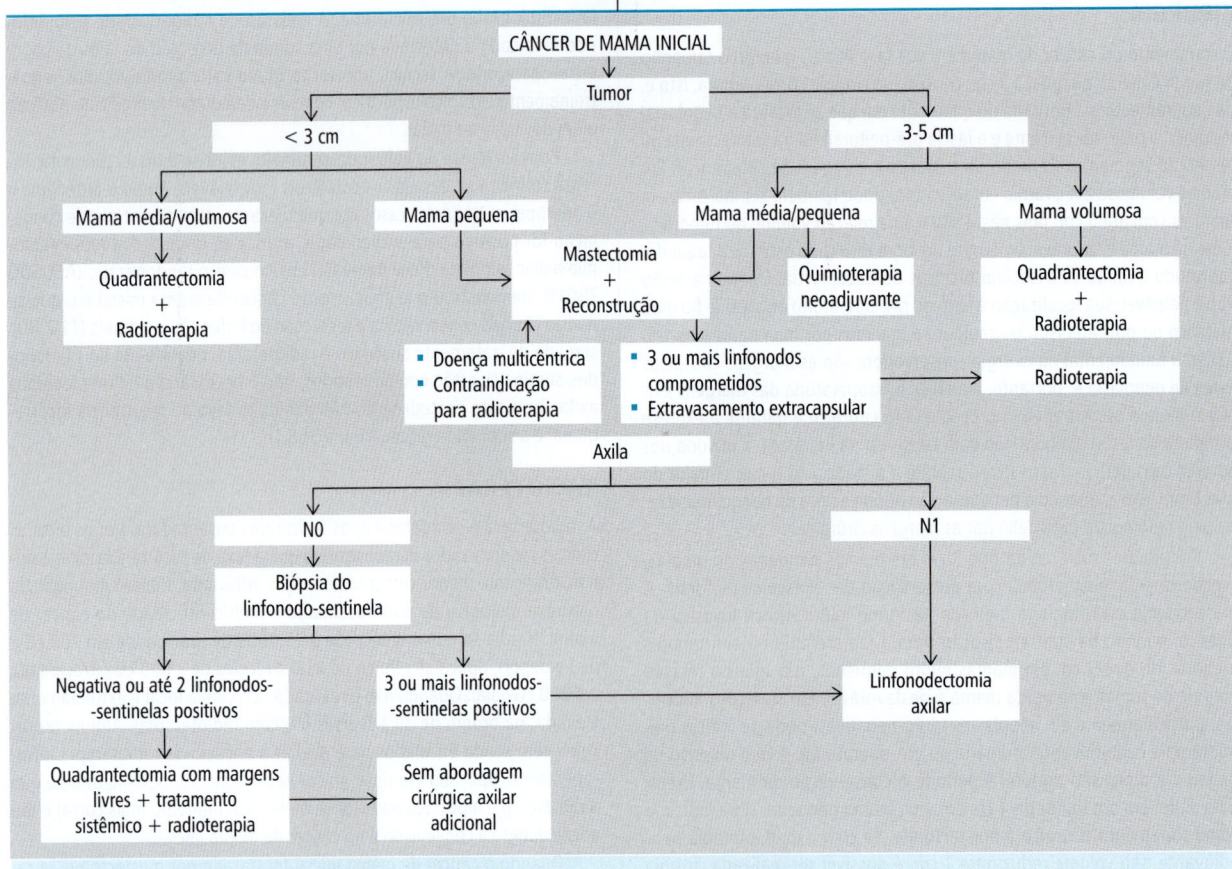

FIGURA 368.1 ■ Fluxograma do tratamento cirúrgico do câncer de mama inicial (T1-2 N0-1).

proliferação. São de mau prognóstico e incluem os tumores triplo-negativos.

Como a avaliação tumoral molecularmente é inviável na prática clínica, usa-se a imuno-histoquímica na decisão terapêutica.

Existem ferramentas que auxiliam na indicação da quimioterapia. O *Adjuvant! Online** faz uma estimativa do risco/benefício das terapias adjuvantes a serem oferecidas. Apesar disso apresenta falhas, como, por exemplo, o perfil do HER2 não está incluído, o que subestima o prognóstico das pacientes. É uma opção rápida e sem custo financeiro, ao contrário dos testes de análises gênicas, como o *Oncotype DX* e o *Mammaprint*, que podem ser mais precisos, mas são bastante caros.

A opção da quimioterapia é baseada na presença de fatores de mau prognóstico, que são:

- tamanho do tumor: acima de 1 cm, é considerado de mau prognóstico. Considerar tumores entre 0,5 e 1 cm que apresentem pelo menos mais um fator de mau prognóstico além do tamanho. Os tumores que superexpressam HER2 têm indicação de quimioterapia com terapia-alvo – trastuzumabe – em tumores acima de 0,5 cm. Por outro lado, em tumores luminal A, por terem bom prognóstico, indica-se a quimioterapia em tumores maiores do que 2 cm;
- comprometimento axilar: quanto maior o número de linfonodos comprometidos, maiores serão os índices de recidiva e menores os de sobrevida;
- tipo e grau histológico: os carcinomas tubulares, papilares, mucinosos e medulares verdadeiros são de melhor prognóstico. Nesses casos, recomenda-se quimioterapia quando há comprometimento axilar. Os tipos mais comuns, carcinoma ductal (invasivo não especial) e lobular infiltrantes, seguem a recomendação geral. Quanto mais indiferenciado o tumor, mais agressivo, mas também mais quimiossensível;
- receptores hormonais: é um importante fator prognóstico e preditivo, dependendo da presença ou ausência dos receptores de estrogênio e/ou progesterona no tumor. A positividade desses receptores indica melhor prognóstico. É importante ainda quantificar essa positividade, usando por exemplo os índices de Allred, pois quanto maior esse índice, melhor o prognóstico e a resposta ao tratamento hormonal. Estão presentes em 75-80% dos tumores de mama em proporção crescente com a idade. Pacientes com receptores hormonais negativos demonstram benefício da quimioterapia, independente da idade;
- expressão do HER-2: é também um fator prognóstico e preditivo. O HER-2 é um proto-oncogene localizado no cromossomo 17q21 que codifica uma glicoproteína transmembrana com atividade intrínseca tirosinocinase homóloga ao receptor do fator de crescimento epidérmico. Está amplificado em 20-30% dos tumores de mama. Sua expressão está associada a uma maior agressividade tumoral. A pesquisa de sua superexpressão é feita rotineiramente por imuno-histoquímica, que é negativa quando o resultado mostra 0 ou 1+, positiva nos 3+ e inconclusiva nos casos 2+, quando a pesquisa deve ser esclarecida por testes que mostram a própria amplificação gênica, como o FISH ou o CISH;
- índice do Ki-67: é um anticorpo monoclonal específico para antígeno nuclear expresso apenas em células em proliferação. Mulheres

---

*Para mais informações acesse: www.adjuvantonline.com

que apresentam índices altos (> 14%) têm pior prognóstico. A presença dessa positividade caracteriza o tumor como luminal B, na presença também de receptores hormonais positivos;
- invasão angiolinfática: quando presente é considerado de mau prognóstico;
- idade da paciente: inferior a 35 anos têm pior prognóstico e por outro lado, acima de 70 anos apresentam, em geral, bom prognóstico.

Deve-se iniciar quimioterapia adjuvante preferencialmente até 6 semanas após a cirurgia.

A quimioterapia deve ser feita antes de radioterapia. A endocrinoterapia deve ser iniciada após a quimioterapia e nunca concomitante a ela.

> **ATENÇÃO!**
>
> Os regimes contendo antracíclicos (adriamicina e epidoxirrubicina) e taxanos (doxetacel e paclitaxel) são indicados em pacientes com linfonodos positivos ou que apresentem alto risco, o que melhora a sobrevida livre de doença e a sobrevida global. O uso de esquemas só com antracíclicos ou só com taxanos é opção em pacientes com linfonodos negativos.

O esquema preferencial é o 4AC+12T: 4 ciclos de doxorrubicina (60 mg/m2) com ciclofosfamida (600 mg/m^2) em intervalos de 15 ou 21 dias, seguido de paclitaxel semanal (80 mg/m^2), por 12 semanas. Entre os esquemas disponíveis pode-se optar por 6 ciclos de FAC (fluorouracil 500 mg/m^2, doxorrubicina 50 mg/m^2 e ciclofosfamida 500 mg/m^2) com intervalo de 21 dias, 6 ciclos de FEC (fluorouracil 500 mg/m^2, epidoxirrubicina 100 mg/m^2, ciclofosfamida 500 mg/m^2) com intervalo de 21 dias ou 4 ciclos de TC (docetaxel 75 mg/m^2, ciclofosfamida 600 mg/m^2) com intervalo de 21 dias.

Nas pacientes que tiverem tumor superexpressando HER-2, indica-se o trastuzumabe, anticorpo monoclonal anti-Her-2, pela já demonstrada melhora na sobrevida livre de doença e sobrevida global. Esse medicamento de ser administrado por um ano. Pode ser utilizado semanalmente, quando a dose de ataque é 4 mg/kg, seguido de 2 mg/kg ou a cada 21 dias, com dose de ataque de 8 mg/kg, seguido de 6 mg/kg. O trastuzumabe deve ser usado de preferência de modo concomitante com a quimioterapia, mas evitando-se o antracíclico nesse momento. Deve ter controle clínico e com ecocardiograma periodicamente. Quando o ecocardiograma apresentar uma queda de 10% na fração de ejeção ou uma fração subnormal, o trastuzumabe está contraindicado e só se deve voltar a administrá-lo após retorno da normalidade.

A endocrinoterapia é usada sempre que os tumores expressem receptores hormonais. Quanto maior essa expressão, maior a resposta à terapia endócrina, por isso é importante avaliar não só a presença ou não dos receptores de estrogênio e progesterona, mas também avaliá-los quantitativamente.

Em pacientes na pré-menopausa, indica-se o tamoxifeno, classificado como um modulador seletivo do receptor de estrogênio (SERM); de acordo com o tecido-alvo, age como agonista ou antagonista estrogênico. Na mama, tem ação antagonista, bloqueando o receptor estrogênico, e é prescrito na dose de 20 mg/dia por 5 anos. Sua principal contraindicação é antecedente de tromboembolia. A supressão ovariana com análogos do hormônio liberador de gonadotrofina (GnRH) associada ao tamoxifeno não tem impacto na recorrência ou na sobrevida.

Na pós-menopausa, durante muitos anos, preconizou-se o uso do tamoxifeno por 5 anos, regime que mostrou redução de risco proporcional de 26% sobre a mortalidade e ainda uma redução de risco relativo de 45% de câncer de mama contralateral nesse período. Com o surgimento dos inibidores de aromatase não esteróidicos de terceira geração, o letrozol (2,5 mg/dia), o anastrozol (1 mg/dia) e o exemestano (25 mg/dia), apresentaram resultados melhores que os já observados com tamoxifeno no controle da recorrência local, embora não haja diferença na sobrevida global. Têm como mecanismo de ação a inibição das enzimas aromatases, que convertem perifericamente (sobretudo no tecido adiposo) os androgênios em estrogênios. Os inibidores podem ligar-se às aromatases de forma irreversível (exemestano) ou reversível (anastrozol e letrozol).

Assim, estudos como ATAC e ITA mostraram que o uso dos inibidores de aromatase aumenta a sobrevida livre de doença e diminui a incidência de câncer de mama contralateral quando comparados ao tamoxifeno. Sua limitação de uso refere-se a sintomas clínicos de dores articulares, osteoporose e doença cardiovascular isquêmica pregressa. Uma densitometria óssea deve ser solicitada no início e depois no acompanhamento.

Preferencialmente, deve-se usar um inibidor de aromatase no tratamento adjuvante das mulheres menopausadas com tumores iniciais que sejam positivos para receptores hormonais. Essa estratégia pode ser iniciando-se o tratamento endócrino com um inibidor de aromatase não esteróidico ou deixando para ser usado depois de 2 ou 3 anos do uso do tamoxifeno, completando em ambos os casos, 5 anos de terapia endócrina (Estudos ATAC e BIG 1.98).[3,4] Depois de iniciada a terapia hormonal com tamoxifeno, pode-se também utilizar um inbidor de aromatase esteróidico (exemestano 25 mg/dia) para completar 5 anos de tratamento (estudo IES).[5]

Se a paciente usou cinco anos de tamoxifeno, a terapia endócrina pode ser estendida por mais cinco anos com inibidor de aromatase (estudos MA-17 e NSABP- B33)[6] ou com o próprio tamoxifeno (estudo ATLAS).[7] Na Figura 268.2 exibe-se o fluxograma de tratamento sistêmico do câncer de mama inicial.

Receptor hormonal + Her-2 –

N1: QT + ET
N0: T ≤ 2 cm → ET
　　T > 2 cm → QT + ET

Receptor hormonal + Her-2 +

N1: QT + T + ET
N0: T > 1 cm → QT + T + ET
　　T 0,6 – 1,0 cm → Considerar QT + H; ET
　　T ≤ 0,5 cm → ET

Receptor hormonal – Her-2 –

N1: QT
N0: T > 1 cm → QT
　　T 0,6 – 1,0 cm: Considerar QT
　　T ≤ 0,5 cm: sem tratamento sistêmico adjuvante

FIGURA 368.2 ■ Fluxograma do tratamento sistêmico do câncer de mama inicial (T1-2 N0-1).

QT: quimioterapia; ET: endocrinoterapia; T: traztuzumabe.

> **REVISÃO**
>
> - O câncer de mama inicial engloba as formas *in situ* e os estádios clínicos 1 e 2. De forma geral, em tumores menores do que 3 cm, indicam-se cirurgia conservadora seguida de radioterapia adjuvante; acima de 3 cm, a mastectomia é mais segura.
> - Quando há comprometimento axilar clínico, preconiza-se linfonodectomia; caso contrário, indica-se biópsia do linfonodo-sentinela.

- O uso de tratamento adjuvante sistêmico depende de vários parâmetros, e os principais são o tamanho do tumor, o comprometimento metastático axilar e o tipo molecular da neoplasia.

REFERÊNCIAS

1. American Joint Committee on Cancer. The AJCC cancer staging manual. 7th ed. Chicago: AJCC; 2010.
2. Giuliano AE, Hunt KK, Ballman KV, Beitsch PD, Whitworth PW, Blumencranz PW, Leitch AM, Saha S, McCall LM, Morrow M. Axillary dissection vs no axillary dissection in women with invasive breast cancer and sentinel node metastasis: a randomized clinical trial. JAMA. 2011;305(6):569-75.
3. Howell A, Cuzick J, Baum M, Buzdar A, Dowsett M, Forbes JF, et al. Results of the ATAC (Arimidex, Tamoxifen, Alone or in Combination) trial after completion of 5 years' adjuvant treatment for breast cancer. Lancet. 2005;365(9453):60-2.
4. Breast International Group (BIG) 1-98 Collaborative Group., Thürlimann B, Keshaviah A, Coates AS, Mouridsen H, Mauriac L, et al. A comparison of letrozole and tamoxifen in postmenopausal women with early breast cancer. N Engl J Med. 2005;353(26):2747-57.
5. Coleman RE, Banks LM, Girgis SI, Kilburn LS, Vrdoljak E, Fox J, et al. Skeletal effects of exemestane on bone-mineral density, bone biomarkers, and fracture incidence in postmenopausal women with early breast cancer participating in the Intergroup Exemestane Study (IES): a randomised controlled study. Lancet Oncol. 2007;8(2):119-27.
6. Jahanzeb M. Reducing the risk for breast cancer recurrence after completion of tamoxifen treatment in postmenopausal women. Clin Ther. 2007;29(8):1535-47.
7. Davies C, Pan H, Godwin J, Gray R, Arriagada R, Raina V, et al. Long-term effects of continuing adjuvant tamoxifen to 10 years versus stopping at 5 years after diagnosis of oestrogen receptor-positive breast cancer: ATLAS, a randomised trial. Lancet. 2013;381(9869):805-16.

LEITURAS SUGERIDAS

Brasil. Ministério da Saúde. Instituto Nacional de Câncer José de Alencar (INCA). Estimativa 2014: incidência de câncer no Brasil [Internet]. Rio de Janeiro: INCA; 2014 [capturado em 21 nov. 2016]. Disponível em: http://www.inca.gov.br/bvscontrolecancer/publicacoes/Estimativa_2014.pdf.

National Cancer Institute Surveillance. Epidemiology and End Results Program. SEER*Stat databases: november 2014 [Internet]. Bethesda: NCI; 2014 [capturado em 21 nov. 2016]. Disponível em: https://seer.cancer.gov/data/seerstat/nov2014/.

National Comprehensive Cancer Network. Guidelines for patients: breast cancer [Internet]. Fort Washington: NCCN; 2016 [capturado em 21 nov. 2016]. Disponível em: https://www.nccn.org/patients/guidelines/stage_0_breast/index.html#2.

368.3 NA FASE AVANÇADA

- GIL FACINA
- NILCIZA MARIA DE CARVALHO TAVARES CALUX
- MARCELO TANAKA

O câncer de mama na fase avançada se traduz em doença tardiamente diagnosticada, com alto grau de disseminação micrometastática (regional e sistêmica) e, portanto, com remotas possibilidades de cura. Consideram-se localmente avançados os tumores de pacientes no estádio clínico III (Tabela 368.1).[1]

TABELA 368.1 ■ Estádio clínico do câncer localmente avançado

ESTÁDIOS			
IIIa	T3	N1	M0
	T0 a T3	N2	M0
III b	T4	N0, N1, N2	M0
III c	Qualquer T	N3	M0
IV	Qualquer T ou N		M1

N0: linfonodos axilares normais; N1: linfonodos axilares suspeitos; N2: linfonodos axilares fixos e/ou coalescentes; N3a: homolateral em linfonodos axilares e infraclavicular(es); N3b: homolateral em linfonodos axilares e mamária interna; N3c: homolateral em linfonodos axilares e supraclavicular(es); T1: tumor ≤ 2 cm; T2: tumor > 2 cm ≤ 5 cm; T3: tumor > 5 cm; T4: tumor de qualquer tamanho com: T4A: fixação ao gradeado costal; T4B: ulceração ou edema de pele; T4C: A + B, T4D: carcinoma inflamatório; M0: ausência de metástases à distância; M1: presença de metástase à distância.
Fonte: American Joint Committee on Cancer.[1]

Incluem-se nesse grupo pacientes operáveis e inoperáveis. Os critérios para a inoperabilidade, apesar da subjetividade, são a presença de edema de pele em mais de 30% da superfície mamária, o nódulo subcutâneo e o carcinoma inflamatório.

ATENÇÃO!

A falta de programa de rastreamento populacional organizado e a desinformação ainda são responsáveis pela detecção tardia da doença. No Estado de São Paulo, a Fundação Oncocentro encontrou, no período de 2009 a 2013, 38% de casos diagnosticados em estádios avançados.[2]

Na Disciplina de Mastologia do Departamento de Ginecologia da Universidade Federal de São Paulo – Escola Paulista de Medicina, após adoção do rastreamento mamográfico anual no climatério, houve redução de 55 para 26% das pacientes diagnosticadas no estádio III.

Considera-se que cerca de 75% dessas pacientes vão apresentar metástases em 10 anos, logo a terapêutica sistêmica (quimio e endocrinoterapia) deve ser priorizada. Por outro lado, a terapêutica locorregional (cirurgia e radioterapia) não deve ser subestimada, já que a recidiva locorregional é frequente, de difícil manejo e muitas vezes antecede o aparecimento de metástases, levando à piora da qualidade de vida.

■ TRATAMENTO LOCORREGIONAL

Cirurgia: resultados precários de até 5% de cura para as pacientes com câncer avançado, tratadas exclusivamente pela mastectomia radical de Halsted, relegaram essa modalidade terapêutica a segundo plano.

A mastectomia com linfonodectomia é a cirurgia de escolha. Caso haja invasão do músculo grande peitoral, opta-se pela ressecção parcial deste ou, ainda, pode-se indicar a mastectomia radical clássica de Halsted. A mastectomia total com linfonodectomia axilar apenas do nível I só deve ser realizada quando houver dificuldade técnica, sangramento excessivo ou risco cirúrgico alto em pacientes idosas.

Na doença avançada, a dissecção axilar deve abranger os três níveis anatômicos, com finalidade de reduzir as taxas de recidivas nos linfonodos que estão comprometidos em cerca de 90% das vezes.

DIAGNÓSTICO E TRATAMENTO

Para tumores grandes (T3=maiores do que 5 cm) com axila clinicamente livre, pode-se realizar a cirurgia axilar conservadora pela biópsia do linfonodo-sentinela (BLS). Alguns estudos mostraram que esta modalidade poderia ser aplicada inclusive para pacientes com linfonodos positivos que tiveram regressão após a terapia sistêmica primária (quimioterapia neoadjuvante = Qt neo). Vale ressaltar que a BLS, nestas condições, deveria ser realizada com pesquisa combinada (corante e marcador radiativo), a fim de reduzir as taxas de resultado falso-negativo. Nos casos em que há redução expressiva do volume tumoral, pode-se realizar a cirurgia conservadora.

Radioterapia: apesar da radioterapia promover redução e até desaparecimento do tumor primário e metástases linfonodais, permanecem células resistentes, responsáveis pelas recidivas em mais de 50% dos tumores tratados exclusivamente por essa modalidade terapêutica. A dose preconizada é de 5.000 cGY na parede torácica (mama), mais 1.000 cGY nas cadeias linfáticas de drenagem.

Após a mastectomia, deve-se indicar para todas pacientes com doença localmente avançada, entretanto a radioterapia axilar só deve ser aplicada nos casos de esvaziamento axilar insatisfatório.

As pacientes com câncer clinicamente inoperável após a Qt neo devem submeter-se à radioterapia exclusiva da mama, axila, fossa clavicular e cadeia torácica interna, em doses de 180 cGY a 200 cGY por dia, totalizando 5.000 cGY a 6.000 cGY. Ao término da radiação, pode-se completar com mais 1.500 cGY a 2.000 cGY. Com doses altas de 7.000 cGY a 10.000 cGY, o controle local pode ser de 70 a 90%, mas aumenta significativamente as taxas de complicações nos pulmões, nas costelas e nas partes moles.

A fibrose actínica dificulta o efeito da quimioterapia e aumenta as implicações tóxicas de ambas as modalidades terapêuticas. Prefere-se, então iniciar pela terapêutica sistêmica, postergando a radioterapia para os tumores operáveis após a cirurgia e o término da quimioterapia.

■ TRATAMENTO SISTÊMICO

Quimioterapia: a quimioterapia neoadjuvante, aplicada nos tumores avançados, traz regressão clínica em mais de 70% dos casos. Transforma lesões inoperáveis em operáveis. Vários autores demonstraram vantagens de se tratar pacientes com doença avançada com quimioterapia e radioterapia, todavia deve-se ter cautela com o tratamento sincrônico, pois pode haver potencialização dos efeitos radioterápicos pela quimioterapia, principalmente com o uso de antracíclicos e taxanos, e aumentar em 30% a hiperemia cutânea e o risco de complicações cardíacas, tais como pericardite, miocardioesclerose, etc.

A grande vantagem da quimioterapia neoadjuvante é a elevação das taxas de cirurgia conservadora para as pacientes que inicialmente apresentavam indicação de cirurgia radical. O tratamento neoadjuvante permite, ainda, avaliar a resposta clínica em tempo real, ou seja, pode identificar precocemente aquelas pacientes que não respondem de forma adequada à terapêutica escolhida e possibilita eventual troca do esquema medicamentoso em favor de outro alternativo.

Sabe-se que pacientes que obtêm resposta patológica completa (RPC), após a Qt neo, apresentam melhor prognóstico do que aquelas com resposta patológica parcial. A RPC, no protocolo EORTC 10994/BIG 1-00, variou segundo o subtipo molecular, sendo, de 7,5% para tumores luminal A, 15% para luminal B não HER-2, 22% para luminal B Her-2 positivo, 31% para triplo negativo e 36% para Her-2 não luminal. A RPC foi fator preditor de melhores sobrevidas global e livre de doença, independentemente do subtipo molecular.[3]

A superexpressão da proteína HER-2 *(human epidermal growth factor receptor 2)*, presente em cerca de 30% dos tumores mamários, deve ser investigada por método imuno-histoquímico e permitirá nortear o tratamento sistêmico, pois existem terapias-alvo que devem ser empregadas. Quando a pesquisa imuno-histoquímica se mostrar indeterminada, realiza-se o estudo molecular, a fim de confirmar a superexpressão do HER-2.

Existem evidências suficientes para se justificar o uso no tratamento primário (Qt neo) de esquemas com base em antracíclicos e taxanos. Na Disciplina de Mastologia do Departamento de Ginecologia da Unifesp, utiliza-se preferencialmente o seguinte esquema para as pacientes com HER-2 negativo:

- AC-T: (doxorrubicina, 60 mg/m^2 EV e ciclofosfamida, 600 mg/m^2 EV, ambos em D1 a cada 21 dias por 4 ciclos). Complementa-se o tratamento quimioterápico com 12 aplicações semanais de paclitaxel, na dose de 80 mg/m^2, EV em D1.

Nas pacientes com tumor HER-2 positivo, usa-se esse mesmo esquema, mas acrescido do trastuzumabe, um anticorpo monoclonal humanizado, que se inicia com o paclitaxel e estende-se até completar 1 ano de tratamento. Nessa modalidade terapêutica, o evento adverso principal é a cardiotoxicidade, e essas pacientes devem ter criteriosa avaliação e monitorização da função cardíaca.

O análogo semissintético do paclitaxel, o docetaxel, sendo indicado nas pacientes com tumor HER-2 positivo, com objetivo de duplo bloqueio do HER-2. A associação de quimioterapia com trastuzumabe e pertuzumabe (duplo bloqueio da sinalização dos fatores de crescimento epidermais) na neoadjuvância (estudo NEOSPHERE e estudo TRYPHAENA), mostrou aumento nas taxas de resposta patológica completa. Entretanto, quando há a adição do pertuzumabe na Qt neo, pode ocorrer aumento de eventos tóxicos, como diarreia, neutropenia e neutropenia febril. O esquema sugerido, nesses casos, é a aplicação de 4 ciclos de docetaxel 75 mg/m^2 + trastuzumabe 8 mg/kg dose de ataque seguido de 6 mg/kg + Pertuzumabe 840 mg dose de ataque após 420 mg D1 a cada 21 dias.

A anticoncepção com DIU de cobre, por ser método seguro não hormonal, deve ser sempre orientada devido ao alto risco de teratogenicidade.

Quando o assunto é quimioterapia, deve-se estar alerta à toxicidade, já que as medicações usadas, apesar de terem maior grau de especificidade para células malignas, podem atingir todas aquelas que estejam em divisão. Assim, células normais que têm proliferação rápida, como as da medula óssea e as epiteliais do trato gastrintestinal (TGI) tornam-se muito vulneráveis, ocorrendo mielodepressão e sintomas gastrintestinais, como náuseas, vômitos e mucosites. Estes são os efeitos colaterais mais frequentes nas pacientes em tratamento.

Outras consequências comuns são alopecia, hiperpigmentação da pele e das unhas e ainda alterações no ritmo intestinal, fadiga, sintomas relacionados à menopausa e às vezes parada da menstruação, que pode ser reversível ou não. Particularmente, quando se emprega os taxanos, as pacientes devem ser advertidas quanto à possibilidade de apresentar mialgias e dores articulares.

Todos esses efeitos tóxicos são manejáveis e a boa relação médico-paciente é primordial para que a terapia seja tolerável e eficiente.

Endocrinoterapia: os tumores malignos que se originam em órgãos hormonodependentes exibem em geral crescimento que depende da ação de um ou mais hormônios que, também, podem interferir diretamente em fatores de crescimento. Os fatores de crescimento transformante alfa e insulínico existentes nas células tumorais da mama são ativados, propiciando o crescimento celular. O fator de crescimento transformante beta é antiproliferativo e surge nas células estromais ou naquelas desprovidas de receptores.

Assim, é primordial se avaliar os receptores de estrogênio e progesterona das neoplasias antes de se planejar a terapêutica.

A avaliação dos receptores de estrogênio e de progesterona é obrigatória e geralmente ocorre por meio de técnica imuno-histoquímica em material obtido para o diagnóstico histopatológico, antes de se empregar qualquer terapia medicamentosa, pois sofre alterações com o tratamento sistêmico.

Há boa correlação entre o grau de diferenciação tumoral e a positividade de receptores hormonais. Outro fator importante é o *status* menopausal, pois 60% dos tumores são receptores hormonais positivos na menopausa e apenas 40% o são durante o menacme. Dados mostram positividade de até 80% para mulheres com 70 anos ou mais.

Neoplasias com positividade de ambos os receptores hormonais (estrogênio e progesterona) apresentam melhor resposta à endocrinoterapia, pois o ciclo celular está completo. O mesmo ocorre com aquelas que apresentam positividade apenas dos receptores de progesterona.

O tamoxifeno é o principal representante dos moduladores seletivos do receptor de estrogênio (SERM) e possui ação agonista parcial ou antagonista do estrogênio, dependendo do órgão estudado. Transloca-se ao núcleo e ali permanece por longo período de tempo (90 horas), impedindo a reciclagem e o reabastecimento dos receptores nucleares. Nos tumores de mama, diminui a atividade dos fatores de crescimento (transformante alfa e insulínico) e ativa o fator de inibição transformante beta; dessa forma, há bloqueio na fase G1 de crescimento celular.

O tamoxifeno é metabolizado na sua forma ativa, o endoxifeno, por meio da enzima CYP2D6. Uma metabolização deficiente faria com que o tamoxifeno não pudesse atuar. Estima-se que 7 a 10% da população branca apresentem homozigose do alelo CYP2D6*4 e este fato acarretaria menor resposta ao medicamento. Outro dado relevante é a interação da CYP2D6 com fármacos inibidores seletivos da recaptação da serotonina (ISRS), muito utilizados no tratamento da depressão e dos fogachos. Essa interação pode reduzir a ação do tamoxifeno, e a intensidade do bloqueio depende da substância utilizada. Os antidepressivos que mais interferem nesta via são a fluoxetina e paroxetina, entretanto a venlafaxina e a desvenlafaxina poderiam ser empregadas.

O tamoxifeno, na pré-menopausa, aumenta o pico de hormônio luterinizante (LH) e hormônio folículo-estimulante (FSH), melhorando a função lútea e, consequentemente, a produção de estradiol e progesterona, que em doses fisiológicas não impedem o efeito antiproliferativo, nem acarretam a deprivação estrogênica da paciente. Havendo positividade de receptores de estrogênio e/ou progesterona, preconiza-se, após o término da quimioterapia, o uso de tamoxifeno 20 mg/dia por 10 anos.

Tumores com superexpressão da proteína HER-2 traduzem maior resistência ao tamoxifeno.

Estudos multicêntricos que realizaram a ooforectomia, para tumor receptor hormonal positivo, indicaram pequena melhora na sobrevida global e intervalo livre de doença para as pacientes com mais de 4 linfonodos comprometidos que permaneciam menstruando mesmo após o término da quimioterapia (geralmente mulheres com idade inferior a 40 anos).

O agonista hormônio liberador de gonadotrofina (GnRH) acarreta castração medicamentosa, pois, praticamente abole a atividade estrogênica. Seu efeito é o de exaustão de receptores de LH no gonadótropo (*down-regulation*); dessa forma, perde-se o mecanismo estimulatório pulsátil e leva à queda de LH, de FSH e da estimulação folicular. As formulações de depósito são as mais operacionais. O estado hipoestrogênico produzido é de efeito semelhante aos da ooforectomia cirúrgica, porém com custo elevado.

Outra indicação do agonista, discutível por sinal, é administração em jovens, concomitante à quimioterapia, para se preservar os folículos ovarianos. Haveria indicação apenas em pacientes pertencentes ao estádio III, com axila livre de comprometimento metastático, com desejo de engravidar. O custo alto também limita seu uso.

Sabe-se que 75 a 80% dos cânceres de mama diagnosticados na menopausa apresentam receptor hormonal positivo. Nessa fase da vida, a produção de estrogênios decorre fundamentalmente da ação da enzima aromatase que catalisa a fase final da biossíntese, que converte os androgênios (esteroides C19) em estrogênios (esteroides C18). A expressão da aromatase ocorre principalmente nos ossos, fígado, hipotálamo, endotélio vascular, tecido adiposo, músculo, cérebro, mama e no carcinoma de mama. Logo, na menopausa, a produção de estrogênios deixa de ser sistêmica (ovários) e passa a ser local (tecidos periféricos e no próprio tumor).

Os inibidores de aromatase (IA) devem ser indicados apenas em mulheres menopausadas com câncer de mama receptor hormonal positivo. Estes fármacos são capazes de bloquear a ação da enzima aromatase em até 99,1%, acarretando supressão nos níveis de estrona e estradiol em 81 a 85%.

Os inibidores de aromatase (IA) de 3ª geração são específicos na inibição da enzima aromatase, promovendo potente ação inibitória com menores efeitos colaterais.

Existem vários estudos que utilizaram os IA em pacientes com carcinoma de mama. O anastrozol foi comparado, em estudo prospectivo, com o tamoxifeno no tratamento de paciente menopausada com carcinoma de mama receptor positivo (ATAC, do inglês *the arimidex, tamoxifen, alone or in combination*).[4] Após seguimento médio de 100 meses, pode-se observar que as pacientes que iniciaram a terapêutica com anastrozol (1 mg/dia durante 5 anos) apresentaram maior sobrevida livre de doença (SLD) (p=0,003); maior tempo livre de recorrência (p=0,0001); menor incidência de câncer contralateral (p=0,004); porém não houve aumento da sobrevida global (p=0,7).[4]

O letrozol, outro IA não esteroidal, foi comparado com o tamoxifeno em estudo randomizado que envolveu 8.010 mulheres menopáusicas com carcinoma mamário receptor positivo. As pacientes que receberam o letrozol apresentaram aumento de 19% na SLD (p=0,003), principalmente devido à redução das metástases à distância.

Em estudo randomizado denominado MA.17,[5] o letrozol foi administrado após o tratamento clássico com o tamoxifeno (tratamento estendido: 5 anos de tamoxifeno seguido de 5 anos de letrozol) e comparado com o grupo que utilizou apenas o tamoxifeno. Após 30 meses de seguimento, observou-se aumento da SLD. Nas pacientes com axila positiva, o tratamento estendido com letrozol aumentou significativamente a sobrevida global (p=0,04). Concluíram que a medicação é bem tolerada e deveria ser considerada para todas as mulheres menopausadas que realizaram o tratamento com 5 anos de tamoxifeno.

O exemestano, IA esteroidal, foi utilizado após 2 a 3 anos de tamoxifeno, a fim de completar 5 anos de tratamento (n=2.352) e foi comparado com pacientes que utilizaram 5 anos de tamoxifeno (n=2.372). Após 55 meses de seguimento, notou aumento da SLD para o grupo IA (p=0,0001).

O consenso de St Gallen, em 2015,[6] recomendou que o tratamento hormonal adjuvante ótimo na mulher menopausada deveria incluir o uso do IA como terapia inicial ou sequencial ao tratamento com tamoxifeno.

Com os resultados dos estudos multicêntricos controlados, para a mulher menopausada, passou-se a recomendar um dos esquemas a seguir:

- Anastrozol 1 mg/dia ou Letrozol 2,5 mg/dia durante 5 anos.
- Tamoxifeno (20 mg/dia durante 2-3 anos) seguido de anastrozol 1 mg/dia ou exemestano 25 mg/dia até completar 5 anos.
- Tamoxifeno por 5 anos seguido de Letrozol 2,5 mg/dia durante 5 anos (tratamento estendido).

Conclui-se que a terapêutica do carcinoma avançado de mama encontra-se fundamentada nos seguintes aspectos:

1 | Biópsia ambulatorial imediata para diagnóstico e pesquisa dos fatores prognósticos (receptores de estradiol, progesterona e pesquisa do HER-2, assim como a avaliação da atividade proliferativa por meio do estudo imuno-histoquímico do Ki-67).

2 | Instituir de imediato a terapia sistêmica (poliquimioterapia, preferencialmente, com antracíclicos e/ou taxanos).

3 | Quando há **superexpressão do HER-2**, deve-se utilizar a terapia-alvo (trastuzumabe, preferencialmente associado ao pertuzumabe (duplo bloqueio), e taxano)

4 | Nos casos operáveis e com comprometimento de pele, o tratamento cirúrgico de escolha é a **mastectomia com linfonodectomia** axilar total ou mastectomia radical modificada à Patey. Nos casos em que se obtêm redução tumoral satisfatória com a Qt neo, a quadrantectomia com abordagem axilar poderia ser indicada.

5 | A **radioterapia** complementar é importante no controle locorregional e preferencialmente é indicada após a quimioterapia e cirurgia.

6 | A **endocrinoterapia adjuvante** deve ser indicada, após a quimioterapia, para as pacientes com tumor receptor de estrogênio e/ou progesterona positivos durante 5 anos ou em alguns casos, por 10 anos.

7 | No controle dessas pacientes, a propedêutica laboratorial, radiológica e a pesquisa de marcadores tumorais empregados no rastreamento de metástases devem ser aplicados criteriosamente, baseando-se na presença de sintomas clínicos, a fim de não onerar o custo do seguimento periódico, já que o diagnóstico de doença em progressão feito por exames subsidiários ou por sintomas clínicos não altera o tratamento e o prognóstico da paciente.

REVISÃO

(Protocolo da Disciplina de Mastologia do Departamento de Ginecologia da Unifesp/EPM):

Estádio III – Tratamos os tumores localmente avançados da seguinte maneira:

1 | Biópsia ambulatorial incisional clássica ou com dermátomo, com anestesia local, no mesmo dia da primeira consulta para a confirmação diagnóstica e dosagem de receptores hormonais, HER-2 e Ki-67. Quando o tumor for profundo ou axilar, indica-se *core* biópsia orientada pelo ultrassom. O procedimento é rápido e permite obtenção de vários fragmentos, além de menor custo quando comparado à mamotomia (esta tem sensibilidade superior a *core* apenas em tumores pequenos, ou seja, menores do que 1 cm).

2 | Confirmada a malignidade do tumor, a paciente inicia imediatamente a primeira série de quimioterapia que, preferencialmente, inclui antraciclícos associados a taxanos (4AC-12T). (Obs.: As pacientes em período reprodutivo são imediatamente orientadas pelo Setor de Planejamento Familiar a utilizar contracepção efetiva não hormonal, preferencialmente o DIU de cobre).

3 | Exames de rastreamento (mamografia, TC de tórax e abdome e cintilografia óssea) são realizados para se descartar doença metastática.

4 | Os casos operáveis são submetidos à cirurgia após o término da Qt neo.

5 | Inicia-se à radioterapia com elétrons por cerca de 30 sessões, sendo irradiadas a mama (5.000 cGy) e as cadeias linfáticas de drenagem l.000 cGy).

6 | Endocrinoterapia, para as pacientes com tumor receptor hormonal positivo, após o término da quimioterapia. Opta-se, preferencialmente, pelos inibidores de aromatase para àquelas pacientes que estão na menopausa.

7 | No seguimento recomenda-se o exame clínico quadrimestral nos primeiros 2 anos, semestral até 5 anos, passando-se para rotina anual.

8 | Na paciente assintomática, a mamografia contralateral é o único exame de imagem que deverá ser realizado rotineiramente a cada ano. Não se solicitam marcadores tumorais (CA15.3) ou exames rastreadores de metástases por métodos de imagem.[7]

■ REFERÊNCIAS

1. American Joint Committee on Cancer. The AJCC cancer staging manual. 7th ed. Chicago: AJCC; 2010.
2. Secretaria de Estado da Saúde de São Paulo. Fundação Oncocentro de São Paulo [Internet]. São Paulo: FOSP; c2009-2016 [capturado em 30 nov. 2016]. Disponível em: http://www.fosp.saude.sp.gov.br.
3. Bonnefoi H, Litière S, Piccart M, MacGrogan G, Fumoleau P, Brain E, et al. Pathological complete response after neoadjuvant chemotherapy is an independent predictive factor irrespective of simplified breast cancer intrinsic subtypes: a landmark and two-step approach analyses from the EORTC 10994/BIG 1-00 phase III trial. Ann Oncol. 2014;25(6):1128-36.
4. Arimidex, Tamoxifen, Alone or in Combination (ATAC) Trialists' Group, Forbes JF, Cuzick J, Buzdar A, Howell A, Tobias JS, et al. Effect of anastrozole and tamoxifen as adjuvant treatment for early-stage breast cancer: 100-month analysis of the ATAC trial. Lancet Oncol. 2008;9(1):45-53.
5. Goss PE. Preventing relapse beyond 5 years: the MA.17 extended adjuvant trial. Semin Oncol. 2006;33(2 Suppl 7):S8-12.
6. Untch M, Harbeck N, Huober J, von Minckwitz G, Gerber B, Kreipe HH, et al. Primary therapy of patients with early breast cancer: evidence, controversies, consensus: opinions of german specialists to the 14th St. Gallen International Breast Cancer Conference 2015 (Vienna 2015). Geburtshilfe Frauenheilkd. 2015;75(6):556-65.
7. National Comprehensive Cancer Network. Guidelines for patients: breast cancer [Internet]. Fort Washington: NCCN; 2016 [capturado em 30 nov. 2016]. Disponível em: https://www.nccn.org/patients/guidelines/stage_0_breast/index.html#2.

369

CÂNCER DE ESÔFAGO

■ NORA MANOUKIAN FORONES
■ FERNANDO HERBELLA
■ JOSÉ CARLOS DEL GRANDE

O câncer de esôfago é o sexto câncer mais frequente entre os homens e o 13º entre as mulheres, apenas precedido pelo câncer colorretal e gástrico entre as neoplasias do sistema digestório. Constitui-se na 5ª causa mais comum de morte por câncer. É mais presente em homens do que em mulheres, na proporção de 3:1 e na 5ª à 6ª década de vida.

Não se pode definir o câncer de esôfago hoje como uma entidade única. Independente do carcinoma espinocelular ainda ser o tipo histológico mais comum, no Brasil, (localizado no esôfago médio e proximal), relacionado a fatores como tabagismo, etilismo, acalasia do esôfago, uso crônico de bebidas quentes (chimarrão etc.), más condições de higiene, deficiência de vitaminas A e C, ferro e zinco), o adenocarcinoma vem crescendo muito em proporção (localizado no esôfago distal) e relacionado à obesidade, a esôfago de Barrett e à doença do refluxo gastresofágico (DRGE).

■ QUADRO CLÍNICO

O sintoma mais comum relacionado ao tumor primário (T) é a disfagia rapidamente progressiva (início com alimentos sólidos, depois, pastosos e, por último, líquidos), sem períodos de acalmia. Emagrecimento é outro sintoma frequente. Outros sintomas podem ocorrer por invasão tumoral ou aspiração por obstrução do esôfago, como sialorreia, odinofagia, regurgitação, hematêmese, tosse, rouquidão, engasgos e pneumonias de repetição.

Metástases linfonodais (N) ou à distância (M) raramente provocam sintomas.

■ DIAGNÓSTICO E ESTADIAMENTO

A confirmação do diagnóstico clínico dá-se por meio de endoscopia digestiva alta com biópsia da lesão. A pesquisa de HER-2 por imuno-histoquímica deve ser realizada nos adenocarcinomas da junção gastresofágica.

A tomografia de tórax e abdome permite, de modo geral, estadiar a doença (Quadro 369.1). O estadiamento T deve medir a camada do esôfago acometida. Independente de a TC não identificar as camadas em si, permite identificar se o tumor vai além dos limites do órgão (T4), informação suficiente para decisão terapêutica na maior parte das vezes. As metástases linfonodais (N) – para linfonodos periesofágicos cervicais, mediastinais ou abdominais – também podem ser vistas à tomografia. Metástases à distância (M) – geralmente para o fígado – idem. A broncoscopia é importante nos tumores de 1/3 alto e médio, para verificar comprometimento da traqueia

Outros exames, como a ecoendoscopia e a tomografia por emissão de pósitrons (PET-TC), podem ser úteis em situações específicas.

■ TRATAMENTO

Sempre que possível (condições clínicas adequadas, tumor ressecável e ausência de metástases), a cirurgia deve fazer parte do tratamento curativo destes pacientes. A ressecção do esôfago (esofagectomia) pode ser realizada.

A cirurgia paliativa não tem mais papel atual, sendo a melhor e menos mórbida paliação da disfagia proporcionada por técnicas endoscópicas (tuneilização, passagem de sondas ou próteses, etc.).

A esofagectomia pode ser praticada por duas técnicas principais: a trans-hiatal e a por toracotomia. Na primeira, o acesso ao esôfago é feito por cervicotomia associada à laparotomia, sendo o esôfago mediastinal dissecado "às cegas". O método tem, como vantagem teórica, menor morbidade em virtude da ausência da toracotomia, porém menor radicalidade oncológica. A segunda permite ressecção do esôfago com visão direta, proporcionando, em tese, maior radicalidade oncológica, contudo aumento da morbidade. O método trans-hiatal é, normalmente, a via preferencial em nosso meio. Isso se deve às más condições dos pacientes, tumores avançados e limitações de recursos hospitalares, que obrigam pecar na radicalidade oncológica em prol de procedimento de menor porte e de consequente menor morbimortalidade.

Os procedimentos minimamente invasivos podem ser empregados no tratamento da neoplasia do esôfago por meio dos acessos por toracoscopia e/ou laparoscopia.

> **ATENÇÃO!**
>
> Nos raros casos diagnosticados precocemente ainda restritos à mucosa esofágica, a ressecção endoscópica, operação conhecida como mucosectomia esofágica, pode ser curativa.

Após ressecção esofágica, o estômago e/ou colo são as vísceras mais empregadas para reconstituição do trânsito, havendo preferência pelo estômago por necessitar apenas de uma anastomose, podendo ser interpostas pelo mediastino posterior (leito esofágico) ou, ainda, via retroesternal, associada a maior incidência de fístula.

Nos tumores restritos à mucosa do esôfago, a cirurgia é curativa e a sobrevida após cinco anos é de 80 a 90%. No entanto, apenas 5% dos pacientes com câncer de esôfago são diagnosticados nessa fase. Na maior parte dos casos, o diagnóstico só é feito nos estádios mais avançados (III e IV), nos quais já encontramos invasão linfática e/ou metástases. Nesses estádios, a sobrevida após cinco anos é de 10 a 15%; por isso, torna-se necessária a associação de outras terapêuticas, como rádio e quimioterapia.

O tratamento do câncer de esôfago deve levar em conta o estádio e a localização. Tumores estádio T1s-T1a podem ser ressecados por esofagec-

---

QUADRO 369.1 ■ Estádio TNM segundo a AJCC, 2010

T: TAMANHO DO TUMOR

TX: tumor primário não avaliável
T0: sem evidência de lesão primária
Tis: displasia de alto grau
T1a: tumor invade a lâmina própria ou muscular da mucosa
T1b: tumor invade a submucosa
T2: tumor invade a muscular própria
T3: tumor invade a adventícia
T4a: tumor ressecável que invade estruturas adjacentes, como pleura, pericárdio ou diafragma
T4b: tumor irressecável que invade outras estruturas adjacentes, como aorta, corpo vertebral, traqueia etc.

N: LINFONODOS

NX: linfonodos regionais não avaliáveis
N0: sem metástases em linfonodos regionais
N1: com metástases em um a dois linfonodos regionais
N2: com metástases em três a seis linfonodos regionais
N3: com metástases em sete ou mais linfonodos regionais

M: METÁSTASES

M0: sem metástase à distância
M1: com metástase à distância

CARCINOMA EPIDERMOIDE

0: TisN0M0Gr1qqL (70%)
IA: T1N0M0Gr1qqL (70%)
IB: T1N0M0Gr2-3qqL, T2-3N0M0Gr1 distal (60%)
IIA: T2-3N0M0Gr1 superior/médio, T2-3N0M0Gr2-3 distal (53%)
IIB: T2-3N0M0Gr2-3 superior/médio, T1-2N1M0qqGrqqL (40%)
IIIA: T1-2N2M0qqGrqqL, T3N1M0qqGrqqL, T4aN0M0qqGrqqL (25%)
IIIB: T3N2M0qqGrqqL (18%)
IIIC: T4aN1-2M0qqGrqqL, T4bqqNM0qqGrqqL, qqTN3M0qqGrqqL (14%)
IV: qqTqqNM1 (0%)

ADENOCARCINOMA

0: TisN0M0Gr1 (82%)
IA: T1N0M0Gr1-2 (77%)
IB: T1N0M0Gr3, T2N0M0Gr1-2 (64%)
IIA: T2N0M0Gr3 (50%)
IIB: T3N0M0qqGr, T1-2N1M0qqGr (40%)
IIIA: T1-2N2M0qqGr, T3N1M0qqGr, T4aN0M0qqGr (25%)
IIIB: T3N2M0qqGr (18%)
IIIC: T4aN1-2M0qqGr, T4bqqNM0qqGr, qqTN3M0qqGr (15%)
IV: qqTqqNM1qqGr (0%)

Gr: grau de diferenciação; Gr1: bem diferenciado; Gr2: moderadamente diferenciado; Gr3: pouco diferenciado.
Fonte: Edge e colaboradores.[1]

tomia endoscópica. O tumor T1b de 1/3 superior deve ser tratado preferencialmente com quimioterapia com paclitaxel 50 mg/m² e carboplatina 2 AUC (área *under the curve*) semanal durante a radioterapia com bons índices de resposta completa. Indica-se também esquema com 5-fluorouracil (5FU) 1 g/m² e cisplatina 75 a 100 mg/m², por quatro dias consecutivos, na primeira e última semana da radioterapia. Nos tumores de localização no 1/3 médio e distal, a esofagectomia é a melhor conduta. Pacientes com comorbidades ou idosos podem ser submetidos também à quimio e radioterapia sem ressecção cirúrgica.

Nos tumores T1b-4N0/+ de 1/3 superior, deve-se tratar de forma igual às descritas. Nos de 1/3 médio e inferior T1b que invade a submucosa, considerar a esofagectomia.

Nos tumores T2-4 qqN, o tratamento com rádio e quimioterapia e posterior esofagectomia é o ideal nos pacientes com boa performance. A conjunção de tratamentos aumentou a sobrevida para 39% *versus* 16% nos pacientes submetidos à cirurgia (p = 0,002). Os esquemas quimioterápicos podem ser os mesmos descritos. Nos tumores de 1/3 inferior a adenocarcinoma, pode-se tratar com quimioterapia, sem radioterapia, com EOX (epirrubicina, oxaliplatina e capecitabina) ou suas variáveis ECX (epirrubicina, cisplatina e capecitabina) ou ECF (epirrubicina, cisplatina e 5FU), à semelhança dos esquemas descritos no tratamento do câncer gástrico. Esse esquema é feito por três ciclos no pré e no pós-operatório. Aqueles que tiverem melhor resposta terão maior sobrevida.

Nos pacientes que farão radioterapia muitas vezes, é necessária a passagem de sonda nasoenteral para manter ou melhorar o estado nutricional. No pós-operatório, a jejunostomia permite a alimentação precoce.

Nos pacientes com câncer estádio IV tipo epidermoide, os esquemas com 5FU e cisplatina, ou cisplatina e irinotecano ou FOLFOX (5FU, oxalipaltina e ácido folínico) ou XELOX (capecitabina e oxaliplatina) podem ser usados. Nos adenocarcinomas, o tratamento é semelhante ao do câncer gástrico. Nesses, o trastuzumab associado a 5FU e cisplatina, XELOX ou FOLFOX aumenta a sobrevida de pacientes com tumores HER2 positivos.

REVISÃO

- O câncer de esôfago ocorre com maior frequência nos indivíduos do sexo masculino.
- Fumantes, etilistas e portadores de esôfago de Barret apresentam maior risco.
- Os tumores são epiteliais e podem ser adenocarcinomas ou espinocelulares.
- Disfagia e emagrecimento são os sintomas mais frequentes.
- A cirurgia é curativa em poucos casos.
- Quimio e radioterapia no pré-operatório aumentam a proporção de cirurgias curativas nos indivíduos com tumores avançados.

REFERÊNCIA

1. Edge S, Byrd DR, Compton CC, Fritz AG, Greene FL, Trotti A, editors. Cancer staging manual. 7th ed. New York: Springer; 2010.

LEITURAS SUGERIDAS

Cooper SL, Russo JK, Chin S Definitive chemoradiotherapy for esophageal carcinoma. Surg Clin North Am. 2012;92(5):1213-48.
Herbella FA, Laurino Neto RM, Allaix ME, Patti MG. Extended lymphadenectomy in esophageal cancer is debatable. World J Surg. 2013;37(8):1757-67.
National Comprehensive Cancer Network. Esophageal and esophagogastric junction cancers: version 1.2016 [Internet]. Washington: NCCN; 2016 [capturado em 03 jun. 2016] Disponível em: https://www.nccn.org/professionals/physician_gls/pdf/esophageal.pdf. Acesso restrito.
Williams VA, Watson TJ, Herbella FA, Gellersen O, Raymond D, Jones C, et al. Esophagectomy for high grade dysplasia is safe, curative, and results in good alimentary outcome. J Gastrointest Surg. 2007;11(12):1589-97.
Zamuner M, Herbella FA, Aquino JL. Standardized clinical pathways for esophagectomy are not a reality in Brazil, even with a high prevalence of esophageal cancer and achalasia. Arq Bras Cir Dig. 2015;28(3):190-2.

370
CÂNCER DE ESTÔMAGO

- LAERCIO GOMES LOURENÇO
- NORA MANOUKIAN FORONES

O câncer gástrico (CaG) é a quinta causa e a terceira em mortalidade por câncer no mundo. A doença acomete mais o sexo masculino (2 para 1) e incide, com maior frequência, aos 55 anos. Vários estudos associam o câncer gástrico à ingestão de alimentos salgados, defumados, ao hábito de fumar e à infecção por *Helicobacter pylori*. O consumo de frutas e vegetais tem efeito protetor. A bactéria *Helicobacter pylori* é classificada como carcinógeno tipo 1 pela Organização Mundial da Saúde (OMS). A colonização gástrica por essa bactéria está associada à maior incidência de câncer de estômago tipo adenocarcinoma intestinal, assim como de linfoma tipo MALT. Apesar da alta prevalência de infecção por *H. pylori*, principalmente nos países em desenvolvimento, apenas duas pessoas a cada 20 mil indivíduos infectados desenvolverão CaG, sugerindo que outros fatores relacionados ao hospedeiro e à bactéria atuam aumentando o risco de CaG.

História familiar de CaG ocorre em 5-10% dos pacientes. As principais síndromes são: CaG difuso associado à mutação de gene *CDH1*, a síndrome de Lynch (descrita no capítulo de câncer de colo), síndrome de polipose juvenil, síndrome de Peutz-Jeughers e polipose adenomatosa familiar (PAF).

São consideradas condições que aumentam o risco de câncer de estômago: ressecção gástrica parcial, principalmente quando a reconstrução for a Billroth II; adenomas gástricos; gastropatias hipertróficas mistas; infecção por *H. pylori*; e gastrite crônica atrófica. O aparecimento da neoplasia em pacientes submetidos à gastrectomia e com reconstrução a Billroth II é quatro vezes maior após 15 a 25 anos da cirurgia. Esse tipo de condição vem diminuindo no mundo em virtude, principalmente, da redução da realização dessa cirurgia. Quase abandonada como tratamento da úlcera gastroduodenal, quando a gastrectomia é realizada, a reconstrução mais utilizada é a em Y de Roux, a qual não predispõe ao câncer.

O tipo histológico mais frequente é o adenocarcinoma (90% dos casos). Os demais são linfomas (5%), tumores estromais gastrintestinais (GIST) (3%) e tumores neuroendócrinos (1%). O estômago raramente é sede de metástases, sendo citados em torno de 1% dos casos, metástases de câncer de mama, esôfago, melanoma, ovário, pulmão e testículo.

Nos adenocarcinomas, a pesquisa de HER-2 deve ser realizada por imuno-histoquímica, São considerados positivos tumores HER-2 ++ ou +++ e negativos se zero ou +. A confirmação dos tumores HER-2 positivos deve ser realizada por FISH (imunofluorescência). Os tumores gástricos costumam ser heterogêneos em relação ao HER-2 e por isso devem ser realizados em várias áreas do tumor.

■ CLASSIFICAÇÕES

Várias são as classificações usadas no CaG, sendo que todas têm grande relação com o prognóstico.

Macroscopicamente, pode ser classificado, segundo Borrmann,[1] patologista alemão, em quatro tipos, sendo que o tipo IV está relacionado com menor sobrevivência:

- **tipo I** – vegetante, protruso ou polipoide;
- **tipo II** – ulcerado e bem delimitado;
- **tipo III** – ulcerado infiltrativo;
- **tipo IV** – infiltrativo ou tipo esquirroso, que pode invadir grande extensão do estômago, é também chamado de *linitis plástica*, em decorrência de seu abundante componente fibroso, o que acarreta enrijecimento da parede gástrica.

A classificação japonesa (Sociedade Japonesa de Pesquisa do Câncer Gástrico), que data de 1962, divide o CaG em precoce e avançado. O CaG precoce é um tumor limitado à mucosa e/ou submucosa do estômago, independentemente do acometimento linfonodal, e o CaG avançado ocorre quando o tumor está além da camada submucosa da parede gástrica. Essa classificação também tem correlação com o prognóstico. A sobrevivência dos pacientes tratados de CaG precoce é superior a 90%, e nos casos de CaG avançado, esse número não excede 30% em cinco anos. Essa classificação, ainda, divide o CaG precoce de acordo com o aspecto macroscópico em:

- **tipo I** – elevado ou polipoide;
- **tipo II** – superficial, que se divide em três subtipos:
- **IIa:** tipo superficialmente elevado;
- **IIb:** tipo plano;
- **IIc:** tipo deprimido.
- **tipo III** – ulcerado ou escavado.

O câncer de estômago também é classificado, do ponto de vista histopatológico, em dois tipos fundamentais:[2]

- tipo intestinal ou bem diferenciado, que se origina a partir da mucosa metaplásica intestinal no estômago e, do ponto de vista histopatológico, é constituído pelo adenocarcinoma papilotubular e pelo tubular – ambos, ao se instalarem, seguem a diferenciação própria do epitélio tipo intestinal em geral;
- tipo difuso ou indiferenciado ou infiltrativo, constituindo-se histopatologicamente sob a forma mucocelular, que se origina da mucosa gástrica normal e que segue o curso de diferenciação da mucosa normal.

■ QUADRO CLÍNICO

No início, os sinais e sintomas do CaG são vagos e inespecíficos. A principal queixa é a dor epigástrica vaga, que melhora com dieta ou antiácidos. Com a progressão da doença, a dor passa a ser contínua e ocorrem perda de peso, plenitude epigástrica, anorexia, náuseas e vômitos; hemorragia digestiva, disfagia, queda do estado geral, emagrecimento, palidez cutâneo-mucosa, sinais de desnutrição, tumor abdominal visível ou palpável, ascite, hepatomegalia e adenomegalia cervical caracterizam doença avançada.

O exame físico nas fases iniciais também nada acrescenta ao diagnóstico clínico, porém, nas avançadas, podem ocorrer anemia, tumor palpável, icterícia, ascite, hepatomegalia e linfodenomegalia supraclavicular, em geral à esquerda (gânglio de Virchow), e axilar, que caracterizam doença metastática.

■ DIAGNÓSTICO E ESTÁDIO

A endoscopia digestiva alta (EDA), importante exame no diagnóstico do CaG, permite a visualização da lesão e sua classificação macroscópica, tanto na fase precoce como na avançada. Além disso, auxilia no planejamento cirúrgico, inclusive quanto ao nível da ressecção gástrica. A comprovação histológica se dá pela obtenção por biópsia de tecido. A interpretação visual de endoscopista treinado associada à biópsia atingem exatidão diagnóstica em até 98,5% dos casos.

> **ATENÇÃO!**
> A EDA é o exame mais importante no diagnóstico do CaG.

O estádio (Tabela 370.1) visa a estabelecer a extensão da doença e, assim, definir a terapêutica mais adequada. Para tanto, deve ser requisitada TC de tórax e abdome. A ressonância magnética (RM) tem sensibilidade semelhante à TC para o estadiamento. A tomografia computadorizada por emissão de pósitrons (PET-TC *scan*) possibilita o diagnóstico das metástases à distância, que, por meio da captação de glicose marcada com um radioisótopo, permite identificar sítios de metástases, atividade que não é possível pelos exames de TC e RM.

> **ATENÇÃO!**
> O estadiamento do câncer é de extrema importância para definição do tratamento adequado.

TABELA 370.1 ■ Estádio de câncer gástrico

ESTÁDIO	TNM
0	TisN0M0
IA	T1N0M0
IB	T2N0M0
IIA	T3N0M0, T2N1M0, T1N2M0
IIB	T4aN1M0, T3N1M0, T2N2M0, T1N3M0
IIIA	T4N1M0, T3N2M0, T2N3M0
IIIB	T4bN0M0, T4bN1M0, T4aN2M0
IIIC	T4bN1M0, T4bN3M0, T4aN3M0
IV	TqqNqqM1

Tis: carcinoma *in situ*, tumor intraepitelial; T1a: tumor invade lâmina própria ou muscular mucosa; T1b: tumor invade submucosa; T2: tumor invade muscular própria; T3: tumor invade subserosa; T4a: tumor invade serosa (peritônio visceral) T4b: tumor invade tecidos adjacentes; N0: linfonodos negativos; N1: 1 a 2 linfonodos; N2: 3 a 6 linfonodos positivos; N3: mais de 7 linfonodos positivos; N3a: 7 a 15; N3b: mais de 16 linfonodos regionais; M0: sem metástases; M1: metástases à distância.
Fonte: Edge e colaboradores.[3]

A ecoendoscopia (exame de endoscopia acoplado com ultrassonografia [US]) permite avaliar a profundidade da lesão na parede gástrica e, com menor precisão, os linfonodos peritumorais, estando mais indicada principalmente no câncer gástrico precoce.

A videolaparoscopia consegue esclarecer dúvidas quanto à natureza de imagens hepáticas, permite a coleta de material (biópsia ou lavado peritoneal) para confirmação histológica e citológica e oferece a possibilidade de visualizar eventuais implantes peritoneais que não foram identificados pelos métodos de imagem. Assim, a laparoscopia contribui para o estadiamento, além de auxiliar na contraindicação de laparotomia.

■ TRATAMENTO

TRATAMENTO CIRÚRGICO

A cura do CaG só pode ser obtida pelo tratamento cirúrgico radical, que possui dois objetivos principais:
- ressecar o tumor primário com margens adequadas, livres de neoplasia;
- realizar a ressecção regrada dos linfonodos regionais eventualmente infiltrados pelo tumor.

Nos casos de CaG precoce, bastam 2 cm de margem de segurança, isto é, de tecido macroscopicamente livre de neoplasia, ao passo que, nos tumores avançados, tal margem deve ser de pelo menos 5 cm. Estudos detalhados sugeriram ser necessária a ampliação dessa margem para 6 a 8 cm nos tumores pouco diferenciados, garantindo, assim, a radicalidade da ressecção.

No CaG avançado localizado no terço proximal do estômago, a ressecção incluirá, além da gastrectomia total, a porção distal do esôfago. Para tumores localizados no terço médio gástrico, recomenda-se também a gastrectomia total. Nesses casos, para respeitar-se a margem de 5 a 8 cm livres de tumor, é obrigatória a inclusão da cárdia na ressecção e parte do duodeno.

Quando a neoplasia está situada no terço distal do estômago, é possível respeitar a margem macroscópica de segurança de 6 a 8 cm e praticar uma gastrectomia subtotal. A adequada ressecção de linfonodos regionais influi de maneira decisiva na elevação dos índices de sobrevivência.

No tumor avançado do terço proximal do estômago ou do terço médio junto à grande curvatura ou, ainda, nos casos com invasão da serosa da face posterior do estômago, dever-se-á realizar esplenectomia associada e, se necessária, a pancreatectomia corpocaudal na dependência da invasão linfonodal, macroscopicamente evidente na cadeia da artéria esplênica.

Apesar da linfadenectomia ser considerada parte da terapêutica oncológica no tratamento do adenocarcinoma avançado, os resultados de sobrevivência após cinco anos de seguimento persistem decepcionantes principalmente no Ocidente, mas superiores aos de quando não é realizada, tanto que, no Brasil e em outras casuísticas ocidentais, esses resultados permaneceram entre 10 e 30%.

A modificação de hábitos de risco, o afastamento de fatores predisponentes, a detecção precoce e a ressecção cirúrgica fundamentada nos critérios da cirurgia oncológica representam as maiores armas para evitar a recidiva da neoplasia ou, quando presente, oferecer ao paciente a melhor perspectiva de cura.

■ TRATAMENTO DO CÂNCER GÁSTRICO PRECOCE

Com o progresso tecnológico nos métodos diagnósticos, aproximadamente 65% dos casos de CaG diagnosticados no Japão são do tipo precoce. No Brasil, segundo dados da Associação Brasileira de Câncer Gástrico, esses índices não excedem a 14%. Evidentemente, o tratamento cirúrgico empregado no momento do diagnóstico permite uma sobrevivência de cinco anos superior a 95%. A incidência de metástases linfonodais é rara (0 a 3%) quando o tumor está limitado à mucosa e de até 19% quando atinge a submucosa. O tratamento clássico do CaG é o cirúrgico, porém, desde 1980, a escola japonesa introduziu o tratamento endoscópico, inicialmente indicado nos casos em que o risco cirúrgico era elevado ou nos pacientes que recusavam a cirurgia. Hoje, contudo, com o auxílio da ecoendoscopia, que permite precisa avaliação do grau de infiltração tumoral na parede gástrica (T), o tratamento endoscópico do CaG precoce é método de escolha e considerado radical, portanto curativo, nas seguintes situações:
- tumor limitado à mucosa;
- não ulcerado;
- tipo histológico bem diferenciado;
- diâmetro menor do que 2 cm.

Atualmente, essas indicações têm-se ampliado, sendo realizadas em tumores maiores e de tipo histológico moderadamente ou pouco diferenciado, porém com diâmetro menor do que 1 cm. A ressecção endoscópica é considerada completa e curativa quando as margens vertical e horizontal da peça ressecada se apresentam livres do carcinoma. A distância de 1 mm livre de neoplasia é considerada suficiente. Nos casos de ressecção incompleta ou recidiva, a conduta é cirúrgica, sendo a gastrectomia com linfadenectomia D2 a cirurgia de escolha; em casos excepcionais, pode-se aplicar a linfadenectomia a D1 e/ou a ressecção em cunha por videolaparoscopia. As principais complicações do método são a hemorragia e a perfuração do

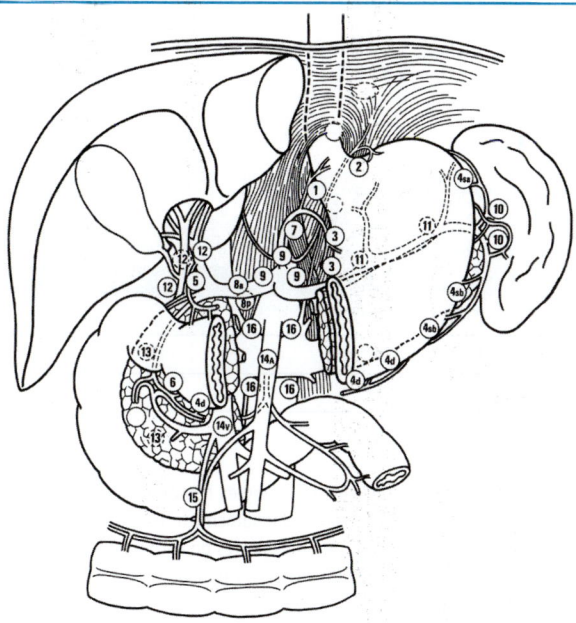

FIGURA 370.1 ■ Estações linfonodais regionais do estômago. A figura está numerada de 1 a 14 segundo a localização anatômica: 1: paracárdicos direitos; 2: paracárdicos esquerdos; 3: pequena curvatura; 4: grande curvatura; 5: suprapilóricos; 6: infrapilóricos; 7: artéria gástrica esquerda; 8: artéria hepática; 9: tronco celíaco; 10: hilo esplênico; 11: suprapancreáticos; 12: hilo hepático; 13: retroduodenal; 14: vasos mesentéricos; 15: artéria cólica média; 16: periaórticos.

Fonte: Japanese Gastric Cancer Association.[4]

estômago. A hemorragia pode ocorrer em até 4,1% dos casos, e a perfuração, em 1,4%. A hemorragia pode ser tratada por método endoscópico, mas, na perfuração, é mais prudente o tratamento cirúrgico.

■ TRATAMENTO NEOADJUVANTE, ADJUVANTE E PALIATIVO

A recidiva do câncer gástrico é frequente e, por isso, surge a necessidade de associação com outros procedimentos terapêuticos. Nos pacientes com linfonodos comprometidos, a sobrevida após cinco anos, variável entre 70% (T1N1) e 10% (T3N2) é de 5 a 15%. Nesses pacientes, torna-se óbvia a indicação de tratamento complementar. A quimioterapia com 5-fluorouracil (5FU) e ácido folínico, associada à radioterapia (RT), aumenta a sobrevida e diminui o índice de recorrência nos pacientes em que a ressecção não foi a D2. Cuidados devem ser tomados com o planejamento da RT, em virtude da proximidade com o fígado, o rim e o intestino delgado. Pacientes submetidos à ressecção linfonodal a D2 e linfonodos positivos podem ser submetidos à quimioterapia com XELOX ou 5FU e cisplatina associada a um período de RT com capecitabina isolada. Nos linfonodos negativos e submetidos à ressecção a D2, a quimioterapia pode ser a única terapêutica adjuvante.

A quimioterapia neoadjuvante ou peri-operatória deve ser indicada nos tumores ressecáveis localmente avançados. Indica-se a quimioterapia perioperatória com ECF (epirrubicina, cisplatina, 5FU), já que pode aumentar o índice de ressecabilidade e a sobrevida. Com o intuito de diminuir a toxicidade e facilitar o tratamento, a oxaliplatina pode substituir a cisplatina, e a capecitabina, o 5FU. O esquema quimioterápico deve ser feito por três ciclos no pré e três ciclos no pós-operatório a cada 21 dias. A retirada da epirrubicina e manutenção da oxaliplatina e fluoracil também é uma opção com menor toxicidade.

Nos pacientes com doença irressecável ou metastática, não há consenso em relação ao melhor esquema. Alguns dos mais usados são ECF (ou EOX), XELOX (capecitabina e oxaliplatina), FOLFOX (5FU, ácido folínico e oxaliplatina), FOLFIRI (5FU, ácido folínico, irinotecano), 5FU+cisplatina, capecitabina e cisplatina, irinotecano e cisplatina, docetaxel e cisplatina ou DCF (docetaxel, cisplatina e 5FU), pacliataxel. Lembrando que, na falha de um esquema, outro pode ser prescrito em 2ª linha com sucesso. Esses esquemas podem induzir resposta objetiva em até 50% dos pacientes com sobrevida mediana de 10 meses e sobrevida em dois anos de 6 a 10% contra zero nos pacientes em acompanhamento clínico, justificando-se a indicação de quimioterapia. O uso de duas medicações, em vez de três, diminui a toxicidade.

Cerca de 20% dos CaGs são HER2 positivos. Nesses casos, o uso de trastuzumabe associado aos quimioterápicos, como platina e fluoropirimidina, ou oxaliplatina e capecitabina, aumenta a sobrevida mediana em relação à quimioterapia isolada.

Nova medicação-alvo molecular, o inibidor de angiogênese, o ramucirumab mostrou aumento de sobrevida em pacientes com CaG metastático associado ao paclitaxel.

> **REVISÃO**
>
> - O câncer gástrico é um dos tumores mais prevalentes.
> - Ingesta de alimentos salgados e defumados e infecção por *H. pylori* aumentam o risco de câncer gástrico.
> - Dor epigástrica e emagrecimento são os sintomas mais comuns.
> - Gastrectomia subtotal ou total acrescida de linfadenectomia a D2 diminui o risco de recorrência e permite melhor estádio do câncer.
> - Quimioterapia e radioterapia adjuvante ou quimioterapia perioperatória diminuem o risco de recorrência dos tumores localmente avançados.

■ REFERÊNCIAS

1. Borrmann R. Geschwulste des margens. In: Henke F, Lubarsch O, editors. Handbuch spez pathol anat und histo. Berlin: Springer; 1926. p. 864-71.
2. Lauren P. The two histological main types of gastric carcinoma: diffuse and so-called intestinal-type carcinoma. an attempt at a histo-clinical classification. Acta Pathol Microbiol Scand. 1965;64:31-49.
3. Edge S, Byrd DR, Compton CC, Fritz AG, Greene FL, Trotti A, editors. AJCC cancer staging manual. 7th ed. New York: Springer; 2010.
4. Japanese Gastric Cancer Association. Japanese Classification of Gastric Carcinoma – 2nd English Edition. Gastric Cancer. 1998;1(1):10-24.

■ LEITURAS SUGERIDAS

Bang YJ, Van Cutsem E, Feyereislova A, Chung HC, Shen L, Sawaki A, et al. Trastuzumab in combination with chemotherapy versus chemotherapy alone for treatment of HER2-positive advanced gastric or gastro-oesophageal junction cancer (ToGA): a phase 3, open-label, randomised controlled trial. Lancet. 2010;376(9742):687-97.

Cunningham D, Allum WH, Stenning SP, Thompson JN, Van de Velde CJ, Nicolson M, et al. Perioperative chemotherapy versus surgery alone for resectable gastroesophageal cancer. N Engl J Med. 2006;355(1):11-20.

Instituto Nacional de Câncer. Estimativa da incidência e mortalidade por câncer no Brasil em 2012 [Internet]. Rio de Janeiro: INCA; c2013 [capturado em 22 abr. 2016]. Disponível em: http://www.inca.gov.br/.

Wilke H, Muro K, Van Cutsem E, Oh SC, Bodoky G, Shimada Y, et al. Ramucirumab plus paclitaxel versus placebo plus paclitaxel in patients with previously treated advanced gastric or gastro-oesophageal junction adenocarcinoma (RAINBOW): a double-blind, randomised phase 3 trial. Lancet Oncol. 2014;15(11):1224-35.

371

TUMORES NEUROENDÓCRINOS

■ ALESSANDRA CASAGRANDE
■ LUCAS LEITE CUNHA
■ JULIO ABUCHAM

Os tumores neuroendócrinos (NETs, do inglês *neuroendocrine tumors*) são um grupo heterogêneo de tumores relativamente raros que se originam de células neuroendócrinas em diferentes partes do corpo, mais comumente no trato gastrintestinal (TGI) (55-70%), no pulmão (20%) e no pâncreas (10-25%).

O NET é geralmente esporádico e sua causa exata é ainda desconhecida. Entretanto, o risco é maior em indivíduos que apresentam neoplasia endócrina múltipla (NEM) tipo 1 ou 2, decorrentes de alterações genéticas geralmente hereditárias que predispõem a tumores de pâncreas, paratiroide e hipófise (NEM-1) ou a carcinoma medular de tiroide, feocromocitoma e tumor de paratiroide (NEM-2). Outras causas pouco frequentes de NETs hereditários incluem doença de von Hippel Lindau, síndrome de von Recklinghausen (neurofibromatose tipo 1 [NF-1]) e esclerose tuberosa. Os NETs ocorrem com incidência de 1-5/100.000 indivíduos por ano. Essa incidência tem aumentado devido à ampla disponibilização de exames de imagem. Os NETs podem ser benignos ou malignos.

CLASSIFICAÇÃO E QUADRO CLÍNICO

De acordo com a atividade secretória hormonal, esses tumores podem ser classificados como funcionantes ou não funcionantes. Nos funcionantes, os sintomas decorrem do excesso da produção/secreção de determinado hormônio, peptídeo ou substâncias bioativas. Geralmente apresentam crescimento lento e a morbidade esta relacionada com a atividade hormonal (Quadro 371.1). Os não funcionantes não secretam hormônios em quantidade suficiente para causar uma síndrome clínica. Nesses casos, a sintomatologia está relacionada ao crescimento tumoral, que tende a ser mais agressivo.

> **ATENÇÃO!**
>
> Entre os NETs, os tumores carcinoides (NETs bem diferenciados) são os mais comuns, correspondendo a 50% dos tumores que ocorrem no intestino delgado, no apêndice e no colo proximal.

Os insulinomas, tipo tumoral mais comum do pâncreas endócrino, são geralmente benignos (apenas 5 a 15% são malignos) e ocorrem mais frequentemente em mulheres. Cerca de 10% dos insulinomas estão associados à NEM-1.

Os gastrinomas são os NETs hormonalmente funcionantes com maior potencial de malignidade. Cerca de 60% dos gastrinomas já se apresentam com metástases para linfonodos regionais ou fígado na primeira abordagem cirúrgica.

DIAGNÓSTICO

MARCADORES TUMORAIS

Indicadores importantes para diagnóstico e acompanhamento

A cromogranina A (CgA), que pode ser determinada no sangue, é uma proteína presente nos grânulos de secreção das células neuroendócrinas. A CgA pode ser usada tanto na detecção de tumores funcionantes como de não funcionantes, bem como no acompanhamento terapêutico e da recidiva tumoral. Existe associação entre os níveis de CgA e a severidade da doença. No entanto, a sensibilidade da CgA sérica varia de 60 a 90%, ao passo que sua especificidade é menor do que 50%. Isso decorre do fato de diversas condições clínicas levarem ao aumento dos níveis séricos de CgA, como insuficiência renal (IR), doenças cardíacas e uso de inibidores de bomba de prótons (IBPs).

O ácido 5-hidroxi-indolacético (5-HIAA) é um marcador específico para NETs produtores de serotonina. Constitui o principal metabólito da serotonina. É medido em urina de 24 horas. Está associado à presença de síndrome carcinoide (*flushing*, hipotensão, diarreia, sibilos e doença valvar cardíaca).

> **ATENÇÃO!**
>
> Alimentos ricos em serotonina, como bananas, tomates e abacate, devem ser evitados antes da coleta de urina, pois podem aumentar os níveis de 5-HIAA, ocasionando resultados falso-positivos.
>
> A interpretação de exames de CgA deve ser feita com cuidado em pacientes em uso de IBPs, pois estes podem aumentar os níveis circulantes de CgA.

Alguns marcadores hormonais são úteis em tumores funcionantes produtores de insulina, gastrina, peptídeo vasoativo intestinal (VIP, do inglês *vasoactive intestinal peptide*), glucagonoma e somatostatinoma.

Insulinoma: os critérios exatos para o diagnóstico dos insulinomas ainda permanecem relativamente não consolidados. Segundo consenso da *Endocrine Society*, os critérios diagnósticos dos insulinomas seriam: hiperinsulinismo endógeno documentado por evidências clínicas de sinais e/ou sintomas com concentrações plasmáticas de glicose < 55 mg/dL (3 mmol/L), insulina ≥ 3,0 uU/mL (18 pmol/L), peptídeo C ≥ 0,6 ng/mL (0,2 mmol/L) e pró-insulina ≥ 5,0 pmol/L. Diferentemente dos demais NETs pancreáticos,

QUADRO 371.1 ■ Tipos de NETs funcionantes

TIPO	ORIGEM	PRODUÇÃO HORMONAL	SÍNDROME CLÍNICA
Tumores carcinoides	Intestino delgado, pulmão, estômago, apêndice, intestino grosso, reto	Serotonina, gastrina	Varia de sintomas vagos (dor abdominal) à síndrome carcinoide (*flushing*, hipermotilidade gastrintestinal, com diarreia, palpitação, broncoconstrição e miopatia)
Insulinomas	Pâncreas	Insulina, proinsulina	Hipoglicemia
Gastrinomas	Pâncreas, duodeno	Gastrina, progastrina	Dor abdominal, úlcera péptica, diarreia, esofagite de refluxo, esteatorreia, síndrome de Zollinger-Ellison
Tumores produtores de peptídeo intestinal vasoativo (VIPomas)	Pâncreas e pulmão	VIP	Síndrome de Verner-Morrison (diarreia aquosa de grande volume, hipocloridria, hipocalemia), hiperglicemia, flushing episódico
Glucagonoma	Pâncreas	Glucagon, pró-glucagon	Dermatite (eritema migratório necrolítico), hiperglicemia, anemia e perda de peso
Somatostatinoma	Pâncreas, duodeno	Somatostatina	Hiperglicemia, perda de peso, colelitíase, hipocloridria, esteatorreia, plenitude pós-prandial
Tumor produtor de GHRH	Pâncreas, pulmão	GHRH	Acromegalia
Tumor produtor de CRH, ACTH	Pâncreas, pulmão	CRH, ACTH	Síndrome de Cushing

CRH: hormônio liberador de corticotrofina; GHRH: hormônio liberador do hormônio do crescimento; VIP: peptídeo vasoativo intestinal.

estudos recentes não foram capazes de mostrar valor diagnóstico de insulinomas com o uso da CgA sérica.

- **Gastrinoma:** gastrina sérica em jejum (≥ 1.000 pg/mL) e pH gástrico (< 2,5); a terapia com IBPs deve ser suspensa pelo menos uma semana antes desse exame.
- **Glucagonoma:** hiperglicemia, níveis plasmáticos elevados de glucagon (500 a 1.000 pg/mL; normal < 50 pg/mL).
- **Vipoma:** níveis plasmáticos elevados de VIP (> 200 pg/mL) em pacientes com diarreia secretória volumosa (> 700 mL/dia).
- **Somatostatinoma:** presença de níveis plasmáticos elevados de somatostatina.
  - **CCK-oma:** presença de níveis elevados de colecistoquinina. Síndrome descrita pela primeira vez em 2013, incluindo diarreia crônica, perda de peso, úlcera péptica, litíase biliar, e níveis de gastrina normal.
- **TC:** sensibilidade em torno de 80% na localização de tumores, dificuldade em localizar tumores < 1 cm.
- **RM:** boa sensibilidade para detectar metástases hepáticas, porém inferior à TC para detectar lesões exta-hepáticas.
- **TC com emissão de prótons (PET-TC):** utiliza radiofármacos associados à tomografia para a detecção das lesões.
- **Octreoscan:** sensibilidade de aproximadamente 86 a 90% (10 a 50% para insulinoma); especificidade de 80% (excluindo insulinomas); pode identificar lesões não detectadas na TC ou RM.
- **US endoscópica:** sensibilidade de 80 a 90% (94% para insulinomas); pode ser utilizada para detectar lesões< 5 mm situadas na parede duodenal e/ou na cabeça de pâncreas.

ANATOMOPATOLÓGICO

O diagnóstico definitivo requer confirmação histológica de biópsia ou ressecção do tumor e estudo imuno-histoquímico. Imuno-histoquímica positiva para CgA ou sinaptofisina confirmam o diagnóstico de NET.

Os tumores devem ser classificados segundo o grau de diferenciação (que inclui o índice de proliferação e o índice mitótico); expressão imuno-histoquímica do tumor e TNM.

Grau de diferenciação:

- bem diferenciado (graus 1 e 2): pouca atipia celular, baixa taxa de proliferação celular;
- pouco diferenciado (grau 3): alto nível de atipia celular, altas taxas mitóticas.

O Ki-67 é marcador de proliferação celular e de atividade mitótica; estudos retrospectivos associam seus índices como fator prognóstico.

TRATAMENTO

Depende da localização primária do tumor, do grau histológico da lesão, do estadiamento tumoral e da presença ou ausência de secreção hormonal.

São opções terapêuticas:

- **Cirurgia:** pode ser curativa para tumores pequenos; às vezes, apresenta o papel de *debulking* em tumores maiores.
- **Radioterapia:** NETs são geralmente resistentes à radioterapia; utilizada como tratamento paliativo.
- **Quimioterapia:** utilizada em tumores com alto índice proliferativo, com benefício limitado.
- **Análogos da somatostatina (octreotida e lanreotida):** aproximadamente 80 a 90% dos NETs apresentam receptores para somatostatina. Esses medicamentos podem agir reduzindo a secreção hormonal, bem como a proliferação tumoral.
- **Interferon-alfa (IFN-α):** utilizado na falha dos análogos da somatostatina.
- **Terapia-alvo (everolimo e sunitinibe):** aprovados para o tratamento de NETs pancreáticos avançados, atuam inibindo a proliferação celular e a angiogênese.
  - **PRRT (*peptide receptor radionuclide therapy*):** opção terapêutica na doença em progressão em tumores que expressam receptores para somastostatina, geralmente após a falha da terapia medicamentosa. Estudos clínicos fase 3 ainda estão em andamento.

REVISÃO

- Os NETs são geralmente pequenos, e os sintomas clínicos, ausentes, podendo permanecer não diagnosticado até a ocorrência de metástase.
- A identificação do sítio primário tumoral é importante, pois se correlaciona com a taxa de sobrevida.
- As técnicas diagnósticas empregadas variam de acordo com o local do tumor primário.
- As síndromes hormonais auxiliam na pesquisa do sítio primário do tumor.
- Os NETs caracteristicamente apresentam receptores da somatostatina, o que pode ser útil nos métodos diagnósticos e no tratamento desses tumores.

LEITURAS SUGERIDAS

Delle Fave G, O'Toole D, Sundin A, Taal B, Ferolla P, Ramage JK, et al. ENETS Consensus guidelines update for gastroduodenal neuroendocrine neoplasms. Neuroendocrinology. 2016;103(2):119-24.

Falconi M, Eriksson B, Kaltsas G, Bartsch DK, Capdevila J, Caplin M, et al. ENETS consensus guidelines update for the management of patients with functional pancreatic neuroendocrine tumors and non-functional pancreatic neuroendocrine tumors. Neuroendocrinology. 2016;103(2):153-71.

Niederle B, Pape UF, Costa F, Gross D, Kelestimur F, Knigge U, et al. ENETS Consensus guidelines update for neuroendocrine neoplasms of the jejunum and Ileum. Neuroendocrinology 2016;103(2):125-38.

Pape UF, Niederle B, Costa F, Gross D, Kelestimur F, Kianmanesh R, et al. ENETS consensus guidelines for neuroendocrine neoplasms of the appendix (excluding goblet cell carcinomas). Neuroendocrinology. 2016;103(2):144-52.

Ramage JK, De Herder WW, Delle Fave G, Ferolla P, Ferone D, Ito T, et al. ENETS consensus guidelines update for colorectal neuroendocrine neoplasms. Neuroendocrinology. 2016;103(2):139-43.

372

CÂNCER DE PÂNCREAS E DA REGIÃO PERIAMPOLAR

- FRANZ R. APODACA-TORREZ
- ALBERTO GOLDENBERG
- BENEDITO HERANI FILHO
- EDSON J. LOBO
- NORA MANOUKIAN FORONES

O adenocarcinoma ductal do pâncreas, que se origina a partir do epitélio de revestimento dos canalículos pancreáticos, é, sem dúvida, a neoplasia que acomete com maior frequência esta glândula. Devido às características próprias da doença, entre elas sua alta agressividade e seu consequente mau prognóstico, ainda há uma série de discussões e desafios para as equipes multidisciplinares que cuidam dessa difícil situação clínica. A má evolução a longo prazo, bem como os baixos índices de ressecabilidade desta neoplasia estão relacionados ao seu estado avançado no momento do diagnóstico.

■ EPIDEMIOLOGIA

Dados globais mostram que o câncer de pâncreas é considerado segundo os últimos levantamentos (Globocan – International Agency for Research on Cancer) a sétima causa de morte por câncer, e que sua incidência teria aumentado nas últimas décadas; em 2012, foram diagnosticados 337,872 casos novos.[1] Essa neoplasia atinge mais habitantes de territórios ocidentais e industrializados do mundo. Nos Estados Unidos, em virtude do aumento de casos diagnosticados por ano (aproximadamente 48.960 em 2015), o câncer de pâncreas hoje é considerado um problema de saúde pública, com uma incidência anual para todos os seus tipos de 10 a 14 casos por 100.000 habitantes. O adenocarcinoma ductal é o mais prevalente, ocupando o 9º e 11º lugar no *ranking* das neoplasias que afetam o ser humano e sendo considerado a 4ª e 5ª causa de morte por câncer nos homens e nas mulheres respectivamente, e, com tendência crescente de vir a ser a segunda causa de morte por câncer até 2030.[2]

No Brasil, não existem dados epidemiológicos exatos sobre a doença, e ela não faz parte do grupo das neoplasias mais prevalentes. Segundo dados do Instituto Nacional do Câncer (INCA), o câncer de pâncreas é responsável por cerca de 2% de todos os tipos de cânceres diagnosticados, respondendo por 4% do total de mortes por câncer. Em 2013, foram registradas 8.710 mortes atribuídas ao câncer de pâncreas, sendo 4.373 homens e 4.335 mulheres.[3]

Sua incidência é rara em indivíduos abaixo dos 40 anos de idade; geralmente, acomete pessoas com mais de 60 anos, sendo que 80% dos casos estão entre os 60 e 80 anos. Atinge mais pessoas do sexo masculino quando comparado ao feminino, embora esta diferença tenha diminuído progressivamente nas últimas décadas.

■ ETIOLOGIA

Citam-se como fatores de risco, para desenvolver a neoplasia, o sedentarismo, a obesidade, a pancreatite crônica hereditária e não hereditária, o diabetes tipo II (especialmente o de aparecimento recente), antecedentes familiares e de gastrectomia. Existe uma série de mutações genéticas, como a síndrome de Peutz-Jeghers, o câncer de mama hereditário, a síndrome do melanoma múltiplo familial atípico, a telangiectasia atáxica, a síndrome de Lynch e o câncer pancreático familiar, em que o risco de câncer de pâncreas é maior quando comparado ao das populações normais. No entanto, o defeito genético específico responsável para essa neoplasia ainda não foi identificado.

Entre os fatores de risco ambientais implicados, o tabagismo é o mais relacionado para o desenvolvimento dessa neoplasia, pela ação dos compostos nitrosaminados que possui, considerados substâncias de ação oncogênica. Também são citados como fatores de risco o consumo de álcool, as dietas com alto valor calórico e com conteúdo de gordura de origem animal e, finalmente, a exposição prolongada a compostos petroquímicos.

■ QUADRO CLÍNICO

De início é totalmente inespecífico, motivo pelo qual muitos pacientes procuram auxílio médico com a doença em estádio avançado. As manifestações clínicas observadas são:
- consideráveis em curto período de tempo;
- astenia;
- adinamia;
- anorexia; e
- sintomas dispépticos, como náuseas, com e sem vômitos, e esteatorreia.

ATENÇÃO!

Embora a dor abdominal seja uma manifestação importante, na fase inicial é indefinida, tem aparecimento progressivo, localiza-se no andar superior do abdome e/ou na região dorsal e pode ter intensidade de modo leve a moderado.

Dependendo da localização do tumor no pâncreas, o quadro clínico pode sofrer modificações. A cabeça do pâncreas é a região mais frequentemente acometida (cerca de 70 a 80% das vezes) pelo adenocarcinoma ductal, o que produzirá efeito de massa com a consequente compressão do colédoco distal. Esses pacientes apresentarão quadro de icterícia obstrutiva de caráter progressivo (icterícia, colúria e acolia ou hipocolia fecal), além dos sintomas inicialmente mencionados. Neoplasias localizadas no corpo e na cauda pancreáticos não têm como manifestação principal a icterícia; costumam ser de diagnóstico difícil, tendo como queixa principal a presença de dor em região lombar e/ou epigástrica, de início progressivo até tornar-se de forte intensidade, associada às manifestações clínicas já mencionadas. Excepcionalmente, a neoplasia de pâncreas pode ter como manifestação inicial quadros de colangite, de pancreatite aguda ou de hemorragia digestiva alta (HDA).

Ao exame físico, esses pacientes geralmente apresentam importante comprometimento do estado geral, anemia, icterícia cutaneomucosa significativa e, às vezes, escoriações na superfície corporal em virtude do prurido intenso que alguns referem. Na propedêutica abdominal, podem ser constatadas discreta hepatomegalia e positividade para o sinal de Courvoisier (30 a 40% das vezes). Em situações muito avançadas da doença, é possível encontrar sinais sugestivos de comprometimento sistêmico, como o gânglio supraclavicular esquerdo aumentado (gânglio de Virchow, sinal de Troisier), ascite, nódulos periumbilicais (sinal de Sister Mary Joseph), massas abdominais palpáveis, nódulos no fundo de saco ao toque retal (sinal da prateleira de Blumer) e tromboflebite migratória (sinal de Trousseau).

■ DIAGNÓSTICO

Embora o quadro clínico seja muito importante para o diagnóstico do câncer de pâncreas, são necessários métodos laboratoriais e, fundamentalmente, de imagem para confirmá-lo.

Laboratorialmente, os pacientes com frequência apresentam diminuição dos níveis da hemoglobina (Hb), aumento das bilirrubinas a expensas da direta, níveis de fosfatase alcalina e gamaglutamil transpeptidase muito aumentados, discreto aumento das transaminases, queda nos níveis de albumina e alterações do coagulograma atribuídas à falta de absorção da vitamina K. Uma série de marcadores tumorais foi estudada para o diagnóstico precoce, no entanto não existe nenhum que atinja esse objetivo. O mais utilizado ainda é o antígeno carboidrato (CA 19-9), com grande utilidade para o diagnóstico, estadiamento, prognóstico e monitoramento da neoplasia.

ATENÇÃO!

Os métodos de imagem são muito importantes para o diagnóstico.

A ultrassonografia (US) de abdome, embora pouco eficaz na identificação de tumores inferiores a 3 cm, é uma ferramenta útil na avaliação inicial do paciente ictérico, mostrando sinais indiretos de processo obstrutivo, como nível de dilatação das vias biliares (intra e/ou extra-hepáticas).

Não há dúvida de que a tomografia computadorizada (TC) com contraste e com cortes finos se constitui em um dos pilares fundamentais no diagnóstico e no estadiamento da neoplasia, permitindo avaliar, além da localização e descrição das características próprias do tumor, o grau de comprometimento de tecidos peripancreáticos, a presença ou não de linfoadenomegalias, implantes peritoniais e metástases hepáticas, as características do parênquima pancreático e do ducto de Wirsung (ducto pancreático) e o grau de comprometimento do tumor com estruturas vasculares, como a veia mesentérica superior, a veia porta, a artéria mesentérica superior, a artéria hepática e o tronco celíaco. É por meio desse método também que se definem os conceitos de ressecabilidade da neoplasia ainda na fase pré-operatória (ressecável, *borderline*, irressecável e disseminado), já que em mais de 90% das neoplasias consideradas irressecáveis pela TC esse fato fora confirmado no momento da cirurgia.

A utilização da ressonância magnética (RM) no diagnóstico das neoplasias pancreáticas vem ganhando amplo espaço, tendo sido relatados índices de acurácia diagnóstica iguais ou superiores aos obtidos com a TC, além da realização de reconstrução colangiográfica da via biliar sem a administração de contraste; porém, tem ainda como fator limitante a pouca disponibilidade do método na maioria dos centros.

A ultrassonografia (US) endoscópica é um método que fornece informações importantes para o diagnóstico e estadiamento do câncer de pâncreas e tem como grande vantagem a possibilidade de realização de punção biópsia ecoguiada, especialmente quando há dúvida diagnóstica ou situações de neoplasias avançadas, em que a confirmação histopatológica se torna fundamental para o tratamento oncológico.

Durante muitos anos, a pancreatocolangiografia retrógrada endoscópica (PCRE) fez parte do fluxograma diagnóstico da neoplasia de pâncreas. Atualmente, devido ao progresso de outros métodos de imagem e às complicações por ela desencadeadas, esse procedimento é cada vez menos indicado para o diagnóstico, ainda que de grande valor para a terapêutica inicial ou paliativa da doença.

A tomografia por emissão de pósitrons (PET-TC, do inglês *positron emission tomography-computed tomography*), uma nova modalidade no campo da oncologia, é utilizada para o diagnóstico e o estadiamento de neoplasias, avaliando a atividade funcional da célula neoplásica por meio do metabolismo glicolítico com a utilização de fluoro-desoxiglicose marcada com flúor 18 (^{18F}DG). No câncer de pâncreas, aparentemente com melhor sensibilidade para detectar doença disseminada quando comparada aos outros métodos, no entanto, ainda não foi bem definida qual seria sua verdadeira utilidade e ainda não faz parte do fluxograma diagnóstico da maioria dos centros que tratam esta doença.

Uma vez completada a avaliação clínica, laboratorial, por exames de imagem e histopatológica, é possível chegar a uma das três conclusões: trata-se de uma neoplasia ressecável; localmente avançada; ou com disseminação à distância.

■ TRATAMENTO

Atualmente, o tratamento do câncer de pâncreas é multidisciplinar, seja no intuito curativo ou paliativo. Devido ao estádio avançado que a maioria dos pacientes apresenta no momento do diagnóstico, cerca de 20% dos pacientes são factíveis de tratamento cirúrgico com intenção de cura nos tumores localizados na porção cefálica do pâncreas, e apenas 10% naqueles com acometimento corpo-caudal.

Entre as alternativas terapêuticas propostas, não há dúvida de que a ressecção cirúrgica da neoplasia se constitui na principal opção para a cura. Em pacientes com doença restrita à cabeça do pâncreas, a duodenopancreatectomia (cirurgia de Whipple clássica ou modificada) deve ser realizada para atingir este objetivo. Tecnicamente sofisticado, é o procedimento mais bem estudado e sistematizado da cirurgia pancreática, além de ter apresentado muitas variações técnicas neste século devido à morbidade elevada que ainda apresenta. Embora os índices de mortalidade da cirurgia tenham diminuído para menos de 5%, ainda são elevadas (de 20 a 40%) as taxas de complicações, sendo as mais temidas, fundamentalmente, a fístula pancreática, seguida da hemorragia, da sepse abdominal e do mau esvaziamento gástrico.

Como referido, a cirurgia radical para o adenocarcinoma do corpo e da cauda do pâncreas tem um índice de ressecabilidade menor, mas, quando factível, trata-se de cirurgia menos complexa. Resseca-se a parte esquerda do pâncreas (com relação aos vasos mesentéricos), e sempre associado à esplenectomia. A linfadenectomia em ambas as localizações limita-se às cadeias ganglionares peripancreáticas, uma vez que a estendida, proposta inicialmente pela escola Japonesa, não mostrou vantagens e acrescentou complicações que pioraram a qualidade de vida do paciente no pós-operatório.

Hoje, a duodenopancreatectomia minimamente invasiva (videolaparoscopia ou robótica) também é uma opção de tratamento, mas ainda restrita a centros de referência para o tratamento desta neoplasia e ainda sem evidências sobre sua real vantagem sobre a cirurgia convencional, fundamentalmente complicações e sobrevida a longo prazo.

Para os pacientes com doença avançada e irressecável, é indicado o tratamento paliativo, que visa a melhorar a icterícia, diminuir a síndrome de mau esvaziamento gástrico e melhorar a dor intensa referida. Atualmente, esse tratamento pode ser realizado via endoscópica, percutânea ou cirúrgica, dependendo dos recursos disponíveis.

Os índices históricos de sobrevida global a longo prazo são baixos, com oscilações de acordo com os centros que a reportam, ao redor de 5% em cinco anos. Hoje, existe uma série de estudos e protocolos utilizando a quimioterapia com e sem radioterapia, com resultados aparentemente melhores aos obtidos só com o tratamento cirúrgico.

■ TRATAMENTO ADJUVANTE E PALIATIVO

O tratamento adjuvante (posterior à ressecção curativa do tumor) pode ser realizado com gencitabina 1 g/m² semanal por três semanas a cada quatro semanas. Não há consenso em relação aos benefícios da radioterapia externa adjuvante.

A gencitabina é o fármaco classicamente utilizado no tratamento paliativo de pacientes com tumor irressecável, localmente avançado ou metastático e acarreta, na maioria das vezes, melhora da qualidade de vida (25%), com sobrevida mediana de 6,8 meses. A associação de medicamentos quimioterápicos, como a capecitabina ou a cisplatina, à gencitabina aumenta discretamente a sobrevida com aumento da toxicidade. O erlotinibe, um medicamento-alvo molecular associado à gencitabina, também aumenta a sobrevida em semanas (6,37 *versus* 5,91 meses) com sobrevida em um ano de 24% *versus* 17%. Recentemente, a associação de nab-paclitaxel à gencitabina mostrou aumento de sobrevida de 6,7 meses para 8,5 meses e de razão de resposta (33% *versus* 7%). O folfirinox, que associa irinotecano, oxaliplatina, 5-fluorouracil (5FU) e leucovorin, é o esquema que mostrou maior ganho de sobrevida (11,1 *versus* 6,8 meses). Porém, devido à alta toxicidade hematológica, deve ser restrito a pacientes com boas condições clínicas e com idade inferior a 75 anos.

Muitas vezes, o tratamento pré-operatório (neoadjuvante) é indicado nos tumores localmente avançados com intuito de aumentar o índice de ressecabilidade.

■ TUMORES PERIAMPOLARES

Anatomicamente, o câncer da cabeça do pâncreas faz parte de um grupo de neoplasias malignas localizadas nas proximidades da ampola do duodeno.

Completam o grupo as neoplasias malignas da papila (ou ampola), do colédoco distal e da segunda porção do duodeno, todas adenocarcinomas e de incidência muito menos frequente: pâncreas representam 65% delas; ampola e vias biliares, 15% cada; e duodeno, 5% aproximadamente.

Apresentam quadro clínico parecido (sintomas colestáticos), porém com particularidades que podem sugerir uma diferenciação entre elas, como faixa etária, gênero, intensidade e tempo de duração dos sintomas e grau de comprometimento sistêmico, as quais variam entre as mais (pâncreas e via biliar distal) e as menos (papila e duodeno) agressivas.

Algumas vezes, pelo crescimento do tumor, a diferenciação só será possível com o estudo da peça cirúrgica, exigindo, às vezes, técnicas histológicas mais avançadas.

Os exames subsidiários diagnósticos são os mesmos já referidos para o câncer de pâncreas, ressaltando que, nos casos em que a US e aTC não mostram lesão pancreática, a duodenoscopia (que faz parte da PCRE) com biópsia de papila ou de duodeno, associada à US endoscópica, tem valor inestimável. O estudo desses tumores periampolares não pancreáticos também é bastante eficiente com a RM e seu componente colangiopancreatográfico.

O tratamento cirúrgico, tanto radical (cirurgia de Whipple) como paliativo (colestase principalmente), é semelhante ao referido para o câncer de cabeça de pâncreas, enfatizando que a preservação do piloro é ainda mais factível nesses tumores periampolares não pancreáticos dados sua localização mais distal, seu tamanho e sua agressividade biológica geralmente menor.

Os adenocarcinomas de linhagem histológica biliopancreática (pâncreas, colédoco e parte dos tumores de papila) têm prognóstico pior do que aqueles de linhagem intestinal (duodeno e parte dos tumores de papila), desde que diagnosticados em fase precoce. O índice de sobrevida em cinco anos, desses tumores, após ressecção radical, está em torno de 60% para os de duodeno, 40% para os de papila (ampola) e 20% para os de colédoco distal.

O tratamento quimioterápico dos pacientes com tumores periampolares é semelhante ao dos tumores de pâncreas.

REVISÃO

- O adenocarcinoma ductal do pâncreas é a neoplasia mais frequente.
- O mau prognóstico está associado ao diagnóstico tardio da doença.
- Tabagismo, alimentos ricos em gordura animal, pancreatite crônica e fatores genéticos aumentam o risco da neoplasia.
- Icterícia colestática, perda ponderal importante e dor no andar superior do abdome são sinais e sintomas do câncer de cabeça de pâncreas.
- A ressecção cirúrgica é a única alternativa de tratamento com intenção de cura. Neoplasias periampolares não pancreáticas (papila ou ampola, colédoco distal e segunda porção duodenal) têm índices de sobrevida a longo prazo melhores.
- Tratamento quimioterápico adjuvante aumenta a sobrevida dos tumores de cabeça de pâncreas.

REFERÊNCIAS

1. International Agency for Research on Cancer. GLOBOCAN 2012: estimated cancer incidence, mortality and prevalence worldwide in 2012 [Internet]. IARC; c2016 [capturado em 19 maio de 2016]. Disponível em: http://globocan.iarc.fr/Pages/summary_table_site_sel.aspx.

   Instituto Nacional de Câncer José Alencar Gomes da Silva (BR). Tipos de câncer: pâncreas [Internet]. Rio de Janeiro: INCA; c2016 [capturado em 08 maio de 2016]. Disponível em: http://www2.inca.gov.br/wps/wcm/connect/tiposdecancer/site/home/pancreas

2. Pancreatic adenocarcinoma. Version 2016.1 [capturado em 18 maio de 2016]. Acesso restrito. Disponível em: https://www.nccn.org/professionals/physician_gls/pdf/pancreatic.pdf

■ LEITURAS SUGERIDAS

NCCN Guidelines. Pancreatic adenocarcinoma [Internet]. Washington: NCCN; 2016 [capturado em 06 mai. 2016]. Disponível em: http://www.nccn.org/professionals/physician_gls/pdf/pancreatic.pdf. Acesso restrito.

Rodriguez RJ, Warshaw AL, Fernándezdel Castillo C. Clinical assessment and staging of pancreatic cancer. In: Beger HG, Buchler M, Kozarek R, Lerch E, Neoptolemos J, Warshaw A, et al., editors. The pancreas: an integrated textbook of basic science, medicine, and surgery. 2nd ed. Massachusetts: Blackwell; 2008. p. 643.

Siegel R, Ma J, Zou Z, Zemal A. Cancer statistics, 2014. CA Cancer J Clin. 2014;64(1):9-29.

Yeo TP. Demographics, epidemiology, and inheritance of pancreatic ductal adenocarcinoma. Semin Oncol. 2015;42(1):8-18.

Yeo TP, Hruban R, Leach SD, Wilentz RE, Sohn TA, Kern SE, et al. Pancreatic cancer. Curr Probl Cancer. 2002;26(4):176-275.

373

CÂNCER DE FÍGADO

■ ADRIANO MIZIARA GONZALEZ
■ NORA MANOUKIAN FORONES

Mundialmente, o câncer de fígado, ou carcinoma hepatocelular (HCC), é a sexta causa de câncer, com 748300 casos novos diagnosticados ao ano e a terceira causa de morte por câncer com 695900 mortes. No Brasil, o INCA estima aproximadamente 5000 mortes por HCC Atinge, com maior frequência, os homens, e é mais frequente na 6ª. e 7ª décadas.

A maioria dos HCC ocorre em pacientes com cirrose hepática secundária à hepatite viral B (HBV) ou C (HCV); doença hepática alcoólica; esteato-hepatite não alcoólica; ingestão de aflatoxina por contaminação de grãos como feijão e amendoim, pelo fungo *Aspergillus*; e doenças genéticas, como hematocromatose, deficiência de alfa-1-antitripsina, doença de Wilson e cirrose biliar primária estádio IV. Portadores de hepatite autoimune e de vírus B, mesmo sem cirrose, também apresentam maior risco ao HCC.

ATENÇÃO!

Em virtude de aproximadamente 80% dos HCCs ocorrerem em cirróticos, esses pacientes devem ser acompanhados.

O rastreamento do HCC é realizado em cirróticos por ultrassonografia (US) de abdome e dosagem sérica de alfafetoproteína (AFP) a cada seis meses. A US abdominal tem maior sensibilidade do que a AFP, que não costuma elevar-se nas fases iniciais do câncer. Estudo realizado na Ásia demonstrou diminuição do número de mortes por HCC quando submetidos a rastreamento.

QUADRO CLÍNICO

Os sintomas e sinais mais frequentes são emagrecimento, dor no hipocôndrio direito, aumento do volume abdominal por ascite, hepatomegalia, febre e icterícia. Sinais de insuficiência hepática, como *spiders*, eritema palmar e circulação colateral, são comuns em pacientes com hepatopatia crônica. A descompensação hepática em pacientes cirróticos pode ser a primeira manifestação de tumor. Dor súbita no hipocôndrio direito e choque hipovolêmico pode ocorrer por ruptura do tumor.

DIAGNÓSTICO

Com base em dados clínicos, laboratoriais e, quando necessário, evidência histológica. Na maioria das vezes, é possível estabelecer o diagnóstico sem a necessidade da amostra histológica, obtida a partir de punção da lesão com agulha fina ou biópsia. As complicações associadas a esses procedimentos, como hemorragia ou disseminação tumoral, são mínimas, mas existem, bem como resultados falso-negativos em até 40% dos casos de tumores pequenos. Critérios não invasivos para o diagnóstico de HCC foram propostos. O diagnóstico pode ser feito em pacientes com patologias predisponentes ao HCC e que apresentarem imagem sugestiva em exames complementares, como US, tomografia computadorizada (TC), ressonância magnética (RM), além de níveis elevados de AFP. O diagnóstico histológico é mandatário em casos duvidosos, principalmente quando o doente não tem cirrose hepática. O processo diagnóstico geralmente se inicia com um nódulo detectado por US, TC ou RM.

No Brasil, como o transplante hepático é uma das principais armas terapêuticas para o tratamento do HCC sediado em fígados cirróticos, foram estabelecidos critérios para se firmar o diagnóstico, com base no grupo de Barcelona. Aceitam-se como portadores de HCC os pacientes que preenchem um dos critérios a seguir:

- critério anatomopatológico;
- critério radiológico (dois exames);
- critério radiológico (um exame de imagem trifásico);
- critério combinado (um exame + AFP).

Exame anatomopatológico ou dois exames de imagem coincidentes entre quatro técnicas (US com Doppler ou contraste por microbolhas, RM, TC e arteriografia) que mostrem lesão focal ≥ 2 cm, com hipervascularização arterial; ou um exame de imagem trifásico (TC helicoidal multislice, RM, US com contraste por microbolhas) demonstrando lesão focal ≥ 2 cm, com padrão hemodinâmico de hipervascularização arterial e depuração rápida do contraste nas fases portal ou de equilíbrio (*washout*); ou uma imagem com tumor hipervascular +AFP > 200 ng/mL.

PROGNÓSTICO E ESTÁDIO

Diferentemente da maioria dos tumores sólidos, o prognóstico do HCC depende de variáveis não só intrínsecas ao próprio tumor, como também ao grau de disfunção hepática associado. Em constante evolução, nenhum dos sistemas de estádio para o HCC é aceito plenamente. O sistema TNM é limitado, pois inclui apenas variáveis patológicas tendo sua utilidade questionável em pacientes não cirúrgicos. O estadiamento que melhor engloba as características do tumor e a função hepática é o proposto pelo Barcelona Clinic Liver Cancer (BCLC) (Tabela 373.1), a partir do qual é possível direcionar algumas condutas.

Diversos dados isolados têm mostrado importância prognóstica, como o nível de AFP, o tamanho e número do tumor, a presença de invasão vascular, o comprometimento de linfonodos, entre outros.

Independentemente do tratamento proposto, é sempre importante o estadiamento do tumor, em que a cintilografia óssea e a TC de tórax são necessárias para tentar detectar possíveis metástases. A tomografia por emissão de pósitrons associada à tomografia computadorizada (PET-TC) e a proteína induzida pela ausência de vitamina K (PIVKA-II) têm sido utilizadas, principalmente em países orientais, também como fatores prognósticos.

TABELA 373.1 ■ Estádio proposto pelo BCLC (Barcelona Clinic Liver Cancer)

ESTÁDIO	PS	CARACTERÍSTICAS TUMORAIS	CARACTERÍSTICAS FUNCIONAIS
A1	0	1 nódulo < 5cm	Sem HP
A2	0	1 nódulo < 5cm	HP+bilirrubinas nl
A3	0	1 nódulo < 5cm	HP+bilirrubinas aum
A4	0	3 nódulos < 3cm	Não se aplica
B	0	Nódulos maiores ou múltiplos	Child-Pugh A/B
C	1-2	Invasão vascular ou metástase	Child-Pugh A/B
D	3-4	Qualquer	Child-Pugh C

PS: *performance status*; HP: hipertensão porta; nl: normal; aum: aumentada.
Fonte: Forner e colaboradores.[1]

TRATAMENTO

Estratégias curativas

Apesar dos avanços recentes em detecção precoce e diagnóstico, apenas 30 a 40% dos pacientes avaliados por HCC podem beneficiar-se de terapias radicais (ressecção cirúrgica, transplante hepático e ablação percutânea). Esses tratamentos são considerados capazes de erradicar o tumor e aumentar a sobrevida em pacientes bem selecionados. Não existem estudos bem desenhados comparando as três terapias e existem muitas dúvidas para o estabelecimento do melhor tratamento para pacientes com HCC e cirrose compensada. Contudo, em pacientes com doença hepática descompensada, o transplante hepático oferece as melhores chances de cura (70% em cinco anos) para nódulo único menor do que 5 cm ou até três nódulos menores do que 3 cm cada. Mesmo em pacientes cirróticos compensados, vários serviços indicam o transplante hepático como tratamento de escolha, pois, além de remover o tumor de forma radical, retira o terreno fértil ao crescimento de novos tumores, uma vez que, nas ressecções hepáticas e terapias ablativas, o índice de recidiva em cinco anos supera 50%, e poucos conseguem se submeter ao transplante como terapia de resgate.

Ressecção

A ressecção cirúrgica do HCC pode ser realizada com segurança em indivíduos não cirróticos, mas isso se aplica a poucos casos de HCC no Ocidente. Contudo, em pacientes com cirrose, critérios de seleção restritos devem ser aplicados, a fim de se evitar complicações como IH. Os melhores candidatos à ressecção são pacientes portadores de HCC único em localização favorável, assintomáticos e com função hepática preservada, os quais podem ter sobrevida de 70% em cinco anos.

A função hepática preservada é definida como ausência de sinais clínicos de HP (esplenomegalia, varizes de esôfago, plaquetopenia) e níveis normais de bilirrubina. Com base nesses critérios, apenas 5 a 10% dos pacientes podem ser ressecados.

O uso de sorafenibe após ressecção curativa do HCC não aumentou a sobrevida ou o tempo livre de doença.

> **ATENÇÃO!**
>
> A sobrevida a longo prazo, após a ressecção hepática, é prejudicada pelo alto índice de recorrência (> 50% em cinco anos), mesmo em pacientes bem selecionados.

Transplante hepático

Considerada a intervenção mais efetiva para pacientes com HCC e cirrose, visto que remove o tumor e cura a doença pré-neoplásica. Os melhores candidatos para o transplante hepático são pacientes com HCC único < 5 cm ou ≤ três nódulos < 3 cm, sem doença extra-hepática ou invasão vascular. Esses critérios de seleção (Figura 373.1), chamados de "Critérios de Milão", adotados no Brasil, levam a índices de sobrevida maiores do que 70% em cinco anos e índices de recorrência menores do que 15%.

O grande problema quando se opta pelo transplante hepático é a disponibilidade de órgão e o tempo de espera para adquiri-lo. No Brasil, a distribuição é regional e o tempo de espera depende da região. Em torno de 4% desses pacientes perdem a indicação ao mês.

Devem ser utilizadas terapias neoadjuvantes (que incluem ablação percutânea, quimioembolização e quimioterapia) em pacientes na lista de transplante, a fim de prevenir a progressão do tumor. Esses tratamentos são largamente utilizados, e o verdadeiro impacto na sobrevida ainda não foi comprovado, sendo necessários mais estudos.

> **ATENÇÃO!**
>
> A doação de órgãos por doador vivo surgiu como uma boa alternativa ao doador cadáver para pacientes com HCC. A morbimortalidade do doador, cujo índice não é tão baixo (até 14%, com mortalidade de até 0,5%), é uma grande preocupação.

Tratamentos percutâneos

A ablação percutânea é considerada o melhor tratamento para o HCC precoce não cirúrgico. Alguns métodos têm sido desenvolvidos, incluindo injeção intratumoral de etanol e ácido acético, bem como ablação térmica com nitrogênio líquido (crioablação), micro-ondas, *laser* e radiofrequência. A injeção percutânea de álcool e a radiofrequência são as modalidades mais utilizadas, consideradas padrão-ouro para pequenos HCC não cirúrgicos. Essas técnicas são fáceis de realizar e possuem baixos índices de complicação, apresentando bons resultados em até 70% dos pacientes e sobrevida em cinco anos em torno de 70%. Em geral, quando comparadas com a ressecção cirúrgica, em casos selecionados, apresentam sobrevida comparável, porém com maior índice de recidiva.

Estratégias paliativas

A maioria dos pacientes com HCC no Ocidente não é candidata a terapias radicais, quando, então, é encaminhada para tratamentos paliativos. Entre eles, encontram-se: quimioembolização transarterial (TACE).

A embolização intra-arterial, com ou sem injeção de quimioterápico, é a terapia mais utilizada para o HCC irressecável, com índices de resposta que variam, na literatura, de 16 a 55% dos casos; contudo, o impacto na

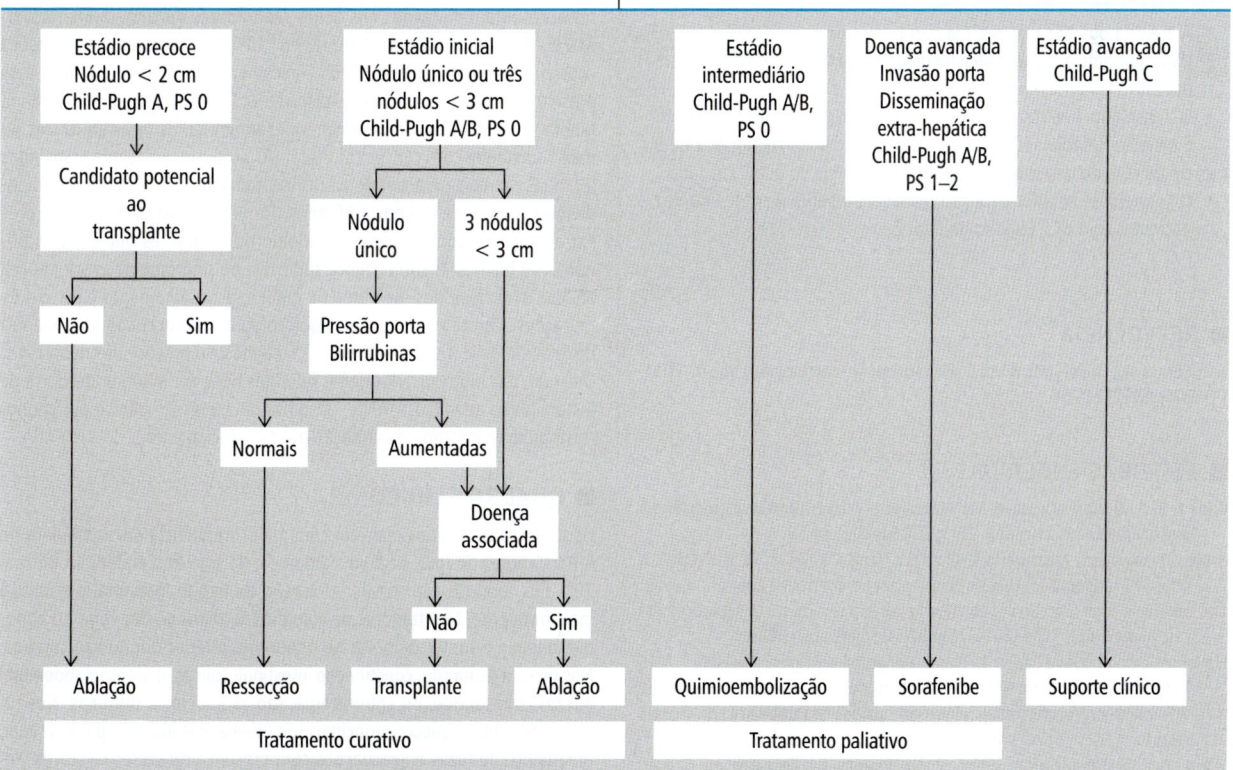

FIGURA 373.1 ■ Algoritmo de tratamento (que associa o tamanho do nódulo e a função hepática), segundo a BCLC.

sobrevida não está claro. O uso do sorafenibe após TACE aumenta o tempo livre de doença.

A injeção de radioisótopos (Ytrium-90) através de cateterização arterial (braquiterapia intra-arterial), dando efeito radioativo local, tem demonstrado bons resultados em tumores avançados, porém pouco disponível em nosso meio e necessitando de estudos para comprovar vantagem sobre a quimioembolização convencional.

Quimioterapia – medicação de alvo molecular

Vários estudos mostraram que a quimioterapia sistêmica com doxorrubicina, capecitabina, paclitaxel, gencitabina, FOLFOX, FOLFIRI tem baixos índices de resposta.

Mais recentemente, o sorafenibe (inibidor de tirosinocinases) mostrou aumento de sobrevida em relação ao placebo (10,7 versus 7,9 meses) quando usado diariamente na dosagem de 400 mg, duas vezes ao dia. A associação de sorafenibe com quimioterápicos não foi melhor que o sorafenibe isolado. Este medicamento está indicado nos pacientes com doença avançada, sem indicação de outros tratamentos, com classificação Child-Pugh A ou B.

Considerações finais

Como todos os tumores, a detecção precoce é fundamental. Contudo, a maioria dos pacientes é diagnosticada em fases avançadas, recebendo apenas tratamentos paliativos. Logo, o desenvolvimento de novas estratégias de prevenção, bem como a implantação de medidas de controle efetivo, com a finalidade de desenvolver tratamentos mais eficazes, melhorando a sobrevida a longo prazo, parece ser a melhor escolha.

REVISÃO

- A maioria dos HCCs ocorre em cirróticos.
- US de abdome e AFP auxiliam no diagnóstico precoce da doença em pacientes com maior risco da doença.
- O transplante hepático permite o tratamento da cirrose e do câncer. É a melhor terapia nos pacientes com nódulo único menor do que 5 cm ou com no máximo três nódulos com menos do que 3 cm cada.
- O sorafenibe, inibidor de tirosinocinase, aumenta a sobrevida dos pacientes com HCC Child-Pugh B ou C.

■ REFERÊNCIA

1. Forner A, Llovet JM, Bruix J. Hepatocelular carcinoma. Lancet. 2012; 379(9822):1245-55.

■ LEITURAS SUGERIDAS

Bruix J, Han KH, Gores G, Llovet JM, Mazzaferro V. Liver cancer: approaching a personalized care. J Hepatol. 2015;62(1 Suppl):S144-56.

Bruix J, Takayama T, Mazzaferro V, Chau GY, Yang J, Kudo M, et al. STORM: A phase III randomized, double-blind, placebo-controlled trial of adjuvant sorafenib after resection or ablation to prevent recurrence of hepatocellular carcinoma (HCC). J Clin Oncol. 2014;32(5s) Suppl; abstr 4006.

National Comprehensive Cancer Network. Hepatobiliary cancers: version 1.2016 [Internet]. Washington: NCCN; 2016 [capturado em 21 maio 2016]. https://www.nccn.org/professionals/physician_gls/pdf/hepatobiliary.pdf. Acesso restrito.

World Health Organization; International Agency for Research on Cancer. GLOBOCAN 2012 [Internet]. Lyon: IARC; c2012 [capturado em 21 maio 2016]. Disponível em: http://globocan.iarc.fr.

374
CÂNCER COLORRETAL

■ NORA MANOUKIAN FORONES
■ SARHAN SYDNEY SAAD

O câncer colorretal é um dos principais tipos de cânceres, principalmente nas cidades industrializadas. Na última década, observamos uma diminuição da incidência de câncer colorretal, pela realização de exames de rastreamento e avanços nas terapoa. Na maioria das vezes, o tumor é passível de ressecção cirúrgica, no entanto, em torno de 40% dos pacientes morrem por recorrência da doença.

Dieta rica em gorduras, pólipos tipo adenoma e serrilhados adenomatosos, doença inflamatória intestinal (DII), como a retocolite ulcerativa (RCU) inespecífica e a doença de Crohn (DC), são fatores de risco. Por sua vez, vitaminas antioxidantes (A, C, D, E), o cálcio, o zinco e o selênio são considerados fatores protetores. Hábitos saudáveis de vida, como não fumar, dieta sudável, exercícios físicos, peso adequado, são fatores de proteção. A maioria dos tumores colorretais é esporádica; contudo, 10 a 15% deles apresentam história familiar

As duas doenças hereditárias mais frequentes que aumentam o risco de câncer colorretal são a síndrome de Lynch, também chamada de câncer colorretal hereditário não polipoide (HNPCC, do inglês *hereditary nonpolyposis colorectal cancer*), e a polipose adenomatosa familiar (PAF). A PAF é uma síndrome associada à mutação do gene *PAF* no cromossomo 5, que é um gene supressor de tumor, ao passo que na síndrome de Lynch, pacientes apresentam mutações nos genes reparadores do DNA (*MSH2*, *MLH1*, *MSH6*, *PMS1* e *PMS2*), sendo que, em 90% dos tumores, as mutações ocorrem nos genes *MSH1* e *MLH2*. Clinicamente, a PAF caracteriza-se pela presença de mais de cem pólipos colorretais. Pelos critérios de Amsterdam, famílias com a síndrome de Lynch apresentam na história clínica três ou mais indivíduos com câncer colorretal (A) ou outros cânceres associados (B), duas ou mais gerações consecutivas com câncer e pelo menos um indivíduo com idade inferior a 50 anos. Há uma associação com cânceres extracolônicos, como pâncreas, endométrio, ovário, estômago, vias urinárias ou biliares. História clínica sugestiva de síndrome de Lynch implica análise minuciosa dos membros da família, aconselhamento e estudo de mutações. Clinicamente, exames ginecológicos, colonoscopias e exames de imagem devem ser realizados para diagnóstico precoce das neoplasias. O estudo das mutações dos genes referidos pode ser feito por pesquisa de instabilidade de microssatélite, pesquisa da expressão gênica por imuno-histoquímica e estudo da mutação por sequenciamento.

■ QUADRO CLÍNICO

Os tumores colorretais ocorrem com maior frequência no sigmoide e no reto. Tumores de reto, de colo sigmoide e do colo descendente totalizam 70% dos tumores colorretais. Alteração de hábito intestinal é a queixa mais frequente. Nos tumores de colo direito, diarreia, dor vaga no abdome, anemia e tumor palpável no quadrante inferior direito são comuns. Nos de colo esquerdo, constipação intestinal, cólicas, distensão abdominal e fezes com sangue, ou enterorragia, são os principais sintomas. Nos tumores do reto, as queixas principais são puxo e tenesmo, dor para evacuar, afilamento de fezes e evacuações com presença de secreção mucossanguinolenta. O toque retal pode detectar lesão retal e avaliar o grau de infiltração na parede intestinal.

DIAGNÓSTICO

A colonoscopia com biópsia da lesão confirma o diagnóstico. Em 7 a 10% dos casos, podem ocorrer tumores sincrônicos, por isso a visualização total do colo por colonoscopia faz parte do estádio pré-operatório, mesmo nos tumores diagnosticados por retossigmoidoscopia. Nos pacientes em que a estenose do tumor impede a progressão da colonoscopia, está indicada a realização de colonoscopia por tomografia.

A tomografia computadorizada (TC) de tórax e a de abdome total permitem avaliar o estádio da doença. A ultrassonografia (US) endorretal e a ressonância magnética (RM) pélvica apresentam maior sensibilidade e especificidade diagnóstica na avaliação da extensão do tumor de reto e do aumento de linfonodos, devendo ser realizadas antes da indicação de tratamento neoadjuvante. A tomografia computadorizada por emissão de pósitrons (PET-TC *scan*) pode auxiliar no estadiamento e no diagnóstico de recorrências.

O antígeno carcinoembrionário (CEA, do inglês *carcinoembryonic antigen*) é um marcador tumoral que se eleva em 30 a 40% dos tumores ressecáveis. Indivíduos com CEA elevado apresentam pior prognóstico. O CA19-9 é um anticorpo monoclonal que também se eleva no adenocarcinoma colorretal e tem sensibilidade semelhante ao CEA no diagnóstico e acompanhamento. O CEA e o CA19-9 não devem ser utilizados como método de rastreamento, mas sim no acompanhamento de pacientes operados ou em quimioterapia. Elevações do marcador sugerem recorrência ou progressão da doença.

Os tumores colorretais são classificados pela UICC (União Internacional Contra o Câncer) segundo o TNM (Tabela 374.1).

TABELA 374.1 ■ Estádio do câncer colorretal segundo o TNM

ESTÁDIO	TNM
I	T1-2N0M0
IIA	T3N0M0
IIB	T4aN0M0
IIC	T4bN0M0
IIIA	T2-3N1N1cM0
	T1N2aM0
IIIB	T3-4N1N1cM0
	T2-3N2a; T1-2N2bM0
	T4bN102M0
IVA	TqqNqqM1a
IVB	TqqNqqM1b

T1: mucosa; T2: muscular; T3: ultrapassa a muscular; T4a: invade o peritônio visceral; T4b: invade ou adere a outros órgãos; N1: 1 a 3 linfonodos; N2: > 4 linfonodos; N2a: 4 a 6 linfonodos; N2b: > 6 linfonodos; N1c: linfonodos pericólicos, de peritônio e de mesentério; M1a: metástase em um órgão; M1b: metástase em mais de um órgão.

TRATAMENTO

CIRÚRGICO

A ressecção cirúrgica do tumor é o único método que permite possibilidade de cura no tratamento do câncer colorretal.

O preparo intestinal por limpeza mecânica e de antimicrobianos é de fundamental importância no pré-operatório, pois diminui o número de complicações infecciosas. Usa-se, antes do ato operatório, dieta sem resíduos e manitol a 10% na limpeza intestinal e metronidazol associado à ceftriaxona na profilaxia de infecções pós-operatórias.

Para o tratamento dos tumores localizados no ceco, no colo ascendente e na parte proximal do transverso, a técnica utilizada é a colectomia direita. Nos tumores da parte distal do transverso, do colo esquerdo e do sigmoide, a cirurgia preconizada é a colectomia esquerda.

> **ATENÇÃO!**
>
> Na técnica operatória de ressecção de tumores da parte distal do transverso, do colo esquerdo e do sigmoide, é muito importante que se faça a ressecção de todo sistema linfático envolvido com esses segmentos, procurando retirar o maior número de gânglios possíveis.

Os tumores de reto são classificados, de acordo com a sua distância em relação à borda anal, em tumor de reto baixo (até 5 cm da borda anal), de reto médio (de 5 a 10 cm) e de reto alto (acima de 10 cm). O tumor de reto baixo tem indicação de amputação abdominoperineal do reto (cirurgia de Miles), e o tumor de reto alto deverá ser tratado por meio de retossigmoidectomia (operação de Dixon). Graças à introdução da sutura mecânica, feita por grampeadores, permitiu-se aos cirurgiões maior possibilidade de preservação esfincteriana, respeitando-se os princípios oncológicos de Morson com consequente melhora na qualidade de vida, sem a necessidade de colostomia definitiva nos tumores localizados no terço médio do reto. A ressecção dos tumores do reto médio e baixo deve ser sempre associada à retirada integral do mesorreto, estrutura de tecido conectivo gorduroso, vascular e linfático, situada posteriormente ao reto e que pode albergar gânglios, responsáveis pela recidiva pós-operatória. Estudos bem conduzidos demonstraram que a falta de ressecção ou a ressecção inadequada do mesorreto tem como consequência maior incidência de recorrência do tumor.

Alternativa no tratamento do câncer de reto é a ressecção local, de espessura total, com finalidade curativa. Em pacientes selecionados, a ressecção da lesão, com margem de segurança, é passível de execução, permitindo resultados equivalentes aos obtidos pela cirurgia radical. Tal conduta pode ser aplicada em cerca de 5% dos pacientes com câncer do reto, que se apresentam com lesões bem diferenciadas, menores do que 3 cm, não invadindo o tecido extrarretal, e situadas até 8 cm da margem anal. Recentemente, essa conduta tem sido questionada pela possível maior incidência de recidiva, fato ainda não totalmente comprovado. Sugere-se a investigação de marcadores moleculares como indicadores para selecionar os pacientes passíveis de bons resultados com essa conduta. Essas hipóteses, no entanto, devem ser comprovadas por investigações científicas em mais estudos.

Nos casos de obstrução intestinal aguda, os princípios cirúrgicos são os mesmos da cirurgia eletiva, quando o tumor se localiza no colo direito. No entanto, quando o tumor é de colo esquerdo, a melhor conduta cirúrgica é representada pela colectomia subtotal com anastomose de ileorreto ou ileosigmoide, visando, com isto, a minimizar as complicações pós-operatórias decorrentes da impossibilidade do preparo mecânico do colo no pré-operatório. A cirurgia, no entanto, deve ser indicada desde que o paciente apresente as condições clínicas necessárias, e o cirurgião tenha experiência suficiente.

As metástases hepáticas e pulmonares existentes em concomitância com o tumor primitivo, se passíveis de ressecção, podem ser tratadas no mesmo ato operatório ou após curto espaço de tempo. Aquelas que aparecem no seguimento pós-operatório também devem ser operadas, desde que tenham possibilidade cirúrgica de ressecção, pois esta conduta permite se obter critério de cura em até 30% dos casos. São considerados fatores de melhor prognóstico: CEA < 200 ng/mL, estádio do tumor primário, lesões únicas e menores de 5 cm, tempo maior que um ano entre a lesão colônica e o diagnóstico da metástase. A ablação por radiofrequência também deve ser considerada no tratamento de metástases hepáticas.

A sobrevida após cinco anos varia de acordo com o nível de penetração do tumor e a presença de linfonodos.

QUIMIOTERÁPICO

Os pacientes com tumores de colo, estádio III, devem ser submetidos à quimioterapia adjuvante (pós-operatório) com FLOX, que consiste em 5-fluorouracil (5FU) 500 mg/m², ácido folínico (AF) 500 mg/m² semanal, associada à oxaliplatina 85 mg/m² nas semanas um, três e cinco, por seis semanas a cada oito, totalizando três ciclos. Outra opção é o mFOLFOX6, que consiste em oxaliplatina 85 mg/m², 5FU 400 mg/m², AF 400 mg/m² no primeiro dia e 5FU 2.400 mg/m², via endovenosa (EV), por 46 horas a cada 15 dias por 12 ciclos. O uso de esquemas com 5-fluorouacila e ácido folínico sem oxaliplatina tem um risco de recorrência discretamente maior. A capecitabina, uma fluoropirimidina oral, pode substituir o 5FU e AF com resultados semelhantes na dose de 2 g/m² em duas tomadas por 14 dias, a cada 21 dias, por 6 meses. Os esquemas quimioterápicos aumentam a sobrevida em 33 a 50%. Os pacientes com câncer estádio II com maior risco de recorrência (tumores perfurados, obstrutivos, pouco diferenciados, com infiltração perivascular ou perineural ou com CEA elevado no pré-operatório) devem também ser submetidos à quimioterapia complementar semelhante ao descrito para os tumores estádio III. Nos demais pacientes, com estádio II, a conduta é controversa e, na maioria das vezes, opta-se apenas por acompanhamento clínico. Pacientes com câncer estádio II e instabilidade de microssatélite têm melhor prognóstico, mas respondem mal ao 5FU e por isso não deve ser indicado como medicação única.

Nos tumores de reto médio e baixo, estádio II e III, o tratamento neoadjuvante (pré-operatório) deve ser preferido porque aumenta o índice de preservação de esfíncter e diminui o percentual de recorrência local, além de diminuir a morbidade do tratamento radioterápico. Esse tratamento consiste na prescrição de 5FU 225 mg/m² infusão contínua ou capecitabina 1.650 mg/m² divididos em duas tomadas durante os dias de radioterapia ou 5FU na dose de 350 mg/m² associada ao AF 20 mg/m² nos cinco dias iniciais e finais da radioterapia. A radioterapia é externa e local com 4.500 cGy e um reforço local de 540 cGy. A cirurgia deve ser realizada de seis a oito semanas após término da radioterapia, e a quimioterapia adjuvante deve ser realizada à semelhança da descrita para colo por quatro meses. Discute-se a indicação de quimioterapia neoadjuvante com FOLFOX ou XELOX anteriormente ao tratamento quimio e radioterápico.

Nos tumores colorretais avançados (metastáticos ou irressecáveis), esquemas com irinotecano, IFL (irinotecano 120 mg/m², 5FU 500 mg/m², AF 500 mg/m² semanal por quatro semanas a cada seis) ou FOLFIRI (irinotecano 180 mg/m², 5FU 400 mg/m², AF 200 mg/m² e 5FU 2.400 mg/m² por 46 horas a cada 15 dias) ou FLOX ou FOLFOX6 (como descrita na adjuvância do câncer de colo) podem ser indicados. A associação de bevacizumabe (antifator de crescimento do endotélio vascular [anti-VEGF]), 5 mg/m², a cada 15 dias, ou 7,5 mg/m², a cada três semanas, aumenta o índice de resposta e o tempo livre de progressão. Nos tumores sem mutação do Kras (selvagem), considerar o uso de cetuximabe (antirreceptor do fator de crescimento [anti-eGFr]) na dose de 400 mg/m² e, depois, 250 mg/m², semanal, ou 500 mg/m², a cada 14 dias, associado ao FOLFOX6, ao FOLFIRI, ao irinotecano isolado ou, ainda, como medicamento único. O cetuximab só deve ser usado em tumores que não apresentam mutação do Kras e Nras. Esta pesquisa é feita por sequenciamento genético em tecido tumoral. Esses esquemas promovem resposta parcial e aumentam a sobrevida mediana, que alcança 10 a 14 meses. Em alguns casos, as metástases tornam-se ressecáveis e, com isso, surge a possibilidade de cura da doença (terapia de conversão).

Novos medicamentos de alvo molecular, como o aflibercept e o regorafenibe, já aprovados pela FDA ainda não foram aprovados no Brasil. Ramucirumab é um novo inibdor de angiogênese em estudo no tratamento de tumores metastáticos em associação a quimioterápicos.

O seguimento dos pacientes com câncer colorretal operados deve ser entre 3 e 6meses nos dois primeiros anos e, depois, de 6/6 meses, até completar cinco anos, e, anualmente, até completar oito anos. Deve ser realizada, além do exame clínico, a dosagem do CEA a cada consulta. Tomografias de tórax e de abdome devem ser efetuadas nos pacientes com possibilidade de ressecção de metástases anualmente por 5 anos. A colonoscopia deve ser realizada após um ano de tratamento e, se normal, após três anos; após cinco anos, realizá-la a cada cinco anos. A recorrência após 5 anos é menor do que 5%. Pacientes com história familiar devem continuar em acompanhamento.

O rastreamento de câncer colorretal após os 50 anos diminui o risco da doença e consiste na realização de toque retal e sangue oculto anual; retossigmoidoscopia a cada três anos, enema opaco a cada cinco anos ou colonoscopia a cada 10 anos.

REVISÃO

- O câncer colorretal é um dos principais cânceres no sexo masculino e feminino, cuja cura só pode ser proporcionada pelo tratamento cirúrgico.
- Doentes com idade acima de 50 anos, alteração do hábito intestinal e perda sanguínea na evacuação devem ser investigados para câncer colorretal.
- Exame proctológico, enema e colonoscopia são os principais exames diagnósticos. A tomografia de tórax, abdome e pelve permite o estadiamento pré-operatório do tumor.
- Colectomia direita e esquerda são os procedimentos para tumor de colo respectivo. No tumor de reto alto e médio, deve ser realizada a retossigmoidectomia anterior, e no reto baixo, amputação abdominoperineal do reto.
- Qumioterapia adjuvante no tumor estádio III aumenta a sobrevida do paciente.

■ LEITURAS SUGERIDAS

de Gramont A, Tournigand C, André T, Larsen AK, Louvet C. Adjuvant therapy for stage II and III colorectal cancer. Semin Oncol. 2007;34(2 Suppl 1):S37-40.

Lynch PM. The hMSH2 and hMLH1 genes in hereditary nonpolyposis colorectal cancer. Surg Oncol Clin N Am. 2009;18(4):611-24.

National Comprehensive Cancer Network. Guidelines: colon cancer [Internet]. Washington: NCCC; c2013 [capturado em 20 abr. 2016]. Disponível em: http://www.nccn.org/professionals/physician_gls/PDF/colon.pdf.

Sorich MJ, Wiese MD, Rowland A, Kichenadasse G, McKinnon RA, Karapetis CS, Extended RAS mutations and anti-EGFR monoclonal antibody survival benefit in metastatic colorectal cancer: a meta-analysis of randomized, controlled trials. Ann Oncol. 2015;26(1):13-21.

Van Cutsem E, Köhne CH, Hitre E, Zaluski J, Chang Chien CR, Makhson A, et al. Cetuximab and chemotherapy as initial treatment for metastatic colorectal cancer. N Engl J Med. 2009;360(14):1408-17.

375

TUMOR ESTROMAL GASTRINTESTINAL

■ NORA MANOUKIAN FORONES
■ LAERCIO GOMES LOURENÇO

O tumor estromal gastrintestinal (GIST, do inglês *gastrointestinal stromal tumor*) faz parte de um grupo de neoplasias mesenquimais com diferenciação neurogênica e/ou miogênica. Muitos desses tumores eram diagnosticados inicialmente como leiomiossarcoma, leiomioblastoma ou leiomioma. Em 1999, devido aos estudos de Hirota e colaboradores, sua origem foi bem definida, sendo então, considerado um tumor que se origina das células do marca-passo intestinal de Cajal.

Esses tumores são raros e a incidência é de 10 a 20/100 mil habitantes. Podem ocorrer em qualquer idade, mas, preferencialmente, após os 60 anos e não há preferência quanto ao sexo. A localização com maior frequência é no estômago (70%), seguido do intestino delgado (20%) mas podem surgir em qualquer lugar do trato gastrintestinal (TGI) ou da cavidade abdominal.

■ QUADRO CLÍNICO

O quadro clinico dependerá da localização anatômica, sendo mais comum a queixa de anemia e epigastralgia ou de hematêmese nos de localização gástrica. A dor abdominal, parada de eliminação de gases e fezes, enterorragia (nos GIST de intestino delgado e colorretais). Ao exame físico, massas abdominais podem ser detectadas, no entanto, em aproximadamente 50% dos casos, o paciente é assintomático.

> **ATENÇÃO!**
>
> Apesar de algumas queixas comuns (como dor abdominal, parada de eliminação dos gazes e fezes), cerca de 50% dos pacientes com tumor estromal é assintomático.

■ DIAGNÓSTICO

O diagnóstico pode ser realizado pelos métodos endoscópicos e de imagem, como tomografia computadorizada (TC) ou ressonância magnética (RM). A confirmação diagnóstica é realizada pela expressão positiva do KIT ou CD117 (tirosinocinase) por imuno-histoquímica, no entanto 5% dos casos relatados são KIT negativos e receptor do fator de crescimento plaquetário (PDGFR).

O proto-oncogene KIT é um receptor transmembrana de tirosino-cinase que apresenta uma parte na região extracelular e outra na região intracelular. Esse receptor se conecta a um ligante externo que desencadeia a proliferação celular e inibe a apoptose. A mutação desse receptor permite que esse processo se desenvolva independentemente do ligante externo, provocando um descontrole dos mecanismos de transmissão celular (proliferação celular e apoptose). Estudos mostram mutações do KIT em 85% dos GIST, sendo, na maioria, no éxon 11 (75%) e, em menor frequência, nos éxons 9, 13 ou e 17. Nos demais 15%, muitos apresentam mutações no gene receptor do fator de crescimento alfa (*PDGFR-α*). Alguns tumores não apresentam aos estudos de biologia molecular mutações conhecidas. Nos casos de GIST KIT negativo, um novo marcador denominado DOG 1 (*discovery on GIST*) pode confirmar o diagnóstico.

Os GIST apresentam comportamento variado desde indolentes até altamente maligno. Como atualmente é difícil se caracterizar esse comportamento, não se deve mais defini-los como "benignos", mas sim tumores com grau variado de malignidade. Os GIST são classificados de baixo risco, risco intermediário ou de alto risco de acordo com o tamanho do tumor, o número de mitoses (por 50 campos de grande aumento) e a localização (Tabela 375.1).

■ TRATAMENTO

O tratamento dos GIST é cirúrgico nas lesões ressecáveis, mesmo que metastáticas. Os GIST de estômago têm melhor prognóstico que os de localização no intestino delgado. O percentual de recorrência, após dois anos de ressecção, varia entre 40 e 70%, sendo mais comum essa recorrência no fígado e/ou no peritônio. Nos pacientes submetidos à ressecção de metástases, a sobrevivência mediana é de 15 meses.

Esses tumores respondem em apenas 5% à quimioterapia sistêmica. O mesilato de imatinib, um medicamento de alvo molecular que bloqueia o sinal celular após ativação do KIT, na dose de 400 mg/dia, permite resposta objetiva em aproximadamente 60% dos casos e doença estável em 20%. Doses maiores (800 mg) podem ser usadas em pacientes que progrediram

TABELA 375.1 ■ Risco de comportamento do GIST segundo o tamanho, o número de mitoses e a localização

PARÂMETROS DO TUMOR		CARACTERIZAÇÃO DO RISCO DE METÁSTASE			
Tamanho (cm)	Contagem mitótica	Estômago	Duodeno	Jejuno/Íleo	Reto
≤ 2	≤ 5 por 50 CGA	Sem risco	Sem risco	Sem risco	Sem risco
> 2 ≤ 5	≤ 5 por 50 CGA	Muito baixo	Baixo	Baixo	Baixo
> 5 ≤ 10	≤ 5 por 50 CGA	Baixo	Alto	Moderado	Alto
> 10	≤ 5 por 50 CGA	Moderado	Alto	Alto	Alto
≤ 2	> 5 por 50 CGA	*	*	*	Alto
> 2 ≤ 5	> 5 por 50 CGA	Moderado	Alto	Alto	Alto
> 5 ≤ 10	> 5 por 50 CGA	Alto	Alto	Alto	Alto
> 10	> 5 por 50 CGA	Alto	Alto	Alto	Alto

à dose usual e nos GIST com mutação do éxon 9. Os efeitos colaterais na dosagem usual são edema periorbital (70 a 80%), náuseas ou diarreia, câimbras, anemia, dor abdominal, fadiga e *rash* cutâneo. No entanto, toxicidades severas grau 3 ou 4 ocorrem em menos de 10%. Nos casos com doença estável ou com resposta parcial, o mesilato de imatinibe pode ser mantido na mesma dose por tempo indeterminado. A suspensão do medicamento leva ao rápido crescimento do tumor. A maior parte dos pacientes com doença recidivada ou metastática em tratamento com imatinibe (90%) permanece viva por 12 meses. Com o tempo, no entanto, os GIST podem desenvolver mutações secundárias que tornam o tumor resistente ao medicamento.

Há uma correlação entre a taxa de resposta e o tipo de mutação. Os tumores com mutação do éxon 11 têm maior chance de resposta objetiva quando comparados aos demais.

O sunitinibe (Sutent®, Pfizer®), na dose de 50 mg diário, pode ser usado nos casos de progressão com imatinibe, portanto, como segunda linha de tratamento oncológico. Esse medicamento bloqueia, além do KIT, o PDGFR e o VEGF. Tumores com mutação do éxon 9 respondem melhor ao sunitinibe do que os tumores com outras mutações.

O regorafenibe (Stivarga®, Bayer®), agente com atividade antiangiogenica e inibidor de multicinase, com atividade anti-KIT, receptor do fator de crescimento endotelial vascular (VEGFR) e PDGFR, aumenta o tempo livre de progressão da doença de indivíduos com GIST metastático após progressão com imatinibe e sunitinibe. Hoje o regorafenibe é a terceira linha de tratamento oncológico dos GIST.

O tratamento adjuvante dos pacientes com tumores de alto risco de recidiva ou após ruptura do tumor no intraoperatório aumenta o tempo livre de doença e deve ser recomendado por pelo menos três anos, segundo estudos apresentados em 2011. O tratamento neoadjuvante dos pacientes com tumores maiores do que 10 cm, ou em localização que envolverá ressecções mutilantes, (por exemplo, os de reto, que implicaria uma amputação e colostomia definitiva) pode ser usado por três a seis meses com maiores índices de ressecção total do tumor, porém, ainda sem confirmação científica de impacto na sobrevivência global.

O resgate cirúrgico nos GIST metastáticos que progrediram após imatinib, sunitinibe e regorafenibe é controverso. A cirurgia está indicada nesses casos quando ocorrem complicações como hemorragia, perfuração e obstrução.

GISTS GÁSTRICOS MENORES DE 2 CM

Atualmente, há uma grande discussão na literatura sobre a conduta nos GIST gástricos menores de 2 cm. As maiores estatísticas americanas fornecem dados que lesões submucosas gástricas suspeitas de GIST e menores de 2 cm não necessariamente devam ser biopsiadas e devem ser acompanhadas cada 6 a 12 meses por endoscopia. Na vigência de sinais de crescimento ou ulceração, deverão ser ressecadas endoscópica ou cirurgicamente. Coe e colaboradores, em 2016, publicaram um estudo populacional americano de pacientes tratados com GISTs gástricos menores de 2 cm. Os autores chamam a atenção de apesar de ser um tumor raro, um número significativo apresenta alterações histológicas malignas que podem evoluir para doença metastática (34%) e causar mortalidade em 12,9% dos casos. Porém, em 2007, Kim e colaboradores já chamavam a atenção para o acompanhamento de GIST gástricos menores de 2 cm. Nesse grupo de pacientes que se decidiu pela ressecção, 10% foram classificados de alto grau pelo elevado índice mitótico.

REVISÃO

- O tratamento de escolha do GIST localizado é a cirurgia.
- Os Gist gástricos menores de 2 cm podem ser acompanhados com endoscopia a cada 6 a 12 meses.
- Mesilato de imatinibe é indicado nos tumores irressecáveis ou mestastáticos.
- Pacientes com tumor com mutação no éxon 11 respondem melhor ao imatinibe.
- Imatinibe está indicado na adjuvância de tumores de alto risco.
- O sunitinibe está indicado na progressão de doença após uso do imatinibe.

■ LEITURAS SUGERIDAS

Blanke CD, Corless CL. State-of-the art therapy for gastrointestinal stromal tumors. Cancer Invest. 2005;23(3):274-80.
Coe TM, Fero Ke, Fanta PT, Mallory RI, Tang CM, Murphy JD, et al. Populations-based epidemiology and mortality of samll malignant gastrointestinal stromal tumors in the USA. J Gastrointest Surg. 2016 Mar 29 [epub ahead of print].
Heinrich MC, Maki RG, Corless CL, Antonescu CR, Harlow A, Griffith D, et al. Primary and secondary kinase genotypes correlate with the biological and clinical activity of sunitinib in imatinib-resistant gastrointestinal stromal tumor. J Clin Oncol. 2008;26(33):5352-9.
Heinrich MC, Owzar K, Corless CL, Hollis D, Borden EC, Fletcher CD, et al. Correlation of kinase genotype and clinical outcome in the North American Intergroup Phase III Trial of imatinib mesylate for treatment of advanced gastrointestinal stromal tumor: CALGB 150105 Study by Cancer and Leukemia Group B and Southwest Oncology Group. J Clin Oncol. 2008;26(33):5360-7.
Joensuu H. Adjuvant treatment of GIST: patient selection and treatment strategies. Nat Rev Clin Oncol. 2012;9(6):351-8.
Miettinen M, Lasota J. Gastrointestinal stromal tumors: pathology and prognosis at different sites. Semin Diagn Pathol. 2006;23(2):70-83.
National Comprehensive Cancer Network. NCCN guidelines. Soft Tissue Sarcomas Version 2/2016 [Internet]. [capturado em 19 maio 2016]. Disponível em: www.nccc.org

376

CÂNCER DO OVÁRIO E TUBA UTERINA

- MARIA GABRIELLA GIUSA
- RENATO MORETTI MARQUES
- SÉRGIO MANCINI NICOLAU
- AURO DEL GIGLIO
- GUILHERME BICUDO BARBOSA

■ OVÁRIO

As neoplasias malignas do ovário estão presentes em todas as fases da vida da mulher, sendo a 5ª causa de morte por câncer em mulheres nos Estados Unidos. No Brasil, há a estimativa de 6.150 casos novos em 2016 (INCA), sendo que, em 2013, cerca de 3.200 casos evoluíram para óbito devido à doença (INCA), configurando a alta letalidade desta patologia. Esses tumores são subdivididos em dois grandes grupos: tumores epiteliais e não epiteliais do ovário. As neoplasias epiteliais do ovário são mais

DIAGNÓSTICO E TRATAMENTO

frequentes em pacientes com idade superior a 35 anos, com pico de incidência aos 65 anos, sendo responsáveis por aproximadamente 85% dos casos, o que difere, por sua vez, dos tumores não epiteliais do ovário, que constituem um grupo raro de neoplasias, mais frequentes em crianças, adolescentes e adultas jovens. Este último grupo é subdividido em tumores das células germinativas e tumores dos cordões sexuais e estroma e, em conjunto, perfazem aproximadamente 5 a 10% de todos os tumores do ovário.

Devido à complexidade desses tumores, houve a necessidade de reclassificá-los, utilizando-se a classificação de 2003 da OMS (Quadro 376.1).

QUADRO 376.1 ■ Classificação dos tumores malignos do ovário, segundo a OMS

1 | Tumores da superfície epitelial-estromal
- Tumores serosos (70% do total) – *borderline*/invasivos
- Tumores mucinosos (10%) – *borderline*/invasivos
- Tumores endometrioides – *borderline*/invasivos/tumor mülleriano misto/sarcomas
- Tumores de células claras – *borderline*/invasivos
- Tumores de células transicionais
- Tumor de células escamosas
- Tumores indiferenciados e não classificados

2 | Tumores dos cordões sexuais e estroma gonadal
- Tumor de células da granulosa
- Tumor das células de Sertoli e estroma
- Tumores de células germinativas
- Disgerminoma
- Tumor de seio endodérmico (mesoblastoma vitelino)
- Carcinoma embrionário
- Coriocarcinoma não gestacional
- Poliembrioma
- Tumor das células germinativas misto
- Teratoma imaturo
- Neoplasias compostas por células germinativas e derivados dos cordões sexuais
a | Gonadoblastoma
b | Tumor misto de células germinativas e do cordão sexual e estroma

3 | Neoplasias metastáticas
- Do trato gastrintestinal (TGI) (Krukenberg)
- Mama
- Endométrio
- Linfoma

Fonte: Adaptado de Tavassoli e Devilee.[1]

FATORES DE RISCO

Um importante fator de risco para a neoplasia maligna do ovário é a história familiar. Apesar do câncer ovariano estar associado a fatores genéticos em 15% dos casos, deve-se ter atenção aos padrões de hereditariedade, destacando-se: a presença de 2 ou mais familiares de primeiro grau com antecedente de câncer de ovário; a presença da mutação dos genes *BRCA1* e *2* (responsáveis pela síndrome do câncer mama-ovário e do câncer de ovário específico) e a presença da mutação dos genes de reparo *MSH2*, *MSH6* e *MLH1* (síndrome de Lynch – câncer colorretal). É importante reconhecer os indivíduos de risco para essa neoplasia, pois, muitas vezes, a doença se manifesta mais precocemente que o pico de incidência (por volta dos 40-45 anos de idade) e estão envolvidas com outras neoplasias malignas, como câncer de mama, gástrico, pancreático e prostático. Destacam-se, ainda, a

idade avançada (em média a partir dos 65 anos), a obesidade e a dieta rica em gorduras, a raça branca, a infertilidade e a nuligestação, a endometriose e a terapia de reposição hormonal prolongada (Quadro 376.2).

QUADRO 376.2 ■ Fatores de risco para câncer do ovário

FATORES DE RISCO	ELEVAÇÃO DO RISCO DE CÂNCER DO OVÁRIO
Idade, raça e distribuição geográfica	- Mulheres em torno dos 60 anos de idade - Brancas - Maior incidência em países do leste e do norte da Europa
Obesidade (IMC > 30)	- Tumores serosos *borderline* - Tumores endometrioides invasivos - Tumores serosos invasivos de baixo grau - Tumores mucinosos invasivos
História clínica pessoal e familiar	- Mutação de *BRCA 1* e *2* (risco – 40-50%) - Síndrome de Lynch 2 (risco – 12-20%)
Dieta rica em gordura	- Ambiente androgênico
Tabagismo	- Tumores mucinosos *borderline* - Tumores mucinosos invasivos
Infertilidade e uso de medicações indutoras de ovulação e nuligestação (entre 1 e 5 anos de história)	- Tumores serosos *borderline*
Endometriose	- Carcinoma de células claras - Tumores serosos invasivos de baixo grau - Tumores endometrioides invasivos - Tumores serosos invasivos de alto grau
Terapia de reposição hormonal (mais evidente se estrogênio isolado e por mais de 10 anos)	- Tumores serosos invasivos - Tumores mucinosos invasivos - Tumores endometrioides invasivos - Tumores de células claras

IMC: índice de massa corporal.

Estudos epidemiológicos descrevem redução do risco de 30 a 60% de desenvolverem o câncer ovariano em associação à gravidez e ao primeiro parto antes dos 25 anos, ao uso de contraceptivos orais (principalmente quando o uso é por cerca de 5 anos consecutivos) e aos AINEs, à amamentação, a cirurgias ginecológicas (ligadura tubária e histerectomia) e a cirurgias de redução de risco (Quadro 376.3).

ETIOPATOGENIA

- **Teoria da ovulação incessante:** reparos teciduais, com danos genéticos ligados ao p53, da superfície do epitélio ovariano, devido à estimulação estrogênica, frequentemente formando glândulas (cistos) de inclusão com metaplasia tubária dentro do parênquima gonadal, originam os tumores epiteliais ovarianos.
- **Teoria da origem tubária:** lesões precursoras desenvolvidas a partir de danos genéticos do epitélio tubário da fímbria, decorrentes de ovulações e/ou processos inflamatórios, promovem mutações genéticas de alto nível de disrupção cromossômica relacionados aos genes *BRCA* e *p53*. Acredita-se que o desenvolvimento do car-

QUADRO 376.3 ■ Fatores protetores contra o câncer do ovário

INTERVENÇÃO	REDUÇÃO DO RISCO
Anticoncepcional oral	▪ Redução de risco relativo (RR) média de 50% é de cerca de 50% ▪ Redução de 5-10% do RR/ ano de uso para a redução máxima do RR de até 80%
Cirurgias ginecológicas (laqueadura tubária e histerectomia)	▪ Redução de 26-30% ▪ Ligadura tubária ▪ Histerectomia simples
Laqueadura tubária (redução de risco específico)	▪ Tumores endometrioides invasivos ▪ Células claras ▪ Tumores serosos
Cirurgia de redução de risco (profilática)	▪ Portadoras de mutação *BRCA* – SOB* (redução de 90% do risco) ▪ Portadoras de mutação da síndrome de Lynch – HT + SOB (redução de 100% do risco)
AINE	▪ Tumores invasivos

SOB: salpingo-oforectomia bilateral; HT + SOB: histerectomia total com salpingo-oforectomia bilateral.

cinoma seroso intraepitelial ou invasivo primário da tuba uterina descamaria, semeando suas células para a superfície ovariana, para a cavidade peritoneal ou mesmo para a cavidade endometrial.
- **Conceito de modelo dualístico apoiado na evidência científica da origem tubária dos carcinomas ovarianos e peritoneais:** dividem-se as neoplasias em tipo I (tumores de baixo grau e *borderlines*), que, por meio da instabilidade de microssatélites promovida pelos genes *KRAS, BRAF, ERBB2, PTEN, PIK3CA, ARID1A, PPP2R1A, CTNNB1*, se desenvolvem lesões glandulares do epitélio tubário que colonizou a superfície ovariana originando os cistoadenofibromas e cistoadenomas, que evoluem para estes tumores de comportamento mais brando. As neoplasias tipo II estão relacionadas às mutações dos genes *BRCA* e *P53* e são decorrentes de processos inflamatórios no epitélio tubário, promovendo lesões precursoras (carcinoma seroso intraepitelial tubário e assinatura p53 [STIC]) que podem desenvolver os carcinomas serosos de alto grau de tuba e de ovário/ peritônio (este dos últimos, por descamação tubária), mais agressivos em sua evolução e apresentação clínica.

QUADRO CLÍNICO

Poucas pacientes recebem o diagnóstico após serem operadas por um cisto complexo de ovário achado nos exames de rotina ginecológica. Quando isso acontece, geralmente há um bom prognóstico devido a grande probabilidade da doença estar no estádio inicial.

Infelizmente, os sintomas relacionados ao câncer do ovário não auxiliam no diagnóstico precoce da doença. Muitas mulheres relatam sintomas antes do diagnóstico, mas estes são, em geral, inespecíficos e têm baixa capacidade de predizer a doença na população em geral e apenas têm valor como alerta. Assim, essa neoplasia ainda é conhecida como "assassina silenciosa", sendo este o motivo da sua alta letalidade.

Entre as queixas que motivam a consulta, destacam-se aumento do volume (volume tumoral e ascite) e dor abdominal, mais frequentes. Além disso, pode haver hiporexia, perda de peso (quadro consumptivo) e de massa muscular, sinais que tornam essa infortuna situação típica do câncer ovariano e triste evolução. Pode-se ainda encontrar dor lombar, alterações urinárias (aumento da frequência miccional e urgência urinária), puberdade precoce isossexual ou heterossexual, sangramentos uterinos anormais na pré e na pós-menopausa, dispneia, sensação de plenitude gástrica e alterações intestinais. A maior parte desses sintomas decorre do tumor, dos implantes peritoniais que distorcem a anatomia funcional das vísceras, e devido à ascite. Nas crianças, adolescentes e adultos jovens, percebem-se os tumores do ovário, geralmente, quando determinam aumento do volume do abdome ou são palpáveis no hipogástrio, ou seja, o quadro clínico mais frequente é a presença de massa pélvica palpável. São comuns, nos tumores não epiteliais, as torções e a ruptura destes, determinando, em muitos casos, um quadro de abdome agudo vascular ou hemorrágico.

No exame clínico, podemos observar, em geral: perda de massa muscular, derrame pleural uni ou bilateral, edema de membros inferiores, tumor anexial ou abdominopélvico, ascite de moderada a grande quantidade, nódulos na escavação retouterina (prateleira de Blummer), tromboflebites recidivantes de membros inferiores, nódulos suspeitos claviculares, axilares, inguinais ou umbilicais (sinal de Sister Mary-Joseph). Entretanto, nenhum desses sinais ou sintomas pode predizer o diagnóstico ou o estadiamento preciso da doença.

Vale ressaltar que alguns pacientes apresentam massa pélvica, ascite e derrame pleural (síndrome de Meigs). Apesar do quadro clínico exuberante, essa condição, inicialmente descrita nos fibromas ovarianos, não é patognomônica de doença benigna ou maligna.

DIAGNÓSTICO

Diante da suspeita clínica de neoplasia maligna ovariana, é importante destacar a necessidade de realizar a propedêutica clínica, laboratorial e radiológica.

1 | Avaliação do tumor
   - Ultrassonografia transvaginal (USTV) (se possível) com/sem complementação pélvica e dopplerfluxometria. Obs.: em pacientes jovens, sempre repetir o exame – probabilidade de cistos funcionais.
   - Ressonância magnética (RM) em caso de dúvida diagnóstica.
2 | Avaliação da cavidade na suspeita de doença maligna
   - RM (método preferencial) ou tomografia computadorizada (TC) da pelve e do abdome.
3 | Imagem torácica na suspeita de doença extensa abdominal
   - Tomografia de tórax – se suspeita de carcinomatose peritoneal ou imagem abdominal de comprometimento linfonodal paraórtico e nos casos de alteração na radiografia torácica.
4 | Exames laboratoriais
   - Hemograma, coagulograma, ureia, creatinina (Cr) (*clearance*), glicemia e proteínas totais e frações para pacientes desnutridas e/ou edemaciadas
   - Se suspeita de comprometimento hepático: transaminase glutâmico-oxalacética (TGO), transaminase glutâmico-pirúvica (TGP), fosfatase alcalina (FA), gamaglutamiltransferase (GGT), bilirrubinas, desidrogenase láctica (DHL).
5 | Marcadores tumorais (Tabela 376.1)
   - CA-125, HE4, antígeno carcinoembrionário (CEA), CA 19.9. A inibina B, alfafetoproteína (AFP), a gonadotrofina coriônica humana (β-hCG) e a DHL são de grande valia, principalmente para a avaliação do grupo de paciente com suspeita de tumores terminativos ou de estroma.
   - Muitos desses tumores expressam essas proteínas, que são importantes ferramentas na suspeita, na avaliação de resposta terapêutica e no seguimento dessas pacientes.
   - Quando houver suspeita de gonadoblastoma, torna-se imperativa a avaliação do cariótipo entre as meninas pré-púberes pela propensão desses tumores surgirem de uma gônada disgenética.

TABELA 376.1 ■ Características dos subtipos histológicos dos tumores do ovário			
SUBTIPO HISTOPATOLÓGICO	FREQUÊNCIA	UNI/BILATERAL	MARCADORES TUMORAIS
Disgerminoma	35%	10-15% bilateral	DHL; β-hCG
Tumor do seio endodérmico	20%	Unilateral	AFP
Carcinoma embrionário	Raro	Unilateral	AFP; β-hCG
Poliembrioma	Raro	Unilateral	AFP; β-hCG
Coriocarcinoma	Muito raro	Unilateral	β-hCG
Teratoma imaturo	20%	12-15% bilateral	AFP; DHL; CA125
Tumor de células da granulosa	5%	Unilateral	Inibina A, Estradiol
Epitelial	50%	Seroso: bilateral	CA125 e HE4
		Mucinoso: unilateral	CEA, CA19.9, CA125

ATENÇÃO!

Os marcadores tumorais não fazem o diagnóstico de câncer de ovário nem de malignidade. Podem estar aumentados em outras doenças, como endometriose, doença inflamatória pélvica (DIP), miomas, processos inflamatórios e tumorais de outros órgãos.

6 | Na suspeita de tumores metastáticos: colonoscopia e endoscopia digestiva alta (EDA) – sintomas gástricos e intestinais, tumores sólidos e/ou bilaterais, tumores multisseptados de grande volume sugerindo tumor mucinoso e elevação dos marcadores CEA e/ou CA 19.9.

TRATAMENTO E ESTADIAMENTO

O tratamento dos tumores anexiais exige o diagnóstico histopatológico e, se maligno, criterioso estadiamento. Na última década, apesar da natureza biológica potencialmente agressiva desses tumores, observa-se um declínio na elevada mortalidade, ao lado de maiores índices da preservação da função endocrinológica e reprodutora, graças ao estadiamento correto e ao avanço da quimioterapia adjuvante. Essas modalidades terapêuticas são complementares com o papel principal a ser definido, dependendo da histologia e da extensão da doença.

Diante da suspeita clínica, laboratorial e/ou radiológica de tumor maligno ovariano em estágio inicial, as pacientes devem ser abordadas cirurgicamente (por laparotomia mediana ou por laparoscopia), e o diagnóstico, confirmado pela extração e pelo estudo intraoperatório de congelação da massa anexial. O patologista experiente em ginecologia, preferencialmente dentro da sala cirúrgica, deverá participar do ato cirúrgico analisando todo o contexto clínico, radiológico e os achados operatórios (Figura 376.1).

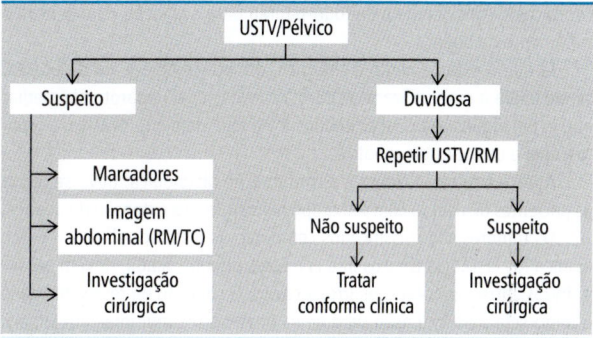

FIGURA 376.1 ■ Conduta nas massas anexiais.

ATENÇÃO!

Em toda cirurgia que visa a esclarecer massas ovarianas, deverá existir sempre um patologista na sala, para que seja feito exame de congelação e se defina o tratamento adequado.

O estadiamento cirúrgico preconizado pela International Federation of Gynecology and Obstetrics (FIGO, 2014) (Quadro 376.4)[2] confunde-se com o tratamento do câncer ovariano. A análise histopatológica das peças

QUADRO 376.4 ■ Estadiamento das neoplasias malignas de ovário

Estádio I – Tumor limitado aos ovários
- Estádio IA – Tumor limitado a um ovário, sem ascite e cápsula íntegra
- Estádio IB – Tumor limitado aos ovários, sem ascite e cápsula íntegra
- Estádio IC – Tumor limitado a um ou dois ovários com um dos seguintes achados a seguir:
    IC1 – ruptura do tumor na cirurgia
    IC2 – ruptura do tumor antes do procedimento cirúrgico
    IC3 – lavado peritonial politico

Estádio II – Tumor envolvendo um ou ambos os ovários com extensão para a pelve
- Estádio IIA – Extensão para útero ou tubas
- Estádio IIB – Extensão para outras estruturas pélvicas

Estádio III – Tumor envolvendo um ou dois ovários, com implantes peritoniais fora da pelve ou presença de linfonodos retroperitoniais
- Estádio IIIA1 – apenas linfonodos retroperitoniais positivos
IIIA1 (i) – metástase de até 10 mm no maior diâmetro
IIIA1 (ii) – metástase maior do que 10 mm no maior diâmetro
- Estádio IIIB – Metástases peritoniais acima da pelve, porém com implantes peritoniais menores do que 2 cm, com ou sem linfonodos retroperitoniais positivos
- Estádio IIIC – Implantes peritoniais, além da pelve, maiores do que 2 cm com ou sem linfonodos retroperitoniais positivos

Estádio IV – metástases à distância, excluindo-se metástase peritonial
- IVA – derrame pleural com citologia positiva
- IVB – metástases parenquimatosa e metástase para órgãos extra-abdominais (incluindo-se linfonodos inguinais e fora da cavidade abdominal)

Fonte: Prat e FIGO Committee on Gynecologic Oncology.[2]

cirúrgicas é considerada o método-padrão para avaliação da extensão e tratamento da doença.

Já que o estadiamento é cirúrgico, discute-se hoje a via de acesso, sendo ainda a mais utilizada a cirurgia convencional (laparotomia mediana), e, em alguns casos selecionados a via minimamente evasiva, a laparoscopia e/ou a cirurgia robótica.

Após a suspeição clínica e a confirmação histológica, deve-se reunir as pacientes de acordo com seu grupo histológico e a extensão da doença.

Os tumores são classificados como iniciais (estádios clínicos I e II) e avançados (estádios clínicos III e IV). Estes últimos, ainda, devem ser separados entre ressecáveis ou irressecáveis. O conceito de ressecabilidade é dado seja pela extensão da doença (metástases múltiplas intestinais, hepáticas, pulmonares ou cerebrais) ou pelo comprometimento do estado clínico da paciente. Existem alguns escores preconizados na definição de ressecabilidade de carcinomatose. Os mais conhecidos e aplicados no câncer ovariano são o de índice de carcinomatose peritonial (PCI), de Sugarbaker, e escore laparoscópico de carcinomatose peritonial, de Fagotti. É importante ressaltar que a condição de ressecabilidade depende, entre outros fatores, da experiência da equipe multidisciplinar envolvida na assistência das pacientes com carcinomatose peritonial.

Conforme demonstrado na Figura 376.2, é mister que se faça a adequada avaliação da extensão da doença pelo inventário cirúrgico da cavidade abdominal, análise cito e histopatológica do lavado peritoneal, histerectomia total com anexectomia bilateral, linfadenectomia pélvica e retroperitonial (periaórtica), omentectomia e das biópsias aleatórias peritoniais (cúpulas diafragmáticas, goteiras parietocólicas e escavações reto e vesicouterinas) e de qualquer área suspeita (p. ex.: aderências). Além disso, nos casos de tumores mucinosos, procede-se à apendicectomia para investigação de possível tumor de origem apendicular.

Em pacientes em idade reprodutiva e com tumor restrito a um único ovário, é possível a preservação da fertilidade, mantendo intactos o útero e o outro anexo (tuba e ovário) sem, no entanto, deixar de cumprir todos os outros passos do estadiamento cirúrgico.

Em tumores iniciais *borderline*, do cordão sexual/estroma gonadal e germinativos, observa-se abordagem ainda mais conservadora, preservando útero e anexo contralateral e abdicando-se da linfadenectomia sistemática. Orienta-se exploração das cadeias linfonodais apenas para redução de eventuais massas ganglionares. A taxa de resposta ao tratamento adjuvante (quimioterapia) é excepcional nos tumores germinativos, do cordão sexual e estroma ovariano. Assim, o tratamento cirúrgico não deve promover morbidades comuns aos tratamentos cirúrgicos radicais, como menopausa precoce, infertilidade e linfedema.

- **Cirurgia conservadora:** em pacientes com desejo reprodutivo acometidas por doença confinada ao anexo unilateral, são realizados todos os procedimentos do estadiamento, com preservação do útero e do anexo contralateral.
- **Estadiamento completo:** coleta de ascite ou lavado peritonial; histerectomia total com anexectomia bilateral; omentectomia; biópsias peritoneais aleatórias das cúpulas diafragmáticas; goteiras parietocólicas; escavações vesico e retouterinas e de qualquer lesão suspeita; linfadenectomia pélvica e retroperitonial (periaórtica). Nos tumores mucinosos, recomenda-se apendicectomia.

Nos tumores *borderlines*/germinativos e do cordão sexual-estroma, não é recomendada a linfadenectomia sistemática.

Nos tumores epiteliais avançados com metástases intra-abdominais ressecáveis, além da cirurgia de estadiamento, orienta-se a ressecção cirúrgica com esforço máximo, objetivando-se, preferencialmente, a ausência de doença macroscópica residual (R0). Caso não seja possível, ainda se considera citorredução ótima a persistência de doença menor do que 1 cm de diâmetro de cada implante isoladamente. Sabe-se que, apesar da agressividade cirúrgica e da morbidade perioperatória envolvida nesse tipo de abordagem, a citorredução ótima é o principal fator prognóstico e tem interferência direta na sobrevida dessas pacientes.

Nos casos de doença caracterizada como avançada irressecável, orienta-se fazer biópsias transparietais guiadas por imagem ou por laparoscopia ou minilaparotomia seguida de quimioterapia neoadjuvante, reavaliação clínica após o 3º ou 4º ciclo e cirurgia citorredutora de intervalo para atingir a desejada citorredução ótima (Figura 376.3).

- **Citorredução ótima:** ressecção máxima possível objetivando ausência de doença macroscópica residual (R0), ou ainda, com doença macroscópica menor do que 1 cm em cada implante no seu maior diâmetro.
- **Citorredução ou laparotomia de intervalo:** segunda intervenção cirúrgica em pacientes que tinham massas tumorais maiores do que 1 cm de diâmetro na conclusão da primeira cirurgia. O procedimento é realizado habitualmente no intervalo do 3º a 4º ciclo de quimioterapia ou, ainda, após o 6º ciclo.

SEGUIMENTO

Recomenda-se seguimento clínico observando-se os sintomas e/ou sinais clínicos de recidiva. Nos tumores epiteliais, o uso periódico dos marcadores e de exames de imagem não se demonstrou superior em termos de aumento de sobrevida a uma estratégia clínica exclusiva de seguimento nas pacientes que apresentaram resposta clínica completa (ausência de sinais clínicos, laboratoriais ou radiológicos seis meses após o término do tratamento). As pacientes deverão retornar a cada 3 a 4 meses nos primeiros dois anos e semestralmente até o 5º ano após o início do diagnóstico, ou até quando houver progressão da doença.

OUTRAS NEOPLASIAS

Tumor *borderline*

Os tumores malignos epiteliais do ovário podem ser invasivos ou de baixo potencial de malignidade, também conhecidos como *borderline*, ou tumor proliferativo atípico. As neoplasias *borderline* ou de baixo potencial de malignidade apresentam curso indolente e representam 18% dos cânceres de ovário. Caracterizam-se pela mínima ou ausência de invasão estromal. Geralmente, acometem mulheres jovens (30 a 45 anos) e encontram-se em estádio inicial (doença confinada à pelve). Há

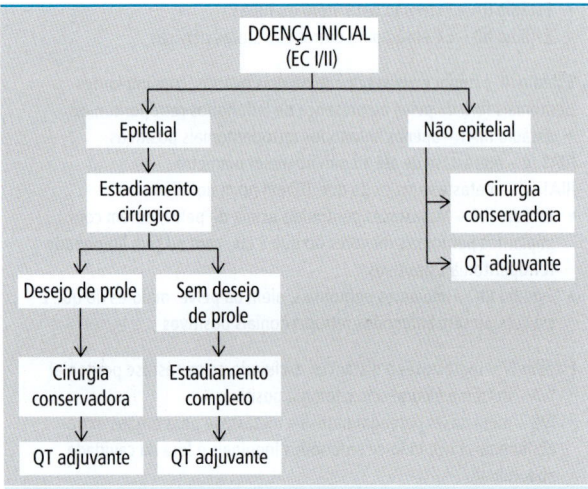

FIGURA 376.2 ■ Tratamento cirúrgico do câncer de ovário inicial.

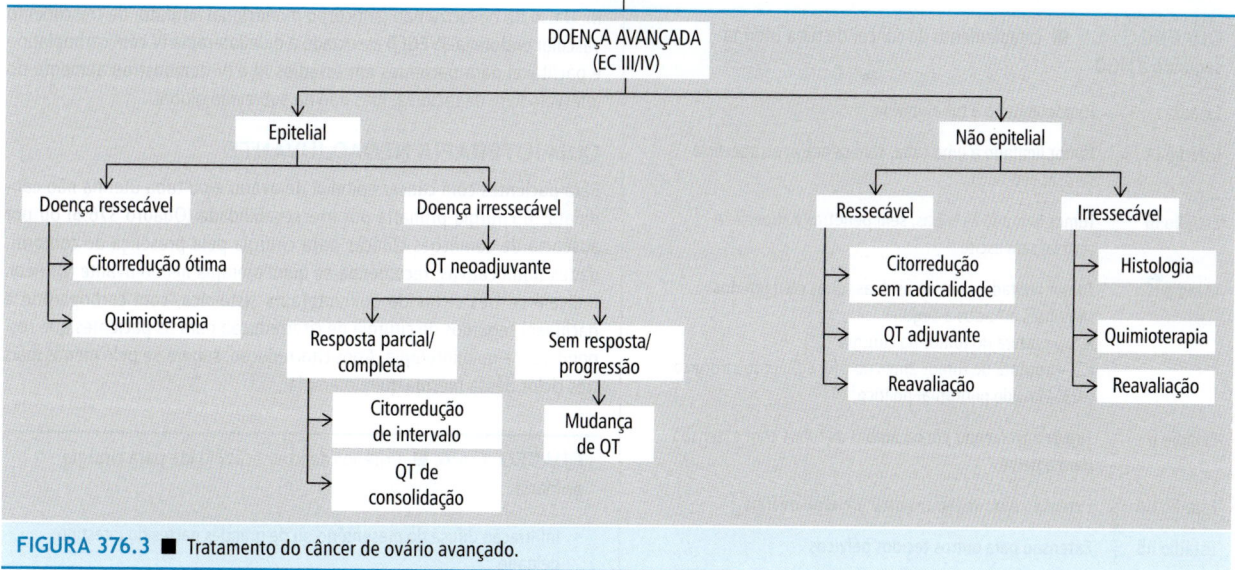

FIGURA 376.3 ■ Tratamento do câncer de ovário avançado.

suspeita quando existe aumento do volume e dor abdominal. A USTV e a RM, frequentemente, mostram cistos ovarianos com excrescências (vegetações) em sua superfície ou parietais (intracística), com ou sem ascite ou doença peritonial. Os marcadores tumorais podem não estar alterados. Seu diagnóstico é dado pela análise histológica do anexo (tuba e ovário) ou mesmo do cisto ovariano isoladamente. Mesmo em estádios avançados, apresentam bom prognóstico. A disseminação linfonodal é infrequente e, quando ocorre, não interfere no prognóstico da paciente. Apresenta baixa ou nenhuma resposta à quimioterapia e é tratada quase exclusivamente com abordagem cirúrgica. Como, em geral, ocorre em pacientes jovens e em estádios iniciais, deve-se priorizar a preservação de fertilidade nesses casos.

Tumor metastático

A incidência de tumores metastáticos do ovário atinge a cifra de 6 a 10% de todas as neoplasias do órgão e, frequentemente, originam-se de carcinomas de outros sítios ginecológicos, mamários ou do trato gastrintestinal (TGI) (tumor de Krukenberg). As metástases ocorrem por disseminação hematogênica, linfática, por contiguidade de outro órgão pélvico ou por disseminação transcelômica.

Hoje, sabe-se que a maior parte de tumores mucinosos previamente considerados primários do ovário representam envolvimento ovariano secundário por tumores em outras partes do corpo. Suspeita-se de tumores metastáticos para o ovário quando há sintomas gastrintestinais, alteração dos marcadores tumorais (CEA e CA 19.9), tumores bilaterais menores do que 10 cm, ascite mucinosa, colonoscopia e endoscopia digestiva alta, evidenciando tumor no lúmen gastrintestinal.

■ TUBA UTERINA

A real incidência do câncer de tuba uterina permanece desconhecida. Até poucos anos atrás, acreditava-se tratar-se de neoplasia maligna ginecológica extremamente rara. Entretanto, como discutido, essa neoplasia apresenta íntima relação na etiopatogenia do câncer de ovário e, talvez, seja mais frequente do que se imagina. Atribuem-se a ela muitas semelhanças com o carcinoma de ovário, já que apresentam fatores de risco (idade, obesidade, infertilidade, processos inflamatórios tubários), tipo histopatológico (mais frequentes: seroso, células claras e endometrioide), perfil genético (relação com *BRCA1* e *BRCA2*), comportamento biológico e disseminação (disseminação peritonial precoce e diagnóstico tardio), tratamento (cirurgia e quimioterapia) e desfecho (baixa sobrevida) comparáveis.

A suspeita diagnóstica do câncer da tuba uterina faz-se pela identificação de massa anexial ao exame clínico ou à USTV. O quadro clínico clássico dos tumores de tuba é formado por sangramento genital anormal e/ou hidrorreia, massa anexial e dor abdominal. Interessante salientar, como suspeita de câncer tubário, a persistência de citologia cervical anormal, com investigação cervical, endometrial e ovariana normais. Entre os diagnósticos diferenciais, destacam-se tumores de origem ovariana maligna ou benigna, miomas subserosos, tumores benignos e inflamatórios das tubas, tumores ligamentares e remanescentes embrionários.

Quando se suspeita de câncer da tuba uterina, a investigação cirúrgica deve, aos moldes das massas ovarianas, ser precedida de exames laboratoriais, marcadores tumorais e de exames de imagem (RM ou TC). O diagnóstico de malignidade só é dado pela confirmação histológica intraoperatória por patologista experiente. A determinação do verdadeiro sítio primário da neoplasia, por vezes, virá somente na parafina, após análise dos ovários e do corpo uterino. Ainda assim, quando identificado tumor em mais de um sítio, caberá a dúvida quanto à sua origem.

O estadiamento (Quadro 376.5) cirúrgico e as estratégias do tratamento no câncer tubário são idênticas ao câncer de ovário. Para o estadiamento cirúrgico, procede-se à histerectomia total, à anexectomia bilateral, à linfadenectomia pélvica (níveis I e II) e à retroperitonial (aórtica) – níveis III e IV, omentectomia e biópsias aleatórias peritoniais (cúpulas diafragmáticas, goteiras parietocólicas e escavações reto e vesicouterinas). Utilizam-se, no câncer tubário, os mesmos conceitos para diagnóstico e estadiamento cirúrgico, citorredução (na doença avançada) e quimioterapia (na adjuvância e neoadjuvância) praticados no manejo do câncer de ovário.

■ QUIMIOTERAPIA

QUIMIOTERAPIA ADJUVANTE

Pacientes com carcinoma epitelial de ovário, trompa e primário de peritônio exibem história natural e padrão de sensibilidade semelhantes aos vários tratamentos sistêmicos, sendo aqui todos tratados em conjunto aos tumores epiteliais de ovário.

QUADRO 376.5 ■ Estadiamento do câncer de tuba uterina segundo a FIGO	
Estádio I	Tumor limitado à tuba uterina
Estádio IA	Tumor limitado a uma tuba, sem penetrar a superfície serosa, sem ascite
Estádio IB	Tumor limitado às tubas, sem penetrar a superfície serosa, sem ascite
Estádio IC	Tumor limitado a um ou as duas tubas com um dos seguintes achados a seguir: IC1 – ruptura do tumor na cirurgia IC2 – ruptura do tumor antes do procedimento cirúrgico I-C3 – lavado peritonial politico
Estádio II	Tumor envolvendo um ou ambas as tubas com extensão para a pelve
Estádio IIA	Extensão e/ou implantes no útero e/ou ovários
Estádio IIB	Extensão para outros tecidos pélvicos
Estádio III	Tumor envolvendo uma ou ambas as tubas com implantes peritoniais além da pelve e/ou metástases para linfonodos pélvicos e/ou aórticos
Estádio IIIA1	Somente linfonodos retroperitoniais positivos: IIIA1 (i) – metástase de até 10 mm no maior diâmetro IIIA1 (ii) – metástase maior do que 10 mm no maior diâmetro
Estádio IIIB	Metástase peritonial macroscópica além da pelve com até 2 cm de diâmetro com ou sem linfonodos retroperitoniais positivos
Estádio IIIC	Implantes peritoniais maiores do que 2 cm de diâmetro com ou sem metástases para linfonodos retroperitoniais
Estádio IV	Metástases à distância, excluindo-se metáse peritonial IVA – derrame pleural com citologia positiva IVB – metástases parenquimatosas e metástase para órgãos extra-abdominais (incluindo-se linfonodos inguinais e fora da cavidade abdominal)

Fonte: Adaptada de Benedet e colaboradores.[3]

As indicações de quimioterapia adjuvante para pacientes com câncer de ovário incluem carcinoma de estádios IC, II, III ou IV e para qualquer estádio em pacientes portadoras de tumores de grau histológico II/III ou de histologia de células claras. Pacientes com tumores IA ou IB de grau histológico I e aquelas com tumores *borderline* podem ser apenas observadas após a cirurgia inicial.

O regime de escolha para adjuvância é a combinação de carboplatino e paclitaxel por seis ciclos, e pacientes com estádio I podem receber apenas três ciclos desse esquema quimioterápico. O uso da quimioterapia intraperitonial associada à quimioterapia IV está indicado para pacientes em estádios II e III submetidas à cirurgia com citorredução ótima (ou seja, com tumor residual total menor do que 1 cm). Para aquelas em estádio III/IV cuja citorredução não foi ótima (tumor residual total maior do que 1 cm) e para aquelas com citorredução ótima, mas que não são candidatas à quimioterapia intraperitonial, a indicação é a quimioterapia EV com seis ciclos de carboplatino epaclitaxel. A associação de quimioterapia intraperitonial à quimioterapia EV aumenta tanto o intervalo livre de recidiva como a sobrevida global de pacientes com carcinoma epitelial de ovário estádio

III. O uso do bevacizumab (anticorpo monoclonal antifator de crescimento vascular endotelial [VEGF]) associado à quimioterapia IV com carboplatino e paclitaxel para pacientes em estádios III e IV demonstrou aumento do intervalo livre de recidiva, mas não da sobrevida global.

QUIMIOTERAPIA NEOADJUVANTE

Para pacientes com câncer epitelial de ovário e/ou tuba uterina não candidatas à cirurgia primária por irressecabilidade (Quadro 376.6) ou por ausência de condições clínicas para cirurgia pela presença de comorbidades significativas, recomenda-se quimioterapia neoadjuvante (Qt neo). Indicam-se três ciclos de quimioterapia sistêmica, com carboplatino e paclitaxel seguidos de cirurgia de citorredução para as pacientes que responderem à quimioterapia. Após citorredução, sugere-se pelo menos mais três ciclos dessa mesma quimioterapia.

QUADRO 376.6 ■ Critérios de irressecabilidade para cirurgia primária
• Infiltração difusa do mesentério ou de grandes partes do intestino delgado
• Infiltração do duodeno e/ou partes do pâncreas não limitadas à cauda
• Envolvimento dos grandes vasos do ligamento hepatoduodenal ou tronco celíaco
• Envolvimento do parênquima hepático

Para as pacientes que progredirem após os primeiros três ciclos, recomenda-se, em vez de cirurgia, a instituição de quimioterapia de resgate utilizada para pacientes com tumores resistentes a cisplatino (ver a seguir).

TRATAMENTO DA RECIDIVA DO CARCINOMA EPITELIAL DO OVÁRIO/TUBA

Pacientes com recidiva após seis meses do término da terapia adjuvante são consideradas sensíveis à cisplatina e podem ser retratadas com combinações de fármacos, incluindo carboplatino, como o regime de carboplatino associado à doxorrubicina lipossomal. Pacientes com recidiva antes de seis meses do término da quimioterapia com derivados da platina são consideradas platinorresistentes e devem receber quimioterapia sequencial com medicamentos que não tenham resistência cruzada com cisplatina, como doxorrubicina lipossomal, gemcitabina ou vinorelbina.

REVISÃO

- Os tumores do ovário são mais comuns em mulheres na pós-menopausa, porém podem ser encontrados em crianças e adultas jovens
- Na maior parte das vezes, as pacientes são assintomáticas; havendo sintomas, há a probabilidade de a doença estar avançada. Os tumores de ovário podem ser encontrados acidentalmente em exames ultrassonográficos.
- Estadiamento e tratamento são cirúrgicos. Há necessidade de patologista na sala para o exame de congelação.
- Adjuvância é realizada com quimioterapia.

■ REFERÊNCIAS

1. Tavassoli FA, Deville P, editors. Pathology and genetics: tumors of the breast and female genital organs. Lyon: IARC; 2003.
2. Prat J; FIGO Committee on Gynecologic Oncology. FIGO's staging classification for cancer of the ovary, fallopian tube, and peritoneum: abridged republication. J Gynecol Oncol. 2015;26(2):87-9.

3. Benedet JL, Bender H, Jones H 3rd, Ngan HY, Pecorelli S. FIGO staging classifications and clinical practice guidelines in the management of gynecologic cancers. FIGO Committee on Gynecologic Oncology. Int J Gynaecol Obstet. 2000;70(2):209-62.

■ LEITURAS SUGERIDAS

Colombo N, Peiretti M, Garbi A, Carinelli S, Marini C, Sessa C, et al. Non-epithelial ovarian cancer: ESMO Clinical Practice Guidelines for diagnosis, treatment and follow-up. Ann Oncol. 2012;23 Suppl 7:vii20-6.

Rice MS, Murphy MA, Tworoger SS. Tubal ligation, hysterectomy and ovarian cancer: a meta-analysis. J Ovarian Res. 2012;5(1):13.

Vergote I, du Bois A, Amant F, Heitz F, Leunen K, Harter P. Neoadjuvant chemotherapy in advanced ovarian cancer: on what do we agree and disagree? Gynecol Oncol. 2013;128(1):6-11.

377
CÂNCER DO COLO UTERINO

■ RENATO MORETTI MARQUES
■ SÉRGIO MANCINI NICOLAU
■ ANDRESSA MELINA SEVERINO TEIXEIRA

O câncer do colo uterino é a terceira neoplasia mais comum entre as mulheres brasileiras, ocupando a primeira posição na região Norte do país, segundo estimativa do Instituto Nacional do Câncer (INCA).[1] Em 2016, são previstos 16.340 novos casos no Brasil. Mundialmente, é o quarto tipo de câncer mais prevalente. Cerca de 85% dos casos ocorrem em países em desenvolvimento, em que figura como uma das principais causas de morte por câncer entre as mulheres. Somente a Índia, 2º país mais populoso do mundo, contribui com 27% dos óbitos por essa neoplasia. Contudo, nos países desenvolvidos, devido aos eficazes programas de rastreamento, representa aproximadamente 15% das neoplasias malignas ginecológicas.

No nosso país, esta neoplasia promove grande impacto socioeconômico, por atingir mulheres jovens, levando-as à morte ou a prejuízo na sua capacidade laboral, na função reprodutiva e na qualidade de vida. O câncer cervical pode atingir mulheres a partir dos 25 anos com pico de incidência entre 45 e 60 anos.

A sobrevida média estimada no Brasil é de 49% em cinco anos, concordante com a média mundial. A razão mortalidade-incidência global é de 52%.

■ FATORES DE RISCO

O câncer do colo decorrente da infecção persistente pelo papiloma vírus humano (HPV) de alto risco oncogênico. Entre populações de alta prevalência da infecção persistente pelo HPV, como no Brasil, a taxa varia de 21 a 48% entre mulheres[2] e observa-se também alta incidência de câncer cervical.

> **ATENÇÃO!**
>
> O principal fator de risco para o desenvolvimento das neoplasias intraepiteliais de alto grau (lesões precursoras) e do câncer do colo uterino é a persistência da infecção pelo HPV de alto risco oncogênico.

Além da infecção pelo HPV, são fatores de risco para desenvolvimento do câncer do colo uterino:
- Início da vida sexual e paridade precoce (< 20 anos).
- Maior número de parceiros sexuais.
- Promiscuidade dos parceiros.
- Parceiros não circuncidados.
- Doenças sexualmente transmissíveis (DSTs).
- Multiparidade.
- Uso de anticoncepcional oral por longos períodos (> 5 anos).
- Baixo nível socioeconômico.
- Acesso restrito ao rastreamento citopatológico.
- Imunossupressão (transplante de órgãos e Aids).
- Tabagismo.

■ ETIOPATOGENIA

Nas últimas décadas, o conhecimento em relação à carcinogênese do câncer do colo uterino aumentou significativamente. A descoberta da relação causal do HPV de alto risco oncogênico introduziu novas possibilidades para prevenção, detecção, diagnóstico e tratamento de suas lesões precursoras. Existem mais de 100 tipos de HPV, cerca de 40 deles acometendo o trato anogenital. São classificados em três grupos de acordo com seu potencial oncogênico: alto risco (HPV 16, 18, 31, 33, 35, 39, 45, 51, 52, 56, 58, 68, 73 e 82); provável alto risco (HPV 26, 53 e 66); e baixo risco (HPV 6, 11, 40, 42, 43, 44, 54, 61, 70, 72, 81 e CP6108).

O alvo do HPV é a célula epitelial basal ou a metaplásica, cuja proliferação e diferenciação são necessárias para replicação viral. Durante a infecção, tem início a expressão de vários genes do vírus que acompanham as etapas de diferenciação dos queratinócitos. O HPV penetra inicialmente no extrato basal do epitélio pavimentoso que está exposto aos microtraumas. Os virions perdem o invólucro proteico, e o genoma viral atinge o núcleo da célula, onde se estabelece de forma epissomal. A partir daí, o DNA do HPV de alto risco integra-se ao genoma da célula, forma cromossômica, passando a interferir no controle do ciclo celular. As oncoproteínas E6 e E7 do HPV de alto risco causam alterações na regulação da proliferação celular, por meio da inativação dos supressores tumorais p53 e pRb (retinoblastoma). Essas alterações promovem a ultrapassagem do ponto de checagem (checkpoint) do ciclo celular (fase G1/S) e, consequentemente, não há reparo de danos genéticos, além de dificultarem o processo apoptótico.

■ CARCINOGÊNESE (LESÕES PRÉ-INVASIVAS)

O câncer cervical é precedido por anormalidades celulares no epitélio, conhecidas como neoplasias intraepiteliais cervicais (NIC), que ocorrem, em geral, na zona de transformação, podendo culminar no câncer. As NIC são subdivididas em graus crescentes de gravidade (1, 2 e 3). Alguns autores agruparam essas lesões em NIC de baixo grau (NIC 1) e de alto grau (NIC 2 e 3), visando a facilitar a conduta a ser adotada, uma vez que as NIC 2 e NIC 3 são consideradas equivalentes nos aspectos clínicos, biológicos e moleculares e, por isso, são agrupadas como lesões de alto grau.

Apesar de existir algum potencial, não é esperado que as NIC de baixo grau, com células atípicas confinadas ao terço inferior do epitélio, apresentem progressão para a malignidade. As lesões de alto grau, com células atípicas e mitoses até o terço médio (NIC 2) ou atingindo toda a espessura do epitélio (NIC 3), em mulheres após os 30 a 35 anos, devem ser vistas com maior atenção, pois têm maior risco de progressão para câncer e representam as verdadeiras lesões precursoras do câncer do colo uterino.

■ RASTREAMENTO

O rastreamento citopatológico pode reduzir significativamente a mortalidade por câncer do colo uterino pela identificação de lesões precursoras ou de lesões invasoras em estádio inicial. Entretanto, se indevidamente aplicado, possibilita altas taxas de incidência e morte por esta neoplasia. A maioria das mulheres submetidas ao rastreamento citológico tem menos de 35 anos, quando apresentam lesões com alta taxa de regressão espontânea (NIC 1). Contudo, aquelas do grupo de maior risco para neoplasia, acima de 35 anos e que apresentam mais frequentemente lesões precursoras para câncer, são menos controladas.

> **ATENÇÃO!**
>
> O fato de a mulher nunca ter realizado o rastreamento do câncer cervical é considerado importante fator de risco para o desenvolvimento da doença.

Aproximadamente metade das mulheres com o diagnóstico dessa neoplasia nunca participaram de qualquer forma de rastreamento, e mais de 10% delas ficaram cinco anos ou mais sem realizar o teste citológico.

De acordo com o Ministério da Saúde[3] (MS), o rastreamento citológico deve priorizar mulheres a partir dos 25 anos, que já tiveram atividade sexual, pois, entre 20 e 25 anos, a incidência da neoplasia invasora do colo do útero é muito baixa e o adiamento do início do rastreamento implicaria uma perda de apenas 1% de redução na incidência cumulativa do câncer cervical. O teste deve ser realizado a cada três anos após dois exames negativos com intervalo anual. Deve-se interromper o rastreamento após os 65 anos quando as mulheres tiverem pelo menos dois exames negativos consecutivos nos últimos cinco anos. Essas recomendações não se aplicam a mulheres com história prévia de lesões precursoras do câncer do colo uterino, portadoras de imunossupressão (transplantadas ou com Aids) ou que tenham sido tratadas por neoplasia maligna ginecológica. Mulheres que se submeteram à histerectomia por doença benigna e que a peça cirúrgica não revelou anormalidades cervicais estão dispensadas do rastreamento citológico populacional. As pacientes que apresentam citologia suspeita para lesões de alto grau e invasoras devem ser encaminhadas para a avaliação colposcópica.

TESTE DNA-HPV

A American Cancer Society (ACS) sugere a realização a cada 5 anos do teste de detecção do DNA-HPV em pacientes entre 30 e 65 anos.

Atualmente, no Brasil, recomenda-se o rastreamento apenas com exame citopatológico. A utilização do teste de DNA-HPV no rastreamento somente encontra validade a partir dos 30 anos de idade. Quando a mulher já tem um exame citopatológico positivo, ou seja, apresenta alterações compatíveis com lesões intraepiteliais ou câncer, o teste de HPV já não deve mais ser solicitado.

O teste de HPV pode ser utilizado como método único de rastreamento a partir dos 30 anos. Ele garante maior tempo de proteção para a mulher quando este teste for negativo, permitindo que se adotem intervalos de cinco anos ou mais entre controles negativos. A ampliação do intervalo entre os controles é uma forma de amortizar o custo adicional do teste sem comprometer a proteção contra o câncer do colo do útero.

Embora o rastreamento no Brasil ainda se baseie na citologia cervicovaginal, é necessário que se tenha conhecimento de que é oportunístico, ou seja, não organizado como nos países desenvolvidos. A citologia tem sensibilidade para detecção das lesões de alto grau e câncer de aproximadamente 50%, com alta especificidade (> 95%). O teste de HPV tem sensibilidade muito alta (> 95%) e, se realizado em mulheres com mais de 30 anos, tem especificidade bastante alta, chegando a 94% em alguns estudos. O seu valor preditivo negativo (VPN) chega a quase 100%, ou seja, um teste de HPV negativo significa, na quase totalidade dos casos, que determinada mulher não tem lesão de alto grau ou câncer.

VACINA CONTRA HPV

A vacina contra o HPV vem contribuindo para a diminuição da prevalência deste câncer no mundo, principalmente em países desenvolvidos, em que a imunização em larga escala já vem sendo praticada. No Brasil, ela foi incorporada ao calendário vacinal nacional apenas recentemente, em 2014. Inicialmente, meninas de 9 a 11 anos receberam a vacina bilavente, que protege contra os subtipos 16 e 18, no esquema de duas doses. Em 2015, o esquema vacinal proposto pelo MS foi estendido para meninas até 13 anos. No âmbito privado, vacinam-se meninas e meninos a partir dos nove anos e sem estabelecer limite máximo de idade. São disponíveis vacinas bivalentes (16 e 18) e tetravalentes (6,11, 16 e 18).

É consenso de que mulheres vacinadas devam continuar sendo rastreadas, pois a vacina não dá cobertura a todos os tipos virais envolvidos no câncer do colo, e a população de risco para a doença, nos próximos 20 anos, ainda não terá cobertura pela vacina.

■ DIAGNÓSTICO E HISTOPATOLOGIA

O diagnóstico da neoplasia ocorre sempre pela confirmação histológica em biópsias cervicais de tumores ou áreas suspeitas na avaliação colposcópica. A maioria dos tumores do colo uterino é formada por carcinomas escamosos (80%) e adenocarcinomas (18%). Ainda é possível encontrar tipos histopatológicos raros, como carcinomas neuroendócrinos, sarcomas e melanomas.

■ PROPAGAÇÃO E DISSEMINAÇÃO

A propagação do câncer do colo uterino ocorre por continuidade e contiguidade, com consequente comprometimento locorregional (paramétrios, vagina, bexiga e reto) sem aparente disseminação à distância para órgãos extrapélvicos. A disseminação mais frequente é a linfática, para linfonodos parametriais, obturatórios, interilíacos, pressacrais e, posteriormente, para gânglios paraórticos. A disseminação hematogênica (fígado, pulmões e ossos) é infrequente, entretanto pode ocorrer nos tumores de tipos histopatológicos raros e nos estádios clínicos mais avançados.

■ APRESENTAÇÃO CLÍNICA

Os tumores cervicais, que podem ser exofíticos, polipoides ou endofíticos, destroem a anatomia cervical. Os tumores endocervicais, mais amiúde os adenocarcinomas, podem comprometer maciçamente o canal e o estroma cervical atingindo o istmo uterino, formando, assim, tumor volumoso que deforma a anatomia cilíndrica do colo uterino; tais tumores são designados tumor "em barril" (*barrel shaped* ou *bulky tumor*). O maior volume tumoral acarreta dificuldades técnicas no tratamento e pior controle locorregional.

Posterior ou conjuntamente às alterações cervicais descritas, pode ocorrer o comprometimento dos tecidos adjacentes, mais frequentemente, os paramétrios e o terço superior da vagina.

Com a progressão da neoplasia, os paramétrios podem apresentar nódulos ou retrações tracionando o colo uterino em direção à parede pélvica e acarretando a perda da mobilidade do útero. Igualmente, o envolvimento parametrial pode causar estreitamento e obstrução ureteral nessa região com dilatação da via urinária a montante, com perda do parênquima e função renal (hidronefrose e insuficiência renal [IR] pós-renal). Quando os tumores progridem para as paredes vaginais anterior e posterior, deve ser dada especial atenção para o possível comprometimento do reto e da bexiga. Pode ocorrer invasão locorregional desses órgãos, acarretando sangramentos intestinais e vesicais, assim como a formação de fístulas intestinal e/ou urinária para a vagina.

A maior parte das mortes ocasionadas pelo câncer do colo uterino ocorre por IR pós-renal, que leva ao quadro de uremia e coma urêmico. Outros óbitos decorrem da insuficiência respiratória por linfangite carcinomatosa, complicações intestinais e sepse.

■ QUADRO CLÍNICO

O carcinoma do colo uterino em sua fase pré-invasiva e nos estádios iniciais é geralmente assintomático. O sintoma mais comum em todos os estádios clínicos é o sangramento vaginal anormal, que pode apresentar-se como metrorragia, hipermenorragia, sangramento durante ou após o ato sexual, ou sangramento após a menopausa. Também pode apresentar-se com odor putrefato característico, devido à proliferação de germes anaeróbios vaginais nos tecidos necróticos. Esses sintomas não podem ser utilizados como critérios diagnósticos; entretanto, servem como sinais de alerta às pacientes para procurar de imediato o médico.

Os sintomas tornam-se exuberantes nos estádios mais avançados. Variam conforme a localização e o comprometimento locorregional da neoplasia. Quando há tumores volumosos, ocorrem comumente sintomas álgicos, hemorrágicos, irritativos e obstrutivos urinários, assinalando-se a disúria, a hematúria e a redução do volume urinário. Da mesma forma, no envolvimento do trato digestório, destacam-se enterorragia, puxos, tenesmo, constipação e obstrução intestinal. O comprometimento parametrial pode acarretar obstrução ureteral, dor lombar, hidronefrose e perda da função renal.

O toque vaginal permite avaliar características e volume da massa, sua extensão aos fórnices e parede vaginais (por vezes de difícil avaliação colposcópica), assim como a mobilidade cervical e uterina.

> **ATENÇÃO!**
>
> O toque vaginal deve ser feito com muita cautela, evitando-se traumas e hemorragias de grande monta.

A avaliação do envolvimento parametrial deve ser feita preferencialmente pelo toque retal, quando se percebe a projeção cervical tumoral, ou não, na parede retal anterior. O tecido fibroelástico lateral e posterior à projeção cervical corresponde aos paramétrios. O objetivo desse exame é avaliar a presença de retrações e/ou de nódulos parametriais que denotem o envolvimento parametrial proximal (justa cervical) ou distal (parede pélvica). Esse passo da propedêutica específica deve ser confirmado pelo profissional mais experiente da equipe, uma vez que a avaliação desses ligamentos é subjetiva, depende da vivência do examinador e definirá o estádio clínico e a terapêutica a ser instituída.

Quando há dúvidas sobre o comprometimento ou não do envolvimento parametrial, a Federação Internacional de Ginecologia e Obstetrícia (FIGO)[4] orienta considerar o menor estádio clínico. Por exemplo: tumor de 3,0 cm com dúvida se há ou não envolvimento parametrial, considera-se estádio IB1, ou seja, ausência de comprometimento parametrial.

■ ESTADIAMENTO CLÍNICO

Após a confirmação histológica do câncer cervical, é necessário proceder ao estadiamento clínico, que reflete a extensão da doença e se baseia nos dados dos exames físico e subsidiários. Deve ser detalhado e realizado antes de instituir-se o tratamento oncológico. O estádio tumoral, determinado à época do diagnóstico primário, não deve mais ser alterado, mesmo que se evidencie que a extensão da doença é maior do que a impressão inicial ou que a doença recorra (Quadro 377.1).

Apenas é possível considerar como estádio clínico IA (doença microinvasiva) os casos de câncer cervical avaliados em peças cirúrgicas de histe-

QUADRO 377.1 ■ Sistema de estadiamento da FIGO

TNM	FIGO	
TX	–	Tumor primário não pode ser avaliado
T0	–	Sem evidência de tumor primário
Tis	0	Carcinoma *in situ*
T1	I	Carcinoma cervical confinado ao útero (extensão ao corpo deve ser descartada)
T1a	IA	Carcinoma invasivo diagnosticado apenas por microscopia. Todas as lesões macroscopicamente visíveis – até mesmo com invasão superficial – são T1b/IB. Invasão estromal com profundidade máxima de 5 mm medida da base do epitélio e uma disseminação horizontal de 7 mm ou menos. Envolvimento do espaço vascular, venoso ou linfático, não afeta a classificação, porém deve ser relatado
T1a1	IA1	Invasão estromal medida: 3 mm ou menos em profundidade e 7 mm ou menos na disseminação lateral
T1a2	IA2	Invasão estromal medida maior do que 3 mm e não mais do que 5 mm com uma disseminação horizontal de 7 mm ou menos
T1b	IB	Lesão clinicamente visível, confinada à cérvice ou lesão microscópica maior do que IA2
T1b1	IB1	Lesão clinicamente visível, de 4 cm ou menos na sua maior dimensão
	IB2	Lesão clinicamente visível, maior do que 4 cm
T2	II	Carcinoma cervical invade além do útero, mas não atinge a parede pélvica ou o terço superior da vagina
T2a1	IIA1	Tumor sem invasão parametrial menor do que 4 cm
T2a2	IIA2	Tumor sem invasão parametrial maior do que 4 cm
T2b	IIB	Tumor com invasão parametrial
T3	III	Tumor se estende para a parede pélvica e/ou atinge o terço inferior da vagina e/ou causa hidronefrose ou exclusão renal
T3a	IIIA	Tumor se estende até o terço inferior da vagina, sem extensão para a parede pélvica
T3b	IIIB	Tumor se estende para a parede pélvica e/ou causa hidronefrose ou exclusão renal
	IV	Carcinoma cervical com extensão para além da pelve verdadeira ou envolvimento (comprovado com biópsia) da mucosa vesical ou retal Edema bolhoso não qualifica como um critério para doença estádio IV
T4	IVA	Extensão para órgãos adjacentes (bexiga, reto ou ambos)
M1	IVB	Metástases distantes

O diagnóstico dos estádios IA1 e IA2 se baseia no exame microscópico do tecido excisado em peça de conização com margens livres.
Fonte: Adaptado de Pecorelli.[4]

rectomia ou conização com margens livres e respeitando seus limites de 7 mm de extensão e 5 mm de profundidade.

Em todo tumor visível ou que exceda o limite da doença microinvasiva, consideram-se apenas os seguintes exames para o estadiamento: palpação dos linfonodos inguinais e supraclaviculares; avaliação clínica pelo exame especular; toque vaginal e retal para avaliação do tamanho do tumor; comprometimento das paredes vaginais; mobilidade pélvica e comprometimento parametrial; colposcopia com biópsias vaginais se necessário; curetagem endocervical; conização; histeroscopia; cistoscopia e/ou retoscopia – diante da suspeita clínica ou radiológica de comprometimento de bexiga e/ou reto, realizar urografia excretora e radiografia torácica. Apesar de, atualmente, pouco utilizado e substituído por exames radiológicos, o clássico exame vaginal e retal sob sedação ainda é de grande valia na avaliação do volume da doença cervical e da mobilidade pélvica, e, especialmente, para aquilatar o comprometimento parametrial.

A ressonância magnética (RM), com aplicação de gel vaginal e retal, é considerada método preferencial na avaliação locorregional da doença e apresenta os melhores valores preditivos negativos (VPNs), em relação ao comprometimento tumoral das paredes retal e vesical, dispensando, por vezes, a avaliação desses órgãos com exames invasivos, como cistoscopia e retoscopia. É possível, ainda, mensurar corretamente o volume do tumor, a extensão para fórnices vaginais e corpo uterino, o envolvimento parametrial, a extensão para parede pélvica e a via urinária (rins e ureteres). Talvez a RM seja o exame subsidiário mais completo na avaliação e na programação terapêutica do câncer de colo uterino, tanto na doença inicial quanto na avançada. A tomografia por emissão de pósitrons (PET-TC) deve ser solicitada na doença localmente avançada/metastática, ou diante da recorrência, para o adequado planejamento do tratamento.

■ TRATAMENTO

A escolha da modalidade terapêutica primária para o câncer cervical é influenciada por diversos fatores, sendo o principal o estádio clínico. Ainda, devem ser considerados a condição clínica, a morbidade dos tratamentos oncológicos radicais, a presença de fatores de pior prognóstico (volume tumoral maior do que 4 cm, comprometimento linfonodal, infiltração cervical profunda e a invasão angiolinfática), da capacidade e o desejo reprodutivo. A duas principais modalidades de tratamento são a cirúrgica, incluindo desde a conização até a histerectomia radical com a linfadenectomia pélvica, e a radioquimioterapia, que consiste na radioterapia pélvica com quimiossensibilização (cisplatina), seguida de braquiterapia.

DOENÇA INICIAL — CARCINOMA MICROINVASOR

- **Estádio clínico IA1**: se a paciente não tem desejo reprodutivo, a histerectomia simples (extrafascial ou classe A de Querleu) por via abdominal, laparoscópica ou vaginal é o tratamento de escolha. Reserva-se a conização para mulheres com desejo reprodutivo ou que apresentem elevado risco cirúrgico.
- **Estádio clínico IA2**: pelo maior risco de doença metastática linfonodal, opta-se pela histerectomia radical modificada (classe B de Querleu) com linfadenectomia pélvica. Para pacientes com desejo reprodutivo, duas opções são possíveis: (1) conização com linfadenectomia pélvica laparoscópica ou (2) traquelectomia radical vaginal, abdominal ou laparoscópica com linfadenectomia pélvica. Nas pacientes inaptas ao tratamento cirúrgico, propõe-se a braquiterapia com, ou sem, a radioterapia externa.

DOENÇA INICIAL — CARCINOMA INVASOR

- **Estádio clínico IB1 e IIA1**: tratamento cirúrgico e radioquimioterapia são boas alternativas terapêuticas, com taxas de sobrevida semelhantes. O tratamento cirúrgico proposto nesses estádios é a histerectomia radical (classe C1 de Querleu) por laparotomia ou laparoscopia com a linfadenectomia pélvica sistemática (clássica cirurgia de Wertheim-Meigs). Preconiza-se que a linfadenectomia seja realizada precedendo a histerectomia radical. Se linfonodos positivos pelo exame de congelação, abandona-se a histerectomia e realiza-se a linfadenectomia aórtica. A preservação ovariana com sua transposição para fora da pelve deve ser considerada em pacientes na pré-menopausa. Entre as complicações perioperatórias, destacam-se os traumas vesicais e ureterais (neuropatias vesicais, estenose ureteral e fístulas urinárias). Nas pacientes desejosas em preservar a fertilidade com tumores menores do que 2 cm, considera-se a traquelectomia radical (ressecção completa do colo uterino, do terço superior vaginal e dos paramétrios) com a linfadenectomia pélvica por laparoscopia como boa alternativa. Nessa modalidade de tratamento, a linfadenectomia é realizada primeiro, e o tempo vaginal só é feito se o exame de congelação dos linfonodos é negativo para neoplasia.

DOENÇA LOCALMENTE AVANÇADA

- **Estádios clínico IB2 e IIA2 – Tumores Bulk**: o tratamento de escolha é a radioquimioterapia. Alguns autores defendem a realização da histerectomia após o tratamento radioquimioterápico. Porém esta conduta é bastante polêmica, pois estudos mostram melhora do controle local da doença às custas de piora da sobrevida global e aumento de morbidade. Esta estratégia pode ser considerada em tumores de grande volume e sem comprometimento parametrial ou em casos de persistência do tumor após o tratamento. A via laparoscópica parece ter menores taxas de complicações perioperatórias.
- **Estádios clínico IIB – IVA**: para pacientes sem doença linfonodal, o tratamento de escolha é a radioterapia pélvica concomitante à quimioterapia com cisplatina semanal e braquiterapia. Para pacientes com doença linfonodal aórtica, deve-se realizar a extensão do campo da radioterapia e discutir quimioterapia visando a melhorar as taxas de sobrevivência. Discute-se o papel do estadiamento cirúrgico com realização da linfadenectomia aórtica, mais fidedigno para identificação de doença linfonodal que os exames de imagem, entre pacientes com doença linfonodal pélvica comprovada ou suspeita.

DOENÇA METASTÁTICA

- **Estádio clínico IVB**: o tratamento de escolha é a quimioterapia baseada em cisplatina. Em casos selecionados, a radioterapia é empregada para controle local da doença e melhora dos sintomas.

Na Tabela 377.1, encontram-se resumidas as condutas cirúrgicas para o câncer de colo:

TRATAMENTO ADJUVANTE

A terapia adjuvante é indicada dependendo dos achados da peça cirúrgica e tem o objetivo de diminuir o risco de recidiva do tumor. Pacientes em estádio inicial com linfonodos negativos, margens negativas e paramétrios negativos, sem outros fatores de risco, podem ser apenas acompanhadas.

Os critérios maiores para indicação de radioquimioterapia adjuvante são: invasão parametrial, positividade linfonodal e margens cirúrgicas comprometidas. Outros fatores menores, quando combinados, tais como invasão angiolinfática, tamanho tumoral > 4 cm ou invasão estromal cervical > 1/3, comumente conhecidos como "Critérios de Sedlis", classificam as pacientes como de risco intermediário de recorrência. A tais fatores se somam o tipo histológico adenocarcinoma e a presença de margens exí-

DIAGNÓSTICO E TRATAMENTO

TABELA 377.1 ■ Resumo das condutas cirúrgicas para o câncer do colo uterino	
ESTADIAMENTO	**TRATAMENTO**
IA1	Conização a Frio, se desejo de prole Histerectomia simples ou classe A, de Querleu vaginal ou laparoscópica
IA2	Traquelectomia radical, se desejo de prole ou Histerectomia radical modificada (classe B, de Querleu) + linfadenectomia pélvica (linfonodo--sentinela)
IB1 e IIA1	Traquelectomia radical + linfadenectomia pélvica, se desejo de prole e tumor < 2,0 cm ou Histerectomia radical classe C1/2, de Querleu, + linfadenectomia pélvica + linfadenectomia periaórtica (se linfonodos pélvicos positivos ou suspeita radiológica de comprometimento periaórtico)
IB2 e IIA2	Radioquimioterapia
Observações	Em pacientes na pré-menopausa submetidas ao tratamento cirúrgico sem desejo reprodutivo, orienta-se a transposição ovariana, fixando-os fora do campo de radioterapia pélvica, preservando sua função esteroidal e folicular O mapeamento linfático – Linfonodo-sentinela pode ser considerado na doença inicial de pequeno volume sem invasão angiolinfática, estádio IA2 e IB1. Deverá ser realizado sempre com os dois marcadores – azul patente e radiofármaco

Fonte: Adaptada de Bermudez e colaboradores.[5]

guas. O tratamento adjuvante consiste na radioterapia pélvica, com ou sem a quimioterapia sensibilizante baseada em cisplatina, seguida ou não de braquiterapia.

■ SEGUIMENTO

Deve ser realizado trimestralmente nos primeiros dois anos, semestralmente até o 5º ano, em centro de referência oncológico, e, depois, anualmente em unidade de atenção básica, com:
- exame clínico geral e ginecológico;
- colposcopia e coleta de citologia e biópsia dirigidas;
- exame de imagem da pelve e abdome anual, conforme risco de recorrência da doença ou queixa da paciente.

REVISÃO

- O câncer do colo uterino, a 3ª neoplasia maligna mais comum entre as mulheres, tem como principal fator de risco a infecção pelo HPV.
- O rastreamento citopatológico, quando devidamente aplicado, pode reduzir significativamente a mortalidade por esse tipo de câncer.
- Geralmente assintomático nas fases iniciais, o câncer do colo uterino tem como sintoma comum em todos os estádios clínicos o sangramento vaginal anormal, que, embora não seja um critério diagnóstico, pode servir de alerta para a paciente procurar o médico.
- Seu diagnóstico é sempre feito pela confirmação histológica em biópsias cervicais de tumores ou áreas suspeitas na avaliação colposcópica. O tratamento depende de vários fatores, entre eles o estádio clínico.

■ REFERÊNCIAS

1. Brasil. Ministério da Saúde. Instituto Nacional de Câncer José de Alencar (INCA). Incidência de Câncer no Brasil: estimativa 2016 [Internet] Rio de Janeiro: INCA; 2016 [capturado em 16 jan. 2017]. Disponível em: http://www.inca.gov.br/wcm/dncc/2015/estimativa-2016.asp.
2. International Agency on Research on Cancer. GLOBOCAN 2012: estimated incidence, mortality and prevalence worldwide in 2012 [Internet]. Lyon: IARC; 2012 [capturado em 16 jan. 2017]. Disponível em: http://globocan.iarc.fr/Pages/fact_sheets_population.aspx.
3. Brasil. Ministério da Saúde. Instituto Nacional de Câncer José de Alencar (INCA). Diretrizes brasileiras para o rastreamento do câncer do colo do útero. Rio de Janeiro: INCA, 2011.
4. Pecorelli S. Revised FIGO staging for carcinoma of the vulva, cervix, and endometrium. Int J Gynaecol Obstet. 2009;105(2):103-4.
5. Bermudez A, Bhatla N, Leung E. Cancer of the cervix uteri. Int J Gynaecol Obstet. 2015;131 Suppl 2:S88-95.

■ LEITURAS SUGERIDAS

Barakat RR, editor. Principles and practice of gynecologic oncology. Philadelphia: Lippincott Williams and Wilkins; 2013.
Di Saia PJ, Creasman WT, editors. Clinical gynecologic oncology. Philadelphia: Elsevier; 2012.
NCCN guidelines for treatment of cancer by site: cervical cancer [Internet]. Washington: NCCN; 2016 [capturado em 16 jan. 2017]. Disponível em: http://www.nccn.org/professionals/physician_gls/f_guidelines.asp.
Querleu D, Morrow CP. Classification of radical hysterectomy. Lancet Oncol. 2008;9(3):297-303.

378

CÂNCER DE ENDOMÉTRIO E SARCOMAS UTERINOS

■ CLAUDIA C. R. BORTOLETTO
■ MARIA GABRIELA BAUMGARTEN KUSTER UYEDA
■ AURO DEL GIGLIO

■ CÂNCER DE ENDOMÉTRIO

Neoplasia maligna do trato genital feminino mais frequente nos países desenvolvidos e a 2ª mais comum no Brasil, representa 11% dos carcinomas genitais. Mais de 90% dos casos ocorrem em mulheres acima dos 50 anos, sendo, portanto, uma doença que incide geralmente na pós-menopausa. Apenas 5% dos casos surgem antes da 4ª década.

CLASSIFICAÇÃO

Desde a década de 1980, sabe-se que o câncer de endométrio (CE) engloba duas doenças distintas considerando-se critérios histopatológicos e moleculares.

O tipo I, ou tipo endometrioide, compreende 80 a 90% dos casos e associa-se à mutação do *phosphatase and tensin homolog* (PTEN). Trata-se do carcinoma que evoluiu de uma hiperplasia atípica, considerada sua lesão precursora. Em geral, são adenocarcinomas com ou sem diferenciação escamosa e bem ou moderadamente diferenciados. Resultam da estimulação estrínica prolongada e contínua, sem a oposição progestativa. Portanto, são fatores de risco a obesidade, a terapêutica estrogênica, a nuliparidade e as patologias que implicam exposição ao estrogênio, como a anovulação crônica e os tumores ovarianos secretores de estrogênio. A hipertensão arterial (HA) não é fator de risco isolado, porém faz parte da síndrome metabólica comumente encontrada nessas pacientes, definida como síndrome do câncer do corpo uterino (HA, diabetes melito [DM] e obesidade).

Apresenta diferentes graus de diferenciação. A graduação arquitetural proposta pela International Federation of Gynecology and Obstetrics (FIGO) é efetuada considerando-se o percentual de área sólida; em relação à graduação nuclear, são graduados como bem (grau 1), moderadamente (grau 2) e pouco diferenciado (grau 3).

Apresentam melhor prognóstico – 10% têm doença extrauterina e 5% doença peritoneal no momento do diagnóstico.

Em pacientes com CE diagnosticado em faixa etária inferior ao habitual, deve-se pesquisar a existência da síndrome de Lynch II – síndrome do câncer familiar –, resultante da mutação dos genes de reparo de DNA (*MSH2* e *MSH6*). A doença é autossômica dominante e corresponde a 1 a 3% de todos os carcinomas colônicos. Nessas pacientes, o carcinoma extracolônico mais frequente é o CE.

O tipo II, ou de alto grau, compreende 10 a 20% dos casos e é chamado de não endometrioide. Associa-se à mutação do p53 e engloba os carcinomas de células claras e o seroso-papilífero, os quais se originam do endométrio atrófico. Recentemente, os carcinossarcomas também passaram a ser considerados CE tipo II. Geralmente, as mulheres acometidas são mais idosas, eutróficas e multíparas. A via carcinogênica não é a mesma dos carcinomas tipo I e não envolve a exposição ao estrogênio. O prognóstico é ruim, e cerca de 40 a 60% das pacientes apresentam metástases peritoniais ao diagnóstico. Associam-se à elevada mortalidade.

Embora menos frequentes, os CE de alto grau (tipo II) são responsáveis por elevada mortalidade (47% dos óbitos por CE).

QUADRO CLÍNICO

Trata-se de carcinoma sintomático na maioria das vezes, pois 90% das pacientes queixam-se de sangramento genital da pós-menopausa. Ainda, é possível encontrar: dor pélvica; sensação de peso em baixo ventre; células atípicas no exame colpocitológico; e piometra.

O emagrecimento, a trombose venosa de membros inferiores, a hematúria e a hematoquezia sugerem estádio avançado da doença.

DIAGNÓSTICO

É importante ressaltar que não existe rastreamento populacional do CE.

Estudos endometriais por meio de propedêutica subsidiária devem restringir-se aos grupos de alto risco, a saber, mulheres com sangramento genital da pós-menopausa, com história de síndrome do câncer familiar e as que, na pós-menopausa, apresentam recidiva do sangramento genital mesmo após apresentarem eco endometrial fino na ultrassonografia transvaginal (USTV). Assim, quando o diagnóstico e a terapêutica são instituídos em um período de até oito semanas após o início do sangramento, o prognóstico da doença habitualmente não é afetado.

> **ATENÇÃO!**
>
> A American Cancer Society recomenda que todas as mulheres na pós-menopausa sejam alertadas para procurarem o ginecologista o mais prontamente possível na vigência de sangramento genital.

O diagnóstico é feito primeiro por meio de exame clínico e ginecológico, quando se afastam as demais causas de sangramento genital.

Deve-se necessariamente realizar USTV para medida da espessura do eco endometrial. Na Disciplina de Ginecologia Oncológica da Escola Paulista de Medicina da Universidade Federal de São Paulo, considera-se normal uma espessura endometrial de até 5 mm. Acima disso, está indicado o estudo endometrial por histeroscopia (padrão-ouro para endométrio). A histeroscopia fará parte da propedêutica, independentemente da espessura do eco endometrial, em mulheres que apresentam recidiva do sangramento genital da pós-menopausa, mesmo na vigência de eco endometrial inferior a 5 mm (excluir CE tipo II que se origina em endométrio atrófico) e naquelas com diagnóstico de síndrome de Lynch II.

O principal fator de risco para o óbito é o envolvimento linfonodal. Assim, a identificação, ainda no período pré-operatório, de fatores correlacionados com as metástases linfonodais é de grande valia. Entre eles, destacam-se a invasão miometrial profunda, envolvimento do colo uterino e anexos, alto grau histológico (G3), invasão linfovascular e tamanho da neoplasia.

Utiliza-se a ressonância magnética (RM), método com boa sensibilidade e especificidade na detecção da invasão miometrial profunda, acometimento cervical e parametrial e avaliação de metástases à distância. Apresenta baixa taxa de sensibilidade na avaliação linfonodal.

O marcador tumoral CA-125 elevado correlaciona-se com doença avançada em 85% dos casos. Entretanto, valores normais não podem ser utilizados para descartar doença em estádio mais avançado.

PROGRESSÃO

Acomete mais frequentemente a parede posterior e o fundo uterino e dissemina-se por continuidade, por contiguidade, por meio das tubas, por linfáticos retroperitoniais, pelos ligamentos redondos e por via hematogênica.

ESTADIAMENTO

É cirúrgico, conforme exposto no Quadro 378.1. Engloba a avaliação citológica do líquido peritonial, a histerectomia total com anexectomia bilateral e a linfadenectomia pélvica e para-aórtica. Nos casos de tumores

QUADRO 378.1 ■ Estadiamento do CE

ESTÁDIO	DEFINIÇÃO
I	Tumor limitado ao corpo uterino
IA	Tumor limitado ao endométrio ou com invasão menor do que 50% do miométrio
IB	Tumor com invasão maior do que 50% do miométrio
II	Tumor invade o estroma cervical, mas não se estende além do útero
IIIA	Tumor invade serosa e/ou anexos (extensão direta ou metástases)
IIIB	Tumor invade vagina ou paramétrios
IIIC	Metástases para linfonodos pélvicos e/ou para-aórticos
IVA	Acometimento de mucosa de bexiga e/ou intestino
IVB	Metástases à distância

Disponível em: www.figo.org.

com tipos histológicos adversos e alto grau histopatológico, cujo risco de doença disseminada pela superfície peritonial é maior, procede-se à omentectomia e a biópsias peritoniais (à semelhança do carcinoma de ovário).

TRATAMENTO

Inicialmente cirúrgico. Existem controvérsias quanto à realização da linfadenectomia em todas as pacientes. Atualmente, preconiza-se a linfadenectomia sistemática em pacientes de alto risco: alto grau histopatológico; infiltração miometrial profunda; envolvimento do colo uterino, paramétrios ou dos anexos.

Mulheres de baixo risco (tumores bem diferenciados e sem os fatores de risco descritos) não são candidatas à linfadenectomia sistemática, considerando-se a morbidade associada ao procedimento.

Para a adequada escolha da modalidade cirúrgica, a lâmina da biópsia endometrial deverá ser revista por patologista experiente. Cumpre salientar que a literatura pertinente aponta mudanças do grau de diferenciação em até 40% dos casos após a análise do útero em sua totalidade.

Assim, a RM pode auxiliar na escolha prévia da cirurgia, e deve-se realizar o exame patológico de congelação no intraoperatório, para definição da invasão miometrial e de linfonodos suspeitos.

Sistêmico

- **Tratamento adjuvante:** a escolha do tratamento sistêmico adjuvante pós-cirúrgico do CE depende da estratificação do risco de recidiva, conforme Quadro 378.2. Pacientes de baixo risco podem ser só observadas, ao passo que aquelas de risco intermediário são candidatas à radioterapia, que pode ser restrita apenas à braquiterapia. Pacientes de alto risco, entretanto, são candidatas à quimioterapia adjuvante com ou sem radioterapia.
- **Tratamento da doença recidivada/metastática:** em pacientes cuja recidiva ocorreu há mais de seis meses após o uso de terapia adjuvante baseada em cisplatino ou que não receberam adjuvância com quimioterapia, podem-se utilizar regimes com base em cisplatino (p. ex.: a combinação de carboplatino e paclitaxel). Pacientes que recidivaram em menos de seis meses após a adjuvância podem receber sequencialmente medicamentos isolados (p. ex.: doxorubicina ou paclitaxel). O uso de hormonioterapia com acetato de megestrol ou tamoxifeno pode ser considerado para pacientes com tumores do endométrio graus histológicos I ou II e com expressão de receptores de estrogênio e progesterona.

PROGNÓSTICO

A sobrevida média, englobando todos os estádios clínicos, é de 69%. Nos estádios iniciais, é superior a 90%, e a sobrevida em cinco anos não ultrapassa 30% nos estádios mais avançados.

O seguimento deve ser realizado trimestralmente nos primeiros dois anos, semestralmente até o quinto ano e, depois, anualmente.

QUADRO 378.2 ■ Estratificação do risco do CE

1 | Baixo risco: pacientes com histologia endometrioide de baixo grau histológico (GI ou GII) confinada ao endométrio (estádio IA)
2 | Risco intermediário: mulheres cujo carcinoma endometrial invade o miométrio (estádios IA e IB) ou que demonstram invasão estromal ou cervical (estádio II)
3 | Alto risco: qualquer caso de estádio III e qualquer estádio clínico se a histologia for serosa ou de células claras

DIAGNÓSTICO E TRATAMENTO

■ SARCOMAS UTERINOS

Tumores raros e correspondem a apenas 1% dos tumores malignos do trato genital. São considerados os tumores uterinos mais malignos e de pior prognóstico.

A etiologia é controversa, mas pode correlacionar-se a exposição à radiação ionizante prévia (10 a 25% dos casos), o uso de estrogênio e progesterona e o uso de tamoxifeno (em especial para o adenossarcoma).

O grupo é heterogêneo e deriva do tecido uterino mesenquimal. Atualmente, os sarcomas uterinos são classificados em: leiomiossarcoma; sarcoma do estroma endometrial; adenossarcoma; e sarcoma indiferenciado (anteriormente denominado sarcoma do estroma endometrial de alto grau). Essa classificação poderá ser alterada, face às revisões que estão ocorrendo.

Desde 2009, o carcinossarcoma não é mais classificado como sarcoma, fazendo parte do grupo de carcinomas do endométrio de alto grau, ao lado dos carcinomas seroso-papilífero e de células claras.

QUADRO CLÍNICO E DIAGNÓSTICO

A manifestação clínica é variável e depende do tipo histopatológico.

> **ATENÇÃO!**
>
> De forma geral, o principal sintoma é o sangramento vaginal anormal, presente em 70 a 95% das mulheres.

Os sintomas incluem, além do sangramento vaginal anormal, dor pélvica (30%) e aumento do volume uterino (50%).

Podem auxiliar no diagnóstico exames de imagem (US e RM) e estudo histopatológico do endométrio por meio de biópsias endometriais.

> **ATENÇÃO!**
>
> Considerando-se que os sintomas são comuns às principais patologias benignas do útero, como leiomiomas e adenomiose, não é incomum que o diagnóstico dos sarcomas uterinos seja feito no pós-operatório de uma cirurgia para doença supostamente benigna.

Com o uso rotineiro de procedimentos laparoscópicos nas histerectomias e miomectomias e com as terapêuticas, como embolização de artérias uterinas no tratamento conservador do leiomioma uterino, há que se considerar a gravidade do morcelamento dos sarcomas e dos tratamentos conservadores, com piora do prognóstico dessas pacientes.

ESTADIAMENTO

Os sarcomas uterinos, independentemente do tipo histopatológico, foram, durante muitos anos, classificados consoante o estadiamento do carcinoma de endométrio. Contudo, em 2009, a FIGO estabeleceu um estadiamento próprio para cada variante histológica (Quadro 378.3).

O estadiamento do carcinossarcoma continua seguindo o do CE.

CARCINOSSARCOMA

Corresponde a 4% dos tumores malignos do útero, com mais frequência na pós-menopausa.

A teoria mais aceita para a origem dos carcinossarcomas é a monoclonal, com o componente sarcomatoso originando-se de uma diferenciação do componente carcinomatoso. O carcinossarcoma é, portanto, um carcinoma metaplásico, ou seja, um CE com áreas de metaplasia sarcomatosa.

QUADRO 378.3 ■ Estadiamento dos sarcomas uterinos	
ESTÁDIO	**DEFINIÇÃO**
1 | Leiomiossarcoma e sarcoma do estroma endometrial*	
I	Tumor limitado ao útero
IA	≤ 5 cm
IB	> 5 cm
II	Tumor com extensão à pelve
IIA	Acometimento de anexos
IIB	Acometimento do tecido pélvico extrauterino
III	Tumor invade tecidos abdominais
IIIA	Acometimento de um sítio
IIIB	Acometimento de dois ou mais sítios
IIIC	Acometimento de linfonodos pélvicos e/ou para-aórticos
IV	
IVA	Acometimento de bexiga e/ou reto
IVB	Metástases à distância
2 | Adenossarcoma	
I	Tumor limitado ao útero
IA	Limitado ao endométrio/endocérvix sem invasão miometrial
IB	Invasão ≤ 50% do miométrio
IC	Invasão > 50% do miométrio
II	Tumor com extensão à pelve
IIA	Acometimento de anexos
IIB	Acometimento do tecido pélvico extrauterino
III	Tumor invade tecidos abdominais
IIIA	Acometimento de um sítio
IIIB	Acometimento de dois ou mais sítios
IIIC	Acometimento de linfonodos pélvicos e/ou para-aórticos
IV	
IVA	Acometimento de bexiga e/ou reto
IVB	Metástases à distância
3 | Carcinossarcoma	
Devem seguir o estadiamento dos carcinomas de endométrio	

*Tumores simultâneos de corpo uterino e ovário/pelve associados com endometriose ovariana/pélvica devem ser classificados como tumores primários independentes.
Disponível em: www.figo.org.

O quadro clínico caracteriza-se por sangramento da pós-menopausa. Queixa clínica de aumento do volume abdominal, dor pélvica e corrimento vaginal abundante também podem estar presentes.

> **ATENÇÃO!**
>
> A tríade clássica do carcinossarcoma é a de sangramento da pós-menopausa, dor pélvica e tecido friável exteriorizando-se pelo orifício uterino no exame especular.

É considerado a variante mais agressiva dos carcinomas epiteliais, sendo frequente a presença de doença extrauterina por ocasião do diagnóstico, representada clinicamente pelo surgimento de ascite e/ou tumores abdominais.

O diagnóstico, em geral, é feito por meio da biópsia de endométrio. A disseminação é preferencialmente linfática, caracterizando-se pela progressão rápida, com acometimento de anexos, linfonodos e peritônio.

O tratamento é cirúrgico, representado por histerectomia total, anexectomia bilateral, omentectomia, lavado peritonial, linfadenectomia pélvica e para-aórtica e biópsias da superfície peritonial. Se houver carcinomatose, a cirurgia deverá seguir os princípios da citorredução à semelhança do preconizado para pacientes com tumores epiteliais de ovário.

O estadiamento segue o do CE (Quadro 378.1). A adjuvância é feita com rádio e/ou quimioterapia. A sobrevida é baixa mesmo em estádios iniciais, e as recidivas são frequentes.

LEIOMIOSSARCOMA

Após a reclassificação dos carcinossarcomas como tumores endometriais, os leiomiossarcomas passaram a ser os sarcomas uterinos mais frequentes e representam 1 a 3% dos tumores malignos do útero. Cerca de 1 em cada 8 mil tumores de músculo liso do útero são leiomiossarcomas.

A idade média de incidência é cerca de 10 anos superior àquela observada em mulheres com leiomiomas. Portanto, acomete mulheres geralmente na peri ou pós-menopausa e tem pico de incidência dos 45 aos 55 anos.

O diagnóstico histopatológico é feito ao se encontrar no mínimo dois dos três critérios: atipia nuclear acentuada; índice mitótico superior a 10 mitoses por 10 campos de grande aumento; e necrose de coagulação em células tumorais. Devem ser diferenciados dos miomas atípicos ou hipercelulares.

O quadro clínico caracteriza-se por dor abdominopélvica, sangramento genital anormal e tumor abdominopélvico palpável.

> **ATENÇÃO!**
>
> O crescimento rápido de um leiomioma deve sugerir a possibilidade de malignidade. Portanto, na pós-menopausa, deve-se sempre suspeitar de leiomiossarcoma quando existe crescimento de mioma preexistente.

A imagem ultrassonográfica identifica tumores volumosos e heterogêneos, cercados por miométrio afinado e com áreas de necrose central.

O tratamento cirúrgico é a histerectomia total, associada à anexectomia em mulheres na pós-menopausa. A disseminação linfática é pouco frequente, justificando a não realização de linfadenectomia sistemática.

Recomenda-se a linfadenectomia apenas naquelas pacientes com comprometimento linfonodal macroscópico.

Como a principal via de disseminação é hematogênica, a realização de lavado peritonial, biópsias peritoniais e omentectomia de rotina não é recomendada.

Na eventualidade de diagnosticar-se leiomiossarcoma em peças de miomectomia, deve-se considerar que, se houve morcelamento, piorou-se o prognóstico. Está formalmente indicada a reabordagem cirúrgica dessas pacientes para realização de histerectomia total, que deve seguir o princípio da retirada completa e em monobloco do útero, com investigação da cavidade abdominal.

Caso o diagnóstico de leiomiossarcoma tenha sido realizado em peça de histerectomia total por suposto leiomioma, investiga-se com imagem (RM) a cavidade, e a reabordagem para estadiamento está indicada se houver doença residual.

A agressividade desse tumor se expressa nas altas taxas de recorrência, sendo as principais recidivas pulmonares, seguidas pelas pélvicas. A adjuvância é feita com rádio, químio e hormonioterapia.

SARCOMA DO ESTROMA ENDOMETRIAL

Segundo sarcoma uterino mais frequente. Consoante a última classificação da OMS, o termo sarcoma do estroma endometrial aplica-se às neoplasias derivadas de células do estroma endometrial em fase proliferativa.

Era classificado em alto grau (mais de 10 mitoses por 10 campos de grande aumento) e baixo grau (menor ou igual a 10 mitoses por 10 campos de grande aumento). Atualmente, consideram-se como sarcoma do estroma endometrial apenas os de baixo grau. Os de alto grau passaram a ser denominados sarcoma endometrial indiferenciado, em virtude de seu alto índice mitótico, maior risco de invasão miometrial, acentuado pleomorfismo nuclear e necrose tumoral.

Acomete mulheres na peri e pós-menopausa, acima de 40 anos. Existem relatos de aumento da incidência em mulheres com síndrome dos ovários policísticos (SOP) e naquelas em uso de estrogênio de terapia ou tamoxifeno.

O quadro clínico caracteriza-se por sangramento uterino anormal e dor pélvica, mas cerca de 25% das mulheres são assintomáticas. Em mulheres na pré-menopausa, o diagnóstico pode ser difícil no pré-operatório, visto que as alterações menstruais são muitas vezes imputadas às oscilações hormonais frequentes nessa fase.

A US fornece poucos subsídios que possam sugerir doença maligna. Geralmente, apresenta-se como espessamento focal ou disseminado do endométrio e, às vezes, é possível observar infiltração miometrial.

Por ocasião do diagnóstico, 30% das mulheres já apresentam doença extrauterina, em especial metástases em ovários. Ao se diagnosticar um tumor ovariano como estroma endometrial, a alta incidência faz o estudo do útero ser imperativo.

A histerectomia total com anexectomia bilateral é o tratamento de rotina recomendado. Utiliza-se a químio e a hormonioterapia em casos selecionados.

No que concerne ao prognóstico, são tumores indolentes com melhor prognóstico quando comparados aos demais sarcomas. Caracterizam-se por recidivas tardias, mesmo em pacientes em estádio inicial. Esse caráter indolente possibilita a indicação de seguidas cirurgias de citorredução frente às recidivas.

SARCOMA ENDOMETRIAL INDIFERENCIADO

Sarcoma do estroma endometrial de alto grau, é raro e seu comportamento clínico é pouco estudado, diante da pequena casuística. Por ser de alto grau, não expressa receptor hormonal e, geralmente, por ocasião do diagnóstico, já se encontra avançado.

O quadro clínico é inespecífico, caracterizado por sangramento genital, tumor pélvico e algia pélvica. O tratamento envolve a cirurgia, se necessário, citorredutora, seguida da individualização da radioterapia para controle local e quimioterapia sistêmica. O prognóstico é bastante ruim e o óbito ocorre geralmente em, no máximo, dois anos após o diagnóstico.

ADENOSSARCOMA

Trata-se de um tumor bastante raro, com baixo potencial de malignidade. O adenossarcoma do útero tem componente epitelial benigno e estromal caracterizado por sarcoma de baixo grau.

Acomete principalmente mulheres na pós-menopausa, e seu principal sintoma é o sangramento genital.

Deve-se investigar, na história clínica, o uso prévio de tamoxifeno e a radiação ionizante.

O tratamento é semelhante ao do sarcoma do estroma endometrial.

REVISÃO

- Não existe rastreamento populacional para o CE. Trata-se de carcinoma geralmente sintomático (sangramento genital anormal); mulheres com sangramento genital da pós-menopausa devem ser orientadas a procurar o ginecologista o mais prontamente possível.
- O CE compreende dois tipos de doenças distintas: o tipo I, ou endometrioide, resultante da via estrogênica; e o tipo II, ou não endometrioide, com pior prognóstico.
- Na pós-menopausa, deve-se sempre suspeitar de leiomiossarcoma quando existe crescimento de mioma preexistente.
- O quadro clínico dos sarcomas uterinos é semelhante ao de doenças benignas do útero, sendo comum o diagnóstico dos sarcomas uterinos ser feito no pós-operatório de uma cirurgia para doença supostamente benigna.

■ LEITURAS SUGERIDAS

Colombo N, Preti E, Landoni F, Carinelli S, Colombo A, Marini C, et al. Endometrial cancer: ESMO Clinical Practice Guidelines for diagnosis, treatment and follow-up. ESMO Guidelines Working Group. Ann Oncol. 2013;24 Suppl 6:vi33-8.

NCCN Clinical Practice Guidelines in Oncology. Uterine neoplasms [Internet]. Washington: NCCN; 2014 [capturado em 17 jan. 2017]. Disponível em: http://www.nccn.org/professionals/physician_gls/f_guidelines.asp#uterine. Acesso restrito.Nout RA, Smit VT, Putter H, Jürgenliemk-Schulz IM, Jobsen JJ, Lutgens LC, et al. PORTEC Study Group. Vaginal brachytherapy versus pelvic external beam radiotherapy for patients with endometrial cancer of high-intermediate risk (PORTEC-2): an open-label, non-inferiority, randomized trial. Lancet. 2010;375(9717):816-23.

Randall ME, Filiaci VL, Muss H, Spirtos NM, Mannel RS, Fowler J, et al. Gynecologic Oncology Group Study. Randomized phase III trial of whole-abdominal irradiation versus doxorubicin and cisplatin chemotherapy in advanced endometrial carcinoma: a Gynecologic Oncology Group Study. J Clin Oncol. 2006;24(1):36-44.

Seddon BM, Davda R. Uterine sarcomas-Recent progress and future challenges. Eur J Radiol. 2011;78(1):30-40.

379

CÂNCER DE VULVA

- ANA FLÁVIA ARAÚJO LITWINCZUK
- PEDRO LUIZ LACORDIA
- WAGNER JOSÉ GONÇALVES

O câncer de vulva é responsável por 3 a 5% das neoplasias malignas do trato genital feminino e representa 1% de todas as neoplasias em mulheres, com incidência de 1 a 2 casos por 100 mil mulheres.

A maioria dos casos de câncer vulvar ocorre em mulheres na pós-menopausa, na 7ª década de vida. Entretanto, nos últimos anos, observou-se aumento na incidência da doença em pacientes mais jovens.

A etiologia do câncer de vulva está relacionada a infecções crônicas não específicas (como líquen escleroso), doenças granulomatosas genitais, má higiene, doenças sexualmente transmissíveis [DST] (como herpes simples), progressão de distrofias vulvares e, principalmente, ao papilomavírus humano (HPV). Além disso, a imunossupressão crônica (pacientes transplantadas e pacientes com HIV e Aids) e o tabagismo estão sendo considerados cofatores para o desenvolvimento desse tipo de câncer. O HPV está relacionado com o condiloma acuminado da vulva, a neoplasia intraepitelial vulvar (NIV), o carcinoma epidermoide invasivo e o carcinoma verrucoso da vulva.

Assim, de acordo com a lesão precurssora do câncer de vulva, observam-se dois grupos de pacientes com características distintas. O tipo 1 é representado por pacientes com mais de 60 anos, em associação a infecções crônicas não específicas com baixa associação à infecção pelo HPV, com lesões unifocais, queratinizadas e de grau histológico bem diferenciado. Tem como lesão precursora a neoplasia intraepitelial bem diferenciada (NIVD) com taxa de progressão para o câncer de 20%, e o comprometimento linfonodal é menos frequente. O tipo 2 é representado por pacientes jovens (40 a 50 anos), com *status* de imunossupressão, que apresentam lesões multifocais, com grau histológico pouco diferenciado e com elevada associação à infecção pelo HPV. Sua lesão precursora é chamada de NIV pouco diferenciada ou usual, independentemente de sua apresentação clínica (doença de Bowen ou papulose bowenoide). Tem taxa de progressão para o carcinoma escamoso de 11% e maiores taxas de comprometimento linfonodal.

ATENÇÃO!

O carcinoma epidermoide é o tipo histopatológico em 90 a 95% de todos os casos do câncer de vulva, seguido pelo melanoma, adenocarcinoma, carcinoma da glândula de Bartholin e sarcomas.

As NIV escamosas estão representadas por dois grupos: a doença de Paget e o melanoma *in situ*. A doença de Paget descrita para a mama pode também ser encontrada na vulva, no umbigo, na pálpebra e no pênis. Porém, raramente se encontra carcinoma de glândula apócrina abaixo da lesão epitelial vulvar, diferenciando-a, então, da doença de Paget da mama.

QUADRO CLÍNICO

A maioria das pacientes com câncer de vulva apresenta, ao diagnóstico, lesão associada a prurido. Outros sintomas que também podem estar associados são sangramento genital, corrimento, disúria e dor. Ao exame físico, observam-se lesões sobrelevadas, vegetantes, nódulos ou ulcerações.

O tumor localiza-se, em 60% dos casos, em lábio maior da vulva, em 20%, no lábio menor ou vestíbulo vulvar propriamente dito, em 12%, em região periclitoriana, e em 6%, em região perineal.

Em 2007, três estudos randomizados envolvendo mais de 18 mil mulheres entre 16 e 26 anos demonstraram efetiva redução na incidência de lesões vulvares e vaginais de alto risco (NIVA e NIV 2 e 3), semelhante à observada nas lesões cervicais, com o programa de vacinação contra o HPV. Esse parece ser o caminho promissor para redução de lesões precursoras do câncer anogenital associado às infecções virais.

Outros estudos com vacinas bivalentes e tetravalentes (dois deles em fase III) vêm sendo conduzidos, e os resultados são aguardados com otimismo.

DIAGNÓSTICO

Em geral, é feito tardiamente, uma vez que pacientes idosas relutam em buscar avaliação médica. Muitos estudos sobre o câncer de vulva relatam que pacientes demoraram vários meses, desde o início dos sintomas, para procurarem auxílio médico. Por isso, deve-se orientar mulheres assintomáticas a buscarem consultas ginecológicas rotineiras ou caso apresentem sintomas, como prurido ou sangramento genital anormal, visando ao diagnóstico e ao tratamento precoces.

Ao exame ginecológico, observam-se lesões sobrelevadas, brancas ou hiperemiadas, ulceradas, com presença de nódulos ou vegetações.

Para auxiliar o diagnóstico, faz-se a genitoscopia com aplicação de ácido acético (3 a 5%), ou seja, a observação com colposcópio, seguida de biópsia dirigida de lesões suspeitas. Pode-se ainda complementar a vulvoscopia com a realização do teste de Collins (aplicação de solução de azul de toluidina 1 a 2%). Entretanto, por apresentar relevante percentual de falso-negativo e falso-positivo, este vem caindo em desuso.

ATENÇÃO!

A avaliação com ácido acético do relevo do epitélio, feita de forma minuciosa, proporciona biópsias com alto percentual de acurácia.

ESTADIAMENTO

Em geral, os mais frequentes tipos histológicos do câncer de vulva apresentam disseminação linfonodal ordenada com envolvimento dos linfonodos inguinais superficiais, depois para os linfonodos profundos e, posteriormente, para as cadeias linfonodais pélvicas.

ATENÇÃO!

O principal fator prognóstico do câncer de vulva é o *status* linfonodal. Na ausência de linfonodos comprometidos, a sobrevida global atinge 90% em cinco anos. Nos casos com linfonodos comprometidos, a sobrevida reduz para 60%, quando há comprometimento linfonodal unilateral, e para 20 a 30%, quando é bilateral.

O estadiamento inicial do câncer de vulva é clínico; entretanto, deve ser modificado ou confirmado com os achados histopatológicos (Quadro 379.1). Considera-se, além do tamanho e da extensão locorregional do tumor, o *status* linfonodal, incluindo o número e o tamanho das metástases linfonodais, além das metástases à distância.

A incidência de metástases linfonodais está relacionada com a profundidade da invasão estromal, o grau histológico e o envolvimento do es-

DIAGNÓSTICO E TRATAMENTO

QUADRO 379.1 ■ Estadiamento, segundo a FIGO 2009, para câncer de vulva

ESTÁDIO	DESCRIÇÃO
I A	Lesão ≤ 2 cm em extensão, confinada à vulva ou ao períneo e com invasão estromal ≤ 1 mm, sem metástases linfonodais
I B	Lesão > 2 cm em extensão ou com invasão estromal > 1 mm confinada à vulva ou ao períneo, sem metástases linfonodais
II	Tumor de qualquer tamanho com extensão para estruturas perineais adjacentes (1/3 inferior da uretra, 1/3 inferior da vagina, ânus), sem metástases linfonodais
III A	Tumor de qualquer tamanho com, ou sem, extensão para estruturas perineais adjacentes (1/3 inferior da uretra, 1/3 inferior da vagina, ânus), com metástases linfonodais: (i) 1-2 linfonodos comprometidos (< 5 mm) (ii) 1 linfonodo comprometido (≥ 5 mm)
III B	Tumor de qualquer tamanho com, ou sem, extensão para estruturas perineais adjacentes (1/3 inferior da uretra, 1/3 inferior da vagina, ânus), com metástases linfonodais: (i) 3 ou mais linfonodos comprometidos (< 5 mm) (ii) 2 ou mais linfonodos comprometidos (≥ 5 mm)
IIIC	Tumor de qualquer tamanho com, ou sem, extensão para estruturas perineais adjacentes (1/3 inferior da uretra, 1/3 inferior da vagina, ânus), com linfonodos comprometidos extracapsular
IV A	Tumor invade: (i) 1/3 superior de uretra e/ou mucosa vaginal, mucosa vesical, mucosa retal ou fixo à parede pélvica, ou (ii) linfonodo inguinofemoral ulcerado ou fixo
IV B	Metástases à distância, incluindo linfonodos pélvicos

Fonte: Pecorelli.[1]

paço linfovascular. As lesões menores do que 2 cm de extensão e 1 mm de profundidade apresentam pequena probabilidade de invasão linfonodal.

■ TRATAMENTO

Predominantemente cirúrgico, inclusive para determinação do estadiamento. A adjuvância é feita principalmente por radioterapia (RT) associada à quimioterapia (QT) sensibilizante, feita com cisplatina associada ao 5-fluoruracil.

A QT sistêmica restringe-se a casos avançados como esquema paliativo de tratamento. Não há, portanto, pelo escasso número de casos, esquemas preferenciais de QT.

Na Figura 379.1, pode-se observar o fluxograma de tratamento de acordo com o estadiamento da International Federation of Gynecology and Obstetrics (FIGO) de 2009.

Nos casos dos tumores iniciais, seguindo resultados dos estudos GOG 173 e GROINS V, há a possibilidade da pesquisa de linfonodo-sentinela. Nessa técnica, utiliza-se a associação do azul patente com o radioisótopo ^{99m}TC. Deve ser aplicada em paciente com tumor unifocal, com menos de 4 cm e sem história de radioterapia ou cirurgia inguinal. Essa técnica apresenta valor preditivo negativo (VPN) de 3,7%.

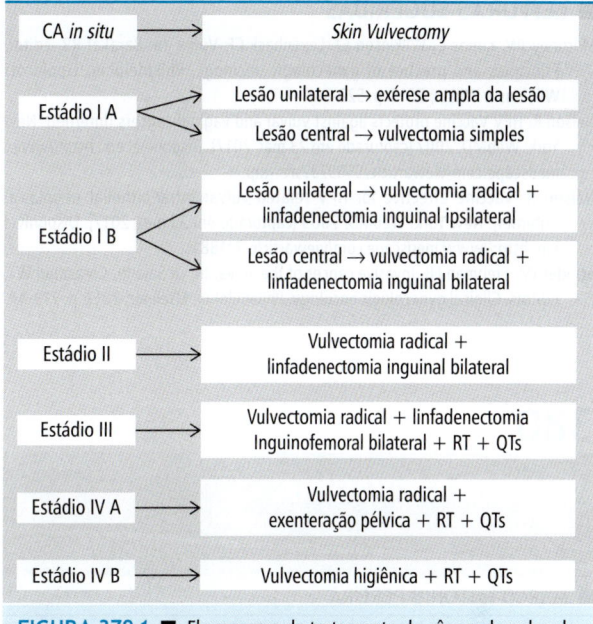

FIGURA 379.1 ■ Fluxograma de tratamento de câncer de vulva de acordo com o estadiamento Figo 2009.

Fonte: Pecorelli.[1]

O achado de metástase no linfonodo-sentinela maior do que 2 mm aumenta as chances de comprometimento dos linfonodos não sentinelas, conferindo pior prognóstico.

Não existe ainda um ponto de corte (*cut-off*) abaixo do qual o risco de metástases em linfonodos não sentinela seja nulo, apesar do ultraestadiamento no linfonodo-sentinela.

■ SEGUIMENTO E PROGNÓSTICO

O seguimento clínico, com vulvoscopia e exame pélvico, deve ser feito trimestralmente nos dois primeiros anos após o tratamento e semestralmente nos três anos subsequentes. Após esse período, a paciente deve receber alta da especialidade sendo acompanhada anualmente em serviços de baixa complexidade.

REVISÃO

- O câncer de vulva, uma das neoplasias do trato genital feminino, tem etiologia relacionada desde a infecções crônicas não específicas até progressão de distrofias vulvares, mas, sobretudo, ao HPV.
- A maioria das pacientes com esse tipo de câncer apresenta lesão associada ao prurido, ao diagnóstico, que é feito por exame ginecológico, com auxílio da genitoscopia, por diversas técnicas.
- O tratamento é predominantemente cirúrgico, inclusive para determinação do estadiamento. A adjuvância é feita, sobretudo, por radioterapia associada à quimioterapia sensibilizante.

■ REFERÊNCIA

1. Pecorelli S. Revised FIGO staging for carcinoma of the vulva, cervix, and endometrium. Int J Gynaecol Obstet. 2009;105(2):103-4.

LEITURAS SUGERIDAS

Moroney JW, Kunos C, Wilkinson EJ, Levenback CF. Vulva. In: Barakat RR, editor. Principles and practice of gynecologic oncology. Philadelphia: Lippincott Williams & Wilkin; 2013. p. 523-56.

Nelson R. HPV Vaccine protects against vulvar and vaginal cancers [Internet]. New York: WebMD; 2007 [capturado em 23 mar. 2017]. Disponível em: http://www.medscape.com/viewarticle/556973?src=mp.

Nelson R. Vaccine effective for HPV related vulvar intraepithelial neoplasia. [Internet]. New York: WebMD; 2009 [capturado em 23 mar. 2017]. Disponível em: http://www.medscape.com/viewarticle/711881.

Schider JM, Stehman FB. Invasive cancer of the vulva. In: Di Saia PJ, Creasman WT, editors. Clinical gynecologic oncology. Philadelphia: Elsevier; 2012. p. 219-44.

380

CÂNCER DE VAGINA

- MARCO ANTONIO PEREIRA
- PEDRO LUIZ LACORDIA
- WAGNER JOSÉ GONÇALVES

O câncer primário de vagina define-se quando a lesão surge unicamente da vagina sem o envolvimento do colo uterino (superiormente) ou da vulva (inferiormente). É uma neoplasia rara e representa apenas 1 a 2% de todas as neoplasias malignas do trato genital feminino. A importância dessa definição reside na diferente abordagem no tratamento do câncer entre as regiões superior e inferior da vagina.

O câncer de vagina é mais comum em mulheres idosas, com ápice de incidência entre a 6ª e a 7ª década de vida. De acordo com a International Federation of Gynecology and Obstetrics (FIGO), os casos devem ser classificados como carcinoma de vagina somente após a exclusão da origem cervical, vulvar ou uretral da lesão (Quadro 380.1). Devido à raridade dessa doença, as condutas baseiam-se, em sua maioria, em estudos retrospectivos.

Em pacientes com história prévia de carcinoma *in situ*, carcinoma invasivo de colo ou de vulva, é necessário intervalo livre de doença de 5 a 10 anos antes de ser considerado o diagnóstico de carcinoma primário de vagina.

QUADRO 380.1 ■ Estadiamento do câncer de vagina

ESTÁDIO	DESCRIÇÃO
0	Carcinoma *in situ* (NIVA)
I	Tumor limitado à parede vaginal
II	Tumor que infiltra o tecido subvaginal, mas não atinge a parede pélvica
III	Tumor que atinge a parede pélvica
IVA	Tumor que invade a mucosa da bexiga ou do reto e/ou se estende além da pelve verdadeira
IVB	Presença de metástases à distância

Disponível em: www.figo.org. NIVA: neoplasia intraepitelial vaginal.

FATORES DE RISCO

- Infecção pelo HPV, principalmente os tipos 16, 18, 31 e 33.
- As lesões HPV-negativas em geral ocorrem em pacientes idosas e frequentemente estão associadas à mutação da p53.
- Atividade sexual precoce, múltiplos parceiros, doença sexualmente transmissível (DST), tabagismo e imunodepressão.
- Infecção crônica da vagina pelo uso de pessários ou anéis.
- Radioterapia (10% das mulheres com diagnóstico de carcinoma primário de vagina têm história prévia de irradiação pélvica).
- Dietilbestrol (DES) – maior risco de gerar adenocarcinoma de vagina.
- Neoplasias intraepiteliais e carcinoma de colo uterino.

TIPOS HISTOLÓGICOS

Mais de 90% dos carcinomas de vagina são do tipo epidermoide e aproximadamente 5% são adenocarcinomas. O carcinoma epidermoide acomete pacientes acima de 50 anos, sendo mais comumente encontrado nos dois terços superiores da vagina, na parede posterior.

O adenocarcinoma de células claras é raro e acomete mulheres com menos de 30 anos. Dois terços dos casos estão relacionados ao uso materno de DES durante a gravidez. A lesão ocorre, principalmente, no terço superior da vagina na parede anterior. A adenose de vagina é a lesão precursora do adenocarcinoma de células claras, e o prognóstico é relativamente bom. Esse tumor pode ser curado pela cirurgia, ainda que as metástases ocorram para linfonodos e pulmão.

O rabdomiossarcoma (sarcoma botrioide) é uma neoplasia rara, muito agressiva e localmente invasiva, sendo mais frequente na parede anterior da vagina. Mais de 90% dos casos se dão em meninas com idade inferior a 5 anos, e dois terços são diagnosticados antes dos 2 anos. Atualmente, o tratamento baseia-se na quimioterapia combinada com radioterapia e/ou cirurgia, dependendo das circunstâncias.

O melanoma vaginal é raro e corresponde a 0,5 a 2% dos tumores malignos da vagina. Menos de 150 casos foram relatados, acometendo pacientes com idade avançada, com localização mais frequente na parede anterior e no terço inferior. O prognóstico é extremamente sombrio, com recorrência local e metástases para o pulmão.

O leiomiossarcoma é outra variedade de tumor raro e corresponde a menos de 2% das neoplasias malignas primárias da vagina. Apresenta-se como lesão submucosa de terço superior.

Os tumores metastáticos são frequentes na vagina, principalmente os derivados do colo do útero. Anotam-se, ainda, os adenocarcinomas metastáticos, que têm origem no endométrio, seguidos de ovário, colo, reto e, mais raramente, da mama.

QUADRO CLÍNICO

Os sintomas mais comuns são sangramento (em 65 a 80% dos casos) e corrimento vaginais (30%). Dispareunia e sinusorragia podem estar presentes. Em tumores avançados, retenção urinária, dor, hematúria e urgência miccional podem ocorrer por compressão da parede anterior. Tumores que se desenvolvem na parede posterior são passíveis de produzir sintomas retais, como tenesmo, constipação ou sangue nas fezes. Cerca de 5 a 10% das pacientes são assintomáticas, sendo o diagnóstico realizado por meio de exame de rotina e pela citologia com a coloração de Papanicolaou.

No exame ginecológico, o achado mais comum é a lesão exofítica no terço superior da vagina.

DIAGNÓSTICO

A suspeita clínica baseia-se nos sintomas e nos sinais citados. A investigação diagnóstica é semelhante à do câncer do colo uterino, realizada por:

- colpocitologia oncológica;

- colposcopia com biópsia. As lesões precursoras, em geral multifocais, devem ser avaliadas em toda a vagina, principalmente no terço superior, no qual são mais frequentes;
- retossigmoidoscospia e cistouretroscopia (realizadas para excluir invasão local do colo e da bexiga nos casos de tumores mais avançados);
- ressonância magnética (RM) para estabelecer, com maior acurácia, a localização de lesões mais profundas, a presença de linfonodomegalias, compressão uretral, hidronefroses e metástases hepáticas.

A propagação é feita, principalmente, pelos linfáticos da vagina, alcançando os linfonodos inguinais, pélvicos e para-aórticos.

■ TRATAMENTO

No estádio 0, pode-se fazer apenas a ablação superficial, utilizando-se criocirurgia, eletrocauterização ou *laser*. É possível, ainda, realizar a excisão local do tumor.

> **ATENÇÃO!**
>
> Deve ser individualizado, considerando a idade da paciente, o local da lesão e o tipo histológico.

Nos maiores centros, a radioterapia é o tratamento de escolha nos casos de neoplasia invasora, utilizando-se a combinação de braqui e teleterapia, que apresenta excelentes resultados. As doses utilizadas são bastante elevadas (7.000 a 7.500 cGy). Pacientes com tumores maiores do que 4 cm apresentam menor taxa de sobrevida.

A cirurgia está indicada como técnica curativa nos estádios 0 e I e em alguns casos dos estádios II e IV. A excisão local é empregada em pequenos tumores, reservando-se a cirurgia radical tipo Wertheim-Meigs (histerectomia total, parametrectomia, colpectomia parcial e linfadenectomia) para casos bem selecionados, especialmente quando o tumor se situa na parede posterior ou no terço superior. A exenteração pélvica pode ser indicada em casos do estádio IVA, nos quais o tumor se propagou para a bexiga, o reto ou ambos.

■ TRATAMENTO ADJUVANTE

RADIOTERAPIA

Utilizada como tratamento adjuvante em pacientes após a cirurgia radical, nas quais houve comprometimento de linfonodos ou das margens cirúrgicas.

QUIMIOTERAPIA

Recomendada, principalmente, em raras neoplasias, como tumor do seio endodérmico e sarcoma botrioide.

Não é unanimemente utilizada, pois não há número de casos suficientes para se propor protocolos quimioterápicos de eleição, seja combinada à radioterapia ou empregada antes da cirurgia com o intuito de diminuir o tumor.

Portanto, é possível preconizá-la quando há recidiva do tumor ou em estádios muito avançados, utilizando-se cisplatina, 5-fluorouracil, mitomicina-C, entre outros esquemas. Todavia, os resultados ainda são pouco satisfatórios.

■ SEGUIMENTO E PROGNÓSTICO

O seguimento é feito por exames clínico, citológico e colposcópico. Os fatores prognósticos de maior relevância são o local e o tamanho do tumor, o estadiamento, o grau histológico e a idade da paciente.

As recidivas ocorrem, em geral, após um ano de tratamento. Quando as lesões são superiores, a recorrência se dá localmente; quando inferiores, mais frequentemente na parede pélvica ou a distância.

A sobrevida em cinco anos para todos os casos varia de 40 a 50%. Para o estádio 0, a sobrevida em cinco anos é de 94 a 100%; para o estádio I, de 71 a 87%; para o II, de 50 a 78%; para o III, de 15 a 53%; e, finalmente, para o estádio IV, de 18%.

Alguns estudos, avaliaram o papel preventivo das vacinas bivalentes e tetravalentes anti-HPV no controle das lesões precursoras de origem viral dos cânceres anogenitais, cujos resultados vêm sendo publicados com resultados bastante promissores.

> **REVISÃO**
>
> - Tumor de vulva é uma neoplasia rara e representa apenas 1 a 2% de todas as neoplasias malignas do trato genital feminino.
> - Ocorre principalmente na 6ª e na 7ª décadas de vida.
> - Sangramento vaginal é a queixa mais frequente.
> - Cirurgia e/ou radioterapia são os principais tratamentos.

■ LEITURAS SUGERIDAS

Di Donato V, Bellati F, Fischetti M, Plotti F, Perniola G, Panici PB. Vaginal cancer. Crit Rev Oncol Hematol. 2012;81(3):286-95.

Gunderson CC, Nugent EK, Yunker AC, Rocconi RP, Graybill WS, Erickson BK, et al. Vaginal cancer: the experience from 2 large academic centers during a 15-year period. J Low Genit Tract Dis. 2013;17(4):409-13.

Mendoza N, Hernandez PO, Tyring SK. HPV Vaccine Update: New Indications and Controversies. Skin Therapy Lett. 2011;16(8):1-3.

Nelson R. HPV Vaccine protects against vulvar and vaginal cancers [Internet]. New York: WebMD; 2007 [capturado em 23 mar. 2017]. Disponível em: http://www.medscape.com/viewarticle/556973?src=mp.

381

CÂNCER RENAL

■ CASSIO ANDREONI RIBEIRO
■ VALDEMAR ORTIZ

Nas últimas duas décadas, poucas neoplasias tiveram avanços tão significativos quanto os que foram incorporados aos tumores renais nas áreas do entendimento dos eventos genético-moleculares que ocasionam seu desenvolvimento, em virtude da maior acurácia no diagnóstico, do desenvolvimento e da incorporação de procedimentos cirúrgicos minimamente invasivos e da recente aplicação de novos medicamentos alvo-moleculares para tratamento de doença sistêmica.

Apesar desses avanços, o câncer renal continua o tumor urológico mais letal, em que cerca de 30 a 40% dos casos irão a óbito devido ao avanço da doença.

■ HISTOPATOLOGIA

O tipo histológico mais comum é o carcinoma de células renais, cujos subtipos são listados a seguir.

- **Carcinoma de células renais de células claras (convencional):** 70 a 80% dos casos. Pode ser multicêntrico em até 5% e bilateral em até 3%. Tumor de cor amarelada e hipervascular.
- **Carcinoma de células renais papilífero (cromófilo):** 20% dos casos. Em geral, são tumores circunscritos, de cor marrom ou acastanhados, e necrose e hemorragia são encontradas com frequência. Delahunt e Eble[1] descreveram dois tipos de carcinoma papilífero: tipo 1, que tem células basófilas e bom prognóstico; e tipo 2, com células eosinófilas e núcleos pleomórficos e tem tendência a pior prognóstico que o tipo 1.
- **Carcinoma de células renais cromófobo:** 5% dos casos. Tumores originários das células intercalares tipo B dos túbulos distais. Em geral, têm excelente prognóstico e poucos casos de metástases à distância descritos. A cor varia entre bege e cinza-acastanhado.
- **Outros:** o carcinoma renal cístico multilocular é uma forma de tumor relacionada aos cistos renais complexos com prognóstico muito bom (cerca de 5% dos casos). O diagnóstico diferencial para o carcinoma renal cístico multilocular é o nefroma cístico multilocular, de natureza benigna (Figura 381.1). O carcinoma de ductos coletores de Bellini tem, em geral, um prognóstico sombrio, localiza-se na parte central do rim e representa cerca de 1% das neoplasias renais. O carcinoma medular está relacionado a indivíduos com traço falcêmico; os tumores também são localizados na parte central do rim e geralmente são diagnosticados com presença de metástases à distância. Os tumores benignos mais comuns são o angiomiolipoma e o oncocitoma.

■ FATORES DE RISCO

Não existem fatores de risco muito bem determinados para o desenvolvimento de câncer renal. História prévia de tabagismo pode ser verificada em até 30% dos casos novos, e estima-se que quem fuma tabaco regularmente pode ter um risco aumentado de 1,4 a 2,5 vezes. Hipertensão arterial pode ser outro risco em potencial (1,4 a 2 vezes maior), porém não se sabe se em virtude do efeito crônico da hipertensão nas células tubulares ou do uso crônico de medicações anti-hipertensivas, como os tiazídicos. História familiar positiva aumenta o risco em até três vezes. Apesar de as síndromes genéticas serem incomuns, seu melhor entendimento propiciou um avanço no desenvolvimento dos carcinomas de células renais (CCR) esporádicos mais comuns, como o CCR de células claras, que, em 60% das vezes, está associado com a mutação no cromossomo 3p25 (gene *VHL*), como na síndrome de von Hippel-Lindau.

■ EPIDEMIOLOGIA

O câncer renal é um tumor incomum e corresponde a cerca de 3% de todas as neoplasias malignas. Sua incidência está aumentando: de 1988 a 2002, houve um aumento de 40% no número de casos novos por ano. O CCR ocorre principalmente em homens (cerca de duas vezes mais do que em mulheres), na 6ª e 7ª décadas de vida. Outro fato importante é que os tumores renais têm sido descobertos em menor tamanho que no passado; de 1988 a 2002, houve uma redução de 14% no tamanho dos tumores no momento do diagnóstico. Um motivo para explicar tanto o aumento na frequência quanto na diminuição do tamanho dos novos casos de tumores renais é a realização de exames de imagem de forma comum e disseminada; no entanto, apesar disso, parece que o aumento da frequência é real e independe da maior frequência.

O rastreamento para câncer renal não é recomendável por se tratar de doença de baixa prevalência, ou seja, seria necessário realizar 100 mil exames de ultrassonografia (US) para descobrir cerca de nove casos. Portanto, o motivo para não se recomendar o rastreamento não é a eficácia do procedimento, e sim os custos e a complexidade dos exames, já que os casos descobertos precocemente têm estádio menos avançado e representam maior sobrevida.

■ QUADRO CLÍNICO

Hoje, a maior parte dos casos novos (cerca de 60%) é diagnosticada de forma incidental, e os indivíduos são assintomáticos. A história mais comum é do indivíduo que, ao fazer um *checkup*, é submetido a um exame de imagem por outro problema qualquer. Os sintomas são associados a crescimento local, à hemorragia, a síndromes paraneoplásicas e à doença metastática. A tríade clássica caracterizada por hematúria, dor lombar e massa palpável é pouco comumente encontrada. Contudo, isso depende do centro responsável pelo diagnóstico, já que alguns centros de maior referência de casos complexos podem identificar casos mais avançados. Sabe-se também que a presença de sintomas está relacionada a maior chance de pior prognóstico.

Cerca de 20% dos casos podem ter sintomas relacionados à síndrome paraneoplásica. As alterações sistêmicas mais comuns são velocidade de hemossedimentação (VHS) elevada, reação em cadeia da polimerase (PCR) elevada, hipertensão arterial (HA), anemia, perda de peso, aumento de temperatura, função hepática anormal não metastática (síndrome de Stauffer – fosfatase alcalina [FA] elevada, aumento do tempo de protrombina [TP] e elevação de bilirrubinas), hipercalcemia e policitemia. Exceto pela hipercalcemia, que deve receber tratamento específico, como hidratação vigorosa, uso de diuréticos e, eventualmente, administração de bifosfonatos, corticosteroides e calcitonina, as outras repercussões sistêmicas normalizam com a ressecção do tumor ou o tratamento sistêmico das metástases.

■ DIAGNÓSTICO

É desenvolvido por meio dos exames de imagem. O maior desafio é diferenciar os tumores sólidos que têm alta chance de malignidade dos cistos renais benignos e dos angiomiolipomas. Normalmente, os casos suspeitos são verificados em exames de US. Tumores hiperecogênicos podem ser angiomiolipomas, e a US nunca deve ser o único exame para decidir a conduta. Casos suspeitos devem ser submetidos à tomografia computadorizada (TC) sem e com contraste intravenoso (IV). Em geral, os carcinomas renais apresentam realce de contraste, e uma diferença de realce de mais de 15 ou 20 UH tem uma chance de 90% de ser um CCR (Figura 381.2). Indivíduos que não podem receber contraste na tomografia computadorizada (TC) podem

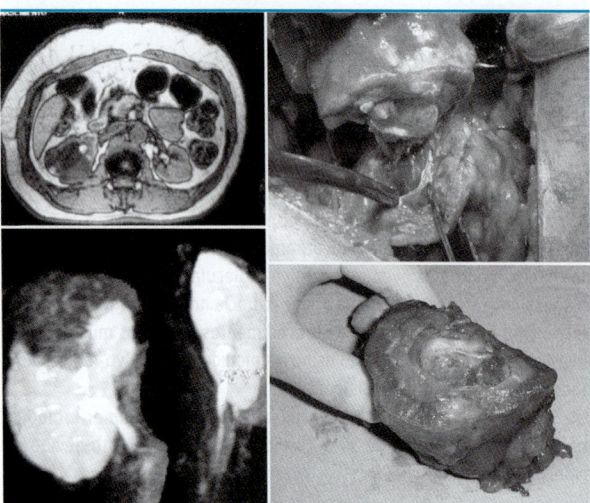

FIGURA 381.1 ■ Cisto Bosniak tipo 3 que revelou ser um nefroma cístico multiloculado. Um sinal particular dessa lesão para diferenciá-la de carcinoma é sua protuberância no sistema coletor.

DIAGNÓSTICO E TRATAMENTO

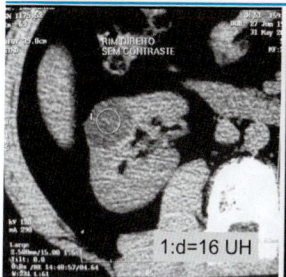
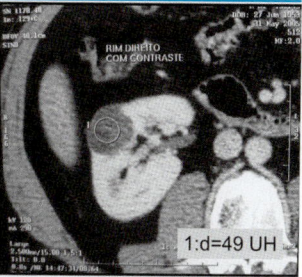

FIGURA 381.2 ■ TC em tumor renal direito mostrando realce significativo de contraste entre as fases pré e pós-contraste IV.

TABELA 381.1 ■ Estadiamento TNM do câncer renal			
Estádio I	T1a,b	N0	M0
Estádio II	T2	N0	M0
Estádio III	T3a,b,c	N0	M0
	T1,2,3	N1	M0
Estádio IV	T4	N0,N1	M0
	Qualquer T	N2	M0
	Qualquer T	Qualquer N	M1

realizar RM, que também apresenta realce significativo da fase pré-contraste para fase pós-contraste; a RM pode identificar tumores com componentes de gordura, como os angiomiolipomas, quando, na fase T1 *out of phase*, ocorrer perda de sinal. Tanto a RM quanto a TC podem dar informação em relação à anatomia vascular renal, principalmente quanto ao número e à localização dos ramos arteriais (Figura 381.3).

ESTADIAMENTO

Os locais mais comuns de metástases do CCR são os linfonodos retroperitoniais, o pulmão, o fígado, os ossos e o SNC. A própria TC ou RM trazem informações sobre os linfonodos e o fígado. Todos os indivíduos com diagnóstico de CCR devem ser submetidos a estudo do tórax, por meio de radiografia ou tomografia. As metástases ósseas são geralmente sintomáticas por dor local, o que deve ser questionado clinicamente; no entanto, estas, em geral, ocorrem em esqueleto apendicular, são líticas e podem elevar a fostafase alcalina sérica, situação em que a cintilografia óssea de rotina não precisa ser realizada. Se ocorrer evidência de qualquer metástase, o sistema nervoso central (SNC) deve ser avaliado por TC ou RM, de outra forma; investigação radiológica deve ser realizada em casos de presença de sintomas neurológicos.

O estadiamento mais utilizado é o TNM (Tabela 381.1).

TRATAMENTO

O CCR é uma doença cirúrgica em quase todos os casos e estádios, ou seja, basta saber qual cirurgia será necessária ou a melhor a ser realizada. O organograma de tratamento cirúrgico do câncer renal se encontra na Figura 381.4.

A primeira pergunta que se deve fazer frente a um caso novo de tumor renal é se é preciso, ou não, preservar o rim. As indicações absolutas de preservação renal incluem: rim único; tumor bilateral; presença de insuficiência renal crônica (IRC); tumores múltiplos; tumores benignos; e casos de síndromes hereditárias. Outras indicações relativas incluem diabetes melito (DM), HA de difícil controle e litíase recorrente. A indicação mais comum de preservação renal é, na realidade, eletiva para tumores menores do que 4 cm. Independentemente do tamanho, é preciso saber que a chance de cura independe se é retirada toda a lesão ou todo o rim com o tumor. Nieder e Taneja[2] revisaram seis trabalhos que reportaram a porcentagem de sobrevida em cinco anos para nefrectomia parcial e radical, de 89 a 100% e de 89 a 99%, respectivamente. Por sua vez, um pesquisador comparou o comportamento da função renal após nefrectomia radical e parcial ao longo do tempo e encontrou, em estudo com 645 pacientes, que o risco de ter uma filtração glomerular abaixo de 45 mL/minuto após nefrectomia parcial e radical era de 3 e 36%, respectivamente.

ATENÇÃO!

O conceito de que preservar o rim reduz a mortalidade câncer-específica não é verdade; pelo contrário, diminui o risco de desenvolvimento de insuficiência renal (IR) ao longo do tempo em comparação com aqueles que realizaram nefrectomia radical.

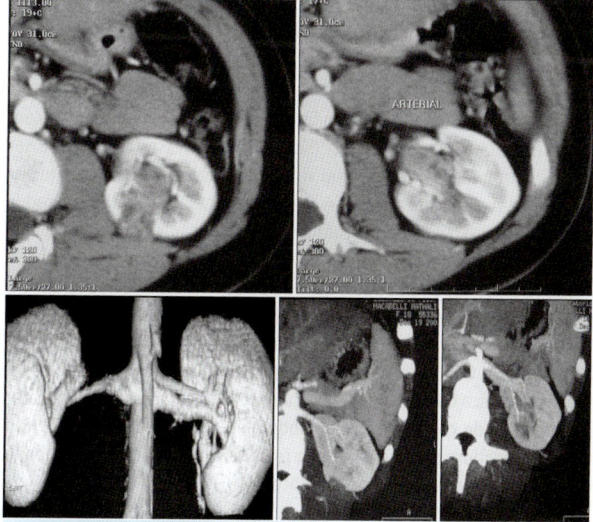

FIGURA 381.3 ■ Angiorressonância magnética evidenciando vascularização renal e arteriografia convencional para estudo pré-operatório de nefrectomia parcial.

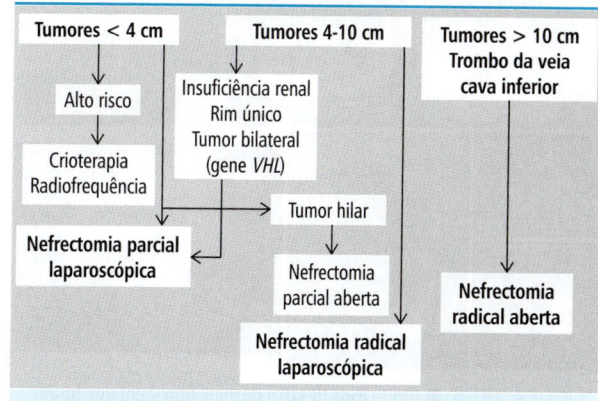

FIGURA 381.4 ■ Organograma do tratamento cirúrgico do câncer renal.

A maior limitação da nefrectomia parcial laparoscópica está em casos muito complexos, quando um tempo de isquemia longo seria previsto; nessa situação, estaria indicada a hipotermia. A hipotermia por laparoscopia é factível, e três técnicas foram demonstradas, porém com limitações; nesse caso, a via aberta é mais apropriada. Consequentemente, a cirurgia preservadora dos rins tornou-se o princípio mais comum de cirurgia para tratamento do câncer renal (Figura 381.5).

O cirurgião contemporâneo que trata de tumores renais deve estar preparado para uma variedade de técnicas e vias de acesso diferentes que devem ser empregadas individualmente. É preciso unir todas as possibilidades para benefício do paciente em termos de cura e preservação renal.

Nas técnicas de preservação renal, todos os procedimentos podem ser realizados pela via convencional aberta ou por videolaparoscopia. Como a laparoscopia proporciona vantagens em termos de menos dor, menor tempo de internação, menor sangramento, tempo de convalescença mais rápido e benefício estético, tornou-se a via preferencial, para benefício do paciente, pois pode oferecer os mesmos resultados com as vantagens da técnica minimamente invasiva (Figura 381.6).

Ainda nas possibilidades de preservação renal, existem as técnicas de extirpação (aberta ou laparoscópica) ou de ablação (aberta, laparoscópica ou percutânea). As primeiras podem ser enucleação, ressecção em cunha, ressecção polar ou nefrectomia parcial *ex vivo* com autotransplante; as segundas podem ser feitas por radiofrequência ou crioterapia. A radiofrequência tem as vantagens de melhor hemostasia e realização de biópsia da lesão com a mesma agulha, porém não permite monitoramento simultâneo por imagem do procedimento; a crioterapia permite monitoração por US segura e tratamento de lesões maiores pelo uso de probes múltiplos, porém tem risco de rachar a bola de gelo com sangramento subsequente. Tanto a radiofrequência quanto a crioterapia oferecem riscos variáveis na literatura: no início de sua realização, o risco poderia chegar a 50%, porém resultados mais recentes têm mostrado risco de cerca de 10%. Portanto, as técnicas ablativas vêm sendo indicadas em pacientes de alto risco cirúrgico ou em idade avançada, idealmente em tumores até 2 cm, e estariam contraindicadas em casos de tumores hilares em íntimo contato com os vasos renais e/ou ureter/pelve.

A nefrectomia radical, como reportada por Robson, em 1969, tem como princípios ligadura precoce dos vasos hilares renais, dissecção e remoção em bloco das estruturas dentro da fáscia de Gerota, incluindo a suprarrenal, e realização de linfadenectomia locorregional. Após a realização da nefrectomia radical pela via laparoscópica por Clayman, em 1990, essa via vem sendo mais utilizada, já que proporciona vantagens em termos de menos dor, menor tempo de internação, menor sangramento, convales-

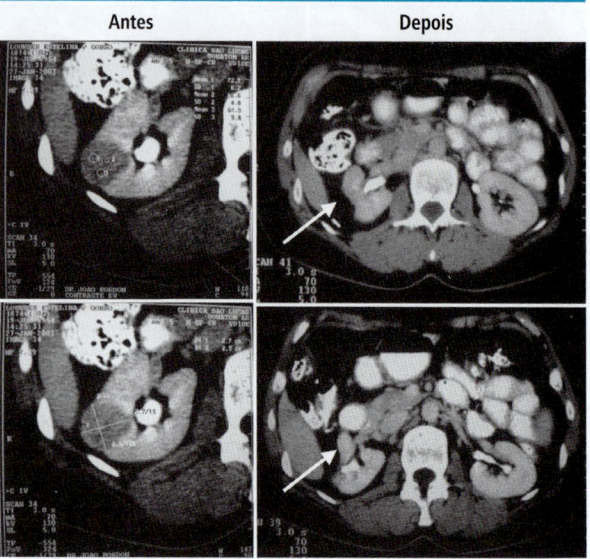

FIGURA 381.6 ■ Rim antes e depois de realização de nefrectomia laparoscópica demonstrando ressecção total e preservação da função renal.

cença mais rápida e benefício estético. O temor inicial de que as técnicas laparoscópicas pudessem aumentar o risco de disseminação local não foi verificado em nenhuma série até o momento, sendo em geral equivalente à cirurgia aberta. É claro que o uso de técnica cirúrgica inadequada aumenta o risco de qualquer complicação, portanto o problema estaria no cirurgião, e não na técnica. As contraindicações para realização de laparoscopia seriam problemas cardiopulmonares graves e, especificamente de nefrectomia radical, tumores muito grandes e em casos de estádio III.

A realização de linfadenectomia de rotina não é bem estabelecida. Em 2004, Blute propôs que deve ser realizada quando pelo menos dois fatores estejam presentes entre os seguintes critérios: tumor de alto grau; componente sarcomatoide; necrose; tumores maiores do que 10 cm; e estádio T3 ou T4. Nesses casos, poderia ser encontrado tumor em 10% contra 0,6%, se menos do que dois parâmetros estivessem presentes.

TUMORES COM EXTENSÃO PARA VEIA CAVA

Até 10% de todos os tumores renais podem ter um trombo tumoral com extensão para a veia renal e VCI (Figura 381.7). Nesses casos, deve ser oferecido tratamento cirúrgico em virtude da ausência de tratamento sistêmico eficaz associado ao fato de que 35% dos casos que foram operados estavam vivos em cinco anos contra 0% daqueles que não foram operados. Outro fator importante quanto ao risco de recorrência é com relação aos linfonodos comprometidos; quando presentes, a sobrevida foi de 0% e, quando ausentes, de 35% em cinco anos. O maior desafio cirúrgico encontra-se nos tipos 3 e 4, quando atingem a veia cava no nível ou superior ao diafragma. Os princípios sempre seguidos são: presença da equipe de cirurgia cardíaca com máquina de circulação extracorpórea (CEC) preparada; presença de *cell saver*; incisão abdominal ampla (transversa, ou tipo chevron); ligadura precoce da artéria renal sem mobilização do trombo; e controle vascular venoso amplo precoce.

DOENÇA METASTÁTICA

Cerca de 20% dos casos podem se apresentar com metástases no diagnóstico inicial, e até 50% dos inicialmente tratados com ressecção do tumor

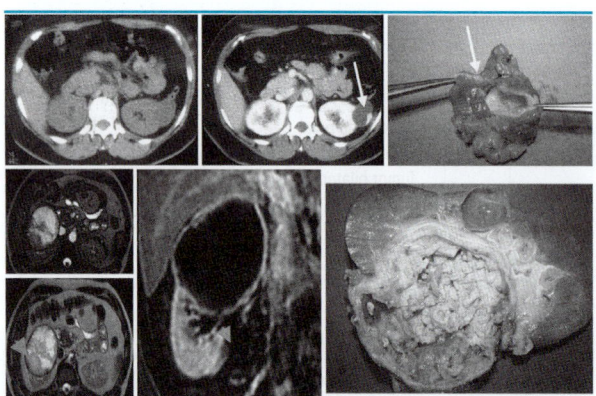

FIGURA 381.5 ■ Dois casos de cisto Bosniak tipo 4 em que foram realizadas (A) nefrectomia parcial e (B) radical.

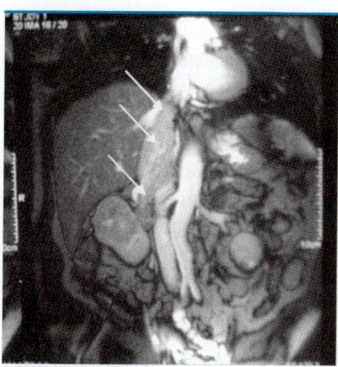
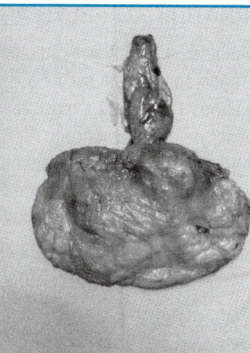

FIGURA 381.7 ■ Tumor com trombo na veia cava inferior.

podem desenvolver metástases. Não existe medicamento hoje em uso que provoque redução significativa e potencial de cura. O benefício da nefrectomia citorredutora previamente ao tratamento sistêmico foi observado em dois estudos prospectivos: uma vantagem de sobrevida de 13,6 meses (nefrectomia + [IFN]) contra 7,8 meses (apenas IFN), com vantagem persistente de 30 a 50% em alguns subgrupos. Portanto, esses dados dão suporte para recomendar a nefrectomia em pacientes com bom estado de performance e doença metastática.

IMUNOTERAPIA

Tanto o IFN quanto a interleucina (IL) em altas doses podem ser usados, com respostas que variam de 5 a 20%, porém com raras respostas duráveis acima de 2 ou 3 anos. Não existe consenso em estudos randomizados em termos de melhor sobrevida, quanto ao uso de um ou outro, no entanto a IL-2 em altas doses tem alto grau de toxicidade e deve ser utilizada em pacientes com melhor estado de performance.

TERAPIA-ALVO MOLECULAR

O entendimento do desenvolvimento do CCR, por meio de seus caminhos moleculares, propiciou o desenvolvimento de medicamentos com ação antiangiogênica (inibição de tirosinocinases, fator de crescimento endotelial vascular [VEGF, do inglês *vascular endothelial growth factor*] e fator de crescimento de plaquetas [PDGF, do inglês *platelet-derived growth factor*]), como bevacizumab, sorafenibe e sunitinibe, este aprovado para ser usado como medicamento de primeira escolha. Estudos preliminares (fase II) demonstraram resposta em até 40% dos casos, causando grande entusiasmo inicial; no entanto, as reais vantagens em termos de melhora da sobrevida em contrapartida a seus efeitos colaterais ainda não estão bem estabelecidos.

ATENÇÃO!

Nas últimas duas décadas, houve grande progresso na área cirúrgica no sentido de preservação renal e cirurgia minimamente invasiva para a maioria dos casos. No entanto, é necessário o desenvolvimento de terapia sistêmica efetiva para que se possam diminuir os índices altos de mortalidade pelo câncer de rim.

REVISÃO

- Carcinoma de células claras, carcinoma papilífero e carcinoma cromófobo são os tipos histológicos mais comuns de carcinoma renal. Embora pouco frequente, sua incidência tem aumentado.

- A maioria dos casos de câncer renal é diagnosticada de forma acidental e os pacientes são assintomáticos. Algumas manifestações que podem estar presentes são crescimento local, hemorragia, síndromes paraneoplásicas e doença metastática. O diagnóstico é feito por meio de exames de imagem.
- Seu tratamento, em quase todos os estádios, é cirúrgico, por métodos como nefrectomia parcial laparoscópica, nefrectomia parcial aberta, nefrectomia radical laparoscópica, nefrectomia radical aberta, entre outros.

■ REFERÊNCIAS

1. Delahunt B, Eble JN. Papillary renal cell carcinoma. In: World Health Organization. Pathology and genetics of tumours of the urinary system and male genital organs. Lyon: IARC; 2004 [capturado em 23 mar. 2017]. Disponível em: https://www.iarc.fr/en/publications/pdfs-online/pat-gen/bb7/BB7.pdf
2. Nieder AM, Taneja SS. The role of partial nephrectomy for renal cell carcinoma in contemporary practice. Urol Clin North Am. 2003;30(3):529-42.

■ LEITURAS SUGERIDAS

Blute MI, Leibovich BC, Cheville JC, Lohse CM, Zincke H. A protocol for performing extended lymph node dissection using primary tumor pathological features for patients treated with radical nephrectomy. J Urol. 2004;172(2):465-9.

Lindblad P. Epidemiology of renal cell carcinoma. Scand J Surg. 2004;93(2):88-96.

Linehan WM, Grubb RL, Coleman JA, Zbar B, Walther MM. The genetic basis of câncer of kidney cancer: implications for gene-specific management. BJU Int. 2005;95 Suppl 2:2-7.

Nguyen MM, Gill IS, Ellison LM. The evolving presentation of renal carcinoma in the United States: trends from the surveillance, epidemiology, and end results program. J Urol. 2006;176(6 Pt 1):2397-400.

382
CÂNCER DE BEXIGA

■ CASSIO ANDREONI RIBEIRO
■ MARCELO TANAKA

O câncer de bexiga é a 4ª causa mais frequente de malignidade nos homens e a 8ª nas mulheres da população americana, sendo responsável por aproximadamente 13 mil mortes por ano naquele país. De maior incidência em homens, é quatro vezes mais frequente neles do que em mulheres. É o 2º tumor mais comum do trato geniturinário, e a população mais acometida é a branca americana, quando comparada com a população preta.

A faixa etária mais acometida é aquela acima dos 50 anos, sendo responsável por mais de 90% dos casos. A população acima dos 70 anos apresenta um risco três vezes maior de desenvolver câncer de bexiga quando comparada à população com idade entre 50 e 69 anos.

Ao diagnóstico, aproximadamente 80% dos casos se apresentam como lesões vesicais superficiais, ao passo que os demais manifestam invasão muscular, disseminação linfática ou metástase à distância.

FATORES DE RISCO

Existem múltiplos fatores de risco associados ao desenvolvimento do câncer de bexiga, de genéticos a ambientais.

GENÉTICOS

Esses fatores ainda não têm uma via definida de envolvimento, mas vários oncogenes já foram relacionados. A perda de material genético no cromossomo 9 é constante em pacientes com lesões de baixo e alto graus e estádios. A mutação no gene da família p21, com aumento na expressão dos c-RAS proto-oncogenes, foi relatada em tumores displásicos e de alto grau, e, em geral, não acomete tumores de baixo grau. A deleção do cromossomo 11 está presente em até 40% dos casos de tumores de bexiga.

Alterações no gene *p53* são as mais frequentemente associadas aos casos de malignidade em seres humanos. Sarkis, em 1994, reportou que a superexpressão do *p53* estava relacionada ao risco maior de progressão (85% maior) quando sua expressão estava aumentada em mais de 20%. O problema da correlação do *p53* com tumores e sua identificação por imuno-histoquímica é o fato de que o gene mutado muitas vezes não pode ser diferenciado de sua forma selvagem.

TABAGISMO

Forte fator de risco para o desenvolvimento do tumor de bexiga, aumenta duas vezes o risco de desenvolver a doença. Os agentes causativos são, em geral, alfa e betanaftalamina, eliminadas na urina de pacientes tabagistas e que levariam à degeneração urotelial. Suspensa a exposição ao tabaco, o tempo necessário para que o risco aumentado de malignidade se reduza em 60% é de 25 anos. Depois do diagnóstico da doença, caso o paciente mantenha o hábito tabagista, estará sujeito a risco maior de progressão tumoral. O hábito tabagista também é relacionado à maior frequência de mutação do gene *p53*, quando comparado à população não tabagista.

AMINAS AROMÁTICAS

Nos Estados Unidos, a exposição ocupacional a aminas aromáticas é responsável por 15 a 35% dos casos de câncer de bexiga em homens e 1 a 6% em mulheres. As aminas aromáticas estão presentes em indústrias químicas, de tintas, de borracha e petrolíferas. Em indivíduos expostos, são comuns longos períodos de latência, justificando a adequada identificação e o acompanhamento rigoroso.

CAFÉ E CHÁ

Não há consenso estabelecido quanto ao papel das xantinas no desenvolvimento do câncer de bexiga. De início, alguns estudos mostraram aumento no risco de malignidade, embora tardiamente o risco encontrado tenha sido atribuído à presença do tabagismo concomitante. Em recente estudo europeu, foi novamente encontrada relação causal entre câncer de bexiga e a ingesta de café em número maior do que 10 unidades por dia, levando a aumento significativo do risco.

ANALGÉSICO

O uso de fenacetina está associado a risco maior de desenvolver tumores de bexiga e do trato urinário alto.

ADOÇANTES

Estudos realizados em animais mostraram associação entre a ingesta aumentada de sacarina e o desenvolvimento de malignidade vesical, entretanto diversos estudos epidemiológicos em seres humanos não confirmaram a presença de qualquer tipo de associação.

IRRADIAÇÃO PÉLVICA

Mulheres submetidas à radioterapia para tratamento de carcinoma do colo uterino apresentam risco 2 a 4 vezes maior de desenvolver câncer de bexiga após 10 anos da exposição. Recentemente, informações de um grande banco de dados americano (CaPSURE – Cancer of the Prostate Strategic Urologic Research Endeavor) permitiram identificar risco maior para o desenvolvimento de câncer de bexiga em homens tratados com radioterapia pela presença de malignidade prostática. A provável causalidade seria explicada pela presença de mutação no gene *p53*. Nesses casos, a histologia tumoral mais frequentemente encontrada é o carcinoma de células escamosas (CEC).

CICLOFOSFAMIDA

Pacientes tratados com ciclofosfamida apresentam risco nove vezes maior de desenvolver tumores vesicais após 6 a 13 anos de seu uso. O emprego de um protetor de bexiga (mesna) pode inibir o aumento do risco de malignidade nesses pacientes.

CISTITE CRÔNICA

A presença de irritantes vesicais, como cálculos, infecção de repetição e instrumentação, pode levar a aumento no risco de malignidade. Aproximadamente 10% dos pacientes paraplégicos podem desenvolver câncer de bexiga. No Egito, a endemia da bilharzíase (infecção causada pelo *S. haematobium*) causa um processo de irritação crônica da bexiga, fornecendo aos portadores risco aumentado de desenvolver tumores vesicais. Dada a etiologia irritativa, a histologia mais frequentemente encontrada nesses casos é o CEC.

MECANISMOS DE DISSEMINAÇÃO

O crescimento tumoral está relacionado à proliferação e à invasão celular através e abaixo da membrana basal do urotélio. Isso pode estar relacionado com a excreção de agentes angiogênicos na urina, como o fator de crescimento fibrocítico (FGF) e o fator de crescimento vascular endotelial (VEGF). Indivíduos que expressam o fator de crescimento endotelial (EGF) no urotélio também apresentam maior invasão e formação de angiogênese, talvez pelo fato de o EGF estar normalmente presente em todas as camadas da bexiga, mantendo o estímulo constante.

Algumas células neoplásicas produzem colagenase tipo IV, digerida no tecido conectivo e com maior poder de invasão na parede vesical. A maioria das colagenases é formada por metaloproteinases.

Adesinas e integrinas podem estar deslocadas e favorecer a invasão celular.

Quase todos os pacientes que desenvolvem metástases apresentam invasão da camada muscular.

A disseminação linfática se faz para linfonodos perivesicais, obturadores e ilíacos em 70% das vezes. Os linfonodos pressacrais são acometidos em aproximadamente 20% dos casos.

Os sítios mais frequentes de disseminação hematogênica e metástase à distância são fígado, pulmão, ossos e glândula suprarrenal.

A implantação de células tumorais em epitélio desnudo já foi descrita, como após ressecção transuretral (RTU) de próstata ou bexiga. Visando à redução do implante de células tumorais viáveis em sítios desnudos, tem sido aconselhado o uso de terapia intravesical imediatamente após a RTU, com o quimioterápico mitomicina.

HISTOPATOLOGIA

O epitélio de revestimento do trato urinário é composto por 3 a 7 camadas de células transicionais sobre uma membrana basal composta de matriz extracelular, denominando-se urotélio.

O tipo histológico mais comumente encontrado nas lesões expansivas vesicais é o carcinoma de células transicionais (CCT), ou carcinoma urotelial, sendo encontrado em mais de 90% dos casos. Outros tipos histológicos possíveis são o CEC (em torno de 5% das lesões) e o adenocarcinoma (em menos de 2% dos casos).

A presença do CCT no epitélio vesical pode estar associada à ocorrência de malignidade concomitante no urotélio do trato urinário alto (rim e ureter), sendo encontrada em menos de 2% dos casos.

Recentemente, foram descritos dois subtipos do CCT: o nested, com quadro clínico de tumor agressivo, fator que contrasta com um aspecto histológico de bom comportamento, e caracterizado pela presença de ninhos e/ou túbulos irregulares de urotélio; e o micropapilar, relacionado a risco maior de metástase e à resistência à terapia intravesical, principalmente quando associado ao carcinoma *in situ* (CIS).

■ ESTADIAMENTO

O estadiamento tumoral é crucial na determinação do tratamento adequado para o câncer de bexiga (Tabela 382.1).

A primeira meta do estadiamento é a identificação da invasão da camada muscular própria da bexiga.

> **ATENÇÃO!**
>
> A RTU do tumor primário deve sempre ser realizada para avaliar a profundidade da lesão.

Em pacientes cujo resultado histológico dos fragmentos ressecados não evidenciou invasão de musculatura detrusora, ao se realizar a biópsia da base da lesão, foi possível diagnosticar até 40% de tumores com invasão da musculatura própria detrusora.

ESTADIAMENTO TNM

- Tis – Presença de CIS.
- Ta – Tumor papilífero restrito à mucosa.
- T1 – Tumor com invasão da submucosa.
- T2 – Tumor com invasão da muscular própria.
- T2a – Invasão da metade mais interna da camada muscular própria.
- T2b – Invasão da metade mais externa da camada muscular própria.
- T3 – Tumor com invasão da gordura perivesical.
- T3a – Invasão microscópica.
- T3b – Invasão macroscópica.
- T4 – Tumor com invasão de órgãos/estruturas adjacentes.
- T4a – Invasão de próstata, útero, vagina.
- T4b – Acometimento do soalho pélvico ou parede abdominal.
- N1 – Metástase até 2 cm em um linfonodo.
- N2 – Metástase única entre 2 e 5 cm ou em vários linfonodos até 5 cm.
- N3 – Metástases únicas ou múltiplas, com mais de 5 cm.
- M1 – Presença de metástase à distância.

GRADUAÇÃO TUMORAL

A classificação da OMS, em 1973, divide os tumores de células trasicionais em quatro graus:
- papiloma urotelial;
- grau 1;
- grau 2;
- grau 3.

Em 2004, a OMS realizou uma revisão e elaborou uma nova classificação referente ao grau tumoral:
- papiloma urotelial;
- neoplasia urotelial papilífera de baixo potencial de malignidade (NUPBPM);
- carcinoma urotelial de baixo grau;
- carcinoma urotelial de alto grau.

Tal classificação, utilizada atualmente, permite maior uniformidade entre graduação histológica e potencial de riscos, porém tem menor reprodutibilidade. O uso das duas classificações tem sido recomendado até que um maior número de estudos demonstre superioridade no uso da atual.

Embolização angiolinfática

A inclusão desse parâmetro passou a ser sugerida nos relatórios dos patologistas, pois está relacionada a maior risco de progressão e de doença avançada. No entanto, o benefício na prática clínica ainda está sob avaliação. Alguns estudos indicam quimioterapia neoadjuvante em casos de tumor no estádio 2 (T2), baseando-se na presença de embolização angiolinfática, pois há aumento de chance de se tratar de tumor estádio 3 (T3).

HISTÓRIA NATURAL E RISCO

A análise histológica tumoral revela que 55% dos casos se apresentam como de baixo grau e 45% alto. Metade dos tumores de alto grau apresenta invasão da camada muscular própria da bexiga.

Referente à invasividade tumoral, cerca de 70 a 80% dos casos apresentam-se como tumores não músculo invasivos (NTIM), tendo, nos 20 a 30% restantes, invasão da camada muscular própria (TIM).

Entre os tumores não invasivos, o estadiamento revela que 70% são Ta, 20% são T1 e 10% são Tis.

Um importante estudo americano (EORTC) confeccionou uma tabela, publicada em 2006, que se vem mostrando o método mais confiável e prático de se calcular o risco de recorrência e progressão da doença. A tabela leva em conta seis parâmetros e permite calcular a probabilidade de recorrência (soma de 0 a 17) e progressão (0 a 23) da doença em 1 e 5 anos (Quadro 382.1).

Para um dado indivíduo que tenha o escore mínimo, o risco de recorrência da doença seria de 15 a 30% em 1 e 5 anos, respectivamente, e o escore máximo indicaria um risco de recorrência de 60 a 80% em 1 e 5 anos, respectivamente.

A progressão da doença em um indivíduo com câncer de bexiga que tenha o escore no valor mínimo seria de 0,2 a 0,8% em 1 e 5 anos, respectivamente; ao passo que para o máximo o risco de progressão seria de 15 a 45% em 1 e 5 anos, respectivamente.

A crítica ao uso da tabela deve-se ao fato de seu cálculo basear-se em antigos regimes de terapia intravesical.

TABELA 382.1 ■ Grupamento por estádios do tumor de bexiga (TNM – UICC)

Estádio	T	N	M
Estádio 0a	Ta	N0	M0
Estádio 0is	Tis	N0	M0
Estádio I	T1	N0	M0
Estádio II	T2a,b	N0	M0
Estádio III	T3a,b	N0	M0
	T4a	N0	M0
Estádio IV	T4b	N0	M0
	Qualquer T	N1, N2, N3	M0
	Qualquer T	Qualquer N	M1

QUADRO 382.1 ■ Parâmetros EORTC para avaliação de recorrência e progressão	
PARÂMETRO	REFERÊNCIA
Número de lesões tumorais	Única; 2-7; >7
Diâmetro do tumor	< 3 cm; > 3 cm
Tempo de recorrência prévia	Primário, recorrência < 1 ano, > 1ano
Profundidade/classe do estadiamento	Ta, T1, T2, T3 ou T4
Grau tumoral	G1; G2; G3
Associação com CIS	Presença ou não

ATENÇÃO!

Fatores de risco que se baseiam em parâmetros de biologia tumoral estão sob investigação. Sabe-se que NTIM com baixo risco de progressão têm microdeleção do cromossomo 9, ao passo que NTIM com presença de p53, p16, p27 e RB tem maior risco de progressão.

■ QUADRO CLÍNICO E DIAGNÓSTICO

O sinal clínico mais característico de câncer de bexiga é a presença de hematúria macroscópica indolor – em 85% dos casos –, ou seja, não é patognomônica, mas é encontrada em quase 100% dos casos. O sangramento tumoral que leva à hematúria macroscópica tem caráter intermitente, cuja resolução espontânea é frequente; portanto, a análise urinária sem hematúria não exclui a possibilidade de câncer de bexiga.

Ao ser pesquisada a presença de hematúria macroscópica em pacientes diagnosticados com neoplasia vesical, aproximadamente 70% revelaram que já tinham experimentado ao menos um episódio de hematúria e apenas 30% apresentavam hematúria microscópica isolada. A melhor maneira de se definir se há ou não lesão maligna intravesical é por meio do exame de cistoscopia, com eventual ressecção transuretral (RTU) de possíveis lesões.

ATENÇÃO!

O tumor de bexiga deve sempre ser suspeitado em pacientes que apresentam quadro de hematúria macroscópica, principalmente quando os hábitos de tabagismo e etilismo estão associados.

SINTOMAS IRRITATIVOS

Sintomas irritativos vesicais podem estar associados à presença de neoplasia vesical, embora em uma pequena porcentagem dos pacientes. Sintomas como urgência, frequência e disúria podem surgir em todos os casos, ainda que sejam mais frequentemente associados à presença de CIS difuso.

MARCADORES TUMORAIS

Citologia microscópica convencional (citologia oncótica)

Importante para identificar células pouco diferenciadas, devido à semelhança com o epitélio normal e sua alta coesão, é mais sensível para tumores de alto grau e CIS.

As amostras podem ser coletadas por micção e por barbotagem (procede-se à irrigação vesical com solução fisiológica (SF) com o objetivo de causar o desprendimento de células da parede vesical aumentando seu número no sobrenadante coletado), sendo a última três vezes mais sensível. Apresenta sensibilidade de 50% e especificidade maior do que 90%.

Muitos testes têm sido avaliados com o intuito de substituir a necessidade da realização de cistoscopia para o seguimento de pacientes com câncer de bexiga (Tabela 382.2). O *bladder tumor antigen* (BTA) e o *nuclear matrix protein 22* (NMP22) estão entre os primeiros, entretanto apresentam boa sensibilidade e baixa especificidade, o que os torna pouco confiáveis, em virtude do alto número de falso-positivos. A hibridização fluorescente *in situ* (FISH) apresenta especificidade alta e sensibilidade um pouco maior do que a citologia, mas ainda com um número de falso-negativos significativo para tumores de baixo grau. Outro aspecto negativo referente ao teste FISH é seu alto custo e sua pouca disponibilidade.

Alguns testes promissores que apresentam sensibilidade e especificidade ao redor de 90% estão sendo avaliados em estudos clínicos como o do ácido hialurônico, do BLCA-4 e da survivina.

TABELA 382.2 ■ Marcadores tumorais		
	SENSIBILIDADE (%)	ESPECIFICIDADE (%)
BTA TRAK	30-90	50-70
NMP22	50-100	50-80
BLCA-4	96	80-100
Survivina	100	90-100
Telomerase	70-90	60-70
HA-Haase	90-95	84
FISH	70-85	> 90
Citoqueratinas	35-90	50-90

Combinação de marcadores

Atualmente, não existe qualquer marcador isolado ou combinado que tenha sensibilidade suficiente para substituir a cistoscopia na avaliação da hematúria.

ESTUDOS DE IMAGEM E PARA ESTADIAMENTO

Ultrassonografia

A avaliação de um paciente com quadro de hematúria macroscópica pode ser iniciada por meio de um exame de imagem, visando a diagnosticar a presença de lesão intravesical. Com os avanços tecnológicos, que permitem maior acurácia e definição nos exames ultrassonográficos, a ultrassonografia (US) apresenta-se como opção inicial na avaliação do paciente com hematúria macroscópica. Apresenta alta sensibilidade na detecção de lesões na parede vesical, além de ser um exame não invasivo, de baixo custo e que permite também avaliar como se encontra o trato urinário alto.

A lesão típica é pedunculada, com projeções papilares para o lúmen vesical e que, ao estudo Doppler, apresenta fluxo vascular.

Hoje, é o exame de rotina mais utilizado na avaliação inicial de pacientes com suspeita de carcinoma vesical.

De mínimo valor, US transabdominal, transuretral ou transrretal não são adotadas de forma geral.

Tomografia computadorizada

A TC vem substituindo gradativamente a urografia excretora na avaliação da hematúria.

A reconstrução computadorizada permite a obtenção de cortes longitudinais do trato urinário, porém a sensibilidade em determinar tumores pequenos e planos no urotélio é limitada.

A frequência de tumores uroteliais na bexiga é bem superior do que no trato urinário alto, por isso a cistoscopia é mandatória em pacientes com faixa etária suscetível e apresentam hematúria. A ureteroscopia deverá ser realizada nos casos com alteração na TC.

A cistoscopia virtual com TC continua inadequada para a detecção de lesões planas e não deve substituir a cistoscopia no diagnóstico inicial de tumor vesical.

A TC é útil na avaliação da presença de linfonodos pélvicos, para aórticos e metástases viscerais, é capaz de identificar linfonodos aumentados e metástases hepáticas maiores do que 1 cm. A TC é falha em 40 a 70% na identificação de metástases linfonodais. Para a avaliação da profundidade do tumor primário, a TC deve ser feita antes da RTU, mas sua acurácia é limitada, detectando apenas extensão extravesical grosseira.

Urografia excretora

Indicada na impossibilidade de realização de TC, possui pouca sensibilidade para tumores vesicais. É útil na avaliação do trato urinário superior, e os tumores grandes aparecem como falhas de enchimento na fase de excreção.

A presença de obstrução ureteral associada a tumor vesical geralmente é indicativa de tumores músculo-invasivos.

Cistoscopia

Todos os pacientes sob suspeita de tumor vesical devem ser submetidos à cistoscopia, uma importante ferramenta no diagnóstico e acompanhamento dos pacientes com neoplasia vesical. Ela deve ser realizada de forma criteriosa, e áreas anormais devem ser biopsiadas. No entanto, se, durante a avaliação, algum método de imagem (urografia excretora ou TC) já tiver demonstrado lesão vesical óbvia, uma ressecção transuretral deve ser agendada em ambiente cirúrgico.

Biópsias randômicas da bexiga de rotina são desnecessárias, em virtude do baixo percentual de positividade (próximo a 10%). As únicas indicações de biópsias randômicas são citologia positiva sem lesão aparente ou em múltiplos tumores. Uma pielografia retrógrada pode ser feita durante a cistoscopia quando o trato urinário superior não foi bem visualizado na TC ou na urografia excretora.

A cistoscopia fluorescente com 5-ALA (ácido aminolevulínico) com luz azul (375 a 440 ηm) amplia a detecção de lesões pequenas de tumores pequenos de 77 para 98% quando comparada à cistoscopia tradicional, devido à capacidade de retenção de porfirinas fluorescentes pelas células tumorais. Entretanto, o 5-ALA tem atividade fluorescente fugaz que impõe imediata avaliação citológica e prejudica a avaliação citológica convencional.

A cistoscopia é também a melhor maneira de se fazer o seguimento de controle dos pacientes submetidos à RTU vesical por tumor de bexiga e que foram tratados.

Ressecção transuretral

O estadiamento tumoral e a decisão quanto ao tratamento da neoplasia vesical são definidos de acordo com seu caráter músculo-invasivo. A ressecção transuretral da lesão é o mais importante instrumento na avaliação de sua profundidade.

Tumores menores do que 1 cm devem ser completamente ressecados. Os maiores precisam ser ressecados em partes, da porção mais distal da lesão até a profundidade de sua base. O leito da lesão deve ser biopsiado a frio, e os espécimes precisam ser enviados separadamente para a patologia. Na impossibilidade de ressecção total da massa, deve-se ressecar a camada muscular para correto estadiamento do tumor.

A RTU de lesões em parede lateral da bexiga pode estimular o nervo obturatório, resultando em violenta contração da musculatura adutora da coxa e aumento do risco de perfuração vesical. Nesses casos, o paciente deve ser submetido à anestesia geral e ao bloqueio neuromuscular.

Em lesões que envolvem o meato ureteral, a RTU deve visar à excisão completa da lesão, sem preocupação com o meato, porém evitando fulguração em excesso. Quando o orifício é ressecado, um cateter duplo J deve ser colocado se possível. Devido ao alto risco de perfuração vesical, tumores em divertículo vesical não devem ser ressecados, apenas biopsiados; esses pacientes são potenciais candidatos à cistectomia.

Uma biópsia da uretra prostática deve ser obtida para avaliação, caso esteja programada a confecção de neobexiga em pacientes com doença de alto risco. Biópsias de áreas peritumorais, parede oposta da bexiga, cúpula vesical, trígono e uretra prostática têm sido recomendadas durante a ressecção do tumor primário. Por meio delas, são fornecidas informações prognósticas importantes sobre a recorrência do tumor; 14 a 25% dos pacientes apresentam displasia ou CIS nessas biópsias. A positividade desses achados deve indicar instilação vesical com bacilo de Calmette-Guérin (BCG) devido à redução na mortalidade nesse grupo de pacientes. Existe associação entre 30 e 70% dos tumores invasivos com CIS. Biópsias de áreas selecionadas devem ser sempre realizadas durante cistectomia parcial ou quando a citologia oncótica indica a presença de tumor de alto grau com cistoscopia sem lesão aparente.

Variações na interpretação patológica do produto da RTU ocorrem devido à presença de musculatura lisa na lâmina própria, a qual pode ser confundida com a musculatura própria detrusora.

Ressonância nuclear magnética

Não há evidências que comprovem a superioridade da ressonância magnética (RM) convencional sobre a TC. A ressonância tridimensional tem sensibilidade de 75% e especificidade de 96% em detectar metástases linfonodais.

Tomografia computadorizada com emissão de pósitrons

A limitação da PET deve-se ao fato de o principal reagente utilizado (fluorodesoxiglicose) ser eliminado na urina, o que prejudica a avaliação do trato urinário. É útil na avaliação de metástases e da recorrência local após cistectomia; quando realizada em conjunto com RM ou TC, pode guiar o sítio a ser biopsiado.

Radiografia torácica e TC torácica

A avaliação de metástases à distância deve ser realizada antes de se proceder à linfadenectomia. A TC tem a capacidade de detectar lesões pulmonares com até 1 cm, a maioria clinicamente insignificantes. Existe correlação direta entre o tamanho da lesão e o risco de se tratar de metástase. Devido ao fato de a radiografia torácica não identificar lesões calcificadas menores do que 1 cm, é preferível em relação à TC na avaliação de metástases pulmonares por neoplasia vesical.

Cintilografia óssea

Raramente revela metástase óssea em pacientes com perfil hepático inalterado, em especial se o nível de fosfatase alcalina (FA) é normal. Pode ser realizada para adquirir um perfil basal pré-operatório. A avaliação recomendada para pacientes com suspeita de metástases por tumor de bexiga deve incluir radiografia torácica, TC do abdome e da pelve e testes de função hepática.

■ TRATAMENTO

O tratamento do tumor de bexiga deve ser instituído tão logo confirmado o diagnóstico, devido ao fato de que seu retardo pode levar a uma piora no prognóstico, comprometendo o tratamento de médio a longo prazo.

Existem diferentes opções para o tratamento do tumor de bexiga, que podem variar de acordo com o estádio da doença e as características clínicas individuais dos pacientes. É possível citar três como os principais tipos de terapia disponíveis: cirurgia, radioterapia e/ou quimioterapia.

As opções de tratamento são baseadas no estadiamento (Quadro 382.2).

QUADRO 382.2 ■ Opções terapêuticas de acordo com o estádio da doença

pTa	Lesão de pequeno tamanho (< 3 cm), única, baixo grau: RTU da lesão, sem a necessidade de imunoterapia complementar intravesical Lesões múltiplas, alto grau ou maiores do que 3 cm: RTU da lesão e tratamento adjuvante com imunoterapia
pT1	Realizar RTU completa da lesão seguida de imunoterapia intravesical Indicada RTU de 4 a 6 semanas após a ressecção inicial, para avaliar presença de tumor residual Nos casos de doença recidivada, pode-se considerar a cistectomia uma opção terapêutica
pT2/pT3	Indicado tratamento cirúrgico com cistectomia associada à linfadenectomia. Deve ser realizada no prazo de até 90 dias após o diagnóstico inicial, evitando, assim, piora no prognóstico para o paciente
pT4	Deve ser realizada cistectomia paliativa para alívio dos sintomas, como dor, sangramento, formação de fístulas

BAIXO RISCO

O mais recomendado é submeter o paciente à RTU de bexiga e, em seguida, realizar a instilação do quimioterápico mitomicina C visando à redução do risco de recorrência em até 40%, desde que instilado nas primeiras 24 horas após a ressecção.

RISCO INTERMEDIÁRIO

A recomendação é a de submeter o paciente à imunoterapia intravesical adjuvante, mesmo após a realização da instilação imediata com mitomicina nas primeiras 24 horas do pós-operatório.

ALTO RISCO

Existe uma grande discordância entre os autores referente ao tratamento de tumores de alto risco, quando se considera tratamento conservador versus cistectomia. Na metanálise, 4.800 do grupo de estudos EORTC, os pacientes submetidos à imunoterapia com BCG, com indução e manutenção, demonstraram uma taxa de 37% de redução do risco de progressão; além disso, demostrou-se que a imunoterapia com BCG é mais eficaz que a mitomicina como agente.

CARCINOMA *IN SITU*

Os pacientes devem ser submetidos à RTU com retirada completa da lesão e o tratamento ser complementado com imunoterapia com BCG. A RTU também deve ser repetida após 4 a 6 semanas para reavaliar o estadiamento da doença, uma vez que a presença do CIS está associada à doença mais agressiva.

LINFADENECTOMIA

A linfadenecomia pélvica é o melhor meio para detecção de envolvimento linfonodal. Em pacientes com metástase apenas em linfonodos abaixo da bifurcação das artérias ilíacas comuns, a linfadenectomia pélvica pode ser curativa.

Cerca de 5 a 10% dos tumores de alto grau, alta recorrência ou T1 apresentam metástases linfonodais, ao passo que, nos tumores músculo-invasivos, esse índice é de 40%. Pacientes com envolvimento de linfonodos perivesicais têm pior prognóstico do que os com linfonodo pélvico isolado.

A linfadenectomia-padrão para neoplasia vesical deve incluir a remoção dos linfonodos da bifurcação das artérias ilíacas comuns aos canais femorais e dos nervos genitofemorais aos pedículos vesicais. Dados sugerem que linfadenectomias ampliadas, associadas ou não à quimioterapia, podem melhorar o prognóstico.

TUMOR EM DIVERTÍCULO VESICAL

A presença de divertículos na parede vesical decorre em geral do aumento de pressão durante o ato miccional, seja decorrente do aumento benigno prostático ou da presença de disfunção miccional. Na maior parte das vezes, trata-se de um pseudodivertículo, uma vez que sua parede é formada somente pela mucosa vesical, que hernia através das fibras musculares do detrusor.

O esvaziamento do divertículo no ato miccional pode ser incompleto, principalmente se seu colo for estreito, levando à estase urinária e ao aumento potencial no risco de formação de cálculos e tumores no seu interior.

A RTU não é opção atrativa, uma vez que sua parede é delgada, conferindo alto risco de perfuração vesical e maior chance de disseminação. O tratamento dos tumores vesicais no interior de divertículos compreende a realização de cistectomia parcial, mantendo-se a necessidade de seguimento ativo.

FALÊNCIA DO TRATAMENTO

Diante da recorrência ou persistência da doença, é possível tratar o paciente com nova ressecção tumoral e novo ciclo de imuniterapia com BCG, podendo obter até 50% de resposta. Entretanto, a recomendação clássica é a de submeter o paciente à cistectomia na falência do tratamento inicial devido ao alto risco de metástases.

Cistectomia

O padrão-ouro para tratamento de tumores invasivos de bexiga é a cistectomia, para homens, em que são retiradas a próstata e as vesículas seminais, e mulheres, com a retirada do útero e dos ovários.

A importância em não retardar sua indicação, bem como sua realização, está no fato de que a demora maior do que 12 semanas pode levar à alteração no estadiamento da doença.

Com a cirurgia extirpativa, existe a necessidade de reconstrução do trato urinário. Duas são as opções: confecção de uma derivação externa incontinente, por meio do conduto ileal de Bricker ou de uma neobexiga ileal, um reservatório continente.

A derivação Bricker constitui-se no seguimento de alça de intestino delgado em que uma de suas extremidades, os ureteres, são anastomosados, e a outra é exteriorizada na pele por meio da parede abdominal. Trata-se de uma derivação que causa grande impacto psicológico negativo nos pacientes, mas é uma forma segura e rápida para ser confeccionada, com menor risco de complicações no peri e pós-operatório. As indicações clássicas para a derivação externa incontinente são a presença de baixa condição socioeconômica, ou reduzida função renal com *clearance* de creatinina (Cr) abaixo de 40 mg/dL.

A confecção do reservatório ileal continente, conhecido como neobexiga ileal, permite uma adaptação pós-cirúrgica mais fácil para o paciente, mantendo uma melhor qualidade de vida imediata no pós-operatório, com pouco impacto sobre suas atividades diárias. Os riscos relacionados a essa derivação são maiores devido a sua maior complexidade para confecção, maior número de variáveis que influenciam seu bom funcionamento (esvaziamento urinário, possível estase urinária, maior quantidade de mucosa intestinal em contato com urina, predispondo ao desenvolvimento de acidose metabólica). A mortalidade relacionada à cistectomia varia de 1 a 2%, com 25% de morbidade.

A sobrevida doença-específica em cinco anos associada à cistectomia radical varia conforme o estádio, sendo inversamente proporcional, como é possível observar na Tabela 382.3.

TABELA 382.3 ■ Sobrevida em relação ao estádio patológico

ESTÁDIO	SOBREVIDA EM 5 ANOS
pT2	60-80%
pT3	20-40%
Linfonodo +	15-50%

TERAPIAS ASSOCIADAS

Com o intuito de preservação vesical, diversos estudos estão avaliando o papel da quimio e da radioterapia para o tumor invasivo de bexiga, objetivando a eliminação de todas as células tumorais que, porventura, tenham restado no leito vesical.

Também com intuito curativo, o tratamento associado de quimio com radioterapia no pré-operatório pode levar ao rebaixamento no estádio da doença, permitindo, assim, a retirada de todo o tumor. Embora com resultados sinalizando uma melhora na taxa de cura, os estudos existentes até o momento não puderam demonstrar aumento significativo na sobrevida de pacientes com tumores avançados e submetidos à associação de quimio e radioterapia.

> **REVISÃO**
>
> - No câncer de bexiga, cerca de 80% dos casos apresentam-se como lesões vesicais. Os fatores considerados contribuitórios para o seu desenvolvimento são: genéticas, tabagismo, exposição a aminas aromáticas, café e chá (ingesta elevada), analgésicos, adoçantes, irradiação pélvica, ciclofosfamida e cistite crônica.
> - A manifestação clínica mais característica é a apresentação de hematúria macroscópica indolor. A confirmação e o estadiamento devem ser realizados por meio de US, TC, urografia, cistoscopia, RTU, RM. PET e cintilografia.
> - O estadiamento é fundamental na determinação de tratamento, bem como a análise histológica tumoral, e deve seguir a determinação de risco (baixo, intermediário ou alto).

■ LEITURAS SUGERIDAS

Boorjian S, Cowan JE, Konety BR, DuChane J, Tewari A, Carroll PR, et al. Bladder cancer incidence and risk factors in men with prostate cancer: results from Cancer of the Prostate Strategic Urologic Research Endeavor. J Urol. 2007;177(3):883-7; discussion 887-8.
Holzbeierlein JM, Smith JA Jr. Surgical management of noninvasive bladder cancer (stages Ta/T1/CIS). Urol Clin North Am. 2000;27(1):15-24, vii-viii.
Jemal A, Siegel R, Ward E, Murray T, Xu J, Smigal C, et al. Cancer statistics, 2006. CA Cancer J Clin. 2006;56(2):106-30.
Larsson P, Wijkström H, Thorstenson A, Adolfsson J, Norming U, Wiklund P, et al. A population-based study of 538 patients with newly detected urinary bladder neoplasms followed during 5 years. Scand J Urol Nephrol. 2003;37(3):195-201.
Thompson I, Fair W. Occupational and environmental factors in bladder cancer. Scientific Foundations of Urology. 2nd ed. Heinemann Medical Books; 1990.

383

CÂNCER DE PRÓSTATA

■ MARCUS V. SADI

O câncer de próstata (CP) é o tumor maligno mais frequente do homem, excetuando-se os tumores de pele não melanoma. Nos últimos 25 anos, desde a introdução clínica do antígeno prostático específico (PSA), a incidência de CP metastático e da mortalidade por este tipo de câncer diminuiu significativamente. Na década de 1980, os tumores localizados da próstata representavam menos de 60% dos casos, mas após o uso generalizado do PSA, menos de 5% têm apresentação metastática inicial.

Estudos de autópsias demonstram que 30% dos homens com mais de 50 anos e até 70% daqueles com mais de 70 anos podem ter câncer nas suas próstatas; porém só uma pequena proporção desses tumores se tornam clinicamente significantes.

Fatores de risco associados ao CP são altos níveis de testosterona, dieta rica em gorduras, exposição à luz ultravioleta e antecedentes familiares.

> **ATENÇÃO!**
>
> Estima-se um risco 2 a 3 vezes maior em indivíduos com parentes de primeiro grau acometidos pela doença.

O CP é um adenocarcinoma acinar classificado do ponto de vista anatomopatológico pelo sistema de Gleason, que fornece notas (escores – GS) para cada tumor. Devido à heterogeneidade comum nestes tumores, duas notas são estipuladas para cada caso, de 1 a 5; assim sendo, as notas finais variam de 2 a 10. Quanto maior a nota, mais indiferenciado é o tumor, maior é a chance de existir doença metastática e pior o prognóstico do paciente. Nos últimos anos, os patologistas decidiram abolir o uso de notas 1 e 2 que foram classificadas como notas 3. Considera-se GS 6 (3+3) tumores de baixo risco; GS 7 (3+4 ou 4+3) risco intermediário e GS 8-10 risco alto.

A International Society of Urological Pathology (ISUP) classifica hoje os tumores assim: GS 6 (3+3) e 7 (3+4) representam tumores de menor agressividade, GS 7 (4+3) e GS 8 (4+4) representam tumores de risco intermediário e GS 9 e 10 representam tumores agressivos.

Existem três grandes estudos que dedicaram o papel da quimioprofilaxia no CP. Dois deles utilizaram bloqueadores da enzima 5-alfaredutase, fármacos inicialmente desenvolvidos para o tratamento de pacientes com hiperplasia prostática (HPB) e o outro avaliou o uso de selênio e vitamina E.

O estudo Prostate Cancer Prevention Trial (PCPT)[1] randomizou mais de 18.000 homens com idade acima de 54 anos, toque retal sem suspeita de neoplasia e PSA ≤ 3ng/mL (naquela época, acreditava-se, erroneamente, que não existia CP com este valor de PSA), para receberem placebo ou finasterida 5 mg/dia. Biópsias realizadas após 7 anos de seguimento em todos os pacientes demonstraram uma redução da incidência de câncer de 25% no grupo tratado com finasterida. Em média, 15% dos pacientes apresentaram CP na biópsia. Mas os pacientes que receberam finasterida e tiveram câncer apresentaram 30% mais tumores de alto risco. A causa deste aumento de tumores mais agressivos é controversa e tem sido motivo de debate há vários anos.

O estudo Reduction by Dutasteride of Prostate Cancer Events (Reduce)[2] randomizou 6.729 homens entre 50 a 75 anos, com PSA entre 2,5 e

10 ng/mL para receberem dutasterida 5 mg/dia ou placebo. Nesse estudo, todos haviam realizado uma biópsia prostática prévia sem câncer nos últimos 6 meses. Resultados similares aos do PCPT foram encontrados.

Em 2011, a FDA fez uma recomendação contrária ao uso de bloqueadores de 5-alfaredutase para quimioprevenção do CP.

O estudo Select[3] randomizou mais de 32.000 pacientes para receberem selênio (200 μg/d), vitamina E (400 IU/d) ou ambos comparados com placebo. Após 5 anos de seguimento mediano não existiu evidência de qualquer efeito protetor do selênio ou da vitamina E ou da associação de ambos na prevenção do CP.

Os melhores fatores preventivos para o CP parecem ser similares àqueles que promovem um sistema cardiovascular saudável.

■ QUADRO CLÍNICO

Nos estádios iniciais, o CP é assintomático e o diagnóstico clínico deve ser feito pelo encontro de nódulo endurecido ao toque retal ou pelo aumento da dosagem plasmática do PSA (tumores localizados).

A disseminação do CP tem início com uma invasão periprostática, através dos espaços perineurais da região do ápice prostático, para depois invadir órgãos pélvicos (tumores localmente avançados) e à distância (tumores metastáticos), principalmente ossos.

Quando o tumor está localmente avançado, podem existir sinais e sintomas de obstrução urinária, cujo diagnóstico diferencial mais importante se faz com a HPB.

Quando o tumor se torna metastático, dores ósseas, fraturas patológicas e queda do estado geral predominam.

■ DIAGNÓSTICO

É feito pelo toque retal e dosagem do PSA. O PSA é uma glicoproteína produzida quase que exclusivamente pelas células epiteliais benignas e malignas da próstata, com uma vida média plasmática de 2-3 dias. Não é CP específico e não existe mais valor normal estabelecido conforme ficou demonstrado pelo estudo PCPT.

HPB, prostatites, toque retal ou massagem prostática, andar de bicicleta, sondagem uretral, ejaculação, cistoscopia ou ressecção transuretral (RTU) da próstata podem elevar falsamente o PSA.

Para aumentar o poder de detecção do PSA, outros conceitos foram estabelecidos:

a | densidade do PSA (obtido dividindo-se o valor do PSA pelo volume da próstata medida pela ultrassonografia (US)]: valores < 0,15 estão associados a menor incidência de CP.

c | velocidade do PSA: aumento de PSA > 0,40 ng/mL por ano ou mais de 20% do PSA inicial estão associados com maior chance de CP.

d | PSA livre: níveis < 20-25% estão associados a uma maior incidência de CP.

Quando o toque retal ou o PSA encontram-se anormais, recomenda-se realizar uma biópsia transretal da próstata com auxílio de US. Deve-se obter um número de fragmentos superior a 12-14 (a isto denomina-se biópsia randomizada de saturação), para que toda a glândula seja mapeada. Em média, 30-40% destas biópsias são positivas para câncer.

O uso da ressonância magnética multiparamétrica (RMp) antes da biópsia prostática nos casos com alteração do PSA ou do toque retal tem ganho destaque, pois permite identificar com melhor acurácia os casos que têm neoplasia de maior risco, evitando-se o encontro de tumores clinicamente insignificantes.

Na RMp, a imagem prostática é graduada em 5 níveis (PIRADS ou Likert) com base na presença ou não de nódulo, área de restrição a difusão e hipervascularização local. Pacientes com Pirads 1-2 tem menos de 10% de apresentarem neoplasia clinicamente significante e não devem ser biopsiados. Os casos com Pirads 3-5, tem de 20% até > 80% de possibilidade de terem neoplasia clinicamente significante e devem ser biopsiados. A biópsia deve ser feita de forma radomizada e ainda incluir a área suspeita na RMp.

O papel do rastreamento populacional não está definido. Em 2012 a United States Preventive Services Task Force emitiu um relatório contrário ao uso do PSA no rastreamento do CP. Em 2013 a Associação Americana de Urologia recomendou que o PSA deva ser feito a cada 1-2 anos somente para homens entre 55 a 69 anos. O uso rotineiro do PSA não é recomendado para as demais faixas etáreas ou se a expectativa de vida for inferior a 10-15 anos. Em 2013, a Sociedade Brasileira de Urologia recomendou o toque retal associado à dosagem do PSA após os 50 anos de idade para o diagnóstico precoce do CP. Para os pacientes com história familiar de CP, esses exames devem iniciar-se mais cedo, e em todos os casos, o diagnóstico precoce só deve ser intencionado para homens com expectativa de vida superior a 10 anos.

■ ESTADIAMENTO

O estadiamento do CP segue o proposto pelo sistema TNM (Tabela 383.1).

TABELA 383.1 ■ Estadiamento TNM simplificado do câncer da próstata

TNM	DESCRIÇÃO
T1-	Tumor incidental após cirurgia para HPB ou descoberto por PSA elevado com toque normal (T1c)
T2-	Tumor restrito à próstata
T3-	Tumor com extensão extraprostática para além da cápsula da próstata ou invadindo as vesículas seminais
T4-	Tumor com invasão de estruturas pélvicas
N+	Tumor com metástases para linfonodos
M+	Tumor com metástases hematogênicas

Os pacientes são classificados em grupos de risco (Tabela 383.2). Novos testes com base no PSA, como PHI e 4K, ou testes moleculares, como Oncotype e Prolaris, estão sendo utilizados como complemento ao diagnóstico histológico convencional na tentativa de personalizar o diagnóstico e tratamento.

TABELA 383.2 ■ Grupos de risco simplificado do câncer da próstata

GRUPO DE RISCO	CARACTERÍSTICAS
Baixo	PSA < 10ng/mL e GS = 6 e T1c
Intermediário	PSA 10 a 20 ng/mL ou GS = 7 ou T2
Alto	PSA >20 ng/mL ou GS ≥8 ou T3

Não existe necessidade de realizar exames de estadiamento para pacientes com tumores de baixo risco. Recomenda-se realizar os exames de mapeamento ósseo e tomografia computadorizada (TC) ou RM de abdome e pelve para os pacientes com tumores de risco intermediário e alto.

■ TRATAMENTO

O tratamento deve ser individualizado e levar em consideração não só a característica do tumor e o estadiamento, mas também a idade, o estado clínico geral, as doenças associadas, as expectativas do paciente com relação à sua doença e a qualidade de vida desejada.

TRATAMENTO DOS TUMORES LOCALIZADOS (T1-T2)

Existem 3 alternativas tradicionalmente reconhecidas nesta fase: a prostatectomia radical (PR), a radioterapia (RT) e a vigilância ativa (VA). Além delas, a RTU da próstata, o bloqueio hormonal androgênico (BA), a terapia focal com US de alta frequência (HIFU) e a crioterapia podem ser considerados para casos especiais.

A cirurgia é a opção de escolha quando o tratamento curativo está indicado para pacientes com longa expectativa de vida. Pode ser feita via aberta ou robótica ou laparoscópica. Um único estudo randomizado mostrou que a via aberta e robótica tem resultados oncológicos e funcionais similares.

Como o CP localizado de baixo risco representa até 40% dos tumores diagnosticados na atualidade e um grande percentual destes tumores pode ter um comportamento indolente, a VA pode ser uma opção atraente para evitar os riscos de disfunção erétil e incontinência urinária que podem advir do tratamento curativo radical. Este conceito baseia-se no fato de que, para muitos pacientes com tumores pouco agressivos, existe uma "janela de tempo" após o diagnóstico, sem que haja progressão da doença. Muitos não apresentarão doença evolutiva e poderão ser simplesmente observados, e outros, ao longo do tempo, terão progressão tumoral e poderão ser submetidos ao tratamento, sem que tenha se perdido a oportunidade de curá-los. É importante lembrar que até o momento não existem critérios bem definidos sobre como selecionar adequadamente estes casos.

Um estudo prospectivo com mais de 1.600 pacientes com tumores de baixo risco comparou PR, RT e VA.[4] Após 10 anos, a mortalidade para cada grupo foi inferior a 1% sugerindo equivalência de resultados terapêuticos e baixo risco de progressão da doença neste intervalo de tempo. No entanto, o grupo sob VA teve o dobro do risco de chance do desenvolvimento de metástases em 10 anos.

TRATAMENTO DOS TUMORES LOCALMENTE AVANÇADOS (T3-T4)

Quase sempre o tratamento deve ser multimodal, pois geralmente são de risco alto. As principais modalidades de tratamento nestes casos são a RT associada ao BA e para casos selecionados a PR seguida de RT. O tempo de BA nos pacientes que optam pela RT é variável. No entanto, há ainda uma considerável controvérsia sobre a melhor estratégia de tratamento para estes casos.

RECIDIVA BIOQUÍMICA APÓS TRATAMENTO CURATIVO RADICAL

Após o tratamento curativo, recomenda-se que o primeiro PSA seja realizado entre 1-3 meses após o procedimento e depois a cada 3-6 meses se indetectável.

Recidiva bioquímica após a cirurgia caracteriza-se por PSA > 0,2-0,4 ng/mL. Pequenas elevações do PSA podem ocorrem devido à presença de tecido prostático benigno residual.

Após RT, o nadir do PSA (nível mais baixo obtido – em geral < 1,0 ng/mL) ocorre de forma mais lenta, podendo demorar até 18 meses. Considera-se recidiva quando o PSA atinge 2 ng/mL acima do valor do nadir.

Uma vez definida a recidiva bioquímica, é necessário classificá-la em local ou sistêmica. Vários exames clínicos e complementares são utilizados e incluem toque retal, TC do tórax e abdome, RM do abdome e pelve, mapeamento ósseo com tecnécio ou fluoreto e biópsia da fossa prostática, mas a maioria possui baixa acurácia para definir o tipo de recidiva. Recentemente o uso de PET-TC ou PET-RM com PSMA tem demonstrado ser o melhor teste para este diagnóstico.

Nos casos de recidiva local após PR, realiza-se a RT pélvica preferivelmente com valores de PSA ≤ 0,5 ng/mL. Pacientes com recidiva sistêmica são tratados com BA.

Pacientes com recidiva bioquímica após RT devem ser submetidos à biópsia prostática. Nos casos com biópsia positiva, a opção clássica é introdução de BA. Para casos selecionados, a prostatectomia de resgate pode ser uma opção, mas deve ser vista com cautela devido às altas taxas de complicações pós-operatórias. HIFU também é alternativa nesta situação clínica.

TRATAMENTO DOS TUMORES METASTÁTICOS

A base do tratamento do CP com metástases é o BA.

Até 90% dos pacientes com CP metastático inicialmente respondem à terapêutica que promova níveis de testosterona plasmática semelhantes aos obtidos com a castração cirúrgica. Diversas opções existem para esse fim e dividem-se em dois grandes grupos:

1 | BA incompleto: realizado, em geral, por orquiectomia bilateral, análogos do LHRH, antagonistas do hormônio liberador do hormônio luteinizante (LHRH), antiandrogênios puros (bicalutamida, flutamida, nilutamida).

2 | BA completo ou máximo: caracterizado pela retirada da testosterona produzida pelos testículos associado ao BA suprarrenais: em geral realizado por uma combinação de orquiectomia bilateral ou análogos do LHRH associados a um antiandrógeno.

O BA completo proporciona uma vantagem muito discreta em termos de sobrevida global, de 2-3% em 5 anos, mas apresenta maior custo e efeitos colaterais. Entre os principais efeitos adversos são citadas perda de libido e ereção, anemia, perda óssea, hepatotoxicidade, ondas de calor, ginecomastia, astenia e síndrome metabólica.

Recentemente surgiram evidências que pacientes com CP com grande volume de metástases podem ser beneficiados com o uso primário de BA associado a docetaxel (D). Em um estudo com 790 homens randomizados para receber BA ou BA+D houve um ganho de sobrevida de mais de 13 meses para o grupo com terapia combinada. Entretanto, esse estudo foi realizado antes do aparecimento das novos antiandrogênicos, e não sabemos se essa terapia combinada é superior à terapia sequencial com os fármacos atuais no caso de falha do BA inicial.

TRATAMENTO DO CÂNCER RESISTENTE À CASTRAÇÃO

O câncer resistente à castração (CPRC) representa a fase de doença na qual, apesar de BA, os pacientes apresentam progressão clínica, desde aqueles com apenas elevação do PSA, assintomáticos e sem evidência de metástases, até os gravemente debilitados pelos sintomas e volume de doença metastática.

A quimioterapia com docetaxel foi considerada o tratamento de escolha para esses pacientes. Atualmente, existem várias novas opções terapêuticas, utilizadas antes e/ou após a terapia com docetaxel, entre elas: a) enzalutamida; b) abiraterona; c) quimioterapia com cabaxitaxel; d) rádio 223.

Os principais fármacos utilizados após falha do BA são a enzalutamida e a abiraterona. A enzalutamida é um novo bloqueador do receptor androgênico: em um estudo, 1.717 pacientes com CPRC foram randomizados para receberem enzalutamida, 160 mg em uma única dose oral, uma vez ao dia ou placebo.[5] (Nenhum paciente recebeu docetaxel previamente.) Após 12 meses de seguimento, houve uma diminuição de 81% na progressão radiográfica dos pacientes que receberam enzalutamida comparado com o grupo-placebo e uma diminuição de 29% no risco de morte para aqueles que receberam enzalutamida. Além disso, o intervalo de tempo para introdução de docetaxel foi de 28 meses para a enzalutamida *versus* 10,8 meses no grupo-placebo.

A abiraterona é um novo inibidor seletivo e irreversível da CYP17A. Em um estudo, 1.088 homens portadores de CPRC sem quimioterapia foram randomizados para receberem abiraterona + prednisona em dose única diária ou placebo + prednisona. Pacientes tratados coma abiraterona tiveram um tempo mais prolongado para progressão da doença e apresentaram ganho de sobrevida comparado como o grupo-placebo.

> **ATENÇÃO!**
>
> Nessa fase da doença, também é recomendada a utilização de bifosfonatos, diminuindo os eventos relacionados ao esqueleto e à radioterapia óssea paliativa.

A abordagem do CPRC está mudando rapidamente devido ao melhor conhecimento da história natural da doença e aparecimento de terapias mais efetivas, mas nenhuma recomendação segura pode ser feita sobre qual é a melhor sequência de tratamento. Em poucos anos, teremos um panorama melhor de como individualizar a sequência ideal de tratamento para cada paciente.

> **REVISÃO**
>
> - O diagnóstico precoce do câncer da próstata deve ser feito pelo toque retal e pela dosagem do PSA.
> - Para orientar a terapêutica, o estadiamento clínico, valores de PSA e o escore de Gleason são critérios utilizados para classificar os pacientes em grupos de baixo risco, risco intermediário ou alto risco.
> - O tratamento curativo é feito com a prostatectomia radical ou com a radioterapia pélvica. Vigilância ativa é uma alternativa para pacientes selecionados, portadores de tumores de baixo risco. Novas tecnologias estão sendo avaliadas.
> - Caracteriza-se falha do tratamento curativo quando ocorre elevação do PSA durante o seguimento clínico.
> - O bloqueio androgênico é o tratamento clássico para os pacientes com câncer da próstata com metástases.
> - Existem diversos fármacos novos para tratamento do câncer da próstata metastático que progrediu na vigência do bloqueio androgênico. Todos demonstram aumento de sobrevida global, mas ainda não sabemos qual é a melhor sequência de uso.

■ REFERÊNCIAS

1. Thompson IM, Pauler DK, Goodman PJ, Tangen CM, Lucia MS, Parnes HL, et al. Prevalence of prostate cancer among men with a prostate-specific antigen level < or =4.0 ng per milliliter. N Engl J Med. 2004;350(22):2239-46. Erratum in: N Engl J Med. 2004;351(14):1470.
2. Andriole GL, Bostwick DG, Brawley OW, Gomella LG, Marberger M, Montorsi F, et al. Effect of dutasteride on the risk of prostate cancer. N Engl J Med. 2010;362(13):1192-202.
3. Klein EA, Thompson IM Jr, Tangen CM, Crowley JJ, Lucia MS, Goodman PJ, et al. Vitamin E and the risk of prostate cancer: the selenium and vitamin E Cancer Prevention Trial (SELECT). JAMA. 2011;306(14):1549-56.
4. Hamdy FC, Donovan JL, Lane JA, Mason M, Metcalfe C, Holding P, et al. 10-year outcomes after monitoring, surgery, or radiotherapy for localized prostate cancer. N Engl J Med. 2016 ;375(15):1415-24.
5. Beer TM, Armstrong AJ, Rathkopf D, Loriot Y, Sternberg CN, Higano CS, et al. Enzalutamide in men with chemotherapy-naïve metastatic castration-resistant prostate cancer: extended analysis of the phase 3 PREVAIL Study. Eur Urol. 2017 ;71(2):151-4.

■ LEITURAS SUGERIDAS

Heidenreich A, Bastian PJ, Bellmunt J, Bolla M, Joniau S, van der Kwast T, et al. EAU Guidelines on Prostate Cancer. Part 1: screening, diagnosis, and local treatment with curative intent-update 2013. Eur Urol. 2014;65(1):124-37.

Lowrance WT, Roth BJ, Kirkby E, Murad MH, Cookson MS. Castration-resistant prostate cancer: AUA Guideline Amendment 2015. J Urol. 2016;195(5):1444-52.
Thompson IM Jr, Goodman PJ, Tangen CM, Parnes HL, Minasian LM, Godley PA, et al. Long-term survival of participants in the prostate cancer prevention trial. N Engl J Med. 2013;369(7):603-10.
Yaxley JW, Coughlin GD, Chambers SK, Occhipinti S, Samaratunga H, Zajdlewicz L, et al. Robot-assisted laparoscopic prostatectomy versus open radical retropubic prostatectomy: early outcomes from a randomised controlled phase 3 study. Lancet. 2016;388(10049):1057-66.

384
CÂNCER DE TESTÍCULO

■ VALDEMAR ORTIZ

O câncer de testículo representa 5% de todos os tumores urológicos e cerca de 1% dos cânceres que acometem o homem. É o tumor sólido mais comum em adultos jovens, com ocorrência preferencial entre os 20 e 40 anos de idade. Na maioria das vezes, o tumor é diagnosticado em estádios iniciais; a cura definitiva ocorre em 96% dos casos. Trata-se de um tumor de crescimento rápido e altamente sensível à radioterapia (seminoma) e quimioterapia (seminoma e não seminoma).

Existem algumas condições clínicas que aumentam o risco de aparecimento do câncer de testículo: história de criptorquidismo; síndrome de Klinefelter; infertilidade; antecedente familiar da doença; e histórico de tumor no testículo contralateral.

■ CLASSIFICAÇÃO

Segundo a classificação patológica dos tumores testiculares recomendada pela OMS, eles dividem-se em:

- **tumores de células germinativas:** representam 90 a 95% dos tumores testiculares e subdividem-se em seminomas (seminoma puro e seminoma espermatocítico) e não seminomas (carcinoma embrionário, teratoma, coriocarcinoma e carcinoma do saco vitelino);
- **tumores do estroma gonadal:** tumor de células de Leydig, tumor de células de Sertoli, tumor de células granulosas e gonadoblastomas;
- **tumores estromais não específicos:** tumores de ductos coletores, de rete testis e outros. O acometimento testicular pelo linfoma ocorre em indivíduos acima dos 55 anos de idade.

A divisão dos tumores germinativos em seminoma e não seminoma é baseada nas características epidemiológicas, clínicas e terapêuticas que os diferenciam.

O seminoma puro ocorre entre os 30 e 40 anos de idade, ao passo que o seminoma espermatocítico, raro e de comportamento não agressivo (por não dar metástases e não requerer tratamento adicional além da cirurgia), acima dos 55 anos.

O não seminoma se dá entre os 20 e 30 anos e, na maioria das vezes, é misto, com diferentes proporções dos tipos histológicos mencionados. Podem-se associar, em um mesmo tumor, componentes do seminoma e do não seminoma. Nesses casos, o tumor deve ser classificado como não seminoma devido à sua evolução clínica ser igual à dos não seminomatosos.

As metástases no câncer de testículo ocorrem nas vias linfática e hematogênica. A drenagem linfática dos testículos é feita para linfonodos

DIAGNÓSTICO E TRATAMENTO

retroperitoniais, junto aos grandes vasos e na altura dos hilos renais. No Quadro 384.1, encontra-se a classificação do estadiamento (TNM) do câncer de testículo.

As metástases via hematogênica ocorrem em fases mais avançadas da doença e acometem preferencialmente pulmões, fígado e cérebro.

> **ATENÇÃO!**
>
> O tumor de testículo ocorre em adultos jovens, cresce rapidamente e produz metástases retroperitoniais. Sua incidência aumenta na criptorquidia, na infertilidade, quando há antecedente familiar ou tumor anterior no testículo contralateral.

■ QUADRO CLÍNICO

O câncer de testículo se manifesta com um aumento do volume testicular que pode ser acompanhado de dor. Por apresentar um crescimento rápido, geralmente a história é de curta duração. Alguns tumores são detectados ainda assintomáticos, durante uma ultrassonografia (US) de rotina em pacientes com infertilidade.

■ DIAGNÓSTICO

No exame físico, palpa-se uma massa testicular endurecida, geralmente indolor. Em tumores mais avançados, com metástases linfonodais retroperitoniais extensas, uma massa abdominal na região epigástrica poderá ser palpada, assim como linfonodos cervicais aumentados.

Diante da suspeita clínica de câncer de testículo, devem ser realizadas a dosagem sérica de marcadores tumorais específicos e uma US de bolsas testiculares. A presença de tumor bilateral é rara, em menos de 2% dos casos.

Existem dois marcadores específicos para o câncer de testículo: a alfafetoproteína (AFP); e a gonadotrofina coriônica, fração beta da gonadotrofina coriônica humana (β-hCG). A desidrogenase láctica (DHL) é um marcador inespecífico, com aumento relacionado ao volume tumoral.

A AFP encontra-se aumentada na maioria (70%) dos tumores não seminoma e nunca no seminoma. Sua molécula apresenta meia-vida de cinco dias.

A β-hCG se eleva em 60% dos tumores não seminoma e em cerca de 10% dos seminomas; sua molécula tem meia-vida de 36 horas. Portanto, diante de um tumor testicular em um paciente com marcadores normais, o diagnóstico provável é seminoma. Ao contrário, a presença de marcadores aumentados indica não seminoma. Esses marcadores são úteis para o diagnóstico e o seguimento após o tratamento, pois, quando elevados, indicam doença residual ou recorrência.

A US de bolsa testicular é o exame de imagem inicial para confirmação diagnóstica, que revela a presença de massa sólida e hipervascularizada. Além do tamanho do tumor, a US pode informar sobre a ecogenicidade, homogeneidade, vascularização, presença de microcalcificações no parênquima adjacente, definição dos contornos e bilateralidade. Uma massa hipoecogênica, homogênea, hipervascularizada e de contornos regulares geralmente trata-se de um seminoma. Um tumor heterogêneo e de contornos irregulares é suspeito de não seminoma.

A tomografia computadorizada (TC) de abdome é utilizada para o estadiamento do tumor, avaliando os linfonodos retroperitoniais.

O tórax deve ser avaliado para a busca de metástases pulmonares (hematogênicas) ou mediastinais (linfáticas). O exame de imagem a ser solicitado depende do risco de metástases torácicas. Se a TC de abdome estiver normal, a radiografia torácica deve ser solicitada. Se a TC de abdome revelar metástases retroperitoniais, é preciso solicitar TC de tórax.

A ressonância magnética (RM) de abdome fica reservada para situações em que a TC é inconclusiva ou quando o paciente é alérgico ao contraste iodado. Alguns estudos recentes recomendam a RM como método de imagem para o seguimento após o tratamento, já que múltiplas tomografias aumentam o risco futuro de outras neoplasias. Cintilografia óssea, TC ou RM do sistema nervoso serão realizadas quando houver suspeita clínica de metástases nesses locais.

Para a doença metastática, o International Germ Cell Cancer Collaborative Group (IGCCCG) estabeleceu uma classificação de prognóstico baseada no sítio primário do tumor, na localização das metástases e nos níveis dos marcadores tumorais (Quadro 384.2).

> **ATENÇÃO!**
>
> A elevação da AFP sempre se relaciona com tumor não seminoma. A TC de abdome é o exame de imagem recomendado para avaliar os linfonodos retroperitoniais.

QUADRO 384.1 ■ Classificação TNM para câncer de testículo

pT: Tumor primário (avaliação patológica pós-orquiectomia)
pTx: Tumor primário não foi removido
pT0: Sem evidências de tumor primário
pTis: Neoplasia intraepitelial do testículo (neoplasia intratubular)
pT1: Tumor limitado ao testículo e ao epidídimo, podendo invadir a túnica albugínea, mas não a vaginal, e sem invasão angiolinfática
pT2: Tumor limitado ao testículo e epidídimo, com invasão das túnicas albugínea e vaginal ou com invasão angiolinfática
pT3: Tumor invade o cordão espermático com ou sem invasão angiolinfática
pT4: Tumor invade parede escrotal com ou sem invasão angiolinfática

N: Linfonodos regionais retroperitoniais (avaliação clínica – TC)
Nx: Linfonodos regionais não foram avaliados
N0: Sem metástases linfonodais regionais
N1: Massa linfonodal regional menor do que 2 cm ou múltiplos linfonodos (nenhum acima de 2 cm)
N2: Massa linfonodal regional maior do que 2 cm e menor do que 5 cm ou múltiplos linfonodos (nenhum acima de 5 cm)

pN : Linfonodos regionais retroperitoniais (avaliação pós-linfadenectomia)
pNx: Linfonodos regionais não foram avaliados
pN0: Sem metástases linfonodais regionais
pN1: Massa linfonodal regional menor do que 2 cm ou múltiplos linfonodos (nenhum acima de 2 cm)
pN2: Massa linfonodal regional maior do que 2 cm e menor do que 5 cm ou múltiplos linfonodos (nenhum acima de 5 cm)

M : Metástases à distância (avaliação clínica – imagem)
Mx: Não avaliado
M0: Ausência de metástases
M1: Presença de metástases à distância

S: Marcadores tumorais séricos
Sx: Não avaliados
S0: Valores normais
S1: DHL < 1,5 vezes o valor normal, β-hCG < 5.000 e AFP < 1.000
S2: DHL > 1,5 e < 10 vezes o valor normal, β-hCG > 5.000 e < 50.000 e AFP > e < 10.000
S3: DHL > 10 vezes o valor normal, β-hCG > 50.000 e AFP > 10.000

Fonte: Sobin e colaboradores.[1]

QUADRO 384.2 ■ Prognóstico para câncer de testículo metastático		
	SEMINOMA	NÃO SEMINOMA
Prognóstico bom	Tumor primário em qualquer sítio, metástases apenas pulmonares, AFP normal, qualquer valor de β-hCG e DHL Cura: 92%	Tumor primário testicular ou retroperitonial, metástases apenas pulmonares, AFP < 1.000, β-hCG < 5.000 e DHL < 1,5 x o valor normal Cura: 86%
Prognóstico intermediário	Tumor primário em qualquer sítio, metástases não pulmonares, AFP normal, qualquer valor de β-hCG e DHL Cura: 72%	Tumor primário testicular ou retroperitonial, metástases não pulmonares, AFP entre 1.000 e 10.000, β-hCG entre 5.000 e 50.000 e DHL entre 1,5-10 x o valor normal Cura: 80%
Prognóstico ruim		Tumor primário mediastinal, metástases não pulmonares, AFP acima de 10.000, β-hCG acima de 50.000 e DHL acima de 10 x o valor normal Cura: 48%

■ TRATAMENTO

É importante lembrar que o câncer de testículo atinge adultos jovens em idade reprodutiva e que a doença e o tratamento podem causar infertilidade. Cerca de 10% dos portadores de câncer de testículo apresentam azoospermia antes de qualquer tratamento e aproximadamente 50%, oligozoospermia. Portanto, torna-se imperativa a coleta de sêmen para armazenamento aos pacientes que desejarem ter filhos. Essa coleta deve ser realizada preferencialmente antes da orquiectomia, podendo também ser realizada após a cirurgia.

O tratamento do câncer de testículo se inicia com a orquiectomia radical, que compreende a remoção do testículo, do epidídimo e do cordão espermático, a ser realizada o mais rápido possível, devido à velocidade de crescimento do tumor. A via de acesso deve ser sempre inguinal, com isolamento do cordão espermático seguido de seu clampeamento com pinça vascular. Esse cuidado técnico evita que, durante a manipulação do tumor, as células tumorais se disseminem. A ligadura do cordão deve ser feita na altura do anel inguinal profundo.

O exame anatomopatológico do espécime cirúrgico indica o tipo histológico do tumor e o grau de invasão local e pode fornecer dados prognósticos importantes.

Diante de um seminoma puro, com menos de 4 cm de diâmetro e sem invasão da rete testis (pT1 de baixo risco), o risco de metástases linfáticas retroperitoniais é inferior a 10%. Quando há invasão da *rete testis* ou o tumor for maior que 4 cm, esse risco sobe para 30% (pT1 de alto risco).

Para os tumores pT1 de baixo risco, pode-se optar apenas pelo seguimento do paciente, sem nenhum tratamento adjuvante, com exames de imagem do retroperitônio (TC ou RM) até completar cinco anos. É possível submeter aqueles pacientes de difícil aderência ao protocolo de exames periódicos à radioterapia (20 Gy) do retroperitônio ou a um ciclo de carboplatina.

Em casos de pT1 de alto risco, recomendam-se os esquemas de tratamento mencionados: radioterapia (20 Gy) ou carboplatina (um ciclo).

Para tumores não seminoma, pT1, sem invasão angiolinfática e com menos de 50% de componente de carcinoma embrionário, o risco de metástases linfáticas retroperitoniais é de 20% (pT1 de baixo risco). Quando há invasão angiolinfática ou mais de 50% de carcinoma embrionário, esse risco sobe para 50% (pT1 de alto risco). Para o tumor pT1 de baixo risco, pode-se optar pela vigilância sem tratamento adjuvante. O protocolo de seguimento exigirá dosagens dos marcadores tumorais e exames de imagem do retroperitônio (TC ou RM) durante dois anos. Em pacientes com dificuldade de seguimento, é possível realizar uma linfadenectomia retroperitonial ou quimioterapia com dois ciclos de PEB (cisplatina, etoposídeo e bleomicina). Se a linfadenectomia mostrar doença retroperitonial, dois ciclos de PEB devem ser recomendados.

Para os tumores pT1 de alto risco, recomenda-se um dos esquemas de tratamento apresentados. Em pacientes de alto risco, com marcadores ainda elevados após a orquiectomia radical, deve-se realizar quimioterapia com três ciclos de PEB.

No seminoma, com metástase retroperitonial de volume inferior a 2 cm (N1), é possível escolher radioterapia (30 Gy) associada ou não a um ciclo de carboplatina.

No não seminoma (N1), pode-se realizar a linfadenectomia retroperitonial ou a quimioterapia com três ciclos de PEB. Se, após a linfadenectomia, os marcadores estiverem elevados, deve-se proceder à quimioterapia com três ciclos de PEB.

No seminoma, com metástase retroperitonial de volume entre 2 e 5 cm (N2), também é possível escolher a radioterapia (30 Gy) associada ou não a um ciclo de carboplatina. Outra opção é a quimioterapia com três ciclos de PEB.

No não seminoma (N2), o tratamento é o mesmo utilizado para o N1.

No seminoma e no não seminoma, com metástases retroperitoniais de volume acima de 5 cm, a quimioterapia é a opção de tratamento. Para o seminoma, três ciclos de PEB. Para o não seminoma de risco baixo (AFP < 1.000, β-hCG < 5.000 e DHL < 1,5 x o normal), três ciclos de PEB. Para risco intermediário (AFP entre 1.000 e 10.000, β-hCG entre 5.000 e 50.000 e DHL entre 1,5 e 10 x o normal) e alto risco (AFP > 10.000, β-hCG > 50.000 e DHL > 10 x), quatro ciclos de PEB.

Se após a quimioterapia restar massa residual retroperitonial, a conduta terapêutica deve ser individualizada de acordo com o tipo histológico do tumor e do tamanho da massa.

Para o seminoma, massa residual menor do que 3 cm, o risco é de 3% de tumor residual, sendo recomendado apenas o seguimento do paciente. Massas residuais maiores do que 3 cm apresentam risco de 30% de tumor residual. A tomografia por emissão de pósitrons (PET-TC) com FDG pode ajudar a diferenciar fibrose pós-quimioterapia de tumor residual e definir uma conduta cirúrgica para remoção da massa ou apenas o seguimento do paciente.

Para o não seminoma, a presença de massa residual pós-quimioterapia, independentemente do tamanho, apresenta risco de tumor ativo. Geralmente, essas massas podem conter apenas fibrose/necrose (40% dos casos), teratoma maduro (50% dos casos) ou tumor viável (10% dos casos). Não há exames de imagem ou fatores preditivos que consigam definir risco de tumor residual nessas massas, que devem ser removidas cirurgicamente quando maiores do que 1 cm. A linfadenectomia retroperitonial deve ser associada à remoção da massa residual.

Pacientes com tumores metastáticos que recidivam após quimioterapia de primeira linha (PEB) podem ser resgatados com outros esquemas de quimioterapia, com uma chance de 50% de remissão da doença.

Três esquemas de associação de medicamentos podem ser utilizados como segunda linha, todos com base na cisplatina: o PEI (cisplatina, etoposídeo e ifosfamida); o TIP (cisplatina, paclitaxel e ifosfamida); e o VIP (cisplatina, vimblastina e ifosfamida).

REVISÃO

- O câncer de testículo é o tumor sólido mais frequente em homens adultos jovens.
- Tumores de células germinativas, classificados em seminoma e não seminoma, representam 95% dos casos.
- Marcadores tumorais (AFP, β-hCG e DHL) são úteis no diagnóstico, no estadiamento, no prognóstico e no seguimento dos pacientes.
- A cirurgia, associada à quimioterapia e à radioterapia, promove a cura em 95% dos casos.

REFERÊNCIA

1. Sobin LH, Gospodariwicz M, Wittekind C, editors. TNM classification of malignant tumors. 7th ed. New York: Wiley; 2009. p. 249-54.

LEITURAS SUGERIDAS

Albers P, Albrecht W, Algaba F, Bokemeyer C, Cohn-Cedermark G, Fizazi K, et al. Guidelines on testicular cancer: 2015 Update. Eur Urol. 2015;68(6):1054-68.

de Wit R, Fizazi K. Controversies in the management of clinical stage I testis cancer. J Clin Oncol. 2006;24(35):5482-92.

Hendry WF, Norman AR, Dearnaley DP, Fisher C, Nicholls J, Huddart RA, et al. Metastatic nonseminomatous germ-cell tumors of the testis: results of elective and salvage surgery for patients with residual retroperitoneal masses. Cancer. 2002;94(6):1668-76.

Tandstad T, Dahl O, Cohn-Cedermark G, Cavallin-Stahl E, Stierner U, Solberg A, et al. Risk-adapted treatment in clinical stage 1 nonseminomatous germ-cell testicular cancer: the SWENOTECA management program. J Clin Oncol. 2009;27(13):2122-8.

385

CÂNCER DE PELE MELANOMA

- IVAN DUNSHEE DE ABRANCHES OLIVEIRA SANTOS FILHO
- DAIANE PEREIRA GUIMARÃES

O melanoma origina-se dos melanócitos, células pigmentadas que determinam a cor da pele e cabelo e produzem melanina em resposta a estímulos como a radiação ultravioleta (UV). É a neoplasia maligna de pele com maior potencial de mortalidade. Nos Estados Unidos (EUA), é a quinta neoplasia maligna mais comum em homens e a sétima em mulheres.[1] No Brasil, corresponde a 3% dos tumores malignos de pele, com estimativa de 5.670 novos casos no ano 2016 e 1.547 mortes registradas em 2013.[2]

Os fatores de risco para o desenvolvimento de melanoma são ambientais e genéticos. A interação entre estes fatores resulta na ampla variação da sua incidência em diferentes grupos étnicos e áreas geográficas. Os principais fatores são: exposição solar, principalmente à radiação UVA; traços fenotípicos, como sardas, pele e olhos claros, cabelos loiros ou ruivos; grande número de nevos; nevos atípicos; e história familiar de melanoma.

O padrão e o tempo de exposição ao sol são relevantes no desenvolvimento de cânceres de pele. Tumores de pele não melanoma estão associados à exposição solar cumulativa e ocorrem frequentemente em áreas mais expostas ao sol, como face, dorso das mãos e antebraços. Os melanomas são associados à exposição solar intensa e intermitente e às queimaduras solares e geralmente ocorrem em áreas esporadicamente expostas ao sol, como dorso e pernas.

Cerca de 10% dos casos de melanoma tem história familiar positiva. Existe considerável heterogeneidade genética entre as diferentes famílias, sugerindo múltiplos genes envolvidos com a predisposição ao melanoma. Defeitos tanto em genes supressores de tumor quanto em oncogenes estão relacionados com melanoma familiar.

CARACTERÍSTICAS CLÍNICAS E HISTOLÓGICAS

Melanomas em fases iniciais geralmente têm crescimento radial, crescem horizontalmente ao longo da lâmina basal antes de penetrar as estruturas profundas da pele (fase de crescimento vertical). Na fase radial, as lesões raramente são sintomáticas e têm baixa capacidade de metástase, com excelente prognóstico e baixa mortalidade. A fase vertical está associada à invasão de vasos sanguíneos e linfáticos da derme, além de maior risco de metástase e mortalidade.

Existem quatro subtipos histológicos principais de melanoma cutâneo: extensivo superficial, lentigo maligno, nodular e lentiginoso acral.

O melanoma extensivo superficial é o subtipo mais comum, compreendendo cerca de 75% de todos os melanomas malignos. Apenas um quarto destes melanomas se origina de nevus prexistentes (nevos atípicos ou congênitos). Embora haja uma predileção pelo dorso, em homens, e membros inferiores, em mulheres, pode ocorrer em qualquer sítio anatômico, em qualquer idade, porém é raro na infância. A lesão é uma mácula pigmentada ou uma placa pouco palpável com uma variedade de cores (preta, bronze, vermelha, marrom ou branca) e margens irregulares. Estes tumores inicialmente apresentam crescimento radial, mas em estádios avançados, evoluem para a fase de crescimento vertical.

O melanoma nodular (15 a 30% de todos os melanomas) ocorre mais frequentemente em homens. As lesões são de coloração escura, pedunculada ou polipoide, embora variantes amelanocíticas possam ocorrer. Entre os subtipos histológicos, o melanoma nodular é o de mais difícil diagnóstico precoce, pois não apresenta a fase de crescimento radial. Estima-se que metade dos melanomas maiores do que 2 mm sejam nodulares.

O melanoma lentigo maligno (10 a 15% dos melanomas) não tem predileção por gênero. Desenvolvem-se em áreas fotoexpostas, como face e pescoço, indivíduos idosos e de pele clara. As lesões inicialmente são máculas, semelhante a sardas, achatadas, de cor bronze e marrom, que durante a evolução aumentam progressivamente de tamanho, adquirem coloração mais escura e tornam-se assimétricas. São tumores indolentes, superficiais e durante anos permanecem em fase de crescimento radial.

O melanoma lentiginoso acral é o subtipo menos comum de melanoma de crescimento radial (menos de 5%). Desenvolve-se em regiões plantar, palmar e subungueal. É o subtipo mais comum em asiáticos e pretos, com particular predileção pela sola do pé. O melanoma subungueal desenvolve-se a partir da matriz da unha, apresentando-se como linha longitudinal escura, ou ainda, como massa subungueal, associada ou não à ulceração e onicodistrofia. Nem todos os melanomas que se desenvolvem em sítios acrais são melanomas do subtipo lentiginoso acral.

O melanoma pode disseminar-se pelos canais linfáticos ou pela corrente sanguínea. A dispersão linfática local resulta no aparecimento de nódulos satélites de melanoma próximos ao sítio primário. Os linfonodos de drenagem são frequentemente envolvidos na fase de crescimento vertical.

Os melanomas metastáticos podem envolver qualquer órgão do corpo, incluindo placenta e feto. Os principais sítios de metástase são pulmões, fígado, ossos e cérebro, nesta ordem. As manifestações clínicas da doença metastática variam de acordo com o sítio acometido, desde sintomas constitucionais, como perda ponderal, fadiga e cefaleia, até dor óssea e alterações neurológicas. Aproximadamente 5% dos pacientes com melanoma apresentam sintomas de metástases à distância sem um sítio primário definido.

DIAGNÓSTICO, FATORES PROGNÓSTICOS E ESTADIAMENTO

Diversas lesões pigmentadas podem ser confundidas com melanoma: nevo azul, nevo composto, hemangioma, nevo juncional, lentigo juvenil solar, carcinoma basocelular pigmentado, dermatofibroma pigmentado, ceratose seborreica, hematoma subungueal e tatuagens (médica ou traumática).

> **ATENÇÃO!**
>
> Deve-se suspeitar de melanoma quando, por meio de exame minucioso da pele, as lesões pigmentadas apresentam as características clínicas típicas reunidas no acrônimo ABCDE (**A**ssimetria, **B**ordas irregulares, **C**oloração variada, **D**iâmetro > 6 mm e **E**volução – mudança na forma, tamanho, cor ou sintomas).

Uma vez aventada a hipótese clínica, a confirmação histológica deverá ser feita a partir do exame anatomopatológico por biópsia excisional ou ressecção cirúrgica. A biópsia incisional pode ser realizada em pacientes com lesão em face ou em melanomas extensos. Nestes casos, deve-se fazer a incisão no local clinicamente mais espesso.

A análise anatomopatológica deve fornecer informações como tipo histológico, padrão de crescimento, presença de ulceração, espessura, índice mitótico, presença de infiltrado inflamatório peritumoral, áreas de regressão, presença de invasão vascular linfática e/ou sanguínea, presença de nódulos satélites e avaliação de margens cirúrgicas. Estas informações têm valor prognóstico e fazem parte do estadiamento.

A American Joint Cancer Comission (AJCC)[3] define o sistema de estadiamento de melanoma mais amplamente utilizado. O índice de Breslow é o principal determinante prognóstico e classifica os tumores primários de acordo com sua espessura, definida como a profundidade total do melanoma, a partir da camada granulosa da epiderme até à área de penetração mais profunda na pele. Os outros fatores prognósticos valorizados no estadiamento são ulceração e índice mitótico, definido como número de mitoses por milímetro quadrado[3,4]

O sistema de estadiamento de melanoma da AJCC define o prognóstico e determina o tratamento apropriado, com base na classificação TNM criando quatro (I-IV) estágios clínicos e patológicos. A classificação T descreve o estágio do tumor primário através da espessura, da presença de ulceração e do índice mitótico. O N designa o grau de envolvimento dos linfonodos regionais, subcategorizados em doença micro e macroscópica. A categoria M define a presença e localização de metástases à distância (Tabela 385.1).[3]

> **ATENÇÃO!**
>
> Os principais fatores prognósticos em melanoma são espessura, presença de ulceração e índice mitótico.

TRATAMENTO

TRATAMENTO CIRÚRGICO

O diagnóstico precoce e o tratamento cirúrgico (Figura 385.1) ainda são essenciais para se minimizar mortalidade e morbidade. Os objetivos da ressecção cirúrgica com margem de pele normal adequada são minimizar o risco de recorrência, com o mínimo dano funcional e estético possível, evitando possíveis metástases à distância.

Para melanomas com espessura <1 mm, recomenda-se ressecção com margem de 1cm de tecido normal; melanomas entre 1 e 2 mm de espessura, 1 a 2 cm de margem e; melanomas com espessura maior do que 2 mm, no mínimo 2 cm de margem.

TABELA 385.1 ■ Estadiamento de melanoma pelo American Joint Committee on Cancer, 2010

TUMOR PRIMÁRIO (T)		
Tx	tumor primário não avaliável (p. ex., produto de curetagem ou regressão primária severa)	
T0	sem evidência de tumor primário	
Tis	Melanoma *in situ*	
T1	≤1 mm	a: sem ulceração e mitoses <1/mm² b: com ulceração ou mitoses ≥1/mm²
T2	1,01-2 mm	a: sem ulceração b: com ulceração
T3	2,01-4 mm	a: sem ulceração b: com ulceração
T4	>4 mm	a: sem ulceração b: com ulceração
LINFONODOS REGIONAIS (N)		
Nx	Linfonodos não avaliáveis	
N0	Metástase regional não detectada	
N1	Um linfonodo comprometido	a: micrometástases b: macrometástases
N2	2 ou 3 linfonodos comprometidos	a: micrometástases b: macrometástases c: linfonodos metastáticos sem satelitose(s)/ metástase(s) em trânsito
N3	4 ou mais linfonodos comprimidos ou conglomerado linfonodal ou linfonodo(s) com satelitose(s)/metástase(s) em trânsito	
METÁSTASES À DISTÂNCIA (M)		
M0	Sem evidência de metástases à distância	
M1a	Metástases em pele, subcutâneo, linfonodos não regionais, DHL sérico normal	
M1b	Metástases pulmonares, DHL sérico normal	
M1c	Metástases viscerais extrapulmonares com DHL normal ou qualquer metástase à distância com DHL elevado	

AGRUPAMENTO DE ESTADIAMENTO PATOLÓGICO			
	Estádio clínico*		**Estádio patológico****
Estádio 0	Tis N0M0		Tis N0M0
Estádio IA	T1a N0 M0		T1a N0 M0
Estádio IB	T1b N0 M0		T1b N0 M0
	T2a N0 M0		T2a N0 M0
Estádio IIA	T2b N0 M0		T2b N0 M0
	T3a N0 M0		T3a N0 M0
Estádio IIB	T3b N0 M0		T3b N0 M0
	T4a N0 M0		T4a N0 M0
Estádio IIC	T4b N0 M0		T4b N0 M0
Estádio III	Qualquer T ≥ N1 M0	IIIA	T(1-4)a N1a M0
			T(1-4)a N2a M0
		IIIB	T(1-4)b N1a M0
			T(1-4)b N2a M0
			T(1-4)a N1b M0
			T(1-4)a N2b M0
			T(1-4)a N2c M0
		IIIC	T(1-4)b N1b M0
			T(1-4)b N2b M0
			T(1-4)b N2c M0
			Qualquer T N3 M0
Estádio IV	Qualquer T Qualquer N1 M1		Qualquer T Qualquer N M1

* O atendimento clínico inclui o microestadiamento do melanoma primário e a avaliação clínica/radiológica das metástases.
** O estadiamento patológico inclui o microestadiamento do melanoma primário e informações patológicas dos linfonodos regionais após linfadenectomia parcial ou total.
Fonte: Adaptada de Edge e colaboradores.[3]

A biópsia do linfonodo-sentinela (BLS), o primeiro linfonodo de drenagem, prevê a probabilidade de metástases na cadeia linfonodal correspondente e está indicada para melanomas com espessura ≥ 1 mm. Em melanomas entre 0,76 e 1 mm, com fatores de risco de recorrência, como ulceração ou mitoses ≥ 1/mm², a BLS também está indicada. Em melanomas com espessura ≤ 0,75 mm, mesmo com fatores adversos, não se indica a BLS.

Pacientes com linfonodo-sentinela positivo e aqueles com comprometimento linfonodal clinicamente aparente devem ser submetidos à linfadenectomia regional terapêutica.

Após o tratamento cirúrgico, o paciente deverá passar por exame físico periódico com o objetivo principal de detectar recorrências potencialmente curáveis e novos melanomas primários. A frequência destas avaliações deve ser maior naqueles pacientes com alto risco de recorrência, em geral a cada 3 meses durante os primeiros dois anos, a cada 6 meses até cinco anos e anualmente até completar dez anos.

TRATAMENTO ADJUVANTE

Paciente com baixo risco de recorrência (tumores ≤ 4 mm, sem ulceração e sem comprometimento linfonodal ou com ulceração, mas ≤ 2 mm) não têm indicação de terapia adjuvante, devido a uma maior probabilidade de cura e nenhuma evidência de que a terapia adicional melhore o prognóstico, evitando assim os seus efeitos colaterais.

Em pacientes com risco aumentado de recorrência (tumor > 4 mm, com ulceração, índice mitótico ≥ 1/mm²) e com ou sem comprometimento linfonodal, sugere-se terapia adjuvante com interferon alfa (IFN-α) em altas doses (20 milhões de unidades/m² SC cinco dias por semana por quatro semanas, seguido de 10 milhões de unidades/m² três vezes por semana por 11 meses. Estudos demonstraram que esta terapia pode prolongar a sobrevida livre de doença e a sobrevida global em grupos de alto risco, embora às custas de toxicidade significante.[5] Devido a potencial toxicidade, este tratamento deve limitar-se a pacientes em boas condições clínicas e sem histórico de doença psiquiátrica (principalmente depressão) ou doenças autoimunes. Esquemas alternativos com baixas doses, duração menor ou combinação com outros agentes não demonstraram eficácia equivalente e não são recomendados.

A radioterapia pode ser oferecida aos pacientes submetidos à linfadenectomia, com alto risco para recidiva linfonodal (linfonodos clinicamente comprometidos, > 3 linfonodos comprometidos, extravasamento capsular ou após recidiva no sitio de ressecção linfonodal). Este procedimento é discutível, pois, apesar de diminuir a recorrência local, não confere aumento de sobrevida livre de recorrência à distância ou sobrevida global.

TRATAMENTO DA DOENÇA METASTÁTICA

A radioterapia pode ser útil na paliação de sintomas de pacientes com metástases ósseas, cerebrais e viscerais.

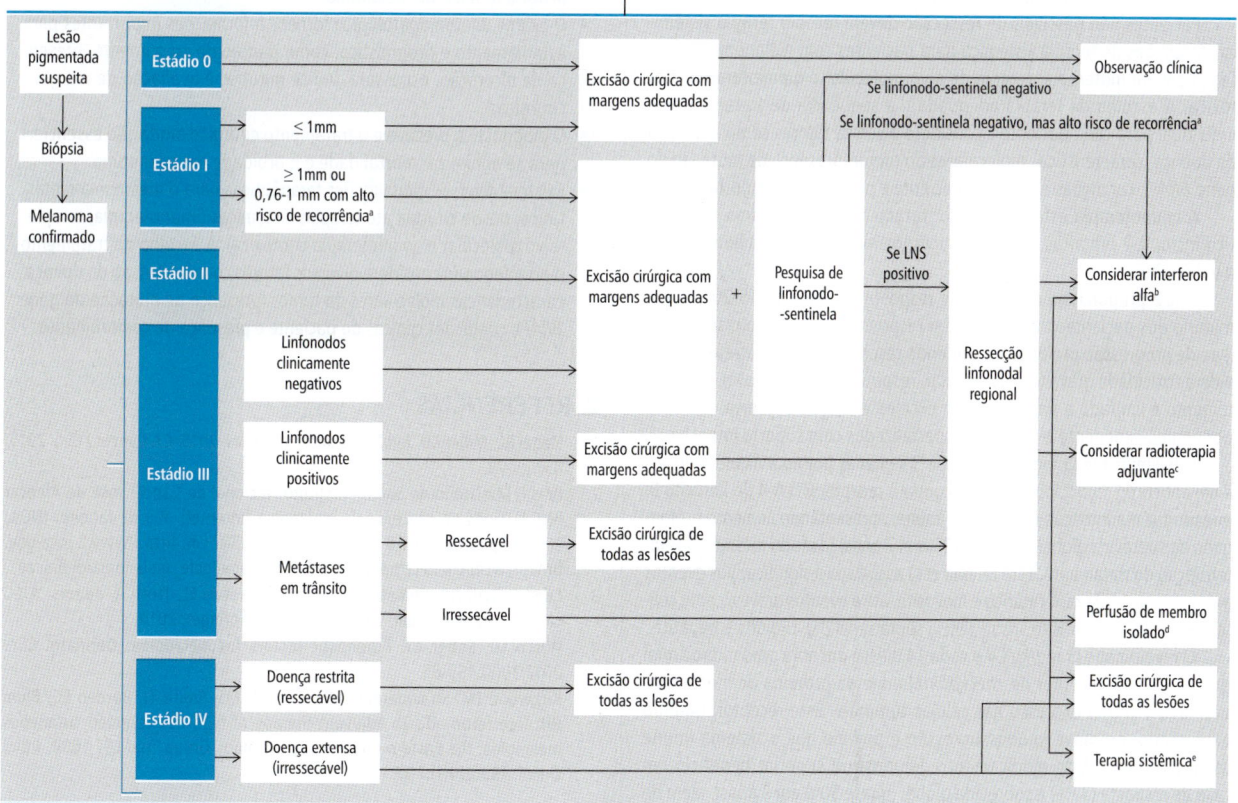

FIGURA 385.1 ■ Fluxograma simplificado para abordagem terapêutica de melanoma de acordo com o estadiamento.

[a] Alto risco de recorrência – tumor > 4 mm, com ulceração, ou índice mitótico de ≥ 1 mm².
[b] Interferon alfa – apenas para pacientes em boas condições clínicas e sem histórico de doença psiquiátrica ou autoimune.
[c] Radioterapia – para pacientes com alto risco de recorrência em linfonodos regionais e àqueles com linfonodos regionais positivos na cirurgia inicial. O objetivo desse tratamento é redução de recorrência local, sem benefício na metástase à distância ou sobrevida global.
[d] Perfusão de membro isolado – para pacientes com doença irressecável, metástases em trânsito recorrentes ou três ou mais lesões restritas a um membro, sem evidência de doença sistêmica.
[e] Terapia sistêmica – as opções incluem imunoterapia (interleucina em altas doses ou ipilimumabe), terapia-alvo molecular (vemurafenibe) e quimioterapia citotóxica (esquemas com base em dacarbazina). A escolha da terapia adequada e a sequência de tratamentos são individuais e consideram diversos fatores, como extensão da doença, características moleculares do tumor (presença de mutação do gene *BRAF*), condições clínicas do paciente e presença de comorbidades.

Em pacientes com um número limitado de metástases, a ressecção cirúrgica pode postergar a necessidade de terapia sistêmica e, eventualmente, promover benefício prolongado. A metastasectomia também tem importante papel na erradicação de doença residual de pacientes com boa resposta à terapia sistêmica.

As metástases em trânsito ocorrem em 5 a 8% dos pacientes com melanoma cutâneo de alto risco, são caracterizadas por depósitos cutâneos ou subcutâneos de melanoma entre a lesão tumoral primária e a cadeia linfonodal regional, no trajeto da drenagem linfática. Nesta situação, algumas abordagens terapêuticas são possíveis (ver Figura 385.1), porém, seu controle efetivo dificilmente é obtido.

Pacientes com doença irressecável em extremidade, metástases em trânsito recorrente em extremidade ou três ou mais lesões em extremidade, sem evidência de doença sistêmica são candidatos à perfusão isolada de membro (PIM). O paciente é submetido à dissecção e clampeamento da artéria e veias principais do membro acometido. Estes vasos são cateterizados e sua circulação isolada por meio de garroteamento e ligadura de vasos colaterais. Por meio de sistema de circulação extracorpórea (CEC), administra-se um agente citotóxico. O escape é medido através de radioisótopo. O melfalan é o medicamento-padrão utilizado, mas em lesões volumosas, atualmente, usa-se o fator de necrose tumoral (TNF). Geralmente este processo é realizado em hipertermia com objetivo de melhorar o efeito antitumoral. Este procedimento deve ser realizado em centros especializados nesta técnica.

Pacientes não passíveis de ressecção devem receber terapia sistêmica. As opções de terapia sistêmica para pacientes com melanoma metastático são imunoterapia, terapia de alvo molecular e quimioterapia citotóxica. A escolha da terapia adequada e a sequência de tratamentos é individual para cada paciente e considera diversos fatores como extensão da doença, características moleculares do tumor (presença de mutação do gene *BRAF*), condições clínicas do paciente e presença de comorbidades.

A imunoterapia estabelecida no tratamento do melanoma metastático inclui IL-2 em altas doses e anticorpos monoclonais (ipilimumabe e nivolumabe).

A IL-2 proporciona uma taxa de resposta de cerca de 15-20%. Uma minoria dos pacientes tratados obtém resposta completa, com sobrevida livre de progressão prolongada, podendo resultar em cura. Entretanto, devido à toxicidade grave (cardiovascular, respiratória e infecciosa), este tratamento é limitado a pacientes com excelente função orgânica, tratados por equipe experiente em centros especializados com suporte intensivo.

O Ipilimumabe (3 mg/kg EV a cada 3 semanas por no máximo 4 doses) é um anticorpo monoclonal dirigido contra o receptor CTLA-4 do linfócito B, que produz manutenção da resposta imune, apresentando aumento prolongado da sobrevida global (cerca de 20% em 2 anos) mantido mesmo após interrupção do tratamento. Esta terapia está associada a significativos eventos autoimunes, desde *rash* cutâneo e mucosite, até a eventos graves, como colite, pneumonite, hipofisite, insuficiência suprarrenal (IS), tiroidite e hepatite.

O nivolumabe (3 mg/kg EV a cada 14 dias) é um anticorpo monoclonal que bloqueia o receptor de *checkpoint* imune da proteína de morte programada 1 (PD-1) expresso nas células tumorais. Este receptor, quando expressado, promove imunossupressão e previne que o sistema imune ataque o tumor. Este medicamento demonstrou superior benefício em taxa de resposta (32%) e sobrevida global (quase 50% em 2 anos), além de melhor perfil de toxicidade.

Cerca de metade dos melanomas apresenta a mutação V600 BRAF, que ativa a via molecular proteína cinase ativada por mitógeno (MAPK, do inglês *mitogen-activated protein kinases*). O vemurafenibe (dose de 960 mg VO 12/12 h) é um inibidor específico de BRAF mutado, que proporciona benefício em sobrevida global, sobrevida livre de progressão e melhor da taxa de resposta (cerca de 40%). Por tratar-se de terapia-alvo específica, o vemurafenibe somente está indicado para pacientes com a mutação V600E ou V600K comprovada por estudo molecular.

Com os crescentes avanços no campo da imunoterapia e terapias moleculares e evidente benefício em taxa de resposta e sobrevida global em relação à quimioterapia citotóxica, esta tem perdido gradativamente seu papel no tratamento do melanoma metastático. O principal quimioterápico utilizado no tratamento do melanoma é a dacarbazina, com taxa de resposta inferior a 15%, tempo até progressão inferior a três meses e sobrevida global menor do que oito meses. Deste modo, a dacarbazina (1.000 mg/m^2 EV a cada 21 dias) fica reservada aos pacientes não candidatos à IL-2, ipilimumabe ou vemurafenibe e àqueles que já receberam estas terapias, mas progrediram.

Na última década, os avanços em biologia molecular e o reconhecimento do papel da via da MAPK no desenvolvimento do melanoma permitiram novos alvos terapêuticos para a doença avançada. Novas medicações têm sido estudadas, assim como a combinação destas terapias, buscando melhores taxas de resposta e sobrevida.

REVISÃO

- O melanoma origina-se dos melanócitos e é a neoplasia maligna de pele com maior potencial de mortalidade.
- Os principais fatores de risco para melanoma são: exposição solar e à radiação UV; traços fenotípicos, como sardas, pele e olhos claros, cabelos loiros ou ruivos; grande número de nevos; nevos atípicos; e história familiar de melanoma.
- O exame anatomopatológico fornece informações importantes para estadiamento e prognóstico, como padrão de crescimento, presença de ulceração, espessura, índice mitótico e avaliação de margens cirúrgicas.
- O diagnóstico precoce e o tratamento cirúrgico ainda são essenciais para se minimizar mortalidade e morbidade em melanoma.
- Existem diversas modalidades terapêuticas para o melanoma metastático, desde cirurgia até terapias sistêmicas (imunoterapia, terapia-alvo molecular e quimioterapia citotóxica). A escolha do tratamento mais adequado considera diversos fatores como extensão da doença, características moleculares do tumor (presença de mutação do gene *BRAF*), condições clínicas do paciente e presença de comorbidades.

■ REFERÊNCIAS

1. Siegel RL, Miller KD, Jemal A. Cancer statistics, 2015. CA Cancer J Clin. 2015; 65(1):5-29.
2. Brasil. Ministério da Saúde. Instituto Nacional de Câncer José de Alencar (INCA) Tipos de câncer: pele melanoma [Internet]. Rio de Janeiro: INCA; 2016 [capturado em 18 out. 2016]. Disponível em: http://www2.inca.gov.br/wps/wcm/connect/tiposdecancer/site/home/pele_melanoma/definicao.
3. Edge S, Byrd DR, Compton CC, Fritz AG, Greene FL, Trotti A, editors. AJCC cancer staging manual. 7th ed. New York: Springer; 2010.
4. Wisco OJ, Sober AJ. Prognostic factors for melanoma. Dermatol Clin. 2012;30(3):469-85.
5. Kirkwood JM, Strawderman MH, Ernstoff MS, Smith TJ, Borden EC, Blum RH. Interferon alfa-2b adjuvant therapy of high-risk resected cutaneous melanoma: the Eastern Cooperative Oncology Group Trial EST 1684. J Clin Oncol. 1996;14(1):7-17.

■ LEITURAS SUGERIDAS

Eriksson H, Frohm-Nilsson M, Järås J, Kanter-Lewensohn L, Kjellman P, Månsson-Brahme E, et al. Prognostic factors in localized invasive primary cutaneous malignant melanoma: results of a large population-based study. Br J Dermatol. 2015;172(1):175-86.

Wong SL, Balch CM, Hurley P, Agarwala SS, Akhurst TJ, Cochran A, et al. Sentinel lymph node biopsy for melanoma: American Society of Clinical Oncology and Society of Surgical Oncology joint clinical practice guideline. J Clin Oncol. 2012;30(23):2912-8.

386
CÂNCER DE PELE NÃO MELANOMA

■ HEITOR CARVALHO GOMES
■ IVAN DUNSHEE DE ABRANCHES OLIVEIRA SANTOS FILHO

O câncer de pele ainda é a neoplasia mais comum no homem, apesar das campanhas de prevenção realizadas desde as últimas décadas do século passado. Atualmente, entende-se melhor a sua biologia, a sua prevenção e o seu tratamento, mas a sua incidência continua aumentando em todos os países cuja população (ou a maior parte dela) tenha pele clara. As emigrações de europeus para países tropicais ao longo dos séculos, a mudança de hábito da população, expondo-se ao sol sem proteção adequada, e o aumento da longevidade sem dúvida influenciaram o aumento na frequência do câncer de pele. Felizmente, essas neoplasias são diagnosticadas mais precocemente hoje, levando à alta curabilidade e à menor morbidade.

Os tipos de câncer de pele mais importantes são o carcinoma basocelular (CBC) e o carcinoma espinocelular (CEC), ambos pela elevada frequência, e o melanoma, em virtude da possibilidade de apresentar metástases e levar o paciente ao óbito. O CBC corresponde a cerca de 75 a 80% dos casos; o CEC, por cerca de 20%; e o melanoma, por 5% das neoplasias de pele. Neste capítulo, serão tratados apenas os cânceres de pele não melanoma, isto é, os carcinomas cutâneos.

> **ATENÇÃO!**
>
> Os principais tipos de câncer de pele são o CBC e o CEC.

Outros tipos de neoplasias de pele são muito menos comuns, como o dermatofibrossarcoma protuberante, o tumor de células de Merkel, o adenocarcinoma de pele e a doença de Paget extramamária.

Os carcinomas raramente levam a óbito, já que quase nunca podem apresentar metástases. A sua malignidade é, quase exclusivamente, só local. Em virtude de se disseminarem por contiguidade, infiltrando os tecidos vizinhos, podem resultar em sérias deformidades. Seu potencial de morbidade varia muito, dependendo de vários fatores relacionados ao tumor e aos pacientes.

■ ETIOLOGIA

O efeito carcinogênico do raio ultravioleta (UV) é bastante conhecido. Existe um longo intervalo entre o período de exposição e o aparecimento da neoplasia. A pouca pigmentação é um fator importante no aparecimento do câncer de pele.

O tipo de pele pode ser classificado de I a VI (classificação de Fitzpatrick):

I | Extremamente clara, com sardas, que sempre queima, mas nunca se bronzeia.
II | Clara, queima muito, bronzeia pouco, muito sensível aos raios UV.
III | Pouco pigmentada, sensível, mas com capacidade de bronzeamento gradual.
IV | Moderadamente pigmentada, pouco queima, em geral, bronzeia.
V | Muito pigmentada, pouco sensível aos raios UV.
VI | Nunca queima, muito pigmentada.

Alguns autores também atribuem fatores hereditários como causa do CBC. O CEC, contudo, guarda uma relação muito maior de causa e efeito com a luz ultravioleta do sol comparado ao basocelular. O espinocelular nasce quase que em sua totalidade em áreas expostas cronicamente ao sol. Pode surgir de uma ceratose actínica, mas na maioria das vezes, ocorre em pele normal.

Outros fatores etiológicos, mas menos frequentes, são a exposição à radiação, como a radiação gama e o raio X. Pacientes expostos à radiação no passado para tratamento de lesões benignas, como acne, desenvolveram CBCs e CECs anos depois. Radiologistas e técnicos expostos à irradiação em área de trabalho são predispostos ao desenvolvimento de neoplasias e, por isso, são monitorados.

A teoria mais aceita na etiologia do CBC indica a existência de uma célula-tronco progenitora, cujo local de origem é a camada basal da epiderme, mais precisamente a bainha externa do folículo piloso. Isso explicaria porque o CBC aparece quase que exclusivamente em áreas onde existe o folículo piloso, e não em mucosas. A causa exata do CBC ainda não está estabelecida.

A imunidade tem um efeito importante no desenvolvimento e na progressão dos cânceres de pele. Pacientes imunodeprimidos, por exemplo transplantados, têm maior possibilidade de desenvolver neoplasias, principalmente carcinomas cutâneos. O raio UV tem dois efeitos importantes no aparecimento do câncer de pele: causa alterações genéticas nas células; e inibe a resposta imune, reduzindo o número e a função das células de Langerhans.

As cicatrizes de queimaduras e úlceras crônicas guardam uma relação causal. O tratamento correto das queimaduras recentes, principalmente com enxertos, para evitar bridas ou ulcerações, previne a possibilidade de essas áreas evoluírem para carcinomas. O CEC originado sobre cicatriz de queimadura (úlcera de Marjolin) e tem maior risco de apresentar recidivas locais e metástases nos linfonodos.

Produtos químicos podem também induzir o câncer de pele, como o compostos orgânico creosoto, derivado da destilação do alcatrão de hulha. O creosoto tem sido usado como conservante de madeira e laxativo. Antigamente, os limpadores de chaminé tinham uma alta incidência de câncer da pele do escroto (mal de Pott) em virtude da fuligem que continha hidrocarbonos aromáticos policíclicos.

■ QUADRO CLÍNICO

O CBC apresenta alguns tipos clínicos diferentes entre si em relação ao aspecto clínico e à sua evolução. Os principais tipos clínicos são descritos a seguir.

1 | **CBC nodular (Figura 386.1):** é a variante mais comum. Inicia com um pequeno nódulo bem definido, de cor rósea, perolada e translúcida e arredondado. Muitas vezes, tem telangectasias. Evolui com uma úlcera central. Quando esta úlcera é extensa, geralmente o CBC é mais agressivo.

2 | **CBC superficial:** apresenta-se com uma lesão plana, rósea ou avermelhada, descamativa. As margens podem ser pouco elevadas, condição em que também são translúcidas, peroladas e finas. O centro da lesão pode ter aspecto cicatricial, que corresponderá ou não a áreas de regressão. Pode ser parecida com um eczema sem prurido. Apresenta muitas vezes limites pouco nítidos que atrapalham a delimitação das margens de segurança.

3 | **CBC pigmentado:** apresenta características e evolução semelhantes às do CBC nodular, diferindo apenas pela pigmentação. Clinicamente, pode ser confundido com um melanoma, mas a história natural da lesão e o tipo de pigmentação possibilitam o diagnóstico diferencial mesmo antes da biópsia.

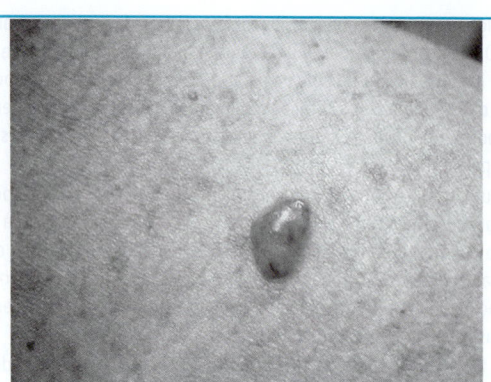

FIGURA 386.1 ■ CBC nodular, pele frontal.

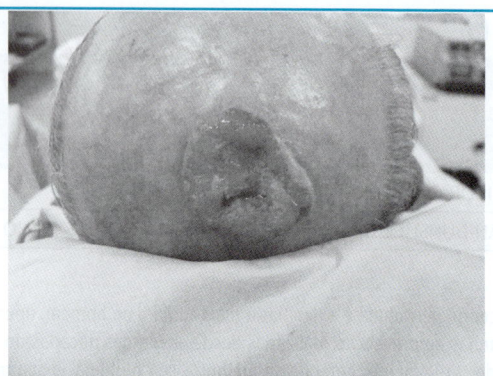

FIGURA 386.3 ■ CEC de couro cabeludo, ulcerado e infiltrativo.

4 | CBC esclerodermiforme (Figura 386.2): o nome é derivado de seu aspecto, uma placa de esclerodermia localizada. A lesão típica tem cor esbranquiçada, dura e de limites imprecisos. Pode ser confundida com cicatriz antiga e, por isso, muitas vezes é negligenciada. É o tipo de CBC mais agressivo, com disseminação em profundidade e periférica extensa.

5 | Carcinoma metatípico: também é chamado de carcinoma basospinocelular. Clinicamente, tem o aspecto de CBC nodular com úlcera central. Apresenta comportamento biológico do CEC. Pode disseminar-se para os linfonodos quando extenso. Neste caso, a metástase histologicamente é de CEC.

6 | CEC (Figura 386.3): tem também padrão de crescimento infiltrativo, porém mais rápido do que o do CBC. Apresenta ulceração precoce, e seu desenvolvimento é maior em áreas de exposição solar. Pode surgir de uma ceratose actínica, mas, na maioria das vezes, ocorre em pele normal exposta cronicamente ao sol. O CEC pode metastatizar, sobretudo para os linfonodos. Os limites da lesão são menos precisos clinicamente do que os do CBC e, microscopicamente, vão além dos seus limites visíveis.

■ DIAGNÓSTICO E TRATAMENTO

O melhor tratamento para os carcinomas cutâneos é a excisão cirúrgica com margem de segurança adequada. Sua vantagem é de que, por meio dela, é possível obter o exame anatomopatológico da lesão e das margens de segurança. Quando realizada com boa técnica cirúrgica, tem rápida cicatrização e bom resultado estético.

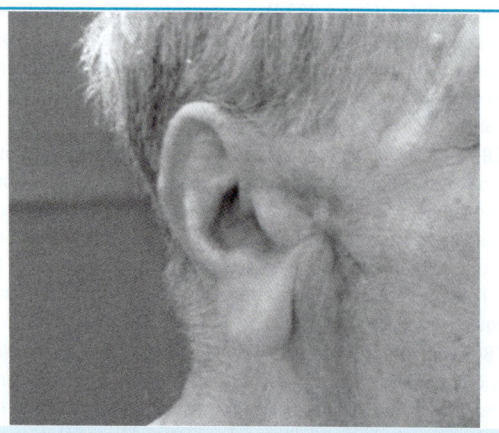

FIGURA 386.2 ■ CBC esclerodermiforme com invasão de parótida.

Nos carcinomas em que o diagnóstico clínico é evidente, pode-se fazer, principalmente em pequenas lesões, a biópsia de forma excisional já com uma margem de segurança adequada. O diagnóstico e o tratamento são executados em uma única etapa. Nesses casos, o diagnóstico clínico de carcinoma deve ter alta probabilidade, e o planejamento terapêutico deve indicar uma ressecção simples com um ótimo resultado estético.

No caso de lesões maiores, em especial quando é difícil obter margens em lateralidade de 5 mm em todos os lados ou quando um defeito estético pode ser causado, recomenda-se primeiro fazer uma biópsia por *punch* ou incisional. O local onde deve ser realizada esta biópsia deve compreender uma porção do carcinoma e um pouco de pele aparentemente normal.

O CBC nodular e o superficial, quando pequeno, isto é, de até 2,0 cm em maior diâmetro, deve ser excisado com margem de 3 a 5 mm a partir da margem visível da lesão.

Margens de 5 mm são adequadas para prevenir recorrência em 98% das lesões menores de 2 cm.

Nos CBCs esclerodermiformes, as margens devem ser maiores e, mesmo assim, é recomendável ter exame anatomopatológico de congelação durante o ato cirúrgico, para avaliação das margens. Quando a lesão estiver localizada perto de áreas nobres como o canto interno do olho, deve-se considerar a cirurgia micrográfica de Mohs.

Nas lesões operadas corretamente com recidiva local, deve-se planejar ressecções mais radicais ou com exame anatomopatológico de congelação porque 65% dessas lesões têm padrão de crescimento mais agressivo. Isso, no entanto, não acontece quando o tumor é excisado de forma incompleta. Neste caso, dá-se o nome de tumor residual, e não de recidiva.

Nos CECs, as margens devem ser de 0,5 cm. Nas lesões maiores, ou de limites imprecisos, deve-se considerar margens de até 1,0 cm. Nas lesões de CEC por cicatriz de queimadura, é preciso lembrar-se da possibilidade de metástase linfonodal. Quando existe evidência clínica de comprometimento linfonodal, a linfadenectomia deve ser realizada. Se, ao exame clínico, houver dúvida sobre uma possível metástase no linfonodo, mesmo após uma ultrassonografia (US), deve-se fazer uma punção aspirativa com agulha fina (PAAF).

O reparo estético é um ponto importante no tratamento das lesões de pele, para devolver o paciente ao seu convívio social. Vale ressaltar que as cicatrizes cirúrgicas melhoram com o tempo.

> **ATENÇÃO!**
>
> Os resultados estéticos são importantes, porém não mais do que a remoção completa da neoplasia, pois, se houver recidiva, a cura e o resultado estético de um novo procedimento serão prejudicados.

A cirurgia micrográfica de Mohs é um procedimento de grande valia em casos de lesões com margens pouco definidas, como no basocelular esclerodermiforme ou em carcinomas com padrão histológico agressivo. A desvantagem desse tipo de cirurgia é o tempo demorado e a necessidade de um patologista à disposição para sua realização. Nas lesões de grande tamanho, o método é pouco adequado.

A radioterapia é um método atualmente menos utilizado para o tratamento dos carcinomas cutâneos do que no passado. As sequelas aparecem com o tempo, de meses a anos, evoluindo para uma radiodermite crônica. Essas lesões são irreversíveis. Podem transformar-se, anos depois, em CBC ou CEC. Em locais de difícil reparo estético e, principalmente, em idosos, existe indicação, evitando cirurgias que poderiam trazer maiores riscos ao paciente. Se, após a cirurgia de um carcinoma, a margem de segurança ao exame anatomopatológico ficar comprometida, a radioterapia é uma boa opção. Contudo, o tratamento é mais demorado e o paciente tem de ir ao hospital diariamente. A porcentagem de cura é semelhante à obtida pelo tratamento por excisão cirúrgica.

Outros tipos de terapêutica, como os tratamentos a *laser*, a terapia fotodinâmica ou a crioterapia, são considerados em casos excepcionais e não devem ser a primeira escolha. Porém, não são adequadas para tratamento de neoplasias que têm por característica a capacidade de infiltração, isto é, podem disseminar-se por contiguidade. Além disso, esses métodos não têm controle anatomopatológico adequado das margens de segurança. O uso de 5-fluorouracil ou imiquimode tópico pode controlar queratoses e lesões pré-neoplásicas, mas esses medicamentos não devem ser utilizados para carcinomas invasivos de pele, já que poderá ocorrer uma cicatrização superficial e progressão em profundidade.

■ SEGUIMENTO

Um paciente operado de um câncer de pele tem mais de 40% de chances de apresentar outra neoplasia de pele durante toda a sua vida. No entanto, quando ocorrem recidivas, 67% delas são relatadas nos primeiros três anos. Um possível plano de acompanhamento é: nos primeiros dois anos a cada três meses; e, em seguida, a cada seis meses até o quinto ano. Contudo, um paciente operado de um CBC nodular em área anatômica não crítica pode ser dispensado após curto período de tempo. Portanto, um paciente tratado de um CEC deve ser seguido periodicamente por médico especialista, que esteja habituado em relação ao diagnóstico precoce dessas lesões. O paciente deve saber sobre a importância e como fazer um autoexame e evitar exposição excessiva ao sol, usando roupas adequadas e fotoprotetores.

REVISÃO

- O câncer de pele não melanoma é a neoplasia mais frequente.
- Os tipos mais importantes são CBC e CEC.
- Raramente, o câncer de pele não melanoma leva o paciente ao óbito, mas ele pode trazer grande morbidade por defeitos estéticos se não for tratado precocemente e de modo adequado.
- A prevenção mais importante é não se expor ao sol em demasia.
- O melhor tratamento é a cirurgia com margem de segurança adequada.
- A radioterapia está indicada nas lesões de pacientes idosos em locais de difícil exérese e reparo e deve ser considerada nas situações em que, após a exérese, o exame anatomopatológico mostrou margens comprometidas.
- O *laser*, a crioterapia e pomadas, como o 5-fluorouracil e o imiquimode, são tratamentos importantes nas lesões pré-neoplásicas, mas devem ser evitadas nos carcinomas invasivos.

■ LEITURAS SUGERIDAS

Dubin N, Kopf AW. Multivariate risk score for recurrence of cutaneous basal cell carcinomas. Arch Dermatol. 1983;119(5):373-7.

Kricker A, Armstrong BK, English DR, Heenan PJ. Does intermittent sun exposure cause basal cell carcinoma? A case control study in western Australia. Int J Cancer. 1995;60(4):489-94.

Madan V, Hoban P, Strange RC, Fryer AA, Lear JT. Genetics and risk factors for basal cell carcinoma. Br J Dermatol. 2006;154 Suppl 1:5-7.

Santos IDAO, Brunstein, F, Minami E, Yojo LM, Andrade Filho EF, Ferreira LM. Neoplasias malignas da pele, análise epidemiológica de 1242 casos operados. JBM. 1996;71(2):61-8.

Zanetti R, Rosso S, Martinez C, Nieto A, Miranda A, Mercier M, et al. Comparison of risk patterns in carcinoma and melanoma of the skin in men: a multicentre case-case-control study. Br J Cancer. 2006;94(5):743-51.

387
SARCOMAS DOS TECIDOS MOLES

■ FABIO ROBERTO KATER
■ REYNALDO JESUS-GARCIA

Os sarcomas dos tecidos moles são tumores malignos, localmente agressivos e com potencial variado de metástases. As metástases, em geral, envolvem os pulmões, mas, às vezes, podem atingir os ossos ou os linfonodos regionais. Há muitos tipos histológicos de sarcomas dos tecidos moles, porém em geral a escolha e a indicação do tratamento cirúrgico dependem primariamente do grau histológico (baixo ou alto grau) e da localização anatômica da lesão.

Os sarcomas dos tecidos moles são divididos de acordo com o tipo histológico em:[1]
- Sarcomas fibroblásticos – miofibroblásticos
  - Fibrossarcoma do adulto
  - Mixofibrossarcoma
  - Dermatofibrossarcoma protuberante
- Sarcomas fibro-histiocíticos
  - Sarcoma pleomófico indiferenciado (fibro-histiocitoma maligno)
- Sarcomas lipomatosos
  - Lipossarcoma
- Sarcomas do músculo liso
  - Leiomiossarcoma
- Sarcomas do músculo estriado
  - Rabdomiossarcoma
- Sarcomas dos vasos linfáticos e sangue
  - Angiossarcoma
- Tumores da bainha de nervos periféricos
  - Tumor maligno da bainha de nervo periférico
- Tumores sem origem determinada
  - Sarcoma sinovial
  - Sarcoma epitelióide

■ FIBROSSARCOMA DO ADULTO

O fibrossarcoma do adulto é um tumor maligno, composto de fibroblastos, com variável produção de colágeno, atualmente considerado um diagnóstico de exceção pelos patologistas. Ele costuma originar-se do tecido fibroso inter ou intramuscular, da fáscia, tendões ou aponeuroses. Pode apresentar crescimento de poucos meses até vários anos.

EPIDEMIOLOGIA

Aproximadamente 70% dos fibrossarcomas aparecem entre as idades de 20 e 50 anos. Existe uma variante infantil, que, em geral, aparece no primeiro ano de vida, sendo, em alguns casos, de origem congênita. Nesses casos, em crianças, a ressecção mostra uma chance de 80% de cura, apesar do padrão histológico, que mostra grande malignidade.

ASPECTOS CLÍNICOS

As localizações mais frequentes são os tecidos profundos do tronco, membro inferior, cabeça, pescoço e membro superior. A disseminação ocorre por contiguidade para os tecidos vizinhos, em seguida por via hematogênica para o pulmão, e apenas em 7% dos pacientes, disseminação para os gânglios regionais.

Apresenta-se como uma massa acompanhada ou não de dor. Algumas vezes, a dor é relacionada aos tecidos comprometidos ou envolvidos pelo tumor.

ATENÇÃO!

Há relatos de aparecimento de fibrossarcomas em áreas previamente irradiadas ou ao redor de implantes metálicos.

TRATAMENTO

O tratamento consiste em ressecção ampla de todo o tumor, apresentando alta taxa de recorrência quando parcialmente ressecado. O tratamento quimioterápico e radioterápico raramente é indicado nessa histologia de sarcoma.

Os fatores de mau prognóstico para os fibrossarcomas dos tecidos moles são o alto grau, a alta celularidade em relação à baixa quantidade de fibras colágenas, as altas taxas de mitose (> 20/10 campos de grande aumento) e a presença de necrose. As metástases ocorrem no pulmão e no osso, principalmente do esqueleto axial. A sobrevida global em 5 anos gira ao redor de 39-54% (Figura 387.1).

■ MIXOFIBROSSARCOMA

Corresponde a um grupo de lesões fibroblásticas malignas com variável estroma mixoide, pleomorfismo e padrão vascular característico. É um dos sarcomas mais comuns nos pacientes idosos principalmente na 6ª a 8ª décadas de vida. São mais comuns nas extremidades, sobretudo nos membros inferiores e com menos frequência aparecem no tronco. A massa apresenta crescimento lento e indolor.

Seu tratamento é a ressecção completa com margens amplas. A ressecção incompleta é responsável por até 60% de chance de recidiva local. Pode evoluir com metástases pulmonares ou ganglionares em cerca de 20-35% dos casos. Não há evidências de resposta à quimioterapia nessa histologia de sarcoma dos tecidos moles. A sobrevida global em 5 anos é de 60-70% nas várias publicações.

Os fatores de mau prognóstico nesse tumor são a localização profunda e o alto grau de malignidade, ao passo que a recorrência local é, aparentemente, influenciada apenas pelas margens cirúrgicas.

■ DERMATOFIBROSSARCOMA PROTUBERANTE

Corresponde a um tumor nodular cutâneo, de malignidade intermediária, agressivo localmente, que cresce de maneira infiltrativa, caracterizado por um evidente padrão estoriforme em sua histologia e por um comportamento muito recidivante localmente.

A forma mais característica é a presença de massa nodular cutânea em pacientes adultos na 1ª metade da vida. Aparecem preferencialmente no tronco, seguido pela extremidade inferior, superior e cabeça e pescoço. Apresentam crescimento lento, mas persistente, algumas vezes por anos. A manifestação inicial é o aparecimento de uma massa firme, achatada palpável e visível na pele e subcutâneo. Pode ficar inalterada durante anos e sem causa aparente, apresentar crescimento. As lesões negligenciadas podem atingir grandes proporções, com múltiplos nódulos satélites. A pele sobre o tumor frequentemente apresenta ulcerações.

A alta taxa de recidiva deste tumor justifica as cirurgias onde as margens devem ter no mínimo, três cm de tecidos normais, tridimensionalmente, ao redor do tumor. Essas cirurgias devem ser realizadas com o estudo das margens, realizados pelo patologista, com o auxílio da biópsia de congelação intraoperatória. A incidência de recidiva local após cirurgias com margens satisfatórias, com mais do que 3 cm é de 10 a 20%, comparadas a 43% quando a cirurgia tem margens menores do que 2 cm ou são contaminadas.[2] As recorrências aparecem com até 3 anos do diagnóstico, embora a porcentagem de recidivas até 5 anos ainda seja significativa e justifique o seguimento protocolar do paciente.

A radioterapia está indicada para pacientes com cirurgias em que as margens continuam comprometidas, mesmo após a revisão. Da mesma forma, é indicada para lesões recidivantes. A terapia-alvo com imatinibe para casos recidivados ou metastáticos tem sido a melhor opção. A taxa de resposta nos estudos tem sido relatada como superior a qualquer tratamento alternativo, principalmente nos tumores que expressam fator de crescimento derivado de plaquetas (PDGF). Nos casos de doença metastática/recorrente, o tratamento com terapia-alvo baseada no imatinib, embora com pouca evidência, parece a melhor opção.[3]

Essas lesões não são metastatizantes e nos raros casos descritos de metástases pulmonares, estas ocorreram em 3,4% dos casos, vários anos após a cirurgia inicial. Há relatos de raros casos de metástases ganglionares (Figura 387.2).

■ SARCOMA PLEOMÓRFICO INDIFERENCIADO DE ALTO GRAU

Antes conhecido como fibro-histiocitoma maligno, corresponde a um grupo de sarcomas indiferenciados e pleomórficos. O termo fibro-histiocitoma maligno pleomórfico pode ser usado como sinônimo do sarcoma pleomórfico indiferenciado (UPS) de alto grau. Correspondem aos sarcomas de tecidos moles mais comuns nos adultos acima dos 40 anos.

A maior parte dos UPS de alto grau ocorre nos tecidos profundos (subfasciais) das extremidades (nos membros inferiores) e raramente no tronco. Menos de 10% são subcutâneos. Crescem progressivamente no período de meses ou até anos. Em alguns casos, pode haver rápido crescimento, ocasião em que podem ser dolorosos. Cerca de 5% apresentam metástases pulmonares. Há relatos de aparecimento em locais previamente irradiados e em áreas com ulceração crônica ou cicatrizes.

As lesões situadas profundamente apresentam uma taxa de recorrência e de metástases maior do que as lesões situadas na pele e no tecido celular subcutâneo. A chance de comprometimento de gânglios linfáticos gira entre 4 a 17%.

As lesões mixoides crescem mais lentamente e se comportam com menos agressividade, mas apresentam alta taxa de recidiva local.

O tratamento cirúrgico deve ser a ressecção com margens amplas seguido do tratamento adjuvante com quimio e radioterapia. O sarcoma pleomórfico de alto grau não admite a cirurgia com margens marginais. As margens marginais, coincidentes ou contaminadas por tumor devem ser revisadas e ampliadas. A quimioterapia indicada para o UPS de alto grau é a mesma utilizada para os osteossarcomas e baseia-se em cisplatina e doxorrubicina (Figura 387.3).

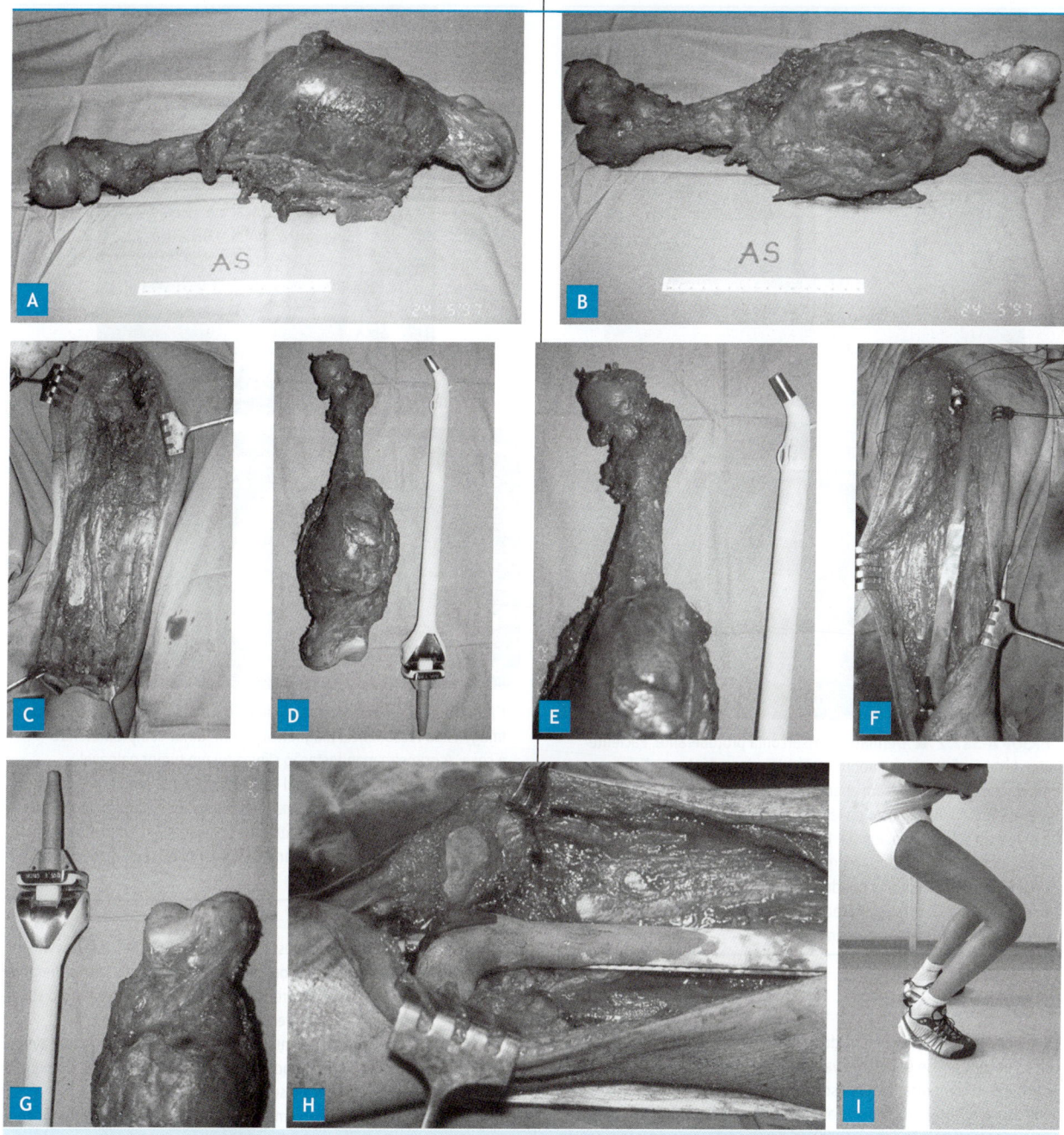

FIGURA 387.1 ■ Fibrossarcoma envolvendo todo o fêmur inclusive com comprometimento intraósseo até a região do colo do fêmur que foi submetido à ressecção e substituição por uma prótese total articulada no fêmur proximal (quadril) e no fêmur distal (joelho), permitindo ao paciente boa função. Em (A e B), imagem do fêmur ressecado como um todo, evidenciando-se o sarcoma de partes moles comprometendo o osso em toda sua circunferência. Em (C), a foto do intraoperatório, em que se evidencia a coxa esqueda após a ressecção do fêmur. Note, em (D, E e F), a prótese não convencional de fêmur total articulada no quadril e no joelho ao lado do tumor. Em (G e H), detalhes da prótese já fixada e reduzida no quadril e joelho. Em (I), imagem do paciente com boa função. Endoprótese não convencional RJG – Baumer® – de aspecto típico submetido à ressecção cirúrgica.

Os fatores de pior prognóstico nos sarcomas pleomórficos de alto grau são a localização profunda, o tamanho do tumor, o grau e o subtipo histológico e a recidiva local.

São tumores de alto grau, indiferenciados com taxa de recidiva local de 19-31% nas várias publicações e sobrevida de 5 anos ao redor de 65-70% no período de 12 a 24 meses. As metástases são mais frequentes no pulmão (90%) e nos ossos (8%).[4]

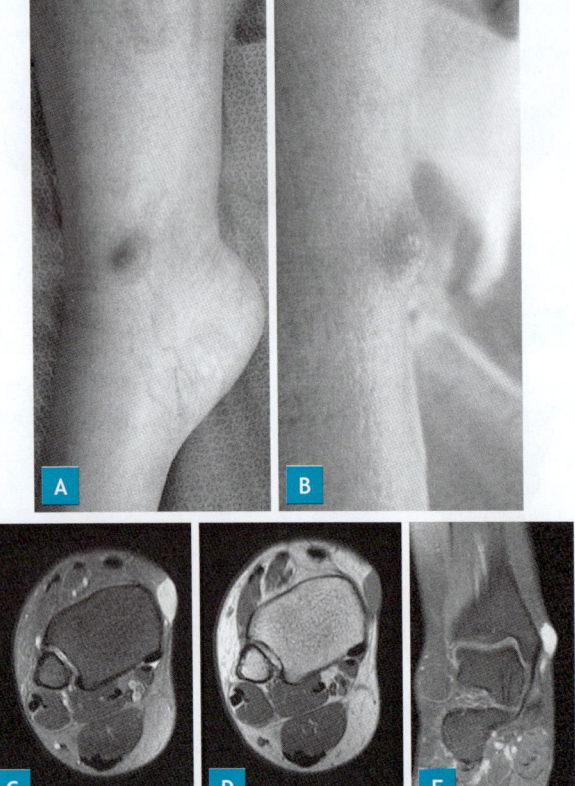

FIGURA 387.2 ■ Dermatofibrossarcoma protuberante. Paciente com história de pequeno nódulo na região do maléolo medial do pé, de longa evolução, com aparente crescimento nos últimos meses. Em (A e B), aspecto da lesão subdérmica, firme e aderida à pele e ao subcutâneo. Em (B), RM ponderada em T2 e T1 mostra a lesão ocupando o espaço entre a pele e o maléolo, aderida a este. Em (C), corte coronal ponderado em T2. Em (D), corte sagital ponderado em T2 mostra a lesão bem delimitada, característica do dermatofibrossarcoma protuberante.

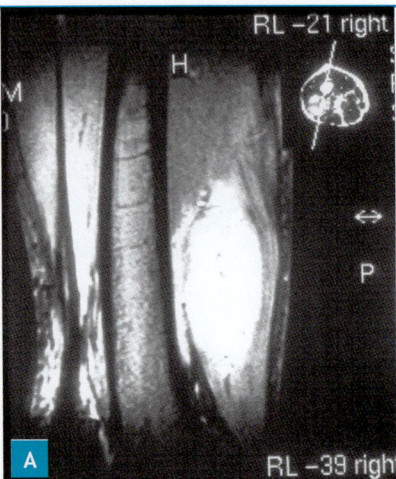
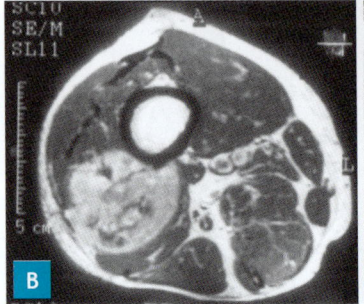
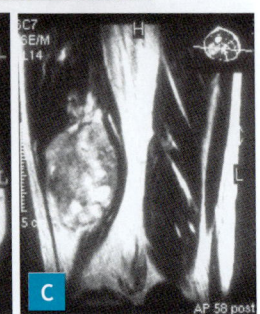

FIGURA 387.3 ■ Sarcoma pleomórfico indiferenciado de alto grau. Imagens da ressonância magnética de um tumor comprometendo a coxa. A primeira manifestação clínica foi um tumor palpável indolor. Em (A), imagem coronal da RM ponderada em T1, em que se evidencia o tumor com baixo sinal. Em (B), imagem sagital ponderada em T2, em que o tumor apresenta alto sinal e em íntimo contato com o osso. Em (C), pode-se observar o tumor junto ao fêmur, sem sinais de invasão cortical.

■ LIPOSSARCOMA

É um dos tumores mais comuns do adulto. No mesmo grupo dos lipossarcomas encontram-se uma larga variedade de subtipos, diferentes um dos outros e com comportamento desde os não metastáticos (p. ex., neoplasia lipomatosa atípica) até aqueles altamente metastáticos (p. ex., lipossarcoma pleomórfico). Todas os subtipos do lipossarcoma apresentam determinadas características em comum, como, por exemplo, a localização profunda em contraste com os lipomas que são superficiais e raramente ocorrerem em crianças.

A OMS divide os lipossarcomas em 4 subtipos principais:
- Lipossarcoma bem diferenciado (neoplasia lipomatosa atípica).
- Lipossarcoma mixoide de células redondas.
- Lipossarcoma desdiferenciado.
- Lipossarcoma pleomórfico.

São tumores derivados dos lipoblastos malignos. Acometem qualquer tecido em que a gordura esteja presente e são geralmente malignos desde seu aparecimento. Apresentam grande variação de comportamento, desde baixo grau, bem diferenciados, até os de alto grau, com células redondas e pleomórficas. Raramente se originam de lipomas preexistentes.

Aparecem em todas as idades, mas o pico de incidência é dos 40 aos 60 anos. As localizações mais comuns de aparecimento são o membro inferior, a cavidade abdominal, o retroperitônio, o tronco, o membro superior, a cabeça e o pescoço em ordem decrescente.

Algumas vezes, podem ser multicêntricos, principalmente na cavidade abdominal. São indolores e podem atingir grandes volumes sem que o paciente perceba sua presença e seu crescimento.

O tratamento dos lipossarcomas consiste na ressecção do tumor com margens amplas. O tratamento adjuvante nos tumores de alto grau de malignidade deve sempre ser discutido com os oncologistas clínicos, avaliando as vantagens e desvantagens do tratamento quimioterápico, sobretudo em pacientes mais idosos, ou com várias comorbidades. Favorecemos o uso de quimioterapia adjuvante em pacientes com tumores de extremidades, maiores do que 5 cm e de alto grau. Os lipossarcomas encontram-se entre os tumores mais radiossensíveis entre os sarcomas. Com base nessa alta sensibilidade, indicamos, em nosso serviço, a radioterapia para os pacientes com lipossarcomas de alto grau.

Em alguns casos, o lipossarcoma de alto grau pode ser tratado com a braquiterapia, como alternativa à radioterapia externa. Em pacientes com cirurgias inadequadas com margens contaminadas ou nos casos de recidiva, a braquiterapia pode ser utilizada no momento da cirurgia de revisão e ampliação das margens.

O fator prognóstico mais importante para os lipossarcomas é a localização anatômica. Lesões localizadas em regiões de fácil abordagem cirúrgica apresentam baixa taxa de recorrência (< 2%) após a ressecção completa com margens amplas. No entanto, os tumores que se localizam em regiões de difícil acesso cirúrgico, como o retroperitônio ou o mediastino, costumam apresentar altas taxas de recidiva local (>20%), principalmente devido a cirurgias com margens marginais ou contaminadas. Em geral, evoluem com complicações locais ou com a desdiferenciação após várias cirurgias e o aparecimento de metástases.

Nos pacientes metastáticos, o esquema de quimioterapia preferencial persiste com base em doxorrubicina combinada ou não à ifosfamida. Atualmente, a trabectedina tem apresentado altas taxas de resposta no lipossarcoma, especialmente no subtipo mixoide. Quando comparada à dacarbazina, a trabectedina na segunda linha, i.e., após falha de uma quimioterapia de primeira linha, proporciona maior sobrevida livre de progressão, mas igual sobrevida global.[5] Atualmente, outra medicação, a eribulina, foi comparada à dacarbazina no mesmo cenário de segunda linha, e opostamente a trabectedina mostrou igual sobrevida livre de progressão, mas maior sobrevida global.[6]

A sobrevida global do lipossarcoma varia desde 100% de sobrevida nos tumores lipomatosos atípicos até 20% de sobrevida em 10 anos nos lipossarcomas desdiferenciados, localizados no retroperitôneo ou no mediastino. Os lipossarcomas apresentam predileção por metástases pulmonares (Figura 387.4).

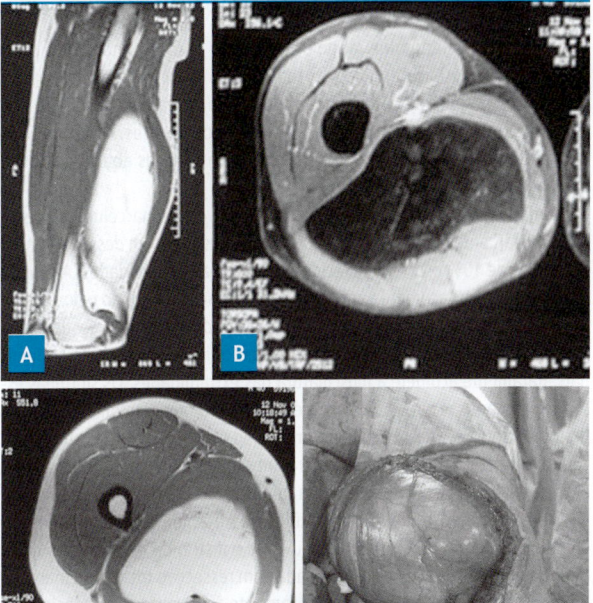

FIGURA 387.4 ■ Lipossarcoma de grande tamanho. O paciente, apesar do grande volume do tumor, não apresentava sintomas e apresentava função normal do membro. Em (A), imagem sagital ponderada em T2, em que se evidencia o tumor com alto sinal. Em (B e C), imagens axiais em T1 e T2, em que se pode evidenciar o tumor de grande volume, junto ao osso, mas sem comprometê-lo. Em (D), imagem do enorme lipossarcoma sendo ressecado.

■ LEIOMIOSSARCOMA (SARCOMA DO MÚSCULO LISO)

É um tumor maligno formado por células com característica do músculo liso.

Ocorre nas faixas etárias da meia idade e nos idosos. São lesões raras nos adultos jovens e crianças. Compõe uma alta porcentagem dos sarcomas do retroperitônio e da pelve. É o sarcoma mais comum com origem nos grandes vasos sanguíneos, principalmente da veia cava inferior (VCI) e das grandes veias dos membros inferiores. São raros nas extremidades. Podem, raramente, localizar-se na região intramuscular ou no subcutâneo, provavelmente originado de veias de pequeno ou médio calibre.

Apresentam-se como massas de crescimento lento e muitas vezes não percebidas pelos pacientes. No retroperitônio, podem comprimir estruturas importantes, como a veia cava com os sintomas relativos à compressão. Quando localizados nas raízes dos membros, podem apresentar como primeiro sinal o edema do membro.

O leiomiossarcoma pode evoluir com recidiva local, invasão óssea e metástases, muitas vezes anos após a cirurgia inicial. Os fatores prognósticos mais importantes são o tamanho e a localização do sarcoma. As metástases disseminadas pelo esqueleto são comuns. Os leiomiossarcomas do retroperitônio têm prognóstico reservado na grande maioria dos casos devido a seu grande volume, dificuldade ou impossibilidade de ressecção com margens adequadas e a grande incidência de recorrências locais e metástases. Da mesma forma, têm prognóstico reservado àqueles localizados nos grandes vasos, sobretudo no retroperitônio e no mediastino.

Ao contrário, os leiomiossarcomas localizados nas extremidades têm bom prognóstico, com baixa incidência de metástases e de recorrências locais quando adequadamente ressecados. No entanto, podem apresentar comportamento semelhante aos leiomiossarcomas do retroperitônio.

A radioterapia deve ser utilizada sempre que possível. A quimioterapia deve ser realizada nos tumores de grande volume ou naqueles que se apresentam com metástases. Novas medicações estão sendo utilizadas para o tratamento dos leiomiossarcomas, ainda sem resultados de longo prazo. Damos preferência à combinação de gemcitabina com docetaxel como tratamento inicial, mas semelhante aos lipossarcomas, novas medicações têm-se mostrado efetivas, por exemplo, trabectedina ou eribulina no cenário de segunda linha.

■ RABDOMIOSSARCOMA

O rabdomiossarcoma corresponde a um grupo de tumores derivados da célula do músculo estriado, dividido em 3 subtipos:
- Rabdomiossarcoma pleomórfico do adulto (13%).
- Rabdomiossarcoma embrionário (46%).
- Rabdomiossarcoma alveolar (41%).

RABDOMIOSSARCOMA PLEOMÓRFICO DO ADULTO

É o subtipo que aparece mais frequentemente nas extremidades, com especial predileção por certos grupos musculares profundos: quadríceps, adutores, bíceps e braquial. A maior parte dos pacientes apresentam uma massa de crescimento rápido, com edema e dor.

Ocorrem quase que exclusivamente nos adultos, com mais frequência na 4ª a 7ª décadas, e evoluem com recidiva local e metástases à distância.

A ressecção local com margens amplas é o tratamento de escolha. Atualmente, temos utilizado esquemas de quimioterapia neoadjuvante com múltiplas medicações. Os esquemas se baseiam nos protocolos pediátricos e utilizam vincristina, actinomicina-D e ciclofosfamida. Entretanto, devido a pior evolução esperada para esse grupo, novos protocolos incorporando irinitecano e doxorrubicina têm sido testados. No pós-operatório, deve-se seguir o tratamento adjuvante com quimioterapia e radioterapia.

O prognóstico para o rabdomiossarcoma pleomórfico é reservado com relatos de taxas de recidiva local ao redor de 40% e sobrevida de no máximo 20% em 20 meses.

RABDOMIOSSARCOMA EMBRIONÁRIO

Consiste em um subtipo de rabdomiossarcoma primitivo, no qual o comportamento fenotípico e biológico remonta ao músculo esquelético embrionário. É o tipo mais comum de rabdomiossarcoma. Sua incidência nos EUA é de três por milhão de crianças abaixo dos 15 anos. Cerca de 50% dos rabdomiossarcoma embrionários acometem crianças abaixo dos cinco anos de idade.

Embora o rabdomiossarcoma embrionário contenha células que são histologicamente idênticas àquelas do músculo estriado em desenvolvimento, menos de 10% ocorrem no tecido muscular das extremidades. A grande maioria dos casos acomete a cabeça e o pescoço (47%) seguido pelo sistema geniturinário, incluindo bexiga, próstata e tecidos moles para-testiculares. Pode ainda ocorrer no abdome, no retroperitônio ou em vísceras abdominais. Raramente acomete a musculatura das extremidades. Os sintomas estão relacionados às áreas de crescimento do rabdomiossarcoma (proptose, diplopia, sinusite, surdez unilateral, retenção urinária, icterícia, etc). O paciente, em geral, reclama de dor severa, intermitente ou persistente na área, algumas vezes meses antes da massa tumoral tornar-se aparente.

Avanços importantes foram obtidos no tratamento do rabdomiossarcoma embrionário. A terapia neoadjuvante é instituída de início, e a cirurgia do tumor residual deve ser realizada com ressecção total, com margens amplas ou radicais, seguida por tratamento adjuvante, que consiste na rádio e quimioterapia. Quimioterapia com múltiplas medicações (vincristina e actinomicina-D, doxorrubicina e ciclofosfamida) é utilizada no pré e no pós-operatório. A radioterapia está efetivamente indicada em pacientes com cirurgias com margens comprometidas. No caso de cirurgias com margens livres, em pacientes de baixa idade, pode-se postergar a indicação da radioterapia apenas para os casos em que houver recidiva local.

O subtipo embrionário é o de melhor prognóstico entre os rabdomiossarcomas. A taxa de sobrevida com cura, após cinco anos, é de aproximadamente 80%, com baixa incidência de recorrência local e de metástases pulmonares. Quando as metástases pulmonares estão presentes, a sobrevida cai para perto de 20%.

RABDOMIOSSARCOMA ALVEOLAR

É um subtipo de rabdomiossarcoma primitivo, altamente maligno, composto por células neoplásicas redondas que lembram o linfoma e que mostram diferenciação para células do músculo esquelético.

Ocorre em todas as idades, sendo mais frequente em crianças na puberdade, nos adolescentes e adultos jovens. Desenvolvem-se nas extremidades, na região paravertebral e perineal e na região dos seios da face. Em geral, apresentam-se como massas de rápido crescimento e já apresentam alto grau de malignidade ao diagnóstico.

O tratamento indicado é a cirurgia e deve ser realizada com ressecção total, com margens amplas ou radicais, e o tratamento adjuvante consiste na rádio e quimioterapia. O esquema de tratamento é semelhante ao do subtipo embrionário. A quimioterapia com múltiplas medicações (vincristina e actinomicina-D, doxorrubicina e ciclofosfamida) é utilizada no pré e no pós-operatório. A radioterapia sempre deve complementar o leito cirúrgico. O prognóstico é reservado ao redor de 20% em 2 anos, com alta taxa de mortalidade, principalmente nos pacientes portadores de metástases pulmonares.

■ ANGIOSSARCOMA

É um sarcoma maligno de células originárias do tecido endotelial. São tumores raros que se desenvolvem como tumores subcutâneos ou associados com linfedema. Apenas raramente se apresentam como tumores profundos. Acometem pacientes idosos com pico de incidência na 7ª década. A localização principal é a musculatura dos membros inferiores, braços, tronco, cabeça e pescoço.

Desenvolvem-se como massas que rapidamente apresentam crescimento, em geral associadas à coagulopatia, à anemia, a hematomas persistentes ou à fragilidade vascular.

São tumores altamente agressivos, e sua cirurgia deve ser realizada com margens amplas ou radicais. Algumas vezes, só a amputação pode oferecer margens adequadas para esse sarcoma que se localiza frequentemente em áreas onde sua ressecção completa não é possível. A recidiva local ocorre em cerca de 20% dos pacientes, e a taxa de mortalidade é de 50%, em geral devido a metástases pulmonares, linfonodais, ósseas e em tecidos moles. A idade mais avançada, a localização retroperitoneal, os tumores de grande tamanho e os valores elevados de Ki-67 estão correlacionados ao pior prognóstico.

Os angiossarcomas podem ser relativamente quimiossensíveis, em particular a classe das taxanas, como o paclitaxel e o docetaxel. No entanto, o tratamento adjuvante não é padrão, mas pode ser discutido individualmente. Por outro lado, para os tumores metastáticos ou inoperáveis, a quimioterapia deve ser oferecida como primeira opção.

■ TUMOR MALIGNO DE BAINHA DO NERVO PERIFÉRICO

Também conhecido como neurofibrossarcoma ou schwannoma maligno, são sarcomas do nervo que se desenvolvem a partir dos nervos periféricos.

Aparecem com a sintomatologia de tumor palpável, frequentemente maior do que 5 cm de diâmetro. O tumor se origina de uma estrutura nervosa profunda, por exemplo, do nervo ciático, plexo braquial ou sacral, ou mesmo de uma raiz neural junto à medula espinhal. Outras vezes, estes sarcomas têm origem de pequenos ramos nervosos cutâneos e superficiais. Os pacientes podem ou não apresentar sintomas neurológicos ou déficits sensitivos ou motores. A degeneração de um neurofibroma pode, em pacientes com mais de 40 anos, dar origem a um tumor maligno da bainha do nervo periférico.

O diagnóstico geralmente é feito através da tomografia computadorizada (TC) ou da ressonância magnética (RM) ou são descobertos durante o estadiamento de outras doenças, como, por exemplo, a neurofibromatose tipo 1 (NF-1) ou a displasia fibrosa. Os pacientes com NF-1 que apresentam crescimento ou dor em um neurofibroma preexistente devem ser estadiados. A utilização do PET-TC pode ajudar no diagnóstico da transformação maligna de um neurofibroma plexiforme na NF-1.

As massas podem dilatar o nervo proximal e distalmente ao tumor e indicam invasão do tumor, além da massa principal, pelo epineuro e perineuro. Sua aparência macroscópica é similar à de outros sarcomas dos tecidos moles e nem sempre se evidencia o nervo proximal de onde se origina.

Apresentam comportamento agressivo, com alta malignidade e devem ser ressecados com margens amplas de segurança, mesmo que para isso haja necessidade de se sacrificar os nervos que o originam.

A químio e a radioterapia têm efeito não comprovado no controle local desses tumores.

A taxa de recidiva local é alta (40-65%), e as reoperações devem ser radicais, sempre se ampliando a margem em tecidos moles ao redor ou mesmo no nervo. A chance de metástases pulmonares varia de 40-68%.

Entre os fatores de piora do prognóstico encontramos a radioterapia prévia e a cirurgia com margens contaminadas.

A taxa de sobrevida em 5 anos encontra-se ao redor de 52%, mas cai para 15% em tumores ressecados com margens contaminadas. No entanto, os tumores malignos da bainha do nervo periférico que se desenvolveram a partir de neurofibromas em pacientes com NF apresentam pior prognóstico com sobrevida em 5 anos de 30% (Figura 387.5).

SARCOMA SINOVIAL

Sarcoma sinovial é uma entidade bem definida, que, independente de seu nome, não aparece no interior das articulações e, por outro lado, é encontrada em áreas sem, aparentemente, nenhuma relação com o tecido sinovial. Do ponto de vista histológico, não há nenhuma evidência de que o tumor cresça do tecido sinovial ou se diferencie em direção a este. Alguns patologistas preferem chamá-lo de "carcinossarcoma" ou "carcinoma de células fusiformes", que seria um termo mais descritivo e melhor definido.

Sua incidência gira ao redor de 5-10% de todos os sarcomas. Ocorre mais frequentemente nas regiões para-articulares das extremidades, junto à bainha dos tendões, das *bursas* e das cápsulas articulares.

É uma doença de adolescentes e adultos jovens (15-40 anos). Aproximadamente 60% de nossos casos são em pacientes abaixo dos 40 anos de idade. A forma mais comum de apresentação é de uma massa palpável ou de um edema, localizados profundamente. Apresenta uma predileção pelo joelho, com 60% de acometimento nos membros inferiores.

Cresce lentamente e se desenvolve adjacente a uma articulação, com envolvimento da cápsula articular, *bursas* e bainhas tendinosas. Não há relação com o trauma, frequentemente citado pelos pacientes. Nas fases iniciais, não invade o interior da articulação. No entanto, com a progressão do tumor, a invasão intra-articular ocorre e posteriormente o osso nos casos mais avançados. Devido ao lento crescimento, ou a presença, durante vários anos, de uma massa sem crescimento aparente, o sarcoma sinovial é frequentemente subestimado em sua agressividade ou malignidade pelo paciente e pelos médicos.

Nas mãos e nos pés, costumam ser encontrados sarcomas sinoviais pequenos, com até 1 cm. Apesar do diagnóstico histológico desfavorável, essas lesões parecem evoluir com bom prognóstico. Um pequeno número (5-10%) de casos pode originar-se na cabeça e no pescoço.

O tratamento do sarcoma sinovial é basicamente cirúrgico, sendo imperativa a cirurgia com margens amplas ou radicais. É evidente que o prognóstico é extremamente reservado nos casos submetidos a cirurgias com margens inadequadas e sem nenhuma adjuvância. Nesses casos, a chance de recidiva gira ao redor de 80%.

Nos pacientes operados com margens amplas e com radioterapia adjuvante de altas doses, a taxa de recidiva cai para 40%, mas ainda assim é alta em relação aos demais sarcomas dos tecidos moles. A recorrência ocorre dentro de um período de 2 anos.

As amputações, incluindo a desarticulação do quadril, são frequentemente necessárias. As margens adequadas são imperiosas nesse sarcoma.

A radioterapia deve ser utilizada sempre que a localização do tumor inviabilize a ressecção com margens adequadas. Nos pacientes submetidos a cirurgias com margens adequadas, pode ser utilizada para aumentar a chance de controle local.

Em nossa opinião e apoiados pela literatura, acreditamos que o sarcoma sinovial é quimiossensível.

A utilização de doxorrubicina associada sempre à ifosfamida é a primeira escolha nesse subtipo quimiossensível. Mesmo na falha ao primeiro esquema, a própria ifosfamida em altas doses pode ser oferecida como forma de tratamento de resgate.

As metástases pulmonares ocorrem em cerca de 50% dos pacientes, seguidos pelas metástases ganglionares e para a medula óssea.

Os fatores de melhor prognóstico para o sarcoma sinovial são idade jovem (menores de 15 anos), tamanho do tumor menor do que 5 cm, localização distal nas extremidades e histologia mostrando baixo grau. A sobrevida em 5 anos para o sarcoma sinovial gira ao redor de 36-76%, caindo para 20-63% em 10 anos devido às metástases tardias. Nos tumores que apresentam grande calcificação, a sobrevida é relatada como maior (82%) (Figura 387.6).

SARCOMA EPITELIOIDE

O sarcoma epitelioide é um tumor com características morfológicas distintas, mas que frequentemente é confundido com uma variedade de condições benignas e malignas como processos granulomatosos, sarcoma sinovial e carcinoma de células escamosas entre outros.

Acomete adolescentes e adultos jovens, preferencialmente na superfície flexora dos dedos, mão e antebraço, sendo o tumor mais comum de partes moles da mão e do antebraço. Podem ainda comprometer o joelho, perna e tornozelo, região glútea e coxa. Ocorrem tanto superficial como profundamente. Apresentam-se como nódulos firmes, assemelhando-se a calos cutâneos, que podem ser solitários ou múltiplos. Crescem lentamente e sem sintomas. Quando localizados profundamente, costumam estar aderidos firmemente à tendões ou suas bainhas, estruturas fasciais.

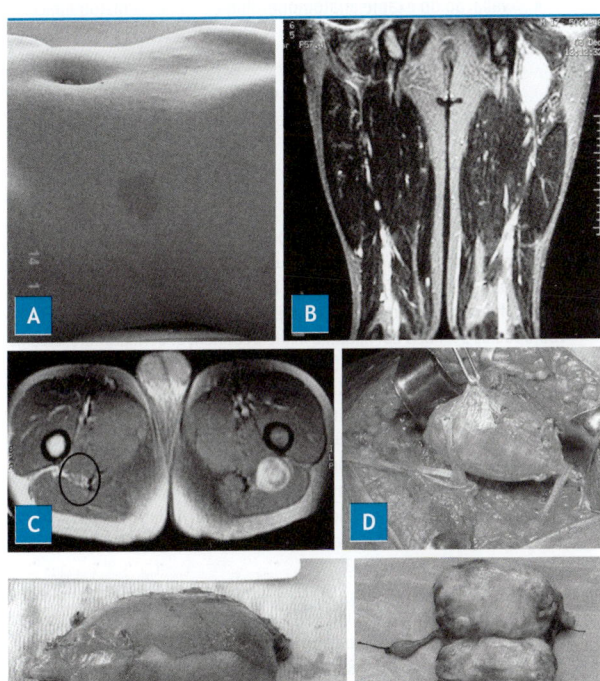

FIGURA 387.5 ■ Neurofibrossarcoma junto ao nervo ciático. Paciente portador de neurofibromatose e que, durante o estadiamento, foi encontrada uma lesão junto ao nervo ciático. Em (A), imagem do abdome do paciente, em que se pode evidenciar uma mancha café-com-leite com bordas irregulares. Notam-se também os vários nódulos que correspondem a neurofibromas espalhados por todo o corpo do paciente. Em (B), imagem da RM em corte coronal, ponderado em T2, em que se pode evidenciar o tumor de forma fusiforme, na região do nervo ciático. Em (C), observa-se, no corte axial ponderado em T1, o tumor ao lado do nervo ciático. Note o neurofibrossarcoma com sinal intermediário. Na coxa contralateral, pode-se observar o feixe vásculo nervoso no interior da circunferência preta. Em (D), pode-se evidenciar o tumor dissecado e com seu pedículo proximal e distal isolados por cadarços. Observe que o tumor corresponde a um neurofibroma de um nervo periférico que se malignizou, evoluindo para neurofibrossarcoma. Em (E e F), peça cirúrgica aberta pelo patologista no ato operatório, mostrando o aspecto típico do neurofibrossarcoma.

tumor maior do que 5 cm, o alto índice mitótico e a localização em planos profundos, histologia com hemorragia, necrose, invasão vascular e a ressecção inicial com margens contaminadas.

> **REVISÃO**
>
> SARCOMAS DE PARTES MOLES
> - Diagnóstico por imagem
> - Biópsia percutânea com "tru-cut" ou biópsia aberta
>   - Menor do que 5 cm e superficial
>   - Ressecção simples e congelação das margens
>   - Seguimento
>   - Maior do que 5 cm e profundo
>   - Ressecção simples e congelação das margens
>   - Avaliação do exame anatomopatológico e imuno-histoquímico:
>   - Grau I = observação
>   - Grau II = radioterapia (tumores sensíveis)
>   - Grau III = radioterapia e quimioterapia (tumores sensíveis)
>   - Margens contaminadas (revisão cirúrgica sempre)

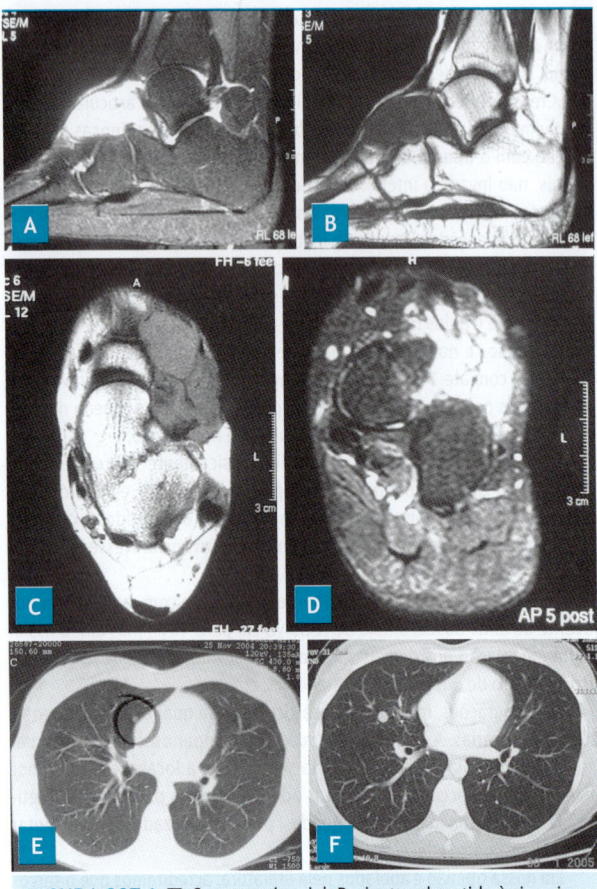

FIGURA 387.6 ■ Sarcoma sinovial. Paciente submetida à cirurgia do tumor no pé visível em cortes sagitais da RM ponderada em T1 (A) e T2 (B) e em cortes coronais ponderados em T1 (C) e T2 (D). Apesar do tratamento com ressecção do tumor com margens adequadas, quimioterapia e radioterapia, evoluiu para metástases pulmonares (D e F) e óbito, 2 anos após a cirurgia.

O tratamento é sua ressecção com margens amplas, sendo necessária, na maior parte das vezes, a cobertura do local operado com retalhos livre ou pediculados fáscio-cutâneos ou músculo cutâneos. A amputação pode, algumas vezes, ser a melhor indicação para as extremidades. O risco de recorrência local é alto e as cirurgias com margens exíguas, devem ser evitadas. São comuns as múltiplas recorrências locais, principalmente quando a primeira cirurgia é realizada com margens contaminadas, acarretando em reconstruções cada vez mais complexas e mutilantes. Alguns casos evoluem para a necessidade de amputação da extremidade. As metástases e a recidiva local podem aparecer vários anos após o diagnóstico inicial.

Apesar de não haver comprovação da sensibilidade do sarcoma epitelioide à quimioterapia, indicamos, em todos os pacientes, essa modalidade de adjuvância em seguida à cirurgia, principalmente nos tumores grandes e indiferenciados. Quando indicada, a quimioterapia não foge ao padrão para os sarcomas de partes moles e se baseia em doxorrubicina com ou sem ifosfamida.

A radioterapia em altas doses também deve ser utilizada como método adjuvante no sarcoma epitelióide.

A sobrevida em 5 anos varia de 50-85%, decrescendo para 42-55% em 10 anos. Os fatores de pior prognóstico são o sexo masculino, a localização do tumor em áreas diferentes das extremidades, o tamanho do

■ **REFERÊNCIAS**

1. Fletcher CD. The evolving classification of soft tissue tumours: an update based on the new WHO classification. Histopathology. 2006;48(1):3-12.
2. Roses DF, Valensi Q, LaTrenta G, Harris MN. Surgical treatment of dermatofibrosarcoma protuberans. Surg Gynecol Obstet. 1986;162(5):449-52.
3. Labropoulos SV, Razis ED. Imatinib in the treatment of dermatofibrosarcoma protuberans. Biologics. 2007;1(4):347-53.
4. Gibbs JF, Huang PP, Zhang PJ, Kraybill WG, Cheney R. Accuracy of pathologic techniques for the diagnosis of metastatic melanoma in sentinel lymph nodes. Ann Surg Oncol. 1998;6(7):699-704.
5. Demetri G, von Mehren M, Jones RL, Hensley ML, Schuetze SM, Staddon A, Milhem M, et al. Efficacy and safety of trabectedin or dacarbazine for metastatic liposarcoma or leiomyosarcoma after failure of conventional chemotherapy: results of a phase iii randomized multicenter clinical trial. J Clin Oncol. 2016;34(8):786-93.
6. Schöffski P, Chawla S, Maki RG, Italiano A, Gelderblom H, Choy E, et al. Eribulin versus dacarbazine in previously treated patients with advanced liposarcoma or leiomyosarcoma: a randomised, open-label, multicentre, phase 3 trial. Lancet. 2016;387(10028):1629-37.

388

TUMORES ÓSSEOS

■ REYNALDO JESUS-GARCIA
■ ANTONIO SERGIO PETRILLI

Os tumores ósseos são divididos pela OMS em tumores benignos (osteomas, condromas), intermediários (condroblastomas, tumor de células gigantes, adamantinoma e condroblastomas) e malignos (osteossarcoma, sarcoma de Ewing, condrossarcoma, linfoma). Além desses tipos, existem lesão chamadas de origem indeterminada, com comportamento biológico benigno latente ou agressivo. Os tumores secundários, que acometem pacientes acima dos 45 anos, têm como incidência mais frequente os primários de mama e próstata, pulmão, tireoide, digestivo e útero.

DIAGNÓSTICO E TRATAMENTO

Os tumores ósseos têm incidência anual de aproximadamente 8,7 casos por milhão de crianças e adolescentes abaixo de 20 anos. O osteossarcoma é o mais frequente representando 56% deles nas primeiras 2 décadas de vida, seguido pelo tumor de Ewing. Estima-se que cerca de 500 casos novos de osteossarcoma são diagnosticados anualmente no Brasil.

> **ATENÇÃO!**
>
> Os tumores ósseos representam a 3ª neoplasia mais frequente nos adolescentes e adultos jovens, somente sendo superados pelas leucemias e linfomas.

■ OSTEOSSARCOMA

O osteossarcoma é um tumor maligno primário do osso, derivado do mesênquima primitivo osteoformador e caracterizado pela produção de tecido osteoide ou osso imaturo pelas células malignas. Seu local de origem primária é habitualmente a zona medular da região metafisária dos ossos longos.

Devido à sua enorme facilidade em disseminar para os pulmões e ossos, a cura é raramente obtida apenas com tratamento cirúrgico. A inclusão de poliquimioterapia agressiva dentro do conceito de tratamento multidisciplinar provocou importante melhora no prognóstico dos pacientes com doença não metastática de extremidades, alcançando índices de 50 a 80% de sobrevida livre de doença publicada por diferentes centros especializados.[1-5]

ESTADIAMENTO E FATORES PROGNÓSTICOS

De forma diversa de outras neoplasias, o planejamento terapêutico e a classificação dos pacientes portadores de osteossarcoma baseiam-se principalmente na identificação de fatores prognósticos.

Os principais fatores prognósticos que interferem no desfecho dos pacientes portadores de osteossarcoma ao diagnóstico são:
- Presença de metástases.
- Tamanho do tumor.
- Localização (extremidades ou esqueleto axial).
- Ressecabilidade.

A análise da fosfatase alcalina (FA) e da desidrogenase láctica (DHL) é realizada, mas não interfere no plano terapêutico. A incidência de pacientes que ao diagnóstico se apresentam com doença metastática é muito elevada, ao redor de 25%. Os locais preferenciais são os pulmões (86%) (ver Figura 388.5) e os ossos (9%) e, em geral, reflete a doença tardiamente diagnosticada.

DIAGNÓSTICO

As queixas mais frequentes são dor local, aumento de volume, calor e limitação da movimentação (Figuras 388.1 e 388.2).

O osteossarcoma tem como local primário preferencial os ossos das extremidades. Em estudo recente de 1.702 pacientes, publicado por Bielack e colaboradores[5], em 846 (49,7%) dos casos, o tumor estava localizado no fêmur, 451 (26,4%) na tíbia, 172 (10,1%) no úmero e 77 (4,5%) na pelve. Neste estudo, 94% estavam localizados nas extremidades e 6% no tronco, o mesmo ocorrendo em estudo com população brasileira.[2]

Diagnóstico por Imagem

O diagnóstico diferencial com trauma e osteomielite é muitas vezes a causa do retardo do diagnóstico e da indicação da biópsia.

Radiografia: é o exame mais importante. No exame radiográfico simples, a presença de lesões osteolíticas, osteoblásticas ou mistas, na região metafisária de ossos longos, com rompimento da cortical, com invasão de partes moles, intensa neoformação óssea subperiosteal, levantamento periosteal e formação de triângulo de Codman são características radiológicas frequentes (Figura 388.3).

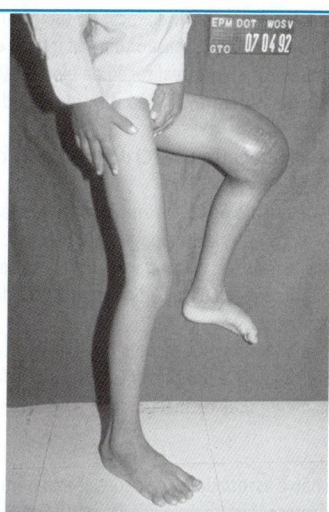

FIGURA 388.1 ■ Paciente portador de osteossarcoma do fêmur com biópsia feita de forma inadequada através de grande incisão.

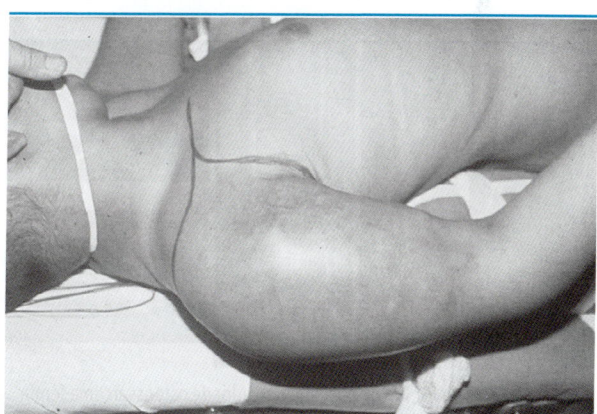

FIGURA 388.2 ■ Osteossarcoma do úmero proximal, apresentando sinais flogísticos, circulação colateral. Foi indicada a amputação do membro superior, devido ao estádio avançado da doença.

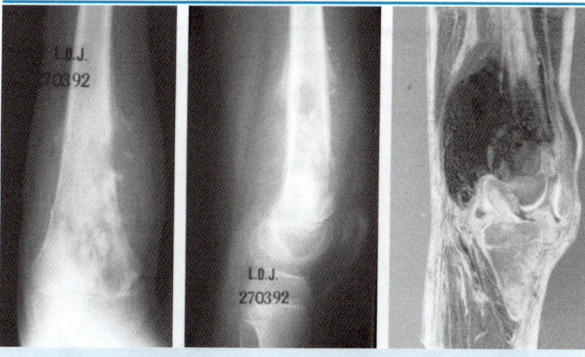

FIGURA 388.3 ■ Radiografia do fêmur distal de frente e perfil de paciente portador de osteossarcoma com invasão de partes moles. Note na peça de amputação, o tumor com fratura, comprometendo os tecidos moles e contaminando a articulação com tecido tumoral.

Ressonância magnética (RM): do local do tumor primário é importante para melhor avaliação da extensão tumoral intra e extra óssea, devendo preceder quando possível a realização da biópsia. (Figura 388.4).

Cintilografia óssea: para avaliação da presença de outras lesões ósseas.

Tomografia computadorizada (TC) do tórax: para detecção de metástases pulmonares.

No exame anatomopatológico, encontramos uma grande variabilidade de padrões histológicos, relacionada ao fato de que o osteossarcoma inicia-se de células-tronco mesenquimais capazes de se diferenciar em tecidos fibrosos, cartilagem ou osso. A presença do tecido osteoide é essencial para o diagnóstico.

O osteossarcoma inicia-se na medula óssea, no entanto, mais raramente, o osteossarcoma pode se apresentar na variedade paraosteal (ou justacortical), com menor grau de malignidade.

Genética

O osteossarcoma não é associado a alterações cromossômicas recorrentes. São tumores que apresentam complexidade cariotípica extrema, com inúmeras alterações numéricas e estruturais. Ainda não foi identificado, no osteossarcoma, um padrão genético relevante.

A extensão do tumor deve sempre ser muito bem documentada ao diagnóstico para o adequado planejamento cirúrgico.[1] Devemos ainda considerar a avaliação anatomopatológica da peça cirúrgica, com estudo das margens de segurança conseguidas pela ressecção e com a avaliação por meio da análise da resposta do tumor à quimioterapia pré-operatória.[4]

A ressecção cirúrgica completa do tumor oferece, em nosso meio, taxas de 60% de sobrevida em 5 anos.[2]

TRATAMENTO CIRÚRGICO

Tem por objetivo a retirada do tumor envolto por uma camada de tecido normal a seu redor. A ressecção incompleta quase inviabiliza o resultado favorável, resultando em recorrência local. Dessa forma, no planejamento, a equipe cirúrgica pode optar pela amputação ou pela preservação do membro.

Quando o tumor apresenta grande extensão para partes moles, envolve o feixe vásculo-nervoso ou acomete a articulação, pode tornar-se inviável a preservação do membro. A associação de quimioterapia pré-operatória, que promove uma melhor delimitação dos tumores e muitas vezes uma diminuição de suas dimensões, possibilita a realização de cirurgias de preservação do membro. Cerca de 70% das cirurgias de tumores localizados nas extremidades são conservadoras. No local de onde o tumor foi ressecado, há uma substituição por osso autólogo, ou por endopróteses, com excelentes resultados funcionais (Figuras 388.6 e 388.7).[2]

A toracotomia deve ser indicada sempre que houver possibilidades da ressecção total dos nódulos pulmonares e pode ser repetida mais de uma vez se necessário.

QUIMIOTERAPIA

A poliquimioterapia inclui os períodos pré e pós-operatório e utiliza basicamente a combinação dos fármacos metotrexate em altas doses (12 g/m^2), cisplatina, doxorrubicina e ifosfamida, oferecendo um enorme impacto favorável na evolução dos pacientes com osteossarcoma.

Não há, no momento, perspectivas próximas de novos fármacos com grande poder de mudar as chances dos pacientes metastáticos e do restante dos 30-40% dos pacientes que ainda morrem desta doença.

PROGNÓSTICO

Os pacientes portadores de metástases pulmonares ao diagnóstico apresentam chance de sobrevida em 5 anos ao redor de 12%, e os pacientes não metastáticos, ao redor de 60% (Figura 388.8).[4]

■ TUMORES DA FAMÍLIA EWING

Os tumores da família Ewing (tumor de Ewing, tumor primitivo neuroectodérmico, tumor desmoplástico de pequenas células e tumor de Askin) são, depois do osteossarcoma, os tumores ósseos malignos mais frequentes em crianças e adolescentes. Classicamente, eles são originados nos ossos; entretanto, tais tumores podem também ocorrer em partes moles.

Estes tumores são agrupados por conter uma translocação característica t(11;22) vista nos sarcomas de Ewing. A incidência anual nos Estados Unidos é 2,1 casos por um milhão de crianças.

> **ATENÇÃO!**
>
> O tumor de Ewing ocorre mais comumente na 2ª década de vida, com 70% dos casos em menores de 20 anos. Acomete mais o sexo masculino em relação ao feminino (2:1). É raro na raça preta.

DIAGNÓSTICO

Dor óssea localizada de início intermitente e posteriormente contínua é a principal queixa. Os tumores pélvicos e de coluna podem iniciar os sinto-

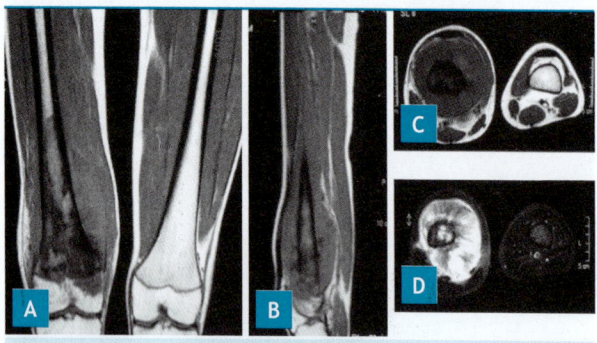

FIGURA 388.4 ■ RM de paciente portador de osteossarcoma fêmur distal com invasão de partes moles. Note, em (A), a RM em um corte coronal, ponderado em T1, o fêmur à direita, com o tumor, em comparação com o fêmur à esquerda, normal. Em (B), imagem de perfil, e em (C) e (D), imagens axiais em T1 e T2, mostrando o fêmur à direita, comprometido em toda a sua circunferência pelo tumor.

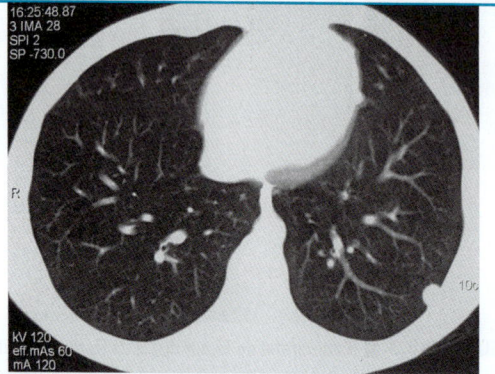

FIGURA 388.5 ■ TC de tórax de paciente portador de osteossarcoma com metástase pulmonar.

DIAGNÓSTICO E TRATAMENTO

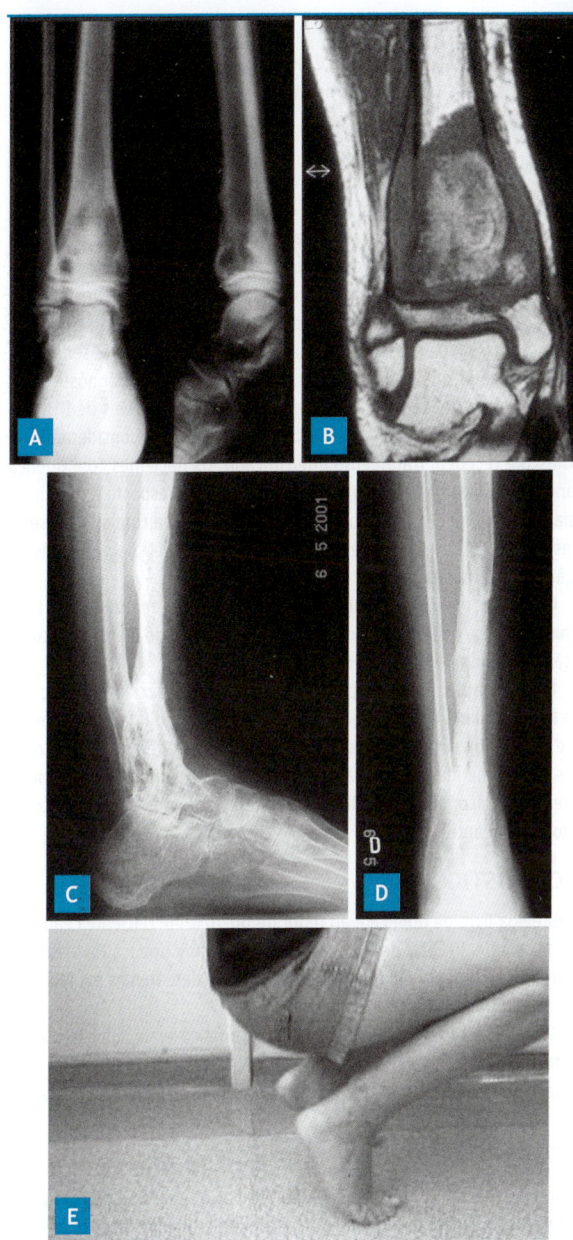

FIGURA 388.6 ■ Cirurgia conservadora em paciente portador de osteossarcoma de fêmur distal – substituição do tumor por fíbula vascularizada. Em (A), radiografia do tumor comprometendo a extremidade distal da tíbia. Em (B), RM da tíbia, e em (C e D), radiografias da reconstrução com a fíbula contralateral. Em (E), paciente com o tornozelo artrodesado e com boa função.

mas com dor irradiada para os membros inferiores, por envolvimento de nervos periféricos ou sinais de compressão medular. Sintomas sistêmicos, como febre e emagrecimento, podem estar presentes em um terço dos casos. Ao exame físico, pode-se observar aumento partes moles, dor, calor, edema e circulação colateral.

Acomete preferencialmente a diáfise dos ossos longos, sobretudo fêmur, tíbia e úmero. Os ossos chatos também podem ser acometidos, em especial os pélvicos, porém pode localizar-se em qualquer osso.

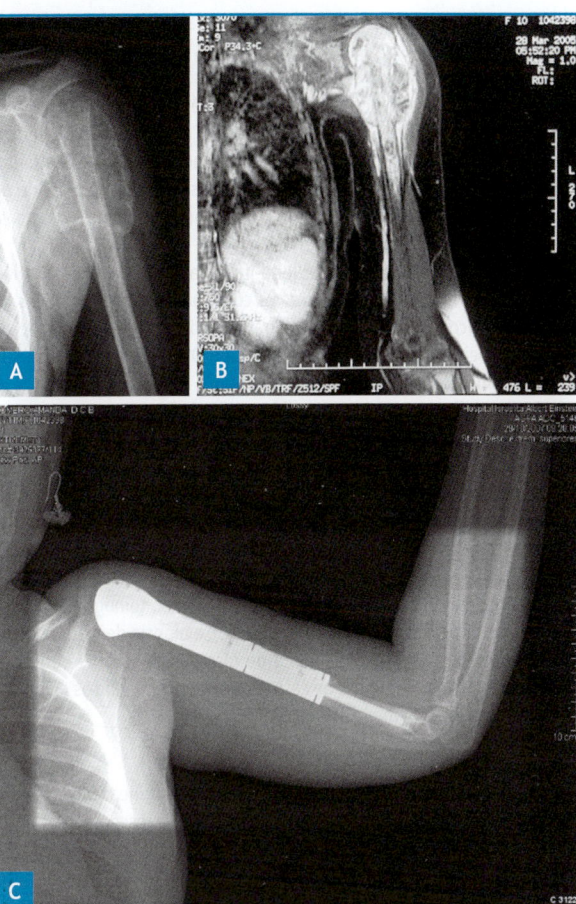

FIGURA 388.7 ■ Osteossarcoma de úmero, com reconstrução com endoprótese. Em (A), imagem do tumor na radiografia, e em (B), na RM. Em (C), a reconstrução do úmero com endopróteses.

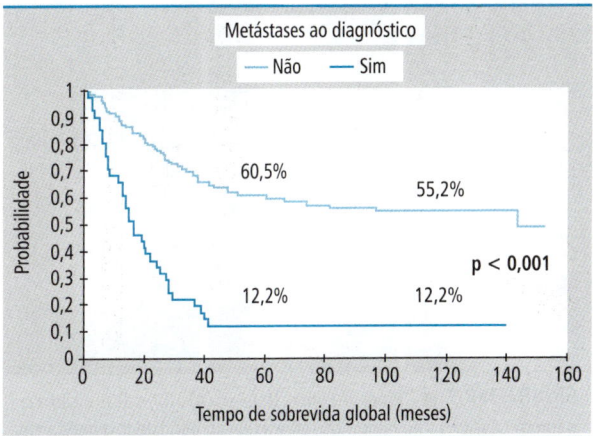

FIGURA 388.8 ■ Sobrevida para pacientes com metástase *versus* pacientes não metastáticos ao diagnóstico.

Fonte: Petrilli e colaboradores.[2]

Aproximadamente 25% dos casos são metastáticos ao diagnóstico. O sítio mais comum é o pulmão, seguido pelos ossos (principalmente a coluna vertebral) e medula óssea.

O diagnóstico diferencial mais importante é a osteomielite. Por isso, todo material proveniente da curetagem de uma osteomielite deve ser encaminhado para exame microbiológico e anatomopatológico. No entanto, os principais diagnósticos diferenciais malignos são o linfoma primário de osso, as metástases de neuroblastoma, o rabdomiossarcoma e o osteossarcoma de células pequenas.

O estudo radiológico deve ser feito para a avaliação diagnóstica inicial. Para o estadiamento, consideramos como pacientes metastáticos ou não metastáticos, sendo este o principal fator prognóstico. Tamanho de tumor grande (> 8 cm), localização pélvica e DHL elevado também são fatores de importância no prognóstico.

Radiografia: a lesão tipo osteolítica é a mais frequentemente encontrada, algumas vezes com áreas de tecido reacional osteoblástico. O tumor promove uma intensa reação periosteal tipo "casca de cebola", com múltiplas camadas de osso neoformado reacional subperiosteal.

RM: é indicada para avaliação do comprometimento de partes moles adjacentes, principalmente em relação ao feixe vásculo-nervoso e também extensão intramedular do tumor.

Outros exames: cintilografia óssea, TC de tórax, tomografia computadorizada com emissão de pósitrons (PET-TC), e biópsia de medula óssea são necessários para o estadiamento de metástases. A DHL é utilizada como prognóstico na evolução do caso, e geralmente quando os níveis são normais, os casos têm melhor prognóstico.

Biópsia

O diagnóstico é realizado por meio da biópsia percutânea. Deve ser realizada no local onde será feito o acesso cirúrgico da ressecção definitiva do tumor.

Na anatomia patológica, observa-se padrão de células pequenas, redondas e azuis, e nas colorações, há escassez de reticulina com teste de ácido periódico de Schiff (PAS) positivo. É necessária a utilização de painel de imuno-histoquímica para confirmar o diagnóstico, sendo a positividade do CD99 um fator muito importante (Figura 388.9).

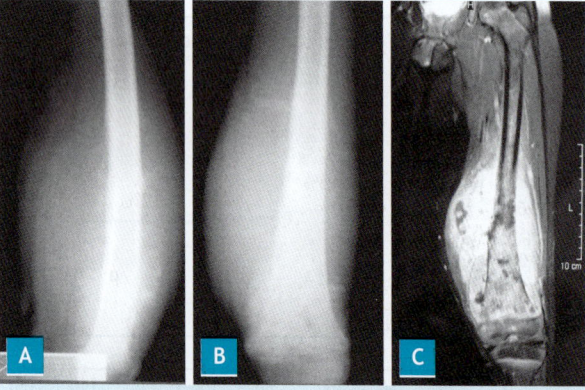

FIGURA 388.9 ■ Tumor de Ewing. Note em (A) e (B), a destruição que o tumor ocasionou no fêmur. Observe a reação periosteal, a massa em partes moles, a neoformação óssea reacional na região metafisária e o comprometimento da medula óssea. Em (C), RM mostrando com detalhes a real extensão do comprometimento do fêmur.

Genética

A translocação cromossômica t(11;22)(q24;q12) EWS-FLI1 está presente em 90-95% dos casos dos tumores de Ewing. A segunda translocação mais comum é t(21;22)(q22;q12) EWS-ERG, que ocorre em 5-10% dos casos.

TRATAMENTO

Oncológico-clínico: após a biópsia e o estadiamento, utilizamos a quimioterapia neoadjuvante com a combinação dos principais fármacos: ifosfamida, etoposide, ciclofosfamida, doxorrubicina, carboplatina, vincristina e topotecano. Após 4 a 6 ciclos de quimioterapia, são feitos novos exames de reavaliação, para realização do controle local do tumor primário e das metástases. Prossegue-se a seguir a quimioterapia por cerca de 42 semanas.

Os pacientes que se apresentam com: metástases ao diagnóstico, tumores com localização central (na pelve e na coluna) e níveis de DHL 2,5 vezes maior do que o nível superior de normalidade são considerados de alto risco e recebem tratamento intensificado. Os pacientes com doença avançada, metastática, mas que apresentaram boa resposta à quimioterapia indutória, podem ser submetidos à quimioterapia com altas doses e transplante com resgate de células-tronco hematopoiéticas para consolidação do tratamento.

Cirúrgico: o controle local, sempre que possível, é realizado com uma técnica cirúrgica de ressecção do tumor e preservação do membro (reconstrução com endopróteses ou enxerto ósseo).

Radioterapia: utilizada para controle local em pacientes nos quais não há possibilidade de ressecção cirúrgica (p. ex., coluna, sacro, pelve, base do crânio). Algumas vezes, quando a cirurgia é realizada com margens comprometidas, ou nos casos com suspeita de contaminação tumoral do leito cirúrgico, pode-se utilizar a radioterapia no pós-operatório como método adjuvante.

PROGNÓSTICO

A sobrevida livre de doença é ao redor de 60-70% em pacientes não metastáticos e de 20-30% para aqueles pacientes com doença metastática. O diagnóstico precoce é o fator fundamental que determina a evolução da doença (Figura 388.10).

O diagnóstico tardio, em pacientes com doença avançada é frequente nos tumores da família Ewing, principalmente devido ao diagnóstico diferencial com traumas, processos inflamatórios e infecções osteoarticulares.

■ CONDROSSARCOMA

O condrossarcoma pode ser um tumor primário, quando se desenvolve em um osso previamente normal, ou secundário, quando se desenvolve a partir de uma lesão cartilaginosa benigna preexistente.

DEFINIÇÃO

O condrossarcoma é um tumor maligno no qual as células neoplásicas formam cartilagem (condroide) e não formam osteoide. É diferenciado do condroma por sua celularidade mais alta e grande pleomorfismo. Há grande número de células vacuolizadas com núcleos grandes ou duplos. As mitoses estão presentes em pequeno número.

INCIDÊNCIA

Embora o condrossarcoma convencional seja encontrado em pacientes desde os 5 até os 90 anos, o pico de incidência para os condrossarcomas primários é a 5ª, 6ª e 7ª décadas da vida. É o segundo tumor ósseo maligno primário em frequência atrás apenas do osteossarcoma. Correspondem a aproximadamente 15% entre os tumores malignos do osso. Os tumores podem ser centrais (54%), periféricos (38%) ou justacorticais (11%).

SINTOMATOLOGIA

A dor, com ou sem massa presente, é o primeiro sintoma na maioria dos pacientes. De maneira geral, todos os condrossarcomas centrais sempre se apresentam com sintomas dolorosos. O condrossarcoma periférico pode apresentar quadro variável, desde indolor até extremamente doloroso.

A duração dos sintomas pode variar de algumas semanas até meses. A clínica não se correlaciona com o grau ou o tamanho da lesão. Na pelve, devido ao grande espaço para seu crescimento, pode não manifestar sintomas, ou ser detectado clinicamente por meses, até atingir tamanhos gigantescos.

COMPORTAMENTO BIOLÓGICO

Os condrossarcomas apresentam um largo espectro de comportamento. Alguns têm crescimento lento e são relativamente benignos, e outros são neoplasias altamente malignas, com metástases associadas. Muitos deles são indolentes e de baixo grau. Apresentam recorrência local e metástases raras e tardias.

Os condrossarcomas de baixo grau são uniformemente calcificados e as margens com o osso hospedeiro são relativamente bem definidas. Por outro lado, os condrossarcomas de alto grau, apresentam grandes áreas que não são calcificadas.

ANATOMOPATOLOGIA

A característica do condrossarcoma é a produção de cartilagem maligna pelas células tumorais. A determinação do grau de malignidade dos tumores cartilaginosos é difícil. A maior parte dos patologistas leva em consideração o aspecto radiográfico e a localização do tumor na determinação do grau histológico do condrossarcoma (Figura 388.11).

TRATAMENTO

O tratamento de escolha para o condrossarcoma convencional é o cirúrgico, com a ressecção, do segmento ósseo acometido pelo tumor. O objetivo é a erradicação da doença local de modo que não comprometa a sobrevida do paciente. A ressecção ampla é a indicação mais frequente. A curetagem deve ser seguida da utilização de métodos adjuvantes, como o fenol ou o nitrogênio líquido, para diminuição da taxa de recorrência. Nesses casos, a cavidade é preenchida com cimento acrílico. O condrossarcoma não responde nem à rádio nem à quimioterapia. Excepcionalmente, as raras variantes mesenquimal e indiferenciada podem responder parcialmente à quimio e à radioterapia, devido à intensa indiferenciação e à anaplasia de suas células.

DISSEMINAÇÃO E METÁSTASES

O condrossarcoma rapidamente se dissemina para a cavidade intramedular. A cortical adjacente com frequência se encontra intacta, mas, às vezes, apresenta-se corroída, afilada ou expandida. Pode haver erosão da cortical, sua perfuração e comprometimento dos tecidos ao redor. Os condrossarcomas pélvicos podem invadir a bexiga, o colo, o reto ou os grandes vasos regionais.

As metástases distantes são para o pulmão, podendo raramente atingir a pele ou os tecidos moles. Em geral, ocorrem dentro dos primeiros 5 anos. Nesses casos, a toracotomia e a ressecção das metástases, quando possível, são o tratamento de escolha.

PROGNÓSTICO

O prognóstico depende de dois fatores primordiais: o estágio da lesão e o grau histológico. Se conseguirmos realizar a ressecção total, o prognóstico dependerá exclusivamente do grau histológico, uma vez que esse aspecto é diretamente relacionado à incidência de metástases.

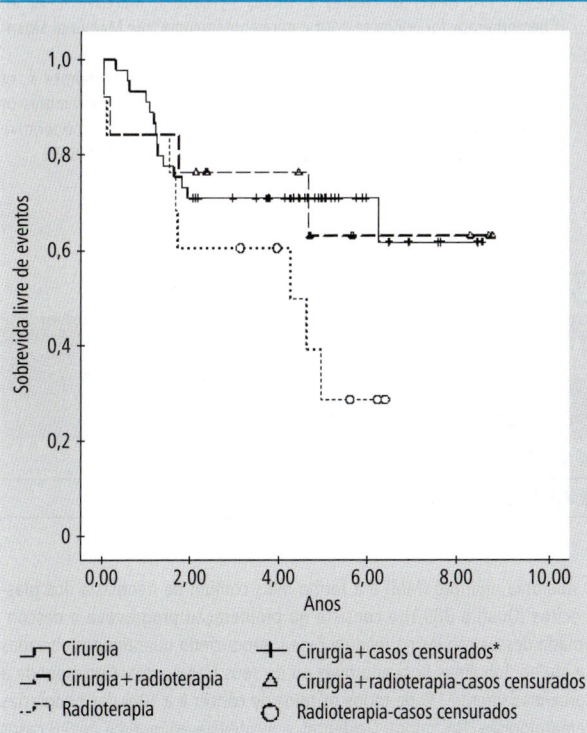

FIGURA 388.10 ■ Curva de sobrevida dos pacientes portadores de tumor de Ewing, no que se refere ao tipo de tratamento instituído, conforme Protocolo Brasileiro de Tratamento dos Tumores de Ewing, de 2016.

*Ou seja, quando há participantes, no estudo, que não experimentam o evento de interesse antes de sua finalização.

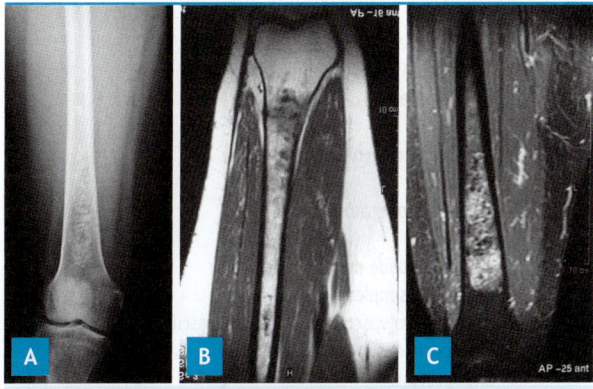

FIGURA 388.11 ■ Condrossarcoma do fêmur. Em (A), radiografia; em (B), RM ponderada em T1; em (C), RM em T2. Note o comprometimento do fêmur com a imagem característica da cartilagem comprometendo o canal medular do fêmur.

TIPO HISTOLÓGICO	SOBREVIDA 5 ANOS
Convencional	
Grau I	85-90%
Grau II	70-80%
Grau III	30-40%
Indiferenciado	10-15%
Mesenquimal	75-80%
Células claras	75-85%
Justacortical	85-90%

Cerca de 70% dos condrossarcomas convencionais de grau III apresentam metástases pulmonares, incluindo-se aqui os casos ressecados inadequadamente. Por outro lado, as metástases são infrequentes nos condrossarcomas grau I. Na maior parte das séries, os condrossarcomas de grau III apresentam incidência de metástases entre 10 e 33%.

REVISÃO

OSTEOSSARCOMA
- Diagnóstico por imagem
- Estadiamento local e do pulmão
- Biópsia = imperativa
  - Quimioterapia neoadjuvante
    - Cisplatina, adriamicina, metrotexate
  - Tratamento cirúrgico
    - Com possibilidade de preservação do membro
      - Ressecção sem reconstrução
      - Ressecção com reconstrução
        - Autoenxerto não vascularizado
        - Autoenxerto vascularizado
        - Homoenxerto
        - Homoenxerto + fíbula vascularizada
        - Transporte ósseo
        - Endoprótese
    - Sem possibilidade de preservação do membro
      - Amputação
  - Radioterapia
    - Não é indicada para o osteossarcoma

TUMORES DA FAMÍLIA EWING
- Diagnóstico por imagem
- Estadiamento
- Diagnóstico diferencial com infecção
- Biópsia
- Quimioterapia pré-operatória
- Cirurgia
  - Com possibilidade de ressecar o tumor
    - Ressecção simples
    - Autoenxerto vascularizado ou não vascularizado
    - Transporte ósseo com Ilizarov
    - Endoprótese
  - Sem possiblidades de ressecar o tumor
    - Radioterapia (1ª opção)
    - Amputação (2ª opção)

CONDROSSARCOMA
- Diagnóstico por imagem
- Estadiamento
- Lesão extraóssea
  - Biópsia guiada da cartilagem periférica
    - Condrossarcoma grau I, II ou III = ressecção da lesão
- Lesão intraóssea
  - Biópsia guiada da área mais ativa da lesão
    - condrossarcoma grau I = curetagem + cimento
    - condrossarcoma grau II = ressecção + endoprótese
    - condrossarcoma grau III e variantes = quimioterapia pré-operatória e ressecção + endoprótese
- Radioterapia não é indicada no condrossarcoma

■ REFERÊNCIAS

1. Bacci G, Ferrari S, Delepine N, Bertoni F, Picci P, Mercuri M, et al. Predictive factors of histologic response to primary chemotherapy in osteosarcoma of the extremity: study of 272 patients preoperatively treated with high-dose methotrexate, doxorubicin, and cisplatin. J Clin Oncol. 1998;16(2):658-63.
2. Petrilli AS, de Camargo B, Filho VO, Bruniera P, Brunetto AL, Jesus-Garcia R, et al. Results of the Brazilian Osteosarcoma Treatment Group Studies III and IV: prognostic factors and impact on survival. J Clin Oncol. 2006;24(7):1161-8.
3. Link MP, Goorin AM, Miser AW, Green AA, Pratt CB, Belasco JB, et al. The effect of adjuvant chemotherapy on relapse-free survival in patients with osteosarcoma of the extremity. N Engl J Med. 1986;314(25):1600-6.
4. Meyers PA, Heller G, Healey J, Huvos A, Lane J, Marcove R, et al. Chemotherapy for nonmetastatic osteogenic sarcoma: the Memorial Sloan-Kettering experience. J Clin Oncol. 1992;10(1):5-15.
5. Bielack SS, Kempf-Bielack B, Delling G, Exner GU, Flege S, Helmke K, et al. Prognostic factors in high-grade osteosarcoma of the extremities or trunk: an analysis of 1,702 patients treated on neoadjuvant cooperative osteosarcoma study group protocols. J Clin Oncol. 2002;20(3):776-90.

389

MIELOMA MÚLTIPLO

■ WALTER MOISÉS TOBIAS BRAGA
■ GISELE COLLEONI

O mieloma múltiplo (MM) é a forma mais comum de neoplasia dos plasmócitos (Quadro 389.1) e consiste na proliferação progressiva e descontrolada dessas células na medula óssea, produzindo quantidades elevadas de imunoglobulinas (Igs) anormais ou de seus fragmentos. Corresponde a aproximadamente 1% de todos os tipos de câncer e a 10% das neoplasias hematológicas. No mundo Ocidental, a incidência estimada é de 5,6 casos novos/100.000 habitantes por ano, sendo duas vezes maior em pretos do que em brancos. A idade média para o diagnóstico é de aproximadamente 65 anos, e apenas 3% dos pacientes encontram-se abaixo de 40 anos. Frequentemente, a proliferação de plasmócitos tumorais compromete o tecido ósseo adjacente, produzindo lesões osteolíticas extensas, "em saca-bocados", afetando crânio, costelas, vértebras, pelve e partes proximais dos ossos longos, bem como osteoporose difusa de todo o esqueleto, resultan-

DIAGNÓSTICO E TRATAMENTO

QUADRO 389.1 ■ Distúrbios proliferativos de plasmócitos
I | Gamopatia monoclonal de significado indeterminado
II | **Mieloma múltiplo** Variantes: • Mieloma múltiplo assintomático (*smoldering*) • Mieloma múltiplo não secretor (com o uso do teste para determinação de cadeias leves livres, esse diagnóstico deve desaparecer) • Leucemia de células plasmáticas
III | **Plasmocitoma** Plasmocitoma ósseo solitário Plasmocitoma extraósseo (extramedular)
IV | **Doenças de depósito de imunoglobulinas** Amiloidose primária Doenças de depósito de cadeias leves ou pesadas sistêmicas
V | **Mieloma osteosclerótico (síndrome de POEMS)**

do em dores ósseas e fraturas patológicas. Anemia, hipercalcemia e insuficiência renal (IR) são também achados clínicos importantes e frequentes.

■ FISIOPATOLOGIA

A doença surge a partir de uma fase assintomática, pré-maligna, de proliferação monoclonal de plasmócitos derivados de linfócitos B pós-centro-germinativo. Essa fase, conhecida como gamopatia monoclonal de significado indeterminado (GMSI), é caracterizada pela produção de uma Ig monoclonal sem qualquer repercussão clínica. Alterações genético-moleculares adquiridas pelos plasmócitos e pelo microambiente de medula óssea levam à instalação da neoplasia maligna (MM sintomático). Essas alterações genéticas estão relacionadas à expressão de moléculas de adesão pelos plasmócitos, aumentando sua resposta a fatores de crescimento no microambiente de medula óssea. A interação entre plasmócitos neoplásicos e células estromais da medula óssea induz ao crescimento tumoral, ao aumento da densidade microvascular intramedular e à desregulação do balanço entre a atividade de osteoblastos e osteoclastos.

■ QUADRO CLÍNICO (ACRÔNIMO CRAB)

Pacientes com MM sintomático têm o acrônimo CRAB (hiper**c**alcemia, insuficiência **r**enal, **a**nemia e lesões ósseas, ou ***b**one* lesions).

ANEMIA

A anemia está presente em 73% dos pacientes com MM ao diagnóstico e está relacionada à infiltração medular pelos plasmócitos neoplásicos ou pela disfunção renal.

COMPROMETIMENTO RENAL

A creatinina sérica (CrS) encontra-se aumentada em cerca de metade dos pacientes com MM ao diagnóstico. Entre 1 e 10% dos pacientes evoluem para insuficiência renal crônica (IRC) dialítica. A filtração glomerular de grandes quantidades de cadeias leves monoclonais (no passado, conhecidas como proteínas de Bence-Jones) leva à sobrecarga dos túbulos proximais, determinando, por reabsorção, degeneração celular com diminuição da função tubular. Além disso, grande quantidade de proteína monoclonal anômala depositada ao longo dos túbulos leva, com o passar do tempo, à destruição de todo o néfron. A extensão da deposição proteica correlaciona-se diretamente com a quantidade de cadeias leves livres na urina e determina a gravidade da IR. Além disso, na vigência do uso de medicamentos nefrotóxicos (como anti-inflamatórios não hormonais [AINH]) e/ou de desidratação, pode haver piora ainda maior na função renal. A hipercalcemia (presente em 30% dos casos), secundária ao aumento da atividade osteoclástica, pode levar à nefropatia hipercalcêmica. Outro fator que contribui para a lesão renal é a hiperuricemia secundária à síndrome de lise tumoral – associada ao início do tratamento e/ou ao alto *turnover* celular – resultando na deposição de cristais de ácido úrico nos túbulos distais, túbulos coletores e ureteres. A amiloidose renal ocorre em 10 a 15% dos pacientes e pode produzir síndrome nefrótica (SN), IR ou ambas. Portanto, o MM deve fazer parte do diagnóstico diferencial de pacientes com IR, de causa desconhecida, mesmo naqueles com menos de 40 anos de idade. A demora no diagnóstico e no encaminhamento ao hematologista de pacientes com MM e IRC em tratamento dialítico dificultam a possibilidade de futuro tratamento com transplante de células-tronco hematopoiéticas.

COMPROMETIMENTO ÓSSEO

A doença óssea é observada em 80% dos pacientes com MM ao diagnóstico e é caracterizada por lesões osteolíticas, fraturas patológicas e hipercalcemia. Esse acometimento ósseo difere das lesões osteolíticas por metástases de outras neoplasias, já que, no MM, a infiltração medular pelas células neoplásicas em geral é maior do que 50%, embora o aumento de atividade osteoclástica e a supressão de atividade do osteoblasto estejam presentes nos dois tipos de acometimento ósseo. As bases desse importante desequilíbrio na atividade dos osteoclastos e osteoblastos têm sido objeto de muita investigação e atuação terapêutica no manejo do paciente com MM. Dor óssea é relatada em 58% dos pacientes. A radiculopatia é uma manifestação neurológica frequente no MM, que afeta comumente a região torácica ou lombossacral e resulta da compressão do nervo pela expansão do tumor de plasmócitos na região vertebral ou pelo colapso do osso secundário às lesões osteolíticas. A compressão da medula espinal ocorre em aproximadamente 10% dos pacientes. Na presença de dor na coluna ou de sintomas de compressão medular, é importante a diferenciação entre fratura patológica de vértebras e/ou plasmocitoma (tumor localizado de plasmócitos).

> **ATENÇÃO!**
>
> A tomografia computadorizada (TC) e a ressonância magnética (RM) de coluna são importantes para o diagnóstico diferencial entre a fratura patológica de vértebras e/ou a compressão neurológica por plasmocitoma.

■ DIAGNÓSTICO

EXAMES LABORATORIAIS

Alguns exames são importantes na determinação de critérios diagnósticos ou prognósticos e no manejo inicial do paciente com MM (Quadro 389.2).

Cerca de 70% dos pacientes com MM apresentam anemia normocítica e normocrômica ao diagnóstico e, em fases mais avançadas da doença, quase todos os pacientes apresentam anemia.

A eletroforese das proteínas séricas revela pico monoclonal em 80% dos casos, hipogamaglobulinemia em 10% e eletroforese sem anormalidade aparente nos demais. Cerca de 65% dos casos apresentam proteína monoclonal tipo IgG, 20%, IgA, 17%, apenas cadeias leves (*kappa* ou *lambda*); MM com pico monoclonal IgD, IgE e IgM são bem raros, ao passo que em 10% dos casos não se evidencia proteína monoclonal no momento do diagnóstico. A imunoeletroforese e a imunofixação são técnicas mais sensíveis e revelam proteína monoclonal (ou componente-M) no soro e na urina em 97% dos casos de MM, ou seja, pacientes sem componente

QUADRO 389.2 ■ Principais exames complementares

I | Diagnóstico
a | Presença e caracterização da proteína monoclonal
- Eletroforese de proteínas e dosagem de imunoglobulinas em soro
- Urina de 24 h: proteinúria e eletroforese de proteínas
- Imunofixação/imunoeletroforese de proteínas em soro e em urina
- Dosagem de cadeias leves livres em soro e urina

b | Mielograma e biópsia de medula óssea
- Histologia – avaliação de plasmocitose >10%
- Imunofenotipagem/Imuno-histoquímica – clonalidade

II | Pesquisa de dados e órgão-alvo (CRAB)
a | Hemograma completo
b | Bioquímica: creatinina e cálcio sérico
c | Inventário ósseo radiológico (radiografia de ossos longos, quadril, coluna, vertebral, costelas e crânio)

III | Fatores prognósticos
a | Albumina
b | β2-microglobulina
c | Desidrogenase láctica
d | Proteína C-reativa
e | Citogenética e hibridação *in situ* por fluorescência (FISH) de medula óssea – t(14;16), t(14;20), del 17q – alterações consideradas de alto risco (15% dos casos)

IV | Estudos especializados para pacientes selecionados
a | Biópsia renal, de reto ou gordura subcutânea para pesquisa de amiloidose
b | Biópsia de lesão lítica óssea solitária
c | Viscosidade sérica, se mieloma múltiplo com produção de IgM ou altas dosagens de IgA ou componente monoclonal > 7 g/dL
d | Imunofixação para IgD e IgE em casos selecionados (imunofixação negativa para IgG, IgA e IgM, com presença de componente monoclonal na eletroforese de proteínas séricas)
e | Ressonância magnética, se suspeita de lesão na coluna vertebral

monoclonal na curva de eletroforese de proteínas séricas podem ter presença de componente monoclonal no soro e/ou na urina pela técnica de imunofixação. Recentemente, foi descrito um novo método para quantificação das cadeias leves livres em soro e urina, bastante útil no diagnóstico de MM sem identificação do componente-M por meio da eletroforese de proteínas ou imunofixação (o até então conhecido como mieloma não secretor) e também na avaliação de resposta ao tratamento quimioterápico. A pesquisa de proteína de Bence-Jones pode revelar a presença de cadeias leves na urina, mas o resultado negativo não afasta a possibilidade deMM. Portanto, trata-se de exame de baixa sensibilidade, que resulta em alta frequência de resultados falso-negativos, quase em desuso).

O mielograma e a biópsia de medula óssea são exames essenciais para o diagnóstico de MM, evidenciando elevação do número de plasmócitos (acima de 10%). Na biópsia de medula óssea, é possível realizar as reações de imuno-histoquímica para definir clonalidade dos plasmócitos (positividade para cadeias leves *kappa* ou *lambda*). Esse exame é particularmente útil quando o número de plasmócitos na medula óssea é próximo de 10% ou em situações que levam à plasmocitose reacional de até 25 a 30% na medula óssea (colagenoses, leishmaniose, infecção pelo HIV); nestes casos, a avaliação imuno-histoquímica revela positividade para cadeias leves *kappa* e *lambda* (processo policlonal). O mesmo procedimento pode ser realizado a partir do aspirado de medula óssea, avaliando clonalidade por imunofenotipagem dos plasmócitos.

CRITÉRIOS PARA DIAGNÓSTICO E DIAGNÓSTICO DIFERENCIAL

Os critérios para diagnóstico de MM podem ser vistos no Quadro 389.3. É importante o diagnóstico diferencial em relação a carcinoma metastático, doenças do colágeno, infecções crônicas, linfomas, GMSI e amiloidose primária. O MM assintomático e a GMSI não devem ser tratados, já que seus portadores, em geral, permanecem estáveis por muitos anos. Para casos novos de GMSI, deve-se repetir a eletroforese de proteínas em seis meses e, se não houver progressão e o paciente permanecer assintomático, a reavaliação poderá ser realizada anualmente. Na investigação da causa de GMSI, as seguintes situações são comumente identificadas: doenças do

QUADRO 389.3 ■ Critérios para diagnóstico de MM e doenças relacionadas

Gamopatia monoclonal de significado indeterminado: os 3 critérios precisam ser atingidos:
- Proteína-M no soro < 3 g/dL
- Plasmócitos clonais na medula óssea <10%
- Ausência de lesões em órgãos-alvo ou CRAB (hipercalcemia, insuficiência renal, anemia ou lesões líticas) que possam ser atribuídas à doença de células plasmáticas

Plasmocitoma solitário: os 4 critérios precisam ser atingidos:
- Presença de tumor solitário de plasmócitos clonais em biópsia de osso ou partes moles
- Medula óssea normal, sem evidência de plasmócitos clonais
- Inventário ósseo normal, assim como ressonância magnética (ou tomografia computadorizada) normais de coluna e pelve (exceto pela presença da lesão atribuída ao plasmocitoma solitário)
- Ausência de lesões em órgãos-alvo, ou CRAB (hipercalcemia, insuficiência renal, anemia ou lesões líticas) que possam ser atribuídas à doença proliferativa de células plasmáticas ou linfócitos

Mieloma múltiplo assintomático (*smoldering*): ambos os critérios precisam ser atingidos:
- Proteína-M no soro (IgG ou IgA) ≥ 3 g/dL ou proteínas monoclonais urinárias ≥ 500 mg/24 horas e/ou plasmócitos clonais na medula óssea entre 10-60%
- Ausência de eventos definidores de mieloma múltiplo ou amiloidose

Mieloma múltiplo: ambos os critérios precisam ser atingidos:
- Plasmócitos clonais na medula óssea ≥ 10% ou biópsia demonstrando plasmocitoma ósseo ou extramedular
- Um ou mais dos eventos definidores de mieloma múltiplo:

1 | Evidência de lesão em órgão-alvo que possa ser atribuída à doença proliferativa de células plasmáticas, especificamente:
- Hipercalcemia: cálcio sérico > 0,25 mmol/L (>1 mg/dL) acima do limite superior da normalidade ou 2,75 mmol/L (> 11 mg/dL)
- Insuficiência renal: *clearance* de creatinina <40 mL/min ou creatinina sérica > 2 mg/dL
- Anemia: hemoglobina > 2 g/dL abaixo do limite inferior da normalidade ou < 10 g/dL
- Lesões ósseas: uma ou mais lesões líticas nas radiografias de esqueleto, tomografia computadorizada ou tomografia por emissão de pósitrons

2 | Porcentagem de plasmócitos clonais ≥ 60%
3 | Razão de cadeias leves livres envolvida/não envolvida ≥ 100 (dosagem de cadeias leves livres envolvida precisa ser ≥ 100 mg/L)
4 | > 1 lesão focal nos estudos de ressonância magnética (com pelo menos 5 mm de tamanho)

colágeno; hepatite viral B ou C; infeção pelo HIV; tumores sólidos; doenças mieloproliferativas; linfomas de Hodgkin e não Hodgkin; paciente submetido a transplante de órgãos sólidos e transplante alogênico de medula óssea. Muitas vezes, o tratamento da doença de base pode permitir que a GMSI desapareça. O risco do paciente com GMSI desenvolver MM, linfoma, amiloidose primária, macroglobulinemia de Waldenström ou plasmocitoma é de aproximadamente 1% ao ano, devendo-se, porém, estar atento para o fato de que a evolução de GMSI para MM pode ocorrer rapidamente.

A amiloidose primária de cadeias leves é a doença de células plasmáticas com produção de cadeia leve monoclonal (em geral, cadeia leve *lambda*) com deposição de tecido amiloide em órgãos-alvo, podendo levar à SN; insuficiência cardíaca (IC) (miocardiopatia restritiva); hepatomegalia; e neuropatia periférica.

Na amiloidose primária, a proporção de células plasmáticas na medula óssea é menor do que 10%, não há lesões osteolíticas e o componente monoclonal na eletroforese de proteínas e imunofixação é pequeno. A confirmação diagnóstica é feita a partir da biópsia de glândulas salivares, gengiva, reto, medula óssea, gordura subcutânea ou órgãos-alvos (rim, fígado) em que se observa a presença de substância amiloide no tecido, identificada pela coloração pelo vermelho-Congo. O tratamento segue, em linhas gerais, os mesmos padrões do MM.

■ ESTADIAMENTO

O estadiamento de Durie e Salmon no MM pode ser visto na Tabela 389.1. Os estádios I e III apresentam critérios bem definidos, ao passo que A ou B se refere à ausência ou presença de creatinina acima de 2 mg/dL ao diagnóstico, respectivamente.

TABELA 389.1 ■ Sistema de estadiamento de Durie e Salmon no MM

ESTÁDIO	CRITÉRIO	MASSA CELULAR ($\times 10^{12}/M^2$)
I	Presença de TODAS as características abaixo:	
	Hb > 10,5 g/dL	
	Cálcio normal ou < 12 g/dL	< 0,6 (baixa)
	Ausência de lesão óssea (escala 0) ou apenas plasmocitoma	
	IgG < 5 g/dL, IgA < 3 g/dL, cadeia leve urina < 4 g/24 h	
II	Não se encaixa em I e III	0,6-1,2 (intermediária)
III	Uma ou mais características:	
	Hb < 8,5 g/dL	
	Cálcio acima de 12 mg/dL	> 1,2 (alta)
	> 3 lesões ósseas líticas (escala 3)	
	IgG > 7 g/dL, IgA > 5 g/dL, cadeia leve urina > 12 g/24 h	

10^{12} células = aproximadamente 1 kg. Escala de lesões ósseas: normal (0); osteoporose (1); lesões líticas (2); destruição esquelética extensa e fraturas (3).

■ PROGNÓSTICO

O MM é uma doença progressiva com sobrevida mediana de apenas seis meses quando não tratada. Com o advento de novos medicamentos disponíveis para o tratamento do MM, conseguiu-se duplicar a sobrevida global dos pacientes nos últimos 10 anos. Atualmente, com a realização de quimioterapia em altas doses seguida de transplante autólogo de células-tronco hematopoiéticas (TACTH), tem-se observado sobrevida livre de progressão em torno de 7 a 10 anos.

Algumas alterações cromossômicas com implicações prognósticas podem ser detectadas por meio de citogenética clássica (minoria dos casos, pois é muito difícil obter 20 metáfases para análise adequada em cultura de plasmócitos) ou de FISH. O cariótipo hiperdiploide (trissomias) e as translocações (11;14) e (6;14), encontrados em 75% dos casos com MM, parecem conferir risco prognóstico-padrão. A translocação (4;14) ou o ganho (1q) ocorrem em 10% dos casos e, junto com hipodiploidia, e deleção do cromossomo 13 têm prognóstico intermediário. Fatores independentes associados ao pior prognóstico estão presentes em 25% dos casos, sendo representados por deleção do cromossomo 17 ou translocações da cadeia pesada da imunoglobulina, como t(14;16) e t(14;20), por FISH.

O Sistema de Estadiamento Internacional, (ISS, do inglês *International Staging System*), com base na carga tumoral e utilizando níveis séricos de β2-microglobulina (β2-M) e albumina (Alb), foi introduzido para estratificação prognóstica. Recentemente esse sistema foi revisado (ISS revisado), incluindo informações relacionadas à biologia do tumor (presença de alterações genéticas de alto risco e nível de DHL). O novo sistema permite individualizar o tratamento do MM, além de auxiliar na interpretação dos dados de ensaios clínicos (Tabela 389.2).

■ TRATAMENTO

Nem todos os pacientes que preenchem os critérios mínimos para o diagnóstico de MM devem ser tratados. Se houver dúvidas, o tratamento deverá ser postergado e o paciente reavaliado em 2 a 3 meses. Diferentemente de outras neoplasias hematológicas, a remissão completa não é o objetivo do tratamento inicial. Os pacientes com MM sintomático (CRAB) serão tratados e devem ser divididos em dois grupos de acordo com idade, *performance status* e comorbidades: aqueles candidatos à consolidação

TABELA 389.2 ■ Mieloma múltiplo: sistema de estadiamento internacional revisado

ESTÁDIO	CRITÉRIOS	TAXA DE SOBREVIDA EM 5 ANOS (%)
1 28% dos casos	Alb >3,5 g/dL β2-M < 3,5 mg/L Ausência de citogenética de alto risco DHL normal	82%
2 62% dos casos	Não se encaixa em estádio 1 ou 3	62%
3 10% dos casos	β2-M > 5,5 mg/L Citogenética de alto risco (t[4;14], t[14]; 16) ou del (17p) ou DHL elevada	10%

Alb: albumina sérica, ao diagnóstico; β2-M: β2-microglobulina sérica, ao diagnóstico; DHL: nível de desidrogenase láctica ao diagnóstico.

com altas doses de quimioterapia seguida de TACTH; e os não elegíveis (Figura 389.1).

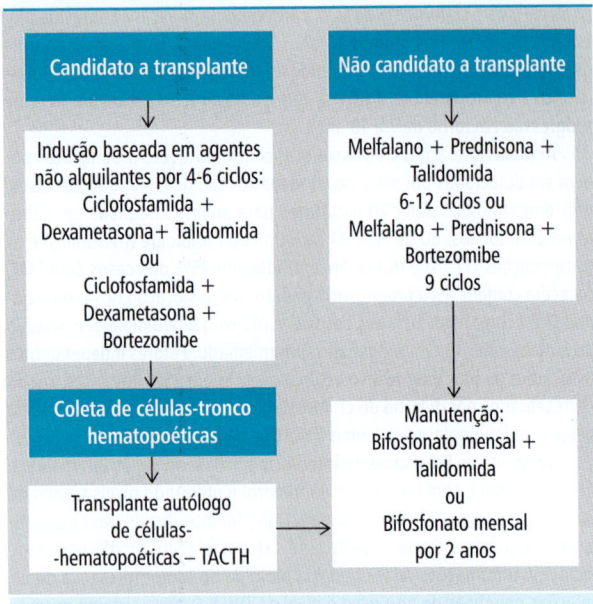

FIGURA 389.1 ■ Fluxograma de tratamento para MM.

1 | Pacientes candidatos a TACTH: recomendam-se regimes de quimioterapia com base em agentes não alquilantes, como bortezomibe ou talidomida (ou lenalidomida), associados à dexametasona e à ciclofosfamida (Tabela 389.3) para redução inicial da carga tumoral. Esses pacientes não devem receber tratamento com melfalano, que, potencialmente, dificulta a mobilização das células-tronco hematopoiéticas e a recuperação hematológica. O transplante autólogo de células-tronco hematopoiéticas aumenta significativamente a taxa de resposta, a sobrevida livre de progressão e a sobrevida global do paciente com MM, quando comparado à quimioterapia convencional. Porém, esse tratamento não é curativo, e 70% dos casos apresentam progressão de doença e recidiva muitos anos após o transplante. Por isso, os tratamentos iniciais que conseguem induzir remissão completa ou resposta parcial muito boa são a grande expectativa para que o paciente com MM possa atingir resposta duradoura após consolidação com TACTH. Como o transplante alogênico é, possivelmente, a única modalidade curativa em MM, ele está sendo realizado hoje como consolidação de um transplante autólogo em pacientes muito jovens ou com anormalidades citogenéticas de prognóstico desfavorável.

2 | Pacientes não elegíveis a TACTH: em geral, esses pacientes têm mais de 65 a 70 anos, *performance status* (PS) ruim e comorbidades, como IR (que, atualmente, não representa contraindicação para TACTH). A administração oral de melfalano associado à prednisona e talidomida (esquema MPT) produz resposta objetiva em mais de 60% dos pacientes (Tabela 389.3). Deve-se realizar contagem de leucócitos e de plaquetas em intervalo de 3 a 4 semanas para ajuste de doses, repetindo-se o tratamento em ciclos de seis semanas por, no máximo, 12 ciclos (Tabela 389.3). Recomenda-se profilaxia contra complicações tromboembólicas, como ácido acetilsalicílico (AAS), varfarina ou heparina de baixo peso molecular (HBPM), em virtude do risco aumentado de trombose, decorrente da associação entre talidomida, melfalano e prednisona. A associação de melfalano, prednisona e bortezomibe (esquema VMP) proporciona mais rápida regressão dos sintomas e melhores taxas de resposta aos pacientes não elegíveis a TACTH, porém não foi observada diferença na sobrevida global e sobrevida livre de progressão entre os regimes VMP e MPT. Os critérios de resposta ao tratamento podem ser vistos no Quadro 389.4.

TABELA 389.3 ■ Alguns esquemas de tratamento para MM

Ciclofosfamida/talidomida/ dexametasona Total de 4-6 ciclos Intervalo entre ciclos: 4 semanas	**Esquema CTD** Talidomida 100-200 mg, VO continuamente Dexametasona 40 mg, 1 vez/semana, VO ou IV Ciclofosfamida 300 mg/m², 1 vez/semana, VO ou IV
Ciclofosfamida/ bortezomibe/ dexametasona Total de 4-6 ciclos Intervalo entre ciclos: 4 semanas	**Esquema CYBORD** Ciclofosfamida 300 mg/m², 1 vez/semana, VO ou IV Dexametasona 40 mg, 1 vez/semana, VO ou IV Bortezomibe 1,3 mg/m², 1 vez/semana, SC
Melfalano/prednisona/ talidomida Total de 6-12 ciclos Intervalo entre ciclos: 6 semanas	**Esquema MPT** Melfalano 0,25 mg/kg/dia, 4 dias Prednisona 2 mg/kg/dia, 4 dias Talidomida 100-200 mg, VO contínua
Melfalano/prednisona/ bortezomibe Total de 9 ciclos Intervalos entre ciclos: 6 semanas	**Esquema VMP** Melfalano 0,25 mg/kg/dia, 4 dias Prednisona 2 mg/kg/dia, 4 dias Bortezomibe 1,3 mg/m², 1 vez/semana, SC, 4 semanas

VO: via oral; IV: intravenosa; SC: subcutâneo.

■ AGENTES IMUNOMODULADORES

TALIDOMIDA

O MM geralmente é acompanhado pelo aumento da microvascularização na medula óssea, o qual é considerado fator prognóstico adverso. O fator de crescimento de endotélio vascular (VEGF do inglês, *vascular endothelial growth factor*) produzido pelos plasmócitos monoclonais aumenta a produção de interleucina 6 (IL-6) pelo microambiente medular, levando à estimulação da proliferação de mais plasmócitos e alteração do metabolismo ósseo, com piora das lesões esqueléticas no MM. Medicamentos que têm ação antiangiogênica, como a talidomida e seus análogos, são importantes no tratamento de neoplasias que dependem de neovascularização, além de promover imunomodulação e inibição do fator de necrose tumoral alfa (TNFα). Estudos clínicos mostraram eficácia da talidomida em pacientes com MM, com mais de 50% de redução do componente-M. Pacientes do sexo feminino em idade fértil que não queiram utilizar métodos anticoncepcionais seguros não deverão receber esse tratamento (risco teratogênico). O medicamento poderá ser utilizado como manutenção por até 2 anos ou até que ocorra toxicidade (neuropatia periférica) ou progressão da doença. Os efeitos colaterais mais frequentes são neuropatia periférica, constipação, sedação, *rash* cutâneo, fadiga, hipotiroidismo, doença pulmonar obstrutiva crônica (DPOC), edema de membros inferiores, bradicardia e trombose venosa profunda (TVP). Estudos mais recentes têm demonstrado resposta a doses de talidomida inferiores a 200 mg/dia, com redução considerável dos efeitos colaterais.

A associação de ciclofosfamida, talidomida e dexametasona (CTD) (Tabela 389.3) é utilizada como terapia de indução em pacientes com MM recém-diagnosticados, nos serviços nos quais não há disponibilidade do bor-

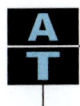

QUADRO 389.4 ■ Critérios de resposta ao tratamento do MM (International Myeloma Working Group)		
CATEGORIA DE RESPOSTA	**ABREVIATURA**	**DEFINIÇÃO**
Resposta completa estrita	sRC	Valores normais de cadeias leves livres (Freelite®) Ausência de plasmócitos clonais em medula óssea por imuno-histoquímica ou imunofenotipagem
Resposta completa	RC	Imunofixação negativa no soro ou urina Desaparecimento de plasmocitomas ≤ 5% plasmócitos clonais em medula óssea
Resposta parcial muito boa	RPMB	Componente-M detectável apenas em imunofixação sérica e urinária e ausente em eletroforese de proteínas no soro ou na urina ou Redução ≥ 90% no componente-M no soro associado a < 100 mg na urina de 24 h
Resposta Parcial	RP	Redução ≥ 50% no componente-M no soro associado a < 200 mg na urina de 24 h Se o componente-M não for mensurável: redução ≥ 50% no nível da cadeia leve livre ou redução ≥ 50% nos plasmócitos em medula óssea (quando basal acima de 30%) Se plasmocitoma ao diagnóstico: redução ≥ 50% no tamanho do tumor
Doença estável	DE	Sem critérios de sRC, RC, RPMB, RP ou progressão

tezomibe, garantindo resposta em cerca de 70% dos casos. Essa combinação não inviabiliza a futura mobilização de células-tronco hematopoiéticas.

LENALIDOMIDA

A lenalidomida, um análogo da talidomida, é um agente imunomodulador e com propriedades antiangiogênicas, sem efeito sedativo ou neurotóxico, porém com efeitos mielotóxicos. Recentemente, vários estudos demonstraram benefícios na associação da lenalidomida à dexametasona e bortezomibe, conferindo aos pacientes com MM recém-diagnosticados taxas de resposta superiores a 95%, sendo já bastante utilizada na indução de pacientes fora do Brasil.

ATENÇÃO!

A lenalidomida ainda não recebeu aprovação para uso no Brasil pela Agência Nacional de Vigilância Sanitária (Anvisa) (maio/2016).

BORTEZOMIBE

O bortezomibe é um inibidor reversível do proteassoma que consegue induzir a apoptose dos plasmócitos neoplásicos. Atualmente, as evidências o consideram como elemento essencial no tratamento de primeira linha de pacientes candidatos a TACTH. Além disso, o bortezomibe proporcionou aumento de sobrevida nos pacientes com translocação (4;14) detectada por análise citogenética e nos pacientes com doença renal ao diagnóstico. Entretanto, esse medicamento nem sempre está disponível nos serviços públicos de saúde no Brasil.

■ NOVAS MEDICAÇÕES E NOVOS ALVOS

São grandes as expectativas para melhora dos resultados do tratamento do MM. A pomalidomida, uma nova medicação imunomoduladora, mais potente que a lenalidomida, e o carfilzomibe, um novo inibidor do proteassoma que demonstra eficácia em pacientes com MM recidivado (inclusive pós-uso de bortezomibe) ou refratário a outras linhas de tratamento, já se encontram aprovados para uso em outros países. Ao final do ano de 2015, foram aprovadas outras quatro medicações para o tratamento do MM pela FDA americana. A primeira foi o ixazomib, um inibidor do proteassoma oral, mais prático e eficiente para terapia de manutenção a longo prazo; o panobinostat, um inibidor de histona-deacetilase, capaz de resgatar a quimiossensibilidade ao uso do bortezomibe em pacientes recidivados; e, por fim, dois anticorpos monoclonais contra alvos diferentes: daratumumab (anti-CD38) e elotuzumab (anti-SLAMF7) que trazem as expectativas de respostas ainda mais eficazes. Outras medicações ainda estão sendo testadas, como o prembrolizumabe, anticorpo anti-PD1, já aprovado para uso como imunoterapia em outras neoplasias como melanoma.

BIFOSFONATOS

Complicações esqueléticas (fraturas ósseas e osteopenia), dores ósseas, dependência crônica de analgésicos e hipercalcemia são fatores agravantes para a qualidade de vida dos pacientes com MM. Os bifosfonatos são medicamentos eficazes na inibição da atividade osteoclástica e, consequentemente, bloqueiam a formação de lesões ósseas líticas e apresentam atividade antitumoral. Todos os pacientes com MM sintomático são candidatos à dose mensal de bifosfonato, mesmo na ausência de hipercalcemia ou doença óssea. Não devem receber bifosfonatos os pacientes com Cr > 5 mg/dL, bilirrubinas > 2,5 mg/dL, alteração ecocardiográfica ou ascite. A cada consulta, o paciente deverá realizar hemograma, calciossérico e ionizado, fosfatase alcalina (FA), creatinina, bilirrubinas. A dose ideal é de 90 mg de pamidronato dissódico infundidos de 1 a 2 horas ou ácido zoledrônico 4 mg em 15 minutos, a cada quatro semanas. A duração do tratamento mensal deve ser de dois anos, com reavaliação da doença óssea após esse período e suspensão do bifosfonato se doença estável. Os efeitos colaterais mais frequentes são reação febril, mialgia e linfopenia na primeira infusão, neutropenia transitória, tromboflebite, uveíte, episclerite, hipocalcemia assintomática, hipofosfatemia e hipomagnesemia transitórias e reação alérgica inespecífica. Com o uso frequente e em larga escala desses medicamentos, surgiram relatos de casos de osteonecrose de mandíbula em pacientes com MM e carcinoma de mama ou próstata que faziam uso crônico de bifosfonato. A necrose de mandíbula é multifatorial (doença periodontal, cirurgia dentoalveolar, terapia com corticosteroide, trauma prévio, radioterapia e outros). Portanto, recomenda-se avaliação odontológica e radiológica da arcada dentária antes e, periodicamente, durante o tratamento, cuidados para evitar doença periodontal, suspensão dos bifosfonatos alguns meses antes de cirurgias ou extração dentária e monitoração rigorosa dos exames laboratoriais para avaliação da função renal.

RADIOTERAPIA

Deve ser realizada em pacientes com dor intensa, com importante limitação da atividade física por processos focais e que não responderam à quimioterapia. Na maioria dos casos, analgésicos, com a quimioterapia, são eficazes no controle da dor. Nos casos de plasmocitomas em coluna com sintomas de compressão do canal medular, o paciente poderá receber tratamento radioterápico inicial com pulsos de dexametasona e começar a quimioterapia após o término da irradiação.

TRATAMENTO DAS COMPLICAÇÕES

1 | Hipercalcemia: presente em cerca de 40% dos pacientes ao diagnóstico, pode causar anorexia, náuseas, vômitos, poliúria, polidipsia, constipação, fraqueza, confusão ou torpor. Se não tratada, em geral, leva à IR. Hidratação, de preferência com solução salina isotônica (250 a 500 mL/hora), e dexametasona 40 mg VO/IV, uma vez ao dia, por quatro dias, podem controlar a hipercalcemia na maior parte dos casos. Deve-se considerar o uso de pamidronato (90 mg IV em 1 a 2 horas), com atenção especial à função renal (ajuste de dose – Quadro 389.5) que pode piorar rapidamente em função do uso dessa medicação (pesar risco/benefício da aplicação). Os portadores de MM devem ser estimulados à atividade física, tanto quanto possível, pois o repouso prolongado no leito contribui para a hipercalcemia e predispõe à ocorrência de TVP.

QUADRO 389.5 ■ Dose recomendada de bisfosfonato corrigida para função renal

CLEARANCE DE Cr	PAMIDRONATO	ÁCIDO ZOLEDRÔNICO
30-60 mL/min	Sem modificação 90 mg em infusão lenta (2-4 h)	Sem modificação 4 mg em 15 min
10-30 mL/min	30 mg em infusão lenta (2-4 h)	Não recomendado
< 10mL/min	30 mg em infusão lenta (2-4 h)	Não recomendado

2 | IR: pode ocorrer de forma insidiosa ou aguda. Se houver hipercalcemia associada, há necessidade de hidratação e corticoterapia. Deve-se instituir hemodiálise em caso de azotemia. Para evitar hiperuricemia, recomenda-se, no início do tratamento, o emprego de alopurinol (100 a 300 mg/dia).
3 | Infecção: é a principal causa de morte no MM, em especial de foco pulmonar. Infecções bacterianas devem ser tratadas imediatamente. Antibióticos, antifúngicos e antivirais profiláticos podem ser necessários em alguns protocolos de quimioterapia. Recomenda-se vacinação antipneumocócica a cada cinco anos e anti-influenza anual a todos os pacientes.
4 | Hiperviscosidade: a hiperviscosidade caracteriza-se por sangramentos oronasais, borramento da visão, sintomas neurológicos e insuficiência cardíaca congestiva (ICC). A plasmaferese melhora rapidamente os sintomas e deve ser realizada sempre que o paciente apresentar sintomas ou sinais de hiperviscosidade.

REVISÃO

- O mieloma múltiplo (MM) é a forma mais comum de neoplasia dos plasmócitos.
- A idade média para o diagnóstico é de aproximadamente 65 anos.
- Hipercalcemia, IR, anemia, lesões osteolíticas (CRAB) são os achados clínicos mais frequentes.
- O diagnóstico de MM exige:
- Plasmócitos clonais na medula óssea ≥ 10% ou biópsia demonstrando plasmocitoma ósseo ou extramedular
- Um ou mais dos eventos definidores de MM:

1 | Evidência de lesão em órgão-alvo que possa ser atribuída à doença proliferativa de células plasmáticas, especificamente:
  - Hipercalcemia: cálcio sérico > 0,25 mmol/L (>1 mg/dL) acima do limite superior da normalidade ou 2,75 mmol/L (> 11 mg/dL)
  - IR: *clearance* de Cr <40 mL/min ou CrS > 2 mg/dL
  - Anemia: Hb > 2 g/dL abaixo do limite inferior da normalidade ou < 10 g/dL
  - Lesões ósseas: uma ou mais lesões líticas nas radiografias de esqueleto, TC ou PET-TC

2 | Porcentagem de plasmócitos clonais ≥ 60%
3 | Razão de cadeias leves livres envolvida/não envolvida ≥ 100 (dosagem de cadeias leves livres envolvida precisa ser ≥ 100 mg/L)
4 | > 1 lesão focal nos estudos de RM (com pelo menos 5 mm de tamanho)
  - O tratamento depende da idade e das comorbidades do paciente e tem como objetivo controle dos sinais e sintomas e melhora da qualidade de vida.
  - Atualmente, o MM é considerado uma doença crônica, com importante ganho em sobrevida global com o advento do TACTH e fármacos imunomoduladores.

■ LEITURAS SUGERIDAS

Anderson KC, Alsina M, Atanackovic D, Biermann JS, Chandler JC, Costello C, et al. NCCN Guidelines Insights: Multiple Myeloma, Version 3.2016. J Natl Compr Canc Netw. 2016;14(4):389-400.
Palumbo A, Anderson K. Multiple myeloma. N Engl J Med. 2011;364(11):1046-60.
Rajukmar SV, Kumar S. Multiple myeloma: diagnosis and treatment. Mayo Clin Proc. 2016;91(1):101-19.

390

LINFOMA DE HODGKIN

■ OTAVIO CESAR BAIOCCHI

■ ADRIANA MARQUES DAMASCO PENNA

O linfoma de Hodgkin é uma neoplasia linfoide de origem linfocitária B descrita inicialmente em 1832 por Thomas Hodgkin e definida histologicamente pelos patologistas Carl Sternberg e Dorothy Reed no começo do século XX. Segundo a Organização Mundial da Saúde (OMS),[1] pode ser classificado em duas entidades (Quadro 390.1): linfoma de Hodgkin clássico (LHc), que compreende quatro subtipos (esclerose nodular, celularidade mista, rico em linfócitos e depleção linfocitária); e linfoma de Hodgkin predomínio linfocitário nodular (LHPLN).

QUADRO 390.1 ■ Classificação do linfoma de Hodgkin

LINFOMA DE HODGKIN PREDOMÍNIO LINFOCITÁRIO NODULAR

Linfoma de Hodgkin clássico (subtipos):
1 | Esclerose nodular
2 | Celularidade mista
3 | Rico em linfócitos
4 | Depleção linfocitária

Fonte: Jaffe e colaboradores.[1]

O LHc abrange um total de 95% dos casos diagnosticados de LH. Seu diagnóstico baseia-se no achado das células de Reed-Sternberg (RS). O LHPLN caracteriza-se pela presença de células linfóides grandes com membrana irregular, as chamadas células de Hodgkin (em inglês, também chamadas *popcorn cells*, ou "células em pipoca").

A incidência do LHc tem se mantido estável nas últimas décadas. Segundo dados da Agência Americana de Estatística do Câncer (SCA/NIH),[2] estima-se que, no ano de 2013, 9.290 casos novos de LHc serão diagnosticados nos Estados Unidos, com 1.180 mortes. A incidência é mais alta em homens e brancos. A distribuição etária é bimodal com grande pico na terceira década de vida e outro após os 50 anos. O subtipo esclerose nodular é o mais comum, representando cerca de 65% de todos os casos de LHc, e o de celularidade mista, 25% dos casos. Os demais subtipos juntos representam cerca de 10% dos casos.

Até o momento, não existem muitos dados epidemiológicos disponíveis sobre o LHPLN, provavelmente por ser uma entidade recentemente reconhecida pela classificação da OMS de 2001. Sua incidência parece ser igual em ambos os sexos e é mais comum na terceira e quarta décadas de vida.

Na década de 1980, pela utilização dos métodos de hibridização *in situ* e imuno-histoquímica, proteínas do vírus Epstein-Barr (EBV) foram identificadas nas células de RS. Este achado, somado a evidências sorológicas e epidemiológicas, colocou o EBV como importante agente etiológico no surgimento do linfoma de Hodgkin clássico. O EBV pode ser detectado nas células de RS em uma porcentagem variável dos casos de LHc, conforme fatores socioeconômicos e geográficos. No Brasil, o grupo de estudos de linfoma de Hodgkin da Universidade Federal de São Paulo (Unifesp) mostrou uma taxa de prevalência do EBV nas células de RS de 85% em pacientes da Região Norte e de 44% em pacientes da cidade de São Paulo. O achado do EBV nas células de RS é mais comum em crianças e pré-adolescentes (< 15 anos) e em idosos (> 65 anos) e parece não guardar relação com o prognóstico desses pacientes. Em indivíduos imunossuprimidos infectados pelo vírus da imunodeficiência adquirida (HIV) e na população pós-transplante, a incidência do LH EBV-relacionado é alta, podendo chegar a 90%. Pacientes imunossuprimidos de maneira geral possuem risco relativo de seis a oito vezes maior de desenvolvimento da LHc em comparação à população normal, corroborando, mais uma vez, a ideia da imunossupressão como um ambiente propício para a proliferação desenfreada do EBV.[3,4] Quando infecta as células de RS, o EBV expressa três proteínas de membrana na superfície delas: EBNA-1 (*Epstein-Barr nuclear antigen* 1); LMP-1 (*latent membrane protein* 1); e LMP-2 (*latent membrane protein* 2). Essas proteínas são importantes para o diagnóstico do LH EBV-relacionado e para potenciais alvos terapêuticos.

■ QUADRO CLÍNICO

Ambos subtipos do LH possuem apresentação clínica indolente; geralmente, o paciente se queixa de uma linfonodomegalia de crescimento lento e progressivo; e, em dois terços dos casos, têm apresentação cervical e intratorácica. Adenopatia mediastinal é bastante comum no linfoma de Hodgkin clássico, principalmente nas mulheres com subtipo esclerose nodular. Caracteristicamente, os linfonodos não são dolorosos à palpação e apresentam consistência fibroelástica. O linfoma de Hodgkin raramente se apresenta com comprometimento extranodal, diferentemente dos linfomas não Hodgkin, em que o acometimento de órgãos extranodais, como pele, ossos e trato gastrintestinal (TGI), é relativamente comum. Quando há esse acometimento, o pulmão e o fígado são os órgãos mais comumente afetados pelo linfoma de Hodgkin, sobretudo em idosos. A medula óssea é comprometida em 5 a 20% dos pacientes jovens, sendo condição mais comum em pacientes idosos e em estádio avançado e naqueles com sinais e sintomas constitucionais (sintomas B), os quais podem acompanhar o diagnóstico do linfoma de Hodgkin e que influenciam o prognóstico. Eles são: febre ≥ 37,8°C; sudorese noturna intensa; e perda ponderal (> 10% do peso corporal basal durante os seis meses que antecedem o diagnóstico).

Em geral, a febre afeta cerca de um terço dos pacientes e se caracteriza por ser baixa e irregular. Um padrão cíclico de febre alta por 1 a 2 semanas alternada com períodos afebris de duração semelhante, apesar de raro, quando presente, é patognomônico do linfoma de Hodgkin e recebe o nome de febre de Pel-Ebstein.

Outra queixa comum dos pacientes com linfoma de Hodgkin é o prurido generalizado inexplicado. Dor nos linfonodos imediatamente após o consumo de álcool também é um sinal peculiar e típico, porém raramente visto na prática clínica. A causa dos dois sintomas ainda é obscura, mas parece estar relacionada às citocinas presentes e aumentadas no microambiente tumoral e no sangue periférico de pacientes com linfoma de Hodgkin.

Os achados laboratoriais do linfoma de Hodgkin são inespecíficos. O hemograma completo pode evidenciar leucocitose com predomínio de neutrófilos e eosinófilos ou leucopenia com linfocitopenia absoluta, sendo que ambos conferem pior prognóstico. Citopenias decorrem do envolvimento medular pelo linfoma ou, menos frequentemente, podem sugerir hiperesplenismo ou causa autoimune. Outro achado laboratorial comumente encontrado é a elevação da velocidade de hemossedimentação (VHS), estando relacionada à doença mais avançada e aos sinais e sintomas constitucionais.

ATENÇÃO!

O linfoma de Hodgkin geralmente se apresenta com aumento ganglionar cervical e mediastinal de crescimento lento e indolor. Febre, sudorese noturna, perda de peso e prurido são sintomas comuns nos pacientes com essa neoplasia.

■ DIAGNÓSTICO

O linfoma de Hodgkin é uma neoplasia maligna composta principalmente por células inflamatórias (neutrófilos, eosinófilos, células NK, além de linfócitos T e B), sendo que as células de RS e as de Hodgkin perfazem apenas 1 a 5% de toda a massa tumoral.

O diagnóstico é feito por meio de biópsia excisional de linfonodo aumentado ou de área extranodal acometida. A punção aspirativa por agulha fina (PAAF) pode ser sugestiva de LH, mas não é suficiente para subclassificá-lo. A reação de imuno-histoquímica é altamente recomendada para confirmação diagnóstica. As células de RS do LHc expressam CD15 e CD30 e apresentam negatividade para CD3, CD20 e CD45. No LHPLN, as células de Hodgkin em geral são CD45 e CD20 positivas, não expressam CD15 e raramente são positivas para o CD30. Confirmado o diagnóstico de LH, o próximo passo é proceder ao estadiamento do paciente.

O estadiamento é fundamental para o planejamento terapêutico do linfoma de Hodgkin e objetiva definir o número de sítios comprometidos

e se há linfonodos envolvidos em um ou dos dois lados do diafragma, grandes massas tumorais (também conhecidas como *bulky*), comprometimento extranodal e sintomas B. Para tanto, são necessários os seguintes procedimentos:
- histórico clínico e exame físico;
- biópsia bilateral de medula óssea para definir infiltração pelo linfoma;
- exames laboratoriais: hemograma completo, função hepática e renal, albumina, VHS e desidrogenase láctica (DHL), estes dois últimos usados como marcadores de atividade de doença;
- tomografia de tórax, abdome e pelve com contraste ou, quando disponível, o exame de escaneamento por emissão de pósitrons (PET *scan*), ou tomografia computadorizada com emissão de pósitrons (PET-TC).

Cabe ressaltar que, concomitantemente aos exames de estadiamento, outros são fundamentais na avaliação inicial dos pacientes com LHc, como teste de gravidez (sempre deve ser realizado em mulheres em idade fértil) – sendo que tanto homens quanto mulheres em idade reprodutiva devem passar por uma avaliação com uma equipe multidisciplinar de fertilidade e reprodução humana; prova de função pulmonar; e ecocardiograma transtorácico.

Após o estadiamento completo (Quadro 390.2), os pacientes com LHc são divididos em: linfoma de Hodgkin estádio localizado (estádio I ou II); linfoma de Hodgkin avançado (estádio III ou IV).

Para os pacientes com LHc localizado, os principais fatores de mau prognóstico são:
- sintomas B;
- grande massa ganglionar ou massa bulky: uma massa ganglionar é considerada *bulky* quando o diâmetro do seu maior eixo exceder 10 cm (independentemente do local de acometimento) ou ela ocupar mais de 1/3 da cavidade torácica vista pela radiografia torácica posteroanterior (massa *bulky* mediastinal);
- aumento de VHS (> 30 para pacientes com sintomas B e > 50 para pacientes sem sintomas B).

Para os pacientes com doença avançada, sete fatores de mau prognóstico determinam o chamado *International Prognostic Score* (IPS). Para cada fator presente, observa-se uma redução de 7 a 8% na sobrevida global por ano. São eles: idade ≥ 45 anos; sexo masculino; estádio IV; albumina sérica < 4 g/dL; Hb < 10,5 g/dL; leucocitose (> 15.000/mm^3 leucócitos totais); linfocitopenia (linfócitos < 8% do total de leucócitos e/ou contagem absoluta < 600/mm^3).

> **ATENÇÃO!**
>
> O estadiamento é fundamental para o planejamento terapêutico do LHc. Ao ser realizado, os pacientes com LHc podem ser divididos em: pacientes com doença localizada (estádios I e II); e pacientes com doença avançada (estádios III e IV).

■ TRATAMENTO

O LHc é a doença linfoproliferativa com maior chance de cura em jovens e adultos (em cerca de 80% dos casos). Trata-se de uma neoplasia bastante sensível à quimioterapia e à radioterapia, cujos tipo e intensidade do tratamento dependem, basicamente, do estadiamento obtido ao diagnóstico. Assim, o tratamento do LHc clássico é direcionado para pacientes com doenças localizada e avançada. Os esquemas atualmente utilizados para o tratamento do LHc são:
- **ABVD** (Adriamicina, Bleomicina, Vimblastina e Dacarbazina).
- **Stanford V** (Adriamicina, Vimblastina, Mecloretamina, Etoposídeo, Vincristina, Bleomicina e Prednisona).
- **BEACOPP** (Bleomicina, Etoposídeo, Adriamicina, Ciclofosfamida, Vincristina (em inglês, *vincristine* ou *oncovin*), Procarbazina e Prednisona).

É importante ressaltar que esses esquemas são igualmente eficazes. O Stanford V e o BEACOPP são mais mielotóxicos e devem ser utilizados apenas em situações especiais e de acordo com a experiência de cada instituição. O ABVD ainda é o esquema menos tóxico e com eficácia comprovada mais empregado.

O tratamento radioterápico consiste na aplicação de 2.400 a 3.600 cGy em cada campo envolvido em doses fracionadas de 120 a 180 cGy. Os efeitos colaterais e complicações da radioterapia dependem do volume e da dose recebidos, da técnica empregada, do tipo de quimioterapia prévia e da idade do paciente. Em resumo, o tratamento para o LHc compreende:
- **estádios IA e IIA** (sem doença *bulky*): quimioterapia com quatro ciclos de ABVD associada à radioterapia de consolidação (2.400 a 3.000 cGy);
- **estádios IB e IIB** (sem doença *bulky*): quimioterapia com quatro a seis ciclos de ABVD ou Stanford V (oito semanas) associada à radioterapia de consolidação (2.400 a 3.000 cGy);
- **estádios I e II A ou B** (com massa *bulky*): quimioterapia com seis ciclos de ABVD ou Stanford V (12 semanas) associada à radioterapia de consolidação com (3.000 a 3.600 cGy);
- **estádios III e IVA ou B**: quimioterapia com seis ciclos de ABVD ou Stanford V (12 semanas) ou BEACOPP associada ou não à radioterapia. Indica-se radioterapia nos pacientes com doença estádio avançado nos casos de presença de massa *bulky*.

Atualmente, o exame de PET-TC realizado após o segundo ciclo de ABVD (do inglês *interin PET*) tem grande importância prognóstica com impacto na sobrevida livre de doença de pacientes com LHc.

Quando o tratamento de primeira linha falha e o paciente apresenta LHc recidivado ou doença refratária, a quimioterapia mieloablativa (quimioterapia de salvamento) com resgate de células-tronco periféricas au-

QUADRO 390.2 ■ Estadiamento de ANN ARBOR para o linfoma de Hodgkin	
ESTÁDIO	**DESCRIÇÃO**
I	Envolvimento de uma região nodal ou estrutura nodal (baço, anel de Waldeyer)
II	Envolvimento de duas ou mais regiões nodais do mesmo lado do diafragma
III	Envolvimento de regiões nodais nos dois lados do diafragma
IV	Envolvimento de qualquer região nodal e do fígado e/ou pulmão e/ou medula óssea
A	Sem sintomas
B	Presença de sintomas B (febre recorrente > 38ºC no último mês, sudorese noturna e emagrecimento (> 10% do peso corporal em 6 meses)
X	Massa *bulky*: > 1/3 da cavidade torácica ou > 10 cm no maior diâmetro da massa
E	Comprometimento de um sítio extranodal, contínuo ou próximo à região nodal comprometida
S	Comprometimento do baço

tólogas (transplante autólogo) tem sido a terapia de escolha. Existem inúmeros esquemas de salvamento que podem ser utilizados nessa situação, ficando a critério do médico e da instituição a sua escolha. A seguir, estão listados alguns dos mais utilizados na prática clínica:

- **ICE** (Ifosfamida, Carboplatina e Etoposídeo).
- **IGEV** (Ifosfamida, Gencitabina e Vinorelbina).
- **DHAP** (Dexametasona, Citarabina e Cisplatina) (em inglês, Dexamethasone, Cytarabine [Ara-C] e Cisplatin [platinum]).
- **GDP** (Gencitabina, Dexametasona e Cisplatina).

O transplante de células-tronco hemotopoiéticas alogênico (aparentado ou não) também é uma opção, porém os resultados obtidos até o momento mostram alta taxa de morbimortalidade. Recentemente, o uso de sangue de cordão umbilical como alternativa para o transplante alogênico e a utilização do transplante alogênico haploidêntico (quando existe compatibilidade parcial entre doador e receptor) têm merecido atenção especial, com resultados promissores.

Recentemente, a Anvisa liberou a utilização do anticorpo anti-CD30 (brentuximabe vedotin) nos casos de recidiva pós-transplante autólogo ou em pacientes em que houve falha a terapia de primeira linha e inelegíveis para o transplante autólogo. O uso do brentuximabe vedotin nesse grupo de pacientes tem demonstrado resultados impressionantes, e sua utilização no esquema de primeira linha (ABVD) já está sendo avaliada em estudos clínicos.

Outra possibilidade terapêutica promissora em casos de LHc refratário/recidivado é o nivolumabe. Nivolumabe é um anticorpo monoclonal humano bloqueador do receptor de morte programada (PD-1). Está indicado no tratamento de pacientes LHc refratário ou recidivado após TMO autólogo ou tratados com brantuximabe vedotin. Porém, este medicamento ainda não está liberado para uso no Brasil para tratamento de LHc.

O tratamento do LHPLN apresenta algumas peculiaridades que merecem atenção especial. Trata-se de uma neoplasia com taxas de cura muitas vezes superiores a 90%, porém com alta incidência de recidiva tardia. As células de Hodgkin presentes nesse tumor expressam o antígeno CD20 e, por conseguinte, é possível utilizar o anticorpo quimérico monoclonal anti-CD20 (rituximabe) no tratamento deste linfoma. Diferentemente do que é indicado no LHc, a radioterapia isolada (campo-envolvido) é opção de tratamento para os pacientes com doença localizada. A seguir, estão os esquemas de quimioterapia mais utilizados no LHPLN:

- **ABVD** (Adriamicina, Bleomicina, Vimblastina e Dacarbazina) + **Rituximabe**.
- **CHOP** (Ciclofosfamida, Adriamicina, Vincristina e Prednisona) + **Rituximabe**.
- **EPOCH** (Ciclofosfamida, Adriamicina, Etoposídeo, Vincristina e Prednisona) + **Rituximabe**.
- **Rituximabe** isolado.

É importante ressaltar que esses esquemas são igualmente eficazes. O tratamento do LHPLN está condicionado ao estádio da doença e à presença de sintomas B. Em resumo, o tratamento do LHPLN compreende:

- **estádios IA e IIA**: radioterapia campo-envolvido isolada (3.000 a 3.600 cGy). A imunoterapia com rituximabe associada à quimioterapia convencional deve ser realizada nos casos de recidivas;
- **estádios IB e IIB**: embora extremamente rara na doença localizada, a presença de sintomas B exige a terapia combinada com quimioterapia associada ao rituximabe e radioterapia de consolidação (3.000 a 3.400 cGy);
- **estádios III e IV** com ou sem sintomas B: quimioterapia convencional associada ao rituximabe. A radioterapia está indicada apenas nos casos de massa *bulky*.

DIAGNÓSTICO E TRATAMENTO

COMPLICAÇÕES DO TRATAMENTO

O tratamento do linfoma de Hodgkin está associado a vários efeitos colaterais agudos e crônicos. O tratamento das complicações agudas da quimioterapia e da irradiação é relativamente fácil, sobretudo com o advento da terapia antiemética altamente efetiva. O mais preocupante são os efeitos do tratamento tardio, incluindo outros processos malignos e cardiopulmonares.

Leucemias e linfomas não Hodgkin foram observados cerca de 10 a 20 anos após o tratamento bem-sucedido do linfoma de Hodgkin, principalmente com esquemas de poliquimioterapia mais antigos que utilizavam, entre outros medicamentos, a mostarda nitrogenada (mecloretamina). Em estudo realizado na Disciplina de Hematologia e Hemoterapia da Unifesp, mostrou-se que o risco de neoplasia secundária está associado ao uso prévio de mostarda, como no esquema MOPP/ABV (Mecloretamina, Vincristina, Procarbazina, Prednisona, Adriamicina, Bleomicina e Vimblastina). O risco de leucemia aguda é significativamente menor após o uso difundido do esquema ABVD. Outros tipos de neoplasias, como a neoplasia de mama e pulmão, estão associados à radioterapia, bem como os carcinomas baso e espinocelular de pele. Hipotiroidismo também é uma complicação frequente em pacientes que receberam radioterapia em região cervical.

REVISÃO

- O linfoma de Hodgkin é uma doença linfoproliferativa de origem B.
- Pode ser dividido em dois grupos: linfoma de Hodgkin clássico; e linfoma de Hodgkin predomínio linfocitário nodular.
- Relaciona-se ao EBV.
- Geralmente, apresenta-se com linfonodomegalia de crescimento lento e progressivo.
- Febre, sudorese noturna e perda de peso, denominados sintomas B, podem estar presentes ao diagnóstico.
- O diagnóstico é feito por meio de biópsia excisional do linfonodo ou da área acometida.
- O estadiamento é fundamental para o planejamento terapêutico.
- O linfoma de Hodgkin é a neoplasia linfoide com maior chance de cura nos jovens e adultos.
- Esta doença é bastante sensível à quimio e à radioterapia.

■ REFERÊNCIAS

1. Jaffe ES, Harris NL, Stein H, Vardiman JW, editors. WHO classification of tumors. Pathology and genetics: tumours of haematopoietic and lymphoid tissues. Lyon: IARC; 2001.
2. American Cancer Society. Estimated number* of new cancer cases and deaths by sex, US, 2013 [Internet]. Atlanta: ACS; 2013 [capturado em 31 out. 2016] Disponível em: http://www.cancer.org/acs/groups/content/@epidemiologysurveilance/documents/document/acspc-037124.pdf.
3. Glaser SL, Lin RJ, Stewart SL, Ambinder RF, Jarrett RF, Brousset P, et al. Epstein-Barr virus-associated Hodgkin's disease: epidemiologic characteristics in international data. Int J Cancer. 1997;70(4):375-82.
4. Kaplan HS. Hodgkin's disease. 2nd ed. Cambridge: Harvard University; 1980.

■ LEITURAS SUGERIDAS

National Comprehensive Cancer Network [Internet]. Washington: NCCN; c2016 [capturado em 28 out. 2016]. Disponível em: http://www.nccn.org/.

Souza EM, Baiocchi OC, Zanichelli MA, Alves AC, Assis MG, Eiras DP, et al. Impact of Epstein-Barr virus in the clinical evolution of patients with classical Hodgkin's lymphoma in Brazil. Hematol Oncol. 2010;28(3):137-41.

391
LINFOMAS NÃO HODGKIN

- RIGUEL JUN INAOKA
- GISELE COLLEONI

Linfomas não Hodgkin (LNH) são neoplasias malignas que se originam da expansão clonal de células linfoides B, T ou NK (*natural killer*) após sofrerem lesões genéticas em oncogenes e/ou genes supressores tumorais. Essas alterações podem ocorrer em diferentes estágios de diferenciação da célula linfoide, originando os diversos tipos de linfomas com características moleculares, citogenéticas, imunológicas, morfológicas e clínicas distintas. Os linfomas de células B correspondem a cerca de 80% dos casos, e os de células T, a cerca de 20%, sendo raros os linfomas de células NK. A classificação da Organização Mundial de Saúde (OMS) para neoplasias linfoides, publicada em 2001 e atualizada em 2008, é a atualmente aceita por clínicos, patologistas e para fins de pesquisa.[1] Além de critérios morfológicos, ela utiliza dados sobre características imunológicas, citogenéticas e de biologia molecular do tumor, permitindo o reconhecimento de novas categorias e o refinamento de outras previamente conhecidas (Quadro 391.1).

Segundo estimativas americanas, LNH é o 7º tipo de câncer em frequência, em ambos os sexos, correspondendo a 4% dos casos novos de câncer e a 3% óbitos por câncer naquele país.[2] A incidência de LNH vem aumentando em todo o mundo, sendo algumas das possíveis causas: maior número de diagnósticos precoces de linfomas indolentes, aumento da população de imunodeprimidos (transplantes de órgãos e infecção pelo HIV) e envelhecimento da população. A incidência é pouco maior no sexo masculino, sendo superior em brancos quando comparados a pretos ou asiáticos.

Há muitos estudos a respeito dos fatores etiológicos e/ou de risco para o desenvolvimento dos LNH. Entre os fatores ambientais, sabe-se que existe maior incidência em indivíduos que manipulam solventes orgânicos, agrotóxicos, inseticidas ou que se submeteram à quimio e/ou radioterapia no passado. As infecções virais desempenham papel importante na patogênese de alguns tipos de LNH. O vírus Epstein-Barr (EBV) foi inicialmente identificado no linfoma de Burkitt endêmico na África e, depois, no Burkitt esporádico e nos linfomas associados à Aids e mais recentemente ao linfoma difuso de grandes células B (LDGCB) EBV+ do idoso, uma variante do LDGCB. O vírus HTLV-1 está associado à leucemia/linfoma de células T do adulto, levando ao desenvolvimento da doença em 1 a 4% dos portadores do vírus, após período de latência de 20 a 30 anos. O herpes-vírus tipo 8 humano (HHV8), membro da família dos herpes-vírus, foi originalmente associado ao sarcoma de Kaposi em pacientes com Aids, mas estudos demonstraram sua associação com um raro tipo de linfoma conhecido como linfoma de cavidade, ou *primary effusion lymphoma*. Mais recentemente, o HHV8 foi relacionado também a um subtipo da doença de Castleman, que, apesar de não ser considerada uma doença linfoproliferativa, pode apresentar evolução

QUADRO 391.1 ■ Classificação da OMS para doenças linfoproliferativas de células B e de células T (excluindo linfoma de Hodgkin, ver capítulo específico)

Neoplasias de células B precursoras
- Leucemia/linfoma linfoblástico de células B

Neoplasias de células B maduras
- Linfoma linfocítico de pequenas células/leucemia linfocítica crônica
- Leucemia pró-linfocítica B
- Linfoma de zona marginal esplênico
- Leucemia de células pilosas (tricoleucemia)
- Linfoma/leucemia esplênicos, não classificáveis
- Linfoma linfoplasmacítico/macroglobulinemia de Waldenström
- Doenças de cadeia pesada
- Mieloma múltiplo/plasmocitoma
- Linfoma da zona marginal extranodal tipo MALT
- Linfoma da zona marginal nodal
- Linfoma folicular
- Linfoma primário cutâneo do centro folicular
- Linfoma de células do manto
- Linfoma difuso de grandes células B (LDGCB)
- Linfoma de grandes células B primário do mediastino
- Linfoma de grandes células B intravascular
- Linfoma de grandes células B primário de pele
- Linfoma de grandes células B ALK+
- Linfoma de grandes células B secundário à doença de Castleman HHV8+
- Linfoma plasmablástico
- Linfoma primário de efusão
- Granulomatose linfomatoide
- Linfoma de Burkitt
- Linfoma de células B não classificável, com características intermediárias entre LDGCB e linfoma de Burkitt
- Linfoma de células B não classificável, com características intermediárias entre LDGCB e linfoma de Hodgkin clássico

Neoplasias de células T precursoras
- Leucemia/linfoma linfoblástico de células T

Neoplasias de células T maduras
- Leucemia pró-linfocítica T
- Leucemia linfocítica granular de células T
- Doença linfoproliferativa crônica de células NK
- Leucemia agressiva de células NK
- Doença linfoproliferativa sistêmica de células T da infância (EBV+)
- Linfoma *Hydroa vacciniforme-like*
- Leucemia/linfoma de células T do adulto (HTLV-1+)
- Linfoma de células NK/T extranodal tipo nasal
- Linfoma de células T associado à enteropatia
- Linfoma de células T hepatoesplênico
- Linfoma de células T tipo paniculite subcutânea
- Micose fungoide/síndrome de Sézary
- Doença linfoproliferativa de células T primário cutâneo CD30+ (papulose linfomatoide/linfoma anaplásico primário cutâneo)
- Linfoma de células T citotóxicas CD8+ agressivo epidermotrópico
- Linfoma de células T primário cutâneo gama-delta
- Linfoma primário cutâneo de pequenas e médias células T CD4+
- Linfoma de células T periféricas não especificado
- Linfoma de células T angioimunoblástico
- Linfoma anaplásico de grandes células, ALK+
- Linfoma anaplásico de grandes células, ALK-

Fonte: Swerdlow e colaboradores.[2]

para linfoma de Hodgkin (LHc), LNH ou plasmocitoma. O vírus da hepatite C (HCV) também tem sido descrito como agente etiológico de linfoma de zona marginal esplênica associado à crioglobulinemia mista tipo II. Outros agentes infecciosos não virais importantes associados ao LNH são o *Helicobacter pylori*, bactéria fortemente relacionada ao linfoma de zona marginal extranodal, ou MALT (*mucosa associated lymphoid tissue*) gástrico, e a *Chlamydia psittaci*, associada ao linfoma MALT de anexos oculares em algumas regiões geográficas, principalmente no norte da Itália. Outro fator de risco para o desenvolvimento de LNH são as situações de imunodeficiência, que podem ser congênitas (ataxia-telangiectasia, síndrome de Wiskott-Aldrich, hipogamaglobulinemia, síndrome linfoproliferativa ligada ao X, imunodeficiência combinada grave) ou adquiridas (infecção pelo HIV, transplantados, colagenoses). Nos pacientes submetidos a transplantes, o linfoma está diretamente associado à integração do genoma do EBV aos linfócitos B do hospedeiro, levando à proliferação policlonal e posteriormente monoclonal, com desenvolvimento de doença linfoproliferativa pós-transplante (PTLD). É interessante notar que, quando a doença é diagnosticada ainda na fase policlonal, a retirada da imunossupressão pode levar à regressão completa da doença linfoproliferativa.

■ QUADRO CLÍNICO

Os LNH apresentam-se, em geral, como tumorações que comprometem estruturas nodais como linfonodos, baço e tonsilas palatinas. Entretanto, infiltração de estruturas extranodais pode estar presente em 25 a 40% dos casos, sendo pele, estômago, cavidade oral, intestino, medula óssea e sistema nervoso central (SNC), os sítios mais frequentemente acometidos.

■ DIAGNÓSTICO

O diagnóstico do LNH baseia-se na biópsia incisional ou excisional do linfonodo ou da estrutura extranodal comprometida. O material deve ser examinado por patologista experiente que classificará a doença de acordo com critérios morfológicos e imuno-histoquímicos (e, eventualmente, citogenéticos e moleculares). A biópsia pode ser precedida de análise preliminar por punção aspirativa por agulha fina (PAAF) para diagnóstico diferencial com processos inflamatórios/reacionais ou carcinomas metastáticos. Uma vez estabelecido o diagnóstico, o paciente deverá ser avaliado quanto à extensão da doença (Quadro 391.2) e a fatores prognósticos. Para tanto, deverá ser submetido a:

- exame físico detalhado, incluindo avaliação da *performance status* (PS), das cadeias linfonodais, pele, da cavidade oral, do tórax e do abdome e exame neurológico;
- exames laboratoriais, abrangendo hemograma completo, avaliação de função renal e hepática, eletrólitos, DHL, beta-2-microglobulina, ácido úrico, sorologias para HBV, HCV e HIV (além de vírus da leucemia de células T humanas tipo 1 [HTLV-1] em linfomas de células T) – a eletroforese de proteínas e/ou imunofixação séricas poderá identificar proteína monoclonal em alguns linfomas indolentes, como pico monoclonal de IgM no linfoma linfoplasmocítico/macroglobulinemia de Waldenström;
- exames de imagem, como tomografia computadorizada (TC), ressonância magnética (RM) ou tomografia com emissão de pósitrons (PET-TC);
- biópsia de medula óssea com análise imuno-histoquímica;
- imunofenotipagem por citometria de fluxo, que pode ser realizada em diversos materiais, como sangue periférico, aspirado de medula óssea, aspirado tumoral obtido por PAAF, líquido cerebrospinal (LCS) e líquidos cavitários, para determinação da clonalidade dos linfócitos e caracterização da doença linfoproliferativa;
- análise citogenética e/ou molecular pode ser útil em casos selecionados para diagnóstico diferencial ou avaliação de doença residual;

QUADRO 391.2 ■ Estadiamento (ANN ARBOR)

ESTADIAMENTO	EXTENSÃO DA DOENÇA
I	Uma região nodal
II	Duas ou mais regiões nodais do mesmo lado do diafragma
III	Envolvimento de regiões nodais em ambos os lados do diafragma
IV	Envolvimento de um ou mais órgãos extranodais (medula óssea, fígado, pulmões) associado ou não a envolvimento nodal

Nota: Sintomas B: febre inexplicada, sudorese noturna ou perda ponderal > 10% em seis meses. **A** se ausente ou **B** se presente.
E: Se envolvimento de sítio extranodal isolado ou associado à área nodal contígua em doença localizada.
X: Se tumoração "Bulky" (diâmetro ≥ 10 cm).

- análise do LCS, indicada em situações de alto risco para infiltração de SNC, como linfoma de Burkitt, linfoma difuso de grandes células B em estádio IVB, pacientes HIV-positivos e linfoma comprometendo áreas contíguas ao SNC, como seios paranasais e região paravertebral, ou outras regiões com potencial de romper a barreira hematencefálica (BHE), como testículo (infiltração pelo tumor rompe a barreira hematotesticular e pode, pelo mesmo motivo, romper a barreira hematoencefálica);
- endoscopia digestiva alta (EDA), colonoscopia e broncoscopia em casos específicos de linfomas de tratos digestório e respiratório;
- ecocardiograma com Doppler para avaliação da função cardíaca em pacientes candidatos a tratamento por meio de regimes com medicamentos cardiotóxicos, como antraciclinas, sobretudo naqueles com idade avançada e/ou comorbidades cardiovasculares.

■ FATORES PROGNÓSTICOS

O tipo histológico do LNH é o principal determinante na sobrevida do paciente após o diagnóstico. Entretanto, algumas características detectadas ao diagnóstico são capazes de prever a sobrevida após tratamento inicial.

ÍNDICE DE PROGNÓSTICO INTERNACIONAL

São considerados fatores prognósticos adversos: idade > 60 anos; *performance status* da Eastern Cooperative Oncology Group (ECOG), que considera 0 (indivíduo ativo); 1 (ambulatorial); 2 (acamado < 50% do tempo); 3 (acamado > 50% do tempo); 4 (acamado 100% do tempo), correspondente ≥ 2; DHL elevado; estadiamento (Ann Arbor) III ou IV; número de sítios extranodais ≥ 2. A taxa de resposta completa (RC) e a sobrevida global em cinco anos (SG5a) de acordo com o índice de prognóstico internacional (IPI) está demonstrada na Tabela 391.1.

ÍNDICE DE PROGNÓSTICO INTERNACIONAL REVISADO

Com a incorporação do anticorpo monoclonal anti-CD20 (rituximabe) aos esquemas quimioterápicos no tratamento de linfomas de células B, os fatores prognósticos do IPI foram revalidados (IPI revisado [R-IPI]) em casos de linfoma difuso de grandes células B tratados com regime R-CHOP (rituximabe, ciclofosfamida, doxorrubicina, vincristina, prednisona). Demonstrou-se que esses fatores ainda conseguiam identificar grupos com prognóstico distinto, mas reagrupados de forma diferente, em três grupos de risco: mui-

TABELA 391.1 ■ Taxa de resposta completa (RC) e sobrevida global em cinco anos (SG5a) conforme IPI			
RISCO	NÚMERO DE FATORES	RC(%)	SG5A(%)
Baixo	0 ou 1	87	73
Intermediário baixo	2	67	51
Intermediário alto	3	55	43
Alto	4 ou 5	44	26

to bom (0 fatores de risco), bom (1 a 2 fatores) e ruim (3-5 fatores), com sobrevida global em quatro anos de 94, 79 e 55%, respectivamente.

FOLLICULAR LYMPHOMA INTERNATIONAL PROGNOSTIC INDEX

O índice prognóstico específico para linfomas foliculares (FLIPI) considera os seguintes parâmetros clínicos como fatores prognósticos adversos: idade > 60 anos; DHL sérico elevado; hemoglobina (Hb) < 12 g/dL; estadiamento Ann Arbor III ou IV; número de sítios nodais > 4. O FLIPI divide os pacientes em três grupos de risco, baixo (0 ou 1 fator de risco), intermediário (2 fatores de risco) e alto (≥ 3 fatores de risco), com sobrevida geral em 10 anos de 70,7, 50,9 e 35,5%, respectivamente.

MANTLE CELL LYMPHOMA INTERNATIONAL PROGNOSTIC INDEX

O linfoma de células do manto (LCM) é um subtipo de LNH que apresenta evolução clínica bastante variada e prognóstico desfavorável, quando comparado aos demais subtipos de LNH de células B. Devido à falta de correlação prognóstica adequada entre o IPI e a evolução do LCM, o MIPI foi proposto como escore prognóstico específico para este subtipo de LNH, sendo obtido por meio das variáveis: idade; *performance status* (PS) ECOG (>1); DHL sérico (elevado) e leucometria, com classificação do risco em 3 grupos prognósticos (baixo, intermediário e alto). Com a crescente evidência de associação entre o nível de expressão do índice de proliferação celular Ki-67 com o prognóstico de pacientes com LCM, este foi incluído como variável adicional nesse sistema de escore (MIPI-c), com refinamento da estratificação de risco em 4 grupos: baixo; intermediário-baixo; intermediário-alto e alto, com sobrevida global em 5 anos de 85, 72, 43 e 17%, respectivamente.

■ TRATAMENTO

As diretrizes de tratamento abordadas neste capítulo, bem como a padronização de condutas do serviço de LNH, da Universidade Federal de São Paulo (Unifesp), seguem a orientação do National Comprehensive Cancer Network (NCCN). Para mais detalhes sobre os regimes quimioterápicos descritos a seguir, é preciso consultar o protocolo disponível na íntegra em <www.nccn.org>.

LINFOMAS INDOLENTES

Os exemplos mais frequentes de LNH desse grupo são o linfoma folicular e o linfoma linfocítico de pequenas células. Em virtude da evolução clínica lenta e oligossintomática, geralmente se apresentam em estádio avançado ao diagnóstico. Apesar da sobrevida longa na maioria dos casos, as células tumorais são menos sensíveis ao tratamento, e a erradicação completa da doença residual é quase impossível nos pacientes com doença avançada, com as opções terapêuticas disponíveis atualmente; o tratamento é direcionado ao controle sintomático da doença, sem alterar a sua evolução natural.

ATENÇÃO!

Os casos de linfoma folicular grau 3A e 3B (> 15 centroblastos por campo de grande aumento) devem ser tratados de forma similar aos linfomas difusos de grandes células B, discutidos no tópico de "linfomas agressivos".

PACIENTES COM DOENÇA LOCALIZADA (ESTADIAMENTOS I E II)

A radioterapia de campos envolvidos é o tratamento de escolha para linfomas de baixo grau localizados. Abordagem potencialmente curativa, proporciona sobrevida livre de doença em cinco anos de cerca de 50%. Existe, entretanto, a possibilidade de doença subclínica disseminada ao diagnóstico, com posterior progressão. Rituximabe, associado ou não à quimioterapia, e conduta expectante também podem ser aceitáveis em casos específicos de pacientes com contraindicação para radioterapia.

PACIENTES COM DOENÇA AVANÇADA (ESTADIAMENTOS III E IV)

Pacientes oligossintomáticos podem permanecer em conduta expectante com acompanhamento clínico cuidadoso a cada 3 a 6 meses até que apresentem alguma das indicações para início de tratamento: citopenias por infiltração da medula óssea; fenômeno autoimune secundário; sintomas B; comprometimento funcional de órgão-alvo; doença maciça ao diagnóstico; doença progressiva nos últimos seis meses; ou, ainda, preferência do paciente em receber tratamento. Quando indicada, a terapia de primeira linha recomendada consiste em R-CVP (rituximabe, ciclofosfamida, vincristina e prednisona), R-CHOP (rituximabe, ciclofosfamida, doxorrubicina, vincristina e prednisona) ou rituximabe associado à bendamustina. Regimes com base em fludarabina, como R-FC(M) (rituximabe, fludarabina, ciclofosfamida, mitoxantrona) ou R-FND (rituximabe, fludarabina, mitoxantrona, dexametasona), lenalidomida (ainda não disponível no Brasil, maio/2016) associada ao rituximabe e radioimunoterapia podem ser utilizados como terapia de segunda linha, se disponíveis. O transplante de células-tronco hematopoéticas (TCTH) autólogas ou alogênicas é indicado como terapia de consolidação em casos selecionados. Pacientes idosos ou com comorbidades limitantes para terapia convencional podem ser tratados com rituximabe em monoterapia, ou associado a um agente alquilante, como clorambucil ou ciclofosfamida. Os pacientes com linfoma folicular podem, ainda, ser submetidos à terapia de manutenção com rituximabe (dose única de 375 mg/m^2 a cada 2 a 3 meses por dois anos). Apesar das várias opções terapêuticas disponíveis, a evolução natural dos pacientes com LNH de baixo grau em estádio avançado costuma ser de sucessivas recidivas/progressiva refratariedade ao tratamento, com transformação histológica para LNH refratário de alto grau de malignidade.

Novos agentes como anticorpos anti-CD20 de segunda geração (obinutuzumab, ofatumumab), inibidores de BTK (ibrutinibe) e inibidores de PI3K (idelalisibe) mostram-se bastante promissores no tratamento de linfomas indolentes, sobretudo no linfoma linfocítico de pequenas células/ leucemia linfocítica crônica e já são indicados como opções terapêuticas de primeira e/ou segunda linha nos centros com disponibilidade desses fármacos.

LINFOMAS AGRESSIVOS

Constituem exemplos desse grupo o linfoma difuso de grandes células B (LDGCB) e o linfoma de células do manto (LCM). Apresentam-se como doença progressiva, com sintomas constitucionais e disfunção orgânica por efeito compressivo locorregional, necessitando de tratamento imediato. Apesar da agressividade, as células tumorais tendem a ser mais sensíveis ao tratamento, proporcionando uma curabilidade maior em relação aos linfomas indolentes. De maneira geral, a quimioterapia (associada à imunoterapia com rituximabe nos casos de linfomas CD20-positivos) é a abordagem de escolha para esse grupo de linfomas, mesmo se doença localizada.

LINFOMA DIFUSO DE GRANDES CÉLULAS B

O LDCGB é o subtipo mais frequente de LNH agressivo, correspondendo a 30 a 40% de todos os LNH.

DOENÇA LOCALIZADA (ESTADIAMENTOS I E II)

A terapia recomendada é R-CHOP ou R-EPOCH (rituximabe, etoposide, prednisona, vincristina, ciclofosfamida e doxorrubicina) por 3 a 6 ciclos, associado ou não à radioterapia de campos envolvidos.

DOENÇA AVANÇADA (ESTADIAMENTOS III E IV)

O tratamento-padrão consiste em seis ciclos de R-CHOP ou R-EPOCH. Pacientes com disfunção ventricular esquerda devem ser tratados com regimes quimioterápicos alternativos com menor potencial de cardiotoxicidade, como RCEPP (rituximabe, ciclofosfamida, etoposide, prednisona e procarbazina), RCDOP (rituximabe, ciclofosfamida, doxorrubicina lipossomal, vincristina e prednisona), RCEOP (rituximabe, ciclofosfamida, etoposide, vincristina e prednisona), RGCVP (rituximabe, gemcitabina, ciclofosfamida, vincristina e prednisolona), ou R-EPOCH com ajuste de dose. Aqueles com infiltração parenquimatosa de SNC podem ser tratados com metotrexate sistêmico (dose ≥ 3 g/m^2, administrado no D15 de cada ciclo de R-CHOP) com suporte de fator de crescimento de colônia de granulócitos (G-CSF). Se a infiltração for leptomeníngea, o paciente poderá ser submetido à quimioterapia intratecal baseada em metotrexate/citarabina e/ou metotrexate sistêmico (3 a 3,5 g/m^2).

LDGCB COM DOENÇA REFRATÁRIA OU RECIDIVADA

Os pacientes refratários (ou recidivados) ao R-CHOP são candidatos à consolidação com TCTH autólogas. Devem ser submetidos primeiro à nova remissão com uma das seguintes terapias de segunda linha, associados ou não ao rituximabe: DHAP (dexametasona, citarabina e cisplatina); ICE (ifosfamida, carboplatina e etoposide); GDP (gencitabina, dexametasona e cisplatina); ESHAP (etoposide, metilprednisolona, citarabina e cisplatina); GemOx (gencitabina e oxaliplatina) ou MINE (mesna, ifosfamida, mitoxantrona e etoposide). Os pacientes não candidatos à consolidação com TCTH autólogas podem ser tratados com bendamustina, CEPP (ciclofosfamida, etoposide, prednisona e procarbazina), CEOP (ciclofosfamida, etoposide, vincristina e prednisona), EPOCH com ajuste de dose, GDP, GemOx ou lenalidomida, associados ou não ao rituximabe. O rituximabe em monoterapia também pode ser uma opção aceitável em pacientes muito debilitados, sem tolerância aos regimes terapêuticos citados.

LINFOMA DE CÉLULAS DO MANTO

O LCM corresponde a cerca de 6% de todos os LNH e caracteriza-se pela expressão da ciclina D1 nas células tumorais na quase totalidade dos casos. Pode apresentar quadro clínico com agressividade variável, de indolente a agressivo, e é considerado linfoma de prognóstico reservado em virtude da grande dificuldade em se obter a remissão completa, principalmente nas situações com variante blastoide, alto risco no escore MIPI/ MIPI-c, envolvimento do sangue periférico por células neoplásicas e mutação envolvendo o gene *TP53*. Nessas situações, os pacientes apresentam maior risco de infiltração do SNC, sendo indicada a profilaxia com quimioterapia intratecal. Endoscopia digestiva alta (EDA) e colonoscopia também podem ser úteis na avaliação desses pacientes, já que 15 a 30% deles apresentam envolvimento de trato gastrintestinal (TGI). Rituximabe associado a esquemas quimioterápicos agressivos, como Hyper-CVAD (ciclofosfamida, vincristina, doxorrubicina e dexametasona alternando com metotrexate e citarabina em altas doses) ou CALGB (ciclos 1, 2 e 2,5: rituximabe e metotrexate associado ao regime "CHOP com dose aumentada"/ciclo 3: rituximabe, etoposide e citarabina/ciclo 4: carmustina, etoposide e ciclofosfamida com resgate de células-tronco hematopoéticas autólogas/ciclo 5: manutenção com rituximabe), é atualmente o tratamento de escolha para o LCM. Sempre que possível, deve-se considerar a possibilidade de consolidação com altas doses de quimioterapia, seguida de TCTH autólogas ou alogênicas. Outros agentes, como bortezomibe, fludarabina, cladribina, bendamustina e lenalidomida, têm sido indicados para pacientes refratários/recidivados, e regimes menos intensos, como CVP, CHOP e EPOCH com ajuste de dose associados ao rituximabe, podem ser utilizados naqueles com mais de 60 anos e/ou com comorbidades limitantes. Radioterapia isolada ou em combinação com quimio/imunoterapia pode ser indicada nos raros casos de doença localizada.

LINFOMAS ALTAMENTE AGRESSIVOS

Constituem exemplos desse grupo os linfomas linfoblásticos e o de Burkitt. As células tumorais são citológica e histologicamente indistinguíveis dos linfoblastos da leucemia linfoblástica aguda (LLA). Em virtude do risco de infiltração do SNC e da recidiva isolada no curso da doença, recomenda-se profilaxia com quimioterapia intratecal. Os esquemas de quimioterapia recomendados são semelhantes àqueles utilizados para tratamento de LLA, como Hyper-CVAD e CODOX-M/IVAC (ciclofosfamida, doxorrubicina e vincristina associados a metotrexate e citarabina intratecais seguidos de metotrexate sistêmico em altas doses, alternando com ifosfamida, citarabina e etoposide associados a metotrexate intratecal), com adição de rituximabe nos casos CD20-positivos. O regime EPOCH também pode ser empregado nessas situações. Sempre que possível, deve-se considerar a possibilidade de consolidação com TCTH nesses pacientes.

LINFOMA DE CÉLULAS T PERIFÉRICAS

Corresponde a aproximadamente 10% de todos os LNH. Compreende um grupo heterogêneo de doenças linfoproliferativas originadas de linfócitos T maduros pós-tímicos. Excluindo as formas cutâneas e o linfoma anaplásico de células T ALK-positivo, que apresenta sobrevida global em cinco anos de cerca de 70%, a maioria dos subtipos remanescentes apresenta prognóstico reservado, vários deles com curabilidade abaixo de 50% com o tratamento convencional (CHOP símile). As opções recomendadas para terapia de primeira linha incluem CHOP, CHOP-14 (intervalo reduzido para cada 14 dias com suporte de G-CSF), CHOEP (adição de etoposide), EPOCH e Hyper-CVAD. Os pacientes com linfomas de células T periféricas que não forem classificados como IPI de baixo risco deverão receber consolidação com TCTH. O anticorpo monoclonal anti-CD30 (brentuximabe) vem sendo utilizado no tratamento de pacientes com linfoma anaplásico refratário/recidivado nos últimos anos. Os casos refratários/recidivados podem ser tratados com os regimes quimioterápicos de segunda linha citados para LDGCB, além de alguns novos agentes quimioterápicos, como belinostat, pralatrexato e romidepsina.

SITUAÇÕES ESPECIAIS

Linfoma primário de sistema nervoso central

O LPSNC corresponde a cerca de 3% de todos os tumores primários de SNC. Forma agressiva de LNH (na maioria das vezes LDGCB) acomete cérebro, medula espinal, olhos ou leptomeninge, sem evidência de envolvimento sistêmico. Apresenta-se mais frequentemente como lesão expansiva parenquimatosa de SNC (90% dos casos), com comprometimento multifocal em mais de 50% dos casos. A infiltração leptomeníngea pode ocorrer em cerca de 30% dos casos (de forma isolada ou por lesão parenquimatosa adjacente) e o olho estar comprometido em 10 a 20% dos casos. O quadro clínico pode ser bastante variado, conforme o sítio comprometido, com ocorrência de alterações cognitivas, motoras, sensitivas, visuais, convulsões, sinais de hipertensão intracraniana (HIC), etc. O metotrexate é o agente mais eficaz no tratamento do LPSNC, sendo utilizado via sistêmica em altas doses (3,5 g/m^2 – com o intuito de ultrapassar a BHE) e intratecal, associado a outros quimioterápicos, como vincristina, procarbazina e citarabina em altas doses. A radioterapia é geralmente indicada como consolidação após quimioterapia, exceto em pacientes com mais de 60 anos, devido ao maior risco de neurotoxicidade nesses pacientes. Outros agentes e regimes capazes de ultrapassar a BHE, como temozolamida, topotecano e DHAP, associados ou não ao rituximabe, podem ser utilizados no contexto de doença refratária e/ou recidivada.

Linfoma de zona marginal extranodal gástrico, ou linfoma MALT gástrico

A erradicação do *Helicobacter pylori* pode levar à regressão do tumor em 70 a 95% dos pacientes com doença localizada. O esquema de erradicação da bactéria geralmente consiste na associação de um inibidor de bomba de prótons (IBP) com uma combinação de antibióticos, incluindo claritromicina e amoxicilina (ou metronidazol nos pacientes alérgicos à penicilina). Cerca de 5 a 10% dos casos de linfoma MALT gástrico são negativos para a pesquisa de *H. pylori*. A translocação t(11;18), mais frequente nesses pacientes, tem sido associada à doença disseminada e à refratariedade à terapia com antimicrobianos. Os casos de doença localizada (IE ou IIE) refratários à antibioticoterapia ou negativos para *H. pylori* costumam ser tratados com radioterapia. O tratamento com quimio/imunoterapia (regimes empregados no tratamento de linfomas de células B indolentes) é indicado em pacientes com grandes massas tumorais, doença disseminada ou com componente de grandes células. Pacientes podem ser inicialmente tratados com pré-fase de corticosteroide para redução de risco de perfuração ou sangramento após o início da quimioterapia.

> **ATENÇÃO!**
>
> A cirurgia não é considerada terapia-padrão, sendo reservada apenas para casos em que ocorre alguma complicação do tratamento.

Linfoma de zona marginal esplênica

Linfoma indolente no qual a esplenectomia pode ser indicada para fins diagnósticos e terapêuticos, com resposta clínica em 80 a 90% dos pacientes e sobrevida mediana de 93 meses em estudos retrospectivos. Pacientes com doença progressiva devem ser tratados conforme recomendação descrita em linfomas indolentes. Em pacientes HCV positivos (35% dos casos), o tratamento antiviral utilizando interferon (IFN), com ou sem ribavirina, pode resultar em resposta clínica antilinfoma em até 77% dos pacientes, sendo 47% de resposta completa, com taxas de sobrevida livre de doença e sobrevida global em cinco anos de 78% e 94%, respectivamente.

Linfomas associados ao HIV

Em geral, são linfomas de origem de linfócitos B, sendo os subtipos mais frequentes o LDGCB e o linfoma de Burkitt. LNH sistêmico representa 70 a 90% desses linfomas, mas 10 a 30% dos casos apresentam-se como LPSNC. Qualquer que seja o diagnóstico, é indispensável a associação de terapia antirretroviral (TARV). Os pacientes com LDGCB são tratados com regimes quimioterápicos como CHOP, EPOCH com ajuste de dose ou CDE (ciclofosfamida, doxorrubicina e etoposide). Os pacientes com linfoma de Burkitt ou plasmablástico são tratados preferencialmente com CODOX-M/IVAC, EPOCH com ajuste de dose ou Hyper-CVAD, e os casos de LPSNC, com metotrexate sistêmico em altas doses e radioterapia, sempre avaliando a tolerabilidade de acordo com a condição clínica do paciente. O suporte clínico com fator de crescimento de granulócitos e a profilaxia para *P. carinii* são necessários para minimizar o risco de complicações graves durante o tratamento. O rituximabe somente deverá ser associado em pacientes com CD4 > 50-100 células/mm^3, pois, abaixo desse nível, o benefício terapêutico no controle do linfoma é inferior ao risco de infecções oportunistas. Recomenda-se profilaxia do SNC com metotrexate e dexametasona intratecais. São considerados fatores de mau prognóstico CD4 < 100 células/mm^3, DHL elevada, grandes massas tumorais e doença extranodal. A melhora do nível de linfócitos CD4 após a introdução da TARV é fundamental para a remissão completa e sobrevida livre da doença.

Linfomas cutâneos primários

O LCP compreende um grupo de linfomas que se originam primariamente na pele, podendo evoluir com infiltração de linfonodos, sangue e órgãos viscerais. A grande maioria tem origem em linfócitos T (cerca de 70%) e o subtipo mais comum é a micose fungoide (50 a 70% dos casos). A micose fungoide geralmente apresenta curso inicial lento com lesões em placa ou eritrodermia, que progride com comprometimento cutâneo generalizado, formação de tumor e envolvimento nodal, podendo evoluir para transformação histológica agressiva (> 25% de células grandes) e/ou síndrome de Sézary, variante leucêmica caracterizada por eritrodermia, infiltração nodal e de corrente sanguínea (1 a 3% dos casos). A possibilidade de cura se restringe a pacientes em estádio inicial, em que as várias possibilidades terapêuticas incluem tratamento tópico com corticosteroides, mecloretamina, carmustina, retinoides, radioterapia local (lesões isoladas), ativação de psoralen por raios ultravioleta A (PUVA) e radioterapia da pele com banho de elétrons (infiltração cutânea difusa). Pacientes com doença refratária/progressiva ou extracutânea podem ser tratados com fotoaférese extracorpórea, IFN, retinoides sistêmicos ou quimioterápicos (clorambucil, metotrexate, pralatrexate, ciclofosfamida, etoposide, gencitabina, pentostatina, doxorrubicina lipossomal, inibidores da histona deacetilase, temozolamida, bortezomibe, alemtuzumabe ou poliquimioterapia CHOP-símile), de forma isolada ou combinada. Entretanto, as taxas de resposta tendem a ser baixas e de curta duração e, embora possam contribuir para a melhora da qualidade de vida, os tratamentos citados não parecem apresentar vantagem significativa na sobrevida global desses pacientes. O papel do TCTH ainda não está bem estabelecido, mas pode ser uma opção em pacientes jovens com doença agressiva.

SEGUIMENTO

Após o término do tratamento dos LNH, o seguimento é feito por meio de exame clínico e laboratorial a cada 3 a 6 meses por cinco anos e, posteriormente, retorno anual, se indicado (principalmente para linfomas indolentes). Avaliação com exames de imagem (TC ou PET-TC) é indicada a cada 6 a 12 meses nos primeiros dois anos e, posteriormente, apenas se houver alguma alteração clínica ou laboratorial.

> **REVISÃO**
>
> - LNH de células B (80%) são mais frequentes que os de células T (20%).
> - Linfomas de células T de forma geral (excluindo os linfomas cutâneos e os anaplásicos T ALK+) têm prognóstico pior que os de células B.
> - Linfomas agressivos têm evolução rapidamente progressiva e podem levar o paciente a óbito em semanas a meses se não tratados; porém, tendem a ser mais sensíveis à quimioterapia, apresentando maior chance de remissão completa.
> - Linfomas indolentes apresentam progressão mais lenta, mas, por serem oligossintomáticos e menos quimiossensíveis, frequentemente se apresentam com doença disseminada ao diagnóstico,

evoluindo com sucessivas recidivas/progressiva refratariedade ao tratamento, com transformação histológica para LNH refratário de alto grau de malignidade.
- Indicações terapêuticas para linfoma indolente com estadiamento avançado: citopenias por infiltração da medula óssea; fenômeno autoimune secundário; sintomas B; comprometimento funcional de órgão-alvo; doença maciça ao diagnóstico; doença progressiva nos últimos seis meses; e preferência do paciente.
- Fatores prognósticos adversos do IPI: idade > 60 anos; PS do ECOG ≥ 2; estadiamento Ann Arbor III ou IV; DHL elevada; e ≥ 2 sítios extranodais.
- Fatores prognósticos adversos do FLIPI: idade > 60 anos; DHL sérico elevado; hemoglobina < 12 g/dL; estadiamento Ann Arbor III ou IV; número de sítios nodais > 4.
- A maioria dos linfomas primários cutâneos é de células T (70%), sendo o subtipo mais frequente a micose fungoide.

■ REFERÊNCIAS

1. NCCN Guidelines. Non-Hodgkin's Lymphomas [Internet]. Washington: NCCN; version 3.2016 [capturado em 01 maio de 2016]. Disponível em: https://www.nccn.org/professionals/physician_gls/pdf/nhl.pdf. Acesso restrito.
2. Swerdlow SH, Campo E, Harris NL, Jaffe ES, Pileri SA, Stein H, et al., editors. WHO classification of tumours of haematopoietic and lymphoid tissues. 4th ed. Lyon: IARC; 2008.

■ LEITURAS SUGERIDAS

Cheah CY, Seymour JF, Wang ML. Mantle Cell Lymphoma. J Clin Oncol. 2016;34(11):1256-69.
Cheson BD, Fisher RI, Barrington SF, Cavalli F, Schwartz LH, Zucca E, et al. Recommendations for initial evaluation, staging, and response assessment of Hodgkin and non-Hodgkin lymphoma: the Lugano classification. J Clin Oncol. 2014;32(27):3059-68.
Kahl BS, Yang DT. Follicular lymphoma: evolving therapeutic strategies. Blood. 2016;127(17):2055-63.
Kubuschok B, Held G, Pfreundschuh M. Management of diffuse large B-cell lymphoma (DLBCL). Cancer Treat Res. 2015;165:271-88.
Mehta-Shah N, Younes A. Novel targeted therapies in diffuse large B-cell lymphoma. Semin Hematol. 2015;52(2):126-37.
Moskowitz AJ, Lunning MA, Horwitz SM. How I treat the peripheral T-cell lymphomas. Blood. 2014;123(17):2636-44.

392

CÂNCER DAS VIAS AERODIGESTIVAS SUPERIORES

■ FERNANDO DANELON LEONHARDT
■ ONIVALDO CERVANTES

O câncer das vias aerodigestivas superiores, ou carcinoma de cabeça e pescoço, é uma afecção muito comum, representando mais de 550 mil casos anuais mundialmente. O gênero masculino é mais afetado, com uma proporção para o feminino que varia de 2:1 a 4:1. A incidência excede 20 por 100 mil homens no Brasil, na Itália, na França, na Espanha, nos Estados Unidos, em Hong Kong e no sudeste asiático. O carcinoma de boca e língua é mais comum no sudeste Asiático, o de nasofaringe em Hong Kong e os da faringe/laringe são mais frequentes no Brasil e nas demais regiões.

No Brasil, o câncer da laringe é uma das neoplasias malignas mais frequentes na região da cabeça e do pescoço, sendo a 6ª causa de óbito por câncer entre os homens e a 10ª entre as mulheres. Apesar desses dados, a mortalidade global proporcional dessa neoplasia tem se mantido ao redor de 2,5% de todas as causas de morte por câncer.

■ FATORES DE RISCO

O uso prolongado do tabaco, como cigarro, cachimbo ou charuto, tem sido o fator de risco mais comum do aparecimento do câncer de cabeça e pescoço. O álcool também é tido como o fator de risco mais importante e, se em associação ao tabaco, aumenta muito o risco de câncer (em 20 vezes), pois há um sinergismo entre ambos.

Infecções virais, como o papilomavírus humano (HPV), podem ser fatores coadjuvantes para aparecimento da doença na orofaringe, assim como a infecção pelo vírus Epstein-Barr (EBV) está associada ao carcinoma de nasofaringe. As diferentes prevalências desses vírus no mundo explicam em parte as diversas distribuições geográficas dos tipos de tumores.

■ SÍTIOS ANATÔMICOS DAS VIAS AERODIGESTIVAS SUPERIORES

A região da cabeça e pescoço é dividida em cinco sítios anatômicos básicos:
1 | cavidade oral;
2 | faringe;
3 | laringe;
4 | cavidade nasal e seios paranasais;
5 | glândulas salivares maiores.

CAVIDADE ORAL

Parte do trato aerodigestivo superior que começa nos lábios e termina na superfície anterior do istmo das fauces. É dividida nos subsítios: lábios; gengiva superior e inferior; mucosa jugal; corpo da língua; assoalho da boca; palato duro; e trígono retromolar.

O carcinoma epidermoide responde por cerca de 92% dos tumores malignos da cavidade oral. A língua e o assoalho da boca são os locais mais comuns de origem dos carcinomas espinocelulares primários da cavidade oral no mundo ocidental. O trígono retromolar e a mucosa jugal são, contudo, os locais primários mais frequentes nas partes do mundo onde se tem o hábito de mascar tabaco e noz-de-areca.

FARINGE

Dividida em três sub-sítios: nasofaringe; orofaringe; e hipofaringe.

A nasofaringe corresponde à porção superior da faringe, estendendo-se superiormente do assoalho do seio esfenoidal, anteriormente pelo septo nasal e pelas coanas, posteriormente pela mucosa da parede posterior da faringe, lateralmente pelo toro tubário, pelo óstio faríngeo da tuba auditiva e pelo recesso faríngeo, e inferiormente, pelo plano imaginário que tangencia o palato duro e se projeta na parede posterior da faringe. Os tumores da nasofaringe são relativamente raros, representando entre 0,3 e 2% de todos os tumores malignos. Cerca de 70% dos indivíduos com carcinoma de nasofaringe possuem sorologia positiva para o EBV. A maioria dos tumores da nasofaringe é composta de carcinomas indiferenciados.

A orofaringe compreende a região que vai do final do palato duro até uma linha imaginária, que passa sobre o osso hioide, compreendendo o palato mole, a área tonsilar (tonsilas palatinas e pilares), a base da língua e a parede posterior da faringe. A maioria dos tumores dessa região são carcinomas epidermoides (95%). Apesar de etiologia desconhecida, apresentam relação direta com o hábito de fumar, que é potencializada em mais de dez vezes se associado à ingesta de álcool.

A hipofaringe é constituída pelos seios piriformes, parede posterior e área pós-cricóidea. Os tumores dessa região estão associados ao hábito de fumar, de ingerir bebidas alcoólicas e a déficits nutricionais; também se discute a associação com HPV. O sítio mais frequente é o piriforme (recesso piriforme). A presença de metástase cervical oculta chega a 80% dos casos.

LARINGE

Anatomicamente, é dividida em três regiões:
- **supraglótica:** delimitada inferiormente pela borda superior da prega vocal, superiormente pela borda livre da epiglote, lateralmente pelas pregas ariepiglóticas e, posteriormente, pelos vértices das cartilagens aritenóideas ou região interaritenóidea. Em sua parede lateral, observam-se a prega vestibular e o ventrículo laríngeo;
- **glótica:** constituída pelas pregas vocais e comissuras anterior e posterior;
- **infraglótica:** delimitada superiormente por um plano que passa 1 cm abaixo das pregas vocais e inferiormente pela borda inferior da cartilagem cricoide.

CAVIDADE NASAL E SEIOS PARANASAIS

Os tumores malignos da fossa nasal e dos seios paranasais perfazem menos de 1% de todos os tumores do corpo e apenas 3% dos tumores do trato aerodigestivo superior. A localização mais comum é o seio maxilar (55%), seguida das fossas nasais (35%), do seio etmoide (9%), e de menos de 1% nos seios esfenoidal e frontal. O tipo histológico mais encontrado é o carcinoma espinocelular (CEC), responsável por aproximadamente 70 a 80% dos casos.

GLÂNDULAS SALIVARES MAIORES

As glândulas salivares são divididas em maiores (parótidas, submandibulares e sublinguais) e menores, estas microscópicas e encontradas em toda a boca e garganta e variam em número de 700 a 1.000.
- **Parótidas:** localizadas na porção lateral da face, anteriormente e abaixo das orelhas, sobre o ângulo da mandíbula, sendo responsáveis por aproximadamente 30% da produção de saliva. Possuem íntimo contato com o nervo facial e, quando acometidas por tumores malignos, podem danificá-lo, causando paralisia facial.
- **Submandibulares:** situadas logo abaixo da mandíbula. Produzem até 60% da saliva.
- **Sublinguais:** localizadas inferiormente à língua, no assoalho da boca, em íntimo contato com a glândula submandibular.

■ QUADRO CLÍNICO E DIAGNÓSTICO

O diagnóstico dos tumores da região de cabeça e pescoço começa com a avaliação da história clínica e o exame físico do paciente. Cada uma das cinco regiões anatômicas apresenta sinais e sintomas específicos que podem ajudar a guiar o diagnóstico desses tumores. Inicialmente, a cavidade oral e a orofaringe apresentam como sintomas principais odinofagia e disfagia. A região laríngea, além desses, pode apresentar, de início, a disfonia, quando o subsítio acometido for a glote, odinofagia, na supraglote, e dispneia, quando primário da subglote. Tumores da cavidade nasal e dos seios paranasais apresentam como sintomas a obstrução nasal, rinorreia e cefaleia. Os tumores das glândulas salivares têm abaulamento e dor na glândula afetada como sintomas iniciais.

O exame físico compreende a avaliação da orelha, da mucosa nasal, da cavidade oral, incluindo a mobilidade da língua, da função dos nervos cranianos e da respiração. A palpação da boca e do pescoço deve ser realizada também.

Pacientes com rouquidão por mais de duas semanas, na ausência de uma infecção aguda das vias aéreas superiores (IVAS), devem ter a laringofaringe analisada por um otorrinolaringologista. Isso pode ser feito por uma laringoscopia indireta com espelho VO ou por meio de nasofibroscopia ou laringoscopia. O exame deve visualizar toda a laringe e faringe. A tomografia computadorizada (TC) não substitui a laringoscopia, sendo complementar para avaliar a extensão da submucosa da lesão identificada ao exame.

> **ATENÇÃO!**
>
> Sempre que observada uma lesão suspeita de neoplasia, será necessária uma biópsia para confirmar o diagnóstico.

■ TRATAMENTO

A maioria dos carcinomas da cabeça e pescoço começam na mucosa das vias aerodigestivas superiores e são predominantemente CEC. A seguir, será discorrido sobre os CEC da região de cabeça e pescoço. Tumores da tireoide, glândulas salivares, orelhas, pele, dentes, ossos e músculos não estão incluídos e alguns serão abordados separadamente em momento posterior.

O estadiamento dos tumores de cabeça e pescoço é feito pelo TNM, da American Joint Committee on Cancer (AJCC) e da International Union for Cancer Control (UICC). A classificação (T) indica a extensão do tumor primário e é específica para cada sítio anatômico. A classificação dos linfonodos (N) apresenta poucas diferenças entre os sítios, ao passo que a das metástases à distância (M) é comum a todos.

> **ATENÇÃO!**
>
> Para o tratamento completo do paciente, é necessária uma abordagem multidisciplinar que inclua otorrinolaringologistas/cirurgiões de cabeça e pescoço, oncologistas clínicos, radioterapeutas, assim como nutricionistas, enfermeiros, fonoaudiólogos e dentistas.

TUMORES INICIAIS

Aproximadamente 30 a 40% dos pacientes com CEC da região se apresentam ao diagnóstico em estádios iniciais (I e II). A opção de tratamento com cirurgia ou radioterapia (RT) dependerá da experiência do serviço em cada modalidade. Nas lesões iniciais, o tratamento com RT tem quase os mesmos resultados que a cirurgia, ou seja, ambos chegam a curar entre 70 e 90% dos casos. Entretanto, em pacientes com tumores relacionados ao tabagismo e etilismo, existe uma chance (melhor possibilidade) de 20% de um 2º tumor primário da região que aparece em até cinco anos de seguimento.

Como ambas as modalidades terapêuticas apresentam resultados semelhantes de controle local e sobrevida, a escolha é feita com base na facilidade de acesso cirúrgico ao tumor e nos resultados funcionais e morbidades associados. Em geral, tumores da cavidade oral são tratados cirurgicamente, e os outros sítios mucosos, com RT. As cirurgias minimamente invasivas com o uso de *laser* de CO_2 e a cirurgia robótica aumentaram as possibilidades de tratamento cirúrgico para regiões como laringe e orofaringe, respectivamente.

A RT definitiva pode ser com raios externos ou braquiterapia. Os avanços na área, como o planejamento 3D, a RT de intensidade modulada e a imagem-guiada, melhoraram a eficácia com redução da morbidade.

Pacientes tratados primariamente com cirurgia podem necessitar de RT adjuvante, associada ou não à quimioterapia (QT), em casos de margens exíguas, ou outros fatores de risco, como invasão perineural e linfovascular.

TUMORES AVANÇADOS

Pacientes com tumores avançados (estádios III e IV) são geralmente submetidos a tratamento multimodal, associações de cirurgia ou RT com QT concomitante, em protocolos de preservação de órgãos. A decisão sobre a sequência dos tratamentos, cirurgia e/ou RT seguida ou acompanhada de QT deve ser feita multidisciplinarmente e de acordo com as características do sítio anatômico, do paciente e das morbidades associadas a eles. As opções se resumem às seguintes combinações: RT apenas; RT + cirurgia de resgate; cirurgia apenas; cirurgia seguida de RT; e QT seguida de RT + cirurgia de resgate. Quando a opção for cirúrgica, deve-se estar preparado para reconstrução do trato aerodigestivo, quer seja com retalhos locais, musculares, miocutâneos e enxertos microcirúrgicos.

Tumores irressecáveis podem ser tratados com RT e QT concomitantes ou sequenciais. A RT isolada permanece uma opção para pacientes idosos e/ou de baixo estado nutricional.

CASOS ESPECIAIS

Tumores de cabeça e pescoço em diferentes sítios apresentam histologia e comportamento biológico diversos dos CEC de mucosa e necessitam de tratamentos particulares. A seguir, será falado a respeito do tratamento dos tumores da nasofaringe, da cavidade nasal, dos seios paranasais, das glândulas salivares, dos tumores primários ocultos e dos CEC associados ao HPV.

Tumores da nasofaringe

Nos casos de carcinoma indiferenciado, opta-se inicialmente pela QT, seguida ou concomitante a RT, e esvaziamento cervical de resgate. Uma opção terapêutica no tratamento dos tumores malignos é a abordagem cirúrgica por acesso frontal, transpalatal, craniofacial, ou *degloving*. A sobrevida é ruim, variando entre 60, nos casos T1, e 29%, nos de T4.

Tumores da cavidade e dos seios nasais

Iniciais ou avançados, são tratados com ressecção cirúrgica, seguido ou não de RT adjuvante. A abordagem endoscópica dos seios paranasais e da cavidade nasal ganhou impulso desde a década de 1980 como alternativa às ressecções transfaciais e craniofaciais. Inicialmente utilizada com intuito diagnóstico, a endoscopia nasossinusal evoluiu para a ressecção de tumores benignos, como o papiloma invertido e o nasoangiofibroma juvenil, assim como de alguns tumores malignos selecionados.

Tumores das glândulas salivares

Representam uma variedade grande de histologias malignas e benignas. O tratamento é cirúrgico, seguido de RT adjuvante na presença de tumores malignos de alto grau.

Tumor primário oculto

Engloba CEC da região da cabeça e do pescoço que se apresentam com metástases cervicais confirmadas por PAAF, na ausência de localização da lesão primária após exaustivo exame clínico e diagnóstico. O tratamento consiste no esvaziamento cervical seguido de RT, englobando toda a região da cabeça e do pescoço, da nasofaringe à hipofaringe.

CEC da orofaringe associado ao HPV

A infecção pelo HPV já é considerada um fator de risco para tumores da orofaringe, que afetam pacientes mais jovens e sem os tradicionais fatores de risco, como tabagismo e etilismo. Algumas publicações sugerem melhor prognóstico a esses pacientes, que responderiam melhor à RT, podendo, no futuro, servir como um fator importante na escolha do tratamento primário.

RECIDIVA LOCAL E METÁSTASES À DISTÂNCIA

Pacientes com recidiva locorregional apresentam um prognóstico pobre, com sobrevida inferior a um ano. As opções terapêuticas são limitadas pelo tratamento realizado inicialmente, uma vez que raramente é possível reirradiar a mesma região anatômica. Poucos pacientes são elegíveis para cirurgias de resgate, sendo tratados com QT paliativa ou suporte clínico. Pacientes com lesões irressecáveis, de recorrência locorregional e metástases cervicais, são tratados com terapia multimodal, uma associação entre RT e QT. Esta pode ser de indução, concomitante ou adjuvante ao tratamento radioterápico, e é geralmente baseada em derivados da platina. A associação entre RT e QT concomitante demonstrou-se superior à RT isolada em vários estudos e metanálises, com distinta melhora na sobrevida. Tumores com metástases à distância geralmente são tratados com QT isolada.

TRATAMENTO CERVICAL

Os tumores de cabeça e pescoço, com frequência, metastatizam para os linfonodos cervicais, o que impacta negativamente o prognóstico. O esvaziamento cervical está indicado nos casos de linfonodos acometidos clinicamente (esvaziamento cervical terapêutico) ou em pescoços clinicamente negativos, mas em sítios anatômicos que apresentem uma probabilidade maior que 20% de metástases clinicamente negativas e histologicamente positivas (esvaziamento cervical profilático).

RECONSTRUÇÃO E REABILITAÇÃO

A ampliação das ressecções cirúrgicas aumentou o índice de defeitos complexos, com alterações estéticas e funcionais, que, muitas vezes, necessitam de reconstrução. O intuito da reconstrução é reparar a forma e a função faciais e das estruturas da base do crânio. Avanços nas técnicas reparadoras, sobretudo nos retalhos livres microcirúrgicos, proporcionaram alternativas adicionais às próteses maxilares. Os melhores resultados de qualidade de vida, estéticos e funcionais são obtidos com a associação entre reconstruções cirúrgicas e com próteses para defeitos do palato duro, dos seios paranasais e da cavidade nasal.

A laringectomia total, apesar de eficiente, é considerada uma das mais mutilantes cirurgias oncológicas de que dispõe a medicina no tratamento do câncer. Entre as mais graves sequelas, encontram-se a presença do traqueostoma definitivo, a perda da capacidade de uso da voz e a tosse. A reabilitação é passo imperativo no tratamento do câncer da laringe. Dispõem-se de quatro opções para o restabelecimento da voz após laringectomias totais. A realização de fístulas traqueoesofágicas, como as propostas por Amatsu, a aquisição de voz esofágica, o uso de laringes eletrônicas e as próteses traqueoesofágicas, que, inseridas em uma fístula traqueoesofágica, durante ou após a laringectomia total, permitem produção vocal considerada de boa qualidade, com sucesso fonatório que atinge 94% (diante da experiência dos autores). Quando os autores estudaram os aspectos funcionais pós-laringectomias parciais, avaliaram se a porção remanescente da laringe mantém o mecanismo esfincteriano que possibilite a boa deglutição e se é suficientemente aberta para a passagem do ar para as vias aéreas inferiores (VAI). Quanto à fonação, necessita-se das estruturas próximas o suficiente para garantir a sonorização do ar em sua passagem transglótica e gerar uma pressão infraglótica que permita uma intensidade vocal efetiva para a comunicação humana.

A RT pré e pós-operatória acima de 5.000 cGy provoca xerostomia, mucosite, fibrose submucosa e linfedema. A xerostomia (boca seca) apresenta um impacto negativo, pois a saliva lubrifica o bolo alimentar, facilitando sua deglutição. A fibrose submucosa e o linfedema podem provocar aumento da resistência à progressão do bolo alimentar, dificultando a deglutição. O aumento da incidência do refluxo gastresofágico (RGE) também está associado à RT, decorrente da diminuição da secreção salivar, uma das "barreiras" antirrefluxo.

> **ATENÇÃO!**
>
> A RT pré ou pós-operatória tem um importante papel na gênese do quadro disfágico, seja pelo seu efeito mucoso direto com ressecamento da mucosa e alteração na formação de saliva, seja pela fibrose ocasionada em sua região de ação.

SEGUIMENTO

Após o término do tratamento, os exames por imagem são importantes para avaliação de doença residual e estabelecimento das bases para o seguimento. Entretanto, deve-se aguardar pelo menos 8 a 12 semanas para realizar os exames por imagem, evitando resultados falso-positivos, devido à inflamação/edema pós-tratamento. Os exames comumente utilizados são a TC e a ressonância magnética (RM); atualmente tem sido incorporada também a TC com emissão de pósitrons (PET-TC).

A frequência de retornos nos primeiros 2 a 4 anos é maior em virtude de haver recorrência de 80 a 90% nesse período, diminuindo o seu risco com o passar dos anos. Entretanto, o seguimento é contínuo, sem previsão de alta ambulatorial, uma vez que o risco de um segundo tumor primário na própria região da cabeça e pescoço se mantém elevado, mesmo após cinco anos de acompanhamento. Esse acompanhamento contínuo se torna mais importante nos pacientes que mantêm o etilismo e tabagismo.

> **REVISÃO**
>
> - O câncer das vias aerodigestivas superiores é diagnosticado pela avaliação da história clínica, por exame físico e laringoscopia. Seus cinco sítios anatômicos (cavidade oral, faringe, laringe, cavidade nasal e seios paranasais, e glândulas salivares maiores) devem ser conhecidos e observados, podendo auxiliar no diagnóstico desses tumores.
> - A escolha do tratamento para os tumores das vias aerodigestivas superiores depende do sítio anatômico, do estádio, do tipo histológico e dos resultados funcionais e morbidades associadas ao tratamento selecionado.

393

DOENÇAS MIELOPROLIFERATIVAS

393.1 LEUCEMIA MIELOIDE AGUDA

■ MARIA DE LOURDES CHAUFFAILLE
■ LUÍS ARTHUR FLORES PELLOSO

Sob o nome de leucemia mieloide aguda (LMA), encontram-se doenças causadas pela proliferação clonal de células mieloides precursoras (mieloblastos) que perderam a capacidade de se diferenciar, levando à redução dos elementos celulares normais no sangue periférico (SP). O evento inicial que determina a proliferação neoplásica é desconhecido, mas, provavelmente, ocorre na célula-tronco primitiva (*stem-cell*) ou pouco diferenciada. Disparada por evento mutagênico, a lesão inicial ao DNA é seguida de uma série de lesões que, se supõe, desencadeiam o processo leucemogênico pela interrupção da sequência sincronizada de diferenciação da célula pluripotente, proliferação e maturação, para tornar-se evidente na expansão clonal dos precursores mieloides da medula óssea (MO). A transformação neoplásica é facilitada por anormalidades genéticas subjacentes que refletem alterações cromossômicas e afetam as regiões regulatórias e codificantes de diversos genes de fatores de transcrição e podem ocorrer sem causa aparente ou secundariamente à exposição a substâncias tóxicas (físicas ou químicas) ou a distúrbios hematopoéticos (Quadro 393.1).

A LMA é mais frequente em indivíduos adultos (os pacientes atendidos na Universidade Federal de São Paulo – Unifesp – apresentam mediana de idade de 45 anos, variando de 14 a 84), mas a incidência aumenta com o passar do tempo, até que, acima dos 45 anos, corresponde a 90 até 95% das leucemias agudas. A relação entre sexo masculino e feminino observada foi de 1,09:1. Em crianças, até 10 anos, a frequência de LMA é relativamente pequena, correspondendo apenas a 10% de todas as leucemias agudas dessa faixa etária.

■ QUADRO CLÍNICO

Correlaciona-se com a queda dos elementos figurados do SP e é representado por cansaço fácil, fraqueza, febre e fenômenos hemorrágicos, caracterizados por equimoses, petéquias, epistaxes, gengivorragia e metrorragias, além de importante comprometimento do estado geral. Em cerca de 50% dos casos, há hepatoesplenomegalia moderada. Linfonodomegalia pode estar presente. Pacientes com elevada quantidade de blastos circulantes (> 50.000/mm^3) encontram-se em risco de leucostase, fenômeno que ocorre pela agregação dessas células nos pequenos vasos e espaços perivasculares do cérebro e do pulmão. As células leucêmicas podem, ainda, envolver o sistema nervoso central (SNC) por invasão meníngea, que pode ser assintomática ou associar-se a sintomas típicos de meningite. O comprometimento do SNC é mais comum nos tipos mielomonocítico e monocítico e naqueles com leucometria elevada. As leucemias com componente monocítico tendem

---

QUADRO 393.1 ■ Fatores etiológicos em LMA

Síndromes de quebras cromossômicas
- Síndrome de Down
- Síndrome de Bloom
- Anemia de Fanconi
- Ataxia telangiectasia
- Xerodermia pigmentosa

EXPOSIÇÃO À RADIAÇÃO

Tóxico medulares
- Benzeno
- Cloranfenicol
- Fenilbutazona
- Quimioterápicos antineoplásicos, especialmente agentes alquilantes, ou outros medicamentos citotóxicos, como mostarda nitrogenada, lomustina, clorambucil, bussulfano e inibidores da topoisomerase II

Distúrbios hematopoiéticos antecedentes
- Hemoglobinúria paroxística noturna
- Síndromes mielodisplásicas
- Neoplasias mieloproliferativas crônicas (leucemia mieloide crônica, policitemia vera, trombocitemia essencial, etc.)

também a infiltrar os tecidos e as mucosas, causando hipertrofia gengival, organomegalia, linfonodomegalia, além de infiltrados leucêmicos subcutâneos (cloromas). A leucemia promielocítica aguda (LPA) apresenta manifestações hemorrágicas graves devido à coagulação intravascular disseminada (CIVD) e à fibrinólise, característica deste subtipo de LMA.

■ DIAGNÓSTICO

Para a conclusão diagnóstica, são necessários os exames descritos a seguir. A história e o exame físico são de fundamental importância.

HEMOGRAMA

Em 90% dos casos de LMA, há anemia em graus variáveis em virtude da falha na produção dos glóbulos vermelhos. Os reticulócitos, geralmente, estão entre 0,5 e 2%. A leucometria pode estar aumentada, normal ou diminuída, sendo que em todas essas situações é possível haver neutropenia e identificar a presença de mieloblastos, exceto em alguns pacientes leucopênicos, em que os blastos podem não ser encontrados. Nesses casos, entretanto, a pesquisa dirigida por meio da concentração de leucócitos por centrifugação pode evidenciá-los. A plaquetopenia está presente na grande maioria das situações.

MIELOGRAMA

A avaliação de esfregaço de aspirado de MO corado por Leishman, May-Grünwald-Giemsa ou Wright-Giemsa deve ser feita, de imediato, para análise preliminar da morfologia e direcionamento dos demais exames. A primeira avaliação diz respeito ao aspecto da amostra, isto é, se ela é adequada para o diagnóstico, pois aspirados hemodiluídos ou secos podem não refletir a verdadeira situação da MO. Via de regra, a MO na LMA é hipercelular à custa de blastos, cuja morfologia deve ser analisada para distinguir os diferentes tipos de células, como os mieloblastos tipo I (cromatina frouxa, nucléolos proeminentes, citoplasma sem grânulos); tipo II (semelhantes ao tipo I, exceto por conterem de 1 a 15 grânulos azurófilos); tipo III (com numerosos grânulos azurófilos); promielócitos (na LPA; monoblastos e promonócitos (na leucemia monocítica); eritoblastos (nas eritroleucemias); e megacarioblastos (na leucemia megacariocítica). Os mieloblastos podem apresentar bastão de Auer e positividade para as reações enzimático-citoquímicas, como peroxidase, Sudão Negro ou naftilcloroacetato esterase. Porém, como não permitem a classificação ideal, as reações citoquímicas foram substituídas pela imunofenotipagem (IMF). Eritropoese, megacariocitopoese e granulopoese normais estão diminuídas ou ausentes na LMA.

IMUNOFENOTIPAGEM

A IMF permite identificar os antígenos de superfície celulares. Como os mieloblastos não expressam marcadores linfoides, imunoglobulina (Ig) de membrana ou de citoplasma, é possível, pela IMF por citometria de fluxo, detectar a diferenciação mieloide em aproximadamente 98% dos casos. Mas, para tanto, deve-se usar uma bateria de anticorpos que assegure a distinção entre LMA, leucemia linfoide aguda (LLA), LMA minimamente diferenciada e leucemia megacarioblástica, entre outras. Além disso, o emprego de múltiplos marcadores pode ajudar a identificar fenótipos associados a determinadas anomalias citogenéticas, fenótipos aberrantes que podem auxiliar na detecção de doença residual pós-terapia ou situações raras, como as leucemias bifenotípicas ou de duas linhagens. O painel de anticorpos monoclonais deve conter marcadores dos precursores hematopoéticos (CD34, HLA-DR, TdT e CD45), linhagem B (CD19, CD20, CD22 e CD79a), linhagem T (CD2, CD3, CD5 e CD7), mieloide (CD13, CD33, CD15, MPO e CD117) e magacarioblástica (CD41 e CD61), entre outros. A LMA sem maturação demonstra expressão moderadamente intensa de CD45, pelo menos um marcador mieloide CD13 ou CD33 e, quase sempre, HLA-DR, CD34 e CD117. Leucemias mais diferenciadas apresentam CD15, CD11b ou CD14. Expressão aberrante de CD56 ou CD7 não é infrequente e parece sugerir prognóstico adverso. Uma pequena parte dos blastos pode ter mieloperoxidase (MPO). A LMA com diferenciação apresenta células mais maduras, como promielócitos e mielócitos. A CD45 é fraca ou moderadamente positiva e raramente HLA-DR é negativa. Há expressão de CD34 e CD117, expressão mínima de CD15 ou CD65 antígenos associados a estágios mais avançados da maturação granulocítica. Há perda da intensidade de CD33 e ganho de marcadores, como CD13, CD15 e CD11b.

A LMA com t(8;21) apresenta positividade para CD13, CD34, MPO e CD33 (fraco), além da coexpressão frequente de CD19 e PAX5, marcadores linfoides. A LMA com t(15;17) apresenta-se de duas formas distintas: uma típica, com baixa expressão ou negatividade para CD34 e HLA-DR; e outra com expressão forte de CD33 e CD13 heterogêneo. Na apresentação atípica ou microgranular, é frequente a expressão CD34. Na LMA com inv(16) ou t(16;16), é comum o achado de eosinofilia na MO. À imunofenotipagem, não existem marcadores antigênicos específicos, sendo positivos para CD13, CD33 e MPO, e CD14, CD4, CD11b, CD11c, CD64 e/ou CD36. A LMA com diferenciação eritroide é geralmente CD45 negativa, expressão brilhante de CD71 e glicoforina. No entanto, a morfologia e a contagem de blastos contribuem sobremaneira para a conclusão diagnóstica deste subtipo. A LMA com diferenciação megacariocítica apresenta a expressão de CD61 e CD41. Porém, deve-se tomar cuidado para não interpretar erroneamente as plaquetas agregadas a mieloblastos.

BIÓPSIA DE MEDULA ÓSSEA

A biópsia de medula óssea (BMO) oferece melhor quantificação da celularidade e pode demonstrar ilhotas residuais de eritropoese e megacariocitopoese, além de aspectos não evidenciáveis pelo aspirado, como o grau da fibrose, que, em tese, é intensa nas leucemias megacarioblásticas. Adicionalmente, nos casos em que a hipocelularidade é intensa, há a obrigatoriedade de se fazer a BMO para diagnóstico diferencial, ainda que possa ser difícil, entre anemia aplástica ou síndrome mielodisplásica hipocelular.

CARIÓTIPO

Deve-se realizar a detecção das alterações cromossômicas ao diagnóstico para se prover a melhor classificação da LMA, escolha terapêutica, prognóstico, eventual detecção de doença residual mínima posteriormente, recaída ou evolução clonal. Cerca de 55% das LMAs apresentam alterações de cariótipo, sendo as mais comuns: trissomia 8; monossomia 7; monossomia 5; trissomia 21; e perda do X ou Y. Alterações estruturais ocorrem com frequência variável, como a t(8;21) – de 6 a 12% dos casos –, t(15;17) – cerca de 17% em nosso meio – e t(9;22) em 5%. Graças aos estudos citogenéticos intensivamente realizados em LMAs, foram observadas mais de 300 anomalias recorrentes que permitem dividi-las em dois subgrupos: LMAs com alterações cromossômicas típicas, observadas em crianças e adultos jovens; e as demais, com desequilíbrio cromossômico, observadas em idosos.

No primeiro subgrupo, o grau de comprometimento de precursores hematopoéticos imaturos é baixo, abrangendo precursores mais tardios, o que explicaria o acometimento de células mieloides puramente granulocíticas na LPA com t(15;17), granulocíticas e eosinofílicas na LMA com t(8;21) e monocíticas e eosinofílicas na LMA com inv(16). Tais alterações cromossômicas resultam em inativação funcional de fatores de transcrição essenciais para a regulação normal da hematopoese. O segundo subgrupo compreende as anomalias associadas às síndromes mielodisplásicas (SMD) e ocorre principalmente em indivíduos idosos, sendo raro em crianças. Caracterizam-se por envolvimento de várias linhagens da MO, sugerindo a transformação de precursor em estágio primitivo de comprometimento (célula-mãe pluripotente). São frequentes as aberrações complexas, particularmente a perda de material genético, e associam-se a prognóstico desfavorável, raramente alcançando a remissão após a quimioterapia. Casos de LMA secundárias a tratamento quimioterápico prévio com antracíclicos ou radioterapia apresentam -5/5q-, -7/7q-, ao passo que as secundárias a derivados de epipodofilotoxinas portam alterações envolvendo 11q23. As alterações t(8;21), t(15;17) e inv(16) são consideradas de bom prognóstico. Para tais anormalidades, não é necessária a presença de 20% de blastos. As alterações -5/5q-, -7/7q-, t(9;22), 3q26 e 11q23 são consideradas de prognóstico desfavorável. Trissomia 8 e outras alterações menos frequentes são alocadas como prognóstico intermediário, bem como o cariótipo normal. Entretanto, os casos de cariótipo apresentam alterações, detectadas por técnicas moleculares, a exemplo da mutação em tandem dos genes *FLT3* (FLT3-ITD), *CEBPalfa* (CEBPA), *NPM1* e *KIT*, entre outros.

TESTES GENÉTICO-MOLECULARES

A maioria das translocações encontradas em LMA produz um gene de fusão que codifica uma proteína aberrante; portanto, nos casos em que não se detectam aberrações cromossômicas, devem ser investigadas alterações na regulação transcricional, sobrevida celular, vias de sinalização, enfim uma série de fenômenos mutagênicos implicados. No modelo de leucemogênese, há a influência de mutações que levam à vantagem proliferativa e sobrevivência da célula hematopoética sem haver, no entanto, alteração na diferenciação. São mutações que induzem à ativação constitutiva das tirosinocinases e seus efetores, como as translocações/rearranjos BCR/ABL1, TEL/PDGFR, N-RAS, K-RAS e mutações ativadoras do FLT3. Quando expressos isoladamente, esses genes mutantes conferem doença semelhante à LMC, caracterizada por leucocitose com maturação e função celular preservada. Há ainda, mutações que servem, primariamente, de bloqueio à diferenciação hematopoética e subsequente apoptose, como as translocações/rearranjos RUNX1/RUNXT1, CBFβ/SMMHC, PML/RARA, mutações de ponto no AML1 e CEBPA, que resultam em perda de função de fatores de transcrição. Quando expressos isoladamente, conferem fenótipo semelhante às SMDs. Porém, independentemente do momento ou da ordem de aquisição de mutações, indivíduos que adquirem as duas classes de alterações têm o fenótipo de LMA com proliferação e vantagem de sobrevida celular devido à prejudicada diferenciação hematopoética. A presença de mutações FLT3-ITD e KIT confere prognóstico adverso a paciente com LMA, e com NPM1 ou CEPBA, é favorável. Estas últimas foram incorporadas recentemente à classificação da OMS, LMA com CEPBA e NPM1 mutado.

TIPAGEM HLA

Deve ser realizada nos pacientes para os quais se cogita o transplante de células-tronco hematopoéticas (TCTH). A tipagem do antígeno leucocitário humano (HLA) também é usada para a seleção de doador de plaquetas quando o paciente se torna aloimunizado.

CONSULTA COM REPRODUÇÃO HUMANA

Indicada para todos os pacientes que receberão esquemas quimioterapêuticos potencialmente agressivos à fertilidade e que, após o tratamento, pretendam constituir ou ampliar sua prole. A infertilidade é mais comumente observada após associação de quimio e radioterapia. Dadas as condições em que a maior parte dos pacientes se encontra no momento do diagnóstico e considerando-se a premência que o tratamento exige, esse procedimento nem sempre é possível. Entretanto, deve-se esclarecer o paciente sobre esse aspecto do tratamento.

SUPORTE PSICOSSOCIAL

O paciente e sua família devem ser informados do diagnóstico, do prognóstico e das opções de tratamento. O diagnóstico traz consequências pessoais, sociais e econômicas, traduzidas por ansiedade, depressão e manifestações cognitivas, que eventualmente demandam auxílio de psicólogo.

■ CLASSIFICAÇÃO E PROGNÓSTICO

A LMA é classificada de acordo com as características citomorfológicas, clínicas, citogenéticas e moleculares peculiares. Em 2008, era usada a classificação da OMS,[1] que propõe que a LMA seja considerada a partir da presença de mais de 20% de blastos na MO ou, quando esse número for menor, haja t(8;21), t(15;17) e inv/del(16) (Quadro 393.2).

São fatores de prognóstico desfavorável: idade acima de 60 anos, estado de desempenho precário antes do tratamento (índice de Karnofsky), LMA secundária e contagem de glóbulos brancos maior do que 20.000/mm^3 ou DHL elevada, ao diagnóstico. Embora haja diferenças mínimas entre as classificações, são reconhecidas três categorias prognósticas baseadas no resultado citogenético:

- Favorável – t(8:21), t(15;17) ou inv(16) e idade < 60 anos;
    - Se cariótipo normal e NPM1 mutado na ausência de FLT3.
    - Lesão bialélica do CEBPa.
- Intermediário – cariótipo normal, trissomia 8 isolada, t(9;11) ou anomalias não incluídas em outros subgrupos.
- Desfavorável – cariótipo complexo, monossomias 5 ou 7, del 5q ou 7q-, qualquer translocação 11q23, exceto t(9;11), anomalias 3q, t(6;9) e t(9;22).

■ TRATAMENTO

O objetivo do tratamento da LMA visa a obter a remissão completa da doença. O Quadro 393.3 detalha procedimentos antes do início da quimioterapia.

Pacientes idosos inaptos a receber indução com esquema habitual podem ser tratados com suporte hemoterápico e hidroxicarbamida (Hydrea®) para controle de leucometria.

ATENÇÃO!

A decisão de tratamento para o idoso é baseada em sua reserva funcional e na aplicação de escores de desempenho, portanto não há uma idade limite que impeça o paciente de ser tratado, mas, sim, as suas comorbidades e a condição clínica.

Após verificação e controle dos aspectos pré-tratamento, considerar as medidas gerais de tratamento listadas no Quadro 393.4. Depois da introdução de medidas pré-indução, inicia-se, assim que possível, a indução (Quadro 393.5), cujo regime costuma levar à remissão completa de cerca de 50 a 90% dos pacientes.

QUIMIOTERAPIA

Durante a quimioterapia, deve-se atentar para:

- toxicidade: mucosite, aplasia medular, alteração de enzimas hepáticas, piora de função renal, toxicidade de SNC, cardiotoxicidade. A avaliação criteriosa, o diagnóstico dessas complicações e o manejo adequado são fundamentais para a segurança e o sucesso do tratamento. Pacientes que recebem alta dose de citosina-arabinosídeo devem ser submetidos ao exame neurológico diário até vários dias após a infusão para avaliar a toxicidade cerebelar;
- neutropenia febril: uso de antibioticoterapia de amplo espectro (cefepima), vancomicina na persistência de febre, choque séptico instalado e/ou suspeita de infecção relacionada a cateter. Após 72 horas com persistência de febre, considerar o uso de antifúngicos

DIAGNÓSTICO E TRATAMENTO

QUADRO 393.2 ■ Classificação da OMS para leucemia mieloide aguda

LMA com anormalidades citogenéticas recorrentes
LMA com t(8;21)(q22;q22), RUNX1-RUNX1T1
LPA com PML/RARA
LMA com inv (16)(p13q22) ou t(16;16)(p13;q11),CBFbeta/MYH11
LMA com t(9;11)(p21.3;q23); MLLT3-KMT2A
LMA com t(6;9)(p23;q34.1); DEK-NUP214
LMA com inv(3)(q21.3q26.2) ou t(3;3)(q21;q26.2); GATA2, MECOM
LMA (megacarioblástica) com t(1;22)(p13.3;q13.3); RBM15-MKL1

Entidades provisórias
LMA com BCR-ABL1
LMA com NPM1 mutado
LMA com CEPBA mutado bialélico
LMA com RUNX1 mutado

LMA com alterações relacionadas à displasia
Neoplasia mieloide relacionada à terapia

LMA não categorizada
LMA minimamente diferenciada
LMA sem maturação
LMA com maturação
Leucemia mielomonocítica aguda
Leucemia monocítica aguda
Leucemia eritroide pura
Leucemia megacariocítica aguda
Leucemia basofílica aguda
Panmielose aguda com mielofibrose

Proliferação mieloide relacionada à síndrome de Down
- Mielopoese anormal transitória
- Leucemia mieloide associada à síndrome de Down

Sarcoma mieloide

Leucemias agudas de linhagem ambígua

Fonte: Swerdlow e colaboradores.[1]

(anfotericina B e ou voriconazol), o tratamento guiado por hemoculturas, propedêutica imagenológica (tomografia de tórax e seios da face) ou galactomanana;
- exames laboratoriais diários, incluindo hemograma completo, de função renal, glicemia, eletrólitos e testes de coagulação (tempo de protrombina [TP], tempo de tromboplastina parcial ativada [TTPA] e fibrinogênio).

Caso o paciente não alcance a remissão, considera-se um esquema de reindução com citosina-arabinosídeo 1 g/m^2 de 12/12 horas por 5 dias ou 3 g/m^2 de 12/12 horas por 3 dias, mitoxantrona 12 mg/m^2/dia/3 dias ou etoposida 100 mg/m^2/dia/5 dias.

Procedimentos como leucoaferese (coleta de leucócitos nos pacientes recém-diagnosticados e com leucoestase) são pouco indicados e reservados a casos em que não haja disponibilidade de quimioterapia imediata.

> **ATENÇÃO!**
>
> Durante o tratamento quimioterápico, é necessária a avaliação criteriosa das possíveis complicações (toxicidade, neutropenia febril), para garantir a segurança e o sucesso da terapia.

QUADRO 393.3 ■ Avaliação pré-tratamento

Além da história clínica e do exame físico completo, considerar:
- Exame físico minucioso, avaliação de comorbidades, história ocupacional, antecedentes clínicos e cirúrgicos
- Aplicação de escala de desempenho ECOG e Karnofsky
- Exames laboratoriais: hemograma completo com diferencial, ureia, creatinina, sódio, potássio, glicemia, AST, ALT, ácido úrico, desidrogenase láctica, cálcio, fósforo, albumina, proteína total, sorologia para hepatite B, hepatite C, sorologia para CMV, HIV, HLTV1/2, Chagas, testes de coagulação (TP, TTPA e fibrinogênio). A tipagem HLA deve ser considerada e realizada para os pacientes candidatos ao transplante de células-tronco hematopoéticas. Mulheres em idade fértil devem realizar teste de gravidez
- Aspirado de medula para todos os pacientes: mielograma, citogenética e imunofenotipagem
- Realizar biópsia de medula óssea caso o aspirado de medula óssea seja "seco" (*punctio sicca*) e, particularmente, nos pacientes com suspeita de leucemia secundária ou evolução de síndromes mielodisplásicas e neoplasias mieloproliferativas crônicas
- Radiografia torácica, ECG, ECO transtorácico (avaliação de fração de ejeção)
- Avaliação odontológica
- Discussão de potencial infertilidade e consideração de coleta de esperma nos pacientes masculinos que desejarem constituir prole após tratamento

AST: asparto aminotransferase; ALT: alanina aminotransferase; CMV: citomegalovírus; HIV: vírus da imunodeficiência humana; HTL-1: vírus da leucemia de células T humanas tipo 1; ECG: eletrocardiograma; ECO: ecocardiograma.

QUADRO 393.4 ■ Medidas de tratamento gerais

Inserção de cateter venoso central de dupla via
Hidratação vigorosa com 2.000 a 3.000 mL/d de solução salina a 0,9%
- Administração de alopurinol 300 mg/d via oral
- Transfusão de hemocomponentes: concentrados de hemácias e plaquetas filtrados e irradiados para manter hemoglobina ~10 g/dL e plaquetas > 50.000/mm^3
- Correção, estabilização e tratamento imediato de condições e comorbidades, como infecção, sangramento, hiperuricemia, desidratação e anemia
- Profilaxia com sulfametoxazol-trimetropim/fluconazol/ciprofloxacina

QUADRO 393.5 ■ Tratamento da LMA* (todas, exceto LPA)

FASES DO TRATAMENTO	MEDICAMENTOS DE ESCOLHA
Indução	Daunorrubicina (60 mg/m^2/dia/3 dias) ou idarrubicina (10 a 12 mg/m^2/dia/3 dias) e citosina-arabinosídeo (100 a 200 mg/m^2/dia/7 dias em infusão contínua
Consolidação	Daunorrubicina (45 mg/m^2/dia/3 dias) ou idarrubicina (10 a 12 mg/m^2/dia/3 dias) e citosina-arabinosídeo (100 a 200 mg/m^2/dia/7 dias em infusão contínua, 3 a 4 semanas após indução e confirmação de remissão completa
Intensificação	Citosina-arabinosídeo 1,5 g/m^2 de 12/12 horas, D1, D3, D5, a cada 6 semanas por 3-4 ciclos. A cada ciclo, verifica-se se o paciente se mantém em remissão completa

*Ressalvados impedimentos clínicos.

A LPA é tratada com ácido transretinoico (ATRA) (45 mg/m²/dia até a remissão) e daunorrubicina. O ATRA é medicamento-alvo específico para a fusão gênica PML/RARA encontrada na LPA em 95% dos casos. O tratamento proposto pelo Consórcio Internacional de LPA com ATRA somado à daunorrubicina induz remissão completa de 93% e sobrevida de 80% em cinco anos. Como o medicamento age especificamente na fusão PML/RARA e produz diferenciação granulocítica, há necessidade de se monitorar a síndrome de diferenciação. Com ocorrência em 25% dos pacientes em uso de ATRA, essa síndrome é caracterizada pelo aparecimento súbito de febre, derrame pleural, ascite, ganho de peso, dispneia e infiltrado pulmonar retículo-nodular bilateral na presença de hemoculturas negativas. Seu tratamento é feito com dexametasona 10 mg, via IV, de 12/12 horas, suspensa após a resolução completa dos sintomas. Para os pacientes com LPA que apresentam, ao diagnóstico, leucometria > 30.000/mm³, pode-se considerar o uso profilático do corticosteroide. Para aqueles que apresentarem recorrência, consideram-se altas doses de citosina-arabinosídeo, TCTH alogênico e uso de trióxido de arsênico (remissão de até 85%), o qual está associado a distúrbios gastrintestinais, edema facial e toxicidade cardíaca.

TRATAMENTO DE INFILTRAÇÃO DE SNC

A meningite leucêmica em LMA do adulto é rara quando comparada com a leucemia linfoblástica aguda. Por isso, não há necessidade de tratamento profilático. Porém, quando o paciente apresenta envolvimento de SNC (diagnosticado pela presença de cefaleia, sinais focais e exame de líquido cerebrospinal [LCS] com blastos), o tratamento é feito com injeção intratecal de citosina-arabinosídeo, metotrexato e dexametasona em doses sequenciais até o desaparecimento por completo de células blásticas.

RECIDIVA

É comum nas LMAs com prognóstico intermediário e desfavorável. A maioria das recidivas ocorre no primeiro e no segundo ano. É preciso considerar esquemas terapêuticos diferentes, que incluam VP-16, mitoxantrona, idarrubicina, clofarabina, sorafenibe, alta dose de citosina-arabinosídeo ou inserir o paciente em um ensaio clínico.

TRANSPLANTE DE CÉLULA-TRONCO HEMATOPOÉTICA

Pode ser alogênico para o grupo classificado como intermediário ou desfavorável. O aspecto curativo do TCTH reside no fato de ele induzir efeito enxerto *versus* leucemia, fenômeno no qual as células enxertadas destroem as células leucêmicas residuais, mantendo o paciente em remissão. Pacientes com prognóstico favorável têm sido tratados apenas com quimioterapia, uma vez que a intensifica.

ACOMPANHAMENTO PÓS-QUIMIOTERAPIA

- Primeiro ano: mielograma mensal, para conferir a remissão completa e detecção de doença residual mínima (DRM) por IMF, cariótipo e testes moleculares.
- Segundo ano: mielograma trimestralmente, detecção de DRM por IMF, cariótipo e testes moleculares.
- Anos subsequentes: consultas clínicas, hemograma e exames direcionados por sintomas.

REVISÃO

- O diagnóstico de LMA consubstancia a análise de hemograma, mielograma, cariótipo, IMF e testes moleculares. Para casos suspeitos de leucemia secundária, punção seca e baixa reserva medular, considerar biópsia de medula óssea.

- A citogenética é o fator prognóstico mais importante nos pacientes com LMA.
- Pacientes em vigência de quimioterapia apresentam graus variáveis de anemia, neutropenia e trombocitopenia e, portanto, devem receber suporte continuado de hemocomponentes irradiados e leucodepletados de modo a manter Hb ~10 g/dL e plaquetas ~50.000/mm³. Caso o paciente apresente febre na vigência de neutropenia, o tratamento deve considerar antibioticoterapia de amplo espectro.
- Pacientes com citogenética favorável podem ser tratados e receber intensificação com altas doses de citarabina, mantendo-se em remissão completa prolongada. Pacientes com menos de 60 anos, com citogenética intermediária e desfavorável, apresentam alta taxa de recorrência e, portanto, são potenciais candidatos ao transplante de células hematopoiéticas alogênico (TCTHA).
- A leucemia promielocítica aguda apresenta características únicas, como rearranjo gênico de PML/RARA, e está associada a distúrbios graves de sangramento. Tem terapia-alvo específica ATRA (ácido transretinoico), que induz maturação do clone e quebra fusão PML/RARA. Em conjunto com quimioterapia, apresenta taxas de remissão completa > 90%.

■ REFERÊNCIA

1. Swerdlow SH, Campo E, Harris NL, Jaffe ES, Pileri SA, Stein H, et al. WHO classification of tumours of haematopoietic and lymphoid tissues. 4th ed. Lyon: IARC; 2008.

■ LEITURAS SUGERIDAS

Döhner H, Estey EH, Amadori S, Appelbaum FR, Büchner T, Burnett AK, et al. Diagnosis and management of acute myeloid leukemia in adults: recommendations from an international expert panel, on behalf of the European LeukemiaNet. Blood. 2010;115(3):453-74.

Grimwade D, Walker H, Oliver F, Wheatley K, Harrison C, Harrison G, et al. The importance of diagnostic cytogenetics on outcome in AML: analysis of 1,612 patients entered into the MRC AML 10 trial. Blood. 1998;92(7):2322-33.

O'Donnell M, Abboud C, Altman J, Appelbaum FR, Arber DA, Attar E, et al. Acute myeloid leukemia. J Natl Compr Canc Netw. 2012;10(8):984-1021.

Rego EM, Kim HT, Ruiz-Argüelles GJ, Undurraga MS, Uriarte MR, Jacomo R, et al. Improving acute promyelocytic leukemia (APL) outcome in developing countries through networking, results of the International Consortium on APL. Blood. 2013;121(11):1935-43.

393.2 LEUCEMIA MIELOIDE CRÔNICA-*BCR-ABL1*

■ MARIA DE LOURDES CHAUFFAILLE
■ SANDRA SERSON ROHR

A leucemia mieloide crônica (LMC) é doença de célula-tronco hematopoética caracterizada pela translocação entre os cromossomos 9 e 22, t(9;22), resultando no cromossomo Philadelphia (Ph), que corresponde ao rearranjo dos genes *BCR* e *ABL1*. Ao ser denominada LMC *BCR-ABL1* positiva, ela é diferenciada da entidade sem tal rearranjo – a LMC atípica –, rara, de comportamento clínico agressivo e com outras mutações genéticas (ASXL1, SETBP1, U2AF1, etc). A proteína de fusão BCR-ABL1 é uma tirosinocinase desregulada, p210BCR-ABL1, que promove a expansão clonal e consequente quadro de hiperplasia mieloide com leucocitose, neutrofilia, basofilia e esplenomegalia. A função do BCR-ABL1 na leucemogênese é liberar as células da dependência da ação de citocinas para crescimento e sobrevivência *in vitro*, alterar a adesão celular e promover a fosforilação de vários substratos e ativação de sinais de transdução intracelulares, com diferentes efeitos no crescimento e na diferenciação celular.

A LMC representa 15% das leucemias em adultos. Incide preferencialmente na quinta década de vida, mas pode ser observada em qualquer grupo etário, ainda que, no Brasil, a média de idade é menor. Há discreta preponderância do sexo masculino.

■ QUADRO CLÍNICO

Habitualmente, os pacientes queixam-se de fraqueza, fadiga e emagrecimento e, com menos frequência, de palidez cutânea e peso no abdome em decorrência de esplenomegalia. No exame físico, palpa-se o baço, que pode estender-se até a fossa ilíaca. O fígado também aumenta de volume. Atualmente, cerca de 20% dos casos são diagnosticados em fase pré-clínica, ou seja, não apresentam queixas ou alterações no exame físico.

■ DIAGNÓSTICO

Para o diagnóstico da LMC, são necessários os seguintes exames:
- **hemograma:** as alterações observadas no sangue periférico são bem características. A hemoglobina (Hb) está, em geral, diminuída (média de 9,7 g/dL, em dados da Universidade Federal de São Paulo – Unifesp);[1] a leucometria está elevada (média de 225.000/mm^3, em dados da Unifesp),[1] notando-se intenso aumento de granulócitos em circulação, com a presença de todos os elementos, desde o mieloblasto até o neutrófilo segmentado, predominando formas intermediárias (mielócitos e metamielócitos) e maduras (bastonetes e segmentados). Há, frequentemente, aumento do número de basófilos e de eosinófilos; a contagem de plaquetas pode estar normal ou elevada (em média de 485.000/mm^3, em dados da Unifesp);
- **mielograma:** é hipercelular, com evidente aumento da série granulocítica; permite a quantificação de células blásticas para determinar a fase da doença (crônica, acelerada ou crise blástica);
- **biópsia de medula óssea:** confirma os achados do mielograma e demonstra o grau de fibrose, que, via de regra, é pequeno; em casos raros, demonstrar agrupamento de blastos que indica crise blástica ou fase acelerada;
- **cariótipo:** feito a partir do aspirado da medula óssea, permite a identificação do cromossomo Ph. Pelo cariótipo com banda G, o cromossomo Ph é observado em 90% dos pacientes com critérios clínico-laboratoriais compatíveis com LMC. Nos casos em que não se detecta o Ph, há que se investigar a presença do rearranjo BCR/ABL1 por hibridização *in situ* por fluorescência (FISH) ou reação em cadeia da polimerase por transcriptase reversa (RT-PCR). O cariótipo permite a identificação de Ph variante, ou seja, o envolvimento de outros cromossomos além do 9 e do 22, que, em geral, não causa detrimento algum à sobrevida. Porém, se forem detectadas alterações adicionais, pode-se definir a evolução clonal. As alterações cromossômicas adicionais ao Ph (ACA) são encontradas em cerca de 10% dos pacientes, ao diagnóstico, e impactam o prognóstico. As mais frequentes são: duplo Ph (cópia extra do derivado do 22 translocado); trissomia 8; trissomia 19; e isocromossomo do braço longo do 17, intituladas de rota maior; e monossomia 7, monossomia 17, trissomia 17, trissomia 21, nulissomia Y e t(3;21)(q26;q22), chamadas de rota menor. Pacientes com alterações da rota maior demoram mais para alcançar remissão citogenética completa (RCC) e remissão molecular maior (RMM), apresentam menos tempo de sobrevida livre de progressão e de sobrevida global. A presença de rearranjo 3q26 é associada à resistência ao inibidor da tirosinocinase (ITK) e prognóstico desfavorável. A European Leukemia Net (ELN) considera que a presença de ACA é um sinal de alarme para o paciente tratado com ITK de primeira geração, o mesilato de imatinibe (MI). A detecção de ACA é um sinal de fase acelerada, porém a Organização Mundial de Saúde (OMS) só considera a ACA uma característica de fase acelerada se ela surgir na evolução, ou seja, não estiver presente ao diagnóstico. Diante disso, o cariótipo ainda ocupa lugar de destaque na definição de prognóstico e deve ser feito junto com a pesquisa molecular do BCR-ABL1, ao diagnóstico, e subsequentemente no monitoramento do tratamento. Ademais, durante o tratamento com ITK, podem aparecer clones Ph negativos, por exemplo, monossomia 7 (-7) ou deleção 7q (7q-), que, podem não afetar o desenlace a menos que se associem a citopenias e síndromes mielodisplásicas (SMD), porém são motivo de observação cuidadosa.
- **pesquisa do rearranjo BCR-ABL1 por FISH:** a FISH está indicada para os casos em que o cariótipo não mostrou Ph ou o aspirado de medula não foi possível, porque pode ser realizada em sangue periférico. Além disso, a FISH, por usar sondas que flanqueiam os genes envolvidos, pode demonstrar perdas adicionais a jusante dos pontos de quebras, ou seja, no derivado 22 ou no derivado 9, envolvidos no rearranjo. Tais situações ensejam apenas um acompanhamento cuidadoso;
- **pesquisa do rearranjo BCR-ABL1 por PCR qualitativo (reação da transcriptase reversa, seguida de reação em cadeia da polimerase – RT-PCR) e quantitativo (em tempo real ou RQ-PCR):** as quebras no gene *BCR*, localizado no cromossomo 22, variam. Na LMC, elas ocorrem, em sua maioria, centralmente, isto é, entre os éxons 12 e 16 (também chamados de b1 e b5, respectivamente), em uma região denominada *major breakpoint cluster region* (M-bcr). O gene de fusão *BCR-ABL1* formado resulta na justaposição dos éxons 13 (e13, também chamado de b2) ou 14 (e14, também chamado de b3) do gene *BCR* ao segundo éxon do gene *ABL1*(a2), formando os transcritos e13a2 ou b2a2 e e14a2 ou b3a2, respectivamente. Entretanto, em uma pequena parcela dos pacientes com LMC, a quebra ocorre em uma região mais distal do gene *BCR*, entre os éxons 19 e 20, no denominado micro-bcr (μ-bcr). Nesse caso, o éxon 19 do gene *BCR* (e19) justapõe-se ao segundo éxon do gene *ABL1* (a2), formando o transcrito e19a2, o qual, de maior tamanho, codifica uma proteína quimérica de 230 kDa (p230$^{BCR-ABL}$). Na leucemia linfoblástica aguda (LLA), cerca de metade dos pacientes com Ph apresenta quebras na região central do M-bcr. No restante, são mais proximais, a 55 Kb do primeiro íntron do gene *BCR*, em uma região denominada *minor breakpoint cluster region* (m-bcr). Nesse caso, o primeiro éxon do gene *BCR* (e1) justapõe-se ao segundo do gene *ABL1* (a2), formando o transcrito e1a2, o qual, por sua vez, codifica uma proteína quimérica de 190 kDa (p190$^{BCR-ABL}$). Por isso, a menor proteína (p190$^{BCR-ABL}$) possui um fragmento do gene *BCR* menor do que a proteína p210$^{BCR-ABL}$. A proteína p230$^{BCR-ABL}$ tem um fragmento ainda maior do gene *BCR*. As três proteínas possuem o mesmo tamanho de fragmento do gene *ABL1*. Mais raramente ocorrem outras variantes. Diferenças sutis no efeito biológico dessas proteínas podem ser fundamentais no fenótipo da doença. Pacientes com e13a2 (b2a2) têm pior resultado com mesilato de imatinibe; e e14a2 (b3a2) tem melhor resultado. Pela RT-PCR, pode-se saber o tipo de transcrito. Para o monitoramento do tratamento, é necessário quantificar o valor dos transcritos e observar sua diminuição ao longo da terapia. Daí ganha importância o RQ-PCR, que deve ser feito pela escala de padronização internacio-

nal (EI). A EI é um parâmetro de comparação entre laboratórios, com base na média de expressão do BCR-ABL1, arbitrariamente definida como 100%, em amostras de 30 pacientes do estudo IRIS, ao diagnóstico. Além disso, o resultado é expresso em relação ao gene-controle, que pode ser *BCR*, *ABL1* ou *GUS*. A expressão do gene-controle é importante, pois determina a sensibilidade do teste, independentemente da sensibilidade da expressão do BCR-ABL1.
- **exames gerais:** além dos testes específicos, exames gerais para a averiguação das condições do paciente, como velocidade de hemossedimentação (VHS), Cr, eletrólitos, ácido úrico, desidrogenase láctica (DHL), transaminase glutâmico-oxalacética (TGO), transaminase glutâmico-pirúvica (TGP), fosfatase alcalina (FA), bilirrubinas, gama-glutamiltransferase (GGT), proteínas totais e frações, imunoglobulinas (Ig) quantitativas, sorologias para toxoplasmose, mononucleose, citomegalovírus (CMV), herpes simples, hepatites A, B e C, varicela-zóster, HIV e vírus da leucemia de células T humanas tipo 1 (HTLV-1), parasitológico de fezes, eletrocardiograma (ECG) para avaliar o intervalo QT, radiografia torácica e ultrassonografia (US) de abdome, entre outros, são indicados antes do início do tratamento. A tipagem do antígeno leucocitário humano (HLA) fica reservada para os casos nos quais se cogita o transplante de células-tronco hematopoéticas (TCTH);
- **estratificação de prognóstico:** antes de iniciar o tratamento, deve-se classificar o paciente de acordo com o risco prognóstico. Estão disponíveis: na internet Sokal, Hasford e Eutos, entre outros.[2-4]*

■ EVOLUÇÃO

De evolução crônica, a LMC se divide em duas ou três fases distintas: (1) fase crônica (FC), que coincide com boas condições clínicas e hematológicas; (2) fase acelerada (FA), na qual aparece basofilia, trombocitose, esplenomegalia, leucocitose, células imaturas e anemia, refratários ao tratamento eficaz na FC precedente, além de queda do estado geral, emagrecimento e febre de etiologia inexplicável; o cariótipo pode demonstrar alterações adicionais ao Ph, denotando evolução clonal; (3) fase blástica (CB), rapidamente progressiva, insensível a tratamento, coincidindo com o período terminal da doença. Alguns pacientes sofrem transição abrupta da FC para a CB. A OMS define a FA como: presença de 10 a 19% de blastos; basófilos >20%; plaquetas < 100.000/μL, sem causa aparente, ou > 1.000.000/μL, sem resposta à terapia; aumento do baço ou da leucometria; e presença de evolução clonal na citogenética. A CB é definida pela presença de > 20% de blastos, agrupamento de blastos na biópsia de medula ou crise blástica extramedular.

■ TRATAMENTO

FASE CRÔNICA

Para controle da leucocitose ou trombocitose, a hidroxicarbamida (hidroxiureia) pode ser utilizada até iniciar o inibidor de tirosinocinase (ITK).

> **ATENÇÃO!**
>
> Bussulfano não é recomendado e deve-se administrar interferon-alfa (IFN-α) nas raras circunstâncias em que o ITK não pode ser utilizado.

Em caso de leucostase, está indicada leucaferese. Para trombocitose sintomática, as opções terapêuticas incluem trombocitoaferese e antiagregante plaquetário.

Mesilato de imatinibe (MI) é a primeira opção terapêutica para a fase crônica da LMC na dose de 400 mg/dia, VO, de acordo com o Ministério da Saúde (MS), no Brasil. Entretanto, nilotinibe (300 mg/dia, dividido em 2x/dia) ou dasatinibe (100 mg/dia) também são indicados como medicamentos de primeira linha em outros países, assim como MI na dose de 800 mg. Outros ITK são: bosutinibe (anti SRC e ABL1), usado na dose de 500 mg/dia, com aparentes bons resultados, e ponatinibe (45 mg/dia), cujo ensaio clínico foi suspenso por eventos trombóticos arteriais. Após a introdução dos ITKs, deve-se monitorar o tratamento, pois o objetivo é alcançar a resposta molecular o mais rapidamente possível, porém alguns pacientes são refratários (resistência primária) ou se tornam resistentes após uma resposta inicial (resistência secundária). As definições de resposta hematológica, citogenética e molecular e suas categorias são apresentadas no Quadro 393.6. Considera-se resposta hematológica completa (RHC) o desaparecimento dos sintomas e da esplenomegalia, além da normalização do hemograma (leucometria < 10.000/μL, plaquetas < 450.000/μL e ausência de células imaturas, mielócitos, promielócitos ou blastos no sangue periférico). A resposta citogenética (RC) é graduada de acordo com a porcentagem de células Ph-positivas na medula óssea, e a resposta molecular, por meio da quantificação do número de transcritos por RQ-PCR. O primeiro nível de resposta molecular é a redução dos transcritos em três escalas logarítmi-

QUADRO 393.6 ■ Definição de respostas hematológica, citogenética e molecular

	HEMATOLÓGICA
Completa (RHC)	Normalização do sangue periférico com leucometria < 10.000/μL e plaquetas < 450.000/μL Ausência de células imaturas, mielócitos, promielócitos ou blastos no sangue periférico Ausência de sinais e sintomas da doença, com desaparecimento do baço palpável
Parcial	Idem ao anterior, exceto • Presença de células imaturas • Plaquetas > 450.000/μL, mas 50% menor do que a contagem prévia ao diagnóstico • Persistência de esplenomegalia, mas 50% menor do que ao diagnóstico
	CITOGENÉTICA
Completa	Ausência de Ph+
Parcial	1-35% de metáfases com Ph+
Maior	0-35% de metáfases com Ph+ (resposta completa ou parcial)
Menor	36-65% de metáfases com Ph+
Mínima	66-95% de metáfases com Ph+
Nula	> 95% de metáfases com Ph+
	MOLECULAR
Maior (RMM)	Redução do RNAm *BCR/ABL1* > 3 log ou para ≤ 0,1% do número de transcritos ao diagnóstico (EI)
Mínima	Redução do RNAm *BCR/ABL1* em 1-2 log ou para 1-10% do número de transcritos ao diagnóstico (EI)
Perda	Aumento do RNAm *BCR/ABL1* em 0,5 log, confirmado em outra análise

---

*Para mais informações acesse: http://www.icsg.unibo.it/rrcalc.asp

cas (logs) (razão BCR-ABL/ABL ≤ 0,1%, 10^9 ou $RM^{3,0}$), denominada remissão molecular maior (RMM) e seguem-se as reduções em 4 (0,01%, $RM^{4,0}$ ou 10^8), 4,5 (0,0032% ou $RM^{4,5}$) e 5 logs (0,0001%, $RM^{5,0}$ ou 10^7), avaliadas de acordo com a EI. No futuro, técnicas mais sensíveis estenderão tal detecção para além da $RM^{5,0}$.

Tão logo seja atingida a resposta citogenética completa (zero células Ph+ em análise de pelo menos 20 metáfases da medula óssea), o cariótipo deve ser feito uma vez por ano para avaliar possíveis fenômenos novos (perda da resposta, alterações clonais em células Ph-negativas ou evolução clonal). Dependendo da diretriz que se escolher (European LeukemiaNet [ELN][5] ou National Comprehensive Cancer Network-[NCCN][6]), o acompanhamento pode sofrer pequenas variações (Quadro 393.7).

O Quadro 393.8 demonstra a recomendação de monitoramento do paciente com LMC Ph+, em FC, em uso de MI pelo ELN.[5] A expectativa é de que em pouco tempo de tratamento seja alcançada a RHC, seguida pela RCC e pela RMM. Com base no tempo em que se espera alcançar as diferentes respostas, as diretrizes disponíveis definem os critérios para pacientes em FC como resposta ótima, subótima (ou preocupante) e falha. Falha significa que há indicação de mudar o tratamento, e subótima, que o controle deve ser mais frequente, de modo a permitir mudanças oportunas de terapia. A Tabela 393.1 aponta a definição de resposta subótima, segundo a ELN.[5] A implicação prognóstica da resposta subótima depende do momento em que ela é alcançada: se no 6º ou 12º mês. Em caso de resposta subótima, uma alternativa é escalonar a dose de MI, o que suplanta a resistência primária que se constitui na falha em alcançar RHC em 3 ou 6 meses e se dá por concentração plasmática inadequada ou baixa concentração intracelular de MI (gene *MDR*).

Por outro lado, de acordo com o NCCN (EUA),[6] aos 3 meses de uso de ITK se o paciente apresentar número de transcritos ≤ 10% do valor inicial ou remissão citogenética parcial (RCP), a medicação será mantida na mesma dose. Porém, se >10% ou falha de RCP, deve-se avaliar a adesão ao tratamento, pesquisar mutação no BCR-ABL1 e aumentar a dose de MI para 800 mg ou trocar o MI (ou a ITK em uso) por outra ITK. Para o NCCN,[6] a resposta molecular precoce (≤ 10% aos 3 meses) é fator indicativo de bom prognóstico. Todavia, há outro parâmetro, o tempo necessário para a queda de 50% do valor inicial de transcritos. Quanto menor esse tempo, maior a sobrevida total e livre de progressão.

Sempre que houver falha do tratamento (Quadro 393.8), a primeira conduta é checar a aderência e uso correto da medicação (deixar de tomar 10% das doses de MI leva a redução da taxa de RMM), afastar interação medicamentosa que interfira no nível plasmático da medicação e excluir erro laboratorial. Geralmente, repete-se o teste em 30 dias. Devido à imprecisão do teste, um aumento de 10 vezes na resposta molecular de 4,5 log é menos significante que em 1% da EI.

No caso da resistência secundária ao MI, os mecanismos mais comuns são: mutação no domínio tirosinocinase do BCR-ABL1; amplificação do BCR-ABL1 com expressão aumentada; e evolução clonal com ativação de vias de transformação adicionais. Há várias condutas para contornar tais resistências, como aumento da dose de MI, troca do MI por outro medicamento ITK ou o transplante de células-tronco hematopoéticas (TCTH).

Diversas mutações no BCR-ABL1 foram descritas. As consideradas pouco resistentes (M244V, M351T e F359V) podem ser suplantadas com o aumento da dose de MI; as altamente resistentes (T315I, E255K/V ou H396P/R) apresentam resistência cruzada para os outros ITK disponíveis, tornando o TCTH uma alternativa recomendada. A Tabela 393.2 aponta algumas mutações e as respectivas recomendações, à luz do conhecimento vigente.

Dasatinibe e nilotinibe são ITK de segunda geração úteis para o tratamento da doença e ativos contra várias mutações resistentes ao MI, que podem beneficiar pacientes com escore Sokal ou Hasford intermediário ou alto. Entretanto, hoje, alguns trabalhos demonstram que o uso desses fármacos de segunda geração como a primeira opção terapêutica para LMC em fase crônica, no lugar do MI, na dose de 400 mg, oferece maior taxa de remissão citogenética e molecular.

QUADRO 393.7 ■ Comparação entre as diretrizes do European Leukeima Net (ELN) e National Comprehensive Cancer Network (NCCN) em relação às respostas ao tratamento com ITK

MÊS	DIRETRIZ	RESPOSTA		
		Ótima	Preocupante	Falha
0	ELN		ACC/Ph*	
3	ELN	Ph≤35% ou BCR-ABL1<10%	Ph= 36 a 95% ou BCR-ABL1 > 10%	Sem RHC ou Ph>95%
	NCCN	Ph≤35% ou BCR-ABL1≤10%	Não aplicável	Ph>35% e/ou BCR-ABL1 >10%
6	ELN	Ph=0% e/ou BCR-ABL1 <1%	Ph= 1 a 35% e/ou BCR-ABL1= 1-10%	Ph>35% e/ou BCR-ABL1 >10%
	NCCN	Ph≤35% ou BCR-ABL1 <10%	Não aplicável	Ph>35% ou BCR-ABL1 >10%
12	ELN	BCR-ABL1 <0,1%	BCR-ABL1= 0,1 – 1%	Ph>0% BCR-ABL1 >1%
	NCCN	Ph 0%	Não aplicável	Ph > 0%
Após	ELN	BCR-ABL1 <0,1%	-7/7q-**	Perda da RHC, da RCC, da RMM (confirmada em dois testes consecutivos), presença de mutação BCR-ABL1 ou ACC/Ph*

*ACC/Ph =Presença de alterações citogenéticas clonais (da rota) maior além do Ph; **Presença de monossomia 7 ou 7q- na ausência do cromossomo Ph.
Fonte: European LeukemiaNet[5] e National Comprehensive Cancer Network.[6]

QUADRO 393.8 ■ Recomendação de monitoramento do paciente com LMC Ph+ em FC em uso de MI, segundo a European Leukemianet (ELN)

Hemograma	A cada 15 dias até a remissão hematológica completa
	A cada 3 meses, após a remissão hematológica completa, ou quando necessário
Cariótipo de medula óssea	Ao diagnóstico, aos 3 meses e a cada 6 meses, até a remissão citogenética completa
	A cada 12 meses, após a remissão citogenética completa
	Na falha do tratamento ou diante de anemia, leucopenia ou trombocitopenia inexplicadas
FISH de sangue periférico (opcional)	Aos 3 meses ou quando o cariótipo não for possível (análise de 200 interfases com sonda de dupla fusão)
PCR-RT, em tempo real, RQ-PCR para BCR/ABL1	A cada 3 meses, desde a remissão citogenética completa até a remissão molecular maior
	A cada 6 meses, após a remissão molecular maior
Pesquisa da mutação no domínio tirosino-cinase do BCR-ABL1	Diante de resposta subótima, falha ou aumento do número de transcritos
	Sempre que modificar o tipo de ITK

Fonte: European LeukemiaNet.[5]

TABELA 393.1 ■ Definição de resposta subótima, segundo a European Leukemianet (ELN)

AVALIAÇÃO	ELN	
3 meses	Sem RC	Presença de Ph+
6 meses	< RCP	>35% Ph+
12 meses	RCP	1 a 35% Ph+
18 meses	Sem RMM	> 3 log ou 0,1% BCR/ABL1
Qualquer tempo	Perda da RMM	> número de transcritos

Fonte: European LeukemiaNet.[5]

TABELA 393.2 ■ Recomendações terapêuticas baseadas nas mutações no domínio tirosinocinase do BCR-ABL1

MUTAÇÃO	RECOMENDAÇÃO
T315I	TCTH ou ensaio clínico
V299L, T315A, F317L/V/I/C	Nilotinibe
Y253H, E255K/V, F359V/C/I	Dasatinibe
Qualquer outra	Alta dose MI, dasatinibe ou nilotinibe

Dasatinibe foi inicialmente usado em casos resistentes ao MI por ligar-se a conformações ativas e inativas do domínio ABL1 e inibir não apenas cinases ABL1, mas também SRC. Essa medicação é 300 vezes mais potente *in vitro* do que o MI contra a proteína BCR/ABL1. Pacientes em FC resistentes ao MI foram distribuídos aleatoriamente para receber 140 mg de dasatinibe (n = 101) ou 800 mg de imatinibe (n = 49), e, após 15 meses de mediana de acompanhamento, a RHC foi alcançada em 93 e 82% dos casos, respectivamente (P = 0,34). Dasatinibe resultou em maior taxa de RCC e de RMM quando comparada à alta dose de MI.

ATENÇÃO!

O derrame pleural, ou pericárdico, pode ser um efeito adverso que leva à interrupção do uso desse medicamento.

O dasatinibe é usado na dose 100 mg, uma vez ao dia, para pacientes em FC, ao passo que, para aqueles em FA ou CB, para 140 mg, uma vez ao dia, ou 70 mg, duas vezes ao dia.

Nilotinibe é uma molécula modificada, 20 vezes mais potente *in vitro* do que o MI. Foi aprovada pela FDA americana em 2007 para uso em indivíduos com LMC Ph+, em FC ou FA, resistentes ou intolerantes ao MI. A dose preconizada é 400 mg, dividida em duas vezes ao dia. Em estudo de fase II, o nilotinibe foi usado em 280 pacientes com LMC Ph+ em FC, após falha ou intolerância ao MI e, na dose de 300 mg, duas vezes ao dia, induziu RCC em 48% dos casos, após seis meses de acompanhamento; a sobrevida estimada aos 12 meses foi de 95%. Foi eficaz em pacientes resistentes ao MI, exceto nos portadores de T315I, e também em pacientes resistentes por mecanismos independentes da mutação BCR/ABL1. Os efeitos adversos foram de leves a moderados. Nilotinibe ainda não foi aprovado para CB.

MODO DE USO E EFEITOS COLATERAIS

MI deve ser tomado uma vez ao dia, com um copo d´água após uma refeição substancial. Em relação aos efeitos colaterais, geralmente são de baixo grau de toxicidade e incluem fadiga, câimbras musculares, dor musculoesquelética, gastrite, diarreia, *rash* e retenção hídrica. Suspensão da mediação por 4 a 5 dias alivia a diarreia, o *rash* e a mialgia. Ao iniciar a medicação, o paciente pode desenvolver citopenias e tem-se sugerido manter a medicação e oferecer suporte com transfusão de sangue, filgrastima até a recuperação. Comorbidades preexistentes, tais como gastrite, síndromes gastrintestinais, hiperglicemia, retenção hídrica e disfunção hepática podem se agravar. Assim, a avaliação global do paciente é importante para minimizar as toxicidades. A redução da dose do ITK não está validada. Com o aumento do seguimento, tem sido observada toxicidade vascular, tais como doença cardíaca isquêmica, acidente vascular cerebral isquêmico (AVCi) e doença arterial periférica. Derrame pleural é observado por uso de dasatinibe, assim como hipertensão pulmonar e sangramento gastrintestinal, devendo, portanto, ser evitado em pacientes com história pregressa de doenças pulmonares ou intestinais. Dasatinibe deve ser tomado durante uma refeição substancial com um copo d´água. O nilotinibe deve ser evitado em diabetes descontrolado, doença hepática, risco cardiovascular, infarto de miocárdio recente, insuficiência cardíaca congestiva (ICC), angina instável, bradicardia, síndrome do QT longo e intolerantes à lactose. Pode induzir alargamento do intervalo QT no ECG, elevação de transaminase e fosfatase alcalina (FA). Também pode propiciar reativação de hepatite B, hiperglicemia e aumento de colesterol. Deve ser usado com cautela em casos de pancreatite e gastrectomizados. O nilotinibe deve ser ingerido com estômago vazio e o paciente deve ficar 2 horas sem ingerir alimentos. Assim, o ECG é recomendado antes do início do tratamento e repetido após 7 dias. Hipoglicemia e hipomagnesemia devem ser corrigidos e monitorados periodicamente. Perfil lipídico deve ser avaliado antes do tratamento e a cada 3 meses; glicemia, ácido úrico também tem que ser monitorados. Recomenda-se que o médico prescritor esteja ciente das todas as interações medicamentosas e efeitos colaterais dos ITK.

FASE ACELERADA E CRISE BLÁSTICA

Para a FA, preconizam-se doses elevadas de MI, ITK de segunda geração ou TCH. Para a CB, indica-se tratamento quimioterápico para leucemia aguda, em conformidade com a linhagem mieloide ou linfoide, associado a ITK distintos dos inicialmente usados, seguido pelo TCTH, se possível.

O TCTH é indicado para os casos que se encontram em crise blástica ao diagnóstico, não alcançaram remissão hematológica ou recaíram três meses após o tratamento de primeira escolha com MI; não alcançaram resposta citogenética em seis meses; apresentaram recaída citogenética entre 12 e 18 meses depois da RHC; apresentaram remissão citogenética apenas parcial aos 18 meses; apresentam mutação T315I ou apresentam-se em FA ou CB. Para pacientes com progressão da doença (FA) em uso de MI, a troca temporária por nilotinibe ou dasatinibe pode ser útil como ponte para o TCH.

As indicações e os resultados das diversas modalidades de TCTH (doador aparentado, não aparentado ou de cordão umbilical) dependem da idade, do tipo de doador e do centro transplantador.

Avanços em fontes alternativas de doadores (não aparentados e cordão umbilical), tipagem HLA de doador não aparentado e regimes de condicionamento menos tóxicos ampliaram o uso do TCH. O transplante com células-tronco periféricas não se mostrou melhor que o de medula para a LMC. O TCTH não mieloablativo (condicionamento de intensidade reduzida) ainda está em investigação e deve ser feito apenas no contexto de ensaio clínico. A recorrência após TCTH pode ser tratada com infusão de linfócitos do doador, interferon-alfa (IFN-α) ou mesmo MI, nessa ordem de preferência. A recorrência precocemente detectada no monitoramento responde bem a tratamento.

O IFN (na dose de 5 MU/m²/dia, via subcutânea) era opção antes do MI, mas agora fica reservado para situações específicas, como pacientes não responsivos ou intolerantes aos ITK ou com recorrência após TCTH. Essa citocina tem ação imunomoduladora em células tumorais e induz resposta hematológica na maioria dos pacientes. Contudo, tem como inconvenientes ser um medicamento de uso subcutâneo (SC) e produzir efeitos colaterais, por vezes exuberantes, como: síndrome da influenza caracterizada por letargia, febre, calafrios, cefaleia e mialgia; dores ósseas, diarreia, função hepática alterada, disfunção erétil, pele e boca secas e perda de peso. Cerca de um terço dos pacientes descontinuam o tratamento por intolerância; outro terço é refratário.

Outros medicamentos estão em investigação, o que não esgota as possibilidades de maiores progressos terapêuticos.

Atualmente, discute-se a retirada do ITK para pacientes que alcançaram RMM sustentada e profunda, na estimativa de que tais indivíduos se manterão em remissão por longos períodos ou infinitamente após a suspensão. Entretanto, isso ainda é motivo de estudos.

> ### REVISÃO
>
> - A LMC é uma doença de célula-tronco hematopoética com t(9;22), resultando no cromossomo Philadephia (Ph) e correspondente ao rearranjo dos genes *BCR* e *ABL1*.
> - A proteína de fusão BCR-ABL1 é uma tirosinocinase desregulada que promove a expansão clonal e a hiperplasia mieloide com leucocitose, neutrofilia, basofilia e esplenomegalia.
> - Os exames diagnósticos da LMC são hemograma, mielograma, biópsia de medula óssea, cariótipo da medula óssea, pesquisa do rearranjo BCR-ABL1 por FISH, se o cariótipo não foi informativo, pesquisa do rearranjo BCR-ABL1 por PCR quantitativo em tempo real (RQ-PCR).
> - Estratificação prognóstica: índices de Sokal, Hasford e Eutos.
> - Evolução: fase crônica (FC), fase acelerada (FA) e fase blástica (CB).
> - Tratamento: ITK como primeira opção. IFN-α para pacientes não responsivos ou intolerantes aos ITK ou com recorrência após TCTH. Transplante de células-tronco hematopoéticas é realizado com indicações específicas.

■ REFERÊNCIAS

1. Chauffaille MLLF. A importância da citogenética em leucemia mielóide aguda e em síndrome mielodisplásica [tese de livre-docência]. São Paulo: Unifesp; 2003.
2. Sokal JE, Cox EB, Baccarani M, Tura S, Gomez GA, Robertson JE, et al. Prognostic . discrimination in "good-risk" chronic granulocytic leukemia. Blood. 1984;63(4):789-99.
3. Hasford J, Pfirrmann M, Hehlmann R, Allan NC, Baccarani M, Kluin-Nelemans JC, et al. A new prognostic score for survival of patients with chronic myeloid leukemia treated with interferon alfa. Writing Committee for the Collaborative CML Prognostic Factors Project Group. J Natl Cancer Inst. 1998;90(11):850-8.
4. Hasford J, Baccarani M, Hoffmann V, Guilhot J, Saussele S, Rosti G, et al. Predicting complete cytogenetic response and subsequent progression-free survival in 2060 patients with CML on imatinib treatment: the EUTOS score. Blood. 2011;118(3):686-92.
5. European LeukemiaNet. Recommendations for the management of Chronic Myeloid Leukemia (CML) [Internet]. Mannheim: ELIC; 2013 [capturado em 05 ago. 2016]. Disponível em: http://www.leukemia-net.org/content/leukemias/cml/recommendations/e8078/infoboxContent10432/PocketCard_UPDATE2013_English.pdf.
6. National Comprehensive Cancer Network. NCCN clinical practice guidelines in oncology: chronic myelogenous leukemia [Internet]. Fort Washington: NCCN; 2014 [capturado em 05 ago. 2016]. Disponível em: http://williams.medicine.wisc.edu/cml.pdf.

393.3 NEOPLASIAS MIELOPROLIFERATIVAS-*BCR-ABL1* NEGATIVAS

■ MARIA DE LOURDES CHAUFFAILLE
■ SANDRA SERSON ROHR

As neoplasias mieloproliferativas BCR-ABL1 negativas (NMP) são doenças clonais de célula-tronco hematopoéticas nas quais há aumento da proliferação de uma ou mais das séries mieloides (granulocítica, eritrocítica, ou megacariocítica) com maturação eficaz. A progressão é caracterizada por fibrose medular ou transformação leucêmica. Pela classificação da OMS,[1] revisada em 2016, as NMP incluem: policitemia vera (PV); mielofibrose primária (MF); trombocitemia essencial (TE); leucemia neutrofílica crônica (LNC); leucemia eosinofílica crônica não especificada (LEC-NE); e neoplasia mieloproliferativa inclassificável (NMI).

■ POLICITEMIA VERA

Caracteriza-se por um aumento do volume total de células vermelhas do sangue devido à proliferação descontrolada de elementos eritroides, granulocíticos e megacariocíticos. A média de sobrevida, após o diagnóstico, é de aproximadamente 15 anos. A doença cursa com três fases: fase prodrômica ou pré-policitêmica, inicial, na qual há apenas eritrocitose discreta ou limítrofe; fase pletórica, com sintomatologia; e fase tardia, de esgotamento ou consumo, na qual há fibrose medular. Trombose é a causa mais comum de morte, e na fase tardia da doença, há risco de fibrose medular ou transformação em leucemia aguda.

EPIDEMIOLOGIA

Incide preferentemente na sexta década de vida, sendo pouco mais frequente em homens. São estimados 1 a 2 casos/100.000 habitantes por ano.

QUADRO CLÍNICO

Os sintomas mais comuns são pletora, sangramento do trato gastrintestinal (TGI), cansaço, sudorese; sintomas neurológicos, como cefaleia e tontura, são muito comuns. Prurido está presente em torno de 40% dos pacientes e é atribuído ao aumento de histamina e ao número de mastócitos na pele. Episódios trombóticos estão entre as complicações mais comuns, em aproximadamente 33% dos pacientes, e podem ser graves, como acidente vascular cerebral (AVC), síndrome de Budd-Chiari, infarto agudo do miocárdio (IAM), tromboembolia pulmonar (TEP) ou trombose venosa profunda (TVP). Em um período de 10 anos, 40 a 60% dos pacientes apresentarão pelo menos um episódio trombótico. Sangramento também é descrito em aproximadamente 25% dos casos. Há aumento de 5 a 6 vezes na incidência de doença ulcerosa péptica.

DIAGNÓSTICO

Exames

- **Hemograma:** apresenta elevação de hemoglobina (Hb), de hematócrito (Ht) e eritrocitose. Pode haver leucocitose e trombocitose.
- **Mielograma:** apresenta MO hipercelular à custa de evidente mieloproliferação e com predomínio de células maduras.
- **Biópsia de medula óssea (BMO):** hipercelular para a idade e com panmielose.
- **Cariótipo:** feito de aspirado de MO, permite afastar o cromossomo Philadelphia. Alterações cromossômicas são observadas em cerca de 10 a 30% dos casos, ao diagnóstico, sendo as mais comuns: +8, +9, del(20q), ganho de material no 1q, del(1q) e del(13q). Com a progressão da doença, a taxa de anormalidade citogenética atinge algo em torno de 80%, particularmente nos casos em fase fibrótica pós-policitêmica, chegando a quase 100% nos casos transformados em leucemia aguda.
- **Pesquisa da mutação JAK2V617F:** a mutação JAK2V617F é observada em cerca de 90% dos casos de PV. Trata-se da troca da guanina por timidina, que resulta na substituição da valina pela fenilalanina no códon 617 do gene *JAK2*. A relevância dessa mutação reside na ativação de tirosinocinase e sinalização intracelular com consequente autofosforilação constitutiva de JAK2, fosforilação constitutiva do fator de transcrição STAT5, ativação das vias ERK e PI(3)K e indução de transcrição dependente de STAT5 na ausência de eritropoetina (EPO). Boa parte dos casos de PV tem a mutação V617F em homozigose, ou seja, tem perda de heterozigose devida à recombinação mitótica observada no braço curto do cromossomo 9, onde se situa o gene *JAK2*. A importância da pesquisa da carga alélica se dá pelo fato de que em uma porcentagem de pacientes a recombinação mitótica produz células homozigóticas para a mutação, as quais acabam predominando com o passar do tempo. Aparentemente, a zigose tem papel na determinação do fenótipo, pois é acompanhada de níveis mais elevados de Hb e leucócitos, e menores de trombocitometria e prurido. Em raros casos sem mutação V617F, pode haver mutação no éxon 12. Na presença de Epo sérica subnormal e ausência de mutação JAK2 V617F, a pesquisa de mutação no éxon 12 será obrigatória.
- **Dosagem de eritropoetina sérica:** está diminuída ou normal na PV.

Critérios diagnósticos

De acordo com a revisão da classificação da OMS,[1] em 2016, para o diagnóstico de PV, devem estar presentes os três critérios maiores ou os dois primeiros maiores e o menor. Os **maiores** são:

1 | Hb > 16,5 g/dL ou Ht >49% para homens;
Hb >16 g/dL ou Ht > 48% para mulheres;
outras evidências de aumento de massa eritrocitária (> 25%);
2 | BMO demonstrando hipercelularidade para a idade com panmielose, incluindo proliferação proeminente granulocítica, eritroide e megacariocítica com elementos pleomórficos;
3 | Presença da mutação JAK2V617F ou no éxon 12.
    O **menor** é: eritropoetina sérica abaixo do valor de normalidade.

A rigor, a BMO não seria necessária diante de eritrocitose absoluta sustentada, entretanto é fundamental para afastar a presença de fibrose.

Para o diagnóstico de fase fibrótica pós-policitêmica, são necessários:
- diagnóstico prévio documentado de PV, segundo critérios da OMS;
- fibrose na medula grau 2 a 3 (na escala de 0 a 3) ou 3 a 4 (na escala de 0 a 4); associados a dois outros entre os que seguem: (1) anemia ou perda sustentada da necessidade de flebotomia ou uso de medicação citorredutora para a eritrocitose; (2) leucoeritroblastose em sangue periférico (SP); (3) esplenomegalia progressiva definida tanto por aumento em > 5 cm de baço palpável do RCE quanto por aparecimento de baço palpável; (4) desenvolvimento de mais de um dos três sintomas constitucionais: perda de >10% do peso nos últimos 6 meses; sudorese noturna; e febre > 37,5°C, sem causa aparente.

Diagnóstico diferencial

O principal diagnóstico diferencial da PV é policitemia secundária ou fictícia (massa eritrocitária normal). As policitemias secundárias estão associadas a distúrbios cardiopulmonares, como doença pulmonar obstrutiva crônica (DPOC), síndrome de apneia do sono, policitemia do fumante, policitemia renal dos tumores produtores de EPO, doença renal policística, policitemia das altitudes, grandes miomas, entre outros. Em todos esses casos, há aumento da massa eritrocitária, e todos são decorrentes de aumento apropriado ou inapropriado do nível sérico de EPO.

São exames complementares a gasometria arterial (GA), a ultrassonografia (US) de abdome, o estudo do sono, a avaliação ginecológica, entre outros.

TRATAMENTO

Todos os pacientes devem ser tratados com flebotomia para manter o Ht abaixo de 45%. A citorredução está indicada naqueles de alto risco. São consideradas recomendações para terapia citorredutora: baixa tolerância à flebotomia ou necessidade frequente de flebotomia; esplenomegalia sintomática ou progressiva; sintomas graves relacionados à doença; plaquetometria superior a 1.500.000/μL; e leucocitose progressiva. Hidroxiureia ou interferon-α (IFN-α) é a terapia citorredutora de primeira linha em qualquer idade. O bussulfano é uma alternativa para pacientes idosos. Embora aceitos como alternativas, o IFN e o bussulfano não apresentam resultados superiores à hidroxiureia e podem, ainda, levar a efeitos colaterais mais exuberantes.

Recentemente, foi aprovado um medicamento anti JAK1/2, ruxolitinibe, na dose de 15 mg, 2 vezes ao dia, se plaquetas entre 100.000 e 200.000 μL; 20 mg, duas vezes ao dia, se plaquetas > 200.000 μL; 5 mg, 2 vezes ao dia, se plaquetas entre 50.000 e 100.000 μL. A medicação deve ser suspensa se plaquetas < 50.000 μL e neutrófilos < 500 μL. Deve ser feito controle com hemograma a cada 2 a 4 semanas, e observa-se redução dos sintomas e do tamanho do baço além de controle do Ht. Se em 6 meses não houver resposta, o medicamento deve ser interrompido.

> **ATENÇÃO!**
>
> Todos os pacientes devem ser orientados sobre os fatores de risco cardiovascular na PV (hipertensão arterial sistêmica [HAS], diabetes melito [DM], hipercolesterolemia, entre outros) e aconselhados a parar de fumar. Deve-se tomar cuidado especial nas situações de desidratação, em que o risco de episódios trombóticos aumenta, quando os pacientes devem ser aconselhados a aumentar a ingesta hídrica.

O estudo do European Cooperative Low-dose Aspirin in Polycythemia vera trial (ECLAP) demonstrou que ácido acetilsalicílico (AAS) em baixa dose (100 mg) está indicado para todos os pacientes com PV sem contraindicações evidentes para o seu uso, na tentativa de redução do risco de fenômenos trombóticos.[2]

O prurido pode representar uma condição incapacitante na PV. Os anti-histamínicos podem ser utilizados com benefício. Se não houver boa resposta, é possível usar IFN-α (3×10^6 UI, via SC, três vezes por semana) ou inibidor de recaptação de serotonina, como paroxetina 20 mg/dia. É viável, ainda, a fotoquimioterapia com psoraleno e o uso de luz ultravioleta.

Anos após o diagnóstico, a PV tende a progredir para fibrose, quando os pacientes apresentam anemia (fase de consumo) e esplenomegalia evidente. As plaquetas podem permanecer em níveis elevados ou cair, e a leucocitose, associar-se à presença de células imaturas no SP. O tratamento dessa fase é sintomático com transfusão de glóbulos vermelhos e indicação ocasional de esplenectomia, por sintomatologia ou por plaquetopenia grave.

Definição de resposta clínico-hematológica (ELNet)

- **Resposta completa:** Ht < 45% sem flebotomia, plaquetas ≤ 400.000/µL, leucócitos ≤ 10.000/µL, tamanho normal de baço em exame de imagem e ausência de sintomas relacionados à doença, que incluem alterações microvasculares, prurido e cefaleia.
- **Resposta parcial:** pacientes que não preencheram critérios de resposta completa, mas que alcançaram Ht < 45% sem flebotomia ou resposta em ≥ três outros critérios.
- **Sem resposta:** qualquer resposta que não satisfaça a resposta parcial.

Definição de resistência/intolerância à hidroxiureia em pacientes com PV

1 | Necessidade de flebotomia para manutenção de Ht < 45% após três meses de uso de hidroxiureia ≥ 2 g/dia.
2 | Mieloproliferação descontrolada (isto é, plaquetas > 400.000/µL e leucócitos > 10.000/µL) após três meses de uso de hidroxiureia ≥ 2 g/dia.
3 | Falha na redução em > 50% de esplenomegalia maciça (> 10 cm do RCE) pelo exame físico ou falha no desaparecimento dos sintomas relacionados à esplenomegalia após três meses de uso de hidroxiureia ≥ 2 g/dia.
4 | Neutrófilos < 1.000/µL ou plaquetas < 100.000/µL ou Hb < 10 g/dL com menor dose de hidroxiureia necessária para atingir resposta clínico-hematológica completa ou parcial.
5 | Presença de úlceras em membros inferiores ou outra toxicidade não hematológica não aceitável relacionada à hidroxiureia, como manifestações mucocutâneas, sintomas no trato gastrintestinal (TGI), pneumonite ou febre com qualquer dose deste medicamento.

■ MIELOFIBROSE PRIMÁRIA

A mielofibrose primária (MP) caracteriza-se por hiperplasia de megacariócitos, que liberam fator de crescimento fibrogênico, com consequentes alterações reacionais intensas do estroma medular, fibrose colagênica, osteosclerose e angiogênese, além da esplenomegalia, reação leucoeritroblástica e citopenias com dacriócitos no SP. A doença tem duas fases bem caracterizadas: fase pré-fibrótica, inicial (MO hipercelular), que evolui até a quase substituição do tecido hematopoético por fibras reticulínicas, e a fase fibrótica.

EPIDEMIOLOGIA

A MP acomete pacientes na sexta década de vida, com incidência de cerca de 1 caso/100.000 habitantes por ano.

QUADRO CLÍNICO

Os pacientes queixam-se de fraqueza, cansaço, palpitação, claudicação intermitente e dispneia, devido à anemia; saciedade precoce, desconforto ou dor em hipocôndrio esquerdo, devido à esplenomegalia; perda de peso, sudorese noturna ou febre, devido à caquexia; e equimoses, petéquias, hemorragia em TGI, devido à trombocitopenia. Porém, 1/4 dos pacientes é assintomático, em que o diagnóstico é feito devido à esplenomegalia ou, mais raramente, como resultado de achados clínicos ou de exames subsidiários.

A evolução da doença da fase inicial (estágio pré-fibrótico com intensa proliferação celular) até a fase de esgotamento da MO (substituição por fibrose reticulínica) guarda relação com a sobrevida dos pacientes, que, em geral, é de 3 a 10 anos.

Entre as causas mais frequentes de óbito estão transformação leucêmica aguda (5 a 10% dos casos), infecções, sangramentos, fenômenos trombóticos, insuficiência cardíaca (IC), insuficiência hepática (IH), aparecimento de outra neoplasia, insuficiência respiratória (IRp), entre outras.

DIAGNÓSTICO

Exames

- **Hemograma:** habitualmente com anemia normocrômica e normocítica (Hb < 10 g/dL em 60% dos casos). Hemácias com evidente poiquilocitose, dacriócitos e eritroblastos circulantes. Leucopenia está presente em 25% dos casos, mas leucocitose pode ser encontrada em um terço dos pacientes. O diferencial de leucócitos pode apresentar desvio para formas mais jovens, até blastos, e podem ser observados granulócitos com anomalia de pseudo-Pelger-Huet no SP. No diagnóstico, os pacientes podem apresentar trombocitose ou trombocitopenia, algumas vezes com macrotrombócitos.
- **Mielograma:** frequentemente, o aspirado é seco devido à fibrose medular. Na fase pré-fibrótica, há hipercelularidade dos setores mieloides.
- **BMO:** define a doença, porque demonstra o grau de fibrose da MO. Na fase pré-fibrótica, há intensa hipercelularidade decorrente do aumento do número de neutrófilos. A eritropoese está reduzida. Os megacariócitos apresentam morfologia anormal com atipias celulares, alteração da segmentação cromatínica (monolobulação) e alterações de tamanho, com formas diminutas, coexistindo com células de grande tamanho. Há, ainda, a formação de agrupamentos de megacariócitos em topografia adjacente aos seios e às trabéculas ósseas. A fibrose reticulínica é mínima nesta fase. Na fase fibrótica, há fibrose reticulínica ou colagênica que, frequentemente, já podem ser visualizadas na coloração com hematoxilina/eosina (HE).
- **Cariótipo:** a amostra de MO para análise pode ser de difícil obtenção devido à fibrose da medula. Apresenta-se alterado em 60% dos casos, com del(13q), del(20q), trissomia parcial 1q, além de +8 e +9. É importante para diferenciar de leucemia mieloide crônica (LMC) (cromossomo Filadélfia) e de síndromes mielodisplásicas (SMDs) (alterações envolvendo 3q21q26 ou del(5q)). Casos que apresentam alterações envolvendo o cromossomo 5 ou 7 são relacionados ao uso prévio de agentes quimioterápicos para tratamento de doença mieloproliferativa.
- **Pesquisa da mutação BCR-ABL1:** para afastar LMC.

- **Pesquisa da mutação JAK2V617F, MPLW515L/K e CALR (calreticulina):** a mutação JAK2V617F tem sido detectada em cerca de 50% dos pacientes com MF, os quais apresentam leucometria elevada e neutrofilia em relação àqueles JAK2V617F negativos e menor necessidade transfusional (provavelmente a mutação protege de anemia severa), mas doença clinicamente mais agressiva representada por pior sobrevida. A JAK2V617F está presente de forma homozigota em 13% dos casos de MF, situação em que se associa a anomalias cromossômicas desfavoráveis. Mutações somáticas adicionais foram observadas em pacientes com MF e podem ter função na biogênese da doença. A mutação no gene da Calreticulina é observada em cerca de 30% dos casos, e ocorre no éxon 9, na forma de deleção ou inserção. Mutação no domínio transmembrana do receptor de trombopoetina (cMPL) foi observada em 9% dos pacientes JAK2V617F negativos (MPLW515L ou MPLW515K). Os pacientes com MF podem ser:
  a | JAK2 positiva /MPL negativa /CALR negativa;
  b | JAK2 negativa/MPL positiva /CALR negativa;
  c | JAK2 negativa/MPL negativa/CALR positiva;
  d | JAK2 negativa /MPL negativa /CALR negativa.

Pesquisa das mutações ASXL1, EZH1/2, SFSF2: quando o paciente é triplo negativo para as mutações JAK2, MPL e CALR, deve ser investigado para outras, como as aqui descritas, porque geralmente estão associadas e pior prognóstico. A maioria dos casos com essas mutações pertencem ao grupo intermediário 2 ou alto risco dos escores prognósticos a seguir discriminados. Entretanto, se forem baixo risco, ou intermediário 1, devem ser monitorados de perto.

Critérios diagnósticos

A revisão da classificação da OMS,[1] 2016, estabelece a presença de três critérios maiores e um menor para o diagnóstico de MF fase pré-fibrótica.
Critérios maiores:
1 | proliferação megacariocítica e atipia, sem fibrose > 1, acompanhada por hipercelularidadde de medula ajustada para a idade, geralmente com eritropoese diminuída;
2 | ausência de critérios da OMS para PV, TE, LMC BCR/ABL1+, SMD ou outra neoplasia;
3 | presença de mutação JAK2V617F, CALR ou MPL, ou na ausência dessas, outra mutação clonal ou ausência de fibrose reacional.
Critérios menores:
  a | anemia não atribuida à comorbidade;
  b | leucocitose≥11.000/μL;
  c | esplenomegalia palpável;
  d | desidrogenase láctica (DHL) elevado.

Para o diagnóstico da MF fibrótica há a necessidade da presença de três critérios maiores e um menor.
Maiores:
1 | proliferação megacariocítica e atipia, com fibrose reticulínica ou colagênica, graus 2 ou 3;
2 | ausência de critérios da OMS para PV, TE, LMC BCR/ABL1+, SMD ou outra neoplasia;
3 | presença de mutação JAK2V617F, CALR ou MPL, ou na ausência dessas, outra mutação clonal ou ausência de fibrose reacional.
Menores:
Presença de um dos seguintes confirmados em duas avaliações consecutivas:
  a | anemia não atribuida à comorbidade;
  b | leucocitose≥11.000/μL;
  c | esplenomegalia palpável;
  d | DHL elevada;
  e | leucoeritroblastose.

Para se estratificarem os pacientes em conformidade com o risco de evolução, foram desenvolvidos escores de prognóstico a seguir demonstrados:

VARIÁVEIS	IPSS	DIPSS	DIPSS PLUS
Idade<65 anos	+	+	+
Sintomas constitucionais	+	+	+
Hb < 10 g/dL	+	+	+
Leucócitos> 25.000/μL	+	+	+
Blastos SP≥1%	+	+	+
Necessidade transfusão de hemácias			+
Cariótipo desfavorável: +8,-7/7q-, -5/5q-,i17q, 12p-, t11q23			+
Escore	1 ponto cada	1 ponto cada Hb 2 pontos	A soma DIPSS Plus: (Int1= 1 pto; Int2= 2 ptos; Alto=3ptos) + 1pto para cada um dos seguintes: necessidade de transfusão, cariótip desfavorável e plaquetas <100.000/μL
Classificação	BR=0 Int1=1pto Int2=2 ptos Alto= 3 a 5ptos	BR=0 Int1=1 a 2 pts Int2=3 a 4 ptos Alto=5 a 6 ptos	BR=0 Int1=1 pto Int2= 2 a 3 ptos Alto=4 a 6 ptos

Diagnóstico diferencial

Deve ser feito com doenças mieloproliferativas crônicas, como LMC, TE e PV, afecções neoplásicas hematológicas com fibrose, como tricoleucemia, SMD com fibrose, SMD/mieloproliferativa, síndrome mieloproliferativa crônica inclassificável, leucemia megacariocítica aguda, leucemias agudas com componente de fibrose e outras neoplasias não hematológicas com metástase para a medula, cujo processo reacional envolve a proliferação de fibras reticulínicas. Além disso, são situações clínicas que evoluem secundariamente com algum grau de fibrose da MO: doenças infecciosas que cursam com reações granulomatosas, como tuberculose e histoplasmose; doenças inflamatórias, como lúpus eritematoso sistêmico (LES); quadros de hipertensão pulmonar; e aquelas relacionadas ao desequilíbrio de produção do paratormônio (PTH) (hiperparatiroidismo e hipoparatiroidismo).

TRATAMENTO

A conduta terapêutica dependerá dos diferentes aspectos da doença:
- **anemia:** o tratamento deve ser instituído quando Hb < 10g/dL. As medicações incluem eritropoetina (EPO) (20.000IU/semana), corticosteroide (0,5 a 1,0 mg/kg/dia), androgênios (por exemplo, testosterona 400 a 600 mg/semana), danazol (600 mg/dia), talidomida (50 mg/dia) e lenalidomida na presença de del(5)(q31); a resposta é considerada quando o paciente se torna independente de transfusão ou tem aumento de Hb sustentado de 2 g/dL; geralmente, pacientes com esplenomegalia volumosa e dependentes de transfusão não respondem à EPO.
- **esplenomegalia:** a medicação de escolha para tratamento da esplenomegalia sintomática é a hidroxiureia, também utilizada para controle da trombocitose e/ou leucocitose. Pacientes refratários à hidroxiureia podem receber cladribina via endovenosa (EV), melfalano, via oral (VO) e bussulfano VO. O interferon-alfa (IFN-α), em geral, é mal tolerado e tem eficácia limitada no tratamento da MF. Radioterapia esplênica (0,1 a 0,5 Gy divididas em 5 a 10 sessões) proporciona alívio sintomático do desconforto mecânico, entretanto por período transitório, com duração mediana de 3 a 6 meses. Esplenectomia é uma alternativa viável cujas indicações incluem hipertensão porta (HP) sintomática (p. ex.: ascite), esplenomegalia acentuada dolorosa ou associada à caquexia grave e refratária à terapia medicamentosa e anemia dependente de transfusão. São requisitos para a cirurgia: bom nível de desempenho e ausência clínica ou laboratorial de coagulação intravascular disseminada (CIVD).

O anti JAK1/2, ruxolitinibe, recém-aprovado para uso em MF de risco intermediário ou alto induz melhora dos sintomas por reduzir as citocinas proinflamatórias e redução da esplenomegalia e hepatomegalia. A medicação não pode ser interrompida abruptamente sob pena de aparecer síndrome de choque. A dose preconizada é de 15 mg, 2 vezes ao dia, se plaquetas entre 100.000 e 200.000 μL; 20 mg, duas vezes ao dia, se plaquetas > 200.000 μL; 5 mg, 2 vezes ao dia, se plaquetas entre 50.000 e 100.000 μL. Deve ser suspensa se plaquetas < 50.000 μL. Se não houver resposta em 6 meses (persistência de sintomas e redução do baço < 25%), deve-se retirar a medicação paulatinamente. Quando o ruxolinitbe não controla leucocitose e trombocitose, pode ser associado à hidroxiureia.

- **sintomas constitucionais:** relacionados com a produção aberrante de citocinas, geralmente respondem ao tratamento da esplenomegalia;
- **hematopoese extramedular não hepatoesplênica:** a coluna vertebral torácica é o local mais frequente; também pode ocorrer em linfonodos, pulmão, pleura, intestino delgado, peritônio, trato urogenital e coração. Quando sintomática, pode ser tratada com radioterapia (0,1 a 1 Gy divididas em 5 a 10 sessões);
- **transplante alogênico de MO:** única abordagem potencialmente curativa na MF, entretanto com elevadas taxas de mortalidade e morbidade relacionadas ao tratamento, tem sido reservado para pacientes de alto risco ou intermediário 2, com menos de 60 anos.

■ TROMBOCITEMIA ESSENCIAL

Caracteriza-se pelo elevado número de plaquetas com hiperplasia megacariocítica. A evolução terminal é para mielofibrose ou leucemia mieloide aguda (LMA). Esses pacientes têm sobrevida mediana por volta de 20 anos.

EPIDEMIOLOGIA

Incide preferencialmente na sexta década de vida, mas cerca de 20% dos casos são de pacientes com menos de 40 anos.

QUADRO CLÍNICO

Cefaleia, síncope, dor torácica atípica, distúrbios visuais, livedo reticular e eritromelalgia (queimação de mãos ou pés associada a rubor e calor) são observados em cerca de 40% dos casos. Um terço a um quarto dos pacientes são sintomáticos ao diagnóstico, e 25 a 48% apresentam algum grau de esplenomegalia. Cerca de 18% dos casos apresentam fenômenos trombóticos, em especial aqueles com mais de 60 anos.

ATENÇÃO!

O controle inadequado da TE, com persistência da trombocitose, implica aumento do risco de complicações trombóticas. Os fenômenos hemorrágicos estão presentes em cerca de um quarto dos pacientes desde o diagnóstico.

DIAGNÓSTICO

Exames

- **Hemograma:** pode haver anemia leve, embora a maioria dos pacientes tenham Hb normal. Leucocitose com mais de 20.000/μL está presente em 35 a 72% dos pacientes. As plaquetas estão acima de 450.000/μL por definição da OMS e pode haver fragmentos de megacariócitos no SP.
- **Mielograma:** hipercelular com aumento característico da série megacariocítica, mas pode haver hipercelularidade nas séries granulocítica e eritrocitária. Os megacariócitos tendem a formar agrupamentos.
- **Cariótipo:** importante para o diagnóstico diferencial com LMC (cromossomo Filadélfia). A taxa de detecção de alterações ao cariótipo é de cerca de 5%, e as mais frequentemente encontradas são +8 ou +9 e deleções 13q ou 20q.
- **Pesquisa da mutação BCR-ABL1:** para afastar LMC.
- **BMO:** para avaliar a quantidade e a disposição do tecido hematopoético e afastar a fibrose que sugere o diagnóstico de mielofibrose. A característica marcante é a proliferação de megacariócitos gigantes dispostos em agrupamentos. O núcleo dos megacariócitos é intensamente lobulado, e o citoplasma, abundante.
- **Pesquisa da mutação JAK2V617F, MPLW515L/K e CALR:** pesquisa dessas mutações pode ser realizada em amostra de SP; JAK2V617F tem sido detectada em cerca de 50% dos pacientes com TE. Quando JAK2V617F negativa, pesquisa-se a mutação no gene da Calreticulina que é observada em cerca de 30% dos casos, e ocorre no éxon 9, na forma de deleção ou inserção. Em < 10% dos casos restantes, pode haver a mutação MPL.

Critérios diagnósticos

Pela revisão da classificação da OMS,[1] 2016, há necessidade da presença dos quatro critérios maiores, ou dos três primeiros maiores e um menor para estabelecimento do diagnóstico de TE:

Critérios maiores:

1 | Plaquetometria ≥ 450.000/μL.
2 | BMO mostrando proliferação, sobretudo da linhagem megacariocítica com megacariócitos maduros aumentados em número e tamanho. Ausência de aumento significativo ou desvio à esquerda de granulopoese neutrofílica ou eritropoese; fibrose grau 1 apenas.
3 | Ausência de critérios OMS para PV, MF, LMC BCR/ABL1+, SMDs [ausência de del(5q), t(3;3)(q21;q26), inv(3)(q21;q26)] ou outra neoplasia mieloide.
4 | Presença da mutação JAKV617F, CALR ou MPL.

Critério menor:
a | Presença de marcador clonal ou ausência de evidencia de trombocitose reacional.

Os critérios para o diagnóstico de mielofibrose pós-trombocitêmica são:
a | diagnóstico prévio documentado de TE, conforme os critérios OMS;
b | fibrose medular graus 2 a 3 (na escala de 0 a 3) ou 3 a 4 (na escala de 0 a 4); associados a dois outros entre os seguintes critérios:
1 | anemia ou diminuição em > 2 g/dL da Hb basal;
2 | leucoeritroblastose em esfregaço de SP;
3 | aumento da esplenomegalia definida tanto como aumento do baço palpável para além de 5 cm do RCE como aparecimento de baço palpável;
4 | DHL aumentada;
5 | aparecimento de mais de um dos seguintes sintomas constitucionais: perda de > 10% do peso nos últimos seis meses; sudorese noturna, febre sem causa aparente.

Diagnóstico diferencial

Deve-se afastar a causa secundária de trombocitose, como ferropenia, outras NMP, SMD, infecções, inflamações e outras neoplasias. Os estoques de ferro podem ser avaliados por meio da dosagem de ferritina sérica associada à saturação de transferrina ou visualizados no mielograma, após coloração para ferro, que devem estar normais. Para quadro reacional, provas inflamatórias (velocidade de hemossedimentação [VHS], proteína C-reativa) podem ajudar.

Escore de prognóstico

O sistema de escore prognóstico internacional para TE (IPSET) foi validado para prever sobrevida mediana e ocorrência de trombose. Os critérios são: leucócitos ≥11.000/μL (1 ponto), idade 60 anos (2 pontos) e história de trombose (1 ponto); para baixo risco (0 pontos e longa sobrevida); risco intermediário (1-2 pontos, 24,5 anos de sobrevida) e alto risco (3-4 pontos, 13,8 anos de sobrevida).

Tratamento

Todos os pacientes com TE, exceto os de baixo risco cardiovascular (hipertensos, diabéticos, tabagistas, hipercolesterolêmicos ou obesos), devem ser tratados com ácido acetilsalicílico (AAS), em baixa dose, mas a medicação deverá ser suspensa em caso de sangramento maior ou em raros casos de alergia ou intolerância. Todos os pacientes devem ser orientados com relação aos fatores de risco cardiovascular e cessação de tabagismo. Citorredução é indicada para pacientes de alto risco (idade > 60 anos ou história prévia de trombose). Como plaquetas > 1.500.000/μL representa fator de risco para sangramento, neste nível de trombocitose deve-se considerar terapia citorredutora com hidroxiureia (hidroxicarbamida). Medicações não leucemogênicas, como anagrelide (terapia de segunda linha) ou interferon (IFN) (pacientes com contraindicação à anagrelide), estão indicadas para os pacientes resistentes ou intolerantes à hidroxicarbamida.

Pacientes de baixo risco devem receber terapia citorredutora assim que passarem para a categoria de alto risco devido ao aumento da idade (> 60 anos) ou quando plaquetas > 1.500.000/μL. O tratamento com hidroxiureia precisa ser alterado em caso de intolerância ou resistência. Citorredução também deve ser considerada nos casos de mieloproliferação progressiva (isto é, aumento de esplenomegalia) ou sintomas sistêmicos descontrolados. IFN também é uma opção para os casos de alto risco. Pacientes refratários e com sintomatologia podem beneficiar-se de ruxolitinibe.

Definição de resposta clínico-hematológica

- **Resposta completa:** plaquetas ≤ 400.000/μL e ausência de sintomas relacionados à doença (incluindo distúrbios microvasculares, prurido e cefaleia) e baço de tamanho normal em exame de imagem e leucócitos ≤ 10.000/μL.
- **Resposta parcial:** pacientes que não preencheram critérios de resposta completa – plaquetas ≤ 600.000/μL ou queda da plaquetometria em > 50%.
- **Sem resposta:** qualquer resposta que não satisfaça a resposta parcial.

Definição de resistência/intolerância à hidroxiureia em pacientes com TE

1 | Plaquetas > 600.000/μL após três meses de uso de hidroxiureia ≥ 2 g/dia (ou 2,5 g/dia para pacientes com peso > 80 kg).
2 | Plaquetas > 400.000/μL e leucócitos > 2.500/μL com qualquer dose de hidroxiureia.
3 | Plaquetas > 400.000/μL e Hb < 10 g/dL com qualquer dose de hidroxiureia.
4 | Presença de úlceras em MMII ou outra manifestação mucocutânea com qualquer dose de hidroxiureia.
5 | Febre relacionada à hidroxiureia.

■ LEUCEMIA NEUTROFÍLICA CRÔNICA

A LNC é entidade rara, mas que deve ser diferenciada da LMC e da LMC atípica. Os critérios para diagnóstico são: leucócitos ≥ 25.000/μL no SP; segmentados mais bastões > 80% dos neutrófilos; precursores de neutrófilos <10%; mieloblastos raramente observados; monócitos <1.000/μL; ausência de disgranulopoese. MO hipercelular, ausência de critérios para LMC *BCR-ABL1*, SMD, PV, TE ou MF; ausência de rearranjo PDGFRA, PDGFRB, FGFR1, ou PCM1-JAK2, presença da mutação CSF3RT618I ou outra similar; na ausência de CSF3R, neutrofilia persistente por pelo menos 3 meses, esplenomegalia e ausência de causa para neutrofilia e ausência de neutrofilia reacional, incluindo ausência de neoplasia de plasmócitos, e se presente, demonstração da clonalidade das células mieloides.

■ LEUCEMIA EOSINOFÍLICA CRÔNICA NÃO ESPECIFICADA

A LEC-NE caracteriza-se pela proliferação autônoma de precursores eosinofílicos, resultando em mieloproliferação persistente na MO, no SP e nos tecidos. A lesão orgânica ocorre como resposta da infiltração leucêmica ou da liberação de citocinas, enzimas ou outras proteínas pelos eosinófilos. Nessa categoria, estão excluídos os pacientes com LMC *BCR/ABL1+* e os portadores dos rearranjos PDGFRα, PDGFRβ ou FGFR1.

EPIDEMIOLOGIA

A LEC é mais comum em homens (9 homens/1 mulher) com pico entre 20 e 50 anos. Raros casos foram observados em lactentes e crianças.

QUADRO CLÍNICO

Cerca de 10% dos pacientes são assintomáticos e diagnosticados ao acaso. Nos demais, sintomas como febre, fadiga, tosse, angioedema, dores musculares, prurido e diarreia são frequentes. Anemia, trombocitopenia, ulceração de mucosas, fibrose endomiocárdica e esplenomegalia também são comuns. O achado clínico mais importante se relaciona à endomiocardiofibrose com cardiomegalia restritiva, que é irreversível. A doença cardíaca desencadeada pela infiltração de eosinófilos no endocárdio tem um estágio necrótico inicial, com duração média de cinco semanas. Nessa fase, a doença não é reconhecida clinicamente e, em geral, passa despercebida na ecocardiografia e na angiografia porque ainda não ocorreu espessamento ventricular. Por vezes, apenas a biópsia endomiocárdica do ventrículo direito (VD) permite o diagnóstico nessa fase. Segue-se um segundo estágio, o trombótico, com duração média de 10 meses, com formação de trombomural com potencial embolização para o cérebro. Por fim, o terceiro estágio, fibrótico tardio, após dois anos, com endomiocardiofibrose, que resulta em regurgitação mitral e/ou tricúspide, no qual a substituição valvar pode ser necessária. A clínica de dispneia, dor torácica, insuficiência cardíaca congestiva (ICC) e cardiomegalia é evidente, bem como a inversão da onda T no ECG. Neuropatia periférica, disfunção do sistema nervoso central (SNC) e sintomas pulmonares também podem estar presentes.

DIAGNÓSTICO

Critérios diagnósticos

1 | Eosinófilos ≥ 1.500/μL no SP.
2 | Ausência do cromossomo Filadélfia, BCR/ABL1+ ou outras NMP (PV, MF e TE) e SMD/mieloproliferativa.
3 | Ausência de t(5;12)(q31-35;p13) ou outro rearranjo PDGFRβ.
4 | Ausência de rearranjo FIP1L1/PDGFRα ou outros PDGFRα.
5 | Ausência de rearranjo FGFR1.
6 | A contagem de blastos no SP e na MO é < 20% e não há inv(16)(p13;q22) ou t(16;16))(p13;q22) ou outra característica diagnóstica de LMA.
7 | Há anormalidade clonal citogenética ou molecular ou blastos > 2% no SP ou > 5% na MO.

Exames

- **Hemograma:** eosinofilia > 1.500/μL sustentada com elementos maduros e menos de 20% de blastos.
- **Mielograma e BMO:** medula hipercelular devido à proliferação eosinofílica; eritropoiese e megacariocitopoiese são geralmente normais; em alguns casos, fibrose.
- **Cariótipo:** realizado sistematicamente em amostra de MO, pois permite a detecção de alterações clonais da doença ou outras anomalias que direcionam para o diagnóstico, como a presença de cromossomo Filadélfia, que indica LMC; t(5;12), direcionando para leucemia mielomonocítica crônica (LMMC) com eosinofilia etc.
- **Hibridação *in situ* por fluorescência (FISH) e/ou reação da transcriptase reversa, seguida de reação em cadeia da polimerase (RT-PCR):** permitem a detecção dos rearranjos FIP1L1/PDGFRα, PDGFRβ e FGFR1, que referem esses casos para outros subtipos.

Diagnóstico diferencial

O aumento significativo (> 5%) e duradouro dos eosinófilos em circulação geralmente se deve a doenças parasitárias (eosinofilia severa), alérgicas (eosinofilia leve à moderada) e inflamatórias ou a situações mais raras, clonais ou idiopáticas, que cursam com danos severos aos tecidos em consequência da infiltração eosinofílica. Deve-se distinguir a LEC-NE de outras doenças clonais hematopoéticas nas quais a eosinofilia faz parte do clone neoplásico, como LMC, PV, TE, MF, SMD, leucemia mieloide aguda (LMA) (mielomonocítica com inv(16) ou rearranjo CBFβ/MYH11 e com maturação com t(8;21) ou rearranjo RUNX1-RUNX1T1). A LEC-NE também dever ser diferenciada das proliferações mieloides e linfoides com eosinofilia com FIP1L1/PDGFRα, PDGFRβ e FGFR1, bem como das situações que cursam com população clonal de célula T com fenótipo aberrante e produção anormal de citocinas ou o fator estimulante de colônias para granulócitos (G-CSF).

TRATAMENTO

Inclui corticosteroide, hidroxiureia e IFN-α. Base da terapia, o corticosteroide (prednisona 1 mg/kg) é eficaz na rápida redução da eosinofilia. Com controle dos sintomas e redução na contagem de eosinófilos < 1.500/μL, a dose de corticosteroide pode ser reduzida. O recrudescimento dos sintomas, dos sinais de lesões de órgãos e/ou aumento significativo da contagem de eosinófilos com dose de prednisona > 10 mg por dia é indicação para a adição de outros agentes. Hidroxiureia é agente de primeira linha eficaz que pode ser utilizado em associação ao corticosteroide ou em pacientes corticorrefratários. A dose inicial de hidroxiureia é de 500 a 1.000 mg/dia.

O IFN-α pode produzir remissão hematológica e citogenética em pacientes refratários às terapias que incluem prednisona e/ou hidroxiureia ou, ainda, ser utilizado em associação aos corticosteroides como um agente poupador de esteroides para os indivíduos que necessitam de doses mais elevadas de prednisona. Alguns têm defendido seu uso como terapia inicial. A dose inicial para controle do número de eosinófilos geralmente excede as doses necessárias para manter a remissão. O início da terapia em 1.000.000 UI, via SC, três vezes por semana, com aumento gradual para 3 a 4 milhões UI, três vezes por semana, ou superior, pode ser necessário para controlar a hipereosinofilia em alguns pacientes. Remissão tem sido associada à melhora dos sintomas clínicos e lesões de órgãos, incluindo hepatoesplenomegalia, infiltração cardíaca, complicações tromboembólicas, úlceras mucosas e envolvimento da pele. Benefício hematológico também foi observado com agentes de segunda e terceira linhas, que incluem vincristina, ciclofosfamida e etoposídeo.

REVISÃO

- Neoplasias mieloproliferativas cromossomo Filadélfia-negativo (NMP) são doenças clonais com aumento da proliferação de uma ou mais das séries mieloides (granulocítica, eritrocítica, megacariocítica ou mastocítica) com maturação eficaz.
- Para seu diagnóstico, são realizados os seguintes exames: hemograma, mielograma, cariótipo de medula óssea, biópsia de medula óssea. Além deles, na policitemia vera (PV): pesquisa da mutação JAK2V617F, pesquisa de mutação no éxon 12 e dosagem de eritropoetina sérica. Na mielofibrose (MF) e trombocitopenia essencial (TE): pesquisa da mutação JAK2V617F, CALR e MPL515L/K. Na leucemia eosinofílica crônica (LEC): FISH e/ou RT-PCR para a detecção do rearranjo FIP1L1/PDGFRα, PDGFRβ e FGFR1.
- A PV se dá pelo aumento da massa eritrocitária, dividindo-se nas fases prodrômica ou pré-policitêmica, pletórica e tardia. Seu diagnóstico é estabelecido por critérios da OMS e é tratada com flebotomia, ácido acetilsalicílico e inibidor JAK1/2.
- A MF se trata de hiperplasia de megacariócitos com alterações reacionais do estroma medular, fibrose colagênica, osteosclerose e angiogênese, com duas fases: a pré-fibrótica (MO hipercelular); e a fibrótica. Seu diagnóstico é estabelecido por critérios da OMS, e seu tratamento depende dos aspectos que apresenta, mas o TMO alogênico é a única abordagem potencialmente curativa.
- A TE é a elevação do número de plaquetas com hiperplasia megacariocítica, de evolução terminal para mielofibrose ou leucemia mieloide aguda (LMA). O diagnóstico também é estabelecido por critérios da OMS. O tratamento se dá com ácido acetilsalicílico (alterações microvasculares) e citorredução em pacientes de alto risco ou quando há mieloproliferação progressiva ou sintomas sistêmicos.
- Na LEC-NE, há proliferação de precursores eosinofílicos. Seu diagnóstico é estabelecido por critérios da OMS, e o tratamento inclui corticosteroide, hidroxiureia e IFN-α.

REFERÊNCIA

1. Arber DA, Orazi A, Hasserjian R, Thiele J, Borowitz MJ, Le Beau MM, et al. The 2016 revision to the World Health Organization classification of myeloid neoplasms and acute leukemia. Blood. 2016;127(20):2391-405.
2. Landolfi R, Marchioli R. European Collaboration on Low-dose Aspirin in Polycythemia vera (ECLAP): a randomized trial. Semin Thromb Hemost. 1997;23(5):473-8.

LEITURAS SUGERIDAS

Barbui T, Barosi G, Birgegard G, Cervantes F, Finazzi G, Griesshammer M, et al. Philadelphia-negative classical myeloproliferative neoplasms: critical concepts and management recommendations from European LeukemiaNet. J Clin Oncol. 2011;29(6):761-70.

Gotlib J. World Health Organization-defined eosinophilic disorders: 2012 update on diagnosis, risk stratification, and management. Am J Hematol. 2012;87(9):903-14.

Swerdlow SH, Campo E, Harris NL, Jaffe ES, Pileri SA, Stein H, et al. WHO classification of tumours of haematopoietic and lymphoid tissues. 4th ed. Lyon: IARC; 2008.

393.4 SÍNDROMES MIELODISPLÁSICAS

- MARIA DE LOURDES CHAUFFAILLE
- LUÍS ARTHUR FLORES PELLOSO

As síndromes mielodisplásicas (SMD) constituem um conjunto de doenças caracterizadas por proliferação clonal das células da medula óssea (MO) acompanhada de pancitopenia em virtude de defeitos de maturação. Pode haver citopenia isolada que, por vezes, evolui da fase pré-leucêmica para a franca leucemia (40%). Alguns pacientes vão a óbito por falência medular (30%) ou outras causas (30%). A maturação defeituosa com proliferação aumentada de células precursoras da MO (hematopoese ineficaz) é desencadeada por múltiplos eventos oncogênicos, que se iniciam em mutação somática em célula progenitora pluripotente com vantagem proliferativa. Lesão genética e epigenética contribuem para a patogênese. Há, também, envelhecimento celular precoce, aumento da apoptose nas fases iniciais e capacidade limitada de autorrenovação das células precursoras, além de resposta inadequada a estímulos de fatores de crescimento, transcrição anormal de RNAm, desregulação de expressão de genes e função ribossômica alterada.

EPIDEMIOLOGIA

A etiologia é desconhecida, mas têm sido observadas em indivíduos expostos a agentes físicos e químicos. A incidência nos Estados Unidos é de 1/100.000 pessoas/ano, porém, em pacientes acima de 70 anos, é maior do que 20 casos por 100.000 habitantes/ano, sendo, portanto comum na faixa etária acima de 50 anos. A incidência e a prevalência das SMD têm aumentado, principalmente em virtude do envelhecimento da população mundial, além do maior índice de cura dos tumores sólidos tratados com esquemas combinados de quimio e radioterapia, situação na qual aparecem as SMD secundárias. Nestas, a idade dos pacientes é variável.

QUADRO CLÍNICO

Os pacientes apresentam-se desde assintomáticos (cuja hipótese é feita pelos achados laboratoriais) até com queixas de fraqueza, cansaço e adinamia, pela anemia; febre e infecções de repetição, pela granulocitopenia e/ou sangramento mucoso, epistaxe, gengivorragia e petéquias, pela trombocitopenia.

> **ATENÇÃO!**
>
> É possível suspeitar de SMD diante de citopenia inexplicável e persistente.

DIAGNÓSTICO

EXAMES DIAGNÓSTICOS

- **Hemograma com reticulócitos**: cerca de 80% dos pacientes apresentam anemia macrocítica e 50%, granulocitopenia e plaquetopenia variável. A análise citomorfológica cuidadosa é necessária e pode haver hemácias macrocíticas, ovalócitos, acantócitos, eliptócitos, dacriócitos, ponteado basófilo e Howell Jolly, entre outras alterações. Os granulócitos podem apresentar hipogranulação, alterações de segmentação nuclear, hipo (pseudo Pelger-Huët) ou hipersegmentação, formas em "rosca ou anel", presença de bastões de Auer em alguns blastos e alterações na forma, no tamanho ou na granulação das plaquetas.
- **Mielograma**: a MO apresenta como característica principal a hipercelularidade com dispoese de um ou todos os setores, ainda que, raramente, normo ou hipocelular. As alterações displásicas incluem, na série eritroide, dissociação maturativa nucleocitoplasmática, sideroblastos em anel (coloração de Perls), eritropoese megaloblástica, irregularidade nuclear, pontes internucleares, cariorrexe, vacuolização citpoplasmática, multiplicidade nuclear; e, na mieloide, além daquelas observadas no sangue periférico (SP), monocitose e possível aumento do número de blastos. Alterações de megacariopoese também são comuns, podendo haver megacariócitos uni, bi ou multilobulados e micromegacariócitos.
- **Biópsia de MO**: fornece informações quanto à celularidade, ao estroma, ao grau de fibrose (impregnação pela prata de Gömöri), à distribuição geográfica de células precursoras e às colorações imuno-histoquímicas (CD34, células T e B).
- **Cariótipo**: feito em amostra de MO, ao diagnóstico, pode demonstrar anomalias cromossômicas clonais em cerca da metade dos pacientes e em até 80% das SMD secundárias, sendo mais frequentes as deleções (5q-, 7q-, 20q-), as monossomias (-5, -7, -9) e a trissomia 8. Caso o cariótipo se apresente normal, deve ser repetido sequencialmente, já que alterações podem surgir evolutivamente. Da mesma forma, aqueles pacientes que têm alterações citogenéticas precisam ser monitorados periodicamente para a detecção de evolução clonal (a Tabela 393.3 lista as alterações e a frequência).
- **FISH**: quando o cariótipo resulta não informativo, pode ser feita a hibridação *in situ* por fluorescência (FISH) nas interfases, para pesquisar as anomalias citogenéticas mais frequentes em SMD: -5/5q-, -7/7q-; +8, 11q, 20q- e -Y.
- **Imunofenotipagem (IMF)**: pode contribuir na identificação de displasia e na quantificação de células anômalas, para afastar diagnóstico de hemoglobinúria paroxística noturna e linfoma de grande célula granular.
- **Testes moleculares**: diversas mutações somáticas são descritas em mais de 2/3 dos casos de SMD e conferem valor prognóstico. Destacam-se: mutação SF3B1 nos subtipos com sideroblastos em anel; FLT3, família de gene RAS (N, H, K), NPM1, AML1, KIT, P53 (17p), EVI1c [t(3q26)], 11q23(MLL) e TET2 (4q24), além de ASXL1, IDH1/2, EZH1, SRSF2, DNMT3A, U2AF1, ZRSR2, STAG2 e CBL, entre outros.

DIAGNÓSTICO E TRATAMENTO

TABELA 393.3 ■ Aberrações cromossômicas não equilibradas

ALTERAÇÃO	SMD (%)	SMD-T (%)
+8	10	
-7/7q-	10	50
-5/5q-	10	40
del20q	5-8	
-Y	5	
i(17q)	5	
-13/13q-	3	
11q-	3	
12p-/t12p	3	
9p-	1-2	
idic(X)(q13)	1-2	

- **Testes adjutórios**: Coombs direto e indireto, ferritina, ferro sérico, saturação de transferrina, dosagem de vitamina B12, folato, eritropoetina, antígeno leucocitário humano (HLA) DR 15 e, eventualmente, triptase.
- **Exames gerais**: perfil bioquímico, eletrólitos, creatinina (Cr), desidrogenase láctica (DHL), enzimas hepáticas, albumina, imunoglobulinas, fibrinogênio, proteína C-reativa, sorologias para HIV, HBV e HCV.

Classificação das SMD de acordo com a revisão da OMS[1]

A classificação das SMD vem sofrendo modificações desde a primeira classificação do grupo cooperativo FAB (franco-americano-britânico), na década de 1970-1980, até a última revisão da OMS[1], em 2016, conforme o conhecimento avançou da morfologia e citogenética para as mutações moleculares. Possivelmente, com o melhor entendimento dos fenômenos subjacentes, novas adaptações virão. O Quadro 393.9 mostra os subtipos e suas características.

Como os achados displásicos não são exclusivos de SMD, outras causas devem ser excluídas. Nesse contexto, precisam ser afastadas as carências de ácido fólico, vitamina B12, ferro, piridoxina e cobre; disfunção tiroidiana, renal, hepática, doenças autoimunes, infecciosas (hepatite, citomegalovírus [CMV] etc.), neoplasias, hemoglobinúria paroxística noturna, HIV, etilismo e uso de medicamentos, entre outras causas secundárias.

> **ATENÇÃO!**
>
> Deve-se lembrar de que os sideroblastos em anel podem aparecer por intoxicação por chumbo, etilismo, deficiência de piridoxina, deficiência de cobre, hipotermia e uso de medicamentos como isoniazida, pirazinamida, cloranfenicol, d-penicilamina e progesterona.

■ PROGNÓSTICO

O prognóstico das SMD é muito variável, desde expectativa de vida quase normal a poucos meses de sobrevida. Assim, vários escores de prognóstico tentam identificar a estimativa de sobrevida e o risco de transformação em leucemia, levando em conta, entre outros critérios, idade, sexo, subtipo, porcentagem de blastos na MO, número de citopenias, alterações citogenéticas, e dependência transfusional. Amplamente usados, são IPSS, IPSS-R e WPSS, que, associando os critérios do IPSS com a classificação da OMS, é dinâmico, ou seja, vai ajustando o prognóstico com o evoluir da doença (Tabelas 393.4, 393.5 e 393.6).[2-4] Porém, tais sistemas não levam em conta todas as mutações gênicas recentemente descritas, e espera-se que, no futuro, novos escores de prognóstico venham a contemplá-las.

QUADRO 393.9 ■ Subtipos da SMD confome a classificação da OMS

SUBTIPO	LINHAGENS DISPLÁSICAS	CITOPENIAS	SIDEROBLASTOS EM ANEL (SA) COMO % DOS ERITROBLASTOS	BLASTOS SP	BLASTOS MO
SMD com displasia unilinhagem	1	1 ou 2	<15%/ <5%	<1%	<5%
SMD com displasia multilinhagem	2 ou 3	1-3	<15%/ <5%	<1%	<5%
SMD COM SIDEROBLASTO EM ANEL					
• Com displasia unilinhagem	1	1 ou 2	≥15%/ ≥5%	<1%	<5%
• Com displasia multilinhagem	2 ou 3	1-3	≥15%/ ≥5%	<1%	<5%
SMD com 5q-	1 a 3	1 a 2	Nenhum	<1%	<5%
SMD COM EXCESSO DE BLASTOS					
• EB1	0-3	1-3	Nenhum ou qualquer	2-4	5-9
• EB2	0-3	1-3	Nenhum ou qualquer	5-19	10-19
SMD inclassificavel	1-3	1-3	Nenhum ou qualquer	1%	<5%
Com displasia unilinhagem	1	3	Nenhum ou qualquer	<1%	<5%
Baseada na citogenética	0	1-3	Nenhum ou qualquer	1%	<5%

Fonte: Arber e colaboradores.[1] DIAGNÓSTICO DIFERENCIAL

TABELA 393.4 ■ Escore prognóstico WPSS

VÁRIAVEL	0	1	2	3
Categoria OMS	AR, ARSA 5q-	CRDM CRDM-SA	AREB1	AREB2
Necessidade de transfusão*	Bom nl, -Y, del(5q), del(20q)	Intermediário ≥ 3 anls ou alts 7	Desfavorável ≥ outras anls	–
Cariótipo	Não	Regular	–	–

*1 transfusão a cada oito semanas em quatro meses. Escores: muito baixo risco = 0; baixo risco = 1; intermediário = 2; alto = 3 a 4; muito alto = 5 a 6.
Fonte: Malcovati e colaboradores.[2]

■ TRATAMENTO

Doença heterogênea, alguns subtipos da SMD apresentam sobrevida menor do que 10 anos e outras necessitam apenas de tratamento de suporte.

Com exceção do transplante de células-tronco hematopoéticas (TCTH) alogênico, a SMD não pode ser curada com os tratamentos disponíveis, porém pode ser tratada em todos os subgrupos. O objetivo principal do tratamento é o controle de sintomas e a melhora de qualidade de vida e está indicado imediatamente para as seguintes complicações relacionadas à doença:
- anemia sintomática;
- trombocitopenia sintomática;
- infecções recorrentes em vigência de neutropenia.

A avaliação inicial de paciente com SMD pré-tratamento consiste em:
- execução dos exames diagnósticos supracitados;
- aplicação de escalas de nível de desempenho ECOG e Karnofsky;
- aplicação da escala do índice de prognóstico internacional (International Prognostic Scoring System – IPSS)[3] (Tabela 393.5) e a IPSS revisada (IPSS-R)[4] (Tabela 393.6).

TABELA 393.5 ■ Escala do índice de prognóstico internacional (IPSS)

VARIÁVEL	ESCORE				
	0	0,5	1,0	1,5	2,0
Porcentagem de blastos medula óssea	< 5	5-10	–	11-20	21-30
Cariótipo*	Bom	Intermediário	Ruim	–	–
Citopenias**	0/1	2/3	–	–	–

GRUPOS DE RISCO	ESCORE IPSS
Baixo	0
Intermediário-1	0,5-1,0
Intermediário-2	1,5-2,0
Alto	2,5-3,5

*Definição de cariótipo: bom – normal; -Y; del (5q); del (20q); ruim – complexo (≥ 3 anormalidades); cromossomo 7 anormal; intermediário – todos os outros.
**Definição de citopenias: hemoglobina < 10 g/dL; neutrófilos < 1.800/μL; plaquetas < 100.000/μL.
Fonte: Greenberg e colaboradores.[3]

TABELA 393.6 ■ Escala de escore prognóstico internacional revisada (IPSS-R)

VARIÁVEL	ESCORE						
	0	0,5	1,0	1,5	2,0	3,0	4,0
Citogenética*	Muito boa		Boa		Intermediário	Ruim	Muito ruim
Porcentagem de blastos na medula óssea	≤ 2		> 2 a < 5		5-10	> 10	
Hemoglobina (g/dL)	≥ 10		8 a < 10	< 8			
Plaquetas (células/μL)	≥ 100	50-100	< 50				
Contagem absoluta de neutrófilos (células/μL)	≥ 0,8	<0,8					

GRUPO DE RISCO	ESCORE IPSS-R	SOBREVIDA MEDIANA (ANOS)	TEMPO MÉDIO PARA EVOLUÇÃO LMA (ANOS)
Muito baixo	≤ 1,5	8,8	> 14,5
Baixo	> 1,5-3,0	5,3	10,8
Intermediário	> 3-4,5	3,0	3,2
Alto	> 4,5-6	1,6	1,4
Muito alto	> 6	0,8	0,7

*Definições citogenéticas: muito boa = -Y, del(11q); boa = normal, del(5q), del(12p), del(20q), del(5q); intermediária = del(7q), +8, +19, i(17q), quaisquer outras anormalidades clonais independentes ou em conjunto; ruim = -7, inv(3)/t(3q)/del(3q), -7/del(7q), complexo: 3 anormalidades; muito ruim = complexo: > 3 anormalidades.
Fonte: Greenberg e colaboradores.[4]

DIAGNÓSTICO E TRATAMENTO

Não há ainda consenso sobre o melhor tratamento para SMD, porém, para os casos classificados como de prognóstico favorável que raramente se transformam em leucemia aguda, têm sido reservadas opções que promovam estímulo à eritropoese. Para os demais, com alto risco de transformação, o racional seria o uso de medicamentos que retardem a evolução ou a revertam. Portanto, a seleção dos pacientes com base nos escores de risco e na apresentação da doença é fundamental.

O tratamento das SMD está moldado à categoria da doença, conforme demonstrado a seguir.

1 | Grupo de baixo risco:
- terapia de suporte: transfusões de concentrado de hemácias e de plaquetas para correção de anemia e trombocitopenia sintomáticas; antibióticos para tratamento de infecções; uso profilático de antibióticos não é recomendável porque pode produzir pressão de seleção de bactérias multirresistentes;
- terapias de baixa intensidade: incluem fatores de crescimento, agentes hipometilantes de DNA, imunossupressão e talidomida. Esses tratamentos podem ser feitos ambulatorialmente e proporcionar melhora na qualidade de vida, embora não sejam curativos (Quadros 393.9 e 393.10).

2 | Grupo de alto risco:
- terapias de alta intensidade (agressivas): incluem quimioterapia combinada e TCTH. O tratamento de alta intensidade está reservado para pacientes com escores 2 ou mais elevados da escala IPSS, cujo procedimento mais racional reside no fato de expor pacientes de prognóstico pior a terapias mais agressivas (Quadros 393.10 e 393.11).
- Pacientes com escore baixo (≤ 1.5) na IPSS e na escala IPSS-R (> 1.5 a 3) recebem tratamento de suporte, agentes hipometilantes ou terapia imunossupressora. A mesma abordagem é feita para os grupos baixo ou intermediário 1 na IPSS (0 e 0,5 a 1,0, respectivamente).
- Pacientes com escores altos (> 4.5 a 6) ou muito alto (> 6) na escala IPSS-R com bom nível de desempenho recebem terapia de alta dose e transplante alogênico na tentativa de alterar o curso da doença. A mesma abordagem é reservada para pacientes no grupo intermediário 2 (1,5 a 2,0) ou alto (2,5 a 3,5) na escala IPSS.

QUADRO 393.10 ■ Medidas de tratamento para suporte

Pacientes recém-diagnosticados e com anemia macrocítica	Tratamento com ácido fólico (5 mg/dia/3 meses), vitamina B_{12} (uma única ampola com 5.000 µg) e piridoxina (300 mg, 3 x/dia por três meses) na tentativa de afastar possível anemia carencial
Transfusão de hemocomponentes	A hemoglobina deve ser mantida em torno de 10 g/dL em indivíduos sintomáticos. Alguns pacientes acabam desenvolvendo sobrecarga de ferro ou já a apresentam desde o início, e, se estiverem dentro do grupo com sobrevida maior (IPSS baixo ou intermediário I) e com menos de 70 anos, há necessidade de quelação do ferro (desferroxiamina, 500 mg-2 g, via subcutânea, por 9 a 12 horas/dia por meio de bomba de infusão/5 dias/semana)
Fatores de crescimento	Eritropoetina: o fator de crescimento eritropoético é estimulante da eritropoese normal e seu uso também não se tem demonstrado eficaz em todos os casos, variando a resposta de 0 a 63%, a maioria na faixa de 20 a 30%. Iniciar a terapia com EPO com 150 U/kg, 3 vezes/semana, ascendendo a 300 U/kg, 3 vezes/semana se não houver resposta alguma após as quatro primeiras semanas. A resposta eritroide desejada é esperada para a quarta semana de terapia e, geralmente, nas oito primeiras semanas. Resposta tardia após períodos de até 16 semanas ou, às vezes, maior já foi observada. Há relação inversa entre EPO sérica endógena e resposta ao tratamento exógeno. Pacientes com eritropoetina endógena baixa (< 200 U/L) têm alta taxa de resposta Apesar disso, poucos se tornam independentes de transfusão, e os que o fazem são, geralmente, aqueles com subtipos mais benignos Fatores de crescimento granulocítico (G-CSF – filgrastima ou GM-CSF – molgramostima, 300 µg/dia) têm sido usados em situações de neutropenia grave e são relativamente eficazes em aumentar o número de neutrófilos, mas estudos randomizados não mostraram efeito na sobrevida Eritropoetina tem efeito sinérgico com outras citocinas, particularmente a G-CSF, quando alcançam taxa de resposta de 40%, mas com desvantagem de poder haver diminuição na contagem de plaquetas
Infecção ou febre de origem indeterminada	Há necessidade de introdução de antibioticoterapia de amplo espectro, embora, nos casos de neutropenia prolongada, se possam usar sulfametoxazol e trimetoprima (1 comp. via oral/12/12 h) como profilaxia

QUADRO 393.11 ■ Modalidades de tratamento de SMD

Imunossupressão	Globulina antimocítica (ATG) e ciclosporina têm sido usadas em pacientes com SMD hipoplásica, ou a combinação talidomida + prednisona
Imunossupressão + antiangiogênese	Talidomida é agente antiangiogênico com propriedades imunossupressoras que tem sido usado em SMD com alguma resposta, particularmente a diminuição da necessidade transfusional. Lenalidomida é também medicamento derivado de talidomida e deve ser considerada particularmente na síndrome 5q-
Agentes hipometilantes	A 5-azacitidina mostrou vantagem significativa na taxa de resposta hematológica, prolongamento do tempo para transformação ou para o óbito e melhora na qualidade de vida. O tratamento é continuado e respostas costumam aparecer após três meses de uso
Quimioterapia	Pacientes com escores muito altos ou em transformação para LMA: danorrubicina (60 mg/m²/dia/3 dias) e citarabina (100 mg/m²/dia/7 dias)

- É preciso lembrar que todos os pacientes sejam tratados com terapia de suporte independentemente de seu escore na IPSS e na IPSS-R.

Deve-se considerar que pacientes com SMD relacionada à terapia apresentam prognóstico muito ruim e são tratados como LMA. Aqueles com deleção de 5q apresentam boa resposta ao uso de lenalidomida, entretanto esta ainda não está disponível no Brasil.

O manejo de pacientes idosos deve considerar as comorbidades e os riscos inerentes do tratamento, pois eles, muitas vezes, não toleram ou respondem ao tratamento.

Análises retrospectivas têm demonstrado que casos com TET2 e DNMT3A respondem positivamente a agentes hipometilantes (AHM). Ausência de ASXL1 e SF3B1 são preditores de resposta positiva a AHM. Por outro lado, a associação de TET2 com ASXL1 não demonstra resposta a esses agentes. Pacientes com cariótipo complexo e com anomalias dos cromossomos 5 e 7 não apresentam benefício com AHM. A presença de TP53 não confere resposta alguma. Diante disso, fica cada vez mais evidente a necessidade da avaliação mutacional para desenhar o tratamento, assim como é necessário o desenvolvimento de novas medicações que inibam as proteínas mutadas, modulem a resposta imune, inibam as vias de sinalização ou fenômenos epigenéticos subjacentes.

REVISÃO

- As SMDs devem ser sempre consideradas como diagnóstico de exclusão afastando-se deficiências carenciais, doenças sistêmicas, neoplasias e doenças autoimunes.
- O diagnóstico é multifacetado e envolve minuciosa análise morfológica do sangue, da medula óssea, citogenética e da biologia molecular.
- As escalas do Índice de Prognóstico Internacional têm íntima relação com prognóstico e risco de transformação para leucemia mieloide aguda.
- Todos os pacientes devem receber tratamento de suporte.
- Deve-se considerar como tratamento fatores de crescimento (EPO e/ou GM-CSF), agentes hipometilantes de DNA, imunossupressão e talidomida, uma vez que melhoram a qualidade de vida dos pacientes.

■ REFERÊNCIAS

1. Arber DA, Orazi A, Hasserjian R, Thiele J, Borowitz MJ, Le Beau MM, et al. The 2016 revision to the World Health Organization classification of myeloid neoplasms and acute leukemia. Blood. 2016;127(20):2391-405.
2. Malcovati L, Della Porta MG, Strupp C, Ambaglio I, Kuendgen A, Nachtkamp K, et al. Impact of the degree of anemia on the outcome of patients with myelodysplastic syndrome and its integration into the WHO classification-based Prognostic Scoring System (WPSS). Haematologica. 2011;96(10):1433-40.
3. Greenberg P, Cox C, LeBeau MM, Fenaux P, Morel P, Sanz G, et al. International scoring system for evaluating prognosis in myelodysplastic syndromes. Blood. 1997;89(6):2079-88.
4. Greenberg PL, Tuechler H, Schanz J, Sanz G, Garcia-Manero G, Solé F, et al. Revised International Prognostic Scoring System (IPSS-R) for myelodysplastic syndromes. Blood. 2012;120(12):2454-65.

■ LEITURAS SUGERIDAS

Malcovati L, Germing U, Kuendgen A, Della Porta MG, Pascutto C, Invernizzi R, et al, Time-dependent prognostic scoring system for predicting survival and leukemic evolution in myelodysplastic syndromes. J Clin Oncol. 2007;25(23):3503-10.

Swerdlow SH, Campo E, Harris NL, Jaffe ES, Pileri SA, Stein H, et al., editors. WHO classification of tumours of haematopoietic and lymphoid tissues. 4th ed. Lyon: IARC; 2008.

394

LEUCEMIA LINFOBLÁSTICA AGUDA

■ MARIA DE LOURDES CHAUFFAILLE
■ LUÍS ARTHUR FLORES PELLOSO

Doença linfoproliferativa maligna clonal caracterizada pelo acúmulo de linfoblastos na medula óssea (MO), a leucemia linfoblástica aguda (LLA) é uma doença geneticamente heterogênea, induzida pela somatória de lesões que agem em um processo patogênico de múltiplos passos, que inclui o crescimento, a proliferação, a sobrevida e a diferenciação celular. Os rearranjos cromossômicos criam genes de fusão quiméricos que ativam fatores de transcrição hematopoéticos, modificadores epigenéticos, receptores de citocinas e tirosinocinases. Essas alterações contribuem para a transformação leucêmica da célula-tronco hematopoética e de seus precursores.

A LLA incide em qualquer faixa etária, sendo mais frequente em crianças e em idosos. Na Europa, a estimativa é de 1,28 casos/1.000.000 de habitantes/ano, mas sobre para 1,45 na população com 75 a 99 anos.

A taxa de cura (ausência de evidência de doença em 10 anos) é de 80% para crianças e 40% para adultos, porém menor em idosos.

■ QUADRO CLÍNICO

Os pacientes queixam-se de fraqueza e cansaço em virtude de anemia, febre e infecções pela neutropenia e sangramento mucoso devido à trombocitopenia. Podem haver ainda linfonodomegalias e esplenomegalia. Outros sintomas associados incluem dor óssea (pela expansão clonal da medula óssea), hiperuricemia, úlceras orofaríngeas, infecções pulmonares e sinusites inexplicadas. Dispneia e síndrome de veia cava superior (VCS) por massa mediastinal também podem ocorrer.

■ DIAGNÓSTICO

EXAME FÍSICO

Deve ser realizado de forma cuidadosa, anotando-se as linfonodomegalias, a hepatoesplenomegalia e todos os sinais de infecção, os sangramentos etc. A inspeção da cavidade oral deve ser minuciosa. Se o paciente for neutropênico, não deve ser feito toque retal. No exame físico, palidez em graus variáveis, sangramento mucoso, petéquias, equimoses e hemorragias em fundo de olho podem ser observados. As células leucêmicas podem invadir o sistema nervoso central (SNC). A invasão meníngea pode ser assintomática ou associar-se a sinais e sintomas típicos de meningite e/ou de paralisia de nervos cranianos. Pacientes com contagem de leucócitos superior a 50×10^9/L podem apresentar sinais e sintomas de leucoestase, síndrome provocada pelo acúmulo de blastos leucêmicos na microcirculação, especificamente nos pulmões e no cérebro, resultando em hipóxia, dispneia, confusão mental, coma, podendo ser fatal.

ATENÇÃO!

São importantes exames para o diagnóstico de LLA: hemograma, mielograma, imunofenotipagem, cariótipo, testes moleculares, punção de líquido cerebrospinal (LCS), bem como exames de imagem.

EXAMES DIAGNÓSTICOS

Os exames diagnósticos devem ser feitos de forma rápida para confirmar o diagnóstico, distinguir se é B, T ou Burkitt, detectar se há BCR-ABL1 e começar o tratamento o mais precocemente possível (em um a dois dias). São necessários:

- **hemograma**: pode demonstrar anemia, neutropenia e/ou trombocitopenia, com ou sem linfoblastos circulantes, cuja citomorfologia deve ser apreciada;
- **mielograma**: medula hipercelular pela presença de blastos com características linfoides em porcentagem superior a 20%. Os demais setores da medula podem estar hipocelulares. A morfologia dos linfoblastos deve ser cuidadosamente avaliada, inclusive para diferenciar de célula tipo Burkitt;
- **Imunofenotipagem (IMF) por citometria de fluxo**: realizada com painel amplo de anticorpos monoclonais, identifica as características das células blásticas e seu grau de diferenciação. A mieloperoxidase diferencia a LLA de LMA. Marcadores para linhagem B são: CD19, CD79a, cCD22 (pelo menos dois); outros: TdT, CD10, CD20, CD24, cIgM, sIg; para T: cCD3; outros: TdT, CD1a, C2, Cd5, Cd7, Cd4, CD8, TCR α/β ou γ/δ; para célula precursora ou mieloide: CD34, CD13, CD33 e CD117. Os linfoblastos da LLA-B são: TdT, CD10, CD20 CD24, cIgM (citoplasmática), sIg *kappa* ou *lambda* (superfície) positivos; LLA pró B ou B-I: CD19, CD79a, cCD22 positivos; LLA Comum ou B-II : CD10 positivos e cIgM negativos; pré-B ou B-III: cIgM+ e sIg-; LLA B madura ou B-IV são: sIg+. A LLA –T é subdividida em: pró T ou T-I: cCD3 e CD7+; pré T ou T-II: CD2 e CD5+; cortical –T ou T-III: CD1a; T maduro ou T-IV: CD3+ e CD1a-.
- **cariótipo**: demonstra as alterações cromossômicas das células neoplásicas, o que ocorre em 70% dos casos. As anomalias cromossômicas da LLA de precursor B são consideradas em grupos:
  - hipodiploide (<46 cromossomos), que geralmente tem mutação TP53 constitucional;
  - hiperdiploide, geralmente com >50 e <66 cromossomos, sem translocações; casos com trissomias 4, 10 e 17 são os de melhor prognóstico, com >90% de cura em crianças.
  - LLA com translocações envolvendo tirosinocinase (TK) ou receptores de citocina (semelhantes a BCR-ABL1): essa é uma entidade nova, que assume o prognóstico adverso do BCR-ABL1 e engloba ABL1 com outros genes, CRLF2, ABL2, PDGFRB, NTRK3, TYK2, CSF1R e JAK2. Casos EBF1-PDGFRB respondem bem à terapia anti-TK. Pacientes com LLA com rearranjo semelhante a BCR-ABL1 apresentam alta frequência de perda de IKZF1 e CDKN2A/B. LLA com BCR-ABL1 é mais frequente com o avançar da idade;
  - LLA com translocações envolvendo 11q23 ou rearranjo MLL: (deleções não estão incluídas nesse grupo), a mais frequente é a t(4;11)(q21;q23) ou AF4-MLL; t(11;19)(q23;p13) ou MLL-ENL (também em LLA-T); t(9;11)(p22;q23) ou MLL-AF9 (também LMA); geralmente se associam à expressão de FLT3.
  - t(12;21)(p13;q22) ou TEL/AML1 ou ETV6-RUNX1, identificável por hibridização *in situ* por fluorescência (FISH) ou reação em cadeia da polimerase transcriptase-reversa (RT-PCR);
  - t(1;19)(q23 ;p13.3) ou PBX-E2A(TCF3);
  - t(5;14)(q31;q32) ou IL3-IGH;
  - LLA com amplificação intracromossômica do 21- detectada por FISH.

Em relação à LLA-T, em um terço dos casos, são detectadas translocações envolvendo os *loci* dos receptores alfa e delta no 14q11.2; beta, no 7q35; e gama, no 7p14-15, com uma variedade de outros genes, como MYC no 8q24.1, TAL1 no 1p32, RBTN1 no 11p15, RBTN2 no 11p13, HOX11 no 10q24 e LCK no 1p34.3-35. A del(9p) resulta em perda do gene supressor tumoral CDKN2A;

- **FISH**: importante para diagnóstico de t(12;21) e amplificação 21;
- **testes moleculares**: a pesquisa dos rearranjos gênicos específicos pode ser feita por testes moleculares (FISH ou RT-PCR), indicados nos casos com características clínicas de prognóstico favorável (como idade, leucometria e cariótipo normais) para a pesquisa da t(12;21) e de adultos para a pesquisa de BCR/ABL1;
- **biópsia de medula óssea (BMO)**: está indicada em situações peculiares, como casos em que não se obtém células para avaliação no mielograma por punção seca, seja por compactação das células na medula exageradamente infiltrada ou por componente de fibrose;
- **punção do LCS**: ao menos 10% dos pacientes com LLA apresentam infiltração em SNC, ao diagnóstico. Porém, caso a profilaxia de SNC não seja feita, cerca de 40% terá recorrência no SNC. Esse risco é reduzido para 5% com a profilaxia. Fatores de risco definidos englobam fenótipo T, subtipo Burkitt, idade e beta-2-microglobulina aumentada. Punção para pesquisa do LCS será feita conforme preconizado nos protocolos terapêuticos ou quando o paciente apresentar sintomas ou sinais neurológicos. Se o paciente estiver trombocitopênico, deve receber transfusão de plaquetas antes da punção.

EXAMES GERAIS

Devem ser solicitados para averiguação das condições gerais do paciente e incluem: velocidade de hemossedimentação (VHS), creatinina (Cr), eletrólitos, ácido úrico, desidrogenase láctica (DHL), transaminase glutâmico-oxalética (TGO), transaminase glutâmico-pirúvica (TGP), fosfatase alcalina (FA), bilirrubinas, gama-glutamiltransferase (GGT), proteínas totais e frações, imunoglobulinas quantitativas, fibrinogênio, tempo de protrombina (TP), tempo de tromboplastina parcial ativada (TTPA), antitrombina III (AT III), fator de crescimento derivado de plaquetas (PDGF), tipagem sanguínea ABO e Rh, Coombs; sorologias para toxoplasmose, mononucleose, citomegalovírus (CVM); herpes simples, hepatite A, B e C, varicela-zóster, vírus da imunodeficiência humana (HIV), vírus da leucemia de células T humanas tipo 1 (HTLV-1); hemocultura, *swab* oral e culturas de locais infectados; parasitológico de fezes; eletrocardiograma (ECG) e ecocardiograma (ECO) (para averiguar contraindicação de antracíclicos), entre outros que se fizerem necessários diante do quadro clínico do paciente.

EXAMES DE IMAGEM

Radiografia torácica, para investigar acometimento de mediastino e infecções; ultrassonografia (US) de abdome, para avaliar o acometimento do baço, do fígado, da linfonomegalia intra-abdominal, dos rins etc; tomografia computadorizada (TC) de tórax, obrigatória na LLA-T, de abdome, em LLA-B, e de crânio, se houver sintomas de acometimento de SNC.

Avaliações complementares, como tipagem de antígeno leucocitário humano (HLA), consulta com reprodução humana e suporte psicossocial, são pertinentes; verificar tópicos respectivos no Capítulo Leucemia mieloide aguda.

■ CLASSIFICAÇÃO

A classificação da OMS inclui subtipos de precursor B ou T, dependendo da origem (Tabela 394.1).

■ TRATAMENTO

Uma vez diagnosticado, o tratamento de LLA é feito com os seguintes objetivos:

- restauração rápida de função da medula óssea pela utilização de múltiplos agentes quimioterápicos com toxicidades aceitáveis de modo a impedir a emergência de subclones resistentes;
- uso de tratamento inicial e profilático de órgãos como o SNC;

TABELA 394.1 ■ Classificação imunofenotípica das LLAS

ANTÍGENOS	SUBTIPOS					
	LLA PRECURSOR B			LLA-B	LLA-T	
	PRÓ-B	COMUM	PRÉ-B		PRÉ-T	LLA-T
TdT	+	+	+	–	+	+
HLA-DR	+	+	+	+	–/+	–
CD10	–	+	+/–	+/–	–/+	–/+
CD19	+	+	+	+	–	–
cIg	–	–	+	–	–	–
sIg	–	–	–	+	–	–
CD3(citoplasmático)	–	–	–	–	+	+
CD7	–	–	–	–	+	+
CD1a/2/3	–	–	–	–	–	+/–
Frequência	25%	50%	1-2%	22%		
Sobrevida em cinco anos	33-55%	65%	Ruim	45%		

+ significa > 10% (Ag intracitoplasmático) e > 20% (Ag permanente de membrana) das células leucêmicas.
A constatação de coexpressão mieloide deve ser anotada.

- indução para reduzir a população de células tumorais de aproximadamente 10^{12} para o nível detectável pela citologia de 10^9 células. Ressalta-se que, nesse nível, um número significativo de células leucêmicas persiste não detectado (doença residual mínima [DRM]), que pode levar à recorrência LLA, caso não seja instituída terapia adicional à indução.

ATENÇÃO!

O tratamento de LLA deve considerar cada grupo e subgrupo da doença e suas respectivas especificidades incluindo medicamentos com potenciais alvos moleculares (t(9;22) mesilato imatinibe).

Após a verificação e o controle de aspectos pré-tratamento (Quadro 394.1), iniciam-se as medidas listadas nos Quadros 394.2 e 394.3, de modo sequencial.

Para o tratamento específico, usam-se protocolos de poliquimioterapia que induzem taxas de remissão completa (RC) de 74 a 93% e sobrevida global (SG) de 27 a 48%. O tratamento baseia-se em fases, conforme o esquema do Quadro 394.3.

O tratamento da LLA-T inclui altas doses de ciclofosfamida e citarabina, além de L-asparaginase, e atinge índices de cura de 50 a 60%. Neste grupo, a evolução independe do cariótipo.

Para o subtipo LLA pró-B, não há diferença entre pacientes com ou sem a t(4;11) quando o tratamento adaptado (alto risco) é aplicado. A sobrevida livre de doença (SLD) é de 50% e, aparentemente, a intensificação da quimioterapia pós-remissão pode melhorar o prognóstico.

Os subgrupos LLA B comum e pré-B permanecem como risco básico, exceto pelo subgrupo BCR-ABL1, cuja sobrevida era menor do que 10% em cinco anos, independentemente do tratamento. Hoje, a associação de medicamentos antitirosinocinase (ATK), que agem seletivamente sobre o produto da fusão gênica BCR-ABL1, oferece aumento de resposta. O TCTH permanece como opção nesses casos após a indução de remissão.

QUADRO 394.1 ■ Avaliação pré-tratamento

Além da história clínica e do exame físico completo, considerar:
- Exame físico minucioso, avaliação de comorbidades
- Exames laboratoriais: hemograma completo com diferencial, ureia, creatinina, sódio, potássio, glicemia, AST, ALT, ácido úrico, desidrogenase láctica, cálcio, fósforo, albumina, proteína total, sorologia para hepatite B, hepatite C, sorologia para CMV. A tipagem HLA precisa ser considerada e realizada para os pacientes candidatos ao transplante de células hematopoéticas. Mulheres em idade fértil devem realizar teste de gravidez
- Aspirado de medula para todos os pacientes – mielograma, citogenética, imunofenotipagem. Aspirado de medula ou sangue periférico podem ser enviados para RT-PCR para o rearranjo BCR-ABL1, a fim de identificar se o paciente apresente a LLA Ph+. Caso não seja possível aspirado de medula, enviar sangue periférico
- Radiografia torácica, ECG, ECO transtorácico (avaliação de fração de ejeção)
- Avaliação odontológica
- Pacientes com sinais ou sintomas neurológicos devem ser considerados candidatos à punção de LCS. Porém, o LCS só pode ser executado com leucometria < 20.000/mm³, dado o risco de contaminação do SNC com células tumorais
- Pacientes em idade fértil: discutir com pacientes a respeito do risco de infertilidade relacionado à quimioterapia. Considerar coleta de esperma nos pacientes do sexo masculino e de folículos nas do sexo feminino

Os fatores de crescimento granulocítico (G-CSF, filgastrina, 5 μg/kg/dia) ou granulocítico-macrofágico (GM-CSF, sargramostima, 1 a 10 μg/kg/dia) são indicados em momentos específicos em protocolos de tratamento ou nos casos de neutropenia importante que justifique o uso.

Dado o período prolongado de tratamento da LLA, espera-se que o hematologista lide com problemas relacionados ao tratamento e seu respectivo manejo assinalados no Quadro 394.4.

QUADRO 394.2 ■ Medidas de tratamento gerais

- Inserção de cateter venoso central de dupla via
- Hidratação vigorosa com 2.000 a 3.000 mL/d de solução salina a 0,9%
- Administração de alopurinol 300 mg/d VO
- Transfusão de hemocomponentes concentrados de hemácias e plaquetas filtrados e irradiados para manter hemoglobina ~10 g/dL e plaquetas > 50.000 mm^3
- Correção, estabilização e tratamento imediato de condições e comorbidades como infecção, sangramento, hiperuricemia, desidratação e anemia
- Profilaxia com sulfametoxazol-trimetropim/fluconazol/ciprofloxacina

QUADRO 394.3 ■ Fases de tratamento de LLA

FASES DO TRATAMENTO	MEDICAMENTOS DE ESCOLHA
Indução	Pelo menos um corticosteroide, vincristina e um antracíclico (mais comumente daunorrubicina), L-asparaginase e ciclofosfamida de quatro a seis semanas. Em virtude de dados de protocolos infantis que apresentam menores taxas de recorrência no SNC e melhoria de SG, a prednisona deverá ser substituída pela dexametasona. Caso o paciente seja BCR-ABL1+, incluir mesilato de imatinibe
Consolidação	Dexametasona, vincristina, doxorubicina e ciclofosfamida
Intensificação	Citarabina e metotrexato (6-tioguanina) em altas doses, iniciando-se na 20ª semana do início do tratamento
Manutenção	Metotrexato e mercaptopurina
Profilaxia do SNC	Reduz o risco de recorrência. Realizada com quimioterapia intratecal com metotrexato, dexametasona e/ou AraC. Caso estabelecida a infiltração de SNC (definida como a presença de mais de 5 blastos/μL de LCS), o tratamento consiste em administrar QT intratecal duas vezes por semana até que duas amostras sequenciais de LCS estejam negativas para célula neoplásica e QT sistêmica de indução e radioterapia

■ PROGNÓSTICO

A LLA de precursor B em adultos geralmente é de prognóstico favorável, com taxa de remissão completa acima de 70%. A presença de BCR-ABL1 confere prognóstico desfavorável e é encontrada em mais de 25% dos casos. A alteração do 11q23 (MLL) é mais frequente nas crianças, e as anomalias indicativas de prognóstico favorável são mais raras. Correlaciona-se com pior prognóstico: idade avançada (principalmente acima de 60 anos); tempo para atingir remissão maior do que quatro semanas; linhagem B; leucometria inicial elevada (maior do que 100.000/mm^3 para LLA-T e do que 30.000/mm^3 para LLA-B); e o cariótipo, identificado como importante fator de risco (Tabelas 394.2 e 394.3).

QUADRO 394.4 ■ Manejo de complicações do tratamento da LLA

COMPLICAÇÕES DO TRATAMENTO DA LLA	PROBLEMAS RELATADOS
Infecção	Alto risco de infecções bacterianas e fúngicas em função do período de neutropenia prolongada. Alguns pacientes podem evoluir para sepse, cuja profilaxia se dá conforme o Quadro 394.2
Distúrbios de coagulação durante uso de L-asparaginase	Considerar reposição de fatores de coagulação e somente efetuar reposição se houver sangramento ativo. Mais comumente, os pacientes são monitorados com TP, TTPA e fibrinogênio e recebem plasma fresco congelado e/ou crioprecipitado para normalização dos tempos de coagulação
Necrose avascular	Incidência de 4%, aumentando nos pacientes que recebem altas doses de esteroides e naqueles submetidos à irradiação corpórea total no caso de TCTH
Hepatotoxicidade	Cerca de 10% apresentam alteração de enzimas hepáticas, sendo mais comumente associadas à exposição a medicamentos e interação medicamento-medicamento. Na maioria das vezes, a interrupção de medicamento, como inibidores de bomba, cotrimoxazol, antifúngicos (imidazólicos, anfotericina), pode melhorar o quadro. Ocasionalmente, se ocorrer elevação de bilirrubinas de modo significativo, considerar redução ou atraso de quimioterapia

TABELA 394.2 ■ Anomalias citogenéticas em LLA

ANOMALIA	GENE ENVOLVIDO	SOBREVIDA LIVRE DE DOENÇA EM 3 ANOS
t(10;14)(q24;q11)	HOX11/TCRA	75%
6q	Desconhecido	47%
14q11	TCRA/TCRD	42%
11q23	MLL	18-26%
9p	Desconhecido	22%
12	TEL	20%
t(1;19)(q23;p13)	PBX1/E2A	20%
t(8;14)(q24;q23) t(2;8)(p12;q24) t(8;22)(q24;q11)	c-myc/IGH IGK/c-myc c-myc/IGL	17%
t(9;22)(q34;q11)	bcr-abl	5-10%
t(4;11)(q21;q23)	AF4-MLL	0-10%

REVISÃO

- Os sintomas de apresentação inicial da LLA (fraqueza, astenia, adenomegalias, dispneia) não são específicos, ao passo que, em alguns pacientes, podem apresentar-se com grandes massas (mediastinais, hepatoesplenomegalia e derrames volumosos).

ATUALIZAÇÃO TERAPÊUTICA

TABELA 394.3 ■ Efeito do número de cromossomos no prognóstico

NÚMERO DE CROMOSSOMOS	SOBREVIDA LIVRE DE DOENÇA EM 3 ANOS
Próximo ao tetraploide	46-56%
Cariótipo normal	34-44%
Hiperdiploidia > 50	32-59%
Hiperdiploidia 47-50	21-53%
Pseudodiploidia	12-25%
Hipodiploidia	11%

- A classificação da LLA baseia-se em aspectos imunológicos, sendo cerca de 75% de origem de células B.
- Cerca de 25% das LLA de adulto apresentam t(9;22) Ph+ associada a prognóstico desfavorável. A introdução de terapia-alvo específica (mesilato de imatinibe) tem mantido altas taxas de remissão e reduzido o risco de recorrência.
- Outros aspectos prognósticos são relevantes na LLA, como leucometria inicial, idade avançada, infiltração no SNC, número de cromossomos, alterações citogenéticas e tempo para atingir remissão maior do que quatro semanas.
- As fases de tratamento da LLA consistem em indução, consolidação, intensificação e manutenção.

■ LEITURAS SUGERIDAS

Craig FE, Foon KE. Flow cytometric immunophenotyping for hematologic neoplasms. Blood. 2008;111(8):3941-67.
Hoelzer D, Arnold R, Freund M. Characteristics, outcome and risk factors in adult T-lineage acute lymphoblastic leukemia (ALL). Blood. 1999;94(Suppl.1): 2926a.
Kantarjian H, Schiffer C, Jones D, Cortes J. Monitoring the response and course of chronic myeloid leukemia in the modern era of BCR-ABL tyrosine kinase inhibitors: practical advice on the use and interpretation of monitoring methods. Blood. 2008;111(4):1774-80.
Marks DI. Acute lymphoid leukemia: treating the "older" adult with acute lymphoblastic leukemia. Hematology Am Soc Hematol Educ Program. 2010;2010:13-20.
Pui CH, Relling MV, Downing JR. Acute lymphoblastic leukemia. N Engl J Med. 2004;350(15):1535-48.

395

LEUCEMIA LINFOCÍTICA CRÔNICA

- CELSO ARRAIS RODRIGUES
- MATHEUS VESCOVI GONÇALVES
- MIHOKO YAMAMOTO

A leucemia linfocítica crônica (LLC) é doença linfoproliferativa (DLP) de linfócitos B maduros com fenótipo CD19+/CD5+/CD23+, que infiltram medula óssea (MO), sangue periférico (SP), linfonodos (LN) e baço. A Organização Mundial da Saúde (OMS)[1] classifica-a junto com o linfoma linfocítico de pequenos linfócitos, que tem o mesmo fenótipo. Essa denominação é utilizada quando o quadro tumoral/linfomatoso é mais exuberante que o quadro leucêmico.

■ EPIDEMIOLOGIA E ETIOPATOGÊNESE

A LLC é a leucemia mais frequente em adultos em países do Ocidente, com incidência de 2 a 6 casos/100 mil habitantes ao ano. A incidência aumenta com a idade, com mediana de idade ao diagnóstico de 68 anos, sendo rara em indivíduos com menos de 40 anos. A incidência é discretamente maior em indivíduos masculinos (1,8 a 2,5 M:1 F). A etiologia é ainda desconhecida e fatores genéticos e ambientais têm sido investigados. A LLC era considerada uma doença proveniente de linfócitos B naïve. Entretanto, estudos recentes sugerem origem de linfócitos B pós-centro germinativo.

■ QUADRO CLÍNICO

Muitos pacientes (> 40%) são assintomáticos ao diagnóstico, e a hipótese de LLC pode ser considerada durante uma consulta médica ou por meio de hemograma realizado de rotina. Essa situação vem crescendo nos últimos anos graças à mudança de hábitos, pela busca ativa de doenças (check-ups) e pelos recursos laboratoriais mais avançados. Ao exame físico, frequentemente, o estado geral é bom, podendo observar-se linfonodomegalias (80% dos casos), mais comumente em cadeias cervicais e axilares. A esplenomegalia, leve à moderada, ocorre em aproximadamente 50% dos casos, sendo a hepatomegalia menos frequente. Anemia e trombocitopenia refletem o grau de invasão medular e a doença pode evoluir para um quadro clínico de linfoma indolente. Denomina-se síndrome de Richter quando a transformação ocorre para linfoma difuso de grandes células B, na qual tem sido implicada a participação do vírus Epstein-Barr (EBV).

ATENÇÃO!

A evolução clínica da LLC é altamente heterogênea: alguns pacientes nunca necessitarão de tratamento (um terço dos casos), ao passo que outros têm indicação de tratamento ao diagnóstico. Outro terço, ainda, não tem indicação de tratamento ao diagnóstico, mas pode apresentar progressão da doença após um período variável de fase estável.

■ DIAGNÓSTICO E PROGNÓSTICO

O diagnóstico da LLC é estabelecido pela linfocitose B periférica ($\geq 5 \times 10^9$/L de linfócitos clonais com fenótipo de LLC) sustentada por, pelo menos, três meses. O diagnóstico ainda é possível com valores menores de linfócitos em casos de citopenias ou sintomas relacionados à doença.

O hemograma ao diagnóstico não apresenta anemia ou plaquetopenia na maioria dos casos, mas geralmente há leucocitose por consequência da linfocitose. Em análise recente do Registro Brasileiro de LLC,[2] entre 1.612 pacientes registrados com LLC, a mediana de hemoglobina (Hb) foi de 13 g/dl, de plaquetas 180×10^9/L, de leucócitos de 35×10^9/L (variação de 7 a 900×10^9/L) e de linfócitos de 27×10^9/L (variação de 5,4 a 891×10^9/L). Os linfócitos da LLC são monomórficos, de pequeno/médio tamanho, com núcleo arredondado e cromatina condensada, sem nucléolo evidente. Prolinfócitos podem ser vistos em pequena quantidade (< 2% dos linfócitos) e considera-se "transformação prolinfocítica" quando se encontram acima de 10%. Deve-se distinguir da leucemia prolinfocítica (prolinfócitos >55%), com quadro clínico e prognóstico de doença mais agressiva. Citopenias por mecanismos autoimunes podem ser observadas. No mielograma, quando realizado, há infiltração por células da LLC, geralmente acima de 30%, e a biópsia de MO pode mostrar padrão de infiltração nodular, intersticial e difusa ou em combinações. Porém, atualmente, estes exames não fazem mais parte da rotina diagnóstica de LLC.

■ IMUNOFENOTIPAGEM POR CITOMETRIA DE FLUXO

Os linfócitos da LLC expressam os marcadores CD19, CD5 e CD23, e, caracteristicamente têm baixa expressão de outros marcadores B, como o CD20, CD22 e imunoglobulinas (Igs) de superfície (IgM/IgD); CD79b e FMC7 são geralmente negativos ou de fraca expressão. Alguns casos apresentam imunofenótipo atípico, podendo ser negativos para CD23, CD20 e muito raramente CD5, ou ter alta expressão de Igs. O CD10 é negativo na LLC. O CD200 é positivo forte e útil na distinção da LLC com linfoma de células do manto (LCM), no qual o CD5 é também positivo, porém a expressão do CD200 é negativa. Avaliação da ciclina D1 deve ser realizada em todos os casos de LLC com fenótipo atípico, para excluir a hipótese de LCM, no qual ela é positiva pela presença da alteração genética decorrente da t(11;14) (q13;q32), envolvendo os genes *IGH* e *CCND1* (ciclina D1).

> **ATENÇÃO!**
>
> A imunofenotipagem do sangue periférico é fundamental no diagnóstico da LLC, e sistemas de escore com base no perfil imunofenotípico dos linfócitos neoplásicos têm-se mostrado úteis no diagnóstico da LLC e em sua diferenciação com outras DLP-B.

DIAGNÓSTICO DIFERENCIAL

Deve ser feito com as linfocitoses reacionais secundárias, principalmente a processos infecciosos, e outras expansões clonais de linfócitos B maduros (DLP-B na forma leucêmica). Entre estas, as principais são o LCM, a leucemia prolinfocítica B, o linfoma linfoplasmocítico, o linfoma da zona marginal esplênico, a leucemia de células pilosas ou tricoleucemia. Deve ser ainda distinguida da chamada linfocitose B monoclonal (LBM) com fenótipo LLC, que são pequenas populações monoclonais de células B (< 5 × 10^9/L) presentes em indivíduos saudáveis, sem critérios diagnósticos para neoplasia linfoide B madura. Sua frequência depende do método de estudo e da faixa etária, podendo chegar até 17% entre indivíduos acima de 60 anos.

PROGNÓSTICO

Estadiamento clínico de Rai e Binet

Sistemas introduzidos na década de 1970 são amplamente utilizados até os dias atuais para avaliar a necessidade de tratamento dos pacientes com LLC. São de fácil aplicação, baseando-se apenas em dados clínicos dos pacientes (grau de acometimento de linfonodos, do baço, do fígado e de medula óssea) (Tabela 395.1).

Fatores clínicos e bioquímicos de prognóstico

São considerados fatores de prognóstico desfavorável o gênero masculino, a leucometria inicial > 35 × 10^9/L, a duplicação linfocitária (em menos de seis meses, como indicador do início de tratamento) e o padrão histológico difuso de infiltração medular. Entre os fatores séricos, encontram-se os elevados níveis de β2-microglobulina, de desidrogenase láctica (DHL), CD23 sérico e timidina sérica. Todos eles, assim como o estadiamento clínico, refletem a carga tumoral e não permitem prever a progressão da doença. Outros marcadores biológicos de prognóstico desfavorável na LLC são a alta expressão imunofenotípica do CD38, CD49d e da proteína ZAP-70. Estudo da ZAP-70 ainda necessita de padronização técnica adequada. A expressão de CD305 (LAIR-1) tem sido também associada com prognóstico favorável.

Anormalidades cromossômicas constituem fator de prognóstico de forte impacto. Devido à dificuldade de obtenção de mitoses nas células linfoides, indica-se o método de hibridização *in situ* por fluorescência (FISH), com utilização de sondas específicas para as principais anormalidades genéticas encontradas na LLC. A del13q (40 a 60% dos casos) associa-se a prognóstico favorável, ao passo que o cariótipo normal e a trissomia do 12 (15 a 30% dos casos), a prognóstico intermediário, e as deleções do 11q22-23 (15 a 20% dos casos) e do 17p (10% dos casos), com prognóstico desfavorável, sendo a deleção do 17p a de pior prognóstico e menor taxa de resposta ao tratamento-padrão.

TABELA 395.1 ■ Estadiamento clínico na LLC e sobrevida

ESTÁDIO	RISCO	CARACTERÍSTICAS	% DOS CASOS	SOBREVIDA MEDIANA (ANOS)
A | Sistema de BINET para estadiamento da LLC				
A	Baixo	Linfocitose; < 3 sítios linfoides	31	> 10
B	Intermediário	Linfocitose; ≥ três sítios linfoides	35	9
C	Alto	Anemia ou plaquetopenia, ou ambas*	26	7
B | Sistema de RAI para estadiamento da LLC				
0	Baixo	Linfocitose	31	> 10
I	Intermediário	Linfocitose + linfonodomegalia	35	9
II	Intermediário	Linfocitose + esplenomegalia e/ou hepatomegalia	26	7
III	Alto	Linfocitose+ anemia**	6	5
IV	Alto	Linfocitose + plaquetopenia**	2	5

*Qualquer número de sítios linfoides. Anemia: Hb < 10 g/dL/Plaquetopenia: plaquetas < 100 × 10^9/L.
**Anemia: Hb <11 g/dL; Plaquetopenia: plaquetas < 100 x 10^9/L.
Fonte: Dighiero e Binet.[3]

O estado de mutação dos genes da região variável das imunoglobulinas (*IgHV*) constitui o mais importante fator de prognóstico na LLC, associando-se o estado "mutado" dos genes *IgHV*, com a evolução clínica insidiosa/indolente, e o "não mutado", com a evolução agressiva/progressiva. No entanto, a sua avaliação é tecnicamente muito trabalhosa, limitando sua aplicação na prática clínica.

■ COMPLICAÇÕES ESPECÍFICAS DA LLC

A maioria ocorre como consequência do comprometimento do sistema imune na LLC, resultando em respostas imunes anormais mediadas por células ou humoral. As funções de células T, NK, neutrófilos e de monócitos/macrófagos podem estar comprometidas na LLC. A maioria dos pacientes apresenta no curso de sua doença uma significativa hipogamaglobulinemia e redução na reação a antígenos pelos linfócitos B normais. A resposta a imunizações é variável, e a vacinação deve ser realizada precocemente, quando a imunidade ainda está preservada. Vacinas com vírus vivos devem ser evitadas. O uso preventivo de imunoglobulina intravenosa (IGIV) é controverso e indica-se em casos de acentuada hipogamaglobulinemia com infecção bacteriana recorrente. Um pequeno componente monoclonal pode ser observado em alguns casos.

COMPLICAÇÕES INFECCIOSAS

Em pacientes com LLC não tratada, a maioria das infecções é bacteriana. Os agentes mais comuns são *Streptococcus pneumoniae*, *S. aureus* e *Hemophilus influenzae*. Reativação viral é relativamente comum, sendo frequente o herpes-zóster. Infecções fúngicas ou por germes oportunistas, no entanto, são raras na LLC não tratada. A introdução de medicamentos imunossupressores aumenta significativamente o risco de infecções por CMV, *Pneumocystis jiroveci*, fungos e meningite por *Listeria monocytogenes*.

COMPLICAÇÕES AUTOIMUNES

Podem ocorrer em 10 a 25% dos pacientes no curso da doença, tendo como alvo predominante células do sistema hematopoético, no qual a anemia hemolítica autoimune (AHAI) é a mais frequente (cerca de 3% dos pacientes com doença estável). Sua incidência aumenta com a progressão da doença (10,5% nos estágios mais avançados). A reatividade ao teste de antiglobulina direta (TAD/Coombs direta) ocorre em 12 a 15% dos casos sem manifestação hemolítica. O diagnóstico da AHAI pode ser dificultado na LLC, podendo não detectar reticulocitose devido à hipoplasia eritroide em MO infiltrada pela LLC e a DHL estar aumentada pela própria doença. Diante da queda brusca de hemoglobina (Hb), a dosagem de urobilinogênio urinário e a queda da haptoglobina sérica podem ser úteis. AHAI relacionada ao uso de análogos de purinas (fludarabina) parece ocorrer mais em pacientes TAD-positivos. Presença de AHAI associa-se a mau prognóstico, e quando precipitada com terapia, pode ser muito grave e de difícil controle. Outras citopenias imunes são menos frequentes. A trombocitopenia imune (2% das LLC) deve ser suspeitada quando há rápida queda nas plaquetas, sem evidência de falência medular. Resposta ao tratamento com esteroides e Igs ocorre em 50 a 60% dos casos e, na refratariedade, pode-se indicar a esplenectomia ou mesmo a introdução do rituximabe (anticorpo anti-CD20). Em menor frequência, podem ainda ocorrer aplasia pura da série vermelha e neutropenia autoimune.

■ TRATAMENTO

Com a melhor compreensão da biologia da doença, tem havido constante progresso nas opções terapêuticas. Vários novos medicamentos foram aprovados com diferentes mecanismos de ação.

Para avaliação de resposta às terapias disponíveis para tratamento de 1ª linha e de recorrências, a recomendação atual da iwCLL classifica as respostas em: remissão completa (RC); remissão parcial (RP); doença estável e progressão/doença refratária. Além disso, é de extrema importância acessar a presença de doença residual mínima (DRM), podendo ser avaliada em pacientes em RC e RP.

TRATAMENTOS EM MONOTERAPIA

A monoterapia com agentes alquilantes, especialmente o clorambucil, foi considerada o tratamento de escolha para LLC por várias décadas. Ainda é usado em monoterapia em vários serviços de países em desenvolvimento, particularmente para pacientes idosos e considerados inaptos ao tratamento atual, de maior intensidade. As principais vantagens são o baixo custo, a baixa toxicidade e a conveniência de ser tratamento por VO. A principal desvantagem é a baixíssima taxa de RC e o risco de efeitos colaterais com o uso a longo prazo, como a mielodisplasia. Atualmente, clorambucil é utilizado associado com anticorpo monoclonal, sempre que disponível.

Os análogos de purina foram incorporados como a base do tratamento atual de LLC, com taxas de resposta superiores ao clorambucil. A fludarabina, o mais estudado deles, em monoterapia, mostrou-se superior a agentes alquilantes e corticosteroides, induzindo mais RC, porém sem benefício em sobrevida global.

Mais recentemente, a bendamustina, agente alquilante com propriedades de análogo de purina, foi comparada ao clorambucil em estudo randomizado e obteve melhores taxas de resposta e sobrevida livre de progressão.

Nas últimas décadas, a adição dos anticorpos monoclonais tem mudado o tratamento de todas as DLP, incluindo a LLC, em especial a partir da introdução do rituximabe aos protocolos de tratamento de LLC, há cerca de 15 anos, e dos novos anti-CD20. Na LLC, o rituximabe é menos ativo como agente único do que no linfoma folicular e, por esse motivo, são utilizadas doses mais altas do anticorpo monoclonal em terapias combinadas com quimioterapia, que se mostraram altamente eficazes nessa neoplasia.

O ofatumumabe é outro anticorpo monoclonal que tem como alvo um epítopo específico na molécula CD20 do linfócito B humano aumentando a afinidade ao CD20, a taxa de dissociação e a ação antineoplásica por maior citotoxicidade dependente de complemento (CDC, do inglês *complement-dependent cytotoxicity*) e a citotoxicidade celular dependente de anticorpo (ADCC, do inglês *antibody-dependent cellular cytotoxicity*) semelhante ao rituximabe. Esse medicamento foi aprovado na Europa e nos Estados Unidos em monoterapia para pacientes que foram refratários à fludarabina e ao alentuzumabe após o resultado do estudo com 201 pacientes mostrando taxa de resposta de 51%.

O obinutuzumab (GA101) é um anticorpo monoclonal humanizado que demonstrou resultados impressionantes *in vitro*, tendo sido desenhado para ter maior afinidade ao epítopo tipo II do CD20, maior ADCC, baixa CDC e maior indução de morte celular direta. O estudo CLL11, recentemente apresentado, demonstrou que a associação de obinutuzumabe ao clorambucil apresentou boas taxas de resposta, sendo muito superior ao clorambucil isolado, com, inclusive, melhores taxas de resposta do que a associação de rituximabe e clorambucil, apesar de não ter sido uma comparação direta entre os grupos.

O alentuzumabe é um anticorpo monoclonal humanizado contra o antígeno CD52 com atividade comprovada em LLC. Em pacientes com LLC avançada após tratamento de 2ª linha com fludarabina, o alentuzumabe em monoterapia apresentou taxas de resposta de 30 a 50%, com mediana de duração de resposta de 9 a 15 meses. Apresenta, ainda, efetividade comprovada em portadores de del11q, del17p e mutações do TP53. Em estudo randomizado recente, o alentuzumabe apresentou maior taxa de resposta e melhores sobrevidas livre de progressão quando comparado ao clorambucil.

Mais recentemente, uma nova classe de medicamentos tem mostrado resultados impressionantes no tratamento da LLC. Os dados mais consistentes são do inibidor da tirosinocinase de Bruton (BTK, do inglês *Bruton's tyrosine kinase*), ibrutinibe.

Em pacientes com doença refratária, incluindo pacientes com del17p, o tratamento com ibrutinibe em monoterapia levou a uma sobrevida livre de progressão de 71% e a sobrevida global de 83%. As excelentes taxas de resposta se mantiveram mesmo naqueles com del17p e resistentes à fludarabina.

Outro medicamento importante é o inibidor da cinase fosfatidilinositol 3 de classe I (PI3K, do inglês *phosphatidylinositol 3-kinase*), idelalisibe. Em monoterapia, esse medicamento apresenta também excelente taxa de resposta (96%) e de sobrevida global (93%). O uso desse medicamento é limitado pela ocorrência de diarreia e colite.

Finalmente, outra classe terapêutica que demonstrou resultados impressionantes foi o de inibidores de bcl-2. O venetoclax apresentou em monoterapia taxa de resposta de 79% com 20% dos pacientes apresentando, inclusive, remissão completa, e 5%, erradicação de DRM.

TRATAMENTO COMBINADO

O uso combinado de diferentes modalidades de tratamento foi o maior avanço até o presente na terapia da LLC. Os análogos de purina e os agentes alquilantes possuem mecanismos de ação e perfis de toxicidade diferentes, com citotoxicidade sinergística. A associação de fludarabina com ciclofosfamida (FC)* é a mais bem estudada e apresenta melhores taxas de remissão completa quando comparada à fludarabina em monoterapia e sem aumento do risco infeccioso, apesar da maior incidência de neutropenia. A associação de cladribina (2-deoxibeta-dadenosina) com ciclofosfamida revelou resultados inferiores. A reanálise do estudo CLL4 mostrou inclusive que a associação FC pode melhorar a sobrevida global de pacientes com LLC não alto risco (excluindo pacientes com del17p e mutação do TP53).

Combinações com o rituximabe

Combinações FC apresentam efeito sinérgico e eficácia confirmada em vários estudos em fase II e em uma análise retrospectiva. No maior estudo fase II, a associação de FC ao rituximabe (FCR) resultou em resposta global de 95%, taxa de remissão completa de 72%, sobrevida global de 77% e livre de progressão de 51%. Esses resultados levaram o Grupo Alemão a conduzir o estudo randomizado CLL8 que comprovou a superioridade do FCR em relação ao FC, demonstrando melhores taxas de resposta e melhor sobrevida livre de progressão, sem aumento na toxicidade ou risco infeccioso. Houve benefício em todos os riscos citogenéticos, exceto naqueles com del17p. O mesmo resultado foi obtido ao comparar FC e FCR em 2ª linha. Esses dois estudos tornaram o esquema FCR o tratamento de escolha em pacientes com LLC e em boa condição clínica.

Como a LLC ocorre com alta frequência em indivíduos mais idosos, foi desenhado o esquema FCR-Lite na tentativa de reduzir a toxicidade mantendo a eficácia. Nesse esquema, são reduzidas as doses da fludarabina para 20 mg/m^2 e da ciclofosfamida para 150 mg/m^2 nos dias 2 a 4 do ciclo 1, e nos dias 1 a 3, dos ciclos 2 a 5, e aumentada a dose do rituximabe (375 mg/m^2 no dia 1, do ciclo 1, e 500 mg/m^2 nos dias 1 e 14, dos ciclos subsequentes).

Outras variações foram testadas para melhorar a eficácia do FCR. O esquema CFAR acrescenta alentuzumabe ao FCR, com taxa de resposta global de 92%, sendo 70% de RC e 57% de RC no grupo com del17p. Esse esquema pode ser terapia alternativa ao FCR para levar os pacientes em remissão para o transplante.

Outra possível combinação é o acréscimo de mitoxantrone na dose de 6 mg/m^2 no dia 1 de cada ciclo do FCR, com boas taxas de resposta, mas com neutropenia grave em 13% dos pacientes.

Uma opção ao tratamento com base em fludarabina é a associação de bendamustina com rituximabe (BR). Testado em pacientes com LLC em recorrência na dose de 70 mg/m^2 nos dias 1 e 2 e 375 mg/m^2 de rituximabe no dia 1 do 1º ciclo e 500 mg/m^2 nos ciclos subsequentes no total de seis ciclos a cada 28 dias, a taxa de resposta foi de 59%. Quando usado de 1ª linha, o esquema BR na dose de 90 mg/m^2 de bendamustina teve taxas de resposta de 88%, remissão completa de 23% e resposta parcial de 65%. De modo geral, os resultados com o esquema BR são comparáveis ao esquema FCR em termos de taxas de resposta, levando à menor taxa de remissão completa, porém menor taxa de neutropenia.

Combinações com o alentuzumabe

A atividade sinérgica do alentuzumabe com fludarabina mostrou-se eficaz e segura em estudo fase II, tendo taxa de resposta de 83%, inclusive com 53% atingindo remissão completa com doença residual mínima negativa, com baixa toxicidade. Em estudos fase III, a associação de alentuzumabe ao FC mostrou-se mais tóxica do que o esquema FCR e, quando associado à fludarabina mostrou-se superior à fludarabina em monoterapia e com toxicidade semelhante (exceto por maior risco de reativação de CMV no grupo com alentuzumabe).

> **ATENÇÃO!**
>
> Para selecionar o melhor tratamento para cada paciente, deve-se considerar os parâmetros: estádio da doença; condição física do paciente; risco citogenético da leucemia; e a situação atual do tratamento (linha de tratamento, resposta ao tratamento anterior).

Em relação à condição física, os pacientes devem ser classificados em razão do *clearance* de creatinina e pelo escore *cumulative illness rating scale* (CIRS), como *go-go*, *slow-go* e *no-go*.

TRATAMENTO DE 1ª LINHA

As recomendações de tratamento são apresentadas de modo esquemático no Quadro 395.1.

O tratamento deve ser iniciado em pacientes com LLC avançada (Binet C, Rai III-IV) ou doença ativa, sintomática e *go-go*, que devem receber terapia combinada, como FC, FR ou FCR (preferível).

Os pacientes *slow-go* devem receber clorambucil em combinação com algum anticorpo anti-CD20 (obinutuzumabe, rituximabe ou ofatumumabe) ou esquema contendo fludarabina em dose reduzida, como o FCR-lite. O objetivo é o controle de sintomas.

Pacientes com doença sintomática e del17p ou mutações do TP53 devem receber esquema de 1ª linha com base em ibrutinibe, quando disponível, tendo como alternativa esquemas com base em alentuzumabe ou rituximabe associados a doses altas de corticosteroides. O transplante alogênico pode ser oferecido para aqueles que candidatos, em função de boa condição clínica, idade e disponibilidade de doador.

TRATAMENTO DE 2ª LINHA

O tratamento de 1ª linha pode ser repetido se a duração de resposta do primeiro tratamento superar 12 meses para os esquemas sem anticorpo monoclonal e 24 meses aos que receberam quimioimunoterapia.

---

*Neste capítulo, onde consta FC, leia-se fludarabina + ciclofosfamida.

ATUALIZAÇÃO TERAPÊUTICA

QUADRO 395.1 ■ Opções de tratamento adaptadas à condição física

ESTÁDIO	CONDIÇÃO FÍSICA	DEL17P OU MUTAÇÃOTP53	TRATAMENTO	ALTERNATIVAS
Binet A ou B/Rai 0, I e II/ Assintomático	Irrelevante	Irrelevante	Nenhum	Nenhuma
Binet C/Rai III e IV/ Sintomático (qualquer estádio)	Go-go	Não	FCR	BR
		Sim	Ib/TACP	Id+R/A±MP/R±MP / V
	Slow-go	Não	O-CLB/ R-CLB/ Of-CLB	BR/FCR-lite
		Sim	Ib	Id+R/A±MP/R±MP / V

A: alentuzumabe; B: bendamustina; C: ciclofosfamida; CLB: clorambucil; F: fludarabina; Ib: ibrutinibe; Id: idelalisibe; MP: metilprednisolona; O: obinutuzumabe; Of: ofatumumabe; R: rituximabe; V: venetoclax.
Fonte: Adaptado de Hallek.[4]

Nos pacientes com LLC refratária ou com recorrência precoce (< seis meses) e naqueles com del17p, em geral deve-se mudar o tratamento. Entre as opções, podem ser considerados o ibrutinibe, o idelalisibe associado ao rituximabe, o venetoclax, quando disponíveis, e o transplante alogênico de células progenitoras (TACP) (com intenção curativa). São ainda alternativas o alentuzumabe em monoterapia ou em combinação. A escolha depende da condição física do paciente, da disponibilidade dos medicamentos e do risco citogenético. Pelo consenso do European Bone Marrow Transplantation (EBMT),[5] pacientes que estejam bem fisicamente com LLC refratária e com del17p são candidatos a transplante, uma vez que o prognóstico com tratamentos convencionais é muito reservado.

REVISÃO

- A leucemia linfocítica crônica é a leucemia do adulto mais frequente em países do Ocidente, porém raramente vista em indivíduos provenientes do extremo oriente, como Japão e China.
- A imunofenotipagem é fundamental no diagnóstico da LLC e útil para diferenciação com outras doenças linfoproliferativas crônicas.
- As principais complicações da LLC são as infecções recorrentes, agravadas pelo tratamento específico da doença.
- A indicação do tratamento na LLC deve ser feita com base em critérios bem definidos e adaptada às condições físicas do paciente. É muito comum que o tratamento seja iniciado vários anos após o diagnóstico, e cerca de um terço dos pacientes nunca precisará ser tratado.

■ REFERÊNCIAS

1. Montserrat E, Catovsky D, Campo E, Harris NL, Stein H. Chronik lymphocytic leukaemias/small lymphocytic lymphoma. In: Swerdlow SH, Campo E, Harris NL, Jaffe ES, Pileri AS, Stein H, et al. WHO classification of tumours of haematopoietic and lymphoid tissues. 4th ed. Lion: IARC; 2008. p. 180-2.
2. Machado CG, Rodrigues CA, Dameto AP, Clementino NC, Perobelli L, Azambuja AP et al. Características clinicas e laboratoriais de 598 pacientes brasileiros com LLC. Um estudo do Registro Brasileiro de LLC. Brasília. Rev Bras Hematol Hemoter. 2013;35 Supl 1:216-7.
3. Dighiero G, Binet JL. When and how to treat chronic lymphocytic leukemia. N Engl J Med. 2000;343(24):1799-801.
4. Hallek M. Chronic lymphocytic leukemia: 2013 update on diagnosis, risk stratification and treatment. Am J Hematol. 2013;88(9):803-16.
5. Dreger P, Corradini P, Kimby E, Michallet M, Milligan D, Schetelig J, et al. Indications for allogeneic stem cell transplantation in chronic lymphocytic leukemia: the EBMT transplant consensus. Leukemia. 2007;21(1):12-7.

■ LEITURA SUGERIDA

Dearden C. Disease-specific complications of chronic lymphocytic leukemia. Hematology Am Soc Hematol Educ Program. 2008:450-6.

396

TRANSPLANTE DE CÉLULAS-TRONCO HEMATOPOÉTICAS

■ JOSÉ SALVADOR RODRIGUES DE OLIVEIRA

■ HISTÓRICO

O transplante de células-tronco hematopoéticas (TCTH) foi aplicado com sucesso em humanos a partir da década de 1960, após a identificação do sistema de histocompatibilidade maior por Dausset em 1958. As reações imunes decorrentes de tecidos enxertados de um indivíduo a outro são ocasionadas pelas diferenças entre os antígenos de histocompatibilidade, que, por sua vez, se localizam no braço curto do cromossomo 6. Tais genes codificam 2 tipos distintos de glicoproteínas de membrana, chamados antígenos leucocitários humanos (HLA). Os de classe I, codificados pelos *loci* HLA-A, HLA-B e HLA-C, são encontrados em todas as células nucleadas e plaquetas, e os de classe II, HLA-DR, DQ e DP, em linfócitos T ativados, linfócitos B, células cancerosas, como no melanoma, e células leucêmicas, células de maturação mieloide e do sistema histiocítico-macrofágico. O número de polimorfismos nos diferentes *loci* cresce a cada ano, são de interesse especial em TCTH, os antígenos dos *loci* A, B, e C de classe I, DRB1 e DQB1 de classe II. Tanto em métodos de tipagem de HLA de baixa e de alta resolução, é importante, portanto, tipificar 10/10 haplótipos destes *loci* para o maior sucesso dos transplantes, em especial nos programas de transplantes não parentados e haploidênticos.

> **ATENÇÃO!**
>
> Os genes de classe I e II são interligados, havendo, portanto, chances de 25% de um paciente ser HLA-idêntico a irmão de uma mesma prole.

Os antígenos menores de histocompatibilidade são codificados por genes que se situam fora do complexo maior e têm sido definidos por métodos bioquímicos e moleculares. Em camundongos, há pelo menos mais de 40 *loci* não interligados que identificam antígenos menores. Sabe-se atualmente que há grande probabilidade que haja graus variáveis de disparidades entre tais antígenos mesmo entre irmãos HLA-idênticos para o complexo maior de histocompatibilidade em humanos. Estas diferenças antigênicas são responsáveis pelo mecanismo de rejeição e de doença do enxerto contra hospedeiro (DECH) em irmãos HLA idênticos para o complexo maior.

Após intensos estudos em modelos experimentais, estabeleceram-se as bases para o emprego do TCTH em humanos. O conhecimento da DECH e suas consequentes alterações imunológicas e associação com infecções foram básicos. A doença veno-oclusiva, rejeição, neoplasias secundárias, o emprego de doses supraletais de radioterapia (RTX)/quimioterapia (QT) nos chamados regimes de condicionamentos necessários à destruição da doença em curso e do sistema imune do hospedeiro foram claramente definidos por tais modelos. Observou-se que volume considerável de medula óssea poderia ser injetado endovenosamente (EV) e resultaria em reconstituição hematológica e imunológica na célula transplantada. Estabeleceram-se os regimes de profilaxia e tratamento da DECH aguda e crônica. As combinações de antibióticos, antifúngicos e antivirais foram mensuradas. Modelos de irradiação de hemocomponentes que inativam as células apresentadoras de antígenos, uso de filtro leucodepletores, sistema de aferese para plaquetas utilizando-se de doador único para obtenção de concentrados de plaquetas foram conhecimentos incorporados na área de hemoterapia. Plasmafereses com trocas expressivas de plasma/salina-albumina, colunas de adsorção de anticorpos anti-A, anti-B permitiram infusões de medulas incompatíveis quanto ao sistema ABO.

Mais recentemente, o uso da biologia molecular permitiu ampliar a capacidade dos bancos de medula por meio de métodos de identificação do sistema HLA por métodos de baixa e alta resolução e substituíram as técnicas sorológicas e de cultura mista de linfócitos na identificação dos antígenos de classe I e II, respectivamente.

A partir de 1995, surgiu o TCTH não mieloablativo, cujo fundamento é a redução das doses de QT e RTX objetivando a indução de imunossupressão. Essa técnica baseia-se na presença da quimera mista por tempo limitado, diminuição das citopenias e pouca dependência de homocomponentes no pós-TCTH imediato. Tal procedimento ampliou as indicações do TCTH em idosos e na vigência de comorbidades. O sucesso do TCTH não mieloablativo ocorre em especial em doenças indolentes cuja cura depende mais do efeito enxerto *versus* tumor (EvT) do que de citorredução neoplásica por regimes ablativos. As infusões de linfócitos de doadores induzem ao estado de quimera completa e se associam ao efeito EvT. A prática desta modalidade de TCTH é, hoje, difundida mundialmente. O uso de doadores alternativos, obtidos de registros internacionais e nacional (Redome), de células e cordão umbilical e, mais recente, o emprego de doadores haploidênticos possibilitaram a execução do procedimento na maioria dos receptores.

Associando-se os métodos de biologia celular e engenharia genética, foi possível incorporar à célula-tronco sequências de DNA "corrigidas" para defeitos genéticos no hospedeiro a exemplo da deficiência de adenosina-deaminase (ADA) e a mesma técnica na manipulação em linfócitos (T car-*cells*), direcionando-os a antígenos específicos de células hematológicas neoplásicas e possibilitando o emprego destas em TCTH, em pacientes com leucemias e linfomas refratários aos tratamentos até então existentes. O uso desta última técnica especificada a cada paciente constituiu no maior avanço terapêutico em doenças onco-hematológicas refratárias,

■ TCTH AUTÓLOGO

O TCTH pode ser autoplástico (auto), quando são usadas células progenitoras (ou células-tronco) do próprio paciente, ou alogênico (alo), quando as células-tronco são provenientes da mesma espécie, sendo este último de dois tipos: familiar, principalmente irmãos, e não familiar ou não aparentado de doadores de registros internacionais e de bancos de cordão umbilical. Fundamentado na tipificação HLA, os TCTH alogênicos são, na sua maioria, HLA-idênticos, considerando-se 10/10 *loci*. São também admitidos compatibilidades em 9/10 *loci* (HLA-A,-B,-C, -DR e –DQ) em transplantes familiares e não aparentados, 5/6 *loci* HLA-A,-B e -DR); 4/6 e até completamente (*full*) mismatch ou seja 3/6 (hapoidênticos) em fonte de células de cordão umbilical. A técnica de TCTH em doadores familiares haploidênticos emergiu neste século como um novo e útil método terapêutico e tende, nos adultos, a substituir o uso de células de cordão umbilical. Quanto à fonte de células progenitoras, o TCTH pode ser obtido de células de medula óssea que são obtidas por aspiração em centro cirúrgico, de sangue periférico obtidas por aferese ou de cordão umbilical.

O TCTH auto é indicado em tumores sólidos, especialmente na área de oncopediatria, como o neuroblastoma, o sarcoma de Ewing e os tumores de células germinativas, entre outros. Nos adultos, as principais indicações são: mieloma múltiplo (MM), linfoma de Hodgkin (LH) e linfomas não Hodgkin (LNH), em especial nos linfomas difusos de grandes células B recaídos quimiossensíveis e leucemias agudas em remissão clínica.

A obtenção de células-tronco é realizada após sua mobilização da medula para o sangue periférico (SP) logo a seguir do nadir da contagem de glóbulos brancos consequente ao emprego de QT em altas doses e/ou seguida do uso de fatores de crescimento medular. Do SP, sua coleta se faz por aferese, geralmente de alta volemia, utilizando-se programas específicos para separação de mononucleares. Tais células são quantificadas pela positividade ao anticorpo monoclonal CD34, analisadas em citômetro de fluxo por aquisição de múltiplos eventos ou pela contagem de colônias progenitoras de eritroblastos, granulócitos e megacariócitos, após cultura de longa permanência. O número mínimo de células progenitoras para sucesso da reconstituição do tecido hematopoético é de 2×10^6 células CD34+/kg de peso do paciente. O número necessário de afereses para a obtenção desta quantidade de células depende de vários fatores, como: grau de envolvimento medular, sobretudo do estroma, após QT e/ou RTX para tratamento inicial da doença de base; sistema de mobilização utilizado; presença de infiltração da doença de base atual ou erradicada previamente; celularidade medular; resposta à infusão de fatores de crescimento medular; alterações das moléculas de adesão, em especial do CXCR4, SDS-1, Flt3 e VLA, entre outras. Em geral, uma a quatro secções de afereses são suficientes para atingir a quantidade e a qualidade de células CD34 desejadas.

Vários protocolos de mobilização foram descritos, destacando-se o emprego da ciclofosfamida em doses variáveis de 2-5 g/m² isolada ou associada a outros quimioterápicos e do etoposídeo em doses igualmente variáveis de 600 mg/m² a 1,8 g/m², indicados na mobilização dos linfomas e MM. No tocante às leucemias utiliza-se alta dose de arabinosídeo-C isolada ou associada ao etoposídeo. Os protocolos ICE (ifosfoamida, etoposídeo e carboplatina), DHAP (dexametasona, arabinosídeo-C e cisplatina), MINE (ifosfamida, mitroxantrone, e etoposídeo) e/ ou ESHAP (etoposídeo, metilprednisolona, arabinosídeo-C e cisplatinum) são empregados como tratamento de salvação nos LNH e LH recorrentes e são úteis na mobilização.

Na vigência de linfoma refratário, o protocolo Dexa-BEAM (dexametasona, BCNU, etoposídeo, arabinosídeo-C e melfalan) é utilizado como terapia de salvação no LH e o CODOX-IVAC ou HyperCVAD, com base em altas doses de metotrexato e arabinosídeo-C, são indicados nos LNH refratários à terapia convencional de primeira e segunda linha. Nesta indicação, uma vez obtida a remissão, segue-se a coleta de células progenitoras. No LH, a associação de gencitabina, cisplatina ou carboplatina e vinelrelbine (GDP) é igualmente indicada.

A terapia atual do MM, utiliza-se dos esquemas CDT (ciclofosfamida, dexametasona e talidomida), CDV (cilcofosfamida, dexametasona e bortezomb) ou alternativamente à substituição da talidomida pela lenalidomida no CDT ou simplesmente da associação da lenalidomida + bortezomib ou deste, mais dexametasona. Novos inibidores do proteosoma, carfilzomib, ixazomib, entre outros, assim como novos inibidores da angiogênese, como ao pomalidomida e os anticorpos monoclonais, anti-CD138, daratumumab, resultam em índices cada vez maior de remissões completas, pouco observadas nos esquemas utilizados antes de 1990. Tais esquemas já mostraram que não modificaram o cenário da obtenção de células tronco hematopoéticas e propiciam bom rendimento de células CD34+ em mais de 90% dos casos.

Nos linfomas, o sucesso da mobilização está diretamente relacionado ao estado da doença na pré-mobilização, ao número e tipo de protocolos de QT (QT) e RTX (RTX) empregados para obtenção da remissão e ao tempo entre o diagnóstico e a mobilização. Em geral, cerca de 60-80% dos pacientes com linfoma difuso de grandes células B são bem-sucedidos na mobilização. O mesmo cenário não é visto nos linfomas foliculares em virtude do emprego de análogos da purina, frequência elevada de infiltração medular no diagnóstico e evolução longa até a mobilização. No que se refere ao linfoma do manto, linfoma linfoblástico, Burkitt ou Burkitt-*like*, os resultados dos protocolos de mobilização são precários em virtude de serem doenças agressivas que demandam associações de múltiplos quimioterápicos para obtenção de remissão. Na LLA, o mesmo raciocínio é válido, as associações intensivas de quimioterápicos dificultam a mobilização. Fazem exceção a essa regra os linfomas difusos de grandes células B, com sucesso de mobilização em taxas superiores a 60% dos casos. O uso do perixafor, medicação inibidora da ação do CXCR4, portanto, anti-SDS (mozobil), e fator estimulante de colônias de granulócitos (G-CSF) aumenta a liberação das células-tronco da medula óssea para o sangue periférico, é útil nas falhas de mobilização em linfomas e mielomas e é contraindicado nas leucemias por mobilizar também as células blásticas.

Outra forma de obtenção de células-tronco é por aspirações múltiplas no ilíaco, método esse inicialmente consagrado no TCTH alo. O período de aplasia medular é diminuído de forma significativa quando se utilizam células progenitoras de SP, sendo consequentemente menor a dependência de hemocomponentes, as internações são mais curtas e é menor o emprego de fatores de crescimento medular. Em virtude destas características, a utilização da medula óssea como fonte de células progenitoras para TCTH auto é cada vez menor, sendo reservada a casos específicos quando há falha de mobilização.

A manipulação da medula óssea *in vitro* com anticorpos monoclonais, pérolas magnéticas, colunas associadas a anticorpos monoclonais e outros processos físicos ou químicos, no intuito de separar células-tronco de eventuais células tumorais contaminantes, tornou-se metodologia consagrada após a década de 1990. Atualmente, é possível proceder a "purgação" (*purging*) também de células CD34+ provenientes de SP. Métodos de separação por colunas específicas permitem a obtenção quase "absoluta" de células CD34 positivas tanto de MO quanto de SP. Tão logo obtidas, as células-tronco são suspensas em diluições de albumina/dimetilsulfóxido/meio de cultura e criopreservadas. Assim, o avanço das técnicas de obtenção e de criobiologia viabilizaram o congelamento de células-tronco por décadas, mantendo suas propriedades estruturais e funcionais após o degelo, bem como a perfeita reconstituição da hematopoese. As técnicas de *purging in vitro* são preconizadas no TCTH auto de LMA. Nesta doença, o uso do alquilante mafosfamida (4-HC) é indicado no intuito de remoção de células residuais contaminantes.

Nos LNH positivos ao CD20, o *purging in vivo* é um método consagrado. Emprega-se anticorpos radiomarcados na indução de remissão de linfomas foliculares refratários, em especial em linfomas indolentes refratários à terapia convencional. Esta terapia é útil nestes linfomas em fase pré-transplante no objetivo de reduzir a doença residual.

O TCTH auto é forma relativamente simples de terapia que possibilita o uso de QT e/ou RTX em doses várias vezes superiores às convencionais. É sempre uma terapia mieloablativa. É empregado como terapia de consolidação após remissão inicial para diferentes doenças onco-hematológicas ou como tentativa de terapia curativa em tumores sólidos refratários aos tratamentos convencionais.

As chances de sucesso do TCTH auto, cujas indicações encontram-se no Quadro 396.1, dependem das condições clínicas do paciente e das características biológicas da neoplasia. Geralmente, são indicados em diferentes faixas etárias, mesmo em pacientes acima de 60 anos. As complicações comuns ao TCTH alo como a DECH e sua consequente imunodepressão, infecções por citomegalovírus (CMV), fungos entre outras, são pouco frequentes. A reconstituição hematológica é relativamente rápida, e a imunológica, comumente inferior a um ano, em particular se são utilizadas células-tronco de SP. O sucesso do transplante auto depende do momento no curso da doença em que o TCTH auto é realizado, do regime de condicionamento empregado e da *perfomace* clínica do paciente. Em doenças quimiossensíveis, a sobrevida geral em 5 anos é de 50-60%, em doenças parcialmente em remissão, entre 20-40%, e nas refratárias, abaixo de 20%. No MM, o TCTH auto prolonga a sobrevida geral em mais de 5 anos, sem, contudo, levar a uma remissão molecular da doença. Nas leucemias, o TCTH auto é a segunda alternativa de TCTH, sendo primeiramente indicado o TCTH alo, aparentado ou de doadores alternativos.

Os regimes de mieloablação dependem da doença de base, assim no MM, o emprego do melfalan na dose de 200 mg/m²; nos linfomas, o protocolo BEAM (BCNU, arabinosídeo-C, etoposídeo e melfalan), e nas

QUADRO 396.1 ■ Indicações do TCTH autólogo

1 | Leucemia mieloide aguda em 1ª ou 2ª remissão clínica
2 | Leucemia linfoide aguda em 1ª ou 2ª remissão clínica
3 | Mielodisplasias com IPSS alto ou alto-intermediário em remissão completa
4 | Mieloma múltiplo
5 | Linfoma de Hodgkin: 1ª recorrência ou em doença refratária
6 | LNH agressivos: grandes células B ou T, anaplásicos K_i-1, Burkitt, Burkitt-*like*, linfoblástico B ou T com IPI alto ou alto-intermediário, geralmente em segunda remissão
7 | LNH foliculares ou Manto – 1ª ou 2ª remissão clínica
8 | LLC em remissão clínica após uso de análogos de purina
9 | Neuroblastomas, tumor de Wilms e sarcomas quando quimiossensíveis
10 | Doenças autoimunes: ES, AR, LES e outras

LNH: linfoma não Hodgkin; LLC: leucemia linfoide crônica; AR: artrite reumatoide; LES: lúpus eritematoso sistêmico; ES: esclerose sistêmica.

leucemias, a associação da ciclofosfamida e bussulfan ou desta com a irradiação corpórea total. Após a infusão das células progenitoras seguida do uso do G-CSF acelera a recuperação hematopoética sendo a alta hospitalar, relativamente precoce quando se compara ao TCTH alo.

TCTH ALO

O TCTH é alo quando se encontra doador HLA-idêntico entre parentes ou em banco de medula. A partir de 1990, observou-se que as células progenitoras de sangue de cordão umbilical seriam capazes de reconstruir a hematopoese *in vivo* e *in vitro*. Desde então, tem servido de fonte de células CD34, em particular na pediatria, cuja necessidade do número dessas células é menor. Inicialmente, essa fonte foi utilizada no tratamento de anemia de Fanconi. Hoje, serve ao TCTH em todas as suas indicações em crianças, e os resultados são satisfatórios em adultos. Neste século, o transplante haploidêntico propiciou resultados similares aos transplantes aparentados e não aparentados e reduziu de forma expressiva o número de receptores em fila de espera de doadores alternativos.

O TCTH alo é indicado em anemia aplástica severa (AAS), LMC e outras doenças mieloproliferativas crônicas, como a metaplasia mieloide agnogênica. É realizado para correção talassemias major antes do estabelecimento de hemocromatose, na anemia falciforme e doenças autoimunes. Anemia de Fanconi, disqueratose congênita, imunodeficiências congênitas, mucopolissacaridoses e doenças congênitas e hereditárias outras são outras indicações habituais.

A abordagem terapêutica das leucemias agudas se faz de forma inicial com QT. Uma vez em remissão clínica e/ou citogenética e se dispuser de doador HLA-idêntico, procura-se complementá-la com o TCTH alo. Esta conduta torna-se cada vez mais adotada à medida que os marcadores citogenéticos e oncogênicos são mapeados em relação à clínica e prognóstico. Na LMA, a t(15,17), t(8,21) e inv 16 indicam bom prognóstico, e a indicação do TCTH é após a obtenção da segunda remissão clínica. Os subtipos morfológicos M_6 (eritroleucemia) e M_7 (megacariocítica) implicam no TCTH na primeira remissão ou quando se comportam como doença primariamente "refratária".

Na LLA, o cromossomo Ph_1, t(9,22); presente em até 30% de LLA do adulto e 5% da infância, a t(4,11) e contagem de leucócitos superior a 30.00/mm³ na LLA de células B e o imunofenótipo pré-T ou Pro-B são marcadores de evolução desfavorável e demandam a realização do TCTH em primeira remissão clínica.

As mielodisplasias são caracterizadas quanto ao risco prognóstico pelo IPSS (índice internacional de prognóstico) que leva em conta a contagem de blastos na medula óssea, as alterações citogenéticas e o número de citopenias periféricas e mais recentemente a dependência de hemocomponentes.

ATENÇÃO!

Os grupos intermediário-alto e alto têm indicação precoce de TCTH alo; nos demais, opta-se por terapias mais convencionais, e a indicação se faz no momento em que a doença se torna agressiva.

Nas síndromes linfoproliferativas crônicas, as principais indicações são:

1 | LNH foliculares transformados em linfomas agressivos: Neste linfoma, há inúmeras formas de tratamento com sucesso, a exemplo de alquilantes isolados, associação de alquilantes e análogos de purina e /ou anticorpos monoclonais humanizados, a exemplo do rituximab isolado ou marcado com radiosótopo (itruim ou iodo). O uso de terapia inibidora da ação da tirosinocinase em receptor de linfócito B (ibrutinib), medicamentos que atuam na inibição do gene *BCL-2* (venetoclax) e sua respectiva proteína, de novos anticorpos monoclonais anti-CD 20 (obinutuzumab), em combinação ou isolado, elevou a taxa de remissão completa, e tudo indica que reduzirá a indicação de do TCTH em síndromes linfoproliferativas crônicas, em especial quando indolentes, a exemplo da LLC e dos linfomas foliculares. O TCTH alo é, ainda, indicado nos linfomas refratários, e o método ideal é o TCTH não mieloablativo em virtude da eficácia do fenômeno EvT nas linfoproliferações indolentes.

2 | Na LLC, o TCTH tanto auto como alo é indicado em doença primariamente agressiva, doença refratária à terapia convencional com análogo de purina e alquilante, clorambucil e rituximab e dexametasona e alemtuzumab, na recorrência precoce após esquema FCR (fludarabina, ciclofosfamida e rituximab). As novas terapias citadas tendem a reduzir a indicações nos pacientes que persistirem a doença após o uso do ibrutinib e/ou venetoclax (inibidor de BCL-2), isolados ou associados a anticorpos monoclonais (rituxumab, obinutuzumab). Isto é visto nos casos de deleção do 11q, deleção do 17p ou nas mutações do p53. A abordagem dos fatores prognósticos com quantificação da expressão do CD38 em células clonais, da pesquisa de presença de mutação para genes de IgH, de alterações citogenéticas, a exemplo de del(11q) e del(17p), permitem acompanhar de forma mais programática os pacientes que tendem a evoluir desfavoravelmente e daí estabelecer uma sequência em sua terapia.

3 | Linfoma do manto: os pacientes de faixa etária inferior a 65 anos e que dispõem de condições clínicas e doadores na família são candidatos ao TCTH alo ou auto, na primeira remissão. Nos transplantes alo, tanto a forma convencional com mieloablação quanto a forma não mieloablativa são praticadas, esta última reservada aos portadores de comorbidades e com faixa etária superior a 50 anos.

4 | Nos linfomas altamente agressivos, como Burkitt, Burkitt-*like*, linfoblástico T, Leucemia/linfoma de células T do adulto, entre outros, os protocolos atuais de poliQT intensiva constituem a primeira linha de tratamento. Na vigência de remissão parcial ou refratariedade, o TCTH alo deve ser considerado, e na remissão completa, o TCTH auto. O mesmo raciocínio deve ser feito nos LNH difuso de grandes células B ou T, nestes, o TCTH auto é admitido em primeira remissão nos pacientes com índice internacional de prognóstico (IPI) alto ou alto-intermediário. No linfoma difuso de grandes células B, os pacientes são classicamente transplantados em segunda remissão, quando quimiossensíveis, e nos linfomas de células T, na primeira remissão, em especial nos subtipos agressivos.

5 | No linfoma anaplásico CD30+ e alk negativo, há tendência do emprego do TCTH alo em primeira remissão. Na vigência de doença com estádio avançado, o TCTH auto é indicado também naqueles alk positivos.

6 | No LNH de células T periféricas, a experiência mundial ainda é pequena, porém por se tratar de doença de evolução agressiva, há consenso em transplantá-los em primeira remissão.

7 | Na leucemia pró-linfocítica B ou T, o TCTH é indicado em primeira remissão na última condição e em segunda remissão completa ou primeira remissão parcial na leucemia pró-linfocítica B.

No MM, a experiência mundial é consagrada quanto ao TCTH auto, que é indicado sobretudo em pacientes com prognóstico desfavorável por meio do risco citogenético, morfológico ou pelo simples emprego dos sistemas de escore de evolução. Durante as duas últimas décadas, o TCTH auto foi intensamente praticado nesta condição e foi um dos fatores responsáveis pelo prolongamento da sobrevida com qualidade de vida nestes pacientes. Em pacientes de idade inferior a 55 anos, a indicação de duplo TCTH auto ou a sincronização do TCTH auto com o alo no primeiro ano de doença é no presente admitida na presença de doença agressiva ou com fatores prognósticos desfavoráveis logo no primeiro ano do diagnóstico. As estatísticas mundiais do TCTH não mieloablativo no MM crescem de maneira rápida. Novos horizontes com inibidores do proteossoma, a exemplo do bortozomibe e carfilzomibde, nas últimas associações de talidomida, lenalidomida ou, pomalidomida a inibidores do proteossoma e/ou ao anticorpo anti-CD138, daratumumabe nos esquemas terapêuticos, desenhou-se um novo cenário no MM com resultados já promissores em protocolos que incluem ou não o TCTH.

No LH o TCTH auto é convencionalmente indicado nas recidivas precoces (inferior a dois anos) em pacientes quimiossensíveis aos esquemas de salvação, como ICE, DHAP, Dexa-BEAM, ESHAP, etc. O TCTH auto em primeira remissão nos casos com estádio avançado e subtipo histológico desfavorável ainda é motivo de pesquisas. Em casos seletos de doença refratária, indica-se o TCTH alogênico no LH. Neste tipo específico de linfoma, os transplantes haplodênticos emergem como terapia de sucesso, mesmo em pacientes refratários a brentuxumabe (anti-CD30) e mais recentemente do uso de terapia-alvo com anticorpos inibidores de receptores de checagem imune pontuais com ação em mecanismos imunes antitumores, a exemplo do PD-1 (nivolumab e pembrolizumab). Ambas as medicações já estão em estudos de fase II e III e mostraram-se eficientes em LH refratários a terapias convencionais, incluindo o anticorpo anti-CD30, brentuxumabe e transplantes, constituindo em novo e promissor avanço no LH.

QUADRO 396.2 ■ Indicações do TCTH alogênico

1 | Anemia aplástica grave (adquirida), hemoglobinúria paroxística noturna
2 | Imunodeficiências: combinada severa (SIDC com ou sem déficit de ADA) Combinada: disgenesia reticular, síndrome do linfócito de Baré, hipoplasia do cabelo-cartilagem
3 | Defeito de adesão dos leucócitos
4 | Deficiência de actina
5 | Candidíase mucocutânea crônica
6 | Defeitos hematológicos
- Síndrome de Wiscott-Aldrich, anemia de Fanconi, anemia de Blackfan-Diamond
- Tromboastenia de Glasnzman, agranulocitose congênita, neutropenia congênita
- Síndrome de Chediak-Higashi, doença granulomatosa crônica
- Amegacariocitose congênita, tromboastenia com ausência de rádio
- Reticulose eritrofágica familiar
- Talassemia major e anemia falciforme homozigota

7 | Mucopolissacaridoses: síndromes Hurler, Hunter, Maroteaux-Lamy, Sanfilipo A e B e outras
8 | Mucolipidoses: leucodistrofia metacromática, adenoleucodistrofia, outras lipoidoses
9 | Outras doenças liposossomais: síndrome Lesch-Nyhan e doença de estoque tipo I do glicogênio
10 | Osteopetrose
11 | Doenças onco-hematológicas:
  A | Leucemia mieloide crônica: fase crônica e acelerada
  B | Leucemias agudas:
- LMA em 1ª crise blástica ou 2ª RC quando possuir marcador biológico de bom prognóstico: t(8,21), inv(16), t(15,17)
- LMA em 1ª RC ou refratária à QT: t(11,?), M_6 e M_7
- LLA em 1ª RC ou refratária: t(9,22), t(8,14)
- LLA em 2ª RC: outras

  C | LLC – casos seletos de faixa etária inferior a 65 anos
  D | MM – casos seletos de faixa etária inferior a 65 anos
  E | Mielodisplasias: AR, AREB, AREB-t, LMMC e anemia sideroblástica
  F | LNH – doença agressiva em 2ª RC ou primariamente refratária em pacientes jovens
  G | Doença de Hodgkin: casos seletos
12 | Uso experimental em tumores sólidos

Tanto no TCTH auto como no alo mieloablativo, procede-se a ablação da medula óssea e do sistema imune com doses elevadas de químio e/ou RTX, os chamados "regimes de condicionamento", que possibilitam a destruição da doença de base e do sistema imune, esta última com o objetivo de facilitar a enxertia. Os principais regimes de condicionamento mieloablativos são: 1- Ciclofosfamida (120-200 mg/m²) + Bussulfan via oral (VO) (12-16 mg/m²) ou bussulfan endovenoso (EV) (560-640 mg/m²); 2- Ciclofosfamida 120 mg/m² + TBI (irradiação corpórea total) (1.200-1.560 cGy); 3- Ciclofosfamida (120 mg/m²) + etoposídeo (1.200-1.800 mg/m²) + TBI (1.200 cGy), 4- Bussulfan (12-16 mg/kg) + melfalan (140-180 mg/m²);5- melfalan (200 mg/m²). Os principais protocolos não mieloablativos são: 1- Fludara (90 mg/m²) + TBI (200 cGy); 2- fludara (150-180 mg/m²) + Ciclofosfamida (2 g/m²); 3- Bussulfan (8 mg/m²) + Fludara (150 mg/m²) + ATG (40 mg/kg) melfalan (140-180 mg/m²). O condicionamento BEAM: BCNU (300-500 mg/m²) + etoposídeo (800 mg/m²) + Arabinosídeo-C (1.600 mg/m²) + melfalan (140 mg/²) e Ciclofosfamifa (120 mg/m²) + melfalan (120 mg/m²) são considerados de toxicidade reduzida.

A infusão EV de 2×10^6 células mononucleadas CD34+/kg no TCTH auto ou de $2-3 \times 10^8$ células nucleadas/kg do receptor no TCTH alo no chamado dia zero proporciona a enxertia dos leucócitos e plaquetas dentro de 2 a 3 semanas. Este período coincide com a pancitopenia intensa e a toxicidade máxima do regime de condicionamento para ablação medular.

Aqui é indicado ou isolamento protetor com ou sem de ambiente de pressão positiva ou filtragem do ar tipo HEPA, permanência de cateter central semi ou totalmente implantável, uso profilático de antibioticoterapia ampla, antifúngicos, antivirais e alimentação tipo nutrição parenteral total na vigência de mucosite grau III/IV. Nesta fase, a demanda de hemocomponentes é alta, sobretudo de glóbulos vermelhos e de plaquetas. No tocante às plaquetas, a forma ideal de obtenção é por meio de afereses pré-programadas. Tais hemocomponentes devem ser sempre irradiados e leucodepletados por filtros específicos para concentrados de plaquetas e de glóbulos vermelhos. Enfatiza-se a manutenção dos pacientes em forma de terapia semi-intensiva e submetidos aos cuidados de equipe médica e paramédica altamente especializadas. A hidratação, alimentação parenteral total, controle e tratamento da mucosite, da síndrome de obstrução sinusoidal (DVOH), balanço hídrico detalhado, manuseio de eletrólitos e amplo controle de infecções são parte desta etapa. Após a enxertia, definida pela contagem de reticulócitos acima de 50.000/mm³, granulócitos acima de 500/mm³ e de plaquetas acima de 20.000/mm³; e, uma vez cessada a toxicidade do trato gastrintestinal (TGI) às medicações quimioterápicas ou à RTX e estabelecidas condições nutricionais mínimas, o paciente recebe alta hospitalar.

Nos próximos 2-3 meses, são comuns infecções bacterianas por germes oportunistas ou não oportunistas, pneumonias intersticiais, em especial por citomegalovírus (CMV) e, no TCTH alo, a DECH. Estas complicações devem-se, em parte, à imunodepressão ocasionada pelo uso de ciclosporina, esteroides e outras medicações necessárias para o combate e tratamento da DECH e indução da tolerância imunológica ao enxerto. Durante este período, o receptor carece de sua própria imunidade e ainda não desenvolveu "quimera completa" do sistema imunológico transplantado. Por isso, necessita-se de rigoroso controle clínico e laboratorial no intuito de prevenir ou tratar precocemente estas complicações que frequentemente ocasionam óbito. Na rotina desta etapa, são realizados retornos ambulatoriais 2 a 3 vezes por semana, vigilância com dosagens de medicamentos (ciclosporina, antibióticos), profilaxia com aciclovir ou valaciclovir, fluconazol sulfametoxazol+ trimetropin.

■ DOENÇA DO ENXERTO CONTRA HOSPEDEIRO

Sabe-se que a doença do enxerto contra hospedeiro (DECH) é um processo inflamatório resultante da liberação de citocinas, em especial interleucina-2 (IL-2), fator de necrose tumoral alfa (TNF-α) e interferon gama (IFN-γ) e apoptose mediadas por linfócitos CD8 e células NK da medula transplantada. A função dos linfócitos reguladores (Treg) ao suprimir a expansão de linfócitos efetores reativos tem seu papel reconhecido no eclodir da DECH, sobretudo da forma aguda. Os linfócitos T efetores Th17, por meio de seu fator de transcrição RORγt, desencadeiam a produção de IL-17A, IL-17F, IL-21 e IL-22, consideradas fundamentais na indução da DECH. O acometimento se faz em células teciduais com maior expressão de glicoproteínas (HLA) distintas entre doador e receptor. Na forma aguda da DECH, tanto nos modelos experimentais como nos humanos, os tecidos mais afetados são tegumento (pele e fâneros), canalículos biliares e tecido glandular do TGI, de maneira clássica, antes do dia + 100 após o TCTH. Após o d+100, prevalecem manifestações sistêmicas à semelhança de colagenoses. Destaca-se, no presente, a sobreposição da forma aguda e crônica em diferentes períodos, em especial nos TCTH não mieloablativos.

Em 1966, Billingham definiu os critérios básicos para o desenvolvimento da DECH: 1) o enxerto deve conter células imunocompetentes; 2) o hospedeiro deve possuir antígenos expressos em seus tecidos que não se fazem presentes no doador, parecendo-se estranhos às células imunes do doador, estimulando-as a uma resposta imune antigênica; 3) o hospedeiro deve estar incapacitado de montar resposta imune e efetivar a eliminação das células enxertadas pelo menos até que estas manifestem sua capacidade imunológica.

A DECH aguda é dividida em duas fases: aferente, na qual o tecido do hospedeiro ativa os linfócitos T do doador que secretam citocinas, recrutam células adicionais e induzem à expressão mais intensa de antígenos de histocompatibilidade; e eferente, na qual ocorre o ataque das células efetoras contra os tecidos do receptor, fase essa do processo apoptótico propriamente dito. Predomina nessa fase a resposta imune Th1 (Figura 396.1).

Na DECH crônica, ocorre presença de células T específicas a determinantes antigênicos comuns do complexo maior de histocompatibilidade, diferentemente da fase aguda, na qual a célula T tem especificidade para aloantígenos determinados do hospedeiro. Há produção anormal de IL-4, IFN-α na ausência de IL-2. Ocorre estímulo à produção de colágeno e liberação de grânulos de mastócitos. Células T autorreativas surgem em decorrência da hipofunção tímica que perde o mecanismo de seleção negativa de células autorreativas e, então, a falta de tolerância ao *self*. Há estímulo, através de células Th2 às células B, que desencadeiam produção de autoanticorpos.

A forma aguda da DECH é caracterizada por processo inflamatório em pele, manifestando-se desde ligeiro eritema palmar, plantar ou retroauricular à formação de bolhas com necrólise, à semelhança da síndrome de Steven-Jonhson. Diarreia sero-sanguinolenta até perda de toda a mucosa do TGI, colestase mínima até insuficiência hepática (IH) franca. O Quadro 396.3 mostra o estádio clínico da DECH aguda. Achados histológicos encontram-se no Quadro 396.4, e a graduação do acometimento clínico, no Quadro 396.5. A Figura 396.1 esboça os mecanismos da fase aferente e eferente da DECH aguda.

Diante da suspeita clínica de DECH, impõe-se confirmação anatomopatológica por biópsia de pele, valvas retais ou da mucosa gástrica. O principal diagnóstico diferencial é com a toxicidade dos regimes de condicionamento. A DECH aguda geralmente aparece após a 2ª semana até d+100 após o TCTH (Quadro 396.10).

Há três formas evolutivas de DECH crônica: progressiva, ou seja, quando as manifestações surgem diretamente aquelas da fase aguda; queiscente, que é quando há períodos de remissão entre a forma aguda e o eclodir da crônica; "de novo", ou seja, quando a crônica surge sem evidência clínico-laboratorial da forma aguda. Quanto à extensão, a DECH crônica pode ser localizada, acometimento de um órgão, pele e/ou alteração de função hepática ou extensa, acometimento de dois ou mais órgãos.

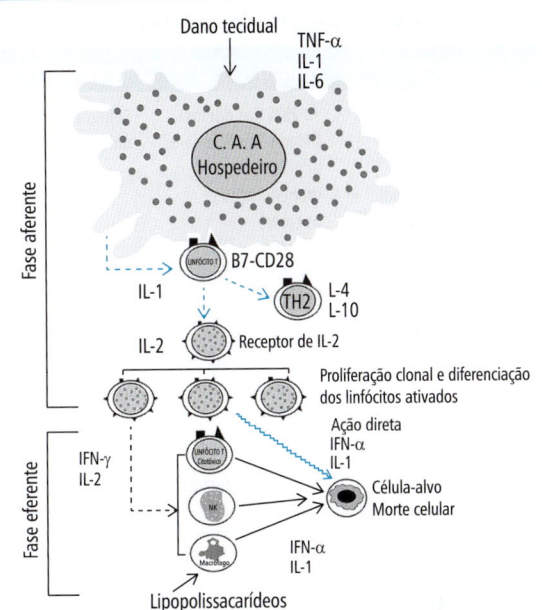

FIGURA 396.1 ■ Fisiopatologia da DECH. A ação de QT, RTX, ou outras situações que provoquem dano tecidual, promovem a liberação de TNF-α, IL-1 e IL-6. Essas citocinas irão aumentar a expressão das moléculas do complexo maior de histocompatibilidade (CHP) das células apresentadoras de antígenos (CAA). Os linfócitos T do doador ligam-se ao CHP das CAA e são ativados pela ação da IL-1 e efeito coestimulatório das moléculas B7-CD28. Esses linfócitos, quando diferenciados para células Th1, sofrem autoativação pela ação da IL-2 e são induzidos a proliferar. As células Th1 irão produzir IFN-γ e IL-2, que estimulam os linfócitos T citotóxicos, células NK e macrófagos do hospedeiro a produzirem inflamação tecidual e morte das células-alvo. A diferenciação para células Th2 promove a liberação de IL-4 e IL-10, com efeito inibitório em todo o processo. A inflamação tecidual e a morte das células-alvo poderão também ocorrer por ação direta do TNF-α e IL-1 das células Th1, ou pelos macrófagos do hospedeiro quando estimulados pelos lipopolissacarídeos provenientes da lesão das células da mucosa intestinal.

QUADRO 396.3 ■ Estádios clínicos da DECH aguda

ESTÁDIO	PELE	FÍGADO (BILIRRUBINA)	INTESTINO
+	*Rash* maculo--papular inferior 25% da superfície corporal	2-3 mg%	Diarreia: 500-1.000 mL/d
++	*Rash* maculo--papular 25-50% da superfície corporal	3-6 mg%	Diarreia: 1.000-1.500 mL/d
+++	Eritrodermia generalizada	6-15 mg%	Diarreia: > 1.500 mL/d
++++	Descamação, bolhas e epidermólise	> 15 mg%	Dor e íleo paralítico

QUADRO 396.4 ■ Graduação histológica da DECH aguda

GRAU	PELE	FÍGADO	INTESTINO
I	Degeneração vacuolar de células da camada basal	< 25% dos ductos biliares interlobulares anormais (degeneração e nocrose)	Célula epitelial única necrosada
II	Grau I + "Corpúsculos eosinofílicos"	25-50 dos ductos biliares anormais	Necrose e perda de glândulas
III	Grau II + separação da junção derme-epiderme	50-75% dos ductos biliares anormais	Denudação focal microscópica da mucosa
IV	Denudação epidermal franca	> 75% dos ductos biliares anormais	Degeneração difusa da mucosa

No presente, os sistemas de classificação da DECH crônica sofrem modificações que procuram detalhar o grau das alterações funcionais e definição de alterações clínicas e laboratoriais compatíveis com o diagnóstico em cada órgão e sistema (Quadros 396.5 a 396.9).

São fatores de risco para DECH: existência de DECH aguda prévia sendo a intensidade da DECH crônica diretamente ligada à intensidade da DECH aguda, TCTH semicompatíveis em relação ao sistema HLA, TCTH de HLA-idêntico ou com disparidades mínimas de banco de medula óssea, receptores com idade superior a 40 anos, doadores de idade superior a 40 anos, receptores de doadoras com gestações prévias e uso de regimes mieloablativos mais agressivos, como a RTX corporal total, sobretudo em doses superiores a 1.200 cGy.

São medidas eficazes na prevenção da DECH: imunossupressão do receptor, administrada profilaticamente com ciclosporina e metotrexate ou outros protocolos. No advento da DECH, o tratamento se baseia na intensificação de doses de ciclosporina, prednisona e/ou imunoglobulina (Ig) antitimocitária, micofenolato de mofetil, entre outros protocolos. Uso de anticorpos monoclonais: anti-CD25 e outros. Os graus II, III e IV de DECH aguda demandam tratamento intensivo. Cerca de 60% dos casos são grau I/II, e os demais, III/IV. A DECH aguda é fatal em 10-20% dos pacientes.

Altas doses semanais de Igs policlonais, depleção de células T da medula transplantada são medidas praticadas. A depleção de células T da

QUADRO 396.5 ■ Graduação de acometimento clínico da DECH aguda

GRAU	ESTÁGIO			
	PELE	FÍGADO	INTESTINO	DÉFICIT FUNCIONAL
0 (nenhum)	0	0	0	0
I (leve)	+ a ++	0	0	0
II (moderado)	+ a +++	+	+	+
III (grave)	++ a ++++	+ a +++	+ a +++	++
IV (geralmente fatal)	++ a ++++	++ a ++++	++ a ++++	+++

QUADRO 396.6 ■ Sinais e sintomas da DECH crônica

ÓRGÃO OU SISTEMA	DIAGNÓSTICO (SUFICIENTE PARA ESTABELECER O DIAGNÓSTICO DE DECH-C)	DISTINTO (VISTO NA DECH-C, MAS INSUFICIENTE PARA ESTABELECER SOZINHO O DIAGNÓSTICO DE DECH-C)	OUTRAS CARACTERÍSTICAS	COMUNS (VISTOS TANTO NA DECH-A COMO C)
Pele	Poiquilodermia Líquen-plano *like* Alterações de esclerose Mórfea-*like* Esclerose não móvel Líquen escleroso	Despigmentação	Alteração na sudorese Idiose Ceratose pilar Hipopigmentação Hiperpigmentação	Eritema Lesões maculopapulosas Prurido
Unhas		Distrofia Estrias longitudinais Unhas opacas, Onicólise Perda das unhas		
Cabelos		Alopecia cicatrizante ou não cicatrizante (após quimioterapia) Descamação com pápulas no couro cabeludo	Couro cabeludo com cabelos escassos, ásperos Canice precoce	

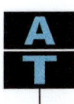

DIAGNÓSTICO E TRATAMENTO

Boca	*Like*-plano *like* Placas hiperceratóticas Restrição na abertura da boca pela esclerose	Xerostomia Mucocele Mucocele Atrofia da mucosa Pseudomembranas Úlceras		Gengivite Mucosite Eritema Dor
Olhos		Sensação de areia nos olhos, ressecamento e dor Conjuntivite cicatricial Ceratoconjuntivite sicca Áreas confluentes de ceratopatia punctuada	Fotofobia Hiperpigmentação periorbitária Blefarite (eritema ao redor olhos com edema)	
Genitália	*Like*-plano *like* Sinéquia e estenose da vagina	Erosões Fissuras Úlceras		
Trato gastrintestinal	Membranas no esôfago Estreitamento ou estenose do terço superior e médio do esôfago		Insuficiência do pâncreas exócrino	Anorexia Náusea; vômitos Diarreia Perda de peso; déficit de crescimento (crianças)
Fígado				Bilirrubina total, fosfatase alcalina >2 x acima limite normal ALT e AST > 2 x limite normal
Pulmão	Bronquiolite obliterante diagnosticada com biópsia pulmonar	Bronquiolite obliterante diagnosticada com TFPs e radiologia		
Músculos, fáscia e articulações	Fasciíte Articulações endurecidas ou contratura secundária à esclerose	Miosite ou polimiosite	Edema Cãimbras musculares Artralgia ou artrite	
Hematopoético e imune			Trombocitopenia Eosinofilia Linfopenia Hipo- ou Autoanticorpos (AHAI e PTI)	
Outros			Derrame pericárdico e pleural Ascíte Neuropatia periférica Síndrome Miastenia *gravis* Cardíaco: anormalidade na condução ou cardiomiopatia	

Em todos os casos, infecção, efeitos de drogas, malignidade. ou outras causas devem ser excluídas. Diagnóstico da DECH-c requer confirmação por radiologia ou biópsia (ou teste Schirmer para os olhos). ALT: alanina aminotransferase; AST: aspartato aminotransferase; BOOP: bronquiolite obliterante organizada com pneumonia; TFPs: testes de função pulmonar; AIHA: anemia hemolítica autoimune; PTI: púrpura trombocitopênica idiopática.

medula transplantada é aconselhável em TCTH não familiar, semicompatíveis, segundo TCTH e TCTH não mieloablativos e não relacionados, ou com disparidades de HLA (geralmente empregado em receptores acima de 40 anos e de doadores com disparidades HLA). A depleção de células T é desaconselhável em TCTH HLA idêntico devido ao aumento de rejeição e recorrência da doença de base em virtude da não existência do fenômeno EvT.

Tecnicamente, os portadores de DECH apresentam taxas menores de recidiva da doença de base, daí o chamado efeito "enxerto *versus* tumor" ou EvT" ser desejável. Esse fenômeno é desencadeado por subpopulações específicas de células CD4, ao passo que subpopulações CD8 e NK induzem à DECH. Há estudos experimentais em modelos animais e humanos, sobretudo em TCTH não mieloablativos e TCTH não familiares que empregam depleções seletivas de células CD8 e NK e infusão de CD4, dos linfócitos T reguladores (Treg) tentando atingir equilíbrio entre os mecanismos de DECH e EvT, objetivando finalmente a eliminação da doença residual mínima (DRM).

O fenômeno EvT foi bem estabelecido na LMC, no LNH indolente e no LLC. No MM, nas síndromes mielodisplásicas e na LMA, o poder de elimina-

QUADRO 396.7 ■ Critérios histopatológicos para DECH-C por órgãos

ÓRGÃOS OU SISTEMAS	CRITÉRIOS MÍNIMOS PARA DECH ATIVA	CRITÉRIO ESPECÍFICO PARA DECH-C**
Pele, em qualquer etapa	Apoptose na camada basal da epiderme ou camada de Malpighi ± inflamação liquenoide ± mudança vacuolar	
Líquen plano-*like*		Combinação de hipergranulose e acantose com alterações liquenoides ± siringite das unidades écrinas ± paniculite
Esclerose não móvel		Depósito de colágeno com espessamento da derme papilar ou colagênese pandérmica ± paniculite
Esclerose tipo mórfea		Lesão localizada com predomínio de esclerose na derme reticular inferior ou ao longo da borda derme-hipoderme ± envolvimento da epiderme e apêndices
Fasciíte		Espessamento com fibrose do septo fascial com inflamação adjacente ± paniculite
Fígado	Pequenos ductos biliares dismórficos ou destruídos ± colestase, inflamação lobular e/ou portal	Ductopenia, fibrose portal e colestase crônica refletem a cronicidade, mas não são específicas para DECH-c
Gastrintestinal	Critério de apoptose variável (≥ 1/pedaço) nas criptas	Destruição das glândulas, ulceração ou fibrose submucosa refletem doença de longa duração, mas não especificamente DECH-c
Mucosa oral e conjuntiva	Infiltração linfocítica da mucosa com apoptose variável+	
Glândula salivar ou lacrimal		Infiltração ou dano dos ductos intralobulares, fibroplasia do estroma periductal e inflamação com destruição do tecido acinar+
Pulmão		Bronquiolite obliterante: denso infiltrado eosinofílico sob o epitélio respiratório, resultando em completa obliteração fibrosa ou algum grau de estreitamento do lúmen

ção da doença residual é menor. Na LLA, este fenômeno é quase mínimo. Há evidências que sugerem a existência do EvT em TCTH de tumores sólidos.

São observadas remissão clínica, citogenética e molecular após infusão de linfócitos provenientes de leucoaferese do doador de medula óssea. Nas recorrências clínicas ou citogenéticas pós TCTH alo de LMC, empregam-se infusões subcutâneas (SC) de IFN-2α, ou mesilato de imatinibe até a redução do clone leucêmico e, a seguir, são indicadas infusões de linfócitos do doador (DLI). Comumente, o DLI segue uma rotina de escalonamento de dose, procurando evitar a ocorrência de DECH aguda grave após o DLI. A taxa de RC (citogenética e molecular) atinge cifras de 40-80% dos casos. Curiosamente, estas infusões podem ser seguidas por períodos de 1-3 meses de hipoplasia medular e reconstituição na célula transplantada.

Os Quadros de 396.7 a 396.10 mostram os métodos para diagnóstico e as formas clínicas da DECH crônica. Diante de manifestações leves, não há necessidade de intervenção terapêutica, apenas aplicação de cuidados locais. A presença de sicca-*like* em globo ocular e cavidade oral, associada a lesões esclerodermia-*like* de tegumento, são as manifestações prevalentes. Lesões hepáticas, esofágicas, sufusões de serosa e quadros articulares podem ocorrer. A prednisona associada à ciclosporina em dias alternados ou na forma contínua é indicada nas formas menos e mais agressivas, respectivamente. O uso de micofenolato de mofetil, azatioprina, ciclofosfamida pode ser útil. Destaca-se o emprego com sucesso de talidomida na vigência de lesões tipo *liquen-plannus* oral ou esclerodermia-*like* de tegumento. O uso de PUVA e da fotoaferese extracorpórea é indicado no controle da DECH crônica cutânea e sistêmica. É descrito o sucesso da ação do rituximab, mesilato de imatinb e ibrutinib em DECH em casuísticas ainda pequenas.

Atingidos 100 dias pós-TCTH, a vigilância sistemática se afrouxa. São realizadas avaliações quanto à possível evolução para DECH *crônica* nas formas clínicas progressiva, quiescente ou "de novo" – em relação à presença ou não da forma aguda (antes do dia 100). Dependendo destes resultados, planeja-se a suspensão dos imunossupressores nos meses seguintes.

Nos dias 30, 100, 180 e 360 pós-TCTH analisa-se o grau de quimerismo e a presença DRM por: citogenética de células da medula óssea; citogenética com hibridização *in situ*; ou por técnicas de amplificação gênica pela reação em cadeia da polimerase (PCR) por meio de *primers* específicos a sequências de DNA dos genes da patologia em curso. A longo prazo, estes exames são realizados a cada 2-3 anos nos próximos 5-10 anos pós-TCTH. Na vigência de quimerismo misto na técnica de TCTH não mieloablativo, procede-se infusão escalonada de DLI com intuito de conversão em quimerismo completa.

As principais complicações infecciosas que acometem os transplantados dependem do período de seguimento após o TCTH e da recuperação das funções hematopoética e imune após a infusão das células-tronco. No período de internação, prevalecem as infecções da corrente sanguínea por bactérias da flora endógena de cavidade oral, pele ou por contaminações de cateteres centrais semimplantáveis, a exemplo de permicath e cateter de Hickiman. Bactérias gram-positivas, em especial *Staphylococcus* coagulase negativos, *S. aureus* e *Streptococcus*, prevalecem nas infecções por cateteres. É particularmente grave e às vezes, fatal, a infecção por gram-negativos em cateteres centrais. A contaminação da corrente sanguínea, através de colonização e infecção primária do dispositivo, implica sua pronta remoção. Destaca-se, na última década, o surgimento de bactérias gram-negativas multirresistentes, a exemplo de *Klebsiella pneumonie* resistentes a carbapenêmicos e atualmente resistente às polimixinas, *Acinetobacter, Pseudomonas aeriginosa* e até *E. coli* multirresistente à antibicoterapia ampla. Em especial, *Klebsiella* resistente a carbapenêmicos e *Acinetobacter* igualmente resistentes à antibiocoterapia ampla constituem a maior ameaça aos pacientes onco-hematológicos. Novas estratégias de uso isolado de leitos em

QUADRO 396.8 ■ Pontuação clínica para avaliação dos órgãos envolvidos

	ESCORE 1	ESCORE 2	ESCORE 3	ESCORE 4
Performance – pontuação ( ) KPS ou LPS	( ) Assintomático ou plenamente ativo (KPS ou LPS 100%)	( ) Sintomático, ambulatorial, restrito somente a atividades mais ativas	( ) Sintomático, ambulatorial, capaz de se cuidar > 50% do tempo fora da cama (KPS ou LPS 60-70%)	( ) Sintomático, cuida-se com limites, > 50% do tempo fora da cama (KPS ou LPS < 60%)
Pele Características clínicas ( ) Lesões maculopapulosas ( ) Líquen-plano *like* ( ) Ictiose ( ) Hiperpigmentação ( ) Hipopigmentação ( ) Ceratose folicular ( ) Eritema ( ) Poiquilodermia ( ) Esclerose cutânea ( ) Prurido ( ) Envolvimento cabelos ( ) Envolvimento unhas % Superfície corporal envolvida	( ) Sem sintomas	( ) < 18% ASC com sinais da doença, mas sem esclerose	( ) 19-50% de superfície corporal, ou alterações de esclerose superficial com possibilidade de pinçamento	( ) > 50% SC ou com alterações de esclerose profunda sem possibilidade de pinçamento ou mobilização; ulceração ou intenso prurido
Boca	( ) Sem sintomas	( ) Sintomas leves com sinais da doença, mas sem limitação significativa para a ingestão oral	( ) Sintomas moderados com sinais da doença com limitação parcial da ingestão	( ) Sintomas graves com sinais da doença ao exame com limitação maior da ingestão oral
Olhos – Teste de Shirmer (mm) ( ) > 10 ( ) 6-10 ( ) ≤ 5 ( ) Não realizado	( ) Sem sintomas	( ) Sintomas de olho seco leves não afetando as AD (uso de colírio < 3 x ao dia) ou sinais de ceratoconjuntivite sicca assintomática	( ) Sintomas de olho seco moderados afetando parcialmente as AD (uso de colírio > 3x ao dia ou plugue no dueto lacrimal) sem prejuízo da visão	( ) Sintomas de olho seco graves afetando significativamente as AD (óculos ou lentes especiais para aliviar a dor) ou incapacidade de trabalhar devido aos sintomas oculares OU perda da visão causada por ceratoconjuntivite sicca
TGI	( ) Sem sintomas	( ) Sintomas como disfagia, anorexia, náusea, vômitos, dor abdominal ou diarreia sem perda significativa de peso (< 5%)	( ) Sintomas associados com perda de peso leve a moderada (5-15%)	( ) Sintomas associados com perda de peso significante, > 15%, necessitando de suplementação nutricional para a maioria das necessidades calóricas ou dilatação esofágica
Fígado	( ) PHF normal	( ) Bilirrubina elevada, AST ou ALT < 2 x valor normal	( ) Bilirrubinas >3 mg/dL ou bilirrubina, enzimas 2-5 x valores normais	( ) Bilirrubinas ou enzimas > 5 x valores normais
Pulmão ( ) FEV_1 ( ) DLCO	( ) Sem sintomas ( ) FEV_1 > 80% ou LFS = 2	( ) Sintomas leves, dispneia após subir escadas ( ) Fev_1 60-79% ou LFS 3-5	( ) Sintomas moderados (dispneia após caminhar no plano) ( ) FEV_1 40-59% ou LFS 6-9	( ) Sintomas graves (dispneia ao repouso; necessidade de O_2) ( ) FEV_1 = 39% OU LFS 10-12
Articulações e fáscia	( ) Sem sintomas	( ) Enrijecimento leve dos braços e pernas, movimentos articulares normais ou levemente diminuídos e sem afetar as AD	( ) Enrijecimento dos braços e pernas OU contraturas de articulações, eritema devido à fasciite, diminuição moderada dos movimentos articulares e limitação das AD leve a moderada	( ) Contratura com diminuição significativa dos movimentos articulares e limitação significativa das AD (incapaz de amarrar sapatos, abotoar camisas, vestir-se, etc.)
Trato genital ( ) Exame ginecológico não obtido (pontuação apenas de sintomas)	( ) Sem sintomas	( ) Sintomática com sinais distintos leves no exame e sem repercussão no coito e desconforto mínimo no exame ginecológico	( ) Sintomática com sinais distintos no exame e com dispareunia leve ou desconforto no exame ginecológico	( ) Sintomática com sinais avançados (estenose, fusão dos lábios ou ulceração grave) e dor acentuada no coito ou incapacidade de colocar o espéculo vaginal

KPS: *status performance* de Karnofsky; LPS: *status performance* de Lansky; PFH: provas de função hepática; ALT: alanina aminotransferase; AST: aspartato aminotransferase; FEV_1: volume expiratório forçado no primeiro segundo; LFS: síndrome de Li-Fraumeni.
Outros indicadores, manifestações clínicas ou complicações relacionadas a DECHc (checar todos que se aplicam e marcar a pontuação de gravidade (0-3) baseada no impacto funcional em que é aplicável (nenhum-0; leve-1; moderado-2; grave-3).

TABELA 396.9 ■ Avaliação global da DECH crônica

Leve - sem prejuízo funcional significante
- Somente 1-2 órgãos (exceto pulmões)
- Pontuação máxima de 1

Moderado - prejuízo funcional significante, mas sem incapacidade maior
- 3 ou mais órgãos com pontuação máxima de 1
- 1 órgão com pontuação máxima de 2
- Pulmão com pontuação de 1

Grave - incapacidade maior
- Pontuação de 3 em qualquer órgão ou local
- Pulmão com pontuação de 2

A avaliação global substituiu a nomenclatura "limitado-extenso".

QUADRO 396.10 ■ Métodos de diagnóstico da DECH crônica

ÓRGÃO/SISTEMA	ACHADOS CLÍNICOS	RASTREAMENTO (TESTES)
Derme	Despigmentação, xerose, eritema, esclerodermia, onicodistrofia, alopecia	Biópsia de pele – 3 mm biópsia por *punch* em regiões de antebraço e de espinha ilíaca póstero-superior
Oral	Xerostomia, líquen plano	Biópsia de lábio inferior (d+100) ou quando lesões
Ocular	Sicca, ceratites	Teste de Schirmer, fluoresceína
Hepática	Icterícia	FA, GGT, bilirrubinas, TGO, TGP, eventualmente biópsia hepática
Pulmonar	Doença restritiva/obstrutiva	Gases arteriais, radiologia, testes de função respiratória
Vaginal	Sicca, atrofia	Avaliação ginecológica
Nutricional	Deficiência calórico-proteica	Peso, medidas de estoque de tecido adiposo/muscular
Performance clínica	Contraturas e deficiências	Escore de Karnofsky, ou índice de Lansky

FA: fosfatase alcalina; GGT: gama-glutamiltransferase; TGO: transaminase glutâmico-oxalética; TGP: transaminase glutâmico-pirúvica.

substituição ao clássico compartilhamento existente em hospitais públicos necessitam de urgente implementação em nosso meio.

Quanto às infecções virais; em especial o citomegalovírus (CMV), principal agente viral no TCTH, acomete receptores alogênicos, com pico de incidência em pacientes acometidos por DECH aguda, e sua prevalência está diretamente relacionada à intensidade de persistência dessa complicação. Os serviços de TCTH adotam uma sistemática de prevenção à DECH aguda e CMV simultaneamente. A frequência do CMV diminui após o D+ 100 e após a remissão da DECH aguda. Após a alta hospitalar e até o dia 100, quando a imunidade de linfócitos B e células NK emergem, as principais infecções continuam sendo as infecções de vias aéreas superiores (IVAS) por cocos gram-positivos e as infecções desencadeadas por colonização/contaminação de cateteres centrais. Destacam-se as infecções oportunistas por micoses sistêmicas, em especial de vias aéreas superiores (VAS) e pulmonares por *Aspergilus* sp., mucormicetos e outros agentes filamentosos. A mais patogênica é a infecção por *Fusaruim* sp. diretamente relacionada à intensidade de contaminação do hospedeiro e da água em unidade e TCTH. O gênero *Candida* sp. é pouco comum em TCTH devido à profilaxia empregada com azólicos até o dia 100.

Infecções sazonais, como vírus sincicial respiratório (VSR), adenovírus, influenza, parainfluenza, etc., acometem com frequência os transplantados, em especial aqueles com DECH aguda ou crônica e que estão em uso de imunossupressores. Sua detecção deve ser precoce, possibilitar o uso de terapia preemptiva precoce ou específica, quando já instalada. Rigoroso sistema de vigilância é mandatório, sobretudo nos transplantes não aparentados e nos haploidênticos.

Após um ano de realização do TCTH alo, é preconizado esquema amplo de imunizações (Pneumovax 23, Salk, DT, hepatite B e outras). Na ausência de complicações, é indicado o retorno ao trabalho e à vida social normal. A sobrevida e a qualidade de vida a longo prazo dependem da frequência e da intensidade das complicações pós-TCTH, em particular da DECH *crônica*. Na fase crônica desta complicação, as manifestações clínicas são de síndromes colagenoses-*like*, sendo comuns a sicca-*like*, complicações cutaneomucosas, articulares e, mais raramente, polisserosites, associadas a algum grau de imunodepressão. Apesar disso, seu tratamento é a imunossupressão prolongada. Inúmeras medicações podem ser tentadas, como a manutenção da ciclosporina, talidomida, esteroides, micofenolato de moftil, imunoglobulinas em alta dose, PUVA cutâneo após fotossensibilização com psoralém, tacrolimus em substituição à ciclosporina, serolimus, fotoafereses extracorpóreas e outros.

De maneira geral, nos TCTHs alos de irmãos HLA idênticos, 30-40% dos casos desenvolvem a DECH aguda, e 30-60%, a forma crônica.

A recidiva da doença de base é uma preocupação constante e implica a realização de segundo TCTH ou regimes de poliquimioterapia. Neste sentido, a ocorrência da DECH aguda nas formas leve a moderada ou crônica limitada é desejável, pois este fenômeno desencadeia o EvT, contribuindo para menor taxa de recidiva. Há, até mesmo, várias propostas de induzi-la nos casos de doenças onco-hematológicas graves por meio de diversos esquemas de imunomodulação.

Na anemia aplástica grave, o sucesso do TCTH depende do grau de neutropenia com consequentes infecções, intensidade do uso de hemocomponentes, tempo de doença e idade do paciente. O TCTH, quando indicado precocemente, proporciona a cura em até 80% dos casos. Na LMC, hoje, o TCTH alo é indicado como terceira linha de tratamento, na evidência de recorrência hematológica, citogenética ou molecular, refratárias a inibidores de tirosinocinase de segunda geração ou quando surgem mutações ou intolerância e estes fármacos; Mesmo nestas condições, os resultados atingem sobrevida acima de 2 anos em mais de 50% dos casos. Nas leucemias agudas, em primeira ou segunda remissão, é de até 40-60%. Nos linfomas agressivos, MM, neuroblastoma, sarcomas e outros tumores sólidos, o TCTH auto é o mais consagrado até o momento e o sucesso depende do grau de resposta tumoral à QT, ao estadiamento clínico-patológico e à idade dos pacientes.

A curto prazo, os resultados dos TCTH autos são superiores aos dos alos devido às complicações mais comuns nestes últimos, mencionadas. Porém, a longo prazo, há um "ganho real" dos TCTH alos devido à menor frequência de recidiva, que é maior em virtude da doença residual refratária.

Atualmente, expandem-se à maneira dos países mais desenvolvidos, os chamados bancos de medula óssea. No caso dos bancos de doadores adultos, são cadastros de doadores organizados na forma de registros, em geral disponíveis para centro de TCTH internacionalmente acreditados. Estes registros, após a década de 1990, tiveram sua capacidade ampliada pelo sucesso de TCTH de células CD34 positivas de cordão umbilical e, consequentemente, houve um aumento dos TCTH alos, apesar de sua maior dificuldade técnica. Enfatizamos que os bancos de cordão umbilical se tornaram amplamente viáveis após 1992. Seus resultados são animadores em oncologia pediátrica em virtude da menor necessidade de células CD34+. No presente, implantam-se técnicas de expansão *ex-vivo* no sentido de se obter quantidade suficiente de células para os adultos e TCTH de duplo ou triplo cordão nos adultos. Os resultados de TCTH com duplo ou mais cordões são animadores. Após meses, prevalece a hematopoese de apenas um cordão. A ideia de realizar o TCTH com mais de um cordão para diminuir o período de pancitopenia prolongada e promover indução de quimerismo misto mais precoce. Assim, reduziram-se as dificuldades de enxertia, o tempo prolongado de internação e a demanda de amplo suporte hospitalar. As maiores vantagens das células de cordão são a baixa frequência da DECH aguda, a facilidade de encontro de doadores pela disponibilidade de placentas e a possibilidade de se empregar células com um ou mais antígenos não compatíveis. Por se tratar de células com pouca ou nenhuma exposição antigênica, as complicações habitualmente observadas com células de adultos são menos frequentes.

Apenas cerca de 25% dos indivíduos adultos dispõem de doadores familiares. A ampliação dos registros de doadores adultos é oportuna em nosso país por aumentar as chances de se beneficiar número maior de pacientes, particularmente das leucemias agudas com fatores prognósticos adversos. Tal ampliação depende de cadastro de doadores voluntários, para o qual se necessita de rastreamento clínico e tipificação do HLA com testes de baixa resolução e que antes de realizar o transplante necessita de checagem com testes de alta resolução. Vários laboratórios de imunogenética tornaram-se referência para o rastreamento do HLA de alta resolução e os hemocentros tentam viabilizar os rastreamentos clínico-sorológicos, porém ainda carecemos de maior conscientização da população, e as dificuldades financeiras limitam a devida expansão destes registros (adultos). No tocante aos bancos de cordão umbilical, a tendência natural é a substituição desta fonte de células pelos doadores haploidênticos familiares, em especial após a adoção da técnica de supressão da DECH aguda com o uso da ciclofosfamida na dose de 2 g/m² em dois dias após a infusão das células-tronco. Esta medida propicia a seleção de linfócitos T reguladores (Treg) que são essenciais na diminuição da DECH aguda. Esta conduta possibilitou o uso rotineiro do transplante haploidêntico e seus resultados se equivalem às demais fontes de células. A manutenção dos bancos de cordão é financeiramente dispendiosa, em especial para os bancos de cordão públicos, e a disponibilidade de banco de cordão regional com boa infraestrutura, pode resolver as demandas desta fonte no país. Outra grande polêmica é ainda a falta de infraestrutura básica das instituições para os cuidados primários das doenças onco-hematológicas mais comuns, pois a maioria dos pacientes nem sequer atingem a fase do TCTH. Há falta de profissionais interessados, pois são procedimentos de alta complexidade multiprofissional que implicam infraestrutura hospitalar aprimorada.

A partir dos anos 1990, conhece-se bem o fenômeno EVL, que significa reação imune mediada por linfócitos T, mais especificamente por subpopulações CD4 e CD8 que interagem com células tumorais residuais do hospedeiro, resultando em sua destruição. Vários grupos de renome mundial propuseram, embasados nestes princípios, técnicas de regimes de condicionamento denominadas não mieloablativas, com o objetivo de diminuir a toxicidade dos esquemas de quimio e/ou RTX convencionais. Em princípio, esta modalidade de TCTH melhor se aplica a tumores indolentes, como os linfomas de baixo grau, MM, carcinoma renal de células claras e LLC. A técnica implica a utilização de mecanismos que diminuam a imunidade do hospedeiro e infusão de doses elevadas de células linfoides e células CD34+ do doador em dose única e/ou fracionada. Doses até 6 vezes inferiores de RTX corporal total e 4 vezes inferiores de ciclofosfamida e/ ou bussulfano, foram empregadas com sucesso. A monitorização do grau de quimerismo por "VNTR ou STR" e da DRM é recomendada em diferentes períodos no primeiro ano após o TCTH. A suspensão precoce da quimioprofilaxia da DECH, que nesta técnica é administrada em baixas doses, no intuito de obtenção precoce de quimerismo completo, é um dos objetivos desta modalidade de tratamento. Apesar do sucesso dos TCTH não mieloablativos, de sua facilidade de execução e possibilidade de tratar indivíduos acima de 55 anos, complicações como a DECH aguda e crônica e infecções limitam seu uso amplo. Formas não habituais de DECH advieram com esta técnica, sendo comuns manifestações tardias de DECH aguda com quadro atípico em relação ao acometimento orgânico, em especial do TGI.

Em suma, o TCTH permite a cura de inúmeras doenças hematológicas e oncológicas até então tidas como incuráveis. Permite também a expansão de conhecimentos das ciências básicas, tais como genética, imunogenética, biologia celular e molecular, hemoterapia e farmacologia. Sua prática resultou em vasto sistema de cooperação multidisciplinar. Do ponto de vista técnico, o TCTH dificilmente será substituído, em curto prazo, por outras formas de terapia.

Há três formas evolutivas de DECH crônica: progressiva, queiscente, "de novo".

REVISÃO

- As reações imunes decorrentes de tecidos enxertados de um indivíduo a outro são ocasionadas pelas diferenças entre os antígenos de histocompatibilidade, localizados no braço curto do cromossomo 6.
- O TCTH não mieloablativo baseia-se na presença da quimera mista por tempo limitado, diminuição das citopenias e pouca dependência de homocomponentes no pós-TCTH imediato.
- O TCTH pode ser autoplástico (auto) ou alogênico (alo).
- Nas síndromes linfoproliferativas crônicas, as principais indicações são: LNH foliculares transformados em linfomas agressivos, leucemia linfoide crônica, linfoma do manto, linfomas altamente agressivos, linfoma anaplásico CD30+ e alk negativo, LNH de células T periféricas e leucemia pró-linfocítica B ou T.
- A DECH é um processo inflamatório resultante da liberação de citocinas, em especial IL-2, TNF-α e IFN-γ e apoptose mediadas por linfócitos CD8 e células NK da medula transplantada.
- Divide-se em aguda e crônica, e o principal diagnóstico diferencial é com a toxicidade dos regimes de condicionamento.
- São medidas eficazes na sua prevenção: imunossupressão do receptor, administrada profilaticamente com ciclosporina e metotrexate ou outros protocolos.

■ LEITURAS SUGERIDAS

American Society for Blood and Marrow Transplantation. Biology of blood and marrow transplantation. Elsevier; c2017.

Apperley J, Carreras E, Gluckman E, Masszi T, editors. The EBMT Handbook: haemopoietic stem cell transplantation. EBMT; 2012.

Atkinson K, Champlin R, Ritz J, Fibbe WE, Ljungman P, Brenner MK, editors. Clinical bone marrow and blood stem cell transplantation. 3rd ed. New York: Cambridge University Press; 2004.

European Group for Blood and Marrow Transplantation. None marrow transplantation. Nature; c2017.

Ferrara JLM, Cooke KR, Deeg HJ, editors. Graft vs. Host disease. 3rd ed. New York: Marcel Dekker; c2005.

Forman SJ, Negrin RS, Antin JH, Appelbaum FR, editors. Thomas' hematopoietic cell transplantation. 5th ed. Hoboken: Wiley; 2016. 2 v.

Voltarelli J, Pasquini R, Ortega ETT, editores. Transplante de células-tronco hematopoéticas. São Paulo: Atheneu; 2009.

397

TRATAMENTO DA DOR E DA DOENÇA ONCOLÓGICA TERMINAL

■ JUDYMARA LAUZI GOZZANI

A prevalência da dor em pacientes com câncer é estimada em mais que 75% dos pacientes com doença avançada, cerca de 35% dos que estão em tratamento do câncer e em 25% no momento do diagnóstico. A dor é comumente associada à evolução do câncer e diminui a qualidade de vida do paciente, bem como gera medo.

Em nosso meio, existem barreiras legais para prescrição de alguns analgésicos, consequência de regulação de opioides retrógrada. Além das barreiras legais, podem existir outras na equipe de saúde, como considerar que a dor tem menor importância, não realizar avaliação do tipo e intensidade da dor, medo de tolerância, vício e efeitos colaterais. Esses medos, que são a essência dos mitos, podem existir não só na equipe de saúde, como também nos pacientes e seus familiares.

> **ATENÇÃO!**
>
> Frente a um paciente com diagnóstico de câncer e que apresenta dor é importante diagnosticar sua topografia, fisiopatologia e intensidade.

A origem da dor no câncer pode ser relacionada à doença, ao tratamento ou a causas independentes do câncer. Das dores relacionadas à doença, as causas mais frequentes são metástases ósseas, dor visceral e dor decorrente de lesão do sistema nervoso periférico (SNP) e central (SNC); quando decorrentes do tratamento podem ter origem em procedimentos cirúrgicos, radioterapia e quimioterapia. Além disso, o paciente pode ser portador de outras síndromes dolorosas que nada têm a ver com a situação atual.

A fisiopatologia da dor no câncer é complexa e envolve mecanismos inflamatórios, neuropáticos, isquêmicos e de compressão. A dor pode ter características nociceptivas (somática ou visceral), neuropáticas e, mais frequentemente, mista, incluindo os dois componentes em proporções variáveis. A compressão e a isquemia podem tanto causar lesão do tecido como compressão de nervos. A dor nociceptiva decorre do estímulo de receptores como resultado de lesão em estruturas somáticas ou viscerais. A dor neuropática é resultado de lesão no SNP ou no SNC.

> **ATENÇÃO!**
>
> Dor somática: localizada, latejante, cortante ou ser percebida como pressão.
> Dor visceral: difusa e em cólica, às vezes acompanhada de fenômenos neurovegetativos, como náusea, vômito, sudorese.
> Dor neuropática: descrita como queimação, formigamento, sensação de choques.
> Avaliar intensidade da dor, escolher uma escala e aplicar sempre a mesma.

De capital importância em todas as etapas do tratamento é a avaliação da intensidade da dor, que deve ser feita por meio de escalas uni ou multidimensionais, de preferência aplicadas ao paciente, mas alternativamente, quando o paciente não tiver condições de informar, obtida junto aos familiares ou cuidadores. A avaliação periódica indica não só a eficácia do tratamento, como também, indiretamente, pode informar sobre a evolução da doença ou necessidade de modificação do esquema analgésico.

As escalas sugeridas na avaliação da intensidade da dor são inúmeras (escala analógica visual, escala numérica verbal, escala de faces, escala de termos, inventário de McGill, inventário para dor neuropática, etc). Contudo, mais importante que a escala escolhida para uso, dependente das características intelectuais e cognitivas do paciente, é a aplicação da mesma ferramenta de maneira sistemática e contínua. Além da intensidade, é relevante avaliar outros componentes do fenômeno doloroso, como sintomas associados, fatores de melhora, de piora e precipitantes.

A presença de dor deve ser imediatamente enfrentada e não se devem aguardar diagnósticos mais demorados para iniciar seu tratamento. A dor constante, além de se constituir em problema humanístico, é capaz de produzir consequências físicas e emocionais, repercutindo até na capacidade de reação do sistema imunitário. Importante ressaltar que a dor constante e intensa é capaz de modificar o SNC, fenômeno conhecido como sensibilização central, que dificulta posteriormente seu controle. A sensibilização central é a modulação ou modificação das vias centrais de dor desencadeada por estímulo periférico e resulta em aumento da resposta dos neurônios de transmissão após interrupção do estímulo periférico ou em presença de estímulo mínimo, que normalmente não desencadearia resposta central.

■ ANALGÉSICOS OPIOIDES

- Opioides fracos (codeína, tramadol, propoxifeno)
    - Codeína e tramadol devem ser metabolizados no fígado para exercer efeito analgésico (7% da população branca não possuem enzima e esses opioides não fazem efeito).
- Opioides fortes (morfina, metadona, oxicodona, fentanil, buprenorfina)
    - Dar preferência à via oral.
    - Opioides fortes não têm dose máxima (efeito teto).
    - Vício, tolerância e dependência são fenômenos diversos.

Como orientação geral, a Organização Mundial de Saúde (OMS)[1] desenvolveu um esquema simples que pode ser usado por todos os médicos, independentemente de sua especialidade. Trata-se da Escada Analgésica,[1] constituída de três etapas (degraus da escada). Esses degraus representam intensidades diferentes de dor (leve, moderada e intensa).

Na primeira etapa, quando o paciente apresenta dor de intensidade leve, o esquema analgésico deve basear-se em analgésicos anti-inflamatórios não hormonais (AINH), paracetamol e dipirona, sempre acompanhados de adjuvantes, para controle dos efeitos colaterais e para tratar o componente de dor neuropática (quando existir).

Na segunda etapa, ou segundo degrau, quando a dor é moderada, a proposta é introduzir analgésicos opioides fracos ou usar opioides fortes em doses baixas. Os adjuvantes nunca devem ser abandonados, e os analgésicos inicialmente empregados na primeira etapa também são, com frequência, mantidos. Nessa etapa, podem ser usados codeína, tramadol (opioides fracos) ou oxicodona (opioide forte) em baixas doses.

Na terceira etapa (terceiro degrau), quando a dor é intensa, são introduzidos os opioides fortes, em substituição aos fracos. Devem ser mantidos os adjuvantes, e, quando indicado, os analgésicos da primeira etapa. Em nosso meio, são utilizados principalmente morfina, metadona, oxicodona e fentanil.

O uso de opioides é, sem dúvida, a forma de controlar a dor em grande número de pacientes com dor e câncer. Sempre que se estudam os opioides a morfina é mundialmente aceita como padrão-ouro. O mecanismo de ação dos opioides é sua interação com receptores μ, encontrados no SNC, no SNP, na retina, no sistema digestório, no sistema geniturinário e nas células do sistema imunitário. Dessa diversidade de funções que esses receptores e seus ligantes endógenos possuem resulta a ação farmacológica dos opioides e seus efeitos colaterais.

Considerando a ligação do opioide com seu receptor, deve-se dar preferência para os opioides agonistas do receptor (codeína, tramadol, morfina, oxicodona, fentanil, metadona). Existem aqueles que são agonistas parciais (buprenorfina) ou agonistas-antagonistas (nalbufina, pentazocina ou butorfanol) que não são indicados como primeira escolha. Entre os agonistas há a meperidina, que não é recomendada por possuir metabólito tóxico (normeperidina) que em altas concentrações produz convulsões. A meperidina tem outras características negativas, como baixa biodisponibilidade por via oral (VO), curta duração de ação, necessidade de uso por via parenteral e oscilação intensa da concentração plasmática. Como consequência dessas características, sua analgesia caracteriza-se por períodos com alta concentração plasmática (sedação) seguidos de rápida diminuição da concentração com consequente analgesia insuficiente.

Outro fator para a escolha do opioide é sua apresentação (farmacotécnica). As apresentações para VO são solução oral (codeína), comprimidos de absorção imediata (codeína, tramadol, morfina, metadona), comprimidos ou cápsulas de absorção cronogramada (tramadol, morfina, oxicodona). Estão disponíveis para uso injetável (IV) tramadol, morfina, metadona e fentanil.

Há ainda a possibilidade, para controle da dor basal, de usar a via transdérmica. Em nosso meio, estão disponíveis o fentanil e a buprenorfina com essa farmacotécnica. O fentanil tem apresentações em 12, 25, 50 e 100 μg/h

A buprenorfina em baixas doses (5, 10 e 20 μg/h) não é indicada para tratar dor no câncer. As doses elevadas 35; 52,5 e 70 μg/h podem ser indicadas. A via transdérmica (SC) implica que o início de ação da primeira dose é demorado (até 36 horas) e isso resulta na necessidade de usar opioide por outra via (VO ou parenteral) até que a analgesia se inicie. Uma vez iniciada, forma-se um depósito intradérmico que permite a troca do adesivo sem que haja interrupção da ação analgésica. Em caso de efeitos colaterais indesejáveis, o tempo para reversão da ação também é prolongado. O adesivo de fentanil tem duração média entre 48 e 72 horas, e o de buprenorfina, de 5 a 7 dias. A cessação do efeito é proporcional à duração da ação.

Existem duas técnicas para introdução dos opioides fortes. A primeira consiste na titulação da dose com comprimidos de ação imediata, por período igual a 4 a 6 meia-vidas do opioide (estado de equilíbrio plasmático), estabelece-se a dose necessária para controle em 24 horas e converte-se para liberação cronogramada. Os opioides na apresentação de liberação cronogramada produzem concentração plasmática mais estável, o que melhora a qualidade da analgesia e diminui a incidência e/ou intensidade de efeitos colaterais. A outra técnica é introduzir logo no início os comprimidos de liberação cronogramada, cujo intervalo entre as administrações varia entre 8 e 12 horas, sabendo que o tempo para estabilização da concentração plasmática será mais prolongado. Na primeira opção, a estabilização ocorre entre 24 e 36 horas. Na segunda técnica, o tempo de estabilização será de 48 a 72 horas.

Esse esquema visa ao controle da dor basal. Em situações em que, seja por movimento seja por causa não determinada, a dor escapa de controle (*breaktrouhg pain*), é necessário usar opiode de rápida absorção e rápido início de ação; em que, para tanto, comprimidos de absorção imediata devem sempre estar disponíveis para o paciente. O uso de fentanil na mucosa bucal ou nasal é também efetivo para o tratamento de *breaktrough pain*.

Os principais critérios para escolher o opioide são a duração prevista do tratamento, a existência de doenças associadas (renal e hepática), a idade, a resposta individual, o uso de opioide previamente e o custo.

Os efeitos colaterais dos opioides são prurido, náusea, vômito, sonolência, retenção urinária, constipação intestinal, depressão respiratória, sudorese, períodos de ansiedade, redução da libido, amenorreia, mioclonia, alucinação, convulsão, confusão, miose, rigidez muscular, supressão da produção de imunoglobulinas (Igs). Os opioides não têm dose limite superior (efeito teto). As doses podem ser aumentadas indefinidamente, até que os efeitos colaterais se tornem intensos e, portanto, limitantes. Um fenômeno conhecido como hiperalgesia com opioides deve ser lembrado todas as vezes que a escalada de doses é muito rápida sem correspondente agravamento da doença.

Em casos de efeitos colaterais intensos e perigosos (depressão respiratória), é possível reverter a ação dos opioides com seu antagonista puro, a naloxona.

Uma tática muito empregada nos pacientes com efeitos colaterais muito intensos, controle inadequado da dor ou aparecimento do fenômeno de tolerância é o rodízio de opioides. A troca de um opioide por outro é feita com base em tabelas de equivalência analgésica e equipotência de vias de administração. Essas tabelas variam de uma fonte para outra. Essas variações não são grandes e não se deve considerá-las de maneira rígida, mas sim como orientação para a conversão (Tabelas 397.1, 397.2, 397.3).

A metadona é um opioide bastante peculiar porque, além da ação opioide, possui também ação antagonista do receptor NMDA (um dos mecanismos responsáveis por sensibilização central). Dessa forma, adapta-se muito bem ao controle de dor neuropática, com doses não muito elevadas. Outra característica da metadona é a meia-vida de eliminação muito prolongada (cerca de 19 horas). Seu volume de distribuição no organismo é muito grande e essas características fazem com que a duração de sua ação seja prolongada, independente de ser um comprimido de absorção imediata. Além dos efeitos colaterais comuns aos opioides, a metadona pode prolongar o intervalo QT, descrevendo-se casos de *Torsades de pointes*.

Um grande mito relacionado ao uso de opioides é o conhecimento das diferenças entre vício, dependência e tolerância. Esses termos frequentemente se confundem, porém são entidades diversas.

TABELA 397.1 ■ Doses equianalgésicas dos principais opioides prescritos

PRINCIPAIS OPIOIDES PRESCRITOS	DOSES EQUIANALGÉSICAS
Morfina	1
Codeína	6-10
Oxicodona	1-2
Metadona	Morfina VO em 24 h Morfina 30-90 mg – 1/4 Morfina 90-300 mg – 1/7 Morfina > 300 mg – 1/12
Fentanil	Morfina VO em 24 h < 135 mg – 25 μg 135-224 mg – 50 μg 225-314 mg – 75 μg 315-404 mg – 100 μg > 405 mg – 90 mg = +25 μg

TABELA 397.2 ■ Fator de conversão dos opioides de acordo com a via de administração

VIA DE ADMINISTRAÇÃO	FATOR DE CONVERSÃO DO OPIOIDE
Subaracnóidea	1
Peridural	10
Venosa, subcutânea, transcutânea, sublingual	100
Oral	300-600

TABELA 397.3 ■ Características farmacocinéticas dos opioides fortes

	MORFINA POTÊNCIA 1	METADONA POTÊNCIA 4 A 12	OXICODONA POTÊNCIA 1 A 2
	VO/IV	VO/IV	VO/VO
	Cp. absorção imediata	Cp. absorção imediata	Cp. absorção imediata cronograma
Dose inicial	5-20 mg 1-2-3 mg (pac < 70)	2,5-10 mg Converter Dose de Opioide em uso	5-10 mg 12/12 h
Início de ação	30-5 min	1-2 h 30 min	
Duração	4-6 h 2-4 h	6-24 h 4-6 h	4-6 h 8-12 h
Meia-vida	2,5-3 h 3 h	até 60 h 15-57 h	3-4 h 8 h
Pico de ação	30-60 min 5 min	30-120 min 90 min	10-60 min 30-60 min
Infusão	1-5 mg/h		
Excreção	Renal 85% Biliar 10%	Renal 30% Biliar 60%	Renal

- Vício é uma doença neurobiológica primária, crônica com influência de fatores genéticos e ambientais no seu desenvolvimento e manifestações. Manifesta-se com alterações de comportamento de uso compulsivo, contínuo, falta de controle e busca da droga a qualquer custo.
- Dependência física é um estado de adaptação a drogas ou fármacos que interagem com receptores e que se expressa por síndrome de abstinência se essa droga ou fármaco forem retirados abruptamente. Essa retirada pode ser provocada por interrupção da administração ou administração de um antagonista.

ATENÇÃO!
Tolerância é um fenômeno farmacológico de adaptação à administração crônica de fármacos que resulta na diminuição de seu efeito ao longo do tempo.

■ NORMAS GERAIS DE PRESCRIÇÃO

Para a prescrição de controle da dor, alguns pontos devem ser lembrados:
1 | Avaliar a intensidade da dor.
2 | Prescrever medicação apropriada para o tipo e a intensidade da dor.
3 | Conhecer a medicação prescrita e em uso no paciente.
4 | Nunca usar placebo.
5 | Conhecer a diferença entre dependência, tolerância e vício, explicá-la aos pacientes e familiares.
6 | Dose adequada e individualizada.
7 | Prescrever medicação "de horário" para controle da dor basal e "se necessário" para controle de dor intercorrente, ou *breakthrough pain*.
8 | Simplificar ao máximo o esquema analgésico.
9 | Usar a VO sempre que possível.
10 | Esclarecer os pacientes e familiares sobre efeitos colaterais.
11 | Fornecer ao paciente e seus familiares esclarecimentos verbais e por escrito sobre quando e porque opioides são usados para tratar dor, qual é a duração esperada do efeito, sinais de toxicidade, como guardá-los de maneira segura, meio de comunicação com a equipe, especialmente no início do tratamento e nos horários que o ambulatório/consultório não esteja funcionando.
12 | Marcar retornos frequentes para avaliar o controle da dor e dos efeitos colaterais, principalmente no início do tratamento e quando se altera o esquema analgésico.
13 | Considerar tratamento não farmacológico.

■ ADJUVANTES UTILIZADOS NO CONTROLE DA DOR NO CÂNCER

- Gabapentinoides (gabapentina, pré-gabalina), antidepressivos, anticonvulsivantes, anestésicos locais – estabilizadores de membrana, úteis na dor neuropática.
- Inibidores de osteoclastos (denosumab, bifosfonados) – metástases ósseas.
- Corticosteroides, neurolépticos, relaxantes musculares (carisoprodol, orfenadrina), agonistas alfa-2-adrenérgicos (clonidina, dexmedetomidina).
- Canabinoides (nabiximols).
- Radiofármacos.

Denomina-se adjuvante o fármaco cuja indicação inicial não é de analgésico, mas que associados aos analgésicos clássicos permitem redução das doses desses últimos diminuindo seus efeitos colaterais. Alguns são particularmente úteis na presença de dor neuropática, já que doses elevadas de opioide são necessárias nesses casos.

Nabiximols, formulação canabinoide, mostrou-se útil em pacientes com componente predominante de dor neuropática e naqueles em que os opioides não estejam controlando a dor. Deve ser usado em associação aos outros analgésicos. Estudos em voluntários sugerem que os canabinoides agem tornando a dor mais tolerável e não reduzindo sua intensidade.

Entre o grupo de fármacos que atuam sobre os osteoclastos se destaca o denosumab, um anticorpo monoclonal que se liga à proteína RANKL (*receptor activator for nuclear factor κ B ligand*), envolvida na formação, na função e na sobrevida dos osteoclastos. Esse tipo de agente tem indicação em pacientes com metástases ósseas. Quando a dor se origina nesse tipo de lesão, esse fármaco mostrou-se eficaz na prevenção e na paliação da dor, por vezes dispensando o uso de opioides.

■ OUTROS CUIDADOS NA DOENÇA ONCOLÓGICA TERMINAL

No tratamento de pacientes com câncer, é importante analisar o planejamento de cuidados avançados, processo que define os cuidados médicos futuros, caso o paciente esteja impossibilitado de tomar suas próprias decisões. Nesse processo, o paciente pode determinar o tipo de cuidado que deseja ou não receber e quem ele gostaria que tomasse as decisões sobre seus cuidados futuros, caso ele não tenha condições de fazê-lo. Esse processo ajuda a diminuir a ansiedade e o medo de todas as partes envolvidas no tratamento (Figura 397.1).

Além da dor, fraqueza, anorexia, insônia, dispneia, tosse, náusea, vômito, diarreia, constipação intestinal, úlceras de pressão e incontinência de esfíncteres trazem grande desconforto para o paciente e preocupação para a família. A equipe de saúde deve ter como premissa preocupar-se com todos os sintomas que o paciente apresenta, controlando-os. Como essas alterações se acentuam com a evolução da doença, o processo é dinâmico e exige acompanhamento.

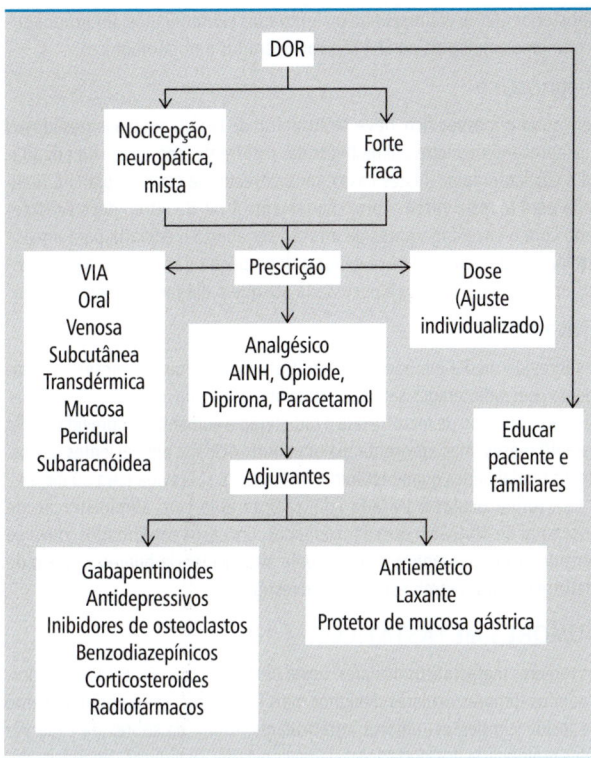

FIGURA 397.1 ■ Algoritimo do tratamento da dor.

REVISÃO

- A prevalência da dor em pacientes com câncer é estimada em mais que 75% dos pacientes com doença avançada, cerca de 35% dos que estão em tratamento do câncer e em 25% no momento do diagnóstico.
- A dor é comumente associada à evolução do câncer e diminui a qualidade de vida do paciente, bem como gera medo.
- A origem da dor no câncer pode ser relacionada à doença, ao tratamento ou a causas independentes do câncer
- A fisiopatologia da dor no câncer é complexa e envolve mecanismos inflamatórios, neuropáticos, isquêmicos e de compressão.
- Além da intensidade, é relevante avaliar outros componentes do fenômeno doloroso, como sintomas associados, fatores de melhora, de piora e precipitantes.
- A OMS[1] desenvolveu a Escada Analgésica, constituída de três etapas (degraus da escada), que representam intensidades diferentes de dor (leve, moderada e intensa).
- No tratamento de pacientes com câncer, é importante analisar o planejamento de cuidados avançados, processo que define os cuidados médicos futuros, caso o paciente esteja impossibilitado de tomar suas próprias decisões.

■ REFERÊNCIA

1. World Health Organization. WHO's cancer pain ladder for adults [Internet]. Geneva: WHO; c2016 [capturado em 03 de out. 2016]. Disponível em: http://www.who.int/cancer/palliative/painladder/en/.

■ LEITURAS SUGERIDAS

Afsharimani B, Cabot P, Parat MO. Morphine and tumor growth and metastasis. Cancer Metastasis Rev. 2011;30(2):225-38.

Anand U. Mechanisms and management of cancer pain. In: Alison MR, editor. The cancer handbook. 2nd ed. Chichester: John Wiley & Sons; 2007.

Lee MC, Ploner M, Wiech K, Bingel U, Wanigasekera V, Brooks J, et al. Amygdala activity contributes to the dissociative effect of cannabis on pain perception. Pain. 2013;154(1):124-34.

Lee SK, Dawson J, Lee JA, Osman J, Levitin MO, Guzel RM, et al. Management of cancer pain: 1. Wider implications of orthodox analgesics. Int J Gen Med. 2014;7: 49-58.

Paice JA. Pain at the end of life. In: Ferrell BR, Coyle N, editors. Oxford textbook of palliative nursing. 3rd ed. New York, NY: Oxford University; 2010. p. 161-85.

398

ALTERAÇÕES OCULARES NO TRATAMENTO DO CÂNCER SISTÊMICO

■ ALINE S. MORIYAMA
■ RUBENS BELFORT NETO

O paciente oncológico frequentemente tem alterações oculares. Seja por efeito colateral da quimioterapia ou radioterapia, seja como efeito das alterações hematológicas secundárias ao tratamento ou por acometimento direto dos olhos pela neoplasia.

ATENÇÃO!

A doença do enxerto contra o hospedeiro (DECH) merece atenção especial, porque o acometimento ocular é causa de grande piora na qualidade de vida desses pacientes.

■ ACOMETIMENTO OCULAR PELA NEOPLASIA

LEUCEMIA

O comprometimento ocular nas leucemias pode ser decorrente apenas das anormalidades hematológicas dessa doença sistêmica ou da infiltração das células blásticas nos tecidos oculares.

As anormalidades hematológicas estão representadas pelas discrasias sanguíneas, em especial as plaquetopenias, que afetam o olho e anexos com hematomas palpebrais, hemorragias subconjuntivais e retinianas.

A infiltração leucêmica ocular ocorre em aproximadamente 3% dos pacientes com leucemia. A idade de início é variável. Pode ocorrer em todas as formas de leucemia (mieloide ou linfoide, agudas ou crônicas) e o quadro pode ser assintomático ou determinar borramento da visão, podendo estar comprometidos todos os segmentos oculares. É frequente a infiltração leucêmica da íris diagnosticada pela presença de espessamento nodular e celularidade na câmara anterior, simulando uveíte anterior e podendo apresentar pseudo-hipópio. Se houver infiltração no ângulo da câmara anterior, pode ocorrer aumento da pressão intraocular. Diagnóstico diferencial com endoftalmite endógena deve ser considerado. Para o diagnóstico, é necessária punção da câmara anterior para estudo citológico. A história clínica de leucemia ajuda no diagnóstico. Essas infiltrações podem ocorrer durante períodos de remissão sistêmica, representando pior prognóstico. A infiltração ocular pode também preceder a infiltração do sistema nervoso central ou ser concomitante.

A infiltração leucêmica ocular pode comprometer o pólo posterior, principalmente a cabeça do nervo óptico; nesse caso, observa-se, à oftalmoscopia, hemorragias intrarretinianas, manchas algodonosas, oclusão de veia central, hemorragia vítrea, infiltrados amarelados na retina, coroide ou papila (Figura 398.1).

A infiltração da conjuntiva apresenta-se com lesões sobrelevadas, subconjuntivais, de coloração róseo-alaranjada (salmão).

O tratamento inclui avaliação sistêmica por oncologista, re-estadiamento sistêmico e introdução de quimioterapia a critério clínico. A infiltração iriana responde bem a tratamento local ocular (corticoides, midriáticos e hipotensores oculares no caso de aumento da pressão intraocular). A radioterapia ocular de urgência estará indicada se houver envolvimento do nervo óptico, a fim de prevenir a perda da visão. As lesões conjuntivais podem ser submetidas à exérese, mas costumam regredir com o tratamento sistêmico, que inclui quimioterapia, inibidores da tirosinocinase (imatinib), radioterapia e transplante de medula óssea.

LINFOMA PRIMÁRIO DO SISTEMA NERVOSO CENTRAL

O linfoma primário do sistema nervoso central (LPSNC) é uma variação extranodal do linfoma não Hodgkin (LNH) que pode acometer o cérebro, as meninges, a medula espinal e os olhos. São diagnosticados aproximadamente 1.000 casos de LPSNC por ano nos Estados Unidos, representando de 1 a 2% dos linfomas e 5% dos casos de tumor de SNC. A média de idade dos pacientes que apresentam esta neoplasia é de 60 anos.

A etiologia do linfoma primário do SNC não é clara, e o único fator de risco conhecido é a imunossupressão.

A relação entre apresentação ocular e no SNC é variável. Geralmente os pacientes que apresentam a forma ocular apresentaram acometimento central em 56 a 85% dos casos, e de todos os linfomas primários do SNC, aproximadamente 20% apresentaram envolvimento ocular.

Quadro clínico

> **ATENÇÃO!**
>
> Geralmente começa em um olho e em 80% dos casos se torna bilateral.

Os principais sintomas são baixa indolor da acuidade visual e moscas volantes. Pelas manifestações oculares inespecíficas, o diagnóstico costuma ser demorado, com a confirmação histopatológica variando entre meses até anos. Os sinais mais comuns são vitreíte (50%), uveíte anterior e posterior (22%), coriorretinite ou infiltrados subretinianos. Infiltrados subrretinianos múltiplos no EPR são considerados patognomônicos.

Diagnóstico

Pelo quadro inespecífico, deve-se suspeitar de LPSNC em pacientes idosos que apresentem uveíte uni ou binocular recorrente, sem resposta adequada à corticoterapia. Nestes casos, uma vitrectomia via pars plana é realizada para biopsia vítrea. Aproximadamente 1 mL de vítreo deve ser coletado com o vitreófago antes da infusão ser aberta e enviada para análise citológica rapidamente para evitar a degradação das células. Muitas vezes, mais de uma biopsia é necessária até que o diagnóstico seja firmado.

Tratamento

A sobrevida média em pacientes não tratados é de quatro meses, o tratamento com radioterapia isolada proporciona sobrevida média de 12 a 18 meses e a associação de metotrexate à radioterapia aumenta a sobrevida média para 40 meses, mas apresenta maior neurotoxicidade em pacientes idosos. Novas modalidades quimioterápicas melhoram a sobrevida para 50 meses.

A forma ocular é tratada com radioterapia com administração de dose total de 40 Gy em doses fracionadas. Em casos confirmados, deve-se considerar irradiar ambos os olhos pela alta incidência bilateral. O uso de metotrexate intravítreo está sendo investigado.

TUMORES METASTÁTICOS

Os tumores metastáticos oculares, nesta última década, nos Estados Unidos, foram os tumores oculares malignos mais frequentes. O aparente aumento da incidência desses tumores intraoculares resulta da sobrevida cada vez mais prolongada dos portadores de malignidades sistêmicas. No Brasil, ainda não observamos uma incidência tão alta destes tumores, provavelmente porque a sobrevida é menos e pacientes terminais muitas vezes não recebem avaliação oftalmológica. A metástase ocular é sempre resultado da disseminação hematogênica de um tumor primário, uma vez que os tecidos intraoculares não têm vasos linfáticos e em geral está presente concomitantemente a outras metástases sistêmicas, o que determina um prognóstico ruim.

Os tumores metastáticos estão representados sobretudo pelos carcinomas da úvea e acometem íris em 10%, corpo ciliar, em 2%, e coroide, em 88%. A maioria dos pacientes apresenta uma única metástase, mas cerca de 30% dos pacientes apresentam mais de uma lesão uveal.

Em geral, os pacientes referem história prévia de câncer, mas aproximadamente um terço dos pacientes americanos com metástases oculares não tinham diagnóstico de câncer até aquele momento e, quando investigado a seguir, tumor primário foi identificado no pulmão em 35%, mama, em 7%, outros locais, em 6%, e não identificado, em 51% dos casos.

O tumor metastático ocular ocorre com maior frequência em indivíduos da raça branca, com idade entre 40 e 70 anos, e originam-se principalmente do câncer da mama e do pulmão, respectivamente, as neoplasias malignas mais frequentes em mulheres e homens.

O câncer de mama é responsável por aproximadamente 50% das metástases oculares, que afetam 77 mulheres: 1 homem (Figura 398.2). O câncer de pulmão é o segundo sítio primário mais frequente, representando 21% das metástases; incide em 4 homens/1 mulher (Figura 398.3). Outros sítios primários são: trato gastrintestinal (TGI) (4%), pele (2%), rim (2%) e próstata (2%).

Sinais e sintomas

Os sinais oculares que fazem suspeitar de metástase intraocular são baixa de visão, borramento de imagem, fotopsias e metamorfopsias. São pouco frequentes os sinais flogísticos ou a referência de dor; na prática, estes só ocorrem nas lesões de íris que envolvem ângulo da câmara anterior e determinam aumento secundário da pressão intraocular. Nas metástases orbitárias, o deslocamento de globo e a proptose são os sinais principais (mas há relatos de enoftalmo por metástases na órbita).

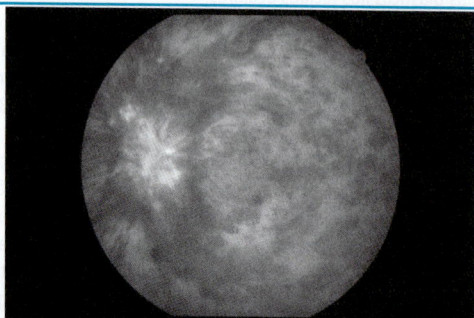

FIGURA 398.1 ■ Oclusão de veia central da retina em paciente com leucemia.

DIAGNÓSTICO E TRATAMENTO

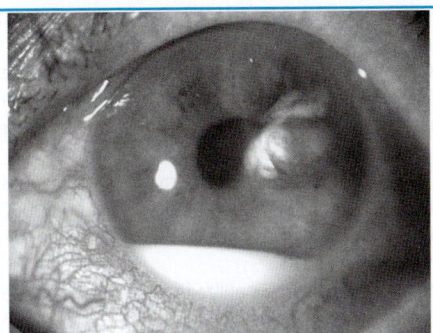

FIGURA 398.2 ■ Metástase de carcinoma de mama para a íris.

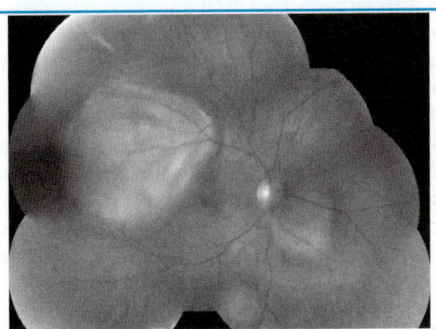

FIGURA 398.3 ■ Metástase de carcinoma de pulmão para a coroide.

Caracteristicamente, as metástases coroidais se apresentam à oftalmoscopia como lesões placoides, de coloração branco-amareladas, em geral com acúmulo de pigmento marrom-ouro na sua superfície, decorrentes de alterações no epitélio pigmentar retiniano com presença de macrófagos impregnados de lipofuccina e melanina. No caso de metástase de melanoma cutâneo, a lesão é pigmentada. Em geral, apresentam líquido no espaço subretiniano causando descolamento seroso da retina em aproximadamente 75% dos casos. Na coroide, as lesões metastáticas apresentam predileção pela localização no pólo posterior, particularmente pela área macular. A bilateralidade ocorre em aproximadamente 30% dos casos, e a multifocalidade, em 20 a 30% dos casos.

Mesmo que um terço dos pacientes não tenham história prévia de câncer, tal antecedente continua sendo o dado mais importante para o diagnóstico de metástase a partir de um tumor de coroide. Nos casos sem história prévia, o tumor de pulmão é o sítio primário mais frequente.

PROPEDÊUTICA COMPLEMENTAR

O diagnóstico oftalmoscópico pode ser complementado por exames subsidiários. A ultrassonografia (US) continua sendo o mais importante, além da maior facilidade de realização e o baixo custo. As lesões metastáticas intraoculares apresentam-se ao modo B como massas sólidas bem delimitadas, em geral acompanhadas de extensos descolamentos serosos da retina que, ao modo A, expressam refletividade média alta. Não apresentam calcificações intraoculares, sombra acústica, ou escavação de coroide, o que permite o diagnóstico diferencial com outros tumores intraoculares mesmo quando meios opacos impedem uma boa oftalmoscopia. A tomografia computadorizada (TC) e a ressonância magnética (RM) são de grande valia nas metástases orbitárias.

A biópsia com agulha nos casos intraoculares pode ser utilizada quando o diagnóstico é inconclusivo, mas costuma ser desnecessária. Nas lesões orbitárias, é frequentemente utilizada.

A avaliação sistêmica é uma das principais etapas quando se apresenta uma possível metástase sem história prévia. Exames sistêmicos devem ser direcionados para o foco primário suspeito.

Nos casos em que há história prévia de câncer, a reavaliação sistêmica com re-estadiamento faz-se necessária.

TERAPÊUTICA

A escolha do tratamento depende do aspecto do tumor, da sintomatologia, da localização e da extensão do tumor ocular ou orbitário e do estado geral do paciente. O médico oncologista deve participar da decisão. Quimioterapia pode estar indicada em alguns casos, e entre as opções de tratamento local, temos: observação, irradiação externa, braquiterapia ocular ou cirurgia de enucleação.

Tumores ativos, caracterizados por lesões homogêneas, associadas a descolamento secundário da retina, geralmente precisam de tratamento local. A radioterapia por feixe externo é o método mais empregado. A maioria desses tumores é radiossensível com doses de 30-40 Gy fracionados em 200 cGy/dia administrados cinco vezes por semana. Ao final do tratamento, as lesões encontram-se aplanadas, a retina anatomicamente posicionada com melhora evidente da acuidade visual. As metástases orbitárias também são, com frequência, tratadas por esse método.

Lesões únicas podem ser tratadas com braquiterapia, mesma técnica utilizada no tratamento de melanomas de úvea. O material radioativo é colocado justa-escleral através de placas radioativas especialmente desenhadas. A dose preconizada é de 5.000 cGy no ápice da lesão. Entre esses casos especiais estão as metástases coroidais solitárias em pacientes com dificuldade de deambulação para tratamento ambulatorial longo por 4 a 5 semanas necessário ao feixe externo. A braquiterapia é feita em regime de internação hospitalar, e a dose necessária é administrada continuamente por um período médio de quatro dias. Pacientes que já irradiaram os ossos da face e órbita por outras lesões tumorais também podem ser elegíveis.

A enucleação pode estar indicada em tumores grandes que não responderam à radioterapia e que causem dor por glaucoma secundário. Exérese localizada é indicada em raros casos, como, por exemplo, no tratamento de metástase solitária de tumor carcinoide brônquico (em geral, orbitária), sem envolvimento sistêmico.

■ EFEITOS OCULARES DOS QUIMIOTERÁPICOS

A quimioterapia sistêmica pode desencadear uma série de alterações oculares, dependendo da medicação utilizada, além das alterações inespecíficas secundárias a alterações hematológicas, como anemia, leucopenia e plaquetopenia. A córnea e a conjuntiva contam com células com divisão rápida e podem ser afetadas por qualquer quimioterápico causando irritação ocular. O uso de lágrima artificial lava a superfície dos olhos e pode diminuir o efeito tóxico ocular.

A seguir, são listadas as alterações mais comuns e clássicas de cada medicação.

5-FU

O uso de 5-FU sistêmico pode resultar em epífora por alteração da via lacrimal e estenose do ponto de drenagem da lágrima. Acredita-se que 26% dos pacientes apresentem lacrimejamento e 6% tenham estenose do ponto ou canalículo. Outros sintomas incluem conjuntivite em 6%, ceratite em 4% e visão embaçada em 12%.

METOTREXATE

Metotrexate sistêmico pode causar edema periocular, dor ocular, visão borrada, fotofobia, conjuntivite ou inflamação da superfície ocular e olho seco. Também pode haver neuropatia óptica não arterítica que parece estar associada à deficiência de folato.

DOCETAXEL

Também pode causar epífora por estenose da via lacrimal. Além disso, o paciente pode apresentar conjuntivite tóxica, pela presença do quimioterápico na lágrima, que geralmente desaparece com o fim do tratamento.

TAMOXIFENO

Alterações oculares pelo uso de tamoxifeno incluem retinopatia, catarata e ceratopatia e geralmente estão relacionadas à dose e ao tempo de uso da medicação. Estas alterações costumam ser reversíveis, a não ser no caso de retinopatia e catarata. Com os excelentes resultados da cirurgia de catarata na atualidade, apenas a retinopatia apresenta risco de perda visual irreversível.

CORTICOTERAPIA

O uso de corticoide sistêmico aumenta o risco de catarata, principalmente quando associado à radioterapia e ao uso de tamoxifeno. O uso crônico de colírio de corticoide pode gerar aumento da pressão intraocular em cerca de 20% dos pacientes com risco de perda de visão por glaucoma.

INTERFERON

Retinopatia e neuropatia ótica são efeitos adversos sérios, apesar de infrequentes, da terapia sistêmica com interferon (IFN). Outros efeitos oculares incluem alterações oculares, visão borrada e irritação ocular.

■ EFEITOS ADVERSOS DA RADIOTERAPIA NO OLHO

Retinopatia por radiação continua uma grande causa de perda de visão em pacientes submetidos à radioterapia ocular, orbitária ou de cabeça e pescoço. Doses acima de 15 Gy já induzem catarata, ao passo que a retina costuma apresentar retinopatia com doses acima de 50 Gy.

Outros efeitos adversos incluem perda dos cílios e sobrancelha, catarata e olho seco.

> **ATENÇÃO!**
>
> Técnicas que poupam a retina e o cristalino têm sido utilizadas com objetivo de diminuir as complicações induzidas pela radioterapia.

■ DOENÇAS INFECCIOSAS OCULARES NO TRATAMENTO DO CÂNCER

Durante o tratamento do câncer, a imunossupressão pela doença ou pelo tratamento podem aumentar o risco de uma série de infecções oculares, como toxoplasmose, citomegalovírus (CMV), sífilis, herpes simples, herpes-zóster, infecções bacterianas e fúngicas (Figura 398.4). Esses pacientes geralmente apresentam queixa de baixa de acuidade visual e muitas vezes podem apresentar olho vermelho e dor. Nesses casos, o exame oftalmológico deve ser realizado assim que possível para identificar e tratar a causa da infecção. A utilização de profilaxia para toxoplasmose e herpes nos casos de transplante de medula óssea diminui o risco destas infecções.

■ DOENÇA DO ENXERTO CONTRA HOSPEDEIRO E MANIFESTAÇÕES OCULARES

A DECH é uma das principais causas de morbidade e mortalidade entre pacientes receptores de transplante alogênico de células-tronco hematopoiéticas (TCTH). O TCTH é considerado um tratamento com potencial de cura para uma série de doenças hematológicas malignas e não malignas, sendo realizados mais de 25 mil procedimentos anualmente ao redor do mundo. O sucesso na erradicação da doença é mediado principalmente pela ação dos linfócitos T citotóxicos contra as células tumorais. Esse mesmo efeito, entretanto, pode gerar danos ao receptor, com 25-80% dos pacientes podendo desenvolver DECH.

A incidência de DECH varia de acordo com diversos fatores. Quanto maior a idade do doador e receptor, maior o risco. O risco também aumenta quanto menor a compatibilidade HLA entre doador e receptor e em receptores masculinos com doadores do gênero feminino.

Cerca de 40% dos pacientes com compatibilidade HLA desenvolvem DECH aguda sistêmica (DECH-a), e 30-80% desenvolvem DECH crônica (DECH-c). Critérios diagnósticos tanto para DECH-a quanto DECH-c continuam a evoluir.

Uma das classificações mais utilizadas atualmente se baseia em manifestações clínicas e foi proposta pelo Instituto Nacional de Saúde dos Estados Unidos (NIH, do inglês *National Institutes of Health*)[1], em 2005, e tendo sido publicada em 2014 uma atualização pela mesma instituição.[2] Anteriormente, DECH-c era considerada doença com início após 100 dias ou mais do TCTH, ao passo que a DECH-a acontecia antes desse período.

Atualmente, a DECH-a é considerada uma síndrome inflamatória em múltiplos órgãos imediata que afeta primariamente a pele, o fígado e o trato digestório. A DECH-c envolve múltiplos sistemas, como sistema musculoesquelético, hematológico e outros órgãos e tecidos, principalmente pele, intestino, pulmões e olhos. As manifestações clínicas crônicas são complexas e variáveis, geralmente com acometimento por fibrose, estenose e atrofia de tecidos na pele, pulmões e mucosa bucal, vaginal e ocular. O quadro clínico muitas vezes simula o de colagenoses e doenças autoimunes e geralmente ocorre durante a regressão da terapia de imunossupressão, podendo manifestar-se de 3 meses a 3 anos depois do TCTH.

QUADRO CLÍNICO

As manifestações oculares em pacientes que desenvolvem DECH podem ser múltiplas. A presença de ceratoconjuntivite (presente em 10-60% dos casos), variando de leve a grave, é o quadro mais frequente, embora possa ocorrer diversas outras alterações oculares, como blefarite (presente em até 45% dos casos), uveíte anterior (presente em 2-4% dos casos), ceratite, úlcera corneana, neovascularização corneana e perfuração ocular. A DECH ocular geralmente aparece em pacientes já com acometimento de outros órgãos, entretanto, em alguns casos, pode preceder as manifestações em outros sistemas. A gravidade da ceratoconjuntivite *sicca* (olho seco) geralmente aumenta ao longo do tempo e se acredita que existe uma correlação entre a gravidade do olho seco e a gravidade da DECH (Figura 398.5). Os sintomas de olho seco geralmente ocorrem 6-12 meses após o TCTH.

A fisiopatologia da ceratoconjuntivite relacionada à DECH-a baseia-se em processo mediado por linfócitos T com desenvolvimento de conjuntivite pseudomembranosa em casos mais graves. Na DECH-c, a destruição e

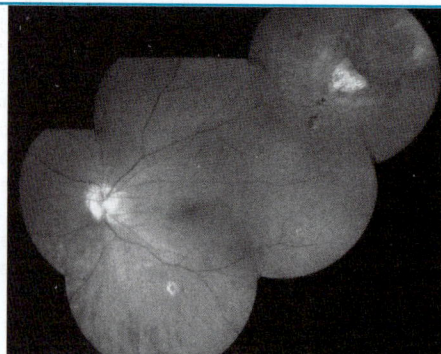

FIGURA 398.4 ■ Retinografia de paciente com retinocoroidite por toxoplasmose.

fibrose do tecido conjuntival e glândulas lacrimais levam a alterações permanentes da superfície ocular e deficiência lacrimal, resultando em ceratoconjuntivite *sicca*. A presença de mediadores inflamatórios, na superfície ocular, gera também inflamação conjuntival e sintomas de irritação ocular.

De forma didática, pode-se considerar que o filme lacrimal é composto por três camadas: mucinosa (camada composta de mucina – substância produzida por células caliciformes, presentes na conjuntiva – que transforma superfície hidrofóbica corneana em hidrofílica), camada aquosa (produzida pelas glândulas lacrimais principais e acessórias) e camada lipídica (produzida pelas glândulas de Meibomius presentes no bordo palpebral). Disfunções do filme lacrimal que resultem em olho seco são geralmente classificadas em deficiência aquosa (redução da produção do componente aquoso) ou evaporativo (alteração da camada lipídica, permitindo maior evaporação do componente aquoso). No caso de DECH, esses mecanismos podem atuar concomitantemente. A fibrose e infiltração linfocitária das glândulas lacrimais reduzem a produção aquosa. A blefarite associada altera a produção do componente lipídico, facilitando a evaporação aquosa. Além disso, a inflamação crônica da conjuntiva pode reduzir as células caliciformes comprometendo a produção de mucina.

Os sinais e sintomas da ceratoconjuntivite *sicca* na DECH são os mesmos de olho seco típico: sensação de ressecamento ocular, flutuação da visão, sensação de corpo estranho ocular, hiperemia e irritação ocular e eventualmente lacrimejamento.

É importante lembrar que existem outras causas de olho seco em pacientes submetidos a TCTH. Pacientes transplantados são especialmente susceptíveis ao desenvolvimento de toxidade ocular causada por agentes antineoplásicos e eventual irradiação. Além disso, alguns agentes infecciosos podem gerar diversas manifestações oculares, inclusive conjuntivite e ceratoconjuntivite.

DIAGNÓSTICO

O consenso do NIH[2] propõe como critérios diagnósticos separados em quatro categorias: manifestações diagnósticas, distintas, outras características e manifestações comuns. As manifestações diagnósticas são aquelas que isoladamente são suficientes para o diagnóstico de DECH-c, sem a necessidade de testes ou evidência de acometimento de outros órgãos. Manifestações distintas são insuficientes para o diagnóstico de DECH-c, demandando associação à biópsia ou a testes pertinentes ou envolvimento de outros órgãos para se firmar o diagnóstico. Outras características são sinais e sintomas que podem ser consideradas manifestações associadas a DECH-c, uma vez que o diagnóstico tenha sido realizado. Manifestações comuns são aquelas comuns tanto para DECH-a quanto para DECH-c.

Sinais e sintomas oculares estão presentes como critérios tanto como manifestações distintas com outras características, sendo, portanto, considerados insuficientes isoladamente para o diagnóstico de DECH.

São apontados como sinais ou sintomas oculares distintos da DECH-c olho seco de início recente com ardor ou dor ocular, conjuntivite cicatricial, ceratoconjuntivite *sicca* e ceratopatia puntacta com áreas confluentes, demandando, portanto, exames ou acometimento de outros órgãos para o estabelecimento do diagnóstico de DECH-c.

O consenso[2] ainda anota que olho seco de início recente documentado com teste de Schirmer com valor médio ≤ 5 mm em 5 minutos (preferencialmente com confirmação de um valor normal no exame de base) ou ceratoconjuntivite *sicca* de início recente documentada por exame em lâmpada de fenda com resultado do teste de Schirmer entre 6 a 10 mm sem evidência de outra causa é suficiente para o diagnóstico de DECH-c ocular para o propósito de tratamento e estudos clínicos especificamente desenhados para DECH ocular, entretanto, mais uma manifestação distinta seria necessária para estabelecimento de DECH-c em estudos gerais. O teste de Schirmer é um teste para avaliar a produção aquosa lacrimal, sendo posicionado uma fita de papel filtro milimetrado no fundo de saco inferior do olho avaliado (Figura 398.6). Após 5 minutos, é realizada a leitura do resultado, que representa quantos mm da fita foram umedecidos por lágrima. Valores normais são geralmente considerados acima de 10 mm (quando é instilado anestésico tópico previamente ao exame) ou 15 mm (quando não é instilado anestésico tópico).

Na atualização do consenso do NIH, foi incorporado o conceito de DECH-c ocular assintomática, uma vez que existe classicamente uma discrepância entre sinais e sintomas de pacientes com olho seco, sendo possível evidência clínica de olho seco (ceratite puntacta, valores baixos no teste de Schirmer) sem que o paciente apresente sintomas.

Diversos sistemas de classificação e diagnóstico da DECH ocular foram propostos, cada um focando diferentes manifestações e estágios da doença ocular. O consenso do NIH enfoca sintomas para graduação e escore das manifestações oculares. O escore zero corresponde à ausência de sintomas. O escore 1 corresponde a pacientes com sintomas leves que não afetam as atividades de vida diária (AVDs) e necessitam lubrificante ocular até 3 vezes ao dia. O escore 2 corresponde a sintomas moderados que afetam parcialmente as AVDs, necessitando lubrificação ocular mais que 3 vezes ao dia ou oclusão dos pontos lacrimais por *plugs* sem acometimento da função visual pela ceratoconjunvite *sicca*. O escore 3 corresponde pacientes com sintomas graves, que afetam significantemente as AVDs ou inviabilizam trabalho, ou, ainda, aqueles que apresentam perda visual devido à ceratoconjuntite *sicca*. Em 2013, foi publicado o consenso do Grupo Internacional de DECH-c ocular, que propõe critérios com base em sinais do exame oftalmológico: valores do teste de Schirmer, acometimento corneano observado pelo padrão de coloração da córnea por fluoresceína, graduação da hiperemia ocular conjuntival e avaliação da superfície ocular.[3]

TRATAMENTO

O tratamento de DECH, tanto crônica quanto aguda, baseia-se em alterações na terapia de imunossupressão sistêmica. Variados agentes imunossupressores podem ser utilizados, sendo que sempre é necessário pesar o efeito terapêutico no tratamento da DECH e o efeito que a medicação pode ter na ação do enxerto contra o tumor. Apesar de, em geral, serem utilizados corticosteroides, medicações como ciclosporina A e micofenolato mofetil pa-

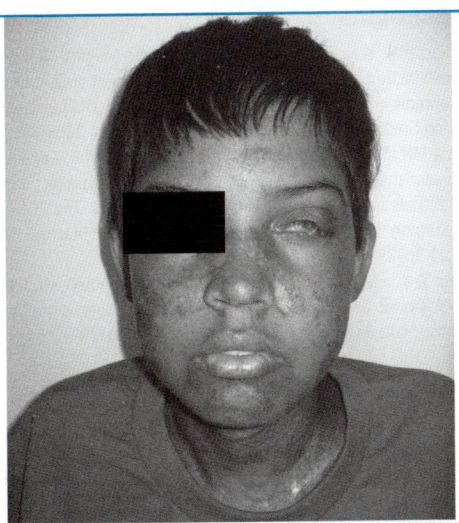

FIGURA 398.5 ■ Paciente com DECH cutânea e ocular. O paciente apresentava olho seco grave e evoluiu com ulcera de córnea no olho esquerdo e necessidade de tarsorrafia temporal.

(Foto cedida pela Dra. Heloisa Nascimento.)

recem ter resultados equivalentes ou até superiores no controle da doença. No caso das manifestações oculares da DECH, o tratamento contempla majoritariamente medidas locais, uma vez que as manifestações oculares não necessariamente respondem a imunossupressão sistêmica e medidas locais, em geral, apresentam eficácia adequada. O uso de imunossupressão sistêmica visando essencialmente à melhoria do quadro ocular é raro e reservado a manifestações graves com resposta pobre a medidas locais.

O tratamento local específico do quadro de ceratoconjuntivite *sicca* associada à DECH vale-se geralmente de medidas aplicadas ao tratamento da ceratoconjuntivite *sicca* por outras etiologias: aumento da lubrificação ocular, redução da inflamação ocular e suporte epitelial.

O uso de lubrificantes oculares ou lágrimas artificiais tem grande importância no tratamento da DECH ocular, bem como os colírios mais frequentemente utilizados no tratamento de olho seco de forma geral. Além do efeito lubrificante, as lágrimas artificiais podem diluir eventuais mediadores inflamatórios presentes na superfície ocular, minimizando, assim, sintomas e sequelas. Pacientes com necessidade de uso frequente de lágrimas artificiais podem beneficiar-se do uso de colírios livres de conservantes e fosfato (Figura 398.7). Diversos conservantes apresentam potencial toxicidade a superfície ocular durante uso frequente e o fosfato pode alterar pH da superfície ocular. Em casos no qual deficiência da produção aquosa é importante, pode ser realizada também oclusão dos pontos lacrimais, preservando o remanescente lacrimal na superfície ocular. A oclusão dos pontos lacrimais pode ser feita de forma temporária (com inserção de *plugs* ou fio absorvível de sutura) ou de forma permanente (cauterização). Caso haja blefarite associada (causada ou não pela DECH), o quadro deve ser tratado para minimizar o efeito evaporativo.

A redução da inflamação ocular pode ser obtida com uso tópico de corticosteroides, ciclosporina A e tacrolimus. Os corticosteroides são utilizados para o controle inflamatório em diversas patologias oculares, sendo comercializados em farmácias comuns. Apesar de efeito anti-inflamatório conhecido, os corticosteroides oferecem efeitos colaterais locais importantes, como risco de glaucoma e catarata. Tanto ciclosporina A quanto tacrolimus demandam manipulação para apresentação tópica ocular. O uso de colírio de ciclosporina tem demonstrado bons resultados para o tratamento da ceratoconjuntivite *sicca* na DECH.

Outras medidas locais para o tratamento da DECH ocular compreendem o uso de lentes de contato e soro autólogo. O soro autólogo é comumente utilizado como uma modalidade terapêutica segura e efetiva no tratamento do olho seco grave. O soro autólogo contém uma série de fatores de crescimento epiteliais, citocinas, fibronectina, vitaminas – fatores essenciais para proliferação, diferenciação, maturação e integridade do epitélio da córnea e conjuntiva. Lentes de contato esclerais rígidas represando líquido na superfície ocular podem ser utilizadas para melhoria sintomática e, em alguns casos, da visão. Em casos de maior gravidade, pode ainda ser necessária medida cirúrgica, como tarsorrafia, transplante de membrana amniótica ou até mesmo transplante autólogo de glândulas salivares.

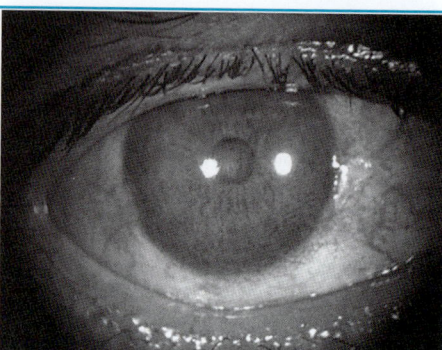

FIGURA 398.7 ■ Exame com colírio de rosa bengala evidenciando ceratite puntacta importante por olho seco. Áreas coradas de rosa representam acometimento epitelial da córnea e conjuntiva.

REVISÃO

- Pacientes em tratamento oncológico com queixa de alteração visual devem ser examinados com as pupilas dilatadas, para descartar alterações vasculares e infecções oportunistas.
- Manifestações oculares são frequentes em pacientes com DECH e comumente pioram a qualidade de vida desses indivíduos. Avaliação adequada e tratamento apropriado podem reduzir sinais e sintomas.

■ REFERÊNCIAS

1. Filipovich AH, Weisdorf D, Pavletic S, Socie G, Wingard JR, Lee SJ, et al, National Institutes of Health consensus development project on criteria for clinical trials in chronic graft-versus-host disease: I. Diagnosis and Staging Working Group report. Biol Blood Marrow Transplant. 2005;11(12):945-56.
2. Jagasia MH, Greinix HT, Arora M, Williams KM, Wolff D, Cowen EW, et al. National Institutes of Health Consensus development project on criteria for clinical trials in chronic graft-versus-host disease: I. The 2014 Diagnosis and Staging Working Group Report. Biol Blood Marrow Transplant. 2015;21(3):389-401.e1.
3. Ogawa Y, Kim SK, Dana R, Clayton J, Jain S, Rosenblatt MI. International Chronic Ocular Graft-vs-Host-Disease (GVHD) consensus group: proposed diagnostic criteria for chronic GVHD (Part I). Sci Rep. 2013;3:3419.

■ LEITURAS SUGERIDAS

Eisner A, Falardeau J, Toomey MD, Vetto JT. Retinal hemorrhages in anastrozole users. Optom Vis Sci. 2008;85(5):301-8.

Eisner A, Luoh SW. Breast cancer medications and vision: effects of treatments for early-stage disease. Curr Eye Res. 2011;36(10):867-85.

Eisner A, Thielman EJ, Falardeau J, Vetto JT. Vitreo-retinal traction and anastrozole use. Breast Cancer Res Treat. 2009;117(1):9-16.

Vogel VG, Costantino JP, Wickerham DL, Cronin WM, Cecchini RS, Atkins JN, et al. Effects of tamoxifen vs raloxifene on the risk of developing invasive breast cancer and other disease outcomes: the NSABP Study of Tamoxifen and Raloxifene (STAR) P-2 trial. JAMA. 2006;295(23):2727-41.

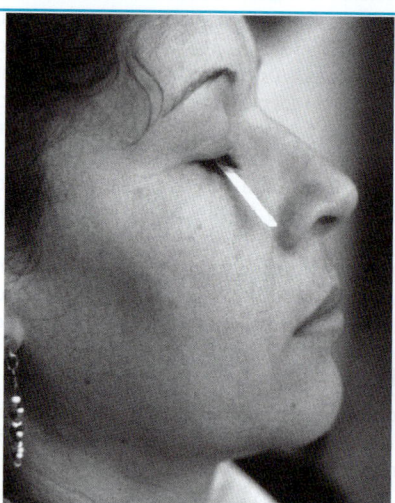

FIGURA 398.6 ■ Teste de Schirmer.

NA CRIANÇA E NO ADOLESCENTE

399

EPIDEMIOLOGIA DO CÂNCER

- ANTONIO SERGIO PETRILLI
- MONICA CYPRIANO

O câncer é um grupo de doenças caracterizadas por alterações genéticas que levam à proliferação celular desordenada. Existem mais de cem tipos diferentes de neoplasias, 90 a 95% dos casos são esporádicos, e apenas 5 a 10%, hereditários.

Apesar de ser uma doença rara em crianças e adolescentes, é a segunda causa de óbito nos Estados Unidos em crianças abaixo dos 15 anos de idade, superada apenas por causas externas (acidente, homicídio e suicídio). No Brasil, as principais causas de morte entre 1 e 18 anos de idade ainda são as doenças do aparelho respiratório e as infecto-parasitárias; porém, na faixa etária entre 5 e 14 anos, o perfil fica bastante semelhante ao americano e o câncer passa a ser a primeira causa de óbito por doença (Figura 399.1).

Nos últimos anos, o prognóstico do câncer infantil melhorou acentuadamente. Esse incremento nas taxas de sobrevida e na qualidade de vida foi obtido graças aos modernos métodos de tratamento, que incluem cirurgia, quimioterapia, radioterapia e terapia de suporte.

As equipes multidisciplinares, trabalhando em instituições especializadas, puderam oferecer possibilidades de cura definitiva para a maioria dos diferentes tipos de câncer pediátrico.

> **ATENÇÃO!**
>
> O diagnóstico precoce e a adequada abordagem terapêutica têm influência direta nas chances de cura e nas sequelas do tratamento.

■ EPIDEMIOLOGIA

A incidência de câncer pediátrico nos Estados Unidos é de 15,8 casos novos/ano para cada 100 mil indivíduos abaixo de 15 anos. Em 2010, aproximadamente 12.000 crianças abaixo dos 15 anos foram diagnosticadas com câncer, e cerca de 1.300 morreram da doença. Segundo dados do SEER, houve um aumento da taxa de incidência entre 1975 (13,5/100.000) e 2012 (18/100.000), com uma diferença de 33% em 37 anos (0,9/ano). Porém, a taxa de mortalidade caiu de 5/100.000 para 2,5/100.000, uma queda de 50% (Figura 399.2). Os dados epidemiológicos referentes ao câncer pediátrico no Brasil ainda são incompletos, mas a estimativa é de 16 casos novos/ano para cada 100 mil indivíduos abaixo dos 20 anos de idade.[1]

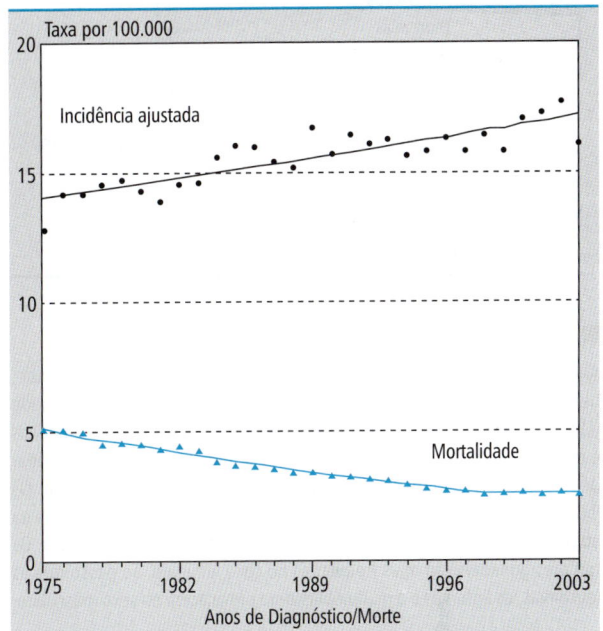

FIGURA 399.2 ■ Incidência ajustada e mortalidade para todos os tipos de cânceres, abaixo de 20 anos, ambos os sexos e todas as raças – 1975-2012.

Fonte: SEER Cancer Statistics Review.[1]

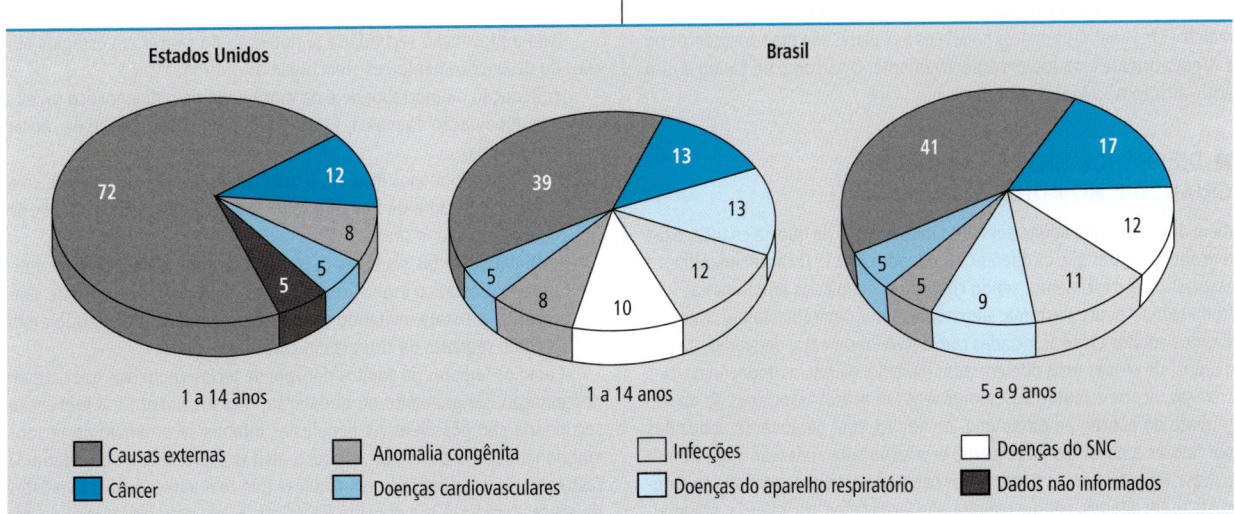

FIGURA 399.1 ■ Causas de óbito em crianças e adolescentes no Brasil e nos Estados Unidos segundo dados do sistema de informação sobre mortalidade.

Fonte: SEER Cancer Statistics Review[1] e Instituto Nacional do Câncer.[2]

As neoplasias mais comuns na infância são as leucemias agudas (25%), os tumores do sistema nervoso central (SNC) (24%), os linfomas (13%), os sarcomas de partes moles (6%), os tumores de células germinativas (TCG) (6%), o neuroblastoma (NBL) (5%), os tumores ósseos (5%) e o tumor de Wilms, ou nefroblastoma (4%) (Figura 399.3).

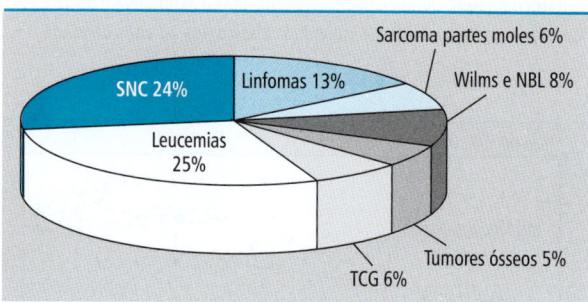

FIGURA 399.3 ■ Principais tipos de câncer entre 0 e 19 anos.
Fonte: SEER Cancer Statistics Review.[1]

■ IDADE E SEXO

A incidência dos tumores malignos pediátricos varia em função da idade, bem como da mortalidade por eles provocada. A leucemia linfoide aguda (LLA), e os tumores do sistema nervoso simpático (SNS), renais, hepáticos e oculares são mais comuns em crianças com menos de cinco anos de idade, uma vez que muitos desses tumores são de origem embrionária. Os linfomas e os tumores ósseos e gonadais ocorrem com maior frequência na adolescência. O sexo masculino é mais afetado, na proporção de 1,2:1. Os tumores gonadais são mais frequentes no sexo feminino, ao passo que as leucemias, os linfomas e o meduloblastoma prevalecem no sexo masculino.

■ VARIAÇÕES ÉTNICAS E GEOGRÁFICAS

O câncer nas crianças brancas é um pouco mais frequente do que nas pretas. A incidência do tumor de Wilms é baixa no Japão, ao passo que os tumores de pineal são muito prevalentes, mesmo em japoneses residentes no Havaí, mostrando que não houve modificação em função da migração. A leucemia é altamente incidente nos Estados Unidos, no Japão, na Dinamarca e em Israel. Os tumores hepáticos e oculares são mais frequentes no Extremo Oriente e na Índia, respectivamente. O sarcoma de Ewing é raro entre africanos, chineses e japoneses.

■ DIFERENÇA ENTRE CÂNCER NA CRIANÇA E NO ADULTO

Além de o câncer no adulto ser muito mais comum do que na criança, existem outros fatores que os diferenciam (Quadro 399.1). O câncer infantil está associado ao crescimento, sendo comuns as neoplasias embrionárias (nefroblastoma, neuroblastoma, hepatoblastoma, retinoblastoma). Neoplasias nos adultos estão associadas com o envelhecimento, derivadas, na sua maioria, de células mais diferenciadas (epitélio, glândulas endócrinas). Nas crianças, ocorrem mutações espontâneas (ao acaso) associadas ao aparecimento do câncer, ao passo que, no adulto, são, geralmente, induzidas por fatores ambientais (tabagismo, exposição solar, infecção viral, dentre outras). Nas crianças, os tumores são habitualmente disseminados ao diagnóstico, em adultos, em sua maioria, são localizados. Na infância, predominam as neoplasias hematopoéticas (leucemia e linfoma); na idade adulta, os carcinomas (pele, mama, próstata, pulmão). O tempo entre o surgimento da neoplasia e os primeiros sintomas (tempo de latência) é mais curto na criança (semanas a meses) do que no adulto (anos). Existem, inclusive, neoplasias infantis, como o linfoma de Burkitt, no qual o tumor pode dobrar de tamanho em 48 horas (período de latência curtíssimo).

QUADRO 399.1 ■ Diferenças entre câncer na criança e no adulto

CRIANÇA	ADULTO
Câncer crescimento	Câncer envelhecimento
Risco 1:300 ♂/ 1:333 ♀	Risco 1:3
Mutações espontâneas	Mutações induzidas por fatores ambientais
Disseminado 80%	Localizado 80%
Leucemias/linfomas 41%	Carcinomas 87%
Latência curta	Latência longa
Quimioterapia e cirurgia	Cirurgia e radioterapia

FATORES DE RISCO

Diversos fatores de risco estão associados às neoplasias na infância, como: hereditariedade (p. ex., retinoblastoma); doenças genéticas (síndromes de Down, de Li-Fraumeni, de Beckwith-Wiedemann e de von Hippel-Lindau, neurofibromatose, esclerose tuberosa); imunodeficiências congênitas (ataxia-telangectasia, síndrome da imunodeficiência severa e combinada, síndrome de Wiskott-Aldrich, síndrome de Bloom); imunodeficiências adquiridas (Aids – HIV: quimioterapia, radioterapia, transplante de medula óssea); infecções virais (HIV-Aids, vírus da leucemia de células T humanas tipo 1 [HTLV-1], hepatite B, papilomavírus [HPV], vírus Epstein-Barr [EBV]); e carcinógenos (cigarro, álcool, sol – radiação ultravioleta –, radioterapia, inseticidas, benzeno, derivados de petróleo, aflatoxina).

PREVENÇÃO E CONTROLE DO CÂNCER

Várias neoplasias comuns de adulto, como câncer de cabeça/pescoço, pulmão e esôfago, estão associadas ao tabagismo, sendo possível, portanto, a prevenção primária para redução da incidência do câncer pela diminuição dos fatores de risco (Figura 399.4). Na criança, grande parte dos fatores causais não foi identificada, e a neoplasia é resultado de uma mutação somática espontânea. Nesse caso, a prevenção primária não é factível.

Para a prevenção secundária (a detecção do câncer em estágios iniciais do desenvolvimento), existem algumas prerrogativas:

- Redução da mortalidade e da morbidade pelo diagnóstico (p. ex., autopalpação da mama, mamografia para o diagnóstico de câncer de mama).
- Tratamento menos invasivo e mais barato (p. ex., citologia de colo cervical (exame de Papanicolaou) para diagnóstico de câncer de colo de útero *in situ*).
- Diminuição das sequelas (p. ex., toque retal e dosagem de antígeno prostático específico (PSA) para diagnóstico precoce de câncer de próstata, evitando incontinência urinária e disfunção erétil como sequelas da cirurgia em casos avançados).

Como os tumores de adultos derivam de tecidos epiteliais que causam descamação, sangramento ou nodulação, o rastreamento e a prevenção secundária são possíveis. As neoplasias infantis se originam de tecidos embrionários, são profundas e pouco afeitas à prevenção secundária. O rastreamento está indicado em crianças que têm antecedentes familiares de câncer com forte componente genéticos (p. ex., retinoblastoma) ou pacientes que nasceram com síndromes com forte associação com neoplasias. Cita-se, como exemplo, a síndrome de Beckwith-Wiedemann, para a qual é indicada a ultrassonografia (US) abdominal periódica pela predisposição

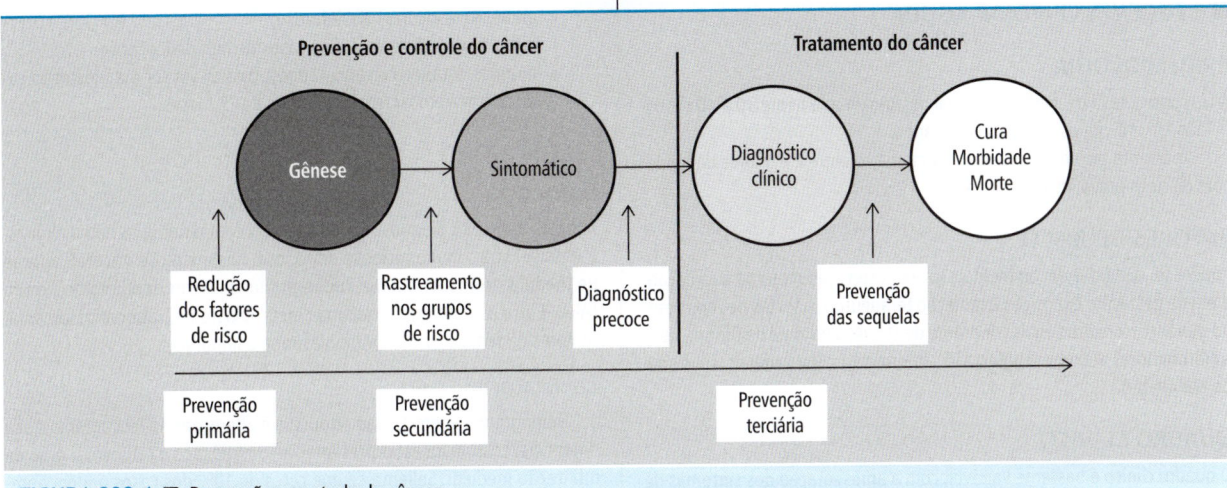

FIGURA 399.4 ■ Prevenção e controle do câncer.

de desenvolver tumor de Wilms, rabdomiossarcoma, hepatoblastoma, entre outras neoplasias.

Preconiza-se, então, o diagnóstico precoce como forma de aumentar as chances de cura e diminuir as sequelas do tratamento (prevenção terciária). Assim, é importante que todos os médicos, independentemente de sua especialidade, sejam treinados para reconhecer os sinais e sintomas do câncer infantil, ressaltando-se que as manifestações iniciais são semelhantes a doenças comuns da infância.

ATENÇÃO!

A apresentação do câncer infantil (febre, adenomegalia, anemia, dor óssea ou articular) é muito parecida com as doenças comuns da infância. *Não* esperar emagrecimento e queda do estado geral, que ocorrem muito tardiamente. *Não* esperar sinais de tumores de adultos (sangramento nasal, retal, alteração de hábito intestinal, lesões de pele, tosse crônica ou icterícia).

REVISÃO

- Câncer é uma afecção muito comum no adulto, porém rara na criança.
- Embora incomum, o câncer infantil é um das primeiras causas de morte por doença.
- As neoplasias mais comuns da infância são leucemias, tumores de SNC e linfomas.
- Todos os médicos devem estar cientes dos sinais e sintomas do câncer infantil, pois mimetizam as doenças próprias da infância.
- Atualmente, mais de 70% das crianças com câncer podem ser curadas, desde que tratadas em um serviço especializado por uma equipe multiprofissional.
- O diagnóstico precoce e a adequada abordagem terapêutica têm impacto direto na chance de cura e redução das sequelas do tratamento.

■ REFERÊNCIAS

1. SEER Cancer Statistics Review 1975-2012 [Internet]. Bethesda: NCI; c2013 [capturado em 13 maio 2016]. Disponível em: http://www.seer.ims.nci.nih.gov
2. Instituto Nacional do Câncer (BR). Câncer da criança e adolescente no Brasil: dados dos registros de base populacional e de mortalidade [Internet].Rio de Janeiro: INCA; 2008. [capturado em 13 maio 2016]. Disponível em: http://bvsms.saude.gov.br/bvs/publicacoes/cancer_crianca_adolescente_brasil.pdf

■ LEITURAS SUGERIDAS

de Camargo B, de Oliveira Santos M, Rebelo MS, de Souza Reis R, Ferman S, Noronha CP, et al. Cancer incidence among children and adolescents in Brazil: first report of 14 population-based cancer registries. Int J Cancer. 2010;126(3):715-20.

Rodriguez-Galindo C, Friedrich P, Morrissey L, Frazier L. Global challenges in pediatric oncology. Curr Opin Pediatr. 2013;25(1):3-15.

Smith MA, Seibel NL, Altekruse SF, Ries LA, Melbert DL, O'Leary M, et al. Outcomes for children and adolescents with cancer: challenges for the twenty-first century. J Clin Oncol. 2010;28(15):2625-34.

Scheurer ME, Lupo PJ, Bondy ML. Epidemiology of Childhood Cancer. In: Pizzo PA, Poplack DJ, editors. Principles and practice of pediatric oncology. 7th ed. Philadelphia: Lippincott Williams and Wilkins; 2016. p.1-12.

400

LEUCEMIAS

■ MARIA LUCIA DE MARTINO LEE

As leucemias constituem um grupo complexo e heterogêneo de doenças que afetam a medula óssea. No grupo pediátrico, representam 30% de todas as neoplasias em menores de 15 anos e 25% no grupo abaixo de 20 anos. Podem ser subdivididas em agudas (proliferação anômala de células imaturas, denominadas blastos) ou crônicas (proliferação anômala de células que mantêm a capacidade maturativa). Ao redor de 95% dos casos de leucemias infantis são representadas pelas leucemias agudas.

A leucemia linfoide aguda (LLA) é o subtipo mais comum, representando 80% de todos os casos, sendo considerada o câncer mais comum da infância. A leucemia mieloide aguda (LMA) corresponde a cerca de 15% dos casos, a leucemia mieloide crônica (LMC), a 2 a 3%, e a leucemia mielomocítica juvenil (LMMJ), a 1% das leucemias pediátricas.

LEUCEMIA LINFOIDE AGUDA

EPIDEMIOLOGIA

A LLA possui taxa de incidência anual de aproximadamente 30 a 40 casos/milhão em indivíduos menores de 15 anos.

Apresenta pico de incidência característico entre 2 e 5 anos de idade, com discreta prevalência em meninos.

FATORES DE RISCO

Podem ser divididos em ambientais (p. ex., exposição materna à radiação, dieta na gestação, exposição à radiação terapêutica, abortos de repetição) ou genético-constitucionais (síndrome de Down, síndrome de Bloom, neurofibromatose, ataxia-telangiectasia, síndrome de Shwachman, síndrome de Klinefelter).

QUADRO CLÍNICO

O quadro clínico é bastante variável, com a apresentação dos sintomas de dias (maioria dos casos) a meses.

São sinais e sintomas mais frequentes:
- febre: em cerca de 50 a 60% dos pacientes;
- hepatoesplenomegalia: em 70% dos casos;
- palidez/fadiga: em cerca de 80% dos pacientes;
- adenomegalias: geralmente não dolorosas, podem ser localizadas ou generalizadas e acometem 50% dos pacientes;
- sangramento (cutâneo ou mucoso): em geral leves, ocorrem em aproximadamente 48% dos casos;
- manifestações musculoesqueléticas: inicialmente como claudicação e com recusa progressiva à deambulação. Às vezes, podem apresentar-se como quadro de artralgia migratória, associada ou não a edema articular. Manifesta-se como quadro inicial em até 30% dos casos, sendo considerada um dos principais desafios diagnósticos;
- alargamento mediastinal: em cerca de 50 a 60% dos casos de LLA células T (LLA-T). A presença de massa em mediastino anterior pode estar ou não associada a derrame pleural e pode ser achado radiológico em paciente assintomático ou acompanhada de dispneia de gravidade variável até quadro de síndrome de veia cava superior (VCS).

> **ATENÇÃO!**
>
> A LLA representa o câncer mais comum da infância e possui pico de incidência característico de 2 a 5 anos de idade. Apresenta quadro clínico variável, mas é importante salientar o reconhecimento de manifestações musculoesqueléticas como uma forma de apresentação da doença em cerca de 30% dos casos.

São manifestações clínicas menos comuns:
- sinais e sintomas de envolvimento do sistema nervoso central (SNC): seu comprometimento é, em geral, assintomático e incide em menos de 5% dos pacientes ao diagnóstico, sendo mais frequente na LLA-T. Quando sintomático, a infiltração de SNC é constatada mais frequentemente por meio do comprometimento de pares cranianos (VII, III, IV, VI, VIII); às vezes, há sinais de hipertensão craniana ou de compressão medular. Raramente, pode haver infiltração do hipotálamo com quadro de hiperfagia, ganho patológico de peso e diabetes insípido (DI);
- envolvimento ocular: borramento visual, fotofobia, dor ocular;
- aumento de glândulas salivares;
- aumento testicular não doloroso;
- priapismo: pode ocorrer nos casos de hiperleucocitose;
- nódulos cutâneos e subcutâneos: costumam ser manifestação característica em lactentes menores de 12 meses.

DIAGNÓSTICO

Diferencial

Entre os principais diagnósticos diferenciais com patologias não malignas, é possível citar: mononucleose infecciosa, leishmaniose visceral, aplasia de medula, trombocitopenia imune primária, artrite reumatoide juvenil (ARJ). Entre as patologias malignas, neuroblastoma, rabdomiossarcoma, tumores da família Ewing, retinoblastoma e linfomas.

Laboratorial

1 | Hemograma: anemia, plaquetopenia e alterações no leucograma e seu diferencial costumam estar presentes ao diagnóstico e refletem o grau de infiltração medular. Salienta-se que cerca de 10% dos casos podem apresentar hemograma normal.

> **ATENÇÃO!**
>
> Cerca de 30% dos pacientes podem apresentar formas aleucêmicas (ausência de blastos no sangue periférico) e 10% cursar com hemograma normal. Portanto, em uma suspeita clínica, o hemograma normal ou sem blastos nunca pode descartar a hipótese diagnóstica de LLA.

A leucometria inicial pode apresentar uma grande variação. Cerca de metade dos pacientes apresentam leucócitos maiores do que 10.000/mm³ e 15% dos pacientes chegam a níveis superiores a 100.000/mm³ (hiperleucocitose), mais frequentemente nos casos de LLA de linhagem T. Granulocitopenia grave (< 500 granulócitos/mm³) ocorre em 40% dos casos, expondo os pacientes a risco infeccioso grave. É comum o achado de linfoblastos. Em alguns casos, pode haver ausência de blastos no sangue periférico (formas aleucêmicas), o que não deve descartar a hipótese diagnóstica.

As plaquetas, na maioria dos casos, costumam estar diminuídas, em geral abaixo de 50.000/mm³. Na LLA, a hemorragia severa é incomum, mesmo nos casos com plaquetas inferiores a 20.000/mm³.

Mais de 75% dos pacientes apresentam anemia ao diagnóstico, em geral normocrômica/normocítica, com níveis baixos de reticulócitos.

2 | Mielograma: punção aspirativa da medula óssea é considerado o exame de escolha para a confirmação diagnóstica. São realizados ao diagnóstico os estudos citológico, imunofenotípico, citogenético e genético-molecular da medula óssea.
- Citologia: considera-se que, para o diagnóstico de LLA, devem ser observados na medula óssea ≥ 25% de blastos linfoides. A classificação do grupo cooperativo FAB (franco-americano-britânico)[1] reconhece três tipos morfológicos de LLA, a saber: L1, L2, e L3. Apesar de ainda ser utilizada, atualmente a classificação morfológica é de pouco valor na LLA.
- Imunofenotipagem (IMF): a IMF dos blastos leucêmicos permite definir com precisão a linhagem celular envolvida (linfoide ou mieloide) e, ainda, a sublinhagem (B ou T). Em pediatria, sabe-se que 85% dos casos são representados pela LLA de linhagem B derivada e que esta pode ser subdividida em:
  a | LLA pró-B (1 a 3%), mais frequente no grupo de lactentes menores de um ano;
  b | LLA comum (55 a 65%), que costuma estar associada a características de bom prognóstico;

DIAGNÓSTICO E TRATAMENTO

c | LLA pré-B (20 a 25%), mais frequente na pele preta;
d | LLA-B madura (2 a 3%), atualmente classificada no grupo de linfomas não Hodkgin (LNH) B tipo Burkitt.

- A LLA-T representa 15 a 18% dos casos pediátricos, sendo mais prevalente em meninos adolescentes. A caracterização imunofenotípica do blasto linfoide isoladamente não tem impacto prognóstico, mas tem importância para a avaliação da doença residual mínima (DRM) – esta sim de importância prognóstica. Entretanto, um novo subtipo específico de LLA-T com aspectos moleculares e prognósticos distintos, foi descrito recentemente e possui características imunofenotípicas particulares. A chamada ETP (*early T cell precursor*) apresenta marcação imunofenotípica com CD3c+, CD 7+, CD5 (fraco), CD1a e CD8 negativos. Expressão de, pelo menos, um marcador de imaturidade associado (CD34, HLA-DR) ou de linhagem mieloide (CD117, CD13, CD33, CD11b, CD65).
- Cariótipo e alterações genéticas moleculares: o estudo citogenético dos blastos ao diagnóstico permite identificar determinadas alterações características e indicadoras de prognóstico. Essas alterações cromossômicas podem ser numéricas ou estruturais e ocorrem em 60 a 85% dos casos. Da mesma forma, o estudo molecular desses blastos pode identificar achados de relevância prognóstica e que podem não ser observados no estudo cariotípico. Entre as alterações mais frequentes em pediatria, é possível citar a hiperdiploidia (> 50 cromossomos) e o rearranjo ETV6-RUNX1, ambos associados a bom prognóstico (Tabela 400.1).[1]

Por outro lado, hipodiplodia (< 44 cromossomos) apresenta impacto prognóstico extremamente desfavorável. Hoje, a amplicação interna do cromossomo 21 (iamp21), que está presente em 2% dos casos de LLA pB, também foi incluída como uma alteração genética/molecular de impacto prognóstico desfavorável se não tratada de forma intensiva. Recentemente, novas mutações foram descritas na LLA de precursor B, com impacto tanto prognóstico quanto terapêutico, além de permitirem uma maior compreensão no processo da leucemogênese. Entre elas, as mutações ou deleções do gene *IKZF1* (IKAROS), que estão presentes em 15% das LLA pediátricas de precursores B, estão relacionadas com prognóstico desfavorável. Mutações nos genes *JAKA1/2* foram detectados em 18-35% dos pacientes com LLA e síndrome de Down e em 10% das LLA de precursor B de alto risco e mesmo em LLA-T. Da mesma forma, foram observados rearranjos do gene *CRLF2* em 5-15% das LLA, tanto pediátricas como em adultos, e em mais de 50% das LLA dos pacientes com síndrome de Down. Foi constatado que suas alterações, principalmente, quando associadas ao gene *P2RY8*, têm impacto prognóstico negativo nos pacientes com LLA não Down. Podem também estar associados a mutações do gene *JAK* em mais de 50% dos casos.

Dentro desse contexto, um novo subtipo específico de LLA de precursor B foi caracterizado, a LLA-Ph-like. Apesar de não apresentar o rearranjo bcr-abl, possui alterações na via da tirosinocinase, semelhante à LLA-Ph+. Está associada a péssimo prognóstico, mas provavelmente poderá se beneficiar do uso de inibidores de tirosinocinases. Portanto, de forma interessante e promissora, todas essas alterações são factíveis de tratamento com medicações-alvo a serem desenvolvidas ou já existentes.

3 | Avaliação liquórica: a punção lombar faz parte dos procedimentos diagnósticos iniciais da LLA, uma vez que o líquido cerebrospinal (LCS) representa importante santuário da doença. Considera-se que o SNC encontra-se comprometido quando houver a presença de ≥ 5 células/mm³ com qualquer percentual de blastos em LCS, mesmo em paciente assintomático (grande maioria). As demais formas de apresentação de comprometimento do SNC foram descritas.

4 | Alterações metabólicas: exames para avaliação do grau de disfunção dos demais órgãos e/ou distúrbios metabólicos associados são fundamentais ao diagnóstico. Entre as complicações indutórias mais temidas está a lesão renal aguda (LRA) causada pela síndrome de lise tumoral, que pode ocorrer nos casos com elevadas leucometrias e/ou grandes hepatoesplenomegalias e/ou volumosas adenopatias e/ou importante envolvimento renal.

5 | Avaliação radiológica:
- radiografia torácica anteroposterior + perfil: identificação de massa em mediastino anterior com ou sem derrame pleural associado;
- radiografia de ossos longos: identificação de levantamento periosteal; bandas transversais e metafisárias, lesões osteolíticas e osteoporose difusa ou mesmo fraturas patológicas;
- Ultrassonografia (US) abdominal: avaliação de rins, ovários, linfonodos, baço/fígado.

FATORES PROGNÓSTICOS

A caracterização do risco individual de cada paciente ao sucesso ou à falha terapeutica norteia o princípio da definição dos fatores prognósticos.

Idade e leucometria são considerados importantes critérios prognósticos. Segundo o National Cancer Institute (NCI),[3] leucometria inicial acima ou igual a 50.000/mm³ e/ou idade menor do que um ano ou maior ou igual

TABELA 400.1 ■ Alterações genéticas moleculares em LLA pediátrica

SUBTIPO	FREQUÊNCIA (%)	ALTERAÇÕES GENÉTICAS MOLECULARES	CARACTERÍSTICAS ASSOCIADAS	SOBREVIDA ESTIMADA (%)
Hiperdiploidia (> 50 cromossomos)	27-29	Desconhecida	Idade entre 1-10 anos; precursor B	85-90
t(12;21)	20-25	ETV6-RUNX1 (TEL-AML)	Idade entre 1-10 anos; precursor B	80-90
t(1;19)	3-6	E2A-PBX1	Pele preta, leucometria elevada, infiltração do SNC, fenótipo pré-B	80-90
t(4;11) e outras alterações 11q23	4-8	MLL-AF4	Principalmente em < 1 ano, hiperleucocitose, infiltração do SNC	30-40
t(9;22)	3-4	BCR-ABL	Leucometrias elevadas, crianças maiores, mau prognóstico, antes era inibidores da tirosinocinase	60-70 com uso inibidor TK
t(10;14)	0,5	HOX11	Sexo masculino	85-90

Fonte: Adaptada de Pui.[2]

a 10 anos são consideradas fatores de alto risco de forma independente. Os pacientes classificados como de baixo risco são aqueles com idade superior a um ano e inferior a 10 e leucometria inicial menor do que 50.000/mm³. Outros fatores clínicos prognósticos considerados clássicos, como sexo, raça, envolvimento do SNC, grau de hepatoesplenomegalia, perderam impacto nos últimos anos, quando considerados de forma isolada.

Também influenciam no prognóstico as características biológicas dos blastos (imunofenótipo, alterações genéticas/moleculares), a velocidade de resposta ao tratamento, as variações individuais no metabolismo dos medicamentos e, de forma indireta ou direta, o tipo de protocolo terapêutico utilizado.

A determinação da resposta precoce ao tratamento é considerada o elemento primordial na caracterização prognóstica dos pacientes portadores de LLA. Atualmente, a mensuração da doença residual mínima (DRM) (detecção dos níveis submicroscópicos da doença) tornou-se elemento fundamental na estratificação de risco e delineamento terapêutico dos protocolos terapêuticos contemporâneos.

Pacientes que, ao término da indução de LLA, possuam níveis de doença em valores menores de 10^{-4} (0,01%) apresentam excelente prognóstico, independentemente dos demais fatores prognósticos iniciais.

Hoje, reconhece-se que o perfil farmacogenômico do paciente pode influenciar na resposta ao tratamento, explicando porque diferentes indivíduos reagem de forma distinta ao mesmo tratamento, afetando o resultado final e influenciando o prognóstico.

TRATAMENTO

A LLA pediátrica tem atualmente chances de cura ao redor de 80 a 85%. Os regimes terapêuticos atuais dividem a terapia em quatro elementos principais: indução da remissão, consolidação/intensificação, terapia preventiva do SNC e terapia de manutenção.

Fase de indução

O objetivo inicial no tratamento da LLA é a indução da remissão completa com restauração da hematopoiese normal e desaparecimento de todos os sinais e sintomas associados à doença. Com a moderna quimioterapia e as atuais medidas de suporte, 97 a 98% das crianças atingem remissão clínica completa (RCC).

Fase de consolidação/intensificação e reindução

Iniciada imediatamente após a obtenção da RCC, visa a maximizar a precoce destruição das células neoplásicas. Inclui o uso de medicamentos utilizados anteriormente em doses aumentadas ou a introdução de agentes com mínima resistência cruzada entre si, em geral administrados em repetidos cursos durante vários meses.

Tratamento do SNC

O SNC é considerado um "santuário" para as células leucêmicas. Três métodos utilizados isolados ou em combinação são úteis na prevenção e/ou tratamento da neuroleucemia: a radioterapia craniana; a injeção intratecal de antimetabólitos com ou sem corticosteroides; e a administração intravenosa (IV) de altas dosagens de antimetabólitos suficientemente adequadas para alcançar níveis terapêuticos em LCS. De forma geral, o uso da radioterapia na forma profilática é cada vez mais restrito no grupo pediátrico.

Fase de manutenção

A terapia de manutenção básica é baseada na administração semanal de metotrexato e de 6-mercaptopurina diária. Os pulsos intermitentes com vincristina e prednisona ainda são utilizados em vários estudos, embora não existam dados convincentes do benefício dessa abordagem. Alguns grupos utilizam a administração rotativa de pares de medicamentos sem resistência cruzada entre si.

Como regra geral, o tratamento da LLA tem duração entre 120 e 104 semanas.

■ LEUCEMIA MIELOIDE AGUDA

EPIDEMIOLOGIA

A LMA compreende um grupo heterogêneo de neoplasias hematopoiéticas. É considerada uma doença rara na infância, com incidência anual de 5,6 casos/milhão de habitantes. Possui duas classificações clássicas: a da FAB,[1] de 1976; e a da Organização Mundial da Saúde (OMS),[4] de 2001. Ambas estão descritas nos Quadros 400.1 e 400.2.

QUADRO 400.1 ■ Classificação da FAB	
SUBTIPO FAB	**NOMEAÇÃO**
M0	LMA com mínima diferenciação
M1	LMA sem maturação
M2	LMA com maturação
M3	LMA promielocítica, tipo hipergranular
M3v	LMA promielocítica, variante microgranular
M4	LMA mielomonocítica
M4eo	LMA mielomonocítica com eosinofilia
M5	LMA monocítica
M6	Eritroleucemia
M7	LMA megacariocítica

Fonte: Bennett e colaboradores.[1]

Não apresenta faixa etária característica, apesar de ocorrer discreto aumento de incidência em crianças menores de 2 anos e em adolescentes. Incide igualmente entre meninos e meninas e entre brancos e pretos.

FATORES DE RISCO

Da mesma forma que na LLA, diferentes fatores considerados de risco (ambientais ou genéticos) são descritos na LMA. Entre as doenças genéticas constitucionais, a síndrome de Down tem especial importância epidemiológica. Crianças com essa síndrome, até os 4 anos, apresentam risco 400 vezes maior de desenvolvimento de leucemia mieloide megacarioblástica. Outras doenças genéticas constitucionais, incluindo anemia de Fanconi, síndrome de Bloom, neurofibromatose (NF), síndrome de Noonan e formas de neutropenia congênita, também estão associadas ao aumento no risco de desenvolvimento de doenças mieloides. Entre os fatores ambientais, tem importância epidemiológica a exposição à radiação ionizante, a agentes alquilantes e a inibidores da topoisomerase II.

QUADRO CLÍNICO

Na maioria dos casos, o quadro clínico é inespecífico. Entretanto, algumas apresentações clínicas costumam estar associadas mais frequentemente a alguns subtipos específicos de LMA.
- Coagulação intravascular disseminada (CIVD) e fibrinólise: especialmente comuns na leucemia promielocítica (LMA – M3).
- Adenomegalias volumosas, grandes hepatoesplenomegalias, hiperleucocitoses (leucócitos acima de 100.000/mm³), hipertrofia gengival

DIAGNÓSTICO E TRATAMENTO

QUADRO 400.2 ■ Classificação da OMS

LMA	ASSOCIAÇÕES
LMA associadas a anormalidades genéticas recorrentes	LMA com t(8;21)(q22;q22), RUNX1-RUNX1T1 (CBFA/ETO) LMA com t(15;17)(q22;q11-12), PML/RARA LMA com inv(16)(p13q22) ou t(16;16) (p13;q22), CBFB/MYH11 LMA com t(9;11)(p22;q23), MLLT3-MLL LMA com t(6;9)(p23;q34), DEK-NUP214 LMA com inv(3)(q21;q26.2) ou t(3;3)(q21;q26.2), RPN1-EVI1 LMA megacarioblástica com t(1;22)(p13;q13), RBN15-MKL1 LMA com mutação NPM1 LMA com mutação CEBPA
LMA com displasia de múltiplas linhagens	Pós-SMD ou doença mieloproliferativa Sem antecedentes
LMA/SMD associada a tratamento	LMA/SMD associada com agentes alquilantes LMA/SMD associada com inibidores da topoisomerase II
LMA não categorizada nos itens anteriores	LMA com mínima diferenciação LMA sem maturação LMA com maturação Leucemia mielomonocítica aguda Leucemia monoblástica e monocítica aguda Leucemia eritroide aguda Leucemia megariocítica aguda Leucemia basofílica aguda Panmielose com mielofibrose aguda
Sarcoma mieloide/cloroma	
Proliferações mieloides associadas à síndrome de Down	Síndrome mieloproliferativa transitória LMA associada à síndrome de Down
Neoplasia blástica dendrítica plasmocitoide	

Fonte: Jaffe e colaboradores.[4]

e infiltração do SNC, em geral, são manifestações das leucemias mielomonocíticas agudas (LMA-M4) e monocíticas agudas (LMA-M5).

- Cloromas ou mieloblastomas constituem coleções tumorais extramedulares de blastos mieloides e podem preceder a infiltração medular ou ocorrer concomitantemente. Costumam comprometer regiões periorbitais, perineurais ou epidurais. Têm localização preferencial por ossos da face, órbita e crânio. Clinicamente, costumam causar quadros de exoftalmia com ou sem comprometimento oftalmológico ou síndrome de compressão radicular.
- Infiltração cutânea/subcutânea: em lactentes (menores de um ano), a manifestação clínica inicial pode ser manchas avermelhadas maculopapulares em pele e/ou nódulos subcutâneos, que evoluem levando à formação de tumorações purpúricas, denominadas *blueberry muffins*.

DIAGNÓSTICO

1 | Hemograma: os níveis de hemoglobina podem variar de 2,7 a 14 g/dL (média 7 g/dL). Em geral, é normocrômica e normocítica. A leucometria inicial é bastante variável. Pode ser observada leucopenia; e, em cerca de 1/4 das crianças, leucócitos acima de 100.000/mm³ são encontrados. O achado de blastos periféricos não é obrigatório. Aproximadamente 50% dos pacientes apresentam plaquetas inferiores a 50.000/mm³ ao diagnóstico.

2 | Mielograma: considerado exame fundamental para o diagnóstico.
- Análise morfológica/citoquímica: permite a caracterização do subtipo FAB, com exceção dos subtipos M0 e M7. De acordo com essa classificação, é necessária a presença de 30% de blastos mieloides na medula óssea para o diagnóstico de LMA. A classificação vigente da OMS determina que são precisos apenas 20% de blastos, mas ela não é aceita de forma unânime em pediatria. A realização de determinadas colorações citoquímicas auxilia no diagnóstico morfológico da LMA, especialmente a reação de peroxidase (POX) e a esterase inespecífica.
- Imunofenotipagem (IMF): ajuda no diagnóstico diferencial entre LMA e LLA. É imprescindível para a caracterização diagnóstica dos subtipos M0 e M7; nos demais subtipos, é auxiliar à morfologia.
- Alterações genéticas moleculares: as alterações genéticas ocorrem em cerca de 75% dos casos de LMA pediátrica. O estudo citogenético/molecular das alterações estruturais observadas nos blastos é considerado parte fundamental do diagnóstico, uma vez que demonstra a presença ou ausência de anormalidades com impacto prognóstico e/ou terapêutico (Tabela 400.2).

3 | Avaliação do LCS: a punção lombar faz parte dos procedimentos diagnósticos iniciais. A infiltração de SNC ocorre em cerca de 15% dos pacientes.

4 | Avaliação do coagulograma: deve sempre ser realizado em todos os pacientes com diagnóstico de LMA, especialmente naqueles com leucemia promielocítica e com leucometrias iniciais superiores a 100.000/mm³, considerados de grande risco em apresentar CIVD.

TABELA 400.2 ■ Principais alterações genéticas/moleculares

ALTERAÇÃO GENÉTICA	ASSOCIAÇÃO	FREQUÊNCIA (%)	PROGNÓSTICO/SOBREVIDA
t(8;21)	LMA-M2, cloromas	15-25	Favorável (80%)
Inv (1 6) ou t(16;16)	LMA – M4 Eo	7-9	Favorável (85%)
t(15;17)	LMA – M3	10-13	Favorável (80%)
t(9;11)	LMA – M5/M4	8	Favorável (70%)
t(1;22)	LMA – M7	< 1	Intermediário
Trissomia 8	Qualquer subtipo		Desfavorável
-5 ou del (5)	SMD/LMA secundárias	2	Desfavorável
-7 ou del (7)	SMD/LMA secundárias	2-6	Desfavorável
Mutação FLT3	Qualquer subtipo		Desfavorável

5 | Avaliação metabólica/hidreletrolítica: basicamente para avaliação dos distúrbios metabólicos que podem ocorrer no início da terapia ocasionados pela síndrome de lise tumoral.

■ LMA E SÍNDROME DE DOWN

A síndrome mieloproliferativa transitória (SMT) é uma patologia que acomete cerca de 10% dos recém-nascidos (RNs) com síndrome de Down. A maioria dos casos é diagnosticada de maneira incidental em RN ssintomático, pelo achado de leucocitose com presença de blastos no sangue periférico. Regride espontaneamente na maioria dos casos em 4 a 8 semanas, sem necessidade de intervenção terapêutica. Entretanto, 19% dos pacientes podem apresentar complicações graves (icterícia obstrutiva com falência hepática, ascite, edema pulmonar, hiperleucocitose), podendo evoluir para o óbito. Ao redor de 20% apresentarão, posteriormente, LMA megacariocítica.

> **ATENÇÃO!**
>
> Dos RNs portadores de síndrome de Down, 10% podem apresentar quadro denominado síndrome mieloproliferativa transitória, que, em geral, possui involução espontânea em cerca de 4 a 8 semanas.

TRATAMENTO

Fase de indução

A terapia indutória na LMA é baseada no uso de antracíclicos e citarabina (Ara-C), em ciclos de 7 a 10 dias, sempre de forma intensiva. A associação de um terceiro fármaco (etoposídeo, tioguanina) ainda se mantém controversa. Uma exceção a essa abordagem é a leucemia promielocítica, que tem a indução baseada no uso de antracíclico e ácido transretinoico (ATRA).

Fase pós-remissão ou de consolidação

Realizada em todos os pacientes independentemente da proposta terapêutica posterior, a terapia de consolidação se dá com ciclos de quimioterapia, em geral, intensivos e curtos.

Tratamento do SNC

A terapia específica dirigida ao SNC em LMA é de menor importância do que na LLA, uma vez que a maioria dos medicamentos utilizados tem excelente penetração no SNC. Apesar disso, alguns estudos preconizam o uso de medicação intratecal, mas de forma bem menos intensa do que na LLA.

Terapia de manutenção

Na LMA, não mostrou impacto na melhora da sobrevida dos pacientes. Uma única exceção se faz em relação à leucemia promielocítica, que parece se favorecer da terapia de manutenção nos moldes da LLA.

■ TRANSPLANTE DE CÉLULAS-TRONCO HEMATOPOIÉTICAS

O TCTH alogênico é considerado uma das possíveis abordagens terapêuticas, com indicações cada vez mais dirigidas de acordo com o subtipo biológico da doença e padrão de resposta à terapia inicial. O transplante autólogo, todavia, não demonstrou, no grupo pediátrico, vantagem terapêutica em relação à quimioterapia sistêmica.

> **REVISÃO**
>
> - As leucemias representam 30% das neoplasias em crianças abaixo de 15 anos.
> - A leucemia linfoide aguda é considerada o câncer mais comum da infância, com pico de incidência característico entre 2 e 5 anos.
> - Artralgias e/ou artrite podem ser sintomas iniciais de leucemias.
> - O mielograma é o exame fundamental para o diagnóstico de leucemia e permite a coleta de material para estudo morfológico, imunofenotípico e genético-molecular da célula blástica.
> - A análise do LCS é obrigatória em todos os casos de leucemia, mesmo em pacientes assintomáticos.
> - Na LLA, idade e leucometria inicial são consideradas importantes fatores prognósticos. A hiperdiploidia (> 50 cromossomos) ou a presença do rearranjo RUNX1-ETV6 (TEL-AML) são considerados fatores de bom prognóstico; a hipodiploidia (< 44 cromossomos) e o rearranjo AF4-MLL, de mau prognóstico.
> - A LMA é considerada doença pouco frequente no grupo pediátrico, sem pico de incidência característico.
> - Os cloromas podem ocorrer mesmo sem infiltração medular concomitante e costumam localizar-se em região de órbita ou periorbitária.
> - Determinadas alterações genéticas moleculares (t (8;21), t(15;17), inv(16), t (9;11)) estão associadas a bom prognóstico.
> - Pacientes portadores de síndrome de Down, entre 1 e 4 anos, possuem grande risco de apresentar leucemia megacariocítica, que reporta chance de cura ao redor de 80%.
> - A leucemia promielocítica (LMA – M3) é considerada uma urgência.

■ REFERÊNCIAS

1. Bennett JM, Catovsky D, Daniel MT, Flandrin G, Galton DA, Gralnick HR, et al. Proposals for the classification of the acute leukaemias. French-American-British (FAB) co-operative group. Br J Haematol. 1976;33(4):451-8.
2. Pui CH. Childhood leukemias. Cambridge: Cambridge University; 2006.
3. National Cancer Institute. Risk factors for cancer [Internet]. Bethesda: NCI; 2015 [capturado em 05 ago. 2016]. Disponível em: http://www.cancer.gov/about-cancer/causes-prevention/risk.
4. Jaffe ES, Harris NL, Stein H, Vardiman JW, editors. World Health Organization classification of tumours: pathology and genetics of tumours of haematopoietic and lymphoid tissues. Lyon: IARC; 2001.

■ LEITURAS SUGERIDAS

Bain JB. Leukemia diagnosis. 4th ed. Hoboken: Blackwell; 2010.
Orkin SH, Nathan DG, Ginsburg D, Look AT, Fisher DE, Lux SE. Nathan and Oski's hematology of infancy and childhood. 6th ed. Philadelphia: Saunders; 2006.
Pizzo PA, Poplack DG, editors. Principles and practice of pediatric oncology. 7th ed. Philadelphia: Lippincott; 2015.
Swerdlow SH, Campo E, Harris NL, Jaffe ES, Pileri SA, Stein H, et al., editors. World Health Organization classification of tumours of haematopoietic and lymphoid tissues. Lyon: IARC; 2008.

401

LINFOMAS

■ FLAVIO AUGUSTO LUISI

Os linfomas representam a 3ª neoplasia mais frequente na infância. O termo linfoma inclui dois tipos principais: o linfoma de Hodgkin (LH); e o linfoma não Hodgkin (LNH).

São doenças neoplásicas de nomenclatura semelhante, mas de comportamento clínico diverso. O primeiro tem crescimento lento e disseminação linfática, ao passo que o segundo, de crescimento rápido, tem grande capacidade de disseminação, objetivando alcançar a medula óssea e o sistema nervoso central (SNC).

LINFOMA NÃO HODGKIN

Doença neoplásica sistêmica, constituída por células linfoides cujos precursores ou suas subpopulações sofreram transformação maligna. Neoplasia de células do sistema imune, é a terceira neoplasia mais frequente na faixa etária pediátrica, sendo superada pelas leucemias e pelos tumores do SNC. Isso representa 10% das doenças malignas da infância, e a incidência aumenta com a idade. O sexo masculino é mais acometido (70%). A distribuição geográfica do LNH é variável: na África equatorial, a incidência de linfoma de Burkitt é de 100 casos por milhão; na América do Norte, de 2/milhão de crianças abaixo de 15 anos; e, no Japão, é relativamente raro.

ETIOLOGIA

As imunodeficiências congênitas e adquiridas estão relacionadas ao risco de aparecimento do LNH. O aumento do número de crianças infectadas pelo vírus HIV tem levado ao surgimento do LNH e da Aids.

Os pacientes submetidos a transplantes de órgãos sólidos ou medula óssea têm um risco 30 a 50 vezes maior de desenvolver LNH. Atualmente, considera-se que o linfoma de Burkitt tem forte associação com o vírus Epstein-Barr (EBV), um membro do grupo herpes-vírus.

ANATOMIA PATOLÓGICA

A Classificação Revisada Euro-Americana de Linfomas (REAL, do inglês *Revised European-American Classification of Lymphoid Neoplasms*)[1] baseia-se nos achados anatomoclínicos, imunológicos e genéticos. Os LNH compreendem células de precursores linfoblásticos e células maduras de neoplasias B e T.

Os três grandes grupos de LNH pediátricos são: Burkitt; linfoblástico; e de grandes células. Os linfomas de Burkitt e Burkitt-*like* são de células B; os linfoblásticos são caracterizados como precursores T e B; e os de grandes células são divididos em grandes células B e T.

QUADRO CLÍNICO

De modo inverso ao do adulto, o LNH da criança é quase que, invariavelmente, de alto grau, sendo a maioria dos casos de crescimento rápido, curso agressivo e com grande capacidade de disseminação.

Linfoma de Burkitt

Mais frequente em crianças; a infiltração tumoral da alça intestinal ocorre preferencialmente no íleo terminal, nos órgãos pélvicos e nos rins. O linfoma de Burkitt é um dos tumores de mais rápido crescimento em crianças.

O paciente pode apresentar sinais de abdome agudo, intussuscepção, dor abdominal, alteração de hábito intestinal, sangramento gastrintestinal ou perfuração. Os sintomas são decorrentes, com massas invadindo o intestino, causando obstrução geniturinária, infiltração renal e intussuscepção. O SNC pode estar envolvido, bem como a medula óssea. Alguns pacientes podem, inclusive, apresentar-se com um quadro "leucêmico", sendo realizado o diagnóstico de leucemia Burkitt. A região paraespinal, a mandíbula, outros ossos, o testículo ou as glândulas salivares podem estar acometidos e a infiltração do SNC manifestar-se como paralisia de pares de nervos cranianos ou pleiocitose no líquido cerebrospinal (LCS).

Linfoma linfoblástico

Representa 30% dos LNH pediátricos, e a infiltração da medula óssea pode ocorrer em até 48% dos casos.

O número de blastos na medula óssea é usado para distinguir entre linfoma e leucemia linfoide aguda (LLA): com uma infiltração medular por blastos maior do que 25%, define-se LLA.

As crianças com linfomas linfoblásticos de células T, geralmente, apresentam massa mediastinal em mais de 95% dos casos, com frequência associada com derrame pleural, cuja citologia pode confirmar o diagnóstico. Esses linfomas de mediastino têm tendência a se disseminarem para a medula óssea, as gônadas e o SNC. Meninos são mais afetados do que meninas (2,5:1).

Outros locais de acometimento dos linfomas linfoblásticos incluem linfonodos periféricos e osso. Pode ocorrer hepatoesplenomegalia, mas o envolvimento abdominal é raro.

Linfoma de grandes células

Representa aproximadamente 20 a 25% dos linfomas de crianças e adolescentes e tendem a incidir em uma faixa etária maior, representando um grupo heterogêneo de tumores. Podem acometer linfonodos periféricos, o mediastino anterior ou o abdome, com envolvimento do fígado e do baço.

Os linfomas de grandes células anaplásicos podem apresentar-se de crescimento lento, com sintomas sistêmicos, como febre e perda de peso. O acometimento de linfonodos, pele, pulmões, ossos, mediastino, fígado e baço são comuns. Por sua vez, o abdome, a medula óssea e o SNC raramente são afetados.

DIAGNÓSTICO

Deve ser preciso e urgente, tendo em vista a rápida velocidade de crescimento desses tumores. É desejável, sempre que possível, uma biópsia a "céu aberto". Uma vez que a criança não tenha condição clínica para uma anestesia geral, o diagnóstico pode ser feito por meio de punção de líquido pleural, ascítico, medula óssea ou gânglio. O exame nessas condições é de fundamental importância quando a indicação de uma intervenção cirúrgica pode levar a uma situação de risco extremo ao paciente, como uma criança com uma grande massa mediastinal, com comprometimento respiratório e derrame pleural. Nessa situação, um exame do líquido pleural frequentemente consegue diagnosticar um linfoma linfoblástico, evitando-se a realização de uma biópsia cirúrgica.

Uma vez coletado, o material do linfonodo, aspirado ou líquido, pode ser enviado "a fresco" para análise morfológica, em citometria de fluxo ou citogenética ou ser congelado para estudo imuno-histoquímico. Como o tratamento do LNH da criança é diferente para cada subtipo de linfoma, a habilidade na identificação correta do tipo de LNH é essencial para o manejo clínico de todo o processo da doença.

Os exames complementares importantes realizados ao diagnóstico incluem hemograma completo, função renal, hepática, ácido úrico, fósforo, potássio, cálcio, desidrogenase láctica (DHL), urina tipo 1, pesquisa de células neoplásicas no LCS e estudo da medula óssea. Os métodos de imagem incluem radiografia torácica, ultrassonografia (US) de abdome e pelve. Quando possível, tomografia computadorizada (TC), ressonância magnética (RM), tomografia computadorizada com emissão de pósitrons (PET-TC) e cintilografia são realizados.

TRATAMENTO

O conhecimento moderno do LNH coloca-o como doença de natureza sistêmica para a qual o conceito de controle local com extirpação cirúrgica ou irradiação é ineficaz, mesmo quando a doença é localizada. A indicação de cirurgia está relacionada ao diagnóstico e às complicações do tratamento quimioterápico, como: quadro de oclusão ou suboclusão intestinal prévia ou posteriormente à quimioterapia com consequente perfuração intestinal no caso de linfomas abdominais. Nos últimos anos, o tratamento quimioterápico com o uso de altas doses tem mostrado ser a modalidade terapêutica mais eficaz para o LNH.

PROGNÓSTICO

A chance de sobrevida de uma criança com LNH, atualmente, ultrapassou 80%. No Instituto de Oncologia Pediátrica/Grupo de Apoio ao Adolescente e à Criança com Câncer (GRAACC)/Universidade Federal de São Paulo (Unifesp), em estudo com 204 crianças e adolescentes com LNH, observou-se que a sobrevida livre de doença em 10 anos alcançou 81%. Essa fantástica evolução da chance de cura deve ser atribuída, principalmente, à utilização de combinações de quimioterápicos em altas doses, à melhoria do tratamento de suporte, à abordagem multidisciplinar desse paciente e ao modo mais acurado dos meios diagnósticos.

> **ATENÇÃO!**
>
> Os locais mais comuns do LNH na criança são abdome e mediastino. O diagnóstico do LNH deve ser preciso e urgente, tendo em vista a rápida velocidade de crescimento desses tumores. Tem bom prognóstico.

■ LINFOMA DE HODGKIN

Descrito em 1832 por Thomas Hodgkin, que o caracterizou uma doença do sistema linfoide. A alteração, constituída por aumento progressivo dos linfonodos, é considerada unicêntrica na origem com disseminação, por meio do sistema linfático, para os linfonodos contíguos.

O LH representa 10% das neoplasias malignas da infância. Ocorre mais em meninos (60%); é raro abaixo dos 2 anos e pouco frequente abaixo dos cinco; aumenta a partir dos 11 anos e tem um crescimento a partir da adolescência que persiste até os 30 anos; é classicamente descrito como bimodal, com um pico entre 15 e 35 anos e outro acima dos 50. Em 30% dos casos, pode haver sintomas sistêmicos, como febre, emagrecimento e sudorese.

ETIOLOGIA

O vírus Epstein-Barr (EBV) é um dos mais conhecidos vírus da família dos herpes-vírus, com tropismo pelas células B. Normalmente, transmitido por vias oral e nasal, com distribuição universal, infecta muitos indivíduos de forma assintomática. O mesmo vírus está implicado em muitas neoplasias, incluindo o linfoma de Burkitt, doenças linfoproliferativas pós-transplantes e muitos casos de LH.

ANATOMIA PATOLÓGICA

As células neoplásicas no LH caracterizam-se por infiltrar uma pequena fração do tumor. O aumento dos linfonodos está mais relacionado a uma reação associada à célula maligna do que propriamente pelas células malignas. De acordo com algumas estimativas, a população de células neoplásicas é de 1 a 3% do total de células do tecido doente. A célula de Reed-Sternberg típica é considerada essencial para o diagnóstico de LH.

- Medula óssea: seu envolvimento ocorre em 5 a 15% de pacientes virgens de tratamento. Entretanto, é pouco comum na infância: em mais de 200 casos de crianças com diagnóstico de LH tratadas no Setor de Oncologia Pediátrica do Departamento de Pediatria da Unifesp, apenas três apresentavam comprometimento medular.
- Fígado e pulmão: o acometimento não é comum (2 a 10%).
- Baço: pode estar acometido em 10 a 15% dos casos.

QUADRO CLÍNICO

Uma adenopatia cervical lateral, indolor, de crescimento lento é a apresentação mais comum dessa entidade. As regiões supraclavicular, mediastinal, axilar e inguinal também podem ser locais de início da apresentação. A consistência é habitualmente firme, "borrachoide", sem sinais flogísticos. A velocidade de crescimento pode variar de semanas a meses. Muitos pacientes têm envolvimento mediastinal à apresentação (dois terços), o que pode causar tosse seca ou outros sintomas de compressão traqueal ou brônquica, bem como sintomas sistêmicos, por exemplo, febre, sudorese noturna e emagrecimento provavelmente relacionado às citocinas produzidas pelo LH.

DIAGNÓSTICO

A história (febre, sudorese noturna, emagrecimento) é importante porque é fator prognóstico e tem implicações terapêuticas. O exame físico deve ser feito com especial atenção aos gânglios periféricos, fígado, baço, orofaringe etc. O estudo hematológico precisa contemplar hemograma, plaquetas e velocidade de hemossedimentação (VHS), o qual pode representar um marcador tumoral, e, no bioquímico, provas de função hepática, provas de função renal, cobre sérico e fosfatase alcalina são desejáveis. O estudo radiológico deve incluir o pulmão (radiografia, planigrafia e tomografia de tórax), o abdome (tomografia e US), o mapeamento com gálio e PET *scan* e, mais recentemente, a ressonância de corpo total, cuja especificidade vem sendo muitas vezes descrita. O diagnóstico é realizado por meio de uma biópsia excisional após exame anatomopatológico.

A classificação de Ann Arbor leva em consideração a extensão da doença, a presença ou não de sintomas sistêmicos e a disseminação da doença para pulmão, fígado, baço, medula óssea e outros. O estadiamento vai de I a IV e é importante porque o tratamento combinará quimioterapia com radioterapia nos locais inicialmente acometidos (*involved field*).

TRATAMENTO

A estratégia estará baseada na combinação, na maioria das vezes, de quimioterapia com baixas doses de radioterapia. O radioterapeuta e o oncologista pediátrico participam no planejamento terapêutico. O LH apresenta bom prognóstico: 70 a 90% das crianças de estádio avançado estarão livres da doença após cinco anos. No setor de Oncologia Pediátrica do Departamento de Pediatria da EPM/Unifesp, mais de 95% das crianças portadoras de LH fora de tratamento são consideradas curadas. Contudo, aquelas com estádio avançado (IV) e com sintomas B têm pior prognóstico, com maior risco de recorrência tardia.

Complicações

Uma vez que o prognóstico é excelente, muita atenção tem sido dada aos efeitos indesejáveis da terapêutica. Pneumonite actínica, miocardiopatia, nefrite, retardo de crescimento, azospermia e risco de desenvolver uma segunda neoplasia são complicações possíveis. Neoplasia de tiroide, leucemias não linfocíticas, câncer de mama, pulmão e LNH podem ocorrer muitos anos após o término do tratamento. Desse modo, é muito importante o acompanhamento desses pacientes no pós-tratamento, a fim de que os problemas eventuais possam ser diagnosticados e tratados de forma mais rápida e eficaz.

> **ATENÇÃO!**
>
> Os locais mais comuns do LH são gânglio cervical lateral, supraclavicular e mediastino. Seu diagnóstico é realizado por meio de biópsia excisional após exame anatomopatológico. Tem bom prognóstico.

> **REVISÃO**
>
> - O LHN – neoplasia de células do sistema imune – é a terceira neoplasia mais comum em crianças, sendo a maioria de crescimento rápido, curso agressivo e com grande capacidade de disseminação.

- O tratamento quimioterápico é o mais eficaz para o LNH e, em razão dos avanços científicos, a chance de sobrevida dos pacientes com LNH ultrapassou 80%.
- O LH é constituído pelo aumento progressivo dos linfonodos, que está relacionado à reação associada à célula maligna. Na maioria dos casos, é de crescimento lento e indolor.
- O tratamento do LH é, geralmente, com base na combinação de químio e radioterapia, contudo os pacientes submetidos a esse tratamento, apesar de terem bom prognósticos, devem ser acompanhados no pós-tratamento, com intuito de se tratar com rapidez eventuais problemas.

■ REFERÊNCIA

1. Harris NL, Jaffe ES, Stein H, Banks PM, Chan JK, Cleary ML, et al. A revised European-American classification of lymphoid neoplasms: a proposal from the International Lymphoma Study Group. Blood. 1994;84(5):1361-92.

■ LEITURAS SUGERIDAS

Donaldson SS, Perkins SL, Reiter A, Sandlund JT, Magrath I. Pediatrics lymphomas. In: Weinstein H, Hudson M M, Link MP, editors. Pediatric oncology. Berlin: Springer; 2007.
Hudson M, Donaldson S. Hodgkin's disease. In: Pizzo PA, Poplack DG, editors. Principles and practice of pediatric oncology. 4th ed. Philadelphia: J.B. Lippincott; 2002. p. 637-60.
Luisi FAV. Linfoma não Hodgkin na infância e adolescência: experiência no tratamento e correlação clínicopatológica e imunohistoquímica [tese]. São Paulo: USP; 2004.
Ries LA, Percy CL, Bunin GR. Introduction. In: Ries LA, Smith M, Gurney JC, Gloeckler LA. Cancer incidence and survival among children and adolescents: United States SEER Program 1975-2003. Bethesda: National Cancer Institute; 1999. p. 1-15

402

TUMORES DO SISTEMA NERVOSO CENTRAL

■ SERGIO CAVALHEIRO
■ NASJLA SABA DA SILVA
■ ANDREA MARIA CAPPELLANO

Os tumores do sistema nervoso central (SNC) representam 15-20% das neoplasias em crianças e adolescentes. Nos Estados Unidos, estima- se de 2.500 a 3.000 casos novos por ano, e no Brasil, considerando região e sexo, em torno de 0,4 a 5,5 casos para cada 100.000 habitantes. Seu pico de incidência ocorre na primeira década de vida com um discreto predomínio pelo sexo masculino e igual prevalência entre as raças.

■ ETIOLOGIA

Em sua maioria, a etiologia é desconhecida. Existem, no entanto, relatos da associação de tumores cerebrais em pacientes com diagnóstico de leucemia e radioterapia intracraniana, sendo considerado este o único fator ambiental relacionado ao surgimento de tumores cerebrais. A associação com síndromes genéticas pode ocorrer em menos de 10% dos casos e apresentar uma maior incidência de tumores, como observado na Tabela 402.1.

TABELA 402.1 ■ Síndromes genéticas e tumores mais frequentes

SÍNDROME GENÉTICA	TUMORES MAIS FREQUENTES
Neurofibromatose tipo 1	Glioma de vias ópticas
Neurofibromatose tipo 2	Neurinoma de acústico, meningioma
Complexo de esclerose tuberosa	Astrocitoma subependimário de células gigantes
Gorlin e Turcot	Meduloblastoma
Li-Fraumeni	Astrocitoma

■ APRESENTAÇÃO CLÍNICA

Os sinais e sintomas dos tumores cerebrais dependem da localização do tumor, do seu tamanho, da invasão de estruturas adjacentes e da idade do paciente. Na Tabela 402.2, verificamos os principais sinais e sintomas relacionados à localização tumoral e os principais tumores encontrados.

Diferentemente das crianças maiores, nos primeiros anos de vida, sinais e sintomas de irritabilidade, anorexia, atraso do desenvolvimento e regressão das habilidades motoras e intelectuais podem ser observados. Sendo assim, além do exame físico habitual, a avaliação do perímetro cefálico mostra-se importante, uma vez que as suturas podem estar abertas devido à hipertensão intracraniana (HIC) crônica, resultando em macrocefalia.

> **ATENÇÃO!**
>
> As manifestações clínicas dos tumores de SNC são bastante inespecíficas e podem mimetizar doenças próprias da infância, o que, em geral, leva a um atraso no diagnóstico definitivo.

■ DIAGNÓSTICO

O diagnóstico do tumor cerebral na infância se baseia em uma história detalhada associado ao exame físico neurológico completo. Além disso, a realização de um exame por imagem pode confirmar a suspeita clínica. A tomografia computadorizada (TC) é o exame inicial de escolha, pela rapidez e facilidade, e pode em mais de 95% dos casos fazer diagnóstico de um tumor cerebral. A ressonância magnética (RM) de crânio, no entanto, pela superioridade de detalhes na imagem e diversas técnicas, é essencial no diagnóstico final para um futuro planejamento do tratamento.

O diagnóstico histológico do tipo tumoral se faz necessário na maioria dos casos, sendo realizado por meio de biópsia ou, mais frequentemente, por ressecção tumoral, dependendo da localização e tipo mais provável de tumor (Figura 402.1). Além disso, a RM de neuroeixo e o líquido cerebrospinal (LCS) com pesquisa de células neoplásicas faz parte do estadiamento de possíveis metástases após o diagnóstico definitivo.

A Figura 402.1 mostra os principais tumores do SNC na infância e adolescência.

> **ATENÇÃO!**
>
> Uma vez existindo a suspeita de um tumor cerebral, por meio da história clínica e do exame físico, o primeiro exame por imagem que ajuda no diagnóstico e direciona o paciente a um serviço especializado é a TC, exame este muitas vezes realizado no Pronto-Socorro.

TABELA 402.2 ■ Localização tumoral, sinais e sintomas e tumores mais frequentes		
LOCALIZAÇÃO	SINAIS E SINTOMAS	TUMORES MAIS FREQUENTES
Fossa posterior	Cerebelo: Sinais de hipertensão intracraniana: cefaleia, vômitos, estrabismo com paralisia VI par, alteração de comportamento, convulsões Tronco cerebral: déficit de pares cranianos, como diplopia, paralisia facial, distúrbios de deglutição, fala arrastada, ataxia e ocasionalmente sinais de HIC	Astrocitoma de baixo grau, Meduloblastoma, Ependimoma Astrocitoma de alto grau
Suprasselar	Diminuição da acuidade e campo visual, Neuroendocrinopatias, como diabetes insípido, pan-hipopituitarismo e distúrbio de crescimento	Craniofaringioma, Tumores de células germinativas, astrocitoma de baixo grau
Pineal	Síndrome de Parinaud	Tumores de células germinativas Pinealoblastoma Astrocitoma
Hemisférios cerebrais	Convulsões, hemiparesias, hiper-reflexia e clônus, além de alterações de comportamento	Astrocitoma de baixo e alto grau, PNET, Ependimoma
Intramedular	Alterações esfincterianas, fraqueza muscular, dores locais, além de paresias e paralisias	Astrocitoma de baixo grau, Ependimoma

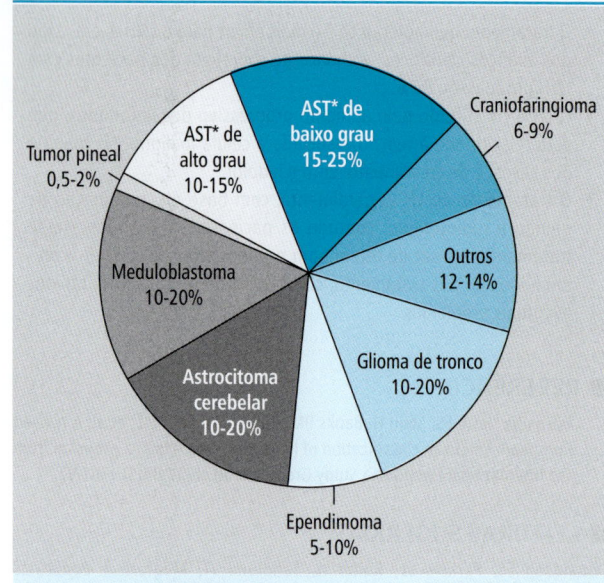

FIGURA 402.1 ■ Distribuição dos principais tumores do SNC na infância e na adolescência.

MEDULOBLASTOMA

Corresponde a 20% dos tumores de SNC na infância e adolescência, sendo o tumor de SNC maligno mais frequente. Possui uma distribuição bimodal com pico entre 3 e 4 anos e entre 8 e 9 anos de idade. Aproximadamente 30% dos casos apresentam metástases ao diagnóstico.

Tratamento

Baseia-se em uma classificação de grupo de risco, que leva em consideração a ressecabilidade do tumor, a idade do paciente e a presença ou não de metástases ao diagnóstico. Desta forma, o paciente com meduloblastoma de baixo risco apresentará, após cirurgia, um tumor residual menor ou igual a 1,5 cm², idade acima de 3 anos e ausência de metástases ao diagnóstico e será tratado com radioterapia pós-operatória em região de crânio e neuroeixo (24 Gy com reforço em leito tumoral chegando a 54 Gy) seguido por quimioterapia (Cisplatina, Ciclofosfamida, Vincristina). Quanto aos pacientes que apresentarem tumor residual após cirurgia maior do que 1,5 cm² e/ou metástases ao diagnóstico e/ou idade inferior a 3 anos, serão considerados de alto risco e realizarão tratamento mais intensivo de quimioterapia e doses mais altas de radioterapia em crânio e neuroeixo (36 Gy). No entanto, no grupo seleto de pacientes de alto risco, mais especificamente em crianças abaixo de 3 anos, idade em que radioterapia é impeditiva pela imaturidade do SNC, a consolidação do tratamento com quimioterapia mieloablativa seguida de transplante autólogo de medula óssea (TAMO) tem apresentado resultados satisfatórios.

A sobrevida para o grupo de baixo risco apresenta-se em torno de 80%; a sobrevida para o alto risco, historicamente em torno de 40%, tem-se elevado em algumas séries para 60 a 70% devido à consolidação do tratamento com TAMO ou quimioterapia com suporte de células-tronco.

Nos últimos anos, grande progresso tem ocorrido em relação à investigação molecular do meduloblastoma, dividindo-o em quatro grandes grupos de acordo com suas características clínicas, biológicas e seu prognóstico, o que promoverá futuramente um tratamento mais direcionado a cada paciente com melhores chances de cura.

ASTROCITOMA

Constitui um grupo heterogêneo de tumores de baixo e alto grau correspondendo juntos a aproximadamente 54% dos tumores de SNC na infância e adolescência, 75% destes na primeira década de vida. Pela classificação da Organização Mundial de Saúde (OMS), os astrocitomas são divididos em: astrocitoma de baixo grau (grau I ou pilocítico e grau II ou fibrilar) e astrocitoma de alto grau (grau III ou anaplásico e grau IV ou glioblastoma multiforme).

Estes tumores podem ser localizados tanto em fossa posterior (região cerebelar e tronco cerebral), bem como em região supratentorial e em linha média, incluindo vias ópticas e região suprasselar.

Tratamento

O manejo terapêutico está intimamente relacionado à localização tumoral. No caso dos astrocitomas de baixo grau de fossa posterior ou supratentorial, a abordagem cirúrgica com ressecção total ou quase total é o mais indicado, não necessitando, na maioria das vezes, de tratamento complementar. O tratamento quimioterápico é reservado aos casos de impossibilidade de ressecção completa, como nas lesões de linha média e/ou tumores recidivantes. A radioterapia deve ser evitada a princípio, sendo empregada em casos específicos.

DIAGNÓSTICO E TRATAMENTO

Os astrocitomas de alto grau constituem, ainda hoje, um desafio na prática da oncologia pediátrica. Seu tratamento consiste em ressecção cirúrgica associada à radioterapia e à quimioterapia. No caso do astrocitoma difuso de tronco cerebral, cuja dificuldade de ressecabilidade é impeditiva de um adequado controle local sem sequelas irreversíveis ao paciente, o tratamento clássico é a radioterapia, porém ainda hoje sem resultados satisfatórios.

A sobrevida dos pacientes com astrocitomas de baixo grau total ou quase totalmente ressecados é de 80 a 100% em 5 anos, declinando para 67% quando parcialmente ressecados e localizados em áreas indolentes. Para os astrocitomas de alto grau, o prognóstico é bastante inferior com sobrevida global em 5 anos inferior a 40%. A sobrevida dos astrocitomas está intimamente relacionada à ressecabilidade da lesão, por esse motivo os astrocitomas difusos de tronco cerebral possuem o prognóstico mais sombrio.

EPENDIMOMA

Corresponde de 6 a 9% dos tumores de SNC, sendo 50% diagnosticado antes dos 5 anos de idade. Sua principal apresentação é intracraniana (90% casos), sendo 66% em fossa posterior e 10% restante primário de coluna vertebral. A disseminação ao diagnóstico pode ocorrer em torno de 7-12% dos casos.

Tratamento

A base do tratamento consiste na melhor ressecção possível com preservação das funções neurológicas do paciente. A quimioterapia pode ser eventualmente utilizada em casos de lesão residual. A radioterapia é o tratamento-padrão após a ressecção completa em crianças acima de 3 anos de idade. Mais recentemente, a radioterapia tem sido empregada em crianças acima de 1 ano de idade, sobretudo quando o tumor se localiza em fossa posterior. Apesar da terapêutica empregada, 40-60% das crianças apresentarão uma má evolução da doença, necessitando de futuras estratégias para melhora no prognóstico deste grupo de pacientes.

■ CONSIDERAÇÕES FINAIS

O seguimento seriado destes pacientes por uma equipe multidisciplinar, além do oncologista de referência, durante e após o término do tratamento avaliando periodicamente tanto possíveis déficits cognitivos e de aprendizado quanto distúrbios endocrinológicos, visuais, motores, entre outros, é de extrema importância para melhora na qualidade de vida e inserção destes pacientes na sociedade.

REVISÃO

- Os tumores do SNC correspondem a 15-20% dos tumores em crianças e adolescentes, com pico de incidência na primeira década de vida.
- Dez por cento dos tumores do SNC podem estar associados a síndromes genéticas.
- O diagnóstico se baseia em história detalhada associado ao exame físico neurológico completo. A realização de um exame por imagem, em geral TC, pode confirmar a suspeita clínica.
- O meduloblastoma corresponde a 20% dos tumores do SNC na infância e adolescência, sendo o tumor de SNC maligno mais frequente. Seu tratamento se baseia na ressecção cirúrgica, seguido de radioterapia de crânio e neuroeixo e quimioterapia. Exceção se faz aos menores de 3 anos, o qual se tenta evitar ao máximo a radioterapia pelo risco de sequelas cognitivas, entre outras, a longo prazo.
- Os astrocitomas constituem um grupo heterogêneo de tumores de baixo e alto grau, correspondendo a 54% dos tumores do SNC na infância e adolescência. Para os astrocitomas de baixo grau, o tratamento cirúrgico é curativo quando possível. Caso a ressecção completa seja impeditiva pela localização, a quimioterapia é utilizada deixando a radioterapia para casos específicos. Nos gliomas de alto grau, o tratamento é cirúrgico seguido de quimioterapia e radioterapia focal.
- O ependimoma corresponde a 6-9% dos tumores de SNC na infância e adolescência. É o tumor mais cirúrgico de todos, uma vez que é menos responsivo à quimioterapia. Caso totalmente ressecado, segue-se com radioterapia focal como tratamento-padrão.

■ LEITURAS SUGERIDAS

Massimino M, Giangaspero F, Garrè ML, Gandola L, Poggi G, Biassoni V, et al. Childhood medulloblastoma. Crit Rev Oncol Hematol. 2011;79(1):65-83.
Pizzo PA, Poplack DG, editors. Principles and practice of pediatric oncology. 6th ed. Lippincott; 2010.
Qaddoumi I, Sultan I, Gajjar A. Outcome and prognostic features in pediatric gliomas: a review of 6212 cases from the Surveillance, Epidemiology, and End Results database. Cancer. 2009;115(24):5761-70.
Taylor M, Northcott PA, Korshunov A, Remke M, Cho YJ, Clifford SC, et al. Molecular subgroups of medulloblastoma: the current consensus. Acta Neuropathol. 2012;123(4):465-72.
Wright KD, Gajjar A. Current treatment options for pediatric and adult patients with ependymoma. Curr Treat Options Oncol. 2012;13(4):465-77.

403

TUMORES ABDOMINAIS

■ ELIANA M. M. CARAN

■ MONICA CYPRIANO

Os tumores abdominais na infância apresentam as mais variadas etiologias e podem ser didaticamente classificados em lesões benignas ou malignas e, a partir da localização, em retroperitoniais ou intraperitoniais. As massas abdominais benignas, fecalomas, hidronefrose, hepatoesplenomegalia infecciosa, entre outras, são mais frequentes. Embora raras, as neoplasias malignas também podem manifestar-se como massa abdominal. Conhecendo-se as principais características desses tumores, torna-se possível determinar hipóteses diagnósticas que ditarão a necessidade e a sequência dos exames laboratoriais e radiológicos. As crianças com suspeita de tumor abdominal devem ser encaminhadas rapidamente para um centro de oncologia pediátrica, onde deverão ser avaliadas por especialista.

ATENÇÃO!

Na criança, o câncer apresenta manifestações inespecíficas e comuns a várias doenças, sendo que alguns sinais e sintomas persistentes alertam para o seu diagnóstico. A maior parte dos tumores malignos ocorre nos primeiros cinco anos de vida e o tipo de neoplasia varia significativamente de acordo com a faixa etária.

PRINCIPAIS TUMORES ABDOMINAIS

Os tumores malignos apresentam características próprias em relação à idade em que incidem. No período neonatal, as neoplasias malignas são muito raras e predominam as malformações congênitas, como hidronefrose, rim policístico, malformações intestinais. No pré-escolar (Figura 403.1), os tumores malignos são geralmente de linhagem embrionária (neuroblastoma, nefroblastoma). No Quadro 403.1, é apresentada a relação entre os principais tumores abdominais, a faixa etária e a localização.

LINFOMA NÃO HODGKIN

O linfoma não Hodgkin (LNH) é uma neoplasia maligna sistêmica, cujas localizações mais frequentes são abdome, cabeça-pescoço e tórax.

Quadro clínico

Compromete pacientes com idade entre 5 e 15 anos, que procuram o médico com queixa de massa abdominal única ou múltipla. O tempo de história é curto e o aumento do volume abdominal é progressivo e rápido (dias ou semanas). Outra apresentação do LNH abdominal é a intussuscepção intestinal, quando o tumor infiltra a região do íleo. O quadro é de dor aguda e intensa na fossa ilíaca direita e, frequentemente, o diagnóstico inicial é de apendicite.

O paciente com LNH geralmente está em bom estado geral, apresenta abdome globoso com massas endurecidas e mal delimitadas à palpação. A ascite pode ou não estar presente. A palpação do abdome do paciente com LNH é descrita como de "saco de batatas". O tumor ocasionalmente infiltra o SNC e a medula óssea. A infiltração de órgãos pares, como ovários, testículos e rins, pode ocorrer; assim, a palpação dos testículos durante o exame físico é de suma importância.

Diagnóstico

Deve ser realizado de forma precisa e urgente, tendo em vista a velocidade de crescimento desse tumor. A desidrogenase láctica (DHL) é um marcador inespecífico de proliferação celular e está aumentada no LNH. O exame anatomopatológico do material, obtido por meio de biópsia do tumor abdominal ou de linfonodo suspeito, elucida o diagnóstico. A pesquisa de células neoplásicas no líquido ascítico ou pleural é uma alternativa que evita a cirurgia e deve ser utilizada sempre que possível.

Tratamento

O tratamento do LNH se faz com poliquimioterapia, sendo a terapia de suporte (nutricional, infeccioso etc.) um elemento fundamental para o seu sucesso. O transplante de medula óssea é indicado nos casos de doença progressiva ou recidivada. Com o tratamento adequado, em centros especializados, o paciente com LNH tem chances de cura acima de 80%.

> **ATENÇÃO!**
> Em crianças com mais de 2 anos, o LNH sempre deve ser considerado no diagnóstico diferencial de intussuscepção intestinal.

NEUROBLASTOMA

O neuroblastoma (NBL) é um tumor que se origina das células indiferenciadas da crista neural que dão origem a plexos, gânglios simpáticos e à região medular da suprarrenal. O local mais acometido é o abdome (65%), principalmente na suprarrenal. A média etária dos pacientes com NBL é de 19 meses, sendo que 89% têm menos de 5 anos de idade.

Quadro clínico

Depende da localização, do tamanho do tumor e da presença de metástases. A criança com NBL pode estar irritada e com dor, dependendo do estádio da doença. Geralmente, na palpação do abdome, nota-se tumor endurecido e mal delimitado que ocupa a loja renal. As metástases são frequentes e ocorrem nos ossos, na medula óssea, nos linfonodos e no fígado.

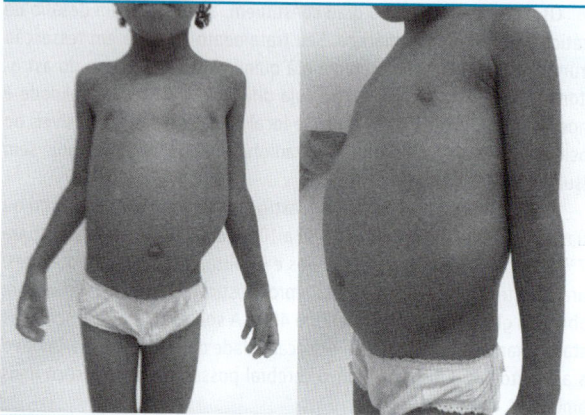

FIGURA 403.1 ■ Grande tumoração retroperitonial à esquerda em criança pré-escolar.

No exame físico, proptose e equimose ao redor da órbita, nódulos em calota craniana e palidez são alguns dos achados indicativos de metástases. Os níveis da pressão arterial (PA) podem estar alterados. A hipertensão arterial decorre da produção de renina ou, mais raramente, do aumento sérico de catecolaminas produzidas pelo tumor. Em 90% dos casos, os metabólitos das catecolaminas (ácidos vanilmandélico – VMA – e homovanílico – HVA) estão aumentados e podem ser mensurados na urina, auxiliando o diagnóstico. Embora o NBL secrete catecolaminas, raramente a criança apresenta taquicardia, hipertensão e sudorese.

> **ATENÇÃO!**
> A PA deve ser sempre averiguada na criança com tumoração abdominal, pois pode estar elevada em pacientes com NBL, tumor de Wilms ou feocromocitoma.

Diagnóstico

Deve ser realizado com biópsia do tumor e exame anatomopatológico ou demonstração inequívoca da presença de células tumorais na medula óssea, em associação com níveis elevados de catecolaminas urinárias.

O comportamento biológico do NBL varia desde regressão espontânea, diferenciação para formas benignas até casos agressivos e fatais. A distinção entre os casos depende de diversos fatores prognósticos, como idade, histologia, pesquisa de oncogene MYC-N e estádio.

Tratamento

Depende de sua classificação de risco e estadiamento, podendo variar desde cirurgia até cirurgia e/ou quimioterapia, radioterapia e transplante de medula óssea. O prognóstico depende do grupo de risco.

> **ATENÇÃO!**
> Em lactentes, principalmente com menos de 2 meses de idade, a infiltração maciça do fígado por células do NBL (síndrome de Pepper) pode ocasionar insuficiência respiratória (IRp) restritiva.

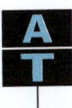

DIAGNÓSTICO E TRATAMENTO

QUADRO 403.1 ■ Localização e natureza dos principais tumores abdominais segundo a idade

IDADE	LOCALIZAÇÃO	BENIGNOS	MALIGNOS
Neonatos (0-4 semanas)	Retroperitonial	Hidronefrose congênita Doença cística do rim Nefroma mesoblástico congênito Bexiga neurogênica Hematoma suprarrenal	Neuroblastoma
	Trato gastrintestinal	Duplicação intestinal Cisto de omento/mesentério Cisto de colédoco Íleo meconial Hematoma (fígado, baço) Lesões vasculares do fígado	
	Genital/pélvica	Cisto de ovário Teratoma sacrococígeo	
Lactentes (0-1 ano)	Retroperitonial	Nefroma mesoblástico congênito	Neuroblastoma Tumor de Wilms
	Trato gastrintestinal	Duplicação intestinal Cisto de omento/mesentério Cisto de colédoco Megacolo Intussuscepção Hepatoesplenomegalia Lesões vasculares do fígado	Hepatoblastoma
	Genital/pélvica	Cisto de ovário Teratoma maduro	Teratoma maligno
Criança (2-10 anos)	Retroperitonial geniturinária		Neuroblastoma Tumor de Wilms Rabdomiossarcoma
	Trato gastrintestinal	Bezoar Verminose Cisto de omento/mesentério Cisto de colédoco Abscesso de apêndice	Hepatoblastoma Leucemia Linfoma
Adolescentes (11-16 anos)	Retroperitonial geniturinária	Hematocolpos Hidrometrocolpos Gravidez (tópica/ectópica)	Tumor de ovário Carcinoma de suprarrenal
	Trato gastrintestinal	Bezoar Doença inflamatória intestinal	Hepatocarcinoma Linfoma

TUMOR DE WILMS

Também denominado nefroblastoma, corresponde a 90% dos tumores renais da infância. A idade média dos pacientes ao diagnóstico é de 2 a 3 anos.

Quadro clínico

Geralmente, manifesta-se com aumento do volume abdominal assintomático, muitas vezes descoberto pela mãe no banho ou em exame médico de rotina. Em apenas 20 a 25% dos casos, observa-se hematúria, hipertensão ou febre. No exame físico, a criança, em geral, encontra-se em bom estado geral. O tumor é palpado na loja renal, bem delimitado, imóvel com a respiração e geralmente não ultrapassa a linha média. Os locais mais frequentes de metástases são os linfonodos abdominais (hilares, pericavais, periaórticos), seguidos dos pulmões e do fígado.

ATENÇÃO!

Em contraste com o NBL, o paciente com tumor de Wilms encontra-se geralmente em bom estado geral, ativo e eutrófico.

Às vezes, o tumor de Wilms pode estar associado a alterações genéticas, como:
- malformações geniturinárias: hipospadia, epispadia, criptorquidia, rim em ferradura etc;
- hemi-hipertrofia: crescimento assimétrico de parte do corpo;
- síndrome de Beckwith-Wiedemann: hemi-hipertrofia, macroglossia, macrossomia, visceromegalia, onfalocele, hipoglicemia neonatal;

- aniridia esporádica: formação incompleta da íris de forma não hereditária.

> **ATENÇÃO!**
>
> A síndrome de Beckwith-Wiedemann está associada com o desenvolvimento de várias neoplasias, como tumor de Wilms, hepatoblastoma, carcinoma da suprarrenal e rabdomiossarcoma.

Diagnóstico

A suspeita pode ser feita por meio de exames de imagem (ultrassonografia [US], tomografia computadorizada [TC] ou ressonância magnética [RM] de abdome), mas o diagnóstico de certeza se dá por exame anatomopatológico na ocasião da ressecção tumoral ou de material de biópsia.

Tratamento

Inclui cirurgia e quimioterapia. Em casos avançados (metástases linfonodais, pulmonares, hepáticas), utiliza-se também radioterapia. Com o tratamento multimodal e multidisciplinar, a sobrevida dos pacientes com tumor de Wilms chega a 90% nos casos localizados e supera 70% mesmo nos casos metastáticos.

> **ATENÇÃO!**
>
> Ambos os rins são atingidos em 5 a 7% dos casos de tumor de Wilms. O acometimento pode ser simultâneo (sincrônico) ou em épocas distintas (metacrônico). Casos bilaterais necessitam de encaminhamento para centros de oncologia pediátrica altamente especializados.

HEPATOBLASTOMA

O HBL é o tumor hepático mais frequente em crianças. Ocorre predominantemente em crianças com menos de dois anos de idade, sendo raro após o 5º ano de vida. É mais comum em meninos e no lobo hepático direito.

Quadro clínico e diagnóstico

A apresentação clássica é de uma massa palpável em hipocôndrio direito, ocasionalmente associada com dor, náusea, vômito, perda de peso ou anemia. Níveis elevados de alfafetoproteína são vistos em 90% dos pacientes com HBL, sendo este um importante marcador de resposta ao tratamento. O diagnóstico é feito por meio de biópsia hepática.

Tratamento

A pedra fundamental para a cura do HBL é a ressecção cirúrgica completa do tumor. A quimioterapia pode ser administrada antes da cirurgia (neoadjuvante) para diminuir o tamanho da lesão, possibilitando sua remoção completa. A sobrevida é muita boa (acima de 80%) para os casos em que a ressecção completa foi factível. O transplante hepático deve ser considerado nos casos de tumores irressecáveis. Outras opções terapêuticas, como embolização e radioterapia, muito utilizadas para tratamento de tumor hepático de adultos, são controversas em crianças, sendo empregadas apenas em casos excepcionais.

As principais diferenças clínicas e laboratoriais entre os tumores abdominais mais frequentes na infância estão expostas na Tabela 403.1.

> **REVISÃO**
>
> - Os tumores abdominais mais frequentes na infância são NBL, LNH, tumor de Wilms e HBL.

TABELA 403.1 ■ Diagnóstico diferencial dos principais tumores abdominais na infância

	WILMS	NBL	LNH	HBL
Idade média	3,5 anos 2,6 anos (bilateral)	1,6 anos	4-7 anos	1-2 anos
Quadro clínico	Assintomático, massa abdominal bem delimitada	Dor, massa abdominal, sinais de metástases (60%)	Grandes massas em abdome, ascite	Massa de abdome superior sem disfunção hepática
Hipertensão	25% dos casos (renina)	Ocasional (renina e catecolaminas)	Raramente	Não
Crescimento do tumor	Lento	Variável	Rápido	Lento
Metástases	Pulmão e fígado	Osso, medula óssea, fígado	SNC, medula óssea, rins, testículos	Pulmão
Marcadores	–	VMA/HVA	DHL	Alfafetoproteína
Calcificações na radiografia de abdome	Raras	50%	Ausentes	25%
TC/US de abdome	Massa sólida/mista em sítio renal com distorção pielocalicial	Deslocamento lateral, anterior e inferior do rim	Aglomerado de linfonodos intra-abdominal	Massa hiperecogênica, sólida na US. TC: massa com baixa atenuação comparada com o restante do parênquima hepático

NBL: neuroblastoma; LNH: linfoma não Hodgkin; HBL: hepatoblastoma; VMA: ácido vanilmandélico; HVA: ácido homovanílico; DHL: desidrogenase láctica; TC: tomografia computadorizada; US: ultrassonografia.

- Quadro clínico: no LNH, o tempo de história é curto e o aumento do volume abdominal, progressivo e rápido (dias ou semanas). Uma das formas de apresentação do LNH abdominal é a intussuscepção intestinal. A criança com NBL pode estar irritada e com dor, dependendo do estádio da doença. As metástases são frequentes e ocorrem nos ossos, na medula óssea, nos linfonodos e no fígado. O tumor de Wilms pode estar associado a malformações geniturinárias, hemi-hipertrofia, síndrome de Beckwith-Wiedemann, aniridia, entre outras. O HBL manifesta-se como uma tumoração em hipocôndrio direito sem sinais de disfunção hepática.
- Marcadores tumorais: alguns tumores, como NBL, HBL e teratoma maligno, podem produzir substâncias (catecolaminas, alfafetoproteína e β-hCG), que funcionam como marcadores tumorais bastante úteis, tanto no diagnóstico quanto no acompanhamento dessas neoplasias.
- A US de abdome é um excelente exame para avaliação inicial de uma massa abdominal. Rápido, indolor e não invasivo, dispensa sedação e preparo. Esclarece a localização e a natureza da lesão (sólida, cística ou mista).

LEITURAS SUGERIDAS

Allen CE, Kamdar KY, Bollard CM, Gross TG. Malignant non-Hodgkin lymphomas in children. In: Pizzo PA, Poplack DJ, editors. Principles and practice of pediatric oncology. 7th ed. Philadelphia: Lippincott Williams and Wilkins; 2016. p. 587-603.

Cypriano M. Hepatoblastoma. In: Lopes AC, Neto VA, editores. Tratado de clínica médica. São Paulo: Roca. v. 2.

Fernandez C, Geller JI, Ehrlich, Hill DA, Kalapurakal JA, Dome JS. Renal tumors. In: Pizzo PA, Poplack DJ, editors. Principles and practice of pediatric oncology. 7th ed. Philadelphia: Lippincott Williams and Wilkins; 2016. p. 753-71.

Petrilli AS, Caran EM, Cypriano M. Sinais e sintomas em oncologia. In: Puccini RF, Hilário OE, editores. Semiologia da criança e do adolescente. Rio de Janeiro: Guanabara-Koogan; 2008. p. 280-90.

Sharma N, Menon A, Sharma AK, Dutt V, Sharma M. Correlation of radiological investigations with clinical findings in cases of abdominal mass in the paediatric age group. Afric J Paediatric Surg. 2014;11(2)132-7.

404

TUMORES ÓSSEOS

ANTONIO SERGIO PETRILLI
CARLA RENATA P. DONATO MACEDO

OSTEOSSARCOMA

EPIDEMIOLOGIA

É o tumor maligno primário do osso mais comum na infância. Corresponde a 6% dos casos de câncer entre crianças e adolescentes e 400 casos novos são diagnosticados por ano nos EUA. No Brasil, estima-se a ocorrência de 350 casos novos/ano.

O pico de incidência ocorre na segunda década de vida, com predomínio do sexo masculino sobre o feminino, na proporção de 1,25 M:1F.

O osteossarcoma acomete a metáfise de ossos longos, com metade dos casos estando localizados na região do joelho (fêmur distal e tíbia proximal).

SINAIS E SINTOMAS

A história de trauma prévio está quase sempre presente. No entanto, não há evidencias de que o trauma possa desencadear o aparecimento da doença. O mais provável é que o trauma em uma lesão anteriormente assintomática desencadeie o processo doloroso. As queixas mais frequentes são dor local, aumento de volume calor e limitação da movimentação. A duração dos sintomas é de cerca de 3 meses. Fratura patológica ocorre em 5-10% dos casos.

DIAGNÓSTICO E ESTADIAMENTO

1 | Tumor primário:
- Radiografia simples: lesões líticas ou blásticas na região metafisária, rompimento de cortical com invasão de partes moles, intensa neoformação óssea subperiosteal, levantamento periosteal com formação de triângulo de Codman.
- Ressonância magnética (RM): deve preceder sempre que possível à biopsia para a avaliação de infiltração e extensão tumoral no local e ao longo do osso comprometido (Figura 404.1).

> **ATENÇÃO!**
>
> Realização da biópsia por cirurgião experiente. Cuidado para não comprometer o planejamento do controle local cirúrgico, pois o cirurgião em geral utiliza a cicatriz da biópsia no plano de reconstrução.

2 | Biópsia por agulha ou incisional
- Biópsia percutânea: deve ser realizada no local onde será feito o acesso cirúrgico da provável ressecção.

3 | Anatomia patológica

Grande variabilidade de padrões histológicos: osteoblástico, condroblástico, fibroblástico, rico em células gigantes e telangiectásico.

A definição do osteossarcoma, segundo a Organização Mundial de Saúde (OMS), implica:
- tumor maligno formador de osso;
- presença de estroma francamente sarcomatoso;
- formação de osteoide neoplásico e de osso pelos osteoblastos malignos (Figura 404.2).

4 | Detecção de metástases
- Cintilografia óssea com tecnécio é útil no diagnóstico de metástase salteadas no mesmo osso e em outras regiões do esqueleto.
- Tomografia computadorizada (TC) de tórax é fundamental para o estadiamento.
- Vinte a trinta por cento dos pacientes apresentam metástase pulmonar ao diagnóstico (Figura 404.3).

5 | Diagnóstico diferencial
- Existem vários processos benignos, como a osteomielite, o cisto ósseo aneurismático, o granuloma eosinofílico e outros, que podem ser confundidos com o osteossarcoma. Entre as lesões malignas o tumor da família Ewing/PNET é o principal diagnóstico diferencial neste grupo de pacientes.

TRATAMENTO

O tratamento do osteossarcoma de alto grau sempre depende de quimioterapia sistêmica e cirurgia com remoção total do tumor com margens li-

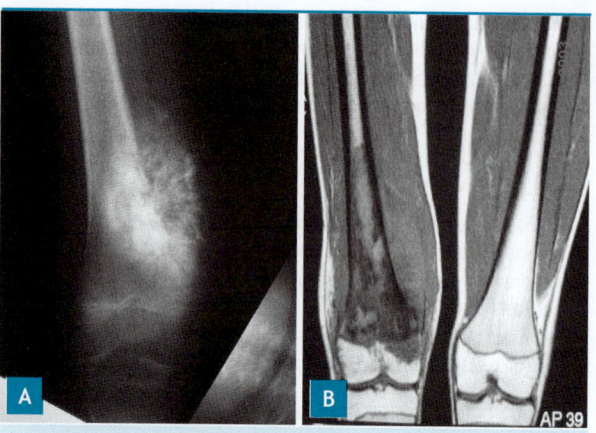

FIGURA 404.1 ■ Radiografia simples com presença de lesão expansiva em região metafisária de fêmur, osteoblástica semelhante a raios de sol, com rotura da cortical e comprometimento de partes moles. Na RM de fêmur, observamos nitidamente que, além da metáfise, o tumor invade a epífise.

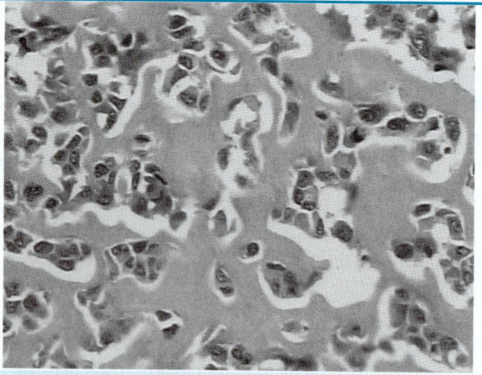

FIGURA 404.2 ■ Estroma francamente sarcomatoso e formação de osteoide neoplásico e de osso pelos osteoblastos malignos.

Fonte: Imagem cedida pela Dra. Maria Teresa Seixas Alves (Departamento de Patologia da Unifesp).

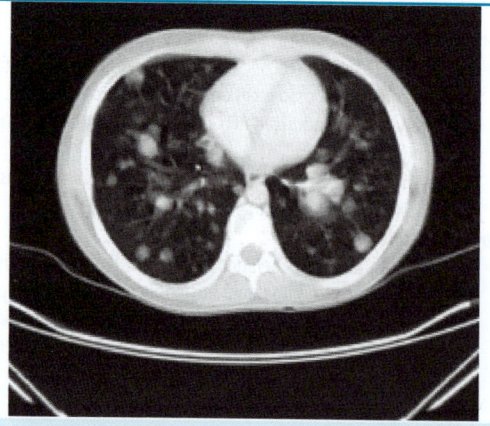

FIGURA 404.3 ■ TC de tórax com múltiplos nódulos pulmonares metastáticos.

vres de doença. Dessa forma, no planejamento, a equipe cirúrgica pode optar por amputação ou desarticulação se as condições locais não permitirem a ressecção completa com preservação do membro (invasão de feixe vásculo-nervoso, grande extensão para partes moles, comprometimento articular importante).

Com a associação de quimioterapia pré-operatória, que promove muitas vezes uma diminuição importante nas dimensões dos tumores e oferece tempo para a confecção das endopróteses não convencionais, utilizaram-se as cirurgias de conservação do membro (endopróteses, enxertos autólogos, enxertos de banco de ossos), com excelentes resultados funcionais.

A toracotomia deve ser indicada sempre que houver possibilidades da ressecção total dos nódulos pulmonares.

A principal combinação das medicações nos protocolos de osteossarcoma são metotrexate, cisplatina, doxorrubicina e ifosfamida.

■ TUMORES DA FAMÍLIA EWING/PNET

Estabeleceu-se que o sarcoma de Ewing e o tumor neuroectodérmico primitivo (PNET) compartilham aspectos morfológicos, imuno-histoquímicos e em mais de 90% dos casos possuem uma translocação balanceada (11;22) (q24;q12), sendo universalmente aceito que eles representam pólos finais de um espectro histológico comum, os "Tumores da Família Ewing" (TFSEs).

- sarcoma de Ewing ósseo;
- sarcoma de Ewing extraósseo;
- tumor de Askin (parede torácica);
- tumor neuroectodérmico primitivo.

EPIDEMIOLOGIA

- 2ª mais frequente neoplasia primária do osso;
- 200-250 casos novos por ano EUA;
- 3% de todas as neoplasias em crianças e adolescentes;
- não existe nenhuma evidência de que os TFSE com síndrome de predisposição familial ou fatores ambientais;
- Idade;
- 70% dos casos em menores 20 anos;
- 20-30% dos casos diagnosticados na 1ª década de vida;
- sexo;
- mais comum no sexo masculino (55M:45F);
- tempo médio para o diagnóstico;
- 3 a 9 meses.

SÍTIOS PRIMÁRIOS

- A maioria dos TFSE ocorre nos ossos. Diferentemente do osteossarcoma, os ossos chatos do esqueleto axial são mais afetados (a pelve é o sítio mais acometido, seguido pelas extremidades distais dos ossos longos). Nos ossos longos, geralmente, começam na diáfise.

SINAIS E SINTOMAS

- Os sinais e sintomas em geral estão relacionados com o sítio primário do tumor. A dor locorregional pode ser intermitente e de variável intensidade.
- Em geral, são pacientes da segunda década de vida com intensa atividade física, motivo pelo qual a dor pode ser primeiro relacionada com traumas esportivos, atividades diárias ou dor do crescimento.
- Sintomas inespecíficos com febre e emagrecimento são mais comum em doenças avançadas.

DIAGNÓSTICO

1. | Tumor primário
   - Radiografia simples.
   - RM.
     - RM é o exame de escolha quando comparável com a TC, pela melhor definição das estruturas adjacentes e extensão do tumor em partes moles.
2. | Biópsia por agulha ou incisional
   - Cuidado para não comprometer o planejamento do controle local cirúrgico, pois o cirurgião geralmente utiliza a cicatriz da biópsia no plano de reconstrução. De preferência, o cirurgião ortopédico que realiza a biópsia será o mesmo responsável pelo controle local.
   - Material adequado para o diagnóstico.
3. | Detecção de metástases
   - TC de tórax (Entre 20-25% dos pacientes apresentam metástases detectáveis ao diagnóstico).
   - Cintilografia óssea de corpo inteiro com tecnécio (FDG-PET).
   - Medula óssea bilateral (Aspirado/biópsia).
4. | Anatomia patológica
   - No diagnóstico anatomopatológico, encontramos tumores de células pequenas, redondas e azuis, pouco diferenciados. A imuno-histoquímica é útil no diagnóstico diferencial de outros tumores indiferenciados de células pequenas, redondas e azuis. Forte expressão da glicoproteína de superfície celular CD99 é característico do sarcoma de Ewing (Figura 404.4).

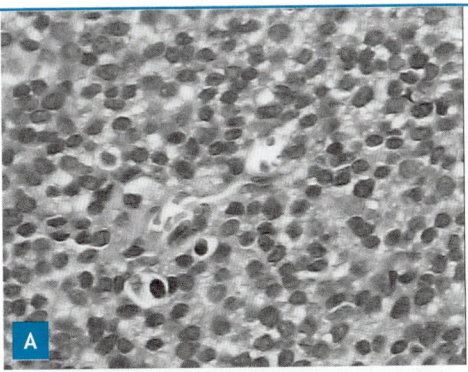
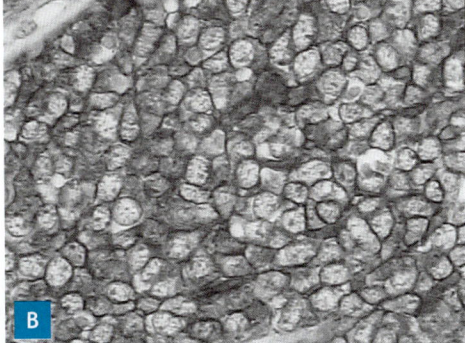

FIGURA 404.4 ■ Histologia: tumor de células pequenas, redondas e azuis, pouco diferenciados e imuno-histoquímica com forte expressão da glicoproteína de superfície celular CD99

Fonte: Imagem cedida pela Dra. Maria Teresa Seixas Alves (Departamento de Patologia da Unifesp).

5. | Genética:
   - Grupo de sarcomas caracterizados por cariótipos relativamente simples, com poucas aberrações numéricas e estruturais; 90% destes tumores apresentam a translocação entre o cromossoma 11 e o 22 – t(11;22)(q24;q12).

Em termos moleculares, os TFSE são caracterizados pela presença de um transcrito que resulta na fusão do gene *EWS* com genes que codificam fatores de transcrição, geralmente FLI1 ou ERG (Figura 404.5).

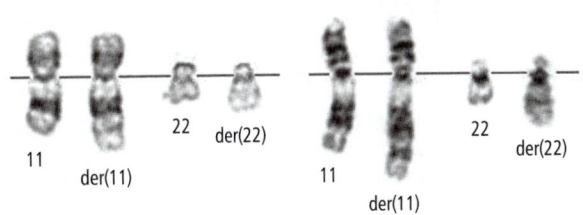

FIGURA 404.5 ■ Translocação t(11;22)(q24;q12), encontrada em 80-85% dos pacientes TFSE.

ATENÇÃO!

Não é incomum o diagnóstico diferencial dos TFSE com cistos ósseos e quadros de osteomielites arrastadas. Sempre encaminhar material para anatomia patológica.

TRATAMENTO

Antes da era da quimioterapia, menos de 10% dos pacientes com TFSE sobreviviam, apesar da bem-conhecida radiossensibilidade do tumor. Pacientes geralmente morriam de metástases dentro de 2 anos, indicando a necessidade de tratamento sistêmico. Com o uso dos modernos esquemas terapêuticos multimodais incluindo quimioterapia combinada, cirurgia e radioterapia, taxas de cura de 50% ou mais podem ser alcançadas. O tratamento de pacientes com TFSE em todo o mundo é realizado por grupos cooperativos com o objetivo de melhorar ainda mais os resultado do tratamento.

A principal combinação das medicações nos protocolos dos TFSE são ciclofosfamida, vincristina, doxorrubicina, ifosfamida, etoposide e topotecano. O controle local é realizado com cirurgia conservadora do membro (através de ressecção do tumor com colocação de endopróteses ou enxerto ósseo) ou cirurgia radical, que consiste na amputação ou desarticulação. Nos tumores irressecáveis ou com grande morbidade e mortalidade intraoperatória, ou quando há margens cirúrgicas comprometidas, a radioterapia deve ser indicada como controle local, pois diferentemente do osteossarcoma, esses tumores são radiossensíveis.

REVISÃO

- A dor é o sintoma mais frequente nos pacientes portadores de tumores ósseos em crianças e adolescentes.

- O tumor benigno costuma ser indolor, a menos que sua presença cause alguma dificuldade mecânica ou resulte em uma fratura patológica.
- A dor é insidiosa e transitória, mas gradualmente se torna persistente. Inicialmente, analgésicos simples podem controlar a dor, mas eles se tornam ineficazes.
- A quimioterapia neoadjuvante tem importante papel no controle local dos tumores ósseos primários de crianças e adolescentes.
- O tratamento multidisciplinar com protocolos terapêuticos em centros de referência especializados tem importante papel na chance de cura destes pacientes.

■ REFERÊNCIAS

Bielack SS, Kempf-Bielack B, Delling G, Exner GU, Flege S, Helmke K, et al. Prognostic factors in high-grade osteosarcoma of the extremities or trunk: an analysis of 1,702 patients treated on neoadjuvant cooperative osteosarcoma study group protocols. J Clin Oncol. 2002;20(3):776-90.

Bielack SS, Carrle D, Hardes J, Schuck A, Paulussen M. Bone Tumors in Adolescents and Young Adults. Curr Treat Options Oncol. 2008;9(1):67-80.

Petrilli AS, de Camargo B, Filho VO, Bruniera P, Brunetto AL, Jesus-Garcia R, et al. Results of the Brazilian Osteosarcoma Treatment Group Studies III and IV: prognostic factors and impact on survival. J Clin Oncol. 2006;24(7):1161-8.

Pizzo PA, Poplack DG, editors. Principles and practice of pediatric oncology. 6th ed. Philadelphia, Lippincott Williams and Wilkins; 2011. p. 987-1044.

405

TUMORES DE PARTES MOLES

■ ELIANA M. M. CARAN

Na infância e na adolescência, os principais tumores malignos de partes moles são os rabdomiossarcomas e sarcomas não rabdomiossarcomas, que crescem de células mesenquimais primitivas e constituem um grupo heterogêneo, com vários subtipos histológicos: fibrossarcoma, lipossarcoma, leiomiossarcoma, rabdomiossarcoma etc. Na infância, o tumor de célula mesenquimal mais frequente (50 a 70%) é o rabdomiossarcoma (RMS).

■ RABDOMIOSSARCOMA

A importância do RMS decorre da variada distribuição anatômica, do comportamento agressivo e da influência do diagnóstico precoce na sobrevida do paciente. O RMS comprime e infiltra tecidos circunvizinhos e pode metastatizar tanto via linfática quanto via hematogênica. Essa natureza agressiva exige diagnóstico rápido e terapia efetiva.

QUADRO CLÍNICO

Os sinais e sintomas do RMS dependem da localização do tumor e da presença de metástases (Quadro 405.1). Os locais mais comuns de comprometimento são, em ordem de frequência: cabeça e pescoço; trato urinário; extremidades; e tronco. As metástases ocorrem para pulmão, linfonodos, fígado, medula óssea e osso.

QUADRO 405.1 ■ Quadro clínico do rabdomiossarcoma de acordo com a localização

LOCALIZAÇÃO	QUADRO CLÍNICO
Órbita	Proptose unilateral, paralisia ocular, massa conjuntiva
Nasofaringe	Voz anasalada, epistaxe, rinorreia, dor local, disfagia, paralisia de nervo craniano
Seios da face	Dor, sinusite persistente, epistaxes, paralisia de nervo craniano
Orelha média	Otite média crônica, hemorragia, paralisia de nervo craniano, pólipo
Tronco	Massa de crescimento progressivo, sem sinais flogísticos
Trato biliar	Hepatomegalia, icterícia
Retroperitônio	Massa indolor, ascite, obstrução do trato gastrintestinal ou urinário, sintomas de compressão da medula espinal
Bexiga/próstata	Hematúria, retenção urinária, massa abdominal, constipação
Trato genital feminino	Extrusão de pólipo na vagina, secreção vaginal sanguinolenta, nódulo em vulva
Trato genital masculino	Massa escrotal indolor de crescimento progressivo
Extremidades	Massa indolor de crescimento progressivo

Fonte: Adaptado de McDowell.[1]

Cabeça e pescoço

Os tumores localizados na órbita provocam proptose unilateral, sem sinais flogísticos, e geralmente não apresentam metástases. Na região parameníngea, (seios paranasais, orelha média mastoide, fossa infratemporal), as manifestações são de obstrução nasal, sinusites de repetição, secreção com muco e sangue e paralisia de nervos cranianos. Nesses casos, a invasão do sistema nervoso central (SNC) é comum com quadro de hipertensão intracraniana (HIC).

Trato urinário

Os tumores de bexiga geralmente crescem na região do trígono vesical em forma de pólipos (sarcoma botrioide). O quadro é de obstrução urinária, hematúria e, às vezes, extrusão de tumor mucossanguinolento pela uretra. As crianças com tumores de próstata, em geral, apresentam grandes massas pélvicas. Nesse caso, a presença de disseminação a distância é frequente. Na região paratesticular, ocorre aumento da bolsa escrotal (testículo) unilateral e indolor.

Extremidades

O tumor se apresenta como massa indolor e, em 50% dos casos, compromete linfonodos regionais que nem sempre são detectados nos exames de imagem.

ATENÇÃO!

Embora apresente características histológicas semelhantes às do músculo esquelético estriado, o RMS pode ocorrer em locais em que este tecido não é encontrado (p. ex., na bexiga).

DIAGNÓSTICO E HISTOLOGIA

O diagnóstico é realizado com a biópsia dos locais suspeitos e exame anatomopatológico. Os principais subtipos histológicos são o embrionário, suas variantes (botrioide, fusiforme) e o alveolar.

ESTADIAMENTO

Exames radiológicos e laboratoriais são necessários para planejamento terapêutico e seguimento do paciente com RMS, como ressonância magnética (RM) ou tomografia computadorizada (TC) do local primário, TC de tórax, abdome, cintilografia óssea, exame do líquido cerebrospinal (LCS) (tumores paramenígeos), aspirado ou biópsia de medula óssea. Nos tumores de extremidade, é recomendada a biópsia de linfonodos regionais, pela alta probabilidade de metástases. Atualmente, o estadiamento mais utilizado é o TNM modificado, que considera a presença de linfonodos (N), as metástases (M), o local primário e o tamanho (T) do tumor.

PROGNÓSTICO

Depende de inúmeros fatores, como localização do tumor, histologia, ressecabilidade e presença de metástases. Atualmente, cerca de 70% dos pacientes com tumores não metastáticos são curados.

TRATAMENTO

Engloba cirurgia e/ou radioterapia para controle local; a quimioterapia sempre é necessária para o controle sistêmico da doença. Atualmente, o principal objetivo do tratamento do RMS é conservar a função do órgão comprometido sem prejuízos na sobrevida. O primeiro aspecto importante na abordagem terapêutica é avaliar a extensão local do tumor, suas relações com estruturas vizinhas e a pesquisa de metástases à distância. Em algumas localizações, como órbita, tumores paramenígeos, útero, vagina, bexiga/próstata, a cirurgia radical geralmente não é possível sem danos estéticos e funcionais. Em outros locais, como as regiões paratesticular e perineal, o tronco, a cúpula da bexiga e as extremidades, a cirurgia pode ser realizada, dependendo, obviamente, da extensão da lesão. Nos tumores ressecados com margem de segurança e de histologia favorável, a radioterapia não é necessária.

Em relação aos tumores, em que a ressecção macroscópica só é possível com cirurgias extensas e mutiladoras, a abordagem inicial deverá ser com quimioterapia. O esquema quimioterápico VAC (vincristina, actinomicina e ciclosfofamida) tem eficácia bem documentada no tratamento do RMS. Entretanto, outros agentes, como ifosfamida, cisplatina, etoposide e carboplatina, também apresentam excelente efetividade, com redução rápida das dimensões do tumor. Nesses casos, o controle local deve ser realizado com radioterapia, considerando as dimensões iniciais do tumor (antes da quimioterapia) (Figura 405.1).

> **ATENÇÃO!**
>
> Diferentemente dos outros tipos de sarcoma, o RMS sempre necessita da quimioterapia complementar, mesmo que o tumor seja totalmente ressecado na cirurgia. Quando, na cirurgia inicial, as margens estiverem comprometidas, ampliar as margens sempre que possível.

■ SARCOMAS NÃO RABDOMIOSSARCOMA

Os sarcomas não RMS constituem grupo heterogêneo de tumores com sarcomas histologicamente distintos: fibrossarcoma; neurofibrossarcoma; hemangiopericitoma; lipossarcoma; entre outros. Por vezes, esses tumores ocorrem em associação com síndromes genéticas (síndrome de Li-Fraumeni, neurofibromatose [NF]), em pacientes imunodeprimidos ou nos submetidos à irradiação ionizante.

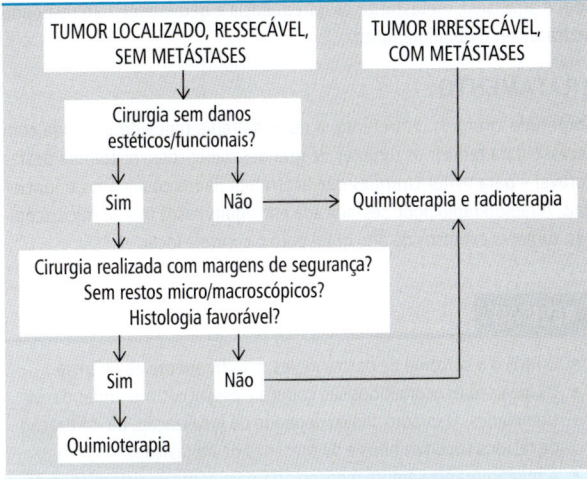

FIGURA 405.1 ■ Esquema de tratamento do RMS com cirurgia/quimioterapia e radioterapia.

QUADRO CLÍNICO

A principal apresentação é de uma massa de partes moles, indolor e com crescimento progressivo (Figura 405.2). Os outros sinais e sintomas decorrem da compressão e infiltração das estruturas circunvizinhas. Os locais mais frequentemente acometidos são as extremidades e o tronco. Os sintomas sistêmicos são raros. Os pacientes com hemangiopericitoma podem apresentar hipoglicemia e hipofosfatemia.

DIAGNÓSTICO

Existe uma considerável diferença na biologia e na história natural entre os sarcomas não RMS que ocorrem em lactentes e crianças com idade inferior a 5 anos e os que acometem adultos. O fibrossarcoma e o hemangiopericitoma infantil, por exemplo, raramente apresentam metástases e têm excelente prognóstico nas crianças, ao contrário de quando ocorre em adultos. Contudo, o tumor teratoide rabdoide extrarrenal, um tumor embrionário raro que compromete principalmente crianças com idade inferior a um

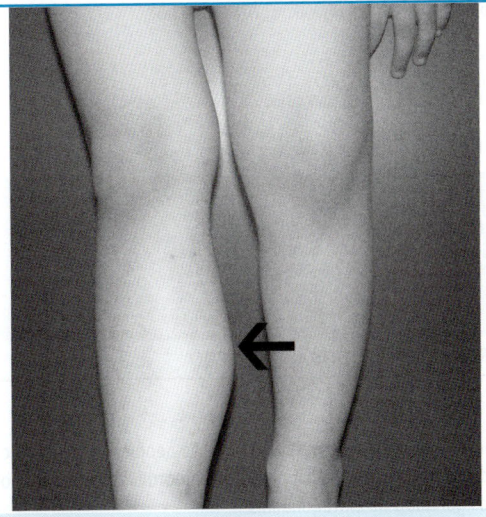

FIGURA 405.2 ■ Tumor de crescimento progressivo em extremidade: sarcoma não rabdomiossarcoma.

ano, é agressivo, metastatiza com frequência e geralmente não responde ao tratamento quimioterápico.

TRATAMENTO

Sobretudo cirúrgico; entretanto, a quimioterapia tem sido utilizada com sucesso para reduzir os tumores de grandes dimensões, histologia desfavorável e para evitar cirurgias que acarretem danos cosméticos e funcionais. A radioterapia pode ser indicada em alguns casos (restos microscópicos, tumores extensos de alto grau) para o controle local.

REVISÃO

- O RMS é o sarcoma de partes moles mais frequente na infância.
- Os locais mais acometidos são cabeça e pescoço, trato urinário e extremidades. O quadro clínico depende da localização, da infiltração de tecidos circunvizinhos e da presença de metástases.
- A quimioterapia sempre é necessária para controle sistêmico, mesmo se o tumor for totalmente ressecado. O controle local pode ser realizado com cirurgia ou radioterapia.
- Embora os sarcomas não RMS possam ser semelhantes histologicamente aos tumores de adultos, apresentam diferenças biológicas significativas que devem ser consideradas no diagnóstico, no planejamento terapêutico e no prognóstico.

■ REFERÊNCIA

1. McDowell HP. Update on Childhood rhabdomyosarcoma. Arch Dis Child. 2003;88(4):354-7.

■ LEITURAS SUGERIDAS

Alaggio R, Coffin CM. The evolution of pediatric soft tissue sarcoma classification in the last 50 years. Pediatr Dev Pathol. 2015;18(6):481-94.
HaDuong JH, Martin AA, Skapek SX, Mascarenhas L. Sarcomas. Pediatr Clin North Am. 2015;62(1):179-200.
Sangkhathat S. Current management of pediatric soft tissue sarcomas. World J Clin Pediatr. 2015;4(4):94-105.
Wexler LH, Meyer WH, Helman LJ. Rhabdomyosarcoma. In: Pizzo PA, Poplack DJ editors. Principles and practice of pediatric oncology. 6th ed. Philadelphia: Lippincott Williams and Wilkins; 2011. p. 923-51.

406
TUMORES DE CÉLULAS GERMINATIVAS

■ CARLA RENATA P. DONATO MACEDO

Os tumores de células germinativas (TCG) são neoplasias benignas ou malignas derivadas das células germinativas primordiais e que podem ocorrer em sítios gonadais ou extragonadais.

Os TCG são caracterizados por distintos achados clínicos e histológicos que influenciam o prognóstico. Por serem um grupo muito heterogêneo, é difícil generalizar o comportamento desses tumores. Os casos devem ser avaliados individualmente, levando-se em consideração a idade do paciente ao diagnóstico, o sítio anatômico do tumor, sua histologia e os níveis séricos dos marcadores biológicos.

■ EPIDEMIOLOGIA

- A incidência é de 2,4 casos/milhão de crianças e representa 2% a 3% dos casos de câncer diagnosticados em pacientes menores de 15 anos, subindo para 14% na faixa etária de 15 a 19 anos.
- Diferentemente dos pacientes adultos, a incidência dos sítios extragonadais excede à dos gonadais em pacientes menores de 15 anos de idade.
- O acometimento é bimodal com um pico aos 2 anos e outro aos 20 anos.

■ HISTOGÊNESE E HISTOPATOLOGIA

- As células germinativas são pluripotentes e dão origem a tecidos embrionários e extraembrionários. Na quarta semana embrionária, as células germinativas migram do saco vitelino em direção à parede posterior do intestino primitivo até a crista genital. Se, por razões ainda não conhecidas, as células não completarem a migração, geralmente próximo à linha média, poderão dar origem a tumores em áreas extragonadais, ou seja, sacrococcígeos, retroperitoniais, mediastinais, cervicais ou cerebrais. Por essa razão, os tumores podem apresentar localização gonadal ou extragonadal. Esses tumores poderão ser benignos ou malignos. Como a transformação maligna pode ocorrer em vários níveis da histogênese, com a célula germinativa já diferenciada ou ainda pluripotente (Figura 406.1), os TCG também podem ser de vários tipos histológicos, de acordo com o grau de diferenciação celular.

ATENÇÃO!

A alfafetoproteína (AFP) é uma glicoproteína produzida primariamente no saco vitelino e posteriormente no hepatócito e no trato gastrintestinal (TGI) do embrião. O nível sorológico máximo ocorre entre 12ª a 14ª semanas de gestação, havendo um declínio após a 16ª semana; entretanto, ainda presente em níveis elevados durante toda gestação, diminuindo logo após o nascimento (só a partir do 12º mês de vida atinge níveis semelhantes aos do adulto).

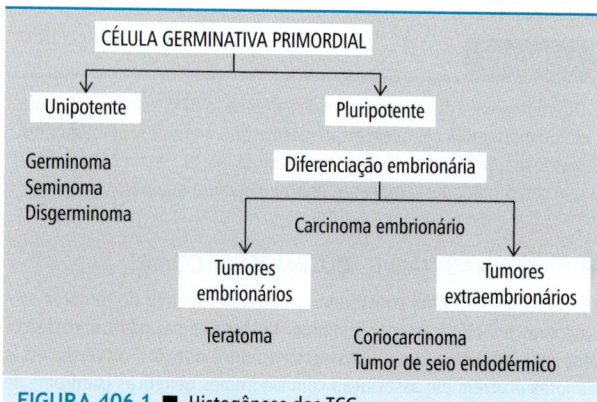

FIGURA 406.1 ■ Histogênese dos TCG.

Existem várias classificações histológicas utilizadas para a distinção dos TCG. Para efeito de uniformização da nomenclatura, na pediatria, utilizamos a classificação proposta pela Organização Mundial da Saúde (OMS) e a subclassificação proposta pelo Instituto de Patologia das Forças Armadas (AFIP) apresentada a seguir.

I | Germinoma
II | Tumor de seio endodérmico
III | Carcinoma embrionário
IV | Coriocarcinoma
V | TCG misto – Combinação I-IV
VI | Teratoma
   A | Maduro
   B | Imaturo, graus 1-3
   C | Maduro ou imaturo combinados com neoplasias do grupo I a IV

MARCADORES BIOLÓGICOS

Os marcadores biológicos dos TCG são a AFP, a fração beta da gonadotrofina coriônica (β-hCG) e a desidrogenase láctica (DHL). Os tumores com elementos do saco vitelínico produzem AFP, e os derivados do tecido trofoblástico, a β-hCG. Os teratomas maduros não secretam marcadores. Esses marcadores são encontrados em cerca de 70-80% dos tumores não seminomatosos (Tabela 406.1) e são os mais sensíveis parâmetros para controle da atividade tumoral.

TABELA 406.1 ■ Marcadores Biológicos encontrados de acordo com os subtipos de TCG

MARCADOR	AFP	β-hCG
Tumor de seio endodérmico	+++	-
Carcinoma embrionário	+	+
Coriocarcinoma	-	+++
Teratoma maduro puro	-	-
Germinoma	-	+/-

LOCALIZAÇÃO

A distribuição anatômica dos TCG na infância mostra que a maioria ocorre em região sacrococcígea (40%), seguido de ovário (29%), testículo (9%), mediastino (4%), SNC (6%), cabeça e pescoço (5%), retroperitônio (4%) e outros locais menos frequentes, como vulva, vagina, estômago e retrofaringe (3%).

TUMORES GONADAIS

Ovário

- Os tumores germinativos de ovário correspondem a aproximadamente 20% de todas as massas ovarianas em crianças e adolescentes e 1% das neoplasias malignas da infância. Em contraste com os tumores ovarianos que acometem mulheres adultas, 2/3 dos tumores ovarianos das crianças e adolescentes são tumores de células germinativas, e 1/3 restante dos casos são os tumores de origem epitelial e estromal.
- Os teratomas são descritos em todas as idades, ao passo que os tumores malignos são raros abaixo dos 10 anos de idade. A incidência dos tumores malignos aumenta na fase puberal, sendo o disgerminoma o mais prevalente durante a puberdade, podendo ser bilateral em 20% dos casos.

Quadro clínico

- A dor abdominal é o sintoma que pode estar presente em até 80% dos pacientes. A dor pode ser de natureza crônica; entretanto, em 1/3 dos casos, mimetizam abdome agudo. Na grande maioria, estão associados com torção de ovário e frequentemente as pacientes são submetidas a procedimento cirúrgico com suspeita de apendicite aguda.
- Outros sinais e sintomas presentes incluem: distensão abdominal, massa palpável, febre, constipação, amenorreia, sangramento vaginal e raramente disúria. A puberdade precoce é mais frequentemente associada a tumor estromal de ovário.

Exames de estadiamento

- Ultrassonografia (US) de abdome e pelve.
- Tomografia computadorizada (TC) abdome total e pelve.
- TC de tórax.
- Marcadores tumorais.
  - DHL.
  - β-hCG.
  - AFP.

Estadiamento de tumores de ovário (FIGO)

Estádio I: tumor limitado aos ovários.
Estádio II: tumor envolvendo um ou ambos os ovários com extensão pélvica.
Estádio III: tumor envolvendo um ou ambos os ovários com implantes peritoniais fora da pelve e/ou linfonodos retroperitoniais ou inguinais positivos; extensão para o intestino delgado ou omento; metástases em superfície hepática.
Estádio IV: tumor em um ou ambos ovários, com metástases à distância fora da cavidade peritonial; metástases em parênquima hepático; derrame pleural, se presente, deve ter citologia positiva.

Tratamento

- Os teratomas maduros ou imaturos (grau I-III) localizados em ovário são tratados com ressecção completa e observação clínica.
- Atualmente, os tumores de células germinativas malignos primários de ovário possuem excelente sobrevida com ressecção cirúrgica conservadora e associação de protocolo quimioterápico com base em cisplatina para os estádios II-IV.

Testículo

- Os tumores germinativos de testículo são raros, correspondendo a 2,5% dos tumores sólidos nos meninos, e aproximadamente 9% dos tumores germinativos.
- O fator de risco mais importante para o desenvolvimento do tumor testicular é a presença de testículo criptorquídico, com risco aumentado de 10-50 vezes. As anormalidades histológicas ocorrem em 85% dos testículos criptorquídicos. Os tipos histológicos em geral relacionados ao testículo criptorquídico são seminomas e carcinoma embrionário e ocorrem na 4ª década de vida.
- Entre os tumores testiculares na infância, 2/3 são tumores de seio endodérmico.

Quadro clínico

- A apresentação clínica na maioria dos casos ocorre com massa escrotal não dolorosa e irregular, e a escassez de sinais e sintomas associados pode retardar o diagnóstico por mais de 6 meses. Embora não sejam transluminescentes, 20% estão associados à hidrocele reativa no diagnóstico.

Exames de estadiamento

- Aproximadamente 90% dos tumores pediátricos são localizados e a disseminação ocorre para linfonodos do retroperitônio e pulmão.
- US de bolsa escrotal.
- TC de abdome total e pelve.
- TC de tórax.
- Marcadores tumorais:
  - DHL.
  - β-hCG.
  - AFP.

Estadiamento de tumores testiculares

- **Estádio I:**
  - Limitado ao testículo.
  - Completamente ressecado por orquiectomia inguinal alta.
  - Ausência de evidência clínica, radiológica ou histológica de doença além dos testículos.
  - Marcadores tumorais normais 4 a 6 semanas após a cirurgia.
- **Estádio II:**
  - Orquiectomia transescrotal com ou sem rotura do tumor.
  - Doença microscópica no escroto ou cordão espermático.
  - Envolvimento de linfonodo retroperitonial (<2 cm) e/ou aumento dos marcadores tumorais após meia-vida esperada.
  - Persistência de marcadores positivos nos estádios I, 4 a 6 semanas após cirurgia.
- **Estádio III:**
  - Envolvimento de linfonodos retroperitoniais (> 2 cm)
  - Sem envolvimento visceral ou extra-abdominal.
- **Estádio IV:**
  - Metástases à distância.

Tratamento

- Os pacientes com teratomas de testículo e tumores malignos de testículo EI, qualquer subtipo histológico, são tratados apenas com cirurgia e observação clínica e exames laboratoriais.
- Os TCGs malignos primários de testículo possuem excelente sobrevida com ressecção cirúrgica conservadora e associação de protocolo quimioterápico com base em cisplatina para os estádios II-IV.

> **ATENÇÃO!**
> A abordagem cirúrgica dos tumores de testículo tem impacto no prognóstico. O acesso deve ser sempre via inguinal alta e não se deve realizar escrotectomia.

TUMORES EXTRAGONADAIS

Tumores sacrococcígeos

- Os tumores sacrococcígeos têm incidência estimada em 1:40.000 nascidos-vivos, sendo o sexo feminino 4 vezes mais acometido que o sexo masculino.
- Os tumores sacrococcígeos correspondem a 42% dos TCG da infância e em geral são benignos ao nascimento, podendo sofrer malignização.
- Cerca de 20% são malignos ao diagnóstico e 5% apresentam-se metastáticos. Teratomas pré-sacrais ou sacrococcígeos diagnosticados antes dos 6 meses de idade raramente são malignos (2%) e após o sexto mês de vida a malignidade é em torno de 65%.
- Anomalias congênitas são observadas em aproximadamente 18% dos pacientes, mais comumente encontrados são os defeitos musculoesqueléticos e alterações do sistema nervoso central (SNC).

Quadro clínico

- O diagnóstico pode ser realizado intraútero, por meio de US pré-natal, e a velocidade de crescimento do tumor deve monitorizada com exames periódicos.
- Na grande maioria dos casos, os pacientes são assintomáticos e observa-se uma massa sacral externa ao nascimento.
- Os TCG sacrococcígeos podem-se apresentar em quatro tipos (Figura 406.2):
  - Tipo I: são os mais frequentes, em geral teratomas, e possuem massa predominantemente externa com mínimo componente pré-sacral.
  - Tipo II: os pacientes possuem massa externa com componente intrapélvico significante.
  - Tipo III: os pacientes apresentam-se ao diagnóstico com massa externa com predominância intrapélvica e extensão para abdome.
  - Tipo IV: observa-se massa totalmente pré-sacral sem apresentação externa ou extensão pélvica significante. Os pacientes apresentam-se com retenção urinária, obstipação intestinal e edema de membros inferiores pela compressão das áreas adjacentes.
- Os elementos malignos mais comumente identificados nas lesões sacrococcígeas tipo III e IV são seio endodérmico e carcinoma embrionário

Exames de estadiamento

- RM de pelve e abdome.
- TC de tórax para os tipos III e IV com marcadores tumorais elevados.
- Marcadores tumorais:
  - DHL.
  - β-hCG.
  - AFP.

Tratamento

- Os neonatos que são submetidos à ressecção de tumor sacrococcígeo benigno necessitam de acompanhamento clínico rigoroso, além de monitorização do nível sérico de AFP. A recorrência destes tumores é vista em 4 a 20% dos casos, e em pelo menos 50%, são

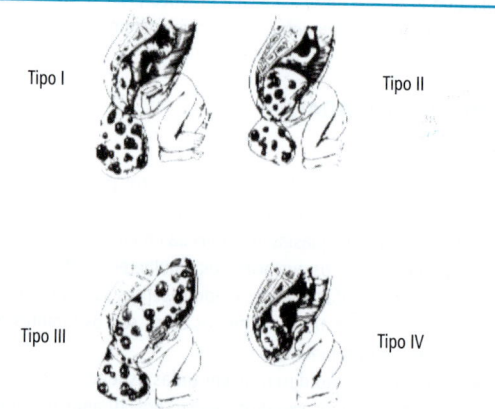

FIGURA 406.2 ■ Representação esquemática dos tipos de apresentação clínica dos TCG sacrococcígeos.

tumores de seio endodérmico. A recorrência dos TCG sacrococcígeos está relacionada diretamente com a ressecção cirúrgica incompleta, principalmente nos casos em que o cóccix não foi removido.
- O sacrifício de órgãos vitais não é indicado para ressecção de tumores benignos e cirurgias mutilantes não devem ser realizadas para tumores malignos sem tratamento prévio. Os TCG sacrococcígeos avançados localmente ou metastáticos se beneficiam com a quimioterapia neoadjuvante e posterior cirurgia com ressecção completa.
- Deve-se fazer diagnóstico diferencial em alguns casos com meningomielocele.

Tumores mediastinais
- São tumores extremamente raros e em geral se localizam no mediastino anterior. Os TCG nesta localização representam 6% a 18% dos tumores mediastinais na faixa etária pediátrica e 4% dos tumores germinativos em menores de 15 anos.
- Oito por cento dos pacientes do sexo masculino com TCG de mediastino têm síndrome de Klinefelter. A incidência desta síndrome entre pacientes com neoplasias de células germinativas mediastinais é 50 vezes maior do que na população em geral.
- O subtipo histológico dos TCG de mediastino mais prevalentes em crianças são os teratomas e o tumor de seio endodérmico, e nos adolescentes e adultos, predominam os teratomas e germinomas.

Quadro clínico
- No diagnóstico, muitos pacientes se queixam de sintomas inespecíficos semelhantes a doenças respiratórias comuns, como tosse, febre baixa, dor torácica e dispneia. Alguns pacientes são assintomáticos, o que resulta em atraso no diagnóstico e tratamento.

Exames de estadiamento
- US de bolsa escrotal – excluir tumor primário de testículo com metástase mediastinal.
- TC de abdome total.
- TC de tórax.
- Marcadores tumorais:
  - DHL.
  - β-hCG.
  - AFP.

Tratamento
- Os teratomas devem ser submetidos à ressecção completa da lesão permanecendo em rigoroso seguimento pós-operatório.
- O tratamento dos tumores malignos baseia-se na estratégia terapêutica de quimioterapia combinada com cisplatina pré-operatória, seguida de ressecção cirúrgica.

Outros sítios
- Os TCGs abdominais são mais comumente localizados em retroperitônio, porém existem relatos de presença de tumores germinativos no estômago, fígado, omento e outros. A maioria dos TCG de retroperitônio são teratomas e tratados com ressecção tumoral. Nos casos malignos, irressecáveis ao diagnóstico, a quimioterapia neoadjuvante pode facilitar a ressecção cirúrgica no segundo tempo.

Observação importante
Meninos com tumores primários de retroperitônio devem fazer US escrotal, para descartar o sítio primário testicular e metástase ganglionar retroperitonial.
- O TCG primário de vagina é extremamente raro, em geral, acomete crianças menores de 3 anos de idade, e o subtipo histológico mais frequente é o tumor de seio endodérmico. Sangramento vaginal é o principal sintoma dos TCG desta localização, seguido da presença de massa polipoide saindo da vagina.

O diagnóstico diferencial deve ser feito com o rabdomiossarcoma botrioide.
- O TCG cervical é raro, maioria dos casos são recém-nascidos com massas volumosas que obstruem vias aéreas e causam depressão respiratória pós-parto. Abordagem clínica recomendada quando diagnóstico antenatal:
  - US seriado.
  - Interrupção da gestação quando identificado crescimento tumoral.
  - Cesárea eletiva.
  - Intubação pós-natal imediata.
  - Quimioterapia para tumores irressecáveis.

Estadiamento para os TCG extragonadais
- Estádio I:
  - Ressecção completa em qualquer sítio.
  - Marcadores tumorais normais 4-6 semanas após a cirurgia.
- Estádio II:
  - Doença microscópica residual, linfonodos negativos.
  - Persistência de marcadores positivos nos estádios I, 4 semanas após cirurgia.
- Estádio III:
  - Tumor residual macroscópico ou apenas biópsia.
  - Linfonodos positivos (metástases em linfonodos).
- Estádio IV:
  - Metástases à distância.

■ ASPECTOS CIRÚRGICOS
- Os TCG benignos são tratados exclusivamente com cirurgia.
- Os TCG malignos são altamente sensíveis à quimioterapia na maioria das crianças. Dessa forma, os tumores irressecáveis ao diagnóstico ou quando a ressecção implica grande morbidade ou risco de morte, deve-se indicar a biópsia, quimioterapia neoadjuvante e posterior ressecção cirúrgica.
- Ovário:
  - Salpingo-ooforectomia com retirada do tumor.
  - Inspeção do ovário contralateral com biópsia cuneiforme.
  - Ascite, quando presente ou lavado peritoneal obtido após infusão de 100 mL de solução fisiológica (SF) na cavidade abdominal – exame citológico
  - Inspeção do omento e biópsia. Se positivo ou ascite presente- ressecção de todo o omento.
- Testículo:
  - Orquiectomia inguinal radical com ligadura alta do cordão espermático.
- Tumores sacrococcígeos:
  - Retirada obrigatória do cóccix, mais ressecção completa do tumor.

REVISÃO
TCG são neoplasias benignas ou malignas derivadas das células germinativas primordiais que podem ocorrer em sítios gonadais ou extragonadais.

Apesar da diversidade de tipos histológicos e sítios primários, os TCG na infância possuem aspectos semelhantes:
- Produção de proteínas séricas.
- Padrão de disseminação.
- Resposta a agentes terapêuticos.

Os TCG malignos são altamente sensíveis à quimioterapia na maioria das crianças. Dessa forma, os tumores irressecáveis ao diagnóstico ou quando a ressecção implica grande morbidade ou risco de óbito, deve-se indicar biópsia, quimioterapia neoadjuvante e posterior ressecção.

■ LEITURAS SUGERIDAS

Altman RP, Randolph JG, Lilly JR. Sacrococcygeal teratoma: American Academy of Pediatrics surgical section survey- 1973. J Pediatr Surg. 1974;9(3):389-98.

Göbel U, Schneider DT, Calaminus G, Haas RJ, Schmidt P, Harms D. Germ-cell tumors in childhood and adolescence. GPOH MAKEI and the MAHO study groups. Ann Oncol. 2000;11(3):263-71.

Göbel U, Schneider DT, Calaminus G, Haas RJ, Schmidt P, Harms D. Germ-cell tumors in childhood and adolescence. GPOH MAKEI and the MAHO study groups. Ann Oncol. 2000;11(3):263-71.

Pizzo PA, Poplack DG, editors. Principles and practice of pediatric oncology. 6th ed. Philadelphia, Lippincott Williams and Wilkins; 2011.p. 1045-67.

Schneider DT, Calaminus G, Koch S, Teske C, Schmidt P, Haas RJ, et al. Epidemiologic analysis of 1,442 chlidren and adolescents registered in the German Germ Cell Tumor Protocols. Pediatr Blood Cancer. 2004;42(2):169-75.

Schneider DT, Calaminus G, Reinhard H, Gutjahr P, Kremens B, Harms D,et al. Primary mediastinal germ cell tumors in children and adolescents: results of the German cooperative protocols MAKEI 83/86, 89, and 96. J Clin Oncol. 2000;18(4):832-9.

407

CARCINOMA DO CÓRTEX DA GLÂNDULA SUPRARRENAL

■ ELIANA M. M. CARAN
■ SIMONE DE CAMPOS VIEIRA ABIB
■ SÉRGIO T. SCHETTINI

O carcinoma do córtex da glândula suprarrenal é um tumor raro que corresponde a 0,2% das neoplasias malignas da infância e adolescência. Na região Sul do Brasil, sua incidência supera em 8 a 10 vezes a dos Estados Unidos. A incidência é bimodal com pico na primeira e na quarta décadas de vida. Na infância, a idade média de acometimento é entre 3 e 4 anos, sendo raramente congênito.

O sexo feminino é mais comprometido, sobretudo na adolescência. O tumor pode estar associado a fatores ambientais e genéticos e fazer parte de síndromes, como as de Li-Fraumeni, de Beckwith-Wiedemann, neoplasia endócrina múltipla tipo 1 (NEM-1).

■ QUADRO CLÍNICO

Na infância, cerca de 80 a 90% dos carcinomas de córtex da glândula suprarrenal são funcionantes e produzem hormônios. Clinicamente, o paciente apresenta quadro de virilização e/ou síndrome de Cushing e, mais raramente, feminilização e hiperaldosteronismo.

No sexo masculino, ocorre a pseudopuberdade precoce com crescimento somático, desenvolvimento de pelos axilares, pubianos, faciais, hipertrofia da massa muscular e aumento da genitália. No feminino, os sinais e sintomas são mais exuberantes, com desfeminilização seguida de virilização: hipertrofia de clitóris, hipertrofia muscular, pilificação, a voz torna-se mais grave, etc. (Figura 407.1). A associação da virilização com síndrome de Cushing é frequente, com obesidade, acne e hipertensão. Às vezes, o paciente apresenta massa palpável e dor abdominal. Apesar do quadro clínico exuberante, o diagnóstico do tumor é geralmente tardio. As metástases são frequentes, sobretudo para pulmão e fígado.

■ DIAGNÓSTICO

1 | Anamnese e exame físico.
2 | Avaliação endócrina (Quadro 407.1).
3 | US de abdome com pesquisa de extensão do tumor para a veia cava e átrio.
4 | TC ou RM de abdome para definição anatômica do tumor primário.
5 | Tomografia de tórax para pesquisa de metástase pulmonar.
6 | Radiografia de mãos e punhos para avaliar idade óssea.
7 | Exame anatomopatológico com material obtido por biópsia ou ressecção cirúrgica do tumor.

Obs: devido à exuberância do quadro clínico pela produção hormonal excessiva, mesmo em tumores de pequenas dimensões, a biópsia raramente é necessária. A avaliação anatomopatológica é feita com a peça cirúrgica, na maioria dos casos.

8 | Cintilografia óssea.
9 | Avaliação genética da célula maligna (conteúdo de DNA, mutação do p53).

> **ATENÇÃO!**
>
> A ultrassonografia (US) de abdome deve ser realizada no rastreamento inicial de crianças com quadro de virilização e síndrome de Cushing. Embora não detecte pequenos tumores de suprarrenal, esse exame é de fácil realização e tem bom índice de custo-efetividade. Se não for conclusivo, deve ser complementado com ressonância magnética (RM).

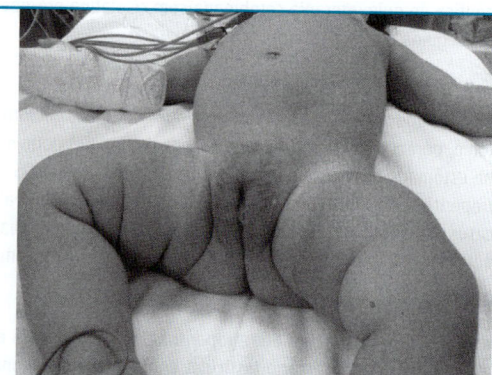

FIGURA 407.1 ■ Genitália de lactente com carcinoma de córtex da glândula suprarrenal, apresentando pilificação.

QUADRO 407.1 ■ Avaliação hormonal do paciente com carcinoma da glândula suprarrenal	
SANGUE	**URINA**
17-hidroxiprogesterona	Cortisol livre
Testosterona	17-KS (17-cetoesteroides)
ACTH	17-OH (17-hidroxiesteroides)
S-DHEA	
Cortisol plasmático	
Androstenediona	
Aldosterona	
Atividade de renina	

ACTH: hormônio adrenocorticotrófico; S-DHEA: sulfato de desidroepiandrosterona.

■ ESTADIAMENTO

Após o diagnóstico do carcinoma de córtex da glândula suprarrenal, procede-se ao estadiamento do tumor (clínico e cirúrgico):

- **estádio I:** tumor pequeno < 100 g ou < 200 cm^3, completamente ressecado, com níveis hormonais pós-operatórios normais;
- **estádio II:** tumor ≥ 100 g ou ≥ 200 cm^3, completamente ressecado, com níveis hormonais pós-operatórios normais;
- **estádio III:** tumor não ressecável, doença residual macro ou microscópica, ruptura do tumor durante a cirurgia, sem normalização dos níveis hormonais após a retirada do tumor, envolvimento de linfonodo retroperitonial;
- **estádio IV:** metástases à distância.

ATENÇÃO!

Em 20% dos casos de carcinoma suprarrenal, o tumor se estende pela veia suprarrenal, podendo atingir a veia cava e, até mesmo, o átrio direito. A presença desse trombo deve ser sistematicamente investigada com US Doppler.

■ DIAGNÓSTICO DIFERENCIAL

O principal diagnóstico diferencial é com adenoma do córtex da glândula suprarrenal. Muitas vezes, o quadro clínico do adenoma e do carcinoma são semelhantes, e a simples análise histopatológica clássica pode não diferenciá-los. A presença de metástases à distância, tumores maiores do que 200 g com áreas de necrose, altas taxas de mitose, invasão de veia cava e, pela análise de DNA, células aneuploides indicam malignização e mau prognóstico.

Outros diagnósticos diferenciais incluem doenças com produção de hormônios esteroides sexuais de causa central e periférica, ingestão de substâncias exógenas (anabolizantes, medicamentos); e doenças com alteração do eixo hipotálamo-hipófise (tumores malignos ou benignos do SNC, traumas cranianos, infecções intracranianas, irradiação), além de produção periférica de hormônios: hiperplasia suprarrenal congênita; ovário policístico; tumores de gônadas (ovários, testículos); tumores produtores de gonadotrofina (hepatoblastoma, germinoma); resistência a glicocorticosteroides.

■ TRATAMENTO

Nos tumores estádio I e II, o tratamento é a ressecção cirúrgica. Na cirurgia dos tumores produtores de cortisol, deve ser feita a reposição pré, trans e pós-operatória de corticosteroides. O prognóstico desses pacientes é muito bom, especialmente nos tumores pequenos (< 100 g).

Nos estádios mais avançados, o uso de quimioterápicos tem apresentado resultados controversos. Os medicamentos mais utilizados são cisplatina, etoposídeo e doxorrubicina. Atualmente, o emprego do o,p"DDD, [1,1 dicloro-2(o-clorofenil)-2-(p-clorofenil)etano], é realizado em associação com quimioterápicos para reverter a resistência a múltiplos fármacos.

ATENÇÃO!

O prognóstico dos pacientes com carcinoma da glândula suprarrenal depende da ressecabilidade do tumor, relacionada diretamente ao diagnóstico precoce.

ABORDAGEM CIRÚRGICA

A análise de publicações de literatura permite afirmar que a chance de cura dos carcinomas da suprarrenal depende da possibilidade de ressecção completa do tumor sem a ocorrência de ruptura. Entretanto, muitos desses tumores são heterogêneos, com áreas mais císticas; ou são totalmente de consistência quase pastosa, com grande chance de ruptura. Além disso, à direita, a cápsula hepática muitas vezes funde-se com a cápsula suprarrenal próxima à área desnuda do fígado, favorecendo a ocorrência de ruptura.

O tratamento cirúrgico deve ser feito via transperitonial, por meio de ampla incisão abdominal transversa, que possibilita a averiguação da glândula contralateral, visto que essa neoplasia pode ser bilateral e os métodos de imagem poderão não ter definido a presença de tumor na outra glândula. Por essa via, pode-se fazer o adequado inventário e estadiamento da doença na cavidade abdominal: avaliação ganglionar periaórtica e intercavoaórtica; avaliação da glândula contralateral; detecção de possíveis metástases hepáticas; e avaliação da veia cava inferior (VCI) pela possibilidade de haver extensão intravascular do tumor.

Nos tumores de maiores dimensões, em especial nos situados do lado direito, prefere-se a toracolaparotomia, que permite uma abordagem mais precisa e segura sobre o tumor e seu pedículo vascular. Com essa via, é maior a possibilidade de ressecção completa sem ocorrência de ruptura, a qual tem efeito nitidamente desfavorável no prognóstico. Essa incisão, embora muito segura, vem-se tornando menos necessária com a utilização do afastador de fígado à laparotomia.

O anestesista deve estar preparado para a rápida reposição de sangue, em especial nos tumores da glândula suprarrenal direita, drenada por uma veia muito curta e de grosso calibre, às vezes totalmente intraparenquimatosa, situação de risco para a ocorrência de sangramento de vulto. O cirurgião pediátrico que se propõe a tratar esses pacientes deve também estar familiarizado com os procedimentos cirúrgicos vasculares.

Nos tumores com invasão da veia cava e/ou átrio direito, deve-se planejar o tratamento cirúrgico em conjunto com a equipe de cirurgia cardiovascular. Na progressão do tumor até o átrio direito, a melhor alternativa é a circulação extracorpórea (CEC) com hipotermia profunda.

■ PROGNÓSTICO

Nitidamente relacionado ao estadiamento, os fatores mais relevantes para o prognóstico são as dimensões do tumor e a presença de metástases. Um aspecto interessante diz respeito aos tumores sem manifestações endócrinas, nos quais o prognóstico é caracteristicamente pior, em que a correlação com o peso do tumor não é nítida.

O fator mais importante para a sobrevida dos pacientes com carcinoma da glândula suprarrenal é o diagnóstico precoce, o qual geralmente não apresenta grande dificuldade, pelo quadro clínico exuberante do tumor e o acompanhamento multiprofissional.

ATUALIZAÇÃO TERAPÊUTICA

REVISÃO

- O carcinoma de córtex da glândula suprarrenal acomete crianças com idade média de 3 a 4 anos, sendo raramente congênito. O sexo feminino é mais comprometido.
- Clinicamente, o paciente apresenta quadro de virilização e/ou síndrome de Cushing e, mais raramente, feminilização e hiperaldosteronismo.
- As metástases são frequentes, sobretudo para pulmão e fígado.
- O estadiamento é clínico, cirúrgico e depende do peso e do tamanho do tumor. A ruptura no intraoperatório pode causar a disseminação local do tumor.
- O tratamento é principalmente cirúrgico.
- O prognóstico depende do estadiamento e do diagnóstico precoce.

■ LEITURAS SUGERIDAS

Berruti A, Baudin E, Gelderblom H, Haak HR, Porpiglia F, Fassnacht M, et al. Adrenal cancer: ESMO Clinical Practice Guidelines for diagnosis, treatment and follow-up. Ann Oncol. 2012;23 Suppl 7:vii131-8.

Datta J, Roses RE. Surgical management of adrenocortical carcinoma: an evidence based approach. Surg Oncol Clin N Am. 2016;25(1):153-70.Elfiky A. Adrenocortical Carcinoma: A clinician's Perspective. Surg Pathol Clin 2015;8(4):751-4.

Koch Ch A, Paccak K, Chrousos GP. Endocrine tumors. In: Pizzo PA, Poplack DJ, editors. Principles and practice of pediatric oncology. 6th ed. Philadelphia: Lippincott Williams and Wilkins; 2011. p. 1115-48.

Ribeiro RC, Michalkiewicz EL, Figueiredo BC, DeLacerda L, Sandrini F, Pianovsky MD, et al. Adrenocortical tumors in children. Braz J Med Biol Res. 2000;33(10):1225-34.

408
HISTIOCITOSES

■ MONICA CYPRIANO

As histiocitoses são um grupo de doenças caracterizadas pela proliferação e pelo acúmulo de células do sistema mononuclear fagocitário que inclui monócitos/macrófagos, células dendríticas dérmicas/intersticiais e as células de Langerhans. Estas podem ser localizadas ou generalizadas, reacionais ou neoplásicas.

As diversas formas de histiocitose foram descritas no passado como doenças distintas, o que gerou um número enorme de denominações e epônimos, sendo os mais conhecidos histiocitose X, granuloma eosinofílico, doença de Hand-Schüller-Christian e doença de Letterer-Siwe. Em 1987, a Sociedade Internacional de Histiocitose classificou as diversas formas de histiocitose e padronizou a nomenclatura. Essa classificação foi revista em 1997, e as diversas patologias foram agrupadas de acordo com a sua célula de origem (Quadro 408.1).

Neste capítulo, será enfatizada a histiocitose de células de Langerhans (HCL), a doença mais comum desse grupo.

QUADRO 408.1 ■ Classificação das histiocitoses (de 1987 e 1997)

IHS, 1987	IHS, 1997	DISTÚRBIOS
Classe I	Distúrbios relacionados às células dendríticas	Histiocitose de célula de Langerhans
		Xantogranuloma juvenil
Classe II	Distúrbios relacionados a macrófagos	Síndrome hemofagocítica primária (genética/familiar) e secundária (adquirida)
		Doença de Rosai-Dorfman
Classe III	Histiocitoses malignas	LMA-M4
		LMA-M5
		LMMC
		Sarcoma histiocítico

LMA-M4: leucemia mieloide mielomonocítica; LMA-M5: leucemia mieloide monocítica; LMMC: leucemia mielomonocítica crônica.
Fonte: Histiocyte Society.[1]

■ HISTIOCITOSE DE CÉLULAS DE LANGERHANS

QUADRO CLÍNICO

- **Idade:** é, em geral, uma doença de crianças, embora ocorra, ainda que raramente, em adultos. A maioria dos casos é diagnosticada entre 1 e 4 anos.
- **Apresentação clínica:** é extremamente variável e vai desde eczema leve ou lesões ósseas assintomáticas diagnosticadas incidentalmente em exames radiológicos até casos graves com comprometimento acentuado do estado geral, febre, irritabilidade, perda de peso e atraso no desenvolvimento. A frequência do envolvimento, bem como a extensão da doença, é idade-dependente. Em crianças abaixo dos 2 anos, a forma disseminada com hepatoesplenomegalia, adenomegalia generalizada, diabetes insípido (DI), exoftalmia e pancitopenia é mais comum. Escolares e adolescentes apresentam mais frequentemente envolvimento ósseo único ou múltiplo, sem comprometimento visceral. Em adultos, a forma pulmonar isolada prevalece, provavelmente pela associação com tabagismo.
- **Lesões ósseas:** o esqueleto é envolvido em 80% dos casos e pode ser o único local afetado, em especial em crianças com idade superior a 5 anos. As lesões ósseas podem ser únicas ou múltiplas, mais comumente no crânio (Figura 408.1). Podem ser assintomáticas ou associadas com dor e edema de partes moles. As lesões retro-orbitárias com componente de partes moles levam à proptose, comum nesta doença. Nos ossos chatos e longos, as lesões são osteolíticas com bordas bem demarcadas. Nas vértebras, pode haver destruição e perda de volume, levando à chamada vértebra plana (Figura 408.2). Destruição óssea na mandíbula e na maxila, à radiografia, faz os dentes parecerem flutuar. Supuração crônica das orelhas, associada com destruição na mastoide, pode ser erroneamente diagnosticada como otite de repetição de etiologia variada.
- **Pele:** o envolvimento da pele ocorre em 50% dos casos em algum momento da evolução. Geralmente, manifesta-se como uma dermatite seborreica de difícil tratamento não valorizada de forma adequada no início. Acomete o couro cabeludo e a região das fraldas, às vezes se espalhando para o restante do corpo. O

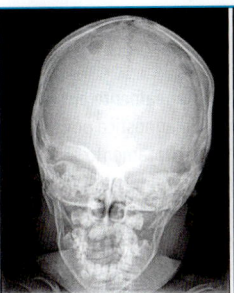
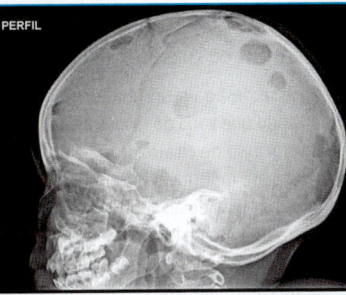

FIGURA 408.1 ■ Lesões osteolíticas múltiplas na radiografia de crânio (frente e perfil) de pré-escolar.

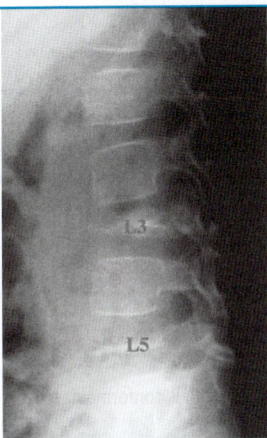

FIGURA 408.2 ■ Destruição e achatamento das vértebras L3 e L5 levando à chamada vértebra plana.

exantema pode ser petequial ou hemorrágico. Em lactentes, a alteração cutânea pode ser a única manifestação da HCL e regredir espontaneamente.
- **Fígado:** a HCL pode manifestar-se com hipoalbuminemia, ascite, icterícia, coagulopatia, colestase leve e até com a forma mais grave de colangite esclerosante, que leva à fibrose biliar e à falência hepática.
- **Pulmões:** é mais comum na terceira década de vida e tem associação com tabagismo. A apresentação clínica inclui taquipneia, febre, perda de peso. Na radiografia, observam-se pequenas bolhas que dão o aspecto radiológico de "favos de mel" e podem confluir causando pneumotórax, enfisema e fibrose intersticial na fase final.
- **Endócrino e SNC:** DI é a endocrinopatia mais comum e ocorre mais frequentemente em associação com lesões craniofaciais. Pode surgir antes, simultaneamente ou depois do aparecimento de outras lesões da HCL. Manifestações neurológicas lentas e progressivas, como ataxia, disartria, nistagmo, hiper-reflexia, disfagia ou déficit de pares cranianos, podem aparecer anos depois do diagnóstico inicial, mesmo se este consistia apenas em lesão óssea.

ATENÇÃO!
A manifestação clínica da HCL varia desde formas leves e autolimitadas (lesões cutâneas em lactentes e lesões líticas em um único osso) até graves e possivelmente letais com quadro clínico que lembra leucemia (hepatoesplenomegalia, pancitopenia, sangramento).

DIAGNÓSTICO E TRATAMENTO

DIAGNÓSTICO
Avaliação
- **História detalhada:** questionar a presença de *rash* cutâneo, otorreia, perda de apetite/peso, diarreia, polidipsia, poliúria, alteração neurológica.
- **Exame físico detalhado:** aferir peso e estatura, investigar lesões de pele e couro cabeludo, lesão anal ou genital, anormalidade orbitária, adenomegalias, secreção auditiva, lesões em gengivas e dentes, icterícia, hepatoesplenomegalia e anormalidades neurológicas.
- **Exames laboratoriais:** para todos os pacientes – hemograma completo, coagulograma, ferritina, eletrólitos, proteína total, albumina, alanina aminotransferase (ALT), aspartato aminotransferase (AST), bilirrubinas, fosfatase alcalina (FA), gama-glutamiltransferase (GGT), ureia, creatinina (Cr), densidade e osmolaridade urinária.
- **Exames radiológicos:** radiografia torácica e de todo o esqueleto, cintilografia óssea, ultrassonografia (US) de abdome.
- **Exames laboratoriais específicos:** de acordo com as manifestações da doença:
  a | se há hemograma anormal – mielograma e biópsia de medula óssea;
  b | se há disfunção hepática – biópsia hepática é recomendada só nos casos de envolvimento hepático significativo para diferenciar entre colangite esclerosante e histiocitose ativa;
  c | se a radiografia torácica está anormal (infiltrado intersticial difuso) ou há sinais e sintomas sugestivos de envolvimento pulmonar – tomografia computadorizada (TC) de alta resolução;
  d | suspeita de lesões ósseas craniofaciais, incluindo mandíbula e maxila – ressonância magnética (RM) de crânio;
  e | suspeita de lesões vertebrais – RM de coluna cervical, torácica e lombar (para excluir compressão medular);
  f | alterações hormonais, visuais ou neurológicas – RM de crânio, incluindo o eixo hipotálamo-hipofisário e os ossos craniofaciais. O uso do contraste endovenoso (gadolínio) é mandatório;
  g | baixa estatura, DI, puberdade precoce ou atrasada – avaliação endócrina e RM de crânio;
  h | secreção auricular ou suspeita de déficit auditivo/envolvimento da mastoide – RM de crânio, TC de osso temporal e avaliação audiológica;
  i | diarreia crônica, ganho ponderal inadequado, evidência de má absorção – endoscopia e biópsia.

CRITÉRIOS
O diagnóstico da histiocitose requer biópsia da lesão suspeita.
- Aspecto anatomopatológico sugestivo (Figura 408.3A) – presença das células de Langerhans com núcleos marcados por indentações (aspecto de grão de café) em puro infiltrado histiocítico ou em lesões mistas com eosinófilos e histiócitos, histiócitos fagocíticos e células gigantes multinucleadas.
- Diagnóstico definitivo (Figura 408.3B) – anticorpo monoclonal CD1a ou CD207 positivo nas células lesionais ou, quando disponível, grânulos de Birbeck (estruturas típicas da doença à microscopia eletrônica).

ESTRATIFICAÇÃO DE ACORDO COM EXTENSÃO E LOCALIZAÇÃO DA DOENÇA
- Único sistema: pele; osso – unifocal (1 osso) ou multifocal (> 1 osso); linfonodo (que não o de drenagem de outra lesão de HCL); pulmões; hipotálamo-hipófise e SNC.

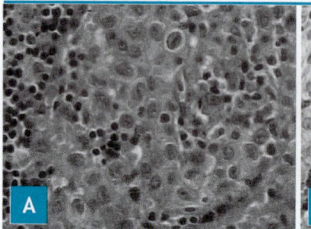
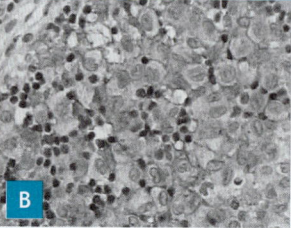

FIGURA 408.3 ■ (A) As células de Langerhans são polilobadas e multinucleadas e exibem fendas nucleares (aspecto de grão de café) que predominam em meio a um infiltrado inflamatório misto. (B) Células de Langerhans com positividade para CD1a na membrana.

- Multissistêmica: dois ou mais órgãos/sistemas envolvidos (com ou sem envolvimento de órgãos de risco).

DEFINIÇÃO DE ENVOLVIMENTO DE ÓRGÃOS DE RISCO

O acometimento dos chamados "órgãos de risco" indica prognóstico mais reservado, com alta mortalidadde (35%) para os pacientes que não respondem bem à terapia inicial. Por muitos anos, o pulmão foi incluído nessa categoria. Porém, o envolvimento pulmonar isolado não é mais associado à alta mortalidade em crianças e, portanto, o pulmão deixou de ser considerado um órgão de risco.

- Fígado: hepatomegalia (fígado palpável abaixo de 3 cm do rebordo costal direito); hipoproteinemia; hipoalbuminemia; diagnóstico anatomopatológico.
- Baço: esplenomegalia (baço palpável abaixo de 2 cm do rebordo costal esquerdo).
- Hematopoiética: com ou sem envolvimento de medula óssea no mielograma/biópsia de medula óssea [BMO]) – anemia; leucopenia; plaquetopenia.

SÍTIOS ESPECIAIS

São considerados sítios especiais:
- processo odontoide;
- lesões vertebrais com extensão intramedular de partes moles. Observação: lesão vertebral sem extensão de partes moles não é considerada sítio especial (p. ex., vértebra plana);
- envolvimento craniofacial – lesões na órbita temporal, mastoide, esfenoide, zigomático ou etmoide, mandíbula ou seios paranasais ou ossos da fossa craniana com extensão de partes moles intracraniana;
- envolvimento ocular – proptose, exoftalmo ou lesão nas órbitas, zigomática ou esfenoide;
- envolvimento otológico – otite externa ou média, otorreia ou lesão no osso temporal, mastoide;
- envolvimento oral – lesões em mucosa oral, gengiva, palato, maxila e mandíbula;
- lesões neurológicas de risco – envolvimento prolongado de ossos do crânio (excluindo-se a calota) predispõe ao aparecimento de DI.

ATENÇÃO!

Lesões em sítios anatômicos críticos (os chamados "sítios especiais") podem causar risco imediato ao paciente em virtude do potencial de progressão da doença e da potencial morbidade da terapia local. Doença isolada em sítio especial pode justificar terapia sistêmica.

TRATAMENTO

HCL em único órgão ou sistema

- Osso: lesão única, tende a regredir espontaneamente em um período que varia de meses a anos; a biópsia diagnóstica pode iniciar processo de cicatrização. Outras formas de tratamento são: curetagem, infiltração intralesional de corticosteroide ou radioterapia em baixas doses (150 cGy/dia por quatro dias). Os critérios para tratamento de lesão óssea única incluem dor intensa, deformidade (perda de audição, perda dentária), risco de fratura de ossos longos, entre outros.
- Pele: a conduta pode ser expectante pela possibilidade de regressão espontânea; corticosteroides tópicos ou até quimioterapia leve podem ser usados em casos de lesões disseminadas.
- Linfonodos: também têm prognóstico favorável sem tratamento.

ATENÇÃO!

Doença localizada em pele, linfonodos ou ossos, sem repercussão clínica importante; em geral, tem bom prognóstico; os pacientes podem ser submetidos a tratamento mínimo ou só observação clínica, em virtude da possibilidade de remissão espontânea.

Indicações de quimioterapia em HCL em único órgão ou sistema

- Lesões ósseas multifocais.
- Lesões em sítios especiais conforme descrição.

HCL multissistêmica

- **Doença multissistêmica sem envolvimento dos órgãos de risco**: prednisona via oral (VO) (40 mg/m²/dia) e pulsos semanais de vimblastina endovenosa (EV) (6 mg/m²) por seis semanas. Segue-se reavaliação detalhada do quadro e, no caso de resposta favorável, passa-se para a fase de manutenção com pulsos a cada três semanas de prednisona VO (40 mg/m²/dia) por cinco dias e vimblastina EV (6 mg/m²) durante 12 meses. O mesmo esquema é utilizado para acometimento de sítios especiais e lesões ósseas multifocais e vértebras.
- **Doença multissistêmica com envolvimento de um ou mais órgãos de risco**: usa-se o mesmo esquema descrito com a adição de 5-mercaptopurina (50 mg/m²/dia) durante os 12 meses da manutenção.
- **Casos refratários ou recorrências**: existem outras estratégias que incluem transplante de medula óssea alogênico (TMOA).

MORBIDADE E PROGNÓSTICO

São considerados fatores prognósticos para a HCL:
- **número de órgãos envolvidos**: o envolvimento de quatro ou mais órgãos está associado a um pior prognóstico;
- **função normal do órgão foi afetada**: especialmente do baço, fígado ou sistema hematopoiético;
- **idade do paciente**: crianças abaixo de 2 anos têm pior prognóstico. A exceção são os neonatos com lesões cutâneas isoladas que têm prognóstico excelente.
- **resposta do paciente às seis semanas de quimioterapia inicial**: o melhor fator prognóstico em diversos estudos multicêntricos. Pacientes que têm boa resposta alcançam 88 a 91% de

sobrevida em contraste com 17 a 34% dos que não respondem bem ao tratamento.

REVISÃO

- A HCL é uma doença com espectro diverso de manifestações clínicas.
- O diagnóstico definitivo é anatomopatológico com achado de células de Langerhans positivas para os marcadores CD1a ou CD207. O encontro de grânulos de Birbeck na microscopia eletrônica também fecha o diagnóstico.
- O tratamento deve basear-se na estratificação de risco.
- O prognóstico de cada paciente depende do envolvimento de múltiplos órgãos e, principalmente, da resposta à terapia inicial de seis semanas.

■ REFERÊNCIA

1. Histiocyte Society. Evaluation and treatment guidelines [Internet]. Pitman: Histiocyte Society; 2009 [capturado em 10 nov. 2013]. Disponível em: http://www.histiocytesociety.org/document.doc?id=290.

■ LEITURAS SUGERIDAS

Grana N. Langerhans Cell Histiocytosis. Cancer Control. 2014;21(4):328-34.
National Cancer Institute. Langerhans Cell Histiocytosis Treatment–Health Professional Version (PDQ®) [Internet]. NIH; 2016 [capturado em 11 maio 2016]. Disponível em: http://www.cancer.gov/types/langerhans/hp/langerhans-treatment-pdq
Gadner H, Minkov M, Grois N, Pötschger U, Thiem E, Aricò M et al. Therapy prolongation improves outcome in multisystem Langerhans cell histiocytosis. Blood. 2013;121(25):5006-14.

409
RETINOBLASTOMA

■ CARLA RENATA P. DONATO MACEDO
■ LUIZ FERNANDO TEIXEIRA

Tumor embrionário raro, que se origina na retina neural, o retinoblastoma é o tumor maligno intraocular mais frequentemente encontrado nas crianças: ele ocorre entre 1 em 14.000 e 1 em 30.000 nascidos-vivos, dependendo da região ou país avaliado. Não existe diferença nas taxas de incidência entre o sexo feminino e o masculino, entre raças ou entre o olho direito e o esquerdo.

ATENÇÃO!

Mais de 90% dos casos são diagnosticados antes dos cinco anos de idade, sendo a idade mediana ao diagnóstico de 2 anos.

A doença pode ser unilateral ou bilaterais, estes últimos sempre relacionados com mutações germinais.

■ GENÉTICA

O retinoblastoma foi um dos primeiros tumores malignos a ser associado com uma alteração genética: o gene do retinoblastoma (gene *RB1*) está localizado no braço longo do cromossomo 13 na região 14 (13q14).

Segundo o modelo proposto por Knudson em 1971, para o início do desenvolvimento tumoral, é necessária a mutação dos dois alelos RB da célula retiniana. Nos tumores não hereditários, a mutação dos dois alelos ocorreria em uma célula retiniana única, formando um tumor único em um dos olhos (quadro unifocal e unilateral). Essa forma da doença corresponde a 60% de todos os casos e geralmente aparece durante o segundo ano de vida.

Na forma hereditária da doença, a primeira mutação ocorreria na célula germinal – portanto, o alelo mutado estará presente em todas as células do corpo, inclusive nas células retinianas. Algumas dessas células retinianas irão sofrer a mutação do segundo alelo (segundo evento), originando tumores que podem estar localizados em um ou nos dois olhos da criança (quadro multifocal unilateral ou bilateral) – desses pacientes, 85% apresentam doença bilateral. Essa forma geralmente é diagnosticada no primeiro ano de vida e corresponde a 40% dos casos de retinoblastoma.

ATENÇÃO!

Por apresentarem um dos alelos mutados em todas as células do corpo, esses pacientes têm maior chance de desenvolverem outras neoplasias (particularmente, osteossarcomas, sarcomas de partes moles, melanoma cutâneo, carcinoma de mama) durante a vida, sobretudo se submetidos à radioterapia.

Pacientes com a forma germinal da doença apresentam 50% de chance de transmitirem para seus filhos a mutação do gene *RB1* (Quadro 409.1).

QUADRO 409.1 ■ Mutação no retinoblastoma

MUTAÇÃO GÊNICA	
60% somáticos	40% germinativos
2 mutações ocorrem na célula Retiniana	1 mutação herdada ou ocorrida na célula Germinativa e outra na célula retiniana
↓	↓
Retinoblastoma unilateral e unifocal	Retinoblastoma bilateral ou unilateral multifocal
Diagnóstico 24 meses	Diagnóstico 6-12 meses
Não herdáveis	Herdáveis
	Maior incidência de segunda neoplasia

■ SINAIS E SINTOMAS

RETINOBLASTOMA INTRAOCULAR

O sinal mais frequente de apresentação clínica do retinoblastoma é a leucocoria (ou pupila branca uni ou bilateral), que representa a perda do reflexo vermelho ocular pela presença da massa tumoral branca intraocular (Figura .409.1).

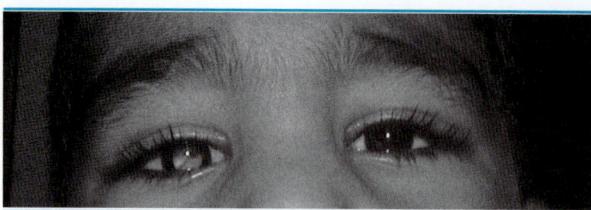

FIGURA 409.1 ■ Fotografia de um paciente com retinoblastoma com presença do reflexo branco pupilar (leucocoria) em olho direito.

Outro sinal de apresentação frequente é o desvio ocular (estrabismo), que ocorre principalmente quando a lesão afeta a região macular, levando a comprometimento visual e alteração no reflexo de fusão ocular.

Menos comumente é visto um quadro de celulite orbitária asséptica por necrose tumoral, mudança da coloração da íris (heterocromia), sangramento intraocular (hemorragia vítrea ou hifema), catarata e pseudouveítes.

■ **DIAGNÓSTICO OCULAR**

O diagnóstico precoce do retinoblastoma é fundamental para a redução da morbimortalidade da doença. Lesões iniciais são mais facilmente tratadas, o que resulta em uma taxa maior de cura, com preservação do globo ocular e da visão.

Crianças com história familiar de retinoblastoma devem ter realizada uma avaliação fundoscópica desde o nascimento.

ATENÇÃO!

Estrabismo e leucocoria são sinais de alerta para várias patologias oftalmológicas em crianças – entre elas, o retinoblastoma.

Na maioria dos casos, o exame clínico ocular sob anestesia geral é suficiente para o diagnóstico da doença (Figura 409.2).

A ultrassonografia (US) fornece dados sobre o tamanho da lesão e avalia a presença de calcificação intralesional, sinal bastante característico do retinoblastoma. A ressonância magnética (RM) de crânio e órbita é importante para a avaliação do comprometimento extraocular e invasão do nervo óptico, além de ser útil no diagnóstico diferencial entre retinoblastoma e outras doenças oculares, como a doença de Coats.

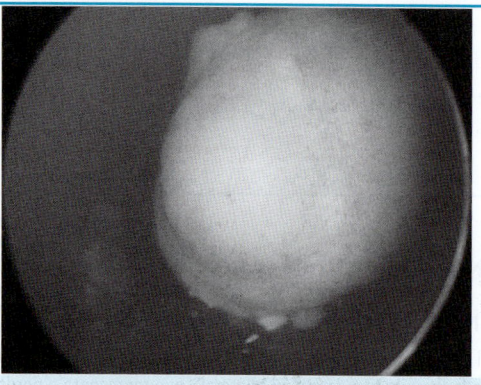

FIGURA 409.2 ■ Fundo de olho com a presença de uma imagem de retinoblastoma intrarretiniano.

Procedimentos invasivos, como biópsia com agulha fina, não devem ser realizados como rotina diagnóstica em olhos com suspeita de retinoblastoma, pois aumentam as chances de disseminação extraocular do tumor, piorando o prognóstico do paciente.

Técnicas de imagem, como US fetal e RM fetal, estão sendo cada vez mais utilizadas para a avaliação ocular de fetos com história familiar de retinoblastoma.

O exame clínico sistêmico de rotina para todos os pacientes com retinoblastoma é fundamental. Pacientes com suspeita de doença extraocular devem realizar uma investigação sistêmica complementar além da RM de órbita e crânio, como mielograma, biópsia de medula óssea (BMO), cintilografia óssea e avaliação citológica do líquido cerebrospinal (LCS) e US abdominal.

■ **CLASSIFICAÇÃO INTERNACIONAL DO RETINOBLASTOMA**

A doença intraocular está dividida em cinco diferentes grupos, com base na história natural do retinoblastoma: os grupos A a E refletem não só a progressão da doença intraocular, mas também o prognóstico em relação ao tratamento ocular (Quadro 409.2).

QUADRO 409.2 ■ Classificação internacional do retinoblastoma

Grupo A	Tumores confinados à retina, localizados pelo menos a 3 mm da fóvea e 1,5 mm do disco óptico. Lesões menores do que 3 mm de altura ou diâmetro basal. Ausência de sementes vítreas ou sub-retinianas
Grupo B	Tumores maiores que os do grupo A em qualquer localização. Ausência de sementes vítreas ou sub-retinianas. Presença de líquido sub-retiniano até 5 mm da base da lesão
Grupo C	Tumores com sementes vítreas ou sub-retinianas focais. Líquido sub-retiniano até um quadrante de retina
Grupo D	Olhos com sementes vítreas ou sub-retinianas difusas e/ou doença endofítica ou exofítica importante. Líquido sub-retiniano maior do que um quadrante
Grupo E	Olhos que sofreram alterações anatômicas e funcionais definitivas. Apresentam uma ou mais destas alterações: glaucoma neovascular irreversível, hemorragia intraocular importante, celulite orbitária asséptica, tumor tocando o cristalino, retinoblastoma difuso, olho atrófico

■ **TRATAMENTO**

O tratamento do retinoblastoma é complexo e depende de equipe multidisciplinar especializada. O planejamento terapêutico é individualizado, e devemos levar em consideração a idade do paciente, a doença unilateral ou bilateral, a extensão e a localização da doença.

Modalidades terapêuticas utilizadas atualmente:

1 | Termoterapia transpupilar:
- Tratamento primário em lesões pequenas.
- Tratamento adjuvante à quimioterapia ou braquiterapia.
- *Laser* diodo.

2 | Crioterapia:
- Pequenas lesões periféricas sem sementes vítreas.
- Tratamento primário ou adjuvante à quimiorredução (residual ou recidivas periféricas).

3 | Quimioterapia:

Redução do volume tumoral permitindo a consolidação do tratamento por meio de terapêuticas conservadoras locais, como a crioterapia, a termoterapia com *laser* e a braquiterapia.

- Lesões moderadamente avançadas com potencial de visão.
- Poliquimioterapia sistêmica.
- Carboplatina + vepeside + vincristina – VEC).
- Quimioterapia intravítrea.
- Quimioterapia intra-arterial.

Essas novas técnicas de tratamento, como a aplicação do quimioterápico no espaço intravítreo ou através de microcateter na artéria oftálmica, têm tentado aumentar a concentração das medicações no espaço intraocular e diminuir os seus efeitos sistêmicos.

4 | Braquiterapia:

A braquiterapia ou radioterapia de curta distância pode ser utilizada como tratamento primário ou em casos de falha no tratamento inicial. O Iodo-125 e o Rutênio-106 são os radioisótopos mais utilizados na braquiterapia do retinoblastoma. Geralmente este tratamento está indicado em lesões tumorais localizadas com diâmetro basal < 15 mm e altura dependente do radioisótopo utilizado até 5 mm para Ru-106 e 9 mm para I-125

5 | Radioterapia de feixe externo:

A radioterapia por feixe externo é uma forma terapêutica efetiva no tratamento e no controle do retinoblastoma intraocular. Apesar disso, o seu uso deve ser avaliado em relação aos potenciais efeitos colaterais. As complicações da radioterapia por feixe externo incluem: alterações oculares, como catarata, retinopatia e neuropatia da radiação; hipoplasia facial por atrofia óssea e aumento do risco de segunda neoplasia nos pacientes com doença germinal. Atualmente, a radioterapia é cada vez menos utilizada como tratamento primário do retinoblastoma intraocular, estando indicada nas recidivas ou como tratamento adjuvante da quimioterapia em casos avançados. A dose indicada é de 45 Gy, e o tratamento, fracionado em 4 a 5 semanas.

6 | Enucleação:

Durante muitos anos, a enucleação foi o único tratamento eficaz utilizado. Hoje, a enucleação é realizada como tratamento primário em olhos com tumores intraoculares avançados que apresentam alterações anatômicas e funcionais importantes (grupo E). A utilização da enucleação como tratamento secundário ocorre quando não existe resposta ao tratamento primário proposto. A utilização de implantes orbitários integráveis e próteses oculares garantem melhora na aparência estética e na motilidade após a enucleação.

RETINOBLASTOMA EXTRAOCULAR

Os sinais e sintomas de apresentação da doença metastática são muito variados dependendo dos locais acometidos. Locais comuns de metástase são: órbita, linfonodos pré-auriculares e cervicais, medula óssea, ossos, fígado e sistema nervoso central (SNC). Casos de doença extraocular, com invasão do tumor na cavidade orbitária e no nervo óptico, podem apresentar-se com proptose ocular, edema palpebral, restrição da motilidade ocular, dor e presença de massa visível.

A sobrevida dos pacientes com retinoblastoma depende da extensão do comprometimento sistêmico. Pacientes com comprometimento do sistema nervoso central (SNC) apresentam a pior sobrevida.

Podemos dividir a doença extraocular em categorias diferentes: doença extraocular regional (órbita, margem de nervo óptico comprometido e linfonodos pré-auriculares), doença metastática sem comprometimento do SNC, doença metastática com comprometimento do SNC e retinoblastoma trilateral.

A melhor estratégia de tratamento para a doença metastática não foi determinada ainda. Variados protocolos são utilizados em diferentes centros de referência pelo mundo. Alguns estudos multicêntricos estão sendo desenvolvidos para a melhora do tratamento da doença extraocular.

Quando existe comprometimento extraocular regional pelo retinoblastoma, o tratamento multimodal deve ser considerado.

Publicações atuais demonstram que a doença metastática sem comprometimento do SNC têm melhor resposta e sobrevida com o uso de quimioterapia em altas doses associada com resgate de células-tronco hematopoéticas autólogas.

REVISÃO

- O retinoblastoma é o tumor intraocular mais frequente em crianças menores de 5 anos.
- A leucocoria é o sinal clínico que acomete 50% de todos os casos.
- O diagnóstico precoce tem impacto direto na sobrevida desses pacientes.
- O tratamento deve ser individualizado, realizado por equipe multidisciplinar especializada em centro de referência e com todas as modalidades terapêuticas atuais disponíveis.

■ LEITURAS SUGERIDAS

Abramson DH, Schefler AC. Update on retinoblastoma. Retina. 2004;24(6):828-48.
Corson TW, Gallie BL. One hit, two hits, three hits, more? Genomic changes in the development of retinoblastoma. Genes Chromosomes Cancer. 2007;46(7):617-34.
Murphree AL. Intraocular retinoblastoma: tha case for a new group classification. Ophthalmol Clin North Am. 2005;18(1):41-53.
Pizzo PA, Poplack DG, editors. Principles and practice of pediatric oncology. 6th ed. Philadelphia: Lippincott Williams and Wilkins; 2011.p. 809-37.
Shields CL, Mashayekhi A, Au AK, Czyz C, Leahey A, Meadows AT, et al. The International Classification of Retinoblastoma predicts chemoreduction success. Ophthalmology. 2006;113(12):2276-80.

410
TRANSPLANTE DE MEDULA ÓSSEA E HEMOTERAPIA

■ ADRIANA SEBER

■ CLAUDIA C. NAUFEL TERZIAN

■ BRUNO RIBEIRO CRUZ

■ TRANSFUSÃO EM ONCOLOGIA PEDIÁTRICA

Um suporte transfusional de qualidade, como parte do tratamento multiprofissional, resulta no aumento da sobrevida de pacientes pediátricos com câncer.

Entretanto, a transfusão ainda não é isenta de riscos e, por isso, deve ser realizada apenas quando estes são menores do que os benefícios.

TRANSFUSÃO DE CONCENTRADO DE HEMÁCIAS

A anemia é uma complicação frequente em pacientes portadores de câncer, em especial naqueles com doença avançada ou extensivamente tratada. Nos tumores sólidos, a prevalência de anemia ao diagnóstico chega a 40%, ao passo que, nas patologias hematológicas, esse número é quase o dobro. Estudos demonstram que cerca de 50% dos pacientes pediátricos transfundidos com concentrados de hemácias possuem diagnóstico oncológico ou hematológico.

Estudos indicam que o nível de hemoglobina (Hb) tem impacto tanto na qualidade de vida quanto na resposta tumoral à radioterapia; pacientes com baixos níveis de Hb antes, durante e após radioterapia apresentam maior risco de recorrência. A anemia também tem impacto no comportamento do tumor, pois a hipóxia tumoral está relacionada à resistência ao tratamento quimioterápico, além de estimular a angiogênese, um marcador de agressividade tumoral. Por sua vez, transfusões trazem o risco de imunossupressão e têm efeito transitório.

O CH constitui-se nos eritrócitos remanescentes na bolsa coletada, após a centrifugação do sangue total e na extração do plasma para uma bolsa-satélite. O hematócrito (Ht) de uma unidade de CH varia de 50 a 80% e tem validade de 35 a 42 dias, dependendo do tipo de solução anticoagulante e preservante utilizada. Deve ser armazenado em câmara de conservação própria entre 2 a 6°C. Uma unidade de CH tem volume aproximado de 300 mL.

O princípio da transfusão de hemácias é aumentar a capacidade de carrear oxigênio e a liberação deste aos tecidos. Por muitos anos, utilizou-se o valor do Ht de 30% e 10 g/dL de Hb como referência para indicar a transfusão de CH. Hoje, em pacientes criticamente enfermos, recomendam-se transfusões quando os níveis de Hb são inferiores a 7 g/dL; estas são evitadas quando são superiores a 10 g/dL. As transfusões de CH devem ser ABO compatíveis com o paciente (Tabela 410.1).

TABELA 410.1 ■ Seleção do grupo ABO de componentes sanguíneos

PACIENTE GRUPO ABO	ANTICORPO (SORO)	CH OU GRANULÓCITOS	COMPONENTES PLASMÁTICOS	SANGUE TOTAL
O (45%)	Anti-A e B	O	A,B,AB,O	O
A (40%)	Anti-B	A,O	A,AB	A
B (11%)	Anti-A	B,O	B,AB	B
AB (4%)	Nenhum	A,B,AB,O	AB	AB

Fonte: Adaptada de Roseff.[1]

Uma unidade de CH deve elevar o nível de Hb em 1 g/dL ou 3% do Ht em um receptor de 70 kg que não esteja com sangramento ativo. Para os pacientes pediátricos, espera-se um incremento estimado de Hb de 2 a 3 g/dL ao transfundirem-se 10 a 15 mL/kg. Recomenda-se a infusão de uma unidade de cada vez. Geralmente, cada unidade é infundida em duas horas e deve ser finalizada em no máximo quatro.

> **ATENÇÃO!**
>
> Não existe um nível de Hb abaixo do qual a transfusão de hemácias estaria automaticamente indicada. Para as doenças agudas (p. ex., leucemia aguda), é aceitável manter um nível de Hb maior do que 10 g/dL, mas outros tumores podem tolerar um nível de Hb inferior.

TRANSFUSÃO DE CONCENTRADO DE PLAQUETAS

A transfusão de plaquetas alogênicas tem papel estratégico como suporte no tratamento com regimes quimioterápicos intensivos para os pacientes com doenças hematológicas e tumores sólidos.

Os concentrados de plaquetas disponíveis no Brasil podem ser preparados principalmente por dois processos: pelo fracionamento do sangue total, conhecido como plaquetas randômicas em que cada unidade contém pelo menos $0,55 \times 10^{11}$ plaquetas ressuspensas em 40 a 70 mL de plasma; ou plaquetas obtidas por aférese de doador único.

A aférese deve conter no mínimo 3×10^{11} plaquetas por unidade, ressuspensas em 200 mL de plasma, o que corresponde a 6 a 10 unidades de plaquetas randômicas. A plaqueta obtida por aférese já é um produto leucorreduzido, ou seja, possui menos de 5×10^{6} leucócitos por unidade.

Embora de pouco utilização no Brasil, outra maneira de obtenção de plaquetas é o concentrado de plaquetas obtido a partir de *pool* de camada leucoplaquetária (*buffy coat*) extraído de uma unidade de sangue total. Esse tipo de produto é geralmente armazenado em *pools* de 4 ou 5 unidades. O volume de um *pool* de 4 unidades varia de 200 a 250 mL, e o conteúdo total de plaquetas deve ser de pelo menos $5,5 \times 10^{10}$ plaquetas, para cada uma das unidades que integram o *pool*.

Estudos que comparam os três métodos de obtenção não referem vantagens significativas entre as plaquetas obtidas a partir do sangue total (plasma rico em plaquetas) e do *buffy coat*. Uma das principais vantagens do uso de plaquetas obtidas por aférese é que um número suficiente de plaquetas pode ser obtido a partir de um único doador, o que confere menos risco de exposição a agentes infecciosos. Por sua vez, para obter o mesmo número de plaquetas pelos outros métodos, são necessários 4 a 6 doadores diferentes. Independentemente do método de obtenção, as plaquetas têm validade de cinco dias e devem ficar armazenadas à temperatura de 20-24°C, sob agitação constante para prevenção de agregação.

Recomenda-se que todas as transfusões de plaquetas sejam precedidas por uma contagem laboratorial, e é esperado um aumento na contagem de plaquetas para 5.000 a 10.000/µL após transfusões de 10 a 20 mL por kg de peso ou de uma unidade de plaqueta randômica para cada 7 a 10 kg. As plaquetas devem ser administradas em até 30 minutos ou, nos pacientes pediátricos, na velocidade de 20 a 30 mL/kg/hora.

Em pacientes que necessitam de múltiplas transfusões de plaquetas, como os submetidos à quimioterapia e ao transplante de células-tronco hematopoiéticas, ou que recebem transfusão de aférese com grande volume de plasma, o produto deve ser preferencialmente ABO e RhD idênticos ou plasmacompatível. Para receptores do gênero feminino RhD-negativo e que receberam plaquetas com RhD incompatível, deve-se considerar a administração de imunoglobulina (Ig) anti-RhD dentro do prazo de 72 horas da exposição.

Transfusão terapêutica e profilática

Os pacientes em tratamento para neoplasias hematológicas ou não hematológicas e os submetidos a transplante de células-tronco hematopoiéticas frequentemente desenvolvem plaquetopenia por tempo determinado secundária à químio e/ou à radioterapia.

Nos serviços de onco-hematologia, cerca de 80% das transfusões de concentrado de plaquetas são profiláticas e realizadas com o intuito de prevenir sangramento. Entretanto, não há consenso de que essa prática em pacientes estáveis, com plaquetopenia crônica por deficiência de produção, reduza a ocorrência de sangramentos graves. Em pacientes que apresentem fatores de risco para hemorragias, como grandes esplenomegalias, febre, uso de antibióticos ou antifúngicos, esse gatilho pode ser mais alto (15.000 ou até 20.000 plaquetas/µL). Na trombocitopenia das anemias aplásticas e síndromes mielodisplásicas (SMD), não há consenso de que a transfusão profilática reduza a ocorrência de sangramentos.

Alguns estudos indicam que pacientes pediátricos toleram contagens plaquetárias mais baixas, definindo como critério de indicação de transfusão de concentrado de plaquetas em pacientes estáveis contagens inferiores a 5.000/μL.

Entretanto, vários fatores podem contribuir para o sangramento nesses pacientes, como uremia, transplante de células-tronco hematopoiéticas recente, hipoalbuminemia ou uso de certas medicações. Por isso, conclui-se que, para a decisão de se indicar ou não o uso profilático de plaquetas, deve-se considerar as características individuais dos pacientes, ou seja, qualquer orientação não deve suplantar a avaliação criteriosa do médico envolvido com o tratamento do paciente. Por sua vez, o uso terapêutico desse hemocomponente deve ser considerado quando há sangramento ativo ou antes de procedimento invasivo. O Quadro 410.1 resume as principais diretrizes para a transfusão de plaquetas.

QUADRO 410.1 ■ Diretrizes para as transfusões de plaquetas em crianças

1 | Manter a contagem de plaquetas igual ou superior a 100.000/mm³ para sangramentos em SNC ou quando houver programação de cirurgia de SNC
2 | Manter a contagem igual ou superior a 50.000/mm³ se houver sangramento ou se o paciente for submetido à cirurgia
3 | Transfusões profiláticas com plaquetas abaixo de 5.000 a 10.000/mm³

Fonte: Roseff.[1]

Refratariedade plaquetária

Definida por um inadequado incremento da contagem de plaquetas após a transfusão, ocorre em 20 a 70% dos pacientes trombocitopênicos politransfundidos, sendo ainda mais frequente nos portadores de doenças hematológicas malignas.

A aloimunização contra antígenos do sistema HLA ou HPA é um dos fatores que pode levar à refratariedade, mas fatores não imunes, como qualidade do concentrado de plaquetas, uso de plaquetas ABO incompatíveis, febre, infecção, coagulação intravascular disseminada (CIVD), esplenomegalia, presença de imunocomplexos circulantes, anticorpos relacionados com fármacos (principalmente antibióticos e anfotericina B), autoimunidade ou associação com o transplante de células-tronco hematopoiéticas, também podem estar relacionados com a ocorrência de refratariedade.

Deve-se suspeitar de refratariedade plaquetária de causa imune quando, no mínimo, dois episódios transfusionais realizados com dose adequada de plaquetas, estocadas com menos de 72 horas e ABO compatíveis resultam em incremento inadequado em paciente sem a presença de fatores não imunes para refratariedade. Tal elevação na contagem de plaquetas pode ser padronizada por meio do cálculo de incremento plaquetário corrigido.

Cálculo do incremento plaquetário (ICP)

$$\frac{(\text{Plaquetas pós-transfusão} - \text{Plaquetas pré-transfusão}) \times \text{superfície corporal (m}^2\text{)}}{\text{Número de plaquetas transfundidas } (\times 10^{11})}$$

A transfusão é considerada adequada quando o ICP aferido nos primeiros 10 a 60 minutos for superior a 7.500 a 10.000/mm³ ou a 4.500/mm³ se mensurado 18 a 24 horas após o evento transfusional.

Quando constatada a refratariedade, deve-se dar preferência ao uso de concentrado de plaquetas ABO compatíveis e com até 48 horas após a coleta. Sempre que possível, dar um intervalo de duas horas entre a administração de anfotericina e a transfusão. Se, ainda assim, não houver o incremento esperado, as transfusões profiláticas devem ser suspensas, exceto se plaquetas obtidas por aférese HLA compatíveis estiverem disponíveis.

> **ATENÇÃO!**
>
> A prevenção da aloimunização deve ser considerada para os pacientes politransfundidos e é realizada com o uso de concentrado de plaquetas leucorreduzido.

TRANSFUSÃO DE PLASMA FRESCO CONGELADO

O plasma é obtido principalmente pela centrifugação do sangue total. Se congelado em até oito horas da coleta, por meio de uma técnica rápida de congelação, será rotulado como plasma fresco congelado (PFC). Este contém todos os fatores da coagulação em quantidades normais em um volume de 150 a 250 mL. O plasma também pode ser obtido por aférese, porém sua principal indicação é para o fornecimento de matéria-prima para a indústria de hemoderivados.

A validade do PFC é de até dois anos, caso seja mantido a temperaturas inferiores a $-30°C$, e de até um, se a temperatura de estocagem ficar entre -20 e $-30°C$.

As transfusões de PFC são indicadas quando o paciente estiver sangrando, ou quando um procedimento invasivo for planejado em paciente com alteração laboratorial nos exames de coagulação, tempo de protrombina (TP) maior do que $1,5 \times$ o ponto médio de um valor normal relacionado à idade, ou com um tempo de tromboplastina parcial ativada (TTPA) maior do que $1,5 \times$ o limite superior do valor normal relacionado à idade, ou a ambos.

O PFC não deve ser utilizado com o objetivo de expandir volume, melhorar cicatrização de feridas ou a função imunológica, nem como suporte nutricional (tratamento de hipoalbuminemia ou hipoproteinemia).

Deve-se preferir PFC submetido à inativação viral ou de quarentena, tipo AB ou ABO compatível com as hemácias do receptor, na dose de 10 a 15 mL/kg, com uma expectativa de elevação de atividade de fatores de 15 a 20% em condições ideais de recuperação. Se tiver sido descongelado, deve ser utilizado assim que possível e dentro de 24 horas do descongelamento. Assim, respeita-se a meia-vida efetiva dos fatores de coagulação. O tempo recomendado de infusão é de 30 a 120 minutos por no máximo quatro horas.

TRANSFUSÃO DE CRIOPRECIPITADO

O crioprecipitado é obtido pela centrifugação do PFC descongelado em refrigerador entre 2 e 6°C. O sobrenadante é removido. A seguir, o precipitado restante é novamente congelado à temperatura inferior a $-20°C$. Nessas condições, tem validade de 12 meses.

Cada unidade de crioprecipitado contém de 80 a 120 unidades de fator VIII, pelo menos 150 mg de fibrinogênio, 20 a 30% do fator XIII e de 40 a 70% de fator de von Willebrand (vWF) original contido em uma unidade de PFC. Nos pacientes oncológicos, está indicado principalmente na hipofibrinogenemia ou disfibrinogenemia, fibrinogênio menor do que 100 mg, com sangramento ativo. A dose recomendada é de 1 a 2 unidades a cada 10 kg de peso, o que eleva o nível de fibrinogênio de uma criança pequena em 60 a 100 mg/dL. O tempo de infusão é de 10 a 30 minutos por dose por no máximo quatro horas.

TRANSFUSÃO DE GRANULÓCITOS

O concentrado de granulócitos é obtido por aférese, de doadores voluntários, previamente estimulados com fator de crescimento estimulador de colônias de granulócitos (G-CSF), associada ou não a corticosteroides. Cada unidade deve conter pelo menos 1×10^{10} granulócitos em 200 a 500 mL. Devido à grande quantidade de hemácias residuais, o concentrado deve ser ABO compatível, e a realização de prova cruzada se faz necessária. Os granulócitos devem ser irradiados, armazenados em temperatura ambiente sem agitação e administrados o mais rápido possível, pois a viabilidade celular declina rapidamente.

Tanto o uso terapêutico como o profilático é bastante controverso, mas a transfusão de granulócitos parece ser particularmente útil em pacientes com neutropenia grave (< 1.000 neutrófilos/mm³) e com infecções bacterianas ou fúngicas não responsivas ao tratamento convencional. O uso profilático é descrito, entretanto as taxas de sucesso são modestas. Recomenda-se que a transfusão de granulócitos seja diária até o controle da infecção. A dose mínima recomendada é de 10^9 granulócitos por kg de peso. A infusão deve ser lenta, com monitoração da saturação de oxigênio, evitando-se administração concomitante com a anfotericina B.

PRODUTOS ESPECIAIS

Os pacientes em tratamento para doenças onco-hematológicas apresentam risco aumentado para algumas complicações adicionais decorrentes da transfusão, como infecção por citomegalovírus (CMV), doença enxerto contra hospedeiro (DECH) pós-transfusional, aloimunização HLA, entre outras. Para evitar ou minimizar essas reações adversas, é comum o uso de produtos especiais, principalmente componentes leucorreduzidos e irradiados.

A leucorredução é realizada com filtros de leucócitos específicos para uso em concentrado de hemácias ou plaquetas. A filtração pode ser realizada preferencialmente no laboratório (filtro de bancada) ou, então, durante a transfusão com filtros para uso à beira do leito. Durante a filtração, são retirados mais de 99,9% dos leucócitos originalmente presentes nos componentes, que devem conter 5×10^6 leucócitos/unidade.

A leucorredução oferece três benefícios comprovados, já que reduz:
1 | a transmissão de CMV;
2 | a aloimunização aos antígenos HLA;
3 | a incidência de reações transfusionais febris não hemolíticas.

A leucorredução também pode prevenir a imunomodulação induzida por transfusões.

Os componentes sanguíneos que contêm linfócitos viáveis (CH, plaquetas e granulócitos, além do plasma fresco não congelado) podem ser submetidos à irradiação gama com um mínimo de 25 Gy quando for necessário prevenir a reação do enxerto *versus* hospedeiro transfusional. As unidades de hemácias irradiadas têm a sobrevida reduzida em 28 dias.

Entre os pacientes oncológicos, devem receber hemocomponentes irradiados e filtrados todos os submetidos a transplante com células-tronco hematopoéticas (TCTH), autólogas ou alogênicas, com leucemia ou linfomas submetidos à quimioterapia e com neuroblastoma (NBL) em quimioterapia.

■ TRANSPLANTE DE MEDULA ÓSSEA

No transplante de medula óssea, ou transplante de células-tronco hematopoiéticas autólogas, pacientes têm suas células-tronco coletadas por leucoaférese, ou diretamente da medula óssea, e criopreservadas. Após altas doses de quimioterapia, utilizadas para destruir células tumorais resistentes ao tratamento convencional, as células são descongeladas e infundidas via intravenosa. As principais indicações em pediatria são linfomas e NBL.

No transplante alogênico, são utilizadas células de outro indivíduo, irmão ou doador não aparentado compatível, ou sangue de cordão umbilical/placentário. Nestes, além do regime preparatório com quimioterapia, associada ou não à radioterapia de todo o corpo, são utilizados imunossupressores para impedir que o receptor rejeite as células do doador e minimizar o reconhecimento do receptor como estranho (DECH). As indicações mais frequentes são as leucemias e a aplasia. Além da toxicidade direta do tratamento, a profunda imunossupressão pode levar a frequentes complicações infecciosas. Efeitos adversos tardios podem ocorrer, principalmente esterilidade, déficit de crescimento, alterações hormonais e cardiovasculares. A chance de cura depende sobretudo da fase em que se encontra a doença. Essas crianças geralmente têm excelente qualidade de vida a longo prazo.

REVISÃO

- O suporte transfusional é uma parte importante do tratamento de crianças e adolescentes com câncer.
- A leucorredução de CH ou concentrado plaquetas reduz a transmissão de CMV, a aloimunização HLA e a incidência de reações transfusionais febris não hemolíticas.
- A irradiação de componentes sanguíneos previne a reação do enxerto *versus* hospedeiro transfusional.
- Em pediatria, o transplante autólogo é indicado principalmente para linfomas e NBL. O transplante alogênico é recomendado para alguns tipos de leucemias e aplasia de medula óssea.

■ REFERÊNCIA

1. Roseff S, editor. Pediatric transfusion: a physician's handbook. 2nd ed. Bethesda: American Association of Blood Banks; 2006.

■ LEITURAS SUGERIDAS

Blajchman MA, Sherrill SJ, Heddle NM, Murphy MF. New strategies for the optimal use of platelet transfusions. Hematology Am Soc Hematol Educ Program. 2008:198-204.

Bordin JO, Langhi Jr DM, Covas DT, editores. Hemoterapia fundamentos e prática. São Paulo: Atheneu; 2006.

Roseff SD, Luban NLC, Manno CS. Guidelines for assessing appropriateness of pediatric transfusion. Transfusion. 2002;42(11):1398-413.

Spivak JL, Gascón P, Ludwig H. Anemia management in oncology and hematology. Oncologist. 2009;14 Suppl 1:43-56.

411

URGÊNCIAS ONCOLÓGICAS

■ FABIANNE CARLESSE
■ FLAVIO AUGUSTO LUISI

A chance de cura de uma criança com câncer aumentou desde os anos 1970 (de 17 para 70%), melhoria relacionada a maior agressividade do tratamento, ao transplante de medula óssea e, principalmente, ao melhor manejo e prevenção de complicações, com as terapias de suporte.

Isso resultou em aumento da necessidade de cuidados intensivos desses pacientes.

As situações de urgência de pacientes oncológicos pediátricos mais comuns são: lise tumoral; hipertensão intracraniana (HIC); febre e neutropenia; hemorragias; e síndrome de compressão da veia cava.

■ SÍNDROME DE LISE TUMORAL

A SLT é uma combinação de alterações metabólicas decorrentes da rápida destruição celular que podem ocorrer 3 dias antes ou 7 dias após o início da quimioterapia, como:
- ácido úrico ≥ 8 mg/dL;
- potássio ≥ 6 mmol/L;
- fósforo ≥ 6,5 mg/dL;
- cálcio ≤ 7 mg/dL.

A SLT clínica é definida como a presença de alterações laboratoriais com uma das seguintes opções:
- creatinina (Cr) ≥ 1,5 vez o limite superior do normal para a idade;
- oligúria: ≤ 0,5 mL/kg/hora nas últimas seis horas;
- disritmia cardíaca/morte súbita;
- convulsão.

ETIOLOGIA

A SLT é o resultado da rápida quebra das células e da liberação de metabólitos intracelulares, como ácido nucleico, fósforo e potássio, para a circulação em quantidades que excedem a capacidade excretora dos rins. É mais comumente observada após quimioterapia para tumores muito sensíveis; entretanto, os tumores de crescimento rápido, como o linfoma de Burkitt, podem gerar SLT espontânea.

A ruptura das células tumorais decorrente do grande índice de proliferação celular, por apoptose espontânea ou decorrente da terapêutica, libera o conteúdo intracelular, ácidos nucleicos, fosfato, potássio e outros radicais ácidos na circulação sanguínea. O ácido nucleico é rapidamente quebrado em ácido úrico, não solúvel em água, e a precipitação de cristais de ácido úrico pode ocorrer em vários órgãos, como rins, coração, espaço articular.

Isso facilita seu depósito nos túbulos coletores renais, podendo levar à insuficiência renal (IR). O conteúdo intracelular de fosfato dos linfoblastos é até quatro vezes maior que o das células normais, levando à hipocalemia. Quando a relação cálcio-fósforo for maior do que 60, há precipitação do fosfato de cálcio na microcirculação, piorando a função renal.

QUADRO CLÍNICO: FATORES PREDISPONENTES

Os fatores de risco para o desenvolvimento de SLT incluem:
- **Características do tumor:** grande carga tumoral; extensas massas abdominais, envolvimento da medula óssea, grandes hepatoesplenomegalias; adenomegalias generalizadas, tumores com alta fração de crescimento (linfoma de Burkitt, linfomas de alto grau de malignidade, leucoses agudas).
- **Características do hospedeiro:** crianças pequenas com grandes tumorações; depleção do volume intravascular por pouca ingesta; perdas gastrintestinais (como vômitos e diarreia); IR.
- **Fatores agravantes:** uso de fármacos nefrotóxicos (vancomicina, amicacina, anfotericina e contrastes radiológicos); infiltração renal por tumor (leucemias e linfomas); compressão extrínseca dos ureteres; alta efetividade de medicamentos antineoplásicos.

DIAGNÓSTICO

Os pacientes com dor abdominal ou lombar, alterações do volume urinário e sinais e sintomas de hipocalcemia, como anorexia, vômitos, câimbras e tetania, devem ser avaliados. A maioria dos casos de SLT ocorre de 6 a 72 horas após o início da quimioterapia; dessa forma, é importante a monitoração dos eletrólitos, hemograma, função renal, ácido úrico e, eventualmente, ecocardiografia.

TRATAMENTO

O importante na SLT é o reconhecimento dos pacientes de alto risco a fim de tomar as medidas necessárias para minimizá-la, como: hiper-hidratação, uso de alopurinol (10 mg/kg/dia) 2 a 3 dias antes do início da quimioterapia e, quando disponível, a rasburicase (urato-oxidase) pode ser utilizada na dose única de 0,2 mg/kg/dia e que pode ser repetida, em função dos níveis do aído úrico e da função renal.

O manejo dessas alterações é complicado pela propensão de o ácido úrico e o fosfato se precipitarem nos túbulos renais e causarem IR.

A função renal e as alterações metabólicas devem ser monitoradas, especialmente quando se observar diminuição do tamanho do tumor, o que pode acontecer já em algumas horas pós-tratamento.

> **ATENÇÃO!**
>
> Para o tratamento da lise tumoral, deve-se proceder à hiper-hidratação, ao uso de alopurinol e ao controle rigoroso da diurese.

■ AUMENTO DA PRESSÃO INTRACRANIANA

O bloqueio do fluxo do líquido cerebrospinal (LCS) (em geral, no nível de 3º ou 4º ventrículo) ou a compressão do cerebelo ou encéfalo, forçado pelo forame magno, levam ao aumento da pressão intracraniana (PIC).

As causas mais comuns são:
- infecciosas (meningite);
- mecânicas (bloqueios de *shunts*);
- vascular (acidente vascular cerebral [AVC]);
- tumoral (neoplasias de SNC).

As neoplasias de SNC são os tumores sólidos mais frequentes na infância com dois picos de incidência: um na 1ª e outro na 4ª década de vida, com discreta predominância no sexo masculino. Os tumores do SNC representam 20% das neoplasias malignas da criança e do adolescente; calcula-se que, no Brasil, ocorram 2.500 casos novos a cada ano.

Entre os tumores mais comuns, é possível citar os gliomas (40 a 50%) e os tumores embrionários, por exemplo, meduloblastoma (20 a 25%).

QUADRO CLÍNICO

Nos lactentes, os tumores de SNC manifestam-se com irritabilidade, alterações na posição de sustentar a cabeça, vômitos, perda de habilidades motoras previamente adquiridas e convulsões. Em crianças e adolescentes, a queixa, em geral, é de cefaleia de início ocasional com progressão para intermitente, forte intensidade e caráter e diária; há também visão dupla, alteração da personalidade e piora da desempenho escolar.

Ao exame físico, é preciso ter atenção ao aumento do perímetro cefálico, à presença de vasos proeminentes, ao estrabismo, à paralisia de par craniano, ao nistagmo etc.

O quadro típico da HIC é cefaleia occipital, mais intensa ao acordar, seguida de vômito com ou sem náusea, após o qual a cefaleia melhora.

Entre os sinais tardios, pode haver alteração respiratória, pupilar, hipertonia, sinal de Babinski e sinais de descerebração, que podem evoluir para herniação causada por aumento da PIC e parada cardiorrespiratória.

A avaliação de um paciente com suspeita de HIC deve ser ágil. A tríade de Cushing – bradicardia, hipertensão e apneia – pode estar presente.

Qualquer um desses sinais, bem como outras alterações do padrão respiratório, do tamanho e da reatividade pupilar e alterações da função motora ou sensorial, necessita de descompressão urgente.

DIAGNÓSTICO

Deve ser confirmado por tomografia computadorizada (TC) ou ressonância magnética (RM). A punção lombar geralmente está contraindicada na avaliação inicial.

TRATAMENTO

Realizado com dexametasona, 1 a 2 mg/kg/dia, via intravenosa (IV), divididos em quatro tomadas. Também pode ser administrado manitol a 20%, na dose de 1 a 2 g/kg, via endovenosa (EV) em 30 a 60 minutos, intubação com leve hiperventilação (pCO_2 30 a 35 mmHg). A avaliação do neurocirurgião é mandatória para indicação da necessidade de uma derivação de urgência.

ATENÇÃO!

A HIC é caracterizada por dor occipital intensa ao acordar e seguida de vômito sem náusea com melhora da cefaleia.

■ FEBRE E NEUTROPENIA

Nas últimas décadas, pelas razões descritas, houve aumento da sobrevida de crianças com câncer. Como consequência, as complicações infecciosas tornaram-se as maiores causas de morbimortalidade nessa população.

Os fatores que predispõem esses pacientes à infecção são (Figura 411.1):

- localização do tumor;
- deficiências no mecanismo de defesa secundárias à neoplasia ou à quimioterapia;
- comprometimento das barreiras anatômicas (pele, mucosa e epitélio mucociliar);
- exposição a patógenos nosocomiais;
- cirurgias extensas;
- procedimentos invasivos e presença de cateter venoso central (CVC) de longa permanência.

A neutropenia, secundária à quimioterapia, constitui o fator predisponente mais importante para a infecção. É definida como a contagem de neutrófilos menor do que 500 células/mm^3 ou menor do que 1.000 células/mm^3 com tendência a cair para menos de 500 células/mm^3 em até 48 horas. Neutropenia grave é caracterizada pelo número de neutrófilos menor do que 100 células/mm^3, tida como prolongada se persiste por mais do que sete dias.

QUADRO CLÍNICO E DIAGNÓSTICO

A febre é um achado comum nos pacientes com câncer. Petrilli e colaboradores[2] definem febre como a presença de temperatura axilar > 38°C ou três episódios de temperatura > 37,5°C em um período de 24 horas, com intervalo mínimo de quatro horas entre as aferições.

Quando um paciente neutropênico se torna febril, a resposta inflamatória deficiente dificulta a distinção entre um distúrbio clínico ameaçador de vida (infecção invasiva) e uma causa não letal de febre. Em aproximadamente dois terços dos casos, não se identifica o foco de infecção na avaliação clínica inicial. Para reduzir a taxa de mortalidade e morbidade devido a processos infecciosos, recomenda-se a introdução precoce de antibioticoterapia denominada empírica, uma vez que a probabilidade de ocorrerem infecções complexas ou fatais está relacionada ao tempo entre o aparecimento da febre e o início da antibioticoterapia empírica.

A etiologia dos episódios de febre em crianças varia entre as diferentes regiões do mundo e até mesmo entre os hospitais de uma mesma região. Conhecer os agentes etiológicos e a sua sensibilidade é importante, pois permite escolher a antibioticoterapia de maneira mais racional. As infecções da corrente sanguínea são as mais comuns, com hemoculturas positivas em 20 a 35% dos casos.

Avaliação do paciente neutropênico febril

Clínica

Em virtude da resposta inflamatória deficiente, o local da infecção no paciente neutropênico febril pode não ser aparente pela ausência de sinais flogísticos.

A avaliação clínica inclui anamnese detalhada e exame físico meticuloso na tentativa de se identificar o foco infeccioso causador da febre. Dor localizada, mau estado geral, má perfusão, cianose, hipoxemia e hipotensão devem ser considerados sinais de infecção e tratados como tal.

Atenção especial deve ser dada aos locais de inserção do cateter, sítios de procedimentos invasivos recentes, pele e tecido subcutâneo, região perianal, orofaringe e aparelho respiratório.

O interrogatório deve conter doença de base, quimioterapia recebida, antecedentes familiares de infecção, profilaxia antimicrobiana e tratamentos antimicrobianos recebidos, internações anteriores e colonização ou infecções anteriores.

Laboratório e radiologia

Hemograma completo, hemoculturas de sangue periférico e de cateteres venosos centrais, urocultura, coprocultura (se diarreia) e cultura de qualquer lesão suspeita de estar infectada; LCS se suspeita de infecção do SNC; radiografia torácica em pacientes com sintomas respiratórios; TC de tórax e abdome na investigação de pacientes neutropênicos com suspeita de infecção abdominal (tiflite) ou candidíase hepatoesplênica.

TRATAMENTO

Antibioticoterapia empírica inicial deve ter amplo espectro, ser orientada de acordo com o perfil de agentes etiológicos de cada instituição e instituída tão logo os exames tenham sido coletados.

No Instituto de Oncologia Pediátrica/Grupo de Apoio ao Adolescente e à Criança com Câncer (GRACC) da Universidade Federal de São Paulo (Unifesp), classificam-se os episódios de neutropenia febril em alto e baixo

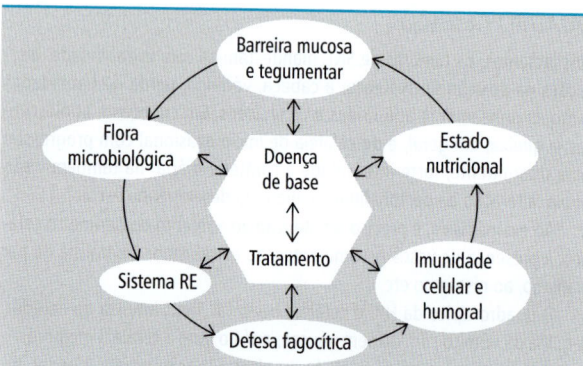

FIGURA 411.1 ■ Inter-relação entre a doença e seu tratamento e as alterações no mecanismo de defesa.

Fonte: Pizzo e Poplack.[1]

risco de acordo com o *status* e a doença de base e a presença de comorbidades (Figura 411.2).

As comorbidades a serem consideradas na definição de risco infeccioso para início do tratamento são:

1 | idade menor do que 3 anos para terapia oral;
2 | doença de base em atividade com invasão medular (p. ex., leucemias, linfomas e neuroblastomas de estádio IV);
3 | presença de vômitos, diarreia importante ou mucosite graus 3 e 4 NCI-CTC 2.0 (p. ex., falar ou comer com muita dificuldade ou limitação, mais de sete evacuações com fezes amolecidas por dia);
4 | presença de hipotensão ou hipotensão ortostática com necessidade de reposição de líquidos IV;
5 | história de quimioterapia intensiva recente que produz potencial toxicidade para a mucosa do trato digestório (mucosite fibrinosa confluente, dor, ulcerações ou necrose e hemorragia). (p. ex., altas doses de ARA-C (> ou = 1 g/m²/sem);
6 | evidência de sepse, incluindo choque, hipotensão, hipotermia, confusão mental, calafrios, êmbolos sépticos, desconforto respiratório, hipoxemia ou perfusão periférica ruim, alteração metabólica;
7 | infecção sugestiva, ou relacionada a cateter ou a partes moles, ou aparecimento de calafrios (bacteremia) relacionado à manipulação de cateter;
8 | suspeita de meningite, incluindo infecção de derivações;
9 | evidência ou suspeita forte de pneumonia;
10 | dor abdominal severa ou distensão abdominal importante ou achados radiológicos sugestivos de tiflite;
11 | colonização ou infecção prévia documentada por agente de difícil tratamento (p. ex., *Pseudomonas aeruginosa* multirresistente, *Candida albicans* ou não albicans, *S. aureus* resistente à oxacilina);
12 | septicemia ou bacteremia prévia (documentada ou não) durante episódio de neutropenia anterior.

Recentemente, foi publicado um guia de manejo da neutropenia febril em pacientes pediátricos com câncer e/ou submetidos a transplante de medula óssea.

- **Pacientes de baixo risco para complicações infecciosas:** considerar terapia oral quando a instituição prover infraestrutura adequada para reavaliações diárias desse paciente e a via oral não está comprometida.
- **Pacientes de alto risco infeccioso para complicações infecciosas:** considerar monoterapia com antibiótico betalactâmico com ação antipseudomona ou um carbapenêmico. Reservar a adição de um segundo agente com cobertura para bactérias gram-negativas ou um glicopeptídeo quando o paciente se apresentar clinicamente instável.

O tratamento deve ser mantido até neutrófilos > 500 células/mm³ e desaparecimento da febre por mais de 48 horas nos pacientes com febre de origem indeterminada ou pelo período de tempo apropriado para cada tipo de infecção diagnosticada (clínica ou microbiologicamente documentada).

Terapêutica antiviral

O uso de substâncias antivirais está indicado apenas se houver evidência clínica dessas doenças. As mais frequentes são lesões de pele ou mucosa decorrentes de herpes simples, varicela ou varicela-zóster. Nesses casos, o aciclovir deve ser associado ao esquema empírico inicial.

Infecções por citomegalovírus (CMV) podem ocorrer principalmente em crianças submetidas a transplante de medula óssea; nesses casos, inicia-se com ganciclovir ou foscarnet.

> **ATENÇÃO!**
>
> Para febre associada à neutropenia (< 500 neutrófilos), promover antibioticoterapia de amplo espectro.

■ SÍNDROMES HEMORRÁGICAS

QUADRO CLÍNICO

As síndromes hemorrágicas podem ocorrer tanto pela neoplasia quanto pelo tratamento. Um exemplo são as leucemias agudas, que podem apresentar manifestações hemorrágicas por plaquetopenia ao diagnóstico (de-

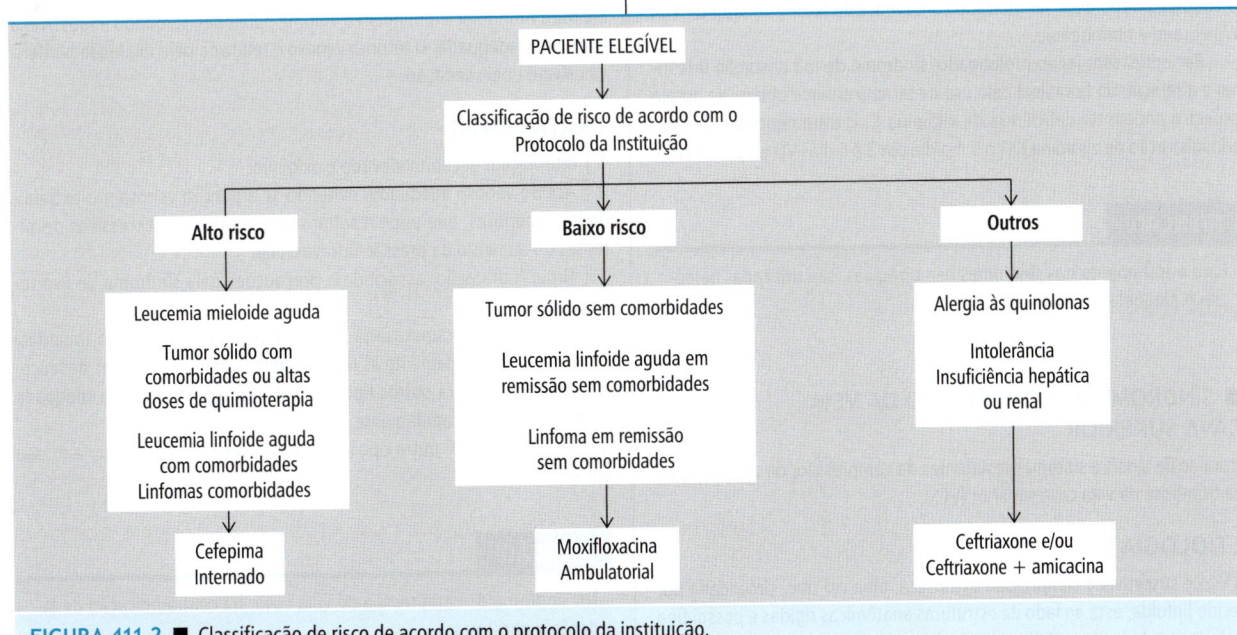

FIGURA 411.2 ■ Classificação de risco de acordo com o protocolo da instituição.

vido à infiltração da medula óssea pelos blastos leucêmicos) e durante o tratamento (devido ao efeito mielossupressor da quimioterapia).

Alguns medicamentos, como a ifosfamida e a ciclofosfamida, podem causar cistite hemorrágica. A L-asparaginase interfere nos fatores de coagulação produzidos no fígado e pode causar hemorragias ou eventos trombóticos.

No paciente pediátrico, de forma geral, a coagulação intravascular disseminada (CIVD) apresenta-se como uma síndrome hemorrágica. Estima-se que 3 a 13% das crianças recém-diagnosticadas com leucemias agudas, mais comumente LMA promielocítica (M3) e monocítica (M5), tenham CIVD.

Esses pacientes são suscetíveis a sangramentos do trato gastrintestinal (TGI), da via aérea e dos sítios sem exteriorização da hemorragia, como os espaços pleural, peritonial e pericárdico. O sangramento no SNC é uma complicação temida em razão do prognóstico reservado.

A criança, em vigência de quimioterapia, ao apresentar uma hemorragia importante, pode ter uma anemia aguda de difícil correção ou estabilização, evoluindo com taquicardia, hipotensão e choque. Tumores volumosos e de rápido crescimento podem evoluir com necrose, hemorragia e CIVD localizada, principalmente em crianças pequenas.

DIAGNÓSTICO

Baseia-se na perda sanguínea aguda ou contínua e na detecção dos distúrbios de coagulação que acompanham a síndrome hemorrágica.

Além de hemoglobina (Hb) e hematócrito (Ht), devem ser procurados sítios ocultos de sangramento. A avaliação da coagulação inclui plaquetas, fragilidade vascular, tempo de tromboplastina parcial ativada (TTPA), atividade da protombina, fibrinogênio e produtos de degradação da fibrina.

TRATAMENTO

Deve ser agressivo, dando-se preferência, inicialmente, para reposição de volume intravascular com cristaloides.

Os derivados de sangue devem ser irradiados de rotina, e o uso de filtro de deleucotização é desejável. Os mais usados são as hemácias (10 a 15 mL/kg), as plaquetas (4 unidade/m^2 se randômicas ou 1 unidade de plaquetas por aférese) e o plasma fresco congelado (PFC) (10 a 15 mL/kg). O crioprecipitado deve ser utilizado como fonte de fator VIII, fator de von Willebrand e fibrinogênio.

Pacientes com jejum prolongado, síndrome de má absorção intestinal e alteração da flora ileal pelo uso de terapia antimicrobiana de amplo espectro podem ter deficiência de vitamina K. O tratamento é feito com administração de vitamina K (1 a 5 mg/dia por 3 a 5 dias VO ou parenteral).

> **ATENÇÃO!**
> Para o tratamento das síndromes hemorrágicas, são utilizadas hemácias e plaquetas irradiadas e com filtro.

■ SÍNDROME DE COMPRESSÃO DA VEIA CAVA SUPERIOR

Trata-se de sinais e sintomas resultantes da compressão, da obstrução ou da trombose da veia cava superior (VCS).

ETIOLOGIA

A VCS é suscetível à compressão extrínseca, uma vez que, circundada por tecido linfoide, está ao lado de estruturas anatômicas rígidas e possui fina parede com baixa pressão intraluminal.

Os tumores malignos localizados no mediastino anterior ou médio, como linfomas, leucemias agudas, tumor de células germinativas (TCG) e, mais raramente, neuroblastoma (NBL) e sarcomas, podem aumentar a pressão da VCS e suas tributárias, comprometendo o retorno venoso do coração e aumentando a pressão venosa. A obstrução comumente pode ser secundária à presença de trombo no cateter venoso central (CVC).

QUADRO CLÍNICO

A gravidade das manifestações clínicas depende da velocidade com que ocorre a obstrução venosa e do desenvolvimento ou não de circulação colateral.

Os sintomas mais comuns são tosse, estridor, dispneia, dor torácica e ortopneia. Ansiedade, confusão mental, sonolência, cefaleia, distúrbios visuais e síncopes refletem maior gravidade. A posição supina frequentemente piora os sintomas.

O exame físico demonstra edema facial e conjuntival; pletora; cianose de face, pescoço e tórax superior; distensão da parede torácica com circulação colateral visível; empastamento da fossa supraclavicular; e aumento do pulso paradoxal.

DIAGNÓSTICO

A radiografia torácica mostra massa de mediastino anterior e/ou médio com desvio da traqueia e, muitas vezes, diminuição do seu calibre. Derrame pleural e/ou pericárdico podem estar presentes.

A TC de tórax permite melhor visualização da massa, do tamanho, do grau de comprometimento e da compressão das estruturas adjacentes ao tumor.

O hemograma e o mielograma permitem o diagnóstico de leucemias e, eventualmente, de linfomas. Na ocorrência de derrame plural, a pleurocentese pode definir o diagnóstico da neoplasia. A dosagem de marcadores tumorais séricos, como a alfafetoproteína (AFP) e a gonadotrofina coriônica humana beta (β-hCG), auxilia no diagnóstico de TCGs.

Os procedimentos que necessitam de sedação ou anestesia geral tornam-se proibitivos em razão do alto grau de morbidade e mortalidade a eles associado. Os anestésicos aumentam o tônus da musculatura abdominal, diminuem o tônus da musculatura respiratória, relaxam a musculatura bronquial e diminuem o volume pulmonar, tornando impossível a ventilação adequada. O retorno venoso é reduzido pela dilatação periférica causada pela sedação.

TRATAMENTO

1 | Internação, decúbito elevado e oxigênio.
2 | Acesso venoso adequado, evitando-se a punção venosa nas extremidades superiores, que pode resultar em sangramentos excessivos decorrentes do aumento da pressão intravascular.
3 | Hiper-hidratação, associada a precauções pela síndrome de lise tumoral (SLT).
4 | Esteroides (dexametasona 2 mg/dia divididos em quatro tomadas) podem reduzir rapidamente as massas mediastinais decorrentes de leucemias e linfomas. Para outros tipos de tumores, a quimioterapia adequada deve ser instituída rapidamente.
5 | A radioterapia é outra opção: baixas doses podem diminuir a massa em 24 horas.

> **ATENÇÃO!**
> Na síndrome de compressão de veia cava, há contraindicação de sedação e anestesia.